ZHONGYAODACIDIAN

南京中医药大学 编著

中药大辞典

上册

（第二版）

上海科学技术出版社

图书在版编目(CIP)数据

中药大辞典/南京中医药大学编著. —2 版. —上海：上海科学技术出版社，2006.3(2025.8 重印)
ISBN 978-7-5323-8271-2

Ⅰ. 中… Ⅱ. 南… Ⅲ. 中药学-词典
Ⅳ. R28-61

中国版本图书馆 CIP 数据核字(2005)第 134660 号

中药大辞典

南京中医药大学　编著

上海世纪出版(集团)有限公司
上 海 科 学 技 术 出 版 社　出版、发行
(上海市闵行区号景路159弄A座9F-10F)
邮政编码　201101　www.sstp.cn
山东京沪印刷科技有限公司印刷
开本 787×1092　1/16　印张 244.75　插页 10
字数：10 667 千
1977 年 7 月第 1 版第 1 次印刷
2006 年 3 月第 2 版　2025 年 8 月第 31 次印刷
ISBN 978-7-5323-8271-2/R·2158
定价(上、下册)：495.00 元

责任编辑　虞厚安　刘诗发
编辑人员　（按姓氏笔画排列）
王红九　刘诗发　杨海琴　杨菁华　张　颖　周瑞芳　侯　屹
徐　敏　郭美琳　曹智勇　虞厚安

内 容 提 要

本书是《中药大辞典》第一版的修订本，框架结构和体例基本同第一版，但对原书中大量内容进行了修订，特别是增加了药物条目，调整了部分药物品种来源，增补了近30年来有关栽培(饲养)技术、药材鉴定、化学成分、药理作用、炮制、现代临床研究等方面的中药研究成果，反映了当代中药学的研究水平。全书分上、下、附编三册，上、下册为正文，收载药物6 008味，每一味药物下设异名、基原、原植(动、矿)物、栽培(饲养)、采收加工(或制法)、药材、成分、药理、炮制、药性、功用主治、用法用量、选方、临床报道、各家论述等内容。附编为索引和参考文献，是检索查阅《中药大辞典》的向导，另行出版。

《中药大辞典》第一版得到了国内外广大读者的普遍好评，本书是在此基础上修订而成，因此内容新颖而实用，可作为中医药或相关领域工作者和中医药爱好者的重要工具书。

《中药大辞典》(第二版)编纂委员会

主任委员　项　平

副主任委员　左言富　吴勉华　蔡宝昌　胡大卫　应小雄

委　　员　(按姓氏笔画排列)

丁安伟　尹　莲　石历闻　史欣德　刘文亮　刘训红　李　缨
吴承艳　陈仁寿　陈建伟　杭爱武　赵国平　赵聚山　胡　烈
洪　恂　谈献和　唐德才　虞　舜　詹秀琴　翟玉祥　戴　慎

主　　编　赵国平　戴　慎　陈仁寿

副 主 编　(按姓氏笔画排列)

文红梅　尹　莲　石历闻　史欣德　刘文亮　刘训红　李　缨
吴承艳　杭爱武　洪　恂　谈献和　唐德才　虞　舜　詹秀琴

编　　委　(按姓氏笔画排列)

马　莉　王　媚　乐　巍　皮文霞　朱育凤　刘启新　李益生
邱蓉丽　张　瑜　张稚鲲　陈宁勇　陈佩东　陈美娟　赵　波
赵延红　姜海英　姚映芷　袁　颖　贾白玲　徐　立　曹　宜
梁侨丽　巢建国　瞿　融

编写人员　(按姓氏笔画排列)

马　红　马　莉　王　媚　文红梅　尹　莲　石历闻　史欣德
乐　巍　皮文霞　朱育凤　华浩明　刘文亮　刘训红　刘启新
江励华　李　缨　李益生　杨光明　吴承艳　邱蓉丽　谷　巍
张　瑜　张工彧　张陆勇　张稚鲲　陈仁寿　陈宁勇　陈守鹏
陈佩东　陈美娟　杭爱武　周小燕　赵　波　赵凤鸣　赵延红
赵国平　姜海英　洪　恂　姚映芷　袁　颖　贾白玲　顾　海
顾　健　顾宁一　钱　丽　徐　立　唐德才　谈献和　黄明辉
曹　宜　梁侨丽　巢建国　虞　舜　詹秀琴　戴　慎　瞿　融

前　言

中药学，是中国传统医药学的重要组成部分。有关中药学知识是人们在长期与疾病斗争过程中，通过实践经验的积累而总结得来的，所以远古有“神农尝百草”的传说。东汉末年，我国最早的药学典籍《神农本草经》的出现，标志着当时中药学发展已初具规模。在此基础上，后世中药学内容逐渐充实，学术不断发展，各种中药著作也因之代有涌现，如唐代出版了第一部国家药典《新修本草》，明代著名的医药学家李时珍集毕生精力编纂了中药巨著《本草纲目》，均反映了中药学术的日益发展和丰富内容。历代中药著作的编纂，将医学和药学知识有机地结合起来，极大地促进了中医药学的发展。

中华人民共和国成立以后，由于我国政府对中医药事业的重视，中药学更是有了长足的发展，特别是有关药用植物学、药材学、药理学、中药化学等现代科学融入传统中药学之中，使古今中药知识融会贯通，其内容更具科学性和先进性。自 1958 年开始编纂，到 1977 年由上海科学技术出版社正式出版的《中药大辞典》，全面而系统地总结了古今中药学知识，反映了 20 世纪 70 年代末我国中药学的研究水平。该书出版后蜚声海内外，深受广大读者的欢迎，已成为中医药及相关领域工作者的最重要参考书目之一。自 1977 年出版后，该书相继有缩印本和香港版、台湾版，以及日文版、韩文版在海内外发行，其发行量之大堪称当今中医药科技图书之最。该书出版后获得了较高的赞誉，被誉为当代中医药学术经典之作，在 1978 年被评为“全国科学大会奖”，1995 年获国家新闻出版署辞书类一等奖。该书的出版为近 30 年来我国现代中医药学的发展奠定了良好基础，并起到了积极的推动作用，同时为世界医学的发展做出了巨大贡献。

中药学的发展可谓是日新月异，尤其是 1977 年以来，其发展速度比以往任何时候都快。在中药资源研究方面，“八五”期间，从国家科技部攻关项目“全国中药资源普查”了解到，药用植物品种已达 1 万余种，尚不包括动物药、矿物药；在中药品种考证方面，有许多品种经过翔实的考证有了新的突破；在中药物质基础和作用机制研究方面，不仅国内成果很多，而且在国际上几乎所有有影响的生物学期刊、医药期刊都有关于中药化学成分和药理研究的报道；在中药临床应用研究方面，古今常用中药的应用范围不断扩大，老药新药的资料不断涌现。随着人类疾病谱的变化，出现了一些新的研究热点药物，如刺五加、明党参、槐耳等。对某些药物的毒副作用也有了比较清晰的认识，如关木通、广防己的肾毒性等。对于某些稀缺药材，专家们在具有近缘关系的药用动植物中寻找替代品的工作也取得了很大进展。将上述研究成果充实到《中药大辞典》中去，使之更好地发挥对中医药临床、教学、科研、开发的指导作用，这是编纂《中药大辞典》(第二版)的目的所在。

《中药大辞典》(第二版)收录植物药、动物药、矿物药共6 008条，分上、下、附编三册，上、下册为正文部分，附编为索引和参考文献部分。全书内容在保持《中药大辞典》原版编写特色的基础上，尽量体现出先进性和科学性。本书将原版部分冷僻药替换为当前的研究热点药，根据《中华人民共和国药典》、《新编中药志》调整有关常用药主流品种和次要品种；在药材鉴定技术方面反映显微鉴别、理化鉴别等内容；在成分和药理研究方面，广泛收集原书出版以来新发现的活性成分、有效成分及药理研究的新方法、新成果；在临床研究方面，着重挖掘老药新用的研究成果、新品种的临床研究成果。总而言之，通过本次修订，进一步保持和发扬《中药大辞典》(第一版)内容丰富、资料可靠、简明实用、应用广泛的特色；同时绳愆纠谬，淘汰陈旧资料，补充新方法、新成果，使之内容更准确，更具有科学性、先进性、实用性、权威性。

编纂《中药大辞典》(第二版)是一项非常大的系统工程，得到了国家中医药管理局的高度重视，被列为局级科研项目。南京中医药大学专门成立了《中药大辞典》(第二版)编委会，抽调了学校相关专业的专家和骨干进行编纂工作。修订工作于20世纪90年代末即已酝酿，编纂工作于2001年正式开始，至今历时5年。

在主观上我们愿意尽量使《中药大辞典》(第二版)既保持原版特色，又反映当代中药学研究水平，为此做了大量的文献整理和考证工作。然而，由于我们的学术水平和各种客观条件的限制，《中药大辞典》(第二版)不足之处在所难免，敬请读者指正，以便下次再版时再作修改。

原版《中药大辞典》凝聚了老一辈专家的辛勤劳动和智慧，他们花费了近20年时间，精益求精，一丝不苟地编纂了这部现代中医药经典之作，为第二版的编纂打下了深厚的基础。在编纂工作中，我们听取了曾经参加过《中药大辞典》编纂工作的部分老专家的意见，同时选取了《中华本草》中的部分精华内容。在此向原作者表示深深的谢意！

《中药大辞典》(第二版)编委会

2005.12

凡　例

一、本书是《中药大辞典》第一版的修订本，对原书药物条目和内容进行更新或补充，故框架结构和体例基本同第一版。

二、本书分上、下、附编三册。上、下册为正文，共收载药物 6 008 味，按正名笔画顺序排列，上册为 1～8 画，下册为 9 画以上。附编为索引和参考文献，另行出版。

三、正文部分以中药的正名为辞目，下设异名、基原、原植（动、矿）物、栽培（饲养）、采收加工（或制法）、药材、成分、药理、炮制、药性、功用主治、用法用量、选方、临床报道、各家论述，资料不全者项目从略。

1. 正名：采用历代本草常用或现代习用者，并以汉语拼音注音和标四声，出处以最早记载本名的药学著作为准。

2. 异名：正名以外的药物名称，包括药物原用名、别名、地方名等均作异名，按出处年代排列，出处不限于药学著作。

3. 基原：即药物来源，记述原植（动）物所属科、属、种名及其药用部位；或为何种类族的矿石；或为何种药物的制成品。植（动）之原植（动）物有两个以上品种，属于同一科者，按药物品种之主次分列叙述。

4. 原植（动、矿）物：主要记述原植（动、矿）物的中文名称、拉丁或英文学名、形态特征、生长环境及分布。本项下大部分品种附以墨线图。

5. 栽培（饲养）：植物药扼要依次叙述其生物学特性、繁殖方法、田间管理、病虫害防治；动物药依次叙述生活习性、养殖技术、饲养管理、疾病防治。

6. 采收加工：记述药物的采收时间（季节）、采收方法、注意事项、产地加工技术。属于加工品者，项目名称为“制法”，扼要介绍具体加工品的制法。

7. 药材：依次记述药材名、药材拉丁名、主产地、商品规格、性状、鉴别（显微鉴别、理化鉴别等）、品质标志。

8. 成分：记述从基原项所指药用植物药用部位的有效成分或主要成分。成分的中文名称参照《英汉化学化工词汇》、《英汉生物化学词汇》、《英汉科技大辞库》、《中华本草》等著作，新中文名的拟订参考《有机化学命名原则》。未有合适中文名称对译者，则直接载录其英文名称。

9. 药理：记述药物及其制剂或主要成分与中医临床有关的药理作用和机制，有毒药物介绍其毒性和毒理。

10. 炮制：记述现行炮制品的炮制方法、炮制研究成果、饮片性状和贮藏。

11. 药性、功用主治：以临床实践为准，参考诸家本草，论述药物性味、毒性、归经、功效和主治病证。

12. 用法用量：内服用量一般指单味药煎剂的成人一日常用量，外用无具体用量者均表示适量取用。

13. 宜忌：叙述药物的配伍宜忌、某些病证、妊娠、饮食的注意事项及毒副作用。

14. 选方:选录以本药为主,对功用主治有印证作用或对应用配伍有启发作用的古今效验方。

15. 临床报道:选介单味药(含提取物或有效成分)或辅以1～3味药的现代临床研究报道,以印证功用主治。

16. 各家论述:选录古代医药学家对药性、功用主治、配伍、用法用量、炮制、禁忌等具指导临床实践意义的精辟论述,使读者深化对该药药性、功能主治等特征的认识。

17. 以上各项内容按实际应用的不同要求,分别是主文、引文、主文兼引文、摘要与综述等形式著录。引文均按年代排列,附方项按内、妇、儿、外、伤、五官等科为序排列。

成分、药理和临床报道的参考文献均列于附编中,据上、下册条目中的角码可以查找文献出处。

18. 计量单位采用国际通用剂量和符号。附方中剂量凡中华人民共和国成立以前的文献照录原文,以后者一律换算成公制(法定计量单位)。

19. 为保持文献原貌,书中保留了部分珍稀动(植)物的资料,但不表明本书鼓励使用这些物品,而希望在采集使用中要注意保护稀有物种,从多方面寻找替代品,或进行人工种植和驯养。

20. 字体一般采用简体字,少数字在应用上可能混淆者,仍用繁体字。

四、附编中的索引有中文名称索引、药用植(动、矿)物学名索引、化学成分中英文对照索引、化学成分英中对照索引、化学成分结构式索引、药理作用索引、药物主治病证索引等,根据药物序号可以从上、下册中查找具体内容。

目　录

（一至八画）

四　　画

五　画

六　画

七　画

一　　画

0001 一支箭 yī zhī jiàn（《草木便方》）

【异名】 青藤(《分类草药性》),蛇咬子(《四川中药志》)。

【基原】 为瓶尔小草科瓶尔小草属植物尖头瓶尔小草等的带根全草。

【原植物】 尖头瓶尔小草 *Ophioglossum pedunculosum* Desv.　又名:有梗瓶尔小草(《中国主要植物图说》)。

多年生小草本,植株高15～25 cm。根茎短而直立,根肉质簇生。叶单一,总柄纤细,长10～20 cm;营养叶自总柄下部6～10 cm处生出,叶片草质,卵圆形,长3～6 cm,宽2～2.8 cm,近基部最宽,近圆楔形,略下延,全缘,先端圆钝或有小突尖,叶脉网状。孢子叶自营养叶基部抽出,有8～16 cm长的柄,高出营养叶。孢子囊穗条形,长3～4 cm,先端有突尖。

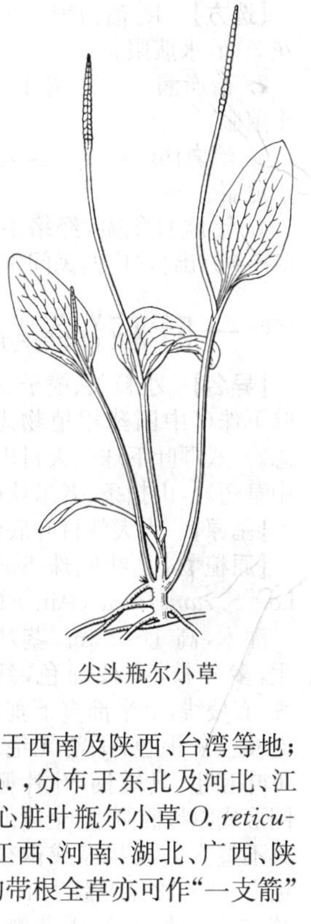

尖头瓶尔小草

生于海拔1 000 m左右的开阔山坡灌丛中。分布于安徽、江西、福建、广东、四川、贵州、云南、台湾等地。

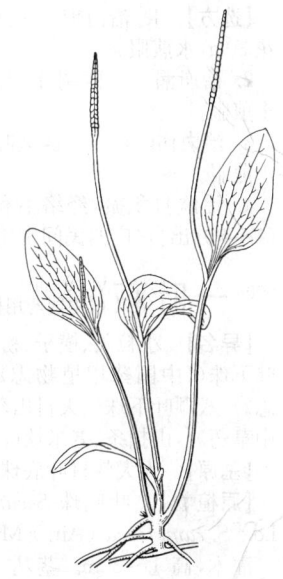

此外,同属植物钝头瓶尔小草 *O. petiolatum* Hook.,分布于西南及陕西、台湾等地;狭叶瓶尔小草 *O. thermale* Kom.,分布于东北及河北、江苏、江西、四川、云南、陕西等地;心脏叶瓶尔小草 *O. reticulatum* L.,分布于西南及福建、江西、河南、湖北、广西、陕西、甘肃、台湾等地。以上植物的带根全草亦可作"一支箭"入药。

【采收加工】 5～7月采挖带根全草,晒干或鲜用。

【药材】 一支箭 *Herba Ophioglossi*　产于福建、台湾、广东、安徽、江西、贵州、云南等地。

性状　全体蜷缩状。根茎短。根细小,圆柱形,弯曲,黄棕色。叶2～3枚,总叶柄长10～20 cm;营养叶展开后呈卵圆形,长3～6 cm,宽2～2.5 cm;先端钝或稍急尖,基部圆楔形或阔楔形,柄长5～10 mm,两侧有狭翅,草质,表面绿黄色,叶脉网状。孢子囊穗条形,长2.5～3.5 cm,先端尖,从总柄顶端生出,有8～15 cm长的柄。质柔软,难折断。气微,味淡。

【成分】 同属植物钝头瓶尔小草根含半胱氨酸和鸟氨酸等[1]。

地上部分含丙氨酸,精氨酸,二氨基丁酸,谷氨酸,赖氨酸,丝氨酸,苏氨酸[2]。

狭叶瓶尔小草含二酯酰甘油基三甲基高丝氨酸(diacylglyceryltrimethylhomoserine)[3]。

【药性】 苦、甘,微寒。归肝经。

1.《草木便方》:"苦,入厥阴。"

2.《分类草药性》:"味甘、平,无毒。"

3.《陕西中草药》:"味甘、辛,性凉,有小毒。"

【功用主治】 清热解毒,活血祛瘀。主治痈肿疮毒,疥疮,痔疮,毒蛇咬伤,烧烫伤,跌打损伤,小儿疳积。

1.《草木便方》:"清热毒,除风热。治肾囊肿痛,疗肿恶毒,胸腹宿血,蛇毒。"

2.《分类草药性》:"治痒子,消诸疮毒,跌打损伤,肿毒。"

3.《四川中药志》1979年版:"清热解毒,活血通瘀。用于湿热毒疮,疥疮,跌打损伤,烧烫伤,痔疮等。"

【用法用量】 内服:煎汤,15～30 g。外用:鲜品捣敷;或煎水洗;或研末调敷。

【选方】 1. 治疖肿、疔疮　一支箭、五爪龙各适量。共捣烂外敷。(《恩施中草药手册》)

2. 治乳痈　一支箭、蒲公英各适量,共捣烂外敷。(《陕西中草药》)

3. 治跌打损伤,血瘀肿痛　一支箭60 g,峨参60 g,大血藤60 g,红牛膝60 g,泡酒。每服15 g。(《四川中药志》1979年版)

4. 治小儿疳积　一支箭15 g,使君子9 g,鸡内金9 g。水煎服。(《中国药用孢子植物》)

0002 一匹草 yī pǐ cǎo（《民间常用草药汇编》）

【异名】 一匹叶(《民间常用草药汇编》)。

【基原】 为兰科卷瓣兰属植物梳帽卷瓣兰的全草。

【原植物】 梳帽卷瓣兰 *Cirrhopetalum andersonii* Hook. f.[*C. henryi* Rolfe]　又名:卷瓣兰(《中药大辞典》),橙红卷瓣兰(《广西药用植物名录》)。

附生植物。根茎粗4～5 mm。假鳞茎宽卵形或狭卵形,长约3 cm,须根发达。顶生1叶,具短柄;叶片革质,长圆形,长13～20 cm,宽约3.5 cm,先端微凹,全缘。花葶纤细,被2～3枚鞘状苞片;伞形花序具多数花;花淡紫色;中萼片长圆状卵圆形,长约5 mm,先端具芒,边缘近先端多少啮蚀状;侧萼片比中萼片长3～4倍,内侧边缘除基部和先端外粘合,先端钝;花瓣长圆形,比中萼片稍短,先端具芒,边缘具流苏;唇瓣肉质,中部弯曲,全缘,生于蕊柱足上;蕊柱齿短;花药前面边缘梳状。

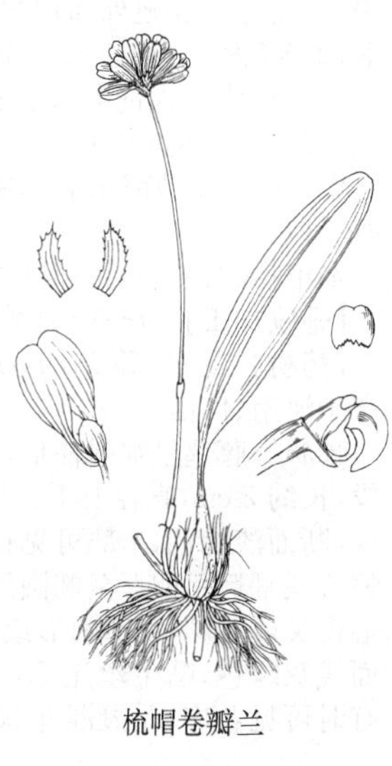

梳帽卷瓣兰

附生于树上。分布于广西、四川、云南。

【采收加工】 7～10月采收，蒸后晒干。

【成分】 全草含联苄类成分：卷瓣兰联苄定宁（cirrhopetalidinin），大叶兰酚（gigantol）[1]，卷瓣兰联苄定（cirrhopetalidin），卷瓣兰联苄宁（cirrhopetalinin），山药素（batatasin）Ⅲ[2]；还含菲类成分：卷瓣兰菲定（cirrhopetalanthridin）[1]，卷瓣兰菲灵（cirrhopetalin）[3]。

【药性】《四川中药志》1960年版：“性温，味甘，无毒。”

【功用主治】 主治风湿痹痛，跌打损伤，咳嗽吐血，食积，虚劳。

1.《民间常用草药汇编》：“治咳嗽吐血。”

2.《四川中药志》1960年版：“驱风除湿，活血，消食积。治痨病，妇女虚弱及男子肾亏。”

3.《四川常用中草药》：“治跌打损伤，小儿咳嗽，百日咳。”

【用法用量】 内服：煎汤，6～15 g；或浸酒。

【选方】 1. 治风湿痛　一匹草泡酒服。

2. 治女子虚弱　一匹草炖鸡或肉服。（1、2方出自《四川中药志》1960年版）

0003 一匹绸 yī pǐ chóu（《广西民间常用草药手册》）

【异名】 白面水鸡（《陆川本草》），白背丝绸（《生草药手册》），绸缎藤、银背藤（《广西药用植物名录》）。

【基原】 为旋花科白鹤藤属植物白鹤藤的茎叶。

【原植物】 白鹤藤 *Argyreia acuta* Lour.［*A. festiva* Wall.］

攀缘灌木。小枝通常圆柱形，被银白色绢毛。单叶互生；叶柄长1.5～6 cm，被银色绢毛；叶片椭圆形或卵形，长5～11 cm，宽3～8 cm，叶面无毛，背面密被银色绢毛，全缘；侧脉多至8对。聚伞花序腋生或顶生，总花梗及花梗均被银色绢毛；苞片椭圆形或卵圆形，外面被银色绢毛；花两性；花萼5，分内外两轮，萼片卵形，不等大；花冠漏斗状，白色，冠檐5深裂，花萼与花冠外面均被银白色绢毛；雄蕊5；子房近球形，2室，无毛，花柱长约2 cm，柱头头状，2裂。果实球形，红色，为增大的萼片包围，萼片内面红色。种子2～4颗，褐色。花期6～9月。

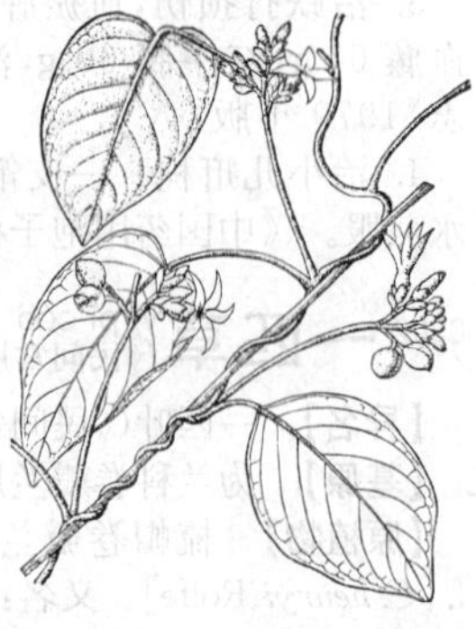

白鹤藤

生于疏林下或路边灌丛中、河边。分布于广东、海南、广西等地。

本植物的根（白鹤藤根）亦供药用，另设专条。

【采收加工】 7～10月采收，鲜用或晒干。

【药材】 一匹绸 *Caulis et Folium Argyreiae Acutae* 主产于海南、广西。

性状　藤茎呈细圆柱形，常扭曲，长短不一，通常切成短段，长约5 cm，直径0.5～1.5 cm，表面暗灰棕色，有纵沟纹，断面淡棕色，木部可见针眼状小孔。叶卷曲或破碎，完整者展平后呈卵形至椭圆形，长5～11 cm，宽3～9 cm，先端锐尖或钝圆，基部圆形或微心形，上面暗棕色至紫色，下面浅灰绿色，贴生丝光毛，触之柔软；叶柄长2～3.5 cm。有时可见花序，花冠漏斗状，花序轴、花萼、花冠密被丝光毛。质脆易碎。气微，味苦。

【药性】《广西本草选编》：“味微苦、甘，性平。”

【功用主治】 蠲痹利水，散瘀止血，拔毒生肌。主治风湿痹痛，水肿，鼓胀，咳喘，吐血，带下，崩漏，跌打损伤，乳痈，疮疖脓肿，湿疹。

1.《本草求原》：“叶敷烂脚，化腐疮。”

2.《岭南采药录》：“治蛊胀，和米与黄糖捣烂，煎香食之。凡肿胀，和苍术煎汤熏蒸之。”

3.《广西民间常用草药手册》：“理血，祛风，除湿。治跌打损伤，内外伤出血及妇女血崩，白带。”

4.《全国中草药汇编》：“祛风利尿，化痰止咳，止血活络，拔毒生肌。主治肾炎水肿，肝硬化腹水，风湿疼痛，内伤吐血，急慢性支气管炎，外用治乳腺炎，疮疖脓肿，湿疹。”

【用法用量】 内服：煎汤，9～15 g。外用：捣敷或水煎洗。

【选方】 1. 治白带　一匹绸30 g，小榕树须15 g，鸡冠花30 g，水煎服。

2. 治崩漏　一匹绸叶、走马胎叶、龙芽草各30 g，捣烂，水煎服。

3. 治内伤吐血　一匹绸叶、虎杖、旱莲草、龙芽草各30 g，水煎服。

4. 治跌打积瘀，经络不和　一匹绸30 g，水煎冲酒服。（1～4方出自《广西民间常用草药手册》）

0004 一叶萩 yī yè qiū（《中国药用植物志》）

【异名】 小粒蒿、横子、粉条、老鼠牙、马扫帚牙、小孩拳、叶下珠（《中国药用植物志》），狗舌条（《东北木本植物图志》），八颗叶下珠（《天目山药用植物志》），山帚条（《吉林中草药》），山扫条、老米饮（《全国中草药汇编》）。

【基原】 为大戟科叶底珠属植物叶底珠的嫩枝叶或根。

【原植物】 叶底珠 *Securinega suffruticosa*（Pall.）Rehd.［*S. ramiflora*（Ait.）Muell.-Arg.］

灌木，高1～3 m。茎丛生，多分枝，小枝绿色，纤细，有棱线，上半部多下垂；老枝呈灰褐色，平滑无毛。单叶互生，具短柄，叶片椭圆形或卵状椭圆形，全缘或具不整齐的波状齿或微被锯齿。3～12朵花簇生于叶腋；花小，淡黄色，无花瓣；单性，雌雄同株；萼片5，卵形；雄花花盘腺体5，分离，退化子房小，圆柱形；雌花花盘几不分裂，子房3室，花柱3裂。蒴果三棱状扁球形，熟时红褐色，无毛，裂成3瓣。花期5～7月，果期7～9月。

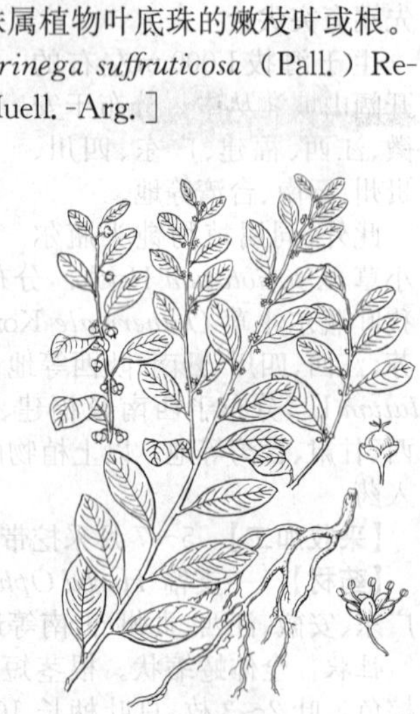

叶底珠

生于山坡或路边。分布东北、华东及河北、河南、湖北、广西、四川、贵州、陕西、台湾等地。

【采收加工】 嫩枝叶以5～7月采收为好，割取连叶的绿色嫩枝，扎成小把，阴干；根全年均可采，切片晒干。

【药材】 一叶萩 *Cacumen seu Radix Securinegae Suffruticosae* 主产于东北及河北、陕西、山东、江西、台湾、河南、湖北、广西、四川等地。

性状　嫩枝条呈圆柱形，略具棱角，长25～40 cm，粗端径约2 mm。表面暗绿黄色,具纵向细纹理。叶多皱缩破碎,有时尚有黄色花朵或灰黑色果实。质脆,断面中央白色,四周纤维状。气微,味微辛而苦。根不规则分枝,圆柱形,表面红棕色,有细纵皱,疏生突起的小点或横向皮孔。质脆,断面不整齐,木质部淡黄白色。气微,味淡转涩。

【成分】 全株含生物碱:一叶萩碱(securinine)[1~5],叶底珠碱(suffruticosine)[6]。

叶中含二氢一叶萩碱(dihydrosecurinine)[7],一叶萩醇(securinol)A、B,一叶萩醇C苦味酸盐(securinol C picrate)[8],别一叶萩碱(allosecurinine)[9],一叶萩碱[10];还含有酚性成分:泽漆鞣质(helioscopinin)B及11-O-棓酰基去甲岩白菜素(11-O-galloylnorbergenin)[11]。

茎中含没食子酸(gallic acid),鞣(料)云实精(corilagin, tercatain),老鹳草鞣质(geraniin),岩白菜素(bergenin),去甲岩白菜(norbergenin),(+)-儿茶素〔(+)-catechin〕,没食子儿茶素(gallocatechin),芸香苷(rutin),异槲皮苷(isoquercitrin)[12]。

根皮含一叶萩新碱(securitinine)[13]。

【药理】 1. 对中枢神经系统的作用 给大鼠、小鼠、家兔、蟾蜍、猫、犬、猴注射一叶萩碱后,小剂量能提高反射的兴奋性,大剂量则引起强直性惊厥。腹腔注射一叶萩碱时,引起小鼠肌群轻颤的ED_{50}为20.5 mg/kg,而引起小鼠半数惊厥量CD_{50}为29 mg/kg[1]。由蟾蜍淋巴囊给药引起惊厥后,对去大脑、延脑蟾蜍仍能保持惊厥状态;而毁坏脊髓后惊厥状态则消失[2]。由此证明,一叶萩碱具有士的宁样的中枢兴奋作用,对脊髓的兴奋作用最强[1~5]。一叶萩水煎剂及二氢一叶萩碱也有类似作用,前者作用程度较弱[2];后者对小鼠中枢兴奋作用较一叶萩碱强1倍[6]。一叶萩碱的中枢兴奋作用可能与影响GABA能神经有关[7]。以^3H蝇蕈醇做放射配基结合法观察一叶萩碱对大鼠全脑GABA受体的亲和力,发现一叶萩碱对GABA受体呈特异性结合;用电生理学方法证明,一叶萩碱能抑制GABA引起的蛙脊髓膜去极化,而不抑制甘氨酸或牛磺酸所致的膜去极化,说明一叶萩碱是一种GABA受体拮抗剂[8]。一叶萩碱可促进正常小鼠的学习和提高记忆再现力,对乙醇造成的记忆获得和记忆再现不良均有明显改善作用;但对M-胆碱阻滞剂东莨菪碱和多巴胺拮抗剂氟哌啶醇引起的记忆获得障碍并无改善作用。推测一叶萩碱是通过拮抗中枢GABA这一抑制性递质,而对记忆过程起到促进作用的[9]。

2. 其他作用 叶的煎剂及小剂量一叶萩碱对蟾蜍和猫的心脏皆有兴奋作用;对兔和犬均有呼吸兴奋和血压下降作用[2]。

3. 体内过程 大鼠灌服一叶萩碱后很快自消化道内消失;离体组织温孵实验表明,大鼠小肠1 h能使70%的一叶萩碱破坏;无论口服或注射,绝大部分一叶萩碱在给药后迅速从大鼠、小鼠、猫和兔体内消失,大鼠给药后仅很小部分经尿排出,猴口服大量一叶萩碱后,48 h经尿排出总量尚不及给药量的1%,鼠粪和猴粪均不含一叶萩碱。一叶萩碱在消化道内代谢迅速,还可能与肝脏和红细胞内含有代谢一叶萩碱的酶体系有关。其他组织也能代谢一叶萩碱,但能力较弱。本品一般不引起蓄积作用[10]。

毒性 硝酸一叶萩碱小鼠灌胃、腹腔注射及静注的LD_{50}分别为270±20.2 mg/kg、31.8±1.58 mg/kg和6.23±0.16 mg/kg,对大鼠则分别为>800 mg/kg、41±2.2 mg/kg及15.1±0.48 mg/kg[1]。亚急性毒性:给断乳大鼠腹腔注射硝酸一叶萩碱每日1次,每次16 mg/kg,连续15 d,对动物生长、血象、肝肾功能及骨髓功能均无明显影响。犬皮下注射5 mg/kg,连续10 d,对其血象和肝肾功能等也未见有明显影响[1]。

【药性】 辛、苦,微温。有小毒。

1.《内蒙古中草药》:"味苦、甘,性平。"

2.《浙江药用植物志》:"辛、苦,微温,有小毒。"

【功用主治】 祛风活血,益肾强筋。主治风湿腰痛,阳痿,眩晕,耳鸣,耳聋,面瘫,小儿麻痹后遗症。

1.《湖南药物志》:"补肾壮阳,强筋骨,通血脉。"

2.《浙江药用植物志》:"主治面神经麻痹,小儿麻痹症及其后遗症,兴奋性降低的神经衰弱,直立性低血压,眩晕,耳鸣,耳聋,手足麻木,偏瘫,风湿腰痛,阳痿。"

【用法用量】 内服:煎汤,6~15 g。

【临床报道】 治疗更年期综合征 每日口服一叶萩片,每次2片(每片含一叶萩碱4 mg),每日3次,20 d为1个疗程。共治疗40例,症状全部消失或基本消失者15例,症状部分消失者21例,无改善者4例,总有效率90%。其中以肝肾阴虚、肝阳上亢者疗效较好,气血两亏者较差。有效病例的症状改善以潮热、头晕、急躁、疲乏、关节疼痛较明显。治疗过程中未发现副作用[1]。

0005 一年蓬 yī nián péng (《浙江民间常用草药》)

【异名】 女菀、野蒿(《中国药用植物志》),牙肿消、牙根消(《南京民间药草》),千张草、墙头草、长毛草、地白菜、油麻草、白马兰(《浙江民间常用草药》),瞌睡草、白旋覆花(《宜宾中草药植物名录》)。

【基原】 为菊科飞蓬属植物一年蓬的全草。

【原植物】 一年蓬 *Erigeron annuus* (L.) Pers. [*Aster annuus* L.]

一年或两年生草本,高30~100 cm。茎直立,上部有分枝,全株被上曲的短硬毛。基生叶长圆形或宽卵形,长4~17 cm,宽1.5~4 cm,边缘有粗齿,基部渐狭成翼柄;中部和上部叶较小,长圆状披针形或披针形,长1~9 cm,宽0.2~2 cm,边缘有不规则的齿裂,有短叶柄或无叶柄;最上部的叶为条形,全缘,有睫毛。头状花序排成伞房状或圆锥状;总苞半球形;舌状花2层,白色或淡蓝色,舌片条形;两性花筒状,黄色。瘦果扁平披针形;冠毛异型,雌花的冠毛极短,膜片状连成小冠,两性花的冠毛2层,外层鳞片状,内层为10~15条长约2 mm的刚毛。花期6~9月。

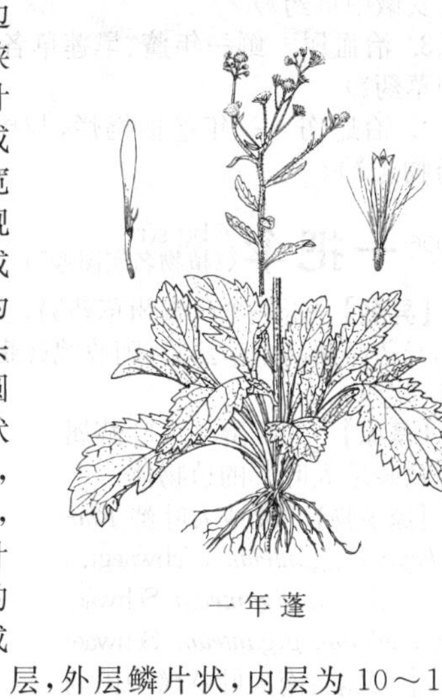

一年蓬

生于山坡、路边及田野中。原产美洲。广布于华东及河北、吉林、河南、湖北、湖南、四川及西藏等地。

【采收加工】 5~8月采收,鲜用或晒干。

【药材】 一年蓬 *Herba Erigeri Annui* 主产于浙江、江苏、安徽、山东、江西等地。

性状　根呈圆锥形，有分枝，黄棕色，具多数须根。全体疏被粗毛。茎呈圆柱形，长 40～80 cm，直径 2～4 mm，表面黄绿色，有纵棱线，质脆，易折断，断面有大形白色的髓。单叶互生，叶片皱缩或已破碎，完整者展平后呈披针形，黄绿色。有的于枝顶和叶腋可见头状花序排列成伞房状或圆锥状花序，花淡棕色。气微，味微苦。

【成分】　全草含焦迈康酸(pyromeconic acid)[1]。

花含黄酮类成分：槲皮素(quercetin)，芹菜素-7-葡萄糖醛酸苷(apigenin-7-glucuronide)[1]，芹菜素(apigenin)等[2]。

【药理】　1. 舒张冠状动脉作用　一年蓬总黄酮水溶性部位 4 mg(浸膏)/ml 可显著抑制 15-甲基前列腺素 $F_{2\alpha}$ 所致离体猪冠状动脉收缩状态，张力降低 50%所需时间为 106±41 min[1]。

2. 降血糖　茎、叶以石油醚、乙醚、氯仿洗涤后的水提物有降血糖作用[2]。

3. 抗菌作用　一年蓬在 10%以下浓度即表现出对金黄色葡萄球菌、表皮葡萄球菌、大肠埃希菌、伤寒沙门菌的较强抑制作用，提示可作为对革兰阳性菌和革兰阴性菌的广谱抗菌中草药[3]。

【药性】　甘、苦，凉。

1.《湖南药物志》："微苦，凉。"

2.《安徽中草药》："性平，味甘、淡。"

【功用主治】　解毒，止血，消食，截疟。主治淋巴结炎，牙龈炎，毒蛇咬伤，血尿，消化不良，肠胃炎，疟疾。

1.《南京民间药草》："根，捣烂敷牙龈肿。"

2.《浙江民间常用草药》："消食止泻，解毒止血。"

3.《浙江药用植物志》："清热解毒，健脾截疟。主治淋巴结炎，齿龈炎，疟疾，消化不良，胃肠炎，血尿，毒蛇咬伤。"

【用法用量】　内服：煎汤，15～30 g。外用：捣敷。

【选方】　1. 治淋巴结炎　一年蓬基生叶 90～120 g，加黄酒 30～60 ml，水煎服。(《浙江民间常用草药》)

2. 治齿龈炎　鲜一年蓬捣烂绞汁涂患处，每日 2～3 次。(《安徽中草药》)

3. 治血尿　鲜一年蓬、旱莲草各 30 g，水煎服。(《安徽中草药》)

4. 治蛇伤　一年蓬根捣烂，与雄黄调匀外敷。(《湖南药物志》)

0006 一把伞 yī bǎ sǎn (《植物名实图考》)

【异名】　岩谷伞(《贵州草药》)，茴心草(《云南中草药》)，小青药(《西昌中草药》)，阿收鸡(《贵州中草药名录》)，回心草(陕西)。

【基原】　为真藓科大叶藓属植物暖地大叶藓的植物体。

【原植物】　暖地大叶藓 *Rhodobryum giganteum* (Schwaegr.) Par.［*Bryum giganteum* Schwaegr.；*Mnium giganteum* Schwaegr.］　又名：南大叶藓(《中国药用孢子植物》)。

植物体鲜绿色或褐绿色，较大。茎直立，具明显的横生根茎。茎下部的叶片小，鳞片状，紧贴茎部，顶叶大，簇生如花苞状，倒卵形或舌形，长 15～20 mm，宽 4～5 mm，有短尖，边缘有分化，上部有细齿，成双列；中肋长达叶尖。叶细胞上部六边形，叶基长方形，壁薄。雌雄异株。蒴柄紫红色，直立，多个直出。孢蒴圆柱形，下垂，褐色；蒴齿两层；蒴盖凸形，有短喙；孢子黄棕色球形。

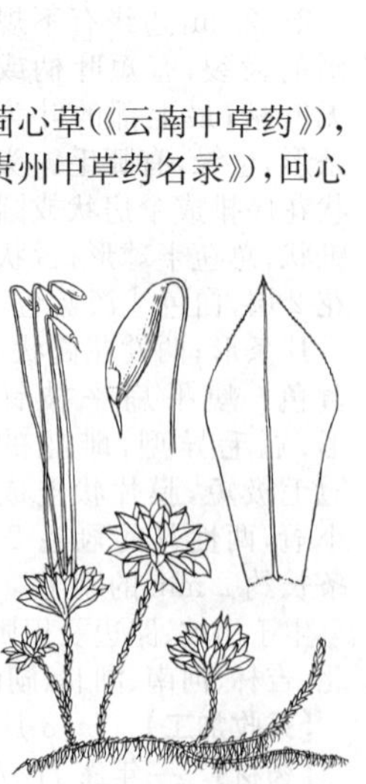

暖地大叶藓

生于潮湿林地或溪边碎石缝中。分布于江苏、浙江、湖南、广东、贵州、云南等地。

【采收加工】　6～9 月采收，晒干或鲜用。

【成分】　植物体含挥发油，黄酮类，甾体，氨基酸，糖类，苷类，萜类等[1]。

【药理】　1. 对血流动力学及心肌代谢的影响　回心草醇透液按生药量折算 0.3～1.0 g/kg 对麻醉犬静脉注射后，犬血压和总外周血管阻力下降，心输出量、心脏指数和心搏指数增高，心搏率减慢，左心室作功指数和左室效率不变。冠脉血流量短暂地增多，冠脉阻力下降较持久。心肌对氧、葡萄糖、乳酸、丙酮酸和游离脂肪酸的消耗量和摄取率无明显变化[1]。回心草脂溶性酚和脂溶性酸，按生药量折算 0.5 g/kg 对麻醉犬静脉注射，脂溶性酚可使冠脉流量显著增加，持续约 15 min；同时冠脉阻力明显降低，平均动脉压、心率、心搏出量和心脏指数中度下降；总外周阻力仅短暂地减少；心搏量和心搏指数不变；左心室作功指数和心肌耗氧明显降低。而脂溶性酸对各项血流动力学参数无明显作用。但心肌对葡萄糖、乳酸、丙酮酸和游离脂肪酸的消耗量和摄取率以及左室效率两者均无明显变化[2]。对离体兔心冠脉流量，与对照组比较，回心草脂溶性酚有显著的增加作用[2]。

2. 对急性心肌梗死犬的血流动力学影响　回心草醇透液(折算生药量)1.0 g/kg，1 min 内静脉注射，对麻醉犬结扎左冠状动脉前降支(LAD)后所致急性心肌梗死，可使梗死区的返回血流量呈轻度增加，心率减慢，可增加缺血区侧支血管的血流量[3]。回心草脂溶性酚(折算生药量)0.5 g/kg 1 min 内静脉注射，使上述模型梗死区的返回血流量仍维持在用药前的水平，跨越侧支血管网压力梯度亦没有改变。但由于明显升高舒张期末梢冠脉压力，致使心内膜下区灌注压增加，表明回心草脂溶性酚可改善缺血区的营养血流[4]。

3. 其他作用　本品有抗血凝作用，用药后血液黏度明显下降，且有明显的降压、降血脂作用[5]。

【药性】　辛、苦，平。

1.《贵州草药》："辛、微苦，凉。"

2.《云南中草药》："辛、苦，平。"

【功用主治】　养心安神，清肝明目。主治心悸怔忡，神经衰弱，目赤肿痛，冠心病等。

1.《贵州草药》："清热明目。"

2.《云南中草药》："养心安神。治心脏病。"

3.《全国中草药汇编》："主治心悸怔忡，神经衰弱，目赤肿痛。"

【用法用量】　内服：煎汤，3～9 g。外用：捣敷；或煎汤熏洗。

【选方】　1. 治精神病，神经衰弱　茴心草 6～9 g，辰砂 3 g，加酒少许，水煎服。(《云南中草药选》)

2. 治目赤　岩谷伞、柏枝果各适量，煎水熏洗眼睛。(《贵州草药》)

3. 治高血压病　南大叶藓 6 g，水煎服。(《中国药用孢子植物》)

【临床报道】　治疗冠心病　将一把伞制成片剂及针剂，

片剂每次服2～4片(每片含生药1 g),每日3次,针剂按比量换算加用。共治疗冠心病101例,第一组单服回心片(30例),结果心绞痛及胸闷、气短等症状显著消退或改善者25例,总有效率83.3%;第二组服回心片加用肌注回心注射液(71例),结果症状明显消退和改善者60例,有效率为93.75%。此外发现本品对高脂血症、高黏滞血症、高血压病等也有明显改善作用[1]。

0007 一枝蒿 yī zhī hāo (《纲目拾遗》)

【异名】 新疆一枝蒿(《全国中草药汇编》),鹿角蒿(新疆)。

【基原】 为菊科蒿属植物岩蒿的全草。

【原植物】 岩蒿 *Artemisia rupestris* L. [*A. dentata* Willd.; *A. viridis* Willd.; *A. viridifolia* Spreng.]

多年生草本,高20～50 cm,全株有特异芳香。根茎木质,常横卧或斜上,有多数营养枝。茎褐色或红褐色,下半部木质化,上部密生灰白色短柔毛。叶薄纸质,卵状椭圆形或长圆形,长1.5～5 cm,宽1～2.5 cm,二回羽状全裂,每侧裂片5～7,上半部裂片常再次羽状全裂或3出全裂,基部小裂片半抱茎,小裂片呈栉齿状的线状披针形,先端常有短的硬尖头。头状花序半球形或近球形,在茎上排成穗状或近于总状花序;总苞片3～4层;雌花1层,8～16朵,花冠近瓶状或狭圆锥状,檐部有3～4裂齿,花柱略伸出花冠外,先端分叉;两性花5～6层,30～70朵,花冠管状,花药线形,先端附属物长三角形,花柱与花冠等长,先端分叉。瘦果长圆形,顶部常有不对称的膜质冠状边缘。花果期7～10月。

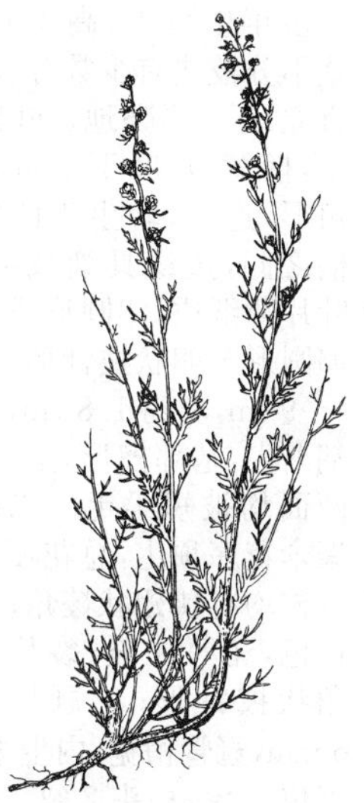

岩 蒿

生于海拔1 100～2 900 m的干山坡、荒漠草原、草甸、冲积平原及干河谷地带。分布于我国新疆等地。

【采收加工】 5～8月割取地上部分,扎成把,阴干。

【药材】 一枝蒿 *Herba Artemisiae Rupestridis* 主产于新疆等地。

性状 全草长20～50 cm。根及根茎呈类圆柱形,表面淡黄或土黄色,断面黄色。茎圆形,有不甚明显的纵向条纹,直径1.5～3 mm,呈紫红色,有时黄绿色,中空。幼枝有短茸毛,老枝多光滑。基部叶裂片呈狭披针形,具柄,上部叶较小,羽裂或不分裂,叶两面均被疏柔毛。头状花序,总苞片3～4层,外层绿色,纸质,条形;内层膜质,卵形;管状花黄色,边花1列,雌性;内层花两性,花长约2 mm。果倒圆锥形,长约1 mm。具特异芳香,味微苦。

鉴别 茎横切面:表皮细胞1列,外被菲薄的角质层,可见丁字形或叉状非腺毛;皮层细胞3～7列,间有裂隙,在茎的棱角处常存在圆形的外韧型维管束;内皮层细胞大而明显;维管束约20个排列成环,射线细胞1～2列,每个维管束外方为中柱鞘纤维束,维管束外韧型,纤维和导管均木化,形成层不明显;髓部薄壁细胞较大,壁木化,具纹孔,中央常呈空腔。

【成分】 全草含针叶春黄菊酸(aciphyllic acid),反式和顺式螺缩酮烯醚多炔(*trans* and *cis*-spiroketalenoether-polyne),胡萝卜苷(β-sitosterol-3-O-β-D-glucoside),栀子素丁(gardenin D),β-谷甾醇(β-sitosterol),棕榈酸(palmitic acid),一枝蒿酸(rupestric acid)[1],一枝蒿酮酸(rupestonic acid)[2],异一枝蒿酮酸(isorupestonic acid)[3]。

地上部分含挥发油,主要有:罗勒烯(ocimene),别罗勒烯(alloocimene),月桂烯(myrcene),α-蒎烯(α-pinene),γ-松油烯(γ-terpinene),对聚伞花素(*p*-cymene),β-蒎烯(β-pinene),异松油烯(terpinolene),芳樟醇(linalool),α-松油醇(α-terpineol),β-松油醇(β-terpineol),2-甲基-3-戊烯-1-醇(3-penten-1-ol-2-methyl),α-侧柏烯(α-thujene),γ-松油醇(γ-terpineol),α,β-松油醇醋酸酯(terpinyl acetate),乙酸香叶酯(geranyl acetate),丙酸香叶酯(geranyl propionate)[4],莰烯(camphene),1,8-桉叶素(1,8-cineole),柠檬烯(limonene),2-甲基丁酸-2-甲基丁酯(2-methylbutyl-2-methylbutyrate),龙脑(borneol),松油烯-4-醇(terpinen-4-ol),香茅醇(citronellol),乙酸龙脑酯(bornyl acetate),香茅醇乙酸酯(citronellyl acetate),β-榄香烯(β-elemene),α-倍半水芹烯(α-sesquiphellandrene),α-愈创木烯(α-guaiene),β-花柏烯(β-chamigrene),愈创木薁醇(guaiol),十四酸(tetradecanoic acid),邻苯二甲酸异丁酯(isobutyl phthalate),4,6,10-三甲基-2-十五烷酮(4,6,10-trimethyl-2-pentadecanone),1-十六醇(1-hexadecanol),十五酸(pentadecanoic acid),十六酸(hexadecanoic acid),1-十八醇(1-octadecanol),植醇(phytol),亚油酸(linoleic acid),骨碎补酮(davanone),鞭苔醇(bazzanenol)等[5];黄酮类化合物:5,3′-二羟基-6,7,8,4′-四甲氧基黄酮(5,3′-dihydroxy-6,7,8,4′-tetramethoxyflavone),5-羟基-6,7,8,3′,4′-五甲氧基黄酮(5-hydroxy-6,7,8,3′,4′-pentamethoxyflavone),5,3′-二羟基-6,8,4′-三甲氧基黄酮等(5,3′-dihydroxy-6,8,4′-trimethoxyflavone)[6]。

【药理】 1. 抑制平滑肌收缩 含一枝蒿的灌流液,显著抑制抗原对致敏豚鼠支气管肺灌流量的影响。一枝蒿液也可抑制抗原使致敏豚鼠离体回肠收缩的作用。正常豚鼠离体肺灌流和离体回肠试验表明,一枝蒿能对抗组胺引起的支气管平滑肌痉挛和回肠平滑肌收缩[1]。

2. 抗肿瘤作用 一枝蒿总黄酮可诱导肿瘤细胞分化,对肿瘤细胞增殖及DNA合成有明显抑制作用,其诱导细胞凋亡是从细胞周期的G_0/G_1期开始的。用5 mg/L、10 mg/L的一枝蒿总黄酮处理肝癌细胞24 h、36 h及72 h时有大量的野生型*p*53基因表达而*Fas*及*bcl*-2基因未见表达。表明一枝蒿总黄酮类诱导野生型*p*53基因的表达可能是它间接清除体内恶变细胞及提高机体免疫功能的分子机制之一[2]。

3. 清除自由基作用 采用电子顺磁共振技术研究发现,一枝蒿总黄酮对超氧阴离子自由基、羟自由基具有不同程度的清除作用,并存在明显的药物浓度-清除效用关系[3]。

4. 抗过敏反应 一支蒿提取物腹腔注射,明显抑制同系大鼠被动皮肤过敏反应,拮抗组胺所致毛细血管通透性增加,50 μg/ml能显著抑制同种细胞抗体介导的大鼠肠系膜肥大细胞脱颗粒反应,提示提取物对速发型过敏反应有抑制作用[4]。

5. 保肝作用 大剂量一枝蒿提取物能明显降低免疫性肝炎小鼠血清丙氨酸氨基转移酶,各种剂量皆能降低四氯化碳致肝损伤小鼠和大鼠血清丙氨酸氨基转移酶，降低 D-氨基半乳糖致肝损伤小鼠血清丙氨酸氨基转移酶，说明一枝蒿提取物具有明显的保护化学性肝损伤及治疗免疫性肝炎的功能，但对免疫性肝炎无预防作用[5]。

毒性　小鼠腹腔注射一枝蒿水煎醇沉液，LD_{50} 为 23.91 g/kg[1]。

【药性】《新疆中草药》："辛，微温。"

【功用主治】　祛风解表，健胃消积，活血解毒。主治风寒感冒，食积，跌打瘀肿，毒蛇咬伤，荨麻疹。

1.《纲目拾遗》："活血解毒，去一切积滞、沉痼阴寒等疾，祛风理怯。"

2.《新疆中草药》："清热解毒，消食健胃，镇静镇吐。"

【用法用量】　内服：煎汤，10～15 g；或入丸剂。外用：熬膏或泡酒涂敷。

【选方】 1. 治感冒呕吐　一枝蒿 9 g，唇香草 1.5 g。水煎浓汁，加糖少许服。

2. 治饮食过度，消化不良，胃疼胃胀　一枝蒿 9 g，土木香 3 g。水煎成汁服。（1、2 方出自《新疆中草药》）

3. 治黄疸肝炎　一枝蒿 9 g，琐琐葡萄 15 g，新塔花 6 g，水煎服。

4. 治跌打红肿　一枝蒿、当归、鹿蹄草各 9 g，唇香草 3 g，水煎服。另取一枝蒿、土当归等分，制成 20%药酒外敷。

5. 治毒蛇咬伤、荨麻疹　一枝蒿 15～24 g，水煎当茶饮，同时煎汤洗患部。（3～5 方出自《中国民族药志》）

6. 治神经性皮炎　新疆一支蒿熬膏涂患处。（《全国中草药汇编》）

0008 一枝旗 yī zhī qí（《广西药用植物名录》）

【异名】　东南星蕨（《中国药用孢子植物》），石韦（《广西药用植物名录》），灯火草（《新华本草纲要》）。

【基原】　为水龙骨科星蕨属植物攀缘星蕨的全草。

【原植物】　攀缘星蕨 *Microsorium buergerianum* (Miq.) Ching [*Polypodium buergerianum* Miq.]　又名：波氏星蕨（《中国蕨类植物图谱》）。

植株高 20～50 cm。根茎攀缘，略呈扁平状，疏被披针形鳞片，尖头，基部卵圆，边缘有疏齿。叶远生；叶柄长 3～7 cm，基部疏被鳞片，并以关节与根茎相连；叶片厚纸质，狭长披针形，长 10～43 cm，宽 2～4.5 cm，基部急缩狭为楔形而下延成翅，全缘或略呈波状；中脉两面隆起，侧脉不明显，小脉网状，网眼内有分叉的内藏小脉。孢子囊群圆形，小而密，散生于孢子叶背面的上半部；无囊群盖。

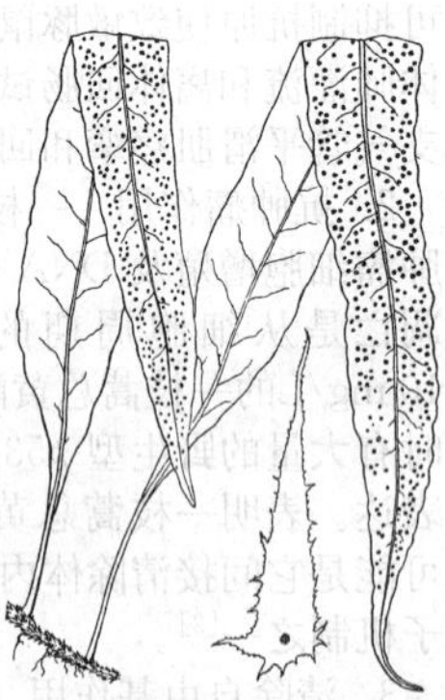

攀缘星蕨

生于海拔 500～1 500 m 的山地林缘，攀缘于树干或岩石上。分布于浙江、福建、江西、湖北、湖南、广东、广西、四川、贵州、台湾等地。

【采收加工】　全年均可采收，晒干。

【药性】　《中国药用孢子植物》："微苦、涩，凉。"

【功用主治】　清热利湿。主治淋证，黄疸。

1.《中国药用孢子植物》："清热利湿。治尿路感染、黄疸等。"

2.《中药通报》1983，(6)：13："清热解毒，散结消肿，治淋巴结炎。"

【用法用量】　内服：煎汤，10～15 g。

【选方】　1. 治尿路感染　东南星蕨 15 g，石韦 15 g，海金沙 9 g，水煎服。

2. 治黄疸　东南星蕨 15 g，茵陈 15 g，龙胆草 6 g，煎服。（1、2 方出自《中国药用孢子植物》）

0009 一柱香 yī zhù xiāng（《贵州民间药物》）

【基原】　为茜草科假耳草属植物假耳草的全草。

【原植物】　假耳草 *Anotis ingrata* (Wall.) Hook. f.　又名：臭假耳草（《广西植物名录》）。

多年生草本，高 1 m。茎不分枝或有少数分枝，直立或下部卧地。叶对生，柄短，托叶下部近三角形，连合，着生于两叶柄之间，边缘具细绒毛；叶片薄纸质，卵圆形或长卵圆形至卵状披针形，长 4～9 cm，宽约 1.8 cm，先端渐尖，基部楔形，全缘，两面均被短柔毛。二歧聚伞花序顶生，总花梗和分枝均有狭翅状棱角；花白色，花萼 4 裂，裂片三角状披针形；花冠长约 5 mm，冠管稍宽，内生柔毛；雄蕊 4，花药露出花冠外；子房下位，2 室，柱头 2 裂。蒴果近球形。种子小而多数。花期 6～7 月，果期 7～8 月。

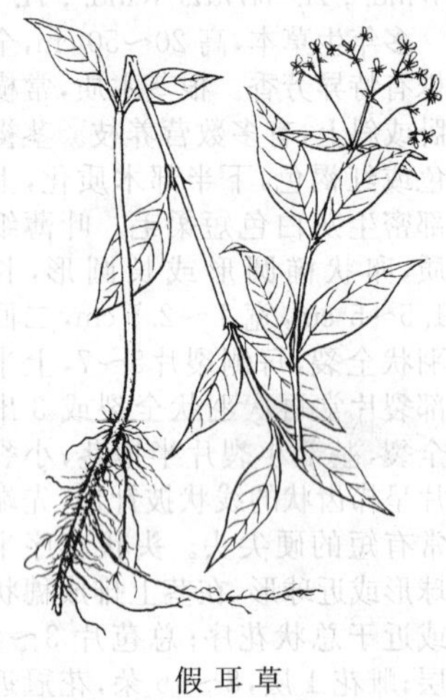

假耳草

生于山坡草地、林下荫湿处。分布于西南各地。

【采收加工】　7～10 月采收，鲜用或晒干备用。

【药性】　《贵州民间药物》："性凉，味辛。"

【功用主治】　清热解毒。主治目赤红肿，无名肿毒，毒蛇咬伤。

1.《贵州民间药物》："清热散郁。治眼红肿。"

2.《贵州草药》："治无名肿毒。"

【用法用量】　外用：捣敷；或煎水熏洗。

【选方】　1. 治眼红肿　一柱香 30 g，煎水熏患眼。（《贵州民间药物》）

2. 治无名肿毒　一柱香适量，捣敷患处。（《贵州草药》）

0010 一点血 yī diǎn xuè（《四川中药志》）

【异名】　一点红（《四川中药志》），石鼓子、威氏秋海棠（《西昌中草药》），一口血（《恩施中草药手册》）。

【基原】　为秋海棠科秋海棠属植物一点血秋海棠的根茎。

【原植物】　一点血秋海棠 *Begonia wilsonii* Gagnep.

多年生草本，高 20～30 cm。根茎短而肥厚，横生，有环纹，断面红色，有须根。根出叶 1～2 片；叶柄长 6～11 cm，有棕色绒毛；叶片纸质，近菱形或斜卵圆形，长 10～15 cm，宽 10～12 cm，先端尖，基部斜心形，两侧不对称，上部 3～7

浅裂,裂片三角形,边缘有突尖细锯齿,上面绿色,有极稀疏之短刺毛,下面略带紫色;掌状脉 6～7 条,红色。花粉红色,伞房状排列,花序根出,长 10～20 cm,雌雄同株;雄花花被 4 片,内外各 2,雄蕊 10～15,离生;雌花被片 3,内 1 外 2,子房呈纺锤形,3 棱,花柱 3 枚,离生。蒴果无翅。花期 7 月,果期 8 月。

生长于阴湿石岩处。分布于四川、贵州等地。

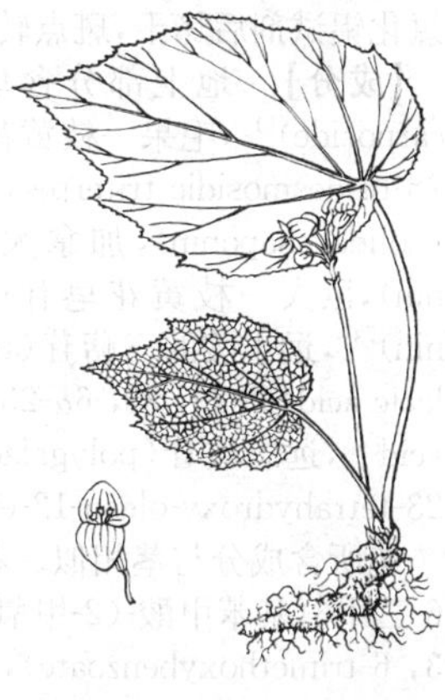
一点血秋海棠

【栽培】 生物学特性　喜温暖、阴湿的环境。以疏松肥沃、富含腐殖质的砂壤土为宜。

繁殖方法　用根茎繁殖。在秋、冬季或早春时,选取有芽的根茎,截成长 3～5 cm 的小段,按行株距各 25 cm 开穴,深 3～6 cm,每穴栽 3 段,成"品"字形排放,栽后覆细土或盖上土杂堆肥。

田间管理　出苗后,中耕除草,冬季倒苗时须施厩肥或堆肥。

【采收加工】 10～11 月挖取根茎,切片,晒干或鲜用。

【药材】 一点血 *Rhizomae Begoniae Wilsonii*　主产于四川峨眉山。

性状　根茎呈圆柱形,弯曲。表面棕褐色,具扭曲的纵皱纹和须根残痕。质地柔软,易折断,断面平坦,中心有一棕红色的圆心,如一点血状。气微,味甘苦。

【成分】 含强心苷,黄酮类,鞣质,酚类成分,甾醇,三萜成分,皂苷[1]。

【药性】 甘、苦,凉。

1.《全国中草药汇编》:"甘、苦,平。"

2.《四川中药志》1979 年版:"甘、酸,凉。"

【功用主治】 补气养血,散瘀止血。主治病后虚弱,吐血,咯血,衄血,崩漏,血虚经闭,带下,跌打损伤。

1.《四川常用中草药》:"散血止血。治吐血,肾病黄肿,蛇咬伤,妇女干病。"

2.《全国中草药汇编》:"补气健脾,养血,止血。主治病后虚弱,咳嗽咯血,功能性子宫出血,白带。"

【用法用量】 内服:煎汤,15～30 g;绞汁、炖肉或浸酒。外用:鲜品捣敷。

【选方】 1. 治红崩白带,女子干病　一口血 15～30 g,炖肉或炖鸡服。(《恩施中草药手册》)

2. 治血虚经闭　一点血、鹿衔草各 30 g,牛膝 10 g,蓝布政 15 g,炖鸡服。

3. 治外伤出血　鲜一点血 30 g,洗净捣烂,取汁兑童便服。药渣外敷患处,用布包扎。(2、3 方出自《四川中药志》1979 年版)

0011 一箭球 yī jiàn qiú (《广西民间常用中草药手册》)

【异名】 金钮草、三叶珠、散寒草、水百足、燕含珠、单打槌(《广西民间常用中草药手册》),白顶草、火把草、顶珠草(《云南药用植物名录》),水蜈蚣(《广西本草选编》)。

【基原】 为莎草科水蜈蚣属植物单穗水蜈蚣带根茎的全草。

【原植物】 单穗水蜈蚣 *Kyllinga monocephala* Rottb. [*K. cororata* (L.) Druce]

多年生草本。根茎匍匐。细秆散生或疏丛生,扁锐三棱形,基部不膨大。叶线形,长 15 cm,宽 2.5～4.5 mm,边缘有疏锯齿;叶鞘短,褐色。苞片 3～4,叶状,斜展。头状花序单生,圆卵形或球形,长 5～9 mm,具极多数小穗;小穗近倒卵形或披针状长圆形,压扁,长 2.5～3 mm,具花 1 朵;鳞片膜质,舟状,苍白色或麦秆黄色,具锈色斑点,两侧各具脉 3～4 条,背面龙骨状突起,具翅,翅下部狭,先端具稍外弯的短尖,边缘具缘毛状细刺;雄蕊 3;花柱长,柱头 2。小坚果长圆形或倒卵状长圆形,棕色。花期 5～8 月。

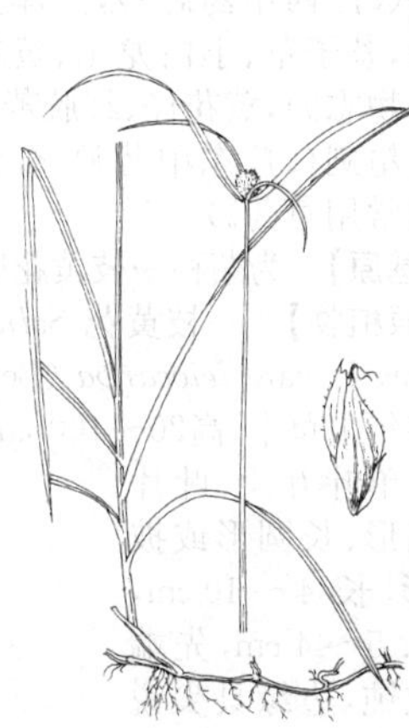
单穗水蜈蚣

生于山坡、林下、沟边、田边、近水处及旷野潮湿处。分布于福建、广东、广西、海南、贵州、云南等地。

【采收加工】 7～10 月采收,鲜用或晒干。

【药材】 一箭球 *Herba Kyllingae Monocephalae*　主产于广西、云南等地。

性状　根茎细长。茎散生,纤细。叶狭线形,黄绿色,叶鞘褐色或具褐色斑点。头状花序单生茎顶,白色,小穗多数;鳞片具小尖突,沿中部以上有半月形、鸡冠状、具红色的翅。气微香。

【药性】 辛、苦,平。

1.《广西民间常用中草药手册》:"味微甘、苦,性平,无毒。"

2.《广西本草选编》:"味苦,微辛,性平。"

【功能主治】 宣肺止咳,清热解毒,截疟,散瘀消肿。主治咳嗽,咽喉肿痛,痢疾,疟疾,毒蛇咬伤,跌打损伤。

1.《广西民间常用中草药手册》:"杀虫,解毒,退热,散瘀。治疟疾,痢疾及跌打损伤。"

2.《广西本草选编》:"宣肺止咳,清热消肿,截疟。主治疟疾,细菌性痢疾,急性支气管炎,百日咳,跌打肿痛。"

3.《广西民族药简编》:"治肺炎咳嗽,肝炎,肾炎,尿道炎,尿路感染,高血压病,发热咳嗽。"

【用法用量】 内服:煎汤,30～60 g。外用:捣敷;或煎汤洗。

【宜忌】 《广西民间常用中草药手册》:"孕妇及阴虚内热者忌服。"

【选方】 1. 治急性支气管炎,百日咳　一箭球全草 30～60 g,水煎,分 3 次服。(《广西本草选编》)

2. 治咽喉肿痛　一箭球 30～60 g,水煎服。(《常用中草药彩色图谱》)

3. 治细菌性痢疾　一箭球 30～60 g,水煎服,分 3 次服。

4. 治疟疾　鲜一箭球 60～90 g,捣烂,未发病前 2 h 酒冲服;小儿用量酌减,水煎服。

5. 治跌打损伤　一箭球 30～60 g,水煎,加酒少许,分 2 次服。或取一箭球适量,捣烂,用酒炒热敷伤处。(3～5 方出自《广西民间常用中草药手册》)

6. 治皮肤瘙痒　一箭球鲜草,煎水洗。(《常用中草药彩

色图谱》)

0012 一枝黄花 yī zhī huáng huā (《植物名实图考》)

【异名】 野黄菊(《南宁市药物志》),黄花细辛、黄花一枝香(《广西中药志》),土泽兰、百条根、铁金拐(《泉州本草》),签子草、小白龙须、黄花马兰、大败毒、红柴胡(《湖南药物志》),黄花仔、红胶苦菜(《闽东本草》),一枝香、大叶七星剑(《广东中药》),金锁匙、满山黄、黄花儿(《浙江民间常用草药》)。

【基原】 为菊科一枝黄花属植物一枝黄花的全草或根。

【原植物】 一枝黄花 *Solidago decurrens* Lour. [*S. virgaurea* L. var. *leiocarpa* (Benth.) A. Gray]

多年生草本,高20~100 cm。茎直立,基部光滑,略带红色。单叶互生;叶片卵圆形、长圆形或披针形,长 4~10 cm,宽 1.5~4 cm,先端尖或钝,边缘具尖锐锯齿,基部下延成柄,较长,上部叶柄渐短或无柄,叶片亦渐狭小或全缘。头状花序,黄色,直径约 1 cm,从叶腋抽出,排列成总状;总苞宽钟形;苞片通常 3 层;边缘舌状花约 8 朵,雌性,中间为管状花,两性。瘦果圆筒形,光滑或先端略具疏软毛;冠毛白色。花期 10 月,果期 11 月。

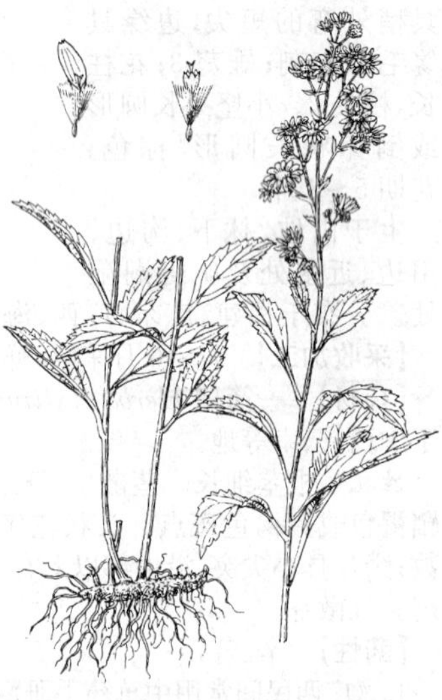

一枝黄花

生于海拔 200~2 850 m 的山坡草地、林下、灌丛中。分布于华东、中南、西南及陕西、台湾等地。

【采收加工】 6~9 月割取地上部分,或挖取根部,鲜用或晒干。

【药材】 一枝黄花 *Herba seu Radix Solidaginis* 主产于长江以南各地。

性状 茎圆柱形,表面暗紫红色或灰绿色,具纵纹,光滑无毛,茎端有稀毛;质坚而脆,易折断,断面纤维性,中央有疏松的白色髓。叶片多破碎而皱缩,上面黄绿色,下面淡绿色。花冠黄色,多脱落,冠毛黄白色,外露。气清香,味苦。

鉴别 (1) 叶表面观:下表皮细胞垂周壁波状弯曲,具角质纹理,气孔不定式,略下陷,副卫细胞 3~5 个。上表皮细胞多角形,垂周壁略作念珠状增厚,亦有角质纹理,气孔少见。非腺毛有 2 种:表皮非腺毛由 3 个细胞组成,壁薄,顶端 1 个细胞常萎缩成鼠尾状,较小;叶缘睫毛由 3~5~7 个细胞组成,壁稍厚,长 180~500 μm。

(2) 取本品粉末 1 g,加水适量煮沸,制成 1% 水浸液,经剧烈振摇后,有持久性泡沫(检查皂苷)。取本品粉末 5 g,加甲醇 25 ml 回流 20 min,滤过,滤液 1 ml 加盐酸数滴及镁粉少许,渐显红色反应(检查黄酮)。

(3) 薄层色谱:将上述甲醇提取液浓缩成 1∶1 作为供试品溶液。另以芦丁的甲醇溶液作为对照品溶液。取供试品溶液和对照品溶液分别点样于同一聚酰胺薄膜(浙江黄岩)上,用丙酮-甲醇-水(2∶1∶1)展开,展距 10 cm,先在紫外光灯(254 nm)下观察,供试品溶液色谱在与对照品溶液色谱的相应位置上显相同的红棕色荧光斑点;再喷以 1% 三氯化铝试剂后烤干,斑点转亮黄色。

【成分】 地上部分含皂苷类成分:一枝黄花苷(leiocarposide)[1],毛果一枝黄花皂苷(virgaureasaponin)3 即 3, 28-bisdesmosidic triterpenoid saponin[2],一枝黄花属皂苷(solidagasaponin),加拿大一枝黄花皂苷(canadensisaponin),巨大一枝黄花皂苷(巨头刺草皂苷)(giganteasaponin)[3],远志酸的三萜苷(triterpenoid glycosides of polygalacic acid)即 2β, 3β, 6α-23-tetrahydroxyollean-12-en-28-oic acid[4],远志酸苷(polygalacic acid glycosides)即 2, 3, 16, 23-tetrahydroxy-olean-12-ene-28-oic acid[5]。

花所含成分与茎相似。花另含苯甲酸苄酯类成分:2, 3, 6-三甲氧基苯甲酸-(2-甲氧基苄基)酯(2-methoxybenzyl-2, 3, 6-trimethoxybenzoate), 2, 6-二甲氧基苯甲酸-(2-甲氧基苄基)酯(2-methoxybenzyl-2, 6-dimethoxybenzoate), 2, 6-二甲氧基苯甲酸苄酯(benzyl-2, 6-dimethoxybenzoate), 2-羟基-6-甲氧基苯甲酸苄酯(benzyl-2-hydroxy-6-methoxybenzoate);茎精油含:α, β-蒎烯(pinene),月桂烯(myrcene),柠檬烯(limonene),香桧烯(sabinene),大牻牛儿烯(germacrene-D)[6];又含黄酮类和多糖类[7]。

根除含 2, 6-二甲氧基苯甲酸苄酯, 2, 3, 6-三甲氧基苯甲酸-(2-甲氧基苄基)酯, 2-羟基-6-甲氧基苯甲酸苄酯外;还含当归酸桂皮酯类成分:当归酸-3, 5-二甲氧基-4-乙酰氧基桂皮酯(3, 5-dimethoxy-4-acetoxycinnamyl angelate),当归酸-3-甲氧基-4-乙酰氧基桂皮酯(3-methoxy-4-acetoxycinnamyl angelate);炔属化合物成分:(2Z, 8Z)-癸二烯-4, 6-二炔酸甲酯〔methyl(2Z, 8Z)-decadien-4, 6-diynoate〕, (2E, 8Z)-癸二烯-4, 6-二炔酸甲酯〔methyl(2E, 8Z)-decadien-4, 6-diynoate〕;甾醇类成分:谷甾醇(sitosterol)[8]。

【药理】 1. 抗菌作用 煎剂对金黄色葡萄球菌、伤寒杆菌均有不同程度的抑制作用。对红色癣菌及禽类癣菌有极强的杀菌作用[1]。一枝黄花水煎醇提液有抗白念珠菌作用,其疗效与制霉菌素相当[2]。

2. 平喘祛痰作用 对家兔实验性支气管炎(吸入氨蒸气法),内服煎剂,可解除喘息症状,亦有祛痰作用[3]。

3. 其他作用 动物实验证明能促进白细胞吞噬功能。对急性(出血性)肾炎有止血作用。提取物经小鼠皮下注射有利尿作用,但大剂量反可使尿量减少[4]。

【药性】 辛、苦,凉。

1.《上海常用中草药》:"辛、苦,凉。"

2.《江西草药》:"性平,味苦、甘。"

3.《全国中草药汇编》:"辛、苦,平。有小毒。"

【功用主治】 疏风清热,解毒消肿。主治风热感冒,咽喉肿痛,肺热咳嗽,黄疸,热淋,痈肿疮疖,毒蛇咬伤,跌打损伤。

1.《植物名实图考》:"洗肿毒。"

2.《湖南药物志》:"疏风解毒,退热行血,消肿止痛。"

3.《广东中药》:"破血,通关窍。治跌打损伤,皮肤瘙痒,缠身疮。"

4.《江西草药》:"清热解毒,行血止痛。"

5.《福建药物志》:"疏风清热,解毒消肿。主治感冒,急性扁桃体炎,百日咳,中暑,痢疾,肺炎,肝炎,肝硬化腹水,肾炎,颈淋巴结核,乳腺炎,闭经,盆腔炎,真菌性阴道炎,手脚癣,稻田性皮炎,钩虫性皮炎,疔疮痈肿,跌打损伤,狂犬或毒蛇咬伤。”

【用法用量】 内服：煎汤，9～15 g，鲜品 20～30 g。外用：鲜品捣敷；或煎汁搽。

【宜忌】《广东中药》：“不可久煎，久煎令人作呕。”

【选方】 1. 预防感冒 一枝黄花、忍冬藤、一点红各适量，水煎服。（《福建药物志》）

2. 治急性扁桃体炎 一枝黄花 15 g，土牛膝、威灵仙各 9 g，水煎服，亦可单味水煎服。（《浙江药用植物志》）

3. 治肺痈 一枝黄花根 15 g，猪肺 1 具，水炖，服汤食肺，每日 1 剂。（《江西草药》）

4. 治肺结核咳血 一枝黄花 60 g，冰糖适量，水煎服，每日 1 剂，分 2 次服。（《全国中草药汇编》）

5. 治黄疸 一枝黄花 45 g，水丁香 15 g，水煎服。（《闽东本草》）

6. 治急性肾炎 一枝黄花全草 60～90 g，大蓟根（鲜）30 g，水煎服；另取天名精适量加食盐少许，捣敷鸠尾、神阙 2 穴，连续 1～2 星期。（《浙江药用植物志》）

7. 治痈疖疮毒 一枝黄花、蒲公英、紫花地丁各 15 g，水煎服；另用鲜蚤休、鲜佛甲草各适量，共捣烂敷患处，干则更换。（《安徽中草药》）

8. 治毒蛇咬伤 一枝黄花鲜根、薯蓣鲜根各等量，捣烂外敷。（《江西草药》）

9. 治鹅掌风，灰指甲，脚癣 一枝黄花，每日用 30～60 g，煎取浓汁，浸洗患部，每次 30 min，每日 1～2 次，7 d 为 1 个疗程。（《上海常用中草药》）

【临床报道】 1. 治疗流行性感冒 用一枝黄花（鲜品）、马鞭草（鲜品）各 50 g，切碎，水煎服，每日 1 剂。共治疗 60 例。结果：除 1 例因严重并发症改用他药外，均单用本方治愈，疗程最短 1 d，最长 3 d。大多数只服 1 剂即愈[1]。

2. 治疗急性扁桃体炎 用一枝黄花 15～30 g，或鲜品 30～60 g，水煎，代茶饮。另用一枝黄花鲜品适量，捣烂绞汁，加食盐、醋少许拌匀，徐徐含咽。共治小儿急性扁桃体炎 300 例。结果：服药 1～3 剂治愈者 204 例，4～6 剂 93 例，无效 3 例[2]。

3. 治疗真菌性阴道炎 治疗组 50 例，每日用一枝黄花水煎液揩洗阴道 1 次，10 d 为 1 个疗程；对照组 26 例，用制霉菌素 50 万单位置阴道后穹部，8～10 d 为 1 个疗程。两组均在 1 个疗程结束后第四日复检阴道分泌物，镜检阴性及症状消失者为有效。结果：治疗组有效 44 例，总有效率 88%；对照且有效 23 例，总有效率 88.4%，两组疗效无显著差异（$P > 0.05$），提示一枝黄花与制霉菌素疗效相当[3]。

4. 治疗乳腺小叶增生 一枝黄花（鲜）50 g，荔枝核 7 粒，橘核 7 粒，鲜橘子叶 3 片，米酒 200 ml，炖服。药渣捣烂外敷患处 12 h，每日 1 次，5 d 为 1 个疗程。共治疗 48 例。结果：临床近期治愈（1 个月内症状消失、肿块消失）45 例，占 93.75%，好转（主要症状消失，肿块缩小 1/3 以上）3 例，占 6.25%，总有效率 100%。临床远期治愈（随访 3 年未复发者），观察 25 例中复发 2 例，复发率 8%[4]。

二 画

0013 二色内风消 èr sè nèi fēng xiāo（《天目山药用植物志》）

【异名】 香苏子、北五味子(《天目山药用植物志》)。

【基原】 为五味子科五味子属植物二色五味子的根、藤茎及果实。

【原植物】 二色五味子 *Schisandra bicolor* Cheng

落叶攀缘灌木，长 3 m 左右。嫩枝浅棕色，光滑；老枝粗壮，显黑紫色或灰黑色。单叶互生，常聚生于短枝末端；叶柄长 2～3.5 cm；叶片近圆形，长 5.5～9 cm，宽 3.5～8 cm，上面绿色，下面淡绿色，被白粉。花单性，生于短枝末梢的苞腋，微带清香；花被 7～13，外轮 4～5 片，绿黄色，内轮深红色；雄花有雄蕊 5 枚，离生，无花丝，排成辐射状；雌花雌蕊群宽卵形，心皮 9～16。聚合果长 3～7 cm；果实近圆形，熟时红色，内含种子 1～2 枚。花期 6～7 月，果期 9～10 月。

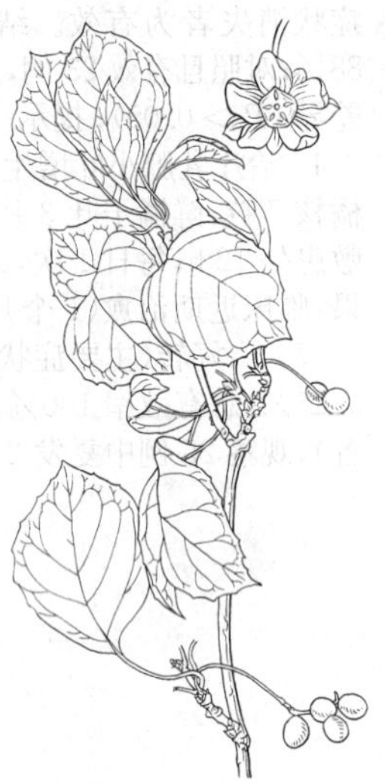

二色五味子

生于海拔 700～1 500 m 的山坡林缘或路边灌丛中。分布于浙江、安徽、江西、湖南、广西等地。

【采收加工】 10～11 月采收果实，7～10 月采根、茎，晒干。

【功用主治】 通经活络，健脾开胃。主治劳伤脱力，四肢酸麻，胸闷，纳呆。

1.《天目山药用植物志》："治劳力过度，四肢酸麻，胸闷，胃口不好。"

2.《全国中草药汇编》："理气活络，健脾。"

【用法用量】 内服：煎汤，15～24 g。

【选方】 治劳力过度，四肢酸麻，胸闷，胃口不好 二色内风消根(或藤茎、果，果的分量宜减少)18～21 g，紫青藤(鼠李科牯岭勾儿茶)15～16 g，仙鹤草 6～9 g，白马骨(茜草科六月雪)、八角枫各 9～12 g。水煎，冲黄酒、红糖，每日早晚饭前各服 1 次，忌食酸辣、芥菜。(《天目山药用植物志》)

0014 二色补血草 èr sè bǔ xuè cǎo（《甘肃中草药手册》）

【异名】 蝎子花菜、蛇蚤花、野菠菜(《救荒本草》)，燎眉蒿(《甘肃中草药手册》)，补血草、扫帚草、匙叶草、血见愁(《北方常用中草药手册》)，秃子花(《陕西中草药》)，苍蝇花(《宁夏中草药手册》)，白花菜棵(《河南中草药手册》)，矶松(《山西中草药》)。

【基原】 为白花丹科补血草属植物二色补血草的根或全草。

【原植物】 二色补血草 *Limonium bicolor* (Bunge) O. Kuntze [*Statice bicolor* Bunge] 又名：蝇子草(《中国高等植物图鉴》)。

多年生草本，高 30～60 cm。全株光滑无毛。根圆柱状，棕褐色。茎丛生，直立或倾斜。叶多基生，莲座状，叶片匙形或长倒卵形，长约 20 cm，宽1～4 cm，近于全缘，基部渐窄成扁的柄。花葶丛生，上部有分枝；花着枝端，密集，组成略偏于一侧近头状的聚伞花序；萼筒漏斗状，棱上有毛，缘部 5 裂，折叠，干膜质，初时淡紫红或粉红色，后变为白色，花后宿存；花瓣 5，匙形至椭圆形，黄色；雄蕊 5，着于花瓣基部；子房长圆形，花柱 5，分离，柱头头状。蒴果具 5 棱。花、果期 7～10 月。

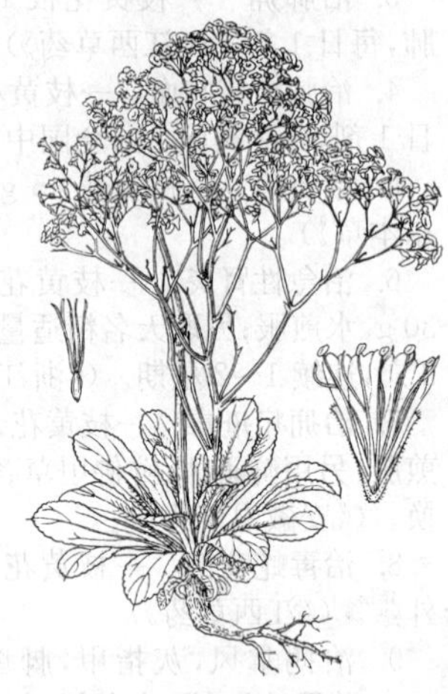

二色补血草

生于平原、丘陵和海滨的盐碱地或沙地。分布于河北、山西、内蒙古、辽宁、江苏、山东、河南、陕西、甘肃、宁夏、新疆等地。

【采收加工】 5～7 月采集全草，9～11 月挖根，晒干。

【成分】 全草含酚性成分：没食子酸(gallic acid)，圣草素(eriodictyol)，木犀草素(luteolin)，槲皮素(quercetin)，杨梅树皮素-3-O-β-D-(6″-没食子酰)-半乳糖苷〔myricetin-3-O-β-D-(6″-galloyl)-galactoside〕[1]。

【药理】 止血作用 二色补血草水煎剂 15 g(生药)/kg、乙醇提取液 15 g(生药)/kg 灌胃，均使大鼠出血时间明显缩短，对凝血时间无明显影响。二色补血草醇提液 20 g(生药)/kg 灌胃，对大鼠实验性动脉血栓形成有明显促进作用，提示止血作用可能与其促进血小板黏附和聚集作用有关[1]。乙醇提取物 3 g(生药)/kg、10 g(生药)/kg 灌胃，均使家兔循环血小板聚集率明显增加，但对凝血时间、凝血酶原时间、血浆复钙时间及纤维蛋白溶解时间、血小板计数、毛细血管、通透性均无明显影响。乙醇提取物及水煎剂，均使离体兔耳血管灌注量明显减少[2]。

毒性 二色补血草煎剂给小鼠一次灌服的 LD_{50} 为 58.37±10.77 g(生药)/kg。给予较大剂量后，小鼠活动降低，呼吸、心跳变快，有时大便变稀，小鼠死前多会全身抽搐。中毒死亡多发生在给药后 2 h 内[1]。

【药性】 甘、微苦，平。

1.《北方常用中草药手册》："甘，平，无毒。"

2.《陕西中草药》："味涩，苦，性平。"

【功用主治】 补益气血，散瘀止血。主治病后体弱，胃脘痛，消化不良，妇女月经不调，崩漏，带下，尿血，痔血。

1.《甘肃中草药手册》："补血益气，活血调经。治病后体弱，消化不良，月经不调。"

2.《北方常用中草药手册》:"止血散瘀。治子宫功能性出血,宫颈癌及其他出血。"

3.《陕甘宁青中草药选》:"治肾盂肾炎,尿血。"

【用法用量】 内服:煎汤,15～30 g。

【选方】 1. 治胃癌 二色补血草、薏苡仁、菱角各 30 g,水煎服。

2. 治月经不调 二色补血草 30 g。水煎服。(1、2 方出自《内蒙古中草药》)

3. 治子宫功能性出血,宫颈癌,肾盂肾炎,尿血 二色补血草 15～60 g,水煎服。(《陕宁青中草药选》)

【临床报道】 治疗多种出血证 用二色补血草根每剂 30 g,每日早晚 2 次水煎服;或用二色补血草片剂,每剂 3～4 片,每日 3 次,均连服 5 d 为 1 个疗程,对功能性子宫出血、月经过多、子宫肌瘤等在出血期间或下次月经来潮前 2～3 d 服用,重病患者可连服 2～3 个疗程。对食管、胃底静脉破裂出血或胃溃疡、胃癌出血采用二色补血草根提纯粉剂 3～5 g 冲服,或用汤剂胃管内注入。共治疗 206 例。结果:对功能性子宫出血、月经过多、子宫肌瘤、胃出血的有效率分别为 92.1%、95.6%、86.04%、90%[1]。

0015 二岐银莲花根 èr qí yín lián huā gēn (《全国中草药汇编》)

【异名】 土黄芩(《吉林中草药》),草玉梅(《全国中草药汇编》)。

【基原】 为毛茛科银莲花属植物二歧银莲花的根茎。

【原植物】 二歧银莲花 *Anemone dichotoma* L.

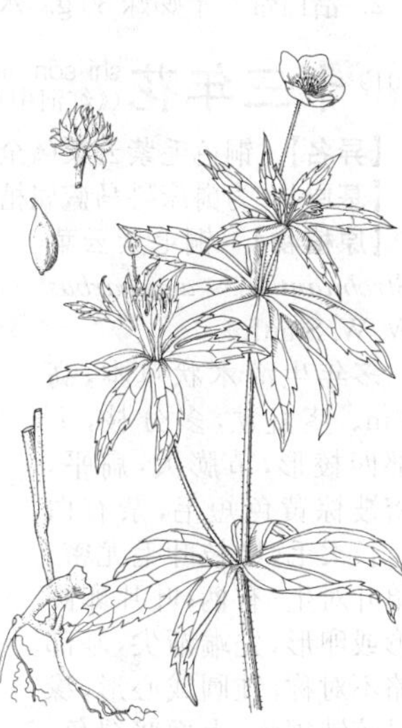

二歧银莲花

多年生草本,高 35～60 cm。根茎横生,细长,暗褐色。茎直立,上部通常 2 叉状分枝。基生叶 1,早枯。花葶被贴伏的短柔毛;苞片 2,对生,轮廓扇形,长 3～6 cm,3 深裂近基部,深裂片近等长,长圆形或长圆状披针形,中部全缘,上部具少数缺刻状尖牙齿,下面被短柔毛。花序一至二回二歧状分枝,一回分枝长 9～14 cm,二回分枝长 1～10 cm,小苞片形状似苞片,较小;花两性,单生于花序分枝处;萼片 5,花瓣状,白色或带粉红色;花瓣无;雄蕊多数;心皮约 30。瘦果卵形。花期 6 月,果期7～8 月。

生于丘陵、山坡湿草地或林下。分布于吉林、黑龙江。

【采收加工】 9～10 月采挖,晒干。

【成分】 根茎含皂苷[1]。

全草含白头翁素(anemonin)[1]。

【药性】 《全国中草药汇编》:"苦,凉。"

【功用主治】 舒筋活血,清热解毒。主治跌打损伤,风湿性关节炎,痢疾,疮痈。

1.《吉林中草药》:"舒筋活血,强壮补虚。治跌打损伤、痢疾、疮痈。"

2.《全国中草药汇编》:"解毒止痢。"

【用法用量】 内服:煎汤,3～9 g。外用:捣敷。

【选方】 治跌打损伤 鲜土黄芩适量,捣烂,敷患处。(《吉林中草药》)

0016 十八症 shí bā zhèng (广州部队《常用中草药手册》)

【异名】 歪叶子兰、小麻疙瘩(《云南中草药选》),石条花(《广西药用物名录》)。

【基原】 为胡椒科胡椒属植物光轴苎叶蒟的全株。

【原植物】 光轴苎叶蒟 *Piper boehmeriaefolium* (Miq.) C. DC. var. *tonkinense* C. DC.

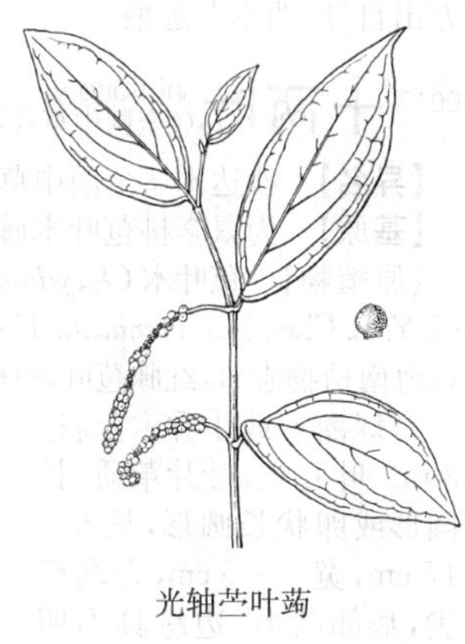

光轴苎叶蒟

直立亚灌木或有时呈攀缘状,高约 1 m。茎节膨大,绿色并有香辣味。叶互生;叶片薄纸质,有透明细腺点,椭圆形、卵状长圆形或近卵形,长 10～16(～20) cm,宽 4(～10)～6(～12) cm,先端渐尖,基部偏斜,两侧甚不等齐,一侧尖,一侧稍圆;侧脉每边 5～7 条,有两对脉离基发自中脉。花单性,雌雄异株,穗状花序与叶对生;雄花序长 10～15(～22) cm,宽2～3 mm,花序轴无毛;苞片圆形,具短柄,盾状,表面有腺点;雄蕊 2,花药肾形,2 室,花丝基部肥大;雌花序一般长 8～11 cm,结果时长达 16 cm;苞片与雄花序的相同;子房贴生于花序轴上,柱头顶生,4 裂。浆果密集,球形。花期 2～5 月。

生于海拔 500～1 900 m的密林下、山谷中或林缘与溪旁。分布于广东、广西、海南、贵州、云南等地。

【采收加工】 7～9 月采收,切片,晒干。

【药材】 十八症 *Herba Piperis Tonkinensis* 产于广东、海南、广西、贵州、云南等地。

性状 茎蓝绿色,节膨大,有的有须根;断面中空。叶多卷缩,蓝绿色,完整叶卵圆形,长 8～15 cm,宽 3～5 cm,先端渐尖,基部歪斜,近全缘,可见透明腺点。有时带有穗状花序。气芳香,味辛、麻。

鉴别 取本品 5～10 g,加甲醇 70 ml,回流 10 min,滤过,取滤液 1 ml,加重氮化试剂 1～2 滴,显红色(检查酚类)。取本品 5 g,加甲醇 50 ml 回流提取 10 min,滤过,取滤液 1 ml,加镁粉少许及浓盐酸数滴,置水浴中加热数分钟,显红色(检查黄酮类)。

【成分】 地上部分含:谷甾醇(β-sitosterol),4-烯-6β-羟基-3-豆甾烷酮(stigmast-4-en-6β-ol-3-one),麦角甾醇过氧化物(ergosterol peroxide);生物碱:胡椒碱(piperine),胡椒次碱(pipeyline),荜茇明宁碱(piperlonguminine),几内亚胡椒酰胺(guineensine),cepharanone A、B;又含 α-棕榈酸甘油酯(α-palmityl glycerin ester),(E)-3,4-亚甲二氧基苯丙烯醛〔(E)-3,4-methylenedioxophenyl propenal〕[1]。

【药性】 广州部队《常用中草药手册》:"辛,温。"

【功用主治】 祛风散寒,活血调经,消肿止痛。主治风寒感冒,风湿痹痛,脘腹冷痛,牙痛,月经不调,痛经,跌打肿痛,蛇虫咬伤。

1. 广州部队《常用中草药手册》："祛风散寒，消瘀止痛。治风湿筋骨痛，跌打肿痛，胃疼痛，毒蛇，蜈蚣咬伤。"

2.《云南思茅中草药选》："舒筋活络，散瘀消肿，通经活血，止血镇痛。"

3.《云南中草药选》："治痛经，闭经，伤风感冒。"

【用法用量】 内服：煎汤，3～15 g；研粉，1～5 g。外用：研末调涂或鲜品捣敷。

【宜忌】《广西本草选编》：孕妇慎服。

【选方】 1. 治风湿关节疼痛，跌打肿痛 十八症根 6～9 g，浸酒服，并用药酒擦患处。

2. 治牙痛 十八症根 5 钱，浸好白酒 60 g，7 d 后用药酒涂牙龈处。

3. 治毒蛇、毒虫咬伤 十八症根研粉，每取 3～6 g，酒送服，并取药粉调酒，从上往下擦伤口周围，勿擦伤口。（1～3 方出自《广西本草选编》）

0017 十两叶 shí liǎng yè（《全国中草药汇编》）

【异名】 沙达木（《全国中草药汇编》）

【基原】 为鼠李科苞叶木属植物苞叶木的全株。

【原植物】 苞叶木 *Chaydaia rubrinervis* (Lévl.) C. Y. Wu ex Y. L. Chen [*C. crenulata* Hand. -Mazz.] 又名：红脉麦果（《海南植物志》），红脉苞叶木（《云南种子植物名录》）。

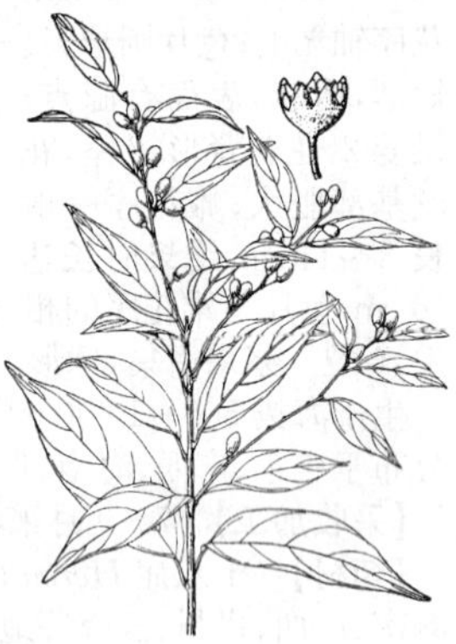

苞 叶 木

常绿灌木或小乔木，高达 8 m。叶互生，叶片革质，长圆形或卵状长圆形，长 6～17 cm，宽 2～5 cm，先端渐尖，基部圆形，边缘具不明显疏锯齿或近全缘，上面深绿色，有光泽，下面淡绿色，沿脉被疏柔毛。聚伞花序腋生或生于具苞叶的花枝上，花枝腋生，长 6～15 cm，被疏短细毛；花两性，5 基数；萼片三角形，内面中肋凸起，中部以上有小喙；花瓣绿黄色，倒卵形，具短爪，中部两边内卷，包着雄蕊；花盘稍厚，圆形；子房球形，2 室，花柱 2 浅裂。核果卵状圆柱形，成熟时紫红色或红色，基部有宿存的萼筒，种子 1 颗。花期 7～9 月，果期 8～11 月。

生于海拔 1 500 m 以下的山地林中或灌丛中。分布于广西、海南、贵州、云南等地。

【采收加工】 9～11 月采收，鲜用或切段晒干。

【药性】 淡，平。

【功用主治】《广西本草选编》："利胆退黄。主治黄疸型肝炎，肝硬化腹水。"

【用法用量】 内服：煎汤，6～15 g。外用：捣敷。

【选方】 1. 治黄疸型肝炎，肝硬化腹水 用沙达木全株 6～15 g，水煎服。（《广西本草选编》）

2. 治骨折，跌打损伤 沙达木叶，加食盐少许，共捣烂敷患处。（《广西民族药简编》）

0018 十姊妹 shí zǐ mèi（《纲目拾遗》）

【基原】 为蔷薇科蔷薇属植物七姊妹的根及叶。

【原植物】 *Rosa multiflora* Thunb. var. *carnea* Thory [*R. multiflora* Thunb. var. *platyphylla* Thory] 又名：佛见笑（《纲目拾遗》），荷花蔷薇（《山东树木志》），姊妹花（《闽南民间草药》）。

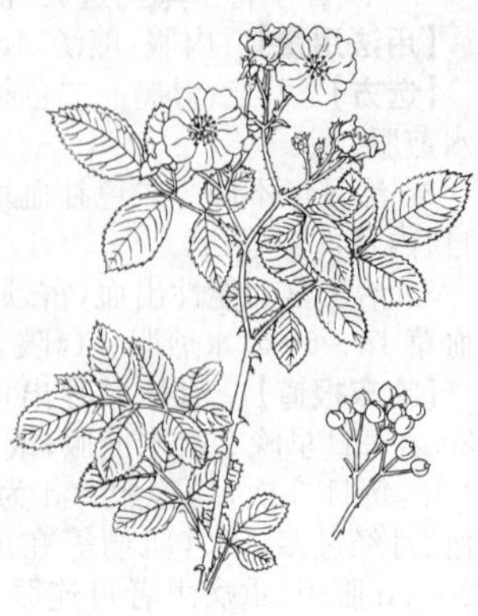

七 姊 妹

落叶小灌木，高约 2 m。茎、枝多尖刺。单数羽状复叶互生；小叶通常 9 枚，椭圆形，先端钝或尖，基部钝圆形，边缘具齿；托叶极明显。花多数簇生，为圆锥形伞房花序；花粉红色，芳香；花梗上有少数腺毛；萼片 5，花瓣 5，重瓣；雄蕊多数；花柱无毛。瘦果，生在环状或壶状花托里面。花期 5～6 月，果期 8～9 月。

多为栽培供观赏。

【药性】 苦、微涩，平。

【功用主治】 清热化湿。主治黄疸，痞积，妇女白带。

【用法用量】 内服：煎汤，15～30 g。

【选方】 1. 治黄疸，癖块 鲜七姊妹根 15～24 g，与猪赤肉 60 g 同炒后，加红酒 90～120 ml，共煮 1 h，同午饭或晚饭服，每日服 1 次。（《闽南民间药草》）

2. 治白带 十姊妹 30 g。水煎服。（《中国民间单验方》）

0019 十三年花 shí sān nián huā（《红河中草药》）

【异名】 铜色毛紫云菜（《全国中草药汇编》）。

【基原】 为爵床科马蓝属植物铜毛紫云菜的根和叶。

【原植物】 铜毛紫云菜 *Strobilanthes aenobarbus* W. W. Smith

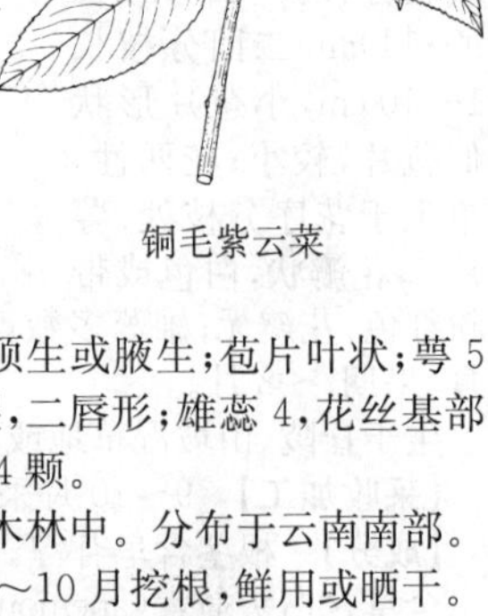

铜毛紫云菜

多年生灌木状草本，高 1 m。茎直立，多分枝，上部四棱形，节膨大，扁平，密被棕黄色短毛，杂有白色长柔毛，嫩枝叶毛尤密。单叶对生；有柄；叶片卵圆形或卵形，先端渐尖，基部略不对称，钝圆或心形，缘具疏钝锯齿，上面暗绿色，下面暗紫色，两面被棕黄色短毛和白色长毛，枝叶上毛如擦脱呈蓝色。穗状花序顶生或腋生；苞片叶状；萼 5 裂；花紫色；花冠筒状，先端 5 裂，二唇形；雄蕊 4，花丝基部有薄膜质相连。蒴果。有种子 4 颗。

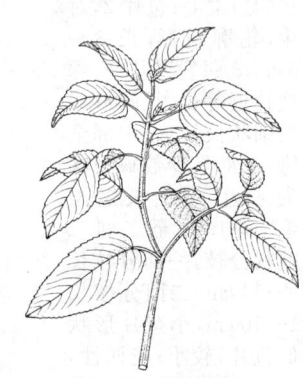

生于较阴湿的溪边或山坡灌木林中。分布于云南南部。

【采收加工】 6～8 月采叶，9～10 月挖根，鲜用或晒干。

【药性】《全国中草药汇编》："淡、微苦，平。"

【功用主治】《全国中草药汇编》："活血调经，清肝热。主治眼结膜炎，月经不调，产后腹痛，黄疸型肝炎，疟疾，心悸，哮喘。"

【用法用量】 内服：煎汤，10～15 g。外用：鲜叶，捣汁滴眼。

【选方】 1. 治黄疸型肝炎　十三年花干根 9 g，星秀花 12 g，马蹄香 9 g，水煎服。

2. 治眼结膜炎　鲜十三年花叶捣汁滴眼。

3. 治月经不调，产后腹痛　十三年花干根 9～15 g，水煎服。（1～3 方出自《红河中草药》）

0020 十大功劳叶 shí dà gōng láo yè （《本草再新》）

【异名】 功劳叶（《饮片新参》）。

【基原】 为小檗科十大功劳属植物阔叶十大功劳 *Mahonia bealei*（Fort.）Carr. 的叶。

【原植物】 参见“功劳木”条。

同属植物细叶十大功劳 *M. fortunei*（Lindl.）Fedde、华南十大功劳 *M. japonica*（Thunb.）DC. 的叶亦供药用。

【采收加工】 9～10 月采摘，晒干。

【药材】 十大功劳叶 *Folium Mahoniae*　主产于四川、广西、湖南等地。

性状　阔叶十大功劳叶　叶片阔卵形，基部宽楔形或近圆形，不对称，先端渐尖，边缘略反卷，两侧各有 2～8 个刺状锯齿，上表面绿色，具光泽，下表面色浅，黄绿色；厚革质。叶柄短或无。气弱，味苦。

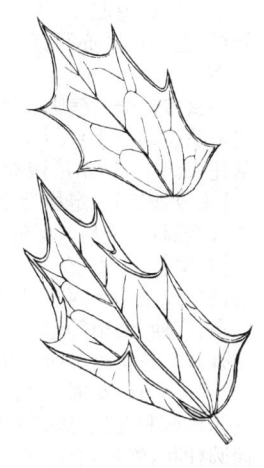

十大功劳（叶）外形

鉴别　(1) 叶横切面：上表皮细胞 1 列，有的内含红棕色物质，外被角质层，下表皮细胞 1 列，有较多气孔。上、下表皮内侧各有 1～2 列纤维，多角形，壁微木化。栅栏组织细胞 1～3 列，通过主脉。海绵组织细胞内含草酸钙方晶。主脉维管束 3，外韧型，外有众多纤维环列，下方的纤维常与下表皮内侧的纤维相连。

(2) 取本品乙醇提取液，滴于滤纸上，置荧光灯下观察，可见金黄色荧光。

(3) 取本品粉末或薄切片，置载玻片上，加 95% 乙醇 1～2 滴及 30% 硝酸 1 滴，盖上盖玻片，放置片刻，镜检，可见黄色针簇状硝酸小檗碱结晶（检查小檗碱）。

【成分】 阔叶十大功劳叶含生物碱：小檗碱（berberine）[1]，小檗碱盐酸盐[2]，小檗胺（berbamine），尖刺碱（oxyacanthine）等[3]。

【药性】 苦，寒。归肺、肝、肾经。

1.《本草再新》：“味辛、苦，性温。入肺经。”

2.《江西草药》：“性寒，味苦。”

3.《青岛中草药手册》：“入肝、肺、肾经。”

【功用主治】 清虚热，燥湿，解毒。主治肺痨咳血，骨蒸潮热，腰膝酸痛，湿热黄疸，带下，痢疾，风热感冒，目赤肿痛。

1.《本草再新》：“治虚劳咳嗽。”

2.《植物名实图考》：“治吐血。”

3.《饮片新参》：“治肺劳，止咳化痰，退虚热，杀虫。”

4.《现代实用中药》：“清凉性滋养强壮药。功效与女贞子相似。适用于潮热、骨蒸、腰酸、膝软、头晕、耳鸣等证。”

5.《中国民族药志》：“主治产后身骨痛、脚痛、手痛，泡酒服，兼擦患处；皮肤湿疹，水煎洗患处。”（瑶族）

【用法用量】 内服：煎汤，6～9 g。外用：研末调敷。

【选方】 1. 治肺结核咳嗽咯血　阔叶十大功劳叶、女贞子、旱莲草、枸杞子各 9 g。水煎服。（《安徽中草药》）

2. 治赤白带下　十大功劳叶、白英、仙鹤草各 30 g，水煎服。（《浙南本草新编》）

3. 治感冒发热口渴　鲜十大功劳叶 30 g，黄荆叶 15 g，水煎服。（江西《草药手册》）

4. 治眼结膜炎　十大功劳叶 200 g，加蒸馏水 1 000 ml，煮沸，过滤，高压消毒，滴眼。每日数次。（《全国中草药汇编》）

5. 治风火牙痛　十大功劳叶 9 g，水煎顿服，每日 1 剂，痛甚者服 2 剂。（《江西草药》）

0021 十大功劳根 shí dà gōng láo gēn （《植物名实图考》）

【基原】 为小檗科十大功劳属植物阔叶十大功劳、细叶十大功劳的根。

【原植物】 1. 阔叶十大功劳 *Mahonia bealei*（Fort.）Carr.　参见“功劳木”条。

2. 细叶十大功劳 *M. fortunei*（Lindl.）Fedde　参见“功劳木”条。

除上述两种外，华南十大功劳 *M. japonica*（Thunb.）DC，分布于浙江、福建、广东、台湾等地；西藏十大功劳 *M. calamicaulis* Spare et Fisch，分布于西藏南部及东南部。它们的根亦作“十大功劳根”入药。

【采收加工】 9～11 月采挖，切段，晒干或鲜用。

【药材】 十大功劳根 *Radix Mahoniae*　主产于四川、广西、湖南等地。

性状　根呈圆柱形，直径 1～2.5 cm。表面灰棕黄色至灰黄褐色，有时可见灰褐色地衣斑。质地坚硬，断面皮部灰黄色，木部大，木质化，可见细小的导管孔。气微，味微苦。

鉴别　参见“十大功劳叶”条。

【成分】 1. 阔叶十大功劳　根含生物碱：小檗碱（berberine）[1]。

2. 华南十大功劳　根含生物碱：异粉防己碱（isotetrandrine），小檗碱（berberine），掌叶防己碱（palmatine），药根碱（jatrorrhizine）及小檗胺（berbamine）[2, 3]。

【药理】 所含异粉防己碱在以艾氏腹水癌体内抗癌的筛选试验中，发现有抗癌作用[1]。本品所含小檗碱、药根碱对病原微生物、心血管系统等有广泛药理作用，可参见“黄连”条。掌叶防己碱也具有较强的药理活性，可参见“三颗针”条。

【药性】《四川中药志》1960 年版：“性寒，味苦。”

【功用主治】 清热燥湿，解毒消肿。主治湿热痢疾，腹泻，黄疸，肺痨咳血，咽喉痛，牙痛，目赤肿痛，跌打损伤，疮疡，湿疹，烫伤等。

1.《植物名实图考》：“捣根取浆含口中，治牙痛。”

2.《分类草药性》：“泡水搽火眼，治喉痛。”

3.《四川中药志》1960 年版：“能清热解毒；治吐血，疗头晕目赤；涂蛇伤，治牙痛。”

4.《湖南药物志》：“退热降火，清凉解毒，消炎止痛，滋养。”

【用法用量】 内服：煎汤，10～15 g，鲜品 30～60 g。外用：捣烂或研末调敷。

【宜忌】 脾胃虚寒者慎服。

【选方】 1. 治痢疾　阔叶十大功劳根、地锦草各 12 g，水煎服。

2. 治湿热黄疸　十大功劳根 30 g，茵陈 15 g，水煎服。

3. 治咽喉炎，口腔炎　十大功劳鲜根、射干各等量，磨米

泔水含咽。(1～3方出自《福建药物志》)

4. 治目赤肿痛　细叶十大功劳根15 g,野菊花15 g,水煎服。(《湖南农村常用中草药手册》)

5. 治关节炎痛　细叶十大功劳60 g,猪脚7寸,酌加开水炖1 h服,饭后服,每日2次。(《福建民间草药》)

6. 治盆腔炎　阔叶十大功劳根9 g,金银花10 g,紫花地丁24 g,水煎服。(《福建药物志》)

7. 治跌打损伤　十大功劳根15 g,万年青根(去外皮)6 g,杜衡根3 g,水煎服。(《江西草药》)

8. 治湿疹　阔叶十大功劳根或茎30 g,骨碎补60 g,水煎洗患处。

9. 治烫伤　阔叶十大功劳根或茎皮研末,茶油调患处。(8、9方出自《福建药物志》)

10. 治丝虫病　阔叶十大功劳根、茎30 g,水煎服。(《湖南药物志》)

0022 丁香 dīng xiāng (《药性论》)

【异名】 丁子香(《齐民要术》),支解香、瘦香娇(侯宁极《药谱》),雄丁香(《本草蒙筌》),公丁香(《本草原始》),如宇香、索瞿香、百里馨(《新本草纲目》)。

【基原】 为桃金娘科丁子香属植物丁香的花蕾。

【原植物】 丁香 *Eugenia caryophyllata* Thunb. [*Syzygium aromaticum* (L.) Merr. et Perry [*E. aromaticea* Kuntze]

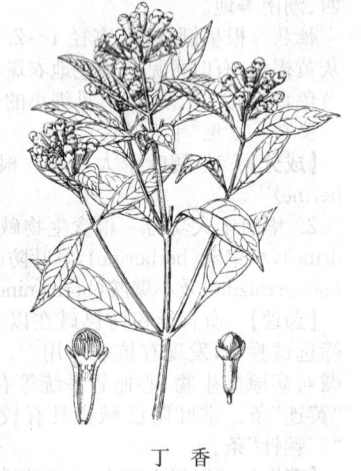

丁　香

常绿乔木,高达10 m。叶对生,叶柄明显;叶片长方卵形或长方倒卵形,长5～10 cm,宽2.5～5 cm,先端渐尖或急尖,基部狭窄常下展成柄,全缘。花芳香,组成顶生聚伞圆锥花序;花萼肥厚,绿色后变紫色,长管状,先端4裂,裂片三角形;花冠白色,稍带淡紫,短管状,4裂;雄蕊多数,花药纵裂;子房下位,与萼管合生,花柱粗厚,柱头不明显。浆果红棕色,长方椭圆形,长1～1.5 cm,直径5～8 mm,先端宿存萼片,种子长方形。

原产马来群岛及非洲。现我国广东、广西、海南、云南等地有栽培。

本植物的树皮(丁香树皮)、树枝(丁香枝)、树根(丁香根)、果实(母丁香)、花蕾的蒸馏液(丁香露)及其挥发油(丁香油)亦供药用,另设专条。

【栽培】 生物学特性　喜热带海洋性气候。幼龄树生长缓慢,喜阴,不耐暴晒;成龄树喜光,需充足阳光才能早开花,开花多。适宜生长温度26～30 ℃,低于3 ℃植株死亡。怕寒,忌水涝。宜选土层深厚、肥沃、排水良好、偏酸性的砂壤土栽培为佳。

繁殖方法　种子繁殖。从5～6年生留种植株上于5～6月果实为紫红色时,及时采收,且随采随播,若不能及时播种,最好剥掉果肉放入潮湿细沙或湿木糠中贮藏,以免干死。处理后的种子,最佳播种时间为8～9月。开沟点播,行距15 cm,粒距5～10 cm,种子平放或直放,胚根朝下,播种后覆土1 cm,鲜果播后35～45 d出苗,处理后的种子10 d左右出苗,避免直射光照射幼苗。苗长至4～5 cm,具两片幼叶时,即可移栽于苗床或移入营养袋里继续育苗。苗高6～10 cm,有4～6对真叶时按行株距25 cm×20 cm移植,移栽时需带土团。苗高40～50 cm时,按行株距6 m×5 m定植。

田间管理　幼树可与木薯、香蕉间作或搭荫棚,并在株间栽种绿肥,干旱及时灌水,雨季开沟排水。前3年每年中耕除草并结合追肥3～4次,培土。剪去主杆70～100 cm下侧枝,上部枝叶亦可适当修剪。注意营造防风林带,以免风害。

病虫害防治　病害有褐斑病,主要为害叶片,可在发病前或发病初期用1∶1∶120的波尔多液或50%的可湿性甲基托布津1 000倍溶液喷射。虫害主要为介壳虫。

【采收加工】 定植后5～6年开花,花蕾开始时呈白色,渐次变绿色,最后呈鲜红色时采集,除去花梗,晒干。

【药材】 丁香 *Flos Caryophylli*　主产于坦桑尼亚的桑给巴尔以及马来西亚、斯里兰卡、印尼等地。现我国海南、广东、广西、云南等地亦有栽培。

性状　花蕾略呈研棒状,长1～2 cm。花冠圆球形,直径0.3～0.5 cm,花瓣4,覆瓦状抱合,棕褐色或黄褐色,花瓣内为雄蕊和花柱,搓碎后可见众多黄色细粒状的花药。萼筒圆柱状,略扁,有的稍弯曲,长0.7～1.4 cm,直径0.3～0.6 cm,红棕色或棕褐色,上部有4枚三角状的萼片,十字状分开。质坚实,富油性。气芳香浓烈,味辛辣,有麻舌感。

鉴别　(1) 萼筒中部横切面:表皮细胞1列,有较厚角质层。皮层外侧散有2～3列径向延长的椭圆形油室,长150～200 μm;其下有20～50个小型双韧维管束,断续排列成环,维管束外围有少数中柱鞘纤维,壁厚,木化。内侧为数列薄壁细胞组成的通气组织,有大形细胞间隙。中心轴柱薄壁组织间散有多数细小维管束,薄壁细胞中含众多细小草酸钙簇晶。

丁香(花蕾)外形

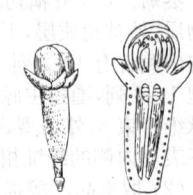

粉末特征:暗红棕色。纤维梭形,顶端钝圆,壁较厚。花粉粒众多,极面观三角形,赤道表面观双凸镜形,具3副合沟。草酸钙簇晶众多,直径4～26 μm,多存在于较小的薄壁细胞中。油室多破碎,分泌细胞界限不清,含黄色油状物。

(2) 取本品粉末1 g,置小试管中,加氯仿3 ml,浸渍5 min,吸取氯仿浸液2～3滴于载玻片上,速加3%氢氧化钠的氯化钠饱和液1滴,加盖玻片,片刻即有簇状细针形丁香酚钠结晶产生。取以上氯仿浸出液,滴加适量50%氢氧化钾溶液与丁香酚作用,形成丁香酚钾的针状结晶。

(3) 薄层色谱:取本品粉末0.5 g,加乙醚5 ml,振摇数分钟,滤过,滤液作为供试品溶液。另取丁香酚为对照品,加乙醚制成每1 ml含16 μl的溶液,作为对照品溶液。吸取上述两种溶液各5 μl,分别点样于同一硅胶G薄层板上,以石油醚(60～90 ℃)-醋酸乙酯(9∶1)为展开剂,展开,取出,晾干,喷以5%香草醛硫酸溶液,于105 ℃加热至斑点显色清晰。供试品色谱中,在与对照品色谱相应的位置上,显相同颜色的斑点。

品质标志　《中华人民共和国药典》2005年版规定：照气相色谱法测定，本品含丁香酚（$C_{10}H_{12}O_2$）不得少于11.0%。

【成分】　花蕾中含挥发油成分：即丁香油16%～18%，油中主要成分为丁香油酚（eugenol），占70%～85%，乙酰丁香油酚（acetyleugenol），占7%～17%，还有β-石竹烯（β-caryophyllene），葎草烯（humulene），β-丁香烯（β-caryophyllene）；微量成分有丁香烯醇（caryophyllene alcohol），丁香烯氧化物（caryophyllene oxide），水杨酸甲酯（methylsalicylate），苯甲酸甲酯（methylbenzoate），甲基正戊基甲酮（methyl *n*-amylketone），甲基正庚基甲酮（methyl *n*-heptylketone），2-庚醇（2-heptanol），2-壬醇（2-nonanol），糠醛（furfural），糠醇（furfurylalcohol），香草醛（vanillin），苯甲醛（benzaldehyde），苯甲醇（benzyl alcohol），乙酸苄酯（benzylacetate），间-甲氧基-苯甲醛（*m*-methoxy-benzaldehyde），α-衣兰烯（α-ylangene），胡椒酚（chavicol）[1, 2]，4′-反-丁香油酚（4′-*trans*-isoeugenol）[3]，1，8-桉叶油素（1，8-cineole），环氧丁香烯（epoxycaryophyllin），桉叶素（cineole），香荆芥酚（carvacrol）等[4]。又含：2α-羟基齐墩果酸甲酯（2α-hydroxy-oleanolic acid methyl ester），以及谷甾醇（sitosterol），豆甾醇（stigmasterol），菜油甾醇（campesterol）等的葡萄糖苷[5]，还得到丁香色酮苷（eugenoside）Ⅰ和Ⅱ[6]，丁香鞣质（eugeniin）[7, 8]。

花含齐墩果酸（oleanolic acid）[9]。黄酮及其苷类：鼠李素（rhamnetin），山柰素（kaempferide），山柰酚（kaempferol）[10, 11]及其苷，槲皮素（quercetin）及其苷。挥发性成分：丁香色原酮（番樱桃素），甲基丁香色原酮（eugenitin）（番樱桃素亭），异甲基丁香色原酮（isoeugenitin）（异番樱桃素），去甲基异甲基丁香色原酮（isoeugenitol）（去甲基异番樱桃酚）[12～14]，芳香醇（linalool），愈创木酚（guaiacol），乙烯基愈创木酚（vinyl guaiacol），大马烯酮（damascenone）[15]。酚性成分：3，3′，4-三-O-甲基并没食子酸（3，3′，4-tri-O-methylellagic acid），3-O-β-D-吡喃葡萄糖基-3，5，4′-三羟-7，3′-二甲氧黄酮（3-O-β-D-glucopyranosyl-3，5，4′-trihydroxy-7，3′-dimethoxyflavone），没食子酸（gallic acid）[16]。又含木麻黄亭碱（casuaricitin）[17]，多糖（antithrombotic polysaccharides）[18]，中性的葡萄糖（神经）鞘脂类，葡萄糖甘油脂[19]，马斯里酸（maslinic acid），异鼠李素3-O-葡萄糖苷（isorhamnetin 3-O-glucoside）[20]，齐墩果树脂（clove oleoresin）[21]，β-丁香烯（β-caryophyllene）[22]。

【药理】　1. 对消化系统的作用　犬胃内灌注丁香浸出液，胃酸排出量和胃蛋白酶活力均增加[1]。水提取物灌胃对小鼠水浸应激溃疡、醚提取物对消炎痛诱发溃疡、醚提取物和水提取物对盐酸所致胃黏膜损伤，均有保护作用[2]。醚提取物灌胃，抑制蓖麻油引起的小肠性腹泻。水提取物抑制番泻叶引起的大肠性腹泻[3]。十二指肠灌注醚提取物促进麻醉大鼠胆汁分泌[2]。

2. 抗炎镇痛作用　丁香醚提物和水提物灌胃降低乙酸提高的小鼠腹腔毛细血管通透性，抑制二甲苯性小鼠耳肿胀和角叉菜胶性大鼠足跖肿胀，抑制乙酸致小鼠扭体反应，延长小鼠热痛反应潜伏期[3]。β-丁香烯在家兔结膜反射体内实验和大鼠横膈膜半隔膜体外实验中有局部镇痛作用[4]。

3. 抑制微生物作用　乙醇提取物对青霉素抗药性金黄色葡萄球菌有效[5]。丁香提取物抑制幽门螺杆菌生长[6]。甲醇粗提物选择性抑制口腔厌氧细菌，有效成分为山柰酚等[7]。丁香提取物抗菌机制可能是与氨基糖苷类竞争性地抑制蛋白质的合成[8]。丁香酚体外对多种皮肤癣菌有抑杀作用[9]。

大剂量丁香煎剂直接灭活人胚肺纤维细胞接种的人巨细胞病毒（HCMV）。煎剂还抑制HCMV的增殖[10]。丁香素抑制Vero细胞疱疹单纯病毒-1（HSV-1）、HSV-2等的生长[11]。水提物抑制丙型肝炎病毒蛋白酶[21]。热水提取物和甲醇提取物抑制Moloney鼠白血病病毒逆转录酶[12]。Tellimagrandin能抑制病毒细胞融合[13]。

4. 解热作用　腹腔注射丁香酚，对正常大鼠视前区-下丘脑前部（PO/AH）热敏神经元的放电活动有增频作用，对冷敏神经元有减频效应[14]。

5. 抗凝血作用　丁香油酚和乙酰丁香油酚可逆性抑制花生四烯酸、肾上腺素和胶原诱导的血小板聚集，作用比阿司匹林强[15]。

6. 抗氧化、耐缺氧作用　丁香芳香提取物抑制芬顿试剂氧化的马血浆中丙二醛形成。丁香油酚等也有效[16]。水提取物灌胃，能延长断头小鼠张口动作时间、氰化钾中毒存活时间和常压密闭缺氧存活时间[17]。

7. 抗诱变作用　丁香甲醇提取物抑制化合物致鼠伤寒沙门菌TA1535/pSK1002突变。有效成分为反式异丁香油酚和丁香油酚[18]。β-丁香烯等可诱导小鼠肝脏和小肠解毒酶谷胱甘肽S-转移酶[19]。

8. 对免疫系统的影响　丁香水提物腹腔注射抑制化合物48/80诱导的大鼠全身过敏反应。水提物静注或灌胃抑制局部IgE介导的被动皮肤过敏反应，降低血清组胺水平。水提物体外可暂时增加肥大细胞cAMP水平。提示水提物可抑制速发型超敏反应[20]。

9. 其他作用　丁香精油抗小鼠急性电惊厥，提高静注戊四氮唑的小鼠惊厥阈[21]。甲醇提取物对髓样白血病细胞系细胞（M1）有诱导分化成巨噬细胞样细胞的作用。有效成分为齐墩果酸、山楂酸[22]。丁香水提物、盐提取物和乙醇提取物抑制大鼠脑乙酰胆碱酯酶[23]。

毒性　丁香油小鼠灌胃的LD_{50}为1.6 g/kg。丁香油5 g/kg给犬灌服，可发生吐泻后死亡。尸检发现胃肠黏膜有溃疡、出血、肝肾瘀血及浊肿[24]。

【药性】　辛，温。归脾、胃、肾经。

1.《开宝本草》："辛，温。无毒。"

2.《汤液本草》："入手太阴经、足阳明经、少阴经。"

3.《雷公炮制药性解》："入肺、脾、胃、肾经。"

4.《本草汇言》："味辛、甘、苦，气热。无毒。纯阳，气厚，味薄。"

【功用主治】　温中，降逆，暖肾。主治胃寒呃逆，呕吐，反胃，泻痢，脘腹冷痛，痃癖，疝气，奔豚气，癣症。

1.《药性论》："治冷气腹痛。"

2.《海药本草》："主风疳䘌，骨槽劳臭。治气，乌髭发，杀虫，疗五痔，辟恶去邪。治奶头花，治五色毒痢，正气，止心腹痛。"

3.《日华子》："治口气、反胃、鬼疰蛊毒，及疗肾气、奔豚气、阴痛，壮阳，暖腰膝，治冷气，杀酒毒，消痃癖，除冷劳。"

4.《开宝本草》："温脾胃，止霍乱壅胀、风毒诸肿、齿疳䘌。"

5.《本草蒙筌》："止气忒、气逆。"

6.《纲目》："治虚哕、小儿吐泻、痘疮胃虚灰白不发。"

7.《本草汇》:“治胸痹、阴痛,暖阴户。”

8.《医林纂要》:“补肝、润命门,暖胃、去中寒,泻肺、散风湿。”

9.《本草再新》:“开九窍,舒郁气,去风,行水。”

【用法用量】 内服:煎汤,2～5 g;或入丸、散。外用:研末撒或调敷。

【宜忌】 阳热诸证及阴虚内热者禁服。

1.《雷公炮炙论》:“不可见火。畏郁金。”

2.《纲目》引张洁古:“气血盛者勿服。”

3.《本草经疏》:“一切有火热诸证忌之,非属虚寒,概勿施用。”

4.《本草用法研究》:“扁桃腺炎、胃出血、脑充血均忌。”

【选方】 1. 治胃寒呃逆,脉迟者　丁香、柿蒂、人参、生姜,水煎服。(《症因脉治》丁香柿蒂汤)

2. 治脾中虚寒,停痰留饮,哕逆呕吐　丁香、半夏各三钱,加生姜,水煎,温服。(《医学入门》丁夏汤)

3. 治冷心疼,面青唇黑,手足厥冷　丁香、良姜、官桂各一钱五分,水一碗,煎七分,用胡椒五十粒,炒黄色为末,调入汤药内顿服。(《古今医鉴》丁胡三建汤)

4. 治水泻不止　枯矾一钱,丁香五分,上为末,黄酒调服。(《仙拈集》丁矾散)

5. 治偏头痛　丁香一粒(大者,研),棘针四十九枚(倒钩者,烧灰存性,为末),麝香一皂子大(研),上为末。以纸拈药,随痛左右搐鼻。(《圣济总录》丁香散)

6. 治头痛,及无形寒湿,附骨流注　丁香三钱,肉桂一两,上为末,加入伤膏内用之。(《外科传薪集》丁桂散)

7. 牙根肿痛　丁香、川椒(取红)等分,冰片少许。上为末,敷痛处。(《景岳全书》三香散)

8. 治瘰疬　丁香五十个,斑蝥十个,麝香一钱(别研)。上为细末,用盐豉五十粒,汤浸,研如泥,和前药令匀,丸如绿豆大。每服五七丸,食前温酒送下,一日三次。(《济生方》三圣丸)

9. 治乳头破裂,疼痛　丁香不拘多少为末,干敷裂处,如燥,津唾调敷。(《医学正传》引朱丹溪方丁香散)

【临床报道】 1. 治疗呃逆　公丁香 1 g 左右(10～15粒),细嚼(嚼时有大量唾液分泌,切勿将其吐出),徐徐咽下,待药味尽,将口内剩余药渣吞下。30 min 如不止,可续用 3 次。共治呃逆患者 238 例,全部有效。立效者 230 例,30 min 以上呃止者 8 例[1]。

2. 治疗妊娠呕吐　用半夏 15 g,丁香 15 g,共为细末,生姜 30 g,捣碎煎汁,入前末调成糊状,置于容器中备用。用时先将患者脐部皮肤洗净,再将药末敷于脐部,厚约 1 cm,直径 10 cm 左右,用塑料薄膜覆盖,绷带或胶布固定。每日换药 1 次。共治疗 33 例。结果:用药 1～3 d 治愈者 32 例,无效 1 例。脐部皮肤出现烧灼感,并出现水泡或皮疹者,应立即停药[2]。

3. 治疗疟疾　丁香研末,每次用 1.2～1.5 g。将丁香末放入患者肚脐窝内用胶布盖贴,时间 3～5 d。注意用药时先将脐窝污垢擦洗干净;胶布不宜太小,贴时必须用手轻轻按摩数分钟;用药必须在未发作前 4～6 h。共治疗疟疾患者 100 例,结果 94 例治愈[3]。

4. 治疗麻痹性肠梗阻　丁香 30～60 g,研成细末,加 75% 乙醇调和(对乙醇过敏者,可用开水调和),敷于脐及脐周,直径 6～8 cm,上用纱布、塑料药膜覆盖,再以胶布固定(对胶布过敏者,改用绷带固定)。用上法治疗 20 例,其中腹痛手术后肠麻痹 10 例,弥漫性腹膜炎后肠麻痹 7 例,脊椎损伤所致肠麻痹 3 例,结果全部有效,其中用药 1 次者 15 例,用药 3 次者 15 例。用药 2 h 后可听到肠鸣音,4～8 h 排便、排气。机械性肠梗阻不适宜应用本法[4]。

5. 治疗小儿腹泻　用丁香 1.5 g,肉桂 3 g,共研细末备用。使用时取药粉少许用水调成糊状,摊在 3 cm×3 cm 的伤湿止痛膏上,然后稍加热,将膏药贴于脐上,每 12 h 换药 1 次。敷药期间口服补液。共治疗 120 例,结果:敷药 1 次治愈 80 例,敷药 2 次治愈 35 例,敷药 3 次治愈 4 例,无效 1 例,总有效率 99%。未发现不良反应,少数患儿脐周皮肤充血,考虑为伤湿止痛膏刺激所致,取下后充血即自行消失[5]。

【各家论述】 1.《宝庆本草折衷》:“丁香,惟胃脘寒积凝滞,食之即呕,服之无不的中。倘或热呕,此性既热,必致膈截上焦,反为僭燥,尤须审寒热之宜。”

2.《本草通玄》:“丁香,温中健胃,须于丸剂中同润药用乃佳。独用多用,易于僭上,损肺伤目。”

3.《本草求真》:“丁香,辛温纯阳,细嚼力直下达,故书载能泄肺、温胃、暖肾。非若缩砂蜜,功专温肺和中,木香功专温脾行滞,沉香功专入肾补火,而于他脏则止兼而及之也。是以亡阳诸症,一切呕哕呃逆反胃,并霍乱呕哕,心腹冷疼,并痘疮灰白,服此逐步开关,直入丹田,而使寒去阳复,胃开气缩不致上达而为病矣。此为暖胃补命要剂,故逆得温而逐,而呃自可以止。若止用此逐滞,则木香较此更利。”

4.《药论》:“(丁香)攻胃口之寒痰而呕吐除;祛心下之冷痛而呃逆宁。噎膈翻胃,赖为却剂;奔豚疝气,藉兹引经。”

0023 丁公藤 dīng gōng téng(广州空军《常用中草药手册》)

【异名】 包公藤。

【基原】 为旋花科丁公藤属植物丁公藤及光叶丁公藤的藤茎。

【原植物】 1. 丁公藤 *Erycibe obtusifolia* Benth.　又名:麻辣子(《海南植物志》)。

木质藤本,长约 12 m。小枝干后黄褐色,明显有棱。单叶互生;叶柄长 0.8～1.2 cm;叶片革质,椭圆形或倒长卵形,长 6.5～9 cm,宽 2.5～4 cm,先端钝或钝圆,基部渐狭成楔形。聚伞花序腋生和顶生,花序轴和花梗被淡褐色柔毛;花萼球形,萼片 5,近圆形,外面被淡褐色柔毛并有缘毛;花冠白色,5 裂,裂片长圆形,全缘或浅波状;子房圆柱形,柱头圆锥状,贴着子房。浆果卵状椭圆形。种子 1 颗。花期 6～8 月。

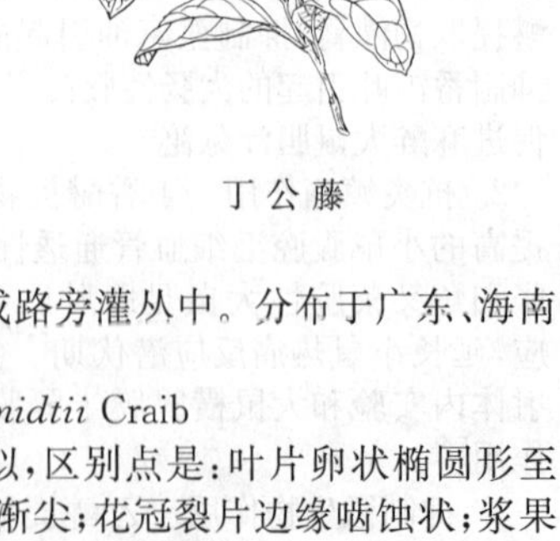

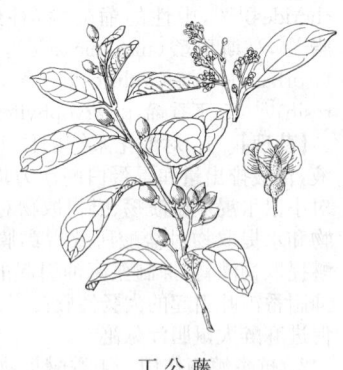

丁公藤

生于山谷湿润密林中或路旁灌丛中。分布于广东、海南等地。

2. 光叶丁公藤 *E. schmidtii* Craib

植物形态与丁公藤相似,区别点是:叶片卵状椭圆形至长圆状椭圆形,先端骤然渐尖;花冠裂片边缘啮蚀状;浆果球形。

生于海拔250～1 200 m的山谷密林或疏林中，攀生于乔木上。分布于广东、广西、云南。

【采收加工】 9～11月采收，切成段，隔水蒸2～4 h，取出晒干。

【药材】 丁公藤 *Caulis Erycibes Obtusifoliae* 主产于广东。光叶丁公藤 *Caulis Erycibes Schmidtii* 产于广西、云南。

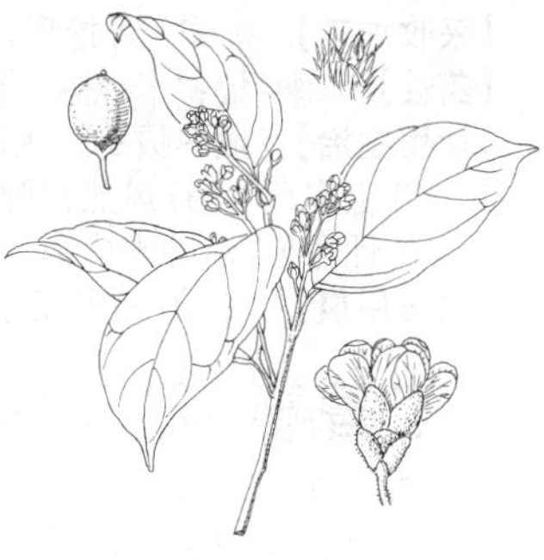

光叶丁公藤

性状 本品多为斜切的段或片，直径1～10 cm，斜片厚1～2.5 cm，短段长3～5 cm。外皮灰黄色、灰褐色或浅棕褐色，稍粗糙，有浅沟槽及不规则纵裂纹或龟裂纹，皮孔点状或疣状，黄白色。老的栓皮呈薄片剥落。质坚硬，纤维较多，不易折断。切片椭圆形，黄褐色或浅黄棕色，异型维管束呈花朵状或块状，木质部导管呈点状。无臭，味淡。

鉴别 取本品粉末3 g，加乙醇40 ml，冷浸后加热回流6 h，滤过，滤液加6 mol/L盐酸溶液6 ml，加热回流3 h，置水浴上蒸干，残渣加乙醇10 ml使溶解，作为供试品溶液。另取东莨菪内酯对照品，加乙醇制成每1 ml含0.25 mg的溶液作为对照品溶液，吸取上述两种溶液各3 μl，分别点样于同一硅胶G薄层板上，以环己烷-氯仿-醋酸乙酯-甲酸(6∶10∶7∶1.2)为展开剂，展开，取出，晾干，置紫外光灯(365 nm)下检视。供试品色谱中，在与对照品色谱相应的位置上，显相同的亮蓝色荧光斑点。

【成分】 1. 丁公藤 茎含香豆素类：包公藤甲素(baogongteng A)(丁公藤碱Ⅱ)即2β-羟基-6β-乙酰氧基去甲莨菪烷(2β-hydroxy-6β-acetoxynortropane)[1]，包公藤丙素(baogongteng C)即2β，6β-二羟基去甲基莨菪烷(2β，6β-dihydroxynortropane)[2]，丁公藤丙素即去乙酰丁公藤甲素[3]，包公藤乙素(baogongteng)B即东莨菪素(scopoletin)[2]，东莨菪苷(scopolin)；还含微量的咖啡酸(caffeic acid)及绿原酸(chlorogenic acid)[4]。

2. 光叶丁公藤中含包公藤乙素和东莨菪苷[1]。

【药理】 1. 抗炎作用 从丁公藤提取的有效成分东莨菪素腹腔注射25 mg/kg，对蛋清和组胺诱发的大鼠足肿胀均呈明显的保护作用，持续作用4 h以上。小鼠腹腔注射粗提取物1 g/kg或东莨菪素50 mg/kg，对二甲苯引起的腹部皮肤毛细血管通透性增加有明显的抑制作用。给大鼠每日腹腔注射东莨菪素11.25～15 mg/kg，连续7 d，能显著减轻棉球形成的肉芽肿干重，抑制结缔组织增生[1]。

2. 对免疫功能的作用 丁公藤注射液皮下注射可提高大鼠外周血淋巴细胞酸性α-醋酸萘酯酶(ANAE)阳性的淋巴细胞百分比，还可显著降低白细胞移行指数，提高特异性玫瑰花结形成细胞数和中性白细胞吞噬率，表明丁公藤对细胞免疫和体液免疫均有促进作用[2]。

3. 缩瞳作用 从丁公藤茎提取的缩瞳有效成分为包公藤甲素，临床用于治疗青光眼，现已人工合成，合成品系消旋体，作用强度则减半[3]。丁公藤碱通过M_3受体亚型介导Ca^{2+}升高，是缩瞳、降低眼内压、治疗青光眼的分子机制[4]。

4. 对心血管作用 通过大鼠在位和离体心脏观察，包公藤甲素能显著减慢心率，增加心肌收缩力，降低心肌耗氧量，提示有改善心功能作用[5～7]。

5. 对中枢神经作用 小鼠腹腔注射包公藤甲素引起的中枢M胆碱震颤作用，与中枢M胆碱激动剂氧化震颤素和震颤素作用相似，强度介于二者之间。包公藤甲素与震颤素合用产生协同作用，与东莨菪碱合用呈拮抗作用，提示包公藤甲素及其合成品可能成为复制帕金森病动物模型的工具药和中药麻醉催醒剂[8]。稀释的丁公藤注射液(IE)涂布于离体的牛蛙坐骨神经，可阻滞神经冲动的传导。10% IE可使神经干复合动作电位$A_{\alpha\beta}$、A_{δ}和C诸成分的潜伏期均延长；而25% IE不仅能使各类成分的潜伏期发生显著性延长，而且能使各类成分的幅度有显著性的减小。上述浓度IE的传导阻滞作用是可逆的，并具有明显的量效关系[9]。

毒性 包公藤甲素小鼠腹腔注射的LD_{50}为8.85±1.2 mg/kg。中毒症状表现为副交感神经亢进，大剂量组动物有类似氧化震颤素的中枢性震颤。阿托品和东莨菪碱为特异性解毒剂[6]。

【药性】 辛，温，有小毒。

【功用主治】 祛风除湿，消肿止痛。主治风湿痹痛，半身不遂，跌打肿痛。

【用法用量】 内服：煎汤，3～6 g；或浸酒。外用：浸酒外擦。

【宜忌】 本品有毒，有强烈发汗作用，虚弱者慎服。

【临床报道】 1. 治疗风湿骨痛及神经痛 丁公藤注射液(2 ml/支，含原生药5 g)，每次2～4 ml，每日1～2次，肌注。治疗急慢性风湿性关节炎、类风湿关节炎、坐骨神经痛、腰肌劳损、肥大性腰椎炎及外伤性关节炎共88例，症状明显改善、止痛良好者39例，症状好转者39例，无效者10例[1]。

2. 治疗青光眼 用丁公藤总提取物和丁公藤碱Ⅱ(包公藤甲素)制成眼药水滴眼，治疗159例239只青光眼。结果：眼药水有缩小瞳孔、降低眼压和改善房水流畅系数等作用，作用不亚于毛果芸香碱，其中缩瞳作用似略强于毛果芸香碱[2]。

0024 丁香枝 dīng xiāng zhī 《纲目》

【基原】 为桃金娘科丁子香属植物丁香 *Eugenia caryophyllata* Thunb.［*Syzygium aromaticum*（L.）Merr. et Perry］的树枝。

【原植物】 参见“丁香”条。

【采收加工】 6～9月采收，切段，晒干。

【成分】 树枝含丁香油酚(eugenol)(69.8%)，β-丁香烯(β-caryophyllene)(13.0%)，丁香油酚乙酸酯(eugenyl acetate)(16.1%)[1]。三萜烯酸类：齐墩果酸(oleanolic acid)，山楂酸(crategolic acid)，苔色酸-2-O-β-D-吡喃葡萄糖苷(orsellinic acid-2-O-β-D-glucopyranoside)[2]，又含挥发油成分[3]。

【药性】 辛，平。

【功能主治】 “治一切冷气，心腹胀满，泄泻虚滑，水谷不消。”(《纲目》)

【用法用量】 内服：煎汤，3～9 g；或入丸、散。

0025 丁香油 dīng xiāng yóu 《药性考》

【基原】 为桃金娘科丁子香属植物丁香 *Eugenia caryophyllata* Thunb.［*Syzygium aromaticum*（L.）Merr. et

Perry]的干燥花蕾经蒸馏所得的挥发油，古代多为母丁香所榨出之油。

【原植物】 参见“丁香”条。

【药材】 丁香油 *Oleum Syzygii Aromatici* 产于坦桑尼亚、马来西亚、印度尼西亚。多进口。

性状 本品为淡黄或无色的澄明油状体，有丁香的特殊芳香气。露置空气中或贮存日久，则渐浓厚而色变棕黄。不溶于水，易溶于醇、醚或冰醋酸中。相对密度为1.038～1.060。

【药理】 1. 抗菌作用 丁香油树脂对食品常见污染菌金黄色葡萄球菌、大肠杆菌、枯草芽胞杆菌、汉逊酵母、黑曲霉、青霉等有很强的抑制作用[1]。对真菌也有一定拮抗作用[2]。

2. 其他作用 促进裸鼠5-氟脲嘧啶的透皮吸收[3]，对氧自由基有清除作用[4]。

【药性】《纲目拾遗》：“气味甘、辛，性大热。”

【功用主治】 暖胃，降逆，温肾，止痛。主治胃寒胀痛，呃逆，吐泻，疝痛，痹痛，牙痛，口臭。

1.《药性考》：“壮阳暖肾，治疝痛阴寒。”

2. 王殿翔《生药学》：“用于肠胃多气，绞痛，消化不良，恶心与呕吐；风湿痛，神经痛，牙痛。”

【用法用量】 内服：以少许滴入汤剂中或和酒饮。外用：涂擦患处。

【宜忌】 实火、阴虚火旺者禁服。

【选方】 1. 治胃寒痛 滴少许丁香油入煎药，或和好酒服，或以丁香油涂脐上痛处。(《纲目拾遗》)

2. 治胃寒呃逆呕吐甚者 用丁香油擦透中脘。(《纲目拾遗》引金御乘方)

3. 暖丹田，除水泻 丁香油涂暖脐膏贴。

4. 散臌痞 丁香油涂脐。(3、4方出自《纲目拾遗》)

5. 治痛痹 丁香油擦痛处。(《纲目拾遗》引金御乘方)

6. 治口臭 丁香油揩牙。

7. 解蟹毒 丁香油一滴，同姜汤服。(6、7方出自《纲目拾遗》)

【临床报道】 1. 治口腔溃疡 治疗组36例，用适量蒙脱石加丁香油搅拌成糊状，涂于患处，每日4～6次。对照组35例，用适量冰硼散或碘甘油局部涂抹，每日4～6次。全部病例均口服维生素B_2。结果治疗组显效13例，有效16例，总有效率为80.56%。对照组显效6例，有效12例，总有效率为51.43%。两组疗效差异显著[1]。

2. 治干槽症 先清除坏死腐败组织，再用3%过氧化氢溶液及生理盐水清洗患处，然后置丁香油棉球于拔牙创内，每日换药1次。共治疗230例。结果所有患者治疗当日可明显减轻疼痛，3 d后主诉无明显疼痛者219例(占95%)，治疗后检查拔牙创骨壁无明显触痛，无腐败物覆盖及臭味，余11例1星期后均治愈[2]。

3. 致口腔黏膜过敏 多因牙病局部用丁香油棉球或氧化锌丁香油粘固粉后出现口腔黏膜烧灼感，牙龈胀疼，黏膜充血，水肿，或出现水泡等。做丁香油斑贴试验为阳性[3,4]。

【各家论述】 1.《纲目拾遗》引《祝穆试效方》：“丁香油治瘰疬，化核膏用之，取其香烈直透经络，辛以散结滞耳。”

2.《纲目拾遗》：“丁香油，透关窍，祛寒，力速于丁香。”

0026 丁香根 dīng xiāng gēn (《开宝本草》)

【基原】 为桃金娘科丁子香属植物丁香 *Eugenia caryophyllata* Thunb. [*Syzygium aromaticum* (L.) Merr. et Perry]的树根。

【原植物】 参见“丁香”条。

【采收加工】 9～11月挖根，切片，晒干。

【药性】《纲目》：“辛，热。有毒。”

【功用主治】 散热拔毒。主治肿毒。

1.《开宝本草》：“疗风热毒肿。”

2.《药性考》：“治肿毒内陷。”

【用法用量】 外用：捣敷或煎汤洗。

0027 丁香蓼 dīng xiāng liǎo (《中国药用植物志》)

【异名】 丁子蓼、红豇豆、喇叭草(《中国药用植物志》)，水杨柳(《四川中药志》)，田蓼草、红麻草(《湖南药物志》)，银仙草(《贵州草药》)，田痞草(《广西药用植物名录》)，水蓬砂(《贵州植物药调查》)，水硼砂(《贵州中草药名录》)。

【基原】 为柳叶菜科丁香蓼属植物丁香蓼的全草。

【原植物】 丁香蓼 *Ludwigia prostrata* Roxb.

一年生草本，高40～60 cm。须根多数；幼苗平卧地上，或作倾卧状，后抽茎直立或下部斜升，多分枝，有纵棱，略红紫色。叶互生；叶片披针形或长圆状披针形，长2～8 cm，宽1～2 cm，全缘，上面有紫红色斑点。花两性，单生于叶腋，黄色，基部有小苞片2；萼筒与子房合生，萼片4，卵状披针形；花瓣4；雄蕊4；子房下位，花柱短，柱头头状。蒴果线状四方形，略具4棱，稍带紫色，成熟后室背不规则开裂；种子多数，细小，光滑，棕黄色。花期7～8月，果期9～10月。

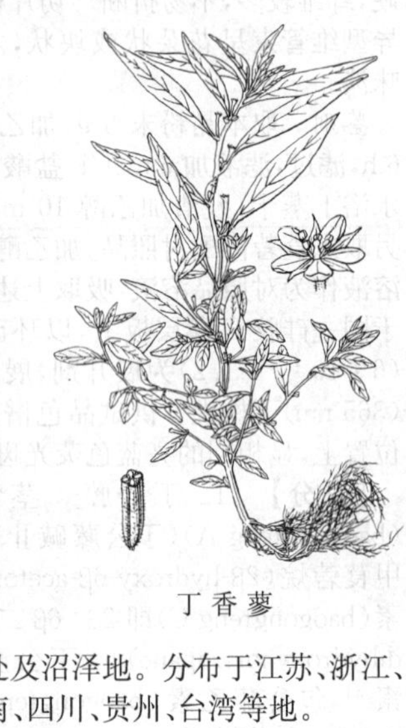

丁香蓼

生于田间、水边、沟畔湿处及沼泽地。分布于江苏、浙江、安徽、福建、江西、湖北、湖南、四川、贵州、台湾等地。

本植物的根(丁香蓼根)亦供药用，另设专条。

【采收加工】 9～11月结果时采收，切段，鲜用或晒干。

【药材】 丁香蓼 *Herba Ludwigiae Prostratae* 产于湖南、四川、湖北、安徽、江苏、浙江、江西、福建、贵州等地。

性状 全株较光滑。主根长圆锥形，多分枝。茎下部节上多须状根；上部多分枝，有棱角约5条，暗紫色或棕绿色，易折断，断面灰白色，中空。单叶互生，多皱缩，完整者展平后呈披针形，全缘，先端渐尖，基部渐狭，长4～7 cm，宽1～2 cm。花1～2朵，腋生，无梗。花萼、花瓣均4裂，萼宿存，花瓣椭圆形，先端钝圆。蒴果条状四棱形，直立或弯曲，紫红色，先端具宿萼。种子细小，光滑，棕黄色。气微，味咸，微苦。

鉴别 (1) 叶横切面：上、下表皮均为1列类长方形细胞组成，外被非腺毛及腺鳞。栅栏组织不通过中脉，海绵组织排列疏松。主脉维管束外韧型，韧皮部窄；木质部导管呈放射状排列。主脉上、下表皮内侧有数列厚角细胞，薄壁细胞含草酸钙针晶、簇晶。

(2) 取本品粉末1 g，加乙醇15 ml，回流30 min，冷却，滤过。取滤液少许，滴于滤纸上，喷以0.1%溴酚蓝的乙醇溶液，在蓝色背景上显黄色斑点(检查有机酸)。取滤液1 ml，滴加1%三氯化铁溶液1滴，显蓝黑色(检查没食子酸)。

【成分】 本品含没食子酸(gallic acid)和诃子次酸三乙酯(triethylchebulate)[1]。

【药理】 抑菌作用 丁香蓼水提取物去除鞣质后分离得到没食子酸和诃子次酸三乙酯,体外抗菌试验证实对宋内、舒氏、鲍氏、志贺等痢疾杆菌及金黄色葡萄球菌、铜绿假单胞菌等有较好的抑菌作用[1]。

【药性】 苦,寒。

1.《福建民间草药》:“甘,平。”

2.《福建中草药》:“微苦、辛,凉。”

3.《贵州草药》:“性寒,味苦。”

【功用主治】 清热解毒,利尿通淋,化瘀止血。主治肺热咳嗽,咽喉肿痛,目赤肿痛,湿热泻痢,黄疸,淋证,水肿,带下,吐血,尿血,便血,疔肿,疥疮,跌打伤肿,外伤出血,蛇、虫、狂犬咬伤。

1.《中国药用植物志》:“治红白痢疾。”

2.《福建民间草药》:“利尿消胀。治水肿,小便淋沥。”

3.《四川中药志》1960年版:“破血生新。治吐血,黄疸,小儿水积及火疔。”

4.《湖南药物志》:“治目翳,蛇虫咬伤,外伤出血。”

5.《福建中草药》:“治湿热腹泻。”

6.《贵州草药》:“清热止咳。治火咳。”

【用法用量】 内服:煎汤,15～30 g;或泡酒。外用:捣敷。

【选方】 1. 治火咳 银仙草12 g,水白菊花9 g,煨水服。(《贵州草药》)

2. 治急性喉炎 鲜丁香蓼60 g,水煎后取汤分2份,1份调冰糖服,1份调醋含漱。(《福建药物志》)

3. 治小便淋沥 (丁香蓼)全草30 g,车前草15 g。冲开水炖1 h,饭前服。日2次。(《福建民间草药》)

4. 治水肿 (丁香蓼)全草30 g。酌加水煎,加些冰糖,饭前服,日2次。(《福建民间草药》)

5. 治妇女带下赤白,或色黄秽臭,头晕目眩,肢软足酸 鲜丁香蓼全草45 g,白鸡冠花30 g,加水2碗半,煎成1碗,去渣取汁和小肚炖服。服药期间,勿食富含蛋白质食物,如豆干、豆腐、鸡蛋、鸭蛋等;禁食辛酸物,如辣椒、酒、醋等。(《泉州本草》)

6. 治跌打损伤出血 丁香蓼30 g,苏木15 g,桃仁6 g,红花6 g,黄酒125 g,水煎前4药,冲黄酒服。另用鲜丁香蓼叶捣烂敷患处。(《河南中草药手册》)

7. 治狂犬咬伤 鲜丁香蓼500 g,捣烂加酒60 ml,绞汁,服至呕吐为止。将渣调红糖和豆腐敷伤部。(《福建药物志》)

【临床报道】 治疗顽固性湿疹 用新鲜丁香蓼全草200 g,水3 000 ml煎煮20 min后倒入盆中熏蒸患处,上覆盖毛巾,随温度调节距离,避免烫伤,待水温降至不烫手时再充分浸洗患部,约半小时,每日2次,病情特别顽固的可熏洗3～4次,一直熏洗到痊愈为止。共治疗10例。结果:治疗3 d后痊愈3例,5 d后痊愈2例,7 d后痊愈4例,10 d后痊愈1例[1]。

0028 丁香露 dīng xiāng lù (《纲目拾遗》)

【基原】 为桃金娘科丁子香属植物丁香 *Eugenia caryophyllata* Thunb. [*Syzygium aromaticum* (*L.*) Merr. et Perry]干燥花蕾的蒸馏液。

【原植物】 参见“丁香”条。

【药性】 微辛,微温。

1.《纲目拾遗》:“气烈,味微辛。”

2.《药性考》:“辛,微温。”

【功能与主治】 《纲目拾遗》:“治寒澼胃痛。”

【用法用量】 内服:隔水炖温饮,30～60 g。

0029 丁癸草 dīng guǐ cǎo (《生草药性备要》)

【异名】 人字草、苦地枕、铺地锦(《岭南采药录》),乌蝇翼草(《中国主要植物图说》),铺地草、金线吊虾蟆(《广西中草药》),乌龙草、红骨丁地青(《实用中草药》),斜对叶(《广西药用植物名录》)。

【基原】 为豆科丁癸草属植物丁癸草的全草。

【原植物】 丁癸草 *Zornia gibbosa* Spanoghe

多年生小草本,高15～60 cm。茎纤细,分枝,披散或直立。小叶2枚,生于叶轴顶端,叶片披针形,长2～3.5 cm,宽0.5～1 cm,先端急尖,基部圆形,厚纸质。总状花序腋生,长2～6 cm;苞片2,盾状着生,革质,卵形,基部延伸成距,有明显脉纹,边缘有白色缘毛;花萼钟状,二唇形,有短柔毛;花冠黄色,极突出,旗瓣圆形,翼瓣倒卵形或长圆形,龙骨瓣内弯,短尖;雄蕊10,一体,花药二型;子房上位,无柄,花柱线形。荚果不开裂,由2～6荚节组成,荚节圆形,有明显的细脉及刺。花期6～8月。

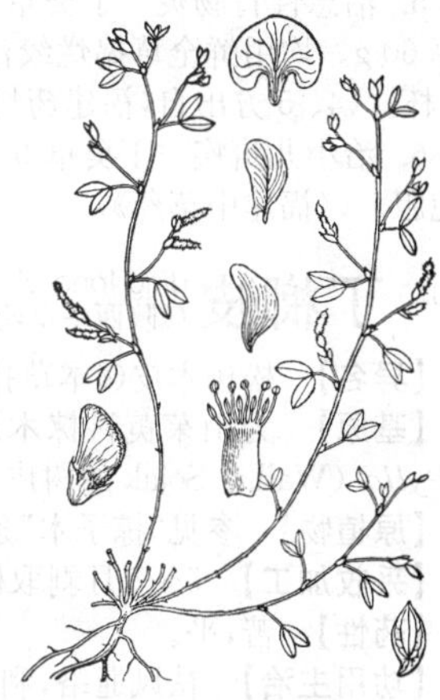

丁癸草

生于少干旱的山野地上。分布于浙江、福建、江西、广东、广西、四川、云南、台湾等地。

本植物的根(丁葵草根)亦供药用,另设专条。

【采收加工】 5～7月采收,鲜用或晒干。

【药材】 丁癸草 *Herba Zorniae Gibbosae* 主产于广东、广西、福建、四川、浙江等地。

性状 全草长20～40 cm。根及根茎长圆锥形,黄色或灰黄色,直径约2 mm。茎纤细,黄绿色或灰绿色,无毛。小叶2,生于叶柄顶端,呈“人”字形;托叶细,卵状披针形。小叶多皱缩卷曲,完整者展平后呈长椭圆形或披针形,灰绿色或灰白色,先端处具一细尖刺,全缘,下面疏被茸毛或无毛,在放大镜下可见黑色腺点。气微,味淡。

【成分】 全草含香豆素(coumarin)[1]。

【药性】 苦、甘,凉。

1.《生草药性备要》:“味甜,性温。”

2.《岭南草药志》:“味苦、甘,性寒。”

3.《广东中药》:“平淡,性凉。”

【功用主治】 清热解毒,凉血散瘀,除湿利尿。主治风热感冒,咽痛,疮疡肿毒,毒蛇咬伤,黄疸,泄泻,痢疾,小儿疳积。

1.《本草求原》:“消大疮。”

2.《岭南采药录》:“生肌,合诸疮口。”

3.《岭南草药志》:“去痰火,清肝热,消瘀,凉血,解毒。”

4. 广州部队《常用中草药手册》:“清热解表,去瘀消肿。

治感冒，眼结膜炎，肝炎，胃肠炎，痢疾，小儿疳积，毒蛇咬伤，跌打肿痛。”

5.《福建药物志》：“调气利湿，消肿解毒。主治黄疸，小便不利，淋浊，白带，乳腺炎，颈淋巴结炎。”

【用法用量】 内服：煎汤，15～30 g；或捣汁。外用：煎汤熏洗；或鲜草捣敷。

【选方】 1. 治风热感冒 丁癸草 15 g，柳叶菊 15 g，银花藤 30 g，水煎服。(《四川中药志》1979 年版)

2. 治痔疮 丁癸草 120 g，银花 120 g，苦楝皮 120 g，以水煎出味，倒于浴盆内，趁热坐于盆上熏肛门，待水稍凉后，即坐于药水内浸洗，约浸 30 min 即可，每日 1～2 次。(《岭南草药志》)

3. 治毒蛇咬伤 鲜丁癸草捣烂取汁服，每次 20～30 ml，每日 3～4 次，渣敷伤口周围。(《广西本草选编》)

4. 治黄疸 丁癸草 60 g，车前草 30 g，水煎服。

5. 治急性胃肠炎 丁癸草 18 g，积雪草 15 g，白花蛇舌草 60 g。均用鲜全草捣烂绞汁，食盐少许冲开水，每 2 h 服 1 杯。(4、5 方出自《福建药物志》)

6. 治小儿疳疾 丁癸草 9～15 g，瘦猪肉 60～120 g，水炖服。(《福建中草药》)

0030 丁榔皮 dīng láng pí (《陕西中草药》)

【异名】 松杨木皮(《本草拾遗》)。

【基原】 为山茱萸科梾木属植物椋子木 *Swida macrophylla* (Wall.) Sojak 的树皮。

【原植物】 参见“椋子木”条。

【采收加工】 5～7 月剥取树皮，切段，晒干。

【药性】 苦，平。

【功用主治】 祛风通络，利湿止泻。主治筋骨疼痛，肢体瘫痪，痢疾，水泻腹痛。

1.《药性考》：“止痢寒热，水泻腹痛。”

2.《陕西中草药》：“祛风止痛，通经活络。主治筋骨疼痛，腰腿痛，肢体瘫痪。”

【用法用量】 内服：煎汤，6～15 g。

0031 丁香树皮 dīng xiāng shù pí (《海药本草》)

【异名】 丁皮(《纲目》)，丁香皮(《本草求原》)。

【基原】 为桃金娘科丁子香属植物丁香 *Eugenia caryophyllata* Thunb. [*Syzygium aromaticum* (L.) Merr. et Perry]的树皮。

【原植物】 参见“丁香”条。

【采收加工】 全年均可采，晒干。

【药性】 辛，温。归脾、胃经。

【功用主治】 散寒理气，止痛止泻。主治中寒脘腹痛胀，泄泻，齿痛。

1.《海药本草》：“治齿痛。”

2.《纲目》：“主治心腹冷气诸病，方家用代丁香。”

3.《本经逢原》：“治腹胀，恶心，泄泻虚滑，水谷不消。”

【用法用量】 内服：煎汤，3～6 g；或入丸、散。外用：研末敷脐。

0032 丁香蓼根 dīng xiāng liǎo gēn (《湖南药物志》)

【基原】 为柳叶菜科丁香蓼属植物丁香蓼 *Ludwigia prostrata* Roxb. 的根。

【原植物】 参见“丁香蓼”条。

【采收加工】 秋季挖根，晒干或鲜用。

【药性】 苦，凉。

【功用主治】 清热利尿，消肿生肌。主治急性肾炎，刀伤。

【用法用量】 内服：煎汤，9～15 g。外用：捣敷。

【选方】 治急性肾炎 丁香蓼根、星宿菜各等量，每用 15 g，打入鸭蛋 1 个，拌匀，茶油炒食。(《湖南药物志》)

0033 丁癸草根 dīng guǐ cǎo gēn (《生草药性备要》)

【基原】 为豆科丁癸草属植物丁癸草 *Zornia gibbosa* Spanoghe 的根。

【原植物】 参见“丁癸草”条。

【采收加工】 9～11 月采挖，鲜用或晒干。

【药性】 甘，凉。

【功用主治】 清热解毒。主治痈疽，疔疮，脚气浮肿，瘰疬，蛇伤。

1.《生草药性备要》：“解热毒，散痈疽。治疔疮，亦治蛇伤。”

2.《本草求原》：“治牙痛，消蛇疮，理蛇伤，理疮口。”

3.《岭南采药录》：“治瘰疬。”

【用法用量】 内服：煎汤，15～30 g。外用：煅存性研末撒。

【选方】 1. 治脚气浮肿酸痛 鲜丁癸草根 45 g，猪蹄节 1 个，炖服，连服 3～5 次。(《泉州本草》)

2. 治瘰疬 丁癸草根 120 g，酒 240 g，同煎服。(《岭南采药录》)

3. 治蛇伤 鲜丁癸草根或全草，捣绞汁内服 1 小杯，渣敷患处，6 h 后再服再敷。(《泉州本草》)

0034 七叶莲 qī yè lián (广州部队《常用中草药手册》)

【异名】 小叶鸭脚木、汉桃叶(《广西中草药》)，七叶烂(《贵州民间药物》)，狗脚蹄(《台湾药用植物志》)，手树、七加皮、七叶藤(《广西实用中草药新选》)。

【基原】 为五加科鹅掌柴属植物鹅掌藤的根或茎叶。

【原植物】 鹅掌藤 *Schefflera arboricola* Hayata

常绿藤状灌木，高 2～3 m。茎圆筒形，有细纵条纹。掌状复叶互生，有小叶 7～9 片；叶柄纤细，圆柱形，长 7～9 cm；托叶在叶柄基部与叶柄合生成鞘状，宿存或与叶柄一起脱落；小叶片革质，倒卵状长椭圆形，长 9～16 cm，宽 2.5～4 cm；先端渐尖或急尖，基部渐狭或钝形，全缘，上面绿色，光泽，下面淡绿色，网脉明显。伞形花序集合成圆锥花序，顶生；总花梗短，花梗长 1.5～2.5 mm，均疏生星状绒毛，花萼 5 齿裂；花瓣 5～6 片，分离，卵形，白色；雄蕊 5；子房下位，5～6 室，柱头 5～6 枚，无花柱。浆果球形，有明显的五棱，橙黄色。花期 7～10 月，

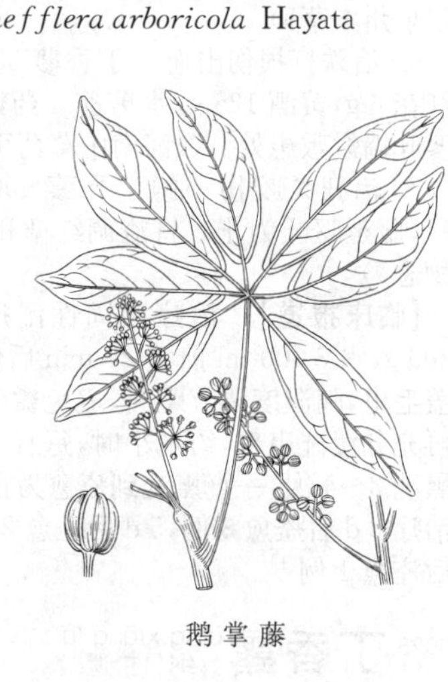

鹅 掌 藤

果期 11～12 月。

生于山谷或阴湿的疏林中。分布于广东、广西、海南、台湾等地。

【采收加工】 7～10 月采收，鲜用或切片晒干。

【成分】 鹅掌藤中含镰叶芹醇(falcarinol)；还含(E)-β-金合欢烯〔(E)-β-farnescene〕，多孔甾醇(poriferasterol)[1]。

叶和茎中含 2 个三萜类皂苷：3-O-〔α-L-吡喃鼠李糖基-(1α)-β-D-吡喃葡萄糖醛酸基〕齐墩果酸 28-O-β-D-吡喃葡萄糖苷{3-O-〔α-L-rhamnopyranosyl-(1α)-β-D-glucuronopyranosyl〕oleanolic acid 28-O-β-D-glucopyranoside}，3-O-〔α-L-吡喃阿拉伯糖基-(1α)-β-D-吡喃葡萄糖醛酸基〕齐墩果酸 28-O-β-D-吡喃葡萄糖苷{3-O-〔α-L-arabinopyranosyl-(1α)-β-D-glucuronopyranosyl〕 oleanolic acid 28-O-β-D-glucopyranoside}[2]。

叶中还有细胞激肽素类(cytokinins)[3]，反-玉蜀黍嘌呤(*trans*-zeatin)，苄基腺嘌呤(benzyladenine)[4]。

【药理】 1. 对中枢神经系统的作用　小鼠腹腔注射七叶莲注射液 0.5 ml/只(生药 2.5 g)，使小鼠自发活动减少，呈深睡眠，持续 1～4 h，能延长硫喷妥钠对小鼠的睡眠时间，与戊巴比妥及水合氯醛有协同作用。热板法实验证明，小鼠腹腔注射七叶莲注射液 2.5 g/只，有明显镇痛作用[1~2]。小鼠电惊厥实验证明，七叶莲注射液 3 g/只腹腔注射有明显抗惊厥作用，其有效成分为有机酸类[3,4]。

2. 对平滑肌的作用　豚鼠离体器官实验表明，七叶莲注射液能对抗由组胺和乙酰胆碱引起的气管收缩[5]；对回肠运动有明显抑制作用，并能阻断乙酰胆碱、组胺和氯化钡对回肠的收缩作用[6]；对小鼠离体妊娠子宫、高浓度时产生兴奋作用，对大鼠离体非妊娠子宫，大剂量时呈现抑制作用[2]。

3. 对心血管系统作用　兔静脉给予七叶莲注射液 40 g/kg可使血压下降 0.266 kPa(20 mmHg)，切断迷走神经其降压作用不受影响[2]。离体蛙心实验表明，七叶莲注射液能加强心肌收缩力，剂量加大时可出现传导阻滞，最后心脏停止于收缩期[6]。

4. 其他作用　治疗类风湿关节炎总有效率达 98.4%，并有明显的降低血沉，抗类风湿因子、转阴作用，能消肿和改善关节活动功能[7]。

毒性　七叶莲注射液小鼠静脉注射的 LD_{50} 为 150 g(生药)/kg。家兔静脉给药 15 g(生药)/kg，观察 3 d 未见中毒症状[1]。

【药性】 辛、甘、微苦，温。

1.《广西民间常用草药手册》："味甘、苦，性温。"

2.《广西本草选编》："味甘、辛，性温。"

【功用主治】 祛风止痛，活血消肿。主治风湿痹痛，头痛，牙痛，脘腹疼痛，痛经，产后腹痛，跌打肿痛，骨折，疮肿。

1.《广西民间常用草药手册》："壮筋活络，续筋接骨，理跌打，祛风湿。治跌打筋断骨折，风湿关节痛，外伤出血。"

2.《广西本草选编》："治胃痛，腹痛和各种痛经。"

3.《台湾药用植物志》："叶捣烂，外敷肿毒。"

【用法用量】 内服：煎汤，9～15 g；或泡酒。外用：煎汤洗；或鲜品捣敷。

【宜忌】《广西民间常用草药手册》："孕妇忌服。"

【选方】 1. 治风湿关节痛　干七叶莲茎 500 g，酒1 000 g，浸 7 d 后饮，每次 15 g。(《广东省惠阳地区中草药》)

2. 治跌打损伤　七叶莲全株 30 g，水煎服。或用鲜叶适量捣烂，调酒炒热外敷。(《广西本草选编》)

3. 治外伤出血　汉桃叶适量，捣烂敷患处。(2、3 方出自《广西民间常用草药手册》)

【临床报道】 1. 治疗各种疼痛　口服七叶莲糖衣片，每次 3～5 片(每片含七叶莲浸膏 0.3 g)，每日 3 次，个别并用七叶莲注射剂，治疗各种疼痛 49 例，结果显效 15 例，有效 26 例，无效 8 例，总有效率 83.7%，其中对坐骨神经痛有效率 80%，对枕神经痛 85.7%。又以七叶莲注射液肌内注射，每次 2 ml(相当于生药 10 g)，每日 2 次。共治各种疼痛 240 例，其中坐骨神经痛 61 例，有效率 82.0%；三叉神经痛 36 例(部分并用片剂)，有效率 86.0%；胆绞痛 21 例，有效率 90.5%；官能性头痛 24 例，有效率 87.5%；肿瘤痛 17 例，有效率 76.5%；神经性头痛 11 例，有效率 91.0%；腹痛 7 例，有效率 100%。观察表明，七叶莲制剂对胆绞痛及痉挛性胃痛疗效显著，可能与其解痉作用有关；对三叉神经痛有明显止痛作用，可缓解或控制发作，副作用甚小，可反复应用；对其他各种神经痛疗效较好，但对术后疼痛疗效较差[1,2]。

2. 麻醉　以每 1 ml 含生药 2 g 的七叶莲注射液，作耳穴注射麻醉，用于口腔科拔牙、颌骨囊肿切除术、颌骨骨折复位等共 112 例。麻醉效果满意或较好者达 89.4%[3]。

3. 治疗类风湿关节炎　用七叶莲酒(每剂以七叶莲 200 g，加 55 度白酒 1 000 ml，浸泡 1 星期后服用，服完后第二剂换药再服)，每次 20～25 ml，每日 2 次。对照组服西药吲哚美辛(消炎痛)片，每次 25～50 ml，饭后服，每日 3 次，均以 3 个月为 1 个疗程。结果：治疗组 61 例，治愈 21 例，显效 23 例，有效 16 例，无效 1 例，总有效率 98.4%；对照组 40 例，治愈 4 例，显效 10 例，有效 14 例，无效 12 例，总有效率 70.0%。两组比较有显著性差异($P<0.01$)[4]。

4. 治疗带状疱疹　用七叶莲根、海风藤藤、八角枫根、飞扬草全草各 30 g，混合后置于 75%乙醇 500 ml 中，浸泡 2 个月。用时以棉签浸透复方七叶莲酊直接擦于疮疹及周围，破溃病灶与完整疮疹同样用药，每日涂擦 6～8 次，亦可根据疼痛程度调整，直至疼痛和疮疹消退。共治疗 45 例。结果：显效 28 例，有效 14 例，无效 3 例，总有效率 93.3%[5]。

5. 治疗颞下颌关节紊乱综合征　根据患者主诉症状，结合临床检查的压疼点确定注射部位。每个压疼点每次注射七叶莲注射液 2 ml(每支 2 ml，含原生药 5 g)，每次一般选 1～2 个压疼点。隔日 1 次，4 次为 1 个疗程，共注射 3 个疗程，2 个疗程之间隔 6～7 d。共治疗 100 例。结果：经 1 个疗程治愈 64 例，2 个疗程治愈 27 例，好转 8 例，无效 1 例，总有效率 99%[6]。

6. 治疗哮喘　哮喘发病时，单用七叶莲注射液治疗，每支 2 ml(含生药 10 g)，每次肌内注射 4 ml，于给药后 1 h 内判定疗效。共观察 218 例，其中吸入性哮喘 77 例。结果：显效 65 例；有效 11 例；无效 1 例。本品对轻、中型疗效尤佳；感染性哮喘 89 例，显效 36 例，有效 46 例，无效 7 例；慢性气管炎哮喘 52 例，显效 23 例，有效 27 例，无效 2 例。该药止喘作用甚快，多于给药后 10～15 min 开始起效，25～30 min 可达显效或基本止喘。4 ml 可维持有效止喘时间平均 3～6 h。注射局部有轻度酸胀感，可迅即消失。个别患者出现嗜睡现象，对心率与血压无明显的直接影响[7]。

0035 七层楼 qī céng lóu(《江西草药》)

【异名】 娃儿藤、一见香、老君须、土细辛、双飞蝴蝶(《江西草药》)，须参、地参、山花椒(《贵州草药》)，金钱吊胡须、多花娃儿藤(《浙江药用植物志》)，九层衣(《福建药物志》)，了刁藤、痧药(《广西药用植物名录》)。

【基原】 为萝藦科娃儿藤属植物七层楼的根。

【原植物】 七层楼 *Tylophora floribunda* Miq.

多年生缠绕藤本。具乳汁；根黄白色须状。茎分枝多，纤细。叶对生；叶柄长约 5 mm；叶片卵状披针形，长 3～5 cm，宽 1～2.5 cm，先端渐尖或急尖，基部心形，上面深绿色，下面淡绿色，密被小乳头状突起；侧脉 3～5 对。聚伞花序腋生或腋外生，比叶长；花小，淡紫红色；花萼裂片 5，内面基部有 5 个腺体；花冠辐状，裂片卵形，副花冠 5 裂，贴生于合蕊冠基部；花药菱状四方形，花粉块每室 1 个，近球形，平展；子房由 2 枚离生心皮组成，柱头盘状五角形。蓇葖果双生，线状披针形，叉开成直线，长达 5 cm。种子近卵形，棕褐色，先端有长约 2 cm 的白色绢质种毛。花期 5～9 月，果期 8～12 月。

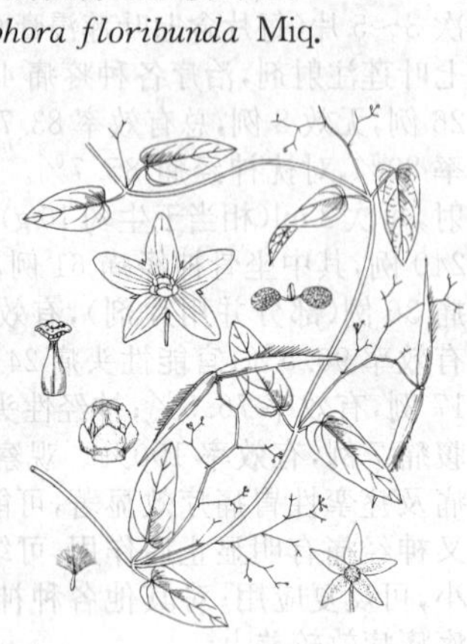

七层楼

生于海拔 500 m 以下的灌丛或疏林中。分布于江苏、浙江、安徽、福建、江西、湖南、广东、广西、贵州等地。

【采收加工】 9～11 月采挖，晒干或鲜用。

【药材】 七层楼 *Radix Tylophorae Floribundae* 产于华东及湖北、湖南、广东、广西、贵州等地。

性状 根茎簇生，多数细长。根圆柱形，表面黄白色或淡黄色，稍皱缩。质脆，易折断，断面黄白色。气香，味辛辣麻。

【成分】 含异娃儿藤碱(tylophorine)及娃儿藤碱(tylocrebrine)[1]。

【药理】 1. 抗炎作用 本品根的总生物碱具有显著抗炎作用，4 mg/kg 腹腔注射可显著抑制二甲苯所致小鼠耳郭水肿，8 mg/kg 则可显著抑制醋酸所致小鼠腹腔毛细血管通透性亢进，6 mg/kg 可明显抑制大鼠角叉菜胶性脚肿，8 mg/kg 可显著抑制大鼠棉球性肉芽组织增生。总碱对去肾上腺幼年大鼠不能延长其生存时间，对幼鼠胸腺、肾上腺重量也无明显影响，但对去肾上腺大鼠仍有明显抗炎作用，并能明显降低角叉菜胶致肿大鼠鼠爪中前列腺素(PGE)的含量，表明其抗炎机制可能在于对前列腺素合成的抑制[1]。

2. 抗癌作用 娃儿藤碱能抑制癌细胞核酸和蛋白质的合成，对腺癌 755、淋巴肉瘤、小鼠白血病 P_{388} 和 L_{1210}、人体鼻咽癌 KB 细胞均有显著的活性，曾用于治疗白血病，但发现对中枢神经系统有不可逆的毒性而停止使用[2]。

【药性】 辛，温。小毒。

1.《浙江民间常用草药》："性温，味甘、辛。"

2.《江西草药》："辛，温，有小毒。"

3.《贵州草药》："性寒，味甘。"

【功用主治】 祛风化痰，活血止痛，解毒消肿。主治咳喘痰多，白喉，小儿惊风，风湿痹痛，跌打损伤，骨折，毒蛇咬伤，痈肿疮疖，赤眼，口腔炎，水肿，肝脾肿大。

1.《浙江民间常用草药》："止咳化痰，消肿解毒。"

2.《贵州草药》："清热明目，补虚益损，杀虫。"

3.《全国中草药汇编》："治小儿惊风，白喉，支气管炎，月经不调，毒蛇咬伤，跌打损伤。"

4.《福建药物志》："破瘀消肿，祛风止痛。主治水肿，脾肿大，肝硬化，腹泻，哮喘，疟疾，胃痛，腰痛，牙痛，角膜云翳，骨折，痈疽。"

【用法用量】 内服：煎汤，3～9 g；或研末；或捣汁。外用：鲜品捣敷。

【宜忌】《浙江民间常用草药》："孕妇及体弱者慎用。"

【选方】 1. 治白喉 娃儿藤鲜根 30 g，捣汁服，每日数次；如不能口服，可用鼻饲。(《江西草药》)

2. 治支气管炎 双飞蝴蝶 9～15 g，瓜子金 6～9 g，水煎，加蜜糖 30 g 调服。(《全国中草药汇编》)

3. 治小儿惊风 娃儿藤鲜根 6 g，冷开水半碗擂汁，频频灌服。

4. 治关节肿痛 娃儿藤鲜根适量，乙醇少许，捣烂外敷。

5. 治跌打损伤 娃儿藤根适量，晒干研末，每次 6 g，水酒冲服。(3～5 方出自《江西草药》)

6. 治毒蛇咬伤 娃儿藤根 15 g，花椒根 30 g，百两金(或朱砂根)30 g，水煎兑冬酒服；另用全草捣烂加甜酒少许，涂擦伤口周围肿处，同时用根 15 g，捣汁内服。(《湖南药物志》)

7. 治火眼 须参一小节，洗净后将一端捣绒，塞于眼角内，片刻即觉清凉透眼，可解火毒。(《贵州草药》)

8. 治水肿，肝脾肿大 七层楼 15 g，鲫鱼 2 条，酒水炖服。(《福建药物志》)

0036 七厘丹 qī lí dān (《广西本草选编》)

【异名】 人头发(《广西本草选编》)，藜芦(《福建药物志》)。

【基原】 为百合科藜芦属植物黑紫藜芦的根茎及根。

【原植物】 黑紫藜芦 *Veratrum japonicum* (Baker) Loes. f. [*V. nigrum* L. var. *japonicum* Baker; *V. atroviolaceum* Loes. f.]

多年生草本。植株高 30～100 cm。茎基部有带网眼的纤维网。叶多数，近基生；叶片狭带状或狭长圆形，长 15～60 cm，宽 0.5～4 cm，先端锐尖，基部下延为柄，抱茎。圆锥花序短缩或扩展而伸长，花序轴和花梗密被白色绵状毛；雄性花和两性花同株，或均为两性花；花被片 6，反折，长圆形或长圆状披针形，黑紫色或深紫堇色，基部无柄；雄蕊 6，长 2～3 mm；子房 3 室，花柱 3。蒴果椭圆形或卵圆形，有三棱。种子扁平，具翅。花、果期 7～9 月。

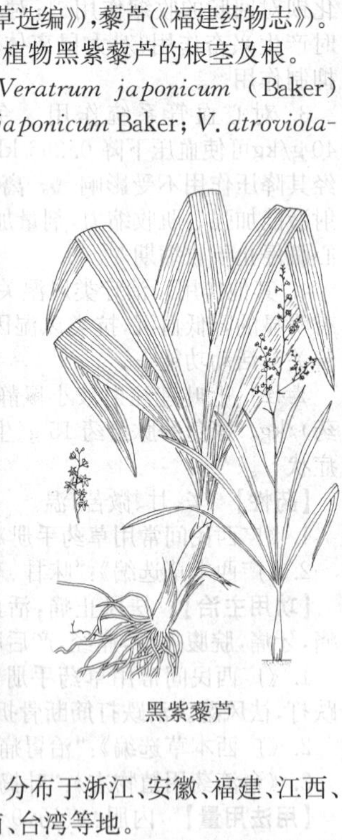

黑紫藜芦

生于山坡林下或草地上。分布于浙江、安徽、福建、江西、湖北、广东、广西、贵州、云南、台湾等地。

【采收加工】 7～10 月采挖，晒干或鲜用。

【药材】 七厘丹 *Radix et Rhizom Veratri Japonici* 产于安徽、浙江、江西、台湾、广西、贵州、四川、云南等地。

性状 根茎略呈圆柱形，长 1～2 cm，直径 0.6～1.2 cm，顶端与茎连接处有叶基残存，多枯朽，棕褐色。根簇生而细，长 3～10 cm，灰褐色，有较密皱纹，质轻而脆，易折断。

【药性】《广西本草选编》："味苦辛，性寒，有大毒。"

【功用主治】 涌痰，散瘀，止痛，杀虫。主治中风，癫狂痰涎壅盛，跌打损伤，恶疮，疥癣。

1.《广西本草选编》："豁痰催吐，杀虫，散瘀止痛。主治中风痰涌，癫痫，疥癣，跌打瘀肿，扭挫伤。"

2.《福建药物志》："催吐，涌痰。主治跌打损伤，关节痛，狂躁。"

【用法用量】 内服：研末，每次 0.3～0.6 g。外用：研末撒布；或用温水浸润后捣敷。

【宜忌】《福建药物志》："孕妇忌服。不可与诸参、细辛、芍药配伍。"

【选方】 1. 治跌打损伤、关节痛 藜芦 4.5 g，以烧酒 90 ml 浸 1 h，取出捣烂布包，先擦，然后敷患处。

2. 治狂躁 藜芦研末，每次 1.5～3 g，黄酒冲服。可涌吐宿食痰涎，顿挫狂势，缓解症状。（1、2 方出自《福建药物志》）

0037 七星草 qī xīng cǎo（《滇南本草》）

【异名】 鹅掌金星草（《植物名实图考》），金鸡脚、鹅掌金星（《西昌中草药》）。

【基原】 为水龙骨科假瘤蕨属植物三出假瘤蕨的全草。

【原植物】 三出假瘤蕨 *Phymatopsis trisecta*（Bak.）Ching［*Polypodium trisectum* Bak.］ 又名：三裂茀蕨（《西昌中草药》），三出假密网蕨（《植物分类学报》），毛叶假瘤蕨（《云南中药资源名录》）。

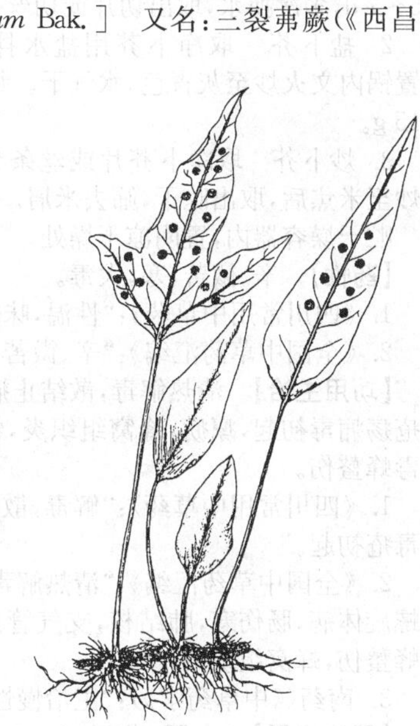

三出假瘤蕨

植株高 5～10 cm。根茎细弱横生，顶部与叶柄基部被鳞片。叶疏生；叶柄长 2.5～5 cm，禾秆色，基部以关节着生于根状茎，向上光滑；叶片革质，卵状三角形，长 3～10 cm，基部圆楔形或楔形，3 深裂；裂片长圆形至长椭圆形，中间一片最长，渐尖头或急尖成尾状；小裂片椭圆形，稍斜上，边缘软骨质，并有疏浅缺刻；侧脉明显。孢子囊群圆形，沿中脉两侧各成 1 行，稍近中脉。

生于松林下少阴处。分布于四川、云南等地。

【采收加工】 7～10 月采收，鲜用或晒干。

【药性】 苦，寒。

【功用主治】 利尿通淋，清热解毒。主治淋证，尿浊，水肿，带下，咽痛，中暑，痈疮肿毒。

《滇南本草》："治砂淋、血淋、白浊、冷淋。又能包肚脐治阴症，敷（无）名疮大毒如神。"

【用法用量】 内服：煎汤，30～60 g；或绞汁。外用：捣敷。

【选方】 1. 治肾炎 金鸡脚 9 g，泡开水服。

2. 治湿热带下 金鸡脚 60 g，炖猪肉服。

3. 治咽喉肿痛 鲜金鸡脚 30 g，冷开水擂汁服。

4. 治中暑 鲜金鸡脚 30 g，捣烂取汁，冷开水冲服。（1～4 方出自《西昌中草药》）

0038 七星剑 qī xīng jiàn（《生草药性备要》）

【异名】 小叶不红、星色草、假芥兰（《生草药性备要》），独行千里（《本草求原》），野香薷（《岭南草药志》）。

【基原】 为唇形科石荠苎属植物小花荠苎的全草。

【原植物】 小花荠苎 *Mosla cavaleriei* Lévl.［*Orthodon cavaleriei*（Lévl.）Kudo］ 又名：小花薄荷（《植物分类学报》），小叶荠苎（《广西植物名录》），细叶七星剑（广东）。

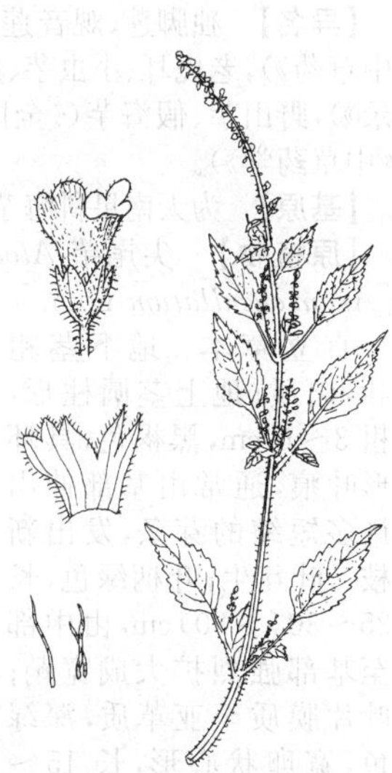

小花荠苎

一年生草本，高 25～100 cm。揉之有强烈香气。茎四棱形，被具节长柔毛及微柔毛。叶对生；叶柄长 1～2 cm，被具节柔毛；叶片卵形或卵状披针形，长 2～5 cm，宽 1～2.5 cm，先端渐尖，基部楔形，边缘具细锯齿，近基部全缘，上面被具节柔毛，下面被具节柔毛及腺点。轮伞花序 2 花，在主茎及侧枝上组成顶生的假总状花序；苞片极小，被具节小柔毛；花萼长约 1.2 mm，外面被柔毛，上唇 3 齿极小，下唇 2 齿稍长于上唇，果时花萼增大；花冠紫色或粉红色，外被短柔毛，上唇 2 圆裂，下唇略长，3 裂；雄蕊 4，后对雄蕊能育，前对退化；子房 4 裂，花柱基生，柱头 2 裂。小坚果球形，灰褐色，具网纹。花期 9～11 月，果期 10～12 月。

生于海拔 700～1 600 m 的山坡草地、疏林下或山谷地带。分布于浙江、江西、湖北、广东、广西、四川、贵州、云南等地。

【采收加工】 5～8 月采收，鲜用或晒干。

【药材】 七星剑 *Herba Moslae Cavaleriei* 产于云南、浙江、江西、湖北、四川、贵州、广西、广东等地。

性状 茎呈方柱形，具分枝，长 25～100 cm，具节，被柔毛；质脆。叶卷曲皱缩，展平后呈卵形或卵状披针形，上面被具节疏柔毛，下面满布小窝点，纸质。可见轮伞花序组成的顶生的总状花序，多皱缩成团，花小，花冠淡紫色。小坚果类球形，褐色，直径 1.5 mm。有特异清香，味辛凉。

【药性】《本草求原》："香、辛，温。"

【功用主治】 发汗解暑，利湿解毒。主治感冒，中暑，呕吐，泄泻，水肿，湿疹，疮疡肿毒，带状疱疹，阴疽瘰疬，跌打伤痛，毒蛇咬伤。

1.《生草药性备要》："专治癫狗、毒蛇、恶物咬伤，理跌打，敷大疮。"

2.《本草求原》："治蛇疮，阴疽大疮。"

3.《岭南草药志》："解蛇毒，祛瘀定痛。"

4.《全国中草药汇编》："发汗解暑，健脾利湿，止痒，解蛇毒。主治感冒，中暑，急性肠炎，消化不良，水肿；外用治湿疹，疮疖肿毒，跌打肿痛，毒蛇咬伤。"

【用法用量】 内服：煎汤，9～15 g；或鲜品捣汁。外用：鲜品捣敷；或干品煎水洗。

【选方】 1. 治癫狗、毒蛇、恶物咬伤，虽死尚有气者 七星剑取汁灌之。(《本草求原》)

2. 治生蛇(带状疱疹，淋巴管炎，瘰疽)痒痛异常 细叶七星剑适量，煎水浸洗患处，另取适量煎服。

3. 治慢性皮肤湿疹瘙痒 七星剑适量，煎水洗之。

4. 治风痰疮(多发性脓疡) 七星剑适量，捣烂加酒混合，煮沸后，候温敷患处及适量内服。(2～4方出自《岭南草药志》)

0039 卜芥 bǔ jiè
(《广西实用中草药新选》)

【异名】 独脚莲、观音莲、广东万年青、山芋(《四川常用中草药》)，老虎耳、小虫芋、虎耳芋、狼毒(《广西药用植物名录》)，野山芋、假海芋(《全国中草药汇编》)，老虎芋(南药《中草药学》)。

【基原】 为天南星科海芋属植物尖尾芋的根茎。

【原植物】 尖尾芋 *Alocasia cucullata* (Lour.) Schott [*Arum cucullatum* Lour.]

直立草本。地下茎粗壮，肉质；地上茎圆柱形，粗3～6 cm，黑褐色，具环形叶痕，通常由基部伸出许多短缩的芽条，发出新枝。叶互生；叶柄绿色，长25～30(～80) cm，由中部至基部强烈扩大成宽鞘；叶片膜质至亚革质，深绿色，宽卵状心形，长15～40 cm，宽10～18 cm，先端渐尖，基部微凹，全缘，叶脉两面凸起。花序柄圆柱形，稍粗壮，常单生，长20～30 cm；佛焰苞近肉质，管部长圆状卵形，长4～8 cm，檐部狭舟状，边缘内卷，先端具狭长的凸尖，长5～10 cm；肉穗花序长约10 cm；雄花序位于上部，雄花的雄蕊合生成六角形的单体，中性花在中部；雌花序位于下部，雌花的雌蕊子房1室；附属器淡绿色、黄绿色，狭圆锥形，长约3.5 cm。浆果淡红色，球形，种子1颗。花期5～6月，果期7～8月。

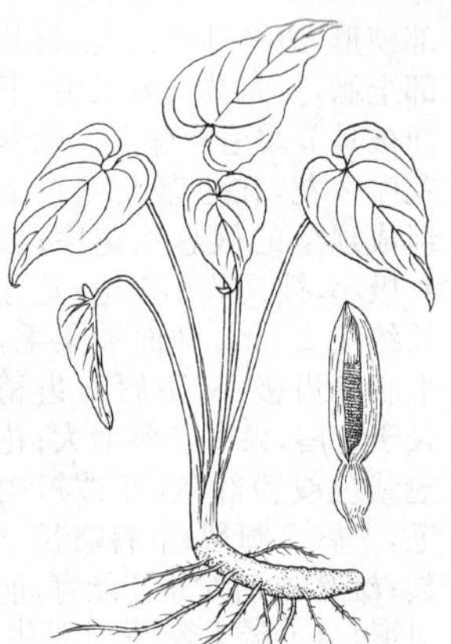

尖尾芋

生于海拔2 000 m以下的溪谷湿地或田边，亦栽培于庭院或药圃。分布于浙江、福建、广东、广西、海南、四川、贵州、云南等地。

【栽培】 生物学特性 喜温暖湿润的气候。宜选择疏松肥沃的砂质壤土栽培为佳。

繁殖方法 扦插繁殖。春季选择健壮的根状茎，截成10～15 cm长的小段，每段具3～4节，按行株距40 cm×30 cm开穴，每穴放入1～2段，上覆疏松细土，淋水保湿。

田间管理 生长期间，每年中耕除草2～3次，结合中耕除草，施肥1～2次。

【采收加工】 9～11月采挖，鲜用或切片晒干。

【药材】 卜芥 *Rhizoma Alocasiae Cucullatae* 主产于浙江、湖南、福建、广东等地。

性状 本品多切成不规则厚片，常皱缩或卷曲。外皮淡棕黄色，有须根痕和明显的叶痕，并可见膜质的叶鞘残留物或残存鳞叶。切面白色或淡黄白色。气微，味淡，嚼之麻舌刺喉，具黏液。

【成分】 本品含延胡索酸(fumaric acid)，焦黏酸(pyromucic acid)，苹果酸，β-谷甾醇(β-sitosterol)；还含有赖氨酸，精氨酸，天冬氨酸等氨基酸[1]；另外，还含有草酸钙(calcium oxalate)和皂毒苷(sapotoxin)[2]。

【药理】 1. 抗蛇毒作用 在注射蛇毒前30 min给小鼠一次灌服卜芥水提醇沉液100 g/kg，对眼镜蛇毒、眼镜王蛇毒和银环蛇毒的中毒有明显保护作用，其保护率分别为85.7%、80%和30%；但对五步蛇毒和蝮蛇毒中毒小鼠无保护作用[1]。实验还发现，氯化钠对眼镜蛇毒也有一定的保护作用，这说明盐炒炮制品用于蛇伤的传统经验有一定科学性[2]。

2. 细胞凝集素作用 从尖尾芋的根状茎中纯化的尖尾芋凝集素，经用FITC标记，再与人的正常或癌变胃肠组织的石蜡切片反应表明癌变胃肠黏膜与正常胃肠黏膜细胞表面的糖复合物有很大差异，致使与FITC凝集素结合反应的强度也很不相同，说明可用于正常和癌变细胞的鉴别[3]。此外，尖尾芋凝集素对兔血有较强的凝集效果，而对各型人血没有凝集作用，但对培养人外周血白细胞的转化率高达88%[4]。

【炮制】 1. 卜芥 取原药材，除杂质，洗净，以清水浸漂5～7 d，多次换水，取出切片或切丝条，晒干，筛去灰屑。

2. 盐卜芥 取净卜芥用盐水拌匀或喷洒均匀，闷透，置锅内文火炒至灰青色，水气干。每1 kg卜芥加食盐12～15 g。

3. 炒卜芥 取净卜芥片或丝条与大米一起放入锅内同炒至米焦后，取出晾干，筛去米屑。

贮干燥容器内，置阴凉干燥处。

【药性】 辛、微苦，寒，大毒。

1.《四川常用中草药》："性温，味辛，有毒。"

2.《全国中草药汇编》："辛、微苦，寒，有大毒。"

【功用主治】 清热解毒，散结止痛。主治钩端螺旋体病，疮疡痈毒初起，瘰疬，蜂窝组织炎，慢性骨髓炎，毒蛇咬伤，毒蜂螫伤。

1.《四川常用中草药》："解毒，散结。治瘰疬，疖疮，一切毒疮初起。"

2.《全国中草药汇编》："清热解毒，消肿止痛。主治钩端螺旋体病，肠伤寒，肺结核，支气管炎；外用治毒蛇咬伤，毒蜂螫伤，蜂窝组织炎。"

3. 南药(《中草药学》)："主治慢性骨髓炎。"

【用法用量】 内服：煎汤，3～9 g，鲜品30～60 g；需炮制，宜煎2 h以上。外用：捣敷。

【宜忌】 生品有大毒，不可内服。内服需经炮制，且不可过量。外用宜慎，因本品外敷有致泡作用。皮肤接触汁液发生瘙痒；茎液入眼可引起失明。误食茎或叶则舌喉发痒、肿胀，流涎，肠胃灼痛，恶心，呕吐，腹泻，出汗，惊厥，甚者窒息、心脏麻痹而死亡。

1.《四川常用中草药》："作外用，不内服；外敷时有痛感，应停止使用，防止起泡。"

2.《浙江药用植物志》："全株有毒，以茎干最毒。皮肤接触液汁后发生瘙痒，眼与液触能引起失明，误食茎叶引起舌喉发痒，水肿，流涎，胃肠灼痛，恶心，呕吐，腹泻，出汗，惊厥，严重者窒息、心脏麻痹而死。"

【选方】 1. 治钩端螺旋体病 (老虎芋)鲜品 125 g,炒焦,加食盐少许同炒,放 500～1 000 ml 清水煮 1～3 h,得药液约 300 ml,分 2～3 次服。(南药《中草药学》)

2. 治无名肿毒,毒蛇咬伤,毒蜂螫伤 (尖尾芋)鲜根状茎适量。刮去粗皮,捣烂敷患处,每次 5～10 min,蛇伤敷伤口周围。(《浙江药用植物志》)

【临床报道】 1. 治疗钩端螺旋体病 鲜卜芥块根250 g,去皮切片,加食盐少许炒干,加水 1 000 ml,煎成 250 ml,为一日量,分 2 次服。或用卜芥干片加工制成浸膏片,每片 0.3 g(相当于生药 11 g),成人每日服 9～12 片,3 次分服,儿童酌减。服至痊愈为止。共治 103 例,结果治愈率达 93.20%。除对肺出血型疗效较差外,其他类型体温平均 2.2 d 恢复正常。在治疗过程中,仅少数患者有恶心、呕吐、喉头发痒等不良反应[1]。

2. 治疗毒蛇咬伤 用卜芥片(每片含生药 0.3 g)每半小时服 1 次,每次 1 片,连服 8 次后改为每 1 h 服 1 次,以后按病情好转情况延长使用时间,直至病情好转,一般服用 3～7 d。另根据不同毒蛇咬伤配合相应的中药内服水煎剂,以及外用洗剂、搽剂等局部疮面处理。共治疗各种蛇咬伤 207 例。结果:银环蛇伤 14 例,治愈 12 例,死亡 2 例,有效率 85.71%;其余蛇伤均获痊愈[2]。

3. 治疗支气管哮喘 治疗组 53 例,于哮喘缓解期口服卜芥糖浆每日 3 次,每次 30 ml(每 100 ml 含生药总量 200 g);对照组 41 例,口服咳喘素片,每次 50 mg,每日 3 次。均以 30 d 为 1 疗程,每年服 2 个疗程,连用 2 年。结果:治疗组临床治愈 11 例,显效 20 例,有效 18 例,无效 4 例,总有效率 92.45%;对照组显效 16 例,有效 13 例,无效 12 例,总有效率 70.73%,两组比较有显著性差异($P<0.05$)[3]。

0040 八月札 bā yuè zhá (《饮片新参》)

【异名】 燕覆子(孟诜),畜葍子、拿子(《本草拾遗》),桴棪子(《食性本草》),覆子(《日华子》),八月楂(《救荒本草》),木通子(《本草汇言》),压惊子(《医林纂要》),八月瓜(《草木便方》),预知子(《饮片新参》),八月果(《全国中草药汇编》)。

【基原】 为木通科木通属植物木通 *Akebia quinata* (Thunb.) Decne.、三叶木通 *A. trifoliata* (Thunb.) Koidz. 或白木通 *A. trifoliata* (Thunb.) Koidz. var. *australis* (Diels) Rehd. 的成熟果实。

【原植物】 参见"木通"条。

【采收加工】 9～10 月果熟时采摘,晒干。

【药材】 八月札 *Fructus Akebiae* 木通果主产于江苏、湖南、湖北、四川、浙江、安徽等地;三叶木通果主产于江苏、安徽、浙江、湖北、湖南、陕西等地;白木通果主产于江苏、浙江、湖南、陕西、四川等地。

性状 木通果 果实肾形或长椭圆形,稍弯曲,长 3～9 cm,直径 1.5～3.5 cm;表面土棕色,有不规则纵皱网纹,先端钝圆,基部有果梗痕;质坚实而重,果瓤白色,粉性;种子多数,略呈三角形,紫红色,表面略平坦。气微香,味苦。

三叶木通果 果实长椭圆形或略呈肾形,长 3～8 cm,直径 2～3 cm;表面浅灰棕色或黄棕色,有不规则纵向网状皱纹,未熟者皱纹细密,先端钝圆,有时可见圆形柱头残基,基部具圆形稍内凹的果柄痕;果皮革质,较厚。断面淡灰黄色,内有多数种子,包埋在灰白色果瓤内;果肉气微香,味微涩。种子扁长卵形或不规则三角形,略扁平,宽约 5 mm,厚约 2 mm;表面红棕色或深红棕色,有光泽,密布细网纹,先端稍尖,基部钝圆,种脐略偏向一边,其旁可见白色种阜;种皮薄,油质;胚细小,长约 1 mm,位于靠近基部一端;气微弱,味苦,有油腻感。

白木通果 果实卵形或椭圆形,长约 8 cm,直径 3～3.5 cm;表面微显褐色,光滑或具粗纵皱网纹,多细小龟裂。商品有时切成纵片,果皮略光滑,微向内凹,果瓤土灰色,木质;种子长三角状,紫红色,表面有致密细纵纹。

鉴别 (1) 果实横切面:外果皮表皮细胞 1 列,偶见气孔;下有切向延长的黄棕色下皮细胞 3～5 列,壁稍增厚。中果皮外方为大小不等的石细胞及纤维,成群排成环层,石细胞较小,胞腔内常有草酸钙方晶;向内薄壁组织间亦有石细胞群,并有少数维管束散在。内果皮为 1 列扁平细胞。种皮表皮细胞棕黄色,壁厚,外有较厚角质层;其下为数列切向延长的黄棕色椭圆形厚壁细胞和数列薄壁细胞。胚乳细胞含油滴及糊粉粒。子叶细胞含油滴。

(2) 取本品粉末少量,加 10 倍量水,充分振摇,产生大量持久性泡沫;取用生理盐水稀释的 1%新鲜兔血 1 ml,沿管壁加入本品的生理盐水浸出液(1∶3)若干,迅速发生溶血现象;取本品干燥粉末少量,置白瓷板上滴加浓硫酸后,初呈黄棕色,继而变红,最后变蓝(检查皂苷)。

贮干燥容器内,置通风干燥处。

【成分】 1. 木通 果皮含三萜皂苷类:齐墩果酸-3-O-α-L-鼠李糖基阿拉伯糖苷〔oleanolic acid-3-O-α-L-rha(1→2)-α-L-arabinopyranoside〕,常春藤皂苷元-3-O-β-L-木糖基阿拉伯糖苷〔hederagenin-3-O-β-D-xyl(1→3)-α-L-arabinopyranoside〕,常春藤皂苷元-3-O-α-L-鼠李糖基阿拉伯糖苷〔hederagenin-3-O-α-L-rha(1→2)-α-L-arabinopyranoside〕,齐墩果酸-3-O-β-D-葡萄糖基阿拉伯糖苷〔oleanolic acid-3-O-β-D-glu(1→2)-α-L-arabinopyranoside〕,常春藤皂苷元-3-O-α-L-阿拉伯糖-28-O-α-L-鼠李糖基二葡萄糖苷〔3-O-α-L-ara-hederagenin-28-O-α-L-rha(1→4)-β-D-glu(1→6)-β-D-glucopyranoside〕,齐墩果酸-3-O-α-L-鼠李糖基阿拉伯糖-28-O-α-L-鼠李糖基二葡萄糖苷〔3-O-α-L-rha(1→2)α-L-ara-oleanolic acid-28-O-α-L-rha(1→4)-β-D-glu(1→6)-β-D-glucopyranoside〕,常春藤皂苷元-3-O-α-L-鼠李糖基阿拉伯糖-28-O-α-L-鼠李糖基二葡萄糖苷〔3-O-α-L-rha(1→2)-α-L-ara-hederagenin-28-O-α-L-rha(1→4)-β-D-glu(1→6)-β-D-glucopyranoside〕,常春藤皂苷元-3-木糖基鼠李糖基阿拉伯糖苷〔hederagenin-3-O-β-D-xyl(1→3)-α-L-rha(1→2)-α-L-arabinopyranoside〕[1];还含鞣质:阿江榄仁酸(arjunolic acid),20(29)去氢-30-降阿江榄仁酸〔20(29)-dehydro-30-norarjunolic acid〕,降阿江榄仁酸-28-鼠李糖基二葡萄糖苷〔norarjunolic acid-28-O-α-L-rha(1→4)-β-D-glu(1→6)-β-D-glucopyranoside〕,阿江榄仁酸-28-木糖基鼠李糖基二葡萄糖苷〔arjunolic acid-28-O-β-D-xyl(1→3)-α-L-rha(1→4)-β-D-glu(1→6)β-D-glucopyranoside〕[2]。

果实含木通苷(akeboside)E[3],皂草苷(saponin)D 和 PJ1[4]。

种子含皂苷(saponin)AQ-A、AQ-B、AQ-C、AQ-D、AQ-E、AQ-F、AQ-G[5],常春藤皂苷元 3-O-β-D-吡喃木糖基-(1→2)α-L-吡喃阿拉伯糖苷〔hederagenin 3-O-β-D-xylopyranosyl-(1→2)α-L-arabinopyranoside〕,常春藤皂苷元

3-O-β-D-吡喃葡萄糖基-(1→2)-d-L-吡喃阿拉伯糖苷〔hederagenin 3-O-β-D-glucopyranosyl-(1→2)-d-L-arabinopyranoside〕[6]，saporia E：3-O-β-吡喃木糖基-(1→2)-α-L-吡喃阿拉伯糖基-常春藤皂苷元-28-O-β-D-吡喃葡萄糖苷-(1→6)β-D-吡喃葡萄糖苷〔3-O-β-xylopyranosyl-(1→2)-α-L-arabinopyranosyl hederagenin-28-O-β-D-glucopyranosyl-(1→6)β-D-glucopyranoside〕[7]，saporia B、C、D 和余枝子苷(yuzhizioside)Ⅳ[8]。还含脂肪油，其中主含油酸甘油酯，亚麻酸甘油酯及棕榈酸甘油酯[9]。

2. 三叶木通 含齐墩果烷型皂苷：三叶木通苷(trifosides)A 即 3β-羟基齐墩果-12-烯-28，29-二酸 3-O-β-D-吡喃木糖基-(1→2)-d-l-吡喃阿拉伯糖基-(1→3)-β-C-D-吡喃葡萄糖苷〔3β-hydroxyolean-12-en-28，29-dioic acid 3-O-β-D-xylopranosyl-(1→2)-d-l-arabinopyranosyl-(1→3)-β-C-D-glucopyranoside〕，三叶木通苷(trifosides)B 即 3β-羟基-30-齐墩果-12，20(29)-二烯-28-酸 3-O-β-D-吡喃木糖基-(1→2)-β-D-吡喃葡萄糖基-(1→2)-β-D-吡喃葡萄糖苷-(1→3)-α-L-吡喃阿拉伯糖苷〔3β-hydroxy-30-olean-12，20(29)-dien-28-oic acid 3-O-β-D-xylopyranosyl-(1→2)-β-D-glucopyranosyl-(1→2)-β-D-glucopyranosyl-(1→3)-α-L-arabinopyranoside〕，三叶木通苷 C 即 3β-23 二羟基-30-去甲-齐墩果-12，20(29)-二烯-28-酸 3-O-β-D-吡喃木糖基-(1→2)-β-D-吡喃阿拉伯糖基-(1→3)-α-L-吡喃阿拉伯糖苷〔3β-23-dihydroxy-30-nor-olean-12，20(29)-dien-28-oic acid-3-O-β-D-xylopyranosyl-(1→2)-β-D-glucopyranosyl-(1→3)-α-L-arabinopyranoside〕及 muberoside A[10]。

【药性】 微苦，平。归肝、胃、膀胱经。

1.《食疗本草》："平。"

2.《食性本草》："寒，无毒。"

3.《陕西中草药》："味苦、甘、微酸，性温。"

4.《福建药物志》："苦，寒。"

【功用主治】 疏肝和胃，活血止痛，软坚散结，利小便。主治肝胃气滞，脘腹、胁肋胀痛，饮食不消，痢疾，疝气，腰痛，月经不调，痛经，瘿瘤，瘰疬，恶性肿瘤。

1.《崔禹锡食经》："食之去痰水，止赤白下利。"

2.《本草拾遗》："利大小便，宣通，去烦热，食之令人心宽，止渴，下气。"

3.《食性本草》："主胃口热闭，反胃不下食，除三焦客热。"

4.《草木便方》："滋阴，明耳目，治月痕、劳伤，补精髓。"

5.《南京民间药草》："治腰痛。"

6.《陕西中草药》："疏肝益肾，健脾和胃。治消化不良，腹痛，泻痢，疝气，子宫脱垂。"

7.《全国中草药汇编》："治胃痛，睾丸肿痛，遗精，月经不调，白带。"

8.《抗癌中药的临床效用》："用于痰火胶结的瘿瘤，瘰疬等症。"

【用法用量】 内服：煎汤，9～15 g；大剂量可用 30～60 g；或浸酒。

【宜忌】 孕妇慎服。

【选方】 1. 治中寒腹痛、疝痛 八月瓜 30 g，小茴香 12 g，水煎服。(《四川中药志》1979 年版)

2. 治输尿管结石 八月札、薏米仁各 60 g，水煎服。(《中药志》)

3. 治肝癌 八月札、石燕、马鞭草各 30 g，水煎服。(《常用抗癌药物手册》)

0041 八月瓜 bā yuè guā (《中华本草》)

【异名】 牛腰子果(《云南中草药》)，六月瓜、小八瓜(《贵州中草药名录》)，八月果、野人瓜(《中国高等植物图鉴》)。

【基原】 为木通科牛姆瓜属植物五风藤、宽叶八月瓜和小花八月瓜的果实。

【原植物】 1. 五风藤 *Holboellia fargesii* Reaub.［*Stauntonia longipes* Hemsl.］ 又名：五叶瓜藤(《云南植物志》)。

常绿木质藤本，长 3～8 m。树皮黄褐色，分枝圆柱形。掌状复叶；小叶狭长圆形、倒卵状披针形至狭披针形，大小变化极大，先端具小短尖，基部楔形，叶下面灰白色，侧脉不明显，全缘。花单性，雌雄同株，为簇生叶腋的伞房花序，每一总梗具 1～3 朵花；小苞片小而不明显；雄花少，绿白色，较大，萼片 6，不等长，近肉质，长圆状匙形，先端钝而增厚，花瓣(蜜腺)鳞片状，近圆形或三角形，雄蕊比花萼短，花丝基部稍合生，花药比花丝短，药隔成细尖突，退化雌蕊棒状；雌花与雄花相似，紫色，较小，萼片倒卵状圆形，内轮的较小，花瓣三角状，退化雄蕊花药状，胚珠多数，排成 5 列。果紫色，长圆形，先端钝圆。花期 4～5 月，果期 6～10 月。

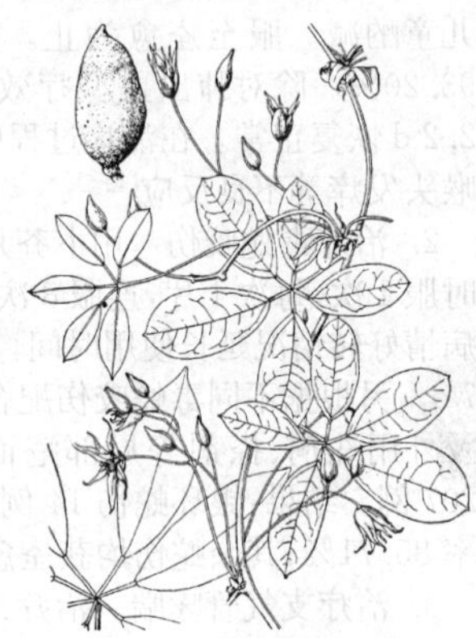

五风藤

生于山坡、路旁、河边、林缘和阔叶林内。分布于浙江、安徽、福建、湖北、广东、四川、云南、陕西等地。

2. 宽叶八月瓜 *H. latifolia* Wall. 又名：宽叶牛姆瓜(《全国中草药汇编》)。

常绿藤状灌木，长达 5 m。掌状复叶；小叶厚革质，卵圆形或倒卵状长圆形至椭圆形，先端渐尖或尾状渐尖，基部阔楔形或圆形，上面暗亮绿色，下面浅绿色。花为簇生叶腋的伞房花序，极芳香，单性，雌雄同株；雄花绿白色，狭长圆形，花瓣 6，雄蕊长 1.2 cm，花药比花丝短；雌花紫色，花瓣 6，有假雄蕊 6，雌蕊 3，子房 3 室。果常为 2～3 个一束，不规则长圆形，腊肠状，熟时紫红色，含多数种子。花期 5～7 月，果熟期 8～9 月。

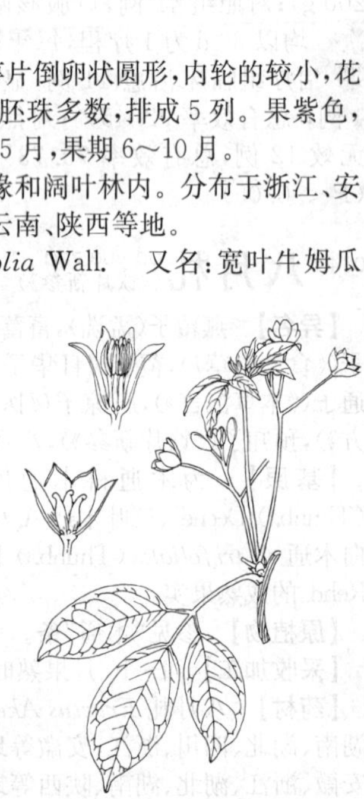

宽叶八月瓜

生于山地杂木林或灌木丛中。分布于四川、贵州、云南、西藏等地。

3. 小花八月瓜 *H. parviflora* (Hemsl.) Gagnep.［*Stauntonia parviflora* Hemsl.］

攀缘灌木。叶为羽状 3 小叶，薄革质；小叶披针形或长圆状披针形，先端长渐尖或尾状渐尖，基部钝或圆形，上面光滑，下面脉明显。花(仅见雄花)小，肉质，多花形成具短梗的伞房花序，簇生叶腋；花柄纤细；苞片近圆形；萼片外轮3个肥厚，卵形，内凹，内轮3个较薄，披针形；雄蕊6，向内的与萼片等长，互生的稍短，花丝分离，肉质，圆柱形，花药短，药室邻近，药隔不伸出。果实浆果状，椭圆形，紫红色。

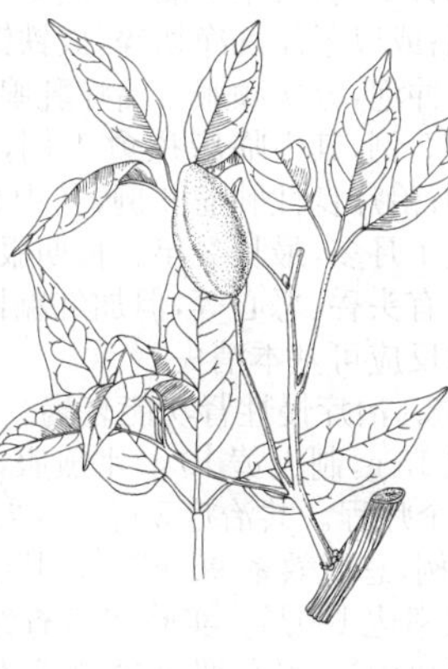
小花八月瓜

生于海拔1 500～1 900 m的石山林缘。分布于云南东南部。

宽叶八月瓜和小花八月瓜的根和藤茎（三叶莲）亦供药用，另设专条。

【采收加工】 秋季果熟时采摘，晒干。

【药性】《西藏常用中草药》："性寒，味苦。"

【功用主治】 清热利湿，行气活血。主治小便短赤，淋浊，水肿，风湿痹痛，跌打损伤，乳汁不通，疝气痛，睾丸炎。

1.《西藏常用中草药》："活血通淋，理气止痛。主治小便不利，难产，风湿脚气等证。外用解蛇虫毒。"

2.《云南中草药》："纳气止痛。主治疝气痛，子宫脱垂，睾丸炎。"

3.《全国中草药汇编》："利湿，通乳，解毒，止痛。治小便不利，脚气浮肿，乳汁不通，胃痛，风湿骨痛，跌打损伤。"

【用法用量】 内服：煎汤，3～9 g。

0042 八仙草 bā xiān cǎo （《滇南本草》）

【异名】 锯子草（《滇南本草》），拉拉藤（《植物名实图考》），小锯藤（《贵州民间方药集》），小茜草、飞扬藤、红丝线、血见愁（《广西中药志》）。

【基原】 为茜草科拉拉藤属植物猪殃殃或粗叶拉拉藤的全草。

【原植物】 1. 猪殃殃 *Galium aparine* L.

一年生蔓生或攀缘草本，长20～40 cm。茎四棱，绿色，多分枝，沿棱生有倒生刺毛。叶4～8片轮生；叶片线状披针形至椭圆状披针形，长2～4 cm，宽2～6 mm，先端有凸尖头，1脉，上面绿色，被倒白刺毛，下面淡绿色，沿中脉及边缘被毛。聚伞花序腋生或顶生，具数朵花；花小，黄绿色；花萼截头状，长约7 mm，被钩毛；花冠4裂，裂片长圆形；雄蕊4，伸出；子房下位，2室，花柱2裂。果实干燥，通常由2个（偶或1个）近球形的果爿组成，表面密生钩刺。花期4～5月，果期6～8月。

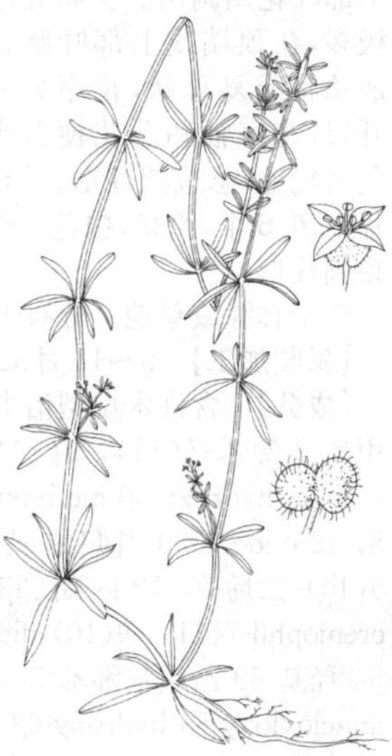
猪殃殃

生于路边、荒野、田埂边及草地上。分布于全国大部分地区。

2. 粗叶拉拉藤 *G. asperifolium* Wall.

本种与猪殃殃的区别是：茎六棱形。花瓣绿白色或有紫晕，仅基部连合。果实稍肉质。

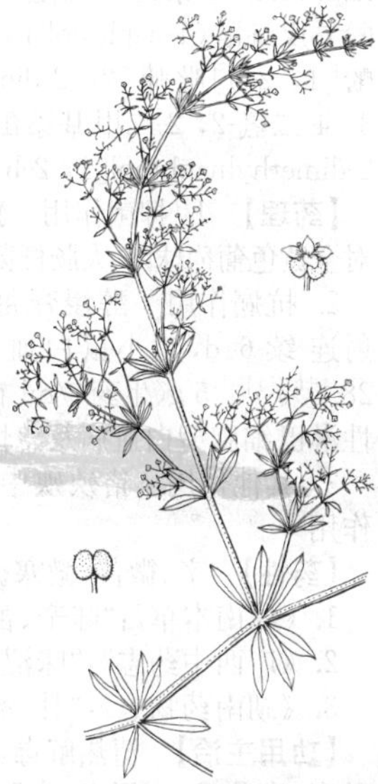
粗叶拉拉藤

生于山地、路旁。分布于云南、广西等地。

【采收加工】 7～9月采收，鲜用或晒干。

【药材】 八仙草 *Herba Galii Aparinis* 产于云南、贵州、广西等地。

性状 全草纤细，易破碎，表面灰绿或绿褐色。茎具四棱，棱上有多数倒生刺；质脆，易折断，断面中空。叶片多卷缩破碎，完整者展平后呈披针形或条状披针形，长约2 cm，宽2～4 mm，边缘及下表面中脉有倒生小刺。聚伞花序腋生或顶生，花小，易脱落。果小，常呈二半球形，密生白色钩毛。气微，味淡。

鉴别 （1）叶表面观：上表皮细胞壁较平直，未见气孔，下表皮细胞壁呈波状弯曲，气孔较多，不定式。叶肉组织中针晶束较多，长约100 μm。叶缘的倒生刺毛先端尖，基部膨大，直径80～100 μm，壁稍厚，木化；叶下表皮倒生刺毛多数，先端弯曲如钩状，长120～150 μm，基部稍膨大，直径40～50 μm。

（2）薄层色谱：取本品粗粉约10 g，用丙酮回流提取4 h，滤过，滤液减压蒸馏，回收丙酮，残渣用热水溶解，冷后将不溶物滤去，水液低温蒸干，再用少许丙酮溶解，作供试品液，另取车叶草苷为对照品，分别点样于同一薄层板上，以氯仿-乙酸乙酯-异丙醇（1∶2∶2）展开17 cm。喷以Godin试剂（1%香草醛乙醇溶液和3%高氯酸水溶液，临用时等量混合），烘烤片刻后，供试品色谱中，在与对照品色谱相应的位置上，显相同颜色的斑点。

【成分】 1. 猪殃殃 地上部分含生物碱：原阿片碱（protopine）[1,2]，哈尔明碱（harmine）和少量的消旋鸭嘴花酮碱（vasicinone），左旋1-羟基去氧骆驼蓬碱（1-hydroxydeoxypeganine），左旋8-羟基-2，3-去氢去氧骆驼蓬碱（8-hydroxy-2，3-dehydrodeoxypeganine）[2]。又含环烯醚萜类：水晶兰苷（monotropein），桃叶珊瑚苷（aucubin）[3]，车叶草苷（asperuloside）[3,4]，车叶草苷酸（asperulosidic acid），10-去乙酰车叶草苷酸（10-deacetylasperulosidic acid）[5]。还含黄酮类：芸香苷（rutin）[5]，橙皮苷（hesperidin）[6]，槲皮素半乳糖苷（quercetin galactoside）[8]。有机酸：绿原酸（chlorogenic acid）[7]，琥珀酸（succinic acid）和乳酸钠（sodium lactate）[9]。对香豆素酸（*p*-coumaric acid），阿魏酸（ferulic acid）[10]。香豆素类成分：东莨菪素（scopoletin）[7]。蒽醌类[11]：1，3-二羟基-蒽醌-2-醛（1，3-dihydroxy-anthraquinone-2-al）[12]；又含鞣质（tannin）等[13]。

果实含大麦芽胺（hordenine），加利果酸（jaligonic acid），木犀草素（luteolin），甘露醇（mannitol），肌醇（inositol），蜡

醇(ceryl alcohol),谷甾醇(sitosterol)[14]。

2. 粗叶拉拉藤　地上部分含车叶草苷,维生素(vitamin)C[15]。

根含蒽醌类色素成分:4-甲氧基-1-萘酚(4-methoxy-1-naphthol),1-萘酚异戊醚(1-naphthol isopentylether),1-萘酚异戊烯醚(1-naphthol isopentenyl ether),2, 2-二甲基萘酚[1, 2-b]吡喃〔2, 2-dimethylnaphthol[1, 2-b]pyran〕,3, 4-二氢-2, 2-二甲基萘酚[1, 2-b]吡喃〔3, 4-dihydro-2, 2-dimethylnaphthol[1, 2-b]pyran〕[16]。

【药理】 1. 抑菌作用　猪殃殃100%煎剂用平板纸片法,对金黄色葡萄球菌、大肠杆菌、志贺痢疾杆菌等有抑制作用[1]。

2. 抗癌作用　醇浸膏每日以2.2 g/kg,口服或腹腔注射连续6 d,对小鼠白血病 L_{615} 有抑制作用,抑制率为28.5%[1]。5 g(生药)/ml在美蓝试管法筛选试验中,对急性淋巴细胞型白血病及急性粒细胞型白血病均为阳性[2]。

3. 其他作用　猪殃殃中的车叶草苷对家兔有降低血压作用[3]。

【药性】 辛、微苦,微寒。

1.《滇南本草》:"味辛、苦,性微寒。入少阳、太阴二经。"

2.《广西中药志》:"味涩,性平。"

3.《湖南药物志》:"甘、涩,微寒。"

【功用主治】 清热解毒,利尿通淋,消肿止痛。主治痈疽肿毒,乳腺炎,阑尾炎,水肿,感冒发热,痢疾,尿路感染,尿血,牙龈出血,刀伤出血。

1.《滇南本草》:"治脾家湿热,诸经客热,诸痨症,虚热,烦热,筋骨疼痛。走小肠经,治五种热淋,小便赤白浊,玉茎疼痛。"

2.《贵州草药》:"利湿祛瘀,止血。治中耳炎,刀伤出血,热淋,小便赤涩,骨折,久咳,小儿白口疮等。"

3.《云南中草药》:"清热凉血,利尿。治血淋,尿路感染,中耳炎。"

4.《湖南药物志》:"清热解毒,消肿止痛。治痈疽肿毒,妇女闭经,创伤肿胀。"

5.《安徽中草药》:"活血通络,抗癌。治子宫癌,慢性白血病,菌痢。"

【用法用量】 内服:煎汤,15～30 g;或捣汁饮。外用:捣敷。

【选方】 1. 治急性阑尾炎　猪殃殃90 g,鬼针草30 g,草红藤30 g,水煎服。

2. 治乳腺炎初起　鲜猪殃殃120 g,水煎服;或鲜品适量,捣烂外敷。(1、2方出自《四川中药志》1979年版)

3. 治感冒　鲜猪殃殃30 g,姜3片,捣汁冲开水服。(江西《草药手册》)

4. 治热证出血　猪殃殃30 g,地榆12 g,小蓟12 g,水煎服。(《四川中药志》1979年版)

5. 治细菌性痢疾　猪殃殃15～60 g,水煎服。(《安徽中草药》)

6. 治跌打损伤　鲜猪殃殃根、马兰根各12 g,水酒各半煎服。另以鲜猪殃殃全草、酢浆草等分捣烂外敷。(江西《草药手册》)

7. 治子宫癌,乳腺癌,甲状腺肿瘤　猪殃殃30 g,水煎,加红糖适量冲服。或鲜品250 g,洗净绞汁加红糖服,每日3～5次分服。(《四川中药志》1979年版)

8. 治妇女经闭　猪殃殃6 g,水煎服。(《湖南药物志》)

【临床报道】 1. 治疗菌痢　拉拉藤干品15～60 g,水煎分2次服;或制片,每片0.3 g,每次10片,每日4次;或用浸膏片,每片0.3 g,每日4次,每次4片。共治疗72例,结果:治愈69例,好转2例,无效1例,平均住院9.23 d[1]。

2. 治疗肿瘤　新鲜拉拉藤250 g绞汁,加红糖适量冲服,每日1剂;或用干品,水煎30～60 min,加红糖适量,每日1剂;或以干品洗净切碎,放铁锅中烙片刻取出,每日30 g,开水冲泡,分次频服。治疗乳腺癌、食管癌、下颌腺癌、宫颈癌共9例,其中临床痊愈1例,显效3例,有效2例,无效3例;治疗良性肿瘤6例,其中显效2例,有效4例。疗程最短1月多,最长2年。长期服用无明显毒副作用,仅部分患者有头昏、恶心等,但加红糖同用可减轻反应,配入补益方中反应可基本消失[2]。

3. 治疗慢性肾功能衰竭　用仙草汤(八仙草60 g,薏苡仁15 g,制大黄10 g)水煎服,每次80 ml,每日2次,1月为1个疗程。共治疗30例。结果:显效20例,有效9例,无效1例,总有效率96.67%。其中第Ⅰ、第Ⅱ期者效果最好,有效率达100%。实验室检查结果显示:本方能明显降低患者血中尿素氮、肌酐含量,降低尿蛋白,能消除或减轻水肿,改善患者临床症状[3]。

0043 八角香 bā jiǎo xiāng (《贵州民间药物》)

【异名】 蜘蛛草(《贵州民间药物》),羊角天麻(四川)。

【基原】 为菊科蟹甲草属植物白花蟹甲草的块茎。

【原植物】 白花蟹甲草 *Cacalia ainsliaeflora* (Franch.) Hand.-Mazz.[*Senecio ainsliaeflorus* Franch.]　又名:兔耳风花蟹甲草(《万县中草药》)。

多年生草本,高60～100 cm。根茎粗壮。茎上部和花序有褐色短柔毛。叶互生;叶柄长5～8 cm;叶片圆形或肾形,有5～7个三角形裂片,基部宽心形或截形,下面沿叶脉上有短柔毛,叶长和宽8～12 cm,上部叶较小,下部叶花期凋落。头状花序极多,在顶端或上部叶腋排成总状或复总状,花序分枝开展;花序轴和总花梗有褐色密短毛;总苞圆柱形;总苞片5;花5个,筒状,白色。瘦果圆柱形。

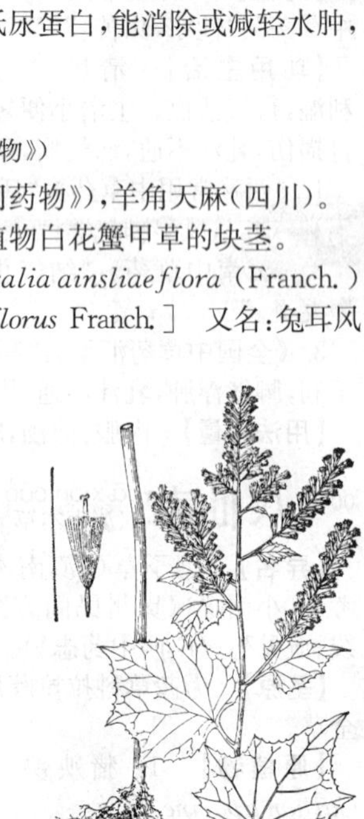

白花蟹甲草

生于林缘或草地。分布于湖北、湖南、四川、贵州等地。

【采收加工】 9～11月采挖,鲜用或切片晒干。

【成分】 含佛术烷型倍半萜:3β-当归酰氧基-8α-羟基-6β-甲氧基佛术-7(11), 9(10)-二烯-8, 12-内酯〔3β-angeloyloxy-8α-hydroxy-6β-methoxyeremophil-7(11), 9(10)-dien-8, 12-olide〕,3β-当归酰氧基-6β, 8α-二羟基佛术-7(11), 9(10)-二烯-8, 12-内酯〔3β-angeloyloxy-6β, 8α-dihydroxy-eremophil-7(11), 9(10)-dien-8, 12-olide〕,3β-当归酰氧基-8α-羟基-6β-乙氧基佛术-7(11), 9(10)-二烯-8, 12-内酯〔3β-angeloyloxy-8α-hydroxy-6β-ethoxyeremophil-7(11), 9(10)-dien-8, 12-olide〕和3, 8-氧-佛术-6, 9-二烯-12-酸(3, 8-oxo-eremophila-6, 9-dien-12-oic acid);倍半萜:3β-当归酰氧基-8-氧代-佛术-6, 9-二烯-12-烯酸(3β-angeloyloxy-8-oxo-eremophila-6, 9-dien-12-oic acid)[1]。

【药性】 辛、微涩，温。

【功用主治】 散瘀，解毒，杀虫。主治风湿浮肿，无名肿毒，癞癣。

1.《贵州民间药物》:“散瘀，杀虫。”

2.《全国中草药汇编》:“解毒，杀虫。外用治疮疖肿毒，头癣。”

【用法用量】 内服：煎汤，10～15 g。外用：捣敷；或磨汁涂。

【选方】 1. 治风湿浮肿　八角香 30 g，三角风、海金沙藤各 15 g，煎水外洗与内服。

2. 治无名肿毒　八角香适量，捣绒，敷患处。

3. 治癞癣　八角香适量，磨酒或醋，搽患处。(1～3 方出自《贵州民间药物》)

0044 八角莲 bā jiǎo lián (《植物名实图考》)

【异名】 鬼臼、爵犀、马目毒公、九臼(《本经》)，天臼、解毒(《别录》)，害母草(《本草图经》)，独脚莲、独荷草(《土宿本草》)，羞天花、术律草、琼田草、山荷叶、旱荷、八角盘(《纲目》)，金星八角、独叶一枝花(《汪连仕草药方》)，八角连(《纲目拾遗》)，金魁莲(《分类草药性》)，八角乌(《中药志》)。

【基原】 为小檗科八角莲属植物八角莲、六角莲和川八角莲的根及根茎。

【原植物】 1. 八角莲 *Dysosma versipellis* (Hance) M. Cheng ex Ying　又名：江边一碗水(《湖南药物志》)，一把伞(广东、广西)。

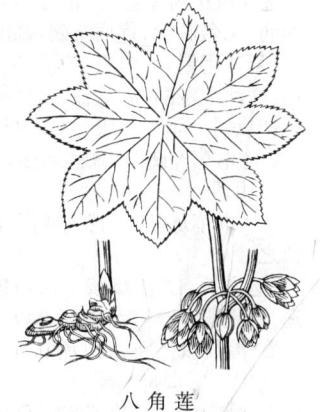

八角莲

多年生草本，高 20～30 cm。茎直立，不分枝，无毛，淡绿色。根茎粗壮，横生，具明显的碗状节。叶 1 片，有时 2 片，盾状着生；叶柄长 10～15 cm；叶片圆形，直径约 30 cm，边缘 4～9 浅裂或深裂，裂片楔状长圆形或卵状椭圆形，先端锐尖，边缘具针刺状锯齿，下面密被或疏生柔毛。花 5～8 朵排成伞形花序，生于近叶柄基处的上方近叶片处；花梗细，长约 5 cm，花下垂，花冠深红色；萼片 6，外面被疏毛；花瓣 6，勺状倒卵形；雄蕊 6，药隔突出；子房上位，1 室，柱头大，盾状。浆果椭圆形或卵形。种子多数。花期 4～6 月，果期 8～10 月。

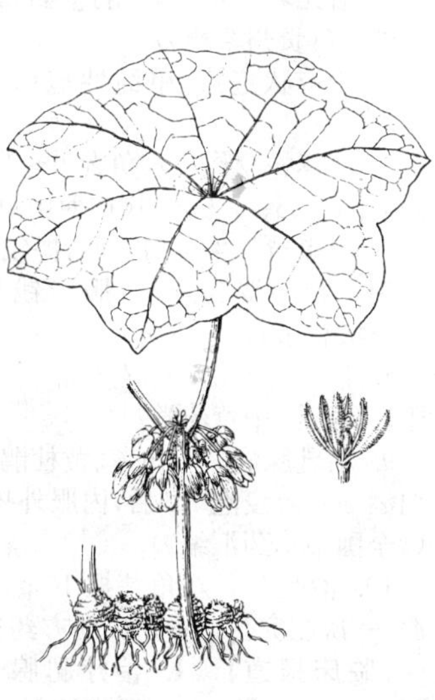

六角莲

生于海拔 300～2 200 m的山坡林下阴湿处。分布于浙江、江西、河南、湖北、湖南、广东、广西、四川、贵州、云南等地。

2. 六角莲 *D. pleiantha* (Hance) Woods. [*D. hispida* (Hao) Chun]　又名：八角金盘(《江西草药》)，一碗水、八角七(《秦岭巴山天然药物志》)。

本种与八角莲的区别为：叶通常 2 片，对生，叶片长圆形或近圆形，6～9 浅裂，裂片宽三角状卵形。花生于两茎生叶柄的交叉处。

生于海拔 600～1 600 m 的山坡林下阴湿处。分布于浙江、安徽、福建、河南、湖北、湖南、广西、四川、云南、台湾等地。

3. 川八角莲 *D. veitchii* (Hemsl. et Wils.) Fu ex Ying　又名：山荷叶、五朵云(《云南种子植物名录》)，八角金盘、金盘、银盘独脚莲(四川)。

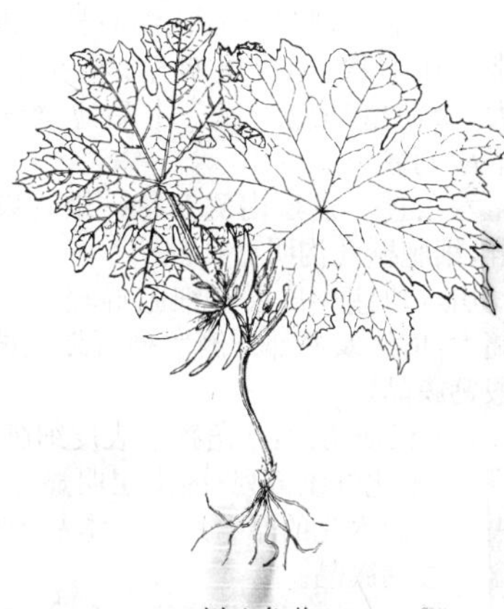

川八角莲

本种与八角莲的区别为：茎多汁，基部密被棕色大鳞片。叶互生，纸质，2 片；叶片圆形，直径约 20 cm，6～8 掌状深裂几达中部，裂片楔状矩圆形，先端常 3 裂，小裂片三角形，叶中部红棕色，下面叶脉有疏柔毛，后变无毛。花 2～6 朵，丛生于茎顶叶柄分叉处的腋间。花期 4～6 月，果期 8～10 月。

生于海拔 1 200～2 200 m 的山地阴湿林下。分布于四川、贵州、云南。

以上 3 种植物的叶(八角莲叶)亦供药用，另设专条。

【栽培】 生物学特性　喜阴凉潮湿，忌强光，怕干旱。宜选肥沃、富含腐殖质的砂质壤土栽种。

繁殖方法　种子繁殖或分株繁殖。种子繁殖：8～10 月采集成熟果实，搓去外皮，收集种子。穴播，覆草保湿。分株繁殖：2～3 月挖取老根茎，截成 12～15 cm 长小段，按行株距各 30～35 cm 穴栽，每穴 1 段，覆土，浇水定根。4～11 月均可移栽。

田间管理　可利用林下空地阴凉处栽培，如无良好自然荫蔽条件，则需搭矮棚遮阳。生长期注意浇水，保持土壤湿润。春季多施氮肥，夏季多施腐熟有机肥。秋、冬季以厩肥、草皮灰混合培土越冬。

【采收加工】 9～11 月采收，鲜用或干燥，切忌受潮。

【药材】 八角莲 *Rhizoma et Radix Dysosmae*　八角莲主产于湖北、四川；六角莲主产于浙江、安徽、湖北；川八角莲主产于四川、贵州、云南。

性状　八角莲　根茎横生，数个至十数个连成结节状，每一结节圆盘形，直径 0.6～4 cm，厚 0.5～1.5 cm。表面黄棕色，上方具大型圆凹状茎痕，周围环节明显，同心圆状排列，色较浅，下方有环节及不规则皱纹或裂纹；可见圆点状须状根痕或须根，直径约 1 mm，浅棕黄色。质极硬，不易折断，折断面略平坦，颗粒状，角质样，浅黄红色，横切面平坦，可见维管束小点环列。气微，味苦。

六角莲　根茎结节数较少，结节圆球形，直径 0.5～1 cm。表面黄棕色，上方具凹陷茎痕或突起芽痕，周围环节同心圆状排列，有时可见残留鳞叶、芽痕，下方有须根或须根痕。质硬，折断面纤维状，有裂隙，横切面皮部狭窄，黄白色，木部黄色，髓部大，约为直径的1/2，黄白色。气微，味苦。

川八角莲　根茎呈不规则条状或块状，直径1.2～2 cm。表面紫红色或棕红色，上方有数个切向排列的圆形茎痕，维管束点明显，下方及侧面环节处有时可见棕黄色鳞叶。质坚硬，难折断，折断面浅棕黄色，较平坦，颗粒状，角质样，横切面可见维管束小点环列。气微，味苦。

鉴别　(1) 根茎横切面：八角莲　表皮细胞1列。皮层宽广，下皮细胞1～3列，其下有3～5列石细胞，紧密排列成环，石细胞类圆形、类方形或切向椭圆形，直径47～80 μm，壁厚，胞腔小，孔沟明显。维管束外韧型，韧皮部常呈压缩状；形成层明显；木质部导管多径向排列。髓大，由薄壁细胞组成。本品薄壁细胞含淀粉粒，有的含草酸钙簇晶。

六角莲　皮层内侧及每一维管束内侧均有众多石细胞群，细胞壁孔沟明显。

川八角莲　皮层石细胞群较少。维管束外韧型，稀疏。髓大，射线及髓部外侧散列石细胞群。本品薄壁细胞含草酸钙簇晶。

(2) 根横切面：八角莲　表皮细胞1列，有根毛。皮层宽广，有木化纤维散列；内皮层明显。初生木质部6原型，中央全部为木化的厚壁纤维。本品薄壁细胞含淀粉粒，有的含草酸钙簇晶。

六角莲　皮层木化纤维众多；初生木质部5原型。

川八角莲　皮层宽广，散列单个木化纤维。初生木质部多原型，中央全部为木化的厚壁纤维。

(3) 薄层色谱：取本品粗粉3 g，加乙醇以索氏抽提器提取，浓缩至适量，作供试品液，另取鬼臼素为对照品，分别点样于同一薄层板上，以氯仿-甲醇(1∶1)展开18 cm。喷以硫酸-乙醇(1∶1)，120 ℃烘烤5 min。供试品色谱中，在与对照品色谱相应的位置上，显相同的深棕色斑点。

【成分】 1. 八角莲　根茎含木脂素：鬼臼毒素(podophyllotoxin)[1]，鬼臼苦素(picropodophyllin)[2]；黄酮类：山荷叶素(diphyllin)，山柰酚(kaempferol)，槲皮素(quercetin)[1]，山柰酚-3-O-β-D-吡喃葡萄糖苷(kaempferol-3-O-β-D-glucopyranoside)，槲皮素-3-O-β-D-吡喃葡萄糖苷(quercetin-3-O-β-D-glucofuranoside)[3]。

2. 六角莲　根茎含木脂素：鬼臼毒素，4′-去甲基鬼臼毒素(4′-demethylpodophyllotoxin)，去氢鬼臼毒素(dehydropodophyllotoxin)，鬼臼毒酮(podophyllotoxone)，4′-去甲基鬼臼毒酮(4′-demethyl podophyllotoxone)，鬼臼苦素酮(picropodophyllone)，异鬼臼苦素酮(isopicropodophyllone)，八角莲酮醇(dysosmajol)；蒽醌类：大黄素甲醚(physcion)及八角莲蒽醌(dysoanthraquinone)[3]；黄酮类：紫云英苷(astragalin)，槲皮素，山柰酚[4]。

3. 川八角莲　根含去氧鬼臼毒素，β-盾叶鬼臼素(β-peltatin)，鬼臼毒素，山柰酚-3-β-D-葡萄糖苷，葡萄糖，蔗糖及β-谷甾醇[5]。

【药理】 1. 对心血管系统作用　六角莲根中提出的结晶性物质对离体蛙心有兴奋作用，可使心律不齐，最终停止于收缩期；对兔耳血管可使之舒张，对小肠血管和肾血管则轻度收缩[1]。

2. 对平滑肌的作用　上述结晶性物质对兔离体小肠平滑肌有抑制作用；对兔和豚鼠离体子宫则有兴奋作用[1]。

3. 抗病毒作用　水溶液中所含山柰酚、鬼臼苦素对柯萨奇B组病毒、单纯疱疹病毒Ⅰ型均有显著抑制作用[2]。

毒性　从六角莲全草中分离的一种树脂，兔服后引起腹泻，猫服后致呕吐、腹泻及死亡[3]。

【药性】 苦、辛，温。有毒。归肺、肝经。

1.《本经》："味辛，温。"

2.《本草经集注》："味甘，温，有毒。"

3.《本草从新》："苦、辛，温，毒烈。"

4.《广西中药志》："甘，苦，微辛，性凉，无毒。入肺经。"

【功用主治】 化痰解毒，祛瘀散结。主治咳嗽，咽喉肿痛，瘰疬，瘿瘤，无名肿毒，带状疱疹，毒蛇咬伤，跌打损伤，风湿痹痛。

1.《本经》："主杀蛊毒鬼注精物，辟恶气不祥，逐邪，解百毒。"

2.《别录》："疗咳嗽喉结，风邪烦惑，失魄妄见，去目中肤翳，杀大毒。"

3.《纲目》："下死胎，治邪疟，痈疽，蛇毒，射工毒。"

4.《本草汇言》："能攻散结痰、结气、结血等疾。"

5. 汪连仕《草药方》："消一切毒，力能软坚透脓。"

6.《本草从新》："治麻痹风毒，打扑瘀血停积。"

7.《四川中药志》1960年版："追风散毒，杀虫。治劳伤吐血，腰痛，口喉鼻痛，疥癣白秃。"

8.《福建药物志》："治哮喘，胆囊炎，胆石症，小儿惊风，癫痫，无名肿毒，背痈溃破，颈淋巴结核，瘿瘤。"

【用法用量】 内服：煎汤，3～12 g；磨汁，或入丸、散。外用：磨汁或浸醋、酒涂搽；捣烂敷或研末调敷。

【宜忌】 孕妇禁服，阳盛热极或体质虚弱者慎服。

1.《本草经疏》："凡病属阳，阳盛热极及烦惑失魂妄见者不可用。"

2.《本草从新》："其气猛悍，能开通壅塞，痛淋立止，虚人慎之。"

【选方】 1. 治痰咳　八角莲12 g，猪肺100～120 g，糖适量，煲服。(《广西中药志》)

2. 治喉蛾　将八角莲0.6 g研为细末，加薄荷0.3 g，吹入喉中。(《贵州草药》)

3. 治瘰疬　八角莲30～60 g，黄酒60 g，加水适量煎服。(《湖南药物志》)

4. 治无名肿毒　八角莲、野葵、蒲公英各等分，捣烂，敷患处。(《贵州草药》)

5. 治带状疱疹，单纯性疱疹　八角莲根研末，醋调涂患处。

6. 治毒蛇咬伤　八角莲9～15 g，捣烂，冲酒服，渣敷伤处周围。(5、6方出自《广西中草药》)

7. 治黑黄　生鬼臼一两，捣绞取汁一小盏，如无生鬼臼，即用干者捣罗为末，每服二钱匕，新汲水调下，不拘时。(《圣济总录》)

8. 治跌打损伤，风湿痹痛　八角莲3～9 g，水煎，兑酒服。(南药《中草药学》)

9. 治乳腺癌　八角莲、黄杜鹃各15 g，紫背天葵30 g，加白酒500 g，浸泡7 d后，内服外搽，每服9 g，每日2～3次。(《全国中草药汇编》)

10. 治脱肛　八角莲根10 g，将药切细，用甜酒煎熬，内服，一次服完。(《贵州民间方药集》)

【临床报道】 1. 治疗腮腺炎　八角莲注射液，每支20 ml(含生药8 g)。肌内注射，成人每日2支，儿童每日1

支，或加 10%葡萄糖注射液 250 ml 静脉滴注，疗程 5 d。治疗 34 例(包括并发脑膜脑炎 10 例)，并和常规治疗组 33 例(含并发脑膜脑炎 12 例)对照。结果：两组间无显著差异，但治疗组较对照组体温下降幅度大，腮腺肿胀消退快，病程短[1]。

2. 治疗乙型脑炎　八角莲注射液(每 100 ml 含 40 g 生药)，成人每日 40 ml 加入 10%葡萄糖注射液 250 ml 静脉滴注，疗程 5～7 d，儿童用量酌减。共治 37 例，另设对照组 22 例，结果：退热时间治疗组平均为 2.15 d，对照组5.68 d；治疗组 20 例神志昏迷的患者转清醒的平均时间为 6.38 d；病死率治疗组为 13.0%，对照组为 40.9%[2]。

3. 治疗流行性出血热　治疗组于入院当日起在用平衡盐液作基础液体治疗的同时应用八角莲注射液 40 ml(含生药 16 g)溶于 10%葡萄糖溶液 500 ml 中，每日静脉滴注 1 次，5 d 为 1 疗程。对照组只应用平衡盐液。结果显示：治疗组在退热速度、提高越期率等方面均优于对照组，特别是对早期、轻中型病例退热疗效最佳。而对发病后免疫复合物的形成似无明显阻断作用[3]。

0045 八宝茶 bā bǎo chá (《青海省中草药野外辨认手册》)

【异名】 甘青卫矛(《青海中草药名录》)。

【基原】 为卫矛科卫矛属植物八宝茶的带翅枝。

【原植物】 八宝茶 *Euonymus przewalskii* Maxim.

小灌木，高达 2～5 m。枝常具四条木栓棱或窄翅。叶对生；叶柄长 1～1.5 mm，叶片长倒卵形或卵状披针形，长 1～4 cm，宽 5～15 mm，先端渐窄。聚伞花序有3～7 花，总花梗细长如丝，长 1.5～2.5 cm；花深紫色，直径 5～8 mm，4 数；雄蕊无花丝；子房每室有 2～6 颗胚珠。蒴果紫色，扁倒圆锥形，4 浅裂。种子 1 至数颗，黑紫色，基部一半为橙红色多皱假种皮包围。

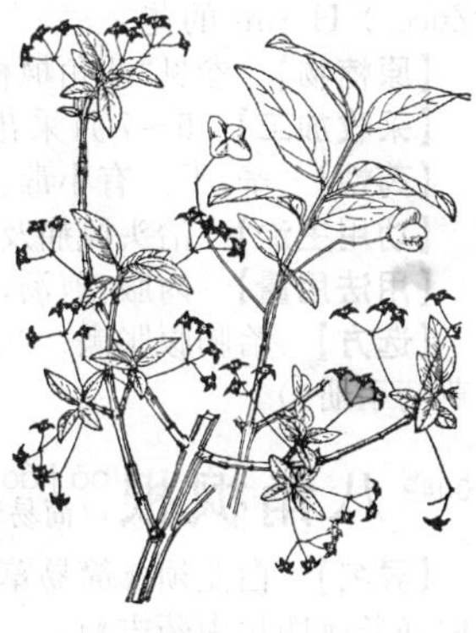

八 宝 茶

生于山坡林阴处。分布于河北、山西、四川、云南、西藏、甘肃、新疆等地。

【采收加工】 全年均可剪取，切段，晒干。

【药性】 苦、辛，微寒。

【功用主治】 祛瘀调经，通络止痛。主治月经不调，产后瘀阻腹痛，跌打肿痛，半身不遂。

【用法用量】 内服：煎汤，3～9 g；或浸酒。外用：煎汤熏洗。

【宜忌】 孕妇慎服。

【选方】 治产后恶露不净，小腹疼痛　八宝茶 9 g，当归 9 g，红花 3 g，水煎服。或八宝茶 9 g，益母草 15 g，红糖 90 g，水煎服。(《西宁中草药》)

0046 八楞木 bā lèng mù (《饮片新参》)

【异名】 八楞麻(《药材学》)，青竹标、八面风、三棱草(《贵州草药》)。

【基原】 为菊科风毛菊属植物风毛菊的全草。

【原植物】 风毛菊 *Saussurea japonica* (Thunb.) DC. [*Serratula japonica* Thunb.]

二年生草本，高 50～150 cm。根纺锤状。茎直立，粗壮，被短微毛和腺，纵棱显著，上部分枝展开。根生叶和下部叶有长柄；叶片长圆形或椭圆形，长 20～30 cm，羽状分裂，裂片 5～8 对，两面有短微毛和腺点；茎上部叶渐小，椭圆形、披针形或条状披针形，羽状分裂或全缘，无柄，或基部下延成翼柄以至茎部。头状花序多数，排成密伞房状；总苞筒状，被蛛丝状毛；总苞片 6 层，常紫红色；小花紫色。瘦果，冠毛淡褐色。花果期 9～11 月。

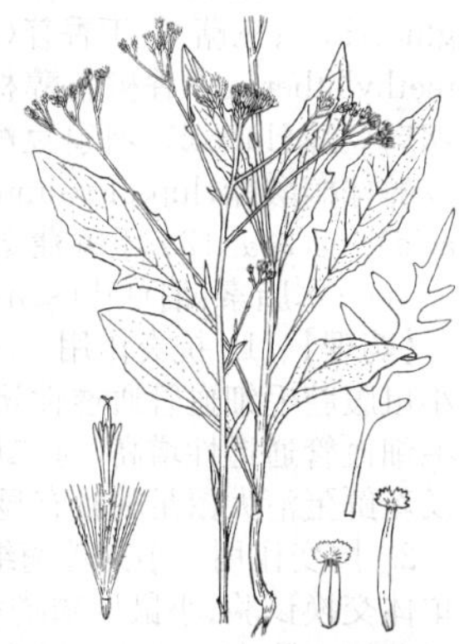

风 毛 菊

生于海拔 1 000～1 800 m 的山坡草地、山谷草地或山脚路旁。分布于全国各地。

【采收加工】 5～8 月采收，切段晒干或鲜用。

【药材】 八楞木 *Herba Saussureae Japonicae*　产于我国大部地区。

性状　茎类圆柱形，上部分枝，基部稍膨大，表面棕色，具棱及狭翅；质坚而轻，易折断，断面髓白色，中央有一小孔。叶多皱缩，暗绿色或棕色。完整者展平后基生叶及茎下叶长圆形，羽状深裂，下沿成具翅的柄，顶端叶片小，呈披针状全缘，具短毛腺点。头状花序，瘦果上的冠毛白色。气弱，味微苦。

【成分】 地上部分含挥发油：β-檀香萜醇(β-santalol)，二氢去氢木香内酯(dihydrodehydrocostuslactone)，γ 和 δ-荜澄茄烯(cadinene)，芳樟醇(linalool)，β-芹子烯(β-selinene)，1，8a-二甲基-7-异丙烯基-1，2，3，5，6，7，8，8a-八氢萘(1，8a-imethyl-7-isopropenyl-1，2，3，5，6，7，8，8a-octahydronaphthalene)，2，5，5-三甲基-8-亚甲基-2，4a，5，6，7，8，9，9a-八氢-1H-苯并环庚烯(2，5，5-trimethyl-8-methylene-2，4a，5，6，7，8，9，9a-octahydro-1H-benzocycloheptene)，4aβ，8β-二甲基-7α-异丙基-4a，5，6，7，8，8a-六氢-2(1H)-萘酮〔4aβ，8β-dimethyl-7α-isopropyl-4a，5，6，7，8，8a-hexahydro-2(1H)-naphthalenone〕，4a，8-二甲基-2-异丙基-3，4，4a，5，6，8a-六氢-1(2H)-萘酮〔4a，8-dimethyl-2-isopropyl-3，4，4a，5，6，8a-hexahydro-1(2H)-naphthalenone〕，2，6-二叔丁基-4-甲基苯酚〔2，6-di(*tert*-butyl)-4-methylphenol〕，十六烷(hexadecane)，β-金合欢醛(β-farnesal)，β-金合欢醇(β-farnesol)，3，8，8-三甲基-6-亚甲基八氢-1H-3a，7-亚甲基薁-5-醇(3，8，8-trimethyl-6-methylene-octahydro-1H-3a，7-methanoazulene-5-ol)，2，6-二叔丁基-1，4-苯醌〔2，6-di(*tert*-butyl)-1，4-benzoquinone〕，δ-荜澄茄醇(δ-cadinol)，β-桉叶醇(β-eudesmol)，十七烷(heptadecane)，1-十五碳烯(1-pentadecene)，1，1，7，7a-四甲基-1a，2，4，5，6，7，7a，7β-八氢-1H-环丙[a]萘〔1，1，7，7a-tetramethyl-1a，2，4，5，6，7，7a，7β-octahydro-1H-cycloprop[a]-naphthalene〕等共 29 个成分[1]；另含内酯：风毛菊内酯(japonicolactone)，风毛菊内酯-10-O-β-D-葡萄糖苷(japonicolactone-10-O-β-D-glucoside)[2]；黄酮类：槲皮素-3-O-(6″-巴豆油酰基)-β-D-葡萄糖苷〔quercetin-3-O-

(6″-crotonyl)-β-D-glucoside〕，山柰酚-3-O-(6″-巴豆油酰基)-β-D-葡萄糖苷〔kaempferol-3-O-(6″-crotonyl)-β-D-glucoside〕，山柰酚-3-O-β-D-葡萄糖苷（kaempferol-3-O-β-D-glucoside），槲皮素-3-O-β-D-葡萄糖苷（quercetin-3-O-β-D-glucoside）；三萜类：丁香苷（syringin），丁香苷甲醚（syringin methylether），β-香树脂醇棕榈酸酯（β-amyrin palmitate），羽扇豆醇（lupeol），羽扇豆醇乙酸酯（lupeol acetate），羽扇豆醇棕榈酸酯（lupeol palmitate），二十四烷酸（tetracosanoic acid）[3]，1(α)12α 环氧蒲公英赛酮〔1(α)12α-oxidotaraxerone〕；木脂素：泊草苷（sanssurenoside）[4]。

【药理】 1. 抗炎作用　八楞木提取物能降低醋酸所致小鼠腹腔毛细血管通透性增高，及二甲苯引起的小鼠皮肤毛细血管通透性增高，对二甲苯引起的小鼠耳壳炎性肿胀及新鲜蛋清大鼠足肿胀有显著抑制作用[1]。

2. 抗变作用　小鼠骨髓细胞染色体畸变试验、姐妹染色单体交换试验、小鼠骨髓嗜多染红细胞微核试验均表明风毛菊提取物有一定的抗诱变作用[2]。

毒性　水提物 LD_{50} 为 208.19 k/kg，毒性极低[1]。

【药性】 苦、辛，平。

1.《饮片新参》："苦，平。"

2.《贵州草药》："性寒，味苦、辛。"

3.《全国中草药汇编》："苦、辛，温。"

【功用主治】 祛风活络，散瘀止痛。主治风湿痹痛，跌打损伤。

1.《饮片新参》："活血祛风，散痹止痛。"

2.《全国中草药汇编》："祛风活络，散瘀止痛。主治风湿关节痛，腰腿痛，跌打损伤。"

3.《广西民族药简编》："治牙龈炎。"

4.《浙江药用植物志》："清肺，止咳。主治烦热口渴，鼻干咽燥，热咳烦闷。"

【用法用量】 内服：煎汤，9～15 g；或浸酒。外用：捣敷；或煎水洗。

【宜忌】《全国中草药汇编》："孕妇忌服。"

【选方】 治烦热咳嗽　（八楞木）全草 30 g，蓬蘽 21～24 g，桔梗 6～9 g。水煎服。（《浙江药用植物志》）

0047 八角枫叶 bā jiǎo fēng yè（《南宁市药物志》）

【异名】 大风药叶（《玉溪中草药》）。

【基原】 为八角枫科八角枫属植物八角枫 *Alangium chinense*（Lour.）Harms 或瓜木 *A. platanifolium*（Sieb. et Zucc.）Harms 的叶。

【原植物】 参见"八角枫根"条。

【采收加工】 6～9 月采收，鲜用或晒干研粉。

【成分】 1. 八角枫　叶中含有 β-香树脂醇乙酸酯（β-amyrin acetate），三十烷醇（triacontanol），β-谷甾醇（β-sitosterol）[1]，2′-O-β-D-吡喃葡萄糖基水杨苷（2′-O-β-D-glucopyranosylsalicin）和 2′-O-β-D-吡喃葡萄糖基-6′-O-β-D-吡喃木糖基水杨苷（2′-O-β-D-glucopyranosyl-6′-O-β-D-xylopyranosylsalicin）[2]。

2. 瓜木　叶含瓜木苷（platanionosides）D～J[3]。

【药性】 苦、辛，平。小毒。归肝、肾经。

1.《四川中药志》1960 年版："性平，味辛，有小毒。"

2.《安徽中草药》："性微温，味辛，有毒。"

【功用主治】 解毒消肿，化瘀止痛。主治疮肿，乳痈，乳头皲裂，漆疮，疥癣，鹤膝风，跌打瘀肿，骨折，外伤出血。

1.《贵阳民间药草》："治乳结疼痛，刀伤出血。"

2.《四川中药志》1960 年版："嫩枝叶治风湿腰腿疼痛麻木。"

3.《广西本草选编》："治漆疮。"

4.《青岛中草药手册》："治无名肿毒，疥癣。"

【用法用量】 外用：鲜品捣敷；煎汤洗；研末撒。

【选方】 1. 治乳结疼痛　八角枫叶数十张，抽去粗筋，捣烂敷中指（左乳痛敷右中指，右乳痛敷左中指），轻者 1 次，重者 3 次。（《贵阳民间药草》）

2. 治乳头皲裂　鲜大风药叶适量，捣烂包中指。（《玉溪中草药》）

3. 治漆疮　八角枫叶适量，煎汤外洗。（《广西本草选编》）

4. 治鹤膝风初起　鲜八角枫叶捣烂，加醋调敷患处，干则更换。（《安徽中草药》）

5. 治刀伤出血　八角枫叶为细末，撒于伤口上，可防止破伤风。（《贵阳民间药草》）

【临床报道】 治疗踝部急性扭伤　取八角枫叶适量，研细末，与醋调成糊状，敷于患处，每日换药 1 次。共治 81 例，结果全部治愈，用药最短 1 d，最长 7 d，平均治疗时间 3 d[1]。

0048 八角枫花 bā jiǎo fēng huā（《四川中药志》）

【异名】 牛尾巴花（《浙江民间常用草药》）。

【基原】 为八角枫科八角枫属植物八角枫 *Alangium chinense*（Lour.）Harms 和瓜木 *A. platanifolium*（Sieb. et Zucc.）Harms 的花。

【原植物】 参见"八角枫根"条。

【采收加工】 5～7 月采花，晒干。

【药性】 辛，平。有小毒。

【功用主治】 治头风痛及胸腹胀痛。

【用法用量】 内服：煎汤，3～10 g；或研末蒸鸡蛋服。

【选方】 治胸腹胀满　八角枫花 9 g，水煎服。（《青岛中草药手册》）

0049 八角枫根 bā jiǎo fēng gēn（《简易草药》）

【异名】 白龙须（《简易草药》），白金条（《分类草药性》），白筋条（《四川中药志》）。

【基原】 为八角枫科八角枫属植物八角枫和瓜木的根、须根及根皮。

【原植物】 1. 八角枫 *Alangium chinense*（Lour.）Harms［*Stylidium chinense* Lour.］

又名：八角金盘（《本草从新》），木八角（《纲目拾遗》），五角枫（《简易草药》），华瓜木（《中国植物图鉴》），水芒树（《岭南校园植物名录》），樻木（《经济植物手册》），八角梧桐、六角金盘、花冠木（《浙江药用植物志》）。

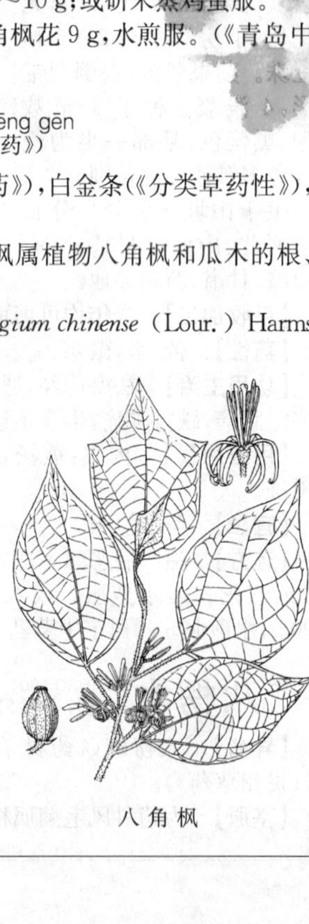
八角枫

落叶乔木或灌木，高 3～5 m。树皮平滑，灰褐色。单叶互生；叶柄长 2.5～3.5 cm；叶纸质，近圆形或椭圆形、卵形，顶端锐尖或钝尖，基部阔楔形或截形，稀心形，两侧不对称，长 13～26 cm，宽 9～22 cm，不分裂或3～9裂，裂片短锐尖或钝尖，叶下面脉腋有丛状毛，主脉3～7条，成掌状。聚伞花序腋生，有花 7～50 朵；小苞片线形或披针形；花冠圆筒形；花萼先端分裂为 6～8 枚齿状萼片；花瓣 6～8，线形，初白色，后变黄色，基部粘合，上部开花后反卷；雄蕊与花瓣同数而近等长；花盘近球形；子房 2 室，柱头头状、常 2～4 裂。核果卵圆形，黑色，长 5～7 mm，种子 1 颗。花期 6～7 月，果期 9～10 月。

生于海拔 1 800 m 以下的山地或疏林中。分布于华东、中南及四川、贵州、西藏、陕西、甘肃、台湾等地。

2. 瓜木 *A. platanifolium* (Sieb. et Zucc.) Harms [*Marlea platanifolia* Sieb. et Zucc.]　又名：篠悬叶瓜木(《中国植物图谱》)，八角枫(《中国树木分类学》)。

本种与八角枫的区别为：叶片近圆形，不分裂或3～5 裂，叶柄长 3.5～5 cm；花 1～7 朵，花瓣长2.5～3.5 cm，花丝与花药等长；核果长卵圆形，长8～12 mm。花期 3～7 月，果期 7～9 月。

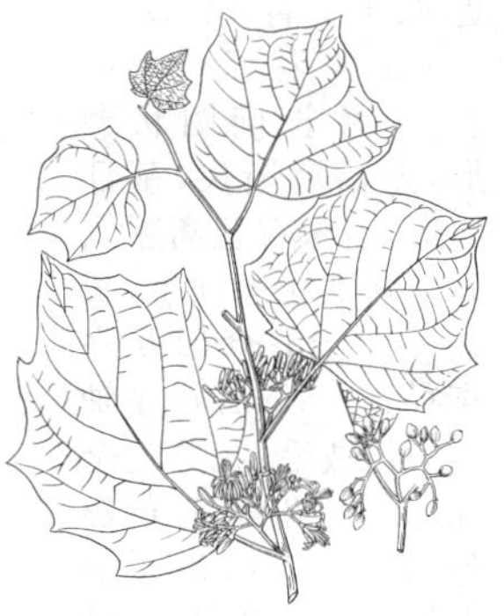
瓜　木

生于海拔 2 000 m 以下的山坡或疏林中。分布于华东、西南及河北、山西、辽宁、吉林、河南、湖北、陕西、甘肃、台湾等地。

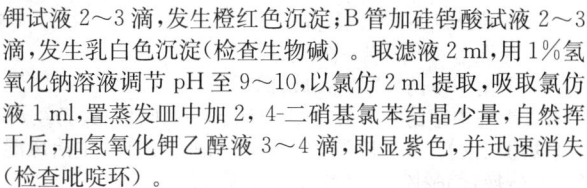

本植物的叶(八角枫叶)与花(八角枫花)亦供药用，另设专条。

【栽培】 生物学特性　喜温暖湿润、阳光充足的气候，以土层深厚、肥沃、排水良好的砂质壤土栽培为宜。

繁殖方法　种子繁殖和分株繁殖。种子繁殖：长江以南于2～3月播种，黄河以北在 4～5 月播种，按行距 30 cm 开浅沟条播，播后覆土 1 cm 或用草木灰覆盖，出苗后分次间苗，保持株距 7～10 cm。当苗高 80～90 cm 时移栽，于冬季落叶后或春季萌发前起苗，带土定植，行株距 2.5 m×2 m。分株繁殖：在冬季或春季挖取老树的分蘖苗栽种。

田间管理　移栽后，应结合中耕除草，施厩肥和腐熟有机肥。冬季剪去下垂枝和过密枝条。

【采收加工】 8～10 月挖取根或须根，或剥取根皮，晒干。

【药材】 八角枫根 *Radix Alangii*　主产于南方各地。

性状　根呈长圆柱形，略弯曲，长短不一，直径 2～12 mm。表面黄棕色至灰褐色，栓皮纵裂，有时剥离。质坚脆，断面黄白色，粉性。气微，味淡。

鉴别　(1) 根横切面：木栓层为 10 余列木栓细胞，皮层窄小，有时有石细胞。韧皮部外方为伴有纤维的石细胞群，石细胞椭圆形、类圆形；纤维类多角形，壁极厚，层纹明显，胞腔圆点状。韧皮部有单个纤维或小群纤维束。形成层成环。木质部导管单个散列或 3～5 个成群，初生木质部 3～4 原型。木射线宽 2 至数列细胞，细胞内有草酸钙方晶。本品薄壁细胞多含淀粉粒，有的含草酸钙簇晶，以韧皮射线为多。

(2) 取本品粗粉 5 g，加 1%盐酸约 30 ml 置水浴上加热 20 min，滤过。取滤液 3 ml 分置 2 支试管中，A 管加碘化铋钾试液 2～3 滴，发生橙红色沉淀；B 管加硅钨酸试液 2～3 滴，发生乳白色沉淀(检查生物碱)。取滤液 2 ml，用 1%氢氧化钠溶液调节 pH 至 9～10，以氯仿 2 ml 提取，吸取氯仿液 1 ml，置蒸发皿中加 2，4-二硝基氯苯结晶少量，自然挥干后，加氢氧化钾乙醇液 3～4 滴，即显紫色，并迅速消失(检查吡啶环)。

(3) 薄层色谱：取本品粉末 5 g，以 0.5%氢氧化钠调节 pH 至 8～9，加氯仿 50 ml 回流 30 min，浓缩氯仿液至干，残渣用 1%盐酸溶解，蒸干，再加氯仿约 5 ml 作供试品液。以盐酸八角枫碱为对照品，分别点样于同一硅胶 G 板上，以氯仿-甲醇(1∶1)为展开剂。展距 8 cm。用改良碘化铋钾试液显色。供试品色谱中，在与对照品色谱相应的位置上，显相同的橙红色斑点。

【成分】 1. 八角枫　干燥的根、茎、枝条所含生物碱：喜树次碱(venoterpine)和消旋毒藜碱(dl-anabasine)[1]。

2. 瓜木　干燥的根、茎、枝条所含生物碱：喜树次碱(venoterpine)和消旋毒藜碱(dl-anabasine)[1]。

【药理】 1. 肌肉松弛作用　八角枫须根煎剂和八角枫总碱腹腔注射或静脉注射均可使犬、兔、大鼠和小鼠产生显著的肌肉松弛作用[1]。其有效成分为生物碱，从中分得的消旋毒藜碱，5～7.5 mg/kg 家兔静脉注射后，电刺激胫神经可使肌肉收缩完全停止，直接刺激胫前肌仍有收缩反应，说明毒藜碱的肌松作用是阻断神经肌肉接头点的化学传递[2]。犬、家兔、小鼠实验表明，消旋毒藜碱的肌松作用开始为去极化型阻断，以后逐渐转为抗去极化型阻断，并可被新斯的明对抗，故消旋毒藜碱为双相型肌肉松弛剂[2～4]。

2. 对呼吸系统的影响　八角枫须根煎剂 1.25～1.5 g/kg 或八角枫总碱 1.0～1.8 mg/kg 家兔静脉注射，八角枫总碱 0.5～0.75 mg/kg 麻醉犬静脉注射，均可出现呼吸兴奋，剂量加大时则呼吸停止[1]。呼吸兴奋是药物作用于颈动脉体和延髓化学感受器所致，呼吸抑制为呼吸肌麻痹[5]。

3. 对心血管系统的作用　八角枫总碱对心脏呈抑制作用，但不引起房室传导阻滞。八角枫总碱 0.5 mg 灌注家兔离体心脏，可引起心肌收缩力加强，大剂量则收缩力减弱，很快可恢复正常。八角枫总碱和消旋毒藜碱缓慢静脉注射可使兔心电图 Q-T 间期稍延长，心率减慢[1]。相同剂量快速注射，心电图可见房室传导阻滞，室性心动过速，终致心脏活动停止而死亡[4]。猫快速静脉注射消旋毒藜碱，可刺激自主神经节和肾上腺髓质，引起血压剧升和室性早搏，房室传导阻滞[6]。家兔静脉注射八角枫须根煎剂或八角枫总碱均可引起血压下降，但麻醉犬静脉注射八角枫总碱可使血压升高[1]。

4. 其他作用　八角枫支根醇提取液灌胃，可使小鼠产生抗早孕与抗着床作用[7]。

毒性　小鼠腹腔注射八角枫须根剂的 LD_{50} 为 9.98 g/kg。兔静脉注射须根煎剂 1.25 g/kg，犬静脉注射 4 g/kg，可产生抽搐，随即转入四肢瘫痪，呼吸停止[8]。八角枫总碱静脉注射的兔最小肌松量与最小致死量分别为 2.47 mg/kg、0.17 mg/kg与 5.65 mg/kg、0.58 mg/kg[1]。消旋毒藜碱静脉注射，家兔最小肌松量与最小呼吸麻痹量分别为 1.18 mg/kg、0.092 mg/kg 与 1.47 mg/kg、0.13 mg/kg[2]。八角枫总碱 1.9 mg/kg，家兔静脉注射，连续 15 d，可见肾脏有轻微灶性炎症或坏死，肝脏轻度脂肪变性，轻度炎症或坏死[1,6]。

【药性】 辛、苦，微温。小毒。归肝、肾、心经。

1.《本草从新》:"苦、辛,温,毒烈。"

2.《药性考》:"辛、苦,平,无毒。"

3.《云南中草药》:"微苦、咸,温。"

4.《青岛中草药手册》:"性寒,味苦。入脾、胃、大肠经。"

【功用主治】 祛风除湿,舒筋活络,散瘀止痛。主治风湿痹痛,瘫痪,鹤膝风,无名肿毒,跌打损伤。

1.《本草从新》:"治麻痹风毒,打扑瘀血停聚。"

2.《药性考》:"治风湿骨痛筋缩,左瘫右痪,㖞口邪目,满身拘挛。"

3.《草木便方》:"散风,(治)湿滞腰膝筋骨中,痰结瘀凝腹胀满,跌扑血积。"

4.《分类草药性》:"去风湿麻木,止吐血,兼治疟疾。"

5.《贵阳民间药草》:"驱风镇痛。治鹤膝风,伤后发寒。"

6.《贵州草药》:"驱风除湿,平喘止咳,接骨镇惊,补虚。治风湿痛,跌打损伤,虚弱,痨咳,喘咳,色弱,无名肿毒,小儿惊风。"

7.《云南中草药》:"治疟疾,过敏性皮炎。"

8.《陕西中草药》:"通淋止带。治月经不调,小便不利,白带。"

9.《青岛中草药手册》:"祛风散寒,消胀止痛。主治风湿疼痛,腰腿酸痛,食积。"

【用法用量】 内服:煎汤,须根1～3 g,根3～6 g;或浸酒。外用:捣敷或煎汤洗。

【宜忌】 内服不宜过量,小儿及体虚者慎用,孕妇忌服。

1.《本草从新》:"八角金盘,其气猛悍,能开通壅塞,痛淋(一作麻)立止,虚人慎之。"

2.《纲目拾遗》:"此药性热力猛,有毒,咀之味麻,虽壮实人亦宜少用。服药后忌鱼腥、猪、羊、牛、马等肉,犯之令人癫狂,惟白莱菔可解。"

3.《贵阳民间药草》:"八角枫,有剧毒和麻痹作用,服药后现麻痹萎软。孕妇忌服。药后忌鱼100 d。"

4.《云南中草药》:"服后避风。忌食荞面、豆类、腥味及酸冷食物。多服则喉部不适,严重者用稀饭、盐水、铁锈水加红糖可解。"

【选方】 1. 治筋骨疼痛　白龙须1.2 g,白牛膝9 g,炖猪脚吃。(《曲靖专区中草药》)

2. 治风湿麻木瘫痪　白龙须6 g,野青菜12 g,猪肉250 g,将药切碎炖肉,1次服完。

3. 治鹤膝风　白金条节15 g,松节9 g,红、白牛膝各9 g,切细,加烧酒500 g浸泡,每服药酒15 g,常服。

4. 治虚弱,喘咳　白龙须根3 g,炖肉吃。

5. 治跌打损伤　白龙须9 g,牛膝(醋炒)30 g,童便为引,水煎服,每日3次,1 d内服完。(2～5方出自《贵阳民间药草》)

【临床报道】 1. 治疗慢性风湿性关节炎　八角枫注射液,每次肌注2～4 ml(每2 ml含生药4 g),每日1～2次;50%八角枫糖浆,每次口服20～30 ml,日服2～3次;八角枫酊剂(用八角枫干根洗净切细,按1∶3比例,放入白酒中浸泡20 d,隔日搅拌1次,密闭,去药渣过滤,取上清液),每次10 ml,日服2～3次。共治62例,结果:临床治愈11例,占17.8%;显效18例,占29.0%;好转24例,占38.7%;无效9例,占14.5%[1]。

2. 治疗肩关节周围炎　用八角枫的须根(白龙须)洗净晒干,切碎或研末备用。患者每日早晚各服1次,每次服0.5～1 g,用开水冲服,服药前后1 h内忌酸冷。连服6 d停药2 d,年老体弱者服0.5 g即可。另配合手法共治疗56例,结果治愈36例,好转18例,总有效率为96.43%[2]。

0050 八角金盘 bā jiǎo jīn pán (《现代实用中药》)

【异名】 手树(《应用本草分类辑要》),金刚纂(《现代实用中药》)。

【基原】 为五加科八角金盘属植物八角金盘的叶或根皮。

【原植物】 八角金盘 *Fatsia japonica* (Thunb.) Decne. et Planch. [*Aralia japonica* Thunb.]

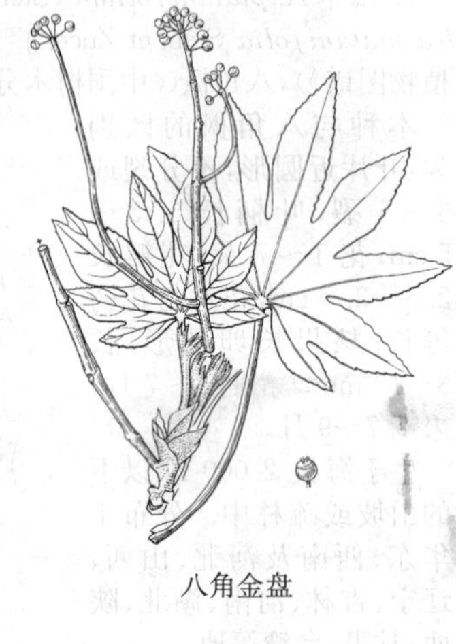

八角金盘

常绿灌木或小乔木,高可达5 m。茎光滑无刺。叶柄长10～30 cm;叶片大,革质,近圆形,直径12～30 cm,掌状7～9深裂,裂片长椭圆状卵形,先端短渐尖,基部心形,边缘有疏离粗锯齿。圆锥花序顶生,长20～40 cm;伞形花序直径3～5 cm,花序轴被褐色绒毛;花萼近全缘,无毛;花瓣5,黄白色,无毛;雄蕊5;子房下位,5室,花柱5,分离;花盘凸起半圆形。果实近球形,熟时黑色。花期10～11月,果熟期翌年4月。

我国华北、华东及云南昆明庭园中多有栽培,作观赏植物。原产于日本。

【栽培】 生物学特性　喜温暖湿润的气候,耐阴,较耐寒,怕干旱。宜种植于排水良好、湿润的砂质壤土中。

繁殖方法　扦插繁殖、种子繁殖或分株繁殖。通常多用扦插繁殖,春插于每年3～4月,秋插在8月,选二年生硬枝,剪成10～15 cm长的插穗,斜插入沙床2/3,保湿,并用塑料拱棚封闭,遮荫。5～7月用嫩枝扦插,保持湿度及遮荫,并适当通风,生根后拆去拱棚,保留荫棚。种子繁殖:4月采种,堆放后熟,洗净种子,阴干即可播种或拌沙层积,放地窖内贮藏,翌春播种。播后盖草保湿,1个月左右发芽出土,去草后喷水保湿,秋后防寒,1年后便可移栽。分株繁殖:春季发芽前,挖取成苗根部萌蘖苗,带土移栽。

田间管理　幼苗移栽在3～4月进行,栽后搭设荫棚,并保湿,每年追施肥4～5次。地栽设暖棚越冬。

【采收加工】 7～10月采叶,根皮全年可采,鲜用或晒干。

【成分】 叶含三萜皂苷:手树皂苷(fatsiasides) A_1、B_1、C_1、D、E、F、G[1～3],齐墩果酸3-O-β-D-吡喃葡萄糖(1→4)-α-L-吡喃阿拉伯糖苷〔oleanolic acid-3-O-β-D-glucopyranosyl(1→4)-α-L-arabinopyranoside〕,常春藤皂苷元3-O-β-D-吡喃葡萄糖苷(hederagenin-3-O-β-D-glucopyranoside),常春藤皂苷元-3-O-β-D-吡喃葡萄糖基(1→4)-α-L-吡喃阿拉伯糖苷〔hederagenin-3-O-β-D-glucopyranosyl(1→4)-α-L-arabinopyranoside〕[4]。

【药性】 《应用本草分类辑要》:"苦、辛,温,有小毒。"

【功用主治】 化痰止咳,祛风除湿,化瘀止痛。主治咳喘，风湿痹痛，痛风，跌打损伤。

1.《现代实用中药》："为刺激性祛痰药，治风毒麻痹，淋沥，打扑瘀血停积。"

2.《应用本草分类辑要》："镇痛，治风湿痛痹，痛风，祛痰，治肺劳，气道炎热，咳嗽，喘息及哮喘，效力过于桔梗、远志。"

3.《青岛中草药手册》："祛风湿，散瘀肿，止痛。主治风湿性关节炎，跌打损伤，咳嗽痰多。"

【用法用量】 内服：煎汤，1～3 g。外用：捣敷或煎汤熏洗。

【宜忌】 孕妇慎服。

【选方】 1. 治气管炎咳嗽，咯痰不松　鲜八角金盘 3 g（干者 2 g），甘草 2 g，水 150 ml，煎至 80 ml，每日 3 次，食后温服。（《现代实用中药》）

2. 治跌打损伤　鲜八角金盘、鲜鸡矢藤各适量，捣烂敷患处。（《青岛中草药手册》）

0051 八角茴香 bā jiǎo huí xiāng（《品汇精要》）

【异名】 舶上茴香（《脚气治法总要》），大茴香（《卫生杂兴》），舶茴香、八角珠（《纲目》），八角香、八角大茴（《本草求真》），八角（《本草求原》），大料、五香八角（《全国中草药汇编》）。

【基原】 为八角科八角属植物八角茴香的果实。

【原植物】 八角茴香 *Illicium verum* Hook. f.

常绿乔木，高 10～20 m。树皮灰色至红褐色，有不规则裂纹。枝密集，呈水平伸展。单叶互生或 3～6 片簇生于枝顶；叶柄粗壮，长约 1 cm；叶片革质，长椭圆形或椭圆状披针形，长 6～12 cm，宽 2～4 cm，先端渐尖或急尖，基部楔形，全缘，下面疏生柔毛。花两性，单生于叶腋，花被片 7～12，数轮，覆瓦状排列，内轮粉红色；雄蕊 11～19，排成 1～2 轮；心皮 8～9，离生。聚合果，多由 8 个蓇葖果放射状排列成八角形，直径 3.5～4 cm，红褐色，木质；蓇葖果先端钝尖或钝，成熟时沿腹缝线开裂。种子 1，扁卵形，亮棕色。花期春、秋两季，果期秋季至翌年春季。

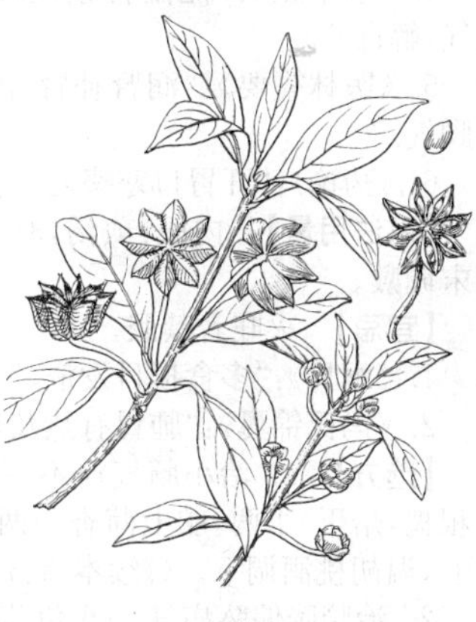

八角茴香

生于气候温暖、潮湿、土壤疏松的山地，野生或栽培，栽培品种甚多。分布于福建、广东、广西、贵州、云南、台湾等地。

【栽培】 生物学特性　喜温暖、湿润的气候。幼树喜荫，成年树喜光，但忌强光，怕干旱。以土层深厚、疏松肥沃、排水良好的偏酸性的红壤土或黏质壤土栽培为宜。

繁殖方法　种子繁殖。选 20～50 年生植株，以结实多、含油量高、无病虫害的作留种树。9～10 月采收果皮由绿色变黄绿或黄色时的成熟果实，随采随播，或用湿沙层积贮藏至次年 1～2 月播种。条播，按行距 15～18 cm 开条沟，沟深 4 cm，按株距 3～4 cm 播种子 1 粒，用草灰拌细土覆盖，厚度约 3 cm，再用稻草覆盖。在幼苗出土前，要经常淋水，促进发芽。出苗后撤去覆盖物，立即插树枝或搭棚遮荫，至 11 月再拆去。苗床要经常松土除草，并结合施肥，早期以氮肥为主，后期以磷、钾肥为主。移苗造林季节在 2 月新芽未萌动前进行。果实用林用 2 年生苗，一般行株距各为 5 m 左右；叶用林用 3 年生苗，行株距各为 1.33 m 左右。

田间管理　定植后 3 年内宜有天然荫蔽树遮荫，可与农作物间作，3 年后要求全光照。每年中耕除草 2 次（1～2 月及 7～8 月）。追肥 2 次，在采果后可施绿肥、厩肥及过磷酸钙等肥料。每隔 3～5 年垦复施肥 1 次，要及时截干打顶、整形。

病虫害防治　病害有炭疽病，可喷 1∶1∶150 波尔多液防治，每星期 1 次，喷 2～3 次。虫害有八角尺蠖及金花虫为害。

【采收加工】 栽培 8 年有少量结果，10 年进入盛果期，可连续采收 50～70 年。一年结果 2 次。春果在 2～4 月间果实成熟时采收，晒干。秋果在 8～10 月采收，采后置沸水锅中煮沸，搅拌 5～10 min 后，捞出，晒干或烘干。

【药材】 八角茴香 *Fructus Anisi Stellati*　主产于广西、云南。

性状　聚合果约由 8 个蓇葖果组成，放射状排列于中轴上，蓇葖果长 1～2 cm，高 0.3～1 cm；外表面红棕色，有不规则皱纹，顶端呈鸟喙状，上侧多开裂；内表面淡棕色，有光泽；质硬而脆。果梗长 3～4 cm，弯曲，常脱落。每个蓇葖果含种子 1 粒，扁卵圆形，长约 6 mm，红棕色或黄棕色，光亮尖端有种脐；胚乳白色，富油性。气芳香，味辛、甜。

鉴别　(1) 粉末特征：红棕色。内果皮栅状细胞长柱形，长 200～546 μm，壁稍厚，纹孔口十字状或人字状。种皮石细胞黄色，表面观类多角形，壁极厚，波状弯曲，胞腔分枝状，内含棕黑色物质；断面观长方形，壁不均匀增厚。果皮石细胞类长方形、长圆形或分枝状，壁厚。纤维长，单个散在或成束，直径 29～60 μm，壁木化，有纹孔。中果皮细胞红棕色，散有油细胞。内胚乳细胞多角形，含脂肪油滴和糊粉粒。

(2) 取本品粗粉 15 g，加石油醚（60～90 ℃）-乙醚（1∶1）混合液 15 ml，密塞，振摇 15 min，滤过，滤液于热水浴上挥干，残渣加无水乙醇 2 ml 使溶解，作为供试品溶液。吸取供试品溶液 2 μl，点于硅胶 G 薄层板上，挥干，再点加间苯三酚盐酸试液 2 μl，即粉红色至紫红色的圆环。

(3) 紫外光谱：精密吸取上述供试品溶液 10 μl，置 10 ml 量瓶中，加无水乙醇至刻度，摇匀，测定紫外光谱，在259 nm 波长处有最大吸收峰。

(4) 薄层色谱：取上述供试品溶液 5～10 μl，另取茴香醛无水乙醇溶液为对照液，分别点于同一硅胶 G 薄层板上，以石油醚（30～60 ℃）-丙酮-乙酸乙酯（19∶1∶1）为展开剂，用间苯三酚盐酸试液显色，供试品色谱中，在与对照品色谱相应位置上，显相同的橙色至橙红色斑点。

品质标志　《中华人民共和国药典》2005 版规定：本品含挥发油不得少于 4.0%（ml/g）。

【成分】 果实主含黄酮类化合物：槲皮素-3-O-鼠李糖苷（quercetin-3-O-rhamnoside），槲皮素-3-O-葡萄糖苷（quercetin-3-O-β-glucoside），槲皮素-3-O-半乳糖苷（quercetin-3-O-galactoside），槲皮素-3-O-木糖苷（quercetin-3-O-xyloside），槲皮素（quercetin），山柰酚（kaempferol），山柰酚-3-O-葡萄糖苷（kaempferol-3-O-glucoside），山柰酚-3-O-半乳糖苷（kaempferol-3-O-galactoside），山柰酚-3-芸香糖苷（kaempferol-3-rutinoside）[1]；还含有机酸类化合物：3 或 4 或

5-咖啡酰奎宁酸(caffeoylquinic acid),3 或 4 或 5-阿魏酰奎宁酸(feruloylquinic acid),4-(β-D-吡喃葡萄糖氧基)-苯甲酸〔4-(β -D -glucopyranosyloxy) benzoic acid〕[2],羟基桂皮酸(hydroxycinnamic acid),羟基苯甲酸(hydroxybenzoic acid)[3]等;又含挥发油:其中主成分是反式茴香脑(*trans* anethole),还有对丙烯基苯基异戊烯醚(foeniculin),α 及 β-蒎烯(pinene),莰烯(camphene),月桂烯(myrcene),α-水芹烯(α-phellandrene),α-柠檬烯(α-limonene),3-蒈烯(Δ^3-carene),桉叶素(cineole),4(10)-侧柏烯〔4(10)-thujene〕,α-松油烯(α-terpinene),芳樟醇(linalool),α-松油醇(α-terpineol),4-松油醇(4-terpineol),爱草脑(estragole),顺式茴香脑,茴香醛(anisaldehyde),α-香柑油烯(α-bergamotene),顺式-β-金合欢烯(*cis*-β-farnesene),反式丁香烯(*trans* caryophyllene),对苯二醛(terephthaldehyde),β-甜没药烯(β-bisabolene),α-葎草烯(α-humulene),3-甲氧基苯甲酸甲酯(methyl 3-methoxy benzoate),β-芹子烯(β-selinene),α-珐玡烯(α-copaene),对甲氧基苯-2-丙酮(*p*-methoxyphenylpropan-2-one),δ 及 γ-荜澄茄烯(cadinene),β-愈创木烯(β-guaiene),橙花叔醇(nerolidol),榄香醇(elemol),甲基异丁香油酚(methylisoeugenol),β-橄榄烯(β-maaliene),胡萝卜次醇(carotol),柏木醇(cedrol)[4],对甲氧基桂皮醛(*p*-methoxycinnamaldehyde)[5],香叶烯(myrcene),柠檬烯(limonene),对聚伞花素(*p*-cymene),樟脑(camphor),龙脑(borneol),异龙脑(isoborneol),黄樟醚(safrole),苯丙烯(phenylpropene)[6](E)-茴香脑〔(E)-anethole〕[7]。另含倍半萜内酯类:八角莽草毒素(veranisatin)A、B[8]、C[9]。甾醇类:β-谷甾醇(β-sitosterol),菜油甾醇(campesterol)[10]。又含木脂素类[11]。

【药理】 1. 抑菌作用　挥发油(1∶160)对金黄色葡萄球菌、大肠杆菌、变形杆菌有抑制作用[1]。本品水煎剂对人型结核杆菌及枯草杆菌有抑制作用。醇提取物在体外对革兰阳性菌(如金黄色葡萄球菌、肺炎链球菌、白喉杆菌等)和革兰阴性菌(如枯草杆菌、大肠杆菌、霍乱弧菌及伤寒、副伤寒、痢疾杆菌等),以及常见致病真菌均有抑制作用[2, 3]。

2. 升白细胞作用　茴香脑有升高白细胞的作用,给正常犬灌服茴香脑 200 mg/只或肌注 300 mg/只;正常家兔和猴肌注 100 mg/只,给药后 24 h 即出现升白现象,连续用药,白细胞可继续增加,停药后 2 h 白细胞仍为用药前的 157%,骨髓细胞数为用药前 188%,骨髓有核细胞呈活跃状态。犬用环磷酰胺所致的白细胞减少症,若同时服用茴香脑则可使犬全部存活,白细胞下降慢、恢复快。对化疗患者的白细胞减少症有较好疗效[4, 5]。

3. 雌激素活性　茴香脑具有雌激素活性,其活性为 50 小鼠单位(Mu/ml)或 100 大鼠单位(Ru/ml)[6]。

4. 刺激作用　挥发油中的茴香脑具有刺激作用,能促进肠胃蠕动,缓解腹部疼痛;对呼吸道分泌细胞有刺激作用而促进分泌,可用于祛痰[7]。

毒性　八角茴香研粉,水煮,过滤,浓缩后给小鼠灌胃 25 g/kg,观察7 d,无 1 只死亡[8]。茴香脑给小鼠灌胃的 LD_{50} 为 4 g/kg;腹腔注射的 LD_{50} 为 1.5 g/kg,茴香脑顺式异构体大鼠腹腔注射 LD_{50} 0.07 g/kg;小鼠腹腔注射的 LD_{50} 为 0.095 g/kg,茴香脑反式异构体大鼠腹腔注射 LD_{50} 为 2.67 g/kg,小鼠腹腔注射的 LD_{50} 为 1.41 g/kg,提示顺式毒性大[4]。茴香含少量黄樟醚,黄樟醚对大鼠和犬可诱发肝癌[9]。对八角茴香提出的挥发油进行鼠伤寒沙门菌营养缺陷型回复突变试验(Ames 试验),选用菌株为 TA_{98}、TA_{100},结果表明,挥发油中黄樟醚未显示出致突变作用,可能含量太少,不能引起测检菌的回复突变[10]。

【炮制】 1. 八角茴香　取原药材,去杂质及果柄,筛去灰屑。

2. 炒八角茴香　取药材,于热锅中用文火微炒,取出放凉。

饮片性状　八角茴香参见"药材鉴别"项。炒八角茴香形如八角茴香。

贮干燥容器内,置阴凉干燥处。

【药性】 辛、甘,温。归肝、肾、脾、胃经。

1.《品汇精要》:"味辛、甘,性温散,气之厚者阳也。臭香。"

2.《本草蒙筌》:"味辛,气平,无毒。入心、肾、小肠、膀胱。"

3.《本草求真》:"专入肝。"

4.《本草再新》:"入脾、肾二经。"

【功用主治】 散寒,理气,止痛。主治寒疝腹痛,腰膝冷痛,胃寒呕吐,脘腹疼痛,寒湿脚气。

1.《品汇精要》:"主一切冷气及诸疝疙痛。"

2.《本草蒙筌》:"主肾劳疝气,小肠吊气挛疼,理干、湿脚气,膀胱冷气肿痛。开胃止呕下食,补命门不足。"

3.《医学入门》:"专主腰疼。"

4.《本草正》:"能温胃止吐,调中止痛,除齿牙口疾,下气,解毒。"

5.《医林纂要》:"润肾补肾,舒肝木,达阴郁,舒筋,下除脚气。"

6.《药论》:"开胃口寒痰之噎膈,散膀胱疝气之冲心。"

【用法用量】 内服:煎汤,3～6 g;或入丸、散。外用:研末调敷。

【宜忌】 火旺者禁服。

1.《纲目》:"多食损目发疮。"

2.《冯氏锦囊》:"肺胃有热及热毒盛者禁用。"

【选方】 1. 治小肠气痛不可忍者　杏仁一两,葱白(和根捣,焙干)半两,舶上茴香一两。上为末,每服三大钱,空心,温胡桃酒调下。(《续本事方》)

2. 治膀胱偏坠疝气　八角茴香、白牵牛(炒),二味各等分,为细末,空心酒调下。(《朱氏集验方》茴香散)

3. 治腰痛如刺　八角茴香,炒研,每服二钱,食前盐汤下。外以糯米一二升,炒热,袋盛,拴于痛处。(《简便单方》)

4. 治妇人室女小腹痛不可忍,兼治心腹痛　八角茴香一两,红橘皮二两,白豆蔻半两,为粗末。每服三钱,酒一盏,煎数沸,滤去渣服。(《古今医统》引《秘方》茴香橘皮酒)

【临床报道】 治疗白细胞减少症　用升白宁(系从八角茴香的干燥成熟果实和叶汁中提取的主要成分制成的肠溶胶丸)每次 3 粒(每粒含主药 150 mg),每日 2 次,空腹吞服,治疗因肿瘤化疗、放疗所致的白细胞减少症 452 例,有效率分别为 88.5%和 87.3%。此外,对原因不明和职业性白细胞减少症亦有一定近期治疗作用[1]。

【各家论述】 《本经逢原》:"舶上茴香,性热味厚,入肝经,散一切寒结,故黑锡丹用之。若阴虚肝火从左上冲头面者,用之最捷。盖茴香与肉桂、吴茱萸,皆厥阴之药,萸则走肠胃,桂则走肝藏,茴则走经络也。得盐引入肾经,发出邪气,故治疝气有效。"

0052 八角莲叶 bā jiǎo lián yè （《福建中草药》）

【异名】 鬼臼叶(《千金方》)。

【基原】 为小檗科八角莲属植物八角莲 *Dysosma versipellis* (Hance) M. Cheng ex Ying、六角莲 *D. pleiantha* (Hance) Woods. 和川八角莲 *D. veitchii* (Hemsl. et Wils.) Fu ex Ying 的叶。

【原植物】 参见"八角莲"条。

【采收加工】 6～7 月采收,鲜用或晒干。

【功用主治】 解毒平喘。主治痈肿疔疮,蛇咬伤,哮喘。《纲目拾遗》:"贴痈肿能消。"

【用法用量】 内服:煎汤,6～10 g;鲜叶 15～30 g;或捣汁。外用:捣敷,或贴敷。

【选方】 1. 治射工中人,寒热或发疮偏在一处,有异于常 取鬼臼叶一握,内苦酒渍之,捣绞取汁,服一升,日三。(《千金方》)

2. 治无名肿毒,腮腺炎初起,蛇伤 八角莲叶外敷;或将鲜叶用针密刺后,以米汤泡软,贴溃烂部位。(《福建药物志》)

3. 治哮喘 八角莲鲜叶 30 g,柿饼 2 个,水煎,调红糖服。(《福建中草药》)

0053 人尿 rén niào （《别录》）

【异名】 溲、小便(《素问》),人溺(《日华子》),轮回酒、还元汤(《纲目》)。

【基原】 为健康人之中间段尿。一般以 10 岁以下健康儿童小便为佳,称"童便"。

【成分】 人尿成分复杂而多变,成分的种类及多少常受饮食及排尿时间的影响。尿中主要成分有尿素(urea)及氯化钠、钾、磷酸等。其他量虽少而常有的成分,有酚、草酸、尿蓝母(indican)、钙、镁等。此外,尿中尚含微量的维生素 B_1、B_2、B_6、C 及叶酸(folic acid);多种激素,17-酮甾类(17-ketosteroids),17-氧皮质甾酮(17-oxycorticos-terone),雌激素(estrogen),促性腺激素(gonadotropins)等[1]及尿多酸肽[2]。

【药理】 抗肿瘤作用 人尿中提取的尿多酸肽剂量为 0.03～2.00 mg/ml,对人肝癌细胞 $SMMC_{7721}$ 的 IC_{50} 为0.35～0.49 mg/ml;体内实验,尿多酸肽剂量 500～2 000 mg/kg,对裸鼠接种人肝癌细胞 $SMMC_{7721}$ 的抑瘤率在 38.9%～67.9%[1]。

【药性】 咸,寒。归心、肺、膀胱、肾经。

1.《本草拾遗》:"寒。"

2.《品汇精要》:"味咸,性寒。味厚于气,阴也。"

3.《雷公炮制药性解》:"入心、肺二经。"

4.《本草经解》:"足太阳膀胱经,足少阴肾经。"

5.《本草求真》:"专入膀胱,兼入肺、胃、肝、心。"

【功用主治】 滋阴降火,止血散瘀。主治虚劳骨蒸,咳血,吐血,衄血,产后血晕,跌打损伤。

1.《别录》:"疗寒热,头痛,温气。"

2.《新修本草》:"主卒血攻心,被打内有瘀血;又主癥积腹满,诸药不瘥者,服之皆下血片肉块;亦主久嗽上气失声。"

3.《本草拾遗》:"主明目益声,润肌肤,利大肠,推陈致新,去咳嗽肺痿,鬼气痓病。"

4.《日华子》:"止劳渴,润心肺,疗血闷热狂,扑损瘀血,运绝及困乏。揩洒皮肤治皲,能润泽人。蛇犬等咬,以热尿淋患处。"

5. 朱震亨:"滋阴降火甚速。"(引自《纲目》)

6.《医林纂要》:"通利三焦,降热去瘀,滋补心血,降泻肾邪。"

7.《山东药用动物》:"有清热降火,祛瘀止血功能。治咽喉肿痛,结核发热,小儿软骨,牙疳口疮,鼻衄,吐血。"

【用法用量】 内服:取新鲜者温饮,30～50 ml;或和入汤剂。

【宜忌】 脾胃虚寒无火者禁服。

1.《本草正》:"假热便溏,胃虚作呕者俱不可妄用。"

2.《本草经疏》:"脾胃虚寒或溏泄及阳虚无火、食不消者,咸在所忌。"

【选方】 1. 治骨蒸发热 三岁童便五升,煎取一升,以蜜三匙和之。每服二碗,半日更服。(孟诜《必效方》)

2. 治肺痿寒热,两颊赤,气急 童便,每晚取之,去头尾少许,取童便五合,上好甘草约中指节长,破作四片,炙令热,纳童便中浸一宿,平旦去甘草,顿服之,每日一剂。(姚僧垣《集验方》)

3. 治吐血、鼻洪 壮健丈夫小便一升,和生姜一分绞汁,乘热顿饮。(《日华子》)

4. 治齿缝衄血 童便温热含之,立止。(《圣惠方》)

5. 治产后血晕,不识人,烦闷 红蓝花三两(新者佳),无灰清酒半斤,童子小便半大升。煮取一大盏,去滓。候稍冷服之。(《近效方》)

6. 治产后虚冷,恶血结块不散 生地黄汁半盏,生姜一分(取汁),童便半盏。上一处煎三四沸。分四次温服。恶血下,滞气通,瘥。未效再作服。(《普济方》生地黄饮)

7. 治难产及胞衣不下 取(人尿)一升,用姜、葱各一分,煎三两沸,乘热饮,便下。(《日华子》)

8. 治热病咽痛 童便三合,含之即止。(《圣惠方》)

9. 治头痛至极 童便一盏,豉心半合。同煎至五分,温服。(《圣济总录》)

10. 治疟疾渴甚 童便和蜜,煎沸,顿服。(《简便方》)

【临床报道】 1. 治疗出血症 取 7 岁以下健康男孩新鲜中段小便 100 ml,兑入陈醋 10 ml,加白糖适量,炖温顿服,每日 2～4 次,血止后减半量巩固 1～2 d。以此治疗上消化道出血 8 例,活动性肺结核咯血 2 例,支气管扩张咯血 2 例,急性白血病齿衄 1 例,非外伤性鼻出血 25 例。38 例患者中,属实火者 21 例,虚火者 17 例,结果治愈 36 例,无效 2 例,治愈率为 94.7%[1]。

2. 治疗银屑病(牛皮癣) 按无菌操作程序,取怀孕 2～3 个月健康妇女中段自然尿,经 24 h 培养无细菌生长,成人每次肌注 5～10 ml,儿童 5 ml,每日 1 次。观察 168 例,有效 139 例,其中治愈 74 例,显效 22 例。另用怀孕 2～8 个月健康妇女消毒尿,用量同上,观察 142 例本病患者,其有效率仅为 65.5%,治愈率 14.1%,显效率 18.3%。自然尿效果好于消毒尿,妊娠 2 个月左右的尿液治疗效果最好,此与尿中含绒毛膜促性腺激素较高有关[2]。

3. 治疗黄褐斑 嘱患者每晚睡前洗净面部后,取自身中段的新鲜清洁尿液(或童便)适量,用棉签蘸后涂于面部色斑处。至次日晨起床后,再取晨尿适量涂擦,并于 20 min 后洗净,擦普通润肤霜,皮肤干燥者,可在尿中滴数滴甘油。治疗期间避免阳光直接照射患部皮肤,并停用其他内服及外用药。共观察 17 例。结果:痊愈 9 例,显效 6 例,无效 2

例，总有效率88%。疗程最短2个月，最长5个月，一般3星期见效[3]。

4. 治疗烫火伤　Ⅰ度烧烫伤者立即用健康人刚排出之尿液外涂，1次即可，保留30～60 min后洗去。Ⅱ度烧烫伤则可将烫伤部位浸泡在尿液中，若不便浸泡的部位，则应时时涂抹，浸洗1～2 h，再保留1 h，一般治疗1次即可。若为烫伤后数日来诊，应清洗创面，用三棱针从根部刺破水疱，再用尿液浸洗同上。结果：全部获效，且无并发感染[4]。

5. 治疗顽固性小儿遗尿　用7岁以下的健康男童新鲜晨尿，加入白糖30～50 g，微加热后服，每日早晨1次，用量3～8岁为50～100 ml，9～12岁以上为100～200 ml，服至痊愈为止。或饮自尿，于午夜1时、早晨5时将患儿唤醒，让其排尿，接取中段尿50～100 ml，加糖后随即服用，坚持服用到病情痊愈为止。结果：本组31例全部治愈。疗程最长者11个月，最短者2个月，一般治疗3星期见效，2个月好转，4～5个月痊愈[5]。

6. 治疗足跟痛　热敷前先用锤子轻轻敲击足跟跟底疼痛部位，以微痛为限，次数100次左右。敲锤后嘱其备砖一块，放在炉中烧热取出，再用一块棉布浸入尿后盖放在烧热的砖块上，患足跟底趁热踩在尿布上，若太烫可稍离开，至可忍受时踩下热敷，温度降后还可重复。以后每2日1次，直至治愈。结果：31例疼痛消失，20例开始效果不明显，但多次应用上法后均有不同程度缓解，最多5次[6]。

【各家论述】 1.《纲目》："小便性温不寒，饮之入胃，随脾之气上归于肺，下通水道而入膀胱，乃其旧路也，故能治肺病引火下行。凡人精气清者为血，浊者为气，浊之清者为津液，清之浊者为小便，小便与血同类也。故其味咸而走血，治诸血病也。"

2.《本草经疏》："人尿为除劳热骨蒸、咳嗽吐血及妇人产后血晕闷绝之圣药。其味咸而走血，咸寒能伏虚热，使火不上炎而血不妄溢，是以能疗诸血症也。苏恭主久嗽上气失声，及《日华子》止劳渴、润心肺，悉由此故。《本经》主寒热、头疼、温气者，咸寒能除邪热故耳。法当热饮，热则于中尚有真气存在，其行自速，冷则惟存咸味寒性矣。"

3.《本经逢原》："人溺疗寒热头疼，取其咸寒降泄也，有客邪，冲热葱头汤服之，汗出即止。而童子小便性纯，一切热劳吐血，阴虚火动，骨蒸劳瘵，用以降火最速。产后血晕，温饮一杯，压下败血恶血即甦。盖溲溺滋阴降火，消瘀血，止吐衄诸血，每用盏许，入姜汁一、二匙，徐徐服之，久自有效。然须乘热服之，以接生阳之气，冷则生气散矣。"

4.《本草求真》："《褚澄遗书》云：降火甚速，降血甚神，饮溲溺百不一死，非真不死，其言功力之优也。凡人久嗽失音，劳渴烦躁，吐衄损伤，皮肤皴裂，人咬火烧，绞肠痧痛，难产胞衣不下，法当乘热饮之。薛己云：'凡一切伤损，不问壮弱，及有无瘀血，俱宜服此。若胁胀，或作痛，或发热烦躁口渴，惟服此一味，胜似他药，他药虽效，恐有瘀血，反致误人。童便不动脏腑，不伤气血，万无一失，军中多用此，屡试有效。"

5.《本草思辨录》："人尿，咸寒入血，还兼走气，能益阴清热消瘀，而不能利水。仲景白通加猪胆汁汤，内有人尿，所以平呕烦，泻阴中之阳；葛稚川葱豉汤，内有人尿，所以防温邪之伤阴，或阴分之寒已化热，皆取其咸寒清热。惟系曾经府藏输化之物，与人身阴气相得，非他物咸寒可比，故治产妇血晕，与夫劳嗽血渗入肺，吐血衄血，骨蒸发热，中暍昏闷，折伤跌扑，至有灵验。"

0054 人参 rén shēn（《本经》）

【异名】 人衔、鬼盖（《本经》），黄参、玉精、血参、土精（《吴普本草》），地精（《广雅》），金井玉阑、孩儿参（《纲目》），棒锤（《辽宁主要药材》）。

【基原】 为五加科人参属植物人参的根。

【原植物】 人参 *Panax ginseng* C. A. Mey. [*P. schin-seng* Nees]　又名：神草（《吴普本草》），百尺杵（《本草图经》）。

多年生草本，高30～70 cm。根圆柱形或纺锤形，肥大肉质，末端多分歧，外皮淡黄色。叶为掌状复叶，有长柄；轮生叶的数目依生长年限而不同，一般1年生者1片三出复叶，2年生者1片五出复叶，3年生者2片五出复叶，以后每年递增1片复叶，最多可达6片复叶；小叶5，偶有7片；小叶柄长1～3 cm；小叶片披针形或卵形，下方2片小叶较小，长2～4 cm，宽1～1.5 cm，上部3小叶长4.5～15 cm，宽2.2～4 cm，先端渐尖，基部楔形，边缘具细锯齿，上面绿色，沿叶脉有稀疏细刚毛，下面无毛。伞形花序单一顶生，总花梗长15～25 cm，每花序有10～80多朵花，集成圆球形；花小，直径2～3 mm；花萼绿色，5齿裂；花瓣5，淡黄绿色，卵形；雄蕊5，花丝甚短；子房下位，花柱2，基部合生，上部分离。果实为核果状浆果，扁球形，直径5～9 mm，多数，集成头状，成熟时呈鲜红色，种子2颗，乳白色，直径4～5 mm，扁平圆卵形，一侧平截。花期5～6月，果期6～9月。

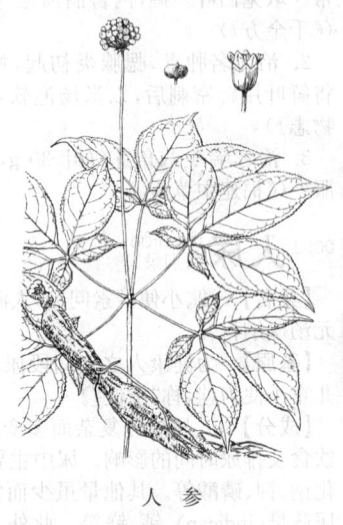

人　参

生于海拔数百米的落叶阔叶林或针叶阔叶混交林下。野生于河北北部、辽宁、吉林、黑龙江，现辽宁、吉林广泛栽培，北京、河北、山西也有引种栽培。

本植物的根茎（人参芦）、根茎上的不定根（参条）、细支根（参须）、茎叶（人参叶）、花序（人参花）、果实（人参子）亦供药用，另设专条。

【栽培】 生物学特性　喜冷凉湿润，宜半阴半阳，忌强光直射，耐寒力强。种子可阴干贮藏，种胚有形态后熟和生理后熟特性；前者要求20～10 ℃变温，后者需要2～4 ℃低温，需时各为3～4个月，没有完成后熟的种子不能发芽。对土壤要求严格，宜在富含腐殖质、通透性良好的砂质壤土栽培，尤以森林腐殖土最适宜栽参，农田栽参前茬以禾本科为好。忌连作。

繁殖方法　种子繁殖。7月中旬至8月中旬为种子成熟期，采收鲜红的果实，选取粒大饱满、色白而无病斑的成熟种子，用湿砂层积法催芽，将1份种子混拌3份河砂，装入催芽箱中，置于室内或室外适当场所催芽，注意经常检查翻倒，控制好温度和湿度。播种，吉林抚松常于6月下旬播干籽（上年采收干藏种子），集安等地于8月初播当年采收未经晒干的种子，也可于春、秋季播催芽种子。以5 cm×5 cm

点播，覆土3～4 cm。移栽，春栽或秋栽。春栽于4月中、下旬，宜于越冬芽萌发前栽完；秋栽于10月中、下旬，宜于土壤封冻前栽完。随起随栽，一般按行株距(15～30)cm×(6～12)cm，平栽或斜栽，覆土5～9 cm。搭棚分全荫棚、双透棚、单透棚或双透大棚等荫棚种类，可根据气候、土质及地势条件选择。

田间管理　畦面覆盖：出苗后，盖碎稻草或半腐熟落叶。松土除草：一般每年进行3～4次，防止土壤板结，消除杂草病株，培土扶苗。追肥：开沟根侧施有机肥，叶面喷施过磷酸钙或微量元素。需调阳，伏前做好扶苗、插花(用青树枝插在参畦边挡阳)和挂面帘(用透光花帘挂在参棚上挡阳)。疏花摘蕾：留种田，开花初期疏掉1/3～1/2花序中部花蕾；生产田，开花前全部摘蕾。越冬防寒：封冻前畦面培土或覆盖落叶。参畦四周或风口处搭设防风障，以防冻害。

病虫害防治　人参病害种类繁多，在我国有26种，主要有黑斑病、疫病、立枯病、猝倒病、锈病、菌核病、根腐病、细菌性烂根病等。虫害有10多种，其中有蝼蛄、蛴螬、金针虫、小地老虎等。应做到精细管理，加强综合防治。

【采收加工】　栽培参(园参)种5～6年，9～10月采挖，除去茎叶后加工。生晒参：鲜参剪去支根须根，入沸水内微烫后晒干，或直接晒干；支、须根加工成白参须。红参：蒸2～3 h，烘干或晒干；支、须根加工成红参须。糖参(白参)：鲜参经沸水浸烫后，顺扎排针，浸入浓糖汁后，晒干或烘干。野生品(山参)采挖时防止折断支根及须根，保全整个根系，多加工成生晒参或糖参。

【药材】　人参 *Radix Ginseng*　主产于吉林、辽宁、黑龙江。栽培者为“园参”，野生者为“山参”。

商品规格　山参　干货。主根粗短呈横灵体，支根八字分开，五形全类(芦、艼、纹、体、须相衬)。有圆芦。艼中间丰满，形似枣核。主根上部横纹紧密而深。须根稀疏而长，质坚韧(俗称皮条须)，有明显的珍珠疙瘩。表面牙白色或黄白色，断面白色。味甜微苦。商品按支重、艼帽与主根的重量、形状等分为8个等级。

园参　按加工方法分为全须生晒参、白干参、生晒参、边条鲜参、普通鲜参、边条红参、普通红参、白糖参等规格。各种规格又分为数个等级。

性状　生晒参　主根呈纺锤形或圆柱形，长3～15 cm，直径1～2 cm。表面灰黄色，上部或全体有疏浅断续的粗横纹及明显的纵纹，下部有支根2～3条，并着生多数细长的须根，须根上常有不明显的细小疣状突起(珍珠点)。根茎(芦头)长1～4 cm，直径0.3～1.5 cm，多拘挛而弯曲，具不定根(艼)和稀疏的凹窝状茎痕(芦碗)。质较硬，断面淡黄白色，具粉性，形成层环纹棕黄色，皮部有黄棕色的点状树脂道及多放射状裂隙。香气特异，味微苦、甘。

生晒山参　主根与根茎等长或较短，呈人字形、菱形或圆柱形，长2～10 cm。表面灰黄色，具纵纹，上端有紧密而深陷的环状横纹，支根多为2条，须根细长，清晰不乱，有明显的疣状突起，习称“珍珠疙瘩”。根茎细长，上部有密集的茎痕，不定根较粗，形似枣核。

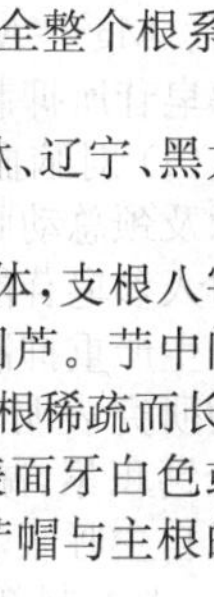
人参(根)外形

鉴别　(1) 根横切面：木栓层为数列细胞。皮层窄。韧皮部外侧有裂隙，并有树脂道及颓废筛管群，内侧细胞排列密致，近形成层处树脂道环列较密，内含黄色分泌物。形成层成环。木质部射线宽广；导管单个散在或数个相聚，断续排列成放射状，导管旁偶有非木化纤维。薄壁细胞含细小淀粉粒，有的含草酸钙簇晶。

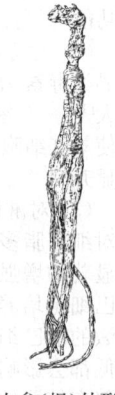

粉末特征：米黄色(生晒参)或红棕色(红参)。树脂道碎片易见，含金黄色或黄棕色块状物。草酸钙簇晶直径20～68 μm，棱角尖锐。木栓细胞表面观类方形或类多角形，壁薄，细波状弯曲。网纹、梯纹导管多见，直径10～56 μm。淀粉粒单粒类圆形，直径4～20 μm，脐点点状、人字形或三叉形；复粒由2～6分粒组成。红参的淀粉已糊化。

(2) 取本品粉末0.5 g，加乙醇5 ml，振摇5 min，滤过。取滤液1 ml，置蒸发皿中蒸干，滴加三氯化锑氯仿饱和溶液，再蒸干，显紫色(检查人参皂苷)。

(3) 薄层色谱：取本品粉末1 g，加氯仿40 ml，加热回流1 h，弃去氯仿液，药渣挥去溶剂，加水0.5 ml拌匀湿润后，加水饱和的正丁醇10 ml，超声处理30 min，吸取上清液，加3倍量氨试液，摇匀，放置分层，取上层液蒸干，残渣加甲醇1 ml振摇溶解，作为供试品溶液。另取人参皂苷Rb_1、Re、Rg_1对照品，加甲醇溶解制成每1 ml各含2 mg的混合溶液，作为对照品溶液。分别点样于同一硅胶G薄层板上，以氯仿-醋酸乙酯-甲醇-水(15∶40∶22∶10)10 ℃以下放置的下层溶液为展开剂，展开，取出，晾干，喷以10%硫酸乙醇溶液，在105 ℃加热至斑点显色清晰，分别置日光及紫外光灯(365 nm)下检视。供试品色谱中，在与对照品色谱相应的位置上，日光下显相同的3个紫红色斑点，紫外光灯(365 nm)下，显相同的1个黄色和2个橙色荧光斑点。

品质标志　《中华人民共和国药典》2005版规定：本品(干燥品)含人参皂苷Rg_1($C_{42}H_{72}O_{14}$)和人参皂苷Re($C_{48}H_{82}O_{18}$)的总量不得少于0.30%，人参皂苷Rb_1($C_{54}H_{92}O_{23}$)不得少于0.20%。

【成分】　含三萜皂苷，齐墩果酸类：人参皂苷(ginsenoside)Ro；原人参二醇类：人参皂苷Ra_1、Ra_2、Ra_3、Rb_1、Rb_2、Rb_3、Rc、Rd、Rg_3、Rs_3[1]，西洋参皂苷(quinguenoside)R_1、R_2，丙二酰基人参皂苷(malonylginsenoside)Rb_1、Rb_2、Rc、Rd等[2]；人参三醇类：人参皂苷PG_1、PG_2[3]、Re、Rf、Rf_2[4]、Rg_1、Rg_2、Rh_1、20-葡萄糖人参皂苷(20-glucoginsenoside)-Rf，三七皂苷(notoginsenoside)R_1、R_4[5～8]。假人参皂苷(pseudoginsenoside)F_{11}、Rp_1、Rt_1；chikusetsusaponin Ⅳ和Ⅳa[9]。20(S)原人参二醇PG_1、PG_2[3]，20-(S)-原人参二醇-3-〔O-β-D-吡喃葡萄糖基(1→2)-β-D-吡喃葡萄糖基〕-20-O-β-D-吡喃葡萄糖苷{20-(S)-protopanaxadiol-3-〔O-β-D-glucopyanosyl(1→2)-β-D-glucopyanosyl〕-20-O-β-D-glucopyranoside}[10]；多炔类成分：人参炔醇(panaxynol)[11]，人参环氧炔醇(panaxydol)、镰叶芹醇(falcarinol)[12]，1-十七碳烯-4，6-二炔-3，9-二醇(heptadec-1-ene-4，6-diyn-3，9-diol)[13]，人参炔氯二醇(panaxydol chlorohydrine)，人参炔二醇(panaxydiol)[3]，人参炔三醇(panaxytriol)[14]，(8E)-1，8-十七碳二烯-4，6-二炔-3，10-二醇〔(8E)-1，8-heptadecadiene-4，6-diyne-3，10-diol〕[15]以及人参炔(ginsenoyne)A、B、C、D、E[14]、F、G、H[16]、I、J、K[15]、L、M和N[17]。

挥发油：倍半萜类是主要成分：别香橙烯(alloaromadendrene)，大牻牛儿烯(germacrene)B，异丁香烯(isocaryophyllene)，α-新丁香三环烯(α-neoclovene)，γ-依兰油烯(γ-muurolene)，β-人参烯(β-panasinsene)[18]，人参烯(panasinsene)，人参萜醇(panasinsanol) A 和 B[19]，人参新萜醇(ginsenol)[20]。

脂肪酸：二十碳烯酸(eicosenoic acid)[21]；含有机酸及其酯：苹果酸(malic acid)，琥珀酸(succinic acid)，油酸(oleic acid)，亚油酸(linoleic acid)，亚麻酸(linolenic acid)，棕榈油酸(palmitoleic acid)，棕榈酸(palmitic acid)，三棕榈酸甘油酯(palmitin)，三亚油酸甘油酯(linolein)，α，γ-二棕榈酸甘油酯(α，γ-dipalmitin)[3,22~24]等。

酚酸：对羟基桂皮酸(*p*-hydroxy cinnamic acid)，4-羟基苯乙酸(4-hydroxyphenyl acetic acid)，杜鹃花酸(azelaic acid)[25]，桂皮酸(cinnamic acid)，对香豆酸(*p*-coumaric acid)，阿魏酸(ferulic acid)，咖啡酸(caffeic acid)[26]等。

甾醇类：β-谷甾醇(β-sitosterol)，豆甾醇(stigmasterol)，菜油甾醇(campesterol)[27]，胡萝卜苷(daucosterol)[3]，β-谷甾醇-3-(6-亚油酰基)吡喃葡萄糖苷〔β-sitosterol-3-(6-linoleoyl) glucopyranoside〕，豆甾醇-3-(6-亚油酰基)吡喃葡萄糖苷〔stigmasterol-3-(6-linoleoyl)glucopyranoside〕[28]等 9 种。

糖类成分：人参寡糖类：人参寡糖(ginseng oligosaccharide)，单体寡糖(monomer oligosaccharide)[29]；人参三糖(panose)A、B、C、D[24,30,31]；多糖：人参多糖(panaxan)A、B、C、D、E、F、G、H、I、J、K、L、M、N、O、P、Q、R、S、T、U[32]，水溶性多糖 38.7%，酸性多糖 ginsan[33]，碱溶性多糖 7.8%～10.6%[34~36]，人参多糖 GH-1 和 GH-2[37]。

含氮化合物：鲜人参含总氨基酸量 9.581%，生晒参含 8.790%，内有 17 种氨基酸[38]；N_9-甲酰哈尔满(N_9-formyl harman)，β-咔啉-1-羧酸乙酯(ethyl-β-carboline-1-carboxylate)，黑麦草碱(perlolyrine)[23]，胆碱(choline)[22]等生物碱类。

磷脂：溶血磷脂酰胆碱(lysophosphatidyl choline)，磷脂酰胆碱(phosphatidyl choline)，磷脂酰肌醇(phosphatidyl inositol)等 8 种[39]。

黄酮类：山柰酚(kaempferol)，三叶豆苷(trifolin)，人参黄酮苷(panasenoside)[40,41]。

鲜人参中还含甘油半乳糖脂类成分：α，β-二亚油酰基甘油半乳糖脂(α，β-dilinoleoyl glycerogalactolipid)[28]；木脂素类成分：戈米辛(gomisin) A、N[42]；多肽，2 种具有降低 2BS 细胞内多肽 GP-Ⅰ和 GP-Ⅱ[43]，鲜人参多肽 FGP-Ⅰ、FGP-Ⅱ、FGP-Ⅲ、FGP-Ⅳ、FGP-Ⅴ[44]；谷氨酰寡肽类：P-Ⅰ，P-Ⅱ，P-Ⅲ，P-Ⅳ，P-Ⅴ，P-Ⅵ[45]；蛋白质类：人参素(panaxagin)[46]；另含萜类：人参萜醇(panaxynol)[47]，20(S)，24(R)-环氧达玛烷-3，12b，25-三醇类〔20(S)，24(R)-epoxydammarane-3，12b，25-triols〕[48]。

红参所含有成分与鲜人参、白参基本一致，此外还含人参皂苷 Rg_5[49]，麦芽醇(maltol)[23]，芽醇-3-葡萄糖苷(maltol-3-O-β-glucoside)[8]，韦得醇(widdrol)，2，6-二叔丁基对苯二酚(2，6-di-tertbutyl hydroquinone)[50]。

【药理】 1. 对中枢神经系统的作用　人参及其不同制剂、不同成分，对中枢神经系统的生理功能具有调节作用。这种调节作用和脑内参与神经活动的某些生化成分的含量有着密切的关系。

(1) 对中枢神经系统的调节作用　自人参中提取的一种含葡萄糖、鼠李糖的皂苷 B 对小鼠有明显的镇静作用。人参 GNS(ginsenoside Rb 和 Rc 的混合物)对小鼠的中枢神经系统有抑制、安定、镇静作用以及中枢性肌肉松弛、降温、减少自发活动等作用。而人参的水醇浸膏则兴奋大脑皮层，增强大脑皮层兴奋与抑制过程的活动反应，加强胆碱能神经功能，并使血压下降、呼吸兴奋。人参对中枢神经系统兴奋与抑制的双向作用，认为是人参成分中不同皂苷的效应。如：人参皂苷 Rg 类有中枢兴奋作用，而 Rb 类则呈现镇静作用[1,2]。

(2) 对学习记忆的影响　人参及其制剂在提高学习能力，易化记忆方面有明显的促进作用，而且对记忆的各阶段均有影响。以条件反射活动作指标，Y 字迷宫实验表明：人参皂苷 Rb_1 可延长学习的大鼠反应潜时和走行时间，而 Rg_1 则缩短已经学习的大鼠反应潜时和走行时间，且可促进学习和逆转学习的获得，对小鼠学习行为的减退有预防效果。爬杆实验中 Rb_1 减少已学习大鼠的条件反射反应，自发运动量减少，下楼实验中 Rb_1 促进小鼠记忆获得，拮抗电刺激引起的记忆固定障碍[3]。

(3) 对脑内物质的影响　人参对蛋白质的合成、RNA 和 DNA 的合成均有促进作用[4,5]。人参通过影响脑内单胺类物质和乙酰胆碱能系统对中枢起作用。其中人参皂苷 Rg_1、Rb_1 是人参促智的主要有效成分[6]。人参二醇皂苷和人参三醇皂苷对兔纹状体 Na^+，K^+-ATP 酶均有明显的抑制作用，而且随剂量增加作用增强，对 Ca^{2+}-ATP 酶，人参二醇皂苷 10^{-5} g/ml 时有激活作用，而当浓度增高到 10^{-3} g/ml时则呈现抑制作用，人参三醇皂苷仅为抑制作用。Mg^{2+}-ATP 酶可被人参二醇皂苷所兴奋，而被人参三醇皂苷所抑制[7]。

(4) 对脑血流量和脑能量代谢的影响　在阻断双侧椎动脉及颈总动脉的大鼠脑缺血和再灌注损伤模型中，静脉注射人参皂苷能显著阻止脑缺血和再灌注过程中皮层脑电图发生严重抑制和脑水肿形成[8]。病理生理生化和超微结构研究表明，人参皂苷能增加缺血和再灌注脑血流量，减少钙积累，减轻脑水肿，延长双侧锁骨下和颈总动脉结扎后自主呼吸和脑电活动时间，并促进再灌注时恢复[9]。此外，人参制剂可增加兔脑葡萄糖的摄取，同时减少乳酸、丙酮酸和乳酸/丙酮酸的比值，并可使葡萄糖的利用从无氧代谢途径转变为有氧代谢，使动物大脑更合理地利用葡萄糖氧化产能[10]。

2. 对机体免疫功能的影响　(1) 对网状内皮系统吞噬功能的影响　人参皂苷对小鼠、大鼠及豚鼠等多种动物网状内皮系统吞噬功能均有明显的激活作用，能增强其对血流中胶体碳粒、金黄色葡萄球菌、鸡红细胞的吞噬廓清能力。停药后网状内皮系统的这种激活状态可持续 1 星期左右[11]。Rg_1 能增加小鼠免疫器官的重量和巨噬细胞的吞噬功能，提高大鼠血清中 IL-2，补体 C_3、C_4 的含量[12]。

(2) 对特异性抗体形成的影响　腹腔注射人参皂苷以白喉类毒素为抗原免疫的大鼠的淋巴和脾脏均较对照组大[13]。人参根多糖也具有促进机体特异性免疫的作用，能使羊红细胞免疫的小鼠血清中特异性抗体 IgH 的含量明显升高[14]。

(3) 对淋巴细胞转化的影响　小鼠皮下注射人参皂苷对细菌脂多糖和刀豆素 A(ConA)刺激的淋巴细胞转化有显著的增强作用。在体外，将不同浓度的人参皂苷加入淋巴细胞培养液中，以 1 μg/ml 浓度时对各种有丝分裂原刺激的淋巴细胞增殖反应促进作用最为明显，浓度过高或过低都会影响这一效应。人参皂苷对淋巴细胞的自发转化仅有较弱的促进作用。人参皂苷 Rd 对醋酸泼尼松龙所致的免疫受抑小鼠的体外刀豆素A刺激淋巴细胞转化也有明显的增强作用，并可使其完全恢复至正常水平。Re也有相同的增强作用[15]。将微量人参皂苷经导管直接导入双侧海马(50 μg/侧)，连续4 d，能明显增强大鼠脾脏和胸腺T淋巴细胞对ConA的增殖反应，增强白介素-2(IL-2)的产生[16, 17]。

(4) 对荷瘤动物免疫功能的影响：人参皂苷可增强荷瘤小鼠天然杀伤细胞活性，抑制瘤块的重量，并且荷瘤小鼠的脾脏明显增生，胸腺明显缩小，可使受试小鼠荷瘤率降低，瘤重低于对照组，天然杀伤细胞活性高于对照组，γ-IFN及IL-2值也高于对照组[18, 19]。给正常及荷B_{16}黑色素瘤的LACA小鼠分别连续7 d及14 d腹腔注射不同剂量的人参多糖，能使正常小鼠脾细胞天然杀伤细胞活性及ConA刺激后的IL-2和γ-IFN水平明显增高，并使荷瘤小鼠的IL-2、γ-IFN水平及天然杀伤细胞活性恢复正常[20]。

3. 对心血管系统的作用　(1) 对心脏的影响　人参皂苷Ro、Rb_1、Rb_2、Rc、Rd、Rg_1、Rg_2、Rg_3具有较强的抗氯化钡诱发的大鼠心律失常作用，纠正心动过速，并使其恢复到正常水平[21]。人参二醇组皂苷(PDS)对培养的Wistar大鼠心肌细胞动作电位呈双向性效应；低浓度使动作电位的波幅、波宽、超射、阈电位、最大舒张电位、最大除极速度等电位参数一致增大；高浓度使这些电参数一致减小；无论在低浓度或者在高浓度范围，电参数的改变均随PDS剂量的加大而更加显著[22]。较低剂量人参总皂苷及其组分Rb+Ro能保护大鼠乳鼠心肌细胞培养缺糖缺氧性损伤，减少再给氧损伤时乳酸脱氢酶(LDH)释放，降低离体大鼠心脏缺血再灌注损伤时肌酸磷酸激酶(CPK)释放。对心肌缺氧和再灌注有保护作用，并认为其有效组分为Rb+Ro[23]。

(2) 对血管及血压的影响　人参总皂苷27 mg/kg给麻醉犬静脉注射均能使血压降低。但可使肾血管收缩，显著提高肾血管阻力。而动脉注射人参总皂苷2.7 mg/kg后，股动脉、椎动脉和肾动脉血管阻力均降低[24]。

(3) 抗休克作用　预先静脉注射人参二醇皂苷25 mg/kg，对失血性休克犬心功能有明显的保护作用，增强心肌收缩力，改善血流动力学状态，其作用优于地塞米松[25]。同时人参二醇皂苷能阻止休克时去甲肾上腺素和多巴胺含量的增加抑制休克期血小板对5-HT的释放[26]。

4. 对血液和造血系统的影响　人参皂苷Re能使幼稚和成熟红细胞膜的流动性增大，对红细胞膜有保护作用[27]。人参总皂苷在20 μg/ml浓度时，可使正常红系祖细胞和粒单系祖细胞产率分别提高37.8%、31.4%和33.4%。去除红细胞生成素，人参总皂苷亦具有直接刺激红系祖细胞增殖作用，人参总皂苷的作用机制可能是通过增强红细胞生成素等造血生长因子的活性间接地促进骨髓造血[28]。大鼠腹腔注射人参二醇组皂苷100 mg/kg，全血黏度显著下降；增大剂量至200 mg/kg，全血黏度、血浆黏度、血沉速度显著下降，红细胞变形性也有一过性下降。家兔静脉注射人参二醇组皂苷50 mg/kg、70 mg/kg有抑制血小板聚集和降低血液凝固性的作用[29]。对人参皂苷抗血小板聚集作用的研究显示，人参皂苷-Rb_1促进血小板聚集，人参皂苷Rg_1、Rg_2对ADP诱导的聚集，Ro、Rg_1对胶原诱导的聚集等有抑制作用[30, 31]。

5. 对内分泌系统的作用　(1) 对垂体-肾上腺皮质系统的影响　人参根总皂苷无论口服或腹腔注射均能增加肾上腺皮质激素分泌[32]。机制研究发现，人参二醇组皂苷和人参皂苷Rd对正常大鼠有升高肾上腺细胞内cAMP水平的作用，而对于去除垂体的大鼠则无此作用[33]。

(2) 对性腺的影响　人参能促进幼年期雌性小鼠及幼年大鼠动情期的出现；使幼年动物子宫和卵巢重量增加；加速大鼠性成熟过程，并使性成熟的雌性大鼠动情期延长；促进雄性大鼠和雌性大鼠的交配行为；刺激大鼠和兔睾丸的精子生成；加速青蛙卵巢的发育和排卵；使雄性黑腹果蝇交配潜伏期缩短，交配时间延长。但是，人参能兴奋垂体分泌促性腺激素，对去垂体大鼠，人参的促性激素样作用不复出现。而且吗啡可以完全阻断人参根的促性激素样作用[34～36]。实验显示，人参二醇组皂苷和人参三醇组皂苷及其单体Rb_1和Rg_1为其有效成分[37]。

(3) 对其他内分泌腺的影响　人参醇提物可使家兔垂体前叶促甲状腺激素释放增加[38]。人参总皂苷可以刺激分离的大鼠胰岛释放胰岛素，并可促进葡萄糖引起的胰岛素释放[38, 40]。

6. 对物质代谢的影响　(1) 对糖代谢的影响　从人参根中分离得到的人参多肽大鼠静脉注射或小鼠皮下注射能降低正常血糖或肝糖原，对肾上腺素、四氧嘧啶及葡萄糖引起的高血糖均有抑制作用，并能增强肾上腺素对肝糖原的分解[41]。人参多糖对小鼠正常血糖及小鼠和家兔的各种实验性高血糖均具有降低作用[42]。研究表明：人参对正常小鼠使肝糖原降低，而对去肾上腺饥饿小鼠使肝糖原升高，表现为对肝糖原合成具有双向调节作用[43]。降血糖的作用原理为增加糖原合成、刺激琥珀酸脱氢酶及细胞色素氧化酶的活性，促进糖的有氧氧化，这与双胍类降糖药不同，不会升高血乳酸含量[44, 45]。

(2) 对脂质代谢的影响　人参提取物对高脂餐引起的大鼠实验性脂肪肝和高血脂症有抑制作用[46]。Rb_2使糖尿病大鼠血清三酰甘油、极低密度脂蛋白、游离脂肪酸、总胆固醇及酮体降低，高密度脂蛋白的胆固醇升高，动脉硬化指数降低，对胆固醇有异化作用和促进排泄作用，可促进三酰甘油转入脂肪组织中[47]。

(3) 对蛋白代谢的影响　人参根部所含皂苷，对核酸和蛋白质的合成有促进作用[48]。人参组分GN3及GN4使大鼠肝细胞核中DNA依赖性RNA多聚酶活性增加，促进标记的乳清酸掺入肝细胞核RNA中，引起粗面内质网膜附着型多聚核糖体及分泌型蛋白质合成增加，故称GN3、GN4为蛋白质合成促进因子，并且证实上述作用与肾上腺皮质无关[49]。

7. 抗肿瘤作用　人参制剂以及人参不同药用部位所含的多种皂苷、人参多糖和人参挥发油均显示具有抗肿瘤作用。用二甲基奶油黄诱发大鼠肝癌，人参须糖浆可提高受试鼠α-醋酸萘酯酶(ANAE)阳性淋巴细胞的百分率，使肝癌发生率降低，促进机体细胞免疫，对化学致癌剂诱发大鼠肝癌有预防或控制作用[50]。二醇组皂苷Rh_2具有很高的抗肿瘤活性，对肿瘤细胞具有分化诱导、增殖抑制、诱导细胞凋亡等作用[51]。减轻辐射损伤，促进其恢复，提高X射线照射小鼠30d存活率，明显降低X射线诱发的染色体畸变率[52～54]，从而降低抗肿瘤的放疗和化疗的副作用及毒性作用。

8. 延缓衰老作用　人参提取物能减少超氧化物阴离子自由基及羟自由基对Hb的氧化，抑制红细胞的溶血及膜脂质过氧化作用，还具有清除自由基功能和保护红细胞的作用[55]。Rb_1除在离体可清除O_2^-外，在整体还能降低脂质过氧化产物丙二醛（MDA），并可显著地增加肝胞浆谷胱甘肽过氧化物酶（GSH-PX）及过氧化氢酶（CAT）活性，从而使体内过氧化氢得以清除[56]。0.2%的人参汤剂能明显提高生理性肾虚小鼠肝细胞DNA甲基化酶的活力，具有延缓衰老的作用[57]。研究还发现炎性细胞因子与衰老的关系密切，抑制炎性细胞因子IL-1和IL-6的产生可能是人参皂苷延缓衰老的作用机制之一[58]。

9. 其他作用　人参多糖GRA-4能明显抑制盐酸/乙醇诱导的小鼠胃黏膜损伤[59]。动物实验表明，人参皂苷可明显抑制吗啡的戒断症状，其作用机制认为，人参皂苷能有效地阻断吗啡的代谢产物吗啡酮（与吗啡耐受和成瘾有关）的生成，并且提高肝中谷胱甘肽的水平，解除吗啡对脑内释放神经递质的抑制，从而防止吗啡耐受性和成瘾性，缓解戒断症状。同时，对吗啡的镇痛作用无影响，这一新的发现，为研究缓解吗啡耐受性和成瘾性的药物开辟了广阔的前景[60, 61]。

10. 体内过程　人参皂苷Rb_1在胃肠道难吸收，大鼠灌胃Rb_1 100 mg/kg后于15 min、30 min、60 min、150 min、240 min和360 min，测得血清、肝、肾、心、脾、肺及脑组织中浓度均低于0.2 μg/g[62]。人参皂苷$Rg_1$100 mg/kg大鼠灌胃，150 min测得Rg_1在每克心、肝、脾、胃、大肠、小肠组织或每毫升血清中浓度不超过10 μg，约口服量的77.3%在消化道内，可见Rg_1在消化道内吸收慢[63]。但分布较广，脏器内药量分布高低依次为肝、肾、肾上腺、肺、心、脾、睾丸和脑[64]。Rg_1在胆汁中排泄较尿排泄快[65]。

毒性　人参提取物或人参皂苷腹腔注射LD_{50}在300～700 mg/kg之间。人参皂苷单体对小鼠腹腔注射的LD_{50}分别为：Rb_1 1 110 mg/kg，Rb_2 305 mg/kg，Rc 410 mg/kg，Rd 325 mg/kg，Re 465 mg/kg，Rf 1 340 mg/kg，Rg_1 1 258 mg/kg，Ro＞1 000 mg/kg。人参多肽对小鼠静脉注射的LD_{50}为1.62 g/kg[66]。人参多糖给小鼠口服30 g/kg，观察48 h，小鼠仅表现为安静，而无其他反应[67]。尽管人参的动物实验表明其毒性很小，但因服用不当而产生毒副作用仍有所见，连续服用人参根粉可致失眠，抑郁，头痛，心悸，血压升高，性功能减退，体重减轻等[68]。

【药性】 甘、微苦，微温。归肺、脾、心、肾经。

1.《本经》："味甘，微寒。"

2.《别录》："微温。"

3.《珍珠囊》："甘、苦，阳中微阴。"

4.《本草汇言》："入肺、脾二经。"

5.《药品化义》："属纯阳，体微润，气香而清韵，味甘性大温，性与气味俱厚，入脾、胃、肺三经。"

6.《本草新编》："入脾、肺、心、肝、肾。"

7.《本草备要》："生：甘、苦，微凉；熟：甘，温。"

8. 张秉成《本草便读》："甘，平。"

【功用主治】 大补元气，固脱，生津，安神。主治气虚欲脱，劳伤虚损，倦怠，纳呆，呕吐，大便滑泄，气短，自汗，久咳虚喘，消渴，失眠，惊悸，健忘，阳痿，尿频，崩漏等一切气虚津伤之证。

1.《本经》："主补五脏，安精神，定魂魄，止惊悸，除邪气，明目，开心益智，久服轻身延年。"

2.《别录》："疗肠胃中冷，心腹鼓痛，胸胁逆满，霍乱吐逆，调中，止消渴，通血脉，破坚积，令人不忘。"

3.《药性论》："主五脏气不足，五劳七伤，虚损痿（原作'痰'）弱，吐逆不下食，止霍乱烦闷呕哕，补五脏六腑，保中守神。""消胸中痰，主肺痿吐脓及痫疾，冷气逆上，伤寒不下食，患人虚而多梦纷纭，加而用之。"

4.《日华子》："杀金石药毒，调中治气，消食开胃，食之无忌。"

5.《珍珠囊》："养血，补胃气，泻心火。"

6.《医学启源》："治脾肺阳气不足，及肺气喘促，短气少气，补中缓中，泻肺脾胃中火。《主治秘要》云：补元气，止渴，生津液。"

7.《本草蒙筌》："定喘嗽，泻阴火，滋补元阳。"

8.《纲目》："治男妇一切虚证，发热自汗，眩晕头痛，反胃吐食，痎疟，滑泻久痢，小便频数淋沥，劳倦内伤，中风中暑，痿痹，吐血，嗽血，下血，血淋，血崩，胎前产后诸病。"

9.《眼科全书》："润心肺，泻虚热。治气虚内障，陷翳不起，或服破血过多，两目愈昏，宜多服久服则复明。"

10.《本草备要》："补剂用熟，泻火用生。"

【用法用量】 内服：煎汤，3～10 g，大剂量10～30 g，宜另煎兑入；或研末，1～2 g；或熬膏；或泡酒；或入丸、散。

【宜忌】 实证、热证、湿热内盛证及正气不虚者禁服。不宜与茶同服。反藜芦。

1.《雷公炮炙论》："夏中少使，发心痃之患也。"

2.《本草经集注》："恶溲疏，反藜芦。"

3. 徐之才《药对》："畏五灵脂，恶皂荚、黑豆，动紫石英。"（引自《纲目》）

4.《汤液本草》："肺受火邪，不宜用。"

5.《医学入门》："阴虚火旺吐血者慎用。"

6. 李言闻《人参传》："忌铁器。"（引自《纲目》）

7.《药品化义》："脾胃热实，咳嗽痰盛，失血初起，胸膈痛闷，噎膈便结，有虫有积，不可用。"

【选方】 1. 治伤寒阴阳不明，或投错药，致患人困重垂死　好人参一两，去芦，薄切，水一大升，银石器内煎至一盏，以新水沉之，取冷一服。（《百一选方》破证夺命丹，即《内经拾遗方论》独参汤）

2. 治真阳不足，上气喘急，自汗盗汗，气虚头晕，但是阳虚气弱之症　人参半两，附子（炮，去皮脐）一两。上㕮咀，分作三服，水二盏，生姜十片，煎至八分，去滓，食前温服。（《济生续方》参附汤）

3. 治荣卫气虚，脏腑怯弱，心腹胀满，全不思食，肠鸣泄泻，呕哕吐逆　人参（去芦）、甘（炙）、茯苓（去皮）、白术各等分。上为细末，每服二钱，水一盏，煎至七分，通口服，不时。入盐少许，白汤点亦得。常服温和脾胃，进益饮食，辟寒邪瘴雾之气。（《局方》四君子汤）

4. 治脾胃肾气虚弱，呕吐不下食　人参、丁香各等分。捣罗为散，每服二钱，空心热米饮调下。（《普济方》参香散）

5. 治噤口痢　人参、黄连各一钱。水煎，频频呷之。（《婴童类萃》参连饮）

6. 治胸痹心中痞气，气结在胸，胸满，胁下逆抢心　人参、甘草、干姜、白术各三两。上四味，以水八升，煮取三升，温服一升，日三服。（《金匮要略》人参汤）

7. 治痰喘　新罗人参一寸许，胡桃肉一个（去壳不剥皮）。上煎汤服。盖人参定喘，带皮胡桃敛肺故也。（《百一选方》观音人参胡桃汤）

8. 治消渴引饮无度　人参、栝楼根各等分。生为末，炼蜜为丸，梧桐子大。每服三十丸，麦门冬送下。（《直指方》玉壶丸）

9. 治心气不定，五脏不足，甚者忧愁悲伤不乐，忽忽喜忘，朝差暮剧，暮差朝发，狂眩　菖蒲、远志各二两，茯苓、人参各三两。上四味末之，蜜丸饮服，如梧子大七丸，日三。(《千金方》定志小丸)

10. 治精气大亏，诸药不应，或以克伐太过，耗伤真阴　人参半斤或四两，大熟地一斤。上二味用好甜水或长流水十五碗，浸一宿，以桑柴火武火取浓汁。若味有未尽，再用水数碗，煎渣取汁，并熬稍浓。乃入瓷罐，重汤熬成膏，入真白蜜四两或半斤收之。每以白汤点服。(《景岳全书》两仪膏)

11. 治吐血　人参一味为末，鸡子清投新汲水调下一钱，服之。(《胜金方》)

12. 治牙衄属虚火者　人参、玄参各二钱或五七钱。水煎服。(《外科大成》二参汤)

13. 治血气妄行，势若涌泉，口鼻俱出，须臾不救　人参、侧柏叶各一两。上为细末，饮服二钱，飞罗面二钱和匀，用新汲水调如稀面糊，服之。(《杏苑生春》参柏饮)

14. 治癃闭　人参、麻黄各一两。水煎服。(《时方妙用》)

15. 治一切水气，通身肿满　人参一两半，葶苈子四两(锅内铺纸炒黄)。为末，枣肉为丸如桐子大，每服五十丸，桑皮汤下。空心，食前，日三服。(《卫生易简方》)

16. 治小儿惊后瞳仁不正　人参、阿胶(糯米炒成珠)各一钱。水一盏，煎七分，温服，日再服，愈乃止。(《直指方》)

17. 治便毒肿硬，不消不溃，疼痛无已，此一服即能止痛　人参五钱，大黄五钱。酒水各一钟，煎到一钟，入乳香、没药末各一钱，空心食前服。(《赤水玄珠》止痛绝妙散)

18. 治疮疡久不收口　人参，净口嚼烂，罨疮上自敛。(《疡医大全》)

【临床报道】 1. 治疗心气虚证　取人参注射液6～10 ml(每支2 ml，含生药200 mg)，加入10%～50%葡萄糖液20～40 ml中，每日静脉慢注1次，10 d为1疗程。病情较重时，每日注射2次。抢救时不必稀释，可重复多次用药。共治301例，结果：显效237例(78.74%)，有效21例(6.98%)，无效43例(14.28%)，总有效率为85.72%。疗前总积分值平均为82.65±3.17(均值±标准差)，疗后则平均为24.60±1.27，经统计学处理，有极显著差异($P<0.01$)。对不同病种的疗效分析发现，心血管系统疾病的总有效率(89.70%)明显高于其他系统疾病的总有效率(58.97%)，差异显著($P<0.01$)。在心血管疾病中，以冠心病的疗效(95.34%)为最好，其次为风心病(90%)、心肌炎(89.34%)和肺心病(88%)。对高血压病、心包炎和原发性心肌炎的疗效较差[1]。

2. 治疗冠心病　每次取独参注射液(每支2 ml，含小红参生药200 mg)6～10 ml，加10%葡萄糖40 ml，静脉推注，每日1次或2次。对照组口服硝酸异山梨酯，每次10 mg，每日3次。1个月为1个疗程。结果：对心绞痛的疗效：独参组31例，总有效率为93.54%，其中显效率为80.64%；对照组35例，总有效率85.71%，其中显效率为48.57%；两组总有效率比较，虽差异不显著($P>0.05$)，但独参显效率明显高于对照组，差异显著($P<0.05$)。心电图改善：独参组30例，有效率为76.66%；对照组33例，有效率为39.39%，两组差异显著($P<0.01$)。此外，独参组8例兼有心律失常，疗后心电图恢复正常1例，改善3例[2]。

3. 治疗心律失常　将人参(新开河参)原药切成厚0.5～1 mm半透明饮片，每日早晨或晚上临睡前取1片置口中慢慢含服，治疗阶段每日含2片，巩固阶段每日含1片。10 d为1个疗程。共治25例，均为病因治疗(如纠正心衰)后心律不能复常，或常规使用抗心律失常疗法无明显效果的患者。其中房颤8例，经治显效6例(转为窦性)，有效2例(未转复，但室率正常，症状好转)；病窦综合征6例，经治显效3例；室早9例，经治显效4例，有效3例，无效2例；房早2例，经治均有效[3]。

4. 治疗慢性充血性心力衰竭　治疗组80例服北五加皮合剂(北五加皮、人参等为细末，入胶囊)，每次3粒，每日3次。对照组67例，服地高辛每次0.25～0.5 mg，每日2～3次。两组患者治疗期间其他处理相同。结果：治疗组显效率为59.58%，对照组为27.34%($P<0.01$)，两组差异有非常显著性意义；有效率治疗组为97.58%，对照组为92.75%($P>0.05$)，两组差异无显著性意义；24 h显效，治疗组占64.26%，对照组占35.74%($P<0.05$)，两组差异有显著性意义。说明北五加皮合剂的抗心衰作用较地高辛显著、迅速，其毒副作用两组类同，停药1 d后即可矫正，无蓄积作用[4]。

5. 治疗原发性低血压　用生晒参150 g切片，放入500 ml的白酒内，浸泡1个月后每次饮用10～20 ml，每日早晚各1次。共治疗40例。结果：痊愈30例(75%)，好转6例(15%)，无效4例(10%)，总有效率90%[5]。

6. 治疗变态反应性鼻炎　先用2%地卡因黏膜表面麻醉，再取红参注射液(每支2 ml，含生药2 mg)注入两侧下鼻甲黏膜下，1次每侧各注1 ml，每4 d 1次，4次为1个疗程，治1～2个疗程。注后进针点有出血者，用棉球压迫片刻；有喷嚏者，按摩人中穴位制止。治疗70例，治愈(症状失，呼吸通畅，鼻腔黏膜转为粉红色者)35例；好转(症状减轻，通气良好，鼻黏膜水肿明显好转)33例；无效(流清涕少，其他情况均改善者)2例。总有效率为97.1%[6]。

7. 治疗复发性口疮　先将溃疡局部进行常规消毒，隔湿后，蘸30%硝酸银溶液置于溃疡面上，至变白后用碘酊把多余的硝酸银吸取；取人参20～30 g，水煎后，每日早晨空腹饮煎液1次，然后口服少许煮熟的人参。连续1星期以后，改为1星期服2～3次，半年为1个疗程。共观察60例。结果：经过1个疗程后，其中12例溃疡痊愈，48例溃疡发作间隔时间明显延长，未见无效果者[7]。

8. 治疗阳痿、早泄及精子缺少症　用人参治疗27例阳痿患者，其中15例完全恢复性功能，9例明显好转，3例无效。用人参提取物蛋白质合成促进因子，治疗24例精子缺乏或减少症，对精子缺乏症无明显疗效，但对精子减少症能明显增加精子数目，70%患者精子生成数增加，67%患者精子活动性增强，部分患者精子数和运动恢复到正常生育的水平[8]。

9. 治疗慢性克山病　饭后口服人参皂苷糖衣片(每片含人参皂苷25 mg)，每次3片，每日3次，用药3个月。共治64例。结果：痊愈9例，临床治愈16例，好转22例，不变17例，显效率39.1%，总有效率73.5%。对心悸、失眠等症状的改善最好。除心杂音和心音减弱改变不明显外，其余体征都有不同程度的恢复或好转，其中以心动过速、过缓，颈静脉怒张，肝颈静脉回流征，肝肿恢复最为理想，好转率达70%以上。64例中有11例在服药1星期左右出现口干、手脚发热、大便秘结，其中6例坚持原量服药，症状逐步缓解，5例减量(每次减少1片)，症状消失[9]。

【各家论述】 1.《医学启源》："善治短气，非升麻为引用，不能补上升之气，升麻一分，人参三分，可为相得也；若补下焦元气，泻肾中火邪，茯苓为之使。”

2. 李东垣：“人参甘温，能补肺中之气，肺气旺则四脏之气皆旺，肺主诸气之故也。仲景以人参为补血者，盖血不自生，须得生阳气之药乃生，阳生则阴长，血乃旺矣。若阴虚单补血，血无由而生，无阳故也。”(引自《本草发挥》)

3.《汤液本草》：“人参，味既甘温，调中益气，即补肺之阳，泄肺之阴也。若便言补肺，而不论阴阳寒热，何气不足，则误矣。若肺受寒邪宜此补之，肺受火邪不宜用也。肺为清肃之脏，贵凉而不贵热，其象可知。若伤热则宜沙参。”

4.《本草会编》：“丹溪言，虚火可补，须用参芪。又云，阴虚潮热，喘嗽吐血，盗汗等证，四物汤加人参、黄柏、知母。又云，肺肾受伤，咳嗽不愈，琼玉膏主之。又云，肺虚极者，独参膏主之。是知阴虚劳瘵之证，未尝不用人参也。古今治劳莫过于葛可久，其独参汤、保真汤，何尝废人参而不用耶。”

5.《薛氏医案》：“人参，但入肺经，助肺气而通经活血，乃气中之血药也。《补遗》所谓入手太阴而能补阴火者，正此意也。人参一品，古方解散之药及行表药中多用此者，亦取其通经而走表也。”

6.《本草蒙筌》：“人参诸虚兼调，五脏俱补，肥白人任多服，苍黑人宜少投。大抵人参补虚，虚寒可补，虚热亦可补，气虚宜用，血虚亦宜用。虽阴虚火动，劳嗽吐血，病久元气虚甚者，但恐不能抵当其补，非谓不可补尔。古方书云，诸痛不宜服参芪，此亦指暴病气实者而言；若久病气虚而痛，何尝拘于此耶。东垣治中汤，同干姜用治腹痛吐逆者，亦谓里虚则痛，补不足也。是以医家临床用药贵在察证虚实为先，当减当加，自合矩度。”

7.《人参传》：“人参，生用气凉，熟用气温，味甘补阳，微苦补阴……如土虚火旺之病，则宜生参凉薄之气，以泻火而补土，是纯用其气也。脾虚肺怯之病，则宜熟参甘温之味，以补土而生金，是纯用其味也。东垣以相火乘脾，身热而烦，气高而喘，头痛而渴，脉洪而大者，用黄柏佐人参。孙真人治夏月热伤元气，人汗大泄，欲成痿厥，用生脉散，以泻热火而救金水，君以人参之甘寒，泻火而补元气，臣以麦门冬之苦甘寒，清金而滋水源，佐以五味子之酸温，生肾津而收耗气。此皆补天元之真气，非补热火也。”“人参，凡人面白面黄面青黧悴者，皆脾肺肾气不足，可用也；面赤、面黑者，气壮神强，不可用也。脉之浮而芤濡虚大迟缓无力，沉而迟涩弱细结代无力者，皆虚而不足，可用也；若弦长紧实滑数有力者，皆火郁内实，不可用也。洁古谓喘嗽勿用者，痰实气壅之喘也；若肾虚气短喘促者，必用也。仲景谓肺寒而咳勿用者，寒束热邪，壅郁在肺之咳也；若自汗恶寒而咳者，必用也。东垣谓久病郁热在肺勿用者，乃火郁于内，宜发不宜补也；若肺虚火旺，气虚自汗者，必用也。丹溪言诸痛不可骤用者，乃邪气方锐，宜散不宜补也；若里虚吐利及久病胃弱虚痛喜按者，必用也。节斋谓阴虚火旺勿用，乃血虚火亢能食，脉弦而数，凉之则伤胃，温之则伤肺，不受补者也；若自汗气短，肢寒脉虚者，必用也。如此详审，则人参之可用不可用，思过半矣。”(引自《纲目》)

8. 杨起：“有云肺寒、肺热、中满、血虚四证，只宜散寒、清热、消胀、补营，不用人参，其说近是。殊不知各加人参在内，护持元气，力助群药，其功更捷。若曰气无补法则谬矣。古方治肺寒以温肺汤，肺热以清肺汤，中满以分消汤，血虚以养营汤，皆有人参在焉。所谓邪之所凑，其气必虚。又曰养正邪自除，阳旺则生阴血，贵在配合得宜尔。”(引自《纲目》)

9.《本草汇言》：“人参补气生血，助精养神之药也。故真气衰弱短促虚喘，以此补之，如荣卫空虚，用之可治也。精神错乱，魂魄飞扬，以此敛之，如阳亡阴脱，用之可回也。惊悸怔忡，健忘恍惚，以此宁之，如心志懒怯，用之可壮也。元神不足，虚羸乏力，以此培之，如中气衰陷，用之可升也。又若汗下过多，津液失守，用之可以生津而止渴。脾胃衰薄，饮食减常，或吐或呕，用之可以和中而健脾。小儿痘疹，灰白倒陷，用之可以起痘而行浆。妇人产理失顺，用力过度，用之可以益气而达产。若久病元虚，六脉空大者；吐血过多而面委白者；疟痢日久，精神委顿者；中热伤暑，汗渴神疲者；血崩溃乱，身寒脉微者；内伤伤寒，邪实正虚者；风虚眼黑，旋晕卒倒者，皆可用也。”

10.《本草经疏》：“人参能回阳气于垂绝，却虚邪于俄顷。其主治也，则补五脏，盖脏虽有五，以言乎生气之流通则一也，益真气则五脏皆补矣。其曰安精神，定魂魄，止惊悸，开心益智者，以心藏神，肝藏魂，肺藏魄，肾藏精与志，脾藏意与智故也。心肾虚则精神不安矣，肝肺虚则魂魄不定矣。惊悸者，心脾二经之病也，心脾虚则惊悸，心脾之气强则心窍通利，能思而智益深矣。邪气之所以久留不去者，无他，真气虚则不能敌，故留连而不解也，兹得补而元气充实，则邪自不能容。清阳之气下陷，则耳目不聪明，兼之目得血而能视，阳生则阴长，故明目。真气内虚，故肠胃中冷气旺，阳回则不冷矣。心腹鼓痛者，心脾虚故也，二脏得补，其痛自止。胸胁逆满者，气不归元也，得补则气实而归元也。脾胃俱虚则物停滞而邪客之，故霍乱吐逆也，补助脾胃之元气，则二证自除。调中者脾，治中焦，脾得补则中自调矣。消渴者，津液不足之候也，气回则津液生，津液生则渴自止矣。通血脉者，血不自行，气壮则行，故通血脉。破坚积者，真气不足则不能健行而磨物，日积月累，遂成坚积，脾主消化，真阳之气回则脾强而能消，何坚积之不磨哉。令人不忘者，心主记，脾主思，心脾二脏之精气满则虚而不忘矣。”

11.《本草通玄》：“人参，职专补气，而肺为主气之脏，故独入肺经也。肺家气旺，则心、脾、肝、肾四脏之气皆旺，故补虚之功独魁群草。”

12.《本草正》：“人参，气虚血虚俱能补。阳气虚竭者，此能回之于无何有之乡；阴血崩溃者，此能障之于已决裂之后。惟其气壮而不辛，所以能固气；惟其味甘而纯正，所以能补血。故凡虚而发热，虚而自汗，虚而眩晕，虚而困倦，虚而惊惧，虚而短气，虚而遗泄，虚而泄利，虚而头疼，虚而腹痛，虚而欲食不运，虚而痰涎壅滞，虚而咳血吐血，虚而淋沥便秘，虚而呕逆躁烦，虚而下血失气等证，是皆必不可缺者。第欲以气血相较，则人参气味颇轻而属阳者多，所以得气分者六，得血分者四，总之不失为气分之药。而血分之所以不可缺者，而未有气不至而血能自至者也。故扁鹊曰，损其肺者益其气，须用人参以益之，肺气既旺，余脏之气皆旺矣。所以人参之性多主于气，而凡脏腑之有气者，皆能补之。然其性温，故积温亦能成热。若云人参不热则可，云人参之凉，恐未必然。是以阴虚而火不盛者，自当用参为君；若阴虚而火稍盛者，但可用参为佐；若阴虚而火大盛者，则诚有暂忌人参，而惟用纯甘壮水之剂庶可收功。”

13.《药品化义》：“人参性大温，色淡黄，脾性最喜，脾主生金，兼能益肺。味甘而纯，甘则补阳，用补阳气，以固真气，为温脾之圣药也。”

14.《本草新编》：“人参能入五脏六腑，无经不到，非仅入脾、肺、心，而不入肝、肾也。五脏之中，尤专入脾、肺。其入心者十之八，入肝者十之五，入肾者十之三耳。世人止知人参为脾、肺、心之药，而不知其能入肝入肾。但肝、肾乃至阴之位，人参气味阳多于阴，少用则泛上，多用则沉下，故谓肝肾之病，必须多用人参于补血补精之中，助山萸、熟地纯阴之药，使阴中有阳，反能生津血之易也。盖天地之道，阳根于阴，阴亦根于阳，无阴则阳不生，而无阳则阴不长。有如气喘之症，乃肾气之欲绝也，宜补肾以转逆，故必用人参，始能回阳于顷刻，非人参入肾，何能神效如此？又如伤寒厥症，手足逆冷，此肝气之逆也，乃宜用四逆汤等，必多加人参，始能定厥，非人参入肝，又何能至此？是人参入肝、肾二经，可供人信。肝中之血，得人参则易生，世人以人参气分之药，绝不用之以疗肝肾，此医道之所以不明也。肾中水虚，用人参可以补水；肾中火动，用人参反助火矣。盖人参入肝入肾，止能补血填精，亦必归、芍、熟地、山萸同群以共济，欲其一味自入肝肾之中，势亦不能。""盖人气脱于一时，血失于顷刻，精走于须臾，阳绝于旦夕，他药缓不济事，必须用人参一二两或四五两作一煎服以救之，否则阳气遽散而死矣。此时未尝不可杂之他药共相挽回，诚恐牵制其手，反致功效之缓，不能返之于无何有之乡。一至阳回气转，急以他药佐之，才得保其不再绝。否则阴寒逼人，又恐变生不测。可见人参必须有辅佐之品，相济成功，未可专恃一味，期于必胜也。""于补阴药中少用人参以生阳气，则阳生而阴愈旺。倘补阴药中，多用人参以生阴气，则阳生而阴愈亏。故用参补阴，断宜少用，而绝非不可用也。用参于补阴之内，亦有动火之虞。而制参之法何如？参之所恶者五灵脂，五灵脂研细末，用一份水泡之，欲用参一钱，投之五灵脂水内，即时取起，入于诸阴药之内，但助阳以生水，断不助阳以生火，此又千秋不传之秘，全得异人之授，亲试有验。"

15.《本经逢原》："喻嘉言曰，伤寒有宜用人参入药者，发汗时元气大旺，外邪乘势而出，若元气虚弱之人，药虽外行，气从中馁，轻者半出不出，留连致困，重者随元气缩入，发热无休，所以虚弱之人，必用人参入表药中，使药得力，一涌而出，全非补养之意。即和解药中，有用人参之大力居间，外邪遇正，自不争而退舍，亦非偏补一边之意。而不知者谓伤寒无补，邪得补弥炽，断不敢用，殊失《本经》除邪气之旨矣。古今诸方，表汗用参苏饮、败毒散，和解用小柴胡，解热用白虎加人参汤、竹叶石膏汤，攻下用黄龙汤，领人参深入驱邪，即热退神清。从仲景至今，明贤方书，无不用人参，何为今日医家屏绝不用？殊不知误用人参杀人者，皆是与黄芪、白术、干姜、当归、肉桂、附子同行温补之误所致，不与羌、独、柴、前、芎、半、枳、桔等同行汗和之法所致也。又痘疹不宜轻用人参者，青干黑陷，血热毒盛也；若气虚顶陷、色白、皮薄、泄泻、浆清，必用也。"

16.《长沙药解》："人参补中气，中气健运，则升降复其原职，清浊归其本位，上下之呕泄皆止，心腹之痞胀俱消。仲景理中汤、丸，用之以消痞痛而止呕泄，握其中枢以运四旁也。大建中汤、大半夏汤、黄连汤诸方，皆用之治痞痛呕痢之证，全是建立中气，以转升降之机。"

17.《本草经读》："人参，《本经》止三十七字，其提纲云，主补五脏，以五脏属阴也。精神不安，惊悸不止，目不明，心智不足，皆阴虚为亢阳所扰也。今五脏得甘寒之助，则有安之、定之、止之、明之、升之、益之之效矣。曰邪气者，非指外邪而言，乃阴虚而壮火食气，火即邪气也。今五脏得甘寒助，则邪气除矣。余细味《经》文，无一字言及温补回阳，故仲景于汗、吐、下阴伤之症，用之以救津液，而一切回阳方中，绝不加此阴柔之品，反缓姜、附之功。故四逆汤、通脉四逆汤为回阳第一方，皆不用人参，而四逆加人参汤，以其利止亡血而加之；茯苓四逆汤用之者，以其在汗、下之后也。""仲景一百一十三方中，用人参者，只有一十七方，新加汤、小柴胡汤、柴胡桂枝汤、半夏泻心汤、黄连汤、生姜泻心汤、旋覆代赭石汤、干姜黄连黄芩人参汤、厚朴生姜半夏人参汤、桂枝人参汤、四逆加人参汤、茯苓四逆汤、吴茱萸汤、理中汤、白虎加人参汤、竹叶石膏汤、炙甘草汤，皆是因汗、吐之后，亡其阴津，取其救阴，如理中汤、吴茱萸汤，以刚燥剂中阳药太过，取人参甘寒之性，养阴配阳，以臻于中和之妙也。"

18.《衷中参西录》："方书谓人参不但补气，若以补血药辅之，亦善补血。愚则谓，若辅以凉润之药，即能气血双补。盖平其热性，不使耗阴，气盛自能生血也。"

19.《脏腑药式补正》："人参最富脂液，喜阴恶阳，故专于补五脏之阴，不可谓其独益脾胃。且向来以为大补元气者，正以阴液旺而气自充。其实味厚气薄，万不可误认为气药。自明以来，几有作为补气阳分之药者，最不可解。人参滋阴生津，诚是大补脾胃之健将，然补五脏之阴，绝非阳分之药，而洁古列于补气之首者，则甘温助阳之说，有以误之也。生用泻火，亦是甘寒能退虚热，万无可泻实火之理。"

20.《增订伪药条辨》："人参野生，历年愈久，性愈温和，其精力亦足。因其吸天空清静之气足，受地脉英灵之质厚，故效力胜也。秧种者，将山地垦成熟土，纯用粪料培养之，受气不足，故质不坚，入煎之，参渣即烂，臭之亦无香味，阴亏之证忌用。别直参，产韩国，即古之高丽。金刚山出者，曰金刚参，为最上品，即今之正官别直也。而拳头参次之。且有红白之分，红参鲜时亦是白参制成，不过加附子水以酿其色。考其性，红参又远不逮白参之平和。"

21.《本草正义》："古称人参，今有辽参、高丽参、党参之别。形色、性情、功效各有不同。""辽参、高丽参其力皆厚，惟一则甘而能清，一则甘而兼温，功力自别。若党参则为补脾缓和之药，而力量较为薄弱，三者之性情功用，迥乎不侔，万不能一陶同冶而无区别。""辽参微寒，功能养阴而清虚火，今用之阴虚有火，及吐衄失血后宜于清养，或汗家、失精家，阴液耗损，虚阳偏炽者，甚有经验，证以《本草经》之所谓人参味甘微寒者，气味甚合。寻绎《本经》主治，皆滋养阴液，生津补血之功，而非补气回阳之药；是皆辽参之功用，而非高丽参之兼有温性者可比。""辽参，富有养液，而为补阴之最，脱血、脱汗、失精家宜之，固也。而肺燥干咳，胃枯燥渴，或干呕呃逆者，皆赖以滋液生津，而无寒降戕伐，黏腻浊滞之弊。功在沙参、玉竹、二冬、二母之上，奚啻倍蓰，此其禀中和之气，不升不降，不倚不偏，所以可贵。或有以为阳药而补阳者，固非；即以为补气而能挽回元气者，亦妄也。""高丽参，气味浓厚，色亦重浊，具有温养生发之性。今用之于脾胃虚寒，真阳衰弱及中气不振，阴寒用事诸证，功效甚捷。较之辽参偏于养阴含有清凉气味者，性质迥异。证以《名医别录》之人参味甘微温，气味甚合。""高丽参之功用，本与辽参无甚差池，皆以养津滋液见长，补正固有奇功，去病亦鲜实效，故洄溪'长于补虚，短于攻疾'八字，可为定论。但辽参禀性醇正，绝无刚烈气象，是以滋养阴液尤其独步。而高丽参则已有刚健姿态，温升之性时时流露，所以兼能振作阳气，战胜阴霾。二者所主之病，虽同为阴枯血耗之候，惟阴虚之体相火易升，则宜于辽参，而不宜于丽参；若阴液既耗，而真阳亦衰，则宜用丽参，而不宜用辽参。一则养阴而兼理虚热，一则补阴而即以扶阳，各有专主，不容或紊。"

0055 人中白 rén zhōng bái (《日华子》)

【异名】 溺白垽(《别录》),溺垽(《本草经集注》),白秋霜(《积善堂经验方》),秋白霜(《医学入门》),粪霜(《王圣俞手集》),尿壶垢、尿干子(《四川中药志》)。

【基原】 为人科健康人尿自然沉结的固体物。

【药材】 人中白 *Praecipitatum Urinarium Hominis* 产于全国各地。

性状 本品呈不规则的板块状,大小不一,厚 3～5 mm。表面灰白色,凹凸不平,常有棱状,味微咸。

鉴别 在偏光显微镜下观察,粉末呈不规则的粒状或团块状,可见层状结构。团粒无色透明负低突起。重折率低。干涉色 1 级灰白。有近垂直的两组不完全解理。

【成分】 人尿在酸性环境沉淀的有尿酸(uric acid),尿酸盐,硫酸钙,磷酸氢钙,有时尚有数种氨基酸;在碱性环境沉淀的有碳酸钙,磷酸镁铵,磷酸钙,磷酸镁,尿酸铵,草酸钙等。人尿的沉淀物主成分是磷酸钙、尿酸钙。飞人中白成分应与人中白相仿;煅人中白主成分应是磷酸钙,可能尚含碳酸钙或石灰[1]。

【炮制】 1. 人中白 取原药材,置清水中漂洗 4～7 d,经常换水,取出,刮去杂质,日晒夜露 15 d,每日上午翻动 1 次,以无臭为度,晒干。

2. 煅人中白 取净人中白置坩埚内用武火煅至红透时,取出,放凉。

3. 飞人中白 取净人中白研成细粉,再水飞至无声为度。

饮片性状 人中白呈不规则的块片状,大小不等。灰白色或青灰色,光滑或有瘤状突起;有时一面平滑,另一面松泡而凹凸不平。质坚硬而脆,易碎断,断面起层,有尿臊气。煅人中白形状同人中白,但色较深,呈淡灰色,质松脆。飞人中白为白色粉末。

贮干燥容器内,密闭,置通风干燥处,防潮。

【药性】 咸,凉。归肺、心、膀胱经。

1.《品汇精要》:“味咸,性凉,味厚于气,阴也。”

2.《纲目》:“咸,平,无毒。”

3.《本草汇言》:“味咸,气寒,无毒。入足厥阴、少阴、太阳经。”

4.《本草乘雅半偈》:“入手太阴肺、足太阴脾经。”

【功用主治】 降火解毒,止血化瘀。主治肺痿劳热,吐血,衄血,喉痹,牙疳,口舌生疮,恶疮溃烂,烫火伤,跌打损伤。

1.《别录》:“疗鼻衄,汤火灼疮。”

2.《新修本草》:“主紧唇疮。”

3.《日华子》:“治传尸热劳,肺痿,心膈热,鼻洪吐血,羸瘦渴疾。”

4.《本草蒙筌》:“止肺痈吐血。”

5.《纲目》:“降火,消瘀血,治咽喉口齿生疮,疳䘌,诸窍出血,肌肤汗血。”

6.《本草正》:“降火清痰,消瘀血,止吐血衄血,退劳热,清肺痈肺痿,心膈烦热,烧研为末,大治诸湿溃烂,下疳恶疮,口齿疳蚀,虫䘌肿痛。生肌长肉,善解热毒。”

7.《玉楸药解》:“清心泄火,凉血止衄。”

【用法用量】 内服:研末,3～6 g。外用:研末吹、掺或调敷。

【宜忌】 《本草从新》:“阳虚无火,食不消,肠不实者忌之。”

【选方】 1. 治疗血汗鼻衄,五七日不住 人中白不拘多少,刮在新瓦上,用火逼干,研入麝香少许,温酒调服。(《经验方》)

2. 治走马牙疳 小便盆内白屑取下,入瓷瓶内,盐泥封固,煅红,研末,入麝香少许贴之。(《纲目》)

3. 治跌扑损伤闪挫,骨伤极重者 白秋霜研极细末。每服五分,好酒调下。(《积善堂经验方》)

4. 治偏正头痛 人中白、地龙(炒)等分。为末,羊胆汁和丸芥子大。以新汲水化一丸,注鼻中搐之。(《普济方》一滴金)

5. 治鼻中息肉 人中白,瓦焙为末。每服一钱,温汤下。(《朱氏集验方》)

【临床报道】 1. 治疗口疮 取人中白(刷净,新瓦煅透,研粉)100 g,白芷粉 100 g,冰片 15 g。上共研细末,过 120 目筛,调和均匀,制成口炎散。取少许放于口腔溃疡面上,每日 2～3 次。共观察 172 例,痊愈 162 例,无效 10 例,治愈率 94%[1]。

2. 治疗婴幼儿胎毒 用煅人中白 100 g,制炉甘石 60 g,枯矾、青黛 20 g,研细末备用。使用时用麻油调成糊状(药油比例为 1∶2,避免过干不易附着或过湿流失),外涂患处,每日 2 次。或视局都涂药后之干湿度而定,易干燥者则增加用药次数,原则上以保持局部湿润为度。共治疗 50 例,结果:痊愈 8 例,显效 29 例,有效 13 例[2]。

【各家论述】 1.《纲目》:“人中白,降相火,消瘀血,盖咸能润下走血故也。今人病口舌诸疮,用之有效,降火之验也。”

2.《本草经疏》:“溺白垽,其味咸,气凉,无毒,能泻肝、肾、三焦、膀胱有余之火。《本经》疗鼻衄,及《大明》治劳热、肺痿、心膈热、吐血、羸瘦、渴疾者,以其能入诸经泻去火邪也。凉能除热,故又治汤火灼疮。今人以之治口舌生疮、疳䘌等症多效,是其除热降火之验也。”

0056 人中黄 rén zhōng huáng (《日华子》)

【异名】 甘草黄(《医林纂要》),甘中黄(《现代实用中药》)。

【基原】 为甘草末置竹筒内,于人粪坑中浸渍一定时间后的制成品。

【制法】 选取粗大青竹,按节锯断,使成一端不通之竹筒,刮去外层青皮。另将甘草粉装入竹筒内,杵实,至离筒口约 0.3 cm,取竹茹丝铺上,用木塞塞紧,再用松香熔化封口,吊放在粪坑中,浸 49 d 取出(一般多于冬季浸入,至翌年春取出),放在长流水中漂洗 49 d,捞起,再日晒夜露 49 d,至无臭气。阴干后将竹筒劈开,取出人中黄,再经日晒夜露 7 d 即得。

【药材】 人中黄 *Pulvis Glycyrrhizae Praeparatus* 产于全国各地。

性状 本品完整者呈圆柱形,外表及断面均呈暗黄色,较粗糙,可见甘草纤维纵横交错聚集,质紧密略坚硬,表面易剥落。有特殊气味。

【药性】 甘、咸,寒。归心、胃经。

1.《本草发挥》:“性凉。”

2.《本草汇言》:“味苦、微甘,气大寒,无毒。”

3.《本草备要》:“甘、寒,入胃。”

4.《本经逢原》:“甘、咸,寒。”

5.《玉楸药解》:“入手少阴心、足少阳胆经。”

【功用主治】 清热凉血,泻火解毒。主治温热疫毒发斑,痘疮,丹毒,恶疮,中诸毒。

1.《日华子》:"治天行热疾。"

2.《本草蒙筌》:"治疫毒。"

3.《本草经疏》:"解胃家热毒。"

4.《本草备要》:"泻热,清痰火,消食积,大解五脏实热。治天行热狂,痘疮血热,黑陷不起。"

5.《本经逢原》:"解天行狂热,温毒发斑。"

6.《医宗金鉴》:"主天行热疾,及解中诸毒,恶菌毒,恶疮。"

【用法用量】 内服:煎汤(布包),6～10 g;或入丸、散。

【宜忌】《本草经疏》:"伤寒温疫非阳明实热者不宜用;痘疮非火热郁滞而紫黑干陷倒靥者不宜用。"

【选方】 1. 辟瘟 人中黄不拘多少,饭为丸,绿豆大。下十五丸。(《松峰说疫》人中黄丸)

2. 治呕血吐痰,心烦骨蒸者 人中黄为末。每服三钱,茜根汁、竹沥、姜汁和匀服之。(《丹溪心法》)

3. 治丹毒 人中黄 6 g,金银花 4.5 g,丹皮 4.5 g,生山栀 6 g。水煎,每日 3 次分服。(《现代实用中药》)

4. 治中河豚菌毒及一切恶疮 人中黄、酒大黄各等分,为末。无灰酒服。须臾泻利,毒即随出,虽大渴,不可饮水。(《本经逢原》)

0057 人头七 rén tóu qī (《陕西中草药》)

【异名】 开口箭、人参果(《陕西中草药》),牛党参(云南)。

【基原】 为兰科角盘兰属植物角盘兰的带块茎全草。

【原植物】 角盘兰 *Herminium monorchis* (L.) R. Br. [*Ophrys monorchis* L.; *H. tanguticum* Rolfe]

多年生草本,高 5.5～35 cm。块茎球形,直径约 8 mm。茎直立,下部生 2 或 3 枚叶。叶狭椭圆状披针形或狭椭圆形,长 4～10 cm,宽 1～2.5 cm,先端近急尖,基部渐狭略抱茎。圆柱状总状花序,长达 15 cm,具多数花;花苞片条状披针形;花瓣近于菱形,向先端渐狭,或在中部多少 3 裂;唇瓣肉质增厚,与花瓣等长,基部凹陷,近中部 3 裂;退化雄蕊 2,显著;柱头 2 裂,叉开;子房无毛。蒴果长圆形。

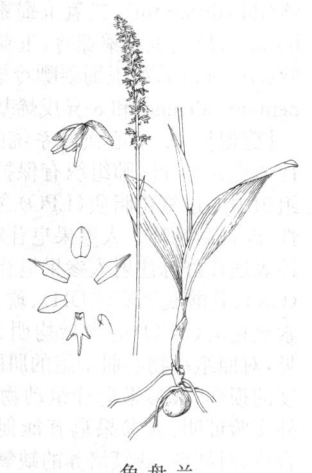

角盘兰

生于海拔 500～4 200 m 的山坡草地。分布于华北、东北及山东、河南、陕西、甘肃、青海等地。

【采收加工】 7～9 月采挖,晒干。

【药性】《陕西中草药》:"味甘,性温。"

【功用主治】 补肾健脾,活血调经,解毒。主治头昏失眠,须发早白,不欲食,月经不调,毒蛇咬伤。

1.《陕西中草药》:"强心补肾,生津止渴,补脾健胃,调经活血。主治神经衰弱,失眠头昏,烦躁口渴,不思饮食,肾虚,须发早白,月经不调。"

2.《全国中草药汇编》:"滋阴补肾,养胃,调经。"

3.《秦岭巴山天然药物志》:"解毒,消肿止痛。治毒蛇咬伤。"

【用法用量】 内服:煎汤,9～12 g;或浸酒。外用:鲜品捣敷。

【选方】 治毒蛇咬伤 角盘兰全草配蛇见退共捣外敷。(《秦岭巴山天然药物志》)

0058 人血七 rén xuě qī (《陕西中草药》)

【异名】 野人血草、大人血七、大金盆(《陕西中草药》),野人血(《湖北中草药志》)。

【基原】 为罂粟科金罂粟属植物人血草的带根全草或根。

【原植物】 人血草 *Stylophorum lasiocarpum* (Oliv.) Fedde

多年生草本。茎高 30～50 cm,一般不分枝,含红色汁液,茎、叶柄及叶背均被褐色卷曲的柔毛。基生叶叶柄长为 7.5～10 cm;叶片大头羽状深裂至中脉,裂片 4～7 对,侧面的斜卵形,边缘粗齿状,顶生裂片最大,宽卵形,长 7.5～10 cm,宽 5～7.5 cm;茎上部生叶 2～3 片,近对生或近轮生,长达 20 cm。聚伞花序伞状,花 4～6 朵;苞片窄卵形;花梗长 5～15 cm;萼片 2;花瓣 4,黄色,倒卵形;雄蕊多数;子房有短毛。蒴果细圆柱形,有短柔毛。

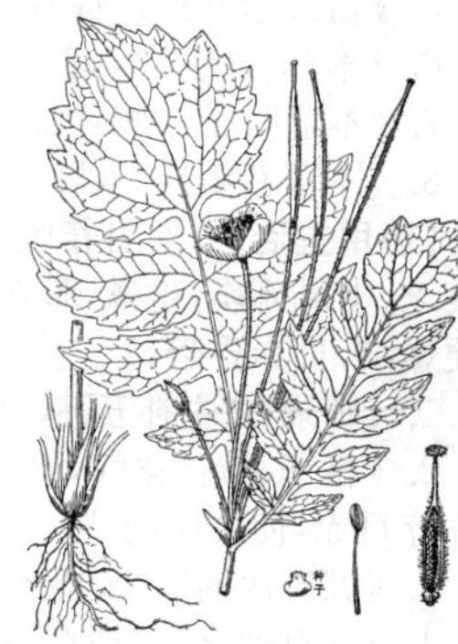

人血草

生于海拔 700～2 200 m 的高山林下阴处。分布于湖北、四川、陕西等地。

【采收加工】 7～9 月间采挖,晒干。

【成分】 全草含生物碱:有四氢黄连碱(tetrahydrocoptisine),血根碱(sanguinarine),白屈菜红碱(chelerythrine),黄连碱(coptisine),别隐品碱(allocrytopine),原阿片碱(protopine)等[1]。

【药性】 苦、涩,平。归肝经。

1.《陕西中草药》:"味苦涩,性平。"

2.《湖北中草药志》:"苦,微寒。"

【功用主治】 活血散瘀,止痛止血。主治跌打损伤,外伤出血,月经不调,疮疖,咳血,吐血,鼻衄,尿血,便血,疮疖。

1.《陕西中草药》:"活血调经,行气散瘀,止血止痛。主治跌打损伤,外伤出血,劳伤,月经不调,疮疖。"

2.《湖北中草药志》:"用于咳血、吐血、鼻衄、尿血、便血、小便不通。"

【用法用量】 内服:煎汤,3～9 g;或浸酒。外用:研末撒;或捣烂敷。

【选方】 1. 治外伤出血 人血七、索骨丹、红三七各等量。共研细粉,撒敷创口。

2. 治疮疖 人血七、螺丝七各等量。共研细粉,用醋调敷患处。(1、2 方出自《陕西中草药》)

3. 治小便不通 人血草 15 g。水煎,日服 2 次,连服3 d。(《湖北中草药志》)

0059 人乳汁 rén rǔ zhī (《别录》)

【异名】 奶汁(《纲目》)。

【基原】 为人科健康哺乳期妇女的乳汁。

【成分】 每100 g人乳汁含水分88 g,蛋白质1.5 g,脂肪3.7 g,碳水化合物6.4 g,灰分0.3 g,钙34 mg,磷15 mg,铁0.1 mg,维生素A 250 μg,硫胺素(thiamine)0.01 mg,核黄素(riboflavin)0.04 mg,烟酸(nicotinic acid)0.1 mg,抗坏血酸6 mg[1]。人乳汁中还含以下少量成分:50多种单分支或多分支脂肪酸[2],各种寡糖[3~7]及溶菌酶[8]。

【药性】 甘、咸,平。归心、肺、胃经。

1.《千金方》:"甘、平,无毒。"

2.《日华子》:"冷。"

4.《纲目》:"甘、咸,平,无毒。"

5.《雷公炮制药性解》:"入心、肝、脾三经。"

6.《本草经疏》:"入心、肾、脾。"

7.《本草汇言》:"味甘咸,气寒。可升可降,通行十二经。"

8.《本草新编》:"入肺、胃、脾、肾。"

【功用主治】 滋阴养血,润燥止渴。主治虚劳羸瘦,精神衰乏,中风瘫痪,痨嗽,骨蒸盗汗,噎膈,消渴,血虚经闭,大便燥结,目赤昏暗。

1.《别录》:"主补五脏,令人肥白悦泽。""疗目赤痛多泪。"

2.《日华子》:"益气,治瘦悴,悦皮肤,润毛发;点眼止泪,并疗目赤,使之明润。"

3.《韩氏医通》:"大能益心气,补脑,治消渴症,风火症。"

4.《本草通玄》:"补真阴。"

5.《本草新编》:"补精血,益元气,肌瘦皮黄,毛发焦槁者速觅;筋挛骨痿、肠胃秘涩者当求。健四肢,荣五脏,明眼目,悦容颜,安养神魂,滑利关格。"

6.《本草再新》:"补心益智,润肺养阴,除烦止渴,清热利水,止虚劳咳嗽,治眼目昏红。"

7.《随息居饮食谱》:"补血,充液,填精,化气生肌,安神益智,长筋骨,利机关,壮胃养脾,聪耳明目。"

【用法用量】 内服:新鲜乳趁热。外用:点眼。

【宜忌】《本草经疏》:"脏气虚寒,滑泄不禁,及胃弱不思食,脾虚不磨食,并不宜服。"

【选方】 1. 治虚损劳瘵 用无病妇人乳三酒杯,将瓷碟晒极热,置乳于中,次入麝香末少许,木香末二分,调匀服,后饮浓茶一酒盏,次日服接命丹。(《濒湖集简方》德生丹)

2. 治男妇气血衰败,痰火上升,左瘫右痪,中风不语,手足臂体疼痛,动履不便,饮食少进 人乳二酒盏(香甜白者佳),以好梨汁一酒盏,炖滚热。每日五更后一服。能消痰,补虚,生血。(《摄生众妙方》接命丹)

3. 治肝热眼赤痛 人乳汁半合,古字钱十枚。上以乳汁于铜器中,磨钱令变色,煎稀稠成煎,瓷瓶收盛。每取少许点目眦头,日三五度。(《圣惠方》乳汁煎)

4. 治臁胫生疮 人乳、桐油等分,和匀。以鹅翎扫涂,神效。(《摘玄方》)

5. 治初生不尿 人乳四合,葱白一寸。煎滚,分作四服,即利。(《外台秘要》)

6. 治百虫入耳 人乳滴之即出。(《圣惠方》)

【各家论述】 1.《本草汇言》:"人乳主充和脏腑,荣华腠理,灌溉百骸,润泽枯燥,人身转运之神液,益寿延年之圣药也。凡治元神不足,精神衰乏,咳嗽无痰,日晡潮热;或阴虚火动而骨蒸盗汗;或久患劳嗽而时有红痰;或面赤口燥而烦渴引饮;或肌瘦皮黄而毛发焦槁;或筋挛骨痿而四肢乏力;或血竭阴消而肠胃闭结;或三消渴燥而多食易饥;或目暗昏蒙而瞳仁干结,是皆元虚火胜之证,惟此濡润养荣之剂,统能治之。"

2.《本草经疏》:"乳属阴,其性凉而滋润,血虚有热,燥渴枯涸者宜之。"

3.《玉楸药解》:"乳汁,清肺除烦,滋肝润燥,暖服不热,冷饮则凉,润肺滋肝是其长耳,抑阴扶阳非所能也。至酥、酪之类,冷食寒饮,极损中气,阳亏土湿,切当远之。"

4.《随息居饮食谱》:"乳汁,气血所化,初生借以长成强壮,小儿周岁即宜断乳,必以谷食,始可培植后天。故大人饮乳,仅能得其滋阴养血,助液濡枯,补胃充饥而已。设脾弱气虚,膏粱湿盛者饮之,反有滑泻、酿痰、减餐、痞闷之虞。"

0060 人参子 rén shēn zǐ(《纲目拾遗》)

【基原】 为五加科人参属植物人参 *Panax ginseng* C. A. Mey. 的果实。

【原植物】 参见"人参"条。

【采收加工】 8~9月果熟时采摘,晒干。

【成分】 果实含人参皂苷(ginsenoside)Rb_1、Rb_2、Rc、Rd、Re、Rg_1、Rg_2、Rh_1、Rh_2,20(R)-人参皂苷Rg_2[1~3];氨基酸:天冬氨酸、苏氨酸、谷氨酸、丝氨酸、甘氨酸、丙氨酸等17种,烟酸PP,维生素C[4],钾、钠、铁、锌、锰、镁、铜、硒等无机元素[4,5];挥发油:檀香萜醇(santalol),1,2,3,3a,4,5,6,7-八氢-1,4-二甲基-7-(1-甲基乙烯基)-〔1R(1α,3aβ,4α,7β)〕-薁{1,2,3,3a,4,5,6,7-octahydro-1,4-dimethyl-7-(1-methyl ethenyl)-〔1R(1α,3aβ,4α,7β)〕-azulene}等29个成分[4];又含杂多糖F[6]。

种子中含细胞激肽素(cytokinin),主要由二氢玉蜀黍嘌呤(dihydrozeatin),二氢玉蜀黍嘌呤核苷(dihydrozeatin riboside),反式玉蜀黍嘌呤,玉蜀黍嘌呤核苷,顺式玉蜀黍嘌呤(*cis*-zeatin),顺玉蜀黍嘌呤核苷,8-异戊烯基腺嘌呤(isopentenyladenine)和8-异戊烯基腺苷[7]组成。

【药理】 1. 对心血管系统的影响 人参果皂苷对失血性休克犬心、肝、肺组织有保护作用,可减少失血性休克犬组织中的过氧化脂质(LPO)含量;降低血清乳酸脱氢酶活性,改善微循环。人参果皂苷对失血性休克犬的保护作用,还表现在静脉注射人参果皂苷可使犬心肌中磷酸肌酸激酶(CK)、乳酸脱氢酶(LDH)、琥珀酸脱氢酶(SDH)和细胞色素氧化酶(CCO)的含量均明显高于对照组。电镜检查可见,对照组动物心肌细胞的肌膜、核膜和线粒体均有不同程度的损伤,人参果皂苷组动物心肌细胞基本正常[1~6]。体外实验证明:人参果皂苷能促进乳鼠培养心肌细胞DNA合成,对缺糖、缺氧培养的缺氧性损伤心肌细胞具有保护作用[1]。采用健康杂种犬静脉输注维拉帕米(异搏定)造成急性心力衰竭动物模型,静脉给予不同剂量的人参子注射液,发现可明显降低心脏前负荷,改善心脏的收缩功能,增加心输出量[7]。

2. 对血脂的影响 人参果皂苷能显著降低老年大鼠心肌和脑组织脂褐质及血清过氧化脂质(LPO)含量,可升高高密度脂蛋白胆固醇(HDL-C)及其亚组分的含量,增加高密度脂蛋白胆固醇/血清总胆固醇的比值。上述作用均有助于防止动脉粥样硬化的发生[8]。

3. 对神经-垂体-肾上腺皮质系统的影响 人参果皂苷具有强壮作用,可兴奋垂体-肾上腺皮质功能,而且可使处于衰竭下的肾上腺皮质功能受到保护。大鼠腹腔注射人参果皂苷30 mg/kg,可使肾上腺内维生素C的含量降低[9, 10]。实验证明，腹腔注射人参果皂苷 60 mg/kg，可明显延长小鼠缺氧存活时间和游泳持续时间，具有显著的抗缺氧、抗疲劳作用[11]。

4. 其他作用　人参果皂苷 100 mg/kg 口服或 60 mg/kg 肌内注射，对大鼠的幽门结扎性、5-羟色胺(5-HT)性、内毒素性实验性胃溃疡有抑制作用[12]。

【功用主治】 补气延年。主治气虚乏力，头昏失眠，胸闷气短。

《纲目拾遗》："发痘行浆。凡痘不能起发分标行浆者，药内加参子，后日无痒塌之患。"

【用法用量】 内服：煎汤，3～10 g；或提取其中皂苷制成片剂服。

【临床报道】 1. 延缓衰老　将 434 例 50～70 岁无急性疾病的中老年人随机分为治疗组与双盲对照组。治疗组 327 例口服人参果皂苷片(每片 25 mg)，每日 150 mg，分 3 次服，2 个月为 1 个疗程。对照组服安慰剂，外观与剂量同治疗组。观察项目有：常见老化症状(头昏、易疲劳、胸闷、睡眠不良、食欲不振)，智力测定(瞬时记忆、记忆广度、复杂动作反应时间)，平衡调节功能(单腿直立闭目试验)，以及血压、心率、心电图、常规化验、血糖、血脂、睾酮、雌二醇、皮质醇、环磷腺苷等。结果：总疗效治疗组为 84.22%，对照组为 25.24%，两组间差异非常显著($P<0.01$)[1]。

2. 治疗慢性再生障碍性贫血　人参果皂苷片(每片 25 mg)，每日 150 mg，分 3 次口服。观察 57 例，半数患者同时应用雄激素，贫血严重者多次少量输新鲜血。结果：外周血中血红蛋白和白细胞数均较给药前显著提高($P<0.05$)；头晕、乏力、食欲不振、出血等症状均有不同程度的改善。随访有 9 例恢复轻体力劳动(占 19.1%)，14 例血象及临床症状有明显改善(占 29.8%)，有效率为 48.9%；20 例临床症状有改善，血象无改善，4 例死亡。个别病例有胃肠道反应[2]。

0061 人参叶 rén shēn yè (《增订伪药条辨》)

【异名】 人参苗(《卫生易简方》)，参叶(《本草从新》)。

【基原】 为五加科人参属植物人参 *Panax ginseng* C. A. Mey. 带茎的叶。

【原植物】 参见"人参"条。

【采收加工】 8～9 月收集茎叶，晒干。

【药材】 人参叶 *Folium Ginseng*　主产于吉林、辽宁、黑龙江；河北、山西及北京等地有引种。

性状　本品常扎成小把，呈束状或扇形，长 12～35 cm。掌状复叶带有长柄，暗绿色，3～6 枚轮生。小叶通常 5 枚，偶有 7 或 9 枚，呈卵形或倒卵形，基部的小叶长 2～8 cm，宽 1～4 cm；上部的小叶大小相近，长 4～16 cm，宽 2～7 cm，基部楔形，先端渐尖，边缘具细锯齿或刚毛，上表面叶脉生刚毛，下表面叶脉隆起。纸质，易碎。气清香，味微苦而甘。

鉴别　(1) 粉末特征：棕绿色。①叶上表皮细胞形状不规则，略呈长方形，长 35～92 μm，宽 32～60 μm，垂周壁波状弯曲，有的略呈连珠状增厚，表面具放射状角质纹理。②叶下表皮细胞较小，气孔不定式，保卫细胞长 31～35 μm。叶肉无栅栏组织，多由 4 层类圆形薄壁细胞组成，直径 18～29 μm，含叶绿体或草酸钙簇晶，草酸钙簇晶直径 12～40 μm，棱角尖锐。

(2) 参见"人参"条。

品质标志　《中华人民共和国药典》2005 版规定：本品含人参皂苷 Rg1($C_{42}H_{72}O_{14}$)和人参皂苷 Re($C_{48}H_{82}O_{18}$)的总量不得少于 2.25%。

【成分】 人参茎叶含三萜类及其皂苷成分：人参皂苷(ginsenoside) Rb_1、Rb_2、Rc、Rd、Re、Rf、Rg_1、Rg_2、Rg_3、Rg_4、Rg_6、Rg_7、Rh_1、Rh_2、Rh_3、Rh_5、Rh_6、Rh_7、Rh_8、Rh_9、Rg_6[1～13]、Rg_7、F_1、F_2、F_3、F_4、La，20(R)人参皂苷〔20(R)-ginsenoside〕Rg_2、Rh_2，20(S)人参皂苷 Rh_2〔20(S)-ginsenoside-Rh_2〕，20-葡萄糖人参皂苷 Rf(20-glucoginsenoside-Rf)，20(R)原人参二醇〔20(R)protopanaxadiol〕，20(R)原人参三醇〔20(R)protopanaxatriol〕，20(R)-达玛烷-3β，6α，12β，20，25-五醇〔20(R)-dammar-3β，6α，12β，20，25-pentol〕及其苷[1～10]，珠子参苷(majoroside)F_2[14]。

黄酮类成分：山柰酚(kaempferol)，三叶豆苷(trifolin)，人参黄酮苷(panasenoside)即是山柰酚-3-O-葡萄糖基(1→2)半乳糖苷〔kaempferol-3-O-glucosyl(1→2)galactoside〕[15]。

脂肪酸及其酯：9，12，15-二十二碳三烯醇(9，12，15-docosatrienol)，棕榈酸(palmitic acid)，7，10，12-十六碳三烯酸甲酯(methyl-7，10，12-hexadecatrienoate)，11，14，17-二十碳三烯酸甲酯(methyl 11，14，17-eicosatrienoate)，亚麻酸甲酯(methyl linolenate)，3，7，11，15-四甲基-2-十六烯-1-醇(3，7，11，15-tetramethyl-2-hexadecen-1-ol)，甘油(glycerol)，乙酸-2，2-二甲基苯酯(2，2-dimethyl phenyl acetate)，亚油酸甲酯(methyl oleate)等[16]。

挥发油中含倍半萜烯类：(Z)-β-金合欢烯〔(Z)-β-farnesene〕，β-芹子烯(β-selinene)，异长叶烯(isolongifolene)，β-檀香萜烯(β-santalene)，别香橙烯(alloaromadendrene)[17]；还含十六碳烯酸(hexadecenoic acid)，1，7，7-三甲基-双环(2.2.1)-2，3-已二酮〔1，7，7-trimethyl-bicyclo(2.2.1)-2，3-hexanedione〕，(2E，4E)-癸二烯醛〔(2E，4E)-decadienal〕，D4(8)-对盖烯-3-酮〔D4(8)-*p*-menthene-3-one〕，2，6-二叔丁基-4-甲基苯酚(2，6-di-tert-butyl-4-methylphenol)，2-甲基十六酸甲酯(2-methylmethahexadecanoate)[18]。

又含氨基酸：天冬氨酸，苏氨酸等 16 种[19]；多糖：含多糖 S-1[20]，叶含多糖 PG-Ⅰ、PG-Ⅱ、PG-Ⅲ[21]，RG-Ⅱ；多糖 GL-RⅠ，GL-RⅡ and GL-RⅢ[22]，GL-4[23]；杂多糖 PN[24]，中性杂多糖 GL-Nia、GL-Nib，酸性糖[25] GL-A1a、GL-A1b，叶还含硫代巴比土酸(thiobarbituric acid)(TBA)[22]。

【药理】 1. 对中枢神经系统的作用　(1) 对学习记忆的影响　人参茎叶皂苷 50 mg/kg，腹腔注射，连续给药 6 d，可提高小鼠在单向穿梭迷宫中条件回避反应出现率，缩短反应运动时，改善电休克所致的记忆障碍作用[1]。

(2) 对脑内物质的影响　人参茎叶皂苷能显著增加小鼠脑内 RNA 的含量和全脑去甲肾上腺素的含量[1]。

2. 对免疫功能的影响　每日 1 次连续 3 d 给老龄大鼠腹腔注射人参叶总皂苷 12.5 mg/kg、25 mg/kg 或 50 mg/kg，可使降低的中性粒细胞和淋巴细胞的功能得到恢复[2]。人参茎叶总皂苷给自发性高血压大鼠灌胃 150 mg/kg，连续 7 d，用药后第三日腹腔注射羊红细胞，可使空斑形成能力提高，人参茎叶皂苷对自发性高血压大鼠的免疫功能促进作用，对于治疗原发性免疫缺陷有一定意义[3]。人参茎叶皂苷 200 mg/kg 可促进小鼠血清中 IgG、IgA、IgM 的生成而其 50 mg/kg、100 mg/kg 对促进 IgG 的生成更为显著[4]。

3. 对心血管系统的作用　(1) 对心脏的影响　1%人参茎叶黄酮 0.2 ml 可明显增加离体豚鼠冠脉流量[5]。人参茎叶皂苷 10 mg/kg、20 mg/kg、40 mg/kg，人参茎叶二醇组皂苷和三醇组皂苷 5 mg/kg、10 mg/kg、20 mg/kg 能显著抑制犬心肌细胞 Na^+，K^+-ATP 酶的活性[6]。

(2) 降压作用　麻醉猫或犬静注人参茎叶皂苷 50 mg/kg 或人参茎叶黄酮 20 mg/kg 有显著的降压作用[7]。

4. 对耐缺氧能力的作用　人参茎叶黄酮 100～200 mg/kg，腹腔注射可提高小鼠常压、低压耐缺氧能力，对常压并用异丙肾上腺素小鼠缺氧有保护作用[8]。

5. 对血液流变学及红细胞膜流动性的影响　人参茎叶的人参二醇皂苷抑制花生四烯酸、ADP、胶原和凝血酶诱导的血小板聚集，并减少血小板血栓烷 B_2（TXB_2）的产生和释放，增加血小板中 cAMP 含量[9]。茎叶皂苷 60 mg/kg 灌胃，可明显抑制血瘀大鼠的血栓形成，降低其血细胞比容，增加血瘀动物红细胞膜流动性[10]。人参茎叶皂苷 100 mg/kg 灌胃，连续 8 星期，对高脂血症造型的家兔引起血小板膜功能和膜组分损伤有保护作用。使膜流动性显著增大，胆固醇/磷脂（ch/pl）比值显著下降。Rb_1 和 Rg_1，25 mg/kg 能显著增高动脉壁前列环素（PGI_2）含量及血浆 PGI_2/TXA_2 比值[11]。

6. 对垂体-肾上腺皮质系统的影响　人参茎叶乙醇提取物 10 g/kg 给大鼠灌胃，能明显降低肾上腺内维生素 C 的含量，但不能使去垂体动物的肾上腺内维生素 C 含量降低。人参茎叶有效成分可能是通过刺激下丘脑或垂体前叶而使 ACTH 释放增加[12]。

7. 对物质代谢的影响　(1) 对脂质代谢的影响　人参茎叶皂苷 Re(60 mg/kg)，每日 1 次，对于醋酸泼尼松所致雄性兔的血清总脂、总胆固醇、三酰甘油的升高和皮质醇的下降具有显著的抑制作用[13]。人参茎叶皂苷使家兔血清脂质含量降低，总胆固醇与高密度脂蛋白胆固醇的比值降低，高剂量能升高高密度脂蛋白的含量，降低动物壁脂质含量及心、肝组织内总胆固醇水平[14～16]。

(2) 对蛋白质代谢的影响　人参茎叶皂苷对未成年小鼠、大鼠和猪均能促进其生长，在使动物体重增加的同时，可明显增加肝和肌肉组织中蛋白质和 DNA 的含量[17]。采用氚标记的亮氨酸、胸腺嘧啶核苷和尿嘧啶核苷，观察人参茎叶皂苷对标记前体掺入骨髓细胞、肝组织细胞、肾组织细胞中的 DNA、RNA、蛋白质的影响，同时观察氚标记的亮氨酸掺入血清蛋白的影响，结果表明人参茎叶皂苷对核酸和蛋白质的合成有促进作用[18]。

(3) 对水盐代谢的影响　注射垂体后叶素可使人参茎叶皂苷的醋酸去氧皮质酮样作用增强，一系列实验说明，人参茎叶皂苷对水盐代谢的影响，可能是其刺激盐皮质激素释放的结果[19～21]。

8. 抗肿瘤作用　人参茎叶皂苷对小鼠肉瘤 S_{180} 和小鼠艾氏腹水瘤均有抑制作用[12～22]。人参叶二醇组皂苷作用于培养的小鼠网织细胞肉瘤 ARS 细胞，24 h 后，可诱导瘤细胞一定程度的表型逆转，并伴有瘤细胞再接种后体内生长的抑制，初步表明二醇组皂苷在体外具有一定的抗肿瘤作用[23]。人参茎叶皂苷与化疗药物环磷酰胺配合应用时，能增强后者的抗肿瘤作用[12～22]。

9. 延缓衰老作用　人参茎叶皂苷能使家蚕食量减少，体重增加缓慢，使家蚕幼虫的生长期明显延长[24]。人参茎叶皂苷能延长人胚肺二倍体细胞的传代寿命，促进细胞生长增殖，增强肝三磷酸腺苷酶（ATP 酶）及降低碱性磷酸酶（ALP 酶）活性，促进 DNA 合成，提高巨噬细胞吞噬功能[25]。能显著地抑制小鼠脑、肝组织中的脂质过氧化，提高红细胞中超氧化物歧化酶含量和过氧化氢酶活性，并对大鼠大脑皮质和肝脏中脂褐素生成有显著地抑制作用[26]。电镜下观察，服用人参茎叶总皂苷 3 个月，可见老年组大鼠心肌细胞中脂褐素出现几率较对照组少，核边缘较为整齐[27]。

10. 对机体抗应激能力的影响　人参茎叶对高温、低温和微波辐射的应激条件下的机体具有保护作用[28, 29]。人参茎叶皂苷灌胃给药，连续 3 d，对烫伤性应激小鼠有良好的保护作用，使小鼠死亡率明显降低[30]。

毒性　人参茎叶皂苷小鼠静注的 LD_{50} 为 1 025.81 mg/kg[31]。

【药性】　苦、微甘，寒。归肺、胃经。

1.《本草从新》："大苦，大寒。"

2.《纲目拾遗》："气清香，味苦、微甘。"

3.《本草再新》："无毒，入肺、胃二经。"

【功用主治】　清热解暑，生津止渴。主治暑热口渴，热病伤津，胃阴不足，消渴，肺燥干咳，虚火牙痛。

1.《药性切用》："泻热生津。"

2.《药性考》："清肺生津止渴。"

3.《纲目拾遗》："补中带表，大能生胃津，祛暑气，降虚火，利四肢头目。浸汁沐发，能令光黑而不落。醉后食之，解酲第一。"

4.《唐山中草药》："治肺热音哑。"

【用法用量】　内服：煎汤，3～10 g。

【宜忌】　脾胃虚寒者慎服。

1.《本草从新》："损气败血，其性与人参相反。"

2.《药性切用》："苦寒不甚益人，虚甚者忌之。"

【选方】　治蜂蝎螫人　人参苗，细嚼搽擦之。（《卫生易简方》）

【临床报道】　1. 治疗冠心病，高脂血症，糖尿病　口服人参皂苷糖衣片（以人参地上部分制成），每片含人参皂苷 20 mg，第一个星期每日 3 次，每次 2 片，以后改为每次 3 片，连服 10～12 星期。观察冠心病 80 例，结果：胸闷、心绞痛、食欲差、睡眠差、体力差等症状平均好转率为 66.1%；其中胸闷好转率为 61.42%，心绞痛好转率为 74.23%；心电图好转率为 42.5%。观察高脂血症 80 例，结果胆固醇下降 0.78 mmol/L（30 mg%）以上的 59 例，占 79.45%，β-脂蛋白下降 0.78 mmol/L（30 mg%）以上的 66 例，占 82.5%。观察糖尿病患者 93 例，血糖下降 1.08 mmol/L（30 mg%）以上者 72 例，占 77.42%[1]。

2. 治疗慢性乙型肝炎　用肝复康（每片 27.5 mg，含人参茎叶皂苷与柴胡皂苷 10∶1）口服，每日 3～6 片，1 个月为 1 个疗程，连续 2～3 个疗程。共观察 360 例，除服少量维生素类药物外，停用其他保肝药，结果：临床控制 66 例，显效 87 例，有效 166 例，无效 41 例，总有效率为 88.6%。降酶（氨基转移酶）率为 96.9%，复常率为 77.9%；HBsAg 的阴转下降率为 44.7%[2]。

3. 治疗疖肿　秋季采挖人参时，采集其茎叶及杂根，洗净，水煎 1～2 次，去渣，合并滤液，文火煎为膏，装入广口瓶，高压灭菌。用时将浸膏涂于消毒好的厚纸上，贴敷患处，隔日换药 1 次。共观察颈、背、面部疖或疖病等 60 例，结果：经 2～3 次贴敷治愈者 48 例，4 次治愈者 5 例，症状减轻者 5 例，无效 2 例[3]。

【各家论述】　《纲目拾遗》："辽参之叶也，以其气味清香而微甘，善于生津，又不耗气，代茶叶入汤用，不计入药用也。近因辽参日贵，医辄以代之，凡症需参而无力者，辄市叶以代。然百草本性，大率补者多在根，叶则枝节之余气，不可以言补也。参叶虽禀参之余气，究其力止能行皮毛四肢，性带表散，与参力远甚。惟可施于生津润燥、益肺和肝之用。今一概用作培补元气，起废救危，何不察之甚耶！”

0062 人参花 rén shēn huā 《中药志》

【基原】 为五加科人参属植物人参 *Panax ginseng* C. A. Mey. 的花序。

【原植物】 参见“人参”条。

【采收加工】 6～7 月采摘花序，烘干。

【成分】 人参花蕾含皂苷：人参皂苷（ginsenoside）Ro、Rb_1、Rb_2、Rb_3、Rc、Rd、Re、Rf、Rg_1、Rg_2、Rh_1、Rh_2、F_3，人参皂苷 M_7cd Ⅰ、Ⅱ、Ⅲ，20(R)-人参皂苷-Rh_2，20-葡萄糖人参皂苷 Rf（20-gluco-ginsenoside-Rf）[1～7]，绞股蓝苷（gypenoside）ⅩⅦ和三七皂苷（notoginsenoside）-E[8]。挥发油：顺式-β-金合欢烯（β-farnesene），α 和 β-香橙烯（aromadendrene），α 和 β-檀香萜烯（santalene），β-榄香烯（β-elemene），β-古芸烯（β-gurjunene），棕榈酸（palmiticacid），氨基甲酸苯酯（phenylcarbamate），2-甲基-6-乙基辛烷（2-methyl-6-ethyloctane），2,5,6-三甲基辛烷（2,5,6-trimethyloctane），2,2,3-三甲基己烷（2,2,3-trimethylhexane），喇叭茶烯（ledene）等 25 种成分；其中倍半萜成分的含量占 46%[9]，3-甲基十四烷（3-methyltetradecane），正十五烷（*n*-pentadecane），2-十七烷酮（2-heptadecanone），棕榈酸，棕榈酸甲酯（methylpalmitate）[10]。又含天冬氨酸，苏氨酸，丝氨酸，谷氨酸等 16 种游离氨基酸，此外 2 个酸性多肽[11]，含钾、钠、钙、镁、铝、铜、锌、锰、铁、铅、镉、钴、镍等无机元素[12]。

【药理】 1. 对心血管系统的影响　人参花蕾苷具有明显的抗休克作用，可减少失血性休克犬乳酸脱氢酶（LDH）活性，改善微循环因缺血所致的缺氧环境[1]；还可降低失血性休克犬心、肝、肺组织中过氧化脂质（LPO）的含量[2]。给小鼠灌服人参花皂苷，剂量分别为 12.5 mg/kg、25 mg/kg 和 50 mg/kg，连续 10 d，测得 3 个剂量组小鼠心肌的 cAMP 含量均较生理盐水组小鼠心肌 cAMP 含量有显著提高并且随剂量增加作用增强，人参花皂苷也使小鼠心肌 cGMP 含量增加，除了 12.5 mg/kg 剂量组外，其余各组差异显著。3 个剂量组的 cAMP/cGMP 比值也随用药剂量增加而提高[3]。

2. 抗溃疡作用　人参花皂苷 60 mg/kg 肌内注射对幽门结扎和利舍平、阿司匹林所致的实验性胃溃疡动物模型均有抑制作用，并能明显抑制大鼠胃液分泌量、降低胃酸酸度及蛋白酶的活性。对组胺和乙酰胆碱引起的大鼠和豚鼠离体肠痉挛性收缩，也有部分对抗作用[4]。

3. 抗肿瘤作用　人参花皂苷体外试验可提高小鼠脾脏天然杀伤细胞（NKC）活性，并可在刀豆球蛋白-A（Con-A）存在情况下诱生 γ-干扰素（γ-IFN）和白介素-2（IL-2）；在体内试验中可提高正常小鼠的 NKC 活性，并可使种植肿瘤小鼠的 NKC 活性、产生 γ-IFN 和 IL-2 的能力得到增强。呈现人参花皂苷对 NKC-IFN-IL-2 调节网的正调节作用，表明人参花皂苷可能通过诱生 IFN 而发挥抑瘤作用，通过促进 NKC 活性而更有效地杀伤肿瘤细胞[5]。人参花二醇苷与小鼠腹水型网状细胞肉瘤（ARS）细胞共同培养后，抑制其 DNA 合成和核分裂，并呈现一定程度的逆转[6]。

4. 延缓衰老作用　人参花糖液饲喂蜜蜂，可见体质明显强壮，工作时间长，效率高，采蜜量明显增加。并且，蜂群死亡率低，比对照组可延长寿命 10～15 d[7]。腹腔注射人参花皂苷 60 mg/kg，能显著延长缺氧小鼠生存时间和小鼠游泳时间，具有明显的抗缺氧和抗疲劳作用[8]。

5. 其他作用　人参花皂苷还可使大鼠尿量明显减少，呈现显著的抗利尿作用[8]。

【功用主治】 补气延年。主治头昏乏力，胸闷气短。

《中药志》：“用红糖制后，泡茶饮，有兴奋作用。”

【用法用量】 内服：泡茶，3～6 g。

0063 人参芦 rén shēn lú 《本草蒙筌》

【异名】 参芦、竹节参（《本经逢原》）。

【基原】 为五加科人参属植物人参 *Panax ginseng* C. A. Mey. 的根茎。

【原植物】 参见“人参”条。

【采收加工】 9 月中、下旬收获参根时，收集参芦，加工成红参芦、糖参芦。

【药材】 人参芦 *Rhizoma Ginseng*　主产于吉林、辽宁、黑龙江；河北、山西及北京等地有引种。

性状　根茎圆柱形，长 2～5.5 cm，直径 0.5～1 cm。表面黄棕色，有不规则纵皱纹及横纹，具碗状茎痕（芦碗）4～6 个，交互排列，顶端茎痕常可见冬芽。质脆，易折断，断面不平坦，皮部疏松。气香，味微甜而后苦。

鉴别　参见“人参”条。

【成分】 含人参皂苷（ginsenoside）Ro、Rb_1、Rb_2、Rc、Rd、Re、Rg_1、Rg_2、Rg_3，20(R)人参皂苷-Rh_1〔20(R)-ginsenoside-Rh_1〕[1～4]。还含挥发油：α 和 β-香橙烯（aromadendrene），α 和 β-榄香烯（elemene），β-丁香烯（β-caryophyllene），β-古芸烯（β-gurjunene），麦芽醇（maltol），佛术烯（eremophilene），2,5-吡咯烷二酮（pyrrolidine-2,5-dione），苯甲醇（benzyl alcohol），棕榈酸（palmitic acid），正十六烷（*n*-hexadecane），正十七烷（*n*-heptadecane），十四碳酸（tetradecanoic acid），2,5,10,14-四甲基十六烷（2,5,10,14-tetramethylhexadecane）等 24 种成分[5]。又含酸性肽Ⅰ和Ⅱ[6]以及天冬氨酸，苏氨酸，谷氨酸，丝氨酸等 16 种氨基酸[7]。另含铁、铝、钙、钡、铜、锰、磷、锶、钛、锆、镉、铬、镍等无机元素[7]。

【药理】 1. 镇静和抗惊厥作用　参芦醇提取物 3 g/kg 给小鼠皮下注射能明显减少自主活动，腹腔注射 5 g/kg 能延长小鼠的戊巴比妥钠睡眠时间和士的宁、戊四氮所致的小鼠惊厥潜伏期，减少惊厥发生率，具有拮抗多种中枢兴奋药的作用[1,2]。

2. 抗休克作用　犬放血前 30 min 静脉注射人参芦头皂苷 25 mg/kg，能使犬心肌、肝内钙含量下降，超氧化物歧化酶（SOD）含量上升，有明显的抗休克作用[3]。

3. 对免疫功能的影响　给小鼠每日灌服人参芦总皂苷 200 mg/kg，自免疫刺激前 1 d 起连用 7 d，然后腹腔注射鸡红细胞 0.2 ml/只，免疫 6 d，结果显示，人参芦总皂苷可使溶血素原来较低者升高，原来较高者下降，呈现双向调节作用，而这种调节作用可能与它对脾组织中环核苷酸含量的影响密切相关[4]。

4. 抗心律失常作用　人参芦皂苷 Ro、Rb_1、Rb_2、Rc、Rd、Rg_1、Rg_2、Rg_3 具有较强的抗氯化钡诱发的大鼠心律失常作用，纠正心动过速，并使其恢复到正常水平[5,6]。

5. 延缓衰老作用　中老年人口服人参芦皂苷糖衣片能增强记忆力，升高白细胞，改善免疫功能，对垂体-性腺轴功能及肾上腺皮质功能均有提高作用。能调节机体代谢和改善生理功能，减轻老化症状[7]。人参芦总皂苷抑制脂质过氧化作用与维生素E相近，并优于维生素E[8]。

6. 其他　给兔、猫、犬、猴及鸽子等实验动物灌服人参芦后均未出现呕吐现象[9~19]。人参芦总皂苷具有较强的溶血作用，不能供静脉注射使用。选用全参为原料时也应以去芦为宜[12]。

【药性】　甘、微苦，温。归胃、脾、肺经。

1.《本草蒙筌》："甘。"

2.《纲目》："苦，温。无毒。"

3. 张秉成《本草便读》："性升，味苦，性寒。"

【功用主治】　升阳举陷。主治脾虚气陷的久泻，脱肛。

1.《儒门事亲》："吐药有参芦头。"

2.《丹溪心法》："人参芦煎汤吐虚病。"

3.《纲目》："吐虚劳痰饮。"

4.《本经逢原》："盐哮，用参芦涌吐最妙。治泻痢脓血，崩带精滑。"

5.《药材资料汇编》："煅灰存性，治脱肛。"

【用法用量】　内服：煎汤，3～10 g；或入丸、散。

【宜忌】　实证、热证禁服。

1.《本草通玄》："能耗气。"

2.《本经逢原》："气虚火炎，喘呕嗽血，误用转剧。"

3.《唐山中草药》："凡病有实邪及阴虚火旺者均忌服。反藜芦，畏五灵脂。"

【选方】　治虚人咳逆吐痰　人参芦三钱，水一盏，煎五七服。温饮已探吐。（《古今医统》人参芦汤）

【临床报道】　1. 治疗冠心病　治疗组口服人参芦皂苷糖衣片（每片含人参皂苷50 mg），每日3次，每次1片；对照组口服外形及颜色与人参芦皂苷糖衣片完全相同的淀粉糖衣片（每片0.3 g），每日3次，每次1片。两组疗程均为2个月。结果：心绞痛，治疗组92例，显效15例，有效26例，无效51例；对照组30例，有效2例，无效28例。心律失常，治疗组114例，显效34例，有效36例，无效44例，总有效率61.4%；对照组16例，有效2例，无效14例。两组对比差异显著（$P<0.01$）。心电图，治疗组294例，好转110例（37.4%），无变化者166例（56.5%），恶化者18例（6.1%）；对照组47例，好转2例（6.3%）。以上各项两组对比差异均非常显著（$P<0.01$）。治疗组中33例血小板聚集试验，属高聚集者17例，药后均转正常；对照组20例药后高聚集无变化[1]。

2. 延缓衰老　治疗组358例口服人参芦皂苷糖衣片（每片含人参芦皂苷50 mg），每日3次，每次1片；对照组123例，口服外形及颜色与治疗组完全相同的淀粉糖衣片（每片含淀粉0.3 g），每日3次，每次1片。疗程均为2个月。结果：治疗组药后常见疲劳、头晕、胸闷、气短、失眠、多梦、纳少、畏寒、夜尿等老化症状的发病率及症状积分均显著下降，自身对比有显著差异（$P<0.01$），与对照组比较差异亦显著（$P<0.01$）；而对照组药后无明显变化（$P>0.05$）。治疗组服药前后比较，近事记忆力显著提高（$P<0.01$），与对照组比较差异显著（$P<0.01$）；而对照组无明显改善（$P>0.05$）。另白细胞计数、高密度脂蛋白、免疫功能、淋巴细胞绝对值等均显著改善，且优于对照组[2]。

3. 治疗脱肛　每日用人参芦1个，研末，开水送服，10 d为1个疗程，连服2个疗程。共治疗50例直肠脱垂，全部治愈。对因中气下陷者效果较好，有增强盆腔肌肉张力和对直肠支持作用，对Ⅰ期者效佳，对儿童更佳，而Ⅲ期者效差[3]。

4. 人参芦补虚不催吐验证　每日取参芦5～10 g，泡水当茶饮，最后将参芦一起吃掉；或将参芦研为细末，装胶囊口服，每日5～6 g；或参芦5～10 g，加水5～100 ml置锅上蒸，亦可水煎后将药液与芦头一次服完；或以糖芦嚼服，每日2～3次，每次10～12 g。共投药3 536人次，每剂用参芦6～24 g不等，短者3～4剂，长者达2月之久。经随访3 000例，结果无1例引起呕吐，而且部分收到了类似人参的补益与治疗效果[4]。

【各家论述】　《本草正义》："参芦是参之蒂，部位在上，力能上行。古人以为虚人涌吐膈上痰饮之用，张石顽亦谓其性升，而于补中寓泻，屡有效验，又谓能治泻痢脓血，崩带精滑等证，惟气虚火炎，喘呕嗽血者忌之，则上逆之病恶其升腾耳。凡泄泻日久，阳气下陷，参芦加入应用药中，颇有功效；若滞下脓血而湿热未清，则不可升也。"

0064 人面子 rén miàn zǐ（《南方草木状》）

【异名】　人面果（《广西本草选编》），银莲果（云南）。

【基原】　为漆树科人面子属植物人面子的果实。

【原植物】　人面子 *Dracontomelon duperreanum* Pierre [*D. dao* auct. non (Blanco) Merr. et Rolfe; *D. sinense* Stapf.]　又名：人面树（《中国树木分类学》），银盖（《广州植物志》）。

常绿大乔木，高达20 m以上。幼枝具条纹和白色小皮孔，被灰色绒毛。叶互生，奇数羽状复叶，长30～45 cm，有小叶11～15；小叶片长圆形，自下而上逐渐增大，长5～14.5 cm，宽2.5～4.5 cm，先端长尖，基部常偏斜，全缘，两面沿中脉疏被微柔毛，叶背脉腋具灰白色髯毛。花小，两性，圆锥花序顶生或腋生，长10～23 cm，疏被灰色微柔毛；花白色；萼5裂，阔卵形；花瓣5，比萼片长，披针形；花丝线形，无毛，花药长圆形；花盘杯状，无毛，边缘浅波状；雄蕊10，着生于花盘基部；子房上位，5室，花柱5，上部合生，下部分离。核果扁球形，长约2.5 cm，黄色，种子3～4颗。花期春、夏季。

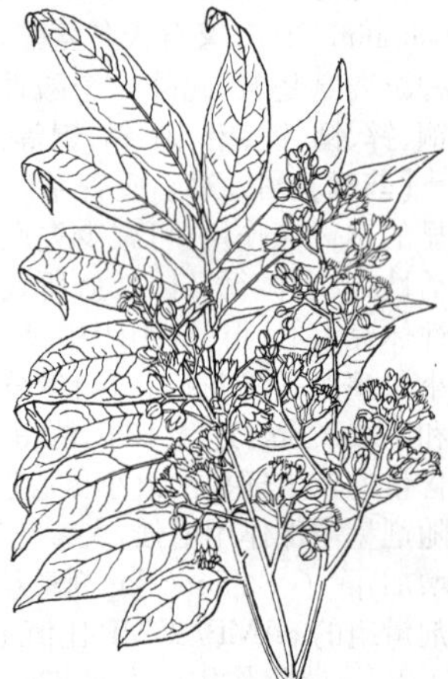

人 面 子

生于海拔120～350 m林中。分布于广东、广西、海南、云南等地。

本植物的叶（人面子叶）、根皮（人面子根皮）亦供药用，另设专条。

【栽培】　生物学特性　喜温暖湿润、阳光充足的环境。喜高温高湿，对土壤要求不严，以土层深厚、疏松而肥沃的壤土栽培为宜。

繁殖方法　种子繁殖。秋后采收成熟果实。将种子晾干后通风处用布袋保藏。于翌年3月播种。因种子坚硬，用湿细沙擦破种皮，放冷水浸种1 d。按行株距30 cm×30 cm开穴播种，覆土3 cm。浇水，经常保持苗床湿润，当苗高30～40 cm时，选阴雨天气移栽定植。

【采收加工】 9～10月采收果实，晒干，或盐渍。

【药性】 甘、酸，凉。

1.《广志》："味甘，性平，无毒。"（引自《纲目拾遗》）

2.《纲目》："甘、酸。"

3.《本草求原》："酸，寒，无毒。"

4.《全国中草药汇编》："酸，凉。"

【功用主治】 消食，生津，醒酒，解毒。主治消化不良，热病口渴，醉酒，咽喉肿痛，风毒疮痒。

1.《广志》："醒酒解毒，治风毒著人，遍身疙瘩成疮，或痛或痒。"（引自《纲目拾遗》）

2.《本草求原》："生津，醒酒，醒脾，孕妇腹痛宜食。"

3.《岭南采药录》："去喉痛，蚀烂肉。"

4.《全国中草药汇编》："健脾消食，生津止渴。""主治消化不良，食欲不振，热病口渴。"

【用法用量】 内服：生食，3～5枚；或煎汤；或果核烧炭，研末。外用：捣敷。

【宜忌】《本草求原》："咳嗽、疮疡人忌。"

【选方】 治背痈　人面子数粒，去核，和鲫鱼一条，捣烂敷之。（《岭南采药录》）

0065 人指甲 rén zhǐ jiǎ（《本草衍义》）

【异名】 手爪甲（《日华子》），人退（《眼科龙木论》），筋退（《纲目》）。

【基原】 为人科健康人剪下来的指甲。

【药材】 人指甲 *Unguis Hominis*　各地均产。

性状　本品呈不规则的月牙状，大小、宽窄不等。表面黄白色或牙白色，半透明，光滑。有细纵纹。角质，坚硬而韧，富弹性，难折断。气微，味甘、咸。

【成分】 人指甲含脂肪酸类12种；另含酚类1种，蒽酮类1种，甾醇类1种，芳香酯1种，多烯类1种。其中2，6-二(1，1-二甲乙基)-4-甲基-苯酚〔2，6-di (1，1-dimethylethyl)-4-methyl-phenol〕，9，10-蒽二酮(9，10-anthenconedione)，7，10，13-十六碳三烯酸甲酯(7，10，13-hexadecatrienoic acid)；角鲨烯(squalene)为人指甲特征性成分[1]。

【炮制】 1. 人指甲　取原药材，用2%热碱水洗去污垢，再用清水漂净碱液，干燥。

2. 烫指甲　将蛤粉或滑石粉置锅内，中火加热至翻动显灵活状态后，投入净人指甲，翻炒至鼓起，呈黄色时，速取出，筛去蛤粉或滑石粉，放凉，碾粉用。

饮片性状　人指甲为不规则的小碎片，表面灰白色，光滑，角质，半透明，质韧。味淡；烫指甲形如人指甲，表面黄色，外形鼓起。

贮干燥容器内，置通风干燥处。

【药性】 甘、咸，平。

1.《日华子》："平。"

2.《本草蒙筌》："甘、咸，无毒。"

3.《医林纂要》："咸，温。"

【功用主治】 止血，利尿，去翳。主治鼻衄，尿血，咽喉肿痛，小便不利，目生翳障，骨鲠。

1. 葛稚川："治忍小便转胞者，自取爪甲烧灰，水服。"（引自《证类本草》）

2.《本草拾遗》："取细末置目中，去翳障。"

3.《纲目》："催生，下胞衣，利小便，治血尿及阴阳易病，破伤中风，去目翳。"

4.《得配本草》："散乳痈。"

5.《中国动物药》："利尿消肿，催生下胞，去目翳，化骨。治小便不利，血尿，胎衣不下，咽肿乳蛾，骨头鲠喉等。"

【用法用量】 内服：入丸、散，1～2 g；外用：研末，点眼、搐鼻或吹耳。

【选方】 1. 治鼻衄　刀刮指甲细末，吹之即止。（《简便方》）

2. 治妇人无故尿血　爪甲、乱发。上二味并烧末，等分。酒服方寸匕，日三服，饮服亦得。

3. 治小儿腹胀　取父母指爪甲烧灰，敷乳上饮之。（2、3方出自《千金方》）

4. 治男女淋疾　取自身爪甲，烧灰水服。（《肘后方》）

5. 治骨头鲠喉　指甲1 g，置铁片上焙至焦黑，研成细末，吹喉部。（《中国动物药》）

6. 治慢性化脓性中耳炎　人指甲(煅存性)，冰片少许，共研细粉。用时先将耳道洁净，后吹药粉。（《草医草药简便验方汇编》）

7. 治针刺入肉(针折肉及竹木刺)　刮人指甲末，同酸枣仁捣烂，唾调涂之，次日定出。（《普济方》）

0066 人面子叶 rén miàn zǐ yè（《广西本草选编》）

【基原】 为漆树科人面子属植物人面子 *Dracontomelon duperreanum* Pierre的叶。

【原植物】 参见"人面子"条。

【采收加工】 5～11月采收，鲜用或晒干。

【药性】 苦、酸，凉。

【功用主治】 解毒敛疮。主治烂疮，褥疮。

【用法用量】 外用：煎水洗。

【选方】 治烂疮、褥疮　(人面子)叶，煎水外洗。（《广西本草选编》）

0067 人面子根皮 rén miàn zǐ gēn pí（《岭南采药录》）

【基原】 为漆树科人面子属植物人面子 *Dracontomelon duperreanum* Pierre的根皮。

【原植物】 参见"人面子"条。

【采收加工】 全年均可采，剥取根皮，晒干。

【药性】 苦，凉。

【功用主治】 解毒消痈。主治乳痈。

《岭南采药录》："切碎，用酒煎好，冲入好酒，尽量饮之，能散乳痈。"

【用法用量】 内服：加酒煎，10～15 g；或浸酒。

0068 入地金牛 rù dì jīn niú（《本草求原》）

【异名】 蔓椒、豕椒（《本经》），猪椒、彘椒、狗椒（《别录》），金椒（《本草图经》），金牛公、两边针（《岭南采药录》），山椒（《广州植物志》），双背针（《文山中草药》），光叶花椒（《浙江药用植物志》），鸟不踏、猫公刺、山胡椒、叶下穿针（《福建药物志》）。

【基原】 为芸香科花椒属植物两面针的根或枝叶。

【原植物】 两面针 *Zanthoxylum nitidum* (Roxb.) DC. [*Fagara nitidum* Roxb.]

常绿木质藤本，高1～2 m。幼枝、叶轴背面和小叶两面中脉上都有钩状皮刺。复叶互生，奇数羽状；小叶柄长 1～4 mm；小叶 3～11，卵形至卵状长圆形，长 4～11 cm，宽 2.5～6 cm，先端钝或短尾状，基部圆形或宽楔形，近全缘或有疏离的圆锯齿，革质而有光泽。伞房状圆锥花序，腋生，长 2～8 cm；萼片 4，宽卵形；花瓣 4，卵状长圆形；雄花的雄蕊 4，药隔先端有短的突尖体，退化心皮先端常为 4 叉裂；雌花的退化雄蕊极短小，心皮 4。蓇葖果成熟时紫红色，有粗大腺点。种子卵圆形，黑色光亮。花期 3～4 月，果期 9～10 月。

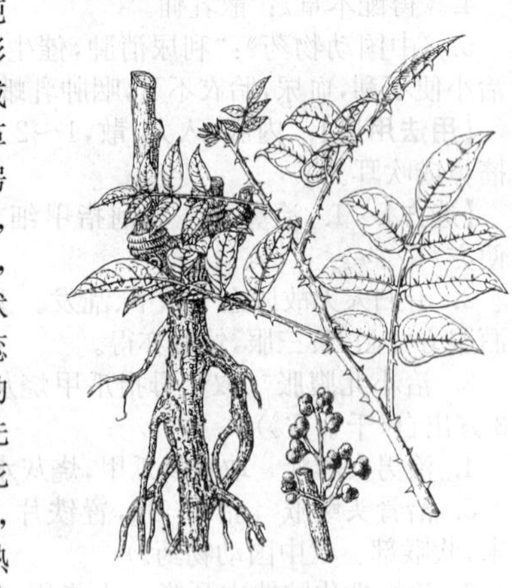
两面针

生于低丘陵地灌木丛中、路旁等向阳地。分布于浙江、福建、湖南、广东、广西、海南、四川、云南、台湾等地。

【采收加工】 7～10 月采收，切片，晒干或鲜用。

【药材】 入地金牛 *Radix seu Ramulus et Folium Zanthoxyli Nitidi* 产于福建、湖南、广西、广东、云南及台湾等地。

性状　本品为厚片或圆柱形短段，长 2～20 cm，厚 0.5～6 cm。表面淡棕色或淡黄色，有鲜黄色或黄褐类圆形皮孔。切断面较光滑，皮部淡棕色，木部淡黄色，可见同心性环纹及密集的小孔。质坚硬。气微香，味辛辣麻舌而苦。

鉴别　(1) 根横切面：木栓层为 10～15 列木栓细胞，韧皮部有少数草酸钙方晶及油细胞散在，油细胞长径 52～122 μm，短径 28～87 μm，韧皮部外缘有木化的纤维，单个或 2～5 个成群。木质部导管直径 35～98 μm，周围有纤维束；木射线宽 1～3 列细胞，有单纹孔。薄壁细胞充满淀粉粒。

(2) 取本品根皮粉末 1 g，加浓氨试液 0.5 ml 湿润，加氯仿 10 ml，浸泡 30 min，超声处理 30 min，滤过，滤液蒸干，残渣加甲醇 1 ml 使溶解，取此甲醇溶液 3～4 滴，置 10 ml 具塞试管中，加变色酸溶液 0.5 ml 和硫酸 3 ml，置水浴上加热 10 min，显深紫色(检查光叶花椒碱)。

(3) 薄层色谱：取本品粗粉约 1 g，置索氏提取器中，加甲醇 100 ml，加热回流提取，回流至无色。提取液置水浴中回收甲醇至约 10 ml，作为供试品溶液。另取乙氧基白屈菜红碱对照品，加甲醇制成每 1 ml 含 1 mg 的溶液，作为对照品溶液。分别点于同一硅胶 G 薄层板上，以甲苯-醋酸乙酯-甲醇(25∶2∶0.1)为展开剂，置以浓氨试液预饱和 10 min 的层析缸内，展开，取出，晾干，置紫外光灯(365 nm)下检视。供试品色谱中，在与对照品色谱相应的位置上，显相同的橘黄色荧光斑点。

品质标志　《中华人民共和国药典》2005 年版规定：本品按干燥品计算，以两面针碱($C_{21}H_{18}NO_4$)计算不得少于 0.25%。

【成分】 茎皮含生物碱：光叶花椒碱(nitidine)，光叶花椒酮碱(oxynitidine)，6-甲氧基-5，6-二氢白屈菜红碱(6-methoxy-5，6-dihydrochelerythrine)，氧化白屈菜红碱(oxychelerythrine)，去-N-甲基白屈菜红碱(des-N-methylchelerythrine)，白屈菜红碱(chelerythrine)，阿尔洛花椒酰胺(arnottianamide)，鹅掌楸碱(liriodenine)，博落回醇碱(bocconoline)，德卡林碱(decarine)，氧化特日哈宁碱(oxyterihanine)，全缘叶花椒酰胺(integriamide)，异阿尔洛花椒酰胺(isoarnottianamide)[1]；木脂素：左旋细辛素(asarinin)，左旋芝麻素(sesamin)，左旋丁香树脂酚(syringaresinol)[1]；香豆素：马栗树皮素二甲醚(aesculetindimethyl ether)[1]。

木材中含苯丙烷类：光叶花椒酸甲酯(Me nitinoate)和二氢花椒簕醇(dihydrocuspidiol)；苯二氧杂环己烷型木质素：光叶花椒宁(nitidanin)[2]。

根和根皮中含生物碱：光叶花椒碱，白屈菜红碱，异崖椒定碱(isofagaridine)[3]，氯化光叶花椒碱(nitidine chloride)，光叶花椒酮碱，二氢光叶花椒碱(dihydronitidine)，氧化白屈菜红碱，6-乙氧基白屈菜红碱(6-ethoxychelerythrine)，去-N-甲基白屈菜红碱，6-甲氧基-5，6-二氢白屈菜红碱，α-别隐品碱(α-allocryptopine)，茵芋碱(skimmianine)[4,5]，7-去甲-6-甲氧基-5，6-二氢白屈菜红碱[6]，6-乙氧基-5，6-二氢白屈菜红碱[7]，木兰花碱[8]，胡麻碱(sesamine)A、B、C[9]；苯丙素类：香叶木苷(diosmin)[10]，马栗树皮素二甲醚(esculetin di-methyl ether)[11]。

【药性】 辛、苦，微温。小毒。

1.《本经》："味苦，温。"

2. 广州部队《常用中草药手册》："辛、苦，微温。"

3.《湖南药物志》："麻，有毒。"

【功用主治】 祛风通络，胜湿止痛，解毒消肿。主治风寒湿痹，筋骨疼痛，跌打骨折，咽喉肿痛，牙痛，胃疼，蛔厥腹痛，疮痈瘰疬，烫伤。

1.《本经》："主风寒湿痹，历节疼，除四肢厥气，膝痛。"

2.《食疗本草》："主贼风挛急。"

3.《本经逢原》："通经脉，去风毒、湿痹。"

4.《本草求原》："治急喉痰闭危笃。"

5.《岭南采药录》："理跌打及蛇伤。患牙痛，煎水含漱。"

6.《湖南药物志》："祛风活络，散瘀止痛，解毒消肿。"

7.《广西本草选编》："行气，主治腰肌劳损，寒疝腹痛。"

8.《全国中草药汇编》："活血，麻醉止痛。主治神经痛，胃、十二指肠溃疡，胃肠绞痛，胆道蛔虫病引起的疼痛，咽喉肿痛。并用于皮肤黏膜麻醉。"

【用法用量】 内服：煎汤，4.5～9 g；研末，1.5～3 g；或浸酒。外用：煎水洗，或含漱；或鲜品捣敷。

【宜忌】 孕妇禁服。用量不能过大。

1.《湖南药物志》："本品有毒，用量不能过大。中毒症状：头晕、眼花、呕吐、腹痛。"

2.《全国中草药汇编》："孕妇忌服。忌与酸性食物同时服用。中毒后常引起腹痛下痢。"

【选方】 1. 治毒攻手足，疼痛顽麻　猪椒根二斤(细锉)，上以水一斗，煮五七沸，去滓，避风淋蘸。(《圣惠方》)

2. 治跌打损伤　两面针鲜根 30 g，鲜朱砂根 15 g，猪脚 1 只，酌加酒水炖服。

3. 治胃、十二指肠溃疡　两面针根 15 g，金豆根、石仙桃各 30 g，水煎服。(2、3 方出自《福建药物志》)

4. 治胆道蛔虫症　柘树、两面针、十大功劳根各 15 g，水煎服。(《福建中草药处方》)

5. 治闭经　两面针根 15 g，甘草 1.5 g，水煎服。(《福建药物志》)

6. 治喉闭,水饮不入　(入地金牛根)擂烂,同黄糖煮,做成弹子,含化。(《本草求原》)

7. 治齲齿痛　两面针根皮研粉,置痛处;或用根 3~9 g,水煎含漱。(《广西本草选编》)

8. 治烫伤　先用两面针煎水洗,洗后用两面针干根研粉,撒布患处。(《广西实用中草药新编》)

9. 治毒蛇咬伤　(两面针)鲜根 30 g,水煎服;另用鲜根磨酒外敷。(《福建中草药》)

【临床报道】 1. 止痛　用入地金牛注射液每次肌注 2 ml(相当于根 3 g),每日 1~2 次。治疗神经痛、头痛、风湿痛、胃肠绞痛 500 余例,一般用药后 5~10 min 即可止痛[1]。也有用入地金牛注射液肌内注射,每次 1 ml(含有效成分 100 mg),每日 1 次,治疗风湿性及类风湿关节炎 189 例,有效率在 90%以上,多数患者在用药 5~6 d 内显示效果[2]。

2. 麻醉　将两面针制成表面麻醉剂,用于口腔科手术,局部用药 1~2 min 后便可进行手术[3]。拔牙 101 只(84 例),无痛 98 只;齿龈脓肿切开 18 例,无痛 14 例[4]。

3. 治疗溃疡病　用溃疡丸(由山竹树皮、两面针制成蜜丸,每丸重 10 g),每次 1 丸,每日服 3 次。20~25 d 为 1 个疗程,服至溃疡愈合或瘢痕形成为止。共治疗各种溃疡 60 例,服药后溃疡愈合者 47 例(占 78.3%),无变化或未形成瘢痕者 13 例(占 21.7%)[5]。

4. 治疗复发性阿弗他溃疡　用入地金牛的叶片或根(从干燥切成薄片黄色的根中提取深黄色透明液与白及胶制成药膜,每片药膜为 1 cm×1 cm 正方形,厚约 70 μm,含生药量 5 mg,呈深褐色,质地柔软,与水接触后即溶成胶状物,药物成分易被释放和吸收。于口疮发病第二日使用,用时按溃疡大小剪取药膜一片,直接敷于患处,每日 3~4 次。共治疗 58 例。结果:显效 37 例,有效 21 例。溃疡一般用药 3~5 d 即可愈合[6]。

5. 治疗带状疱疹　治疗组将入地金牛酊(入地金牛 10 g 加入 75%乙醇 100 ml 浸泡 1 星期后,去渣过滤)加入纱块,以取出的纱块不滴液为度,用 1~2 层敷患处。继以神灯(高效电磁波治疗仪)照射患部,每日 1 次,每次 30 min。照射时,患部纱块干后可再加药液,治疗早期酌情服用中药汤剂(生苡仁、仙灵脾、大青叶、蒲公英、紫草、白芍、郁金、延胡索、珍珠母、石决明、寮刁竹、甘草)。对照组口服吗啉胍(ABOB)、VB_1、吲哚美辛,肌注聚肌胞等。结果:治疗组 261 例,治愈 149 例,显效 85 例,有效 27 例,总有效率89.7%;对照组 107 例,治愈 59 例,显效 30 例,有效 18 例,总有效率 83.17%。另观察到治疗组具有缩短病程及明显的止痛效果,止疱时间与皮损干涸结痂时间均短于对照组[7]。

0069 入地蜈蚣 rù dì wú gōng (《广西药用植物图志》)

【异名】 倒地蜈蚣、蜈蚣草、倒麒麟、地蜈蚣、过路蜈蚣、过路鹅江(《台湾药用植物志》)。

【基原】 为七指蕨科七指蕨属植物七指蕨的根茎或全草。

【原植物】 七指蕨 *Helminthostachys zeylanica* (L.) Hook. [*Botrychium zeylanicum* L.; *Osmunda zeylanica* L.]

多年生草本,植株高 30~50 cm。根茎横走而粗壮,多数肉质。近顶部生出 1~2 枚叶;叶柄长 20~40 cm,绿色,草质,基部有 2 片托叶;由顶部生出不育叶和孢子囊穗。不育叶通常为掌状三叉,长宽各 15~25 cm,每叉由 1 片顶生羽片和 1~2 对侧生羽片组成;羽片草质,披针形,长 10~18 cm,宽 2~4 cm,先端渐尖,基部楔形,下延,边缘全缘或稍具不整齐锯齿。孢子囊穗单生,通常高出不育叶,有 6~8 cm 的柄,穗长达 13 cm;孢子囊无柄,3~5 枚聚生于囊托上,呈细长圆柱形,先端有不育的鸡冠状突起。

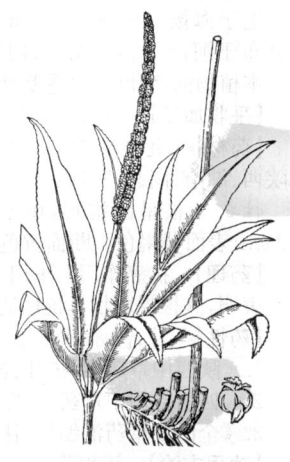

七 指 蕨

生于湿润疏林下或沟边湿地。分布于广西、海南、云南、台湾等地。

【采收加工】 7~11 月采挖,切段,晒干或鲜用。

【成分】 根含入地蜈蚣素(ugonin) A、B、C、D [1,2],又含豆甾醇(stigmasterol),岩蕨甾醇(fucosterol),卫矛醇(dulcitol)[3]。

【药性】 《广西民间常用草药》:"味苦、微甘,性凉。"

【功用主治】 清肺化痰,散瘀解毒。主治咳嗽,哮喘,咽痛,跌打肿痛,痈疮,毒蛇咬伤。

1.《广西民间常用草药》:"清热化痰。治痨热咳嗽、跌打内伤。"

2. 广州部队《常用中草药手册》:"主治咽炎,扁桃体炎,咳嗽。"

3.《广西本草选编》:"润肺化痰,消肿解毒。主治慢性支气管炎,哮喘,跌打肿痛,痈疮,蛇伤。"

【用法用量】 内服:煎汤,9~15 g。外用:捣敷。

【选方】 1. 治痨热咳嗽　入地蜈蚣 15 g,猪肺 120 g,用水煲汤服。(《广西民间常用草药》)

2. 治跌打内伤,散瘀止痛　入地蜈蚣,童便浸 49 d,洗净晒干,研末,每服 1.8 g,酒或开水送下。(《广西药用植物图志》)

0070 九牛造 jiǔ niú zào (《陕西中草药》)

【异名】 震天雷(南川《常用中草药手册》),九牛七、翻天印(《陕西中草药》),柳州七(《全国中草药汇编》)。

【基原】 为大戟科大戟属植物湖北大戟的根。

【原植物】 湖北大戟 *Euphorbia hylonoma* Hand.-Mazz.　又名:西南大戟(《湖北植物志》)。

多年生草本,高 25~100 cm。根圆锥状,直径达 15 mm。茎直立。叶互生;叶柄极短;叶片倒披针形至狭卵形,长 5.5~10 cm,宽 1~2 cm,先端钝圆或微尖,基部楔形,全缘,下面淡绿色。杯状聚伞花序顶生或腋生,顶生者有细长伞梗 2~5,下部有轮生苞叶 3~5;腋生者伞梗细长,单生,苞叶 2~3;总苞 4

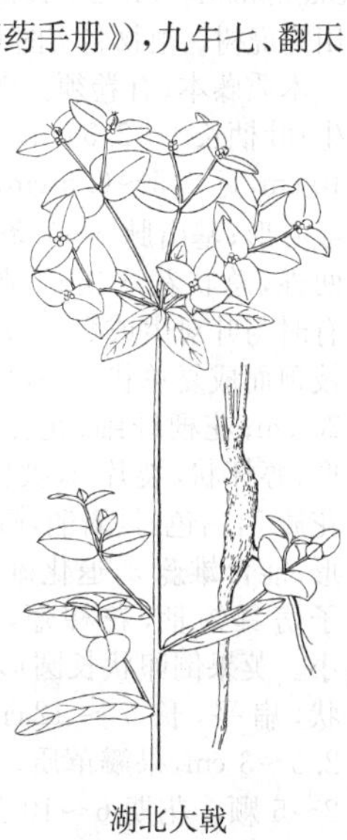

湖北大戟

裂；腺体肾状，长圆形；雄花10～12，每朵具雄蕊1；雌花1，生于雄花中央，子房有短柄，花柱2裂。蒴果扁球形；种子靠顶部有偏向一侧的种阜。花期5～7月，果期7～9月。

生于海拔800～2 800 m的山坡、山沟或灌丛、草地。分布于河南、湖北、湖南、四川、贵州等地。

本植物的茎叶（九牛造茎叶）亦供药用，另设专条。

【采收加工】 9～10月采挖，晒干。

【药材】 九牛造 *Radix Euphorbiae Hylonomae* 主产陕西、湖南、湖北、四川、贵州等地。

性状 根呈圆锥形，中段以下略有分枝，直径1.5～2 cm，表面黄褐色。断面黄色，有白乳汁外流。气微，味苦。

【药理】 抗癌作用 采用Brine Shrimp致死率生测法研究表明，其根提取物具抗癌活性[1]。

【药性】 甘、苦，微温。有毒。

1.《陕西中草药》："味甘、苦，性温，有毒。"

2.《四川常用中草药》："性微温，味苦、辛。"

3.《全国中草药汇编》："甘、微苦，凉。"

【功用主治】 消积除胀，泻下逐水，破瘀定痛。主治食积鼓胀，二便不通，跌打损伤。

《陕西中草药》："通便，利水，消积，破瘀，止痛。主治二便不通，积聚腹胀，胸膈不利，肝硬化腹水，急性肠炎，消化不良，劳伤，跌打损伤，瘀血作痛，无名肿毒。"

【用法用量】 内服：煎汤，1.5～3 g。外用：捣敷。

【宜忌】 反乌头、甘草。孕妇及体弱者禁服。

1.《陕西中草药》："反乌头和甘草，若服过量则上吐下泻，可用生姜汁或生姜煎汤解。"

2.《全国中草药汇编》："孕妇及体虚者忌服。"

0071 九龙藤 jiǔ lóng téng（《南宁市药物志》）

【异名】 过岗龙（《生草药性备要》），过江龙（《岭南采药录》），邬郎藤（《中国树木分类学》），飞扬藤、山道藤、九龙根、羊蹄风（《广西药用植物名录》），黄开口、子燕藤、五里藤、双木蟹（《浙江民间常用草药》），马蹄叶根（《贵州草药》）。

【基原】 为豆科羊蹄甲属植物龙须藤的根或茎。

【原植物】 龙须藤 *Bauhinia championii*（Benth.）Benth.［*Phanera championii* Benth.；*B. hunanensis* Hand.-Mazz.；*B. championii*（Benth.）Benth. var. *acutifolia* L. Chen］ 又名：田螺虎树（《植物名实图考》）。

木质藤本；有卷须。嫩枝和花序被紧贴的小柔毛。叶互生；叶柄长1～2.5 cm，纤细；叶片纸质，卵形或心形，长3～10 cm，宽2.5～6.5 cm，先端分裂锐渐尖，基部截形，微凹或心形；基出脉5～7条。花两性，总状花序狭长，腋生，有时与叶对生或数个聚生于枝顶而成复总状花序，长7～20 cm；花梗纤细；花托漏斗形；萼杯状，裂片5，披针形；花瓣5，白色，具瓣柄，瓣片匙形；能育雄蕊3，退化雄蕊2；子房具短柄，花柱短，柱头小。荚果倒卵状长圆形或带状，扁平，长7～12 cm，宽2.5～3 cm，果瓣革质。种子2～5颗。花期6～10月，果期7～12月。

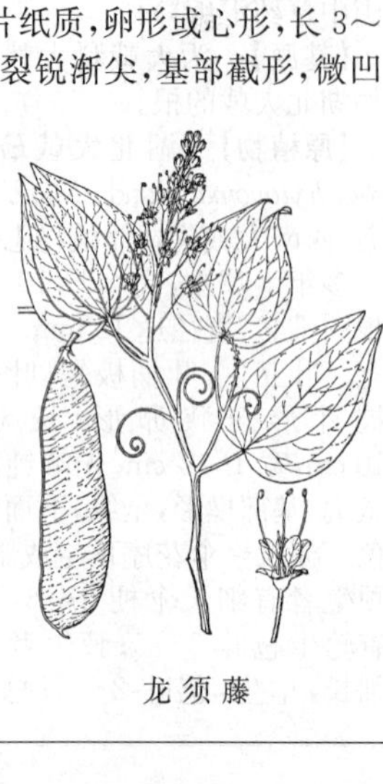
龙须藤

生于低海拔至中海拔的丘陵灌木丛中、疏林或密林中。分布于浙江、福建、江西、湖北、湖南、广东、广西、海南、贵州、台湾等地。

本植物的叶（九龙藤叶）、种子（过江龙子）亦供药用，另设专条。

【采收加工】 7～11月采收，砍取茎干或挖出根部，切片，鲜用或晒干。

【药材】 九龙藤 *Radix seu Caulis Bauhiniae Championii* 主产广东。

性状 茎呈圆柱形，稍扭曲。表面粗糙，灰棕色或灰褐色，具不规则皱沟纹。质坚实，难折断，切断面皮部棕红色，木部浅棕色，有2～4圈深棕红色环纹，习称"鸡眼圈纹"，针孔状导管细而密。气无，味微涩。

【药理】 促凝作用 龙须藤凝集素能使兔红细胞凝集[1]。

【药性】 甘、微苦，温。

1.《本草求原》："甘、辛，微温。"

2.《福建药物志》："微苦、涩，温。"

【功用主治】 祛风除湿，行气活血。主治风湿痹痛，跌打损伤，偏瘫，胃脘痛，小儿疳积，痢疾。

1.《生草药性备要》："祛风湿，壮筋骨，理跌打伤，通行周身血府。又能行气，治痰火。"

2.《本草求原》："达气，通行血脉，祛风散湿，壮筋骨，理跌打。治内伤痰火，解郁积，除疳疔、内外痔。"

3.《海南岛常用中草药手册》："活血，祛风，补脾健胃。主治病后体虚，食欲不振，小儿疳积。"

4.《福建药物志》："治胃痛，痢疾。"

【用法用量】 内服：煎汤，9～15 g，鲜品用量加倍；或浸酒。

【宜忌】 《福建药物志》："本品须切片久煎，用量不可超过30 g，过量服用有恶心反应。"

【选方】 1. 治风湿性关节痛、腰腿痛 龙须藤鲜根60～90 g，酒500 ml浸，每次服1杯，每日2次；或干根30 g水煎服。（福建晋江《中草药手册》）

2. 治跌打损伤 龙须藤干根、茎15～30 g，水煎调酒服。（《福建中草药》）

3. 治劳伤腰痛 马蹄叶根9 g，蒸猪腰子吃。（《贵州草药》）

4. 治偏瘫 （龙须藤）根30 g，黄酒、猪肉共煮熟，吃猪肉和汤。（《浙江民间常用草药》）

0072 九仙草 jiǔ xiān cǎo（《昆明民间常用草药》）

【异名】 九龙草、珍珠草、酒仙草、小星宿草（《昆明民间常用草药》），山柏枝、绿珊瑚、撒花一颗针、一颗松（《云南中草药》）。

【基原】 为檀香科百蕊草属植物长叶百蕊草、露柱百蕊草的全草或根。

【原植物】 1. 长叶百蕊草 *Thesium longifolium* Turcz. 又名：茅草细辛、铁刷把（《西昌中草药》）。

多年生草本，高约50 cm，全株浅黄色。茎簇生，有明显的纵沟。叶无柄，线形，长4～4.5 cm，宽2.5 mm，两端渐尖，有3脉。总状花序腋生或顶生；花黄白色，钟状，长4～5 mm；苞片1枚，线形；小苞片2枚，狭披针形；花被5裂，裂片狭披针形，顶端锐尖，内弯；雄蕊5，插生于裂片基部；

花柱内藏。坚果近球形或椭圆形，黄绿色，表面偶有分叉的纵纹。花期6～7月，果期8～9月。

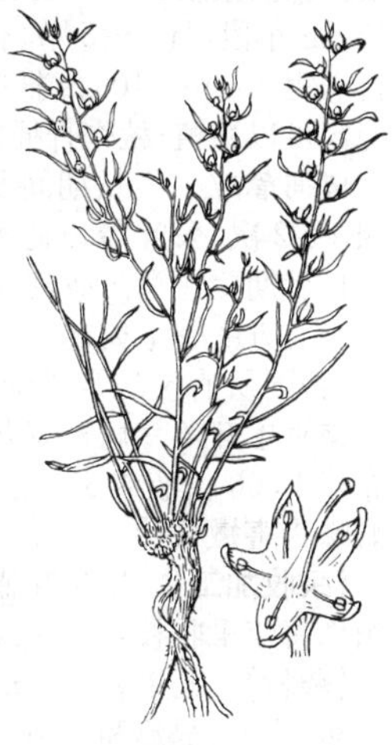

长叶百蕊草

生于荒坡草丛中或疏林下。分布于东北及河北、内蒙古、江苏、四川、云南、甘肃等地。

2. 露柱百蕊草 *T. himalense* Royle　又名：西域百蕊草(《云南中草药》)。

本种与长叶百蕊草的区别在于：茎平卧，枝、叶稀疏；叶线形，长2.5～3 cm；花近钟形；花柱外伸；坚果有不明显的纵脉。宿存花被内弯而皱缩。花期6月，果期8～9月。

生于海拔2 900～3 700 m的山坡草丛中及松林下。分布于四川、云南。

【采收加工】 7～11月采收全草，晒干。

【药性】 辛、微苦，凉。

1.《云南中草药》："甘，微苦，寒。"

2.《云南中草药选》："微辛，凉。"

【功用主治】 解表清热，祛风止痉。主治感冒，中暑，腓肠肌痉挛，小儿肺炎，惊风，疳积。

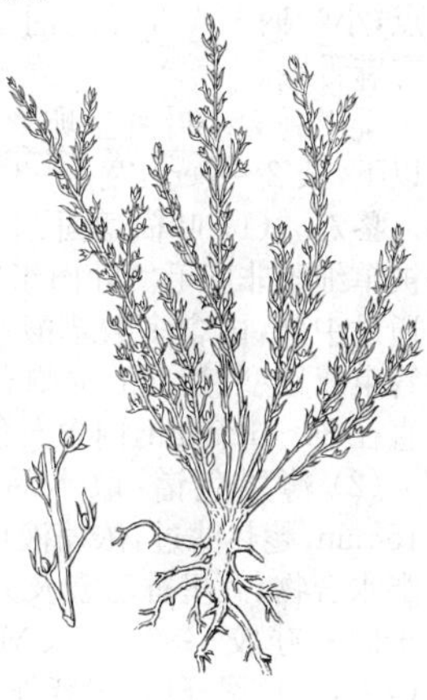

露柱百蕊草

1.《云南中草药》："退热解痉，消炎，杀虫。治小儿肺炎，咳嗽，肝炎，小儿惊风，血小板减少性紫癜，虫积，血吸虫病。"

2.《全国中草药汇编》："清热解痉，利湿消疳。治腓肠肌痉挛，风湿骨痛，小儿疳积。"

【用法用量】 内服：煎汤，6～12 g。

【选方】 1. 治腓肠肌痉挛，风湿疼痛　九仙草、过山龙各6 g，煎水点酒服。

2. 治小儿疳积，夜盲　九仙草研末，加糖煮，或蒸鸡蛋吃。(1、2方出自《昆明民间常用草药》)

0073 九头草 jiǔ tóu cǎo (《昆明民间常用草药》)

【异名】 瞿麦、黄金铁、马柴胡、金柴胡、细叶独根、癞头参(云南)。

【基原】 为石竹科蝇子草属植物细蝇子草、红细蝇子草的根或地上部分。

【原植物】 1. 细蝇子草 *Silene tenuis* Willd.　又名：纤细鹤草(《秦岭植物志》)，滇瞿麦、纤细蝇子草(《云南药品标准》)，小九股牛(《昆明民间常用草药》)。

多年生草本，高30～60 cm。根稍肥厚成细圆锥形，长达33 cm，根头处留有多条茎的残基。数茎丛生，圆柱形，绿色，被短毛，节膨大。单叶对生；在基部簇生，茎生者2～3对，线状披针形或线形，长3～9 cm，宽1～4 mm，基部抱茎，全缘，两面均被短毛；叶缘毛较多。花多数，成总状聚伞花序，小聚伞常只1花，小花梗中部常有苞片1对；花萼筒状，边缘具缘毛，有10脉，绿色或紫色；花瓣5，白色或淡黄色，条状，先端2裂；雄蕊10；子房长卵形，花柱3，线形。蒴果瓶状，6齿裂，外被宿萼。种子多数。花期8～9月，果期9～10月。

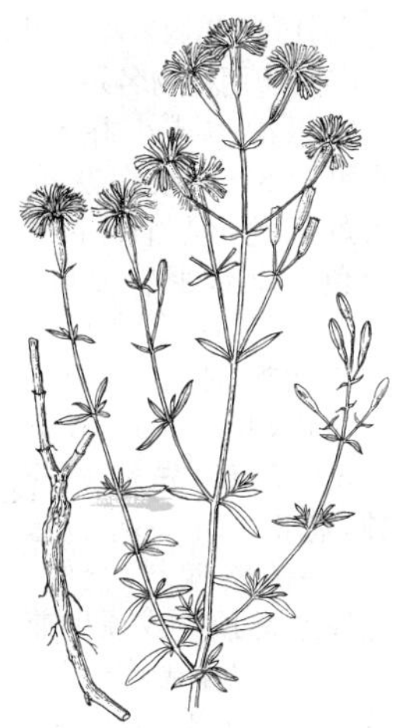

细蝇子草

生于山坡、草丛中。分布于西南及河北、山西、内蒙古、山东、陕西、青海、新疆等地。

2. 红细蝇子草 *S. tenuis* Willd. var. *rubescens* Franch.

又名：紫茎九头草、大花蝇子草(《云南种子植物名录》)，竹节防风(《昆明民间常用草药》)，鸡舌草(《云南中草药》)。

本种与上种的主要区别在于：茎带紫色，花呈浅红色。分布于四川、云南等地。

【采收加工】 9～11月采挖根部，晒干或切片晒干；或夏、秋季花尚未开放时割取地上部分，扎把，晒干。

【药材】 九头草 *Radix Seu Herba Silenis Tunuis*　产于云南、四川、河北、山东、山西、内蒙古、青海及新疆等地。

性状　根圆锥形，根头留有茎基；表面灰黄色或灰褐色，具细纵皱纹；质坚硬，气微，味淡。地上部分全草长30～50 cm。茎多分枝，圆柱形，直径2～3 mm，表面淡绿色或黄绿色，下部带紫红色，被有短毛，节膨大；质脆，易折断，断面中空。叶对生，卷缩，完整者呈线形，黄绿色，全缘，两面均被短毛，基部呈短鞘抱茎。花单生于叶腋，多萎缩，花梗长1～2 cm，下部有一对苞片，展开后可见花瓣5枚，线形，先端2裂，淡粉红色；气微，味微苦。

【药性】 苦、辛，平。

1.《云南中草药》："麻，微甘，辛，温。"

2.《全国中草药汇编》："性平，味苦。"

【功用主治】 清热利湿，活血调经，止血。主治热淋，血淋，小便不利，痢疾，月经不调，经闭，崩漏，外伤出血。

1.《云南中草药》："活血调经，止血接筋。主治外伤出血，月经不调，崩漏，久痢。"

2.《全国中草药汇编》："清热，利尿，通经。主治小便不利，尿痛尿血，经闭。"

【用法用量】 内服：煎汤，5～10 g。外用：捣敷；或研末撒。

【选方】 1. 治久痢　用(鸡舌草)全株研末，每次9～15 g，红痢加白糖，白痢加红糖，开水送服。

2. 治外伤出血　用(鸡舌草)根研末撒布患处。(1、2方出自《云南中草药》)

0074 九里香 jiǔ lǐ xiāng (《岭南采药录》)

【异名】 满山香、千里香(《生草药性备要》)，五里香(《陆川本草》)，过山香(《福建中草药》)，千只眼(《文山中草药》)，水万年青(《南宁市药物志》)。

【基原】 为芸香科九里香属植物九里香和千里香的叶和带叶嫩枝。

【原植物】 1. 九里香 *Murraya exotica* L.[*M. paniculata* (L.) Jack. var. *exotica* (L.) Huang] 又名:小叶九里香(《中药志》1961年版),小九里香(《植物分类学报》),中华九里香(《广西药用植物名录》)。

常绿灌木或小乔木,高可过8 m。枝白灰或淡黄灰色,但当年生枝绿色。奇数羽状复叶;小叶3~7片,倒卵形或倒卵状椭圆形,两侧常不对称,长1~6 cm,宽0.5~3 cm,先端圆或钝,有时微凹,基部短尖,一侧略偏斜,全缘。花序通常顶生或顶生兼腋生;花多朵聚成伞状;花直径2~3 cm,白色,芳香;萼片卵形;花瓣5,长椭圆形,盛花时反折;雄蕊10枚,长短不等,花药背部有细油点2颗;花柱与子房之间无明显界限,均为淡绿色,柱头黄色,粗大。果橙黄至朱红色,阔卵形或椭圆形,顶部短尖,长8~12 mm;种子有棉质毛。花期4~8月,果期9~12月。

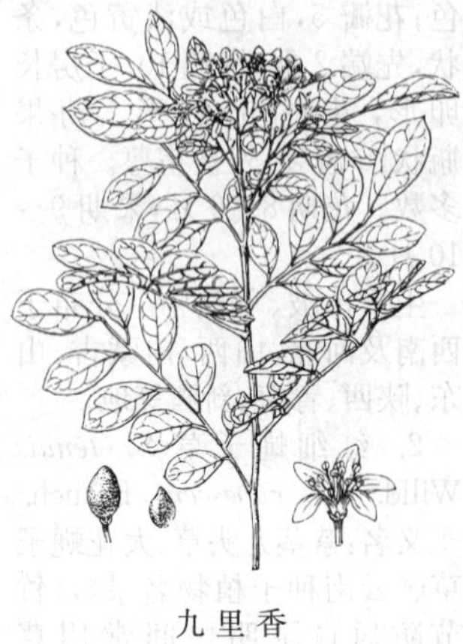

九里香

生于平地、缓坡、小丘的灌木丛中。分布于福建、广东、广西、云南、台湾等地。

2. 千里香 *M. paniculata* (L.) Jack.[*Chalcas paniculata* L.] 又名:月橘(《中山传信录》)。

本种形态与九里香相似,其特点是:小叶3~9枚,卵形、倒卵形至近菱形,长2~8 cm,宽1~3 cm,先端钝或钝渐尖,有时微凹,基部宽楔形或近圆形,中脉凸出。3至数花的聚伞花序,顶生或腋生;花大,直径达4 cm,极芳香;萼片5,三角形;花瓣倒披针形或狭长圆形,有透明腺点;雄蕊8~10;子房每室有2胚珠,柱头极增广,常较子房宽。浆果米红色,球形或卵形,长12~20 mm,先端尖锐。花期4~6月,果期9~11月。

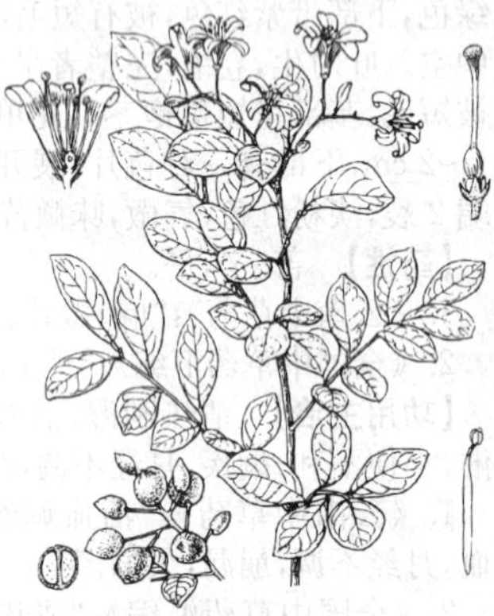

千里香

生于干旱的旷地或疏林中。分布于福建、湖南、广东、广西、海南、贵州、云南、台湾等地。

本植物的花(九里香花)、根(九里香根)亦可药用,另设专条。

【栽培】 生物学特性 喜温暖湿润气候,耐旱,不耐寒。以阳光充足、土层深厚、疏松肥沃的微碱性土壤栽培为宜。

繁殖方法 种子繁殖或扦插繁殖,以扦插繁殖为主。种子繁殖:春季3~4月或秋季9~10月上旬播种,条播,按行距30 cm开沟,种子用细砂混合后播种,覆土1~2 cm,浇水,盖草。待有2片真叶时进行间苗,苗高15~20 cm移栽。扦插繁殖:6~7月选一年生健壮枝条,剪成长10~15 cm小段,具4~5节,仅留顶端2片叶,斜插于苗床,按行株距10 cm×10 cm扦插,覆土,浇水,保湿。春季扦插的当年可以移植;秋季扦插的在翌年移植。

田间管理 生长期间要及时松土除草,适施腐熟稀人粪尿1~2次,采叶者以施氮肥为主,采花者增施过磷酸钙。生长后期要注意修剪,剪除过密枝条或徒长枝,以利通风透光。北方冬季室内越冬,最低温度不低于5 ℃,亦不可过高,否则易消耗营养,影响第二年开花。

病虫害防治 病害有九里香枯叶病,可于早春喷70%托布津1 500倍液或50%退菌特1 000倍液。虫害有蚜虫、红蜘蛛为害嫩枝叶。

【采收加工】 生长旺盛期结合摘心、整形修剪采叶,成林植株每年采收枝叶1~2次,晒干。

【药材】 九里香 *Folium et Ramulus Murrayae* 主产于广东、广西、福建和云南。

性状 九里香 嫩枝呈圆柱形,直径1~5 mm。表面灰褐色,具纵皱纹。质坚韧,不易折断,断面不平坦。羽状复叶有小叶3~9片,多已脱落;小叶片呈倒卵形或近菱形,最宽部在中部以上,长约3 cm,宽约1.5 cm;先端钝,急尖或凹入,基部略偏斜,全缘;黄绿色,薄革质,上表面有透明腺点,小叶柄短或近无柄,下部有时被柔毛。气香,味苦、辛,有麻舌感。

千里香 小叶片呈卵形或椭圆形,最宽处在中部或中部以下,长2~8 cm,宽1~3 cm,先端渐尖或短尖。

鉴别 (1) 叶横切面:上、下表皮细胞各1列,长方形,外被单细胞非腺毛。叶肉组织异面型,栅栏细胞2~3列,不通过中脉,内含多数草酸钙簇晶,直径9~25 μm。主脉维管束双韧型,其上下两侧有纤维束,木化;油室多数,圆形,直径80~120 μm,内含黄色油滴。

(2) 薄层色谱:取本品粉末2 g,加甲醇20 ml,回流15 min,趁热滤过,浓缩液作供液;另以新九里香素、橙皮内酯水合物、九里香乙素及九里香丙素作对照品。分别点样于同一硅胶G-0.7%CMC薄层板上,用氯仿-乙酸-水(4∶1∶1)展开后,置紫外光灯(254~365 nm)下观察。供试液色谱在与对照品色谱相应的位置上,显相同的蓝色斑点。

【成分】 九里香叶含香豆素类:九里香甲素(isomexoticin),九里香乙素(murpanidin),九里香丙素(murpanicin),九里香酮(murrayone),长叶九里香内酯二醇(murrangatin)即新九里香素,长叶九里香醛(murralongin),5,7-二甲氧基-8-(3-甲基-2-酮基丁基)香豆素〔5,7-dimethoxy-8-(3-methyl-2-oxobutyl)-coumarin〕[1],5,7-二甲氧基-8-(2-酮基-3′-甲基丁基)香豆素α,5,6-二甲氧基-8-(3′-甲基-2′-酮基丁基)香豆素α,海南九里香内酯(hainanmurpanin),7-甲氧基-8-(2′-甲基-2′-甲酰基丙基)-香豆素〔7-methoxy-8-(2′-methyl-2′-formylpropyl)coumarin〕[2],东莨菪素(scopoletin),东莨菪苷(scopolin)[3]脱水长叶九里香内酯(phebalosin)[4],8-异戊烯基柠檬油素(8-isopentenyllimettin)即8-异戊烯梨莓素[5],欧芹酚甲醚(osthole),月橘香豆素(coumurrayin),九里香香豆素(paniculatin)[6],欧前胡内酯(imperatorin)即王草素[7];异戊烯基香豆素衍生物:5,7-二甲氧基-8-(Z-3′-甲基-1,3,-丁二烯基)香豆素〔5,7-dimethoxy-8-(Z-3′-methylbutan-1′,3′,-dienyl) coumarin〕,5,7-二甲氧基-8-(3′-甲

基-2′-酮基丁基)香豆素〔5, 7-dimethoxy-8-(3′-methyl-2′-oxobutyl)coumarin〕,飞龙掌血内酯烯酮(toddalenone),飞龙掌血双香豆素(toddasin),橙皮油内酯(aurapten)[8],2′-O-右旋赤式长叶九里香内酯二醇(2′-O-ethylmurrangatin),长叶九里香内酯醇酮(murranganone)[9],橙皮内酯水合物(meranzin hydrate)[10],九里香酸(paniculin),九里香内酯酮醇(murpaniculol),水合橙皮内酯甲酸酯(coumurrin),水合橙皮内酯异戊酸酯(murrayatin),小芸木呋喃内酯(microminutin),异橙皮内酯(isomeranzin),橙皮油内酯烯醇(auraptenol),长叶九里香内酯二醇乙酸酯(murrangatin acetate)[11],异九里香内酯酮醇异戊酸酯(paniculonol isovalerate)[12],九里香内酯醛(panicullal)[13],异长叶九里香醇烟酸酯(isomurralonginol nicotinate),九里香内酯烯醇醛(panial),顺式欧芹烯酮酚甲醚(*cis*-osthenon)[14]等;黄酮类化合物:3′, 4′, 5, 5′, 7-五甲氧基黄酮(3′, 4′, 5, 5′, 7-pentamethoxy flavone)[2], 3, 3′, 4′, 5, 5′, 6, 7-七甲氧基黄酮(3, 3′, 4′, 5, 5′, 6, 7-heptamethoxy flavone)[5], 3, 3′, 4′, 5, 5′, 7, 8-七甲氧基黄酮(3, 3′, 4′, 5, 5′, 7, 8-heptamethoxy flavone)[11],月橘素(exoticin)[12]等,栀子宁(gardenin) A、C和D[15]。

茎皮含黄酮类:3′, 4′, 5′, 3, 5, 6, 7, 8-八甲氧基黄酮(3′, 4′, 5′, 3, 5, 6, 7, 8-octamethoxy flavone)[16], 3, 5, 7, 3′, 4′, 5′-六甲氧基黄酮(3, 5, 7, 3′, 4′, 5′-hexamethoxy flavone)[17];又含半胱氨酸,丙氨酸,脯氨酸,酪氨酸,亮氨酸等游离氨基酸[18];另含挥发油成分:左旋荜澄茄烯(cadinene),邻氨基苯甲酸甲酯(methyl anthranilate),甜没药烯(bisabolene),β-丁香烯(β-caryophyllene),牻牛儿醇(geraniol),3-蒈烯(3-carene),丁香油酚(eugenol),香茅醇(citronellol),水杨酸甲酯(methyl salicylate)[19]等;含2个羽扇烷型三萜类:羽扇烯酮(lupenone)和表-羽扇醇(epilupeol)[20]及生物碱:tamynine[21]。

茎皮含香豆素类:7-〔3-甲基(-2-丁氧烯)-8-(3-丁烯基-3-甲基-2-氧代)香豆素〕{7-〔3-methy(-2-butenyloxy)-8-(3-butenyl-3-methyl-2-oxo)-coumarin〕}[22], 5, 7-二甲氧基香豆素(5, 7-dimethoxycoumarin),长叶九里香内酯醇酮千里光酸酯(murranganon senecioate)[23]。

【药理】 1. 抗生育作用　给妊娠5~6 d小鼠腹腔注射九里香皮煎剂10 g/kg,有明显的抗着床作用。若给妊娠7~8 d的小鼠分别腹腔注射不同剂量的九里香根茎、皮、枝、叶和木质部煎剂或分离物(Ⅴ~Ⅸ)均有明显的抗生育作用,以皮分离物的作用效果最佳,而且腹腔注射效果明显,口服则无效。皮煎剂对未孕或已孕小鼠离体子宫有明显兴奋作用[1]。小鼠腹腔注射2.08 mg/kg九里香蛋白多糖,抗早孕率达72%~83%[2]。

2. 局部麻醉作用　九里香注射液在外科大、中、小手术时可用作局部浸润麻醉[3]。小叶九里香还可用于表面麻醉[4]。

3. 解痉作用　以石油醚提取所得的一种不含氮的结晶性成分,对大鼠离体肠管有明显的解痉作用,能对抗组胺、氯化钡所致的平滑肌痉挛,但对乙酰胆碱引起的平滑肌痉挛无阻断作用[5]。九里香叶中所含β-丁香烯是治疗老年慢性支气管炎的有效成分之一,具有一定的平喘作用[6]。

4. 抗炎、消炎、杀虫作用　从九里香茎皮分离到的具有咔巴唑骨架的化合物具有选择性的抗炎活性[7]。九里香叶的丙酮提取物作用于三龄期的*Culex fatigens*幼虫,实验条件下在浓度为3%时便引起100%的死亡[8]。

5. 抗甲状腺作用　对雄性大鼠(110~120 g)按每100 g注射20 μg试样的从九里香中分离到的香豆素-7-甲氧基-8-(1, 2-二羟基-3-甲基-3-丁烯基)香豆素花生油制剂,与对照组相比,具有明显的抗甲状腺作用[9]。

6. 降血糖作用　给大鼠喂九里香和芥菜的叶可引起低血糖,原因是它显著地提高糖原合成酶的活性,促进糖原合成,明显地降低糖原磷脂化酶和糖原异生作用酶的活性,减少糖原分解和糖原异生,从而使肝糖原含量升高[10]。

7. 其他作用　九里香蛋白多糖给小鼠腹腔注射2.08 mg/kg,能增强小鼠腹腔巨噬细胞的吞噬功能,亦能增加致敏动物血清中溶血素含量,可对抗环磷酰胺引起的白细胞减少。对二甲苯所致小鼠耳部炎症有对抗作用,对大鼠新鲜红细胞有明显促进凝集作用。若家兔静脉注射九里香蛋白多糖18 mg/kg,有抗凝血作用,使凝血时间延长1.76 min[2]。

毒性　从九里香皮分离得到的抗生育有效物质(Ⅴ~Ⅸ)给小鼠腹腔注射的LD_{50}分别为1.05 g/kg、2.8 g/kg、1.56 g/kg、1.2 g/kg和0.46 g/kg[2]。九里香蛋白多糖给小鼠腹腔注射的LD_{50}为462±56.7 mg/kg[2]。亚急性毒性试验表明,给犬分别静脉注射九里香皮分离物Ⅵ[3]、九里香蛋白多糖[2] 10 mg/kg,每日1次,连续5 d,用药前后血浆、尿常规及肝、肾功能皆无明显改变,肝、肾、胃、肠、心、肺、脾、胰、肾上腺等脏器病理学检查未发现有异常改变[2]。

【药性】 辛、微苦,温。有小毒。归心、肝、胃经。

1.《广西中药志》:"入心、肝、肺三经。"

2.《云南中草药》:"辛、微苦,微温。"

3.《广西民族药简编》:"有小毒。"

【功用主治】 行气止痛,活血散瘀,解毒消肿。主治胃脘疼痛,风湿痹痛,跌扑肿痛,疮痈,蛇虫咬伤。亦用于麻醉止痛。

1.《本草求原》:"浸酒散脾经风湿。"

2.《广西中药志》:"行气止痛,活血散瘀。治跌打肿痛,风湿,气痛。"

3.《云南中草药》:"散寒解表,疏经活络。主治感冒,腰膝冷痛,风湿痹痛,四肢麻木,跌打损伤,咳嗽,胃痛,尿路感染,湿疹,疮疖。"

4.《福建药物志》:"叶治胃溃疡、毒蛇咬伤。"

【用法用量】 内服:煎汤,6~12 g;或入散剂;或浸酒。外用:捣敷或煎水洗。

【宜忌】 《广西中药志》:"阴虚火亢者忌用。"

【选方】 1. 治胃痛　九里香叶9 g,煅瓦楞子30 g,共研末,每服3 g,每日3次。(《香港中草药》)

2. 治骨折、痈肿　用九里香鲜叶或根捣烂,加鸡蛋清调敷患处。(《云南中草药》)

3. 治蛇伤　九里香叶捣烂外敷。(南药《中草药学》)

【临床报道】 用作表面麻醉剂　取九里香茎、叶500 g,洗净、碾碎,加三花酒或50%乙醇100 ml,浸泡24 h后过滤,即成表面麻醉剂。用时取适量涂于咽喉部黏膜表面,作扁桃体挤切除术108例。涂药后数分钟即出现麻醉作用,麻醉时间可维持10 min左右[1]。

0075 九香虫 jiǔ xiāng chóng (《纲目》)

【异名】 黑兜虫(《纲目》),瓜黑蝽(蔡邦华《昆虫分类

学》)，屁板虫(《药材资料汇编》)

【基原】 为蝽科九香虫属动物九香虫的干燥全虫。

【原动物】 九香虫 *Aspongopus chinensis* Dallas

全虫椭圆形，多为紫黑色，带铜色光泽。头部狭尖，略呈三角形；复眼突出，卵圆形；单眼1对。喙较短，触角5节。前胸背板及小盾片均具不规则横皱纹。翅2对，前翅为半鞘翅，棕红色，翅末1/3为膜质。足3对，后足最长。腹面密布细刻及皱纹，后胸腹板近前缘区有2个臭孔，由此放出臭气。

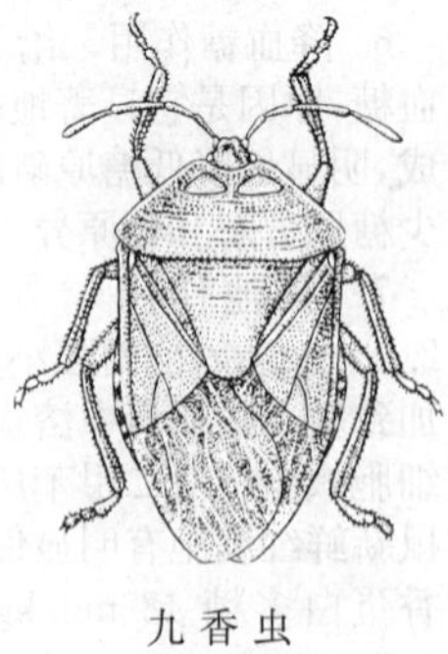

九香虫

常在土块、石块下及石缝中越冬，每年3月飞出。除东北、西北外，全国大部分地区均有分布。

【采收加工】 春、秋季捕捉，捕后用沸水烫死，晒干或烘干。

【药材】 九香虫 *Aspongopus* 主产于四川、贵州等地。

性状 本品略呈六角状扁椭圆形，长1.6～2 cm，宽约1 cm。表面棕褐色或棕黑色，略有光泽。头部小，与胸部略呈三角形，复眼突出，卵圆状，单眼1对，触角1对各5节，多已脱落。背部有翅两对，外面的1对基部较硬，内部的1对为膜质，透明；腹部有足3对，多脱落。腹部棕红色至棕黑色，每节近边缘处有突起的小点。质脆，折断后腹面有浅棕色的内含物。气特异，味微咸。

鉴别 粉末特征：棕红色。体壁碎片呈深棕色，表面有鱼鳞状突起并有黄色凹窝散在，上有短刚毛着生，刚毛长3～4 mm。横纹肌纤维较多，单个或成束，多碎断呈薄片状，有细密横纹，明暗相间呈波状纹理。气管壁碎片淡棕色，具棕色螺旋丝，排列呈栅栏状，丝间具淡灰色小斑点。

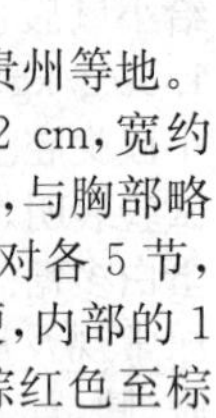

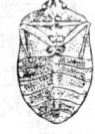

九香虫外形

品质标志 《中华人民共和国药典》2005年版规定：本品醇溶性浸出物(热浸法)不得少于10.0%。

【成分】 含脂肪、蛋白质及甲壳质(chitin)等[1]。脂肪中含有硬脂酸(stearic acid)，棕榈酸(palmitic acid)，油酸(oleic acid)[2]。还含锰、镁等微量元素[3]。

【药理】 1. 抑菌作用 九香虫在试管内对金黄色葡萄球菌、伤寒杆菌、甲型副伤寒杆菌及福氏痢疾杆菌有较强的抑制作用[1]。

2. 抗癌作用 元素分析表明，九香虫的抗癌、抑癌元素锰和镁的含量较高，致癌元素镍、铬、砷、镉、铍的含量较低，可能有抗癌作用[2]。

【炮制】 1. 九香虫 取原药材，除去杂质，筛去泥土。

2. 炒九香虫 取净九香虫置锅内，用文火加热，炒至有香气逸出时，取出，放凉。

饮片性状 九香虫参见“药材”项。炒九香虫形如九香虫，微显光泽，微有腥气而带焦香气。

贮干燥容器内，密闭，置通风干燥处。防潮，防蛀。

【药性】 辛、咸，温。归肝、肾、脾经。

1. 《纲目》：“咸，温，无毒。”

2. 《本草新编》：“味甘、辛，气微温。入肾经命门。”

3. 《四川中药志》1962年版：“入肝、脾、肾三经。”

【功用主治】 行气止痛，温肾壮阳。主治肝胃不和或寒郁中焦所致的胸胁胃脘胀痛以及肾阳不足之腰痛、阳痿。

1. 《纲目》：“主治膈脘滞气，脾肾亏损。壮元阳。”

2. 《本草新编》：“专兴阳益精，且能安神魂。”

3. 《本草用法研究》：“壮脾肾之元阳，理胸膈之凝滞，气血双宣。”

4. 《现代实用中药》：“为镇痛药，有强壮之效。适用于神经性胃痛，腰膝酸痛，胸脘郁闷，因精神不快而发胸窝滞痛等症，配合其他强壮药同服有效。”

【用法用量】 内服：煎汤，3～9 g；或入丸、散，0.6～1.2 g。

【宜忌】 凡肝胆火旺、阴虚内热者禁服。

1. 《本草新编》：“入丸散中，以扶衰弱最宜。但不宜入于汤剂，以其性滑，恐动大便。”

2. 《本草用法研究》：“阴虚有火，阳事易举及无气滞者勿用。”

3. 《虫类药的应用》：“凡肝胆火升、阴虚舌红者均需慎用，或佐以养阴柔肝之品始妥。”

【选方】 1. 治慢性肝炎之胁痛 九香虫150 g，参三七200 g，炙全蝎100 g。研极细末，水泛为丸，如苏子大。每服1.5 g，早、晚各1次，开水送下。(《虫类药的应用》宁痛丸)

2. 治喘息型慢性气管炎 将九香虫用火焙焦，研成粉与鸡蛋搅匀，再用芝麻油煎鸡蛋(不用猪油)，每日1次，每次用鸡蛋、九香虫各1个。服药期间，忌食猪油和吸烟。(《河南中医学院学报》1979，4:66)

3. 治血管瘤 成活九香虫若干只，以镊子两把，一把夹住九香虫前半部，另一把夹破虫体尾部，挤出其腹腔内容物，涂在血管瘤上，视血管瘤面积的大小，涂布均匀为度，每日3～4次，连用数日，无毒副作用。(《中医杂志》1987，11:40)

【各家论述】 1. 《本草新编》：“九香虫亦兴阳之物，然非人参、白术、巴戟天、肉苁蓉、破故纸之类，亦未见其大效也。或问九香虫，产于西蜀，得其真者为佳。近人不知真假，何能取效乎？曰：九香虫不止西蜀有之，江南未尝不生，但生于江南者，无香气耳！无香气则无效。”

2. 《本草用法研究》：“九香虫咸温无毒，观其以香命名，其虫之香气可知。故能理滞宣胸膈。咸能入肾，温可壮阳，气香归脾，故为脾肾之药。蠕动气香，咸味之物，似又能流通血脉耳。”

0076 九倒生 jiǔ dào shēng (《贵州民间药物》)

【异名】 铁郎鸡(《贵州民间药物》)，铁扫把、金鸡尾、线鸡尾(《湖南药物志》)，地柏枝(《贵州中草药名录》)。

【基原】 为铁角蕨科铁角蕨属植物变异铁角蕨的全草。

【原植物】 变异铁角蕨 *Asplenium varians* Wall. ex Hook. et Grev.

植株高12～20 cm。根茎短而直立，顶部被红色、粗筛孔而透明的披针形鳞片。叶簇生；叶柄长3～5 cm，通常下部栗色，疏生鳞片，上部绿

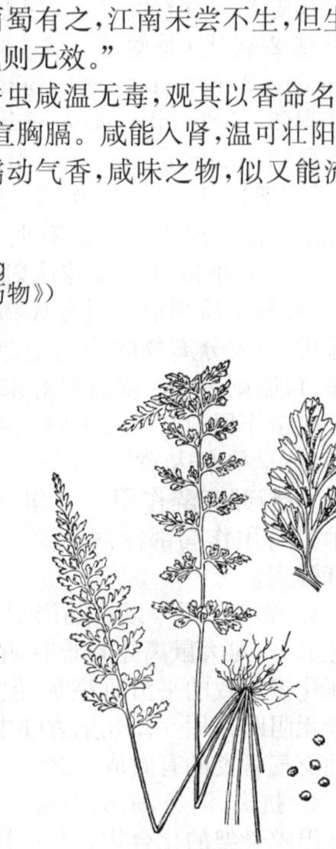

变异铁角蕨

色，近光滑；叶片草质，披针形，长7～15 cm，宽 3～4 cm，基部不变狭，二回羽状；羽轴和叶轴两侧有狭翅，叶轴上面有1条纵沟；羽片约10对，互生，平展，长圆形至卵状三角形，钝头，长2 cm，宽约1 cm；小羽片2～3对，倒卵形，圆头，基部上侧1片先出，较大，向上各小羽片渐小；叶脉羽状，每齿有1条小脉，不达齿端。孢子囊群长线形，每小羽片有1～3个，背生于小脉中部以下；囊群盖线形，膜质，全缘，通常相对开口。

生于海拔650～3 500 m的山谷湿岩石上。分布于西南及山西、湖南、陕西等地。

【采收加工】 10～11月采收，晒干。

【药性】 《贵州民间药物》："性凉，味微涩。"

【功用主治】 活血消肿，止血生肌。主治骨折，刀伤，疮疡溃烂，烧烫伤。

1.《贵州民间药物》："治刀伤，接骨。"

2.《贵州草药》："止血生肌。"

3.《湖南药物志》："消肿散血。主治小儿疳积，小儿惊风高热，疮疡溃烂，烫火伤。"

【用法用量】 内服：煎汤，10～20 g。外用：捣敷。

【选方】 1. 治刀伤骨折 （变异铁角蕨）全草适量，嚼绒或捣绒敷伤处。（《贵州民间药物》）

2. 治烫火伤 变异铁角蕨叶、芭蕉叶（各适量），捣烂，调桐油敷患处。

3. 治小儿疳积 （变异铁角蕨）全草15 g，煮蛋食。（2、3方出自《湖南药物志》）

0077 九管血 jiǔ guǎn xuě （《植物名实图考》）

【异名】 八爪金龙、八爪龙、矮茎朱砂根、开喉箭、猪总管（南川《常用中草药手册》），团叶八爪金龙、矮陀陀、地柑子（《贵州草药》），散血丹（《广西药用植物名录》），血猴爪、乌肉鸡、矮凉伞子、小罗伞、山豆根、活血胎（《新华本草纲要》）。

【基原】 为紫金牛科紫金牛属植物九管血的全株或根。

【原植物】 九管血 *Ardisia brevicaulis* Diels 又名：短茎紫金牛（《广西植物名录》），血党（《中国高等植物图鉴》）。

小灌木，高10～15 cm。具匍匐的根茎。叶互生；叶柄长1～1.5 cm，被细微柔毛；叶片坚纸质，狭卵形至近长圆形，先端急尖且钝，或渐尖，基部楔形或近圆形，长7～14 cm，宽2.5～4.8 cm，近全缘，边缘具不明显的腺点，背面被细微柔毛，尤以中脉为多，具疏腺点，侧脉与中脉几成直角，至近边缘上弯，连成远离边缘的不规则的边缘脉。伞形花序，着生于侧生特殊花枝顶端，近顶端有1～2片叶；花梗长1～1.5 cm；花的各部具腺点；花萼基部连合达1/3，萼片披针形或卵形；花瓣粉红色，卵形；雄蕊较花瓣短，花药披针形；雌蕊与花瓣等长，无毛。果球形，鲜红色，具腺点，宿存萼与果梗通常为紫红色。

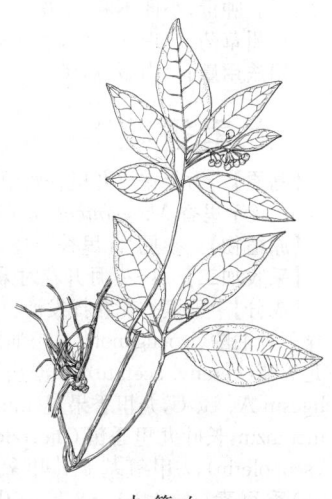

九管血

花期6～7月，果期10～12月。

生于海拔400～1 260 m的林下阴处。分布于西南及长江流域以南各地。

【采收加工】 6～7月采收，切碎，鲜用或晒干。

【药性】 《四川常用中草药》："性微寒，味苦、辛、微甘。"

【功用主治】 清热解毒，祛风止痛，活血消肿。主治咽喉肿痛，风火牙痛，风湿痹痛，跌打损伤，无名肿毒，毒蛇咬伤。

1.《植物名实图考》："通窍，和血，祛风。"

2.《贵州草药》："清热，利咽，化瘀。"

3.《四川常用中草药》："除风湿，解热毒。治风湿筋骨疼痛，跌打损伤，劳伤咳嗽，喉头生蛾，无名肿毒，蛇咬伤等症。"

4.《广西民族药简编》："治胆道蛔虫症，肝炎，肝硬化，月经不调，咽喉肿痛。"

【用法用量】 内服：煎汤，9～15 g；或浸酒。

【宜忌】 孕妇慎服。

【选方】 1. 防治白喉 鲜矮茎朱砂根60 g加水1 000 ml，小火煎2 h，滤去渣，分8份，每隔2 h服1份。（《中草药土方土法》）

2. 治跌打损伤 矮陀陀60 g，泡酒服。

3. 治风火牙痛 矮陀陀少许，切碎，放于牙痛处，口涎让其流出，随时更换。（2、3方出自《贵州草药》）

0078 九节菖蒲 jiǔ jié chāng pǔ （《中药志》）

【异名】 小菖蒲、外菖蒲（《中药志》），节菖蒲（《中药材手册》），鸡爪莲（《陕西中药志》）。

【基原】 为毛茛科银莲花属植物阿尔泰银莲花的根茎。

【原植物】 阿尔泰银莲花 *Anemone altaica* Fisch. ex C. A. Mey. 又名：菊形双瓶梅（《中国植物图鉴》）。

多年生草本，高11～23 cm。根茎横生，圆柱形，长约4 cm，直径2～4 mm，节间长3～5 mm，有许多须根。叶柄长4～10 cm，无毛；三出复叶，叶片轮廓宽卵形，长2～4 cm，3全裂，中央全裂片又3裂，边缘有缺刻状牙齿，有细柄，侧生全裂片不等2全裂。花葶1，苞片3，轮生，叶状，中上部边缘有不整齐锯齿，具柄。花两性，单朵顶生；花梗长2.5～4 cm，被灰色柔毛；萼片7～10，花瓣状，白色，倒卵形或长圆形，长1.5～2 cm，宽3.5～7 mm，先端圆；花瓣无；雄蕊多数；心皮20～30。瘦果卵球形，有白色柔毛。花期3～5月，果期4～7月。

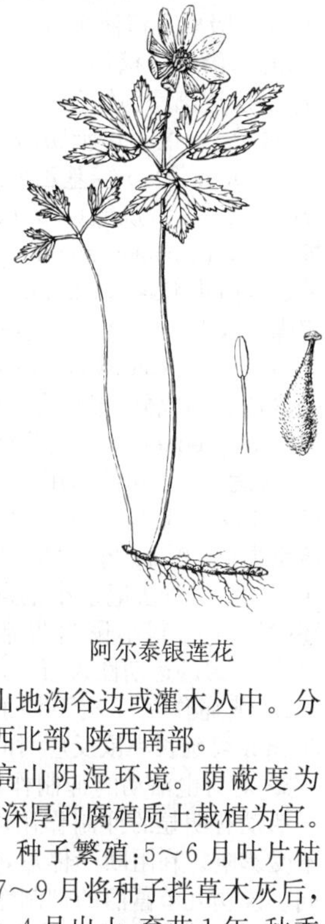

阿尔泰银莲花

生于海拔1 200～1 800 m的山地沟谷边或灌木丛中。分布于山西南部、河南西部、湖北西北部、陕西南部。

【栽培】 生物学特性 喜高山阴湿环境。荫蔽度为60%～70%。以疏松肥沃、土层深厚的腐殖质土栽植为宜。

繁殖方法 种子或根茎繁殖。种子繁殖：5～6月叶片枯黄时，收集成熟种子，湿沙贮存，7～9月将种子拌草木灰后，撒播畦面，覆土。幼苗于翌年3～4月出土，育苗1年，秋季按行株距 10 cm×5 cm 移栽。根茎繁殖:采挖野生九节菖蒲,将细的根茎,剪成 3～5 cm 小段,仍按行株距 10 cm×5 cm 开沟,平栽,覆土。

田间管理　夏季杂草旺盛,可除草 2～3 次,秋季再除草松土 1 次,冬季在畦面覆盖落叶一层。

【采收加工】　栽培 5 年以上采收,5～6 月叶枯倒苗前采挖,晒干后搓去须根,簸去杂质。

【药材】　九节菖蒲 *Rhizoma Anemones Altaicae*　主产陕西、山西。以陕西产量最大,质量亦佳。

性状　根茎长纺锤形,稍弯曲,长 1～4 cm,直径 3～5 mm。表面棕黄色至暗棕色,具多数半环状突起的节,其上有鳞叶痕,斜向交互排列,节上有 1～3 个突起的根痕。质硬脆,易折断,断面平坦,色白,有粉性,可见淡黄色小点(维管束)6～12 个,排列成断续的环。气微,味微酸稍麻舌。

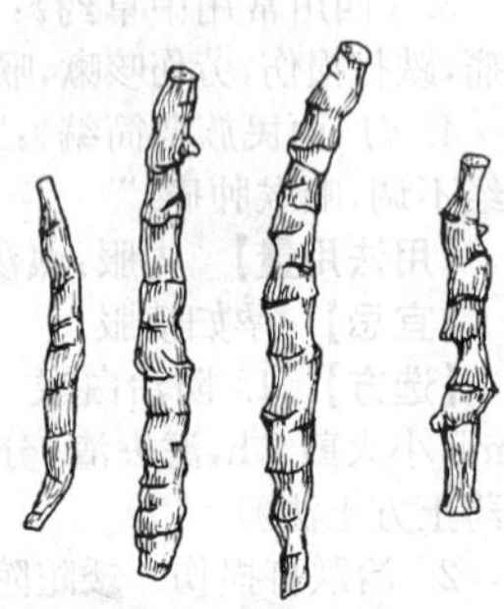

九节菖蒲(根茎)外形

鉴别　(1) 根茎横切面:表皮细胞扁平,外壁增厚,黄棕色。皮层为 10 余列薄壁细胞,外缘有单个散在的石细胞,类圆形或椭圆形,壁稍厚,可见纹孔及孔沟。维管束外韧型,较小,6～12 个环列;韧皮部细胞扁缩;形成层不明显,木质部导管多角形或类圆形。髓宽广。薄壁细胞充满淀粉粒。

(2) 取 2%兔红细胞生理盐水悬浮液 1 滴,置载玻片上,加盖玻片,于显微镜下观察,滴加 1%九节菖蒲的生理盐水溶液,使其与红细胞接触,则红细胞迅速溶解(检查皂苷)。

(3) 取本品粉末 2 g,加 70%乙醇 20 ml,加热回流 10 min,吸取上清液 1 ml,于水浴上蒸干,加醋酐 0.5 ml 溶解残渣,沿试管壁加入浓硫酸 1 ml,则两液面出现紫红色环,上层逐渐呈污绿色(检查皂苷)。

【成分】　根茎含脂肪酸:棕榈酸(palmitic acid),琥珀酸(succinic acid),5-羟基乙酰丙酸(5-hydroxy acetylpropanoic acid)[1,2],十六烷酸(hexadecanoic acid)和 9,12-十八碳二烯酸(9, 12-octadecadienoic acid)[3],又含 β-谷甾醇(β-sitosterol),白头翁素(anemonin)[2],(5R, 8R)1, 6, 9, 13-四氧双螺-(4, 2, 4, 2)-十四烷-2, 10-二酮〔(5R, 8R)1, 6, 9, 13-tetraoxadispiro-(4, 2, 4, 2)tetradecane-2, 10-dione〕[4]。另含挥发油成分,相对含量较高的有雪松醇(centdarol),β-桉叶醇(β-eudesmol),榄香醇(elemol)。

【药理】　1. 镇静作用　九节菖蒲水煎醇沉液 7.418 g/kg (1/5 LD_{50}),3.709 g/kg(1/10 LD_{50})小鼠腹腔注射给药,对硫贲妥钠 40 mg/kg 的催眠作用有明显的加强,呈协同作用。用光电管法记录小鼠自发活动,7.418 g/kg 腹腔给药,还能明显抑制小鼠自发活动。并能显著地抑制苯丙胺(4 mg/kg)的运动性兴奋[1]。

2. 镇痛作用　皮下注射九节菖蒲用热板法在给药后 60 min 可延长小鼠反应时间[1]。

3. 对胃电活动的抑制作用　九节菖蒲水煎剂对大鼠胃电活动有明显的抑制作用,而该作用在阻断 A、B 受体后不受影响。在阻断受体后,其作用与单纯使用九节菖蒲相同。说明九节菖蒲的抑制作用可能是通过迷走神经胆碱能受体或(和)非胆碱能受体介导的,与肾上腺素能的 A、B 受体无关[2]。

毒性　水煎醇沉液小鼠腹腔注射 LD_{50} 为 37.09 g/kg[1]。

【药性】　辛,温。归心、肝、脾经。

1.《药材资料汇编》:"辛,温,无毒。"

2.《新疆中草药》:"辛,苦,温。"

3. 南药《中草药学》:"入心、肝、脾经。"

【功用主治】　化痰开窍,祛风除湿,消食醒脾,解毒。主治热病神昏,癫痫,气闭耳聋,多梦健忘,风湿痹痛,胸闷脘胀,痈疽,疥癣。

1.《药材资料汇编》:"辟秽,开窍,宣气,逐痰,治神经衰弱,消化不良,风寒湿痹。"

2.《陕西中药志》:"开心利窍,祛风湿,除痰消积。主治癫狂,惊痫,痰厥昏迷,四肢湿痹,头疼耳鸣等症。捣汁服,可解巴豆、大戟毒。"

3.《陕西中草药》:"外敷治痈疽疥癣。"

4.《新疆中草药》:"宁神开窍,助消化。治心悸健忘,多梦,神志不清,胸腹闷胀,消化不良,久痢不止,牙痛,牙龈出血。"

【用法用量】　内服:煎汤,1.5～6 g;或入丸、散;或鲜品捣汁服。外用:煎水洗;或鲜品捣敷;或研末调敷。

【宜忌】　阴虚阳亢、烦躁汗多、精滑者慎服。

【选方】　1. 治小儿急惊风,高热抽搐　鲜九节菖蒲 9 g,捣烂滤汁,加姜汁数滴灌服。(《陕甘宁青中草药选》)

2. 治耳聋　九节菖蒲 12 g,水煎服;或鲜菖蒲捣烂,取汁滴耳。(《甘肃中草药手册》)

3. 治胸腹闷胀,消化不良　九节菖蒲 9 g,莱菔子 15 g,六曲 12 g,水煎服。(《新疆中草药》)

0079 九龙藤叶 jiǔ lóng téng yè (《南宁市药物志》)

【异名】　燕子尾(《南宁市药物志》),猪蹄叉、羊蹄叉(《广西中草药》),夜合草、千打捶(《湖南药物志》),马蹄叶(《贵州草药》)。

【基原】　为豆科羊蹄甲属植物龙须藤 *Bauhinia championii* (Benth.) Benth. 的叶。

【原植物】　参见"九龙藤"条。

【采收加工】　5～9 月采收,鲜用或晒干。

【药性】　甘、苦,温。

【功用主治】　理气止痛,活血利尿。主治腰痛,跌打损伤,无名肿毒,小便不利,痢疾。

《贵州草药》:"理气止痛,利尿化瘀。"

【用法用量】　内服:煎汤,10～30 g。外用:捣敷。

0080 九里香花 jiǔ lǐ xiāng huā (《广西本草选编》)

【基原】　为芸香科九里香属植物九里香 *Murraya exotica* L. 及千里香 *M. paniculata* (L.) Jack. 的花。

【原植物】　参见"九里香"条。

【采收加工】　4～6 月开花时采摘,晒干。

【成分】　千里香花含挥发油:1,8-桉叶素(1, 8-cineole),异丁香油酚(isoeugenol),α-松油醇(α-terpineol),乙酸牻牛儿醇酯(geranyl acetate),荜澄茄烯(cadin)等[1]。又含 yuehgesin A、B、C,九里香果素(murracarpin), mapnidin, isomeranzin,长叶九里香醛(murralongin);香豆素:东莨菪素(scopoletin),7-甲氧基-8-1′-甲氧基-2′-氢-3′-甲基(3′-丁烯基)香豆素〔7-methoxy-8-1′-methoxy-2′-hydroxy-3′-methyl

(3′-butenyl)coumarin]，伞形花酮(umbelliferone)，6-甲氧基邪蒿素(braylin)，橙皮油内酯醇(auraptenol)，水合橙皮内酯(meranzin hydrate)，minuicrolin，东莨菪苷(scopolin)；生物碱：咖啡因(caffeine)，九里香番荔枝碱(murrayaculatine)[2]；酚性成分：3，5，6，7，3′，4′，5′-庚甲氧基黄酮(3，5，6，7，3′，4′，5′-heptamethoxyflavone)，4-hydroxgbenzaldel，对羟基苯甲酸(*p*-hydrooxybenzoic acid)，顺式和反式阿魏酸(*cis* and *trans*-ferulic scid)，顺式和反式阿魏酸甲酯(*cis* and *trans*-methyl ferulate)[3]。

【药性】 辛、苦，温。

【功用主治】《福建药物志》："理气止痛。治胃痛。"

【用法用量】 内服：煎汤，3～9 g。

【选方】 治胃气痛 九里香干花 3 g，香附 9 g，水煎服。(《福建药物志》)

0081 九里香根 jiǔ lǐ xiāng gēn (《南宁市药物志》)

【基原】 为芸香科九里香属植物九里香 *Murraya exotica* L. 及千里香 *M. paniculata* (L.) Jack. 的根。

【原植物】 参见"九里香"条。

【采收加工】 9～11 月挖根，鲜用或切片晒干备用。

【成分】 1. 九里香 根含生物碱：月橘碱[1]。根皮含生物碱：九里香咔唑醇碱(murrayazolinol)[2]。还含黄酮化合物：5，6，7，8，3′，4′，5′-七甲氧基黄酮(5，6，7，8，3′，4′，5′-heptamethoxyflavone)、5，6，7，8，3′，4′-六甲氧基黄酮(5，6，7，8，3′，4′-hexamethoxyflavone)、5，6，8，3′，4′，5′-六甲氧基黄酮(5，6，8，3′，4′，5′-hexamethoxyflavone)、4′-羟基-3，5，6，7，3′，5′-六甲氧基黄酮(4′-hydroxy-3，5，6，7，3′，5′-hexamethoxyflavone)、3′，5-二羟基-3，6，7，4′-四甲氧基黄酮(3′，5-dihydroxy-3，6，7，4′-tetramethoxyflavone)、4′，5-二羟基-3，6，7，3′，5′-五甲氧基黄酮(4′，5-dihydroxy-3，6，7，3′，5′-pentamethoxyflavone)[3]。

2. 千里香 根含生物碱：九里香碱(paniculidine)A 及B[4]，月橘碱(yuehchukene)[5]，去甲降真香碱(noracronycine)，去-N-甲基降真香碱(de-N-methylacronycine)，去-N-甲基去甲降真香碱(de-N-methyl noracronycine)[6]。根茎含九里香碱(paniculidine) A、B、C，长叶九里香醛(murralongin)，欧芹酚甲醚(osthole)[7]。

【药理】 抗生育作用 九里香根茎煎剂 0.2 g/30 g、根茎皮煎剂 0.3 g/30 g 给各妊娠阶段的小鼠腹腔注射，均有显著的抗着床作用。九里香煎剂不同给药途径的抗早孕作用结果表明，腹腔注射效果最佳，皮下注射效果较差，灌胃即使大剂量也无效。九里香根茎皮煎剂 3.6×10^{-4} g/ml 对未孕小鼠离体子宫有明显兴奋作用。九里香根的苯提取物也有抗大鼠着床作用[1]。九里香根茎皮中分离得到的糖蛋白成分 10 mg/kg，给 12～16 d 孕兔腹腔注射或羊膜腔内注射 3 mg/胚胎，3～5 d 后有明显的终止妊娠效果；如果同时给予黄体酮 1 mg/kg 连续 6 d，不能对抗糖蛋白抗孕作用。组织学检查蜕膜组织有变性、坏死、炎细胞浸润、血窦瘀血等情况，但卵巢内妊娠黄体未见有特殊变化。

毒性 九里香糖蛋白给小鼠腹腔注射，按几率单位法得到 LD_{50} 为 1.125 g/kg[2]。亚急性毒性试验表明每日给犬静注九里香糖蛋白 10 mg/kg，连续 5 d 用药前后血浆、尿常规及肝、肾功能皆无明显改变，心、肺、肝、肾、胃、肠等脏器病理学检查未发现有异常改变[2]。上述物质抗原性试验未见有过敏症状。人体临床试用对中期妊娠有效，但有发热反应[2]。

【药性】 辛、微苦，温。归心、肝、肺经。

1.《广西中药志》："味辛，气香，性温，无毒。入心、肝、肺三经。"

2.《云南中草药》："辛、微苦，微温。"

【功用主治】 祛风除湿，行气止痛，散瘀通络。主治风湿痹痛，腰膝冷痛，痛风，跌打损伤，睾丸肿痛，湿疹，疥癣。

1.《广西中药志》："行气止痛，活血散瘀。治跌打肿痛，风湿，气痛。"

2.《云南中草药》："散寒解表，疏经活络。治感冒，腰膝冷痛，风湿痹痛，四肢麻木，跌打损伤。"

3.《福建药物志》："祛风行气，通经活络。主治风湿关节痛，腰腿痛，睾丸炎，跌打损伤，牙痛，引产。"

【用法用量】 内服：煎汤，15～30 g，鲜品 30～60 g；或干品研末，每次 3～6 g，酒送服。外用：捣敷或煎水洗。

【宜忌】《广西中药志》："阴虚火亢者忌用。"

【选方】 1. 治慢性腰腿痛 九里香鲜根 30 g，续断 9 g，水煎服。(《福建药物志》)

2. 治睾丸肿大 鲜九里香根 30～60 g，酒水煎服。(《福建中草药》)

3. 治骨折、痈肿 鲜九里香根捣烂，加鸡蛋清调敷患处。(《云南中草药》)

0082 九眼独活 jiǔ yǎn dú huó (《四川常用中草药》)

【异名】 土当归(《纲目》)，独活(《四川中药志》)，水白芷、心叶大眼独活(《全国中草药汇编》)。

【基原】 为五加科楤木属植物食用土当归、柔毛龙眼独活、龙眼独活及浓紫龙眼独活的根和根茎。

【原植物】 1. 食用土当归 *Aralia cordata* Thunb. 又名：食用楤木(《经济植物手册》)，土当归(《中国高等植物图鉴》)。

多年生草本，高 0.5～3 m。根粗大，长圆柱形。茎分枝开展稀疏。叶为二至三回羽状复叶，有托叶；叶柄长 15～30 cm；每羽片有小叶 3～5，叶片长卵形至长圆状卵形，长 4～15 cm，宽 3～7 cm，先端突尖，基部圆形至心形，侧生小叶片基部歪斜，边缘有细锯齿，两面疏生短柔毛。花序由多数伞形花序组成，疏松，顶生或腋生，圆锥形，长达 50 cm；伞形花序直径 1.5～2.5 cm；总花梗长 1～5 cm，有短柔毛；苞片线形，小花梗细，长约 10 mm，有短柔毛；萼无毛，边缘有 5 个三角状尖齿；花瓣 5，白色，卵状三角形，开花时反曲；雄蕊 5；子房 5 室，花柱 5，离生。核果球形，浆果状，紫黑色，具 5 棱。花期 7～8 月，果期 9～10 月。

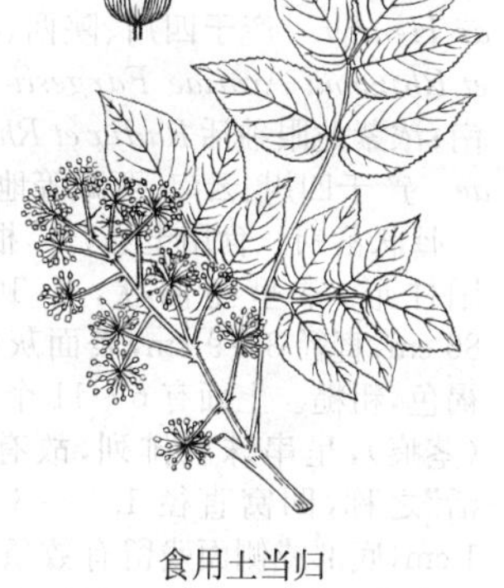

食用土当归

生于海拔 1 300～1 600 m 的林荫下或山坡草丛中。分布于江苏、安徽、福建、江西、湖北、广西、四川、台湾等地。

2. 柔毛龙眼独活 *A. henryi* Harms 又名：水田七(《神农架植物》)，短序九眼独活(《全国中草药汇编》)，小叶龙眼独活，天门七、水独活(湖北恩施)。

本种与食用土当归的区别为：小叶片两面沿脉疏生长柔

毛，先端长尾尖，边缘有钝锯齿；伞形花序有花3～12朵，多至20朵；萼齿长圆形，先端钝圆；花瓣长1～2 mm。

生于海拔1 500～2 300 m的森林下。分布于安徽、湖北、四川、陕西等地。

3. 龙眼独活 *A. fargesii* Franch. 又名：川独活（四川）。

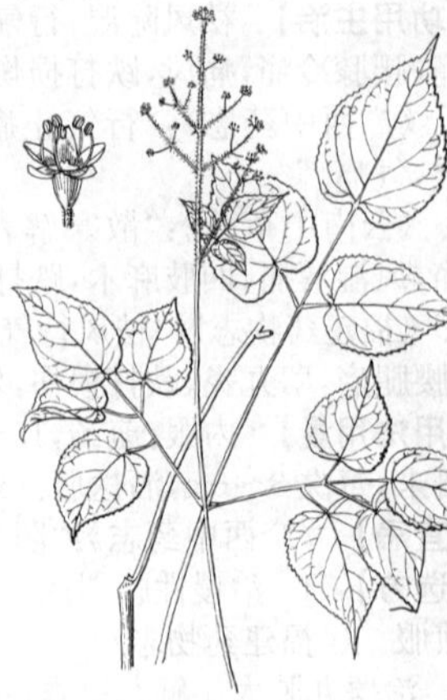
龙眼独活

本种与上2种的区别为：小叶片两面疏生糙毛，下面沿脉有短柔毛，先端渐尖或长渐尖，缘有重锯齿；伞形花序有花10～20朵；萼齿三角状卵形，疏生糙毛。花期7～8月，果期10～11月。

生于海拔1 800～2 800 m的山坡疏林、灌丛中。分布于湖北、四川、云南、陕西等地。

4. 浓紫龙眼独活 *A. atropurpurea* Franch. 又名：九眼独活、朱那（《西藏常用中草药》）。

本种与前3种的区别为：小叶片较小，长3～8 cm，宽2～3 cm，卵形至卵状披针形；侧生小叶柄长0.5～2.5 cm。伞形花序有花5～12朵；总花梗长3～7 cm；花梗长5～10 mm；萼无毛，萼齿三角形，先端尖。花期5～7月，果期8～9月。

生于海拔2 700～3 300 m的山坡疏林、灌丛或林缘。分布于四川、云南、西藏等地。

【采收加工】 10～11月采收，切片晒干。

【药材】 食用土当归 *Radix et Rhizoma Araliae Cordatae* 主产于四川；柔毛龙眼独活 *Radix et Rhizoma Araliae Henryi* 产于四川、陕西、湖北、安徽；龙眼独活 *Radix et Rhizoma Araliae Fargesii* 产于陕西、湖北、四川、云南；浓紫龙眼独活 *Radix et Rhizoma Araliae Atropurpureae* 产于四川、云南、西藏等地。

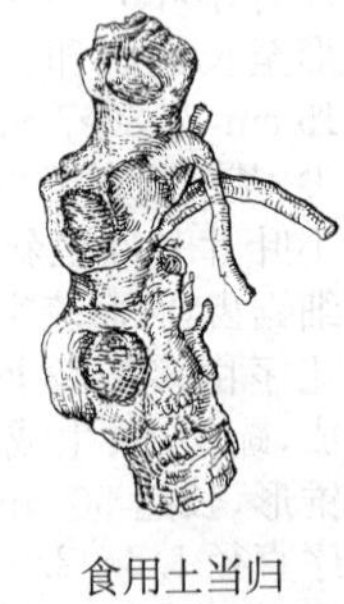
食用土当归（根茎）外形

性状鉴别 食用土当归 根茎粗大，圆柱形，常呈扭曲状，长10～30～80 cm，直径3～9 cm，表面灰棕色或棕褐色，粗糙。上面有6～11个圆形凹窝（茎痕），呈串珠状排列，故有“九眼独活”之称，凹窝直径1.5～3 cm，深约1 cm，底部或侧面残留有数条圆柱形的不定根，长2～15 cm，直径4～10 mm，表面有纵皱纹。质轻，坚脆，易折断，断面灰黄色或棕黄色，疏松，有多数裂隙和油点。气微香，味淡后苦。

龙眼独活 根茎粗短，长不及10 cm，直径1～3 cm，表面紫褐色，具4～5凹穴，直径约1.5 cm，深约5 mm。根纺锤形，长达40 cm，直径约1 cm。气微，味微苦。

柔毛龙眼独活 根茎细小，长约10 cm，直径不及1.3 cm，表面褐色，具8～15个圆形凹穴，直径4 mm，深2～3 mm。根纤细，长约至2 cm。气微，味微苦。

【成分】 食用土当归根含17种芳香化合物：正己醛（*n*-hexanal），α-蒎烯（α-pinene），3-侧柏烯-2-醇（3-thujen-2-ol），β-蒎烯（β-pinene），对聚伞花素（*p*-cymene）、柠檬烯（limonene）、1-(1，4-二甲基-3-环己烯-1-基)-乙酮〔1-(1，4-dimethyl-3-cyclohexen-1-yl)-ethanone〕，α-樟脑烯醛（α-campholenal），松香芹醇（pinocarveol），1-(1，3-二甲基-3-环己烯-1-基)-乙酮〔1-(1，3-dimethyl-3-cyclohexen-1-yl)-ethanone〕，松樟酮（pinocamphone），桃金娘醛（myrtenal），马鞭烯酮（verbenone），香芹醇（carveol），丁香烯（caryophyllene），牡丹皮酚（paeonol），α-葎草烯（α-humulene）[1]；二萜类化合物：对映贝壳杉烯酸〔*ent*-kaur-16-en-19-oic acid〕，对映海松二烯酸〔*ent*-pimara-8(14)，15-dien-19-oic acid〕[2]，左旋-贝壳杉烯酸，16，17-二羟基-16β-贝壳杉-19-酸（16，17-dihydroxy-16β-kauran-19-oic acid），左旋-海松二烯酸，7-酮基-左旋-海松二烯酸〔7-keto-1-pimara-8(14)，15-dien-19-oic acid〕，7α-羟基-左旋-海松二烯酸〔7α-hydroxy-1-pimara-8(14)，15-dien-19-oic acid〕，7β-羟基-左旋-海松二烯酸、左旋-海松二烯醇〔L-pimara-8(14)，15-dien-14-ol〕[3]；聚乙炔化合物：farcarindiol及dihydrofarcarindiol[4]。

【药理】 1. 抑癌作用 从九眼独活提取的海松酸和贝壳烯酸体外实验对肿瘤细胞株A549、XF498、SK-MEL-2及HCT15表现出中等抑制活性[1]。

2. 镇痛作用 九眼独活所含的对映贝壳杉烯酸（KA）和对映海松二烯酸（PA）有镇痛作用。口服KA 300 mg/kg和PA 500 mg/kg有镇痛、降温、延长戊巴比妥麻醉期作用，且能抑制去氧麻黄碱所增强的运动性[2]。

3. 抗菌活性 九眼独活所含海松酸、聚乙炔化合物 farcarindiol及dihydrofarcarindiol均具强抗菌活性[3]。

【药性】 辛、苦，温。归肝、肾经。

1.《纲目》：“辛，温。无毒。”

2.《四川中药志》1960年版：“性微温，味辛、苦，无毒，入肾经。”

3.《四川常用中草药》：“入肝、肾二经。”

【功用主治】 祛风除湿，舒筋活络，和血止痛。主治风湿痹痛，腰肌劳损，鹤膝风，水肿，痈肿，扭伤肿痛，骨折，头痛，牙痛。

1.《纲目》：“除风和血，煎酒服。”

2.《四川中药志》1960年版：“祛风除湿，舒筋活络。治风湿头痛，腰膝酸痛，目眩，牙痛，四肢痿痹及鹤膝风。”

3.《中国药用植物图鉴》：“镇痛，镇痉，发汗利尿，消浮肿。”

4.《台湾药用植物志》：“治痈疡漫肿，肺结核，肠炎，气喘及产褥而引起的妇人病。”

【用法用量】 内服：煎汤，3～12 g；或泡酒。外用：研末调敷；或煎汤洗。

【宜忌】《四川中药志》1960年版：“阴虚内热及体虚者忌用。”

【选方】 1. 治风湿痹痛 土当归、威灵仙各9 g，防风、木瓜各6 g，水煎，服时兑白酒少许。（《安徽中草药》）

2. 治手足扭伤肿痛 土当归、荆芥、葱白各适量，煎水。先熏后浸浴；浴后，用土当归适量，加白酒少许，捣烂敷患处。（《安徽中草药》）

3. 治牙痛 土当归、细辛各3 g，水煎，待温含漱。（《安徽中草药》）

0083 九子不离母 jiǔ zǐ bù lí mǔ （《玉溪中草药》）

【异名】 兴元府萆薢（《本草图经》），黄山药、蛇头草（《贵州草药》），萆薢、白山药、次黄山药、黄姑里（《云南中药资源名录》)。

【基原】 为薯蓣科薯蓣属植物叉蕊薯蓣的根茎。

【原植物】 叉蕊薯蓣 *Dioscorea collettii* Hook. f.

缠绕草质藤本。根茎横生,竹节状,直径约 2 cm,表面有细长弯曲的须根,断面黄色。茎圆柱形,左旋。单叶互生;叶片三角状心形或卵状披针形,先端渐尖,基部心形、宽心形,边缘波状或近全缘,背面有白色刺毛。雄花序簇生于叶腋;雄花无梗,在花序基部由 2~3 朵簇生,至顶部常单生;苞片卵状披针形,小苞片卵形;花被碟形,先端 6 裂,黄色;雄蕊 3 枚,着生于花被管上,花丝较短,花药卵圆形,花开放后药隔变宽,常为花药的 1~2 倍,呈短叉状,退化雄蕊有时只存有花丝,与 3 个发育雄蕊互生。雌花序穗状;雌花的退化雄蕊呈花丝状;子房长圆柱形,柱头 3 裂。蒴果三棱形,表面深褐色,成熟后反曲下垂;种子 2 颗,成熟时四周有薄膜状翅。花期 5~8 月,果期 6~10 月。

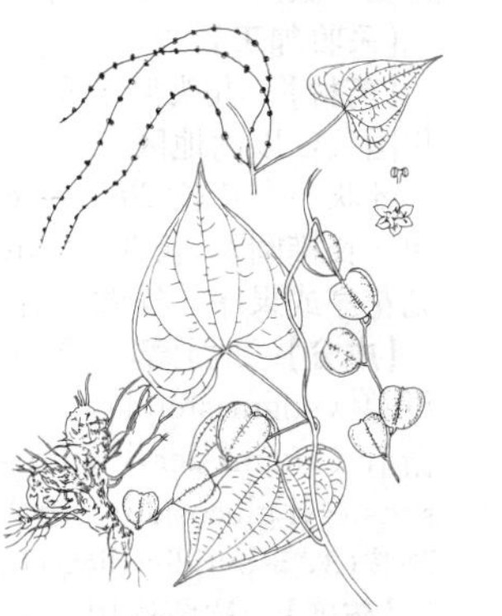

叉蕊薯蓣

常生于海拔 1 500~3 200 m 的河谷、山坡和沟谷的次生栎树林和灌丛中。分布于四川、贵州、云南等地。

【采收加工】 10~12 月采挖,切片,晒干或捣碎鲜用。

【成分】 块茎含甾类化合物:薯蓣皂苷元(diosgenin),雅姆皂苷元(yamogenin)[1, 2];根茎含甾类化合物及其苷类:3, 5-去氧替告皂苷元(3, 5-deoxytigogenin),3, 5-去氧新替告皂苷元(3, 5-deoxyneotigogenin),薯蓣皂苷元棕榈酸酯(diosgenin eoxytigogenin, palmitate),雅姆皂苷元棕榈酸酯(yamogenin palmitate),异娜草皂苷元(isonarthogenin),β-谷甾醇(β-sitosterol)[3],异菝葜皂苷元酮(smil agenone),菝葜皂苷元酮(sarsapogenone),表异菝葜皂苷元(epismilagenin),表菝葜皂苷元(episarsapogenin)[4],雅姆皂苷元-3-O-β-D-葡萄糖苷(yamogenin-3-O-β-D-glucoside)[3],雅姆皂苷元 3-O-〔α-L-吡喃鼠李糖基(1→4)-β-D-吡喃葡萄糖苷〕{yamogenin-3-O-〔α-L-rhamnopyranosyl (1→4)-β-D-glucopyranoside〕},雅姆皂苷元-3-O-〔α-L-吡喃鼠李糖基(1→4)〕-〔α-L-吡喃鼠李糖基(1→2)〕-β-D-吡喃葡萄糖苷{yamogenin-3-O-〔α-L-rhamnopyranosyl (1→4)〕-〔α-L-rhamnopyranosyl(1→2)〕-β-D-glucopyranoside},雅姆皂苷元-3-O-〔β-D-吡喃葡萄糖基(1→3)〕-〔α-L-吡喃鼠李糖基(1→2)〕-β-D-吡喃葡萄糖苷{yamogenin-3-O-〔β-D-glucopyranosyl(1→3)〕-〔α-L-rhamnopyranosyl(1→2)〕-β-D-glucopyranoside}[5],甲基原赤酶素(methyl protogracillin)[6]。

【药性】 苦、微辛,微寒。

【功用主治】 祛风利湿,通络止痛,清热解毒。主治风湿痹痛,拘挛麻木,胃气痛,湿热黄疸,白浊,淋痛,白带,跌打伤痛,湿疮肿毒,风疹,湿疹,毒蛇咬伤。

【用法用量】 内服:煎汤,9~15 g;浸酒或入丸、散。外用:鲜品捣敷。

【选方】 1. 治肌肉痉挛 九子不离母、拐牛膝各 15 g,水煎服。(《玉溪中草药》)

2. 治胃气痛 叉蕊薯蓣 30 g,橘皮 9 g,水煎服。

3. 治跌打损伤 叉蕊薯蓣 30 g,红花 6 g,赤芍 12 g,泡酒服。

4. 治痈疮肿毒 鲜叉蕊薯蓣适量,捣绒外敷。(2~4 方出自《万县中草药》)

5. 治过敏性皮炎 九子不离母、透骨草各 15 g,水煎服;或各 30~60 g,煎水外洗。(《玉溪中草药》)

0084 九子连环草 jiǔ zǐ lián huán cǎo (《分类草药性》)

【异名】 珠串珠、夜白鸡、串白鸡(《贵州民间方药集》),硬九头狮子草(《民间常用草药汇编》),肉连环(《四川中药志》),连环草(《重庆草药》),九节虫、一串纽子(《贵州草药》),野节兰、连珠三七(《浙江药用植物志》),铜锤草(《贵州中草药名录》)。

【基原】 为兰科虾脊兰属植物虾脊兰的全草或根茎。

【原植物】 虾脊兰 *Calanthe discolor* Lindl.

陆生植物。茎不明显。叶近基生,通常 3 枚;叶片倒卵状长圆形,长 15~25 cm,宽4~6 cm,先端急尖或钝而具短尖,基部楔形下延成柄。花葶从叶丛中长出,长 30~50 cm;总状花序疏生数朵至 10 余朵花,花序轴被短柔毛;花苞片披针形;紫红色萼片,卵状披针形,长约 1.3 cm;花瓣比萼片小,倒卵状匙形;唇瓣与萼片等长,玫瑰色或白色,3 深裂,中裂片前部边缘略具齿,上面具 3 条褶片,侧裂片斧状,稍向内弯,全缘;距纤细,先端弯曲;子房被短柔毛。花期5~6 月,果期 7~9 月。

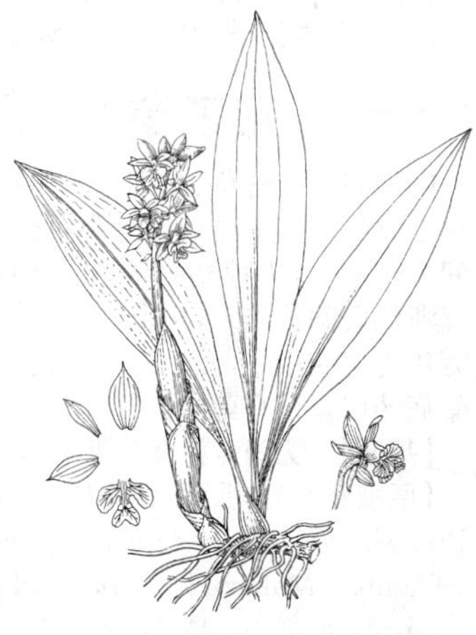

虾脊兰

生于山坡林下阴湿处或溪沟边湿地。分布于江苏、浙江、安徽、福建、广东、广西、四川、贵州等地。

【采收加工】 6~7 月花后采收,鲜用或晒干。

【成分】 新鲜根茎含吲哚类及其糖苷:虾脊兰苷(calanthoside) A、B,二氢菲(dihydrophenanthrene)衍生物[1],β-吲哚葡萄糖苷(β-glucoindican),虾脊兰菲醇(calaphenanthrenol),琉球虾脊兰苷(calaliukiuenoside);吲哚生物碱类:色氨酮(tryptanthrin),靛玉红(indirubin)和靛红(isatin)[2],色氨酮(tryptanthrin),虾脊兰烯醇(calanthenol)衍生物,催吐萝芙木醇(vomifoliol),腺苷(adenosine)[3]。

【药性】 辛、微苦,微寒。

1.《贵州草药》:"性寒,味辛、微苦。"

2.《全国中草药汇编》:"辛,平。"

【功用主治】 清热解毒,活血止痛。主治瘰疬,痈肿,咽喉肿痛,痔疮,风湿痹痛,跌打损伤。

1.《重庆草药》:"治痒子,瘰疬,兼清胃热,解烦热。"

2.《全国中草药汇编》:"活血化瘀,消痈散结。主治淋巴结结核,痈疮肿毒,跌打损伤,风湿骨痛。"

3.《浙江药用植物志》:"清热解毒,活血消肿。主治白喉,扁桃体炎,关节疼痛。"

【用法用量】 内服：煎汤，9～15 g；或研末。外用：捣敷；或研末调敷。

【选方】 1. 治瘰疬，疮毒 （九子连环草）全草9 g，水煎服；另取鲜根状茎适量，捣烂敷患处。（《浙江药用植物志》）

2. 治痔疮及脱肛 九子连环草15 g，研末，调菜油敷患处。（《贵州草药》）

3. 治跌打损伤 （虾脊兰）鲜根状茎6～9 g（除根须，括去栓皮），水煎，黄酒冲服；或晒干研成细粉，用黄酒送服。（《浙江药用植物志》）

0085 九牛造茎叶 jiǔ niú zào jīng yè （《陕西中草药》）

【基原】 为大戟科大戟属植物湖北大戟 *Euphorbia hylonoma* Hand. -Mazz. 的茎叶。

【原植物】 参见"九牛造"条。

【采收加工】 5～8月采收，鲜用或晒干。

【药性】 甘、微苦，凉。有毒。

【功用主治】 止血，定痛，生肌。主治外伤出血，无名肿毒。

【用法用量】 外用：研末撒敷；或鲜品捣敷。

0086 九头狮子草 jiǔ tóu shī zǐ cǎo （《植物名实图考》）

【异名】 接骨草、土细辛（《植物名实图考》），万年青、铁焊椒、绿豆青、王灵仁（《分类草药性》），辣叶青药（《贵州民间方药集》），尖惊药（《贵阳民间药草》），项开口、蛇舌草（《浙江民间草药》），化痰青、四季青、三面青、莱豆青、铁脚万年青（《四川中药志》），九节篱（《湖南药物志》），咳风尘、晕病药（《贵州草药》）。

【基原】 为爵床科九头狮子草属植物九头狮子草的全草。

【原植物】 九头狮子草 *Peristrophe japonica* （Thunb.） Bremek.［*Dianthera japonica* Thunb.；*Dicliptera japonica* （Thunb.） Makino；*D. crinita* （Thunb.） Nees］

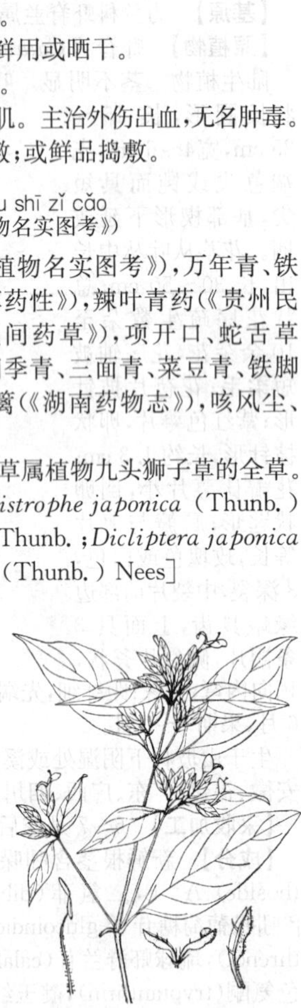

九头狮子草

多年生草本，高20～50 cm。根细长，须根黄白色。茎直立，四棱形，深绿色，节显著膨大。叶对生；有柄；叶片纸质，椭圆形或卵状长圆形，长3～7 cm，宽8～15 mm，先端渐尖，基部渐窄，全缘。聚伞花序短，集生于枝梢的叶腋；每一花下有大小两片叶状苞片；萼5裂，钻形；花冠粉红色至微紫色，长2.5～3 cm，下部细长筒形，冠檐2唇形，上唇全缘，下唇微3裂；雄蕊2，着生于花冠筒内，2药室一上一下；雌蕊1，子房2室，胚珠多数，柱头2裂。蒴果窄倒卵形。种子坚硬，褐色。花期5～9月。

生于山坡、林下、路旁、溪边等阴湿处。分布于长江流域以南各地。

【栽培】 生物学特性 喜生于温暖湿润的林下或溪沟边，低山及平坝地区都可栽培。土壤以较阴湿、肥沃、疏松者为好。

繁殖方法 一般分株繁殖，多在3～4月间，将母株连根挖起，分成若干小蔸，每蔸有苗或芽4～5根。在整好的土地上，开1.3 m宽的高畦，按行株距约30 cm开穴，深10～14 cm，每穴栽1蔸，用土压紧，盖上细土，浇水定根。

田间管理 苗成活后，施清淡人畜粪水。6～7月中耕和追肥1次。

【采收加工】 7～10月采收，鲜用或晒干。

【药材】 九头狮子草 *Herba Peristrophis Japonicae* 产我国长江以南地区。

性状 全草长20～50 cm，茎方形，深绿色，节膨大。叶卵状长椭圆形，长3～7 cm，先端渐尖，基部渐狭，全缘。可见花序或果序。气微，味苦。

【成分】 地上部分含植物甾醇类：羽扇豆醇（lupeol），豆甾醇（stigmasterol），β-谷甾醇（β-sitosterol），豆甾醇葡萄糖苷（stigmasteryl glucoside），β-谷甾醇葡萄糖苷（β-sitosteryl glucoside）。还含尿囊素（allantoin），3，5-吡啶二酰胺（3，5-pyridinedicarboxamide）[1]。

【药理】 抗菌作用 采用平板打孔法，分别用九头狮子草全草的乙醇提取和水煎浓缩得到的药液给药，在营养琼脂培养基和LB培养基上筛选出敏感细菌。然后采用试管稀释法，测定各敏感菌的最低抑菌浓度。结果表明九头狮子草对金黄色葡萄球菌、溶血性链球菌、铜绿假单胞菌、肺炎克雷伯杆菌有较强的抑制作用[1]。

【药性】 辛，凉。

1.《分类草药性》："性凉，无毒。"

2.《贵阳民间药草》："辛，凉。"

3.《四川中药志》1960年版："性平，味淡。"

【功用主治】 祛风清热，凉肝定惊，解毒消肿。主治感冒发热，肺热咳喘，肝热目赤，小儿惊风，咽喉肿痛，痈疖肿毒，瘰疬，痔疮，蛇虫咬伤，跌打损伤。

1.《贵阳民间药草》："祛风，清热，定惊。"

2.《四川中药志》1960年版："清肺热，化痰。治风热咳嗽痰多。"

3.《湖南药物志》："解表发汗，行气活血，解毒消肿，接骨止血。治白喉，无名肿毒，白带，经漏。"

4.《浙江药用植物志》："治中耳炎，风湿性关节炎，尿路感染。"

5.《湖北中草药志》："治感冒发热，头晕，失眠，咽喉肿痛，毒蛇咬伤，无名肿毒，痈疖肿毒，瘰疬。"

【用法用量】 内服：煎汤，9～15 g；或绞汁饮。外用：捣敷；研末调敷；或煎汤熏洗。

【选方】 1. 治肺热咳嗽 鲜九头狮子草全草30 g，加冰糖适量，水煎服。

2. 治肺劳咳血 鲜九头狮子草60～90 g，捣烂绞汁，调些童便服。（1、2方出自《福建中草药》）

3. 治小儿惊风 辣叶青药15 g，捣绒，兑淘米水服。（《贵阳民间药草》）

4. 治中耳炎 鲜九头狮子草全草适量，加食盐少许，捣烂取汁滴耳。（《浙江药用植物志》）

5. 治毒蛇咬伤 鲜九头狮子草适量，捣如泥，加食盐少许，捣匀敷于伤口周围及肿处。伤口闭塞者，须用消过毒的针剔破，以便毒液外排。另用九头狮子草60 g捣烂，加开水擂汁服；或煎服亦可。视病情轻重，每日服1～3剂。（江西《战备草药手册》）

6. 治跌打损伤 九头狮子草全草15 g，捣汁兑酒服。（《湖南药物志》）

7. 治尿路感染 九头狮子草全草、车前草各15 g，水煎

服。(《浙江药用植物志》)

8. 治阴道炎　尖惊药 60 g,铁扫帚 60 g,水煎,每日 3 次分服。(贵州药检所《常用民间草药手册》)

0087 刀豆 dāo dòu(《滇南本草》)

【异名】 挟剑豆(《酉阳杂俎》),刀豆子(《滇南本草》),大戈豆(《本草求原》),大刀豆(《分类草药性》),刀鞘豆(《陆川本草》),白凤豆、刀板仁豆(《台湾药用植物志》)。

【基原】 为豆科刀豆属植物刀豆的种子。

【原植物】 刀豆 *Canavalia gladiata* (Jacq.) DC.[*Dolichos gladiatus* Jacq.]

一年生缠绕草质藤本,长达 3 m。三出复叶;叶柄长 7～15 cm;顶生小叶宽卵形,长 8～20 cm,宽 5～16 cm,先端渐尖或急尖,基部阔楔形,侧生小叶偏斜,基部圆形;托叶细小。总状花序腋生,花疏;苞片卵形,早落;花萼钟状,二唇形,上萼 2 裂片大而长,下萼 3 裂片小而不明显;花冠蝶形,淡红色或淡紫色,旗瓣圆形,翼瓣较短,龙骨瓣弯曲;雄蕊 10,连合为单体;子房具短柄,被毛。荚果大而扁,长 10～30 cm,直径 3～5 cm,被伏生短细毛,边缘有隆脊,先端弯曲成钩状;种子 10～14 颗,种皮粉红色或红色,种脐约占种子全长的 3/4,扁平而光滑。花期 6～7 月,果期 8～10 月。

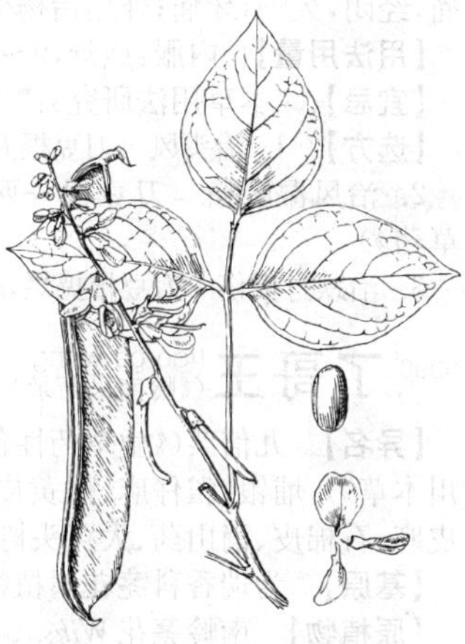

刀　豆

北京地区及长江以南地区有栽培。原产美洲热带地区。

本植物的果壳(刀豆壳)、根(刀豆根)亦供药用,另设专条。

【栽培】 生物学特性　喜温暖,怕寒霜。对土壤要求不严,以排水良好而疏松的砂壤土栽培为好。

繁殖方法　种子繁殖。于 4 月上旬播种,由于种皮坚硬,吸水慢,要先用水浸泡一昼夜后再播。按行距 60 cm,窝距 45 cm,深 10 cm 挖窝,每窝播种子 3～4 颗,施猪粪水后,盖火灰及细土约厚 4 cm。不能使用人粪,因易烂种烂根。

田间管理　苗高 5～6 cm 时间苗,每窝留壮苗 2 株,并结合中耕除草追肥 1 次。在 5 月下旬,设支柱引藤上架,再除草、追肥 1 次,肥料都以猪粪水为主。

【采收加工】 在播种当年 8～11 月分批采摘成熟果实,剥出种子,晒干。

【药材】 刀豆 *Semen Canavaliae*　主产于江苏。

性状　种子扁卵形或扁肾形,长 2～3.5 cm,宽 1～2 cm,厚 0.5～1.5 cm。表面淡红色至红紫色,微皱缩,略有光泽。边缘具眉状黑色种脐,长约 2 cm,上有白色细纹 3 条。质硬,难破碎。种皮革质,内表面棕绿色而光亮;子叶 2,黄白色,油润。无臭,味淡,嚼之有豆腥气。

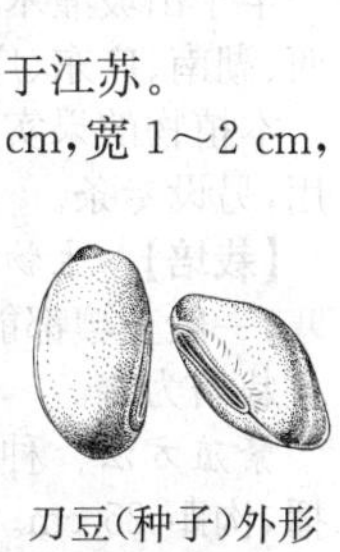

刀豆(种子)外形

鉴别　种皮横切面:表皮为 1 列栅状细胞,种脐处 2 列,外被角质层,光辉带明显。支持细胞 2～6 列,呈哑铃状。营养层由十多列切向延长的薄壁细胞组成,内侧细胞呈颓废状;有维管束,种皮下方为数列多角形胚乳细胞。子叶细胞含众多淀粉粒。管胞岛椭圆形,壁网状增厚,具缘纹孔少见。周围有 4～5 列薄壁细胞,其两侧为星状组织,细胞呈星芒状,有大型的细胞间隙。

【成分】 刀豆种子含蛋白质 28.75%,淀粉 37.20%,可溶性糖 7.50%,类脂物 1.36%,纤维 6.10% 及灰分 1.90%[1]。主要含胺类:刀豆四胺(canavalmine)[3],γ-胍氧基丙胺(γ-guanidinooxypropylamine)[3],氨丙基刀豆四胺(aminopropylcanavalmine)和氨丁基刀豆四胺(aminobutylcanavalmine)[4],亚精胺(spermidine),精胺(spermine)[5];蛋白质类:伴刀豆球蛋白(concanavaline)[6],伴刀豆球蛋白(concanavalin)[7],凝集素(agglutinin)[8],刀豆球蛋白(canavalin)[9],血细胞凝集素(hemagglutinin)[10];又含硫胺素(thiamin)[10],刀豆氨酸(canavanine)[11],D-α-氨基正丁酸(D-α-amino-*n*-butyric acid)[12],δ-Di-C-glycosgyl apigenin[13],刀豆毒素(anatoxin)[14]。

【药理】 1. 脂氧酶激活作用　其有效成分是刀豆毒素。刀豆毒素每日腹腔注射 50 μg/kg、100 μg/kg 或 200 μg/kg 给药,可引起雌性大鼠血浆内黄体生成素(LH)和卵泡刺激素(FSH)水平突然升高,黄体酮水平无变化,催乳素(PRL)则降低。200 μg/kg 组动情前期频率和体重增重明显增加,但子宫和卵巢的重量并无变化。上述 FSH 和 LH 的增加同脂氧酶激活作用是吻合的,但催乳素水平降低的原因尚不明[1]。

2. 促有丝分裂作用　刀豆球蛋白 A(ConA)是一种植物凝集素,具有强力的促有丝分裂作用,有较好的促淋巴细胞转化反应的作用,其促淋巴细胞转化最适浓度为 40～100 μg/ml,可激活人体淋巴细胞转变为淋巴母细胞,但并不产生相应的细胞毒性,从而可增强人体的免疫作用,并能凝聚癌细胞和各种致癌物质所引起的变形细胞,而对正常细胞无害,故具有抗肿瘤作用。能沉淀肝糖原,凝集羊、马、犬、兔、猪、大鼠、小鼠、豚鼠等动物及人红细胞。ConA 还能选择性激活抑制性 T 细胞(Ts)细胞,对调节机体免疫反应具有重要作用。因此,通过使用 ConA 来活化病态(或老年)时的 Ts 细胞这一途径,可望改观一些自身免疫性疾病,甚或移植物排斥反应或恶性肿瘤的防治前景。ConA 可促进淋巴细胞分裂,作皮内注射可反映肿瘤、肝炎等患者的细胞免疫能力[2]。

【炮制】 1. 刀豆　取原药材,除去硬壳及杂质,洗净,干燥。用时捣碎。

2. 盐刀豆　取净刀豆,加盐水拌匀,闷透,置锅内,用文火加热,炒至表面变色并具焦斑时,取出,放凉。每刀豆 100 kg,用食盐 2 kg。

饮片性状　刀豆参见"药材"项。盐刀豆表面有焦斑,味微咸。

贮干燥容器内,盐刀豆密闭,置通风干燥处。防潮,防蛀。

【药性】 甘,温。归脾、胃、肾经。

1.《滇南本草》:"味甘,性寒。"

2.《纲目》:"甘、平,无毒。"

3.《医林纂要》:"甘、咸,温。"

4.《四川中药志》1960 年版:"入脾、胃、肾三经。"

5.《青岛中草药手册》:"入肝、胃、肾经。"

【功用主治】 温中下气，益肾补元。主治虚寒呃逆，腹胀，久痢，肾虚腰痛，鼻渊，小儿疝气。

1.《滇南本草》："治风寒湿气，利肠胃，烧灰，酒送下。子，能健脾。"

2.《纲目》："温中下气，利肠胃，止呃逆，益肾补元。"

3.《医林纂要》："和胃，升清，降浊。"

4.《食物考》："烧灰，利肠止虚呃逆。"

5.《青岛中草药手册》："主治妇女经闭，鼻炎，肝气不疏，中气虚寒等。"

【用法用量】 内服：煎汤，9～15 g；或烧存性研末。

【宜忌】 《本草用法研究》："胃火盛者忌用。"

【选方】 1. 治冷呃 刀豆子，炙存性，酒服钱许。(《兰台轨范》)

2. 治久痢 (刀豆子)蒸熟，沙糖蘸食。(《本草用法研究》)

3. 治肾虚腰痛 大刀豆子1对，小茴香6 g，吴茱萸3 g，破故纸3 g，青盐6 g，打成粉，蒸猪腰子吃。(《重庆草药》)

4. 治鼻渊 老刀豆，文火焙干为末，酒服三钱。(《年希尧集验良方》)

5. 治经闭，腹胁胀痛，血瘀 (刀豆子)焙燥为末，好酒送服，加麝香尤佳。(4、5方出自《本草用法研究》)

6. 治小儿疝气 (刀豆)种子研粉，每次4.5 g，开水冲服。(《湖南药物志》)

【各家论述】 《本草备要》："温中止呃，胜于柿蒂。"

0088 刀豆壳 dāo dòu ké (《滇南本草》)

【基原】 为豆科刀豆属植物刀豆 *Canavalia gladiata* (Jacq.) DC. 的果壳。

【原植物】 参见"刀豆"条。

【采收加工】 秋季果实成熟时采收，晒干，剥去种子，将果壳晒至全干。

【炮制】 拣去杂质，用水洗净，稍润，切丝，晒干。

【药性】 甘，平。

1.《医林纂要》："甘苦咸，平。"

2.《泉州本草》："甘，平，无毒。"

【功用主治】 下气，活血。主治反胃，呃逆，久痢，闭经，喉痹，喉癣。

1.《医林纂要》："和中，交心肾，止呃逆。"

2.《重庆草药》："散瘀活血。治腰痛，血气痛。"

【用法用量】 内服：煎汤，9～15 g。外用：或烧存性研末敷。

【选方】 1. 治虚寒呃逆 刀豆壳烧灰存性，研末，每次6～9 g，开水送服。(《福建中草药》)

2. 治久痢 刀豆荚饭上蒸熟，蘸糖食。(《种福堂公选良方》)

3. 治腰痛 刀豆壳烧存性，研末，好酒调服，外以皂角烧烟熏之。(《万氏家抄方》)

4. 治妇女经闭，腹胁胀痛 刀豆壳焙为末，每服一钱，黄酒下，少加麝香尤妙。(《经验广集》)

5. 治喉痹 刀豆壳(烧存性)、青黛，共研末吹之。(《泉州本草》)

0089 刀豆根 dāo dòu gēn (《滇南本草》)

【基原】 为豆科刀豆属植物刀豆 *Canavalia gladiata* (Jacq.) DC. 的根。

【原植物】 参见"刀豆"条。

【采收加工】 9～10月采挖，晒干或鲜用。

【药性】 苦，温。

1.《医林纂要》："苦、咸。"

2.《分类草药性》："性平，无毒。"

3.《陆川本草》："甘，温。"

【功用主治】 祛风，活血，通经，止痛。主治头风，跌打损伤，风湿腰痛，心痛，牙痛，久痢，疝气，经闭。

1.《医林纂要》："治肾气攻心，心痛。能通冲脉而济水火，交心肾。"

2.《纲目拾遗》："治头风。"

3.《分类草药性》："治跌打损伤，膀胱疝气。"

4.《南宁市药物志》："消炎，行血，通经。治风湿性腰脊痛，经闭，久痢，牙痛；外用治杨梅疮。"

【用法用量】 内服：煎汤，9～15 g；外用：捣敷。

【宜忌】 《本草用法研究》："胃火盛者忌用。"

【选方】 1. 治头风 刀豆根五钱，酒煎服。(《医方集听》)

2. 治风湿腰痛 刀豆根一两，酒水各半煎服。(《江西草药》)

3. 治跌打损伤 刀豆根捣烂，酒蒸敷患处。(《陆川本草》)

0090 了哥王 liǎo gē wáng (《岭南采药录》)

【异名】 九信菜(《生草药性备要》)，乌子麻、山麻皮(《陆川本草》)，埔银、雀仔麻、假黄皮、地棉(《岭南草药志》)，指皮麻、石棉皮、消山药、大黄头树(《全国中草药汇编》)。

【基原】 为瑞香科荛花属植物南岭荛花的茎叶。

【原植物】 南岭荛花 *Wikstroemia indica* (L.) C. A. Mey. [*Daphne indica* L.]

半常绿小灌木，高达1 m。全株平滑无毛。茎直立，多分枝，幼枝红褐色。根皮和茎皮富含绵状纤维，不易折断。叶对生，几无柄；叶片倒卵形至长椭圆形，长2～5 cm，宽0.8～1.5 cm，先端钝或短尖，全缘，基部楔形。花黄绿色，数花簇生于枝顶，排成聚伞状伞形花序或呈近无柄的头状花序；花两性，无苞片，花被管状，先端4裂；雄蕊8，成上下两轮着生花被管内；子房倒卵形或长椭圆形，具圆头状柱头。核果卵形或椭圆形，熟时鲜红色。花果期夏、秋季。

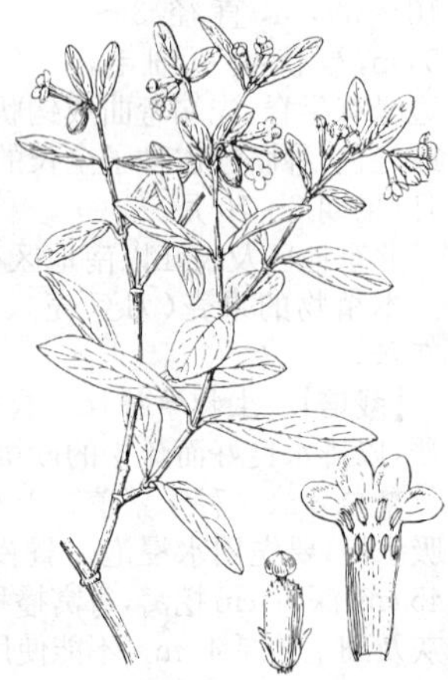

南岭荛花

生于山坡灌木丛中、路旁和村边。分布于浙江、福建、江西、湖南、广东、广西、贵州、云南、台湾等地。

本植物的果实(了哥王子)、根或根皮(了哥王根)亦供药用，另设专条。

【栽培】 生物学特性 喜温暖湿润的气候，耐瘦瘠，不耐寒，一般土壤都能种植。但以排水良好、疏松肥沃的砂质壤土栽培为宜。

繁殖方法 种子繁殖。春播于3月播种育苗，开浅沟条播，沟距25 cm。播后覆土2 cm，浇水保湿。待苗高25～

30 cm 时选阴雨天移栽。

田间管理　定植成活至封行前，每年中耕除草 3～4 次。春、夏季分别追施人粪尿或尿素各 1 次，冬季追施有机肥。

【采收加工】　5～9 月采收，切段，晒干或鲜用。

【药材】　了哥王 *Caulis et Folium Wikstroemiae Indicae* 产于广东、广西、江西、福建、湖南、贵州等地。

性状　茎圆柱形，长短不等，直径 8～25 mm；粗茎表面淡棕色至棕黑色，有不规则粗纵皱纹，皮孔突起，往往两个相连，有的数个连接成环；细茎表面暗棕红色，有纵皱纹和对生的叶柄痕。质硬，折断面皮部有众多绵毛状纤维。叶不规则卷曲，展平后长椭圆形，全缘，淡黄绿色至淡绿色；叶柄短，长约 2 mm。质脆，易碎。气微，味微苦。

【成分】　茎及茎皮含黄酮类：小麦黄素（tricin），山柰酚-3-O-β-D-吡喃葡萄糖苷（kaempferol-3-O-β-D-glucopyranoside）[1]；木脂素类：西瑞香素（daphnoretin）[2]，南荛酚（wikstromol）即右旋的去甲络石苷元（nortrachelogenin）[3]，右旋的牛蒡苷元（arctigenin），穗罗汉松脂酚（matairesinol），松脂酚（pinoresinol）[4]，南荛素（wikstromin）[5]。

【药理】　1. 对中枢神经系统作用　了哥王茎的甲醇浸剂 100 mg/kg 可使硫喷妥钠小鼠睡眠时间延长 120%，对家兔因甲基苯丙胺所致的过度兴奋有一定的对抗作用[1]。

2. 抗炎作用　西瑞香素 24 mg/kg 腹腔注射，对二甲苯所致小鼠耳部炎症及 5-HT 引起的大鼠足跖肿胀的抑制作用非常显著。对大鼠蛋清性、角叉菜胶与甲醛性足跖肿胀以及对大鼠的巴豆油气囊肿肉芽组织增生，也显示明显的抑制作用。此外，并能显著降低大鼠肾上腺内维生素 C 含量，抑制醋酸引起的小鼠扭体反应[2]。

3. 对心肌的作用　西瑞香素 2.6 mg(0.25 ml)/10 g(同位素 ^{86}Rb 测定)对小鼠心肌营养性血流量有较明显的改善作用[3]。

4. 抗肿瘤作用　了哥王茎的甲醇提取物腹腔注射 50 mg/kg，对小鼠艾氏腹水癌(EAC)生长的抑制率为 97%，对小鼠淋巴细胞白血病 P_{388} 的 T/C 值为 180%；将甲醇提取物分离得西瑞香素，对小鼠白血病 P_{388} 没有活性，但 3 mg/kg 腹腔注射对 EAC 细胞生长抑制率达 97%；甲醇提取物分离成分小麦黄素 6 mg/kg 和 12.5 mg/kg 对 P_{388} 的 T/C 值为 133%和 174%；甲醇提取物分离成分山柰酚 3-O-β-D-吡喃葡萄糖苷 6 mg/kg、12.5 mg/kg 对 P_{388} 的 T/C 值为 122%和 133%[4]。

5. 促癌作用　了哥王乙醚提取液对 Raji 细胞 EB 病毒早期抗原有诱发作用，并能促进 EB 病毒对淋巴细胞的转化作用[5,6]。其水提液也有这种活性，但比乙醚提取液弱[5]。在诱发大鼠鼻咽癌过程中了哥王可能有促癌因子的作用[7]。对甲基胆蒽(MCA)和单纯疱疹病毒(HSV-z)诱发小鼠宫颈癌有促癌作用[8,9]。了哥王水提取液对小鼠表皮细胞鸟氨酸脱羧酶(ODC)有早期诱导作用，并呈一定的量效关系，其 ODC 活性高峰在涂药后 6 h，酶比活性比正常对照组高 3～5 倍，药物剂量于药达到 5 mg/cm² 皮肤时，诱导作用较明显[10]。

毒性　采用序贯法测定西瑞香素液(了哥王成分之一)小鼠腹腔注射的 LD_{50} 为 74.30±2.39 mg/kg[2]。

【炮制】　1. 了哥王　取原药材，除去杂质，洗净，稍润，切短段，干燥。

2. 制了哥王　取原药材，除去杂质，洗净，蒸 4～5 h，取出摊凉后切短段，干燥。或加酒九蒸九晒。了哥王叶性寒有毒，酒制或久煎，可降低其毒性，性亦由寒转凉。

饮片性状　了哥王为不规则的短段，茎、叶混合。有的还带花、果。茎枝段外皮棕褐色，叶坚纸质至近革质破碎或完整。花黄绿色。果实暗红色至紫黑色。制了哥王形如了哥王段，色泽加深。

贮干燥容器内，置通风干燥处。

【药性】　苦、辛，寒。有毒。

1.《生草药性备要》："味辛，性平，有毒。"

2.《全国中草药汇编》："苦、微辛，寒。"

3.《福建药物志》："甘、辛，微温。"

【功用主治】　清热解毒，化痰散结，消肿止痛。主治痈肿疮毒，瘰疬，风湿痛，跌打损伤，蛇虫咬伤。

1.《南宁市药物志》："杀虫、解毒、消肿、止痛、清热、泻下。治麻风、梅毒、痈疮、无名肿毒、风湿痛、肺痨、痧气、百日咳、痢症。"

2.《广西中药志》："叶，捣烂加油敷跌打、痈肿。"

3. 广州部队《常用中草药手册》："治蛇虫咬伤，小儿头疮。"

4.《全国中草药汇编》："叶，外用治急性乳腺炎、蜂窝织炎。"

【用法用量】　内服：煎汤(宜久煎 4 h 以上)，6～9 g；外用：捣敷，研末调敷或煎水洗。

【宜忌】　体质虚弱者慎服，孕妇禁服。

《生草药性备要》："有毒，能杀人，不可乱服。"

【选方】　1. 治痰火疬(腋下鼠蹊生核疮或四肢掣挛疼痛)　了哥王叶 15 g，加入食盐少许，共捣烂敷患处，敷 3～5 次可愈。(《岭南草药志》)

2. 治无名肿毒　了哥王叶捣烂，加米酒少量，敷患处。(江西《草药手册》)

3. 治疖疮肿毒，蛇虫咬伤，小儿头疮　(南岭荛花)鲜茎叶捣烂，外敷或绞汁外涂。(《浙江药用植物志》)

4. 治梅毒，下疳　地棉根叶 60 g，青壳鸭蛋 1 只，先将鸭蛋轻轻打裂，和地棉根叶加水适量煎 4 h，至水干为度。取蛋去壳，热酒送下。冷食无效，服后卧床盖被。(《岭南草药志》)

5. 治热眼起膜　埔银根叶、鸡蛋白、黄糖各适量，共捣烂，做成药饼状，敷患眼，2～3 d 即愈。(《岭南草药志》)

6. 治打伤　埔银叶捣汁，兑酒服。(《台湾药用植物志》)

【临床报道】　1. 治疗急性扁桃腺炎、支气管炎　用了哥王片每次 3 片，每日 3 次，7 d 为 1 个疗程。共治疗 300 例。结果：急性扁桃体炎 150 例中痊愈 23 例，显效 70 例，有效 45 例，无效 12 例，总有效率 92.0%；支气管炎 150 例中痊愈 20 例，显效 67 例，有效 45 例，无效 18 例，总有效率 88.0%[1]。

2. 治疗儿童单纯性颈淋巴结肿大　治疗组口服了哥王片，每次每 10 kg 体重 1 片，最多不超过 3 片，每日 3 次。对照组先肌注青霉素注射液 5 d，继服用羟氨苄青霉素胶囊等。两组均治疗 12 d 为 1 个疗程。若肿大淋巴结缩小至正常则停药。结果：治疗组 156 例中治愈 72 例，有效 77 例，无效 7 例，总有效率 95.51%。对照组 142 例中治愈 46 例，有效 70 例，无效 26 例，总有效率 81.69%。两组比较有显著性差异($P<0.05$)。治疗组在治疗中有 5 例出现恶心，上腹部不适等不良反应，改为饭后服多消失[2]。

3. 治疗膝关节创伤性滑膜炎　用了哥王片内服，每日 3 次，每次 3 片；另用关节穿刺术，抽净积液和积血后，外用 8 粒了哥王片研粉，加凡士林调敷于棉布上加压包扎，用髌骨固定带固定膝关节，每日更换1次，7 d为1个疗程，一般治疗1～3个疗程。共治疗50例。结果：临床治愈40例；好转8例；无效2例，总有效率96%[3]。

4. 治疗乳腺炎　用了哥王片口服，每次3片，每日3次；并取了哥王片适量温开水溶化，调成糊状外敷患处，每日数次。3 d为1个疗程。共治疗50例。结果：痊愈25例，有效21例，无效4例[4]。

5. 治疗带状疱疹后遗神经痛　治疗组口服了哥王片（每片含干浸膏0.22 g），每次3片，每日3次。对照组肌注维生素B_{12}针，每次0.5 μg，每日1次；口服消炎痛片，每次25 mg，维生素E丸，每次100 mg，均每日3次。均以1星期为1个疗程，治疗3个疗程后观察疗效。结果：治疗组30例中，痊愈18例，显效7例，有效2例，无效3例，痊愈率60%，显效率23.33%。对照组26例中，痊愈8例，显效7例，有效5例，无效6例，痊愈率30.77%，显效率26.92%。治疗组疗效显著高于对照组（$P<0.05$）[5]。

6. 治疗阴道炎　用了哥王片口服，每次3片（0.66 g），每日3次，另外用甲硝唑、制霉菌素各2片研碎溶水，每晚冲洗阴道后，再将了哥王片2片放入阴道深处。如兼疣状病毒感染者，同时配合局部微波治疗，每次肌注干扰素10万单位，每日1次。10 d为1个疗程，一般治疗3个疗程。共治疗300例。结果：3个疗程后，临床治愈235例，好转54例，无效11例，总有效率96.3%[6]。

0091 了哥王子 liǎo gē wáng zǐ（《岭南采药录》）

【异名】 桐皮子（《全国中草药汇编》），狗信药子、九信草子（广东）。

【基原】 为瑞香科荛花属植物南岭荛花 *Wikstroemia indica*（L.）C. A. Mey. 的果实。

【原植物】 参见“了哥王”条。

【采收加工】 9～10月果实成熟时采摘，鲜用或晒干。

【成分】 种子含皂苷，黄酮类[1]，并含多量油脂[2]。

【药性】 《生草药性备要》：“味辛，性平，有毒。”

【功用主治】 《生草药性备要》：“敷瘰疬，痈疽。”

【用法用量】 外用：捣敷；或浸酒搽。

【宜忌】 《生草药性备要》：“有毒，能杀人，不可乱服。此药能毒狗，犬食必死。”

【临床报道】 治疗寻常疣　取成熟了哥王果捣碎，浸泡在等量95%乙醇内（均以重量计），2星期后过滤成酊剂备用，或以鲜了哥王果汁直接外涂。方法：在疣之局部以0.1%苯扎溴铵（新洁尔灭）液消毒后，用消毒三棱针将疣逐个挑破或刮平；多发者可选其发病最早之“母疣”挑破或刮平，然后涂擦了哥王汁（或酊剂），每日1次，每次涂擦4～5 min，连用2～3 h，伤口不包扎。经25例治疗观察，痊愈23例，复发2例。23例中涂药1～2次愈者18例，涂3～4次愈者5例，总有效率92%[1]。

0092 了哥王根 liǎo gē wáng gēn（《岭南采药录》）

【异名】 毒除根（《岭南采药录》），地棉根（《广州植物志》），鱼胆根（《南宁市药物志》），地谷根（《广西中药志》），七麻根、红赤七（《闽东本草》），别南根、独薯根（《南方主要有毒植物》）。

【基原】 为瑞香科荛花属植物南岭荛花 *Wikstroemia indica*（L.）C. A. Mey. 的根或根皮。

【原植物】 参见“了哥王”条。

【采收加工】 9月至翌年2月采根，切片；或剥取内皮，晒干。

【药材】 了哥王根 *Radix Wikstroemiae Indicae* 产于广东、广西、江西、福建、湖南、贵州等地。

性状　根圆柱形或有分枝。表面黄棕色至灰棕色，具不规则纵皱纹和横向皮孔及稍突起的支根痕。质坚韧，断面皮部厚1.5～4 mm，类白色，易与木部分离，有众多绵毛状纤维；木部淡黄色，有放射状纹理。气微，味微苦，久嚼有持久的灼热不适感。

鉴别　（1）根横切面：木栓细胞含黄棕色至棕红色树脂状物质。皮层有非木化纤维及黏液细胞散在。韧皮部宽广，韧皮纤维非木化。木质部导管单个或数个相聚，有的断续排列成环。木纤维壁薄。本品薄壁细胞含淀粉粒。

（2）薄层色谱：取本品去除栓皮的根皮3 g，切碎，用氯仿-甲醇（18：2）回流提取30 min，滤过，滤液供点样。以西瑞香素为对照品，分别点样于同一硅胶G板上，用甲苯-醋酸乙酯-甲酸（50：40：10）展开，取出晾干，于紫外灯（365 nm）下观察，供试品色谱在与对照品色谱相应位置，显相同蓝色荧光斑点，氨熏后日光下变黄，紫外光下显灰绿色荧光。

【成分】 根、根皮中含木脂素类：西瑞香素（daphnoretin）[1]，芫花素（genkwanin）[2]，南荛苷（wikstroemin）[3]，右旋牛蒡苷元（arctigenin）[4]，穗罗汉松脂酚（matairesinol），松脂酚（pinoresinol）[5]，南荛酚（wikstomol）即右旋去甲络石苷元（nortrachelogenin）[6]，南荛素（wikstrosin）[7]；黄酮类：小麦黄素（tricin），山柰酚-3-O-β-D-吡喃葡萄糖苷（kaempferol-3-O-β-D-glucopyranoside）[8]，5-羟基-7，4′-二甲氧基黄酮（5-hydroxy-7，4′-dimethoxy flavone）[9]；甾醇及其苷类：β-谷甾醇（β-sitosterol），7-酮基-β-谷甾醇（7-keto-β-sitosterol）[9]，豆甾烷-3，7二醇（stigmastan-3，7-diol），5-豆甾烯-3β，7α-二醇（stigmast-5-en-3β，7α-diol）[10]。还含了哥王多糖体-1[11]，灰绿曲霉酰胺（asperglaucide）[9]。

【药理】 1. 引产作用　了哥王根的石油醚提取物分得的PM_6部位，对小鼠、犬和猴等动物中期引产有效，其有效剂量分别为小鼠50～100 mg/kg（阴道给药）、犬0.05 mg/kg（羊膜腔给药）和猴0.05～0.06 mg/kg（羊膜腔给药）[1]。

2. 抗肿瘤作用　了哥王根水煎剂对小鼠淋巴肉瘤-1号腹水型抑制率达45.4%，对小鼠宫颈癌U_{14}及小鼠肉瘤S_{180}抑制率则在25%以下[2]。但也有报道了哥王多糖对移植小鼠的瘤体生长显示出促进作用[3]。

3. 其他作用　根皮中所含的南荛苷对犬有利尿作用，其有效剂量为2～4 mg/kg[4]。根皮对皮肤有刺激性，其所含树脂有强烈的下泻作用[5]。根皮水煎剂在试管内对金黄色葡萄球菌有明显抑制作用，对大肠杆菌、铜绿假单胞菌也能抑制[6]。从了哥王根及根皮中分离纯化得了哥王多糖体-1，初步实验表明其对小鼠辐射损伤显示明显的保护作用[7]；对正常及荷瘤小鼠的造血组织有明显的刺激作用，表现在使骨髓粒-巨噬祖细胞（GM-CFU-C）数目增加[8]。

毒性　了哥王根的石油醚提取物PM_6乳剂小鼠腹腔注射的LD_{50}为1.44±0.15 mg/kg，PM_6给犬静注0.1 mg/kg，每日1次，连续5 d；给猴静注0.05 mg/kg和0.1 mg/kg，连续5 d，用药前后体重、血象、红细胞渗透脆性以及肝、肾功能等均无异常变化[1]。

【炮制】 1. 了哥王根　取原药材，除去杂质，洗净，润透，切丝，干燥。

2. 制了哥王根　取原药材，除去杂质，洗净，蒸 4～6 h，取出，摊凉后切段，干燥。

饮片性状　了哥王根为不规则的丝片，断面黄白色，外皮黄棕色至暗红色，强纤维性，纤维绒毛状。味微苦、甘，久嚼有持久的灼热不适感。制了哥王根为不规则的段片，色泽较深，久嚼微有灼热感。

贮干燥容器内，置通风干燥处。

【药性】　苦、辛，寒。有毒。

1.《广西中药志》："味苦、微辛，性寒，有大毒。"

2.《湖南药物志》："辛，温，有毒。一说酸涩。"

3.《福建药物志》："甘、辛，微温。"

【功用主治】　清热解毒，散结逐瘀，利水杀虫。主治肺炎，支气管炎，腮腺炎，咽喉炎，淋巴结炎，乳腺炎，痈疽肿毒，风湿性关节炎，水肿臌胀，麻风，闭经，跌打损伤。

1.《生草药性备要》："治跌打将死，煲酒服，即回生。治恶疮，蜜捶敷亦效。"

2.《岭南采药录》："解花柳毒。以之为末，遇损伤敷之，能止血。"

3.《福建民间草药》："消坚破瘀，利尿逐水。"

4.《广西中药志》："杀虫拔毒。治麻风，蛊毒，恶疮，白浊。民间用根皮治大热症。"

5.《岭南草药志》："能攻诸结毒、结肿，及诸郁热、郁湿、顽痰怪症。"

6.《湖南药物志》："行血止血，接骨镇神，解毒消肿。"

7.《浙江药用植物志》："主治阿米巴痢疾，湿热水肿，臌胀。"

8.《广西民族药简编》："水煎服治肾炎水肿；加鸡蛋煎煮服治胃病；捣烂塞患牙治牙痛；煎洗患处治毒蛇咬伤。"

【用法用量】　内服：煎汤（宜煎 4 h 以上），10～15 g。外用：捣敷；或研末调敷。

【宜忌】　《广西中药志》："孕妇及体质虚寒者忌服。"

【选方】　1. 治瘰疬初起　鲜了哥王根第二重皮和红糖捣烂敷患处。（《福建民间草药》）

2. 治乳腺炎　了哥王根二层皮、毛茛根、糯米粉各适量，捣烂敷患处。待皮肤有灼热感即取去。（《福建药物志》）

3. 治疮疡成脓未溃　了哥王根皮适量，捣烂，敷疮四周，留孔排脓。（《广西中草药》）

4. 治风湿性骨痛，亦治麻风　每日用了哥王根 9 g，鸡肉 120 g，加适量水炖 7 h，一次服下。（《岭南草药志》）

5. 治肝硬化腹水　鲜了哥王根第二重皮 30 g（蒸熟），红枣 12 粒，红糖 30 g，共捣为丸，如绿豆大。用开水送服 5～7 粒，日服 1 次。本品药性剧烈，服后有呕吐和腹痛、泄泻的副作用，体弱和晚期患者忌用。（《福建民间草药》）

6. 治癌性胸腹水　了哥王根 12 g（先煎），半边莲、陈葫芦各 30 g，水煎服，每日 1 剂。（《抗癌本草》）

7. 治阿米巴痢疾　（南岭荛花）根内皮 15 g，甘草 6 g，水煎至呈乳白色，分 2 次服，亦可灌肠。（《浙江药用植物志》）

8. 治子宫颈炎　用 10% 了哥王煎剂作阴道冲洗和宫颈湿敷。（《全国中草药汇编》）

9. 治睾丸炎　了哥王根（约 7 寸长）去皮切碎，猪小肚（膀胱）1 个，净水适量，同煮 4 h 服。（《岭南草药志》）

10. 治跌打损伤　了哥王根白皮 6 g，水煎服。另用鲜根皮捣烂外敷。（《浙江民间常用草药》）

11. 治蛇、蜈蚣咬伤　了哥王根晒干用，九蒸九晒，每服 15～30 g，水煎，温服。（《岭南草药志》）

【临床报道】　1. 治疗肺部炎症　用了哥王注射液肌内注射，每日 2～3 次，每次 2 ml（相当于生药 4 g）；或口服了哥王片，每日 3～4 片。治疗 53 例成人肺炎，结果：治愈 25 例，显著好转 17 例[1]。

2. 治疗慢性单纯性鼻炎　用了哥王注射液小剂量穴位注射。方法：常规消毒鼻部，取夹鼻下穴（在夹鼻下 0.5 cm 处）、迎香穴，刺入鼻甲 3～5 分，每次注射 0.2 ml，隔日 1 次，5 次为 1 个疗程。共治疗 84 例。结果：显效 34 例，有效 46 例，无效 4 例，有效率达 95.2%[2]。

3. 治疗牙痛　用鲜南岭荛花根第二层白皮，切碎后加 95% 乙醇和开水各半浸泡 3～7 d（浸泡时间越久效果越佳）。用时将棉球蘸药液放患牙痛处 3～5 min，最快 30 s 止痛，多数患者在 2～4 min 痛止。共治疗 86 例，有效率达 95% 以上。约 5% 的患者复发后再用本法疗效不佳[3]。

4. 治疗麻风　取了哥王根，每 2.5 kg 加水 3 kg，煮 6 h，再加水 3 kg 煮 6 h，过滤。每次服 15 ml，每日服 3 次。共观察 31 例（2 例因病情恶化中途停药），结果：治疗 2 个月后，检查麻风杆菌比治疗前减少者 8 例，由阳性转为阴性者 2 例；皮肤损害全部或大部消退者 7 例，损害颜色逐渐吸收变淡者 10 例。症状无变化者 7 例，均为病期 5 年以上的重症患者[4]。

5. 治疗坐骨神经痛　先将了哥王（根、茎）125 g，海桐皮 63 g，用清水约 4 000 ml，文火煎至约 900 ml 后去渣。再把该药液文火浓缩至 240 ml 左右。取浓缩的药液和黑雌鸡肉 500 g 放炖盅内，文火隔水炖 4 h 后，一次顿服药液。每隔 3 d 服 1 剂，每服 2 剂为 1 个疗程。共治疗 100 例。结果：治愈 91 例，显效 9 例。其中第一个疗程治愈者 15 例，第二个疗程治愈者 29 例，第三个疗程治愈者 30 例，第四个疗程治愈者 9 例，显效 5 例，第五个疗程治愈者 8 例，显效 4 例。总有效率 100%[5]。

三 画

0093 三七 sān qì (《纲目》)

【异名】 山漆、金不换(《纲目》),血参(《医林纂要》),人参三七、佛手山漆(《纲目拾遗》),参三七(《本草便读》),田漆、田三七(《伪药条辨》),田七(《岭南采药录》),滇三七(云南)。

【基原】 为五加科人参属植物三七的根。

【原植物】 三七 *Panax notoginseng* (Burk.) F. H. Chen ex C. Chow [*P. pseudo-ginseng* Wall. var. *notoginseng* (Burk.) Hoo et Tseng]

三 七

多年生草本,高30～60 cm。主根粗壮,肉质,纺锤形、倒圆锥形或圆柱形。茎单一,直立,不分枝。掌状复叶,3～4片轮生茎顶;叶柄长5～11.5 cm;托叶线形,簇生,长不及2 mm;小叶通常5～17,稀3～9,膜质,长圆形至倒卵状长圆形,长5～15 cm,宽2～5 cm,基部一对较小,先端长渐尖,基部近圆形,多不对称,叶缘有细密锯齿,齿端具小刺毛,两面沿脉疏生刺毛。伞形花序单个顶生,直径3～4 cm;有花80～100朵或更多,花梗被微柔毛;总花梗从茎端叶柄中央抽出,直立,长13～30 cm;花小,基部具鳞片状苞片;花萼5齿裂,花瓣5,黄绿色,长圆状卵形,先端尖;雄蕊5,花丝线形;子房下位,2室,花柱2,稍内弯,下部合生。核果,浆果状,长6～9 mm,近肾形,熟时鲜红色。种子1～3颗,扁球形,白色。花期6～8月,果期8～10月。

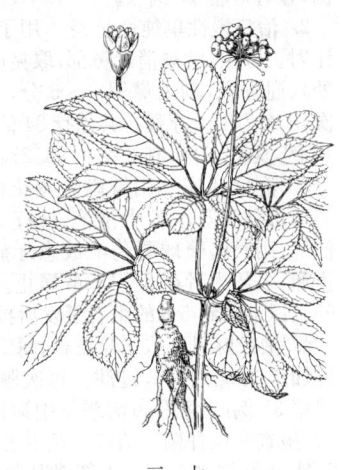

野生于山坡丛林下,今多栽培于海拔800～1 000 m的山脚斜坡、土丘缓坡或人工荫棚下。分布于江西、湖北、广东、广西、四川、贵州、云南、西藏等地。现多为栽培。

同属植物秀丽假人参(又名:竹节三七) *Panax pseudo-ginseng* Wall. var. *elegantior* (Burkill) Hoo & Tseng,峨嵋三七 *P. pseudo-ginseng* Wall. var. *wangianus* (Sun) Hoo & Tseng及羽叶三七 *P. pseudo-ginseng* Wall. var. *bipinnatifidus* (Seem.) Li的根茎,在西藏等少数地区均供药用,功用与人参三七相同。

本植物的叶(三七叶)、花(三七花)亦供药用,另设专条。

【栽培】 生物学特性 喜温暖而凉爽稍阴湿的气候,怕严寒、高温、强光直射。选择海拔700 m以上地区栽培为宜,以疏松、排水良好富含腐殖质的红壤或棕红壤、微酸性土壤为佳。忌连作。前作宜玉米、豆类、花生等。

繁殖方法 种子繁殖。夏季耕地翻土,施基肥后再耕翻1次,耙碎土块,作畦宽30～60 cm,高20～25 cm,畦沟宽30～40 cm。种子繁殖,选用三年生三七所结饱满健壮种子作种。在11～12月果实成熟呈现紫红色时采收,洗去红色果皮,随采随播。播种前种子用波美0.2～0.3度石硫合剂浸种消毒10 min,或用代森锌200～300倍液消毒15 min。按行株距5 cm×6 cm穴播,覆土,用稻草覆盖保湿。幼苗生长1年后于12月至翌年1月即可移栽。移栽前幼苗需按三七种子消毒方法消毒。移栽密度视幼苗大、中、小分级移栽,按行株距15～18 cm穴栽,边栽边盖细土,以不露芽头为佳。

田间管理 种植前搭平顶式高约1.7 m的荫棚,棚周设围篱。按不同生长发育阶段及季节调节光照。播种出苗期和抽薹开花结子期需要光照较强,夏季阳光强烈时要保证七成阴暗。保持土壤湿润,勤除杂草。施肥以少施多次为原则,出苗初期在畦面上撒施草木灰2～3次,4～5月每月追施粪灰混合肥1次,6～8月孕蕾开花期追施混合肥2～3次,12月剪除地上部分枯萎老株后,再施混合肥1次,保护芽苞过冬。从第二年开始,每年在抽薹开花时,除留种外要及时打花薹。

病虫害防治 白灰病,喷波美0.1～0.2度石硫合剂或50%甲基托布津1 000倍液。黄锈病,喷波美0.2度石硫合剂或粉宁1 000倍液防治。炭疽病,喷1∶1∶200波尔多液或代森锌800～1 000倍液。疫病,发病前喷1∶1∶200波尔多液或50%多菌灵1 000倍液。此外,还有立枯病、黑斑病、短须螨、桃蚜、蛞蝓、地老虎、鼠害等。

【采收加工】 栽种3～7年后于夏末、秋初开花前或冬季种子成熟后采收。以夏、秋采者,充实饱满,品质较佳,称为"春七";冬采者,形瘦皱缩,质量较差,称为"冬七"。挖取根部,去净泥土,剪下须根、支根及茎基,主根习称"三七头子",晒至半干时,反复搓揉或放入转筒中滚动,然后晒干或烘干,称为"毛货"。再置容器内,加入蜡块,反复振荡,使表面光亮呈棕黑色,或将三七放麻袋中用干松毛、棕毛,粗糠或谷壳抛光,使外表皮光洁而色泽油润即为成品。按个头大小分为13个等级。剪下的芦头为"剪口",粗支根为"筋条",细小支根及须根为"绒根"。

【药材】 三七 *Radix Notoginseng* 主产于云南、广西。

性状 主根呈类圆锥形或圆柱形,长1～6 cm,直径1～4 cm。表面灰褐色或灰黄色,有断续的纵皱纹及支根痕。顶端有茎痕,周围有瘤状突起。体重,质坚实。断面灰绿色、黄绿色或灰白色,木部微呈放射状排列。气微,味苦回甜。

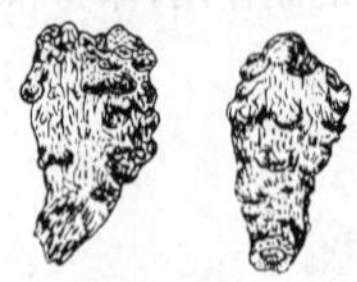

三七(根)外形

筋条呈圆柱形,长2～6 cm,上端直径约0.8 cm,下端直径约0.3 cm。

剪口呈不规则的皱缩块状及条状,表面有数个明显的茎痕及环纹,断面中心灰白色,边缘灰色。

鉴别 (1) 粉末特征:灰黄色。淀粉粒甚多,单粒圆形、半圆形或圆多角形,直径4～30 μm;复粒由2～10余分粒组成。树脂道碎片含黄色分泌物。导管梯纹、网纹及螺纹，直径 15～55 μm。草酸钙簇晶少见，直径 50～80 μm。

(2) 取样品粉末 2 g，加甲醇 15 ml，温浸 30 min，滤过。取滤液 1 ml，蒸干，加醋酐 1 ml 与硫酸 1～2 滴，显黄色，渐变为红色、紫色、污绿色；另取滤液数滴，点于滤纸上，干后，置紫外光灯(365 nm)下观察，显淡蓝色荧光，滴加硼酸饱和的丙酮溶液与 10％枸橼酸溶液各 1 滴，干后，置紫外光灯下观察，有强烈的黄绿色荧光。

(3) 薄层色谱：取样品粉末 0.5 g，加水约 5 滴，搅匀，再加以水饱和的正丁醇 5 ml，密塞，振摇约 10 min，放置 2 h，离心，取上清液，加以正丁醇饱和的水 3 倍，摇匀，放置使分层(必要时离心)，取正丁醇层，置蒸发皿中，蒸干，残渣加甲醇 1 ml 溶解，作为供试品溶液。另取人参皂苷 Rb_1、人参皂苷 Re、人参皂苷 Rg_1 及三七皂苷 R_1 对照品，加甲醇制成每 1 ml 各含 1 mg 的混合液，作为对照品溶液。吸取上述溶液各1 μl，分别点于同一硅胶 G 薄层板上，以氯仿-醋酸乙酯-甲醇-水(15∶40∶22∶10)10 ℃以下放置的下层溶液为展开剂，展开，取出，晾干，喷以硫酸乙醇溶液(1→10)，于 105 ℃加热至斑点显色清晰。供试品色谱中，在与对照品色谱相应的位置上，显相同颜色的斑点；置紫外光灯(365 nm)下观察，显相同的荧光斑点。

品质标志 《中华人民共和国药典》2005 年版规定：照薄层扫描法测定，本品含人参皂苷 Rb_1($C_{54}H_{92}O_{23}$)和人参皂苷 Rg_1($C_{42}H_{78}O_{14}$)的总量不得少于 3.8％。

【成分】 根主含达玛烷型四环三萜类成分：人参皂苷(ginsenoside) Rb_1、Rd、Re、Rg_1、Rg_2、Rh_1 等，三七皂苷(notoginsenoside) R_1、R_2、R_3、R_4、R_6、R_7，绞股蓝苷ⅩⅦ(gypenoside ⅩⅦ)[1～5] 等，三七皂苷 T_1、T_2(notoginsenosides T_1、T_2)[6]；三萜皂苷：三七皂苷 A、B、C、D(notoginsenoside A、B、C、D)；三萜类寡糖苷：三七皂苷 E、G、H、I、J(notoginsenoside E、G、H、I、J)，三七酸 β-山豆根苷(notoginsenic acid β-sophoroside)以及乙酰基脂肪酸葡萄糖苷〔10-hydroxydeca-4，6-diynoic acid10-O-β-D-glucopyranosyl(1→2)- β-D-glucopyranoside〕[7]，三七皂苷 R_8、R_9(notoginsenosides R_8、R_9)[8]，3-O-〔β-D-吡喃葡萄糖基(1→6)-β-D-吡喃葡萄糖基〕-2-O-β-D-吡喃葡萄糖基 3β，12β，20(S)-三羟基达玛-24-烯{3-O-〔β-D-glucopyranosyl(1→6)-β-D-glucopyranosyl〕-2-O-β-D-glucopyranosyl 3β，12β，20(S)-trihydroxy-dammar-24-ene}，3-O-β-D-吡喃葡萄糖基 20-O-〔α-L-吡喃阿拉伯糖基(1→2) β-D-吡喃葡萄糖基〕3β，12β，20(S)- 三羟基达玛-24-烯{3-O-β-D-glucopyranosyl 20-O-〔α-L-arabinopyranosyl (1→2) β-D-glucopyranosyl〕3β，12β，20(S)-trihydroxy-dammar-24-ene}和 6-O-β-D-吡喃葡萄糖基 20-O-β-D-吡喃葡萄糖基 3β，6α，12β，20(S)，25-五羟基达玛-23-烯〔6-O-β-D-glucopyranosyl 20-O-β-D-glucopyranosyl3β，6α，12β，20(S)，25-pentayhydroxydammar-23-ene〕[9]。还含有三七素(L-dencichin)[10]，β-谷甾醇(β-sitosterol)，β-谷甾醇-3-O-β-D-吡喃葡萄糖苷(daucosterol)，三七糖苷(sanchinosides) C_1、C_3、D_1、D_2、E_1、E_2[11]。以及氨基酸类成分：田七氨酸[12]，天冬氨酸等[13]；多炔成分：人参炔三醇(panaxgtriol)[5]；黄酮类成分：槲皮素(quercetin)及其苷[14]；多糖类成分：三七多糖(sanchian)A[15]等。此外，根含挥发油，主要有 α和 γ-依兰油烯(muurolene)，香附子烯(cyperene)，丁香烯(caryophyllene)等烯类；棕榈酸甲酯等酯类；辛酸、乙酸等酸类；3-壬烯-2-酮等酮类和多种烷类[16]；α-氨基-β-草酸氨基丙酸〔α-amino-β-(oxaloamino) propionic acid〕[17]。

【药理】 1. 抗凝血作用 三七三醇皂苷体外实验与体内十二指肠给药明显抑制 ADP、胶原、花生四烯酸诱导的大鼠及家兔血小板聚集[1]。三七总皂苷与猪主动脉血管内皮细胞共孵，可促进内皮细胞分泌组织型纤溶酶原激活物[2]。

2. 对心血管系统的影响 三七皂苷能改善缺氧和再供氧对豚鼠离体心肌细胞电效应的影响，可抗心律失常[3]。三七皂苷单体 Rb_1 对大鼠心肌细胞电压依赖性钙通道开放引起的胞内钙升高有抑制作用，对 β 受体相关联的钙通道开放引起的胞浆 Ca^{2+} 升高也有抑制作用[4]。三七总皂苷腹腔注射能显著提高高血压大鼠(SHR)心肌细胞内肌浆网膜上钙泵活性，减少心肌细胞 Ca^{2+}，减轻左室心肌重量[5]。静脉注射三七总皂苷，可对抗脑垂体后叶素引起的家兔心肌缺血[6]。

3. 对脑组织和神经的影响 三七总皂苷腹腔注射对小鼠全脑出血和大鼠局灶性脑损伤保护作用，主要是抑制某蛋白和基因的表达，抑制 TNFα 水平等[7，8]。

三七皂苷静脉注射明显扩张麻醉小鼠软脑膜微血管。三七皂苷明显延续缺血组织 ATP 的分解，改善能量负荷[9]。

4. 对肾组织的影响 三七皂苷通过诱导 CMyc 蛋白表达上调，促进人肾间质成纤维细胞凋亡，还抑制其增殖及分泌Ⅰ型胶原，同时显著降低了整合素 $β_1$ 的表达[10，11]。腹腔注射三七皂苷对庆大霉素所致大鼠急性肾损害有保护作用[12]。

5. 对脊髓损伤的保护作用 三七总皂苷腹腔注射对 Allen's 脊髓损伤模型大鼠有保护作用，通过抑制脊髓组织神经元脊髓 FOS 原癌基因和脊髓一氧化氮合酶活性而起效；伤区脊髓组织中前列腺素 I_2(PGI_2)含量升高，血小板血栓烷(TXA_2)降低[13～15]。

6. 其他作用 小鼠自由饮用三七水煎液，可使血液、脑、肝组织中超氧化物歧化酶活性增高[16]。大鼠胃癌前病变模型灌胃三七粉，可降低胃黏膜上皮细胞表皮生长因子作用。小鼠自由饮用三七水煎液，可使血液、脑、肝组织中超氧化物歧化酶活性降低。三七总皂苷有促进甲基硝基亚硝基胍转化的人胃黏膜上皮细胞系 GES_1 细胞凋亡的作用[17，18]，并可抑制大鼠血管平滑肌细胞的增殖，抑制大鼠高胆固醇血清对大鼠血管平滑肌细胞的刺激增殖作用[19]。加有三七总皂苷能增加培养的猪主动脉内皮细胞分泌一氧化氮[20]。三七对黏性放线菌产酸具有一定的抑制能力[21]。三七总皂苷腹腔注射，可提高小鼠痛阈，有抗炎及免疫调节作用。纳洛酮可部分阻断其效应[22]。小鼠烫伤后腹腔注射三七皂苷液，对巨噬细胞肌醇脂质信号系统 IP_3-CaM 途径有调理作用[23]。三七总皂苷腹腔注射对烫伤早期大鼠心肌 GsαmRNA 表达量、cAMP 含量、腺苷酸环化酶活性均有增加[24]。三七总皂苷腹腔注射可使四氧嘧啶糖尿病小鼠血糖降低[25]。

【炮制】 1. 三七 取原药材，除去杂质，洗净，大小分开，淋水、润软，切极薄片，干燥。

2. 三七粉 取净三七，打碎，分开大小块，用食油炸至表面棕黄色，取出，研细粉。

饮片性状 三七片为薄片状，切面灰绿色、黄绿色或灰白色，木部微呈放射状排列，外皮灰褐色或灰黄色；气微，味苦回甜。三七粉为淡棕黄色或灰黄色的细粉末；气微，味苦回甜。

贮干燥容器内，置阴凉干燥处，防霉蛀。

【药性】 甘、微苦，温。归肝、胃、心、大肠经。

1.《纲目》："甘，微苦，温，无毒。""阳明、厥阴血分之药。"

2.《本草汇言》："味苦、微甘，性平。"

3.《本草新编》："味甘而辛，气微寒，入五脏之经。"

4.《本草求真》："专入肝、胃，兼入心、大肠。"

【功用主治】 止血散瘀，消肿定痛。主治吐血，咳血，尿血，便血，血痢，崩漏，产后出血，外伤出血，跌仆损伤，胸痹心痛，脘胁久痛，癥瘕积块，血瘀经闭，痛经，产后瘀滞腹痛，疮痈肿痛。

1.《纲目》："止血，散血，定痛。金刃箭伤，跌扑杖疮，血出不止者，嚼烂涂，或为末掺之，其血即止。亦主吐血，衄血，下血，血痢，崩中，经水不止，产后恶血不下，血运，血痛，赤目，痈肿，虎咬，蛇伤诸毒。"

2.《本草新编》："止血兼补虚。"

3.《玉楸药解》："和营止血，通脉行瘀。行瘀血而敛新血。凡产后、经期、跌打、痈肿，一切瘀血皆破；凡吐衄、崩漏、刀伤、箭射，一切新血皆止。"

4.《百草镜》："生津。"

5.《宦游笔记》："补血第一。"(引自《纲目拾遗》)

6. 马培之《药性歌诀》："散肿排脓。"

7.《衷中参西录》："治女子癥瘕，月事不调。"

8.《岭南采药录》："治痰火吐血，能祛瘀生新。"

9.《药物图考》："主清血散瘀，瘟毒，鼠疫，血燥，斑疹，产后热。"

【用法用量】 内服：煎汤 3～9 g；研末，1～3 g；或入丸、散。外用：磨汁涂、研末撒或调敷。

【宜忌】 孕妇慎服。少数患者药后有恶心、呕吐、药疹等副作用。一次冲服 5 g，有引起Ⅱ°房室传导阻滞的报道，说明用量不宜太大。

1.《本草从新》："能损瘀血，无瘀者勿用。"

2.《得配本草》："血虚吐衄、血热妄行者禁用。"

3.《广西中草药》："孕妇慎用。"

【选方】 1. 治吐血 鸡子一个，打开，和三七末一钱，藕汁一小杯，陈酒半小杯，隔汤炖熟食之。(《种福堂公选良方》)

2. 治咳血，兼治吐衄，理瘀血及二便下血 花蕊石三钱(煅存性)，三七二钱，血余一钱(煅存性)。共研细末。分二次服，开水送服。(《衷中参西录》化血丹)

3. 治胃及十二指肠溃疡 三七粉 12 g，白及 9 g，乌贼骨 3 g。共为细末，日服 3 次，每次 3 g，开水送服。(《曲靖专区中草药手册》)

4. 治男妇血淋 用三七一钱，灯草、姜汤送下。(《医便》)

5. 治大肠下血 三七研末，同淡白酒调一二钱服。加五分入四物汤亦可。(《濒湖集简方》)

6. 治赤痢血痢 三七三钱。研末，米泔水调服。(《濒湖集简方》)

7. 治妇人血崩 量年远近，研三七末一钱，用淡白酒或米汤调服。(《医便》)

8. 治产后血多 山漆研末，米汤送服一钱。(《濒湖集简方》)

9. 治妇人产后败血作疼 三七一钱或五分，研末，艾叶煎汤，或老酒送下；自嚼亦可。(《医便》)

10. 治冠心病心绞痛 三七粉 1 000 g，冰片 10 g。将三七粉用乙醇制粒，烘干；冰片用 95% 乙醇溶解，喷入颗粒内并混合均匀，压片，包糖衣。每片重 0.32 g。口服，每次 2 片，每日 3 次。(《新疆药品标准》1987 年版，心痛宁片)

11. 治刀斧箭镞、瓷锋伤，轻者皮肉破伤，出血不止 参三七一味磨粉，米醋调敷，溃者干敷。(《外科证治全书》胜金散)

12. 治无名痈肿，疼痛不止 山漆磨米醋调涂。已破者，研末干涂。(《纲目》)

13. 治褥疮早期未破皮者 三七 30 g，红花 30 g，樟脑 100 g。取三七粉碎成粗粉，与红花、樟脑置密闭容器中，加入 50% 乙醇，随时振摇，浸渍 72 h 以上，滤过至澄明，添加乙醇使成 1 000 ml，搅匀，外用，搽患处，每日 2～3 次。(重庆卫生局《实用医院制剂》1982 年版，褥疮酒)

【临床报道】 1. 治疗上消化道出血 收治 160 例，患者随机分为治疗组和对照组。治疗组以参三七注射液(每支 2 ml，含参三七生药 1 g) 8～12 ml(4～6 g)，加入等渗葡萄糖注射液 500 ml 内，静脉滴注，每日 1 次。对照组用西药酚磺乙胺(止血敏)、维生素 K_1、对羟基苄胺等加入等渗葡萄糖注射液静脉滴注或卡巴克络(安络血)肌注。其中治疗组 110 例，治愈 102 例，占 92.73%；8 d 内大便隐血试验转阴者 93 例，占 84.54%。对照组 50 例，治愈 40 例，占 80%；8 d 内大便隐血试验转阴者 26 例，占 52%[1]。

2. 治疗眼球前房出血 三七 10～15 g，生蒲黄 15～20 g。水煎分 2 次温服，每日 1 剂，10 剂为 1 个疗程。用于眼球前房出血患者 66 例，全部获愈。除 4 例的视力在 0.5 以内外，其余转为正常[2]。

3. 治疗视网膜中央静脉阻塞 田七注射液每日 2～6 ml(每 1 ml 含三七总皂苷 50 mg)，加入 50% 葡萄糖注射液 40 ml 中，静脉注射。10 次为 1 个疗程，每例连用 2～3 个疗程。共治 64 例，显效 14 例，占 21.9%；有效 38 例，占 59.4%；无效 12 例，占 18.7%。总有效率达 81.3%。绝大多数患者注射药物后精神改善，饮食增加，未见不良反应发生。其中 19 例患者进行治疗前后血液检查对比，田七注射液对人体血液成分及出、凝血机制无不良影响[3]。

4. 治疗冠心病 三七粉，每日 2～3 g，冲服，连服 2 个月。用于冠心病心绞痛 85 例，有效率为 80.2%，硝酸甘油停减率为 91%，心电图改善率为 62%，劳动力的恢复占半数以上[4]。

5. 治疗脑血管病 用血栓通注射液(每 2 ml 含三七总皂苷 70 mg)每次 10～12 ml，加入 0.9% 生理盐水 250 ml 静滴，每分钟 40～90 滴，每日 1 次，20 d 为 1 个疗程。共治 78 例，按意识障碍及瘫痪程度分轻、中、重三类。其中轻度 4 例，中度 44 例，重度 30 例。结果：脑血栓形成 73 例中，基本治愈 15 例，显效 35 例，好转 17 例，总有效率为 91.8%。脑出血 5 例，显效 1 例，好转 2 例，无效 2 例。本组病例在治疗前后均作了血、尿常规及肝、肾、心功能检查，未发现该药对心、肝、肾等有任何损害[4]。

6. 治疗术后肠粘连 在患者术后肠功能恢复期出现阵发性腹痛时，治疗组 47 例即以三七 1 g，研末，开水冲服，每日 3 次，连用 3～5 d。对照组 20 例，用罗通定 60 mg，或布桂嗪 100 mg，肌注。两组均在 3～6 年后随访，治疗组出院后无腹痛发生者 40 例，占 85%；因饮食或劳累后有腹隐痛者 7 例，占 15%。对照组出院后无腹痛发生者 14 例，占 20%；经常腹痛者 3 例，因腹痛影响体力劳动者 2 例，再手术者(肠粘连梗阻) 1 例；共 6 例，占 30%。两组差异显著[5]。

7. 治疗前列腺肥大 三七粉、西洋参粉各 15 g，每日 1 g，温开水冲服,15 d 为 1 个疗程,一般治疗 2~3 个疗程。观察 26 例,痊愈 12 例,好转 11 例,无效 3 例,总有效率 88.5%[6]。

8. 治疗扁平苔癣　将三七制成薄膜,贴于患处,每日 3~5 次,1 月为 1 个疗程。治疗 60 例,痊愈 30 例,显效 20 例,好转 6 例,无效 4 例,总有效率 92%[7]。

9. 治疗高脂血症　生三七粉 1 g,每日 2~3 次,冲服。用于高脂血症 76 例,两个月后复查血脂,并作自身对照,结果:降胆固醇、三酰甘油、β-脂蛋白的有效率分别为 78%、57.5%、53%[8]。

10. 治疗丙氨酸氨基转移酶增高症　口服生三七粉,每日 3 次,每次 1 g,空腹服,疗程 1 个月。据复查结果判定疗效,凡疗后丙氨酸氨基转移酶在正常值(110 u)以下者为显效;较疗前下降在 20 u 以上,但未达到正常值者为有效。共观察 45 例,显效 34 例,有效 10 例,无效 1 例。同时又观察了三七对慢肝患者血浆蛋白的影响,结果为:10 例慢肝患者血浆白蛋白由疗前平均 34.5 g/L 上升到 40 g/L,球蛋白由40 g/L降为 25 g/L,A/G 比值平均值由 0.86∶1 转为 1.6∶1,说明生三七粉对改善血浆蛋白也有良效[9]。

11. 治疗血小板减少性紫癜　用益气活血散(每 10 g 含新开河参、田七各 4 g,丹参 2 g),每次 5 g,每日 3 次,开水冲服,病情较重者可加大剂量。1 星期为 1 个疗程,4 个疗程判定疗效。治疗 38 例,总有效率为 100%[10]。

【各家论述】 1.《轩岐救正论》:"山漆,近代出自粤西南丹诸处,唯治军中金疮,及妇人血崩不止与男子暴失血,而真元未亏者,用之极有神效,奏功顷刻。若虚劳失血,阴阳损竭,更当寻源治本,嘘血归经,误用此药,燥劫止塞,反滋祸害也。"

2.《本草新编》:"三七根,止血之神药也。无论上、中、下之血,凡有外越者,一味独用亦效,加入于补血补气药中则更神。盖此药得补而无沸腾之患,补药得此而有安静之体也。"

3.《本草求真》:"三七,世人仅知功能止血住痛,殊不知痛因血瘀则疼作,血因敷散则血止。三七气味苦温,能于血分化其血瘀。"

4.《衷中参西录》:"三七,诸家多言性温,然单服其末数钱,未有觉温者。善化瘀血,又善止血妄行,为吐衄要药,病愈后不至瘀血留于经络,证变虚劳(凡用药强止其血者,恒至血瘀经络成血痹虚劳)。兼治二便下血,女子血崩,痢疾下血鲜红久不愈(宜与鸦胆子并用),肠中腐烂,浸成溃疡,所下之痢色紫腥臭,杂以脂膜,此乃肠烂欲穿(三七能化腐生新,是以治之)。为其善化瘀血,故又治女子癥瘕,月事不通,化瘀血而不伤新血,允为理血之妙品。外用善治金疮,以其末敷伤口,立能血止疼愈。若跌打损伤,内连脏腑经络作疼痛者,外敷内服,奏效尤捷。疮疡初起肿痛者,敷之可消(当与大黄末等分,醋调敷)。""凡疮之毒在于骨者,皆可用三七托之外出也。"

0094 三棱 sān léng《本草拾遗》

【异名】 京三棱(《开宝本草》),红蒲根(《本草图经》),荆三棱(《本草汇言》),光三棱(《药材资料汇编》)。

【基原】 为黑三棱科黑三棱属植物黑三棱的块茎。

【原植物】 黑三棱 *Sparganium stoloniferum* Buch.-Ham.

多年生草本,高 50~100 cm。根茎横走,下生粗而短的块茎。茎直立,圆柱形,光滑。叶丛生,2 列;叶片线形,长 60~95 cm,宽约 2 cm,先端渐尖,基部抱茎,下面具 1 条纵棱。花茎由叶丛中抽出,单一,有时分枝;花单性,雌雄同株,集成头状花序,有叶状苞片;雄花序位于雌花序的上部,通常 2~10 个;雌花序通常 1~3 个;雄花花被片 3~4,雄蕊 3;雌花有雌蕊 1,罕为 2,子房纺锤形,花柱长,柱头狭披针形。聚花果直径约2 cm,核果倒卵状圆锥形,花被宿存。花期 6~7 月,果期7~8 月。

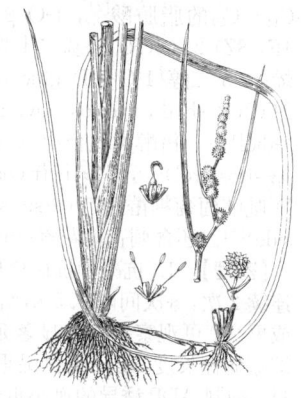

黑三棱

生于池沼或水沟等处。分布于华北、东北、华东、西南及河南、湖北、湖南、陕西、甘肃、宁夏等地。

【栽培】 生物学特性　喜温暖湿润气候,宜在向阳、低湿的环境中生长。对土壤要求不严,可栽种在沟渠、池塘的浅水处,也可栽在水田里。

繁殖方法　用块茎繁殖。冬季收获的块茎,放于窖中贮藏,翌春用贮存的块茎或临时挖取的块茎为繁殖材料,按 30 cm 开穴,深约 10 cm,每穴平放块茎 2~3 个,栽后浇灌清水,经常保持有水。

田间管理　苗出齐后,须经常拔除杂草;生长期追肥 2 次:齐苗后追肥 1 次,以人畜粪水为主,也可施用硫酸铵,5~6 月进行第二次追肥,先撒施草木灰或圈肥及过磷酸钙,施后中耕埋到土里,并实行浅水灌溉,切忌断水干旱。

【采收加工】 10~12 月苗枯时收获,挖取块茎,晒至八成干时,放入竹笼里,撞去须根和粗皮,或削去外皮,晒或炕至全干。

【药材】 三棱 *Rhizoma Sparganii* 主产于江苏、河南、山东、江西、安徽等地。

性状　块茎圆锥形,略扁,长 2~6 cm,直径 2~4 cm。表面黄白色或灰黄色,有刀削痕,须根痕小点状,略呈横向环状排列。体重,质坚实。气微,味淡,嚼之微有麻辣感。

鉴别　块茎横切面:皮层为通气组织,薄壁细胞分枝状,枝端彼此相连,形成大的细胞间隙;内皮层细胞排列紧密。中柱薄壁细胞类圆形,壁略厚,内含淀粉粒;维管束周木型或外韧型,散列,导管非木化。皮层及中柱均有分泌细胞,内含棕红色分泌物。

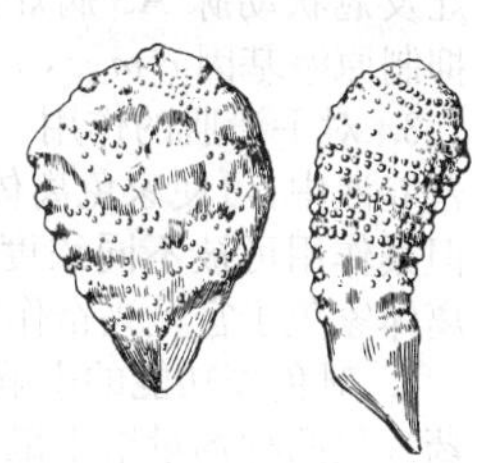

黑三棱(块茎)外形

【成分】 黑三棱　块茎含挥发油,其中主要成分为苯乙醇(benzeneethanol),对苯二酚(1,4-benzenediol),十六酸(hexadecanoic acid),去氢木香内酯(dehydrocostuslactone),3,4-二氢-8-羟基-3-甲基-1H-2-苯并吡喃-4-酮(3,4-dihydro-8-hydroxy-3-methyl-1H-2-benzopyran-4-one),1-羟基-2-乙酰基-4-甲基苯(1-hydroxy-2-acetyl-4-methylbenzene),β-榄香烯(β-elemene),2-呋喃醇(2-furanmethanol),2-乙酰基吡咯(2-acetylpyrrole)等共 21 个成分[1]。脂肪酸:琥珀酸(succinic acid)[2],三棱酸(sanleng acid)[3],9,11-十八碳二烯酸(9,11-octadedicenoic acid)，9，12-十八碳二烯酸(9，12-octadedicenoic acid)，9-十八烯酸(9-octadecenoic acid)，9-十六烯酸(9-hexadecenoic acid)，10-十九烯酸(10-nonadecenoic acid)，11-二十烯酸(11-eicosenoic acid)，苯甲酸(benzoic acid)，3-苯-2-丙烯酸(3-phenyl-2-propenoic acid)，壬二酸(azelaic acid)，癸二酸(decanedioic acid)以及含有 $C_8 \sim C_{10}$、C_{12}、$C_{14} \sim C_{20}$ 的脂肪酸[4]，1-O-β-D-吡喃葡萄糖基-(2S，3R，4E，8Z)-2-〔(2(R)-羟基二十烷基)氨基〕-4，8-二十八碳二烯-1，3-二醇{1-O-β-D-glucopyranosyl-(2S，3R，4E，8Z)-2-〔(2(R)-hydroxyeicosanoyl)amido〕-4，8-octadecadiene-1，3-diol}[5]。甾醇类化合物：豆甾醇(stigmasterol)，β-谷甾醇(β-sitosterol)[6]，胡萝卜苷(daucosterol)[2]，β-谷甾醇-3-β-D-吡喃葡萄糖醛酸苷(β-sitosterol-3-β-D-glucuronopyranoside)[5]。还含刺芒柄花素(formonetin)[6]。

【药理】 1. 抗凝和抗血栓形成　三棱煎剂给大鼠灌服，连续2次，每次间隔1.5 h，给药总量相当于生药15～20 g或更高，可观察到三棱显著延长大鼠体外血栓形成时间，缩短血栓长度，减轻血栓湿重和干重；显著减少血小板数目，抑制ADP诱导的血小板聚集；显著延长血浆凝血酶原时间和白陶土部分凝血活酶时间；显著缩短优球蛋白溶解时间；还可以降低全血黏度[1,2]。健康短毛家兔灌服三棱药液后全血黏度、血细胞压积以及血沉速率与空白对照组相比均有明显减小[3]。三棱总黄酮具较强的抗血小板聚集及抗血栓作用[4]。0.2 g(生药)/ml三棱提取液可显著对抗牛凝血酶作用，延长人血纤维蛋白原凝聚时间[5]。三棱在体外有一定的增进纤维蛋白溶解的作用，延长加药管的人血浆硼酸缓冲液凝块形成时间，缩短凝块全部溶解时间[6]。

2. 对心血管的影响　200 μg/ml的三棱可使体外培养的大鼠乳鼠心肌细胞耗氧量下降15.6%[7]。三棱煎剂1 g/kg给麻醉犬静注，可增加心肌耗氧量，提高心肌氧利用率，略微增加冠脉流量，减少冠脉阻力，降低心脏左室做功，心率也可减慢[8]。三棱水提醇沉制剂给小鼠腹腔注射，可增加小鼠心肌营养性血流量，使之提高将近30%，并且使小鼠减压缺氧耐力、常压缺氧耐力均有显著提高，还可以对抗氰化钾(KCN)作用，对致死剂量KCN静注后小鼠的死亡率有降低作用[9]。三棱具有不同程度促进家兔主动脉AS病灶及冠状动脉AS病灶消退的作用，同时还具有不同程度抑制原癌基因 *c-myc*，*c-fos*，*v-sis* 表达的作用[10]。

3. 对平滑肌的作用　75%三棱煎剂0.2 ml加入100 ml营养液中，可使家兔离体小肠肠管收缩加强，紧张性升高，但其作用可被不同浓度的阿托品拮抗[11]。三棱水煎剂对离体家兔子宫呈兴奋作用，表现为频率增加，张力提高[12]。

4. 对免疫功能的影响　以0.5 g(生药)/只，0.125 g(生药)/只两种剂量给小鼠灌胃，连续15 d，高剂量的三棱明显抑制自然杀伤(NK)细胞活性，高、低剂量三棱均可明显抑制B淋巴细胞转化功能[13]。

5. 抗肿瘤作用　三棱可直接破坏肿瘤细胞，对实验动物肿瘤模型有一定抑制作用[14]。三棱对人肺癌细胞的凋亡有诱导作用[15]。

6. 镇痛作用　采用小鼠扭体法、热板法研究结果发现，三棱总黄酮能明显降低小鼠因醋酸刺激引起的扭体反应次数，能明显提高小鼠因热刺激引起的疼痛反应的痛阈值[16]。

毒性　以水煎剂4 g(生药)/ml给小鼠灌胃，其剂量为荆三棱组240 g/kg，黑三棱组480 g/kg，连续7 d，灌胃后活动减少，第二日恢复正常，未有死亡。腹腔注射给药，观察7 d，小鼠荆三棱水煎剂的 LD_{50} 为55.8±6.70 g(生药)/kg，黑三棱水煎剂 LD_{50} 为233.3±9.9 g(生药)/kg。死亡前出现短暂抽搐、惊跳、呼吸抑制而死。取出心脏，肉眼未发现异常[2]。

【炮制】 1. 三棱　取原药材，除去杂质，大小分开，浸泡六七成透时，捞出，闷润至内外湿度一致，切薄片，干燥。生三棱行气化滞力强，多用于食积腹胀等症。

2. 醋三棱　取净三棱片，加米醋拌匀，润透至米醋被吸尽，置锅内用文火加热，炒至色变深，微带焦斑时，取出，放凉。每三棱片100 kg，用米醋15 kg。或取净三棱用醋浸1 d，蒸半日至透，切片，干燥。每三棱10 kg，用醋2.5 kg。醋炙后入血分，增强破血软坚和止痛作用，多用于血瘀经闭，癥瘕积聚等证。

3. 麦麸炒三棱　取麦麸置锅内，炒至冒烟时，加入净三棱片，炒至黄色，取出，筛去麦麸。每三棱片10 kg，麦麸1 kg。

4. 酒麸制三棱　麦麸先置锅内炒热，再加入经水、酒闷4 h的三棱片，炒至黄色，取出，筛去麦麸。每三棱片10 kg，用酒、麦麸、水各0.5 kg。

饮片性状　三棱为类圆形薄片，片面灰白色或黄白色，粗糙，有多数明显的细筋脉点，周边灰棕色，有残留须根或疣状突起的须根痕、刀削痕。质坚。味淡，嚼之微有麻辣感。醋三棱形如三棱，片面色泽加深，偶见焦黄斑，微有醋气。麦麸炒三棱形如三棱，表面黄色，微有焦香气。酒麸制三棱形如麸炒三棱，微有酒气。

贮干燥容器内，防霉，防蛀。醋三棱、麦麸炒三棱、酒麸制三棱，密闭，置阴凉干燥处。

【药性】 辛、苦，平。归肝、脾经。

1.《日华子》："味甘、涩，凉。"

2.《开宝本草》："味苦，平，无毒。"

3.《珍珠囊》："苦、甘，阴中之阳。"

4. 王好古："肝经血分药也。"(引自《纲目》)

5.《本草衍义补遗》："辛、苦。"

6.《雷公炮制药性解》："入肺、脾二经。"

7.《药品化义》："属阴，体重而实，气和，味微苦，性燥，能升能降，性气与味俱轻。"

【功用主治】 破血行气，消积止痛。主治癥瘕痞块，心腹痛，食积胀痛，瘀滞经闭，痛经，跌扑伤痛。

1.《日华子》："治妇人血脉不调，心腹痛，落胎，消恶血，补劳，通月经，治气胀，消扑损瘀血，产后腹痛，血运，并宿血不下。"

2.《开宝本草》："主老癖癥瘕结块。"

3.《医学启源》："主心膈痛，饮食不消，破气。"

4. 王好古："通肝经积血，治疮肿坚硬。"(引自《纲目》)

5.《汤液本草》："破血中之气。"

6.《医学入门》："破血通经下乳汁"，"兼治小儿痫热。"

【用法用量】 内服：煎汤，5～10 g；或入丸、散。

【宜忌】 气虚体弱、血枯经闭、月经过多及孕妇禁服。

1.《珍珠囊》："泻真气，气虚者不用。"

2.《兰室秘藏》："若疮坚硬甚者用之，如不坚硬勿用。"

3.《品汇精要》："妊娠不可服。"

4.《纲目》："其功力峻，故难久服。"

【选方】 1. 治远年近日一切积聚　川芎二两(醋煮微软，切作片子)，京三棱四两(醋煮软，竹刀切作片子，晒干)，大黄半两(醋纸裹，火煨过，切)。上三味为末，水糊丸如桐子大。每服三十丸，温水下无时。病甚者一月见效，小者半

月见效。(《卫生宝鉴》醋煮三棱丸)

2. 治妇人、室女血瘕,月经不通,脐下坚结大如杯,久而不治,必成血蛊　荆三棱、莪术各二两,芫花半两,青皮(去瓤净)一两半。上锉如豆大,用好醋一升,煮干,焙为细末,醋糊为丸,如桐子大。每服五十丸,食前用淡醋汤下。(《济生方》三棱煎丸)

3. 治癖气在肋下,痛久不差　京三棱(煨,锉)半斤,枳壳(去瓤,麸炒)一两,甘草(炙,锉)三两。上三味,捣罗为散。每服三钱匕,入盐半字,沸汤点服,空心食前。(《圣济总录》京三棱散)

4. 治小儿阴疝核肿　京三棱面裹煨焦,去面,为末。三岁半钱,空心盐汤下。人小加减。(《普济方》引自《全婴方》三棱散)

5. 治鼻衄　京三棱大者一枚,上一味,以湿纸裹,于慢火中煨熟。乘热椎碎,捣罗为细末,醋煮面调糊,贴背第三椎上。(《圣济总录》贴背膏方)

【各家论述】 1. 王好古:"三棱、莪术治积块疮硬者,乃坚者削之也。"(引自《纲目》)

2.《纲目》:"三棱能破气散结,故能治诸病,其功可近于香附而力峻,故难久服。"

3.《本草汇言》:"荆三棱,破血通经,为气中血药也。盖血随气行,气聚而血不流,则生瘀滞之患,若老癖癥瘕,积聚结块,产后恶血,血结,或食积蛊疾,膨胀痞坚,肠痛肚疽,凡病胸腹肠胃之间,急疾不通,非此不治,此药苦能泄,辛能散,入血则破血,入气则破气。"

4.《本草经疏》:"三棱,从血药则治血,从气药则治气。老癖癥瘕,积聚成块,未有不由血瘀、气结、食停所致,苦能泄而辛能散,甘能和而入脾,血属阴而有形,此所以能治一切凝结停滞有形之坚也。又主产后恶血血结,通月水,堕胎,止痛,利气者,亦散血行气之功也。""凡用以消导,必资人参、芍药、地黄之力,而后可以无弊,观东垣五积方皆有人参,意可知已,何者?盖积聚癥瘕必由元气不足,不能运化流行致之,欲其消也,必藉脾胃气旺,能渐渐消磨开散,以收平缓之功,如只一味专用克消,则脾胃之气愈弱,后天之气益亏,将见故者不去、新者复至矣,戒之哉。"

5.《冯氏锦囊》:"蓬术破气中之血,三棱破血中之气,主治颇同,气血稍别。"

6.《药性集要》:"三棱,能破有形坚积,如外淫之泣滞,其气血及痰饮之裹坚积者,必以此除之。"

7.《衷中参西录》:"三棱气味俱淡,微有辛意;莪术味微苦,亦微有辛意,性皆微温,为化瘀血之要药。以治男子痃癖、女子癥瘕,月闭不通,性非猛烈而建功甚速。其行气之力,又能治心腹疼痛,胁下胀疼,一切血凝气滞之症。若与参、术、芪诸药并用,大能开胃进食,调血和血。若细核二药之区别,化血之力三棱优于莪术,理气之力莪术优于三棱。""若治陡然腹胁疼痛,由于气血凝滞者,可但用三棱、莪术,不必以补药佐之;若治瘀血积久过坚硬者,原非数剂所能愈,必以补药佐之,方能久服无弊。或用黄芪六钱,三棱、莪术各三钱,或减黄芪三钱,加野台参三钱,其补破之力皆可相敌,不但气血不受伤损,瘀血之化亦较速,盖人之气血壮旺,愈能驾驭药力以胜病也。""三棱、莪术性近和平,而以治女子瘀血,虽坚如铁石亦能徐徐消除,而猛烈开破之品转不能建此奇功,此三棱、莪术独具之良能也。而耳食者流,恒以其能消坚开瘀,转疑为猛烈之品而不敢轻用,几何不埋没良药哉。"

0095 三七叶 sān qī yè (《纲目》)

【基原】 为五加科人参属植物三七 *Panax notoginseng* (Burk.) F. H. Chen ex C. Chow 的叶。

【原植物】 参见"三七"条。

【采收加工】 夏、秋季采收,晒干或鲜用。

【化学】 叶主要含四环三萜皂苷人参二醇(panaxadiol),人参三醇(panaxatriol),达玛-20(22)-烯-3β,12β,26-三醇〔dammar-20(22)-en-3β,12β,26-triol〕等[1]。

【药理】 1. 对心脏功能的影响　三七叶皂苷静脉注射,能对抗乌头碱及结扎引起的大鼠室性心律失常和氯化钙等致小鼠心房纤颤或扑动[1]。三七叶总皂苷能抑制异丙肾上腺素加快离体豚鼠心房自发频率的作用,能拮抗受体控制性钙通道和电位依赖性钙通道[2]。

2. 抗炎作用　三七叶皂苷腹腔注射对气囊滑膜炎大鼠有抗炎作用,可升高中性粒细胞内 cAMP 水平,抑制肿瘤坏死因子和一氧化氮含量的升高,降低中性粒细胞内 $[Ca^{2+}]i$ 水平,从而抑制中性粒细胞功能[3,4]。

3. 镇静镇痛作用　三七叶总皂苷给小鼠腹腔注射,有镇静作用,可抑制中枢神经系统;它对小鼠醋酸扭体反应和热刺激还有镇痛作用[5]。

4. 其他作用　三七叶总皂苷给大鼠和鹌鹑高脂模型灌胃,能降低血清总胆固醇和三酰甘油的含量[6]。三七茎叶人参二醇组皂苷和人参三醇组皂苷有清除氧自由基作用[7]。

【药性】《生草药性备要》:"味辛。"

【功用主治】 散瘀止血,消肿定痛。主治外伤出血,跌打肿痛,痈肿,偏头痛。

1.《纲目》:"治折伤跌扑出血,敷之即止,青肿经夜即散。余功同根。"

2.《生草药性备要》:"治跌打,消瘀散血,敷毒疮,治痰火,又能止血。"

【用法用量】 内服:煎汤,3～10 g;或冲泡代茶;或入丸、散。外用:研末撒或调敷。

【选方】 治痈疖初起　鲜三七叶捣烂外敷,干则更换。(《安徽中草药》)

【临床报道】 治疗偏头痛　口服三七叶皂苷,每次 50～200 mg,每日 3 次,8 星期为 1 个疗程。观察 16 例,显效 4 例,有效 10 例,总有效率 87.5%,未见副作用[1]。

0096 三七花 sān qī huā (《云南中草药》)

【异名】 田七花〔《广西中医药》1979,(1):28〕。

【基原】 为五加科人参属植物三七 *Panax notoginseng* (Burk.) F. H. Chen ex C. Chow 的花。

【原植物】 参见"三七"条。

【采收加工】 6～8 月开花时采收花序,熏蒸后晒干。

【成分】 花苞主要含四环三萜皂苷,主要有人参皂苷(ginsenoside) Rb_1、Rb_2、Rc、Rd、F2,其苷元为人参二醇(panaxadiol)和达玛烷三醇、四醇的糖苷[1,2]。

【药理】 1. 对中枢神经系统作用　三七花煎剂灌胃,可减少小鼠的自主活动,并对抗苯丙胺等中枢兴奋作用[1,2]。

2. 抗炎作用　三七花总皂苷腹腔注射可对抗大鼠、小鼠多种炎症模型,还对抗组胺等致大鼠皮肤毛细血管通透性增加。其作用与前列腺素合成有关[3,4]。

3. 其他作用　三七花热浸剂等对离体兔耳血管有扩张

作用[5]。

【药性】《云南中草药》:“甘、微苦,凉。”

【功用主治】生津,平肝。主治津伤口渴,咽痛,音哑,眩晕。

【用法用量】内服:适量,开水泡饮。

【选方】1. 治渴饮,咽痛音哑 三七花适量,泡开水频服。(《云南中草药》)

2. 治眩晕,头痛,失眠 将三七花浸膏 3.8 kg、三七花芳香水适量、白糖 75 kg 制成田七花精,每袋装 20 g。每次 1 包,每日 3～5 次,开水冲服。(《全国医药产品大全》)

【临床报道】治疗高血压病 田七花冲剂,每日冲服 1 包(含干田七花 3 g),28 d 为 1 个疗程。共治 70 例,结果降压显著者 52 例,有效 7 例,无效 11 例,总有效率 84.2%。疗后血压下降平均值为 3.72/2.20 kPa(28.0/16.5 mmHg)。多数患者伴有的头痛、肢麻等症状得以消除。药后个别患者有轻微上腹痛、耳鸣、多尿,未见其他副作用[1]。

0097 三叉虎 sān chà hǔ (《广西药用植物名录》)

【异名】三脚赶(《海南植物志》),三桠苦(《福建中草药》),三桠虎(《岭南草药志》)。

【基原】为芸香科吴茱萸属植物三叉苦的茎、叶或根。

【原植物】三叉苦 *Evodia lepta* (Spreng.) Merr. [*Ilex lepta* Spreng.] 又名:班鸠花(《中国高等植物图鉴》)。

落叶灌木或小乔木,高2～5 m。树皮灰白色,不剥落,全株味苦。三出复叶对生;叶柄长 3～10 cm;小叶柄长 3～5 mm;叶长圆形或长椭圆形,长 5～15 cm,宽 2～6 cm,先端长尖,基部楔形,全缘或不规则浅波状,纸质,有腺点。聚伞花序排成伞房花序式,腋生,花轴及花柄初时被短柔毛;小苞片三角形;花单性,黄白色,略芳香;花萼 4 深裂,有腺点;雄花的雄蕊 4;雌花的退化雄蕊 4,子房上位,密被毛。蓇葖果 2～3,先端无喙。外果皮暗黄褐色至红褐色,具半透明的腺点。种子卵状球形,蓝黑色有光泽。花期 3～5 月,果期 6～8 月。

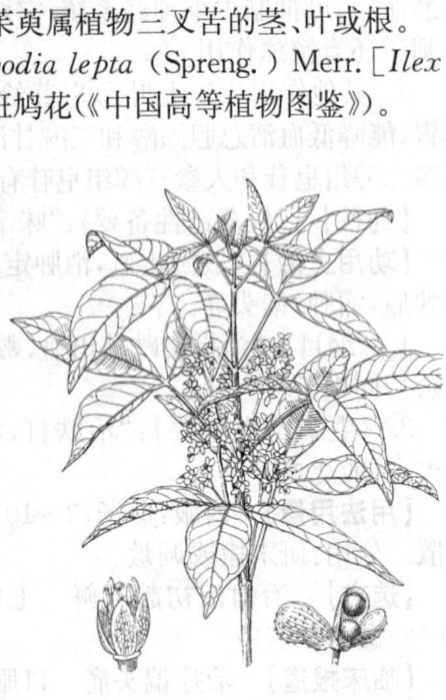

三叉苦

生于山谷、溪边、林下。分布于浙江、福建、江西、广东、广西、海南、贵州、云南、台湾等地。

【采收加工】7～10 月采收,鲜用或切段晒干。

【药材】三叉虎 *Folium et Ramulus seu Radix Evodiae Leptae* 产于福建、台湾、广东、海南、广西、云南等地。

性状 根、茎多为圆形或不规则斜切片,粗细不等。根皮表面黄白色至灰褐色,有的可见点状或条状灰白色突起的皮孔,略呈纵向排列,横切面木部占绝大部分,黄白色,质坚硬。茎切片表面色较深,皮部稍薄,木部中央可见细小的髓部。枝呈圆柱形,表面灰棕色或灰绿色,有细纵皱纹;质硬而脆。三出复叶对生,小叶片多皱缩、破碎,完整者展平后呈椭圆形或长圆状披针形,长 6～15 cm,宽 2～5 cm,先端渐尖,全缘或不规则浅波状,基部狭尖延长成短的小叶柄,上面黄绿色至绿褐色,下面色较浅,两面光滑无毛,有透明小腺点。气微,味苦。

鉴别 叶横切面:上、下表皮细胞各 1 列,栅栏细胞 2 列。叶肉组织及主脉周围有多数含棕色物质的细胞。油室多数,大型,存在于叶肉组织中。主脉维管束双韧型,中柱鞘部位有纤维排列成环。中央薄壁组织有草酸钙簇晶散在。

【成分】全株含生物碱:左旋加锡弥罗果碱(edulinine),左旋 7-去羟基日巴里尼定(ribalinine),右旋异普拉得斯碱(isoplatydesmine)[1]。地上部分含吡喃类化合物:三叉苦丁(leptin)A、B、C,异吴茱萸酮酚(isoevodionol)[2];色烯类化合物:三叉苦醇(leptol)B,乙基三叉苦醇(ethylleptol)B,甲基三叉苦醇(methylleptol)B 和三叉苦烯(leptene)B,甲基吴茱萸酚(methylevodinol)[3]。

【药性】苦,寒。归心、肝经。

1.《岭南采药录》:“味苦,性寒。”

2.《广西中药志》:“味苦,微辛,凉,无毒。入心、肝、胆三经。”

【功用主治】清热解毒,祛风除湿,消肿止痛。主治感冒发热,咽喉肿痛,肺热咳嗽,胃痛,风湿痹痛,跌打损伤,湿疹,疮疖肿毒。

1. 广州部队《常用中草药手册》:“清热解毒,燥湿止痒。防治流感,流脑,乙型脑炎,治疗扁桃体炎,咽喉炎,黄疸型肝炎,坐骨神经痛,腰腿痛,虫蛇咬伤,疖肿,湿疹,皮炎,痔疮。”

2.《福建药物志》:“祛痰止咳,清热利湿,消肿解毒。主治肺脓疡,肺炎,支气管炎,胃痛,小儿夏季热,腮腺炎,中耳炎,荨麻疹。”

【用法用量】内服:煎汤,9～15 g。外用:捣敷;或煎水洗。

【选方】1. 防治流行性感冒,流行性脑脊髓膜炎,乙型脑炎 三叉苦根 9～15 g。水煎服;或加野菊花、金银花各 9 g。水煎服,连服 3～5 d。(《浙江药用植物志》)

2. 治肺热咳嗽 (三桠苦)干根 30～45 g。水煎,调些冰糖服。(《福建中草药》)

3. 治小儿夏季热 三叉苦、梅叶冬青、葫芦茶各 15 g。水煎服。(《福建药物志》)

4. 治耳内疮 三桠苦叶 30 片,好酒 1 碗,共置于罐内,用纸盖好,中央钻一孔,以火烧热后取其蒸气熏鼻孔,左耳痛以左鼻孔吸其蒸气,右耳痛以右鼻孔吸其蒸气而愈。

0098 三爪龙 sān zhǎo lóng (《云南思茅中草药选》)

【异名】狗脚迹(《云南思茅中草药选》)。

【基原】为葡萄科乌蔹莓属植物三叶乌蔹莓的根。

【原植物】三叶乌蔹莓 *Cayratia trifolia* (L.) Domin [*Vitis trifolia* L.]

攀缘灌木。无毛或多少被毛。茎略扁;卷须纤细而长,叉状分枝,与叶对生。指状复叶互生;叶柄长 3～4 cm;小叶 3,小叶片在新鲜时颇厚,干时呈膜质,阔卵形或宽菱形,长 4～7 cm,宽 3.5～

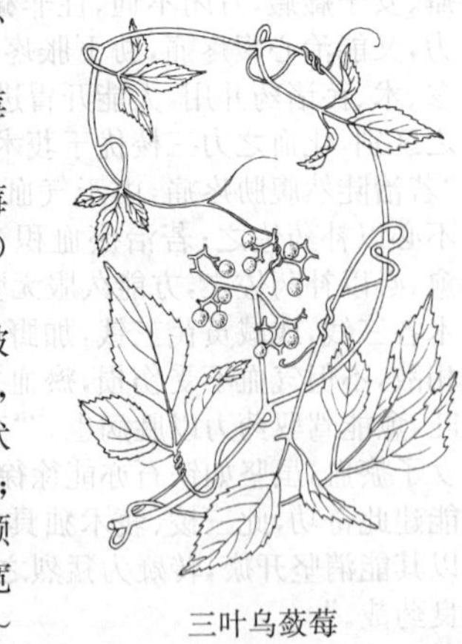

三叶乌蔹莓

4 cm，先端急尖或钝，基部阔楔形或圆形，下面有短柔毛，边缘有波状圆齿，齿端具腺状短尖头；小叶柄长4～6 mm。花两性，伞房花序 2～3 歧，由多花的聚伞花序组成；总花梗长5～8 cm；花萼杯状；花瓣 4，白色；雄蕊 4，与花瓣对生；花盘全缘，与子房合生；子房 2 室。浆果扁球形，平滑，有种子3～4 颗。花期 4 月。

生于陡坡、砂地灌丛中。分布于海南、云南等地。

【采收加工】 全年均可挖取根部，切片，鲜用或晒干。

【药性】 《全国中草药汇编》："辛，温。"

【功用主治】 祛风除湿，活血止痛。主治风湿痹痛，跌打损伤，湿疹，秃疮。

《全国中草药汇编》："消炎止痛，散瘀活血，祛风湿。治跌打损伤，骨折，风湿骨痛，腰肌劳损，湿疹，皮肤溃疡。"

【用法用量】 内服：煎汤，15～30 g；或浸酒饮。外用：捣烂或研末调敷。

【选方】 治湿疹，秃头疮 三爪龙、杨梅果树皮各适量，研粉，调麻油或香油涂敷。（《云南思茅中草药选》）

0099 三分三 sān fēn sān
（《中药形性经验鉴别法》）

【异名】 大搜山虎（《云南中草药》），野旱烟（《昆明民间常用草药》）。

【基原】 为茄科山莨菪属植物三分三、铃铛子、丽江山莨菪及赛莨菪属植物赛莨菪、齿叶赛莨菪等的根。

【原植物】 1. 三分三 *Anisodus acutangulus* C. Y. Wu et C. Chen ex C. Chen et C. L. Chen ［*Scopolia acutangula* C. Y. Wu et C. Chen］

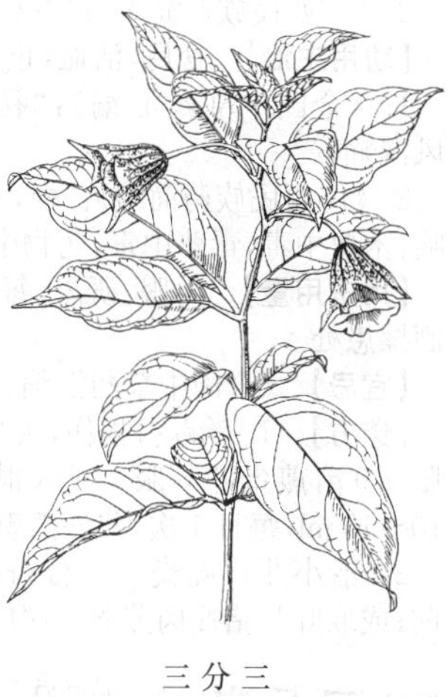

三 分 三

多年生草本，高 1～1.5 m。主根粗大。叶互生，叶柄长5～15 mm；叶片卵形或椭圆形，长 8～20 cm，宽 3～8 cm，先端渐尖，基部楔形，全缘或波状。花单生叶腋，下垂；花萼漏斗状钟形，长3～4 cm，具 10 条纵脉，萼齿 4～5，不整齐；花冠漏斗状钟形，5 裂，淡黄绿色，开花时外反，管内被柔毛，近基部有 5 对暗紫斑；雄蕊5，内藏；雌蕊子房圆锥形，柱头头状，花盘盘状。蒴果近球形，中部以上环裂；宿存萼紧包果，果梗长5～7 cm，下弯。花期6～7 月，果期10～11 月。

生于海拔 2 700～3 100 m 的林缘、草地和阴湿处。分布于四川、云南西北部。

2. 铃铛子 *A. luridus* Link et Otto 又名：藏茄、山莨（《西藏植物志》），喜马拉雅东莨菪（《植物分类学报》），山茄子、山野烟（《云南中草药选》）。

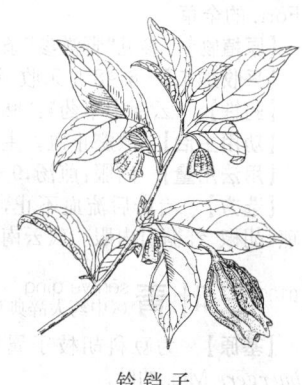

铃 铛 子

本种与三分三的不同点在于：植株被毛。叶片全缘。花萼被柔毛，萼脉弯曲；花冠通常浅黄色或裂片略带紫色，花冠筒内基部无紫斑。

生于山坡草地、林缘及田野宅旁。分布于云南、西藏。

3. 丽江山莨菪 *A. luridus* Link et Otto var. *fischerianus* (Pascher) C. Y. Wu et C. Chen ex C. Chen et C. L. Chen［*A. fischerianus* Pascher］ 又名：丽山莨菪（《植物分类学报》）。

本变种与前两者的主要区别是：叶缘具 1～2 对不等的粗齿或呈波状，有时具疏缘毛；枝条及叶被疏柔毛，或有时几无毛；花冠裂片常带褐紫色，花冠管内基部具 5 块紫斑。花萼和花梗密被淡褐色毛。花期 6 月。果期 9 月。

生于海拔 2 800～3 100 m 的山坡及灌木林中。分布于云南西北部、西藏等地。

4. 赛莨菪 *Scopolia carniolicoides* C. Y. Wu et C. Chen ex C. Chen et C. L. Chen 又名：七厘散（《中药志》）。

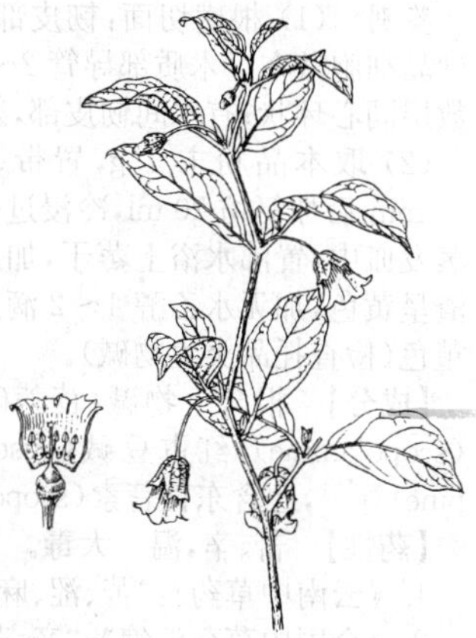

赛 莨 菪

多年生草本，高 50～150 cm。全株无毛；茎绿色，有时带淡紫色，略具棱角。根断面淡黄色，有苦味。叶互生；叶柄长 1.5～2 cm；叶片纸质，椭圆形或卵状椭圆形，长 6～12(～20) cm，宽 3～6(～12) cm，先端急尖至渐尖，基部楔形或微下延，全缘或微波状。花单生于叶腋，下垂；花萼钟状，厚，近革质，长约 2 cm，先端平齐，边缘具不规则的浅齿，纵脉不明显；花冠浅黄绿色，长约 4.5 cm，檐部具 5 齿，齿渐尖，花盛开时外反，里面花丝基部两侧具暗色紫斑；雄蕊 5；雌蕊子房圆锥形或近球形，柱头头状。蒴果近球形，宿存萼紧包果实，盖裂。种子多数。花期 5～6 月，果期 9～10 月。

生于海拔 3 000～3 600 m 的山坡、草丛或灌木丛中。分布于四川、云南。

5. 齿叶赛莨菪 *S. carniolicoidos* C. Y. Wu et C. Chen ex C. Chen et C. L. Chen var. *dentata* C. Y. Wu et C. Chen ex C. Chen et C. L. Chen 又名：搜山虎（《植物分类学报》）。

本变种与赛莨菪的主要区别是：叶缘常具 1～2(～3) 个粗齿，花冠檐部裂片极浅，背面具明显的暗紫色条纹。花期5～6 月。果期 9～10 月。

生于海拔 3 000～3 600 m 的林缘或草坡。分布于四川、云南。

【栽培】 生物学特性 喜凉爽气候，耐寒。对土壤要求不严，除重质黏土及低洼沼泽地外均能生长。

繁殖方法 种子繁殖，直播或育苗移栽。春季选用上年采收的种子，开沟条播，沟距 15～20 cm，施足基肥，播后覆土 2 cm，盖薄层草，浇水，经常保持土壤湿润。待子叶出土后逐渐揭去盖草，另用竹竿搭起高 20 cm 的棚架，上盖草或篾笆，防止曝晒。约 2 星期出苗。苗高 5～8 cm 时移栽，行株距 50 cm × 40 cm。

田间管理 生长期注意松土和锄草。2～3 年生植株，追肥 2 次。入冬前应注意培土防寒防冻。

病虫害防治　病害有霜霉病，6～9 月发生，为害叶部。发病初期用 70% 甲基托布津 1 000 倍液喷洒，10～14 d 1 次，连续 2～3 次，同时雨后注意排水；虫害有八字地老虎、小地老虎、金龟子、金针虫等地下害虫为害。防治方法主要采用人工捕杀、毒饵诱杀法。

【采收加工】　栽培 3～5 年收获。根挖出后，洗去泥沙，表皮晾干后趁天晴迅速切片，片厚 1～2 cm，置于阳光下曝晒，或晒至三四成干后烘烤。但切忌新鲜切片直接烘烤，以防表面变黑影响质量。

【药材】　三分三 *Radix Anisodi Acutanguli*　主产于云南。

性状　根呈圆形、卵圆形或不规则形的块片，直径 2～12 cm，厚 0.5～2 cm。外皮棕褐色或黑褐色，有皱纹。切面灰白色至灰黄色，可见放射状纹理及数层同心性环纹，断面颗粒状。气微，味微苦麻。

鉴别　(1) 根横切面：韧皮部和木质部射线中有许多含砂晶细胞散在。木质部导管 2～8 成群，相间放射状排列成数层同心环状；有木间韧皮部，射线 7～18 列细胞，含砂晶。

(2) 取本品粉末 1 g，置带塞锥形瓶中，用氨水湿润，15 min 后加氯仿 20 ml，冷浸过夜，滤过。取滤液 5 ml 放入蒸发皿中，置沸水浴上蒸干，加入发烟硝酸数滴，蒸干后残渣呈黄色，加无水乙醇 1～2 滴及氢氧化钾 1 小粒，即显紫堇色(检查托品类生物碱)。

【成分】　根含生物碱：莨菪碱(hyoscyamine)，东莨菪碱(scopolamine)，红古豆碱(cuscohygrine)[1]，阿托品(atropine)等[2]，还含东莨菪素(scopoletin)[3]。

【药性】　苦、辛，温。大毒。

1.《云南中草药》："苦、涩、麻，温，剧毒。"

2.《全国中草药汇编》："辛、苦，温。有大毒。"

【功用主治】　解痉镇痛，祛风除湿。主治胃痛，胆、肾、肠绞痛，风湿关节疼痛，腰腿痛，跌打损伤。

1.《西藏常用中草药》："解痉止痛。治胃痛，胆绞痛，急慢性肠胃炎。"

2.《全国中草药汇编》："麻醉镇痛，祛风除湿。主治骨折，跌打损伤，关节疼痛，胃痛以及胆、肾、肠绞痛。"

【用法用量】　内服：煎汤，0.6～0.9 g；或研末。外用：研末酒调敷；或浸酒搽。

【宜忌】　本品有大毒，慎服，心脏病、青光眼等患者禁服。

1.《云南中草药》："忌酸冷。"

2.《西藏常用中草药》："心脏病，心脏衰弱者忌服。"

3. 南药《中草药学》："青光眼患者忌服。""服药期间忌食生、冷、豆类及牛、羊肉。内服一次极量不能超过'三分三厘'。服用过量可出现口干舌燥，面颊潮红，心跳加快，瞳孔散大，甚则昏迷等中毒症状。严重者可致死亡。"

【选方】　1. 治胃痛，风湿痛，跌打损伤　每用(三分三)根 0.9 g，水煎服；或研末开水冲服；也可撒在膏药上贴患处。

2. 整复麻醉止痛　用(三分三)根研末，酒调外敷患处，3～5 min 后即可行骨折整复。(1、2 方出自《云南中草药》)

0100 三分丹 sān fēn dān (《全国中草药汇编》)

【异名】　蛇花藤、白前草、老虎须(《广西药用植物名录》)，毛果娃儿藤(《中药志》)。

【基原】　为萝藦科娃儿藤属植物三分丹的根。

【原植物】　三分丹 *Tylophora atrofolliculata* Metc. 攀缘灌木。须根丛生；全株被锈黄色糙硬毛，茎缠绕。叶对生，坚纸质；叶柄长 1～2 cm；叶片卵状长圆形，长 4.5～10.5 cm，宽 2.5～6 cm，先端渐尖，基部心形至圆形。聚伞花序腋生或腋外生，着花 10 余朵；花小黄绿色；花萼 5 深裂；花冠近钟状，裂片长圆形，基部向右覆盖；副花冠裂片 5，卵形，贴生于合蕊冠上，背部隆肿；花粉块每室 1 个，近圆球状，直立，花药先端有圆形膜质，内弯向柱头；心皮离生，柱头五角状。蓇葖果双生，叉开成一直线，短披针形。种子有薄边，先端具白色绢质种毛。花期 3～8 月，果期 9～12 月。

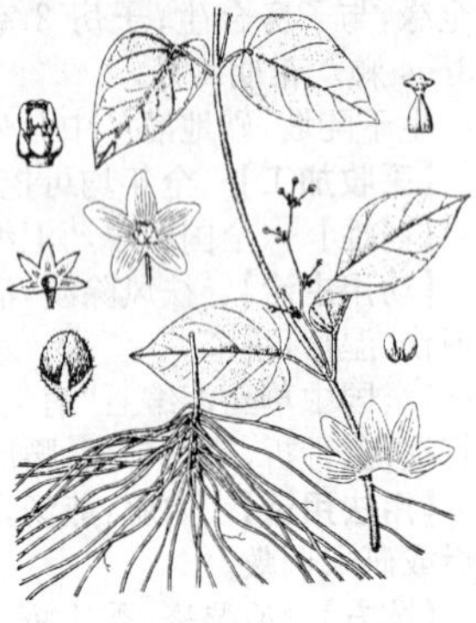

三分丹

生于低山山地疏密林中及旷野、平原的灌木丛中。分布于广东、广西、海南、云南等地。

【采收加工】　11～12 月采挖，切片，晒干。

【成分】　全株含娃儿藤定碱(tylophorinidine)和娃儿藤宁碱(tylophorinine)[1]。

【药性】　微辛，平。有小毒。

1.《全国中草药汇编》："甘、微辛，平，有毒。"

2.《广西民族药简编》："有小毒。"

【功用主治】　祛风，活血，止痛。主治风湿痛，跌打肿痛。

1.《全国中草药汇编》："祛瘀止痛。主治跌打损伤，风湿痛。"

2.《广西民族药简编》："根，水煎服治惊风，消化不良，哮喘，木薯中毒，毒蕈中毒，药物中毒，胃痛，支气管炎。"

【用法用量】　内服：研末，每服 0.9 g；或浸酒。外用：浸酒擦患处。

【宜忌】　《全国中草药汇编》："孕妇禁服。"

【选方】　1. 治跌打损伤，风湿痛　三分丹根晒干为末，每服 0.9 g，煎蛋冲酒服。或取根，每 30 g 浸酒 500 ml，每服 10～15 ml，每日 1 次，并外擦患处。(《全国中草药汇编》)

2. 治小儿口腔炎　三分丹捣烂敷囟门，并取药挂于胸前；或取叶与猪瘦肉煎服。(《广西民族药简编》)

0101 三月花 sān yuè huā (《云南中草药》)

【基原】　为报春花科报春花属植物滇北球花报春 *Primula denticulata* Smith subsp. *sinodenticulata* W. W. Smith et Forr. 的全草。

【原植物】　参见"野洋参"条。

【采收加工】　6～8 月采收，晒干或鲜用。

【药性】　《云南中草药》："麻、微苦，微温。"

【功用主治】　散瘀止血。主治产后恶露不尽。

【用法用量】　内服：煎汤，9～15 g。

【选方】　治产后流血不止，红崩　三月花全草 15 g，水煎，胡椒、红糖引内服。(《云南中草药》)

0102 三叶青 sān yè qīng (《中药大辞典》)

【基原】　为豆科胡枝子属植物绿叶胡枝子 *Lespedeza buergeri* Miq. 的叶。

【原植物】 参见"女金丹"条。

【采收加工】 7～10月采叶，鲜用。

【功用主治】 清热解毒。主治痈疽发背。

【用法用量】 外用：捣烂外敷。

0103 三叶莲 sān yè lián（《云南中草药》）

【异名】 大木通（《云南中草药》）。

【基原】 为木通科牛姆瓜属植物宽叶八月瓜 *Holboellia latifolia* Wall. 和小花八月瓜 *H. parviflora*（Hemsl.）Gagnep. 的根和藤茎。

【原植物】 参见"八月瓜"条。

【采收加工】 9～11月挖根，晒干。全年采收藤茎，刮去粗皮，切片，晒干。

【药性】 苦，平。

【功用主治】《云南中草药》："利湿通络。治急性肾炎，尿路感染，尿潴留，水肿，口舌发炎，乳汁不通，胃痛，风湿骨痛，跌打损伤，骨折。"

【用法用量】 内服：煎汤，15～90 g；或泡酒。

0104 三白草 sān bái cǎo（《本草经集注》）

【异名】 水木通（《纲目拾遗》），五路白、白水鸡（《福建民间草药》），白花照水莲（《福建中草药》），田三白、白黄脚（《闽东本草》）。

【基原】 为三白草科三白草属植物三白草的地上部分。

【原植物】 三白草 *Saururus chinensis*（Lour.）Baill.［*Spathium chinensis* Lour.］

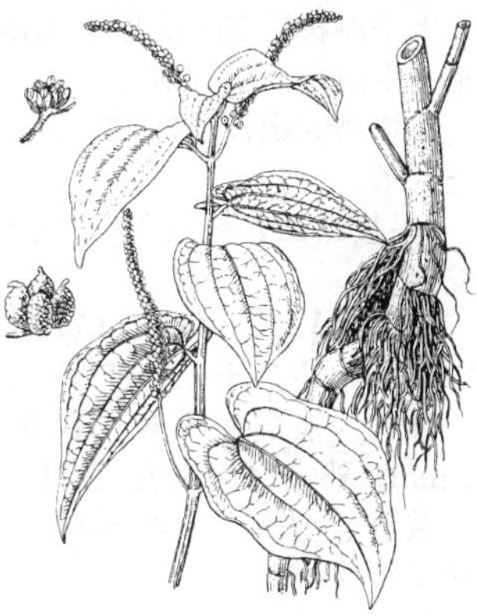

三白草

多年生湿生草本，高达1 m。地下茎有须状小根；茎直立，粗壮无毛。单叶互生，密生腺点；叶柄长1～3 cm，基部与托叶合生成鞘状，略抱茎；叶片阔卵形至卵状披针形，长5～14 cm，宽3～7 cm，先端短尖或渐尖，基部心形，略呈耳状或稍偏斜，全缘；花序下的2～3片叶常于夏初变为白色，呈花瓣状。总状花序生于茎上端与叶对生，长10～20 cm，白色；苞片近匙形或倒披针形；花两性，无花被；雄蕊6枚；雌蕊1，由4心皮组成。蒴果近球形，表面多疣状凸起，成熟后顶端开裂。种子多数。花期5～8月，果期6～9月。

生于沟边、池塘边等近水处。分布于河北、山东、河南和长江流域及其以南各地。

本植物的根茎（三白草根）亦供药用，另设专条。

【栽培】 生物学特性 喜温暖湿润气候，能耐荫，凡塘边、沟边、溪边等浅水处或低洼地均可栽培。发芽需低温，在7.6～12.4 ℃有光照条件下，经过34 d，发芽率约72％。

繁殖方法 种子繁殖或分株繁殖。种子繁殖：秋季果实开始开裂，于未脱落但充分成熟时采下果实，搓出种子，除去杂质，开浅沟条播，覆土1～1.5 cm。分株繁殖：4月挖取地下茎，切成小段，每段具有2～3个芽眼，按行、株距各30 cm栽种，每穴栽1株。

田间管理 生长期间注意浇水，保持土壤湿润，并注意清除杂草。

【采收加工】 7～10月收取地上部分，晒干。

【药材】 三白草 *Herba Saururi* 产于江苏、浙江、湖南、广东等地。

性状 本品茎圆柱形，有4条纵沟，1条较宽广；断面黄色，纤维性，中空。单叶互生，叶片卵形或卵状披针形，长4～15 cm，宽2～10 cm；先端渐尖，基部心形，全缘，基出脉5条；叶柄较长，有纵皱纹。总状花序于枝顶与叶对生，花小，棕褐色。蒴果近球形。气微，味淡。

鉴别 （1）叶表面观：上、下表皮细胞略成多角形，角质纹理明显；表皮细胞间有油细胞散在，内含黄色油滴。下表皮气孔为不定式。另有少数多细胞腺毛，由2～3细胞组成。

（2）取本品粉末2 g，加石油醚10 ml，浸渍过夜，滤过，滤液置蒸发器内，自然挥干，有特异的芳香气；加1％香草醛硫酸液，即显红色，放置后变为蓝紫色（检查萜类）。

（3）薄层色谱：取水蒸气蒸馏所得挥发油，用乙醚稀释后作供试品溶液。另取甲基正壬基酮少量用乙醚溶解作对照液。分别点于同一硅胶G板上，以石油醚-乙酸乙酯（9∶1）展开，喷以磷钼酸（10％乙醇溶液），110 ℃加热10 min，斑点显蓝色，再喷以2，4-二硝基苯肼显色，与甲基正壬基酮相对应的斑点显黄色。

【成分】 叶含黄酮类成分：槲皮素（quercetin），槲皮苷（quercitrin），异槲皮苷（isoquercitrin），槲皮素-3-L-阿拉伯糖苷（quercetin-3-L-arabinoside），金丝桃苷（hyperin）及萹蓄苷（avicularin），芸香苷（rutin）[1]。

茎、叶均含可水解鞣质[2]。

全草含挥发油：甲基正壬基甲酮（methyl-n-nonylketone）[3～5]，芳香醇（linalool），β-丁香烯（β-caryophyllene），1-烯丙基-3，4-甲烯二氧-5-甲氧苯1，2，3，4，-四氢-1，6-二甲基-4-萘（1-ally-3，4-methylenedioxy-5-methoxy benzene 1，2，3，4-tetrahydro-1，6-dimethyl-4-naphthalene），α-蒎烯（α-pinene），莰烯（camphene），葎草烯（humulene），α-丁香烯（α-caryophyllene），1-烯丙基-3，4-亚甲二氧基-5-甲氧基苯，肉豆蔻醚（myristicin）[6，7]。木脂素类：三白脂素（saucernetin），三白脂素-8（saucernetin-8），三白脂素-7（saucernetin-7）[8]，三白草酮（sauchinone），加巴辛（galbacin），三白草酮（sauchinone）A，1′-表三白草酮（1′-episauchinone）；苯丙烷类：马兜铃烷（sarisan）[9]。脂肪酸：棕榈酸（palmitic acid），硬脂酸（stearic acid），油酸（oleic acid），亚油酸（linoleic acid）；氨基酸类：丙氨酸，丝氨酸，苏氨酸，天冬氨酸，脯氨酸，色氨酸[10]，缬氨酸[3]。

地上部分还含马兜铃内酰胺（aristolactam）A II，胡萝卜醇（daucosterol），槲皮素3-O-β-D-吡喃葡萄糖基（1→4）-α-L-吡喃鼠李糖苷〔quercetin-3-O-β-D-glucopyranosyl（1→4）-α-L-rhamnopyranoside〕，并没食子酸（ellagic acid），鞣（料）云实精（corilagin）[11]。

【药理】 1. 降血糖作用 三白草用95％乙醇提取后配成1 kg/L的水溶液，实验结果表明三白草可拮抗肾上腺素的生血糖作用，对四氧嘧啶型糖尿病动物一次给药或连续给药均可明显降低其血糖水平，给药3 h后出现持续的降血糖作用,并维持7 h以上[1]。

2. 抗菌作用　三白草洗液在1∶2.5浓度时对大肠杆菌、铜绿假单胞菌、金黄色葡萄球菌、乙型链球菌、白念珠菌、淋球菌均有抑制作用,在1∶5浓度时对白念珠菌、金黄色葡萄球菌、乙型链球菌有抑制作用,在1∶20浓度时对金黄色葡萄球菌、淋球菌有抑制作用[2]。

3. 镇痛作用　三白草洗液较凡士林能明显延长小鼠对热的耐受时间[2]。

4. 抗滴虫作用　三白草洗液在1∶5浓度时对阴道滴虫有明显的抑制作用[2]。

5. 止痒作用　三白草洗液对磷酸组胺所致豚鼠皮肤瘙痒有一定抑制作用[2]。

【药性】　甘、辛,寒。归脾、肾、胆、膀胱经。

1.《新修本草》:"味甘、辛,寒。有小毒。"

2.《湖南药物志》:"苦,平。无毒。"

3.《福建药物志》:"苦,辛,凉。"

【功用主治】　清热解毒,利水消肿。主治热淋,血淋,水肿,脚气,黄疸,痢疾,带下,痈肿疮毒,湿疹,蛇咬伤。

1.《新修本草》:"主水肿,脚气,利大小便,消痰破癖,除积聚,消疔肿。"

2.《本草拾遗》:"捣绞汁服,令人吐逆,除胸膈热痰,亦主疟及小儿痞满。"

3.《植物名实图考》:"治筋骨及妇人调经多用之。"

4.《广西中药志》:"治妇人白带及瘀气。"

5.《本草推陈》:"治黄疸。"

6.《湖南药物志》:"治痢疾,痈毒,蛇咬。"

7.《广西本草选编》:"去腐生肌。"

8.《安徽中草药》:"清热解毒,利尿,通乳,祛风利湿,降血压。"

9.《福建药物志》:"主治黄疸,脚气,尿道炎,肾炎,扁桃体炎,痈肿疔疖,乳腺炎。"

【用法用量】　内服:煎汤,10～30 g;鲜品倍量。外用:鲜品捣烂外敷,或捣汁涂。

【宜忌】《本草汇言》:"此乃流利消荡之剂,寒而有毒,如脾虚久病,胃寒少食者,宜审用之。"

【选方】　1. 治细菌性痢疾　三白草、马齿苋各30 g。煎服。(《安徽中草药》)

2. 治妇女湿热白带　鲜三白草150～180 g(干品减半)。水煎,冲甜酒酿汁,每日2次,空腹分服。忌食酸辣、芥菜。(《天目山药用植物志》)

3. 治痈疖初起　三白草15 g,鱼腥草30 g。煎服。另取三白草叶加桐油适量,捣烂外敷。(《安徽中草药》)

4. 治下肢溃疡　三白草鲜叶与腌酸梅捣烂外敷。(《广西本草选编》)

5. 治乳汁分泌不足　三白草30 g,猪蹄2只。水煮至肉烂,喝汤食肉。(《安徽中草药》)

【各家论述】《本草汇言》:"三白草,利水除湿,化痰逐疟之药也。此药性味苦寒善降,故《唐本草》称治水肿、脚气可知矣。陈氏方又言捣汁服,可吐痰疟,散胸中热涎,则辛寒又善涌也。总疗湿、热、痰三证;在下者降而抑之,故水肿脚气除;在上者涌而散之,故痰疟胸涎退。"

0105 三加皮 sān jiā pí (《广西药用植物名录》)

【异名】　白竻根(《生草药性备要》),刺三甲(《天宝本草》),风党竻、苦粉竻(《岭南采药录》),刺三加、苦刺头(《贵州民间药物》),三甲皮(《四川中药志》),鸡脚菜、刺五爪(《云南中草药》),三叶五加、香藤刺(《台湾药用植物志》),三五加(《鄂西草药名录》)。

【基原】　为五加科五加属植物白簕的根或根皮。

【原植物】　白簕 *Acanthopanax trifoliatus* (L.) Merr. [*Zanthoxylum trifoliatum* L.]　又名:三加(《中国高等植物图鉴》),白簕花(《福建民间草药》),簕钩菜(阳春《草药手册》)。

攀缘状灌木,高1～7 m。枝细弱铺散,老枝灰白色,新枝棕黄色,疏生向下的针刺,刺先端钩曲,基部扁平。叶互生,有3小叶;叶柄长2～6 cm,有刺或无刺;小叶柄长2～8 mm;叶片椭圆状卵形至椭圆状长圆形,中央一片最大,长4～10 cm,宽3～6.5 cm,先端尖或短渐尖,基部楔形,上面脉上疏生刚毛,边缘有细锯齿或疏钝齿。伞形花序3～10,组成顶生的圆锥花序;萼筒边缘有5小齿;花黄绿色,花瓣5,三角状卵形,开花时反曲;雄蕊5;子房2室,花柱2,基部或中部以下合生。核果浆果状,扁球形,成熟时黑色。花期8～11月,果期9～12月。

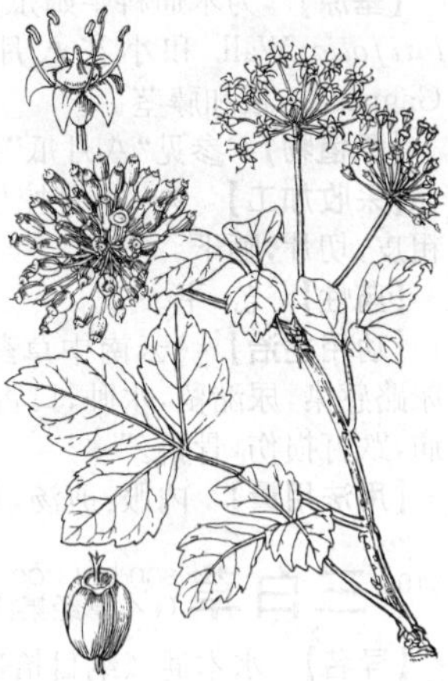

白　簕

生于海拔3 200 m以下的山坡路旁、林缘或灌丛中。分布于中南至西南各地。

本植物的嫩枝叶(白簕枝叶)及花(三加花)亦供药用,另设专条。

【采收加工】　9～10月间挖根,鲜用,或趁鲜时剥取根皮,晒干。

【药材】　三加皮 *Cortex Acanthopanacis Trifoliati Radicis*　主产于广东、广西、云南、四川、贵州。

性状　根皮呈不规则筒状或片状,长8～12 cm,厚约2 mm。外表面灰褐色,有纵皱纹及横向长圆形皮孔;内表面黄色,有纵纹。体轻质脆,易折断,断面不平坦。气微香,味微辣而苦。

鉴别　(1) 根皮横断面:木栓层为数列木栓细胞组成。韧皮部射线宽1～4列细胞,树脂道周围分泌细胞4～17个。老的根皮有韧皮纤维。草酸钙簇晶少见。

(2) 薄层色谱:取本品粉末2 g,加甲醇适量,温浸2 h,制成100%(*W/V*)溶液,作供试品溶液,另取紫丁香苷、异贝壳杉烯酸、β-谷甾醇、4-甲氧基水杨醛作对照品,分别点样于同一硅胶G-CMC-薄层板上,用氯仿-甲醇-水(7∶3∶1,下层澄清液)展开15 cm,喷以10%硫酸溶液,于105 ℃加热4 min显色。供试品色谱中,在与对照品色谱的相应位置上,显相同的色斑。

【药性】　苦、辛,凉。

1.《生草药性备要》:"味苦、辛,性微寒。"

2.《四川中药志》1960年版:"性微温,味辛、苦,无毒。"

【功用主治】　清热解毒,祛风利湿,活血舒筋。主治感冒发热,咽痛,头痛,咳嗽胸痛,胃脘疼痛,泄泻,痢疾,胁痛,黄疸,石淋,带下,风湿痹痛,腰腿酸痛,筋骨拘挛麻木,跌打骨折，疖腮，乳痈，疮疡肿毒，蛇虫咬伤。

1.《生草药性备要》："根同蟛蜞菊捣烂敷疮，洗烂脚亦效。"

2.《本草求原》："根止热咳。"

3.《天宝本草》："散寒清火，治脚膝疼痛，横行骨节并麻木，偏正头风。"

4.《分类草药性》："治跌打损伤，白带，筋骨痛，风湿麻木。"

5.《湖南药物志》："退热去风，舒筋活血。"

6. 广州部队《常用中草药手册》："治感冒高热骨痛，风湿性关节炎，坐骨神经痛，咳嗽，胸痛，尿路结石。"

7.《广西本草选编》："祛风清热，消肿止痛。主治腹泻，骨鲠喉，乳腺炎。"

【用法用量】 内服：煎汤，15～30 g，大剂量可用至 60 g；或浸酒。外用：研末调敷，捣敷或煎水洗。

【宜忌】 孕妇慎服。

《贵州民间药物》："忌生冷食物。"

【选方】 1. 治咳嗽及哮喘 刺三加根 15 g，倒生根15 g，葵花杆心 15 g。煎水服。(《贵州民间药物》)

2. 治胃痛 簕钩菜老根 60 g(斩碎)，白米 15 g。置锅中炒至米转深黄色，渗入清水 1 碗，煮至微温，一次慢慢服下。(《阳春草药手册》)

3. 治黄疸 鲜(白簕花)根 120 g，鲜白萝卜 60 g，冰糖 15 g。水煎服。(福州军区《中草药手册》)

4. 治风湿关节痛 (白簕花)根 30～60 g。酌加酒水各半炖服。

5. 治坐骨神经痛 (白簕花)根 120 g，虾蟆 4 个(去肠内杂物)，酌加清水炖服。(4、5 方出自《福建民间草药》)

6. 治腰痛 白簕花根 500 g。切片晒干，炒黄，加红酒 1 000 ml，浸 1 星期。每日 3 次，每次 1 匙饮酒。(《福建药物志》)

7. 治骨折 (白簕)根皮适量，捣碎，加酒调匀，微炒热，包伤处。(《贵州民间药物》)

8. 治月经困难，白带 白簕 9 g，红牛膝 6 g。水煎服。(《湖南药物志》)

9. 治小儿麻痹证初期 鲜(白簕花)根 120 g，薏苡仁、赤小豆各 60 g。水煎服。(福州等区《中草药手册》)

10. 治乳痈乳吹 (白簕花)根 30～60 g。酌加红薯烧酒炖服。(《福州民间药物》)

11. 治湿疹 (白簕)根 30 g，炖猪肥肉服；另取(白簕)根适量，水煎外洗。(《福建药物志》)

12. 治毒蛇或蜈蚣咬伤 鲜白簕花根，洗净，加适量烧酒，擂烂绞汁(或泡酒备用)，搽肿处，渣敷伤口周围。重者可服 30～40 ml。(《常用中草药选编》)

0106 三加花 sān jiā huā (《福建民间草药》)

【基原】 为五加科五加属植物白簕 *Acanthopanax trifoliatus* (L.) Merr. 的花。

【原植物】 参见"三加皮"条。

【采收加工】 8～11 月采摘，鲜用。

【功用主治】 解毒敛疮。主治漆疮。

【用法用量】 外用：煎汤洗。

0107 三百银 sān bǎi yín (《全国中草药汇编》)

【异名】 白杜仲、中叶杜仲(《云南中草药》)，婆婆针线包(《全国中草药汇编》)。

【基原】 为萝藦科牛奶菜属植物牛奶菜的全株或根。

【原植物】 牛奶菜 *Marsdenia sinensis* Hemsl.

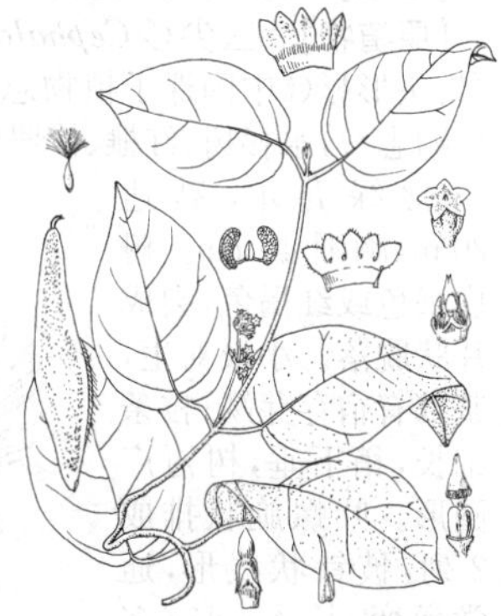

牛奶菜

粗壮木质藤本。枝条、叶下面、叶柄、总花梗、花梗、花萼、花冠内面、蓇葖果均被黄色绒毛。叶对生；叶柄长约 2 cm；叶片卵圆状心形，长8～12 cm，宽 5～7.5 cm，先端短渐尖，基部心形。伞形状聚伞花序腋生，着花 10～20 朵；花萼 5 裂，内面有腺体 10 余个；花冠白色或淡黄色；副花冠片短，仅达雄蕊之半；花粉块每室 1 个，肾形，直立；柱头先端 2 裂。蓇葖果纺锤形，向两端渐尖，长约 10 cm，直径 2.5 cm。种子卵圆形，扁平，种毛长约 4 cm。花期夏季，果期秋季。

生于海拔 300 m 以下的山谷疏林中。分布于浙江、福建、江西、湖北、湖南、广东、广西、四川等地。

【采收加工】 7～10 月采收，切段，晒干。

【药材】 三百银 *Herba seu Radix Marsdeniae Sinensis* 产于湖南、浙江、江西、湖北、福建、广东等地。

性状 本品呈长短大小不规则的段块状。根呈圆锥形，段节疙瘩块状，常带须根，表面灰黄色，散布不规则的皮孔；断面木质部呈角状，黄白色；质坚硬；无臭，味微涩。茎呈圆柱形，段节状；老茎表面灰黄色，散布不规则的圆形皮孔，有时附有苔藓植物，幼茎表面绿黄色，密被绒毛；断面多为斜向切面，木质部圆形，菊花心，黄白色；老茎中心髓部较小，幼茎草质松脆而折断面纤维状，无臭气；味微涩。叶呈折叠不规则切块状，上表面灰绿色，下表面绿黄色，密被绒毛，质脆，无臭，无味。果呈横切条块状，长 2～5 cm；外表面凸，内表面凹；外表面黄绿色，密被绒毛，内表面白色光滑；断面外侧纤维状，中部海绵状，内侧木质，无臭，无味。

鉴别 取本品粉末 1 g，加甲醇 10 ml，水浴回流提取 20 min，过滤，滤液挥干，残留物加冰醋酸溶解，加浓硫酸呈现紫红色，立即变为污绿色。另取甲醇溶液滴于滤纸上，喷洒三氯化锑的氯仿饱和液，置 90 ℃干燥箱内加热，立即呈现紫红色斑点(检查甾体类成分)。

【成分】 全草含三萜和脂肪烃类。三萜类：α-香树脂醇乙酸酯(α-amyrin acetate)，羽扇豆醇乙酸酯(lupenyl acetate)[1]，α-香树脂醇丁酸酯(α-amyrin butyr ate)和 α-香树脂醇丙酸酯(α-amyrin propionate)[2]。脂肪烃类：三十一烷(hent riacontane)，二十九烷(nonacosane)和三十三烷(tritriacontane)[1]。

【药性】《云南中草药》："微苦，平。"

【功用主治】 祛风湿，强筋骨，解蛇毒。主治风湿性关节炎，跌打扭伤，毒蛇咬伤。

1.《云南中草药》："根，舒筋活络，行气止痛。主治腰肌扭伤，风湿关节炎，跌打损伤。同草乌共煎，可减轻草乌之毒。"

2.《全国中草药汇编》："全株，壮筋骨，健胃利肠。"

【用法用量】 内服：煎汤，9～15 g；或泡酒。

【选方】 治腰肌扭伤，风湿性关节炎，跌打损伤 白杜仲

15 g，泡酒 250 ml，每次服 5 ml。(《云南中草药》)

0108 **三尖杉** sān jiān shān (《天目山药用植物志》)

【基原】 为三尖杉科三尖杉属植物三尖杉的枝叶。

【原植物】 三尖杉 *Cephalotaxus fortunei* Hook. f. 又名：头形杉(《中国裸子植物志》)，血榧、石榧(《天目山药用植物志》)，水杉树、红榧、梭罗树(《湖南药物志》)。

常绿乔木，高达 20 m，胸围 40 cm。树皮褐色或红褐色，裂成片状脱落。小枝对生，基部有宿存芽鳞；枝条细长，稍下垂，树冠广圆形。叶螺旋状排成 2 列，披针状线形，通常微弯，长 4～13(多为5～10)cm，宽 3.5～4.5 mm，上部渐窄，先端长渐尖，基部楔形或宽楔形，上面深绿色，下面气孔带白色，较绿色边带宽 3～5 倍。雄球花 8～10，聚生成头状，单生叶腋；雌球花由数对交叉对生各有 2 胚珠的苞片组成，生于小枝基部的苞片腋部。种子椭圆状卵形，假种皮成熟时紫色或红紫色。花期 4 月，种子 8～10 月成熟。

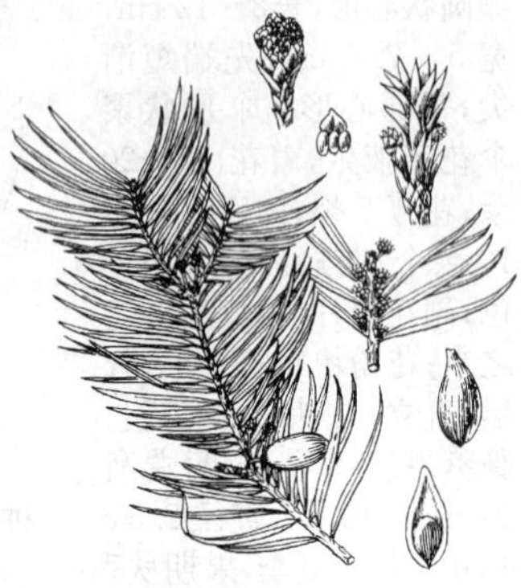

三尖杉

为我国特有树种，生于针、阔叶树混交林中。分布于中南及浙江、安徽、四川、贵州、云南、陕西、甘肃等地。

本植物的根(三尖杉根)及种子(血榧)亦供药用，另设专条。

【采收加工】 6～10 月采收，晒干。

【药材】 三尖杉 *Ramulus ex Folium Cephalotaxi* 产于中南及安徽、浙江、陕西、甘肃、四川、云南、贵州等地。

性状 小枝对生，基部有宿存芽鳞。叶螺旋状排成 2 列，常水平展开，披针状条形，长 4～13 cm，宽 3～4 mm。先端尖，基部楔形成短柄，上面深绿色，中脉隆起，下面中脉两侧有白色气孔带。气微，味微涩。

【成分】 枝、叶中含有多种生物碱：属三尖杉碱类生物碱的有：三尖杉碱(cephalotaxine)，表三尖杉碱(epicephalotaxine)，左旋及右旋的乙酰基三尖杉碱(acetylcephalotaxine)，粗榧碱(harringtonine)即三尖杉酯碱，高粗榧碱(homoharringtonine)即高三尖杉酯碱，异粗榧碱(isoharringtonine)，去氧粗榧碱(deoxyharringtonine)，11-羟基三尖杉碱(11-hydroxycephalotaxine)，去甲基三尖杉碱(desmethylcephalotaxine)，桥氧三尖杉碱(drupacine)，三尖杉酮碱(cephalotaxinone)，去甲基三尖杉酮碱(desmethylcephalotaxinone)[1]，新三尖杉酯碱(neiharringtonine)，脱水三尖杉酯碱(anhydroharringtonine)[2]，O-去甲基异三尖杉酯碱(O-demthylisoharringtonine)，O-去甲基去氧三尖杉酯碱(O-demthyldeoxyharringtonine)[3]，4-羟基三尖杉碱(4-hydroxycephalotaxine)[4]，海南粗榧新碱(hainanensine)[5]，异三尖杉酮碱(isocephalotaxinone)[6]等；属高刺桐碱类生物碱的有：台湾三尖杉碱(wilsonine)，表台湾三尖杉碱(epiwilsonine)，福建三尖杉碱(cephalofortuneine)[1]，三尖杉种碱(fortuneine)[1,7]，表福建三尖杉碱(epicephalofortuneine)，3-表谢汉墨异次碱(3-epischelhammericine)即 3-表西哈灭里辛碱 B，3-表甲基谢汉墨异次碱 B(3-epimethylschelhammericine B)即 3-表甲基西哈里辛碱 B，2-表福建三尖杉碱(2-epicephalofortuneine)[8]，2-O-乙基表福建三尖杉碱(2-O-ethylepicephalofortuneine)，2-O-乙基福建三尖杉碱(2-O-ethylcephalofortuneine)，红豆杉定(taxodine)即谢汉墨属碱 B (schelhammera alkaloid B)，O-甲基红豆杉定(O-methyltaxodine) 即三尖杉属碱(cephalotaxus alkaloid)，3-表甲基谢汉墨属碱 B (3-epimethylschelhammericine B)[9]，7-去氧福建三尖杉碱(7-deoxycephalofortuneine)，可莫西明碱(comosimine, phelline alkaloid B)，3-去氧福建三尖杉碱(3-epicephalofortuneine)[10]等。又含新粗榧碱(neoharringtonine)，脱水粗榧碱(anhydroharringtonine)，异三尖杉粗榧(isocepharringtonine)[2]；内酯类：三尖杉内酯(fortunolides) A 和 B[11]，海南粗榧内酯(hainanolide)[14]，海南粗榧内酯醇(hainanolidol)[12]；黄酮类：芹菜素(apigenin)[13]，金圣草素(chrysoeriol)[14]，金黄双黄酮(sciaopitysin)，银杏双黄酮(ginkgetin)，长叶世界爷双黄酮(sesquoiaflavone)，穗花杉双黄酮(amentoflavone)[15]。又含红杉醇(sequoyitol)，D-1-O-甲基黏肌醇(D-1-O-methylmucoinositol)，蒎立醇(pinitol)[16]。

【药理】 1. 抗肿瘤作用 三尖杉总生物碱每日 0.5～2 mg/kg 皮下注射，对小鼠肉瘤 S_{180} 的抑制率为 30%～60%[1]；粗榧碱和高粗榧碱的混合物 1～1.5 mg/kg 对小鼠肉瘤 S_{180} 和大鼠瓦克癌肉瘤 W_{256} 的抑制率分别为 40%和 52%；对小鼠白血病 L_{615} 亦有明显延长生存期的作用[2]；对小鼠脑瘤 B_{22} 的抑制率为 53%[3]。对动物移植性肿瘤 L_{615}、L_{1210}、L_{615} 耐 6-MP 株、小鼠脑瘤 B_{22}、艾氏腹水癌及大鼠 W_{256} 均有明显抑制作用[4,5]。高粗榧碱对急性早幼粒白血病 HL-60 的作用较急性原淋巴细胞白血病强 70 倍[6]，其抗癌活性为 HL-60＞L_{1210}＞B_{16}[7]。高三尖杉酯碱(HHT)对鼻咽癌细胞 CNE2-Z 具有增殖抑制作用，此抑制作用具有剂量和时间依赖性；HHT 可诱导 CNE2-Z 细胞凋亡[8]。机制为激活 Caspase-3，Caspase-3 的活性升高具有时间依赖性[9]、抑制肿瘤细胞生物大分子合成[10～16]、诱导细胞凋亡[17]和诱导细胞分化[18,19]。

2. 对心脏和冠脉的影响 三尖杉酯类生物碱能通过抑制交感神经功能，使麻醉犬的心率、心输出量和动脉血压下降[20]。并收缩犬、猫的冠脉，使冠脉流量减少[1,21]，停药后大多数动物都能回升，达到或接近给药前水平。

3. 对骨髓造血功能的影响 粗榧碱对骨髓红系集落形成有双向作用，一定的剂量范围(0.5～1.5 mg/kg)，促进小鼠骨髓红系祖细胞红系集落生成单位(CFU-E)和红系爆增式集落形成单位(BFU-E)的增殖，故有增强骨髓红系造血功能作用，如果剂量过大(大于或等于 2 mg/kg)时，骨髓 CFU-E 和 BFU-E 的增殖受到明显抑制，且随剂量增加而加强[22]。但更多的研究指出，粗榧碱和高粗榧碱的主要毒副作用是可逆性的骨髓抑制[5]。高于 0.5 mg/kg 的粗榧碱对骨髓干细胞杀伤呈剂量依赖性[23]。

4. 对眼科疾病的作用 对实验性增生性玻璃体视网膜病变(PVR)模型，每日 1 次球旁注射 1 mg /ml 高三尖杉酯碱注射液 0.5 ml，6 星期后对照组 92%出现 PVR 及牵引性视网膜脱离，治疗组 39.3%出现 PVR 及牵引性视网膜脱离[24]。高三尖杉酯碱还能有效防止兔眼内纤维增生，副作用较小[25]。

5. 体内过程　粗榧碱和高粗榧碱的体内过程相似，并有明显的种属差异和个体差异。用核素标记、高压液相色谱法观察了药物在鼠、犬和人体内的代谢情况[26,27]有以下特点：①肌注和口服吸收较快，但不完全。②体内分布广泛，以肾、肝、骨髓浓度较高。

毒性　(1) 急性毒性　三尖杉总生物碱小鼠腹腔注射的 LD_{50} 为 110 mg/kg；三尖杉碱小鼠腹腔注射的 LD_{50} 为 255 mg/kg 或 239 mg/kg[1]。

(2) 细胞毒作用　粗榧碱与人体外周血淋巴细胞体外培养，未见姊妹染色体交换率(SCE)明显升高[28,29]；但又发现粗榧碱可诱发仓鼠肺细胞染色单体断裂畸变达 47%，还诱发小鼠骨髓细胞核破裂，引起多色性红细胞中带微核的细胞数增多，故认为该药具有明显遗传毒性和潜在致癌性[30]。

【药性】　苦、涩，寒。有毒。

1.《湖南药物志》："(全株)酸、涩，无毒。"

2.《全国中草药汇编》："苦、涩，寒。"

3.《福建药物志》："甘、温，有毒。"

【功用主治】　清热，凉血，抗癌。主治目赤，风疹，疮痒，恶性淋巴瘤，白血病，肺癌，胃癌，食道癌，直肠癌等。

1.《湖南药物志》："(全株)止痛破血。"

2.《青海省中草药野外辨认手册》："(叶)清热，凉血，敛疮。主治头晕目赤，项背疼痛，风疹瘙痒，疮痒流黄水等。"

3.《全国中草药汇编》："抗癌。主治恶性肿瘤。三尖杉总生物碱对淋巴肉瘤、肺癌更有较好的疗效。"

4.《福建药物志》："杀虫，散肿。主治瘰疬、白血病、淋巴肉瘤、淋巴网状细胞瘤、食管癌、胃癌、直肠癌、肺癌。"

【用法用量】　一般提取其中生物碱，制成注射剂使用。

【宜忌】　本品的毒性反应主要是对造血系统的抑制作用，还有食欲减退、恶心、呕吐等消化道反应。

【临床报道】　1. 治疗恶性淋巴瘤　单用三尖杉中提取的三尖杉总生物碱，每日 200～300 mg，分 2～3 次肌内注射，总量 3 000 mg 以上；或每日 0.5～1.0 mg/kg(体重)，分 2～3 次肌内注射。共观察 54 例。结果：显效 20 例，有效 14 例，无效 20 例，总有效率达 62.9%[1]。

2. 治疗急性非淋巴细胞白血病　每日用高三尖杉脂碱 2～4 mg静滴，连用 5～7 d，每 12 h 肌注阿糖胞苷 100～200 mg，连用 5～7 d，化疗期间每星期查血象 2 次，定期用紫外线消毒病房及甲酚皂溶液清洁地面，常规给予 1/2 000 氯己定漱口，用输血和抗生素及中药治疗骨髓抑制期感染、出血等并发症。根据血象恢复情况决定第二个疗程开始时间及药物剂量，如此用药直至完全缓解。在完全缓解后氨甲蝶呤加地塞米松 5 mg 鞘内注射 1 次，以防治中枢神经系统白血病。共治疗 30 例。结果：完全缓解 18 例，其中 1 个疗程完全缓解 8 例，2 个疗程 8 例，3 个疗程 2 例[2]。

3. 治疗妇科恶性肿瘤　用粗榧碱(即三尖杉酯碱)制剂静脉点滴，每日 1 次，每次 300～400 mg，1 个疗程总量可用至 8～10 g，多数患者合用其他抗癌药。共观察 48 例，发现对恶性葡萄胎疗效较好(有效率 62%)，对绒癌疗效较差(有效率 16.7%)；因病例太少，对卵巢癌、宫颈癌、宫体腺癌等疗效不确定[3]。

4. 治疗乳腺癌　乳腺癌的一种化疗方案为环磷酰胺、甲氨蝶呤、5-氟脲嘧啶联合使用，称 CMF 方案，有效率在 50%以上。但降白细胞等副作用大，多数患者因实际用药量不能达到预计用药量而使治疗无效。经对 49 例患者观察后发现：如降低原 CMF 方案中各药剂量，则有效率也相应有所降低(46.6%)；若降低各药剂量的同时，每次加用降白细胞副作用较轻的高三尖杉酯碱(即高粗榧碱)1 mg/m^2 肌注(即 CMFH 方案)，有效率为 63.6%，完全缓解率为 18%。认为此方案可以将疗效提高到原 CMF 方案水平。当乳腺癌患者的骨髓再生能力比较脆弱、不能耐受原 CMF 方案时，可以改用 CMFH 方案[4]。

5. 治疗真性红细胞增多症　单用三尖杉酯碱(即粗榧碱)每次 2～4 mg，加入 10%葡萄糖液 500 ml 中静脉滴注，每日 1 次，连续或间歇应用至血红蛋白降至正常。共治 12 例 14 次，均获完全缓解。与 ^{32}P、白消安、环磷酰胺、苯丁酸氮芥、马法兰等药相比，本品的特点是疗效较好、见效快、完全缓解持续时间长、停药后复发者少，尚未发现引起白血病者。部分患者可出现白细胞或血小板减少、皮疹等副作用[5]。

0109 三色堇 sān sè jǐn (《中国药用植物图鉴》)

【异名】　蝴蝶花(《中国药用植物图鉴》)，游蝶花(《台湾药用植物志》)。

【基原】　为堇菜科堇菜属植物三色堇的全草。

【原植物】　三色堇 *Viola tricolor* L. [*V. tricolor* L. var. *hortensis* DC.]　又名：三色堇菜(《中国植物图鉴》)。

一年或多年生草本，高10～40 cm。地上茎较粗，直立或稍倾斜，有棱，单一或分枝。基生叶叶片长卵形或披针形，有长柄；茎生叶叶片卵形、长圆状圆形或长圆状披针形，先端圆或钝，基部圆，边缘具稀疏的圆锯齿或钝锯齿；托叶大型，叶状，羽状深裂。花大，直径 3.5～6 cm，每个茎上有 3～10 朵，通常每花有紫、白、黄三色；花梗单生叶腋；小苞片对生，极小；萼片长圆状披针形，基部附属物发达；上方花瓣紫堇色，侧方及下方花瓣均为三色；距较细。蒴果椭圆形。花期 4～7 月，果期 5～8 月。

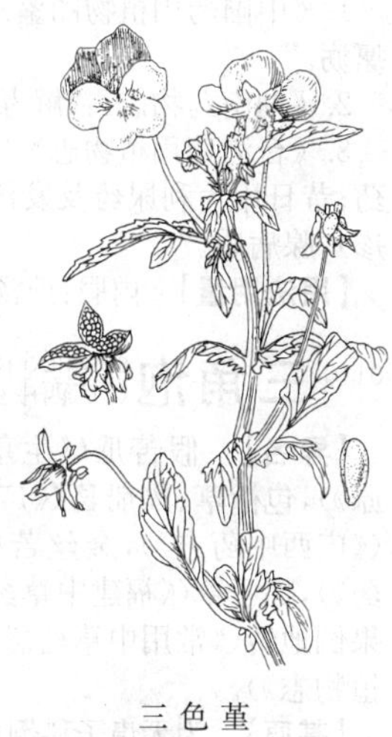

三色堇

原产欧洲，我国各地均有栽培。

【栽培】　生物学特性　喜凉爽湿润环境，耐寒，怕夏季高温。宜在肥沃而排水良好的砂质壤土栽种。

繁殖方法　种子繁殖、扦插繁殖或分株繁殖。播种于 9 月在露地苗床或盆播，播后 10～15 d 出苗，具 3～6 枚真叶时移植，定植距离 20 cm。扦插在 5～6 月进行，翌年早春开花，秋季扦插，要保护越冬。分株在花后进行。

田间管理　定植后每隔 2～3 星期追肥 1 次，直至开花时不再施肥。

【采收加工】　5～7 月当果实成熟时采收，晒干。

【药材】　三色堇 *Herba Violae Tricoloris*　全国各地有栽培。

性状　叶多皱缩着生在茎上，托叶较大，羽状分裂，叶片宽披针形，基生叶有长柄。花较大，多色。气微香，味微苦。

【成分】 茎叶含堇菜苷(violutoside)[1]。

花含黄酮:芸香苷(rutin)[2],三色堇黄酮苷(violanthin)[3];类胡萝卜色素:番茄烃(lycopene),六氢番茄烃(phytofluene),β-胡萝卜素(β-carotene)[4],叶黄素(xanthophyll, lutein)[5],堇黄质(violaxanthin),9,9′、9,13′、9,15和9,13-二-顺式-堇黄质(di-*cis*-violaxanthin)四种异构体[6],9,13和15-顺式-堇黄质(*cis*-violaxanthin),花药黄质(antheraxanthin),9,9′-顺式-花药黄质(9,9′-*cis*-antheraxanthin),黄体呋喃素(luteoxanthin)[7],异堇黄质(auroxanthin)[3]。

全草含黄酮类:槲皮素(quercetin),木犀草素(luteolin),木犀草素-7-葡萄糖苷(luteolin-7-glucoside)[8];酚酸类:原儿茶酸(protocatechuic acid),咖啡酸(caffeic acid),顺式及反式的对香豆酸(*p*-coumanic acid),对羟基苯甲酸(*p*-hydroxybenzoic acid),对羟基苯乙酸(*p*-hydroxyphenylacetic acid),水杨酸(salicylic acid),香草酸(vanillic acid)[8,9],龙胆酸(gentisic acid)[9]和痕量的丁香酸(syringic acid),阿魏酸(ferulic acid)[8];还含多糖[10]。

【药理】 对糖代谢的影响 三色堇可减少葡萄糖转运,轻微减少蔗糖的水解速率及所产生的己糖和水的吸收[1]。

【药性】 《中国药用植物图鉴》:"苦,寒。"

【功用主治】 清热解毒,止咳。主治疮疡肿毒,小儿湿疹,小儿瘰疬,咳嗽。

1.《中国药用植物图鉴》:"为止咳剂,苏联民间用治小儿瘰疬。"

2.《湖南药物志》:"解毒清血。"

3.《台湾药用植物志》:"全草对小儿皮肤病患者,为清血药;昔日用为利尿药及发汗药,或作轻泻剂。治皮肤病(湿疹),腺病质。"

【用法用量】 内服:煎汤,9~15 g。外用:捣敷。

0110 三角泡 sān jiǎo pào 《广西中药志》

【异名】 假苦瓜(《生草药性备要》),假蒲达(《本草求原》),包袱草、风船葛(《广州植物志》),鬼灯笼、三角灯笼(《广西中药志》),金丝苦楝、三角藤、倒地铃(《广西中草药》),粽子草(《福建中草药》),炮掌果(《云南中草药》),小果倒地铃(《常用中草药彩色图谱》),白花仔草(《台湾药用植物志》)。

【基原】 为无患子科倒地铃属植物倒地铃的全草或果实。

【原植物】 倒地铃 *Cardiospermum halicacabum* L. [*C. halicacabum* L. var. *microcarpum* (Kunth) Bl.; *C. microcarpum* Kunth]

草质攀缘藤本,长1~5 m。茎、枝绿色,有5或6棱和同数的直槽,棱上被皱曲柔毛。二回三出复叶;叶柄长3~4 cm;小叶近无柄,顶生的斜披针形或近菱形,长3~8 cm,宽1.5~2.5 cm,先端渐尖,侧生的稍小,卵形或长椭圆形,边缘有疏锯齿或羽状分裂,下面中脉和侧脉上被疏柔毛。花雌雄同株或异株;圆锥花序少花,总花梗直,长4~8 cm,卷须螺旋状;萼片4,被缘毛,内面2枚比外面2片约长1倍;花瓣4,乳白色,倒卵形;雄蕊(雄花)8,与花瓣近等长或稍长,花丝被疏而长的柔毛;子房(雌花)倒卵形或有时近球形,被短柔毛。蒴果梨形、陀螺状倒三角形,褐色,被短柔毛;种子黑色,有光泽,种脐心形。花期夏秋,果期秋季至初冬。

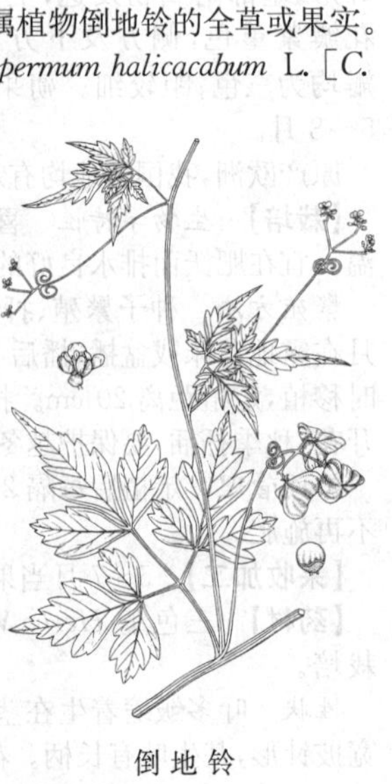

倒地铃

生于田野、灌丛、路边和林缘;也有栽培。我国东部、南部和西南部很常见。

【栽培】 生物学特性 喜温暖湿润的气候,较耐旱,忌积水。对土壤要求不严,以疏松、肥沃的砂质壤土生长茂盛。

繁殖方法 种子繁殖。冬季果实成熟,干时三瓣开裂,种子圆形,黑色,晾干放布袋里置通风处贮藏。翌年3月播种,均匀撒播于苗床上,覆土1 cm,盖草,浇水保持湿润。幼苗出土应及时揭去盖草,苗高10~15 cm时,以25 cm×25 cm的行株距开穴定植,每穴种1或2株。亦可直播,每穴播3或4颗种子。

田间管理 移栽后,每月追肥1次,每次追肥结合中耕除草,直至封行。干旱时要浇水抗旱。

【采收加工】 夏、秋季采收全草,秋、冬季采收果实,晒干。

【药材】 三角泡 *Herba seu Fructus Cardiospermi Halicacabi* 主产于西南地区及广东、广西、台湾等地。

性状 本品茎粗2~4 mm,黄绿色,有深纵沟槽,分枝纤细,质脆,易折断,断面粗糙。叶多脱落,破碎而仅存叶柄,二回三出复叶,小叶卵形或卵状披针形,暗绿色。花淡黄色,干枯,与未成熟的三角形蒴果附于花序柄顶端,下方有卷须。蒴果具3翅,膜质,膨胀成倒卵形,有三棱,先端截头状,常被柔毛。种子球形,表面灰黑色。气微,味稍苦。

【成分】 种子含脂肪酸:花生酸(arachidic acid),亚油酸(linoleic acid),硬脂酸(stearic acid),还含β-谷甾醇(β-sitosterol),木犀草素-7-O-葡萄糖醛酸苷(luteolin-7-O-glucuronide)[1]。

【药理】 稳定溶酶体膜的作用 三角泡的乙醇和水提取物能稳定炎症期间的溶酶体膜,抑制溶酶体内酶的漏出,从而阻止细胞内和细胞外的损伤[1]。

【药性】 苦、辛,寒。

1.《生草药性备要》:"味苦,性寒。"

2.《本草求原》:"甘,苦,寒。"

3.《福建药物志》:"辛,凉。"

【功用主治】 清热利湿,凉血解毒。主治黄疸,淋证,湿疹,疔疮肿毒,毒蛇咬伤,跌打损伤。

1.《生草药性备要》:"凉血消疮,去黄气,理蛇伤。"

2.《岭南采药录》:"煎水洗疥癞。"

3.《广西中药志》:"治小儿头疮及小泡疮。"

4.《广西本草选编》:"化湿解毒。"

5.《全国中草药汇编》:"散瘀消肿,凉血解毒。主治跌打损伤,疮疖痈肿,湿疹,毒蛇咬伤。"

【用法用量】 内服:煎汤,9~15 g,鲜品30~60 g。外用:捣敷;或煎汤洗。

【宜忌】 《全国中草药汇编》:"孕妇忌服。"

【选方】 1. 治诸淋 干倒地铃9 g,金钱薄荷6 g。煎汤服。(《泉州本草》)

2. 治脓疱疮,湿疹,烂疮 风船葛、扛板归各适量。水煎,洗患处。

3. 治小儿阴囊热肿 风船葛适量。水煎,洗患处。(2、3

方出自江西《草药手册》）

4. 治跌打损伤　倒地铃9～15 g。研末，泡酒服。（《泉州本草》）

5. 治百日咳　倒地铃干草9～15 g。水煎调冰糖服。（《闽南民间草药》）

6. 治大小便不通　干倒地铃15 g。煎汤冲黄酒服。（《泉州本草》）

0111 三角咪 sān jiǎo mī（《贵州草药》）

【异名】 山板凳（《贵州草药》），毛叶板凳果（《贵州中草药名录》）。

【基原】 为黄杨科三角咪属（板凳果属）植物多毛板凳果的根茎或全株。

【原植物】 多毛板凳果 *Pachysandra paxillaris* Franch. var. *stylosa* (Dunn) M. Cheng［*P. stylosa* Dunn］ 又名：宿柱三角咪（《中国高等植物图鉴》）。

常绿亚灌木，高25～90 cm。茎下部匍匐，生须状不定根，上部直立，上半部生叶，下半部仅有稀疏、脱落性小鳞片；枝被极匀细短柔毛。叶互生；叶柄长5～7 cm，粗壮；叶坚纸质，卵形、阔卵形或卵状长圆形，甚至近圆形，长6～16 cm，宽4～10 cm，先端渐尖或急尖，基部圆或急尖，全缘，或中部以上有稀疏圆齿、波状齿或浅锯齿，齿端有小尖凸头，中脉在叶背凸出，叶背有匀细的短柔毛。穗状或总状花序腋生，长2.5～5 cm，下垂，花单性，雌雄同株，无花瓣，花大多数红色；雄花10～20，雌花3～6。果实近球形，成熟时紫红色，顶部有3个宿存的花柱形成3个角。花期2～5月，果期9～10月。

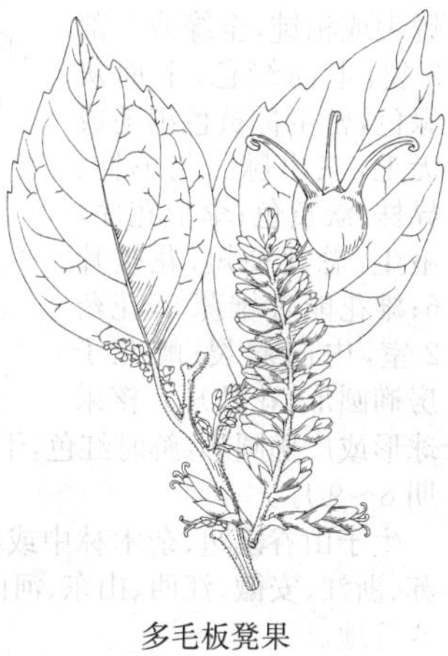
多毛板凳果

生于海拔600～2 100 m的山地、林下、岩石脚、沟边阴湿处。分布于福建、江西、广东、广西、海南、贵州、云南、陕西等地。

【栽培】 生物学特性　喜阴凉湿润的气候。怕烈日直射，忌干旱。以疏松、腐殖质多的土壤栽培为宜。

繁殖方法　种子繁殖。果实成熟时呈紫黑色，可随采随播，亦可于翌年3月播种。撒播，覆土3～4 cm，浇水保湿。当苗高10 cm左右时移栽，按行株距20 cm×20 cm开穴，每穴栽苗1株，稍压紧，浇足定根水。

田间管理　定植后至封行前，每年中耕除草3～4次，春、夏季各追施1次氮肥或复合肥。秋后在植株周围开沟追施堆肥或草木灰。追肥后进行培土。

【采收加工】 9～10月采挖根茎，或拔取全株，切段，晒干。

【成分】 含有甾族生物碱类：20α-二甲基胺-3-卞胺-5α-孕甾-2(3)-烯-4-酮〔20α-dimethylamino-3-benzylamino-5α-pregn-2(3)-en-4-one〕[1]，20α-二甲基胺-3β-苯甲酰胺基-2β-羟基-5α-孕甾烷-4β-基乙酸酯（20α-dimethylamino-3β-benzoylamino-2β-hydroxy-5α-pregnan-4β-yl acetate），20α-二甲基胺-3β-苯甲酰胺基-5α-孕甾烷-2β，4β-二醇二乙酸酯（20α-dimethylamino-3β-benzoylamino-5α-pregnane-2β，4β-diol diacetate），20α-二甲基胺-3β-苯甲酰胺基-5α-孕甾烷-2β，4β-二醇（20α-dimethylamino-3β-benzoylamino-5α-pregnane-2β，4β-diol），20α-二甲基胺-3β-巴豆酰胺基-2β-羟基-5α-孕甾烷-4β-基乙酸酯（20α-dimethylamino-3β-tigloylamino-2β-hydroxy-5α-pregnan-4β-yl acetate）[2]；还含多毛板凳果碱（paxillarine）A、B，螺粉蕊黄杨碱（spiropachysine）B[3]。

【药性】 《贵州草药》："性温，味辛。"

【功用主治】 《贵州草药》："活血，化瘀，止痛。治跌打损伤，劳伤腰痛，腹痛。"

【用法用量】 内服：煎汤，3～9 g；或浸酒。

【选方】 1. 治劳伤腰痛　三角咪、铁筷子、见血飞各9 g。泡酒服。

2. 治跌打损伤　三角咪、铁筷子各15 g。煎水服。（1、2方出自《贵州草药》）

0112 三张叶 sān zhāng yè（《云南中草药》）

【异名】 三块瓦（《云南中草药》），三叶珍珠草、三支叶、节骨风、解毒草（《广西药用植物名录》），跌打鼠（《文山中草药》）。

【基原】 为报春花科珍珠菜属植物三叶香草的全草或根。

【原植物】 三叶香草 *Lysimachia insignis* Hemsl. 又名：三叶排草（《中国高等植物图鉴》）。

多年生草本。全株平滑无毛。根圆柱形，肉质，表面赤褐色。茎直立，高50～80 cm，表面灰绿色，有细纵纹。叶通常3枚轮生茎端，叶柄短；叶片椭圆形或长椭圆形，长8～20 cm，宽5～13 cm，先端渐尖，基部楔形，全缘或微呈波状，两面叶脉明显。总状花序侧生于茎上，长6～9 cm，多数，每一花序通常具3～10花，花梗长6～15 mm；苞片条状钻形；花萼5～6裂，裂片卵形，两面均有无柄腺体，内面尤密；花冠白色或黄色，5深裂至基部，近分离，裂片狭长圆形；雄蕊5，花药顶孔开裂；雌蕊1，子房上位，1室，花柱线形，柱头头状或平截，先端有棕色斑点。蒴果球形，白色。种子细小，棕红色。花期5～6月。

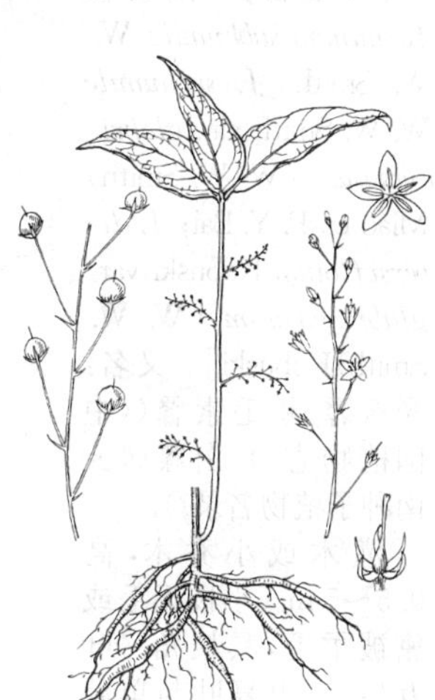
三叶香草

生于山坡潮湿的杂草及灌木丛中。分布于广西、贵州、云南等地。

【采收加工】 全年均可采，切段，晒干或鲜用。

【药材】 三张叶 *Radix et Herba Lysimachiae Insignis* 产于云南、贵州、广西等地。

性状　根圆柱形，常弯曲，长5～15 cm或更长，直径2～5 mm。表面较平滑，淡红褐色，有众多棕红色小斑点，并有稀疏的细根痕。质脆，易折断，折断时有粉尘。断面皮部较木部厚，类白色，易与木部分离；木部淡黄色。气无，味微辣。

【药性】 辛、苦,温。归心、肺经。

1.《广西中药志》:"味辛,性温。入心、肺二经。"

2.《云南中草药》:"辛、苦,温。"

【功用主治】 祛风通络,行气活血。主治风湿痹痛,脘腹疼痛,跌打肿痛,虚劳咳嗽。

1.《广西中药志》:"调血,止血,行气,散瘀。治痨咳,跌打损伤,心胃气痛。"

2.《云南中草药》:"疏风通络,平肝。治风湿腰痛,高血压头昏,黄疸型肝炎。"

【用法用量】 内服:煎汤,6～9 g;鲜品 15～30 g;或泡酒。外用:鲜品捣敷;或干品研末酒调敷。

【选方】 1. 治风湿腰痛　三张叶全株 30～60 g。泡酒 500 ml,3 d 后,每日早晚各服 1 次,每次 5～10 ml。

2. 治黄疸型肝炎　三张叶全株 15～30 g。红糖为引,水煎服。(1、2 方出自《云南中草药》)

3. 治跌打肿痛,骨折　三块瓦根 9～12 g,水煎服;并用鲜全草捣烂,或用全草研粉调酒炒热外敷。(《广西本草选编》)

0113 三枝叶 sān zhī yè (《云南中草药》)

【异名】 三叉叶(《全国中草药汇编》),三爪皮、喜叶子(《云南种子植物名录》)。

【基原】 为木犀科茉莉属植物滇素馨的根或叶。

【原植物】 滇素馨 *Jasminum subhumile* W. W. Smith [*J. subhumile* W. W. Smith var. *glabricymosum* (W. W. Smith) Miao ex P. Y. Bai; *J. diversifloium* Kobuski var. *glabricymosum* (W. W. Smith) Kobuski]　又名:光素馨、粉毛素馨(《中国植物志》),白藤(《云南种子植物名录》)。

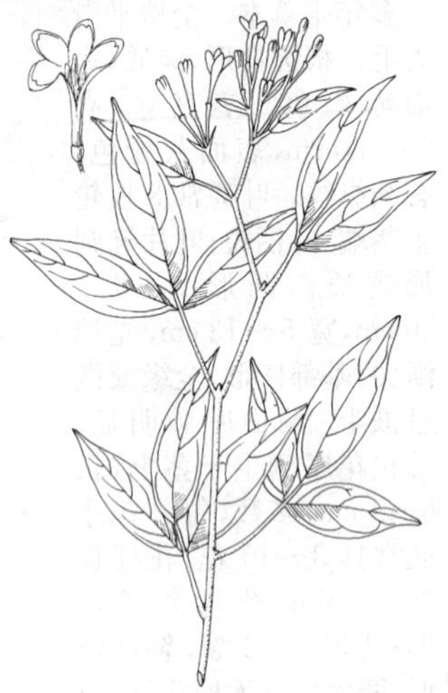

滇素馨

灌木或小乔木,高 0.5～5 m。小枝无毛或密被柔毛,具棱角。叶互生,三出复叶与单叶混生,小叶 3 枚;叶柄长 0.5～6 cm,具沟;叶片革质,两面光滑或下面沿中脉被短柔毛;小叶片卵形或卵状披针形,长 3～12.5 cm,宽 1～5 cm,先端急尖至渐尖,基部圆形或楔形;单叶卵形或宽卵形,有时近圆形或为披针形。聚伞花序常多少呈圆锥状排列,顶生;苞片线形;花梗光滑无毛或疏被短柔毛;花芳香;花萼裂片不明显;花冠黄色,近漏斗状,裂片 4～5 枚。果球形或椭圆形,呈黑色或红黑色。花期 3～7 月,果期 8 月。

生于溪边或林中。分布于四川、云南。

【采收加工】 6～10 月采收,根挖取后,切片;叶,切碎,鲜用或晒干。

【药性】 辛、微苦,平。

1.《云南中草药》:"涩、微苦,平。"

2.《全国中草药汇编》:"苦、辛,平。"

【功用主治】 祛风除湿,止痛,止血。主治感冒发热,风湿痹痛,跌打损伤,外伤出血。

1.《云南中草药》:"止血,消炎。"

2.《全国中草药汇编》:"祛风除湿,行血止痛。主治风湿关节痛,腰痛,感冒发热,全身酸痛,跌打损伤,骨折,外伤出血。"

【用法用量】 内服:煎汤,15～30 g。外用:捣烂敷或研末撒。

【选方】 治外伤出血,刀枪伤　三枝叶的叶适量,研末撒于患处。(《云南中草药》)

0114 三钻风 sān zuān fēng (《陕西中草药》)

【异名】 山胡椒(《陕西中草药》),三钻七(《全国中草药汇编》)。

【基原】 为樟科山胡椒属植物三桠乌药的树皮。

【原植物】 三桠乌药 *Lindera obtusiloba* Bl. [*L. cercidifolia* Hemsl.]　又名:香丽木、甘姜(《中国高等植物图鉴》),红叶甘姜(《中国树木分类学》)。

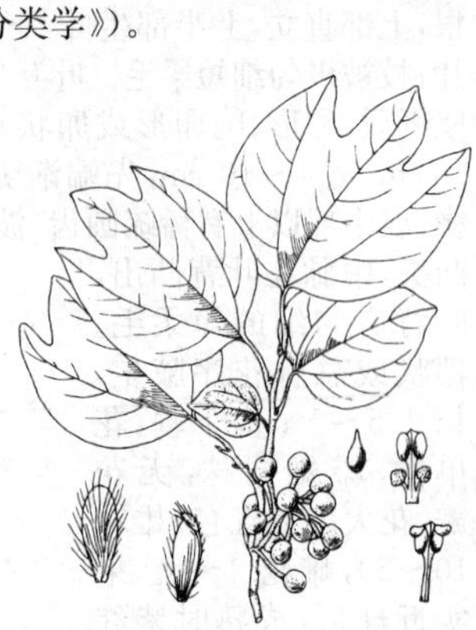

三桠乌药

落叶灌木或小乔木,高达 3～10 m。叶互生;叶柄长 2～3 cm;叶片卵形或阔卵形,长 6.5～12 cm,宽 6～10 cm,先端锐尖或稍钝,全缘或上部 3 裂,上面绿色,下面灰绿色,密生棕黄色绢毛或无毛,三出脉。花单性、异株、淡黄色;伞形花序,腋生,总花梗短;花被片 6;雄花能育雄蕊 9,花药 2 室,内向瓣裂;雌花子房椭圆形,花柱短。核果球形或广椭圆形,鲜时红色,干时黑褐色。花期 3～4 月,果期 8～9 月。

生于山谷溪边、杂木林中或林缘。分布于山西、辽宁、江苏、浙江、安徽、江西、山东、河南、湖北、湖南、四川、西藏、陕西等地。

【采收加工】 5～7 月剥取树皮,晒干。

【药性】 《陕西中草药》:"味辛,性温。"

【功用主治】 温中行气,活血散瘀。主治心腹疼痛,跌打损伤,瘀血肿痛,疮毒。

1.《天目山药用植物志》:"治疮毒。"

2.《陕西中草药》:"活血舒筋,散瘀消肿。治跌打损伤。"

3.《青岛中草药手册》:"温中行气。主治心腹痛,瘀血肿痛。"

【用法用量】 内服:煎汤,5～10 g。外用:捣敷。

0115 三消草 sān xiāo cǎo (《贵州民间药物》)

【异名】 螃蟹花(《贵州民间药物》),金花草、菽草翘摇(《中国高等植物图鉴》),白三叶(《长白山植物药志》),兰翘摇(《新华本草纲要》)。

【基原】 为豆科车轴草属植物白车轴草的全草。

【原植物】 白车轴草 *Trifolium repens* L.　又名:白花苜蓿(《中国主要植物图说》)。

多年生草本，高 15～20 cm。茎匍匐，蔓生，无毛，随地生根。三出复叶；具长柄达 10 cm；小叶 3，叶片倒卵形至倒心形，长 1～2 cm，宽 1～1.5 cm；先端圆或凹陷，基部宽楔形，边缘具细齿，上面无毛，背面微有毛；托叶椭圆形，抱茎。花序头状，总花梗长；萼筒状，萼齿三角形，短于萼筒，被微毛，边缘膜质；花冠白色或淡红色，旗瓣椭圆形，具短爪，先端圆，翼瓣明显短于旗瓣，龙骨瓣稍长；子房线形，花柱长而弯。荚果线形，包于膜质的萼内。种子 3～4 颗，细小，黄褐色。花、果期 5～10 月。

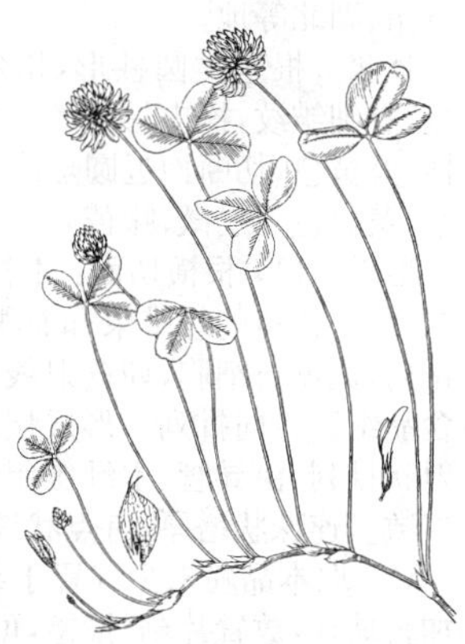
白车轴草

多栽培。分布于华北、东北及江苏、贵州、云南。

【采收加工】 7～9 月花盛期采收全草，晒干。

【药材】 三消草 *Herba Trifolii Repentis* 产于全国大部分地区。

性状 全草皱缩卷曲。茎圆柱形，多扭曲，表面有细皱纹，节上有膜质托叶鞘。三出复叶，叶柄长达 10 cm；托叶椭圆形，抱茎。小叶 3，多卷折或脱落，倒卵形或倒心形，边缘具细齿，近无柄。花序头状，类白色，有总花梗。气微，味淡。

【成分】 全草含多种三萜皂苷：车轴草皂苷(cloversaponin)Ⅰ、Ⅱ、Ⅲ、Ⅳ、Ⅴ的甲酯，β-D-吡喃葡萄糖醛酸基大豆皂醇 B 甲酯(β-D-glucuronopyranosylsoyasapogenol B methyl ester)，大豆皂苷Ⅰ、Ⅱ的甲酯(soyasaponin Ⅰ、Ⅱ methyl ester)，赤豆皂苷Ⅱ甲酯(azukisaponin Ⅱ methyl ester)等[1]。

全草、根、种子含黄酮[2]：刺芒柄花素 7-(C″2-对羟基苯甲酰)-O-β-D-葡萄糖苷〔formononetin 7-(C″2-*p*-hydroxybenzoyl)-O-β-D-glucoside〕[3]，杨梅树皮素(myricetin)、槲皮素(quercetin)和山柰酚(kaempferol)的 3-O-β-D-吡喃半乳糖苷以及其衍生物，没食子儿茶素(gallocatechin)，表没食子儿茶素(epigallocatechin)[4]。还含酚苷：顺式和反式对香豆酸 4-O-β-D-吡喃葡萄糖苷(*cis* and *trans*-*p*-coumaric acid 4-O-β-D-glucopyranoside)[4]，氰-β-苷(cyanogenic β-glucosidase)[5]。

叶含胡萝卜素(carotene)，亚麻苦苷(linamarin)[6]，氰苷(cyanogenic glucoside)[7]，甘油酸(glyceric acid)[8]。

种子含黄酮：7，4′-二羟基黄酮(7，4′-dihydroxyflavone)，4′-羟基-7-甲氧基黄酮(4′-hydroxy-7-methoxyflavone)，3，5-去羟异鼠李素(geraldone)[9]。此外，还含 2，3-二羟基-2，4-环戊二烯-1-酮(2，3-dihydroxy-2，4-cyclopentadien-1-one)，2R，3R-丁二醇(2R，3R-butandiol)，3-羟基-2-甲基-4-吡喃酮(3-hydroxy-2-methyl-4-pyranone)[10]，半乳糖甘露聚糖(galactomannan)[11]。

【药性】《贵州民间药物》："性平，味微甜。"

【功用主治】 清热凉血，宁心安神。主治癫痫，痔疮出血，硬结肿块。

1.《贵州民间药物》："清热，凉血。治癫病。"

2.《全国中草药汇编》："清热，凉血，安神镇惊。主治癫痫，痔疮出血。"

【用法用量】 内服：煎汤，15～30 g。外用：捣敷。

【选方】 1. 治癫病 三消草 30 g，水煎服。并用 15 g 捣绒包患者额上，使患者清醒。

2. 治痔疮出血 三消草 30 g，酒、水各半煎服。(1、2 方出自《贵州民间药物》)

0116 三楞草 sān léng cǎo (《四川中药志》)

【异名】 三轮草、四方草(《分类草药性》)，细三棱(《广西药用植物名录》)，三棱草(《秦岭巴山天然药物志》)。

【基原】 为莎草科莎草属植物碎米莎草的全草。

【原植物】 碎米莎草 *Cyperus iria* L. 又名：三方草(《江苏南部种子植物手册》)。

一年生草本，高 10～60 cm。秆丛生，纤细，扁三棱形。叶基生，短于秆，宽 2～5 mm，叶鞘红棕色。叶状苞片 2～5，下面 2 片常长于花序；长侧枝聚伞花序复出；穗状花序卵形或圆形，长 1.5～4 cm，有小穗 5～22；小穗直立，排列疏松，斜展，线状披针形，长 4～10 mm，宽约 2 mm，有花 6～22，小穗轴近无翅；鳞片宽倒卵形，淡黄棕色，先端微凹或钝圆，有不明显的尖头；雄蕊 3，花药小；花柱短，柱头 3。小坚果三棱形或椭圆形，褐色。花、果期 6～10 月。

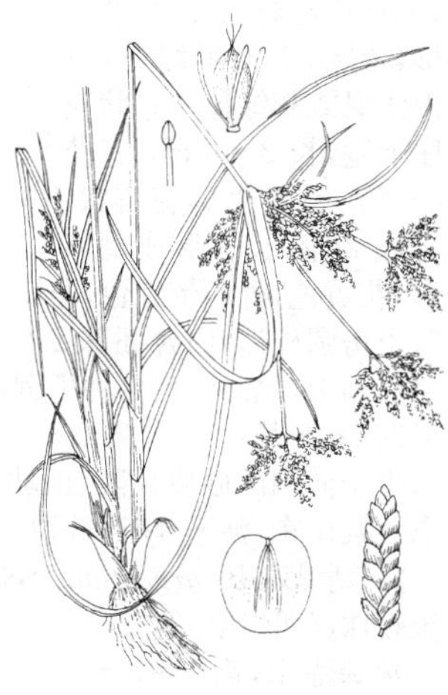
碎米莎草

生于山坡、田间、路旁阴湿处。分布于东北、华东、中南、西南及河北、陕西、甘肃、新疆、台湾等地。

【采收加工】 8～9 月抽穗时采收，晒干。

【成分】 全草含保幼激素(juvenile hormones)JHs、JH Ⅲ[1,2]，11-环氧-3，7，11-三甲基-2E，6E-十二碳二烯酸酯(11-epoxy-3，7，11-trimethyl-2E，6E-dodecadienoate)[1]。

【药性】 辛，微温。

1.《分类草药性》："味淡，无毒。"

2.《四川中药志》1982 年版："辛，温。"

【功用主治】 祛风除湿，活血调经。主治风湿筋骨疼痛，瘫痪，月经不调，闭经，痛经，跌打损伤。

1.《分类草药性》："治风湿筋骨痛，左瘫右痪。"

2.《重庆草药》："治风热骨痛。"

3.《四川常用中草药》："祛风除湿活络。"

4.《全国中草药汇编》："调经利尿。治跌打损伤，月经不调，痛经，经闭，尿路结石。"

5.《浙江药用植物志》："祛风利湿。主治水湿浮肿，咳嗽，白带。"

【用法用量】 内服：煎汤，10～30 g；或浸酒。

【选方】 治痛经 三棱草 12 g，牛膝、台乌各 9 g。水煎服。

0117 三颗针 sān kē zhēn (《分类草药性》)

【异名】 铜针刺(《天宝本草》)。

【基原】 为小檗科小檗属植物细叶小檗、刺黑珠等多种植物的根、茎及树皮。

【原植物】 1. 细叶小檗 *Berberis poiretii* Schneid. 又名：针雀(《中国高等植物图鉴》)，狗奶子、红狗奶子、刺溜溜(东北、河北)。

落叶灌木，高 1～2 m。老枝灰褐色，具光泽，幼枝紫褐色，密生黑色疣状突起，刺短小，通常单一，生于老枝或干枝条下端的刺有时 3 分叉，长 4～9 mm。叶簇生；无柄；纸质；叶片狭倒披针形或披针状匙形，长 1.5～4 cm，宽 5～10 mm，先端急尖，基部楔形，全缘，上面鲜绿色，下面淡绿或灰绿色。总状花序下垂，长 3～6 cm，有花 6～20 朵；萼片 6，花瓣状，排成 2 轮，长圆形或倒卵形；花黄色，外面带红色，花瓣 6，倒卵形，较萼片稍短；雄蕊 6；子房圆柱形，内含胚珠 2 粒，无花柱，柱头头状扁平。浆果长圆形，熟时红色。种子倒卵形，紫黑色。花期 5～6 月，果期 7～8 月。

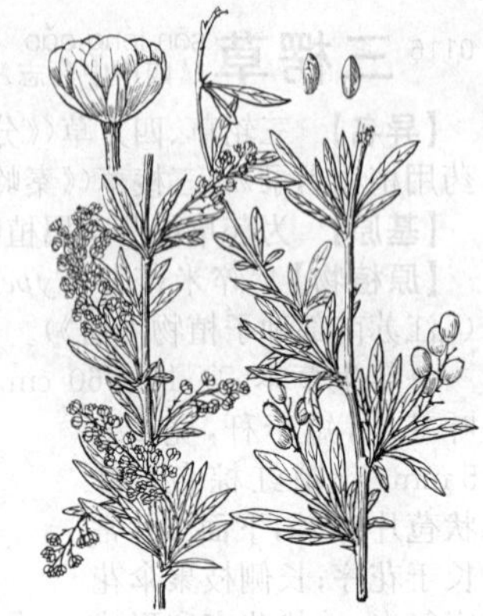

细叶小檗

生于向阳的砂质丘陵、山坡、路旁或溪边。分布于华北、东北及山东、河南、陕西等地。

2. 刺黑珠 *B. sargentiana* Schneid. 又名：黄精刺(湖北)、黑石珠(《四川中药志》)。

常绿灌木，高 1～3 m。茎圆柱形，节间长 3～6 cm，幼枝带红色，老枝黄灰色或棕褐色，有稀疏而明显的疣点。刺坚硬，3 分叉，长 1～3 cm。单叶互生或 3 片簇生；几无柄；叶革质；叶片长圆状椭圆形或长圆状披针形，长 4～10 cm，宽 1～3 cm，先端急尖，有小尖刺，基部楔形，上面暗绿色，下面淡绿色或黄绿色，边缘具 15～25 个刺状小锯齿。花 3～10 朵簇生，花梗长 1～2 cm；小苞片披针形；萼片 6，长圆形或卵形；花淡黄色，花瓣 6，先端微凹，基部有 2 枚蜜腺；雄蕊 6，与花瓣对生；子房圆柱形，内有2～3 粒胚珠，柱头头状扁平。浆果卵形至球形，蓝黑色。花期 4～5 月，果期 6～7 月。

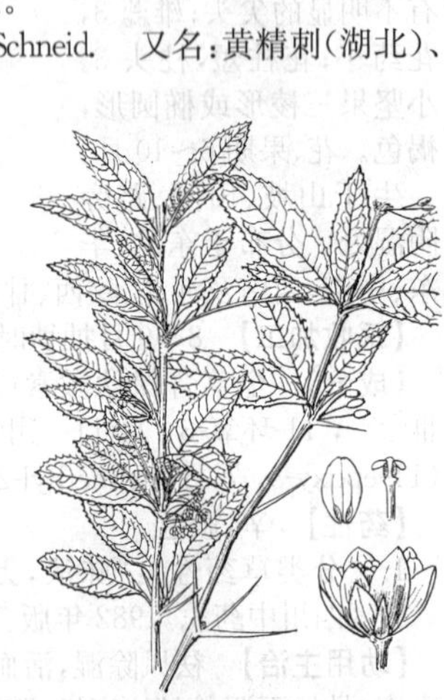

刺黑珠

生于海拔 1 000～2 000 m 的向阳山坡、荒地、路旁及山地灌丛中。分布于湖北、四川、贵州等地。

除上述两种外，同属多种植物的根、茎及树皮亦作“三颗针”入药。如蓝果小檗 *B. veitchii* Schneid. 分布于湖北、四川、云南；猫刺小檗 *B. soulieana* Schneid. 分布于湖北、四川、陕西、甘肃等地；匙叶小檗 *B. vernae* Schneid. 分布于秦岭西端甘肃南部至西部、青海东部及新疆等地区。

【采收加工】 根皮全年可采。茎皮春、秋季采收，取茎枝刮去外皮，剥取深黄色的内皮。晒干。

【药材】 三颗针 *Radix Berberidis* 主产于四川、云南、贵州、湖北等地。

性状　根呈类圆柱形，稍弯曲，有少数分枝。表面灰棕色，有细皱纹，栓皮易剥落。质坚硬，不易折断，折断面纤维性，鲜黄色，切断面近圆形或长圆形，有略呈放射状的纹理；小，黄白色。气微，味苦。

鉴别　(1) 根横切面：木栓层为数列木栓细胞。皮层狭窄，散有稀疏的纤维束和石细胞。韧皮部纤维束多呈轮状排列，偶见石细胞，韧皮射线细胞含草酸钙方晶，并常数个含晶细胞径向排列。形成层成环。木质部占大部分，呈放射状排列，由导管、木纤维组成。髓部细胞类圆形，细胞壁多数呈连珠状增厚，有点状纹孔。

(2) 取本品粉末少许置于载玻片上，滴加 5%盐酸 1 滴，加盖玻片，放置片刻，镜检，可见大量黄色针状结晶簇(检查小檗碱)。

(3) 取粉末 0.5 g，加少量水浸泡，取上清液 1 ml，加稀盐酸数滴，再滴加改良碘化铋钾试剂，立即呈橘红色沉淀；取上清液 2 ml，沿管壁加溴水 1 ml，两液交界处显樱红色环(检查小檗碱)。

(4) 取粉末 0.5 g，加甲醇浸泡 30 min，取上清液 2 ml，蒸至近干，加 5%没食子酸乙醇溶液 2～3 滴，置水浴上蒸干，趁热加硫酸数滴，将溶液置于白瓷板上观察，显墨绿色(检查小檗碱)。

【成分】 1. 细叶小檗根含生物碱　小檗碱(berberine)，小檗胺(berbamine)，还含掌叶防己碱(palmatine)，药根碱(jatrorrhizine)[1,2]，黄连素(jatrorrhizine)[3]。

2. 刺黑珠根含小檗碱 3.68%，小檗胺 1.82%，还含掌叶防己碱，药根碱[1,2]。

3. 蓝果小檗茎含小檗碱 1.08%，还含掌叶防己碱，药根碱及小檗胺[1,2]。

4. 猫刺小檗根含小檗碱 2.31%，小檗胺 3.84%，还含掌叶防己碱及微量药根碱[1,2]。

5. 匙叶小檗根含小檗碱 1.58%，小檗胺 0.81%，还含掌叶防己碱、药根碱[1,2]。

【药理】 1. 抗病原微生物作用　三颗针在体外对金黄色葡萄球菌、肺炎链球菌、溶血性链球菌、肠球菌、痢疾杆菌、变形杆菌、铜绿假单胞菌、大肠杆菌以及钩端螺旋体等均有较强的抗菌活性，以革兰阳性球菌为敏感[1～4]。

2. 对血液及淋巴系统的作用　小檗胺具有明显的升白细胞作用。对于环磷酰胺所致大鼠或犬的白细胞降低，腹腔内注射小檗胺均有明显的拮抗作用，能减轻白细胞下降程度，并使停止注射环磷酰胺后的白细胞回升更快，在恶性肿瘤放、化疗中合并应用可保护骨髓，防止白细胞下降[5,6]。

3. 对循环系统的作用　(1) 降压作用　三颗针有明显的降压作用，麻醉猫腹腔注射三颗针流浸膏 2 g/kg，90 min内平均降压面积百分比为 42%[7]。

(2) 负性肌力作用　小檗胺能抑制豚鼠离体心房的收缩力，降低自律性，延长有效不应期(ERP)，但对兴奋性无影响[8]。

(3) 对实验性心肌缺血及心肌梗死的保护作用　在兔和大鼠急性心肌梗死模型上观察到小檗胺对心肌缺血的保护作用，它可使梗死面积缩小，减少家兔心梗后的 Q 波数，对抗家兔冠脉结扎后引起的磷酸肌酸激酶(CPK)及游离脂肪酸(FFA)在血中含量的增加，也可抑制大鼠急性缺血造成的 FFA 的升高[9]。

(4) 抗心律失常作用　小檗胺明显对抗乌头碱引起的大鼠心律失常，明显延长毒毛花苷G(哇巴因)诱发豚鼠心律失常出现的时间及存活时间；缩短氯化钙-乙酰胆碱引起小鼠房颤(扑)的持续时间，提高家兔电致颤阈值，抗心律失常作用可能与抑制钙和钠的通道有关[10]。

4. 抗矽肺作用　气管注入染尘法实验表明，小檗胺对大鼠的实验性矽肺具有明显防治作用，能使染尘动物肺胶原增长徐缓，病变进展也甚缓慢，治疗给药可使矽肺病变保持在治疗前状态，提示小檗胺的抗矽肺作用在于抑制实验性矽肺的发展[11,12]。

5. 抗肿瘤作用　小檗胺对小鼠肉瘤 S_{180} 的抑制率为75%～78%，对小鼠肝癌腹水型(HAC)的生命延长率为68%～80%，对小鼠艾氏腹水瘤(EAC)的生命延长率为68%～80%，病理学及超微结构提示给药组肿瘤细胞有明显坏死现象和核酸代谢抑制作用[13]。

毒性　三颗针流浸膏腹腔注射对小鼠的 LD_{50} 为3.1 g/kg[11]，小檗胺小鼠腹腔注射 LD_{50} 为112±0.04 mg/kg[14]。盐酸小檗胺对灌服小鼠的 LD_{50} 为1.5 g/kg或1.7±0.2 g/kg[3]，腹腔注射100 mg/kg可致死亡。静注的 LD_{50} 为17.4 mg/kg[5]，遗传毒理分析结果表明，盐酸小檗胺不能使鼠伤寒沙门菌株发生回复突变，不引起小鼠骨髓嗜多染红细胞微核率升高，初步认为盐酸小檗胺无诱变性[14]。

【药性】《四川中药志》1960年版："性寒，味苦，无毒。"

【功用主治】　清热，燥湿，泻火解毒。主治湿热痢疾，腹泻，黄疸，湿疹，疮疡，口疮，目赤，咽痛。

1.《天宝本草》："能清肝热，气血眼睛俱得力，为末吹喉除热气，清肺而且退咽隔。"

2.《分类草药性》："治跌打损伤，劳伤吐血。"

3.《四川中药志》1960年版："清热解毒，消炎抗菌。治目赤，赤痢，吐血痨伤，咽喉肿痛，腹泻，齿痛，耳心痛，跌打损伤红肿。"

4.《陕西中草药》："清热消炎，消肿止痛。主治肝炎，口舌生疮，小便淋痛，烫火伤。"

【用法用量】　内服：煎汤，15～30 g；或泡酒。外用：研末调敷。

【选方】　1. 治暴发火眼肿痛　三颗针根茎磨水点眼角。(《贵州草药》)

2. 治喉痛　三颗针30 g，山慈菇、雪胆各9 g。水煎服。(《四川中药志》1960年版)

3. 治痈肿疮毒，丹毒，湿疹，烫伤，外伤感染　三颗针适量，研细末，水调或麻油调敷。(《万县中草药》)

【临床报道】　1. 治疗慢性气管炎　细叶小檗全草煎剂制成膏后压片，每片重0.23 g，相当于生药10 g。每次5片，日服2次，10 d为1个疗程，连续3个疗程。每个疗程间隔5～7 d。共治228例，结果：近期控制28例，显效89例，好转87例，无效24例。本品对单纯性、喘息性气管炎效果较好，对合并肺气肿型疗效较差。对咳、痰、喘、炎均有不同程度疗效，尤以消炎作用最明显[1]。

2. 治疗急性细菌性痢疾　将三颗针煎制成40%的口服液，每日服2～3次，每次服100 ml。共治123例，痊愈113例，好转4例，无效6例，总有效率达95%[2]。

3. 治疗小儿肺炎　从细叶小檗提取黄连素制成注射液，供静脉注射，每日1～3 mg/kg。治疗119例，痊愈21例，显效37例，好转49例，无效12例，有效率为89%。用药后一般均在48 h内体温降至正常，症状好转，食欲增进。但有少数患者在静注过程中有心慌、出汗、脸色发白及呕吐等反应，停止注射，休息10 min症状即可消失[3]。

4. 治疗白细胞减少症　从三颗针中提取小檗胺，剂量为50 mg，每日分3次口服。治疗64例肿瘤放疗或化疗引起的白细胞减少。结果：显效11例，有效32例，无效15例，有效率为76.5%。治疗98例因工业有毒物质等原因所致的白细胞减少。结果：显效45例，有效29例，无效24例，有效率为75.5%[4]。

0118 三十六荡 sān shí liù dàng (《南宁市药物志》)

【异名】　老君须、鸡骨香、双飞蝴蝶(《南宁市药物志》)，土细辛、藤叶细辛、哮喘草、关腰草、芒尾蛇、毛管细辛(《广西中药志》)，王劳伤、一支香、老虎须、白前、上树蜘蛛、千斤拔(《广西药用植物名录》)，三十六根(广州部队《常用中草药手册》)，落地蜘蛛、落地金瓜(《广西中草药》)，小白薇、羊角草(《云南药用植物名录》)，藤细辛(《湖南药物志》)。

【基原】　为萝藦科娃儿藤属植物卵叶娃儿藤的根或根茎。

【原植物】　卵叶娃儿藤 *Tylophora ovata* (Lindl.) Hook. ex Steud. [*Diplolepis ovata* Lindl; *T. hispida* Decne.]　又名：娃儿藤(《中国植物志》)。

攀缘灌木。茎上部缠绕；全株被锈色黄柔毛；须根淡黄白色，有香味。单叶对生；叶柄长0.4～1.4 cm；叶片卵形，长2.5～6 cm，宽2～5.5 cm，先端急尖，具小尖头，基部浅心形，全缘。聚伞花序伞房状，腋生，通常不规则二歧，着花多朵；花萼5裂，淡黄绿色，有缘，裂片卵形，内面基部无腺体；花冠5深裂，辐状，淡黄色或黄绿色，裂片长圆状披针形，平展；副花冠裂片卵形，贴生于合蕊冠上，背部隆肿；雄蕊5，花丝连成筒状，包围雌蕊，紫色，花药2室，先端有圆形薄膜片，花粉块每室1个，圆球形；子房无毛，由2枚离生心皮组成，花柱短，连合，柱头五角状。蓇葖果双生，圆柱状披针形，长达7 cm。种子卵形，先端截形，有白色绢质种毛。花期4～8月，果期8～12月。

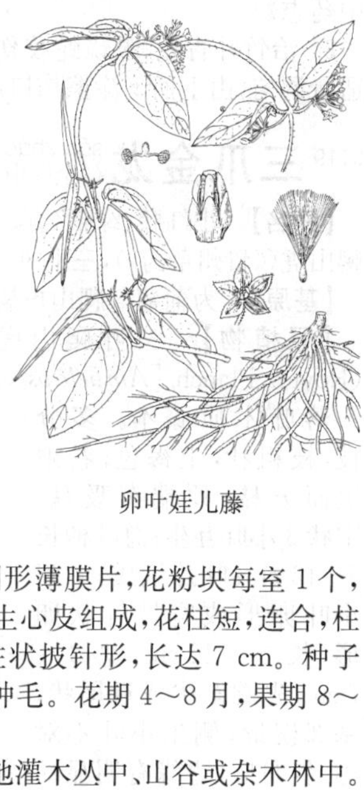

卵叶娃儿藤

生于海拔900 m以下的山地灌木丛中、山谷或杂木林中。分布于湖南、广东、广西、海南、云南、台湾等地。

【采收加工】　11～12月挖取根或根茎，切段，晒干。

【药材】　三十六荡 *Radix et Rhizoma Tylophorae*　产于云南、广西、广东、台湾等地。

性状　根茎呈短结节状，略横向延长，上端有残茎，表面灰棕色至棕黄色。根多数，丛生，细长而弯曲，表面黄白色至黄棕色，具细纵皱纹，体轻质脆，折断面平坦，皮部灰白色，木部淡黄色。气微香，味辛、麻舌。

鉴别　(1) 根横切面：表皮细胞残存。下皮细胞1列，径向延长，外壁栓化增厚；皮层宽广，石细胞单个散在或成群。内皮层凯氏点明显。韧皮部窄，木质部导管单个散在，木纤维发达。薄壁细胞含淀粉粒及草酸钙簇晶。

(2) 取本品粉末 2 g,加乙醇 40 ml,置水浴上回流 2 h,放冷,滤过。取滤液 2 ml,置水浴上蒸干,残渣加 1%盐酸溶液 4 ml 溶解,滤过。滤液加碘化铋钾试液 1~2 滴,产生棕色沉淀;加碘化钾碘试液 1~2 滴,产生棕红色沉淀;加碘化汞钾试液 1~2 滴,产生灰棕色沉淀(检查生物碱)。

【成分】 全株含娃儿藤定碱(tylophorinidine)和娃儿藤宁碱(tylophorinine)[1]。

【药性】《广西中药志》:"味辛,性温,有小毒。入肺经。"

【功用主治】 祛风湿,化痰止咳,散瘀止痛,解蛇毒。主治风湿痹痛,咳喘痰多,跌打肿痛,毒蛇咬伤。

1.《广西中药志》:"祛风,止咳化痰,散瘀,催吐。治气喘痰咳,跌打刀伤,风湿痛。"

2.《全国中草药汇编》:"祛风除湿,散瘀止痛,止咳定喘,解蛇毒。"

【用法用量】 内服:煎汤,3~9 g;或研末。外用:鲜品捣敷。

【宜忌】 孕妇及体虚者禁服。本品有毒,服用过量易致中毒,表现为头晕眼花、呕吐、四肢无力、麻木,严重者呼吸困难、心跳由强变弱,最后因心跳停止而死亡。

【选方】 1. 治风湿腰痛 (藤细辛)根 6~9 g,牛尾菜 3 g。水煎服。(《湖南药物志》)

2. 治哮喘顽痰 三十六荡 15 g,煎水服。痰吐出后,用大蓟 12 g,金不换 15~24 g,小罗伞 9 g,煲猪肉食。(《广西中药志》)

3. 治竹叶青蛇、眼镜蛇咬伤 (藤细辛)鲜根捣烂,加酒适量调匀,由上而下涂擦伤口周围。(《湖南药物志》)

0119 三爪金龙 sān zhǎo jīn lóng (《全国中草药汇编》)

【异名】 小红藤、绿葡萄藤(《贵州民间药物》),喜马拉雅爬山虎(《贵州草药》),三爪风、大血藤(《贵州中草药名录》)。

【基原】 为葡萄科爬山虎属植物三叶爬山虎的全株。

【原植物】 三叶爬山虎 *Parthenocissus himalayana* (Royle) Planch. [*Ampelopsis himalayana* Royle]

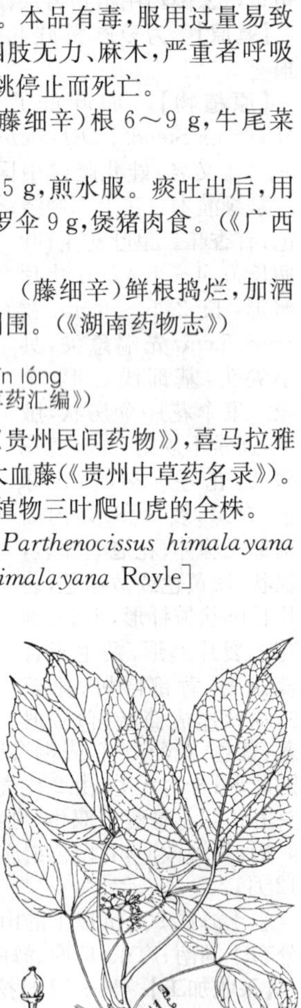
三叶爬山虎

落叶木质藤本。多分枝,枝粗壮,土褐色;卷须短而分枝,顶端有吸盘。掌状 3 小叶互生;总叶柄长 5~12 cm;叶片纸质,中间小叶卵形或宽披针状卵形,长 6~12 cm,宽 2~7 cm,先端渐尖或近尾状,基部楔形,侧生小叶不对称,斜卵形,边缘有明显而带尖头的锯齿,上面无毛,下面或沿叶脉有疏柔毛;小叶柄长 5~6 mm。花两性,聚伞花序常生于短枝的顶端或与叶对生;花梗较叶柄短;花淡绿色,5 数,有时 4 数;花萼浅碟状,全缘;花瓣长圆形;雄蕊与花瓣对生;花盘不明显;花柱短圆柱形,花瓣脱落后先端常扩大成盘状。浆果球形,熟时变黑褐色,具白粉。种子 1~2 颗。

常攀附于墙壁或树干上。分布于中南、西南及西藏、甘肃等地。

【采收加工】 6~9 月采叶,鲜用或晒干。9~11 月采收根及茎,切片或切段,鲜用或晒干。

【药性】 辛,温。

1.《贵州民间药物》:"性温,味辛。"

2.《全国中草药汇编》:"辛、甘,平。"

【功用主治】 祛风除湿,化瘀通络。主治风湿痹痛,跌打损伤,骨折。

1.《贵州民间药物》:"接骨。治跌打损伤,骨折,风湿。"

2.《贵州草药》:"接骨化瘀,祛风除湿。"

【用法用量】 内服:煎汤,10~15 g;或浸酒。外用:煎水洗;或捣烂敷。

【选方】 1. 治风湿 小红藤、三角风等分。煎水洗患处。

2. 治跌打损伤 小红藤、见血飞各 30 g。泡酒服。

3. 治骨折 小红藤、赤葛根各等分。捣烂,加酒炒热包患处。(1~3 方出自《贵州民间药物》)

0120 三白草根 sān bái cǎo gēn (《本草经集注》)

【异名】 三白根(《补缺肘后方》),塘边藕(《生草药性备要》),地藕(《眼科要览》),百节藕(《植物名实图考长编》),过塘藕、水莲藕(《广西中兽医药用植物》),白莲藕(《广西中药志》),九节藕(《江西民间草药验方》)。

【基原】 为三白草科三白草属植物三白草 *Saururus chinensis* (Lour.) Baill. 的根茎。

【原植物】 参见"三白草"条。

【采收加工】 9~10 月采挖,鲜用或晒干。

【药材】 三白草根 *Rhizoma Saururi* 产于江苏、浙江、湖南、广东等地。

性状 本品根茎圆柱形,稍弯曲,有分枝,长短不等;表面灰褐色,粗糙,有节和纵皱,节上有须根,呈环节状,节间长约 2 cm;质硬而脆,易折断,断面类白色,粉性。

鉴别 (1) 根茎横切面:表皮细胞类方形,有的含黄色物。皮层约占半径的 1/3,薄壁细胞类圆形,作圈链状排列;有油细胞和分泌管散在;内皮层明显。外韧维管束20~30 个,排列成环。髓部薄壁细胞亦成圈链状排列,胞间隙大;有油细胞和分泌管分布。

(2) 参见"三白草"条。

【成分】 根含木脂素类:saucerneol A、B、C,di-O-methyltetrahydrofuriguaiacin B,红楠树脂素(machilin) D 及其 4-甲酯(machilin D 4-mether)[1],三白草素(saururin) A[2]。另含二萜:三白草呋喃(saurufuran) A、B[3]。

【药理】 对糖尿病的治疗作用 单次和连续服用三白草糖对糖尿病小鼠动物模型有明显降血糖作用,超氧化物歧化酶升高,丙二醛降低,说明三白草对预防和治疗糖尿病均起积极作用[1]。

【药性】 甘、辛,寒。

1.《本草蒙筌》:"味甘、辛,气寒。"

2.《分类草药性》:"味苦,性热。"

【功用主治】 利水除湿,清热解毒。主治脚气,水肿,淋浊,带下,痈肿,疔疮疥癣,风湿热痹。

1.《本草经集注》:"疗脚下气,亦甚有验。"

2.《本草蒙筌》:"用惟取根,利大小便,逐脚膝气,除痞满去疟,破坚癖驱痰,疗肿仍消,积聚尤却。"

3.《纲目》:"疗脚气,风毒胫肿,捣酒服,亦甚有验。又煎汤,洗癣疮。"

4.《生草药性备要》:"治淋浊,利小便,清热毒。拔腐肉骨,与陈梅同敷。"

5.《分类草药性》:“治妇人赤白带下。”

6.《民间常用草药汇编》:“利二便,宽胸膈,截疟,消肿。”

7.《重庆草药》:“补气,健脾,除湿。治白带,痨病,咳嗽,吐血,虚肿。亦用于跌打损伤,泡风湿药酒。”

【用法用量】 内服:煎汤,9～15 g;鲜品 30～90 g;或捣汁。外用:煎水洗,或研末调敷,或鲜品捣烂外敷。

【选方】 1. 治脚气胫已满,捏之没指者　三白根,捣碎,酒饮之。(《肘后方》)

2. 治孕妇下肢肿　三白草根 90 g,炖肉食。(《湖南药物志》)

3. 治热淋　三白草根 30 g,同米泔水煎服。(《江西民间草药》)

4. 治白带　三白草鲜根茎、猪瘦肉各 60 g。水煎服。(《福建药物志》)

5. 治淋巴管炎　三白草鲜根茎适量,加糯米饭捣烂敷患处。(《福建药物志》)

6. 治痈肿　三白草根晒干研末,蜂蜜或鸡蛋白调匀,敷患处,每日换 1 次。(《江西民间草药》)

7. 治乳痈　鲜三白草根 30～60 g,豆腐适量。水煎服,渣捣烂敷患处。(《福建中草药》)

8. 治溃疡病　鲜三白草根 90,与猪脚同炖内服。(《广西本草选编》)

9. 治风湿性关节炎　三白草鲜根茎 60～125 g,白勒花鲜根 60 g。酒水煎服。(《福建药物志》)

0121 三台红花 sān tái hóng huā (《云南中草药》)

【异名】 三多、大罗伞、大常山、山利桐(《广西药用植物名录》),山枇杷、三百棒(《贵州草药》),火山麻(《云南中草药》),大叶土常山(《全国中草药汇编》),三杈树(《西双版纳傣药志》)。

【基原】 为马鞭草科大青属植物三对节及三台花的全株及根皮。

【原植物】 1. 三对节 *Clerodendrum serratum* (L.) Moon [*Volkameria serratum* L.] 又名:八棱麻、三台大药、大暗消、二块瓦(云南)。

灌木,高 1～4 m。小枝近四棱形,幼时密被土黄色短柔毛,尤以节上为密;老枝暗褐色至灰黄色,具皮孔,枝内有致密的中髓,干后不中空。叶对生或三叶轮生;叶柄长 5～10 mm,或近无柄;叶片厚纸质,椭圆形、倒卵状椭圆形或披针形,长 13～30 cm,宽 3～11 cm,先端短渐尖或锐尖,基部楔形或下延成狭楔形至多少抱茎,边缘有锯齿或细锯齿,两面疏生短柔毛。聚伞花序在顶部组成直立、开展的圆锥花序,长 10～30 cm,宽 9～12 cm,密被黄褐色柔毛;苞片宿存,叶状,在花序轴上 2～3 片轮生;小苞片较小;花萼钟状,被短柔毛,先端平截或有 5 钝齿;花冠淡紫色、蓝色或白色,近二唇形,5 裂,裂片大小不一;雄蕊 4,基部棍棒状,被毛;花柱与花丝均伸出花冠外。核果近球形,熟时黑色,分裂为 1～4 个小坚果;花萼宿存。花期 6～10 月,果期 9～12 月。

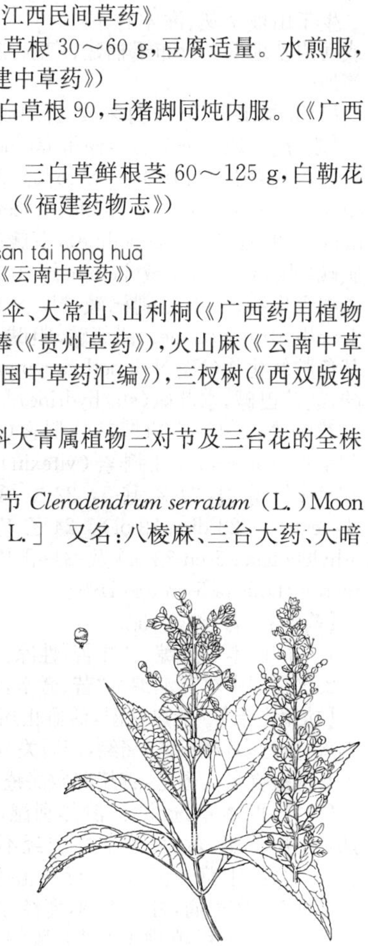

三 对 节

生于海拔 210～1 800 m 的山坡疏林或谷地沟边灌丛中。分布于广西、贵州、云南、西藏等地。

2. 三台花 *C. serratum* (L.) Moon var. *amplexifolium* Moldenke　又名:无柄三对节(广西),大升麻、三叶暗消、三台高、三叉叶(云南)。

本变种与三对节的主要区别是:三叶轮生,叶片基部下延成耳状抱茎,无柄,通常叶与花序较大。

生于海拔 630～1 700 m 的路旁密林下或灌木林中较荫蔽湿润处。分布于广西、贵州、云南。

【采收加工】 7～10 月采收,鲜用或晒干。

【药材】 三台红花 *Herba seu Cortex Clerodendri Serrati* 产于云南、广西、贵州、西藏。

性状　根呈细长圆柱形,常弯曲或分枝,表面淡棕色,具纵皱纹,外皮常层状或片状脱落。商品多切成片状,皮部与木部常分离,表面棕褐色,粗糙,具细纵纹及不规则裂隙,外皮脱落处显棕红色。断面皮部棕黄色,颗粒性,木部外层为淡棕色,内层为棕黄色,年轮明显。质硬。气微,味苦、涩、微辛。

根皮呈卷曲形片状物,厚 1～4 mm,外表面多为黄棕色,较粗糙,颗粒性,有时残存未刮净的腐烂斑块,内表面多为棕红色,有纵纹。质坚脆,易折断,断面粗糙,颗粒性,黄白色。

鉴别　(1) 根横切面:木栓层细胞 10 余列。皮层及韧皮部散有石细胞群及纤维束。维管束外韧型。形成层明显。木质部导管呈卵形或类圆形,木纤维壁厚,木射线宽 1～4 细胞。本品薄壁细胞含淀粉粒。

(2) 取本品粗粉 5 g,加水 50 ml,在 60 ℃水浴中加热 10 min,趁热滤过。取滤液 2 ml,置带塞试管中,用力振摇 1 min,产生多量蜂窝状泡沫,放置 10 min,泡沫无显著消失(检查皂苷类)。

【成分】 叶含黄酮类:木犀草素-7-O-β-D-葡萄糖醛酸苷(luteolin-7-O-β-D-glucuronide)[1],右旋儿茶素(catechin),木犀草素(luteolin)[1,2],芹菜素(apigenin),黄芩苷元(baicalein),高山黄芩素(scutellarein),6-羟基木犀草素(6-hydroxyluteolin)[2];酚酸类:咖啡酸(caffeic acid),阿魏酸(ferulic acid)[2];环烯醚萜苷:7-香豆氧基乌干苷(7-coumaroyloxyugandoside),桂皮酰氧基乌干苷(7-cinnamoyloxyugandoside)[3];苯丙烷类糖苷:洋丁香酚苷(acteoside),角胡麻苷(martynoside)[4];萜类糖苷:5-羟基-10-O-桂皮酰氧基-乌口树苷(5-hydroxyl-10-O-cinnamoyloxy-tarennoside)[5]。

地上部分含环烯醚萜苷:三对节皂苷(serratoside) A、B[6],三对节素(serratumin)A[7];三萜类皂草苷:se-saponin A (Ⅰ)[8];二萜类葡萄糖苷:三台红花苷(cleroserroside)A、B[9];苯丙烷类糖苷:三对节糖苷(serratumoside)A[10]。

树皮含齐墩果酸(oleanolic acid),栎焦油酸(queretaroic acid)和三对节酸(serratagenic acid)[11]。

根含 D-甘露醇(D-mannitol)[12,13],豆甾醇(stigmasterol)[1]。

【药理】 拮抗组胺作用　三台红花提取物(最好为冷水提取液的乙醇沉淀物,可能为多元醇的物质)有明显拮抗组胺引起的豚鼠回肠及气管的收缩,但对乙酰胆碱(Ach)和氯化钡引起的收缩无拮抗作用。静注于犬能部分地阻断组胺引起的血压变化,但对 Ach 及肾上腺素引起的血压变化则无阻断作用[1]。

【药性】 苦、微辛,凉。

1.《贵州草药》:"性温,味辛、甘。"

2.《云南中草药》:"苦、微辛,寒,有毒。"

3.《广西本草选编》:"味微苦、涩,性凉。"

【功用主治】 清热利湿,散瘀止痛,解毒消肿。主治湿热痢疾,淋证,风湿热痹,血瘀痛经,跌打损伤,咽喉肿痛,痈疽肿毒,荨麻疹,疟疾。

1.《贵州草药》:"健脾利湿,补虚益损。"

2.《云南中草药》:"截疟,接骨。"

3.《广西本草选编》:"清热利湿,散瘀消肿。治湿热下痢,跌打损伤,外伤出血,无名肿毒,黄水疮。"

4.《西双版纳傣药志》:"用于月经不调,痛经,尿淋,荨麻疹。"

5.《中国民族药志》:"清热解毒,除湿祛风。用于疟疾,咽喉炎,扁桃腺炎,风湿骨痛,感冒咳嗽。"

【用法用量】 内服:煎汤,6~12 g,鲜品加倍;或研末;或浸酒。外用:煎水洗;或捣敷。

【宜忌】《广西本草选编》:"孕妇慎服。"

【选方】 1. 治湿热下痢 三台红花鲜茎叶 15~30 g。水煎,冲红糖适量,日分 2 次服。(《广西本草选编》)

2. 治骨折 三台花根适量,研末,水调外敷患处。(《云南中草药》)

3. 治黄水疮 三台红花鲜叶适量。煎水外洗。

4. 治疟疾 三台花根或叶 30 g,胡椒、草果各少许。煎汤,于疟疾发作前 1 h 内服。(3、4 方出自《云南中草药选》)

5. 治虚弱浮肿 三百棒 1kg。研末,加糯米面(炒熟)500 g 和匀。每日 3 次,每次 15 g,调白糖开水服。(《贵州草药》)

0122 三尖杉根 sān jiān shān gēn 《湖南药物志》

【基原】 为三尖杉科三尖杉属植物三尖杉 *Cephalotaxus fortunei* Hook. f. 的根。

【原植物】 参见"三尖杉"条。

【采收加工】 全年均可采挖,晒干。

【药性】 苦、涩,平。

1.《湖南药物志》:"酸涩,无毒。"

2.《福建药物志》:"甘,温,有毒。"

【功用主治】 抗癌,活血,止痛。主治直肠癌,跌打损伤。

《湖南药物志》:"止痛破血。"

【用法用量】 内服:煎汤,10~60 g。

【选方】 1. 治直肠癌 三尖杉根 60 g。水煎服。(《福建药物志》)

2. 治打伤 (三尖杉)根 10~15 g。水煎服。(《湖南药物志》)

0123 三点金草 sān diǎn jīn cǎo 《台湾药用植物》

【异名】 八字草(《植物名实图考》),小蝴蝶(《广西药用植物名录》),遍地撒金钱(《云南药用植物名录》),哮灵草(《全国中草药汇编》),蝇翅草、胡蝇翼、三砚仔草、四季春、三耳草、珠子草(《台湾药用植物志》),蚂蚁草、品字草、吐泻草、三叶金(《福建药物志》)。

【基原】 为豆科山蚂蟥属植物三点金草的全草。

【原植物】 三点金草 *Desmodium triflorum* (L.) DC. [*Hedysarum triflorum* L.]

草本,平卧,长 10~45 cm。茎纤细,多分枝,被开展的柔毛。三出复叶,倒心形或倒卵形,长和宽均 3~10 mm,先端截形或微缺,基部楔形,上面无毛,下面疏生平贴的柔毛。花簇生于叶腋,1 朵或 2~3 朵;花萼密被白色长柔毛,萼齿披针形;花冠紫红色。荚果扁平,呈镰状弯曲,具钩状短柔毛,腹缝线直,背缝线种子间缢缩,有 3~5 荚节。种子长方形。花期 7~8 月,果期 9~10 月。

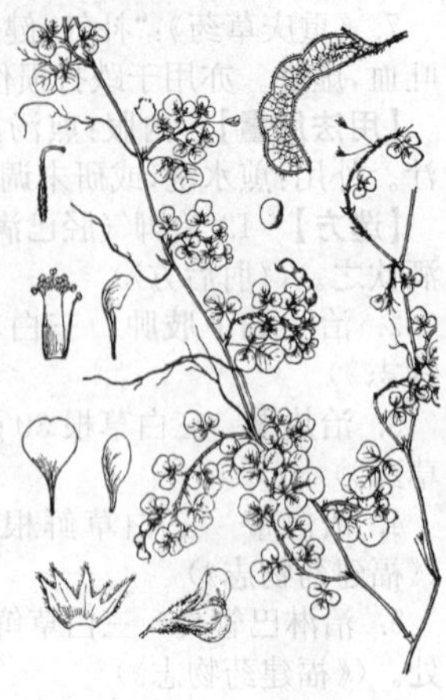

三点金草

生于山坡草丛、灌木林下或河边沙地上。分布于福建、广东、广西、海南、云南、台湾等地。

【采收加工】 6~9 月采收,鲜用或晒干。

【成分】 地上部分含岩藻甾醇(fucosterol)[1]。

叶含生物碱(0.01%~0.15%):β-苯乙胺(β-phenethylamine),吲哚-3-乙酸(indole-3-acetic acid),酪胺(tyramine),胡芦巴碱(trigonelline),下箴刺桐碱(hypaphorine),胆碱(choline),甜菜碱(betaine)[2, 3]。

根含生物碱:下箴刺桐碱,N, N-二甲基色氨酸(N, N-dimethyltryptophane),甜菜碱,胆碱,β-苯乙胺,N, N-二甲基色胺氧化物(N, N-dimethyltryptamine oxide),吲哚-3-乙酸,胡芦巴碱,水苏碱(stachydrine)[2, 3]。

黄酮类:2″-O-葡萄糖基牡荆素(2″-O-glucosylvitexin),芹菜素(apigenin),牡荆素(vitexin),异牡荆素(isovitexin)[4];甾醇类:24-乙基-5, 22-二烯-3β-胆甾醇(24-ethylcholesta-5, 22-dien-3β-ol),24-乙基-5-烯-3β-胆甾醇(24-ethylcholesta-5-en-3β-ol)及 24-甲基-5-烯-3β-胆甾醇(24-methylcholesta-5-en-3β-ol)[5]。

【药性】 苦、微辛,凉。

1.《广西本草选编》:"味苦,性凉。"

2.《全国中草药汇编》:"苦、微辛,温。"

【功用主治】 清热祛湿,活血止痛。主治中暑腹痛,泄泻痢疾,黄疸,月经不调,痛经,产后关节痛,跌打损伤,乳腺炎。

1.《植物名实图考》:"捣碎敷漆疮。"

2.《广西本草选编》:"清热利湿,调经止痛。治感冒发热,痢疾,肠炎,黄疸,乳腺炎,月经不调,附件炎,痛经。"

3.《全国中草药汇编》:"行气止痛,温经散寒,解毒。治中暑腹痛,疝气痛,月经不调,痛经,产后关节痛,狂犬病。"

4.《台湾药用植物志》:"去风解热。治疥癣痒,黄疸,淋病。"

【用法用量】 内服:煎汤,9~15 g。外用:鲜品捣敷。

【选方】 1. 治中暑腹痛 三点金草、积雪草、地锦草、地胆草各 30 g。水煎服。

2. 治吐泻 三点金草、大麦(炒黑)各 30 g,生姜 4 片。水煎服。

3. 治跌打损伤 三点金草适量,食盐少许。共捣烂敷患处。(1~3 方出自《福建药物志》)

0124 ## 三叉凤尾蕨 sān chā fèng wěi jué（《中国药用孢子植物》）

【异名】 老泻风(《广西药用植物名录》)，凤尾草(广东)。

【基原】 为凤尾蕨科凤尾蕨属植物西南凤尾蕨的全草。

【原植物】 西南凤尾蕨 *Pteris wallichiana* Agardh 又名：瓦氏凤尾蕨(《台湾植物志》)。

陆生蕨类植物，植株高可达2 m。根茎长，横走，先端有卵状披针形鳞片。叶纸质，近生，一型；叶柄长 60～120 cm，红褐色，粗大如指，腹面扁平，有浅纵沟；先端三叉状，中间1枚最大，有1个二回羽裂的羽片，两侧再分叉各具1个二回羽裂的裂片；中间羽片椭圆形，长55～70 cm，宽 22～30 cm，先端尾状，单数二回羽状分裂；羽片约 20 对，互生或近对生，线状披针形，先端尖或呈尾状，羽状深裂，长 14～16 cm，宽 2.5～3 cm；裂片 20～25 对，镰形，边缘不育处有小钝齿，背面有黄棕色节状短毛。孢子囊群线形，沿裂片近中部的叶缘分布；囊群盖同形，全缘，膜质，黄棕色。

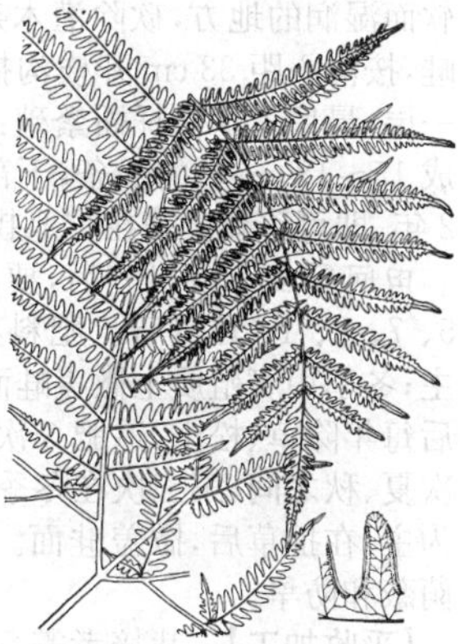

西南凤尾蕨

生于海拔 800～2 000 m 的林下沟谷或林缘。分布于西南及广东、广西、台湾等地。

【采收加工】 5～10月采收，鲜用或晒干。

【成分】 根茎含蕨素(pterosin)B、C，β-谷甾醇棕榈酸酯(β-sitosteryl palmitate)，β-谷甾醇(β-sitosterol)[1]。

地上部分含异蕨苷(isopteroside)C、D，蕨苷(pteroside)D、Q，1R，2R，3R-1，3-二羟基-2，5，7-三甲基-6-羟乙基-茚满烷-1-O-β-D-葡萄糖苷(1R，2R，3R-1，3-dihydroxy-2，5，7-trimethyl-6-hydroxyethyl-indane-1-O-β-D-glucoside)，3-羟基-6-羟甲基-2，5，7-三甲基-1-茚满酮(3-hydroxy-6-hydroxymethyl-2，5，7-trimethyl-indan-1-one)[2]。

【药性】 《中国药用孢子植物》："微苦、涩，凉。"

【功用主治】 清热止痢，定惊，止血。主治痢疾，小儿惊风，外伤出血。

《中国药用孢子植物》："清热止血。治痢疾，外伤出血。"

【用法用量】 内服：煎汤，6～15 g。外用：捣敷；或研末撒。

【选方】 1. 治痢疾　三叉凤尾蕨 15 g，地锦草 15 g。煎服。

2. 治外伤出血　三叉凤尾蕨晒干，研末外敷。(1、2 方出自《中国药用孢子植物》)

0125 ## 三叶铜钱草 sān yè tóng qián cǎo（《贵州民间药物》）

【异名】 山酢浆草(《吉林中草药》)。

【基原】 为酢浆草科酢浆草属植物白花酢浆草的全草。

【原植物】 白花酢浆草 *Oxalis acetosella* L.

多年生草本。短缩茎，有疏毛。根茎匍匐，细弱，有淡褐色鳞片和连串的纺锤形小鳞茎，侧根纤细。叶基生；叶柄长5～7 cm，近无毛；小叶3片，倒心形，宽1～2 cm，上面绿色，下面灰绿色。花梗细长，具俯垂或偏向一边的花1朵，上部有苞片1对；花白色或带紫色脉纹；萼片薄膜质，长卵形，果期宿存；花瓣倒卵状长圆形，先端凹，薄膜质；雄蕊10，花丝纤细，基部合生。蒴果球形，5瓣裂，每室有1～2粒种子。种子卵形，深褐色。花期7～8月，果期8～9月。

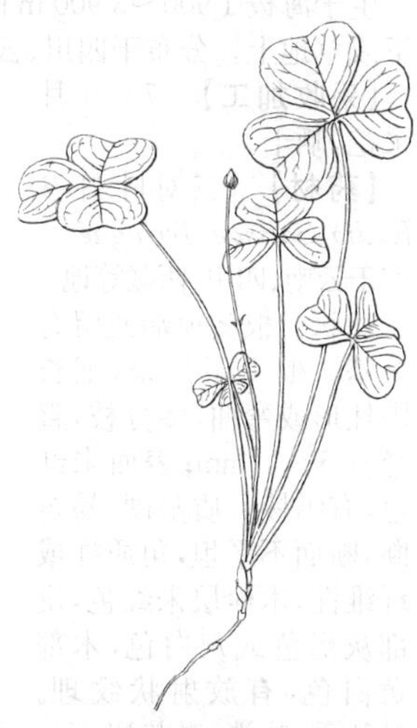

白花酢浆草

生于针叶林、针阔混交林、杂木林下及灌丛下阴湿地。分布于辽宁、吉林、黑龙江、陕西、甘肃。

【采收加工】 6～10 月采集全草，鲜用或晒干。

【成分】 地上部分含黄酮类：荭草素(orientin)[1]，2″-葡萄糖基-异牡荆素(2″-gluco-isovitexin)[2]。

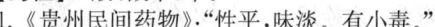

【药性】 酸、微辛，平。

1.《贵州民间药物》："性平，味淡。有小毒。"

2.《全国中草药汇编》："酸、微辛，平。"

【功用主治】 活血化瘀，清热解毒，利尿通淋。主治劳伤疼痛，跌打损伤，麻风，无名肿毒，疥癣，小儿口疮，烫火伤，淋浊带下。

1.《贵州民间药物》："清热解毒。治麻风，无名肿毒，癞子，痨伤疼痛。"

2.《吉林中草药》："解渴，通淋。治淋浊带下，大小便不通。"

3.《全国中草药汇编》："活血化瘀，清热解毒。治疥癣，小儿鹅口疮，烫火伤，蛇咬伤，脱肛，跌打扭伤。"

【用法用量】 内服：煎汤，3～10 g，大剂量可用至 90 g。外用：煎汤洗、捣烂敷；或研末菜油调搽。

【宜忌】 《黑龙江常用中草药手册》："孕妇慎用。"

【选方】

1. 治无名肿毒　(山酢浆草)适量，捣碎兑酒、醋。轻者擦，重者包，每日3～4次。(《贵州民间药物》)

2. 治小便不通　(山酢浆草)1把，车前草1把。捣烂，加砂糖少许，调服半碗，每日2次。

3. 治赤白带下　(山酢浆草)研细末服，每次6 g，每日2次。(2、3方出自《吉林中草药》)

0126 ## 三对叶丹参 sān duì yè dān shēn（《云南药用植物名录》）

【异名】 小红参(《丽江中草药》)，小紫丹参、小丹参(《云南中药资源名录》)。

【基原】 为唇形科鼠尾草属植物三叶鼠尾草的根。

【原植物】 三叶鼠尾草 *Salvia trijuga* Diels　又名：小红丹参(云南)。

多年生草本，高 30～60 cm。根肥厚，朱红色，长 3～10 cm。茎被长柔毛。叶有单叶及三出复叶；下部茎生叶常为三出叶，叶柄长 5～7 cm，叶上面均被密而贴生的刚毛，下面沿脉上被疏柔毛。轮伞花序2花，疏离，组成顶生总状花序或总状圆锥花序；花萼钟形，外被具腺长柔毛，内面被微硬伏毛，二唇形；花冠蓝紫色，带有黄色斑点，外面近无毛，内面具毛环；花丝长约 5 mm，药隔长约 8 mm，弯成弧形，上下臂近等长或上臂稍长。小坚果长椭圆形，暗棕色，无毛。花期7～9月。

生于海拔1 900～3 900 m的山坡、山谷、沟边、灌丛中、林下或草地上。分布于四川、云南、西藏等地。

【采收加工】 7～9月采挖，晒干。

【药材】 三对叶丹参 *Radix Salviae Trijugae* 产于云南、四川、西藏等地。

性状 根茎顶端残留有茎基。根1至数条，细长圆柱形或弯曲，多分枝，直径0.5～4 mm；表面朱红色，有纵棱。质坚硬，易折断，断面不平坦，角质样或纤维性，木栓层朱红色，皮部灰褐色或灰白色，木部黄白色，有放射状纹理。气微香，味淡，微苦涩。

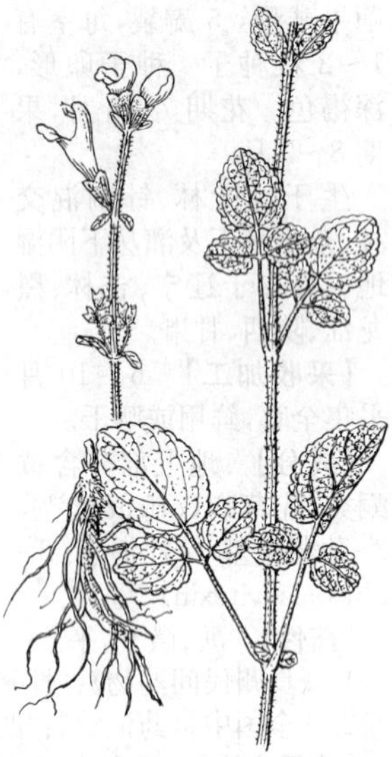

三叶鼠尾草

鉴别 根横切面：边缘不规则波状弯曲。木栓层外侧为2～3列压缩的扁长细胞，其下方为1～2列长方形较大的细胞，木栓细胞壁微木化。皮层稍宽。韧皮部较窄。形成层成环或射线部位形成层不明显。木质部有时偏向一侧，导管束3～6束呈放射状排列；木纤维成群分布于木质部中心的导管旁。

【药性】 苦、微甘，温。归肝、心、肾经。

【功用主治】 活血调经，祛瘀生新，益肾安神。主治月经不调，痛经，经闭，血崩，肾虚腰痛，阳痿，失眠，多梦，跌打损伤。

【用法用量】 内服：煎汤，3～9 g；或入丸、散。外用：研末调敷。

【选方】 治月经不调，痛经，血虚经闭，肾虚腰痛，神经衰弱，失眠 小红参15～30 g，香附9 g，或加益母草15 g。水煎服。

0127 三小叶山豆根 sān xiǎo yè shān dòu gēn（《湖南药物志》）

【基原】 为豆科山豆根属植物三小叶山豆根的全株。

【原植物】 三小叶山豆根 *Euchresta trifoliata* Merr.

小乔木，高3～5 m。小枝无毛。三出复叶，小叶倒卵形或倒卵状椭圆形，长4～8 cm，宽2～4 cm，先端钝，基部宽楔形，下面有白色短柔毛；几无小叶柄。总状花序与叶对生，序轴及花梗有棕色短柔毛；花萼斜钟状，萼齿5，最下面1个较长，卵形，其余4个宽卵形，极短，有短柔毛；花冠白色，旗瓣长圆形，长约10 mm，先端凹，翼瓣与旗瓣近等长，长圆形，先端钝圆，龙骨瓣与翼瓣等长；子房具长柄。荚果椭圆状球形，黑色，肉质，有光泽。种子1颗，圆柱形。花期6月，果期10～11月。

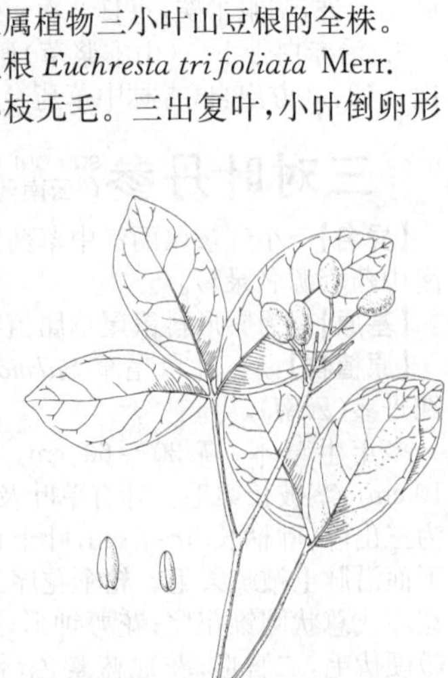

三小叶山豆根

生于山地森林中。分布于江西、湖南、广东、广西、四川、云南等地。

【栽培】 繁殖方法 种子繁殖或扦插繁殖。种子繁殖：待果实成熟时采下种子，立即播种。选林下腐殖质层厚、松软而湿润的地方，砍除灌木杂草，挖翻后，整成1.3 m宽的畦，按沟心距33 cm开横沟播种，施清淡人畜粪水，盖火灰一层，最后盖草。扦插繁殖：育苗移栽，3～4月，把茎干剪成15～18 cm长的插条，下部枝叶剪去，插于苗畦上，培育2年，即可移栽。若在旷地栽培，需要搭棚，以防晒死。

田间管理 苗出齐后，要随时除草。每年追肥4次，在5、7、9、11月进行。肥料在夏、秋季以稀薄人畜粪水为主；冬季用腐殖质土撒盖畦面。培育2～3年即可移栽。栽后每年除草、松土，追肥3次。第一次在新芽发生时，第二次夏、秋之间，第三次在冬季进行，肥料以堆肥拌腐殖质土为主，在扯草后，撒盖畦面。3～4年后，要注意扯草，调节荫蔽和防旱。

【采收加工】 栽培者需5～6年后采收。11月至翌年2月采挖全株，晒干。

【药材】 三小叶山豆根 *Herba Euchrestae Trifoliatae* 产于江西、广东、广西等地。

性状 小枝圆柱形，光滑。叶为三出复叶，小叶倒卵形或倒卵状椭圆形，先端钝，基部宽楔形，全缘，表面绿色或枯绿色，无小叶柄，纸质。有时可见总状花序或果序，荚果矩椭圆形，先端有一短尖，表面黑色有光泽。种子1颗，圆柱形，长约1.3 cm。气微，具豆腥气。

【药性】 《湖南药物志》："苦，寒，气腥臭，小毒。"

【功用主治】 清热解毒，消肿止痛。主治脘腹热痛，疮疖肿毒，咽喉肿痛，牙痛。

《湖南药物志》："清热镇痛。治胃、腹热痛，疮疖肿毒，喉痛，牙痛。"

【用法用量】 内服：煎汤，叶3～6 g；或磨水；或嚼服，0.3～0.9 g。外用：磨汁涂；或研末敷；或鲜品捣敷。

【宜忌】 《湖南药物志》："剂量过大令人呕吐。"

【选方】 1. 治胃、腹热痛 三小叶山豆根0.3 g，磨水或嚼服；或用茎0.6～0.9 g嚼服；叶3～6 g水煎服。

2. 治喉痛，牙痛 三小叶山豆根0.3 g，嚼吞或磨水服。

3. 治疮疖肿痛 三小叶山豆根或茎、叶，磨汁或研末敷，鲜品捣烂敷。（1～3方出自《湖南药物志》）

0128 三花枪刀药根 sān huā qiāng dāo yào gēn（《云南中药资源名录》）

【异名】 土巴戟（云南）。

【基原】 为爵床科枪刀药属植物三花枪刀药 *Hypoestes triflora*（Forssk.）Roem. et Schult. 的根。

【原植物】 参见"枪刀药"条。

【采收加工】 7～9月采收，鲜用或晒干。

【功用主治】 祛风湿，强腰膝，活血消肿。主治风湿痹痛，腰膝酸软，劳伤疼痛，无名肿毒。

【用法用量】 内服：煎汤，9～15 g。外用：捣敷。

0129 三角叶风毛菊 sān jiǎo yè fēng máo jú（《全国中草药汇编》）

【异名】 白牛蒡根、毛叶威灵仙、大叶防风（《全国中草药汇编》），翻白叶、猪蹄叉（《贵州草药》），白紫菀（云南）。

【基原】 为菊科风毛菊属植物三角叶风毛菊的根。

【原植物】 三角叶风毛菊 *Saussurea deltoidea* (DC.)C. B. Clarke[*Aplataxis deltoidea* DC.]

多年生草本,高 80～150 cm。茎枝被蛛丝状绵毛和糠秕状短毛。叶互生;叶片长圆形、卵状心形或三角状心形,长 20～25 cm,不裂或提琴状羽裂,侧裂片 1～2 对,顶部裂片大,先端渐尖,基部下延成楔形的翼,边缘有粗锯齿,上部叶渐小,全部叶上面有糠秕状毛,下面密被灰白色柔毛;上部叶柄具翅。头状花序单生枝顶,总苞宽钟状,总苞片外面被蛛丝状绵毛;管状小花多数。瘦果具四棱,顶端有具齿的小冠,冠毛白色,羽毛状。花期 8～9 月,果期 10 月。

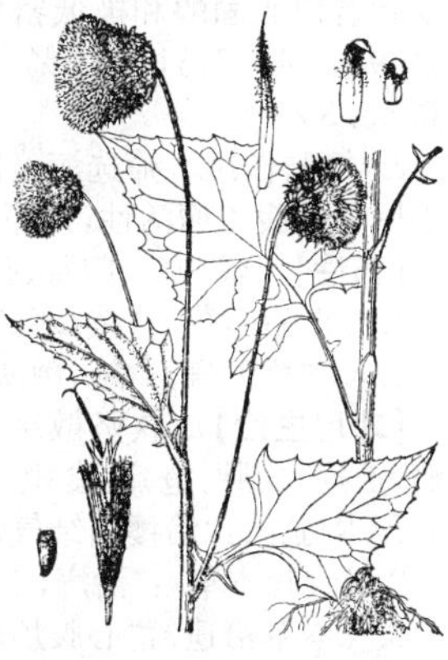
三角叶风毛菊

生于林缘、山坡。分布于华东、中南、西南及西藏、台湾等地。

【采收加工】 7～11 月采挖,晒干。

【药性】 《贵州草药》:"性平,味甘微苦。"

【功用主治】 祛风湿,通经络,健脾消疳。主治风湿痹痛,白带过多,腹泻,痢疾,小儿疳积,胃寒疼痛。

1.《贵州草药》:"滋阴清热,利湿,补肝肾。"

2.《全国中草药汇编》:"健脾消疳,催乳,祛风湿,通经络。主治产后乳少,白带过多,消化不良,腹胀,小儿疳积,骨折,病后体虚,并治胃寒痛,风湿骨痛。"

【用法用量】 内服:煎汤,9～15 g。外用:捣敷。

【选方】 1. 治痢疾 翻白叶 15 g。加红糖煨水服,每日 3 次。

2. 治头晕耳鸣 翻白叶 30 g。炖猪肉吃,每日 2 次。

3. 治虚热盗汗 翻白叶 30 g。烧猪蹄吃,每日 2 次。(1～3 方出自《贵州草药》)

0130 干贝 gān bèi

(《海洋药物杂志》1984,3:37)

【异名】 江瑶柱(《南海的双壳类软体动物》),扇贝柱(通称)。

【基原】 为扇贝科栉孔扇贝属动物栉孔扇贝、华贵栉孔扇贝和花鹊栉孔扇贝的闭壳肌。

【原动物】 1. 栉孔扇贝 *Chlamys farreri* (Jones et Preston) 又名:海扇,干贝蛤(山东)。

贝壳扇形,壳质薄,一般壳长 85 mm 左右,高 93 mm,宽约为高的 1/3,侧扁,左壳凸,右壳稍平。壳顶尖,位于前端正中央。自壳顶向前、后方各自伸出前耳和后耳,前耳大,其长度约为后耳的 2 倍。两壳前耳的形状不同,左壳前耳呈三角形,表面有细肋多条,右壳前耳腹面有一缺刻,使前耳呈倒梯形,表面亦有肋状突起,在耳与壳缘交界处,有一个三角形皱褶状小区,该小区向前的壳缘上,有 6～10 余枚栉状小齿,故称栉孔,即为足丝孔。右壳前耳向左壳边缘卷曲。两壳的后耳同形等大。壳面颜色橙红色至紫褐色,由于个体差异变化甚大,常左壳色深,右壳色浅,生长线明显,放射肋极强大,在顶部细而平,至腹缘渐粗。所有较粗放射肋上均有指甲状的棘状突起。壳内面多为乳白色,也有透映壳面少量紫橙色,并具珍珠样光泽,且有与放射肋相对应的肋纹。铰合线直,无齿。外韧带薄,棕色,内韧带黑褐色,嵌于三角形的韧带槽中。外套膜两叶紧贴于贝壳内面,包被着内脏团,于内脏团的中央由平滑肌、横纹肌组成的肌肉,即为白色肥大的闭壳肌。各肌痕均不明显。足圆柱形,足丝金黄色。

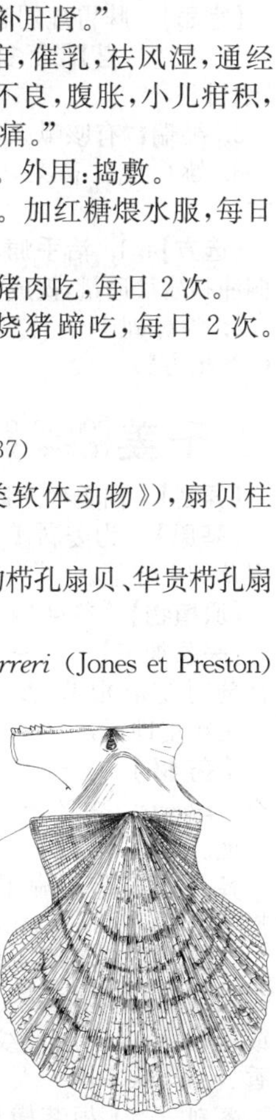
栉孔扇贝

栖息于低潮线至 20 余米的水清流急的岩石上或沙砾较多的海底,以足丝固着后,微张两壳以鳃过滤水中浮游生物为食。雌雄异体,1 年性成熟,卵巢为橙黄色,精巢乳白色,繁殖期 5～7 月,生殖时最适温度为 16～19 ℃。我国分布于渤海、黄海。现已大量人工养殖。

2. 华贵栉孔扇贝 *C. nobilis* (Reeve)

贝壳圆扇形,壳长 108 mm 左右,高与长近等。壳色华丽,呈紫褐色、黄褐色、淡红色或具枣红色烟云状的斑纹。放射肋较大,约 23 条,两肋间尚有细肋 3 条。生长线细密,形成相当密而翘起的小鳞片。

多生活于浅海 2～4 m 水深的沙质海底。我国分布于南海。但产量少。

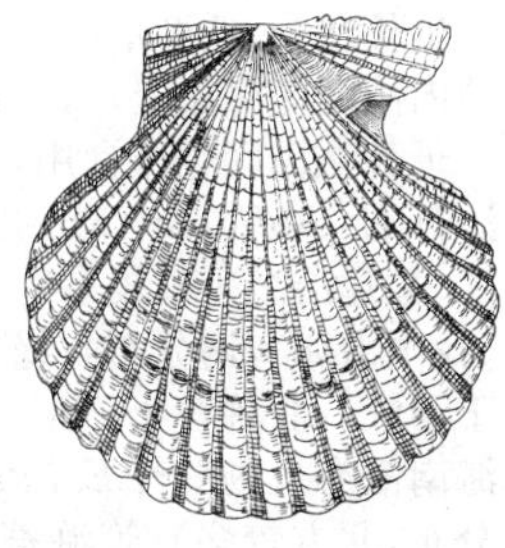
华贵栉孔扇贝

3. 花鹊栉孔扇贝 *C. pica* (Reeve)

贝壳近圆形,壳长 38 mm,与高近等。前耳比后耳稍大。左壳表面白色,具黄褐色云状花纹,有放射肋约 22 条。生长线近腹缘部翘起,稍呈鳞片状。右壳表面灰白色,稍显肉色斑纹。

生活于潮间带。我国分布于南海。

【采收加工】 将捕得的扇贝,用小刀剖壳,去肉取闭壳肌煮沸数分钟后取出,洗去黏液,晒干。

【成分】 1. 栉孔扇贝 含氨基酸:甘氨酸,谷氨酸,天冬氨酸,组氨酸,脯氨酸;不饱和脂肪酸:二十碳五烯酸(EPA)和二十二碳六烯酸(DHA)[1]。此外,还含微量元素镉、铜、铅、镍、铬[2]。

2. 华贵栉孔扇贝 含氨基酸:甘氨酸,谷氨酸,天冬氨酸,牛磺酸,精氨酸,丙氨酸,组氨酸,脯氨酸;不饱和脂肪酸:二十碳五烯酸和二十二碳六烯酸[1,3]。肾腺中含总类胡萝卜素:梳黄质(cynthiaxanthin)(15.9%～39.0%)和玉蜀黍黄质(zeaxanthin)(9.6%～21.9%)[4]。还含血清、血红细胞和肝脏中含糖蛋白Ⅰ(GCF Ⅰ)和糖蛋白Ⅱ(GCF Ⅱ)[5],糖蛋白[6],酸性多糖[7]。

【药性】 《中国本草图录》:"甘、咸,微温。"

【功用主治】 滋阴,养血,补肾,调中。主治消渴,肾虚尿频,食欲不振。

1.《中国海洋药物》1989,(4):18:"滋阴,养血,补肾,调中。"

2.《中国本草图录》:"滋阴,补肾,调中。用于消渴,小便频数,宿食不消症。"

【用法用量】 内服:煮食,10～25 g。

0131 **干苔** gān tái
（《食疗本草》）

【异名】 石发（《博物志》），海苔（《纲目》），海苔菜（《本草汇言》），苔菜（姚可成《食物本草》），海青菜（山东），海菜（江苏、广东）。

【基原】 为石莼科浒苔属植物条浒苔等的藻体。

【原植物】 条浒苔 *Enteromorpha clathrata*（Roth）Grev. 又名：苔条、烂条（浙南）。

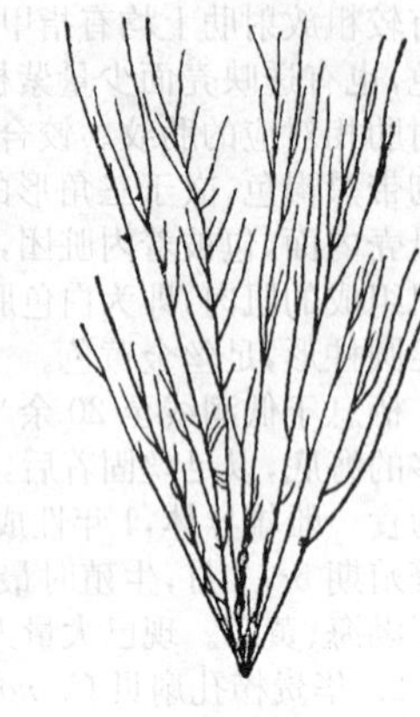
条浒苔

藻体亮绿色或暗绿色，管状膜质，高 20～40（～80）cm。多分枝，一般二至三回，分枝线形或较宽，在同一藻体上可见单列枝及多列枝，分枝顶端可见排成纵列的单列细胞。细胞表面观为长方形或方形，长 20～33 μm；直径 30～50 μm，每个细胞内含单一的叶绿体和 2～3（～4）个淀粉核。藻体厚 26～70 μm。

生长在中、低潮带的岩石上，上部飘浮在水中；或在平静的内湾泥底滩涂上。我国沿海均有分布，浙江较多。

干苔在民间也作食用，品种很多，除上述条浒苔外，尚有浒苔 *E. prolifera*（Muell.）J. Ag.（我国沿海均有分布，浙江、福建沿海生长较多）。扁浒苔 *E. compressa*（L.）Grev.（我国沿海普遍分布）；缘管浒苔 *E. linza*（L.）J. Ag.（分布于浙江）；曲浒苔 *E. flexuosa*（Wulf.）J. Ag.（分布于广东、海南沿海）；肠浒苔 *E. intestinalis*（L）Grev.（我国沿海均有分布，北方较多）；管浒苔 *E. tubulosa* Kütz.（分布于福建、广东沿海）。

【采收加工】 冬、春间采收，晒干。

【成分】 1. 浒苔　藻体含甾醇类：28-异岩藻甾醇（28-isofucosterol），24-亚甲基胆甾醇（24-methylenecholesterol），胆甾醇（cholesterol）；不饱和脂肪酸：顺-7-十七碳烯（*cis*-7-heptadecene），十八碳不饱和脂肪酸[1]；多糖：硫酸多糖（sulfated polysaccharides）[2]等。

2. 条浒苔　藻体含十五醛（pentadecanal），8，11，14-十七碳三烯醛（8，11，14-heptadecatrienal），8-十七碳烯醛（8-heptadecenal），2，4，7-癸三烯醛（2，4，7-decatrienal）[3]。

3. 缘管浒苔　藻体含甾醇类：28-异岩藻甾醇，胆甾醇，24-胆甾醇乙酯（24-ethylcholesterol），岩藻甾醇（fucosterol），24-乙基-5，22-胆甾二烯-3-醇（24-ethylcholesta-5，22-dien-3-ol）及痕量的 24-甲基-5，22-胆甾二烯-3-醇（24-methylcholesta-5，22-dien-3-ol）和 24-亚甲基胆甾醇[4]。

4. 曲浒苔　藻体含氨基酸：甲硫氨酸，赖氨酸，异亮氨酸，色氨酸，胱氨酸[5]，β-丙氨酸，组氨酸[6]。还含 1，2-二酰基-3-O-(6 磺基-α-D-吡喃异鼠李糖基)甘油[7]，以及赤霉素（gibberelin）A_3、A_7、A_9 的类似物[8]。

5. 肠浒苔　藻体含维生素 A 原 24%[9]，多糖。脂肪酸 0.22%，其中主要为棕榈酸（palmitic acid）[10]；13 种游离氨基酸[11]：甲硫氨酸，赖氨酸，组氨酸，天冬酰胺，酪氨酸等；甾醇类：28-异岩藻甾醇，环木菠萝烯醇（cycloartenol），24-亚甲基环木菠萝烷醇（24-methylene cycloartanol），4-甲基-24-亚乙基-7-胆甾烯醇（24-ethylidenelophenol），4-甲基-24-亚甲基胆甾-7-烯醇（24-methylenelophenol）[12]。

6. 管浒苔　藻体含蛋白质及游离的β-丙氨酸和组氨酸[13]。

【药理】 1. 降低血清总胆固醇的作用　与对照组相比，加干苔粉的饲料喂饲大鼠后，其血清总胆固醇、低密度脂蛋白胆固醇和极低密度脂蛋白胆固醇含量分别下降 34.9%，42.7%，31.4%，而高密度脂蛋白胆固醇含量增高 58.3%[1]。

2. 抑瘤作用　筛选海藻抗肿瘤活性实验发现，干苔具抗小鼠艾氏腹水瘤活性，抑癌率达 51.7%[2]。

【药性】 咸，寒。归肾、肺、脾经。

1.《嘉祐本草》："咸，寒。"

2.《本草汇言》："咸，微寒。有小毒。"

【功用主治】 软坚散结，化痰消积，解毒消肿。主治瘿瘤，瘰疬，痈肿，疮疖，食积，虫积，脘腹胀闷，鼻衄。

1. 陶弘景："治瘿瘤结气。"（引自《纲目》）

2.《食疗本草》："治痔，杀虫，及霍乱呕吐不止，煮汁服之。"

3.《本草拾遗》："心腹烦闷者，冷水研如泥，饮之即止。"

4.《日华子》："发诸疮疥，下一切丹石，杀诸药毒。"

5.《纲目》："烧末吹鼻，止衄血；汤浸捣，敷手背肿痛。"

6.《本草汇言》："海苔菜，凡风火、烟、石、丹药诸毒，用此立解。茶积、酒积蕴结内，以致面黄腹痛，投此即平。"

7. 姚可成《食物本草》："消瘿结块，下气消痰。"

8.《随息居饮食谱》："清胆热，消瘰疬，瘿瘤，泄胀，化痰，治水土不服。"

【用法用量】 内服：煎汤，15 g。外用：鲜品捣烂敷；或晒干炙炭，研末调敷。

【宜忌】 脾胃虚弱者慎服。

1. 孟诜："苔脯食多发疮疥，令人痿黄，少血色。"（引自《纲目》）

2. 吴瑞："有咳嗽人，不可食。"（引自《纲目》）

3. 姚可成："苔菜，不可多食，恐致伤脾。"（引自《食物本草》）

【选方】 1. 治手痈，背痈，疮疖，能消肿排脓　鲜浒苔加桐油和冰片适量，捣成糊状。外敷。（《中国药用海洋生物》）

2. 治鼻衄　干苔二两，烧为灰。吹少许入鼻中，即止。（《圣惠方》）

0132 **干姜** gān jiāng
（《本经》）

【异名】 白姜（《三因方》），均姜（《纲目》）。

【基原】 为姜科姜属植物姜 *Zingiber officinale* Rosc. 根茎的干燥品。

【原植物】 参见"生姜"条。

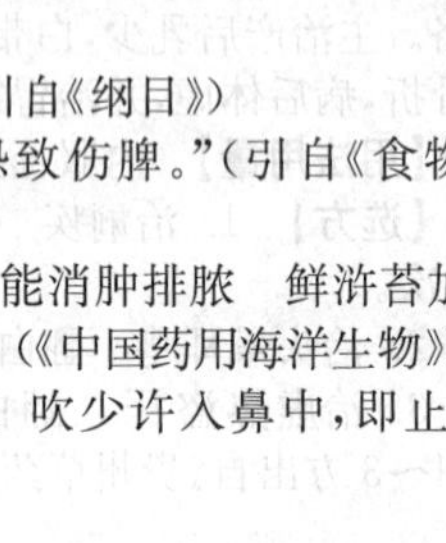
干姜

【采收加工】 10～12 月茎叶枯萎时挖取根茎，烘干。干燥后去粗皮即成。

【药材】 干姜 *Rhizoma Zingi-beris*　主产于四川、贵州等地。

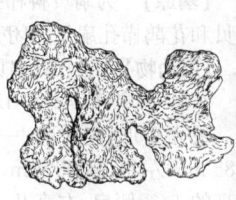

性状　根茎呈扁平块状，具指状分枝，长 3～7 cm，厚 1～2 cm。表面灰棕色或浅黄棕色，粗糙，具纵皱纹及明显的环节。分枝处常有鳞叶残存，分枝顶端有茎痕或芽。质坚实，断面黄白色或灰白色，粉性或颗粒性，内皮层环纹明显，维管束及黄色油点散在。气香、特异，味辛辣。

鉴别　(1) 根茎横切面：木栓层为多列扁平木栓细胞。皮层散列多数叶迹维管束；内皮层明显，可见凯氏带。中柱占根茎的大部分，散列多数外韧型维管束，近中柱鞘处维管束形小，排列较紧密，木质部内侧或周围有非木化的纤维束。本品薄壁组织中散有油细胞，薄壁细胞含淀粉粒。

(2) 薄层色谱：取样品粉末 1 g，加甲醇适量，振摇后静置 1 h，滤过。滤液浓缩至约 1 ml，作供试液，以芳樟醇、1，8-桉油素为对照品，分别点样于同一硅胶 G 薄层板上，用石油醚-乙酸乙酯(85∶15)展开，以 1% 香草醛硫酸液显色。供试品色谱在与对照品色谱的相应位置上，显相同的斑点。

品质标志　《中华人民共和国药典》2005 年版规定：本品含挥发油不得少于 0.8%(ml/g)。

【成分】 干姜油含挥发性成分：α-姜烯(α-zingiberene)，牻牛儿醛(geranial)，牻牛儿醇(geraniol)，β-甜没药烯(β-bisabolene)，橙花醇(nerol)，1，8-桉叶素(1，8-cineole)，α-松油醇(α-terpineol)，龙脑(borneol)，β-水芹烯(β-phellandrene)，芳樟醇(linalool)，莰烯(camphene)，柠檬烯(limonene)，倍半水芹烯(sesquiphellandrene)，α-姜黄烯(α-curcumene)[1]，莰烯(camphene)，姜酮(zingberone)，姜醇(zingberol)[2]，柠檬烯(limonene)，对伞花素(*p*-chmene)，枯烯(cumene)，甲基庚烯酮(methylheptenone)[3]，2，6-二甲基庚烯-1-ol(2，6-di-methyl hepten-1-ol)，α-古芸烯(gurjunene)，芳香醇氧化物(linalool oxide)，荜澄茄醇(cadinol)，去二氢菖蒲烯(calacorene)，衣兰油醇(muurolol)，α-荜澄茄油烯乙酸(α-cubebene acetic acid)，檀香萜烯(santalene)，牻牛儿基丙酸酯(geranyl propionate)，(E，E)α-金合欢烯〔(E，E)-α-farnesene〕，牻牛儿酸(geranic acid)，雪松烯(himachalene)，香叶酸(geranoic acid)，蒎烯醇(pinanol)[4]，4-松油醇(4-terpineol)，异龙脑(isoborneol)，橙花醛(neral)[5]，月桂烯(myrcene)，玷𤇾烯(copaene)[6]，γ-小豆蔻烯(γ-cardinene)，水合倍半香桧烯(sesquisabinene hydrate)，龙脑(borneol)，姜烯醇(zingiberenol)，香茅醇(citronellol)，牻牛儿醇乙酸酯(geranyl acetate)等[7]；辛辣成分：4-姜辣醇(4-gingerol)(姜辣素)，6-姜辣醇，8-姜辣醇，10-姜辣醇，12-姜辣醇，6-姜辣二酮(6-gingerdione)，6-姜辣烯酮(6-shogaol)[8]，8-姜辣烯酮，6-姜辣二醇(6-gingediol)[9]，6-姜辣二醇-5-乙酸酯(6-gingediol-5-acetate)，6-姜辣二醇-3-乙酸酯(6-gingediol-3-acetate)，6-姜辣二醇双乙酸酯(6-gingediacetate)及 6-甲基姜辣二醇双乙酸酯(6-methylgingediacetate)等[10]；葵烷类化合物：6-姜辣二醇葡萄糖苷(6-gingerdiol glucoside)等 6 个成分[11，12]；二芳基庚烷类成分：姜烯酮(gingerenone) A、B、C，异姜烯酮(isogingerenone) B[8]，六氢姜黄素(hexahydrocurcumin)，内消旋-3，5-二乙酰氧基-1，7-双-(4-羟基-3-甲氧基苯基)-庚烷〔3，5-diacetoxy-1，7-bis-(4-hydroxy-3-methoxyphenyl)-heptane〕等 8 个庚烷衍生物[13]；5-羟基-7-(4-羟基苯基)-1-(4-羟基-3-甲氧基苯基)-3-庚酮〔5-hydroxy-7-(4-hydroxyphenyl)-1-(4-hydroxy-3-methoxyphenyl)-3-heptanone〕等 4 个庚酮类衍生物[14]；干姜还含姜油树脂(ginger oleoresin)，姜油酮(zingerone)，3-羟基-1-(4-羟基-3-甲氧基苯)丁烷〔3-hydroxy-1-(4-hydroxy-3-methoxyphenyl) butane〕[15]和姜辣酮[16]，6-姜辣磺酸(6-gingesulfonic acid)，5-外-羟基龙脑-2-O-β-D-吡喃葡萄糖苷(angelicoidenol-2-O-β-D-glucopyranoside)及姜糖脂(gingerglycolipid) A、B、C[17]，硬毛钩藤烯醇(hirsutenone)[18]。

【药理】 1. 镇静作用　干姜甲醇提取物 10 g(生药)/kg 皮下注射，能明显延长环己巴比妥诱导的小鼠睡眠时间，对小鼠自发活动有抑制倾向，因此，对中枢神经系统有轻度抑制作用[1]。

2. 镇痛作用　干姜甲醇提取物 10 g(生药)/kg 皮下注射，能明显抑制小鼠醋酸扭体反应，但热板法无镇痛作用[1]。干姜醚提取物(油状液体)1.5 mg/kg 或 3.0 ml/kg，醚提取后残渣水提取物 20 g/kg 灌胃，均能显著抑制小鼠醋酸扭体反应，前者作用更强，并能明显延长热刺激痛反应的潜伏期[2]。

3. 抗炎作用　干姜醚提取油状液体每日 3.0 ml/kg，醚提取后残渣水提取物每日 10 g/kg 或 20 g/kg 灌胃，连续 3 d，对二甲苯所致小鼠耳郭肿胀均有明显抑制作用。醚提取物每日 1.5 ml/kg，水提取物每日 5 g/kg 或 10 g/kg 灌胃，连续 3 d，对角叉菜胶性大鼠足肿有显著拮抗作用[2]。

4. 对心血管的作用　干姜甲醇提取物 0.25 g(生药)/kg 静脉注射，使麻醉大鼠血压暂时性升高，继之下降，并有剂量相关性，心率也有一过性减慢；1×10^{-4} g/ml 对豚鼠离体心房的自发性运动有增强作用[1]。

5. 抗凝血作用　干姜水提取物 10 g/kg 或 20 g/kg，干姜挥发油 0.75 ml/kg 或 1.5 ml/kg 灌胃，能明显延长大鼠实验性血栓形成时间。此外，干姜水提取物对 ADP 和胶原诱导的家兔血小板聚集有明显抑制作用，并呈量效依赖关系；干姜挥发油还可明显延长白陶土部分凝血活酶时间[3]。干姜挥发油也能强烈抑制血小板聚集，其机制可能与抑制血小板的血栓烷 B_2(TXB_2)及前列腺素 S(PGs)合成有关[4]。

6. 对肾上腺皮质功能的影响　本品每日 4 g/kg 灌胃，连续 7 d，可使幼年小鼠胸腺萎缩；干姜 20 g/kg、干姜挥发油 2 ml/kg 或干姜酚酸性部分 4 g/kg 灌胃，均能显著降低大鼠肾上腺中维生素 C 的含量[5]。

7. 对消化系统的作用　干姜甲醇提取物 10 g(生药)/kg 灌胃，淋巴囊给药，对硫酸铜所致蛙呕吐有明显抑制作用；10 g/kg 皮下注射能明显抑制小鼠胃液分泌，并降低胃液酸度；10 g/kg 灌胃，对小鼠应激性溃疡有抑制倾向，并对小鼠硫酸钡肠内推进运动有一定促进作用。此外，干姜甲醇提取物在低浓度时(1×10^{-3} g/ml)使离体豚鼠肠管收缩，在高浓度时(1×10^{-2} g/ml)使其弛缓[1]。另有报道，干姜水煎液 4.5 g/kg 灌胃，连续 3 d，对大鼠应激性、醋酸性、幽门结扎型及消炎痛型胃溃疡均无抑制作用[6]。姜辣醇对离体豚鼠回肠有明显收缩作用，并呈一定量效关系。10^{-5} mol/L 东莨菪碱、异丙嗪可抑制此效应。干姜挥发油 10^{-3} g/ml 亦能非竞争性拮抗乙酰胆碱、组胺对豚鼠离体回肠收缩效应。提示其效应可能与胆碱受体和组胺受体有关[7]。

8. 抗缺氧作用　干姜醚提油状物 3 ml/kg 灌胃，能减慢小鼠耗氧速度，延长常压缺氧和氰化钾(KCN)中毒小鼠的存活时间，并能增加断头小鼠张口动作的持续时间；但对亚硝酸钠中毒小鼠及受寒小鼠的存活时间无明显影响[8]。

9. 其他作用　干姜醇提取物及其所含姜辣素和姜辣烯酮有显著灭螺和抗血吸虫作用。不同浓度的姜辣素对曼氏血吸虫的毛蚴和尾蚴有显著杀灭作用，并能阻止毛蚴对钉螺和尾蚴对小鼠的感染[9]。干姜甲醇提取物 1×10^{-3} g/ml 对去甲肾上腺素(1×10^{-6} g/ml)所致豚鼠输精管收缩，1×10^{-2} g/ml 对乙酰胆碱和组胺所致离体豚鼠气管收缩，均有明显拮抗作用[1]。

干姜的成分与生姜极为相似，其药理作用可参见“生姜”条。

毒性　干姜的毒性较低，其甲醇提取物小鼠皮下注射的 LD_{50} 为 33.5 g(生药)/kg[1]。干姜醚提取物小鼠灌胃的 LD_{50} 为 16.3 ml/kg[8]。

【炮制】 取原药材，除去杂质，洗净，润透，切厚片或块，干燥。

饮片性状　为不规则厚片或块，表面黄白色或灰白色，有明显的淡黄色筋脉小点，显粉性或颗粒性，周边灰棕色或浅黄棕色，粗糙。质坚脆。气香特异，味辛辣。

贮干燥容器内，置阴凉通风处，防蛀。

【药性】 辛，热。归脾、胃、心、肺经。

1.《本经》："味辛，温。"

2.《别录》："大热，无毒。"

3.《药性论》："味苦、辛。"

4.《珍珠囊》："纯阳。"

5.《雷公炮制药性解》："有毒。入肺、大肠、脾、胃、肾五经。"

6.《本草经解》："入肝、肺、肾经。"

7.《得配本草》："入手少阴、足太阴经气分。"

【功用主治】 温中散寒，回阳通脉，温肺化饮。主治脘腹冷痛，呕吐，泄泻，亡阳厥逆，寒湿痹痛，寒饮喘咳。

1.《本经》："主胸满咳逆上气，温中，止血，出汗，逐风湿痹，肠澼下痢。"

2.《别录》："治寒冷腹痛，中恶，霍乱，胀满，风邪诸毒，皮肤间结气，止唾血。"

3.《本草经集注》："杀半夏、莨菪毒。"

4.《药性论》："治腰肾中疼冷，冷气，破血，去风，通四肢关节，开五脏六腑，去风毒痹，夜多小便。治嗽，温中，用秦艽为使，主霍乱不止，腹痛，消胀满冷痢，治血闭。病人虚而冷，宜加用之。"

5.《新修本草》："治风，下气，止血，宣诸络脉，微汗。"

6.《日华子》："消痰下气，治转筋吐泻，腹脏冷，反胃干呕，瘀血扑损，止鼻洪，解冷毒，开胃，消宿食。"

7.《医学启源》："干姜其用有四：通心助阳，一也；去脏腑沉寒痼冷，二也；发诸经之寒气，三也；治感寒腹痛，四也。"

8.《长沙药解》："燥湿温中，行郁降浊，下冲逆，平咳嗽，提脱陷，止滑泄。"

【用法用量】 内服：煎汤，3～10 g；或入丸、散。外用：煎汤洗；或研末调敷。

【宜忌】 阴虚内热、血热妄行者禁服。

1.《新修本草》："久服令眼暗。"

2.《药类法象》："多用则耗散元气。"（引自《本草衍义补遗》）

3.《药鉴》："痘家实热红紫者，切宜禁忌。"

4.《本草经疏》："久服损阴伤目。阴虚内热，阴虚咳嗽吐血，表虚有热汗出，自汗盗汗，脏毒下血，因热呕恶，火热腹痛，法并忌之。"

【选方】 1. 治卒心痛　干姜末，温酒服方寸匕，须臾，六七服，瘥。（《肘后方》）

2. 治一切寒冷，气郁心痛，胸腹胀满　白米四合，入干姜、良姜各一两，煮食。（《寿世青编》干姜粥）

3. 治伤寒，本自寒下，医复吐下之；寒格，更逆吐下，食入口即吐者　干姜三两，黄芩三两，黄连三两，人参三两。以水六升，煮取二升，去滓，分温再服。（《伤寒论》干姜黄芩黄连人参汤）

4. 治食后吐酸水　干姜、食茱萸各二两。上二味，治下筛。酒服方寸匕，日二。胃冷服之，立验。（《千金方》治中散）

5. 治妊娠呕吐不止　干姜、人参各一两，半夏二两。末之，以生姜汁糊为丸，如梧子大。饮服十丸，日三服。（《金匮要略》干姜人参半夏丸）

6. 治水泻无度　干姜末，粥饮调一钱服，立效。（《政和本草》引孙真人方）

7. 治肠澼，溏便脓血　干姜、黄连、桂心各一分。上为末。服方寸匕，着糜中食，日三。多脓加桂。忌猪肉，冷水，生葱。（《外台》引《古今录验》干姜散）

8. 治少阴病，下利清谷，里寒外热，手足厥逆，脉微欲绝，身反不恶寒，其人面色赤，或腹痛，或干呕，或咽痛，或利止脉不出　甘草二两（炙），附子大者一枚（生用，去皮，破八片），干姜三两（强人四两）。上三味，以水三升，煮取一升二合，去滓。分温再服，其脉即出者愈。（《伤寒论》通脉四逆汤）

9. 治伤寒下之后，复发汗，昼日烦躁不得眠，夜而安静，不呕不渴，无表证，脉沉微，身无大热　干姜一两，附子一枚（生用，去皮，切八片）。二味以水三升，煮取一升，去滓。顿服。（《伤寒论》干姜附子汤）

10. 治肾着之病，其人身体重，腰中冷，如坐水中，形如水状，反不渴，小便自利，饮食如故，病属下焦，腰以下冷痛，腹重如带五千钱　干姜、茯苓各四两，甘草、白术各二两。上四味，以水五升，煮取三升，分温三服。（《金匮要略》甘姜苓术汤）

11. 治肺冷咳嗽　干姜八分，炙草二钱，五味子三十粒。水煎服。（《温热经解》干姜五味甘草汤）

12. 治吐血不止　姜炭为末。童便调服。（《赤水玄珠》干姜散）

13. 治脾寒疟疾　干姜、高良姜等分。为末。每服一钱，水一盏，煎至七分服。（《外台》）

14. 治鼻中不利　干姜二分，桂心一分，上药治下筛。取如大豆许，以绵裹，塞鼻中。觉鼻中热便去之。（《医心方》卷五引《效验方》干姜散）

15. 治悬痈，咽热，暴肿　干姜、半夏各等分，上为末。以少许着舌上。（《千金方》）

16. 治毒热口疮，或下虚邪热　干姜、黄连为末，掺疮上。初若不堪，应手而愈。（《世医得效方》换金散）

17. 治牙痛　干姜一两，雄黄三钱。上为细末，搽之立止。（《万病回春》）

18. 治暴赤眼　白姜末，水调，贴脚心。（《普济方》）

【临床报道】 1. 治疗慢性胃炎　用蒲公英 25～50 g，延胡索 10～30 g，干姜 3～9 g 组成"英胡干姜汤"，偏热者重用蒲公英，偏寒者重用干姜，偏气滞血瘀或疼痛明显者重用延胡索，水煎服，每日 1 剂。共治疗 100 例。结果：治愈 38 例，好转 56 例，无效 6 例，总有效率 94%。服药时间最短者 14 d。最长者 70 d，平均 35 d[1]。

2. 治疗小儿腹泻　取干姜 25 g，吴茱萸 20 g，共为细末，将细末装入纱布袋或一般白布袋内敷脐，上以热水袋温之，保持一定的温度，一般需 20～30 min，每日 3～4 次，3 d 为 1 个疗程。如果出现患儿腹胀不矢气者加荜茇 10 g，木香 6 g，以转矢气为度；小便少者加大葱茎 8 根，大便见有黄黏液，呕吐有涎者加大蒜头 4 枚。共治疗 98 例。结果：1 个疗程治愈者 12 例，2 个疗程治愈者 58 例，3 个疗程治愈者 23 例，总治愈率 94%[2]。

3. 治疗手足皲裂　用干姜擦剂，配制方法：20%干姜酊30 ml(干姜20 g，80%乙醇溶液加至100 ml，取两次滤液合并而得)，干姜粉5 g，氯化钠0.5 g，甘油30 ml，香精3滴，水加至100 ml。治疗组采用干姜擦剂，对照组用10%尿素软膏，两组患者局部涂药后轻轻按摩2～3 min，每日2～3次。对Ⅲ度患者要求先用热水浸泡患处10～15 min，用刀削去过厚角质层后再涂药，治疗7 d为1个疗程。结果：治疗组70例中治愈46例，显效16例，无效8例，总有效率88.6%；对照组50例中治愈16例，显效18例，无效16例，总有效率68.0%，经统计学处理，两组治愈率、总有效率均有显著性差异。治疗组中，部分患者涂药后患部有一过性疼痛，有1例使用期间出现皮肤变硬、瘙痒，立即停止用药。10%尿素软膏无明显副作用[3]。

【各家论述】 1. 张元素："干姜能补下焦，去寒，故四逆汤用之。理中汤用此者，以其四顺也。"(引自《汤液本草》)

2. 李东垣："干姜生则味辛，炮则味苦，可升可降，阳也。其用有二：生则逐寒邪而发表，炮则除胃冷而温中。"(引自《心印绀珠经》)

3. 朱丹溪："干姜入肺中，利肺气；入肾中，利下湿；入肝经，引血药生血；同补阴药，亦能引血药入气分生血，故血虚发热，产后大热者用之。盖产后大热，非有余之热，乃阴虚生热，忌用表药寒药，干姜同补阴药用之，乃热因热用，从治之法也。又止唾血、痢血，须炒黑用之。有血脱色白面夭不泽、脉濡者，此大寒也，宜干姜之辛温以益血，甘热以温经。"(引自《法古录》)

4.《本草要略》："干姜生用味辛，能发散寒邪行表，与生姜同功；熟用带苦，能除胃冷守中，与生姜异同。生用入发散药，能利肺气而治嗽；熟用入补中药，能和脾家虚寒；入补阴药，能治血虚发热，故产后发热当用之。盖以熟用则性温，能守能助，性补故也。"

5.《纲目》："干姜能引血药入血分，气药入气分，又能去恶养新，有阳生阴长之意，故血虚者用之；凡人吐血、衄血、下血，有阴无阳者，亦宜用之，乃热因热用，从治之法也。"

6.《雷公炮制药性解》："干姜，生者味辛，能行血，逐寒邪而发表；熟者味苦，能止血，除胃寒而守中。其性热，血遇热则走，生者行之，固其宜也。而吐衄下血、崩漏淋产证，熟者反能止之，何也？盖物极则反，血去多而阴不复，则阳无所附，得此以助阳之生，而阴复也。且见火则味苦，色黑，守而不走，血安得不止耶。然必病久气虚，亡阳而多盗汗，及手足冷者宜用。若初病火炽，遽而投之，是抱薪救火，危亡立至矣。"

7.《本草经疏》："干姜，辛可散邪理结，温可除寒通气，故主胸满咳逆上气，温中，出汗，逐风湿痹，下痢因于寒冷，止腹痛。其言止血者，盖血虚则发热，热则血妄行，干姜炒黑能引诸补血药入阴分，血得补则阴生而热退，血不妄行矣。治肠澼亦其义也。"

8.《药品化义》："干姜干久，体质收束，气则走泄，味则含蓄，比生姜辛热过之，所以止而不行，专散里寒。如腹痛身凉作泻，完谷不化，配以甘草，取辛甘合化为阳之义。入五积散，助散标寒，治小腹冷痛；入理中汤定寒霍乱，止大便溏泻；助附子以通经寒，大有回阳之力；君参、术以温中气，更有反本之功。生姜主散，干姜主守，一物大相迥别。"

9.《本草经百种录》："凡味厚之药主守，气厚之药主散。干姜气味俱厚，故散而能守。夫散不全散、守不全守，则旋转于筋络脏腑之间，驱寒除湿，和血通气，所必然矣。"

10.《长沙药解》："血藏于肝而源于脾，(干姜)调肝畅脾，暖血温经。凡女子经行腹痛，陷漏紫黑，失妊伤胎，久不产育者，皆缘肝脾之阳虚，血海之寒凝也，悉宜干姜，补温气而暖血海。"

11.《本草求真》："干姜，大热无毒，守而不走，凡胃中虚冷，元阳欲绝，合以附子同投，则能回阳立效，故书有附子无姜不热之句，仲景四逆、白通、姜附汤皆用之。故凡因寒内入而见脏腑痼蔽，关节不通，经络阻塞，冷痹寒痢，反胃膈绝者，无不藉此以为拯救除寒。"

0133 干漆 gān qī (《本经》)

【异名】 漆渣(《药笼小品》)，续命筒、黑漆(《中国药学大辞典》)，漆底、漆脚(《中药材手册》)。

【基原】 为漆树科漆树属植物漆树*Toxicodendron vernicifluum*(Stokes) F. A. Barkl. [*Rhus verniciflua* Stokes]树脂经加工后的干燥品。

【原植物】 参见"生漆"条。

【采收加工】 割伤漆树树皮，收集自行流出的树脂为生漆，干固后凝成的团块即为干漆。但商品多收集漆缸壁或底部粘着的干渣，经煅制后入药。

【药材】 干漆 *Resina Toxicodendri*　产于福建、江西、安徽、四川、云南、陕西、甘肃等地。

性状　本品呈不规则块状，黑褐色或棕褐色，表面粗糙，有蜂窝状细小孔洞或呈颗粒状，有光泽。质坚硬，不易折断，断面不平坦，具特殊臭气。遇火燃烧，产生黑烟并发出强烈漆臭。

鉴别　取本品粉末1 g，加乙醇10 ml，置热水浴中加热5 min，放冷，滤过。取滤液1 ml，加三氯化铁试液1～2滴，显墨绿色(检查酚类)。

【成分】 干漆是生漆中的漆酚在虫漆酶的作用下，在空气中氧化生成的黑色树脂状物质[1]。

【药理】 1. 解痉作用　干漆醇提取物对离体平滑肌(如大肠、小肠、支气管、子宫等)具有拮抗组胺、5-羟色胺、乙酰胆碱的作用，与抗组胺药Antazoline、抗5-羟色胺药麦角酸二乙胺和抗胆碱药阿托品的性质相似，但强度较弱[1]。

2. 对心血管的作用　在小剂量时，使蛙、兔心脏收缩增强，搏动增快，舒张充分，搏出量增加，即强心作用，同时血管收缩，血压升高，瞳孔散大，有拟肾上腺素作用；而大剂量则抑制心脏，血压下降，瞳孔缩小，麻痹中枢神经系统[2,3]。

3. 促凝血作用　干漆炭对实验动物能缩短出血和凝血时间，起促血凝(止血)作用[1]。

【炮制】 干漆炭：取原药材，除去杂质，砸成小块，洗净，晒干，置煅锅内，上盖一个口径较小的锅，两锅接口处用盐泥封固，上压重物，盖锅底贴一白纸条或放几粒大米。用文武火煅至白纸或大米呈老黄色为度。离火，待凉透后取出，剁成小块。或取净干漆小块，置锅内，用中火炒至烟尽为度，喷淋清水少许，灭尽火星，取出放凉。干漆生品有毒，煅制或炒制后可降低其毒性或刺激性。

饮片性状　干漆炭为不规则的块状，表面黑褐色或棕褐色，粗糙，颗粒状或蜂窝状，有光泽。质坚硬，不易折断，断面不平坦。微有漆臭。

贮干燥容器内，置通风干燥处。散热防复燃。

【药性】 辛，温，小毒。归肝、脾经。

1.《本经》："味辛，温。无毒。"

2.《别录》："有毒。"

3.《药性论》:“味辛、咸。”
4.《珍珠囊补遗药性赋》:“味辛,平。降也。阳中之阴也。”
5.《雷公炮制药性解》:“入胃、大小肠三经。”
6.《本草求真》:“入肝、脾。”
7.《药性集要》:“辛咸兼苦味。”

【功用主治】 破瘀,消积,杀虫。主治妇女瘀血经闭,癥瘕,虫积。

1.《本经》:“主绝伤,补中,续筋骨,填髓脑,安五脏,五缓六急,风寒湿痹。”
2.《别录》:“疗咳嗽,消瘀血痞结腰痛,女子疝瘕,利小肠,去蛔虫。”
3.《药性论》:“能杀三虫,主女人经脉不通。”
4.《日华子》:“治传尸劳,除风。”
5.《本草原始》:“妇人产后血运,多用干漆火烧熏鼻。”

【用法用量】 内服:入丸、散,2～4.5 g。外用:烧烟熏。

【宜忌】 内服宜炒或煅后用。孕妇及体虚无瘀滞者禁服。

1.《本草经集注》:“畏鸡子,又忌油脂。”
2.《日华子》:“入药须捣碎炒熟,不尔,损人肠胃。或毒发饮铁浆,并黄栌汁,及甘豆汤,吃蟹,并可制。”
3.《经验方》:“怕漆人不可服。”(引自《政类本草》)
4.《纲目》:“凡人畏漆者,嚼蜀椒涂口鼻可免。生漆疮者,紫苏汤、杉木汤、漆姑草汤、蟹汤浴之,皆良。”
5.《本草从新》:“虚人及惯生大疮者戒之。”
6.《得配本草》:“血枯经闭者,投之立毙。”
7.《本草求真》:“无积血者切忌,以其伤营血,损胃气耳。”
8.《本草求原》:“胃虚人忌之。”

【选方】 1. 治妇人脐下结物,大如杯升,月经不通,发作往来,下痢羸瘦,此为气瘕　末干漆一斤,生地黄三十斤(捣绞取汁)。火煎干漆,令可丸,食后服,如梧子大三丸,日三服。(《肘后方》)

2. 治产后恶露不下尽,腹内痛　干漆一两(捣碎,炒令烟尽),没药一两。上件药捣细罗为散,每服食前以热酒调下一钱。(《圣惠方》)

3. 治九种心痛,及腹胁积聚滞气　干漆(炒烟出)二两。上一味,捣罗为末,醋面糊丸,如梧桐子大。每服五丸至七丸,热酒下,醋汤亦得下,不拘时候。(《圣济总录》干漆丸)

4. 治小儿蛔虫咬心痛　干漆一两,捣碎,炒令烟出。捣细罗为散,每服以新汲水一合,生油一橡斗子,空心调下一字,不过三服,当取下虫。(《圣惠方》)

5. 治喉痹欲绝,不可针药者　干漆烧烟,以筒吸之。(《圣济总录》)

【各家论述】 1.《纲目》:“(干)漆,性毒而杀虫,降而行血。所主诸证虽繁,其功只在二者而已。”

2.《本草经疏》:“干漆,能杀虫消散,逐肠胃一切有形之积滞,肠胃既清,则五脏自安,痿缓痹结自调矣。又损伤一证,专从血论,盖血者有形者也,形质受病,惟辛温散结而兼咸味者,可入血分而消之,瘀血消则绝伤自和,筋骨自续,而髓脑自足矣。其中痞结腰痛,女子疝瘕者,亦指下焦血分受寒,血凝所致。利小肠者,取其通行经脉之功耳。至于疗咳嗽,虽非正治,然亦有瘀血停积,发为骨蒸劳瘵,以致咳嗽者,得其消散瘀血之力,则骨蒸退而咳嗽亦除也。”

3.《本经逢原》:“干漆灰,性善下降而破血,故消肿杀虫通月闭,皆取去恶血之用,而《本经》治绝伤补中,是取其破宿生新之力也。”“元素云,削年深坚结之积滞,破日久凝结之瘀血,斯言尽干漆之用矣。无积血者切忌,以大伤营血,损胃气,故胃虚人服之,往往作呕,此与《本经》之义似乎相背,而实不相违。产后血晕,以旧漆器烧烟熏之即醒,盖亦取下血之义,而破经络中血滞。”

0134 干冬菜 gān dōng cài (《纲目拾遗》)

【异名】 霉干菜(《纲目拾遗》),陈干菜(《本草再新》)。

【基原】 为十字花科芸薹属植物青菜 *Brassica chinensis* L. 的茎叶,经盐腌蒸晒而成。

【原植物】 参见“菘菜”条。

【药性】 《本草再新》:“味苦咸,性平,无毒。入肺、肾二经。”

【功用主治】 滋阴,开胃,化痰,利膈。主治肺热痰嗽,喉痛,失音。

1.《纲目拾遗》:“开胃下气,益血生津,补虚劳,已痰嗽。年久者,泡汤饮,治声音不出。和酒捣烂,涂汤火伤。”
2.《本草再新》:“治肺火咳嗽,化痰理气,治喉疼失音,益阴滋水。”

【选方】 治白火丹,此症形如水胀,肢体具肿,皮肤色白,饱胀不食,畏见灯火　冬菜(勿落水,愈陈愈妙),煎汤洗浴,并煎服之。(《纲目拾遗》)

0135 干地黄 gān dì huáng (《本经》)

【异名】 生地黄(《本草图经》),原生地(《本草正义》),干生地(《中药志》)。

【基原】 为玄参科地黄属植物地黄 *Rehmannia glutinosa* (Gaertn.) Libosch. ex Fisch. et Mey. 的块根。

【原植物】 参见“鲜地黄”条。

【采收加工】 10～11 月采挖鲜地黄后随即用无烟火烘炕,注意控制火力,要先大后小,炕时每日要翻动 1～2 次,当块根变软、外皮变硬、里面变黑即可取出,堆放 1～2 d,使其回潮后,再炕至干即成。

【药材】 干地黄 *Radix Rehmanniae*　主产河南,以温县、博爱、孟县等地产量大,质亦佳。

性状　块根呈不规则团块状或长圆形,中间膨大,两端稍细,有的细小,长条状,稍扁而扭曲,长 6～12 cm,直径 3～6 cm。表面灰黑色或棕灰色,极皱缩,具不规则的横曲纹。体重,质较软而韧,断面灰黑色、棕黑色或乌黑色,微有光泽,具黏性。气微,味微甜。

鉴别　(1) 粉末特征:深棕色。木栓细胞淡棕色,断面观类长方形,排列整齐。薄壁细胞类圆形,内含类圆形细胞核。分泌细胞形状与一般薄壁细胞相似,内含橙黄色或橙红色油滴状物。具缘纹孔及网纹导管直径约至 92 μm。

(2) 薄层色谱:取本品粉末 2 g,加甲醇 20 ml,加热回流 1 h,放冷,滤过,滤液回收甲醇至 5 ml 作供试品溶液。另取梓醇对照品,加甲醇制成每 1 ml 含 0.5 mg 的溶液,作对照品溶液。分别点样于同一硅胶薄层板上,用氯仿-甲醇-水(14∶6∶1)为展开剂,展开,取出,晾干,喷以茴香醛试液,于 105 ℃加热至斑点显色清晰。供试品色谱中,在与对照品色谱的相应位置上,显相同颜色的色斑。

品质标志　《中华人民共和国药典》2005 年版规定:本品水溶性浸出物(冷浸法)不得少于 65.0%。

【成分】 干地黄含环烯醚萜及其苷类:益母草苷(leonuride)即是筋骨草醇(ajugol),桃叶珊瑚苷(aucubin),梓醇(catalpol),地黄苷(rehmannioside)A、B、C、D,美利妥双苷(melittoside)[1],地黄素(rehmaglutin)A、B、C、D,洋丁香酚苷(acteoside)[2],异洋丁香酚苷(isoacteoside)[3],美利妥单苷(monometittoside),地黄氯化臭蚁醛苷(glutinoside)[4],都桷子苷(geniposide),筋骨草苷(ajugoside),6-O-E-阿魏酰筋骨草醇(6-O-E-feruloyl ajugol),焦地黄素(jioglutin)D、E,焦地黄内酯(jioglutolide)[5],6,8-二羟基草苁蓉内酯(6,8-dihydroxyboschnialactone),梓醇苷元(catalpolgenin),梓醇苷元-α-L-呋喃阿拉伯糖苷(catalpolgenin-α-L-arabinofuranoside)即焦地黄苷(jioglutoside)A,格拉多苷(grardoside),米欧波罗苷元(mioporosidegenin)[6]等;紫罗兰酮苷:地黄紫罗兰苷(rehmaionoside)A、B、C[7];单萜苷:地黄苦苷(rehmapicroside)[7];苯乙醇糖苷:洋地黄叶苷(purpureaside)C,焦地黄苯乙醇苷(jionoside)A_1、B_1;苯丙醇糖苷:海胆苷(echinacoside),肉苁蓉苷(cistanoside)A、F[3]。另含脑苷脂B_1-b(cerebroside B_1-b)[2],焦胡萝卜苷(jiocarotenside)A_1、A_2和6-O-断-羟野菰基筋骨草醇(6-O-sec-hydroxyaeginetoyl ajugol)[8];脂肪酸:桂皮酸(cinnamic acid),3-甲氧基-4-羟基苯甲酸(3-methoxy-4-hydroxybenzoic acid),月桂酸(lauric acid),肉豆蔻酸(myristic acid),十五碳酸(pentadecanoic acid),棕榈油酸(palmitoleic acid),棕榈酸(palmitic acid),十七碳酸(margaric acid),亚油酸(linoleic acid),硬脂酸(stearic acid),十九碳酸(nonadecanoic acid),花生酸(arachidic acid),二十一碳酸(heneicosanoic acid),山萮酸(behenic acid)。还含1-(4-甲基-2-呋喃基)-2-(5-甲基-5-乙烯基-2-四氢呋喃基)-1-丙酮〔1-(4-methyl-2-furanyl)-2-(5-methyl-5-ethenyl-2-tetrahydrofuranyl)-propan-1-one〕[9],4-(1β,2α,5α-三羟基-2β,6,6-三甲基环己基)-3-丁烯-2-酮〔4-(1β,2α,5α-trihydroxy-2β,6,6-trimethylcyclohexanyl)-3-buten-2-one〕,5-(1β,2α-二羟基-2β-甲基-2-O-β-D-吡喃异鼠李糖基-6β-羟甲基)环己基-3-甲基-2,4-戊二烯酸〔5-(1β,2α-dihydroxy-2β-methyl-2-O-β-D-quinovopyranosyl-6β-hydroxymethyl)cyclohexanyl-3-methyl-2,4-pentadienoic acid〕[10],1-(4-甲基-2-呋喃基)-2-(5-甲基-5-乙烯基-2-四羟呋喃基)-1-丙酮〔1-(4-methyl-2-furanyl)-2-(5-methyl-5-ethenyl-2-tetrahydro furanyl)-propan-1-one〕[11],5-(羟甲基)-2-呋喃甲醛(5-HMF)〔5-(hydroxymethyl)-2-furancarboxaldehyde(5-HMF)〕[12]。根茎含5-羟甲基-糠醇(5-hydroxymethyl-furfurol)[13],紫花洋地黄叶苷(purpureaside)[14],地黄属苷(rehmannan)Fs-Ⅰ、Fs-Ⅱ[14]、SA、SB[15],多糖b,(−)-左旋-表儿茶素〔(−)-epicatechin〕[16]。

【药理】1. 对免疫功能的影响　干地黄水提取物使小鼠外周血液T淋巴细胞显著增加,干地黄醇提取物明显促进抗绵羊红细胞(SRBC)抗体生成,减少外周血液T淋巴细胞[1]。地黄对HCSS作用下的小鼠腹腔MΦFc·C_{3b}受体具有保护作用[2]。

2. 抑瘤作用　从干地黄中提取分离的地黄多糖b(RPS-b)腹腔注射或灌胃给药可抑制小鼠肉瘤S_{180}的生长,腹腔注射对小鼠Lewis肺癌、黑色素瘤B_{16}和肝癌H_{22}亦有效,最适有效剂量在20 mg/kg[3]。

3. 抗炎作用　用地黄煎剂灌胃对大鼠甲醛性关节炎和蛋清性关节炎均有明显的对抗作用,并能抑制松节油皮下注射引起的肉芽肿和组胺引起的毛细血管通透性的增加[4],而地黄的醇及醚提取液无抗炎作用[5]。

4. 降血糖作用　地黄具有明显的降糖作用,特别对糖尿病小鼠,降糖率更明显[6]。地黄中苯乙醇糖苷能抑制酶活性,醛糖还原酶(AR)抑制剂能用于治疗糖尿病综合征[7]。

5. 对心血管系统的影响　1%地黄醇浸膏对离体蛙心呈明显的强心作用,对衰竭的心脏更为显著,高浓度时则抑制心脏[7]。

6. 对骨髓造血系统的影响　腹腔注射地黄多糖每日20 mg/kg连续5～7 d,可明显提高小鼠骨髓粒单系祖细胞集落形成单位产率。地黄多糖对环磷酰胺作用后小鼠骨髓粒系祖细胞有促进其恢复作用,并对放射损伤有一定的保护和促进恢复作用[8]。

7. 抗真菌作用　地黄水浸液有试管内对须疮癣菌、石膏样癣菌、羊毛状小芽胞癣菌等多种真菌的生长有抑制作用[9,10]。

8. 保护胃黏膜作用　干地黄煎剂能显著抑制胃黏膜损伤,胃饲干地黄提取物也能防止胃黏膜损伤,其损伤抑制率与干地黄煎剂非常接近(74.4%)[11]。

9. 其他作用　口服地黄水煎浸膏剂、醇浸剂或腹腔注射10 g/kg均能对戊巴比妥钠的催眠效应产生协同作用;地黄煎剂或醇浸剂20 g/kg腹腔注射,对小鼠减压缺氧有明显的保护作用[12]。地黄水浸液给雄幼大鼠每日灌服用量按体重相当于人的10倍,连续4星期,可降低血中睾丸酮含量[13]。地黄可增强小鼠血中谷胱甘肽过氧化物酶活性,抑制脂质过氧化作用[14]。

毒性　地黄水煎浸膏剂和醇浸剂给小鼠灌胃,每日60 g/kg,连续3 d,观察1星期,未见动物死亡及不良反应。大鼠每日灌服1次地黄水煎剂或醇浸剂18 g/kg,观察15 d,未发现动物行为、体重、血中非蛋白氮、丙氨酸氨基转移酶值有明显的改变;肝、肾组织也未见明显的病变[12]。

【炮制】1. 干地黄:取原药材,除去杂质、残茎,洗净,大小分开,闷润,切厚片,干燥,筛去灰屑。

2. 炒地黄:取干地黄片置锅内,用文火炒至表面微焦,取出放凉。

3. 生地黄炭:取干地黄片,置锅内,用武火炒至发泡鼓起,表面焦黑色,内部焦褐色,喷淋清水少许,再炒至水气逸尽,置适宜容器内,密盖,灭尽火星,取出,晾干凉透。生地黄炭用于凉血止血。

饮片性状　干地黄为不规则类圆形厚片,断面特征参见“药材”。炒地黄形如干地黄片,质微焦。生地黄炭形如干地黄片,表面焦黑色,体轻质松鼓胀,外皮焦脆,心部呈棕黑色并具有蜂窝状裂隙,有焦苦味。

贮干燥容器内,置阴凉干燥处。

【药性】甘、苦,微寒。归心、肝、肾经。

1.《本经》:“味甘,寒。”

2.《别录》:“苦,无毒。”

3.《本草拾遗》:“平。”

4. 李东垣:“入手、足少阴,手、足厥阴。”(引自《汤液本草》)

5.《汤液本草》:“入手太阳经、少阴经之剂。”

6.《雷公炮制药性解》:“入心、肝、脾、肺四经。”

【功用主治】清血热,益阴血,通血脉。主治温病发热,黄疸,血热所致的吐血、衄血、崩漏、尿血、便血,消渴,骨蒸劳热,经闭,产后腹痛,痹痿,跌打损伤。

1.《本经》:“主折跌绝筋、伤中,逐血痹,填骨髓,长肌肉。作汤除寒热积聚,除痹。”“久服轻身不老。”

2.《别录》:“主男子五劳七伤,女子伤中,胞漏下血,破恶血，溺血，利大小肠，去胃中宿食，补五脏内伤不足，通血脉，益气力，利耳目。”

3.《药性论》：“补虚损，温中下气，通血脉。久服变白延年。治产后腹痛，主吐血不止。”

4.《日华子》：“助心胆气，安魂定魄。治惊悸劳劣，心肺损，吐血，鼻衄，妇人崩中血晕，助筋骨，长志。”

5. 王好古：“主心病，掌中热痛，痹气痿蹷，嗜卧，足下热而痛。”（引自《纲目》）

6.《本草经疏》：“补肾家之要药，益阴血之上品。”

7.《本草从新》：“养阴退阳，凉血生血。治血虚发热，常觉饥馁，五心烦热，倦怠嗜卧，胸膈痞闷。调经安胎，利大小便。”

【用法用量】 内服：煎汤，10～15 g，大剂量可用至 30 g；亦可熬膏、浸酒或入丸、散；或浸润后捣绞汁饮。外用：捣敷。

【宜忌】 脾虚泄泻、胃寒脘痞者慎服。

1.《本草经集注》：“恶贝母，畏芜荑。”

2.《品汇精要》：“忌萝卜、葱白、韭白、薤白。”

3.《医学入门》：“中寒有痞，易泄者禁。”

4.《得配本草》：“胃气虚寒，阳气衰少，胸脘痞闷，三者禁用。”

【选方】 1. 治阳明温病，无上焦证，数日不大便，当下之，若其人阴素虚，不可用承气者　元参一两，麦冬（连心）八钱，细生地八钱。水八杯，煎取三杯，口干则与饮令尽。不便，再作服。（《温病条辨》增液汤）

2. 治时疾壮热，头痛，鼻衄不止　生地黄汁、生藕汁、生姜汁、生蜜各二合，上药和匀，分作三服。每服微煎，食后、临卧服。（《圣济总录》生地黄饮）

3. 治急黄，热气骨蒸，两目赤脉　大黄一两半（末），生地黄（汁）八合，芒消一两，上合和。每服五合，一日二次。以利为度，不需二服。（《千金方》地黄汁汤）

4. 治鼻衄及膈上盛热　干地黄、龙脑、薄荷等分为末，冷水调下。（《孙兆方》）

5. 治虚热及血利　生地黄汁三升，上纳汁铜器中，于炭火上煎令如饴。服二合。（《经心录》生地黄煎）

6. 治血热尿血　生地二钱，黄芩（炒）五钱，阿胶（炒）、侧柏叶（炒）各一钱。上水煎，食前服。（《赤水玄珠》生地黄散）

7. 治漏胞，妊娠血下不止　干地黄（捣末）。以三指撮，酒送下，不过三服。（《千金方》地黄散）

8. 治消渴，口干舌燥　生地黄（细切）三斤，生姜（细切）半斤，生麦门冬（去心）二斤。上于石臼内捣烂，生布绞取自然汁，用银石器盛，慢火熬，稀稠得所，以瓷盒贮。每服一匙，用温汤化下，不拘时候。（《圣济总录》地黄煎）

9. 治虚弱骨蒸，四肢无力，渐渐羸瘦，心烦不得睡卧　生地黄汁一合，酸枣仁二两（水绞取汁二盏）。上药水煮同熬数沸，次下米三合煮粥，空腹食之。（《饮膳正要》生地黄粥）

10. 治骨蒸劳瘦，日晚寒热，咳嗽唾血　生地黄汁三合，粳米一合，好酥半两。以水一大盏，先煮米欲熟，加地黄汁，次下酥，候粥熟，温食之。（《圣惠方》地黄粥）

11. 治腰膝，补下元，壮筋骨　生地黄五斤，五加皮五两，牛膝（去苗）半斤，上各锉细，先以酒浸地黄一宿后，九蒸九晒，同为散。每服二钱匕，空心温酒下；粳米粥调亦得。（《圣济总录》地黄散）

12. 产后血虚烦热，引饮不止　生干地黄（焙）一两，熟干地黄（焙）四两，上为散。每服三钱匕，温酒调下，温粥饮调亦得，一日三次。（《圣济总录》地黄散）

13. 治室女经络寒凝，月水不通，心烦腹满，腰脚急痛；及产后血气不和，血块时攻心腹痛不可忍　生地黄八两，生姜五两，上各切，同炒干，为散。每服二钱匕，温酒调下。（《圣济总录》地黄散）

14. 治腕折，四肢骨碎及筋伤，蹉跌疼痛　生地黄不限多少熟捣，用醋熬令热，乘热摊于所伤处，以帛系之，每日一换。（《圣惠方》地黄敷方）

15. 治口舌疮肿　生地黄、蓝青叶各等分，上入蜜杵细。每服半两，井水煎，食后服。（《仁斋直指》生地黄膏）

【临床报道】 1. 治疗出血性中风　在调整血压，控制脑水肿和降低颅内压、止血、防治并发症等常规疗法的基础上，治疗组 50 例在入院 24 h 内经口服或鼻饲灌服大黄生地汤浓缩液 200 ml（内含大黄 35 g，生地黄 50 g）。口服 3～16 h，平均 13 h。对照组（49 例）不用。结果：治疗组痊愈 8 例，显效 17 例，有效 16 例，无效 6 例，死亡 3 例，总有效率 62%；对照组痊愈 5 例，显效 10 例，有效 11 例，无效 16 例，死亡 7 例，总有效率为 53.05%。两组比较有显著性差异[1]。

2. 治疗风湿性、类风湿关节炎　成人每日取地黄 90 g 切碎，加水 600～800 ml，煮沸约 1 h，取滤液 300 ml，1 次或 2 次分服；儿童为成人量的 1/3～1/2。每隔 3 d，连服 3 d，约经 1 个月治疗后将服药间隔延长，至每隔 7～10 d 再连服 3 d。共治疗风湿性关节炎 12 例，经 12～50 d 治疗后 9 例痊愈，3 例显著进步，其中 7 例服药后 12～18 d 治愈。经 3～6 个月观察，复发 1 例，再治疗仍有效。治疗类风湿关节炎 11 例，有效 10 例，其中显著进步 9 例，进步 1 例。随访 1 年至 1 年 2 个月，7 例显著进步者，有 1 例复发。另 2 例中，5 个月后复发者 1 例，1 例服药仅 24 d 显著进步，但 50 d 后复发，继续治疗仍有效，可能与疗程短有关[2]。

3. 治疗脊柱肥大症　用生地注射液注射于肥大椎体左右两侧之华佗夹脊穴，取穴多少可根据脊柱肥大情况而定，一般每次取 2～4 个穴，快速进针，得气后注药。每穴注射 1～2 ml，每日或间日 1 次，10 次为 1 个疗程，两个疗程间休息 3～5 d。共观察 83 例，并与威灵仙注射液组 100 例进行对照。结果止痛有效率生地组为 83%，威灵仙组为 87%，经统计学处理无显著差异（$P > 0.05$）[3]。

4. 治疗急性眼部外伤　用生地黄 50 g，高压气蒸 15 min 后，捣汁，加蜂蜜 10 g，外敷伤处，上午 2 次，下午 2 次，每次 15 min，晚上睡眠时外敷 30 min，连续 3～5 d。共治疗 34 例。治愈 17 例（50%），好转 16 例（47.1%），无效 1 例（2.9%），总有效率为 97.1%[4]。

【各家论述】 1.《本草拾遗》：“本草云干地黄，《本经》不言生干及蒸干，方家所用二物各别，蒸干即温补，生干则平宣，当依此用之。”

2. 张洁古：“地黄生则大寒而凉血，血热者须用之。熟则微温而补肾，血衰者须用之。又脐下痛属肾经，非熟地黄不能除，乃通肾之药也。”（引自《纲目》）

3. 李东垣：“生地黄治手足心热及心热，入手足少阴，手足厥阴，能益肾水而治血，脉洪实者宜此。若脉虚则宜熟地黄。”（引自《汤液本草》）

4.《汤液本草》：“生地黄，手少阴，又为手太阳之剂，故钱氏泻丙与木通同用以导赤也。诸经之血热，与他药相随，亦能治之，溺血、便血亦治之。”

5.《纲目》：“《本经》所谓干地黄者，乃阴干、日干、火干者，故又云生者尤良。《别录》复云生地黄者，乃新掘鲜者，故其性大寒。其熟地黄，乃后人复蒸晒者，诸家《本草》皆指干地黄为熟地黄，虽主治证同，而凉血补血之功稍异。”

6.《得配本草》：“得元参定精意，得竹茹息惊气，麦冬为佐，复脉内之阴，当归为佐，和少阳之血；配地龙治鼻衄交流，佐天门冬引肺气入生津之处，使羚羊角起阴气，固封蛰之本，使通草导小肠郁热，调鸡子白治胎动，调蜜酒治热传心肺；君茯苓除湿热伤脾，和车前汁治血淋。”

7.《本草求原》：“干地黄乃补宣并行，为因虚得实之良药。古方黄芩汤治心劳实热，小甘露饮治脾劳寒热，地黄汤治肾劳实热，麦冬汤治脉实极为病咸用之。夫既曰虚劳而又曰实者何也？《经》曰精气夺则虚，邪气盛则实，因精虚以致邪实而益致精虚，故宜此宣邪以补虚，而后乃用纯补，方有次序。”

8.《本经疏证》：“地黄之用在其脂液，能荣养筋骸血络，干者枯者，能使之润泽矣。进乎此，则因干枯而断者，得润泽而仍能续。故地黄之用不在通而在能养，盖经脉筋络干则收引，润则弛长，是养之所以续之。《本经》疗跌折绝筋，仲景治脉结代，胥是意也。”

9.《本草正义》：“（地黄）作汤以除寒热积聚，除痹，则言其入煎剂尤为流动活泼，所以积聚痹着皆除。此以补养为磨积之计，乃正气旺而病自退，非谓地黄滋补之药，竟能消积通痹也。盖气血不充，津液不布，则仍似此坚顽固结之病，必无可愈之理，所以积聚癥瘕痞积等证，均宜且补且行，斟酌进退，缓以图之，自可徐收效果。若仅读张子和书，止知攻破为长，不顾正气，日事峻削，甚至愈攻愈坚，纠结不解，以速其危者，其亦有昧于此而少知自反乎。”

0136 干饧糟 gān xíng zāo（《纲目》）

【异名】 干糖糟（《摘玄方》）

【基原】 为制饴糖后所余之渣滓，经晒干而成。

【成分】 全草含生物碱：亨脱灵碱（henderine），紫堇醇灵碱（corynoline），普托品（protopine），别隐品碱（β-allocryptopine）[1]。

【药性】《纲目》：“甘，温，无毒。”

【功用主治】《纲目》：“治反胃吐食，暖脾胃，化饮食，益气缓中。”

【选方】 治反胃呕吐不止，利胸膈，养脾胃，进饮食　干饧糟六两，生姜四两。二味同捣作饼，或焙或晒，入炙甘草（末）二两，盐少许，点汤服之。（《澹寮方》甘露汤）

【各家论述】《纲目》：“饧以蘖成，暖而消导，故其糟能化滞缓中，养脾止吐也。”

0137 干岩矸 gān yán qiān（南川《常用中草药手册》）

【异名】 岩黄连、毛紫堇、毛黄连、遍山白（《湖北中草药志》），干岩堇（《新华本草纲要》）。

【基原】 为罂粟科紫堇属植物毛黄堇的全草。

【原植物】 毛黄堇 *Corydalis tomentella* Franch.

多年生草本，全体密被白色毛茸。主根肉质，圆锥形，灰黄色。茎1～3，直立或倾斜。叶基生，具长柄；叶片轮廓狭三角形，二回羽状复叶，一回裂片11～13枚，具短柄；二回裂片9～11枚；末回裂片宽倒卵形，先端钝圆或再2～3深裂。总状花序顶生，疏生花10余朵；苞片短小，卵状披针形；花冠金黄色，无毛，外轮上瓣先端具浅凹，距圆筒形，长约占全瓣长的2/3，末端略下弯。蒴果条形，全体被毛，花柱宿存。花期夏季。

生于海拔600～1 200 m的悬崖陡壁少见雨水处。分布于湖北、四川。

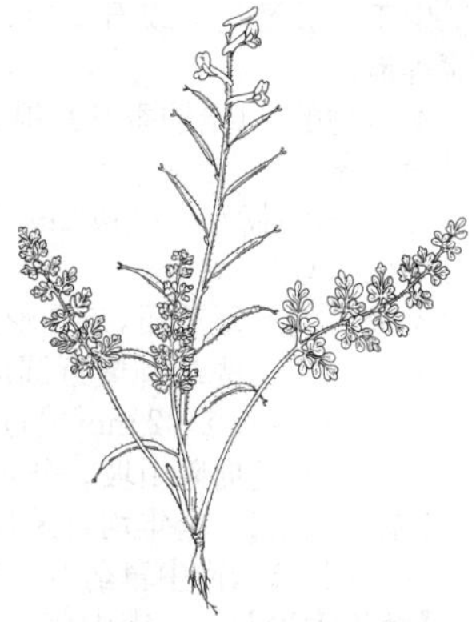

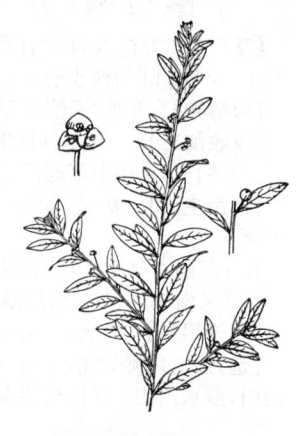

毛 黄 堇

【采收加工】 5～8月采集，晒干。

【药性】 苦，凉。

1.《湖北中草药志》：“苦，凉。”

2.《四川中药志》1982年版：“辛、苦，凉。”

【功用主治】 清热解毒，凉血止血，活血止痛。主治流行性感冒，咽喉肿痛，目赤疼痛，咳血，吐血，胃热脘痛，湿热泻痢，痈肿疮毒，跌打肿痛。

1.《湖北中草药志》：“清热解毒，止泻。用于急性结膜炎，咽喉肿痛，牙龈肿痛，腹泻，外伤，疮毒等症。”

2.《四川中药志》1982年版：“活血止痛，凉血止血，止咳。用于跌仆损伤，瘀肿疼痛，胃痛，血热妄行，吐血，咯血，湿热泻痢，肺热咳嗽。”

【用法用量】 内服：煎汤，3～9 g；或泡茶饮；研末，1.5 g，每日3次。

【附方】 1. 治咽喉肿痛，牙龈肿痛　岩黄连3～6 g。泡水当茶饮。（《湖北中草药志》）

2. 治火热亢盛，吐血，咯血　毛黄堇9 g，黄芩9 g，蒲黄（炒）9 g，丹皮6 g。水煎服。

3. 治胃热疼痛，湿热泄痢，肝郁胁痛　毛黄堇4.5 g。研细末。每次服1.5 g，每日3次。

4. 治跌打损伤，瘀肿疼痛　毛黄堇6 g，红牛膝9 g，川芎9 g，白芷9 g。浸酒服。（2～4方出自《四川中药志》1982年版）

0138 干檀香 gān tán xiāng（《昆明民间常用草药》）

【异名】 小青皮、小青香、小仙人掌、香疙瘩（《昆明民间常用草药》），干香树、山苏木（《云南思茅中草药选》），土檀香（《广西药用植物名录》）。

【基原】 为檀香科沙针属植物沙针或其变种豆瓣香树的全株。

沙 针

【原植物】 1. 沙针 *Osyris wightiana* Wall. ex Wight

灌木或小乔木，高2～5 m。枝细长，嫩时呈三棱形。叶片薄革质，灰绿色，椭圆状披针形或椭圆状倒卵形，长2.5～6 cm，宽0.6～2 cm，先端尖，有短尖头，基部渐狭，下延而成短柄。花小；雄花2～4朵集成小聚伞花序，裂片3，花盘肉质，弯缺，雄蕊3，不育子房呈微小的突起；雌花单生，偶4或3朵聚生，苞片2枚，花梗顶部膨大，花盘、雄蕊如同雄花，但雄蕊不育；两性花外形似雌花,但具发育的雄蕊,胚珠通常 3 枚,柱头 3 裂。核果近球形,先端有圆形花盘残痕,成熟时橙黄色至红色,干后浅黑色,直径 8～10 mm。花期 4～5 月,果期 10 月。

生于山坡灌丛中或石崖边。分布于广西、四川、云南、西藏等地。

本植物的叶(干檀香叶)、根或根皮(干檀香根)亦供药用,另设专条。

2. 豆瓣香树 *O. wightiana* Wall. ex Wight var. *rotundifolia*(Tam) Tam

本变种的叶厚革质,近圆形至阔倒卵形,长 12～15 mm,宽 9～10 mm,先端钝或近圆形,基部钝,两面粗糙,密布明显腺体;叶柄长 1～2 mm 或近无柄;果直径 4.5 mm。

生于多石的向阳山坡。分布于四川西南部。

【采收加工】 全年均可采收,晒干。

【药性】 《云南中草药》:"辛、苦,平。"

【功用主治】 《云南中草药》:"疏风解表,清热解毒,调和气血。主治咳嗽,感冒,胃痛,心腹痛,胎动不安,月经不调,痛经。"

【用法用量】 内服:煎汤,9～15 g。

【选方】 治感冒,咳嗽 干檀香全株 9～15 g。煎水服。(《云南思茅中草药选》)

0139 干檀香叶 gān tán xiāng yè (《昆明民间常用草药》)

【基原】 为檀香科沙针属植物沙针 *Osyris wightiana* Wall. ex Wight 的叶。

【原植物】 参见"干檀香"条。

【采收加工】 5～10 月采叶,晒干。

【成分】 叶含鞣质[1]。

【药性】 《广西本草选编》:"味涩、微苦,性凉。"

【功用主治】 清热解毒,消肿止痛。主治痈疮,疥癣,刀伤,骨折。

1.《广西本草选编》:"清热解毒,消肿止痛。主治痈疮红肿,疥癣,刀伤,骨折。"

2.《全国中草药汇编》:"消炎,解毒,止血,接骨。主治外伤出血,骨折,疥,疖,痈。"

【用法用量】 外用:鲜品捣敷;研末撒或煎水洗。

0140 干檀香根 gān tán xiāng gēn (《昆明民间常用草药》)

【基原】 为檀香科沙针属植物沙针 *Osyris wightiana* Wall. ex Wight 的根或根皮。

【原植物】 参见"干檀香"条。

【采收加工】 9～12 月挖根,或剥取根皮,晒干。

【药性】 《全国中草药汇编》:"辛,微苦,凉。"

【功用主治】 祛风,除湿,活血。主治风湿痹痛,月经不调。

1.《广西本草选编》:"治阴虚咳嗽。"

2.《云南中药志》:"治风湿痹痛,全身酸痛,月经不调。"

【用法用量】 内服:煎汤,6～15 g。

【选方】 风湿骨痛,全身酸痛 干檀香根皮 20 g。放白酒引,煎水内服。(《拉祜族常用药》)

0141 工布乌头 gōng bù wū tóu (《新华本草纲要》)

【异名】 雪山一支蒿(《西藏常用中草药》)。

【基原】 为毛茛科乌头属植物工布乌头的块根。

【原植物】 工布乌头 *Aconitum kongboense* Lauener[*A. tsangpoense* Lauener]

多年生草本,高达 180 cm。块根近圆柱形,长 8 cm,直径 1.5 cm。茎直立,上部密被反曲的短柔毛。叶互生;最下部叶柄与叶片等长,上部叶柄比叶片短甚多;叶片心状卵形,略呈五角形,长和宽均可达 15 cm,3 全裂,中央全裂片菱形,全裂片近羽状深裂,深裂片线状披针形或披针形,侧全裂片斜扇形。总状花序长达 60 cm,有多数花,与分枝上的花序形成圆锥花序;下部苞片叶状,上部苞片披针形;小苞片生花梗中部或中部以上;花两性,两侧对称;萼片 5,花瓣状,上萼片盔形或船状盔形,具短爪,下缘凹,外缘稍斜,喙三角形,白色略带紫色或淡紫色,外面被短柔毛;花瓣 2,向后反曲,疏被短毛;雄蕊多数,花丝全缘,无毛;种子多数。花期 7～8 月,果期8～9 月。

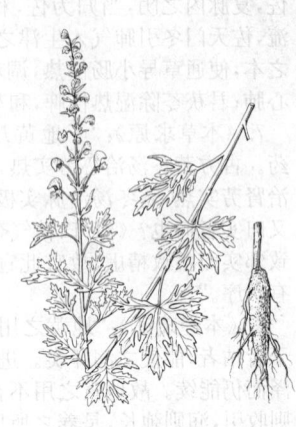

工布乌头

生于海拔 3 000～5 600 m 的山坡草地或灌丛中。分布于四川、西藏。

【采收加工】 9～10 月挖根,切片,晒干。

【成分】 块根含生物碱:黄草乌碱甲(vilmorrianine A) 0.45%[1],工布乌头碱(kongboenine),展花乌头碱(chasmaconitine),塔拉胺(talatisamine)[2],焦展花乌头碱(pyrochasmaconitine),焦粗茎乌头碱甲(pyrocrassicauline A),14-苯甲酰塔拉胺(14-benzoyltalatisamine)[3],瓜叶乌头甲素(guayewuanine A),殷乌头碱(indaconitine)[4],乌头碱(aconitine)[5]。

【炮制】 取原药材,用凉水浸泡,每日换水 2～3 次,泡至口尝无麻辣感,取出,再用甘草、黑豆煎汤共煮,至内无白心为度,取出晒干。

【药性】 《西藏常用中草药》:"性温,味苦麻,有大毒。"

【功用主治】 祛风,除湿,止痛。主治风湿关节疼痛,跌打损伤,毒虫咬伤。

《西藏常用中草药》:"消炎止痛,祛风除湿。"

【用法用量】 内服:研末,0.03～0.06 g。外用:泡酒搽。

【宜忌】 未经炮制,不宜内服。内服不能过量。体弱孕妇忌服。

【选方】 1. 治跌打损伤,风湿骨痛,牙痛 雪山一支蒿 0.06 g(如米粒大)。吞服。

2. 治跌打损伤,毒蛇、毒虫咬伤 雪山一支蒿 15 g,泡酒 500 g。泡 10 d 后外搽。(1、2 方出自《西藏常用中草药》)

0142 土瓜 tǔ guā (《滇南本草》)

【异名】 土蛋(《遵义府志》),滇土瓜(《植物名实图考》),山土瓜(《中药形性经验鉴别法》),红土瓜(《滇南本草》整理本),山红苕、地瓜(《贵州中草药名录》)。

【基原】 为旋花科鱼黄草属植物山土瓜的块根。

【原植物】 山土瓜 *Merremia hungaiensis*(Lingelsh. et Borza)R. C. Fang [*Ipomoea hungaiensis* Lingelsh. et Borza]

又名:野地瓜藤(贵州)。

多年生缠绕草本,长达 1m 左右。块根大,球形、卵圆形、椭圆形不等,单个或 2～3 个成串,表皮红褐色、暗褐色或肉白色,有乳状黏液。茎细长,圆柱形,有细棱,大多旋扭。单叶互生;叶柄长 0.8～3.5 cm,被短柔毛;叶片椭圆形、卵形或长圆形,长 2.5～11.5 cm,宽 1.5～5 cm,先端钝,微凹,具小短尖头,基部钝圆或楔形或微呈心形,边缘微啮蚀状或近全缘,两面无毛,仅叶片基部被少数缘毛。花单生叶腋或成简单的聚伞花序,着生 2～3 朵或数朵花,花序梗长 2～6 cm;苞片 2 枚,鳞片状;萼片 5;花冠淡黄色,漏斗形,瓣中带先端被淡黄色短柔毛;雄蕊 5,花丝基部扩大,被毛;花盘环状;子房圆锥状,2 室,无毛,柱头二球形。蒴果长圆形,4 瓣裂。种子1～4 颗。花期夏、秋季。

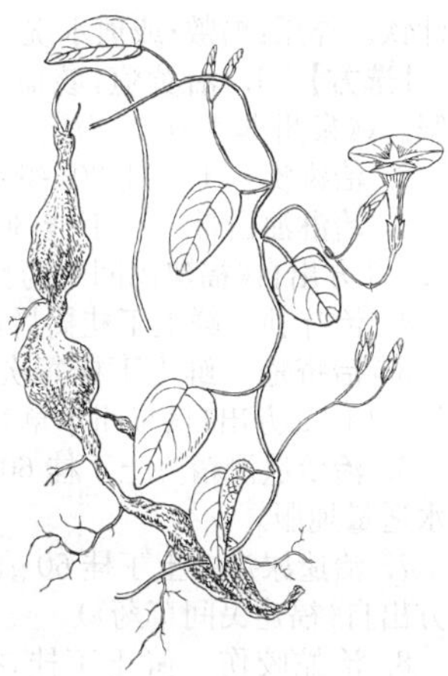

山土瓜

生于海拔 1 200～3 200 m 的山区草坡地、灌木丛中或松林下。分布于四川、贵州、云南等地。

【采收加工】 9～10 月采挖块根,切片,鲜用或晒干。

【药材】 土瓜 *Radix Merremiae Hungaiensis* 产于四川、贵州、云南等地。

性状 块根球形或卵圆形,或切成块片。表面红棕色或黄白色,粗糙。块片近圆形,厚约 5 mm,切面黄白色,有干缩皱纹,周围皮部菲薄。质较疏松,粉性。气微,味微甜。

【成分】 根含树脂糖苷:土瓜球根牵牛苷(tuguajalapin)Ⅰ～Ⅹ[1];土瓜球根牵牛苷Ⅹ的二聚体:鱼黄草精(merremin)[2]。

【药性】 《滇南本草》:“甘,平。”“红土瓜入脾、胃二经。白者入肺经。”

【功用主治】 清热,除湿,止咳,健脾。主治黄疸,肺热咳嗽,便血,乳少,带下,小儿疳积,水火烫伤。

1.《滇南本草》:“有红白两种。红者治妇人赤白带下,通经解热;治咳嗽,肺经结热成痈,亦治妇人乳结不通,阴阳不分,子宫虚冷,男子精寒;又健脾胃而生津液,生食止呕疗饥;补脾,解胃热,宽中,利小便,止大肠下血。白者治肺热,消渴,利小便;治肺痈咳嗽,通乳汁。”

2.《云南中草药》:“健脾利湿,养阴柔肝。主治小儿疳积,疝气,慢性肝炎。”

【用法用量】 内服:煎汤,12～15 g;或生啖。外用:捣敷。

【选方】 治慢性肝炎 红土瓜 30 g,红糖或蜂蜜为引,水煎服。(《云南中草药》)

0143 土附 tǔ fù (《纲目拾遗》)

【异名】 土部、鲈鳢、荡部、荡鱼(《演繁露》),土步(《玉食批》),吐哺(《三才藻异》),菜花鱼(《嘉兴县志》),鲋鱼(《湖州府志》),土鹜、土哺(《钱塘县志》),土鲋(《随息居饮食谱》)。

【基原】 为塘鳢科沙塘鳢属动物沙塘鳢的肉。

【原动物】 沙塘鳢 *Odontobutis obscura* (Temminck et Schlegel) 又名:塘鳢鱼(《中药大辞典》),沙鲤(《中国经济动物志·淡水鱼类》)。

体粗壮,前部呈圆筒形,后部侧扁。体长约 18 cm。头部大,稍扁平,较躯体为阔。口上位,口裂宽方,下颌长于上颌。鳃耙上有小刺。眼小,上位,眼间隔凹入。体侧和背部被栉鳞;腹部为圆鳞,侧线鳞 33～37。生殖乳突明显,雌者较宽大,末端分叉,雄者三角形,末端尖细。背鳍 2 个。第一背鳍Ⅶ～Ⅷ,第二背鳍Ⅰ,8～9。臀鳍Ⅰ,7。胸鳍大,腹鳍胸位,尾鳍圆形。背部黑褐色,体侧有黑色斑纹,腹部淡黄色,无黑色斑点。

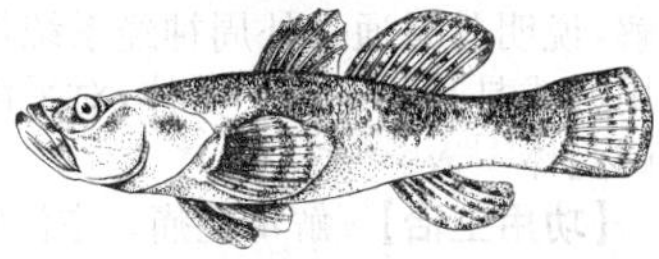

沙塘鳢

多生活于河沟及湖泊中,喜栖息于泥沙、杂草和碎石较多且相混杂的岸边浅水中,游泳力不强。产卵期 4～6 月。分布于江苏、浙江、安徽、福建等地。

本动物的卵子(土附子)亦供药用,另设专条。

【采收加工】 全年均可捕捉,取肉,鲜用。

【药性】 姚可成《食物本草》:“味甘,温,无毒。”

【功用主治】 补脾益气,除湿利水。主治脾虚食少,水肿,湿疮,疥癣。

1. 姚可成《食物本草》:“补脾胃,益元气,养荣血。”

2.《纲目拾遗》:“补脾胃,治噎膈,除水肿湿气,疗一切疮疥,又能扶阳。”

【用法用量】 内服:炖食,适量。

0144 土蜂 tǔ fēng (《本经》)

【异名】 蜚零(《本经》),马蜂、蟺(《尔雅》郭璞注)。

【基原】 为土蜂科土蜂属动物赤纹土蜂和胡蜂科黄胡蜂属动物环黄胡蜂的全虫。

【原动物】 1. 赤纹土蜂 *Scolia vittifrons* Sau.

体长 15～24 mm,黑色。头棕色,单眼 3 个,复眼肾形,唇基黑色,大颚发达,黑色,有 3 个黑色的齿,触角深褐色。中胸背板黑色,后小盾片三角形,足部股节黑色,胫节铁锈色,翅褐色,腹部第一至第六节后缘红棕色,腹部具两个黄色斑点。

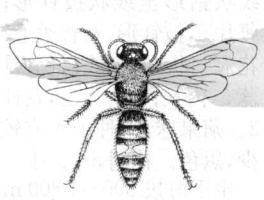

赤纹土蜂

在土中筑多层巢。分布于东北及河北、山西、江西、山东、河南、广东、甘肃等地。

2. 环黄胡蜂 *Vespula koreensis orbata* Buysson

体较大,长约 17 mm。头略呈卵圆形,复眼 2 个,单眼呈倒三角形,排列于两复眼顶部之间,触角 1 对。前胸背板黑色,但沿中胸背板处为黄色,光滑。中胸背板黑色。翅基片棕色,翅呈棕色。腹部第三至第六节背板全呈棕色,第三至第五节两侧隐有暗斑。

单栖性,筑巢于地穴中。分布于四川等地。

【采收加工】 夏、秋季捕捉,捕得后用沸水烫死,晒干。

【药材】 土蜂 *Scolia vittifrons* 产于东北、华北、华中各地,以东北产量大。

性状　虫体长 20 mm 左右，黑色。复眼 1 对，呈卵形。触角 1 对，上部黄色，雌虫较粗短，翅 2 对，赤褐色，膜质，不透明。足 3 对。腹部第三节有两条赤黄色的斑纹。翅和头常缺失。

【药理】 毒性　蜂毒对不同肌肉作用方式不同，如对心肌作用迅速，导致心搏徐缓，心电图振幅增加，以及其他心脏紊乱，如心房与心室阻塞，这种症状可通过阿托品缓解，说明其是通过外周神经系统作用的。对蟾蜍骨骼肌作用方式是封闭尼古丁受体，对平滑肌作用方式为封闭毒蕈碱受体[1]。

【功用主治】 解毒止痛。主治痈肿丹毒，毒虫螫伤。

1.《本草拾遗》："烧末，油和，敷蜘蛛咬疮。"

2.《常见药用动物》："解毒止痛。治痈肿作痛，丹毒，蜘蛛咬伤，蜈蚣咬伤，蝎子螫伤等。"

【用法用量】 外用：研末调敷。

0145 土丁桂 tǔ dīng guì（《福建民间草药》）

【异名】 毛辣花、银丝草（《广州植物志》），过饥草、小鹿衔、鹿含草、小本白花草、石南花、泻痢草（《福建民间草药》），银花草（《南宁市药物志》），毛将军（《泉州本草》），白毛草、白毛莲、白毛将（《广东中药》）。

【基原】 为旋花科土丁桂属植物土丁桂的全草。

【原植物】 土丁桂

Evolvulus alsinoides L.

多年生草本。茎少数至多数，平卧或上升，细长，具贴生的柔毛。单叶互生；叶柄短至近无柄；叶片长圆形、椭圆形或匙形，长 7～25 mm，宽 5～10 mm，先端具小短尖，基部圆形或渐狭，两面被贴生疏柔毛。花单 1 或数朵组成聚伞花序，总花梗丝状；苞片线状钻形至线状披针形；萼片 5，披针形，被长柔毛；花冠辐状，蓝色或白色；雄蕊 5，内藏；子房无毛，花柱 2。蒴果球形，种子 4 或较少，黑色。花期 5～9 月。

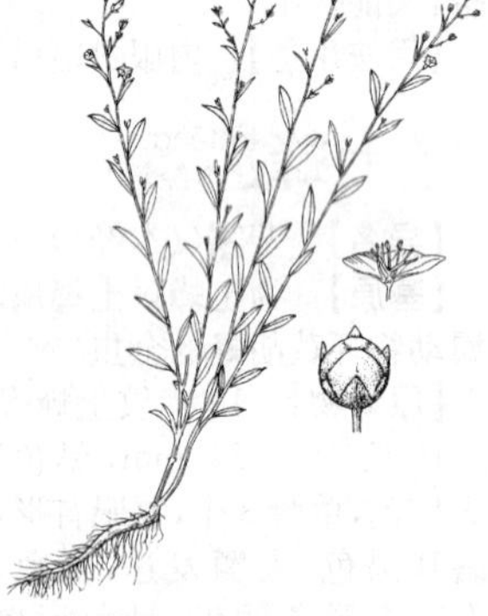

土丁桂

生于海拔 300～1 800 m 的草坡、灌丛及路边。分布于长江流域以南各地及台湾。

【采收加工】 7～10 月采收，鲜用或晒干。

【药材】 土丁桂 *Herba Evolvuli Alsinoidis*　产于浙江、江西、福建、台湾、广东、海南、广西、贵州、四川、云南等地。

性状　全草纤细，长 20～50 cm。根细长稍弯曲，棕褐色，直径约 3 mm。茎细圆柱形，灰绿色或淡黄色，茎枝及叶均密被灰白色丝绒毛。叶互生，皱缩，展平后呈卵形或长矩圆形，先端短尖，基部钝圆，全缘，中脉明显；质柔软。偶见残留小花于叶腋。气微，味苦。

【成分】 全草含黄酮苷，酚类，氨基酸，糖类[1]，三十五烷（pentatriacontane），三十烷（triacontane），β-谷甾醇（β-sitosterol）[2]，甜菜碱（betaine）等生物碱[3]。

【药性】 甘、微苦，凉。

1.《福建民间草药》："甘微苦，平。"

2.《南宁市药物志》："辛，凉。"

【功用主治】 清热，利湿，解毒。主治黄疸，痢疾，淋浊，带下，疔肿，疥疮，蛇咬伤。

【用法用量】 内服：煎汤，3～10 g，鲜品 30～60 g；或捣汁饮。外用：捣敷；或煎水洗。

【选方】 1. 治黄疸，咳血　鲜土丁桂 30 g。和红糖煎服。（《泉州本草》）

2. 治痢疾　土丁桂 30～60 g，红糖 15 g。水煎服。

3. 治淋浊白带　土丁桂 30～60 g，冰糖 15 g。水煎服。（2、3 方出自《福建民间草药》）

4. 治疔肿　鲜土丁桂捣烂，敷患处。

5. 治疥疮　鲜土丁桂每次 120 g，枯矾少许。煎汤洗患处。（4、5 方出自《泉州本草》）

6. 治梦遗滑精　土丁桂 60 g，银杏 120 g，黄酒 60 g。加水适量炖服。

7. 治遗尿症　土丁桂 60 g，猪膀胱 1 个。水煎服。（6、7 方出自《福建民间草药》）

8. 治蛇咬伤　鲜土丁桂，捣烂绞汁，和酒内服，渣敷患处。（《泉州本草》）

0146 土人参 tǔ rén shēn（《滇南本草》）

【异名】 参草、土高丽参、假人参（《中国药用植物志》），土洋参（《贵州民间方药集》），土参、紫人参（《福建民间草药》），瓦坑头（《广西中药志》），福参（《闽南民间草药》），土红参（《闽东本草》），飞来参（广州部队《常用中草药手册》），瓦参（《昆明民间常用草药》），桃参、申时花（《全国中草药汇编》）。

【基原】 为马齿苋科土人参属植物栌兰的根。

【原植物】 栌兰 *Talinum paniculatum*（Jacq.）Gaertn. [*T. patens*（L.）Willd.]

一年生草本，高达 60 cm，肉质，无毛。主根粗壮有分枝，外表棕褐色。茎直立，有分枝，圆柱形，基部稍木质化。叶互生；倒卵形或倒卵状长圆形，长 5～7 cm，宽 2.5～3.5 cm，先端渐尖或钝圆，全缘，基部渐狭而成短柄。圆锥花序顶生或侧生；二歧状分枝，小枝及花梗基部均具苞片；花小两性，淡紫红色；萼片 2，早落；花瓣 5，倒卵形或椭圆形；雄蕊 10 枚以上；子房球形，花柱线形，柱头 3 深裂。蒴果近球形，3 瓣裂，熟时灰褐色。种子多数，黑色有光泽。花期 6～7 月，果期 9～10 月。

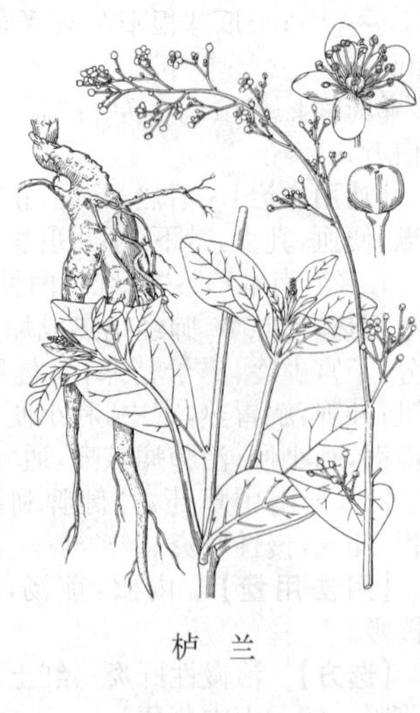

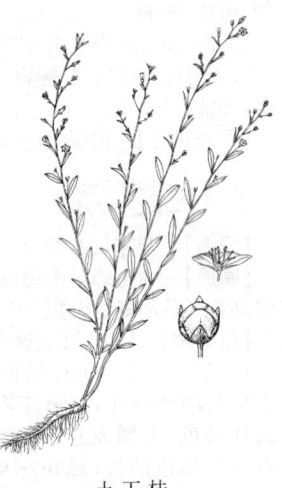

栌　兰

生于田野、路边、墙脚石旁、山坡沟边等阴湿处。分布于江苏、浙江、安徽、福建、河南、广东、广西、四川、贵州、云南等地。

本植物的叶（土人参叶）亦供药用，另设专条。

【栽培】 生物学特性　喜温暖、阳光充足的气候。以疏松肥沃、排水良好的夹砂土栽培为宜。

繁殖方法　种子繁殖。在 3 月播种。在整好的地上，开 1.3 m 宽的高畦，畦面开横沟，沟距 33 cm，深 4～6 cm，播幅宽 10～13 cm。将种子混到拌有人畜粪水的草木灰里，使成种子灰；播时先在沟里施入人畜粪水，再把种子灰匀撒沟里。

田间管理　发芽后要注意除草。结合中耕除草追肥 2～3 次。肥料以人畜粪为主。

【采收加工】 8～9 月采挖，除去细根，晒干或刮去外皮，蒸熟晒干。

【药材】 土人参 *Radix Talini Paniculati*　我国大部分地区均有栽培。

性状　根圆锥形或长纺锤形，顶端具木质茎残基。表面灰黑色，有纵皱纹及点状突起的须根痕。除去栓皮并经蒸煮后表面为灰黄色半透明状，有点状须根痕及纵皱纹，隐约可见内部纵走的维管束。质坚硬，难折断。折断面未加工的平坦；已加工的呈角质状，中央常有大空腔。气微，味淡、微有黏滑感。

鉴别　根横切面：木栓层残留或已去除。皮层薄壁细胞含有草酸钙簇晶。韧皮部较窄，薄壁细胞含有少量草酸钙簇晶。形成层明显。木质部占根的大部分，导管常 1～2 列，呈放射状排列，近形成层处可达 3～4 列，中心部位多散在，直径约 45 μm；木薄壁细胞含大量草酸钙簇晶，射线宽 8～24 列细胞。经蒸煮的根薄壁细胞中含大量糊化淀粉粒团块。

【成分】 根的甲醇提取物含 8-苄四氢原小檗碱型生物碱（8-benzyltetrahydroprotoberberine-type alkaloids）：javaberines A、B[1]。

【药性】 甘，平。

1.《滇南本草》："味甘，性寒。"

2.《陕西中草药》："味甘，性温。"

3.《全国中草药汇编》："甘，平。"

【功用主治】 补中益气，养阴润肺，消肿止痛。主治脾虚食少乏力，泄泻，脱肛；肺痨咳血，潮热，盗汗，自汗，遗尿，产后乳汁不足，痈肿疮疖。

1.《滇南本草》："补虚损劳疾，妇人服之补血。"

2.《四川中药志》1960 年版："补气血，充乳汁，助消化，生津止渴。治咳痰带血。"

3.《天目山药用植物志》："治劳伤乏力，小儿夜间遗尿。"

4. 广州部队《常用中草药手册》："润肺生津，凉血消肿。治劳伤咳嗽，遗尿，疖肿。"

5.《云南中草药》："补中益气，养阴润肺。主治产后体虚，病后体虚，小儿遗尿，肺热燥咳，月经不调。"

6.《青岛中草药手册》："消肿止痛。主治疮疖等。"

7.《广西民族药简编》："治子宫脱垂，气虚脱肛，肺虚咳嗽，脾胃虚弱。"

【用法用量】 内服：煎汤，30～60 g。外用：捣敷。

【宜忌】《天目山药用植物志》："忌食酸辣、芥菜、浓茶。"

【选方】 1. 治劳倦乏力　土人参 15～30 g，或加墨鱼干 1 只。酒水炖服。

2. 治脾虚泄泻　土人参 15～30 g，大枣 15 g。水煎服。（1、2 方出自《福建中草药》）

3. 治虚劳咳嗽　土洋参、隔山撬、通花根、冰糖。炖鸡服。（《四川中药志》1960 年版）

4. 治自汗、盗汗　土高丽参 60 g，猪肚 1 个。炖服。（《闽东本草》）

5. 治多尿症　土高丽参 60～90 g，金樱根 60 g。共煎服，每日 2～3 次。（《福建民间草药》）

0147 土三七 tǔ sān qī（《滇南本草》）

【异名】 见肿消、乳香草、奶草（《纲目拾遗》），散血草、和血丹（《简易草药》），天青地红（《植物名实图考》），破血丹（《分类草药性》），三七草（《湖南药物志》），血当归（《四川常用中草药》），红背三七、散血丹、血三七（广州部队《常用中草药手册》），菊叶三七、水三七、紫背三七（《全国中草药汇编》），狗头三七（《浙江药用植物志》）。

【基原】 为菊科三七草属植物菊叶三七的根或全草。

【原植物】 菊叶三七 *Gynura segetum*（Lour.）Merr.［*G. japonica*（Thunb.）Juel；*G. pinnatifida*（L.）DC.］

多年生草本，高达 1m 左右。宿根肉质肥大，土褐色，具疣状突起及须根，断面灰黄白色。茎直立，具纵棱，绿色略带紫色，上部多分枝，光滑无毛或稍具细毛。基生叶簇生，匙形，边缘有锯齿或作羽状分裂，花时凋落；茎下部和中部叶互生，长椭圆形，长 10～25 cm，宽 5～10 cm，羽状分裂，裂片卵形以至披针形，边缘浅裂或有疏锯齿，两面近光滑或具细毛，先端短尖或渐尖，基部具 2～5 浅裂的假托叶 2 枚；茎上部叶渐小。头状花序排成伞房状，着生于枝顶；总苞圆柱状；总苞片 2 层，外层丝状；花全为两性，筒状，金黄色，花冠先端 5 齿裂，花柱基部小球形，分枝先端有细长线形具毛的尖端。瘦果狭圆柱形；冠毛丰富，白色。花期 9～10 月。

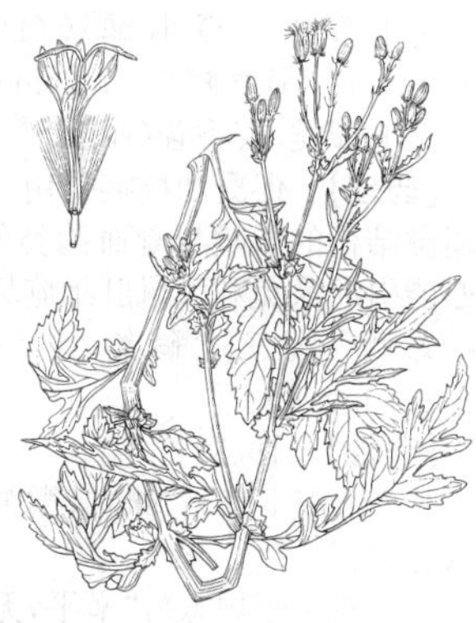

菊叶三七

生于沟边及屋舍旁肥厚湿润的土壤中。分布于河北、江苏、浙江、安徽、江西、湖北、湖南、广东、广西、四川、贵州、云南、陕西、台湾等地。全国大部分地区有栽培。

【栽培】 生物学特性　喜湿润和荫蔽的环境。以疏松肥沃的砂质壤土最好。

繁殖方法　根茎繁殖或扦插繁殖。根茎繁殖：每年 4 月栽种。先将根茎切开，每块留芽 2～3 个。切时应使芽和切口保持 4～7 mm 距离。按沟距 30～45 cm 开沟，然后按株距 15 cm 排放在沟内，芽尖向上，覆土 3～5 cm。扦插繁殖：6～7 月高温多湿季节，剪取长 15～20 cm 茎枝，斜插于沙土中，土面留出 4 cm 左右，插后需经常保持土壤湿润，如气温在 22～33 ℃范围，约 15 d 即可生根成活，成活后约15 d 即可移植。行、株距与根茎繁殖法同。

田间管理　除注意松土和除草外，雨季要及时排水，以免根部腐烂，影响植株生长。6 月中旬追肥。

【采收加工】 7～8 月间生长茂盛时采，或随用随采。

【药材】 土三七 *Rhizoma seu Herba Gynurea Japonicae*　主产广东、云南、贵州、四川、陕西、湖北、安徽、浙江等地。

性状　根茎呈拳形团块状，表面灰棕色或棕黄色，鲜品常带淡紫红色，全体多具瘤状突起，突起物顶端常有茎基或芽痕，下面有细根或细根痕。质坚实，断面灰黄色，鲜品白色。气无，味淡而后微苦。全草长 50～100 cm。茎单一或上部分枝，具纵沟及细柔毛，表面黄绿色或略带紫色。叶多皱缩，茎上部叶近无柄；完整叶片羽状深裂，边缘具不规则锯齿,膜质。头状花序排成圆锥状生于枝顶,花全为两性,筒状,黄色。气无,味微苦。

鉴别　根茎横切面:中心有明显的髓部,韧皮部具分泌道,薄壁细胞中可见菊糖结晶。

【成分】 根含生物碱:千里光宁碱(senecionine)[1,2],千里光菲灵碱(seneciphylline),菊三七碱甲(seneciphyllinine),菊三七碱乙(E-seneciphylline)[3];皂苷:3-表薯蓣皂苷元-3-β-D吡喃葡萄糖苷(3-epi-diosgenin-3-β-D-glucopyranoside),3-表塞普屈姆苷元-3-β-D-吡喃葡萄糖苷(3-episceptrumgenin-3-β-D-glucopyranoside),3-表罗斯考皂苷元(3-epi-ruscogenin),3-表新罗斯考皂苷元(3-epi-neoruscogenin)[4]。

地上部分含D-甘露醇(D-mannitol),琥珀酸(succinic acid),5-甲基脲嘧啶(thymine),腺嘌呤(adenine),氯化铵,菊三七碱类,芸香苷(rutin)[5]。

【药理】 促凝和抗疟作用　10%土三七注射液对血小板超微结构的影响与凝血酶类似[1]。菊三七碱有抗疟作用,亦能引起家兔和大鼠肝细胞坏死[1,2]。

毒性　菊三七碱给小鼠腹腔注射的 LD_{50} 为 80.72±2.7 mg/kg[2]。

【药性】 甘、微苦,温。

1.《滇南本草》:"味甘,微苦。无毒。入足、手阳明经,兼入血分。"

2.《湖南药物志》:"辛平,无毒。"

3.《江西草药》:"性温,味甘、微苦,有小毒。"

4.《陕西中草药》:"味甘,微涩,性寒。"

【功用主治】 破血,消肿,止血,止痛。主治跌打肿痛,外伤出血,瘀血吐血,衄血,咯血,便血,崩漏,痛经,产后瘀滞腹痛,风湿痛,疮痈疽疔,虫蛇咬伤。

1.《滇南本草》:"治跌打损伤。生用破血,炙用补血。""止血,散血,箭伤杖扑,跌打损伤,包敷患处,即可痊愈。"

2.《纲目》:"治金疮折伤出血,及上下血病。"

3.《百草镜》:"治乳痈肿毒,金疮止血,喉癣,双蛾,咳嗽。"

4.《天宝本草》:"治包块癥瘕,妇女血滞,腰脚痛,男子遗精,痢疾。"

5.《草木便方》:"活血,续接骨。治内伤积血,痞块,心腹疼痛。"

6.《湖南药物志》:"破血祛瘀,散血消肿,清热解毒。治血衄,跌损,五劳七伤。"

7.《陕西中草药》:"主治跌打损伤,瘀血肿痛,外伤出血,吐血,咯血,衄血,便血,崩漏,乳痈,月经不调,疮疖痈肿,乳痈。"

【用法用量】 内服:煎汤,根3~15 g;或研末,1.5~3 g;全草或叶10~30 g。外用:鲜品捣敷;或研末敷。

【宜忌】 《云南中草药》:"孕妇忌服,内服慎用。"

【选方】 1. 治跌打损伤,瘀滞肿痛　菊叶三七茎叶捣汁,每服12~15 g,白酒兑服;或鲜叶捣烂,外敷患部。

2. 治外伤出血　菊叶三七根研粉,撒布患处;或鲜叶捣烂外敷。

3. 治乳痈初起肿痛　菊叶三七根15 g,瓜蒌壳12 g,香附子12 g,水煎服;或菊叶三七叶、蒲公英适量,捣绒外敷,或干粉调醋敷患处。(1~3方出自《四川中药志》1979年版)

4. 治急慢惊风　土三七(春夏用叶,秋冬用根)捣汁1盅,用水酒浆和匀,灌入自效。(《纲目拾遗》引《延绿堂》)

【临床报道】 1. 治疗急性扭挫伤　鲜三七草叶适量,捣烂敷患处。每日换药1次,一般敷药3~7次即痊愈。治110例,痊愈85例,进步23例,无效2例[1]。

2. 治疗大骨节病　东北水三七根,用30度白酒浸制成10%酊剂;另取水煎药液配成12.5%糖浆剂。饭后30 min后口服,酊剂与糖浆每次各20~40 ml。每日2次。共观察62例。结果:显效(关节疼痛明显减轻或消失)12例占19.4%;好转(关节疼痛减轻)40例占64.5%,有效率达83.9%;无效10例(16.1%)。部分患者服药后有恶心、呕吐的反应,可停药1~2 d再服[2]。

0148 土大黄 tǔ dà huáng (《质问本草》)

【异名】 吐血草、箭头草(汪连仕《草药方》),救命王(《慈航活人书》),金不换(《纲目拾遗》),红筋大黄(《贵州民间方药集》),野蒿荚(《中医药实验研究》),广角(《福建民间草药》),铁蒲扇、大晕药(《民间常用草药汇编》),包金莲(《闽南民间草药》),止血草、牛大黄、土三七、血当归、萝卜奇、血三七、癣药(《湖南药物志》),化血莲(《江西草药》)。

【基原】 为蓼科酸模属植物钝叶酸模的根。

【原植物】 钝叶酸模 *Rumex obtusifolius* L. [*R. madaio* auct. non Makino]

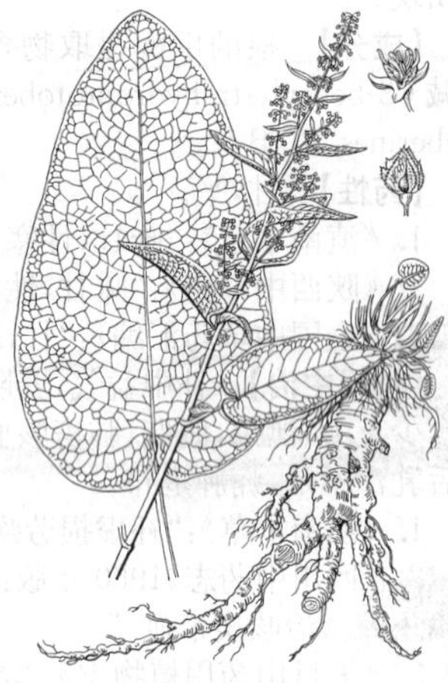

钝叶酸模

多年生草本。根肥厚且大,黄色。茎粗壮直立,高约1 m。根生叶大,有长柄;托叶膜质;叶片卵形或卵状长椭圆形;茎生叶互生,卵状披针形或卵状长椭圆形,茎上部叶渐小,变为苞叶。圆锥花序,花小,紫绿色至绿色,两性,轮生而作疏总状排列;花被片6,淡绿色,2轮,宿存,外轮3片披针形,内轮3片随果增大为果被,缘有牙齿,背中肋上有瘤状突起;雄蕊6;子房1室,具棱,花柱3,柱头毛状。瘦果卵形,具3棱,茶褐色。种子1粒。花果期5~7月。

生于原野山坡边。分布于江苏、浙江、安徽、江西、河南、湖南、广东、广西、四川、云南等地。

本植物的叶(土大黄叶)亦供药用,另设专条。

【采收加工】 9~10月挖根,切片,晾干或鲜用。

【成分】 土大黄根及根茎含结合及游离的蒽醌:大黄素(emodin),大黄素甲醚(physcion),大黄酚(chrysophanol)衍生物,其总量为1.14%,其中结合型0.87%,游离型0.27%。还含酸模素(musizin),鞣质[1],6-O-丙二酰基-β-甲基-D-吡喃葡萄糖苷(6-O-malonyl-β-methyl-D-glucopyranoside),阿斯考巴拉酸(ascorbalamic acid)[2],槲皮素(quercetin)[3]。

【药理】 1. 抗菌作用　本植物根中含有抑制真菌、细菌和莴苣秧苗生长的成分[1]。所含酸模素(MUS)具有强大抗菌作用。(参见"羊蹄"条)

2. 止血作用　土大黄含有大黄素、大黄酚、酸模素等,其中大黄素、大黄酚能促进血液凝固,降低血管通透性,加强毛细血管收缩性[2]。药理实验表明，土大黄注射液能缩短家兔出、凝血时间及凝血酶原时间，延长家兔血浆复钙时间[3]。

【药性】 苦、辛，凉。

1.《质问本草》："味辛。""大凉。"

2.《湖南药物志》："苦、辛，无毒，一说甘，平。"

3.《江西草药》："性寒。"

4.《安徽中草药》："味苦，微辛、酸。"

【功用主治】 清热解毒，凉血止血，祛瘀消肿，通便，杀虫。主治肺痨咳血，肺痈，吐血，瘀滞腹痛，跌打损伤，大便秘结，痄腮，痈疮肿毒，烫伤，疥癣，湿疹。

1.《质问本草》："治疥癣最效。""清热可敷火毒。"

2. 汪连仕《采药方》："治吐血。军中箭伤，罨之效。""行血破血，合地苏木、落得打，共酒服。"（引自《纲目拾遗》）

3.《纲目拾遗》："破瘀，生新。治跌打，消痈肿，止血，愈疥癣。""治肺痈。"

4.《植物名实图考》："治无名肿毒，消血热。"

5.《贵州民间方药集》："开胃健脾，补虚益损。外用治跌打伤肿、骨折等。"

6.《湖南药物志》："疏风祛湿，杀虫止痒，清热解毒，行血活血，破瘀。主治热咳咯血，大便秘结，小腹瘀痛，皮肤脱屑，疥疮，小儿清水疮，脚肿烂，癣癞，无名肿毒。"

【用法用量】 内服：煎汤，10～15 g。外用：捣敷或磨汁涂。

【选方】 1. 治咳嗽吐血，跌打受伤吐血 金不换 15～21 g和瘦猪肉切细，做成肉饼，隔水蒸熟食之。（《中医药实验研究》）

2. 治肺痈 金不换草根一两。捣汁酒煎服，三次愈。（《百草镜》）

3. 治腮腺炎 鲜土大黄根、鲜天葵根各适量，酒糟少许。捣烂外敷。（《江西草药》）

4. 治小腹瘀痛 土大黄根 9～15 g。酒水各半，煎服。（《湖南药物志》）

5. 治烧伤 土大黄 15 g，地榆 15 g，研细末，加冰片 0.3 g。菜油调敷。（《四川中药志》1982 年版）

【临床报道】 1. 治疗血小板减少性紫癜 用土大黄鲜品 30～50 g（干品量减半），大枣 5～10 枚。每日 1 剂，水煎早晚服，服二煎时将大枣服下。15 d 为 1 个疗程，根据病情可连续治疗 1～7 个疗程。共治疗 267 例。结果：治愈 170 例，显效 81 例，有效 13 例，无效 3 例，总有效率为 98.9%。267 例中有例 17 例出现腹痛、腹泻或大便次数增多等症状，口服次碳酸铋后症状缓解[1]。

2. 治疗头皮脂溢性皮炎 治疗组 40 例选用土大黄鲜根（春夏季采摘，汁水较多者）250 g 左右，用凉水洗净，捣汁以布包外擦；秋冬季采摘者较为干枯，则用鲜根 500 g 左右凉水洗净后，用醋或酒少许浸泡 1 星期左右，过滤渣加硫磺少许外擦。对照组 31 例用 2% 酮康唑洗剂洗头，每星期 2 次。结果：治疗组痊愈 4 例，显效 20 例，有效 15 例，无效 1 例，总有效率 97.5%；对照组痊愈 2 例，显效 17 例，有效 10 例，无效 2 例，总有效率 93.6%。两组比较无显著性差异。治疗组治疗后绝大部分患者原有头皮屑、瘙痒、油性脂溢、结痂等主要症状减轻或消失，各主要症状治疗后有效率皆达 92.8%以上[2]。

0149 土马鬃 tǔ mǎ zōng 《嘉祐本草》

【异名】 大金发藓、独根草（《中国药用植物志》），眼丹药、小松柏、一口血（《贵州草药》），矮松树、万年杉（《四川常用中草药》），拳头草（《湖南省中药资源名录》）。

【基原】 为金发藓科丛藓属植物金发藓的植物体。

【原植物】 金发藓 *Polytrichum commune* L. ex Hedw.

植物体粗壮，深绿色、绿褐色，茎高 10～25 cm，单一或稀分枝。叶倾立，干时卷曲，湿时展开；叶片上部较尖，基部鞘状，鞘部以上的中肋及叶背均具刺突，栉片 21～55，几布满上部叶片，栉片高 4～6 细胞，先端细胞呈驼峰状；叶基细胞黄褐色，长线形，中部细胞呈方形，上部细胞近椭圆形。雌雄异株。雄株稍短，顶端雄器状似花苞；雌株较高大，顶生孢蒴，蒴柄长达 10 cm，红棕色，雌苞叶长而窄，中肋及顶。蒴具四棱角，长方形；蒴帽覆盖全蒴；蒴盖扁平，具短喙；蒴齿单层；孢子小，圆形，黄色，平滑。

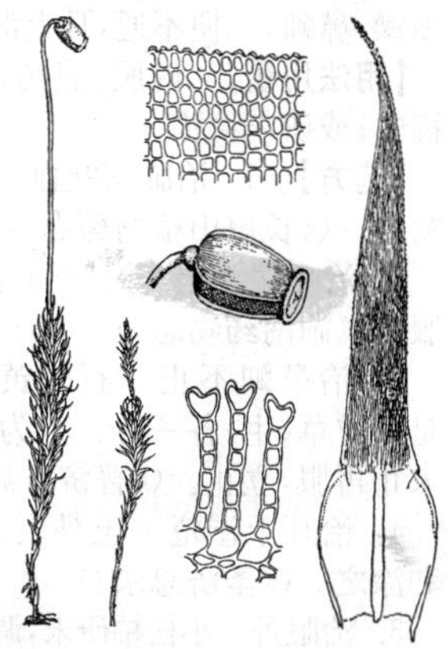

金发藓

生于山野阴湿土坡、森林沼泽、酸性土壤上或岩石表土层上。四季可见。分布于华东、中南及西南等地。

【采收加工】 全年均可采收，晒干。

【药材】 土马鬃 *Herba Polytrichi* 主产中南、西南地区。

性状 本品为数株丛集在一起的团块，黄绿色或黄褐色，湿润分离后，每株茎单一，有的扭曲，叶丛生在茎上部，展平后上部叶披针形，渐尖，中肋突出叶尖呈刺状，腹面可见栉片，叶缘有密锐齿，基部鞘状较宽；下部叶鳞片状。茎下部可见须状假根，有的雌株具棕红色四棱柱形的孢蒴，脱盖后的孢蒴口具 64 个蒴齿。气微，味淡。

【成分】 植物体含二氧杂环已烷木脂素（dioxane lignin）[1]。酯类：甾醇酯类（steryl ester）[2]，牻牛儿基牻牛儿醇酯（geranylgeraniol ester）[3]，单糖基二甘油酯类（monoglycosyl diglycerides），双糖基二甘油酯类（diglycosyl diglycerides）[4]，藜芦酸甲酯（methylveratrate），异半蒎酸二甲酯（dimethyl isohemipate），间半蒎酸二甲酯（dimethyl metahemipate），4，7，9-三甲氧基-2-二苯并呋喃羧酸甲酯（methyl 4，7，9-trimethoxy-2-dibenzofurancarboxylate），3-（4，7，9-三甲氧基-2-二苯呋喃基）-丙酸甲酯〔methyl 3-（4，7，9-trimethoxy-2-dibenzofuranyl）-propanoate〕[5]；类胡萝卜素：胡萝卜素（carotene），堇黄质（violaxanthin），新黄质（neoxanthin），叶黄素（lutein），花药黄质（antheraxanthin）[6]，花生四烯酸（arachidonic acid）[7]。

【药性】 甘，寒。

1.《纲目》："甘、酸，寒，无毒。"

2.《本草详节》："味咸，气凉。"

3.《湖南药物志》："苦，凉。"

4.《四川常用中草药》："淡、平。"

【功用主治】 滋阴清热，凉血止血，润肠通便。主治阴虚骨蒸，潮热盗汗，肺痨咳嗽，血热吐血，衄血，咯血，便血，崩漏，二便不通。

1.《嘉祐本草》："治骨热败烦，热毒壅衄鼻。"

2.《纲目》："沐发令长黑，通大小便。"

3.《贵州草药》:"滋阴敛汗,止咳,止血。"

4.《全国中草药汇编》:"清热解毒,凉血止血。主治久热不退,盗汗,衄血,咯血,吐血,便血,崩漏,跌打损伤;外用治疮疖。"

5.《浙江药用植物志》:"通大小便,活血止血。主治虚热烦躁,鼻衄,二便不通,耳上湿疮,溃疡病出血。"

【用法用量】 内服:煎汤,10~30 g;或入丸、散。外用:捣敷;或研末调涂。

【选方】 1. 治肺痨吐血　土马鬃 30 g。捣烂熬水,加白糖服。(《长白山植物药志》)

2. 治哮喘　土马鬃 30 g,白芥子 9 g,瓜子壳 30 g。水煎服。(《湖南药物志》)

3. 治鼻衄不止　石州黄药子半两,土马鬃(墙上有者是)、甘草(生)各一分。上为细末,每服二钱,新汲水调下。未止再服,立止。(《普济方》引《卫生家宝》)

4. 治耳上湿疮　土马鬃、井中苔等分。为末,灯盏内油和涂之。(《圣济总录》)

5. 治眼丹　小松柏研末,调人人乳敷患处。(《贵州草药》)

0150 土木香 tǔ mù xiāng (《本草图经》)

【异名】 青木香(《本草衍义》),祁木香(《河北药材》),藏木香(《中华人民共和国药典》)。

【基原】 为菊科旋覆花属植物土木香的根。

【原植物】 土木香 *Inula helenium* L.

多年生草本,高 60~150 cm,可达 250 cm。根茎块状,有分枝。茎直立,粗壮,不分枝或上部有分枝,被开展的长毛。茎基部叶较疏,基部渐狭成具翅且长达 20 cm 的柄,叶片椭圆状披针形,长 10~40 cm,宽 10~25 cm,先端尖,边缘有不规则的齿或重齿,上面被基部疣状的糙毛,下面被黄绿色密茸毛;中部叶卵圆状披针形或长圆形,较小,基部心形,半抱茎;上部叶披针形,小。头状花序少数,径 6~8 cm,排列成伞房状或总状花序;花序梗为多数苞叶围裹;总苞 5~6 层,外层革质,宽卵圆形,内层长圆形,先端扩大成卵圆三角形,干膜质,较外层长达 3 倍,最内层线形;舌状花黄色,舌片线形;管状花有披针形裂片;冠毛污白色。瘦果四或五面形,无毛。花期 6~9 月。

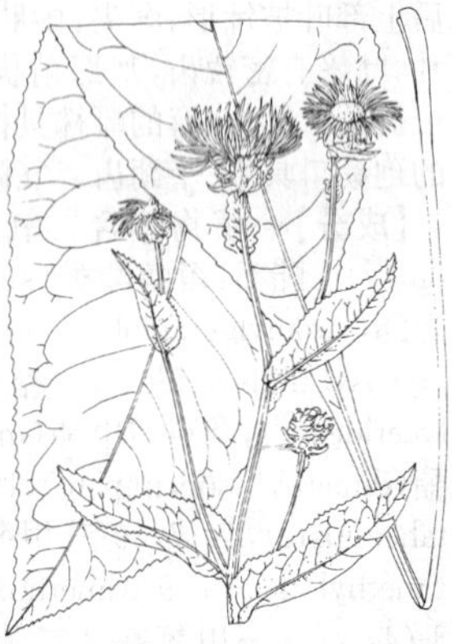
土 木 香

生河边、田边等潮湿处。分布于华北、东北及西北;在河北、山西、浙江、河南、湖北、四川等地有栽培。

【栽培】 生物学特性　适宜于砂质壤土。

繁殖方法　霜降至冬间将土深耕 20~24 cm。翌年春季施足基肥,再耕 1 次,作成宽约 1 m 之畦。清明后 5~10 d,按行、株距各 45 cm,挖深约 10~14 cm、宽约 14 cm 交错的穴,然后将带芽的种茎斜放穴内,覆土 3~4 cm。

田间管理　每隔 5~7 d 浇水 1 次,约 20 d 后,芽即出土,此时仍须经常浇水。6 月上旬在植株周围约 10 cm 挖沟施肥,耙平后浇水,8 月中旬再施 1 次。中耕除草时不宜深锄。发现花茎宜立即摘除。

【采收加工】 霜降后叶枯时采挖,截段,较粗的纵切成瓣,晒干。

【药材】 土木香 *Radix Inulae*　主产于河北。

性状　根呈圆锥形,稍弯曲,长 5~20 cm。表面黄棕色或暗棕色,具纵皱纹及须根痕。根头粗大,顶端有凹陷的茎痕及叶鞘残基,周围有圆柱形支根。质坚硬,不易折断,断面略平坦,黄白色至浅灰黄色,有凹点状油室。气微香,味苦、辛。

鉴别　(1) 根横切面:木栓层为数列木栓细胞。韧皮部宽广。形成层环不甚明显。木质部射线宽 6~25 列细胞;导管少,单个或数个成群,径向排列;木纤维少数,成束存在于木质部中心的导管周围。薄壁细胞含菊糖。韧皮部及木质部中均有油室散在,直径 80~300 μm。

(2) 取样品粉末 1 g,加甲醇 5 ml,加热回流 5 min,滤过,取滤液 1 ml,沿管壁缓缓加入硫酸 0.5 ml,在两液交界处显棕红色环。

(3) 薄层色谱:取样品粉末 0.5 g,加甲醇 4 ml,冷浸 30 min,滤过,滤液作供试品溶液。以土木香内酯和异土木香内酯作对照品,加甲醇制成每 1 ml 各含 2 mg 的混合溶液,作对照品溶液。分别点样于同一用 0.25%硝酸银溶液制备的硅胶 G 薄层板上,以石油醚(60~90 ℃)-苯-乙酸乙酯(5:1:1)为展开剂,置避光处展开,取出,晾干,喷以 5%茴香醛硫酸溶液,加热至斑点显色清晰。供试品色谱中,在与对照品色谱的相应位置上,显相同的两个蓝紫色斑点。

【成分】 根含香豆素:花椒毒素(xanthotoxin),异茴芹素(isopimpinellin)(异茴芹香豆素),异香柑内酯(isobergapten);黄酮类:芸香苷(rutin),槲皮素(quercetin);多糖类:菊糖(inulin),果胶成分;脂肪酸类:酒石酸(tartaric acid),琥珀酸(succinic acid)[1];三萜类成分:达玛二烯醇乙酸酯(dammaradienyl acetate)[2],3-乙酰基-20,24-达玛二烯(3-acetyl-20,24-dammardien),挥发油成分:土木香内酯(alantolactone),异土木香内酯(isoalantolactone),二氢异土木香内酯(dihydroisoalantolactone),土木香酸(alantic acid),土木香醇(alantol)[3,4],大牻牛儿烯 D 内酯(germacrene-D-lactone)及 1-去氧-8-表狭叶依瓦菊素(1-desoxy-8-epi-ivangustin),五炔烯(pentaynene),10-异丁氧基-8,9-环氧-百里香酚异丁氧基(10-isobutoxy-8,9-epoxy-thymol isobuty)[5],藏木香内酯(inunal),别土木香内酯(alloalantolactone),1,5-二甲基-6-(2-丙烯基)-环己烯〔1,5-dimethyl-6-(2-propenylidene)-cyclohexene〕,3,4-二甲基-2-己酮(3,4-dimethyl-2-hexene),4-(2-丁烯基)-1,2-二甲基-苯〔4-(2-butenyl)-1,2-dimethyl-benzene〕,大茴香醚(anethole)(茴香脑),辛基环丙烷(octylcyclopropane),α-松油醇乙酸酯(α-terpinyl acetate),牻牛儿醇异丁酯(geranyli sobutyrate),β-佛手柑油烯(β-bergamotene),β-紫罗兰酮(β-ionone),牻牛儿基丙酮(geranylacetone),α-姜黄烯(α-curcunene),α-愈创木烯(α-guajene),香橙醇异丁酯,荜澄茄烯(cadinene),牻牛儿醇丙酸酯(geranylpropionate),橙花醇丙酸酯(nerylproplonate),异枯赛宁酸(isokhusenic acid),去氢风毛菊内酯(dehydrosaussurea lactone)[6];酚酸类:羟基苯甲酸(hydroxybenzoic acids),羟基桂皮酸(hydroxycinnamic acid)及其具有奎尼酸(quinic acid)的酯类[7]。

【药理】 1. 驱虫作用 土木香挥发油所含土木香内酯及其衍生物易溶于醇而不溶于水。化学结构与山道年类似，驱虫作用较山道年好而毒性较低。异土木香内酯、二氢异土木香内酯的药理作用和毒性都类似山道年[1~3]。

2. 抗菌作用 经体外试验，土木香内酯在 0.1 g/ml 浓度时，即能抑制结核杆菌的生长。感染人型结核杆菌的豚鼠，口服土木香内酯能延迟发病但不能完全制止。此外土木香对金黄色葡萄球菌、痢疾杆菌与铜绿假单胞杆菌有抑制作用。对皮肤真菌亦有抑制作用[4]。

3. 其他作用 土木香内酯低浓度兴奋；较高浓度抑制离体蛙心，使心脏停止于舒张期。对蛙后肢灌流及兔耳血管灌流，低浓度时有轻微扩张作用，高浓度时则收缩。家兔静脉注射少量，血压先微升，继而缓慢下降，大量则一开始即为降压，呼吸抑制。它能抑制离体兔肠，降低小肠过高的运动及分泌功能。对离体兔子宫亦有抑制作用，但在极低浓度时对子宫可有兴奋作用，对蛙的骨骼肌及运动神经末梢为麻痹作用，使疲劳曲线缩短[3]。

毒性 土木香内酯对蛙、小鼠及家兔的一般毒性为自发活动及反射活动麻痹，以后呼吸停止而死。呼吸停止后心脏还保持短时间搏动，因此考虑是中枢性的。异土木香内酯毒性较小，二氢异土木香内酯毒性更小[5]。

【药性】 辛、苦，温。归脾、胃、肝经。

1.《现代实用中药》："辛、苦，温。"

2.《陕西中药志》："无毒。入肺、肝、脾经。"

3.《湖北中草药志》："辛、苦，平。"

【功用主治】 健脾和胃，行气止痛，驱虫。主治胃脘、胸腹胀痛，呕吐腹泻，痢疾，食积，虫积。

1.《现代实用中药》："为芳香性健胃药。利尿，发汗，祛痰，驱虫，防腐。治霍乱吐泻，疟疾合并胃肠炎。并有收敛作用，治结核性下利，慢性肠炎及支气管炎；清肺热，行三焦气，治痰咳喘促，一切气痛。"

2.《陕西中药志》："行气化滞，健脾和胃。治胸满腹胀，呕吐泄泻，痢疾。"

3.《东北常用中草药手册》："健胃，行气，止痛。治胃痛，气滞胸腹胀满、疼痛。"

4.《西藏常用中草药》："调气解郁，安胎。主治慢性胃炎，胃肠功能紊乱，肋间神经痛，胸壁挫伤和岔气作痛。"

5.《湖北中草药志》："主治牙痛，蛔虫病。"

【用法用量】 内服：煎汤，3～9 g；或入丸、散。

【宜忌】 血虚内热者慎服。

1.《陕西中药志》："内热口干，喉干舌绛者忌用。"

2.《河北中草药》："血枯有热者忌服。"

【选方】 1. 治胃痛 土木香 3 g，元胡 15 g。研末水冲服，每日 2 次。（《山西中草药》）

2. 治肋间神经痛 祁木香、郁金各 9 g。水煎服。（《河北中草药》）

3. 治细菌性痢疾 祁木香、黄连各 9 g。水煎服。

4. 治牙痛 土木香适量。捣烂或嚼烂，含患处或入虫牙孔内。（3、4 方出自《湖北中草药志》）

0151 土贝母 tǔ bèi mǔ（《本草从新》）

【异名】 土贝（《百草镜》），大贝母（《纲目拾遗》），地苦胆、草贝（《陕西中草药》），藤贝母、垒贝、猪屎贝（《鄂西草药名录》）。

【基原】 为葫芦科假贝母属植物假贝母的鳞茎。

【原植物】 假贝母 *Bolbostemma paniculatum*（Maxim.）Franquet［*Mitrosicyos paniculatus* Maxim.］

攀缘性蔓性草本。鳞茎肥厚，肉质，白色，扁球形或不规则球形，径达 3 cm。茎纤细，有棱沟。叶柄纤细，长 1.5～3.5 cm；叶片卵状近圆形，长 4～11 cm，宽3～10 cm，掌状 5 深裂，每裂片再3～5 浅裂；侧裂片卵状长圆形，急尖，中间裂片长圆状披针形，渐尖，基部小裂片先端各有 1 个显著突出的腺体，叶片两面无毛或仅在脉上有短柔毛。卷须丝状，单一或 2 歧。雌雄异株；雌、雄花序均为疏散的圆锥状，花梗纤细，花黄绿色；花萼花冠相似，裂片均为卵状披针形，先端具长丝状尾；雄蕊 5，离生；子房近球形，花柱 3，柱头 2 裂。果实圆柱状，成熟后由果先端开裂，果盖圆锥形，具 6 颗种子，种子卵状菱形，暗褐色。花期6～8 月，果期 8～9 月。

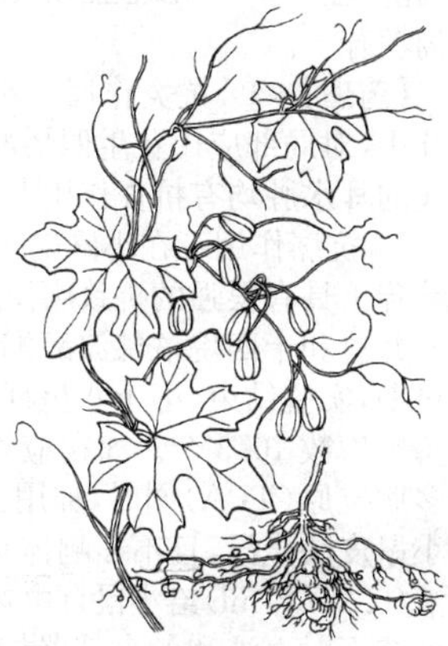

假贝母

常生长于阴山坡，但现已广泛栽培。分布于河北、山西、山东、河南、湖北、湖南、四川、陕西、甘肃等地。

【栽培】 生物学特性 喜温暖湿润的气候。耐严寒。对土壤要求不严，但宜选择肥沃、疏松的砂壤土栽培为佳。

繁殖方法 种子繁殖或鳞茎繁殖。种子繁殖，直播，春播于3～4 月，播前种子用温水浸泡 8～12 h，按行距 35 cm 开沟条播，覆土 1～2 cm。鳞茎繁殖：早春或晚秋将地下鳞茎挖出，选留小者作种，按行株距 40 cm×20 cm 穴栽，每穴放鳞茎 1～2 个，施基肥适量，覆土 2～3 cm。

田间管理 出苗后及时间苗，定期中耕除草、追肥。苗高15～20 cm 时，搭设棚架，扦插竹枝，引藤蔓上棚攀缘。

【采收加工】 9～12 月采挖，洗净，在蒸笼上蒸透，晒干，用时打碎。

【药材】 土贝母 *Rhizoma Bolbostemmatis* 主产于河南、陕西、山西、河北等地。

性状 本品呈不规则块状，大小不等，表面淡红棕色或暗棕色，凹凸不平。质坚硬，不易折断，断面角质样，光亮而平滑。气微，味微苦。

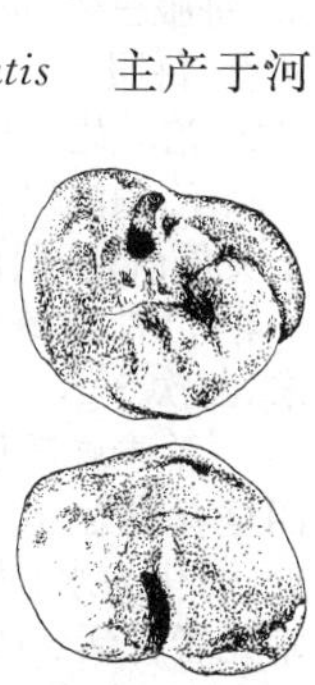

土贝母（鳞茎）外形

鉴别 薄层色谱：取样品粉末 0.1 g，加 70%乙醇 20 ml，超声处理 20 min，滤过，滤液蒸干，残渣加甲醇 2 ml 溶解，作供试品溶液。以土贝母苷甲作对照品，加甲醇制成每 1 ml 含 1 mg 的溶液，作对照品溶液。分别点样于同一硅胶 G 薄层板上，以氯仿-乙酸乙酯-甲醇-甲酸-水（12∶3∶8∶2∶2）为展开剂，展开，取出，晾干，喷以醋酐-硫酸-乙醇（1∶1∶10）混合液，在 110 ℃加热至斑点显色清晰。供试品色谱中，在与对照品色谱的相应位置上，显相同的斑点。

品质标志 《中华人民共和国药典》2005 年版规定：本品含土贝母苷甲（$C_{63}H_{98}O_{29}$）不得少于 1.0%。

【成分】 鳞茎含三萜皂苷：土贝母糖苷（tubeimoside）Ⅰ、

Ⅱ、Ⅲ、Ⅳ、Ⅴ[1~4]，假贝母皂苷(bolboste mmatoside)B[5]，土贝母糖苷(tubeimoside)[6]。还含7，16，25(26)-豆甾三烯醇($\Delta^{7,16,25(26)}$-stigmastatrienol)[7]及豆甾三烯醇-3-O-葡萄糖苷[8]。

【药理】 1. 抗炎作用　小鼠耳预先局部应用土贝母糖苷Ⅰ，对局部应用花生四烯酸或十四烷酰佛波醇醋酸酯引起的耳水肿均有抗炎作用[1]。

2. 抗癌作用　在小鼠皮肤两期致癌作用试验中，土贝母糖苷Ⅰ具有很强的抗致癌作用。小鼠背部局部应用二甲基苯并蒽和十四烷酰佛波醇醋酸酯，第一个肿瘤出现于第六星期，实验结束(第十八星期)时，80%小鼠发生肿瘤，平均每鼠瘤数10.3个。如在应用二甲基苄胺(DMBA)和肿瘤多肽抗原(TPA)同时，加用土贝母糖苷Ⅰ，则不出现肿瘤，小鼠皮肤光滑，且不影响体重生长。如用土贝母糖苷Ⅰ溶液(0.2 mg/ml)给小鼠自由饮用，其抗癌作用较差。土贝母糖苷Ⅰ对血液和各个脏器如脑、肝、脾、胃、肠、心和肾上腺均无明显影响，因此认为在所用剂量口服时，既无急性也无慢性中毒[1]。

【药性】 苦，凉。归心、肺经。

1.《百草镜》："味苦，性平、微寒，无毒。"

2.《陕西中草药》："味苦，性凉。"

3.《青岛中草药手册》："入心、肺经。"

【功用主治】 清热化痰，散结拔毒。主治乳痈，瘰疬痰核，肿瘤疮疡肿毒，疣赘，蛇虫咬伤。

1.《本草从新》："治外科痰毒。"

2.《百草镜》："能散痈毒，化脓行滞，解广疮结毒，除风湿，利痰，敷恶疮，敛疮口。"

3.《中国药用植物图鉴》："有解毒，消肿的功效。治乳痈、乳癌、痰核瘰疬、疮疡肿毒蛇虫毒及刀伤出血。"

4.《陕甘宁青中草药选》："主治淋巴结结核，骨结核。"

5.《四川中药志》1982年版："用于肿瘤。"

【用法用量】 内服：煎汤，9～30 g；或入丸、散。外用：研末调敷或熬膏贴敷。

【选方】 1. 治乳痈初起　白芷、土贝母各等分。为细末，每服三钱，陈酒热服，护暖取汗即消；重者再一服。如壮实者，每服五钱。(《纲目拾遗》)

2. 治乳岩　阳和汤加土贝母五钱煎服。(《纲目拾遗》)

3. 治颈淋巴结核未破者　土贝母9 g，水煎服。同时用土贝母研粉，醋调外敷。(《陕西中草药》)

4. 治骨结核溃烂流脓　土贝母、蜈蚣各等量。共研细末，每次3 g，每日2次，甜米酒炖热冲服。(《安徽中草药》)

5. 治毒蛇咬伤　急饮麻油1碗，免毒攻心，再用土贝母四至五钱为末，热酒冲服，再饮酒尽醉。安卧少时。药力到处，酒化为水，从伤口喷出。候水尽，将碗内贝母渣敷伤口。垂死者皆活。(《纲目拾遗》)

6. 治刀割斧砍，夹剪、枪、箭伤损　土贝母末敷之，止血收口。(《年希尧集验良方》)

【临床报道】 治疗疣类疾病　用土贝母的提取物土贝母皂苷制成注射剂和搽剂，共治疗各类皮肤疣252例。注射剂每次2 mg(含土贝母皂苷2 mg)，每日1～2次，行肌内徐缓注射，20 d为1个疗程。土贝母皂苷搽剂为含0.25%土贝母皂苷的二巯丁二钠水剂，每日于损害局部搓搽2～4次。本组病例随机分为3组：单纯应用土贝母皂苷搽剂组共44例，适于皮损少者；单纯应用注射剂组共57例；混合组(肌注加局部涂搽)共151例，适于皮损广泛者。另设对照组36例，肌内注射维生素B_{12} 100 μg/d，疗程20 d。结果：治疗组痊愈219例(86.9%)，显效21例(8.3%)，好转8例(3.2%)，无效4例(1.6%)；对照组痊愈4例(11.1%)，显效3例(8.3%)，好转4例(11.1%)，无效25例(69.4%)。两组比较有显著性差异($P < 0.001$)。治疗组中3组疗效基本一致[1]。

0152 土牛膝 tǔ niú xī (《本草图经》)

【异名】 杜牛膝(《卫生易简方》)。

【基原】 为苋科牛膝属植物牛膝的野生种及柳叶牛膝、粗毛牛膝、钝叶土牛膝的根及根茎。

【原植物】 1. 牛膝 *Achyranthes bidentata* Blume

其野生种地上部分形态与栽培品无异(参见"牛膝"条)。地下部分无明显主根。生于海拔200～1 750 m的山坡林下，平原，丘陵、路边、田埂、宅旁。除东北与内蒙古外全国广布。

2. 柳叶牛膝 *A. longifolia* (Makino) Makino [*A. bidentata* Bl. var. *longifolia* Makino]　又名：山牛膝、苏木红、荔枝红、透血红(《纲目拾遗》)，剪刀牛膝、红牛膝(四川)。

形态与牛膝相似，但鲜根常呈淡红至红色。叶片披针形或狭披针形，长4.5～15 cm，宽0.5～3.5 cm，先端及基部均渐尖，全缘，上面绿色，下面常呈紫红色。退化雄蕊方形，先端有不显明的牙齿。花果期9～11月。

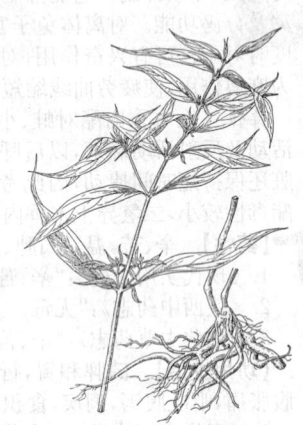

柳叶牛膝

生于山坡。分布于浙江、福建、江西、湖北、湖南、广东、四川、贵州、云南、陕西、台湾等地。江西吉安地区有栽培，称"龙牛膝"。

3. 粗毛牛膝 *A. aspera* L.

参见"倒扣草"条。

4. 钝叶土牛膝 *A. aspera* L. var. *indica* L.

植物形态与牛膝相似，但主根较短而分枝较多，根干硬柴性。植株粗壮坚实，茎密被白色或黄色长柔毛。叶片倒卵形，长3～7 cm，宽2～6.5 cm，先端常有突尖，基部宽楔形，边缘波状，两面密被柔毛。穗状花序刚直，退化雄蕊流苏状。花期8～9月，果期9～10月。

生于山坡。分布于福建、广东、广西、云南等地。

【采收加工】 9～11月采收，鲜用或晒干。

【药材】 土牛膝 *Radix Achyranthis Bidentatae Ferolis*　产于陕西、甘肃、安徽、江西、福建、江苏、浙江、四川、贵州等地。

性状　根茎呈圆柱状，长1～3 cm，直径5～10 mm，灰棕色，上端有茎基残留，周围着生多数粗细不一的根。根长圆柱形，略弯曲，长约15 cm以下，直径可达4 mm；表面淡灰棕色，有细密的纵皱纹。质稍柔

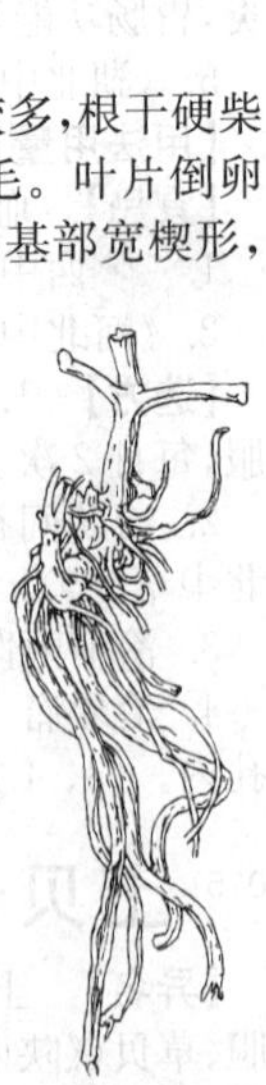

野生牛膝(根)外形

软，干透后易折断，断面黄棕色，可见成圈状散列的维管束。气微，味微甜。

鉴别　参见“牛膝”条。

【成分】 1. 牛膝　根含三萜皂草苷：二齿皂苷（bidentatoside）Ⅰ[1]，齐墩果酸吡喃鼠李糖基吡喃半乳糖苷（oleanolic acid rhamnopyranosylgalactopyranoside）[2]，齐墩果酸-28-O-β-D-吡喃葡萄糖苷（oleanolic acid-28-O-β-D-glucopyranoside），竹节人参皂苷（chikusetsusaponin）Ⅴ，3-O-β-D-吡喃葡萄糖基-齐墩果酸-28-O-β-D-吡喃葡萄糖苷（3-O-β-D-glucopyranosyl-oleanolic acid-28-O-β-D-glucopyranoside）[3]，人参皂苷（ginsenoside）Ro、PJS-1[8]。精油含哔嗪衍生物：2，6-二甲基吡嗪（2，6-dimethylpyrazine），2-甲氧-3-异丙基吡嗪（2-methoxy-3-isopropylpyrazine）和 2-甲氧-3-异丁基吡嗪（2-methoxy-3-isobutylpyrazine）[4]。根另含甜菜碱（betaine）[5]，大黄素（emodin），大黄素甲醚（physcion）[6]，芦丁（rutin），咖啡酸（caffeic acid）[7]，5-羟甲基呋喃甲醛（5-hydroxymethylfuraldehyde），水龙骨素（polypodine）B[8]，胡萝卜苷（daucosterol），棕榈酸（palmitic acid），β-谷甾醇（β-sitosterol）和一种多糖（polysaccharide）[9]。

2. 柳叶牛膝　根中含齐墩果酸（oleanolic acid），齐墩果酸葡萄糖醛酸的酯，熊果酸（ursolic acid）[10]。

3. 钝叶土牛膝　根含蜕皮甾酮[11]。

【药理】 1. 抗生育作用　实验表明，柳叶牛膝根茎所含总皂苷对雌性小鼠有中期引产和抗生育作用[1]。柳叶牛膝的根茎丁醇提取物或70%乙醇提取物，在小鼠妊娠 1～10 d，连续灌胃给药，有显著抗早孕和抗着床作用，但未见抗排卵和抗精子活化作用。70%乙醇提取物 8 mg/只或本品所含脱皮素 0.04 mg+粗皂苷 1.4 mg/只，小鼠子宫内给药，也有显著的抗早孕作用[2]。另有报道，柳叶牛膝茎叶的苯提取物，每日 50 mg/kg 灌胃，对雌性小鼠也有抗生育作用[3]。

2. 子宫兴奋作用　柳叶牛膝的根茎煎剂对大鼠动情期子宫有显著兴奋作用，作用性质与催产素相似，有量效相关性，最小有效浓度为 3.15 mg/ml[4]。

3. 抗炎作用　柳叶牛膝根茎煎剂 1/8、1/6 和 1/4 LD_{50} 灌胃，给药 3 次，对二甲苯所致小鼠耳肿胀有明显抑制作用；2 g/kg皮下注射，对角叉莱胶性小鼠足肿有较强抑制作用，而 4 g/kg 灌胃给药作用较差；每日 4 g/kg，连续 3 d，对大鼠蛋清性足肿有显著抑制作用[4]。

4. 其他作用　柳叶牛膝煎剂 4 g/kg，给药 3 次，可减少小鼠扭体反应次数；每日 2.5 g/kg 灌胃，连续 7 d，对蛋白合成前体掺入肝、肾组织有促进作用[4]。

毒性　柳叶牛膝煎剂小鼠灌胃的 LD_{50} 为 16.45 g/kg。柳叶牛膝丁醇提取物和粗皂苷小鼠灌胃的 LD_{50} 分别为 8 946 mg/kg和 4 083 mg/kg[2]。

【炮制】 取原药材，除去杂质，洗净喷淋清水，稍润，切斜薄片或不规则的段状，干燥。

饮片性状　斜薄片或小段，外表面灰棕色，具细密的纵皱纹；切面黄棕色，有的中空，维管束呈点状排列成 2～4 轮。质韧。气微，味微甜而涩。

贮干燥容器内，置阴凉干燥处。

【药性】 甘、微苦、微酸，寒。归肝、脾经。

1.《滇南本草》：“味酸、辛，性微寒。阴也，降也。入肝、脾二经。”

2.《医林纂要》：“甘、微酸，寒。”

3.《广西中草药》：“味微苦、酸，性寒，无毒。”

【功用主治】 活血祛瘀，泻火解毒，利尿通淋。主治闭经，跌打损伤，风湿关节痛，痢疾，白喉，咽喉肿痛，疮痈，淋证，水肿。

1.《本草图经》：“治妇人血块。”

2.《滇南本草》：“治疗疮痈疽，捣烂敷患处，亦能打胎，同猪肉煨食之，能明目。”“行十二经络，破瘀血血块，凉血热。”

3.《医林纂要》：“功专缓肝去毒热，肝缓则毒热可去，故喉痹血淋，小儿急慢惊风，又治积痰积血，捣敷蛇虫毒。”

4.《纲目拾遗》：“善能理疮，并刀箭入肉。”“活血化瘀，宽筋，理跌打损伤。治破伤风，七十二般恶疾。”

5.《云南中草药》：“清热除湿。治咳血，鼻衄，尿血，尿路感染，湿热带下。”

6.《湖南药物志》：“祛风湿，壮筋骨，活血。”

7.《上海常用中草药手册》：“通经利尿，清热解毒。治脚气肿胀，关节炎，风湿痛，白喉，急慢性咽炎。”

8.《广西民族药简编》：“治鸡骨鲠喉。”

【用法用量】 内服：煎汤，9～15 g，鲜品 30～60 g。外用：捣敷；或捣汁滴耳；或研末吹喉。

【宜忌】《卫生易简方》：“孕妇勿服，破血坠胎。”

【选方】 1. 治妇人室女血闭不通，五心烦热　土牛膝、当归尾各一两，桃仁（去皮，麸炒）、红花各五钱。上为细末，每服二钱，空心温酒调下。（《易简方论》土牛膝散）

2. 治红崩初起，赤白带下，小便淋沥或急胀　牛膝三钱，清明杨柳二钱，土茯苓二钱。水煎，点水酒服。（《滇南本草》）

3. 治伤折闪朒　用杜牛膝捣罨甚效。（《卫生易简方》）

4. 治风湿性关节痛　鲜土牛膝 18～30 g（干品 12～18g），猪脚 1 个（七寸）。红酒和水各半煎服。（《福建民间草药》）

5. 治瘰　用杜牛膝捣敷，缚其上，一日一易。（《脉因证治》）

6. 治一切喉症　鲜土牛膝根，洗净捣烂取汁，重汤炖温，频频漱之，极效。（《疫痧草》漱喉方）

7. 治石淋　土牛膝一握，煎汤，入麝半分，乳香三分，服。（《慎斋遗书》）

8. 治肝硬化水肿　倒扣草鲜根 30～60 g。水煎，饭前服。（福建晋江《中草药手册》）

9. 治高血压病　土牛膝 15 g，夏枯草 9 g。水煎服。（《福建药物志》）

【临床报道】 1. 防治白喉　用新鲜土牛膝根 500 g，制成浓缩煎液 500 ml。10 岁以内小儿每日 100 ml，分 3～4 次服。治疗咽白喉 29 例，气管白喉 3 例，除 2 例分别因突然窒息、严重中毒而致心肌麻痹死亡外，均获治愈。治愈病例服药时间平均为 6.8 d，呼吸困难于 2～8 d 恢复正常，咽头伪膜于 2～7 d 脱落，体温于 2～10 d 下降，细菌培养 4～8 d 转阴[1]。

2. 治疗流行性腮腺炎　治疗组 80 例，3～4 岁患儿每日服用鲜土牛膝 50 g 煎剂，5～6 岁服 80 g，对照组 85 例，服普济消毒饮 1 剂。结果：治疗组显效 72 例，有效 6 例，无效 2 例。对照组显效 26 例，有效 47 例，无效 12 例，症状改善平均日数：治疗组平均为 2.02 d. 对照组平均为 4.01 d。两组疗效比较有显著性差异（$P < 0.01$）[2]。

3. 治疗流行性脑脊髓膜炎带菌者　用土牛膝 300 g，加水 600 g，煎熬 1 h，浓缩至 300 g，喉头喷雾，每次 2 ml。共治 169 例，结果：1 次喷雾治愈 107 例，占 63.31%；2 次喷雾治愈 47 例,占 27.81%;3 次治愈 6 例,占 3.55%;4 次治愈 7 例,占 4.14%;5 次治愈 2 例,占 1.18%。全部带菌者均转为阴性[3]。

4. 治疗急慢性肾炎　用土牛膝根(柳叶牛膝)60 g,大锅水煎,煎取药液以能坐于盆中浸渍腰部为宜,趁热坐浴 20～30 min。然后用布包药渣敷贴两侧腰部,每次约 30 min(坐浴及敷贴若冷却,均可反复加温),每日 2 次,起床及临睡前各 1 次。共治疗 81 例,结果:临床治愈 58 例,显效 11 例,好转 6 例,无效 7 例。疗程最短 5 d,最长 6 个月,平均 40 d[4]。

【各家论述】《本草求真》:"杜牛膝气味更凉,嚼之味甘而不苦,主治多是解毒破血,泻热吐痰,较之川牛膝微觉有别。"

0153 土田七 tǔ tián qī (《广西药用植物名录》)

【异名】 小田七、竹田七、毛七、姜三七(《广西药用植物名录》),三七姜、姜叶三七、竹叶三七、姜七(《全国中草药汇编》),姜田七(《新华本草纲要》)。

【基原】 为姜科土田七属植物土田七的块根和根茎。

【原植物】 土田七 *Stahlianthus involucratus* (King ex Bak.) Craib [*Kaempferia involucrata* King ex Bak.; *K. hainanensis* Hayata]

多年生草本,高 15～30 cm。根茎块状,径约 1 cm,外面棕褐色,内面棕黄色,粉质,芳香而有辛辣味,根末端膨大成球形的块根。叶基生,通常 2～4 片;叶柄长 6～18 cm;叶片倒卵状长圆形或披针形,长 10～18 cm,宽 2～3.5 cm,绿色或染紫。花 10～15 朵聚生于钟状总苞中,总苞及花的各部有棕色、透明的小腺点;总花梗长2.5～10 cm;小苞片线形,膜质;花白色,花冠裂片卵状长圆形;侧生退化雄蕊披针形;唇瓣圆形,白色,中央有杏黄色斑;花药长约 5 mm,花丝长 2～3 mm;药隔先端具长圆形附属体;花柱线形,柱头具缘毛,子房下位,卵形。花期 5～6 月。

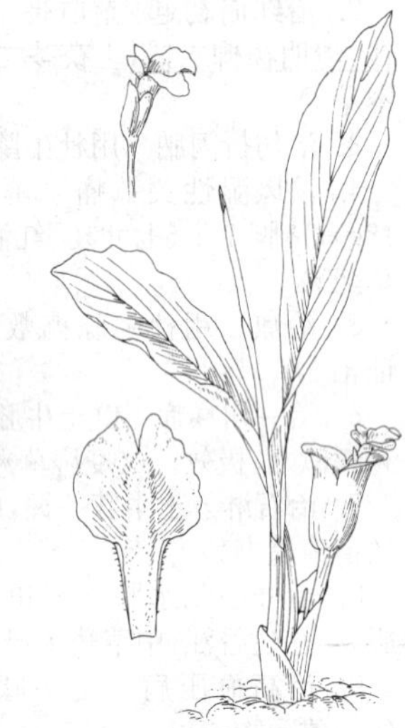

土田七

野生于林下、荒坡或栽培。分布于福建、广东、广西、海南、云南等地。

【采收加工】 7～11 月采挖,鲜用或置沸水中烫 1～2 min,捞出,晒干。

【药材】 土田七 *Radix et Rhizoma Stahlianthi Involucrati*　主产于广西、云南、广东、海南等地。

性状　本品略呈扁圆锥形或纺锤形。表面灰棕色至棕红色,常皱缩,节密,具白色点状须根痕,节间长 1～2 mm。质硬脆,易折断,断面平坦,角质化,内皮层明显,灰白色或灰色,可见白色点状维管束。气微,味辛。

【药性】《广西中草药》:"辛,温。"

【功用主治】 散瘀,止痛,止血。主治跌打瘀痛,风湿骨痛,吐血衄血,月经过多,外伤出血。

1.《广西中草药》:"活血散瘀,消肿止痛。"

2.《全国中草药汇编》:"主治跌打损伤,风湿骨痛,吐血衄血,月经过多;外用治蛇虫咬伤,外伤出血。"

3.《广西民族药简编》:"治骨鲠喉,胃下垂,胃出血,产后流血过多,月经过多,咯血,血痢,胃寒痛,浸酒服治脾脏肿大,煅成炭水煎服,治月经不调,血崩,捣烂冲开水服治尿潴留,捣烂敷患处治跌打损伤,研末敷患处治刀伤出血。"

【用法用量】 内服:煎汤,6～15 g;或浸酒。外用:捣敷;研末撒或调敷。

【选方】 1. 治跌打损伤　姜叶三七 3～9 g,水煎服或浸酒内服;外用酒炒热敷患处。

2. 治吐血,衄血,月经过多　姜叶三七晒干,煅存性。用 3～9 g,水煎服。

3. 治外伤出血　姜叶三七炒炭,研粉,适量,撒患处。

(1～3 方出自《广西中草药》)

0154 土白及 tǔ bái jí (《西藏常用中草药》)

【基原】 为兰科舌唇兰属植物二叶舌唇兰的块茎。

【原植物】 二叶舌唇兰 *Platanthera chlorantha* Cust. ex Reichb. f. [*Habenaria chlorantha* Bab.]

陆生植物。高 30～50 cm。块茎 1～2 枚,卵状。基生叶 2 枚;叶椭圆形、倒披针状椭圆形,先端钝或急尖,基部收狭成鞘状柄,长 9～21 cm,宽 3～9 cm。总状花序,有花约 10 朵;苞片披针形;花白色,较大;中萼片卵状三角形,先端钝或平截,侧萼片椭圆形,较中萼片狭,急尖;花瓣偏斜,条状披针形,基部较宽,唇瓣条形,肉质,不裂;距弧曲,前部膨大,圆筒状,先端钝;子房细圆柱状,弧曲。

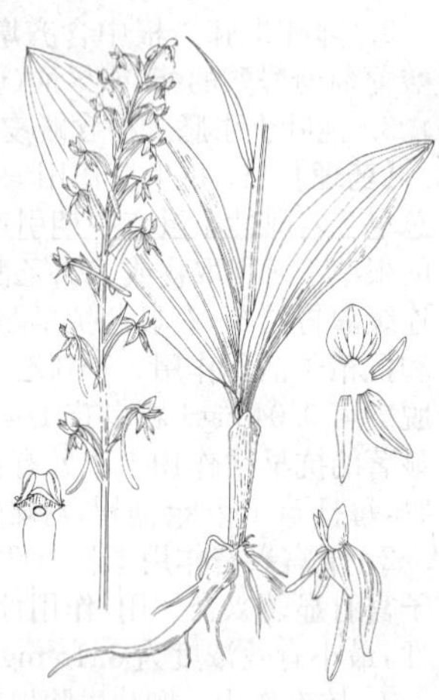

二叶舌唇兰

生于海拔 400～3 500 m 的山坡林下及山坡灌丛下。分布于华北、东北及河南、四川、云南、西藏、陕西、甘肃、青海等地。

【采收加工】 8～10 月采挖,鲜用或切片晒干。

【药材】 土白及 *Rhizoma Platantherae Chloranthae*　产于东北、华北及陕西、新疆、甘肃、青海等地。

性状　本品呈椭圆形、卵圆形或类圆形。大小不等。表面灰白色至淡黄白色,微显半透明,有凸凹不平的皱缩纹,有时为强皱缩。质致密而坚实,角质状,不易破碎,破碎面角质样,略具光泽,浅黄白色。本品湿润时呈黏液性。气微,味淡。

鉴别　粉末特征:呈灰白色或乳白色。薄壁细胞含众多粘着的淀粉团块。黏液细胞多数较大,含黏液质和针晶束。导管和管胞主为螺纹,直径 10～20 μm。稀见石细胞,壁孔沟明显。表皮细胞淡黄色,含油滴和小方晶。纤维长梭形。

【成分】 含挥发油,挥发油含有姜三七醌(stahlianthusone)[1]。

【药性】《西藏常用中草药》:"性平,微苦。"

【功用主治】《西藏常用中草药》:"补肺生肌,化瘀止血。治肺痨咳血,吐血,衄血;外敷治创伤,痈肿,烫火伤。"

【用法用量】 内服：煎汤，3～9 g。外用：捣敷。

0155 土麦冬 tǔ mài dōng（南药《中草药学》）

【异名】 麦门冬(《香港中草药》)。

【基原】 为百合科土麦冬属植物山麦冬、阔叶山麦冬的块根。

【原植物】 1. 山麦冬 *Liriope spicata* (Thunb.) Lour.［*Convallaria spicata* Thunb.；*Ophiopogon spicatus* Ker.-Gawl.］ 又名：大叶麦门冬(《陕西中草药》)，蒲草(《香港中草药》)。

多年生草本。根状茎粗短，生有许多长而细的须根，其中部膨大成连珠状或纺锤形的肉质小块根。叶丛生；叶柄有膜质鞘；叶片革质，条形，长 15～30 cm，宽 4～7 mm。花茎直立，高 15～30 cm，总状花序顶生，长达12 cm，有花多数，常 1～4 朵聚生于苞腋，花被淡紫色或浅蓝色，长圆形或披针形；花梗长 3～4 mm；子房上位。浆果球形，熟时蓝黑色。花期 5～7 月，果期 8～10 月。

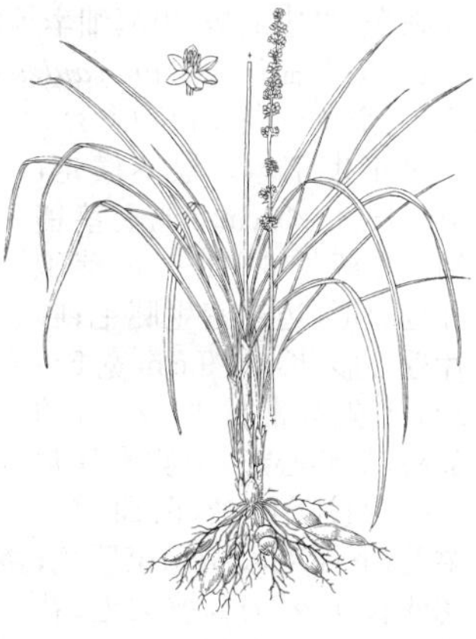

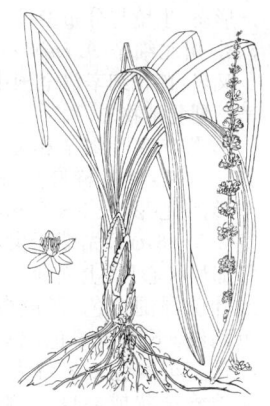

山 麦 冬

生于山野间阴湿处，山谷林下及路旁；南方常有栽培。分布于西南及江苏、浙江、安徽、福建、广西等地。

2. 阔叶山麦冬 *L. platyphylla* Wang et Tang

多年生草本。根细长，分枝多，有时局部膨大成纺锤形肉质小块根，较正品麦冬为大，根茎短，木质。叶丛生；叶片革质，长 25～65 cm，宽 1～3.5 cm，具 9～11 条脉，有明显横脉，边缘整齐。花茎高 45～100 cm；总状花序顶生，长 12～40 cm，花多数，常 3～8 朵簇生于苞腋内；花梗长4～5 mm；花被片长圆状披针形或近长圆形，紫色或红紫色；子房近球形，柱头 3 齿裂。种子球形，初期绿色，熟时黑紫色。花期7～8 月，果期 9～10 月。

阔叶山麦冬

生于低山山地，山谷，疏、密林下或阴湿处。分布于华东、中南及四川、贵州等地。

【采收加工】 立夏或清明前后采挖，剪下块根，晒干。

【药材】 山麦冬 *Radix Liriopes Spicatae* 主产于四川、浙江。阔叶山麦冬(大麦冬)*Radix Liriopes Platyphllae* 产于河南、山东、江苏、安徽、浙江、江西、福建、湖北、广东、广西、四川、贵州等地。

性状 山麦冬 块根呈纺锤形，略弯曲，两端狭尖。表面淡黄色或黄棕色，不饱满，具粗糙的纵皱纹。纤维性强，断面黄白色，蜡质样。味较淡。

大麦冬 块根呈圆柱形，略弯曲，两端略钝圆，常有中柱露出。表面土黄至暗黄色，具不规则皱纹及槽纹。未干透质柔韧，干后坚硬，易折断，断面淡黄色至黄白色，角质样，中柱细小。气微，味甜，嚼之发黏。

鉴别 (1) 根横切面：山麦冬 部分表皮残存。根被为 1～2 列木化细胞；皮层约 30 余列薄壁细胞，有的含草酸钙针晶束，内皮层外侧石细胞少数散在。韧皮部束与木质束各约 19 个，间隔排列，各木质束间为非木化薄壁组织。

大麦冬 根被为 2～3 列细胞，内皮层外侧为 1 列石细胞，呈类方形，侧壁及内壁增厚，内皮层为 1 列类长方形细胞，壁均匀增厚，木化，有通道细胞。中柱甚小，韧皮部束 19～24 个，各位于木质部的弧角处。木质部由木化组织连成环状。髓部有时中空。

(2) 本品置紫外光灯下，山麦冬的薄片不显荧光，而大麦冬的薄片则显蓝色荧光。

【成分】 1. 山麦冬块根含甾体皂苷 土麦冬皂苷(spicatoside)A、B[1]，皂苷元(prosapogenin)Ⅱ、Ⅲ，麦冬皂苷(ophiopognin)B[2]，土麦冬皂苷(spicatoside)C[3]。另含黄酮类[4]，植物凝集素类[5]，二氧杂环己烷木脂素等[6]。

2. 阔叶山麦冬块根含甾体皂苷 罗斯考皂苷元-3-O-α-L-吡喃鼠李糖苷(ruscogenin-3-O-α-L-rhamnopyranoside)，25(S)-罗斯考皂苷元-1-O-β-D-吡喃岩藻糖-3-O-α-L-吡喃鼠李糖苷〔25(S)-ruscogenin-1-O-β-D-fucopyranoside-3-O-α-L-rhamnopyranoside〕，25(S)-罗斯考皂苷元-1-O-α-L-吡喃鼠李糖基-(1→2)-β-D-吡喃岩藻糖苷〔25(S)-ruscogenin-1-O-α-L-rhamnopyranosyl-(1→2)-β-D-fucopyranoside〕，罗斯考皂苷元-3-O-β-D-吡喃葡萄糖基-(1→3)-α-L-吡喃鼠李糖苷〔ruscogenin-3-O-β-D-glucopyranosyl-(1→3)-α-L-rhamnopyranoside〕，麦冬皂苷 (ophiopogonin) D，薯蓣皂苷(dioscin)，25(S)-薯蓣皂苷〔25(S)-dioscin〕，罗斯考皂苷元-1-硫酸酯-3-O-α-L-吡喃鼠李糖苷(ruscogenin-1-sulfate-3-O-α-L-rhamnopyranoside)和甲基原薯蓣皂苷(methylprotodioscin)[7]。

【药理】 1. 强心、扩冠作用 豚鼠离体心脏冠脉流量试验证明，低剂量土麦冬注射液灌注可见冠脉流量明显增加，高剂量时冠脉流量反而减少。冠脉流量增加时心脏收缩增强，但心率无明显影响；当冠脉流量减少时心脏收缩减弱，心率减慢，甚至出现房室传导阻滞与心室纤颤等。在位兔心试验表明，静注土麦冬注射液剂量为 2.5 g/kg 和 5.0 g/kg 时，心收缩力明显增强，收缩幅度增加 58.23%～97.35%。2.5 g/kg 时的正性肌力作用不被普萘洛尔阻断，且对心率也无明显影响，说明其正性肌力作用似与 β 受体无关[1]。土麦冬水溶性提取物给麻醉猫静脉注射 1.75 g/kg，其心室内压变化速率增加 86%，左心室开始收缩至射血时间缩短 28%，心输出量、心脏指数、每搏指数和左室作功指数分别增加 146%，151%，150%和 194%。心率轻度减慢，全身血管阻力降低 48%[2]。

2. 抗心肌缺血作用 土麦冬水溶性提取物以 1 g/kg 和 0.75 g/kg 给麻醉大鼠腹腔注射，对垂体后叶素所致大鼠急性心肌缺血有良好的保护作用。土麦冬水溶性提取物给急性心肌梗死模型家兔静脉注射，发现可明显缩小心肌梗死范围[3]。

3. 抗心律失常作用 土麦冬注射液(1∶2)0.3～0.5 ml/100 g 体重给麻醉大鼠静脉注射对氯化钡和乌头碱所致的实验性心律失常有迅速的转律作用，但维持时间短暂[4]。对蟾蜍离体心脏的实验结果表明，土麦冬任氏液在低浓度(1∶300或1∶100)时有改善心肌收缩力的作用,高浓度时(1∶10)作用相反;土麦冬任氏液对洋地黄中毒的心肌有恢复心肌收缩力的作用[4,5]。土麦冬水醇剂 2.5 g/kg 静脉注射,对氯仿、肾上腺素诱发家兔心律失常有明显的对抗作用。同等剂量的土麦冬水醇剂静注可明显提高乌头碱诱发大鼠室颤和心脏停搏的阈剂量。此外,本品 30 g/kg 静脉注射可引起家兔正常 ECG 改变,表现为 P-R 间期延长, Q-T 间期缩短,心率减慢及 T 波低平[5]。

【药性】 《香港中草药》:"味甘、微苦,性微寒。"

【功用主治】 养阴生津。主治阴虚肺燥,咳嗽痰黏;胃阴不足,口燥咽干,肠燥便秘。

1.《广西民族药简编》:"治干咳无痰,月经过多。"

2.《香港中草药》:"养阴生津,润肺止咳。主治肺结核,慢性支气管炎,慢性咽炎的阴虚干咳;热病伤津,心烦,口渴,咽干,便秘。"

【用法用量】 内服:煎汤,10~15 g。

0156 土良姜 tǔ liáng jiāng (《昆明药用植物调查报告》)

【异名】 野姜、良姜(《云南中草药》)。

【基原】 为姜科姜花属植物草果药 *Hedychium spicatum* Ham. ex Smith 的根茎。

【原植物】 参见"草果药"条。

【采收加工】 9~10月采收,鲜用或切片晒干。

【成分】 根茎含草果药烯酮(hedychenone)[1,2],7-羟基草果药烯酮(7-hydroxyhedychenone)[3],6-氧代半日花-7,11,14-三烯-16-酸内酯(6-oxolabda-7,11,14-triene-16-oic acid lactone)[4],谷甾醇(sitosterol),谷甾醇 β-D-葡萄糖苷(sitosterol β-D-glucoside),柳杉二醇(cryptomeridiol)[5]。另含脂肪酸及酯:棕榈酸二十六烷酯(ceryl palmitate),十四烷酸(myristic acid),棕榈酸(palmitic acid),硬脂酸(stearic acid),油酸(oleic acid),亚油酸(linoleic acid),亚麻酸(linolenoic acid)[6]。

【药性】 《云南中草药》:"辛、苦,温。"

【功用主治】 温中,理气,止痛。主治胃寒痛,消化不良,膝关节痛。

1.《昆明药用植物调查报告》:"治气痛,胃痛,腹痛。"

2.《云南中草药》:"温胃散寒,燥湿。治胃寒痛,消化不良,疟疾。"

【用法用量】 内服:煎汤,3~9 g。外用:鲜品捣敷。

0157 土阿魏 tǔ ā wèi (汪连仕《采药书》)

【基原】 为马鞭草科大青属植物海州常山 *Clerodendrum trichotomum* Thunb. 根皮捣取的液汁凝结而成。

【原植物】 参见"臭梧桐"条。

【采收加工】 7~9月挖取根,剥取根皮,捣汁,放置干燥。

【功用主治】 宽筋活血,化痞消癥。

0158 土附子 tǔ fù zǐ (《纲目拾遗》)

【异名】 土附卵(《中国动物药志》)。

【基原】 为塘鳢科沙塘鳢属动物沙塘鳢 *Odontobutis obscura* (Temminck et Schlegel)的卵。

【原动物】 参见"土附"条。

【采收加工】 4~6月捕捉,取卵。

【药性】 咸,平。

【功用主治】 助相火,开胃,利水。主治肾虚阳痿,消化不良,水肿。

《食物考》:"开胃,利水。"

【用法用量】 内服:煮食。

【宜忌】 《食物考》:"小儿戒食。"

0159 土细辛 tǔ xì xīn (《质问本草》)

【异名】 杜细辛(《土宿本草》)。

【基原】 为马兜铃科细辛属植物双叶细辛、单叶细辛、川北细辛、福建细辛、川滇细辛等的全草。

1. 双叶细辛 *Asarum caulescens* Maxim. 又名:毛叶细辛、乌金草(《湖北植物志》)。

多年生草本。根茎横走,节间长 3~5 cm。地上茎匍匐。叶柄长 6~12 cm;芽胞叶近圆形,边缘密生睫毛;叶片近心形,长 4~9 cm,宽 5~10 cm,先端常具 1~2 cm 的尖头,基部心形,两侧裂片常向内弯接近叶柄,两面散生柔毛,下面毛较密。花紫色;花梗长 1~2 cm,被柔毛;花被裂片三角状卵形,开花时上部向下反折;雄蕊和花柱上部常伸出花被之外,花丝比花药长约 2 倍,药隔锥尖;子房近下位,略成球状,花柱先端 6 裂,裂片倒心形,柱头着生于裂缝外侧。蒴果近球状。花期 4~5 月。

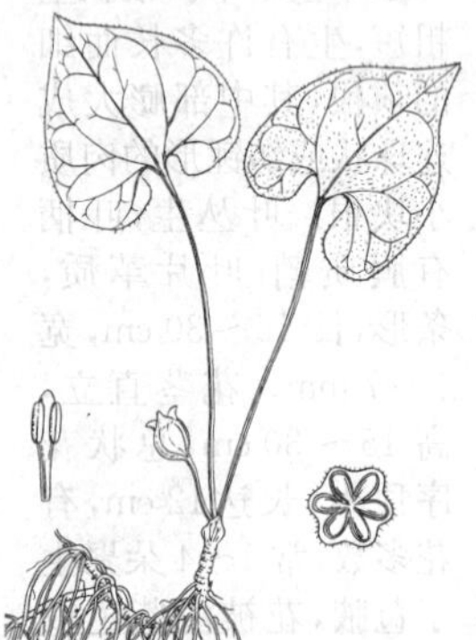

双叶细辛

生于林下阴处。分布于陕西、甘肃、湖北、四川、贵州等地。

2. 单叶细辛 *A. himalaicum* Hook. f. et Thoms. ex Klotzsch. 形态、生境与分布参见"水细辛"条。

3. 川北细辛 *A. chinense* Franch. [*A. fargesii* Franch.] 又名:莲花细辛(《全国中草药汇编》),中国细辛、城口细辛(《湖北植物志》)。

形态与双叶细辛相似,其特点是:叶片椭圆形或卵形,稀心形,长 3~7 cm,宽 2.5~6 cm,先端渐尖,基部耳状心形,上面绿色,或叶脉周围白色,形成白色网纹,下面浅绿色或紫红色。花紫色或紫绿色;花被管球状或卵球状,喉部缢缩,膜环宽约 1 mm,内壁有格状网眼,花被裂片宽卵形,基部有密生细乳突排列成半圆形;花丝极短,药隔不伸出或稍伸出;子房近上位或半下位,花柱离生,柱头着生花柱先端或几近先端。花期 4~5 月。

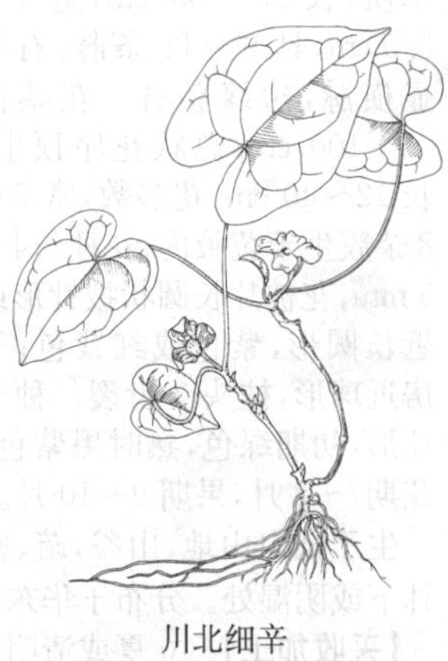

川北细辛

生于林下或山谷阴湿地。分布于湖北、四川。

4. 福建细辛 *A. fukienense* C. Y. Cheng et C. S. Yang 又名:土里开花、薯叶细辛、马脚蹄(《中国植物志》)。

形态与上种相似,其特点是:根茎短。叶柄、叶片下面、花被管外面及花梗均被黄色柔毛；叶片近革质，三角状卵形或长卵形，长 4.5～10 cm，宽 4～7 cm，先端急尖或短尖，上面深绿色，偶有白色云斑。花绿紫色；花被管圆筒状，喉部不缢缩或稍缢缩，无膜环，内壁有纵行脊状皱褶，花被裂片阔卵形，开花时两侧反折，中部至基部有一半圆形淡黄色垫状斑块；药隔伸出，锥尖；子房下位，花柱离生，先端不裂。蒴果卵球状。花期 4～11 月。

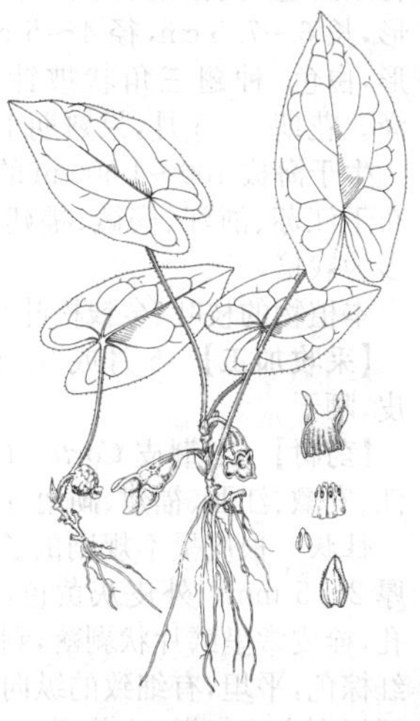
福建细辛

生于林下或山谷阴湿地。分布于安徽、浙江、江西、福建等地。

5. 川滇细辛 *A. delavayi* Franch. [*A. maekawa* Hara] 又名：牛蹄细辛（《中国高等植物图鉴》）。

形态与川北细辛相似，其特点是：叶柄长可达 21 cm，无毛或被疏毛；叶片长卵形、阔卵形或近戟形，长 7～12 cm，宽 6～11 cm，上面深绿色或具白色云斑，稀叶脉周围白色并成白色脉网，疏被短毛，或仅侧脉被毛，下面浅绿色，偶为紫红色。花大，紫绿色，直径 4～6 cm，花梗长 1～3.5 cm；花被管圆筒状，长约 2 cm，中部直径约 1.5 cm，向上逐渐扩展，喉部缢缩，膜环宽约 2 mm；药隔伸出，宽卵形或锥尖；花柱 6，离生，先端 2 裂，柱头侧生。花期 4～6 月。

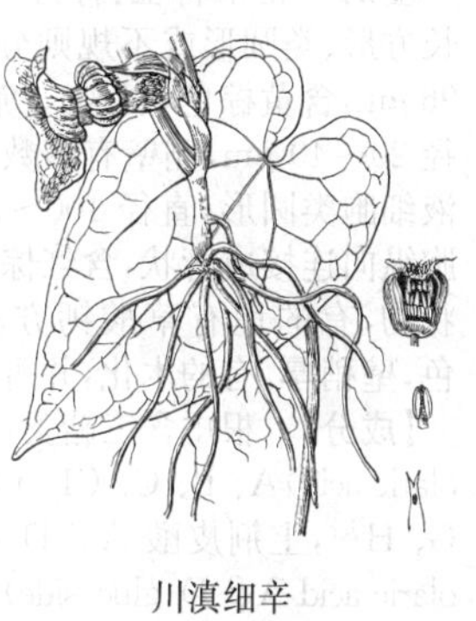
川滇细辛

生于林下阴湿岩坡上。分布于四川、云南。

【采收加工】 7～9 月挖取带根全草，摊放通风处，阴干。

【药材】 双叶细辛 *Herba Asari Caulescentis* 主产于湖北、陕西、甘肃、四川、贵州。单叶细辛 *Herba Asari Himalaici* 参见“水细辛”条。川北细辛 *Herba Asari Chinensis* 主产于四川东部和东北部、湖北西北部。福建细辛 *Herba Asari Fukienensis* 主产于安徽、浙江、江西、福建。川滇细辛 *Herba Asari Delavayi* 主产于四川、云南东北部。

性状 双叶细辛 根茎细长圆柱形，有分枝；表面灰棕褐色，节明显，节上有茎痕及多数细长弯曲的须根；质较脆，易折断，断面平坦，淡黄棕色。叶常 2 片，皱缩卷曲，易破碎，黄绿色，展平后呈心形，先端长渐尖或渐尖，两面散生柔毛；叶柄细长，扭曲，有细纵纹。有时可见腋生紫棕色的花或果实。气微辛香，味微辛辣而麻舌。

单叶细辛 参见“水细辛”条。

川北细辛 根茎细长，表面灰棕色。根细长，灰黄色。叶片椭圆形或卵形，上面常有白色网纹。有时有紫色花和果实。气芳香，味辛辣，略有麻舌感。

福建细辛 常卷曲成团。根茎短，表面灰棕色。根粗壮，表面灰黄色；质脆，易折断，断面黄白色。叶片近革质，三角状卵形、长卵形，上面偶有白色云斑，下面密生黄棕色柔毛。有的有绿紫色花或果实。气芳香，味辛辣，略有麻舌感。

川滇细辛 根茎较短，表面灰棕色。根肉质，表面灰黄色，具细纵皱纹；质脆，易折断，断面黄白色。叶片长卵形、阔卵形，上面有白色云斑，稀有白色脉网，有时有紫绿色花或果实。气芳香，味辛辣，麻舌。

【成分】 1. 双叶细辛 全草含精油，主要有单萜：玫瑰呋喃(rosefuran)(42%)，β-柠檬醛(citral)(14.88%)；倍半萜：葎草烯(humulene)(6.4%)，大牻牛儿烯(germacrene)-D(6.2%)。花序中主要是玫瑰呋喃(rosefuran)。

茎和叶中主要是β-柠檬醛[1]，脱氢香薷酮(dehydroelsholtziaketone)[2]，α-脱氢香薷酮(α-dehydroelsholizione)，香薷酮(elsholtiaketone)，2-甲氧基-1，3，5-三甲基(2-methoxy-1，3，5-trimethyl)[3]。

地上部分精油含橙花醇(neral)，牻牛儿醛(geranial)，(Z)-β-金合欢烯〔(Z)-β-farnesene〕，芳樟醇(linalool)，牻牛儿醇(geraniol)，牻牛儿醇乙(酸)酯(geranyl acetate)，(Z)-牻牛儿酸甲酯〔(Z)-methyl geranate〕[4]。

根和根茎含有双叶细辛醇(caulesol)，榄香三烯醇(2-methyl-2-vinyl-3-isopropenyl-5-isopropylidenecyclohexanol)，双叶细辛醇乙酸酯(caulesyl acetate)，4-羟基-β-布藜烯(4-hydroxy-β-bulnesene)，3，7(11)-芹子-二烯-8-酮〔selina-3，7(11)-dien-8-one〕，4(14)，7(11)-芹子-二烯-8-酮〔selina-4(14)，7(11)-dien-8-one〕，大牻牛儿酮-4，5-环氧化合物(germacrone-4，5-epoxide)，呋喃并双叶细辛酮(furanocaulesone)A、B、C，右旋二氢呋喃并双叶细辛酮(dihydrofuranocaulesone)和双叶细辛内酯(causleslactone)[5～8]。

2. 单叶细辛 参见“水细辛”条。

3. 川北细辛 全草(干品)含挥发油成分：1，8-桉叶素(1，8-cineole)，芳樟醇(linalool)，龙脑(borneol)，α-松油醇(α-terpineol)，2-异丙基-5-甲基茴香醚(2-isopropyl-5-methylanisole)，3，5-二甲氧基甲苯(3，5-dimethoxytoluene)，黄樟醚(safrole)，反式丁香烯(*trans*-caryophyllene)，β-古芸烯(β-gurjunene)，反式-β-金合欢烯(*trans*-β-farnesene)，甲基丁香油酚(methyl eugenol)，2，3，5-三甲氧基甲苯，细辛醚(asaricin)，肉豆蔻醚(myristicin)和榄香脂素(elemicin)等[9]。

4. 福建细辛 全草(干品)含挥发油成分：β-蒎烯(β-pinene)，香桧烯(sabinene)，柠檬烯(limonene)，1，8-桉叶素(1，8-cineole)，对聚伞花素(*p*-cymene)，芳樟醇(linalool)，龙脑(borneol)，α-松油醇(α-terpineol)，α-羟基-对-聚伞花素(*p*-cymen-α-ol)，爱草脑(estragole)，2-异丙基-5-甲基茴香醚(2-isopropyl-5-methylanisole)，乙酸龙脑酯(bronyl acetate)，3，5-二甲氧基甲苯(3，5-dimethoxytoluene)，黄樟醚，反式丁香烯(*trans*-caryophyllene)，β-古芸烯，葎草烯，甲基丁香油酚，2，3，5-三甲氧基甲苯，异丁酸-β-苯乙酯，菖蒲烯(calamenene)，橙花叔醇(nerolidol)，细辛醚，肉豆蔻醚(myristicin)，榄香素(elemicin)等[10]。

5. 川滇细辛 全草(干品)含挥发油 1.4%，挥发油中成分有：α和β-蒎烯，莰烯(camphene)，月桂烯(myrcene)，香桧烯，柠檬烯，1，8-桉叶素，对聚伞花素，γ-松油烯(γ-terpinene)，芳樟醇，龙脑，松油烯-4-醇(terpinen-4-ol)，樟脑(camphor)，2-异丙基-5-甲基茴香醚，乙酸龙脑酯，3，5-二甲氧基甲苯，黄樟醚，反式丁香烯，β-古芸烯，甲基丁香油酚，2，3，5-三甲氧基甲苯(2，3，5-trimethoxytoluene)，3，4，5-三甲氧基甲苯，橙花叔醇，细辛醚，肉豆蔻醚，榄香脂素[10]。

【药理】 1. 对肾脏作用 灯盏细辛能扩张肾小球毛细血管的前后括约肌，从而能减轻肾小球的高灌注和高滤过[1]。

2. 免疫调节作用 细辛脂素在体外可较好地抑制脾细胞的增殖[2]。

毒性 毒副作用主要表现为心肌损害及呼吸麻痹[3]。

【药性】 辛，温。归心、肺、肾经。

1.《四川中药志》1960 年版："性温，味辛，无毒；入心、小肠、肺、肾四经。"

2.《陕西中药志》："入心、肺、肝、肾四经。"

【功用主治】 祛风散寒，止痛，温肺化饮。主治风寒感冒，头痛，牙痛，风湿痹痛，痰饮喘咳。

1.《四川中药志》1960 年版："（单叶细辛）发表散寒，镇咳止痛，祛痰。治风寒湿外感头痛，齿痛目痛，痰饮咳逆上气，风湿痹痛及肢节拘挛身痛。"

2.《湖北中草药志》："（双叶细辛）行气止痛，健胃消食。用于中暑头晕，胃腹痛，急性胃肠炎，风湿疼痛，跌打损伤，劳伤疼痛，睾丸肿痛。"

【用法用量】 内服：煎汤，1～3 g。外用：研末或煎汤漱口。

【宜忌】 阴虚阳亢及气虚有汗者禁服。反藜芦。

【选方】 1. 治中暑头晕 乌金草（双叶细辛）1～3 g，水煎服。

2. 治胃腹痛 乌金草（双叶细辛）研细末，早晚各 1 次，每次服 1 g，酒或开水吞服。

3. 治急性胃肠炎、睾丸肿痛 乌金草（双叶细辛）、紫金砂各 60 g，血三七 30 g。共研细末，每日服 2 次，每次 3 g，温开水送服。

4. 治跌打损伤、风湿疼痛 乌金草 1.5 g，石菖蒲 15 g，白酒 100 ml，浸泡 1 d，每日服 2 次，每次 10～40 ml。（1～4 方出自《湖北中草药志》）

0160 土荆皮 tǔ jīng pí 《药材资料汇编》

【异名】 罗汉松皮（汪连仕《采药书》），土槿皮（《疡医大全》），荆树皮（《中国药用植物志》），金钱松皮（《药材学》），金松、水树（《中国树木分类学》）。

【基原】 为松科金钱松属植物金钱松的根皮及近根树皮。

【原植物】 金钱松 *Pseudolarix amabilis* (Nelson) Rehd. [*Larix amabilis* Nelson; *P. kaempferi* (Lindl.) Gord.]

乔木，高达40 m，胸围达1.5 m。树干直，树皮灰褐色，粗糙，不规则鳞片状开裂。一年生枝淡红褐色或淡红黄色，有光泽，老枝及短枝呈灰色或暗灰色。叶线形，柔软，扁平，长 2～5.5 cm，宽 1.5～4 mm，先端锐尖或尖，上面绿色，下面蓝绿色，每边有 5～14 条气孔线，长枝上叶辐射伸展，短枝上叶簇生。雄球花黄色，圆柱状，下垂；雌球花紫红色，直立，椭圆形，有短梗。球果卵圆形或倒卵圆形，长 6～7.5 cm，径 4～5 cm，熟时淡红褐色。种子卵圆形，白色，种翅三角状披针形，淡黄色或淡褐黄色，有光泽。花期 4～5 月，果熟期 10～11 月上旬。

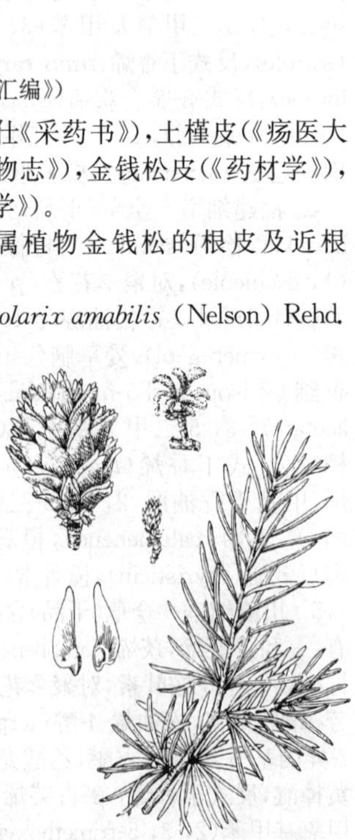

金钱松

生于海拔 100～1 500 m 的山地针、阔叶树混交林中。分布于江苏、浙江、安徽、福建、江西、湖北、湖南、四川等地。多为栽培。

本植物的枝叶（金钱松叶）亦供药用，另设专条。

【采收加工】 5 月或 8～9 月采挖，剥取根皮，除去外粗皮，晒干。

【药材】 土荆皮 *Cortex Pseudolaricis* 主产于江苏、浙江、安徽、江西、福建、湖南等地。

性状 根皮呈不规则的长条状，扭曲而稍卷，大小不一，厚 2～5 mm。外皮灰黄色，粗糙，有皱纹和灰白色横向皮孔，栓皮常呈鳞片状剥落，剥落处红棕色。内表面黄棕色至红棕色，平坦，有细致的纵向纹理。质韧，折断面裂片状，可层层剥离。气微，味苦涩。

树皮呈板片状，厚约至 8 mm，粗皮较厚，外表面龟裂状，内表面较粗糙。

鉴别 粉末特征：棕红色。石细胞多，类长方形、类圆形或不规则分枝状，直径 30～96 μm，含黄棕色块状物。筛胞大多成束，直径 20～40 μm，侧壁有多数椭圆形筛域。黏液细胞类圆形，直径 100～300 μm。树脂细胞纵向连接成管状，含红棕色至黄棕色树脂状物，有的埋有草酸钙方晶。木栓细胞棕色，壁稍厚，有的木化，并可见细小圆纹孔。

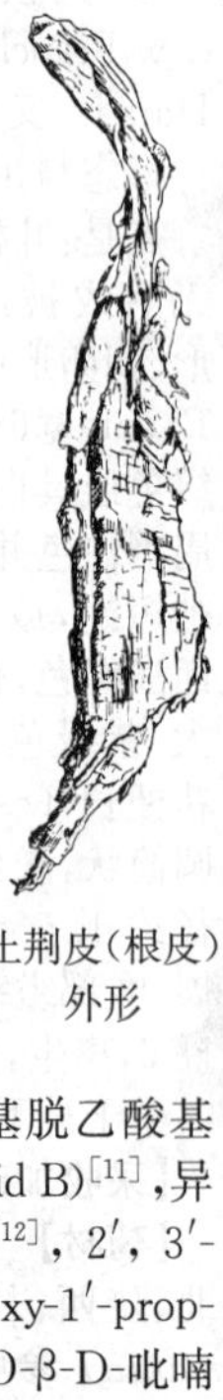

土荆皮（根皮）外形

【成分】 根皮含三萜类：土荆皮酸（pseudolaric acid）A、B、C、C1、C2、D、E[1～5]、F、G、H[6]，土荆皮酸 A-β-D-葡萄糖苷（pseudolaric acid A-β-D-glucoside），土荆皮酸 B-β-D-葡萄糖苷（pseudolaric acid B-β-D-glucoside）[7]，金钱松呋喃酸（pseudolarifuroic acid），白桦脂酸（betulinic acid）[8]，土荆内酯（pseudolarolide）A、B、C、D[9]、F[10]，去甲氧基脱乙酸基土荆皮酸 B（demethoxydeacetoxy-pseudolaric acid B）[11]，异土荆皮呋喃酸（isopseudolarifuroic acid）A 和 B[12]，2′，3′-二羟基-1′-丙氧基土荆皮酯 B（2′，3′-dihydroxy-1′-propoxypseudolarate B）和 6′-O-乙酰基土荆皮酸 B O-β-D-吡喃葡萄糖苷（6′-O-acetylpseudolaric acid B O-β-D-glucopyranoside），去乙酰基土荆皮酸（deacetylpseudolaric acid）C_2、A，土荆皮酸甲基酯（methyl pseudolarate）A、B[6]；其他成分：β-谷甾醇（β-sitosterol），β-谷甾醇-β-D-葡萄糖苷（β-sitosterol-β-D-glucoside）[8]，杨梅树皮素（myricetin），噢哢醇类（auronols），苦杏碱醇（amaronol）A 和 B[11]。

【药理】 1. 抗真菌作用 土荆皮的有机酸、乙醇浸膏及苯浸膏，对我国常见的 10 种致病真菌，如奥杜盎小芽胞菌、铁锈色小芽胞菌、红色癣菌、玫瑰色癣菌、紫色癣菌、叠瓦癣菌、许兰黄癣菌、絮状表皮癣菌、石膏样癣菌、白念珠菌等均有一定的抗菌作用，其中以粗提土荆酸的作用最强，抗菌范围亦广，在 0.1～1 mg/ml 浓度时，对许兰黄癣菌、絮状表皮癣菌、铁锈色小芽胞菌、石膏样癣菌、白念珠菌等有杀菌作用，乙醇浸膏次之，苯浸膏又次之[1，2]，后从土荆皮酸中分离出抗真菌有效成分系土荆皮酸 A、B、C 和去甲基土荆皮酸 B[3]。

2. 抗生育作用　土荆皮酸 A、B 及土荆皮酸 B-β-D-葡萄糖苷等均有抗早孕作用，主要表现为抗早孕及抑制卵子受精。口服土荆皮酸 A，对大鼠、仓鼠、犬等均可产生明显的抗早孕作用，有效剂量分别为每日 7.5 mg/kg、60 mg/kg、0.5 mg/kg，共 3 d。土荆皮酸 A 经皮下和阴道给药，也能产生抗早孕作用。主要表现为死胎，说明其对胚胎的作用是进行性的。此外，还有抗中孕作用，但抗着床作用则不明显[4]。土荆皮酸 B 的抗早孕作用和毒性均明显大于 A，其对大鼠一次灌胃的抗早孕 ED_{50} 为 9.3 mg/kg，而 A 为 14.5 mg/kg[5]。培养液含 B 浓度在 5 g/ml 时，可使去卵丘的卵子受精能力下降，但对保留卵丘的卵子则无影响。整体实验表明，土荆皮酸 B 对大鼠无雌激素样活性；给药后第五日血中孕酮值开始下降，但给予外源性孕酮，不能对抗其抗早孕作用；在抗早孕有效剂量时，能使妊娠大鼠蜕膜细胞变性，出血和坏死；不影响仓鼠的性周期及正常排卵，但可抑制部分卵子的受精，说明其抗生育作用的环节是多方面的[6,7]。土荆皮酸 B-β-D-葡萄糖苷皮下注射对小鼠抗早孕作用的 ED_{50} 为 128.83±4.27 mg/kg。可使蜕膜细胞变性坏死，该作用可被甲地孕酮所拮抗[8]。

3. 对肝癌细胞活性的影响　土荆皮酸 B-β-D-葡萄糖苷浓度大于或等于 5 g/ml 时，对培养的人体肝癌细胞株 7721 有一定的抗癌活性，且随浓度增高而抗癌作用增强。10 g/ml 处理的培养肝癌细胞，其杀伤率为 42.9%，细胞增殖抑制率为 56.7%～96.9%，蛋白质含量的抑制率为64.5%[9]。

毒性　土荆皮酸 A 和 B 小鼠静脉给药的 LD_{50} 分别为 485 mg/kg 和 423 mg/kg；腹腔注射的 LD_{50} 分别为 396 mg/kg和 316 mg/kg。土荆皮酸 A 皮下注射的 LD_{50} 为 311 mg/kg；大鼠口服的 ED_{50}（抗早孕）、LD_{50} 是14.5 mg/kg和 219 mg/kg；LD_5 和 ED_{95} 分别为 138 mg/kg 和 33 mg/kg[4,5]。土荆皮酸 B 大鼠口服的 ED_{50}、LD_{50} 是 9.3 mg/kg 和 130 mg/kg；LD_5 和 ED_{95} 分别为 84 mg/kg 和 27 mg/kg[5]。土荆皮酸 A 对犬口服给药的中毒症状主要在消化系统，有厌食、呕吐、稀便、肠黏膜出血。犬的心、肝、肾、脑及其他脏器未见明显病理变化。它对肠黏膜的损害随剂量增大而加重，提示给药时应注意胃肠道反应[4]。

【药性】　辛、苦，温。有毒。

1.《安徽中草药》："性微温，味苦。"

2.《全国中草药汇编》："辛，温，有毒。"

3.《浙江药用植物志》："苦、涩，平。"

【功用主治】　祛风除湿，杀虫止痒。主治疥癣，湿疹，神经性皮炎。

1. 汪连仕《采药书》："治一切血，杀虫疗癣，合芦荟、香油调搽。"

2.《药材资料汇编》："治癣疥。"

3.《安徽中草药》："祛风除湿，杀虫止痒。"

4.《全国中草药汇编》："主治手脚癣、神经性皮炎、湿疹、癞痢头。"

【用法用量】　外用：浸酒涂擦，或研末调敷。

【宜忌】　本品有毒，只供外用，不宜内服。

【选方】　1. 治皮肤癣疮　土槿皮 30 g，白酒 60 g，浸泡 7 d。搽患处，搽前用老生姜片擦破癣痂。（《安徽中草药》）

2. 治癞　土荆皮一斤，白及、尖槟榔、白芷各一两。研细搽三日。

3. 治癣　土槿皮一两，斑猫二个，鸡心槟榔三个，番木鳖四个，火酒半斤，浸一伏时，蘸搓癣上。忌大蒜、火酒。（2、3 方出自《疡医大全》）

4. 治干癣　土槿皮 15 g，樟脑 3 g，白酒 60 g，浸 3 d 后搽患处。（《青岛中草药手册》）

0161 土荆芥 tǔ jīng jiè（《生草药性备要》）

【异名】　鹅脚草（《新本草纲目》），红泽兰、天仙草、臭草（《福建民间草药》），钩虫草（《广西药用植物图志》），鸭脚草、香藜草、臭蒿（《广西中药志》），杀虫芥、藜荆芥、臭藜藿（《广东中药》），洋蚂蚁草（《中国药用植物图鉴》），虎骨香、虱子草（《湖南药物志》），狗咬癀（《福建中草药》），火油草（《广西本草选编》），痱子草、杀虫草、大本马齿苋（《福建药物志》）。

【基原】　为藜科藜属植物土荆芥的带果穗全草。

【原植物】　土荆芥 *Chenopodium ambrosioides* L.

一年生或多年生直立草本，高 50～80 cm，有强烈气味。茎有棱，多分枝。单叶互生，具短柄；叶片披针形至长圆状披针形，长 3～16 cm，宽达5 cm，先端短尖或钝，下部的叶边缘有不规则钝齿或呈波浪形，上部的叶较小，为线状披针形，全缘，上面绿色，下面有腺点，揉之有一种特殊的香气。穗状花序腋生。花小，绿色，两性或雌性，3～5 朵簇生于上部叶腋；花被 5 裂，果时常闭合；雄蕊 5；花柱不明显，柱头通常 3，伸出花被外。胞果扁球形，完全包于花被内。种子黑色或暗红色，平滑，有光泽。花期 8～9 月，果期 9～10 月。

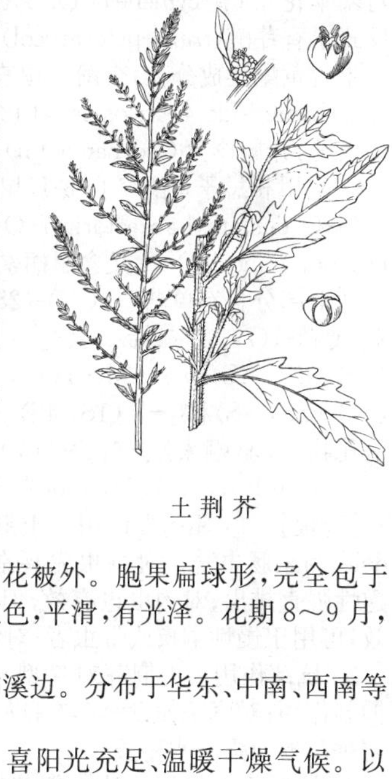

土荆芥

生于旷野、路旁、河岸和溪边。分布于华东、中南、西南等地，北方各地常有栽培。

【栽培】　生物学特性　喜阳光充足、温暖干燥气候。以肥沃疏松、排水良好的砂质壤土为佳。宜选向阳干燥地区栽培。

繁殖方法　种子繁殖，直播或育苗移栽。3 月中旬将地翻松耙平作畦，宽 1～1.4 m，施足基肥。种子繁殖，春播于 3 月中旬至 4 月上旬。直播：按行距 30 cm 在畦上开条沟，将种子均匀播入沟内，薄覆细土，以盖没种子为度。苗齐后间苗 1～2 次，保持株行距 0.5 m。育苗移栽：在苗床内按行距 10 cm 开条沟，将种子均匀播入，盖细土一层，灌水湿润。出苗后，待幼苗高至 12～16 cm 时，即可移植，按株、行距各 30～35 cm 开穴，每穴栽植 1～2 株，覆土镇压后，灌水。

田间管理　在幼苗生长期宜勤除草，并须间苗 1～2 次。定植成活后宜松土除草 2～3 次。施追肥 1～2 次，以人粪尿或硫酸铵为宜。

【采收加工】　8～9 月收割全草，摊放在通风处，或捆束悬挂阴干，避免日晒及雨淋。

【药材】　土荆芥 *Herba Chenopodii Ambrosiodis*　产于广西、广东、福建、贵州等地。

性状　全草黄绿色，茎上有柔毛。叶皱缩破碎，叶缘常具稀疏不整齐的钝锯齿；上表面光滑，下表面可见散生油点；叶脉有毛。花穗簇生于叶腋。胞果扁球形，外被一薄层囊状而具腺毛的宿萼。种子黑色或暗红色，平滑。具强烈而特殊的香气。味辣而微苦。

鉴别　叶表面观：上、下表皮均有囊状腺毛，头部单细胞，略呈矩圆形，柄1～4个细胞。气孔甚密，不定式，副卫细胞3～4个。非腺毛1～7个细胞，顶端细胞长而钝圆，壁薄多扭曲，基部细胞膨大，有纵向角质纹理。叶肉组织中有草酸钙砂晶、簇晶及方晶。此外，偶见头部为2个细胞，柄6～9个细胞的腺毛，其基部细胞亦膨大呈锥状。

【成分】　全草含挥发油成分：松香芹酮(pinocarvone)，土荆芥酮(aritasone)[1]。

叶含山柰酚-7-鼠李糖苷(kaempfrol-7-rhamnoside)，土荆芥苷(ambroside)[2]；精油主要含 α-松油烯(α-terpinene)(56.0%)，α-松油醇乙酸酯(α-terpinyl acetate)(15.7%)，对聚伞花素(*p*-cymene)(15.5%)[3]，柠檬烯(limonene)，反式松香芹醇(*trans*-pinocarveol)[4]。

果含黄酮类成分：山柰酚3-鼠李糖-4′-木糖苷(kaempferol 3-rhamnoside-4′-xyloside)，山柰酚3-鼠李糖-7-木糖苷，山柰酚，异鼠李素(isorhamnatin)，槲皮素(quercetin)[5, 6]，4-O-去甲相思子黄酮-7-O-α-L-鼠李糖-3′-O-β-D-吡喃木糖苷(4-O-demethyl abrectorin 7-O-α-L-rhamnoside-3′-O-β-D-xylopyranoside)[7]；又含驱蛔素(ascaridole)[8]。

地上部分含有单萜[8]：(−)-(2S, 4S)和(−)-(2R, 4S)-对-薄荷-1(7)，8-二烯-2-氢过氧化物〔(−)-(2S, 4S) and (−)-(2R, 4S)-*p*-mentha-1(7)，8-dien-2-hydroperoxide〕，(−)-(1R, 4S)和(−)-(1S, 4S)-对-薄荷-2，8-二烯-1-氢过氧化物[9]，驱蛔素顺-对蓋-1(7)，8-二烯-2-醇〔ascaridole *cis*-*p*-menthadiene-1(7)，8-ol-2〕[10]。

【药理】　1. 驱肠虫作用　土荆芥油主含驱蛔素(ascaridole)为杀肠虫药。对蛔虫先兴奋，后麻痹，最后产生不可逆性强直排出；对钩虫也有效，但稍差；对阿米巴痢疾亦有效，可用于慢性痢疾或带虫者；对绦虫效果颇差[1]。

2. 抗菌作用　土荆芥对鸟型结核杆菌在体内有轻度的抑制作用；对真菌如发癣菌有良好的抑制作用，其强度弱于麝香草酚而强于水杨酸[2, 3]。

3. 抗疟原虫作用　从土荆芥提取出的驱蛔素1 mol/L浓度对恶性疟原虫有很强的抑制作用；0.01 mol/L低浓度对滋养体的生长发育也有抑制作用[4]。

毒性　土荆芥油在肠内易被吸收，一部分经肺排出，有特殊臭气。土荆芥有剧烈的刺激性，大剂量可致恶心、呕吐。吸收后能麻痹肠肌而致便秘，还可引起耳鸣、耳聋和视觉障碍。中毒量则产生昏迷，呼吸困难，偶发惊厥。对肝肾也有毒。有蓄积性，2～3星期内不宜重复应用。服药时不宜空腹，中毒急救可用泻剂、兴奋剂。土荆芥对虚弱、营养不良者应慎用或减量。小儿较成年人敏感。有心、肝、肾疾病或有消化道溃疡者禁用[1]。

【药性】　辛、苦，微温，大毒。

1.《生草药性备要》："味辛，性温。"

2.《江西中药》："辛、凉。有小毒。"

3.《岭南草药志》："味辛，微苦。"

4.《安徽中草药》："性平，味辛、苦。"

5.《广西本草选编》："有毒。"

【功用主治】　祛风除湿，杀虫止痒，活血消肿。主治钩虫病，蛔虫病，蛲虫病，头虱，皮肤湿疹，疥癣，风湿痹痛，经闭，痛经，口舌生疮，咽喉肿痛，跌打损伤，蛇虫咬伤。

1.《生草药性备要》："祛风止痛，宜煎水洗，小儿麻痘脱掩(靥)后洗之，胜过蚬水。"

2.《草药新纂》："作发表药、退热药，治头痛，骨节炎，与寒冒发热。"

3.《岭南采药录》："能除风热，杀虫，健胃，止痛。煎水洗皮肤疥癞。"

4.《江西中药》："健胃通经，凡消化不良，妇人经闭等之由于风热者，均主治之。适用于钩虫病，胃肠充气及痛经。"

5.《广西中药志》："驱除蛔虫、绦虫。"

6.《岭南草药志》："消肿止痒。"

7.《湖南药物志》："治头虱，脱肛，子宫脱垂。"

8.《福建药物志》："祛风行气，除湿杀虫。治湿疹，疥，癣，钩虫病，蛔虫病，蛲虫病，感冒，痢疾，风湿关节痛，白带，产后血晕，跌打损伤，扭伤，外伤出血，毒蛇咬伤，毒虫螫伤。"

9.《广西民族药简编》："捣烂敷伤口周围，治吹风蛇咬伤(瑶)。"

10.《苗族药物集》："除湿，止痒，解毒。主治下肢溃烂。"

【用法用量】　内服：煎汤，3～9 g，鲜品15～24 g，或入丸、散；或提取土荆芥油，成人常用量0.8～1.2 ml，极量1.5 ml，儿童每岁0.05 ml。外用：煎水洗或捣敷。

【宜忌】　不宜多服、久服、空腹服，服前不宜用泻药。孕妇及有肾、心、肝功能不良或消化道溃疡者禁服。

1.《广西民族药简编》："本品有毒。内服过量时引起恶心、呕吐，吸收后能麻痹肠肌而引起便秘，还能引起耳鸣、耳聋和视力障碍，严重者则产生昏迷、呼吸迟缓，偶尔发生惊厥。对肝脏、肾脏也有毒性。解救方法：可采用泻剂、兴奋剂及保肝等对症治疗。"

2.《广西中药志》："阴虚者勿用。"

3.《广西本草选编》："凡心肝肾功能不良或贫血者不宜服。"

【选方】　1. 治钩虫病　鲜土荆芥5 kg，切碎，加水1.5 kg，水蒸气蒸馏收集馏出液的上层金黄色液体，即为土荆芥油。成人每次服0.8～1.2 ml，儿童每岁0.05 ml。次晨服硫酸镁20 g。(《全国中草药汇编》)

2. 治钩虫、蛔虫病　土荆芥嫩枝叶、果实阴干，研末为丸，成人每日服5 g，分早晚2次，连服3～6 d。或用鲜土荆芥取自然汁服，疗效更佳。(江西《草药手册》)

3. 治头虱　土荆芥，捣烂，加茶油敷。(《湖南药物志》)

4. 治阴囊湿疹　土荆芥、乌蔹莓、山梗菜叶，各适量。捣烂，取汁涂或煎汤洗患处。(《福建药物志》)

5. 治小儿麻痘后脱痂　土荆芥全草，煎汁，外洗。(《青岛中草药手册》)

6. 治口腔炎、口舌生疮或咽痛　土荆芥、忍冬各三钱，大青五钱。上水煎服。(《草药新纂》)

7. 治跌打损伤、扭伤　土荆芥切碎，加烧酒或黄酒过药面浸1个月备用，用时以头发沾药酒擦伤部。(《福建药物志》)

8. 治毒虫(蜈蚣)咬伤　土荆芥鲜叶，加雄黄少许。捣烂外敷。(江西《草药手册》)

0162 土茯苓 tǔ fú líng (《滇南本草》)

【异名】　禹余粮、白余粮(《本草经集注》)，草禹余粮(《本草拾遗》)，刺猪苓(《本草图经》)，过山龙、硬饭(《朱氏集验方》),冷饭团(《卫生杂兴》),仙遗粮(《滇南本草》),土萆薢(《本草会编》),山猪粪、山地栗、过冈龙(《纲目》),山牛(《本经逢原》),冷饭头(《生草药性备要》),山归来(《有用植物图说》),久老薯(《广西中兽医药用植物》),毛尾薯(《中药材手册》),地胡苓、狗老薯、饭团根(《广西中药志》),土苓(《四川中药志》),狗朗头、尖光头(《常用中草药彩色图谱》)。

【基原】 为百合科菝葜属植物光叶菝葜的根茎。

【原植物】 光叶菝葜 *Smilax glabra* Roxb.

攀缘灌木,长 1～4 m。茎光滑,无刺。根状茎粗厚、块状,常由匍匐茎相连接,粗 2～5 cm。叶互生;叶柄长 5～15(～20)mm,具狭鞘,常有纤细的卷须 2 条;叶片薄革质,狭椭圆状披针形至狭卵状披针形,长 6～12(～15)cm,宽 1～4(～7)cm,先端渐尖,基部圆形或钝,下面通常淡绿色。伞形花序单生于叶腋,通常具 10 余朵花;雄花序总花梗长 2～5 mm,花序托膨大,连同多数宿存的小苞片多少呈莲座状,花绿白色,六棱状球形,雄花外花被片近扁圆形,兜状,背面中央具纵槽,内花被片近圆形,边缘有不规则的齿,雄蕊靠合,花丝极短;雌花序的总梗长约 1 cm,雌花外形与雄花相似,但内花被片边缘无齿,有 3 枚退化雄蕊。浆果熟时黑色。花期 5～11 月,果期 11 月至次年 4 月。

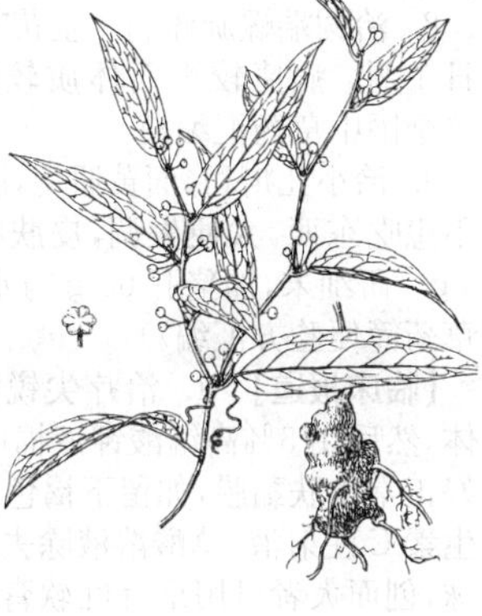

光叶菝葜

生长于海拔 1 800 m 以下的林下、灌木丛中、河岸或山谷中,也见于林缘与疏林中。分布于长江流域以南及海南、云南、甘肃(南部)、台湾等地。

【栽培】 生物学特性　喜温暖湿润气候,耐干旱和荫蔽。砂质壤土或黏质壤土均可栽培。

繁殖方法　种子繁殖,春季播种。生长期应经常松土除草,苗高 30 cm 左右,应搭架以利藤蔓攀缘。

【采收加工】 8～10 月采挖,浸漂,切片晒干;或放开水中煮数分钟后,切片晒干。

【药材】 土茯苓 *Rhizoma Smilacis Glabrae*　主产于广东、湖南、湖北、浙江、四川、安徽等地。

性状　根茎略呈圆柱形,稍扁或不规则条块状,有结节状隆起,具短分枝,长 5～22 cm,直径 2～5 cm。表面黄棕色或灰棕色,凹凸不平,有坚硬的须根残基,分枝顶端有圆形芽痕,有的外皮现不规则裂纹,并有残留鳞叶。质坚硬。切片呈长圆形或不规则,厚 1～5 cm,边缘不整齐;切面类白色至淡红棕色,粉性,可见维管束点及多数小亮点;质略韧,折断时有粉尘散出,以水湿润有黏滑感。无臭,味微甘、涩。

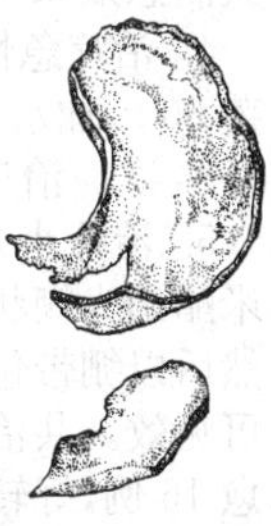

土茯苓(根茎)饮片

鉴别　薄层色谱:取样品粉末 5 g,加乙醇 50 ml,于水浴中回流 1 h,放冷,滤过。滤液回收乙醇,残渣加稀硫酸 20 ml,回流水解 3 h,放冷,用氯仿提取 2 次,每次 20 ml。合并氯仿液,用少量水洗去残存的酸,脱水后,蒸去氯仿。残渣加少量己烷溶解,作供试液。以薯蓣皂苷元、替告皂苷元作对照品。分别点样于同一硅胶 G-7.5% 硝酸银薄板上,以氯仿-乙酸乙酯(9∶1)展开。用饱和磷钼酸的乙醇溶液喷雾后,于 110 ℃烘 5 min 显色,供试品色谱在与对照品色谱的相应位置上显相同的蓝色斑点。

【成分】 根茎含挥发油类:正十六酸甲酯(*n*-methyl hexadecanoate)等 49 种成分[1];酚酸类:3-O-咖啡酰莽草酸(3-O-caffeoylshikimic acid),阿魏酸(ferulic acid);甾体皂苷[2]:薯蓣皂苷(dioscin)等;黄酮苷:异黄杞苷(isoengelitin),异落新妇苷(isoastilbin)[3],7,6-二羟基-3-甲氧基异黄酮(7, 6-dihydroxy 3-methoxy isoflavone),花旗松素(taxifolin),落新妇苷(astilbin)[4],土茯苓素(smitilbin),土茯苓苷(smiglabrin),黄杞苷(engeletin),落新妇苷(astilbin),二羟基槲皮素(dihydroquercetin);土茯苓苷(smiglaside)A～E[5]。根茎还含白藜芦醇(resveratrol),杂二聚体凝集素(heterodimeric agglutinin)[6]。

全草含 3,4′,5-三羟基芪(3, 4′, 5-trihydroxylstilbene)[7]。

【药理】 1. 抗肿瘤作用　土茯苓对黄曲霉毒素 B_1(AFB_1)致大鼠肝癌作用有显著抑制效果,能使肝癌的癌前病变灶数目减少,面积显著缩小[1]。但对 N-丁基-N-(4-羟丁基)亚硝胺(BBN)诱发的大鼠膀胱肿瘤,土茯苓无明显抑制作用,而且发生了较多的鳞状细胞型肿瘤[2]。

2. 受体阻滞样作用　赤土茯苓醋酸乙酯提取物能预防静注肾上腺素引起的兔心律失常,拮抗异丙肾上腺素对离体大鼠心脏的正性肌力和正性频率作用,使异丙肾上腺素的量-效曲线平行右移,而对氯化钙量-效曲线无影响,其作用形式与普萘洛尔相似,提示赤土茯苓醋酸乙酯提取物可能有 β 受体阻滞样作用。这一实验结果为临床应用土茯苓防治心血管疾病提供了理论与实验依据。兔灌喂土茯苓醋酸乙酯提取物 0.5 g/kg,能防止静注肾上腺素 50 g/kg 引起的心率加快、T 波倒置、室性早搏及快速性室性心律失常;离体大鼠心脏的心率和收缩振幅可因给予 1 g 异丙肾上腺素而迅速增加,当灌流液中加入土茯苓醋酸乙酯提取物,浓度大于 50 mg/L 时可使心率逐渐减慢,收缩幅度逐渐降低;离体豚鼠左房肌条实验中,土茯苓醋酸乙酯提取物 133～266 mg/L 能使异丙肾上腺素的量效曲线平行右移,而对氯化钙的量效曲线无影响,此项作用特点与普萘洛尔相似[3]。

3. 对棉酚的解毒作用　给小鼠分别灌服土茯苓水煎剂每只 0.5 g 生药、1.0 g 生药,土茯苓稀醇制剂每只 1 g 生药、2 g 生药,土茯苓粗黄酮每只 50 mg、100 mg 及土茯苓多糖(每 1 ml 相当 2 g 生药)每只 0.5 ml、1 ml,连服 3 d,均具有拮抗急性和亚急性棉酚中毒作用。土茯苓稀醇提取物在拮抗棉酚毒性的同时,不影响棉酚对雄性大鼠的抑精作用[4]。

4. 对心血管系统的作用　(1) 抗心肌缺血作用　赤土茯苓苷给小鼠灌胃,可在异丙肾上腺素诱发小鼠急性心肌缺血期,呈剂量依赖性地保护缺血心肌 SOD、Se-GSH-Px 活性,降低 MDA 含量,减少 CPK 释放;以赤土茯苓苷 125 mg/kg 灌胃及 10 mg/kg 腹腔注射均明显减轻小鼠缺血心肌超微结构损伤[5]。

(2) 抗动脉粥样硬化作用　赤土茯苓提取物(主含甾体皂苷成分)能在不影响血清胆固醇浓度的情况下,显著降低实验性鹌鹑动脉粥样硬化斑块的发生率[6,7]。

5. 细胞免疫抑制作用　土茯苓水提取物在抗原致敏后

及攻击后给药均明显地抑制 2，4，6-三硝基氯苯所致的小鼠接触性皮炎和绵羊红细胞所致的足尖症反应，其中攻击后给药时作用较强；土茯苓水提取物还明显地抑制了二甲苯所致的耳壳及蛋清所致的小鼠足炎症反应，土茯苓作用特点为选择性地抑制致敏 T 淋巴细胞释放淋巴因子以后的炎症过程，即选择性地抑制细胞免疫反应，而不抑制体液免疫反应[8]。

6. 利尿作用　从土茯苓中提取分离得到的落新妇苷能明显增加大鼠的排尿总量，且有剂量-反应关系，给药后 1 h 能增加尿 Na^+ 排出量，但对尿 K^+ 排出没有明显改变[9]。

7. 镇痛作用　尾静脉注射 1～4 mg/kg 落新妇苷能明显抑制小鼠冰醋酸扭体反应次数；注射 2.5～10 mg/kg 落新妇苷能延长小鼠热板引起的痛反应潜伏期，表明落新妇苷具有明显的镇痛作用[9]。

【炮制】　取原药材，除去杂质，大小分档，洗净，分别浸泡，润透，切薄片，干燥。

饮片性状　本品为不规则类圆形薄片，表面类白色至淡红棕色，粉性，可见多数小亮点(黏液质)；周边黄棕色或灰褐色，质略韧，无臭，味微甘、涩。

贮干燥容器内，置通风干燥处。

【药性】　甘、淡，平。归肝、肾、脾、胃经。

1.《本草图经》："味甘，性凉，无毒。"

2.《滇南本草》："气味甘淡。"

3.《医学入门》："味甘、辛，热。"

4.《纲目》："甘、淡，平。""为阳明本药。"

5.《生草药性备要》："味甜，性寒。"

6.《本草再新》："入肝、脾二经。"

7.《本草汇纂》："专入胃、肝，兼入肾、肠。"

【功用主治】　清热除湿，泄浊解毒，通利关节。主治梅毒，淋浊，泄泻，筋骨挛痛，脚气，痈肿，疮癣，瘰疬，瘿瘤及汞中毒。

1.《本草拾遗》："人取以当谷不饥，调中止泄，健行不睡。"

2.《滇南本草》："健脾胃，强筋骨，去风湿，利关节。杨梅疮，服之最良。"

3.《医学入门》："善治久病杨梅痈漏，及曾误服轻粉，肢体废坏，筋骨疼痛者，能收其毒而祛其风，补其虚。寻常老弱亦可服之，健筋骨。"

4.《纲目》："治拘挛骨痛，恶疮痈肿。解汞粉、银朱毒。"

5.《本草正》："疗痈肿、喉痹，除周身寒湿，恶疮。"

6.《药性切用》："渗利湿热，解毒。"

7.《药笼小品》："治瘰疬。"

8.《福建药物志》："主治钩端螺旋体病，风湿关节痛，头风痛，痢疾，胃痛，酒醉，咽喉肿痛，颈淋巴结核，皮肤湿疹，剥脱性皮炎，痈肿疔毒，疥疮，漆过敏。"

【用法用量】　内服：煎汤，10～60 g。外用：研末调敷。

【宜忌】　肝肾阴虚者慎服。忌犯铁器，服时忌茶。

1.《万氏家抄方》："不犯铁器。"

2.《医学入门》："初起肺热便秘者不宜。"

3.《纲目》："忌茶茗。"

4.《本草从新》："肝肾阴亏者勿服。"

【选方】　1. 治杨梅疮毒　冷饭团四两，皂角子七个。水煎代茶饮。浅者二七，深者四七，见效。(《纲目》引《邓笔峰杂兴方》)

2. 治杨梅疮，鱼口，肾疳　土茯苓四两，黄柏二两，生黄芪二两，生甘草一两。水煎服。(《医林纂要》土茯苓汤)

3. 治风湿骨痛，疮疡肿毒　土茯苓 500 g。去皮，和猪肉炖烂，分数次连滓服。(《浙江民间常用草药》)

4. 治瘰疬溃烂　冷饭团，切片或为末，水煎服。或入粥内食之，须多食为妙。忌铁器、发物。(《积德堂经验方》)

5. 治臁疮　土茯苓、樱皮、忍冬、甘草、槲木皮各等分。水煎服。(《续名家方选》土茯苓汤)

6. 治漆过敏　土茯苓、苍耳子各 15 g。水煎，泡六一散 30 g 服。(《福建药物志》)

7. 治黄褐斑　土茯苓 100 g。水煎分 2 次服用，2 d 服 1 剂。治疗期间避免日晒。〔《山西中医》1987，(6)：8〕

8. 治钩端螺旋体病　土茯苓 60 g，甘草 9 g。水煎服，每日 1 剂。病情较重而体质较好者，土茯苓可加至 150 g。(《全国中草药汇编》)

9. 治小儿疳积，面黄肌瘦，肚子大，烦躁爱哭，啼哭无声，不想吃东西，大便失调，皮肤粗糙　土茯苓 9 g，野棉花根 9 g。研细末，加猪肝 60 g 与水炖服，或米汤冲服。(《草医草药简便验方汇编》)

【临床报道】　1. 治疗尖锐湿疣　先用常规手术切去疣体，然后用 5%高锰酸钾液棉球或纱布压迫创面，注意保护好正常皮肤黏膜，如留下褐色斑可用过氧化氢溶液、25%维生素 C 注射液、草酸溶液除去。血止后 30～60 min 去除棉球，创面大者可用京万红软膏或湿润烧伤膏外敷。另内服土茯苓 100 g，水煎当茶饮，每日 1 剂，20 d 为 1 个疗程。服药期间不可饮茶，否则易引起脱发。共治疗 25 例。结果：全部病例均治愈。其中服药 1 个疗程治愈者 16 例，服药 2 个疗程治愈者 7 例，余 2 例服药 3 个疗程而愈[1]。

2. 治疗梅毒　用土茯苓 250 g，水煎，三餐饭前 30 min 温服。20 d 为 1 个疗程，3 个疗程后观察疗效。共治疗 30 例。结果：治愈 27 例，治愈率 90%，平均治疗 2.6 个疗程。3 例因工种关系，煎药不便，半途改用青霉素治疗[2]。

3. 治疗滴虫性阴道炎　患者于月经过后第三日，取单味土茯苓 200 g 浸入 1 500 ml 水中 30 min，加热煮沸 30 min，过滤去滓，趁热熏洗 30 min。然后取备好的胶囊 2 个(由土茯苓研极细末装入胶囊内，每个胶囊内装生药 1.5 g)，轻轻放入阴道左右穹隆部各 1 粒，每晚 1 次。7 d 为 1 个疗程，并于第二至第三个月经周期再各连用 3 d，每个月经期停后各复查 1 次。治疗期间禁房事，每日更换内裤。结果：39 例中治愈 33 例，好转 5 例，无效 1 例，总有效率 97%。特别对甲硝唑、妇炎灵、洁尔阴治疗无效者，亦可获满意效果[3]。

4. 治疗急性菌痢　用鲜土茯苓、鲜车前草各 90 g，穿心莲 30 g，加水 1 500 ml，煎至 1 000 ml，每次口服 40 ml，每日 3～4 次。治疗 67 例，全部治愈。平均治愈时间 3.8 d[4]。

5. 治疗小儿急性扁桃体炎　取土茯苓 20 g，研为细末，米醋调为糊状，涂敷于患儿两足涌泉穴，外贴一层塑料布，然后以绷带包扎，睡前敷药，次日晨起取下，一般 1～3 次即可见效。共治疗 20 例结果：经 1～3 次治疗均获效，其中治愈 16 例，好转 4 例[5]。

6. 治疗复发性口疮　Ⅰ型口疮用复方土茯苓汤 1 号：土茯苓、虎杖；Ⅱ型用复方土茯苓汤 2 号：土茯苓、茯苓。两方药物用量可随病情轻重适当调整，一般均以 3：2 组成，每剂生药 100 g，每日 1 剂，水煎，取汁分早晚 2 次冷服，严重者可不拘时当茶饮。同时忌烟、酒及葱蒜等辛辣刺激之品。共治疗 38 例，全部有效，其中治愈 14 例，好转 24 例[6]。

7. 治疗银屑病　用土茯苓 60～90 g，金银花 60～90 g，每日 1 剂，早晚分服。外用马钱子 60 g，放入 500 ml 米醋中泡 7 d 后每日涂患处 2 次，10 d 为 1 个疗程，停药观察 5 d，如不愈，再行第二个疗程。共治疗 166 例，结果：治愈 102 例，显效 51 例，无效 13 例，总有效率为 92.1%；用药时间最短 1 个疗程，最长 10 个疗程[7]。

8. 治疗牛皮癣　用土茯苓 60 g，研粗末包煎，每日 1 剂，2 次分服，15 剂为 1 个疗程。共治 50 例，结果痊愈 25 例，显效 14 例，有效 7 例，无效 4 例，总有效率为 92%，一般服药 2 个疗程，皮鳞屑变薄，皮疹减少；3～4 个疗程皮疹开始消退[8]。

【各家论述】 1.《本草会编》："病杨梅疮毒，药用轻粉，愈而复发久则肢体拘挛，变为痈漏，延绵岁月，竟致废笃。盖此疾始由毒气干于阳明而发，加以轻粉燥烈，久而水衰，肝挟相火，来凌脾土，土属湿，主肌肉，湿热郁蓄于肌腠，故发痈肿，甚则拘挛，《内经》所谓湿气害人皮肉筋骨是也。土萆薢甘淡而平，能去脾湿，湿去则营卫从而筋脉柔，肌肉实而拘挛痈漏愈矣。初病服之不效者，火盛而湿未郁也，此药长于去湿，不能去热，病久则热衰气耗而湿郁为多故也。"

2.《本草正义》："土茯苓，利湿去热，能入络，搜剔湿热之蕴毒。其解水银、轻粉毒者，彼以升提收毒上行，而此以渗利下导为务，故专治杨梅毒疮，深入百络，关节疼痛，甚至烂，又毒火上行，咽喉痛溃，一切恶症。"

0163 土香薷 tǔ xiāng rú（《浙江民间常用草药》）

【异名】 香草头、土薄荷、土藿香、野紫苏（《浙江民间常用草药》）。

【基原】 为唇形科香薷属植物香薷的全草。

【原植物】 香薷 *Elsholtzia ciliata* (Thunb.) Hyland. [*Sideritis ciliata* Thunb.; *Elsholtzia cristata* Willd.; *E. patrini* (Lepech.) Garcke]

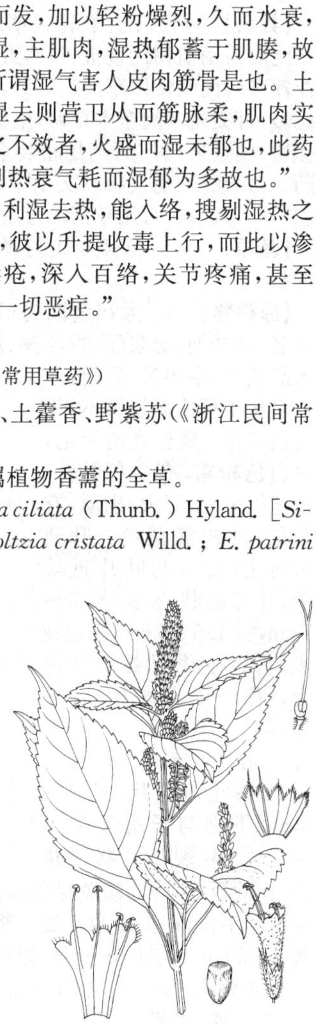

香　薷

一年生草本，高 30～90 cm。茎直立，四棱形，紫褐色，多分枝，被疏柔毛。叶对生；叶柄长 5～35 mm，边缘具狭翅，被毛；叶片卵形或椭圆状披针形，长 3～9 cm，宽 1～4 cm，边缘具锯齿，上面被小硬毛，下面叶脉被小硬毛，其余散布腺点。轮伞花序多花密集成假穗状花序，长 2～7 cm，顶生和腋生；苞片宽卵圆形或扁圆形，先端针芒状，外面具腺点，边缘具缘毛；花萼钟形，外面有毛和腺点，萼齿 5，前 2 齿较长，先端具针芒状；花冠淡紫色，外面被毛，上唇直立，先端微缺，下唇 3 裂，中裂片半圆形；雄蕊 4，前对较长，伸出，花丝无毛，花药 2 室；雌蕊子房 4 裂，花柱内藏，柱头 2 浅裂。小坚果长圆形，棕黄色。花期 7～10 月，果期8～12 月。

生于海拔可达 3 400 m 的山地、林内、河岸和路旁。除青海、新疆外，全国各地均有分布。

【采收加工】 7～10 月采收，切段，晒干或鲜用。

【成分】 全草含黄酮类：5-羟基-6，7-二甲氧基黄酮(5-hydroxy-6，7-dimethoxyflavone)，5-羟基-7，8-二甲氧基黄酮，5，7-二羟基-4′-甲氧基黄酮(5，7-dihydroxy-4′-methoxyflavone)，5-羟基-7，4′-二甲氧基黄烷醇(5-hydroxy-7，4′-dimethoxyflavanonol)，5-羟基-6-甲基黄烷酮-7-O-α-D-吡喃半乳糖苷[1,2]，刺槐素-7-O-β-D-葡萄糖苷(acacetin-7-O-β-D-glucoside)[2]；甾醇类：β-谷甾醇(β-sitosterol)，胡萝卜苷(β-sitosterol-3-O-β-D-glucoside)[2,3]；三萜类：熊果酸(ursolic acid)[2,3]，委陵菜酸(tormentic acid)，2-α-羟基熊果酸(2-α-hydroxyursolic acid)[3]。烷烃类：6-甲基三十三烷(6-methyl-tritriacontane)，13-环己基二十六烷(13-cyclohexyl-hexacosane)[2]；脂肪酸类：棕榈酸(palmitic acid)，亚油酸(linoleic acid)，亚麻酸(linolenic acid)[2]。

【药性】 辛，微温。归肺、胃经。

1.《四川中药志》1960 年版："性微温，味辛，无毒。入肺、胃、小肠、膀胱四经。"

2.《浙江民间常用草药》："辛，温，无毒。"

3.《广西本草选编》："气香。"

【功用主治】 发汗解暑，化湿利尿。主治夏季感冒，中暑，泄泻，小便不利，水肿，湿疹，痈疮。

1.《四川中药志》1960 年版："发表，利尿，解暑，健胃，消肿。治夏季感冒发热，头痛，身痛，水肿，小便不利及下利腹痛呕吐等症。"

2.《广西本草选编》："主治夏季感冒，中暑，急性胃肠炎，急性肾炎，偏头痛。"

【用法用量】 内服：煎汤，9～15 g，鲜品加倍。外用：捣敷；煎水含漱或熏洗。

【宜忌】《四川中药志》1960 年版："热病汗多表虚者忌用。"

【选方】 1. 治发热身痛　香薷 6 g，算盘子树 6 g，紫苏 9 g，五谷草 6 g，食盐少许。水煎服。(《湖南药物志》)

2. 治暑热口臭　香薷鲜全草 30 g，水煎服。或(香薷)全草、佩兰、藿香各 3 g。水煎服。(《浙江民间常用草药》)

3. 治偏头痛　用香薷(全草)30 g。水煎，趁热熏痛侧头部。

4. 治口腔炎，口臭　用香薷全草 9～15 g。水煎含漱。

5. 治湿疹，皮肤瘙痒　用香薷鲜全草适量。水煎外洗。(3～5 方出自《广西本草选编》)

0164 土桂皮 tǔ guì pí（《新华本草纲要》）

【基原】 为樟科樟属植物钝叶桂和大叶桂的树皮。

【原植物】 1. 钝叶桂 *Cinnamomum bejolghota* (Buch. -Ham.) Sweet [*C. obtusifolium* (Roxb.) Nees; *Laurus bejolghota* Buch. -Ham.] 又名：钝叶樟(《海南植物志》)。

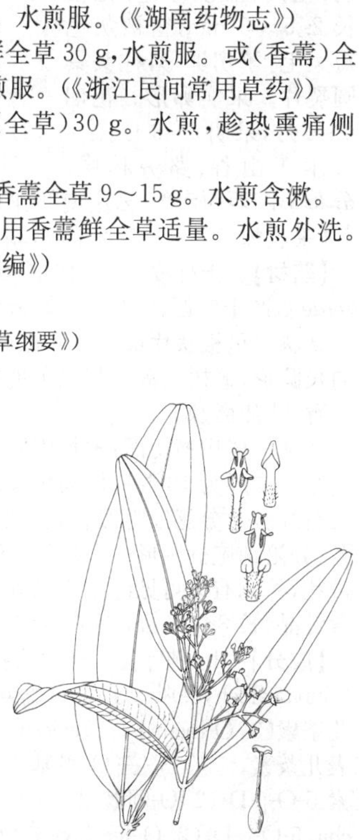

钝 叶 桂

常绿乔木，高达 25 m。树皮灰棕褐色或青绿色，有香气。枝条初时被微毛，后渐脱落无毛。

叶近对生;叶柄粗,长 1～1.5 cm,无毛;叶片椭圆状长圆形,长 12～30 cm,宽 4～9 cm,先端钝、微凹缺或渐尖,基部近圆形或楔形,全缘,上面绿色,光亮,下面略带白色,两面无毛,三出脉或离基三出脉,3 条主脉自叶基直达叶端,硬革质。圆锥花序腋生,长 13～16 cm,略被灰色短柔毛,多花密集,多分枝,分枝长约3 cm;花两性,长约 6 mm,黄色;花梗长 4～6 mm,被灰色短柔毛;花被筒倒锥形,花被裂片 6,卵状长圆形,先端锐尖,两面被灰色短柔毛,先端近无毛;能育雄蕊 9,花丝被柔毛,第一、第二轮雄蕊,花药卵状长圆形,4 室,内向瓣裂,花丝无腺体,第三轮雄蕊花药长圆形,4 室,花丝近基部有 1 对圆肾形腺体;退化雄蕊 3,三角形;子房长圆形,柱头盘状。果实椭圆形,无毛;果托倒圆锥形,具齿裂。花期 3～4 月,果期 5～7 月。

生于山坡、沟谷林中。分布于广西、广东南部、海南、云南南部。

2. 大叶桂 *C. iners* Reinw. ex Bl.

本种与上种形态相似,不同点是:高达 20 m。枝条幼时密被微柔毛,后渐脱落无毛。叶柄长 1～3 cm,密被短柔毛;叶片硬革质,卵形或椭圆形,长 12～35 cm,宽 5.5～8.5 cm,先端钝或微凹,基部近圆形或宽楔形,下面幼时密被短柔毛,后渐脱落较稀疏。圆锥花序腋生或近顶生,长 6～26 cm,密被短柔毛,多分枝,分枝长 1～6 cm,末端具 3～7 朵花作聚伞状排列;花两性,淡绿色;花梗长 2.5～5 mm,密被灰色短柔毛;子房卵形,柱头具圆裂片。果实卵形。花期 3～4 月,果期 5～6 月。

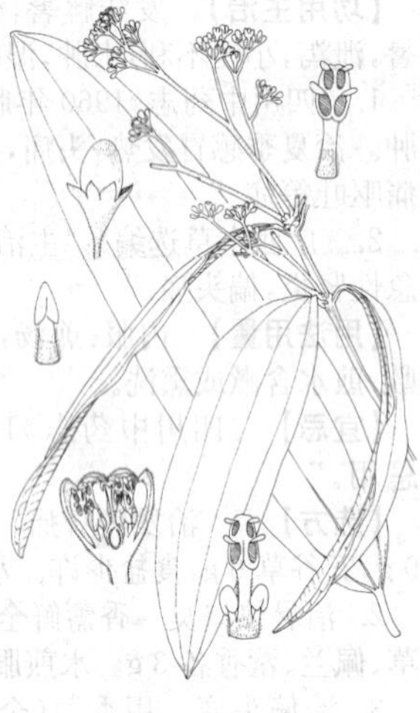

大叶桂

生于山谷、路旁林中。分布于广西西南部、云南南部、西藏东南部。

【采收加工】 5～7 月采收,剥取树皮,阴干。

【药材】 土桂皮(钝叶桂皮)*Cortex Cinnamomi Bejolghotae* 产于广西、广东、海南、云南等地。

性状 呈板状片块。表面棕色或灰褐色,皮孔点状或纵向长圆形,老树皮常有灰绿色地衣斑;内面棕色或深棕色。气香,味甜微辣。

鉴别 树皮横切面:木栓细胞 10 余列,最内层细胞外壁增厚。皮层为 10 数列切向延长的薄壁细胞,含少量针晶,有石细胞及分泌细胞散在,石细胞多数,一侧壁薄,有单纹孔;分泌细胞椭圆形。中柱鞘部位有石细胞群,断续连成环带状,外侧有时可见纤维束散在。韧皮射线 2～3 列细胞,含针晶,长 8～16 μm;韧皮纤维单个稀疏散在。

【成分】 1. 钝叶桂 树皮含挥发油成分,主要有桂皮醛(cinnamaldehyde)[1]。还含黄酮类化合物:3′-O-甲基-(—)-表儿茶素〔3′-O-methyl-(—)epicatechin〕,5,3′-二-O-甲基-(—)-表儿茶素,5,7,3′-三-O-甲基-(—)表儿茶素[2],右旋-儿茶素-5-O-β-D-(2″-O-阿魏酰-6″-O-对香豆酰)-葡萄糖苷〔catechin-5-O-β-D-(2″-O-feruloyl-6″-O-*p*-coumaroyl)-glucopyranoside〕,原矢车菊素(procyanidins)A_2、B_1、B_2、B_5等化合物[3]。

2. 大叶桂 茎皮、茎枝含桂皮醛及鞣质等[4];茎皮精油主要含 1,8-桉叶素(1,8-cineole)(40.76%),其次为 α-松油烯醇(α-terpineol)(15.06%),4-松油烯醇(13.85%)和丁香烯氧化物(caryophyllene oxide)(4.37%)[5]。

【药性】 广州部队《常用中草药手册》:"辛、香,温。"

【功用主治】 广州部队《常用中草药手册》:"祛风散寒,行气止痛,主治胃寒疼痛,虚寒泄泻,风湿骨痛,腰肌劳损,肾虚阳痿,经闭,蛇咬伤。"

【用法用量】 内服:煎汤,5～10 g;研末,1～1.5 g。外用:研末撒或调敷。

0165 土党参 tǔ dǎng shēn (《植物名实图考》)

【异名】 奶参、土羊乳(《草木便方》),白洋参、对月参(《昆明药用植物调查报告》),野党参(《贵州民间方药集》),浮萍参(《民间常用草药汇编》),土人参、土沙参(《四川中药志》),百丈光(《闽东本草》),土参(《江西草药》),土洋参、人参薯、模登果(《广西药用植物名录》),孩儿葛(《福建中草药》),奶浆根、南人参(《文山中草药》),小人参(《湖南药物志》),川人参(《常用草药治疗手册》)。

【基原】 为桔梗科金钱豹属植物大花金钱豹与金钱豹的根。

【原植物】 1. 大花金钱豹 *Campanumoea javanica* Bl. 又名:蔓桔梗、奶浆藤、香浮萍、浮瓶子、金线吊葫芦(《中药大辞典》),牛尾参(云南)。

多年生草质缠绕藤本,长可达 2 m。全株光滑无毛,具白色粉霜,有白色乳汁。根茎极短,根肥大,肉质,有分枝,外皮淡黄色。叶通常对生;叶柄与叶片近等长;叶片卵状心形,长 3～7 cm,宽 1.5～6 cm,先端钝尖,基部心形,边缘有浅钝齿。花1～2 朵腋生;萼管短,与子房贴生,5 深裂,裂片三角状披针形,长 1～1.5 cm;花冠钟状,长 2～3 cm,下部与子房连生,5 裂近中部,裂片卵状三角形,向外反卷,外面淡黄绿色,内面下部紫色;雄蕊 5,线形;子房半下位,柱头通常 5 裂。浆果近球形,熟时黑紫色,直径 1～2 cm。花期 8～9 月,果期 9～10 月。

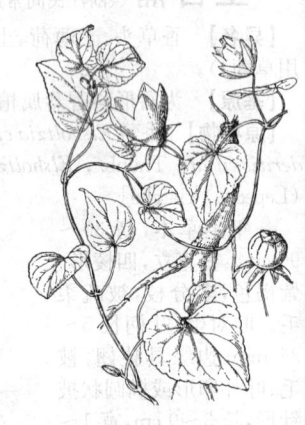

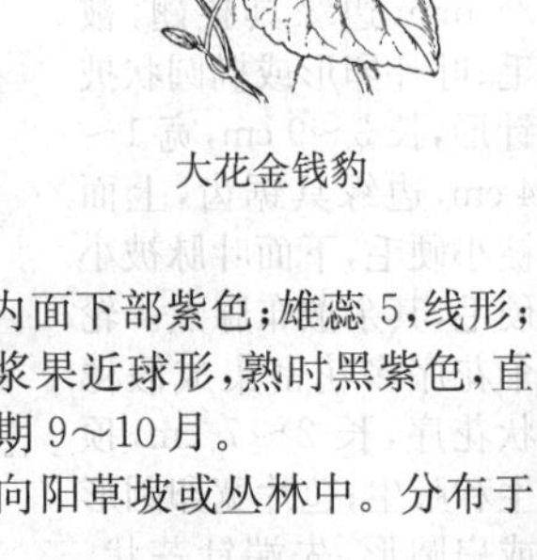

大花金钱豹

生于海拔 400～1 800 m 的向阳草坡或丛林中。分布于广东、广西、贵州、云南。

2. 金钱豹 *C. javanica* Bl. subsp. *japonica* (Makino) Hong [*C. javanica* Bl. var. *japonica* Makino; *C. japonica* Maxim.] 又名:小花土党参(《中药材品种论述》)。

与正种形态基本相近,主要区别在于本亚种花冠较小,长 1～1.3 cm,浆果直径 10～12(～15)mm。

分布于浙江、安徽、福建、江西、湖北、湖南、广东、广西、四川、贵州、台湾等地。

【采收加工】 9～10 月采挖,晒干。

【药材】 土党参 *Radix Campanumoea Javanicae* 产于安徽、浙江、福建、江西、广东、广西等地。

性状　根呈圆柱形，少分枝，扭曲不直，长10～25 cm，直径0.5～1.5 cm。顶部有密集的点状茎痕。表面灰黄色，全体具纵皱纹，质硬而脆，易折断。断面较平坦，可见明显的形成层。木质部黄色，木化程度较强，气微，味淡而微甜。

鉴别　根横切面：木栓层为数列木栓细胞，壁微木化。皮层薄壁细胞切向延长。韧皮部乳管群较稀疏，放射状排列，内含淡黄色分泌物；石细胞单个或成群散在。形成层明显。木质部导管单个或数个成群呈放射状排列，中心导管较密集，导管圆多角形。薄壁细胞中含菊糖。

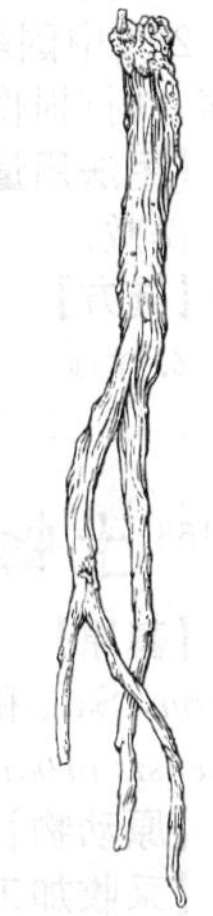

土党参(根)外形

【药性】　甘，平。归脾、肺经。

1.《草木便方》："甘，平，温。"

2.《广西中药志》："味甘微苦，性温，无毒。"

3.《青藏高原药物图鉴》："甘、涩，温。"

【功用主治】　健脾益气，补肺止咳，下乳。主治虚劳内伤，气虚乏力，心悸，多汗，脾虚泄泻，白带，乳汁稀少，小儿疳积，遗尿，肺虚咳嗽。

1.《草木便方》："下乳，补土化痰能生金，益精养神安五脏，虚劳内伤真气生。"

2.《民间常用草药汇编》："下乳，定喘，补气血。"

3.《广西中药志》："润肺、生津。治脾肺气虚咳嗽及身体衰弱。"

4. 广州部队《常用中草药手册》："补虚益气。主治病后体虚，疲劳倦怠，多汗，食欲不振，心跳不宁，肺结核，夏季热。"

5.《贵州民间方药集》："祛痰止咳。"

6.《青藏高原药物图鉴》："滋补，利尿，治肾炎，营养不良性水肿。"

7.《湖北中草药志》："用于气虚乏力，脾虚久泻，食欲不振，神经衰弱，小儿遗尿，乳汁缺少，白带等症。"

8.《福建药物志》："主治小儿疳积，痈疽难溃，毒蛇咬伤，遗精。"

【用法用量】　内服：煎汤，15～30 g；干品9～15 g。外用：鲜品捣烂敷。

【选方】　1. 治脾胃虚弱、倦怠　(金钱豹)根15～60 g。水煎服。《湖南药物志》

2. 治虚劳　土党参60 g，糯米300 g。水煎服。

3. 治多汗、心悸　土党参15 g。水煎服。(2、3方出自《湖北中草药志》)

4. 治脾虚泄泻　土党参15～30 g，大枣9～15 g。水煎服。(《福建中草药》)

5. 治小儿疳积　鲜土党参30 g，白糖适量，水煎服，或取汤冲鲜鸡蛋1枚服。土党参15 g，仙茅4～6 g，猪瘦肉60 g。炖服。(《福建药物志》)

6. 治小儿遗尿　土党参根60～120 g，猪瘦肉120 g。水炖，服汤食肉。(《江西草药》)

7. 治白带(气虚证)　金钱豹根30 g，胭脂花根、扁豆各15 g。炖肉服。(《西昌中草药》)

8. 治肺痿声哑　(土党参)鲜根90 g，猪肺一具。炖服。(《闽南本草》)

9. 治寒咳　土党参根60 g，白胡椒、艾叶各15 g。水煎服。(《江西草药》)

10. 治乳汁少　土党参30 g。煮猪脚食。(《湖南药物志》)

11. 治痈疽难溃　鲜土党参60 g，冰糖6 g。水煎服；渣捣烂敷患处。(《福建药物志》)

12. 治神经衰弱　金钱豹60 g。煎水加冰糖少许，冲服。(《西昌中草药》)

13. 治外伤出血　牛尾参适量。研末撒于患处。(《云南中草药》)

0166 土常山 tǔ cháng shān (《本草图经》)

【异名】　大叶土常山、大叶老鼠竹(《天目山药用植物志》)，硬毛绣球、癞疠树(《四川中药志》)，白常山、白花常山(《湖南药物志》)，鸡跨裤(《贵州中草药名录》)。

【基原】　为虎耳草科绣球属植物腊莲绣球和伞形绣球的根。

【原植物】　1. 腊莲绣球 *Hydrangea strigosa* Rehd.　又名：蜜香草(《本草图经》)，腊莲(《中国树木分类学》)。

灌木，高2～3 m。小枝圆柱状，被白色平贴硬毛，老时灰褐色。单叶对生；叶柄长1～5 cm；叶片披针形、椭圆状披针形或倒卵形，长20～30 cm，宽2～8 cm，先端渐尖，基部楔形或圆形，边缘具细锯齿，齿端有硬尖，上面绿色，下面灰色，两面均具平贴硬毛。聚伞花序顶生，花梗密被平贴硬毛；花二型；外缘为不育花，萼片4，花瓣状，白色或紫色，径2～4 cm；中央为育性花，白色，萼筒与子房合生，被稀疏平贴硬毛，萼片三角形；花瓣5，长方卵形，镊合状排列，雄蕊10；雌蕊1，子房下位，花柱2，柱头头状。蒴果，半球形，有棱脊。种子细小，两端有翅，黄褐色。花期5～8月，果期8～9月。

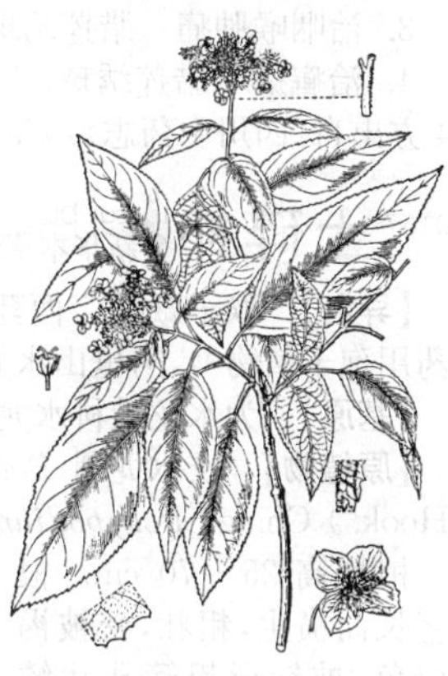

腊莲绣球

生于海拔900～1 500 m的山坡溪边及林缘。分布于安徽、浙江、江西、福建、湖北、湖南、广西、四川、贵州、陕西、甘肃等地。

2. 伞形绣球 *H. angustipetala* Hayata [*H. umbellata* Rehd.]　又名：伞花八仙(《天目山药用植物志》)。

本种与腊莲绣球的区别在于：小枝、叶柄无开展的柔毛。叶片狭椭圆形或狭长圆形，长达15 cm，两面均被毛。花序的一回分枝伞状排列，无花序轴。种子无翅。花果期6～9月。

生于海拔500～1 850 m的山坡疏林内、溪边或林缘。分布于安徽、浙江、江西、福建、湖南、广西、台湾等地。

上述植物的幼叶(甜茶)亦供药用，另设专条。

【采收加工】　9月至翌年2月间采挖，鲜用；或擦去栓皮，切段，晒干。

【药材】　土常山 *Radix Hydrangeae Strigosae*　产于浙江、四川等地。

性状　根圆柱形，常弯曲，有分枝。表面深棕黄色，具纵皱纹及支根痕；粗皮除去者，呈淡黄色，具纵纹。质坚硬，不易折断，断面黄白色。气微，味苦。

【药性】 辛、酸,凉。

1.《四川中药志》1979年版:"酸、苦,寒。"

2.《福建药物志》:"辛,凉。"

【功用主治】 截疟,消食,清热解毒,祛痰散结。主治疟疾,食积腹胀,咽喉肿痛,皮肤癣癞,疮疖肿毒,瘿瘤。

1.《全国中草药汇编》:"截疟退热,消积和中。主治疟疾,食积不化,胸腹胀满。"

2.《四川中药志》1979年版:"涌吐痰涎。用于咽喉肿痛。"

3.《浙江药用植物志》:"祛痰。治颈项瘿瘤。"

【用法用量】 内服:煎汤,6～12 g。外用:捣敷;或研末调擦;或煎水洗。

【选方】 1. 治疟疾 ①(伞花八仙)干根15～18 g,研细,用鸡蛋1～3枚,拌和后,煎成淡味蛋饼,在发冷前1 h一次吃完。(《天目山药用植物志》)②(土常山)根9 g,柴胡、首乌各18 g,黄芩、半夏、生姜各9 g。水煎服。(《湖南药物志》)

2. 治跌伤肿痛,疮疖肿毒 (土常山)鲜根捣烂敷。(《湖南药物志》)

3. 治咽喉肿痛 腊莲绣球10 g,水煎,含咽。

4. 治癣癞 腊莲绣球、千里光各适量。水浓煎,洗。(3、4方出自《四川中药志》1979年版)

0167 土碎补 tǔ suì bǔ (《新华本草纲要》)

【异名】 猴子蕨(《广西药用植物名录》),水龙骨(《中国药用孢子植物》),阿里山水龙骨(《台湾植物志》)。

【基原】 为水龙骨科水龙骨属植物友水龙骨的根茎。

【原植物】 友水龙骨 *Polypodiodes amoenum* (Wall. ex Hook.) Ching [*Polypodium amoenum* Wall.]

植株高25～70 cm。根茎长而横生,粗壮,密被褐棕色、披针形粗筛孔状鳞片。叶远生;叶柄长10～20 cm,禾秆色,光滑,基部以关节着生于根茎;叶片纸质,长圆披针形,长15～40 cm,宽8～20 cm,先端尾尖,基部略变狭,叶轴和中脉下部疏被棕色、卵圆形粗筛孔状鳞片,羽状深裂几达叶轴;羽片15～25对,长圆披针形,长5～8 cm,宽1～2 cm,钝尖头,边缘有缺刻状锯齿;叶脉明显,中脉两侧各有1行整齐的网眼。孢子囊群圆形,着生于网眼内小脉的先端,在中脉两侧各成1行;无囊群盖。

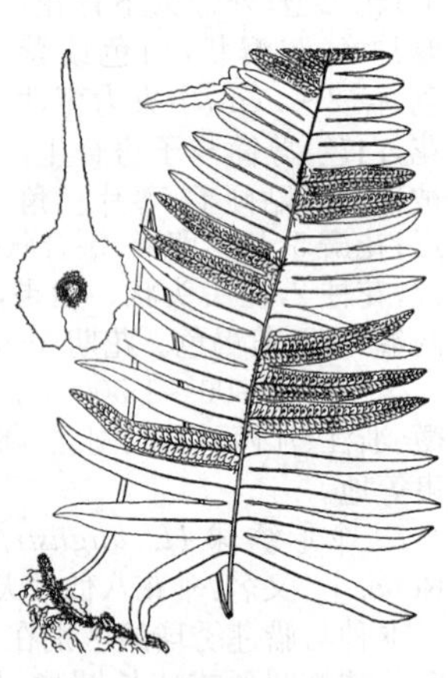

友水龙骨

附生于海拔400～2 700 m的常绿阔叶林中树干或岩石上。分布于西南及安徽、江西、湖北、广东、广西、台湾等地。

【采收加工】 8～12月挖取根茎,晒干。

【成分】 全草含β-谷甾醇(β-sitosterol),22(29)-何帕烯〔hop-22(29)-ene〕,9(11)-羊齿烯〔fern-9(11)-ene〕等[1]。

【药性】 微苦,凉。

1.《全国中草药汇编》:"甘,苦,平。"

2.《中国药用孢子植物》:"微苦,凉。"

【功用主治】 舒筋活络,清热解毒,消肿止痛。主治风湿痹痛,跌打损伤,痈肿疮毒。

1.《全国中草药汇编》:"清热解毒,祛风除湿。主治风湿关节疼痛,咳嗽,小儿高烧。外用治背痛,无名肿毒,骨折。"

2.《中国药用孢子植物》:"舒筋活络,止痛。用于关节疼痛,跌打损伤等。"

【用法用量】 内服:煎汤,6～15 g。外用:研末撒;或鲜品捣敷。

【选方】 1. 治关节痛 水龙骨30 g。水煎,加适量酒服。

2. 治跌打损伤 水龙骨30 g。煎服。外用捣烂,敷患处。(1、2方出自《中国药用孢子植物》)

0168 土蜂子 tǔ fēng zǐ (《本经》)

【基原】 为土蜂科土蜂属动物赤纹土蜂 *Scolia vittifrons* Sau. 和胡蜂科黄胡蜂属动物环黄胡蜂 *Vespula koreensis orbata* Buysson 的未成熟幼虫。

【原动物】 参见"土蜂"条。

【采收加工】 繁殖季节,掘出蜂巢,取幼虫,晒干。

【药性】 甘,凉,有毒。

1.《日华子》:"凉,有毒。"

2.《绍兴本草》:"味甘,平,无毒。"

【功用主治】 祛风,止惊,解毒消肿。主治小儿惊风,风疹瘙痒,咽喉肿痛,痈肿,丹毒,产妇乳汁不下。

1.《本经》:"主痈肿。"

2.《别录》:"主嗌痛。"

3.《本草拾遗》:"主丹毒,风疹,腹内留热,大小便涩,去浮血,妇人带下,下乳汁。"

【用法用量】 内服:研末,1.5～3 g;或入丸剂。

【宜忌】 1.《本草经集注》:"畏黄芩、芍药、牡蛎。"

2.《日华子》:"有食之者,须以冬瓜及苦荬、生姜、紫苏以制其毒。"

【选方】 治急风 土蜂子二七枚(微炒),干蝎二七枚(全者,生用),雄黄半两(细研),牛黄一分(细研)。上件药,都研极细,用粳米饭和丸如梧桐子大。不计时候,以温酒研下五丸。(《圣惠方》)

0169 土圞儿 tǔ luán ér (《救荒本草》)

【异名】 地栗子(《救荒本草》),土子、土蛋(《贵州民间草药》),九牛子(江西《草药手册》),九子羊(《中国高等植物图鉴》)。

【基原】 为豆科土圞儿属植物土圞儿的块根。

【原植物】 土圞儿 *Apios fortunei* Maxim.

多年生缠绕草本。有球状块根。茎有稀疏白色短毛。奇数羽状复叶,总叶柄长6～8 cm,有毛;托叶及小托叶早落;小叶3～7枚,卵形或宽披针形,长3～7 cm,宽1.5～4 cm,先端急尖,有短尖头,基部圆形。总状花序腋生,长6～26 cm,苞片及小苞片线形,有白色短毛;花萼为二唇形,无毛;花冠蝶形,绿白

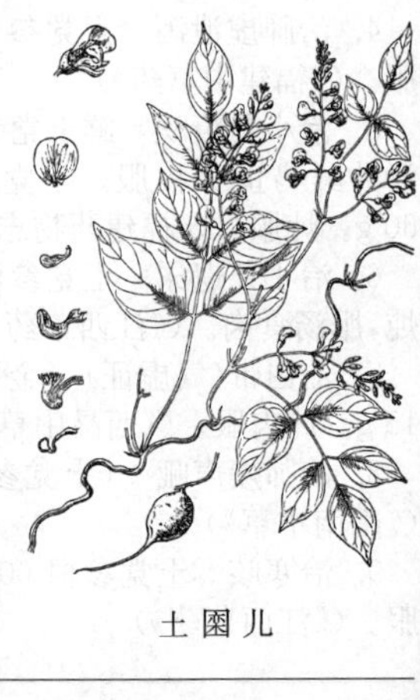

土圞儿

色，龙骨瓣最长，卷成半圆形，旗瓣圆形，翼瓣最短，长圆形；雄蕊10，二体；子房无柄，疏被短柔毛，花柱卷曲成半圆形。荚果线形，扁平，长8～15 cm，宽约0.6 cm。种子多数。花期6～8月，果期9～10月。

生于潮湿的山坡上、灌丛中或田埂上。分布于江苏、浙江、福建、江西、河南、湖北、湖南、广东、广西、四川、贵州、陕西、甘肃、台湾。

【栽培】 生物学特性　喜温暖气候，低山和平坝均可栽种。土壤以土层深厚、疏松肥沃的砂质壤土较好。

繁殖方法　块根繁殖。在冬季收获时把小的块根做种，随挖随栽。先整地开1.3 m宽的高畦。按行株距各约30 cm开穴，深1～1.5 cm，每穴栽块根2～3个，施人畜粪水或土杂肥后，盖土与畦面齐平。

田间管理　栽后苗高5～6 cm时除草、松土，追施人畜粪水1次，苗高30 cm时进行第二次，并插放支柱，以供攀援。由于采挖时留有小块根在土里，可继续生长，故在冬季收获时要施人畜粪水或土杂肥1次，促使以后生长更好。

【采收加工】 冬季倒苗前采收2～3年生的块根，挖大留小，可连年收获。块根挖出后，晒或炕干，撞去泥土即可。亦可鲜用。

【药材】 土圞儿 *Radix Apioris fortunei*　产于湖北、湖南、江苏、浙江、江西、福建、台湾、广东、广西、四川、云南、贵州等地。

性状　块根呈扁长卵形，根头部有数个茎基或茎痕，基部稍偏斜，并有支根或支根痕。表面棕色，不规则皱缩，具须根痕。质轻而较柔韧，易折断，断面粗糙。味微苦涩，微有豆腥气。

【成分】 根含淀粉、生物碱[1]。

【药性】 甘，微苦，平。

1.《救荒本草》："味甜。"

2.《贵州民间药物》："性平，味甘、微苦。"

3.《福建药物志》："甘，平，有小毒。"

【功用主治】 清热解毒，止咳祛痰。主治感冒咳嗽，咽喉肿痛，百日咳，乳痈，瘰疬，无名肿毒，毒蛇咬伤，带状疱疹。

1.《贵州民间药物》："散积，理气，补脾。"

2.《全国中草药汇编》："清热解毒，化痰止咳。主治百日咳，感冒咳嗽，咽喉肿痛；外用治毒蛇咬伤，疮疡肿毒。"

3.《福建药物志》："主治感冒，小儿惊风，百日咳，带状疱疹。"

【用法用量】 内服：煎汤，9～15 g，鲜品30～60 g。外用：鲜品捣烂敷；或酒、醋磨汁涂。

【宜忌】 本品有毒，内服宜慎。

【选方】 1. 治小儿感冒，百日咳　土圞儿12 g，鸡胆汁2只。水煎取汤加蜂蜜适量温服。(《中国民间生草药原色图谱》)

2. 治咽喉肿痛　(土圞儿)块根1个，磨汁服。

3. 治疖毒　(土圞儿)块根煨熟，加食盐捣烂外敷；或用鲜块根，磨白酒外涂，随干随涂。(2、3方出自《浙江药用植物志》)

4. 治毒蛇咬伤　(土圞儿)15～30 g，捣烂敷伤口。如蕲蛇、银环蛇咬伤，加生半夏、生南星、蒲公英各15 g，捣烂外敷。(《全国中草药汇编》)

5. 治痛经　(土圞儿)块根15～30 g，去皮切片，加黄酒蒸汁。饭后服。(《天目山药用植物志》)

6. 治疝气　土子30 g，小茴6 g。煎水服。(《贵州民间药物》)

【临床报道】 治疗百日咳　鲜土圞儿10 g，洗净切碎，放入碗中，加糖或蜂蜜15～20 g，水适量，放锅中蒸30 min左右，取汁或连渣分3次1 d内服完(3岁以下幼儿减半)。或预先配制成糖浆备用。治疗144例，痊愈68例(47.3%)，好转63例(43.7%)，无效13例(占9%)。见效最快在服药后3 d，最迟约需8 d。服药期间未见不良反应[1]。

0170 土箭芪 tǔ jiàn qí (《四川常用中草药》)

【异名】 山皮条、矮它它、矮陀陀(《滇南本草》)，一把香、黄狗头、藤构、构构麻、香构(《全国中草药汇编》)。

【基原】 为瑞香科荛花属植物长花荛花的根。

【原植物】 长花荛花 *Wikstroemia dolichantha* Diels

灌木，高约1 m。幼枝密被灰色短柔毛。叶互生或对生；叶柄短，被灰色柔毛；叶片长圆形或椭圆状长圆形，长1.5～3 cm，宽0.8～1 cm，上面绿色，下面淡白色，疏被贴伏白灰色短柔毛。穗状花序组成的圆锥花序长达3 cm，密被浅灰黄色短柔毛；花被筒状，被毛，先端5裂；雄蕊10，二轮，花丝短；花盘鳞片1；子房棒状，被长柔毛，花柱短，柱头头状，被短柔毛。核果，黑色。花期5～6月，果期6～7月。

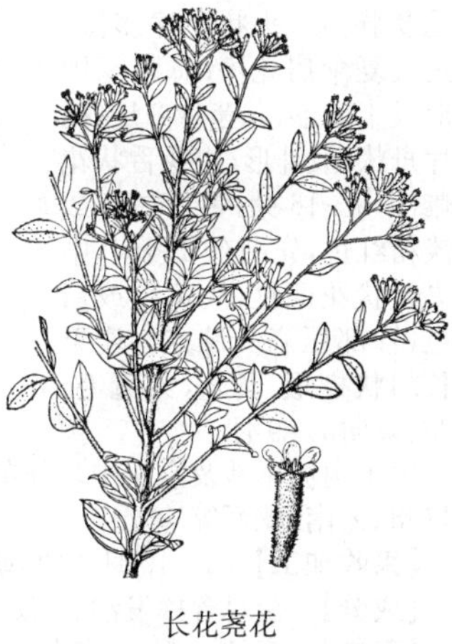

长花荛花

生于山坡草地及路边。分布于四川、云南等地。

【采收加工】 全年可采。挖根，晒干。

【药性】 甘，平。

1.《滇南本草》："味辛、辣、微苦，性微温，有小毒。"

2.《四川常用中草药》："甘，淡，平。"

3.《全国中草药汇编》："淡，平。"

【功用主治】 宽中理气，补脾益胃。主治脘腹胀痛，食少便溏，虚肿不消。

1.《滇南本草》："下气。治妇人气逆，肚腹疼痛，宽中理气，胸膈肚腹膨胀，止面寒梗硬胀疼，能退男女劳烧发热，良效。"

2.《四川常用中草药》："健脾，补虚。治脾虚胃弱，便溏，气虚肿经久不消。"

3.《全国中草药汇编》："治牙痛，齁病。"

【用法用量】 内服：煎汤，6～15 g；或浸酒。

【宜忌】《全国中草药汇编》："孕妇忌服。"

【选方】 治妇人气胀，肚腹疼痛，并止面寒梗硬胀痛　山皮条一两(微焙)，猪牙皂一钱，酒大黄五分。共为细末。每服二钱，热烧酒送服。(《滇南本草》)

0171 土一枝蒿 tǔ yī zhī hāo (《文山中草药》)

【异名】 千叶蓍(《云南中草药选》)，马茴香、飞天蜈蚣、一支蒿(《云南思茅中草药选》)，野一枝蒿、蜈蚣草(《文山中草药》)，西南蓍草(《四川常用中草药》)，茅草一支蒿、白花一支蒿(《全国中草药汇编》)。

【基原】 为菊科蓍属植物云南蓍的全草。

【原植物】 云南蓍 *Achillea wilsoniana* Heimerl ex Hand.-Mazz. [*A. sibirica* Ledeb. subsp. *wilsoniana* Heimerl ex Hand.-Mazz.]

多年生草本,高 30~100 cm。根状茎短。茎直立,有纵沟纹,中部以上密生长柔毛,上面有分枝,叶腋常有不育枝。叶互生;无柄;叶片长圆形,长 4~6.5 cm,宽 1~2 cm,二回羽状全裂,叶轴宽约 1.5 mm,裂片椭圆状披针形,全缘或有 1~2 个小齿,裂片和齿端有软骨质小尖,上面疏生柔毛,下面密生柔毛及腺点。头状花序多数,集成复伞房花序;总苞宽钟形或半球形;总苞片 3 层;托片舟状,披针形;边缘舌状花雌性,6~16 朵,舌片白色或淡粉红色,先端有 3 浅齿,中央管状花两性,淡黄色或白色,管部压扁具腺点。瘦果长圆状楔形,具翅,无冠毛。花、果期 7~9 月。

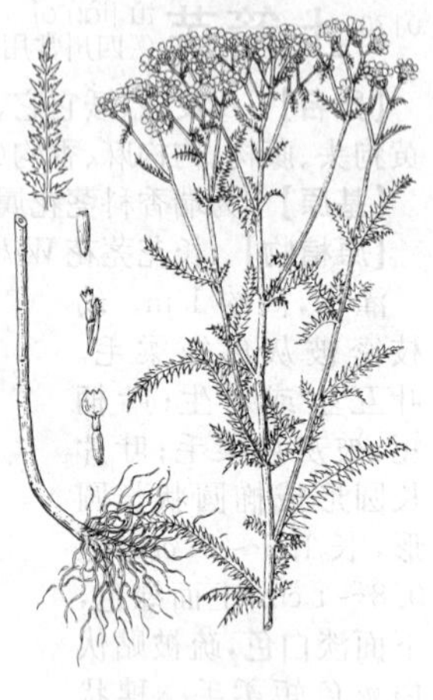

云南蓍

生于山坡草地及灌丛中。分布于山西、湖北、湖南、四川、贵州、云南、陕西等地。

【采收加工】 6~10 月采收,晒干或鲜用。

【成分】 全草含挥发油、鞣质、有机酸[1]。

【药性】 辛、苦,微温,有毒。

1.《云南中草药》:"辛麻,温,剧毒。"

2.《四川中药志》1979 年版:"辛、苦,微温。"

【功用主治】 祛风除湿,散瘀止痛,解毒消肿。主治风湿疼痛,胃痛,牙痛,跌打瘀肿,经闭腹痛,痈肿疮毒,蛇虫咬伤。

1.《云南中草药》:"通经活血,消肿止痛,消炎止血。"

2.《四川中药志》1979 年版:"活血止痛,解毒。治跌打损伤,腹中包块,胃寒痛,头风痛,经闭腹痛,痈肿疮毒,蛇虫咬伤。"

【用法用量】 内服:煎汤,1.5~3 g;或研末;或浸酒。外用:捣敷;或研末撒。

【宜忌】 孕妇禁服。不可过量服用。

【选方】 1. 治胃寒腹痛 飞天蜈蚣 1.5 g。嚼服。(《万县中草药》)

2. 治牙痛 飞天蜈蚣根米粒大,放痛处。(《云南中草药》)

3. 治跌打损伤,红肿瘀痛 鲜马茴香、生姜各适量。捣烂加酒炖热搽。(《云南思茅中草药选》)

4. 治急性乳腺炎,急性陷窝性扁桃体炎 飞天蜈蚣研末。每次 1 g,开水送服。(《全国中草药新医疗法展览会资料选编》)

5. 治外伤出血 千叶蓍适量。研粉撒布伤处。(《云南中草药选》)

0172 土人参叶 tǔ rén shēn yè (《福建中草药》)

【基原】 为马齿苋科土人参属植物栌兰 *Talinum paniculatum* (Jacq.) Gaertn. 的叶。

【原植物】 参见"土人参"条。

【采收加工】 7~10 月采收,鲜用或晒干。

【药材】 土人参叶 *Folium Talini* 产地参见"土人参"条。

性状 叶多皱缩破碎,墨绿色至黑棕色。完整者展平后呈倒卵形或倒卵状披针形,全缘,表面光滑。鲜品肉质,翠绿色。气微,味淡。

鉴别 叶横切面:表皮细胞 1 列。叶肉组织无明显分化,细胞含草酸钙簇晶,直径约 40 μm。主脉维管束外韧型。

【药性】 《福建药物志》:"甘,平。"

【功用主治】 《福建药物志》:"消肿解毒。主治疔疮疖肿。"

【用法用量】 内服:煎汤,15~30 g。外用:捣敷。

【选方】 1. 治乳汁稀少 土人参叶,用油炒当菜常食。

2. 治痈疔 人参叶,和红糖捣烂,外敷患处。(1、2 方出自《福建中草药》)

0173 土大黄叶 tǔ dà huáng yè (《植物名实图考》)

【异名】 金不换叶(《百草镜》),晕药叶〔《四川医学》1981, 2(3):159〕。

【基原】 为蓼科酸模属植物钝叶酸模 *Rumex obtusifolius* L. 的叶。

【原植物】 参见"土大黄"条。

【采收加工】 5~7 月采叶,鲜用或晒干。

【药材】 土大黄叶 *Folium Rumicis Obtusifolii* 产于江苏、浙江、江西、四川及湖南等地。

性状 叶皱缩。展平后基生叶有长柄;托叶鞘膜质,常脱落;叶片卵形至卵状长椭圆形,先端钝或钝圆,基部心形或歪心形,叶下面有明显的小瘤状突起。茎生叶卵状披针形,较小。

【药性】 苦、酸,平。

1.《质问本草》:"味酸。"

2.《福建民间草药》:"酸,微涩,平,无毒。"

3.《福建药物志》:"酸,寒。"

【功用主治】 清热解毒,凉血止血,消肿散瘀。主治肺痈,肺结核咯血,痈疮肿毒,痄腮,咽喉肿痛,跌打损伤。

1.《纲目拾遗》:"治蜮虫伤,用叶捣涂。治肺痈。"

2.《植物名实图考》:"敷疮。"

3.《福建民间草药》:"止血行血,散瘀生新,解热去风。"

4.《民间常用草药汇编》:"止头晕,清血热。"

5.《福建药物志》:"消肿解毒。治小儿发热、痈、疖。"

【用法用量】 内服:煎汤,9~15 g,鲜品 30~60 g;或捣汁。外用:捣敷。

【选方】 1. 治肺痈 金不换叶 7 片。捣汁,酒煎服 3 次,不论口臭吐秽物者皆效。(《百草镜》)

2. 治月经不调 土大黄鲜叶 5~7 枚。水煎,冲甜酒服。(《湖南药物志》)

3. 治跌打疼痛、风气 金不换,春夏用叶,冬用根,捣汁冲酒服。渣加毛脚蟹捣烂敷。如风气,只用渣敷。(《慈航活人书》)

4. 治牛皮癣 土大黄叶、红糖各等分。捣烂敷患处。(《河南中草药手册》)

【临床报道】 1. 治疗流行性乙型脑炎 鲜土大黄叶 30~60 g,水煎,每日分 2~3 次口服或鼻饲。病情严重患者采用中西医综合治疗。共治疗 120 例,结果痊愈 102 例,好转 5 例,无效 7 例,死亡 6 例,总有效率达 89.17%[1]。

2. 治疗内耳眩晕 用晕药叶 30 g,水煎服,或鲜品 60 g,

洗净切碎，放热锅中，取鸡蛋1枚，破壳搅匀倾药上，不加油盐，待熟，食用，稍饮水。每日2次，3～4 d为1个疗程。共观察100例，结果症状全部消失者72例(占72%)，基本消失者20例(占20%)，症状仅部分消失者8例(占8%)。大多数病例于药后2～3 h显效，当日减轻，逐日好转而至痊愈。疗效以鲜药煎蛋者为优[2]。

3. 治疗扁平疣、湿疹、尖锐湿疣　将适量鲜土大黄叶清水洗净备用。皮损处用温水洗净，然后将土大黄叶直接置皮损处搓擦。药叶不拘多少，根据皮损面积而定。每日搽3～5次，每次5片左右。如果皮损有破溃或婴幼儿皮肤娇嫩则不宜直接搓搽，可先将药叶揉碎见汁，摊敷在皮损面上；或将药叶取汁，用药棉蘸药汁在皮损上反复涂抹[3]。

4. 治疗褥疮　土大黄鲜叶用清水洗净，晾干，捣烂，呈絮状或半糊状，将褥疮及周围组织擦干，不需消毒，将其涂于褥疮表面，敷料包扎，1～2 d更换1次，直至愈合。32例褥疮均为长期卧床所致，门诊29例，住院3例，感染化脓6例，溃疡性18例，其他8例；褥疮面积最小3 cm×2 cm，最大6 cm×5 cm，褥疮期最短5 d，最长120 d，治愈时间最短7 d，最长19 d，褥疮愈合后除局部皮肤表面有较浅的色素沉着外，均无其他表现[4]。

0174 土千年健 tǔ qiān nián jiàn (《滇南本草》)

【异名】　千年矮、土千年剑、乌饭果根(《滇南本草》)，蚂蚁果、小马扎豆(《西昌中草药》)，毛叶乌饭(《中药大辞典》)。

【基原】　为杜鹃花科越橘属植物乌鸦果的根。

【原植物】　乌鸦果*Vaccinium fragile* Franch.［*V. fragile* Franch. var. *crinitum* Franch.；*V. setosum* Auth.；*V. repens* (Lévl.) Rehd.］

常绿矮小灌木，高20～50 cm。地下有木质粗根，有时粗大成疙瘩状。茎圆柱形多分枝，枝条被具腺长刚毛和短柔毛。叶密生；叶柄短，长1～1.5 mm；叶片革质，长圆形或椭圆形，长1.2～3.5 cm，宽0.7～2.5 cm，先端锐尖、渐尖或钝圆，基部钝圆或楔形，边缘有细锯齿，两面被刚毛和短柔毛。总状花序生枝条下部叶腋和生枝顶叶腋，长1.5～6 cm，有多数花，偏向花序一侧着生；苞片叶状，有时带红色，小苞片卵形或披针形；花萼通常绿色或带暗红色，短钟状，萼齿三角形；花冠壶形，白色至淡红色，有5条红色脉纹，裂齿短小，三角形；雄蕊10，内藏，药室背部有两上举的距；雌蕊1，扁圆形，花柱内藏。浆果圆球形，成熟时紫黑色，内有多数细小种子。花期春夏至秋季，果期7～10月。

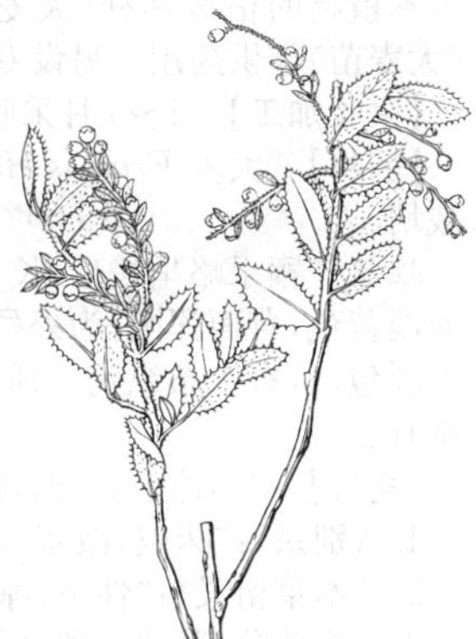

乌鸦果

生于海拔1 100～3 400 m的松林、山坡灌木丛或草坡，为酸性土壤的指示植物。分布于四川、贵州、云南及西藏。

本植物的叶(土千年健叶)、果实(乌饭子)亦供药用。另设专条。

【采收加工】　全年可采。挖根，晒干。

【药性】　《滇南本草》："味酸，性温。"

【功用主治】　祛风寒湿，活血舒筋，消肿止痛。主治风寒湿痹，手足顽麻，半身不遂，跌打损伤，牙痛，痄腮。

1.《滇南本草》："治寒湿伤筋，此药能舒筋活络。筋挛骨痛，痰火痿软，半身不遂，手足顽麻脚痛，酒为使，神效。"

2.《云南中草药》："舒筋活血，止痛消炎。主治风湿关节炎，刀枪伤，腮腺炎，麻风，蛔虫。"

3.《全国中草药汇编》："治跌打损伤，急性结膜炎，痢疾，胃痛。"

【用法用量】　内服：煎汤，9～15 g；或研末，每次1～2 g；或浸酒。

【宜忌】　孕妇慎服。

《云南中草药》："忌酸冷。"

【选方】　1. 治风湿性关节炎，刀枪伤　(土千年健)根60 g。泡酒服。(《云南中草药》)

2. 治急性结膜炎，砂眼　(土千年健)根15 g。加水300 ml，煎至100 ml，待冷后点眼。(《云南中草药选》)

3. 治蛔虫　(土千年健)根研末，每次1.5 g。开水送服。(《云南中草药》)

4. 治久咳　(蚂蚁果)根60 g。炖肉服。(《西昌中草药》)

0175 土瓜狼毒 tǔ guā láng dú (《滇南本草》)

【异名】　鸡肠狼毒、隔山龙、顺水石(《滇南本草》)，大萝卜(《云南中草药选》)，一把香(《昆明民间常用草药》)，细狗闹花(《全国中草药汇编》)，小狼毒、山狼毒(《云南药用植物名录》)。

【基原】　为大戟科大戟属植物土瓜狼毒的根。

【原植物】　土瓜狼毒*Euphorbia prolifera* Buch. -Ham.

多年生宿根草本，高16～30 cm。全株含白色乳汁。主根肥大呈长圆锥状，长约15 cm，直径2.5～4 cm，鲜时外皮褐色，断面白色，形似土瓜，故俗称"土瓜狼毒"。茎丛生，上部有分枝。单叶互生；无柄或具短柄；叶片条形，长6～36 mm，宽1.5～5 mm，先端钝或圆，基部渐狭，全缘内卷，上面深绿色，下面淡绿色或粉紫色。杯状聚伞花序顶生或近顶腋生，具4～6伞梗，呈伞形排列，基部有5枚卵状椭圆形苞片，每枝再分1～4小枝，基部具4枚阔卵形苞片，对生如十字形；总苞内有多数雄花，具雄蕊1枚；中间有1雌花，具1雌蕊，子房3室，花柱3。蒴果三棱状球形；种子倒卵状近球形，有明显的种阜。花期春、夏。

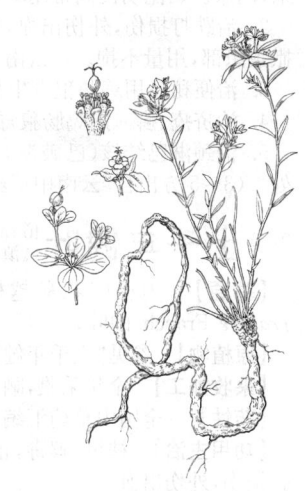

土瓜狼毒

生于向阳的山坡草地或灌丛中。分布于云南。

【采收加工】　6～10月采挖，晒干。

【药材】　土瓜狼毒*Radix Euphorbiae Proliferae*　主产云南。

性状　根呈长棒形，弯曲或扭曲。表面灰白色或黄白色。质轻，易折断，断面白色呈粉性。气微，粉末则呛鼻。味微苦，有持久刺激性。

【成分】 根含二萜类成分：24-甲基-5，14，25-胆甾三烯-3β-醇（24-methyl-5，14，25-cholestatrien-3β-ol）等[1]，还含二萜酯类和三萜成分[2]。

【炮制】 取根洗净，放入火灰中煨熟，取出，用淘米水浸泡 2 d，再蒸 1 h，切片，晒干。

【药性】 苦、辛，温，大毒。归肝、胃、膀胱经。

1.《滇南本草》："（土瓜狼毒）味苦、麻，性温。有毒。""（鸡肠狼毒）味苦、辣、麻，性微寒。有毒。降也。"

2.《云南中草药》："辛、麻，温。有剧毒。"

3.《全国中草药汇编》："苦、微辛，寒。有大毒。"

【功用主治】 利水，通便，行气，散瘀，杀虫，解毒。主治水肿，便秘，食积，胃痛，跌打损伤，骨折，疥癣，疮毒。

1.《滇南本草》："（土瓜狼毒）推胃中年久积滞，下气，治胃气疼痛，食积结滞，消水肿，破血积，打虫积，打痰毒。""（鸡肠狼毒）利水道，消水肿，杀虫，攻肠胃中积滞。此药消水肿见效速。"

2.《云南中草药》："消食散痞，理气止痛，通便利水。主治胃痛，肠绞痛，食积，心下痞满，小儿消化不良，腹水，跌打肿毒，便秘，外伤出血，疥疮，癣，颈淋巴结核（已破溃）。"

3.《全国中草药汇编》："治无名肿毒，骨折。"

【用法用量】 内服：研末冲服，0.3～0.6 g；或浸酒。外用：研末调敷；或熬膏敷。

【宜忌】 本品有大毒，药性峻猛，内服应严格掌握用量。体虚者禁服。

《滇南本草》："此药之性猛真如虎狼也"，"医者要看人之虚实，虚者切忌，未可妄用也。"

【选方】 1. 治腹水，食积 小狼毒根 0.3～0.9 g。研末，内服。（《昆明民间常用草药》）

2. 治跌打损伤，外伤出血，疮毒 土瓜狼毒干粉调敷或撒敷患部，用量不拘。（《云南中草药选》）

3. 治便秘 用鸡肠狼毒生品研末，0.3 g，开水送服。

4. 治疥疮，癣 用鸡肠狼毒生品研末，猪油调搽患处。

5. 治颈淋巴结核（已破溃） 用鸡肠狼毒生品熬膏敷患处。（3～5 方出自《云南中草药》）

0176 土千年健叶 tǔ qiān nián jiàn yè（《滇南本草》）

【基原】 为杜鹃花科越橘属植物乌鸦果 *Vaccinium fragile* Franch. 的叶。

【原植物】 参见"土千年健"条。

【采收加工】 全年采收，晒干。

【药性】《全国中草药汇编》："涩，寒。"

【功用主治】 祛风，解毒，止痛。主治风湿痹痛，疮疡，跌打损伤，外伤出血。

1.《滇南本草》："敷疮，消风。"

2.《全国中草药汇编》："舒筋活血，消炎止痛。主治风湿性关节炎，跌打损伤，腮腺炎。"

【用法用量】 内服：煎汤，9～15 g；或泡酒。外用：捣敷；或研末撒。

【选方】 1. 治风湿性关节疼痛，筋挛骨痛，半身不遂 （土千年健）根、茎、叶水煎或泡酒服。（《昆明民间常用草药》）

2. 治劳损，风湿骨痛 （蚂蚁果）全草 30 g，千斤拔 30 g。煎水服或泡酒服。（《西昌中草药》）

3. 治外伤出血 （土千年健）叶研粉，外撒患处。（《云南中草药选》）

0177 大麦 dà mài（《别录》）

【异名】 麰（《广雅》），稞麦、麰麦（《本草经集注》），牟麦（《纲目》），饭麦、赤膊麦（《医林纂要》）。

【基原】 为禾本科大麦属植物大麦的颖果。

【原植物】 大麦 *Hordeum vulgare* L.

越年生草本。秆粗壮，光滑无毛，直立，高 50～100 cm。叶鞘松弛抱茎；两侧有较大的叶耳；叶舌膜质，长 1～2 mm；叶片扁平，长 9～20 cm，宽 6～20 mm。穗状花序长 3～8 cm（芒除外），径约 1.5 cm，小穗稠密，每节着生 3 枚发育的小穗，小穗通常无柄，长 1～1.5 cm（除芒外）；颖线状披针形，微具短柔毛，先端延伸成 8～14 mm的芒；外稃背部无毛，有 5 脉，顶端延伸成芒，芒长 8～15 cm，边棱具细刺，内稃与外稃等长。颖果腹面有纵沟或内陷，先端有短柔毛，成熟时与外稃粘着，不易分离，但某些栽培品种容易分离。花期 3～4 月，果期 4～5 月。

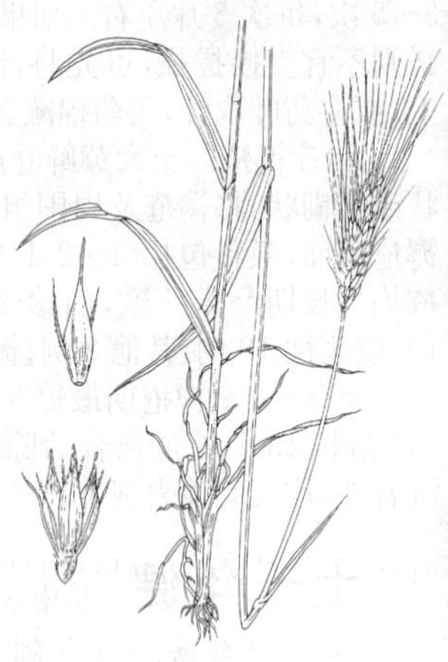

大 麦

我国各地普遍栽培。

本植物的枯黄茎秆（大麦秸）、发芽的颖果（麦芽）、幼苗（大麦苗）亦供药用。另设专条。

【采收加工】 4～5 月采收成熟果实，晒干。

【药材】 大麦 *Fructus Hordei Vulgaris* 我国各地均有栽培。

性状 颖果略呈梭形，长 8～12 mm，直径 1～3 mm。表面淡黄色，背面浑圆，为外稃包围，先端长芒已断落；腹面为内稃包围，有 1 条纵沟。质硬。断面粉性，白色。气无，味微甘。

【药性】 甘，凉。归脾、肾经。

1.《别录》："味咸，微寒，无毒。"

2.《本草衍义》："性平，凉。"

3.《要药分剂》："入脾、胃二经。"

【功用主治】 健脾和胃，宽肠，利水。主治腹胀，食滞泄泻，小便不利。

1.《别录》："主消渴，除热，益气，调中。"

2.《新修本草》："大麦面平胃，止渴，消食，疗胀。"

3.《本草拾遗》："调中止泄，令人肥健。"

4.《食疗本草》："久食之，头发不白；和针沙、没石子等染发黑色，久服甚宜人，熟即益人。"

5.《食性本草》："大麦补虚劣，壮血脉，益颜色，实五脏，化谷食，久食令人肥白，滑肌肤。为面，胜小麦，无躁热。"

6.《本草衍义》："缠喉风食不能下，将此（大麦）面作稀糊令咽之，既滑腻容易下咽，以助胃气。"

7.《纲目》："宽胸下气，凉血，消积进食。"

【用法用量】 内服：煎汤，30～60 g；或研末。外用：炒研调敷；或煎水洗。

【宜忌】 朱丹溪："大麦初熟，人多炒食，此物有火，能生热病。"(引自《纲目》)

【选方】 1. 治食饱烦胀，但欲卧者　大麦面熬微香，每白汤服方寸匕。(《肘后方》)

2. 治卒小便淋涩痛　大麦三两，水二大盏，煎取一盏三分，去滓，入生姜汁半合，蜜半合，相和，食前分为三服服之。(《圣惠方》)

3. 治蠼螋尿疮　大麦研末调敷，日三上。(《伤寒类要》)

4. 治汤火灼伤　大麦炒黑，研末，油调搽之。(《纲目》)

【各家论述】 1.《本草经疏》："大麦，功用与小麦相似，而其性更平凉滑腻，故人以佐粳米同食，或歉岁全食之，而益气补中，实五脏，厚肠胃之功，不亚于粳米矣。"

2.《长沙药解》："大麦粥，《金匮要略》硝矾散用之治女黑疸，以其利水而泄湿也；白术散用之治妊娠作渴，以其润肺而生津也。大麦粥利水泄湿，生津滑燥，化谷消胀，下气宽胸，消中有补者也。"

0178 大青 dà qīng (《别录》)

【异名】 大青叶(《新修本草》)，臭大青(《安徽中草药》)。

【基原】 为马鞭草科大青属植物大青的叶。

【原植物】 大青 *Clerodendrum cyrtophyllum* Turcz.

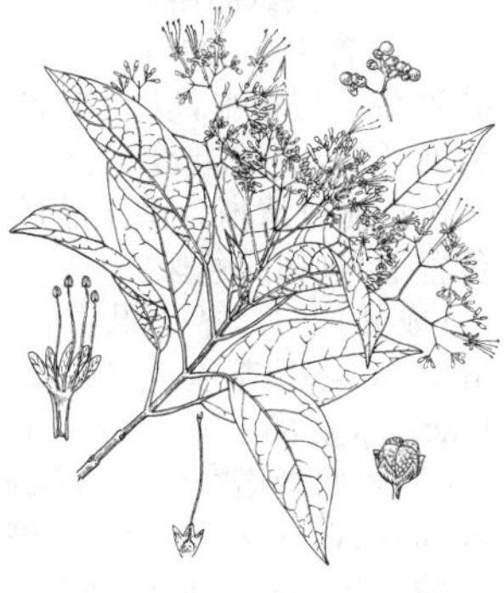

大　青

灌木或小乔木，高 1～10 m。幼枝黄褐色，被短柔毛，髓坚实，白色。单叶对生；叶柄长 1.5～8 cm；叶片纸质，长圆状披针形、长圆形、卵状椭圆形或椭圆形，长 6～20 cm，宽 3～9 cm，先端渐尖或急尖，基部近圆形或宽楔形，全缘，两面无毛或沿叶脉疏生短柔毛，背面常有腺点；侧脉 6～10 对。伞房状聚伞花序顶生或腋生，长 10～16 cm，宽 20～25 cm，具线形苞片；花萼杯状，先端 5 裂，裂片三角状卵形，粉红色，外面被黄褐色短绒毛和不明显的腺点；花冠白色，花冠管细长，先端 5 裂，裂片卵形；雄蕊 4，与花柱同伸出花冠外。果实球形或倒卵形，成熟时蓝紫色，宿萼红色。花、果期 6 月至翌年 2 月。

生于海拔 1 700 m 以下的平原、路旁、丘陵、山地林下或溪谷旁。分布于华东及湖南、湖北、广东、广西、贵州、云南等地。

【采收加工】 4～6 月摘叶，晒干。

【药材】 大青 *Folium Clerodendri Cyrtophylli* 主产于湖南、湖北、江西等地。

性状　叶微皱折，有的将叶及幼枝切成小段。完整叶片展平后呈长椭圆形至细长卵圆形，全缘，先端渐尖，基部钝圆，上面棕黄色、棕黄绿色至暗棕红色，下面色较浅；叶柄长 1.5～8 cm；纸质而脆。气微臭，味稍苦而涩。

【成分】 叶含大青苷(cyrtophyllin)[1]，蜂花醇(melissyl alcohol)，正二十五烷(*n*-pentacosane)，γ-谷甾醇(γ-sitosterol)[2]，豆甾醇(stigmasterol)，鞣质(tannin)[3] 及黄酮(flavone)[4]。

【药理】 1. 抗病原微生物作用　大青叶煎剂在试管内对多种痢疾杆菌均有杀菌作用；试验还表明，不论对呋喃西林、磺胺噻唑、小檗碱敏感或耐药之痢疾杆菌，对大青叶均很敏感[1]。对脑膜炎球菌亦有杀灭作用[2]。对钩端螺旋体波蒙那群、黄疸出血群沃尔登型、七日热型也有杀灭作用[3,4]。

2. 利尿和抗炎作用　大青苷是大青叶中提取的有效成分，具有明显的利尿和抗炎作用，大鼠灌胃给药 400 mg/kg 后 3 h 内排尿量为 4.3±0.4 ml/100 g(体重)，此剂量灌胃对大鼠鸡蛋清性及右旋糖酐性关节炎均能减小肿胀程度，作用与对照组保泰松相当[5]。

毒性　大青苷小鼠灌胃的 LD_{50} 为 8 g/kg，腹腔注射为 5 g/kg[5]。

【药性】 苦，寒。归胃、心经。

1.《别录》："味苦，大寒，无毒。"

2.《纲目》："甘、微咸，不苦。""气寒，味微苦、咸。"

3.《医略六书》："苦、咸，大寒。"

4.《得配本草》："微苦，大寒。入足阳明、手少阴经。"

5.《本草述钩元》："味甘而微苦咸，气大寒。"

6.《安徽中草药》："性寒，味苦、微辛。"

【功用主治】 清热解毒，凉血止血。主治外感热病烦渴，咽喉肿痛，口疮，黄疸，热毒痢，急性肠炎，痈疽肿毒，衄血，血淋，外伤出血。

1.《别录》："疗时气头痛，大热，口疮。"

2.《本草经集注》："疗伤寒方多用此。除时行热毒为良。"

3.《药性论》："能去大热，治温疫寒热。"

4.《日华子》："治热毒风，心烦闷；渴疾口干，小儿身热疾，风疹，天行热疾及金石药毒，兼涂署肿毒。"

5.《本草图经》："古方治伤寒黄汗、黄疸等有大青汤，又治伤寒头身强，腰脊痛葛根汤亦用大青，大抵时疾药多用之。"

6.《纲目》："主热毒痢，黄疸，喉痹，丹毒。""解心胃热毒。"

7.《医略六书》："入心胃而解斑毒热狂。"

8. 广州部队《常用中草药手册》："清热泻火，凉血解毒，散瘀止血。主治肠炎，菌痢，咽喉炎，扁桃体炎，腮腺炎，感冒发热，齿龈出血。"

9.《江西草药》："清热，凉血，解毒。治急性肝炎，肺结核，矽肺，牙痛，蛇伤，过敏性皮炎。"

10.《安徽中草药》："利尿。"

11.《福建药物志》："治血淋，外伤出血，毒蛇咬伤，疗疮疖肿。"

【用法用量】 内服：煎汤，15～30 g，鲜品加倍。外用：捣敷；或煎水洗。

【宜忌】 脾胃虚寒者慎服。

1.《医略六书》："无实热者忌。"

2.《本草从新》："非心胃热毒勿用。"

3.《得配本草》："脾胃虚寒者禁用。"

【选方】 1. 治乙脑，流脑，感冒发热，腮腺炎　大青叶 15～30 g，海金沙根 30 g。水煎服，每日 2 剂。

2. 预防乙脑、流脑　大青叶 15 g，黄豆 30 g。水煎服，每日 1 剂，连服 7 d。(1、2 方出自《江西草药》)

3. 治温毒发斑　大青四两，甘草、胶各二两，豉八合。以水一斗，煮二物，取三升半，去滓，纳豉煮三沸，去滓，乃纳胶。分作四服，尽又合。此治得至七八日，发汗不解，及吐下大热，甚佳。(《补缺肘后方》)

4. 治时行壮热头痛，发疮如豌豆遍身　大青三两，栀子二七枚(擘)，犀角(屑)一两，豉五合。上四味切，以水五升，煮取二升，分三服。服之无所忌。(《延年方》大青汤)

5. 治大头瘟　酌取(大青)鲜叶洗净捣烂外敷患处,同时取(大青)鲜叶 30 g 煎汤内服。(《泉州本草》)

6. 治喉风,喉痹　大青叶捣汁灌之,取效止。(《卫生易简方》)

7. 治咽喉肿痛　大青叶 30 g,海金砂、龙葵各 15 g。水煎服,每日 1 剂。(《江西草药》)

8. 治小儿口疮不得吮乳　大青十八铢,黄连十二铢。上二味细切,以水三升,煮取一升二合,一服一合,日再夜一。(《千金方》)

9. 治急性黄疸型肝炎　臭大青叶、茵陈各 15～30 g,栀子 9 g。煎服。(《安徽中草药》)

10. 治血淋,小便尿血　(大青)鲜叶 30～60 g,生地15 g。水煎,调冰糖服,日 2 次。(《泉州本草》)

0179 大枣 dà zǎo (《本经》)

【异名】　壶(《尔雅》),木蜜(《广记》),干枣、美枣、良枣(《别录》),红枣(《梅师方》),干赤枣(《宝庆本草折衷》),胶枣(《日用本草》),南枣(《食物本草》)。

【基原】　为鼠李科枣属植物枣的果实。

【原植物】　枣 *Ziziphus jujuba* Mill.

落叶灌木或小乔木,高达 10 m。长枝平滑,无毛,幼枝纤细略呈"之"形弯曲,紫红色或灰褐色,具 2 个托叶刺,长刺可达 3 cm,粗直,短刺下弯,长 4～6 mm;短枝粗短,长圆状,自老枝发出;当年生小枝绿色,下垂,单生或 2～7 个簇生于短枝上。单叶互生,纸质,叶柄长 1～6 mm;叶片卵形、卵状椭圆形,长 3～7 cm,宽 2～4 cm,先端钝圆或圆形,具小尖头,基部稍偏斜,近圆形,边缘具细锯齿,上面深绿色,下面浅绿色;基生三出脉。花黄绿色,两性,常 2～8 朵着生于叶腋成聚伞花序;萼 5 裂,裂片卵状三角形;花瓣 5,倒卵圆形,基部有爪;雄蕊 5,与花瓣对生,着生于花盘边缘;花盘厚,肉质,圆形,5 裂;子房 2 室,与花盘合生,花柱 2 裂。核果长圆形或长卵圆形,长 2～3.5 cm,直径 1.5～2 cm,成熟时红色,后变红紫色,中果皮肉质、厚、味甜,核两端锐尖。种子扁椭圆形。花期 5～7 月,果期 8～9 月。

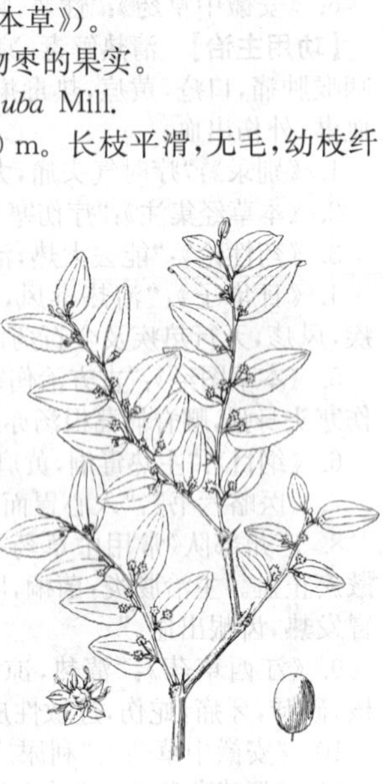

枣

生于海拔 1 700 m 以下的山区、丘陵或平原,全国各地广为栽培,栽培品种甚多。原产我国,现亚洲、欧洲和美洲常有种植。

本植物的叶(枣叶)、树皮(枣树皮)、根(枣树根)、果核(枣核)亦供药用,另设专条。

【采收加工】　9～10 月果实成熟时采收,晒干;或烘至皮软,再晒干;或先用水煮一滚,使果肉柔软而皮未皱缩时捞起,晒干。

【药材】　大枣 *Fructus Jujubae*　主产于河南、山东。

性状　果实呈椭圆形或球形,长 2～3.5 cm,直径 1.5～2.5 cm。表面暗红色,略带光泽,有不规则皱纹。基部凹陷,有短果柄。外果皮薄,中果皮棕黄色或淡褐色,肉质,柔软,富糖性而油润。果核纺锤形,两端锐尖,质坚硬。气微香,味甜。

鉴别　(1) 果肉横切面:外果皮最外为 1 列表皮细胞,胞腔充满棕红色物质,并有颗粒状物;外被角质层;内侧为 4～6层厚角细胞,内含无色半透明团块状物。中果皮由类圆形薄壁细胞组成,细胞间隙大,散列不规则走向的细小维管束;薄壁细胞含颗粒状团块和草酸钙方晶及簇晶。

(2) 取果肉碎块,用乙醇浸泡过夜。取浸出液滴于滤纸上,置紫外灯(365 nm)下观察,显蓝色荧光;取浸出液 1 ml,加 3%碳酸钠溶液 1 ml,于水浴上加热 3～5 min,放冷,再加入重氮化试剂,溶液呈紫红色;取浸出液 1 ml,加盐酸羟胺试液及 10%氢氧化钾的甲醇溶液至呈碱性,于水浴上加热至反应完全,冷却,加盐酸酸化,并加入 1%三氯化铁试液,混匀,溶液呈橙红色(检查香豆素类)。

(3) 取乙醇浸出液适量置蒸发皿中,于水浴上浓缩至干,加稀盐酸溶解,滤过。在 3 支试管中各加入 2 ml 滤液,分别加 1 滴碘化铋钾、碘化汞钾、硅钨酸试剂,各自产生橘红色、黄色、白色沉淀(检查生物碱)。

(4) 薄层色谱:取本品粉末 2 g,加石油醚(60～90 ℃)10 ml,浸泡 10 min,超声处理约 10 min,滤过,药渣晾干,加乙醚 20 ml,浸泡 1 h,超声处理约 15 min,滤过,滤液浓缩至 2 ml,作为供试品溶液。另取齐墩果酸对照品,加乙醇制成每 1 ml 含 1 mg 的溶液,作对照品溶液。分别点样于同一硅胶 G 薄层板上,以甲苯-醋酸乙酯-冰醋酸(14∶4∶0.5)为展开剂,展开,取出,晾干,喷以 10%硫酸乙醇溶液,加热至斑点显色清晰。供试品色谱中,在与对照品色谱的相应位置上,显相同色斑。

【成分】　1. 枣　果实含生物碱:光千金藤碱(stepharine),N-去甲基荷叶(N-nornuciferine),巴婆碱(asmilobine)[1],斯特法灵(stepharine),N-降荷叶碱(N-nornuciforine),阿西米诺宾(asmilobine)[2],吡咯烷生物碱(daechualkaloic) A[3];三萜酸类:白桦脂酮酸(betulonic acid),齐墩果酸(oleanoic acid),马斯里酸(maslinic acid)即山楂酸(cratagolic acid),3-O-反式对香豆酰马斯里酸(3-O-*trans*-*p*-coumaroylmaslinic acid),3-O-顺式-对香豆酰马斯里酸(3-O-*cis*-*p*-coumaroylmaslinic acid)[4],白桦脂酸(betulinic acid),麦珠子酸(alphitolic acid),3-O-反式对香豆酰麦珠子酸(3-O-*trans*-*p*-coumaroylalphitolic acid),3-O-顺式对香豆酰麦珠子酸(3-O-*cis*-*p*-coumaroylalphitolic acid)[5];皂苷类:大枣皂苷(zizyphus saponin)Ⅰ、Ⅱ、Ⅲ,酸枣皂苷(jujuboside)B[6]。果实所含的主要脂肪酸是油酸(oleic acid);多糖:阿拉伯聚糖及半乳糖醛酸聚糖[7];甾醇类:有谷甾醇(sitosterol),豆甾醇(stigmasterol)和少量的链甾醇(desmosterol)[8]。果肉中还含芸香苷(rutin),维生素 C 以及核黄素(riboflavine),硫胺素(thiamine),胡萝卜素(carotene),烟酸(nicotinic acid)等[9]。

枣仁含有 5 种糖苷:无刺枣苄苷(zizybeoside)Ⅰ、Ⅱ,无刺枣催吐醇苷(zizyvoside)Ⅰ、Ⅱ,长春花苷(roseoside)[10]。黄酮类:6,8-二葡萄糖基-2(S)和 2(R)-柚皮素〔6,8-di-C-glucosyl-2(S)and 2(R)-naringenin〕[11]。当药黄素(swertisin)[12]。还含斯皮诺素(spinlsin),6′-芥子酰斯皮诺素(6′-sinapoylspinosin),6′-阿魏酰斯皮诺素(6′-feruloylspinosin),6′-对香豆酰斯皮诺素(6′-*p*-coumaroylspinosin)[13]。种仁含酸枣仁皂苷 A、B、B_1[14,15]。

2. 无刺枣 果实含苷类化合物无刺枣苄苷Ⅰ及Ⅱ,无刺枣催吐醇苷Ⅰ及Ⅱ,长春花苷[16]。还含生物碱成分:酸枣碱(zizyphusin)[17],无刺枣碱(daechu-alkaloid)A[18],荷叶碱(nuciferine),衡州乌药碱(coclaurine)[19],原荷叶碱(nor-nuciferine),观音莲明碱(lysicamine)[17]。又含环肽化合物无刺枣环肽-1(daechucy-clopeptide-1)[17],无刺枣因(daechuine)S_8[19]等。还含催吐萝芙木醇(vomifoliol),6,8-二-C-葡萄糖-2(S)-柚皮素,6,8-二-C-葡萄糖基-2(R)-柚皮素[17],棕榈油酸(palmitoleic acid),11-十八碳烯酸(vaccenic acid),油酸(oleic acid)[20]以及环磷酸腺苷[21],无刺枣阿聚糖(zizyphus-arabinan)[22],糖脂,磷脂[23]等。

【药理】 1. 中枢抑制作用 大枣具有催眠及增强睡眠作用。以延长硫喷妥钠作用为指标分离出无刺枣苄苷Ⅰ及Ⅱ、长春花苷、无刺枣催吐醇苷Ⅰ及Ⅱ和柚皮素-C-糖苷类〔6,8-二-C-葡萄糖基-2(S)-柚皮素和6,8-二-C-葡萄糖基-2(R)-柚皮素〕。其中的柚皮素-C-糖苷类已证明可减少自发活动及对刺激的反射作用,并具有引起僵住症的作用[1]。

2. 护肝作用 对四氯化碳损伤肝脏的家兔模型,每日喂给30%大枣煎剂30 ml/kg(即9 g/kg),共1星期,结果血清总蛋白与清蛋白较用药前有所增加,食欲改善。表明大枣有护肝作用[2]。

3. 增强肌力作用 小鼠每日灌服30%大枣煎剂0.3 ml/10 g(即9 g/kg),共3星期,结果其体重较对照组明显增加。在游泳试验中,其游泳时间较对照组明显延长[2]。

4. 对免疫系统的作用 (1)抗变态反应作用:大枣乙醇提取物每日腹腔注射100 mg/kg,连续5 d,显示出与硫唑嘌呤同样的对大鼠IgE引起的反应素性抗体(reaginic antibody)有特异性抑制作用,而对非反应素性抗体不抑制。其活性成分为乙醇提取过程中生成的乙基-α-D-呋喃果糖苷[3]。大枣提取液在抗Ⅰ型变态反应中起重要作用[4]。大枣粗多糖(60 μg/ml以上)具有明显抗补体活性,且具有浓度依赖关系[5]。

(2)免疫兴奋作用:用100%、50%的红枣给小鼠应用8 h、16 h后,小鼠腹腔巨噬细胞的吞噬率和吞噬指数均显著提高,提示大枣能显著提高体内单核-巨噬细胞系统的吞噬功能[6]。给小鼠连续7 d灌服400 mg/kg、200 mg/kg的大枣多糖,可显著提高小鼠腹腔细胞的吞噬功能,促进溶血素和溶血空斑,促进淋巴细胞转化及提高外周血淋巴细胞分解[7]。大枣多糖能显著增强MΦ对小鼠白血病L_{929}细胞株的细胞毒性和TNF-α、IL-1、NO的分泌功能,其最佳诱导浓度:对促进MΦ分泌IL-1为50 μg/ml,促TNF1-α分泌为100 μg/ml。大枣中性多糖能促进小鼠脾细胞自发增殖反应和混合淋巴细胞培养反应,且认为其对未活化的小鼠脾细胞有促进增殖作用[8]。大枣粗多糖、中性多糖、酸性多糖均促进淋巴细胞增殖,但中性多糖促进增殖作用比酸性多糖强(与其化学组成及分子量大小有关)[9]。

5. 抗氧化及延缓衰老作用 给半乳糖的致衰模型小鼠灌服大枣多糖,可明显延缓小鼠衰老,可提高衰老模型小鼠血SOD及CAT活力,降低脑匀浆、肝匀浆及血浆中LPO水平[10]。大枣多糖具有清除自由基的作用,其活性大小与多糖的用量呈正相关,在全血生理环境下,对全血化学发光中活性氧的清除能力最强[11]。大枣多糖可明显减轻衰老模型小鼠免疫器官的萎缩及脑的老化,表明其是大枣延缓衰老的主要活性成分[12]。

6. 抗肿瘤作用 大鼠自由饮用N-甲基-N′-硝基-N-亚硝基胍(MNNG)连续10个月可诱发腺胃腺癌,若同时喂服大枣(干果,每日约1 g)则可明显减少腺胃腺癌发生率,胃肠道恶性肿瘤总发生率亦降低。表明长期喂饲大枣似有降低胃肠道恶性肿瘤发生率的作用[13]。小鼠灌服大枣煎剂能明显降低环磷酰胺所致姐妹染色单体互换(SCE)值升高,表明有抗突变作用[14]。大枣水溶性提取物对人白血病K_{562}细胞的增殖和集落形成能力有显著的抑制作用,具有良好的线性相关关系,说明其水提物中有抗白血病的有效成分[15]。大枣中性多糖JDP-N无直接杀肿瘤细胞作用,但可通过作用与免疫细胞间接抑制肿瘤,其中MΦ可能是多糖调节免疫、抑制肿瘤的靶细胞之一,MΦ激活后,可释放TNF、IL-1、NO等细胞因子和炎症介质,其中NO是杀伤肿瘤细胞的一个重要效应分子[16]。

【炮制】 1. 大枣 取原药材,除去杂质及霉烂果,抢水洗净,干燥。

2. 炒大枣 取净大枣,置锅内,用武火加热,炒至表面焦黑色,取出,摊开放凉。

3. 蒸大枣 取大枣洗净,置蒸笼内,加热蒸30 min,取出,干燥。

【药性】 甘,温。归心、脾、胃经。

1.《本经》:"味甘,平。"

2.《千金方》:"味甘,辛,热,滑。无毒。"

3.《食疗本草》:"温。"

4.《品汇精要》:"气之厚者,阳也。臭香。"

5.《纲目》:"为脾经血分药也。"

6.《本草经疏》:"气味俱厚,阳也。入足太阴、阳明经。"

7.《本草汇言》:"入手少阴、太阴经。"

8.《药品化义》:"入肝、脾、肾三经。"

9.《长沙药解》:"味甘、微苦、微辛、微酸、微咸,气香。"

【功用主治】 补脾胃,益气血,安心神,调营卫,和药性。主治脾胃虚弱,气血不足,食少便溏,倦怠乏力,心悸失眠,妇人脏躁,营卫不和。

1.《本经》:"主心腹邪气,安中养脾,助十二经。平胃气,通九窍,补少气、少津液,身中不足,大惊,四肢重,和百药。久服轻身长年。"

2.《吴普本草》:"主调中益脾气,令人好颜色,美志气。"

3.《别录》:"补中益气,强力,除烦闷,疗心下悬,肠澼。"

4.《本草经集注》:"杀乌头毒。"

5.《食疗本草》:"主补津液,强志。""洗心腹邪气,和百药毒,通九窍,补不足气。""蒸煮食,补肠胃,肥中益气。""小儿患秋痢,与虫枣食,良。"

6.《日华子》:"润心肺,止嗽,补五脏,治虚劳损,除肠胃癖气。"

7.《珍珠囊》:"纯阳温胃。"

8.《本草汇言》:"补中益气,壮心神,助脾胃,养肝血,保肺气,调营卫,生津之药也。"

9.《本草再新》:"滋肾暖胃,治阴虚。"

10.《随息居饮食谱》:"杀川椒毒。"

【用法用量】 内服:煎汤,9~15 g。

【宜忌】 凡湿盛、痰凝、食滞、虫积及齿病者,慎服或禁服。

1.《别录》:"生枣,多食令人多寒热,羸瘦者不可食。"

2.《千金方》:"生枣多食令人热渴气胀。"

3.《日华子》:"牙齿有病人,切忌啖之,亦不宜合生葱食。"

4.《医学入门》:"心下痞,中满呕吐者忌之。多食动风,脾反受病。"

5.《本草经疏》:"小儿疳病不宜食,齿痛及患痰热者不宜食。"

6.《本草汇言》:"胃痛气闭者,小儿热疳腹大者,蛔结腹痛及一切诸虫为病者,咸忌之。"

7.《本草省常》:"服元参、白薇者忌之。"

8.《随息居饮食谱》:"凡小儿、产后,及温热、暑湿诸病前后,黄疸、肿胀疳积、痰滞并忌之。"

【选方】 1. 治久患脾泻,脏腑虚滑,不进饮食　青州枣子去核,以木香掰破如枣核大,置枣中,十数枚,以水一盏,煮俟软熟。温嚼吃,以所煮汁送下。(《普济方》)

2. 治脾胃湿寒,饮食减少,长作泄泻,完谷不化　白术四两,干姜二两,鸡内金二两,熟枣肉半斤。上药四味,白术、鸡内金皆用生者,每味各自轧细,焙熟,再将干姜轧细,共和枣肉,同捣如泥,作小饼,木炭火上炙干。空心时,当点心,细嚼咽之。(《衷中参西录》益脾饼)

3. 治中风惊恐虚悸,四肢沉重　大枣(去核)七枚,青粱粟米二合。上二味以水三升半,先煮枣取一升半,去滓,投米煮粥食之。(《圣济总录》补益大枣粥)

4. 治小儿脓血痢,每日三二十行　枣四颗肥干者,栀子四枚,干姜一分。上件药同烧为灰,细研为散。每服以粥饮调下半钱,日三四服。(《圣惠方》必效方)

5. 治喜怒伤肝,胸中菀结,或系呕血者　大枣五十枚(去核,焙,别捣),生干地黄半斤(切,焙),阿胶(炙令燥),甘草(炙,锉)各三两。上四味,除大枣外,粗捣筛,再作一处捣匀。每服五钱匕,水一盏半,煎至八分,去滓温服,日二夜一,不计时。(《圣济总录》大枣汤)

6. 治悬饮　芫花(熬)、甘遂、大戟各等分。上三味捣筛,以水一升五合,先煮肥大枣十枚,取八合,去滓,纳药末。强人服一钱匕,羸人服半钱匕,平旦温服之,不下者,明日更加半钱。得快利之后,糜粥自养。(《伤寒论》十枣汤)

7. 治伤中,经脉急,上气咳嗽　枣二十枚,去核,以酥四两,微火煎,入枣肉中,滴尽酥。常含一枚,微微咽之。(《圣惠方》)

8. 治肺疽,吐血并妄行　红枣(和核烧存性),百药煎(煅)各等分。上为细末。每服二钱,米汤调下。(《三因方》二灰散)

9. 治口干　干枣肉三两,甘草(炙)、杏仁、乌梅各二两。上四味捣,以蜜和丸如枣核。含,以润差止。(《外台》引张文仲方)

10. 治高血压病　大枣10～15枚,鲜芹菜根60 g。水煎服。(《延安地区中草药手册》)

11. 治眼生赤脉息肉,急痛不开,如芥在眼碜痛　大枣五枚(取肉),竹叶二握(洗),黄连(去须,捣末)半两。上三味,以水三盏,于铜器中,煎取一盏,澄滤极清,又煎取半盏,瓷器盛。旋取以铜箸点之。(《圣济总录》大枣膏子)

12. 疗耳聋鼻塞不闻声音香臭者　大枣(去皮、核)十五枚,蓖麻子(去皮)三百颗。二味和捣,绵裹塞耳鼻,日一次。(《食疗本草》)

13. 治重舌　用黑枣一个,去核留肉,包青矾一钱,火煨熟。取清水浓调,以笔蘸点舌下,数次即消。(《医方一盘珠》)

14. 治小儿口疮　小红枣,去核,入些微白矾,烧存性,为末。加入雄黄末、孩儿茶各一分,和匀搽之。先用荆芥煎汤洗口,后敷药立效。(《鲁府禁方》)

15. 治走马牙疳　枣(去核,包信石,烧),黄柏,同为末。布患处。(《海上方》)

16. 治疗非血小板减少性紫癜　用生红枣洗净后内服,每日3次,每日吃10只,直至紫癜全部消失。一般每人需用500～1 000 g红枣。〔《上海中医药杂志》1962,(2):22〕

【临床报道】 治疗内痔出血　用枣炭散(即大枣90 g,硫黄30 g。置沙锅或铁锅内混匀共炒,当冒烟起火,大枣全部呈焦炭状时离火,凉后碾成细末),成人每日3 g,分3次饭前30 min以白开水送服,小儿酌减,6 d为1个疗程,如便血不止,可连续服用。共治120例,于1个疗程后统计,结果Ⅰ期(78例)、Ⅱ期(24例)、Ⅲ期(18例)内痔出血的有效率分别为85.9%、79.1%、66.7%,总有效率81.6%[1]。

【各家论述】 1.《注解伤寒论》:"茯苓桂枝甘草大枣汤大枣之甘,滋助脾土,以平肾气。十枣汤,益土而胜水。"

2.《本草汇言》:"沈氏曰,此药甘润膏凝,善补阴阳、气血、津液、脉络、筋俞、骨髓,一切虚损,无不宜之。如方龙潭治惊悸怔忡,健忘恍惚,志意昏迷,精神不守,或中气不和,饮食无味,四体懒重,肌肉羸瘦,此属心脾两脏元神亏损之证,必用大枣治之。"

3.《本草经疏》:"《经》曰:里不足者,以甘补之;又曰:形不足者,温之以气。甘能补中,温能益气,甘温能补脾胃而生津液,则十二经脉自通,九窍利,四肢和也。正气足则神自安,故主心腹邪气及大惊;中得缓则烦闷除,故疗心下悬急及少气;脾得补则气力强,肠胃清,故主身中不足及肠;甘能解毒,故主和百药。""凡邪在营卫者,辛甘以解之,故仲景桂枝汤用姜枣以和营卫,助脾胃,生津液,令出汗也。"

4.《药品化义》:"大黑枣,味甘甜,体黏润,故助阴补血,入肝走肾,主治虚劳,善滋二便。凡补肝肾药中,如滋阴降火汤、茯苓补心汤、产后芎归调血饮、保胎丸、养荣丸、四神丸,俱宜为佐使,因性味甘温,尤能快脾养胃耳。"

5.《本经逢原》:"古方用大枣,皆是红枣,取其生能散表也。入补脾药,宜用南枣,取其甘能益津也。"

6.《长沙药解》:"大枣,补太阴之精,化阳明之气,生津润肺而除燥,养血滋肝而熄风,疗脾胃衰损,调经脉虚芤。凡内伤肝脾之病,土虚木燥,风动血耗者,非此不可,而尤宜于外感发表之际。""其味浓而质厚,则长于补血而短于补气。人参之补土,补气以生血也;大枣之补土,补血以化气也,是以偏补脾精而养阴血。"

7.《本草思辨录》:"太阴湿土贵于湿润,湿润太过则宜白术。湿润不及则宜大枣。大枣肉厚含津,不能挤泌而分,正有似乎湿土,故《本经》主安中养脾少津液。然其甘壅之弊亦伏于是,故腹满最忌,胸满心满不忌。胁下者,少阳、厥阴往来之路,而肝血实统之。枣补脾而性腻,亦能滞肝,故胁下至于痞亦忌之,但满不忌。"

8.《衷中参西录》:"大枣,其津液浓厚滑润,最能滋养血脉,润泽肌肉,强健脾胃,固肠止泻,调和百药,能缓解猛药健悍之性,使不伤脾胃,是以十枣汤、葶苈大枣汤诸方用之。《内经》谓其能安中者,因其味至甘能守中也。又谓其能通九窍者,因其津液滑润且微有辛味,故兼有通利之能也。谓其补少气、少津液者,为其味甘能益气,其津液浓厚滑润,又能补人身津液之不足也。虽为寻常食品,用之得当能建奇功。""周伯度曰:生姜味辛色黄,由阳明入卫;大枣味甘色赤,由太阴入营。其能入营由于甘中有辛,惟其甘守之力多,得生姜乃不至过守;生姜辛通之力多,得大枣乃不至过通,二药并用所以为和营卫主剂。"

9.《本草求真》:“凡心腹邪气,心下悬急者,得此则调,得补则气力强,肠胃清,身中不足及病见肠胃者,用此则安。甘能解毒,故于百药中得甘则协,且于补药中风寒发散,内用为向导,则能于脾助其升发之气。不似白术性燥不润,专于脾气则补,山药性平不燥,专于脾阴有益之为异耳。”

0180 大活 dà huó
(《东北药用植物志》)

【异名】 独活、香大活、走马芹、走马芹筒子(《东北药用植物志》),河北独活(《北京植物志》),短毛白芷(《河北中草药》)。

【基原】 为伞形科当归属植物兴安白芷的根。

【原植物】 兴安白芷 *Angelica dahurica* (Fisch. ex Hoffm.) Benth. et Hook. f. ex Franch. et Sav. [*Callisace dahurica* Fisch. ex Hoffm.]

多年生高大草本,高 1~2.5 m。根圆柱形,有分枝,径 3~5 cm,表面黄褐色至褐色,有浓烈气味。茎基部径 2~5 cm,有时可达 7~8 cm,通常带紫色,中空,有纵长沟纹。基生叶一回羽状分裂;叶柄长达15 cm,下部有管状抱茎的叶鞘,茎上部叶二至三回羽状分裂,叶片轮廓卵形至三角形,长 15~30 cm,宽10~25 cm,叶柄长至15 cm,下部为囊状膨大的膜质叶鞘,常带紫色;末回裂片长圆形、卵形或线状披针形,长 2.5~7 cm,宽 1~2.5 cm,急尖,边缘有白色软骨质粗锯齿,具短尖头,基部两侧常不等大,沿叶轴下延成翅状,序托叶简化成囊状叶鞘。复伞形花序顶生或侧生,花序梗长 5~20 cm;伞辐 5~10 条;花白色;无萼齿;花瓣倒卵形,先端内凹;花柱基短圆锥状。果实长圆形至卵圆形,黄棕色,有时带紫色,背棱扁,厚而钝圆,近海绵质,侧棱翅状,棱槽中有油管 1,合生面有油管 2。花期 7~8 月,果期 8~9 月。

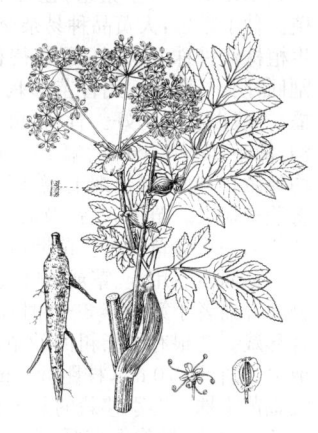

兴安白芷

生于林下、林缘、溪旁、灌丛及山谷草地。分布于东北及华北等地。

【采收加工】 7~10 月挖根,干燥。

【药材】 大活 *Radix Angelicae Dahuricae* 产于吉林、辽宁、黑龙江等地。

性状 根呈长纺锤形,常分枝。根茎部表面密生横纹,顶端有茎痕或茎叶残基,根长短不等,表面灰棕色或暗棕色,有时显纵横纹及横长皮孔。质坚脆,易折断,断面皮部棕色,木质部黄色。气特异而强烈,味辛、苦。

【成分】 根含香豆素类:森白当归脑(senbyakangelicol),7-去甲基软木花椒(7-demethylsuberosin),白当归脑(byakangelicol),白当归素(byakangelicin),欧前胡内酯(imperatorin),异欧前胡内酯(isoimperatorin),氧化前胡素(oxypeucedanin),珊瑚菜素(phellopterin),印度榅桲素(marmesin),花椒毒素(xanthotoxin),东莨菪素(scopoletin),脱水白当归素(anhydrobyakangelicin),新白当归脑(neobyakangelicol),伞形花内酯(umbelliferone),香柑内酯(bergapten),蒿属香豆素(scoparone),二氢山芹醇当归酸酯(columbianadin),紫花前胡苷元(nodakenetin),紫花前胡苷(nodakenin),花椒毒酚(xanthotoxol),紫花前胡醇(decursinol),别欧前胡内酯(alloimperatorin),异氧化前胡素(isooxypeucedanin),水合白当归素(byakangelicin hydrate),5-甲基-8-羟基补骨脂素(5-methyl-8-hydroxypsoralen),水合氧化前胡素(oxypeucedanin hydrate),胡萝卜苷(daucosterol)[1~8],茵芋苷(skimmin),8-O-β-D-吡喃葡萄糖基花椒毒酚(8-O-β-D-glucopyranosylxanthotoxol),叔-O-β-D-吡喃葡萄糖基独活醇(*tert*-O-β-D-glucopyranosylheraclenol)[9],紫花前胡苷(nodakenin),3′-羟基印度榅桲苷(3′-hydroxymarmesinin),叔-O-β-D-吡喃葡萄糖基白当归素(*tert*-O-β-D-glucopyranosylbyakangelicin),仲-O-β-D-吡喃葡萄糖基白当归素(*sec*-O-β-D-glucopyranosylbyakangelicin),东莨菪苷(scopolin)[10],knidilin[11]。挥发油主要含α-蒎烯(α-pinene),月桂烯(myrcene),对聚伞花素(*p*-cymene)[12]。

【药理】 促凋亡作用 形态学评价以及流式细胞仪分析都表明从兴安白芷的根提取出来的活性物质欧前胡内酯在毫摩尔浓度级能诱导人白血病细胞 HL-60 细胞的凋亡,进一步的研究表明,其诱导凋亡的机制与细胞色素 C/caspase-9 途径有关。而且欧前胡内酯诱导 HL-60 细胞的凋亡能被 Z-VAD-FMK(广谱 caspase 抑制剂)、Z-LEHD-FMK(caspase-9 抑制剂)、Ac-DMQD-CHO(caspase-3 抑制剂)所抑制,但不能被 Z-IEDT-FMK(caspase-8 抑制剂)所抑制[1]。

【药性】 辛、苦,温。

1.《辽宁常用中草药手册》:“辛、苦,微温。”

2.《东北常用中草药手册》:“辛、苦,温。”

【功用主治】 祛风解表,除湿止痛。主治感冒,头痛,牙痛,风湿痹痛。

1.《东北药用植物志》:“为镇痉、镇痛、治风要药,有发汗、利尿、消浮肿之功,对感冒头痛,周身痛,骨节疼痛以及风湿痛等各种神经痛有效。”

2.《辽宁常用中草药手册》:“祛风湿。”

3.《吉林中草药》:“治牙痛。”

4.《黑龙江常用中草药手册》:“治感冒发热,头痛,目眩,周身疼痛。有发汗、解热、镇痛作用。”

5.《东北常用中草药手册》:“发表。”

【用法用量】 内服:煎汤,3~9 g。外用:捣敷;或煎汤含漱。

【宜忌】 阴虚火旺者慎服。

《黑龙江常用中草药手册》:“全棵有小毒,多服则头昏、出汗、恶心、呕吐、腹泻。”

【选方】 1. 治风寒头痛 独活 6 g,细辛 3 g。水煎服。(《辽宁常用中草药手册》)

2. 治伤风头痛 独活 10 g,荆芥 15 g,防风 15 g。水煎服。(《长白山植物药志》)

3. 治牙痛 独活 9 g,生地 15 g。水煎服。独活 9 g。酒煮,趁热含漱。(《吉林中草药》)

4. 治风湿性腰腿疼痛 独活 6 g,防风 6 g,秦艽 9 g,寄生 15 g。水煎服。

5. 治偏热性风湿性关节痛 独活 9 g,防风 9 g,苍术 12 g,黄柏 9 g。水煎服。(4、5 方出自《辽宁常用中草药手册》)

6. 治蛇咬肿痛 大活根洗净,捣敷。

7. 治筋包 鲜大活适量。捣碎外敷。(6、7 方出自《黑

龙江常用中草药手册》)

0181 大黄 dà huáng 《本经》

【异名】 将军(李当之《药录》),黄良、火参、肤如(《吴普本草》),蜀大黄(《药性论》),锦纹大黄(《千金方》),牛舌大黄、锦纹(《纲目》),生军(鲍相璈《验方新编》),川军(《药物生产辨》)。

【基原】 为蓼科大黄属植物掌叶大黄、唐古特大黄或药用大黄的根茎及根。

【原植物】 1. 掌叶大黄 *Rheum palmatum* L. 又名:葵叶大黄、北大黄、天水大黄(《中药志》)。

多年生高大草本。根茎粗壮。茎直立,高2 m左右,中空,光滑无毛。基生叶大,有粗壮的肉质长柄,约与叶片等长;叶片宽心形或近圆形,径达40 cm以上,3~7掌状深裂,每裂片常再羽状分裂,上面疏生乳头状小突起,下面有柔毛;茎生叶较小,有短柄;托叶鞘筒状,密生短柔毛。花序大圆锥状,顶生;花梗纤细,中下部有关节,花紫红色;花被片6,成二轮;雄蕊9;花柱3。瘦果有三棱,沿棱生翅,暗褐色。花期6~7月,果期7~8月。

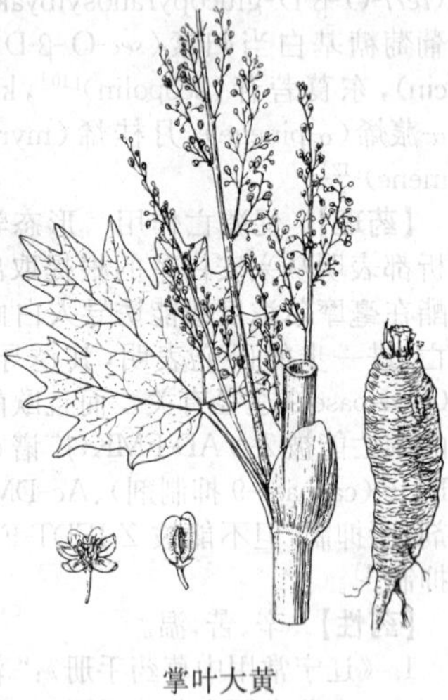

掌叶大黄

生于山地林缘或草坡,野生或栽培。分布于四川西部、云南西北部、西藏东部、陕西、甘肃东南部、青海。

2. 唐古特大黄 *R. palmatum* L. var. *tanguticum* Maxim. ex Regel. [*R. tanguticum* Maxim. ex Balf.] 又名:鸡爪大黄(《中药志》),北大黄(《中药材品种论述》)。

本种与掌叶大黄极相似,主要区别为:叶片深裂,裂片常呈三角状披针形或狭线形,裂片窄长。花序分枝紧密,向上直立,紧贴于茎。

生于山地林缘较阴湿的地方。分布于四川及西藏东北部、甘肃、青海。

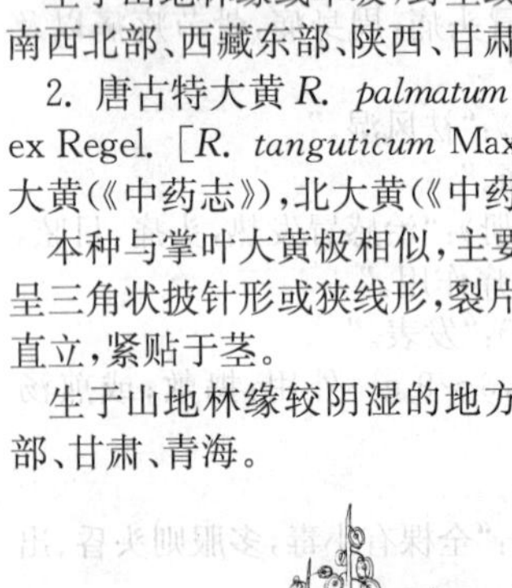

唐古特大黄

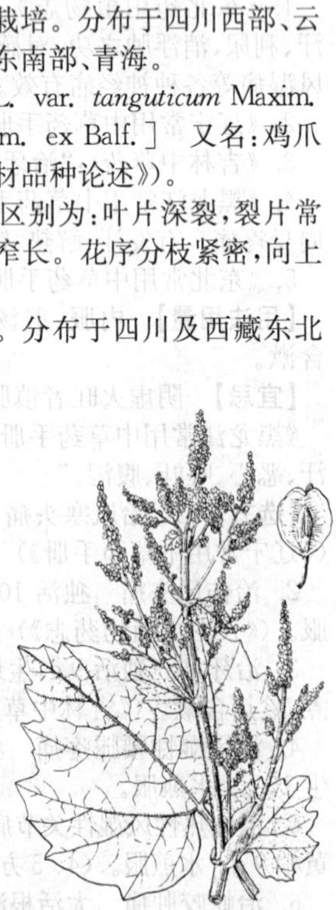

药用大黄

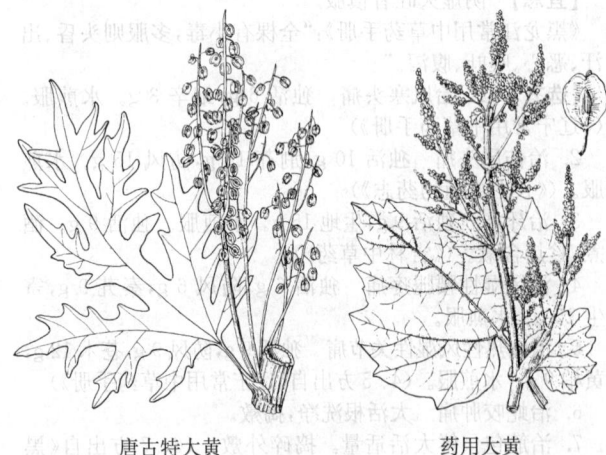

3. 药用大黄 *R. officinale* Baill. 又名:南大黄、马蹄大黄(《中药志》),雅黄(《中药材品种论述》)。

本种与上2种的主要不同点是:基生叶5浅裂,浅裂片呈大齿形或宽三角形;托叶鞘膜质,较透明,上有短毛。花较大,淡黄绿色,花蕾椭圆形,果枝开展,翅果边缘不透明。

生于山地林缘或草坡。分布于河南西部、湖北西部、四川、贵州、云南、陕西南部等地。

【栽培】 生物学特性 喜冷凉气候,耐寒,忌高温。野生于我国西北及西南海拔2 000 m左右的高山区;家种多在1 400 m以上的地区。冬季最低气温为−10 ℃以下,夏季气温不超过30 ℃,无霜期150~180 d,年雨量为500~1 000 mm。对土壤要求较严,一般以土层深厚,富含腐殖质,排水良好的壤土或砂质壤土最好,黏重酸性土和低洼积水地区不宜栽种。忌连作,需经4~5年后再种。

繁殖方法 种子繁殖,也可用子芽(母株根茎上的芽)繁殖。种子繁殖:大黄品种易杂交变异,应选品种较纯的三年生植株作种株,7月中、下旬待种子大部变黑褐色时,连茎割回,阴干,脱粒。用育苗移栽、直播法两种。分春播和秋播,一般以秋播为好。育苗,可条播或撒播。条播:横向开沟,沟距25~30 cm,播幅10 cm,深3~5 cm。撒播:将种子均匀撒在畦面,薄覆细土,盖草。发芽后于阴天或晴天午后将盖草揭去。苗出齐后,及时除草、浇水。如幼苗太密,可结合第一次除草间苗。苗期追施稀薄人畜粪尿2~3次。

初冬回苗后用土、草或落叶覆盖,至次年萌芽时揭去覆盖物。春播者于第二年3~4月移栽,秋播者于第二年9~10月移栽。选根有中指粗的幼苗,将侧根及主根的细长部分剪去,按行距70 cm,株距50 cm开穴,穴深30 cm左右,每穴栽苗1株。春季移栽的盖土宜浅,使苗叶露出地面,以利生长;秋季移栽盖土宜厚,应高出芽嘴5~7 cm,以免冬季遭受冻害。直播法,按行距60~80 cm,株距50~70 cm穴播,穴深3 cm左右,每穴播种5~6粒,覆土2 cm左右。苗期管理与育苗移栽法相同。间苗1~2次,在苗高10~15 cm时定苗,每穴1株。子芽繁殖:在收获大黄时,将母株根茎上萌生的健壮而较大子芽摘下,按行株距55 cm×55 cm挖穴,每穴放1子芽,芽眼向上,覆土6~7 cm,踏实。栽种时在切割伤口涂上草木灰,以防腐烂。

田间管理 栽后第二年进行中耕除草3次。第三年在春、秋季各进行1次。第四年在春季进行1次。追肥在每次中耕除草后进行,春夏季施油饼或人畜粪水,秋季施土杂肥及炕土灰壅蔸防冻,如堆肥中加入磷肥效果更好。大黄根茎肥大,不断向上生长,所以每次中除、追肥时,都应培土,以促进根茎生长,又能防冻。大黄移栽后在第三、第四年的5~6月间,抽薹开花,除留种以外,均应及时摘除花薹,以免消耗大量养料,以利根茎发育。

病虫害防治 病害有根腐病、轮纹病、疮痂病、炭疽病、霜霉病等,可采用综合防治法,实行轮作;保持土壤排水良好;及早拔除病株烧毁,病株处的土壤用石灰消毒;清除枯枝落叶及杂草,消灭过冬病源;发病前或发病时用1∶1∶120波尔多液喷雾或浇灌。虫害有金龟子和蚜虫,可在早晨捕杀或夜晚点灯诱杀成虫。

【采收加工】 大黄移栽后,一般于第三、第四年7月种子成熟后采挖,先把地上部分割去,挖开四周泥土,把根从根茎上割下,分别加工。北大黄挖起后不用水洗,将外皮刮去,大的开成对半,小团型的修成蛋形。可自然阴干或用火熏干。南大黄先洗净根茎泥沙,晒干,刮去粗皮,横切成7~

10 cm 厚的大块，然后炕干或晒干，由于根茎中心干后收缩陷成马蹄形，故称“马蹄大黄”。粗根刮皮后，切成 10～13 cm 长的小段，晒或炕干即成。

【药材】大黄 *Radix et Rhizoma Rhei* 掌叶大黄主产于甘肃、青海、西藏、四川等地；唐古特大黄主产于青海、甘肃、西藏及四川等地。两者商品均称为“西大黄”、“北大黄”。药用大黄主产于四川、贵州、云南、湖北、陕西等地，商品称为“南大黄”、“川大黄”。商品以掌叶大黄产量大，唐古特大黄次之，药用大黄少见。

商品规格 现分为西大黄、雅黄和南大黄三大类。西大黄又分蛋、片吉、苏吉、水根和原大黄 4 种。各大类又分 3 个等级。

性状 本品呈类圆柱形、圆锥形、纺锤形、卵圆形或不规则块状，长 3～17 cm，直径 3～9 cm。除尽外皮者，表面黄棕色至红棕色，有的可见类白色网状纹理和星点（异型维管束）散在，未除尽外皮者表面棕褐色，多见绳孔及粗皱纹。质坚实，有的中心稍松软，断面淡红棕色或黄棕色，显颗粒性；根茎髓部宽，有星点环列或散在；根木部发达，具放射状纹理，形成层环明显，无星点。气清香，味苦而微涩，嚼之粘牙，有沙粒感。

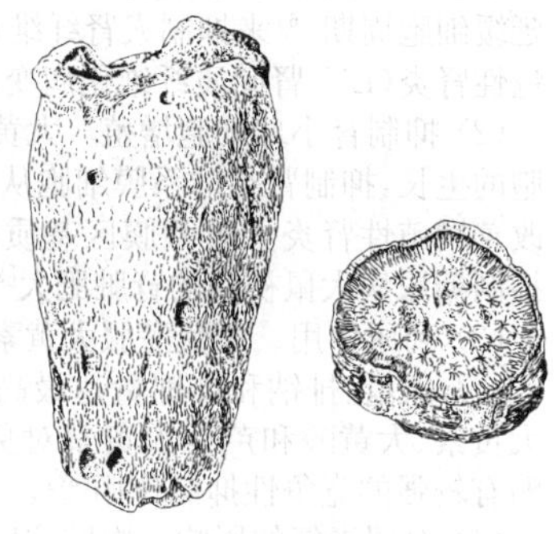

大黄（根茎）外形

鉴别 （1）本品横切面：根木栓层及皮层大多已除去。韧皮部筛管群明显；薄壁组织发达。形成层成环。木质部射线较密，宽 2～4 列细胞，内含棕色物；导管非木化，常 1 至数个相聚，稀疏排列。薄壁细胞含大型草酸钙簇晶，并含众多淀粉粒。

根茎髓部较宽，常有大型黏液腔，内含红棕色物；异型维管束散在，形成层成环，木质部位于形成层外方，韧皮部位于形成层内方，射线呈星状射出。

粉末特征：粉末淡黄棕色。草酸钙簇晶直径 20～160 μm，有的至 190 μm。具缘纹孔、网纹、螺纹及环纹导管非木化。淀粉粒甚多，单粒类球形或多角形，直径 3～45 μm，脐点星状；复粒由 2～8 分粒组成。

（2）取本品粉末少量，进行微量升华，可见菱状针晶或羽状结晶（检查蒽醌化合物）。

（3）取本品粉末 0.1 g，加水 50 ml，置水浴上加热30 min，滤过。滤液加盐酸 2 滴，用乙醚提取 2 次，每次 20 ml，除去乙醚层，水层加盐酸 5 ml，置水浴上加热 30 min，冷后，再用乙醚 20 ml 提取，分取乙醚层，加碳酸氢钠试液 10 ml，振摇，水层显红色（检查蒽醌化合物）。

（4）薄层色谱：取本品粉末 0.1 g，加甲醇 20 ml 浸渍 1 h，滤过。取滤液 5 ml，蒸干，加水 10 ml 使溶解，再加盐酸 1 ml，置水浴上加热 30 min，立即冷却，用乙醚分 2 次提取，每次 20 ml，合并乙醚液，蒸干，残渣加氯仿 1 ml 溶解，作供试品溶液。另取大黄酸、芦荟大黄素、大黄素、大黄酚对照品，加甲醇制成每 1 ml 各含 1 mg 的溶液作为对照品溶液。吸取上述溶液各 4 μl，分别点于同一硅胶 H-CMC 薄层板上，以石油醚（30～60 ℃）-甲酸乙酯-甲酸（15∶5∶1）的上层溶液为展开剂，展开，取出，晾干，置紫外光灯（365 nm）下检视，供试液色谱中，在与对照品色谱相应的位置上，显相同的橙黄色荧光斑点，置氨气中熏后，日光下检视，斑点变为红色。

品质标志 《中华人民共和国药典》2005 年版规定：照高效液相色谱法测定，本品含大黄素（$C_{15}H_{10}O_5$）和大黄酚（$C_{15}H_{10}O_4$）的总量不得少于 0.50%。

【成分】1. 掌叶大黄 根及根茎含总蒽醌量 2.034%～2.984%，其中游离蒽醌含量为 0.037%～1.155%，结合蒽醌含量为1.829%～1.997%。游离蒽醌有：大黄酸（rhein），芦荟大黄素（aloe-emodin），大黄素（emodin），大黄素甲醚（physcion），大黄酚（chrysophanol）[1]。结合蒽醌有：掌叶大黄素（pulmatin）[2]，大黄素甲醚-8-葡萄糖苷（physcion-8-O-glucoside），芦荟大黄素-8-葡萄糖苷（aloe-emodin-8-O-glucoside），大黄酚-1-葡萄糖苷（chrysophanol-1-O-glucoside），大黄酚-8-葡萄糖苷（chrysophanol-8-O-glucoside），大黄素-1-葡萄糖苷（emodin-1-O-glucoside），大黄素-8-葡萄糖苷（emodin-8-O-glucoside），大黄酸-8-葡萄糖苷（rhein-8-O-glucoside）[3～5]，大黄酸双葡萄糖苷（rheinoside）A、B、C、D[6]，大黄素甲醚-8-O-β-D-龙胆二糖苷（physcion-8-O-β-D-gentiobioside）[7]，芦荟大黄素-ω-O-β-D-葡萄糖苷（aloe-emodin-ω-O-β-D-glucoside）[8]，大黄素双葡萄糖苷（emodin diglucoside），芦荟大黄素双葡萄糖苷（aloe-emodin diglucoside），大黄酚双葡萄糖苷（chrysophanol diglucoside）[9] 等。还含双蒽酮类成分：掌叶大黄二蒽酮（palmidin）A、B、C，番泻苷元（sennidin）A、B、C，大黄二蒽酮（reidin）A、B、C，番泻苷（sennoside）A、B、C、D[10～13] 等。又含二苯乙烯苷类成分：3，4′，5-三羟基芪-4′-O-β-D-葡萄糖苷（3，4′，5-trihydroxystilbene-4′-O-β-D-glucopyranoside）[14]，3，4，3′，5′-四羟基芪-4-葡萄糖苷（3，4，3′，5′-tetrahydroxystilbene-4-glucopyranoside），4，3′，5′-三羟基芪-4-(6″-没食子酸)-葡萄糖苷〔4，3′，5′-trihydroxystilbene-4-(6″-galloyl)-glucopyranoside〕[15]，4′-O-甲基云杉新苷（4′-O-methylpiceid），食用大黄苷（rhapontin）[2]；萘酚苷类：酸模素-8-葡萄糖苷（musizin-8-O-β-D-glucoside），6-羟基酸模素-8-葡萄糖苷（6-hydroxy-musizin-8-O-β-D-glucoside），决明黄素-8-葡萄糖苷（torachrysone-8-O-β-D-glucoside），决明黄素-8-(6′-草酰)-葡萄糖苷〔torachrysone-8-O-β-D-(6′-oxalyl)-glucoside〕[16，17]，食用大黄苷（rhaponticin）[18] 等。其他成分：大黄素甲醚碱（physcionin）[2]，酸模大黄素（rheum emodin）[19]；还含苯丁酮类成分：4-(4′-羟苯基)-2-丁酮-4′-O-β-D-葡萄糖苷〔4-(4′-hydroxyphenyl)-2-butanone-4′-O-β-D-glucopyranoside〕[14]，苯丁酮葡萄糖苷〔phenylbutanone-glucoside-4-(p-hydroxyphenyl) butanone-O-glucoside〕[20]，6-桂皮酰基异莲花掌苷（6-cinnamoylisolindleyin）[21]；挥发油类：1，2-二甲氧基苯（1，2-dimethoxybenzene），2，3-二甲氧基酚（2，3-dimethoxyphenol），1，4-二甲氧基苯（1，4-dimethoxybenzene），辛酸（octanoic acid），二甲基萘（dimethylnaphthalene），1-甲氧基萘（1-methoxynaphthalene），三甲氧基萘（trimethoxynaphthalene），十六烷（hexadecane）[22]，棕榈酸（palmitic acid），牡丹酚（paeonol），α-玷玔烯（α-copaene），甲基硬脂酸酯（methyl stearate），杜松烯（cadinene），甲基丁香油酚（methyl eugenol）[23] 等。又含鞣质：1，6-二没食子酰-2-桂皮酰葡萄糖（1，6-digalloyl-2-cinnamoylglucose），1-没食子酰-2-桂皮酰葡萄糖（1-galloyl-2-cinnamoylglucose)，儿茶素-5-O-葡萄糖苷〔(+)-catechin-5-O-glucoside〕，没食子酸-3-O-棓酰葡萄糖苷〔gallic acid-3-O-(6′-O-galloyl)-glucoside〕，丙氰定 B-13′-棓酸盐(procyanidin B-13′-O-gallate)，表儿茶素-3′-棓酸盐〔(−)-epicatechin-3′-O-gallate〕，桂皮酰葡萄糖棓灵(2-O-cinnamoyl-glucogallin)等[24～28]，(−)-左旋-表儿茶素-3-O-没食子酸酯〔(−)-epicatechin-3-O-gallate〕[21]。

2. 唐古特大黄　根及根茎含总蒽醌量 6.250%，其中游离蒽醌含量为 0.805%，结合蒽醌含量为 5.455%[1]。游离蒽醌有：大黄素，大黄素甲醚，芦荟大黄素，大黄酸，大黄酚[1]。结合蒽醌有：大黄酚-1-葡萄糖苷，大黄素甲醚-8-葡萄糖苷，大黄素-6-葡萄糖苷(emodin-6-O-glucoside)，芦荟大黄素-8-葡萄糖苷，大黄酸-8-葡萄糖苷[5, 29～31]，芦荟大黄素-ω-O-β-D-葡萄糖苷，大黄酚-8-O-β-D-葡萄糖苷，大黄素甲醚-8-O-β-D-葡萄糖苷，大黄素-8-O-β-D-葡萄糖苷等。萘酚苷类：酸模素-8-葡萄糖苷，决明黄素-8-葡萄糖苷[32～33]。还含二苯乙烯苷类成分：3, 4′, 5-三羟基芪-4′-O-β-D-葡萄糖苷[14]，3, 4, 3′, 5′-四羟基芪-4-葡萄糖苷，4, 3′, 5′-三羟基芪-4-(6″-没食子酸)-葡萄糖苷〔4, 3′, 5′-trihydroxystilbene-4-(6″-galloyl)-glucopyranoside〕[34]。还含苯丁酮类成分：莲花掌苷(lindleyin)[35]，异莲花掌苷(isolindleyin)[36]。又含鞣质：1, 6-二没食子酰-2-桂皮酰葡萄糖，1-没食子酰-2-桂皮酰葡萄糖[32, 33]。

3. 药用大黄　根及根茎含总蒽醌量 4.490%～5.750%，其中游离蒽醌含量 0.267%～1.900%结合蒽醌含量为 3.850%～4.223%[1]。游离蒽醌有：大黄素，大黄素甲醚，芦荟大黄素，大黄酸，大黄酚[1]。结合蒽醌有：大黄酚-1-O-β-D-葡萄糖苷，大黄素甲醚-8-O-β-D-葡萄糖苷，大黄素-6-O-β-D-葡萄糖苷，芦荟大黄素-8-O-β-D-葡萄糖苷，大黄酸-8-O-β-D-葡萄糖苷，大黄素甲醚-8-O-β-D-葡萄糖苷，芦荟大黄素-ω-O-β-D-葡萄糖苷等。萘酚苷类：酸模素-8-葡萄糖苷，决明黄素-8-葡萄糖苷[32, 33]。双蒽酮类：番泻苷 A、B。芪类化合物 3, 4′, 5-三羟基芪-4′-O-β-D-葡萄糖苷[14]。色酮类：2, 5-二甲基-7-羟基苯并-γ-吡喃酮(2, 5-dimethyl-7-hydroxy-benzopyran-γ-one)，5-羧基-7-羟基-2-甲基苯并-γ-吡喃酮(5-carboxy-7-hydroxy-2-methyl-benzopyran-γ-one)等[37]。桂皮酰衍生物：1, 6-二没食子酰-2-桂皮酰葡萄糖，1-没食子酰-2-桂皮酰葡萄糖等[32, 33]。

【药理】1. 对消化系统的作用　(1) 导泻　大黄煎剂有明显的泻下作用，口服剂量为 0.5～5 g，以二蒽酮番泻苷的作用最强[1]。番泻苷经肠道细菌分解或经肝脏转化为番泻苷元，可刺激大肠局部或黏膜下神经丛，使动脉蠕动加强而致泻，同时产生容积性致泻作用[2～9]。

(2) 利胆作用　麻醉犬及麻醉大鼠十二指肠给大黄煎剂，均可使胆汁分泌增加[10, 11]。

(3) 保肝作用　大黄煎剂对乙肝抗原(HBsAg)有明显的抑制作用[12～14]。大黄素能降低肝纤化大鼠血清透明质酸[15]，减少 CCl_4 和 D-半乳糖胺诱导的肝损害，发挥肝保护作用。

(4) 抗胃和十二指肠溃疡　生大黄、酒炖大黄和大黄炭均能治疗和预防应激性胃溃疡出血；大黄煎剂 1 g/kg，0.5 g/kg和 0.25 g/kg 均能提高胃壁前列腺素 E_2(PGE_2)的含量，防止乙醇对胃黏膜的损伤作用。大黄素、芦荟大黄素、大黄酚和大黄酸皆对幽门螺杆菌有较强的抑制作用[16]。

(5) 对肠管平滑肌的作用　大黄对结肠的电活动有明显的兴奋作用[16]，其泻下作用是通过肠管中 M 受体而发挥效应[17, 18]。

2. 对心血管系统的作用　大黄素可抑制动脉壁中膜平滑肌细胞(SMC)的增殖[19]，抑制动脉平滑肌细胞增殖细胞核抗原(PCNA)蛋白的表达，抑制细胞从 G_0 期向 S 期转化[20, 21]。

3. 对微循环的影响　大黄可使血流速度变慢，红细胞聚集，局部血液黏滞性升高而局部血管不扩张，因而局部止血过程加强[22～24]。服用大黄可出现血液稀释作用，番泻苷和大黄多糖成分能抑制血小板聚集和减少血栓形成[25]。

4. 对泌尿系统的作用　(1) 抑制人肾成纤维细胞的分裂增殖　大黄素通过促进细胞凋亡，抑制 DNA 合成酶及延缓细胞周期[26]来抑制人肾纤维母细胞增殖，可以减轻狼疮性肾炎(LN)肾间质纤维化病变，改善 LN 的预后[27]。

(2) 抑制肾小球细胞增殖　大黄素能抑制肾小球系膜细胞的生长，抑制肾小球系膜细胞从 G_1期进入 S 期[28]，从而改善增殖性肾炎大鼠系膜区基质的堆积[29, 30]。大黄还能抑制糖尿病大鼠初期的肾脏肥大[31]。

(3) 利尿作用　家兔灌服大黄素、大黄酸 30 mg/kg，2～4 h后，尿量、排钠和排钾量达最高峰，比对照组明显增多。大黄素、大黄酸和芦荟大黄素对兔肾髓质 Na^+，K^+-ATP 酶有较强的竞争性抑制作用[32]。

(4) 对尿素氮的影响　腹腔注射大黄水提取物可明显降低大鼠慢性肾功能不全模型血尿素氮和肌酐量；灌服大黄水浸剂可降低豚鼠急性中毒性肾炎模型尿素氮[33～39]。

5. 对病原微生物的作用　(1) 抗细菌　大黄的抗菌谱广，敏感细菌有葡萄球菌、溶血性链球菌等，其中以葡萄球菌、淋病双球菌最敏感。抑菌有效成分以大黄酸、大黄素和芦荟大黄素抗菌作用最强[40～46]。

(2) 抗真菌　大黄煎剂及水、醇、醚提取物在体外对许兰黄癣菌及蒙古变种，同心性毛癣菌等均有较高的抑制作用。稀醇浸出液作用较水或醚浸出液强[47～52]。

(3) 抗病毒　大黄煎剂对流感病毒有较强的抑制作用。对 HSV-1 显示较强的灭活作用，它的衍生物对人巨细胞病毒也具有抑制作用[53～55]。

6. 抗肿瘤作用　腹腔注射大黄酸、大黄素对小鼠黑色素瘤有较强抑制作用，大黄酸对艾氏腹水癌有抑制作用，大黄素对乳腺癌也有抑制作用[56]。大黄素能增强抗癌药物 5-氟尿嘧啶、丝裂霉素和氨甲蝶呤对人肝癌 BEL-7402 的细胞毒作用，并能部分逆转人乳腺癌细胞 MCF-T/Adr 对阿霉素的抗药性，此与抑制核苷转运，降低 P-糖蛋白的功能和表达相关[57]。另外[58]，大黄素可增强紫外线和顺铂诱发 DNA 损伤的核苷切除修复，还可选择性地抑制酪蛋白激酶Ⅱ的活性[59]。

7. 抗炎作用　(1) 抑制动物实验性炎症　大黄煎剂能显著抑制巴豆油致小鼠耳壳急性渗出性炎症。大黄素能显著抑制角叉菜胶引起的大鼠急性胸膜炎，抑制足趾肿胀及醋酸引起的腹腔毛细血管通透性增高。对炎症早期的渗出、毛细血管透性增高、白细胞游走等有较好的对抗作用，对急性炎症有明显的对抗作用[60]。

(2) 对致炎因子的影响　大黄素可抑制白三烯 B_4(LTB_4)的生物合成，能激活单核细胞分泌肿瘤坏死因子-α(TNF-α)和白介素 1, 6, 8(IL-1, IL-6, IL-8)，同时还能抑制由内毒诱导的上述因子的分泌，亦能协调植物血凝素(PHA)激活单核细胞分泌 IL-2 及干扰素-γ(INF-γ)[61]。

8. 止血作用　大黄可明显缩短出血和凝血时间，其止血有效成分是大黄酚、大黄素甲醚、α-儿茶素和没食子酸等。它们降低血管的通透性，改善脆性、兴奋胃肠道的局部血管，抑制胃蛋白酶的活性，显著增加纤维蛋白原活性，降低抗凝血Ⅲ的活性，升高 α-2 巨球蛋白含量，竞争性地抑制纤溶酶和纤溶酶原活化素的活力[62～67]。

9. 降脂作用　大黄醇或水提取物对实验性高胆固醇血症大鼠可明显降低血清总胆固醇[68]。

10. 清除自由基作用　大黄能清除 O_2、H_2O_2 和其他活性氧，抑制脂质过氧化，是一种有效的抗氧化剂[69]。

11. 体内过程　小鼠灌服大黄素 91 mg/kg 后，在 0～48 h 内，由尿及粪排出的总蒽醌衍生物约为灌服剂量的 53%，其中在 0～24 h 内由尿中排出者为 30%，由粪中排出者为 21%，由尿中排出的大黄素葡萄糖醛酸苷及其他蒽醌类代谢产物占剂量的百分数分别为 7.6%、1.8%和 20%，粪中分别为 13%、0.3%和 8%。尿中排出的主要游离型代谢产物为 3-羟甲基-1，6，8-三羟基蒽醌(剂量的11.8%)，三羧基-1，6，8-三羟基蒽醌(1.8%)，大黄酚(1%)和大黄素甲醚(<1%)[70]。

毒性　小鼠腹腔注射掌叶大黄醇提取物 40 g(生药)/kg，大鼠灌服煎剂 30 g/kg，72 h 内未见异常表现和死亡[71]，小鼠口服掌叶大黄煎剂，LD_{50} 为 153.5±4.5 g/kg[72]。小鼠灌服大黄素、大黄素甲醚和大黄酚的 LD_{50} 分别为 0.56 g/kg、1.15 g/kg 和 10.0 g/kg[73]。通常服用大量毒性较低，但服用过量可引起中毒，出现恶心、呕吐、头晕等。长期经常服用蒽醌类泻药可致肝硬变和电解质代谢紊乱[74]。

【炮制】 1. 大黄　取原药材，除去杂质，大小个分开，洗净，润透，切厚片或小方块，晾干或低温干燥。

2. 酒大黄　取大黄片，用黄酒拌匀，闷润至透，置锅内，文火加热，炒干，取出放凉。每大黄片 100 kg，用黄酒10 kg。酒炒后，其力稍缓，并能引药上行，可清上焦实热。

3. 酒熟大黄　取大黄片或块，用黄酒拌匀，稍闷，装入炖药罐或适宜容器内，炖或蒸至内外均呈黑色为度，取出，干燥。每大黄片或块 100 kg，用黄酒 30 kg。酒炖后，泻下作用缓和，能减轻或消除腹痛等副作用，并能引药上行，下达小肠膀胱，更好发挥清热解毒作用。

4. 大黄炭　取大黄片置锅内，用武火加热，炒至表面焦黑色，内部焦褐色，喷淋清水少许，灭尽火星，取出凉透。炒炭后泻下作用极弱，并有凉血，化瘀，止血之功，多用于血热有瘀出血症。

5. 醋大黄　取大黄片，用米醋拌匀，闷润至透，置锅内，用文火加热，炒干，取出放凉。每大黄片 100 kg，用米醋 15 kg。醋大黄消积化瘀，治痃癖，化脾积血块。

6. 蜜大黄　先将蜂蜜置锅内，加热至沸，加入大黄片，用文火炒至不粘手为度，取出放凉。每大黄片 100 kg，用炼蜜 18 kg。

7. 制大黄(车前草、侧柏叶制)　先将大黄拣净杂质，用清水浸泡 6～8 h，捞出，浸泡的水待澄清滤净泥沙杂质后，倾入锅内。每 100 kg 原干药，加辅料(鲜车前草10 kg，鲜侧柏叶 10 kg)，与大黄分层放入锅内，用武火煮4～6 h，煮至水将近干时，加入白酒 10 kg，拌匀，再用文火煮 10～20 min，吸干水分，取出。除去车前草、侧柏叶，将大黄晒至五成干时，用刀切成 7～10 mm 的小方块，晒干或烘干。晒时勤翻动，以免发霉。

据研究，大黄经炒制、蒸制及制炭对其所含大黄蒽醌类衍生物均有影响，其中酒炒、醋炒制品仅使游离蒽醌衍生物减量。酒炖、清宁片、醋煮及制炭的制品其泻下成分番泻苷及大黄酸苷明显减量，番泻苷仅微量或完全破坏。加热对鞣质影响较小，因此泻下作用减弱，而收敛作用相对增强。大黄各炮制品均有一定抑菌效力，其中酒炖大黄、炒大黄的抑菌效力与生品相近。石灰炒大黄对大肠杆菌的抑制作用明显优于生品及其他制品。经去鞣质处理的生大黄煎剂，对人血清中天然抗体与免疫抗体的特异性抗原抗体血凝反应有明显的阻断作用，而酒炖大黄煎剂对人血清抗原抗体反应的阻断作用最强，且对应激引起的自主神经功能紊乱有一定调整作用。近年所创热压法酒制熟大黄新工艺，经实验研究和临床验证，认为该法制品既能缓和生大黄副作用(峻泻、恶心、呕吐、腹痛)，又保持了较好的解热、抑菌、消炎的疗效。

【药性】 苦，寒。归胃、大肠、肝、脾经。

1.《本经》："味苦，寒。"

2.《吴普本草》："神农、雷公：苦，有毒。扁鹊：苦，无毒。李氏：小寒。"

3.《别录》："大寒，无毒。"

4.《药性论》："味苦、甘。"

5.《医学启源》："其性走而不守。《主治秘要》云：性寒味苦，气味俱厚，沉而降，阴也。"

6.《汤液本草》："入手、足阳明经。"

7.《品汇精要》："味苦，性泄，味厚气薄，阴也。臭香。"

8.《纲目》："足太阴，手、足阳明，手、足厥阴五经血分之药。"

9.《本草汇言》："微毒。手、足阳明、太阴、厥阴六经血分之药。"

10.《药品化义》："大苦、带辛。能沉，性气与味俱重浊。入胃、大肠、小肠、胞络、膀胱五经。"

11.《本经逢原》："乃脾、胃、大肠、肝与三焦血分之药。"

12.《衷中参西录》："性凉，能入血分，兼入气分。"

【功用主治】 攻积滞，清湿热，泻火，凉血，祛瘀，解毒。主治实积便秘，热结胸痞；湿热泻痢，黄疸，淋病，水肿腹满，小便不利；目赤，咽喉肿痛，口舌生疮，胃热呕吐；吐血，咯血，衄血，便血，尿血；蓄血，经闭，产后瘀滞腹痛，癥瘕积聚，跌打损伤；热毒痈疡，丹毒，烫伤。

1.《本经》："主下瘀血，血闭，寒热，破癥瘕积聚、留饮宿食，荡涤肠胃，推陈致新，通利水谷，调中化食，安和五脏。"

2.《别录》："平胃，下气，除痰实，肠间结热，心腹胀满，女子寒血闭胀，小腹痛，诸老血留结。"

3.《药性论》："去寒热，消食，炼五藏，通女子经候，利水肿，能破实痰冷热聚、宿食，利大小肠，贴热毒肿，主小儿寒热时疾，烦热，蚀脓，破留血。"

4.《日华子》："通宣一切气，调血脉，利关节，泄壅滞水气，四肢冷热不调，温瘴热疾，利大小便，并敷一切疮疖痈毒。"

5.《医学启源》："《主治秘要》云，其用有四：去实热一也，除下焦湿二也，推陈致新三也，消宿食四也。"

6.《纲目》："主治下痢赤白，里急腹痛，小便淋沥，实热燥结，潮热谵语，黄疸，诸火疮。"

7.《轩岐救正论》："除三焦湿热，心下痞满。"

【用法用量】 内服：煎汤，3～12 g；泻下通便，宜后下，不可久煎；或用开水泡渍后取汁饮；研末，0.5～2 g；或入丸、散。外用：研末调敷或煎水洗、涂。煎液亦可作灌肠用。

【宜忌】 脾胃虚寒，血虚气弱，妇女胎前、产后、月经期及哺乳期均慎服。生大黄内服可能发生恶心、呕吐、腹痛等副作用，一般停药后即可缓解。

1.《药性论》："忌冷水。"

2.《纲目》："凡病在气分，及胃寒血虚，并妊娠、产后，并勿轻用，其性苦寒，能伤元气、耗阴血故也。"

3.《雷公炮制药性解》："伤寒脉弱及风寒未解者禁用。"

4.《本草经疏》："凡血闭由于血枯，而不由于热积；寒热由于阴虚，而不由于瘀血；癥瘕由于脾胃虚弱，而不由于积滞停留；便秘由于血少肠燥，而不由于热结不通；心腹胀满由于脾虚中气不运，而不由于饮食停滞；女子少腹痛由于厥阴血虚，而不由于经阻老血瘀结；吐、衄血由于阴虚火起于下，炎烁乎上，血热妄行，溢出上窍，而不由于血分实热；偏坠由于肾虚，湿邪乘虚客之而成，而不由于湿热实邪所犯；乳痈肿毒由于肝家气逆，郁郁不舒，以致营气不从，逆于肉里，乃生痈肿，而不由于膏粱之变，足生大疔，血分积热所发。法咸忌之，以其损伤胃气故耳。"

5.《本经逢原》："肾虚动气，及阴疽色白不起等证，不可妄用。"

【选方】 1. 治伤寒阳明腑证，阳邪入里，肠中有燥屎，腹满痛，谵语，潮热，手足濈然汗出，不恶寒，痞满燥实全见者，以此汤下之　大黄（酒洗）四两，厚朴（炙，去皮）半斤，枳实（炙）五枚，芒硝三合。上四味，以水一斗，先煮二物，取二升，去滓，内大黄，更煮取二升，去滓，内芒硝，更上微火一两沸。分温再服，得下，余勿服。（《伤寒论》大承气汤）

2. 治胁下偏痛，发热，其脉紧弦，此寒也，以温药下之　大黄三两，附子三枚（炮），细辛二两。以水五升，煮取二升，分温三服；若强人煮取二升半，分温三服，服后如人行四五里，再进一服。（《金匮要略》大黄附子汤）

3. 治结胸热实，脉沉而紧，心下痛，按之石硬者　大黄（去皮）六两，芒硝一升，甘遂（为末）一钱。上三味，以水六升，先煮大黄，取二升，去滓，内芒硝，煮一二沸，内甘遂末。温服一升，得快利，止后服。（《伤寒论》大陷胸汤）

4. 治泻痢初起及腹痛诸证　锦纹大黄（入砂仁末一两，同酒拌炒）三斤，大厚朴（去皮切片，姜汁拌炒）一斤，广木香（不见火）三两。共为末，水泛丸。每服枳壳汤下三钱。（《苍生司命》）

5. 治伤寒七八日，身黄如橘子色，小便不利，腹微满　茵陈蒿六两，栀子（擘）十四枚，大黄（去皮）三两。上三味，以水一斗二升，先煮茵陈，减六升，内二味，煮取三升，去滓。分三服，小便当利，尿如皂荚汁状，色正赤，一宿腹减，黄从小便去也。（《伤寒论》茵陈蒿汤）

6. 治黄疸腹满，小便不利而赤，自汗出，此为表和里实　大黄、黄柏、硝石各四两，栀子十五枚。以水六升，煮取二升，去滓，内硝，更煮取一升，顿服。（《金匮要略》大黄硝石汤）

7. 治肝经湿火，淋浊管痛，小溲不利，并治下疳湿烂火盛者　生大黄（切，晒干）一两，西珀（镑，同灯心研）一钱。共研和，用鸡蛋清七枚，捣丸。均作三日服，空心烧酒送下，服后一时许，小水如金黄色。（《疡科心得集》分清泄浊丸）

8. 治血淋热痛不可忍　大黄、乱发，等分为散。每服二钱，温熟水调下，日进一服。（《普济方》大黄散）

9. 治赤白浊淋　好大黄为末。每服六分，以鸡子一个，破顶入药，搅匀蒸熟。空心食之，不过三服愈。（《纲目》引《简便方》）

10. 治脚气跗肿疼痛，或发热恶寒，湿热大盛者　大黄、黄芩各二两，黑丑（取头末）、滑石各四两。上为细末，滴水为丸，如梧桐子大。每服四五十丸，温水送下，以利为度。（《医学正传》导水丸）

11. 治五种喉痹　大黄、白僵蚕（炒）各等分。上为细末。每服五钱，生姜自然汁、蜜各半盏，一处调服，以利为度。（《医垒元戎》五痹散）

12. 治口糜生疮　大黄一两（切如指头大），以蜜煎五七沸，候冷取出。每含一块，咽津。（《圣济总录》大黄蜜煎方）

13. 治心气不足，吐血、衄血　大黄二两，黄连、黄芩各一两。上三味，以水三升，煮取一升，顿服之。（《金匮要略》泻心汤）

14. 治虚劳吐血　生地黄汁半升，川大黄末一方寸匕。上二味，温地黄汁一沸，内大黄末搅之。空腹顿服，日三，瘥。（《千金方》）

15. 治蓄血，瘀热在里，少腹硬满，小便自利，其人发狂　水蛭（熬）三十个，虻虫（熬，去翅足）三十个，桃仁（去皮尖）二十个，大黄（酒浸）三两。上四味为末，以水五升，煮取三升，去滓。温服一升，不下，再服。（《伤寒论》抵当汤）

16. 治从高坠下，及木石所压，凡是伤损，瘀血凝积，气绝欲死，并久积瘀血，烦躁疼痛，叫呼不得及折伤等　大黄（酒蒸）一两，杏仁（去皮、尖）三七粒。上研细，酒一碗，煎至六分，去滓。鸡鸣时服，次日取下瘀血即愈。若便觉气绝不能言，取药不及，急擘开口，以热小便灌之。（《三因方》鸡鸣散）

17. 治热痈肿毒　大黄一两半，白及一两，朴硝二两。上为末，井水调搽，干则润之。（《景岳全书》大黄捣毒散）

18. 治大人小儿缠蛇丹，初发便用；已成丹亦治　大黄为末，捣烂马齿苋取汁调涂。（《普济方》）

【临床报道】 1. 治疗急性肠梗阻　生大黄粉每次 9 g（老人、小儿减半），开水冲服或胃管注入，每日 2 次。用于 44 例急性肠梗阻患者，有效率达 97.7%。一般服药 1～3 次后，在 4～24 h 内排气排便，随之腹胀、腹痛缓解，胃肠功能恢复[1]。

2. 治疗急性胰腺炎　①大黄 30～50 g，加开水 120～200 ml 浸泡，去渣，每日分 4～8 次口服或胃管灌入。治疗 45 例患者，治愈 40 例，好转 2 例，总有效率为 93.3%。有效病例均在服用大黄后 1～2 d 内排便；症状和体征消失的时间 4～15 d，平均 10 d 左右[2]。②生大黄煎剂，每次大黄30～60 g；精制大黄片（每片相当于生大黄 1 g，下同）每次 10 片。每 1～2 h 1 次，每日服 5～8 次，至腹痛等症状减轻后减量。分别治疗 111 例和 76 例，其有效率均达 100%[3]。

3. 治疗急性胆囊炎、胆结石　用大黄 50 g 和猪胆汁浸渍后的绿豆 250 g，烤干研末，装入胶囊（0.3 g），每次 1.5 g，每日服 3 次。共治疗胆囊炎 23 例、胆结石 39 例、胆囊炎合并胆管结石 25 例，经 20 日治疗，总有效率达 99%[4]。

4. 治疗肝性脑病　以生大黄粉 10 g、大黄炭粉 10 g、食醋 50 ml、温开水 50 ml，调匀后由胃管注入，每日 2 次。治疗 51 例，前驱期及昏迷前期者共 17 例全部治愈；昏睡期者治愈 8 例，有效 5 例，无效 2 例；昏迷期者治愈 7 例，有效 8 例，无效 4 例。总有效率为 88.23%[5]。

5. 治疗急性肝炎　①用生大黄 50 g（儿童 25～30 g）煎汤，每日顿服 1 次，连服 6 d 为 1 个疗程。治疗 80 例患者，1 星期内肝功能恢复正常者 17 例，2 星期内肝功能恢复正常者 45 例，3 星期内肝功能恢复正常者 3 例，1 个月内临床治愈 11 例，总有效率为 95%[6]。②生大黄、芒硝各 9～15 g，开水泡服，每日 1 剂，服 1～2 次。治疗 20 例急性黄疸型肝炎，结果均获治愈，症状基本消失，血清胆红素降至正常的时间平均为12 d[7]。

6. 治疗应激性胃肠黏膜病变　生大黄粉10～15 g，调成糊状口服或鼻饲，每8 h服1次，治疗18例，有效13例，无效5例，有效率72.2%[8]。

7. 治疗急性肠炎和菌痢　用大黄醇提片（即精制大黄片），治疗急性肠炎54例，首次服4片，以后改为3片；急性菌痢110例，首次服5片，以后改为4片，均每日3次。结果急性肠炎患者全部有效，治愈时间平均1.5 d；急性菌痢有效率为95%，大便常规恢复正常的时间平均3.4 d，大便细菌培养转阴时间平均8.4 d[9]。

8. 治疗结肠炎　大黄31 g水煎浓缩至200 ml，用消毒纱布过滤，温度37 ℃左右。患者左侧卧位，屈膝，润滑肛管并插入肛管深10～15 cm，缓慢注入药液，嘱患者坚持2 h后排液。治疗结肠炎28例，显效19例，占67.86%；有效4例，占14.29%；无效5例，占17.86%。总有效率82.15%[10]。

9. 治疗上消化道出血　用生大黄粉3 g，每日2～3次口服。治疗上消化道出血120例，其中十二指肠球部溃疡65例，胃溃疡9例，其他46例。大出血及部分中等出血者给予补液或少量输血。至大便隐血试验阴性后改用制大黄加参、芪、当归汤调养巩固。除3例失败外，117例均获成功，有效率达97.5%。止血时间最短5 h，最长5 d，平均35 h[11]。

10. 治疗高脂血症　①口服大黄粉胶囊（每粒含生药0.25 g），首服每次0.25 g，每日4次，1星期后改为每次0.5 g，每日3次，1个月为1个疗程，疗效显著。服药1个疗程后，胆固醇有30例下降，平均下降1.113 mmol/L（42.8 mg%）；其余12例服2个疗程复查，平均下降0.879 mmol/L（33.8 mg%）。三酰甘油1个疗程后有35例下降，平均下降0.605 mmol/L（54.98 mg%）；12例继服第二个疗程，平均下降为1.056 mmol/L（96 mg%）[12]。②用大黄醇提片（每片含生药0.25 g）口服，每晨3片，连服3星期。治疗结果对高胆固醇的有效率为52%；对高三酰甘油与高β-脂蛋白的有效率为76%[13]。

11. 治疗妇科慢性炎症　用大黄浸膏（每1 ml含生药1 g）外用。治疗前先作阴道清洗，拭干后上药，每日或隔日1次，5～10次为1个疗程。治疗宫颈糜烂84例，其中轻度27例，全部治愈；中度39例，治愈28例，进步10例，无效1例；重度18例，治愈12例，进步5例，无效1例。真菌性阴道炎15例，13例症状消失，2例无效。滴虫性阴道炎2例，用药10次后症状消失。慢性盆腔炎15例，治愈1例，进步10例，无效4例[14]。

12. 治疗外阴溃疡　取猪胆3个，大黄60 g焙干，研成极细粉，过筛，放干燥处备用。外阴用高锰酸钾溶液或苯扎溴铵溶液清洗后，取猪胆汁、大黄粉涂撒在溃疡面上，每日3～4次，6 d为1个疗程，治疗期间停用其他疗法。治疗46例，治愈32例（占70%）；显效12例（占27%）；好转2例（占3%）。总有效率为100%[15]。

13. 治疗慢性前列腺炎　①取大黄、半夏各10～15 g，水煎成200 ml，每次用100 ml冲琥珀粉5～10 g口服，早晚各1次。初用本方前3剂时大黄用量10 g，如服药后每日大便不超过2次，大黄可用到15 g。治疗34例，治愈30例；有效2例；无效2例[16]。②将生大黄9 g放入沙锅内加水400 ml煎至200 ml左右，倒入瓷盆中熏洗会阴部，待药液不烫手时再用毛巾浸液擦洗会阴处。同时用手指在局部作顺时针按摩，早晚各1次，每次30 min，每剂熏洗2次治疗慢性前列腺炎60例，治愈56例，显效3例，有效1例[17]。

14. 治疗小儿高热　用生大黄饮片5～10 g，加入150～250 ml沸水中煎煮约1 min，取液冷却后保留灌肠。治疗小儿高热50例，结果：1次热退者36例（72%），2次热退者10例（20%），3次热退者4例（8%），总有效率为100%[18]。

15. 治疗复发性口疮　用生大黄30 g煎汤，饭后温服，每日2次。治疗39例，服药后临床治愈8例，显效19例，有效12例。25例服药1 d后溃疡面灼痛消失，14例明显减轻[19]。

16. 治疗脂溢性皮炎　用生大黄100 g，冰片20 g，食醋250 g，于密封瓶中浸泡7 d即可应用。治疗时，先用75%乙醇消毒患处，再涂大黄冰片酊，每日3～4次。有滋液外溢者，先用清热收敛之品治疗，然后再用本品。治疗45例，痊愈20例，显效15例，有效5例，无效5例。治疗中忌食辛辣刺激食品，保持皮肤清洁，禁用碱性化妆品[20]。

17. 治疗痤疮　取大黄5～10 g（因人而异），研粉分吞，用2%氯柳酊，每日2次搽于局部皮损。治疗痤疮138例，64例痊愈（皮损消退>90%），46例显效（皮损消退60%～90%），20例好转（皮损消退30%～59%），8例无效（皮损消退不足30%或加剧）[21]。

18. 治疗酒齄鼻　取大黄、硫黄等分研末，每晚临睡前以药末5 g，加凉水调成糊状，用毛笔涂敷患部，次晨洗去，2星期为1疗程。治疗20例，痊愈（红斑、丘疹、脓疱全部消退）10例；显效7例；好转2例；无效1例。本方用于面部痤疮，效果亦佳[22]。

19. 治疗急性腰扭伤　取大黄粉，用生姜汁调成软膏状。平摊于扭伤处，厚约0.5 cm，盖以细纸或塑料布，再覆以纱布，胶布固定，12～24 h未愈者再敷。经治110例（病程最短数小时，最长25 d），全部治愈，敷药1次而愈者86例，2次者22例，3次者2例[23]。

20. 治疗烧烫伤　用大黄浸泡于95%乙醇中（每1 g大黄用乙醇4 ml）半月以上。至乙醇变成深棕色时，即可应用。用法：将大黄乙醇入喷雾枪内，喷射烧伤创面，每日4～5次。有水泡的新鲜创面，先将水泡划破，然后喷药；已有感染的创面，尽量清除感染组织后再用药。82例烧伤患者（Ⅰ°、浅Ⅱ°烧伤51例，深Ⅱ°、Ⅲ°烧伤31例）用药后79例治愈，住院时间5～54 d；2例自动出院，1例因败血症死亡[24]。

【各家论述】　1.《本草衍义》：“大黄损益，前书已具。仲景治心气不足，吐血、衄血，泻心汤用大黄、黄芩、黄连。或曰，心气既不足矣，而不用补心汤，更用泻心汤，何也？答曰，若心气独不足，则不当须吐衄也，此乃邪热因不足客之，故吐衄。以苦泄其热，就以苦补其心，盖两全之。有是证者，用之无不效，量虚实用药。”

2.《医学发明》：“大黄之苦寒，能走而不守，泄血闭也。血闭者，谓胃中粗秽有形之物，闭塞者也。阳明病，胃家实是也。日晡潮热，大渴躁作。有形之热，故泄其大便，使通和汗出而愈矣。一则血病泄大便，一则泄气利小便。”

3.《本草切要》：“凡蕴热之症，藏府坚涩，直肠火燥而大便秘；痈肿初发，毒热炽盛而大便结；肥甘过度，胃火盛而大便结；纵饮太盛，脾火盛而大便结，必用苦寒，以大黄可也。至若跌扑损伤，血有所瘀，闭而不行，用桃仁、红花之剂，必加酒炒大黄。又有阳明胃火，痰涎壅盛，喉闭乳蛾，腮颊肿痛连及口齿，用清痰降火之剂，必加姜制大黄。若光明科以之治目，在时眼初发时，以之泻火可也；疮肿科以之散热拔毒，在红肿时解毒可也。”

4.《纲目》:“泻心汤治心气不足吐血、衄血者,乃真心之气不足,而手厥阴心包络、足厥阴肝、足太阴脾、足阳明胃之邪火有余也,虽曰泻心,实泻四经血中之伏火也。又仲景治心下痞满,按之软者,用大黄黄连泻心汤主之,此亦泻脾胃之湿热,非泻心也。病发于阴而反下之,则作痞满,乃寒伤营血,邪气乘虚结于上焦,胃之上脘在于心,故曰泻心,实泻脾也。《素问》云:‘太阴所至为痞满’。又云:‘浊气在上,则生膜胀’是矣。病发于阳而反下之,则成结胸,乃热邪陷入血分,亦在上脘分野,仲景陷胸汤、丸皆用大黄,亦泻脾胃血分之邪而降其浊气也。若结胸在气分,则只用小陷胸汤,痞满在气分,则用半夏泻心汤矣。成无己《注解伤寒论》亦不知分别此义。”

5.《雷公炮制药性解》:“按大黄之入脾胃大肠,人所解也,其入心与肝也,人多不究。昔仲景百劳丸、䗪虫丸,都用大黄以理劳伤吐衄,意最深微。盖以浊阴不降则清阳不升者,天地之道也;瘀血不去则新血不生者,人身之道也。蒸热日久,瘀血停于经络,必得大黄以豁之,则肝脾通畅,陈推而新致矣。今之治劳,多用滋阴,频服不效,坐而待毙,嗟乎!术岂止此耶?至痈肿、目疾及痢疾,咸热瘀所致,故并治之。”

6.《本草正》:“大黄,欲速者生用,泡汤便吞;欲缓者熟用,和药煎服。”

7.《本草崇原》:“西北之人,土气敦厚,阳气伏藏,重用大黄,能养阴而不破泄;东南之人,土气虚浮,阳气外泄,稍用大黄,即伤脾胃。此五方五土之有不同也。又总察四方之人,凡禀气厚实,积热留中,大黄能养阴而推陈致新,用之可也;若素禀虚寒,虽据证当用大黄,亦宜其人而酌减,此因质禀之有不同也。”

8.《血证论》:“(大黄)能推陈致新以损阳和阴,非徒下胃中之气也。即外而经脉肌肤躯壳,凡属气逆于血分之中,致有血不和处,大黄之性亦无不达。盖其药气最盛,故能克而制之,使气之逆者,不敢不顺,既速下降之势,又无遗留之邪。”

9.《衷中参西录》:“大黄味苦气香性凉,能入血分破一切瘀血。为其气香,故兼入气分,少用之亦能调气,治气郁作疼。其力沉而不浮,以攻决为用,下一切癥瘕积聚,能开心下热痰以愈疯狂,降肠胃热实以通燥结,其香窜透窍之力,又兼利小便。性虽趋下,而又善清在上之热,故目疼齿疼,用之皆为要药。又善解疮疡热毒,以治疔毒,尤为特效之药(疔毒甚剧,他药不效者,当重用大黄以通其大便自愈)。其性能降胃热,并能引胃气下行,故善止吐衄。仲景治吐血、衄血有泻心汤,大黄与黄连、黄芩并用。”

10.《本草正义》:“大黄,迅速善走,直达下焦,深入血分,无坚不破,荡涤积垢,有犁庭扫穴,攘除奸凶之功。”“《金匮》泻心汤治吐血、衄血,明是阳亢上逆,迫血妄行,故以大黄、芩、连直折其炎上之势,而乃云心气不足,必是传写有误。”“(大黄)生用者其力全,迅如走丸,一过不留,除邪而不伤正气;制过者其力已缓,颇难速效。东垣谓治在上者,非酒不至,必用酒浸,引上至高之分,驱热而下,未免矫揉造作,用违其长。但久制者,可从小便以导湿热,惟清宁丸能有此功,而寻常之酒制军,非其伦比。近人亦有谓生者走后阴,熟者走前阴,殊不确也。”

0182 大戟 dà jǐ (《本经》)

【异名】 邛钜(《尔雅》),红芽大戟(《小儿药证直诀》),紫大戟(《三因方》),下马仙(《纲目》),京大戟(《江苏南部种子植物手册》),乳浆草(《植物名实图考》),龙虎草、九头狮子草、将军草、膨胀草、黄花大戟、黄芽大戟、千层塔、搜山虎、穿山虎(《中药大辞典》)。

【基原】 为大戟科大戟属植物大戟的根。

【原植物】 大戟 *Euphorbia pekinensis* Rupr.

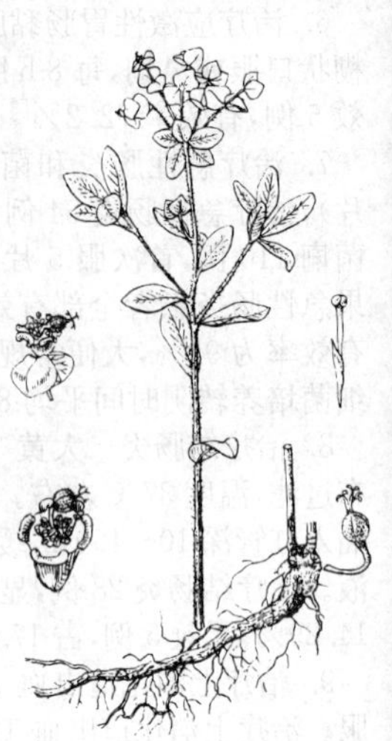

大 戟

多年生草本,高 30~90 cm。全株含白色乳汁。根粗壮,圆锥形,有侧根。茎自上部分枝,表面被白色短柔毛。单叶互生;几无柄;叶片狭长圆状披针形,长 3~8 cm,宽 6~12 mm,先端钝或尖,基部渐狭,全缘,具明显中脉,上面无毛,下面在中脉上有毛。杯状聚伞花序顶生或腋生,顶生者通常 5 枝,排列成复伞形;基部有叶状苞片 5;每枝再作二至数回分枝,分枝处着生近圆形的苞叶 4 或 2,对生;腋生者伞梗单生;苞叶卵状长圆形,先端尖;杯状聚伞花序的总苞钟形或陀螺形,4~5 裂,腺体 4~5,长圆形,肉质肥厚,内面基部有毛,两腺体之间有膜质长圆形附属物;雌雄花均无花被;雄花多数,花丝基部较花梗稍粗壮,两者之间有关节,花药球形,横裂;雌花 1;花柱先端 2 裂。蒴果三棱状球形,密被刺疣。种子卵形,光滑。花期 6~9 月,果期 7~10 月。

生于山坡、路旁、荒地、草丛、林缘及疏林下。全国除广东、海南、广西、云南、西藏、新疆外各地均有分布。

【栽培】 生物学特性 喜温暖湿润气候,耐旱,耐寒,喜潮湿。对土壤要求不严,以土层深厚、疏松肥沃、排水良好的砂质壤土或黏质壤土栽培为好。

繁殖方法 种子繁殖或分根繁殖。种子繁殖:4 月上旬育苗,撒播或条播,将种子均匀播下,覆薄细土,稍加镇压,浇水,保持床土湿润。经 2~3 星期出苗。苗高 12~15 cm 时移栽。选阴天,将床地浇透水,挖出幼苗,按行株距30 cm×25 cm 开穴,穴深 12 cm,每穴栽种 1 株,覆土压实,浇水。分根繁殖:秋季枯叶后或早春萌芽前,挖掘根部,进行分根,每根带有 2~3 个芽,按行株距 30 cm×25 cm 开穴栽种。

田间管理 幼苗定植后,如有缺株,应及时补栽,并施 1 次稀人粪尿。现蕾时要及时摘蕾,再施 1 次粪肥或饼肥。每隔半月需松土除草。

【采收加工】 8~10 月地上部分枯萎后至早春萌芽前,挖掘地下根,切段或切片,晒干或烘干。

【药材】 大戟 *Radix Euphorbiae Pekinensis* 主产于江苏等地。

性状 根呈不规则长圆锥形,略弯曲,常有分枝,根头膨大,残留茎基及芽痕。表面灰棕色或棕褐色,粗糙,具纵直沟纹及横向皮孔,支根少而扭曲。质坚硬,断面类棕黄色或类白色,纤维性。气微,味微苦、涩。

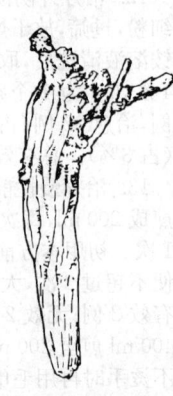

大戟(根)外形

鉴别 (1) 根横切面:木栓层为十数列木栓细胞。皮层狭窄。韧皮部散有多数乳汁管。形成层成环。木质部占根的大部分；射线宽广；导管大多径向排列，其旁散有单个或成束的非木化纤维。薄壁细胞中含草酸钙簇晶，偶见方晶；并含淀粉粒。

(2) 取根手切片两片，一片加冰醋酸与浓硫酸各1滴，置显微镜下观察，韧皮部乳汁管处中显现红色，5 min后渐退去；另一片加氢氧化钾试液，呈棕红色。

【成分】 根含三萜类成分：大戟酮(euphorbon)，生物碱大戟色素体(euphorbia) A、B、C等[1]，羊毛甾醇(lanosterol)[2]；二萜类：大戟素(euphpekinensin)[3]；还含3-甲氧基-4-羟基反式丙烯酸正十八醇酯(octadecanyl-3-methoxy-4-hydroxybenzeneacrylate)，伞形花内酯(7-hydroxycoumarin)，2，2′-二甲氧基-3，3′-二羟基-5，5′-氧-6，6′-联苯二甲酸酐(2，2′-dimethoxy-3，3′dihydroxy-5，5′-oxygen-6，6′bipbenylformic anhydride)，右旋松脂素(d-pinoresinol)，槲皮素(quercetin)，3，4-二甲氧基苯甲酸(3，4-dimethoxybenzoic acid)，3，4-二羟基苯甲酸(3，4-dihydroxybenzoic acid)[2]。

【药理】 1. 致泻作用　大戟能刺激肠管，引起肠蠕动增加产生泻下作用[1]。其乙醇提取物及热水提取物均可使实验动物产生泻下[2]。

2. 利尿作用　大戟根醇提物，可引起狗的肾容积明显减少，未见利尿作用[3]。对大鼠先造成实验性腹水后，再灌服大戟煎剂或醇浸液，则可产生明显的利尿效应[4]。

3. 降压作用　大戟提取液对末梢血管有扩张作用，并能拮抗肾上腺素的升压作用[1]。

4. 抗肿瘤作用　大戟注射液体外试验能阻断KY821细胞株细胞周期中的S期，抑制癌细胞DNA合成[5]。对KY821细胞株集落产率的抑制率，大戟组(205 μg/ml)为51.8%[6]。以1.053 g/kg、1.554 g/kg、2.105 g/kg三种剂量腹腔注射白血病L_{615}小鼠，结果表明三种剂量的大戟注射液阻断了肿瘤细胞的S期，并能延长白血病L_{615}小鼠的生存期，其中第二实验组的生命延长率最高，为71.42%[7]。

5. 其他作用　醇提取物有兴奋离体妊娠子宫作用[1]。

毒性　大戟有强烈刺激性，接触皮肤引起皮炎，口服对口腔、咽喉黏膜以及胃肠黏膜引起充血、肿胀、甚至糜烂，而导致腹痛、泄泻、脱水、虚脱、呼吸麻痹而死亡[8]。我国历代本草记载，大戟与甘草配伍是禁忌的，属十八反之列，动物试验证明，小鼠腹腔注射大戟、甘草乙醇浸出液或灌服煎剂，可增加大戟的毒性[9,10]。单纯大戟对动物肝功能有一定影响，配伍甘草后对肝功能影响加重。甘草加大戟对大鼠心功能有明显影响，对肾功则无影响。对大鼠心、肝、肾脏组织形态有一定影响，但停药后可以恢复[11]。

【炮制】 1. 大戟　取原药材，除去杂质，洗净，润透，切厚片，干燥。生大戟有毒，临床仅作外用。

2. 醋大戟　取净大戟置锅内，用米醋和适量水，浸拌1～2 h，用文火煮至醋液被吸尽时，取出，晾至六七成干时，切厚片，干燥。或取净大戟片，用米醋拌匀，闷润至透，置锅内，用文火炒干，取出放凉。每大戟100 kg，用米醋30 kg。醋制可降低毒性，缓和峻泻作用。

3. 煨大戟　取净大戟，以面皮包裹，置炉旁煨至面皮焦黄色，取出，剥去面皮，趁热切薄片，放凉。每大戟100 kg，用面粉50 kg。煨制可降低毒性。

【药性】 苦、辛，寒，有毒。归肺、脾、肾经。

1.《本经》："味苦，寒。"

2.《药性论》："味苦、辛，有大毒。"

3.《汤液本草》："气大寒，味苦、甘，阴中微阳，有小毒。"

4.《雷公炮制药性解》："入十二经。"

5.《本草经疏》："入肾、肝。"

6.《得配本草》："入三阴、足太阳经。"

7.《本草求真》："专入肺肾，旁行经络，气味苦寒，性秉纯阳。"

8. 南药《中草药学》："入肺、脾、肾经。"

【功用主治】 泻水逐饮，消肿散结。主治水肿，胸腹积水，痰饮积聚，二便不利，痈肿，瘰疬。

1.《本经》："主蛊毒，十二水，腹满急痛，积聚，中风皮肤疼痛，吐逆。"

2.《别录》："主颈腋痈肿，头痛。发汗，利大小肠。"

3.《药性论》："下恶血癖块、腹内雷鸣，通月水，善治瘀血，能堕胎孕。"

4.《日华子》："泻毒药，泄天行黄病、温疟，破结。"

5.《本草图经》："治瘾疹风及风毒脚肿，并煮水热淋，日再三便愈。"

6.《医学启源》："泻肺。"

7.《本草正》："性峻利，善逐水邪痰涎，泻湿热胀满。"

8.《青岛中草药手册》："治结核性腹膜炎，淋巴结核等。"

【用法用量】 内服：煎汤，0.5～3 g；或入丸、散。外用：研末或熬膏敷；或煎水熏洗。

【宜忌】 虚寒阴水患者及孕妇禁服。体弱者慎服。反甘草。

1.《本草经集注》："反甘草。"

2.《药性论》："反芫花、海藻。毒，用菖蒲解之。"

3.《新修本草》："畏菖蒲、芦草、鼠屎。"

4.《日华子》："恶薯蓣。"

5.《本经逢原》："脾胃肝肾虚寒，阴水泛滥，犯之立毙，不可不审。"

【选方】 1. 治水肿　枣一斗，锅内入水，上有四指，用大戟并根苗盖之遍，盆合之，煮熟为度。去大戟不用，旋旋吃，无时。(《活法机要》)

2. 治水病，无问年月深浅　大戟、当归、橘皮各一大两(切)，以水二大升，煮取七合，顿服，利水二三斗。(《兵部手集》)

3. 治通身肿满喘息，小便涩　大戟(去皮，细切，微炒)二两，干姜(炮)半两。上二味捣罗为散。每服三钱匕，用生姜汤调下，良久，糯米饮投之，以大小便利为度。(《圣济总录》大戟散)

4. 治太阳中风，下利呕逆，表解里未和，其人漐漐汗出，发作有时，头痛，心下痞硬满，引胁下痛，干呕短气，汗出不恶寒 大戟、芫花(熬)、甘遂各等分，各别捣为散。以水一升半，先煮大枣肥者十枚，取八合，去滓，内药末，强人服一钱匕，羸人服半钱，温服之，平旦服。若下少病不除者，明日更服，加半钱，得快下利后，糜粥自养。(《伤寒论》十枣汤)

5. 治忽患胸背、手脚、颈项、腰胯隐痛不可忍，连筋骨牵引钓痛，坐卧不宁，时时走易不定；或头痛不可举，或神意昏倦多睡，或饮食无味，痰唾稠黏，夜间喉中如锯声，多流唾涎，手脚重，腿冷痹，气脉不通　甘遂(去心)、紫大戟(去皮)、白芥子(真者)各等分。上为末，煮糊丸如梧子大。食后临卧，淡姜汤或熟水下五七丸至十丸，如疾猛气实，加丸数不妨。(《三因方》控涎丹)

6. 治黄疸，小水不通　大戟一两，茵陈二两，水浸，空心服。(《本草汇言》引《大氏方》)

7. 治中风发热　大戟、苦参各等分，研末。以药半升，白

酢浆一斗，煮三沸，适寒温洗之，从上下，寒乃止，立瘥。小儿三指撮，浆水四升煮洗之。(《千金方》大戟洗汤方)

8. 治风瘾疹　大戟末三两，以水二斗(升)煮取一升涂之。(《圣惠方》)

9. 治淋巴结核　大戟 60 g，鸡蛋 7 个。将药和鸡蛋共放沙锅内，水煮 3 h，将蛋取出，每早食鸡蛋 1 个，7 d 为 1 疗程。(《全国中草药新医疗法展览会资料选编》)

10. 治小瘤　先用甘草煎膏，笔蘸妆瘤旁四围，干而复妆，凡三次，后以大戟、芫花、甘遂，上等分为末，米醋调，别笔妆敷其中，不得近着甘草处，次日缩小，又以甘草膏妆小晕三次，中间仍用大戟、芫花、甘遂如前，自然焦缩。(《直指方》)

11. 治牙齿摇痛　大戟咬于痛处，良。(《纲目》引《生生编》)

【临床报道】 1. 治疗急、慢性肾炎水肿　大戟根洗净，刮去粗皮，切片，每 500 g 以食盐 9 g，加水适量拌匀，吸入后晒干或烘干呈淡黄色，研成细末装入胶囊。日服 2 次，每次 0.5～0.6 g，隔日 1 次，空腹温开水送下，6～9 次为 1 个疗程。共观察 60 余例，均有显著的消肿作用，一般经治5～7 d 后水肿即完全消失。患者服药后有不同程度的恶心、呕吐、腹泻。其泻下作用常在服药后 2～4 h 最为剧烈；如症状严重，可进食水果或冷糖开水，反应即可减轻[1,2]。

2. 治疗晚期血吸虫病腹水或其他肝硬变腹水　大戟鲜根洗净，晒干磨粉，用小火焙成咖啡色，装入胶囊，成人每次 0.6～0.9 g，隔日或隔 2 d 服药 1 次，7～8 次后停药 1 星期，以后视病情再服。若腹水已退，可选用人参养荣丸等调理。曾试治 20 例，经服药 5～36 次不等，显效 9 例，好转 9 例，无效 2 例。治程中主要反应为腹泻、恶心、呕吐及腹痛等，经数小时后可自行消失；但亦有人观察到，一般服粉剂 0.6 g时药物反应都能耐受，如超过 1.8 g 时，则反应增重，有恶寒、震颤、头昏、烦躁、口干，有时呈极度恐惧感。反应可持续 2～6 h，如及时处理即可缓解。禁忌证同前[3～6]。

3. 治疗顽固性便秘　大戟 5 g 研末，与 8 枚大枣肉共捣烂成膏，敷于脐部，点燃艾条在其上施灸 20 min，然后用纱布覆盖，胶布固定。每日 1 次，直至大便畅通，一般需治疗 30～40 d。共治疗 68 例，痊愈 56 例，有效 6 例，无效 6 例[7]。

【各家论述】 1.《纲目》："控涎丹，乃治痰之本。痰之本，水也，湿也，得气与火，则凝滞而为痰、为饮、为涎、为涕、为癖。大戟能泄脏腑之水湿，甘遂能行经隧之水湿，白芥子能散皮里膜外之痰气，惟善用者能收奇功也。"

2.《本草经疏》："大戟，阴寒善走而下泄，洁古谓其损真气，故凡水肿不由于受湿停水，而由于脾虚，土坚则水清，土虚则水泛滥，实脾则能制水，此必然之数也。今不补脾而复用疏泄追逐之药，是重虚其虚也，宜详辨而深戒之。惟留饮、伏饮停滞中焦及元气壮实之人患水湿，乃可一暂施耳。"

3.《本经逢原》："大戟，惟禀阴毒，峻利首推，苦寒下走肾阴，辛散上泻肺气，兼横行经脉，故《本经》专治十二水，腹满急痛等证，皆浊阴填塞所致，然惟暴胀为宜，云中风者，是指风水肤胀而言，否则传写之误耳。"

4.《本草正义》："大戟，《本经》谓主十二水，腹满急痛，积聚。盖谓十二经之水湿积聚，以致外肿内满，而为急痛耳。然苟非体充邪实者，亦不可概投。'中风皮肤疼痛'六字，当作一句读，盖指风湿热之袭于肌腠者，则辛能疏散，而苦寒又专泄降，是以治之，非泛言外受之风寒，石顽谓指风水肤胀，亦颇有理。吐逆，是指水饮停于上焦，而不能下泄以致上逆者，此以辛苦泄破，通达下降，是以主之。《别录》主颈腋痈肿，皆痰饮凝络之症治。头痛，亦指饮邪凝聚，水气上凌者而言。发汗，则驱除水湿之溢于肤腠者耳。利大小便，固通泄攻破之专职矣。"

0183 大蒜 dà suàn (《本草经集注》)

【异名】 胡蒜(崔豹《古今注》)，葫(《别录》)，独头蒜(《肘后方》)，独蒜(《普济方》)，青蒜(《滇南本草》)。

【基原】 为百合科葱属植物大蒜的鳞茎。

【原植物】 大蒜 *Allium sativum* L.

越年生草本，具强烈蒜臭气。鳞茎大形，球状至扁球状，通常由多数肉质、瓣状的小鳞茎紧密地排列而成，外面被数层白色至带紫色的膜质外皮。叶基生；叶片实心，宽条形至条状披针形，扁平，先端长渐尖，比花葶短，宽可达 2.5 cm，基部鞘状。花葶实心，圆柱状，高达 60 cm，中部以下被叶鞘；总苞具长 7～20 cm 的长喙；伞形花序密具珠芽，间有数花；小花梗纤细；小苞片大，卵形，膜质，具短尖；花常为淡红色；花被片披针形至卵状披针形，长 3～4 mm，内轮的较短；花丝比花被短，基部合生并与花被片贴生，内轮的基部扩大，扩大部分每侧各具 1 齿，齿端成长丝状，长超过花被片，外轮的锥形；子房球状，花柱不伸出花被外。花期 7 月。

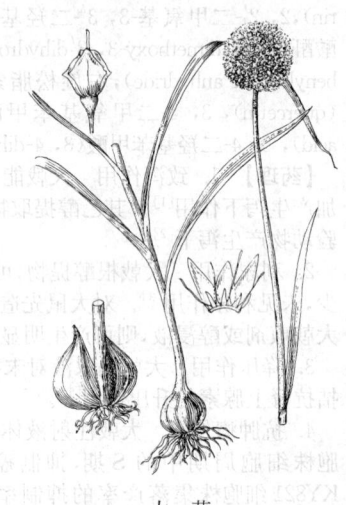

大　蒜

全国各地均有栽培。

本植物的叶(青蒜)、花茎(蒜梗)亦供药用，另设专条。

【栽培】 生物学特性　适应性较强，耐寒，喜光。以肥沃、排水良好的砂质壤土栽培为宜。

繁殖方法　鳞茎(蒜瓣)繁殖。采收前，选择成熟早的植株作种。采收后，从做种的蒜头中，选择粗短而直的蒜瓣作播种用。北方可行秋播或春播，南方行秋播。播前，可把蒜瓣的蒜皮剥去或把蒜瓣在水中浸泡 1～2 d，使蒜瓣吸水有利发芽。按行株距 20 cm×10 cm 把蒜瓣插入土中，微露尖端，不宜过深。然后覆细土 2～3 cm。

田间管理　出苗后，及时松土除草、追肥。追肥 3～4 次，其中重施越冬肥和开春肥。

【采收加工】 在蒜薹采收后 20～30 d 即可采挖蒜头。采收的蒜头，置通风处晾至外皮干燥。

【药材】 大蒜 *Bulbus Allii*　全国各地均产。

性状　鳞茎类球形，直径 3～6 cm，由 6～10 个小鳞茎着生在扁平木质鳞茎盘上抱合而成，外包 1～3 层白色或淡紫红色膜质鳞叶，中央有干缩的花葶残基。小鳞茎瓣长卵圆形，顶端略尖，背面略隆起，外被膜质鳞叶，内为白色肥厚的肉质鳞叶。气特异，味辛辣。

鉴别　(1) 新鲜鳞叶表皮细胞多为长方形，有 1 枚细胞核，核内可见 1～2 枚核仁；气孔稀少，副卫细胞 4～6 个，类多角形。叶肌肉组织多为类圆形的薄壁细胞，直径 40～

110 μm；维管束不发达；油细胞类圆形，淡黄色，多分布于维管束周围。

(2) 薄层色谱：取本品粉末适量，用水蒸气蒸馏提取挥发油，用正己烷稀释，以三硫二丙烯作对照品，分别点于同一硅胶G板上，用正己烷-苯(9∶1)展开，用碘蒸气显色，供试品色谱在与对照品色谱相应的位置上，显相同颜色的斑点。

【成分】 鳞茎主要化学成分有下列几类：

挥发性成分　大蒜油中有多种含硫挥发性化合物：二烯丙基三硫醚(diallyltrisulfide)俗称大蒜素(allitridin)，二烯丙基硫醚(diallylsulfide)，甲基烯丙基二硫醚(methylallyldisulfide)，甲基烯丙基三硫醚(methylallyltrisulfide)[1]，二烯丙基四硫醚(diallyltetrasulfide)，反式和顺式大蒜烯(ajoene)[2]，甲基烯丙基硫醚(methylallylsulfide)[3]，甲基烯丙基五硫醚(methylallylpentasulfide)[4]；硫醚类化合物：6-甲基-1-硫杂-2，4-环己二烯(6-methyl-1-thia-2，4-cyclohexadiene)，3-甲基-1，2-二硫杂-3-环戊烯(3-methyl-1，2-dithia-3-cyclopentene)，4-乙烯基-1，2，3-三硫杂-5-环已烯(4-vinyl-1，2，3-trithia-5-cyclohexene)[4]等硫杂环烯类及2-乙基四氢噻吩(2-ethyltetrahydrothio-phene)[5]等；硫代亚磺酸酯类：大蒜辣素(allicin，diallylthiosulfinate)，烯丙基硫代亚磺酸-1-丙烯酯(1-propenylallylthiosulfinate)，1-丙烯基硫代亚磺酸烯丙酯(allyl-1-propenylthiosulfinate)，烯丙基硫代亚磺酸甲酯(methylallylthiosulfinate)，甲基硫代亚磺酸烯丙酯(allylmethylthiosulfinate)，甲基硫代亚磺酸-1-丙烯酯(1-propenylmethyl thiosulfinate)，1-丙烯基硫代亚磺酸甲酯(methyl-1-propenylthiosulfinate)及二甲基硫代亚磺酸酯(dimethylthiosulfinate)[6]等。S-烷(烯)-L-半胱氨酸衍生物：蒜氨酸(alliin，S-allyl-L-cysteinsulfoxide)，S-甲基半胱氨酸亚砜(S-methylcysteinsulfoxide)，环蒜氨酸(cycloalliin)[7]，S-烯丙基-L-半胱氨酸(S-allyl-L-cystein)[8]，左旋-S-丙烯基-L-半胱氨酸(S-propenyl-L-cystein)[9]，S-丙基-L-半胱氨酸(S-propyl-L-cystein)，S-丁基-L-半胱氨酸(S-butyl-L-cystein)[10]，S-烯丙基硫基-L-半胱氨酸(S-allylmercapto-L-cystein)[11]及S-甲硫基-L-半胱氨酸(S-methylmercapto-L-cystein)[12]等。γ-L谷氨酰-L-半胱氨酸衍生物：γ-L-谷氨酰-S-(反-T-丙烯基)-L-半胱氨酸〔γ-L-glutamyl-S-(*trars*-T-propenyl)-L-cysteine〕，γ-L-谷氨酰-S-烯丙基-L-半胱氨酸(γ-L-glutamyl-S-allyl-L-cysteine)等5个[13]；γ-L-谷氨酸多肽：γ-L-谷氨酰-L-苯丙氨酸(γ-L-glutamyl-L-phenylalanine)，γ-L-谷氨酰-S-甲基-L-半胱氨酸(γ-L-glutamyl-S-methyl-L-cystein)，γ-L-谷氨酰-S-(反-1-丙烯基)-L-半胱氨酸〔γ-L-glutamyl-S-(*trans*-1-propenyl)-L-cystein〕[11,14,15]等7个。半胱氨酸亚砜衍生物：(－)-N-(1′-去氧-1′-β-D-吡喃果糖基)-S-烯丙基-L-半胱氨酸亚砜〔(－)-N-(1′-deoxy-1′-β-D-frauctopyranosyl)-S-allyl-L-cysteine sulfoxide〕，(＋)-S-烯丙基-L-半胱氨酸亚砜〔(＋)-S-propenyl-L-cysteine sulfoxide〕[16]等4个。

苷类　硫苷：胡蒜素(scordinin)A_1、A_2、A_3、B_1、B_2及B_3[17]。黄酮苷：槲皮素(quercetin)及山柰酚(kaempferol)糖苷[18]。氨基酸糖苷：(－)-N-(1′-去氧-1′-β-D-吡喃果糖基)-S-烯丙基-L-半胱氨酸亚砜〔(－)-N-(1′-deoxy-1′-β-D-fructopyranisyl)-S-allyl-L-cysteine sulfoxide〕[19]。

多糖类：D-半乳聚糖(D-galactan)，D-聚半乳糖醛酸(D-galacturonan)，L-阿拉伯聚糖(L-arabinan)，D-葡聚糖(D-glucan)及D-果聚糖(D-fructan)[20]，多糖GF-Ⅰ、GF-Ⅱ、GF-Ⅲ、GF-Ⅳ、GF-Ⅳa[21,22]等；脂类：中性脂(neutrallipids)62.6%，糖脂(glycolipids)14.0%，磷脂(phospholipids)23.4%，其脂肪酸组成主要是亚油酸(linoleic acid)28.5%～64.0%和棕榈酸(palmitic acid)13.8%～26.6%[23]；糖脂主要有甾醇糖苷：原紫蒜甾醇苷(protoeruboside)B[24]，大蒜甾醇苷(sativoside)B_1，原去半乳糖替告皂苷(protodesgalactotigonin)，原异紫蒜甾醇苷B(protoisoeruboside B)，紫蒜甾醇苷B(eruboside B)，异紫蒜甾醇苷B(isoeruboside B)，大蒜甾醇苷C(sativoside C)[25]，sativoside R_1[26]等。

其他成分　酶类：蒜氨酸酶(allinase)[27]及L-丝氨酸-O-硫酸酯裂解酶(L-serine-O-sulfatelyase)[28]；脂肪酸类：棕榈酸-硬脂酸(palmitic-stearic acid)，油酸(oleic acid)，亚油酸(linoleic acid)，亚麻酸(linolenic acid)。此外，还含磷酸脂[29]，大蒜吡喃酮(allixin)[25]，顺、反-2，3-二甲基-5，6-二硫二环[2.1.1]己烷5-氧化物(2，3-dimethyl-5，6-dithiabcyclo[2.1.1]hexane-5-oxide)，(Z，Z)-d，1-2，3-二甲基-1，4-丁烷二硫-S，S-二氧化物〔(Z，Z)-d，1-2，3-dimethyl-1，4-butanedithial-S，S-dioxide〕[30]，(Z)-4，5，9-三噻十二烷-1，6，11-三烯-9-氧化物((Z)-大蒜烯)〔(Z)-4，5，9-trithiadodeca-1，6，11-triene-9-oxide((Z)-ajoene)〕[31]。

【药理】 1. 抗病原微生物作用　(1) 抗细菌作用　大蒜对葡萄球菌、脑膜炎链球菌、肺炎链球菌、链球菌、铜绿假单胞菌、白喉杆菌、痢疾杆菌、大肠杆菌、伤寒杆菌、副伤寒杆菌、炭疽杆菌、结核杆菌、奇异变形杆菌、军团杆菌[1]、脆弱类杆菌、幽门螺杆菌、霍乱弧菌均有明显的抑制和杀灭效果[2,3]。大蒜加热过的大蒜提取液的抗菌作用大大低于新鲜的大蒜提取液，与质子泵抑制剂(奥美拉唑)合用，有协同作用[4]。大蒜的有机成分硫化已二烯和二硫化已二烯可抑制幽门螺杆菌芳香胺N-乙酰基转移酶的活性，而且，这两种物质可降低幽门螺杆菌芳香胺乙酰基转移酶的Km值和最大反应速度(V_{max})，从而抑制幽门螺杆菌[5]。大蒜素能使细菌合成的巯基酶失活，从而抑制微生物的生长繁殖[6]。

(2) 抗真菌作用　大蒜水浸剂(1∶1)及所含挥发性物质在试管内对许兰氏黄癣菌、堇色毛癣菌、白念珠菌、热带念珠菌、毛霉菌和新型隐球菌等多种致病真菌均呈较显著的杀灭作用[7]。

(3) 抗病毒作用　大蒜提取物0.15 mg/ml可杀灭流感病毒B，0.015 mg/ml可杀灭疱疹单病毒[8]。大蒜素有抗巨细胞病毒(HCMV)活性，其半数有效量为3.8 μg/ml[9]。

(4) 抗其他病原微生物作用　大蒜水浸液(1∶1 000)对恙虫病立克次体有杀灭作用[10]。阴道滴虫与25%大蒜汁接触5 min即失去活力[11]。阿米巴原虫与5%～15%大蒜水浸液接触后迅速失去活力[12]。

2. 对心脏的作用　大蒜素具有抗室性心律失常的作用，该作用与其微弱抑制乳头肌自律性、收缩性、兴奋性及延长动作电位时程，使乳头肌有效不应期与90%复极时间之比、刺激传导时间增大有关[13]。大蒜素注射液对家兔急性心肌缺血再灌注损伤时的心功能具有良好的保护作用，以24 mg/kg时的疗效最为明显[14]。240 μg/min静滴大蒜素能够降低钳闭冠状动脉缺血再灌注模型犬的冠脉灌注压和心脏负荷，通过低压低速灌注可防治再灌注损伤[15]。

3. 降血脂与抗动脉粥样硬化作用　每日给高脂血和动

脉粥样硬化(AS)模型家兔以大蒜精油 EPO 50 mg/kg 灌胃,能防止血液中血栓烷/前列腺素(TXA_2/PGI_2)、胆固醇(Ch)、低密度脂蛋白胆固醇(LDLc)、载脂蛋白(ApoB)和过氧化脂质(LPO)及丙二醇(MDA)的升高,可以防止 AS 的形成[16]。大蒜精油具有抗单核细胞与血管内皮细胞黏附的作用,以阻断动脉粥样硬化早期发生的关键环节[17]。

4. 降低血黏度,抑制血小板聚集及溶栓作用　实验兔给予大蒜注射液 2 ml/kg,可明显降低全血比黏度和血浆比黏度,纤维蛋白原也显著降低[18]。大蒜油 2.5～10 μg/ml 能抑制由 ADP、肾上腺素和胶原诱导的人血小板聚集作用,抑制效果与剂量正相关[19]。大蒜素(每日 20 mg/kg)除降低血清胆固醇外,还能提高实验性高胆固醇血症兔血小板内 cAMP 含量并抑制血小板聚集[20]。

5. 抗肿瘤抗突变作用　新鲜大蒜可完全抑制雌性 C_3H/He 小鼠乳腺癌的发生,动物腹腔或瘤内注射大蒜油 50～100 mg/kg,对多种实体肉瘤均有显著抑制作用[21]。给腹水型及实体型荷瘤小鼠的瘤灶注射大蒜油后,瘤灶内的中性粒细胞、巨噬细胞和淋巴细胞数量增多,以前两者的数量增多最为显著[22]。大蒜植物体及其提取物具有良好的抗环磷酰胺和香烟烟雾凝集物诱变的能力[23]。大蒜素能促进丝裂霉素 C、环磷酰胺和顺铂诱导大鼠肝细胞 DNA 程序外合成(UDS),是通过增强肝细胞修复 DNA 损伤的能力来发挥促 UDS 诱导作用的[24]。

6. 保肝作用　大蒜油对四氯化碳(CCl_4)诱发初代培养大鼠肝细胞毒性具显著抑制作用[25]。大蒜素 20 mg/kg 显著降低 CCl_4 致肝损伤小鼠血清 AST, GST 和肝 MDA 水平,10 mg/kg、20 mg/kg、30 mg/kg 三种剂量均可明显阻止乙酰氨基酚(APAP)引起的小鼠血清 AST 及肝 MDA 的升高[26]。大蒜新素能减轻鼠巨细胞病毒性肝炎模型鼠肝功能损害,改善肝脏病理变化和降低肝组织内病毒 DNA 负荷量,其治疗效果与更昔洛韦无显著差异[27]。

7. 对免疫功能的影响　大蒜浸提液可使小鼠胸腺和脾脏重量及脏器系数增加,促进中枢淋巴器官和外周淋巴器官的增殖[28],明显提高小鼠特异性细胞免疫功能[29]。大蒜成分二烯丙基一硫(DATS)在适当浓度(3.125～12.5 μg/ml)时通过抑制巨噬细胞产生 NO 而促进 T 细胞激活,能对抗小鼠肉瘤 S_{180} 细胞和小鼠艾氏腹水癌细胞产生的肿瘤免疫抑制因子对 T 细胞激活的抑制作用[30]。大蒜素能极显著增强 NK 细胞的活性[31]。组织培养证明大蒜对胃癌、膀胱癌和前列腺癌细胞有直接毒性作用。大蒜中低分子硫化物具免疫激活作用,可以对抗免疫抑制,减少肿瘤发生的危险[32,33]。陈蒜提取物能保护心理压抑所致免疫低下[34],能显著增强小鼠脾脏 NK 细胞活性[35],可以维持免疫功能的动态平衡[36]。

8. 其他作用　大蒜能降低小鼠血糖[37]。连续 50 d 每日灌服大蒜素 6 mg/kg 和 10 mg/kg,均可使大鼠实验性糖尿病模型血糖浓度降低,胰岛素水平升高[38]。大蒜水溶性提取物中含硒蛋白对羟自由基和超氧阴离子自由基等活性氧自由基有较强清除能力,全部清除实验体系中活性氧自由基浓度为 3.5±0.9 mmol/L[39]。大蒜素可直接清除氧自由基,可减轻缺血再灌注损伤[40]。大蒜对盐酸所致胃黏膜的损伤有细胞适应性保护作用[41]。大蒜对甲基汞(MeHg)毒性有拮抗作用,可使小鼠总 ATP 酶、Mg^{2+}-ATP 酶、Na^+, K^+-ATP 酶活性显著增高[42]。体外试验证明大蒜素对人精子有抑灭作用[43]。

9. 体内过程　小鼠静注 ^{35}S 标记的大蒜素溶液(0.15%) 0.15 ml,10 min 后测得大蒜素在各组织浓度以肺为最高,以下依次为心、肠、血液、脂肪、脑、肌肉、脾及肝;大蒜素在体内代谢很快,进入血液 10 min 大部分变为水溶性代谢产物,最后由尿排出[44]。

毒性　大蒜油小鼠静注的 LD_{50} 为 134.9 mg/kg[45]。大蒜素小鼠静注的 LD_{50} 为 70 mg/kg,口服为 600 mg/kg,兔注射大蒜素(0.15%)3 ml/kg,每日 2 次,连续 10 星期后处死,肉眼观察及病理切片观察各脏器均无病变[46]。大蒜素注射液致心脏停搏的最小浓度为 0.173 6 μg/ml[47]。

【药性】 辛,温。归脾、胃、肺、大肠经。

1.《别录》:“味辛,温,有毒。归五脏。”

2.《品汇精要》:“气之厚者,阳也。”

3.《纲目》:“入太阴、阳明。”

4.《本草经疏》:“入足阳明、太阴、厥阴经。”

5.《医林纂要》:“辛、甘,热。”

6.《随息居饮食谱》:“生辛,热;熟甘,温。”

【功用主治】 温中行滞,解毒,杀虫。主治脘腹冷痛,痢疾,泄泻,肺痨,百日咳,感冒,痈疖肿毒,肠痈,癣疮,蛇虫咬伤,钩虫病,蛲虫病,带下阴痒,疟疾,喉痹,水肿。

1.《别录》:“主散痈肿䘌疮,除风邪,杀毒气。”

2.《新修本草》:“下气消谷,除风破冷。”

3.《食疗本草》:“除风杀虫。”

4.《本草拾遗》:“去水恶瘴气,除风湿,破冷气,烂痃癖,伏邪恶,宣通温补,无以加之,疗疮癣。生食,去蛇虫溪蛊等毒。”

5.《日华子》:“健脾,治肾气,止霍乱转筋、腹痛,除邪辟温,疗劳疟、冷风、痃癖、温疫气,敷风损冷痛,蛇虫伤、恶疮疥、溪毒、沙虱。”

6.《直指方》:“燥脾胃,化肉食,辟瘟疫,杀毒气,驱邪祟,散痈肿。”

7.《滇南本草》:“祛寒痰,兴阳道,泄精,解水毒。”

8. 宁源《食鉴本草》:“治中暑霍乱转筋腹痛。”

9.《医学入门》:“治一切疥癣,丹毒,䘌疮,蛇虫、蜈蚣咬。”“下气,温中。”

10.《纲目》:“捣汁饮,治吐血心痛;煮汁饮,治角弓反张;捣膏敷脐,能达下焦,消水,利大小便;贴足心,能引热下行,治泄泻暴痢及干湿霍乱,止衄血;纳肛中,能通幽门,治关格不通。”

11.《明医指掌》:“化痞消谷,解毒。”

12.《药性切用》:“通窍辟秽,导滞杀腥,为中暑卒厥通窍专药。”

13.《随息居饮食谱》:“除寒湿,辟阴邪,下气暖中,消谷化食,破恶血,攻冷积。治暴泻腹痛,通关格便秘,辟秽解毒,消痞杀虫。外灸痈疽,行水止衄。制腥臊鳞介诸毒。”

14.《四川中药志》1960 年版:“治肺结核,血痢,及崩中,带下。”

15.《福建药物志》:“治感冒、百日咳、支气管炎,鼻衄,疟疾,痢疾,胃肠炎,蛲虫病,阴道滴虫病,深部脓肿,癣,神经性皮炎,蜈蚣螫伤。”

【用法用量】 内服:煎汤,5～10 g;生或煮、煨服食,或捣烂为丸。煮食、煨食,宜较大量;生食,宜较小量。外用:捣敷,作栓剂,取汁涂或切片灸。

【宜忌】 阴虚火旺,肝热目疾,口齿、喉舌诸患及时行病后均禁服生品,慎服熟品。敷脐、作栓剂或灌肠均不宜于孕妇。外用对局部有强烈的刺激性,能引起灼热、疼痛、发泡,故不可过久敷。

1.《别录》:“久食伤人,损目明。”

2.《本草经集注》:“以合青鱼鲊食,令人发黄。”

3.《千金方》:“黄帝云:生葫合青鱼鲊食之,令人腹内生疮,肠中肿,又成疝瘕。多食生葫行房,伤肝气,令人面无色。四月八月勿食葫,伤人神,损胆气,令人喘悸,胁肋气急,口味多爽。”

4.《日用本草》:“久食伤肝胆,损目光,生痰,助火,昏神。”

5.《医学入门》:“生食,久食,伤肝损目,伤肺引痰,伤肾竭精,伤心清血,伤脾损气,四八月食之伤神,损胆肾气。有目疾者,尤宜忌之,损性伐命,莫以为甚。”

6.《本草经疏》:“凡肺胃有热,肝肾有火,气虚血弱之人,切勿沾唇。”

7.《本经逢原》:“脚气、风病及时行病后忌食。”

8.《药性通考》:“同犬肉食杀人。服地黄、何首乌、丹皮、钟乳者忌之。”

9.《医林纂要》:“为害同酒。命火上炎之过,壮火食气,火热生湿成痰,且阳盛阴亏,火盛水散,则散而昏瞀矣。”

10.《药性集要》:“服云母、钟乳石者禁之。”

11.《随息居饮食谱》:“阴虚内热,胎产,痧痘,时病,疮疟,血证,目疾,口齿喉舌诸患,咸忌之。”

【选方】 1. 治冷症腹痛夜啼　大蒜一枚(煨,研,日干),加乳香半钱。研细捣丸,如芥子大。每服七丸,乳汁下。(《小儿卫生总微论方》)

2. 治休息痢　大蒜(剥去皮)二颗,鸡子二枚。上先将蒜放铛中,取鸡子打破,沃蒜上,以盏子盖,候蒜熟,空腹食之,下过再服。(《普济方》)

3. 治恶疰入肺咯血　紫皮独头蒜四头,书墨、灶心土各等分。并捣,以醋和服。(《龙门石窟药方》)

4. 治小儿百日咳　大蒜 15 g,红糖 6 g,生姜少许。水煎服,每日数次。(《贵州中医验方》)

5. 治瘰疬结聚不散,硬如石　大蒜(捣烂)三枚,麝香(研)半钱匕。上二味和匀,敷于帛上贴之,一日二易,旋捣最好。(《圣济总录》大蒜膏方)

6. 治牛皮癣　独头蒜 1 个,红胶泥 1 块。共捣如泥,外敷患处,每敷 1 d,隔日 1 次,3 次可效。〔《河南中医》1982,(3):21〕

7. 治十二指肠钩虫　榧子(去壳)、使君子肉、蒜瓣各 30 g。水煎,每日 1 剂,分 3 次温服,连服 2～3 d。〔《中医杂志》1957,(10):537〕

8. 治背疽漫肿无头者　用大蒜十颗,淡豉半合,乳香钱许。研烂,置疮上,铺艾灸之,痛者灸令不痛,不痛者灸之令痛。(《外科精要》)

9. 治咽喉忽觉气塞,喘息不通　独蒜一枚,削去两头,塞鼻中,左患塞右,右患塞左,侯口中血出愈。(《圣济总录》)

10. 治关格胀满,大小便不通　用独蒜烧熟,去皮绵裹纳下部,气立通。(《外台》)

11. 治痔漏　用独蒜一个捣如泥,以软帛包裹,捺入谷道中,坐定觉疼,良久愈。(《卫生易简方》)

12. 治脑漏鼻渊　大蒜切片,贴足心,取效止。(《摘玄方》)

13. 治鼻衄不止,服药不应　蒜一枚,去皮研如泥,作钱大饼子,厚一豆许。左鼻出血,贴左足心;右鼻出血,贴右足心,两鼻俱出,俱贴之。血止急以温水洗足心,令去蒜气。(《简要济众方》)

14. 治耳聋　用大蒜一瓣,一头剜一坑子,以好巴豆一粒,去皮,慢火炮令极熟,入在蒜内,以新棉裹定塞耳中。(《景岳全书》)

15. 治头痛不可忍　蒜一颗,去皮,研取自然汁,令病人仰卧垂头,以铜勺点少许,沥入鼻中,急令搐入脑,眼中泪出瘥。(《圣惠方》)

【临床报道】 1. 治疗细菌性痢疾　①灌肠法:先用生理盐水 500～800 ml 洗肠,再以经水浴加温至 37～38 ℃10%的大蒜浸出液 100 ml,于 10 min 内缓缓注入肛门内,嘱患者忍耐 15～30 min 后排便。每日 1～2 次,3 d 后可改为每日 1 次,6～10 次为 1 个疗程。此法的缺点为肛门直肠及回盲部有烧灼感,初次灌肠时有可能出现腹痛,但均为一过性。孕妇忌用。　②口服法:一般多采用“大蒜糖浆”。即以去皮紫皮大蒜 50 g,捣碎后浸于 38 ℃温开水 100 ml 内 2 h,然后用纱布过滤,加入半量糖浆。成人每次口服 20～30 ml,每 4～6 h 服 1 次,直至痊愈为止;亦有介绍用 10%大蒜糖浆,每次 20～30 ml(儿童 5～10 ml),日服 3 次;或用 20%大蒜糖浆(内含 100%紫皮大蒜液 20%,40%茶叶液 20%,糖浆 60%),成人每次 10～15 ml,日服 3～4 次(10 岁以上儿童每次 10 ml,10 岁以下每次 5 ml,2～3 岁每次 2.5 ml)。观察数百例,平均治愈率为 95%以上,体温平均 1～2 d 降至正常,里急后重平均 2～5 d 消失,大便平均 2～4 d 恢复正常,一般不致引起便秘[1～3]。

2. 治疗婴幼儿腹泻　糯米 25 g 加水 75 ml、生大蒜瓣 10 枚、细盐 5 g,煎煮至大蒜瓣变烂即可。用小匙喂服,量及时间随意,3～5 d 为 1 个疗程。治疗 46 例,治愈 36 例(78.26%),有效 8 例(17.39%),无效 2 例(4.30%)。总有效率为 95.65%[4]。

3. 治疗慢性结肠炎　生大蒜捣烂加生理盐水配成 1%溶液,纱布过滤,用 1%大蒜浸出液 100 ml 保留灌肠 2 h,每日 1 次,20 次为 1 个疗程,休息 7 d,继续治疗 1 个疗程。治疗慢性结肠炎 68 例,第一个疗程治愈 44 例,显效 10 例,无效 14 例;第二个疗程结束后,治愈 59 例,显效 7 例,无效 2 例,总治愈率为 87%[5]。

4. 治疗肺结核　用 4%大蒜液 10 ml 作环状软骨下气管内注射,或鼻导管滴入,每星期 6 次,1 个月为 1 个疗程。治疗肺结核空洞 50 例,经 1～4 个月观察(滴入次数为 25～100 次),结果空洞闭合者 25 例,缩小者 23 例,无变化者 2 例,无 1 例恶化。其中以薄壁空洞疗效较好。50 例中治疗前痰菌阳性者 34 例,滴入大蒜液后,18 例转为阴性[6]。

5. 治疗百日咳　①服用 20%大蒜浸出液(加适量食糖),5 岁以上每次 15 ml,5 岁以下酌减,每日 8～10 次。治疗 201 例,10 d 痊愈者占 60%,15 d 痊愈者占 25%。一般在服用 3～4 d 后,症状即见好转,痉挛性咳嗽和呕吐逐渐停止。②将生大蒜头 2～3 个捣碎,盛于清洁干燥瓶内,嘱患儿把嘴唇贴附瓶口,每分钟经嘴作 15～20 次深吸气,并经鼻作 15～20 次深呼气,每次持续 15 min,每日 2 次,5 d 为 1 个疗程。治疗 110 名不同发展阶段的患儿,其中 60%的患儿经 6 次治疗后,临床症状停止发展,治疗 10 d 即完全停止咳嗽,且不再复发[7]。

6. 治疗婴幼儿圆孢子虫病　采用大蒜素胶囊治疗,每粒胶囊为 20 mg,小于 1 岁者 80 mg/d,1～2 岁者 90 mg/d,2～3 岁者 160 mg/d。上述均分 4 次口服,连服 7 d 为 1 个疗程。治疗 48 例,结果 3 d 止泻者 8 例,4 d 止泻者 16 例,余均在 2 个疗程内止泻。所有病例均无不良反应[8]。

7. 治疗慢性前列腺炎 对患者进行清洁灌肠后，行 2% 大蒜素液 50 ml 保留灌肠，主电极 12 cm×16 cm 置于下腹部接阴极，辅电极 14 cm×18 cm 置于腰骶部接阳极。电流密度 0.1～0.2 mA/cm²，每次 15～20 min，12 次为 1 个疗程。治疗 40 例，痊愈 19 例，占 48%；显效 12 例，占 30%；进步 5 例，占 13%；无效 4 例，占 9%[9]。

8. 治疗滴虫性阴道炎 用 50%大蒜甘油明胶栓剂，于阴道冲洗后置 2 枚(每枚 1.2～1.5 g)于阴道内，每日 1 次，疗程 7 d。共治 404 例，治愈 11.3%，有效 75.2%，复发 9%，无效 4.5%[10]。

9. 治疗高脂血症 用大蒜精油胶丸，每次 2～3 丸，每日 3 次(总量为 0.12 g，相当于原生药 50 g)。治疗 274 例患者，经观察 30 d，发现临床降脂疗效明显，血清三酰甘油、β-脂蛋白、胆固醇水平平均下降 30.2%、18.7%、12.5%。对高密度脂蛋白胆固醇有所提高，治疗后平均升高 0.111±0.038 mmol/L(4.25±1.45 mg/dl)(平均差值±标准误)。同时还有降低血浆纤维蛋白原的含量和增强纤溶活性、抑制血小板聚集以及降低血压等效果，对形成动脉粥样硬化的多个环节均有作用[11, 12]。

10. 治疗早搏 应用大蒜素注射液，治疗 132 例不同病因、不同类型的早搏。治疗 5 d，早搏明显减少，有效率 88%，其中以室上性早搏效果较好，有效率 100%；在不同病因中，以病毒性心肌炎和冠心病效果较好(有效率分别为 100%和 94%)[13]。

11. 治疗肌内注射所致硬块 用大蒜捣碎和芒硝拌匀，用布包好后敷于局部。敷药范围应大于硬块 1 cm 为宜。为了减少对皮肤的刺激，可采用隔凡士林纱布敷法，每日 1 次，但不能久敷，如皮肤出现水泡则应停敷。一般隔日治疗 1 次。用药后 1～2 d 症状明显减轻，3～4 d 肿块可以消失。治疗 16 例，全部治愈[14]。

【各家论述】 1.《本草衍义补遗》："大蒜性热善散，善化肉，故人喜食。多用于暑月，其伤脾、伤气之祸，积久自见，化肉之功，不足言也。有志养生者，宜自知之。"

2.《纲目》："葫蒜，其气熏烈，能通五脏，达诸窍，去寒湿，辟邪恶，消痈肿，化积肉食，此其功也。""按李迅论蒜钱灸法云：治疽之法，着灸胜于用药。缘热毒中膈，上下不通，必得毒气发泄，然后解散。凡初发一日之内，便用大独头蒜，切如小钱厚，贴顶上灸之，三壮一易，大概以百壮为率。一使疮不开大，二使内肉不坏，三疮口易合，一举而三得之。但头及项以上切不可用此，恐引气上，更生大祸也。"

3.《本草经疏》："辛温能辟恶散邪，故主除风邪，杀毒气，及外治散痈肿疮也；辛温走窜，无处不到，故主归五脏。总之，其功长于通达走窍，去寒湿，辟邪恶，散痈肿，化积聚，暖脾胃，行诸气。"

4.《本草新编》："古人云，蒜有百益，其损在目，然而损不止在目也，耗肺气，伤心气，动胃气，消脾气，伐肾气，触肝气，发胆气，此人之未知也。但有损而有益，祛寒气，辟臭气，止逆气，解毒气，除疟气，消肉气，此人之所知也。两相较之，损多而益少，未可谓益百而损一也。"

5.《食鉴本草》："疗痈疽初起，用独子蒜切片贴肿处，艾灸其上，觉疼，即起换新者，再灸，痛者灸至不疼，不痛者灸至痛，多灸为良，无有不效。"

6.《医林纂要》："润肾补肝，宣达九窍，攻决六淫，阳气宣达，故凡风寒暑湿清暍之邪，皆能驱之。且能辟瘟疫，消痈肿，破结，消肉食，杀蛇虫毒。大要性似附子，但无其毒，且味甘则尚有和缓意。和胃健脾，行水利膈，无所不通。不能如葱之发表，非若其中空通外，直能泻肺而开腠理也。"

7.《本草拾遗》："初食不利目，多食却明。久食令人血清，使毛发白。"

8.《本草求原》："能导阳气归于五脏，以宣阴中之滞气，通窍。治寒湿气痛，心腹冷痛，一切痃癖，水气肿满，寒疟冷痢，二便不通，衄血，脑泻，鼻渊，暴痢泄泻，产后金疮中风，痈疽肿毒，辟邪恶，散湿，消谷化肉，磨积解暑，除疫，杀蛇虫蛊毒，中暑不醒，行诸气以治有余之病。"

0184 大蓟 dà jì (《别录》)

【异名】 马蓟(《范汪方》)，虎蓟(《本草经集注》)，刺蓟、山牛蒡(《日华子》)，鸡项草(《本草图经》)，鸡脚刺(《滇南本草》)，野红花(《纲目》)，茨芥(《本草述》)，牛触嘴、鼓椎(《医林纂要》)，鸡姆刺(《质问本草》)，恶鸡婆(《草木便方》)，驴扎嘴、马刺刺(《山西中药志》)，牛口舌、老虎刺、草鞋刺、刷把头(《广西中药志》)，土红花(《四川中药志》)，野刺菜(《药材学》)，牛不嗅、猪妈菜(《闽东本草》)，大牛喳口、山萝卜(《贵州民间方药集》)，猪姆刺、六月霜、蚁姆刺(《福建民间草药》)，牛口刺(《浙江中药手册》)，老虎脷(《广西中兽医药用植物》)，刺萝卜(《民间常用草药汇编》)，牛刺笋菜、笋菜、鸟不扑(《江西民间草药验方》)。

【基原】 为菊科蓟属植物大蓟的地上部分或根。

【原植物】 大蓟 *Cirsium japonicum* Fisch. ex DC.

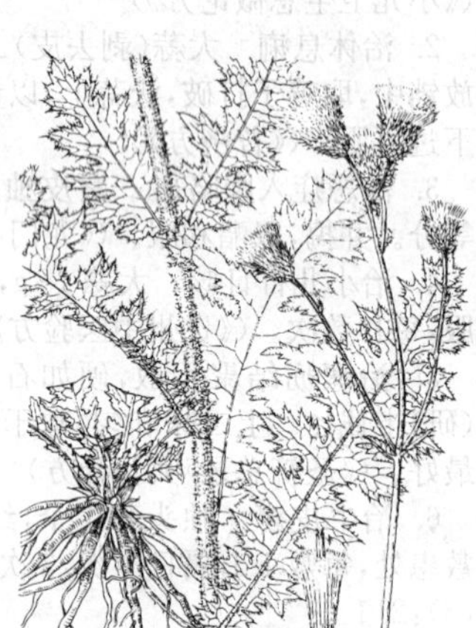

大 蓟

多年生草本。块根纺锤状或萝卜状，直径达 7 mm。茎直立，高 30～80 cm，茎枝有条棱，被长毛。基生叶有柄，叶片倒披针形或倒卵状椭圆形，长 8～20 cm，宽 2.5～8 cm，羽状深裂或几全裂，侧裂片 6～12 对，中部侧裂片较大，向上及向下的侧裂片渐小，边缘齿状，齿端具刺；自基部向上的叶渐小，无柄，基部扩大半抱茎；全部茎叶两面绿色，沿脉有疏毛。头状花序直立，单一或数个生于枝端集成圆锥状；总苞钟状，直径 3 cm；总苞片约 6 层，外层与中层卵状三角形至长三角形，先端有短刺，内层披针形或线状披针形，先端渐尖呈软针刺状；花两性，全部为管状花，花冠紫色或紫红色，5 裂；雄蕊 5，花药先端有附片，基部有尾。瘦果长椭圆形，稍扁；冠毛羽状，暗灰色。花期 5～8 月，果期 6～8 月。

生于山坡、草地、路旁。分布于河北、山东、江苏、浙江、福建、江西、湖北、湖南、广东、广西、四川、贵州、云南、陕西、台湾等地。

【栽培】 生物学特性 喜温暖湿润气候，耐寒、耐旱。适应性较强，对土壤要求不严。以土层深厚、疏松肥沃的砂质壤土或壤土栽培为宜。

繁殖方法 种子繁殖或分株繁殖或根芽繁殖，以种子繁殖为主。种子繁殖：春播3～4月；秋播9月，以秋播为好。7～8月种子成熟后，割下头状花序，晒干，脱粒，扬净，备用。穴播：按行株距30 cm×30 cm开穴，穴深3～5 cm，种子用草木灰拌匀后播入穴内，覆土。分株繁殖：3～4月挖掘母株，分成小丛，每穴1丛，覆土压实，浇水。根芽繁殖：利用带芽的根进行栽种。

田间管理　生长期进行中耕除草2～3次，结合追施人畜粪肥，倒苗后要增施堆肥、厩肥等。

【采收加工】　栽种第三年9～10月挖根，晒干。6～9月盛花时割取地上部分，鲜用或晒干。

【药材】　大蓟 *Herba Cirsii Japonici Radix Cirsii Japonici*　全国大部分地区均产。华北地区多用地上部分，华东地区多用地上部分及根，中南及西南地区多用根。

性状　大蓟草：茎呈圆柱形，基部直径可达1.2 cm；表面绿褐色或棕褐色，有纵棱，被丝状毛；断面灰白色，髓部疏松或中空。叶皱缩，多破碎，完整叶片展平后呈倒披针形或倒卵状椭圆形，羽状深裂，边缘具不等长的针刺，上表面灰绿色或黄棕色，下表面色较浅，两面均有灰白色丝状毛。头状花序顶生，球形或椭圆形，总苞黄褐色，羽状冠毛灰白色。气微，味淡。

大蓟根：根长纺锤形，常簇生而扭曲，长5～15 cm，直径0.2～0.6 cm。表面暗褐色，有不规则的纵皱纹。质硬而脆，易折断，断面粗糙，灰白色。气微，味甘、微苦。

鉴别　(1)叶表面观：上表皮细胞多角形；下表皮细胞类长方形。气孔不定式或不等式，副卫细胞3～5个。非腺毛4～18个细胞，顶端细胞长而扭曲，直径约7 μm，壁具交错的角质纹理。

根横切面：表皮细胞壁木栓化，常脱落。皮层较宽，紧靠内皮层外侧有类圆形的分泌腔，较密地排列成环；内皮层明显。韧皮部较窄，形成层连成环，木质部导管少数，数个成群呈径向排列，周围常伴有木纤维，射线宽阔。有髓。薄壁细胞含菊糖。

(2)薄层色谱：取大蓟草粗粉1 g，加乙醇于水浴上温浸2 h，滤过，滤液蒸干，加乙醇0.5 ml溶解供点样用。另取绿原酸及芦丁乙醇液作对照品。分别点样于硅胶G-0.5% CMC板上，用正丁醇-冰乙酸-水(3∶1∶1)展开，于紫外灯(365 nm)下，绿原酸显蓝色荧光，喷5%三氯化铝乙醇试液后，芦丁显黄色。

【成分】　新鲜叶含柳穿鱼苷(pectolinarin)[1]。

地上部分含ψ-蒲公英甾醇乙酸酯(ψ-taraxasteryl acetate)，β-香树脂醇乙酸酯(β-amyrin acetate)，三十二烷醇(dotriacontanol)，豆甾醇(stigmasterol)，β-谷甾醇(β-sitosterol)，柳穿鱼素(pectolinarigenin)，β-乙酰香树脂醇(β-taraxasteryl acetate)[2]，柳穿鱼叶苷[3]。

根含挥发油成分：单紫杉烯(aplotaxene)，二氢单紫杉烯(dihydroaplotaxene)，四氢单紫杉烯(tetrahydroaplotaxene)，六氢单紫杉烯(hexahydroaplotaxene)，1-十五碳烯(1-pentadecene)香附子烯(cyperene)，丁香烯(caryophyllene)(石竹烯)，罗汉柏烯(thujopsene)，α-雪松烯(α-himachalene)[4]，顺式的8，9-环氧-1-十七碳烯-11，13-二炔-10-醇(8，9-epoxy-heptadeca-1-en-11，13-diyn-10-ol)[5]。酚性成分：黄酮苷成分5，7，4′-三羟基-6-甲氧基黄酮-7-O-α-L-吡喃鼠李糖基-(1→2)-β-D-吡喃葡萄糖苷(5，7，4′-trihydroxy-6-methoxyflavone 7-O-α-L-rhamnopyranosyl-(1→2)-β-D-glucopyranoside)，还有丁香苷(syringin)，芥子醛-4-O-β-D-吡喃葡萄糖苷(sinapyladehyde-4-O-β-D-glucopyranoside)，阿魏醛-4-O-β-D-吡喃葡萄糖苷(ferulylaldehyde-4-O-β-D-glucopyranoside)，绿原酸(chlorogenic acid)，5-O-咖啡酰奎宁酸(5-O-caffeoylquinic acid)，1，5-二-O-咖啡酰奎宁酸(1，5-di-o-caffeoylquinic acid)[6]。还含蒲公英甾醇乙酸酯，ψ-蒲公英甾醇乙酸酯[7]，菊糖(inulin)[8]；豆甾醇(stigmasterol)，β-谷甾醇(β-sitosterol)[9]。

【药理】　1. 止血作用　大蓟水煎液(15%)4.5 g/kg灌胃，以玻片法测定小鼠凝血时间，结果给药组凝血时间显著缩短[1]。从大蓟中分得的柳穿鱼叶苷具止血作用。小鼠口服给药(1 mg/kg)柳穿鱼叶苷止血活性为47.7%，而已知止血药氨甲环酸(tranexamicacid)的止血活性仅为4%(止血活性按给药组和空白对照组的流血时间对比来计算)[2]。

2. 降压作用　大蓟水浸剂、乙醇——水浸出液和乙醇浸出液，应用于犬、猫、兔等均有降低血压的作用[3]。大蓟鲜干根水煎液、根碱液、25%和50%酸性醇浸出液及叶水煎液给麻醉犬静注均有降压作用，其中根水煎液和根碱液降压作用更显著。叶碱液、全草水煎液、全草碱液降压作用不明显[4]。大蓟1.5 g/kg静注，可使麻醉犬血压下降，且具有快速耐受性，并可抑制闭塞颈总动脉(BCD)的加压反射。在降压同时使心率减慢及心收缩力减弱[5]。

3. 抗菌作用　体外试验，大蓟乙醇浸剂1∶30 000时对人型结核杆菌有抑制作用[6]。大蓟水提物对单纯疱疹病毒有明显抑制作用[7]。

4. 对平滑肌的作用　大蓟水煎剂或醇浸剂对家兔子宫，无论离体、在位、已孕、未孕，或慢性子宫瘘实验，均显现明显兴奋作用，使子宫张力增加，收缩幅度加大，逐渐发生痉挛性收缩，但大蓟煎剂或酊剂对离体大鼠子宫(无论已孕未孕)以及在位猫子宫均呈抑制。使子宫松弛，节律性收缩消失。大蓟对豚鼠子宫作用不恒定。大蓟对离体兔十二指肠肠管呈抑制作用，使张力降低，振幅减小[8]。

5. 抑制心脏作用　大蓟水煎液200 mg/L对离体蛙心具有明显的抑制作用，使心缩幅度减少，心率减慢，继而出现不同程度的房室传导阻滞。离体兔心灌流表明，0.5 g/kg剂量对心率及心收缩振幅有显著抑制作用。犬在体实验表明，大蓟水煎液1.5 g/kg可使犬心及心收缩振幅明显下降[9]。

【炮制】　1. 大蓟　取原药材，除去杂质，抢水洗净，润透切段(全草)或切薄片(根部)，干燥。

2. 大蓟炭　取大蓟段或根片置锅内，用武火加热，炒至表面焦黑色，喷淋清水少许，灭尽火星，取出，晾干凉透。

3. 炒大蓟　取大蓟段置锅内，用文火炒至表面焦黄并有香气或微焦黄色。取出放凉。

4. 醋大蓟　取大蓟加水润软，切3 mm长段，置锅内用文火炒热后，加醋炒至微焦黑色为度。每大蓟100 kg，用醋20 kg。

【药性】　甘、微苦，凉。归心、肝经。

1.《别录》："根味甘，温。"

2.《日华子》："叶：凉。"

3.《滇南本草》："味苦、辛、微甜，性温。入肝、脾、肾三经。"

4.《品汇精要》："味苦，性平泄，味厚气薄，阴中之阳。"

5.《本草汇言》："味甘、微苦，气寒，无毒。"

6.《药义明辨》："味甘，气微寒。入心、肺二经。"

7.《本草求原》："苦、甘，气平。得土之冲气，能升能降。"

8.《本草用法研究》："入心、肝二经，兼入小肠、膀胱二经。”

【功用主治】 凉血止血，行瘀消肿。主治吐血，咯血，衄血，便血，尿血，妇女崩漏，外伤出血，疮疡肿痛，瘰疬，湿疹，肝炎，肾炎。

1.《别录》：“根养精保血，主女子赤白沃，安胎，止吐血衄鼻，令人肥健。”

2.《药性论》：“根止崩中下血。”

3.《新修本草》：“根疗痈肿。”

4.《日华子》：“能补养下气。叶治肠痈，腹藏瘀血，血运扑损，可生研，酒并小便任服；恶疮疥癣，盐研罯敷。”

5.《滇南本草》：“消瘀血，生新血，止吐血、鼻血，治小儿尿血，妇人红崩下血；生补诸经之血，消疮毒，散瘰疬结核，疮痈久不收口者，生肌排脓。”

6.《本草蒙筌》：“去蜘蛛蝎子咬毒。”

7.《玉楸药解》：“治金疮。”

8.《医林纂要》：“坚肾水，去血热，泄逆气，治肠风、肠痈及妇人赤白沃，亦治吐衄，能安胎。”

9.《得配本草》：“退热。”

10.《福建民间草药》：“凉血止血，消炎退肿。治肺热咳血，热结血淋，疔疖疮疡，漆疮，汤火烫伤。”

11.《全国中草药汇编》：“凉血止血，散瘀消肿。主治衄血，咯血，吐血，尿血，功能性子宫出血，产后出血，肝炎，肾炎，乳腺炎，跌打损伤，外伤出血，痈疖肿毒。”

【用法用量】 内服：煎汤，5～10 g；鲜品可用 30～60 g。外用：捣敷。用于止血宜炒炭用。

【宜忌】 虚寒出血、脾胃虚寒者禁服。

1.《品汇精要》：“忌犯铁器。”

2.《本草经疏》：“不利于胃弱泄泻及血虚极、脾胃弱不思饮食之证。”

3.《本草求真》：“若脾胃虚寒，饮食不思，泄泻不止者，切勿妄服。”

【选方】 1. 治呕、吐、咯血 大蓟、小蓟、荷叶、扁柏叶、茅根、茜草、山栀、大黄、牡丹皮、棕榈皮各等分。烧灰存性，研极细末，用纸包，碗盖于地上一夕，出火毒，用时先将白藕汁或萝卜汁磨墨半碗，调服五钱，食后下。（《十药神书》十灰散）

2. 治鼻衄 大蓟根一两，相思子半两。上二味，粗捣筛，每服三钱，水一盏，煎至七分，去滓，放冷服。（《圣济总录》）

3. 治舌上出血 刺蓟一握。上一味，研绞取汁，以酒半盏调服，如无生汁，只捣干者为末，冷水调下三钱匕，兼治大衄。（《圣济总录》清心散）

4. 治热结血淋 大蓟鲜根 30～90 g。洗净，捣碎，酌冲开水炖 1 h，饭前服，日服三次。（《福建民间草药》）

5. 治外伤出血 大蓟根，研成极细末，敷患处。（《浙江民间常用草药》）

6. 治乳腺炎 大蓟根、夏枯草根、白茅根（均为鲜品）各等分。取适量捣烂为泥，做成 2～3 cm 厚之饼状敷患处（直径以超过硬块 4～5 cm 为宜）。盖上塑料纸，固定，每日换药 1 次，重症每日换药 2 次。〔《中国农村医学》1987，(5)：18〕

7. 治漆疮 大蓟鲜根一握。洗净，加些桐油捣烂，用麻布包，炖热，绞汁，涂抹，日三四次。

8. 治汤火烫伤 大蓟新鲜根，以冷开水洗净后，捣烂，包麻布炖热，绞汁，涂抹，日二三次。（7、8 方出自《福建民间草药》）

9. 治带状疱疹 大蓟、小蓟、鲜牛乳各适量。将大小蓟放在鲜牛乳中，泡软后，捣成膏，外敷。（内蒙古《中草药新医疗法资料汇编》）

10. 治妇女干血痨或肝痨，恶寒发热，头疼，形体消瘦，精神短少 新鲜大蓟二两，黄牛肉四两。共入罐内煮烂，天明吃毕后，复熟睡。忌盐。（《滇南本草》）

11. 治热结瘰疬 大蓟根一斤，捣罗为散。每服三钱匕，食后温酒调下，日再服。（《圣济总录》大蓟根散）

12. 治鼻窦炎 鲜大蓟根 90 g，鸡蛋 2～3 枚。二味同煎，吃蛋喝汤。忌吃辛辣等刺激性食物。（《全国中草药新医疗法展览会技术资料选编》）

【临床报道】 1. 治疗乳腺炎 取鲜大蓟根块去泥洗净，阴干，捣烂取其汁液，加入 20% 凡士林搅拌，待 30 min 后即自然成膏。乳房发炎期用上药膏涂在消毒纱布上贴于患部 4～6 h 换药 1 次；乳房化脓期先行局部切口引流，再敷药膏，4 h 换药 1 次，3 d 后改 6 h 换 1 次。共治疗 29 例，其中发炎期 27 例，化脓期 2 例，结果 23 例局部初期炎症 2～3 h 治愈，4 例硬结红肿者，5 d 痊愈，2 例化脓期 1 星期治愈[1]。

2. 治疗肺结核 用干大蓟根 100 g，水煎，每日 1 剂，分 2 次口服（如每剂加瘦肉 30～60 g 或猪肺 30 g 同煎更好），连服 3 个月为 1 个疗程，有效而未愈者可继续连服 2 个疗程。共治疗 26 例，结果痊愈 4 例，好转 17 例，无效 5 例[2]。

【各家论述】 1.《新修本草》：“大小蓟皆能破血，但大蓟兼疗痈肿，而小蓟专主血，不能消肿也。”

2.《本草汇言》：“前人谓为安胎，令人肥健，盖不知何所取义云。”

3.《本草经疏》：“大蓟根，陶云有毒，误也。女子赤白沃，血热所致也；胎因热则不安；血热妄行，溢出上窍则吐衄。大蓟根最能凉血，血热解则诸症自愈矣。”“其性凉血能行，行而带补，补血凉血则荣气和，荣气和故令肥健也。”

4.《本草述》：“大小蓟类以为血药，固然。第如桃仁、红花，皆言其行血破滞，而此味则曰止吐血鼻衄，并女子崩中血下，似乎功在止血也。夫小蓟退热固以止血，而大蓟下气更是止血妙理。盖气之不下者，多由于阴之不降，以致阳亢而不下也。气下则血归经矣，此非气为血先之义欤？夫凉血者多滞，而此乃能行之，又不以降火为行，是从下气以为行也。”

5.《本草新编》：“大蓟，破血止血甚奇，消肿安崩亦效，去毒亦神。但用于初起之血症大获奇功，而不能治久伤之血症也。盖性过于凉，非胃所善，可以降火，而不可以培土故耳。”

6.《本草求真》：“小蓟力微，不如大蓟力迅，只可退热凉血；若大蓟则于退热之中，犹于气不甚伤也。”

7.《本草求原》：“大蓟则以甘先升阴于上，后以苦降阳于下，使虚阳不致上逆，则气下而血自归经，是行而兼补，无论或热或虚皆可从主剂用之。”

8.《本草正义》：“二蓟主治皆以下行导瘀为主，《别录》以大蓟根止吐血鼻衄者，正以下行为顺，而上行之吐衄可止；甄权谓主下血，亦殊未允。”

0185 大箭 dà jiàn （《四川常用中草药》）

【异名】 水泽泻（《贵州中草药名录》），汗枪箭（《浙江药用植物志》）。

【基原】 为泽泻科泽泻属植物窄叶泽泻的全草。

【原植物】 窄叶泽泻 *Alisma canaliculatum* A. Braun

et Bouche

多年生水生或沼生植物。块茎直径 1～3 cm。叶全部基生;叶柄长 10～30 cm;叶片披针形或条状披针形,长 7～22 cm,宽 1～4.5 cm,先端渐尖,基部楔形。花葶连同圆锥花序高 50～100 cm;圆锥花序的分枝和伞形花序的总花梗均轮生,花梗长 2～4 cm;外轮花被片 3,萼片状,内轮花被片 3,花瓣状,白色;雄蕊 6;心皮多数,轮生,柱头比子房短,弯曲。瘦果两侧扁,长 2～3 mm,背部有 1 条深沟。花期6～7月,果期 7～10月。

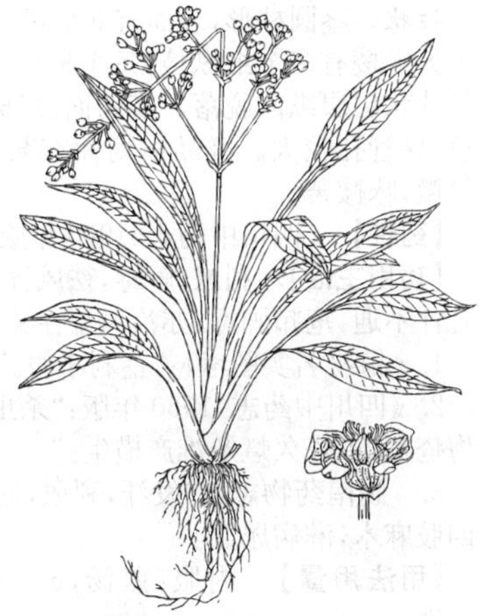
窄叶泽泻

生于沼泽边缘或水沟中。分布于长江流域及其以南各地。

【采收加工】 7～9 月采收,晒干或鲜用。

【药性】 《四川常用中草药》:"性平,味淡、微辛。"

【功用主治】 清热利湿,解毒消肿。主治小便不通,水肿,无名肿毒,皮肤疱疹,湿疹,蛇咬伤。

1.《四川常用中草药》:"清热解毒。治皮肤疮疹,小便不通,水肿,蛇咬伤等症。"

2.《浙江药用植物志》:"渗湿利尿。"

【用法用量】 内服:煎汤,30～60 g;或浸酒。外用:捣敷。

【选方】 1. 治小儿湿疹 鲜窄叶泽泻根捣烂绞汁,外敷患处。(《浙江药用植物志》)

2. 治小便不通 大箭、木通、车前草、海金沙各 9 g。水煎服。

3. 治蛇咬伤 大箭、乌蔹莓根、降龙草、八角莲、黄荆叶各适量,捣烂外敷。(2、3 方出自《万县中草药》)

0186 大丁草 dà dīng cǎo (《纲目》)

【异名】 烧金草(《纲目》),豹子药、苦马菜、米汤菜、鸡毛蒿、白小米菜(《贵州民间药物》),踏地香(《贵州省中医验方秘方》),丁萝卜(《江西草药》),龙根草、翻白叶(《贵州草药》),小火草、臁草(《全国中草药汇编》)。

【基原】 为菊科大丁草属植物大丁草的全草。

【原植物】 大丁草 *Leibnitzia anandria* (L.) Nakai [*Tussilago anandria* L.; *Gerbera anandria* (L.) Sch.-Bip.]

多年生草本。植株有二型:春型株矮小,高 8～20 cm;叶广卵形或椭圆状广卵形,长 2～6 cm,宽 1.5～5 cm,先端钝,基部心形或有时羽裂;头状花序紫红色;舌状花长 10～12 mm;管状花长约 7 mm。秋型植株高大,高 30～60 cm;叶片倒披针状长椭圆形或椭圆状广卵形,长 5～6 cm,宽3～5.5 cm,通常提琴状羽裂,先端裂片卵形,边缘有不规则圆齿,基部常狭窄下延成柄;头状花序紫红色,全为管状花;瘦果有纵条;冠毛污白色或黄棕色。春花期 4～5 月,秋花期 8～11 月。

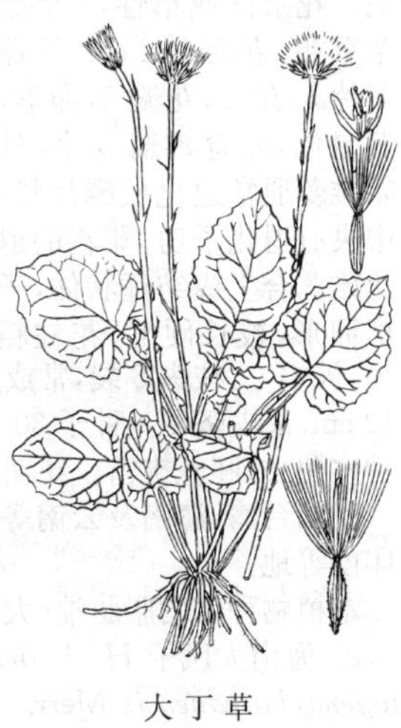
大丁草

生于山坡路旁、林边、草地、沟边等阴湿处。分布于我国南北各地。

【采收加工】 7～9 月采收,鲜用或晒干。

【药材】 大丁草 *Herba Leibnitziae Anandriae* 产我国东南各地。

性状 本品卷缩成团,枯绿色。根茎短,下生多数细须根。基生叶丛生,莲座状;叶片椭圆状宽卵形,先端钝圆,基部心形,边缘浅齿状。花葶长 8～19 cm,有的具白色蛛丝毛,有条形苞叶。头状花序单生,直径 2 cm,小植株花序边缘为舌状花,淡紫红色,中央花管状,黄色,植株仅有管状花。瘦果纺锤形,两端收缩。气微,味辛辣、苦。

鉴别 (1) 根横切面:表皮细胞 1 列,可见多数根毛或其残基。皮层有时可见裂隙(根的较粗部分);内皮层细胞 1 列,凯氏点明显。中柱鞘细胞 1 列。外韧型维管束,韧皮束常为 4～5;初生木质部常为 4～5 原型,次生木质部少量。有髓。

(2) 取本品粗粉 0.5 g,加乙醇 10 ml,浸泡过夜,过滤,滤液于白瓷皿中挥干,滴加 5%香荚醛浓硫酸溶液,放置呈紫红色。取本品粗粉 0.5 g,加乙醇 5 ml,温浸 10 min,滤过,滤液 1 ml,加 3%碳酸溶液 1 ml,在沸水浴中加热 3 min,冰浴冷却,加新配制的重氮试剂 2 滴,显红色。

【成分】 地上部分含香豆素类化合物:5-甲基香豆素-4-O-β-D-吡喃葡萄糖苷(5-methylcoumarin-4-O-β-D-glucopyranoside)[1],大丁双香豆素〔3,3′-methenebi-(4-hydroxy-5-methylcoumarin)〕[2],3,8-二羟基-4-甲氧基香豆素(3,8-dihydroxy-4-methoxycoumarin)[3],5,8-二羟基-7-(4-羟基-5-甲基-3-香豆素基)-香豆素〔5,8-dihydroxy-7-(4-hydroxy-5-methyl-coumarin-3-yl)-coumarin〕[3];又含野樱苷(prunasin)[1],大丁苷(gerberinside)[4],大丁苷元(4-hydroxy-5-methylcoumarin),木犀草素-7-β-D-葡萄糖苷(luteolin-7-β-D-glucoside),大丁纤维二糖苷(5-methylcoumarin-4-cellobioside),大丁龙胆二糖苷(5-methylcoumarin-4-gentiobioside),蒲公英赛醇(taraxerol),β-谷甾醇(β-sitosterol)[2],3,8-二羟基-4-甲氧基-2-氧代-2H-1-苯并吡喃-5-羧酸(3,8-dihydroxy-4-methoxy-2-oxo-2H-1-benzopyran-5-carboxylic acid)[3]。

【药理】 1. 抗菌作用 体外试验(杯碟法),大丁草水煎剂(10%～50%),大丁苷和苷元(5×10^{-4}～2×10^{-3}),大丁草成分Ⅰ、Ⅱ、Ⅲ、Ⅵ、Ⅸ区以及乙醇提取物中分离的结晶 5-甲基-香豆素-4-O-D-葡萄糖苷对金黄色葡萄球菌、铜绿假单胞菌等均显示有不同程度的抗菌活性[1～4]。

2. 对网状内皮系统吞噬作用的影响 大丁苷 20～56 mg/kg腹腔注射能增加家兔及小鼠网状内皮系统的吞噬功能[1]。

毒性 大丁苷给小鼠腹腔注射 200～500 mg/kg,3 d 内无死亡,给家兔静注 20 mg/kg,每日 2 次,7 d 后血液、肝肾功能未见异常[1]。

【药性】 苦,寒。

1.《贵州民间药物》:"苦,温,无毒。"

2.《江西草药》:"性寒,味苦,有小毒。"

3.《河北中草药》："苦、甘、涩，寒。"

【功用主治】 清热利湿，解毒消肿。主治肺热咳嗽，湿热泻痢，热淋，风湿关节痛，痈疖肿毒，臁疮，虫蛇咬伤，烧烫伤，外伤出血。

1.《贵州民间药物》："治风湿麻木。"

2.《江西草药》："清热解毒，消肿散结。"

3.《贵州草药》："驱风除湿，止咳喘，解毒。"

4.《北方常用中草药手册》："能消炎，解毒，利水。治尿路感染，浮肿，乳痈，疔疮，淋巴结结核，无名肿毒，鲜品捣烂外敷，可治毒蛇咬伤。"

5.《四川中药志》1982 年版："清热利湿，解毒消肿，止咳，止血。主治湿热泻痢，热淋，下肢关节红肿疼痛，肺热咳嗽，烧烫伤，外伤出血。"

6.《中国民族药志》："消食化积，行气止痛，清热解毒，止痢。"

【用法用量】 内服：煎汤，15～30g；或泡酒。外用：捣敷。

【选方】 1. 治慢性肠炎 大丁草、仙鹤草各 15 g。煎服。每日 2 次，1～2 d 为 1 个疗程。(《中国民族药志》)

2. 治湿热泻痢 大丁草、铁苋、三棵针各 15 g。水煎服。

3. 治肺热咳嗽 大丁草、兔耳草(毛大丁草)、桑白皮各 15 g。水煎服。(2、3 方出自《四川中药志》1982 年版)

4. 治毒蛇咬伤 丁萝卜(鲜)适量，雄黄少许，捣烂，加口涎调匀，敷伤口周围。另用丁萝卜根(鲜)9 g 嚼烂，冷开水送服。(《江西草药》)

5. 治外伤出血 ①大丁草适量。研末，撒伤口。(《全国中草药汇编》 ②大丁草、马兰叶、白及各等分。研末，撒布患处。(《四川中药志》1982 年版)

6. 治风湿麻木 豹子药 30 g。泡酒服，适量。(《贵州草药》)

0187 大木通 dà mù tōng (《植物名实图考》)

【异名】 接骨丹(《植物名实图考》)，白头公公(《陕西中草药》)，黄藤通、丝瓜藤(《湖南药物志》)，银叶铁线莲(《秦岭植物志》)。

【基原】 为毛茛科铁线莲属植物粗齿铁线莲的茎藤。

【原植物】 粗齿铁线莲 *Clematis argentilucida* (Lévl. et Vant.) W. T. Wang [*C. grata* Wall. var. *grandidentata* Rehd. et Wils.]

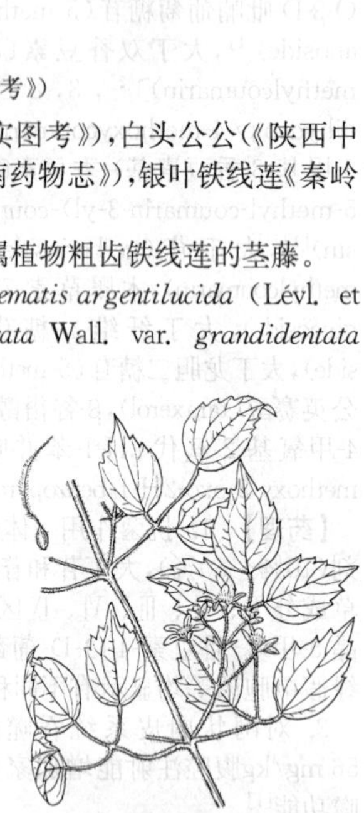

粗齿铁线莲

落叶藤本。小枝密生白色短柔毛，老时外皮剥落。叶对生，一回羽状复叶；叶柄长 3.5～6.5 cm；小叶通常 5 枚，小叶片卵形或椭圆状卵形，长 5～10 cm，宽 3.5～6.5 cm，先端渐尖，基部圆形、宽楔形或微呈心形，常有不明显 3 裂，边缘有粗大锯齿状牙齿，两面被短柔毛，有时较疏。腋生聚伞花序，常有 3～7 朵花；萼片 4，开展，直径 2～3.5 cm，白色，近长圆形；花瓣无；雄蕊多数，无毛；心皮多数，被柔毛。瘦果扁卵圆形；宿存花柱羽毛状，长达 3 cm。花期 5～7 月，果期 7～10 月。

生于海拔 450～3 200 m 的山坡或山沟灌木丛中。分布于河北、山西、安徽南部、浙江北部、河南、湖北、湖南、四川、贵州、云南、陕西南部、甘肃南部和东部。

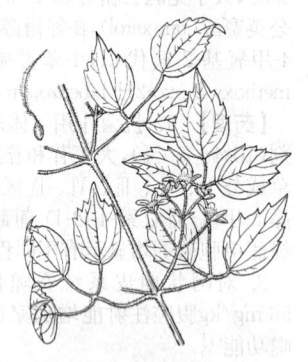

【采收加工】 全年均可采收，除去枝叶及粗皮，切成小段，晒干。

【药材】 大木通 *Caulis Clematidis Argentilucidae* 产于四川、湖南、陕西等地。

性状 茎圆柱形，表面有 6 个粗大的纵棱和 6 个纵槽，每个大纵棱有多个细纵棱，每个槽中有 2 个细纵棱。粗皮呈长片状层层纵向脱落。横切面皮部有 6 处内陷，木部黄白色，导管孔较大。鲜品横切面有灰黑色或灰黄色胶质物。气微，味微苦。

【药性】《四川中药志》1960 年版："性平，味涩，无毒。"

【功用主治】 利尿，解毒，祛风湿。主治小便不利，淋病，乳汁不通，疮疖肿毒；亦治风湿性关节疼痛，肢体麻木。

1.《植物名实图考》："茎利小便。"

2.《四川中药志》1960 年版："杀虫解毒。治失音声嘶，杨梅疮毒，虫疮久烂及难产横生。"

3.《湖南药物志》："发汗，利尿，通窍。治风湿性关节痛，四肢麻木，淋病尿血。"

【用法用量】 内服：煎汤，6～12g。外用：捣敷；或煎汤洗。

【宜忌】 孕妇慎用。

【选方】 1. 治淋病尿血 黄藤通、车前草各 9～15 g，水煎，兑白糖服。(《湖南药物志》)

2. 治疮毒 鲜大木通，捣绒外敷。(《成都中草药》)

0188 大风子 dà fēng zǐ (《本草衍义补遗》)

【异名】 大枫子(《品汇精要》)，麻风子(《全国中草药汇编》)，驱虫大风子(《台湾药用植物志》)。

【基原】 为大风子科大风子属植物大风子、海南大风子的成熟种子。

【原植物】 1. 大风子 *Hydnocarpus anthelminticus* Pierre

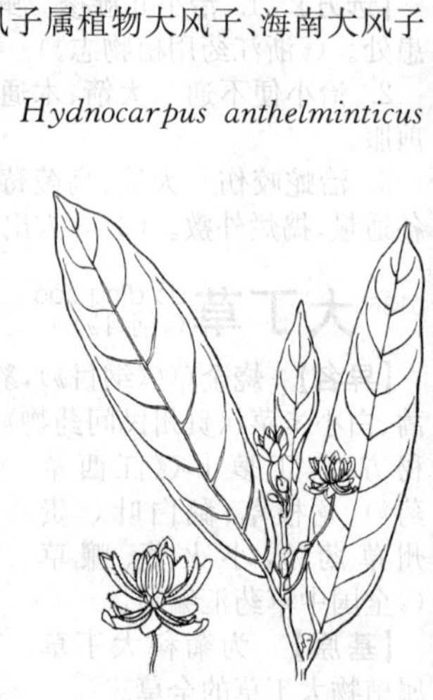

大风子

常绿乔木。树干直立，枝伸长。叶革质，互生；叶柄长 0.6～3 cm；叶片长椭圆形或椭圆状披针形，长 10～30 cm，宽 3～7 cm，先端钝尖，基部钝圆，全缘，两面无毛。花杂性或单性，1 至数朵簇生，花径约 2 cm；雄花萼片 5，卵形，花瓣 5，卵形，黄绿色，能育雄蕊 5 个，外轮雄蕊通常退化成鳞片状，中央有退化子房；雌花的退化雄蕊合生成纺锤状体，子房卵形，被长硬毛，花柱粗短，被柔毛，柱头 5 裂，常成冠状反卷。浆果球形，直径 6～12 cm，果皮坚硬。种子 30～50 颗，卵形，略呈多角体状，外种皮角质，胚乳丰富。花期 1～3 月。

我国台湾、海南及云南等地有栽培。原产东南亚地区及印度等地。

本植物种仁的脂肪油(大风子油)亦供药用，另设专条。

2. 海南大风子 *H. hainanensis* (Merr.) Sleum [*Taraktogenos hainanensis* Merr.]

乔木，高6～9 m。叶互生；叶柄长约1.5 cm；叶纸质或薄革质，长椭圆形，长8～14 cm，宽3～6 cm，先端急短尖而钝头，基部楔形，全缘或具不规则的浅波状锯齿。总状花序腋生；雄花：密集，萼片4，椭圆形，花瓣4，肾状卵形，边缘有缘毛，雄蕊12，花丝疏被短柔毛，花药呈圆形；雌花：花被与雄花的相似而略大，退化雄蕊约15，子房卵状椭圆形，密被黄色绒毛，1室，侧膜胎座5个，胚珠多数，柱头3裂。浆果球形，直径4～7 cm，密被褐色柔毛，果皮革质。内含种子约20颗，略呈三角状卵形，长约1.5 cm。花期4～9月，果期5～10月。

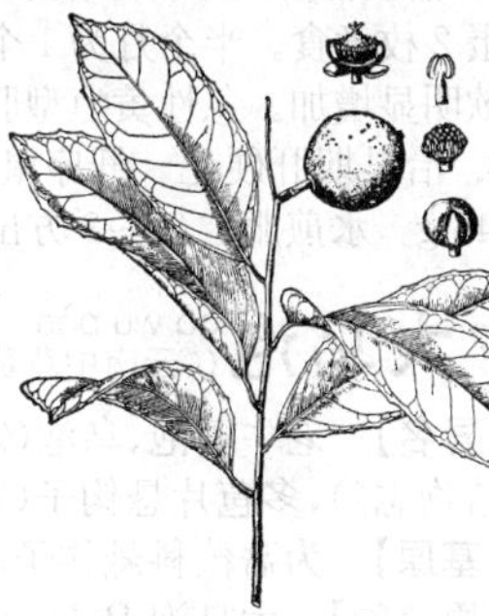
海南大风子

生于山地疏林的半阴处及石灰岩山地林中。分布于海南、广西等地。

【采收加工】 4～6月或10～12月，采摘成熟果实，摊放至果肉软化，去果皮，取种子，洗净，晒干。

【药材】 大风子 *Semen Hydnocarpi Anthelmintici* 主产于泰国、越南，以及印度尼西亚、印度、柬埔寨等国。海南大风子 *Semen Hydnocarpi Hainanensis* 产于海南、广西。

性状 大风子 种子略呈不规则卵圆形，或带3～4面体形，稍有钝棱；长1～2.5 cm，直径1～2 cm。表面灰棕色至黑棕色，较小一端有凹纹射出至种子1/3处，全体有细的纵纹。种皮坚硬，厚1.5～2 mm，内表面浅黄色至黄棕色，与外表面凹纹末端相应处有一棕色圆形环纹。种仁外被红棕色或黑棕色薄膜，较小一端略皱缩，并有一环纹，与种皮内表面圆形环纹相吻合。胚乳肥大，乳白色至淡黄色，富油质；子叶2枚，浅黄色或黄棕色，心脏形；下接圆柱形胚根。气微，味淡，有油性。

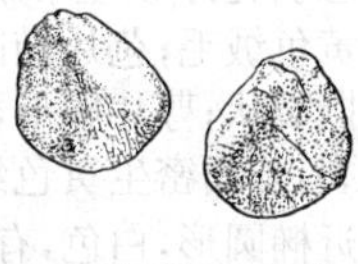
大风子(种子)外形

海南大风子 种子略呈四面体，一面隆起，三面稍平坦；长1～2 cm，宽0.5～1 cm。表面灰黄白色至灰棕色，有多数隆起的纵脉纹，种脐位于种子的一端。种皮硬而脆，厚0.5 mm，易碎。种仁不规则长卵形，外被暗紫褐色薄膜，具微细皱纹；胚乳黑棕色，子叶心脏形稍尖，色较浅。

鉴别 种子横切面 大风子 种皮全为石细胞，外层2～3列类圆形或多边形，排列不甚整齐，壁较厚，有孔沟，含少数草酸钙棱晶；中层为较厚的长条状石细胞层，径向紧密排列，彼此重叠，胞腔呈线缝状，沟纹细密；内层为10余列切向排列的长条形或一端稍尖，另端稍膨大的石细胞，胞腔稍大或呈线缝状，孔沟明显。种仁外侧为4～5列红棕色扁平细胞，其内为胚乳组织，内含脂肪油等物质。

海南大风子 种皮全为石细胞，外层3～5列类圆形或类方形，壁厚薄不一，有的含草酸钙棱晶；中层为2列长条形石细胞，径向排列，两端稍尖；内层为10余列石细胞，类圆形、椭圆形或梭形，壁厚薄不一，有的含草酸钙棱晶，孔沟明显，排列较疏松。种仁外为3～5列含棕色色素的细胞，内为胚乳组织。

【成分】 大风子种子含糖苷类：乙基-β-D-呋喃果糖苷(ethyl-β-D-fructofuranoside)[1]，异叶大风子腈苷(taraktophyllin)，表异叶大风子腈苷(epivolkenin)[2]；有机酸：环戊烯脂肪酸(cyclopentenylfatty acid)[3]，大风子油酸(chaulmoogric acid)，次大风子油酸(hydnocarpic acid)，硬脂酸(stearic acid)，棕榈酸(palmitic acid)[4]，阿立普酸(alepric acid)，阿立普诺酸(aleprolic acid)，阿立普里酸(aleprylic acid)[5]，阿立普里斯酸(aleprestic acid)[6]。

【药理】 抗菌作用 大风子水浸液在试管内可抑制奥杜盎小芽胞癣菌，它所含的阿立普里斯酸为治疗麻风病的有效成分，但毒性较大[1]。

【药性】 辛，热，有毒。归肝、脾经。

1.《纲目》："辛，热，有毒。"

2.《本草经疏》："味辛、苦，气热有毒。"

3.《本草汇言》："味辛、甘，气热有毒。"

4.《本草求真》："入肝、脾。"

5.《本草再新》："入肝、脾、肾三经。"

【功用主治】 祛风燥湿，攻毒杀虫。主治麻风，杨梅疮，疥癣，酒齄鼻，痤疮。

1.《纲目》："主治风湿疥癞，杨梅诸疮，攻毒杀虫。"

2.《医林纂要》："行痰，杀虫，劫毒。用霜亦可劫顽痰，行积水。"

3.《得配本草》："行水破血。"

4.《药性考》："性能杀虫，治癣极速，疥疯蛇癞，杨梅皴裂，最宜外用。"

5.《中国药用植物图鉴》："有燥湿杀虫功用，治麻风病、牛皮癣、风湿痛及(霉)毒、结核等症。"

6. 南药《中草药学》："祛风燥痰，攻毒杀虫。"

【用法用量】 外用：捣敷；或煅存性研末调敷。内服：入丸、散，一次量0.3～1 g。

【宜忌】 本品性毒烈，一般只作外用，内服宜慎。必须作内服剂用时，当稀释于复方中用，并不得过量或持续服用。外用也不得过量或久用。阴虚血热、胃肠炎症、目症患者均忌服。本品中毒时可出现头晕、头痛、胸腹痛、恶心、呕吐、四肢乏力、全身发热感，严重时可出现溶血、蛋白尿及管型、肝脂肪变性等症状。

1.《本草经疏》："性热而燥，伤血损阴，不宜多服用之。"

2.《本草求真》："烈毒之性，不可多服。惟用外敷，不入内治。"

3.《本草求原》："须用纹银煎三日夜，去其浮油，以杀其毒，否则燥痰而伤血，多服必致失明。"

【选方】 1. 治大风癞 大风子不拘多少，烧存性，研细罗过，与轻粉等分。用麻油调敷疮上，极妙。如湿只干掺之。(《普济方》引《经验良方》)

2. 治疥疮 羊尾子油二片，大风子二十个(去皮)，白硫黄一钱，楂肉三十个(去尖)。上合做一处捣烂，生绢布袋装。每日掌在手中闻。(《普济方》)

3. 治风疮燥痒，疥癣 大风子肉半两，轻粉、枯矾各少许。上捣为膏，擦疮上。(《证治准绳》枫实膏)

4. 治癣遍身及面 大风子、槟榔各五钱，硫黄三钱。醋煎滚调搽。(《仙拈集》三仙散)

5. 治男妇头痛，不论偏正新久，但夏月欲重绵包裹者 闹杨花(净末)一钱，槿树花(净末)一钱，大风子(白肉去油)五分。共研。每服六分，葱酒调服，洗浴发汗自愈。(《外科正宗》)

【各家论述】 1.《本草汇言》："大风子肉捣膏，擦风癞疥癣诸疮之药也。此物质润性燥，濒湖方治疮疥仅供外涂，能润皮肤，杀虫止痒，不堪服食。粗工述庸人语，每治大风癞疾，与苦参同用，作丸服，殊不察此性燥、热劣，有损液闭痰之虞，而伤血分，至有风癞未愈而先失明者。用之外涂，其功不可没也。”

2.《本草经疏》：“禀火金之气以生，故其味辛、苦，气热，有毒。辛能散风，苦能杀虫燥湿，温热能通行经络。世人用以治大风疠疾及风癣疥癞诸疮，悉此意耳。”

0189 大风药 dà fēng yào（《湖南药物志》）

【异名】 叶青、纤序鼠李（《湖南药物志》），皂布叶（《广西药用植物名录》）。

【基原】 为鼠李科鼠李属植物尼泊尔鼠李的根、茎。

【原植物】 尼泊尔鼠李 *Rhamnus nepalensis*（Wall.）Laws.［*Ceanothus napalensis* Wall.；*R. paniculiflorus* Schneid.］

直立或藤状灌木。枝无刺，幼枝被短柔毛，后脱落，小枝具多数明显的皮孔。叶互生；叶柄长 1.2～2 cm，无毛；叶片厚纸质或近革质，大小异形，小叶近圆形或卵圆形，长 2～5 cm，宽 1.5～2.5 cm；大叶宽椭圆形或椭圆状长圆形，长 6～17（～20）cm，宽 3～10 cm，先端圆形，渐尖，基部圆形，边缘具钝锯齿，上面深绿色无毛，下面仅脉腋被簇毛。腋生聚伞总状花序或下部有短枝的聚伞圆锥花序，长达 12 cm，花序轴被短柔毛；花单性，雌雄异株，5 基数；萼片长三角形；花瓣匙形；雌花的子房球形，3 室。核果倒卵状球形，基部有宿存的萼筒，具 3 分核。种子 3 颗。花期 5～9 月，果期 8～11 月。

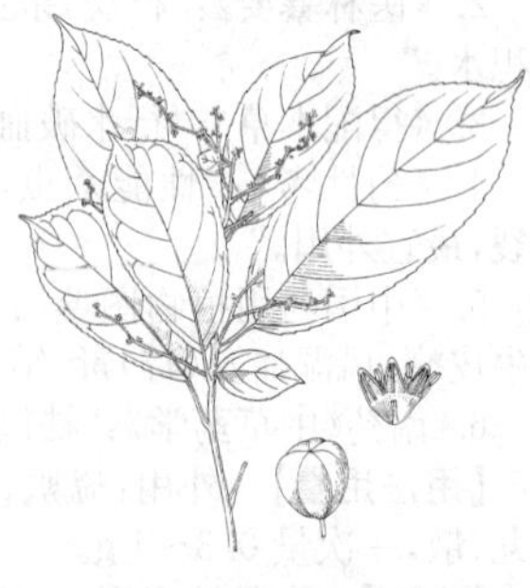

尼泊尔鼠李

生于海拔 1 800 m 以下的疏或密林中，或灌丛中。分布于西南及浙江、福建、江西、湖北、湖南、广东、广西、海南、西藏，台湾有引种。

本植物的叶（大风药叶）亦供药用，另设专条。

【采收加工】 5～8 月采茎，切段，晒干。9～10 月采根，切片，晒干。

【成分】 全株含蒽醌类化合物：大黄素（emodin），大黄素甲醚（physcion）；黄酮类化合物：鼠李素（rhamnetin），鼠李柠檬素（rhamnocitrin），鼠李素-3-O-α-L-吡喃鼠李糖基（1→2）-O-α-L-吡喃鼠李糖基（1→6）-β-D-吡喃半乳糖苷〔rhamnetin-3-O-α-L-rhamnopyranosyl（1→2）-O-α-L-rhamnopyranosyl（1→6）-β-D-galactopyranoside〕，鼠李柠檬素-3-O-α-L-吡喃鼠李糖基（1→3）-O-α-L-吡喃鼠李糖基（1→6）-β-D-吡喃半乳糖苷〔rhamnocitrin-3-O-α-L-rhamnopyranosyl（1→3）-O-α-L-rhamnopyranosyl（1→6）-β-D-galactopyranoside〕。还含 β-谷甾醇（β-sitosterol），羽扇脂醇（lupeol），β-谷甾醇-β-D-葡萄糖苷（β-sitosterol-β-D-glucoside）等[1]。

【药性】《湖南药物志》：“微甘，涩，平。”

【功用主治】《湖南药物志》：“祛湿，消水。主治风湿关节痛，慢性肝炎，早期肝硬化腹水。”

【用法用量】 内服：煎汤，10～30 g。

【选方】 1. 治风湿关节痛 纤序鼠李根 15～30 g。水煎服。

2. 治慢性肝炎 纤序鼠李根、茎 30～60 g。水煎服，或加鸡蛋 2 枚煮食。半个月为 1 个疗程，停数日后可再服。服后食欲明显增加。急性黄疸型肝炎加阴行草、田基黄各 30 g。

3. 治早期肝硬化 纤序鼠李根、茎 50 g，田基黄、半边莲各 45 g。水煎服。（1～3 方出自《湖南药物志》）

0190 大乌泡 dà wū pào（《云南中草药》）

【异名】 老牛黄泡、乌泡（《云南中草药》），大红黄泡（《中国植物志》），多苞片悬钩子（《广西植物名录》）。

【基原】 为蔷薇科悬钩子属植物大乌泡的根或全株。

【原植物】 大乌泡 *Rubus multibracteatus* Lévl. et Vant.

灌木，高 2～3 m。茎粗壮，密被黄色绒毛和散生极短弯刺。单叶互生；叶柄长 3～6 cm，密被黄柔毛；托叶条裂；叶片革质，近圆形，直径 5～16 cm，掌状 7～9 浅裂，裂片常 2 浅裂或又有缺裂，先端圆钝或急尖，基部心形，边缘有不整齐锯齿，上面有短毛和密集的小凸起，下面密被黄色绒毛。圆锥花序或总状花序顶生和腋生，密生黄色绒毛；苞片椭圆形，边缘撕裂状；萼片卵形，先端常多裂，外面密生黄色绒毛；花瓣近椭圆形，白色，有爪；雄蕊多数；心皮多数，着生于凸起花托上。聚合果球形，上生多数红色浆果状小核果。花期 4～6 月，果期 8～9 月。

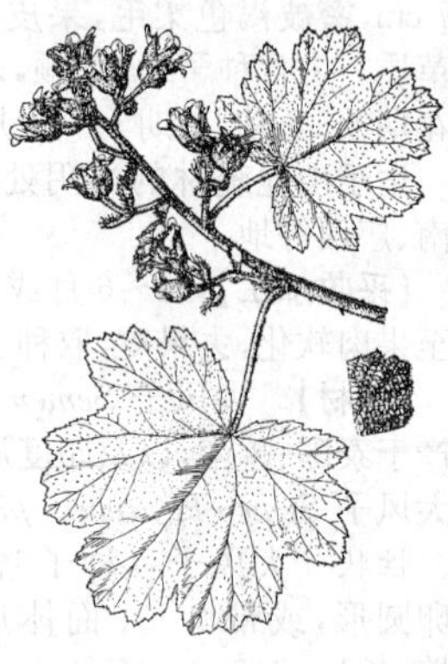

大乌泡

生于海拔 700～2 500 m 的山坡及沟谷阴处灌木林内或林缘及路边。分布于广东、广西、云南、贵州。

【采收加工】 9～12 月采挖根，切片，晒干。全年可采全株，晒干。

【成分】 果实含氨基酸：天冬氨酸，苏氨酸，丝氨酸，谷氨酸，甘氨酸，丙氨酸，胱氨酸，缬氨酸，甲硫氨酸，异亮氨酸，亮氨酸，酪氨酸，苯丙氨酸，赖氨酸，组氨酸，精氨酸及脯氨酸[1]。

【药性】 苦、微涩，凉。

1.《云南中草药》：“涩，苦，凉。”

2.《全国中草药汇编》：“苦，凉。”

【功用主治】 清热，止血，祛风湿。主治感冒发热，咳嗽咯血，鼻衄，月经不调，外伤出血，痢疾，腹泻，脱肛，风湿痹痛。

1.《云南中草药》：“清热解毒，祛风活络，止血止痛。治感冒、高热、咳嗽带血、风湿关节痛、月经提前、腹泻、肠胃炎、痢疾、脱肛、外伤出血。”

2.《全国中草药汇编》：“清热利湿。主治咯血，衄血，风湿骨痛，骨折。”

【用法用量】 内服：煎汤，10～30 g。外用：捣敷或研末敷。

【选方】 治外伤出血 用（大乌泡）叶研末撒于患处。（《云南中草药》）

0191 大叶藜 dà yè lí（《全国中草药汇编》）

【异名】 血见愁（《东北药用植物志》），杂灰菜（《黑龙江常用中草药手册》），八角灰菜（《东北常用中草药手册》），大叶灰菜（《长白山植物药志》）。

【基原】 为藜科藜属植物杂配藜的全草。

【原植物】 杂配藜 *Chenopodium hybridum* L.

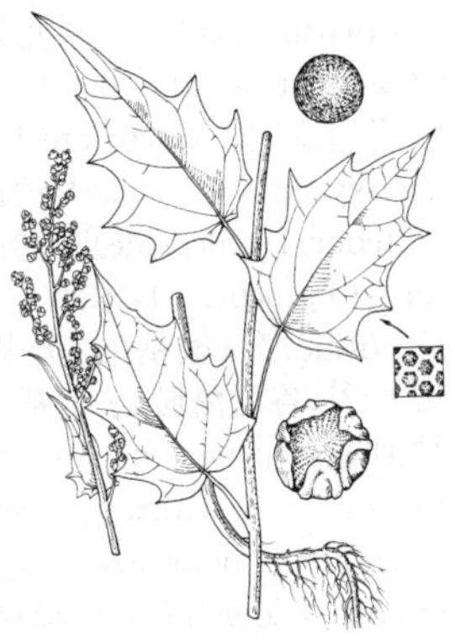

杂配藜

一年生草本，高 30～120 cm。茎直立，粗壮，单一或上部分枝，具淡黄色或紫色条纹，无毛。单叶互生；叶柄长 2～7 cm；叶片卵形、宽卵形或三角状卵形，长 4～15 cm，宽 2～12 cm，先端急尖或渐尖，基部微心形或近截形，边缘有不规则波状浅裂，裂片 2～3 对，不等大，无毛；上部叶较小，叶片多呈三角状戟形。疏散的大圆锥花序顶生或腋生，花两性或兼有雌性；花被 5 裂；雄蕊 5。胞果薄膜质，双凸镜形。种子扁圆形，黑色。花期 7～8 月，果期 8～9 月。

生于村边、菜地及林缘草丛中。分布于华北、东北、西南、西北及江苏、浙江、山东等地。

【采收加工】 6～8 月割取带花、果全草，鲜用或切碎晒干。

【药材】 大叶藜 *Herba Chenopodii Hybridi* 产于东北、华北、西北、西南及江苏、浙江、山东等地。

性状 全草黄绿色。茎粗壮，具深纵棱。叶多皱缩破碎，完整叶展平后三角状卵形或卵形，边缘掌状浅裂或全缘。小花成团。胞果宿存膜质花被，灰绿色，顶端 5 裂。胞果果皮膜质，有白色斑点。种子扁圆形，黑色，无光泽，表面具明显的圆形深洼或凹凸不平。气微，味微苦。

鉴别 粉末特征：灰黄绿色。上表皮细胞垂周壁波状弯曲，下表皮细胞垂周壁细胞平直，多角形；气孔不定式，偶有不等式。花被片腺毛，头部圆球形，单细胞，内含黄棕色油状物，柄 1～2 个细胞，较细。花被片薄壁细胞含草酸钙簇晶。种皮细胞表面观呈多角形，排列紧密，红棕色，具放射状突起的花纹；横切面观呈细胞长条形，排列成栅栏状，表面有横向纹理。扫描电镜下，果皮纹饰呈放射状排列。花粉粒表面小刺常分布于孔间区中央，孔边缘较少。

【成分】 全草含槲皮素（quercetin）等[1]。

【药性】 《东北常用中草药手册》："甘，平。"

【功用主治】 调经止血，解毒消肿。主治月经不调，崩漏，吐血，衄血，咯血，尿血，血痢，便血，疮疡肿毒。

1. 《东北药用植物志》："止血。"

2. 《黑龙江常用中草药手册》："治便血、衄血、子宫出血。茎叶捣烂，敷疔疮肿毒，干叶煎水含口中，治龋齿疼痛，又治咽峡炎，皮痒疥癣等症。"

3. 《东北常用中草药手册》："通经，活血，止血。主治月经不调，崩漏，肺结核咯血，尿血。"

【用法用量】 内服：煎服，3～9 g；或熬膏。外用：捣敷。

【选方】 1. 治月经不调 大叶藜全草。熬膏，每次服 3～6 g，早晚服。（《内蒙古中草药》）

2. 治崩漏 大叶藜、蒲黄炭各 9 g，藕节 15 g。水煎服。（《青海常用中草药手册》）

3. 治吐血，衄血 大叶藜、白茅根各 30 g。水煎服。（《内蒙古中草药》）

4. 治尿血 血见愁 9 g。煎水，冲百草霜 1.5 g，每日服 2 次。（《吉林中草药》）

0192 大叶藤 dà yè téng（《广西本草选编》）

【异名】 越南大叶藤（《广西植物名录》），奶汁藤、假黄藤（《广西本草选编》），黄藤子（《云南种子植物名录》）。

【基原】 为防己科大叶藤属植物大叶藤的根或茎。

【原植物】 大叶藤 *Tinomiscium tonkinense Gagnep.*［*T. petiolare* Hook. f. et Thoms.］

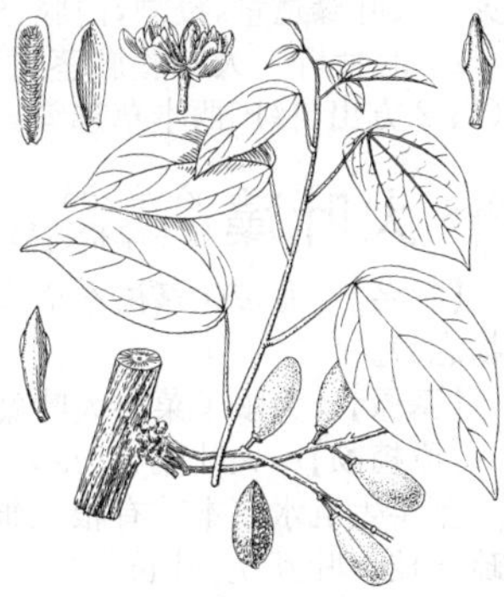

大叶藤

木质大藤本。茎枝折断有白色乳汁，鲜叶折断有胶丝相连；茎有不规则的纵裂沟纹，嫩枝被紫红色绒毛。叶纸质至薄革质，阔卵形或卵形，长 9～25 cm，宽 6～15 cm，先端短渐尖或急尖，基部近截平或微心形，上面深绿色，有光泽，下面淡绿色，干时上面有波状皱纹，掌状脉常 5 条。总状花序多个簇生于老茎或无叶的老枝上，常下垂，长 7～35 cm，被紫红色绒毛；花单性异株，白色至浅绿色；雄花萼片 9；花瓣 6，舟状；雄蕊 6，花丝肥厚。核果长圆形，橙黄色。

生于深山密林中或石灰岩山坡林中。分布于广西南部、云南南部和东南部。

【采收加工】 7～10 月采收，切段，鲜用或晒干备用。

【药材】 大叶藤 *Radix seu Caulis Tinomiscii Tonkinensis* 产于广西、云南。

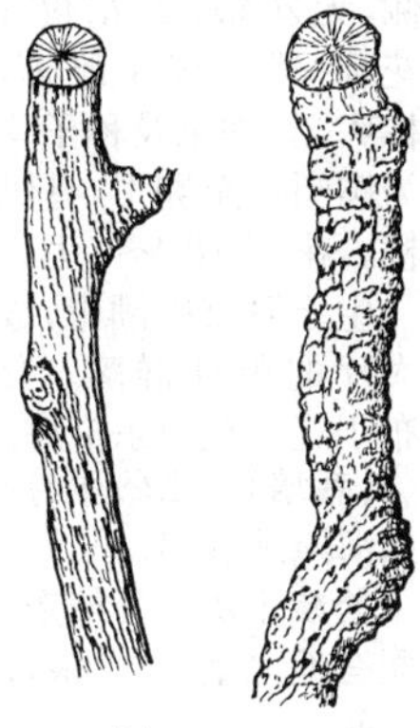

(1) (2)

大叶藤（根、茎）外形

(1) 茎 (2) 根

性状 根圆柱形，直或稍弯。表面棕黄色或浅棕色，具不规则纵向沟纹。质硬，断面灰黄色，有放射状纹理和小孔，皮部易破裂。气微，味苦。

茎圆柱形，少数略弯。表面灰棕色，具粗纵棱，节处隆起。质硬，断面放射状纹理较根部密而明显。

鉴别 （1）根横切面：木栓层为 20 余列木栓细胞。皮层薄壁细胞含淀粉粒和草酸钙小棱晶。中柱鞘为断续的石细胞环，外侧伴有少数纤维束。射线宽广。韧皮部呈半月形；木质部导管多为单个，少数两个相连。

（2）取本品粗粉 2 g，用乙醇回流 1 h，乙醇液浓缩至膏状，加 2%盐酸捏溶，滤过。取滤液 1 ml，滴加改良碘化铋钾试液，产生红棕色沉淀（检查生物碱）。

【成分】 大叶藤含脂肪酸：二十六烷酸（hexacosanoic acid），棕榈酸（palmitic acid），α-羟基-三十碳-6-烯酸十三碳醇酯（tridocanyl-α-hydroxytriacont-6-encate）；甾醇及其苷：β-谷甾醇（β-sitosterol），胡萝卜苷（daucosterol）[1]。又含木兰花碱（magnoflorine）。

茎含1-甲氧基-3-羟基-6-甲基蒽醌（1-methoxy-3-hydroxy-6-methylanthraquinone），香草酸（vanillic acid），丁香酸（syringic acid），β-谷甾醇及左旋四氢非洲防己碱（tetrahydrocolumbamine）[2]。

【药性】《广西本草选编》："藤茎，味辛、微苦，性微温。"

【功用主治】《广西本草选编》："壮筋骨，活血通络。主治风湿痹痛，小儿麻痹后遗症，肥大性脊椎炎，骨折。"

【用法用量】 内服：煎汤，9～15 g；或浸酒。外用：研末调敷或外搽。

【选方】 1. 治风湿痹痛，小儿麻痹后遗症，肥大性脊椎炎　大叶藤适量，浸酒，内服，外搽。

2. 治骨折　大叶藤藤茎适量，研粉，调酒煮热，敷患处。（1、2方出自《广西本草选编》）

0193 大叶藻 dà yè zǎo（《本草拾遗》）

【异名】 海带（《嘉祐本草》），海马蔺、海草（《东北药用植物志》）。

【基原】 为眼子菜科大叶藻属植物大叶藻的全草。

【原植物】 大叶藻 *Zostera marina* L.

多年生沉水草本。有根状匍匐茎，节上生须根；茎细，有疏分枝。叶互生；叶长条形，长30～50 cm，宽3～5 mm，先端钝圆，全缘，有5脉；托叶膜质，与叶基分离。肉穗花序初时包于佛焰苞内，花序轴扁平，叶状，长3～4 cm，贴生于佛焰苞上；花小，雌雄花交互排列于花序轴两侧，无花被；雄花仅1花药；雌花仅1雌蕊，柱头2。瘦果及种子均为椭圆形至卵形，有纵棱。花、果期4～7月。

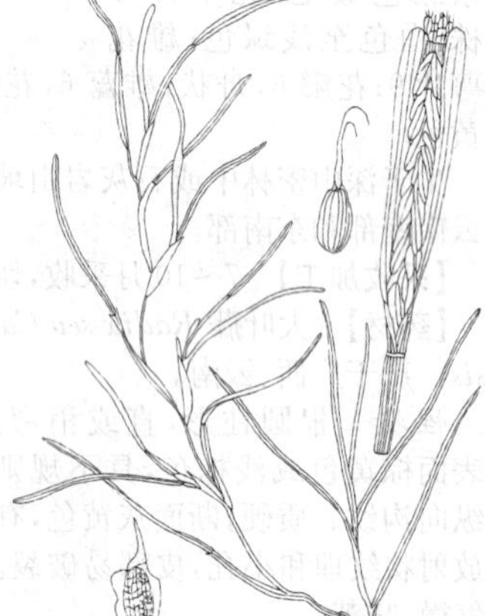
大叶藻

生于海滩中潮带，成大片的单种群落。分布于辽宁至山东沿海。

【栽培】 生物学特性　喜寒冷湿润气候，耐盐碱。宜选择海滩地栽培。

繁殖方法　分株繁殖。春季将老植株挖起，分成数蔸，每蔸有地上茎2～3根，按行株距30 cm×20 cm开穴，每穴栽1蔸。

田间管理　栽活后勤拔除杂草，一般不施肥。天旱时注意灌水。

【采收加工】 5～10月采收，鲜用或晒干。

【药材】 大叶藻 *Herba Zosterae Marinae*　主产于辽宁、山东等地。

性状　本品呈细长带状，全缘。常皱缩或卷曲，多碎断，直径2～8 mm，薄如纸。表面棕绿色至棕色，上有类白色盐霜。质脆，折断面有细毛样纤维。气微臭，味咸。

【成分】 全草含黄酮硫酸酯类化合物：木犀草素-7-硫酸酯（luteolin-7-sulphate），香叶木素-7-硫酸酯（diosmetin-7-sulphate），芹菜素-7-硫酸酯（apigenin-7-sulphate），金圣草素-7-硫酸酯（chrysoeriol-7-sulphate），木犀草素-7，3′-二硫酸酯（luteolin-7，3′-disulphate）；酚酸及其酯：对-香豆酸（*p*-coumaric acid），阿魏酸（ferulic acid），咖啡酸（caffeic acid），香草酸（vanillic acid），没食子酸（gallic acid）[1]，迷迭香酸（rosmarinic acid）[2]，原儿茶酸（protocatechuic acid），龙胆酸（gentisic acid），4-羟基苯甲酸（4-hydroxybenzoic acid），邻-焦儿茶酸（*o*-pyrocatechuic acid），对磺酸桂皮酸（*p*-sulphooxycinnamic acid）[1]；黄酮糖苷：木犀草素7-葡萄糖苷（luteolin 7-glucoside）[3]，香叶木素-7-O-葡萄糖苷（diosmetin-7-O-glucoside），木犀草素-7-O-葡萄糖苷（luteolin-7-O-glucoside）[4]；氨基酸：天冬氨酸，谷氨酸，甘氨酸[5]，丙氨酸[5, 6]，谷氨酰胺，γ-氨基丁酸[6]；糖脂：单半乳糖基二脂酰甘油（monogalactosyldiacylglycerol），二半乳糖基二脂酰甘油（digalactosyldiacylglycerol），磺酸基异鼠李糖基二脂酰甘油（sulfoquinovosyldiacylglycerol）；磷脂：磷脂酰胆碱（phosphatidylcholine），磷脂酰乙醇胺（phosphatidylethanolamine）及N-脂酰基磷脂酰乙醇胺（N-acylphosphatidylethanolamine）等。组成糖脂及磷脂的脂肪酸主要有：亚油酸（linoleic acid），α-亚麻酸（α-linolenic acid），十六碳三烯酸（hexadecatrienoic acid）及大于或等于二十碳的长链饱和脂肪酸[7]。

叶和根茎含有钠、钾、钙、镁、锰、铁、锌、铜、铅、镉[8]、砷、硒、溴、碘、氯、汞和金等元素[9]。

【药理】 抑菌作用　用乙醚从海带（大叶藻）中提出的一种成分对结核杆菌有抑制作用[1]。

【药性】 咸，寒。

1.《品汇精要》："味苦、咸，性寒，泄。气薄味厚，阴也。无毒。"

2.《玉楸药解》："味咸，性寒。入足太阳膀胱经。"

3.《随息居饮食谱》："咸甘、凉。"

【功用主治】 清热化痰，软坚散结，利水。主治瘿瘤结核，疝瘕，水肿，脚气。

1.《嘉祐本草》："催生，治妇人及疗风，亦可作下水药。"

2.《本草图经》："下水速于海藻。"

3.《纲目》："治水病，瘿瘤，功同海藻。"

4.《玉楸药解》："行痰泻火，消瘿化瘤，清热软坚，化痰利水。治鼓胀瘿瘤，与昆布、海藻同功。"

5.《医林纂要》："补心，行水，消痰，软坚，消瘿瘤结核，攻寒热瘕疝，治脚气水肿，通噎膈。"

【用法用量】 内服：煎汤，5～10 g；或入丸、散。

【选方】 1. 治三种瘿　海藻、海带、昆布、雷丸各一两，青盐、广术各半两。上等分，为细末，陈米饮为丸榛子大。噙化。以炼蜜和丸亦好。（《杂类名方》玉壶散）

2. 治赘　海带、海藻、海蛤、昆布（四味皆焙）、泽泻（炒）、连翘，以上并各等分，猪靥、羊靥各十枚。上为细末，蜜丸，如鸡头大。临卧噙化一二丸。（《儒门事亲》化瘿丹）

【各家论述】《本草汇言》："海带，去瘿行水，下气化痰，功同海藻、昆布；妇人方中用此催生有验，稍有异耳。"

0194 大白药 dà bái yào（《云南中草药选》）

【异名】 小白前、蛆藤、大对节生、大掰角牛（《云南中草药选》)，小白药(《全国中草药汇编》)。

【基原】 为萝藦科牛奶菜属植物大白药的全株。

【原植物】 大白药 *Marsdenia griffithii* Hook. f.

粗壮木质藤本。茎灰褐色，有皮孔；小枝灰绿色，干后髓中空。节间长达 6 cm。叶对生；叶柄长达 4 cm；叶片宽卵形，长 7～10 cm，宽 5～7 cm，先端钝尖，基部近心形。团集聚伞花序腋生，多数叠生；花萼 5 裂，内面基部有 5 个腺体；花冠白色，近钟形，花冠裂片 5，向右覆盖；副花冠裂片钻状或狭披针形；花粉块 1 个，直立；子房无毛，柱头伸出花冠喉部之外。蓇葖果木质，长圆状，长达9 cm，直径约 4 cm。种子扁，先端具白色绢质的种毛。花期秋季，果期冬季。

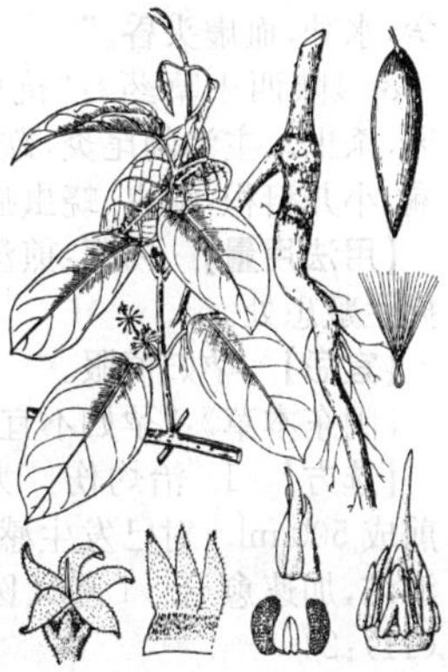

大白药

生于山地密林中。分布于云南南部。

【采收加工】 全年均可采，切碎，晒干或鲜用。

【成分】 茎含 4 种三萜：大白药醇(griffithol)，齐墩果酸(oleanolic acid)，龙吉苷元(longispinogenin)和墨西哥仙人掌皂苷元(chichipegenin)[1]。

【药性】 《云南中草药》："麻、苦、涩，凉，有毒。"

【功用主治】 止血接骨。主治外伤出血，骨折，疮毒。

【用法用量】 外用：研末撒；或鲜品捣敷。

【选方】 1. 治外伤出血 大白药根研末，撒于患处。

2. 治骨折 大白药全株鲜品适量，捣烂加酒加温后外敷患处。

3. 治疮毒 大白药鲜品捣烂外敷患处。(1～3 方出自《云南中草药选》)

0195 大头陈 dà tóu chén (《岭南采药录》)

【异名】 千锤草、乌头风、土夏枯草(《广东中药》)，假薄荷、黑头草、神曲草(广州空军《常用中草药手册》)，地松茶、石辣(广州部队《常用中草药手册》)。

【基原】 为玄参科毛麝香属植物球花毛麝香的带花全草。

【原植物】 球花毛麝香 *Adenosma indianum* (Lour.) Merr.

一年生草本，高 1 m 左右。全株被多细胞柔毛。茎直立，单生或分枝。叶对生；具短柄，半抱茎；叶片椭圆形，长 3～5 cm，先端钝，边缘有细锯齿、背面有小腺点。穗状花序短而近头状，顶生或腋生；苞片披针形；花无梗；小苞片 2，丝状；萼片 5，分生，狭披针形；花冠紫色或深蓝紫色，上唇直立，卵圆形，先端凹缺，下唇扩展，3 裂；雄蕊 4，前面一对略长，花药仅 1 室发育。蒴果卵形，为宿存花萼所包，棕褐色。花、果期 10 月。

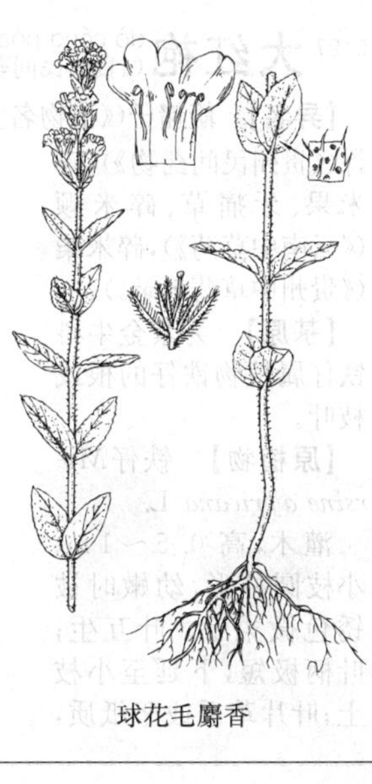

球花毛麝香

生于山坡、旷野、草丛中。分布于广东、广西、云南。

【采收加工】 10 月开花时采收，切段，晒干或鲜用。

【药材】 大头陈 *Herba Adenosmae Indiani* 主产于广东等地。

性状 根呈须状，地上部分被毛。茎类方柱形，有分枝；表面棕褐色或黑褐色，具细纵纹，节稍膨大；质稍韧，断面黄白色，中空。叶对生，有柄；叶片多脱落或皱缩、破碎，完整者展平后呈卵形或长卵圆形，先端钝，基部楔形，边缘有锯齿。穗状花序顶生或腋生，呈球状或长圆状；花萼筒状 5 裂；花冠多脱落。气香，味辛凉、微苦。

【成分】 全草含挥发油，主要有蒎烯(pinene)，柠檬烯(limonene)，芳樟醇(linalool)，对聚伞花素(*p*-cymene)和小茴香酮(fenchone)等[1]。

【药理】 抗菌消炎作用 本品含挥发油 0.4%，已鉴定的 35 个成分多半是抗菌、消炎的活性成分。例如，主要成分之一的对聚伞花素有明显的祛痰作用；另一主要成分芳樟醇对金黄色葡萄球菌、痢疾杆菌和肺炎链球菌等有较强的抑制作用，对大鼠蛋清性关节炎有与氢化可的松相似的抗炎作用；小茴香酮也是油中主成分之一，是樟脑的异构体，具有似樟脑的局部刺激作用[1]。

【药性】 辛、微苦，平。

1.《广东中药》："味香辛，性平微凉。"

2. 广州部队《常用中草药手册》："辛、微苦，凉。"

3.《全国中草药汇编》："辛、微苦，微温。"

【功用主治】 疏风解表，化湿消滞。主治感冒头痛，发热，腹痛泄泻，消化不良。

1.《岭南采药录》："发表祛风，治外感头痛。"

2.《广东中药》："祛风，散热，解毒。治外感伤风、伤寒、伤暑及皮肤热毒，水土不服。"

3. 广州部队《常用中草药手册》："疏风解表，芳香化浊。主治感冒，咳嗽，发热头痛。"

【用法用量】 内服：煎汤，15～30 g，鲜品倍量。外用：鲜品，捣敷。

0196 大血藤 dà xuè téng (《简易草药》)

【异名】 血藤(《本草图经》)，过山龙(《纲目》)，红藤(《景岳全书》)，千年健、血竭、见血飞(《简易草药》)，血通(《血症论》)，大活血(《植物名实图考》)，黄省藤、红血藤(《浙江民间常用草药》)，血木通(《中药志》)。

【基原】 为木通科大血藤属植物大血藤的藤茎。

【原植物】 大血藤 *Sargentodoxa cuneata* (Oliv.) Rehd. et Wils. [*Holboellia cuneata* Oliv.]

落叶木质藤本，长达 10 m。茎圆柱形，褐色扭曲，砍断时有红色液汁渗出。三出复叶互生；有长柄；中间小叶倒卵形，长 7～12 cm，宽3～7 cm，侧生小叶较大，斜卵形，先端尖，基部两侧不对称。花单性，雌雄异株，总状花序

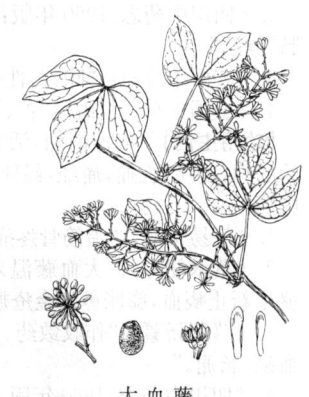

大血藤

出自上年生叶腋基部，长达 12 cm，下垂；萼片 6；花瓣 6，黄色；雄花有雄蕊 6 个，与花瓣对生；雌花有退化雄蕊 6 个，心皮多数，离生，螺旋排列，胚珠 1 粒。浆果肉质，具果柄，多数着生于一球形花托上。种子卵形，黑色，有光泽。花期 3～5 月，果熟期 8～10 月。

生于深山疏林、大山沟畔肥沃土壤的灌木丛中。分布于中南及江苏、安徽、浙江、江西、福建、四川、贵州、云南、陕西等地。

【采收加工】 8～9 月采收，切段，长 30～60 cm，或切片，晒干。

【药材】 大血藤 *Caulis Sargentodoxae* 主产于安徽、浙江、江西、湖南、湖北、广西等地。

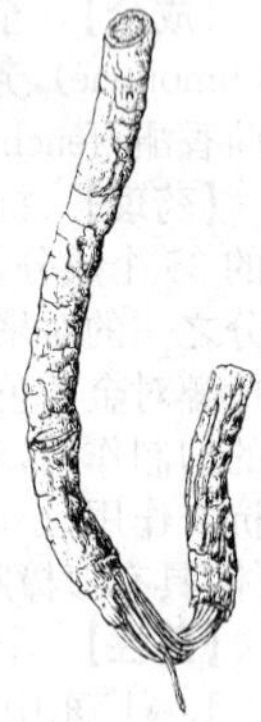

大血藤(茎)外形

性状 茎呈圆柱形，略弯曲，长 30～60 cm，直径 1～3 cm。表面灰棕色，粗糙，外皮常呈鳞片状剥落，剥落处显暗红棕色，有的可见膨大的节及略凹陷的枝痕或叶痕。质硬，断面皮部红棕色，有数处向内嵌入木部，木部黄白色，有多数细孔状导管，射线呈放射状排列。气微，味微涩。

鉴别 茎横切面：木栓层为多列细胞，含棕红色物。皮层石细胞常数个成群，有的含草酸钙方晶。维管束外韧型。韧皮部分泌细胞常切向排列，与筛管群相间隔；有少数石细胞散在。束内形成层明显。木质部导管多单个散在，类圆形，直径约至 400 μm，周围有木纤维。射线宽广，外侧石细胞较多，有的含数个草酸钙方晶。髓部可见石细胞群。薄壁细胞含棕色或红棕色物。

【成分】 含有糖苷类：刺梨苷(kajiichigoside F_1)[1]，胡萝卜苷(daucosterol)[2]，毛柳苷(salidroside)，右旋丁香树脂酚二葡萄糖苷(syringaresinol bisglucoside)[3]，大血藤苷(sargencuneside)[4]；蒽醌类：大黄素(emodin)，大黄酚(chrysophanol)[5]，大黄素甲醚(physcion)；酚酸类：右旋二氢愈创木脂酸(dihydroguaiaretic acid)[6]，香草酸(vanillic acid)，原儿茶酸(protocatechuic acid)[5]。还含香豆酸对羟基苯乙醇酯(*p*-hydroxyphenylethylcoumarate)[5]和红藤多糖[7]。

【药理】 抑菌作用 用平碟法试验，25%煎剂对金黄色葡萄球菌、乙型链球菌有极敏感的抑制作用；对大肠杆菌、铜绿假单胞菌、甲型链球菌、卡他球菌、白色葡萄球菌均有高敏感抑制作用[1]。

【药性】 苦，平。归大肠、肝经。

1.《浙江民间草药》："性平，味酸、涩。"

2.《四川中药志》1960 年版："性凉，味苦，无毒。入肝、大肠二经。"

3.《陕西中草药》："味苦，性平。"

4.《全国中草药汇编》："苦、涩，平。"

【功用主治】 解毒消痈，活血止痛，祛风除湿，杀虫。主治肠痈，痢疾，乳痈，痛经，经闭，跌打损伤，风湿痹痛，虫积腹痛。

1.《简易草药》："治筋骨疼痛，追风，健腰膝，壮阳事。"

2.《草木便方》："大血藤温入血分，疗扑损伤积血病，破瘀生新止痰血，膨胀鼻衄金疮疬。"

3.《草药新纂》："作收敛药。治妇人月经过多及痛经，疗血痢、肠痈。"

4.《四川中药志》1960 年版："能行血破滞，调气行瘀。治跌打损伤，疮疡肿痛等症。"

5.《湖南药物志》："通经补血，强筋壮骨，驱虫。""治跌打损伤，风湿疼痛，血晕，血淋，疮疖，阑尾炎，血丝虫病。"

6.《闽东本草》："治心腹绞痛，赤白痢疾，经闭。"

7. 广州部队《常用中草药手册》："治肢节酸痛，麻木拘挛，水肿，血虚头昏。"

8.《陕西中草药》："抗菌消炎，消肿散结，理气活血，祛风，杀虫。主治阑尾炎，跌打损伤，风湿疼痛，月经不调，崩漏，小儿疳积，蛔虫、蛲虫症。"

【用法用量】 内服：煎汤，9～15 g；或酒煮、浸酒。外用：捣烂敷患处。

【宜忌】 孕妇慎服。

《闽东本草》："孕妇不宜多服。"

【选方】 1. 治灼伤 大血藤、金樱子根各 500 g。以水煎成 500 ml。对已发生感染的创面可行湿敷，能促使创面清洁，加速愈合。〔遵义医学院附院《新医药资料》1971，(11)：2〕

2. 治痛经 红藤、益母草、龙芽草各 9～15 g。水煎服。(《浙江药用植物志》)

3. 治血崩 红藤、仙鹤草、茅根各 15 g。水煎服。(《湖南药物志》)

4. 治跌打损伤 大血藤、骨碎补各适量。共捣烂，敷伤处。(《湖南农村常用中草药手册》)

5. 治风湿性关节炎 红藤 30 g，五加皮、威灵仙藤叶各 15 g。水煎服。(《浙江药用植物志》)

6. 治小儿疳积，蛔虫或蛲虫症 红藤 15 g，或配红石耳 15 g，共研细末，拌红白糖食。(《陕西中草药》)

【临床报道】 1. 治疗瘤型麻风结节反应 红藤 500 g，研粉，制成丸剂，日服 2 次，每次 9 g；或用红藤根 500 g，切片，以白酒 5 000 g 浸泡 10～20 d，每次服 10～20 ml，每日 3 次。分别治疗瘤型麻风结节反应 18 例和 38 例，服药后症状均减轻而渐消失[1]。

2. 治疗早期急性乳腺炎 大血藤 60 g(病重者用 90 g)，水煎分 2 次口服。共治疗 24 例，结果治愈 21 例(其中 2～4 d 痊愈者 18 例，4～6 d 痊愈者 3 例)，好转 2 例，无效 1 例。本组有 9 例曾先用抗生素治疗，因疗效不显转服中药，其余病例未用过其他药物和疗法[2]。

0197 大红袍 dà hóng páo (《贵州民间药物》)

【异名】 簸赭子(《植物名实图考》)，矮零子、豆瓣柴、铁打杵(《贵州民间药物》)，碎米果、牙痛草、碎米颗(《云南中草药》)，碎米柴(《贵州中草药名录》)。

【基原】 为紫金牛科铁仔属植物铁仔的根或枝叶。

【原植物】 铁仔 *Myrsine africana* L.

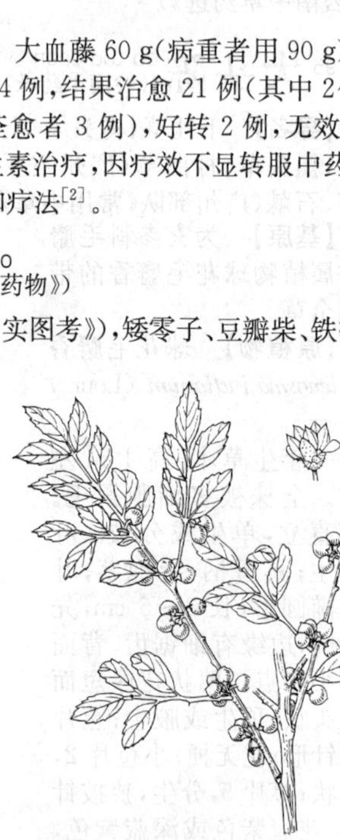

铁 仔

灌木，高 0.5～1 m。小枝圆柱形，幼嫩时被锈色微柔毛。叶互生；叶柄极短，下延至小枝上；叶片革质或坚纸质，通常为椭圆状倒卵形，长1～2 cm，宽0.7～1 cm，先端广钝或近圆形，具短刺尖，基部楔形，边缘常从中部以上具锯齿，齿端常具短刺尖，背面常具小腺点，尤以边缘较多。花簇生或近伞形花序，腋生，基部具一圈苞片。花4数，长2～2.5 mm；花萼长约0.5 mm，萼片广卵形至椭圆状卵形，具缘毛及腺点；花冠在雌花中长为萼的2倍或略长，基部连合成管；花丝基部亦连合成管，管口具缘毛，花药长圆形；雌蕊长过雄蕊，子房长卵形或圆锥形，花柱伸长，柱头点尖，二半裂或边缘流苏状；花冠在雄花中长为萼的1倍左右，裂片卵状披针形，具缘毛及腺毛；雄蕊伸出花冠很多，花丝基部连合；雌蕊在雄花中退化。果球形，红色变紫黑色，光亮。花期2～3月，果期10～11月。

生于海拔1 000～3 600 m的荒坡、石山坡疏林下或林缘。分布于西南及湖北、广西、西藏、陕西、甘肃、台湾等地。

【采收加工】 7～10月采收，切段，晒干。

【药材】 大红袍 *Radix seu Ramulus et Folium Myrsinis Africanae* 主产于湖北、四川、云南、贵州等地。

性状　小枝圆柱形，常具棱角，被褐色柔毛，多切成段；叶多皱缩，完整者呈椭圆形或倒卵形，先端近圆形，常具小尖头，基部楔形，中部以上近边缘有腺点，羽状脉，上面深绿色。近革质。气弱，味苦、涩。

【成分】 铁仔含铁仔醌(myrsinone)和5-O-甲基摁贝素(5-O-methylembelin)[1]。

叶和嫩枝含皂苷，由报春花苷元(primulagenin)A与葡萄糖、鼠李糖和葡萄糖醛酸组成[2]。

根含β-谷甾醇，齐墩果酸，熊果酸，野鸦椿酸(euscaphic acid)，委曼提酸(tomentic acid)，野蔷薇苷(rosamultin)[3]及酯类成分[4]。

果实中含有2,5-二羟基-3-甲基-6-十一烷基-1,4-苯醌(2,5-dihydroxy-3-methyl-6-undecyl-1,4-benzoquinon)[5]。

【药性】 苦、微甘，凉。

1.《贵州民间药物》："性平，味酸、涩。"

2.《云南中草药》："甘、淡，凉。"

3.《全国中草药汇编》："苦、涩、微甘，平。"

【功用主治】 祛风止痛，清热利湿，收敛止血。主治风湿痹痛，牙痛，泄泻，痢疾，血崩，便血，肺结核咳血。

1.《贵州民间药物》："驱风湿，活血。治痢疾。"

2.《云南中草药》："消炎，止痛，止痢。治牙痛，肠炎，痢疾。"

3.《全国中草药汇编》："清热利湿，收敛止血。根或全株主治肠炎，痢疾，血崩，便血，肺结核咯血，牙痛。叶外用治烧烫伤。"

【用法用量】 内服：煎汤，9～30 g。外用：叶，煎水洗。

【选方】 1. 治痢疾　大红袍、仙鹤草根各30 g。煎水服。

2. 治风湿　大红袍15 g，大风藤、追风散各9 g，红禾麻6 g，泡酒500 ml。每日服2次，每次15～30 ml。(1、2方出自《贵州民间药物》)

【临床报道】 治疗细菌性痢疾　将铁仔叶晒干碾粉，制成片剂，每片含量0.5 g。每日服3次，每次2片，8～12 d为1个疗程。共治81例，其中临床治愈74例，好转3例，无效4例。部分患者服药3～5 d即愈。未见副作用或其他毒性反应[1]。

0198 大麦苗 dà mài miáo (《纲目》)

【基原】 为禾本科大麦属植物大麦 *Hordeum vulgare* L. 的幼苗。

【原植物】 参见"大麦"条。

【采收加工】 12月采集，鲜用或晒干。

【药理】 1. 抗溃疡作用　大麦幼叶青汁成分以500 mg/kg给予应激性溃疡大鼠或每日100 mg/kg给予醋酸性溃疡大鼠10 d，发现其中的GM-P、GM-L组分有明显的抗溃疡作用。GM-L对应激性溃疡作用显著，其抑制因子存在于80%甲醇可溶部分中[1]。

2. 抗血小板聚集作用　嫩叶青汁成分能抑制ADP、血小板活化因子诱导的血小板聚集，加热处理不会使该作用消失[2]。

3. 对内分泌系统的影响　嫩叶青汁成分的3个组分均可促进大鼠脑垂体前叶细胞分泌生长激素及催乳素。作用比生长激素分泌因子及促甲状腺素分泌因子单独作用时还强。这些物质不含碳水化合物，为耐热性肽[3]。

4. 诱变抑制作用　致癌性物质3,4-苯并芘、食物添加剂山梨酸等，与大麦幼叶青汁及其冷冻干燥粉末上清液作用，其浓度减少，这种现象以上清液的硫酸铵组分0～30%及60%～100%组分最为明显，但仅在60%～100%组分中发现对Ames试验诱变性有抑制效果[4]。青汁成分能使具有强烈诱变性的氨基酸、蛋白质的热解产物失活。由此分离出的色氨酸分解物Try-P1-Ⅱ诱变抑制因子对化学性致癌物质2-氨基蒽也有抑制诱变作用，但对诱变物质AF-2无抑制作用。而青汁上清液对上述两种诱变剂均有抑制作用，对生活环境中存在的多种诱变剂有抑制效果[5]。

【药性】 苦、辛，寒。

【功用主治】 《纲目》："主治冬月面目手足皲裂，煮汁洗之。"

【用法用量】 内服：煎汤，30～60 g；或捣汁。外用：煎水洗。

【选方】 治诸黄，利小便(大麦苗)杵汁，日日服。(《伤寒类要》)

0199 大麦秸 dà mài jié (《纲目》)

【基原】 为禾本科大麦属植物大麦 *Hordeum vulgare* L. 成熟后枯黄的茎秆。

【原植物】 参见"大麦"条。

【采收加工】 果实成熟后采割，除去果实，取茎秆晒干。

【药理】 1. 抗癌作用　大麦秸精制提取物50 mg/kg，腹腔注射，隔日1次，连续给药14次，能明显抑制小鼠肉瘤S_{180}的生长，抑制率为85%[1]。

2. 驱蛔作用　大麦秸10%水提取液对猪蛔虫有麻痹致死作用。驱蛔物质主要含在麦秸的节部，节部以外的茎含量极少。驱蛔物质耐热，但长时间加热后，效力减退[2]。

【药性】 甘、苦，温。归脾、肺经。

【功用主治】 利湿消肿，理气。主治小便不通，心胃气痛。《本草再新》："消肿利湿，理气堕胎。"

【用法用量】 内服：煎汤，30～60 g。

【选方】 治小便不通　陈大麦秸，煎浓汁频服。(《纲目》引《简便单方》)

0200 大块瓦 dà kuài wǎ (《广西药用植物名录》)

【异名】 花叶细辛(《广西中药志》)，矮细辛(《植物分类学报》），铺地细辛、土细辛、白三百棒（《贵州植物志》）。

【基原】 为马兜铃科细辛属植物地花细辛的根、根茎或全草。

【原植物】 地花细辛 *Asarum geophilum* Hemsl.

多年生草本，全株散生或密生柔毛。根茎横走。叶柄长3～15 cm；芽胞叶卵形或长卵形；叶圆心形、卵状心形或宽卵形，长5～10 cm，宽 5.5～12.5 cm，先端钝或急尖，基部心形。花紫色；花梗长 5～15 mm；花被与子房合生部分球状或卵状，花被管短，中部以上与花柱等高处有窄的凸环，花被裂片卵圆形，浅绿色，表面密生紫色点状毛丛，边缘金黄色（干后紫色）；雄蕊药隔伸出，锥尖或舌状；子房下位，花柱先端 6 裂，柱头顶生，向外下延成线形。蒴果卵状。花期 4～6 月。

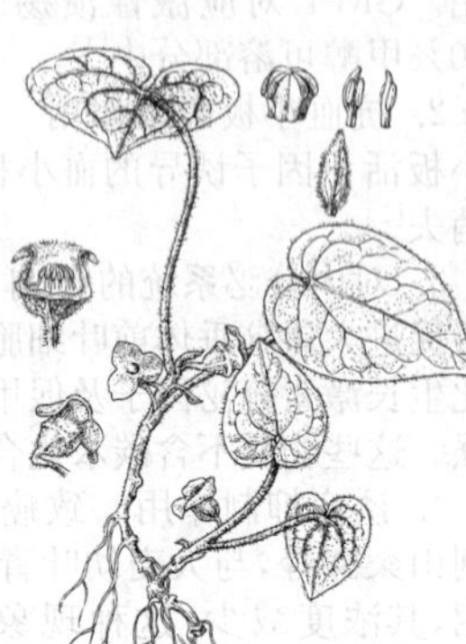

地花细辛

生于林下或山谷湿地。分布于广东、广西、贵州等地。

【采收加工】 4～5月挖取带根全草，置通风处阴干。

【药材】 大块瓦 *Herba Asari Geophili* 主产于广东、广西、贵州南部。

性状　根茎较短，皱纹细密。根细长，黄色。叶展平后圆心形、卵状心形或宽卵形，先端钝或急尖，基部心形，上面有的有毛，下面密生黄棕色柔毛；叶柄长 3～15 cm，密布黄棕色毛茸。

【成分】 全草（干品）含挥发油成分：α-蒎烯（α-pinene），莰烯（camphene），β-蒎烯（β-pinene），柠檬烯（limonene），1，8-桉叶素（1，8-cineole），对聚伞花素（*p*-cymene），芳樟醇（linalool），龙脑（borneol），4-松油烯醇（terpinen-4-ol），樟脑（camphor），α-松油醇（α-terpineol），萘（naphthalene），乙酸龙脑酯（bornyl acetate），2-十一烷酮（2-undecanone），玷𤫧烯（copaene），3，5-二甲氧基甲苯（3，5-dimethoxytoluene），黄樟醚（safrole），β-榄香烯（β-elemene），α-古芸烯（α-gurjunene），反式丁香烯（*trans*-caryophyllene），β-古芸烯（β-gurjunene），正十五烷（*n*-pentadecane），葎草烯（humulene），甲基丁香油酚（methyl eugenol），正十六烷（*n*-hexadecane），γ-榄香烯（γ-elemene），细辛醚（asaricin），榄香脂素（elemicin），2，4，5-三甲氧基丙烯基苯（2，4，5-trimethoxypropenylbenzene）等[1]。

【药性】 《广西中药志》："味辛，性温，无毒。入心、肺、肝、肾四经。"

【功用主治】 疏风散寒，宣肺止咳，止痛消肿。主治风寒感冒，头痛，鼻渊，痰饮咳喘，风寒湿痹，毒蛇咬伤。

1.《广西中药志》："搜风，散寒，发汗，化痰，通窍，止痛。治风寒头痛，鼻渊，齿痛，风寒湿痹，痰饮咳喘。"

2.《广西本草选编》："疏散风寒，宣肺止咳。"

3.《广西民族药简编》："全草捣烂与鸡蛋蒸服可避孕。"

【用法用量】 内服：煎汤，1～3 g。外用：捣敷。

【宜忌】 阴虚阳亢者慎服，孕妇禁服。

《广西中药志》："阴虚阳旺及无风寒实邪者不宜。"

【选方】 治风湿痹痛，毒蛇咬伤　用大块瓦根 3～4.5 g，水煎服或浸酒外擦（蛇伤擦伤口周围）。（《广西本草选编》）

0201 **大豆根** dà dòu gēn（《福建药物志》）

【基原】 为豆科大豆属植物大豆 *Glycine max*（L.）Merr. 的根。

【原植物】 参见"黑大豆"条。

【采收加工】 9～10 月挖根，晒干。

【药性】 《福建药物志》："甘，平。"

【功用主治】 利水消肿。主治水肿。

【用法用量】 内服：煎汤，30～60 g。

0202 **大沙叶** dà shā yè（《生草药性备要》）

【异名】 大叶满天星（广州部队《常用中草药手册》），满天星、山铁尺、青风木（《广西药用植物名录》），港大沙叶（《云南中药资源名录》），香港大沙叶、茜木、巴弗他树（《香港中草药》）。

【基原】 为茜草科大沙叶属植物广东大沙叶的全株或茎叶。

【原植物】 广东大沙叶 *Pavetta hongkongensis* Bremek.

灌木或小乔木，高 1～4 m。小枝常有棱角，无毛。叶对生，薄纸质；叶柄长 1～2 cm；托叶阔卵状三角形；叶片长圆形至椭圆状倒卵形，长 8～15 cm，宽3～6.5 cm，先端渐尖，基部楔形，上面无毛，散生多数点状菌瘤，下面近无毛或沿中脉上被短柔毛。聚伞花序顶生，稠密而多花；总花梗长 1～4 cm；花大，白色；萼筒钟形，先端不明显 4 裂；花冠先端 4 裂，裂片卵形；花药伸出，线形，开花时部分旋扭。果球形。花期 3～4 月。

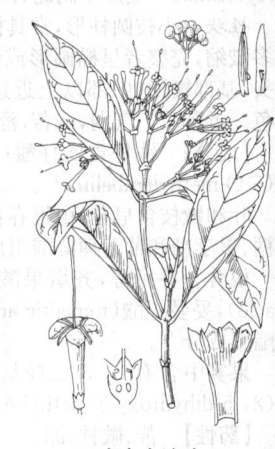

广东大沙叶

生于低海拔灌木林中。分布于广东、海南、广西、云南等地。

【采收加工】 全年均可采，晒干或鲜用。

【药材】 大沙叶 *Herba Pavettae Hongkongensis* 产于广东、海南、广西、贵州、云南等地。

性状　嫩枝黑色或浅褐色，有棱及明显的节。叶对生，薄纸质，皱缩，展平后呈椭圆状宽披针形，先端渐尖，基部楔形，上面浅灰绿色，下面色稍浅，叶面隐约可见黑色小点，对光照视小点清晰；叶柄长约 1 cm；托叶三角形，多脱落。枝顶偶见残留的伞房状聚伞花序。气微，味微苦。

【成分】 叶含 β-谷甾醇（β-sitosterol），槲皮醇（quercus alcohol）[1]。

【药性】 苦、辛，寒。

1.《生草药性备要》："味辛、苦，性温。"

2.《本草求原》："苦，辛，平。"

3. 广州部队《常用中草药手册》："苦，寒。"

【功用主治】 清热解毒，活血祛瘀。主治感冒发热，中暑，肝炎，跌打损伤，风毒疥癞。

1.《生草药性备要》："治飞沙疥癞。"

2.《岭南采药录》："治风毒，痧胀。"

3. 广州部队《常用中草药手册》："清热解毒，活血祛瘀。治感冒发热，防治中暑，肝炎，跌打损伤。"

【用法用量】 内服：煎汤，15～30 g。

0203 大尾摇 dà wěi yáo（《福建民间草药》）

【异名】 鱿鱼草、斑草（《福建民间草药》），猫尾草（《南宁市药物志》），象鼻癀（《闽南民间草药》），象鼻草、墨鱼须草（《福建中草药》），大狗尾、象鼻花（《广西本草选编》），天芥菜（《云南药用植物名录》），狗尾虫、四角苏（《福建药物志》），勾头蛇（《广西药用植物名录》），臭柠檬（云南），狗尾草（《台湾植物志》），全虫草（《中国高等植物图鉴》）。

【基原】 为紫草科天芥菜属植物大尾摇的全草或根。

【原植物】 大尾摇 *Heliotropium indicum* L.

一年生草本，高15～60 cm。根圆柱形，干时黄褐色。茎直立，粗壮，多分枝，被糙伏毛。叶互生；叶柄长2～5 cm；叶片卵形或椭圆形，长4～10 cm，宽2～4 cm，先端短尖或渐尖，基部圆形或截形，下延至叶柄，边缘稍有锯齿或略呈波状，两面疏生短糙毛。蝎尾状聚伞花序，长5～20 cm，细长弯曲，单一，顶生或与叶对生，无苞片；花小密集，呈二列排列于花序轴的一侧；花萼5深裂，裂片披针形，被糙伏毛；花冠浅蓝色或蓝紫色，高脚碟状，先端5浅裂，裂片近圆形，扩展；雄蕊5，内藏，着生于花冠筒基部；子房小，柱头阔圆锥体形，先端平截。核果卵形，2深裂，每裂瓣分成2枚各具单颗种子的分核。花期4～7月，果期8～10月。

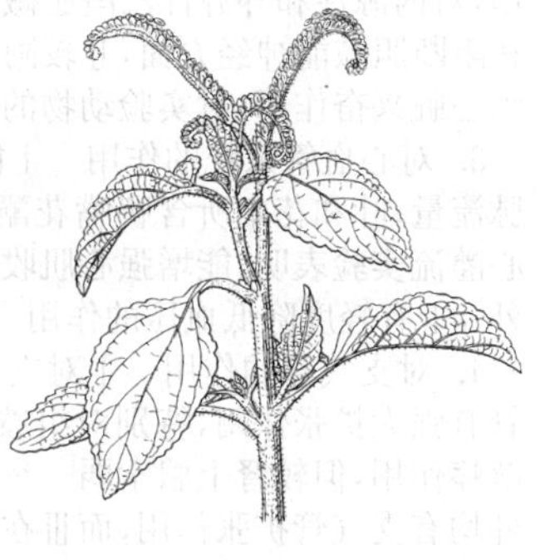

大 尾 摇

生于海拔600 m以下的丘陵山坡旷野、田边、路旁荒草地或溪沟边。分布于福建、广东、广西、海南、云南、台湾等地。

【采收加工】 9～10月采收，鲜用或晒干。

【成分】 大尾摇含生物碱：大尾摇碱（indicine），乙酰大尾摇碱（acetyl indicine），大尾摇宁碱（indicinine）[1]，N-氧化大尾摇碱（indicine N-oxide）[2]，刺凌德草碱（echinatine），仰卧天芥菜碱（supinine），欧天芥菜碱（heleurine），天芥菜碱（heliotrine），毛果天芥菜碱（lasiocarpine），N-氧化毛果天芥菜碱（lasiocarpine N-oxide）[3]。

种子油中含 C_{16}、C_{18} 脂肪酸及3，3-二羟甲基丙烯腈形成酯[4]。

【药理】 1. 抗癌作用 从大尾摇分离的抗癌活性成分为大尾摇碱及大尾摇碱N-氧化物[1]。大尾摇碱对小鼠白血病 P_{388} 有抗癌作用，但作用不如本品的N-氧化物[2]。给白血病 P_{388} 小鼠腹腔内连续注射大尾摇碱N-氧化物50～800 mg/kg，有良好的治疗效果，但口服和皮下注射无效；对黑色素瘤 B_{16} 也有效[3，4]。

2. 对平滑肌作用 根的水提取液对离体兔十二指肠可提高其张力，但对离体豚鼠回肠无明显作用；醇提取物则均为抑制；对离体大鼠子宫两者均有显著的兴奋作用[5]。水提取液及醇提取液均有催产素样作用[6]。

3. 其他作用 根的水提取液给麻醉猫静脉注射可降低血压，伴有呼吸兴奋；对离体蟾蜍心脏有抑制作用；醇提取物则均无作用[5]。犬静脉注射大尾摇碱N-氧化物1 500 mg/kg，可使心率增加，左室末期舒张压和心排血量降低，肺血管阻力稍降低，而全身血管阻力稍有增加[7]。从大尾摇种子中分离的天芥菜碱具有神经节阻滞作用，但未发现对中枢神经系统具有活性或神经肌肉接头阻滞作用，不缩短戊巴比妥钠所致的小鼠睡眠时间[8]。

毒性 水提取液对小鼠有轻微毒性，醇提取液则无明显毒性（每鼠腹腔注射1∶1浓度0.8 ml未引起死亡）[5]。大尾摇碱对大鼠肝脏有毒性[9]。小鼠腹腔注射大尾摇碱N-氧化物2 000～3 000 mg/kg，对心、脾、肾及十二指肠有毒性[3]。

【药性】《广西本草选编》："味甘、苦，性寒。"

【功用主治】 清热解毒，利尿。主治肺炎，脓胸，咽痛，口腔糜烂，膀胱结石，痈肿。

1.《广西本草选编》："清热解毒，排脓消肿。"

2.《全国中草药汇编》："清热解毒。主治肺炎，肺脓肿，脓胸，腹泻，痢疾，睾丸炎，白喉，口腔糜烂，痈疖。"

【用法用量】 内服：煎汤，15～30 g，鲜者50～100 g；或绞汁蜜调服。外用：煎水洗或捣汁含漱。

【宜忌】 孕妇慎服。

【选方】 1. 治肺炎，肺脓疡，脓胸 大尾摇鲜全草100 g。煎汤调蜜服；或鲜全草100～200 g捣烂绞汁，调蜜服。

2. 治癍痧腹痛 大尾摇鲜全草50～100 g。煎汤服。

3. 治睾丸肿痛 大尾摇鲜根100 g。水煎服。

4. 治小儿急惊风 大尾摇干根12 g，干黄胆草9 g。加食盐少许，水炖服。

5. 治口腔糜烂 大尾摇鲜叶捣烂绞汁含嗽，每日4～6次。

6. 治痈疖 大尾摇鲜根100 g，食盐少许。水煎服；另取鲜叶以冷饭捣烂敷。（1～6方出自《福建中草药》）

0204 大驳骨 dà bó gǔ（《广西中药志》）

【异名】 鸭子花（《植物名实图考》），大还魂（《广州植物志》），龙头草（《广西药用植物名录》），大驳骨消、大驳骨丹、大接骨、大骨节草、大骨碎、大骨风、接骨木（《广西中草药》）。

【基原】 为爵床科鸭嘴花属植物鸭嘴花的全株。

【原植物】 鸭嘴花 *Adhatoda vasica* Nees

大灌木，高1～3 m或更高。枝圆柱形，幼枝密生灰白色柔毛，各部揉后有特殊臭气。叶对生；叶柄长1.5～2 cm；叶片纸质；卵形或椭圆状卵形至披针形，长15～20 cm，宽4.5～7.5 cm，先端渐尖，有时稍呈尾形，基部阔楔形，全缘，上面近无毛，下面被柔毛。穗状花序长5～7 cm；总花梗长5～10 cm；苞片卵形或宽卵形；小苞片披针形；花萼裂片5，长圆状披针形；花冠白色而有紫色条纹，被柔毛，具卵形短管，冠檐二唇形，上唇直立，拱形，先端浅2裂，下唇伸展，先端3裂；雄蕊2，花丝粗壮，花药2室，不等高；子房每室有胚珠2，柱头单一。蒴果

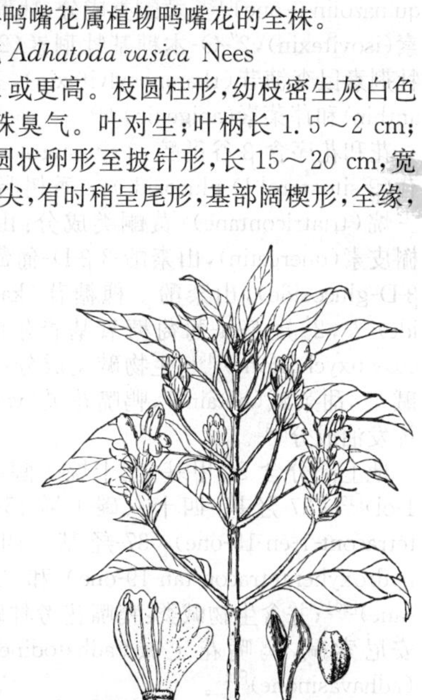

鸭 嘴 花

近木质，上部具 4 个种子，下部实心似短柄状。花期春、夏季。

栽培或野生，也作绿篱。分布于广东、广西、海南、云南等地。

【采收加工】 7～10 月采收，切段，晒干或鲜用。

【药材】 大驳骨 *Ramulus et Folium Adhatodae Vasicae* 主产广东、广西、云南等地。

性状 枝圆柱形，老枝光滑，幼枝密被灰白色微毛。叶对生，皱缩，完整的叶片长圆状椭圆形至披针形，先端渐尖，基部楔形；全缘，两面被微毛；叶柄明显。气微，搓揉后有特殊臭气。

【成分】 根含生物碱：鸭嘴花酚碱(vasicinol)[1]，鸭嘴花醇碱(vasicol)[2]，去氧鸭嘴花酮碱(deoxyvasicinone)，9-乙酰胺基-3，4-二氢吡啶并[3，4-b]吲哚〔9-acetamido-3，4-dihydropyrido[3，4-b]indole〕[3]，鸭嘴花碱(vasicine)[4]，鸭嘴花酮碱(vasicinone)[5]。另含谷甾醇-β-D-葡萄糖苷(sitosterol-β-D-glucoside)，O-乙基-α-D-半乳糖苷(O-ethyl-α-D-galactoside)[6]，溴乙炔(bromhexine)，盐酸氨溴索(ambroxol)[7]。

叶含生物碱：鸭嘴花酮碱，鸭嘴花酚碱，去氧鸭嘴花酮碱，鸭嘴花碱，去氧鸭嘴花碱(deoxyvasicine)[6]，脱氢鸭嘴花碱(vasakin)[8]，羟基骆驼蓬碱(hydroxypeganine)[6] 和 1，2，3，9-四氢-5-甲氧基吡咯并[2，1-b]-喹唑啉-3-醇〔1，2，3，9-tetrahydro-5-methoxypyrrolo[2，1-b]-quinazolin-3-ol〕[10]，安尼索碱(anisotine)，3-羟基-安尼索碱(3-hydroxyanisotine)，鸭嘴花考林酮碱(vasicolinone)，鸭嘴花考林碱(vasicoline)，1-苯基-2-甲基-6，7-二甲氧基-1，2，3，4-四氢异喹啉(1-phenyl-2-methyl-6，7-dimethoxy-1，2，3，4-tetrahydroisoquinoline)[11]，1，2，3，9-四氢吡咯-[2，1-b]-喹唑啉-9-酮-3R-羟基-3(2′-二甲基氨苯)〔1，2，3，9-tetrahydropyrrolo-[2，1-b]-quinazolin-9-one-3R-hydroxy-3(2′-dimethylaminophenyl)〕，7-甲氧基-3R-羟基-1，2，3，9-四氢吡咯-[2，1-b]-喹唑啉-9-酮(7-甲氧基鸭嘴花碱酮)〔7-methoxy-3R-hydroxy-1，2，3，9-tetrahydropyrrolo-[2，1-b]-quinazolin-9-one〕[12]；黄酮类成分：牡荆素(vitexin)，异牡荆素(isovitexin)，2″-O-木糖基牡荆素(2″-O-xylosylvitexin)，牡荆素鼠李糖苷(rhamnosylvitexin)，三色堇黄酮苷(violanthin)和芹菜素(apigenin)[13]。

花和花序含 β-谷甾醇(β-sitosterol)，β-谷甾醇-D-葡萄糖苷(β-sitosterol-D-glucoside)，α-香树脂醇(α-amyrin)，三十三烷(triatricontane)；黄酮类成分：山柰酚(kaempferol)，槲皮素(quercetin)，山柰酚-3-β-D-葡萄糖苷(kaempferol-3-β-D-glucoside)，山柰酚-3-槐糖苷(kaempferol-3-sophoroside)[14]，2′-羟基-4-葡萄糖氧基查尔酮(2′-hydroxy-4-glucosyloxychalcone)[15]；生物碱类成分：鸭嘴花碱，鸭嘴花酮碱[16]，甜菜碱(betaine)，鸭嘴花灵(vasicinine)[17]。还含有挥发油成分[18]。

地上部分含 29-甲基-三十烷-1-醇(29-methyltriacontan-1-ol)[19]，37-羟基-四十六碳-1-烯-15-酮(37-hydroxyhexatetracont-1-en-15-one)，37-羟基-四十一碳-19-酮(37-hydroxyhentetracon-tan-19-one)和二十九烷(nonacosane)[20]；并含生物碱类：鸭嘴花考林碱，鸭嘴花考林酮碱，安尼索碱，鸭嘴花定碱(adhatodine)[21] 和大驳骨酮碱(adhavasinone)[22]。

【药理】 1. 子宫兴奋作用　本植物的叶和花中鸭嘴花碱(Ⅰ)10 mg/kg 和 20 mg/kg 给已妊娠小鼠皮下注射，有显著抗早孕作用，其流产率分别为 80% 和 93%。10～30 mg/kg可使中期妊娠的豚鼠 100%流产；给中期妊娠家兔皮下注射 40 mg/kg，肉眼可见胚珠液化。将药液洒在子宫肌上，可见子宫呈明显的节律性收缩，此作用随剂量增加而增强，并随妊娠期增加剂量减少。Ⅰ可选择性地兴奋子宫底，而对子宫颈无明显兴奋作用；注射给药，子宫中分布量多，能诱发动物流产[1]。Ⅰ的作用机制与前列腺素相关，雌激素能促进前列腺素(PG)合成，因而加强Ⅰ的作用，而阿司匹林或吲哚美辛(消炎痛)能抑制 PG 合成，也使Ⅰ作用减弱[2，3]。

2. 对神经系统的作用　叶中所含脱氢鸭嘴花碱(Ⅱ)有显著局部麻醉作用，对毛果芸香碱所致唾液分泌有抑制作用，对内源性和外源性乙酰胆碱和肾上腺素均有阻断作用。在阻断胆碱能神经方面，Ⅱ较阿托品弱，且无阿托品的中枢和心脏兴奋作用；对实验动物的行为和运动无明显影响[4]。

3. 对心血管系统的作用　Ⅰ能减弱心肌收缩力，减少冠脉流量；叶和花中所含鸭嘴花酮碱(Ⅲ)，经离体豚鼠和兔心灌流实验表明，能增强心肌收缩力，增加冠脉流量[5]。此外，Ⅰ有轻度降低血压的作用[3，6]。

4. 对支气管的作用　Ⅰ对支气管有收缩作用，Ⅲ对支气管有强大扩张作用，特别对组胺所致支气管收缩有显著的解痉作用，但较肾上腺素弱[7，8]。另有报道，Ⅰ在体内和体外均有支气管扩张作用，而Ⅲ在体外有支气管扩张作用，在体内呈支气管收缩作用；Ⅰ和Ⅲ合用，在体内和体外均有更强的支气管扩张作用[6]。

5. 对消化系统的作用　在猫急性试验和犬的慢性试验中，Ⅰ 5 mg/kg 静脉注射有利胆作用；在犬皮下注射后，胆汁排泄增加 40%～100%，并使胆汁变稀，胆红素排出增加[9]。

6. 驱蛔作用　鸭嘴花油有驱蛔作用，能抑制蛔虫的自发运动[10]。

毒性　Ⅱ(脱氢鸭嘴花碱)对实验动物无明显毒性，在 1 g/kg时对动物行为和运动无影响[8]。Ⅰ(鸭嘴花碱)毒性很低，对血液、生化值及各组织器官未发现有毒性反应[1]。

【药性】 辛、微苦，平。归肝、脾经。

1.《广西中药志》："味辛，性温，无毒。入肝、脾二经。"

2.《广西民间常用草药》："味微酸、辛，性平。"

3.《全国中草药汇编》："苦、辛，温。"

4.《藏药志》："苦，寒。"

【功用主治】 活血止痛，接骨续伤，止血。主治筋伤骨折，扭伤，瘀血肿痛，风湿痹痛，腰痛，月经过多，崩漏。

1.《广西中药志》："通经活血，破瘀生新，止痛消肿，续绝伤。治跌打骨折，血瘀肿痛，风湿痹痛。"

2.《广西民间常用草药》："续筋，驳骨。"

3.《全国中草药汇编》："祛风活血，散瘀止痛，接骨。主治骨折，扭伤，风湿关节痛，腰痛。"

4.《藏药志》："除湿止痛，活血散瘀。治高血压，瘫痪，肝炎，胆囊炎，流感。外敷治疮疖肿毒。"

【用法用量】 内服：煎汤，10～30 g；或浸酒。外用：鲜品捣敷；或研末调敷；或煎水洗。

【宜忌】 孕妇慎服。

《广西中药志》："孕妇内服慎用。"

【选方】 1. 治跌打筋骨折断　大接骨、小接骨、红边蚂蝗(焙干)各适量。研末，酒调敷。

2. 治跌打创伤红肿　大驳骨适量。捶烂用酒炒热，敷伤处。(1、2 方出自《广西民间常用草药》)

0205 **大青叶** dà qīng yè（南药《药材学》）

【异名】 蓝叶(《本草正》)，蓝菜(柴裔《食鉴本草》)。

【基原】 为十字花科菘蓝属植物菘蓝 *Isatis indigotica* Fort. 的叶。

【原植物】 参见"板蓝根"条。

【采收加工】 7～9月采叶，晒干。

【药材】 大青叶 *Folium Isatidis* 主产于河北、陕西、江苏、安徽等地。

性状 叶极皱缩卷曲，有的破碎。完整叶片展开后长椭圆形至长圆状倒披针形，长 5～20 cm，宽 2～6 cm，上表面暗灰绿色，有的可见色较深稍突起的小点；先端钝，全缘或微波状，基部渐狭下延至叶柄成翼状；叶柄长 4～10 cm，淡棕黄色。质脆。气微，味微酸、苦、涩。

鉴别 (1) 粉末特征：绿褐色。下表皮细胞垂周壁稍弯曲，略呈连珠状增厚；气孔不等式，副卫细胞 3～4 个。叶肉断面栅栏组织与海绵组织无明显区分。

(2) 取本品粉末进行微量升华，可得淡蓝色或紫红色细小针状、片状或簇状结晶(检查靛蓝或靛玉红)。

(3) 薄层色谱：取本品粉末 0.5 g，加氯仿 20 ml，加热回流 1 h，滤过，滤液浓缩至 1 ml，作为供试品溶液。另取靛蓝、靛玉红对照品，加氯仿制成每 1 ml 各含 1 mg 的混合溶液，作为对照品溶液。吸取上述两种溶液各 5 μl，分别点于同一硅胶 G 薄层板上，以苯-氯仿-丙酮(5：4：1)为展开剂，展开，取出，晾干。供试品色谱中，在与对照品色谱相应的位置上，分别显相同的蓝色斑点和浅紫红色斑点。

品质标志 《中华人民共和国药典》2005 年版规定：照薄层扫描法测定，本品含靛玉红($C_{16}H_{10}N_2O_2$)不得少于 0.08%。

【成分】 叶含靛蓝(indigotin)[1]，菘蓝苷(isatan)B[2]，靛玉红(indirubin)[3]，2，4-(1H，3H)喹唑二酮〔2，4(1H，3H)-quinazolinedione〕，5-羟基-吲哚酮(5-hydroxy-indolinone)，扶桑甾醇(rosasterol)[4]。

全株尚含芥苷类：葡萄糖芸薹素(glucobrassicin)，3-吲哚甲基芥子油苷(3-indolylmethyl glucosinolate)；新芥苷：新葡萄糖芸薹素(neoglucobrassicin)，1-甲氧基-3-吲哚甲基芥子油苷(1-methoxy-3-indolylmethyl glucosinolate)，1-磺基芥苷(1-sulpho-3-indolylmethyl glucosinolate)[5]。

【药理】 1. 抗病原微生物作用 大青叶煎剂体外试验对金黄色葡萄球菌、甲型链球菌、脑膜炎双球菌、肺炎链球菌、卡他球菌、伤寒杆菌、大肠杆菌、流感杆菌、白喉杆菌以及痢疾杆菌均有一定的抑制作用[1～3]。大青叶对乙型脑炎病毒、腮腺炎病毒、流感病毒等也有抑制作用。此外，大青叶尚有杀灭钩端螺旋体的作用[3]。

2. 抗内毒素作用 经体内、体外实验发现大青叶有抗大肠杆菌内毒素作用。体外实验按细菌内毒素检查法进行，结果大青叶氯仿提取物的 1%溶液稀释 64 倍后仍有破坏内毒素作用。体内实验按热原检查法进行，结果经药物作用后，给家兔静注内毒素，不能产生典型的致热反应，说明内毒素已被药液破坏，从而证实大青叶含有抗内毒素活性物质[4]。

3. 抗氧化 大青叶富含微量元素硒和锰[5]，硒是谷胱甘肽过氧化物酶的组成成分，具有抗氧化的作用，锰是 Mn-SOD 的组分，也可清除自由基。大青叶对环磷酰胺(CP)所致的生殖细胞损伤能起到防护和抑制作用，也可能与它的抗氧化和清除自由基有关[6]。

4. 对小鼠胚胎发育的保护 大青叶氯仿提取物对 CP 引起的胚胎发育障碍有一定的抑制作用[7]。

【药性】 苦，寒。归心、胃、肝、肺经。

1.《本草正》："蓝叶气味苦寒，微甘。"

2. 柴裔《食鉴本草》："蓝菜味咸，寒，无毒。"

3.《得配本草》："蓝叶苦、甘，寒。入足厥阴经。"

【功用主治】 清热解毒，凉血消斑。主治温热病高热烦渴，神昏，斑疹，吐血，衄血；黄疸，泻痢；丹毒，喉痹，口疮，痄腮。

1.《别录》："(蓝)叶汁杀百药毒，解狼毒、射罔毒。"

2.《本草经集注》："(蓝茎叶)至解毒。以汁涂五心，又止烦闷。甚疗蜂螫毒。"

3. 柴裔《食鉴本草》："泻肝火，解中、下焦风热。"

4.《本草正》："(蓝叶)善解百虫、百药毒，及治天行瘟疫，热毒发狂，风热斑疹，痈疡肿痛，除烦渴，止鼻衄、吐血，杀疳蚀、金疮箭毒。凡以热兼毒者，皆宜蓝叶捣汁用之。"

5.《得配本草》："(蓝叶)降火解毒，能使败血分归经络，愈疗肿金疮，追鳖瘕胀痛，解百药诸毒，止瘟疫热狂，消赤眼暴发，退小儿壮热。"

【用法用量】 内服：煎汤，10～15 g，鲜品 30～60 g；或捣汁服。外用：捣敷；煎水洗。

【宜忌】《得配本草》："(蓝叶)虚作泻者禁用。"

【选方】 1. 预防流行性感冒 大青叶、贯众各 500 g。混合，加水 5 000 ml，煎成 2 000 ml。成人每次 100 ml，日服 3～4 次，小儿酌减，连服 5 d。(《全国中草药汇编》)

2. 治流行性感冒 大青叶、板蓝根各 30 g，薄荷 6 g。煎水，当茶饮。

3. 治慢性支气管炎 大青叶 500 g，猪胆(汁)10 个，制南星 120 g。将大青叶、制南星二味烘焦研末，猪胆汁煮沸浓缩，入药末和匀，加炼蜜少许为丸，如梧桐子大。日服 3 次，每次 6 g，温开水送下，10 d 为 1 个疗程。

4. 治咽炎，急性扁桃体炎，腮腺炎 大青叶、鱼腥草、玄参各 30g。水煎，分 3 次服。(2～4 方出自《湖北中草药志》)

5. 治无黄疸型肝炎 大青叶 60 g，丹参 30 g，大枣 10 枚。水煎服。(《山东中草药手册》)

6. 治唇边生疮，经年不瘥 取八月蓝叶十斤，绞取汁，洗之。(《圣惠方》)

7. 治小儿血痢，烦躁，并治蛊毒痢，赤痢 取蓝青汁，量大小分减服之。(《普济方》)

【临床报道】 1. 治疗乙脑 2～6 岁者每次 6～15 g，6～14 岁者每次 15～30 g。病重者入院时需 3 h 1 次水煎服，不能口服者可鼻饲，病情减轻后可改 4～6 h 服 1 次，或 1 d 服 3 次。治疗 43 例，治愈率 93.4%，死亡率 6.6%，疗程平均4～7 d。治疗病例各型均有，除极重型配合西药激素治疗外，一般均单用大青叶(菘蓝)，同时配合补液。开始曾配用青霉素防止感染。后不用青霉素效果亦好，高热始终不退者可考虑人工冬眠降温[1]。

2. 治疗麻疹合并肺炎 以大青叶、蒲公英各 500 g。煎煮后制成糖浆，口服。每日 3 次，每次每周岁 3～5 ml，治疗 150 例麻疹合并肺炎患儿，均痊愈出院，住院日数一般 4～5 d[2]。

3. 治疗细菌性痢疾 以单味大青叶煎汤口服，每 6 h 给药 30 g，共治疗 22 例，疗程最短 2 d，最长 8 d，平均 4.5 d。退热时间平均 1.5 d，与呋喃西林对照组 10 例相比，疗效近似或稍优[3]。

4. 治疗传染性肝炎 以大青叶单味水煎服，成人每次30 g(儿童按年龄大小用大青叶糖浆5～10 ml)，每日3～6次，治疗66例，治愈率81.82%，好转率9.09%，死亡率9.09%，较对照组(茵陈栀子黄连汤等)治愈率为高[4]。

5. 治疗单纯疱疹角膜炎 大青叶注射液2 ml，加入4 ml生理盐水中配制成1∶2的滴眼液，每日点眼8～10次，每次1～2滴。对地图状或深部溃疡者除点用大青叶滴眼液外，于近穹隆部结膜下处注射大青叶注射液1 ml，一般隔日注射1次，病情严重者每日注射1次，注射后均包双眼及局部热敷。合并用药：常规给予散瞳，口服维生素B_2、维生素C、维生素E及鱼肝油丸，深层溃疡者或有葡萄膜炎者口服消炎痛片。结果：树枝状角膜炎治愈率为95%，平均治愈时间为19.27 d；地图状角膜溃疡治愈率为92.1%，平均治愈时间为28.26 d；深部溃疡(包括色素膜炎)治愈率为89.32%，平均治愈时间为35.45 d[5]。

6. 治疗传染性软疣 软疣局部常规消毒，对较大软疣用注射针头挑破顶部，挤出奶酪样物质后，涂上复方大青叶注射液，并用蘸有药液的棉捧压迫止血；对较小坚韧的软疣或成簇的小软疣，挑破顶部后，因无奶酪样物质挤出，可直接涂上复方大青叶注射液，1 d连涂3次。治疗31例，涂药1～5 d后，软疣即干缩结痂而愈，无1例复发[6]。

【各家论述】《本草正义》："蓝草，味苦气寒，为清热解毒之上品，专主温邪热病，实热蕴结，及痈疡肿毒诸证，可以服食，可以外敷，其用甚广，又能杀虫，疗诸虫毒螫者。盖百虫之毒，皆由温热凝结而成，故凡清热之品，即为解毒杀虫之品。又凡苦寒之物，其性多燥，尚有热盛津枯之病，苦寒在所顾忌，而蓝之鲜者，大寒胜热而不燥，尤为清火队中驯良品也。"

0206 大青盐 dà qīng yán (《中药志》)

【异名】 戎盐(《五十二病方》)，𪉖𪉨(《玉篇》)，胡盐(《别录》)，秃登盐、阴土盐(《新修本草》)，寒盐、冰石(《石药尔雅》)，羌盐(《日华子》)，青盐(《圣惠方》)，岩盐(《地质矿物学大辞典》)。

【基原】 为氯化物类石盐族矿物石盐的结晶体。

【原矿物】 石盐 Halite

晶体结构属等轴晶系。晶体多为立方体，集合体成疏松或致密的晶粒状和块状，常因立方体的晶棱方向生长快而晶面下凹呈漏斗状。无色透明或呈灰色(染色质为泥质油点)、黄色(染有氢氧化铁)、红色(染有无水氧化铁)、褐色或黑色(染有有机质)等，或有蓝色斑点。条痕为白色。具玻璃光泽，因潮解光泽变暗或呈油质状。解理完全。断口贝壳状。硬度2～2.5。相对密度2.1～2.2(实测值为2.152)。

多形成于干涸含盐盆地和现代盐湖中，为盐湖中化学沉积而成，还包括不同地质时代沉积层中的崖(岩)盐，且多为原生盐。因常有混入物而不同于光明盐和人工炼制的食盐。主产于内蒙古、西藏、四川、青海、新疆，其他省区亦有产出。

【采收加工】 全年均可采，一般多在6～8月进行，自盐湖中取出，晒干。

【药材】 大青盐 *Halitum* 主产新疆、青海、内蒙古。

性状 本品单晶体呈立方体状，多棱，常连结在一起，呈不规则块状。大颗粒者可见漏斗状生长遗迹，呈不规则凹窝形状。青白色或暗白色，半透明；脂肪样光泽，有的可见分布不均匀的蓝色斑点。质硬脆，易砸碎，断面洁净，玻璃样光泽。气微，味咸。

鉴别 (1) 透射偏光镜下，无色透明，多呈方形或不规则形；突起和糙面几乎见不到(因折射率$N=1.5443$，同树胶相近)。正交偏光间全消光；干涉色均质性；有时因应力影响可有微弱的干涉色。

(2) 取本品约0.1 g，加水2 ml，使溶解，滤过，滤液加硝酸使成酸性后，滴加硝酸银试液，即生成白色凝乳状沉淀。分离，沉淀加氨试液即溶解，再加硝酸，沉淀复生成(检查氯化物)；取铂丝，用盐酸湿润后，蘸取本品粉末在无色火焰中燃烧，火焰即显鲜黄色(检查钠盐)。

【成分】 主要为氯化钠。此外还夹杂有氯化钾，氯化镁，氯化钙，硫酸镁，硫酸钙和铁等，其所含杂质多半是机械混入物[1,2]。

【药性】 咸，寒。归心、肾、膀胱经。

1.《别录》："味咸，寒，无毒。"

2.《本草衍义》："甘、咸，入肾。"

3.《品汇精要》："味厚于气，阴也。"

4.《本草经疏》："入手足少阴经。"

5.《长沙药解》："入足太阳膀胱经。"

6.《本草从新》："甘、咸而寒，入肝、肾。"

7. 南药《中草药学》："入肾、心、肺经。"

【功用主治】 泻热，凉血，明目，润燥。主治尿血，吐血，齿舌出血，目赤肿痛，风眼烂弦，牙痛，大便秘结。

1.《本经》："主明目，目痛，益气，坚筋骨，去毒蛊。"

2.《别录》："主心腹痛，溺血，吐血，齿舌血出。"

3.《本草经集注》："解斑猫、芫青毒。"

4.《本草拾遗》："主眼赤眦烂风赤，细研水和点目中。又入腹去热烦，痰满，头痛，明目，镇心，水研服之。又主蚖蛇恶虫毒，疥癣，痈肿，瘰疬，已前入腹水消，服之著疮，正尔摩傅。"

5.《本草衍义》："功在却血，治目中瘀赤涩昏。"

6.《本草药性大全》："主肠胃中结热良方，治胸膈内喘逆妙剂，疗齿缝中血，食吐呕来红。"

7.《纲目》："功同食盐。"

8. 柴裔《食鉴本草》："治目赤泪出，肤翳眵暗，明目消翳，疗小儿无故痟气。"

9.《本草从新》："补肾，泻血热，治目痛赤涩，散肝经风热，吐血，溺血，齿舌出血。"

10.《得配本草》："助水脏，平血热，降邪火，消热痰。"

【用法用量】 内服：煎汤，0.9～1.5 g；或入丸、散。外用：研末揩牙；或水化漱口、洗目。

【宜忌】 水肿禁服。

1.《品汇精要》："性冷不宜多服。"

2.《得配本草》："呕吐者禁用。"

【选方】 1. 治远年风赤眼肿痛 青盐、硇砂、石胆各一分。上药用醋浆水一小盏，于瓷器中浸，日中曝之，候其药着于瓷器四畔，干刮取如粟米大，夜卧时着眼两眦，不过三四度。(《圣惠方》)

2. 治风眼烂弦 戎盐化水点之。(《普济方》)

3. 治肾脏虚冷，肝膈浮热上冲，两目生翳，黑花久不愈 青盐一两(明净者生研)，苍术一两(米泔浸)，木贼一两(小便浸)。上为细末，空心熟水调下一钱，如大不见物者不过十服，小可只二三服。(《古今医统》青盐煎)

4. 治风热牙痛 青盐一斤，槐枝半斤。水四碗，煎汁二碗，煮盐至干，炒研，日用揩牙。(《唐瑶经验方》)

5. 治咽喉疼痛，水谷不下　青盐、白矾、硇砂各等分。上为末，吹患处，有痰吐出立效。(《口齿类要》破棺丹)

6. 治舌肿满口　青盐放铁器上烧红为末，掺之立效。(《奇验喉证明辨》)

7. 治浸淫疮　戎盐二分，大黄四分，䓛茹一分。上三味捣散，以酒和敷疮上，日三。(《古今录验方》戎盐散)

8. 治痔疮漏疮　白矾四两，青盐四两，为末，猪尿脬一个，盛之，阴干。每服五钱，空心温水下。(《赵氏经验方》)

9. 治小便不利　茯苓半斤，白术二两，戎盐弹丸大一枚。上三味，以水五升，煮取三升，分温再服。(《金匮要略》茯苓戎盐汤)

10. 治干霍乱　炒盐一钱，并河水各半盏，调饮，效。(《良方集腋》)

11. 治小儿赤痢　青盐捣汁，每服半盏。(《丹溪治法心要》)

12. 治中砒毒，烦躁，心腹疼痛，头旋，欲吐不吐，面青黑，四肢冷　青盐一握，细研，以井花水调下一碗灌之。(《古今医统》)

【各家论述】 1.《纲目》："戎盐功同食盐，不经煎炼而味咸带甘，入药似胜。"

2.《本草经疏》："《经》曰，热淫于内，制以咸寒。血热则目痛不明，咸寒能入血除热，故主目痛明目也。心腹痛者，心虚而邪热客之也；吐血齿舌下出血者，火迫血妄行，溢出于上也。咸主润下，俾火气不上炎，故能主诸证也。溺血者，小肠热也，心与小肠为表里，心火降则小肠热自除也。《经》曰热伤气，又曰肾主骨。热则气散，骨消筋缓，咸能入肾，寒能除热，故主益气坚肌骨也。《日华子》云，助水脏，益精气，除五脏结，心腹积聚者，取其入肾及软坚除热之功耳。"

3.《本草述》："沉香磁石丸治上盛下虚，眩晕，耳鸣，耳聋用大温补以归肾。又如二至丸治老人肾气虚损腰痛，不可屈伸亦大用温补以实肾气，二症皆用戎盐入于温补中，藉元阴之气和阳而归阴也。"

4.《本经逢原》："《本经》首主明目目痛，是热淫于内，治以咸寒。又去毒蛊者，咸能软坚，蛊毒邪气不能浮长矣。"

5.《长沙药解》："戎盐，清膀胱而泄热，开癃闭而利水。又戎盐咸寒之性，直走膀胱而清瘀热，长于利水。其他主治能止吐血，尿血，齿舌诸血，以咸走血而性清降也。"

6.《本草求真》："能入少阴肾脏，以治血分实热，故凡病因肾起而见小便不通，胃中瘀赤涩昏及吐血衄血，齿舌出血，牙龈热痛，暨蛊毒邪气固结不解者，宜以此味投治。俾肾补而热除，咸入而坚软。《经》曰：热淫于内，治以咸寒，正此谓耳。"

7.《本经疏证》："戎盐，为明目治目痛，清火降火之物，其坚肌骨，正与食盐同。而其所以异者，食盐则劫痰涎而使吐，戎盐则挽血液而使凝也。""然则戎盐所主之心腹痛，食盐所主之心腹卒痛，同乎否乎？夫固可以一卒字而较二盐之情性矣。且凡心腹痛之宜于盐者，定系留痰停饮，惟其饮之稀，力能攻冲击撞，乍发乍止，故以食盐劫而吐之，饮去而卒者遂已。惟其痰之稠，势则凝固胶粘，久留不动，故以戎盐化而渗之，痰去而不卒者能已。"

8.《国药诠证》："咸能制血而利气，故能益气而坚肌骨；能解毒，故能去毒蛊也。《别录》治心腹痛，溺血，吐血，齿舌血出，皆取其制血气之效也。"

0207 大青根 dà qīng gēn (《福建民间草药》)

【异名】 淡婆婆、山漆(《中国药用植物志》)，地骨皮、假青根(《闽东本草》)，臭根、野地骨(《福建民间草药》)，土地骨皮(《江西民间草药验方》)，路边青、羊咪青(《广西本草选编》)，大叶地骨皮、臭婆根(《福建药物志》)，土骨皮(《浙江药用植物志》)。

【基原】 为马鞭草科大青属植物大青 *Clerodendrum cyrtophyllum* Turcz. 的根。

【原植物】 参见"大青"条。

【采收加工】 7～9月采挖，切片，晒干。

【药理】 抗内毒素作用　大青根具有明显的抗内毒素作用，在加入其水溶液后鲎试剂与内毒素之间的凝集反应被抑制[1]，其毛状根也具有与正常根相类似的抗内毒素作用[2]。

【药性】 苦，寒。

1. 广州部队《常用中草药手册》："苦，寒。"
2. 《广西本草选编》："味苦，性凉。"
3. 《福建药物志》："微苦，平。"

【功用主治】 清热，凉血，解毒。主治流感，感冒高热，乙脑，流脑，腮腺炎，血热发斑，麻疹肺炎，黄疸，热泻热痢，风湿热痹，头痛，咽喉肿痛，风火牙痛，睾丸炎。

1. 《植物名实图考》："治偏头风。"
2. 广州部队《常用中草药手册》："清热泻火，凉血解毒，散瘀止血。治肠炎，菌痢，咽喉炎，扁桃腺炎，腮腺炎，感冒发热，齿龈出血。"
3. 《广西本草选编》："清热解毒，凉血。主治菌痢，黄疸，扁桃体炎，腮腺炎，急性喉炎，牙周炎，预防流脑，偏头痛。"
4. 《福建药物志》："清热解毒，祛风除湿。治咽喉炎，感冒，偏头痛，风湿关节痛，肋间神经痛，肝炎，睾丸炎，痔疮出血，风火牙痛。"

【用法用量】 内服：煎汤，10～15 g，鲜品 30～60 g。

【选方】 1. 治高热头痛等症　大青根 15～30 g，生石膏 45～60 g。水煎服。(《中医药研究汇编》)

2. 治急性黄疸型传染性肝炎　大青根、美丽胡枝子各 15 g。酒水煎服。(《福建药物志》)

3. 治风湿性关节痛　大青根 30～60 g，猪脚 1 只。酌加酒、水各半，炖服。(《福建民间草药》)

4. 治偏正头痛，高血压病头痛　大青根、臭牡丹根各 30 g，鸡蛋 2 枚。水煎，吃蛋和汤。(《湖南农村常用中草药手册》)

5. 治胃火齿痛　大青根 30～60 g。水煎去渣取汤，以汤同鸡蛋 2 枚煎服。(《江西民间草药配方》)

6. 治肋间神经痛　大青、算盘子各鲜根 30～60 g。水煎服。(《福建药物志》)

0208 大金刀 dà jīn dāo (《湖南药物志》)

【异名】 水石韦、银茶匙、牌坊草(《植物名实图考》)，青竹标(《贵阳民间药草》)，青卷莲、肺经草(《湖南药物志》)，梳子草(《贵州草药》)，西风剑(《全国中草药汇编》)，肺甲、阿加珍(《贵州中草药名录》)。

【基原】 为水龙骨科盾蕨属植物卵叶盾蕨的全草。

【原植物】 卵叶盾蕨 *Neolepisorus ovatus* (Bedd.) Ching [*Pleopeltis ovata* Bedd.]

植株高 15～45 cm。根茎横生，密被卵状披针形鳞片，长渐尖，边缘有疏齿。叶远生；叶柄长 10～20 cm，被鳞片；叶片厚纸质，卵状披针形至卵状长圆形或近三角形，宽 7～12 cm，渐尖，基部较宽，圆形至圆楔形，多少下延于叶柄，全缘或下部多少分裂；侧脉明显。孢子囊群大，圆形，在侧脉两侧排成不整齐的1至数行,幼时有盾状隔丝覆盖。

生于海拔500～2 000 m的山地林下。分布于华东(除山东外)、中南(除河南外)、西南及西藏、陕西、甘肃等地。

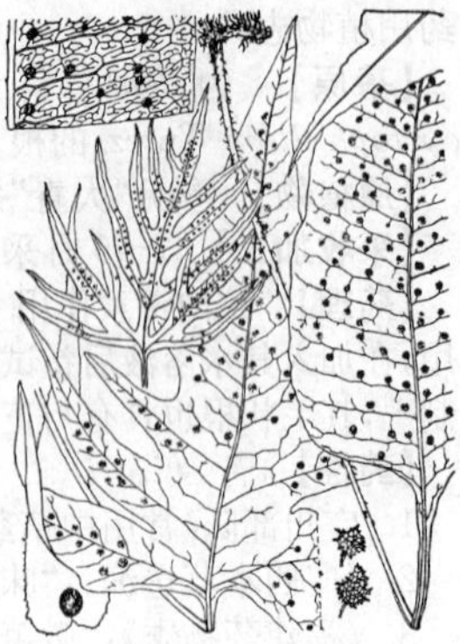

卵叶盾蕨

【采收加工】 全年均可采收,鲜用或晒干。

【药性】 苦,凉。

1.《贵阳民间药草》:“苦,平。”

2.《贵州草药》:“性凉,味苦。”

【功用主治】 清热利湿,止血,解毒。主治热淋,小便不利,尿血,肺痨咯血,吐血,外伤出血,痈肿,水火烫伤。

1.《贵阳民间药草》:“清热,止血。”

2.《湖南药物志》:“治肺痨,痈毒,热淋。”

3.《贵州草药》:“清热利窍,凉血止血。”

4.《全国中草药汇编》:“清热利湿,凉血止血。主治尿路感染,小便不利,咯血;外用治创伤出血,烧、烫伤。”

【用法用量】 内服:煎汤,15～30 g;或泡酒。外用:鲜品捣敷;或干品研末调敷。

【选方】 1. 治热淋 大金刀鲜叶9 g,蔓生胆草9 g。煎服。(《恩施中草药手册》)

2. 治血淋 青竹标15 g,小木通12 g,车前草9 g。水煎服。(《贵阳民间药草》)

3. 治跌打损伤,劳伤出血 干品青竹标30 g。泡酒250 g,每服30 g。(《贵阳民间药草》)

4. 治烫伤,火伤 大金刀烘干,研末。调菜油搽患处。

5. 治刀伤 鲜大金刀嚼绒,敷伤口。(4、5方出自《贵州草药》)

0209 大泡通 dà pào tōng (《贵州民间药物》)

【异名】 大通塔、柴厚朴(《贵州民间药物》),野巴戟(《昆明民间常用草药》),隔子通、万贯钱、豆豉杆(《四川常用中草药》),大加皮、绒毛鸭脚木(《广西本草选编》),泡桐树、牛嗓管(《云南药用植物名录》),假通脱木(《全国中草药汇编》),伞把木(《贵州中草药名录》)。

【基原】 为五加科鹅掌柴属植物穗序鹅掌柴的根和根皮或枝条。

【原植物】 穗序鹅掌柴 *Schefflera delavayi* (Franch.) Harms [*Heptapleurum delavayi* Franch.] 又名:绒毛鸭脚木(《广西本草选编》)。

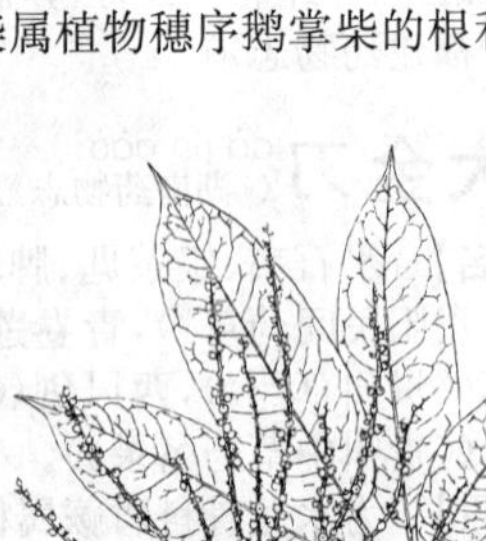

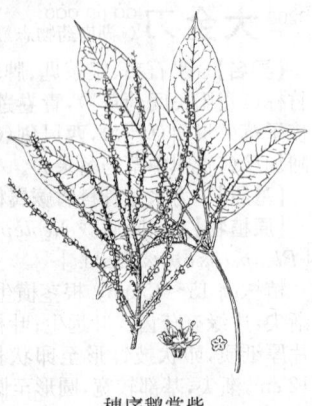

穗序鹅掌柴

乔木或灌木,高3～8 m。幼嫩小枝、叶柄、花轴及叶背、苞片均密被星状绒毛。茎粗大,外表暗褐色;小枝粗壮;具白色片状髓心。掌状复叶,有小叶4～7;叶柄长4～16 cm,最长可至70 cm;小叶片形状变化很大,椭圆状长圆形、卵状长圆形、卵状披针形或长圆状披针形,长6～20 cm,最长可达35 cm,宽2～8 cm或稍宽;先端急尖或短渐尖,基部钝形至圆形;全缘具疏离不整齐粗齿或1～3浅裂至深裂,主脉粗而明显。花无梗,穗状花序聚生成大圆锥花序顶生,长12～60 cm,分枝长10～30 cm;苞片卵形,小苞片三角状卵形;萼边缘有4～5齿;花瓣4～5,三角状卵形,无毛,花白色;雄蕊5;子房下位,4～5室,花柱合生成柱状,柱头不明显,花盘隆起。果实球形,紫黑色,几无毛;有宿存花柱。花期10～11月,果期翌年1月。

生于海拔600～3 100 m的沟旁、林缘、山坡疏林中。分布于西南及福建、江西、湖北、湖南、广东、广西等地。

本植物的叶(大泡通叶)、皮(大泡通皮)亦供药用,另设专条。

【采收加工】 全年均可采,鲜用或晒干。

【药材】 大泡通 *Cortexet Radix seu Ramulus Schefflerae Delavayi* 主产于贵州、四川、云南、广西等地。

性状 枝条灰棕色或灰褐色,表面有纵皱纹,有棕色点状皮孔及弧形叶柄痕;幼嫩枝密被灰棕色毛茸。折断面可见大型白色薄片状的髓。皮多呈条片状,外表面灰褐色至暗褐色,有纵皱纹及灰白色栓皮和棕色点状皮孔;内表面色淡,有细纵纹。质硬,折断面纤维性。气微,味苦、涩。

【药理】 抗炎作用 水煎液具抗炎、解热、利尿作用,其中抗炎作用较强[1]。

【药性】 微苦、涩,平。

1.《四川常用中草药》:“性温,味微苦、辛,有小毒。”

2.《广西本草选编》:“味苦、涩,性平。”

3.《云南中草药》:“苦、涩,凉。”

4.《福建药物志》:“苦,平。”

【功用主治】 祛风活络,强筋健骨,行气活血。主治风湿痹痛,腰膝酸痛,跌打肿痛,胸胁脘腹胀痛。

1.《四川常用中草药》:“降逆气,消饱胀。治胸腹胀满,腰胁疼痛,嗳气,风湿腰痛。”

2.《广西本草选编》:“祛风活络,壮筋骨。主治风湿关节痛,腰肌劳损,骨折,扭挫伤。”

3.《云南中草药》:“止血消炎。治流感发热,咽喉肿痛,皮炎,湿疹。”

4.《全国中草药汇编》:“补肝肾,强筋骨。治肾虚腰痛。”

【用法用量】 内服:煎汤,9～30 g;或浸酒。外用:煎汤洗;或捣敷。

【选方】 1. 治关节痛 穗序鹅掌柴、勾儿茶根、砻木根各30 g。水煎服。(《福建药物志》)

2. 治风湿关节痛,腰肌劳损 绒毛鸭脚木根皮15～30 g。水煎服。

3. 治骨折,扭挫伤 鲜绒毛鸭脚木根皮捣烂外敷。(2、3方出自《广西本草选编》)

4. 治皮炎,湿疹 牛嗓管15～30 g。水煎服。(《云南中草药》)

0210 大草乌 dà cǎo wū (《云南中草药》)

【异名】 昆明堵喇(《云南中草药选》),草乌(云南玉溪)。

【基原】 为毛茛科乌头属植物黄草乌和滕瓣乌头的块根。

【原植物】 1. 黄草乌 *Aconitum vilmorinianum* Kom. [*A. mairei* Lévl.] 又名:昆明乌头(《拉汉种子植物名称》)。

多年生草本。块根椭圆球形或胡萝卜形,长2.5～7 cm,

直径约 1 cm。茎缠绕,长达 4 m,有分枝。叶互生;叶柄与叶片近等长;叶片五角形,长 5～10 cm,宽 8～16 cm,基部宽心形,3 全裂,中央全裂片宽菱形,侧全裂片斜扇形,不等 2 裂略超过中部,上面疏被紧贴的短柔毛,下面叶脉疏被短柔毛。花序有 3～6 朵花,花序轴和花梗密被淡黄色反曲短柔毛;苞片线形;花梗长 2～4 cm;小苞片狭线形,密被短柔毛;花两性,两侧对称;萼片 5,花瓣状,上萼片高盔形,下缘与外缘形成向下展的喙,侧萼片紫蓝色,外面密被短柔毛;花瓣 2,唇长约 6 mm,微凹,距长约 3 mm,向后弯曲,无毛;雄蕊多数,花丝全缘或有 2 枚小齿,无毛;心皮 5。果无毛。种子多数,三棱形,只在一面密生横膜翅。花期 8～9 月,果期 9～10 月。

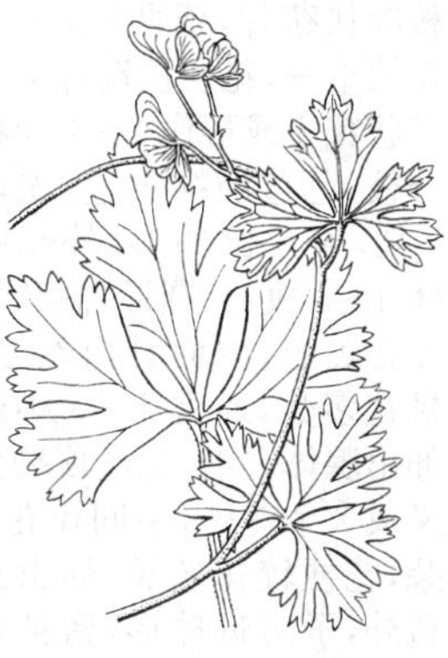

黄草乌

生于海拔 2 100～2 500 m 的山地灌木丛中。分布于四川会理、贵州西部和云南中部。

2. 膝瓣乌头 *A. geniculatum* Fletcher et Lauener

多年生草本,高约 1 m。茎直立,具分枝,无毛。叶互生;叶柄长 3～5 cm,基部具鞘,无毛;叶片圆五角形,长宽均为 6～10 cm,基部心形,3 深裂至近基部,中央深裂片菱形,3 裂,侧深裂片斜扇形,2 深裂超过中部,上面只脉上疏被紧贴的短柔毛,下面无毛。总状花序近伞房状,长3～8.5 cm,有花 2～8 朵;花序轴和花梗均无毛;苞片叶状;花梗长 2～4 cm;小苞片线形,无毛。花两性,近两侧对称;花萼 5,花瓣状,上萼片高盔形,外缘近垂直,与下缘形成不明显的短喙或几无喙,侧萼片宽倒卵形,内面疏被短柔毛,下萼片长圆形,蓝色,外面无毛;花瓣 2,爪在先端膝状弯曲,瓣片长约 1.1 cm,唇长 4.5 mm,末端 2 浅裂,距长约 2.5 mm,向后弯曲,无毛;雄蕊多数,花丝全缘或具 2 枚小牙齿,无毛;心皮 5。果无毛。种子多数。花期 7 月,果期 8 月。

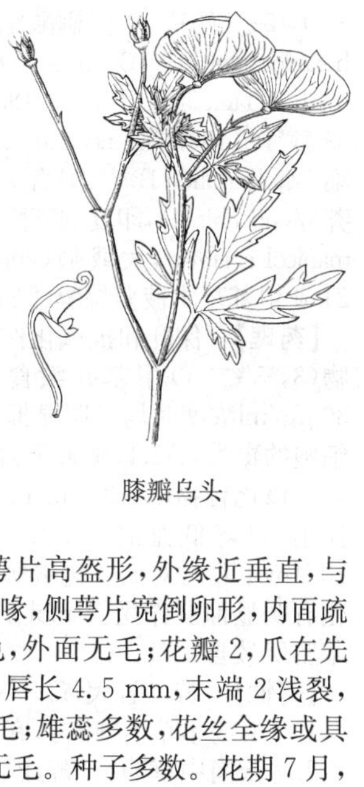

膝瓣乌头

生于海拔 3 200 m 的山地。分布于四川普格、云南东北部。

【采收加工】 9～11 月采挖,置沸水煮 4 h,或用石灰水浸泡 7～10 d,清水漂 3 d,每日换水 2 次,晒干。

【药材】 黄草乌 *Radix Aconiti Vilmoriniani* 产于四川、贵州、云南。膝瓣乌头 *Radix Aconiti Geniculati* 产于四川、云南。

性状 黄草乌 根圆锥形,有时末端稍弯曲,长 5～15 cm,直径 1～2.5 cm。表面深褐色,具多数皱褶或纵沟纹。质坚硬,能折断,断面淡黄色,粉性,老根略带纤维性。

鉴别 (1) 根横切面:黄草乌 后生皮层为 4～5 列棕色细胞,排列不整齐。皮层细胞 5～6 列,长条形,切向排列,其间有众多石细胞。内皮层明显。复合的外韧型维管束中木质部束 3～7 个呈放射状排列。中央为髓部。

(2) 薄层色谱:取本品粉末约 1 g,加 10%氨溶液 1 ml、乙醚 10 ml,冷浸 24 h,滤过。滤液挥干,残渣以二氯甲烷洗入 1 ml 容量瓶中定容,作为样品溶液。另取滇乌碱、塔拉乌头胺制成各 1mg/1 ml 的二氯甲烷混合溶液,作为对照品溶液。分别点样于高效硅胶 GF254 薄层板上,以环已烷-乙酸乙酯-二乙胺(8∶1∶1)展开,取出,晾干,喷以碘化铋钾、碘化钾碘试液等容混合液显色。供试品色谱在与对照品色谱相应位置上,显相同颜色斑点。

【成分】 1. 黄草乌 根含生物碱类:黄草乌碱甲(vilmorrianine A)[1],多根乌头碱(karacoline)[2],滇乌碱(yunaconitine),黄草乌碱丁(vilmorrianine D)[2],黄草乌酮碱(vilmorrianone)[3],塔拉定(talatizidine),异塔拉定(isotalatizidine),塔拉胺(talatisamine)[4],黄乌定(vilmoridine),丽江乌头任碱(acoforine),columbidine,萨卡可尼亭(sachaconitine),14-O-乙酰萨卡可尼亭(14-O-acetylsachaconitine)[5],黄乌宁(vilmorinine),黄乌生(vilmorisine),黄乌亭(vilmoritine)[6]。

2. 膝瓣乌头 根含生物碱类:滇乌碱,8-去乙酰滇乌碱,塔拉胺,黄草乌碱丙(vilmorrianine C),展花乌头宁(chasmanine),膝瓣乌头碱(geniconitine),粗茎乌头碱甲(crassicauline A)[7],黄草乌碱甲,南乌碱乙(austroconitine B),殷乌头碱(indaconitine),8-乙酰基-14-苯甲酰展花乌头宁,异塔拉定,卡马乌头原碱(cammaconine),14-乙酰萨卡可尼亭,萨卡可尼亭,多根乌头碱[8],膝乌碱(geniculatine)A、B、C、D[9],滇羟碱(geniculine)[10],膝乌宁碱甲(genicunine A) 膝乌宁碱乙(enicunine B),膝乌宁碱丙(genicunine C)[11]。

【药理】 1. 镇痛作用 黄草乌浸膏 6.2～7.5 mg/kg 灌胃小鼠热板法实验有镇痛作用,对酒石酸锑钾腹腔注射所致小鼠扭体反应也有抑制作用[1]。

2. 对心脏的作用 正常家兔灌服黄草乌 7.5 mg/kg 对心脏活动未见影响,5 只家兔仅于药后 2 h 出现 T 波稍低,但仍呈窦性心率[1]。

毒性 滇乌碱毒性很大,对小鼠腹腔注射 LD_{50} 为 0.585 mg/kg,大鼠、狗静脉注射的致死量分别为0.05 mg/kg 和 0.03 mg/kg[2]。

【药性】《云南中草药》:"苦、辛、麻,温,剧毒。"

【功用主治】《云南中草药》:"祛风散寒,除湿止痛。"

【用法用量】 内服:煎汤,6～9 g;或泡酒。外用:研粉调涂;或泡酒擦。

【宜忌】 本品有剧毒,需炮制后方可使用。孕妇禁服。忌酸冷、豆类。

【选方】 治跌打,风湿,手足厥冷 大草乌 6～9 g。水煎,至不麻嘴后服;或泡酒 500 ml,日服 5 ml 及外擦患处。民间习用鲜品去皮炖肉服(需炽火煮 24 h 以上,至无麻味时,取汁服,服后避风)。(《云南中草药》)

0211 大钱麻 dà qián má 《滇南本草》

【异名】 梗麻(《滇南本草》),掌叶蝎子草、红活麻(《四川常用草药》),大钱麻(《云南中草药》),大前麻(《滇南本草》整理本),虎麻、禾麻(《贵州中草药名录》),蔻麻(《秦岭植物志》),掌叶蝎子草(《湖北植物志》)。

【基原】 为荨麻科蝎子草属植物大蝎子草的全草及根。

【原植物】 大蝎子草 *Girardinia diversifolia* (Link) Friis[*Urtica palmata* Forsk; *U. heterophylla* Vahl; *G. heterophylla* (Vahl) Decne; *G. palmata* (Forsk.) Gaud.]

多年生直立草本，高0.5～2 m。茎具纵棱，全体伏生粗毛和粗螫毛。单叶互生；叶柄长6～12 cm；托叶合生，先端2裂，膜质，淡褐色，早落；叶片宽卵形至扁圆形，长8～15 cm，宽7～14 cm，先端3～5裂，基部圆形、截形或微心形，边缘有粗大锯齿，表面深绿色密布点状钟乳体，背面淡绿色，两面均伏生粗毛和淡黄色粗螫毛。雌雄同株或异株；花序腋生，穗状；雄花序较雌花序短，位于茎的下部；雄花花被片4，雄蕊4；雌花花被片2裂，不等大，柱头丝状。瘦果扁圆形，基部为宿存的花被片所抱托，花柱宿存。花期9～10月，果期10～11月。

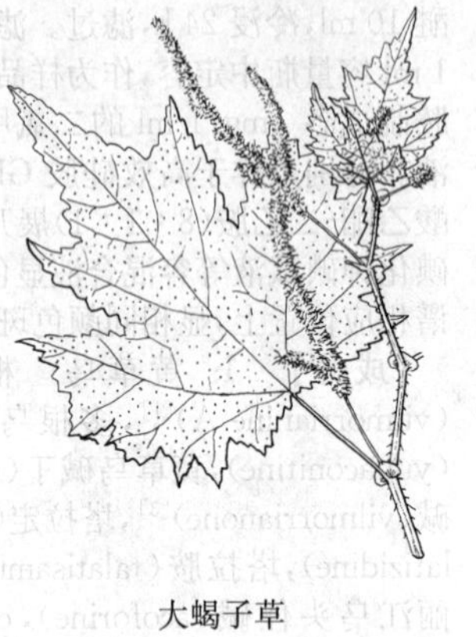

大蝎子草

生于海拔500～1 400 m的林下湿地或沟旁草丛中。分布于湖北、广西、四川、云南、陕西、甘肃等地。

【采收加工】 5～7月采收，鲜用或晒干。

【药性】 苦、辛，凉，小毒。

1.《滇南本草》："味苦、微辛，性微寒。"

2.《云南中草药》："苦、辛，凉。"

3.《全国中草药汇编》："有毒。"

4.《秦岭巴山天然药物志》："淡，平。"

【功用主治】 祛风除痰，利湿解毒。主治咳嗽痰多，头痛，风湿痹痛，跌打疼痛，皮肤瘙痒，水肿疮毒，毒蛇咬伤。

1.《滇南本草》："祛皮肤风痒，吐痰，消痰下气。止风伤肺气咳嗽，散胃痰，发散疮毒。"

2.《云南中草药》："祛风除痰，解毒利湿。"

3.《四川常用中草药》："能祛风，活血，除湿。治头风，头昏，高血压，风湿疼，痒疮。"

4.《全国中草药汇编》："主治风湿关节痛，跌打损伤。"

【用法用量】 内服：煎汤，9～15 g；或捣汁饮。外用：煎水熏洗。

【选方】 治风湿痹痛 红活麻150 g，蜘蛛抱蛋根150 g，白酒500 g。每服15 g，每日2次。(《四川中药志》1982年版)。

0212 大狼毒 dà láng dú (《滇南本草》)

【异名】 格枝糯、乌吐、五朵下西山(《云南中草药》)，搜山虎、土瓜狼毒(《云南种子植物名录》)，矮红、隔山堆(《全国中草药汇编》)。

【基原】 为大戟科大戟属植物大狼毒的根。

【原植物】 大狼毒 *Euphorbia nematocypha* Hand. -Mazz.

多年生草本，高35～55 cm。全株含白色乳汁。根圆锥状或圆柱状，直径1～3 cm，外皮淡褐色。茎圆柱形，绿白色，红色或下部绿白而上部有紫红晕，不分枝或上部有分枝。单叶互生；无柄；叶片椭圆状披针形、椭圆状长圆形、披针形至长卵形，长2～5.8 cm，宽0.7～1.9 cm，先端短尖而钝，基部楔形，全缘，上面绿色，下面灰绿色，有时带红晕。花浅黄色，花序顶生或近顶腋生；顶生花序具5～9枚花梗排列成伞形，基部具5～9枚叶状苞片，成两轮；腋生花梗单一，花梗顶端着生一杯状花序或再作2～4伞状分枝；总苞淡绿黄色，先端5裂，裂片倒卵形；外侧腺体4～5枚，长圆形，橘红色或杏黄色，内面具白丝毛；雄花多数，通常1～3雄蕊伸出腺体之上，花丝顶端分叉成2个花药；中间雌花1朵，花梗较花丝长，伸出总苞外，子房近球形，密被刺毛，花柱3枚，柱头二叉。蒴果三棱状球形，具小疣状突起及红色刺毛；种子卵形，赭红色，一端具明显白色种阜。花期夏季。

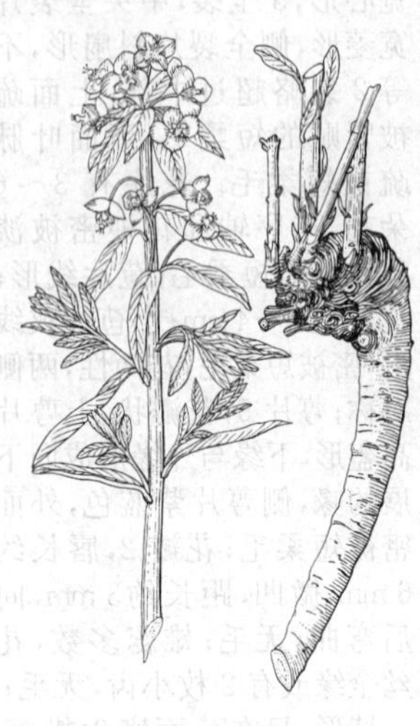

大狼毒

生于原野、山坡路旁或向阳草丛中。分布于云南。

【采收加工】 8～10月采挖，切片，晒干，研粉。

【成分】 根中含3，3′-二-O-甲基并没食子酸-4′-β-D-木糖苷(3，3′-O-methylellagic acid-4′-β-D-xyloside)，巨大戟萜醇-3，4，5-三羟基-20-棕榈酸酯(ingenol-3，4，5-trihydroxy-20-hexadecanoate)[1]，3，3′-二-O-甲基并没食子酸(3，3′-di-O-methylellagic acid)[2]，A′-(18β，3α)-新四膜虫萜-22(29)-烯-3β-醇[A′(18β，3α)-neogammacer-22(29)-en-3β-ol]，岩大戟内酯B(jolkinolide B)[3]，另含大狼毒醇(nematocyphol)，印度荆芥醇(nepehinol)，印度荆芥醇乙酸酯，计曼尼醇乙酸酯(germanicol acetate)，大戟脑(euphol)，蒲公英醇(taraxastanol)，24-亚甲基环木菠萝烷醇(24-methylenecycloartanol)[4]。

【药理】 保肝和抗氧化作用 从大狼毒中分离出的化合物(3，3′-二-O-甲基并没食子酸)在3 μg/ml、10 μg/ml、30 μg/ml浓度时均可明显抑制半乳糖胺对大鼠原代培养肝细胞的毒性，ALT显著下降。这种保肝作用与剂量成正比。该化合物以100 mg/kg给CCl_4所致肝损伤小鼠腹腔注射，可降低血清中ALT和AST含量；在10^{-5} mol/L、10^{-4} mol/L时对四氯化碳所致肝损伤小鼠微粒体脂质过氧化有明显抑制作用，1 mol/L可清除10 mol/L二苯基苦基苯肼所致自由基[1]。

【药性】 苦，温，大毒。

1.《滇南本草》："味苦，麻，性温，有大毒。"

2.《云南中草药》："苦，温，剧毒。"

【功用主治】 化瘀止血，杀虫止痒。主治创伤出血，跌打肿痛，瘰疬，疥癣。

1.《滇南本草》："搽疥癞疮。"

2.《云南中草药》："止血，消炎，消肿。治外伤出血。"

3.《全国中草药汇编》："泻下逐水，外用止血止痒。主治创伤出血，淋巴结核，跌打瘀血肿痛，皮肤瘙痒，癣疥。"

【用法用量】 外用：研末撒或煎水洗。

【宜忌】 禁内服。采挖时浆汁接触皮肤会肿胀，脱皮。

1.《滇南本草》："有大毒，不可入药。"

2.《云南中草药》："采挖时应避免汁液沾染皮肤，否则易产生过敏反应，症现面部浮肿。"

3.《全国中草药汇编》："本品有大毒，内服宜极慎重。中毒后可引起腹痛，腹泻，呕吐，烦躁，血压下降，重者眩晕，行步不稳，痉挛。""急救方法：①洗胃，给镇静剂和输液。②甘草、干姜各 9 g，绿豆 15 g。水煎服。"

【选方】 治疥癞疮　大狼毒、花椒，为细末，香油或猪油调搽。避风，如不避风，令人肿皮。(《滇南本草》)

0213 大浮萍 dà fú píng (《生草药性备要》)

【异名】 水浮莲(《生草药性备要》)，猪乸莲、天浮萍(《岭南采药录》)，水浮萍(《南宁市药物志》)，大蒲藻(《岭南草药志》)，浮藻、浮萍(《广西药用植物名录》)，莲花藻(《广西本草选编》)，水白菜(《四川中药志》)，草包草、水芙蓉、番萍、大番萍(《福建药物志》)，水荷莲、肥猪草、红莴苣(《新华本草纲要》)。

【基原】 为天南星科大薸属植物大薸的全草。

【原植物】 大薸 *Pistia stratiotes* L.

水生飘浮草本。有多数长而悬垂的根，须根羽状，密集。叶簇生成莲座状；叶片倒三角形、倒卵形、扇形，以至倒卵状长楔形，长1.3～10 cm，宽 1.5～6 cm，先端截头状或浑圆，基部厚，二面被毛；叶脉扇状伸展，背面明显隆起成折皱状。佛焰苞白色，长 0.5～1.2 cm，外被茸毛，中部两侧狭缩，管部卵圆形，檐部卵形，锐尖，近兜状；肉穗花序短于佛焰苞，花单性同序；下部雌花序具单花，上部雄花序有花 2～8，无附属器，雄花排列为轮状；花无花被；雄花有雄蕊 2，轮生，雄蕊极短，彼此合生成柱，花药 2 室，对生，纵裂；雌花子房卵圆形，1 室，胚珠多数。浆果小，卵圆形。种子圆柱形。花期 5～11 月。

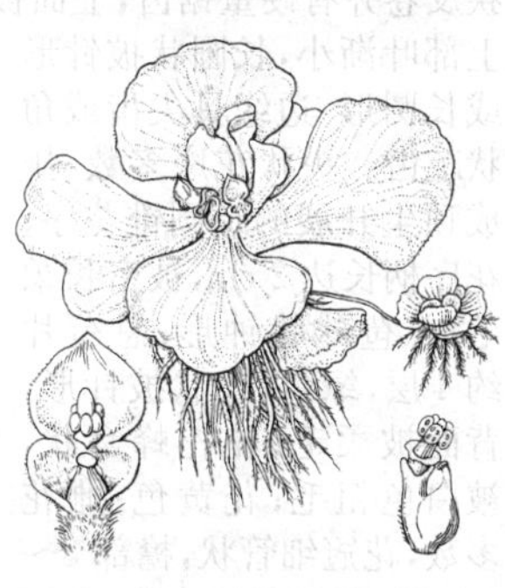

大　薸

本种喜欢高温多雨的环境，适宜于在平静的淡水池塘、沟渠中生长。长江流域以南各地有栽培，福建、广东、广西、海南、云南、台湾有野生。

【采收加工】 6～8 月采收，鲜用或晒干。

【药材】 大浮萍 *Herba Pistiae Stratiotis*　产于长江流域以南各地。

性状　本品多皱缩，全体呈团状。叶簇生，叶片展开后呈倒卵状楔形，先端钝圆而呈微波状，淡黄至淡绿色，两面均有细密的白色短绒毛，基部被有长而密的棕色绒毛。须根残存。质松软，易碎。气微，味咸。

【成分】 含芹菜素糖苷光牡荆素二碳链黄酮苷及矢车菊素-3-葡萄糖苷(cyanidin-3-glucoside)，木犀草素-7-葡萄糖苷(luteolin-7-glucoside)，荭草素(orientin)和牡荆素(vitexin)[1]；脂肪酸：亚油酸(linoleic acid)，亚麻酸(γ-linolenic acid)，(12R, 9Z, 13E, 15Z)-12-羟基-9, 13, 15-十八碳三烯酸〔(12R, 9Z, 13E, 15Z)-12-hydroxy-9, 13, 15-octadecatrienoic acid〕，(9S, 10E, 12Z, 15Z)-9-羟基-10, 12, 15-十八碳三烯酸〔(9S, 10E, 12Z, 15Z)-9-hydroxy-10, 12, 15-octadecatrienoic acid〕；甾体类：24S-乙基-4, 22-胆甾二烯-3, 6-二酮(24S-ethyl-4, 22-cholesta-diene-3, 6-dione)[2]，11α-羟基-24S-乙基-5α-胆甾-22-烯 3, 6-二酮(11α-hydroxy-24S-ethyl-5α-cholest-22-en-3, 6-dione)[3]，谷甾醇-3-O-(2′, 4′-O-二乙酰基-6′-硬脂酰)-β-D-葡萄糖苷〔sitosterol-3-O-(2′, 4′-O-diacetyl-6′-stearyl)-β-D-glucopyranoside〕，谷甾醇-3-O-(2′-O-硬脂酰)-β-D-木糖苷〔sitosterol-3-O-(2′-O-stearyl)-β-D-xylopyranoside〕，谷甾醇-3-O-(4′-O-硬脂酰)-β-D-木糖苷〔sitosterol-3-O-(4′-O-stearyl)-β-D-xylopyranoside〕[4]，豆甾烯-4, 22-二烯-3-酮(stigmast-4, 22-dien-3-one)，豆甾醇(stigmasterol)，豆甾烯硬脂酸酯(stigmasteryl stearate)[5]，7-羟基-4, 22-豆甾二烯-3-酮(7-hydroxy-4, 22-stigmastadien-3-one)[6]；磺酰基葡萄糖苷：(3S, 5R, 6R, 7E, 9R)-3, 5, 6-三羟基-β-二磺酰基-3-O-β-D-吡喃葡萄糖苷〔(3S, 5R, 6R, 7E, 9R)-3, 5, 6-trihydroxy-β-ionyl-3-O-β-D-glucopyranoside〕[7]和(3S, 5R, 6R, 7E, 9R)-3-羟基-5, 6-环氧-β-二磺酰基-3-O-β-D-吡喃葡萄糖苷〔(3S, 5R, 6R, 7E, 9R)-3-hydroxy-5, 6-epoxy-β-ionyl-3-O-β-D-glucopyranoside〕[8]。

【药性】 辛，寒。归肺、脾、肝经。

1.《生草药性备要》："味淡，性寒。"

2.《广西本草选编》："味咸，性凉。"

3.《全国中草药汇编》："辛，凉。"

4.《四川中药志》1982 年版："辛，淡，寒。"

5.《福建药物志》："辛、微苦，凉。"

【功用主治】 疏风透疹，利尿除湿，凉血活血。主治风热感冒，麻疹不透，荨麻疹，血热瘙痒，汗斑，湿疹，水肿，小便不利，风湿痹痛，臁疮，丹毒，无名肿毒，跌打肿痛。

1.《生草药性备要》："治酒风脚痛，煲食；亦擦汗斑，能散皮肤血热，又治麻风，下私胎，煲水熏之。"

2.《岭南采药录》："煎服能通经，煎水洗汗瘢，血热作痒，消跌打肿痛。"

3.《全国中草药汇编》："祛风发汗，利尿解毒。主治感冒，水肿，小便不利，风湿痛，皮肤瘙痒，荨麻疹，麻疹不透。"

4.《浙江药用植物志》："凉血，活血，解毒。主治丹毒，无名肿毒，跌打损伤。"

【用法用量】 内服：煎汤，9～15 g。外用：捣敷；或煎水熏洗。

【宜忌】 《全国中草药汇编》："孕妇忌服。本品根有微毒，内服应去须根。"

【选方】 1. 治汗斑　鲜(大浮萍)全草捣烂取汁，调硫黄粉外涂。(《广西本草选编》)

2. 治湿疮　大薸 90 g。焙干研末，炼蜜为丸服。

3. 治水蛊　大薸、糖各 120 g。清水 3 碗，煎成 1 碗，分 2 次服。服后大量排尿，肿胀便消，忌食盐。(2、3 方出自江西《草药手册》)

4. 治水肿　水浮莲 30 g，苛草根 30 g。水煎服。

5. 治无名肿毒　水浮莲捣绒，包患处。(4、5 方出自《四川中药志》1982 年版)

6. 治跌打伤肿　鲜大浮萍，酌加冰糖捣烂，加热外敷。(《福建民间草药》)

0214 大理菊 dà lǐ jú (《中药鉴别手册》)

【异名】 天竺牡丹(《植物学大辞典》)，大理花、西番莲(《中药鉴别手册》)。

【基原】 为菊科大丽花属植物大丽花的块根。

【原植物】 大丽花 *Dahlia pinnata* Cav. 〔*D. variabilis*

Desf.]

一年生至多年生草本，高可达 1.5 m。地下具块状根。茎直立，光滑，多分枝。叶对生；叶柄基部扩展几近相连，小叶柄稍有窄翼；叶片二回羽状分裂，或上部叶作一回羽状分裂，裂片卵圆形，边缘具圆钝锯齿，上面绿色，下面灰绿色。头状花序水平开展或稍稍下垂，直径 6～12 cm，有长梗；总苞片 2 层；舌状花 8 枚，红色、紫红色或粉红色，中性或雌性；管状花黄色，两性，孕育。瘦果长椭圆形或倒卵形，先端圆。花期 7～8 月。

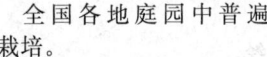

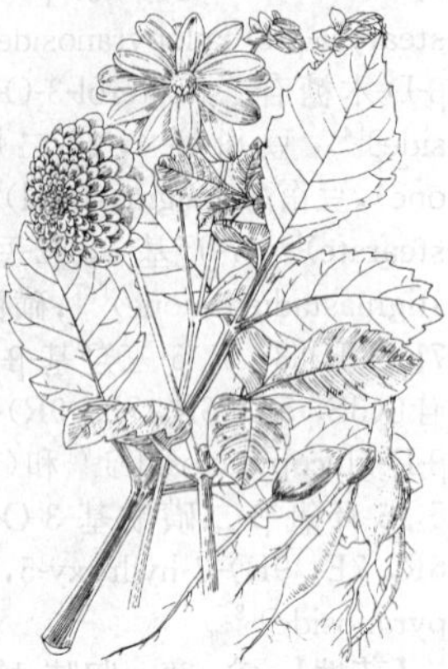

大丽花

全国各地庭园中普遍栽培。

【采收加工】 8～9 月挖根，晒干或鲜用。

【药材】 大理菊 *Radix Dahliae Pinnatae* 原产墨西哥，我国各地有栽培。

性状 块根呈长纺锤形，微弯，有的已压扁，有的切成两瓣。表面灰白色或类白色，未去皮的黄棕色，有明显而不规则的纵沟纹，先端有茎基痕，先端及尾部均呈纤维状。质硬，不易折断，断面类白色，角质化。气微，味淡。

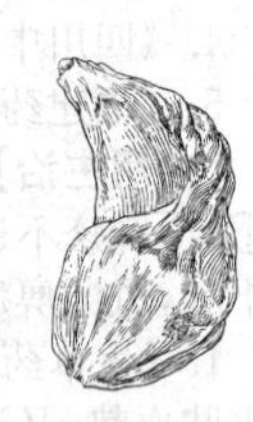

大理菊（块根）外形

鉴别 块根横切面：木栓层和皮层大部分已除去。皮层石细胞，数个成群或单个散在，胞腔较大，壁孔沟明显。近内皮层处有分泌腔，排列成不连续的环状。韧皮部较宽。形成层明显。木质部中导管单个或数个成群，稀疏地作放射状排列，射线宽广，韧皮射线及木射线部位可见分泌腔。中央为髓部。

【成分】 含黄酮类成分：芹菜素(apigenin)，芹菜素 7-O-葡萄糖苷(apigenin 7-O-glucoside)，芹菜素 7-O-鼠李糖葡萄糖苷(apigenin 7-O-rhamnoglucoside)，刺槐素-7-O-葡萄糖苷(acacetin 7-O-glucoside)，刺槐素 7-O-鼠李糖葡萄糖苷(acacetin 7-O-rhamnoglucoside)，木犀草素(luteolin)，木犀草素 7-O-葡萄糖苷(luteolin7-O-glucoside)，槲皮素 3-O-半乳糖苷(quercetin 3-O-galactoside)，槲皮苷(quercitrin)，异鼠李素 3-O-半乳糖苷(isorhamnetin 3-O-galactoside)[1]。

根还含多糖成分菊糖(inulin)[2]。

【药性】 辛、甘，平。

【功用主治】 清热解毒，散瘀止痛。主治腮腺炎，龋齿疼痛，无名肿毒，跌打损伤。

【用法用量】 内服：煎汤，6～12 g。外用：捣敷。

0215 大黄茎 dà huáng jīng（《新修本草》）

【基原】 为蓼科大黄属植物掌叶大黄 *Rheum palmatum* L.、唐古特大黄 *R. palmatum* L. var. *tanguticum* Maxim. ex Regel. 和药用大黄 *R. officinale* Baill. 的地上茎或嫩苗。

【原植物】 参见“大黄”条。

【采收加工】 8～9 月种子成熟后采挖全株，取地上茎，也可于春季采摘嫩苗，鲜用或晒干。

【药性】 苦、酸，寒。

1.《新修本草》：“味酸。”

2.《中国医学大辞典》：“苦，寒，无毒。”

【功用主治】 泻火，通便。主治实热便秘。

1.《新修本草》：“醒酒，堪生啖，亦以解热。”

2.《中国医学大辞典》：“通大便，清肠热。”

【用法用量】 内服：煎汤，5～10 g；或生吃。

【宜忌】 《新修本草》：“多食不利人。”

0216 大黄草 dà huáng cǎo（《浙南本草新编》）

【异名】 大红草、白叶(《浙南本草新编》)。

【基原】 为菊科艾纳香属植物长圆叶艾纳香的全草。

【原植物】 长圆叶艾纳香 *Blumea oblongifolia* Kitam.

多年生草本，高 50～150 cm。主根纺锤状。茎分枝，具条棱，上部被较密长的毛，节间长 2～4 cm。基部叶常小于中部叶；中部叶长圆形或狭椭圆状长圆形，长 9～14 cm，宽 3.5～5.5 cm，先端短尖或钝，基部楔状渐狭，近无柄，边缘狭反卷并有硬重锯齿，上面被短柔毛，下面被稀疏长柔毛；上部叶渐小，长圆状披针形或长圆形，边缘具尖齿或角状疏齿。头状花序多数，排成顶生开展的疏圆锥花序；花序柄长达 2 cm，被密长柔毛；总苞球状钟形；总苞片约 4 层，绿色，线状披针形，背面被柔毛；花托蜂窝状，被白色粗毛；花黄色；雌花多数，花冠细管状，檐部 3～4 齿裂；两性花较少数，花冠管状，檐部 5 裂，被白色疏毛和密腺体。瘦果圆柱形，被疏白色粗毛，具条棱；冠毛白色，糙毛状。花期 8 月至翌年 4 月。

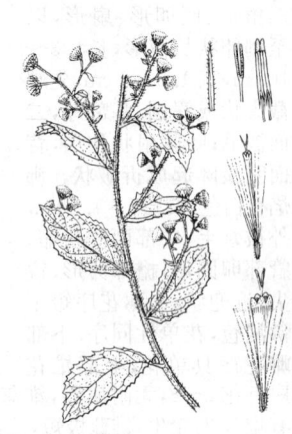

长圆叶艾纳香

生于路旁、田边、草地或山谷溪流边。分布于浙江、福建、江西、广东、台湾等地。

【采收加工】 7～10 月采收，鲜用或切段晒干。

【药材】 大黄草 *Herba Blumeae Oblongifoliae* 产于江西、福建、广东、浙江等地。

性状 茎具条棱，下部被疏毛或脱毛，上部被较密且长的毛。叶多皱缩，完整叶长圆形或长圆状披针形，基部楔状渐狭，顶端短尖或钝，边缘狭及卷并有不规则的硬重锯齿，两面被柔毛，中脉凸起，网脉在下面明显。总苞球状钟形；总苞片绿色，线形或线状披针形，先端尾尖，边缘干膜质，背面被柔毛；花托被白色粗毛。花黄棕色，多数脱落。味苦，微辣。

【药性】 苦，微辛，凉。

【功用主治】 清热解毒，利水消肿。主治急性支气管炎，肠炎，痢疾，急性肾炎，尿路感染，多发性疖肿。

【用法用量】 内服：煎汤，15～30 g。外用：鲜品捣敷。

【选方】 1. 治上呼吸道感染，急性支气管炎 大黄草、香青、地胆草各 15～30 g。水煎服。(《浙江药用植物志》)

2. 治急性肾炎 大黄草 30 g，或配白茅根 30 g；血压偏高加益母草 24 g(或茺蔚子 12 g)；身体虚弱加桂圆肉适量。水煎服，每日 1 剂，10 d 为 1 个疗程。服药期间禁食鲜鱼、虾类、肥猪肉及刺激性食物，但可吃少量咸菜、霉豆腐、咸鸭蛋等。治愈后禁食虾皮1年。

3. 治疮疖　大黄草鲜叶加食盐少许捣烂外敷；多发性疖肿，或伴发热者，用本品30～60 g，水煎服。（2、3方出自《浙南本草新编》）

0217 大蛇药 dà shé yào（广州空军《常用中草药》）

【异名】　五加通、阿婆伞（《广西药用植物名录》），火雷木、凉伞木（《广西实用中草药新选》）。

【基原】　为五加科幌伞枫属植物幌伞枫的根、树皮或叶。

【原植物】　幌伞枫 *Heteropanax fragrans*（Roxb.）Seem.［*Panax fragrans* Roxb.；*Hedera fragrans* D. Don］

常绿乔木，高5～30 cm，胸围达70 cm。树皮肥厚，多汁，浅灰棕色，深纵裂；枝粗壮，无刺。三至五回羽状复叶，互生，直径达50～100 cm；叶柄长15～30 cm，无毛或几无毛，小叶柄长约1 cm或无柄，顶生小叶柄有时更长；小叶片纸质，在羽片轴上对生，椭圆形，长5.5～13 cm，宽3.5～6 cm，先端短尖，基部楔形，全缘，两面均无毛。圆锥花序顶生，长30～40 cm，主轴及分枝离生锈生星状绒毛，后渐脱落；伞形花序头状，直径约1.2 cm，有花数朵；花萼有绒毛，边缘有5个三角形小齿；花瓣5，卵形，淡黄白色，外面疏被绒毛；雄蕊5；子房下位，2室，花柱2，离生，开展。果实卵球形，黑色，室间有两条纵沟，有宿存花柱。种子2颗，形扁。花期秋季，果冬季成熟。

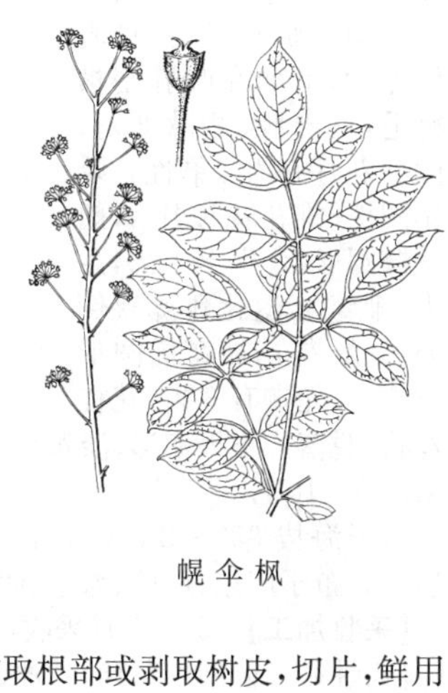

幌伞枫

生于海拔1 000 m以下的森林中，庭园中偶有栽培。分布于广东、广西、海南、云南等地。

【采收加工】　9～11月挖取根部或剥取树皮，切片，鲜用或晒干。叶多鲜用。

【成分】　根含齐墩果酸（oleanolic acid），胡萝卜苷（daucosterol），白千层酸（melaleucic acid），3β，23-二羟基-20(29)-羽扇烯-27，28-二酸〔3β，23-dihydroxy-20(29)-lupene-27，28-dioic acid〕，白千层酸-28-O-〔α-L-吡喃鼠李糖基-(1→4)-β-D-吡喃葡萄糖基(1→6)〕-β-D-吡喃葡萄糖苷{melaleuic acid-28-O-〔α-L-rhamnopyranosyl(1→4)-β-D-glucopyranosyl-(1→6)〕-β-D-glucopyranoside}[1]。

【药性】　苦，凉。

1.《广西本草选编》："味微苦，性凉。"

2.《全国中草药汇编》："苦。"

【功用主治】　清热解毒，消肿止痛。主治感冒发热，中暑头痛，痈疖肿毒，瘰疬，风湿痹痛，跌打损伤，毒蛇咬伤。

1.《广西本草选编》："凉血解毒，消肿止痛。主治疖肿，无名肿毒，骨髓炎，扭挫伤，骨折，毒蛇咬伤，感冒风热，中暑头痛，急性风湿性关节炎。"

2.《全国中草药汇编》："主治淋巴结炎，烧烫伤。"

3.《广西民族药简编》："叶或树皮，水煎洗身，治营养性水肿，肾炎，孕妇水肿(瑶族)。"

【用法用量】　煎汤，15～30 g。外用：捣敷；或煎汤洗。

0218 大脚菇 dà jiǎo gū（《中国药用真菌图鉴》）

【异名】　白牛肝（刘波《中国药用真菌》），山乌茸、蘑菇（《全国中草药汇编》），白牛头（《云南中药资源名录》）。

【基原】　为牛肝菌科牛肝菌属真菌美味牛肝菌的子实体。

【原植物】　美味牛肝菌 *Boletus edulis* Bull. ex Fr.

菌盖4～15 cm，扁半球形，不黏，黄褐色、土褐色。菌肉肥厚，白色，伤后不变色。菌管淡黄色，弯生微陷。柄粗壮，径可达5 cm，基部膨大，高短变异甚大，表面淡褐色，具白色凸起的网络。孢子淡黄色，近纺锤形，(10～15.2)μm×(4.5～6)μm。

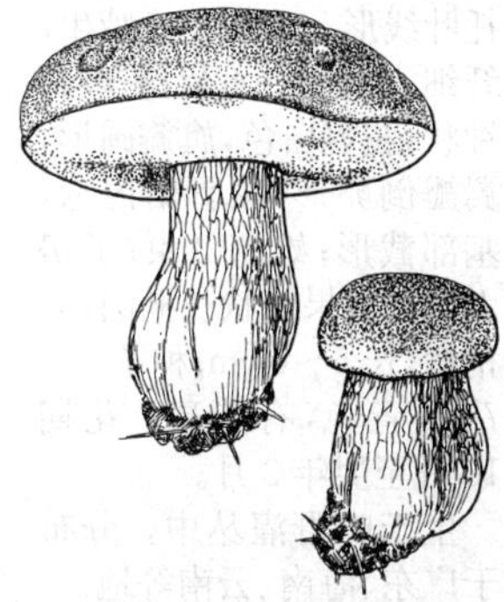

美味牛肝菌

生于针阔混交林下。夏、秋季常见。分布于西南及黑龙江、吉林、江苏、浙江、安徽、福建、河南、湖南、广东、西藏、陕西等地。

【采收加工】　7～10月采摘，晒干。

【成分】　美味牛肝菌含硒[1,2]，二酰基甘油-4′-O-(N，N，N-三甲基)高丝氨酸(diacylglycero-4′-O-(N，N，N-trimethyl)homoserine)[3]，亚硒酸盐(selenite)，硒基胱氨酸(elenocystine)，硒基甲硫氨酸(selenomethionine)[4]。并含有岩藻甘露半乳聚糖(fucomannogalactan)[5]，蛋白质和氨基酸[6]及维生素B_{12}[7]。

【药理】　1. 抑瘤作用　其多糖蛋白用量300 mg/kg，对小鼠肉瘤S_{180}抑瘤率100%，对小鼠艾氏腹水癌抑制率为90%[1]。

2. 提高免疫功能　每日腹腔注射100 μg/kg多糖提取物，可使小鼠外周血白细胞总数增加17%，红细胞中SOD酶活性提高42.5%，并显著促进脾淋巴细胞的转化[2]。

【药性】　淡，温。

【功用主治】　祛风散寒，补虚止带。主治风湿痹痛，手足麻木，白带，不孕症。

1. 刘波《中国药用真菌》："治妇女白带、不孕症。"

2.《中国药用孢子植物》："补虚止带。"

3.《秦岭巴山天然药物志》："追风散寒，舒筋，活络。主治腰腿疼痛，手足麻木，筋骨不舒。"

【用法用量】　内服：煎汤，10～30 g，鲜品30～90 g。

【选方】　1. 治妇女白带症　干而未开伞的美味牛肝菌，用时洗净和猪肉煮食，每日1次，每次93 g(湿重)，1星期为1疗程。

2. 治不孕症　将未开伞的美味牛肝菌按1∶1的比例配以刺五加。焙干，研末。每日3次，每次9 g，白酒为引。(1、2方出自刘波《中国药用真菌》)

0219 大麻药 dà má yào（《文山中草药》）

【异名】　大豆荚、大九荚（《文山中草药》），麻里麻、麻三段、豆叶百步还阳（《云南中草药》）。

【基原】　为豆科扁豆属植物镰扁豆的根、叶。

【原植物】　镰扁豆 *Dolichos tenuicaulis*（Baker）Craib

[*D. falcatus* auct. non Klein ex Willd.]

缠绕草质藤本，长约 2 m。根粗壮，圆柱形，外表褐色，具纵纹。茎纤细，有三棱，无毛。三出复叶，小叶卵圆形，长 3～4 cm，宽 1.2～2.5 cm，两面有稀短毛；小托叶线形。总状花序腋生，纤细，具花 1～4 朵；花萼阔钟状；花冠白色，旗瓣圆形，翼瓣倒卵形，龙骨瓣内弯，基部截形；雄蕊 2 束；子房无柄。荚果线状长椭圆形，稍弯，长 5～6 cm；种子 6～7 颗，青色，有紫斑。花期 10 月至翌年 3 月。

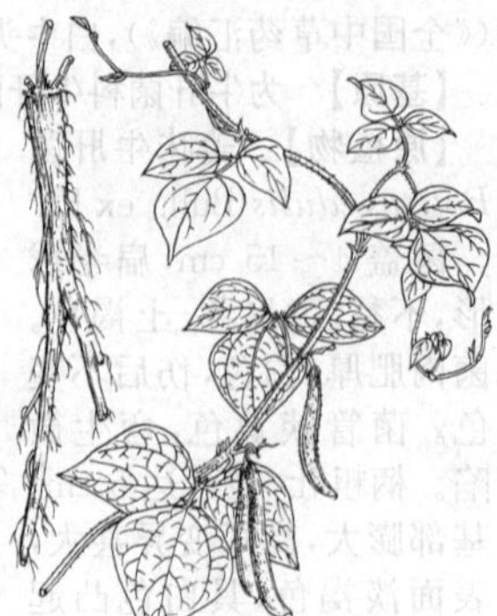

镰扁豆

生于旷野灌丛中。分布于广东、海南、云南等地。

【采收加工】 7～10 月挖根，晒干；5～7 月采叶，鲜用或晒干。

【成分】 根含苜蓿酸-3-O-β-D-葡萄糖苷（medicagenic acid-3-O-β-D-glucopyranoside）[1]，大麻药苷（doliroside）A[2] 及皂苷[3]。

【药理】 1. 抗癌作用　本品根有显著抗癌作用，体外试验中水提物 20 mg/ml 能明显抑制小鼠艾氏腹水瘤、小鼠肉瘤 S_{180}、小鼠肉瘤 S_{37} 及小鼠宫颈癌 U_{14} 等细胞的呼吸，而醇提取物于 40 mg/ml 对小鼠艾氏腹水癌、小鼠肉瘤 S_{180} 有显著抑制作用，总碱无效，皂苷为主要有效成分，粗皂苷 0.2 mg/ml即有明显抑制效果。腹腔注射时，水提取物可显著抑制 S_{37} 组织耗氧量，粗皂苷皮下注射对小鼠艾氏腹水瘤细胞的耗氧量抑制率为 62.5%[1,2]。伊红染色法本品总皂苷在体外对 S_{37} 癌细胞有直接杀伤作用，8 mg/kg 腹腔注射连续 10 d 对 S_{37} 的抑制率为 34.9%～43.6%[3]。

2. 利尿作用　给大鼠皮下注射大麻药煎剂 250 mg/kg、大麻药皂苷 10 mg/kg，或麻醉犬静注大麻药皂苷 10 mg/kg 后，均可产生显著的利尿作用；用大麻药皂苷 200 mg/kg 给大鼠灌胃后亦可产生显著的利尿作用[4]。

毒性　本品毒性较小[4]，总皂苷对小鼠灌服的 LD_{50} 为 510±40 mg/kg，腹腔注射为 14.9±1.4 mg/kg，麻醉犬静注 10 mg/kg 对血压、呼吸无明显影响；8 mg/kg 小鼠腹腔注射 14 d 或 10 mg/kg 大鼠皮下注射 14 d 无明显毒性[3]。

【药性】《云南中草药》："辛，麻，温，有毒。"

【功用主治】 祛风通络，止痛止血。主治风湿痹痛，跌打损伤，外伤出血。

1.《云南中草药》："止血生肌，消炎镇痛，接骨。"

2.《全国中草药汇编》："祛风活血，止血止痛。"

【用法用量】 内服：煎汤，3～9 g，鲜品 15～30 g；或浸酒。外用：研末撒敷或调敷。

【宜忌】 内服宜慎。中毒症状主要为恶心、呕吐、腹泻、便血等胃肠道症状，还可有头昏、乏力、舌及全身发麻、血压下降、瞳孔缩小、心率缓慢，白细胞总数及中性粒细胞数增高等。

【选方】 1. 治风湿痛、跌打损伤　①大麻药 6 g。泡酒分次服。（《云南中草药》）②大麻药鲜根 15～30 g。水煎服，每日服 2 次。（《文山中草药》）

2. 治骨折　用三棱针刺破皮肤（开放性骨折不需刺破）取大麻药根末，酒调外敷。（《云南中草药》）

3. 治吐血，咯血，衄血，便血　大麻药（炒炭）3～9 g。水煎服，每日服 2 次。（《文山中草药》）

4. 治外伤出血　大麻药根末撒伤口。（《云南中草药》）

0220 大粘药 dà zhān yào（《昆明民间常用草药》）

【异名】 玄麻、升麻（《西昌中草药》），山毛柳、接骨木（《云南中草药》），青白麻叶（《中国高等植物图鉴》），野麻公（《海南植物志》）。

【基原】 为荨麻科雾水葛属植物红雾水葛的根和叶。

【原植物】 红雾水葛 *Pouzolzia sanguinea*（Bl.）Merr. [*Urtica sanguinea* Bl.；*P. viminea*（Wall.）Wedd.]

灌木，高 1～2 m。小枝幼时被短糙毛。叶互生；叶柄长 1～3 cm，被毛；托叶小，卵状披针形，脱落；叶片纸质，卵形或狭卵形，长 2.6～11 cm，宽 1.5～4 cm，先端渐尖，基部圆形或宽楔形，边缘有小牙齿，上面均被疏短糙毛，钟乳体点状，下面在叶脉密被糙毛，三出脉，侧脉 2 对。团伞花序腋生，单性。雌雄同株；雄花花被片 4，船状椭圆形，合生至中部，急尖，雄蕊 4，退化雌蕊狭倒卵形；雌花花被宽椭圆形或菱形，先端有 3 齿，花柱丝状，脱落。瘦果卵形，淡黄白色，有肋纹。花期 3～9 月，果期 5～10 月。

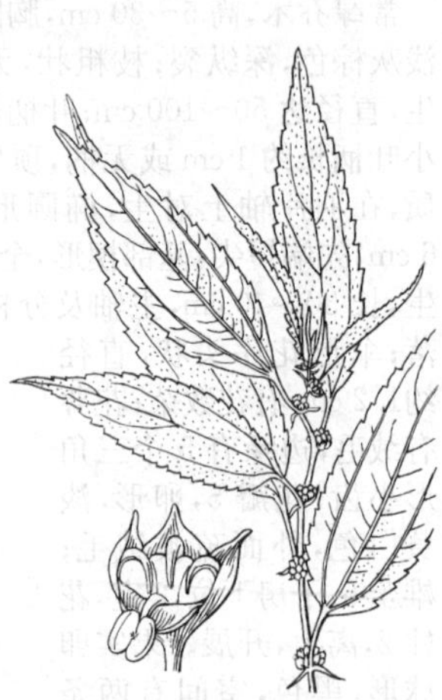

红雾水葛

生于海拔 350～2 000 m 的干燥山坡草地、灌丛中或林边。分布于广东、广西、海南、四川、贵州、云南、西藏。

【采收加工】 5～11 月采收，鲜用或晒干。

【药性】《云南中草药》："涩、微辛，温。"

【功用主治】《云南中草药》："舒筋活络，拔毒消肿。治胃肠炎，跌打瘀肿，骨折，乳腺炎，疮疖，脓肿，外伤出血，刀枪伤。"

【用法用量】 内服：煎汤，9～15 g。外用：捣敷；或研末撒。

【选方】

1. 治乳痈，疮疖　玄麻、田基黄、地龙胆各适量。捣烂外敷。

2. 治热淋　玄麻 15 g，金钱草、野菊花各 9 g。共煎水内服。（1、2 方出自《西昌中草药》）

3. 治外伤出血，刀枪伤　山毛柳根皮适量。研末撒患处。（《云南中草药》）

0221 大巢菜 dà cháo cài（《纲目》）

【异名】 薇（《诗经》），垂水（《尔雅》），薇菜、巢菜、野豌豆（《品汇精要》），野麻豌（《草木便方》），箭筈豌豆（《植物学大辞典》），救荒野豌豆、春巢菜、普通苕子、野菜豆、黄藤子（《中国主要植物图说》），苕子（《广州植物志》），马豆草（《云南药用植物名录》），肥田草（《贵州草药》），麦豆藤（《广西药用植物名录》)。

【基原】 为豆科野豌豆属植物大巢菜的全草或种子。

【原植物】 大巢菜 *Vicia sativa* L.

一年或二年生草本，高 25～50 cm。被疏黄色短柔毛。偶数羽状复叶，叶轴顶端具卷须；托叶戟形，一边有1～3个披针形齿牙，一边全缘；小叶4～8对，叶片长圆形或倒披针形，长 8～18 mm，宽 4～8 mm，先端截形，凹入，有细尖，基部楔形，两面疏生黄色柔毛。总状花序腋生；花 1～2 朵；花冠深紫色或玫瑰红色；萼钟状，萼齿5，披针形；旗瓣倒卵形，翼瓣及龙骨瓣均有爪；雄蕊10，二体；子房无柄，花柱短，柱头头状，花柱先端背部有淡黄色髯毛。荚果线形，扁平，成熟时棕色。种子圆球形，棕色。花期 3～4 月，果期 5～6 月。

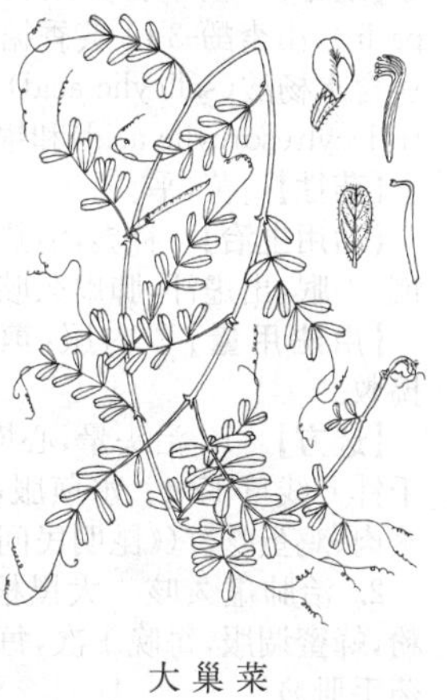

大巢菜

生于山脚草地、路旁、灌木林下。我国大部分地区均有分布。

【采收加工】 4～5 月采割，晒干；亦可鲜用。

【成分】 全草含维生素 B_1、B_2、C[1]；黄酮类：异槲皮素(isoquercitrin)，芸香苷(rutin)，安妥苷(antoside)，生物槲皮素(bioquercetin)，大波斯菊苷(cosmosiin)，木犀草素-7-O-吡喃葡萄糖苷(cinaroside)[2]；甾醇类：胆甾醇(cholesterol)，7-豆甾醇(7-stigmasterol)[3]，β-谷甾醇(β-sitosterol)；香豆素类：花椒毒素(xanthotoxin)，香柑内酯(bergapten)，伞形花内酯(umbelliferone)，马栗树皮素(esculetin)和东莨菪素(scopoletin)[4]；类胡萝卜素物质：胡萝卜素(carotene)，叶黄素(lutein)，玉蜀黍黄质(zeaxanthin)，堇黄质(violaxanthin)，新黄质(neoxanthin)[5]；氨基酸：赖氨酸，色氨酸[6]，谷氨酸，谷氨酰胺，精氨酸，丙氨酸，天冬氨酸，天冬酰胺，脯氨酸和 γ-氨基丁酸[7]；矿物质：钴、镍、铜、钡、锶、锰、铝、铁[8] 及钙、钾、镁[9]。还含氢氰酸(hydrocyanic acid)[10]，尿囊酸(allantoic acid)[11]。

种子含精氨酸(arginine)[12]，N-(γ-谷氨酰)-β-氰基-L-丙氨酸〔N-(γ-L-glutamyl)-β-cyano-L-alanine〕和 β-氰基-L-丙氨酸(β-cyano-L-alanine)[13]。胺类：均戊胺(homopentamine PA4444)，均己胺(homohexamine PA44444)，N 5-氨丁基均精胺〔N5-aminobutylhomosper-mine PA4(4)44〕，N5-氨丁基均戊胺〔(N5-aminobutylhomopentamine) PA4(4)444〕，N10-氨丁基均戊胺〔N10-aminobutylhomopentamine, PA44(4)44〕，N5，N10-双氨丁基均精胺〔N5，N10-bis(aminobutyl) homospermine，PA4(4)4(4)4〕，N5-氨丁基均己胺〔N5-aminobutylhomohexamine，PA4(4)4444〕，N10-氨丁基均己胺〔N10-aminobutylhomohexamine，PA44(4)444〕，N5，N10-双氨丁基均戊胺〔N5，N10-bis(aminobutyl)homopentamine，PA4(4)4(4)44〕，N5，N15-双氨丁基均戊胺〔N5，N15-bis(aminobutyl) homopentamine，PA4(4)44(4)4〕，去甲精脒(norspermidine，PA33)，高精脒(homospermidine，PA444)，精胺(spermine，PA343)，热精胺(thermospermine，PA334)，高精胺(homospermine，PA444)，氨丙基高精脒(aminopropylhomospermidine，PA344)[14]；磷脂类：卵磷脂(lecithin)，磷脂酰乙醇胺(phosphatidyl ethanolamine)，磷脂酰肌醇(phosphatidyl inositol)[15]；肌酸苷：α-D-吡喃半乳糖基-(1→1′)-肌醇〔α-D-galactopyranosyl-(1→1′)-myoinositol〕和 α-D-吡喃半乳糖基(1→6)-α-D-吡喃半乳糖基(1→1′)-肌醇〔α-D-galactopyranosyl-(1→6)-α-D-galactopyranosyl-(1→1′)-myoinositol〕[16]。种子中还含巢菜碱苷(vicine)[17]，巢菜苷(vicianin)[18]，植物凝集素[19]，4-氯吲哚乙酸甲酯(4-chloroindoleacetic acid methyl ester)[20]，半乳糖基甘油二酯(galactosyl diglycerides)[15]，胍(guanidine)[12]。

根含聚-β-羟基丁酸(poly-β-hydroxybutyric acid)[21] 和 4 种山柰酚(kaempferol)的 3-O-糖苷[22]。

【药性】 甘，辛，寒。

1.《本草拾遗》："味甘，寒，无毒。"

2.《草木便方》："辛，平。"

3.《福建药物志》："甘、辛，寒。"

4.《秦岭巴山天然药物志》："甘，辛，温。"

【功用主治】 益肾，利水，止血，止咳。主治肾虚腰痛，遗精，黄疸，水肿，疟疾，心悸，咳嗽痰多，鼻衄，月经不调，疮疡肿毒。

1.《本草拾遗》："调中，利大小肠。"

2.《海药本草》："主利水道，下浮肿，润大肠。"

3.《品汇精要》："益气，润肌，清神，强志。"

4.《草木便方》："活血，破血，止血，生肌。治五黄疸肿，利脏热，截疟，平胃，明耳目。"

5.《四川中药志》1960 年版："生血，治肾虚遗精，腰痛，湿热黄肿。"

6.《云南中草药》："拔脓攻毒。主治痈疽发背，疔疮，痔疮。"

7.《福建药物志》："清热利湿，和血祛瘀。治浮肿，疟疾，鼻衄，心悸，遗精，月经不调，疔疮。"

8.《秦岭巴山天然药物志》："补肾调经，祛痰止咳。主治肾虚腰痛，月经不调，咳嗽痰多。"

【用法用量】 内服：煎汤，15～30 g。外用：捣敷；或煎水洗。

【选方】 1. 治阴囊湿疹　野豌豆 30 g，艾叶 15 g，防风 15 g。水煎服或趁热熏洗。(《青岛中草药手册》)

2. 治鼻衄　肥田草 30 g，煨甜酒吃。

3. 治月经不调　肥田草种子、小血藤各 15 g。泡酒服。(2、3 方出自《贵州草药》)

4. 治疔疮　大巢菜、盐卤捣敷。(江西《草药手册》)

5. 治小儿疳积　巢菜全草 15 g，煮蛋食。或巢菜根15 g，水煎服。

6. 治眼蒙夜盲　巢菜全草 30 g，蒸猪肝食。(5、6 方出自《湖南药物志》)

0222 大散血 dà sàn xuě (《广西民族药简编》)

【基原】 为报春花科珍珠菜属植物小茄的全草。

【原植物】 小茄 *Lysimachia japonica* Thunb.

多年生草本。全株被灰褐色多细胞柔毛。茎细弱，四棱形，常自基部分枝成簇生状，初倾斜，后匍匐伸长，长 7～15(～30) cm，节间长 2～5 cm。叶对生；叶柄长 2～5(～10) mm，具草质狭边缘；叶片阔卵形至近圆形，长 1～2.5 cm，宽 7～20 mm，先端锐尖或钝，基部圆形或近截形，两面被柔毛，密布半透明腺点，干后腺点呈粒状突起。花单生于叶腋；花梗果时下弯；花萼5深裂几达基部，裂片披针形，果时增大；花冠黄色，5深裂，裂片三角状卵形，通常具透明腺点；雄蕊5，花丝基部合生成浅环，花药卵形；子房上位，上部有长柔毛。蒴果近球形，褐色，先端被疏长柔毛。花期3～4月，果期4～5月。

生于田埂上，落叶、常绿阔叶混交林下及路旁岩石缝中。分布于江苏、浙江、安徽、广东、海南、广西、台湾等地。

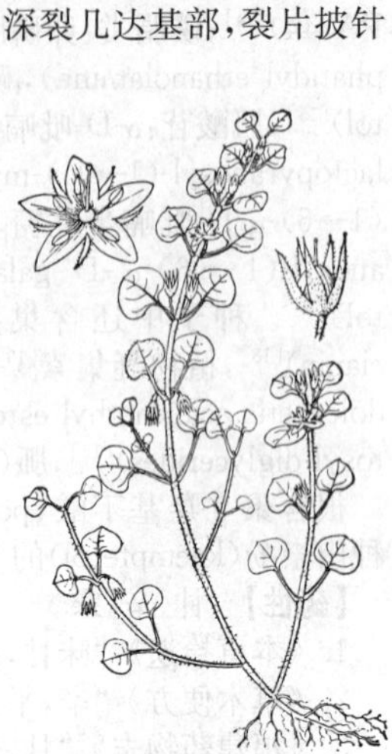
小　茄

【采收加工】 4～5月采收，鲜用。

【药理】 1. 抗癌作用　大散血地上部分的95%甲醇提取物25 μg/ml对鼻咽癌(KB)细胞的抑制率达91%，分离出的化合物6-十三烷基二羟基苯甲酸和银桦酚对KB细胞的ED_{50}为79 μg/ml和1.1 μg/ml。银桦酚在体外对黑色素瘤(B-16)细胞的ED_{50}为4.0 μg/ml，对肝癌(PC-13)细胞的ED_{50}为4.3 μg/ml，对肝癌(Hep-2)细胞ED_{50}为15 μg/ml，对小鼠白血病(L_{5178} Y、P_{388})细胞的ED_{50}大于25 μg/ml[1]。

2. 抑制Na^+，K^+-ATP作用　6-十三烷基二羟基苯甲酸和银桦酚对Na^+，K^+-ATP酶活性有浓度依赖性抑制作用，IC_{50}分别为8×10^{-6}mol/L和5×10^{-5}mol/L；在半数抑制浓度时，前者的效能比后者约大6倍。6-十三烷基二羟基苯甲酸的作用大约是毒毛花苷G的1/13[2]

【功用主治】《广西民族药简编》："治骨折。"

【用法用量】 外用：鲜品加酒捣敷。

0223 大黑药 dà hēi yào（《昆明民间常用草药》）

【异名】 大黑根(《曲靖中草药》)，大威灵仙(《玉溪中草药》)，翼茎旋覆花(《中药大辞典》)。

【基原】 为菊科旋覆花属植物翼茎羊耳菊的根。

【原植物】 翼茎羊耳菊 *Inula pterocaula* Franch.

多年生草本或亚灌木，高60～100 cm。根木质，粗壮。茎下部木质，被红褐色密柔毛和腺点，中部以上有分枝。叶互生；下部叶大，披针形至椭圆状披针形，长18～20 cm，宽4～5 cm；上部叶渐小，长圆状披针形至线状披针形，长1～4 cm，先端尖或渐尖，基部渐狭，沿茎下延成宽1～10 mm的翅，边缘有细而具小尖头的重锯齿，上面被细密的粗伏毛，下面被红褐色柔毛，两面有腺点。头状花序小，在枝端密集成聚伞圆锥状或复伞房花序，花序梗短或纤细，有细线形的苞叶；总苞钟状，总苞片约5层，线状披针形，极尖，外层渐短小；花全部管状，外面有黄色腺点；冠毛1层，浅红褐色。瘦果近圆柱形，被密短毛。花期7～9月，果期9～10月。

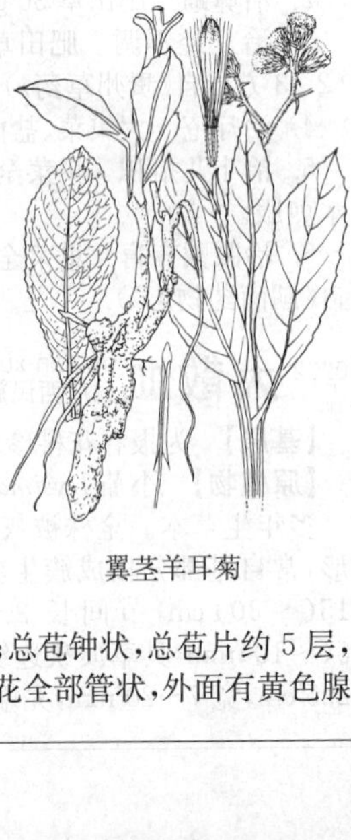
翼茎羊耳菊

生于亚高山灌丛和草地。分布于四川及云南。

【采收加工】 8～9月采挖，鲜用或晒干。

【成分】 全草含黄酮类：芸香苷(rutin)，金丝桃苷(hyperin)，山柰酚-3-O-芸香糖苷(kaempferol-3-O-rutinoside)。还含水杨酸(salicylic acid)[1]，6-十三烷基二羟基苯甲酸(6-tridecylresorcylic acid)和银桦酚(grevillol)[2]。

【药性】 苦，平。

【功用主治】 补虚，清热，止咳。主治体虚头晕，耳鸣，心慌，失眠，出虚汗，肺虚久咳，痈疡肿毒，骨结核。

【用法用量】 内服：煎汤，10～15 g；或研末。外用：捣敷。

【选方】 1. 治头晕，心慌，耳鸣，出虚汗　大黑药根15 g，千针万线草15 g。水煎服，红糖为引，也可煮肉吃，或研末蒸肉、鸡蛋吃。(《昆明民间常用草药》)

2. 治肺虚久咳　大黑根、千针万线草、沙参等量。研细粉，蜂蜜调服，每晚1次，每次用药粉9 g。(《曲靖专区中草药手册》)

0224 大黑蒿 dà hēi hāo（《云南中草药》）

【基原】 为菊科艾纳香属植物密花艾纳香的全草。

【原植物】 密花艾纳香 *Blumea densiflora* DC. [*B. excise* DC.; *B. densiflora* DC. var. *pinnatifida* Miq.]

草本或亚灌木，高1～3 m。茎粗壮，有分枝，具条棱，被锈褐色腺状密绒毛；幼枝及花序轴上的毛更密，节间长4～6 cm。茎叶宽椭圆形、狭椭圆形或长圆状披针形，长22～42 cm，宽8～16 cm，先端具小尖头，基部渐狭或具狭翅的柄，两侧有时具齿状的附属物，边缘羽状浅裂或深裂，裂片具向上的细齿，上面有腺状绒毛，下面被密绵毛；上部叶较小。头状花序极多数，具短柄，在茎和枝顶排成具叶的大圆锥花序；总苞钟形；总苞片约5层，绿色，背面被疏毛；花托蜂窝状；花黄色；雌花多数，花冠檐部3～4齿裂；两性花较少数，花冠檐部5浅裂，被多细胞节毛。瘦果圆柱形，具条棱，被白色柔毛；冠毛淡红褐色，糙毛状。花期11月至翌年4月。

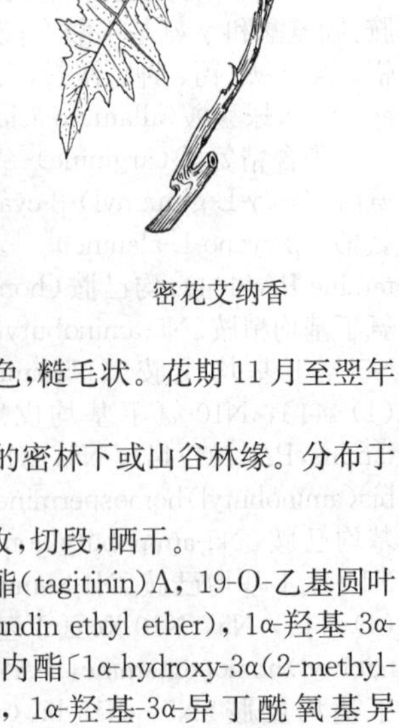
密花艾纳香

生于海拔1 500～2 800 m的密林下或山谷林缘。分布于云南东南部。

【采收加工】 7～10月采收，切段，晒干。

【成分】 全草含肿柄菊内酯(tagitinin)A，19-O-乙基圆叶肿柄菊内酯(19-O-ethyl-tirotundin ethyl ether)，1α-羟基-3α-(2-甲基丁酰氧基)-异土木香内酯[1α-hydroxy-3α(2-methylbutanoyloxy)-isoalantolactone]，1α-羟基-3α-异丁酰氧基异土木香内酯(1α-hydroxy-3α-isobutyry-loxyisoalantolactone)，1α，2α-二羟基-3α-(2-甲基丁酰氧基)-异土木香内酯[1α，2α-dihydroxy-3α-(2-methylbutanoyloxy)-isoalantolactone]，1α-乙

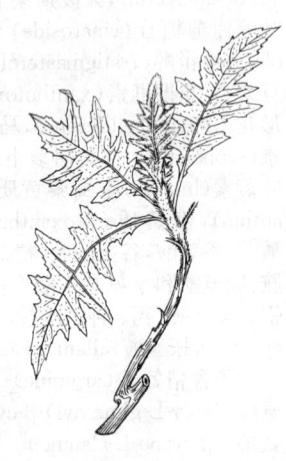

酰氧基-2-羟基-3α-(2-甲基丁酰氧基)异土木香内酯〔1α-acetoxy-2-hydroxy-3α-(2-methylbutanoyloxy)-isoalantolactone〕，1α，3α-二羟基-2α-(2-甲基丁酰氧基)异土木香内酯〔1α，3α-dihydroxy-2α-(2-methylbutanoyloxy) isoalantolactone〕，1α-乙酰氧基-3α-羟基-2α-(2-甲基丁酰氧基)异土木香内酯〔1α-acetoxy-3α-hydroxy-2α-(2-methylbutanoyloxy)-isoalantolactone〕，1α-羟基-3-(2-甲基丁酰氧基)-羽状堆心菊素〔1α-hydroxy-3-(2-methylbutanoyloxy)-pinnatifidin〕，1α-乙酰氧基-3-(2-甲基丁酰氧基)-羽状堆心菊素〔1α-acetoxy-3-(2-methylbutanoyloxy)-pinnatifidin〕[1]等。

【药性】 苦，寒。

【功用主治】 清热凉血，截疟。主治感冒发热，肠炎，高血压病，疟疾。

【用法用量】 内服：煎汤，3～6 g，截疟用量须大。

0225 大榆蘑 dà yú mó（《全国中草药汇编》）

【异名】 榆侧耳(《中国药用孢子植物》)，榆耳〔《中国食用菌》1990，9(3)：9〕，榆蘑(青海)。

【基原】 为白蘑科侧耳属真菌榆干侧耳、白黄侧耳、灰白侧耳的子实体。

【原植物】 1. 榆干侧耳 *Pleurotus ulmarius* (Bull. Ex Fr.) Quél. [*Lyophyllum ulmarium* (Bull. ex Fr.) Kuhn.] 又名：榆干离褶伞(《真菌名词及名称》)。

菌盖肉质，宽11～15 cm。半球形，渐平展，盖面平滑，初期白色，后中央为佛手黄色或带褐色，往往有网状龟裂；盖缘波状。菌肉厚，白色。菌褶弯生，宽，疏，白色至淡土黄色。菌柄偏生，长4～10 cm，粗1～2 cm，同粗或基部膨大，白色稍带淡黄色，密生软毛，中实，常弯曲。孢子印白色。孢子球形或近球形，无色，光滑，直径5～6 μm。

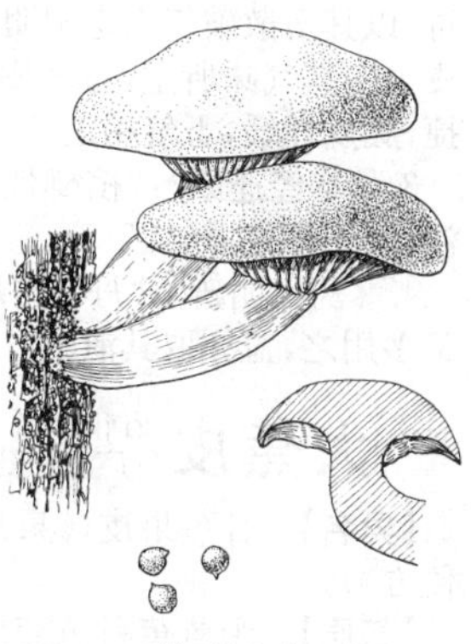
榆干侧耳

生于榆树及其他阔叶树树干上。分布于黑龙江、吉林、青海等地。

2. 白黄侧耳 *P. cornucopiae*(Paul. ex Pers.) Roll 又名：美味北风菌(《蘑菇及其栽培》)。

菌盖直径5～12 cm。凸出型，幼小时边缘内卷，老熟时或多或少下凹；表面平滑，向边缘处增厚且渐狭成一短菌柄；菌盖常十分不整齐且边缘呈波状，以老熟时最为明显；十分坚固，颜色变化较大，白色、微黄色、灰色至淡褐色。菌肉白色。菌褶白色，宽，延生。菌柄偏生或侧生，长短不一。孢子印玫瑰紫色；孢子长椭圆形，无色，光滑，(7～14)μm×(4～5)μm。

生于阔叶树腐木上。分布于黑龙江、吉林、河北、山西、江苏、浙江、四川等地。

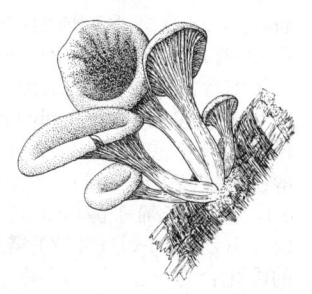
灰白侧耳

3. 灰白侧耳 *P. spodolencus* Fr. 又名：长柄侧耳(《中国的真菌》)，灰冻菌(《云南中药资源名录》)。

菌盖宽3～7.5 cm。圆形，后渐展开；盖面光滑，白色，中部微凹，淡黄色，干后黄褐色。菌肉厚，白色，味柔和。菌褶延生，密至稍稀，幅稍宽，白色。菌柄偏生至近侧生，长4～11 cm，粗0.8～1.8 cm，圆柱形，中实，白色。孢子印白色；孢子圆柱形，光滑，无色，(7～8.5)μm×4μm。

从生于阔叶树腐木上。分布于吉林、云南等地。

【采收加工】 7～10月采收子实体，晒干。

【成分】 1. 白黄侧耳 含多糖：PC-Ⅰ，PC-Ⅱ[1]，半乳甘露聚糖(galactomannan)[2]。另含N-羟基棕榈酸基-9-甲基-反-4，反-8-神经鞘氨二烯醇(N-hydroxypalmitoyl-9-methyl-*trans*-4，*trans*-8-sphingadienine)，反-4-神经鞘氨醇(*trans*-4-sphingenine)，反-4，反-8-神经鞘氨二烯醇(*trans*-4，*trans*-8-sphingadienine)[3]。

2. 灰白侧耳 含血凝素(hemagglutinin)[4]。

【药理】 1. 抗菌 榆耳子实体浸提液能抑制痢疾杆菌、铜绿假单胞菌、金黄色葡萄球菌、大肠杆菌和枯草杆菌等病原菌的生长[1]。

2. 抗癌 灰白侧耳的热水提取物对小鼠肉瘤 S_{180} 抑瘤率为72.3%[2]。

【药性】 甘，平。归脾、大肠经。

1.《中国药用孢子植物》："甘，平。"

2.《中国中药资源志要》："甘，温。"

【功用主治】 滋补强壮，止痢。主治虚弱萎症，痢疾，肺气肿。

1.《全国中草药汇编》："滋补强壮。主治虚弱、萎症，痢疾。"

2.《中国药用孢子植物》："止痢。"

3.《中国中药资源志要》："用于阳痿。"

【用法用量】 内服：煎汤，3～9 g；或泡酒；或研末。

【选方】 1. 治虚弱萎症 大榆蘑15 g，泡酒服。(《中国药用孢子植物》)

2. 治痢疾 榆蘑30 g，焙干，研细末，日服2次。(《全国中草药汇编》)

0226 大腹皮 dà fù pí（侯宁极《药谱》）

【异名】 槟榔皮(孙思邈)，槟榔壳(《外台》)，大腹毛(《医林纂要》)，茯毛(《会约医镜》)，槟榔衣(《药材资料汇编》)，大腹绒(《药材学》)。

【基原】 为棕榈科槟榔属植物槟榔 *Areca catechu* L. 的果皮。

【原植物】 参见"槟榔"条。

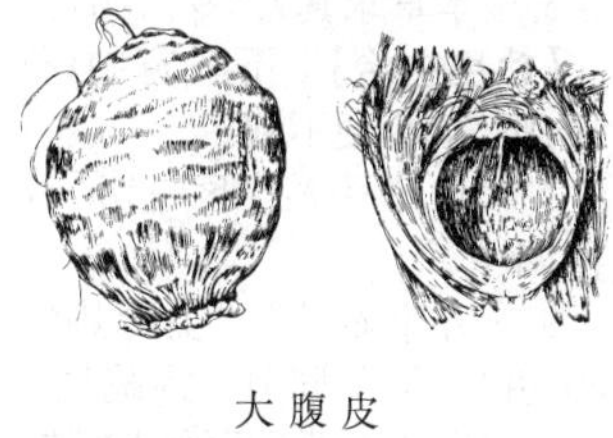
大 腹 皮

【采收加工】 冬季至翌年春季采收未成熟的果实，煮后干燥，纵剖两瓣，剥取果皮，习称"大腹皮"；春末至秋初采收成熟果实，煮后干燥，剥取果皮，打松，晒干，习称"大腹毛"。

【药材】 大腹皮 *Pericarpium Arecae* 主产于海南、云南。

性状 大腹皮 对半纵剖呈椭圆形或长卵形瓢状，长4～7 cm，宽约3 cm。外果皮深棕色至近黑色，具不规则的纵皱纹及隆起的横纹，顶端有花柱残痕，基部有果梗及残存萼片。内果皮凹陷，褐色或深棕色，光滑呈硬壳状。体轻，质硬,纵向撕裂后可见中果皮纤维。气微,味微涩。

大腹毛　略呈椭圆形或瓢状。外果皮多已脱落或残存。中果皮棕毛状,黄白色或淡棕色,疏松质柔。内果皮硬壳状,黄棕色至棕色,内表面光滑,有时纵向破裂。无臭,味淡。

鉴别　粉末特征:黄白色或黄棕色。中果皮纤维成束,细长,直径 8~15 μm,微木化,纹孔明显,周围细胞中含圆簇状硅质块,直径约 8 μm。内果皮细胞呈不规则多角形、类圆形或椭圆形,直径 48~88 μm,纹孔明显。

【成分】　果皮含儿茶素(catechin)[1]。

果实中含生物碱:槟榔碱(arecoline)[2],去甲基槟榔碱(guvacoline)[3],槟榔次碱(arecaidine),四氢烟酸(guvacine)[4]等;单宁类成分:2 种原矢车菊素五聚物(procyanidin pentamers),2 种原矢车菊素四聚物(procyanidin tetramers),3 种原矢车菊素三聚物(procyanidin trimers),(+)-儿茶素〔(+)-catechin〕,(-)-左旋-表儿茶素〔(-)-epicatechin〕,原矢车菊素(procyanidin)A-1、B-7[5]。

种子中含槟榔碱[6]及酚性物质[7]。

【药理】　促胃肠动力作用　灌服大腹皮煎液 1 h、6 h 后,大鼠胃肠动力明显增强,胃窦及空肠 P 物质的表达明显增加而血管活性肠肽的表达明显减少,上述变化均以灌服大腹皮煎液 1 h 后为明显,6 h 后有减弱趋势[1]。

毒性　口服大腹皮煎剂可引起过敏反应,出现腹痛、腹泻、全身皮肤发热、荨麻疹[2,3],以及过敏性休克等[4]。

【炮制】　1. 大腹皮　取原药材,除去杂质,抢水洗净,干燥碾松,去硬皮,切段干燥。

2. 酒大腹皮　取黄酒加适量水与净大腹皮拌匀,晒干。每大腹皮 100 kg,用酒 30 kg。

3. 姜大腹皮　先将生姜捣烂,加适量水,压榨取汁,姜渣再加水适量重复压榨 1 次,合并汁液,加入净大腹皮拌匀,闷润至姜汁吸尽,置锅内用文火加热,炒干,取出,放凉。净大腹皮 100 kg,用生姜 10 kg 或干姜 3 kg。

【药性】　辛,微温。归脾、胃、大肠、小肠经。

1.《开宝本草》:"微温,无毒。"

2.《宝庆本草折衷》:"味辛、甘、苦、涩,微温。"

3.《纲目》:"辛,微温。"

4.《本草经疏》:"入足阳明、太阴经。"

5.《药品化义》:"味微咸,性凉。性气与味俱淡而薄。入肺、脾、胃、大小肠五经。"

6.《本草求真》:"专入肠胃。辛热性温。"

【功用主治】　下气宽中,行水消肿。主治胸腹胀闷,水肿,脚气,小便不利。

1.《日华子》:"下一切气,止霍乱,通大小肠,健脾开胃调中。"

2.《开宝本草》:"主冷热气攻心腹,大肠蛊毒,痰膈,醋心,并以姜、盐同煎。入疏气药良。"

3.《宝庆本草折衷》:"去肿,利水气。"

4.《纲目》:"降逆气,消肌肤中水气浮肿,脚气壅逆,瘴气痞满,胎气恶阻胀闷。"

5.《得配本草》:"降逆气以除胀,利肠胃以去滞,一切膜原冷热之气,致阴阳不能升降,鼓胀浮肿等症,此为良剂。"

6.《本草再新》:"泻肺火,和胃气,利湿,追风,宽肠,消肿,理腰脚气,治疟疾痢泻。"

【用法用量】　内服:煎汤,5~10 g;或入丸、散。外用:煎水洗;或研末调敷。

【宜忌】　气虚体弱者慎服。

1.《本草经疏》:"病涉虚弱者概勿施用。"

2.《本草求真》:"惟虚胀禁用,以其能泄真气也。"

【选方】　1. 治男子妇人脾胃停滞,头面上肢悉肿,心腹胀满,上气促急,胸膈烦闷,痰涎上壅,饮食不下,行步气奔,状如水病　生姜皮、桑白皮、陈橘皮、大腹皮、茯苓皮各等分。上为粗末,每服三钱,水一盏半,煎至八分,去滓,不计时候,温服。忌生冷油腻硬物。(《中藏经》五皮散)

2. 治心中寒发痛甚　大腹皮半两(锉),吴茱萸(汤浸一宿,焙干炒)一钱,高良姜、芍药各一两。上为散,每服二钱,温酒调下。不饮酒,生姜汤亦得。(《普济方》大腹皮散)

3. 治漏疮恶秽　大腹皮煎汤洗。(《直指方》)

【各家论述】　1.《本草汇言》:"大腹皮,宽中利气之捷药也。方龙潭曰:主一切冷热之气上攻心腹,消上下水肿之气四体虚浮,下大肠壅滞之气二便不利,开关格痰饮之气阻塞不通,能疏通下泄,为畅达脏腑之利剂。按宋人又有安胎之说,然此药既为利气之药,又何以安其胎乎?如有余之气胜而胎不安者,使之气下,则胎自安矣。又谓此药有健胃之理,夫既为下气之药,又何以益其胃乎?如有余之气壅塞不通,使之气下,则中气自宽,食饮可进矣。若损气,为大腹皮之常性也,元虚气少者,概勿施用。"

2.《本草经疏》:"(大腹皮)入足阳明、太阴经。二经虚则寒热不调,逆气攻走,或痰滞中焦,结成膈证;或湿热郁积,酸味醋心;辛温暖胃豁痰,通行下气,则诸证除矣。大肠壅毒,以其辛散破气而走阳明,故亦主之也。""大腹皮,即槟榔皮也。其气味所主,与槟榔大略相同,第槟榔性烈,破气最捷,腹皮性缓,下气稍迟。"

3.《本经逢原》:"槟榔性沉重,泄有形之积滞;腹皮性轻浮,散无形之滞气。"

4.《药义明辨》:"丹溪常用之以治肺气喘促,及水肿药中又多用之,盖亦取其泄肺以杀水之源也。"

0227 大蕉皮 dà jiāo pí (《广东中药》)

【异名】　甘蕉果皮(《泉州本草》),香蕉皮(《食物中药与便方》)。

【基原】　为芭蕉科芭蕉属植物大蕉 *Musa sapientum* L. 等的果皮。

【原植物】　参见"香蕉"条。

【采收加工】　将成熟果实采下,剥取果皮,鲜用或晒干。

【药材】　大蕉皮 *Pericarpium Musae Sapienti* 产于福建、台湾、广东、广西、海南、云南。

性状　果皮呈不规则条块状,表面黑褐色,具有较长的果柄,纤维性较强,长 4~5 cm。质软而韧,纤维众多。

【成分】　果皮含有环木菠萝烷型三萜烯类成分:3-表环桉烯醇(3-epicycloeucalenol),3-表环香蕉烯醇(3-epicyclomusalenol),28-降环香蕉烯酮(28-norcyclomusalenone)和 24-氧代-29-降环木菠萝烷酮(24-oxo-29-norcycloartanone)[1]。

果实含酯类成分:乙酸酯(acetate),丁酸酯(butanoate),3-甲基丁酸酯(3-methylbutanoate),戊酸酯(pentanoate),已醇基-2-丁酸酯(hexan-2-yl-butanoate)以及 4(Z)-已烯-1-醇〔hex-4(Z)-en-1-ol〕,4(Z)-已烯-2-醇〔hex-4(Z)-en-2-ol〕,4(Z)-辛烯-1-醇〔oct-4(Z)-en-1-ol〕,5(Z)-辛烯-1-醇〔oct-5(Z)-en-1-ol〕,4(Z)-癸烯-1-醇〔dec-4(Z)-en-1-ol〕等的酯化合物[2]。

【药性】　甘,涩,寒。

【功用主治】 清热解毒，降血压。主治痢疾，霍乱，皮肤瘙痒，高血压病。

1.《广东中药》："内服治痢疾，炒过煎水服，治霍乱肚痛。煎水洗皮肤痕(瘙)痒。"

2.《食物中药与便方》："有降血压作用。"

【用法用量】 内服：煎汤，30～60 g。外用：煎水洗；或研末调敷。

【选方】 治鼻蝶(鼻腔内溃疡作痛) 甘蔗果皮晒干，焙，研细末，调冰片、茶油抹患处。(《泉州本草》)

0228 大靛根 dà diàn gēn (《生草药性备要》)

【基原】 为豆科木蓝属植物木蓝 *Indigofera tinctoria* L. 的根。

【原植物】 参见"木蓝"条。

【采收加工】 8～10 月采收，切段晒干。

【成分】 根含黄酮类化合物：芹菜素(apigenin)，山柰酚(kaempferol)，木犀草素(luteolin)和槲皮素(quercetin)[1]。还含靛蓝(indigo)[2]。

【药理】 抗癌作用 ^{3}H-TdR 对小鼠艾氏腹水瘤细胞掺入试验，木蓝根茎乙醇提取物 10 mg/ml 及 20 mg/ml 浓度的抑制率为 43.1%及 58.3%，对 DNA 合成的抑制作用以 30 min时为强，去除药物后细胞 DNA 合成可逐渐恢复[1]。

木蓝根及叶的加工制品青黛及其所含成分的作用参见"青黛"条。

【药性】 《生草药性备要》："味苦，性平。"

【功用主治】 清热解毒，止痛。主治丹毒，痈肿疮疡，蛇虫咬伤。

1.《生草药性备要》："解虫毒。"

2.《福建中草药》："治丹毒。"

【用法用量】 内服：煎汤，15～30 g。

0229 大飞扬草 dà fēi yáng cǎo (《岭南采药录》)

【异名】 大飞羊(《生草药性备要》)，飞扬、神仙对座草、节节花、大号乳仔草、蚝刈草、猫仔癀、大乳草、木本奶草、金花草、蜻蜓草(《福建民间草药》)，白乳草、过路蜈蚣、蚂蚁草(《闽南民间草药》)，天泡草(《广东中药》)，大乳汁草、奶子草、九歪草(广州部队《常用中草药手册》)，假奶子草、癣药草(《南方主要有毒植物》)，脚癣草(《云南中草药》)，毛飞扬(《广西本草选编》)，大本乳仔草、乳仔草、红骨大本乳子草(《台湾药用植物志》)，催乳草(《浙江药用植物志》)，大奶浆草(《贵州中草药名录》)。

【基原】 为大戟科大戟属植物飞扬草的带根全草。

【原植物】 飞扬草*Euphorbia hirta* L.

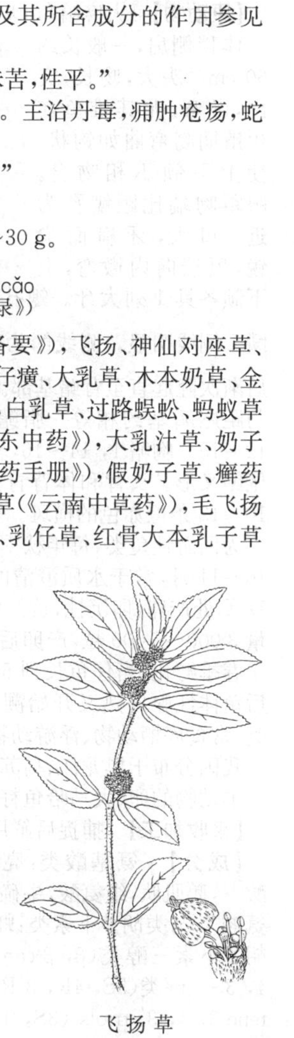
飞扬草

一年生草本。被硬毛或柔毛，含白色乳汁。茎通常自基部分枝；枝常淡红色或淡紫色；匍匐状或扩展，长 15～40 cm。叶对生；托叶小，线形；叶片披针状长圆形至卵形或卵状披针形，长 1～4 cm，宽 0.5～1.3 cm，先端急尖而钝，基部圆而偏斜，边缘有细锯齿，中央常有 1 紫色斑。杯状花序多数密集成腋生头状花序；花单性；总苞宽钟状，顶端 4 裂；腺体 4，漏斗状，有短柄及花瓣状附属物；雄花具雄蕊 1；雌花子房 3 室，花柱 3。蒴果卵状三棱形；种子卵状四棱形。花期全年。

生于向阳山坡、山谷、路旁或灌丛下。分布于浙江、福建、江西、湖南、广东、广西、海南、四川、贵州、云南、台湾等地。

【采收加工】 7～10 月采收，晒干。

【药材】 大飞扬草 *Herba Euphorbiae Hirtae* 产于浙江、广东、广西、福建、云南等地。

性状 全草长 15～50 cm，地上部分被粗毛。根细长而弯曲，表面土黄色。老茎近圆柱形，嫩茎稍扁或具棱；表面土黄色至浅棕红色或褐色；质脆，易折断，断面中空。叶对生，皱缩，展平后呈椭圆状卵形至近菱形，灰绿色至褐绿色，先端急尖，基部偏斜，边缘有细锯齿，有 3 条较明显的叶脉。杯状聚伞花序密集呈头状，腋生。蒴果卵状三棱形。无臭，味淡微涩。

鉴别 (1) 茎横切面：表皮为一层长方形细胞。老茎外为木栓层，有时可见由 6～8 列木栓细胞组成的皮孔。皮层为 4～8 列薄壁细胞，有含红棕色内含物的细胞散在，近维管柱的皮层处乳管排列成间断的环状。韧皮部狭窄，细胞小，排列紧密；形成层不明显；木质部导管多分布于木质部的内侧。有髓。薄壁细胞中含淀粉粒。

(2) 取本品细粉 10 g，加石油醚(60～90 ℃)适量，回流提取 1 h，滤过。取滤液 5 ml，置蒸发皿中，蒸干，残渣加冰乙酸1 ml，醋酐 1 ml 溶解，再加入硫酸 0.5 ml，立即呈现绿色(检查甾类)。上述石油醚提取过的药渣，挥尽石油醚，加甲醇 40 ml，在水浴上回流 1 h，滤过，取滤液 2 ml，加镁粉少许，然后滴加盐酸 3 滴，呈现红色(检查黄酮类)。

【成分】 全草含萜类：无羁萜(friedelin)，β-香树脂醇(β-amyrin)[1]，巨大戟醇(ingenol)，巨大戟醇酯(ingenol ester)[2]；甾醇类：蒲公英赛醇(taraxerol)，蒲公英赛酮(taraxenone)，菠菜甾醇(spinasterol)，豆甾醇(stigmasterol)；还含蒲桃醇(jambulol)，槲皮素(quercetin)，鼠李素-3-鼠李糖苷(xanthorhamnide)[3]，生物碱，原花色素类[4]。

地上部分含三萜烯类：香树脂醇(amyrin)，24-亚甲基环木菠萝(24-methylenecycloartenol)[5]。

叶含有黄酮苷：大戟宁(euphorbianin)，槲皮素-3-O-鼠李糖苷(quercetin-3-O-rhamnoside)[6]，杨梅苷(myricitrin)[7]；酚酸及苷类：3，4-二-O-没食子酰奎宁酸(3，4-di-O-galloylquinic acid)，没食子酸(gallic acid)，2，4，6-三-O-没食子酰-D-葡萄糖(2，4，6-tri-O-galloyl-D-glucose)及 1，2，3，4，6-五-O-没食子酰-β-D-葡萄糖(1，2，3，4，6-penta-O-galloyl-β-D-glucose)[7]。

新鲜花含并没食子酸(ellagic acid)[8]。

【药理】 1. 中枢神经作用 (1)中枢性镇痛作用 大飞扬草水浸膏给小鼠腹腔注射 20～400 mg/kg，可显著减少扭体反应的扭体数；25 mg/kg 腹腔注射，可显著延长小鼠热板法痛觉时间。预先注射 1 mg/kg 的纳洛酮可减少大飞扬草的镇痛作用[1]。

(2) 解热作用 对酵母引起发热的大鼠，大飞扬草水浸膏 100～400 mg/kg腹腔注射，可显著降低体温，平均降温达 1.7～1.9 ℃[1]。

2. 抗菌作用 大飞扬草煎剂用平板纸片法证明，对金黄色葡萄球菌、大肠杆菌和铜绿假单胞菌均有抑制作用。无羁萜可抑制真菌生长[2]。

3. 抗炎作用　大飞扬草(2.7 g/ml)灌胃，0.2 ml/10 g，1次/d，连续3 d，小对二甲苯所致小鼠耳肿胀有明显抑制作用[3]。100 mg/kg 大飞扬草提取物预先给大鼠腹腔注射，可明显减少角叉菜胶引起的炎症反应，且存在剂量依赖关系。角叉菜胶注射后2 h，100 mg/kg 剂量达26%最大抑制值，注射后3 h，200 mg/kg 剂量达60%最大抑制值。但对类风湿关节炎无效[1]。

4. 兴奋子宫作用　飞扬草花的成分并没食子酸有兴奋子宫作用，对妊娠8 d、12 d或16 d的小鼠，静脉注射1.2 mg/kg，可增加其流产的发生率[4]。

5. 止泻作用　飞扬草全草的煎剂，对蓖麻油、花生四烯酸和前列腺素 E_2 等引起的泄泻模型，显示其止泻作用。但对硫酸镁引起的泄泻无效。煎剂可延缓小肠由蓖麻油引起的运动加速[5]。

6. 其他作用　大飞扬草100 ℃沸水提取的鲜草浸膏对变形阿米巴有细胞毒作用，干品提取的浸膏作用减弱[6]。

【药性】　辛、酸，凉，小毒。归肺、膀胱、大肠经。

1.《生草药性备要》："味酸，性烈。"

2.《岭南采药录》："味酸、苦。性寒。"

3. 广州部队《常用中草药手册》："微辛、酸，微凉。"

4.《广西本草选编》："味辛、涩，性平，有小毒。"

5.《全国中草药汇编》："微苦、微酸，凉。"

【功用主治】　清热解毒，利湿止痒，通乳。主治肺痈，乳痈，痢疾，泄泻，热淋，血尿，湿疹，脚癣，皮肤瘙痒，疔疮肿毒，牙疳，产后少乳。

1.《生草药性备要》："治浮游虚火，敷牙肉肿痛。"

2.《岭南采药录》："煎水洗疥癞。"

3.《广西民间常用中草药手册》："解毒消肿，治疮疡。"

4. 广州部队《常用中草药手册》："清热解毒，祛风止痒，通乳。治肠炎，痢疾，皮炎，湿疹，皮肤瘙痒，脚癣，产后少乳。"

5.《云南中草药》："治肺痈，乳痈，小便不利，血尿，小儿疳积，脓疱疮，外伤出血，无名肿毒。"

6.《福建药物志》："清热利湿，消肿解毒。"

7.《广西民族药简编》："治遗尿，胃病，腹泻，疔疮，红癣，鼻窦炎。"

8.《全国中草药汇编》："主治细菌性痢疾，阿米巴痢疾，肠道滴虫，消化不良，支气管炎，肾盂肾炎。"

【用法用量】　内服：煎汤，6～9 g；鲜品30～60 g。外用：捣敷；或煎水洗。

【宜忌】　脾胃虚寒者慎服。

《广西本草选编》："服本品过量中毒引起腹泻时，可用甘草9 g，银花12 g，水煎服解救。"

【选方】　1. 治肺痈　鲜大飞扬全草一握，捣烂，绞汁半盏，开水冲服。

2. 治乳痈　大飞扬全草60 g和豆腐120 g炖服；另取鲜草一握，加食盐少许，捣烂加热水外敷。

3. 治赤白痢疾　大飞扬草15～24 g，赤痢加白糖、白痢加红糖，用开水炖服。(1～3方出自《福建民间草药》)

4. 治湿疹　飞扬草1 000 g，黑面叶2 000 g，毛麝香250 g。加水45 000 ml，煎成15 000 ml。根据湿疹部位可选择坐浴、湿敷或外涂。有感染者加穿心莲内服。(《全国中草药汇编》)

5. 治带状疱疹　鲜飞扬全草捣烂取汁，加雄黄末1.5 g，调匀，涂抹患处。

6. 治麦粒肿　鲜飞扬草折断，取乳汁涂患处。(5、6方出自《福建中草药》)

【临床报道】　1. 治疗急性菌痢　用大飞扬草制成浸膏片(每片含生药15 g)，治疗急性菌痢40例，每次6片，每日4次。治疗40例全部治愈。退热时间平均为1.31 d，腹痛消失时间平均为2.12 d，里急后重消失时间为1.35 d，大便次数恢复正常时间平均为4 d，用药5 d，大便培养转阴[1]。

2. 治疗慢性支气管炎　飞扬草120 g，桔梗9 g。加水煮沸2 h，滤汁再煎，将两次药液合并过滤浓缩至60 ml。每服20 ml，每日3次，10 d为1个疗程，连服2个月疗程。据128例观察，近期控制33例(25.8%)，显效36例(28.1%)，好转45例(35.2%)。飞扬合剂对慢性气管炎的咳嗽、咳痰及肺部干湿性啰音近期疗效较好，但平喘作用不够理想；年龄越大，病程越长，体质越弱，疗效越差；单纯性比喘息型疗效较好；属于中医分型的虚寒型效果较差。如个别患者有头晕、便溏及感冒者，仍可继续服药[2]。

0230 大马哈鱼 dà mǎ hā yú (《东北动物药》)

【异名】　大马哈(《全国中草药汇编》)，大发哈、果冬、秋鲑(《中国有毒鱼类和药用鱼类》)，秋大麻哈鱼(通称)。

【基原】　为鲑科大马哈鱼属动物大麻哈鱼的全体。

【原动物】　大麻哈鱼 *Oncorhynchus keta* (Walbaum)

体稍侧扁，一般长约60 cm。头大，吻长，突出，微弯，尤其雄鱼在生殖期吻弯曲如钩状，使上下颌不相吻合。眼距吻端比距鳃孔为近。口大，牙扁而尖锐，顶端向内微弯，上下颌各具1列大牙。鳃孔大，鳃耙19～25。体被细小圆鳞。侧线明显。侧线鳞为132 $\frac{19-26}{18-24-V}$148。背缘自头后渐次隆起直至背鳍基部。背鳍3～4，9～11，起点距吻端与距尾鳍基约相等。脂鳍小，和臀鳍相对。臀鳍2～4，12～15。胸鳍1，14～16，较小，位低。腹鳍1～2，8～11。尾鳍叉形。头背和体背青黑色，腹部银白色，成鱼体侧有10～12条橙赤色的横斑。臀鳍、腹鳍灰白色。

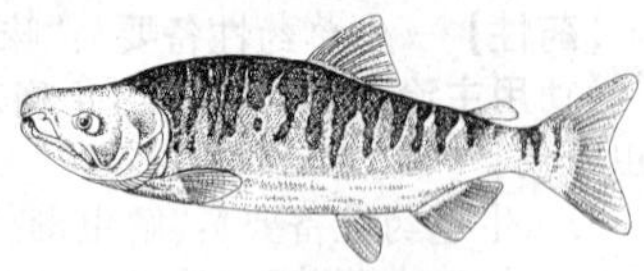

大麻哈鱼

为回游性鱼类，每年秋季生殖鱼群进入江河产卵，产卵期10～11月，常于水质澄清的砂砾底质、水深1 m、水温4～12 ℃处产卵，卵沉性，黄红色，球形，径5.4～7.3 mm，怀卵量3 000～5 000粒，产卵后亲鱼大部分死亡。受精卵于翌年春季孵化，当仔鱼长到50 mm时开始降河入海，3～5年后鱼体性腺成熟又开始溯河生殖回游。为肉食性凶猛鱼类，常食底栖动物、浮游动物、甲壳类及其他小型鱼类等。

我国分布于黑龙江、乌苏里江、松花江及图们江。

本动物的卵(大马哈鱼籽)亦供药用，另设专条。

【采收加工】　捕捉后鲜用或焙干用。

【成分】　氨基酸类：亮氨酸，脯氨酸，谷氨酸，天冬氨酸[1]，鹅肌肽，组氨酸，牛磺酸，丙氨酸，甘氨酸，赖氨酸，苏氨酸[2,3]；类胡萝卜素类：虾黄质(astaxanthin)异构体；β，β-胡萝卜素三醇类(β，β-carotene triols)：β，β-胡萝卜素-3，4，3′-三醇类(3S，4R，3′R)-4-羟基玉蜀黍黄质〔β，β-carotene-3，4，3′-triols (3S，4R，3′R)-4-hydroxyzeaxanthin〕，

(3S, 4S, 3′R)-4-羟基玉蜀黍黄质〔(3S, 4S, 3′R)-4-hydroxyzeaxanthin〕; β, β-胡萝卜素四醇类(β, β-carotene tetrols): (3S, 4R, 3′S, 4′R)-4, 4′-二羟基玉蜀黍黄素〔(3S, 4R, 3′S, 4′R)-4, 4′-dihydroxyzeaxanthin〕, (3S, 4S, 3′S, 4′R)-4,4′-二羟基玉蜀黍黄素〔(3S, 4S, 3′S, 4′R)-4, 4′-dihydroxyzeaxanthin〕、(3S, 4S, 3′S, 4′S)-4, 4′-二羟基玉蜀黍黄素〔(3S, 4S, 3′S, 4′S)-4, 4′-dihydroxyzeaxanthin〕[4], 鲑属黄质(salmoxanthin), 去环氧鲑属黄质(deepoxysalmoxanthin)和7, 8-二脱氢去环氧鲑属黄质(7, 8-didehydrodeepoxysalmoxanthin)[5]; 脂肪酸类(fatty acids): 植烷酸(phytanic acid)[6], 亚油酸(linoleic acid)[7], 棕榈酸(palmitic acid), 油酸(oleic acid), 二十碳五烯酸(eicosapantaenoic acid), 二十二碳六烯酸(docosahexaenoic acid)[8, 9], 聚 ω_3 不饱和脂肪酸(ω-3 polyunsats), 聚 ω_6 不饱和脂肪酸[10]; 卵黄高磷蛋白(phosvitin)[11]; 胆甾醇类: 三甲基甲硅烷醚(trimethylsilyl ether), 胆甾醇氧化物(cholesterol oxides), 7β-羟基胆甾醇(7β-hydroxycholesterol)和7-酮胆甾醇(7-ketocholesterol), 胆甾烷三醇(cholestanetriol)和25-羟基胆甾醇(25-hydroxy cholesterol)[12]; 促性腺激素类(gonadotropins): GTHI 和 GTHII[13]; 还含三酰甘油(triglyceride)[14], 卵磷脂(lecithin)[15], 催乳激素(prolactin)(PRL)[16], 磷脂酰胆碱(phosphatidylcholine)(PC)[17]。

鱼头含游离氨基酸: δ-羟基赖氨酸(δ-hydroxylysine)和L-组氨酸(L-histidine)[18]。耳石中含蛋白质: 耳石素-1(otolin-1)[19]。

内脏中有少量的石房蛤毒素类(saxitoxins)和河豚毒素(tetrodotoxin)[20], 去肾上腺素〔norepinephrine(tNE)〕[21]。

【药性】 甘, 微温。

【功用主治】 《东北动物药》: "滋补, 利水, 健胃。治消化不良, 胸腹胀满, 水肿。"

【用法用量】 内服: 煮食, 100～200 g; 或焙干研末。

【选方】 1. 治水肿　大马哈鱼100 g, 茶叶适量, 水煎极熟, 食肉饮汁, 每日服2次。(《中国动物药》)

2. 治抽搐　500 g重大麻哈鱼1条, 用火烤黄, 以黄酒为引, 3次服完。(《中国有毒鱼类和药用鱼类》)

0231 大风子油 dà fēng zǐ yóu (《纲目》)

【异名】 大风油(《百一选方》), 大枫油(《普济方》)。

【基原】 为大风子科大风子属植物大风子 *Hydnocarpus anthelminticus* Pierre 种仁的脂肪油。

【原植物】 参见"大风子"条。

【采收加工】 将种子干燥后打碎, 取出种仁, 用冷压法压油。

【药材】 大风子油 *Oleum Hydnocarpi Anthelmintici* 产于云南、台湾、广西。

性状　为黄色或黄棕色脂肪油, 在25 ℃以下即凝结成类白色的软块, 相对密度为0.940～0.960(25 ℃), 气微, 味微辛烈。

鉴别　取大风子油数滴, 分为3份。一份加三氯乙酸1 g, 盐酸4滴的混合液5滴, 微热, 显蓝色; 另一份加醋酸盐酸(9∶1)混合液5滴, 微热, 显深蓝色; 再一份加浓硫酸, 先显红棕色, 后呈橄榄绿色。

【成分】 大风子油所含脂肪酸: 大风子油酸(chaulmoogric acid), 次大风子酸(hydnocarpic acid), 油酸(oleic acid), 棕榈酸(palmitic acid)[1], 15-(2-环戊烯基)-十五碳酸〔15-(2-cyclopenten-1-yl)pentadecanoic acid〕, 15-(2-环戊烯基)-8-十五碳烯酸〔15-(2-cyclopenten-1-yl)-8-pentadecenoic acid〕, 13-(2-环戊烯基)-9-十三碳烯酸〔13-(2-cyclopenten-1-yl)-9-tridecenoic acid〕[2], 13-(2-环戊烯基)-4-十三碳烯酸〔13-cyclopent-(2-enyl-tride)-4-enoic acid〕, 环戊基-顺式-4-十六碳烯酸(cyclopentyl-cis-4-hexadecenoic acid), 环戊基十六碳酸(cyclopentylhexadecanoic acid), 环戊基十八碳酸(cyclopentyloctadecanoic acid)[3], 大风子烯酸(gorlic acid)[4], 阿立普里斯酸(aleprestic acid), 阿立普酸(alepric acid), 阿立普诺酸(aleprolic acid), 阿立普里酸(aleprylic acid)等[5]。

【药理】 抗菌作用　风子油及其脂肪酸钠盐在试管中对结核杆菌及其他抗酸杆菌的抑制作用比酚强100倍以上, 对其他细菌则不敏感。大风子油中抗麻风的有效成分为大风子油酸、次大风子油酸, 大风子烯酸以及阿立普里斯酸、阿立普酸、阿立普诺酸、阿立普里酸, 均对麻风杆菌感染有效, 但因毒性大, 现已不用[1]。

【药性】 辛, 热, 有毒。归肝、脾经。

1. 《本草衍义补遗》: "性热。"(引自《纲目》)

2. 《广西本草选编》: "味辛, 性热, 有毒。"

【功用主治】 祛风燥湿, 攻毒, 杀虫。主治麻风, 疥癣。

1. 《宝庆本草折衷》: "蕃油之用为溥也。夫大风恶患也, 服之涂之则可安。疮痍疡疾也, 傅之擦之则可除。至于驱治头虱, 效更捷焉。"

2. 《本草备要》: "治疮癣疥癞, 杀虫劫毒。"

3. 《现代实用中药》: "治梅毒。"

4. 《广西本草选编》: "祛风, 燥湿, 杀虫。主治风癣疥癞, 麻风溃疡。诸疮肿毒, 手背皲裂。"

【用法用量】 外用: 涂擦。内服: 入丸剂。

【宜忌】 阴虚血热、胃肠炎症、目症患者均禁服。内服宜慎。外用亦不可过量或持续使用。

【选方】 1. 治诸癞大风疾　苦参三两, 大风油一两。上将苦参为细末, 入大枫油及少酒糊为丸, 如梧桐子大。每服五十丸, 无时, 用温酒送下。仍将苦参煎汤, 带热洗之为佳。(《普济方》换肌丸)

2. 治肺风面赤、鼻赤　草乌尖(七个), 大风油(五十文), 真麝香(五十文)。上以草乌尖为末, 入麝香研匀, 次用大风油, 磁合子盛于火上调匀, 先以生姜擦患处, 次用药擦之, 日三二次。(《百一选方》)

【各家论述】 1. 朱震亨: "粗工治大风病, 佐以大风油, 殊不知此药性热, 有燥痰之功而伤血, 至有病将愈而先失明者。"

2. 《纲目》: "大风油治疮, 有杀虫劫毒之功, 盖不可多服, 用之外涂, 其功不可没也。"

0232 大风药叶 dà fēng yào yè (《广西民族药简编》)

【异名】 纤序鼠李叶。

【基原】 为鼠李科鼠李属植物尼泊尔鼠李 *Rhamnus nepalensis* (Wall.) Laws. 的叶。

【原植物】 参见"大风药"条。

【采收加工】 5～7月采收, 鲜用或晒干。

【药性】 苦, 寒。

【功用主治】 清热解毒, 祛风除湿。主治毒蛇咬伤, 水火烫伤, 跌打损伤, 风湿性关节炎, 类风湿关节炎。

【用法用量】 外用:捣敷或取汁搽。

【选方】 1. 治风湿关节炎,类风湿关节炎 纤序鼠李叶捣烂调酒糟,用芭蕉叶包好,煨热敷患处。

2. 治湿疹、癣 纤序鼠李叶捣烂取汁搽患处。(1、2方出自《广西民族药简编》)

0233 大乌金草 dà wū jīn cǎo (《神农架中草药》)

【异名】 毛乌金、乌花草(《湖北中草药志》),土细辛(《陕西中草药名录》),水细辛(《贵州中草药名录》),大细辛、白三百棒(《新华本草纲要》),白毛细辛(《湖北植物志》)。

【基原】 为马兜铃科细辛属植物长毛细辛的全草或根、根茎。

【原植物】 长毛细辛 *Asarum pulchellum* Hemsl.

多年生草本,全株密生白色长柔毛(干后变棕色)。根茎长可达 50 cm,斜升或横走,地上茎长 3～7 cm。叶对生,1～2 对;叶柄长 10～22 cm;芽胞叶卵形;叶片卵状心形或阔卵形,长 5～8 cm,宽 5～9.5 cm,先端急尖或渐尖,基部心形。花紫绿色;花梗长 1～2.5 cm;花被裂片卵形,紫色,先端黄白色,上部反折;雄蕊花丝长于花药约 2 倍,药隔短舌状;子房半下位;花柱合生,先端辐射 6 裂,柱头顶生。果近球形。花期 4～5 月。

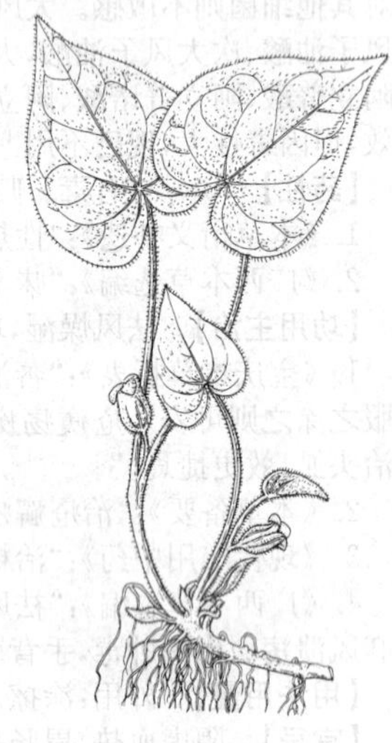

长毛细辛

生于山区林下阴湿坡地。分布于江苏、安徽、湖北、四川、贵州及云南等地。

【采收加工】 6～8 月采挖根或根茎或全草,置通风处阴干。

【成分】 长毛细辛全草(干品)含挥发油 0.6%,挥发油中的成分有:2-十一烷酮(2-undecanone),黄樟醚(safrole),反式-β-金合欢烯(*trans*-β-farnesene),甲基丁香油酚(methyl eugenol),2-十三碳酮(2-tridecanone),橙花叔醇(nerolidol),细辛醚(asaricin),榄香脂素(elemicin)和 2-十七烷酮(2-heptadecanone)等[1]。

【药性】《湖北中草药志》:"辛,温。"

【功用主治】《湖北中草药志》:"通经活络,祛风除湿。用于风湿性关节炎,痨伤。"

【用法用量】 内服:煎汤,1～5 g。

【选方】 1. 治胃痛、腹痛 乌金草根、紫金砂根(伞形科囊瓣草)等量研末,每次 3～6 g,每日 3 次,温开水送服。(《全国中草药新医疗法展览会资料选编》)

2. 治牙痛 (大乌金草)根茎,嚼烂,含于牙痛处。(《神农架中草药》)

0234 大火草根 dà huǒ cǎo gēn (《重庆草药》)

【异名】 野棉花根、土白头翁(《重庆草药》),打火草(《甘肃中草药手册》)。

【基原】 为毛茛科银莲花属植物大火草的根。

【原植物】 大火草 *Anemone tomentosa* (Maxim.) Péi [*A. japonica* (Thunb.) Sieb. et Zucc. var. *tomentosa* Maxim.; *A. vitifolia* Buch. -Ham. ex DC. var. *tomentosa* (Maxim.) Finet et Gagnep.]

多年生草本,高 40～150 cm。根茎粗 0.5～2 cm。基生叶 3～4;叶柄长 16～48 cm,密被白色短绒毛;三出复叶;小叶卵形,长 9～16 cm,宽 7～12 cm,先端急尖,基部心形或圆形,3 裂,边缘有不规则小裂片和锯齿,上面有糙伏毛,下面密被白色绒毛,中央小叶柄长 5.2～7.5 cm;侧生小叶稍斜,形状似中央小叶,但叶柄较短。聚伞花序二至三回分枝,密被白色短绒毛;苞片 3,轮生,叶状,不等大;花梗长 3.5～6.8 cm,有短绒毛;花两性,萼片 5,花瓣状,粉红色或白色,倒卵形或宽倒卵形,下面被短绒毛;花瓣无;雄蕊多数,长约为萼片长的 1/4;心皮 400～500,长约 1 mm,密被绒毛。聚合果球形。瘦果有细柄,密被绵毛。花期 7～10 月,果期 8～11 月。

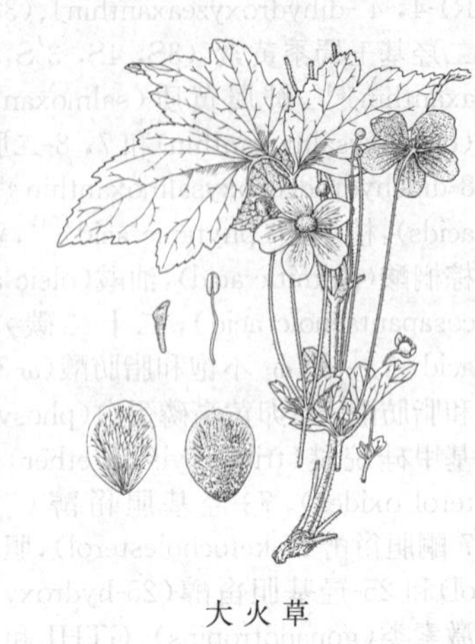

大火草

生于海拔 700～3 400 m 的山地草坡或路边阳处。分布于河北西部、山西、河南西部、湖北西部、四川西部和东北部、陕西、甘肃、青海东部。

【采收加工】 春、秋挖根,晒干。

【药材】 大火草根 *Radix Anemones Tomentosae* 产于四川、青海、甘肃、陕西、湖北、河南、河北、山西。

性状 根呈不规则锥形或条形,稍弯曲,表面棕褐色,粗糙,可见不规则的纵直皱纹及少数须根痕,根端常分为数股。质坚脆,易折断,断面棕色。气微,味苦、辛。有毒。

【成分】 根含香豆素:4,5-二甲氧基-7-甲基香豆素(4,5-dimethoxy-7-methyl-coumarin),4-甲氧基-5-甲基-6,7-亚甲二氧基香豆素(4-methoxyl-5-methyl-6,7-methylenedioxy-coumarin),4,7-二甲氧基-5-甲基香豆素(4,7-dimethoxy-5-methyl-coumarin);三萜类:齐墩果酸(oleanolic acid),齐墩果酮酸(oleanonic acid),3-O-β-D-吡喃木糖基齐墩果酸(3-O-β-D-xylopyranosyl oleanolic acid);甾醇类:β-谷甾醇(β-sitosterol),豆甾醇(stigmasterol),胡萝卜苷(daucosterol),3-O-β-D-吡喃葡萄糖基豆甾醇(3-O-β-D-glucopyranosyl stigmasterol)和麦角甾醇过氧化物(ergosterol peroxide)[1]。

【药理】 根状茎提取物的乙酸乙酯部分对粘虫有较好的非选择性拒食活性[1]。

【药性】《陕甘宁青中草药选》:"味苦,性寒,有小毒。"

【功用主治】 化痰,散瘀,消食化积,截疟,解毒,杀虫。主治劳伤咳喘,跌打损伤,小儿疳积,疟疾,疮疖痈肿,顽癣。

1.《重庆草药》:"化痰,止咳,除毒。治痰饮咳嗽,气喘,痒子。"

2.《陕西中草药》:"清热解毒,排脓生肌,消肿散瘀,消食化积,截疟,杀虫。治各种癣疮,秃疮,疮疖痈肿,无名肿毒,疟疾,痢疾,小儿疳积,跌打损伤。"

3.《陕甘宁青中草药选》:"杀虫,止痢。"

【用法用量】 内服:煎汤,3～9 g;或研粉服。外用:捣敷。

【宜忌】 孕妇慎服。

【选方】 1. 治劳伤咳嗽 大火草根、红猪毛七各 30 g,炖五花肉 250 g 服。(《重庆草药》)

2. 治秃疮 野棉花根 30 g(研粉),与青核桃皮 120 g,共捣烂外敷。

3. 治疮疖痈肿,无名肿毒 野棉花根适量。捣烂外敷。

4. 治湿热下痢 野棉花根 15 g,马齿苋 15 g,山楂、黄芩、地榆各 9 g。水煎服。(2～4 方出自《陕甘宁青中草药选》)

0235 大叶花椒 dà yè huā jiāo (《湖南药物志》)

【异名】 大花椒、麻疯刺、九牛藤(《广西药用植物名录》),公麒麟(《广西本草选编》),山枇杷、岩花椒、铁杆椒(《贵州草药》),蚌壳花椒、钻山虎(《四川常用中草药》),单面针(《中国高等植物图鉴》),大牛王刺(《新华本草纲要》)。

【基原】 为芸香科花椒属植物蚬壳花椒的果实。

【原植物】 蚬壳花椒 *Zanthoxylum dissitum* Hemsl. [*Z. bodinieri* Lévl.; *Fagara dissita* Engl.]

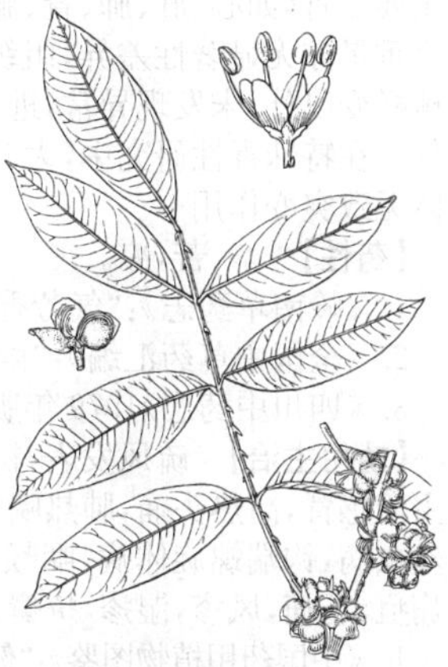

蚬壳花椒

常绿木质藤本,幼时为灌木状,高 1～3.5 m。茎、枝着生略下弯的皮刺。奇数羽状复叶互生;坚纸质至革质;叶柄长 1～4 cm;小枝、叶轴、总叶柄及有时叶下面中肋上生小而下曲的锐皮刺;小叶片3～9,长圆形、长圆状披针形或卵状披针形,长 7～16 cm,宽 3～6 cm,先端渐尖,略弯斜,叶基广楔形,两侧略不等,全缘,两面光滑,上面绿色,有光泽,下面青色。聚伞状圆锥花序,腋生,较叶短;苞片小,卵圆形;萼片 4,广卵形;花瓣 4,卵状长圆形;雄花黄色,雄蕊 4,伸出花瓣外,退化心皮小,先端 2～4 叉裂;雌花与雄花相似,无退化雄蕊。蓇葖果成熟时淡褐色,外形似蚌壳状,密集成簇。种子球形,黑色,光亮。花期 3～5 月,果期 5～9 月。

生于海拔 600～1 900 m 的疏林或灌木丛中,尤以石灰岩山坡多见。分布于西南及湖北、湖南、广东、广西、陕西等地。

本植物的茎枝或叶(大叶花椒茎叶)、根(大叶花椒根)亦供药用,另设专条。

【采收加工】 8～9 月果实成熟时采摘,晒干。

【药材】 大叶花椒 *Fructus Zanthoxyli Dissiti* 产于广西、云南。

性状 果实外形似蚬,直径 8～9 mm。果皮表面红色或黄褐色,极皱缩,愈向四周愈扁薄,边缘有一弧形凸环,先端尖,呈弯喙状。果皮质韧,内含种子,种子形如黑豆,直径 5～6mm。气浓厚,味麻而苦。

【药性】 辛,温,小毒。

1.《四川常用中草药》:"性温,味辛、涩。有小毒。"

2.《湖南药物志》:"甘、辛,无毒。"

【功用主治】 散寒止痛,调经。主治疝气痛,月经过多。

1.《四川常用中草药》:"治疝气。"

2.《全国中草药汇编》:"理气止痛。"

【用法用量】 内服:煎汤,3～9 g。

【选方】 治妇女月经过多 大叶花椒果 15 g,月月红(花、叶)9 g,棣棠花 6 g。水煎,加红糖服。(《湖南药物志》)

0236 大叶南苏 dà yè nán sū (《新华本草纲要》)

【异名】 小南苏、金竹标、青竹标、小过山龙、爬树龙、过江龙、爬山虎(《云南中草药选》),大青竹标、小石芝藤(《云南中草药》),万年青(《新华本草纲要》)。

【基原】 为天南星科崖角藤属植物大叶南苏的全株。

【原植物】 大叶南苏 *Rhaphidophora peepla* (Roxb.) Schott [*Pothos peepla* Roxb.]

附生藤本。茎粗 8～12 mm,淡绿色,节间长 2～5 cm,生肉质气生根,贴附于石壁或树皮上。分枝多数。叶柄长 10～20 cm,腹面具槽,淡绿色,上部关节长 8～12 mm,叶鞘基部扩大;叶片亚革质,长圆形、椭圆状长圆形,全缘,长 8～25 cm,宽 4～11 cm,先端骤狭渐尖或锐尖,基部圆形;中肋背面隆起,侧脉多数,斜伸而后向上弧曲,细脉网结。花序顶生,长 8～10 cm,直立,顶部下弯,基部有长 6～7 cm 的宽线形膜质苞片,早落;佛焰苞椭圆状长圆形或长圆形,长 7～9 cm,先端具长约 1 cm 的喙,外面污黄色,内面污黄带红色;肉穗花序无柄,圆柱形,长 5.5～8 cm,苍白色或污黄色;雄蕊比雌蕊短,花丝宽,花药椭圆形;子房角柱状,顶端四边形或六边形,柱头小,长圆形。花期 9～10 月。

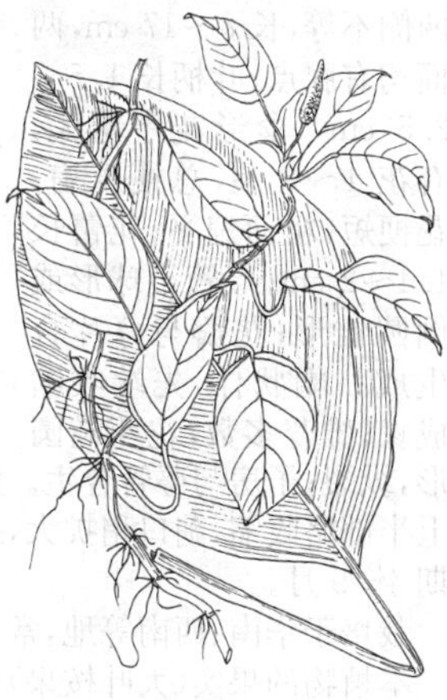

大叶南苏

附生于海拔 1 800～2 800 m 的沟谷常绿阔叶林、山坡庙宇林的树干或石崖上。分布于云南。

【采收加工】 7～10 月采收,切段,晒干或鲜用。

【药性】 苦、微甘,凉。

1.《云南中草药》:"甘、微苦,凉。"

2.《全国中草药汇编》:"苦,寒。"

【功用主治】 散瘀止痛,舒筋活络,润肺止咳。主治心绞痛,跌打肿痛,骨折,风湿疼痛,肢体麻木,支气管炎,百日咳。

1.《云南中草药》:"舒筋活络,润肺止咳。主治上呼吸道感染、支气管炎、百日咳、跌打损伤、风湿关节痛、痈肿恶疮、骨折。"

2.《全国中草药汇编》:"主治心绞痛。"

【用法用量】 内服:煎汤,6～15 g;或研末,每次 3 g;或浸酒。外用:捣敷。

【宜忌】《云南中草药》:"忌牛、羊肉。"

【选方】 1. 治心绞痛 青竹标 3 g。研粉,米泔水送服。(《全国中草药汇编》)

2. 治跌打损伤,风湿麻木 (青竹标)30 g,泡酒 500 g。

3～5 d后内服，每次10 ml，每日3次。

3. 治支气管炎，百日咳　（青竹标）6～9 g，化橘红3 g。煎汤服。（2、3方出自《云南中草药选》）

0237 大叶桉叶 dà yè ān yè（《广西药用植物名录》）

【异名】 桉叶（《四川中药志》），大叶有加利（《海南植物志》）。

【基原】 为桃金娘科桉属植物大叶桉的叶。

【原植物】 大叶桉 *Eucalyptus robusta* Smith

大乔木，高达20 m。树皮不剥落，深褐色，厚约2 cm，有不规则斜裂沟；嫩枝有棱。幼嫩叶对生，革质，卵形，长约11cm，宽达7 cm，有柄；成熟叶互生，叶片厚革质，卵状披针形，两侧不等，长8～17 cm，两面均有腺点；叶柄长1.5～2.5 cm。伞形花序粗大，有花4～8朵，总梗压扁；花梗短，粗而扁平；花蕾长1.4～2 cm；萼管半球形或倒圆锥形；花瓣与萼片合生成一帽状体，先端收缩成喙；雄蕊多数，花药椭圆形，纵裂；子房与萼管合生。蒴果卵状壶形，长1～1.5 cm，上半部略收缩，蒴口稍扩大，果瓣3～4，深藏于萼管内。花期4～9月。

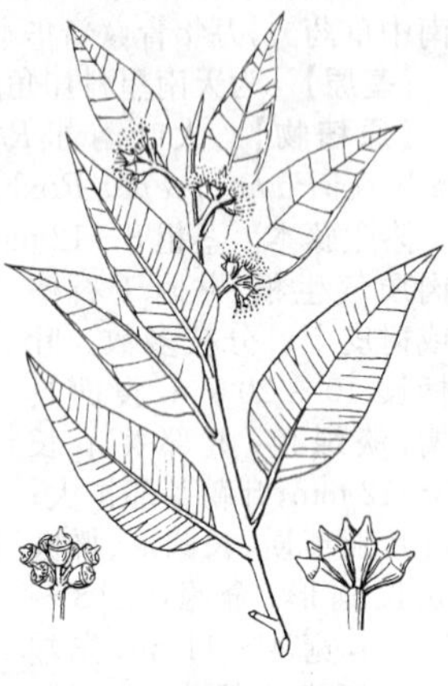

大叶桉

栽培于华南、西南等地，常作行道树。原产澳大利亚。

本植物的果实（大叶桉果）亦供药用，另设专条。

【栽培】 繁殖方法　种子繁殖。选10年以上健壮植株作母树采种，8～10月果瓣微裂时采下摊晒3～5 d，收集脱落种子，袋装干藏于室内，可贮藏2～3年。于春季2～3月，秋季8～9月播种，可混砂撒播。播后覆土要求薄而均匀，盖草，浇水，保持苗床湿润，苗出齐后，分批揭除盖章，苗高3～5 cm时，应间苗、追肥。以植株矮、粗壮、根系发达的苗木，造林成活率高，应采用喷洒“矮壮素”和切根的办法培育粗壮苗木。经培育的1年生苗木，即可出圃移栽。春季或夏天雨季造林。

田间管理　栽后1～2年内，每年应松土除草2～3次，在有条件的地方应施腐熟堆肥。3～4年后，可适当采收枝叶，每次采收后，结合中耕施肥。

病虫害防治　幼苗茎枯病，多发生在高温多雨季节，用1%波尔多液喷洒。害虫有小卷蛾，幼虫危害幼苗。

【采收加工】 8～10月采收，阴干或鲜用。

【药材】 大叶桉叶 *Folium Eucalypti Robustae*　产我国南部及西南部。

性状　幼嫩叶卵形，厚革质，有柄；成熟叶卵状披针形，厚革质，不等侧，侧脉多而明显，以80°开角缓斜走向边缘。两面均有腺点。叶柄长1.5～2.5 cm。叶片干后呈枯绿色。揉碎后有强烈香气，味微苦而辛。

【成分】 大叶桉叶含大叶桉酚(robustaol)B等挥发油[1]。

【药理】 1. 抗微生物作用　大叶桉煎剂1∶1体外抗菌具有中等以上抗菌活性者为70株，其中对肠道主要致病菌如伤寒杆菌、副伤寒杆菌、痢疾杆菌、霍乱弧菌40株中具有中等以上抗菌活性者33株，抑菌率达82%；在痢疾杆菌中，以福氏痢疾杆菌、志贺痢疾杆菌、鲍氏痢疾杆菌抑制效果好，而宋内痢疾杆菌则抑制效果差[1]。水煎剂对金黄色葡萄球菌、肺炎球菌、八叠球菌、甲型链球菌、奈瑟球菌、大肠杆菌、铜绿假单胞菌也有较强的抗菌力，对流感病毒也有抑制作用。挥发油体外有强大杀灭阴道滴虫的作用，煎剂对钩端螺旋体的杀灭效果也较好[2]，其成分大叶桉酚B在管碟法中对金黄色葡萄球菌和枯草杆菌有较好的抑制作用，其最低抑菌浓度为63 g/ml[3]。

2. 其他作用　大叶桉叶挥发油有祛痰作用，可刺激呼吸道黏膜，促进分泌，稀释痰液。20%大叶桉挥发油能可逆地阻断蟾蜍坐骨神经冲动的传导，高浓度时阻断快，恢复慢；低浓度时阻断慢，恢复快[2]。从大叶桉叶中分离得到一种酚性油状物200 mg/kg灌胃，对鼠疟疾有明显的抑制作用，抑制率达99%以上[4]。大叶桉叶提取物12 mg/kg可使大鼠血压降至给药前的一半，维持数小时，对豚鼠、兔、猫及犬亦有降压作用，降压作用系释放组胺所致；降压部分经提纯，其相对分子质量为4 000[5]。

毒性　大叶桉煎剂对小鼠的半数致死量(LD_{50})为79.363 g/kg。在亚急性毒性试验中，大叶桉煎剂对小鼠的主要器官（如心、肝、肺、肾、脑等）无肉眼可见的改变，各器官重量亦无显著性差异，组织学检查除发现肝细胞轻度气球样变以外，未发现异常，进一步证明大叶桉煎剂的毒性很低。在特殊毒性研究中，大叶桉煎剂对小鼠生长期的染色体无致突变作用[6]。

【药性】 辛，苦，凉。

1.《岭南草药志》：“气芳香，味微辛、微涩，性平。”

2.《全国中草药汇编》：“微辛、微苦，平。”

3.《四川中药志》1979年版：“辛，苦，凉。”

【功用主治】 疏风发表，祛痰止咳，清热解毒，杀虫止痒。主治感冒，高热头痛，肺热喘咳，泻痢腹痛，疟疾，风湿痹痛，丝虫病，钩端螺旋体病，咽喉肿痛，目赤，翳障，耳痈，丹毒，痈疽，乳痈，风疹，湿疹，疥癣，烫伤。

1.《中国药用植物图鉴》：“健胃，驱风，祛痰，收敛和杀菌。”

2.《岭南草药志》：“疏风清热，防腐止痒。治丝虫病，感冒及流感，小儿胎毒，湿毒疮，化脓性感染，神经性皮炎，鼠咬伤。”

3. 广州部队《常用中草药手册》：“防治流脑，脑炎。治小儿头疮，烫伤。”

4.《海南岛常用中草药手册》：“行气。治风湿痛。”

5.《浙江民间常用草药》：“治急性胃肠炎。”

6.《广西本草选编》：“桉油雾化吸入治肺结核。”

7.《全国中草药汇编》：“疏风解热，抑菌消炎，防腐止痒。预防流行性感冒，流行性脑脊髓膜炎，治上呼吸道感染，咽喉炎，支气管炎，肺炎，急、慢性肾盂肾炎，肠炎痢疾，丝虫病；外用治烧烫伤，蜂窝组织炎，乳腺炎，疖肿，丹毒，水田皮炎，皮肤湿疹，脚癣，皮肤消毒。”

8.《台湾药用植物志》：“治糖尿病，眼疾。”

9.《福建药物志》：“治沙眼，结合膜炎，急慢性化脓性中耳炎，上颌窦炎。”

10.《浙江药用植物志》：“治咽喉炎，肺炎，急慢性肾盂肾炎。外用治天疱疮，水田皮炎，霉菌感染。”

【用法用量】 内服：煎汤，6～9 g，鲜品15～30 g。外用：煎汤洗；提取蒸馏液涂；研末制成软膏外敷；或制成气雾剂吸入。

【宜忌】 广州部队《常用中草药手册》:"内服用量不宜过大,免致呕吐。"

【选方】 1. 治哮喘 大叶桉叶 12 g,白英 3 g,黄荆 3 g。水煎服。(江西《草药手册》)

2. 治菌痢,急性肠胃炎 鲜大叶桉叶 15~30 g,水煎服;或大叶桉叶、凤尾草各 30 g,石榴皮、水辣蓼各 15 g,斑地锦 90 g,水煎服。(《浙江民间常用草药》)

3. 治阴道真菌病 桉叶、乌桕叶、茵陈蒿各等量,浓煎成流浸膏,临睡前洗净患部,将药直接涂布阴道内,连用 1~2 星期。(《四川中药志》1979 年版)

4. 治糖尿病 有加利心叶、拔仔心叶、白猪母菜各 40 g,炖排骨服。(《台湾药用植物志》)

5. 治丝虫病 大叶桉鲜叶 90 g 切丝,放水 3 倍,煎 3 h,去渣浓缩至 60 ml 左右,1 次服。小儿 1~4 岁服 1/4,5~10 岁服 1/3,11~15 岁服 2/3。服药后个别有头晕,但无服"海群生"时所出现的严重的发热恶寒反应。〔《福建中医药》1959,(5):8〕

6. 治沙眼,角膜炎,结合膜炎 大叶桉鲜叶 100 g,煎沸 30 min 去渣,过滤数次,加苯钾酸钠适量,高压消毒,用时加蒸馏水稀释成万分之一作为洗眼剂。

7. 治急、慢性化脓性中耳炎 大叶桉鲜叶水煎成 5%溶液,每日滴耳 3~4 次。(6、7 方出自《福建药物志》)

8. 治丹毒,蜂窝组织炎,深部脓肿,创伤感染 干大叶桉叶 6~9 g 或鲜品 15~30 g,煎水内服。同时用 15%~20% 大叶桉叶溶液局部湿敷。(广州部队《常用中草药手册》)

9. 治急性乳腺炎 鲜大叶桉叶 30 g,白英 30 g。煎水内服。(江西《草药手册》)

10. 预防麻疹 大叶桉叶煎成 10%汤剂,3 个月至 1 周岁小儿每次服 1 汤匙,每日 3 次,连服 9 d。余按年龄酌增药量。(《福建药物志》)

11. 治皮炎,湿疹 鲜大叶桉叶适量,水煎洗患部;另取干叶适量研末,加樟脑少许,茶油调涂。(《福建药物志》)

12. 治香港脚 干大叶桉叶 30 g,枯矾 3 g。研末,外撒患部;或鲜大叶桉叶、鲜苍耳、鲜烟叶各 60 g,共捣烂用布包扎,擦患处,每日 3~5 次。(《常用青草药选编》)

13. 治神经性皮炎(顽癣样厚皮干湿疹,瘙痒剧烈) 用大叶桉树叶 150 g,煎水约 5 碗,待温适宜时浸洗患部。(《岭南草药志》)

【临床报道】 1. 治疗感冒(包括流感) 用大叶桉叶制成醇溶浸膏片,每片含生药 3 g。成人每次 3~4 片,日服 4 次;小儿每次 2~3 片,日服 4 次。共观察 133 例,痊愈 62 例,显效 22 例,好转 33 例,总有效率 88%[1]。

2. 治疗上呼吸道感染 用大叶桉叶制成浸膏片或 100% 煎剂。成人每次服浸膏片 3~5 片(每片含生药 6 g)或 100%煎剂 30 ml;儿童单服煎液,6~12 岁 20 ml,6 岁以下 15 ml。每日 3~4 次。共治 158 例,结果治愈 123 例,好转 21 例,无效 14 例,总有效率 91.14%。本组体温在 38.1 ℃ 以上者 120 例,其中 103 例在 3 d 内降至正常[2]。

3. 治疗急、慢性肾盂肾炎 ①采用 100%大叶桉煎剂,每次 30~50 ml,日服 3~4 次,15 d 为 1 个疗程。可连用 2~3 个疗程。观察急性肾盂肾炎 51 例,痊愈 33 例,10 例症状明显减轻,6 例无效,2 例中途停药。观察慢性肾盂肾炎 64 例;经 3~4 个疗程治疗后,37 例痊愈,自觉症状消失,尿常规恢复正常,尿培养连续 2 次阴性,占 57.81%,6 例好转,占 9.38%,19 例无效,占 29.69%,2 例中途停药[3]。②又观察急、慢性肾盂肾炎 124 例,除口服 100%煎剂外(服法同上),部分病例口服桉叶浸膏片,成人每次 5 片(每片含生药 6 g)每日 3~4 次。15 d 为 1 个疗程,可连服 2~3 个疗程。服药时间,最短 15 d,最长 46 d,平均 21.2 d。结果:临床治愈 83 例,好转 13 例,无效 28 例[4]。

0238 大叶桉果 dà yè ān guǒ (《红河中草药》)

【基原】 为桃金娘科桉属植物大叶桉 *Eucalyptus robusta* Smith 的果实。

【原植物】 参见"大叶桉叶"条。

【采收加工】 春、秋两季采收,晒干。

【药性】 苦,温,小毒。

【功用主治】 截疟。主治疟疾。

【用法用量】 内服:煎汤,1~3 g;或烧炭存性研末。

【选方】 治疟疾 ①大叶桉果 3~5 枚,烧炭存性,研末,1 次温开水冲服,每日 1 次。(《西昌中草药》)②大叶桉果 3 g,草果 6 g,马鞭草 15 g。水煎服。(《红河中草药》)

0239 大叶黄杨 dà yè huáng yáng (广西药用植物园《药用植物名录》)

【基原】 为卫矛科卫矛属植物大叶黄杨 *Euonymus japonica* Thunb. 的茎皮及枝。

【原植物】 参见"大叶黄杨根"条。

【采收加工】 7~10 月采收,切段晒干。

【药材】 大叶黄杨 *Cortex et Ramulus Euonymi Japonici*

全国大部分地区栽培。

性状 茎皮外表面灰褐色,较粗糙,有点状突起的皮孔及纵向浅裂纹。内表面淡棕色,较光滑。断面略呈纤维性,有较密的银白色丝状物,拉至 3 mm 即断。气微,味淡而涩。

【成分】 种子含类脂成分:油酸(oleic acid),亚油酸(linoleic acid)和棕榈酸(palmitic acids)等脂肪酸;磷脂酰胆碱(phosphatidylcholine),磷脂酰肌醇(phosphatidylinositol),磷脂酰乙醇胺(phosphatidylethanolamine)和磷脂酸(phosphatidic acid)磷脂类;β-谷甾醇(β-sitosterol),菜油甾醇(campesterol),豆甾醇(stigmasterol),菜子甾醇(brassicasterol),7-胆甾醇(cholesterol),7-豆甾醇(Δ^7-stigmasterol),5-燕麦甾醇(Δ^5-avenasterol),7-燕麦甾醇(Δ^7-avenasterol)[1]等甾醇类。

【药性】 苦、辛,微温。

【功用主治】 祛风湿,强筋骨,活血止血。主治风湿痹痛,腰膝酸软,跌打伤肿,骨折,吐血。

【用法用量】 内服:煎汤,15~30 g;或浸酒。

0240 大叶紫苏 dà yè zǐ sū (《元江哈尼族药》)

【异名】 野苏子(《中国经济植物志》),黄花香薷(《西藏植物志》)。

【基原】 为唇形科香薷属植物大叶香薷的全草或根。

【原植物】 大叶香薷 *Elsholtzia flava* (Benth.) Benth.

直立半灌木,高 0.6~2.6 m。茎枝四棱形,密被灰白色短柔毛。叶对生;叶柄长 3~6 cm,密被柔毛;叶片阔卵形或近圆形,长 8~15 cm,宽 5.2~8.2 cm,先端突尖或尾状渐尖,基部圆形或微心形,偏斜,边缘具钝锯齿,两面被短柔毛,下面有金黄色腺点。轮伞花序多花密集成假穗状花序,长 6~10 cm,顶生和腋生;苞片阔卵圆形;花萼钟形,被柔毛及腺点,萼齿 5,具线状尖头,花萼果时增长达6.5 mm;花冠黄色，外面有柔毛及腺点，上唇直立，下唇3裂；雄蕊4，前对较长，伸出，花丝无毛，花药圆形，2室；子房4裂，花柱长于雄蕊，柱头2浅裂。小坚果长圆形，黑褐色。花期7～10月，果期8～11月。

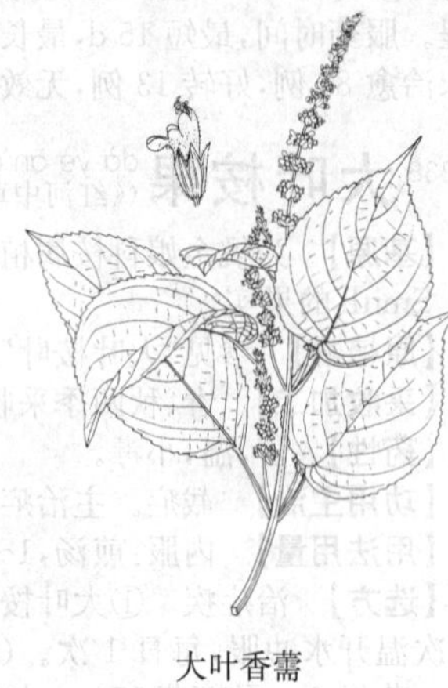

大叶香薷

生于海拔1 100～2 900 m的小河边草丛、小灌木丛、林缘、路边或开旷耕地。分布于浙江、湖北、四川、贵州、云南和西藏（樟木）等地。

【采收加工】 7～10月采收，叶鲜用，根切段晒干。

【药性】 辛，凉。

【功用主治】 发表宣肺，清热解毒。主治风热感冒，肺热咳嗽，咽喉肿痛，疮疖肿毒。

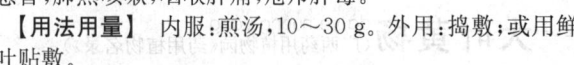

【用法用量】 内服：煎汤，10～30 g。外用：捣敷；或用鲜叶贴敷。

【选方】 1. 治风热感冒　大叶紫苏50 g，苏木50 g，柴胡25 g。水煎服。

2. 治疖疮未溃　大叶紫苏根50 g。水煎服。并用叶开水烫过贴患处。（1、2方出自《元江哈尼族药》）

0241 大叶紫珠 dà yè zǐ zhū （《广西药用植物名录》）

【异名】 白背木、细朴木、白狗肠（《广西药用植物名录》），假大艾（广州空军《常用中草药手册》），白骨风、大风叶（《广西中草药》）。

【基原】 为马鞭草科紫珠属植物大叶紫珠的根及叶。

【原植物】 大叶紫珠 *Callicarpa macrophylla* Vahl

灌木，高3～5 m。全株密生灰白色分枝茸毛或短毛。小枝近方形。单叶对生；叶柄粗壮，长1～2 cm；叶片长椭圆形、椭圆状披针形或卵状椭圆形，长10～24 cm，宽5～10 cm，先端短渐尖，基部钝圆或宽楔形，边缘有细锯齿，两面均有不明显的金黄色腺点。聚伞花序腋生，5～7次分歧；苞片线形；花萼杯状，有黄色腺点，萼齿不明显或呈钝三角形；花冠紫红色，疏被星状毛；雄蕊4；子房微被毛。果实球形，紫红色，有腺点及微毛。花期4～7月，果期7～12月。

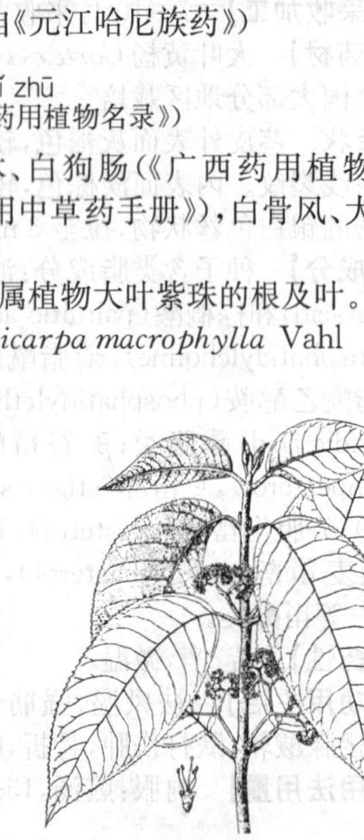

大叶紫珠

生于海拔110～2 000 m的山坡路旁、疏林下或灌丛中。分布于广东、广西、贵州、云南。

【采收加工】 8～10月采收，鲜用或晒干。

【成分】 叶含黄酮类：木犀草素（luteolin），芹菜素（apigenin），木犀草素-7-O-葡萄糖醛酸苷（luteolin-7-O-glucuronide），芹菜素-7-O-葡萄糖醛酸苷（apigenin-7-O-glucuronide）[1]，5，4′-二羟基-3，7，3′-三甲氧基黄酮（5，4′-dihydroxy-3，7，3′-trimethoxyflavone），5，4′-二羟基-3，7-二甲氧基黄酮（5，4′-dihydroxy-3，7-dimethoxyflavone）[2]。有机酸：山楂酸（crategolic acid），二十二烷酸（docosanoic acid），二十三烷酸（tricosanoic acid），二十四烷酸（tetracosanoic acid），二十三烷酸乙酯（ethyl tricosanoate）[3]。萜类：熊果酸（ursolic acid），2α-羟基熊果酸（2α-hydroxyursolic acid）[3]，大叶紫珠素（calliphyllin），白桦脂酸（betulinic acid），16，17-isopropylideno-3-oxo-phyllocladan，异亚丙基大叶紫珠萜酮（isopropylldenocalliterpenone），大叶紫珠萜酮（calliterpenone），大叶紫珠萜酮单乙酸酯（calliterpenone monoacetate）[4]，3，16，17-三羟基扁枝杉烷（3，16，17-trihydroxyphyllocladane）[5]。

根、叶中均含有两种四环双萜：大叶紫珠萜酮和大叶紫珠萜酮单乙酸酯[6～9]。

【药性】 苦、微辛，平。

1. 广州部队《常用中草药手册》：“辛、苦，平。”

2.《广西本草选编》：“味微辛、苦，性平。”

【功用主治】 广州部队《常用中草药手册》：“止血，止痛，散瘀消肿。治消化道出血，咯血，衄血，创伤出血，拔牙出血，跌打肿痛，风湿骨痛。”

【用法用量】 内服：煎汤，15～30 g。外用：捣敷；或研末撒。

【选方】 1. 治扭伤肿痛　大叶紫珠鲜叶捣烂外敷。

2. 治外伤出血　大叶紫珠叶适量，研粉撒患处。（1、2方出自《广西本草选编》）

0242 大田基黄 dà tián jī huáng （《广西民间常用草药手册》）

【异名】 红丝毛根（《植物名实图考》），假辣蓼、泥鳅菜（《广州植物志》），星宿菜（《福建民间草药》），红气根、红七草、金鸡脚、百煎草、娃霓草（《广西中兽医药用植物》），黄鳅草、红头绳、血丝草（《江西民间草药》），红灯心（《浙江中药资源名录》），红筋仔（《闽东本草》），麻雀利（《广西民间常用草药手册》），珍珠菜、红筋草、地木回、拔血红、红香子、红梗草、田岸柴（《浙江民间常用草药》），定经草、水柯、红根仔、矮荷子（《福建中草药》），矮桃草、散血草（《全国中草药汇编》），红杆草、红根排草（《浙江药用植物志》）。

【基原】 为报春花科珍珠菜属植物红根草的全草或根。

【原植物】 红根草 *Lysimachia fortunei* Maxim.

多年生草本。全株无毛。根茎横走，紫红色。茎直立，高30～70 cm，圆柱形，有黑色腺点，基部紫红色，通常不分枝，嫩梢和花序轴具褐色腺体。叶互生；近于无柄；叶片长圆状披针形至狭椭圆形，长4～11 cm，宽1～2.5 cm，先端渐尖或短渐尖，基部渐狭，两面均有黑色腺点，干后成粒状突起。总状花序顶生，细瘦，长10～20 cm；苞片披针形，长2～3 mm；花梗与苞片近等长；花萼5分裂，裂片卵状椭圆形，周边膜质，有腺状缘毛，背

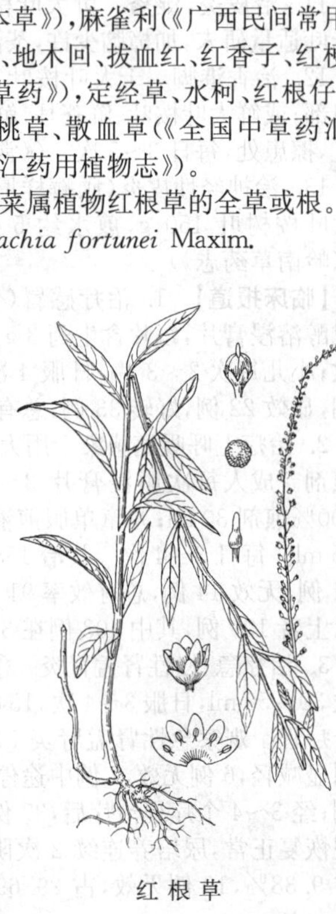

红根草

面有黑色腺点；花冠白色，基部合生，裂片椭圆形或卵状椭圆形，先端圆钝，有黑色腺点；雄蕊 5 个，比花冠短，花丝贴生于花冠裂片的下部；花药卵圆形；子房上位，卵圆形，1 室，花柱粗短，长约1 mm。蒴果球形，直径 2～2.5 mm，褐色。花期 6～8 月，果期 8～11 月。

生于沟边、田边等低湿处。分布于华东、中南、西南各地。

【采收加工】 4～8 月采收，鲜用或晒干。

【成分】 全草含黄酮类化合物：三叶豆苷（trifolin），金丝桃苷（hyperin），异鼠李素-3-半乳糖苷（isorhamnetin-3-galactoside），芸香苷（rutin），槲皮素-3-鼠李糖基（1→2）半乳糖苷〔quercetin-3-rhamnosyl（1→2）galactoside〕，异鼠李素-3-刺槐二糖苷（isorhamnetin-3-robinobioside），毛里求斯排草素（mauritianin）及两种新黄酮醇苷，即槲皮素-3-（2，6-二吡喃鼠李糖基吡喃半乳糖苷）〔quercetin-3-（2，6-dirhamnopyranosylgalactopyranoside）〕和异鼠李素-3-（2，6-二吡喃鼠李糖基吡喃半乳糖苷）〔isorhamnetin-3-（2，6-dirhamnopyranosylgalactopyranoside）〕[1]。还含摁贝素（embelin），紫金牛醌（rapainone），三十烷醇（triacontanol）及 2，5-二羟基-3-烷基苯醌类（3-alkylderivatives of 2，5-dihydroxybenzoquinone）衍生物[2]。

【药性】 苦、辛，凉。

1.《浙江民间常用草药》："味辛，微涩。"

2. 广州部队《常用中草药手册》："淡，凉，涩。"

3.《湖南药物志》："温，涩，无毒。"

4.《广西本草选编》："味微甘、苦，性寒。"

5.《浙江药用植物志》："辛、平。"

【功用主治】 清热利湿，凉血活血，解毒消肿。主治黄疸，泻痢，目赤，吐血，血淋，白带，崩漏，痛经，闭经，咽喉肿痛，痈肿疮毒，流火，瘰疬，跌打，蛇虫咬伤。

1.《江西民间草药》："治跌打肿痛，目赤肿痛，疟疾。"

2.《广西民间常用草药手册》："治小儿疳积，疳气，黄疸，心胃气痛，淋浊，肺痨咳嗽。"

3.《浙江民间常用草药》："活血调经，消肿散瘀。主治经闭，腰部扭伤作痛，流火肿痛。"

4. 广州部队《常用中草药手册》："清热解毒，凉血散瘀。主治感冒，流感，急、慢性肝炎，白带过多，蛇咬伤。"

5.《湖南药物志》："用于咳嗽吐血，声音嘶哑，小便不利，月经不调，产后恶露不尽，打伤出血。"

6.《广西本草选编》："清热解毒。主治肝硬化，痢疾，痈疮肿毒，咽喉肿痛，扁桃体炎，口腔炎，乳腺炎，功能性子宫出血。"

7.《福建药物志》："主治血淋，急性肾炎，风湿关节痛，百日咳，痛经，甲状腺肿瘤，丝虫病，淋巴管炎，颈淋巴结核，蜈蚣咬伤。"

8.《广西民族药简编》："水煎服治腹泻。"

【用法用量】 内服：煎汤，15～30 g；或代茶饮。外用：鲜品捣敷；或煎水洗。

【选方】 1. 治血痢　星宿菜 60 g。捣烂，用蜜糖或黄糖冲开水服。（《广西民间常用草药手册》）

2. 治目赤肿痛　星宿菜根 15～21 g。水煎服；另用 30 g 煎水熏洗。（《江西民间草药》）

3. 治咽喉肿痛　星宿菜根、青木香各 9 g。同捣烂，加开水擂汁服。

4. 治乳腺炎　星宿菜全草 30 g，加白酒 15 g 炒至酒干，再用水煎汁服，渣敷。（3、4 方出自江西《草药手册》）

5. 治流火肿毒　珍珠菜根 15～30 g，金银花藤 30 g。煎汤冲黄酒红糖服，渣外敷。或加用蛇根草 15 g。服法同上。（《浙江民间常用草药》）

6. 治蛇咬伤　①鲜星宿菜全草捣烂绞汁，酌加米酒服；渣涂伤口。（《闽东本草》）②鲜星宿菜全草、犁头草捣敷，另用全草加杠板归适量，煎水洗。（江西《草药手册》）

7. 治跌打伤肿痛　星宿菜根 15～21 g。水酒煎服；另用鲜全草同葱白切碎捣烂，加酒酿糟再捣匀，敷伤处，每日换 1 次。（《江西民间草药》）

【临床报道】 治疗急性黄疸型肝炎　用矮桃草干品，成人每日量 120～140 g，水煎，浓缩至 400 ml，小儿每日 2.5 g/kg，水煎，浓缩至 200 ml，均分 4 次口服。共治 31 例，结果：消化道症状改善平均 4 d，丙氨酸氨基转移酶恢复正常平均23.9 d，黄疸指数恢复正常平均 12.6 d，平均住院 25.4 d。结果 30 例肝功能恢复正常，临床治愈；1 例基本恢复正常。未见明显毒副作用[1]。

0243 大对经草 dà duì jīng cǎo（《陕西中草药》）

【异名】 大花金丝桃、大叶刘寄奴（《陕西中草药》），老君茶（《陕西草药》）。

【基原】 为藤黄科金丝桃属植物突脉金丝桃的全草。

【原植物】 突脉金丝桃 *Hypericum przewalskii* Maxim.

多年生草本，高约 40 cm，全体无毛。茎直立，圆柱形，少分枝。单叶对生；叶无柄；叶片倒卵圆形、卵圆形或卵状椭圆形，长 2～5 cm，宽 1～3 cm，先端圆钝，基部心形，抱茎，全缘，上面绿色，下面白绿色，散布淡色腺点，侧脉与中脉在上面凹陷，下面隆起。单花或数朵成聚伞花序，顶生；花直径约 2 cm；萼片 5，长圆形；花瓣 5，黄色，稍弯曲；雄蕊多数，合生成 5 束；子房上位，1 室，花柱先端 5 裂。蒴果圆锥形。花期 6 月，果期 9 月。

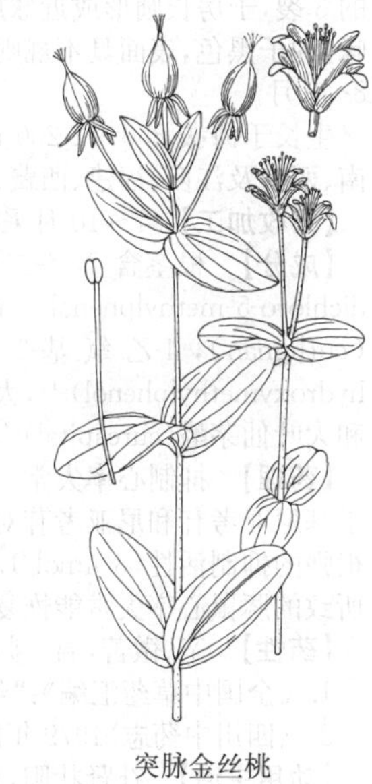

突脉金丝桃

生于山坡和林边草丛中。分布于河南、湖北、四川、陕西、甘肃、青海等地。

【采收加工】 6～9 月采集，切碎，晒干。

【药性】 苦、微辛，平。

1.《陕西草药》："味苦，性平。"

2.《陕西中草药》："味苦、微辛，性平。"

【功用主治】 活血调经，祛风湿，利小便。主治月经不调，跌打损伤，骨折，外伤出血，风湿疼痛，水肿，小便不利，夏令伤暑。

1.《陕西草药》："消暑，解渴，利水，活血。治小便不利，夏令伤暑，月经不调等症。"

2.《陕西中草药》："活血调经，止血止痛，利水消肿，除风湿。治月经不调，跌打损伤，骨折，出血，小便不利，蛇咬伤。"

3.《甘肃中草药手册》："治风湿疼痛。"

【用法用量】 内服：煎汤，9～15 g。外用：研末撒。

0244 大地棕根 dà dì zōng gēn（《四川中药志》）

【异名】 戎州仙茅（《本草图经》），大地棕、猴子背巾、猴子包头、竹灵芝(《全国中草药汇编》),撑船草、独脚莲(《广西药用植物名录》)。

【基原】 为仙茅科仙茅属植物大叶仙茅的根茎。

【原植物】 大叶仙茅 *Curculigo capitulata* (Lour.) O. Kuntze [*Leucojum capitulata* Lour.]

多年生草本,高达1 m多。根茎粗厚,块状,具细长的走茎。叶基生,通常4～7片;叶柄长30～80 cm,上面有槽,侧背面均被短柔毛;叶片长圆状披针形或近长圆形,长40～90 cm,宽5～14 cm,纸质,全缘,先端长渐尖,具折扇状脉。花葶从叶腋发出,通常短于叶,长(10～)15～30 cm,密被褐色长柔毛;总状花序强烈缩短成头状,球形或近卵形,俯垂,具多数排列密集的花;苞片卵状披针形至披针形,被毛;花黄色,花被裂片6,卵状长圆形,外轮的背面被毛,内轮的仅背面中脉或中脉基部被毛;雄蕊6,花药线形;花柱纤细,柱头近头状,有极浅的3裂,子房长圆形或近球形,被毛。浆果近球形,白色,无喙;种子黑色,表面具不规则的纵凸纹。花期5～6月,果期8～9月。

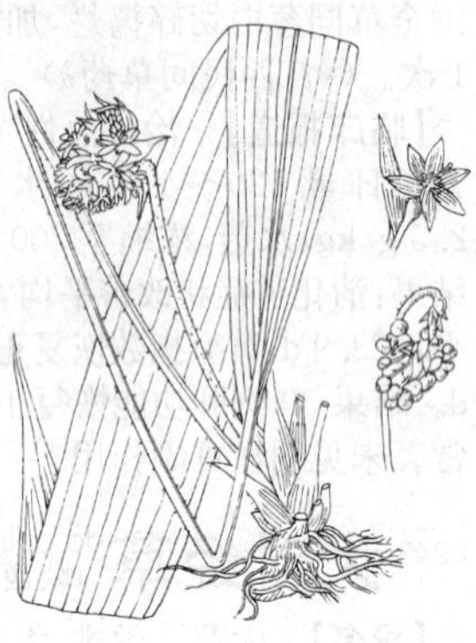

大叶仙茅

生长于海拔850～2 200 m的林下或阴湿处。分布于华南、西南及江西、福建、西藏、台湾等地。

【采收加工】 7～10月采挖,切片,晒干。

【成分】 根茎含2, 4-二氯-5-甲氧基-3-甲基苯酚(2, 4-dichloro-5-methylphenol-3-methylphenol),仙茅木酚素(curlignan),4-乙氧基-3-羟基甲基苯酚(4-ethoxy-3-hydroxymethylphenol)[1],大叶仙茅环苷(curcapicycloside)和大叶仙茅醛(curcapital)[2]。

【药理】 抑制心率失常 根茎中的(+)-(1R, 2S)-1-O-丁基尼亚考苷和尼亚考苷对圭巴因所致的豚鼠心率失常有很强的抑制活性,3 μmol/L浓度时对由6 μmol/L圭巴因所致的豚鼠心率失常能恢复正常达10 min以上[1]。

【药性】 辛、微苦,温。归肾、肺、肝经。

1.《全国中草药汇编》:"苦、涩,平。"

2.《四川中药志》1979年版:"辛、微苦,温,有小毒。"

【功用主治】 补肾壮阳,祛风除湿,活血调经。主治肾虚咳喘,阳痿遗精,白浊带下,腰膝酸软,风湿痹痛,跌打损伤,宫冷不孕,月经不调,崩漏,子宫脱垂。

1.《广西中药志》:"散瘀,消肿,祛风湿。治风湿骨痛,跌打损伤。"

2.《全国中草药汇编》:"润肺化痰,止咳平喘,镇静健脾,补肾固精。治肾虚喘咳,腰膝酸痛。"

3.《四川中药志》1979年版:"温肾壮阳。治肾虚阳痿,胞宫虚寒不孕,月经不调。"

4.《广西民族药简编》:"根与猪大肠炖服,治脱肛、子宫脱垂、胃下垂(瑶)。"

【用法用量】 内服:煎汤,6～9 g;或入丸、散。外用:研末调敷。

【临床报道】 治疗慢性气管炎 取竹灵芝根茎制成蜜丸或片剂口服。蜜丸每丸重9 g(其中含白蜜4.5 g),每日3次,每次1～2丸;片剂每片0.5 g,每日3次,每次8片。均10 d为1个疗程。经351例观察,1个疗程后临床控制120例,显效165例,好转58例,无效8例。对镇咳、祛痰平喘均有较好疗效。大部分患者服药4～8 d症状和体征明显改善或消失,睡眠好,食欲增加。少数患者在服药后1～2 d有轻微头昏或轻度下肢酸软;有胃溃疡者,服药后有轻度疼痛,均不影响治疗[1]。

0245 **大百解薯** dà bǎi jiě shǔ (《广西中草药》)

【异名】 圆叶马兜铃(《广西中草药》),大青木香(广西)。

【基原】 为马兜铃科马兜铃属植物广西马兜铃的块根。

【原植物】 广西马兜铃 *Aristolochia kwangsiensis* Chun et How ex C. F. Liang [*A. shukangii* Chun et How]

木质大藤本。块根椭圆形或纺锤形,常数个相连。嫩枝、叶柄、叶片、花梗、小苞片、花被均密被污黄色或淡棕长硬毛。嫩枝有棱。叶柄长6～15 cm;叶片厚纸质至革质,卵状心形或圆形,长11～25 cm,宽9～22 cm,先端钝或短尖,基部宽心形,边全缘,基出脉5条,网脉下面明显隆起。总状花序腋生,有花2～3朵;花梗常向下弯垂;小苞片钻形;花被管中部急剧弯曲,弯曲处至檐部与下部近等长而较狭,外面淡绿色,具褐色纵脉纹和纵棱,内面无毛;檐部盘状,上面蓝紫色而有暗红色棘状突起,具网脉,边缘浅3裂,裂片阔三角形,先端短尖,喉部近圆形,黄色,稍突出成领状;花药成对贴生于合蕊柱近基部;子房圆柱形,6棱;合蕊柱裂片边缘向下延伸而翻卷,具乳头状突起。蒴果暗黄色,长圆柱形,长8～10 cm,有6棱,成熟时自先端向下6瓣开裂。种子卵形。花期4～5月,果熟期8～9月。

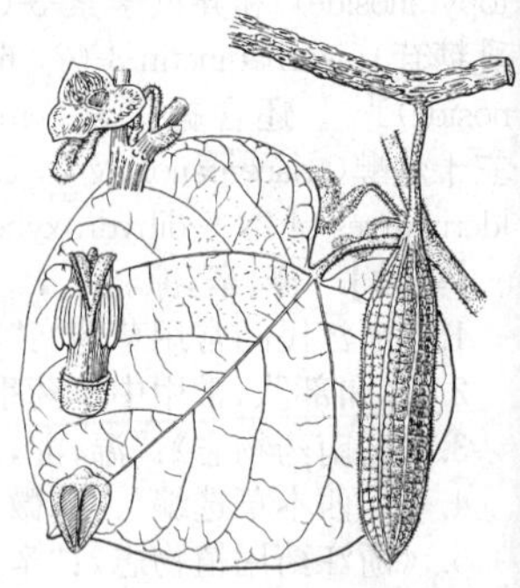

广西马兜铃

生于山谷林中。分布于浙江、福建、湖南、广东、广西、四川、贵州、云南等地。

【采收加工】 7～10月采挖,鲜用或切片晒干。

【药材】 大百解薯 *Radix Aristolochiae Kwangsiensis* 主产于云南、贵州及广西等地。

性状 块根肥大,纺锤形,长30～60 cm。表面棕褐色,有时有须根或须根痕。质坚而硬,断面类白色。

【成分】 根含尿囊素(allantoin),马兜铃酸(aristolochic acid)A,β-谷甾醇(β-sitosterol),6-甲氧基去硝基马兜铃酸甲酯(6-methoxydenitroaristolochic acid methyl ester)和6-甲氧基马兜铃酸A甲酯(6-methoxyaristolochic acid A methyl ester)[1],木兰花碱(magnoflorine)等生物碱[2]。

【药理】 1. 镇痛作用 从广西马兜铃中提取的总生物碱腹腔注射后有明显抑制醋酸诱发的小鼠扭体反应,ED_{50}为176.55 mg/kg,作用持续2 h,总碱腹腔注射或脑室注射给药均能明显提高小鼠痛阈[1, 2]。总碱镇痛作用以给药后30 min最强,持续2 h以上,而镇痛强度随剂量加大而增强,以腹腔注射量300 mg/kg的1/125(2.4 mg/kg)脑室注射,其镇痛作用强度和作用时程与腹腔给药相当,表明总碱镇痛作用不是由于降低脚掌皮肤温度所致,而有中枢参与作用。纳络酮不能拮抗总碱镇痛作用，表明与脑内阿片受体无关[2]。

2. 解痉作用　总碱对离体豚鼠回肠自动收缩及乙酰胆碱和氯化钡所致的肠收缩均呈抑制作用。对临床各种疾患所致平滑肌痉挛性腹痛，止痛效果较好[1]。

3. 升白细胞作用　马兜铃酸（主要为马兜铃酸 A）3 mg/kg灌胃，每日 1 次，连续 6 d，对环磷酰胺或^{60}Co 照射所致小鼠白细胞降低有明显升白细胞作用[3]。在^{60}Co 照射后，皮下注射这种马兜铃酸 0.5 mg/kg，每日 1 次，连续 3 次，可使给药组动物脾结节数普遍比对照组多，可能是马兜铃酸可促进骨髓干细胞的分裂指数，提示马兜铃酸可促进骨髓细胞进入增殖周期[4]。

毒性　小鼠灌服马兜铃酸（主要为马兜铃酸 A）的 LD_{50} 为 47.87±8.25 mg/kg。小鼠灌胃后活动减少，闭目，竖毛，减食，第四日开始死亡，持续 12 d。兔 6 mg/kg 口服，每日 1 次，第三日即减食，第五日拒食，全组 3 只兔死亡。病理组织学检查呈急性肾功能衰竭的形态变化。3 只犬每日灌胃 0.8 mg/kg，连续 35 d，有减食、拒食、消瘦等，1 只犬给药结束后，血清丙氨酸氨基转移酶略升高，余未见异常[3]。马兜铃酸 A 有致突变作用，Ames 法试验表明，在加或不加 S_9 时回变菌落数皆明显增加，呈量效关系。微核试验表明马兜铃酸 A 可使微核率升高[5]。

【药性】 苦，寒。归心、胃、大肠经。

1.《广西中草药》："味苦，性寒。"

2.《广西本草选编》："有小毒。"

【功用主治】 理气止痛，清热解毒，止血。主治痉挛性胃痛、腹痛，急性胃肠炎，胃及十二指肠溃疡，痢疾，跌打损伤，疮痈肿毒，蛇咬伤，骨结核，外伤出血。

1.《广西中草药》："清热解毒，止血，止痛。"

2.《广西民族药简编》："治肾炎水肿（仫佬族），感冒发热咳嗽（瑶族），胃溃疡出血，风湿，外伤出血（壮族）。"

【用法用量】 内服：煎汤，6～9 g；研末，1.5～3 g。外用：干品研末撒患处；或鲜品捣敷。

【选方】 1. 治痈疮肿毒　圆叶马兜铃鲜块根，捣烂敷患处。（《广西中草药》）

2. 治急性胃肠炎，胃及十二指肠溃疡，咽喉炎　圆叶马兜铃根干粉，每用 0.5～3 g，开水送服。（《广西本草选编》）

3. 治刀伤出血　用（大百解薯）干粉，撒患处。（《广西中草药》）

4. 治高血压病　圆叶马兜铃根 15 g，水煎饭后30 min服，每日 3 次。（《广西本草选编》）。

5. 治肾炎水肿　大青木香适量与猪瘦肉煲服。（《广西民族药简编》）

【临床报道】 治疗痉挛性腹痛　圆叶马兜铃总生物碱治疗各种原因引起的平滑肌痉挛性腹痛 24 例，成人每次肌注 40 mg，儿童 1 次肌注 0.8 mg/kg，总有效率为 91.7%，绝大多数患者于用药后 5～15 min 内起效，20～40 min 内显效，未见任何毒副作用。结果提示，其镇痛作用可能是由于对抗乙酰胆碱和直接松弛平滑肌所致[1]。

0246 大红青菜 dà hóng qīng cài （《全国中草药汇编》）

【异名】 菊三七、天青地红、土三七（《西藏常用中草药》），菊状千里光（《中国高等植物图鉴》），野青菜（云南《曲靖专区中草药手册》）。

【基原】 为菊科千里光属植物菊叶千里光的根及全草。

【原植物】 菊叶千里光 *Senecio chrysanthemoides* DC.［*Senecio laetus* Edgew.］

多年生草本，高达 1 m。根状茎上须根多。茎直立，不分枝或有花序枝，上部被蛛丝状毛，全株带紫红色。单叶互生，下部叶有长柄，达 15 cm，基部膨大抱茎，叶形多变异，常呈长倒卵状椭圆形，长 8～15 cm，宽 4～8 cm，边缘有不整齐牙齿，基部楔形下延，常呈琴状羽裂，两面无毛或下面稍有毛；上部叶渐小，羽状分裂，无柄，基部耳状抱茎。头状花序，复伞房状排列，多数，梗细长，有细条形苞叶；总苞宽钟形，总苞片 10～12 个，长圆形，渐尖，边缘宽膜质；边缘舌状花 10～12 个，舌片金黄色，长圆形；中部管状花多数，淡黄色。瘦果，圆柱形，有棱；白色冠毛众多。花期 6～8 月。

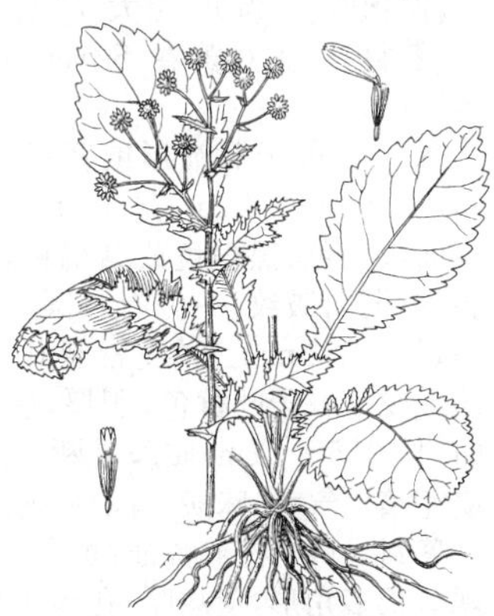

菊叶千里光

生于海拔 1 200～2 300 m 的山坡、沟谷、草地或灌丛边缘、路旁沟边及杂草丛中。分布于西南及湖北、湖南、西藏等地。

【采收加工】 6～9 月采收，切段，晒干或鲜用。

【成分】 根含千里光菲灵碱(seneciphylline)[1]。

叶挥发油中含 β-侧柏酮(β-thujone)，6-羟基-对-䓝-4(5)-烯-3-酮〔6-hydroxy-*p*-menth-4(5)-en-3-one〕[2]。

地上部分含菊叶千里光交酯(chrysanthemolide)，1-乙酰基香蒿交酯(1-acetylerivanin)[3]。

【药理】 本品所含千里光菲灵碱对大鼠及兔的离体肠管有较强的解痉作用[1]。

【药性】 微苦、辛，凉。

1.《西藏常用中草药》："性温，味淡。"

2.《全国中草药汇编》："苦，凉。"

【功用主治】 清热解毒，散瘀消肿。主治疮疡肿毒，跌打肿痛。

1.《西藏常用中草药》："活血，消肿。主治跌打损伤，瘀积肿痛，痈疮肿疡，乳痈。"

2.《全国中草药汇编》："清热解毒。"

【用法用量】 内服：煎汤，10～15 g，大剂可用至 30 g。外用：鲜根捣敷。

【选方】 1. 治疮毒未溃　野青菜根 30 g，甜白酒适量。炖服。并用苍蝇草根、果捣烂，香油少许，调敷疮顶。

2. 治无名肿毒　野青菜根适量，红糖适量。捣烂外包。（1、2 方出自云南《曲靖专区中草药手册》）

0247 大麦醋糟 dà mài cù zāo （《食疗本草》）

【基原】 为大麦制醋后剩余之糟粕。

【药性】《纲目》："酸，微寒，无毒。"

【功用主治】《食疗本草》："主气滞风壅，手臂脚膝痛，炒醋糟裹之。"

0248 大豆黄卷 dà dòu huáng juǎn （《本经》）

【异名】 大豆卷（《本草经集注》），大豆蘖、黄卷（崔禹锡

《食经》)，卷糵(《食疗本草》)，黄卷皮(《本草图经》)，豆糵(《纲目》)，豆黄卷(《长沙药解》)，菽糵(《本经疏证》)。

【基原】 为豆科大豆属植物大豆 *Glycine max* (L.) Merr. 的种子发芽后晒干而成。

【原植物】 参见"黑大豆"条。

【药材】 大豆黄卷 *Semen Sojae Germinatum* 全国各地均产。

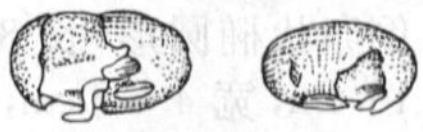

大豆黄卷(发芽种子)外形

性状 种子椭圆形或肾形，稍扁，长 0.7～1.4 cm，宽 5～8 mm；表面灰黄色、黑褐色或紫褐色，光亮，有横向皱纹，一侧有长圆形种脐，长 2～3 mm。种皮常裂开、破碎或脱落。子叶黄色，肥厚，胚根细长，伸出种皮之外，弯曲，长 0.5～1 cm；质脆易断。也有少数未发芽的种子，种皮完整。气无，味淡，有油腻感。

鉴别 (1) 粉末特征：黄白色或黄褐色。栅状细胞顶面观呈长多角形，壁甚厚，孔沟明显；底面观胞腔内含棕黄色或棕黑色物；断面观呈长柱形，壁自内向外渐增厚。支柱细胞哑铃状或骨状，顶面观呈类圆形，胞腔明显。糊粉层细胞形小，呈类方形，壁较厚。种脐部位栅状细胞内侧的星状组织碎片少见，细胞类圆形、圆多角形或不规则形，壁较厚，有大型的细胞间隙。

(2) 薄层色谱：取样品粗粉 0.5 g，加 70%乙醇 7 ml，沸水浴上加热 20 min，放冷滤过，滤液浓缩至 0.2 ml，供点样。以脯氨酸、亮氨酸和天冬酰胺作对照，点于硅胶 G(青岛)板上，以正丁醇-醋酸-水(3∶1∶1)、酚-水(75∶25)为展开剂作双向展开，展距 10 cm，用 1%茚三酮丙酮液喷雾后，于 105 ℃烤 5 min。样品色谱中在与对照品色谱相对应的位置上可见紫红色斑点。

【炮制】 取大豆黄卷置锅内，加入用淡竹叶、灯心草煎成之药汁共煮，至药汁吸尽后，取出晒干。每大豆黄卷 50 kg，用淡竹叶 2 kg，灯心草 1 kg。

【药性】 甘，平。归脾、胃、肺经。

1.《本经》："味甘，平。"

2.《别录》："无毒。"

3.《要药分剂》："入胃经。"

4.《本草再新》："入肝脾二经。"

5.《河北中草药》："入胃肺经。"

【功用主治】 清热透表，除湿利气。主治湿温初起，暑湿发热，食滞脘痞，湿痹，筋挛，骨节烦疼，水肿胀满，小便不利。

1.《本经》："主湿痹，筋挛，膝痛。"

2.《别录》："主五脏胃气结积，益气，止毒，去黑皯，润泽皮毛。"

3.《本草经集注》："治腹胀满。"

4.《千金方》："去黑痣。宜肾。"

5.《食疗本草》："破妇人恶血。"

6.《纲目》："除胃中积热，消水病胀满。"

7.《全国中草药汇编》："清热，除湿，解表。主治暑湿发热，麻疹不透，胸闷不舒，骨节疼痛。"

8.《河北中草药》："解表退热，祛湿除烦。适用于感冒发热，暑湿，湿温之表证。"

【用法用量】 内服：煎汤，6～15 g；或捣汁；或入散剂。

【宜忌】 1.《吴普本草》："不欲海藻、龙胆。"

2.《本草经集注》："恶五参、龙胆。"

【选方】 1. 治周痹注，五脏留滞，胃中结聚，益气出毒，润皮毛，补肾气 大豆糵一斤。炒香熟，为末。每服半钱，温酒调下，空心，加至一钱，日三服。(《宣明论方》)

2. 治头风，湿痹，筋挛膝痛，胃中积热，大便结涩 大豆黄卷(炒)一升，酥半两。为末。食前温水服一匙，日二服。(《普济方》黄卷散)

3. 治水病，通身肿满，喘急，大小便涩 大豆黄卷(醋拌炒干)、大黄(微煨去皮)各一两。捣罗为散。每服二钱匕，临卧时，煎葱、橘皮汤调下，平明以利大肠为度。(《圣济总录》大豆散)

4. 治老人痰火，咳嗽频发，胸胁满闷，百节攻痛，形羸气弱，饮食少进 大豆黄卷一斤，晒干炒燥，为细末。每晚服一钱，黑枣泡汤调下。(《方脉正宗》)

5. 治阴痫慢惊，服温热药太多，而却生热证，反为急惊；又治吐虫 大豆黄卷(晒干)、贯众、板蓝根、甘草(炙)各一两。上同为细末。每服半钱或一钱，白水煎，放冷服。甚者用药三钱，浆水入油数滴煎之。(《小儿卫生总微论方》)

6. 治小儿撮口及发噤 以初生时豆芽，烂研，以乳汁调与儿吃，或生研绞取汁，少许与服亦得。(《圣惠方》)

7. 治黑痣、面皯、润毛 大豆黄卷一升，炒令香为末。空心暖酒下一匙。(《普济方》)

【各家论述】 1.《本草汇言》："大豆黄卷，活血气，消水胀之药也。蓐妇药中多用之，用行瘀血之妙也；水肿方中多用之，有行水之功也。仰思前古治湿痹久着与筋挛膝痛，皆血与水气之所结也。《局方》牛黄清心丸，用此以去风痰，解烦郁，通心气，安神明昏乱，亦借此开通发越之意云。"

2.《吴医汇讲》："大豆黄卷，古人罕用。《本草》载其性曰：治湿痹，筋挛膝痛，五脏不足，益气宜肾，破妇人恶血，除胃中积热，消水气胀满；即《金匮》虚劳门薯蓣丸，于气血并补方中佐之，后之著方解者，有宣发肾气之论，亦未谓其发表也。近来误作表药者，其故何欤？盖因吾吴人喜服轻方，而昔之治病，俱于医家取药，有云马元仪先生预用麻黄汤浸豆发糵，凡遇应用麻黄者，方开豆卷，俾病家无所疑惧，渠得药投中病，曲以两全，此心亦良苦矣。后医不明细底，竟认豆卷与豆豉同类，公然影射作为表剂，但肆中豆卷岂亦有麻黄汤浸发者乎？即以格致之理论之，豆得水而发糵，或能些微宣湿，亦不能为通用表药也。若用二三钱之豆卷，即可表汗，世人以此为蔬菜者，每食盈簋，何不汗至亡阳耶？"

3.《长沙药解》："大豆黄卷，专泄水湿，善达木郁，通腠理而逐湿痹，行经脉而破血，疗水郁腹胀之病，治筋挛膝痛之疾。"

4.《本经疏证》："夫湿痹而筋挛膝痛，则为下部病矣，湿闭于下者宜升，湿不闭则筋自舒，筋既舒则膝自不痛。舒筋之物，有薏苡、木瓜、牛膝，何以独取大豆黄卷？夫木瓜治转筋，非治筋挛；薏苡治筋急拘挛，不治筋挛；牛膝治筋挛，能降而不能升。既治筋挛，又欲其湿升者，舍大豆黄卷别无物矣。所以者何？湿流关节，关节之大者，无如膝，而又最近于腹，湿既痹于此，势不能下，又不能升，与其逐而下之，仍无出路，莫若就近使上于腹，或从小便，或从汗出而解。仲景薯蓣丸治风气百疾，取此与柴胡、桂枝、防风、白蔹为伍，亦岂不以其能发耶？"

5.《本草便读》："豆卷，即黑豆浸水中生芽者也，其性味功用，与黑豆大同。然其浸水生芽，则有生发之气，故亦能解表，至于宣风解毒，乃豆之本性，能舒筋者，亦因水湿所困耳。"

6.《本草正义》:“豆黄卷,孟诜谓破妇人恶血,濒湖除胃中积热,消水病胀满,则此药之性情效用,盖与豆豉大同小异,本不在发表解肌之列,但今之江浙市廛中,则亦以麻黄汤浸过,发汗又确有证验,是因制法之变迁,而药物性情,今非昔比矣。用药分量,随其人体质,酌量轻重,亦如豆豉之例。”

0249 大伸筋草 dà shēn jīn cǎo (《新华本草纲要》)

【异名】 马尾千金草、鹿角草、青蛇勒公(《广西药用植物名录》)。

【基原】 为石杉科马尾杉属植物龙骨马尾杉的全草。

【原植物】 龙骨马尾杉 *Phlegmariurus carinatus* (Desv.) Ching [*Lycopodium carinatum* Desv.; *L. acrostachum* Wall.] 又名:龙骨石松(《海南植物志》),大千金草(《植物分类学报》),龙骨灯笼草(《中国药用孢子植物》)。

茎柔软下垂,附生,长20~77 cm,多回二叉分枝。叶螺旋状排列,直立,密覆枝上,披针形,长5~8 mm,宽约2.5 mm,先端渐尖略内弯,全缘,基部楔形,光滑;中脉不明显。孢子囊穗细长,直径2.5 mm,或更阔;孢子叶卵形,长约为4 mm,基部宽楔形,先端渐尖,质硬,稍贴生,宽度大于营养叶;孢子囊生于孢子叶腋,圆肾形,黄色。

附生于密林树干上。分布于广东、海南、广西、贵州、云南、台湾。

【采收加工】 7~10月采收,晒干。

【成分】 含石松生物碱及萜类[1]。

【药性】 味微苦,性温,小毒。

《中国药用孢子植物》:“微苦,温。”

【功用主治】 祛风除湿,舒筋活络,消肿止痛。主治风湿痹痛,跌打损伤。

1.《中国药用孢子植物》:“驱风除湿,治关节炎、腰痛等。”

2.《中国中药资源志要》:“祛风除湿,通经活络,消肿止痛。用于关节疼痛,四肢无力,跌打损伤,无名肿毒。”

【用法用量】 内服:煎汤,6~15 g;或浸酒。外用:捣敷。

【选方】 1. 治关节痛 龙骨灯笼草15 g,威灵仙6 g。煎服。

2. 治腰痛 龙骨灯笼草15 g,当归9 g。煎服或浸酒服。(1、2方出自《中国药用孢子植物》)

0250 大驳骨丹 dà bó gǔ dān (《岭南采药录》)

【异名】 鸭仔花、逼迫树(《本草求原》),大还魂(《岭南采药录》),大驳节(《陆川本草》),大接骨草、救命王(《南宁市药物志》),大驳骨、鸭公青、十月青(广州部队《常用中草药手册》),大叶驳骨草、黑叶接骨草(《常用中草药彩色图谱》)。

【基原】 为爵床科鸭嘴花属植物黑叶爵床的茎叶或根。

【原植物】 黑叶爵床 *Adhatoda ventricosa* (Wall.) Nees [*Gendarussa ventricosa* (Wall.) Nees]

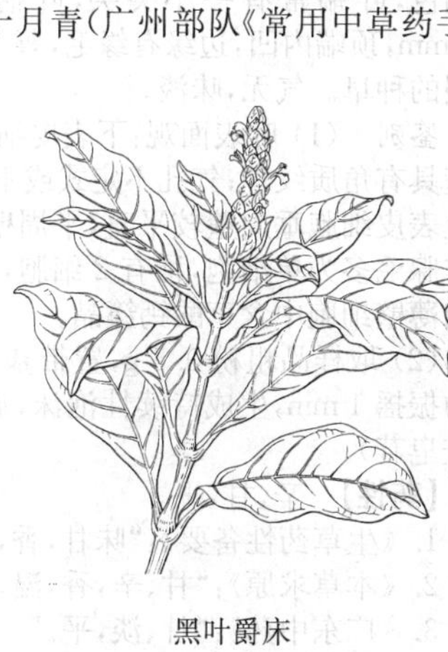
黑叶爵床

常绿灌木,高1~2.5 m。茎直立,圆柱形;新枝绿色,老枝灰黄色,节显著膨大呈膝状。叶对生;具短柄;叶片近革质;椭圆形,长10~15 cm,宽4.5~6 cm,先端钝,基部渐窄,全缘。穗状花序顶生,长达10 cm;有多数宽卵形的苞片,绿色,内有3~4花;小苞片极小;萼片5;花冠二唇形,花白色而有红色斑点,上唇2裂,下唇较大,3浅裂;雄蕊2,着生于花冠喉部;伸出花柱线形,2浅裂。蒴果卵形或椭圆形,有毛。

常栽培作绿篱。野生于山坡、水边、路旁灌木丛中或林下湿润地。分布于广东、广西、云南等地。

【采收加工】 6~11月采收,鲜用或晒干。

【药性】 辛、苦,平。

1.《本草求原》:“苦、甘,平。”

2.《岭南采药录》:“味苦,性寒。”

3. 广州部队《常用中草药手册》:“微酸、辛,平。”

【功用主治】 活血化瘀,消肿解毒。主治跌打损伤,骨折,腰痛,肺痈,乳痈,无名肿毒。

1.《本草求原》:“专治乳痈,功胜于蒲公英,同黄糖、酒糟捣敷。”

2.《岭南采药录》:“理跌打伤,接合筋骨,取叶捣敷之。”

3. 广州部队《常用中草药手册》:“祛风湿,理跌打。主治骨折,跌打扭伤,风湿性关节炎,创伤红肿,肋间神经痛。”

4.《全国中草药汇编》:“活血散瘀。主治腰腿痛,外伤出血。”

5.《广西民族药简编》:“叶水煎服,治肝炎(仫佬族)。”

【用法用量】 内服:煎汤,9~15 g;或泡酒。外用:捣敷或研末撒。

【宜忌】 孕妇慎服。

【选方】 1. 治跌打 大驳骨根15 g,山荔枝15 g,乌不企6 g,浸酒60 g。内服少许,外擦患处。(《广东省惠阳地区中草药》)

2. 治风湿骨痛 鲜大驳骨、莪术各60 g,香附子30 g。共捣烂,酒炒敷患处。(《梧州地区中草药》)

3. 治胃气痛 大驳骨根30 g,树邦子30 g,细叶白兰香15 g。煎水调白糖服。

4. 治外伤出血 大驳骨叶晒干为末,外撒伤口。(3、4方出自《广东省惠阳地区中草药》)

0251 大虎耳草 dà hǔ ěr cǎo (《红河中草药》)

【异名】 岩耳巴、心叶蒙自虎耳草、蒙自虎耳草(《红河中草药》),红岩草、反背红(《云南中草药》),小反背红(《云南药用植物名录》)。

【基原】 为虎耳草科虎耳草属植物卵心叶虎耳草的全草。

【原植物】 卵心叶虎耳草 *Saxifraga aculeata* Balf. f. [*S. mengtzeana* Engl. et Irmsch. var. *cordatifolia* Engl. et Irmsch.] 又名:心叶虎耳草(《云南种子植物名录》)。

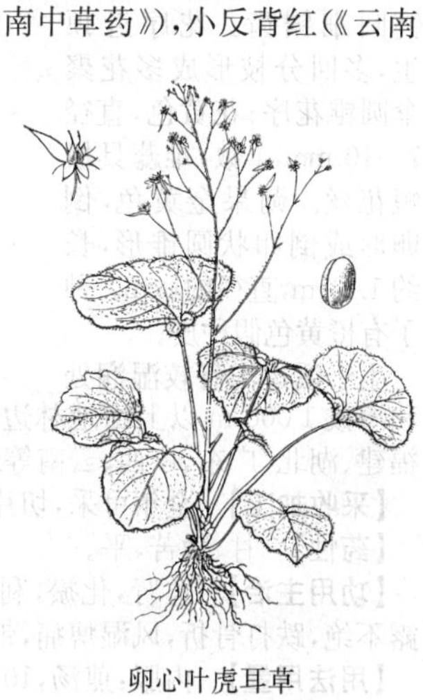
卵心叶虎耳草

多年生直立草本,高30~40 cm。茎单一,被褐色腺毛。基生叶近簇生;柄长5~15 cm,肉质,疏生白色长毛；叶片通常卵形，稀阔卵形至肾形，长 1.2～10 cm，宽 1～8.4 cm，先端急尖或钝，基部心形，与叶柄连结处具芽，边缘具波状粗齿和腺睫毛，两面被糙腺毛和斑点；茎上叶互生，1～4 枚；披针形至卵形，单脉。聚伞花序圆锥状；长 13～22 cm，具 12～30 朵花；花序被腺毛，花两侧对生；花两性；萼片 5 裂，基部与子房下部连合；花冠 5 瓣，其 3 枚较短，一枚较长，另一枚最长，全缘，白色；雄蕊 10，花丝棒状；子房 2 室，近上位，由 2 个心皮构成，基部连合，上部近分离。蒴果，先端具 2 喙。种子多数。花、果期 5～10 月。

生于海拔 800～3 800 m 的阴湿崖壁或林下溪畔。分布于广东、广西、四川、云南等地。

【采收加工】 全年均可采收，鲜用或晒干。

【药材】 大虎耳草 *Herba Saxifragae Aculeatae* 主产于云南。

性状 根茎呈不规则块状，有多数须根，表面黑色。茎近细方柱形，浅绿色，有纵棱。基生叶多破碎，完整叶片展平后呈卵形，灰绿色，先端钝或尖，基部心形，与叶柄连接处有芽，边缘具波状粗齿及腺睫毛，两面均被粗糙腺毛和斑点；叶柄被褐色长腺毛；茎生叶披针形。有的可见聚伞花序，圆锥形，棕红色。气微，味微苦、辛。有小毒。

【药性】 《云南中草药》："辛、微苦，寒，有小毒。"

【功用主治】 《云南中草药》："清热解毒，活血止血。主治麻疹，高热，咳嗽，支气管炎，咯血，吐血，皮肤过敏，产后腹痛，月经不调，中耳炎，腮腺炎，乳腺炎，皮肤溃疡，无名肿毒，外伤出血，湿疹，烫火伤，毒蛇咬伤，冻疮溃烂。"

【用法用量】 内服：煎汤，6～9 g。外用：捣敷；或捣汁滴耳。

【宜忌】 孕妇禁服。

0252 大果卫矛 dà guǒ wèi máo （《浙南本草新编》）

【基原】 为卫矛科卫矛属植物大果卫矛的根、茎。

【原植物】 大果卫矛 *Euonymus myrianthus* Hemsl. 又名：黄褚。

灌木，高达6 m。叶对生；叶柄长 5～8 mm；叶片革质，倒卵状披针形至长椭圆形，长5～13 cm，宽3～4.5 cm，先端渐尖，边缘有钝圆细锯齿。花序近顶生，多回分枝形成多花聚伞圆锥花序；花黄色，直径 7～10 mm，4 数，雄蕊具极短花丝。蒴果金黄色，倒卵形或倒卵状圆锥形，长约 1.5 cm，直径约1 cm。种子有橙黄色假种皮。

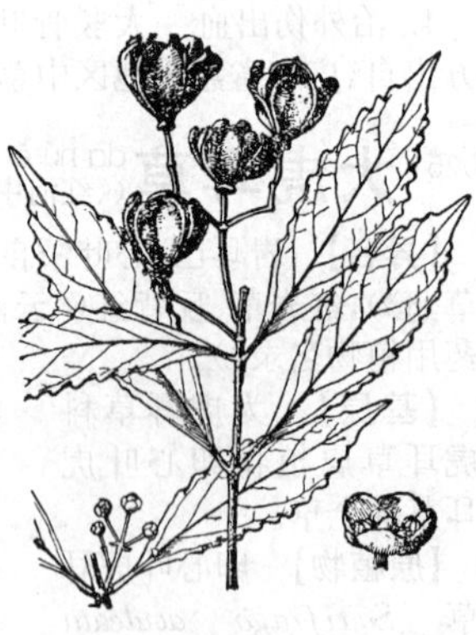

大果卫矛

生于溪边沟谷较湿润处和海拔 1 000 m 以上山地林边。分布于浙江、安徽、江西、福建、湖北、广东、广西、云南等地。

【采收加工】 全年可采，切片，晒干。

【药性】 甘、微苦，平。

【功用主治】 益肾，化瘀，利湿。主治肾虚腰痛，产后恶露不绝，跌打骨折，风湿痹痛，带下病。

【用法用量】 内服：煎汤，10～60 g。外用：煎汤熏洗。

【选方】 治痔疮 大果卫矛、山泽兰、鱼腥草水煎，加米醋少许，熏洗局部。

0253 大金牛草 dà jīn niú cǎo （广州部队《常用中草药手册》）

【异名】 肥儿草（《药性考》），蛇总管、鹧鸪茶、金不换、紫背金牛（《生草药性备要》），大兰青、大金草（《岭南采药录》），金牛草（《全国中草药汇编》）。

【基原】 为远志科远志属植物华南远志的带根全草。

【原植物】 华南远志 *Polygala glomerata* Lour. [*P. chinensis* L.] 又名：小花远志（《广东植物志》）。

一年生直立草本，高 10～50 cm。根粗壮，橘黄色。茎基部木质化，枝圆柱形，绿色，被卷曲短柔毛。单叶互生；叶纸质，倒卵形，椭圆形至披针形，长 2.6～7 cm，宽 1～1.5 cm，先端钝，具短尖，基部楔形，全缘，疏被短柔毛；主脉在上面具槽，下面隆起。花两性，总状花序腋上生，长约 1 cm，花少，密集；萼片 5，绿色，宿存，外面 3 枚小，卵状披针形，里面 2 枚大，镰刀形，均具缘毛；花瓣 3，淡黄色，白色带淡红，基部合生，龙骨瓣顶端背部具 2 束条裂的鸡冠状附属物；雄蕊 8，花丝1/2～3/4 以下合生成鞘，无缘毛，花药棒状卵形，顶孔开裂；子房扁圆形，具缘毛，花柱先端马蹄状弯曲，柱头嵌入其内。蒴果圆形，直径约2 mm，先端微凹，具狭翅、缘毛。种子稍扁，长圆形，黑色，被白色长柔毛，种阜白色，具 3 短裂膜质的附属物。花期7～9 月，果期 8～10 月。

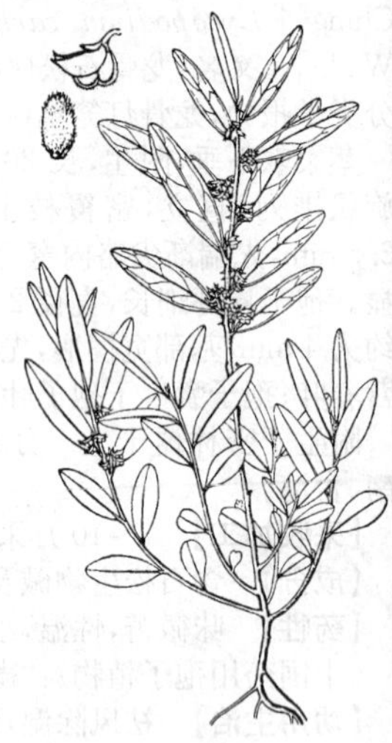

华南远志

生长于海拔 500～1 000 m 的草地灌丛中。分布于西南及福建、湖北、湖南、广东、广西、海南等地。

【采收加工】 5～7 月采收，切段晒干。

【药材】 大金牛草 *Herba Polygalae Glomeratae* 主产于广东、广西、福建。

性状 全草长 6～40 cm，茎被柔毛，多数有分枝。叶片皱缩，完整叶呈椭圆形、长圆状披针形或卵圆形，灰绿色或褐色，叶端常有一小突尖，叶柄短，有柔毛。蒴果长约 4 mm，顶端内凹，边缘有缘毛，萼片宿存。种子基部有 3 短裂的种阜。气无，味淡。

鉴别 (1) 叶表面观：下表皮细胞垂周壁波状弯曲，平周壁具有角质纹理；气孔不定式或不等式，副卫细胞 3～5 个。上表皮细胞垂周壁较平直，平周壁具角质纹理；气孔极少。非腺毛多为单细胞，稀有 2 细胞，多弯曲，具明显壁疣。叶肉薄壁细胞中含草酸钙簇晶。

(2) 取样品粗粉 0.5 g，置带塞试管中，加热水 10 ml，用力振摇 1 min，生成持续性泡沫，放置 30 min 仍不消失（检查皂苷）。

【药性】 辛、甘，平。

1. 《生草药性备要》："味甘，香，性温。"
2. 《本草求原》："甘、辛，香，温。"
3. 《广东中药》："甘、淡，平。"

【功用主治】 祛痰，消积，散瘀，解毒。主治咳嗽，小儿疳积，产后腹痛，跌打损伤，瘰疬，痈疖，毒蛇咬伤。

1.《生草药性备要》："散毒，止咳嗽。治蛇咬伤。根：止牙痛。"

2.《药性考》："治儿诸疾，痧胀可药。"

3.《本草求原》："主咳嗽痰火内伤，散热毒瘰疬。根：治疳积。"

4.《岭南采药录》："能消腹膨胀，小儿疳积。根：止吐泻，去瘀生新。"

5.《海南岛常用中草药手册》："化痰止咳，活血祛瘀。主治虚劳咳嗽胸痛，神经麻痹，小儿麻痹后遗症，肝炎黄疸。"

6.《福建药物志》："清热解毒，祛痰止咳。主治咳嗽，支气管炎，咯血，咽炎，肝炎，产后瘀血痛，癫痫，痈，疽，疖，跌打损伤，毒蛇咬伤，砒霜或断肠草中毒。"

【用法用量】 内服：煎汤，15～30 g。外用：捣敷；或研末调敷。

【选方】 1. 治小儿疳积　紫背金牛，研粉。每用 3 g，调热粥或蒸猪肝服。(《广西本草选编》)

2. 治产后瘀血痛　金不换 9 g。水煎，加酒 1 汤匙服。(《福建药物志》)

3. 治跌打损伤，毒蛇咬伤　紫背金牛 9～15 g。水煎服。并用鲜全草捣烂外敷(蛇伤敷伤口周围)。(《广西本草选编》)

4. 治癫痫　金不换 60～125 g。捣烂绞汁，加人乳或牛乳 1 小盏，炖服。(《福建药物志》)

5. 治结膜炎，角膜云翳，角膜溃疡　紫背金牛 15～30 g。水煎服，或炖猪骨服。(《广西本草选编》)

6. 治钩吻、砒毒　金不换 125～250 g。捣烂绞汁服。(《福建药物志》)

0254 大金香炉 dà jīn xiāng lú (《南宁市药物志》)

【异名】 假豆稔(《南宁市药物志》)，豹牙郎、石老虎、天红地白、开口枣(《广西药用植物名录》)，白爆牙郎(《广西民间常用草药手册》)，野牡丹、马缨花、茶罐叶、打破碗花树(《云南中草药》)，羊开口(《广西本草选编》)，满拉(《贵州中草药名录》)，老虎杆(四川)。

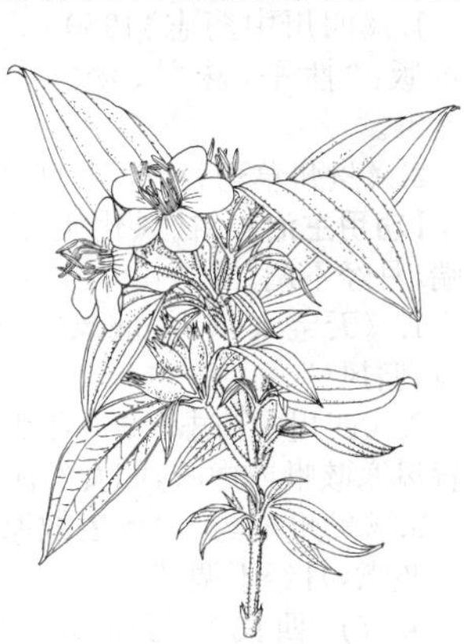
展毛野牡丹

【基原】 为野牡丹科野牡丹属植物展毛野牡丹的根或叶。

【原植物】 展毛野牡丹 *Melastoma normale* D. Don　又名：肖野牡丹(《广州植物志》)。

灌木，高可达 3 m。分枝多，地上部分密被平展的长粗毛或糙伏毛。叶对生；叶片坚纸质，卵形至椭圆形或椭圆状披针形，长 4～10.5 cm，宽 1.4～5 cm，先端渐尖，基部圆形或近心形，全缘；基出脉 5。伞房花序生于分枝顶端，具花 3～10 朵，基部具叶状总苞片 2；花 5 数，花萼长 1～1.6 cm，萼片披针形，与萼管等长，裂片间具一小裂片；花瓣紫红色，倒卵形，长约 2.7 cm，仅具缘毛；雄蕊 5 长 5 短，长者药隔基部伸长，末端 2 裂，短者药隔不伸长，花药基部两侧各具一小瘤；子房半下位，被毛，先端具一圈密刚毛。蒴果坛状球形，长 6～8 mm，先端平截，宿存萼与果贴生。花期春至夏初，果期秋季。

生于海拔 150～2 800 m 的开朗山坡灌草丛中或疏林下，为酸性土常见植物。分布于西南及福建、台湾、广东、广西、海南、西藏等地。

【栽培】 生物学特性　喜温暖、阴湿的环境，以土质疏松、富含腐殖质而湿润的壤土，并有一定的荫蔽条件下栽培较为适宜。

繁殖方法　用种子繁殖。秋季采收成熟果实，取出种子稍晾干后，立即播种。直播，按行株距 40 cm×40 cm 开穴，每穴 5～8 粒种子，覆盖细土 2 cm，浇水保湿，亦可用种子育苗移栽。将种子撒播在苗床上，覆盖细土 2 cm，浇水保湿。苗高 12～15 cm 时，以上述行株距穴定植，每穴 3 株。

【采收加工】 根全年均可采挖，切片，晒干。6～7 月采叶，鲜用或晒干。

【药材】 大金香炉 *Radix Melastomatis Normalis*　产于西南、广东、广西、福建等地。

性状　本品为不规则的块片，大小厚薄不一，外皮浅棕红色或棕褐色，平坦，有浅的纵沟纹。皮薄，易脱落，脱落处呈浅棕色，有细密弯曲的纵纹。质硬而致密，不易折断，断面浅黄棕色或浅棕色，中部颜色较深。气微，味涩。

【药性】 苦、涩，凉。

1.《云南中草药》："苦、涩，凉。"

2.《广西本草选编》："味甘、酸、涩，性微温。"

【功用主治】 行气利湿，化瘀止血。主治腹痛泻痢，疝气，淋证，脱疽，疮疡，咳血，吐血，衄血，便血，月经不调，跌打损伤。

1.《云南中草药》："止血消炎，止痛，止泻。主治刀枪伤，外伤出血，腹痛，腹泻，痢疾，白带。"

2.《广西本草选编》："固涩止泻，收敛止血，主治消化不良，肠炎腹泻，便血，月经过多，牙痛，疮疡溃烂。"

3.《广西民族药简编》："根水煎服或与鸡肉煲服可绝育，水煎服治妇女经前腹痛、小儿心脏病；浸酒服治男人色劳腰痛；叶与少许糯米捣烂涂患处治带状疱疹。"

【用法用量】 内服：煎汤，9～15 g；或浸酒。外用：捣敷、绞汁涂或研末敷。

【宜忌】 孕妇慎服。

【选方】 1. 治小肠疝气　白爆牙郎根 90 g，小肠风 9 g，同公鸡 1 只炖服。

2. 治痢疾　白爆牙郎根、地桃花根各 30 g，车前草 15 g，水煎服。红痢加红糖少许冲服；白痢加白糖少许冲服。(1、2 方出自《广西民间常用草药手册》)

3. 治血栓性闭塞性脉管炎　老虎杆根、算盘子根各30 g。煎水洗患部。(《万县中草药》)

4. 治蜂窝疮　白爆牙郎叶、闹羊花叶各 30 g，共烧存性研，茶油调涂患处。(《广西民间常用草药手册》)

5. 治跌打损伤　老虎杆根 30 g，熬水、泡酒或炖肉服。(《重庆常用草药手册》)

6. 治刀枪伤，外伤出血　野牡丹嫩尖适量，捣烂兑红糖敷伤口，或用根叶研末敷患处。(《云南中草药》)

7. 治阴虚盗汗　野牡丹 12 g，浮小麦、岩白菜各 15 g。煎水服。(《西昌中草药》)

0255 大金银花 dà jīn yín huā (《贵州草药》)

【异名】 破骨风(《贵州草药》)。

【基原】 为忍冬科忍冬属植物苦糖果的茎、叶及根。

【原植物】 苦糖果 *Lonicera fragrantissima* Lindl. et Pax. subsp. *standishii* (Carr.) Hsu et H. J. Wang [*L. standishii* Carr.] 又名:腾杷树(《中国植物志》)。

落叶灌木,高达 2 m。小枝、叶柄常有糙毛。叶对生;叶厚纸质,叶片卵状长圆形或卵状披针形,长 4~7 cm,宽 2~3.5 cm,先端渐尖,基部圆形,通常两面被刚伏毛及短腺毛,有时中脉下部或基部两侧夹杂短糙毛,叶缘多少具硬睫毛。花先于叶或与叶同时开放,芳香,生于幼枝基部苞腋;总花梗长 5~10 mm;相邻两花萼合生达中部以上,萼檐微 5 裂;花冠白色,长约 1.5 cm,花冠筒基部具浅囊,上唇具 4 裂片,下唇长约 1 cm;雄蕊内藏;花柱下部疏被糙毛。浆果红色,椭圆形,相邻两果部分连合。花期 3~4 月,果期 5~6 月。

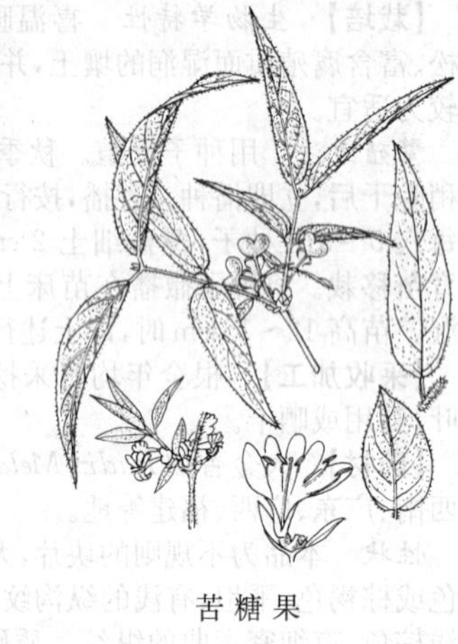

苦糖果

生于海拔 100~2 000 m 的向阳山坡中、灌丛中或溪涧旁。分布于浙江、安徽、江西、山东、河南、湖北、湖南、四川、贵州、陕西、甘肃等地。

【采收加工】 7~10 月采收茎、叶,10~11 月挖根,均鲜用或切段晒干。

【药性】 甘,寒。

【功用主治】 祛风除湿,清热止痛。治风湿关节痛,劳伤,疔疮。

【用法用量】 内服:煎汤,9~15 g;或泡酒。外用:捣敷。

【选方】 1. 治疔疮 大金银花嫩枝叶适量。捣绒敷患处。

2. 治劳伤 大金银花根、茎 90~150 g。泡酒服,适量。(1、2方出自《贵州草药》)

0256 大肺筋草 dà fèi jīn cǎo (《四川中药志》)

【异名】 肺经草、半边钱(《天宝本草》),脐风草(《修订增补天宝本草》),反背红、血经草(《民间常用草药汇编》),乌豆草、一支箭(《贵州草药》),大肺经草(《全国中草药汇编》),水黄连、瓣练、小山芹菜(《浙江药用植物志》),五爪风、子仔七(《广西药用植物名录》),肺筋草、打不死(《贵州中草药名录》)。

【基原】 为伞形科变豆菜属植物薄片变豆菜和天蓝变豆菜的全草。

【原植物】 1. 薄片变豆菜 *Sanicula lamelligera* Hance

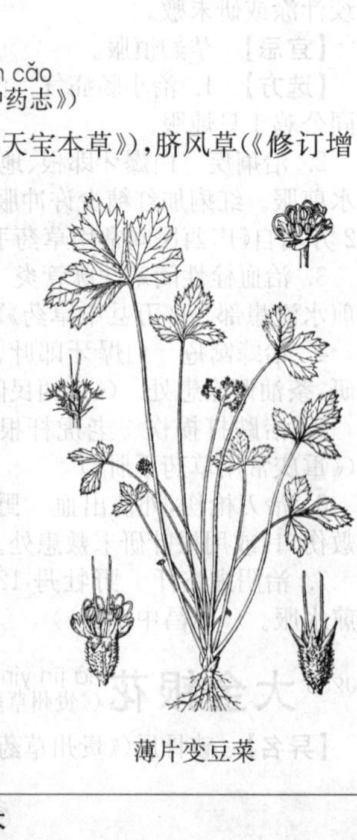

薄片变豆菜

多年生矮小草本,高 13~30 cm。全株无毛。根茎粗短,有结节,侧生多数细长支根。茎 2~7,花葶状,上部分枝。基生叶叶柄长 4~18 cm,基部有膜质鞘;叶片圆心形或近五角形,长 2~6 cm,宽 3~9 cm,掌状 3 裂,中裂片楔状倒卵形,上部 3 浅裂,侧裂片阔卵状披针形,常 2 深裂或在外侧边缘有一缺刻;最上部的茎生叶小,3 裂至不分裂,裂片线状披针形。花序通常二至四回二歧分枝,分叉间的小伞形花序短缩;总苞片线状披针形;伞辐 3~7;小总苞片 4~5,线形;小伞形花序有花 5~6;萼齿线形或刺毛状;花瓣白色、粉红色或淡蓝紫色,倒卵形;花柱向外反曲。双悬果长卵形或卵形,幼果表面有啮蚀状或微波状薄层,成熟后成短直皮刺,基部连成薄片;分生果横剖面呈圆形,油管 5,胚乳腹面平直。花、果期 4~11 月。

生于海拔 500~2 000 m 的山坡林下、沟谷、溪边及湿润的砂质土壤中。分布于浙江、安徽、江西、湖北、广东、广西、四川、贵州、台湾等地。

2. 天蓝变豆菜 *S. coerulescens* Franch. [*S. stapfiana* Wolff] 又名:心肺草。

本种与薄片变豆菜形态相似,特点为:侧生的伞形花序无柄,花序呈假总状花序;萼齿线形或呈刺毛状。果实表面有波状薄片和短而直的皮刺。花、果期 3~7 月。

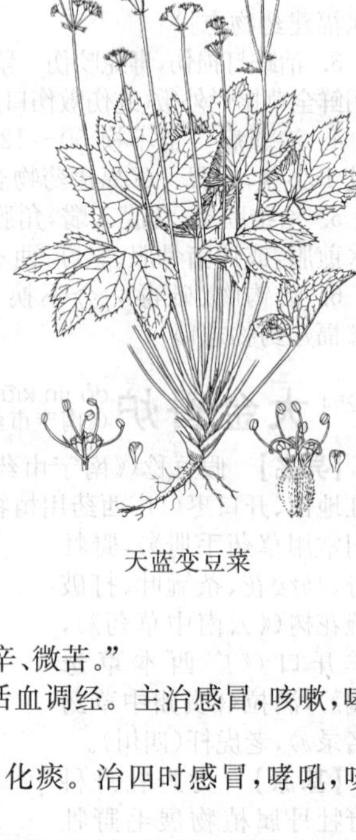

天蓝变豆菜

生于溪边湿地、路旁竹林下或阴湿杂木林下。分布于四川、贵州、云南等地。

【采收加工】 7~10 月采收,鲜用或晒干。

【药性】 辛、甘,微温。

1.《四川中药志》1960 年版:"性平,味甘、淡。无毒。"

2.《贵州草药》:"性温,味辛、微苦。"

【功用主治】 祛风化痰,活血调经。主治感冒,咳嗽,哮喘,月经不调。

1.《天宝本草》:"散风寒,化痰。治四时感冒,哮吼,咳嗽,脐风。"

2.《四川中药志》1960 年版:"清热润肺,行血通经。治感冒风寒咳嗽或虚咳,妇女经闭腰痛。"

3.《贵州草药》:"解表散寒,祛痰调经。治感冒咳嗽,劳伤咳嗽,月经不调。"

4.《广西民族药简编》:"治蛇头疮,刀伤出血,跌打肿痛。"

【用法用量】 内服:煎汤,6~15 g;或泡酒。外用:捣敷。

【选方】 1. 治感冒咳嗽 乌豆草 30 g。煨水服。

2. 治劳伤咳嗽 乌豆草 30 g。泡酒服(1、2 方出自《贵州草药》)

3. 治妇女经闭腰痛 大肺经草 30 g。加醪糟煮服。(《万县中草药》)

4. 治蛇头疮 大肺经草适量。捣烂调米酒敷患处。

5. 治刀伤出血,跌打肿痛 大肺经草适量。捣烂敷患处。(4、5 方出自《广西民族药简编》)

0257 **大昏头鸡** dà hūn tóu jī (《全国中草药汇编》)

【异名】 贯众、蕨薇菜根(《滇南本草》),大叶兰芝、大叶鲁基(《江西草药》),牛尾贯众(《贵州草药》),昏头鸡、大叶贯众(《西昌中草药》)。

【基原】 为鳞毛蕨科贯众属植物刺齿贯众的根茎。

【原植物】 刺齿贯众 *Cyrtomium caryotideum* (Wall.) Presl [*Aspidium caryotideum* Wall.] 又名:尖耳贯众(《中国主要植物图说》),细齿贯众蕨(《台湾植物志》)。

植株高40～70 cm。根茎短而直立,密被深褐色、披针形有缘毛的大鳞片。叶簇生;叶柄长15～30 cm,禾秆色,基部密被披针形鳞片,向上渐稀而呈狭线形;叶片长圆披针形,纸质,长25～40 cm,宽10～20 cm,单数一回羽状;羽片3～5对,侧生羽片阔镰状三角形,顶生一片通常较大,三尖叉形,侧生羽片先端短尾尖,基部圆形,上侧或两侧呈三角形耳状凸起,边缘有规则的细刺状尖齿;叶脉网状,中脉两侧各有网眼6～7行,内藏小脉1～3条。孢子囊群圆形,生于内藏小脉中部,通常满布叶背;囊群盖褐色,边缘有长睫毛。

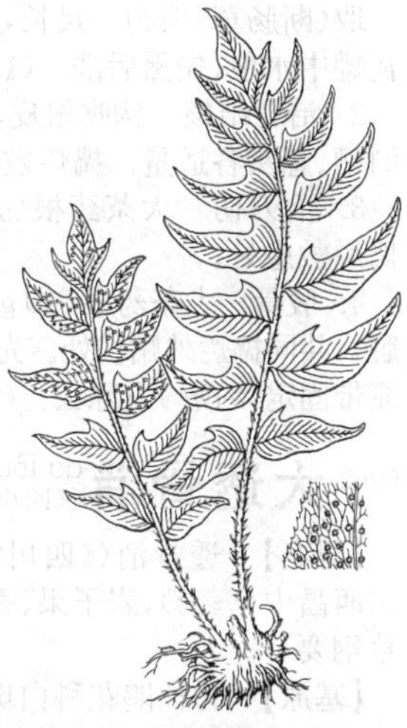

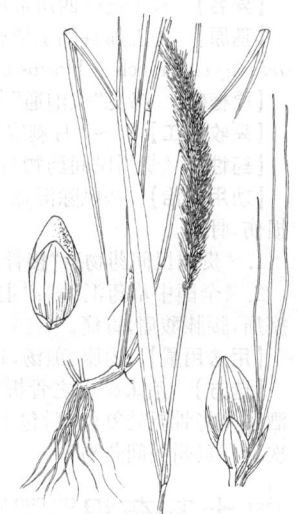

刺齿贯众

生于海拔400～2 900 m的林下阴湿处。分布于西南及江西、广东、湖北、陕西、甘肃、台湾等地。

【采收加工】 7～10月采挖根茎,晒干或鲜用。

【药性】 苦,微寒,有毒。

1.《滇南本草》:"味咸、涩,性寒。"

2.《江西草药》:"性微寒,味苦,有毒。"

【功用主治】 清热解毒,活血消肿。主治痈疮,瘰疬,毒蛇咬伤,崩漏,跌打损伤,水肿。亦可用于预防流感,麻疹。

1.《滇南本草》:"祛毒,止血。解水毒,二三日间,泡水盆中。治妇人白带,刀伤流血不止。"

2.《江西草药》:"杀虫,解毒。预防流感,麻疹;治疮毒,蛇伤后局部溃烂,颈淋巴结核,妇女血崩。"

【用法用量】 内服:煎汤,10～30 g;或浸酒。外用:煎汤洗。

【选方】 1. 治颈淋巴结核 尖耳贯众根15 g,田皂角30 g。水煎服。(《江西草药》)

2. 治红崩白带 贯众、益母草各15 g。水煎兑酒服。

3. 治风湿性心脏病 贯众、芡实、叶下花根各30 g。炖肉服。(2、3方出自《西昌中草药》)

4. 治水肿 牛尾贯众、黄地榆各30 g。煨水服。(《贵州草药》)

5. 治刀伤流血不止 贯众(去毛)、发灰(炒为末)、龙骨(为末)各等分。共为细末,搽患处。(《滇南本草》)

0258 **大狗尾草** dà gǒu wěi cǎo (《江西草药》)

【异名】 谷莠子(《华东禾本科植物》),狗尾巴(《江西草药》)。

【基原】 为禾本科狗尾草属植物大狗尾草的全草或根。

【原植物】 大狗尾草 *Setaria faberii* Herrm. 又名:法氏狗尾草(《禾本科图说》)。

一年生草本。通常具支柱根。茎直立或基部膝曲,高50～120 cm,径达6 mm,光滑无毛。叶鞘松弛,边缘具细纤毛;叶舌具密集的纤毛;叶片线状披针形,长10～40 cm,宽5～20 mm,边缘为细锯齿。圆锥花序紧缩成圆柱状,长5～24 cm(芒除外),下垂;小穗椭圆形,长约3 mm,下有1～3枚较粗而直的刚毛,刚毛通常绿色,粗糙;第一颖长为小穗的1/3～1/2,宽卵形,先端尖,具3脉,第二颖长为小穗的3/4或稍短,具5～7脉;第一外稃与小穗等长,具5脉,其内稃膜质,第二外稃与第一外稃等长,具细横皱纹,成熟后背部隆起;鳞被楔形;花柱基部分离。颖果椭圆形。花、果期7～10月。

大狗尾草

生于山坡、路旁、田野和荒野。分布于黑龙江、江苏、浙江、安徽、江西、湖北、湖南、广西、四川、贵州、台湾等地。

【采收加工】 5～11月均可采收,晒干或鲜用。

【成分】 种子含脂类(达6.6%),脂类中的脂肪酸:棕榈酸(palmitic acid),硬脂酸(stearicacid),油酸(oleic acid),亚油酸(linoleic acid)和亚麻酸(linolenic acid)及痕量的肉豆蔻酸(myristic acid),棕榈油酸(palmitoleic acid)和花生酸(arachidic acid)。还含甾醇糖苷(sterol glycoside),甾醇酯(sterol ester),α,α-二酰甘油(diglyceride)和单酸甘油酯(monoglyceride)[1]。

【药性】 甘,平。

【功用主治】 清热消疳,祛风止痛。主治小儿疳积,风疹,牙痛。

【用法用量】 内服:煎汤,10～30 g。

【选方】 1. 治小儿疳积 大狗尾草9～21 g,猪肝60 g。水炖,服汤食肝。

2. 治风疹 大狗尾草穗21 g。水煎,甜酒少许兑服。

3. 治牙痛 大狗尾草根30 g。水煎去渣,加入鸡蛋2个煮熟,服汤食蛋。(1～3方出自《江西草药》)

0259 **大泡通叶** dà pào tōng yè (《贵州民间药物》)

【异名】 牛嗓管叶(《云南药用植物名录》),豆豉叶、大豆豉叶(《全国中草药汇编》)。

【基原】 为五加科鹅掌柴属植物穗序鹅掌柴 *Schefflera delavayi* (Franch.) Harms 的叶。

【原植物】 参见"大泡通"条。

【采收加工】 7～9月采收,鲜用或晒干研粉。

【药性】 《贵州民间药物》:"性微寒,味苦、涩。"

【功用主治】 《全国中草药汇编》:"主治皮炎,湿疹,风疹。"

【用法用量】 外用:捣敷。

【选方】 1. 治皮肤裂开(受寒冷刺激而起) 用(大泡

通)叶1张于火上烤软后包于患处,每夜如法包1次。(《贵州民间药物》)

2. 治外伤出血　用(牛嗓管叶)研末撒于患处。(《云南中草药》)

0260 大泡通皮 dà pào tōng pí (《贵州民间药物》)

【异名】 枝子皮(《四川常用中草药》)。

【基原】 为五加科鹅掌柴属植物穗序鹅掌柴 *Schefflera delavayi* (Franch.) Harms 的茎皮。

【原植物】 参见“大泡通”条。

【采收加工】 5～7月剥取茎皮,多为鲜用。

【药性】 《贵州民间药物》:“性微寒,味苦、涩。”

【功用主治】 祛风除湿,舒筋活络。主治风湿痹痛,跌打损伤,骨折。

1.《贵州民间药物》:“接骨。”

2.《全国中草药汇编》:“主治风湿麻木,关节肿痛,跌打瘀痛,腰膝酸痛,胃痛。”

【用法用量】 内服:煎汤,15～30 g。

【选方】 治未破皮之骨折　鲜大泡通皮一把,捣烂拌烧酒。先将骨折处复位,后包上药,再上夹板,1～2 d换药1次。(《贵州民间药物》)

0261 大茶药根 dà chá yào gēn (《岭南草药志》)

【异名】 胡满蕴(《岭南采药录》),大茶根(《广西药用植物图志》),断肠草根、猪人参(《广西中药志》)。

【基原】 为马钱科断肠草属植物胡蔓藤 *Gelsemium elegans* (Gardn. et Champ.)Benth. 的根。

【原植物】 参见“钩吻”条。

【采收加工】 7～10月采挖,切段,晒干。

【药材】 大茶药根 *Radix Gelsemii Elegantis*　产于广东、广西、福建、浙江、云南、贵州等地。

性状　根呈圆柱形,长短不一。表面灰黄色或带浅棕色,具细纵纹及点状须根痕,常于弯曲处皮部呈半环状断裂。质硬脆,断面不整齐,皮部外侧类白色或淡黄色,近木部红棕色,木部黄色。鲜时将根反扭后木部呈片状分离。横切面可见放射状纹理及众多细孔。鲜时气香,味苦。

鉴别　(1) 根横切面:木栓层由10余层细胞组成。皮层内侧及韧皮部薄壁组织中有单个或2～3个纤维成束散在,细胞壁层纹明显,强木化。韧皮射线细胞含草酸钙方晶及簇晶。形成层不明显。木质部较宽广,导管多数散在,木射线宽1～6列细胞,壁孔明显,含草酸钙方晶或簇晶。本品薄壁细胞含淀粉粒。

(2) 取根纵切或横切片置载玻片上,放于硝酸蒸气中约12 h,镜检,于皮层及射线薄壁细胞中析出细针状生物碱硝酸盐结晶;取根的粉末乙醇浸出液1滴,加15%氢氧化钾液1滴混匀,放置约12 h,镜检,可见集成星簇状的针晶析出。

【药性】 苦、辛,温,大毒。

1.《岭南采药录》:“味苦,性寒,有大毒。”

2.《全国中草药汇编》:“苦、辛,温。”

3.《福建药物志》:“苦、微辛,热。”

【功用主治】 解毒消肿,止痛,接骨。主治疔疮,骨痨,跌打损伤,骨折。

1.《岭南采药录》:“不论根茎叶,以之煎水外洗,能散风热毒;以之洗疥癞及癣,甚效。凡花柳毒下疳,以之煎浓汁,浸二三次即愈。”

2.《广西中药志》:“浸酒外擦,治风湿、跌打,消肿,止痛。”

3.《全国中草药汇编》:“攻毒拔毒,散瘀止痛,杀虫止痒。外用治皮肤湿疹,体癣,脚癣,跌打损伤,骨折,痔疮,疔疮,麻风。”

4.《福建药物志》:“外治寒湿痹痛,慢性骨髓炎,骨结核,颈淋巴结核,内外痔,甲沟炎,蛇头疔。”

【用法用量】 外用:浸酒擦;或煎汤熏洗;或捣敷。

【宜忌】 《岭南采药录》:“有大毒,不入服剂,误食之,则唇舌腐烂而死。”

【选方】 1. 治手生蛇头疔,足生天蛇毒,痔疮,气性坏疽　取(断肠草)根约一尺长,用刀切碎(刀用后要洗净),置于瓦罐中水煎,先熏后洗。(《福建民间草药》)

2. 治骨结核　钩吻根皮、南五味子根各15 g,苎麻根9 g,酒糟、葱头各适量。捣烂敷患处。(《福建药物志》)

3. 治刀伤　大茶药根(去青皮)、钻地风。二味酌量,共捣烂敷患处。

4. 驳骨　大茶药根240 g,生鸡仔1只(约重300 g,不去毛脏),共同捣烂外贴伤处。先将骨折以手法复位,外加树皮和绷带固定,约敷1 h除去。(3、4方出自《岭南草药志》)

0262 大透骨消 dà tòu gǔ xiāo (《四川常用中草药》)

【异名】 透骨消(《四川常用中草药》),满山香、透骨草(《西昌中草药》),岩子果、香叶子、炸山叶、冬青叶(《新华本草纲要》)。

【基原】 为杜鹃花科白珠树属植物地檀香的根、叶、果实或全株。

【原植物】 地檀香 *Gaultheria forrestii* Diels　又名:康滇白珠树(《西昌中草药》)。

常绿灌木或小乔木,高1～4 m。树皮灰黑色,常呈片状脱落;枝粗糙,小枝红色或绿色,有浓厚的香气。单叶互生;叶柄粗短,褐色,具槽;叶片薄革质,长圆形、狭卵形至披针状椭圆形,长4～10 cm,宽2～4 cm,先端锐尖,基部楔形,表面亮绿色,背面色淡,微苍白或干后成黄棕色,密被锈色腺点,边缘具疏锯齿,齿尖具褐色腺点。总状花序腋生,或顶生,长2～5 cm,密被细柔毛,花多而密集;小苞片2,对生于花梗下部,宽三角形,边缘有睫毛;花萼浅盘状,5深裂,裂片三角状卵形,先端具硬尖头;花冠白色,坛形,口部5浅裂,裂片微反卷;雄蕊10,花丝下部宽扁,花药2室,每室先端有芒;子房球形,被白色微毛,柱头略成头状。浆果状蒴果,球形,成熟时暗蓝色。种子多数,淡黄色,极细小。花期4～7月,果期8～11月。

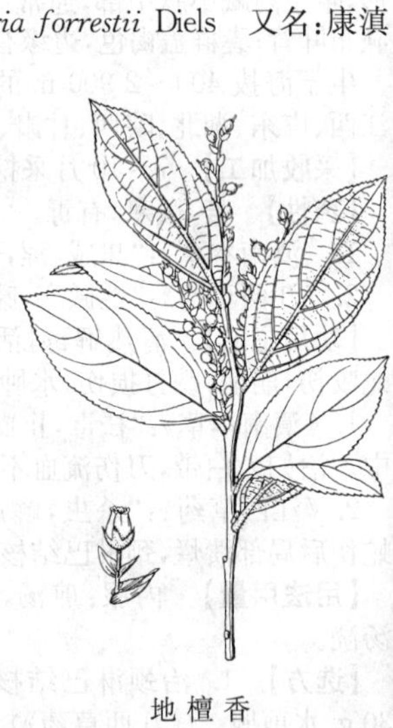

地檀香

生于海拔(600～)1 600～3 600 m的干燥向阳灌丛中。分布于四川、贵州、云南。

【采收加工】 全年均可采,晒干。

【药性】 苦、辛,温。

【功用主治】《四川常用中草药》:“祛风,除湿。治风湿痹痪,冻疮。”

【用法用量】 内服:煎汤,10～30 g;或浸酒。外用:煎汤熏洗。

【宜忌】 孕妇慎服。

【选方】 1. 治风湿性筋骨痛、腰痛　满山香(全株)15 g。煎水服或泡酒服。

2. 治水肿　满山香全草适量,熬水,先熏后洗。

3. 治小儿疳积　满山香果实 6 g。为末,蒸鸡蛋服。(1～3 方出自《西昌中草药》)

0263 大高良姜 dà gāo liáng jiāng (《广西药用植物名录》)

【异名】 大良姜(《广西中药志》),山姜、良姜(《广西中草药》)。

【基原】 为姜科山姜属植物大高良姜 *Alpinia galanga* (L.) Willd. 的根茎。

【原植物】 参见“红豆蔻”条。

【采收加工】 2～3 月采挖,切段或切片晒干。

【药材】 大高良姜 *Rhizoma Alpiniae Galangae*　主产于广东、海南、广西、云南等地。

性状　根茎呈圆柱形,有分枝。表面红棕色或暗紫色,有波浪形的淡黄色叶痕形成的环节,节间长 0.5～1 cm,具纵皱纹;根茎下侧有根痕。质坚韧,不易折断,断面灰棕色或红棕色,纤维性,皮部占 2/3,内皮层明显,维管束星点明显可见,木部与皮部分离。气芳香,味辛辣。

鉴别　(1) 根茎横切面:表皮为 1 列薄壁细胞。皮层薄壁组织中散有外韧型叶迹维管束;内皮层明显。中柱维管束外韧型,维管束鞘纤维的壁厚,层纹明显,胞腔细小,可见纹孔;木质部有 3～6 导管。薄壁细胞含淀粉粒;薄壁组织中含分泌细胞,内含黄色油滴或红棕色树脂状物。

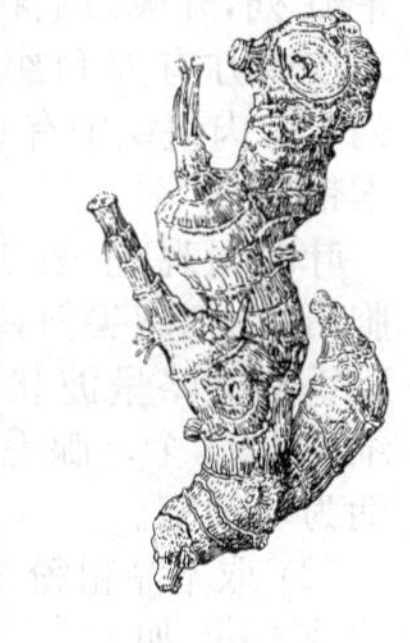

大高良姜(根茎)外形

(2) 取本品粗粉 1 g,加乙醚 10 ml,浸 15 min,时时振摇,滤过。滤液挥干后得芳香辛辣的油状物,加浓硫酸 1 滴与香草醛结晶 1 粒,显棕色或黄绿色(检查黄酮类)。

【成分】 根茎含挥发油:桂皮酸甲酯(methyl cinnamate),樟脑(camphor)[1],桉叶素(cineole)[1,2],丁香油酚(eugenol)[2],月桂烯(myrcene)[3],α 和 β-蒎烯(pinene),柠檬烯(limonene),4-松油醇(4-terpineol),乙酸龙脑酯(bornyl acetate),乙酸胡椒酚酯(chavicol acetate),乙酸香茅醇酯(citronellyl acetate),乙酸牻牛儿醇酯(geranyl acetate),β-丁香烯(β-caryophyllene),α-香柑油烯(α-bergamotene),芳-姜黄烯(*ar*-curcumene),β-甜没药烯(β-bisabolene),十五烷(pentadeca-ne),β-倍半水芹烯(β-sesquiphellandrene),丁香烯氧化物(caryo-phyllene oxide),甲基丁香油酚(methyl eugenol),乙酸丁香油酚酯(eugenol acetate),胡椒酚(chavicol),反式-β-金合欢烯(*trans*-β-farnesene)[4],高良姜素(galangin),3-甲基高良姜(3-methylgalangin)[5],dl-1′-乙酰氧基胡椒酚乙酸酯(dl-1′-acetoxy-chavicol acetate)[6~8],dl-1′-乙酰氧基丁香油酚乙酸酯(dl-1′-acetoxyeugenol acetate)[7,8],反式-3,4-二甲氧基桂皮醇(*trans*-3,4-dimethoxycinnamyl alcohol),反式-4-甲氧基桂皮醇(*trans*-4-methoxycinnamyl alcohol)[7],反式-4-羟基肉桂醛(*trans*-4-hydroxycinnamaldehyde)[7,9],1′-羟基胡椒酚乙酸酯(1′-hydroxychavicol acetate)[8],二-(对羟基-顺-苯乙烯基)甲烷〔di-(*p*-hydroxy-*cis*-styryl)methane〕[9],二乙酸-反式对香豆醇酯(*trans*-*p*-coumaryl alcohol diacetate),二乙酸反式松柏醇酯(*trans*-coniferyldiacetate),[1′S]-1′-乙酰氧基胡椒酚乙酸酯〔[1′S]-1′-acetoxychavicol acetate〕,[1′S]-1′-乙酰氧基丁香油酚乙酸酯〔[1′S]-1-acetoxyeugenol acetate〕,4-羟基苯甲醛(4-hydroxybenzaldehyde)[10],1,8-桉叶(油)素(1,8-cineole),芳香醇(linalool),乙酸(acetic acid)[11],1′-乙酰氧基胡椒酚乙酸酯(1′-acetoxychavicol acetate)[12],反和顺-1,3,3-三甲基-2-氧杂二环[2.2.2]辛-5和 6-基乙酸酯〔*trans* and *cis*-1,3,3-trimethyl-2-oxabicyclo[2.2.2]octan-5-and 6-yl acetate〕,2 和 3-乙酰氧基-1,8-桉叶素(2 and 3-acetoxy-1,8-cineole)[13],顺-2-乙酰氧基-1,8-桉叶素(*cis*-2-acetoxy-1,8-cineole),反-2-乙酰氧基-1,8-桉叶素(*trans*-2-acetoxy-1,8-cineole),顺-3-乙酰氧基-1,8-桉叶素(*cis*-3-acetoxy-1,8-cineole),反-3-乙酰氧基-1,8-桉叶素(*trans*-3-acetoxy-1,8-cineole)[14]。另含有 3 个羟基-1,8-桉叶素吡喃葡萄糖苷成分:(1R,2R,4S)和(1S,2S,4R)-反-2-羟基-1,8-桉叶素 β-D-吡喃葡萄糖苷〔(1R,2R,4S) and (1S,2S,4R)-*trans*-2-hydroxy-1,8-cineole β-D-glucopyranosides〕,(1R,3S,4S)-反-3-羟基-1,8-桉叶素-D-吡喃葡萄糖苷〔(1R,3S,4S)-*trans*-3-hydroxy-1,8-cineole β-D-glucopyranoside〕[15]等。

【药性】 辛,温。

1.《广西中草药》:“味辛,性温。”

2.《云南中药志》:“辛,热。”

【功用主治】 温胃,散寒,行气止痛。主治胃脘冷痛,呕吐,泄泻。

1.《广西中药志》:“温胃散寒,止痛。治胃气痛,胃寒冷及伤食吐泻。”

2.《云南中药志》:“用于脾寒吐泻。”

【用法用量】 内服:煎汤,3～5 g;或入丸、散。外用:鲜品捣敷。

【宜忌】《云南中药志》:“胃热者忌服。”

【选方】 治关节麻,皮肤瘙痒,蛇、虫、蝎咬伤　大高良姜鲜根适量,捣烂外敷。(《云南中药志》)

0264 大黄蜂子 dà huáng fēng zǐ (《本经》)

【基原】 为胡蜂科黄蜂属昆虫黄星长脚黄蜂 *Polistes mandarinus* Sauss. 的幼虫。

【原动物】 见“露蜂房”条。

【药性】《纲目》:“甘,凉,有小毒。”

【功用主治】 治胸腹胀痛,干呕。

1.《本经》:“主心腹胀满痛。”

2.《别录》:“主干呕。”

3.《纲目》:“治雀卵斑、面疱,余功同蜜蜂子。”

【用法用量】 内服:煎汤或研末。

【选方】 治䵟黯　露蜂房子,于漆杯中渍取汁重滤绞之,以和胡粉涂。(《备急方》)

0265 大接骨丹 dà jiē gǔ dān (《云南中草药》)

【异名】 水冬瓜木(《植物名实图考》),清明花(《贵州草药》)，接骨丹、接骨草树(《云南中草药》)，水冬瓜、水五加(《贵州民间方药集》)。

【基原】 为山茱萸科鞘柄木属植物有齿鞘柄木的根、根皮、树皮及叶。

【原植物】 有齿鞘柄木 *Toricellia angulata* Oliv. var. *intermedia* (Harms) Hu [*T. intermedia* Harms ex Diels]

又名：齿叶烂泥树(《中国植物志》)。

落叶灌木或小乔木，高 2.5～8 m。树皮灰色；老枝黄灰色，有长椭圆形皮孔及半环形的叶痕。叶互生；叶柄长约 5 cm，基部扩大成鞘包于枝上；叶片膜质或纸质，阔卵形或近于圆形，长 6～15 cm，宽 5～15 cm，有裂片 5～7，裂片的边缘有齿牙状锯齿。总状圆锥花序顶生，下垂；雄花序长 5～30 cm，密被短柔毛；雄花的花萼管倒圆锥形，裂片 5；花瓣 5，长圆披针形，先端钩状内弯；雄蕊 5，与花瓣互生；花盘垫状，圆形，中间有 3 枚退化花柱；雌花序较长，常达 35 cm；花萼管状钟形，裂片 5，披针形，无花瓣及雄蕊；子房倒卵形，3 室，与花萼管合生。果实核果状，卵形，花柱宿存。花期 4 月，果期 6 月。

有齿鞘柄木

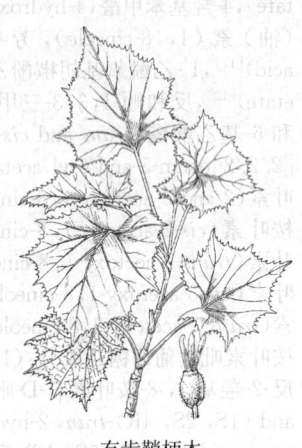

生于海拔 400～1 800 m 的林下。分布于湖北、湖南、广西、四川、贵州、云南、陕西、甘肃等地。

【采收加工】 全年均可采，鲜用或晒干。

【药性】 《云南中草药》："苦、辛、微麻，平。"

【功用主治】 《云南中草药》："活血祛瘀，接骨接筋。主治骨折，跌打损伤。"

【用法用量】 内服：煎汤，6～15 g。外用：捣敷；或研末调敷。

【选方】 1. 治闭经，妇女干血痨　鲜大接骨丹根皮60 g。煮鸡吃。

2. 治风湿疼痛，胃痛，肾炎水肿　干大接骨丹根皮 9～15 g。煎服。

3. 治脱肛　鲜大接骨丹根皮 30 g，粽叶 30 g。捣烂，以糯米泔水浸泡外洗。(1～3 方出自《红河中草药》)

0266 大黑头草 dà hēi tóu cǎo (《云南思茅中草药选》)

【异名】 黄药(《云南思茅中草药选》)，大黄药、一号黄药、小香薷、吊吊黄(《红河中草药》)，野苏子棵、野芝麻(《中国中药资源志要》)。

【基原】 为唇形科香薷属植物垂花香薷的全草。

【原植物】 垂花香薷 *Elsholtzia penduliflora* W. W. Smith

半灌木，高 1～2 m。全株芳香。枝四棱形，被卷曲微柔毛及腺点。叶对生；叶片披针形或长圆状披针形，长 6～18 cm，宽 1.6～4.3 cm，先端渐长尖，基部楔形，边缘具细锯齿，上面脉上被疏柔毛，下面密布腺点。轮伞花序有花 6～12 朵组成假穗状花序，顶生和腋生，长 5～15 cm；苞片线形或线状长圆形；序轴被柔毛；花萼钟形，外面密被腺点，萼齿 5，钻形；花冠白色，上唇直立，下唇 3 裂；雄蕊 4，前对较长，花丝无毛，花药 2 室；子房 4 裂，柱头 2 浅裂。小坚果长圆形，腹面具棱，棕色。花期 9～11 月，果期 10 月至翌年1 月。

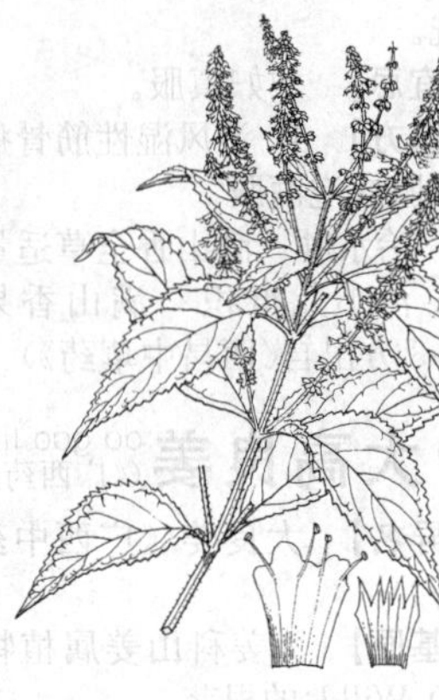

垂花香薷

生于海拔 1 100～2 400 m 的湿润肥沃土壤、山谷边、开旷山坡、荒地、林缘或灌丛间。分布于云南东南部、南部或西部等地。

【采收加工】 7～10 月采收，晒干；或鲜用。

【药材】 大黑头草 *Herba Elsholtziae Penduliflorae*　主产于云南。

性状　全草多截成 30 cm左右的小段。茎呈方柱形，节稍膨大，表面暗紫红色；幼枝疏被白色柔毛；质脆，易折断，断面边缘黄白色，髓部白色。叶对生，多皱缩破碎；完整者展平后呈披针形，先端渐尖，基部楔形或圆，边缘有细锯齿，上面脉上有糙毛，下面密生小油点。可见顶生或腋生的假穗状花序，花黄白色，萼筒钟形。小坚果倒卵形。气香，味微辛、凉。

鉴别　(1) 叶横切面：上表皮为 1 列长方形或类方形细胞，外被角质层，有非腺毛，偶见腺毛。下表皮细胞较小，扁平，1 列，外被微毛状突起的角质层，腺毛易见。主脉上、下表皮内方有厚角组织，维管束外韧型，外侧有纤维束环列。叶肉组织中有 1～2 列薄壁细胞含棕绿色色素，形成色素带。

叶表面观：上表皮细胞垂周壁微波状，非腺毛 2～3 细胞，顶端细胞尖斜，基部细胞膨大，形成圆锥状；下表皮细胞垂周壁略呈波状，有角质增厚纹理；气孔不定式，副卫细胞2～5 个。腺毛头部 5～9 细胞，内含淡黄色挥发油；柄为单细胞。

(2) 取本品粗粉 5 g，加蒸馏水 5 ml，加热至沸，滤过。取滤液 1 ml，加 1%三氯化铁乙醇液 1～2 滴，显蓝绿色(检查鞣质)。

【成分】 全草含挥发油 0.68%，油有 24 种挥发油成分组成，其中 1,8-桉叶素(1,8-cineole)，有 α-蒎烯(α-pinene)，莰烯(camphene)，β-蒎烯(β-pinene)，香桧烯(sabinene)，月桂烯(myrcene)，柠檬烯(limonene)，γ-松油烯(γ-terpinene)，4-苯基-1-丁烯(4-phenyl-1-butene)，1-辛烯-3-醇(1-octene-3-ol)，苯甲醛(benzaldehyde)，芳樟醇(linalool)，松油烯-4-醇(terpinene-4-ol)，香薷酮(elsholtzione)，萘(naphthalene)，α-松油醇(α-terpineol)，反式丁香烯(*trans*-caryophyllene)，葎草烯(humulene)，β-荜澄茄油烯(β-cubebene)，β-去氢香薷酮(β-dehydroelsholtzione)，γ-榄香烯(γ-elemene)，异辣薄荷烯酮(isopiperitenone)，百里香酚(thymol)，香荆芥酚(carvacrol)[1]。

【药性】 《云南中草药》："微香，辛、凉。"

【功用主治】 《云南中草药》："清热解毒，消炎止痛。主治炭疽，外伤感染，流感，乳腺炎，肺炎，支气管炎。"

【用法用量】 内服：煎汤，9～15 g，大剂量 30～60 g。外用：干品煎水洗；或鲜品捣敷。

【选方】 1. 防治炭疽病，流行性感冒　大黄药(干品)

9～15 g。煎汤服。

2. 治风湿关节痛　大黄药(干品)9～15 g。煎汤服。外用鲜品捣烂,酒炒热敷。(1、2 方出自《红河中草药》)

0267 大酸浆草 dà suān jiāng cǎo (《西昌中草药》)

【异名】 大酸酸、草麻黄(《西昌中草药》),土麻黄(《云南药用植物名录》),土大黄(《全国中草药汇编》),川滇酸模(《中药材品种论述》)。

【基原】 为蓼科酸模属植物戟叶酸模的根或全草。

【原植物】 戟叶酸模 *Rumex hastatus* D. Don　又名:细叶酸模(《贵州植物志》)。

多年生草本或半灌木,高30～50 cm。根茎木质,褐色;茎直立,分枝多,纤细,有沟纹和白粉。叶片3深裂,裂片线形,中裂片长线形或近线状披针形,长1.5～3.5 cm,两侧耳状裂片外展或向上弯,叶基戟形,全缘,无毛,有白粉;叶柄长于叶片;托叶鞘膜质,撕裂,褐色。总状花序顶生,花序轴长,有白粉;雌雄异株,苞片膜质,撕裂状;花梗伸出苞外;花被6片,红色;雌花外轮花被片3,反折,内轮花被片3,直立,有网纹;花柱3枚,柱头画笔状。

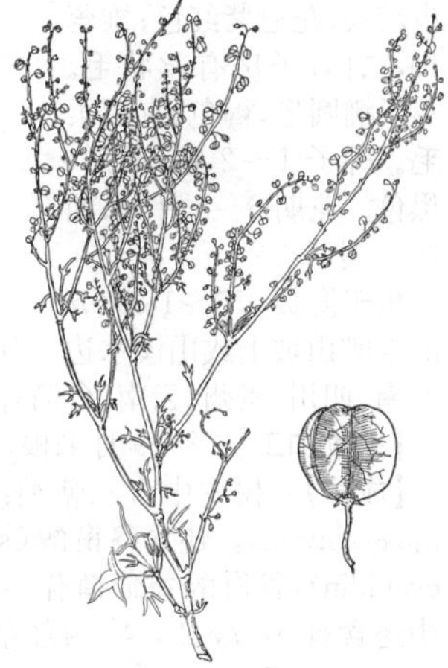

戟叶酸模

生于海拔 1 500～2 000 m 的河谷灌丛、山坡岩石上或草地。分布于四川、贵州、云南、西藏。

【采收加工】 7～10 月采根或全草,晾干或鲜用。

【成分】 根及根茎中含黄酮类:槲皮素-3-吡喃半乳糖苷(quercetin-3-O-β-D-galactopyranoside),无色矢车菊素(leucocyanidin)[1]。蒽醌类:大黄酚(chrysophanol),大黄素(emodin),大黄素甲醚(physcion),8-羟基-3-甲基蒽醌-1-O-(4-O-β-D-吡喃半乳糖基)-α-L-吡喃鼠李糖苷〔8-hydroxy-3-methylanthraquinone-1-O-(4-O-β-D-galactopyransyl)-α-L-rhammopyranoside〕[1]。

【药性】 酸、涩、微辛,温。

1.《全国中草药汇编》:"酸、涩,微辛,温。"

2.《四川中药志》1982 年版:"酸、涩,凉。"

3.《彝药志》:"性温,味辛。"

【功用主治】 解表除湿,镇痛止血。主治感冒,咳嗽,风湿痹痛,崩漏。

1.《全国中草药汇编》:"发汗解表,润肺止咳。主治感冒,咳嗽,水肿,痰喘。"

2.《四川中药志》1982 年版:"祛风除湿,镇痛,止血。用于风湿关节红肿疼痛,骨折,红崩。"

3.《彝药志》:"治四肢关节肿痛,风湿骨痛,漆疮。"

【用法用量】 内服:煎汤,15～30 g;或泡酒。外用:煎水熏洗;捣敷;或研末敷。

【选方】 1. 治关节红肿　大酸浆草鲜叶、小血藤各适量捣敷患处。

2. 治骨折　大酸浆草鲜叶捣烂,加白酒适量,焙热外敷患处。

3. 治红崩　大酸浆草根炒炭配地榆、棕叶根各 24 g,煎服。(1～3 方出自《西昌中草药》)

0268 大鳞毛蕨 dà lín máo jué (《长白山植物药志》)

【基原】 为鳞毛蕨科鳞毛蕨属植物广布鳞毛蕨的根茎。

【原植物】 广布鳞毛蕨 *Dryopteris expansa* (Presl) Fraser-Jenkins et Jermy [*Nephrodium expansum* Presl; *D. austriaca* (Jacq.) Waynar ex Schinz et Thell.]　又名:阔叶鳞毛蕨(《台湾植物志》)。

植株高约100 cm。根茎粗而斜升,连同叶柄基部密被浅褐色、阔披针形鳞片。叶簇生;叶柄禾秆色,有光泽;叶片卵形或长圆状卵形,先端渐尖,无毛,羽轴被狭的鳞片,纸质,上面绿色,下面淡绿色,三回羽状分裂;一回羽片较短而宽,裂片较大,长圆状卵形,先端渐尖,下部为斜三角形;二回羽片长圆形或长圆状披针形,渐尖;末回羽片长圆形,钝头,基部下延具锐牙齿,牙齿顶端锐尖针刺状。孢子囊群圆形;囊群盖圆肾形或马蹄形,一侧弯缺。

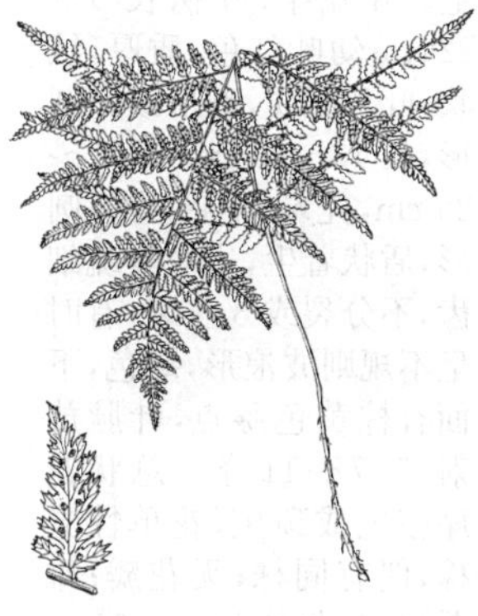

广布鳞毛蕨

生于山坡针、阔叶林下。分布于东北、华北及台湾等地。

【采收加工】 春、秋季采挖,晒干。

【成分】 含绵马酸(filixic acid)BBB,三环绵马素(trisaspidin),三环低绵马素(tridesaspidin),三环黄绵马酸(triflavaspidic acid)[1],亚甲基双(去甲黄绵马酸)〔methylenebis(norflavaspidic acid)〕[2],白绵马素(albaspidin)BB、BA、PA,低绵马素(desaspidin)BB,三环低绵马素(trisdesaspidin)BBB,黄绵马酸(flavaspidic acid)[3]。

【药性】 苦,寒。

【功用主治】 为驱虫剂,可驱除绦虫。

【用法用量】 内服:煎汤,5～12 g。

0269 大马哈鱼籽 dà mǎ hā yú zǐ (《东北动物药》)

【基原】 为鲑科大马哈鱼属动物大麻哈鱼 *Oncorhynchus keta* (Walbaum)的卵。

【原动物】 参见"大马哈鱼"条。

【采收加工】 8～9 月捕捞,剖腹取卵,晒干。

【成分】 卵含维生素:α-生育单烯醇(α-tocomonoenol)[1]。另含视黄醛类(retinoids):视黄醛(retinal)和3,4-二脱氢视黄醛(3,4-didehydroretinal)[2]。

【功用主治】 健胃。主治食滞呕吐。

【用法用量】 内服:研末,每次 3～6 g,每日 3 次。

【选方】 治消化不良、膨闷胀饱、呕吐酸水　大麻哈鱼籽1碗,砂仁 150 g 放鱼籽上,置通风处阴干,制成粉末。每服6 g,日服 3 次。(《中国有毒鱼类和药用鱼类》)

附注:大马哈鱼肝可提制鱼肝油;精巢提制鱼精蛋白,并可配制成多种鱼精蛋白制剂。适用于糖尿病、暴发型传染性肝炎有出血倾向等。

0270 大毛桐子根 dà máo tóng zǐ gēn (《四川中药志》)

【异名】 姜桐子树根(《南充常用中草药》),圆鞋(《全国中草药汇编》),粗糠根(《广西药用植物名录》)。

【基原】 为大戟科野桐属植物毛桐的根。

【原植物】 毛桐 *Mallotus barbatus* (Wall.) Muell.-Arg. [*Rottlera barbatus* Wall.] 又名:毛果桐(《云南种子植物名录》),糠壳树(《湖北植物志》)。

落叶灌木或小乔木,高1~4 m。幼枝、叶柄、叶片、花序均密被棕黄色星状绵毛或绒毛。叶互生;叶柄长5~22 cm;幼叶红色,质厚,绒状;叶片纸质,卵形或卵圆形,长13~30 cm,宽12~26 cm,先端渐尖,基部圆形,盾状着生,边缘具疏细齿,不分裂或3浅裂,有时呈不规则波浪形,绿色,下面有棕黄色腺点,叶脉放射状,7~11条。总状花序腋生或顶生;花单性异株,偶有同株;无花瓣;雄花序通常分枝,长11~35 cm,雄花5~8朵簇生,萼片4~5,稀3裂,披针形,内面有腺点,雄蕊多数;雌花单生于苞腋内,萼4裂,稀3或5,子房圆形,有乳头状突起,4室,稀3或5,花柱3~5,基部合生。蒴果扁球形,被有一层厚达5 mm的软刺和星状绒毛,基部具苞片3,合生;种子卵形,黑色,光亮。花期4~6月,果期7~10月。

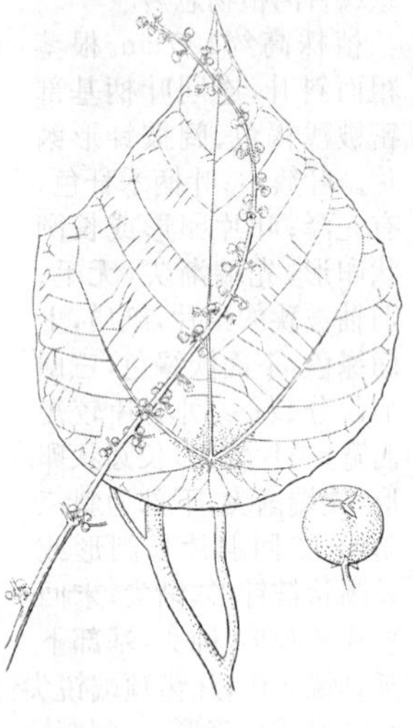

毛 桐

生于海拔400~1 000 m的山地、坡地的疏林或灌丛中。分布于湖北、湖南、广东、广西、四川、贵州、云南等地。

本植物的叶(红帽顶)亦供药用,另设专条。

【采收加工】 7~10月采挖,切片,晒干。

【药性】 微苦,平。

1.《四川中药志》1960年版:"性平,味淡、微苦、甘,无毒。"

2.《广西本草选编》:"味微苦、涩,性平。"

【功用主治】 清热,利湿。主治肺痨,泄泻,淋证,带下病。

1.《四川中药志》1960年版:"治肺热吐血,五劳七伤及肺痨咳血。"

2.《广西本草选编》:"清热利尿。主治肠炎腹泻,消化不良,尿道炎,白带。"

【用法用量】 内服:煎汤,15~30 g。

【选方】 治肺结核咳血 毛桐根60 g,子公鸡1只。炖服。(《万县中草药》)

0271 大叶千斤拔 dà yè qiān jīn bá (《贵州民间药物》)

【异名】 大猪尾、千斤力(《广西药用植物名录》),千金红(《云南药用植物名录》),红药头、白马屎(《台湾药用植物志》)。

【基原】 为豆科千斤拔属植物大叶千斤拔的根。

【原植物】 大叶千斤拔 *Flemingia macrophylla* (Wall.) Merr. [*Crotalaria macrophylla* Wall.; *Moghania macrophylla* (Wall.) O. Kuntze] 又名:天根不倒(《贵州民间药物》),红豆草(《台湾药用植物志》)。

直立半灌木,高1~3 m。嫩枝、叶柄、叶背、花序均密生黄色短柔毛。叶柄有狭翅;三出复叶,顶生小叶宽披针形,长6~20 cm,宽2.5~9 cm,先端渐尖,具短尖,基部圆楔形,基出脉3条,侧生小叶较小,偏斜,基出脉2条。总状花序腋生,花多而密;花萼钟状,萼齿5,披针形,最下面1齿较长;花冠紫红色;雄蕊10,二体;子房有丝状毛。荚果椭圆形,褐色,有短柔毛。种子1~2颗,球形,黑色。花期6~8月,果期7~9月。

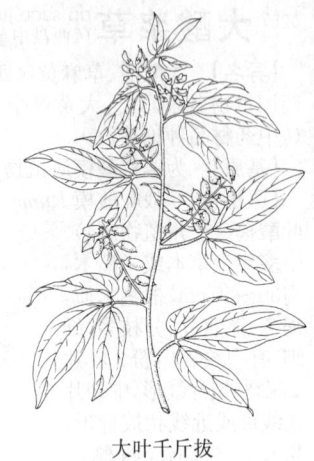

大叶千斤拔

生于海拔450~1 800 m的空旷山坡上或山溪水边。分布于福建、江西、广东、广西、海南、四川、贵州、云南、台湾等地。

【采收加工】 8~9月采根,晒干。

【成分】 树皮中含三萜类:羽扇豆醇(lupeol),α-香树脂醇(α-amyrin)。还含谷甾醇(sitosterol),原矢车菊素(procyanidin),谷甾醇葡萄糖苷(sitosterol glucoside)。木质部中还含有5,7,2′,4′-四羟基异黄酮(5,7,2′,4′-tetrahydroxyisoflavone)[1]。

【药性】 甘,淡,平。

1.《贵州民间药物》:"性温,味甘。"

2.《海南岛常用中草药手册》:"甘,淡,平。"

3.《广西中草药》:"味甘淡涩。性平。"

4.《四川常用中草药》:"性平,味苦、辛。"

5.《西双版纳傣药志》:"性平,味微苦。"

【功用主治】 祛风湿,强筋骨。主治风湿痿痹,腰痛,阳痿,月经不调,带下病。

1.《贵州民间药物》:"治肾虚阳痿。"

2.《海南岛常用中草药手册》:"舒筋活络,强腰壮骨,健脾。主治风湿痹痛,腰肌劳损,腹胀,食欲不振,月经不调。"

3.《广西中草药》:"治偏瘫痿痹,风湿骨痛,气虚脚肿,劳伤久咳。"

4.《四川常用中草药》:"健胃,消食。治咽喉肿痛,胸腹胀满,口味不开等症。"

5.《广西本草选编》:"治气虚脚肿,慢性气管炎。"

6.《云南中草药》:"祛风除湿,强筋壮骨。主治感冒,咳嗽,咽喉肿痛,吐血,阳痿,气虚脚肿,白带,四肢痿软,风湿关节痛,跌打损伤,腰肌劳损,偏瘫,胃及十二指肠溃疡,外伤出血,骨折。"

7.《台湾药用植物志》:"(印度)根外用治颈部溃疡及肿毒。"

【用法用量】 内服:煎汤,10~30 g;或浸酒。外用:研末撒;或捣烂敷。

【选方】 1. 治风湿性关节炎 大叶千斤拔30 g,两面针9 g。水煎服。

2. 治慢性腰腿痛 大叶千斤拔、龙须藤、杜仲各15 g。水煎服。(1、2方出自《香港中草药》)

3. 治阳痿　天根不倒 15 g。泡酒服。(《贵州民间药物》)

4. 治外伤出血　大叶千斤拔根，研末撒布患处。

5. 治骨折　大叶千斤拔鲜根，捣烂敷于患处。(4、5 方出自《云南中草药》)

0272 大叶马尾连 dà yè mǎ wěi lián (《天目山药用植物志》)

【基原】 为毛茛科唐松草属植物大叶唐松草、尖叶唐松草和华东唐松草的根及根茎。

【原植物】 1. 大叶唐松草 *Thalictrum faberi* Ulbr. [*T. macrophyllum* Migo]

多年生草本，高 35～110 cm。全株无毛。根状茎短，有多数须根。茎直立，上部分枝。叶互生；叶柄长4.5～6 cm，基部有鞘；托叶狭，全缘；基生叶在开花时枯萎，茎下部叶为二至三回三出复叶；叶片长达 30 cm；小叶大，坚纸质，宽卵形或近菱形，长 5～10 cm，宽 3.5～9 cm，先端急尖或微钝，基部圆形、浅心形或截形，3 浅裂，边缘每侧有 5～10 不等大粗牙齿；小叶柄长 1.5～4 cm。圆锥状花序，长 20～40 cm；花两性，花梗细，长 3～7 mm；萼片 4，花瓣状，宽椭圆形，长 3～3.5 mm，白色，早落；无花瓣；雄蕊多数，花丝比花药窄或等宽，长 5～7 mm，下部丝状，花药长圆形，长 1～2 mm；心皮 3～6，花柱与子房等长，稍拳卷，柱头生于腹面。瘦果狭卵形，长 5～6 mm，约有 10 条纵肋，宿存花柱拳卷。花期 7～8 月，果期 8～9 月。

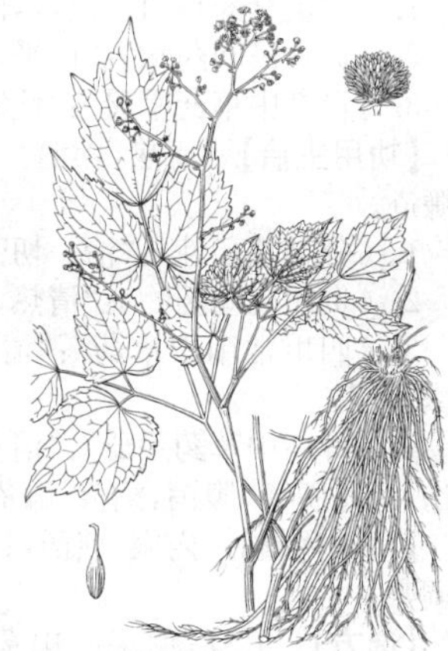

大叶唐松草

生于海拔 600～1 300 m 的山地林下。分布于江苏、浙江、安徽、江西、福建、河南、湖南。

2. 尖叶唐松草 *T. acutifolium* (Hand.-Mazz.) Boivin [*T. clavatum* DC. var. *acutifolium* Hand.-Mazz.] 又名：尖嘴唐松草(《天目山药用植物志》)，石笋还阳(湖北)。

本种与上种形态相似，其特点是：高 25～65 cm。无毛或有时叶背面疏被短柔毛。根肉质，胡萝卜形，长约 5 cm，粗达 4 mm。叶互生；叶柄长 10～20 cm；基生叶 2～3；二回三出复叶；叶片长 7～18 cm；小叶草质，卵形，长 2.3～5 cm，宽 1～3 cm，先端急尖或钝，基部圆形、圆楔形或心形，不分裂或不明显 3 浅裂，边缘有疏齿。复单歧聚伞花序呈伞房状，萼片卵形，长约 2 mm，白色或带粉红色；雄蕊花丝上部比花药宽，花药长圆形，长 0.8～1.3 mm；心皮 6～12，有细柄，花柱短。瘦果狭长圆形，长 3～4.5 mm，有 8 条纵肋。花期4～7 月，果期 5～8月。

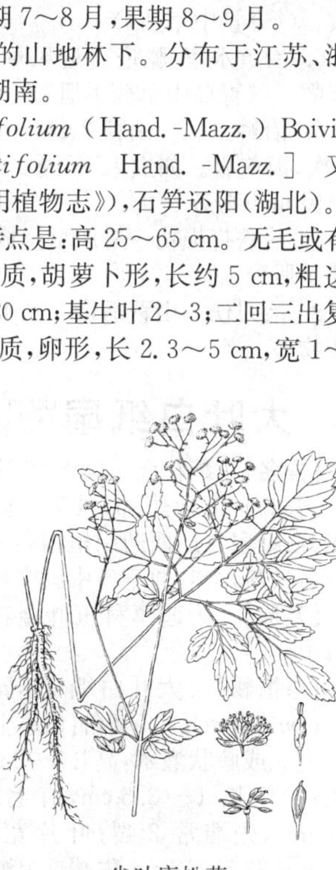

尖叶唐松草

生于山地、林缘湿润处或山谷地带。分布于浙江、安徽、福建、江西、湖南、广东、广西、四川、贵州。

3. 华东唐松草 *T. fortunei* S. Moore　又名：白蓬草(《天目山药用植物志》)。

本种与大叶唐松草形态相似，其特点是：高 20～70 cm。茎下部或中部分枝。小叶草质，倒卵形或近圆形，长 1～2.5 cm，宽 0.8～2.3 cm，先端圆，基部圆或浅心形，不明显 3 浅裂或有 5～7 浅圆齿。花期 4～5 月，果期 5～7 月。

生于丘陵地带或山地林下阴湿处。分布于江苏、浙江、安徽、江西。

【采收加工】 5～10 月采收，鲜用或晒干。

【成分】 1. 大叶唐松草　根含生物碱类：大叶唐松草碱(thalifaberine)，大叶唐松草宾(thalifabine)，黄刹灵(huangshanine)[1]，去氢黄刹灵(dehydrohuangshanine)，大叶唐松草定(faberidine)，大叶唐松草巴亭碱(thalifabatine)，去氢大叶唐松草碱(dehydrothalifaberine)，大叶唐松草星碱(thalifasine)，大叶唐松草拉品碱(thalifarapine)，大叶唐松草诺宁碱(faberonine)[2]，大叶唐松草拉宁碱(thalifaboranine)，大叶唐松草兰定碱(thalifalandine)[3]，大叶唐松草拉明碱(thalifaboramine)[4]，罗氏唐松草碱甲醚(O-methylthalibrine)，唐松草檗碱甲醚(O-methylthalicberine)，皱唐松草定碱(thalrugosidine)，唐松草舒平碱(thaligosine)，深山黄堇碱(pallidine)[5]，N-去甲基厚果唐松草次碱(N-demethylthalidasine)、厚果唐松草次碱(thalidasine)，小唐松草西宾碱(thaliracebine)，唐松草飞宁碱(thalifinine)，小檗碱(berberine)[6, 7]，药根碱(jatrorrihizine)，木兰花碱(magnoflorine)[8]。还含延胡索酸(fumaric acid)，棕榈酸(palmitic acid)，β-谷甾醇(β-sitosterol)，3, 4′, 5-三羟基-7-甲氧基黄酮(3, 4′, 5-trihydroxy-7-methoxyflavone)[6]。

2. 尖叶唐松草　根茎含生物碱类：氧化小檗碱(oxyberberine)，尖叶唐松草定碱(acutifolidine)，木防己宁碱(trilobinine)[9]，尖叶唐松草碱(acutiaporberine)，海莱因(herein)，阿朴啡苯基异喹啉内酯(aporphine-benzylisoguinoline)和二苯基异喹啉内酯(bisbenzylisoquinoline)[10]。另含棕榈酸甲酯(methyl palmitate)，亚油酸甲酯(methyllinoleate)，β-谷甾醇(β-sitosterol)，正三十五烷(pentatriacontane)，正二十九烷(nonacosane)[9]。

3. 华东唐松草　根茎含华东唐松草碱(thalifortine)，阿罗莫灵碱(aromoline)，N-苯基-2-萘胺(N-phenyl-2-naphthyla mine)[11]。

【药理】 1. 抗癌作用　大叶唐松草中的厚果唐松草次碱有明显抗癌活性，腹腔注射 70 mg/kg，每日 1 次，共10 d，对小鼠艾氏腹水癌的抑制率为 50%，对小鼠肉瘤 S_{180} 为 25%。每日皮下注射 42 mg/kg，共 7 d，对大鼠瓦克肉瘤 W_{256} 为 38.8%，每日腹腔注射 100 mg/kg，共 10 d，对小鼠 Lewis 肺癌为 50%～58%，200 mg/kg 对大鼠 W_{256} 也有显著的抑制作用[1～3]。

2. 抗菌作用　厚果唐松草次碱于 0.1 mg/ml 对葡萄球菌、粪链球菌、大肠杆菌、肺炎杆菌、铜绿假单胞菌、败血杆菌、痢疾杆菌、变形杆菌、鼠伤寒杆菌、白念珠菌和鸡沙门菌均有抑制作用[4]。此外，大叶唐松草中所含的唐松草西宾碱[1,5]及唐松草飞宁碱[5]也有显著抑菌作用，其对包皮垢分枝杆菌的最小抑制浓度(MIC)分别为 0.1 mg/ml 和 0.05 mg/ml，而厚果唐松草次碱则为 0.025 mg/ml[5]。

3. 对心血管系统的影响　厚果唐松草次碱 4 mg/kg 静

注于兔,可使血压下降 2.39 kPa,持续 3 min[5],小唐松草西宾碱静注 0.1 mg/kg,血压下降 2.66～2.93 kPa,作用持续 30 s;唐松草飞宁碱静注 0.1～1 mg/kg,可使血压下降 1.33～3.06 kPa,维持 30 s[5]。

毒性　厚果唐松草次碱小鼠 LD_{50} 腹腔注射为 520 mg/kg,静注为 120 mg/kg[1, 2]。

【药性】　南药《中草药学》:“苦、寒。”

【功用主治】　清热,泻火,解毒。主治泄泻,瘰疬,疮疖,天行赤眼。

1. 南药《中草药学》:“治痢疾,腹泻,淋巴结核,淋巴结炎,眼结膜炎。”

2.《福建药物志》:“清热燥湿,泻火解毒。治疮疖。”

【用法用量】　内服:煎汤,3～10 g。外用:研末调敷。

【宜忌】　脾胃虚寒者慎服。

【临床报道】　治疗慢性病毒性肝炎　大叶唐松草的根和野牡丹科金锦香 *Osbeckia chineses* L. 的带根全草制成的连香冲剂,每次 12 g,开水冲服,每日 3 次。治疗慢性肝炎 214 例、肝硬化 13 例和急性无黄疸肝炎 11 例,共 238 例,结果有效 192 例,有效率为 80.7%。在 214 例慢性肝炎(慢迁肝 152 例、慢活肝 62 例)中,有效 168 例,有效率为 78.5%。双盲法观察慢性肝炎 96 例,其中连香冲剂组 54 例,有效 42 例,有效率为 77.8%,对照组 42 例,有效 6 例,有效率为 14.3%,经统计学处理两组差异非常显著($P<0.001$)。表明本品能改善慢性肝炎患者的临床症状和肝功能,具有明显降低血清氨基转移酶的作用,并能提高清、球蛋白比值和降低锌浊度。服药过程中未见副作用[1]。

0273 大叶白头翁 dà yè bái tóu wēng (《四川中药志》)

【异名】　一面青(《分类草药性》),大火草(《重庆草药》),避风草(《青岛中草药手册》),火草(《万县中草药》)。

【基原】　为菊科香青属植物珠光香青的带根全草。

【原植物】　珠光香青 *Anaphalis margaritacea* (L.) Benth. et Hook. f.　又名:山萩(《中国植物图鉴》)。

多年生草本,高 30～70 cm。密被白色绵毛。根状茎横走或斜升,木质。单叶互生,稍革质;无柄;叶片线状披针形,长约 8 cm,宽约 1.5 cm,先端渐尖,有小尖头,基部稍狭,常抱茎,边缘平,上部叶渐小,上面被蛛丝状毛,下面被灰白色至红褐色厚绵毛。头状花序多数,在茎和枝端排列成复伞房状;花序梗长 4～17 mm;总苞钟状或半球状,总苞片 5～7 层,白色,干膜质;花托蜂窝状;雌株头状花序外围有多层雌花,中央有 3～20 雄花;雄株头状花序中央有雄花或外围有极少数雌花。瘦果长椭圆形,有小腺点。花、果期 8～11 月。

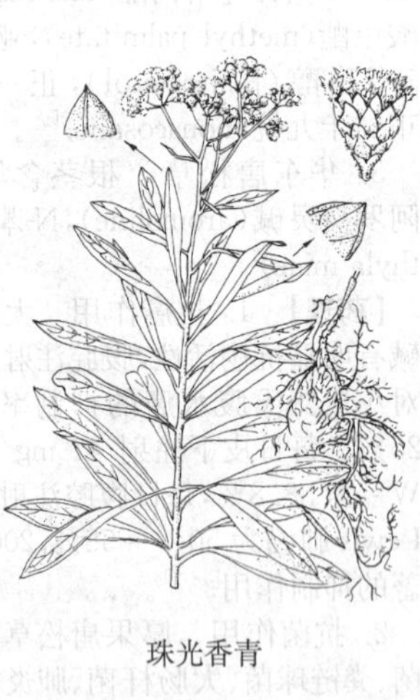

珠光香青

生于向阳山坡及田野。分布于湖北、四川、贵州等地。

【采收加工】　6～7 月花苞初放时连根挖起,晒干或鲜用。

【成分】　地上部分含黄酮类:生松黄烷酮(pinocembrin),光果甘草宁(glabranin),短叶松黄烷酮(pinobanksin),椴毛椴苷(tiliroside),5, 7-二羟基-3, 6-二甲氧基黄酮(5, 7-dihydroxy-3, 6-dimethoxyflavone)[1]。全草含多炔化合十三碳五炔烯(tridecapentaynene),反式去氢母菊酯(*trans*-dehydromatricaria ester),5-氯-2(2, 4, 6-亚辛三炔基)-5, 6-二氢-2H-吡喃〔5-chloro-2-(octa-2, 4, 6-triynylidene)-5, 6-dihydro-2H-pyran〕[2]。

【药性】　苦、辛,凉。

1.《重庆草药》:“甘、微苦,性凉,无毒。”

2.《贵州民间药物》:“性平,味微甜。”

3.《青岛中草药手册》:“性温,味苦、辛。”

【功用主治】　清热,燥湿。主治痢疾,牙痛,乳痈,瘰疬,臁疮。

1.《分类草药性》:“治一切劳伤,牙痛,吐血,痢症。”

2.《贵州民间药物》:“清热,止痢,驱虫,外治刀伤。”

3.《四川常用中草药》:“清热解毒,燥湿。治湿热痢疾,瘰疬。”

4.《青岛中草药手册》:“消炎解毒,祛风通络。治跌打损伤,风寒腿痛,腹泻,痢疾,臁疮。”

【用法用量】　内服:煎汤,10～30 g。外用:捣敷;或研末调敷。

【选方】　1. 治痢疾　山萩、野棉花根各 9 g。煎水服。(《贵州民间药物》)

2. 治牙痛　①治风火牙痛:大火草 60 g。煎水炖五花肉合糖服。②治寒火牙痛:大火草 120 g,桂花根 60 g。水煎服。

3. 治乳痈　大火草与蒲公英合用,捣烂包。初起有效。(2、3 方出自《重庆草药》)

4. 治瘰疬疮毒　火草、红玉簪根(去皮)各适量。捣绒外敷。(《万县中草药》)

5. 治黄水疮,臁疮　避风草焙黄研末,撒于疮面或香油调敷。(《青岛中草药手册》)

6. 治蛔虫病　山萩 3 g(1～3 岁用量)。煎水服,每日服 2 次,饭前服。如虫未下,隔 2 d 后再服,以虫下为度。(《贵州民间药物》)

7. 治跌打损伤　避风草捣成绒,醋调外敷。(《青岛中草药手册》)

8. 治刀伤　山萩适量。晒干研末,敷伤处。(《贵州民间药物》)

0274 大叶白纸扇 dà yè bái zhǐ shàn (《浙江药用植物志》)

【异名】　黐花(《植物名实图考》),大叶靛青(《浙江药用植物志》),山膏药、惊风草、鸡母樵(《福建药物志》),铁尺树、白纸扇(《广西药用植物名录》),臭叶树(《湖南省中药资源名录》),合叶通草(《中国中药资源志要》)。

【基原】　为茜草科玉叶金花属植物大叶白纸扇的茎叶或根。

【原植物】　大叶白纸扇 *Mussaenda esquirolli* Lévl. [*M. wilsonii* Hutch.]　又名:白扇宝心(《中国高等植物图鉴》)。

直立或藤状灌木,高1.3～2 m。小枝圆形,被柔毛。叶对生;叶柄长 1～3.5 cm,有毛;托叶卵状披针形,长 8～10 mm,先端常 2 裂;叶片宽卵形或宽椭圆形,长 10～25 cm,宽 5～12 cm,先端近突渐尖,基部楔形,两面脉上被疏柔毛，叶膜质或薄纸质。聚伞花序顶生；苞片托叶状；花5数，具梗；萼筒陀螺状，裂片披针形，外被短柔毛，其中一片扩大成叶状，倒卵形，长3～4 cm，宽1.5～2 cm，白色；花冠黄色，裂片卵形，里面有污黄色粉末状绒毛；雄蕊着生于花冠筒中部；子房下位，2室，柱头压扁状，2裂。浆果近球形。花期6月，果期9月。

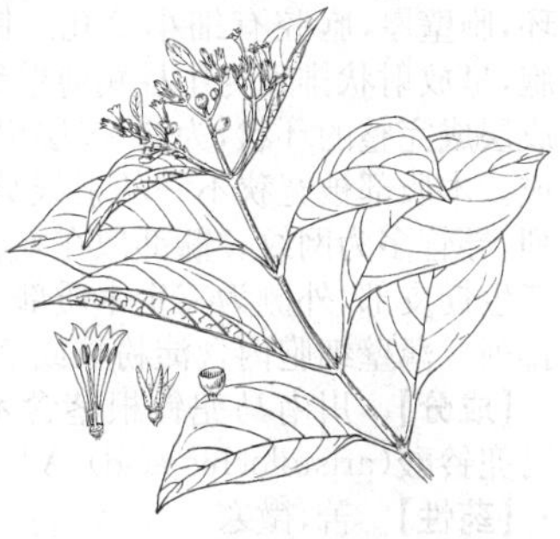
大叶白纸扇

生于山坡水沟边或竹林下阴湿处。分布于长江以南各地。

【采收加工】 6～8月采集茎叶，7～10月挖根，切碎，晒干或鲜用。

【药性】《浙江药用植物志》："苦、微甘，凉。"

【功用主治】 清热，利湿，解毒。主治感冒，中暑，风热喉痹，泄泻，无名肿毒。

1.《浙江药用植物志》："清热，解暑，利湿，解毒。主治中暑，咽喉肿痛，腹泻，小便不利。"

2.《福建药物志》："清热解毒，消肿排脓。主治脚底脓肿，无名肿毒，高热抽搐。"

【用法用量】 内服：煎汤，10～30 g。外用：捣敷。

【选方】 1. 防治中暑　预防用（大叶白纸扇）藤60～90 g。水煎服或代茶饮。治疗用（大叶白纸扇）藤、叶15～30 g，水煎服；或（大叶白纸扇）藤60 g，大叶桉18 g，水煎服。

2. 治咽喉肿痛　（大叶白纸扇）鲜叶加食盐少许捣烂绞汁，频频咽服。

3. 治小便不利　（大叶白纸扇）藤、忍冬藤、车前草各30 g。水煎服。（1～3方出自《浙江药用植物志》）

0275 大叶苣荬菜 dà yè qǔ mǎi cài（《湖南药物志》）

【异名】 白花大蓟、苦荬。

【基原】 为菊科苦苣菜属植物续断菊的全草或根。

【原植物】 续断菊 *Sonchus asper* (L.) Hill.［*S. oleraceus* L. var. *asper* L.］

一年生草本，高30～70 cm。根纺锤状或圆锥状。茎无毛或上部有头状腺毛。叶互生；下部叶叶柄有翅，中上部叶无柄，基部有扩大的圆耳；叶片长椭圆形或倒圆形，长6～15 cm，宽1.5～8 cm，不分裂或缺刻状半裂或羽状全裂，边缘有不等的刺状尖齿。头状花序，5～10个，在茎顶密集成伞房状；总苞钟状，总苞片2～3层，暗绿色；舌状花黄色，两性，结实。瘦果，长椭圆状倒卵形，压扁，褐色或肉色，两面各有3条纵肋，肋间无细皱纹；冠毛白色。

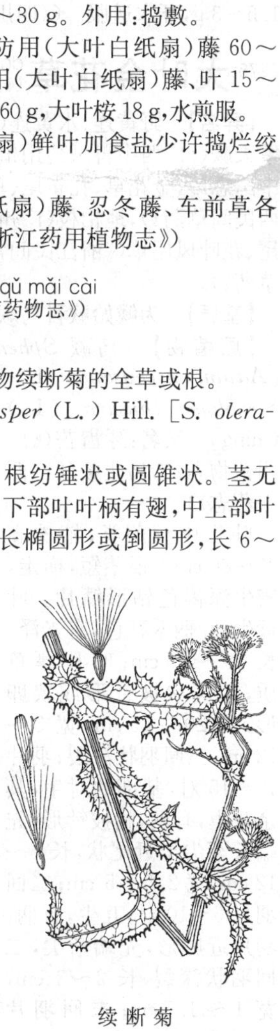
续断菊

生于路边、田野。分布几遍全国各地。

【采收加工】 5～8月采收，鲜用或切段晒干。

【成分】 含三萜类成分：α-香树脂醇（α-amyrin），β-香树脂醇（β-amyrin），计曼醇（germanicol），羽扇豆醇（lupeol），α-香树脂醇乙酸酯（α-amyrin acetate），β-香树脂醇乙酸酯（β-amyrin acetate），计曼尼醇乙酸酯（germanicol acetate），羽扇豆醇乙酸酯（lupeol acetate）[1]。甾醇类：ψ-蒲公英甾醇（ψ-taraxasterol），蒲公英甾醇（taraxasterol），表-无羁萜醇乙酸酯（epi-friedelinol acetate），ψ-蒲公英甾醇乙酸酯（ψ-taraxasterol acetate），蒲公英甾醇乙酸酯（taraxasterol acetate）[1]，豆甾醇（stigmasterol）[2]。黄酮类：芹菜素（apigenin），木犀草素（luteolin）及它们的7-葡萄糖醛酸苷[2]。还含苦苣菜苷（sonchuside）D、E、F、G、H、I，苦苣菜丁烯酮苷（sonchuionoside）A、B、C，淫羊藿苷（icariside）B[3]。挥发油中含γ-松油烯醇（γ-terpineol），庚糖酸（heptonic acid），牻牛儿醇（geraniol），乙酰龙脑酯（bornyl acetate），己酸（hexanoic acid），丁醇（butanol）[4]。

叶含棕榈酸（palmitic acid）[5]，东莨菪素（scopoletin），马栗树皮素（esculetin），α-香树脂醇，β-谷甾醇[6]。

【药性】 苦，寒，无毒。

【功用主治】 消肿止痛，去瘀解毒。

【用法用量】 内服：煎汤，9～15 g，鲜品加倍。外用：鲜品捣敷。

【选方】 1. 治疔疮肿毒　（大叶苣荬菜）全草捣烂，敷患处。

2. 治肺病咯血　大叶苣荬菜根90 g，小蓟根90 g。水煎服。

0276 大叶花椒根 dà yè huā jiāo gēn（《湖南药物志》）

【异名】 公麒麟根（《广西本草选编》）。

【基原】 为芸香科花椒属植物蚬壳花椒 *Zanthoxylum dissitum* Hemsl. 的根。

【原植物】 参见"大叶花椒"条。

【采收加工】 7～10月挖根，鲜用或切片晒干。

【药材】 大叶花椒根 *Radix Zanthoxyli Dissiti*　主产于广西、云南。

性状　根圆柱形，长短不一。表面灰黄棕色至暗黄棕色，粗糙，具不明显的纵纹，皮孔众多。质坚硬，横断面栓皮较薄，皮部外侧有黄色斑点环，常易环裂，内侧白色，木部淡黄色。味微苦、麻舌。

鉴别　(1) 根横切面：木栓细胞数列，切向延长，内侧细胞的外壁稍厚。韧皮部外侧石细胞紧密排列成宽环；纤维束和晶纤维束较少，与石细胞群伴存或散在，油细胞呈椭圆形或纺锤形。导管稀疏分布，2～5个径向相连或单个散在。

(2) 薄层色谱：取本品粉末10 g，乙醇回流提取30 min，滤过，滤液浓缩，以10%盐酸溶解，滤过，酸水液碱化，以氯仿提取，回收氯仿至2 ml，作供试品溶液。另取α-别隐品碱和两面针碱，以甲醇溶解成每1 ml各含1 mg的对照品溶液。取上述两种溶液各约10 μl点于同一硅胶H-0.3% CMC板上，以氯仿-丙酮-甲醇-甲酸（14∶1∶1∶1）展开，展距10 cm。喷雾改良碘化铋钾试剂，供试品色谱中在与对照品相应的位置上显相同的橙黄色（两面针碱）和橙红色（α-别隐品碱）斑点。

【成分】 根含α-别隐品碱（α-allocryptopine），光叶花椒碱（nitidine）和木兰花碱（magnoflorine）[1]。

【药性】 苦、辛，温。

1.《贵州草药》:"性温,味辛。"
2.《四川常用中草药》:"味辛、涩,有小毒。"
3.《湖南药物志》:"甘、辛。无毒。"
4.《广西本草选编》:"味苦、辛。"

【功用主治】 散寒,理气,活血。主治风寒湿痹,胃脘冷痛,寒疝腹痛,跌打损伤。

1.《贵州草药》:"理气祛痰,和血定痛。"
2.《四川常用中草药》:"活血散瘀,接骨续筋。治跌打损伤,骨折扭伤。"
3.《广西本草选编》:"祛风止痛。主治风湿骨痛,胃痛,寒疝腹痛,牙痛,烧烫伤。"

【用法用量】 内服:煎汤,9～15 g;或浸酒。外用:研末,酒调敷;或煎水洗。

【选方】 1. 治牙痛　公麒麟根煎水含漱。

2. 治烧烫伤　公麒麟根水煎外洗,并用药粉撒布患处。(1、2 方出自《广西本草选编》)

0277 大叶青木香 dà yè qīng mù xiāng (《四川中药材标准》)

【异名】 宜宾防己(《四川中药材标准》),川防己(《中药材品种论述》),南瓜叶广木香、葛藤香(《湖北中草药志》)。

【基原】 为马兜铃科马兜铃属植物川南马兜铃的块根。

【原植物】 川南马兜铃 *Aristolochia austroszechuanica* Chien et C. Y. Cheng ex C. Y. Cheng et J. L. Wu

木质藤本,长达数米。地下块根圆而大,有的长而缢缩。茎密被锈色浓毛。叶柄长 4～8 cm,被毛;叶片革质,心形或卵状心形,长 9～20 cm,宽6～18 cm,先端钝或急尖,基部心形,边缘完整,下面大脉及小脉均突起成长方形格网,脉上密布锈色毛,缘毛长而密。总状花序 1～2 枝腋生或侧生于老茎上,具花 1～3 朵;花被管黄绿色,外面被锈色毛,内面被白色柔毛,折曲呈 S 形,先端扩大成一平展的三角圆形片部,片部边缘 3 浅裂,具紫色细点状疣突,管口周围有一平滑无疣点的肉垫区,黄棕色;雄蕊 6,无花丝,成对着生于柱头裂片之下,合蕊柱近球状,柱头 3 裂,裂片三角状卵形,边缘外卷,覆盖于雄蕊之上。蒴果长卵状,长约 5 cm,成熟时褐色,自顶端向下 6 瓣裂,外被锈色毛。种子三角状卵形。花期 3～4 月,果熟期 7～8 月。

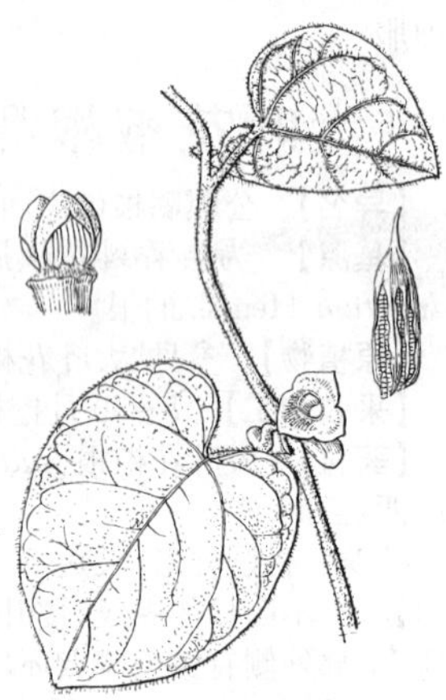
川南马兜铃

生于疏林下和山谷林中。分布于湖北、四川南部及贵州北部。

【采收加工】 7～10 月挖起块根,晒干;或用无烟小火烘干。

【药材】 大叶青木香 *Radix Aristolochiae Austroszechuanicae* 主产于四川、贵州。

性状　块根椭圆形或疙瘩状,表面灰棕色。商品多纵剖为 2 或切成 1.5～3 cm 厚片,切面淡黄白色,有异形维管束散在,粉质。气微,味微涩。

鉴别　块根横切面:木栓层由十数层黄色木栓细胞组成,外缘凸凹不平,呈长方形,切向延长,排列较紧密。栓内层由 3～5 层组成,内侧石细胞多为切线向延长,断续排列成环,胞壁厚,胞腔有细小纹孔。韧皮射线为十数列薄壁细胞,呈放射状排列与中柱鞘薄壁细胞连结,散有石细胞。形成层成完整的环状,为 2～3 层扁切线向延长的薄壁细胞组成。木质部被宽狭不一的射线分成若干部分,呈放射状排列,导管多为网纹。髓部散在复合的异形维管束,其内侧为三生韧皮部,外侧为三生木质部,形成层和副形成层成环状排列。薄壁细胞内含淀粉粒或草酸钙簇晶。

【成分】 川南马兜铃根茎含木兰花碱(magnoflorine)和马兜铃酸(aristolochic acid) A [1]。

【药性】 苦,微寒。

1.《湖北中草药志》:"苦,凉。"
2.《四川中药志》1982 年版:"辛、苦,微寒。"

【功用主治】 行气止痛,解毒。主治胃脘痛,风湿痹痛,骨痨,毒蛇咬伤。

1.《湖北中草药志》:"行气止痛,解毒排脓。用于胃痛,风湿性关节炎,睾丸炎,骨结核,慢性骨髓炎等症。"
2.《四川中药志》1982 年版:"用于脘腹胀痛,毒蛇咬伤。"

【用法用量】 内服:煎汤,3～6 g;或研末。外用:研末酒调敷。

【选方】 治气滞脘腹胀痛　大叶青木香研细末,每服 1.5～3 g,开水送服。(《四川中药志》1982 年版)

0278 大叶金花草 dà yè jīn huā cǎo (《广西中药志》)

【异名】 野黄连、水黄连(《峨眉山药用植物调查报告》),擎天蕨(《广西中兽医药用植物》),青蕨、上树细辛草(《广西中药志》),金花草、孔雀尾、乌韭(《广东中药》),雪仙草(《江西民间草药》),地柏枝(广州部队《常用中草药手册》),雉鸡尾、花叶凤尾草(《浙江民间常用草药》),大金花草(《广西中草药》)。

【基原】 为鳞始蕨科乌蕨属植物乌蕨的全草或根茎。

【原植物】 乌蕨 *Sphenomeris chinensis* (L.) Maxon [*Adiantum chusanum* L.; *Stenoloma chusana* (L.) Ching] 又名:牙齿芒(《广州植物志》),乌韭蕨(《广西中药志》)。

陆生中型蕨类,植株高 30～80 cm。根茎短,横走,密生深褐色钻形鳞片。叶近生;叶柄禾秆色,有光泽,长 15～30 cm;叶片厚草质,长圆状披针形或狭卵形,长 20～45 cm,宽 5～12 cm,三回羽状深裂;羽片 10～15 对,基部的对生,其余互生,有柄,阔披针形,先端长渐尖至近尾状,长 5～12 cm,宽 2.5～5 cm;二回羽片 6～10 对,互生,有柄;羽片近卵形,先端渐尖,二回羽状深裂,长 2～3 cm,宽 1～1.5 cm;末回羽片

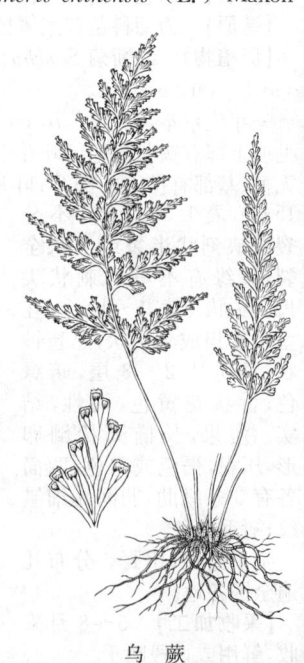
乌　蕨

2～3对，互生，倒卵形、阔楔形或近菱形，长5～10 mm，宽4～5 mm，两侧有1～2对楔形裂片；叶脉二叉分枝。孢子囊群小，生于裂片先端的小脉先端，每裂片1～2枚；囊群盖厚纸质，杯形或浅杯形，口部全缘或多少啮断状。

生于海拔200～1 900 m的林下、路边或空旷处。分布于西南及江苏、安徽、浙江、福建、江西等地。

【采收加工】 7～10月挖取带根茎的全草，鲜用或晒干。

【药材】 大叶金花草 *Herba Stenolomae* 主产于长江以南各地。

性状 根茎粗壮，表面密被赤褐色钻状鳞片，上方近生多数叶，下方有众多紫褐色须根。叶柄呈不规则的细圆柱形，表面光滑，禾秆色或基部红棕色，有数条角棱及一凹沟；叶片披针形，三至四回羽状分裂，略皱折，棕褐色至深褐色，小裂片楔形，先端平截或1～2浅裂；孢子囊群1～2个着生于每个小裂片先端边缘。气微，味苦。

鉴别 根茎横切面：表皮细胞近圆形，壁稍厚。下皮层棕红色，由数列多角形的厚壁细胞组成，内含淀粉粒。皮层宽广，薄壁细胞类圆形或不规则形，胞腔内充满淀粉粒。内皮层明显，细胞呈扁长方形，中柱鞘为2～3列薄壁细胞。中柱为管状中柱。

【成分】 叶含酚性成分：牡荆素（vitexin），丁香酸（syringic acid），山柰酚（kaempferol），原儿茶醛（procatechualdehyde），原儿茶酸（procatechuic acid）[1]。

【药理】 1. 抑菌作用 10%乌蕨煎剂用平板海绵片法，对金黄色葡萄球菌、铜绿假单胞菌、福氏痢疾杆菌、伤寒杆菌有抑制作用；对人型结核杆菌也有抑制作用[1]。

2. 解毒 乌蕨醇提取物B和C能明显降低小鼠砷中毒的死亡率，乌蕨醇提取物C可使小鼠对砷耐受提高，使其LD_{50}从31.1±4.3 mg/kg提高到38.2±5.9 mg/kg。乌蕨提取液对急性乐果中毒的小鼠也有解毒作用，可以明显降低小鼠急性中毒的死亡率，提高小鼠对乐果的耐受量，使其LD_{50}从167.3±18.7 mg/kg提高至209.1±24.3 mg/kg[4]。

【药性】 微苦，寒。归肺、大肠经。

1.《广西中药志》："味微苦，性寒，无毒。入心、肺、大肠三经。"

2.《江西草药》："性寒，味苦。"

3.《广西本草选编》："微苦涩，性凉。"

【功用主治】 清热解毒，利湿，止血。主治感冒，咳嗽，肠澼，胁痛，湿热带下，痈疮肿毒，痄腮，口疮，烫火伤，毒蛇、狂犬咬伤，皮肤湿疹，吐血，尿血，便血，外伤出血。

1.《中国药用植物图鉴》："镇咳，治伤风感冒；外用消肿毒，治汤火伤。"

2.《广西中药志》："叶：治热咳吐血，红白痢疾，解毒；外治跌打出血，疮疡烂肉等症。根：治红白痢。"

3. 广州部队《常用中草药手册》："清热解毒，利湿。治流感，感冒，咳嗽，扁桃体炎，腮腺炎，肠炎，痢疾，皮肤湿疹。"

4.《湖南药物志》："退热，利尿，健胃，消肿。"

5.《广西本草选编》："清热利湿，活血止血。"

6.《全国中草药汇编》："治食物中毒、农药中毒。"

7.《广西民族药简编》："治白喉、咽喉痛，治骨折。"

8.《浙江药用植物志》："主治菌痢、乳腺炎。"

9.《福建药物志》："主治急性支气管炎，吐血，尿血，便血，尿道炎，白带，急性结膜炎。"

【用法用量】 内服：煎汤，15～30 g，鲜品30～60 g；或绞汁。外用：捣敷；或研末敷；或煎汤洗。

【选方】 1. 治流感，咳嗽，肠炎，痢疾 用（乌蕨）鲜品90～150 g或干品60～90 g。水煎服，或水煎浓缩成棕色固体，研末内服。（《中草药土方土法》）

2. 治黄疸 乌韭15 g，黑豆子30 g，灯草0.6 g。水煎服。（《湖南药物志》）

3. 治急性无黄疸型肝炎、迁延性肝炎、慢性肝炎 （乌韭）全草24 g，鸡眼草、苹、马蹄金各15 g。水煎冲红糖或葡萄糖服。（《浙江药用植物志》）

4. 治白浊，湿热带下 鲜乌韭全草30～60 g。捣烂绞汁调米泔水服。（《福建中草药》）

5. 治下肢流火（丹毒） 乌韭根30 g。水煎取汁，煮鸭蛋2个服。

6. 治耳内肿痛 乌韭鲜叶捣取汁滴耳。（5、6方出自江西《草药手册》）

7. 治烧伤 乌韭鲜叶捣烂，或干叶研粉，用洗米水调涂敷患处。（《广西本草选编》）

8. 治蛇伤 乌韭150 g，蔓苎麻150 g。内服外洗。（江西《草药手册》）

9. 治狂犬咬伤 （乌韭）新鲜根茎150～180 g。用铜器水煎，空腹服，避人声嘈杂及锣声。（《天目山药用植物志》）

10. 治跌打刀伤出血或肿痛，或伤口溃烂 大金花草叶、石仙桃叶共捣烂敷患处。用大金花草干粉撒布伤口，能止血、生肌、收口。（《广西中草药》）

11. 治骨折 （乌韭）全草捣敷包扎，并煎汁内服。（《天目山药用植物志》）

0279 大叶金锦香 dà yè jīn jǐn xiāng（《广西药用植物名录》）

【异名】 响铃果（《云南药用植物名录》）。

【基原】 为野牡丹科金锦香属植物蚂蚁花的枝叶。

【原植物】 蚂蚁花 *Osbeckia nepalensis* Hook. f. 又名：野牡丹、尼泊尔金锦香（《全国中草药汇编》）。

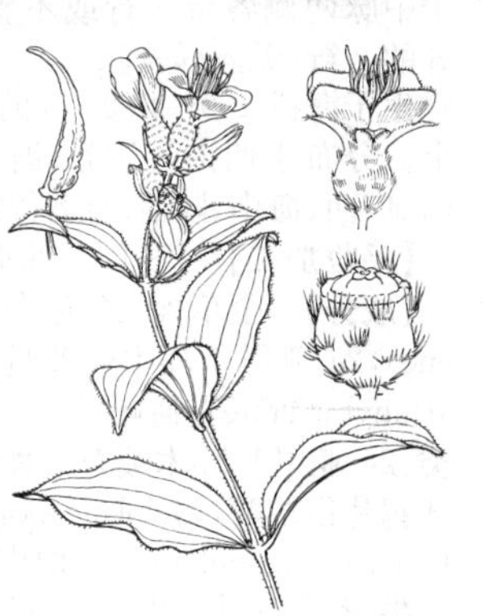

蚂蚁花

直立亚灌木或灌木，高0.6～1.5 m。茎四棱形，茎、叶柄及叶密被糙伏毛。叶对生；叶柄极短；叶片坚纸质，长圆状披针形或卵状披针形，长5～13 cm，宽1.5～3.8 cm，先端渐尖，基部心形至钝，全缘，具缘毛，基出脉5。聚伞花序组成圆锥花序，顶生；苞片叶状；花萼长约2 cm，萼管外面及裂片间具篦状刺毛突起，裂片5，长卵形，两面无毛，具缘毛；花瓣5，红色至粉红色，广倒卵形，偏斜，长1.5～2.5 cm，上半部具缘毛；雄蕊10，常偏向一侧，花药具短喙，药隔基部微膨大呈盘状，有短距；子房半下位，5室，卵状球形，先端具1圈短刚毛，上半部密被糙伏毛。蒴果卵状球形，5纵裂，宿存萼坛形，先端平截，外面具密篦状刺毛突起。花期8～10月，果期9～12月。

生于海拔550～1 900 m的开朗山坡草地，灌木丛，路旁及田边，亦见于疏林缘、溪边湿润的地方。分布于广西、云南、西藏等地。

本植物的根（蚂蚁花根）亦供药用，另设专条。

【采收加工】 7～10月采收，切段晒干。

【功用主治】 燥湿杀虫。主治疥癣瘙痒。

【用法用量】 外用：煎汤洗。

0280 大叶骨牌草 dà yè gǔ pái cǎo (《全国中草药汇编》)

【异名】 七星草、旋鸡尾、金鸡尾、七星凤尾草(《草木便方》)，鳝鸡尾、凤尾金星、七星剑(《贵阳民间药草》)，石扁担、凤尾草(《四川中药志》)，骨牌草(《天目山药用植物志》)，连天草、连贴草、石韦、掘不尽、大经刀草(《广西药用植物名录》)，金星剑、大号七星剑、牛舌草(《贵州草药》)，华星蕨(《江西草药》)，疏鳞星蕨(《中国药用孢子植物》)，大号石韦、岩剑、岩刀、岩带、剑刀草、大号石剑、拉舌狗、石刀青(《福建药物志》)。

【基原】 为水龙骨科星蕨属植物江南星蕨带根茎的全草。

【原植物】 江南星蕨 *Microsorium fortunei* (Moore) Ching [*Drynaria fortunei* Moore] 又名：福氏星蕨(《中国蕨类植物图谱》)，大星蕨、七星蕨(《鼎湖山植物名录》)。

植株高 50～70 cm。根茎长而横生，淡绿色，顶部与叶柄基部被棕色、卵状披针形鳞片，盾状着生，易脱落。叶远生；叶柄长 8～10 cm，上面有纵沟，向上光滑；叶片厚纸质，带状披针形，长 30～60 cm，宽 2～5 cm，两端均渐狭，先端长渐尖，基部下延于叶柄形成狭翅，两面无毛，边缘有软骨质的边；中脉明显隆起，侧脉不明显，内藏小脉一般分叉。孢子囊群大，圆形，橙黄色，背生于中脉两侧各成 1 行或不整齐的 2 行；无囊群盖。

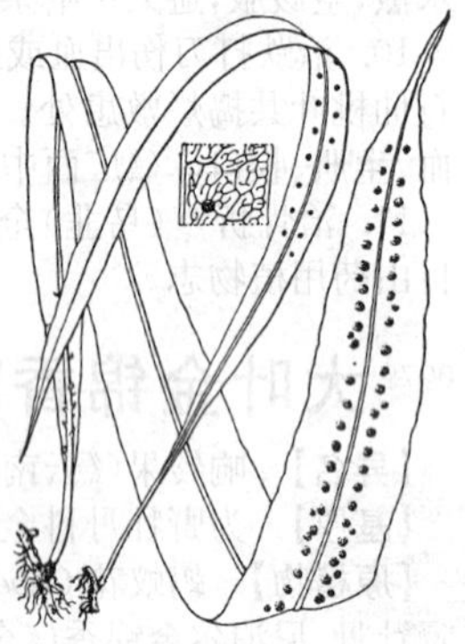

江南星蕨

生于海拔 200～1 800 m 的山坡林下、溪谷边树干或岩石上。分布于西南及江苏、浙江、安徽、福建、江西、湖北、湖南、广西、海南、陕西、台湾等地。

【采收加工】 7～11月采收，鲜用或晒干。

【成分】 全草含三萜化合物：9(11)-羊齿烯〔fern-9(11)-ene〕，24-亚甲基环木菠萝烷醇乙酸酯(24-methylenecycloartanyl acetate)，何帕-22(29)-烯〔hop-22(29)-ene〕；甾醇类：24-亚甲基环木菠萝烷酮(24-methylenecycloartanone)，环鸦片甾烯醇(cyclolaudenol)[1]。还含马栗树皮素-3-羧酸(3-carboxyesculetin)[2]，柚皮苷(naringin)[3]等黄酮。

根茎含萜类：里白烯(diploptene)，何帕-21-烯(hop-21-ene)，里白醇(diplopterol)，羊齿-9(11)-烯〔fern-9(11)-ene〕；甾醇类：环鸦片甾烯醇，环水龙骨甾烯醇(cyclomargenol)，环鸦片甾烯酮(cyclolaudenone)，正三十二烷酸(*n*-dotriacontanoic acid)，β-谷甾醇(β-sitosterol)，25-环木菠萝烯醇，25-环木菠萝烯酮，24-烯-环木菠萝醇，24-烯-环木菠萝烯酮，5-豆甾烯-3-ol(5-stigmasten-3-ol)，5-豆甾烯-3-酮[4]。

【药性】 苦，寒。

1.《草木便方》："苦，寒。"

2.《四川中药志》1960年版："性凉，味苦。"

3.《陕西中草药》："味淡，性寒。"

4.《湖北中草药志》："甘，淡，平。"

【功用主治】 清热利湿，凉血解毒。主治感冒，热淋，痢疾，黄疸，带下病，痔疮，瘰疬结核，痈肿疮毒，毒蛇咬伤。

1.《草木便方》："解毒，清热凉血肿毒涂，发背通淋消结核，丹硫砒毒冷酒服。"

2.《天宝本草》："利小便，治淋症，赤白带下。"

3.《贵阳民间药草》："凉血止血，清热解毒，(治)风湿热痛。"

4.《四川中药志》1960年版："治五淋，带下，头项瘰疬，崩症，红痢及阳毒未溃等症。"

5.《湖南药物志》："祛风，活血，解热，利尿。主治风湿关节痛，咳嗽气促，伤食腹痛，淋病，筋骨痛。"

6.《陕西中草药》："主治结膜炎，头痛，皮肤瘙痒症，肋骨骨折。"

7.《浙江药用植物志》："清热利湿，凉血解毒。主治小儿惊风，肺痨咳血，黄疸，痢疾，白带过多，尿路感染，结膜炎，流火，湿疹，淋巴结结核，指头炎，毒蛇咬伤。"

8.《福建药物志》："主治痢疾、肝炎、肾盂肾炎、尿道炎、肺脓疡、支气管炎、咳血、吐血、白带、口腔炎、痔疮出血、痈肿。"

【用法用量】 内服：煎汤，15～30 g；或捣汁。外用：鲜品捣敷。

【宜忌】 虚寒者慎服。

【选方】 1. 治流行性感冒 鲜华星蕨去须根 30 g。捣烂取汁，红糖少许，温开水冲服。(《江西草药》)

2. 治尿道炎 江南星蕨、海金沙、车前草各 30 g。水煎服。(《福建药物志》)

3. 治湿热黄疸 七星剑 30 g，茵陈 15 g，大黄 6 g(后下)。煎服，服后大便变稀，次数增多，去大黄。(《安徽中草药》)

4. 治痈肿 华星蕨 9 g，鹅掌金星 9 g，鸡蛋 1 个。水酒煎服，每日 1 剂。(《江西草药》)

5. 治肺痈咳嗽胸痛 鲜江南星蕨、鲜苇茎各 60 g。煎汤服。(《泉州本草》)

6. 治肺痨咳血 鲜江南星蕨 60～90 g。水煎，调冰糖服。(《福建中草药》)

7. 治肩背神经痛，风湿性关节痛 七星剑 120 g，威灵仙 60 g。白酒 750 g，浸泡 1 星期，每服 15 g，每日 2 次。(《安徽中草药》)

0281 大叶骨碎补 dà yè gǔ suì bǔ (《全国中草药汇编》)

【基原】 为骨碎补科骨碎补属植物大叶骨碎补的根茎。

【原植物】 大叶骨碎补 *Davallia divaricata* Bl. [*D. formosana* Hayata; *D. orientalis* C. Chr.] 又名：华南骨碎补(《中国主要植物图说》)，高砂骨碎补、凤尾草、马尾丝(《台湾药用植物志》)，小骨碎补(《广西药用植物名录》)，硬骨碎补(《云南中药资源名录》)。

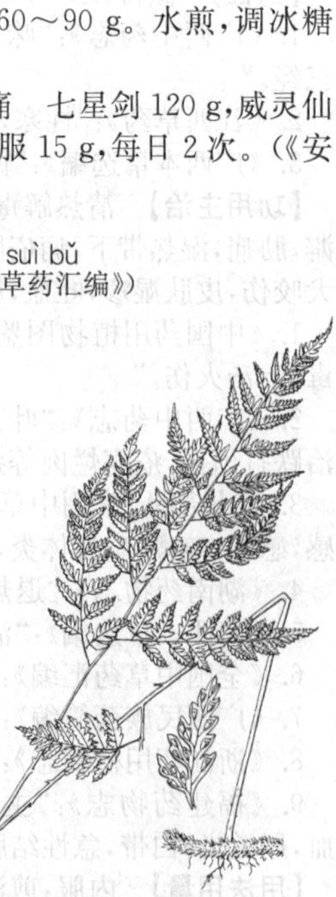

大叶骨碎补

植株高 50～150 cm。根茎粗壮，横生，连同叶柄基部密被亮棕色、披针形鳞片，边缘有微齿。叶近生；无毛，叶柄长30～50 cm，向上光滑；叶片三角形，长、宽各60～80 cm，先端渐尖并为羽裂，先端以下四回羽裂或五回羽裂；羽片有长柄，基部1对最大，长20～30 cm，宽12～18 cm，中部羽片逐渐变小；小羽片有短柄；末回裂片常2裂成不等长的尖齿。孢子囊群多数，生于上部分叉小脉的基部，沿末回裂片每齿上各有1个；囊群盖盅形，先端截形，有金黄色光泽。

附生于海拔600～700 m的沟谷林中树干或岩石上。分布于福建、广东、广西、海南、云南、台湾等地。

【采收加工】 4～8月挖取，鲜用或晒干，或蒸熟后晒干，或再用火燎去毛茸。

【药材】 大叶骨碎补 *Rhizoma Davalliae divaricatae* 产于广东、广西、海南、云南等地。

性状 根茎圆柱形，通常扭曲。表面红棕色至棕褐色，具明显的纵沟纹和圆形突起的叶基痕，并有残留的黄棕色鳞片。质坚硬，不易折断，断面略平坦，红棕色，有多数黄色点状分体中柱，排列成环，中心2个较大。气微，味涩。

鉴别 根茎横切面：表皮为1列扁平细胞，外被角质层，鳞片着生于表皮的凹陷处。基本组织薄壁细胞的胞壁呈波状弯曲。维管束周韧型，14～20个散列成环，中心的2个较大，呈新月形；每个维管束的外周有内皮层，由1列细胞组成；导管多角形。薄壁细胞含淀粉粒。

【成分】 根茎中含三萜成分：骨碎补酸(davallic acid)，24-去甲羊齿-4(23)，9(11)-二烯〔24-norferna-4(23)，9(11)-diene〕，何帕-21-烯(hop-21-ene)，何帕-22(29)-烯〔hop-22(29)-ene〕，新何帕-12-烯(neohop-12-ene)[1]。黄烷-3-醇糖苷：左旋-表儿茶素-3-O-β-D-吡喃阿洛糖苷(epicatechin-3-O-β-D-allopyranoside)，左旋儿茶素-3-O-β-D-吡喃阿洛糖苷(catechin-3-O-β-D-allopyranoside)，左旋表儿茶素-3-O-β-D-(2″-O-香草酰)吡喃阿洛糖苷〔epicatechin-3-O-β-D-(2″-O-vanillyl) allopyranoside〕，左旋表儿茶素-3-O-β-D-(3″-O-香草酰)吡喃阿洛糖苷〔epicatechin-3-O-β-D-(3″-O-vanillyl) allopyranoside〕，原矢车菊素β-2，3″-O-D-β-吡喃阿洛糖苷(procyanidinβ-2，3″-O-β-D-allopyranoside)，表阿福儿茶素-(4β→8)-表儿茶素-3-O-β-D-吡喃阿洛糖苷〔epiafzelechin-(4β→8)-epicatechin-3-O-β-D-allopyranoside〕，表儿茶素-(4β→8)-表儿茶素-(4β→8)-儿茶素-3-O-β-D-吡喃阿洛糖苷〔epicatechin-(4β→8)-epicatechin-(4β→8)-catechin-3-O-β-D-allopyranoside〕[2]，4β-羧甲基-(－)-表儿茶素〔4β-carboxymethyl-(－)-epicatechin〕，表儿茶素-(4β→8)-4β-羧甲基表儿茶素〔epicatechin-(4β→8)-4β-carboxymethylepicatechin〕及其钾、钠盐，表儿茶素-(4β→6)-表儿茶素-(4β→8)-表儿茶素-(4β→6)-表儿茶素〔epicatechin-(4β→6)-epicatechin-(4β→8)-epicatechin-(4β→6)-epicatechin〕[3]。还含原矢车菊素(procyanidin)，原矢车菊素三聚物(trimeric procyanidin)[2]。

【药性】《中国药用孢子植物》："苦，温。"

【功用主治】《中国药用孢子植物》："行血止痛。用于跌打损伤与肾虚腰痛等。"

【用法用量】 内服：煎汤，10～15 g。

【选方】 1. 治跌打损伤　华南骨碎补15 g，当归9 g，红花6 g。煎服。

2. 治肾虚腰痛　华南骨碎补15 g，炖猪腰子1对。内服。(1、2方出自《中国药用孢子植物》)

0282 大叶香荠菜 dà yè xiāng jì cài (《天目山药用植物志》)

【异名】 北美独行菜、土荆芥穗(《福建药物志》)。

【基原】 为十字花科独行菜属植物琴叶葶苈 *Lepidium virginicum* L. 的全草。

【原植物】 参见"葶苈子"条。

【采收加工】 5～7月采收，鲜用或晒干。

【成分】 茎、叶均含叶绿素蛋白(chlorophyll-protein)[1]。

【药性】 甘，平。

【功用主治】 驱虫消积。主治小儿虫积腹胀。

【用法用量】 内服：煎汤，9～15 g。

【选方】 治小儿钩虫病腹胀　北美独行菜9 g，益母草根适量，水煎服。(《福建药物志》)

0283 大叶黄杨叶 dà yè huáng yáng yè (《浙江药用植物志》)

【基原】 为卫矛科卫矛属植物大叶黄杨 *Euonymus japonicus* Thunb. 的叶。

【原植物】 参见"大叶黄杨根"条。

【采收加工】 5～7月采收，晒干。

【成分】 叶含三萜类：无羁萜(friedelin)，表无羁萜醇(epifriedelanol)和无羁萜醇(friedelanol)[1]；黄酮类：槲皮素-3-β-D-葡萄糖-7-α-L-鼠李糖苷和山柰酚-3-β-D-葡萄糖-7-β-L-鼠李糖苷等[2,3]。

【功用主治】 解毒消肿。主治疮疡肿毒。

【用法用量】 外用：鲜品捣敷。

0284 大叶黄杨根 dà yè huáng yáng gēn (《新华本草纲要》)

【基原】 为卫矛科卫矛属植物大叶黄杨的根。

【原植物】 大叶黄杨 *Euonymus japonicus* Thunb.　又名：四季青(《中国树木分类学》)，调经草(《贵州草药》)，正木、八木(《中药大辞典》)，冬青卫矛(《贵州药用植物名录》)。

常绿灌木或小乔木，植株高3～8 m。小枝近四棱形。单叶对生；叶柄长约1 cm；叶片厚革质，倒卵形，长圆形至长椭圆形，长3～6 cm，宽2～3 cm，先端钝尖，边缘具细锯齿，基部楔形或近圆形，上面深绿色，下面淡绿色。聚伞花序腋生，一至二回二歧分枝，每分歧有花5～12朵，花白绿色，4数；花盘肥大。蒴果扁球形，淡红色，具4浅沟；果梗四棱形。种子棕色，有橙红色假种皮。花期6～7月，果期9～10月。

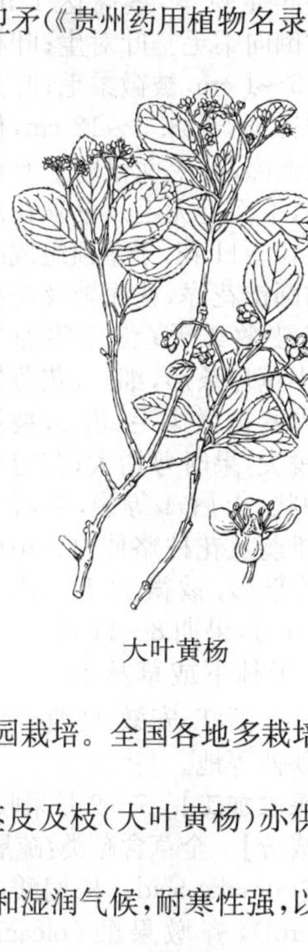

大叶黄杨

生于土壤湿润的向阳地或庭园栽培。全国各地多栽培作绿篱。

本植物的叶(大叶黄杨叶)、茎皮及枝(大叶黄杨)亦供药用，另设专条。

【栽培】 生物学特性　喜温和湿润气候，耐寒性强，以排水良好，肥沃的壤土栽培为宜。

繁殖方法　用种子繁殖和扦插繁殖。种子繁殖：于9～

10月果实成熟时采种，去掉种皮，阴干，宜随采随播。撒播到苗床上，覆盖细土 2 cm，浇水保湿。此法适宜于引种。扦插繁殖：在春季 3～4 月进行，选择二年生枝条长 20 cm 左右，剪去叶片，按行株距 15 cm×15 cm 斜插于土中，稍压紧后浇水，保持湿润。插后 30～40 d 可以定植。按行株距 150 cm×100 cm 开穴，施足基肥后，选阴天种植。大田生产多采用此法。

田间管理　每年中耕除草 3～4 次，追肥结合除草进行。在生长前期，为了促进茎叶生长，追以氮肥为主，适施土杂肥；冬季施厩肥或草木灰等。冬季需注意树形剪修。

【采收加工】 11～12 月采挖根部，切片，晒干。

【成分】 根皮中含冬青卫矛碱（euojaponine）A、C、D、F、G、I、J、K、L、M[1, 2]。

【药性】 《贵州草药》："辛，温。"

【功用主治】 《贵州草药》："调经化瘀。治月经不调，痛经。"

【用法用量】 内服：煎汤，15～30 g。

【宜忌】 孕妇慎服。

【选方】 1. 治月经不调　调经草根 30 g，炖肉吃。

2. 治痛经　调经草根、水葫芦各 15 g。煎水服。（1、2 方出自《贵州草药》）

0285 大叶蛇总管 dà yè shé zǒng guǎn （《广西中草药》）

【异名】 藿香（《南京民间药草》），山薄荷、铁菱角（《浙江中药资源名录》），蓝花柴胡（《广西中草药》），脉叶香茶菜（《广西本草选编》）。

【基原】 为唇形科香茶菜属植物显脉香茶菜的全草。

【原植物】 显脉香茶菜 *Rabdosia nervosa*（Hemsl.）C. Y. Wu et H. W. Li[*Plectranthus nervosa* Hemsl.；*Isodon nervosus*（Hemsl.）Kudo]

多年生草本，茎高达 1 m。密被倒向柔毛。叶对生；叶柄长0.5～1 cm，被微柔毛；叶片狭披针形，长 3.5～12 cm，侧脉两面隆起，上面仅脉上有微柔毛，下面近无毛。聚伞花序具梗，5～11 花，于茎顶组成疏松的圆锥花序，花序轴及花梗均密被微柔毛；苞片狭披针形；小苞片条形，细小；花萼钟状，外密被微柔毛，齿 5，披针形，锐尖，果时萼增大；花冠呈宽钟状，上唇 4 等裂，下唇舟形；雄蕊及花柱略伸出。小坚果倒卵形，被微柔毛。花期 7～10 月，果期 8～11 月。

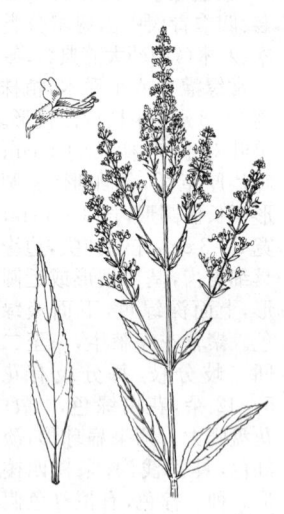
显脉香茶菜

生于林下或草丛中。分布于江苏、浙江、安徽、江西、河南、湖北、广东、广西、四川、贵州、陕西等地。

【采收加工】 7～9 月采收，鲜用或切段晒干。

【成分】 全草含萜类：疏展香茶菜宁（effusanin）A、E，熊果酸（ursolic acid），棕榈酸（palmitic acid），β-谷甾醇（β-sitosterol），齐墩果酸（oleanic acid）[1]，毛叶香茶菜丁素（odonicin），显脉香茶菜素（nervosin），新香茶菜素（neorabdosin）[2]，2α-羟基熊果酸（2α-hydroxy ursolic acid），显脉香茶菜丁素（nervosin）D[3]，毛叶香茶菜素（lasiokaurin）G，冬凌草乙素（ponicidin），冬凌草甲素（oridonin）[4]，诺多星（nodosin）F，表诺多星醇（epinodosinol），盖显脉香茶菜素（ganervosin）A、B，希柯勘醛乙酸酯（shikokianal acetate）[5]，显脉香茶菜新素（rabdonervosin）A[6]。

叶和茎含萜类：显脉香茶菜新素（rabdonervosin）B[7]，显脉香茶菜烷素（nervosanin）A、B，对映贝壳杉烷类（*ent*-kauranoids）[8]。

【药性】 微辛、苦，寒。

1.《广西中草药》："味苦，性寒。"

2.《全国中草药汇编》："微辛、苦，寒。"

【功用主治】 利湿和胃，解毒敛疮。主治急性肝炎，消化不良，脓疱疮，湿疹，皮肤瘙痒，烧烫伤，毒蛇咬伤。

1.《南京民间药草》："舒气，助消化。"

2.《广西中草药》："清热解毒，除湿消肿。主治急性传染性肝炎，毒蛇咬伤，脓疱疮，湿疹，皮肤瘙痒。"

3.《全国中草药汇编》："外用治烧烫伤。"

【用法用量】 内服：煎汤，15～60 g。外用：鲜品捣敷；或煎水洗。

【选方】 治烧烫伤　取大叶蛇总管叶或茎配方研细末，调油涂敷患处。（《中草药土方土法战备专辑》）

0286 大花威灵仙 dà huā wēi líng xiān （《湖南药物志》）

【异名】 威灵仙（《天目山药用植物志》）。

【基原】 为毛茛科铁线莲属植物大花威灵仙的根和茎藤。

【原植物】 大花威灵仙 *Clematis courtoisii* Hand. - Mazz.

木质藤本，长 2～4 m。须根黄褐色，新鲜时微辣。茎圆柱形，棕红色或深棕色，幼时被开展的柔毛，后脱落近无毛。叶对生，三出复叶或二回三出复叶；叶柄长 6～11 cm，基部微膨大；小叶片薄纸质或亚革质，长圆形或卵状披针形，长5～7 cm，宽 2～3.5 cm，先端渐尖，基部阔楔形，全缘，上面主脉被短柔毛，下面被疏柔毛。花两性，单生叶腋；花梗长 12～18 cm，被短柔毛，花梗中部有 1 对叶状苞片，宽卵形，具短柄；花大，直径 5～8 cm；萼片 6，卵状披针形，长 3.5～4.5 cm，宽 1.5～2.5 cm，先端锐尖，外面沿 3 条中脉形成一紫色的带，被柔毛，内面无毛，脉纹明显；花瓣无；雄蕊多数，长达 1.5 cm，暗紫色；心皮多数，子房及花柱基部被长柔毛，花柱上部被短柔毛，柱头膨大。瘦果倒卵形，宿存花柱羽毛状。花期 5～6 月，果期 6～7 月。

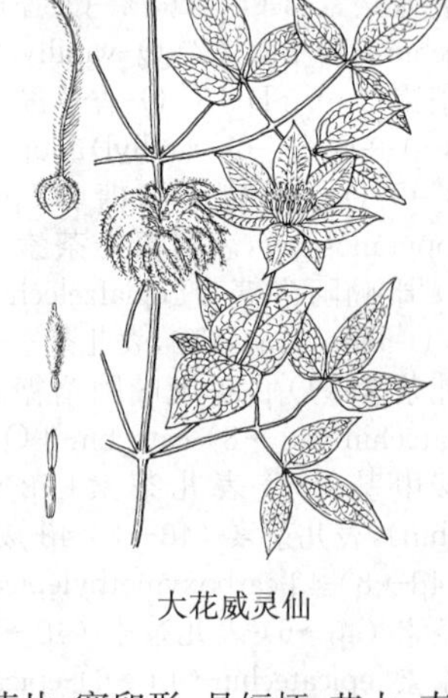
大花威灵仙

生于海拔 200～500 m 的山坡、溪旁或路旁杂木林中，攀援于树上。分布于江苏南部、安徽南部、浙江北部、河南南部、湖南东部。

【采收加工】 5～10月均可采收，鲜用或晒干。

【药性】 苦，微辛，平。

【功用主治】《天目山药用植物志》："解毒，利尿，祛瘀。"

【用法用量】 内服：煎汤，15～30 g。外用：鲜品捣烂敷。

【选方】 1. 治风火牙痛　大花威灵仙鲜根，加食盐捣烂，敷患处。

2. 治眼起星翳　大花威灵仙鲜根，捣烂，塞鼻孔，左目塞右孔，右目塞左孔。（1、2方出自《天目山药用植物志》）

0287 大花美人蕉 dà huā měi rén jiāo（《河北中草药》）

【异名】 美人蕉（《上海植物名录》）。

【基原】 为美人蕉科美人蕉属植物大花美人蕉的根茎及花。

【原植物】 大花美人蕉 *Canna generalis* Bailey

多年生直立粗壮草本，高1～2 m。茎、叶和花序均被白粉，具块状的地下茎。叶互生；叶片椭圆形，长40～50 cm，宽约20 cm，先端尖，基部阔楔形，叶缘、叶鞘紫色。总状花序顶生，长15～30 cm（连总花梗）；花大，比较密集，每1苞片内有花1～2朵；萼片绿色或紫红色，披针形，长1.5～3 cm，花冠管长5～10 mm，花冠裂片披针形，长4.5～6.5 cm；外轮3枚退化雄蕊倒卵状匙形，长5～10 cm，宽2～5 cm，颜色有红、橘红、黄等；唇瓣倒卵状匙形，长约4.5 cm，宽1.2～4 cm；发育雄蕊披针形，长约4 cm，宽约2.5 cm；子房球形，直径4～8 mm；花柱带形，离生部分长约3.5 cm。蒴果近球形，有瘤状凸起。种子黑色而坚硬。花、果期7～10月。

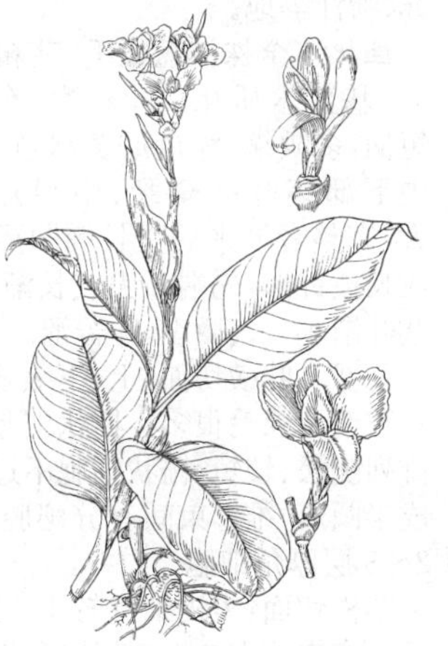

大花美人蕉

我国各地常见栽培。

【采收加工】 7～10月采收，鲜用或切片晒干。

【药性】 甘，淡，寒。

1.《河北中草药》："苦，涩，寒。"

2.《浙江药用植物志》："甘、淡，凉。"

【功用主治】 清热利湿，解毒，止血。主治急性黄疸型肝炎，白带过多，跌打损伤，疮疡肿毒，子宫出血，外伤出血。

1.《河北中草药》："清热利湿，健脾益气，止血。治外伤出血，子宫出血，白带过多。根茎用于急性黄疸型肝炎。鲜品外敷治跌打损伤，疮疡肿毒。"

2.《浙江药用植物志》："清热利湿。主治急性黄疸型肝炎，子宫出血，白带过多；外治疮疡肿毒，外伤出血。"

【用法用量】 内服：煎汤，根茎15～30 g，鲜品60～90 g，花9～15 g。外用：捣敷。

【选方】 1. 治急性黄疸型肝炎　鲜（大花美人蕉）根状茎90 g，古山龙藤（为防己科植物，又名黄连藤）30 g。加水1 000 ml，煎至400 ml，每日分2次服完，14 d为1个疗程。

2. 治子宫出血，白带过多　鲜（大花美人蕉）根状茎250 g，糯米60 g。炖鸡或肉服；或花9～15 g，水煎服；或果实30 g，水煎服。（1、2方出自《浙江药用植物志》）

0288 大种半边莲 dà zhǒng bàn biān lián（《江西草药》）

【异名】 大半边莲（《湖北中草药志》），野靛、穿耳草、偏杆草（《新华本草纲要》），江南大将军、白苋菜（《云南中药资源名录》）。

【基原】 为桔梗科半边莲属植物江南山梗菜的根或全草。

【原植物】 江南山梗菜 *Lobelia davidii* Franch.　又名：山梗菜（《江西草药》）。

多年生草本，高可达180 cm。茎直立。叶互生；叶柄长达4 cm，两边有翅；叶片螺旋状排列，下部的早落；卵状椭圆形至卵状披针形，长可达17 cm，宽达7 cm，先端渐尖，基部渐狭成柄，边缘具不规则的重锯齿或波状而具细齿。总状花序顶生，长20～50 cm；苞片卵状披针形，比花长；花萼筒倒卵状，裂片条状披针形，边缘有小齿；花冠紫红色或红紫色，长1.8～2.5（～2.8）cm，近二唇形，上唇裂片条形，下唇裂片长椭圆形或披针状椭圆形，中肋明显，喉部以下生柔毛；雄蕊在基部以上连合成筒。蒴果球状，直径6～10 mm。种子黄褐色，椭圆状。花、果期8～10月。

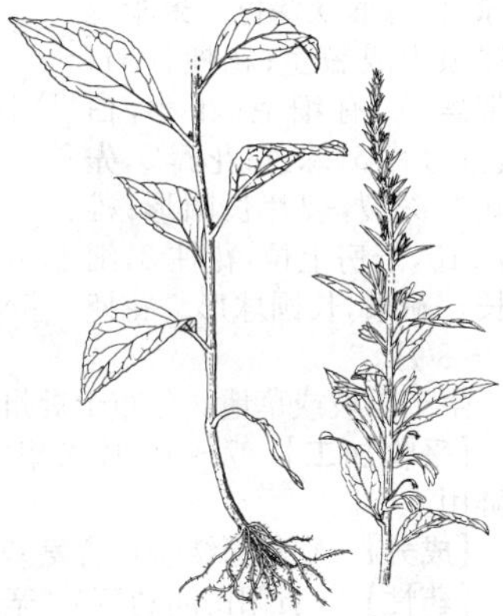

江南山梗菜

生于海拔2 300 m以下的山地林边或沟边较阴湿处。分布于西南及浙江、安徽、福建、江西、湖北、湖南、广东、广西等地。

【采收加工】 7～10月采收，鲜用或晒干。

【成分】 江南山梗菜全草含生物碱：去甲基半边莲碱（norlelobanidine），去甲基山梗菜酮碱（norlobelanine），山梗菜醇碱（lobelanidine），去甲基山梗菜醇碱（norlobelanidine）和半边莲酮碱（lelobanonoline）；还含三萜化合物β-香树脂醇棕榈酸酯（β-amyrin palmitate）[1]。

【药性】 辛，甘，平，小毒。归肺、肾经。

1.《江西草药》："性平，味甘。"

2.《湖南药物志》："辛平，有小毒。"

【功用主治】 宣肺化痰，清热解毒，利尿消肿。主治咳嗽痰多，痈肿疮毒，下肢溃烂，蛇虫咬伤，水肿。

1.《江西草药》："解毒，止痛。"

2.《湖南药物志》："清热解毒，利尿消肿。治疗肝硬化腹水，水肿，疮疖肿毒，毒蛇咬伤。"

3.《湖北中草药志》："宣肺化痰，清热解毒，利尿催吐。用于支气管炎，肝硬化腹水，水肿，毒蛇咬伤，下肢溃烂，蜂螫，痈肿疔疮等症。"

【用法用量】 内服：煎汤，3～9 g。外用：鲜品捣敷或煎水洗。

【选方】 治痈肿疔毒　山梗菜根（鲜）适量，白糖、熟盐少许。捣烂外敷。（《江西草药》）

0289 大种鹅儿肠 dà zhǒng é ér cháng（《贵阳民间药草》）

【异名】 黑牵牛、通经草（《贵阳民间药草》）。

【基原】 为石竹科繁缕属植物独籽繁缕的全草或根。

【原植物】 独籽繁缕 *Stellaria monosperma* Buch.-Ham. ex D. Don

多年生宿根草本。根粗大，圆柱形。茎直立，高约100 cm，质软弱，密被短毛，节部稍膨大。单叶对生；披针形，长可达10 cm，先端尖锐，全缘，基部抱茎，表面绿色，背面淡绿色。聚伞花序顶生或腋生；花梗纤弱，带紫色，有细毛；花小，白色；萼片5，绿色；花瓣5，先端2深裂，裂片长圆形；雄蕊10，子房上位，花柱3，细长。蒴果，长圆球形。花期7～8月。

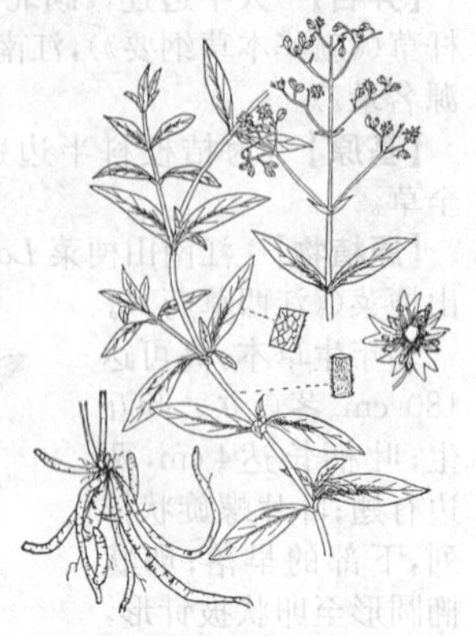

独籽繁缕

生于山坡或草地。分布于贵州、陕西等地。

【采收加工】 7～10月采集全草或采挖根部，晒干或鲜用。

【成分】 独籽繁缕全草含氨基酸和糖类[1]。

【药性】《贵阳民间药草》："辛，平，无毒。"

【功用主治】 行气止痛，利湿消积。主治脘腹疼痛，痛经，黄疸，食积，便血，疔疮。

《贵阳民间药草》："行血理气，通经解毒，化湿热积滞。"

【用法用量】 内服：煎汤，6～15 g，鲜品30～60 g。外用：研末调敷；或捣敷。

【选方】 1. 治胃胀痛　大种鹅儿肠根末1.5～3 g。米汤吞服。(《贵阳民间药草》)

2. 治胃痛，腹痛　大种鹅儿肠、地苦胆等量，打成细粉。每次吞服1.5 g。(贵州《常用民间草药手册》)

3. 治周身酸痛，妇女小腹胀痛　大种鹅儿肠根末1.5～3 g。用酒吞服。(《贵阳民间药草》)

4. 治妇女经期腹痛　大种鹅儿肠30 g，白胡椒9 g。打成粉子，痛时用酒吞服0.9～1.5 g。(贵州《常用民间草药手册》)

5. 治黄疸　鲜大种鹅儿肠全草30～60 g。煨水服。

6. 治大肠下血，便后流血如注　大种鹅儿肠6 g，青藤香6 g。炖猪肉250 g，汤肉并服。

7. 治小儿积食，消化不良　大种鹅儿肠3 g，鸡内金3 g。研末混合，开水吞服。

8. 治疔疮　鲜大种鹅儿肠根捣烂敷之；干者为末，调水敷亦可。(5～8方出自《贵阳民间药草》)

0290 大麻叶佩兰 dà má yè pèi lán (《中药大辞典》)

【基原】 为菊科泽兰属植物大麻叶泽兰的全草。

【原植物】 大麻叶泽兰 *Eupatorium cannabinum* L.

多年生草本，高50～150 cm。根茎粗壮，有节，生多数细根。茎直立，全部或下部淡紫红色，不分枝或仅在茎顶有伞房状花序分枝，全部茎枝被短柔毛，花序分枝及花梗上的毛较密，花期时中下部脱毛。叶对生；有短柄，柄长约0.5 cm；中下部茎叶3全裂，中裂片大，长椭圆形或长披针形，长6～11 cm，宽2～3 cm，先端渐尖或长渐尖，基部楔形或宽楔形，侧生裂片小，与中裂片同形；上部茎叶渐小，3全裂或不裂，下部茎叶花期凋落；全部茎叶两面粗涩，质地稍厚，被稀疏白色短柔毛及腺点，下面及下面沿脉的毛较密，边缘有锯齿。头状花序多数，在茎顶及枝端排成密集的复伞房花序；总苞钟状，含3～7个小花；总苞片9～10个，2～3层；花紫红色、粉红色或淡白色，花冠长约5 mm，外被稀疏黄色腺点。瘦果黑褐色，圆柱状，5棱，散布黄色腺点；冠毛白色。

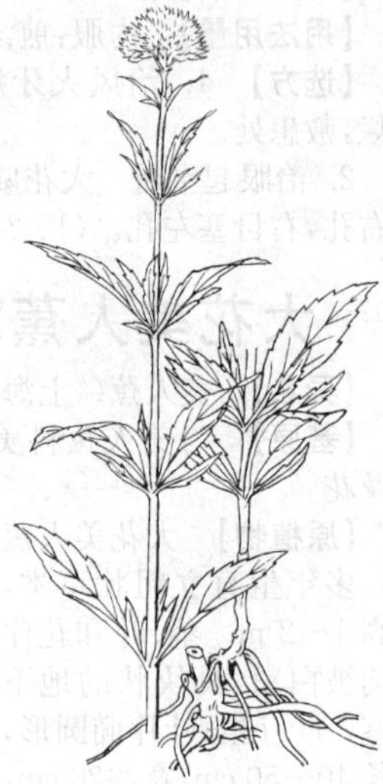

大麻叶泽兰

生于山坡草丛或村落附近竹林内。分布于江苏、浙江。

【采收加工】 5～7月花未开放时采收，晒干或阴干。

【药材】 大麻叶佩兰 *Herba Eupatorii Cannabini* 产于江苏、浙江等地。

性状　全株被短柔毛，茎粗大，基部木质化。叶对生，有短柄，多皱缩，绿色或黄绿色，中下部茎叶3全裂、中裂片大，完整者展平后呈长椭圆形或长披针形，先端渐尖或长渐尖，基部楔形或宽楔形，上部茎叶渐小。气微香，味苦涩。

鉴别　叶横切面：上、下表皮外侧角质层纹理略呈齿状，非腺毛及腺毛很多。栅状细胞2列，长圆柱形，第二列细胞排列疏松、较短，栅状细胞不过主脉。主脉维管束6个略排成半圆形，维管束间有分泌腔散在。主脉上下表皮内侧有2～3层厚角细胞。

茎横切面：表皮细胞较小，方形或长方形，外被众多非腺毛。表皮下有3～10层厚角细胞，皮层薄壁细胞8～10层。维管束排列成环，角隅处的维管束稍大。韧皮部窄，大维管束内外侧均有纤维束，呈半月形，小的维管束仅韧皮部外侧有纤维束。形成层成环；木质部由导管、纤维组成，导管单列。中央为髓，并有分泌道散在。

【成分】 根及地上部分含生物碱：仰卧天芥菜碱(supinine)，刺凌德草碱(echinatine)[1]，颈花胺(trachelanthamine)，β-异丁酰仰卧天芥菜碱(β-butyrylsupinine)，β-异戊酰仰卧天芥菜碱(β-valerylsupinine)，β-乙酰刺凌德草碱(β-acetylechinatine)，β-异戊酰刺凌德草碱(β-isovalerylechinatine)，β-当归酰/巴豆酰仰卧天芥草碱(β-angeloyl/tigloyl supinine)，β-当归酰/巴豆酰刺凌德草碱(β-angeloyl/tigloylechinatine)，β-当归酰/巴豆酰颈花胺(β-angeloyl/tigloyltrachelanthamine)[2]等。倍半萜内酯成分：泽兰内酯(eupatolide)，泽兰苦素(eupatoriopicrin)，3-乙酰氧基-20-去氧泽兰苦素(3-acetoxy-20-deoxyeupatoriopicrin)，3-乙酰氧基-二去氧泽兰苦素(3-acetoxy-dideoxyeupatoriopicrin)，3β-羟基泽兰苦素(3β-hydroxyeupatoriopicrin)，大麻叶佩兰内酯(eucannabinolide)，泽兰苦素-19-O-亚麻酸酯(eupatoriopicrin-19-O-linolenate)，8β-乙酰氧基-2α-羟基木香烯内酯(8β-acetoxy-2α-hydroxycostunolide)，2-乙酰基-8β-(4，5-二羟基巴豆酰氧基)前圆叶泽兰内酯〔2-acetyl-8β-(4，5-dihydroxytigloyloxy) preeupatundin〕，6-羟基丙呋苯甲酮(6-hydroxytremetone)，库页岛北芷内酯(sachalinin)，3β-当归酰氧基-6-羟基丙呋苯甲酮(3β-angeloyloxy-6-hydroxytremetone)，3β-异丁烯酰氧基-6-羟基丙呋苯甲酮(3β-methacryloxy-6-hydroxytremetone)，3β-异丁酰氧基-6-羟基丙呋苯甲酮(3β-isobutyryloxy-6-hydroxytremetone)，大麻叶佩兰克罗烷内酯(cannaclerodanolide)[3]，土木香内酯(alantolactone)，异土木香内酯(isoalantolanctone)，山兰内酯(hiyodorilactone)E，去乙酰氧基山兰内酯(desacetoxy hiyodorilactone)B[4, 5]，台湾泽兰内酯(eupaformonin)[6]及α-二甲基-γ-丁内酯(α-methylene-γ-butyrolactone)，3β-过氧大麻叶佩兰内酯(3β-peroxyeucannabinolide)，泽兰苦素(eupatoriopicrin)等成分[7]。黄酮类成分：粗毛豚草素(hispidulin)，楔叶泽兰素(eupafolin)，紫云英苷(astragalin)，金丝桃苷(hyperoside)，山柰酚-3-芸香糖苷(kaempferol 3-rutinoside)，异槲皮苷(isoquercitrin)，芸香苷(rutin)[8]，柳穿鱼素(pectolinarigenin)，4′，5，7-三羟基-3′，6-二甲氧基黄酮(jaceosidin)，5，7-二羟基-3，4′，6-三甲氧基黄酮(santin)，矢车菊黄素(centaureidin)[9]等。甾醇类成分：豆甾醇(stigmasterol)，β-谷甾醇(β-sitosterol)，菜油甾醇(campesterol)，蒲公英甾醇(taraxasterol)[10]。其他成分：兰草素(euparin)[6]，10-乙酰氧基橙花醇乙酸酯(10-acetoxyneryl acetate)，叶黄素(lutein)，4-羟基紫罗兰酮(4-hydroxyionone)，(E)-1-己烯酸〔(E)-hex-1-enoic acid〕，大牻牛儿烯(germacrene)D，乙酸橙花醇酯(neryl acetate)，异戊酸橙花醇酯(neryl isovalerate)，异丁酸橙花醇酯(neryl isobutyrate)[3]，达玛二烯醇乙酸酯(dammaradienyl acetate)[11]等。

地上部分挥发油成分有：正辛醛(*n*-octanal)，乙酸乙醇酯(hexylacetate)，正壬醛(*n*-nonanal)，乙酸庚醇酯(heptyl acetate)，癸醛(decanal)，乙酸辛醇酯(octyl acetate)，水杨酸甲酯(methyl salicylate)，乙酸芳樟醇酯(linalyl acetate)，乙酸龙脑酯(bornyl acetate)，乙酸熏衣草醇酯(lavandulyl acetate)，巴豆酸-3-己烯醇酯(3-hexenyl tiglate)，乙酸橙花醇酯，乙酸苯甲醇酯(benzyl acetate)，乙酸牻牛儿醇酯(gerany lacetate)，乙酸香茅醇酯(citronellyl acetate)，丙酸龙脑酯(bornyl propionate)，麝香草氢醌二甲醚(thymohydroquinone dimethylether)，丙酸α-松油醇酯(α-terpenylpropi onate)，丙酸橙花醇酯(nerylpropioriate)，丁酸百里香酚酯(thymylbutyrate)，异戊酸龙脑酯(bornylisovalerate)，丁酸α-松油醇酯(α-terpenyl butyrate)，顺式-3-己烯醇苯甲酸酯(*cis*-3-hexenyl benzoate)，异戊酸百里香酚酯(thymylisovalerate)，异戊酸橙花醇酯，异戊酸牻牛儿醇酯(geranylisovalerate)，巴豆酸百里香酚酯(thymyltiglate)，苯甲酸苄酯(benzylbenzoate)等[12]。

【药理】 1. 保肝作用　大麻叶佩兰水提物在小鼠四氯化碳中毒前给予，可降低血中丙氨酸氨基转移酶活性，但中毒后应用无效。其中的泽兰苦素在提取物中含有的浓度没有抗肝细胞毒作用[1]。

2. 细胞毒作用　人小细胞肺癌细胞株试验中，大麻叶佩兰中的泽兰苦素等成分都有较高的细胞毒作用，ID_{50}为1～2 μg/ml；泽兰内酯等在这些浓度时无作用[2]。

3. 其他作用　从大麻叶佩兰中得到的多糖成分在人粒细胞试验和动物碳廓清试验中，表现出免疫刺激活性[3]。

【药性】 辛，平。

【功用主治】 清暑，辟秽，化湿。主治夏季伤暑，发热头痛，湿邪内蕴，脘痞不饥，口苦苔腻。

【用法用量】 内服：煎汤，4～9 g。

0291 大叶花椒茎叶 dà yè huā jiāo jīng yè（《湖南药物志》）

【基原】 为芸香科花椒属植物蚬壳花椒 *Zanthoxylum dissitum* Hemsl. 的茎枝或叶。

【原植物】 参见"大叶花椒"条。

【采收加工】 7～10月采收，鲜用或晒干。

【药材】 大叶花椒茎叶 *Ramulus seu Folium Zanthoxyli Dissiti*　主产于四川、云南、贵州、陕西、广西、广东、湖南、河北等地。

性状　茎圆柱形，表面灰褐色或暗灰色，有纵向突起的棱纹、乳头状突起的皮刺或椭圆形的皮刺疤痕。质坚硬，难以折断，断面木质性。中心有圆形髓部。羽状复叶，互生，小叶3～9片，叶片长圆形、长圆状披针形或卵状长圆形，先端渐尖，基部广楔形，全缘，两面光滑；叶柄短。小枝、叶柄、叶轴、有时叶下面中脉处有小锐刺。叶革质。气特异。味稍苦而有刺喉感。

鉴别　茎横切面：木栓层为8～15列细胞，壁增厚。皮层有较多成束的纤维及石细胞群；韧皮薄壁细胞含有少量草酸钙方晶，木质部导管单个排列。髓部薄壁细胞木化。

【药性】 苦、辛，温。

1.《湖南药物志》："甘、辛，无毒。"

2.《广西本草选编》："味苦、辛，性温，有小毒。"

【功用主治】 祛风散寒，活血止痛。主治风寒湿痹，胃痛，腹痛，腰痛，跌打损伤。

1.《湖南药物志》："祛风散寒，杀虫止痛。治牙痛，腰痛。"

2.《广西本草选编》："祛风止痛，活血散瘀。主治风湿骨痛，跌打肿痛，胃痛，寒疝腹痛。"

【用法用量】 内服：煎汤，9～15 g。

【选方】 治牙痛　大叶花椒茎皮，含痛处。(《湖南药物志》)

0292 万年青 wàn nián qīng（《本草从新》）

【异名】 千年润(《履巉岩本草》)，蒀(《花镜》)，千年蒀(《本草从新》)，屋周(《质问本草》)，万年青根(《药性考》)，冬不雕草(汪连仕《采药书》)，开口剑、斩蛇剑(《植物名实图考》)，白河车(《江苏省植物药材志》)，牛尾七、冲天七(《四川中药志》)，竹根七(《陕西药用植物调查》)，铁扁担(《江西草药》)，青龙胆(《贵州药用植物调查》)，白重楼、铁棕榈(《浙江药用植物志》)，万年肥、包谷七、诸总管、搜山虎(《贵州中草药名录》)。

【基原】 为百合科万年青属植物万年青的根及根茎。

【原植物】 万年青 *Rohdea japonica* (Thunb.) Roth [*Orontium japonicum* Thunb.]

多年生常绿草本。根茎粗1.5～2.5 cm，有多数粗纤维根。叶基生；叶片3～6枚，长圆形、披针形或倒披针形，长15～30 cm，宽2.5～7 cm，厚纸质，纵脉明显突出；花葶短于叶，长2.5～4 cm；穗状花序长3～4 cm，具几十朵密集的花；苞片卵形，膜质，短于花；花被合生，球状钟形，长4～5 mm，宽6 mm，裂片6，

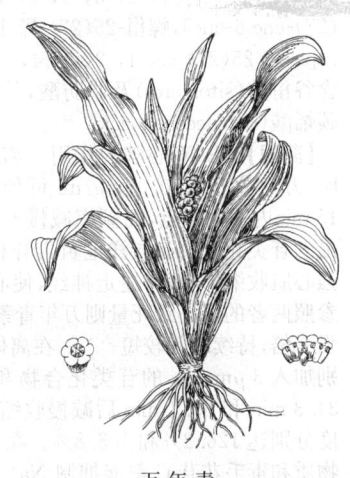

万年青

厚肉质,淡黄色或褐色;雄蕊 6,花药卵形;子房球形,花柱不明显,柱头 3 裂。浆果,熟时红色。花期5～6 月,果期 9～11 月。

生于海拔 750～1 700 m的林下、山谷阴湿草地。分布于江苏、浙江、江西、山东、湖北、湖南、广西、四川、贵州等地,各地常有盆栽。

本植物的叶(万年青叶)与花(万年青花)亦供药用,另设专条。

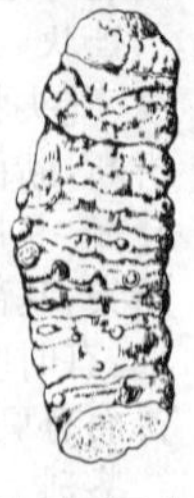
万年青(根茎)外形

【栽培】 生物学特性 喜温暖潮湿的气候,喜半阴环境,忌强光。以疏松肥沃砂质壤土和腐殖质土栽培为宜。

繁殖方法 用种子或分株繁殖。种子繁殖:春季 3～4 月或秋季选背阴处播种,保持土壤湿润,20～30 d 出苗。分株繁殖:在春季挖取根部分开栽种,行距 30 cm,株距 15 cm。

【采收加工】 7～10 月挖取根及根茎,鲜用或切片晒干。

【药材】 万年青 *Rhizoma Rohdeae Japonicae* 产于江苏、浙江、四川等地。

性状 根茎圆柱形,表面灰黄色,皱缩,具密集的波状环节,并散有圆点状根痕,有时留有长短不等的须根;顶端有时可见地上茎痕和叶痕。质带韧性,折断面不平坦,黄白色(晒干品)或浅棕至棕红色(烘干品),略带海绵性,有黄色维管束小点散布。气微,味苦、辛。

鉴别 根茎横切面:木栓细胞数列。皮层较宽广,有的细胞含草酸钙针晶束;内皮层明显。中柱维管束周木型和外韧型,散列,靠内皮层处的维管束较密,几乎排列成环。

【成分】 根茎含强心苷成分:万年青苷(rhodexin)A、B、C、D[1～4],α及β-脱水万年青苷元(α, β-monoanhydrorhodexigenin)A[5],毕平多苷元-3-β-D-吡喃阿洛糖苷(bipindogenin 3-O-β-D-allopyranoside)[6],毕平多苷元-3-O-β-D-吡喃木糖基(1→4)-β-D-吡喃阿洛糖苷〔bipindoge-nin-3-O-β-D-xylopyranosyl(1→4)-β-D-allopyranoside〕[6,7]和少量的洋地黄毒苷元(digitoxigenin),萝藦苷元(periplogenin)[8];还含螺甾烷类成分:万年青皂苷元(rhodeasapogenin),异万年青皂苷元(isorhodeasapogenin)、22-表万年青皂苷元(22-epirhodeasapogenin)、铃兰苦苷元(convallamarogenin)的 1-O-α-L-吡喃鼠李糖基(1→2)-β-D-吡喃木糖苷及 3-O-β-D-吡喃葡萄糖苷等 8 个皂苷[9];1, 2, 3, 4, 5, 7-六羟基螺甾-25(27)-烯-6-酮〔1, 2, 3, 4, 5, 7-hexahydroxy-spirost-25(27)-ene-6-one〕,螺甾-25(27)-烯-1, 2, 3, 4, 5, 6, 7-七醇〔spirost-25(27)-ene-1, 2, 3, 4, 5, 6, 7-heptol〕[6,10]。又含谷甾醇(sitosterol)及脂肪酸,其中的主要脂肪酸是十八碳烯酸(octadecenoic acid)[11]。

【药理】 1. 对心脏的作用 离体蟾蜍心脏灌注试验表明,万年青浸膏 0.1 mg/ml 可使心脏振幅逐渐增大,在 15 min内达到顶点,而频率减慢[1]。从万年青根基中分离出的苷类化合物有与洋地黄毒苷相似的药理作用,可以增强心肌收缩力,兴奋迷走神经,使心动振幅及频率起变化;参照两者的最小致死量则万年青素较洋地黄毒苷的作用约强 3 倍,持续时间较短[2,3]。在离体豚鼠乳头肌实验中,分别加入 3 μmol/L 的苷类化合物和毒毛花苷 G,能相应在 34.3 min 和 35.1 min 后减慢收缩率,增加收缩力,增加幅度分别达 126.2%和 108.8%。在 0.001～1.0 mmol/L,此物质和毒毛花苷 G 都能抑制 Na^+,K^+(Mg^{2+})-ATP 酶活性,呈剂量依赖关系。可认为此苷类是 1 个相当于毒毛花苷 G 强度的强心苷[4]。万年青苷 A、B、C 均有强心作用,以万年青苷 A 的作用最强,与毒毛花苷 G(ouabain)相等;口服效力差,需 10 倍于注射量始达到同样效果;其起始作用与排泄速度均较毒毛花苷 G 快[5]。万年青对心脏房室间传导系统有抑制作用[6,7];大剂量中毒时可产生完全性房室传导阻滞,阻断迷走神经作用的阿托品不能恢复房室传导,其作用机制尚待进一步研究[3]。

2. 对血压的影响 麻醉猫静注万年青提取液(含生药 0.5%)13.5 ml 可使血压轻度升高,19 ml 出现心率不规则时有血压下降,29 ml 引起心跳停止则血压骤降[7]。

3. 对平滑肌的作用 万年青 1∶10 000 提取液对犬离体小肠有兴奋作用,可使蠕动增加及张力稍有增加;对未妊娠犬离体子宫有兴奋作用,可使节律性活动增加及张力稍有增加;万年青 1∶100 提取液滴入兔眼后 15～20 min,瞳孔出现显著缩小,16 h 后恢复正常[7]。

4. 催吐作用 猫皮下注射 1/3 最小致死量约 20 mg(生药)/kg 的万年青提取液,可于 6 h 内出现剧烈呕吐[7]。

5. 抗菌作用 万年青酊剂用试管稀释法,1∶512 对白喉杆菌,1∶128 对金黄色葡萄球菌、乙型链球菌及枯草杆菌等均有抑制作用[8]。

【药性】 苦、微甘,寒,小毒。归肺、心经。

1.《履巉岩本草》:“性凉,无毒。”

2.《本草从新》:“甘、苦,寒。”

3.《本草再新》:“有小毒。入肺经。”

【功用主治】 清热解毒,强心利尿。主治咽喉肿痛,白喉,痄腮,疮疡肿毒,乳痈,蛇虫咬伤,心力衰竭,水肿,臌胀,咯血,吐血。

1.《本草从新》:“泻热,治咽喉急闭,捣汁,入米醋少许灌之,吐痰立苏。”

2. 王安卿《采药志》:“治中满蛊胀,黄疸,心疼,哮喘咳嗽,跌打伤。”

3. 汪连仕《采药书》:“治疮毒,收湿热,洗脚气,汤泡火伤,天疱疮,白蛇缠,捣汁搽。”

4.《李氏草秘》:“能解眼蛊,治白火丹。又治噎膈。”(2～4 引自《纲目拾遗》)

5.《本草求原》:“止血生血。”

6.《植物名实图考》:“治无名肿毒,疔疮,牙痛,蛇伤。”

7.《四川中药志》1960 年版:“清肺火。治虚劳内伤咳嗽。”

8.《湖南药物志》:“主治坐板疮,痔漏,老幼脱肛,心疼,淋病,狂犬病。”

9.《上海常用中草药》:“强心利尿,清热解毒,止血。主治咯血、吐血,心脏病水肿,咽喉闭塞,扁桃体炎,白喉等。”

【用法用量】 内服:煎汤,3～9 g;鲜品 30 g;或浸酒;或捣汁。外用:鲜品捣敷;或捣汁涂;或塞鼻;或煎水熏洗。

【宜忌】 孕妇禁服。服用过量会出现恶心,呕吐,头痛,头晕,腹痛,腹泻,四肢麻木,肢端发冷,严重时出现心律失常,心脏传导阻滞,谵妄,昏迷,甚至死亡。

1.《湖南药物志》:“多服令人吐。”

2.《中草药急性中毒与解救》:“有积蓄作用,大量服用,较洋地黄易于发生中毒。”

【选方】 1. 治咽喉壅闭,发声不出 千年润晒干为末,每服一钱,浓煎薄荷汤调服,不以时,临睡服尤佳。(《履巉岩本草》)

2. 治单双乳蛾 用万年青根二寸,洗净削去皮,切薄片,

捣烂如泥，加真米醋一酒杯，搅匀，含咽数次，俟蛾破，吐出脓血即愈。(《经验奇方》)

3. 治疗疮走黄　万年青根，捣汁1茶杯服之。服后必发寒战寒噤，毒从大便或小便出，其色黄，便后即服姜汁1茶杯，周身肿胀即消，其病若失。亦治疯狗咬伤。〔《光华医药杂志》，1933，1(4)：15〕

4. 治乳腺炎　鲜万年青根状茎、鲜佛甲草、鲜半边莲等量。捣烂外敷局部。(《青岛中草药手册》)

5. 治痔疮肿痛难行　猪腿骨去两头，同万年青入砂锅内，水煮一炷香，乘热熏，温洗，日三次。(《纲目拾遗》引《活人书》)

6. 治毒蛇咬伤　鲜万年青根状茎15～30 g。捣汁服。另用鲜万年青根状茎、天南星块茎各适量，捣烂外敷。(《浙江药用植物志》)

7. 治癫狗咬　老万年青根叶捣1碗，生服。如仍痛再服1碗。倘多服不快，用生姜汁，毒亦可解。(《疑难急症简方》)

8. 治跌打损伤　万年青根状茎1.5 g，棕树根须6 g。水煎，冲红糖、黄酒服。另用万年青鲜叶捣汁涂患处。(《浙江药用植物志》)

9. 治头风　万年青根削尖，蘸朱砂塞鼻孔内，左塞右，右塞左，两边痛者齐塞，取清水鼻涕下，须一周时妙。(《纲目拾遗》引《嵩崖杂记》霹露丹)

【临床报道】 1. 治疗白喉　将万年青根40 g，洗净，切细，加醋100 ml，浸2 d后过滤去滓，再加冷开水100 ml，使成每1 ml含生药0.2 g的溶液，服用时可加少许糖浆。每日服6次，4 h 1次，首次倍量。多数病例每日用药总量为：1岁以下0.2 g，1～2岁0.4 g，3～4岁0.6 g，5～6岁0.8 g，7～9岁1.0 g，10～12岁1.2 g，13～15岁1.5 g，16岁以上2～3 g。年龄较大患者可用含咽法，并用棉签蘸药液涂局部白膜，可以促使白膜消退而缩短病程。治疗128例，结果治愈123例，死亡5例。有2例出现缓脉及心跳间歇现象，停药5～7 d后恢复[1]。万年青对白喉并发的心肌炎、喉梗阻也有疗效[2]。

2. 治疗心力衰竭　将鲜万年青全植物制成浸膏，每1 g含鲜生药30 g。每次服1 g，每日2～3次，治疗因阵发性心动过速、风湿性心脏病及梅毒性心脏病引起的心力衰竭15例，效果良好。未见毒性反应[3]。或以常规剂量水煎服，副作用主要为消化道症状和出汗，少数出现心律失常[4]。

3. 治疗心律失常　①将万年青强心苷注射液(每1 ml含1.1 mg万年青强心苷)4 ml，加入25%葡萄糖40 ml中缓慢静脉注射，如1 h后疗效不满意，酌情再注射2～4 ml；或将本品加入5%葡萄糖液250 ml中静脉滴注。观察对各类心律失常疗效，结果7例功能性窦性心动过速者，均在用药1 h内恢复窦性心律，平均减慢心率48次/min；36例阵发性室上性心动过速者，全部在药后2 h内恢复窦性心律；14例阵发性心房颤动者中，用药1 h恢复窦性心律10例，减慢心室率4例；13例持续性心房颤动者，用药1 h后1例恢复窦性心律，12例减慢心室率，平均减慢心室率50次/min；2例心房扑颤者，药后1 h平均减慢心室率30次/min；2例心房扑动者，均恢复窦性心律，2例频繁房性早搏者，分别于药后30 min和60 min早搏消失；5例室性早搏者中，药后1 h，2例早搏消失，3例早搏次数减少。推测万年青强心苷的作用可能与直接抑制窦房结心房的自律性和传导性、增强迷走神经张力有关，还可能影响心脏的电生理。本组病例用药剂量最少4.4 mg，最多11 mg，均未见明显副作用[5]。②用万年青强心苷膜，舌下含服，治疗心律失常、室上性阵发性心动过速，疗效与口服维拉帕米相似[6]。

0293 万年松 wàn nián sōng (《天目山药用植物志》)

【基原】 为石杉科马尾杉属植物美丽马尾杉的全草。

【原植物】 美丽马尾杉 *Phlegmariurus pulcherrimus* (Wall.) Löve et Löve [*Lycopodium pulcherrimum* Wall.]

多年生常绿草本。茎稍粗壮，高约25 cm，基部分枝丛生，以上四至五回叉状分枝。叶紧密排列于茎上，线状披针形，长约12 mm，先端渐尖，基部几无柄，全缘，深绿色，在成熟的植株上略开展，但不反卷。着生孢子囊的叶与下部的叶相同或略短，不形成清楚的孢子囊穗。孢子囊肾形，淡黄色，近无柄，着生于枝端的叶腋内，成熟后上面横裂成2片，放出黄色粉末状的孢子。

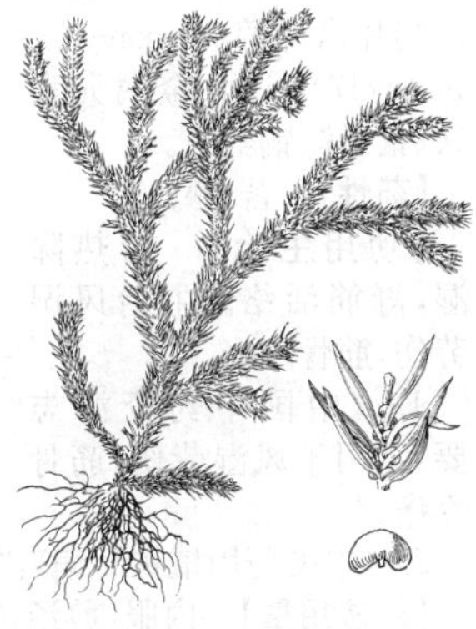

美丽马尾杉

生于林下阴湿的岩石或泥土上。分布于浙江、安徽、江西、广西、云南、西藏及台湾等地。

【采收加工】 5～10月采收，晒干或鲜用。

【成分】 含石松生物碱(lycopodium alkaloids)及萜类(terpenoids)[1]。

【药性】 《中国药用孢子植物》："辛，温。"

【功用主治】 祛瘀，透疹，解毒。主治跌打损伤，麻疹不透，无名肿毒。

1. 《全国中草药汇编》："透疹解毒。主治麻疹不透。"

2. 《中国药用孢子植物》："活络祛瘀，用于跌打损伤，无名肿毒。"

【用法用量】 内服：煎汤，10～15 g。外用：捣敷。

【宜忌】 《安徽中草药》："略有小毒，并有麻醉作用，内服剂量宜慎重。"

【选方】 治麻疹不透　万年松干全草、荔枝核各15～18 g。水煎，空腹服。连服数次，至麻疹发透发到脚为止。(《天目山药用植物志》)

0294 万年藓 wàn nián xiǎn (《贵州中草药名录》)

【异名】 天朋草(《贵州中草药名录》)。

【基原】 为万年藓科万年藓属植物万年藓的植物体。

【原植物】 万年藓 *Climacium dendroides* (Hedw.) Web. et Mohr [*Leskea dendroides* Hedw.]

植物体粗大呈树形，地下茎匍匐横生，具假根及膜质鳞状小叶。地上茎直立，多分枝，高达15～20 cm，分枝密布绿色鳞毛。茎上部的叶及分枝基部的叶片呈宽卵状三角形或卵状披针形，基部略下延；中肋单一，达于叶尖前终止，叶片上部细胞狭菱形，叶角部细胞圆形，无色半透明；分枝上部的叶片较小，狭长披针形，叶缘锯齿达于中部。雌雄异株。蒴柄长2～4 cm，红色；孢蒴直立，长柱形，多出；蒴盖高圆锥形；蒴帽兜形，包盖全孢蒴。

生于潮湿的针阔林下或沼泽地附近。分布于西南及辽宁、吉林、江苏、浙江、安徽、福建、西藏、陕西等地。

【采收加工】 5～7月采收，晒干。

【成分】 全体含甾体化合物：β-谷甾醇(β-sitosterol)，豆甾醇(stigmasterol)[1, 2]，麦角甾醇(ergosterol)[1]，菜油甾醇(campesterol)，环鸦片甾烯醇(cyclolaudenol)，31-去甲环鸦片甾烯醇(31-norcyclolaudenol)[2]，还含金属元素铁、锰、锌、铜等[3]。

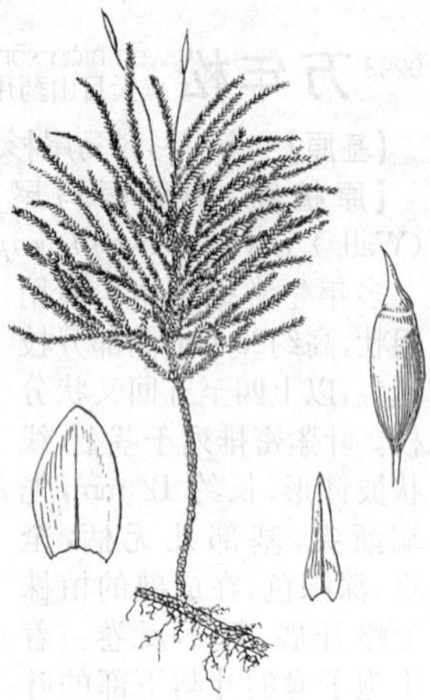
万年藓

【药性】 苦，寒。

【功用主治】 清热除湿，舒筋活络。主治风湿劳伤，筋骨疼痛。

1.《中国中药资源志要》："用于风湿劳伤，筋骨疼痛。"

2.《中国药用植物简编》："清热除湿，舒筋活络。"

【用法用量】 内服：煎汤，6～9 g。

0295 万年青叶 wàn nián qīng yè (《本草新编》)

【异名】 青龙胆叶(《贵州草药》)。

【基原】 为百合科万年青属植物万年青 *Rohdea japonica* (Thunb.) Roth 的叶。

【原植物】 参见"万年青"条。

【采收加工】 5～10月采收，鲜用或晒干。

【成分】 叶中含香豆素类：莨菪亭(scopoletin)，伞形花内酯(umbelliferone)。黄酮类：槲皮素(quercetin)，紫云英苷(astragalin)，异槲皮素(isoquercetin)，山柰酚(kaempferol)[1]。脂肪酸：十八碳二烯酸(octadecadienoic acid)[2]。强心成分：万年青新苷(rhodexoside)[3]。

【药性】 苦、涩，微寒，小毒。

1.《本草新编》："味苦、涩，气微寒。入肾经，专通任督之脉，亦能入肺。"

2.《生草药性备要》："味腥，性甘平。"

3.《贵州草药》："性凉，味辛，有毒。"

【功用主治】 清热解毒，强心利尿。主治咽喉肿痛，疮毒，蛇伤，心力衰竭，咯血，吐血。

1.《本草新编》："杀痨虫，黑须发。"

2.《百草镜》："煎洗坐板疮，痔疮。"

3.《药性考》："解毒，清胃，降火，能止吐血，以红枣七枚劈开煎饮。"(2、3引自《纲目拾遗》)

4.《本草求原》："散瘀。"

5.《上海常用中草药》："强心利尿，治心脏病气急浮肿。"

【用法用量】 内服：煎汤，3～9 g；鲜品9～15 g。外用：煎水熏洗；或捣汁涂。

【宜忌】 本品有小毒，慎服。

【选方】 1. 治喉症 万年青叶，洗净捣烂取汁，加滴醋少许，频漱其喉，倘喉已破烂，不可加醋。(《疫痧草》)

2. 治外痔 青龙胆叶3片，猪腿骨1根(打碎)。煨水洗患处。(《贵州草药》)

3. 治心脏病气急浮肿 万年青叶3 g。煎服，每日2～3次。(《上海常用中草药》)

【临床报道】 治疗慢性气管炎 每日以万年青鲜叶9～15 g，水煎分3次饭后服，5 d为1个疗程。观察36例，对咳嗽、咯痰有较好疗效，对气短也有一定疗效。治疗中有2例出现脉搏减慢和期前收缩，停药后逐渐恢复[1]。

0296 万年青花 wàn nián qīng huā (《纲目拾遗》)

【基原】 为百合科万年青属植物万年青 *Rohdea japonica* (Thunb.) Roth 的花。

【原植物】 参见"万年青"条。

【采收加工】 5～7月花开时采收，阴干或烘干。

【功用主治】 祛瘀止痛，补肾。主治跌打损伤，肾虚腰痛。

1.《慈航活人书》："治一切跌打损伤。"(引自《纲目拾遗》)

2.《四川中药志》1960年版："治肾虚。"

【用法用量】 内服：煎汤，3～9 g；或入丸剂。

【选方】 1. 治一切跌打损伤 山芝麻、橡栗树花、万年青花，铁脚威灵仙汁为丸，黄豆大。每服一丸，陈酒下。(《纲目拾遗》引自《慈航活人书》)

2. 治肾虚腰痛，不能转侧 (万年青花)配糯米、黑豆、红枣、枸杞、猪腰子1对(切碎)，装入猪大肠内炖服。(《四川中药志》1960年版)

0297 万寿菊叶 wàn shòu jú yè (《南宁市药物志》)

【基原】 为菊科万寿菊属植物万寿菊 *Tagetes erecta* L. 的叶。

【原植物】 参见"万寿菊花"条。

【成分】 叶的挥发油含14种成分，其中主要有辣胡椒酮(piperitone)，即3-甲基-6-(1-异丙基)-2-环己烯-1-酮〔3-methyl-6-(1-methylethyl)-2-cyclohexen-1-one〕[1]，还有单萜：松油烯(terpinene)，柠檬烯(limonene)，顺-罗勒烯(*cis*-ocimene)，反-罗勒烯(*trans*-ocimene)。又含长链碳水化合物(longchain hydrocarbous)：正癸烷(*n*-decane)，正十三烷(*n*-tridecane)，十一烷(undecane)[2]。

【药性】 甘，寒，有臭气。

【功用主治】 治痈、疮、疖、疔，无名肿毒。

【用法用量】 内服：煎汤，4.5～10 g。外用：捣敷或煎水洗。

0298 万寿菊花 wàn shòu jú huā (《植物名实图考》)

【异名】 臭芙蓉(《植物名实图考》)，金菊(《民间常用草药汇编》)，黄菊、红花、柏花、里苦艾(《广西药用植物名录》)，蜂窝菊、金花菊、金鸡菊(《昆明民间常用草药》)。

【基原】 为菊科万寿菊属植物万寿菊的花。

【原植物】 万寿菊 *Tagetes erecta* L.

一年生草本，高50～150 cm。茎直立、粗壮，分枝向上平展。叶对生；叶片羽状深裂，长5～10 cm，宽4～8 cm，裂片长椭圆形或披针形，边缘

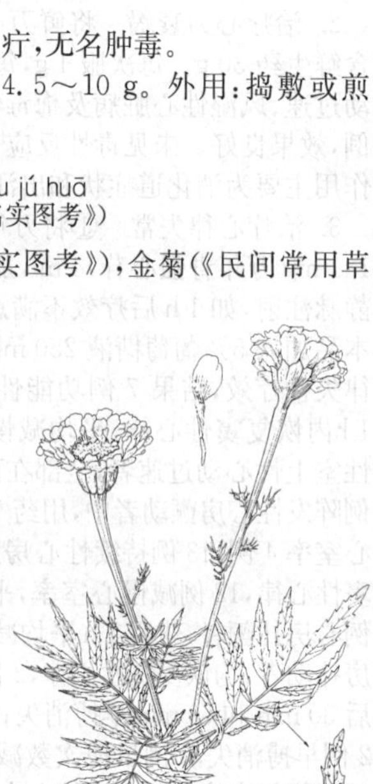
万寿菊

具锐锯齿，上部叶裂片的齿端有长细芒；沿叶缘有少数腺体。头状花序单生，径 5～8 cm，花序梗顶端棍棒状膨大；总苞杯状，先端具齿尖；舌状花黄色或暗橙色，长 2.9 cm，舌片倒卵形；管状花的花冠黄色，长约9 mm，先端具 5 齿裂。瘦果，线形，黑色或褐色；冠毛有 1～2 个长芒和 2～3 个短而钝的鳞片。花期 7～9 月。

生于向阳温暖湿润环境。全国各地均有栽培。原产墨西哥。

本植物的叶（万寿菊叶）亦供药用，另设专条。

【采收加工】 7～9 月采花，鲜用或晒干。

【成分】 花含万寿菊属苷（tagetiin）0.1%[1]，堆心菊素（helenien）0.74%[2]。还含类胡萝卜素类成分：八氢番茄烃（phytoene），六氢番茄烃（phytofluene），β-胡萝卜素（β-carotene），5，6-单环氧-β-胡萝卜素（5，6-monoepoxy-β-carotene），5，6-二环氧-β-胡萝卜素（5，6-diepoxy-β-carotene），β-胡萝卜素氧化物（mutatochrome），隐黄质（cryptoxanthin），叶黄素（lutein），菊黄质（chrysanthemax anthin），毛茛黄质（flavoxanthin），异堇黄质（auroxanthin）等[3，4]，乙基没食子酸酯（ethyl gallate）[5]，叶黄素二棕榈酸酯（lutein dipalmitate），叶黄素二肉豆蔻酸酯（lutein dimyristate），叶黄素单肉豆蔻酸酯（lutein monomyristate）[6]，反-玉蜀黍黄质（*trans*-zeaxanthin），反和顺-叶黄素异构体（*trans* and *cis*-isomers of lutein），叶黄素酯（lutein esters）[7]，叶黄素二酯（lutein diesters）[8，9]，叶黄素树脂（lutein resin）[10]。噻吩类：二噻吩衍生物[11]，5-（丁炔-1-醇基）-2，2′-二联噻吩〔5-（but-1-ol-3-ynyl）-2，2′-bithienyl〕[8]，α-三联噻吩（α-terthienyl）[12]。又含除虫菊素（pyrethrin）[13]，丁香酸（syringic acid），槲皮素（quercetin），3，5-二羟基-4-甲氧基苯甲酸甲酯（methyl-3，5-dihydroxy-4-methoxy benzoate）[14]，辣薄荷酮（piperitone），丁香烯（caryophyllene）[15]。

花的精油中分出：反式丁香烯（*trans*-caryophyllene），荜澄茄油烯（cubebene），柠檬烯（limonene），异松油烯（terpinolene）[16]。以及苯甲醛（benzaldehyde），(S)-(−)-柠檬烯〔(S)-(−)-limonene〕，芳香醇（linalool），罗勒烯（ocimene），苯乙醛（phenylacetaldehyde），(R)-(−)-辣胡椒酮〔(R)-(−)-piperitone〕[17]。

【药性】 《广西本草选编》："味苦、微辛，性凉。"

【功用主治】 平肝，清热，化痰，解毒。主治眩晕，小儿惊风，咽喉肿痛，痰热咳嗽，百日咳，目赤肿痛，口糜，牙痛，痄腮，乳痈，闭经，血瘀腹痛，痈疮肿毒。

1.《南宁市药物志》："平肝清热。治头晕目眩，小儿惊风。"

2.《广西本草选编》："清热化痰，主治百日咳，气管炎，目赤肿痛，牙痛。"

3.《全国中草药汇编》："清热解毒，化痰止咳。主治上呼吸道感染，咽炎，口腔炎。外用治腮腺炎，乳腺炎，痈疮肿毒。"

【用法用量】 内服：煎汤，3～9 g。外用：煎水熏洗；或研粉调敷；或鲜品捣敷。

【选方】 1. 治百日咳　蜂窝菊 15 朵。煎水兑红糖服。

2. 治气管炎　鲜蜂窝菊 30 g，水朝阳 9 g，紫菀 6 g。水煎服。

3. 治腮腺炎，乳腺炎　蜂窝菊、重楼、银花。共研末。醋调外敷患部。（1～3 方出自《昆明民间常用草药》）

0299 上天梯 shàng tiān tī（《陕西中草药》）

【异名】 定风筋、铜筷子、灯台七（《陕西中草药》），七叶一枝花（《内蒙古中草药》）。

【基原】 为百合科重楼属植物北重楼的根茎。

【原植物】 北重楼 *Paris verticillata* M.-Bieb.

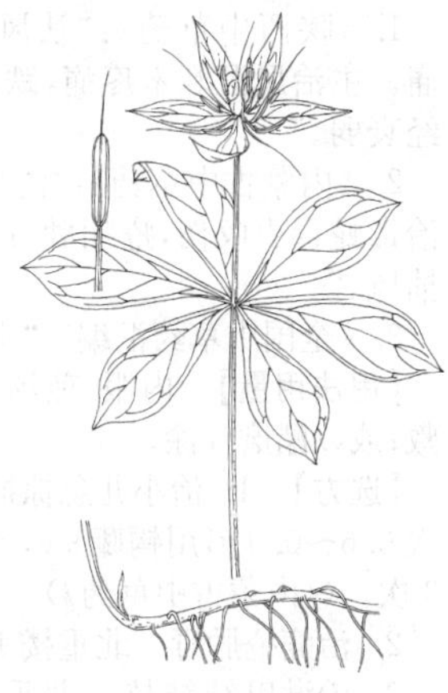

北 重 楼

多年生直立草本，高 25～60 cm。根茎细长。茎绿白色，有时带紫色。叶 6～8 枚轮生，具短柄或近无柄；叶片披针形、狭长圆形、倒披针形或倒卵状披针形，长 7～15 cm，宽 1.5～3.5 cm，先端渐尖，基部楔形。花单生于叶轮中央；花梗长 4.5～12 cm；外轮花被通常 4～5，叶状，长 2～3.5 cm，宽 1～3 cm，绿色，平展；内轮花被片条形，长 1～2 cm，黄绿色；雄蕊通常 8，花丝长 5～7 mm，花药长约 1 cm，药隔突出部分长 6～8 mm；子房近球形，紫褐色，先端无盘状花柱基，花柱具 4～5 分枝，向外反卷。蒴果浆果状，不开裂，具数颗种子。花期5～6 月，果期 7～9 月。

生于山坡林下、草丛、阴湿地或沟边。分布于华北、东北及浙江、安徽、四川、陕西、甘肃。

【采收加工】 8～9 月采挖，鲜用或晒干。

【成分】 全株含植物甾醇类成分：植物甾醇（6′-棕榈酰）-β-D-吡喃葡萄糖苷〔phytosteryl-（6′-palmitoyl）-β-D-glucopyranoside〕，植物甾醇-β-D-吡喃葡萄糖（phytosteryl-β-D-glucopyranoside）；植物蜕皮激素类成分：蜕皮素（ecdysone，α-ecdysone），蜕皮甾酮（ecdysterone，β-ecdysone），筋骨草甾酮（ajugasterone）；甾体皂苷类成分：喷诺皂苷元四糖苷（pennogenin tetraglycoside），其结构为喷诺皂苷元 3-O-α-L-吡喃鼠李糖基（1→4）-α-L-吡喃鼠李糖基（1→4）-〔α-L-吡喃鼠李糖基（1→2）〕-β-D-吡喃葡萄糖苷｛pennogenin3-O-α-L-rhamnopyranosyl（1→4）-α-L-rhamnopyranosyl（1→4）-〔α-L-rhamnopyranosyl（1→2）〕-β-D-glucopyranoside｝，喷诺皂苷元四糖苷的原型苷（protoype glycoside of pennogenin tetraglycoside），其结构为 26-O-β-D-吡喃葡萄糖基-25D-呋甾-5-烯-3β，17α，22，26-四醇 3-O-α-L-吡喃鼠李糖基（1→4）-α-L-吡喃鼠李糖基（1→4）-〔α-L-吡喃鼠李糖基（1→2）〕-β-D-吡喃葡萄糖苷｛26-O-β-D-glucopyranosyl-25D-furost-5-ene-3β，17α，22，26-tetraol 3-O-α-L-rhamnopyranosyl-（1→4）-α-L-rhamnopyranosyl-（1→4）-〔α-L-rhamnopyranosyl（1→2）〕-β-D-glucopyranoside｝，薯蓣皂苷元-3-O-α-L-吡喃鼠李糖基-（1→4）-α-L-吡喃鼠李糖基（1→4）-〔α-L-吡喃鼠李糖基（1→2）〕-β-D-吡喃葡萄糖苷｛diosgenin-3-O-α-L-rhamno-pyranosyl-（1→4）-α-L-rhamnopyranosyl（1→4）-〔α-L-rhamnopyranosyl（1→2）〕-β-D-glucopyranoside｝；黄酮类成分：山柰酚-3-O-α-L-吡喃鼠素糖基（1→2）-β-D-吡喃葡萄糖苷〔kaempferol-3-O-α-L-rhamnopyranosyl（1→2）-β-D-glucopyranoside〕，7-O-β-D-吡喃葡萄糖基-山柰酚-3-O-α-L-吡喃鼠李糖基-（1→2）-β-D-吡喃葡萄糖苷〔7-O-β-D-glucopyranosyl-kaempferol-3-O-α-L-rhamnopyranosyl-（1→2）-β-D-glucopyranoside〕[1，2]。

【药性】 苦、寒，小毒。

1.《陕西中草药》:"味甘、微辛,性平,有小毒。"

2.《内蒙古中草药》:"味苦,性寒,有小毒。"

【功用主治】 祛风湿,清热解毒。主治风湿痹痛,热病抽搐,咽喉肿痛,痈肿,瘰疬,毒蛇咬伤。

1.《陕西中草药》:"祛风湿,健脾胃,益气血,消肿,止痛。主治风湿麻木疼痛,跌打损伤,劳伤腰腿痛,贫血,神经衰弱。"

2.《内蒙古中草药》:"清热解毒,消肿散瘀,解蛇毒。主治毒蛇毒虫咬伤,疮痈肿毒,喉头炎,咽喉肿痛,小儿惊吓抽风。"

3.《全国中草药汇编》:"主治高热抽搐。"

【用法用量】 内服:煎汤,3～6 g;或入丸、散。外用:捣敷;或以醋磨汁涂。

【选方】 1. 治小儿急惊抽搐 七叶一枝花焙干研末,每次0.6～0.9 g,用钩藤9 g,薄荷1.5 g,煎汤送服。日服2～3次。(《内蒙古中草药》)

2. 治痈疮肿毒 北重楼15 g,蒲公英50 g。水煎服。

3. 治淋巴结结核 北重楼15 g,夏枯草15 g,天葵子15 g。水煎服。(2、3方出自《长白山植物药志》)

4. 治毒蛇咬伤 七叶一枝花6 g。研末,开水送服,每日2～3次。另以鲜根嚼烂,或加酒捣烂,敷患处;或(七叶一枝花)根30 g,青木香60 g,研面,每次3.6 g,温水送服。(《内蒙古中草药》)

0300 上树鳖 shàng shù biē (广州空军《常用中草药手册》)

【异名】 望水王仙桃、乳汁藤(《广西药用植物名录》),瓜子核、树上瓜子、瓜子藤(《常用中草药彩色图谱》),石仙桃、小耳环、上树瓜子(《广西民间常用中草药手册》),翼鱼草(广州空军《常用中草药手册》),石瓜子(《全国中草药汇编》)。

【基原】 为萝藦科眼树莲属植物眼树莲的全株。

【原植物】 眼树莲 *Dischidia chinensis* Champ. ex Benth. 又名:瓜子金(《广州植物志》)。

藤本。常攀附树上或石上,有乳汁;茎肉质,节上生根,无毛。叶对生;叶柄长约2 mm;叶片肉质,卵圆状椭圆形,长1.5～2.5 cm,宽约1 cm;先端圆形,基部楔形。聚伞花序腋生,近无梗,有瘤状凸起;花小;花萼5深裂,裂片卵圆形,具缘毛;花冠坛状,黄白色,喉部被长柔毛,花冠裂片5,三角状卵形;副花冠裂片锚状,有柄,先端线形,2裂,展开而下折,其中间有一细小圆形的乳头状凸起;花粉块每室1个,直立。蓇葖果披针状圆柱形。种子先端具白绢质种毛。花期4～5日,果期5～6月。

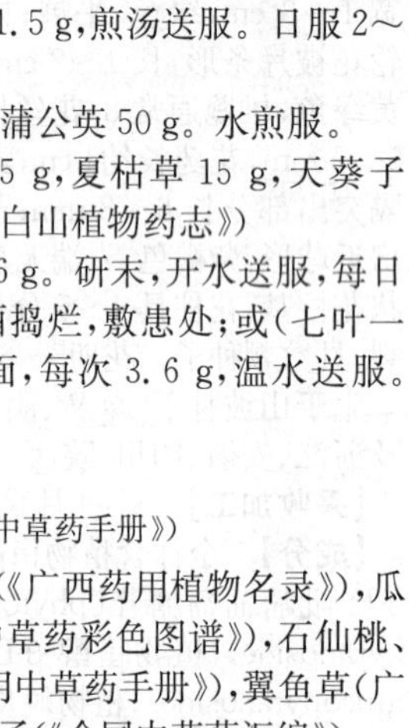

眼树莲

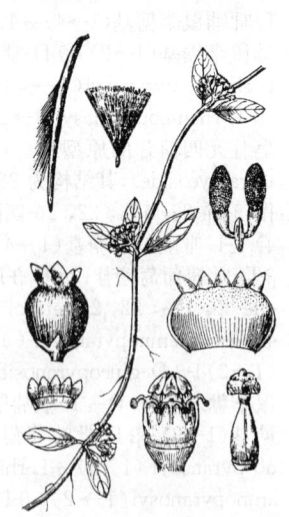

生于山地潮湿杂木林中或山谷、溪边,攀附在树上或附生石上。分布于广东、广西、海南等地。

【采收加工】 7～10月采收,切段,晒干或鲜用。

【药性】 《广西民间常用中草药手册》:"味甘,微酸,性寒,无毒。"

【功用主治】 清肺化痰,凉血解毒。主治肺热痰咳,咳血,百日咳,小儿疳积,痢疾,疔疮疖肿,跌打肿痛,毒蛇咬伤。

1.《广西民间常用中草药手册》:"清肺化痰,凉血解毒。治肺燥咳血,疔疮肿毒及痢疾等。"

2.《全国中草药汇编》:"主治肺结核,支气管炎,百日咳,咳血,痢疾,小儿疳积;外用治跌打肿痛,疮疖肿毒,毒蛇咬伤。水煎外洗,可治小儿脓疱疮。"

【用法用量】 内服:煎汤,9～15 g,鲜品30～60 g。外用:鲜品捣敷;或煎水洗。

【选方】 1. 治肺燥咳血 石仙桃、一箭球各60 g。水煎,冲蜜糖服。

2. 治痢疾 石仙桃60 g。水煎,冲蜜糖服。

3. 治疔疮痈毒 石仙桃、狗肝菜各适量。共捣烂,敷患处。

4. 治乳痈未化脓 石仙桃、草鞋根各30 g。共捣烂,敷患处。

5. 治小儿脓疱疮 石仙桃适量。水煎,洗患处。(1～5方出自《广西民间常用中草药手册》)

0301 上石田螺 shàng shí tián luó (《广西药用植物名录》)

【异名】 金耳环、打不死、石钱(《广西药用植物名录》),上树田螺(《新华本草纲要》)。

【基原】 为水龙骨科伏石蕨属植物倒卵叶伏石蕨的全草。

【原植物】 倒卵叶伏石蕨 *Lemmaphyllum microphyllum* Presl var. *obovatum*(Harr.) C. Chr. 又名:两广伏石蕨(《海南植物志》)。

附生小形植株。根茎纤细,长而横生,疏被淡褐色、钻形鳞片,粗筛孔状,全缘。叶远生,二型;营养叶的叶柄极短,叶片卵形、倒卵形至长圆形,基部短楔形而略下延于叶柄;孢子叶狭缩呈狭舌状,连短柄长3～4 cm,宽2～3 mm;叶肉质,淡绿色,干后褐色,光滑或疏被褐色卵形鳞片,干后叶边反卷;叶脉不明显,连结成整齐的网眼,每网眼内有单一棒状的内藏小脉。孢子囊群线形,位于中脉与叶缘之间,成熟后加宽。

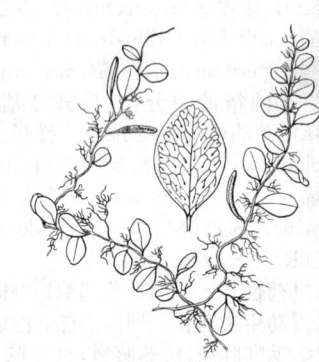

倒卵叶伏石蕨

附生于林中树干上。分布于福建、广东、广西、海南、台湾等地。

【采收加工】 6～10月采收,晒干或鲜用。

【成分】 全草中含有三萜成分:α-杧柄花二烯(α-onoceradiene),22(29)-何帕烯〔hop-22(29)-ene〕,9(11)-羊齿烯〔fern-9(11)-ene〕,千层塔烯(serratene),22-何帕醇(22-hydroxyhopane),四膜虫萜醇(tetrahymanol),7-羊齿烯(fern-7-ene),芒柄花环氧化物(onoceranoxide),14-蒲公英赛烯(taraxer-14-ene)[1],旱地菊-12,21-二烯(bacchara-12,21-diene),倒卵叶伏石蕨-7,21-二烯(lemmaphylla-7,21-diene),3,21-紫菀二烯(shiona-3,21-diene),18(28),21-达玛二烯(dammara-18(28),21-diene),7,21-甘遂二烯(tirucalla-7, 21-diene), 7, 21-大戟二烯(eupha-7, 21-diene)[2], 13βH-岭南臭椿三烯(13βH-malabaricatriene), 13αH-岭南臭椿三烯(13αH-malabaricatriene)[3], 8, 21-甘遂二烯(tirucalla-8, 21-diene)[2]。

【功用主治】 清肺,凉血,止痛,解毒。主治肺痈,咳血,吐血,衄血,尿血,血淋,风湿疼痛,牙痛,痢疾,风疹,皮肤湿痒,恶疮肿疖,梅毒。

【用法用量】 内服:煎汤,9～18 g,鲜品 60～120 g;或捣汁。外用:捣敷;或煎水洗。

0302 山药 shān yào (侯宁极《药谱》)

【异名】 藷芎、署预(《山海经》),薯蓣、山芋(《本经》),诸署、署豫、玉延、修脆(《吴普本草》),藷(《山海经》郭璞传),山藷(《别录》),王芋(《杂要诀》),薯药(《清异录》),怀山药(《饮片新参》),蛇芋(《浙江中药志》),白苕(《四川中药志》),九黄姜、野白薯(《湖南药物志》),山板薯(《广西中药志》),扇子薯、佛掌薯(《药材学》)。

【基原】 为薯蓣科薯蓣属植物山药的块茎。

【原植物】 山药 *Dioscorea opposita* Thunb. [*D. batatas* Decne.] 又名:儿草(《吴普本草》),延草(《兼名苑》)。

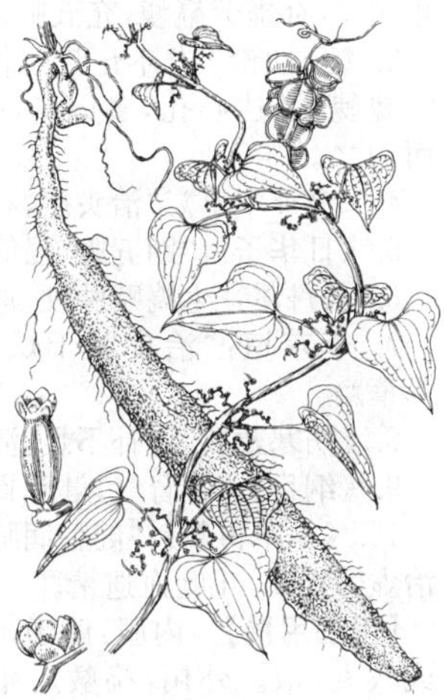

山　药

缠绕草质藤本。块茎长圆柱形,垂直生长,长可达1 m,新鲜时断面白色,富黏性,干后白色粉质。茎通常带紫红色,右旋,无毛。单叶,在茎下部的互生,中部以上的对生,很少3叶轮生;叶片变异大,卵状三角形至宽卵状戟形,长 3～9 cm,宽 2～7 cm,先端渐尖,基部深心形、宽心形或戟形,边缘常 3 浅裂至 3 深裂,中裂片卵状椭圆形至披针形,侧裂片耳状,圆形、近方形至长圆形;叶腋内常有珠芽(零余子)。雌雄异株,为穗状花序;雄花序长2～8 cm,近直立,2～8 个着生于叶腋,花序轴明显地呈"之"字形曲折,苞片和花被片有紫褐色斑点,雄花的花被片 6,雄蕊 6;雌花序 1～3 个着生于叶腋,雌花子房下位 3 室。蒴果三棱状扁圆形或三棱状圆形,外面有白粉。种子着生于每室中轴中部,四周有膜质翅。花期 6～9 月,果期 7～11 月。

生于山坡、山谷林下、溪边、路旁的灌丛或杂草中;或为栽培。分布于华北、华东和中南、西北地区。

本植物的茎叶(山药藤)、叶腋间的珠芽(零余子)亦供药用,另设专条。

【栽培】 生物学特性　喜温暖湿润、阳光充足的环境,耐寒,在北方稍行覆盖可以越冬。应选择土层深厚、排水良好、疏松肥沃的砂质壤土。土壤酸碱度以中性最好。

繁殖方法　主要用根茎和珠芽(山药豆)繁殖。根茎繁殖:每年 10 月份将地下根挖出,将山药上部根茎 15～25 cm长折下,于日光下略晒,使其水分蒸发,经过日晒 2～3 d,伤口愈合,放入室内或室外挖坑贮藏。坑的深度及盖土厚度以不使根茎受冻为度,河南坑深为40 cm,盖土6 cm,天冷时覆土至 10 cm。保持湿润。翌年 4 月(清明至谷雨)取出,在畦内按行距 30～40 cm,株距 18～20 cm,开 6 cm深的沟栽种,将根茎顺序平放于沟内,盖土。珠芽繁殖:4 月中旬将上年秋天采收珠芽(山药豆)从坑中取出,稍晒,即可进行栽种,行距 30 cm,株距 10～15 cm,沟深 6 cm,将珠芽放入沟内,覆土 6 cm,1 个月左右的时间,可出芽。

田间管理　出苗后,应设支架,以使茎蔓向上生长,支架材料不限,竹竿、秫秸秆及树枝均可。在 5～8 月期间,应分次追肥,以粪水及厩肥为主,可结合浇水施用或撒布于根旁。浇水后遇雨,土壤过湿,会使根不向下生长而形成叉根,因此,雨季应注意排水工作,浇水要适量。浇水过多也容易引起锈病,使早期落叶,影响根的产量。

病虫害防治　病害主要有白锈病、褐斑病。白锈病于春季发生;褐斑病夏季发生。防治:①搭支架,使通风良好,不能在阴湿积水的地方种植;②用波尔多液 1∶1∶150 倍液防治。虫害主要有蛴螬、地老虎,咬食根部。防治:发生时用毒饵诱杀。

【采收加工】 芦头栽种当年收,珠芽繁殖第二年收,于 12 月苗枯黄时采挖。洗净泥土,用竹刀或碗片刮去外皮,晒干或烘干,即为"毛山药"。选择粗大顺直的毛山药,用清水浸匀,再加微热,并用棉被盖好,保持湿润,闷透,然后放在木板上搓揉成圆柱状,将两头切齐,晒干打光,即为"光山药"。

【药材】 山药 *Rhizoma Dioscoreae Oppositae* 主产于河南。

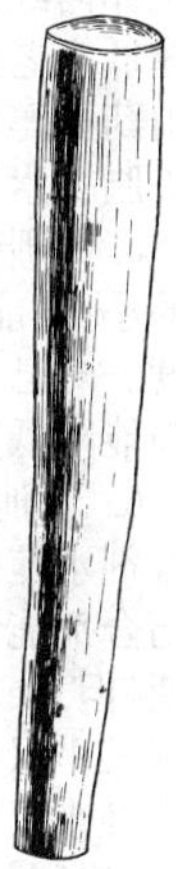

山药(根茎)
外形

商品规格　商品分光山药和毛山药。各又根据大小、形状等分为三个等级;出口规格有 6 支、8 支、12 支、14 支等。

性状　根茎略呈圆柱形,稍扁而弯曲,长 15～30 cm,直径 1.5～6 cm。表面黄白色或淡黄色,有纵沟、纵皱纹及须根痕,偶有浅棕色外皮残留。体重,质坚实,不易折断,断面白色,颗粒状,粉性。无臭,味淡,微酸,嚼之发黏。光山药呈圆柱形,两端齐平,长 9～18 cm,直径 1.5～3 cm。表面光滑,白色或黄白色,粉性足。

鉴别　粉末特征:淡白色。淀粉粒单粒扁卵形、类圆形、三角状卵形或矩圆形,直径 8～35 μm,脐点点状、人字状、十字状或短缝状,可见层纹;复粒稀少,由 2～3 分粒组成。草酸钙针晶束存在于黏液细胞中,长约至 240 μm,粗2～5 μm。具缘纹孔、网纹、螺纹及环纹导管,直径 12～48 μm。

【成分】 块茎含薯蓣皂苷元(diosgenin)0.012%[1],多巴胺(dopamine),盐酸山药碱(batatasine hydrochloride)[2],尿囊素(allantoin)[3],止杈素(abscisin)Ⅱ[4]。还含胱氨酸(cystine),γ-氨基丁酸(γ-aminobutyric acid)等氨基酸[5],山药多糖[6, 7],钡、铍、铈、钴、铬、铜、镓、镧、锂、锰、铌、镍、磷、锶、钍、钛、钒、钇、镱、锌、锆微量元素等[8]。

根茎含甾醇类:胆甾醇(cholesterol),麦角甾醇(ergosterol),菜油甾醇(campesterol),豆甾醇(stigmasterol),β-谷甾醇(β-sitosterol)[9]。黏液中含植酸(phytic acid)[10],甘露多糖(mannan)Ⅰa、Ⅰb和Ⅰc[11]。

【药理】 1. 降血糖作用　山药水煎剂 30 g/kg 和 60 g/kg给小鼠灌胃连续 10 d,可以降低正常小鼠的血糖,对四氧嘧啶引起的小鼠糖尿病有预防及治疗作用,并可对抗由肾上腺素或葡萄糖引起的小鼠血糖升高[1]。

2. 对消化系统的作用　生山药、清炒、土炒、麸炒 4 种山药炮制品煎剂对家兔离体肠管节律性活动有明显作用。当肾上腺素引起肠管紧张性降低时，4 种山药煎剂却能使肠管恢复节律，拮抗作用明显。当乙酰胆碱引起肠管紧张性增高时，4 种山药煎剂均未见肠管紧张性下降或明显恢复节律性活动[2]。山药中所含尿囊素能修复上皮组织，促进皮肤溃疡面和伤口愈合，具有生肌作用，可用于胃及十二指肠溃疡[3]。

3. 对免疫功能的影响　山药水煎剂 25 g/kg 给小鼠灌胃连续 5 d，可显著提高其碳粒廓清速率，生品又强于麸炒品和土炒品[4]。山药水煎剂并可显著增加小鼠的脾脏重量，而对胸腺无明显作用。给小鼠腹腔注射山药多糖溶液能有效地对抗环磷酰胺降低白细胞的作用[5]。1：1 水煎醇沉液 25 g/kg 给小鼠灌胃连续 14 d，能增加小鼠玫瑰花形成细胞数，提高淋巴细胞转化功能；能增加末梢血液 ANAE 阳性 T 淋巴细胞数，还能促进血清溶血素的生成，表明山药对小鼠细胞免疫和体液免疫功能有较强的促进作用[6]。

4. 抗氧化活性　山药多糖能降低维生素 C-NADPH 及 Fe^{2+}-半胱氨酸诱发的微粒体过氧化脂质的含量，并对黄嘌呤-黄嘌呤氧化酶体系产生的超氧自由基及 Fenton 反应体系产生的羟自由基有清除作用，还能明显提高衰老模型小鼠体内红细胞超氧化物歧化酶活力及血过氧化氢酶活力，降低衰老模型小鼠血、脑匀浆和肝匀浆过氧化脂质水平[7]。山药稀醇提取物能明显降低老龄小鼠血浆过氧化脂质和肝脏脂褐素的含量[8]。

5. 降脂作用　以山药提纯淀粉喂食对有动脉粥样硬化的小鼠，能降低类脂浓度，同时降低主动脉和心脏的糖浓度。对已饲喂过游离胆固醇和含有胆固醇食物的小鼠，山药能降低其胆固醇的浓度[9]。

6. 其他作用　给 20％山药或熟地、菊花、山药、牛膝 4 药合剂水煎剂浸泡并阴干的新鲜桑叶喂饲家蚕，结果表明 4 药合剂能显著延长家蚕寿命，而单味山药虽能延长家蚕龄期，但意义不显著[10]。给小鼠腹腔注射山药水煎剂能显著延长小鼠存活时间，具有极显著的常压耐缺氧作用，能明显减轻小鼠脏器受缺氧环境的损害，提高耐受性[5]。

【炮制】 1. 山药　取原药材，除去杂质，大小条分开，浸泡三至四成透，捞出，闷润至透，切厚片，及时干燥。

2. 炒山药　取净山药片置锅内，用文火炒至微黄色，取出放凉。

3. 麸炒山药　取麦麸皮，撒入热锅内，用中火加热，俟冒烟时，投入山药片，拌炒至黄色，取出，筛去焦麸皮，放凉。每山药片 100 kg，用麦麸 10 kg。麸炒可增强健脾和胃作用，可免气滞副作用。

4. 土炒山药　取伏龙肝粉，置锅内，用文火炒热，投入山药片，拌炒至表面挂土色，取出，筛去土粉，放凉。每山药 100 kg，用伏龙肝粉 30 kg。土炒山药能增强补脾止泻作用。

5. 米炒山药　取净山药片和米，投入热锅内，用文火炒至米呈黄色，取出，筛去米，放凉。每山药片 100 kg，用米 30 kg。

6. 蜜麸炒山药　将蜜炙麦麸撒入热锅内(约 180 ℃)，炒至冒烟时，投入净山药片，再炒至微黄或金黄色，取出，筛去焦麸皮，放凉；或将蜜水拌麦麸，撒入锅内微火炒干，加入净山药片，炒至微黄色，取出，筛去焦麸皮，放凉。每山药片 100 kg，用蜜麸 6 kg 或 12 kg。

饮片性状　山药参见"药材"项。炒山药形如山药片，表面微黄色。麸炒山药形如山药片，表面淡黄色，偶有焦斑，略具焦香气。土炒山药形如山药片，表面土红色，粘有土粉，略具焦香气。米炒山药形如山药片，表面微黄色或金黄色，味甜。

贮干燥容器内，炒山药、麸炒山药、土炒山药、米炒山药、蜜麸炒山药密闭，置于通风干燥处，防霉，防蛀。

【药性】 甘、平。归脾、肺、肾经。

1.《本经》："味甘，温。"

2.《吴普本草》："神农：甘，小温；桐君、雷公：甘，无毒。"

3.《别录》："平，无毒。"

4.《汤液本草》："手太阴经药。"

5.《雷公炮制药性解》："入脾、肺、肾三经。"

6.《本草正》："味微甘而淡，性微涩。"

7.《药品化义》："生者性凉，熟则化凉为温。"

【功用主治】 补脾，养肺，固肾，益精。主治脾虚泄泻，食少浮肿，肺虚咳喘，消渴，遗精，带下，肾虚尿频。外用治痈肿，瘰疬。

1.《本经》："主伤中，补虚羸，除寒热邪气，补中益气力，长肌肉，久服耳目聪明，轻身不饥延年。"

2.《别录》："主头面游风，风头(一作头风)，眼眩，下气，止腰痛，补虚劳羸瘦，充五脏，除烦热，强阴。"

3.《药性论》："补五劳七伤，去冷风，止腰疼，镇心神，安魂魄，开达心孔，多记事，补心气不足，患人体虚羸，加而用之。"

4.《食疗本草》："治头疼，利丈夫，助阴力。"

5.《日华子》："助五脏，强筋骨，长志安神，主泄精健忘。"

6. 朱丹溪："生捣贴肿硬，毒能消散。"(引自《纲目》)

7. 李东垣："治皮肤干燥，以此物润之。"(引自《汤液本草》)

8.《伤寒蕴要》："补不足，清虚热。"

9.《纲目》："益肾气，健脾胃，止泄痢，化痰涎，润皮毛。"

10.《本草再新》："健脾润肺，化痰止咳，开胃气，益肾水，治虚劳损伤，止吐血遗精。"

【用法用量】 内服：煎汤，15～30 g，大剂量 60～250 g；或入丸、散。外用：捣敷。补阴，宜生用；健脾止泻，宜炒黄用。

【宜忌】 湿盛中满或有实邪、积滞者禁服。

1.《本草经集注》："恶甘遂。"

2.《本草经疏》："不宜与面同食。"

3.《雷公炮制药性解》："单食多食亦能滞气。"

4.《本草省常》："服大戟、甘遂者忌之。"

5.《随息居饮食谱》："肿胀、气滞诸病均忌。"

【选方】 1. 治脾胃虚弱，不思进饮食　山芋、白术各一两，人参三分。上三味，捣罗为细末，煮白面糊为丸，如小豆大，每服三十丸，空心食前温米饮下。(《圣济总录》山芋丸)

2. 治湿热虚泻　山药、苍术等分，饭丸，米饮服。(《濒湖经验方》)

3. 治噤口痢　干山药一半炒黄色，半生用。研为细末，米饮调下。(《百一选方》)

4. 治脾肺阴分亏损，饮食懒进，虚热劳嗽，并治一切阴虚之证　生山药二两，生薏米二两，柿霜饼八钱。上三味，先将山药、薏米捣成粗渣，煮至烂熟，再将柿霜饼切碎，调入融化，随意服之。(《衷中参西录》珠玉二宝粥)

5. 治痰气喘急　生山药捣烂半碗，入甘蔗汁半碗，和匀，

顿热饮之。(《简便单方》)

6. 治下焦虚冷,小便数,瘦损无力　生薯蓣半斤,刮去皮,以刀切碎,研令细烂于铛中著酒,酒沸下薯蓣,不得搅,待熟,着少盐、葱白,更添酒,空腹饮三二杯妙。(《食医心镜》)

7. 治耳聋由肺气虚者　山药(炒)三两,白茯苓二两,杏仁(去皮尖,炒)二两五钱,为末。用黄蜡一两,溶化为丸,弹子大,盐汤嚼下。少气嗌干者,用生脉散,煎汤嚼之。(《外科大成》蜡弹丸)

8. 治虚劳诸不足,风气百疾　薯蓣三十分,当归、桂枝、曲、干地黄、豆黄卷各十分,甘草二十八分,人参七分,芎䓖、芍药、白术、麦门冬、杏仁各六分,柴胡、桔梗、茯苓各五分,阿胶七分,干姜三分,白蔹二分,防风六分,大枣百枚为膏。上二十一味,末之,炼蜜和丸,如弹子大,空腹酒服一丸,一百丸为剂。(《金匮要略》薯蓣丸)

9. 治腰脚疼痛及腹内一切冷病　薯蓣一斤,杏仁一升(汤浸,去皮、尖、双仁),牛乳三升。上烂研杏仁,入牛乳绞取汁,以杏仁尽为度,后取薯蓣相和,都入新瓷瓶盛之,密封瓶口,安于釜中,以重汤煮一伏时,每日空心以温酒调一匙服之。(《圣惠方》九仙薯蓣煎)

10. 治妇女赤白带下　生山药一两,生龙骨(捣细)六钱,生牡蛎(捣细)六钱,海螵蛸(去净甲,捣)四钱,茜草三钱。水煎服。(《衷中参西录》清带汤)

11. 治肿毒　山药、蓖麻子、糯米为一处,水浸研为泥,敷肿处。(《普济方》)

12. 治吹乳肿痛不可忍　生山药捣烂,敷上即消,消即去之,迟则肉腐。(《古今医鉴》)

13. 治冻疮　山药少许,于新瓦上磨为泥,涂疮口上。(《儒门事亲》)

【临床报道】　治疗婴幼儿腹泻　用单味生山药粉,每人每次 5～10 g,加水适量,调和后加温熬成粥状,于奶前或饭前口服,每日 3 次,也可用山药粥代乳食,疗程 3 d,治疗期间停止其他任何治疗措施,治疗 104 例小儿秋季腹泻,痊愈 75 例,好转 18 例,无效 11 例,总有效率为 89.43%;对照组用西医常规医药治疗,总有效率 78.13%,两组比较有显著性差异($P<0.01$)[1]。

【各家论述】　1.《医经溯洄集》:"干山药,虽独入手太阴经,然其功亦能强阴,且手太阴为足少阴之上源,源既有滋,流岂无益。"

2.《本草崇原》:"山药,气味甘平,乃补太阴脾土之药,故主治之功皆在中土。治伤中者,益中土也;补虚羸者,益肌肉也;除寒热邪气者,中土调和,肌肉充足,则寒热邪气自除矣。夫治伤中则可以补中而益气力,补虚羸则可以长肌肉而强阴,阴强则耳目聪明,气力益则身体轻健,土气有余则不饥而延年。"

3.《本草求真》:"山药,本属食物,古人用入汤剂,谓其补脾益气除热,然究色白入肺,味甘入脾,气虽温而却平,为补脾肺之阴,是以能润皮毛,长肌肉,不似黄芪性温能补肺阳,白术苦燥能补脾阳也。且其性涩,能治遗精不禁,味甘兼咸,又能益肾强阴,故六味地黄丸用此以佐地黄。然性虽阴而滞不甚,故能渗湿以止泄泻,生捣敷痈疮,消肿硬,亦是补阴退热之意。至云补阳消肿,补气除滞,理虽可通,语涉牵混,似非正说。至入汤剂以治火虚危症,难图近功,必多用之方愈,以其秉性和缓故耳。"

4.《本草经读》:"山药,能补肾填精,精足则阴强、目明、耳聪。凡上品俱是寻常服食之物,非治病之药,故神农另提出久服二字,可见今人每取上品之药,如此物及人参、熟地、葳蕤、阿胶、菟丝子、沙苑蒺藜之类,合为一方,以治大病,误人无算。盖病不速去,元气日伤,伤极则死。凡上品之药,法宜久服,多则终身,少则数年,与五谷之养人相佐,以臻寿考。若大病而需用此药,如五谷为养脾第一品,脾虚之人,强令食谷,即可毕补脾之能事,有是理乎?"

0303 山柰 shān nài (《纲目》)

【异名】　三柰子(《海上方》),三赖(《品汇精要》),山辣(《纲目》),三藾(《南越笔记》),沙姜(《岭南采药录》)。

【基原】　为姜科山柰属植物山柰的根茎。

【原植物】　山柰 *Kaempferia galanga* L.

多年生草本。根茎块状,单个或数个相连,绿白色,芳香。叶 2～4,贴地生长,近无柄;叶片近圆形或宽卵形,长 7～20 cm,宽 4～12 cm,先端急尖或近钝形,基部宽楔形或圆形,上面绿色,有时叶缘及先端紫色,幼叶被短柔毛,后变无毛或背面被长柔毛;叶基部具苞状退化叶,膜质,长圆形,长 1～5 cm。穗状花序自叶鞘中抽出,花 5～12,每花晨开午谢;小苞片披针形,长约 2.5 cm,绿色;花萼与苞片等长;花冠管细长,裂片窄披针形,白色,长 1.2～1.5 cm;侧生退化雄蕊花瓣状,倒卵形,白色,唇瓣阔大,径约2.5 cm,中部深裂,2 裂瓣先端微凹,白色,喉部紫红色;能育雄蕊 1,无花丝,药隔附属体正方形,2 裂;子房下位,3 室,花柱细长,基部具 2 细长棒状物,柱头盘状,具缘毛。蒴果。花期 8～9 月。

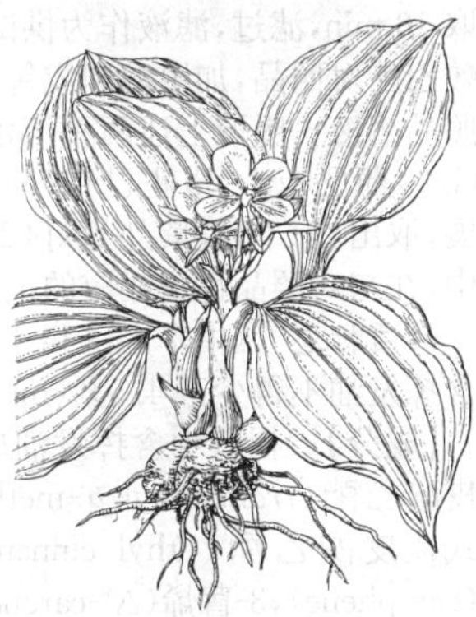

山　柰

生于山坡、林下、草丛中,现多为栽培。分布于福建、广东、广西、海南、云南、台湾等地。

【栽培】　生物学特性　喜高温湿润的气候和阳光充足的环境,较耐旱,不耐寒,7、8 月气温在 30～36 ℃时生长旺盛。对土壤要求不严,但以富含有机质、疏松的砂质壤土栽培为宜。

繁殖方法　用种子和根茎繁殖。种子繁殖:春季 3 月中、下旬播种,条播或点播,行距 10～15 cm,株距 5～6 cm。根茎繁殖:在收获时选留皮色鲜艳光亮,个子饱满而分芽多的根茎,贮于沙中越冬,于 3 月下旬至 4 月上旬折取一年生的根芽,用草木灰涂好伤口,随折随种,按 20 cm×20 cm 的行株距开穴,每穴种 3 段根茎。

田间管理　幼苗期中耕宜浅,并结合培土,封行后每隔 2 个月中耕除草 1 次。追肥分别于 5、7、8 月施堆肥或厩肥。遇雨季要及时排除积水。

【采收加工】　12 月至翌年 3 月收获,挖取二年生根茎,洗去泥沙,剪去须根,切成 1 cm 厚的薄片,铺在竹席上晒干。切忌火炕,否则易变成黑色,减弱香气。

【药材】　山柰 *Rhizoma Kaempferiae*　主产于广西。

性状　根茎横切片圆形或近圆形,直径1～2 cm,厚 2～5 mm。外皮浅褐色或黄褐色,皱缩,有的有根痕及残存须根;切面类白色,粉性,常略凸起,习称"缩皮凸肉"。质脆,易折断。气芳香特异，味辛辣。

鉴别 (1) 粉末特征：类白色。淀粉粒众多，主为单粒，圆形、椭圆形或类三角形，多数扁平，直径 5～30 μm，脐点、层纹均不明显。油细胞类圆形或椭圆形，直径 40～130 μm，壁较薄，胞腔内含浅黄绿色或浅紫红色油滴。螺纹导管直径 18～37 μm。色素块不规则，黄色或黄棕色。

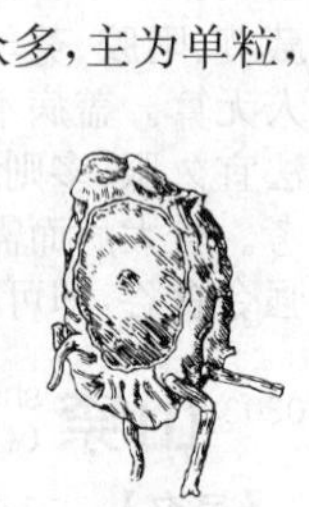

山柰(根茎)外形

(2) 取本品粉末 2 g，加乙醚 10 ml，浸泡 30 min，时时振摇，滤过。滤液挥去乙醚，残渣加 5%香草醛硫酸溶液 1～2 滴，显紫红色(检查挥发油)。取本品粉末 2 g，加乙醇10 ml，置水浴上加热回流 10 min，放冷，滤过。取滤液1 ml，加 3%碳酸钠溶液 1 ml，加热 3 min，放冷后，加重氮苯磺酸试液 1～2 滴，显红色(检查香豆素)。

(3) 薄层色谱：取本品粉末 0.25 g，加甲醇 5 ml，超声提取 10 min，滤过，滤液作为供试品溶液。另取对甲氧基桂皮酸乙酯对照品，加甲醇制成每 1 ml 含 5 mg 的溶液，作为对照品溶液。吸取上述两种溶液各 2 μl，分别点于同一硅胶 GF_{254} 薄层板上，以正己烷-醋酸乙酯(18∶1)为展开剂，开展，取出，晾干，置紫外光灯(254 nm)下检视。供试品色谱中，在与对照品色谱相应的位置上，显相同颜色的斑点。

品质标志 《中华人民共和国药典》2005 年版规定：本品含挥发油不得少于 4.5%(ml/g)。

【成分】 根茎中含挥发油成分，主要为反式对甲氧基桂皮酸乙酯(*trans*-ethyl-*p*-methoxycinnamate)[1]，顺式及反式桂皮酸乙酯(ethyl cinnamate)，龙脑(borneol)，莰烯(camphene)，3-蒈烯(Δ^3-carene)，对甲氧基苏合香烯(*p*-methoxystyrene)[2, 3]，还含 α-侧柏烯(α-thujene)，α 及 β-蒎烯(pinene)，苯甲醛(benzaldehyde)，香桧烯(sabinene)，α 及 β-水芹烯(phellandrene)，对聚伞花素(*p*-cymene)，柠檬烯(limonene)，1，8-桉叶素(1，8-cineole)，4-松油醇(terpin-4-ol)，α-松油醇(α-terpineol)，优葛缕酮(eucarvone)，茴香醛(anisaldehyde)，乙酸龙脑酯(bornyl acetate)，百里香酚(thymol)，α-松油醇乙酸酯(α-terpinyl acetate)，β-榄香烯(β-elemene)，δ-芹子烯(δ-selinene)，十五烷(pentadecane)，γ-荜澄茄烯(γ-cadinene)，十六烷(hexadecane)，十七烷(heptadecane)[4]，3-(4-甲氧基苯基)-2-甲基-2-丙烯酸〔3-(4-methyoxyphenyl)-2-methyl-2-acrylic acid〕，5-苯基噻唑(5-phenylthiazole)，3-亚甲基-6-异丙基环己烯〔3-methylene-6-(1-methylethyl)-cyclohexene〕，β-松油醇，异龙脑(isoborneol)，2，5，6-三甲基癸烷(2，5，6-trimethyldecane)，2，4，6-三甲基辛烷(2，4，6-trimethyloctane)，1a，2，3，4，4a，5，6，7b-八氢化-1，1，4，7-四甲基-1H-环丙[e]薁(1a，2，3，4，4a，5，6，7b-octahydro-1，1，4，7-tetramethyl-1H-cycloprop[e]azulene)，9，12-十八碳二烯醛(9，12-octadecadienal)[5]。二氢-β-倍半水芹烯(dihydro-β-sesquiphellandrene)[6]，4-丁基薄荷醇(4-butylmenthol)[7]，α-古芸烯(α-gurjunene)以及大牻牛儿烯类(germacrenes)，杜松烯类(cadinenes)和丁香烯类(caryophyllenes)[8]。又含黄酮类成分：山柰酚(kaempferol)，山柰素(kaempferide)[9]。还含维生素 P[10]。

【药理】 1. 对单胺氧化酶的抑制作用 从山柰根茎中提得反式-对-甲氧基桂皮酸乙酯，是一种竞争型的单胺氧化酶抑制剂，其抑制单胺氧化酶的 IC_{50} 为 6.8×10^{-5} mol/L[1]。

2. 抗癌作用 反式对甲氧基桂皮酸乙酯具细胞毒活性，能明显抑制人宫颈癌传代 HeLa 细胞，其抑制 HeLa 细胞的 IC_{50} 为 35 μg/ml[2]。

3. 对肠道平滑肌的作用 根茎煎剂 0.25%～0.75%浓度对豚鼠离体肠管呈兴奋作用。而浓度增至 1%～1.25%则出现抑制作用；其挥发油的饱和水溶液与煎剂的作用类似[3]。

4. 其他作用 山柰根煎剂试管内可抑制许兰毛癣菌及其蒙古变种、共心性毛癣菌、堇色毛癣菌等 10 种常见致病真菌[4]。山柰热水提取物对犬弓蛔虫(*Toxocara canis*)幼虫有杀灭作用，有效成分为桂皮酸乙酯、对-甲氧基桂皮酸乙酯和对-甲氧基桂皮酸[5]。

【药性】 辛，温。归胃、脾经。

1.《品汇精要》："味辛，性温，无毒。"

2.《本草汇言》："味辛、甘，性温。入足阳明、太阴、厥阴经。"

3.《本草求真》："专入胃，气味芳香。"

4.《本草再新》："入心、脾、肾三经。"

【功用主治】 温中，辟秽，消食，止痛。主治瘴疠，脘腹冷痛，霍乱吐泻，食积，牙痛，骨鲠喉，跌打肿痛。

1.《品汇精要》："辟秽气。作面脂，疗风邪，润泽颜色。为末擦牙，祛风止痛及牙宣口臭。"

2.《纲目》："暖中，辟瘴疠恶气。治心腹冷气痛，寒湿霍乱，风虫牙痛，入合诸香用。"

3.《医林纂要》："补肝，温中，除寒，去湿，杀虫。"

4.《药性考》："疗血气胀，悒郁惆怅，亦治牙疼，雀斑。"

5.《岭南采药录》："治跌打伤，又能消肿。"

【用法用量】 内服：煎汤，6～9 g；或入丸、散。外用：捣敷；研末调敷，或搐鼻，或含漱。

【宜忌】 阴虚血亏及胃有郁火者禁服。

1.《药性切用》："散气烈于甘松，虚人不宜轻用。"

2.《广东中药》："阴虚内热者不宜使用。"

【选方】 1. 治心腹冷痛 山柰、丁香、当归、甘草等分。为末，醋糊丸，梧子大。每服三十丸，酒下。(《濒湖集简方》)

2. 治感冒食滞，胸腹胀满，腹痛泄泻 山柰 15 g，山苍子根 6 g，南五味子根 9 g，乌药 4.5 g，陈茶叶 3 g。研末。每次 15 g，开水泡或煎数沸后取汁服。(《全国中草药汇编》)

3. 治一切牙痛 三柰子二钱(用面裹煨熟)，麝香半钱。为细末。每用三字，口噙温水，随牙痛处一边鼻内搐之，漱水吐去，便可。(《海上方》麝香一字散)

4. 治面上雀斑 (山柰)同鹰粪、密陀僧、蓖麻子等分。研匀，以乳汁调之，夜涂旦洗去。(《纲目》)

5. 治头屑 三柰、甘松香、零陵香(各)一钱，樟脑二分，滑石半两。为末。夜擦旦篦去。(《纲目》引《水云录》方)

【各家论述】 1.《本草汇言》："山柰暖中气，辟寒瘴之药也。辛温而香，去寒暖胃，凡入山行，宜常佩之。除瘴疠恶气，治心腹冷病，寒湿霍乱，停食不化，一切寒中诸证。"

2.《本草正义》："山柰，味辛温而气芳香，辟寒行气，因亦与砂仁、蔻仁诸物相近，故治疗亦约略似之。又谓治风虫牙痛，则亦专行阳明，可作引经药，用与甘松同。必非辛温之物，可以独治阳明风火。"

0304 山柏 shān bǎi (《贵州民间药物》)

【异名】 大地柏枝、散柏枝(《贵州民间药物》)，贵州蹄盖蕨(《中国药用孢子植物》)。

【基原】 为蹄盖蕨科蹄盖蕨属植物长江蹄盖蕨的全草。

【原植物】 长江蹄盖蕨 *Athyrium iseanum* Ros.

植株高 30～50 cm。根茎短而直立,顶部及叶柄基部密被披针形鳞片。叶簇生;叶柄长 12～25 cm,禾秆色;叶片草质,长圆形,长 18～40 cm,宽 11～14 cm,先端长尾状渐尖,基部略缩狭,上面无毛,沿叶轴和羽轴两侧的沟旁疏生少数针状刺,下面沿叶轴、羽轴和小羽轴密被短腺毛,三回深羽裂;羽片10～14 对,基部 1 对通常略缩短;小羽片长圆状披针形,深羽裂,先端钝,裂片有1～3 个短尖齿;中脉上面有细长刺。孢子囊群背生于裂片上侧,通常为马蹄形;囊群盖长圆形,全缘。

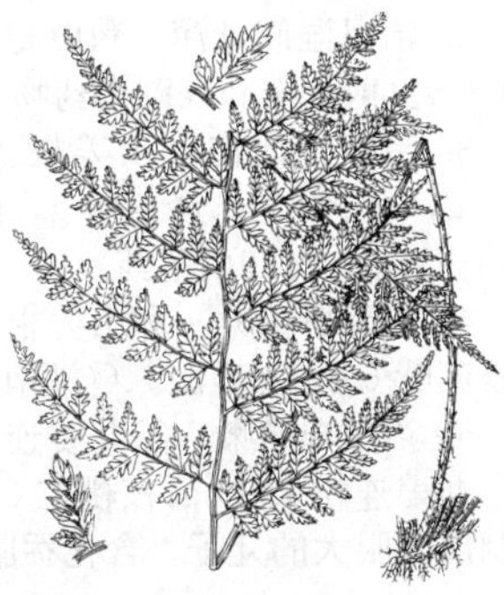
长江蹄盖蕨

生于海拔 70～2 000 m 的林下湿地、溪沟边和岩石上。分布于华东、中南及西南等地。

【采收加工】 7～10 月采收,鲜用或晒干。

【药性】 苦,凉。

【功用主治】 清热解毒,凉血止血。主治痈肿疮毒,痢疾,鼻衄,外伤出血。

1.《贵州民间药物》:"解毒,止血。"

2.《全国中草药汇编》:"主治疮毒,痢疾,衄血。"

3.《中国药用孢子植物》:"用于外伤出血。"

【用法用量】 内服:煎汤,10～30 g。外用:鲜品捣敷;或干品研末敷。

【选方】 1. 治疮毒 山柏 9 g。煎水服。(《贵州民间药物》)

2. 治痢疾 长江蹄盖蕨 15 g,铁苋菜 9 g,蛇含 9 g。煎服。(《中国药用孢子植物》)

3. 治衄血 ①贵州蹄盖蕨、藕节、远志各 9 g。煎服。(《贵州民间药物》) ②长江蹄盖蕨 15 g,莲房炭 9 g。煎服。(《中国药用孢子植物》)

0305 山韭 shān jiǔ (《本草拾遗》)

【异名】 藿(《尔雅》),韱(《说文》),藿菜(《寿亲养老新书》)。

【基原】 为百合科葱属植物球序韭的全草。

【原植物】 球序韭 *Allium thunbergii* G. Don [*A. japonicum* Regel]

多年生草本。鳞茎常单生,卵状至狭卵状,外皮污黑色或黑褐色,纸质,内皮有时带淡红色,膜质。叶三棱状条形,背面具一纵棱,呈龙骨状隆起,短于或略长于花葶,宽(1.5～)2～5 mm。花葶中生,圆柱状,中空,高 30～70 cm;总苞单侧开裂或 2 裂,宿存;伞形花序球状,花红色至紫色;花被片椭圆形至卵状椭圆形,先端钝圆,长 4～6 mm,宽 2～3.5 mm,外轮舟状,较短;花丝等长,约为花被片长的 1.5 倍,锥形,无齿,仅基部合生并与花被片贴生;子房倒卵状球形,腹缝线基部具有帘的凹陷蜜穴,花柱伸出花被外。花、果期 8～10 月。

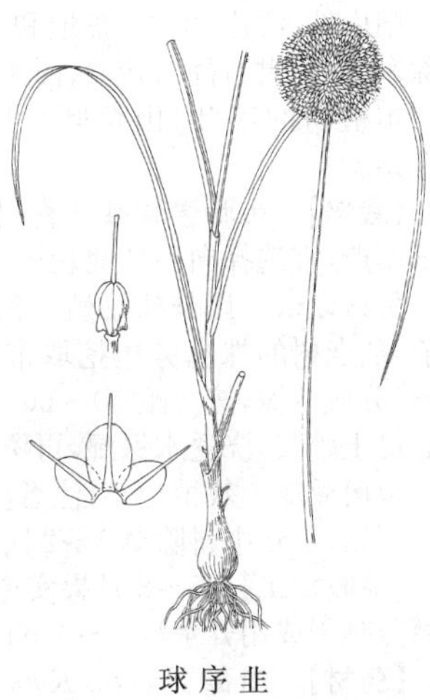
球序韭

生于海拔 1 300 m 以下的山坡、草地或林缘。分布于东北及河北、山西、江苏、山东、河南、湖北、陕西、台湾等地。

【采收加工】 7～10 月采收,洗净,鲜用。

【药性】 1.《千金方》:"味咸涩,寒。无毒。"

2.《食物考》:"咸,寒。"

【功用主治】 1.《千金方》:"宣肾,主大小便数,去烦热。"

2.《食物考》:"助肾健脾,利便除热。"

【用法用量】 内服:煎汤,10～15 g;或煮作羹。

【选方】 治老人脾胃气弱,饮食不多,羸乏 藿菜四两(切之),鲫鱼肉五两。煮作羹,下五味椒、姜,并调少面,空心食之,常以三五日服,极补益。(《寿亲养老新书》藿菜羹)

0306 山姜 shān jiāng (《本草拾遗》)

【异名】 和山姜(《湖南药物志》),九姜连(《峨眉药用植物》),姜叶淫羊藿、九龙盘(《贵阳民间药草》),姜七、高良姜、鸡爪莲(江西《草药手册》)。

【基原】 为姜科山姜属植物山姜的根茎。

【原植物】 山姜 *Alpinia japonica* (Thunb.) Miq. [*Globba japonica* Thunb.]

多年生草本,高 35～70 cm。根茎横生,分枝。叶片通常 2～5 片;近无柄至具长达 2 cm 的叶柄;叶舌 2 裂,长约 2 mm,被短柔毛;叶片披针形,倒披针形或狭长椭圆形,长 25～40 cm,宽 4～7 cm,两端渐尖,先端具小尖头,两面被短柔毛。总状花序顶生,长 15～30 cm,花序轴密生绒毛;花通常 2 朵聚生,小花梗长约 2 mm;花萼棒状,长1～1.2 cm,被短柔毛,先端 3 齿裂;花冠管长约 1 cm,被疏柔毛,花冠裂片长圆形,长约1 cm,外被绒毛,后方的一枚兜状;侧生退化雄蕊线形,长约5 mm;唇瓣卵形,宽约6 mm,白色而具红色脉纹,先端 2 裂,边缘具不整齐缺刻;雄蕊长1.2～1.4 cm;子房密被绒毛。果球形或椭圆形,熟时橙红色,先端具宿存的萼筒;种子多角形,有樟脑味。花期 4～8 月,果期 7～12 月。

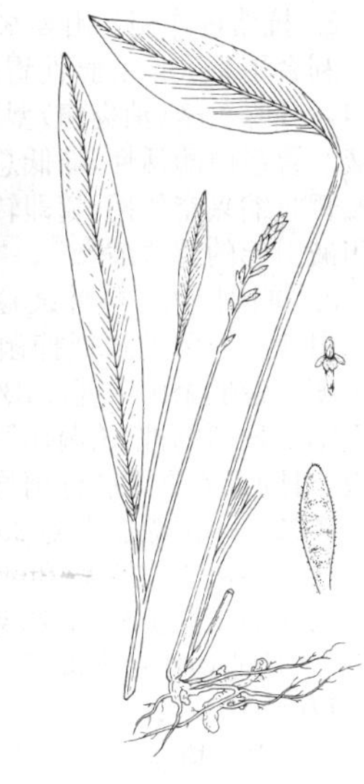
山 姜

生于林下阴湿处。分布于浙江、福建、江西、湖北、湖南、广东、广西、四川、贵州、台湾。

本植物的果实(建砂仁)亦供药用,另设专条。

【栽培】 生物学特性 喜温暖潮湿的气候。宜选择疏松肥沃的夹砂土或腐殖质土种植。

繁殖方法 用分株繁殖法。3～4 月,结合采挖,把老株分成数蔸,每蔸留地上茎 3～4 根,按行株距 50 cm × 40 cm 开穴,每穴栽 1 蔸,填土,淋水。

田间管理 栽后当年除草、追肥 3 次,第二至第三年除草

4次、追肥3次。肥料以人畜粪水为主。

【采收加工】 3～4月采挖，洗净，晒干。

【成分】 根茎挥发油：9(10)-佛术烯-11-醇〔$\Delta^{9(10)}$-eremophilene-11-ol〕，9-羟基山姜内酯(9-hydroxyalpinolide)，二氢沉香呋喃(dihydroagarofuran)，10-表-γ-桉叶醇(10-epi-γ-eudesmol)，3β，4β-环氧沉香呋喃(3β，4β-oxidoagarofuran)[1]，山姜烯酮(alpinenone)[1～3]，山姜萜醇(alpiniol)，广藿香薁醇(pogostol)[1,4]，汉山姜过氧萜酮(hanalpinone)，异汉山姜过氧萜酮(isohanalpinone)，山姜内酯过氧化物(alpinolide peroxide)[1,2]，6-羟基山姜内酯(6-hydroxyalpinolide)[2]，汉山姜环氧萜醇(hanamyol)，山姜内酯(alpinolide)[1,5]，呋喃天竺葵酮(furopelargone) A[1,5,6]和B[1,3,5,6]，α-沉香呋喃(α-agarofuran)，4α-羟基二氢沉香呋喃(4α-hydroxydihydroagarofuran)，3α，4α-环氧沉香呋喃(3α，4α-oxidoagarofuran)，β-桉叶醇(β-eudesmol)[1,7,8]，汉山姜过氧萜醇(hanalpinol)[1,6,9]，6，9-愈创木二烯(guaia-6，9-diene)[9]，10-表-5β-氢过氧基-β-桉叶醇(10-epi-5β-hydroperoxy-β-eudesmol)，10-表-5α-氢过氧基-β-桉叶醇(10-epi-5α-hydroperoxy-β-eudesmol)，4，10-表-5β-羟基二氢桉叶醇(4，10-epi-5β-hydroxydihydroeudesmol)[10]。

【药理】 1. 对离体肠管平滑肌的影响 山姜小剂量对豚鼠小肠无影响，大剂量呈抑制作用；和山姜对乙酰胆碱和氯化钡引起的大鼠肠管紧张性、强直性收缩均有部分拮抗作用；和山姜的挥发性部位，可使兔肠管轻度兴奋，然后转入明显抑制，张力降低，收缩频率减慢，振幅减少，并随着浓度不同能部分或完全拮抗乙酰胆碱、氯化钡引起的肠管兴奋和痉挛[1]。

2. 抗溃疡作用 山姜水煎剂灌胃对幽门结扎型、应激型及利舍平型大鼠实验性胃溃疡均有不同程度的抑制作用，但对吲哚美辛(消炎痛)型胃溃疡作用不明显。它能增加胃液及胃蛋白酶活性，降低总酸度与游离酸度，对离体胃条有短暂收缩兴奋作用，随即转入抑制，降低胃张力和拮抗乙酰胆碱引起的胃收缩[1,2]。

3. 抗菌作用 体外试验，山姜煎剂对结肠炎耶尔森菌和摩根变形杆菌的最低抑菌浓度(MIC)是1/160(抑菌力达中度)，最低杀菌浓度(MBC)是1/80(杀菌力为低度)，对福氏痢疾杆菌的抑、杀菌作用分别是1/40和1/10，属低度有效，对肠毒素型大肠杆菌均不表现抑、杀菌作用[3]。

毒性 小鼠灌服山姜25 g/kg(最大容积)1次，观察3 d，均未见小鼠中毒症状和死亡。大鼠每日灌胃山姜热浸液1.62 g/kg，连续30 d，结果各组间体重增加无明显差异。肝、肾功能均在正常范围，病理检查无特殊异常[1]。

【药性】 辛，温。

1.《本草拾遗》："辛，温。"

2.《纲目》："辛，热，无毒。"

【功用主治】 温中，散寒，祛风，活血。主治脘腹冷痛，肺寒咳喘，风湿痹痛，牙痛，跌打损伤，月经不调，劳伤吐血，无名肿毒。

1. 陶弘景："腹中冷痛，煮服甚效。"(引自《纲目》)

2.《本草拾遗》："去恶气，温中。(治)中恶霍乱，心腹冷痛，功用如姜。"

3.《贵阳民间药草》："根茎及叶，温肺，散寒，止咳。"

4.《四川中药志》1960年版："除风湿，解疮毒。治风湿筋骨痛，劳伤吐血，跌损瘀血停滞，月经不调及无名肿毒。"

5.《广西本草选编》："温中行气，消肿止痛。主治腹痛泄泻，胃痛，食滞腹胀。"

【用法用量】 内服：煎汤，3～6 g；或浸酒。外用：捣敷；或捣烂调酒搽；或煎水洗。

【选方】 1. 治胃痛 山姜根3～6 g，乌药3～6 g。研末。温开水送服。(《江西草药》)

2. 治风湿筋骨痛 和山姜根500 g，花椒子30 g，五加皮150 g。煎水洗。(《湖南药物志》)

3. 治跌打损伤 山姜根15 g，大血藤根30 g，茜草根15 g，牛膝根9 g，泽兰9 g。白酒500 g，浸3～7 d。每服15～30 g。(《江西草药》)

4. 治外感咳嗽 和山姜根9 g，桑白皮9 g，茅草根9 g，紫苏叶6 g。水煎服。(《湖南药物志》)

5. 治虚弱咳嗽 ①九姜连9 g，大鹅儿肠9 g。炖肉吃。②九姜连粉末30 g，核桃仁30 g。加蜂糖60 g，混匀蒸熟，制成龙眼大的丸子。含化吞服。(《贵阳民间药草》)

0307 山莓 shān méi (《天目山药用植物志》)

【异名】 悬钩子(《本草拾遗》)，沿钩子(《日用本草》)，藨子(《纲目》)，山泡子(《天目山药用植物志》)。

【基原】 为蔷薇科悬钩子属植物山莓的果实。

【原植物】 山莓 *Rubus corchorifolius* L. f.[*R. althaeoides* Hance] 又名：葥(《尔雅》)，木梅(《尔雅》郭璞注)，树莓(《日华子》)，山莓悬钩子(《华北树木志》)。

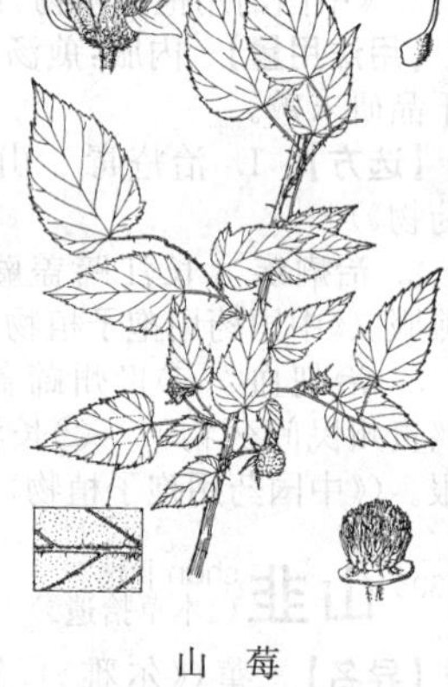

山　莓

落叶灌木，高1～3 m。小枝红褐色，幼时有柔毛及少数腺毛，并有皮刺。单叶；叶柄长5～20 mm；托叶条形，贴生于叶柄上；叶片卵形或卵状披针形，长3～12 cm，宽2～5 cm，不裂或3浅裂，有不整齐重锯齿，上面脉上稍有柔毛，下面及叶柄有灰色绒毛，脉上散生钩状皮刺。花单生或数朵聚生短枝上；花白色，直径约3 cm；萼裂片卵状披针形，密生灰白色柔毛。聚合果球形，直径10～12 mm，红色。花期2～5月，果期4～6月。

生于海拔200～2 200 m的向阳山坡、溪边、山谷、荒地和疏密灌丛中潮湿处。分布于除东北、甘肃、青海、新疆、西藏外的全国各地。

本植物的茎叶(山莓叶)、根(山莓根)亦供药用，另设专条。

【栽培】 生物学特性 喜温、喜光，适应性强，对土壤要求不严，宜选择向阳坡地栽培，也可利用树边、地角栽植。

繁殖方法 用分株繁殖。秋冬或早春，在落叶后至萌芽前，从老树的株丛旁边挖取带有侧根的枝条，剪短过长枝条，分成单株，按穴距50～60 cm开穴，每穴栽1～2株，栽后培土踏实，浇透水保湿，再覆土将植穴封培起来。

田间管理 栽植当年，注意浇水、松土、除草、补苗。第二年开始，每年中耕除草1～2次，并结合追肥。

【采收加工】 7～8月果实饱满、外表呈绿色时摘收。用酒蒸晒干或用开水浸1～2 min后晒干。

【药材】 山莓 *Fructus Rubi Corchorifolii* 除东北及甘

肃、青海、新疆、西藏等地外，全国均产。

性状　聚合果由多数小核果聚生在隆起的花托上而呈长圆锥形或半球形。表面黄绿色或淡棕色，密被灰白色茸毛；顶端钝圆，基部扁平或中心微凹入；宿萼黄绿色或棕褐色，5裂，裂片先端反折；基部着生极多棕色花丝；果柄细长或留有残痕。小坚果易剥落，半月形；背面隆起，密被灰白色柔毛，两侧有明显的网纹，腹部有突起的棱线。体轻，质稍硬。气微，味酸微涩。

鉴别　(1) 粉末特征：呈棕黄色。单细胞非腺毛大多碎断，壁厚，胞腔线形，有的木化，表面可见双、单螺纹，基部表面观类圆形或类方形，胞腔有分枝，似石细胞。草酸钙簇晶多见。果皮纤维黄色，多纵横交错排列。

(2) 取本品 1 g，研碎，置具塞试管中，加水 15 ml，塞紧，置 50～60 ℃水浴中温浸 30 min，滤过。取滤液 2 滴，点于滤纸上，喷洒 0.1%溴甲酚绿乙醇溶液，在蓝色背景上，显黄色斑点(检查有机酸)；取滤液 0.5 ml 置小试管中，滴加 1%三氯化铁乙醇溶液 1～2 滴，即产生深蓝色沉淀(检查鞣质)。

【成分】　果实含氨基酸(g/100 g)：天冬氨酸 0.630，苏氨酸 0.312，谷氨酸 1.209，甘氨酸 0.368，丙氨酸 0.329，胱氨酸 0.108，缬氨酸，异亮氨酸 0.298，亮氨酸 0.438，酪氨酸 0.137，甲硫氨酸 0.062，苯丙氨酸 0.279，赖氨酸 0.369，组氨酸 0.226，精氨酸 0.434 及脯氨酸 0.294。鲜果实含总酸 1.89%，维生素 C 4.91 mg/100 g。维生素 B_1 0.26 μg/g，维生素 B_2 0.55 μg/g，烟酸 0.50 μg/g，维生素 E 17.84 μg/g，维生素 A 0.3 μg/g，SOD(u/g) 255.3[1]。

种子油含脂肪酸：棕榈酸(palmitic acid)(20.91%)，油酸(oleic acid)(15.13%)，亚油酸(linoleic acid)(46.56%)，亚麻酸(linolenic acid)(11.66%)[2]。

【药性】　酸、微甘，平。

1.《本草拾遗》："酸美。"

2.《纲目》："酸，平，无毒。"

3.《福建药物志》："微甘、酸，温。"

【功用主治】　醒酒止渴，化痰解毒，收涩。主治醉酒，痛风，丹毒，烫火伤，遗精，遗尿。

1.《本草拾遗》："食之醒酒，止渴，除痰唾，去酒毒。"

2.《纲目》："捣汁服，解射工、沙虱毒。"

3.《广西本草选编》："益肾固精。治肾虚阳痿，遗精，遗尿。"

4.《福建药物志》："涩精益肾。"

【用法用量】　内服：煎汤，9～15 g；或生食。外用：捣汁涂。

【选方】　治开水烫伤　(山莓)果捣汁，敷患处。(《湖南药物志》)

0308 山蒟 shān jǔ (《浙江民间常用草药》)

【异名】　酒饼藤(广州部队《常用中草药手册》)，爬岩香、二十四症、上树风(《广西实用中草药新选》)，石蒟、穿壁风(《广西中草药》)，满天香、小风藤(《常用中草药彩色图谱》)，山蒌(《广西本草选编》)，绿藤、香藤、钻骨风(《全国中草药汇编》)，臭茎藤(《福建药物志》)，辣椒姜(《广西药用植物名录》)，见风追、过节风、千节风、上树蛇、抱蛇、水蒌、血姜、山老叶、也侧苗(《新华本草纲要》)。

【基原】　为胡椒科胡椒属植物山蒟的茎叶或根。

【原植物】　山蒟 *Piper hancei* Maxim.

攀缘藤本，长 10 余米。除花序轴和苞片柄外均光滑无毛。茎、枝具细纵纹，节上生不定根。叶互生，纸质或近革质，卵状披针形或椭圆形，长 6～12 cm，宽 2.5～4.5 cm，先端短尖或渐尖，基部渐狭或楔形，有时明显不对称，叶脉 5～7 条；叶柄长 5～12 mm；叶鞘长约为叶柄之半。花单性，雌雄异株，聚集成与叶对生的穗状花序；雄花序长 6～10 cm，苞片近圆形，盾状，雄花雄蕊 2 枚，花丝短；雌花序长约 3 cm，果期延长，雌花子房近球形，离生，柱头 4 或 3。浆果球形，黄色，花期 3～8 月。

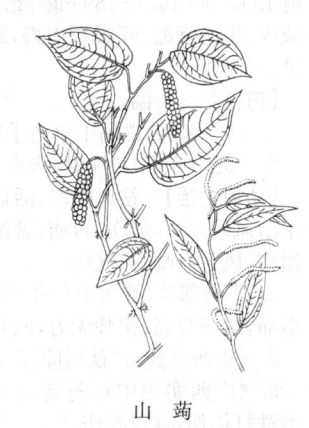

山　蒟

生于山地溪涧边、密林或疏林中，攀缘于树上或岩石上。分布于浙江、福建、江西、湖南、广东、广西、海南、贵州及云南。

【采收加工】　秋季采收，茎叶切段，根切片，晒干。

【药材】　山蒟 *Caulis et Folium Piperis Hancei*　主产于福建、浙江、江西、湖南、广东、广西等地。

性状　茎圆柱形，表面灰褐色，有纵纹，节膨大；质脆易断，断面皮部灰褐色，较薄，木部灰白色，有许多小孔。叶多皱缩，完整叶片展平后狭椭圆形或卵状披针形，先端渐尖，基部近楔形，常偏斜；上表面墨绿色，下表面灰绿色；质脆。气清香，味辛辣。

鉴别　(1) 茎横切面：表皮细胞 1 列，外被角质层。皮层内侧有 2～3 列纤维束断续排列成环，偶见石细胞。维管束 20～30 个排列成环，韧皮部外方有 1～6 列呈三角状排列的纤维群；木部导管较大。中央髓部可见维管束及黏液道。

(2) 取本品粗粉 1 g，加石油醚 10 ml，振摇 10 min，滤过。滤液置水浴上蒸干，残渣加 5%香草醛浓硫酸溶液 2～3 滴，即显棕红色，放置后渐变成紫红色(检查挥发油)。取本品粗粉 2 g，加甲醇 15 ml，加热回流 10 min，滤过。取滤液滴于滤纸上，挥干，滴加饱和硼酸丙酮液及 10%枸橼酸丙酮液各 1～2 滴，干后置紫外光灯下观察，显黄绿色荧光(检查黄酮类)。

【成分】　山蒟含海风藤酮(kadsurenone)，玉兰脂(denudatin)B，山蒟酮(hancinone)[1]，山蒟醇(hancinol)，布尔乞灵(burchellin)，细叶青蒌藤酰胺(futoamide)，荜拔明宁碱(piperlongu minine)，N-异丁基癸-反-2，反-4-二烯酰胺(N-isobutyldeca-*trans*-2，*trans*-4-dienamide)[2]，长穗巴豆环氧素(crotepoxide)，β-谷甾醇(β-sitosterol)[3] 以及山蒟酮(hancinone)B、C、D[3,4]。

【药理】　1. 对血小板活化因子(PAF)诱导的血小板聚集的影响　山蒟的二氯甲烷提取物以及乙醇热提和冷提物均可明显抑制 PAF 引起的兔血小板聚集，以乙醇冷提物作用为强[1]。

2. 对 PAF 所致血管通透性改变的影响　山蒟醇提物能明显抑制 PAF 引起的炎症反应。口服 400 mg/kg 和 800 mg/kg均能明显抑制 PAF 引起的小鼠腹腔通透性的改变。分别口服 390 mg/kg、400 mg/kg 能明显抑制 PAF 引起的大鼠和豚鼠皮肤血管通透性增加、抑制 PAF 引起的大鼠足跖肿胀。对 PAF 性炎症的抑制作用不依赖于肾上腺垂体系统的存在,可能是在受体水平阻断了 PAF 的作用[1]。

毒性 山蒟醇提物小鼠灌胃 LD_{50}>6 300 mg/kg,腹腔注射 LD_{50} 为 1 197±189 mg/kg。注射后出现扭体反应、活动减少、步态蹒跚、呼吸深而慢,20～30 min 时发生阵挛性惊厥、呼吸停止[1]。

【药性】 辛,温。

1. 广州部队《常用中草药手册》:"辛,温。"

2.《贵州草药》:"性温,味辛、微苦。"

【功用主治】 祛风除湿,活血消肿,行气止痛,化痰止咳。主治风寒湿痹,劳伤,胃痛,暑湿腹痛,痛经,小儿惊风,跌打损伤,风寒咳喘,疝气痛。

1. 广州部队《常用中草药手册》:"祛风湿,强腰膝。治风湿痛,风寒骨痛,腰膝无力,四肢肌肉萎缩,咳嗽气喘。"

2.《贵州草药》:"祛风除湿,理气化痰,壮阳。"

3.《广西实用中草药新选》:"消肿止痛,驱风寒,通经。治跌打损伤,毒蛇咬伤。"

4.《广西中草药》:"治风湿骨痛,手足麻痹,感冒风寒,咳嗽气喘,腹寒痛。"

【用法用量】 内服:煎汤,9～15 g,鲜品加倍;或浸酒。外用:煎水洗或鲜捣敷。

【宜忌】 孕妇及阴虚火旺者禁服。

《粤北草药》:"孕妇忌服。"

【选方】 1. 治风湿痹痛 ①山蒟鲜茎叶 30 g。水煎服,每日 1 剂。②山蒟、威灵仙、秦艽、桂枝、川芎各 9 g。水煎服,每日 1 剂。(《浙江民间常用草药》)

2. 治月经不调,痛经,消化不良,胃痛,咳嗽哮喘 干山蒟根 3～10 g。水煎服,日服 2 次。(《文山中草药》)

3. 治疝气(阴囊水肿) 爬岩香叶 30 g,木通 15 g。煨水服。

4. 治阳痿 爬岩香、仙茅、淫羊藿各 30 g。泡酒 500 kg,每晚服 15～30 g。(3、4 方出自《贵州草药》)

0309 山楂 shān zhā (《本草衍义补遗》)

【异名】 朹、檕梅(《尔雅》),朹子(《尔雅》郭璞注),羊梂、鼠查(《本草经集注》),赤爪实(《新修本草》),棠梂子(《本草图经》),赤枣子(《桂海虞衡志》),山里红果、酸枣、鼻涕团、柿樝子(《百一选方》),山里果子(《履巉岩本草》),茅樝(《日用本草》),猴樝(《世医得效方》),映山红果(《救荒本草》),海红(《品汇精要》),酸梅子、山梨(《中国树木分类学》),酸查(《山东中药》)。

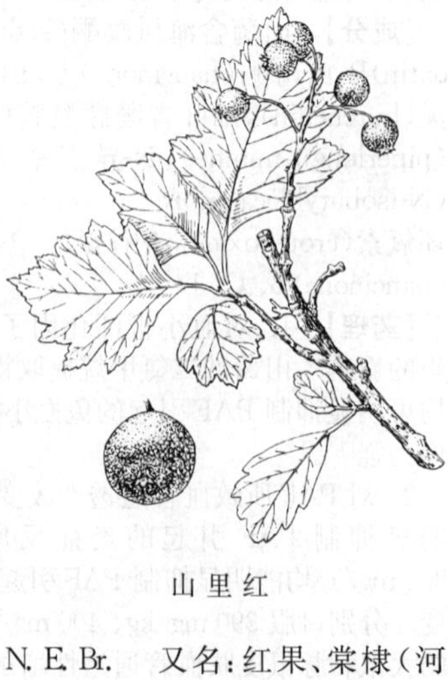

山里红

【基原】 为蔷薇科山楂属植物山里红、山楂的成熟果实。

【原植物】 1. 山里红 *Crataegus pinnatifida* Bunge var. *major* N. E. Br. 又名:红果、棠棣(河北),大山楂(江苏)。

落叶乔木,高达6 m。枝刺长 1～2 cm,或无刺。单叶互生;叶柄长 2～6 cm;叶片宽卵形或三角状卵形,稀菱状卵形,长 6～12 cm,宽 5～8 cm,有 2～4 对羽状裂片,先端渐尖,基部宽楔形,上面有光泽,下面沿叶脉被短柔毛,边缘有不规则重锯齿。伞房花序,直径 4～6 cm;萼筒钟状,5 齿裂;花冠白色,直径约 1.5 cm,花瓣 5,倒卵形或近圆形;雄蕊约 20,花药粉红色;雌蕊 1,子房下位,5 室,花柱 5。梨果近球形,直径可达 2.5 cm,深红色,有黄白色小斑点,萼片脱落很迟,先端留下一圆形深凹;小核 3～5,向外的一面稍具棱,向内两侧面平滑。花期 5～6 月,果期 8～10 月。

华北及江苏、安徽、山东、河南等地均有栽培。

2. 山楂 *C. pinnatifida* Bunge 又名:山楂扣(山东)。

本种与山里红极为相似,仅果形较小,直径1～1.5 cm;叶片亦较小,且分裂较深。

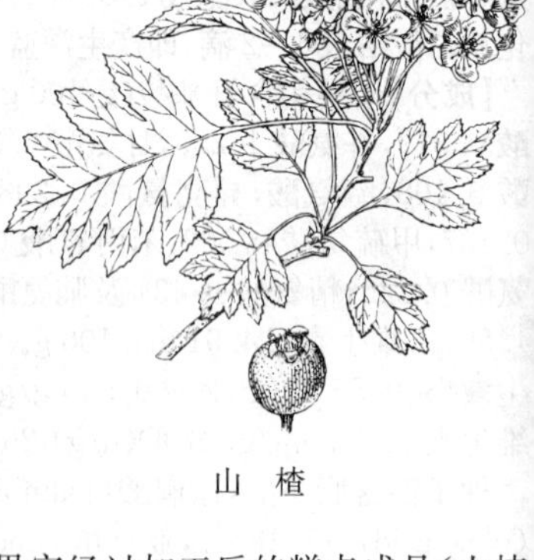

山 楂

生于海拔 100～1 500 m的溪边、山谷、林缘或灌木丛中。分布于东北及河北、山西、内蒙古、江苏、浙江、山东、河南、陕西等地。平原村庄附近亦有栽培。

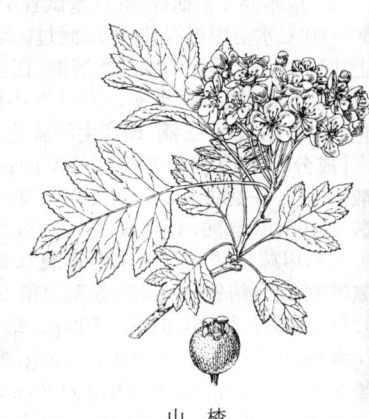

本植物的叶(山楂叶)、花(山楂花)、种子(山楂核)、木材(山楂木)、根(山楂根)、果实经过加工后的糕点成品(山楂糕)亦供药用,另设专条。

【栽培】 生物学特性 较耐寒抗风,平地山坡都能栽培。对土壤条件要求以砂质土为好。

繁殖方法 用种子、分株、嫁接繁殖。种子繁殖:成熟的种子须经砂藏处理,挖 50～100 cm 深沟,将种子以 3～5 倍湿砂混匀放入沟内至离沟沿 10 cm 为止,再覆砂至地面,结冻前再盖土至地面 30～50 cm,第二年 6～7 月将种子翻倒,秋季取出播种,也可第三年春播。条播行距 20 cm,开沟 4 cm 深,宽 3～5 cm,播后覆薄土,上再覆 1 cm 厚沙,以防止土壤板结及水分蒸发。分株繁殖:挖出根蘖,栽于苗圃进行嫁接。根插法:春季将粗 0.5～1 cm 的根切成 12～14 cm根段,扎成捆,用 0.3×10^{-6}～0.5×10^{-6}"九二〇"浸后以湿砂培放 6～7 d,斜插于苗圃,灌水使根和土壤密接,15 d 左右可以萌芽,当年苗高达 50～60 cm 时,可在 8 月初进行芽接。嫁接繁殖:春、夏、秋季均可进行,用种子繁殖的实生苗或分株苗均可作砧木,采用芽接或枝接,以芽接为主。

田间管理 播种苗高至 10 cm 时间苗,移栽行株距为(50～60)cm×(10～15)cm。结合秋季耕翻施入有机肥,从开花至果实旺盛期可于叶面喷无机肥。定期整形剪枝、耕翻除草、刨去根蘖、培土等。

【采收加工】 9～10 月果实成熟后采收。采下后趁鲜横切或纵切成两瓣,晒干,或采用切片机切成薄片,在 60～65℃烘干。

【药材】 山楂 *Fructus Crataegi* 主产于河南、山东、河北等地,以山东临朐、沂水产量大,品质最佳;河南林县产者质亦优。

性状　山里红（北山楂）　果实近球形，直径1～3 cm。表面鲜红色至紫红色，有光泽，满布灰白色的斑点，顶端有宿存花萼，基部有果柄残痕。商品常加工成纵切或横切片，厚2～8 mm，多卷曲或皱缩不平。果肉厚，深黄色至浅棕色，切面可见浅黄色种子3～5颗，有的已脱落。质坚硬。气微清香，味酸微甜。

山楂（北山楂）　果实类球形，直径1～1.5 cm。表面深红色，有小斑点，顶端有宿存花萼，基部有细长果柄。质较硬。气微清香，味酸微甜。

鉴别　(1) 果实横切面：山里红　外果皮表皮细胞1列，类方形，外被角质层，胞腔含棕红色色素，排列整齐；中果皮极厚，为薄壁组织，外侧1～2列薄壁细胞中含棕色色素，内侧薄壁细胞中含多数淀粉粒及少数草酸钙簇晶，维管束纵横散在。淀粉粒极小，类圆形或类三角形，直径4～8 μm，脐点多呈"一"字形，单粒或2～3个分粒组成的复粒；草酸钙簇晶直径20～28 μm。

山楂　中果皮薄壁组织有多数石细胞散在，石细胞类圆形，少数呈不规则形，直径60～100 μm，壁厚薄不一，壁孔及孔沟明显；并有草酸钙簇晶散在，草酸钙簇晶直径12～20 μm。

(2) 薄层色谱：取本品粉末1 g，加醋酸乙酯4 ml，超声提取15 min，滤过，滤液作为供试品溶液。另取熊果酸对照品，加甲醇制成每1 ml含1 mg的溶液，作为对照品溶液。吸取上述两种溶液各4 μl，分别点于同一硅胶G薄层板上，以甲苯-醋酸乙酯-甲酸(20∶4∶0.5)为展开剂，展开，取出，晾干，喷以硫酸乙醇溶液(3→10)，在80 ℃加热至斑点显色清晰，分别置日光及紫外光灯(365 nm)下检视。供试品色谱中，在与对照品色谱相应的位置上，日光下显紫红色斑点；紫外光灯(365 nm)下显橙黄色荧光斑点。

品质标志　《中华人民共和国药典》2005年版规定：本品按干燥品计算，含有机酸以枸橼酸($C_6H_8O_7$)计，不得少于5.0%。

【成分】1. 山里红　果实含黄酮类：左旋表儿茶素(epicatechin)，槲皮素(quercetin)，金丝桃苷(hyperoside)，黄烷聚合物(flavan polymers)[1]，5，7，4′-三羟基黄酮-8-C-α-L-吡喃鼠李糖基-(1→2)-β-D-吡喃葡萄糖苷，即牡荆素鼠李糖苷(vitexin rhamnoside)[2]。酸类：绿原酸(chlorogenic acid)，枸橼酸(citric acid)及其单甲酯、二甲酯和三甲酯[1]，熊果酸(ursolic acid)[3]。

果皮有芹菜素-8-C-(6″-乙酰基)-β-D-吡喃葡萄糖苷〔apigenin-8-C-(6″-acetyl)-β-D-glucopyranoside〕，熊果酸，植物甾醇[4]。

2. 山楂　果实含左旋表儿茶素，绿原酸，枸橼酸，枸橼酸单甲酯，枸橼酸二甲酯，枸橼酸三甲酯。果实100 g中含花色素类(anthocyanin) 11.28～16.04 mg，酸类1.27%～2.46%，可溶性糖类9 690～9 910 mg[5]。果实含黄酮约3%，另含熊果酸约0.5%，游离糖约20%[6]。干果实含烷烃类：正三十烷(*n*-triacontane)，二十八烷酰十六烷酯(octacosyl hexadecanoate)，三十八烷酰二十烷酯(octatriacontyl eicosanoate)，10-二十九醇(nonacosan-10-ol)；三萜类：熊果酸，白桦脂醇(betulin)，黄酮类：槲皮素，金丝桃苷和牡荆素[7]。

果肉中脂肪酸有：亚油酸(linoleic acid) 29.01%～38.23%，棕榈酸(palmitic acid) 18.10%～23.54%，硬脂酸(stearic acid) 2.23%～3.74%，油酸(oleic acid) 11.69%～22.13%，亚麻酸(linolenic acid) 20.24%～30.69%[8]。

【药理】1. 促进消化作用　山楂含有脂肪酶，能促进脂肪消化，并能增加胃消化酶的分泌，促进消化。对胃肠功能具有一定调节作用，对活动亢进的兔十二指肠平滑肌呈抑制作用，而对松弛的大鼠胃平滑肌有轻度的增强收缩作用[1]。山楂醇提取液及水溶液对乙酰胆碱及Ba^{2+}引起兔、鼠离体胃肠平滑肌收缩具有明显抑制作用，而对大鼠弛张状态下的胃平滑肌具有促收缩作用[2]。

2. 对心血管系统的作用　(1) 对心脏的作用　山楂提取物使在体、离体蟾蜍心收缩力增强，且持续时间长。山楂酸对疲劳衰弱的蟾蜍心脏停搏有恢复跳动的作用[1]。山楂内所含的三萜酸能改善冠脉循环而使冠状动脉性衰竭得以代偿，达到强心作用。山楂制剂对豚鼠的心脏能引起显著持久的扩张冠脉作用，并增强心搏能力[3]。北山楂提取物4 g/kg给豚鼠静脉注射连续6 d，对异丙肾上腺素造成的心肌损伤有一定保护作用[4]。给犬喂饲山楂（含原矢车菊苷元低聚物）以后，其左心室血流量增加可达数小时之久，最大增加量可达平时血流量的70%，给猫静脉注射原矢车菊苷元低聚物，也可使其心脏血流量呈剂量依赖性地增加，并使动脉血压略有下降[5]。山楂浸膏对垂体后叶素引起的心律不齐有一定的抑制作用，三萜烯酸类能增加冠状动脉血流量，提高心肌对强心苷作用的敏感性，增加心排血量，减弱心肌应激性和传导性，具有抗心室颤动、心房颤动和阵发性心律失常等作用[3]。山楂中黄酮类化合物3′，4，5，7-四羟基黄酮-7-葡萄糖苷(lut)和芦丁(rut)，使氯化钾致收缩后离体兔骨股动脉环节产生剂量依赖型血管舒张。体外试验中发现具有3，5-环磷酸腺苷-磷酸二酯酶(PDE)的抑制作用，lut为75%，rut为25%。对心肌Na^+，K^+-ATP酶无抑制作用。因此，推断山楂中黄酮类化合物对心肌正性肌力作用，很可能是通过磷酸二酯酶的抑制而产生的[6]。

(2) 降压作用　山楂水解物20 mg/kg腹腔注射，5～25 mg/kg静注，血压下降率分别为26%、32.5%～44.5%；山楂黄酮25 mg/kg、50 mg/kg腹腔注射，12.5 mg/kg、25 mg/kg静注，十二指肠给药100 mg/kg、150 mg/kg，降压率分别为45.3%、66.6%、52%、30%、38.1%、39.2%，维持时间分别为240 min、130 min、100 min、81 min、540 min、540 min。山楂三萜酸在20～40 mg/kg范围以25 mg/kg静注降压作用最强，再加大剂量其降压效应亦不相应增加。山楂黄酮、三萜酸水解物以同等剂量(25 mg/kg)静注比较，以三萜酸降压效应最明显；但产生显著降压作用之剂量以黄酮为最低[7]。

3. 降脂作用　山楂提取物和醇浸膏0.5 mg/kg口服能使动脉粥样硬化兔血中卵磷脂比例提高，胆固醇和脂质在器官上的沉积降低[8,9]。豚鼠服用山楂水煎剂后，对胆固醇合成酶活力有抑制作用，可使其肝细胞微粒体及小肠黏膜的羟甲基戊二酰辅酶A还原酶活力分别下降70%和67%左右[10]。山楂黄酮能显著抑制喂高脂高胆固醇饲料大鼠血清总胆固醇、低密脂蛋白-胆固醇和载脂蛋白B浓度，显著升高高密度脂蛋白-胆固醇和载脂蛋白Al浓度，但对三酰甘油影响不大。逆转录聚合酶链反应实验显示，高脂高胆固醇饲料能显著降低大鼠肝脏低密度脂蛋白受体mRNA水平[11]。

4. 抗氧化作用　山楂及山楂黄酮能显著降低血清和肝脏丙二醛含量，增强红细胞和肝脏超氧化物歧化酶的活性。同时增强全血谷胱甘肽还原酶活性[11]。

5. 对免疫功能的作用　用100%山楂煎剂0.2 ml/10 g

(体重)给小鼠灌胃,证实山楂煎剂对小鼠胸腺和脾重量、T淋巴细胞转化率、T淋巴细胞ANAE(+)(酸性α-醋酸奈脂酶)细胞百分率、小鼠红细胞C3b受体花环率及红细胞免疫复合物花环率均有明显增高作用,说明对小鼠细胞免疫与红细胞免疫有促进作用[12,13]。

6. 防癌作用　在胃液的pH条件下,山楂提取液能够消除合成亚硝胺的前体物质,即能阻断合成亚硝胺[14]。山楂提取液对大鼠和小鼠体内合成甲基苄基亚硝胺诱癌有显著的阻断作用[15]。而山楂的丙酮提取液经对致癌剂黄曲霉素B_1诱导TA_{98}移码型、TA_{100}碱基置换突变株回复突变抑制作用实验表明:山楂对黄曲霉素B_1的致突变作用有显著抑制效果。说明山楂可能对预防肝癌有意义[16]。

毒性　山楂的聚合黄烷类成分小鼠腹腔和皮下注射的LD_{50}分别为130 mg/kg、300 mg/kg;10%的山楂醇浸膏给雄性大鼠及小鼠口服,不久出现镇静作用,30 min后死于呼吸衰竭,小鼠的LD_{50}为18.5 ml/kg,大鼠的LD_{50}为33.8 ml/kg[17]。

【炮制】 1. 山楂　取净山楂除去杂质及脱落的核。

2. 炒山楂　取净山楂置锅内,用文火加热,炒至色变深,取出放凉。炒山楂长于消食积。

3. 焦山楂　取净山楂置锅内,用中火加热,炒至表面焦褐色,内部黄褐色,取出放凉。焦山楂长于治食积泻痢。

4. 山楂炭　取净山楂置锅内,用武火加热,炒至外表焦黑色,内部焦褐色,喷淋少许清水,取出,晒干。山楂炭能治血积。

5. 蜜山楂　先将蜂蜜置锅内,加热至沸,倒入净山楂,用文火炒至不粘手为度,取出放凉。每净山楂100 kg,用炼蜜16.6 kg。蜜山楂用于脾虚食滞的患者。

6. 红糖制山楂　将红糖用适量热开水化开,过滤去渣,置锅内加热至沸,倒入净山楂,用文火炒至不粘手为度,取出放凉。每山楂100 kg,用红糖25 kg。红糖制山楂能和血散瘀,消中寓补,用于血滞经闭、产后恶露不尽。

7. 土炒山楂　将灶心土置锅内炒松,倒入净山楂,用武火炒至焦黄色,取出,筛去土,放凉。每净山楂100 kg,用灶心土31 kg。土炒山楂能消食调中,可用于脾虚食滞的腹泻。

饮片性状　山楂呈类圆形片状,表面棕黄色,常卷曲皱缩,中间有成环状排列的浅黄色果核,多脱落。周边深红色,微有光泽,有细纵纹和灰白色小点,偶可见短细柄或凹窝。气微清香,味酸微甜。炒山楂形如山楂,表面暗黄色。焦山楂表面焦褐色,内部黄褐色。山楂炭表面焦黑色,内部焦褐色。蜜山楂表面深黄色,微有光泽,有蜜香气,味酸甜。红糖制山楂表面深黄色,有焦香气,味酸甜。土炒山楂表面挂土黄色。

贮干燥容器内,密闭,置通风干燥处。山楂炭应注意散热,防复燃。

【药性】 酸、甘,微温。归脾、胃、肝经。

1.《宝庆本草折衷》:"味酸涩,平,无毒。"

2.《纲目》:"酸、甘,微温。"

3.《本草经疏》:"入足阳明、太阴经。"

4.《药品化义》:"性气薄而味厚。入脾、肝二经。"

5.《本草求真》:"甘、酸、咸,平。"

【功用主治】 消食健胃,行气散瘀。主治饮食积滞,脘腹胀痛,泄泻痢疾,血瘀痛经、经闭,产后腹痛、恶露不尽,疝气或睾丸肿痛,高脂血症。

1.《本草经集注》:"煮汁洗漆疮。"

2.《新修本草》:"汁服主水痢,沐头及洗身上疮痒。"

3.《宝庆本草折衷》:"治寒湿腰痛,小肠气胀痛,消食快气。"

4.《本草衍义补遗》:"催疮痛(疹),治妇人儿枕痛。"

5.《日用本草》:"化食积,行结气,健胃宽膈,消血痞气块。"

6.《滇南本草》:"消肉积滞,下气。治吞酸,积块。"

7.《本草蒙筌》:"疗癞疝。"

8.《本草再新》:"治脾虚湿热,利大小便,小儿乳滞腹疼。"

9.《本草求原》:"治疟郁。"

10.《本草撮要》:"冻疮涂之。"

【用法用量】 内服:煎汤,3~10 g;或入丸、散。外用:煎水洗或捣敷。

【宜忌】 脾胃虚弱及孕妇慎服。

1.《纲目》:"生食多令人嘈杂易饥,损齿,齿龋人尤不宜也。"

2. 朱丹溪:"大能克化饮食,若胃中无食积,脾虚不能运化,不思食者,多服之则反克伐脾胃生发之气也。"(引自《纲目》)

3.《本草正》:"肠滑者少用之。"

4.《得配本草》:"气虚便溏,脾虚不食,二者禁用。服人参者忌之。"

5.《随息居饮食谱》:"空腹及羸弱人,或虚病后,忌之。"

【选方】 1. 治一切食积　山楂四两,白术四两,神曲二两。上为末,蒸饼丸,梧子大,服七十丸,白汤下。(《丹溪心法》)

2. 治肉积发热　山楂肉(姜汁炒)一两,连翘仁、黄连(姜汁炒)各五钱。另用阿魏一两,醋煮糊丸麻子大。每服二十丸至三十丸,食前沸汤下。(《张氏医通》四味阿魏丸)

3. 治痰积　山楂三两,石碱三钱,半夏一两(皂角水浸透,晒干)。上为末,粥糊丸,服三十丸,白汤下。(《丹溪心法》小阿魏丸)

4. 治痢疾赤白相兼　山楂肉不拘多少,炒研为末,每服一二钱,红痢蜜拌;白痢红白糖拌;红白(痢)相兼,蜜砂糖各半拌匀,白汤调,空心下。(《医钞类编》)

5. 治产妇恶露不尽,腹中疼痛,或儿枕作痛　山楂百十个,打碎煎汤,入砂糖少许,空心温服。(《日用本草》引朱丹溪方)

6. 治寒湿气小腹疼,外肾偏大肿痛　茴香、柿楂子。上二味等分为细末,每服一钱或二钱,盐、酒调,空心热服。(《百一选方》)

7. 治老人腰痛及腿痛　用棠梂子、鹿茸(炙)等分。为末,蜜丸梧子大,每服百丸,日二服。(《纲目》)

8. 治疹子干黑危困　棠梨子为末,紫草酒煎,调服一钱。(《全幼心鉴》)

9. 治癫痫病　山楂一钱五分,橄榄八分。水煎服,每日一帖,数月之后奏其效。(《药笼本草》)

【临床报道】 1. 治疗高脂血症　用降脂乐(每片含山楂0.5 g,制成全山楂含化片)每日3次,每次含服4~6片,连服45 d。治疗中老年人高脂血症83例,结果:降胆固醇有效率69.49%,降三酰甘油有效率80.28%,疗效优于服弹性酶对照组,并能改善食欲不振、神疲乏力、血压偏高等症状[1]。

2. 治疗冠心病　用心血宁片(每 1 000 片含山楂提取物 25 g,葛根提取物 150 g)每次 4 片,日服 3 次。治疗冠心病 110 例,其中 98 例有不同程度改善,12 例无效,总有效率为 90%,显效率为 43%。认为本品有扩张冠状动脉血管,增加冠脉及脑动脉血流量、降低血脂作用。适用于冠心病、高脂血症、心绞痛以及高血压引起的颈项强痛等症[2]。

3. 治疗高血压病　山楂制成糖浆(每 1 ml 含山楂干品 0.65 g),每次饭后口服 20 ml,每日 3 次,1 个月为 1 个疗程。共治疗各型高血压病患者 50 例,经 1～2 个疗程,结果:显效 35 例(Ⅰ期 12 例,Ⅱ期 22 例,Ⅲ期 1 例),有效 12 例(Ⅰ期 2 例,Ⅱ期 9 例,Ⅲ期 1 例),总有效率为 94%[3]。

4. 治疗克山病　北五味子、山楂按 1∶4 比例,粉碎后加糖及适量赋形剂制成片剂(每片 0.5 g),每次 5 片,每日 3 次口服,2 个月为 1 个疗程。共治疗潜、慢性克山病 23 例,结果临床治愈 11 例(47.8%),显效 3 例(13%),好转 4 例(17.5%),基本无效 5 例(21.7%),总有效率为 78.3%[4]。

5. 治疗急性菌痢,肠炎　用焦山楂 120 g,水煎服,每日 1 剂。治疗 42 例,其中菌痢 24 例中,治愈 20 例,临床治愈 3 例,好转 1 例;肠炎 18 例中,治愈 11 例,临床治愈 5 例,好转 2 例[5]。

6. 治疗婴幼儿腹泻　用山楂糖浆(浓度 36%),每次 5～10 ml,每日 2 次口服,轻症禁食 4～6 h,重症禁食 6～10 h,共治婴幼儿腹泻 212 例,结果均获痊愈。治愈时间最短 1 h,最长 6 d,一般 3～4 d[6]。

7. 治疗肾盂肾炎　每日用生山楂 90 g(儿童用 1/3～1/2 量)煎服,疗程一般为 14 d。共治急、慢性肾盂肾炎 105 例,其中 45 例急性患者,34 例痊愈,7 例好转;60 例慢性患者,42 例痊愈,18 例好转;患者服煎剂后一般 2～4 h 产生利尿作用,2～5 d 内减轻,浮肿及手足发胀感消失,食欲增加,精神爽快[7]。

8. 治疗冻疮　治疗组取山楂切厚片,放于炉火烧烤或炒至焦黑,取出研末待用。治疗时嘱患者先用温水浸泡患部(水温宜在 40 ℃以下),然后将山楂炭末撒于患部后反复涂擦 10 余次。如患部已有水泡或溃破者,则将药末均匀撒于局部。每日治疗 2～3 次。观察组选用市售冻疮膏,患部温水浸泡后涂擦,每日治疗 2～3 次。结果治疗组 78 例中,痊愈 71 例,占 91%;显效 5 例,占 64%;好转 2 例,占 2.6%。观察组 30 例中,痊愈 7 例,占 23.3%;显效 9 例,占 30%;好转 13 例,占 43.4%;无效 1 例,占 3.3%。两组经统计学处理,$P < 0.05$[8]。

【各家论述】　1.《纲目》:"凡脾弱食物不克化,胸腹酸刺胀闷者,于每食后嚼二三枚(山楂),绝佳。但不可多用,恐反克伐也。按《物类相感志》言,煮老鸡,入山楂数颗即易烂,则其消肉积之功,益可推矣。"

2.《本草经疏》:"山楂,《本经》云味酸气冷,然观其能消食积,行瘀血,则气非冷矣。有积滞则成下痢,产后恶露不尽,蓄于太阴部分则为儿枕痛。山楂能入脾胃消积滞,散宿血,故治水痢及产妇腹中块痛也。大抵其功长于化饮食,健脾胃,行结气,消瘀血,故小儿、产妇宜多食之。《本经》误为冷,故有洗疮痒之用。"

3.《本草通玄》:"山楂,味中和,消油垢之积,故幼科用之最宜。核有功力,不可去也。"

4.《本草求真》:"山楂,所谓健脾者,因脾有食积,用此酸咸之味,以为消磨,俾食行而痰消,气破而泄化,谓之为健,止属消导之健矣。至于儿枕作痛,力能以止;痘疮不起,力能以发,犹见通瘀运化之速。"

0310 山橙 shān chéng(《本草求原》)

【异名】　冬荣子(《粤志》),屈头鸡(《本草求原》),山大哥(《岭南采药录》),猢狲果、猴子果(《全国中草药汇编》),铜锣锤(《广西药用植物名录》),马騮藤、马騮橙藤(《新华本草纲要》)。

【基原】　为夹竹桃科山橙属植物山橙的果实。

【原植物】　山橙 *Melodinus suaveolens* Champ. ex Benth. 又名:马騮橙(《海南植物志》)。

攀缘木质藤本,长达 10 m。全株具乳汁;除花序被稀疏柔毛外,其余均无毛。叶对生,叶柄长约 8 mm;叶片近革质,卵形、长圆形或长圆状披针形,长 5～9.5 cm,宽 1.8～4.5 cm,先端短渐尖,基部渐尖或圆形,叶面深绿色而有光泽。聚伞花序顶生或腋生;花萼裂片 5;花冠白色,高脚碟状,裂片 5,基部稍狭,向一边扩大而成镰刀状或斧形,具双齿,向左覆盖;副花冠成 5 裂片伸出花冠筒喉部之外,钟状或筒状;雄蕊 5,着生于花冠筒中部。浆果圆球形,成熟时橙黄色或橙红色。种子多数。花期5～11月,果期 8 月至翌年 1 月。

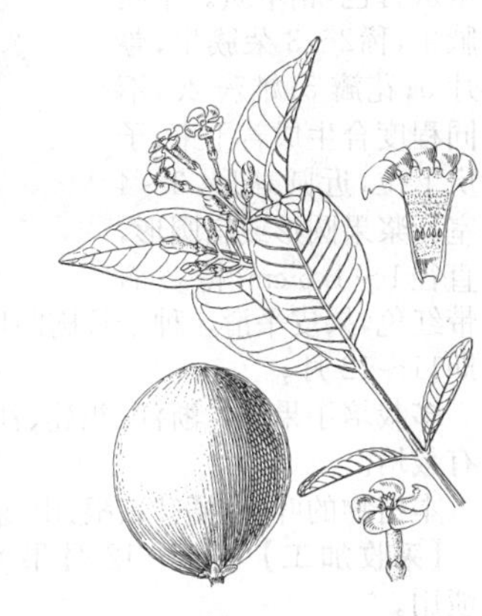

山　橙

生于丘陵、山谷,攀缘树木或石壁上。分布于广东、广西、海南等地。

本植物的叶(山橙叶)亦供药用,另设专条。

【采收加工】　9～10 月果实成熟时采收,晒干。

【药材】　山橙 *Fructus Melodini Suaveolensis*　产于海南、广东等地。

性状　果实圆球形,外表橙红色,可见深棕色斑纹,有光泽,基部常有宿萼。果皮坚韧,果肉干缩呈海绵状,白色与淡棕色相杂,剖开可见 2 室,有多数种子嵌入果肉内。种子扁圆形,长约 5 mm,棕褐色至黑褐色,表面密布斜细孔;种仁黄色,富油性。气微香,味苦。

【药性】　苦、微甘,平,小毒。

1.《本草求原》:"苦、甘,平。"

2.《广东中药》:"苦,平,有小毒。"

【功用主治】　行气,消积,杀虫。主治胃气痛,膈症胸满,小儿疳积,疝气瘰疬,皮肤热毒,湿癣疥癞。

1.《本草求原》:"滋阴,消热积气痛,功同罗汉果。其壳,洗皮肤血热毒,搽湿癣疥癞。"

2.《植物名实图考》:"治膈症,煎其皮作饮服之。"

3.《岭南采药录》:"理小肠疝气,以之和猪精肉煎汤服。"

4.《广东中药》:"行气,止痛。治胃气痛,胸膈饱胀,淋巴结核。"

5.《广西本草选编》:"主治疝气腹痛,睾丸炎,消化不良,小儿疳积。"

【用法用量】　内服:煎汤,6～10 g。外用:煎水洗;或研末调敷。

0311 **山橘** shān jú（《纲目》）

【基原】 为芸香科金柑属植物山橘的果实。

【原植物】 山橘 *Fortunella hindsii*（Champ.）Swingle [*Sclerostylis hindsii* Champ.] 又名：山金橘（《橘录》）。

有刺灌木，高1～3 m。枝细瘦，嫩时有棱。单叶互生；叶片卵状椭圆形，长4～9 cm，宽1.5～4 cm，先端钝圆而微凹，基部宽楔形至圆形，全缘或稀具不明显的细钝齿，上面深绿色，光亮，下面略呈灰青色，稍革质。单花腋生，稀2～3朵簇生；萼片5；花瓣5；雄蕊20，不同程度合生成若干束；子房上位，近圆球形，3～4室。浆果圆形或扁圆形，直径1～1.5 cm，橙黄而带红色，果皮平滑。种子长椭圆形，平滑。花期4～7月，果期11～12月。

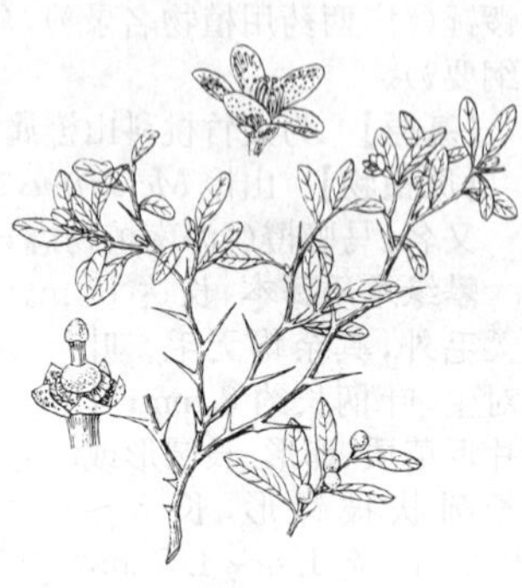

山　橘

多栽培于果圃。浙江、福建、江西、广东、广西、海南等地有栽培。

本植物的叶（山橘叶）、根（山橘根）亦供药用，另设专条。

【采收加工】 11～12月果实成熟时采摘，鲜用或盐渍用。

【成分】 二氢查耳酮衍生物：3′，5′-二-C-吡喃葡萄糖根皮素（3′，5′-di-C-glucopyranosylphloretin）[1]。

【药性】 辛、酸、甘，温。

1.《纲目》："味酸。"

2.《全国中草药汇编》："辛、酸、甘，温。"

【功用主治】 行气宽中，止咳化痰。主治胃气痛，食积胀满，疝气，风寒咳嗽，冷哮。

1.《纲目》："能破气。"

2.《福建药物志》："宽中化气，止咳化痰。主治急性肝炎、胆囊炎、胆石症、胃痛、疝气、慢性气管炎、脱肛。"

【用法用量】 内服：煎汤，9～15 g。

【选方】 1. 治胃痛　盐腌山橘3～6 g。冲开水服。（《福建药物志》）

2. 治风寒咳嗽、冷哮　山橘果实9～15 g。开水泡服。（《浙江药用植物志》）

0312 **山土瓜** shān tǔ guā（《植物名实图考》）

【异名】 土高丽参（《天目山药用植物志》），土白参（《广西本草选编》），绿豆参、土人参（《安徽中草药》），山豆根（《全国中草药汇编》），三叶参（《湖北中草药志》），豆角参（王衍生《中草药学》）。

【来源】 为豆科豇豆属植物野豇豆的根。

【原植物】 野豇豆 *Vigna vexillata*（L.）Benth. [*Phaseolus vexillata* L.] 又名：野绿豆（《安徽中草药》），野马豆、山马豆（《全国中草药汇编》），山米豆（《福建药物志》）。

多年生缠绕草本。主根圆锥形或圆柱形，肉质，外皮橙黄色。茎、小叶柄、托叶、小花梗、荚果均有棕色粗毛，三出复叶，互生；顶生小叶片广卵形或菱状卵形，膜质，先端急尖，基部近圆形或宽楔形，全缘，侧生小叶广卵形，外侧特宽，基部近截形，长4～8 cm，宽2.5～4.5 cm，两面有淡黄白色贴生柔毛。总状花序腋生，花2～4朵着生于长8～30 cm总花梗的上端；小苞片刚毛状；花萼钟状，5裂；花冠蝶形，淡紫红色；旗瓣近圆形，先端微凹，翼瓣先端弯曲，具耳和爪，龙骨瓣肾形，具爪；雄蕊10，二体；花柱内侧有髯毛。荚果圆柱形，扁平，先端有喙。种子椭圆形，黑色，有光泽。花期9月，果期10～11月。

生于山坡、林缘、路旁及草丛中。分布于江苏、浙江、江西、湖北、湖南、广西、四川、云南、陕西等地。

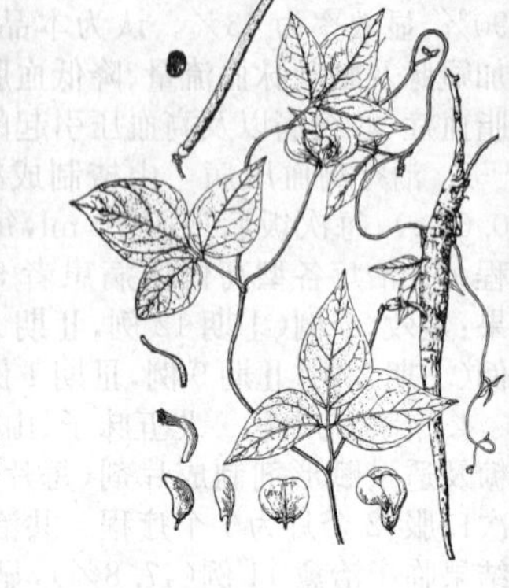

野豇豆

【采收加工】 8～9月采挖，晒干。

【成分】 根含蛋白质[1]。

【药性】 甘、苦，平。

1.《广西本草选编》："味甘、苦，性微温。"

2.《全国中草药汇编》："苦，寒。"

3.《湖南药物志》："甘、苦，平。"

【功用主治】 益气生津，利咽解毒。主治头昏乏力，失眠，阴挺，脱肛，乳少，暑热烦渴，风火牙痛，咽喉肿痛，瘰疬，疮疖，毒蛇咬伤。

1.《天目山药用植物志》："民间代参作补气药。"

2.《广西本草选编》："补中益气。主治气虚头昏，子宫下垂，脱肛，乳少，瘰疬。"

3.《全国中草药汇编》："清热解毒，消肿止痛，利咽喉。主治风火牙痛，咽喉肿痛，腮腺炎，疮疖，小儿麻疹余毒不尽，胃痛，腹胀，便秘，跌打肿痛，骨折。"

4.《湖南药物志》："养阴，安神，通乳，止渴。治暑热烦渴，劳伤乏力，神经衰弱。"

5.《福建药物志》："治口腔炎。"

【用法用量】 内服：煎汤，9～60 g。外用：捣敷。

【选方】 1. 治神经衰弱，血虚头晕　（野豇豆）根15 g，女贞、丹参、首乌各12 g，五味子6 g。水煎服。

2. 治暑热烦渴　（野豇豆）根9～12 g，淮山药15 g。水煎服。

3. 治乳少　（野豇豆）根30～60 g。炖猪前脚或猪骨服。（1～3方出自《湖南药物志》）

4. 治遗尿　猪膀胱（尿脬）1个，野豇豆根15 g，金樱子根60 g，糯米60 g。将上3味药装入猪膀胱内，炖熟，去药渣吃。（江西《草药手册》）

5. 治瘰疬　（野豇豆）根60 g，与猪瘦肉同煮食。（《广西本草选编》）

6. 治毒蛇咬伤　鲜野豇豆根、鲜农吉利、鲜半边莲各等量。捣烂外敷伤口周围及肿处，干则更换。（《安徽中草药》）

0313 **山大刀** shān dā dāo（《生草药性备要》）

【异名】 大丹叶（《生草药性备要》），山大颜（《岭南采药录》），刀斧伤（《陆川本草》），血丝罗伞（《广西中药志》），脂红叶（《岭南草药志》），刀伤木（广州部队《常用中草药手册》），火筒树、大口唇(《广东中草药》),大罗伞(《广西中草药》),九节木(《广西本草选编》),九节仔头(《福建药物志》)。

【基原】 为茜草科九节属植物九节的嫩枝及叶。

【原植物】 九节 *Psychotria rubra* (Lour.) Poir. [*Antherura rubra* Lour.]

常绿灌木,高 1～3 m。小枝近四棱形,后渐变为圆形,暗黑色。叶对生,纸质;叶柄长 8～20 mm;托叶膜质,早落;叶片长圆形、椭圆状长圆形或倒披针状长圆形,长 8～20 cm,宽 2.5～7 cm,先端短渐尖,基部楔形,全缘,下面脉腋内有簇毛,干时暗红色。聚伞花序常顶生;总花梗极短,近基部 3 分歧;花小,白色;萼筒短,裂片短三角形;花冠漏斗状,顶端 5 裂,裂片三角状披针形;雄蕊 5,花药伸出;子房 2 室。核果近球形,熟时红色;种子背面有纵沟。花期8～10 月。

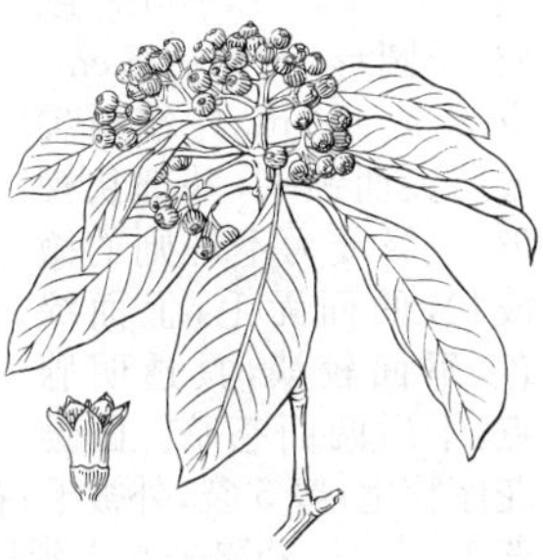

九 节

生于山坡林缘、沟谷疏林下及水边。分布于我国东南、西南、华南各地。

本植物的根(山大刀根)亦供药用,另设专条。

【采收加工】 7～10 月采收嫩枝、叶,晒干或鲜用。

【成分】 含堆心菊灵(helenalin)和九节素(psychorubrin)[1]及微量元素铁、锰、铜、锌等[2]。

【药性】 苦,寒。

1.《生草药性备要》:"味苦,性温。"

2. 广州部队《常用中草药手册》:"苦,凉。"

3.《全国中草药汇编》:"苦,寒。"

【功用主治】 祛风解毒,活血止痛。主治感冒发热,咽喉肿痛,白喉,痢疾,肠伤寒,疮疡肿毒,风湿痹痛,跌打损伤,毒蛇咬伤。

1.《生草药性备要》:"干水杀蚻。"

2.《岭南采药录》:"清热去湿。熏洗痔疮,煎凉茶多用之。"

3. 广州部队《常用中草药手册》:"清热解毒,祛风除湿,接骨生肌。治感冒发热,扁桃体炎,咽喉肿痛,白喉,风湿骨痛,腰肌劳损,胸中滞痛,跌打损伤,骨折,毒蛇咬伤,疮疡肿毒,久不收口的慢性溃疡。"

4.《全国中草药汇编》:"消肿拔毒。主治痢疾,肠伤寒,胃痛,叶外用治外伤出血。"

【用法用量】 内服:10～30 g;或研末。外用:煎水熏洗;或研末调敷;或捣敷。

【选方】 1. 治肠伤寒 山大颜根、叶晒干研粉。成人每次服 2～3 g(儿童 0.5 g),每日 3 次。

2. 治下肢溃疡 山大颜嫩叶,沸水烫过使叶较软,如溃疡面腐肉多,用叶背向溃疡面贴;如溃疡面干净,用叶面向溃疡面贴。每日早晚各换药 1 次。(1、2 方出自《全国中草药汇编》)

3. 治刀伤出血 山大刀叶捣烂或研末敷。(《陆川本草》)

4. 治疮疖 大罗伞叶、土牛膝叶各适量。共捣烂,用酒调,冷敷患处。(《广西中草药》)

5. 治骨折 山大刀根、叶研粉,酒醋调敷患处。(广州部队《常用中草药手册》)

【临床报道】 治疗白喉 取山大颜嫩芯或嫩叶 2 500 g,加水 5 000 ml,煎成 500 ml。1 岁以下每日 30～40 ml,1～3 岁 40～50 ml,4～5 岁 50～60 ml,6～10 岁 70～100 ml,加糖,分 2～3 次口服。临床观察 118 例,均以山大颜为主(代替白喉抗毒素),适当配合其他药物,结果除 1 例死亡外,均获痊愈。一般用药 1～2 d,临床症状即见好转,体温下降,食欲增加,咳嗽减轻,二便畅通,假膜逐渐脱落,3～5 d 症状全部消失[1]。

0314 山大黄 shān dà huáng (《内蒙古中草药》)

【异名】 唐大黄(《中国药用植物志》),台黄、土大黄(《东北常用中草药手册》),峪黄、籽黄(《大同药用植物手册》),北大黄、大黄(《吉林中草药》),格西古讷(《内蒙古中草药》),野大黄、酸酸草、黄古卵子(《沙漠地区药用植物》),苦大黄(《中药材品种论述》),华北大黄(《中药志》)。

【基原】 为蓼科大黄属植物波叶大黄的根及根茎。

【原植物】 波叶大黄 *Rheum franzenbachii* Munt.

多年生草本,高达 1 m 以上。根茎肥厚,表面黄褐色。茎粗壮,直立,常不分枝,中空。基生叶有长柄;叶片卵形至卵状圆形,长 10～16 cm,先端钝,基部心形,边缘波状,下面稍有毛;茎生叶具短柄或无柄,托叶鞘长卵形,暗褐色,抱茎。圆锥花序顶生,花小,多数,白绿色;苞小,肉质,内有3～5 朵小花;花梗中部以下有一关节;花被片 6,卵形,2 轮,外轮 3 片较厚而小;雄蕊 9;子房三角状卵形,花柱 3。瘦果具三棱,有翅,基部心形,具宿存花被。花期夏季。

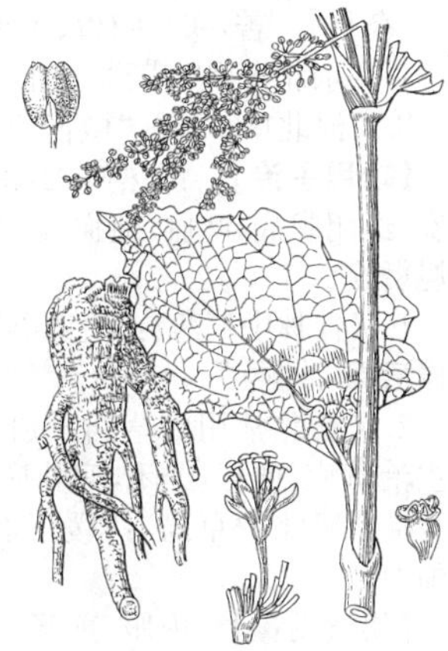

波叶大黄

生于山坡、石隙、草原。分布于华北、东北及湖北等地。

【采收加工】 8～9 月采挖,切片,晒干。

【药材】 山大黄 *Radix et Rhizoma Rhei Franzenbachii* 主产于河北安国(祁黄)、阜平(籽黄),山西小五台山(台黄),内蒙古(峪黄)。

性状 根及根茎呈不规则类圆柱形,表面红褐色而黄,无横纹,质坚而轻。断面无星点,有细密而直的红棕色射线。新断面黄至棕红色,在紫外光下,显蓝紫色荧光。气微,味苦、涩。

鉴别 根及根茎横切面与大黄不同点:射线细胞 1 列,本品薄壁细胞含草酸钙簇晶及淀粉粒。簇晶直径 17～85 μm,淀粉粒直径 3～17 μm。根茎髓部无异型维管束。

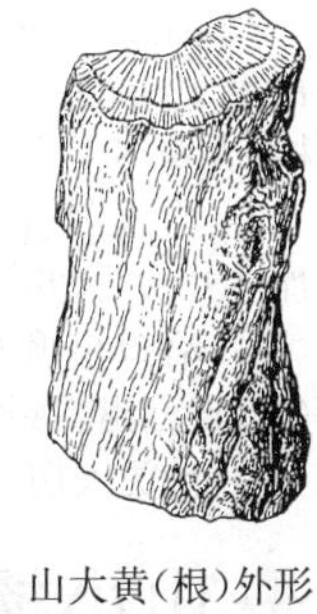

山大黄(根)外形

【成分】 波叶大黄根及根茎含总蒽醌1.11%,其中以大黄素(emodin),大黄酚(chrysophanol)为苷元的结合型蒽醌1.05%,游离型为0.06%,还含食用大黄苷(rhapontin,即土大黄苷)[1]及大黄素甲醚(physcion),并含少量的芦荟大黄素(aloe-emodin)[2]。还含大量鞣质[1]和波叶大黄多糖[2]。

【药理】 1. 抗氧化作用 本品水提取物有较强的抗超氧负离子自由基的作用,作用强度超过三种正品大黄及其他非正品大黄。其所含食用大黄苷也有较强的抗氧化作用[1]。

2. 抗血小板聚集作用 本品水提取物对胶原诱导的人血小板聚集有较弱的抑制作用,其 IC_{50} 为 4.30 mg/ml[2]。

3. 抗肿瘤作用 山大黄多糖 100 mg/kg 对小鼠 S_{180} 实体瘤抑瘤率为 56.2%~64.4%,山大黄多糖与环磷酰胺联合的抑瘤率达 90.4%;口服 10 mg/kg, 200 mg/kg 连续 7 d,山大黄多糖可明显提高小鼠 NK 细胞的活性,并能增强 ConA 诱导的淋巴细胞增殖能力[3]。

4. 其他作用 本品无致泻作用[4],本品所含蒽醌类成分(大黄素、大黄酚)和土大黄苷的药理作用,分别参见“大黄”和“河套大黄”条。

毒性 山大黄粉剂对小鼠经口 LD_{50} 大于 5 000 mg/kg,水煎剂对小鼠经口 LD_{50} 大于 10 000 mg/kg,对大鼠经口 LD_{50} 大于 6 000 mg/kg(体重)。给药后 5~8 h 出现轻度腹泻症状,持续 1 d。因此山大黄经口毒性很小[5]。

【药性】 苦,寒。归胃、大肠经。

1.《东北常用中草药手册》:“苦,寒。”

2.《河北中草药》:“微苦,寒。入脾、胃、大肠、心包经。”

【功用主治】 泻热解毒,凉血行瘀。主治湿热黄疸,痢疾,经闭腹痛,吐血,衄血,跌打瘀痛,痈肿疔毒,口舌糜烂,烧烫伤。

1.《吉林中草药》:“治谵语发狂,食积痞满,痢疾初起,腹痛后重,水肿。”

2.《东北常用中草药手册》:“泻实热,破积滞,行瘀血。主治黄疸,便秘,经闭,痈肿疔毒,烧烫伤。”

3.《河北中草药》:“缓下而健胃。凉血,止血,治吐血,衄血。”

【用法用量】 内服:煎汤,3~10 g;或研末。外用:研末撒;或调敷。

【宜忌】 内无实热者及体虚、孕妇禁服。本品泻下作用较弱,过量易致腹满腹痛。

1.《沙漠地区药用植物》:“体虚及胎前、产后忌用。”

2.《河北中草药》:“体虚无实热,无瘀滞及孕妇忌用。效似大黄而降泄之力较差,量太过则易致腹满。”

【选方】 1. 治黄疸性肝炎(湿热黄疸) 大黄 6 g,茵陈 24 g,龙胆草 9 g。水煎服。

2. 治跌打损伤,瘀血作痛 大黄、当归各等分。研末。每服 12 g,每日 2 次,酒调服,并用四黄粉(黄连、黄芩、黄柏、大黄各等分)水调外敷。

3. 治放射性皮肤损伤 大黄、寒水石、赤石脂各等分。加冰片 2%,共研末。混合撒患处。

4. 治口疮糜烂 大黄、枯矾各 3 g。共研细末,擦患处。(1~4 方出自《沙漠地区药用植物》)

5. 治烫火伤 生大黄研细末,香油调涂。(《吉林中草药》)

0315 山小橘 shān xiǎo jú (《常用中草药彩色图谱》)

【基原】 为芸香科山小橘属植物山小橘的根和叶。

【原植物】 山小橘 *Glycosmis citrifolia* (Willd.) Lindl. [*Limonia citrifolia* Willd.; *G. parviflora* (Sims) Little]

又名:山油柑(《植物分类学报》),小果(《海南植物志》),假酒饼木、水禾木(《广西药用植物名录》),山金橘、山柑子(福建),野沙柑(广西)。

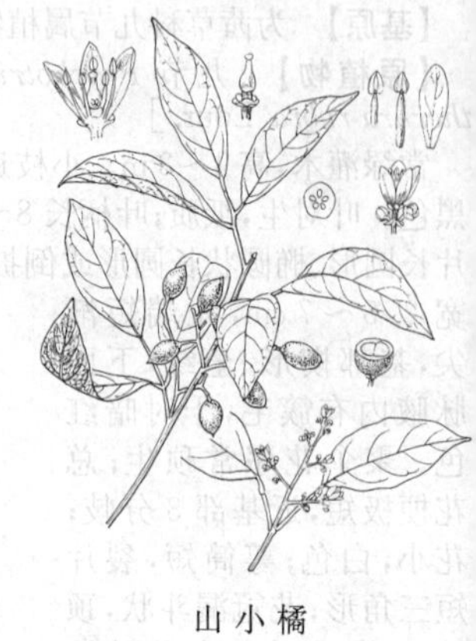
山小橘

灌木或小乔木,高约 3 m。嫩枝常被褐锈色绒毛且呈压扁状。叶互生,有单叶和羽状复叶两种;单叶生于短柄上;奇数羽状复叶具小叶3~5;小叶柄长 1~4 mm;小叶片纸质,长圆形,长 6~18 cm,宽 2.5~5 cm,先端渐尖或急尖而钝头,基部狭楔形,全缘或为不规则的微波状,两面无毛,上面绿色,下面较淡,具透明腺点,干后两面苍暗。圆锥花序腋生;萼 5 裂,外被毛;花瓣 5,白色或淡黄色,光滑;雄蕊 10,等长,药隔先端为延长的凸尖;子房上位,扁圆形,花柱短,有细小腺点。浆果近球形,淡红色或朱红色,熟时半透明,味甜可食。花期 6~9 月,果期 10~11 月。

生于低丘陵的灌丛或疏林中。分布于福建、广东、广西、海南、贵州、云南、台湾等地。

【采收加工】 8~12 月挖根,切片晒干;叶鲜用。

【成分】 根和茎皮含生物碱:山小橘碱(glycofoline)[1],尖叶石松碱(acrifoline)[2]。

叶含黄酮:山小橘查耳酮(glychalcone)A、B,山小橘黄酮(glyflavanone)A、B。另含氨基磺化物(amidosulfoxides)山小橘硫代明(glycothiomin)A、B,2-喹诺酮生物碱(2-quinolone alkaloid)[3]。

【药性】 1.《广西中草药》:“微辛、苦,性平。”

2.《全国中草药汇编》:“辛、甘,平。”

【功用主治】 祛风解表,化痰止咳,消积散瘀。主治感冒咳嗽,食滞纳呆,食积腹痛,疝气痛,跌打肿痛。

1.《广西中草药》:“行气祛痰,散瘀消肿,祛风消积。主治感冒咳嗽,食积腹痛,跌打肿痛。”

2.《广西本草选编》:“根,行气消积,化痰止咳。叶,散瘀消肿。主治感冒咳嗽,食积腹痛,小肠疝气痛,跌打肿痛。”

【用法用量】 内服:煎汤,9~15 g。外用:煎水洗;或鲜叶捣敷。

【宜忌】《广西中草药》:“孕妇忌服。”

【选方】 1. 治黄疸型肝炎 (山小橘)根 12 g。水煎服。(《广西民族药简编》)

2. 治跌打肿痛 用(山小橘)鲜叶捣烂,酒调外敷。(《广西本草选编》)

0316 山马蝗 shān mǎ huáng (《植物名实图考》)

【异名】 逢人打、扁草子(《全国中草药汇编》),狗粪黏(《浙江药用植物志》),野豌豆(《贵州中草药名录》),山蚂蝗(《安徽中草药》)。

【基原】 为豆科长柄山蚂蝗属植物尖叶长柄山蚂蝗的全株。

【原植物】 尖叶长柄山蚂蝗 *Podocarpium podocarpum* (DC.) Yang et Huang var. *oxyphyllum* (DC.) Yang et Huang [*Desmodium oxyphyllum* DC.; *D. racemosum* (Thunb.) DC.]

半灌木,高可达 2 m。茎有棱。叶柄长达 9 cm;三出复叶，顶生小叶椭圆状菱形，长5～11 cm，宽1.5～3 cm，先端钝，基部楔形，侧生小叶较小。顶生的花序圆锥状，腋生的花序为总状，长达30 cm；花萼宽钟状，萼齿极短，有缘毛；花冠淡紫色；雄蕊10，单体；子房被毛。荚果长约2 cm，有2荚节，密生短柔毛。花期7～9月，果期8～11月。

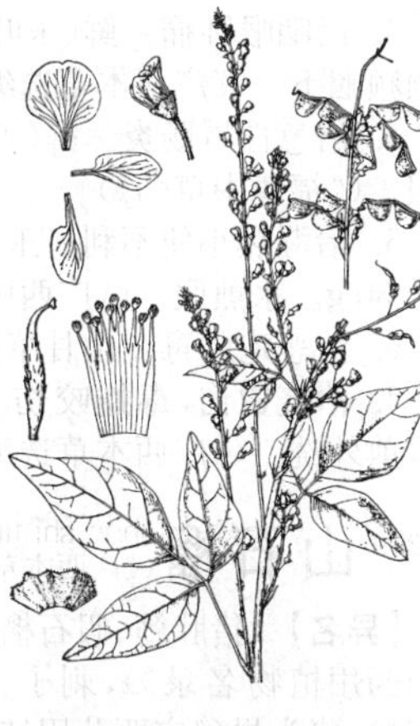
尖叶长柄山蚂蝗

生于山坡草地或林缘。分布于江苏、浙江、安徽、福建、江西、湖南、广东、广西、四川、贵州、云南、陕西等地。

【栽培】 生物学特性 喜温暖湿润的气候，低山和平坝均可栽培。对土壤要求不严，以肥沃、排水良好的黏壤土较好。

繁殖方法 用种子和分株繁殖。种子繁殖，育苗移栽：3月播种，先整地开1.3 m宽的高畦，按行距30 cm开横沟播种，苗高5 cm时匀苗、除草、追施畜粪水1次。5、7、10月各再中除、追肥1次。培育2年后，在春天雨季移栽。按行株距各约65 cm开窝，每窝栽苗1株。以后每年在春、夏、秋季，各除草、追施人畜粪水1次。分株繁殖：春天雨季，在蔸边拔取带根小苗栽种，栽后管理与育苗移栽相同。

【采收加工】 栽种2～3年后，8～9月挖起全株，鲜用或切段晒干。

【成分】 叶含山柰苷(kaempferitrin)[1]。

【药性】 微苦，平。

1.《安徽中草药》："性温，味微苦。"

2.《福建药物志》："微苦，平。"

【功用主治】 祛风除湿，活血解毒。主治风湿痹痛，崩中，带下，咽喉炎，乳痈，跌打损伤，毒蛇咬伤。

1.《植物名实图考》："治哮。"

2.《湖南药物志》："解毒，宽肠和胃，消食，祛风，杀虫。主治风湿关节痛，乳痈溃烂，食物中毒，气喘。"

3.《福建药物志》："祛风活络，解毒消肿。治肝炎，风湿关节痛，咽喉炎，跌打损伤，结膜炎，毒蛇咬伤。"

【用法用量】 内服：煎汤，9～15 g；或浸酒。外用：捣汁搽；或捣敷。

【选方】 1. 治风湿骨痛 山蚂蝗9 g，猪蹄1只。水炖至肉烂，食肉喝汤。

2. 治白带过多 山蚂蝗9 g，煎服。或山蚂蝗、椿根白皮各9 g，车前子12 g(布包)，煎服。

3. 治跌打肿痛 鲜山蚂蝗根白皮适量，白酒、红糖各少许。捣烂敷患处，干则更换。

4. 治毒蛇咬伤 鲜山蚂蝗、鲜石胡荽各30 g。捣烂加冷开水绞汁服；另取上药各等量，同捣烂敷伤口，干则更换。(1～4方出自《安徽中草药》)

5. 治痞积 山马蝗12 g，狼巴草6 g，羊角豆全草15 g。水煎服。(《湖南药物志》)

0317 山木通 shān mù tōng (《植物名实图考》)

【异名】 搜山虎(《福建药物志》)，威灵仙(《中药志》)。

【基原】 为毛茛科铁线莲属植物山木通的茎、叶。

【原植物】 山木通 *Clematis finetiana* Lévl. et Vant. [*C. pavoliniana* Pamp.] 又名：雪球藤(浙江)，老虎须、大叶光板力刚(浙江)，黑根(江苏)，冲倒山、千金拔、天仙菊(江西)，万年藤、蓑衣藤(湖南)。

木质藤本，长达4 m。叶对生，三出复叶；叶柄长5～6 cm；小叶片薄革质，卵状披针形、狭卵形或披针形，长3～13 cm，宽1.5～5.5 cm，先端渐尖或锐尖，基部圆形或浅心形，全缘。聚伞花序腋生或顶生，有1～7朵花，在叶腋分枝处常有多数三角形宿存芽鳞；苞片小，钻形，顶端3裂；花两性，花梗长2.5～5 cm；萼片4，白色，外面边缘密生短绒毛；雄蕊多数，花药狭长圆形，药隔明显；心皮多数，被柔毛。瘦果狭卵形，宿存花柱羽毛状，长达3 cm。花期4～6月，果期7～11月。

山木通

生于山坡疏林、溪边或路旁灌木丛中。分布于江苏、浙江、安徽、福建、江西、河南、湖北、湖南、四川、贵州、云南。

本植物的根(山木通根)亦供药用，另设专条。

【采收加工】 7～10月采收，鲜用或晒干。

【药性】 《江西草药》："性温，味苦。"

【功用主治】 祛风活血，利尿通淋。主治关节肿痛，跌打损伤，小便不利，乳汁不通。

1.《植物名实图考》："通窍，利水。"

2.《天目山药用植物志》："茎，为通窍利尿药；叶，治关节肿痛。"

【用法用量】 内服：煎汤，15～30 g，鲜品可用至60 g。外用：鲜品捣敷发疱。

【选方】 1. 治跌打损伤 威灵仙叶(鲜)60 g，茜草根15 g。水酒煎服，每日1剂。(《江西草药》)

2. 治关节肿痛 山木通叶捣烂敷贴，作发疱剂。(《天目山药用植物志》)

0318 山甘草 shān gān cǎo (《闽南民间草药》)

【异名】 白蝴蝶(《闽南民间草药》)，白茶(《泉州本草》)，凉茶藤、白头公(广州部队《常用中草药手册》)，凉藤、黄蜂藤、生肌藤、粘雀藤(《广西中草药》)，土甘草、水根藤(《福建中草药》)，假忍冬藤、蝴蝶藤(《实用中草药》)。

【基原】 为茜草科玉叶金花属植物玉叶金花的茎叶。

【原植物】 玉叶金花 *Mussaenda pubescens* Ait. f. 又名：野白纸扇《广州植物志》。

被毛的攀缘灌木。叶对生和轮生；叶柄长3～

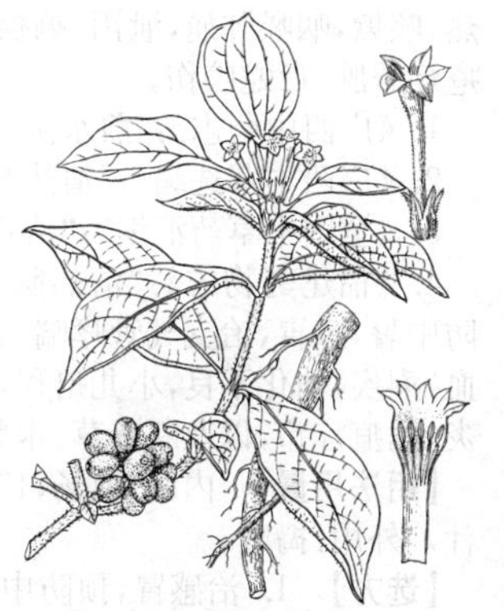

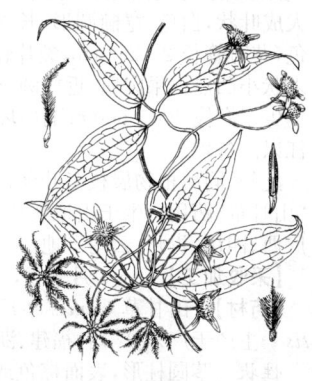
玉叶金花

8 mm；托叶三角形，先端2深裂；叶片卵状长圆形或卵状披针形，长5～8 cm，宽2～2.5 cm，先端渐尖，基部楔尖，上面无毛或被疏毛，下面密被短柔毛。聚伞花序顶生，稠密；花5数，无梗；萼筒陀螺状，裂片条形，一些花的1枚萼裂片扩大成叶状，白色，宽椭圆形，长2.5～4 cm，具纵脉；花冠黄色，花冠管长2～2.5 cm，裂片长约4 mm，内面有金黄色粉末状小凸点。果肉质，近椭圆形，干后黑色。花期夏月。

生于海拔400～500 m的山坡、路旁及灌丛中。分布于长江以南各地。

此外，同属植物展枝玉叶金花 *M. divaricata* Hutch. 亦作"山甘草"药用。生于山地灌丛及路边。分布于湖北、广东、广西、四川、贵州、云南等地。

【采收加工】 6～8月采收，晒干。

【药材】 山甘草 *Caulis et Folium Mussaenda Pubescentis* 主产于广东、广西、福建、浙江等地。

性状 茎圆柱形，表面棕色或棕褐色，具细纵皱纹、点状皮孔及叶痕。质坚硬，不易折断，断面黄白色或淡黄绿色，髓部明显，白色。气微，味淡。

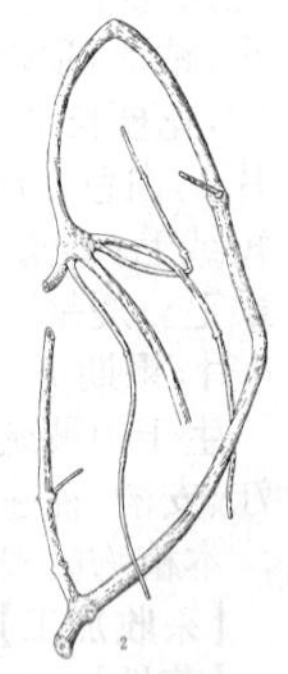

山甘草（藤茎）外形

鉴别 (1) 茎横切面：表皮细胞1列，被角质层，有的表皮细胞特化成非腺毛。木栓层为2～4列木栓细胞。皮层较窄，散有分泌细胞。韧皮部狭窄，外侧有单个纤维断续排列成环，间有石细胞散在。形成层明显。木质部较发达，射线为1～2列细胞。髓部薄壁细胞形大，内含淀粉粒。

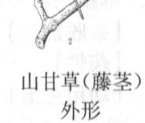

(2) 取本品粉末1 g，加乙醚10 ml，浸渍过夜，滤液挥散乙醚，残渣加冰醋酸少量溶解，再加醋酐-硫酸(19∶2)数滴，溶液显绿色(检查甾类)。

【成分】 玉叶金花茎中含三萜皂苷类：海恩西阿苷元(heinsiagenin)A。酚苷类：玉叶金花苷(mussaendoside)A、B、C[1]、D、E、H、S[2]、I、J[3]。

地上部分含酚性苷玉叶金花苷(mussaendoside)L[4]、M[5]、N[6]，4种环烯醚萜苷[7]。

【药理】 本品中所含成分咖啡酸、阿魏酸对小鼠有不同程度的抗早孕作用，并发现山甘草的水煎液和81%乙醇沉淀物为抗早孕活性有效部位[1]。

【药性】 甘、微苦，凉。

1.《广西中药志》："味涩，性平。"

2. 广州部队《常用中草药手册》："甘淡，凉。"

3.《福建药物志》："甘，微苦，凉。"

【功用主治】 清热利湿，解毒消肿。主治感冒，中暑发热，咳嗽，咽喉肿痛，泄泻，痢疾，肾炎水肿，湿热小便不利，疮疡脓肿，毒蛇咬伤。

1.《广西中药志》："煎水洗疮，有去腐生新之效。"

2.《广西本草选编》："清热利湿，解毒消肿。"

3.《全国中草药汇编》："清热解暑，凉血解毒。"

4.《福建药物志》："清热除湿，消食和胃，解毒消肿。预防中暑，感冒，治支气管哮喘，肺痈，肾盂(肾)炎，膀胱炎，尿血，痢疾，消化不良，小儿疳积，风火赤眼，中耳炎，急性乳腺炎，痈疽疔疖，以及断肠草、木薯、毒菇等中毒。"

【用法用量】 内服：煎汤，15～30 g，鲜品30～60 g；或捣汁。外用：捣敷。

【选方】 1. 治感冒，预防中暑 (玉叶金花)茎、叶60～90 g，黄荆叶30～45 g。水煎分次服。(《湖南药物志》)

2. 治支气管炎 玉叶金花15 g，福建胡颓子9 g。水煎服。(《福建药物志》)

3. 治咽喉肿痛 鲜(玉叶金花)叶和食盐少许捣烂绞汁，频频咽下。(《广西本草选编》)

4. 治急性胃肠炎 鲜(玉叶金花)茎、叶30～60 g。水煎服。(《福建中草药》)

5. 治湿热小便不利 玉叶金花30 g，银花藤60 g，车前子30 g。水煎服。(《广西中草药》)

6. 治恶疮肿毒 山甘草捣烂敷患处。(《泉州本草》)

7. 治烧烫伤，毒蛇咬伤 鲜(玉叶金花)叶60～120 g。水煎外洗。(《广西本草选编》)

0319 山石榴 shān shí liu (《广西本草选编》)

【异名】 猪肚簕、假石榴(《广西本草选编》)，山黄皮(《云南药用植物名录》)，刺子、屎缸拔、刺榴(《全国中草药汇编》)，猪头果(《广西药用植物名录》)。

【基原】 为茜草科山黄皮属植物山石榴的果实及根、叶。

【原植物】 山石榴 *Randia spinosa* (Thunb.) Poir. [*Xeromphis spinosa* (Thunb.) Keay] 又名：山蒲桃(《广州植物志》)，簕牯树(《中国高等植物图鉴》)。

灌木或小乔木，高2～8 m。分枝多；刺腋生，粗壮，长10～35 mm。叶对生或簇生于短侧枝上；叶柄长3～8 mm；托叶卵形，基部合生，先端芒尖；叶片宽倒卵形至匙形，长2.5～8 cm，宽1.5～3.5 cm，钝头，仅在下面中脉和叶缘有毛。花单生或2～3朵簇生短枝之顶；萼裂片卵状，被柔毛；花冠钟状，密被绢毛，筒长约5 mm，裂片卵形，比筒长；花药条形，露出。浆果近球形，直径2～4 cm，有宿存的萼裂片，黄色。花期春、夏间。

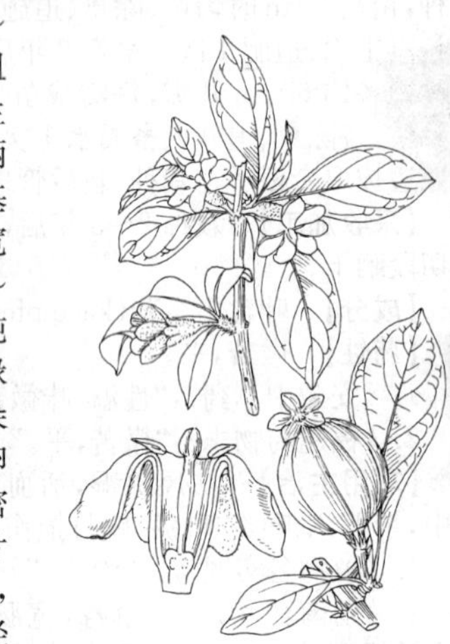

山石榴

生于旷野，亦作绿篱栽培。分布于广东、广西、海南、云南、台湾等地。

【采收加工】 7～10月采叶，鲜用或晒干；果实成熟时采收，晒干；全年均可采根，切段，鲜用或晒干。

【药性】 《广西本草选编》："味苦、涩，性凉，有毒。"

【功用主治】 《广西本草选编》："散瘀消肿。主治跌打瘀肿，外伤出血，皮肤疮疥。"

【用法用量】 外用：鲜根、叶捣敷；果研粉撒；或煎水外洗。

【宜忌】 本品只作外用，不可内服。

【选方】 1. 治跌打瘀肿 山石榴鲜根捣烂，酒炒外敷。

2. 治外伤出血 山石榴鲜叶捣烂外敷；或用果研粉撒患处。

3. 治皮肤疮疥 山石榴鲜果捣烂，放热水中搅拌，泛出白色泡沫，外洗。(1～3方出自《广西本草选编》)

0320 山白菊 shān bái jú (《贵州民间药物》)

【异名】 野白菊(《植物名实图考》)，白升麻(《贵州民间药物》)，山马兰、消食花、常年青、白花千里光、八月霜(《浙江民间常用草药》)，马兰(《河南中草药手册》)，红管药(《全国中草药汇编》)。

【基原】 为菊科紫菀属植物三脉紫菀的全草或根。

【原植物】 三脉紫菀 *Aster ageratoides* Turcz.［*A. trinervius* D. Don subsp. *ageratoides*(Turcz.) Griers.］

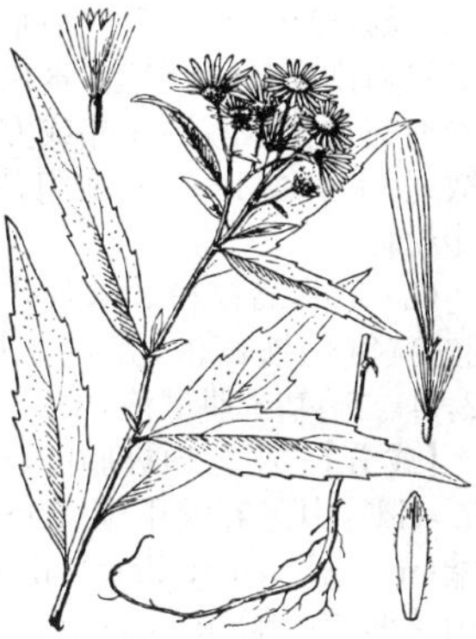
三脉紫菀

多年生草本，高 40～100 cm。根茎粗壮。茎有棱及沟，被柔毛或粗毛，有分枝。下部叶在花期枯落，叶片宽卵圆形，急狭成长柄；中部叶椭圆形或长圆状披针形，长 5～15 cm，宽 1～5 cm，中部以上叶急狭成楔形具宽翅的柄，先端渐尖，边缘有 3～7 对锯齿；上部叶渐小，全缘或有浅齿，两面均粗糙有毛，脉 3 条，明显。头状花序排成伞房或圆锥伞房状。总苞倒锥状或半球状；总苞片 3 层，有短缘毛。舌状花 10 余个，舌片线状长圆形，紫色、浅红色或白色；管状花黄色，有裂片；花柱附片长达 1 mm。冠毛浅红褐色或污白色。瘦果倒卵状长圆形，一面常有肋，被短粗毛。花果期7～12 月。

生于海拔 100～3 350 m 的林下、林缘、灌丛及路边湿地。分布于我国大部分地区。

【采收加工】 7～10 月采收，鲜用或扎把晾干。

【药材】 山白菊 *Herba seu Radix Asteris Ageratoidis* 主产于浙江、江西、贵州等地。

性状　根茎较粗壮，有多数棕黄色须根。茎圆柱形，基部光滑或略有毛，有时稍带淡褐色，下部茎呈暗紫色，上部茎多分枝，呈暗绿色；质脆，易折断，断面不整齐，中央有髓，黄白色。单叶互生，叶片多皱缩或破碎，完整叶展平后呈长椭圆状披针形，灰绿色，边缘具疏锯齿，具明显的离基三出脉，表面粗糙，背面网脉显著。头状花序顶生，排列成伞房状或圆锥状，舌状花白色、青紫色或淡红色，管状花黄色。瘦果椭圆形，冠毛污白色或褐色。气微香，味稍苦。

鉴别　(1) 茎横切面：表皮细胞 1 列，类方形或略呈切向延长，排列整齐。皮层细胞多列，壁薄，细胞间隙明显，并散有离生分泌腔。维管束外韧型，呈断续的环形排列。韧皮部较大，有分泌腔，木质部较小，中柱鞘纤维发达，新月形，且与木质部相连成环状。髓部较大，均由薄壁细胞组成。

(2) 取本品 1 g，剪碎，加乙醇 5 ml，于水浴加热 10 min，滤过。取滤液 1 滴于滤纸上，置紫外光灯(254 nm)下观察，可见蓝绿色荧光，氨熏后即呈黄绿色荧光(检查黄酮)；取滤液 2 ml 置蒸发皿中，水浴蒸干，冷却，加浓硫酸-醋酐试剂 1 ml，由污绿色渐变翠绿色(检查甾体皂苷)。

【成分】 全草含多种黄酮类：主要为山柰酚(kaempferol)，槲皮素(quercetin)，槲皮素鼠李糖苷(quercetin rhamnoside)，槲皮素葡萄糖苷(quercetin glucoside)，山柰酚鼠李糖葡萄糖苷(kaempferol rhamnoglucoside)[1]。萜类：表木栓醇，紫菀酮(shionone)，16β，17-双羟基-(－)-贝壳杉-19-羧酸〔16β，17-dihydroxy-(－)-kaur-19-carboxylic acid〕，16β-羟基-17-乙酰氧基-(－)-贝壳杉-19-羧酸-β-D-吡喃葡萄糖酯〔16β-hydroxy-17-acetoxy-(－)-kaur-19-oic acid-β-D-glucopyranose〕和 16β，17-双羟基-贝壳杉-19-羧酸-β-D-吡喃葡萄糖酯(16β，17-dihydroxy-kaur-19-oic acid-β-D-glucopyranose)[2]。

【药理】 1. 镇咳作用　煎剂灌胃，对小鼠有一定镇咳作用(二氧化硫引咳法)，但不如可待因强。电刺激豚鼠喉上神经引咳法证明镇咳作用是中枢性的，有效成分是黄酮苷[1]。含黄酮苷元槲皮素和山柰酚的黄酮色带Ⅲ 0.6 g/kg 给小鼠口服，有一定镇咳作用[2]。

2. 平喘作用　豚鼠口服煎剂，连续 5 d 后方始在组织胺和乙酰胆碱混合液喷雾试验中表现出平喘作用[1]。黄酮色带Ⅲ、槲皮素和山柰酚对乙酰胆碱所致离体豚鼠气管收缩有解痉作用，作用缓慢而持久[2]。煎剂 10 g/kg 给大鼠灌胃，能使大鼠肾上腺内的维生素 C 含量下降，给药 3 d 的大鼠还可观察到肾上腺肥大，重叠增加，提示山白菊可能具有增强肾上腺皮质的功能，从而增加肌体抵抗力[3]。此外，煎剂还能促进小鼠甲状腺对碘的积聚，使吸碘率的高峰提前，改善甲状腺活力，对促进机体物质代谢、调整机体神经内分泌状态平衡、增加抗病能力也有一定作用[1]。

3. 祛痰作用　煎剂对小鼠有一定祛痰作用，但强度不如远志煎剂。祛痰有效成分为皂苷[1]。黄酮色带Ⅲ 0.6 g/kg 灌胃、槲皮素 0.4 g/kg 灌胃或腹腔注射、山柰酚 0.3 g/kg 灌胃在小鼠酚红实验中均有较好的祛痰作用。大鼠毛细管排痰量法实验也表明山柰酚和槲皮素 0.05 g/kg 灌胃均有祛痰作用[2]。

4. 抗菌与抗病毒作用　煎剂对金黄色葡萄球菌、卡他球菌及奈瑟菌体外有一定的抑制作用，对流感病毒(亚洲甲型江西地方株昌医 58-3 株)体外也有抑制作用，但在鸡胚体内试验中无效[1]。

毒性　小鼠口服煎剂 240 g/kg(成人用量的 192 倍)或山白菊提取物Ⅰ 4 g/kg(相当于生药 500 g/kg)，3 d 内均未死亡。可见动物安静、呼吸慢、皮毛松湿，经 12～24 h 恢复。提取物Ⅰ给麻醉兔静脉注射 22 mg/kg、42 mg/kg、100 mg/kg，血压短时间下降，呼吸无明显影响；给麻醉豚鼠腹腔注射 4 mg/kg，心电图也无明显异常[1]。

【炮制】 取原药材，除去杂质，抢水洗净，稍润，切中段，干燥，筛去灰屑。

饮片性状　根、茎、叶、花、果混合的段状。参见药材“性状”项。

贮干燥容器内，置通风干燥处。

【药性】 苦、辛，凉。

1.《浙江民间常用草药》：“苦、辛，凉。”

2.《安徽中草药》：“性凉，味苦、微辛。”

【功用主治】 清热解毒，祛痰凉血。主治感冒发热，扁桃体炎，支气管炎，肝炎，肠炎，痢疾，热淋，血热吐衄，痈肿疔毒，蛇虫咬伤。

1.《植物名实图考》：“煎洗无名肿毒。”

2.《贵州民间药物》：“解表除热。治感冒风热。”

3.《浙江民间常用草药》：“清热解毒，理气止痛，凉血止血。治支气管炎，扁桃体炎，乳腺炎，鼻衄，蕲蛇、蝮蛇咬伤。”

4.《内蒙古中草药》：“清热解毒，止咳，利尿，凉血止血。主治咽喉肿痛，慢性气管炎，热淋，黄疸型肝炎，目赤肿痛，吐血，鼻出血，疖肿及蛇咬伤。”

【用法用量】 内服：煎汤，15～60 g；外用：鲜品捣敷。

【选方】 1. 治支气管炎，扁桃体炎　山白菊 30 g。水煎服。(《浙江民间常用草药》)

2. 治小儿肠炎，热痢　马兰 30 g，马齿苋、车前草各15 g。水煎服。

3. 治吐血，鼻衄，大便下血及出血性紫斑病　鲜马兰根 60～90 g(干品 30 g)。水煎服。

4. 治肿毒，疔疮，扭伤，刀伤，蜂螫　马兰嫩叶适量。加食盐少许，捣烂，敷患处。(2～4 方出自《河南中草药手册》)

5. 治蕲蛇、蝮蛇咬伤　小槐花鲜根、山白菊鲜根各 30 g。捣烂绞汁服。另取上药捣烂外敷伤口，每日 2 次。(《浙江民间常用草药》)

0321 山芝麻 shān zhī má (《福建民间草药》)

【异名】　岗油麻(《生草药性备要》)，岗脂麻(《岭南采药录》)，田油麻、仙桃草(《福建民间草药》)，野芝麻、狗屎树(《广西中兽医药用植物志》)，假芝麻(《广西药用植物图志》)，山麻(《闽南民间草药》)，假油麻、芝麻头(《岭南草药志》)，牛釜尾(《广西中草药》)，山野麻(《福建中草药》)，白头公、油麻甲(江西《草药手册》)，野麻甲、假麻甲(《广东中草药》)，苦麻、山脂麻(《台湾药用植物志》)，坡油麻(《广西药用植物志》)，坡片公(《新华本草纲要》)。

【基原】　为梧桐科山芝麻属植物山芝麻的根或全株。

【原植物】　山芝麻 *Helicteres angustifolia* L.　又名：山油麻(《广州植物志》)。

小灌木，高达 1 m。小枝被灰绿色短柔毛。叶互生；叶柄长 5～7 mm，被星状短柔毛；叶片狭长圆形或条状披针形，长 3.5～5 cm，宽 1.5～2.5 cm，先端钝或急尖，基部圆形，下面被灰白色或淡黄色星状茸毛，间或混生刚毛，全缘。聚伞花序腋生，有花 2 至数朵；花梗通常有锥尖状的小苞片 4 枚；花萼管状，被星状短柔毛，5 裂；花瓣 5，不等大，淡红色或紫红色，基部有 2 个耳状附属体；雄蕊 10，退化雄蕊 5；子房 5 室，被毛。蒴果卵状长圆形，先端急尖，密被星状毛及混生长绒毛。种子小，褐色，有椭圆形小斑点。花期几全年。

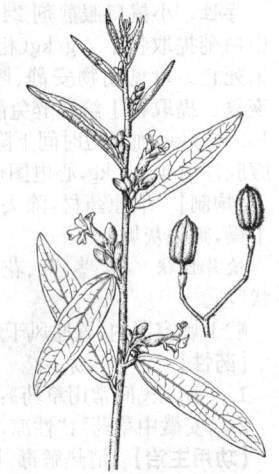

山芝麻

生于山坡、路旁及丘陵地。分布于福建、江西、湖南、广东、广西、海南、云南、台湾等地。

【栽培】　生物学特性　喜温暖湿润的环境。以较肥沃而排水良好的砂质壤土生长为好。

繁殖方法　用种子繁殖。春季 3～4 月播种育苗，种子混拌草木灰或细土，均匀地撒播于苗床上，覆盖细土 2 cm，后盖草、浇水。气温 25 ℃以上时，播后 15～20 d 出苗，出苗后揭去盖草。翌年春季萌芽前，按行株距 35 cm×35 cm 开穴移栽。

田间管理　定植后至封行前，应隔月松土除草 1 次。春、夏、秋各追施人粪尿或复合肥 1 次，冬季追施草木灰或厩肥，并进行培土。

【采收加工】　9～10 月采收，切段，晒干。

【药材】　山芝麻 *Radix seu Herba Helicteri Angustifoliae*　主产于江西、福建、广东、广西、湖南、台湾、云南、贵州等地。

性状　根呈圆柱形，略扭曲，头部常带有结节状的茎枝残基。表面灰黄色至灰褐色，间有坚韧的侧根或侧根痕，栓皮粗糙，有纵斜裂纹，老根栓皮易片状剥落。质坚硬，断面皮部较厚，暗棕色或灰黄色，强纤维性，易与木部剥离并撕裂；木部黄白色，具微密放射状纹理。气微香，味苦，微涩。

鉴别　(1) 根横切面：木栓层为 10 多列木栓细胞，含红棕色物；栓内层 1～5 列细胞。韧皮部纤维束与韧皮薄壁组织间隔排列，纤维壁厚，木化；分泌细胞含黄棕色分泌物，薄壁细胞常含草酸钙簇晶或方晶。形成层成环。木质部导管散列；木射线 1～3 列细胞，壁微木化。本品薄壁细胞常含淀粉粒。

(2) 取本品粗粉 5 g，加水 50 ml，煮沸，滤过。滤液加羟胺-三氯化铁试液，发生紫褐色沉淀(检查酯类)；滤液加 2，4-二硝基苯肼试液，发生黄棕色沉淀(检查羰基化合物)。

【成分】　根含白桦脂酸(betulic acid)，齐墩果酸(oleanolic acid)，山芝麻酸甲酯(methyl helicterate)，山芝麻宁酸甲酯(methyl helicterilate)，山芝麻宁酸(helicterilic acid)[1]及山芝麻酸内酯(heliclactone)[2]。

根皮含倍半萜醌类：曼宋酮(mansonone)E、F、H、M[3]。羽扇烷型三萜类：山芝麻酸甲酯(methyl helicterate)即 3-乙酰氧基-27-苯甲酰氧基羽扇-20(29)-烯-28-酸甲酯〔3-acetoxy-27-benzoyloxylup-20(29)-en-28-oic acid methyl ester〕，3-乙酰氧基-27-苯甲酰氧基羽扇-20(29)-烯-28-酸〔3-acetoxy-27-benzoyloxylup-20(29)-en-28-oic acid〕，3-乙酰氧基-27-(对羟基)苯甲酰氧基羽扇-20(29)-烯-28-酸甲酯〔3-acetoxy-27-(*p*-hydroxyl) benzoyloxylup-20(29)-en-28-oic acid methyl ester〕[4]，葫芦素(cucurlbitacin)E[5]，萘酮类化合物山芝麻醌(heliclactaquinone)[6]，黄酮类化合物：7，4′-二-O-甲基报春花素(7，4′-di-O-methylisoscutellarein)，山柰酚-3-O-半乳糖苷(kaempferol-3-O-galactopyranoside)和草棉素-8-O-葡糖苷酸(herbacetin-8-O-glucuronide)[8]。又含小麦黄素(tricin)，2，6-二甲氧基对醌(2，6-dimethoxylparaquinone)[7]。

【药理】　本品对金黄色葡萄球菌有杀灭作用，对铜绿假单胞菌有抑制作用；所含山芝麻甲酯、山芝麻宁酸甲酯、山芝麻宁酸具有降低丙氨酸氨基转氨酶的作用[1]。

【药性】　苦，凉，小毒。

1.《岭南采药录》："味苦，性凉。"

2.《全国中草药汇编》："苦、微甘，寒，有小毒。"

【功用主治】　解表清热，消肿解毒。主治感冒，咳嗽，肺痨，咽喉肿痛，麻疹，痄腮，泄泻，痢疾，痈肿，瘰疬，痔疮，毒蛇咬伤

1.《生草药性备要》："治疮去毒，止血埋口。又能开大肠，食多大便必快。"

2. 广州部队《常用中草药手册》："清热解毒，消肿止痒。"

3.《福建药物志》："治颈淋巴结核，肺结核，关节炎，感冒，胃肠炎，扁桃体炎，气管炎，睾丸炎，肾炎，痢疾，乳腺炎，白带，骨髓炎，牙痛，牙根脓肿，痔疮，痈疽肿毒，毒蛇咬伤。"

【用法用量】　内服：煎汤，9～15 g，鲜品 30～60 g。外用：鲜品捣敷。

【宜忌】《全国中草药汇编》："孕妇及体弱者忌服。"

【选方】　1. 治感冒咳嗽　山芝麻 15 g，两面针、古羊藤、枇杷叶各 9 g。水煎，分 2 次服，每日 1 剂。(《全国中草药

汇编》)

2. 治肺结核　山芝麻鲜根 30 g,冰糖 15 g。水煎服。或加百部、积雪草各 30 g。水煎,分 3 次服。(《福建药物志》)

3. 治痄腮　山芝麻叶 60～90 g。捣敷患处。(《岭南草药志》)

4. 治痈疽肿毒　鲜山芝麻叶,捣敷。(《福建民间草药》)

5. 治蛇头疔　山芝麻鲜叶和红糖捣烂敷患处。(《福建中草药》)

6. 治淋巴结核　山芝麻根 60 g。酌加酒水各半,炖服。

7. 治骨结核病　山芝麻根 30 g,小雄鸡 1 只(去肠内杂物)。酌加清水炖熟。分 2～3 次服。(6、7 方出自《福建民间草药》)

8. 治毒蛇咬伤　山芝麻根 60～90 g。用酒煎饮;另搽擦患处。(《岭南草药志》)

0322 山羊肉 shān yáng ròu(《日用本草》)

【基原】 为牛科山羚属动物青羊、山羊属动物北山羊及盘羊属动物盘羊的肉。

【原动物】 1. 青羊 *Naemorhedus goral* Hardwicke　又名:山羊、斑羚(《中国动物图谱》)。

体长 0.9～1.1 m,尾长 13～17 cm,重约 30 kg。四肢短,蹄狭窄。眶下腺甚为退化,有足腺,无鼠蹊腺。雌雄皆有角,角短而直,斜向后上方伸出,二角基部很靠近,尖端略向下弯,余部角有环棱。一般身体色为灰棕色,个体有差异,或呈深灰或为棕褐色。喉部后方有一白斑。四肢、腹部、尾几同身色。

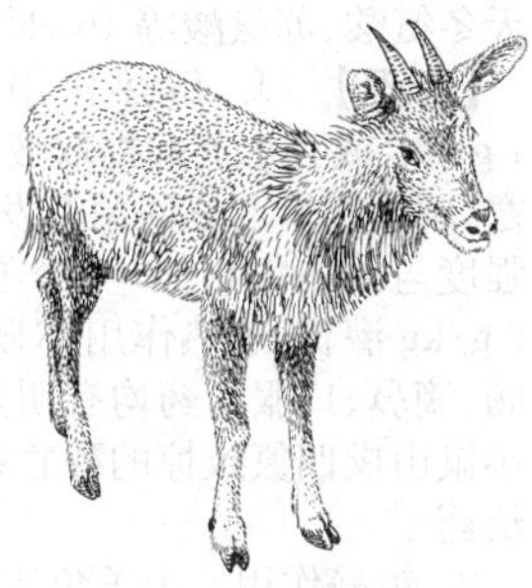

青　羊

栖息于较高的人迹罕至的山林中,多在阳坡活动。居洞或岩石下,以草、树枝叶等为食。分布于华北、东北、浙江、福建、湖北、广东、广西、四川、云南、西藏、陕西、甘肃等地。

2. 北山羊 *Capra ibex* Linnaeus　又名:亚洲羱羊、悬羊(《中国经济动物志》)。

个体大,肩高约 1 m,尾长超过耳长,重 40～50 kg。雄羊颌下有须,长约 15 cm,雌羊须很短。无眶下腺,雄羊有尾下腺,前肢有足腺。雌性角小,雄性角发达,长达 1 m 左右,斜向后方生长,形如弯刀,角横切面呈三角形,平面朝前,角上有许多大而显著之横棱。自头枕部沿背脊到尾基部,有一条黑色纵纹。胸部及腹侧黑色,腹面白色。四肢前面由上至下有黑棕色纵纹,尾同体背色,尾尖棕黑色。

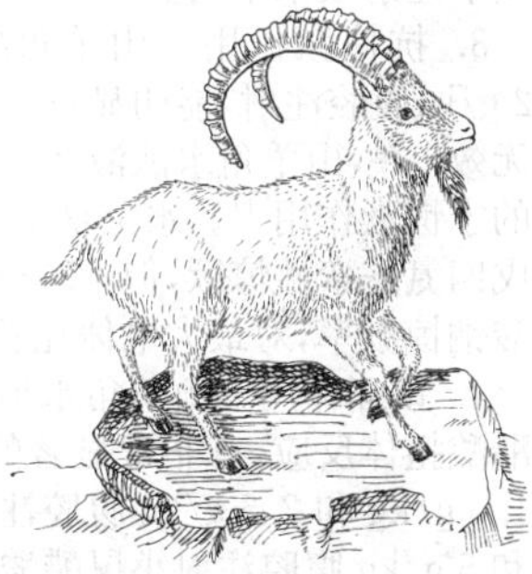

北 山 羊

栖息于高原岩石和石质流沙上,或沿荒裸地生活。喜登高山,可达海拔 6 000 m 高度。群居,以禾本科植物为主食。分布于内蒙古、青海、宁夏、新疆等地。

3. 盘羊 *Ovis ammon* Linnaeus　又名:大角羊(《中国经济动物志·兽类》),盘角子(《中国动物药志》)。

体形中等大,健壮,身高 1.1 m,长约1.5 m左右。肩高大于臀高,耳较小,尾短不及耳长。雌雄均有角。雄性角粗大,尤以基部为甚。角往侧面弯曲成 360° 的圆形螺旋。角鞘外面有明显而狭的环棱。近基部则消失。角长 1 m。雌性角小,约为雄性角的 1/5。体背浅灰棕色或暗棕色,胸腹部黄棕色,下腹及鼠蹊部白色,臀部有白斑。尾色与体背相似,尾上面并有一棕色中线。

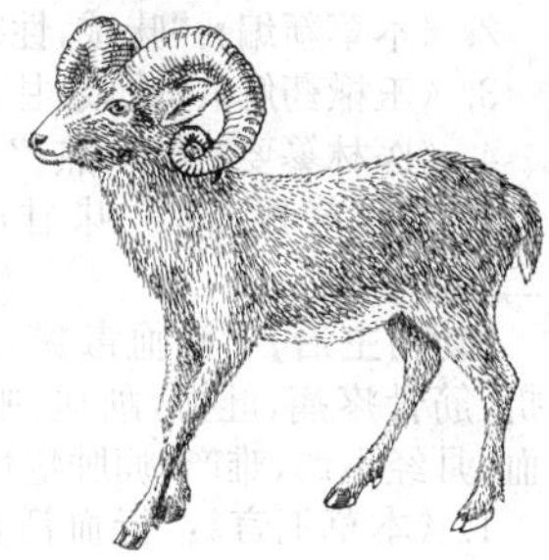

盘　羊

栖息于无林的高原、丘陵地带。以禾本科、葱属植物及杂草为食。分布于华北、西北及西藏等地。

野生北山羊为国家一级保护动物,青羊、盘羊为国家二级保护动物,严禁滥捕。

本动物的血(山羊血)、肝(山羊肝)、角(山羊角)、脂肪(山羊油)及青羊的胆汁(羊胆)、盘羊的角(盘羊角)亦供药用,另设专条。

【采收加工】 宰杀后取肉,鲜用。

【药性】 甘,热。

1.《饮膳正要》:"味甘,平,无毒。"

2.《饮食须知》:"味甘,性热。"

3.《医林纂要》:"甘,辛,热。"

【功用主治】 补虚损,助肾阳,壮筋骨。主治虚劳内伤,筋骨痹弱,腰脊酸软,阳痿精寒,赤白带下,血冷不孕。

1.《本草图经》:"益人,兼主冷劳,山岚疟痢,妇人赤白下。"

2.《日用本草》:"疗筋骨急强,虚劳,益气,利产妇。"

3.《本草汇言》:"大补虚劳,脱力内伤,筋骨痹弱,又治男子精寒髓乏,阳事不振,或妇人积年淋带,腰脊萎软,血冷不育。用酒煮烂,和椒、盐作脯食。"

4.《医林纂要》:"补虚羸,壮阳气。"

【用法用量】 内服:煮食。

【宜忌】 热病时疫患者禁服。孕妇慎服。

1.《饮食须知》:"疫病后忌食。妊妇食之令子多病。"

2.《日用本草》:"不利时疾人。"

3.《医林纂要》:"助热作渴发疮。"

0323 山羊血 shān yáng xuě(《本草汇言》)

【基原】 为牛科山羚属动物青羊 *Naemorhedus goral* Hardwicke、山羊属动物北山羊 *Capra ibex* Linnaeus 及盘羊属动物盘羊 *Ovis ammon* Linnaeus 的血。

【原动物】 参见"山羊肉"条。

【采收加工】 取鲜山羊血盛在平底器皿中晒干,切成小块,或将血灌入羊肠内,用绳扎成 3～4 cm 长的小节,晒干后取出。

【炮制】 取原药材除去杂质及肠膜,敲成 0.5～1 cm 小块。

饮片性状　为不规则的小块,长 0.5～1 cm。黑褐色或深紫色。有的稍具光泽。体轻,质干硬。气腥,味微咸。

贮干燥容器内，置阴凉干燥处，防蛀。

【药性】 咸、甘，温。归心、肝经。

1.《本草汇言》："味甘，气温，性热，无毒。"

2.《本草新编》："味咸，性寒。入肺、心二经。"

3.《玉楸药解》："味咸、甘，气平。"

4.《医林纂要》："咸，热。"

5.《本草再新》："味甘，性大热。有小毒。入肝、胃二经。"

【功用主治】 活血散瘀，止痛接骨。主治跌打损伤，骨折，筋骨疼痛，吐血，衄血，呕血，咯血，便血，尿血，崩漏下血，月经不调，难产，痈肿疮疖。

1.《本草汇言》："行血活血散血。（治）受杖打，血凝垂死；跌扑内损，血胀垂绝；或内伤脏腑筋骨膜络；外损血脉，破裂皮肉，色变气将绝者。用一二厘，温酒调化，灌入喉中。"

2.《药性通考》："专活死血。"

3.《药性考》："疗跌扑损伤，（治）咯、吐、呕、衄、便、溺、崩（诸血），止血消瘀，和酒服良。"

4.《随息居饮食谱》："破瘀生新，疗跌打损伤，筋骨疼痛，吐衄，瘀停诸病。"

5.《祝穆试效方》："解鲜菌、河豚毒。"

6.《四川中药志》1962年版："续筋接骨。治一切痈肿。"

7.《秦岭巴山天然药物志》："主治月经不调。"

【用法用量】 内服：鲜血，酒调，30～50 ml；干血，研末酒调，每次1～2 g，每日3～6 g；或入丸剂。

【宜忌】《医林纂要》："阴虚体热者，食此令人发衄。"

【选方】 1. 治跌打损伤 山羊血一钱，三七二钱（为末），黑糖五钱，童便一合，酒一碗，调匀饮之，不必大醉。（《洞天奥旨》山羊酒）

2. 治崩漏下血，吐血，咯血 鲜青羊血50 ml，黄酒200 ml。将黄酒加热后，再将羊血放入调匀，1次服下，每日1次。（《常见药用动物》）

3. 治急性心痛 山羊血一分，烧酒化下。（《年希尧集验良方》）

4. 治难产 山羊血七八分或一钱，用酒化开服之。（《胎产心法》）

0324 山羊肝 shān yáng gān （《吉林中草药》）

【基原】 为牛科山羚属动物青羊 *Naemorhedus goral* Hardwicke、山羊属动物北山羊 *Capra ibex* Linnaeus 的肝脏。

【原动物】 参见"山羊肉"条。

【采收加工】 捕后取出肝脏，干燥。

【功用主治】 补肝明目，清热。主治肝虚目暗，视物不明，目赤肿痛，雀目，虚羸。

1.《千金方》："补肝明目。"

2.《食疗本草》："治肝风虚热，目赤暗痛，热病后失明。"

【用法用量】 内服：煮食；或焙干研末，入丸，散。外用：敷目。

【宜忌】《千金方》："青羊肝合小豆食之，令人目少明。"

【选方】 1. 治目失明漠漠 青羊肝一具（去上膜，薄切之，以新瓦瓶子未用者，净拭之，纳肝于中，炭火上炙，令之极干汁尽，末之），决明子半升，蓼子一合（熬令香）。上三味合，治下筛，以粥饮，食后服方寸匕，日二，稍加至三匕。（补肝散）

2. 治目睆睆无所见 青羊肝一具（细切）。以水一斗，纳铜器中煮，以曲饼覆面上。上钻两孔如人眼，止以向上熏之，不过两度。（1、2方出自《千金方》）

3. 补肝气，益睛，理目热赤痛如隔纱縠，看物不分明 青羊肝一具。细起薄切，以水洗漉出沥干，以五味、酱醋食之。（《食医心镜》）

4. 治肝经有热，翳膜羞明有泪 青羊肝一具（竹刀切），黄连四两。为丸梧子大。食远茶清下七十丸，日三服。忌铁器、猪肉、冷水。（《纲目》引《医镜》）

5. 治夜盲 山羊肝，焙干，研末。每次6 g，日服3次。（《吉林中草药》）

0325 山羊角 shān yáng jiǎo （《本草新编》）

【基原】 为牛科山羚属动物青羊 *Naemorhedus goral* Hardwicke、山羊属动物北山羊 *Capra ibex* Linnaeus 的角。

【原动物】 参见"山羊肉"条。

【采收加工】 捕得后，锯取羊角，干燥。

【成分】 1. 甾族及磷脂类成分 含卵磷脂（lecithin），脑磷脂（cephalin），神经鞘磷脂（sphingomyelin），磷脂酰丝氨酸（phosphatidylserine）及磷脂酰肌醇（phosphatidylinositol）[1]。

2. 角蛋白、多肽及氨基酸类成分 含有赖氨酸、精氨酸、天冬氨酸、苏氨酸等16种游离氨基酸。

【药理】 1. 解热作用 山羊角注射液0.8 g/kg和1 g/kg，或其水煎醇提取液2 g/kg静脉注射，对静脉注射伤寒、副伤寒甲乙三联菌苗发热的家兔有明显解热作用，作用强度与绵羊角相似，与羚羊角相似或稍弱[1～3]。其水煎液6 g/kg灌胃，解热作用亦显著[4]。山羊角紫雪散混悬剂直肠、滴鼻、口服给药均有明显的解热作用、镇静作用及降低小鼠由戊四氮致惊的死亡率，解热作用直肠给药优于口服给药[5]。

2. 镇静作用 山羊角注射液10 g/kg或12.5 g/kg，醇提取液10 g/kg腹腔注射，能明显减少小鼠自发活动次数，有时甚至呈睡眠状态[1～3,6]。其注射液1.6 g/kg或2 g/kg，能明显延长小鼠巴比妥钠睡眠时间[1,2]。此外，山羊角水煎液和水解液腹腔注射或静脉注射，尚能延长小鼠水合氯醛睡眠时间，并能对抗苯丙胺对小鼠的兴奋作用，但口服或皮下注射效果不明显[6,7]。

3. 抗惊厥作用 山羊角酸水解液1.6 g/kg或注射液2 g/kg腹腔注射，能明显对抗士的宁所致惊厥，但碱水解液无效[1,2]，山羊角水煎液20 g/kg腹腔注射也能明显对抗士的宁惊厥作用[4]。水煎液20 g/kg腹腔注射，能抑制小鼠戊四氮阵挛性惊厥，但不减少强直性惊厥，并且能增加苯甲酸钠惊厥率，对最大电休克发作也无对抗作用[6]。

4. 镇痛作用 山羊角水煎液10 g/kg腹腔注射，对小鼠醋酸扭体反应，有非常显著的抑制作用[4]。山羊角注射液1.5 g/kg和2.5 g/kg腹腔注射小鼠热板法实验，2.5 g/kg和5 g/kg腹腔注射小鼠醋酸扭体法实验，表明均有明显镇痛作用[8]。

5. 对平滑肌的作用 山羊角水煎液对离体兔十二指肠和豚鼠回肠有兴奋作用，相反其水解液对肠肌呈抑制作用。对离体大鼠子宫，其水煎液和水解液均呈兴奋作用。经阿托品、乙酰胆碱和氯化钡拮抗实验表明，本品水煎液对离体肠管的兴奋作用和水解液的抑制作用，均与M受体无关，可能为直接作用。对在体家兔小肠和大鼠子宫，静脉注射其水煎液或水解液均无明显影响[9]。山羊角30 mg/kg静脉注射，对在体兔肠有兴奋作用，促进肠管收缩，使振幅加大，张力增强；剂量在160 mg/kg时表现为抑制作用，剂量达500 g/kg时，使肠管节律性收缩基本停止，而呈舒张状态[8]。

6. 对心血管的作用　山羊角水煎剂或醇提取液对蟾蜍离体心脏，小剂量时使心肌收缩力加强，中剂量使心传导阻滞，大剂量时使心率减慢，振幅变小，最后心跳停止。水煎剂1 g/kg静脉注射，使麻醉猫血压先下降，很快回至原水平又上升，再继续下降，降压维持10 min，同时伴有心率减慢和心律不齐，但很快恢复正常，其降压强度稍低于羚羊角。醇提取液1 g/kg静脉注射，仅有短暂的降压作用，切断迷走神经后仍有轻度降压作用[3]。

7. 抗病毒作用　在组织培养上作抑毒试验，1%山羊角水煎液对流感病毒77101和副流感病毒仙台株的攻击有一定抑制作用；山羊角的微弱抗病毒作用是通过细胞来发挥的，无直接灭活病毒作用。此外，先用山羊角水煎剂腹腔注射，再以鼠流感病毒FM_1株攻击，可使小鼠死亡率降低[10]。另有报道，山羊角注射液100 mg/ml对流感病毒甲$_1$/京科77-78和甲$_3$/京科79-2无直接抗病毒作用，如山羊角药液先作用细胞24 h，再加病毒，或药液和病毒同时接种于细胞，则能减轻呼吸道合胞病毒对人宫颈癌(HeLa)细胞或人肾(HK)细胞的致病作用，如病毒先作用细胞2 h，再加药物则效果减弱[11]。山羊角抗病毒作用机制，可能主要是提高机体非特异性免疫功能[10]。

8. 对免疫功能的影响　山羊角注射液，按成人用量50倍，腹腔注射，每日1次，连续7 d，能使初次免疫小鼠脾脏中玫瑰花结形成细胞数和溶血空斑形成细胞数明显增加。此外，尚能使豚鼠淋巴细胞转化率升高[2]。1%山羊角水煎液在病毒感染的同时使用，能协同病毒诱发小鼠肺内干扰素；1%水煎液对人外周血中NK细胞活性也有明显促进作用[10]。

9. 其他作用　1%山羊角水煎液可使人胚皮肤肌肉纤维母细胞传代株生长旺盛，排列整齐，形态规则，细胞致密，境界清楚，似有延长细胞寿命作用[10]。

【药性】 咸，寒。

1.《药性论》："大寒。"

2.《内蒙古药用动物》："味咸，性凉。"

【功用主治】 清热，镇惊，散瘀止痛。主治小儿发热惊痫，头痛，产后腹痛，痛经。

1.《本草新编》："专活死血。"

2.《吉林中草药》："镇静，退热，明目，止血。治小儿惊痫，头痛，产后腹痛，经痛。"

【用法用量】 内服：煎汤，30～50 g；或磨粉；或烧焦研末，3～6 g。外用，0.6～0.9 g，研末吹耳中。

【选方】 1. 治小儿惊痫　山羊角，烧焦研末。每次15 g，日服2次。(《吉林中草药》)

2. 治高血压头痛　青羊角镑片50 g。水煎服，日服2次。(《中国动物药》)

3. 下胎衣　青羊角、藏羚角、赤小豆、硇砂各3 g。共为细末。日服3～5次，每次0.6 g，用酒冲服。(《内蒙古药用动物》)

4. 治耳内脓汁不干　山羊角，烧存性，为末。每次二三分入(耳)内，日二次。(《赤水玄珠》羊角散)

5. 治流行性乙型脑炎，高热神昏，谵语抽风　山羊角30 g，钩藤6～9 g。水煎服。(《食物中药与便方》)

0326 山羊油 shān yáng yóu (《纲目拾遗》)

【基原】 为牛科山羚属动物青羊 *Naemorhedus goral* Hardwicke、山羊属动物北山羊 *Capra ibex* Linnaeus 及盘羊属动物盘羊 *Ovis ammon* Linnaeus 的脂肪油。

【原动物】 参见"山羊肉"条。

【采收加工】 捕后取其脂肪油，阴干。

【功用主治】《秘方集验》："治心疝：山羊油，不落水者，荷叶包裹，挂风处阴干，不可着雨。遇此症，取三五钱，冲热酒服，不饮酒者，滚汤亦可。并治诸疝。"

【用法用量】 内服：冲热酒，9～15 g。

0327 山花生 shān huā shēng (《全国中草药汇编》)

【异名】 狗尾花、细叶假花生(《南宁市药物志》)，中蝶草、木假地豆、通乳草(《广西药用植物名录》)，大叶青(《全国中草药汇编》)，小槐花、木本山土豆(《台湾药用植物志》)。

【基原】 为豆科山蚂蝗属植物假地豆的全株。

【原植物】 假地豆 *Desmodium heterocarpum* (L.) DC. [*Hedysarum heterocarpum* L.; *Desmodium polycarpum* (Poir.) DC.]　又名：异果山绿豆、稗豆(《海南植物志》)。

半灌木或小灌木，高1～3 m。嫩枝疏生长柔毛。叶柄长约2 cm，具柔毛；托叶披针形；三出复叶，顶生小叶较大，椭圆形至宽倒卵形，长2.5～6 cm，宽1.3～2.5 cm，上面无毛，下面有白色长柔毛，侧生小叶较小。圆锥花序腋生，花序轴有开展的淡黄色长柔毛；花萼宽钟状，萼齿宽披针形；花冠紫色；雄蕊10，单体；子房线状，被毛。荚果有4～9荚节，具小钩状毛。花期8～9月，果期9～11月。

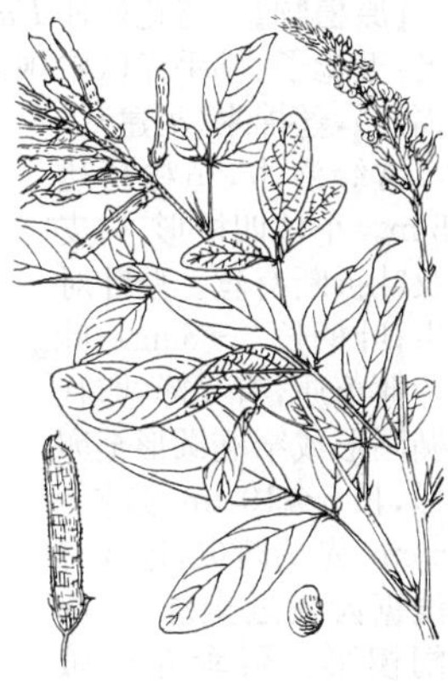

假地豆

生于山谷水旁灌丛中或疏林中。分布于浙江、江西、福建、广东、广西、海南、四川、贵州、云南、台湾等地。

【采收加工】 9～10月采收，切段，晒干或鲜用。

【药性】 甘、微苦，寒。

1.《广西本草选编》："味微甘、涩，性寒。"

2.《全国中草药汇编》："苦、甘，寒。"

3.《福建药物志》："甘，微苦，平。"

【功用主治】 清热，利尿，解毒。主治肺热咳喘，水肿，淋证，尿血，跌打肿痛，毒蛇咬伤，痈疖，暑温，痄腮。

1.《全国中草药汇编》："清热解毒，消肿止痛。预防腮腺炎，流行性乙型脑炎，喉痛；外用治毒蛇咬伤，跌打肿痛，痈疖。"

2.《台湾药用植物志》："根煲猪肉吃，治小儿疳积；根煮后敷胸部疼痛，全草煎服为治咳嗽之强壮剂；根及叶治妇人病；全草治昏厥及搐搦。"

3.《福建药物志》："清热除湿，利尿通淋。主治淋病，尿血，糖尿病，哮喘，咳嗽，肝炎，营养性水肿，风湿关节痛，白带。”

【用法用量】 内服：煎汤，15～60 g。外用：鲜品捣敷。

【选方】 1. 治伤风咳嗽　假地豆、一枝黄花各 15 g，连钱草 9 g。水煎服。

2. 治淋病　假地豆 30～60 g，车前草 15～24 g。水煎，冲冰糖服。

3. 治肝炎　假地豆、栀子根、白英、马鞭草根各 30 g。水煎服。（1～3 方出自《福建药物志》）

4. 治毒蛇咬伤　山花生、铁扫帚（截叶铁扫帚）各等量。晒干，研粉，加少量淀粉压片，每片含生药 0.3 g。用温开水送服或磨碎冲温开水灌服，每次 15～20 片，每日 2～3 次。（《全国中草药汇编》）

【临床报道】 治疗水肿　用假地豆 150 g，水煎沸 1 h，去渣，浓缩至 150 ml，加红糖 30 g，待冷后加老酒 60 ml，早晚分服，3 d 为 1 个疗程。用上述假地豆酒治疗水肿 59 例，服药 6 d 观察结果，痊愈 16 例，显著好转 33 例，进步 7 例，无效 3 例[1]。

0328 山杜仲 shān dù zhòng（《全国中草药汇编》）

【异名】 飞天驳（《全国中草药汇编》），疏花卫矛（《广西本草选编》），木杜仲（《梧州地区中草药》）。

【基原】 为卫矛科卫矛属植物疏花杜仲的根及树皮。

【原植物】 疏花杜仲 *Euonymus laxiflorus* Champ.　又名：五捻子、佛手仔（《中国高等植物图鉴》），土杜仲（广东、福建），丝棉木（福建）。

常绿灌木，植株高达 5 m。小枝四棱形，树皮及叶折断有丝。单叶对生；叶柄长 3～5 mm；叶片薄革质，有光泽，卵状椭圆形或窄椭圆形至卵形，长 5～10 cm，宽 2～5 cm，先端渐尖，边缘有浅锯齿或近全缘，基部阔楔形。聚伞花序腋生，有花 5～9 朵，总花梗长 2～5 cm，分枝及花梗长约 1 cm，花 5 数，紫红色或淡红色，径约 1 cm；雄蕊无花丝，雌蕊无花柱。蒴果紫红色，倒锥形，先端截平，分裂。种子红褐色，具红色假种皮。花期 4～6 月。

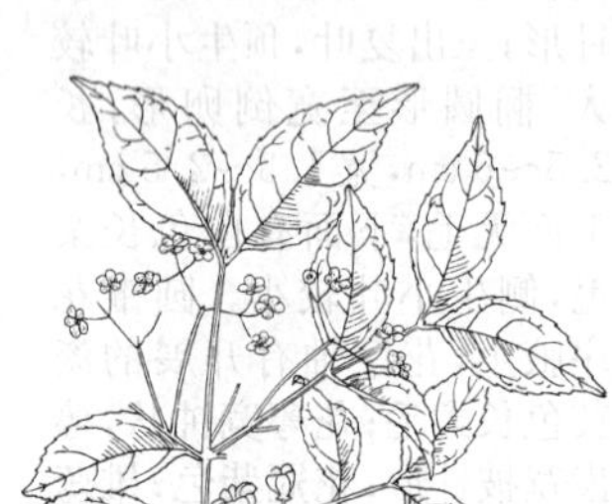

疏花杜仲

生于山地杂木林中。分布于江西、湖南、广西、贵州、云南。

【栽培】 生物学特性　喜温暖湿润的气候。以土层深厚、疏松肥沃的砂质壤土栽培为宜。

繁殖方法　用种子或扦插繁殖。种子繁殖：秋季果熟时采收，除去果皮杂质，晒干，秋播随采随播。春播于 3 月，开沟条播，沟距 25 cm，沟深 2 cm，播种后覆土浇水保湿。当苗高 35 cm 左右即可按行株距 3 m×2.5 m 开穴，施足基肥，每穴栽 1 株。扦插繁殖：于春季剪取未萌芽的 2 年生枝条，截成长 25 cm 插于苗床上育苗。育苗 1 年后移苗定植。

【采收加工】 6～7 月采剥树皮，10～12 月挖根，切片，晒干。

【药性】 甘、辛，微温。

1.《广西本草选编》：“甘、微辛，微温。”

2.《全国中草药汇编》：“淡、涩，平。”

【功用主治】 祛风湿，强筋骨，活血解毒。主治风湿痹痛，腰膝酸软，跌打骨折，疮疡肿毒，慢性肝炎，慢性肾炎，水肿。

1.《全国中草药汇编》：“祛风湿，强筋骨。主治腰膝酸痛，跌打疼痛。”

2.《台湾药用植物志》：“治肿毒。”

3.《广西民族药简编》：“治骨折。”

4.《福建药物志》：“益肾气。治慢性肾炎，水肿。”

【用法用量】 内服：煎汤，9～20 g；或浸酒。外用：捣敷；或研末调敷；或浸酒搽。

【选方】 1. 治风湿腰痛　木杜仲、藤杜仲、五色花根各 30 g。水煎服或煲猪骨服。

2. 治刀伤出血　木杜仲适量，嚼烂敷伤处。（1、2 方出自《梧州地区中草药》）

3. 治慢性肾炎　疏花卫矛根 12 g，土牛膝根、车前草各 15 g。加酒适量，炖服。（《福建药物志》）

0329 山李子 shān lǐ zǐ（《新疆中草药手册》）

【基原】 为小檗科小檗属植物黑果小檗 *Berberis heteropoda* Schneid. 的果实。

【原植物】 参见“黑果小檗”条。

【采收加工】 7～8 月果熟时采收，晒干。

【成分】 含小檗碱（berberine）[1]。

【用法用量】 内服：煎汤，15～30 g。

【功用主治】《新疆中草药手册》：“治高血压病，山李子 30 g，煎汤，加糖适量，内服。”

0330 山豆根 shān dòu gēn（《开宝本草》）

【异名】 山大豆根、黄结（《经验方》），苦豆根（《中药材手册》），广豆根（《中药志》），南豆根（通称），小黄连、岩黄连（贵州）。

【基原】 为豆科槐属植物越南槐的根及根茎。

【原植物】 越南槐 *Sophora tonkinensis* Gagnep.［*S. subprostrata* Chun et T. Chen］　又名：柔枝槐《中药志》。

小灌木，高 1～2 m。根圆柱状，根皮黄褐色。茎分枝少，密被短柔毛。奇数羽状复叶，互生；小叶片 11～19，椭圆形或长圆状卵形，长 1～2.5 cm，宽 0.5～1.5 cm，顶端小叶较大，先端急尖或短尖，基部圆形，上面疏被短柔毛，背面密被灰棕色短柔毛。总状花序顶生，长 12～15 cm，密被短毛；花萼阔钟状，先端 5 裂；花冠黄白色，旗瓣卵圆形，先端凹，基部具短爪，翼瓣长于旗瓣，基部具三角形耳；雄蕊 10，离生；子房具柄，圆柱形。荚果密被长柔毛，种子间成念珠状。种子 3～5 颗，黑色，有光泽。花期 5～6 月，果期 7～8 月。

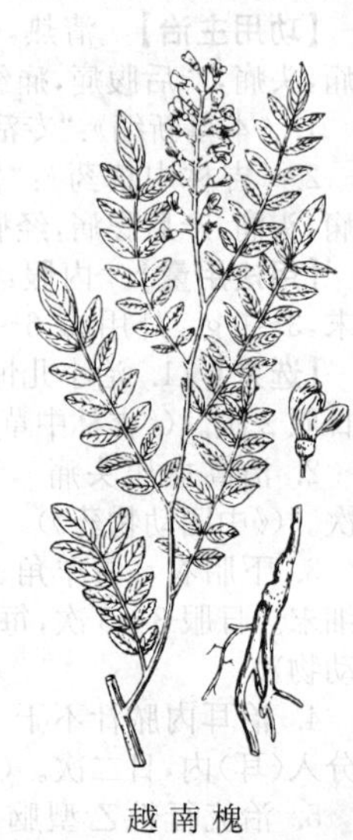

越南槐

生于海拔900～1 100 m的山地和岩石缝中。分布于江西、广东、广西、贵州、云南等地。

【采收加工】 8～10月采收，晒干。

【药材】 山豆根 *Radix Sophorae Tonkinensis* 主产广西。

性状　根茎呈不规则结节状，顶端常残留茎基，其下着生根数条。根呈长圆柱形，常有分枝，长短不一，直径0.7～1.5 cm。表面棕色至棕褐色，有不规则的纵皱纹及突起的横长皮孔。质坚硬，难折断，断面皮部浅棕色，木部淡黄色。有豆腥气，味极苦。

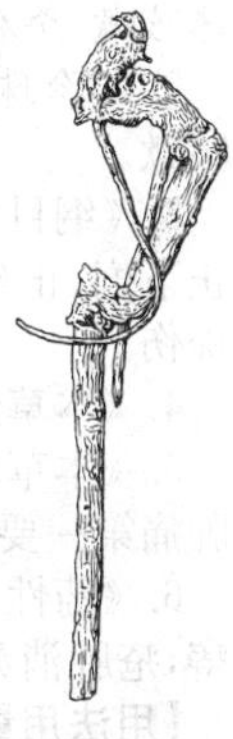

山豆根(根及根茎)外形

鉴别　(1) 根横切面：木栓层为数列至10数列细胞。皮层外侧的1～2列细胞含草酸钙方晶，断续排列成含晶细胞环，含晶细胞中有单个或2～3个结晶，细胞壁木化增厚。皮层及韧皮部均散有纤维束。形成层成环。木质部发达，射线宽1～8列细胞；木纤维束与导管相间排列；导管单个散在，或2～数个相聚，有的含有黄棕色物。薄壁细胞含淀粉粒，少数含方晶。

(2) 外皮：取氢氧化钠试液滴于本品外皮，颜色由橙红色变为血红色，久置不褪(检查生物碱)。

(3) 薄层色谱：取本品粗粉约0.5 g，加氯仿10 ml，浓氨试液0.2 ml，振摇15 min，滤过，滤液蒸干，残渣加氯仿0.5 ml使溶解，作为供试品溶液。另取苦参碱和氧化苦参碱对照品，加氯仿制成每1 ml各含1 mg的混合溶液，作为对照品溶液。吸取供试品溶液1～2 μl，对照品溶液4～6 μl，分别点于同一以羧甲基纤维素钠为黏合剂的硅胶G薄层板上，以氯仿-甲醇-浓氨试液(8：2：0.2)为展开剂，展开，晾干，喷以稀碘化铋钾试液。供试品色谱中，在与对照品色谱相应的位置上，显相同的橙黄色斑点。

品质标志　《中华人民共和国药典》2005年版规定：照薄层扫描法测定，本品含氧化苦参碱($C_{15}H_{24}N_2O_2$)不得少于0.40%。

【成分】 根含生物碱：臭豆碱(anagyrine)，甲基金雀花碱(methylcytisine)，金雀花碱(cytisine)，槐根碱(sophocarpine，即槐果碱)，槐根碱N-氧化物(sophocarpine N-oxide)，槐胺碱(sophoramine，即槐胺)[1～3]，苦参碱(matrine)，氧化苦参碱(oxymatrine)[4]，氧化槐果碱(oxysophocarpine)[5]，(—)-14-羟基苦参碱〔(—)-14-hydroxymatrine〕[6]。黄酮类：左旋山槐素(maackiain，即朝鲜槐英)，左旋-朝鲜槐素(l-mauckiain)，金雀异黄素(genistein)[7]，染料木素(genisterin)[8]，左旋-朝鲜槐英-β-D-单葡萄糖苷(l-maackiain-mono-β-D-glucoside)，右旋-朝鲜槐英-β-D-单葡萄糖苷(d-maackiain-mono-β-D-glucoside)，消旋-朝鲜槐英(dl-maackiain)[9]，左旋三叶豆紫檀苷(trifolirhizin)，左旋紫檀素(pterocarpin)[10]，山豆根酮(sophoranone，即槐酮)，山豆根色烯(sophoradochromene，即槐多色烯)，山豆根查耳酮(sophoradin，即槐定)，山豆根酮色烯(sophoranochromene，即槐诺色烯)[11, 12]，山豆根色满素{2-〔3′-hydroxy-2′，2′-dimethyl-8′-(3-methyl-2-butenyl) chroman-6′-yl〕-7-hydroxy-8-(3-methyl-2-butenyl)chroman-4-one}，山豆根新色烯〔2-(2′，4′-dihydroxyphenyl)-8，8-dimethyl-10-(3-methyl-2-butenyl)-8H-pyrano(2，3-d)chroman-4-one〕，山豆根苯并吡喃{2-〔7′-hydroxy-2′，2′-dimethyl-2H-benzopyran〕-6′-yl-7-hydroxy-8-(3-methyl-2-butenyl)chroman-4-one}，山豆根苯并二氢呋喃{2-〔2′-(1-hydroxy-1-methylethyl)-7′-(3-methyl-2-butenyl)-2′，3′-dihydrobenzofuran-5′-yl〕-7-hydroxy-8-(3-methyl-2-butenyl)chroman-4-one}，7，4′-二羟基-6，8-双(3-甲基-2-丁烯)二氢黄酮〔7，4′-dihydroxy-6，8-bis(3-methyl-2-butenyl)flavanone〕，7，2′，4′-三羟基-6，8-双-(3-甲基-2-丁烯)二氢黄酮〔7，2′，4′-trihydroxy-6，8-bis(3-methyl-2-butenyl)flavanone〕，大豆素(daidzein)，山豆根色烯查耳酮{6-〔3-(2′，4′-dihydroxyphenyl)acryloyl〕-7-hydroxy-2，2-dimethyl-8-(3-methyl-2-butenyl)-2H-benzopyrane}[13～15]，2-(2′，4′-二羟基苯基)-8，8-二甲基-10-(3-甲基-2-丁烯基)-8H-吡喃并[2，3d]色酮-4〔2-(2′，4′-dihydroxyphenyl)-8，8-dimethyl-10-(3-methyl-2-butenyl)-8H-pyrano[2，3d]chroman-4-one〕[16]，槐属黄酮(广豆根黄酮苷)(sophoraflavone)A、B和bayin[17]。许多以异戊二烯为侧链的黄酮及查耳酮成分：6-〔3-(2′，4′-二羟基苯)-丙烯酰〕-7-羟基-2，2-二甲基-8-(3-甲基-2-丁烯基)-二氢苯吡喃{6-〔3-(2′，4′-dihydroxyphen)-acryloyl〕-7-hydroxy 2，2-dimethyl-8-(3-methyl-2-butenyl)-dihydrobenzopyran}，2-(2′，4′-二羟基苯)8，8′-二甲基-10-(3′-甲基，2-丁烯基)八氢吡喃[2，3d]苯骈二氢吡喃4-酮〔2-(2′，4′-dihydroxyphen)-8，8′-dimethyl-10-(3′-methyl-2-butenyl)-octapyran[2，3d]dihydrobenzopyran-4-one〕，2′，4′，7-三羟基-6，3-双(3-甲基，2-丁烯基)黄酮〔2′，4′，7-trihydroxy-6，3-di-(3′-methyl-2-butenyl)flavone〕，2-〔3′-羟基-2′，2′-二甲基-8′-(3-甲基，2-丁烯基)-苯骈二氢吡喃7-羟基-8-(3-甲基，2-丁烯基)-苯骈二氢吡喃4-酮〕{2-〔3′-hydroxy-2′，2′-dimethyl-8′-(3-methyl-2-butenyl)-dihydrobenzopyran 7-hydroxy-8-(3-methyl，2-butenyl) dihydrobenzopyran-4-one〕}，2-〔2′-(1-羟基，1-甲基乙基)-7′-(3-甲基，2-丁烯基)苯骈二氢吡喃-4-酮〕{2-〔2′-(1-hydroxy，1-methylethyl)-7′-(3-methyl，2-butenyl) dihydrobenzopyran-4-one〕}，4′，7-二羟基-6，8-双-(3-甲基2-丁烯基)黄酮〔4′，7-dihydroxy-6，8-di-(3-methyl，2-butenyl)-flavone〕。2-〔6′-(7′-羟基2，2′-二甲基二氢吡喃4-酮)〕{2-〔6′-(7′-hydroxyl-2，2′-dimethyl-dihydropyran-4-one)〕}。在侧链上接有单萜的成分2，4′，7-三羟基6，8-顺-〔3-甲基10-(3′-甲基2-丁基八氢吡喃[2，3d]查耳酮)〕{2，4′，7-trihydroxy-6，8-*cis*-〔3-methyl 10-(3′-methyl 2-butyloctaoctahydropyran[2，3d] chalcone)〕}。异黄酮类：苦参醇(kushenol)及其异构体黄甘草苷(glycyroside)I[18]。还含三萜类化合物：槐花二醇(sophoradiol)，广东相思子三醇(cantoniensistriol)，大豆皂醇(soyasapogenol)A、B，相思子皂醇(abrisasapogenol)C、D、E、H，葛根皂醇(kudzusapogenol)，紫藤皂醇(wistariasapogenol)A，草木犀苷元(melilotigenin)，山豆根皂苷元(subprogenin)A、B、C、D[19]，山豆根皂苷(subproside)即柔枝槐苷Ⅰ、Ⅱ、Ⅲ、Ⅳ、Ⅴ、Ⅵ、Ⅶ[20, 21]，大豆皂苷(soyasaponin)Ⅱ，去氢大豆皂苷(dehydrosoyasaponin)Ⅰ，葛根皂苷(kudzusaponin)A_3[20]，羽扇豆醇(lupeol)[3]，相思子皂苷(abrisaponin)Ⅰ[22]，大豆皂苷Ⅰ甲醚(soyasaponin Ⅰ methyl ester)，大豆皂苷Ⅱ甲醚(soyasaponin Ⅱ methyl ester)，槐花皂苷Ⅰ甲醚(kaikasaponin Ⅰ methyl ester)，槐花皂苷Ⅲ甲醚(kaikasaponin Ⅲ methyl ester)，大豆皂苷A_3甲醚(soyasaponin A_3 methyl ester)，大豆皂醇A甲醚(soyasapogenol A methyl ester)[23]。咖啡酸类衍生物：咖啡酸

二十醇酯(eicosanyl caffeate),咖啡酸二十一醇酯(heneicosyl caffeate),咖啡酸二十二醇酯(docosyl caffeate),咖啡酸二十三醇酯(tricosyl caffeate),咖啡酸二十四醇酯(tetracosyl caffeate),咖啡酸二十五醇酯(pentacosyl caffeate),咖啡酸二十六醇酯(hexacosyl caffeate)[4]等。羟基苯基苯二吡喃酮(hydroxyphenylbenzodipyranone)[24]。

另含多糖[25],其中有中性多糖5个和酸性多糖5个及中性多糖SSA：SSa-1、SSa-2、SSa-3k、SSa-4、SSb-1FA、SSb-2、SSb-3和SSc-1[26,27]。

【药理】 1. 抗肿瘤作用　山豆根所含多种生物碱为其抗肿瘤有效成分,其中氧化苦参碱对肿瘤乏氧细胞具有选择性杀伤作用,对小鼠AL_{795}肺腺癌细胞系乏氧细胞的毒性为有氧细胞的36倍,此比值随药物浓度加大而加大[1]。有关山豆根中所含成分苦参碱、槐根碱等的抗肿瘤作用参见"苦参"条。

2. 对心血管系统的影响　曾报告山豆根用乙醇提取经酸处理所得脂溶性酸性部分给麻醉犬静脉注射0.4 g(生药)/kg,可出现即刻升压作用,平均增高43.9%,作用维持5 min。酚妥拉明可对抗其升压效应并翻转之,而在普萘洛尔(心得安)作用的基础上该液呈现更明显的升压作用[2]。但另有报告,山豆根总碱有降压作用,此作用可能与其扩血管作用有关。山豆根总碱还能显著增加豚鼠离体心脏冠脉流量。作用强度与心肌收缩力增强无关,为一直接的扩冠作用[3]。

3. 对免疫功能的影响　山豆根注射液腹腔注射能明显抑制小鼠腹腔巨噬细胞的吞噬功能,降低特异性玫瑰花形成细胞数和血清溶血素的水平,使体内淋巴细胞转化率下降,并且与环磷酰胺合用可产生协同抑制作用[4]。

4. 对中枢神经系统的影响　山豆根能抑制小鼠自发活动,拮抗苯丙胺的兴奋作用,加强戊巴比妥钠、硫喷妥钠及水合氯醛对中枢的抑制作用。扭体法证明山豆根尚有镇痛效应。本品还能使正常大鼠体温下降,表明山豆根对中枢神经系统具有抑制作用。有实验表明,山豆根对士的宁、戊四氮惊厥无对抗作用,反而加强士的宁惊厥的发作并使死亡动物数增加,这一结果提示山豆根在抑制高级中枢的同时,可能对低级中枢具有兴奋作用[5]。

5. 抗溃疡作用　山豆根所含山豆根查耳酮具有较强的抗胃溃疡及抑制胃液分泌作用,山豆根酮作用次之[6]。

6. 抗菌作用　用K-B纸片扩散法证实100%山豆根浸出液滤纸对大肠杆菌、金黄色葡萄球菌、白色葡萄球菌、甲型链球菌、乙型链球菌均有明显的抑菌作用。尤其对甲型链球菌、乙型链球菌抑菌效果更明显[7]。

毒性　山豆根煎剂按10 g(生药)/kg灌服,小鼠仅有竖毛、兴奋、轻度震颤反应。按25 g生(药)/kg灌服,小鼠出现呼吸抑制、震颤,痉挛反应并死亡。延长山豆根的煎药时间,以同样剂量灌服,小鼠均出现相同毒性反应和死亡[8]。

【炮制】 取原药材,除去杂质及残茎,分档。洗净,闷润,切薄片,干燥,筛去灰屑。

饮片性状　为类圆形或不规则的薄片。周边棕色或棕褐色,有皱纹,有的可见横向突起的皮孔。切面皮部淡棕黄色,木部淡黄色,有棕色环纹。质坚硬。有豆腥气。味极苦。

贮干燥容器内,置通风干燥处,防霉。

【药性】 苦,寒,有毒。归心、肺、胃经。

1.《开宝本草》:"味甘,寒,无毒。"

2.《本草正》:"味大苦,大寒。"

3.《要药分剂》:"入心、肺、大肠三经。"

4.《广西民族药简编》:"有小毒。"

【功用主治】 泻火解毒,消肿止痛。主治咽喉肿痛,齿龈肿痛,肺热咳嗽,烦渴,黄疸,热结便秘,热肿秃疮,痔疮癣疥,虫毒咬伤。

1.《开宝本草》:"主解诸药毒,止痛,消疮肿毒,急黄,发热咳嗽,杀小虫。"

2.《珍珠囊补遗药性赋》:"疗咽痛,头疮,五痔。止咳嗽。"

3.《纲目》:"治腹胀喘满,女人血气腹胀,又下寸白诸虫,止下痢,止卒患热厥心腹痛,五种痔痛,诸热肿秃疮,蛇狗蜘蛛伤。"

4.《本草经疏》:"入散乳毒药中,能消乳岩。"

5.《本草求真》:"功专泻心保肺,及降阴经火逆,解咽喉肿痛第一要药。"

6.《药性考》:"泻火保金,口糜喉痹,风热牙痛,虫痛,五痔,疮肿消灵。治毒解蛊,止嗽清心。"

【用法用量】 内服:煎汤,6～12 g;或磨汁;或研末;或入丸、散。外用:含漱或捣敷。

【宜忌】 脾胃虚寒泄泻者禁服。

1.《本草经疏》:"虚寒者忌服。"

2.《本草汇》:"脾虚食少而泻者,切勿沾唇。"

3.《得配本草》:"虚火炎肺,咽喉肿痛者禁用。"

【选方】 1. 治积热咽喉,闭塞肿痛　山豆根一两,北大黄、川升麻、朴硝(生)各半两。为末,炼蜜为丸,如皂子大。每一丸以薄绵包,少痛便含,咽液。(《直指方》山豆根丸)

2. 治喉痹　山豆根、升麻、射干各等分。吹咀。每服三钱,水二盏,煎七分,去渣通口时时呷之。(《古今医统》山豆根汤)

3. 治喉风急证,牙关紧闭,水谷不下　山豆根、白药等分。水煎噙之,咽下。(《外科集验方》)

4. 治喉痈　山豆根磨醋噙之,追涎即愈。势重不能言者,频以鸡翎扫入喉中,即引涎出,立能言语。(《永类钤方》)

5. 治单双喉蛾　真山豆根,为细末,用熊胆和为丸,用鸡皮阴干为末为衣,如绿豆大。每用一丸,放舌根下,徐徐咽下,立已。(《鲁府禁方》)

6. 治齿痛　山豆根一片,含于痛处。

7. 治五般急黄　山豆根末,空心以水调服二钱。

8. 治赤白痢　山豆根,捣末蜜丸,空心煎水下二十丸,三服自止。(6～8方出自《备急方》)

9. 治水蛊腹大有水声,皮色黑者　山豆根末,酒服二钱。(《圣惠方》)

10. 治头上白屑　山豆根末油浸,如是孩儿即乳汁调半钱。

11. 治疮癣　山豆根末,腊月猪脂调涂之。

12. 治寸白虫　山豆根末,每朝空心热酒调服三钱。

13. 治狗咬,蚍蜉疮,蛇咬　山豆根,水研敷。(10～13方出自《备急方》)

【临床报道】 治疗慢性活动性肝炎　用山豆根提取有效成分制成肝炎灵注射液。每支2 ml,含生物碱50 mg。每次2 ml,肌内注射,每日2次,3个月为1个疗程。共治疗110例,有效95例,占86.36%,其中显效50例,显效率为45.46%。其HBsAg阳性组有效率83.7%,HBsAg阴性组有效率为93.33%。与复方垂盆草组、黄芩苷组和益肝灵组比较，山豆根(肝炎灵)组效果优于其他三组。尤其表现在降低氨基转移酶方面。治疗中未出现任何副作用[1]。

【各家论述】 1.《本草汇言》："山豆根，苦寒清肃，得降下之令，善除肺胃郁热。凡一切暴热疾，凉而解毒，表里上下，无不宜之。"

2.《本草经疏》："山豆根，得土之冲气而兼感冬寒之令以生，故其味甘苦，其气寒，其性无毒。甘所以和毒，寒所以除热。凡毒必热必辛，得清寒之气，甘苦之味，则诸毒自解，故为解毒清热之上药。凡痛必因于热，毒解热散，则痛自止，疮肿自消。急黄乃血热极所发，故必发热，热气上熏则发咳嗽。诸虫亦湿热所化，故悉主之，多获奇效也。"

3.《本草新编》："山豆根，味苦气寒，无毒。入肺经，止咽喉肿痛要药，亦治蛇伤虫咬。然能治肺经火邪，喉痛实邪，故治实火之邪则可，治虚火之邪则不可也。倘虚火而误用之，为害非浅。夫虚实何以辨之？得于外感者为实火，实火者，邪火之实也；得于内伤者为虚火，虚火者，相火之虚也。二火同入于肺经，而虚实各异，实火宜泻，用山豆根泻之，苦寒以正折之也。虚火宜补，亦用山豆根苦寒以泻其火，则火且更甚，壅塞于咽喉而不得消，必须用桂附甘温之药，以引火归源，下热而上热自消也。"

4.《本草求真》："山豆根，功专泻心保肺及降阴经火逆，解咽喉肿痛第一要药。缘少阴之脉，上循咽喉，咽喉虽处肺上，而肺逼近于心，故凡咽喉肿痛，多因心火挟其相火交炽，以致逼迫不宁耳。治常用此以降上逆之邪，俾火自达下，而心气因而以除。"

0331 山兵豆 shān bīng dòu (《全国中草药汇编》)

【异名】 烂头钵(广州)，龙眼睛(《广西本草选编》)，白仔(《台湾药用植物志》)。

【基原】 为大戟科叶下珠属植物小果叶下珠的根及茎、叶。

【原植物】 小果叶下珠 *Phyllanthus reticulatus* Poir.[*P. microcarpus Muell.* -Arg.]

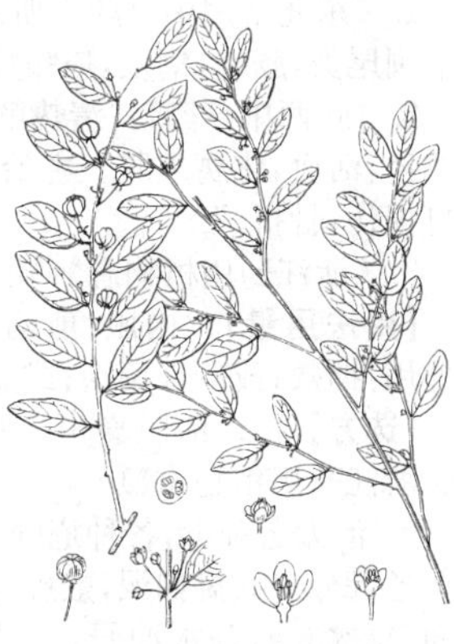
小果叶下珠

直立或稍攀缘状灌木，高1.5～5 m。枝柔弱，秃净或稍被毛。叶互生；叶柄长2～5 cm；托叶褐红色；叶片纸质，形状和大小变异很大，通常卵形或椭圆状长圆形，长1.5～5 cm，宽0.7～3 cm，先端钝或短尖，基部钝或心脏形，全缘，背面粉绿。花单性同株，单生或数朵雄花和1朵雌花同生于一叶腋内；雄花萼片5～6枚，雄蕊5，其中3枚较长，花丝合生，花盘腺体5，鳞片状；雌花萼片同雄花，花盘腺体5～6，子房4～12室，花柱与之同数。果扁球形，肉质，红色；有宿存萼；种子8～16颗。花期3～6月，果期6～10月。

生于海拔200～400 m的山谷、路旁林中。分布于广东、广西、海南、贵州、云南、台湾等地。

【采收加工】 7～10月采收，鲜用或晒干。

【药性】 《广西本草选编》："味淡、涩，性平。有小毒。"

【功用主治】 祛风，利湿，活血。主治风湿关节痛，肝炎，肾炎，肠炎，痢疾，跌打损伤。

1.《广西本草选编》："祛风活血，散瘀消肿。治风湿关节痛，跌打损伤。"

2.《全国中草药汇编》："消炎，收敛，止泻。主治痢疾，肠炎，肠结核，肝炎，肾炎，小儿疳积。"

【用法用量】 内服：煎汤，6～15 g；或浸酒。外用：捣敷。

【选方】 1. 治风湿关节痛　山兵豆全株9～15 g。浸酒服。

2. 治跌打损伤　山兵豆茎、叶捣烂外敷。(1、2方出自《广西本草选编》)

0332 山青皮 shān qīn pí (《彝药志》)

【异名】 桂花叶兰、丕妹(《彝药志》)，山枝仁、山枝茶(《中国中药资源志要》)。

【基原】 为海桐花科海桐属植物大叶海桐的树皮和果实。

【原植物】 大叶海桐 *Pittosporum daphniphylloides* Hu et Wang[*P. daphniphylloides* sensu Rehd. et Wils.]

乔木或灌木，高2～8 m。当年枝粗壮；分枝近轮生。叶簇生于枝顶；叶柄粗壮，长1～3.5(～4)cm；叶片厚革质，长圆状披针形或长圆状倒披针形，长10～20 cm，宽2.5～8 cm，先端尖或渐尖，基部阔楔形，上面绿色，发亮，下面淡绿色，全缘。复伞房花序3～7枝组成复伞形花序，生于枝顶叶腋内，具50～80朵花；萼片5，不等长，卵形；花瓣淡黄色，狭长圆形，分离；雄蕊5；子房有短柔毛。蒴果，球形，稍扁，直径6～9 mm，果皮薄，2裂。种子16～20颗，红色，多角形，外侧有黏质。果期秋季。

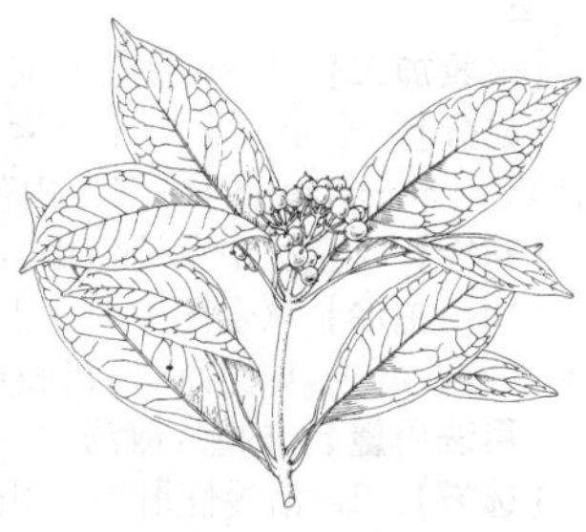
大叶海桐

生于海拔1 500 m左右的山地林下。分布于西南地区及台湾等地。

【采收加工】 4～5月采剥树皮，切碎，晒干。9～11月采收果实，晒干。

【功用主治】 《彝药志》："清热解毒，祛风除湿。治跌打损伤，痢疾，崩漏，气管炎，白口疮(口腔炎)，风湿瘫痪，半身不遂，高血压。"

【用法用量】 内服：煎汤，30～50 g；或泡酒。

【选方】 1. 治气管炎　丕妹50 g，水煎服。

2. 治口腔炎，扁桃体炎，咽峡炎　丕妹50 g，山青果15 g，百草霜10 g(布包)。水煎服。

3. 治风湿瘫痪，半身不遂　丕妹40 g，伸筋草50 g，鹿角50 g，土杜仲30 g，木瓜15 g。泡酒服。

4. 治高血压病　丕妹50 g。水煎服。(1～4方出自《彝药志》)

0333 山苦草 shān kǔ cǎo (《曲靖专区中草药手册》)

【异名】 苦草、胆草、散血草(《云南中药资源名录》)。

【基原】 为唇形科筋骨草属植物散瘀草的全草。

【原植物】 散瘀草 *Ajuga pantantha* Hand.-Mazz.

多年生草本，长 7～32 cm。平展上升或具匍匐茎，细弱，密被灰白色长柔毛或绵状长柔毛。叶对生；叶柄长约5 mm；叶片坚纸质，干时黑色，下面常带红色，长圆状倒卵形或倒三角状卵形，长 1.5～3 cm，宽0.8～1.8 cm，先端钝，基部楔形下延，两面被疏柔毛，边缘具不整齐疏齿，具缘毛。轮伞花序具4～8花，着生于叶腋内；花萼紫色，漏斗状，外面被长柔毛，具 10 脉，萼齿 5；花冠淡紫、紫红色或紫蓝色，冠檐二唇形，上唇短，圆形，下唇宽大，伸长；雄蕊 4，二强；花盘环状。小坚果长圆状三棱形，褐色，果脐约占腹面 1/2。花期 8～11 月，果期 10 月左右。

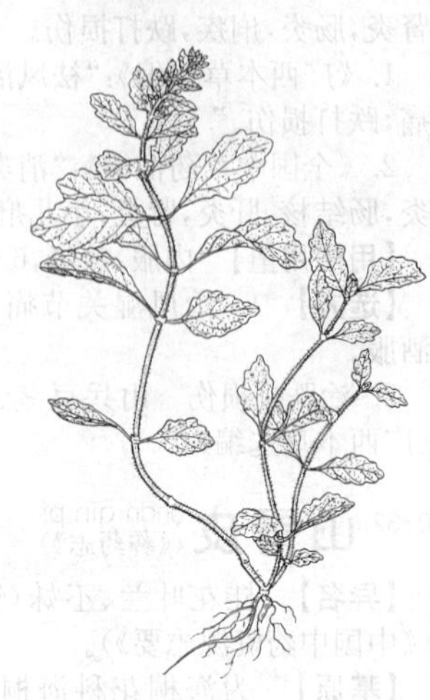

散瘀草

生于海拔 2 400～2 700 m 的干燥荒坡矮草丛中。分布于云南。

【采收加工】 8～9 月花开期采收，晒干或鲜用。

【成分】 全草含金疮小草素(ajugacumbin)B[1,2]，大籽筋骨草素(ajugamacrin)C～E 及山苦草素(ajugapantin)A[2] 等。

【药性】 《全国中草药汇编》:“苦，寒。”

【功用主治】 《全国中草药汇编》:“清热平肝，消炎解毒。主治慢性肝炎，尿路感染，口腔炎，疮疡肿毒。”

【用法用量】 内服:煎汤，3～6 g。外用:捣敷或研末撒。

【选方】 1. 治慢性肝炎 山苦草 6 g，青鱼胆 6 g，甘草 9 g。水煎兑蜜服。

2. 治尿路感染 山苦草 6 g，车前草 30 g，素珠根 9 g。水煎服。

3. 治口腔炎 山苦草 6 g，鱼眼草 9 g。水煎服。(1～3 方出自《曲靖专区中草药手册》)

0334 山苦荬 shān kǔ mǎi (《广西药用植物名录》)

【异名】 苦菜(《植物名实图考》)，七托莲、小苦麦菜(《广西药用植物名录》)，苦叶苗(《河南中草药手册》)，败酱、苦麻菜(《东北常用中草药手册》)，黄鼠草、小苦苣、活血草、隐血丹、小苦荬(《陕西中草药》)，苦丁菜、苦碟子(《烟台中草药》)，光叶苦荬菜、燕儿衣(《内蒙古中草药》)。

【基原】 为菊科苦荬菜属植物山苦荬的全草或根。

【原植物】 山苦荬 *Ixeris chinensis* (Thunb.) Nakai [*Lactuca chinensis* (Thunb.) Makino]

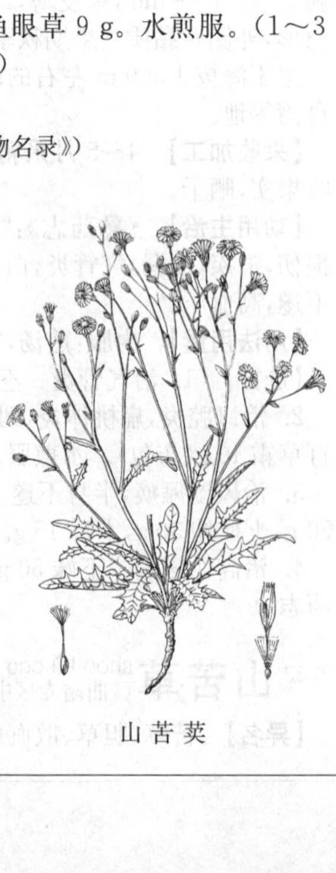

山苦荬

多年生草本，高 10～40 cm。全株无毛。基生叶莲座状，条状披针形或倒披针形，长 7～15 cm，宽 1～2 cm，先端钝或急尖，基部下延成窄叶柄，全缘或具疏小齿或不规则羽裂；茎生叶 1～2 枚。头状花序排成伞房状聚伞花序；总苞长 7～9 mm，外层总苞片卵形，内层总苞片条状披针形；舌状花黄色或白色，先端 5 齿裂。瘦果狭披针形，稍扁平，红棕色，冠毛白色。花期 4～5 月。

生山地及荒野，为田间杂草。分布于我国北部、东部和南部。

【采收加工】 3～4 月采收全草，6～7 月挖根，鲜用或晒干。

【成分】 地上部分含有 17-表乙酸羽扇烯醇酯(17-epilupenyl acetate)等 13 种三萜类乙酸酯成分[1]，倍半萜内酯葡萄糖苷:8-表还阳参属苷(8-epicrepioside)G[2]，还含 8-表去酰洋蓟苦素葡萄糖苷(8-epidesacylcynaropicrin glucoside)，苦荬菜内酯(ixerin)D[3]。干燥的地上部分和根有含苦荬菜醇乙酸酯(ixerenyl acetate)[4]。

全草中含十八碳酸(octadecanic acid)，二十六烷醇(hexacosanol)，β-谷甾醇(β-sitosterol)，木犀草素-7-O-β-D-葡萄糖苷(muxicaosu-7-O-β-D-glucoside)，洋芹素-7-O-β-D-葡萄糖苷(yangqiangsu-7-O-β-D-glucoside)[5]。

【药理】 对心肌和血管的作用 100%山苦荬煎剂对在体兔心有抑制作用，使心收缩力减弱，频率减少。对在体及离体蟾蜍心脏，略有增强现象，但有舒张不全。滴在蟾蜍肠系膜上，能使小动脉扩张，先用肾上腺素使之收缩时亦如此。能使麻醉兔和犬的血压下降，其降压原理似乎与迷走神经有关[1]。

【药性】 苦，寒。

1.《东北常用中草药手册》:“苦，寒。”

2.《青藏高原药物图鉴》:“苦、微甘，微寒。”

【功用主治】 清热解毒，消肿排脓，凉血止血。主治肠痈，肺脓疡，肺热咳嗽，肠炎，痢疾，胆囊炎，盆腔炎，咽喉肿痛，疮疖肿毒，阴囊湿疹，吐血，衄血，血崩，跌打损伤。

1.《东北常用中草药手册》:“清热解毒，破瘀活血，排脓。治阑尾炎，肠炎，痢疾，疮疖痈肿，肺脓疡，吐血，衄血。”

2.《陕西中草药》:“清热解毒，泻肺火，凉血，止血，止痛，调经，活血，化腐生肌。主治无名肿毒，阴囊湿疹，肺炎，跌打损伤，骨折。”

3.《浙江药用植物志》:“治血崩，白带，痧气腹痛。”

【用法用量】 内服:煎汤，10～15 g；或研末，每次 3 g。外用:捣敷；或研末调涂；或煎水熏洗。

【选方】 1. 治胆囊炎 (山苦荬)全草 15 g。水煎服。(《浙江药用植物志》)

2. 治无名肿毒，各种疮肿 鲜苦叶苗、鲜地黄苗、鲜蒲公英各等分。共捣如泥，敷患处。或将上三味药焙干，共研细面，每次 6 g，开水冲服，每日 3 次，外用时蜂蜜调敷患处。(《河南中草药手册》)

3. 治痔疮 光叶苦荬菜切碎，煎水熏洗。(《内蒙古中草药》)

4. 治血崩，白带 (山苦荬)根 9 g，猪膀胱 1 只。煮熟食肉服汤。(《浙江药用植物志》)

5. 治结核病 苦叶苗 500 g，白及 60 g。共研细面，每服 6 g，温开水冲服，每日 3 次。(《河南中草药手册》)

0335 山苦菜 shān kǔ cài（《贵州草药》）

【异名】 老蛇药、野洋烟(《贵州草药》)

【基原】 为菊科莴苣属植物毛脉山莴苣的全草或根。

【原植物】 毛脉山莴苣 *Lactuca raddeana* Maxim.

二年生草本，高 65～120 cm。全株具乳汁。茎淡红色，常密被狭膜片状毛。叶互生；茎下部叶柄长，上部叶柄渐短，有翅；叶片卵形、椭圆形或三角状长卵形，大头羽状全裂或深裂，边缘有不等大齿缺，下面沿脉有较多的膜片状毛。头状花序圆柱状，有 9～10 个小花，多个头状花序在茎枝顶端排成窄圆锥花序；全为舌状花，黄色；总苞片3～4 层。瘦果倒卵形压扁；冠毛白色。花果期 8～11 月。

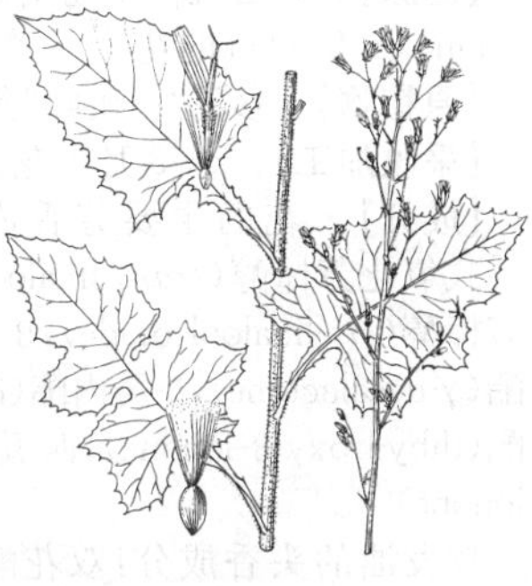

毛脉山莴苣

生林下、灌丛及平原草地。分布于东北及河北、山东、河南、陕西、甘肃。

【采收加工】 9～10 月采收，切段，鲜用或晒干。

【功用主治】 清热解毒，祛风除湿。主治风湿痹痛，发痧腹痛，疮疡疖肿，蛇咬伤。

1.《贵州草药》:“清热解毒，祛风除湿，镇痛。”

2.《全国中草药汇编》:“主治风湿关节疼痛，疮疡肿毒，蛇咬伤。”

【用法用量】 内服：煎汤，15～30 g；泡酒，1.5～3 g。外用：嫩叶捣膏；或根磨酒搽。

【选方】 1. 治风湿关节疼痛　野洋烟根 1.5～3 g。泡酒服。

2. 治脓疡疖肿　野洋烟嫩叶煮水熬膏，涂患处。

3. 治发痧肚痛　野洋烟花末，每次服 1～1.5 g。(1～3 方出自《贵州草药》)

4. 治蛇咬伤　山苦菜根磨酒外搽，另用本品 15～30 g 煨水服。(《全国中草药汇编》)

5. 治咳嗽　毛脉山莴苣根、款冬花、桔梗各 15 g，甘草 5 g。水煎服。(《东北药用植物》)

0336 山枇杷 shān pí pá（《分类草药性》）

【异名】 野枇杷(《民间常用草药汇编》)。

【基原】 为冬青科冬青属植物山枇杷的果实。

【原植物】 山枇杷 *Ilex franchetiana* Lose. 又名：康定冬青、黑皮紫条《云南种子植物名录》。

常绿乔木或灌木，高3～6 m。小枝黑褐色，当年枝有纵棱。叶互生；叶柄长 6～12 mm；叶片薄革质，倒卵状椭圆形、长椭圆形至倒披针形，长 7～12.5 cm，宽 1.7～3.5 cm，边缘有细锯齿，先端锐尖，基部楔形。花白色，芳香，4 数；雄花 1～3 朵成聚伞小花序，不孕雄蕊圆锥形，先端钝形；雌花单一，花萼杯形，裂片卵状三角形，先端钝尖成圆形，长约1 mm，有稀疏的硬毛，花瓣长椭圆状卵形，长约 2 mm，不孕雄蕊较花冠短，雌蕊与花冠等长，子房卵形，柱头盘状，4 裂。果球形，柱头宿存，成熟时红色，直径约 6 mm，有纵沟；分核 4 颗。花期春季，果期夏季。

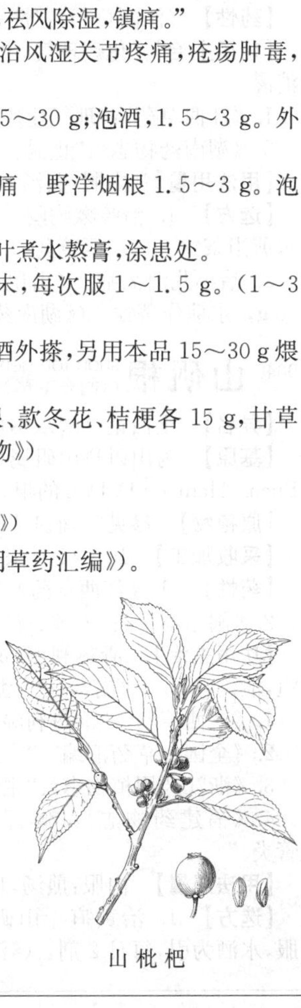

山枇杷

常生长山区疏林阳处。分布于湖北、四川、云南等地。

【采收加工】 夏、秋间采集。

【功用主治】 清肺，通乳，祛风湿。主治瘰疬，乳少，风湿麻木。

1.《分类草药性》:“治瘰疬痒子，风湿麻木。”

2.《民间常用草药汇编》:“清肺、解热、下乳。”

【用法用量】 内服：煎汤，9～15 g；或炖肉。

0337 山刺柏 shān cì bǎi（《天目山药用植物志》）

【基原】 为柏科刺柏属植物刺柏的根及根皮或枝叶。

【原植物】 刺柏 *Juniperus formosana* Hayata　又名：台桧(《中国裸子植物志》)。

常绿乔木或灌木，高达 12 m。树皮褐色，枝斜展或近直展；小枝下垂，常有棱脊，冬芽显著。叶全为刺形，3 叶轮生，条形或条状披针形，长 1.2～2 cm，宽 1～2 mm，先端渐尖，具锐尖头，上面微凹，中脉隆起，绿色，两侧各有 1 条白色，稀为紫色或淡绿色气孔带，气孔带较绿色边带稍宽，在叶端汇合，下面绿色，有光泽，具纵钝脊。球花单生叶腋。球果近球形或宽卵圆形，熟时淡红色或淡红褐色。种子半月形，具3～4 棱脊。

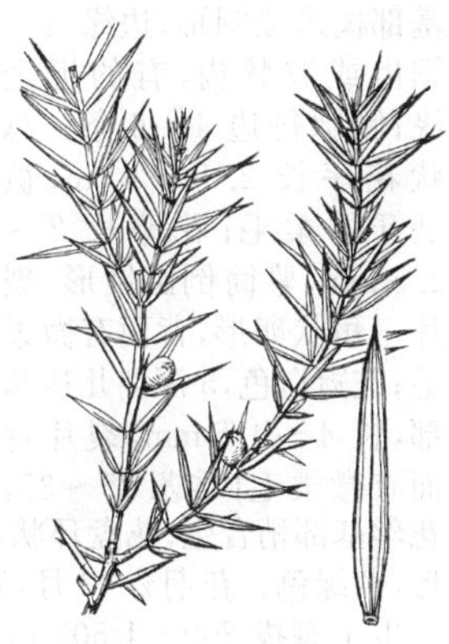

刺　柏

生于林中或成小片稀疏纯林。分布于西南及江苏、浙江、安徽、福建、江西、湖北、湖南、陕西、甘肃、青海、台湾等地。

【采收加工】 9～12 月采收根和根皮；7～9 月采收枝叶，晒干。

【成分】 心材含木脂素类 α-欧侧柏酚(α-thujaplicin)，β-欧侧柏酚和香柏素(nootkatin)等[1]。精油主要成分为 α-蒎烯(α-pinene)，柠檬烯(limonene)，乙酸龙脑酯(bornyl acetate)和月桂烯(myrcene)[2]。菖蒲萜烯(calamene)，泪柏醇(manool)，榄香醇(elemol)，桉叶油醇(eudesmol)，13-表泪柏醇(13-epomanool)[3]。

【药理】 清除自由基作用　用二苯基苦基苯肼自由基酶标仪法，对山刺柏鲜叶的自由基清除活性进行了测定。鲜叶的 80% 甲醇提取物浓度为 0.5 mg/ml，于 37 ℃下孵育 20 min 时的自由基清除率平均可达 50.4%[1]。

【药性】 苦，寒。

1.《福建药物志》:“苦，凉。”

2.《浙江药用植物志》:“苦，寒。”

【功用主治】 清热解毒，燥湿止痒。主治麻疹高热，湿疹，癣疮。

1.《浙江药用植物志》:“清热，解毒，杀虫。主治皮肤癣症。”

2.《福建药物志》:“清热解毒。根治麻疹后高热。”

【用法用量】 内服:煎汤,6～15 g。外用:煎水洗。

【选方】 1. 治麻疹高热 刺柏根 12 g,金银花、白茅根各 9 g。水煎服。(《福建药物志》)

2. 治麻疹发透至手足出齐后,疹点不按期收没,身热不退 (山刺柏)根 12～15 g,金银花藤、夏枯草各 9～12 g。水煎服。(《天目山药用植物志》)

3. 治皮肤癣症 (刺柏)根皮或树皮适量,水煎洗患处。(《浙江药用植物志》)

0338 山矾叶 shān fán yè (《纲目》)

【基原】 为山矾科山矾属植物山矾的叶。

【原植物】 山矾 *Symplocos sumuntia* Buch. -Ham. ex D. Don[*S. caudata* Wall.] 又名:郑花(《山谷内集》),芸香、椗花、柘花、玚花、春桂、七里香(《纲目》),椺花(《植物名实图考》),山桂花(《中国高等植物图鉴》)。

常绿灌木或小乔木。嫩枝褐色。叶互生;叶柄长 0.5～1 cm;叶片薄革质,卵形、狭倒卵形、倒披针状椭圆形,长 3.5～8 cm,宽 1.5～3 cm,先端常呈尾状渐尖,基部楔形或圆形,边缘具浅锯齿或波状齿,有的近全缘;侧脉每边 4～6 条。总状花序长 2.5～4 cm,被展开的柔毛;花萼长 2～2.5 mm,萼筒倒圆锥形,裂片三角状卵形,背面有微柔毛;花冠白色,5 深裂几达基部,长 4～4.5 mm,裂片背面有微柔毛;雄蕊 25～35,花丝基部稍合生;花盘环状,无毛;子房 3 室。核果卵状坛形,黄绿色。花期 2～3 月,果期 6～7 月。

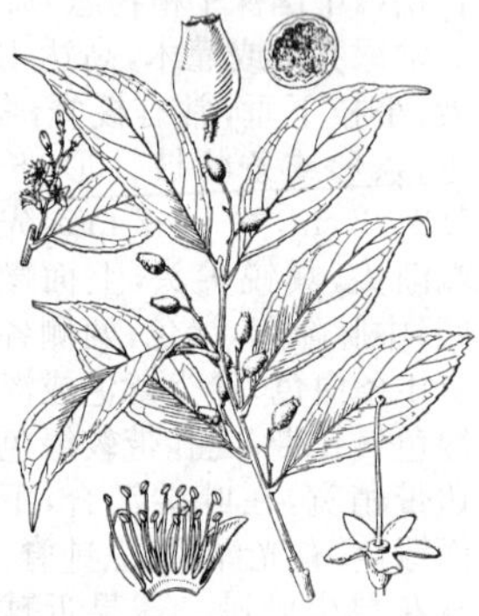
山 矾

生于海拔 200～1 500 m 的山谷、溪边灌丛中或山坡林下。分布于江苏、浙江、福建、江西、湖北、湖南、广东、广西、海南、台湾等地。

本植物的花(山矾花)、根(山矾根)亦供药用,另设专条。

【采收加工】 7～10 月采叶,鲜用或晒干。

【药性】 酸,涩,微甘,平。

1.《纲目》:“酸、涩、微甘,无毒。”

2.《福建药物志》:“辛、苦,平。”

【功用主治】 清热解毒,下气,止血。主治久痢,风火赤眼,扁桃体炎,中耳炎,咳嗽,呕吐,咳血,便血,鹅口疮。

1.《纲目》:“治久痢,止渴。”

2.《全国中草药汇编》:“治急性扁桃体炎,鹅口疮。”

3.《福建药物志》:“理气豁痰。治慢性气管炎。”

【用法用量】 内服:煎汤,15～30 g。外用:煎水洗或捣汁含漱、滴耳。

【选方】 1. 治烂弦风眼 山矾叶三十片,老姜三片。浸水蒸热,洗。(《纲目》)

2. 治急性扁桃体炎、鹅口疮 山矾叶(鲜)适量。捣汁含漱。(《江西草药》)

3. 治急性中耳炎 鲜山矾叶捣烂,布包绞汁滴耳。(《衡山民间草药》)

4. 治翻胃呕吐 山矾叶(不以多少、炒黄),黑小豆(炒香),田螺壳(火煅)。上为末。或酒、或熟水调二三钱服之。(《朱氏集验方》)

0339 山矾花 shān fán huā (《江西草药》)

【基原】 为山矾科植物山矾 *Symplocos sumuntia* Buch. -Ham. ex D. Don 的花。

【原植物】 参见“山矾叶”条。

【采收加工】 2～3 月采花,晒干。

【成分】 花的主要芳香成分为:芳樟醇(linalool)Ⅰ,反式氧化芳樟醇(*trans*-linalool oxide)(吡喃型),顺式氧化芳樟醇(*cis*-linalool oxide),β-紫罗兰酮(β-ionone),γ-癸内酯(γ-decalactone),δ-癸内酯(δ-decalactone),二氢-β-紫罗兰酮(dihydroxy-β-ionone),四氢-β-紫罗兰酮(tetrahydroxy-β-ionone)[1]。

挥发油的头香成分:双花醇(shuanghuaol),l-芳樟醇(l-linalool),紫丁香醇(lilac alcohol),紫丁香醛(lilac aldehyde),乙苯,6-二甲基-3,7-辛二烯-2,6-二醇(6-dimethyl-3,7-octadiene-2,6-diol),2,3,5-三甲氧基甲苯(2,3,5-dimethoxytoluene),4-甲基-2,6-二叔丁基-4-羟基-2,5-环己二烯-1-酮(4-methyl-2,6-di-*tert*-butyl-4-hydroxy-2,5-cyclohexadiene-1-one),2,6-二叔丁基对苯醌(2,6-di-*tert*-butyl-*p*-benzoquinone),2,6-二叔丁基对甲苯酚(2,6-di-*tert*-butyl-*p*-cresol),3,5-二叔丁基-4-羟基苄醇(3,5-di-*tert*-butyl-4-hydroxybenzylalcohol)[2]。

【药性】 《江西草药》:“性平,味苦、辛。”

【功用主治】 化痰理气,生津止渴。主治咳嗽胸闷,小儿消渴。

1.《江西草药》:“理气化痰。治咳嗽胸闷。”

2.《湖南药物志》:“止渴。”

【用法用量】 内服:煎汤,6～9 g。

【选方】 1. 治咳嗽胸闷 山矾花 9 g,陈皮 6 g,菊花3 g。水煎当茶饮。(《江西草药》)

2. 治小儿消渴症 (山矾)带花枝梢 30 g,甘蔗(茎梢)15 g。水煎作茶饮。(《湖南药物志》)

0340 山矾根 shān fán gēn (《闽东本草》)

【异名】 土白芷(《闽东本草》)。

【基原】 为山矾科山矾属植物山矾 *Symplocos sumuntia* Buch. -Ham. ex D. Don 的根。

【原植物】 参见“山矾叶”条。

【采收加工】 10～11 月采挖,洗净,切片晒干。

【药性】 1.《江西草药》:“性平,味苦辛。”

2.《闽东本草》:“入肺、胃经。”

【功用主治】 清热利湿,凉血止血,祛风止痛。主治黄疸,泄泻,痢疾,血崩,风火牙痛,头痛,风湿痹痛。

1.《江西草药》:“清热利湿。”

2.《全国中草药汇编》:“主治黄疸,咳嗽,关节炎。”

3.《浙江药用植物志》:“主治劳伤乏力,痢疾。”

4.《福建药物志》:“解郁疏风。治头痛,丝虫病淋巴管炎。”

【用法用量】 内服:煎汤,15～30 g。

【选方】 1. 治黄疸 山矾根 15 g,阴行草 30 g。水煎服,水酒为引,每日 2 剂。(《江西草药》)

2. 治腹泻　山矾根 15 g，胡颓子根 15 g。水煎服。(《湖南药物志》)

3. 治关节炎　山矾根 120 g，猪蹄 1 只。水炖，服汤食肉。(《江西草药》)

4. 治闪挫扭伤或风湿腰痛　山矾根 15 g，算盘子根15 g，木防己 15 g。水煎服。(《湖南药物志》)

5. 治丝虫病淋巴管炎　鲜山矾根切片，每次 60～90 g，炒至微黄加酒淬，露宿 1 夜，水煎，去渣，加鸡蛋 1 个入煎液中煮熟饮服。(《福建药物志》)

0341 山佩兰 shān pèi lán (《浙南本草新编》)

【异名】 白头婆(《植物名实图考》)，佩兰(《江苏省植物药材志》)，南佩兰(《山东中草药手册》)，秤杆草、搬倒甑、野升麻、麻秤杆、秤杆升麻、红升麻、土升麻(《四川常用中草药》)，泽兰(《浙江民间常用草药》)，血升麻(《万县中草药》)，细黑升麻(《云南思茅中草药选》)。

【基原】 为菊科泽兰属植物单叶佩兰的全草。

【原植物】 单叶佩兰 *Eupatorium japonicum* Thunb. [*E. wallichii* DC.]

多年生草本，高 1～2 m。地下根茎匍匐，木质化；根细长，多弯曲。茎直立，常丛生，基部木质化，上部绿色，有紫色斑点，被柔毛。单叶对生；叶柄长 1～2 cm；叶片卵圆形、卵状椭圆形或披针形，长 7～16 cm，宽 3～8 cm，基部渐狭，边缘有锯齿，上面深绿色，近无毛，下面淡绿色，被疏毛，脉上较多，有腺点。头状花序多数，在茎端或分枝顶端排列成伞房状，花序基部有 1 小苞叶；总苞钟状；总苞片约 9 枚；头状花序含 5 朵白色两性管状花，先端 5 裂。瘦果具五棱；冠毛白色羽毛状。花、果期6～11 月。

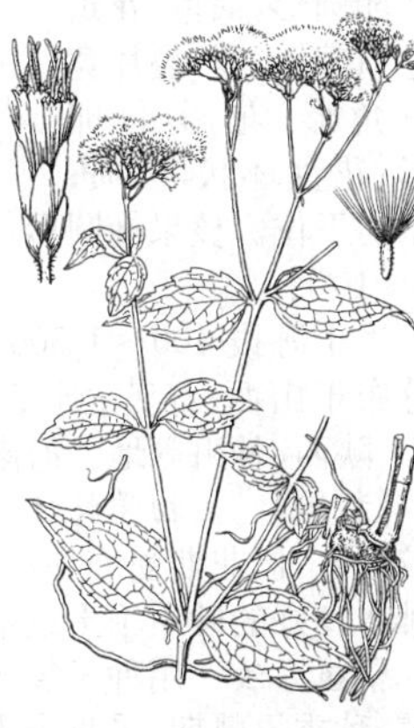

单叶佩兰

生于丘陵地带的山坡向阳草丛中及沟边。除新疆、西藏外，广布全国各地。

【采收加工】 7～9 月采收，鲜用或晒干。

【药材】 山佩兰 *Herba Eupatorii Japonici*　产于山东、浙江、江苏、湖北、湖南、四川等地。

性状　茎圆柱形，表面棕色或暗紫红色，具纵皱纹及散在紫色斑点，被白色毛茸；质坚硬，折断面黄白色，纤维状，中央具白色疏松的髓。叶对生，多破碎，皱缩卷曲，完整叶片展平后常 3 裂，裂片呈卵状长椭圆形，先端渐尖或锐尖，基部楔形，边缘具粗锯齿，上面深绿色，下面淡绿色，质脆易脱落。花序着生于枝端，管状花多存在，外有膜质总苞残存，有的还带有瘦果。气芳香，味微涩。

鉴别　叶表面观：上表皮细胞垂周壁稍平直，下表皮细胞垂周壁波状弯曲。均有较多腺毛和非腺毛散在，腺毛头部由 4 个细胞组成，非腺毛由 3～6(～10)个细胞组成，表面隐现疣状突起，有时中部细胞缢缩，下表面叶脉上非腺毛尤多。

【成分】 全草含挥发油，内有已醛(hexanal)，2-已烯醛(2-hexenal)，3-已烯-1-醇(3-hexen-ol)，莰烯(camphene)，苯甲醛(benzaldehyde)，β-蒎烯(β-pinene)，月桂烯(myrcene)，冰片烯(bornylene)，α-水芹烯(α-phellandrene)，对聚伞花素(*p*-cymene)，柠檬烯(limonene)，β-罗勒烯-X(β-ocimene-X)，β-罗勒烯-Y(β-ocimene-Y)，α-松油烯(α-terpinene)，紫苏烯(perillene)，正壬醛(*n*-nonanal)，反式松香芹醇(*trans*-rveol)，龙脑(borneol)，对聚伞花素-α-醇(*p*-cymen-α-ol)，α-松油醇(α-terpineol)，桃金娘醛(myrtenal)，橙花醇(nerol)，2-异丙基-5-甲基茴香醚(2-isopropyl-methylanisole)，牻牛儿醛(geranial)，乙酸龙脑酯(bornyl acetate)，百里香酚(thymol)，香荆芥酚(carvacrol)，α-荜澄茄油烯(α-cubebene)，β-柏木烯(β-cedrene)，乙酸橙花醇酯(neryl acetate)，玷㞕烯(copaene)，β-旁波烯(β-bourbonene)，β 及 γ-榄香烯(elemene)，反式丁香烯(*trans*-caryophyllene)，反式金合欢烯 (*trans*-farnesene)，γ 及 δ-荜澄茄烯(cadinene)，γ-衣兰油烯(γ-muurolene)，α-金合欢烯(α-farnesene)，橙花叔醇(nerolidol)，丁香烯氧化物(caryophyllene oxide)[1]，大牻牛儿烯(germacrene)D[2]。

叶含香豆素(coumarin)，邻-香豆酸(*o*-coumaric acid)，麝香草氢醌(thymohydroquinone)[3]。白头婆内酯(eupanin)[4]，白头婆素(eupachifolin) A、B、C、D、E[5]，华泽兰素(eupasimplicin) A、B 及去乙酰基华泽兰素(deacetyleupasimplicin) A、B[6, 7]。

根含兰草素(euparin)[8]。

【药理】 1. 抗癌作用　生物总碱体外试验中，对宫颈鳞癌(HeLa)细胞的 IC_{50} 平均为 103.4±9.8 μg/ml。体内试验中，每日腹腔注射总生物碱 50 mg/kg，连续 7 d，可使腹水型肉瘤 S_{180} 小鼠的生存期限显著延长。相同剂量皮下注射时，抗肿瘤作用较差。总生物碱与环磷酰胺合用时，两种给药途径均呈现出协同作用。小鼠 S_{180} 实体瘤对生物总碱较不敏感[1]。

2. 抗菌作用　40%煎剂平板稀释法，对伤寒杆菌、痢疾杆菌、八叠球菌、金黄色葡萄球菌有抑制作用[2]。

毒性　其鲜叶和汁喂饲兔，能引起慢性中毒，主要损害肾和肝组织，并引起糖尿病；叶的醇浸物 0.3 g，给予兔可引起全身麻醉，呼吸抑制，体温下降，血糖增高[2]。

【药性】 辛、苦，平。

1.《杭州药用植物志》："辛，温，无毒。"

2.《浙江民间常用草药》："性平，味辛、苦。"

【功用主治】 祛暑发表，化湿和中，活血解毒。主治夏伤暑湿，发热头痛，胸闷腹胀，消化不良，胃肠炎，咳嗽，咽喉炎，扁桃体炎，月经不调，跌打损伤，痈肿，蛇咬伤。

1.《杭州药用植物志》："为芳香健胃、发汗、利尿药，并用作利湿、消痰、止渴生津、杀虫解毒等。"

2.《四川常用中草药》："发表散寒，透麻疹。治脱肛，麻疹不透，寒湿腰痛，风寒咳嗽等症。"

3.《青岛中草药手册》："主治脾胃湿滞，消化不良，夏感暑湿，发热头痛。"

4.《浙江药用植物志》："清热解暑，理气止痛。主治夏季伤暑，胸闷腹胀，扁桃体炎，胃肠炎。并可防治流行性感冒。"

【用法用量】 内服：煎汤，9～15 g；或研末，每次 6～9 g，每日 2 次。外用：捣敷。

【选方】 1. 治中暑发热，头痛头胀　南佩兰 9 g，青蒿 9 g，菊花 9 g，绿豆衣 12 g。水煎服。(《山东中草药手册》)

2. 治痛经，闭经　泽兰、香附子各 9 g，丹参 12 g。水煎服。(《河南中草药手册》)

3. 治跌打损伤　泽兰根研粉，每日 2 次，每次 6～9 g，用

黄酒送服。(《浙江民间常用草药》)

0342 山珊瑚 shān shān hú (《全国中草药汇编》)

【异名】 红山茄(《浙江药用植物志》)。

【基原】 为兰科山珊瑚属植物山珊瑚的带根全草或果实。

【原植物】 山珊瑚 *Galeola septentrionalis* Reichb. f.

多年生腐生草本,高 40～100 cm。全株呈黄褐色。根茎粗大,地下横走,上有鳞片叶互生。茎直立,肉质而硬,上部分枝,密被褐色短毛。有散生的鳞片叶。花多数;总状花序集成一个大的圆锥花序;苞片与伸长的子房相连;花径约2.5 cm,呈黄褐色,先端带红色;萼片长椭圆形或狭披针形,稍肉质,外被褐色短毛;花瓣与萼片同形而稍短;唇瓣广卵形,先端钝,直立,肉质,稍短于萼片,黄色,内面有鸡冠状线条,边缘细裂;雄蕊柱长,直立,稍向前曲;花药 2 室;子房下位,被褐色短毛。蒴果长椭圆状圆柱形,红色,垂悬于枝端。种子微小,周边有翅。花期 6～7 月,果期 7～8 月。

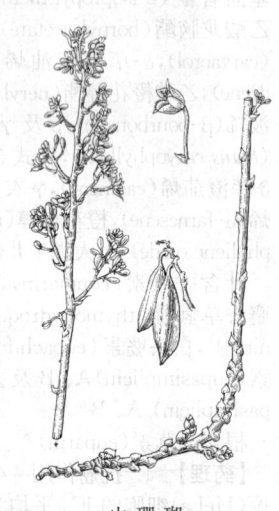

山珊瑚

生于深山阴地杂木林下。分布于浙江。

【采收加工】 4～5 月采收全草,鲜用或切碎晒干。9～11 月采收果实,晒干。

【成分】 全草含苹果酸衍生物:1-〔4-(β-D-吡喃葡萄糖氧基)苄基〕(S)-左旋-2-异丙基苹果酸钠{sodium 1-〔4-(β-D-glucopyranosyloxy) benzyl〕(S)-(—)-2-isopropylmalate},1-〔4-(β-D-吡喃葡萄糖氧基)苄基〕(S)-左旋-2-异丙基苹果酸甲酯{methyl 1-〔4-(β-D-glucopyranosyloxy) benzyl〕(S)-(—)-2-isopropylmalate},(S)-左旋-2-异丙基苹果酸双〔4-(β-D-吡喃葡萄糖氧基)苄基〕酯{bis〔4-(β-D-glucopyranosyloxy) benzyl〕(S)-(—)-2-isopropylmalate},(S)-左旋-2-异丙基苹果酸二钠〔disodium (S)-(—)-2-isopropylmalate〕,对羟基苄基甲基醚(*p*-hydroxybenzyl methylether),4-(β-D-吡喃葡萄糖氧基)苄醇〔4-(β-D-glucopyranosyloxy) benzyl alcohol〕[1]。

【功用主治】 1.《全国中草药汇编》:"果实治淋病;全草治疥疮。"

2.《浙江药用植物志》:"根治惊痫抽搐。"

【用法用量】 内服:煎汤,30 g。外用:研末,茶油调敷。

【选方】 1. 治惊痫抽搐 (山珊瑚)根 30 g。水煎服。(《浙江药用植物志》)

2. 治淋病 (山珊瑚)果实加甘草。水煎服。(《全国中草药汇编》)

3. 治疥疮 (山珊瑚)全草炒存性,研细粉,茶油调敷患处。(《浙江药用植物志》)

0343 山茱萸 shān zhū yú (《本经》)

【异名】 蜀枣(《本经》),鬾实、鼠矢、鸡足(《吴普本草》),山萸肉(《小儿药证直诀》),实枣儿(《救荒本草》),肉枣(《纲目》),枣皮(《会约医镜》),药枣(《四川中药志》),红枣皮(《新华本草纲要》)。

【基原】 为山茱萸科山茱萸属植物山茱萸的果肉。

【原植物】 山茱萸 *Cornus officinalis* Sieb. et Zucc. [*Macrocarpium officinale* (Sieb. et Zucc.) Nakai]

落叶灌木或乔木。枝黑褐色。叶对生;叶柄长 0.6～1.2 cm,上面有浅沟;叶片纸质,卵形至椭圆形,稀卵状披针形,长 5～12 cm,先端渐尖,基部楔形,上面疏生平贴毛,下面毛较密;侧脉 6～8 对,脉腋具黄褐色髯毛。伞形花序先叶开花,腋生,下具 4 枚小型的苞片,苞片卵圆形,褐色;花黄色;花萼 4 裂,裂片宽三角形;花瓣 4,卵形;花盘环状,肉质;子房下位。核果椭圆形,成熟时红色。花期 3～4 月,果期 9～10 月。

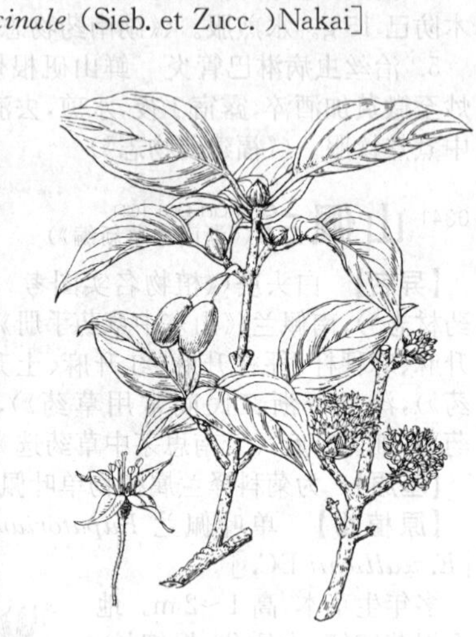

山茱萸

生于海拔 400～1 500 m,稀达 2 100 m 的林缘或林中。分布于山西、江苏、浙江、安徽、江西、山东、河南、湖南、四川、陕西、甘肃等地。河南、陕西、浙江等地有引种栽培。

【栽培】 生物学特性 喜温暖湿润的气候,喜阳光充足。较耐寒,但花期受冻易严重减产。宜选择土层深厚、肥沃、排水良好的砂质壤土或壤土栽培。

繁殖方法 用种子繁殖、压条繁殖和扦插繁殖。种子繁殖:秋季果熟期,采收个大、色红、无病虫害的果实作种,剥去果肉,清洗出种子,立即播种或于次年 3～4 月春播,但春播种子必须经过低温处理,才能保证出芽率。按行距 20～25 cm 开沟条播,将种子按株距 10 cm 点播,覆土盖草、浇水,保持土壤潮湿。出苗后,去掉盖草,加强除草,松土,施肥,当年苗高 30～60 cm 时,可进行移栽,定植时按行株距 2 m×2 m 开穴栽种。压条繁殖:秋季收果后,将近地面的 2～3 年生枝条弯曲至地面,在近地面处将枝条切割至木质部 1/3 并埋入土中,上覆 15 cm 厚砂壤土。于第二年冬或第三年春将已长根的压条与母株分离即可移植。扦插繁殖:于 5 月下旬,在优良母株上剪取枝条,将木质化的枝条剪成长 15～20 cm 的插条,在沙床上按行株距 20 cm×8 cm 扦插,盖薄膜保温,上搭荫棚遮光,浇水保湿,除草施肥,翌年早春移植。

田间管理 定植后每年中耕除草 4～5 次,尤其春季除草要勤。5～6 月增施过磷酸钙,促进花芽分化,提高座果率,冬季增施腊肥,亦能平衡结果大小年差异。夏季培土 1 次,以防倒伏。幼树高 40～60 cm 时,2 月间打去顶梢,选留 3～4 个主枝,再在主枝上选留 3～4 个副主枝,形成自然开心形。幼树以整形为主,修剪为辅。又因山茱萸长、中、短果枝均以顶端花芽结果为主,各类果枝不宜短截。成年树于春、秋两季修剪,调节生长与结果之间的矛盾,更新结果枝群,保留生长枝,进行短截,促进分枝。

病虫害防治　病害有灰色膏药病，成年植株易发生，由介壳虫传染，受害后树势衰退，严重者不能开花结果，甚至枯死。发病初期喷 1∶1∶100 波尔多液保护，必要时更换树种。炭疽病，于 6 月上旬发病为害果实，防治方法参见灰色膏药病。白粉病，为害植株，发病初期喷 50%托布津 1 000 倍液。虫害有蛀果蛾为害果实，还有木撩尺蠖、大蓑蛾为害。

【采收加工】 育苗到结果需培育 6～7 年，15～20 年为盛果期。9～11 月上旬果实呈红色时成熟，分批采摘，切忌损伤花芽。加工方法可用水煮法：将红色新鲜果置沸水中煮 10～15 min，及时捞出浸冷水，趁热挤出种子，将果肉晒干或烘干即成。亦可用火烘法、水蒸法、机械脱粒法，挤出果肉干燥。

【药材】 山茱萸 *Fructus Corni*　主产于浙江、河南。

性状　果肉呈不规则片状或囊状，长 1～1.5 cm，宽 0.5～1 cm。表面紫红色至紫黑色，皱缩，有光泽。顶端有的有圆形宿萼痕，基部有果梗痕。质柔软。气微，味酸、涩、微苦。

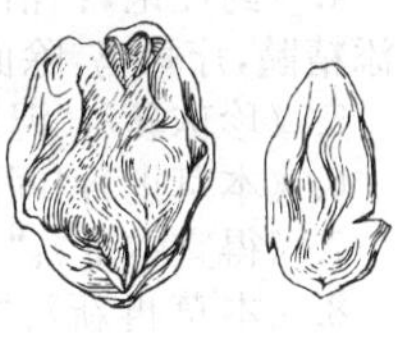

山茱萸(果肉)外形

鉴别　粉末特征：红褐色。果皮表皮细胞表面观呈多角形或类长方形，直径 16～30 μm，垂周壁连珠状增厚，外平周壁颗粒状角质增厚，胞腔含淡橙色物；横断面观呈扁方形，壁薄或增厚，角质层呈脊状伸入到径向壁。中果皮细胞橙棕色，多皱缩。草酸钙簇晶少数，直径 12～32 μm。石细胞类方形、卵圆形或长方形，直径 16～70 μm，纹孔明显，胞腔大。

品质标志　《中华人民共和国药典》2005 年版规定：照高效液相色谱法测定，本品含马钱苷($C_{17}H_{26}O_{10}$)不得少于 0.60%。

【成分】 山茱萸果肉含鞣质成分：山茱萸鞣质(cornustannin)1、2、3[1]，梾木鞣质(cornusiin) A、B、C[2]、D、E、F[2]、G[4]，丁子香鞣质(eugeniin)，路边青鞣质(gemin) D，2，3-二-O-没食子酰-β-D-葡萄糖(2，3-di-O-galloyl-β-D-glucose)，1，2，3-三-O-没食子酰-β-D-葡萄糖(1，2，3-tri-O-galloyl-β-D-glucose)，1，2，6-三-O-没食子酰-β-D-葡萄糖(1，2，6-tri-O-galloyl-β-D-glucose)，1，2，3，6-四-O-没食子酰-β-D-葡萄糖(1，2，3，6-tetra-O-galloyl-β-D-glucose)，喜树鞣质(camptothin) A、B[2]，以及没食子酸(gallic acid)[3]。另有多酚苷化合物：7-O-没食子酰-D-景天庚酮糖(7-O-galloyl-D-sedoheptulose)[5]。糖苷成分：山茱萸裂苷(cornuside)[4]，莫罗忍冬苷(morroniside)(莫诺苷)，7-O-甲基莫罗忍冬苷(7-O-methylmorroniside)，马钱子苷(loganin)，当药苷(sweroside)，山茱萸苷(cornin)即马鞭草苷(verbenalin)[6]，脱水莫诺苷元(dehydromorroniaglycone)，7-脱氢马钱素(7-dehydrologanin)[7]，7-甲基莫诺苷(7-methylmorronside)[8]。果实还含顺-四氢呋喃-2，5-二羧酸二甲基酯[di-methyl(*cis*)-tetrahydrofuran-2，5-dicarboxylate][9]。

种子含有植物凝集素(lectin)[10]。7-脱氢马钱素(7-dehydrologanin)，β-谷甾醇(β-sitosterol)，脱水莫诺苷元(dehydromorroniaglycone)[7]。另含挥发油，从中分离得到 9 个单萜烃、6 个倍半萜烃、5 个脂肪烃，7 个单萜醇，6 个脂肪醇，4 个单萜醛及酮，3 个脂肪醛及酮，4 个酸，8 个酯和 15 个芳香化合物，其中含量较多的主要成分有：异丁醇(isobutyl alcohol)，丁醇(butanol)，异戊醇(isoamylalcohol)，顺式的和反式的芳樟醇氧化物(linalool oxide)，糠醛(furfural)，β-苯乙醇(β-phenyl ethyl alcohol)，甲基丁香油酚(methyl eugenol)，榄香脂素(elemicin)，异细辛脑(isoasarone)，棕榈酸乙酯(ethyl palmitate)，油酸乙酯(ethyloleate)，亚油酸乙酯(ethyllinoleate)，桂皮酸苄酯(benzyl cinnamate)，棕榈酸(palmitic acid)，硬脂酸(stearic acid)，玷㔶烯(copaene)，α-松油醇(α-terpineol)，α-姜黄烯(α-curcumene)，茴香脑(anethole)，4-甲氧基-1，2-苯并间二氧杂环戊烯(4-methoxy-1，2-benzodioxole)，细辛醚(asaricin)，马兜铃酮(aristolone)，乙基香草醛(ethylvanillin)，亚麻酸乙酯(ethyllinolenate)，胡薄荷酮(pulegone)，黄樟醚(safrole)[11]等。

果核中含亚油酸(linoleic acid)，油酸(oleic acid)，棕榈酸(palmitic acid)，硬脂酸(stearic acid)，亚麻酸(linolenic acid)，月桂酸(lauric acid)[12]等脂肪酸和铁、铝、铜、锌、硼、磷等 21 种元素[13]。

果肉及果核中均含苏氨酸，缬氨酸，亮氨酸，异亮氨酸，苯丙氨酸，组氨酸(histidine)，赖氨酸，丝氨酸，谷氨酸，甘氨酸，丙氨酸，酪氨酸，精氨酸，天冬氨酸等 14 种氨基酸，核中还另有甲硫氨酸，脯氨酸和胱氨酸[13]。其他成分：5，5′-二甲基糠醛醚(5，5′-di-a-furaldehydedimethylether)，5-羟甲基糠醛(5-hydroxy-methylfurural)，3，5-二羟基苯甲酸(3，5-dihydroxybenzoic acid)，多糖(polysaccharide)等[14]。维生素：VA、VC、VB_2 和 VB_{12} 等[14]。花色苷(anthocyanin)1～3[15]，五环三萜及其酯类：齐墩果烷系皂苷水解后所形成的熊果酸(ursolic acid)，齐墩果酸(oleanoic acid)等苷元[4]。

【药理】 1. 对免疫系统的作用　山茱萸对环磷酰胺及放射线疗法引起的白细胞下降有促使其升高作用。山茱萸水提取物或醇提取物均能增强体液免疫功能，促进正常与应激所致免疫功能低下及环磷酰胺引起免疫功能抑制小鼠的溶血空斑形成细胞数，并能调节免疫抑制剂环磷酰胺受抑制小鼠的皮肤迟发超敏反应(细胞免疫)恢复至接近正常水平[1]。山茱萸糖类亦有明显促进免疫反应的作用[2]。山茱萸水煎剂灌胃对体液免疫有一定增强作用，但减弱 T 淋巴细胞功能[3]。正常小鼠脾淋巴细胞经总苷处理后，细胞产生 IL-2 的能力提高。而腹腔注射时，总苷使 IL-2 产生下降 20%左右。在 IL-2 等因子作用下，NK(自然杀伤)细胞等细胞转变为广谱杀肿瘤的淋巴因子激活的杀伤细胞(简称 LAK 细胞)。在体外，总苷对 LAK 细胞的产生有很强的抑制作用，LAK 细胞生成降低 34%～63%[4]。

2. 抗炎作用　每日山茱萸煎剂 5 g/kg、10 g/kg 或 20 g/kg 灌胃，连续 5 d 或 7 d，能抑制醋酸引起的小鼠腹腔毛细血管通透性增高、大鼠棉球肉芽组织增生、二甲苯所致小鼠耳郭肿胀以及蛋清引起的大鼠足垫肿胀；降低大鼠肾上腺内抗坏血酸的含量；对大鼠足垫炎症组织内前列腺素含量无明显影响[5]。山茱萸总苷抑制关节滑膜细胞对炎性细胞的趋化，减少炎性细胞向关节滑膜的浸润，对关节炎有治疗作用[6]。

3. 对失血性休克的作用　山茱萸注射液(每 1 ml 药液中含生药 1 g)静脉注射，对放血所致家兔失血性休克有迅速而明显升高血压的作用，血压回升幅度平均为 7.67 kPa (57.5 mmHg)，血压心搏波振幅平均增大值为 4.5 mm[7]。将山茱萸注射液静脉给予失血性休克大鼠(8 g /kg)及家兔(10 g /kg)，在足量补液的条件下，均能延长生存时间，当补回全部失血量时尤其明显，大鼠血压下降情况较对照组明显减轻[8]。

4. 对血糖的影响　山茱萸醇提取物对大鼠正常血糖无影响。对四氧嘧啶性和肾上腺素性糖尿病模型大鼠，每日灌胃7 g/kg，连续7 d，可明显降低血糖，并提高肝糖原含量[9]。山茱萸乙醚及乙酸乙酯提取物对链脲菌素所形成的糖尿病大鼠亦有明显的降血糖作用，其有效成分是熊果酸[10]。山茱萸降糖作用可能与促进残余胰岛β-细胞的分泌功能和增加器官、组织利用葡萄糖有关[9]。此外，山茱萸环烯醚萜5 g/kg、10 g/kg口服能显著增加糖尿病血管并发症模型大鼠血清SOD值，对由糖尿病血管并发症引起的氧化应激损伤具有保护作用[11]。环烯醚萜总苷对糖尿病大鼠胸主动脉血管内皮也有保护作用[12]。

5. 抑制血小板聚集的作用　山茱萸注射液体外给药，能明显抑制阈浓度二磷酸腺苷(ADP)钠盐、胶原或花生四烯酸诱导的兔血小板聚集；静脉注射8 g/kg也表明其能抑制ADP诱导的兔血小板聚集，说明整体与离体试验结果一致。此外，山茱萸注射液还能抑制大鼠颈总动脉—颈外静脉旁路循环的血栓形成[13]。

6. 对心功能及血流动力学的影响　给猫静注山茱萸注射液2～8 g/kg，观察对猫心功能、血液动力学及其心脏作功和耗氧指标的影响。结果表明，该注射液能增强心肌收缩性，提高心脏效率，扩张外周血管，明显增强心脏泵血功能，使血压升高[14]。

7. 抗心律失常作用　山茱萸高低剂量组均能明显延长乌头碱诱发大鼠心律失常的潜伏期，降低氯化钙致大鼠室颤的发生率和死亡率，明显提高乌头碱诱发大鼠离体左室乳头肌节律失常的阈剂量，对乌头碱和氯化钙诱发的大鼠左室乳头肌收缩节律失常有明显逆转作用[15]。

8. 其他作用　20%山茱萸煎剂体外能杀灭小鼠腹水癌细胞，有抗实验性肝损害的作用，用四氯化碳造成肝损害，给予从山茱萸乙醚提取物中所得的齐墩果酸，结果能显著抑制门冬氨酸氨基转移酶、丙氨酸氨基转移酶，并且从肝脏的病理切片也证实这一点[16]。山茱萸浸膏对麻醉犬有利尿作用，且能使血压降低[17]。连续服用山茱萸能明显增加血红蛋白含量、增强小鼠体力和抗疲劳、耐缺氧和增强记忆力的作用[18]。山茱萸水溶物能使肾阳虚大鼠肝脏重量接近正常，肝细胞病理改变减轻，肝细胞RNA和糖原含量升高，丙二醛含量下降；还能使肾阳虚大鼠睾丸脏器系数向正常方向逆转，使睾丸间质细胞内RNA含量增加[19]。

【炮制】 1. 山茱萸肉　取原药材，除去杂质及残留核，洗净，晒干。

2. 酒山茱萸肉　取净山茱萸肉，用黄酒拌匀，待酒被吸尽，装罐内或适宜蒸器内，密闭，放水锅内，用武火加热，隔火炖或笼屉蒸至色变黑润，取出干燥。每山茱萸肉100 kg，用黄酒20 L。

3. 蒸山茱萸肉　取山茱萸肉，置笼屉或适宜的蒸器内，先用武火，待“圆气”后改用文火蒸至外表呈紫黑色，熄火后闷过夜，取出干燥。

饮片性状　山茱萸肉参见“药材”项。酒山茱萸肉形如山茱萸肉，表面紫黑色，质滋润柔软，微有酒气。蒸山茱萸肉形如山茱萸肉，表面紫黑色，质滋润柔软。

贮干燥容器内，酒山茱萸肉、蒸山茱萸肉密闭，置阴凉干燥处，防潮，防蛀。

【药性】 酸，微温。归肝、肾经。

1.《本经》：“味酸，平。”

2.《吴普本草》：“神农、黄帝、雷公、扁鹊：酸，无毒。岐伯：辛。一经：酸。”

3.《药性论》：“味咸、辛，大热。”

4.《药品化义》：“入肝、心、肾三经。”

5.《本草经解》：“入手太阴肺经、足厥阴肝经。”

6.《本草求原》：“入三焦、胆经。”

【功用主治】 补益肝肾，收敛固脱。主治头晕目眩，耳聋耳鸣，腰膝酸软，遗精滑精，小便频数，虚汗不止，妇女崩漏。

1.《本经》：“主心下邪气，寒热，温中，逐寒湿痹，去三虫，久服轻身。”

2.《雷公炮炙论》：“壮元气，秘精。”

3.《别录》：“主肠胃风邪，寒热，疝瘕，头风，风气去来，鼻塞，目黄，耳聋，面疱，温中下气，出汗，强阴益精，安五脏，通九窍，止小便利，明目，强力长年。”

4.《药性论》：“治脑骨痛，止月水不定，补肾气，兴阳道，添精髓，疗耳鸣，除面上疮，主能发汗，止老人尿不节。”

5.《珍珠囊》：“温肝。”

6.《本草正》：“固阴补精，调经收血。”

7.《得宜本草》：“功专助阳固阴。”

8.《本草再新》：“益气养阴，补肾平肝，温中发汗，利小便，除寒气。”

9.《本草求原》：“止久泻，心血虚发热汗出。”

【用法用量】 内服：煎汤，5～10 g；或入丸、散。

【宜忌】 命门火炽、素有湿热、小便淋涩者禁服。

1.《雷公炮炙论》：“使山茱萸，须去内核，核能滑精。”

2.《本草经集注》：“蓼实为之使，恶桔梗、防风、防己。”

3.《本草经疏》：“命门火炽，强阳不痿者忌之；膀胱热结，小便不利者不宜用；阴虚血热不宜用。”

【选方】 1. 治五种腰痛，下焦风冷，腰脚无力　牛膝一两(去苗)，山茱萸一两，桂心三分。上药捣罗为散，每于食前以温酒调下二钱。(《圣惠方》)

2. 益元阳，补元气，固元精，壮元神　山茱萸(酒浸)取肉一斤，破故纸(酒浸一日，焙干)半斤，当归四两，麝香一钱。上为细末，炼蜜丸，梧桐子大。每服八十一丸，临卧酒盐汤下。(《扶寿精方》草还丹)

3. 治寒温外感诸证，大病瘥后不能自复，寒热往来，虚汗淋漓，或但热不寒，汗出而热解，须臾又热又汗，目睛上窜，势危欲脱，或喘逆，或怔忡，或气虚不足以息，诸证若见一端　萸肉(去净核)二两，生龙骨(捣细)一两，生牡蛎(捣细)一两，生杭芍六钱，野台参四钱，甘草(蜜炙)二钱。煎服。(《衷中参西录》来复汤)

4. 治素渴引水，一旦不饮不渴，小便日夜数十行，气乏，肉消脱，此消中肾气败也　茯苓(洗切，酒渍，焙)、五味(炒)、山茱萸、干山药等分。上为末，酒糊为丸，如梧桐子大。饮下三十粒，空心服。(《全生指迷方》茱萸丸)

5. 久聋　山茱萸、干姜(炮)、巴豆(去皮壳，炒，别研)各一两。先捣前二味为末，入巴豆，同研令匀，绞葱汁和丸，如枣核大，绵裹塞耳中，食顷干，即易新药塞之。凡如此五日，当小愈；十日闻人声，愈即止。(《圣济总录》山茱萸丸)

6. 虚劳，下焦风冷，腰脚疼痛无力　山茱萸一两，牛膝二两(去苗)，桂心一两。为细散。每服二钱，食前以暖酒调下。(《圣惠方》山茱萸散)

【临床报道】 治疗乳糜尿　龙眼肉20 g，山茱萸10 g，大米50 g，盐适量。先用水煮米粥如常法，将熟，放入龙眼肉、山茱萸煮熟，加少许盐作早餐。下午加泡龙眼肉20 g当茶喝。忌食油，连续服食1～3个月。结果：治疗乳糜尿16例，复查乳糜尿定性试验均阴性，全部痊愈[1]。

【各家论述】 1.《医学入门》："山茱萸，本涩剂也，何以能通发耶？盖诸病皆系下部虚寒，用之补养肝肾，以益其源，则五脏安和，闭者通而利者止，非若他药轻飘疏通之谓也。"

2.《本草经疏》："山茱萸治心下邪气寒热，肠胃风邪，寒热头风，风气去来，鼻塞，面疱者，皆肝肾二经所主，二经虚热，故见前证。此药温能通行，辛能走散，酸能入肝，而敛虚热，风邪消散，则心下肠胃寒热自除，头目亦清利，而鼻塞、面疱悉愈也。逐寒湿痹者，借其辛温散结，行而能补也。气温而主补，味酸而主敛，故精气益而阴强也。精益则五脏自安，九窍自利。又肾与膀胱为表里，膀胱虚寒，则小便不禁，耳为肾之外窍，肾虚则耳聋；肝开窍于目，肝虚则邪热客之而目黄；二经受寒邪，则为疝瘕，二脏得补，则诸证无不瘳矣。"

3.《药品化义》："山茱萸滋阴益血，主治目昏耳鸣，口苦舌干，面青色脱，汗出振寒，为补肝助胆良品。夫心乃肝之子，心苦散乱而喜收敛，敛则宁静，静则清和，以此收其涣散，治心虚气弱，惊悸怔忡，即虚则补母之义也。肾乃肝之母，肾喜润恶燥，司藏精气，借此酸能收脱，敛水生津，治遗精，白浊，阳道不兴，小水无节，腰膝软弱，足酸疼，即子令母实之义也。"

4.《本草新编》："或疑山茱萸性温，阴虚火动者不宜多服。夫阴虚火动，非山茱萸又何以益阴生水，止其龙雷之虚火哉。凡火动起于水虚，补其水则火自降，温其水则火自安，倘不用山茱萸之益精温肾，而改用黄柏、知母泻水寒肾，吾恐水愈干而火愈燥，肾愈寒而火愈多，势必至下败其脾而上绝其肺，脾肺两坏，人有生气乎。故山茱萸正治阴虚火动之药，不可疑其性温而反助火也。"

5.《本经逢原》："详能发汗，当是能敛汗之误。以其酸收，无发越之理，仲景八味丸用之，盖肾气受益，则封藏有度，肝阴得养，则疏泄无虞，乙癸同源也。"

6.《衷中参西录》："山茱萸，大能收敛元气，振作精神，固涩滑脱。收涩之中兼具条畅之性，故又通利九窍，流通血脉，治肝虚自汗，肝虚胁疼腰疼，肝虚内风萌动，且敛正气而不敛邪气，与其他酸敛之药不同。"

0344 山茶子 shān chá zǐ（《纲目》）

【基原】 为山茶科山茶属植物红山茶 *Camellia japonica* L.、西南红山茶 *C. pitardii* Coh.-St.、窄叶西南红山茶 *C. pitardii* Coh.-St. var. *yunnanica* Sealy 及滇山茶 *C. reticulata* Lindl. 等的种子。

【原植物】 红山茶参见"山茶花"条，西南红山茶、窄叶西南红山茶参见"野山茶"条，滇山茶参见"滇山茶"条。

【采收加工】 10月采成熟果实，取种子，晒干。

【成分】 种子含皂苷类：山茶皂苷元(camelliagenin)A、B、C[1,2]及以山茶苷元A、B、C_1、C_2为苷元的六种皂苷山茶皂素(camellidin)Ⅰ和Ⅱ[4]，山茶属皂苷(camelliasaponin)A_1、A_2、B_1、B_2、C_1、C_2[3]、D[6]。三萜类：甘遂5，7，24-三烯-3b-醇(tirucalla-5，7，24-trien-3b-ol)，倒卵叶伏石蕨-7，21-二烯-3b-醇(lemmaphylla-7，21-dien-3b-ol)，异大戟醇(isoeuphol)，异甘遂醇(isotirucallol)，(24R)-24，25-环氧丁酰鲸鱼醇〔(24R)-24，25-epoxybutyrospermol〕及其24S-表异构体(24S-epimer)，异米仔兰醇(isoaglaiol)等27个[7]。另含总的人参皂苷(ginseng saponin，108.0 mg%)，总的柴胡皂苷(saikosaponin，0.4 mg%)，红参皂苷(red ginseng saponin，40.3 mg%)。主要氨基酸为谷氨酸、精氨酸、天冬氨酸和亮氨酸[8]。

果中含有水溶性鞣质：山茶单宁(camelliatannin)A、H、I，山茶鞣质(camelliin)A、B[9]。

【功用主治】 去油垢。主治发多油腻。

【用法用量】 外用：研末掺。

【选方】 治妇人发腻　山茶子研末，掺之。(《纲目》引《摘玄方》)

0345 山茶叶 shān chá yè（《救荒本草》）

【基原】 为山茶科山茶属植物红山茶 *Camellia japonica* L.、西南红山茶 *C. pitardii* Coh.-St.、窄叶西南红山茶 *C. pitardii* Coh.-St. var. *yunnanica* Sealy 及滇山茶 *C. reticulata* Lindl. 等的叶。

【原植物】 红山茶参见"山茶花"条，西南红山茶、窄叶西南红山茶参见"野山茶"条，滇山茶参见"滇山茶"条。

【采收加工】 6～9月采收，鲜用或晒干。

【成分】 叶含山茶皂苷(camellidin)Ⅰ、Ⅱ[1]，维生素C[2]，可可豆碱(theobromine)[3]，左旋表儿茶素(epicatechin)和右旋儿茶素(catechin)[4]。还含类脂，其中棕榈酸(palmitic acid)占31.8%，油酸(oleic acid)占18.9%以及β-香树脂醇(β-amyrin)[5]。鞣质：山茶单宁(camelliatannins)A、B，路边青鞣质(gemin)D，长梗马兜铃素(pedunculagin)，山茶单宁(camelliatannins)C、E[7]、F、G[8]、D[9,10]。还含木麻黄因碱(casuarin[6])。

【药性】 《本草汇言》："味苦、涩，气平，无毒。"

【功用主治】 清热解毒，止血。主治痈疽肿毒，汤火伤，出血。

1.《国药提要》："止血及汤火伤。"

2.《浙江药用植物志》："治痈疽肿毒。"

【用法用量】 内服：煎汤，6～15 g。外用：鲜品捣敷或研末调涂。

【选方】 治痈疽肿毒　鲜山茶叶适量。捣烂外敷。(《浙江药用植物志》)

0346 山茶花 shān chá huā（《纲目》）

【异名】 曼陀罗树(《群芳谱》)，宝珠山茶(《纲目拾遗》)，红茶花(《分类草药性》)，宝珠花、一捻红(《现代实用中药》)，耐冬(《青岛木本植物名录》)。

【基原】 为山茶科山茶属植物红山茶的花。

【原植物】 红山茶 *Camellia japonica* L. 又名：山茶(《中国高等植物图鉴》)。

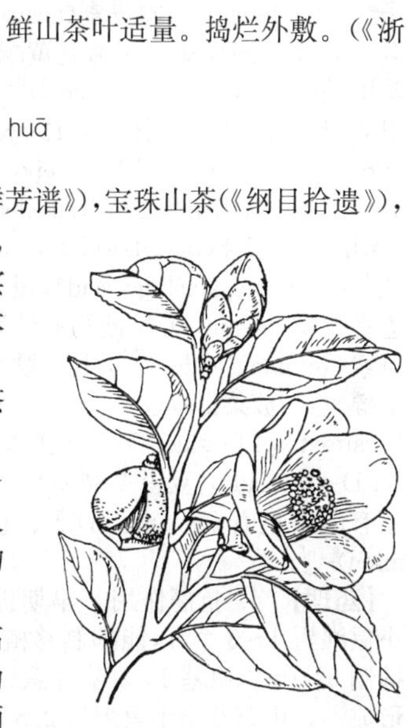

红山茶

常绿灌木或小乔木，高达10 m。树皮灰褐色，幼枝棕色。单叶互生；叶柄长8～15 mm；叶片革质，倒卵形或椭圆形，长 5～10 cm，宽2.5～6 cm，先端渐尖而钝，基部楔形，边缘有细锯齿，上面深绿色，有光泽，下面淡绿色，叶干后带黄色。花两性，单生或对生于叶腋或枝顶，大红色，径 5～8 cm；萼片 5，宽卵圆形，外被白色柔毛；花瓣 5～7，栽培品种多重瓣，有白、淡红等色，花瓣近圆形，先端有凹缺，基部稍连合；雄蕊多数，外侧花丝基部连合，附着于花瓣基部，内侧离生；子房上位，花柱先端 3 裂。蒴果近球形，径 2.2～3.2 cm，果皮厚，光滑，室背开裂。种子近球形，背有角棱，长 1.8～2.5 cm，暗褐色。花期 4～5 月，果期 9～10 月。

原产我国东部，现全国各地常有栽培。

本植物的叶（山茶叶）、种子（山茶子）、根（山茶根）亦供药用，另设专条。

【采收加工】 4～5 月花朵盛开期分批采收，晒干或炕干。在干燥过程中，要少翻动，避免破碎或散瓣。

【药材】 山茶花 *Flos Camelliae Japonicae* 产于江苏、浙江、四川、云南等地。

性状 花蕾卵圆形，开放的花呈不规则扁盘状，盘径 5～8 cm。表面红色、黄棕色或棕褐色，萼片 5 片，棕红色，革质，背面密布灰白色绢丝样细绒毛；花瓣 5～7 或更多，上部卵圆形，先端微凹，下部色较深，基部连合成一体，纸质；雄蕊多数，二轮，外轮花丝连合成一体。气微，味甘。

鉴别 粉末特征：红棕色。花粉粒呈类三角形、类圆形或类长圆形，有 3 孔沟，外层较光滑，内层细锯齿状，表面具细颗粒状雕纹。花粉囊内壁细胞壁具网状增厚纹理。花冠表皮细胞垂周壁平直，呈念珠状增厚，平周壁具细密波状条纹，细胞内常含油滴。非腺毛单细胞，壁厚，木化，基部呈石细胞样。薄壁细胞中含草酸钙簇晶。

【成分】 花含黄酮类：花色苷（anthocyanin），花白苷（leucoanthocyanin）[1]，芸香苷（rutin），山柰酚-3-O-鼠李葡萄糖苷（kaempferol-3-O-rhamnoglucoside），杨梅树皮素-3-O-葡萄糖苷（myricetin-3-O-glucoside）[2]，矢车菊素-3-半乳糖苷（cyanidin-3-galactoside），矢车菊素-3-葡萄糖苷（cyanidin-3-glucoside）[3]，矢车菊素-3-(6-对香豆酰基)葡萄糖苷〔cyanidin-3-O-β-D-(6-O-*p*-coumaroyl) glucoside〕即是风信子苷（hyacinthin）[4]，槲皮素（quercetin），山柰酚（kaempferol），3，4′，5，7-四羟基-8-甲氧基黄酮（sexangularetin），对羟基苯甲酸（*p*-hydroxybenzoic acid）[5]。三萜类：3β-羟基-28-去甲齐墩果-17-烯-16-酮-12，13-环氧化物（3β-hydroxy-28-norolean-17-en-16-on-12，13-epoxide）[5]，山茶二酮醇（camellendionol），山茶酮二醇（camellenodiol），马瑞苷元（maragenin）Ⅱ[6]，山茶苷（camellioside）A、B、C、D[7]等。鞣质类：原儿茶酸（protocatechuic acid），没食子酸（gallic acid）[5]，路边青鞣质（gemin）D，长梗马兜铃素（pedunculagin），新唢呐草素（tellimagrandin）[8]，山茶鞣质（camelliin）A、B[9]等。甾醇类：α-菠菜甾醇（α-spinasterol），β-谷甾醇-D-葡萄糖苷（β-sitosteryl-D-glucoside），豆甾醇-D-葡萄糖苷（stigmasteryl-D-glucoside），豆甾-7-烯-3β-醇（stigmast-7-en-3β-ol）[5]。还有山茶皂苷（camellidin）Ⅰ、Ⅱ[10]，可可豆碱（theobromine）[11]。

【药理】 1. 抗癌作用 早期提取的山茶鞣质给大鼠或小鼠灌胃 1～3 个月，能抑制移植性软组织肿瘤的生长，并抑制 9，10-二甲基-1，2-苯并蒽（Ⅰ）诱导的横纹肌肉瘤的形成[1]。山茶苷给小鼠灌胃 2.5 个月也能减少同时局部应用Ⅰ诱发的皮肤乳头状瘤和癌[2]。由花蕾中提取的山茶鞣质 B 也有显著抗肿瘤作用，10 mg/kg 腹腔注射能显著延长荷瘤小鼠的寿命[3]。

2. 其他作用 叶和花瓣中含有的山茶皂苷Ⅰ和Ⅱ能使真菌的分生孢子异常出芽[4，5]。

【药性】 苦、辛，凉。归肝、肺、大肠经。

1.《本草汇言》："味苦、涩，气平，无毒。"

2.《本经逢原》："苦，温，无毒。"

3.《本草再新》："入肝、肺二经。"

4.《本草撮要》："入足厥阴、手阳明经。"

【功用主治】 凉血止血，散瘀消肿。主治吐血，衄血，咳血，便血，痔血，赤白痢，血淋，血崩，带下，烫伤，跌扑损伤。

1. 朱丹溪："（治）吐血衄血，肠风下血。并用红者为末，入童溺、姜汁及酒调服，可代郁金。"（引自《纲目》）

2.《纲目》："治汤火伤灼。"

3.《医林纂要》："补肝缓肝，破血去热。"

4.《百草镜》："凉血破血止血，涩剂也。消痈肿、跌扑，断久痢，肠风下血、崩带、血淋、鼻衄、吐血，外敷灸疮。"

5.《本草再新》："治血分，理肠风，清肝火，润肺养阴。"

【用法用量】 内服：煎汤，5～10 g；或研末。外用：研末麻油调涂。生用长于散瘀，炒用偏于止血。

【宜忌】 中焦虚寒而无瘀者慎服。

【选方】 1. 治吐血咳嗽 宝珠山茶，瓦焙黑色，调红砂糖，日服不拘多少。（《不药良方》）

2. 治血痢 大红宝珠山茶花阴干，为末，加白糖拌匀，饭锅上蒸三四次服。（《救生苦海》）

3. 治乳头开花欲坠，疼痛异常 宝珠山茶焙，研为末，用麻油调敷。（《纲目拾遗》）

4. 治白带 鲜白茶花、锦鸡儿各 30 g，鲜玉簪花、三白草各 15 g，白及 60 g。炖猪膀胱服。（《青岛中草药手册》）

5. 治尘埃沙石入眼 山茶花（去蒂）10 个，鼠粘子一钱。上二味为末，服二三匕妙。（《名医方选》）

【各家论述】 1.《本草汇言》："山茶花，凉血止血之药也。丹溪方治吐血、衄血、肠风下血，凡血因热而动者，并用红山茶花三两，鲜者捣烂，生姜汤调服。如无鲜者，以干者为末，每早、晚各服二钱，白汤调下。"

2.《本经逢原》："山茶花生用则能破宿生新，入童便炒黑则能止血。"

3.《本草求原》："山茶花，白者治白痢，红者治红痢，俱同猪肉煎。"

0347 山茶根 shān chá gēn（《全国中草药汇编》）

【基原】 为山茶科山茶属植物红山茶 *Camellia japonica* L.、西南红山茶 *C. pitardii* Coh. -St.、窄叶西南红山茶 *C. pitardii* Coh. -St. var. *yunnanica* Sealy 及滇山茶 *C. reticulata* Lindl. 等的根。

【原植物】 红山茶参见"山茶花"条，西南红山茶、窄叶西南红山茶参见"野山茶"条，滇山茶参见"滇山茶"条。

【采收加工】 9～11 月采挖，晒干。

【药性】 苦、辛，平。

1.《全国中草药汇编》："辛、苦，寒。"

2.《福建药物志》："苦，平。"

【功用主治】 散瘀消肿，消食。主治跌打损伤，食积腹胀。

1.《福建药物志》："消肿止痛。治跌打损伤。"

2.《四川中药志》1979 年版："有消食作用。水煎服，治食积腹胀。”

【用法用量】 内服：煎汤，15～30 g。

0348 **山胡椒** shān hú jiāo《新修本草》

【基原】 为樟科山胡椒属植物山胡椒的果实。

【原植物】 山胡椒 *Lindera glauca* (Sieb. et Zucc.) Bl. 又名：牛荆条《分类草药性》。

落叶灌木或小乔木，高达 8 m。根粗壮坚硬，外皮灰白或暗褐色，断面肉质，晒干后有鱼腥气。树皮光滑，灰色或灰白色；冬芽(混合芽)外部鳞片红色；嫩枝初被褐色短毛，后渐脱落。叶互生或近对生；叶柄长约 2 mm，有细毛；叶片宽椭圆形至狭倒卵形，长 4～9 cm，宽 2～4 cm，先端短尖，基部阔楔形，全缘，上面暗绿色，仅脉间有细毛，下面粉绿色，密被灰色柔毛，叶脉羽状；每侧 5～6 条。花单性，雌雄异株；伞形花序，3～8 朵小花簇生于头年生枝的叶腋；花被 6 片，黄色，雄花有雄蕊 9，排成 3 轮，花药 2 室，内向瓣裂；雌花退化雄蕊细小，子房椭圆形，柱头盘状。核果球形，直径约 7 mm，有香气。花期 3～4 月，果熟期 7～9 月。

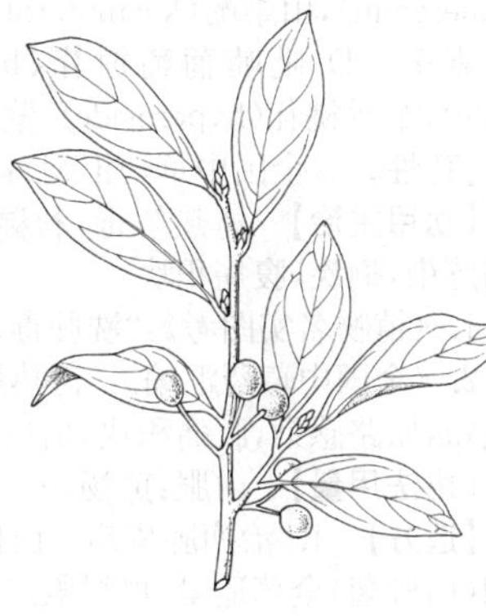

山胡椒

生于山地、丘陵的灌丛中和疏林缘。分布于浙江、安徽、福建、江西、山东、河南、湖南、广东、广西、四川、云南、台湾等地。

本植物的叶(山胡椒叶)、根(山胡椒根)亦供药用，另设专条。

【采收加工】 9～11 月果熟时采收，晒干。

【成分】 果实含挥发油，主要成分为罗勒烯(ocimene)约占 77.99%，此外还含 α 及 β-蒎烯(pinene)，莰烯(camphene)，壬醛(nonaylaldehyde)，癸醛(capricaldhyde)，1，8-桉叶素(1，8-cineole)，柠檬醛(citral)，对聚伞花素(*p*-cymene)，黄樟醚(safrole)，龙脑(borneol)，乙酸龙脑酯(bornyl acetate)，γ-广藿香烯(γ-patchoulene)等成分[1]。种子中含脂肪酸，其中癸酸 55.27%，月桂酸(lauric acid)占 32.21%，还含硬脂酸(stearic acid)，棕榈酸(palmitic acid)，肉豆蔻酸(myristic acid)，辛酸(caprylic acid)[1]。

【药理】 1. 抗病原微生物作用 体外试验山胡椒挥发油对常见的 14 种革兰阳性和阴性细菌均有不同程度的抗菌作用，其中对卡他奈球菌、乙型链球菌、肺炎链球菌等的抗菌作用最强(抗菌效价在 1∶1 000 以上)。此外，该挥发油对新型隐球菌和白念珠菌两种真菌也表现明显的抑菌作用[1]。

2. 耐缺氧作用 1.5 g/10 g 水提液腹腔注射，可延长小鼠耐缺氧时间[2]。

【药性】 辛，温。

1.《新修本草》：“味辛，大热，无毒。”

2.《福建药物志》：“苦、辛，微温。”

【功用主治】 1.《新修本草》：“主心腹痛，中冷，破滞。”

2.《浙江药用植物志》：“温中健胃，祛风。主治胃痛，气喘。”

【用法用量】 内服：煎汤，3～15 g。

【选方】 1. 治气喘 山胡椒果实 60 g，猪肺 1 副。加黄酒，淡味或略加糖炖服。一二次吃完。(江西《草药手册》)

2. 治中风不语 山胡椒干果、黄荆子各 3 g。共捣碎，开水泡服。(《陕西中草药》)

0349 **山药藤** shān yào téng《上海常用中草药》

【基原】 为薯蓣科薯蓣属植物山药 *Dioscorea opposita* Thunb. 的茎叶。

【原植物】 参见“山药”条。

【采收加工】 7～10 月采收，切段晒干或鲜用。

【药性】 甘，平。

【功用主治】 治皮肤湿疹，丹毒。

【用法用量】 外用：煎汤熏洗；或捣敷。

【选方】 治皮肤湿疹，丹毒 山药藤 90～120 g，煎汤熏洗。或鲜草捣烂外敷。

0350 **山栀茶** shān zhī chá《中华人民共和国药典》

【基原】 为海桐花科海桐花属植物海金子的根、根皮。

【原植物】 海金子 *Pittosporum illicioides* Makino [*P. oligocarpum* Hayata；*P. kobuskianum* Gowda；*P. sahnianum* Gowda] 又名：崖花子、崖花海桐(《中国高等植物图鉴》)，海桐树(《全国中草药汇编》)，满山香、五月上树风(《广西药用植物名录》)，野梦花(《贵州中草药名录》)，野桂花(《浙江药用植物志》)。

常绿灌木或小乔木，高 2～6 m。小枝近轮生。单叶互生，有时成几轮集生于枝顶；叶柄长 5～10 mm；叶片薄革质，倒卵形至倒披针形，长 5～10 cm，宽 1.7～3.5 cm，先端短尖或渐尖，基部楔形，上面深绿色，下面浅绿色，边缘略呈波状。花淡黄色，3～12 朵集成伞房花序生于小枝顶端；萼片 5，卵形，基部连合；花瓣 5，基部连合，裂片长匙形，约比萼长 3 倍；雄蕊 5，花药 2 室，纵裂；雌蕊由 3 心皮组成，子房上位，密生短毛，花柱单一，柱头不分裂。蒴果球状倒卵形或近椭圆状球形，柱头宿存，成熟时裂为 3 瓣，外果皮薄，黄绿色，内有种子数颗。种子外被暗红色假种皮。花期 4～5 月，果期 10 月。

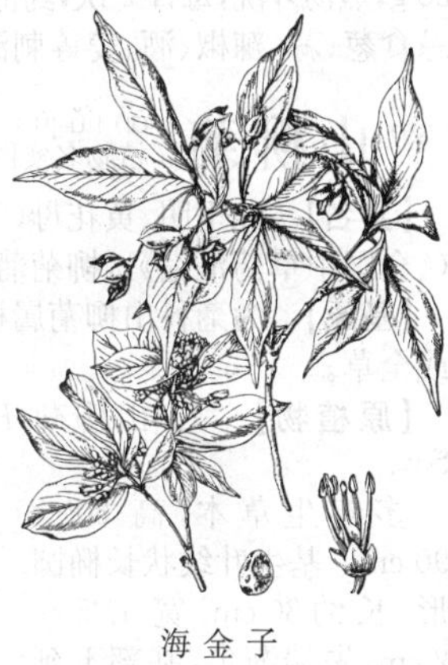

海金子

常生于山沟边、林下、岩石旁及山坡杂木林中。分布于西南及陕西南部、江苏、浙江、安徽、福建、江西、河南南部、湖北、湖南、广西、台湾等地。

本植物的枝叶(崖花海桐叶)、种子(崖花海桐子)亦供药用，另设专条。

【采收加工】 全年可采，切片，晒干；或剥取皮部，切段，晒干或鲜用。

【药性】 苦、辛，温。

1.《全国中草药汇编》：“苦、辛，温。”

2.《福建药物志》：“苦、微甘，凉。”

【功用主治】 活络止痛，宁心益肾，解毒。主治风湿痹痛，骨折，胃痛，失眠，遗精，毒蛇咬伤。

1.《天目山药用植物志》："治脱力黄胖，骨折，毒蛇咬伤。"

2.《全国中草药汇编》："祛风活络，散瘀止痛。治风湿性关节炎，坐骨神经痛，骨折，胃痛，牙痛，高血压病，神经衰弱，梦遗滑精。"

3.《福建药物志》："清热利湿，宁心益肾。主治失眠，遗精，肝炎。"

【用法用量】 内服：煎汤，15～30 g；或浸酒。外用：鲜品捣敷。

【宜忌】《广西民族药简编》："孕妇忌服。"

【选方】 1. 治坐骨神经痛，风湿关节痛 崖花海桐根 30 g，瑞香 12 g，钩藤根、独活各 15 g。水煎服或酒浸服。(《湖南药物志》)

2. 治骨折手术复位后 取(崖花海桐)鲜根捣烂，敷伤处，包扎固定。另取(崖花海桐)根 60 g，酒炒后，水煎服。(《浙江药用植物志》)

3. 治失眠，遗精 崖花海桐根 250 g，用烧酒 500 ml，浸 3 昼夜。每次服浸出液 15 ml，每日 3 次。

4. 治肝炎 崖花海桐、伏牛花、黄花远志各用根 15 g。水煎服。(3、4 方出自《福建药物志》)

5. 治脱力黄胖 崖花子根 30 g，塞于鸡腹内，加黄酒炖熟。甜咸随意服食，忌食酸、辣、芥菜及饮茶。(《天目山药用植物志》)

6. 治蕲蛇、竹叶青蛇咬伤 崖花海桐根白皮 60 g。水煎服，重症可每日服 2 剂。另取根白皮、朱砂根、腹水草各 30 g，煎汤外洗，每日 2 次，药渣捣烂外敷伤口周围及肿胀处。忌食葱、蒜、辣椒、酒、姜等刺激物。(《浙江药用植物志》)

0351 山柳菊 shān liǔ jú (《植物名实图考》)

【异名】 九里明、黄花母(《植物名实图考》)，柳叶蒲公英(《全国中草药汇编》)，柳菊蒲公英(《甘肃中草药》)。

【基原】 为菊科山柳菊属植物山柳菊或伞花山柳菊的根或全草。

【原植物】 1. 山柳菊 *Hieracium krameri* Franch. et Sav.

多年生草本，高 60～90 cm。基生叶线状长椭圆形，长约 30 cm，宽 1.5～2 cm，先端渐尖，基部下延至叶柄，呈翼状，全缘；花茎上的叶互生，无柄；狭披针形或线形。头状花序由花茎顶端叶腋抽出，具长梗，数个排列成伞房状；每一头状花序的总苞长约 1.3 cm，圆柱状；苞片长披针形，先端尖，背面有黑色条纹；花序内全为舌状花，有 10 余朵，花冠黄色，舌片先端截平，有 5 齿裂。瘦果长圆形，先端有淡褐色的冠毛。花期 9 月。

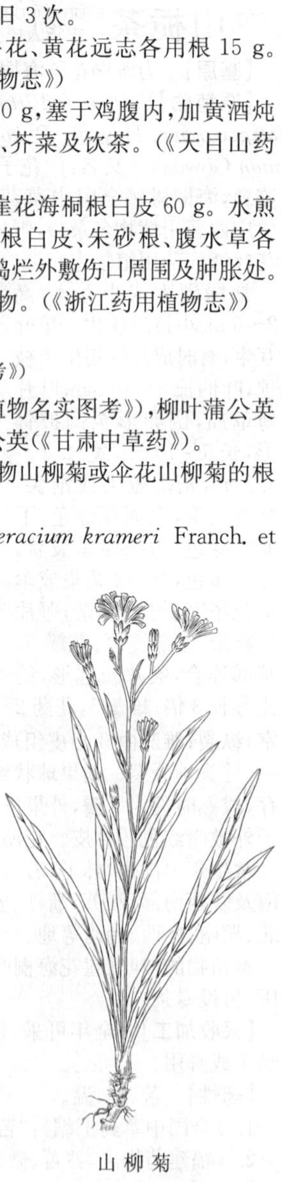

山柳菊

生于山麓、原野、沟边有积水或潮湿的地方。分布于江西等地。

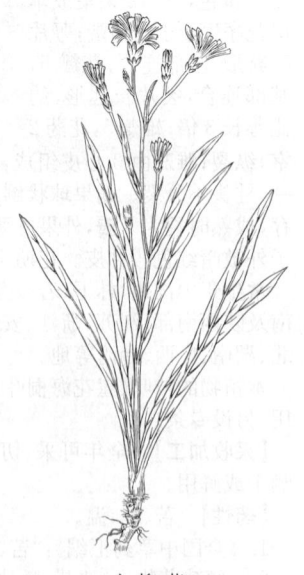

2. 伞花山柳菊 *H. umbellatum* L.

本种与山柳菊的形态区别点：高达 120 cm，被细毛。茎生叶长圆状披针形或披针形，先端急尖至渐尖，基部楔形至圆形，具疏大齿，稀全缘，边缘和下面沿脉具短毛。头状花序多数，排成伞房状，梗密被细毛。

生于山地。分布于华北、东北、中南和西南、西北。

【采收加工】 7～9 月采收，多鲜用，或晒干。

【成分】 地上部分含黄酮类：芹菜素(apigenin)，槲皮素(quercetin)，山柰酚(kaempferol)，木犀草素(luteolin)，木犀草素-7-β-D-吡喃葡萄糖苷(luteolin-7-β-D-glucopyranoside)，金丝桃苷(hyperoside)，蒙花苷(linarin)[1, 2]。

【药性】《全国中草药汇编》："苦，凉。"

【功用主治】 清热解毒，利湿，消积。主治疮痈疖肿，尿路感染，痢疾，腹痛积块。

1.《植物名实图考》："洗肿毒。"

2.《全国中草药汇编》："清热解毒，利湿消积。主治痈肿疮疖，尿路感染，腹痛积块，痢疾。"

【用法用量】 内服：煎汤，9～15 g。外用：捣敷。

【选方】 1. 治痈肿疮疖 山柳菊 9～15 g。水煎服。另用(山柳菊)全草适量，捣烂敷患处。

2. 治尿路感染 山柳菊根、蒲公英各 15 g。水煎服。(1、2 方出自《全国中草药汇编》)

0352 山香圆 shān xiāng yuán (《全国中草药汇编》)

【异名】 两指剑、千打锤、七寸钉(《全国中草药汇编》)，千锤打(《湖南药物志》)，大驳骨、小熊胆木(《广西药用植物名录》)。

【基原】 为省沽油科山香圆属植物锐尖山香圆的根或叶。

【原植物】 锐尖山香圆 *Turpinia arguta* (Lindl.) Seem. [*Ochranthe arguta* Lindl.] 又名：五寸铁树、尖树、黄柿(《中国植物志》)。

落叶灌木，高 1～3 m。老枝灰褐色，幼枝具灰褐色斑点。单叶对生；叶柄长 1.2～1.8 cm；托叶生于叶柄内侧；叶片椭圆形或长椭圆形，长 7～22 cm，宽 2～6 cm，先端渐尖，具尖尾，基部钝圆或宽楔形，边缘具疏锯齿，齿尖具硬腺体；侧脉 10～13 对，至边缘网结，连同网脉在背面隆起。花两性，圆锥花序顶生，较叶短，密集或较疏松；萼片 5，三角形；花瓣白色，无毛；雄蕊 5；子房及花柱均被柔毛。果近球形，幼时绿色，转红色，干后黑色，先端具小尖头，花盘宿存。有种子 2～3 颗。花期 4～6 月，果期 7～9 月。

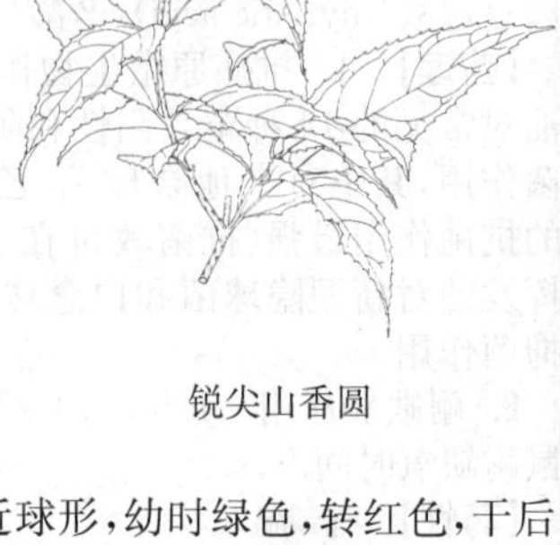

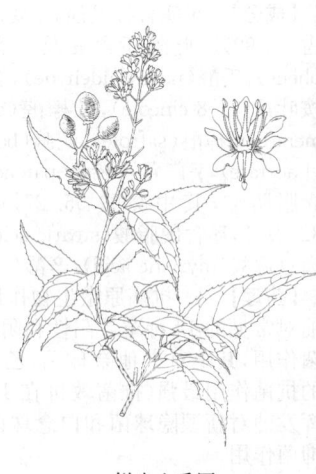

锐尖山香圆

生于山坡、谷地林中。分布于江西、福建、湖南、广东、广西、海南、四川、贵州等地。

【采收加工】 11～12月挖取根部，切片，晒干。7～9月采叶，晒干。

【成分】 叶含三萜类：2α，3β-二羟基乌苏-12-烯-28-羧酸(2α，3β-dihydroxyurs-12-en-28-oic acid)即2α-羟基熊果酸[1]，2α，3β，19α-三羟基乌苏-12-烯-28-羧酸(2α，3β，19α-trihydroxyurs-12-en-28-oic acid)即2α，19α-二羟基熊果酸[2]，α-香树脂醇(α-amyrin)，熊果酸(ursolic acid)，19α-羟基熊果酸(pomolic acid)[3]，2α-过氧基熊果酸(3β-hydroxyurs-12-en-28-oic acid-2α-hydroperoxide)[4]。黄酮类化合物芦丁(rutin)[5]等。还含肉豆蔻酸(myristic acid)，胡萝卜苷(daucosterol)[4]。

【药理】 1. 抑菌作用 体外抑菌试验结果表明，山香圆水煎浓缩液对金黄色葡萄球菌有较强的抑菌作用，对乙型溶血性链球菌有一定的抑菌作用[1]。

2. 抗炎作用 山香圆总黄酮(TFS)对二甲苯诱导的小鼠耳肿胀、角叉菜胶诱导的大鼠足爪肿胀、棉球诱导的大鼠肉芽肿和福氏完全佐剂诱导的大鼠佐剂性关节炎具有抑制作用[2]。

【药性】《全国中草药汇编》："苦，寒。"

【功用主治】《全国中草药汇编》："活血散瘀，消肿止痛。治跌打损伤，脾脏肿大。"

【用法用量】 内服：煎汤，15～30 g。外用：鲜品捣敷。

【选方】 1. 治跌打损伤 山香圆根30～60 g。炖猪肉服。外用鲜叶捣烂敷患处。(《福建药物志》)

2. 治脾脏肿大 两指剑干根30～60 g。炖猪肉吃。(《湖南药物志》)

3. 治疮疖肿毒 鲜山香圆叶捣烂敷患处。(《湖南药物志》)

【临床报道】 治疗咽喉炎、扁桃体炎、扁桃体脓肿 用山香圆叶的浸膏片(每片相当于山香圆叶1.33 g)治疗咽喉部疾病405例，用法：口服，每次4～6片，每日3～4次，或遵医嘱，小儿酌减，温开水送服或含服，其中扁桃体炎183例，治愈158例(86.3%)，好转25例(13.7%)；咽喉炎119例，治愈64例(53.8%)，好转48例(41%)，无效7例(5.2%)；扁桃体脓肿18例，全部治愈；白喉10例，全部治愈；上感19例，有效18例；气管炎43例，有效42例；口腔炎、牙龈炎13例，全部有效。平均服药时间为3 d[1]。

0353 山姜花 shān jiāng huā (《纲目》)

【基原】 为姜科植物和山姜 *Alpinia japonica* Miq. 的花。

【原植物】 参见"山姜"条。

【药性】《纲目》："辛，温，无毒。"

【功用主治】 1.《日华子本草》："调中下气，消食，杀酒毒。"

2.《本草图经》："以盐杀治暴干者，煎汤服之，极能除冷气，止霍乱，消酒食毒甚佳。"

0354 山扁豆 shān biǎn dòu (《救荒本草》)

【异名】 梦草(《中国主要植物图说·豆科》)，砂子草(《南宁市药物志》)，蛇谷草(《广西药用植物名录》)，野通草(《福建药物志》)，地柏草(《广东中药》)，水皂角(《贵州草药》)，黄瓜香、蛇药(《湖南药物志》)，假牛柑(《广西中草药》)，鱼骨折、红霜石(《南方主要有毒植物》)，苦麦草(《全国中草药名鉴》)。

【基原】 为豆科决明属植物含羞草决明的全草。

【原植物】 含羞草决明 *Cassia mimosoides* L.

亚灌木状草本，高30～60 cm。多分枝，通常被毛。叶互生，偶数羽状复叶，长4～8 cm；在叶柄的上端、最下1对小叶的下方有圆盘状腺体1枚；小叶20～50对；托叶线状锥形，宿存；小叶片线状镰形，长3～4 mm，宽约1 mm，先端短急尖，中脉靠近叶的上缘，两侧不对称，干时呈红褐色。花腋生，单朵或数朵排成总状；总花梗顶端有2个苞片；萼筒短，裂片5，披针形，被黄色疏毛；花黄色，花瓣5片，不等大，具短柄；雄蕊8～10，5长5短相间而生；子房线形，有毛。荚果镰形，扁平，被毛。种子10～16颗。花、果期8～10月。

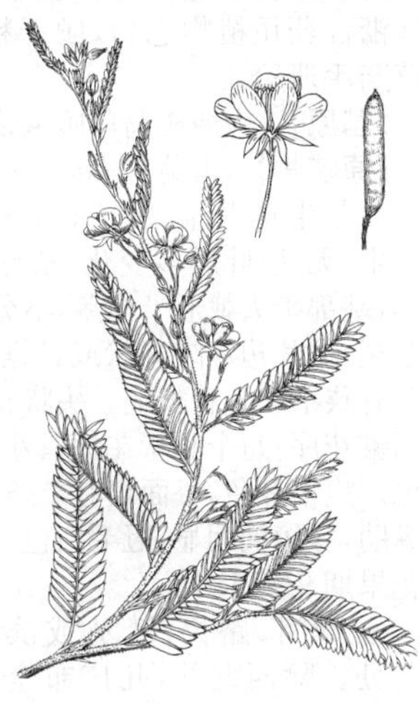

含羞草决明

生于山坡地或空旷地的灌木丛或草丛中。分布于江苏、浙江、安徽、福建、江西、湖北、湖南、广东、广西、四川、贵州、云南、台湾等地。

【采收加工】 6～10月采收全草，扎成把，晒干。

【成分】 地上部分含正三十一烷醇(*n*-hentriacontanol)[1]。茎叶含大黄酚(chrysophanol)[1,2]。含有酚类(phenols)(54%)，鞣质类(tannins)(95%)，原矢车菊素(proanthocyanidin)[3]。

【药性】 甘、微苦，平。

1.《广西中草药》："甘、淡，平。"

2.《全国中草药汇编》："甘、微苦，平。"

【功用主治】 清热解毒，健脾利湿。主治黄疸，暑热吐泻，小儿疳积，水肿，小便不利，习惯性便秘，疔疮痈肿，毒蛇咬伤。

1.《现代实用中药》："主要为利尿药，并有健胃整肠作用。除痰，止渴，调中，令人不睡。"

2.《广东中药》："治劳伤积瘀，内伤咳嗽。"

3.《贵州草药》："清热消肿，利水通淋。"

4.《全国中草药汇编》："清热解毒，利尿，通便。主治肾炎水肿，口渴，咳嗽痰多，习惯性便秘，毒蛇咬伤。"

【用法用量】 内服：煎汤，9～18 g。外用：研末，调敷。

【宜忌】 过量服用引起腹泻；孕妇多食引起流产。

【选方】 1. 治水肿和淋证 水皂角、萹蓄各60 g。煨水服。

2. 治小儿疳积 水皂角、水杨梅、菜油各15 g，红牛膝6 g。蒸小母鸡1只吃。

3. 治夜盲 水皂角60 g，菊花9 g。炖猪蹄1对吃。(1～3方出自《贵州草药》)

4. 治肺痈(吐臭痰) 山扁豆鲜全草120 g。用瘦猪肉120 g煮汤，以汤煎药服。

5. 治漆疮 山扁豆全草适量。水煎洗。(4、5方出自《湖南药物志》)

0355 山莴苣 shān wō ju (《救荒本草》)

【异名】 白龙头(《南京民间药草》),苦芥菜、苦菜(《中国药用植物图鉴》),野莴苣(《杭州药用植物志》),苦麻(《浙江药用植物志》),驴干粮、苦马菜、野大烟(《河南中草药手册》)。

【基原】 为菊科莴苣属植物山莴苣的全草或根。

【原植物】 山莴苣 *Lactuca indica* L.

二年生草本,高 90～120 cm。茎无毛,上部有分枝。叶互生,无柄;叶形多变化,条形、长椭圆状条形或条状披针形,基部扩大戟形半抱茎,不分裂到羽状或倒向羽状深裂或全裂,裂片边缘缺刻状或具锯齿状针刺;上部叶变小;全部叶有狭窄膜片状长毛。头状花序在茎枝顶端排成宽或窄的圆锥花序;每个头状花序有小花 25 个,舌状花淡黄色或白色。瘦果黑色,每面仅有 1 条纵肋,喙短而明显,冠毛白色。花果期 9～11 月。

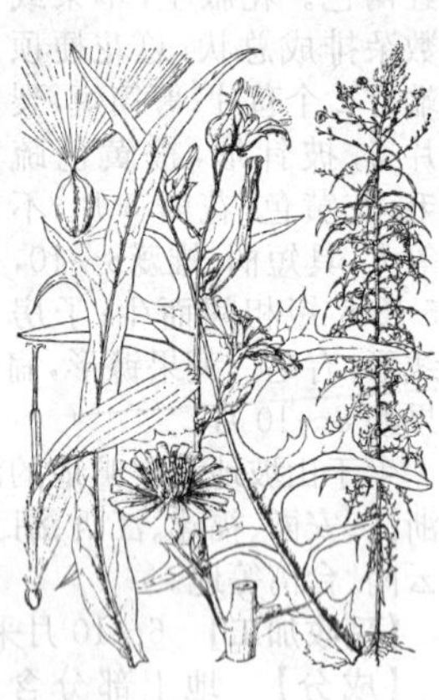

山 莴 苣

生田间、路旁、灌丛或滨海处。除西北外,几广布全国各地。

【采收加工】 9～10 月采收,切段,鲜用或晒干。

【药材】 山莴苣 *Herba et Radix Lactucae Indicae* 全国各地均产。

性状 根呈圆锥形,多自顶部分枝。顶端有圆盘形的芽或芽痕。表面灰黄色或灰褐色,具细纵皱纹及横向点状须根痕;经加工蒸煮者呈黄棕色,半透明状。质坚实,较易折断。折断面近乎平坦,隐约可见不规则的形成层环纹。有时有放射状裂隙。茎长条形而抽皱,叶互生,无柄,叶形多变,叶缘不分裂、深裂或全裂,基部扩大戟形半抱茎。有的可见头状花序或果序。果实黑色有灰白色长冠毛。气微,味微甜而后苦。

鉴别 根横切面:最外层偶见呈切向延长的表皮细胞,黄棕色。皮层窄,内皮层明显,有时可见凯氏点。韧皮部筛管群与乳管群交错呈放射状,排列成一狭行。形成层明显。木质部宽阔,导管大多呈一列性放射状排列。射线宽 5～19 列细胞。薄壁细胞中含菊糖。

【成分】 全草含甾醇类:α 和 β-香树脂醇(α and β-amyrin),伪蒲公英甾醇(pseudotaraxasterol),蒲公英甾醇(taraxasterol),计曼尼醇(germanicol),β-谷甾醇(β-sitosterol),菜油甾醇(campesterol),豆甾醇(stigmasterol)。又含三萜类化合物羽扇豆醇(lupeol)[1,2]。

【药理】 山莴苣所含的豆甾醇可明显降低小鸡血中胆固醇,而对心和肝无明显影响[1]。

【药性】 苦,寒。

1.《救荒本草》:"味微苦。"

2.《河北中草药》:"苦,寒。有小毒。"

【功用主治】 清热解毒,活血止血。主治咽喉肿痛,肠痈,子宫颈炎,产后瘀血腹痛,崩漏,疮疖肿毒,疣瘤,痔疮出血。

1.《中国药用植物图鉴》:"茎叶煎服可以解热;粉末涂擦可除去疣瘤。"

2.《全国中草药汇编》:"清热解毒,活血祛瘀。主治扁桃体炎,阑尾炎,子宫颈炎,产后瘀血作痛,崩漏,痔疮下血,疮疖肿毒。"

3.《浙江药用植物志》:"治乳腺炎。"

【用法用量】 内服:煎汤,9～15 g。外用:鲜品捣敷。

【选方】 1. 治子宫颈炎 山莴苣 30 g,猪膀胱 1 个。水煎,分 3 次服。(《河南中草药手册》)

2. 治扁平疣(瘊子) 山莴苣全草研末,醋调涂患处。或用鲜草的乳汁涂患处,保持到翌日再洗掉重涂,连续数日则疣瘤脱落。(《东北药用植物》)

3. 治肺结核咯血 山莴苣 10～20 g。水煎,久服。(《怒江中草药》)

0356 山莓叶 shān méi yè (《全国中草药汇编》)

【异名】 对嘴泡叶(《贵州民间药物》),三月泡叶(《四川中药志》)。

【基原】 为蔷薇科悬钩子属植物山莓 *Rubus corchorifolius* L. f. 的茎叶。

【原植物】 参见"山莓"条。

【采收加工】 5～10 月均可采收,鲜用或晒干。

【成分】 叶含维生素 C(鲜重)121.34 mg/100 g[1],茶多酚[2]和香豆素[3]。

【药性】 苦、涩,平。

1.《贵州民间药物》:"性温,味涩。"

2.《福建药物志》:"微苦,平。"

3.《浙江药用植物志》:"苦、涩,平。"

【功用主治】 清热利咽,解毒敛疮。主治咽喉肿痛,疮痈疖肿,乳腺炎,湿疹,黄水疮。

1.《本草拾遗》:"茎烧为末服之,主喉中塞。"

2.《福建药物志》:"消肿解毒,治多发性脓肿、足底硬结疼痛、乳腺炎。"

3.《浙江药用植物志》:"收敛解毒。治痈、疖。"

4.《四川中药志》1982 年版:"清热利湿,活血,解毒。治热毒疮疡,湿疹,黄水疮。"

【用法用量】 内服:煎汤,9～15 g。外用:鲜品捣敷。

【选方】 1. 治热毒疮疡,湿疹,黄水疮 三月泡叶捣烂外敷,或研末以麻油调涂。(《四川中药志》1982 年版)

2. 治急性乳腺炎 山莓(叶)、络石藤、金樱子叶、杉木炭、糯米饭各适量。同捣烂敷患处。(《福建药物志》)

3. 治目赤 山莓叶 30 g,石膏 9 g。研末,开水送服。(《湖南药物志》)

4. 治跌打损伤 对嘴泡叶、老蛇泡叶、野花椒叶、铧口尖叶、牛筋叶各等分。捣烂敷伤处。如已破皮,敷时要留孔,如未破皮,先用火罐拔患处,再敷上药。(《贵州民间药物》)

5. 治急性肾炎 (山莓)全草 60 g,山楂根 6 g,紫金牛 9 g。水煎服,忌盐。(《浙江药用植物志》)

0357 山莓根 shān méi gēn (《天目山药用植物志》)

【异名】 悬钩根(《本草拾遗》),木莓根(《乾坤生意》),三月藨根(《草木便方》),三月泡根(《四川中药志》)。

【基原】 为蔷薇科悬钩子属植物山莓 *Rubus corchorifolius* L. f. 的根。

【原植物】 参见"山莓"条。

【采收加工】 9～10 月采挖,切片晒干。

【药性】 苦、涩,平。归肝、脾经。

1.《本草拾遗》:"味苦,平。无毒。"

2.《草木便方》:"苦、涩,平。"

3.《药性考》:"厥阴、太阴药也。"

4.《贵州民间药物》:"性温,味涩。"

【功用主治】 止血,调经,清热利湿。主治咯血,崩漏,热淋血淋,痔疮出血,痢疾,泄泻,丝虫病所致下肢淋巴管炎,经闭,痛经,腰痛,疟疾,跌打损伤,毒蛇咬伤,疮疡肿毒,湿疹。

1.《本草拾遗》:"根皮:主子死腹中不下,破血杀虫毒,卒下血,妇人赤带下,久患痢,不问赤白脓血,腹痛。"

2.《草木便方》:"固精。"

3.《药性考》:"疗崩脱。赤带淋露,久痢能夺。""能治积热,和阴,故治久痢。"

4.《草药新纂》:"治久痢,流疽。"

5.《四川中药志》1982年版:"凉血止血,清热利湿,活血,解毒。用于血热咯血,吐血,血滞经闭,痛经,痔疮出血,崩漏,湿热带下,跌打损伤,热毒疮疡,湿疹,黄水疮。"

【用法用量】 内服:煎汤,10~30 g。外用:捣敷。

【宜忌】 孕妇慎服。

【选方】 1. 治吐血 三月泡根 30 g,仙鹤草 30 g。水煎服。(《四川中药志》1982 年版)

2. 治妇人崩中及痢,一日一夜数十行 悬钩根、蔷薇根、柿根、菝葜各一斛。上锉合,釜中以水淹,使上余四五寸,水煮使三分减一,去滓。无大釜,稍煮如初法。都毕,会汁煎服可丸,丸梧桐子大。酒服十丸,日三。(《普济方》)

3. 治妇女经前腹痛 山莓根 21 g,茜草 9 g,乌梅根 9 g,香附子 15 g。水煎服。(《湖南药物志》)

4. 治湿热带下 三月泡根 30 g,鸡冠花 9 g,金樱子 9 g。水煎服。(《四川中药志》1982 年版)

5. 治小儿消化不良 山莓根 15 g,威灵仙 6 g,海金砂根 9 g,石楠藤 9 g,牛皮冻 9 g。煮鸡蛋食。(《湖南药物志》)

【临床报道】 治疗烧伤 用 4%山莓根干皮水煎液,局部外涂,用法有 2 种:①暴露疗法:先用 0.01%苯扎溴铵作创面处理,稍干后涂上本药液,每日 6~8 次,3~4 d。②半暴露疗法:0.01%苯扎溴铵处理创面后,覆盖浸透本药液的纱布,每日 4~6 次,持续 3~4 d。共治疗 25 例,烧伤面积 2%~26%,绝大部分属Ⅱ度至深Ⅱ度烧伤。其中 23 例在烧伤 14 h之内使用本药,一般不用抗生素和输液。结果创面全部Ⅰ期愈合,无 1 例感染。治愈时间 6~18 d,平均 9.4 d。临床观察用药 6~8 h局部开始结痂,创面渗液很快减少,24 h后肿胀开始消退。另有 2 例因治疗较晚,创面已有感染,在清创的基础上经用本法治疗,也能很好地结痂,但感染不易消除[1]。

0358 山海棠 shān hǎi táng (《昆明民间常用草药》)

【异名】 一口血、大麻酸汤杆(《文山中草药》),野海棠、白棉胡、老鸦枕头(《昆明民间常用草药》),水八角、金蝉脱壳、红耗儿、酸苹果、腰包花、化血丹(《云南中草药》)。

【基原】 为秋海棠科秋海棠属植物云南秋海棠的根、全草或果实。

【原植物】 云南秋海棠 *Begonia yunnanensis* Lévl.

多年生弱质草本,高 15~35 cm。根茎细长斜出,略有须根。茎细,不分枝或下部偶有分枝。单叶互生;叶柄长 3~5 cm,纤细;叶片膜质,长卵形,长 3~6.5 cm,基部宽 2~3 cm,先端渐尖或近尾尖,基部心脏形,稍歪斜,边缘有不整齐的钝牙齿,上下两面绿色,无毛。总状聚伞花序,腋生,或顶生,花梗长 1~1.5 cm,花小,粉红色。蒴果具 3 翅,其中有一翅最大,三角形。花期 6~7月,果期 8~9月。

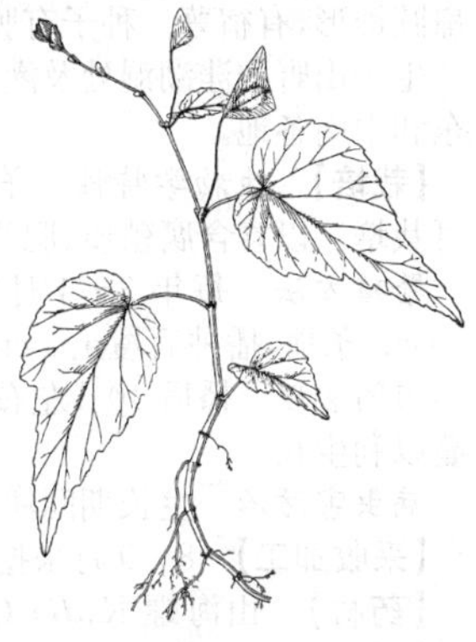
云南秋海棠

生于林下潮湿石岩上。分布于广西、四川、贵州、云南等地。

【采收加工】 8~10 月采收,晒干或鲜用。

【药性】 1.《昆明民间常用草药》:"全草:性平,味微苦、酸、涩。根:酸、涩,性温。"

2.《云南中草药》:"根、果:辛、温。"

【功用主治】《云南中草药》:"根、果实:活血祛瘀,行气止痛。根治更年期月经紊乱,吐血,骨折,小儿吐泻;果实治小儿血尿、疝气。"

【用法用量】 内服:煎汤,3~9 g。外用:鲜品捣敷。

【宜忌】《云南中草药》:"孕妇慎服。"

【选方】 1. 治胃酸多,胃痛 山海棠用酸菜水煨,内服。(《昆明民间常用草药》)

2. 治骨折 水八角根 3~6 g,水煎服;外用鲜品捣烂敷骨折处。(《云南中草药》)

3. 治小儿口腔炎 鲜一口血根适量,榨汁涂患处,每日涂 2~3 次。(《文山中草药》)

0359 山海螺 shān hǎi luó (《纲目拾遗》)

【异名】 地黄(《别录》),白河车(王安卿《采药录》),牛附子、乳夫人、奶树(《植物名实图考》),四叶参(《苏南种子植物手册》),白蟒肉、山胡萝卜(《东北药用植物志》),土党参、奶参(《广西中药志》),乳薯(《江西民间草药》),通乳草、奶奶头(《南京地区常用中草药》),老奶头、野菜头、奶胡芦、奶茵陈(《浙江民间常用草药》),奶党(《湖北中草药志》),羊乳参(《中药材品种论述》)。

【基原】 为桔梗科党参属植物羊乳的根。

【原植物】 羊乳 *Codonopsis lanceolata* (Sieb. et Zucc.) Trautv. [*Campanumoea lanceolata* Sieb. et Zucc.]

多年生缠绕草本,长 2 m 以上。全株无毛,富含白色乳汁,具特殊腥臭气味;多数有短分枝。根粗壮肥大,纺锤形或近圆锥形,外皮粗糙,灰棕色至土黄色,近上部有稀疏环纹。主茎上叶互生,披针形或菱状狭卵形,细小;在小枝顶端的叶通常2~4 枚簇生,叶柄短小;叶片菱状卵形、狭卵形或椭圆形,长3~10 cm,宽 1.3~4.5 cm,通常全缘或有疏波状齿。花单生于或对生于小枝顶端,具短梗;萼 5 裂,裂片卵状披针形,绿色;花冠

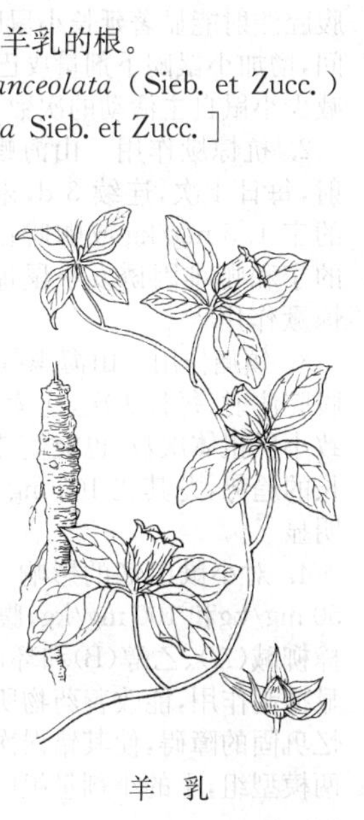
羊 乳

宽钟形，直径约2 cm，5裂，裂片先端反卷，黄绿色，内有紫褐色斑点；雄蕊5，花丝短粗；子房半下位，柱头3裂。蒴果扁圆锥形，有宿萼。种子有膜质翅。花、果期7～8月。

生于山野沟洼潮湿处及灌木丛中。分布于华北、东北、华东和中南各地。

【栽培】 生物学特性　羊乳适应性强，我国南北各地均可栽培。以富含腐殖质、肥沃的砂质壤土最好。

繁殖方法　每年3～4月播种，按行距45 cm，株距6～10 cm条播，播种后覆土1 cm。

田间管理　播后10 d左右出苗，苗高30 cm时应搭架缚蔓以利生长。

病虫害防治　生长期间注意防治蛴螬、红蜘蛛等害虫。

【采收加工】 8～9月采挖，鲜用或切片晒干。

【药材】 山海螺 *Radix Codonopsis Lanceolatae*　全国大部分地区均有野生。

性状　根圆锥形或纺锤形，顶端有细而长的芦头，具较密的环纹。主根较长，扭曲不直，表面土黄色，上部有环纹，下部有纵纹。质硬而脆，断面略平坦，形成层环明显，木质部黄色。气特异，味苦微辣。

鉴别　根横切面：木栓层为10余列木栓细胞，其外有落皮层残存，木化。韧皮部宽阔，有乳管群与筛管群伴生，散在成行，近木栓层的筛管群多成颓废组织，韧皮射线处常有裂隙。木质部导管3～5成群，略呈放射状排列。

【成分】 根含三萜皂苷：羊乳皂苷(codonoside)A、B、C[1～3]；黄酮类：木犀草素-7-O-β-D-吡喃葡萄糖苷(luteolin-7-O-β-D-glucopyranside)，木犀草素-5-O-β-D-吡喃葡萄糖苷(luteolin-5-O-β-D-glucopyranside)，木犀草素(luteolin)[4]，鸢尾苷(tectoridin)[5]；生物碱：N-9-甲酰哈尔满(N-9-formyl harman)，1-甲酯基咔啉(1-carbomethoxycarboline)，黑麦草碱(perlolyrine)，去甲基哈尔满(norharman)[6]。挥发油：己醛(hexanal)，反-2-己烯醛(*trans*-2-hexenal)，1-己醇(1-hexanol)，顺-3-己烯-1-醇(*cis*-3-hexen-1-ol)和反-2-己烯-1-醇(*trans*-2-hexen-1-ol)[7]。另含：莽草酸(shikimic acid)，顺-丁烯二酸(*cis*-succinic acid)，丁香树脂酚(syringaresinol)[5]，羊乳苷(codonoposide)[8]。

【药理】 1. 镇静作用　山海螺提取物(Ⅰ)100 mg/kg腹腔注射能显著延长小鼠腹腔注射戊巴比妥钠所致睡眠时间，增加小鼠阈下剂量戊巴比妥钠引起的睡眠率，并能明显减少小鼠自主活动的次数，表明有镇静作用[1]。

2. 抗惊厥作用　山海螺提取物(Ⅰ)100 mg/kg腹腔注射，每日1次，连续3 d，末次给药后30 min皮下注射士的宁1.5 mg/kg或咖啡因500 mg/kg，Ⅰ能明显延长士的宁和咖啡因诱发小鼠惊厥的死亡时间，表明有一定抗惊厥作用[1]。

3. 镇痛作用　山海螺提取物(Ⅰ)50 mg/kg和100 mg/kg腹腔注射，每日1次，连续3 d，能明显减少腹腔注射醋酸所致小鼠扭体次数；也能使热刺激所引起的疼痛潜伏期有延长的趋势，尤其在100 mg/kg剂量组给药后1.5 h，作用最明显[1]。

4. 对小鼠记忆的影响　山海螺提取物(Ⅰ)25 mg/kg、50 mg/kg和100 mg/kg，腹腔注射，每日1次，连续3 d，对樟柳碱(A)、乙醇(B)和环己酰亚胺(C)所致记忆障碍有明显抑制作用，能改善药物所造成的记忆获得、记忆再现和记忆巩固的障碍，使其错误次数明显少于各模型组；在A和B两模型组，Ⅰ的小剂量组(25 mg/kg)效果好[1]。

5. 抗疲劳作用　先使小鼠游泳至疲劳，再灌服山海螺煎剂0.25 g/只，给药后继续游泳的时间较对照组延长47.72%，作用较党参强[2]。

6. 对血压和呼吸的影响　给麻醉兔静脉注射或灌服山海螺煎剂，可使血压下降，呼吸兴奋，并能消除肾上腺素所致升血压作用。上述作用与党参相似[2]。

7. 对血液系统的作用　给家兔皮下注射或灌服山海螺煎剂能明显增加血液中红细胞数和血红蛋白的含量，但使白细胞数明显降低，这些作用与党参相似[2]。

8. 抗肿瘤作用　山海螺水提取物中相对分子质量在3 500以上的组分，有较高的抗肿瘤活性，其活性成分可能是多糖类[3]。

9. 抗氧化作用　山海螺的乙醇提取物，在豆油和猪油中试验有较强的抗氧化作用，不但强于食品抗氧化剂甲氧酚(BHA)，而且栽培种的山海螺的抗氧化作用也较人参强[4]。

10. 抗菌作用　山海螺煎剂在试管内对肺炎链球菌有较强抗菌作用，对甲型链球菌和流感杆菌也有一定抗菌作用[5]。羊乳全草煎剂在试管内对金黄色葡萄球菌、炭疽杆菌、白喉杆菌和乙型链球菌有不同程度的抑制作用[6]。

毒性　山海螺煎剂1 g/kg给小鼠腹腔注射，一般情况正常；增至3 g/kg时，2 h后小鼠全部死亡。煎剂0.1 g/kg给豚鼠腹腔注射，未见异常，增至0.5 g/kg，2 d后豚鼠死亡[7]。

【炮制】 取原药材，除去杂质及芦头，洗净，闷润，切厚片，干燥，筛去灰屑。

饮片性状　为不规则的类圆形厚片，大小不一。周边黄白色或黄褐色，粗糙不平，有的呈瘤状突起，具环状横纹。切面类白色或浅黄色，多裂隙。质轻泡。气微，味微甘。

贮干燥容器内，置通风干燥处。

【药性】 甘、辛，平。

1.《别录》："味甘，温，无毒。"

2.《植物名实图考》："气味甘热。"

3.《广西中药志》："性平。"

【功用主治】 益气养阴，解毒排脓，通乳。主治头晕头痛，肺痈，乳痈，肠痈，疮疖肿毒，喉蛾，瘰疬，产后乳少，白带，毒蛇咬伤。

1.《别录》："主治头眩痛，益气，长肌肉。"

2.《纲目拾遗》："治肿毒瘰疬，取汁和酒服，渣敷患处。"

3. 汪连仕《采药书》："治杨梅恶疮。"(引自《纲目拾遗》)

4.《植物名实图考》："发乳汁，壮阳道。"

5. 广州部队《常用中草药手册》："滋补强壮，祛痰润肺，排脓解毒。治病后体虚，产后缺乳；肺脓肿，乳腺炎，痈疮肿毒，蛇咬伤。"

6.《湖南药物志》："主治妇人产后乳肿，跌打损伤。"

【用法用量】 内服：煎汤，15～60 g；鲜品45～120 g。外用：鲜品捣敷。

【宜忌】 1.《广西中药志》："外感初起，无汗者慎用。"

2.《长白山植物药志》："反藜芦。"

【选方】 1. 治身体虚弱，头晕头痛　奶党60 g。水煎取汁，用汁煮鸡蛋2个，食蛋服汤。(《湖北中草药志》)

2. 治咳嗽吐痰　山海螺60 g，桔梗、木贼草各9 g。水煎服。(《湖南药物志》)

3. 治乳蛾，肠痈，肺痈　山海螺、蒲公英各15 g。煎服。(《浙江民间草药》)

4. 治各种痈疽肿毒及乳痈、瘰疬　(山海螺)鲜根120 g。水煎服，连服3～7 d。(《浙江民间常用草药》)

5. 通乳　山海螺 60 g，通草、木通各 9 g。煮肉食。（《湖南药物志》）

6. 治阴虚头痛，妇人白带　羊乳 45 g，用猪瘦肉 120 g。炖汤，以汤煎药服。（《江西民间草药》）

7. 治毒蛇咬伤　鲜（羊乳）根 120 g。切碎，水煎服，每日 2 次。另用龙胆草根加水捣烂外敷。（《南京地区常用中草药》）

0360 山梗菜 shān gěng cài（《救荒本草》）

【异名】 半边莲（《黑龙江中药》），水苋菜、苦菜、节节花（《湖南药物志》），大种半边莲、水白菜（江西《草药手册》），天竹七（《浙江药用植物志》），对节白、水杨柳（《云南中药资源名录》）。

【基原】 为桔梗科半边莲属植物山梗菜的根或带根全草。

【原植物】 山梗菜 *Lobelia sessilifolia* Lamb.

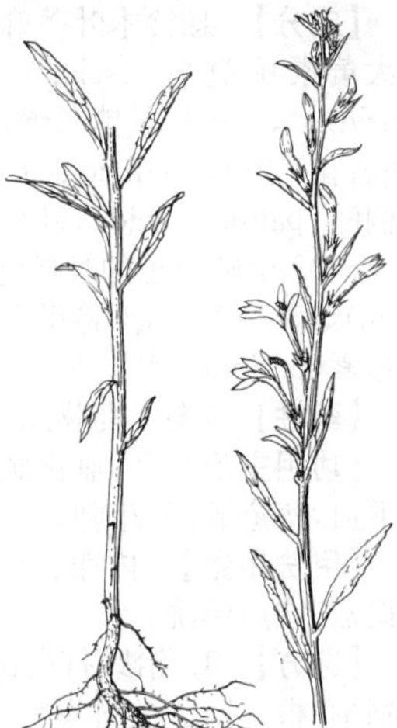

山梗菜

多年生草本，高 60～120 cm。根状茎直立，生多数须根。茎圆柱状，通常不分枝，无毛。叶螺旋状排列，在茎的中上部较密集；无柄；叶片宽披针形至条状披针形，长 2.5～5.5 cm，宽 3～16 mm，先端渐尖，基部近圆形至阔楔形，边缘有细锯齿。总状花序顶生，长 8～35 cm；苞片叶状，窄披针形；花萼筒杯状钟形，裂片三角状披针形；花冠蓝紫色，近二唇形，内面具长柔毛，上唇 2 裂，下唇 3 裂，裂片边缘密被睫毛；雄蕊在基部以上连合成筒，花药结合线上密被柔毛，仅下方 2 枚花药先端具笔毛状髯毛。蒴果倒卵形。种子近半圆形，棕红色。花、果期 7～9 月。

生于平原或山坡湿草地。分布于东北及河北、浙江、山东、广西、云南、台湾等地。

【采收加工】 9～10 月采收，鲜用或晒干。

【成分】 山梗菜全草含山梗菜碱（lobeline）等多种生物碱[1～3]，另含山梗菜聚糖（sessilifolan），熊果酸（ursolic acid），二十九烷（nonacosane），三十烷酸（melissic acid）[3，4]。

【药理】 1. 中枢兴奋作用　山梗菜所含山梗菜碱为中枢兴奋药，能刺激颈动脉体和主动脉体的化学感受器（N 受体），反射性兴奋呼吸中枢，使呼吸加深加快。其呼吸兴奋作用短暂，仅几分钟，安全范围大，不易引起惊厥[1]。有认为山梗菜碱是通过复杂的中枢和外周作用引起呕吐。呕吐作用的中枢部分是由于兴奋延脑极后区的催吐化学感受区所致[2]。

2. 其他作用　山梗菜碱在体内的许多作用与烟碱相似，但较弱[2]。对神经节先兴奋后麻痹，对横纹肌有箭毒样作用，可使肾上腺分泌肾上腺素，小量有祛痰作用[1]。用豚鼠实验，山梗菜碱的浓度为 $1\times10^{-3}\sim4\times10^{-5}$ mol/L 时对 ADP、胶原和凝血酶诱导的血小板聚集有抑制作用[3]。

【药性】 辛，平，小毒。

1.《东北常用中草药手册》："辛，平。"

2.《全国中草药汇编》："有小毒。"

3.《浙江药用植物志》："甘、辛，平。"

【功用主治】 祛痰止咳，利尿消肿，清热解毒。主治感冒发热，咳嗽痰喘，肝硬化腹水，水肿，痈疽疔毒，蛇犬咬伤，蜂螫。

1.《东北药用植物志》："根作利尿、催吐、泻下剂。"

2.《吉林中草药》："镇咳，祛痰，利水，消肿。治慢性肾炎，支气管炎；外用解毒，治蛇咬伤。"

3.《东北常用中草药手册》："外用治毒蛇咬伤，蜂螫，痈疮疖肿；（内服）治支气管炎，咳嗽痰多，呼吸困难，水肿，肝炎腹水。"

【用法用量】 内服：煎汤，10～15 g，鲜品 15～30 g；或捣汁饮。外用：鲜品捣烂敷。

【宜忌】 阴疽患者慎服。口服过量可致呕吐或泻下。

【选方】 1. 治慢性肾炎　半边莲 12 g。水煎 3 次，混合后分 3 次服，日服 2 次。（《吉林中草药》）

2. 治痈疽疔疮　山梗菜 9～15 g。水、酒各半煎服，如有寒热表症，加葱白 3～5 个，淡豆豉 9 g，并外用根同水磨成糊状，涂擦患处。（《庐山中草药》）

3. 治毒蛇咬伤　鲜山梗菜全草 30 g，鲜三叶鬼针草60 g。捣烂绞汁或水煎服。若兼喉痹者，另加六神丸 20 粒同服。（《福建中草药临床手册》）

4. 治虫疮（疥疮）、阴蚀　山梗菜全草 15 g，酢浆草 9 g，桃叶、槐枝。煎汤洗浴。（《庐山中草药》）

0361 山脚麻 shān jiǎo má（《浙江药用植物志》）

【基原】 为榆科山黄麻属植物山油麻的叶、根。

【原植物】 山油麻 *Trema cannabina* Lour. var. *dielsiana* (Hand.-Mazz.) C. J. Chen [*T. dielsiana* Hand.-Mazz.] 又名：榔树（《天目山药用植物志》）。

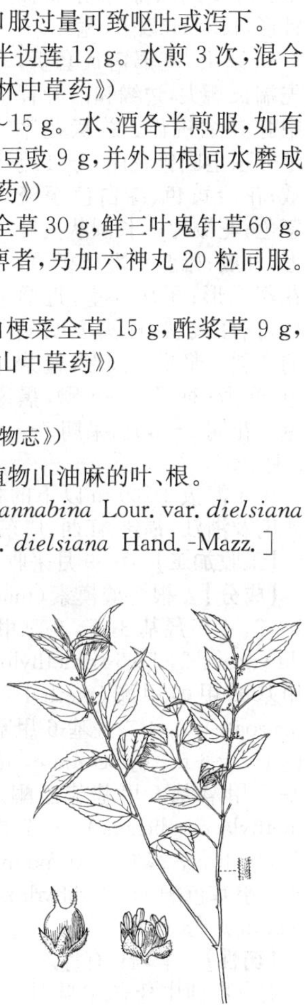

山油麻

灌木或小乔木，高 1～5 m。树皮暗褐或紫褐色，呈细薄片状剥落；小枝锈褐色或红褐色，密被斜伸的粗毛。叶互生，叶片卵形、卵状披针形或椭圆状披针形，长 2～12 cm，宽 1.5～5 cm，先端具尾状渐尖，基部圆形或阔楔形，边缘有细圆锯齿，上面粗糙有乳头状突起，具 3 出脉。聚伞花序常成对腋生，花被 5 裂；雄花有雄蕊 4～5，花丝短，花药外面常有紫色斑点；雌花子房无柄，1 室，花柱 1，柱头 2 叉。核果卵圆形或近球形，熟时橘红色，具宿存的花柱及花被。花期 4～7 月，果期 7～9 月。

生于向阳山坡、干燥的山谷、旷地或灌木林中，有时也在砍伐迹地或火烧迹地上成片生长。分布于江苏、浙江、安徽、福建、江西、湖北、湖南、广东、广西、四川、贵州等地。

【采收加工】 5～7 月采集叶，9～10 月挖根，鲜用或晒干。

【功用主治】《全国中草药汇编》:“清热解毒,止痛,止血。主治疖毒,外伤出血。”

【用法用量】 外用:鲜品捣敷;或干品研粉调敷。

0362 山猫儿 shān māo er (《生草药性备要》)

【异名】 碟碟草(《质问本草》),老鼠砒、家鼠草(《福建民间草药》),铰剪王(《陆川本草》),山交剪、天蒜(《广西中药志》),较剪草(《岭南草药志》),假射干、山大箭兰、蛇王修(《广西中草药》)。

【基原】 为百合科山菅兰属植物山菅的根茎或全草。

【原植物】 山菅 *Dianella ensifolia* (L.)DC.[*Dracaena ensifolia* L.] 又名:桔梗兰(《中国植物图鉴》)。

草本,高 1～2 m。具根茎。叶 2 列状排列,条状披针形,长30 cm以上,宽1.2～3 cm 以上,基部鞘状套折,先端长渐尖,边缘和沿叶背中脉具细锐齿。总状花序组成顶生圆锥花序,分枝疏散;花淡黄色、绿白色至淡紫色;花被片 6,长圆状披针形,开展;雄蕊 6,花丝极厚,花药线形;子房 3 室,近圆形,花柱线状,柱头不明显的 3 裂。浆果卵圆形,蓝紫色,光滑;种子 5～6 颗,黑色。花期 6～8 月,果期 7～9 月。

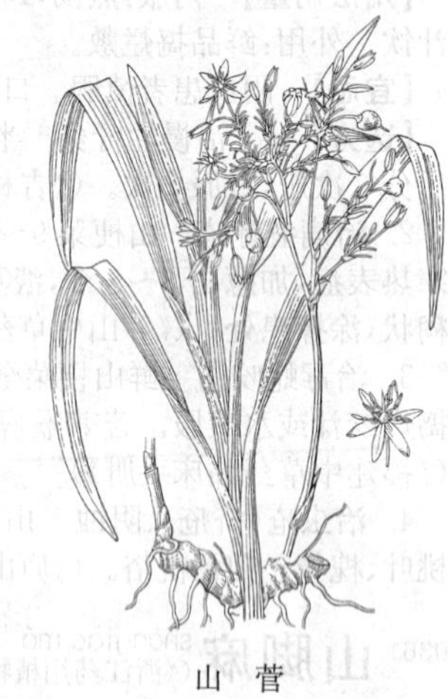

山 菅

生于海拔 1 700 m 以下的林下、山坡或草丛中。分布于西南及浙江、福建、江西、广东、广西、海南等地。

【采收加工】 7～9 月采收,鲜用。

【成分】 根含酸模素(musizin, dianellidin)。酚类化合物:2, 4-二羟基-3, 5, 6-三甲基苯甲酸甲酯(methyl 2, 4-dihydroxy-3, 5, 6-trimethylbenzoate),2, 4-二羟基-3, 6-二甲基苯甲酸甲酯(methyl 2, 4-dihydroxy-3, 6-dimethylbenzoate),2, 4-二羟基-6-甲基苯甲酸甲酯(methyl 2, 4-dihydroxy-6-methylbenzoate, methylorsellinate), 2, 4-二羟基-6-甲氧基-3-甲基苯乙酮(2, 4-dihydroxy-6-methoxy-3-methylacetophenone), 5, 7-二羟基-2, 6, 8-三甲基色酮(5, 7-dihydroxy-2, 6, 8-trimethylchromone), 5, 7-二羟基-2, 8-二甲基色酮(5, 7-dihydroxy-2, 8-dimethylchromoneoeugenitol)[1]。

【药性】 辛,温,有毒。

1.《广西中药志》:“味甘、涩、微辛,性凉,有小毒。”

2.《岭南草药志》:“有大毒。”

3.《浙江药用植物志》:“辛,温,有毒。”

【功用主治】 拔毒消肿,散瘀止痛。主治瘰疬,痈疽疮癣,跌打损伤。

1.《生草药性备要》:“去颈疬毒。能收老鼠。捶汁,炒香米,将汁浸米,晒干,老鼠食之必死。”

2.《广西中药志》:“(根茎)外用治癣。”

3.《岭南草药志》:“为毒鼠专药。”

4.《全国中草药汇编》:“拔毒消肿。外用治痈疮脓肿,癣,淋巴结结核,淋巴结炎。”

5.《浙江药用植物志》:“可治疗疔疮。”

【用法用量】 外用:捣敷或研粉醋调敷。

【宜忌】 1.《岭南采药录》:“有毒,不入服剂。”

2.《全国中草药汇编》:“严禁内服。”

0363 山麻根 shān má gēn (《天目山药用植物志》)

【异名】 龟叶麻根(《安徽中草药》)

【基原】 为荨麻科苎麻属植物悬铃木叶苎麻 *Boehmeria tricuspis* (Hance)Makino 的根。

【原植物】 参见“赤麻”条。

【采收加工】 9～10 月采根,晒干或鲜用。

【药材】 山麻根 *Radix Boehmeriae Tricuspis* 产于华东及河北、河南、陕西、甘肃、湖北、四川、广东等地。

性状 根圆柱形,略弯曲,直径 1～2 cm。表面暗赤色,有较多的点状突起及须根痕。质硬,断面棕白色,有较细密的放射状纹理。水浸略有黏性。气微,味微辛、微苦、涩。

【成分】 悬铃木叶苎麻根中含蒽醌类:大黄素(emodin),大黄素甲醚(physcion)[1];三萜化合物:熊果酸(ursolic acid)[1],19α-羟基熊果酸(19α-hydroxyursolic acid)[2];脂肪酸:花生酸(arachidic acid)及山嵛酸(behenic acid)[1,2],棕榈酸(palmitic acid),硬脂酸(stearic acid),乌苏酸[3]等具16～22 个碳原子的长链饱和脂肪酸。另含槲皮素(quercetin)等黄酮类[3],β-谷甾醇及其葡萄糖苷[1]及血凝酸胺,紫杉素(taxinine)[3]。

【药性】《湖南药物志》:“淡、涩,凉。有小毒。”

【功用主治】 活血止血,解毒消肿。主治跌打损伤,胎漏下血,痔疮肿痛,疖肿。

【用法用量】 内服:煎汤,6～15 g;或浸酒。外用:鲜品捣敷;或煎汤洗。

【选方】 1. 治跌打内伤 鲜山麻根加山天萝(葡萄科蛇葡萄)根、兰花(兰科春兰)根等量,拌入黄酒,捣烂敷患处。(《天目山药用植物志》)

2. 治妊娠漏血 悬铃木叶苎麻根 15 g,紫苏蔸、益母草各 9 g,艾杆 3 g。水煎服。(《湖南药物志》)

3. 治痔疮 山麻根煎汤熏洗。(《天目山药用植物志》)

0364 山绿茶 shān lǜ chá (《新华本草纲要》)

【基原】 为冬青科冬青属植物海南冬青的叶。

【原植物】 海南冬青 *Ilex hainanensis* Merr.

常绿小乔木,高达 5 m。小枝具 4 棱。叶互生;叶柄长 5～7 mm;托叶三角形;叶片阔椭圆形、倒卵状长椭圆形,长 4.5～5.5 cm,宽 1.5～2.5 cm。先端骤狭的短渐尖,基部阔急尖,干后榄绿色或栗褐绿色,背面暗淡,全缘。伞形花序着生在二年枝上或呈圆锥状着生在当年枝上;花淡红色;苞片三角形,常脱落;雄花序每枝 3～5 朵花,花 5～6 基数,萼浅盘状,裂片卵状三角形,花瓣卵形,长约1.8 mm,雄蕊短于花瓣的 1/4;雌花序簇生,每枝由 1～3

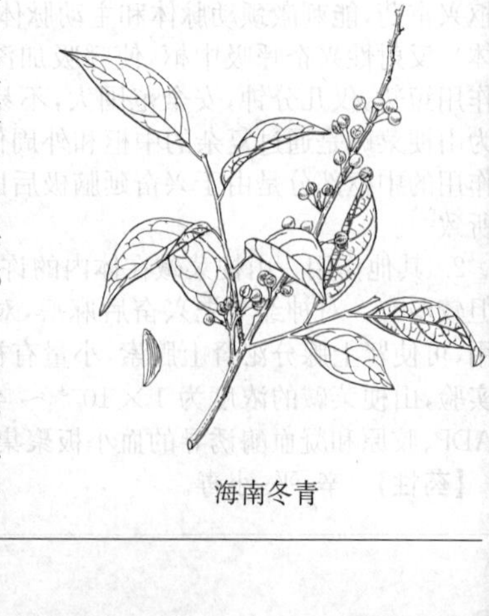

海南冬青

花组成的聚伞花序，花萼和花冠与雄花相似，退化雄蕊长为花瓣的1/2，子房上位。果近球状椭圆形，宿存柱头厚盘状或乳头状，分核6，椭圆形，两头尖，背面粗糙具1槽。花期4～5月，果期7～11月。

生长于中海拔的山地疏林和密林中。分布于广东、广西、海南等地。

【采收加工】 产地四季均可采，晒干。

【药材】 山绿茶 *Folium Ilicis Hainanensis* 产于广东、海南、广西等地。

性状 本品呈卷曲状，多破碎不全，主脉在加工过程中多与叶肉相剥离而呈纤维状。完整叶片呈宽椭圆形或椭圆形，顶端渐尖，基部楔形，全缘。绿褐色或绿黄色。质脆，易破碎。气清香，味苦。

【成分】 叶含熊果酸（ursolic acid），冬青素（ilicin）A，冬青皂苷（ilexin）A_1 和胡萝卜苷（daucosterol）[1]。

【药理】 1. 降压作用 山绿茶提取物（IAE）0.25 g/kg 静脉注射，可使麻醉狗血压迅速下降，降压峰值可达原血压的50.6%，持续10～40 min，心率减慢，对两肾型Goldblatt高血压大鼠，IAE 0.5 g/kg灌胃，亦有明显的降压作用。IAE可抑制阻断颈总动脉血流与刺激迷走神经向中端所致升压反应，提示具有中枢性降压作用。IAE可使全身血管总外周阻力下降，说明对阻力血管有直接扩张作用。故IAE的降压既是通过中枢性抑制，也是通过舒张周围血管所致[1]。

2. 保护心脏作用 两肾型Goldblatt高血压的大鼠心脏可见心肌纤维增粗，肌溶小灶，灶性坏死，灶性纤维化和瘢痕形成等病变，冠状动脉出现不同程度的硬化，细动脉纤维素样坏死，过碘酸试剂染色呈强阳性，IAE 0.5～1.0 g/kg灌胃6星期，对上述心脏损害有一定的保护作用[2]。

毒性 IAE给小鼠1次腹腔注射，观察72 h，按简化机率法求得LD_{50}为5.13±0.45 g/kg。IAE生理盐水溶液（0.25 g/ml）给狗静脉滴注，测得致死量为5.54±0.25 g/kg，表现为呼吸先兴奋后抑制，心率减慢，心电图ST段下降，T波高耸，心室传导阻滞，直至死亡[1]。

【功用主治】《新华本草纲要》："主治高血压病、口腔炎、疖肿、慢性咽炎和妇科附件炎。"

【用法用量】 内服：泡茶饮，1～3 g。

【临床报道】 治疗高血压病、高脂血症 以山绿茶片剂（每片相当于生药粉0.62 g）内服，每日3次，每次0.5～1片。分别于服药后2星期、4星期进行复查。对照组服用降压灵。结果显示：山绿茶治疗高血压病325例，有效率为73.5%，与对照组比较，差异显著。治疗高脂血症233例，山绿茶降胆固醇、降β-脂蛋白、降三酰甘油的有效率分别为72.7%、77.5%、85.7%[1]。

0365 山蛩虫 shān qióng chóng（《本草拾遗》）

【异名】 百脚陆（《泉州本草》），千脚虫、篾子虫、锅耳朵（《贵州民间方药集》），大草鞋虫（《万县中草药》），百节虫、闷棒虫、空筒筒虫（《四川中药志》）。

【基原】 为山蛩科山蛩属动物燕山蛩的全体。

【原动物】 燕山蛩 *Spirobolus bungii* Brandt 又名：约安巨马陆（《中国药用动物志》）。

体长圆形，长约120 mm，宽约7 mm，全体由多数环节组成，从颈板到肛节约有体节54个（雄性53个）。触角1对，长约5 mm，其基部两侧各有50个单眼集结排成三角状，似复眼。第一节无步肢，第二至第四节各有步肢1对，自第五节起至肛节，每节有步肢2对，各步肢6节，末端具爪。生殖肢由第七节步肢变成。自第六背板后各体节的两侧有臭腺孔。

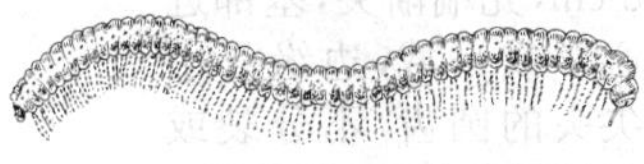

燕山蛩

多栖息于阴湿地区。全国大部分地区均有分布。

【采收加工】 6～8月捕捉，鲜用或晒干。

【药理】 抗肿瘤作用 燕山蛩醚提取物0.15～0.50 g/kg、醇提取物1.2～1.3 g/kg、醇醚提取物0.2 g/kg分别给小鼠腹腔注射12～14 d，对小鼠实体型宫颈癌生长有显著抑制作用。醇醚提取物对小鼠Lewis肺癌生长也有较显著抑制作用。三种提取物还显著抑制小鼠腹水型宫颈癌、腹水型肉瘤S_{180}、艾氏腹水瘤生长[1]。燕山蛩醇醚提取物0.2 ml（即0.2 g/kg）给腹水型宫颈癌小鼠腹腔注射1次，1 h内即可引起癌细胞膜改变，造成细胞核裂解和细胞崩毁、溶解，还能显著抑制癌细胞的有丝分裂。这种作用以给药后2 h为最强，持续6 h以上[2]。

毒性 燕山蛩醇醚提取物给小鼠腹腔注射的LD_{50}为2.733±0.156 g/kg（插补法）。小鼠亚急性毒性试验中，发现给药组动物肝脏枯氏细胞肿胀，肝窦扩张，肝细胞略呈萎缩状态，萎缩程度随剂量增大而稍重，其余指标、血象等均正常。犬亚急性毒性试验中，心、肝、肾等脏器均未见病理改变[1]。

【药性】 辛，温，大毒。

1.《本草拾遗》："有大毒。"

2.《四川中药志》1979年版："辛，温，有毒。"

【功用主治】 破积，解毒。主治癥瘕积聚，胁下痞满，无名肿毒，瘰疬，恶疮，疠风，白秃。

1.《本草拾遗》："治人嗜酒不已；又敷恶疮。"

2.《分类草药性》："治一切痒疮，敷鱼口痈毒。"

3.《贵州民间方药集》："治麻风，无名肿毒。"

4.《四川中药志》1979年版："破积，解毒，举陷。用于腹中癥积，息肉，恶疮，瘰疬，子宫脱垂；近用于治皮肤癌。"

5.《中国药用动物志》："主治扁桃体炎及一切疮毒。"

【用法用量】 内服：研末，0.3～1 g。外用：研末撒，浸酒搽，捣烂或熬膏敷贴。

【宜忌】 本品毒性大，慎服。

【选方】 1. 治鼻息肉 百脚陆醋炙研末，棉花蘸塞鼻孔中。（《泉州本草》）

2. 治急性扁桃体炎 千脚虫、鲜赤葛各适量。捣绒包颈部。

3. 治颈淋巴结结核 千脚虫1条，五倍子12 g。捣烂醋调外敷。（2、3方出自《万县中草药》）

4. 治子宫脱垂 千脚虫1条，炕干研末，分4次，姜开水送服，隔日服1次。（《万县中草药》）

0366 山葡萄 shān pú táo（《台湾药用植物志》）

【基原】 为葡萄科蛇葡萄属植物光叶蛇葡萄的根及根皮。

【原植物】 光叶蛇葡萄 *Ampelopsis sinica*（Miq.）W. T. Wang var. *hancei*（Planch.）W. T. Wang［*A. brevipedunculata*（Maxim.）Trautv. var. *hancei*（Planch.）Rehd.］ 又名：粉藤（《海南植物志》），大葡萄、大本山葡萄、粪箕藤、冷饭藤、空耳仔藤（《台湾药用植物志》），小叶蛇葡萄（《湖南省

中药资源名录》)。

木质藤本。茎粗壮,植株无毛。单叶互生;叶柄长4～5 cm,向上逐渐变短;叶片心状卵形或心形,长与宽约3.5～8 cm,先端渐尖,基部近心形或平截,边缘具小尖头的圆齿,不分裂或不明显3浅裂;基出脉3条,侧生的一对常分歧,如5基出脉。花两性,二歧聚伞花序与叶对生;花萼5,稍开裂;花瓣5,分离,长圆形,先端内弯,花开时逐渐脱落;雄蕊5;花盘明显,与子房合生;子房2室,花柱短细,圆柱状。浆果小,球形,熟时紫蓝色。花期4～8月,果期7～11月。

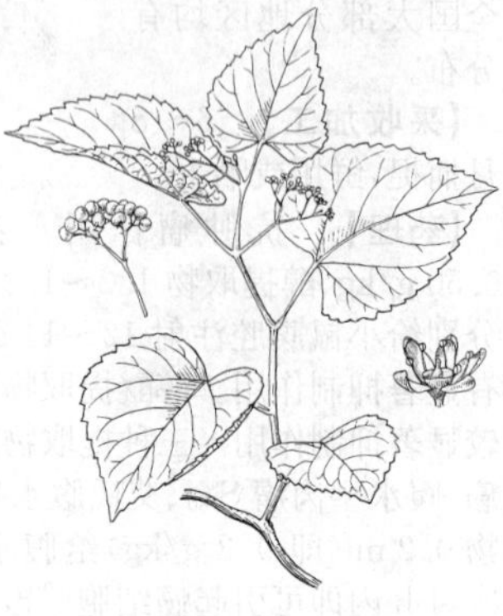

光叶蛇葡萄

生于低海拔的疏林中。分布于浙江、江西、福建、湖南、广东、广西、海南、云南、台湾等地。

【采收加工】 9～10月采挖根部,切片或剥取根皮,切片,晒干;鲜用随时可采。

【成分】 根中含有蛇葡萄属素(ampelopsin) D、E、H[1]、F、G[2];白藜芦醇四聚体(resveratrol tetramer)成分:叶蛇葡萄素(sinicin)A,葡萄属素(vitisin)A,顺-葡萄属素(*cis*-vitisin)B,蛇葡萄属素(ampelopsin)H,坡垒属酚(hopeaphenol)[3];三萜类:羽扇豆醇(lupeol)[4],β-香树脂醇(β-amyrin),白桦脂醇(betulin),藜芦醇(veratrol),齐墩果酸(oleanolic acid),白桦脂酸(betulic acid)[5]。黄酮类:山柰酚(kaempferol),香橙素(aromadendrin)[5],儿茶素(catechin);甾醇类:β-谷甾醇(β-sitosterol),胡萝卜苷(daucosterol);有机酸类:棕榈酸(palmitic acid)[4],香草酸(vanillic acid),没食子酸乙酯(ethyl gallate),3,5-二甲氧基-4-羟基苯甲酸(3,5-dimethoxy-4-hydroxylbenzoic acid)[5]。

【功用主治】 《台湾药用植物志》:"治眼疾、刀伤,以根煎水,洗涤患处;治耳疾,以根煮鸡蛋服;治创伤,以根煎汁,外洗内服。"

【用法用量】 内服:煎汤,15～30 g。外用:煎水洗。

【选方】 1. 治胃病、下消 山葡萄根150 g,水煎服。

2. 治创伤 山葡萄根煎水,外洗内服。(1、2方出自《台湾药用植物志》)

0367 山椒草 shān jiāo cǎo (《天目山药用植物志》)

【异名】 塌地草(《天目山药用植物志》),卜罗草(江西《草药手册》)

【基原】 为荨麻科赤车属植物小赤车的全草。

【原植物】 小赤车 *Pellionia minima* Makino

多年生匍匐草本,长达30 cm。茎褐色或绿色,少分枝,密被微细毛。叶互生,具极短的柄;托叶小;叶片在茎上为2列平展,斜倒卵形,长5～10 mm,宽4～8 mm,先端钝圆,基部内侧楔形,外侧耳状圆形,上面有伏贴的毛,下面脉上有短毛,边缘有波状齿。花单性,雌雄异株;聚伞花序腋生;雄花序有梗,花被片5,雄蕊5;雌花序无梗,呈球形,雌蕊1,柱头毛笔状。瘦果椭圆形,表面有点状突起。花期3～4月,果期4～5月。

生于低山、丘陵阴湿地或岩石上。分布于浙江、安徽、福建、江西、广东、广西等地。

【采收加工】 7～9月采收,鲜用或晒干。

【功用主治】 舒筋活血,解毒消肿。主治扭伤,跌打损伤,疮疖肿毒,蛇伤,鸡眼。

1.《天目山药用植物志》:"治关节扭伤:山椒草、蛇葡萄根等量,用酒糟或酒拌和,捣烂烘热敷患处,每日换1次。"

2. 江西《草药手册》:"治鸡眼脚:山椒草加童便捣敷。"

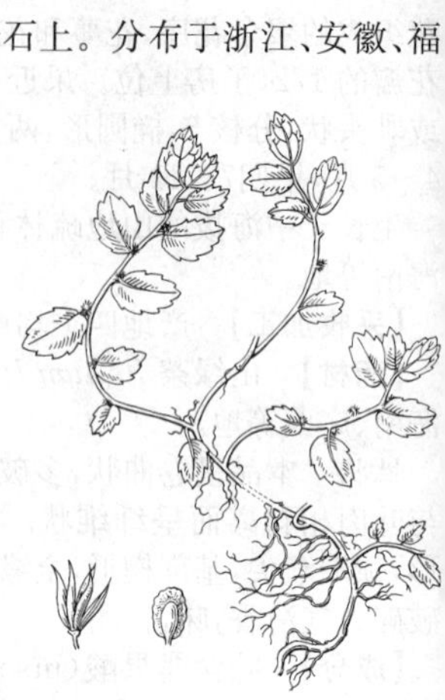

小赤车

0368 山紫菀 shān zǐ wǎn (《山西中草药》)

【异名】 葫芦七、大救驾、荷叶七(《陕西中草药》),马蹄紫菀、土紫菀、硬紫菀(《中药材品种论述》),蹄叶紫菀(《全国中草药汇编》)。

【基原】 为菊科橐吾属植物蹄叶橐吾的根及根茎。

【原植物】 蹄叶橐吾 *Ligularia fischeri* (Ledeb.) Turcz. [*Cineraria fischeri* Ledeb.] 又名:水荷叶(陕西)。

多年生草本,高80～200 cm。根肉质,黑褐色。茎高大,上部及花序被黄褐色有节短柔毛,下部光滑,基部被褐色枯叶柄纤维包围。丛生叶与茎下部叶具柄,柄长18～59 cm,基部鞘状;叶片肾形,长10～30 cm,宽13～40 cm,先端圆形,基部弯缺宽,边缘有整齐的锯齿;茎中上部叶具短柄,鞘膨大,宽超过于长。总状花序长25～75 cm;苞片卵形或卵状披针形,边缘有齿;头状花序多数,辐射状;小苞片狭披针形;总苞钟形,总苞片2层;舌状花5～9,黄色;管状花多数,冠毛红褐色。瘦果圆柱形,光滑。花果期7～10月。

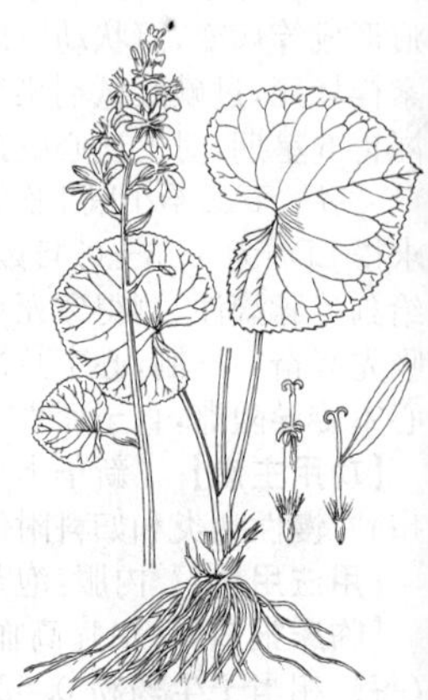

蹄叶橐吾

生于海拔100～2 700 m的水边、草甸、山坡、灌丛、林缘及林下。分布于华北、东北及浙江、安徽、河南、湖北、湖南、四川、陕西、甘肃等地。

【采收加工】 7～10月采挖,晾干。

【药材】 山紫菀 *Radix et Rhizoma Ligulariae Fischeri* 产于东北、华北、西北、西南等地。

性状 根茎横生,为不规则块状,下方密生多数细长的须根,集成马尾状或扭曲成团块状;表面黄棕色或棕褐色,密生黄色或黄棕色短绒毛,有纵皱纹。体轻,质脆,易折断。断面中央有浅黄色木心。有特殊香气,味辛辣。

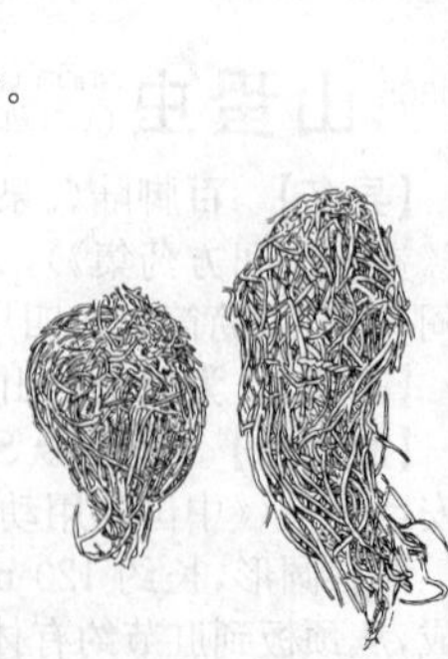

山紫菀(根及根茎)外形

鉴别　(1) 根横切面:表皮细胞略呈多角形,黄棕色,壁木栓化,常延伸成细长的单细胞毛,黄棕色,短的呈乳头状突出。表皮下有1列栓化的下皮细胞。皮层约为20列类圆形薄壁细胞,其中有离生油室4～6个,并与中柱内的韧皮部相对;内皮层凯氏带明显。中柱初生木质部4～6原型,中心通常无髓。

(2) 取本品2 g,加乙醚或甲醇10 ml,浸渍过液,滤过,取滤液滴在滤纸上,置紫外光(254 nm)下观察,显黄色或淡黄色荧光斑点。

(3) 取本品粗粉2 g,置50 ml锥形瓶中,加乙醚15 ml,密塞振摇,浸渍1 h,滤过。取滤液4 ml,蒸去乙醚,残渣溶于醋酐1 ml中,滴加浓硫酸1滴,呈现紫红色,逐渐变紫黑色(检查甾萜类);取乙醚浸液4 ml,蒸去乙醚,残渣溶于甲醇1 ml中,加2,4-二硝基苯肼试液1 ml,加热后析出黄色沉淀,但容器边缘现紫色(检查酮类)。

【成分】　蹄叶橐吾根含倍半萜类化合物:蹄橐醇(ligularol),蹄橐酮(ligularone),10-α-H-呋喃蹄橐酮(10-α-H-furanoligulorenone),1β,10β-环氧-呋喃紫蜂叶-6-醇(1β,10β-epoxy furanoeremophilane-6-ol),紫蜂斗叶烯醇(eremoligenol),6β-羟基紫蜂斗叶内酯(6β-hydroxyeremiophilendide),呋喃紫蜂斗叶烷(furanoeremophilane),异蜂斗菜酮(isofukenone)和异戊烯酸(isopentenic acid)[1];挥发油:橐吾酮(ligularone),艾里橐吾醇(eremoligerol),橐吾醚(liguloxide),橐吾醚醇(liguloxidol)[1]。还含:1β,10β-环氧呋喃佛术烷-6β-醇(1β,10β-epoxyfuranoeremophilan-6β-ol)[2],1β,10β-环氧呋喃佛术烷-6β-基-2-羟甲基丙烯-2-酸酯(1β,10β-epoxyfuranoeremophilan-6β-yl-2-hydroxy -methylprop-2-enoate)[3],呋喃橐吾酮(10α-H-furanoligularenone)[4]。

【药理】　祛痰、镇咳作用　小鼠酚红法实验,蹄叶橐吾浓缩水煎剂10 g(生药)/kg灌胃,有明显的祛痰作用;浓缩水煎剂20 g(生药)/kg、水煎剂6 g(生药)/kg及挥发油乳剂500 g/kg灌胃对小鼠氨气致咳均未表现出明显的镇咳作用[1]。采用二氧化硫刺激法,鹿蹄橐吾乙醇提取物15 g/kg给小鼠灌胃,镇咳率为53%[2]。

【药性】　《陕西中草药》:"味甘、辛,性温。"

【功用主治】　祛痰止咳,活血止痛。主治咳嗽,痰多气喘,百日咳,腰腿痛,劳伤,跌打损伤。

1.《中国药用植物图鉴》:"镇咳祛痰,适用于慢性支气管炎,咽喉肿痛,神经性咳嗽,咳嗽吐血及小便带血等。"

2.《陕西中草药》:"理气活血,止痛,止咳祛痰。主治跌打损伤,劳伤,腰腿痛,咳嗽气喘,百日咳,肺痈咳血。"

【用法用量】　内服:煎汤,8～15 g;或研粉。

【宜忌】　《陕西中草药》:"忌浆水;阴虚、肺热、干咳者慎用。"

【选方】　1. 治风寒咳嗽　蹄叶橐吾25 g,百部10 g。共研细末,每次5 g,日服2次。

2. 治咳嗽,痰中带血　蹄叶橐吾200 g,五味子100 g。做蜜丸。每次口含化服15 g,每日2次。(1、2方出自《东北药用植物》)

3. 治腰腿痛　葫芦七60 g。研粉,每次4 g,每日2次,凉开水冲服。

0369 山楂木 shān zhā mù (《纲目》)

【异名】　赤爪木(《新修本草》)。

【基原】　为蔷薇科山楂属植物山里红 *Crataegus pinnatifida* Bunge var. *major* N. E. Br. 或野山楂 *C. cuneata* Sieb. et Zucc. 等的木材。

【原植物】　参见"山楂"、"野山楂"条。

【采收加工】　修剪时留较粗茎枝,去皮,切片晒干。

【药性】　《新修本草》:"味苦,寒,无毒。"

【功能主治】　《新修本草》:"主水痢,头风,身痒。"

0370 山楂叶 shān zhā yè (《纲目》)

【基原】　为蔷薇科山楂属植物山里红 *Crataegus pinnatifida* Bunge var. *major* N. E. Br. 或野山楂 *C. cuneata* Sieb. et Zucc. 等的叶。

【原植物】　参见"山楂"、"野山楂"条。

【采收加工】　7～10月采叶,晒干。

【成分】　山里红叶主要含黄酮类槲皮素(quercetin),金丝桃苷(hyperoside),牡荆素(vitexin)[1],山楂素(pinnatifin)Ⅰ,槲皮素(quercetin)及其苷,山柰酚(kaempferol)及其苷[2],山里红酮(pinnatifida)C、D[3],pinnatifine Ⅰ[4]。黄酮C-葡萄糖苷类:8-C-β-D-(2″-O-乙酰基)呋喃葡萄糖基芹菜素〔8-C-β-D-(2″-O-acetyl)glucofuranosyl apigenin〕和3″-O-乙酰基牡荆素(3″-O-acetylvitexin)[5],山楂素(pinnatifin)C、D[6],5,7,4′-三羟基黄酮-8-C-β-D-葡萄糖(1→4)-O-β-D-葡萄糖〔5,7,4′-trihydroxyflavone-8-C-β-D-glucose(1→4)-O-β-D-glucose〕[7];酚性化合物:咖啡酸(caffeic acid),原儿茶酸(protocatechuic acid),pholorglucinol,4-没食子酚(4-pyrogallol)[8];三萜:熊果酸(ursolic acid)[9]。

【药理】　1. 对心、脑血管系统的作用　山楂叶聚合黄酮1次给药或多次给药,均能对抗垂体后叶素诱发的家兔急性心肌缺血,缩小其心肌梗死范围[1]。山楂叶提取物(0.1 g/ml)0.4～8 ml/kg静脉注入,能显著地降低或恢复垂体后叶素引起的豚鼠心电图S-T段上移和T波增高,加快后叶素引起的心率减慢[1]。牡荆素鼠李糖苷20 mg/kg能明显降低犬在位心脏的心肌耗氧量,与金丝桃苷等有协同作用[1]。山楂叶水提取物给大鼠灌胃能显著降低结扎冠脉大鼠的血清磷酸肌酸激酶(CPK)水平和心肌梗死面积[2]。20%山楂提取物颈静脉注入5～7 min,脑血管阻力下降1.064～10.91 kPa(8～82 mmHg)[1]。山楂叶制剂提取液具有稳定血压、调整心率作用。能对抗乙酰胆碱,具有适度的强心作用[3]。

2. 对凝血系统的影响　山楂叶在体内、外均能非常显著地抑制胶原[1]或ADP[2]诱导的兔血小板聚集。此外,静脉注射山楂叶制剂30 min后,全血比黏度显著下降[1]。

3. 降血脂作用　山楂叶对蛋黄乳剂快速形成的小鼠胆固醇血症,有非常显著的降低作用[1]。

4. 对氧自由基的清除作用　山楂叶乙醇提取物对羟自由基和超氧阴离子的生成有清除和抑制作用,其作用随提取物的百分比浓度增加而增加[4]。

5. 耐缺氧作用　山楂叶与普萘洛尔(心得安)一样,可显著延长低压缺氧或常压缺氧实验小鼠的存活时间,与显著减低小鼠整体耗氧量的作用一致[1]。

6. 利尿作用　山楂叶浸膏具有明显的利尿作用,家兔给药60 min后尿量较给药前增加44.2%,90 min增加53.9%,120 min增加63.7%,说明其利尿作用温和、缓慢而持久,而且山楂叶利尿时对电解质影响较小[5]。

毒性　山楂叶总黄酮50 mg/kg,200 mg/kg,2 000 mg/kg每日给妊娠大鼠灌胃1次,每20 d检查,未见其对受精母鼠及其受孕率、活胎率有不良影响。750 mg/kg、1 500 mg/kg、3 000 mg/kg 灌喂小鼠，每日 1 次，连续 5 d，沙门菌/哺乳动物微核实验均在正常范围内，并且畸变细胞率(骨髓细胞染色体畸变)与阴性对照组之间无明显差异[1]。

【功能主治】 止痒，敛疮，降血压。主治漆疮，溃疡不敛，高血压病。

1.《药性考》："洗疮脓。"

2.《陕西中草药》："治高血压病，水煎代茶饮。"

【用法用量】 内服：煎汤，3～10 g；或泡茶饮。外用：煎汤洗。

【选方】 治漆疮 (山楂)茎叶煮汁，洗。

【临床报道】 治疗冠心病、心绞痛 由山楂叶总黄酮制成的心安胶囊观察治疗 300 余例，心绞痛 96.7%有效，对三酰甘油、β-脂蛋白、胆固醇增高症均有降低作用[1]。另有山楂叶制成的山楂黄酮片经对 137 例冠心病、心绞痛治疗观察表明，对心绞痛总有效率达 94.4%[2]。

0371 山楂花 shān zhā huā 《陕西中草药》

【基原】 为蔷薇科山楂属植物山里红 *Crataegus pinnatifida* Bunge var. *major* N. E. Br. 或山楂 *C. pinnatifida* Bunge 的花。

【原植物】 参见"山楂"条。

【采收加工】 5～6 月将花摘下，晒干。

【成分】 山楂花含黄酮类成分：槲皮素-3-O-〔α-L-鼠李糖基(1→3)或(1→4)〕-β-D-葡萄糖苷{quercetin-3-O-〔α-L-rhamnosyl(1→3)or(1→4)〕-β-D-glucoside}，槲皮素-3-O-〔α-L-鼠李糖基(1→6)〕-β-D-半乳糖苷{quercetin-3-O-〔α-L-rhamnosyl(1→6)〕-β-D-galactoside}[1]，山楂苷(pinnatifidin)[2]，生物槲皮素 (bioquercetin)[3]。

【功能主治】 《陕西中草药》："治高血压病。"

【用法用量】 内服：煎汤，3～10 g；或泡茶饮。

0372 山楂核 shān zhā hé 《滇南本草》

【基原】 为蔷薇科山楂属植物山里红 *Crataegus pinnatifida* Bunge var. *major* N. E. Br.、野山楂 *C. cuneata* Sieb. et Zucc. 或云南山楂 *C. scabrifolia* (Franch.) Rehd. 等的种子。

【原植物】 参见"山楂"、"野山楂"条。

【采收加工】 加工山楂或山楂糕时，收集种子，晒干。

【成分】 山楂核含三萜类：熊果酸(ursolic acid)，齐墩果酸(oleanolic acid)，甾醇类胡萝卜苷(daucosterol)，豆甾醇(stigmasterol)；酚性成分：香草醛(vanillin)，延胡索酸(fumaric acid)[1]，金丝桃苷(hyperoside)，槲皮素 (quercetin)[2]。

【药理】 抗动脉粥样硬化及降血脂作用 鹌鹑动脉粥样硬化和大鼠高脂血症实验模型的研究结果表明，山楂核醇提取物 0.4 g/kg，每日 1 次，连用 2 星期，能明显地抑制高脂饲料引起的鹌鹑动脉粥样硬化血清总胆固醇(TC)、(低密度脂蛋白+极低密度脂蛋白)胆固醇水平的升高，并能提高血清高密度脂蛋白胆固醇(HDL-C)，特别是 HDL_2-C 的水平；能明显减少胆固醇，尤其是胆固醇酯在鹌鹑动脉壁中的沉积，降低动脉粥样硬化斑块的发生率。每日给予山楂核醇提取物 4 g/kg 或其有效成分总三萜酸 400 mg/kg 或熊果酸 20 mg/kg，连续 10 d，可使高脂血症大鼠血清脂蛋白出现上述类似变化，并使其血清卵磷脂胆固醇酰基转移酶(LCAT)活性明显提高[1,2]。另外，山楂核总三萜酸提取物对 Triton WR-1339 900 mg/kg 造成的小鼠高脂模型有显著的降血清胆固醇和三酰甘油作用[3]。

【宜忌】 消食，散结，催生。主治食积不化，睾丸偏坠，难产。

1.《纲目》："吞之，化食磨积，治㿗疝。"

2.《冯氏锦囊》："主催生，疝气。"

【用法用量】 内服：煎汤，3～10 g；或研末吞。

【使用注意】 《冯氏锦囊》："核仁能使作泻。"

【选方】 1. 治胃积坚久，嘈杂吞酸，胁间积块作痛 山楂核五钱(炒黄，研)，沙苑蒺藜五钱(焙)，鸡内金五钱(焙黄)，加建曲五钱(焙)。共为细末。每服一钱，白滚水送下。忌生冷。(《滇南本草》)

2. 治阴肾肿 橄榄核、荔枝核、山楂核等分。烧存性，研末。每服二钱，空心，茴香汤调下。(《纲目》)

3. 治难产 山楂核七七粒，百草霜为衣，酒吞下。(《海上方》)

【临床报道】 治疗软组织疼痛 用舒痛精Ⅱ号(山楂核中提取的山楂核精为主药)局部外敷，治疗各类组织疼痛疾病 65 例。结果痊愈 22 例(33.9%)，显效 17 例(26.1%)，有效 19 例(29.2%)，无效 7 例(10.8%)。总有效率达 89.2%，而且病程越短，效果越好，病程 1 星期以内的痊愈显效率为 84.7%。对疗效属痊愈的病例，随访 17 例，随访时间 7～22 d，平均 12.6 d，复发的 2 例，未复发的 15 例[1]。

0373 山楂根 shān zhā gēn 《纲目》

【基原】 为蔷薇科山楂属植物山里红 *Crataegus pinnatifida* Bunge var. *major* N. E. Br.，或野山楂 *C. cuneata* Sieb. et Zucc. 等的根。

【原植物】 参见"山楂"、"野山楂"条。

【采收加工】 4～5 月采根，切段，晒干。

【炮制】 取原药材，除去杂质，放水中略泡，洗净，润透，切厚片，干燥，筛去灰屑。

饮片性状 为类圆形或椭圆形厚片，表面皮部棕红色，木部淡黄色，具细密的放射状纹理，纤维性。周边灰绿色或红棕色。质硬。气微，味淡而涩。

贮干燥容器内，置通风干燥处。

【药性】 《分类草药性》："甘，平，无毒。"

【功能主治】 消积，祛风，止血。主治食积，反胃，痢疾，风湿痹痛，咯血，痔漏，水肿。

1.《纲目》："消积，治反胃。"

2.《分类草药性》："消中膈之气，去肉积。"

3.《全国中草药汇编》："治风湿关节痛，痢疾，水肿。"

【用法用量】 内服：煎汤，10～15 g。外用：煎汤熏洗。

【选方】 1. 治消化不良，小儿食积 野山楂根、果各 12 g，车前草 9 g。水煎服。(《浙江民间常用草药》)

2. 治细菌性痢疾 山楂根 15 g，小果蔷薇(七姊妹)根 15 g。水煎，分 2 次服，每日 1 剂。(《单方验方调查资料选编》)

3. 治肺结核咯血 野山楂根 30～60 g，水煎汁，再用白茅花 9～15 g，烧灰。以药汁冲服。(《浙江民间常用草药》)

4. 治多年痔漏 韭菜根、山楂根煎汤，熏洗为妙。(《外科启玄》二根汤)

5. 治水肿 山楂干根 60～120 g。水煎服。(《南京地区常用中草药》)

6. 治骨鲠 山楂树根(向下者)与玉簪花根同捣汁，用竹

管直灌入喉中。不可着牙。(《疡科选粹》)

7. 治高脂血症　山楂根、茶树根、荠菜花、玉米须各30 g。水煎服。每日1剂。(《全国中草药汇编》)

0374 山楂糕 shān zhā gāo (《食物考》)

【基原】 为蔷薇科山楂属植物山里红 *Crataegus pinnatifida* Bunge var. *major* N. E. Br. 等的果实经过加工后的糕点成品。

【原植物】 参见“山楂”条。

【采收加工】 9～10月采收成熟的果实，加工后制成糕(山楂糕)。

【药性】《食物考》：“酸，微温。”

【功能主治】《食物考》：“化滞，消肉冷积，平胃开秘。”

【用法用量】 内服：嚼食，15～30 g。

【宜忌】《食物考》：“多食嘈烦，齿龋人忌。热胃损齿。”

【临床报道】 治疗高脂血症　分4组分别服用山楂食品代用糖果酱(含北山楂70%，含糖30%)、正常果酱(含北山楂70%，糖30%)，日用量100 g，分2次服；正常金糕(含北山楂50%，糖50%)、低糖金糕(含北山楂70%，糖30%)日用量200 g，分2次服。各组均以连续服用3个月为1个疗程。治疗前、中、后分别检查血脂、体重、血压、心电图各1次，其中以观察血脂含量改变为重点。治疗80例，结果：80例中有79例治满1个疗程后，显效(治疗前有一项或二项血脂增高，治疗后均降到正常范围者)27例，有效(治疗前有二项血脂增高，治疗后有一项降到正常范围者)15例，无效(治疗后增高血脂均未降到正常范围或反有升高者)37例，总有效率为53.2%。以代用糖果酱组的疗效为最好，其余依次为正常金糕组、低糖金糕组和正常果酱组[1]。

0375 山稗子 shān bài zǐ (《滇南本草》)

【异名】 红果莎、旱稗(《滇南本草》整理本)，红稗、水高粱、野鸡稗、红米、野高粱(《云南中草药》)，山小米(《广西本草选编》)，土稗子、山高粱(《广西药用植物名录》)。

【基原】 为莎草科苔属植物浆果苔草的种子。

【原植物】 浆果苔草 *Carex baccans* Nees

多年生秃净草本，高60～150 cm。根茎横走，粗壮，丛生，茎三棱柱形，基部具褐红色、纤维状分裂的叶鞘。叶秆生；叶片线形，革质，长30～50 cm，宽8～12 mm，先端长尖，叶鞘秃净。圆锥花序复出，长5～30 cm；侧生枝圆锥花序长5～6 cm；苞片叶状，褐色，长于花序，具苞鞘；小穗极多数，雄雌顺序，圆柱形，长1.5～6 cm；雌花鳞片长圆卵形，褐红色，具芒尖；果囊倒卵形，肿胀，浆果状，血红色。小坚果卵状三棱形，棕红色，包于宿存的苞囊内。花、果期3～6月。

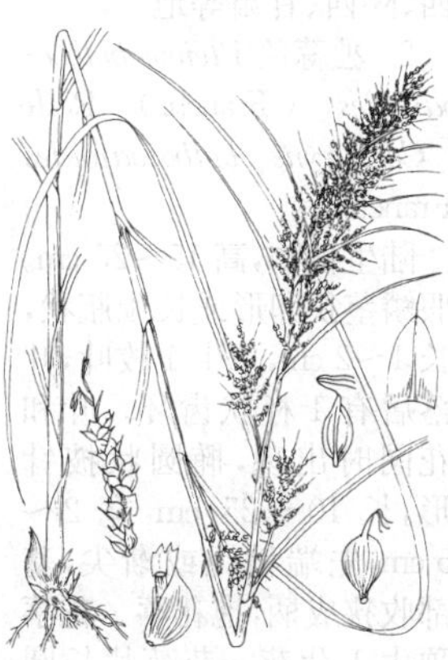

浆果苔草

生于河边、村旁、路旁及山坡疏林中。分布于华南、西南和福建、台湾等地。

本植物的根或全草(山稗子根)亦供药用，另设专条。

【采收加工】 8～10月果实成熟时采收，取出种子，晒干。

【药性】 甘、微辛，平。

1.《滇南本草》：“米微甘，壳涩。”

2.《云南中草药》：“甘、微辛，微寒。”

【功用主治】 透疹止咳，补中利水。主治麻疹，水痘，百日咳，脱肛，浮肿，口腔溃疡。

1.《云南中草药》：“透表止咳，补中利水。”

2.《全国中草药汇编》：“透疹止咳，补中利尿。”

【用法用量】 内服：煎汤，15～20 g。

0376 山稔叶 shān rěn yè (《生草药性备要》)

【异名】 岗稔叶、稔子叶(《岭南草药志》)，稔子树苗(《广西民间常用中草药手册》)。

【基原】 为桃金娘科桃金娘属植物桃金娘 *Rhodomyrtus tomentosa* (Ait.) Hassk. 的叶。

【原植物】 参见“桃金娘”条。

【采收加工】 7～9月采收，鲜用或晒干。

【成分】 叶中含萜类：21αH-22(29)-何帕烯-3β, 30-二醇〔21αH-hop-22(29)-en-3β, 30-diol〕，3β-羟基-21αH-22(29)何帕烯-30-醛〔3β-hydroxy-21αH-hop-22(29)-en-30-al〕，白桦脂酸(betulinic acid)，熊果酸(ursolic acid)，阿立菲妥酸(aliphitolic acid)[1]，羽扇豆醇(lupeol)，β-香树脂醇(β-amyrin)，β-香树脂酮醇(β-amyrenonol)[2]。

【药性】 甘，平。

1.《生草药性备要》：“味甘，性平。”

2.《岭南草药志》：“气微香，味甘，微涩，性平。”

【功用主治】 除湿止泻，解毒止痛，生肌止血。主治泄泻，痢疾，黄疸，头痛，胃痛，疳积，崩漏，乳痈，疮肿，痔疮，疥癣，烫伤，外伤出血，毒蛇咬伤。

1.《生草药性备要》：“止痛，散热毒，止血，拔脓生肌。”

2.《本草求原》：“止血，止痢，生肌。治疳积，消疮，洗疳痔、热毒、瘙疥、烂脚，理蛇伤。”

3.《岭南草药志》：“治急性胃肠炎，血崩，小儿头疮，炮伤，外伤出血。”

4.《海南岛常用中草药手册》：“治黄疸，脱肛，鼻衄，烂疮不收口。”

5.《台湾药用植物志》：“叶煎服治腹泻、胃痛及产妇保健药。”

【用法用量】 内服：煎汤，10～20 g。外用：煎水洗；或捣敷。

【选方】 1. 治急性胃肠炎　生岗稔叶60～120 g，干者酌减。煎水服，吐泻即止。(《岭南草药志》)

2. 治头痛或久患头痛　鲜桃金娘茎叶30 g。酌加水煎成半碗，连服2～3 d。(《福建民间草药》)

3. 治小儿头疮　稔子叶24 g。煎水洗患处，每日洗1次，连续洗数日。

4. 治炮伤　稔子叶、火筒叶、糯米各等量。共捣烂，加入蜜糖捣匀，敷伤口则愈。(3、4方出自《岭南草药志》)

5. 治外伤出血　稔子树苗、苦楝树苗各适量。共捣烂敷伤处。(《广西民间常用中草药手册》)

6. 解钩吻毒　取鲜桃金娘叶绞汁，调冰糖少许，炖服。(《泉州本草》)

0377 山稔根 shān rěn gēn （《生草药性备要》）

【异名】 稔子树根（《岭南草药志》），岗稔根（《全国中草药新医疗法展览会资料选编》），当梨根（广州空军《常用中草药手册》），刀莲头、多年片、哆呢根（《台湾植物药材志》），多年头、哆啤子根、哆哞头（《台湾药用植物志》）。

【基原】 为桃金娘科桃金娘属植物桃金娘 *Rhodomyrtus tomentosa*（Ait.）Kassk. 的根。

【原植物】 参见"桃金娘"条。

【采收加工】 10～12月采收，切段，鲜用或晒干。

【成分】 根含长梗马兜铃素（pedunculagin，Rt-2），木麻黄因碱（casuariin，Rt-3），木麻黄塔拉素（casutalagin，Rt-9）和山稔甲素（tomentosin）[1]。

【药性】 辛，甘，平。

1.《岭南草药志》："气微香，味甘、涩，性平。"

2.《福建药物志》："微酸、辛，温。"

【功用主治】 理气止痛，利湿止泻，祛瘀止血。主治脘腹疼痛，消化不良，呕吐泻痢，黄疸，癥瘕痞块，崩漏，劳伤出血，跌打伤痛，风湿痹痛，白浊，浮肿，疝气，痈肿瘰疬，痔疮，汤火伤。

1.《生草药性备要》："治心痛。"

2.《岭南草药志》："解久热不退。治黄疸，汤火伤，痔疮。"

3.《广西民间常用中草药手册》："活血通经。治月经过多。"

4. 广州部队《常用中草药手册》："治气虚浮肿。"

5.《全国中草药汇编》："祛风活络，收敛止泻。主治急、慢性胃肠炎，胃痛，消化不良，肝炎，痢疾，风湿性关节炎，腰肌劳损，功能性子宫出血，脱肛；外用治烧烫伤。"

6.《浙江药用植物志》："治中心视网膜炎。"

7.《福建药物志》："益肾。治头风，肾虚腰痛，肾炎，脱肛，瘰疬，痈疽。"

【用法用量】 内服：煎汤，15～60 g；或酒水各半煎，或炖肉。外用：烧存性研末调涂。

【选方】 1. 治胃气痛　鲜桃金娘根 60 g，羊肉 150 g。黄酒炒，冲入适量清水煎服。（《闽东本草》）

2. 治小儿消化不良　桃金娘根、南天竹根各 3～6 g。水煎服，每日1剂。（《全国中草药汇编》）

3. 治痢疾，血痢　刀莲头、红竹各 60 g。水煎服。（《台湾植物药材志》）

4. 治黄疸　稔子树根 30～60 g，活鸡 1 只去毛、屎，切碎。与稔子根同置锅中炒后，加水适量煎服。（《岭南草药志》）

5. 治疟母　鲜桃金娘根 60 g，红糖 60 g，或加乌药 15 g。水煎，早晚分服。连服 3～5d。（《福建中草药》）

6. 治劳伤出血，糖尿病　桃金娘根 30～60 g。同猪瘦肉炖服。（《闽东本草》）

7. 治关节风湿痛，久伤痛　干桃金娘根 60 g。水煎，酒冲服。（《福建中草药》）

8. 治疝气　鲜桃金娘根 30 g，雄鸡 1 只（约 0.5 kg），老酒 250 g，酌加开水，炖 2 h，分 2～3 次服。（《福建民间草药》）

9. 治痔疮　稔子树根 60 g，槐花米 18 g。与猪大肠同煮，煮熟后去药渣，服其汤和猪大肠，连服数次。（《岭南药物志》）

10. 治汤火伤　山稔根烧灰研细末，用牛油调涂患处。（《岭南草药志》）

【临床报道】 1. 治妇女血崩症（包括功能性子宫出血、子宫肌瘤及盆腔炎引起的月经过多）　取岗稔根和地稔根各 60 g，五月艾叶 15～30 g。炒至焦黄，加入清水 3 碗，白醋半碗（胃及十二指肠溃疡者不放白醋），煎取 2 碗，分 1～2 次温服。治疗 118 例，起到止血效果者 95 例，占 80%。但未能有效地调整月经周期[1]。

2. 治慢性苯中毒　取岗稔根、女贞子、旱莲草各等量，研粉，炼蜜为丸（每丸重 6～9 g），每日服 3 次，每次 1～2 丸，10 d 为 1 个疗程，服至血象正常停药。共治 9 例，痊愈、显著好转及好转各 3 例。有的服药 21 d 后症状消失。治程中未见副作用[2]。

0378 山慈菇 shān cí gū （《本草拾遗》）

【异名】 金灯花（《本草拾遗》），鹿蹄草（《经验方》），山茨菇（《百一选方》），慈姑（《乾坤秘韫》），山慈姑（《纲目》），毛慈姑（《药材资料汇编》），泥冰子（《中药材手册》），算盘七、人头七、太白及、水球子、泥宾子（《全国中草药汇编》），采配兰（《浙江药用植物志》）。

【基原】 为兰科杜鹃兰属植物杜鹃兰、独蒜兰属植物独蒜兰及云南独蒜兰的假鳞茎。

【原植物】 1. 杜鹃兰 *Cremastra appendiculata* (D. Don) Makino [*Cymbidium appendiculata* D. Don]

陆生植物。假鳞茎聚生，近球形，粗 1～3 cm。顶生 1 叶，很少具 2 叶；叶片椭圆形，长达45 cm，宽 4～8 cm，先端急尖，基部收窄为柄。花葶侧生于假鳞茎顶端，直立，疏生 2 枚筒状鞘；总状花序疏生多数花；花偏向一侧，紫红色；花苞片狭披针形，等长于或短于花梗（连子房）；花被片呈筒状，先端略开展；萼片倒披针形，先端急尖；唇瓣近匙形，基部浅囊状，两侧边缘略向上反折，前端扩大并为 3 裂，基部具 1 个附属物；合蕊柱纤细。花期 6～8 月。

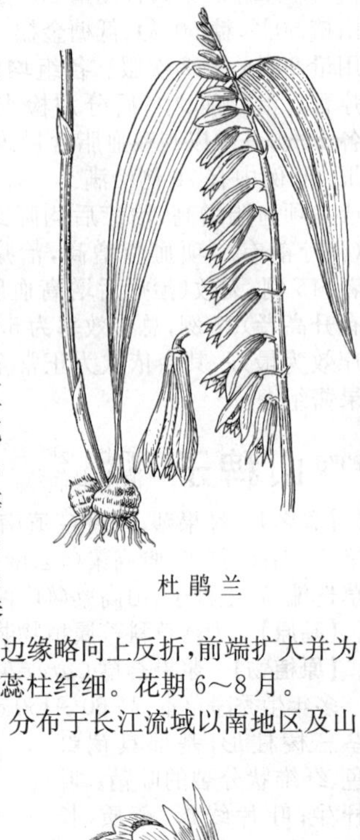

杜鹃兰

生于山坡及林下阴湿处。分布于长江流域以南地区及山西、陕西、甘肃等地。

2. 独蒜兰 *Pleione bulbocodioides* （Franch.） Rolfe [*Coelogyne bulbocodioides* Franch.]

陆生植物，高 15～25 cm。假鳞茎狭卵形或长颈瓶状，长 1～2 cm，顶生 1 枚叶，叶落后有 1 杯状齿环。叶和花同时出现，椭圆状披针形，长 10～25 cm，宽 2～5 cm，先端稍钝或渐尖，基部收狭成柄，抱花葶。花葶顶生 1 朵花。花苞片长圆形，等于或长于子房；花淡紫色或粉红色；萼片直立，狭披针形，先端急尖；唇瓣

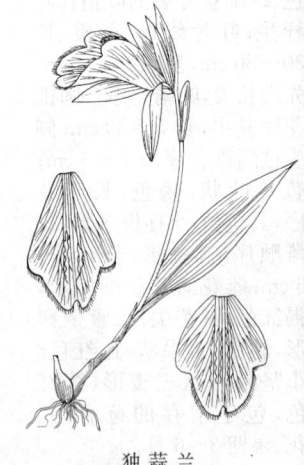

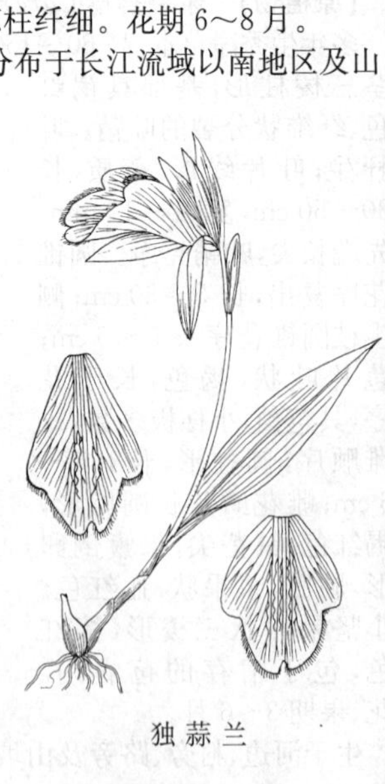

独蒜兰

基部楔形，不明显3裂，边缘具不整齐的锯齿，内面有3～5条波状或近直立的褶片。花期4～5月，果期7月。

生于海拔630～3 000 m的林下或沟谷旁有泥土的石壁上。分布于华东、中南、西南及陕西、甘肃等地。

3. 云南独蒜兰 *P. yunnanensis* (*Rolfe*) *Rolfe*

本种与独蒜兰相似。假鳞茎瓶状，顶有杯状齿环，长2～3.5 cm，直径0.8～1 cm。叶片披针形，长20～30 cm，宽2.5～3.5 cm，通常开花时无幼叶；苞片狭倒卵形，短于子房；花淡紫色，萼片等大，短圆状倒卵形，花瓣与萼片相似，唇瓣扩大，3裂，边缘具锯齿状撕裂，内面具2～5条近全缘的褶片，子房连柄长3～4 cm。

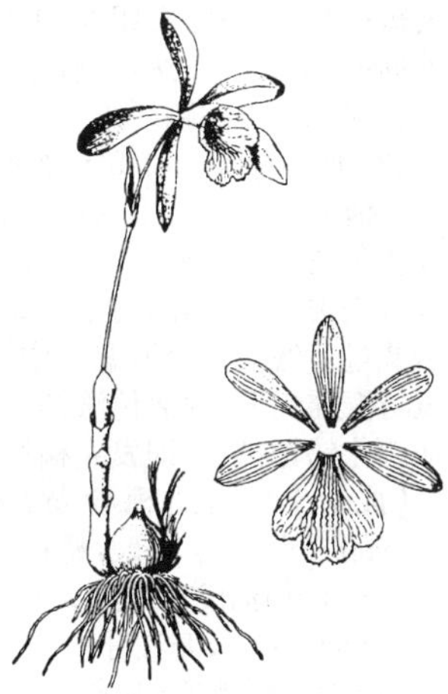

云南独蒜兰

分布于四川西部、云南、贵州。

三种植物的叶(山慈菇叶)、花(山慈菇花)亦供药用，另设专条。

【采收加工】 7～10月采挖，蒸后，晾至半干，再晒干。

【药材】 山慈菇 *Pseudo-bulbus Cremastrae seu Plei-ones*

杜鹃兰主产于四川、贵州；独蒜兰和云南独蒜兰主产于云南。前者习称"毛慈菇"，后两者习称"冰球子"。

性状　毛慈菇　假鳞茎呈不规则扁球形或圆锥形，顶端渐突起，基部有须根痕。长1.8～3 cm，膨大部直径1～2 cm。表面黄棕色或棕褐色，凹凸不平，有纵皱纹或纵沟，中部有2～3条微突起的环节，节上有的具鳞叶干枯腐烂后留下的丝状纤维。质坚硬，难折断，断面灰白色或黄白色，略呈角质。气微，味淡，带黏性。

冰球子　假鳞茎呈圆锥形或不规则瓶颈状团块，高1.5～2.5 cm，直径1～2 cm。顶端渐尖，尖端断头处呈盘状，基部膨大且圆平，中央凹入，有1～2条环节，多偏向一侧。撞去外皮者表面黄白色，带表皮者浅棕色，光滑，有不规则皱纹。断面浅黄色，角质半透明。

鉴别　假鳞茎横切面：毛慈菇　表皮细胞1列，扁平，其内有2～3列厚壁细胞，淡黄色，基本薄壁组织细胞较大，类圆形，含黏液质及淀粉粒。近表皮处薄壁细胞中多含草酸钙针晶束，长70～150 μm，维管束散在，外韧型。

冰球子　表皮细胞切向延长，淀粉粒存在于较小的薄壁细胞中，维管束鞘纤维半月形，偶有两个半月形。

【成分】 1. 杜鹃兰　全草含杜鹃兰素(cremastosine)Ⅰ、Ⅱ[1]。

2. 独蒜兰　假鳞茎含多酚类成分：独蒜兰属醇(pleionol)；联苄类(bibenzyls)成分：独蒜兰素(bulbocodin)C、D[2]，独蒜兰醇(bulbocol)，3，3′-二羟基-4-(*p*-羟基苯基)-5-甲氧基联苄〔3，3′-dihydroxy-4-(*p*-hydroxybenzyl)-5-methoxybibenzyl〕等[3]；黄酮烷-3-醇类(flavan-3-ols)：4′-羟基-3′，5′，7-三甲氧基-5-(3′-羟基苯乙基)黄烷酮-3-醇〔4′-hydroxy-3′，5′，7-trimethoxy-5-(3′-hydroxyphenethyl)flavan-3-ol〕和4′-羟基-3′，7-二甲氧基-5-(3′-羟基苯乙基)黄烷酮-3-醇〔4′-hydroxy-3′，7-dimethoxy-5-(3′-hydroxyphenethyl)flavan-3-ol〕；芪类shanciols A、B、C、D，bletilol A、B[4]、C[5]；二氢菲并吡喃类：lusianthridin，coelonin，shanciguol[4]。此外，还含：联苄二氢菲〔7-O-[4′-(3′，3″-二羟基-5′-甲氧基联苄)]-4-羟基-2-甲氧基-9，10-二氢菲〕{bibenzyl dihydrophenanthrene〔7-O-[4′-(3′，3″-dihydroxy-5′-methoxybibenzyl)]-4-hydroxy-2-methoxy-9，10-dihydrophenanthrene〕}等二氢菲类化合物[6]。

【药理】 降压作用　杜鹃兰素Ⅱ犬静注15 μg/kg可降低血压5.19 kPa(39 mmHg)，降压作用持续30 min以上[1]。

【炮制】 取原药材，除去杂质，分档，洗净，润透，切薄片。干燥，筛去灰屑。或用时捣碎。

饮片性状　为类圆形或不规则的薄片，外表皮灰黄色或黄棕色，具细皱纹，可见叶基、须根痕及环节。切面黄白色或淡棕黄色，角质样半透明，有众多筋脉纹及筋脉小点。质坚。气微，味淡，嚼之带黏性。

贮干燥容器内，置通风干燥处，防蛀。

【药性】 甘、微辛，寒，小毒。归肝、胃、肺经。

1.《本草拾遗》："有小毒。"

2.《纲目》："甘、微辛。"

3.《得配本草》："入足阳明经。"

4.《本草求真》："专入肺。味苦、微辛，寒。"

5.《本草再新》："入肝、肺二经。"

【功用主治】 清热解毒，消肿散结。主治痈疽恶疮，瘰疬结核，咽痛喉痹，肺热咳嗽，蛇、虫咬伤。

1.《本草蒙筌》："消痈疽、无名疔肿，散瘾疹、有毒恶疮，蛇虺啮伤，并服神功。"

2.《纲目》："主疔肿，攻毒破皮。解诸毒蛊毒，蛇、虫、狂犬伤。"

3.《本草再新》："治烦热痰火，疮疔痧疽，瘰疬结核。杀诸虫毒。"

4.《本草用法研究》："行瘀散结。"

5.《湖南药物志》："(用于)皮肤皲裂，跌打肿痛，淋巴结结核。""利尿，止血。"

6.《湖北中草药志》："用于食道癌，痔疮。"

【用法用量】 内服：煎汤，3～6 g；或磨汁；或入丸、散。外用：磨汁涂；或研末调敷。

【宜忌】《本草求真》："性寒凉，不可过服。"

【选方】 1. 治痈疽疔肿、恶疮及黄疸　慈姑(连根)、苍耳草等分。捣烂，以好酒一钟，滤汁温服。或干之为末，每酒服三钱。(《乾坤秘韫》)

2. 治淋巴结结核，毒蛇咬伤　(独蒜兰)假鳞茎9～15 g。水煎服。外用以适量捣烂敷。(《湖南药物志》)

3. 治背痈　(独蒜兰)鲜假球茎、细叶石仙桃鲜假球茎各3～4个，嚼服，每日1次；另取上药适量，捣烂外敷患处，外贴菜叶或其他鲜叶，再用纱布包扎，每日换药1次。

4. 治指头炎、疖肿　(独蒜兰)假球茎9～15 g。水煎，连渣服；另取假球茎适量，加烧酒或醋捣烂，外敷局部。(3、4方出自《浙江药用植物志》)

5. 治毒蛇咬伤　鲜山慈菇适量捣烂，从伤口周围结肿的远端开始涂敷，逐渐近于伤处。(《山西中草药》)

6. 治皮肤皲裂　鲜杜鹃兰假鳞茎捣烂敷，或切开成两半擦患处。(《湖南药物志》)

7. 治瘿瘤　山茨菇、海石、昆布、贝母各等分。为末。每服五钱，白滚水调服，旬日可消。(《外科大成》消瘤神应散)

8. 治食管癌　山慈菇、公丁香各9 g，柿蒂5个。水煎

服。(《湖北中草药志》)

9. 治肺痨咳嗽 (杜鹃兰)鲜假球茎21～24 g。切成薄片,水煎加白糖服。(《浙江药用植物志》)

【各家论述】 1.《本草新编》:“山慈姑,玉枢丹中为君,可治怪病。大约怪病多起于痰,山慈姑正消痰之药,治痰而怪病自除也。或疑山慈姑非消痰之药,乃解毒之药也。不知毒之未成者为痰,而痰之已结者为毒,是痰与毒,正未可二视也。”

2.《本草正义》:“山慈姑,味甘微辛,能散坚消结,化痰解毒,其力颇峻,故诸家以为有小毒,并不以为内服之药。至王璆《百一选方》,乃有太乙紫金丹,亦名玉枢丹,即今通行之紫金锭也,能解百毒,通治恶疮,坚肿痈疡,杨梅毒厉,瘟疫时气,瘴疠蛊毒,中恶,胸腹攻痛,窒塞不通诸证,及毒蛇、虫、犬等伤。外证可敷,内证可服,其效最捷。则以合大戟、千金子霜、麝香,皆通利迅疾之品,所以行驶极速,取效眉睫。而病重者连服之,则必利下,是以攻逐恶物为专职,药力之猛烈可知。此皆用以荡涤肠胃,驱除积垢,以减邪毒赁陵之势,亦非能通行百脉,消除皮里膜外之坚积也。且气味俱淡,以质为用,所以古来未入煎剂。乃近人不知古意,辄欲自诩新奇,别开生面,遂有用入煎方,以为消积攻坚之法,如瘰疬痞积之类皆喜用之,而不能取效者,则以此物体质坚重,独颗无枝,止能直下,而不能旁行,其力虽峻,而无宣络通经之性,何能行于肢体脉络?且瘰疬结核,病在上部,而此物又专于下趋,更无气味熏蒸及上,又属背道而驰,何能中病……所以肠胃之病,如食积气滞,胸脘不舒,服玉枢丹少许,则顷刻即效。此中微义,亦可深长思矣。”

0379 山蜡梅 shān là méi (《安徽中草药》)

【异名】 香风茶(《安徽中草药》),毛山茶、岩马桑(《新华本草纲要》)。

【基原】 为蜡梅科蜡梅属植物山蜡梅的叶。

【原植物】 山蜡梅 *Chimonanthus nitens* Oliv. 又名:亮叶蜡梅(《经济植物手册》),野蜡梅(《云南中药资源名录》)。

常绿灌木,高达3 m。幼枝方形,老枝近圆柱形。单叶对生,近革质;叶片椭圆形或卵状披针形,长2～13 cm,宽1.5～5.5 cm,先端渐尖,基部楔形,上面亮绿色,下面灰白色,无毛,叶脉在下面凸起。小花单生或成对生于叶腋,芳香;花被片多数,白色或黄白色;雄蕊5～7,花药比花丝长,退化雄蕊于雄蕊基部内侧对生;离生心皮多数,子房卵形,花柱纤细。假果椭圆形,褐色,被糙硬毛,内含瘦果数个。种子1颗。花期10月至次年1月,果期4～7月。

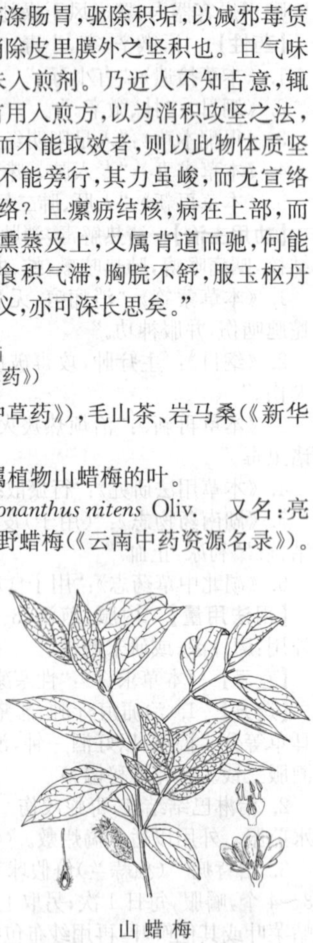
山蜡梅

生于山地疏林下或林缘阳处。分布于江苏、浙江、安徽、福建、江西、湖北、湖南、广西、贵州、云南、陕西等地。

【采收加工】 7～10月采收,鲜用或晒干。

【药材】 山蜡梅 *Folium Chimonanthi Nitentis* 主产于安徽、浙江、江苏、江西、福建、湖北、湖南等地。

性状 叶椭圆形或狭椭圆形,先端渐尖,基部楔形,上表面灰绿色或棕绿色,下表面色较浅,两面均较糙,具密布的透明腺点,主脉浅褐色,于下表面明显突出;叶柄长0.5～1 cm。薄革质,气清香,味微苦而辛凉。

鉴别 (1) 叶横切面:上表皮细胞略扁平,外壁增厚,有时可见孔沟,并被角质层;下表皮细胞较小,外壁增厚,有气孔;上、下表皮均有单细胞非腺毛,壁厚。栅栏组织为2～3列短柱状细胞;海绵组织中散有多数油细胞。主脉维管束外韧型,木质部发达,导管常3～13个排列成行,韧皮部较窄,新月形,中柱鞘纤维发达,几连成环。

(2) 取本品粉末0.5 g,加乙醇5 ml,置水浴中加热2 min,取上清液点于滤纸上,挥干,置紫外光灯下观察,显黄绿色或蓝色荧光,喷洒1%三氯化铝的乙醇液后,荧光加强(检查黄酮类)。取本品粉末2 g,加稀盐酸20 ml,煮沸5 min后滤过。滤液置分液漏斗中,加氨试液调节pH8～9后,用氯仿振摇提取,取氯仿液挥干,残渣加稀盐酸1 ml使溶解,加碘化铋钾试液,即发生橘红色沉淀(检查生物碱)。

【成分】 山蜡梅含黄酮:槲皮素(quercetin),山柰酚(kaempferol)[1];生物碱:蜡梅碱(calycanthine),香风茶碱A、B、C[1];叶精油成分有:α-蒎烯(α-pinene),β-蒎烯(β-pinene),莰烯(camphene) 1,8-桉叶素(1,8-cineole),樟脑(camphor),龙脑(borneol),异龙脑(isoborneol)[2];另含鲨肌醇(scyllitol)[1]。

【药理】 1. 镇咳作用 挥发油给猫及豚鼠腹腔注射,均有一定镇咳作用,10 min显效,20 min效果最好,但平喘作用不稳定,维持时间也短。鸽子气管纤毛运动实验证明,挥发油祛痰作用不明显[1]。

2. 降压作用 香风茶总碱7 mg/kg,静脉注射,使猫与犬血压下降40%以上,维持30 min以上,而蜡梅碱10 mg/kg,静脉注射降压作用短暂。香风茶C碱7 mg/kg,香风茶A、B碱10 mg/kg给猫静脉注射,C碱使血压下降40%,维持30 min以上,而A碱使血压下降20%,5 min内恢复[1]。

3. 减肥作用 高脂饲料饲养小鼠建立营养性肥胖模型,同时灌胃给予山蜡梅提取液,5星期后测体重、肥胖指数、血清总胆固醇和三酰甘油。结果山蜡梅的挥发油提取液、石油醚及正丁醇提取液高剂量能减缓小鼠的体重增长,抑制食欲,减少体脂[2]。

【药性】 辛、微苦,温。

1.《安徽中草药》:“性温,味辛。”

2.《全国中草药汇编》:“微苦、辛,凉。”

【功用主治】 祛风解表,芳香化湿。主治流感,中暑,慢性支气管炎,湿困胸闷,蚊蚁叮咬。

1.《安徽中草药》:“疏散风寒,芳香化湿,辟秽醒脾。”

2.《全国中草药汇编》:“解表祛风,清热解毒。预防感冒,主治流行性感冒,中暑,慢性支气管炎,胸闷。外用治蚊蚁叮咬等。”

【用法用量】 内服:煎汤,6～18 g,含有挥发油,不宜久煎;或开水冲泡代茶。外用:鲜品揉擦。

【宜忌】 《福建药物志》:“用量过大,偶有恶心、上腹不适等不良反应,但停药后即可消失。”

【选方】 1. 治风寒感冒 香风茶6 g,生姜3～5片。煎水,服时加红糖适量。

2. 治胸闷、倦怠、懒食 香风茶、桔梗各4.5 g,陈皮6 g,苍术9 g。煎服。(1、2方出自《安徽中草药》)

【临床报道】 治疗感冒 香风茶片剂(每片相当于生药2.5 g)口服,每次2片,每日3次,疗程3 d。观察338例感冒,有效者314例,无效24例,有效率为92.9%。与桑菊感冒片对照，两药疗效相近。又有用山蜡梅茶（每块相当于生药6.25 g）口服，每次1块，每日3次，观察2 237例流感，有效率达85%以上[1,2]。

0380 山槟榔 shān bīng láng（《云南中草药》）

【异名】 山萝卜、化积药（《云南中草药》）。

【基原】 为唇形科鸡脚参属植物鸡脚参的根。

【原植物】 鸡脚参 *Orthosiphon wulfenioides* (Diels) Hand.-Mazz. [*Coleus wulfenioides* Diels]

多年生草本，高10～30 cm。根粗壮，木质。茎直立，基部分枝，钝四棱形，被长柔毛及腺短柔毛。叶基生或1～2对茎生；无柄或近于无柄；叶片卵形或倒卵形，长4.5～13 cm，宽2.2～6.5 cm，先端钝或圆，基部楔形，边缘具圆齿状锯齿，近基部几全缘，两面被疏柔毛，上面具腺点。轮伞花序6朵花，排列成间断的总状花序；苞片小，卵圆形，具缘毛；花萼紫红色，宽筒状，外面被疏长柔毛，上唇宽大，扁圆形，下唇具4齿，齿端具芒尖，果时花萼增大，上唇外反；花冠浅红至紫色，上唇4裂，下唇全缘；雄蕊4，花丝分离，花药汇合成1室；子房4裂，柱头头状，微凹；花盘前方呈指状膨大。小坚果球形，浅褐色，具小疣突。花期3～10月，果期5～11月。

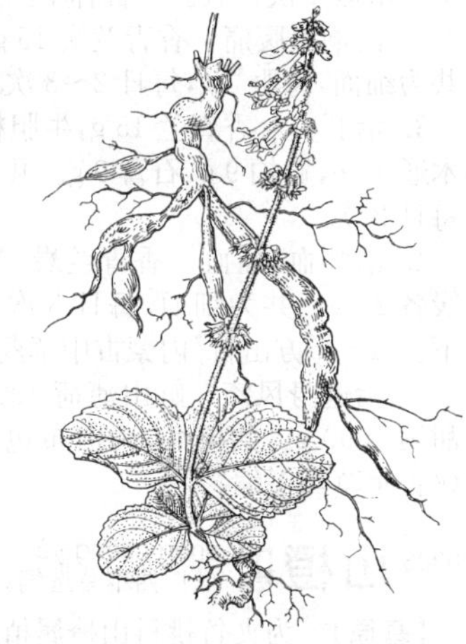

鸡脚参

生于海拔1 200～2 900 m的疏林下或草坡地。分布于四川西部、西南部，贵州西南部，云南东南部、中部及西北部。

【采收加工】 9～10月采挖，洗净，鲜用或晒干。

【成分】 含木脂素：鸡脚参木脂素（orthosilignin）[1]。

【药理】 抗炎作用　其活性部位0.4 mg/kg口服对大鼠蛋清性足肿胀、0.1 mg/kg口服小鼠耳郭肿胀有明显的抑制作用，有抑制毛细血管通透性作用的趋势。可延长二氧化硫引起的小鼠咳嗽的潜伏期[1]。

毒性　醇活性部位经灌胃给药测定急性毒性，结果显示小鼠的最大耐受量为每日5.6 g/kg，约为成人临床日用量的140倍[1]。

【药性】《云南中草药》："辛、甘，平。"

【功用主治】 祛风利湿，活血通络，杀虫消积。主治风湿痹痛，淋证，水肿，跌打损伤，骨折，食积腹胀，虫积腹痛。

1.《云南中草药》："祛风除湿，镇痛化积，接骨生肌。治脉管炎，食积，蛔虫病，骨折，风湿痛。"

2.《全国中草药汇编》："治肾炎，膀胱炎，尿路结石；外治跌打损伤。"

【用法用量】 内服：煎汤，9～30 g。外用：鲜品捣敷；或研末敷。

0381 山樱桃 shān yīng táo（《纲目拾遗》）

【异名】 牛桃、婴桃、英豆（《别录》），梅桃（《八闽通志》），山婴桃（《纲目》）。

【基原】 为蔷薇科樱属植物山樱桃的果实。

【原植物】 山樱桃 *Cerasus tomentosa* (Thunb.) Wall. [*Prunus tomentosa* Thunb.]

落叶灌木，高0.3～1 m，稀呈小乔木状。小枝紫褐色或灰褐色。单叶互生，或于短枝上簇生；叶柄长2～8 mm，被绒毛；托叶线形，被长柔毛；叶片卵状椭圆形或倒卵状椭圆形，长2～7 cm，宽1～3.5 cm，先端急尖或渐尖，基部楔形，有急尖或粗锐锯齿，上面暗绿色或深绿色，被疏柔毛，下面灰绿色，密被灰色绒毛或渐变稀疏。花两性；单生或两朵簇生，花叶同开或近先叶开放；萼片5，三角状卵形，基部连合成管状或杯状，外被短柔毛；花瓣5，白色或粉红色；雄蕊20～25，短于花瓣；子房被毛或仅先端或基部被毛。核果近球形，红色，直径5～12 mm。花期4～5月，果期6～9月。

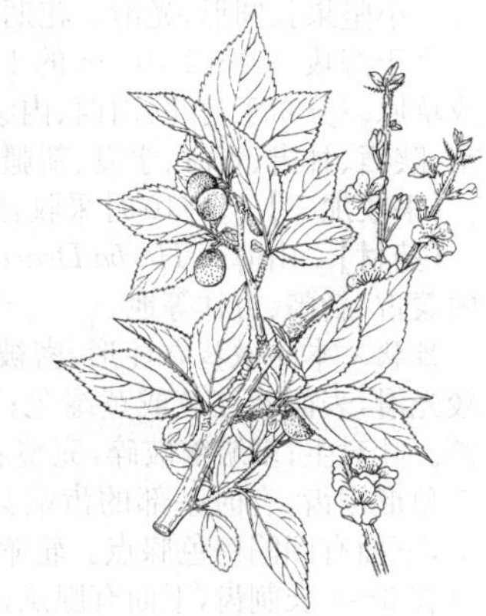

山樱桃

生于向阳坡上，山坡林中，林缘、灌丛中或草地。分布于华北、东北及山东、四川、云南、西藏、陕西、甘肃、青海、宁夏等地。河北、新疆、江苏等城市庭园常有栽培。

【采收加工】 6～9月果实成熟时采摘，晒干。

【成分】 含苦杏仁苷（amygdalin）[1]。

【药性】《别录》："辛，平，无毒。"

【功用主治】 健脾消积，固精。主治食积泻痢，便秘，脚气，遗精滑泄。

1.《别录》："止泄肠澼，除热，调中，益脾气。"

2.《食疗本草》："补中益气，主水谷痢，止泄精。"

3.《七卷食经》："补心气，调中。"（引自《医心方》）

【用法用量】 内服：煎汤，100～300 g。

0382 山薄荷 shān bò he（《吉林中草药》）

【异名】 野薄荷（《恩施中草药手册》），小兰花、香花花、臭兰香、栀子花（《内蒙古中草药》）。

【基原】 为唇形科青兰属植物香青兰的全草。

【原植物】 香青兰 *Dracocephalum moldavicum* L.

又名：摩眼子（《中国经济植物志》）。

一年生草本，高20～60 cm。茎直立，四棱形，被倒向的短毛，常带紫色。单叶对生；短柄；叶片披针形至卵状披针形，长1.4～4 cm，宽0.4～1.2 cm，先端钝，基部圆形或宽楔形，两面仅在脉上被短毛及散生黄色腺

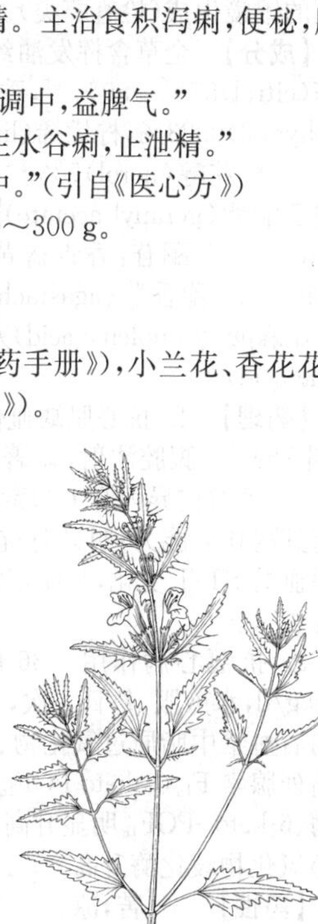

香青兰

点，边缘具三角形牙齿或疏锯齿，有时基部牙齿呈长刺状。轮伞花序生于茎或分枝上部，每轮有花4～6朵；苞叶边缘下部有细长芒状刺，小苞片两侧各具2～5长芒状刺毛；花萼被金黄色腺点及短毛，脉常带紫色，2裂至近中部，上唇3浅裂，下唇2裂较深；花冠淡蓝紫色，唇形，外面被白色短毛和金黄色腺点，上唇稍向下弯，下唇3裂，中裂片较大，2裂，具深紫色斑点；雄蕊4，花药叉状分开；子房4裂，柱头2裂。小坚果长圆形，光滑。花期7～8月，果期8～9月。

生于海拔200～2 700 m的干燥山坡、河滩多石处、荒地或草原。分布于河北、山西、内蒙古、辽宁、吉林、黑龙江、河南、陕西、甘肃、青海、宁夏、新疆等地。

【采收加工】 7～10月采收，鲜用或晒干。

【药材】 山薄荷 *Herba Dracocephali Moldavicae* 产于内蒙古、新疆、吉林等地。

性状 本品嫩茎方柱形，密被倒向短毛，老茎近圆柱形，较光滑，表面紫红色或黄绿色；质脆，易折断，断面中心有髓。叶对生；多皱缩破碎，完整者展平后呈披针形，边缘具三角形锯齿，有时基部的齿端具长刺毛，两面叶脉疏被细毛，下面有凹陷棕色腺点。轮伞花序顶生，苞片长圆形，每侧有3～4长刺齿，下面有腺点；花萼筒状，具15条纵纹，先端5齿裂，齿间具小瘤；花冠唇形，淡蓝紫色。气香，味辛。

鉴别 (1) 茎横切面：表皮细胞1列，被角质层，气孔少数，有腺毛和非腺毛；腺毛头部2细胞，柄单细胞，非腺毛1～3细胞，平直或弯曲，壁厚，有疣状突起。厚角组织位于皮层四角处，有2～8列厚角细胞。中柱鞘纤维断续排列，壁微木化或非木化。韧皮部窄。形成层不明显。木质部由导管、木纤维、木薄壁细胞组成，壁均木化。髓部为薄壁细胞。

(2) 取本品粗粉5 g，加无水乙醇20 ml，置水浴上浸渍30 min，滤过。取滤液2 ml，加5%氢氧化钠溶液使成碱性，加氨制硝酸银试液2.5 ml，置水浴上加热1～2 min，即有明显的银镜生成(检查醛类)。

【成分】 全草含挥发油约0.52%，油的主要成分有柠檬醛(citral)57%～59%[1]，香茅醇(citronellol)4%，百里香酚(thymol)0.23%，柠檬烯(limonene)[2]，牻牛儿醇(geraniol)30%，橙花醇(nerol)7%[2～4]、牻牛儿醛(geranial)，牻牛儿醇乙酸酯(geranyl acetate)[3～5]，橙花醇乙酸酯(neryl acetate)[4]。黄酮苷：香青蓝黄酮苷(moldavoside)[6]，椴树素(tilianin)，藿香苷(agastachoside)，又含刺槐素(acacetin)，γ-亚麻酸(γ-linolenic acid)及其异构体[7]，齐墩果酸(oleanolic acid)[8]。

【药理】 1. 抗心肌缺血作用 香青兰全草水提取物20 g(生药)/kg腹腔注射，显著延长小鼠常压缺氧下的存活时间；显著对抗异丙肾上腺素所致小鼠心肌氧耗增加作用，提高其耐缺氧能力；明显对抗垂体后叶素所致家兔急性心肌缺血的ST-T变化，并使正常小鼠心率明显减慢，P-R间期延长[1]。

2. 抗冠心病作用 36例冠心病患者服用香青兰生药20 g/d，水煎服，每日2次，2星期为1个疗程，发现患者服药后血浆中脂质过氧化物、血栓烷B_2(TXB_2)、TXB_2/6-酮前列腺素$F_{1\alpha}$(6-keto-$PGF_{1\alpha}$)比值明显降低；超氧化物歧化酶、6-keto -$PGF_{1\alpha}$明显升高。血小板中脂质过氧化物降低，超氧化物歧化酶升高[2]。

【药性】 辛、苦，凉。

1.《内蒙古中草药》："味甘、苦，性平。"

2.《新疆中草药》："辛，凉。"

【功用主治】 清热止咳，凉肝止血。主治感冒发热，头痛，咽喉肿痛，咳嗽气喘，痢疾，黄疸，吐血，衄血，风疹，皮肤瘙痒。

1.《吉林中草药》："解表，清热止痛。治外感头痛。"

2.《内蒙古中草药》："清热燥湿，凉肝止血。主治头痛，黄疸，吐血，衄血，咽痛，痢疾。"

3.《新疆中草药》："强心健脑。主治心悸，怔忡，健忘，精神分裂症。"

4.《全国中草药汇编》："主治感冒，喉痛，气管炎，哮喘，心脏病，神经衰弱，狂犬咬伤。"

【用法用量】 内服：煎汤，9～15 g。外用：鲜品捣敷；或涂擦；或煎水洗。

【选方】 1. 治外感头痛 山薄荷9 g，生姜2片，葱白2个。水煎1次顿服。(《吉林草药汇编》)

2. 治痢疾腹痛 香青兰炭15 g，青木香9 g，北苍术9 g。共为细面，每服3 g，每日2～3次，白开水送下。

3. 治肝炎 香青兰15 g，牛胆粉3 g，红花6 g，瞿麦6 g，木通15 g，黄柏9 g，石膏9 g。共为细面，饭后白开水送服，每日2次。

4. 治吐血，衄血 香青兰炭、艾炭各30 g，地榆炭、血余炭各24 g。共为细面，每日3次，每服9～27 g，白开水送下。(2～4方出自《内蒙古中草药》)

5. 治遍身风疹 鲜山薄荷120～150 g，鲜韭菜根60 g，甜酒酿90 g。共捣烂，用白布包扎，轻擦患处，数次即愈。(《吉水草药汇编》)

0383 山橙叶 shān chéng yè (《广西本草选编》)

【基原】 为夹竹桃科山橙属植物山橙 *Melodinus suaveolens* Champ. ex Benth. 的叶。

【原植物】 参见“山橙”条。

【采收加工】 5～10月采摘，晒干。

【功用主治】 清热利尿，消肿止痛。主治肾炎水肿，小便不利，风湿热痹，跌打肿痛。

【用法用量】 内服：煎汤，10～15 g。外用：煎水洗。

0384 山橘叶 shān jú yè (《本草求原》)

【异名】 金豆叶(《广东中药》)。

【基原】 为芸香科金柑属植物山橘 *Fortunella hindsii* (Champ.) Swingle 的叶。

【原植物】 参见“山橘”条。

【采收加工】 5～10月采摘，鲜用或晒干。

【药材】 山橘叶 *Folium Fortunellae Hindsii* 产于广东、福建、广西、浙江、江西等地。

性状 干燥叶呈长椭圆形至矩圆形，或倒卵形，稍革质；羽状脉，主脉叶背凸出，两面秃净，下面黄绿色，上面暗绿色至棕绿色。对光视之，密布透明之腺点。气微香。

【功用主治】 宣肺止咳，散瘀消肿。主治感冒咳嗽，百日咳，跌打损伤。

1.《本草求原》："祛风，散瘀生新，敷跌打，止燥嗽(同猪粉肠)。"

2.《广东中药》："治感冒咳嗽，百日咳。"

【用法用量】 内服：煎汤，6～12 g。外用：捣敷。

0385 山橘根 shān jú gēn (《本草求原》)

【基原】 为芸香科金柑属植物山橘 *Fortunella hindsii*

(Champ.) Swingle 的根。

【原植物】 参见"山橘"条。

【采收加工】 9～11 月挖根，切片晒干。

【药性】《全国中草药汇编》："辛、苦，温。"

【功用主治】 消积和胃，行气止痛。主治食积胀满，胃脘痛，疝气肿痛。

1.《本草求原》："去湿风及酒风。"

2.《全国中草药汇编》："醒脾行气。主治风寒咳嗽，胃气痛，食积胀满，疝气。"

3.《福建药物志》："主治急性肝炎、胆囊炎、胆石症、胃痛、疝气、慢性气管炎、脱肛。"

【用法用量】 内服：煎汤，15～30 g。

【选方】 1. 治胃痛　山橘根 3～6 g，南五味子根 15 g。水煎服。(《福建药物志》)

2. 治疝气　山橘根 24 g，山鸡椒根、苦参菜根各 12 g，南五味子根 9 g。水煎服。(《福建药物志》)

0386 山橿根 shān jiāng gēn
(《浙江天目山药植志》)

【基原】 为樟科山胡椒属植物山橿的根或根皮。

【原植物】 山橿 *Lindera reflexa* Hemsl.

落叶灌木或小乔木，高 1～6 m。叶互生，倒卵状椭圆形或圆卵形，长 4～12 cm，宽2～5 cm，先端渐尖，基部阔楔形或圆形，全缘，纸质，下面被柔毛，老时脱落，侧脉5～8 条；叶柄长 5～12 mm。花单性，雌雄异株；伞形花序腋生，花梗被黄褐色柔毛；花被片 6，椭圆形，黄色；雄花有雄蕊 9，花药内向瓣裂。果实球形，深红色。花期 3～4 月。果期 9～10 月。

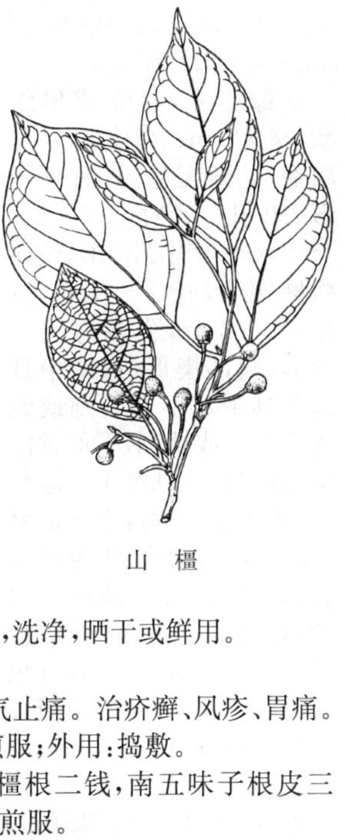

山　橿

生于山坡林缘或路旁灌丛中。分布浙江、安徽、江西、湖南、广东、广西等地。

【采收加工】 全年均可采收，洗净，晒干或鲜用。

【药性】 辛，温。

【功用主治】 止血消肿，行气止痛。治疥癣、风疹、胃痛。

【用法用量】 内服：6 g，水煎服；外用：捣敷。

【选方】 1. 治胃气痛　山橿根二钱，南五味子根皮三钱，灯心草、车前草各二钱。水煎服。

2. 治刀伤出血　山橿皮捣烂敷患处。

0387 山藿香 shān huò xiāng
(《峨眉山药用植物调查报告》)

【异名】 血见愁、血芙蓉(《生草药性备要》)，野石蚕、野薄荷、仁沙草、苦药菜、假紫苏(《广西中兽医药用植物》)，皱面草、方枝苦草(广州部队《常用中草药手册》)，肺形草(《福建中草药》)，假香菜、粘毛石蚕(《云南药用植物名录》)，冲天泡(《湖南药物志》)，土红苏、皱面风、杰草(《福建药物志》)，消炎草、四方草(《广西药用植物名录》)。

【基原】 为唇形科香科科属植物血见愁的全草。

【原植物】 血见愁 *Teucrium viscidum* Bl.

多年生直立草本。茎高30～70 cm，上部被混生腺毛的短柔毛。叶柄长约为叶片长的 1/4；叶片卵状长圆形，长 3～10 cm，宽 1.5～4.5 cm。假穗状花序顶生及腋生，顶生者自基部多分枝，密被腺毛；苞片全缘；花萼筒状钟形，5 齿近相等；花冠白、淡红色或淡紫色，筒为花冠全长 1/3 以上，檐部单唇形，中裂片最大，正圆形，侧裂片卵状三角形；雄蕊伸出；花盘盘状，浅 4 裂；花柱先端 2 裂。小坚果扁圆形，合生面超过果长的 1/2。花期 7～9 月。

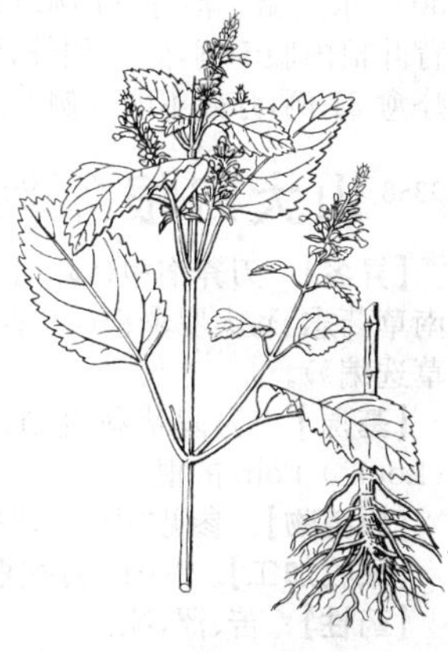

血见愁

生于山地林下阴湿处。分布于江苏、浙江、福建、江西、湖南、广东、广西、四川、云南、台湾等地。

【采收加工】 7～8 月采收，鲜用或晒干。

【成分】 全草含二萜类化合物：黄花石蚕素(teuflin)，山藿香素(teucvin)，异山藿香素(teucvidin)，多刺石蚕素(teuspinin)和 6-α-羟基林石蚕定(6-α-hydroxyteuscordin)[1]。

【药性】 辛、苦，凉。

1.《生草药性备要》："味淡，性寒。"

2.《广东中药》："味淡，性凉。"

3.《福建药物志》："苦、微辛，平。"

【功用主治】 凉血止血，解毒消肿。主治咳血，吐血，衄血，肺痈，跌打损伤，痈疽肿毒，痔疮肿痛，漆疮，脚癣，狂犬咬伤，毒蛇咬伤。

1.《生草药性备要》："凉血，解热毒，去瘀生新，理压伤，敷痔疮，治蛇咬，消肠风下血，煲肉食；洗白泡烂疮，消乳痈。"

2.《广东中药》："散瘀，止血，凉血。治肺痨吐血，跌打损伤。"

3.《福建药物志》："治风湿关节痛，咳血，吐血，衄血，肺痈，肺炎，口眼㖞斜，丝虫病淋巴管炎(流火)，腹痛腹胀，产后瘀血痛，乳腺炎，冻疮，睾丸肿痛，女阴瘙痒，痈疽肿毒。"

【用法用量】 内服：煎汤，15～30 g，鲜品加倍；或捣汁；或研末。外用：捣敷；或水煎熏洗。

【选方】 1. 治肺痈，咳血，吐血，衄血　鲜山藿香 30～60 g，冰糖 30 g。水煎服。(福建晋江《中草药手册》)

2. 治跌打损伤　鲜山藿香全草 30 g，水煎服；另用鲜(山藿香)全草捣烂调热酒推擦或敷肿处。

3. 治睾丸肿痛　山藿香叶焙干研末，每次 3～6 g，热酒冲服。(2、3 方出自《福建中草药》)

4. 治女阴瘙痒　山藿香、千里光各 30 g，水煎服；另取山藿香适量，和盐捣烂，绞汁涂患处。(《福建药物志》)

5. 治漆疮　山藿香鲜叶洗净，和食盐少许，捣烂，加清水 2 倍量搅匀；先用冷水洗涤患处(忌用温汤)，再蘸药汁搽患处，干后再搽，至痒止结痂为度。忌食荤腥及刺激性食物。(《浙南本草选编》)

6. 治狂犬咬伤　鲜山藿香 500 g，加少许开水捣烂绞汁，一次炖服；如已发狂，加榕树的气根同量捣烂绞汁炖服。(福建晋江《中草药手册》)

7. 关节风湿痛，流火(丝虫病引起淋巴管炎)　山藿香煎汤，先熏后洗。(《福建中草药》)

【临床报道】 治疗病毒性传染性结膜炎 山藿香15～30 g(鲜品用量加倍)，水煎服，每日1剂，每剂分2次服。如结膜奇痒而擦伤，发炎较厉害者，可以加入白背叶根30 g，水煎服。治疗34例，单用山藿香治疗29例，配合白背叶根内服5例，除1例外，均未配合外用药治疗。结果：痊愈31例，疗效不明3例[1]。

0388 山大刀根 shān dà dāo gēn (《岭南草药志》)

【异名】 刀斧伤根(《陆川本草》)，山大颜根、九节根(《岭南草药志》)，大罗伞根(《广西中草药》)，九节木根(《广西本草选编》)。

【基原】 为茜草科九节属植物九节 *Psychotria rubra* (Lour.) Poir. 的根。

【原植物】 参见"山大刀"条。

【采收加工】 9～10月挖根，切片，晒干或鲜用。

【药性】 苦、涩，凉。

1.《岭南草药志》："味极苦，性凉。"

2.《广西本草选编》："味微苦涩，性凉。"

【功用主治】 祛风除湿，解毒消肿。主治风湿痛，感冒发热，咽喉肿痛，胃痛，疟疾，痔疮，跌打损伤，疮疡肿毒。

1.《岭南草药志》："清热解毒，消肿拔毒，干水杀虫。"

2. 广州部队《常用中草药手册》："清热解毒，祛风去湿，接骨生肌。治感冒发热，扁桃体炎，咽喉肿痛，白喉；风湿骨痛，腰肌劳损，胸中滞痛；跌打损伤，蛇咬伤，疮疡肿毒。"

【用法用量】 内服：煎汤，6～9 g；或浸酒。外用：捣敷；或煎水洗。

【选方】 1. 治疟疾 山大颜根60 g。斩碎，煎好酒120 g，在发作前1 h服。(《岭南草药志》)

2. 治风火牙痛 大罗伞根30 g。捣烂，冲温开水取汁含漱。(《广西中草药》)

3. 治断肠草中毒 (九节木)根皮250 g。捣烂冲洗米水服。(《广西本草选编》)

0389 山木通根 shān mù tōng gēn (《天目山药用植物志》)

【异名】 威灵仙(安徽、江西、浙江、贵州、广西)。

【基原】 为毛茛科铁线莲属植物山木通 *Clematis finetiana* Lévl. et Vant. 的根。

【原植物】 参见"山木通"条。

【采收加工】 8～10月采挖，鲜用或晒干。

【药材】 山木通根 *Radix Clematidis Finetianae* 产于四川、贵州、云南、湖北、江西、浙江等地。

性状 根茎呈不规则圆柱形，横长，表面灰棕色至棕褐色，外皮常脱落而呈纤维状，顶端可见木质的茎基，两侧及下方着生数条细长圆柱形根。根外表皮黑褐色、粗壮而弯曲。质坚硬，断面不甚平坦，木部较大，纤维性，导管小孔明显。气微，味微苦。

鉴别 (1) 根横切面：表皮为1列排列紧密的细胞，外壁增厚，并有棕褐色色素。外皮层细胞排列紧密，皮层宽广，其外方有数环断续排列的厚壁细胞，壁薄，胞腔较大，呈长圆形。内皮层明显。韧皮部散有韧皮纤维束，嫩根木质部多四原型，老根多六原形，导管呈"U"字形排列，在木质部的每个凹弧处，韧皮部较发达。薄壁细胞内充满淀粉粒。

(2) 参见"威灵仙"条。

【药性】 《江西草药》："性温，味苦。"

【功用主治】 祛风除湿，活络止痛，解毒。主治风湿痹痛，跌打损伤，骨鲠咽喉，走马牙疳，目生星翳。

1.《天目山药用植物志》："治目生星翳。"

2.《江西草药》："活血止痛，祛风通络。"

【用法用量】 内服：煎汤，3～15 g；或研末用。外用：鲜品捣敷；或捣烂布包塞鼻。

【选方】 1. 治风湿性腰痛 威灵仙根15 g(研末)，猪腰子1对，剖开刮去白膜，药末放猪腰子内，菜叶包裹，煨熟服，忌盐。

2. 治各种骨鲠喉 威灵仙根、砂糖、白酒各30 g。水煎服。(1、2方出自《江西草药》)

3. 治目生星翳 用山木通根捣烂布包塞鼻中。(《天目山药用植物志》)

4. 治走马牙疳 威灵仙根(鲜)适量，捣烂，捏成蚕豆大，敷前额中央部，每日1次。(《江西草药》)

0390 山五味子 shān wǔ wèi zǐ (《昆明民间常用草》)

【异名】 老米酒(《昆明民间常用草药》)，冷饭子(《贵州中草药名录》)，糯米果、冷饭团(《云南中药资源名录》)。

【基原】 为忍冬科荚蒾属植物珍珠荚蒾的果实。

【原植物】 珍珠荚蒾 *Viburnum foetidum* Wall. var. *ceanothoides* (C. H. Wright) Hand. Mazz. [*V. ceanothoides* C. H. Wright]

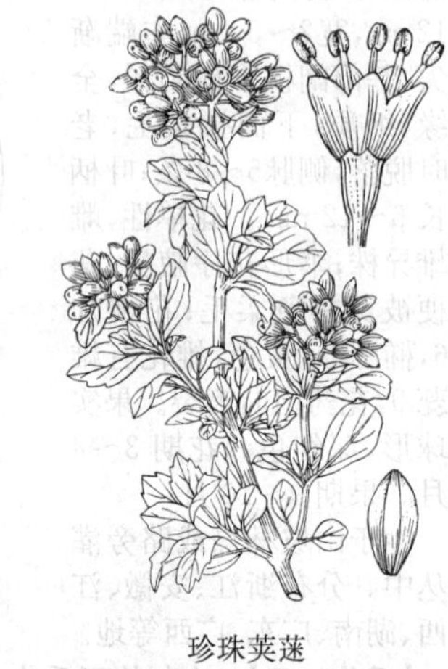

珍珠荚蒾

常绿灌木，直立或攀缘状，高达3 m。小枝多，被有粗毛，老渐无毛，具有近圆形的皮孔。叶对生；叶柄长3～6 mm；叶片倒卵形、倒卵状椭圆形，长2～5 cm，宽1.5～2.5 cm，先端急尖或圆形，基部楔形，边缘中部以上具少数不规则圆或钝的粗牙齿或缺刻，下面常散生棕色腺点，脉腋聚集簇状毛，侧脉2～3对，于下面突出。聚伞花序复排为圆锥状；萼筒筒状，萼檐具5微齿；花冠白色略带淡紫色晕，辐状；雄蕊5。核果红色，卵状椭圆形；核扁，有2条浅背沟和3条浅腹沟。花期4～6月，果期9～12月。

生于海拔900～2 600 m的山坡密林中或灌丛中。分布于四川、贵州及云南。

本植物的根(山五味子根)、叶(山五味子叶)亦供药用，另设专条。

【采收加工】 9～10月采收，晒干。

【药性】 《昆明民间常用草》："酸微甘，平。"

【功用主治】 《全国中草药汇编》："清热解毒，止咳，止血。主治咳嗽，肺炎，百日咳。"

【用法用量】 内服：煎汤，9～15 g；或研末。

【选方】 治热咳 蜂蜜溶化后，将山五味子(适量研末)放入搅匀即可吃。(《昆明民间常用草药》)

0391 山乌桕叶 shān wū jiù yè (《广西民间常用草药手册》)

【基原】 为大戟科乌桕属植物山乌桕 *Sapium discolor*

(Champ. ex Benth.) Muell.-Arg. 的叶。

【原植物】 参见“山乌桕根”条。

【采收加工】 7～10 月采收，鲜用或晒干。

【成分】 叶含蒲公英赛醇(taraxerol)，β-谷甾醇(β-sitosterol)和并没食子酸(ellagic acid)[1]。

【功用主治】 活血，解毒，利湿。主治跌打损伤，毒蛇咬伤，湿疹，过敏性皮炎，缠腰火丹，乳痈，阴痒。

1.《全国中草药汇编》：“外用治跌打肿痛，毒蛇咬伤，过敏性皮炎，湿疹，带状疱疹。”

2.《福建药物志》：“散瘀消肿，祛风止痒。”

【用法用量】 外用：鲜品捣敷；或煎水洗。

【选方】 1. 治毒蛇咬伤 山乌桕叶、紫背金牛等分。共捣烂，敷患处四周。

2. 治青竹蛇咬伤 生山乌桕叶 120 g，一半生嚼服；一半捣烂，敷患处四周。

3. 治妇女乳痈 山乌桕叶适量，砂糖少许。共捣烂，敷患处。(1～3 方出自《广西民间常用草药手册》)

4. 治脚趾湿痒 山乌桕鲜叶加牡荆叶、枫杨叶等量，捣汁涂。(江西《草药手册》)

0392 山乌桕根 shān wū jiù gēn (《陆川本草》)

【异名】 山柳(《天目山药用植物志》)，山柳乌桕(《贵州中草药名录》)。

【基原】 为大戟科乌桕属植物山乌桕的根及根皮。

【原植物】 山乌桕 *Sapium discolor* (Champ. ex Benth.) Muell.-Arg. [*Stillingia discolor* Champ. ex Benth.] 又名：红乌桕、红叶乌桕(《全国中草药汇编》)。

落叶乔木或灌木，高达 10 m。小枝灰褐色，有点状皮孔。叶互生；叶柄长 2～7.5 cm，顶端有腺体 2；叶片纸质，椭圆状卵形，长 3～10 cm，宽 2～5 cm，全缘，下面粉绿色。穗状花序顶生，长 4～9 cm；单性，雌雄同序，无花瓣及花盘；雄花花萼杯状，先端不整齐齿状裂，雄蕊 2；雌花生在花序的近基部，萼片 3，三角形，子房卵形，3 室，花柱 3，基部合生。蒴果球形，黑色；种子近球形，外被蜡层。花期 4～6 月，果期 6～12 月。

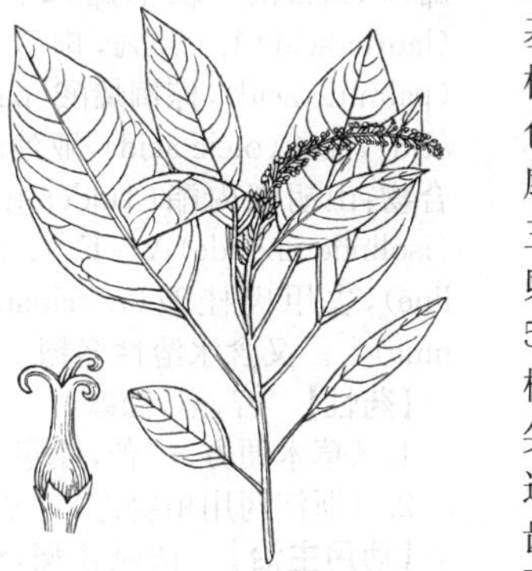

山 乌 桕

生于平原、丘陵、山地的疏林或灌木丛中。分布于江西、浙江、福建、湖南、广东、广西、海南、贵州、云南、台湾等地。

本植物的叶(山乌桕叶)亦供药用，另设专条。

【采收加工】 10～11 月采挖，晒干或鲜用。

【药性】《广西本草选编》：“味苦、涩，性寒，有小毒。”

【功用主治】 利水通便，消肿散瘀，解毒。主治大、小便不通，水肿，腹水，白浊，疮痈，湿疹，跌打损伤，毒蛇咬伤。

1.《广西民间常用草药》：“治蛇伤，疮痈，皮肤湿疹，理跌打。”

2.《广西本草选编》：“散瘀消肿，杀虫止痒，通便利水。”

3.《福建药物志》：“泻下逐水，除湿消肿。治肾炎水肿，肝硬化腹水，大小便不通，白浊，痔疮。”

【用法用量】 内服：煎汤，3～9 g；或捣汁。外用：捣敷；或煎汤洗。

【宜忌】《广西本草选编》：“孕妇和体弱者忌服。”

【选方】 1. 治肾炎水肿，肝硬化腹水，痈疮，跌打肿痛 用鲜山乌桕根皮 9～15 g，干用 3～9 g。米炒，水煎服。(《广东中草药》)

2. 治小便淋沥 红乌桕根 60 g，金砂蕨藤 18 g，车前草 30 g。水煎，白糖 60 g 冲服。(《广西民间常用中草药手册》)

3. 治白浊 山乌桕根 15 g，猪肉 60 g。水煎服。(《福建药物志》)

4. 治痔疮及皮肤湿疹 红乌桕、铺地粘、金银花各适量。水煎洗患处。(《广西民间常用中草药手册》)

5. 治毒蛇咬伤 山乌桕根 9～15 g。水煎 1～2 h，冲白糖服。外用鲜叶捣烂，敷伤口周围。(《福建药物志》)

0393 山水芹菜 shān shuǐ qín cài (《浙江药用植物志》)

【基原】 为伞形科山芹属植物大齿山芹的根。

【原植物】 大齿山芹 *Oste-ricum grosseserratum* (Maxim.) Kitag. [*Angelica grosseserratum* Maxim.; *A. koreana* Maxim.] 又名：粗齿当归(《浙江药用植物志》)，碎叶山芹、朝鲜羌活(《长白山植物药志》)，大齿独活、大齿当归、朝鲜当归。

多年生草本，高达 1 m。根细长圆锥形，单一或少分枝。茎有浅纵沟纹，上部开展，叉状分枝，花序梗基部有短糙毛。基生叶叶柄长 4～18 cm，边缘白色；基生叶及茎下部叶轮廓为广三角形，二至三回三出式分裂，末回裂片阔卵形至菱状卵形，长 2～5 cm，宽 1.5～3 cm，基部楔形，先端尖锐，长尖或尾尖状，中部以下常 2 深裂，边缘有粗大缺刻状锯齿，齿端圆钝，有白色小突尖；茎上部叶有短柄，3 裂，小裂片披针形至长圆形，主脉有稀疏刚毛；最上部叶简化为带小叶的线状披针形叶鞘。复伞形花序直径 2～10 cm，伞辐 6～14；总苞片 4～6，线状披针形；小总苞片 5～10，钻形；萼齿三角状卵形，锐尖，宿存；花瓣倒卵形，白色；花柱基部圆垫状，花柱短，叉开。分生果广椭圆形，基部凹入，背棱突出，侧棱为薄翅状，棱槽内有油管 1，合生面油管 2～4。花期 7～9 月，果期 8～10 月。

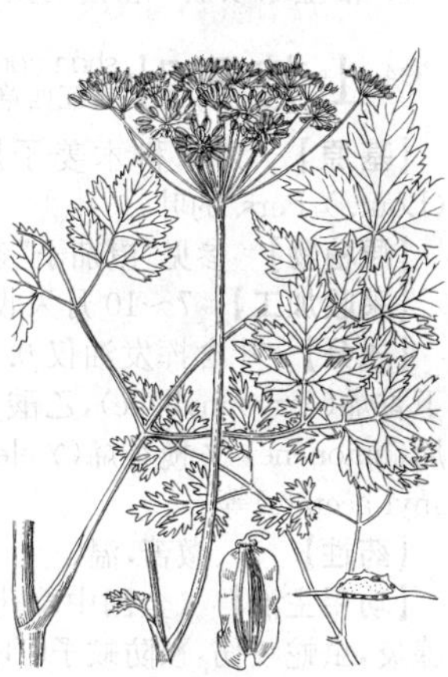

大齿山芹

生于山坡、草地、溪沟旁、林缘灌丛中。分布于河北、山西、辽宁、吉林、江苏、浙江、安徽、福建、河南、陕西等地。

【采收加工】 9～10 月采挖，晒干。

【成分】 根中含脂肪酸：肉豆蔻酸(myristic acid)，棕榈酸(palmitic acid)，硬脂酸(stearic acid)，二十八酸(octacosanoic acid)，琥珀酸(succinic acid)，月桂酸(lauric acid)，棕榈油酸(palmitoleic acid)，花生酸(arachic acid)，亚油酸(linoleic acid)，辛酸(octoic acid)，油酸(oleic acid)等[1]；甾醇类：β-谷甾醇(β-sitosterol)，谷甾醇糖苷(sitosterol-β-D-glycoside)，胡萝卜苷(sitosterol-β-D-glycoside)[1]；香豆素类：异欧前胡内酯(isoimperatorin)，欧前胡内酯(imperatorin)，朝鲜白芷酮醇(angelikoreanol)，欧芹酚甲醚(osthol)，欧芹酚(osthenol)，异氧化前胡素(isooxypeucedanin)，水合氧化前胡素(oxypeucedanin hydrate)，氧化前胡素(oxypeucedanin)[2]；倍半萜：林白芷醇酮(bisabolangelone)[2]；又含精油，主要成分为辛醛(octanal)，β-蒎烯(β-pinene)，对伞花烃(p-cymene)，α-蒎烯(α-pinene)，正庚醛(heptanal)，3，7-二甲基-1-辛烯(3，7-dimethyl-1-octene)和2-癸醛(2-decenal)等[3]；另含聚炔化合物[4]。

【药理】对心肌和平滑肌的作用　氧化前胡精有增强离体家兔十二指肠蠕动，抑制家兔子宫收缩，减缓离体蛙心收缩，降低家兔血压和抑制呼吸作用。异欧前胡内酯有增强离体家兔子宫收缩，升高家兔动脉血压，兴奋呼吸的作用，有抑制离体蛙心收缩，增强离体家兔十二指肠蠕动等作用[1]。

【药性】辛、微甘，温。

【功用主治】温脾散寒，补中益气。治脾胃虚寒泄泻，虚寒咳嗽。

【用法用量】内服：煎汤，3～9 g。

【选方】1. 治脾胃虚寒泄泻　粗齿当归根9～15 g，金樱子根15 g，怀山药、薏米仁各9 g。煎服；或粗齿当归根、大枣各15 g。水煎服。

2. 治虚寒咳嗽　粗齿当归根、龙眼肉各15 g。水煎服。

0394 山苍子叶 shān cāng zǐ yè (《江西草药》)

【基原】为樟科木姜子属植物山鸡椒 *Litsea cubeba* (Lour.) Pers. 的叶。

【原植物】参见“澄茄子”条。

【采收加工】7～10月采收，鲜用或晒干。

【成分】叶含挥发油仅0.006%，主为桉叶素(cineole)，丁香烯(caryophyllene)，乙酸龙脑酯(bornyl acetate)，柠檬烯(limonene)，γ-榄香烯(γ-elemene)，乙酸牻牛儿醇酯(geranyl acetate)等[1]。

【药性】辛、微苦，温。

【功用主治】《全国中草药汇编》：“外用治痈疖疼痛，乳腺炎，虫蛇咬伤，预防蚊子叮咬。”

【用法用量】外用：鲜叶捣敷；或水煎温洗全身。

0395 山林果皮 shān lín guǒ pí (江西《草药手册》)

【基原】为蔷薇科山楂属植物云南山楂 *Crataegus scabrifolia* (Franch.) Rehd. 的树皮。

【原植物】参见“野山楂”条。

【采收加工】7～10月采剥树皮，晒干。

【药性】酸、苦，寒。

【功用主治】治痢疾，水火烫伤。

【用法用量】内服：煎汤，3～10 g。外用：煎水洗；或研末敷。

0396 山油柑叶 shān yóu gān yè (广州部队《常用中草药手册》)

【基原】为芸香科山油柑属植物山油柑 *Acronychia pedunculata* (L.) Miq. 的叶。

【原植物】参见“沙糖木”条。

【采收加工】7～9月采收，鲜用或晾干。

【成分】山油柑叶含挥发油，主要为α-蒎烯(α-pinene)，柠檬烯(limonene)[1]；生物碱：香草宁碱(kokusagi-nine)[2]。

【药理】抗肿瘤作用　山油柑碱具有抗肿瘤作用，实验发现它可抑制大肠肿瘤细胞和小鼠白血病 L_{1210} 细胞的增长，其机制是抑制DNA或RNA的合成[1]。

【药性】广州部队《常用中草药手册》：“甘，平。”

【功用主治】1. 广州部队《常用中草药手册》：“枝叶治感冒咳嗽，跌打损伤。”

2.《海南岛常用中草药手册》：“驱风胜湿，散瘀。治感冒，毒蛇咬伤。”

3.《全国中草药汇编》：“祛风活血，理气止痛。治胃气痛，疝气痛。”

【用法用量】内服：煎汤，9～15 g。外用：捣敷。

0397 山胡椒叶 shān hú jiāo yè (《福建民间草药》)

【异名】见风消(《草木便方》)，雷公树叶、黄渣叶、铁箍散、洗手叶(《陕西中草药》)，牛筋树叶(《福建药物志》)。

【基原】为樟科山胡椒属植物山胡椒 *Lindera glauca* (Sieb. et Zucc.) Bl. 的叶。

【原植物】参见“山胡椒”条。

【采收加工】7～9月采收，晒干或鲜用。

【成分】叶含挥发油，1，8-桉叶素(1，8-cineole)，丁香烯(caryophyllene)，乙酸龙脑酯(bornyl acetate)，莰烯(camphene)，β-蒎烯(β-pinene)，柠檬烯(limonene)等成分[1]，β-水芹烯(β-phellandrene)，月桂烯(myrcene)，榄香烯(elemene)，γ-杜松烯(γ-cadinene)，别罗勒烯(alloocimene)，杜松烯(cadinene)，(+)-δ-杜松烯〔(+)δ-cadinene〕，α-玷玔烯(α-copaene)，葎草烯(α-humulene)等。脂肪酸：月桂酸(lauric acid)1.053%，肉豆蔻酸(myristic acid)，棕榈酸(palmitic acid)，棕榈烯酸(palmitoleic acid)，硬脂酸(stearic acid)，油酸(oleic acid)，亚油酸(linoleic acid)[2]；丁内酯化合物：山胡椒内酯(1inderanolide)A～E和异山胡椒内酯(isolinderanolide)A～E[3]；生物碱：网叶番荔枝碱(reticuline)，去甲肉桂碱(norcinamolaurine)，六驳碱(laurotetanine)[4]。又含水溶性多糖[3]。

【药性】苦、辛，微寒。

1.《草木便方》：“苦，性寒。”

2.《浙江药用植物志》：“辛，平。”

【功用主治】祛风止痛，解毒消疮，止痒止血。主治感冒，疮疡肿毒，风湿痹痛，跌打损伤，外伤出血，皮肤瘙痒，蛇虫咬伤。

1.《草木便方》：“搜风败毒消肿痉，风湿麻木筋骨疼，腰膝止痛生肌全。”

2.《福建民间草药》：“预防感冒、中暑，取叶晒干，冲开水代茶饮。”

3.《陕西中草药》：“清热解毒，消肿止痛，收敛止血，祛风。治疮疖痈毒，跌打损伤。”

4.《全国中草药汇编》：“外用治外伤出血，毒蛇咬伤，全身瘙痒。”

【用法用量】内服：煎汤，10～15 g；或泡酒。外用：捣烂或研粉敷。

【选方】1. 治感冒头痛发热　山胡椒嫩枝桠30 g，白马骨24 g。水煎服。(江西《草药手册》)

2. 治中暑　牛筋树鲜叶45 g，鲜青蒿、凤尾草、海金沙全

草各 30 g。加红糖适量，捣烂，加冷开水调稀后绞汁服。(《福建药物志》)

3. 治痈肿疮疖初起　鲜山胡椒叶、鲜木芙蓉叶各适量，捣烂敷患处，干则更换。(《安徽中草药》)

4. 治外伤出血　(山胡椒)叶研粉，麻油调敷；或鲜叶捣烂外敷。(《浙江药用植物志》)

0398 山胡椒根 shān hú jiāo gēn (《福建民间草药》)

【异名】 牛筋树根、牛筋条根、雷公高(《四川中药志》)。

【基原】 为樟科山胡椒属植物山胡椒 *Lindera glauca* (Sieb. et Zucc.) Bl. 的根。

【原植物】 参见“山胡椒”条。

【采收加工】 7～9 月采收，晒干或鲜用。

【成分】 根含有机酸类：山胡椒酸(glaucic acid)，针叶春黄菊酸(aciphyllic acid)等[1]。生物碱：根中有樟苍碱(laurotetanine)，(+)-网状番荔枝碱〔(+)-reticuline〕和(+)-去甲肉桂碱〔(+)-norocinmolaurine〕[2]；内酯化合物：(3S, 2E)-2-(11-亚十二烯炔)-3-甲氧基-4-亚甲基丁内酯〔(3S, 2E)-2-(11-dodecenylidene)-3-methoxy-4-methylenebutanolide〕[3]。

【药性】 辛、苦，温。

1.《四川中药志》1960 年版：“辛、苦，温。”

2.《浙江药用植物志》：“辛，温。”

【功用主治】 祛风通络，利湿消肿，化痰止咳。主治风湿痹痛，跌打损伤，胃脘疼痛，支气管炎，水肿。外用治疮疡肿痛，水火烫伤。

1.《四川中药志》1960 年版：“祛风，理气，除湿。”

2.《四川常用中草药》：“治风湿麻木，筋骨疼痛，跌打损伤，腰膝作痛。”

3.《浙江药用植物志》：“祛风活络，利湿消肿。”

4.《福建药物志》：“化痰镇咳，治支气管炎、脾肿大。”

【用法用量】 内服：煎汤，15～30 g；或浸酒。外用：水煎熏洗；或鲜品磨汁涂擦。

【选方】 1. 治风湿麻痹　山胡椒根 30～60 g，猪脚(20 cm)1 只，黄酒 120 g。酌加水煎。饭前服，每日 2 次。(《福建民间草药》)

2. 治关节疼痛　山胡椒根、虎杖各 15 g，木瓜 9 g，白酒 250 g。浸泡 1 星期。每次 15～30 g，早晚各服 1 次。(《安徽中草药》)

3. 治跌打损伤　牛筋树根 60 g，川牛膝 30 g，见血飞 60 g，川芎 30 g，当归 30 g。泡酒，每服 10～15 g，或外擦。

4. 治胃气痛　牛筋树根研末，每服 3 g，白酒少许或温开水送服。(3、4 方出自《四川中药志》1960 年版)

5. 治劳伤过度，浮肿，四肢酸麻，食欲不振　山胡椒根 60 g。水煎，加红糖服。(《浙江药用植物志》)

6. 治脾肿　大牛筋树根 30～60 g，同猪瘦肉酌量炖服。(《福建药物志》)

0399 山荔枝果 shān lì zhī guǒ (《贵州草药》)

【异名】 山荔枝(《闽东本草》)。

【基原】 为桑科柘果树属植物构棘 *Maclura cochinchinensis* (Lour.) Corner 的果实。

【原植物】 参见“穿破石”条。

【采收加工】 7～9 月果实近成熟时采收，鲜用或晒干。

【药材】 山荔枝果 *Fructus Maclurae Cochinchinensis* 产于长江中下游以南各地及西南等地。

性状　果实球形，鲜品橙红色，具毛茸，有乳黄色浆汁，干品棕红色，皱缩。剖开后，果皮内层着生有多数瘦果，每一瘦果包裹在肉质的花被和苞片中。基部有极短的果柄。气微，味微甜。

【药性】 姚可成《食物本草》：“味甘，无毒。”

【功用主治】 行气，消积，利水。主治疝气，食积腹胀，小便不利。

1. 姚可成《食物本草》：“治七种疝气及一切疮疡疥癣。”

2.《贵州草药》：“调气，利水，消食。”

【用法用量】 内服：嚼食或煎汤，15～30 g。

0400 山蚂蝗果 shān mǎ huáng guǒ (《云南中草药》)

【基原】 为豆科山蚂蝗属植物波叶山蚂蝗 *Desmodium sequax* Wall. 的果实。

【原植物】 参见“粘人花”条。

【采收加工】 9～10 月采摘，晒干。

【功用主治】 止血消炎。治内伤出血。

【用法用量】 内服：煎汤，9～15 g。

0401 山核桃仁 shān hé táo rén (《浙江中药资源名录》)

【基原】 为胡桃科山核桃属植物山核桃的种仁。

【原植物】 山核桃 *Carya cathayensis* Sarg. [*Hicoria cathayensis* (Sarg.) Chun]　又名：山蟹《中国树木分类学》，山核(《天目山药用植物志》)，华胡桃、野核桃(《江西药用植物名录》)，小核桃(《浙江药用植物志》)。

落叶乔木，高 10～20 m。树皮平滑，灰白色；髓部实心；冬芽裸露，不具芽鳞。奇数羽状复叶，互生，长 16～30 cm，小叶 5～7 枚，叶片披针形或倒卵状披针形，稍成镰状弯曲，长 10～18 cm，宽 2～5 cm，先端渐尖，基部楔形，略偏斜，边缘有细锯齿，上面绿色，下面有橙黄色腺鳞。花单性，雌雄同株；雄葇荑花序 3 条成 1 束，腋生，长 10～15 cm，花具短柄，无花被，有 1 枚苞片和 2 枚小苞片，雄蕊 2～7；雌花序穗状，顶生，直立，花序轴密生腺体，有花 1～3 朵，无花被，苞片 1 枚，位于前方，小苞片 3 枚，位于两侧及后方，与苞片愈合形成一个 4 浅裂的壶状总苞，贴生于子房，子房下位，无花柱，柱头盘状。果实倒卵形，核果状，具 4 条狭翅状纵棱，成熟时 4 瓣开裂，内果皮坚硬骨质，淡灰黄色，先端急尖；隔膜内及壁内无空隙，子叶 2 深裂。花期 4～5 月，果期 9 月。

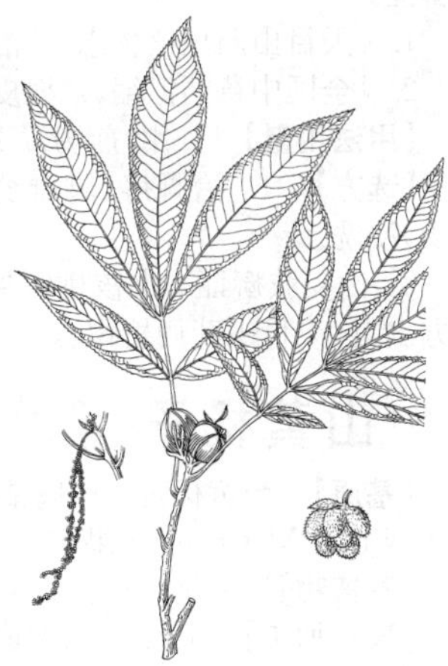

山核桃

生于海拔 400～1 200 m 的山麓林中或腐殖质丰富的山谷中。分布于浙江、安徽南部等地。

本植物的外果皮、根皮(山核桃皮)、叶(山核桃叶)亦供药用，另设专条。

【采收加工】 秋季果实成熟时采收，干燥。在临用时再敲击果皮，剥取种仁。

【成分】 种仁含脂肪油及挥发油[1, 2]。核仁油中含不饱和脂肪酸：11，14-二十碳二烯酸(eicosa-11，14-dienoic acid)，13-二十二碳烯酸(13-behenic acid)，15-二十四碳烯酸(15-tetracosanic acid)，二十六酸(hexacosanic acid)等[3]。

【功用主治】《天目山药用植物志》："滋润补养。治腰痛。"

【用法用量】 内服：煎汤，9～15 g；或研末，3～5 g。

【选方】 治腰痛 山核桃种仁，微炒，黄酒送服。(《天目山药用植物志》)

0402 山核桃叶 shān hé táo yè (《峨眉山药用植物研究》)

【基原】 为胡桃科山核桃属植物山核桃 *Carya cathayensis* Sarg. 的叶。

【原植物】 参见"山核桃仁"条。

【采收加工】 7～10 月采收，鲜用。

【功用主治】《峨眉山药用植物研究》："清热解毒，杀虫。"

【用法用量】 外用：煎汤，熏洗；或捣汁涂。

0403 山核桃皮 shān hé táo pí (《浙江药用植物志》)

【基原】 为胡桃科山核桃属植物山核桃 *Carya cathayensis* Sarg. 的根皮、外果皮。

【原植物】 参见"山核桃仁"条。

【采收加工】 秋季果实成熟时采收外果皮，鲜用或晒干。根皮多随用随采。

【功用主治】 清热解毒，杀虫止痒。主治脚趾湿痒，皮肤癣证。

1.《天目山药用植物志》："治脚癣、皮肤癣证。"

2.《全国中草药汇编》："根皮及果皮，治皮肤病。"

【用法用量】 外用：煎汤浸洗；或捣汁涂搽。

【选方】 1. 治脚痔(脚趾缝湿痒) 山核桃鲜根皮，煎汤，浸洗。

2. 治皮肤癣证 山核桃鲜果皮，捣取汁，擦患处。(1、2 方出自《天目山药用植物志》)

0404 山黄杨子 shān huáng yáng zǐ (《履巉岩本草》)

【基原】 为黄杨科黄杨属植物黄杨 *Buxus sinica* (Rehd. et Wils.) M. Cheng 的果实。

【原植物】 参见"黄杨木"条。

【采收加工】 5～7 月果实成熟时采收，鲜用或晒干。

【功用主治】《履巉岩本草》："善治暑中伏热。面上生疖，可取子捣烂贴之，其疖立差。"

0405 山黄豆藤 shān huáng dòu téng (《四川中药志》)

【异名】 螃蟹眼睛(《四川中药志》)，古眼风、三叶豆(《广西药用植物名录》)。

【基原】 为豆科鹿藿属植物菱叶鹿藿的茎叶或根。

【原植物】 菱叶鹿藿 *Rhynchosia dielsii* Harms

缠绕草本。茎细长，密被黄色长硬毛或短柔毛。三出复叶，互生；顶生小叶近菱状卵形，长 4～10 cm，宽 2～5 cm，叶脉由基部 3 出，叶片两面被柔毛，并有腺点；侧生小叶偏卵形，较小。总状花序腋生，小花具梗，被短柔毛；花冠黄色；花萼钟状，5 裂；雄蕊 10，二体，花药 1 室；花柱 1，柱头头状，子房上位，胚珠 2。荚果阔椭圆形或倒卵形，中间凹陷，扁平，红紫色，被短柔毛。种子 2 颗。花果期 6～8 月。

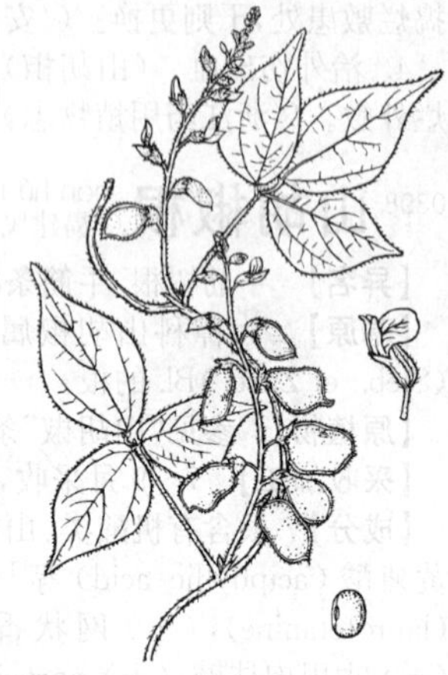

菱叶鹿藿

生于竹林中及山坡路旁。分布于湖北、广西、四川。

【采收加工】 7～9 月采收茎叶，10～11 月挖根，晒干。

【药性】《重庆草药》："味苦，性平。"

【功用主治】 祛风清热。主治小儿惊风，风热咳嗽，心悸。

1.《重庆草药》："除风解热。治小儿风热咳嗽，各种惊风，黄七风(初生儿 5～7 d，全身发黄，高热惊风，口吐白泡，不食)。"

2.《四川中药志》1979 年版："清热，除风。治小儿惊风，风热，不吮乳，吐白沫，成人心跳心累。"

【用法用量】 内服：煎汤，3～9 g。

【宜忌】《四川中药志》："无热者忌用。多服致哑。"

【选方】 1. 治小儿风热、不吮乳和吐白沫 山黄豆藤 3 g，银花藤 3 g，排风藤 3 g，土藿香 3 g，五匹风 3 g。水煎服。

2. 治心累心悸 山黄豆藤 10 g，竹叶心 10 g，八角枫根 10 g，夜交藤 10 g。炖猪肉服。(1、2 方出自《四川中药志》1979 年版)

0406 山野豌豆 shān yě wān dòu (《东北药用植物志》)

【异名】 宿根巢菜(《重要牧草栽培》)，落豆秧、山豌豆、山豆苗、宿根草藤、豆碗碗、涝豆秧(《国产牧草植物》)，山黑豆(《东北药用植物志》)，透骨草、草藤(《吉林中草药》)，大巢菜(《东北常用中草药手册》)，野豌豆、胡不姿(《沙漠地区药用植物》)，豆豆苗、芦豆苗(《中国高等植物图鉴》)。

【基原】 为豆科巢菜属(野豌豆属)植物山野豌豆的嫩茎叶。

【原植物】 山野豌豆 *Vicia amoena* Fisch.

多年生草本，高 30～100 cm。茎攀缘状，四棱形，有柔毛。偶数羽状复叶，互生，有卷须；小叶 4～6 对，叶片椭圆形或长圆形，长 1～3.5 cm，宽 6～12 mm，先端钝圆或微凹，具小尖刺，基部圆形，背面有粉霜，两面被伏贴柔毛；托叶戟形，有毛。总状花序腋生，有 10～30 朵花；花冠紫色或淡紫色；

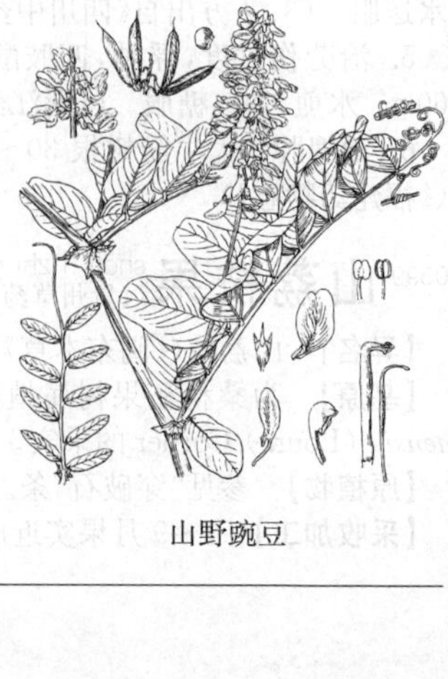

山野豌豆

萼短筒形至钟形，萼齿 5；旗瓣倒卵形或圆形，翼瓣比龙骨瓣稍长；雄蕊 10，二体；子房无毛，具长柄，花柱顶部周围有腺毛。荚果长圆形，膨胀，棕褐色。种子 2～4 颗。花期7～9 月，果期 8～9 月。

生于山坡、路旁、灌丛中。分布于华北、东北、西北及山东、河南、四川、云南、西藏等地。

【采收加工】 7～9 月采收植株上部的嫩茎叶，晒干。

【成分】 含有黄酮类及其苷类：山野豌豆苷(amoenin)，山柰酚-3-O -β-D-甘露糖苷(kaempferol-3-O -β-D-mannoside)，槲皮素(quercetin)，山柰酚(kaempferol)，槲皮素-3-O-α-L-鼠李糖苷(quercetin-3-O -α-L-rhamnoside)，槲皮素-3-O-β-D-葡萄糖苷(quercetin-3-O-D-glucoside)，山柰酚-3，7-O-α-L-二鼠李糖苷(kaem-pferol-3， 7-O -α-L-dirharmnoside)[1]。

【药性】 《东北常用中草药手册》："甘、平。"

【功用主治】 祛风除湿，活血止痛。主治风湿疼痛，筋脉拘挛，阴囊湿疹，跌打损伤，无名肿毒，鼻衄，崩漏。

1.《东北药用植物志》："疗热毒，软坚。外用洗风湿、风气疼痛，毒疮。"

2.《东北常用中草药手册》："散风祛湿，活血止痛。治风湿疼痛，筋骨拘挛，阴囊湿疹，筋骨麻木，扭挫伤，闪腰岔气。"

【用法用量】 内服：煎汤，6～15 g，鲜者 30～45 g。外用：煎水熏洗；或研末调敷。

【选方】 1. 治风湿痛　山野豌豆、菖蒲适量。煎水熏洗。

2. 治无名肿毒　山野豌豆适量。研细末，用蜡调敷。

3. 治阴囊湿疹　山野豌豆、花椒、艾叶各 9 g。煎水熏洗，每日 1 次。(1～3 方出自《吉林中草药》)

4. 治碰伤、摔伤、局部肿痛　野豌豆 9 g。水煎服。或鲜草捣烂外敷。

5. 治鼻衄、子宫功能性出血　野豌豆全草、茜草各 15 g。水煎服。(4、5 方出自《沙漠地区药用植物》)

0407 山银柴胡 shān yín chái hú 《中药材品种论述》

【基原】 为石竹科丝石竹属(石头花属)植物长蕊石头花、圆锥石头花、大叶石头花、蚤缀属植物灯心草蚤缀、麦瓶草属(蝇子草属)植物旱麦瓶草、长白旱麦瓶草及毛萼麦瓶草的根。

【原植物】 1. 长蕊石头花 *Gypsophila oldhamiana* Miq.

多年生草本，全株无毛，高 60～80 cm。根粗壮而长，外皮淡棕色，有细皱纹，常呈扭曲状。茎直立，簇生，绿色或紫色，上部多分枝，节明显。单叶对生；无柄；叶片长圆状披针形至狭披针形，长 4～8 cm，宽5～15 mm，先端尖，基部微抱茎，全缘；主脉 3 出。聚伞花序顶生或腋生；苞片卵形，先端锐尖；花萼钟状，裂片 5，萼齿边缘有睫毛；花瓣 5，粉红色或白色，狭倒卵形，基部具长爪；雄蕊 10；子房卵圆形，柱头 2。蒴果卵状

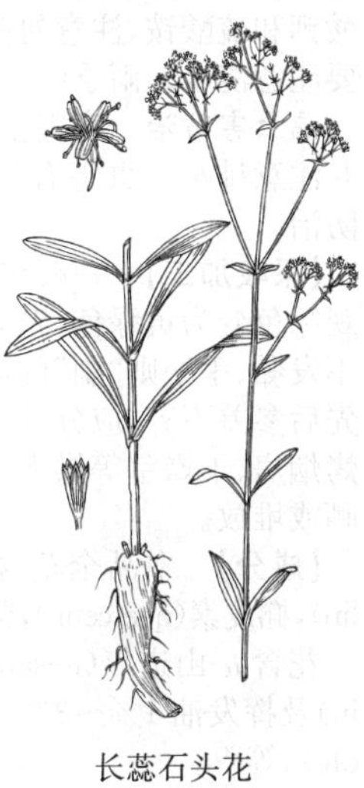

长蕊石头花

球形。种子圆肾形。花期 7～9 月，果期 8～10 月。

生于海拔 2 000 m 以下的石山坡干燥处、海滨荒山及沙坡地。分布于华北、东北及江苏、山东、河南、陕西、甘肃等地。

2. 圆锥石头花 *G. paniculata* L.　又名：小香花菜(《台湾药用植物志》)。

与上种的区别是：叶披针形或条状披针形，先端锐尖；叶脉 1，少为 3。圆锥状聚伞花序疏散，花小，多至千朵以上，白色有浓香；花梗柔细，为萼长的 2～3 倍。花期 4～6 月，果熟期 7～8 月。

生于向阳地势、排水良好和有腐殖质的石灰壤土上。分布于江苏、新疆、台湾等地。

3. 大叶石头花 *G. pacifica* Kom.

与以上种类的区别是：叶长卵形，稍肉质，先端急尖。花梗长5～10 mm，花萼长 2～3 mm；花瓣淡粉紫色或粉红色。

生于石砾质干山坡及丘陵坡地上。分布辽宁、吉林、黑龙江等地。

大叶石头花

灯心草蚤缀

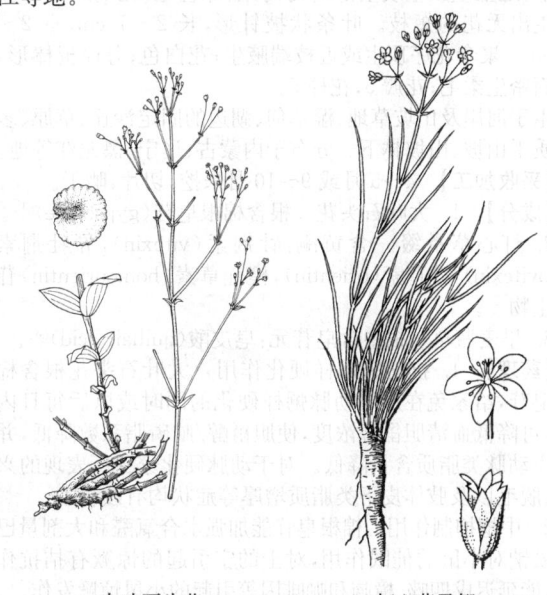

4. 灯心草蚤缀 *Arenaria juncea* Bieb.　又名：山羊胡子(《内蒙古中草药》)，老牛筋(东北)。

多年生草本，高约 30 cm。主根粗而伸长。茎直立，多数丛生，基部有许多老叶的残留物；茎基部无毛，上部被多细胞的腺毛。叶片窄线形，长 1.5～10 cm，宽 0.3～1 mm。聚伞花序顶生；花白色，花梗、花萼被有腺毛；萼片 5，卵形，边缘膜质；花瓣倒卵形，先端微凹；雄蕊 10；花柱 3。

生于山坡柞树疏林下、山坡石缝间，常成片生长。分布于河北、山西、内蒙古、辽宁、吉林、江苏、山东、新疆等地。

5. 旱麦瓶草 *Silene jenisseensis* Willd.　又名：麦瓶

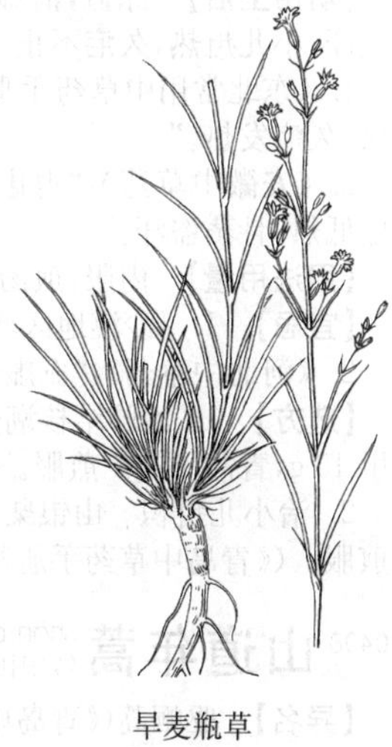

旱麦瓶草

草、黄柴胡、铁柴胡(《长白山植物药志》)。

茎直立,不分枝。基生叶簇生,叶片线状披针形。花序总状或狭圆锥状;花黄白色;花萼筒状,萼齿卵状三角形。脉10条;花瓣2叉状中裂,爪部狭倒披针形,具鳞片状附属物。蒴果6齿裂,齿片外弯。花期7~8月,果期8~10月。

生于多石质干山坡、石砬子缝间、湖边沙岗及沙质草地。分布于华北、东北、西北及山东地区。

6. 长白旱麦瓶草 *S. jenisseensis* Willd. var. *oliganthella* (Nakai ex Kitag.) Y. C. Chu

全株低矮,高14~20(30)cm。基生叶长6~7 cm,宽2~3 mm。花少数(3~7朵),萼倒卵状椭圆形,常具紫色脉;花瓣较宽大。

生于高山带石砬子缝间及林下草地。分布于吉林、黑龙江等地。

7. 毛萼麦瓶草 *S. repens* Patr.

高15~50 cm。全株有细柔毛。根状茎长蔓状,匍匐地面上;地上茎簇生或基部略匍匐,上部直立,花期后自叶腋常生出无花的短枝。叶条状披针形,长2~7 cm,宽2~7 mm。聚伞花序顶生或近枝端腋生;花白色;萼筒棍棒形,外面密生柔毛;花瓣5;花柱5。

生于河岸及山坡草地、湿草甸、湖边的固定沙丘、草原、多石质干山坡、山坡林下。分布于内蒙古、辽宁、黑龙江等地。

【采收加工】 4~5月或9~10月采挖,切片,晒干。

【成分】 1. 大叶石头花　根含棉根皂苷(gypsoside)[1]。

2. 灯心草蚤缀　含黄酮:牡荆素(vitexin),异牡荆素(isovitexin),荭草素(orientin),模荭草素(homoorientin)苷衍生物[2]。

3. 旱麦瓶草　根中含皂苷元:皂皮酸(quillaic acid)[3]。

【药理】 1. 抗动脉粥样硬化作用　大叶石头花根含棉根皂苷,给家兔在形成动脉粥样硬化的同时或以后每日内服,可降低血清胆甾醇浓度,使胆甾醇/脑磷脂系数降低,并使主动脉类脂质含量降低。对于动脉硬化家兔所表现的兴奋、脱毛以及肢体皮下类脂质增厚等症状均有改善[1]。

2. 中枢抑制作用　棉根皂苷能加强水合氯醛和大剂量巴比妥钠对小鼠的催眠作用,对士的宁引起的惊厥有拮抗作用,能延迟戊四唑、樟脑和咖啡因等引起的小鼠惊厥发作[1]。

【药性】 甘,微寒。

1.《山西中草药》:"甘,微寒。"

2.《青岛中草药手册》:"入肝、胆、肾、胃经。"

【功用主治】 凉血,清虚热。主治阴虚肺劳,骨蒸潮热,盗汗,小儿疳热,久疟不止。

1.《东北常用中草药手册》:"清热凉血。主治肺结核发热,久疟发热。"

2.《安徽中草药》:"退虚热,消疳热。主治消瘦低热,阴虚低热,骨蒸盗汗。"

【用法用量】 内服:煎汤,3~9 g。

【宜忌】 1.《沙漠地区药用植物》:"气虚泄泻者忌用。"

2.《河北中草药》:"血虚发热者忌用。"

【选方】 1. 治肺结核潮热　山银柴胡、地骨皮各9 g,鳖甲15 g,青蒿12 g。煎服。(《安徽中草药》)

2. 治小儿疳积　山银柴胡6 g,白薇4.5 g,麦芽6 g。水煎服。(《青岛中草药手册》)

0408 山道年蒿 shān dào nián hāo (《中国药用植物图鉴》)

【异名】 驱蛔蒿(《青岛中草药手册》)。

【基原】 为菊科绢蒿属植物蛔蒿的花蕾。

【原植物】 蛔蒿 *Seriphidium cinum* (Berg. et Poljak.) Poljak. [*Artemisia cina* Berg.]

多年生草本。主根木质,垂直;根状茎短,具多年生木质营养枝,营养枝灰褐色。茎数枚或多枚,高20~40(~70)cm,具纵棱,下半部褐色,上半部灰绿色;中部或下部开始分枝,枝细,斜向上;茎、枝初时被灰白色蛛丝状柔毛,后光滑。叶互生;茎下部叶与营养枝叶叶柄长2~4 cm,叶片卵形或长卵形,长3~6 cm,宽1.5~4.5 cm,二(至三)回羽状分裂,每侧有裂片3~4枚,小裂片狭线状披针形,具短尖头;中部叶卵形,一(至二)回羽状全裂,基部有羽状全裂的假托叶。头状花序椭圆状卵形或长卵形,在小枝上排列成密集的穗状花序,并在茎上组成狭窄而紧密的圆锥花序;总苞片4~5层;两性花3~5朵,花冠管状,黄色,檐部红色,花药线形,先端附属物线状披针形,基部具短尖头,花柱先端稍叉开,具疣点及睫毛。瘦果,小,无冠毛。花果期8~10月。

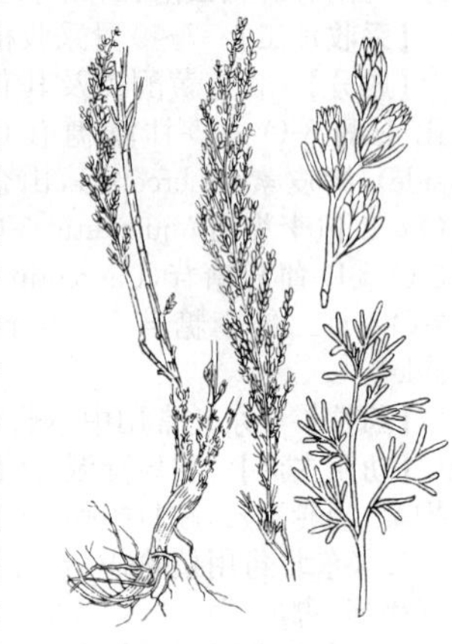

蛔　蒿

生于土层深厚、土壤肥沃、透水良好的砂质土或砂质灰壤土。我国华北、东北、西北部分地区和新疆有引种栽培。

【栽培】 生物学特性　山道年蒿的抗寒力较强,可以安全越冬。对土壤要求不严,以中性或微碱性的砂质壤土为宜。

繁殖方法　主要用种子繁殖,分直播和育苗两种。直播可采用冬播和春播。冬播在北方于10月末封冻前播种;春播在刚化冻时播种。条播行距48~60 cm,覆土1 cm,育苗可于冬末或早春2~3月播种,播种前先浇透1次水,待水渗下后,可立即开沟条播,行距17~20 cm,覆细土1 cm,以后需经常保持土壤湿润,待苗高6~10 cm时即可移栽。移栽一般在清明前后进行,按行距60 cm、株距50 cm定植。

田间管理　直播的在苗高7~10 cm时,按株距33 cm留苗1~3株,并及时除草松土,苗高30 cm左右时,沟施过磷酸钙和硫酸铵,注意勿撒在苗上,以免烧苗。苗期及孕蕾期要注意浇水。雨季注意排水,以防烂根。

病虫害防治　病害主要有烂根病。须选干旱地区种植,并注意排水。虫害有红蜘蛛及蛔蒿夜蛾。可用化学药剂防治。

【采收加工】 一般在8~9月花蕾含苞欲放时采收,以外观绿色变为黄绿色,先端由尖而长变为圆而钝,手握一把已不发黏、手松则"刷"的散开时最为适宜。如花蕾成熟时间先后参差不齐,应分批采收。采得的花蕾需立即利用火坑、烤烟房、干燥室等烘干,或摊开放通风处迅速阴干,不可日晒或堆放。

【成分】 本品全草含酚类化合物:粗毛豚草素(hispidulin),槲皮素(quercetin),芸香苷(rutin),咖啡酸(caffeic acid)[1]。

花含α-山道年(α-santonin)1%~3.5%,苦艾素(artemisin)及挥发油1%~3%〔油中主要为1,8-桉叶素(1,8-cineole)〕等[2]。

【药性】 苦、辛，平。
【功用主治】《中国药用植物图鉴》："为驱肠虫剂，对蛔虫有特效，对蛲虫药效较次，对绦虫无效。"
【用法用量】 内服：煎汤，6～9 g；或制成片剂及糖浆。

0409 山稗子根 shān bài zǐ gēn（《滇南本草》）

【基原】 为莎草科苔属植物浆果苔草 *Carex baccans* Nees 的根或全草。
【原植物】 参见"山稗子"条。
【采收加工】 6～9 月采收，晒干。
【药性】 苦、涩，微寒。
1.《滇南本草》："苦、涩，性微寒。"
2.《全国中草药汇编》："苦、涩，凉。"
【功用主治】 凉血止血，调经。主治月经不调，崩漏，鼻衄，消化道出血。
1.《滇南本草》："专治妇人散经败血之症。"
2.《云南中草药》："止血调经。主治崩漏，月经过多，产后出血。"
3.《广西本草选编》："和血止血，健脾渗湿。主治月经不调，狂犬咬伤，血虚浮肿，衄血，血崩，胃肠道出血。"
4.《全国中草药汇编》："主治鼻衄，便血，月经过多，产后出血。"
【用法用量】 内服：煎汤，15～30 g。
【选方】 治崩漏，月经过多，产后出血 山稗子根 60 g。红糖、胡椒为引，水煎服。(《云南中草药》)

0410 山慈菇叶 shān cí gū yè（《证类本草》）

【基原】 为兰科杜鹃兰属植物杜鹃兰 *Cremastra appendiculata* (D. Don) Makino 或独蒜兰属植物独蒜兰 *Pleione bulbocodioides* (Franch.) Rolfe 的叶。
【原植物】 参见"山慈菇"条。
【采收加工】 6～9 月采收，鲜用。
【功用主治】《纲目》："涂乳痈、便毒尤妙。"
【用法用量】 外用：捣敷。
【选方】 治疮肿 取(山慈菇)茎叶捣为膏，入蜜，贴疮口上。候清血出，效。(《经验方》)

0411 山慈菇花 shān cí gū huā（《纲目》）

【异名】 金灯花(《本草拾遗》)。
【基原】 为兰科杜鹃兰属植物杜鹃兰 *Cremastra appendiculata* (D. Don) Makino 或独蒜兰属植物独蒜兰 *Pleione bulbocodioides* (Franch.) Rolfe 等的花。
【原植物】 参见"山慈菇"条。
【功用主治】《纲目》："治小便血淋涩痛。"
【选方】 治血淋，脐腹及阴茎涩痛 金灯花一两，地檗花。上药阴干，捣粗罗为散。每服三钱，以水一盅盏，煎至六分，去滓，每于食前温服之。(《圣惠方》)

0412 山樱桃核 shān yīng táo hé（《纲目拾遗》）

【基原】 为蔷薇科樱属植物山樱桃 *Cerasus tomentosa* (Thunb.) Wall. [*Prunus tomentosa* Thunb.]的种子。
【原植物】 参见"山樱桃"条。
【功用主治】《纲目拾遗》："发麻疹痦痘，灭斑痕冻瘃。"
【用法用量】 内服：煎汤，1～3 g。外用：磨汁涂或煎水洗。

0413 山飘儿草 shān piāo er cǎo（《峨眉药用植物》）

【异名】 苦胆草、草龙胆、青叶胆(《全国中草药汇编》)，水黄连、土黄连(《湖南药物志》)。
【基原】 为龙胆科獐牙菜属植物紫红獐牙菜的全草。
【原植物】 紫红獐牙菜 *Swertia punicea* Hemsl. [*S. ducloxii* Burk.]

一年生草本，高 15～80 cm。茎四棱形，棱上有刺，多分枝，枝斜伸而开展。叶对生；叶片披针形、线状披针形或狭椭圆形，长达 6 cm，宽至 1.8 cm；茎上部叶较小，先端急尖或渐尖，基部收缩；叶脉 1～3 条，在下面明显突起。圆锥状复聚伞花序，开展，花多数；花梗细，长达 3.2 cm；花 5 数；花萼绿色，裂片披针形或线状披针形；花冠暗紫红色，直径 1～1.5 cm，先端具长尖头，基部具 2 个长圆形腺窝；边缘具长柔毛状流苏；雄蕊 5，花丝线形；子房椭圆形，无柄，柱头 2 裂。蒴果卵状长圆形，先端渐狭。种子长圆形，黄褐色，表面具小疣状突起。花、果期 9～11 月。

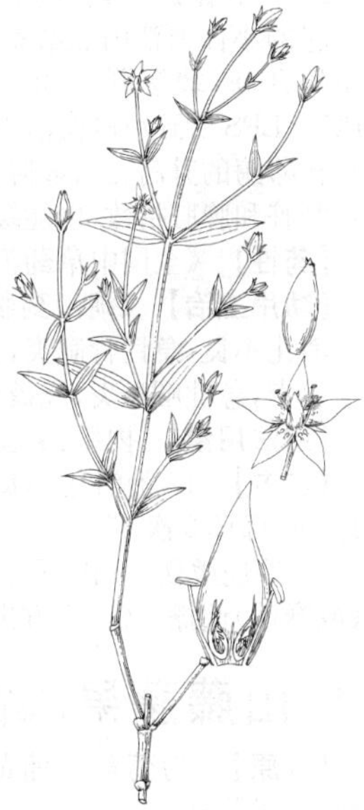
紫红獐牙菜

生于海拔 400～3 800 m 的山坡草地、河滩、林下、灌丛中。分布于西南及湖北、湖南等地。
【采收加工】 9～10 月采收，切段，晒干。
【成分】 全草含呫吨酮类：1，7-二羟基-3，8-二甲氧基呫吨酮 (gentiacaulein)，对叶当药呫吨酮(decussatin)[1, 2]，3-O-去甲基紫药双呫吨酮苷(3-O-demethyl swertipunicoside)[3]，紫药双呫吨酮苷(swertipunicoside)[4]，1，5，8-三羟基-3-甲氧基呫吨酮-8-O-β-D-吡喃葡萄糖苷(swertianolin)，雏菊叶龙胆酮(bellidifolin)及 1，3，5，8-四羟基呫吨酮(1，3，5，8-tetrahydroxyxanthone)[5]，3-O-去甲基紫红獐牙菜苷(3-O -demethylswertipunicoside)[6]，1-O -樱草糖基-3，7-二甲氧基-8-羟基呫吨酮(1-O -primeverosyl-3，7-dimethoxy-8-hydroxyxanthone)，1-O-樱草糖基-3，7，8-三甲氧基呫吨酮(1-O -primeverosyl-3，7，8-tri-methoxyxanthone)，1-O-羟基-3，7，8-三甲氧基呫吨酮(1-hydroxy-3，7，8-trimethoxyxanthone)，1，8-二羟基-3，7-二甲氧基呫吨酮(1，8-dihydroxy-3，7-dimethoxyxanthone)[7]；环烯醚萜苷类化合物：紫药苦苷(swertiapunimarin)，獐牙菜苷(sweroside)，獐牙菜苦苷(swertiamarin)[8]，苦龙胆苷(amarogentin)及异构体苦龙胆苷 B(amarogentin B)和龙胆苦苷(gentiopicroside)[9]；双呫酮苷类化合物：1，8-二羟基-3，7-二甲氧基双呫酮(methylswertianin)[8]，紫红獐牙菜苷(swertipunicoside)[10]；单萜苷：2，6-二甲基-(2E，6E)-辛二烯酸 1，6'-内酯 8-b-D-吡喃葡萄糖苷〔2，6-dimethyl-(2E，6E)-octadienoic

acid 1, 6[1]-lactone 8-b-D-glucopyranoside〕；其他成分：紫药苷(swertiapuniside)[5]，杧果苷(mangiferin)[5]，epieustonoside, isovitexin[7]，当药苦苷(swertiamarin)[11]。

花含当药苦苷，当药苷(sweroside)及龙胆苦苷(gentiopicroside)[2]。

【药理】 1. 降糖作用　紫红獐芽菜高、低剂量组对正常小鼠血糖无明显降低作用，能降低葡萄糖及肾上腺素性高血糖小鼠的血糖水平，改善小鼠对葡萄糖的耐受能力，降低嘧啶性糖尿病小鼠血糖水平，减少动物的饮水量[1]。

2. 护肝作用　紫红獐牙菜总提物能明显降低由CCl_4引起的小鼠血清丙氨酸氨基转移酶、天门冬氨酸氨基转移酶的升高，缓解肝组织病理变化，减轻肝脏水肿。而对BCG/LPS所致小鼠血清丙氨酸氨基转移酶、天门冬氨酸氨基转移酶的升高无明显降低作用，但能降低肝组织丙二醛及肝脏和脾脏指数，也能缓解肝组织病理改变[2]。

【药性】《全国中草药汇编》："苦，寒。"

【功用主治】《湖南药物志》："清热解毒，祛湿健胃。用于消化不良，急性骨髓炎，急性黄疸型肝炎，急性菌痢，急性结膜炎，急性咽喉炎，烧烫伤。"

【用法用量】 内服：煎汤，5～15 g。外用：熬膏外搽。

【选方】 1. 治消化不良　(山飘儿草)根研末。每次服1.5 g，每日2次。

2. 治烧烫伤　(山飘儿草)全草熬膏，加鸡蛋清及桐油(或麻油)调搽。(1、2方出自《湖南药物志》)

0414 山藤藤果 shān téng téng guǒ (《全国中草药汇编》)

【基原】 为葡萄科葡萄属植物山葡萄 *Vitis amurensis* Rupr. 的果实。

【原植物】 参见"山藤藤秧"条。

【采收加工】 8～9月果熟时采收，鲜用或晒干。

【成分】 种子含多酚类成分：(＋)-儿茶素(catechin)，原矢车菊素(procyanidin)B_2、B_5，原矢车菊素B_5-3-O-没食子酸酯(procyanidin B_5-3-O-gallate)[1]，葡萄属素酚(vitisinol)，山葡萄素(amurensisin)[2]。

【药性】 酸，凉。

【功用主治】 清热利尿。主治烦热口渴，尿路感染，小便不利。

【用法用量】 内服：煎汤，10～15g。

0415 山藤藤秧 shān téng téng yāng (《全国中草药新医疗法展览会资料选编》)

【异名】 野葡萄、黑水葡萄(《全国中草药汇编》)。

【基原】 为葡萄科葡萄属植物山葡萄的根或茎藤。

【原植物】 山葡萄 *Vitis amurensis* Rupr.

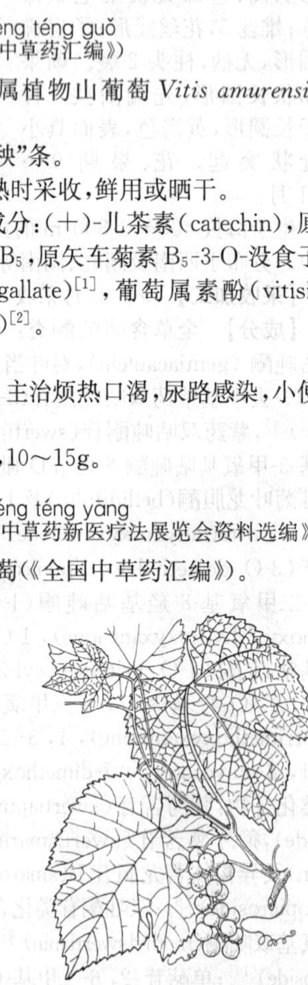

山葡萄

木质藤本，长达15 m。幼枝初具细毛。单叶互生；叶柄长4～12 cm，被柔毛；叶片宽卵形，长4～17 cm，宽3.5～18 cm，先端尖锐，基部宽心形，3～5裂或不裂，边缘具粗锯齿，上面无毛，下面叶脉有短毛。花单性，雌雄异株，圆锥花序与叶对生，长8～13 cm，花序轴具白色丝状毛；花小，雌花内具5个退化雄蕊；雄花内雌蕊退化；花萼盘形；花瓣5；雄蕊5；子房上位。浆果球形，直径约1 cm，黑色。花期5～6月，果熟期8～9月。

生于山地林缘。分布于华北、东北、及江苏、浙江、安徽、山东等地。

本植物的果实(山藤藤果)亦供药用，另设专条。

【采收加工】 10～12月采收，切片或段，晒干。

【成分】 根中有寡芪类：山葡萄新素(amurensin)A和B[1]；白藜芦醇三聚体(resveratrol trimer)：山葡萄新素(amurensin)G[2]、H[3]、I～M，白藜芦醇四聚体：(＋)-坡垒属酚〔(＋)-hopeaphenol〕，异坡垒属酚(isohopeaphenol)，葡萄属素(vitisin)A，(＋)-葡萄属素呋喃〔(＋)-vitisifuran〕A[4]。

【药性】《全国中草药汇编》："味辛，性凉。"

【功用主治】《全国中草药汇编》："祛风止痛。主治外伤痛，风湿骨痛，胃痛，腹痛，神经性头痛，术后疼痛。"

【用法用量】 内服：煎汤，3～9g。

【选方】 治外伤痛、胃肠道疼痛、神经性头痛、术后疼痛等　山藤藤秧(根、藤)，制成10%煎剂，每次口服10～20 ml；或制成15%注射液，每次肌注2 ml。(《全国中草药新医疗法展览会资料选编》)

0416 山五味子叶 shān wǔ wèi zǐ yè (《全国中草药汇编》)

【基原】 为忍冬科荚蒾属植物珍珠荚蒾 *Viburnum foetidum* Wall. var. *ceanothoides* (C. H. Wright) Hand.-Mazz. 的叶。

【原植物】 参见"山五味子"条。

【采收加工】 5～7月采收，鲜用或晒干。

【药性】 甘、微苦、微涩，平。

【功用主治】 消肿止痛，敛疮生肌。外用治骨折，疖肿，跌打损伤，刀伤。

【用法用量】 外用：捣敷。

0417 山五味子根 shān wǔ wèi zǐ gēn (《昆明民间草药》)

【基原】 为忍冬科荚蒾属植物珍珠荚蒾 *Viburnum foetidum* Wall. var. *ceanothoides* (C. H. Wright) Hand.-Mazz. 的根。

【原植物】 参见"山五味子"条。

【采收加工】 9～10月采挖，切片晒干。

【药性】《全国中草药汇编》："甘、微苦、微涩，平。"

【功用主治】《全国中草药汇编》："消肿止痛，敛疮生肌，止血止泻。"

【用法用量】 内服：煎汤，9～15 g。

0418 山豆根种子 shān dòu gēn zhǒng zǐ (《贵州草药》)

【基原】 为豆科山蚂蝗属植物饿蚂蝗 *Desmodium multiflorum* DC. 的种子。

【原植物】 参见"饿蚂蝗"条。

【采收加工】 9～11月果实成熟时采集，晒干，剥取种子。

【药性】《贵州草药》："苦，凉。"

【功用主治】《贵州草药》："补虚弱，活血，截疟，镇痛。"

【用法用量】 内服：研末或烧存性研末，0.3 g。

【选方】 1. 治疟疾　山豆根种子0.3 g。用饭包着，开水

吞服。(《贵州草药》)

0419 山油柑果实 shān yóu gān guǒ shí (广州部队《常用中草药手册》)

【基原】 为芸香科山油柑属植物山油柑 *Acronychia pedunculata* (L.) Miq. 的果实。

【原植物】 参见"沙糖木"条。

【采收加工】 10～11月采收,用开水烫透,晒干。

【成分】 山油柑果实中含芸香酮二聚体去甲基降真香双素(demethylacrovestone)即1,1-二〔2′,4′,6′-三羟基-3′-(1″-氧代乙基)-5′-(3″-甲基丁-2″-烯基)苯基〕-3-甲基丁烷{1,1-di〔2′,4′,6′-trihydroxy-3′-(1″-oxyethanyl)-5′-(3″-methylbut-2″-enyl)phenyl〕-3-methylbutane}[1]。

【药性】 广州部队《常用中草药手册》:"甘,平,气香。"

【功用主治】 《全国中草药汇编》:"健脾消食,治食欲不振,消化不良。"

【用法用量】 内服:煎汤,9～15 g。

【选方】 治多汗症 沙糖木果实20 g,捣碎泡开水当茶饮。(《中国民间生草药原色图谱》)

0420 千日红 qiān rì hóng (《花镜》)

【异名】 百日红、千金红、百日白(《中国药用植物志》),千日白、千年红(《江苏药用植物志》),吕宋菊(《陆川本草》),滚水花(《南宁市药物志》),沸水菊(《广西中药志》),长生花(《上海常用中草药》),蜻蜓红、球形鸡冠花(《福建中草药》),千日娇(《广东中药志》)。

【基原】 为苋科千日红属植物千日红的花序或全草。

【原植物】 千日红 *Gomphrena globosa* L.

一年生草本,高20～60 cm。全株密被白色长毛。茎直立,有分枝,近四棱形,具沟纹,节部膨大,带紫红色。单叶对生;叶柄长1～1.5 cm,上端叶几无柄;叶片长圆形至椭圆形。长5～10 cm,宽2～4 cm,先端钝而尖,基部楔形,两面有小斑点,边缘波状。头状花序球形或长圆形,通常单生于枝顶,有时2～3花序并生,常紫红色,有时淡紫色或白色;总苞2枚,叶状,每花基部有干膜质卵形苞片1枚,三角状披针形小苞片2枚,紫红色;花被片披针形;花丝合生成管状,先端5裂;柱头2,叉状分枝。胞果近球形。种子肾形,棕色,光亮。花果期6～9月。

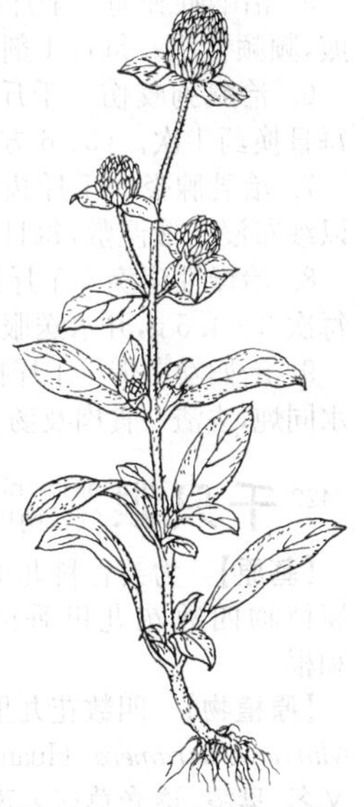

千日红

全国大部分地区均有栽培。原产热带美洲。

【栽培】 生物学特性 喜温暖湿润气候,耐阳光。对土壤要求不严,但选斜坡向阳和排水良好的地方栽培为好。

繁殖方法 用种子繁殖:春季3～4月播种,开1.3 m宽畦,按行窝距25 cm点播。

田间管理 生长期要中耕除草并结合追肥3次,分别在苗高6～10 cm、18～20 cm及初现花蕾时进行。遇天旱应注意淋水。

【采收加工】 9～10月采摘花序或拔取全株,鲜用或晒干。

【成分】 全草含黄酮类:4′,5-二羟基-6,7-亚甲二氧基黄酮醇-3-O-β-D-葡萄糖苷(4′,5-dihydroxy-6,7-methylenedioxyflavonol-3-O-β-D-glucoside)[1]。

叶含千日红醇(gomphrenol)[2]。

花含千日红苷(gomphrenin)Ⅰ、Ⅱ、Ⅲ、Ⅴ、Ⅵ[3],异千日红苷(isogomphrenin)Ⅰ、Ⅱ及苋菜红苷(amaranthin)和甜菜苷(betanin)[4]。

【药理】 祛痰和平喘作用 千日红花序25%水溶液和10%乙醇提取物溶液,经小鼠酚红法及豚鼠组胺法实验表明有祛痰和平喘作用[1]。本品醇浸膏有祛痰和平喘作用,总黄酮也有明显的祛痰作用,其中有效成分之一为4′,5-二羟基-6,7-亚甲二氧基黄酮醇-3-O-β-D葡萄糖苷[2]。

【药性】 甘、微咸,平。

1.《广西中药志》:"甘,平,入肝、肺二经。"

2.《广西本草选编》:"味甘、淡,性平。"

3. 南药《中草药学》:"甘,微咸,平。"

【功用主治】 止咳平喘,明目解毒。主治咳嗽,哮喘,百日咳,小儿夜啼,目赤肿痛,肝热头晕,头痛,痢疾,疮疖。

1.《广西中药志》:"花序:凉血消肿,止痉咳,治百日咳,外治疮疡肿痛。民间治月经不调。全株:煲水外洗,治跌打、疮疖。"

2.《河北中草药》:"清湿热,平肝风。治痢疾,带下及小儿惊风,癫痫。"

3.《四川中药志》1979年版:"止咳平喘,清肝明目。用于急慢性支气管炎,支气管哮喘,风热目赤疼痛,羞明畏光,视物不清,头晕头痛。"

【用法用量】 内服:煎汤,花3～9 g;全草15～30 g。外用:捣敷;或煎水洗。

【选方】 1. 治慢性支气管炎,支气管哮喘 千日红花(白色)20朵,枇杷叶5片,杜衡根0.9 g。水煎,加冰糖适量冲服。(《浙江药用植物志》)

2. 治咯血 千日红花10朵,仙鹤草9 g。煎水,加冰糖适量服。(《安徽中草药》)

3. 治小儿百日咳 千日红花10朵,匍伏堇9 g。水煎加冰糖适量,分2～3次服。(《浙江药用植物志》)

4. 治风热头痛,目赤肿痛 千日红、钩藤各15 g,僵蚕6 g,菊花10 g。水煎服。(《四川中药志》1979年版)

5. 治痢疾 千日红10朵,马齿苋30 g。煎水,冲入黄酒少量,分2次服。(《安徽中草药》)

6. 治小儿夜啼 千日红鲜花序5朵,蝉衣3个,菊花2 g。水煎服。

7. 治羊痫风 千日红花序14朵,蚱蜢干6 g。水煎服。(7、8方出自《福建中草药》)

8. 治小便不利 千日红花序3～9 g。煎服。(《上海常用中草药》)

9. 治小儿腹胀 千日红5 g,莱菔子6 g。煎服。(《安徽中草药》)

【临床报道】 治疗慢性气管炎 用千日红花序片剂(每片含生药约3.2 g),口服,每次2片,每日3次,10 d为1个疗程,连服2个疗程。治疗500例,平均显效率27.9%,总有效率为77.1%。以千日红全草(去花序)片剂(含量同花序片,每次3片,每日服3次,疗程同上)治疗754例,平均显效率32.1%,总有效率81.8%;治疗支气管哮喘174例,显效率47.1%,总有效率88.5%[1]。

0421 千斤拔 qiān jīn bá (《植物名实图考》)

【异名】 金鸡落地、土黄鸡(《植物名实图考》),老鼠尾、透地龙、牛大力、千里马、牛顿头(《岭南采药录》),大力黄(《广西野生资源植物》),千尾荡(《南宁市药物志》),三股丝、金牛尾、千金坠(《云南药用植物名录》)。

【基原】 为豆科千斤拔属植物蔓性千斤拔的根。

【原植物】 蔓性千斤拔 *Flemingia prostrata* Roxb.［*F. philippinensis* Merr. et Rolfe; *Moghania philippinensis* (Merr. et Rolfe) Li; *M. prostrata* (Roxb.) Wang et Tang］

直立或平卧半灌木。幼枝有棱角。幼枝、叶柄、叶片、子房、荚果均披柔毛。叶互生;叶柄长2~3 cm;托叶2片,三角状;三出复叶,顶生小叶卵状披针形,长4~8 cm,宽2~3 cm,先端钝,基部圆形,侧生小叶基部斜,基出脉3条。总状花序腋生,长2~2.5 cm,花密集;萼齿5,披针形,下面1个较长,密生白色长硬毛,有密集的腺点;花冠紫色,旗瓣椭圆形,基部变狭;雄蕊10,二体。荚果长圆形。种子2颗,圆球形,黑色。花期10~11月。

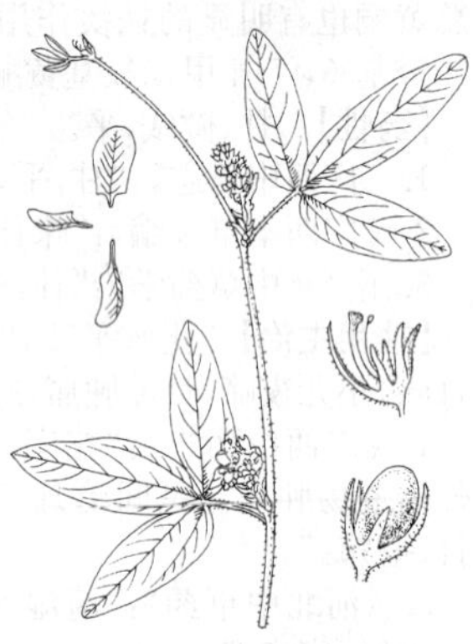

蔓性千斤拔

生于山坡草丛中。分布于福建、湖北、湖南、广东、广西、海南、贵州、云南、台湾等地。

【采收加工】 10~11月采挖,切段,晒干。

【药材】 千斤拔 *Radix Flemingiae Prostratae* 产于广东、广西、海南、福建、台湾等地。

性状 根长圆柱形,上粗下渐细。表面棕黄色、灰黄色至棕褐色,有稍突起的横长皮孔及细皱纹,近顶部常成圆肩膀状,下半部间见须根痕;栓皮薄,鲜时易刮离,刮去栓皮可见棕红色或棕褐色皮部。质坚韧,不易折断。横切面皮部棕红色,木部宽广,淡黄白色,有细微的放射状纹理。气微,味微甘、涩。

【成分】 根含多种黄酮类化合物:蔓性千斤拔素(flemiphilippinin) C、D, 5, 7, 3′, 4′-四羟基-6, 8-双异戊烯基异黄酮(5, 7, 3′, 4′-tetrahydroxy-6, 8-diprenylisoflavone)。又含千斤拔素(flemichin) D,羽扇豆醇(lupeol),β-谷甾醇(β-sitosterol)以及碳原子数为22~30的正烷酸[1]。

【药理】 1. 对神经损伤的修复作用用千斤拔给坐骨神经挤压动物模型Wistar大鼠灌胃,对感觉神经传导速度、运动神经远段端潜伏期、坐骨神经功能指数均有改善,给药组神经再生的速度和程度均比对照组好,神经纤维肿胀的程度比对照组明显轻微。说明千斤拔能促进Wistar大鼠坐骨神经损伤后有髓神经再生,促进感觉、运动纤维的恢复。这种表现以神经损伤后第二星期最明显[1]。

2. 保护脑组织 煎剂10 g/kg给家兔灌胃,连续7 d,对急性蛛网膜下腔出血模型兔脑波频率和振幅的恢复有明显促进作用,对脑组织和血脑屏障有保护作用[2]。

【炮制】 取原药材,除去杂质,清水浸泡,洗净,润透,切厚片,干燥。

饮片性状 参见药材"性状"项

贮干燥容器内,置通风干燥处。

【药性】 甘、辛、微涩,平。

1.《岭南采药录》:"味辛,性温。"

2.《广西中药志》:"味甘、微涩,性平。入肾、肝经。"

3.《湖南药物志》:"温,无毒。"

4.《福建药物志》:"微苦,平。"

【功用主治】 祛风除湿,活血解毒。主治风湿痹痛,腰肌劳损,四肢痿软,跌打损伤,咽喉肿痛。

1.《植物名实图考》:"补气血,助阳道。"

2.《广西本草选编》:"壮腰健肾,活血通络。主治风湿骨痛,腰肌劳损,偏瘫,慢性肾炎,慢性气管炎,阳痿,乳腺炎。"

3. 南药《中草药学》:"舒筋壮骨,敛肺清咽。主治腰肌劳损,偏瘫痿痹,风湿痛,气虚脚肿,肺虚久咳,咽喉肿痛。"

4.《福建药物志》:"祛风除湿,消肿解毒。主治风湿关节痛,坐骨神经痛,腰肌劳损,劳倦乏力,慢性痢疾,慢性肾炎,产后腰膝痛,咽喉肿痛,跌打损伤,疔疮痈肿,牙痛。"

【用法用量】 内服:煎汤,15~30 g。外用:磨汁涂;或研末调敷。

【宜忌】《广西中药志》:"孕妇忌内服。"

【选方】 1. 治风湿性关节炎,腰腿痛 千斤拔30 g,半枫荷15 g。水煎服。(《香港中草药》)

2. 治坐骨神经痛 蔓性千斤拔根、肖梵天花根各30 g。水煎服。

3. 治劳倦乏力 蔓性千斤拔根15 g,称星树(梅叶冬青)30 g。水煎服。(2、3方出自《福建药物志》)

4. 治跌打损伤 千斤拔20~30 g。酒、水各半煎服。〔《江西中医药》1957,(10):64〕

5. 治咽喉肿痛 千斤拔根6~12 g,王瓜根6~9 g。水煎,频频含服。每日1剂。

6. 治疯狗咬伤 千斤拔根适量。焙干研末,白酒调敷,每日换药1次。(5、6方出自《江西草药》)

7. 治乳腺炎 千斤拔鲜根调红糖捣烂,用冷开水调匀,以纱布浸药液湿敷,每日敷数次。(《广西本草选编》)

8. 治慢性痢疾 千斤拔根、一见喜、明矾各等量。研粉。每次3~4.5 g,开水送服。(《福建药物志》)

9. 治妇女白带 千斤拔20~30 g,同猪精肉60~90 g,宽水同炖,去渣。食肉及汤。〔《江西中医药》1957,(10):64〕

0422 千只眼 qiān zhī yǎn (《云南中草药》)

【基原】 为芸香科九里香属植物四数花九里香的叶和根。

【原植物】 四数花九里香 *Murraya tetramera* Huang

又名:臭漆、透光草(《云南药用植物名录》),透花草(云南红河)。

落叶小乔木,高3~7 m。小枝有细小的皮孔。奇数羽状复叶互生;叶柄长2~6 cm,叶柄及叶轴浑圆;小叶柄长2~4 mm;小叶片6~

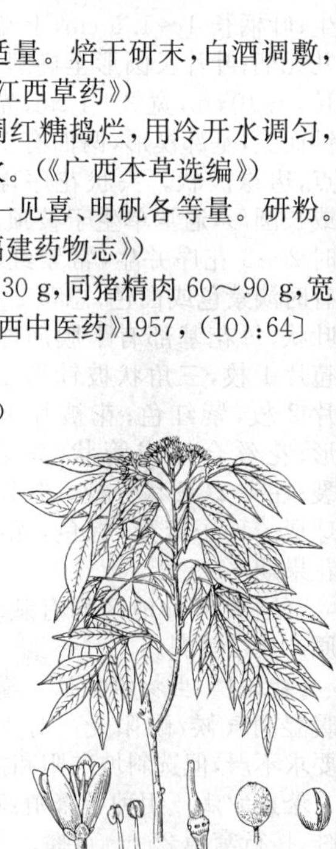

四数花九里香

11,长圆状披针形或狭长圆形,长 2～5 cm,宽 0.8～2 cm,先端渐狭长尖头,基部为狭楔形,全缘,两面无毛。顶生伞房花序,花柄长 1～2 mm,被细柔毛;花萼 4 深裂,裂片广卵形,钝头;花瓣 4,白色,长圆形;雄蕊 8,长短相间;子房上位,长圆形。浆果淡红色,圆球形,有腺点。每果有种子 1～2 颗。花期 5～7 月,果期 9 月。

生于山坡阳处或灌木丛中。分布于云南砚山、蒙自、建水。

【采收加工】 7～10 月采收,根切片晒干;叶鲜用或晒干。

【成分】 枝叶含挥发油,主要成分为柠檬烯(limonene)43.5%,紫苏醛(perilla-aldehyde) 29.8%,胡椒酮(piperitone)23.5%,还含薄荷酮(menthone),异薄荷酮(isomenthone),月桂烯(myrcene),紫苏醇(perillylalcohol),芳樟醇(linalool),邻苯二甲酸二甲酯(1, 2-benzenedicarboxylic acid dimethylester),α-蒎烯(α-pinene),β-蒎烯(β-pinene),香桧烯(sabinene),α-水芹烯(α-phellandrene),3-蒈烯(Δ^3-carene),4-蒈烯(Δ^4-carene),罗勒烯(ocimene),异松油烯(isoterpinene),松油烯-4-醇(terpinene-4-ol),α-松油醇(α-terpineol)[1],桧烯(sabinene),5-甲基-2-(1-甲基-乙烯)-环己烯〔5-methyl-2-(1-methyl-vinyl)-cyclohexene〕[2]

【药理】 1. 抗炎　千只眼精油 4.5 ml/kg、醇提取物 500 mg/kg分别给小鼠腹腔注射,对二甲苯所致耳肿胀有显著抑制作用。精油 54 ml/kg、醇提取物 600 mg/kg 分别腹腔注射,显著抑制大鼠蛋清性足跖肿胀,比 25 mg/kg 的氢化可的松抗炎作用快,而且,精油和醇提取物的抗炎作用并非通过脑垂体和肾上腺系统。精油 455 ml/kg、醇提取物 500 mg/kg 每日腹腔注射,连续 8 d,均显著抑制大鼠皮下埋藏棉球引起的肉芽肿增生[1]。

2. 镇痛　精油 4.5 mg/kg、醇提取物 600 kg/mg 分别给小鼠皮下注射,显著抑制醋酸所致扭体反应。精油 4.5 ml/kg、醇提取物 600 mg/kg 分别腹腔注射,均明显延长热板法所致小鼠疼痛反应潜伏期[1]。

3. 解热　精油 0.05 ml/kg、醇提取物 500 mg/kg 给家兔腹腔注射,对伤寒副伤寒菌苗致热家兔有明显解热作用[1]。

【药性】 《云南中草药》:"辛、微苦,微温。"

【功用主治】 祛风解表,行气活血。主治感冒发热,咳嗽哮喘,胃痛,风湿痹痛,跌打瘀肿,皮肤瘙痒,湿疹。

1.《云南中草药》:"祛风解表,行气止痛,活血散瘀。"

2.《全国中草药汇编》:"主治感冒发热,支气管炎,哮喘,风湿麻木,筋骨疼痛,跌打瘀血肿痛,皮肤瘙痒,湿疹,毒蛇咬伤,疟疾,胃痛,水肿等。"

【用法用量】 内服:煎汤,叶 6～12 g,根 6～9 g,或泡酒服。外用:水煎洗。

【选方】 1. 治感冒发热、支气管炎、哮喘　千只眼叶(干)6～12 g。水煎服。(《全国中草药汇编》)

2. 治急性结膜炎　鲜千只眼煎水外洗。同时用叶 60 g,煮小肠吃。(《云南中草药》)

3. 治皮肤瘙痒、湿疹　千只眼鲜叶,野茄树叶(洗碗叶)各适量。煎水外洗。(《全国中草药汇编》)

0423 千年艾 qiān nián ài (《纲目》)

【异名】 蕲艾(《植物名实图考》),玉芙蓉、香菊(《岭南采药录》),白艾、白香菊(《福建中草药》),蜂草、白芙蓉(《全国中草药汇编》),海芙蓉、岩头白(《浙江药用植物志》)。

【基原】 为菊科蕲艾属植物芙蓉菊的叶。

【原植物】 芙蓉菊 *Crossostephium chinense* (L.) Makino ex Cham. et Schltr. [*Artemisia chinensis* L.]

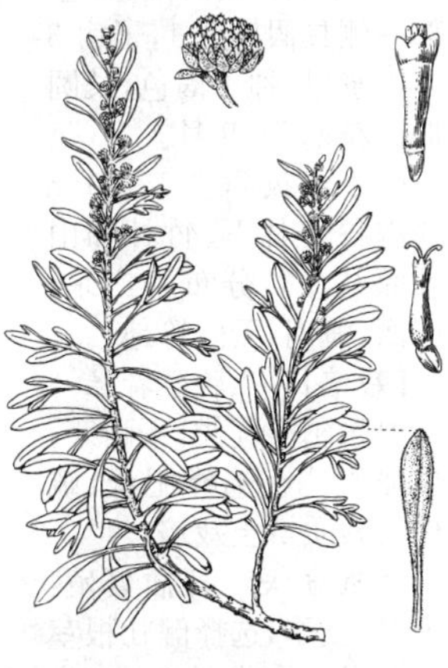

芙蓉菊

半灌木,高 10～40 cm。茎直立,多分枝,枝、叶具密生的白色细绒毛而呈灰绿色。叶互生;叶片狭匙形或狭倒卵形,长 2～3 cm,宽 5～8 mm,先端 3～5 齿裂或分裂,基部渐狭,边缘无锯齿。头状花序黄绿色,有梗,多数头状花序在枝端排成总状;总苞片 2～3 层,外层总苞片叶质,外被灰白色短柔毛;花管状,外围的花雌性,花冠先端 2～3 齿裂,中央的花两性,花冠先端 5 短裂。瘦果有 5 棱角,先端有撕裂状的鳞片。花期春季。

生于山坡路边、海滩石隙中。分布于福建、广东、广西等地,并常有栽培。

本植物的根(芙蓉菊根)亦供药用,另设专条。

【采收加工】 7～9 月采收,鲜用或晒干。

【药性】 《纲目》:"辛、微苦,温,无毒。"

【功用主治】 散寒化痰,利湿解毒。主治风寒感冒,咳嗽痰多,百日咳,泄泻,淋浊,白带,痈肿疔毒。

1.《纲目》:"主治男子虚寒,妇人血气诸痛。"

2.《岭南采药录》:"治小儿惊风,取叶捣烂敷脐中。"

3.《全国中草药汇编》:"祛风除湿,解毒消肿,止咳化痰。主治风寒感冒,麻疹,风湿关节疼痛,胃痛,支气管炎,百日咳,疔疮肿毒,乳腺炎。"

4.《福建药物志》:"祛风除湿,散结消肿。主治淋浊、腹泻、白带、痈疽疔毒、蜂螫伤。"

【用法用量】 内服:煎汤,15～30 g。外用:捣敷。

【选方】 1. 治遗精、白浊　芙蓉菊鲜叶 15 g,猪腰 2 只。炖服,连服数次。(《浙江药用植物志》)

2. 治疔　芙蓉菊鲜叶、野菊鲜叶。捣烂,调蜜敷患处。(《福建中草药》)

3. 治痈疽初起　芙蓉菊适量,丁香末、江南香末少许。捣烂敷患处。(《福建药物志》)

0424 千年健 qiān nián jiàn (《纲目拾遗》)

【异名】 一包针(《广西药用植物名录》),千年见(《药材资料汇编》),千颗针、丝棱线(《全国中草药汇编》)。

【基原】 为天南星科千年健属植物千年健的根茎。

【原植物】 千年健 *Homalomena occulta* (Lour.) Schott [*Calla occulta* Lour.; *H. cochinchinensis* Engl.; *H. ton-kinensis* Engl.]　又名:平丝草(《海南植物志》)。

多年生草本。根茎匍匐,细长,粗 1.5 cm。根肉质,密被淡褐色短绒毛。常具高 30～50 cm 的直立的地上茎。鳞叶线状披针形,长达 16 cm;叶柄长 20～40 cm,下部具宽3～5 mm的鞘;叶片膜质至纸质,箭状心形至心形,长 15～30 cm,宽 10～28 cm,先端骤狭渐尖。花序 1～3,生鳞叶之腋,花序柄短于叶柄;佛焰苞绿白色,长圆形至椭圆形,长

5～6.5 cm，花前席卷成纺锤形，盛花时上部略展开成短舟状；肉穗花序长 3～5 cm；雌花序长 1～1.5 cm；雄花序长 2～3 cm；子房长圆形，基部一侧具假雄蕊 1，子房 3 室。浆果，种子褐色，长圆形。花期 7～9 月。

生于海拔 80～1 100 m 的沟谷密林下、竹林和山坡灌丛中。分布于广东、广西、海南、云南等地。

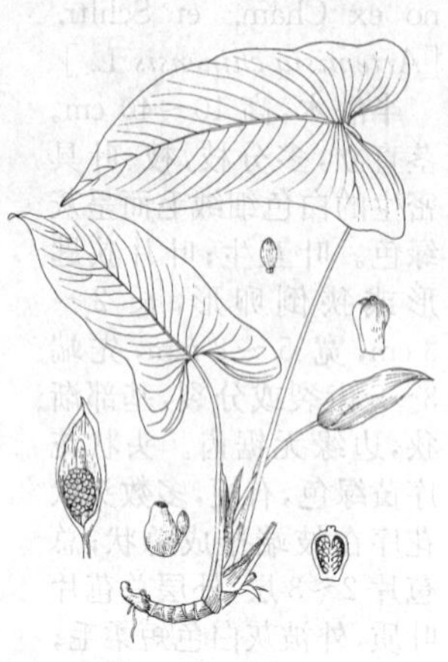

千年健

【栽培】 生物学特性　喜温暖阴湿气候，不耐寒，忌强光。宜选择肥沃、疏松的砂质壤土栽培。

繁殖方法　扦插繁殖：于春、夏季，选择健壮根茎或茎段，剪成长 5 cm、带 2～3 个芽眼的小段，按行株距 15 cm×2 cm 埋植，覆土约 5 cm，浇水保湿。培育2～3 个月，插条长出数条须根，苗高 10～15 cm，按行株距 25 cm×20 cm 开穴定植。

田间管理　定植成活后，每年中耕除草 3～4 次，追肥2～3 次。干旱时及时浇水保湿，无荫蔽条件时须搭架遮荫，调节荫蔽度至 70%～80%。

病虫害防治　叶斑病，7～8 月高温多雨季节易发生，为害叶片，可用退菌特 1 000 倍液喷洒叶面防治。

【采收加工】 10～12 月采收，割下根茎，削去茎尖、须根，洗净泥土，晒干。

【药材】 千年健 *Rhizoma Homalomenae*　产于广西、云南等地。

性状　根茎圆柱形稍弯曲，或略扁，长 15～40 cm，直径 0.8～1.5 cm。表面红棕色或黄棕色，粗糙，有多数扭曲的纵沟纹、圆形根痕及黄色针状纤维束。质硬而脆，断面红褐色，黄色针状纤维束多而明显，相对另一断面呈多数针眼小孔及有少数黄色针状纤维束，可见深褐色光泽的油点。气香，味辛、微苦。

鉴别　(1) 根茎横切面：木栓层有的残存，棕色。基本组织中散有大的分泌腔，由数层木栓细胞组成；分泌细胞靠外侧较多，内含黄色至棕色分泌物；黏液细胞较大，内含草酸钙针晶束；草酸钙簇晶散在；维管束散在外韧型或周木型，散列，外韧型维管束外侧常伴有纤维束，单一纤维束少见，纤维壁较厚，木化。

(2) 取本品粉末 1 g，加乙醚 5 ml 冷浸，滤过，取滤液 1 ml，置蒸发皿中，待乙醚挥散后，加 1%香草醛浓硫酸溶液 1～2 滴，显紫红色或紫色（检查挥发油）。

(3) 薄层色谱：取本品粉末 50～100 g，于挥发油提取器内提取其挥发油。吸取挥发油加等量的乙酸乙酯稀释后作供试品溶液，另取芳香醇、α-蒎烯和 β-蒎烯制成对照品溶液。分别吸取供试品和对照品溶液点于同一硅胶 G 薄层板上，用己烷-乙酸乙酯(85∶15)展开，展距 15 cm。用 5%香草醛浓硫酸试液显色。供试品和对照品在相应的位置上显相同的紫色斑点和紫红色斑点。

【成分】 千年健含约 0.69%的挥发油：α-蒎烯(α-pinene)，β-蒎烯(β-pinene)，柠檬烯(limonene)，芳樟醇(linalool)，α-松油醇(α-terpineol)即 α-萜品烯醇，橙花醇(nerol)，香叶醇(geraniol)，丁香油酚(eugenol)[1]，香叶醛(geranial)，β-松油醇(β-terpineol)，异龙脑(isoborneol)，松油烯-4-醇(terpinene-4-ol)（萜品烯醇-4-醇），广藿香醇（patchoulialcohol)[2]，δ-荜澄茄烯(δ-cadinene)[3]，α-水芹烯(α-phellandrene)，3-蒈烯(Δ^3-carene)，对聚伞花素(*p*-cymene)，隐酮(cryptone)，α-玷玬烯(α-copaene)，薄荷酮(piperitone)，反式-β-金合欢烯(*trans*-β-farnesene)，β-金合欢烯(β-farnesene)，反式石竹烯(*trans*-caryophyllene)，α-葎草烯(α-humulene)，别香橙烯(alloaromadendrene)，β-红没药烯(β-bisabolene)，橙花椒醇(nerolidol)，喇叭茶醇(ledol)，胡萝卜醇(carotol)，香榧醇(torreyol)，雪松醇(cedrol)，4-杜松烯(4-cadinene)等[4, 5]。

【药理】 1. 抗组胺作用　采用豚鼠离体气管法，在浴槽内加入 1×10^{-5} g组胺后 5 min，再加入 1×10^{-4} g 的千年健醇提取液，观察 5 min、10 min、15 min，其拮抗组胺致豚鼠气管平滑肌收缩的百分率分别为 8.6%，18.8%及 23.0%[1]。

2. 抗凝作用　千年健水提原液 0.2 g/ml，稀释 5 倍(0.04 g/ml)或 20 倍(0.01 g/ml)后，用人血纤维蛋白原试管法测定，其抗凝时间仍明显长于对照组，表明具有较强的抗凝血作用[2]。

3. 抗菌、抗病毒作用　用滤纸片平板法证明千年健挥发油能完全抑制布氏杆菌(牛 544 型、羊 16 型、猪 1330 型)在平板上生长[3, 4]。应用原代人胚肌皮单层细胞培养技术，对同时给药途径（细胞瓶内同时加入每 1 ml 含生药100 mg的千年健水提取物与Ⅰ型单纯疱疹病毒），其病毒抑制对数为≥2.00～2.99[5]。

4. 抗炎、镇痛作用　千年健甲醇提取物能抑制角叉莱胶引起的大鼠炎症水肿，其抑制率达 60%以上，也能抑制醋酸扭体法引起的小鼠扭体反应，其镇痛率达 30%～60%[4]。

5. 其他　现代生物分析法证明，千年健能抑制钙通道阻滞剂受体达 50%～75%，也能抑制血管紧张素Ⅱ受体[6]。

【药性】 苦、辛，温，小毒。

1.《本草再新》："味苦，性寒，有小毒。入肝、肺二经。"

2.《本草求原》："辛，温。"

【功用主治】 祛风湿，舒筋活络，止痛消肿。主治风湿痹痛，肢节酸痛，筋骨痿软，跌打损伤，胃痛，痈疽疮肿。

1.《柑园小识》："入药酒，风气痛、老人最宜食此药。"(引自《纲目拾遗》)

2.《纲目拾遗》："壮筋骨，止胃痛，酒磨服。"

3.《本草再新》："治痈痿疮疽，杀虫败毒，消肿排脓。"

4.《本草求原》："祛风，壮筋骨，已劳倦。"

5.《广西本草选编》："活血止痛。主治风湿骨痛，四肢麻木，筋络拘挛，跌打瘀肿，胃寒痛。"

【用法用量】 内服：煎汤，9～15 g；或浸酒。外用：研末，调敷。

【宜忌】 1.《柑园小识》："忌莱菔。"

2.《饮片新参》："阴虚内热者慎用。"

【选方】 治风寒筋骨疼痛、拘挛麻木　千年健、地风各 30 g，老鹳草 90 g。共研细粉。每服 3 g。(《全国中草药汇编》)

0425 千里光 qiān lǐ guāng（《本草图经》）

【异名】 千里及(《本草拾遗》)，千里急、黄花演(《本草图经》)，眼明草(《履巉岩本草》)，九里光(《滇南本草》)，金钗草（《医便》），九里明（《生草药性备要》），黄花草（《纲目拾遗》），九岭光（《草木便方》），一扫光（《分类草药性》），九龙光（《广州植物志》），千里明（《昆明药用植物调查报告》），百花草（《广西中兽医药用植物》），九龙明（《四川武隆药用植物图志》），黄花母（《江西民间草药》），野菊花、天青红（《湖南药物志》），箭草、青龙梗（《浙江民间常用草药》），软藤黄花草（《福建中草药》），光明草（《陕西中草药》），千家药（《江西景德镇草药》）。

【基原】 为菊科千里光属植物千里光的全草。

【原植物】 千里光 *Senecio scandens* Buch.-Ham. 又名：风灯草（《贵州植物志》）。

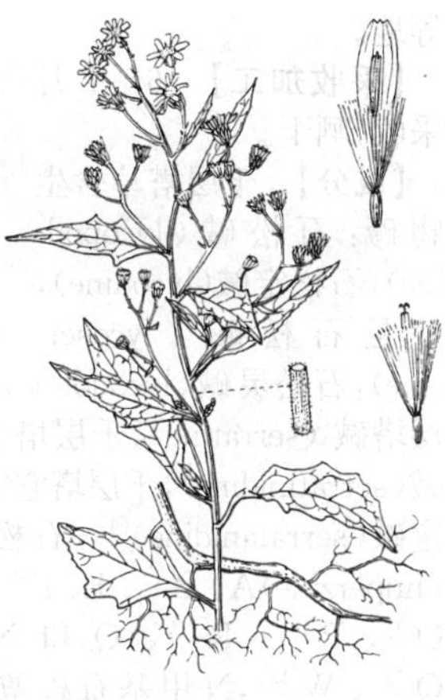

千里光

多年生攀缘草本，高 2～5 m。根状茎木质，径达 1.5 cm。茎曲折，多分枝，初常被密柔毛，后脱毛，变木质，皮淡褐色。叶互生，具短柄；叶片卵状披针形至长三角形，长 6～12 cm，宽2～4.5 cm，先端渐尖，基部宽楔形、截形、戟形，边缘有浅或深齿，或叶的下部有 2～4 对深裂片，两面无毛或下面被短柔毛。头状花序，多数，在茎及枝端排列成复总状伞房花序，有细条形苞叶；总苞筒状，基部有数个条形小苞片；总苞片 1 层，12～13 个，先端渐尖；舌状花黄色，8～9 个；筒状花多数。瘦果，圆柱形，有纵沟；冠毛白色。花期 10 月到翌年 3 月，果期 2～5 月。

生于路旁及旷野间。分布于华东、中南、西南及陕西、甘肃、西藏等地。

【栽培】 生物学特性　适应性较强，耐干旱、潮湿，对土壤条件要求不严，但以疏松肥沃、排水良好、富含腐殖质的砂质壤土及黏壤土生长较好。

繁殖方法　用扦插或压条繁殖。扦插繁殖：每年 7～10 月，截取地上部枝条，并须带有 2 个节间，选阴湿肥沃的土壤，将插条插入土中，土表留一个节，经常保持土壤湿润，10～15 d 成活。翌年春移栽，移栽前作畦，宽 1 m，穴栽或开沟栽种，行距 35～45 cm。压条繁殖：每年 9～10 月，选母株粗壮枝条，于枝条基部 2～3 节处压上泥土，枝稍露出地表，待节上生根后剪断，使与母株分开，另行栽种。

【采收加工】 9～10 月收割全草，晒干或鲜用。

【药材】 千里光 *Herba Senecionis Scandentis* 产于江苏、浙江、广西、四川等地。

性状　全草长 60～100 cm，或切成 2～3 cm 长的小段。茎圆柱形，表面深棕色或黄棕色，具细纵棱；质脆，易折断，断面髓部白色。叶多卷缩破碎，完整者展平后呈椭圆状三角形或卵状披针形，边缘具不规则锯齿，暗绿色或灰棕色；质脆。有时枝梢带有枯黄色头状花序。瘦果有纵沟，冠毛白色。气微，味苦。

鉴别　叶表面观：下表皮细胞垂周壁深波状弯曲；气孔不定式，副卫细胞 3～6 个；非腺毛尤以叶脉处为多。上表皮细胞垂周壁微波状或波状弯曲，气孔少数，有非腺毛。非腺毛 2～12 个细胞，多弯曲，基部细胞膨大，顶端细胞渐尖或钝圆，有的膨大成椭圆形、半圆形或类圆形，有的中部或顶部细胞缢缩，细胞内常含淡黄色油状物；细胞壁稍增厚，具疣状突起，下部细胞有的具细条状角质纹理。

【成分】 全草含胡萝卜色素：毛茛黄素（flavoxanthin），菊黄质（chrysanthemaxanthin），β-胡萝卜素（β-carote-ne）[1]。生物碱：千里光宁碱（senecionine），千里光菲灵碱（seneciphyl-line）[2]。有机酸：对羟基苯乙酸（*p*-hydroxyphenylacetic acid），香草酸（vanillic acid），水杨酸（salicylic acid），焦黏酸（pyromucic acid）[3]。此外还含挥发油，黄酮苷，鞣质等成分[4,5]。

花中含类胡萝卜素（carotenoid）[6]。

【药理】 1. 抗菌作用　千里光煎剂对金黄色葡萄球菌、白喉杆菌、伤寒杆菌、大肠杆菌、变形杆菌和痢疾杆菌显示明显的抑制作用[1]。所含酚酸（对羟基苯乙酸、氢醌等）对流感杆菌、肺炎链球菌、甲型链球菌、卡他球菌、变形杆菌、金黄色葡萄球菌等均有抑制作用[2]。

2. 抗钩端螺旋体作用　千里光煎剂浓度为 1∶800～1∶1 600 时即能抑制钩端螺旋体生长。氢醌对钩端螺旋体的抑制浓度为 1∶500 000。大鼠或家兔灌服千里光煎剂后，血和尿具有抗钩体活性。千里光对豚鼠和小鼠的实验性钩端螺旋体感染有一定保护作用，但对金地鼠的实验性钩体感染无效[3]。

3. 抗滴虫作用　试管试验证明千里光煎剂对人阴道滴虫有一定的抑制作用。24 h 抑制浓度为 1∶40 以上，48 h 为 1∶80 以上[4]。

4. 保肝作用　不同剂量（2.6 g/kg、5.2 g/kg、10.4 g/kg）的千里光煎剂能降低四氯化碳建立的肝损伤模型小鼠的 ALT、AST 等生化指标，抑制肝脏组织病理学改变、保护肝功能[5]。

毒性　国产千里光毒性很小，其水煎剂的 LD_{50} 不能测出。给小鼠按 80 g/kg 或 40 g/kg，连服 5 d，兔以 30 g/kg 连服 3 d，解剖可见对肺、肾、心有轻度损害[6]。

【药性】 苦、辛，寒。

1.《本草拾遗》："味苦，平。小毒。"

2.《本草图经》："味苦、甘，寒。无毒。"

3.《生草药性备要》："味涩、苦，性平，微寒。"

4.《全国中草药汇编》："苦，辛，凉。"

【功用主治】 清热解毒，退翳杀虫。主治流感，上呼吸道感染，肺炎，急性扁桃体炎，腮腺炎，急性肠炎，菌痢，黄疸型肝炎，胆囊炎，急性尿路感染，目赤肿痛翳障，痈肿疖毒，丹毒，湿疹，干湿癣疮，滴虫性阴道炎，烧烫伤。

1.《本草拾遗》："主疫气，结黄，疟瘴，蛊毒，煮服之吐下。亦捣敷疮、虫蛇犬等咬伤处。"

2.《本草汇言》："此药寒平清利，治一切热毒诸疾，咸需用之。但独行单用，不入众药共剂也。"

3.《江西草药》："（治）各种急性炎症疾病，菌痢，毒血症，败血症，轻度肠伤寒，铜绿假单胞菌感染，急性结膜炎，冻疮，烫火伤。"

4.《陕西中草药》："泻火，止痒。主治角膜云翳，沙眼，皮肤痒疹，肠炎，瘰疬。"

5.《安徽中草药》："主治急性泌尿系感染，眼睑缘炎。"

6.《全国中草药汇编》："凉血消肿。主治上呼吸道感染，咽喉炎，肺炎，急性淋巴管炎，丹毒，蜂窝织炎，过敏性皮炎。"

7.《广西民族药简编》："治骨折，骨髓炎。"

8.《浙江药用植物志》："治钩端螺旋体病，放射性烧伤，滴虫性阴道炎。"

9.《苗族药物集》:“主治雷公症(高烧,昏迷),迷魂症。”

【用法用量】 内服:煎汤,15～30 g;鲜品加倍。外用:煎水洗;或熬膏搽;或鲜草捣敷;或捣取汁点眼。

【选方】 1. 治风热感冒　鲜千里光全草 30 g,六角仙(爵床)、野菊鲜全草各 30 g。水炖。分三次服,每日 1 剂。(《常用青草药选编》)

2. 治下肢慢性溃疡　九里光 90 g(研末),豆腐 3 片,桐油 120 g。将九里光、豆腐入桐油内煎熬,俟油沸后,离火,下冰片 3 g,搅匀摊布上。贴患处,每日换药 1 次。(《湖南农村常用中草药手册》)

3. 治梅毒　九里光 30 g,土茯苓 60 g。水煎浓缩成膏,外搽。(《恩施中草药手册》)

4. 治急性泌尿系统感染　千里光、穿心莲各 30 g。煎服。(《安徽中草药》)

5. 治烫火伤　千里光 8 份,白及 2 份。水煎浓汁,外搽。(《江西中草药》)

6. 治月经过多,崩漏　千里光 60 g,小苦麻 30 g,蒲公英 30 g。共捣汁,兑红糖服。(《恩施中草药手册》)

7. 治毒蛇咬伤　千里光鲜全草 60 g,雄黄 3 g。共捣烂,敷患处。另取鲜全草适量,水煎洗伤口处;鲜根 60 g,水煎代茶饮。(《常用中草药选编》)

8. 治鹅掌风,头癣,干湿癣疮　千里光、苍耳草全草各等分。煎汁浓缩成膏,搽或擦患处。(《江西民间草药》)

【临床报道】 1. 治疗各种炎症　用千里光片(千里光 118 kg,制成 60 000 片,每片重 0.35 g)口服,每日 4 次,每次 3 片;小儿酌减。治疗各种炎症 1 338 例,痊愈 830 例,占 62%,好转 334 例,占 25%,无效 174 例,占 13%。其中例数较多疗效较好的有上感 250 例,痊愈 191 例,占 76.4%,好转 33 例,占 13%,无效 26 例,占 10.4%;急性咽喉炎 87 例,痊愈 56 例,占 64%,好转 22 例,占 25%,无效 9 例,占 10%;急性菌痢 132 例,痊愈 108 例,占 81.8%,好转 14 例,占 10.6%,无效 10 例,占 7.6%;疖肿 140 例,痊愈 77 例,占 55%,好转 38 例,占 27%,无效 25 例,占 18%;急性阑尾炎 64 例,痊愈 49 例,占 76.6%,好转 10 例,占 15.6%,无效 5 例,占 7.8%[1]。

2. 治疗皮肤病　用千里光针剂每日肌注 1～2 次,每次 2～4 ml,10 d 为 1 个疗程。治疗夏季皮炎 106 例,急性、亚急性湿疹 93 例,丘疹性荨麻疹 64 例,痒疹 42 例,共 305 例,其中痊愈 75 例,显效 142 例,好转 73 例,无效 15 例,显效率为 71.2%[2]。

0426 千层塔 qiān céng tǎ
（《植物名实图考》）

【异名】 蛇交子、毛青杠、虱子草、生扯拢、蛇足草(《贵州民间药物》),千金榨、矮杉树(《四川中药志》),万年杉、铁板草(《重庆草药》),千金虫、刘果奴、矮罗汉、狗牙菜、虱婆药(《湖南药物志》),金不换、金锁匙、横纹草、充天松(《福建中草药》),虱婆草(《广西药用植物名录》),打不死(江西《草药手册》),矮松、跌打损伤草(《安徽中草药》),杀虮药、山芝、直立石松(《长白山植物药志》)。

【基原】 为石杉科石杉属植物蛇足石杉的全草。

【原植物】 蛇足石杉 *Huperzia serrata* (Thunb.) Trev. [*Lycopodium serratum* Thunb.]　又名:蛇足石松(《中国高等植物图鉴》)。

多年生草本,高 10～30 cm。根须状。茎直立或下部平卧,一至数回两叉分枝,顶端常具生殖芽,落地成新苗。叶纸质,略成四行疏生;叶片披针形,长 1～3 cm,宽 2～4 mm,锐尖头,边缘有不规则的尖锯齿,基部渐狭,楔形,仅有主脉 1 条,具短柄。孢子叶和营养叶同形,绿色。孢子囊横生于叶腋,肾形,淡黄色,光滑,横裂;孢子同形。孢子期 6～10 月。

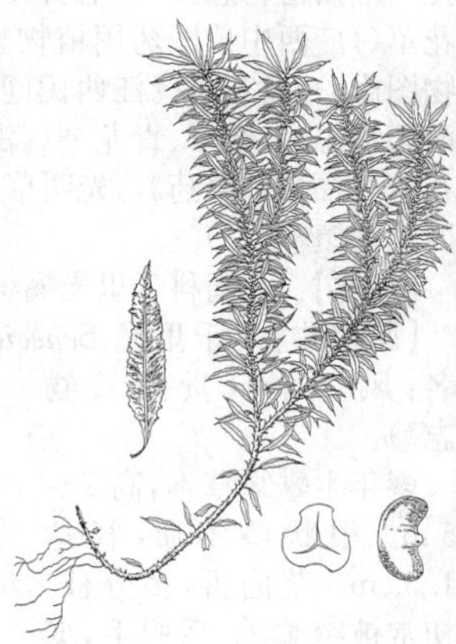

蛇足石杉

生于林荫下湿地或沟谷石上。分布于东北、长江流域及浙江、福建、广东、广西、四川、贵州和云南等地。

【采收加工】 6～7 月采收,晒干。

【成分】 千层塔草含生物碱:石松碱(lycopodine),石松定碱(lycodine),蛇足石松碱(lycoserrine),石松灵碱(lycodoline),棒石松宁碱(clavolonine),千层塔碱(serratine),千层塔宁碱(serratinine),千层塔尼定碱(serratinidine),千层塔它宁碱(serratanine),千层塔它尼定碱(serratanidine)[1],石松文碱(lycoclavine)[2],石杉碱(huperzine)A、B[3]、E、F[4]、G[5]、H[6]、I[7]、J、K、L[8]、O[9]、P[10]、R[11]、Q 和 N-氧石杉碱(N-oxyhuperzine) Q[12]、W[13],N-甲基石杉碱乙(N-methylhuperzine B)[14],光泽石松灵碱(lucidioline)[15],N-甲基石杉碱(N-methylhuperzine) B,蛇足石杉碱(huperzinine)[16],8-去氧千层塔宁碱(8-deoxyserratinine)[17],蛇足石杉新碱(neohuperzinine)[18],马尾杉碱乙(phlegmariurine) B[19],去-N-甲基-β-玉柏碱,6-α-羟基-石松碱(6-α-hydroxy-lycopodine)[20],6-β-羟基石杉碱甲,马尾杉碱 N[21],蛇足石杉碱乙(huperzinine B)[22],锯齿石松替定(serratidine)[23,24],锯齿石松替宁(serratinine)[23,25～27],11α-过氧羟基马尾杉碱乙(11α-hydroperoxyphlegmariurine B),7-过氧羟基马尾杉碱乙(7-hydroperoxyphlegmariurine B)[28],蛇足石松胺(lycoposerramine) A[29],8-羟基马尾杉碱(8-hydroxy phlegmariurine) B[30],锯齿石松碱[26],macleanine[31],锯齿石松唑胺(serratezomine) A～C[32]等。

三萜类:千层塔烯二醇(serratenediol),千层塔烯二醇-3-乙酸酯(serratenediol-3-acetate),21-表千层塔烯二醇,16-氧千层塔烯二醇,16-氧代千层塔烯三醇(16-oxoserratriol),千层塔三醇(tohogenol),千层塔四醇(tohogeninol)[33],16-氧代双表千层塔烯二醇(16-oxo-diepiserratenediol),千层塔烯二醇-21-乙酸酯(serratenediol-21-acetate)[34]等。

【药理】 1. 对中枢神经系统有抑制作用　蛇足草水煎剂、水煎醇沉液(1 g/ml)腹腔注射 0.08～0.1 ml/10g 能明显地抑制小鼠的自发活动;抑制小鼠由电刺激所引起的激怒反应;对阈下催眠剂量的戊巴比妥钠有非常显著的协同作用;能对抗去水吗啡所引起的小鼠活动增加[1]。

2. 抗胆碱酯酶作用　千层塔提取的石杉碱 A(Hup-A),在体外对人、犬、家兔、猫、大鼠和小鼠红细胞乙酰胆碱酯酶(AChE)的 PI_{50} 值(抑制酶活力 50% 的浓度的负对数)分别为 7.44、7.37、7.23、6.92、6.84 和 6.42;对小鼠全脑、家兔延脑及大脑皮质 AChE 的 PI_{50} 值分别为 7.52、7.66 和 7.11;对人、小鼠、猫、犬、大鼠和家兔血浆 AChE 的 PI_{50} 分别为 2.70、4.23、5.57、5.58、6.04 和 7.09[2]。千层塔中提得的石杉碱B对大鼠红细胞及猪脑尾核 AChE 的 PI_{50} 各为 6.2 和 6.1，作用比加兰他敏强，但弱于 Hup-A[3]。Hup-A可增强自发释放的小终板电位的振幅、上升相和半下降相，是一种高选择性的抗 AChE 抑制剂，能明显促进神经肌接头处的胆碱能传递[4]。

3. 对神经肌肉的作用　千层塔的总生物碱在家兔垂头试验、麻醉兔胫神经肌标本、大鼠离体膈神经标本上均表现出明显肌肉松弛作用[5]。用分离提取的烟碱样胆碱受体免疫家兔造成重症肌无力，皮下注射 10～25 μg/kg 或口服 50 μg/kg的 Hup-A，能使动物肌无力症状明显恢复，效果优于溴新斯的明[6]。用麻醉兔在体坐骨神经-腓肠肌、正中神经-旋前圆肌制备实验表明：正常兔累积静脉注射 Hup-A，使腓肠肌单收缩平均增强 50%，同时功能性收缩-强直收缩平均抑制 20%，肌肉电位也受到部分阻断。但对实验性自身免疫性重症肌无力(EAMG)兔，静脉注射 Hup-A 25 μg/kg 能明显增强和改善病态肌肉的电位和收缩功能，并能对抗 d-TC 引起的阻断作用[7]。

4. 对学习记忆的作用　腹腔注射 Hup-A 100～167 μg/kg 能明显促进大鼠明暗分辨的学习过程。腹腔注射 36～167 μg/kg对该反应的再现有易化作用。Hup-A 增强记忆再现的作用可分别为皮下注射东莨菪碱、阿托品或脑室内注射密胆碱所拮抗[8,9]。Hup-A 腹腔注射 0.1 mg/kg、0.2 mg/kg或灌胃 0.3 mg/kg 均能改善 CO_2 产生的大鼠识别障碍，灌胃 0.4 mg/kg 对东莨菪碱所致的短时记忆障碍也有改善作用[10]。Hup-A 100～125 μg/kg 或 Hup-B 1.0～1.5 mg/kg均能明显改善小鼠由环己酰亚胺、亚硝酸钠、东莨菪碱以及最大电惊厥产生的被动回避操作记忆损害；明显促进老年小鼠的记忆保持。Hup-A 的作用比 Hup-B 约强 10 倍[11]。

5. 对中枢胆碱能系统的作用　大鼠肌注、腹腔注射 Hup-A 2 mg/kg后，使脑 AChE 活性明显抑制，持续作用长，有剂量-效应关系。Hup-A 对皮质及海马 AchE 的抑制作用明显强于其他脑区部位[12]。

6. 体内过程　给大鼠静脉注射及灌胃石杉碱 A 后的药物动力学为开放型二房室模型。灌胃的生物利用度是 96.9%，静脉注射后组织的放射性分布以肾、肝最高，肺、脾和心次之，脑内有一定量分布。静脉注射后主要通过肾脏排泄，24 h 内尿排出量为剂量的 73.2%。石杉碱 A 经体内处置后，部分代谢为水溶性较大的产物排出[13]。

【药性】　苦、辛、微甘，平，小毒。

1.《四川中药志》1960 年"性温，味辛，有小毒。"

2.《福建中草药》："辛、甘、微苦，微温。"

3.《全国中草药汇编》："苦、微甘，平。"

【功用主治】　散瘀止血，清热除湿。主治跌打损伤，劳伤吐血，尿血，痔疮下血，臌胀，白带，毒蛇咬伤，溃疡久不收口，烫火伤。

1.《植物名实图考》："洗肿毒，跌打及鼻孔作痒。"

2.《重庆草药》："止血，破积，固肾，益气。主用于痨伤吐血，气血积滞，痔血，带下。"

3.《贵州民间药物》："治汤火伤，灭虱，清肿毒。"

4.《福建中草药》："行瘀止血，除湿消肿。"

5.《浙江药用植物志》："麻醉止痛。"

【用法用量】　内服：煎汤，5～15 g；或捣汁。外用：煎水洗，捣敷，研末撒或敷。

【宜忌】　孕妇禁服。本品有毒，中毒时可出现头昏、恶心、呕吐等症，内服不宜过量。

《长白山植物药志》："孕妇不宜。"

【选方】　1. 治跌打损伤，瘀血肿痛　蛇足草、菊三七各等量，共研末。每日 6 g，临睡前温黄酒或温开水送下；另用鲜蛇足草捣烂敷患处，干则更换。(《安徽中草药》)

2. 治痨伤吐血及痔疮大便出血　虱子草 60～120 g。炖杀口肉服。(《重庆草药》)

3. 治水湿臌胀　千层塔 18～21 g，加醉鱼草根等量，再加前胡、紫苏、老姜(煨熟去皮)各 9～15 g。水煎，早晚空腹各服 1 次。(《天目山药用植物志》)

4. 治白带　蛇足草，椿根白皮各 15 g，黄柏 9 g。煎服。(《安徽中草药》)

5. 治无名肿毒　虱子草一把。水煎成膏，适量外敷。(《贵州草药》)

6. 治创口久不愈合　千层塔 2.5 kg。煎汁浓缩成膏约 250 g，加硼砂 9 g，熬熔外用。(《常用中草药配方》)

【临床报道】　1. 治疗精神分裂症　用蛇足草中提取的强碱性总生物碱，制成蛇足草Ⅲ号片，每片相当于生药干全草 8 g，治疗精神分裂症 114 例。口服 1 d 量开始为 1 片，逐渐缓增，3～7 d 内增至患者的可能耐受剂量，一般分 2 次服用，4 星期为 1 个疗程。结果：114 例中，显著进步 10 例，有进步 29 例，无效者 75 例。经统计学处理，表明疗效与性别、年龄、临床分型及病程之间的差异无显著意义 ($P>0.05$)；与剂量大小无关。副作用以胃肠道反应最为常见，一般经减量和增服胃舒平、维生素 B_6、阿托品等都可不同程度缓解。亦有见自主神经系统反应(头晕、乏力)、心血管系统反应(血压下降、心律不齐、心动过缓)、锥体外系统症状群，并发现有 2 例出现丙氨酸氨基转移酶升高[1]。

2. 治疗重症肌无力　用千层塔中分离到的生物碱-石松碱甲每日肌注 0.4 mg，至少应用 10 d，治疗 59 例重症肌无力患者；并对另 69 例重症肌无力患者采用溴新斯的明及石杉碱 A 作自身双盲对照试验，结果表明：石杉碱 A 对 128 例重症肌无力治疗的有效率为 99.2%。该药的作用维持时间比溴新斯的明为长 ($P>0.001$)。副作用中肌束颤动、头晕、出汗和视力模糊的出现率也较溴新斯的明为低，有显著差异，唯恶心较溴新斯的明为高，对全身主要脏器无明显不良反应[2]。

3. 治疗老年性记忆功能减退　用石杉碱 A 治疗 100 例老年性记忆功能减退患者，用双盲法、10 词提醒测验，并与海特琴比较，结果表明 Hup-A 有显著的增强老年人记忆功能的作用。剂量以 25～50 μg 为可选择的治疗剂量，尤以 30 μg 最合适。用 Hup-A 30 μg 肌注，每日 2 次，基本上可保持白天有较好的记忆；注射后 1～4 h 记忆功能明显改善，作用持续约 6 h，除少数患者出现头晕外，无明显不良反应，且疗效优于海特琴 600 μg 肌注[3]。

0427 千金子 qiān jīn zǐ (《开宝本草》)

【异名】　千两金、菩萨豆(《日华子》)，续随子(《开宝本草》)，拒冬实(《本草图经》)，联步(《斗门方》)，拒冬子(《本草汇言》)，滩板救(《湖南药物志》)，看园老(《贵州草药》)，百药解、千金药解(《云南药用植物名录》)，小巴豆(《山西中草药》)。

【基原】　为大戟科大戟属植物续随子的种子。

【原植物】　续随子 *Euphorbia lathyris* L.　又名：拒冬(《开宝本草》)，半枝莲(《纲目拾遗》)，降龙草(《陕西中药名录》)。

二年生草本,高达1 m。全株含白汁。茎粗壮,分枝多。单叶交互对生,无柄;茎下部叶较密,由下而上叶渐增大,线状披针形至阔披针形,长5～12 cm,宽0.8～2.5 cm,先端锐尖,基部V形而多少抱茎,全缘。杯状聚伞花序顶生,伞梗2～4,基部轮生叶状苞片2～4,每伞梗再叉状分枝;苞叶2,三角状卵形;花单性,无花被;雄花多数和雌花1枚同生于萼状总苞内,总苞顶端4～5裂,腺体新月形,两端具短而钝的角;雄花仅具雄蕊1;雌花生于花序中央,雌蕊1,子房三室,花柱3,先端2裂,近于扩展而扁平。蒴果近球形。种子长圆状球形,表面有黑褐色相间的斑点。花期4～7月,果期6～9月。

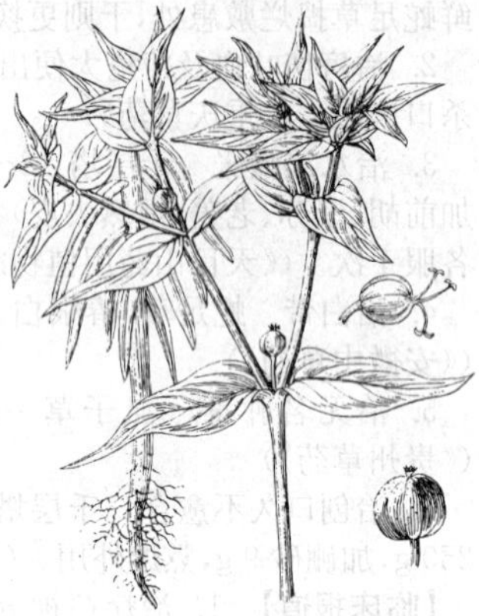

续随子

生于向阳山坡。野生或栽培。分布于辽宁、吉林、黑龙江、河北、山西、江苏、浙江、福建、河南、湖南、广西、四川、贵州、云南、台湾等地。

本植物的叶(续随子叶)、茎中白色乳汁(续随子茎中白汁)亦供药用,另设专条。

【栽培】 生物学特性 喜阳光充足、温暖湿润的气候,耐干旱。以疏松肥沃、排水良好、富含腐殖质的壤土栽培为宜。低洼地和黏土不宜栽培,易发生病害。

繁殖方法 用种子繁殖。直播,7～8月采收深褐色果实,晒干。南方秋播9月中旬至9月下旬;北方春播3月下旬至4月上旬。穴播,按行株距30 cm×30 cm开穴,穴深5～7 cm,每穴播5～6颗。条播,按行距40 cm开沟,沟深5～7 cm,将种子均匀播入,覆土2～3 cm。

田间管理 出苗后及时间苗、补苗,松土除草,结合追肥。现蕾前要增施过磷酸钙。遇雨季要开沟排除积水。生长后期要培土,以免倒伏。

病虫害防治 病害有叶斑病,高温多湿时易发生,可喷1∶1∶150倍波尔多液或克菌丹防治;枯萎病可撒石灰消毒。虫害有地老虎、蛴螬为害。

【采收加工】 南方7月中、下旬,北方8～9月上旬,待果实变黑褐色时采收,晒干,脱粒,扬净,再晒至全干。

【药材】 千金子 *Semen Euphorbiae* 主产于河南、浙江。

性状 种子呈椭圆形或倒卵形,长约5 mm,直径约4 mm。表面灰棕色或灰褐色,具不规则网状皱纹,网孔凹陷处灰黑色,形成细斑点。一侧有纵沟状种脊,顶端为突起的合点,下端为线形种脐,基部有类白色突起的种阜或具脱落后的痕迹。种皮薄脆,种仁白色或黄白色,富油质。气微,味辛。

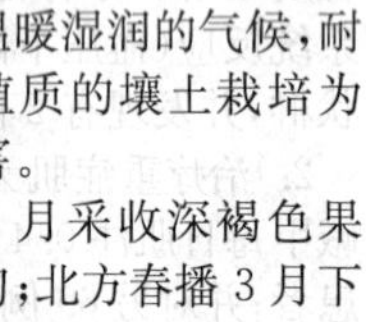

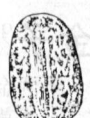

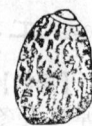

千金子(种子)外形

鉴别 (1)种子横切面:种皮表皮细胞波齿状,外壁较厚,细胞内含棕色物质;下方为1～3列下皮薄壁细胞;内表皮为1列类方形栅状细胞,其侧壁内方及内壁明显增厚。内种皮栅状细胞1列,棕色,细长柱状,壁厚,木化,有时可见壁孔。外胚乳为数列类方形薄壁细胞;内胚乳细胞类圆形;子叶细胞方形或长方形;均含糊粉粒。

(2)取本品5 g,研碎,加石油醚(60～90 ℃)适量,加热回流30 min,滤过。取石油醚溶液2 ml置试管中,置水浴上蒸干,残渣加冰醋酸1 ml使溶解,再沿管壁加醋酐-硫酸(19∶1)的混合液1 ml,两液相接界面由淡棕色变为暗褐色或棕色(检查甾萜类)。药渣加乙醇50 ml,加热回流2 h,回收乙醇至20 ml,取乙醇溶液1 ml,加3%碳酸钠溶液1 ml,置水浴上加热10 min,加20% 4-氨基安替比林、80%乙醇溶液和铁氰化钾试液各2滴,溶液显黄棕色或红棕色(检查香豆素类)。

(3)薄层色谱:取本品粉末2 g,加石油醚(30～60 ℃)80 ml,索氏提取器提取30 min,滤过,弃去石油醚,残渣加乙醇80 ml,加热回流1 h,放冷,滤过,滤液蒸干,残渣加乙醇10 ml使溶解,作为供试品溶液。另取秦皮乙素对照品,加乙醇制成每1 ml含1 mg的溶液,作为对照品溶液。分别点样于同一硅胶G薄层板上,以苯-醋酸乙酯-甲酸(5∶4∶1)为展开剂,展开,取出,晾干,置紫外光灯(365 nm)下检视。供试品色谱中,在与对照品色谱相应的位置上,显相同的亮蓝色荧光斑点。

【成分】 种子含脂肪油48%～50%[1],油中含脂肪酸:油酸(oleic acid)89.2%,棕榈酸(palmitic acid)5.5%,亚油酸(linoleic acid)0.4%,亚麻酸(linolenic acid)0.3%等[2];油中还含甾醇及其酯:菜油甾醇(campesterol),豆甾醇(stigmasterol),β-谷甾醇(β-sitosterol),7-豆甾醇(Δ^7-stigmasterol)[3],千金子甾醇(euphorbia storoid)[4],多种大戟因子(euphorbia factors):L1～L9,多羟基化合物千金藤醇(lathyol),环氧千金藤醇,羟基千金藤醇和巨大戟萜醇(ingenol)的酯[4～11];香豆素类瑞香素(daphnetin)[12],马栗树皮苷(esculetin),千金子素(euphorbetin)[13],异千金子素(isoeuphorbetin)[14],七叶树内酯(esculetin)[15]。

【药理】 胃肠道刺激作用 种子的脂肪油所含千金子甾醇对胃肠黏膜有强烈刺激作用,可产生峻泻,致泻强度为蓖麻油的3倍[1]。

毒性 山羊吃了植物续随子分泌的乳汁有一定毒性[2]。有报道,人误服千金子3颗,出现持续腹痛、恶心呕吐、精神不振、嗜睡等毒性反应[3]。续随子中离析得环氧千金藤醇(epoxylathyrol)可能有致癌作用[4]。相反报道,分别用千金子醚提物、醇提物及水提物取灌胃的最大容积0 4 ml/只,1次/d,连续7 d。小鼠并未出现死亡,外观行为活动、精神状态、食欲、大小便、皮毛、呼吸等均无异常变化。需要说明的是,以上醚提物、醇提物、水提物均煮沸2 h以上。结果表明,千金子经2 h以上煎煮后,其提取物无毒,内服也非常安全[5]。

【炮制】 1. 千金子 取原药材,除净杂质,筛去灰屑。

2. 千金子霜 取净千金子,搓去种皮,碾如泥状,用布包严,置笼屉内蒸热,压榨去油,如此反复操作,至药物不再粘结成饼,碾细。千金子霜多用于水肿胀满,痰饮,宿滞。

饮片性状 千金子参见药材"性状"项。千金子霜为淡黄色粉末,略显油性,味微辛辣。

贮干燥容器内,千金子霜密闭,置阴凉干燥处。

【药性】 辛,温,有毒。归肝、肾、大肠经。

1.《开宝本草》:"辛,温。有毒。"

2.《本草求真》:"专入胃。"

3.《药义明辨》:"入肺。"
4.《本草撮要》:"入手足阳明、太阳经。"
5.《陕西中药志》:"入肝、肾二经。"

【功用主治】 逐水退肿,破血消癥,解毒杀虫。主治水肿,腹水,二便不利,癥瘕瘀滞,经闭,疥癣癞疮,痈肿,毒蛇咬伤及疣赘。

1.《蜀本草》:"治积聚痰饮,不下食,呕逆及腹内诸疾。"
2.《日华子》:"宣一切宿滞,治肺气水气,敷一切恶疮疥癣。"
3.《开宝本草》:"主妇人血结月闭,癥瘕痃癖,瘀血蛊毒,鬼疰心腹痛,冷气胀满。利大小肠,除痰饮积滞,下恶滞物。"
4.《本草蒙筌》:"逐水,散气。"
5.《本草正》:"杀虫。"
6.《本草求原》:"敷蛇虺螯蝎毒。"
7. 江西《草药手册》:"治晚期血吸虫病,肝脾肿大。"

【用法用量】 内服:制霜入丸、散,1～2 g。外用:捣敷或研末醋调涂。

【宜忌】 体弱便溏者及孕妇禁服。千金子对胃肠黏膜有刺激作用,对中枢神经系统也有毒性作用。大量口服可产生头晕头痛、恶心流涎、剧烈呕吐、精神不振、腹痛腹泻、心悸、发热,冷汗自出、面色苍白、尿少而混浊、心率加快,甚至血压下降、大汗淋漓、四肢厥冷、气息微弱、呼吸浅促、舌光无苔、脉细欲绝。

1.《本草元命苞》:"服之不可过剂,过则令人泻多。浆水、稀薄醋、粥能解泄利无休。"
2.《品汇精要》:"虚损人不可多服。"
3.《本草经疏》:"病人元气虚,脾胃弱,大便不固者禁用。"

【选方】 1. 治水气 用联步一两,去壳研,以纸裹,用物压出油,重研末,分作七服。每治一人,每日只可一服,丈夫生饼子酒下,妇人荆芥汤下。凡五更服之,至晚间自止,后以厚朴补之,频吃益善。仍不用吃盐、醋一百日。(《斗门方》)

2. 治阳水肿胀 续随子(炒,去油)二两,大黄一两。为末,酒、水丸绿豆大,每服以白汤送下五十丸,以去陈莝。(《摘玄方》)

3. 治小便不通,脐腹胀痛不可忍 续随子(去皮)一两,铅丹半两。上二味,先研续随细,次入铅丹同研匀,用少蜜和作团,盛瓷罐内密封,于阴处掘地坑埋之,上堆冰雪,惟多是妙,腊月合,至春末取出,研匀,别炼蜜丸如梧桐子大。每服十五至二十丸,煎木通汤下,不拘时,甚者不过再服,要效速即化破服。病急旋合亦得。(《圣济总录》续随子丸)

4. 治积聚癥块及涎积 续随子三十枚(去皮),腻粉二钱,青黛(炒)一钱匕(研)。上三味,先研续随子令烂,次下二味,合研匀细,以烧糯米软饭和丸,如鸡头大。每服先烧大枣一枚,剥去皮核,烂嚼,取药一丸推破,并枣同用,冷腊茶清下。服后便卧,至中夜后,取下积聚恶物为效。(《圣济总录》续随子丸)

5. 治血瘀经闭 千金子 3 g,丹参、制香附各 9 g,煎服。(《安徽中草药》)

6. 治血黄,病家三日鼻中出血,大小便亦下血,心间烦闷,腹中有块,痛如虫咬,吐逆喘粗。先烙丹田穴,次烙后心上囟,如不瘥者 续随子十四粒(细研)。上一味,用水一盏,煎至六分。去滓放冷顿服,当吐泻愈。看鼻衄及下血,其血鲜者堪医,如齿及鼻黑,发直者死。(《圣济总录》续随汤)

7. 治黑子,去疣赘 续随子熟时坏破之,以涂其上,便落。(《普济方》)

8. 治蛇咬肿毒闷欲死 重台六分,续随子七颗(去皮)。二物捣筛为散,酒服方寸匕,兼唾和少许,敷咬处。(《海上集验方》)

【临床报道】 1. 治疗晚期血吸虫病腹水 取新鲜千金子洗净去壳,取白色仁,捣泥,装入胶囊备用。体质较好者,根据腹围大小决定用量,腹围大者多用,腹围在 67～100 cm,其用量每次 6.2～9.4 g,但用量最多不得超过 10 g。于早晨空腹以白开水吞服。每隔 5 d 服药 1 次,一般视体征情况,可给服 2～3 次,病轻者服 1 次即可。第一批治疗 11 例,经服药 2 次后,腹水迅速消退,腹围缩小,肿大的肝脾也显著缩小及变软,患者食欲均显著增加,面色转佳,红细胞、血红蛋白增加,一般精神饱满,小便量渐增,大便正常,体力渐复。对肾功能无影响,肝功能均好转,但对杀灭病原体效果不显。药后反应主要为头晕、恶心及呕吐、腹泻。患者对药后反应均能耐受,第二次服药反应轻于第一次,似有耐药性。认为服千金子后,须严格忌食碱、盐及不消化食物 4～6 个月,可防腹水复发[1]。

2. 治疗毒蛇咬伤 取千金子 20～30 粒(小儿酌减)捣烂,用米泔水调服。治疗 160 例,一般服 1 次,重者服 3 次即效。神昏者加龙胆草 30 g 煎服[2]。

【各家论述】 1.《纲目》:"续随子与大戟、泽漆、甘遂茎叶相似,主疗亦相似,其功皆长于利水,惟在用之得法,亦皆要药也。"

2.《本草经疏》:"长于解蛊毒鬼疰,以致腹痛胀满,攻积聚,下恶滞物,及散痰饮。至于妇人月闭、瘕痃癖瘀血,大小肠不利诸病,则各有成病之由,当求其本而治,不宜概施。盖此药之为用,乃以毒攻毒之功也。"

0428 千金花 qiān jīn huā 《本草乘雅半偈》

【基原】 为菊科泽兰属植物佩兰 *Eupatorium fortunei* Turcz. 的花。

【原植物】 参见"佩兰"条。

【采收加工】 8～10 月采摘,鲜用或阴干。

【药性】 苦、辛,平。

【功用主治】 化湿行气。主治痢疾。

1.《本草乘雅半偈》:"以花煮酒,治滞痢。"
2.《纲目拾遗》:"浸酒治滞下,以其能利水道,宣气四达功耳。"

【用法用量】 内服:酒煮,3～6 g;或浸酒。

0429 千金藤 qiān jīn téng 《本草拾遗》

【异名】 金线吊乌龟(《植物名实图考》),公老鼠藤、野桃草、爆竹消(《湖南药物志》),朝天药膏、合钵草、金丝荷叶、天膏药(《浙江民间常用草药》)。

【基原】 为防己科千金藤属植物千金藤的根或茎叶。

【原植物】 千金藤 *Stephania japonica* (Thunb.) Miers [*Me-nispermum japonicum* Thunb.]

多年生落叶藤本,长可达 5 m。全株无毛。根圆柱状,外皮暗褐色,内面黄白色。老茎木质化,小枝纤细,有直条纹。叶互生;叶柄长 5～10 cm,盾状着生;叶片阔卵形或卵圆形，长 4～8 cm，宽 3～7 cm，先端钝或微缺，基部近圆形或近平截，全缘，上面绿色，有光泽，下面粉白色，掌状脉 7～9 条。花小，单性，雌雄异株；雄株为复伞形聚伞花序，总花序梗通常短于叶柄，小聚伞花序近无梗，团集于假伞梗的末端，假伞梗挺直；雄花：萼片 6(～8)，排成 2 轮，卵形或倒卵形；花瓣 3(～4)；雄蕊 6，花丝合生成柱状。雌株花序结构与雄株相似；雌花：萼片 3(～4)；花瓣 3(～4)；子房卵形，花柱 3～6 深裂，外弯。核果近球形，红色。花期6～7 月，果期8～9 月。

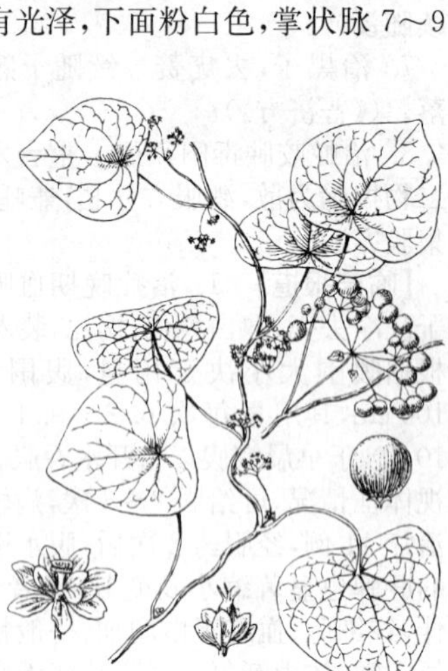

千 金 藤

生于山坡路边、沟边、草丛或山地丘陵地灌木丛中。分布于江苏、浙江、安徽、福建、江西、河南、湖北、湖南、四川、台湾等地。

【采收加工】 7～8 月采收茎叶，10～11 月挖根，晒干。

【成分】 千金藤茎、根含生物碱：千金藤碱（stephanine），表千金藤碱（epistephanine），次表千金藤碱（hypoepistephanine），间千金藤碱（metaphanine），原千金藤碱（protostephanine），原间千金藤碱（prometaphanine），千金藤比斯碱（stebisimine），千金藤默星碱（stephamiersine），表千金藤默星碱（epistephamiersine），氧代千金藤默星碱（oxostephamiersine），千金藤松诺灵（stephasunoline）[1, 2, 7]，千金藤酮碱（stepinonine）[3]，莲花宁碱（hasubanonine）[4]，高千金藤诺灵（homostephanoline）[5] 和千金藤碱（steponine）[6]，千金藤福灵（stepholine），千金藤诺灵（stephanoline），轮环藤酚碱（cyclanoline）[7]，岛藤碱（insularine），千金藤二胺（stephadiamine），氧代表千金藤默星碱（oxoepistephamiersine），毛叶含笑碱（lanuginosine）[9]。

叶含氧代千金藤默星碱，16-氧代原间千金藤碱（16-oxoprometaphanine），千金藤比斯碱[10]。

【药理】 1. 肌松作用　千金藤所含轮环藤酚碱对大鼠坐骨神经-腓肠肌标本有肌松作用，能被新斯的明拮抗[1]。

2. 神经节阻断作用　如刺激猫颈上交感神经节前纤维引起的瞬膜收缩；刺激犬大内脏神经引起的升压反应；刺激颈迷走神经末梢端产生的降压反应；刺激兔胃、猫骨盆神经引起的膀胱反应；刺激犬鼓索神经引起的唾液分泌增加以及烟碱引起的升压反应，均可被轮环藤酚碱阻断[2]。

3. 其他作用　千金藤碱对大鼠 W_{256} 癌和小鼠肉瘤 S_{180} 均有抑制作用。轮环藤酚碱对结扎幽门大鼠引起的胃液及胃酸分泌有轻度抑制作用。国外研究证明千金藤碱有防治白细胞减少症的作用[3, 4]。

【药性】《全国中草药汇编》："苦、辛，寒。"

【功用主治】 清热解毒，祛风止痛，利水消肿。主治咽喉肿痛，痈肿疮疖，毒蛇咬伤，风湿痹痛，胃痛，脚气水肿。

1.《本草拾遗》："主一切血毒诸气，霍乱中恶，天行，虚劳，疟瘴，痰嗽不利，痈肿，蛇犬毒，药石发癫痫。"

2.《全国中草药汇编》："清热解毒，利尿消肿，祛风止痛。治咽喉肿痛，牙痛，胃痛，水肿，脚气，尿急尿痛，小便不利，外阴湿疹，风湿关节痛；外用治跌打损伤，毒蛇咬伤，痈肿疮疖。"

【用法用量】 内服：煎汤，9～15 g；研末，每次 1～1.5 g，每日 2～3 次。外用：研末撒或鲜品捣敷。

【宜忌】 服用过量，可致呕吐。

【选方】 1. 治风湿性关节炎　千金藤根 15 g，水煎服，每日 1 剂，连服 7 d；然后，取根 30 g，加白酒 500 ml，浸 7 d，每晚睡前服 1 小杯。

2. 治痢疾，咽喉肿痛　千金藤根 15 g。水煎服。（1、2 方出自《浙江民间常用草药》）

3. 治瘴疟　千金藤根 15～30 g。水煎服。（《湖南药物志》）

4. 治胃痛　千金藤研为细末，1.5～3 g。开水吞服。

5. 治鹤膝风　千金藤 120 g，韭菜根 60 g，葱 3 根，大蒜头 1 个。先将千金藤研末，加后三味捣烂，用蜂蜜调匀敷患处，逐渐发疱流水，再用消毒纱布覆盖，让其自愈。（4、5 方出自《湖北中草药志》）

0430 千屈菜 qiān qū cài （《救荒本草》）

【异名】 对叶莲（《贵州民间药物》），鸡骨草、大钓鱼竿、乌鸡腿（《四川常用中草药》），对牙草、铁菱角（《湖南药物志》），败毒草、蜈蚣草（《贵州中草药名录》），水槟榔（《广西药用植物名录》）。

【基原】 为千屈菜科千屈菜属植物千屈菜的全草。

【原植物】 千屈菜 *Lythrum salicaria* L.

多年生草本，高 30～100 cm。茎直立，多分枝，具四棱。叶对生或三叶轮生；叶片披针形或阔披针形，长 4～10 cm，宽8～15 mm，先端钝形或短尖，基部圆形或心形，有时略抱茎，全缘，无柄。花生叶腋组成小聚伞花序，花枝呈大型穗状花序；苞片阔披针形至三角状卵形；萼筒有纵棱 12 条，裂片 6，三角形；附属体针状；花瓣 6，红紫色或淡紫色，倒披针状长椭圆形，基部楔形；雄蕊 12，6 长 6 短；子房无柄，2 室，花柱圆柱状，柱头头状。蒴果扁圆形，苞于萼内。种子多数，细小。花期 7～8 月。

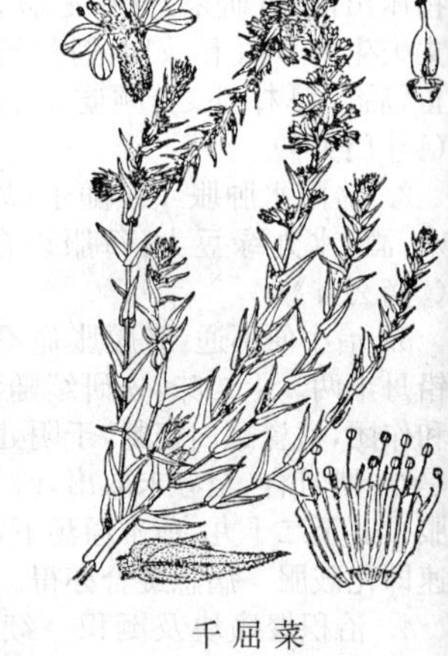

千 屈 菜

生于河岸、湖畔、溪沟边和潮湿地。分布于全国各地。

【栽培】 生物学特性　喜温暖潮湿的环境，整个生长期需充足水分，怕干旱。以肥沃而潮湿的地方栽培为宜。

繁殖方法　用种子、扦插或分株繁殖。种子繁殖：春播于 3～4 月，播前将种子与细土拌匀，然后撒播于苗床上，覆土 1 cm，盖草浇水。播后 10～15 d 出苗，立即揭草。苗高 10 cm左右移栽。按行株距 30 cm×20 cm 开穴，每穴栽 3 株。扦插繁殖：扦插于春季选健壮枝条，截成 12 cm 左右长，去掉叶片，斜插入土中，深度为插穗 1/2，压紧，浇水保湿，待生根长叶后移栽。分株繁殖：春季 4～5 月将根丛挖起,切分数芽为一丛,栽于施足基肥的湿地。

田间管理　定植后至封行前,每年中耕除草 3～4 次。春、夏季各施 1 次氮肥或复合肥,秋后追施 1 次堆肥或厩肥,经常保持土壤潮湿,是种好千屈菜最关键的措施。

【采收加工】 9～10 月采收全草,切碎,鲜用或晒干。

【成分】 千屈菜全草含千屈菜苷(salicarin)[1],胆碱(choline)[2],没食子鞣质 (gallotannin)[3]。

全草又含黄酮类:牡荆素(vitexin),荭草素(orientin),异牡荆素(isovitexin),异荭草素(isoorientin),锦葵花苷(malvin),矢车菊素-3-半乳糖苷 (cyanidin-3-monogalactoside);酚酸类:没食子酸(gallic acid),并没食子酸(ellagic acid)和绿原酸(chlorogenic acid)[3,4]。还含黑麦草内酯(loliolide),多种邻苯二甲酸及其酯[5]。

【药理】 1. 降血糖作用　千屈菜花、茎给药 4 h 引起血糖值明显降低,叶的活性较小,花的乙醚提取物活性最大,给药 1 h 即引起血糖值明显降低,4 h 达高峰,随后开始回复,8 h 恢复到原值,且血糖降低的平均比率±标准差与其剂量的对数成直线关系。静脉注射比口服效果明显,静脉注射 45 min 血糖值降低达最大值,用乙醚提取过的残留物再用乙醇提取,该提取物仍具降糖活性,1 h 就引起血糖值明显下降,说明花中可能存在两种类型降糖成分,花的乙醇提取物对葡萄糖引起的高血糖症,具明显降血糖作用,口服 2～5 g/kg 30 min 即引起血糖明显下降,血糖值的降低还伴有血液中胰岛素值的显著增高,给药 4 h 已增高 100%,血液中胰岛素值增高的趋势与血糖值降低趋势是一致的,提示千屈菜降血糖的活性可能是由于胰岛素释放引起的[1]。

2. 抗菌作用　千屈菜(全株)煎剂能抑制葡萄球菌及大肠伤寒杆菌属的生长,其中痢疾杆菌尤为敏感[2]。

3. 其他作用　对豚鼠离体肠管,最初有兴奋作用,但稍后则显示解痉作用,能减弱乙酰胆碱和组胺对肠管的兴奋作用,尚有止血作用,由所含之鞣质引起[2]。

【药性】 苦,寒。

1.《四川常用中草药》:"性平,味苦、淡。"

2.《内蒙古中草药》:"味甘、淡,性平。"

3.《湖南药物志》:"苦,寒,无毒。"

【功用主治】 清热解毒,收敛止血。主治痢疾,泄泻,便血,血崩,疮疡溃烂,吐血,衄血,外伤出血。

1.《中国药用植物图鉴》:"为收敛剂,止泻。"

2.《四川常用中草药》:"健脾养血,除湿利尿。治小儿疳积,崩带等症。"

3.《湖南药物志》:"止泻,止血,收敛。"

4.《青岛中草药手册》:"治菌痢、腹泻、便血或外伤出血。"

5. 南药《中草药学》:"清热毒,收敛,破瘀通经。"

【用法用量】 内服:煎汤,10～30 g。外用:研末敷;或捣敷;或煎水洗。

【宜忌】《宁夏中草药手册》:"孕妇忌用。"

【选方】 1. 治肠炎,痢疾　千屈菜 15 g,马齿苋 15 g。水煎服。(《食物中药与便方》)

2. 治高烧　对叶莲 30 g,马鞭梢 15 g。水煎服。(《贵州民间药物》)

3. 治吐血,衄血,便血　千屈菜 15 g,墨菜 15 g,红枣 5 个。水煎服。孕妇忌服。(《食物中药与便方》)

4. 治溃疡　千屈菜叶、向日葵盘。晒干,研开,先用蜂蜜搽患处,再用药末敷患处。(《湖南药物志》)

5. 治血瘀经闭　千屈菜 12 g,红花 9 g。水煎,酌加黄酒和服。(《宁夏中草药手册》)

0431 千针万线草 qiān zhēn wàn xiàn cǎo (《滇南本草》)

【异名】 麦参(《昆明民间常用草药》),筋骨草(《云南中草药》),小胖药(云南曲靖)。

【基原】 为石竹科繁缕属植物云南繁缕的根。

【原植物】 云南繁缕 *Stellaria yunnanensis* Franch.　又名:大鹅肠菜(《云南中草药选》)。

多年生宿根草本,高 30～90 cm。根丛生,肉质,成细长的纺锤形,黄棕色或黄白色。茎数枝丛生,铺散,具 4 棱,二歧分枝,节部略膨大。单叶对生;无柄,叶片披针形或卵状披针形,长 2.5～4 cm,宽0.5～1 cm,先端渐尖,基部较宽,边缘有缘毛;中脉被柔毛。多花集成顶生二歧聚伞花序,总花梗长 3～5 cm;苞片 2 枚,披针形或卵状披针形,白色膜质;萼片 5,披针形,有 3 条褐色脉;花瓣 5,白色,深 2 裂达基部;雄蕊 8～10,花药黄色;花柱 3,短线形。蒴果卵圆形,6 瓣裂,外有宿存萼片。种子小,棕色。

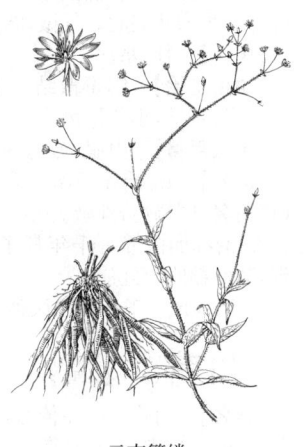

云南繁缕

生于海拔 2 000～4 500 m 的山坡、路旁或沟边草地等处。分布于四川、云南、西藏等地。

【采收加工】 7～10 月采挖,鲜用或切段晒干。

【成分】 含肽类:繁缕环肽(stellarin)A[1]、B、C[2]、D、E[3]、F、G[4],假繁缕环肽(pseudostellarin)A～H[5],云南繁缕环肽(yunnanin)A、B[6]、D、C[7]、E、F[8]。

【药性】 甘,平。

1.《滇南本草》:"味甘,性微温。"

2.《滇南本草图说》:"甘,平,无毒。"

【功用主治】 健脾养血,补肝肾,消肿。主治贫血,头晕心慌,耳鸣潮热,腰酸,遗精,月经不调,带下,骨折,乳腺炎。

1.《滇南本草》:"补肝、脾、肾。治阴虚血弱,神气短少,头晕,耳鸣,心慌,目中起翳生花,五心烦热,午后怕冷,夜间发热,小肚胀坠,腰疼脚酸,步行艰难,妇人白带、漏下、淋沥等症。调养精神,补养肾肝,任督二脉亏损,妇人虚弱要药。"

2.《滇南本草图说》:"生血(和)血,退五热,降火,止耳鸣,心神不宁。能升能降,妇人最良。"

3.《云南中草药》:"治月经不调,贫血,小儿疳积,肾虚遗精,阴虚潮热,乳腺炎,骨折。"

【用法用量】 内服:煎汤,15～30 g;或炖肉。外用:鲜品捣敷。

【选方】 1. 治妇人白带日久,头晕耳鸣,腰疼,夜间发热,精神短少,饮食无味　千针万线草三钱,水牛肉三五两。煨吃三四次效。(《滇南本草》)

2. 治体虚贫血,头晕耳鸣,虚肿,出虚汗　千针万线草、大黑药等分碾粉。加鸡蛋、红糖煮吃。(《昆明民间常用草药》)

0432 **千年耗子屎种子** qiān nián hào zǐ shǐ zhǒng zī（《贵阳民间药草》）

【基原】 为毛茛科天葵属植物天葵 *Semiaquilegia adoxoides* (DC.) Makino 的种子。

【原植物】 参见"天葵草"条。

【采收加工】 春末种子成熟时采收，晒干。

【药材】 千年耗子屎种子 *Semen Semiaquilegiae Adoxoidis* 主产于湖南、湖北、江苏。

性状 种子卵状椭圆形，长约 1 mm，褐色至黑褐色，表面有许多小瘤状突起。气微，味微香。

【药性】 甘，寒。

【功用主治】 解毒散结。主治乳痈肿痛，瘰疬，疮毒，妇人血崩，带下，小儿惊风。

【用法用量】 内服：煎汤，9～15 g。外用：捣烂敷。

【选方】 1. 治九子痒 千年耗子屎种子适量，加猪尾巴（草药名）同捣烂，外敷。

2. 治红崩白带 千年耗子屎种子 15 g，熬甜酒吃治白带，熬红糖吃治红崩。

3. 治惊风 千年耗子屎种子干末 1.5 g，开水吞服。

0433 **川芎** chuān xiōng（《汤液本草》）

【异名】 山鞠穷（《左传》），芎䓖（《本经》），香果（《吴普本草》），胡䓖（《别录》），马衔芎䓖（《本草经集注》），雀脑芎、京芎（《本草图经》），贯芎（《珍珠囊》），抚芎（《丹溪心法》），台芎（《本草蒙筌》），西芎（《纲目》）。

【基原】 为伞形科藁本属植物川芎的根茎。

【原植物】 川芎 *Ligusticum chuanxiong* Hort. [*L. wallichii* auct. non Franch.]

多年生草本，高 40～70 cm。全株有浓烈香气。根茎呈不规则的结节状拳形团块，下端有多数须根。茎直立，圆柱形，中空，表面有纵直沟纹，茎下部的节膨大成盘状（俗称苓子）。茎下部叶具柄，柄长 3～10 cm，基部扩大成鞘；叶片轮廓卵状三角形，长 12～15 cm，宽 10～15 cm，三至四回三出式羽状全裂，羽片 4～5 对，卵状披针形，末回裂片线状披针形至长卵形，顶端有小尖头；茎上部叶渐简化。复伞形花序顶生或侧生，总苞片 3～6，线形；伞辐 7～20，不等长；小伞形花序有花 10～24；小总苞片 2～7，线形，略带紫色；萼齿不发育；花瓣白色，倒卵形至椭圆形，先端有短尖状突起，内曲；雄蕊 5，花药淡绿色；花柱 2，长 2～3 mm，向下反曲。幼果两侧扁压；背棱槽内有油管 1～5，侧棱槽内有油管 2～3，合生面有油管 6～8。花期 7～8 月，幼果期 9～10 月。

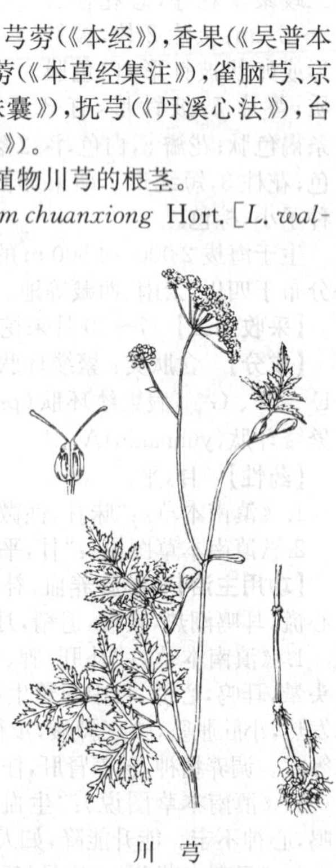

川 芎

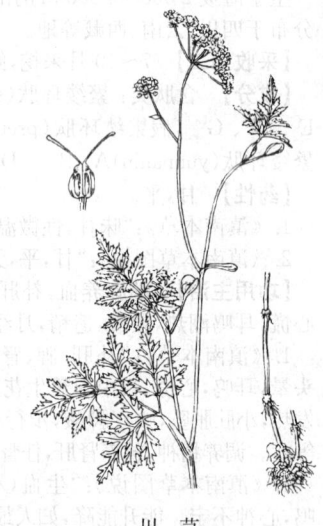

为著名栽培中药材，未见野生。主要栽培于江苏、浙江、江西、湖北、湖南、广西、四川、贵州、云南、陕西、甘肃等地。

本植物的幼嫩茎叶（蘼芜）亦供药用，另设专条。

【栽培】 生物学特性 喜温暖湿润、阳光充足的环境，稍能耐旱，怕荫蔽和水涝。在育"苓"阶段和贮藏期，要求冷凉条件。适宜在土层深厚、疏松肥沃、排水良好、中性或微酸性的砂质壤土上栽培，不宜在过砂的冷砂土或过于黏重的黄泥、白鳝泥、下湿田等处种植，忌连作。

繁殖方法 无性繁殖，用地上茎的茎节（苓子）繁殖，分育苓和栽种。育苓：选海拔 1 000 m 以上的山区培育，于 2 月上旬挖出川芎根茎（称抚芎），除去泥土、须根或茎叶，按行株距（25～30）cm×（15～20）cm 开穴，深约 6 cm，每穴放抚芎 1 枚，芽头向上，压实，覆土 3 cm。苗高 10 cm 左右时间苗，每穴留壮苗 8～10 株，中耕除草 2～3 次，追肥 1～2 次，7 月下旬茎节膨大略带紫色时挖取全株，割下根茎（干后供药用），将茎杆捆成小束，放室内或阴凉处，8 月上旬取茎中部按节切成 3～4 cm 小段（俗称苓子），提供坝地做种用。栽种：于 8 月上、中旬，按行株距（25～30）cm×20 cm 开沟，深 2～3 cm，将苓子平放沟内，芽向上埋入土中，用堆肥或土粪掩盖，再用稻草稀覆畦面。冷凉地区可就地育苓，7 月中旬，直接用收获的川芎地上茎作种，就地选阴凉湿润地方育苓，方法与山区育苓相同。

田间管理 栽后半月左右齐苗时，揭去盖草，缺苗时应补苗。入冬时培土保护根茎越冬，次年返青时追肥 1 次，可施尿素催苗。以后结合中耕除草追肥，以人粪和腐熟饼肥混合施用。培土后要施 1 次厩肥或干肥。

病虫害防治 根腐病，发现病株立即拔除，集中烧毁；与禾本科作物轮作。白粉病，用石硫合剂或甲基托布津或粉锈宁药剂防治。叶枯病，常在 5～7 月发生，可用 25% 粉锈宁 1 000 倍液喷雾。此外，还有菌核病等为害。川芎茎节蛾，育苓阶段用 80% 敌百虫 100～150 倍水溶液喷雾，并注意着重防治第 1 代二龄前幼虫，平原地区并用 5∶5∶100 的烟筋、枫杨叶和水，共泡数日后浸苓子 12～24 h。还有地老虎、种蝇等为害。

【采收加工】 栽后第二年 5 月下旬至 6 月上旬，挖出根茎，抖掉泥土，除去茎叶，炕干。

【药材】 川芎 Rhizoma Chuanxiong 主产于四川，产量大，品质优。

性状 根茎为不规则结节状拳形团块，直径 2～7 cm。表面黄褐色，粗糙皱缩，有多数平行隆起的轮节；顶端有类圆形凹窝状茎痕，下侧及轮节上有多数细小的瘤状根痕。质坚实，不易折断，断面黄白色或灰黄色，散有黄棕色的油点，形成层呈波状环纹。香气浓郁而特殊，味苦、辛。稍有麻舌感，微回甜。

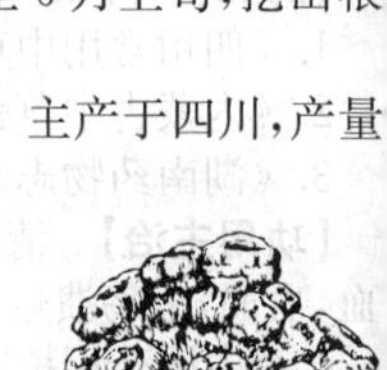

(1)

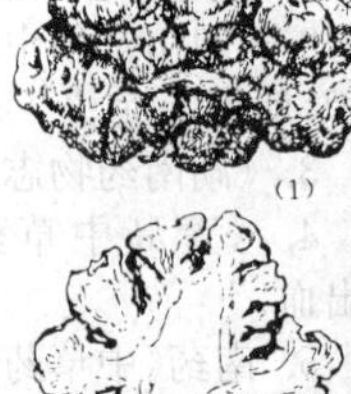

(2)

川芎（根茎）外形

(1) 外形 (2) 饮片

鉴别 (1) 根茎横切面：木栓层为 10 余列木栓细胞。皮层狭窄，散有根迹维管束，其形成层明显。韧皮部宽广，形成层环波状或不规则多角形。木质部导管多角形或类圆形，大多单列或排成"V"形，偶有木纤维束。髓部较大。薄壁组织中散有多数油室，类圆形、椭圆形或不规则形，淡黄棕色，靠近形成层的油室小，向外渐大；薄壁细胞富含淀粉粒，有的含草酸钙结晶，呈类圆形团块或类簇晶状。

粉末特征：淡黄棕色或灰棕色。淀粉粒单粒椭圆形、长圆形、类圆形、卵圆形或肾形，直径 5～16 μm，长约 21 μm，脐点点状、长缝状或人字状；复粒由2～4分粒组成。草酸钙结晶呈类圆形团块或圆簇状，直径10～25 μm。木栓细胞深黄棕色，常多层重叠，表面观呈多角形，壁薄。油室多破碎，分泌细胞含有较多的油滴。导管主为螺纹导管，亦有网纹、梯纹及具缘孔导管，直径14～50 μm，有的螺纹导管增厚壁相互联结，似网状螺纹导管。

(2) 取本品粉末1 g，加石油醚(30～60 ℃)5 ml，放置10 h，时时振摇，静置，取上清液1 ml，挥干后，残渣加甲醇1 ml使溶，再加2% 3,5-二硝基苯甲酸的甲醇溶液2～3滴与氢氧化钾的甲醇饱和溶液2滴，显红紫色(检查不饱和内酯类)。

(3) 薄层色谱：取本品粉末2 g，加乙醚6 ml，冷浸4 h，滤过。滤液浓缩至干，残渣用氯仿1 ml溶解，作供试液。另取川芎嗪作对照品。分别点样于同一氧化铝CMC薄层板上，以石油醚-氯仿(1∶1)展开，用碘化铋钾试剂显色，供试液色谱在与对照品色谱的相应位置显相同的橘黄色色斑。

【成分】 根茎含多种内酯：川芎嗪(chuanxiongzine)，黑麦草碱或川芎哚(perlolyrine)[1]，藁本内酯(ligustilide)，川芎萘呋内酯(wallichilide)，3-亚丁基苯酞(3-butylidenephthalide)，3-亚丁基-7-羟基苯酞(3-butylidene-7-hydroxyphthalide)[2]，丁基苯酞(butylphthalide)[3]，(3S)-3-正丁基-4-羟基苯酞〔(3S)-3-*n*-butyl-4-hydroxyphthalide〕，(3S)-川芎酚〔(3S)-chunxiongol〕[4]，3-正丁基-3，6，7-三羟基-4，5，6，7-四氢苯酞(3-*n*-butyl-3，6，7-trihydroxy-4，5，6，7-tetrahydrophthalide)[5]，丁烯基酞内酯(butylidene phthalide)，蛇床内酯(cnidilide)，正丁基-4，5-二氢苯酞(senkyunolide)，新蛇床内酯(neocnidilide)[6]，洋川芎内酯(senkyunolide) B、C、D、E、F、G、H、I、J[4]、K、L、M[7]、N[4]、O、P[8]、Q[9]、R、S[10]，川芎内酯(cnidiumlactone)[6,11]；双苯酞类：(Z，Z′)-二藁本内酯〔(Z，Z′)-diligustilide〕[12]，(Z)-6，8′，7，3′-二藁本内酯〔(Z)-6，8′，7，3′-diligustilide〕，(Z′)-3，8-二氢-6，6′，7，3′a-二藁本内酯〔(Z′)-3，8-dihudro-6，6′，7，3′a-diligustilide〕[13]，4，5-二氢-3-丁基苯肽(4，5-bihydroxy-3-butylphthalide)，Z，Z′-6，6′，7，3α′-二聚藁本内酯，Z-6，8′，7，3′-二聚藁本内酯，Z′-3，8-二氢-6，6′，7，3′α-二聚藁本内酯[14]；酚酸类：洋川芎醌(senkyunone)，2-甲氧基-4-(3-甲氧基-1-丙烯基)苯酚〔2-methoxy-4-(3-methoxy-1-propenyl) phenol〕，4-羟基苯甲酸(4-hydroxybenzoic acid)，香草酸(vanillic acid)，咖啡酸(coffeic acid)，原儿茶酸(protocatechuic acid)[15]，阿魏酸(ferulic acid)，大黄酚(chrysophanic acid)，瑟丹酮酸(sedanonic acid)，L-异亮氨酰-L-缬氨酸酐(L-isoleucyl-L-valine anhydride)，L-缬氨酰-L-缬氨酸酐(L-valyl-L-valinc anhydride)，川芎酚(chunxiongol)，1-乙酰-β-咔啉(1-acetyl-β-carboline)[16]，匙叶桉油烯醇(spathulenol)，亚油酸(linoleic acid)，二亚油酸棕榈酸甘油酯(dilinoyl palmitoyl glyceride)[17]；挥发油类成分：主要是藁本内酯58%，3-亚丁基苯酞5.29%，香桧烯sabinene，6.08%[18]。

【药理】 1. 对心脑血管系统的影响 (1) 对心脏的作用 给麻醉犬每1 min静脉滴注川芎嗪1 mg/kg、2 mg/kg及4 mg/kg，连续10 min，动物出现心率加快，心肌收缩力加强等作用，并且这些作用随剂量的增加而加强。给清醒高血压犬每1 min滴注川芎嗪4 mg/kg及1次静注20 mg/kg也引起心率加快[1]。川芎嗪10 mg/kg、20 mg/kg和30 mg/kg静注能明显加快麻醉犬的心率，缩短其心电图Q-T间期，降低ST段；20 mg/kg和30 mg/kg能使T波倒置或出现双相T波[2]。川芎320 μg/kg对培养乳鼠心肌细胞Ca^{2+}内流有显著的抑制作用[3]。川芎嗪对大鼠MIR心肌细胞凋亡有一定抑制作用。同时川芎嗪具有激活腺苷酸环化酶作用，从而使细胞内cAMP增加及抑制钙内流。另外川芎嗪也是α_1肾上腺素受体阻滞剂，可阻断缺血早期心肌细胞膜上成倍增加的α_1肾上腺受体，进而抑制由于α_1肾上腺受体增多引起的大量钙内流。川芎嗪通过以上途径在一定程度上减轻细胞内的钙超载，从而降低缺血心肌FOS蛋白表达和减少缺血心肌细胞凋亡[4,5]。

(2) 对血管及血压的作用 川芎嗪能扩张大鼠肺血管，抑制缺氧性肺血管收缩反应和右心室肥大[6,7]。体外实验表明，川芎嗪对正常及高血压大鼠血管平滑肌Ca^{2+}内流有抑制作用，体内实验显示，川芎嗪能明显激活正常大鼠血管平滑肌Ca^{2+}内流，而抑制高血压大鼠血管平滑肌Ca^{2+}内流[8]。放射性核素和血管收缩功能检测实验表明，川芎嗪竞争性作用于α受体[9,10]。每日腹腔注射盐酸川芎嗪80 mg/kg，共10 d，对于低氧性肺动脉高压有治疗作用[11]。

(3) 对冠脉流量的影响 核素^{86}Rb示踪法测定小鼠冠脉血流量，表明川芎嗪15 mg/kg和30 mg/kg均可显著增加小鼠冠脉血流量，以30 mg/kg作用尤为显著[12]。

(4) 对心肌缺血及再灌注损伤的作用 川芎嗪注射液2 ml/kg可增加机体内源性超氧化物歧化酶(SOD)活性，降低丙二醛(MDA)水平，对失血性休克再灌注损伤家兔有防治作用[13]。川芎嗪对皮下注射异丙肾上腺素所致的缺血心肌细胞核钙转运功能下降有拮抗作用[14]。

(5) 对脑循环及脑缺血的影响 川芎嗪4 mg/kg静注可扩张犬脑血管，降低血管阻力，显著增加脑血流量[15]。川芎注射液能显著改善家兔脑缺血后血浆和脑脊液中强啡肽A1-13样免疫活性物质含量变化，减轻缺血性损害和神经系统功能障碍，并能明显抑制缺血后血浆β-血栓球蛋白(β-TG)、血小板因子4(PF_4)和血栓烷B_2(TXB_2)的升高，因而对脑缺血有保护作用[16,17]。

(6) 对微循环的影响 川芎嗪40 mg/kg静注可增加家兔肠系膜微循环血流量和微血管开放数目[18]，静注10%川芎注射液10 ml/kg和肌注20%川芎注射液1 ml/kg可分别改善静注10%高分子右旋糖酐所致的家兔急、慢性球结膜和软脑膜微循环障碍[19]。

2. 对血液系统的影响 川芎和川芎嗪在体外对由ADP、胶原和凝血酶诱导的家兔和人血小板聚集有显著抑制作用，并使已聚集的血小板迅速解聚。同时也能抑制血小板丙二醛的生成，对外源性花生四烯酸诱导的血小板聚集则无抑制作用。川芎嗪能加强家兔动脉环保温液对花生四烯酸诱导的血小板聚集的抑制作用[18,20,21]。川芎嗪抑制血小板聚集的机制可能与抑制胞内Ca^{2+}的释放[22,23]，影响TXA_2/PGI_2之间的平衡[24～26]，置换了血小板膜上的Ca^{2+}，使膜负电荷增加，从而抑制血小板聚集[27]，以及抑制血小板中的磷脂酰肌醇-4-磷酸(PIP)激酶和20 K蛋白质的磷酸化[28]等作用有关。川芎嗪有尿激酶样作用，可直接激活纤溶酶原，但无纤溶酶活性[29]。川芎嗪具抗血栓作用，能抑制凝血酶诱导的体外培养的兔主动脉平滑肌细胞增殖，使处于G_1期的平滑肌细胞增多，S期和G_2+M期的细胞数显著减少，其机制与抑制*c-myc*基因表达有关[30]。

3. 对泌尿系统的作用 川芎嗪可明显增加兔肾血流量，其作用与药物剂量呈依赖关系，并有显著利尿作用[31,32]。

川芎嗪对家兔 Masugi 肾炎[33]，实验性膜性肾炎[34]和大鼠原位性肾炎[35, 36]均有一定的防治作用，其机制与抗血小板聚集，改善血液流变性，影响前列腺素代谢，提高机体抗氧化能力等因素有关[33～36]。对由环孢素 A 所致的急性肾中毒，川芎或川芎嗪也有良好的保护作用[37, 38]。

4. 对免疫系统的影响　川芎嗪能增强小鼠单核巨噬细胞的吞噬功能，提高大鼠淋巴细胞转化率[39, 40]和酸性 α-醋酸萘酯酶(ANAE)检测的阳性百分率[41]，也能促进小鼠绵羊红细胞(SRBC)抗体的形成[39]。

5. 抗肿瘤及抗放射作用　川芎和川芎嗪能降低肿瘤细胞的表面活性，使它们不易黏附成团，而易于在血流中单个被杀灭，改变癌症患者的血液高凝状态，抑制癌细胞转移，提高肿瘤对放射的敏感性，减轻放射损伤，有较大的临床应用价值[42]。

6. 其他作用　川芎可降低卵巢内前列腺素 E_2(PGE_2)含量。在假孕大鼠，川芎可降低血中孕酮含量，抑制卵巢 hcG/LH 受体特异结合量，提高子宫孕酮受体特异结合量[43]。川芎嗪还可防治庆大霉素肾毒性[44]。川芎嗪抑制急性重症胰腺炎大鼠内皮素生成，促进前列环素产生，稳定了内皮素、前列环素平衡，有改善急性重症胰腺炎大鼠合并肺损伤的作用[45]。川芎嗪可促进软骨细胞分泌合成代谢因子，刺激细胞增殖和蛋白质合成[46]。

7. 体内过程　大鼠按 30 mg/kg 静注盐酸川芎嗪，体内药动学呈开放性二室模型。定时取组织样品经非房室模型分析进一步表明川芎嗪主要分布在肝、心、脾、脑等血流丰富的器官且易于经过血脑屏障进入中枢神经系统，脾脏、血、肌肉药物消除快[47, 48]。静注、肌注和口服磷酸川芎嗪吸收较快，消除迅速，属一级消除动力学。肌注磷酸川芎嗪比盐酸川芎嗪吸收较好，血浆清除较慢，半衰期较长，肌注生物利用度为 81.68%[49]。有实验表明磷酸川芎嗪可能经肝脏细胞色素 P450 酶系中的 P450b 代谢，但对 P450 酶系无明显的诱导或抑制作用[50]。

毒性　小鼠静注川芎嗪的 LD_{50} 为 239 mg/kg，每日给犬静滴 5 mg/kg、10 mg/kg，连续给药 4 星期，丙氨酸氨基转移酶、血中非蛋白氮、血象及凝血时间均波动在正常指数范围内。实验结束时，取心、肝、脾、肺、肾、肠系膜淋巴结、肾上腺等做病理检查，均未见显著改变。兔血体外试验，20 mg/ml 川芎嗪未见溶血，给家兔静滴 100 mg/kg 亦未出现溶血现象[18]。

【炮制】 1. 川芎　取原药材，除去杂质，大小个分开，浸泡至四五成透，洗净，闷润至透，切薄片，晾干或低温干燥。

2. 酒川芎　取净川芎片，用黄酒拌匀，闷透，置锅内用文火炒干，取出放凉。每川芎 100 kg，用黄酒 10 L。

3. 炒川芎　取净川芎片，置锅内，用文火炒至黄色或至微焦，取出放凉。

4. 麸炒川芎　将锅烧热，撒下麦麸，至冒烟时加入川芎片，炒至深黄色，取出，筛去麸皮，放凉。每川芎片 100 kg，用麸皮 18 kg。

饮片性状　川芎为不规则的薄片或蝴蝶形薄片，余参见药材"性状"项。酒川芎色泽加深，略有酒香气。炒川芎、麸炒川芎形如川芎片，色泽加深。

贮干燥容器内，密闭，置阴凉干燥处。防蛀。

【药性】 辛，温。归肝、胆、心包经。

1.《本经》："味辛，温。"

2.《吴普本草》："神农、黄帝、岐伯、雷公：辛，无毒。扁鹊：酸，无毒。李氏：生温，熟寒。"

3.《新修本草》："味苦、辛。"

4.《珍珠囊》："味辛，气温无毒。升也，阳也。"

5.《汤液本草》："入手、足厥阴经、少阴经。"

6.《品汇精要》："味辛，性温散，气之厚者阳也，臭香。行手、足厥阴经，手、足少阳经。"

7.《本草正》："味辛、微甘，气温。"

8.《药品化义》："入肝、脾、三焦三经。""属纯阳。""能升能降。"

【功用主治】 活血祛瘀，行气开郁，祛风止痛。主治月经不调，经闭痛经，产后瘀滞腹痛，癥瘕肿块，胸胁疼痛，头痛眩晕，风寒湿痹，跌打损伤，痈疽疮疡。

1.《本经》："主中风入脑，头痛，寒痹，筋挛缓急，金疮，妇人血闭无子。"

2.《别录》："除脑中冷动，面上游风去来，目泪出，多涕唾，忽忽如醉，诸寒冷气，心腹坚痛，中恶，卒急肿痛，胁风痛，温中内寒。"

3.《本草经集注》："齿根出血者，含之多差。"

4.《药性论》："治腰脚软弱，半身不遂，主胞衣不出，治腹内冷痛。"

5.《日华子》："治一切风，一切气，一切劳损，一切血，补五劳，壮筋骨，调众脉，破结宿血，养新血，长肉，鼻洪，吐血及溺血，痔瘘，脑痈发背，瘰疬瘿赘，疮疥，及排脓消瘀血。"

6.《珍珠囊》："散诸经之风。""治头痛、颈痛。""上行头角，助清阳之气，止痛；下行血海，养新生之血调经。"

7.《医学启源》："《主治秘要》云，其用有四：少阳引经一也；诸头痛二也；助清阳之气三也；去湿气在头四也。"

8. 王好古："搜肝气，补肝血，润肝燥，补风虚。"(引自《纲目》)

9.《增订治疗汇要》："主和血行气。治痈疽疮疡，能续筋骨，通乳汁。"

【用法用量】 内服：煎汤，3～10 g；研末，每次 1～1.5 g；或入丸、散。外用：研末撒；或煎汤漱口。

【宜忌】 阴虚火旺，月经过多及出血性疾病慎用。

1.《本草经集注》："白芷为之使，恶黄连。"

2.《本草衍义》："若单服既久，则走散真气。"

3.《本草蒙筌》："恶黄芪、山茱、狼毒。畏硝石、滑石、黄连。反藜芦。"

4.《本草经疏》："芎䓖性阳味辛，凡病人上盛下虚，虚火炎上，呕吐咳嗽，自汗、易汗、盗汗，咽干口燥，发热作渴，烦躁，法并忌之。"

5.《药品化义》："凡禁用者，如心虚血少，惊悸怔忡，肺经气弱，有汗骨蒸，恐此辛温香散故也。如火气升上，吐衄，咳嗽，热据痰喘，中满肿胀，恐此引气上腾故也。"

6.《本草从新》："气升痰喘不宜用。"

7.《得配本草》："火剧中满，脾虚食少，火郁头痛皆禁用。"

【选方】 1. 治久崩中昼夜不止　芎䓖八分，生地黄汁一升。凡以酒五升，煮取二升去滓，下地黄汁煎一沸，分三服，相去八九里；不耐酒者，随多少数服即止。(《医心方》)

2. 治妊娠六七个月，忽胎动下血，腹痛不可忍　芎䓖八分，桑寄生四分，当归十二分。以水一升半，煎取八合，下清酒半升，同煎取九合，分作三服，如人行五六里，再温服。(《经效产宝》)

3. 治难产交骨不开　小川芎一两，当归一两，败龟版(酒炙)一个，发灰(为末)一握。水一钟，煎七分服。(《傅青主

女科》加味芎归汤）

4. 治胎衣不下，因产母元气虚薄者　川芎、当归各二钱，官桂四钱。上二服，水煎服。（《济阴纲目》加桂芎归汤）

5. 治产后瘀血结块腹痛　当归八钱，川芎三钱，桃仁十四粒（去皮、尖，研），黑姜五分，炙草五分。用黄酒、童便各半煎服。（《傅青主女科》生化汤）

6. 治产后去血过多，运闷不省，及伤胎、崩中、金疮、拔牙齿去血多不止，悬虚，心烦眩运，头重目暗，耳聋满塞，举头欲倒　当归（去芦，洗，焙）、芎各等分。上为粗散。每服三钱，水一盏半，煎至一盏，去滓，稍热服，不拘时。（《局方》芎汤）

7. 治心气痛（即胃脘痛也），素性有热，遇感即发　川芎、山栀子各等分，姜五片，煎服。（《穷乡偏方》芎栀汤）

8. 治风寒在脑，或感湿头重头痛，眩晕欲倒，呕吐不定　川芎一两，细辛（去芦）、白术（去芦，炒）、甘草（炙）各半钱。上锉散。每服四钱，水一盏半，姜五片，茶芽少许，煎至七分，不拘时温服。（《世医得效方》小芎辛汤）

9. 治偏头痛，头风　甘菊、石膏、川芎各三钱。为末。每服一钱，茶清调下。（《赤水玄珠》川芎散）

10. 治小儿脑热，好闭目，太阳痛或目赤肿　川芎、薄荷、朴硝各二钱。为末，以少许吹鼻中。（《全幼心鉴》）

11. 治风热壅盛，头昏目赤，大便艰难　川芎、大黄（用无灰酒一碗浸，火煮令酒尽，焙干）各二两。上件为细末，炼蜜为丸如梧桐子大。每服二十丸，温熟水下，食后。（《杨氏家藏方》川黄丸）

12. 治齿痛宣露，涎血臭气　川芎、竹叶、盐、细辛各少许。水三盏，煎两煎，热含漱冷吐。（《普济方》）

13. 治新久脚气，腿膝肿痛，或攻注生疮　川芎十两，白芍药五两，威灵仙三两。上件药为细末，用萝卜自然汁打面糊为丸，如梧桐子大。每服五丸，用萝卜自然汁少许，同温酒半盏送，空心，临睡。忌茶。（《杨氏家藏方》芎仙丸）

14. 治破伤风邪传于里，舌强口噤，项背反张，筋惕搐搦，痰涎壅盛　川芎、羌活、黄芩、大黄各一两。上每服五七钱，水煎服。（《外科枢要》大芎黄汤）

15. 治瘰疬　芎䓖一两，白僵蚕（直者，炒）、甘草（炙，锉）各半两。上三味，捣罗为散。每服一钱匕，蜜水调下，食后服，日三。（《圣济总录》内消散）

【临床报道】 1. 治疗心绞痛　每日用川芎碱注射液 10 ml（每 1 ml 相当于川芎生药 5 g）加入 5%～10%葡萄糖液 250 ml 中静脉滴注，10 d 为 1 个疗程，停药 3 d 进行第二个疗程。每例均治 2 个疗程。治疗冠心病心绞痛 30 例，有心绞痛症状者 27 例，治疗后显效 17 例，有效 8 例，无效 2 例，总有效率 92.5%。其中近半数病例心绞痛症状于 24 h 内减轻或消失。心电图好转率 40%。其他如胸闷、气短、心悸、烦躁、头痛、头晕等症状，也有不同程度的改善[1]。

2. 治疗缺血性中风　用 10%川芎注射液 30 ml 加入 5%葡萄糖盐水 500 ml 中静脉滴注，治疗急性缺血性中风 134 例；另随机设对照组 86 例，用低分子右旋糖酐 500 ml 静脉滴注。两组均每日滴注 1 次，疗程 2 星期。按神经功能缺损积分减少及实际生活能力改善来评定临床疗效，川芎组痊愈 48 例，显著进步 36 例，进步 32 例，总有效率 86.6%；右旋糖酐组痊愈 15 例，显著进步 9 例，进步 30 例，总有效率 62.8%。川芎组疗效明显高于右旋糖酐组（$P<0.01$）。治疗后复查 CT，川芎组病灶消失及缩小率亦高于右旋糖酐组，但差异不明显（$P>0.05$）[2]。

3. 治疗失代偿期慢性肺心病　用川芎嗪 120 mg 加入 10%葡萄糖 250 ml 中静脉滴注，滴速 25～50 滴/min，每日 1 次，5 d 为 1 个疗程。采用自身对照方法，据 49 例患者 1 个疗程后的临床观察，结果表明：川芎嗪能扩张肺血管，降低肺动脉平均压和肺血管阻力，增加心输出量，改善右心功能和血液流变性，使临床症状减轻，对动脉血气无明显影响[3]。

4. 治疗慢性乳腺病　用 20%川芎注射液，取期门、气海、三阴交、肝俞等穴，每穴注入 0.5 ml。于每个月经周期的第七、第十五、第二十三日（或前后 1 d）各注射治疗 1 次，9 次为 1 个疗程。治疗 50 例患者，临床治愈 24 例，显效 18 例，有效 6 例，无效 2 例[4]。

5. 治疗功能性子宫出血　用川芎 24～28 g，加白酒 30 ml，水 250 ml，浸泡 1 h 后，加盖用文火炖煎分 2 次服，不饮酒者，可单加水炖服。一般 2～3 d 后血即可止。病程较长者，可在血止后减量续服 8～12 d，以巩固效果。治疗 29 例中，除 4 例合并子宫内膜炎配合抗生素外，其余均单用上法治愈。治愈后随访 4 个月以上未见复发[5]。

6. 治疗血管神经性头痛　将川芎、白芷、牛蒡子、白僵蚕、独活制成川白镇痛胶囊。每粒相当于生药 0.3 g（口服），每日 3 次，每次 4 粒，连用 15 d。首次或疼痛较重时增加 2 粒。治疗血管神经性头痛 60 例，结果：显效 23 例，占 38.33%，有效 38 例，占 60.00%，无效 1 例，占 1.67%，总有效率 98.33%[6]。

7. 治疗早中期糖尿病性周围神经病变　川芎嗪 160～240 mg。在严格控制血糖、降压、降血脂及纠正其他相关的急慢性并发症的基础上，给予川芎嗪 160～240 mg 加 0.9%生理盐水 250 ml 中静脉滴入。每日 1 次，15～20 d 为 1 个疗程，可重复使用 2～3 个疗程。治疗早中期糖尿病性周围神经病变 38 例，结果：32 例症状消失，6 例症状明显缓解。追踪随访达 5 年的 23 例，至今无溃疡坏疽发生[7]。

【各家论述】 1. 张洁古："能散肝经之风，治少阳、厥阴经头痛及血虚头痛之圣药也。"（引自《纲目》）

2.《本草要略》："味辛性温，血药中用之，能助血流行，奈何过于走散，不可久服多服，令人卒暴死。能止头疼者，正以有余者；能散不足者，能引清血下行也。古人所谓血中气药信哉，惟其血中气药，故能辛散而能引血上行也。痈疽药中多之者，以其入心，而能散故耳。盖心帅气而行血，芎入心则助心，帅气而行血，气血行则心火散，邪气不留而痈肿亦散矣。东垣曰，下行血海，养新生之血者，非惟味辛性温者，必上升而散，血贵宁静而不贵躁动，川芎味辛性温，但能升散而不能下守，故能下行以养新血耶，四物汤中用之者，特取其辛温而行血药之滞耳。岂真用此辛温走散之药。"

3.《纲目》："芎䓖，血中气药也。肝苦急，以辛补之，故血虚者宜之。辛以散之，故气郁者宜之。""血痢已通而痛不止者，乃阴亏气郁，药中加芎为佐，气行血调，其病立止。"

4.《本草正》："川芎其性善散，又走肝经，气中之血药也。芎、归俱属血药，而芎之散动尤甚于归，故能散风寒，治头痛。""以其气升，故兼理崩漏眩运，以其甘少，故散则有余，补则不足，惟风寒之头痛，极宜用之。若三阳火壅于上而痛者，得升反甚，今人不明升降，而但知川芎治头痛，谬亦甚矣。"

5.《本草汇言》："芎䓖，上行头目，下调经水，中开郁结，血中气药，尝为当归所使，非第活血有功，而活气亦神验也。""味辛性阳，气善走窜而无阴凝黏滞之态，虽入血分，又能去一切风，调一切气。""凡郁病在中焦者，须用川芎，开提其气以升之，气升，则郁自降也。”

6.《本草新编》：“川芎，功专补血，治头痛有神。行血海，通肝经之脏，破癥结宿血，产后去旧生新，凡吐血、衄血、溺血、便血、崩血，俱能治之，血闭者能通，外感者能散，疗头风其神，止金疮疼痛。此药可君可臣，又可为佐使，但不可单用，必须与补气补血之药佐之，则利大而功倍。倘单用一味以补血，则血动，反有散失之忧。若单用一味以止痛，则痛止，转有暴亡之虑。若与人参、黄芪、白术、茯苓同用以补气，未必不补气以生血也；若与当归、熟地、山茱、麦冬、白芍以补血，未必不生血以生精也。所虞者同风药并用耳。可暂而不可常，中病则已，又何必久任哉。”

7.《衷中参西录》：“芎劳气香窜，性温，温窜相并，其力上升下降，外达内透，无所不至。其特长在能引人身清轻之气上至于脑，治脑为风袭头疼、脑为浮热上冲头疼、脑部充血头疼。其温窜之力，又能通气活血，治周身拘挛，女子月闭无子。”

0434 川莓 chuān méi（《四川常用中草药》）

【异名】 大乌泡根、乌泡（《四川常用中草药》）。

【基原】 为蔷薇科悬钩子属植物川莓的根。

【原植物】 川莓 *Rubus setchuenensis* Bur. et Franch.

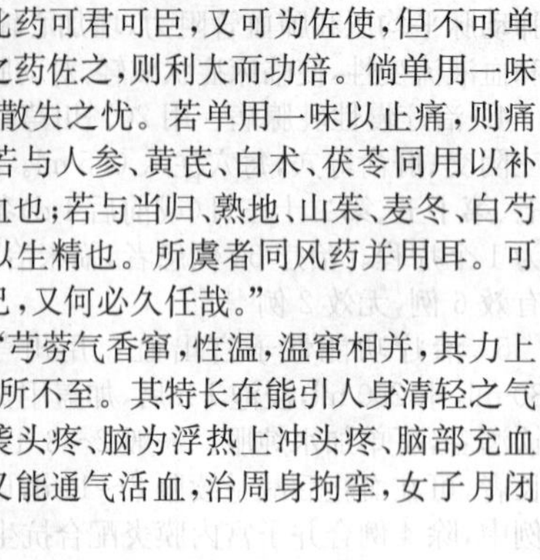

川 莓

落叶灌木，高2～3 m。小枝圆柱形，密被淡黄色绒毛状柔毛，无刺。单叶，纸质；叶柄长3～7 cm，被绒毛；托叶离生，卵状披针形，掌状条裂；叶片近圆形，直径7～15 cm，先端突尖或钝，基部心形，边缘5～7浅裂，裂片常呈缺刻状再裂，有不整齐钝细锯齿，上面绿色，略粗糙，下面密被灰白色绒毛；基生掌状五出脉显著。狭圆锥花序顶生或腋生；花梗和花萼外面均密被淡黄色短绒毛和柔毛；花白色，并常在花瓣的末端带紫红色；花萼裂披针形，外萼先端常3齿裂；花瓣倒卵形，具短爪；雄蕊和雌蕊均无毛。聚合果近球形，黑色。花期7～8月，果期9～10月。

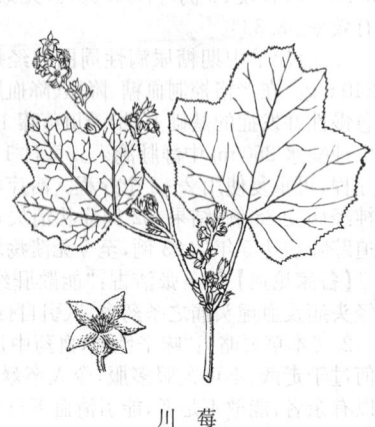

生于海拔500～3 000 m的山坡、路旁、林缘或灌丛中。分布于湖北、湖南、广西、四川、贵州、云南等地。

本植物的叶（川莓叶）亦供药用，另设专条。

【采收加工】 9～12月挖根，洗净，晒干。

【成分】 含草莓苷（kajiichigoside）F_1，(−)-表儿茶素〔(−)-epicatechol〕，胡萝卜苷-6′-棕榈油酸酯〔(6′-O-palmitoyl)-β-sitosterol-3-O-β-D-glucoside〕，胡萝卜苷（daucosterol）和β-谷甾醇（β-sitosterol）[1]。

【药性】 酸、咸，平。

1.《贵州民间药物》：“性凉，味涩。”

2.《四川常用中草药》：“性平，味酸、咸。”

【功能主治】 清热凉血，活血。主治吐血，咯血，痢疾，月经不调，瘰疬，跌打损伤，骨折。

1.《贵州民间药物》：“清热凉血。”

2.《四川常用中草药》：“祛风除湿，止呕，活血。治劳伤吐血，月经不调，口有腥气，瘰疬，痘后目翳，疯狗咬伤。”

【用法用量】 内服：煎汤，15～30 g；或浸酒、炖肉。

【选方】 1. 治咳嗽带血，四肢无力　鲜大乌泡60 g，鲜苦荬头30 g，葵花杆心15 g。加水煎成浓汁，每日服4次，每次1茶杯。

2. 治小儿痢疾、脱肛　用大乌泡根15 g，煎水兑酒服，每日服3次；若服药后肛仍脱出，用白茯苓叶在火上烤软，用手抵住肛头慢慢送入。

3. 治痢疾　鲜大乌泡根皮90 g，鲜龙芽草根60 g，鲜白金条根30 g。煎水服，每日3～4次，每次2小酒杯。

4. 治倒经　大乌泡根、倒竹伞根各30 g，茅草根、金银花藤各15 g。煎水兑红糖服，每日3次。

5. 治骨折（未破皮者）　大乌泡根、野葡萄根皮、牛尾参各等量。共捣烂，加酒炒热。先用手法将骨折部位复位，然后包上药，再上夹板，每日1换，用量视患处面积而定。（1～5方出自《贵州民间药物》）

0435 川木香 chuān mù xiāng（《中药志》）

【异名】 木香（《中国高等植物图鉴》）。

【基原】 为菊科川木香属植物川木香及灰毛川木香的根。

【原植物】 1. 川木香 *Vladimiria souliei*（Franch.）Ling〔*Dolomiaea souliei*（Franch.）Shih；*Jurinea souliei* Franch.〕

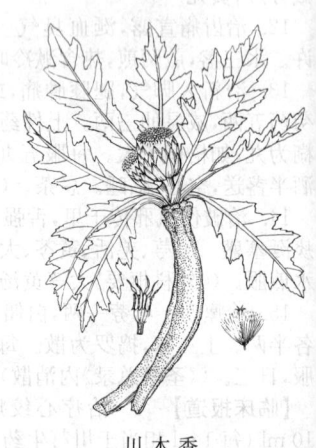

川木香

多年生草本。主根圆柱形，直径1～2 cm，外皮褐色，少有分枝。几无茎。叶基生，呈莲座状平铺地面；叶柄长8～20 cm，被白色茸毛；叶片卵形、长圆状披针形或椭圆形，长12～30 cm，宽8～20 cm，羽状中裂或浅裂，裂片5～7对，卵状披针形，边缘有锯齿，基部有小裂片，两面被糙伏毛，下面疏生蛛丝毛和腺点。头状花序6～8密集；总苞宽钟形，总苞片6层，全部苞片质地坚硬，先端尾状渐尖成针刺状，边缘有稀疏的缘毛；花筒状，花冠紫色，檐部5裂；雄蕊5，花药箭形，先端有长尾，子房下位。瘦果圆柱状；冠毛刚毛状，淡棕黄色，外层向下皱曲反折包围并紧贴瘦果，内层直立。花果期7～10月。

生于海拔3 700～3 800 m的高山草地。分布于四川、西藏。

2. 灰毛川木香 *V. souliei*（Franch.）Ling var. *cinerea* Ling　又名：木里木香（《中国植物志》）。

本种与正种主要区别是：叶下面灰白色，被薄蛛丝状毛或绵毛。

生于海拔3 500～4 200 m的高山山脊或阳坡草地。分布于四川、云南、西藏等地。

【采收加工】 10～11月采挖，除去须根、泥沙及根头上的胶状物，切段，晒干。

【药材】 川木香 *Radix Vladimiriae*　主产于四川及西藏等地。

性状　根呈圆柱形,习称“铁杆木香”,或成纵槽状半圆柱形,习称“槽子木香”,稍弯曲,长 10～30 cm,直径 1～3 cm。表面黄褐色或暗褐色,具较细的纵皱纹,外皮脱落处可见丝瓜络状细筋脉,根头偶有黑色发黏的胶状物,习称“油头”。体较轻,质硬脆,易折断。断面黄白色或黄色,散有黄色稀疏油点及裂隙,木部较宽广,有放射状纹理;有的中心呈腐朽状。气微香,味苦,嚼之粘牙。

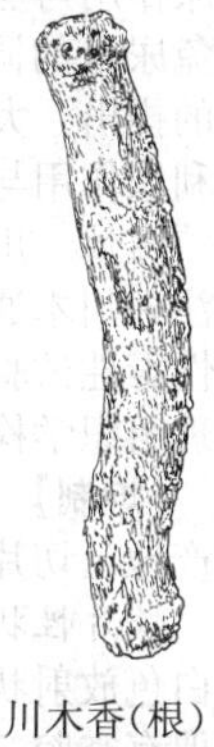
川木香(根)外形

鉴别　(1) 根横切面:木栓层为数列棕色细胞,韧皮部射线较宽;筛管群与纤维束以及木质部的导管群与纤维束均呈交互径向排列,呈整齐的放射状。形成层环波状弯曲,纤维束黄色,木化,并伴有石细胞。有髓或已破裂。射线及髓部薄壁组织中散有大型油室。薄壁细胞中含菊糖。

(2) 取本品挥发油加异羟肟酸铁试剂 2～3 滴,呈橙红色反应(内酯反应)。

【成分】 川木香根含挥发油:去氢木香内酯(dehydrocostus lactone)[1];倍半萜内酯:主要有愈创木烯内酯类成分:愈创木-4(15), 10(14), 11(13)-三烯-12, 6α-内酯〔guaia-4(15), 10(14), 11(13)-triene-12, 6α-olide〕, 3β-乙酰氧基愈创木-4(15), 10(14), 11(13)-三烯-12, 6α-内酯〔3β-acetoxyguaia-4(15), 10(14), 11(13)-trien-12, 6α-olide〕[2]等 11 个;桉叶烯内酯类成分:1β, 2α-二羟基-11βH-桉叶-4(15)烯-12, 6α-内酯〔1β, 2α-dihydroxy-11βH-eudesm-4(15)-ene-12, 6α-olide〕, 1β, 4α-二羟基-11βH-桉叶烷-12, 6-内酯(1β, 4α-dihydroxy-11βH-eudesman-12, 6α-olide)[2]等 4 个;大牻牛儿烯内酯类成分:15-乙酰氧基-11βH-大牻牛儿-1(10)E, 4E-二烯-12, 6α-内酯〔15-acetoxy-11βH-germacra-1(10)E, 4E-diene-12, 6α-olide〕[2]等 6 个;还含川木香醇 (vladinol) A～F[3]。

【炮制】 1. 川木香　取原药材,除去杂质及“油头”,洗净,润透,切厚片,干燥。川木香长于行气止痛,多用于脾胃气滞,脘腹胀痛。

2. 煨川木香　取净川木香片,在铁丝匾中,用一层草纸,一层川木香,间隔平铺数层,置炉火旁或烘干室内,烘煨至川木香中所含的挥发油渗至纸上,取出,放凉。煨川木香涩肠止泻力胜,多用于肠鸣泄泻,里急后重。

饮片性状　川木香为厚片状,余参见药材“性状”。煨川木香形如川木香,色深,质脆。

置阴凉干燥处。

【药性】 辛、苦,温。

1.《全国中草药汇编》:“辛、苦,温。”

2. 南药《中草药学》:“入脾、胃、大肠经。”

【功用主治】 行气止痛,温中和胃。主治脘腹胀痛,呕吐,肠鸣泄泻,里急后重,肝胆疼痛。

1.《全国中草药汇编》:“行气止痛,和胃止泻。主治肝胃气痛,呕吐,腹痛,泄泻,痢疾里急后重。”

2. 南药《中草药学》:“主治消化不良。”

【用法用量】 内服:煎汤,1.5～9 g,宜后下;研末,0.5～0.9 g。

0436 川木通 chuān mù tōng (《天宝本草》)

【基原】 为毛茛科铁线莲属植物小木通、绣球藤等的藤茎。

【原植物】 1. 小木通 *Clematis armandii* Franch. [*C. armandii* Franch. var. *biondiana* (Pavol.) Rehd.; *C. biondiana* Pavol] 又名:大木通(《中国药用植物志》),皮翁铁线莲(《经济植物手册》),蓑衣藤(秦岭、巴山)。

木质藤本,长达 6 m。茎圆柱形,有纵条纹。叶对生,三出复叶,叶柄长 5～7.5 cm;小叶片革质,卵状披针形、卵形或披针形,长 4～16 cm,宽 2～8 cm,先端渐尖,基部圆形或浅心形,全缘,两面无毛。聚伞花序圆锥状,顶生或腋生;花序下部苞片近长圆形,常 3 浅裂,上部苞片较小,披针形或钻形;花两性,直径 3～4 cm;萼片 4～7,开展,长圆形或椭圆形,长 1～4 cm,宽 0.3～2 cm,外面边缘有短柔毛;花瓣无;雄蕊多数,无毛,花药长圆形;心皮多数。瘦果扁,椭圆形,长 3 mm,疏生柔毛,宿存花柱羽毛状,长达 5 cm。花期 3～4 月,果期 4～7 月。

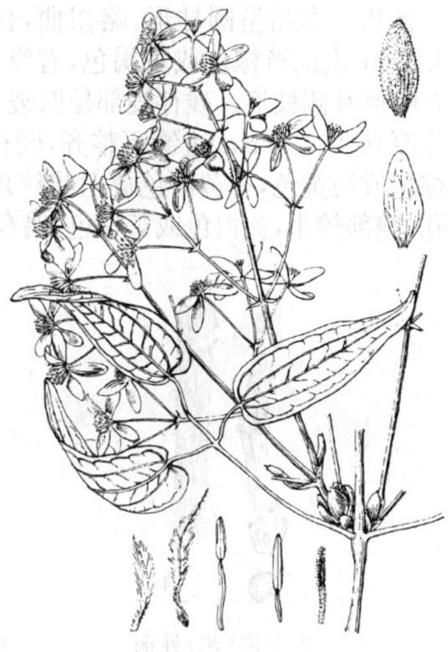
小木通

生于海拔 100～2 400 m 的山坡、山谷水沟旁、林边或灌木丛中。分布于福建西南部、湖北、湖南、广东、广西、四川、贵州、云南、西藏东部、陕西南部、甘肃。

2. 绣球藤 *Clematis montana* Buch.-Ham. ex DC.　又名:四朵梅(《天宝本草》),大淮通、山铁线莲(《经济植物手册》)。

本种与小木通的植物形态相似,区别点在于:长达 8 m。老茎外皮剥落。数叶与花簇生或对生;叶柄长 5～6 cm;小叶片卵形、宽卵形或椭圆形,长 2～7 cm,宽 1～5 cm,先端急尖或渐尖,3 浅裂,边缘有锯齿,两面疏生短柔毛。花 1～6 朵与叶簇生,直径 3～5 cm;萼片 4,开展,长圆状倒卵形或倒卵形,长 1.5～2.5 cm,宽 0.8～1.5 cm,外面疏生短柔毛;瘦果扁,卵形或卵圆形,长 4～6 mm,无毛,宿存花柱羽毛状,长约 2.2 cm。花期 4～6 月,果期 7～9 月。

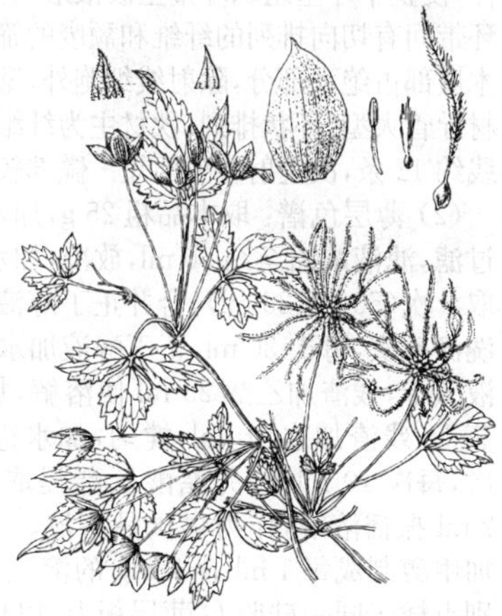
绣球藤

生于海拔 1 200～4 000 m 的山坡、山谷灌木林中、林边或沟旁。分布于安徽、福建北部、江西、河南西部、湖北西部、湖南、四川、贵州、云南、西藏南部、陕西南部、甘肃南部、宁夏南部、台湾。

【采收加工】 9～10 月采集，刮去外皮，切片，晒干。

【药材】 川木通 *Caulis Clematidis Armandii* 小木通主产于陕西、甘肃、福建、四川等地；绣球藤主产于四川、西藏、贵州、云南、台湾等地。

性状 本品呈圆柱形，略扭曲，长 50～100 cm，直径 2～3.5 cm。表面黄棕色或黄褐色，有纵沟及纵棱；节处多膨大，有叶痕及侧枝痕。残存皮部易撕裂。质坚硬，不易折断。切片厚 0.2～0.4 cm，边缘不整齐，残存皮部黄棕色，木部浅黄棕色或浅黄色，有黄白色放射状纹理及裂隙，其间布满导管孔，髓部较小，类白色或黄棕色，偶有空洞。无臭，味淡。

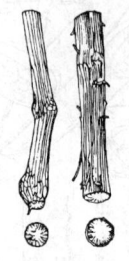

小木通(茎)外形

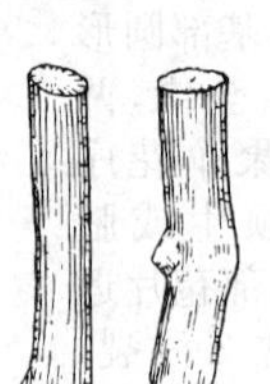

绣球藤(茎)外形

鉴别 (1) 茎横切面：小木通 韧皮部有两条波浪状弯曲的厚壁组织环带与韧皮薄壁组织相间排列，环带的峰部为纤维束，谷部为厚壁细胞，处于射线部位；峰部的内侧有一条切向的韧皮纤维束带与峰的两端相连接而形成一个弓形框状，每一维管束中约有两个弓形框，径向排列，射线处厚壁细胞径向延长。木质部年轮不明显，导管散在。

绣球藤：落皮层和木栓层多已除去，有的残存。韧皮纤维束与射线厚壁细胞相连接构成厚壁组织环带，通常为 2 层，同心排列，每条环带有 1～3 层细胞；射线厚壁细胞向内延伸，使整个厚壁组织环带呈波浪形，有时其各部不连接，两条环带间有切向排列的纤维和颓废的筛管群。形成层不明显。木质部占绝大部分，除射线细胞外，壁均木化。年轮明显，春材导管大型，环状排列，秋材主为纤维和木薄壁细胞；初生射线约 12 条，次生射线少而短。髓部较小，细胞壁木化。

(2) 薄层色谱：取本品粗 25 g，加水 250 ml，煎煮 30 min，过滤，滤液浓缩至约 50 ml，放冷，加水饱和的正丁醇振摇提取 2 次(50 ml、25 ml)，合并正丁醇液，加 2% 氢氧化钠溶液洗涤 5 次，每次 30 ml，正丁醇液加水洗涤至中性，取正丁醇液蒸干，残渣加乙醇 25 ml 使溶解，加盐酸 2 ml，回流 1 h，蒸干，残渣加水 10 ml，搅匀，加水饱和的醋酸乙酯提取 2 次，每次 10 ml，合并醋酸乙酯提取液，蒸干，残渣加甲醇 2 ml 振摇溶解，作为供试品溶液。另取齐墩果酸对照品，加甲醇制成每 1 ml 含 7 mg 的溶液，作为对照品溶液。分别点样于同一硅胶 G 薄层板上，以环已烷-丙酮(4∶1)为展开剂，展开，取出，晾干，喷以 10% 硫酸乙醇溶液，在 105 ℃加热至斑点显色清晰。供试品色谱中，在与对照品色谱相应的位置上，显相同的蓝褐黄斑点；置紫外光灯(365 nm)下检视，显相同的荧光斑点。

【成分】 1. 小木通 含黄酮苷类成分：威灵仙苷(clematine)[1]。

2. 绣球藤 含有以常春藤皂苷元(hederagenin)为苷元的六糖皂苷及三糖皂苷[2]。

【药理】 利尿作用 家兔静脉注射川木通水提醇沉剂 1 g/kg，有明显的利尿作用。大鼠灌胃川木通 20 g/kg 的利尿作用与氢氯噻嗪 0.25 g/kg 作用相似。川木通在增加家兔尿量的同时能促进 Na^+、K^+、Cl^- 的排出，特别是 Na^+ 的排出。大鼠灌胃川木通灰分后未见利尿作用，故认为其利尿作用与川木通中所含电解质无关[1]。

毒性 川木通毒性小，动物灌胃未测出 LD_{50}。小鼠腹腔注射川木通 LD_{50}±95% 可信限为 25.95±2.89 g/kg。亚急性毒性试验，每日大鼠灌胃 12.9 g/kg，连续 20 d，生化、病理组织学检查均无显著性改变[1]。

【炮制】 取原药材，洗净，略泡，取出润透，切薄片，干燥。产地已切片者，除去杂质，筛去灰屑。

饮片性状 川木通为圆形薄片，表面浅黄色或黄色，有黄白色放射状纹理及裂隙，其间布满小孔，髓部较小，类白色，偶有空腔。周边棕黄色，有纵向凹沟及棱线。质坚硬。无臭，味淡。

贮干燥容器内，密闭，置通风干燥处。

【药性】 淡、微苦，寒。

1.《四川中药志》1960 年版："性寒，味淡、苦，无毒；入心、肺、小肠、膀胱四经。"

2.《安徽中草药》："有小毒。"

【功用主治】 清热利尿，通经下乳。主治湿热癃闭，水肿，淋证，口舌生疮，湿热痹痛，关节不利，妇人闭经，乳汁不通。

1.《天宝本草》："治冷热气病疼，能利小便。"

2.《四川中药志》1960 年版："能利水退热，清心通血脉；治肾脏病水肿，急性肾炎小便不利，湿热癃闭，淋病，妇女经闭及乳闭等症。"

3. 南药《中草药学》："清心降火，利水通淋。主治膀胱湿热，小便短涩、梗痛；口舌生疮糜烂；乳汁不通；经血不调。"

【用法用量】 内服：煎汤，3～6 g。

【宜忌】 气弱津伤，精滑遗尿，小便过多及孕妇禁服。

【选方】 1. 治尿路感染 川木通、车前子、生蒲黄、萹蓄各 9 g。水煎服。(《全国中草药汇编》)

2. 治喉痹失音 川木通、石菖蒲、僵蚕各 12 g。水煎服。(《万县中草药》)

0437 川贝母 chuān bèi mǔ (《滇南本草》)

【异名】 虻(《诗经》)，黄虻(《管子》)，莔(《尔雅》)，贝母(《本经》)，勤母、药实(《别录》)。

【基原】 为百合科贝母属植物川贝母、暗紫贝母、梭砂贝母、甘肃贝母等的鳞茎。

【原植物】 1. 川贝母 *Fritillaria cirrhosa* D. Don 又名：卷叶贝母。

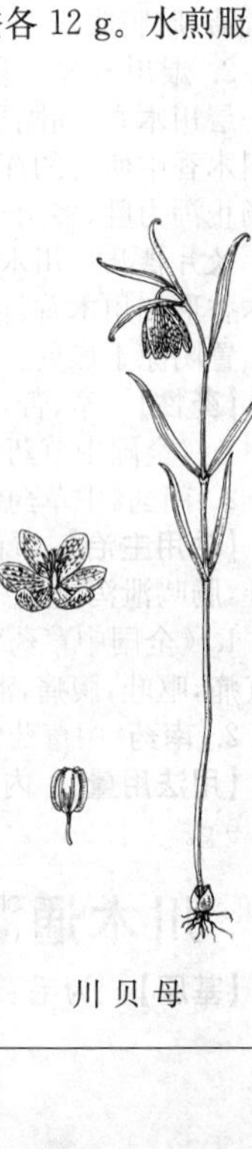

川 贝 母

多年生草本，植物形态变化较大。鳞茎卵圆形，由 2 枚鳞片组成，直径 1～1.5 cm。叶通常对生，少数在中部兼有散生或轮生；叶片条形至条状披针形，先端稍卷曲或不卷曲。花单生茎顶，紫色至黄绿色，通常有小方格，少数仅有斑点或条纹；每花有 3 枚叶状苞片；花被片 6，长 3～4 cm，外轮 3 片，宽 1～1.4 cm，内轮

3片近倒卵形或椭圆状倒卵形,宽可达1.8 cm;蜜腺窝在背面明显凸出;雄蕊长约为花被片的3/5,花药近基着生,花丝多少具小乳突;柱头裂片长3～5 mm。蒴果棱上具宽1～1.5 mm的窄翅。花期5～7月,果期8～10月。

生于林中、灌丛下、草地、河滩、山谷等湿地或岩缝中。分布于四川、云南、西藏等地。

2. 暗紫贝母 *F. unibracteata* Hsiao et K. C. Hsia　又名:冲松贝(《中国植物志》),乌花贝母(《中药志》)。

本种与川贝母植物形态基本相近,区别点在于:高15～25 cm。鳞茎球形或圆锥形,直径6～8 mm。茎直立,单一,无毛。叶在下面的1～2对为对生,上面散生或近对生。叶状苞片1枚;花被片6,2轮,长2.5～2.7 cm,内3片倒卵状长圆形,宽约1 cm,外3片近长圆形,宽约6 mm;蜜腺窝不很明显;雄蕊6;柱头3裂,裂片短而外展,长0.5～1 mm。蒴的果长圆形,具6棱,棱上的翅很窄,宽约1 mm。

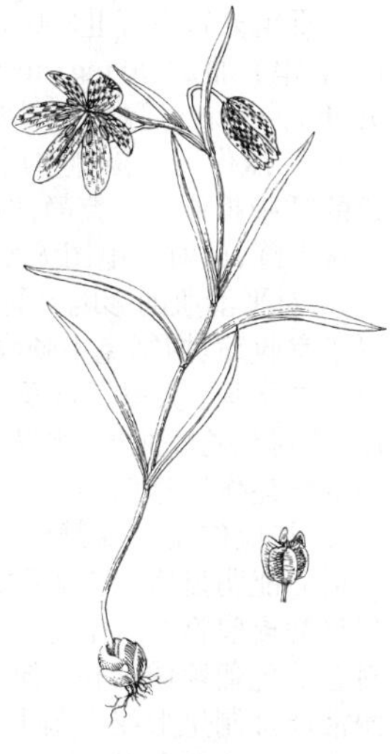
暗紫贝母

生于海拔3 200～4 500 m的草地上。分布于四川、青海。

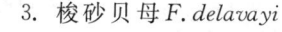

3. 梭砂贝母 *F. delavayi* Franch.　又名:雪山贝(《中药材品种论述》)。

本种与川贝母植物形态相近,区别点在于:高17～35 cm。叶互生,3～5枚(包括叶状苞片)较紧密地生于植株中部或上部;叶片狭卵形至卵状椭圆形,长2～7 cm,宽1～3 cm。花宽钟状,略俯垂,浅黄色,具红褐色斑点或小方格;花被片长3.2～4.5 cm,宽1.2～1.5 cm,内三片比外三片稍长而宽;雄蕊长约为花被片的一半,花丝不具小乳突;柱头裂片长约1 mm。宿存花被常多少包住蒴果。

生于海拔3 800～4 700 m的流沙滩上的岩石缝隙中。分布于四川、云南、西藏、青海等地。

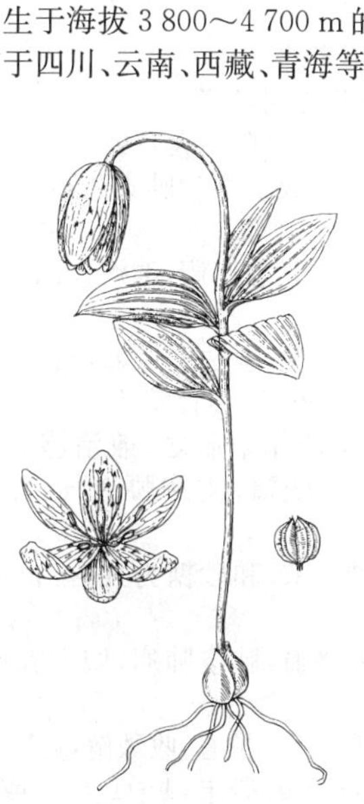
梭砂贝母

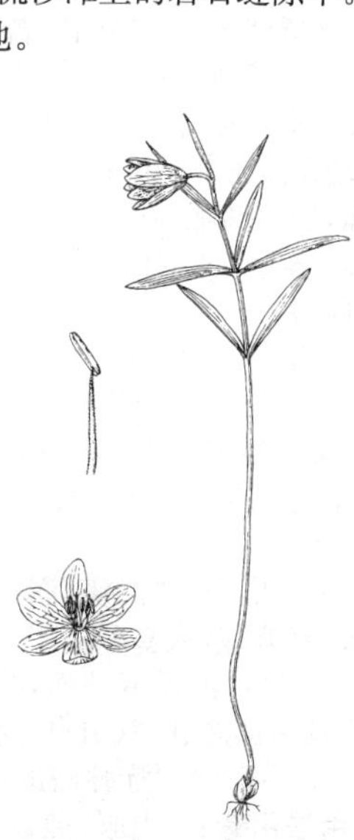
甘肃贝母

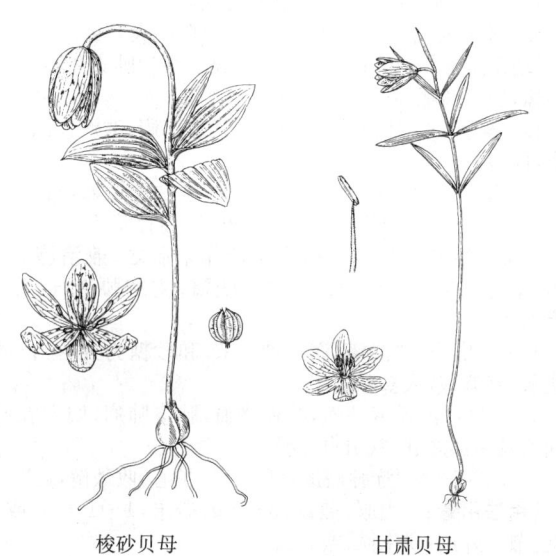

4. 甘肃贝母 *F. przewalskii* Maxim. ex Batal.

本种与川贝母植物形态相近,区别点在于:高20～40 cm。鳞茎圆锥形,直径6～13 mm。叶通常最下面的2枚对生,上面的2～3枚散生;单花顶生,稀为2朵,浅黄色,有黑紫色斑点;花被片长2～3 cm,内3片宽6～7 mm,蜜腺窝不很明显;雄蕊长约为花被片的一半;花丝具小乳突;柱头裂片长不及1 mm。

生于海拔2 800～4 400 m的灌丛中或草地上。分布于四川、甘肃、青海。

【栽培】 生物学特性　喜凉爽温和气候,适宜生长在1 600～3 000 m的高寒山区的小灌木林下及草丛中。忌积水,怕高温。选择土层深厚、腐殖质丰富的砂质壤土栽培。

繁殖方法　用种子和鳞茎繁殖。种子繁殖:种子成熟时胚尚处于原胚阶段,需用腐殖土或锯木末层积贮藏于室内,温度10～15 ℃进行后熟处理,保持一定湿度,待种子有芽口时播种。坡地撒播,平地条播。条播幅度10～15 cm,幅间距7～10 cm。鳞茎繁殖:在果实成熟或正常枯苗后及时挖取,选鳞茎肥厚、无损伤的作种用,入选的种鳞茎在15 ℃以下通风良好的室内或荫棚下,晾置1～2星期,待隐伤表面呈浅棕色后栽种。在畦上横向开平底沟,开一沟栽一沟,沟底先放基肥,再放入种鳞茎,行株距为(13～20)cm×(13～15)cm。

田间管理　防旱、防洪涝、防溅泥污染。现适宜栽培川贝的地方,多无灌溉条件,要采取覆盖地面减少蒸发,截流溶雪、溶冻水和防止暴雨溅泥。种子播种地第1～2年生长季枯苗后,须培土2～3 cm,除第1年生长季不需追肥外,以后各年及鳞茎栽培,在出苗或展叶时,均需追厩肥或堆肥,并应及时除草。为保持土壤团粒结构和良好的生产性能,可实施2茬贝母1茬大麻轮作,麻根留槎或拔除,麻秆作覆盖材料后再翻入土壤。

病虫害防治　病害有锈病,出苗期,每2～3星期用粉锈宁1 000倍液喷洒1次。白腐病,可用50%多菌灵1 000倍液浸种。日灼病,雨季来临前用稿秆碎节覆盖,防溅泥土,发现叶片等处被泥土污染,应及时冲洗。虫害有金针虫、蛴螬、地老虎。

【采收加工】 种子播种栽培的第三生长季,鳞茎繁殖栽培的次年,都可采挖。6～7月茎叶枯萎后,选晴天采挖,清除泥土,注意避免损伤,不能淘洗,及时将采回的鲜贝母摊放竹席上晒干,以1 d能晒至半干,次日能晒干为好。干燥时不能堆沤,否则发黄变质。如遇雨天,可以烘干,烘温40～50 ℃为宜。

【药材】 川贝母 *Bulbus Fritillariae Cirrhosae*　川贝母主产于西藏、四川、云南;暗紫贝母主产于四川阿坝藏族自治州;甘肃贝母主产于甘肃、青海和四川西部;梭砂贝母主产于青海玉树、四川甘孜等地。前三者按性状不同分别习称"松贝"和"青贝",后者习称"炉贝"。

商品规格　松贝分两等,青贝分四等,炉贝分两等。

松贝　一等:类圆锥形或近球形,鳞瓣2,大瓣紧抱小瓣,未抱部分呈新月形,顶端闭口,基部底平。味甘微苦。每50 g在240粒以外,无黄贝、油贝、碎贝。二等:顶端闭口或开口,基部平底或近似平底。每50 g在240粒以内。间有黄贝、油贝、碎贝、破贝。

青贝　一等:扁球形或类圆形,两鳞片大小相似。顶端闭口或微开口,基部较平或圆形。表面白色。味淡微苦。每50 g在190粒以外。对开瓣不超过20%。无黄贝、油贝、碎贝。二等：每 50 g 在 130 粒以外。对开瓣不超过 25%。间有花油贝、花黄贝，不超过 5%。无全黄贝、油贝、碎贝。三等：每 50 g 在 100 粒以外。对开瓣不超过 30%，间有油贝、碎贝、黄贝不超过 5%。四等：顶端闭口或开口较多。大小粒不分。兼有油贝、碎贝、黄贝。

炉贝　一等：长锥形，贝瓣略似马牙。表面白色。味苦。大小粒不分。间有油贝及白色破瓣。二等：表面黄白色或淡棕黄色，有的具有棕色斑点。

性状　松贝　呈类圆锥形或近球形，高 0.3～0.8 cm，直径 0.3～0.9 cm。表面类白色。外层鳞叶 2 瓣，大小悬殊，大瓣紧抱小瓣，未抱部分呈新月形，习称"怀中抱月"；顶部闭合，内有类圆柱形、顶端稍尖的心芽和小鳞叶 1～2 枚；先端钝圆或稍尖，底部平，微凹入，中心有 1 灰褐色的鳞茎盘，偶有残存须根。质硬而脆，断面白色，富粉性。气微，味微苦。

青贝　呈类扁球形，高 0.4～1.4 cm，直径 0.4～1.6 cm。外层鳞叶 2 瓣，大小相近，相对抱合，顶部开裂，内有心芽和小鳞叶 2～3 枚及细圆柱形的残茎。

炉贝　呈长圆锥形，高 0.7～2.5 cm，直径 0.5～2.5 cm。表面类白色或浅棕黄色，有的具棕色斑点。外层鳞叶 2 瓣，大小相近，顶部开裂略尖，基部稍尖或较钝。

鉴别　粉末特征：类白色。

松贝、青贝　淀粉粒甚多，广卵形、长圆形或不规则圆形，有的边缘不平整或略作分枝状，直径 5～64 μm，脐点短缝状、点状、人字形或马蹄状，层纹隐约可见。表皮细胞类长方形，垂周壁微波状弯曲，偶见不定式气孔，圆形或扁圆形。螺纹导管直径 5～26 μm。

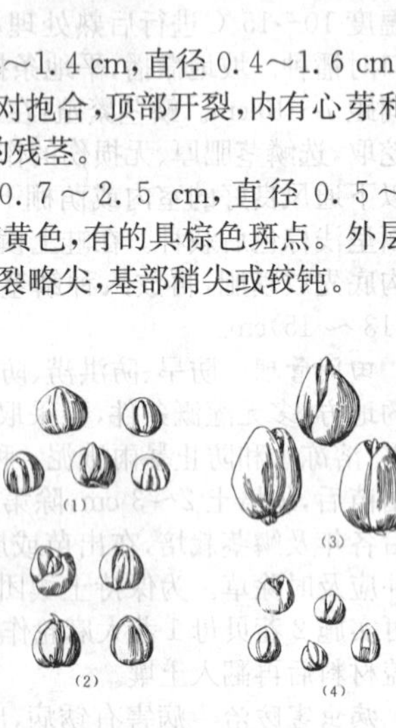

川贝母(鳞茎)外形
(1) 暗紫贝母　(2) 甘肃贝母
(3) 棱砂贝母　(4) 卷叶贝母

炉贝　淀粉粒广卵形、贝壳形、肾形或椭圆形，直径约至 60 μm，脐点人字形、星状或点状，层纹明显。螺纹及网纹导管直径可达 64 μm。

【成分】 1. 暗紫贝母　鳞茎含生物碱：松贝辛(songbeisine)[1]，松贝甲素(sonbeinine)[2]，松贝乙素(songbeinone)[3]，西贝素(sipeimine)即西贝母碱[4]。还含蔗糖(sucrose)[1]，硬脂酸(stearic acid)，棕榈酸(palmitic acid)，β-谷甾醇(β-sitosterol)[2]。

2. 川贝母　鳞茎含生物碱：川贝碱(fritimine)，西贝素[5]，青贝碱(chinpeimine)，松贝碱(sonpeimine)，松贝乙素、贝母辛碱(peimisine)[6~9]，垂茄次碱(demissidine)[10]，还含皂苷[11]及钾、镁、钙、铁、铜、镉、锌、钠等金属元素[12,13]。

3. 梭砂贝母　鳞茎含生物碱：梭砂贝母碱(delavine)，梭砂贝母酮碱(delavinone)，川贝酮碱(chuanbeinone)，梭砂贝母芬碱(delafrine)，梭砂贝母芬酮碱(delafrinone)，(22R，25S)-5-茄啶烯-3β，5α，6β-三醇〔(22R，25S)-solanid-5-en-3β，5α，6β-triol〕，贝母辛碱，西贝素[14~17]，川贝碱，炉贝碱(fritiminine)[5]。

4. 甘肃贝母　鳞茎含生物碱：岷贝碱甲(minpeimine)，岷贝碱乙(minpeiminine)，川贝酮碱，梭砂贝母酮碱，西贝素[14,18]，还含有钴、铬、锰、钾、钙、锌、铁、钠、镁等金属元素[19~21]。

【药理】 1. 对呼吸系统的作用　小鼠灌胃川贝母流浸膏 50 g(生药)/kg，对氨水刺激引起的咳嗽无明显镇咳作用，但能使小鼠呼吸道酚红排泌量显著增加，有明显祛痰作用[1]。小鼠灌胃川贝母生物碱 11.3 mg/kg 及56.5 mg/kg，对二氧化硫刺激引起的咳嗽无明显镇咳作用，而酚红排泌祛痰试验证明有非常显著的祛痰作用；小鼠灌胃川贝母皂苷(分成Ⅰ～Ⅲ组分)，皂苷Ⅱ200 mg/kg 有非常显著的镇咳和祛痰作用，皂苷Ⅲ2 500 mg/kg 有非常显著的祛痰作用[2]。暗紫贝母 10 g/kg 对豚鼠平喘率为 11.1%[3]。

2. 降压作用　猫静注川贝碱可引起血压下降，并伴有短暂的呼吸抑制[4]。犬静注西贝母碱可引起外周血管扩张，血压下降；此时心电图无变化[5]。

3. 对平滑肌的影响　体外试验表明川贝母碱可引起豚鼠子宫收缩，抑制兔小肠收缩[4]。西贝素对离体豚鼠回肠、兔十二指肠、大鼠子宫及在体犬小肠有剂量依赖的松弛作用；能对抗乙酰胆碱、组胺和氯化钡所致的痉挛，此与罂粟碱的解痉作用相似[5]。

4. 其他作用　兔静注川贝碱可使血糖增高[5]。醇提物注射后能明显增强小鼠耐缺氧能力[6]。体外抗菌试验表明川贝醇提取物 2 g(生药)/ml 在 1∶100～1∶10 000 浓度时对金黄色葡萄球菌和大肠杆菌有明显抑菌作用[7]。川贝水浸液能抑制星形奴卡菌生长[8]。

毒性　小鼠静注川贝碱的最小致死量为 40 mg/kg[4]。大鼠静注西贝素的 LD_{50} 则为 148.4 mg/kg[9]。川贝醇提取物的 LD_{50} ＞ 50 g(生药)/kg[7]。

【炮制】 取原药材，除去杂质，用水稍泡，捞出，闷润后掰瓣去心，干燥，或碾成细粉；或略淘，润软，切极薄片，干燥。

饮片性状　参见药材项，或为类白色蒜瓣状；或为薄片状；或为类白色细粉。质坚脆，富粉性。气微，味微苦。

贮干燥容器内，置于通风干燥处，防蛀。

【药性】 甘、苦，微寒。归肺、心经。

1.《本经》："味辛，平。"

2.《别录》："苦，微寒，无毒。"

3.《新修本草》："味甘、苦，不辛。"

4.《本草新编》："入肺、胃、脾、心四经。"

5.《本草经解》："入手太阴肺经、手阳明大肠经。"

【功用主治】 止咳化痰，润肺散结。主治肺虚久咳，虚劳咳嗽，燥热咳嗽，肺痈，瘰疬，痈肿，乳痈。

1.《本经》："主伤寒烦热，淋沥邪气，疝瘕，喉痹，乳难，金疮，风痉。"

2.《别录》："疗腹中结实，心下满，洗洗恶风寒，目眩，项直，咳嗽上气，止烦热渴，出汗，安五脏，利骨髓。"

3.《药性论》："治虚热，主难产作末服之；兼治胞衣不出，取七枚末，酒下；末，点眼去肤翳；主胸胁逆气，疗时疾黄疸。"

4.《日华子》："消痰，润心肺。末，和砂糖为丸含，止嗽；烧灰油(调)敷人畜恶疮。"

5. 汪机："治虚劳咳嗽，吐血咯血，肺痿肺痈，妇人乳痈、痈疽及诸郁之证。"(引自《纲目》)

6.《本草述》："疗肿瘤疡，可以托里护心，收敛解毒。"

【用法用量】 内服：煎汤，3～9 g；研末，1～1.5 g；或入丸、散。外用：研末撒；或调敷。

【宜忌】 脾胃虚寒及寒痰、湿痰者慎服。反乌头。

1.《本草经集注》:"厚朴、白薇为之使。恶桃花。畏秦艽、矾石、莽草。反乌头。"

2.《本草经疏》:"寒湿痰及食积痰火作嗽,湿痰在胃恶心欲吐,痰饮作寒热,脾胃湿痰作眩晕及痰厥头痛,中恶呕吐,胃寒作泄并禁用。"

【选方】 1. 治肺热咳嗽多痰,咽喉中干 贝母(去心)、杏仁(汤浸去皮、尖,炒)各一两半,甘草(炙)三分。上三味,捣罗为末,炼蜜丸如弹子大。含化咽津。(《圣济总录》贝母丸)

2. 治百日咳 白花蛇5 g,贝母10 g,生甘草10 g。以上三味,粉碎,过筛,混合均匀。口服,每次1.5～3 g,1日3次。〔《安徽中医学院学报》1984,3(4):43〕

3. 治吐血、衄血,或发或止,皆心经积热所致 贝母(炮令黄)一两。捣细罗为散,不计时候,以温浆调下二钱。(《圣惠方》)

4. 治肺痈吐脓,五心烦热,壅闷咳嗽 贝母(去心)、紫菀、桔梗(炒)各一两,甘草(炙,锉)半两。上捣筛,每服三钱,水一盏,煎五、七沸,去滓,不拘时稍冷服。(《证治准绳》四顺汤)

5. 治肺痈、肺痿 川贝一两,天竺黄、硼砂各一钱,文蛤(醋炒)五分。为末,以枇杷叶(刷净、蜜炙)熬膏作丸,芡实大,噙咽之。(《医级》贝母括痰丸)

6. 下乳 牡蛎、知母、贝母。三物为细末,同猪蹄汤调下。(《汤液本草》三母散)

7. 治瘰疬、便毒 贝母、皂角子各半斤。为细末,用皂角半斤锉碎,搓揉浓水,滤过作膏子,和药末,丸如梧桐子大。每服五七十丸,早晨酒下。(《普济方》贝母丸)

8. 治眼皮生瘤 生鸡蛋一个,敲一孔,入川贝末三钱,用纸封固,饭上蒸熟,每食三个,一月而愈。(《疑难急症简方》)

9. 治一切无名肿毒疮疖 贝母(去心,切细)一味,一半生晒,一半微炒,和匀为末。病在上食后服,病在下食前服。酒调一二钱。(《证治准绳》消毒散)

10. 治乳痈 贝母、金银花各二两。上为细末,每服三钱,好酒调,食后服。(《普济方》)

11. 治赤白癜风 贝母、百部各等分。上为极细末,用生姜自然汁调搽癜上。(《普济方》)

12. 治头风损目 大川贝母一粒,白胡椒七粒。共研末,葱白汁丸如柏子大。以膏药盖贴太阳穴。(《潜斋简效方》)

13. 治小儿鹅口,满口白烂 贝母(去心,为末)半钱。水五分,蜜少许,煎三沸,缴净抹之,日四五度。(《圣惠方》)

14. 治妊娠小便难,饮食如故 当归、贝母、苦参各四两。上三味,末之,炼蜜丸如小豆大。饮服三丸,加至十丸。(《金匮要略》当归贝母苦参丸)

15. 治难产,滑胎 贝母(去心)、槐子(十月上巳日采之佳)各一两半。上二味,捣罗为散。每服三钱匕,以熟水调服,未生更服。(《圣济总录》贝母散)

【临床报道】 1. 治疗慢性支气管炎 将野生川贝母与家种川贝母(暗紫贝母)分别制成片剂,每片含原生药0.5 g,日服3次,每次4片,一般给药1～5 d。共治急、慢性支气管炎、上呼吸道感染所致的咳嗽、咯痰67例,其中野生川贝片组31例,家种川贝片组36例。结果:控制(咳嗽消失,痰量基本消失,体征如体温、脉搏、呼吸、白细胞总数及分类等恢复正常),野生川贝组20例,家种川贝组24例;显效(咳嗽、痰量、体征明显减轻),野生川贝组5例,家种川贝组7例;好转(咳嗽、痰量、体征略有减轻),野生川贝组4例,家种川贝组4例;无效(咳嗽、痰量、体征均无进步),野生川贝组2例,家种川贝组1例。经统计学处理,两组无显著差异[1]。

2. 肺结核咯血 汉三七、白及、川贝母、神曲各10 g。上药共研细末,每次10 g,冲服,每日3次,10 d为1个疗程。治疗肺结核咯血30例,结果治愈24例,显效4例,有效2例,有效率100%[2]。

【各家论述】 1.《本草要略》:"《日华子》云,敷于恶疮,而能敛口,皆取辛能散结,而苦降火,则气血调畅而疮口自是其敛矣,非贝母性本收敛而敛之也。"

2.《本草正》:"半夏、贝母俱治痰嗽。但半夏兼治脾肺,贝母独善清金。半夏用其辛,贝母用其苦;半夏用其温,贝母用其凉;半夏性速,贝母性缓;半夏散寒,贝母清热;性味阴阳,大有不同。俗有代用者,其谬孰甚?"

3.《本草经疏》:"贝母,肺有热,因而生痰,或为热邪所干,喘嗽烦闷,必此主之。其主伤寒烦热者,辛寒兼苦,能解除烦热故也。淋沥者,小肠有热也,心与小肠为表里,清心家之烦热,则小肠之热亦解矣。邪气者,邪热也,辛以散结,苦以泄邪,寒以折热,故主邪气也。《经》曰:一阴一阳结为喉痹,一阴者少阴君火也,一阳者少阳相火也,解少阴少阳之热,除胸中烦热,则喉痹自愈矣。乳难者,足厥阴、足阳明之气结滞而不通,辛能散结气,通其结滞,则乳难自瘳。热解则血凉,血凉则不痛,故主金疮。热则生风,故主风痉。《别录》又疗腹中结实,心下满;洗洗恶风寒者,肺主皮毛也;目眩者,热上攻也;项直,即风痉也;咳嗽上气,气上逆也;烦热渴邪不解、汗不出者,邪热盛也。其性专能散结除热,则上来诸证,皆自愈矣。病去则五脏自安,骨髓自利也。"

4.《本草汇言》:"贝母,开郁、下气、化痰之药也。润肺消痰,止咳定喘,则虚劳火结之证,贝母专司首剂。若解痈毒,破癥结,消实痰,敷恶疮,又以土者为佳。然川者味淡性优,土者味苦性劣,二者以分别用。"

5.《药品化义》:"贝母,苦能下降,微辛能散郁,气味俱清,故用入心肺,主治郁痰、虚痰、热痰及痰中带血,虚劳咳嗽,胸膈逆气,烦渴热甚,此导热下行,痰气自利也。取其下利则毒去,散气则毒解,用疗肺痿、肺痈、瘿瘤、痰核、痈疽疮毒,此皆开郁散结,血脉流通之功也。又取其性凉能降,善调脾气,治胃火上炎。冲逼肺金,致痰嗽不止,此清气滋阴,肺部自宁也。"

6.《药性切用》:"川贝母,味甘微寒,凉心散郁,清肺而化热痰;象贝,形坚味苦,泻热功胜,不能解郁也;土贝,形大味苦,泻热解毒,外科专药。"

0438 川牛膝 chuān niú xī (《雷公炮制药性解》)

【异名】 牛膝(四川、贵州、云南),大牛膝,拐牛膝、甜牛膝、甜川牛膝、龙牛膝(四川)。

【基原】 为苋科川牛膝属(杯苋属)植物川牛膝的根。

【原植物】 川牛膝 *Cyathula officinalis* Kuan[*C. capitata* auct. non Moq.;*C. tomentosa* auct. non(Roth)Moq.] 又名:毛药、红毛药(《贵州中草药名录》)。

多年生草本,高50～100 cm。主根圆柱状,皮近白色。茎略四棱,多分枝,疏生长糙毛。叶对生;叶柄长5～15 mm;叶片椭圆形或狭椭圆形,长3～12 cm,宽1.5～5.5 cm,先端渐尖或尾尖,基部楔形或宽楔形,全缘,上面贴生长糙毛,下面毛较密。复聚伞花序密集成花球团;花球团多数,直径1～1.5 cm,淡绿色,干时近白色,在枝端花序轴上交互对生,密集或相距2～3 cm;复聚伞花序3～6次分歧;聚伞花序两性花在中央,不育花在两侧;苞片卵形,先端刺芒或钩状;不育花的花被片变成具钩的坚硬芒刺;两性花花被片披针形,先端刺尖头,内侧3片较窄;花丝基部密生节状束毛,退化雄蕊长方形,先端齿状浅裂;子房圆筒形或倒卵形,花柱宿存,柱头头状。胞果椭圆形或倒卵形,淡黄色,包裹在宿存花被内。种子椭圆形,透镜状,带红色,光亮。花期6～7月,果期8～9月。

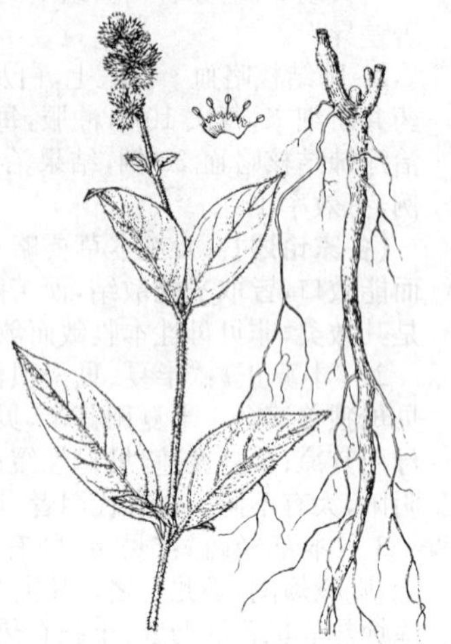

川牛膝

生于海拔500 m以上的地区。分布于四川、贵州、云南等地。

【栽培】 生物学特性 喜凉爽、潮湿、阳光充足的气候。多栽培于海拔1 200～2 400 m的高寒山区。宜土层深厚、富含腐殖质的壤土栽培。忌连作。

繁殖方法 用种子繁殖:采收3～4年生植株的种子作种。春播3～4月;秋播9月。主产区采取高山春播,低山秋播。播种前用草木灰加入与种子充分混合。穴播,按行株距各33～45 cm开穴,穴要浅平,施肥后每穴撒拌灰种子一撮,约有种子10粒左右;条播行距33～40 cm。

田间管理 出苗后,待苗高5～6 cm和10 cm时,各间苗1次,每穴定苗2～4株。条播按株距10 cm定苗。第1年中耕除草3～5次,以后每年2～3次。每年结合中耕追肥2～3次,并培土根部防冻。

病虫害防治 白锈病,发病初期可喷1∶1∶120波尔多液防治。根结线虫病为害,防治应忌连作,选用无病地。大猿叶虫为害,可用敌百虫1 000倍液毒杀。

【采收加工】 播种后3～4年收获。于10～11月植株枯萎后挖掘根部,去掉泥土、芦头和须根,割下侧根,使主根、侧根成单支,扎成小把用微火烘炕或曝晒,半干时堆积回润后,再烘或晒至全干。

【药材】 川牛膝 *Radix Cyathulae* 主产于四川、云南、贵州。

性状 根呈近圆柱形,微扭曲,略有分枝,长30～60 cm,直径0.5～3 cm。表面黄棕色或灰褐色,有稍扭曲的纵皱纹及侧根痕,并有明显横长突起的皮孔。质韧,不易折断,断面浅黄色或棕黄色,维管束点状,断续排列成数轮同心环。气微,味甜。

鉴别 (1) 根横切面:木栓细胞数列。皮层窄。中柱大,三生维管束外韧型,断续排列成4～11轮,内侧维管束的束内形成层可见;木质部导管多单个,常径向排列,木化;木纤维较发达,有的切向延伸或断续连接成环。中央次生构造维管系统分成2～9股,有的根中心可见稀疏导管分布。薄壁细胞含草酸钙砂晶、方晶。

(2) 本品断面置紫外光灯下观察,显淡绿黄色荧光,滴加1%氢氧化铵后显绿黄色荧光。

品质标志 《中华人民共和国药典》2005版规定:照水溶性浸出物冷浸法测定,本品水浸出物不得少于65.0%。

【成分】 根含β-蜕皮甾酮(β-ecdysterone)[1],杯苋甾酮(cyasterone)[2],多糖[3]及微量元素钛(Ti)等[4]。

【药理】 1. 对子宫的作用 本品的流浸膏能使豚鼠已孕及未孕子宫和猫的未孕子宫弛缓,使家兔已孕及未孕子宫和猫的已孕子宫收缩[1,2]。

2. 抗生育作用 川牛膝的苯提取物2.5 g(生药)/kg,从小鼠妊娠第七日开始,连续灌服3 d,抗生育的有效率为100%(15只),使胚胎排出、死亡或阴道流血[3]。又报道,本品苯提取物250 mg/kg抗生育有效率为100%,500 mg/kg抗着床的有效率也为100%,而乙酸乙酯提取物效果较差,醇提取物作用最弱[4]。

3. 对血液流变学的影响 川牛膝煎剂10 g/kg灌胃,每日2次,连续3 d,对正常及急性血淤模型大鼠的各项血液流变学指标均无明显影响。在抗凝实验中,对大鼠血浆复钙时间明显延长,表明本品有一定活血作用,但其效果不如怀牛膝[5]。但有实验证明水煎液能改善大鼠血液流变性,对小鼠微循环状态也有改善作用[6]。

4. 对代谢的影响 给幼鼠连续投予蜕皮甾酮60 d,除明显促进体重增加及肝肾蛋白合成增加外,尚可发现肝细胞处于分裂活化状态,生成巨核、双核或多核细胞。这些作用在成熟小鼠表现较弱[7]。大鼠灌服蜕皮甾酮有同化作用,能增加未成熟阉割雄大鼠提肛肌重量,对未成熟及成熟大鼠可增加体重、内脏及骨骼肌重量和总蛋白量,对糖代谢也有明显影响,使肝糖原及肌糖原含量增加,但对脂肪代谢影响很小[8]。也有报道认为本品对阉割动物无雄激素样作用[9]。

5. 利胆作用 蜕皮甾酮5 mg/kg每日灌胃1次,连用7 d,均能促进大鼠胆汁分泌,并能改变胆汁的成分,使胆酸及胆红素含量增加,胆固醇含量降低[10]。

6. 降脂作用 蜕皮甾酮10 mg/kg灌胃能抑制WR-1339所致大鼠高胆固醇血症及高三酰甘油血症,对兔实验性动脉硬化也有抑制作用[11]。

7. 对免疫功能的影响 蜕皮甾酮1 mg/kg腹腔注射,能使羊红细胞免疫小鼠的脾脏抗体形成细胞增加。此外,能促进培养人皮肤成纤维细胞的蛋白质合成,但通常抑制植物血细胞凝集素刺激的培养人淋巴细胞的DNA合成[12]。

8. 对癌细胞的抑制作用 于接种小鼠肝癌细胞H_{22}后24 h灌胃给予40%、20%、10%川牛膝多糖水溶液0.2 ml/kg,以瘤重和抑瘤率为指标观察川牛膝多糖的抑瘤作用,结果表明川牛膝多糖能够使瘤重减轻[13]。

9. 其他作用 蜕皮甾酮对天芥菜碱(heliotrine)所致肝炎大鼠,有加速肝功能恢复正常的作用[10]。

【炮制】 1. 川牛膝 取原药材,除去杂质及芦头,洗净,润透,切薄片,干燥。

2. 酒川牛膝 取川牛膝片,加黄酒拌匀,闷润至透,置锅内,用文火加热,炒干,取出放凉。每川牛膝100 kg,用黄酒10 kg。

3. 盐川牛膝 取川牛膝片,加盐水拌匀,闷润至透,置锅内,用文火加热,炒干,取出放凉。每川牛膝100 kg,用盐2 kg。

饮片性状 川牛膝为类圆形薄片,余参见药材"性状"项。酒川牛膝表面暗褐色,微有酒气。盐川牛膝,表面暗褐色,味咸。

贮干燥容器内，酒川牛膝、盐川牛膝密闭，置阴凉干燥处，防潮。

【药性】 甘、微苦，平。归肝、肾经。

1.《全国中草药汇编》："甘、微苦，平。"

2. 南京药学院《中草药学》："入肝、肾经。"

3.《四川中药志》1979 年版："苦、酸，平。"

【功用主治】 活血祛瘀，祛风利湿。主治血瘀经闭，难产，胞衣不下，产后瘀血腹痛，热淋，石淋，痛经，风湿腰膝疼痛，跌打损伤。

1.《雷公炮制药性解》："主补精髓。"

2.《会约医镜》："去脚膝风湿，非补剂可用。"

3.《本草正义》："用之于肩背手臂，疏通脉络，流利关节。"

4.《全国中草药汇编》："治风湿腰膝疼痛，大骨节病，小儿麻痹后遗症，尿痛，尿血，血瘀经闭，难产，胞衣不下，产后瘀血腹痛。"

5.《四川中药志》1979 年版："活血祛瘀，通经，引血下行。用于血滞经闭、痛经、牙痛、吐血、衄血、关节肿痛和跌打损伤。"

【用法用量】 内服：煎汤，6～10 g；或入丸、散；或泡酒。

【宜忌】 孕妇及月经过多者禁服。

《湖南药物志》："脾虚泄泻不宜用。"

【选方】 1. 治痛经和瘀滞经闭　川牛膝 10 g，当归12 g，红花 6 g，香附 10 g，益母草 30 g。水煎服。(《四川中药志》1979 年版)

2. 治大骨节病　川牛膝、制草乌、制川乌各 250 g，红花 500 g。混合制成散剂，每服 1 g，每日 3 次，40 d 为 1 个疗程。

3. 治小儿麻痹后遗症　川牛膝 9 g，土鳖虫 7 个，马钱子(油炸黄)1 g。共研细末，分为 7 包。每晚临睡前服 1 包，黄酒送下。(2、3 方出自《全国中草药汇编》)

4. 治小便淋痛，或尿血，或沙石胀痛　用川牛膝一两，水二盏，煎一盏，温服。(《纲目》引《直指方》)

5. 治热淋　川牛膝 12 g，当归、黄芩、栀仁各 9 g。水煎服。(《湖南药物志》)

6. 治牙龈肿痛　川牛膝 9 g，蜂房 10 g，生石膏 30 g，知母 12 g。水煎服。(《四川中药志》1979 年版)

【临床报道】 功能失调性子宫出血　取川牛膝 30～45 g，每日水煎顿服或分 2 次服。一般连服 2～4 d 后血即可止。病程较长者，血止后应减量续服 5～10 d，以资巩固。治疗功能失调性子宫出血 18 例，结果均愈。服药最少 2 剂，最多 9 剂，一般服 3 剂即愈。随访 3 个月未复发。

0439 川乌头 chuān wū tóu (侯宁极《药谱》)

【异名】 乌头、乌喙、奚毒、即子(《本经》)，鸡毒(《淮南子》)，毒公、耿子(《吴普本草》)，川乌(《金匮要略》)。

【基原】 为毛茛科乌头属植物乌头(栽培品)的母根。

【原植物】 乌头 *Aconitum carmichaeli* Debx.　又名：堇(《庄子》)，莨(《吴普本草》)，独白草(《续汉书》)，鸳鸯菊(《纲目》)，草乌(野生品)。

多年生草本，高 60～150 cm。块根倒圆锥形，长 2～4 cm，直径1～1.6 cm，栽培品的侧根甚肥大，直径达 5 cm，外皮黑褐色。茎直立，中部以上疏被反曲的短柔毛。叶互生；茎下部叶在开花时枯萎，中部叶叶柄长 1～2.5 cm；叶片五角形，长 6～11 cm，宽 9～15 cm，基部浅心形，3 裂几达基部，中央全裂片宽菱形、倒卵状菱形或菱形，先端急尖或短渐尖，近羽状分裂，二回羽裂片 2 对，斜三角形，具 1～3 枚牙齿；侧全裂片不等 2 深裂，各裂片边缘有粗齿或缺刻，革质或纸质。总状花序顶生，长 6～25 cm；花序轴及花梗被反曲而紧贴的短柔毛；下部苞片 3 裂，上部苞片披针形；花梗长 1.5～5.5 cm；小苞片生花梗中下部；花两性，两侧对称；萼片 5，花瓣状，上萼片高盔形，下缘稍凹，喙不明显，侧萼片蓝紫色，外面被短柔毛；花瓣 2，瓣片长约 1.1 cm，唇长约6 mm，微凹，距长 1～2.5 mm，通常拳卷，无毛；雄蕊多数；心皮 3～5。蓇葖果。种子多数，三棱形。花期 8～9 月，果期 9～10 月。

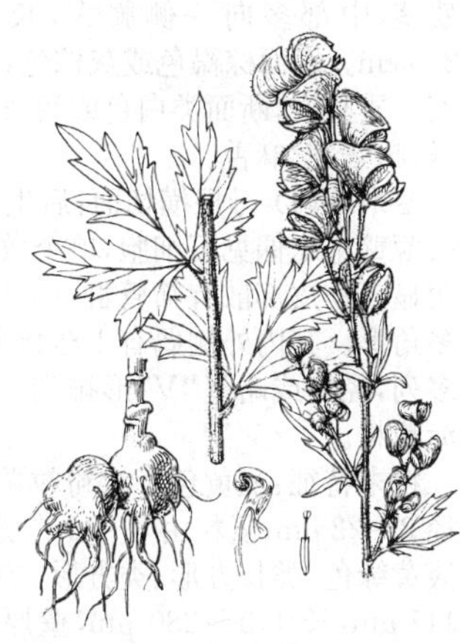

乌　头

生于山地草坡或灌木丛中。分布于辽宁南部、江苏、浙江、安徽、江西、山东、河南、湖北、湖南、广东北部、广西、四川、贵州、云南、陕西、甘肃。主要栽培于四川。湖北、湖南、云南、陕西等地也有栽培。

本植物的形长的块根(天雄)、子根(附子)、子根之小者或生于附子旁的小颗子根(侧子)、子根的琐细者(漏篮子)、母根或子根上的尖角(乌头附子尖)亦供药用，另设专条。

【栽培】 生物学特性　喜温暖潮湿和阳光充足，耐寒，怕高温，忌积水，在平坝和丘陵地区均可栽培，宜选择土层深厚、疏松肥沃、排水良好的砂壤土或紫色土栽培。忌连作，与水稻或玉米轮作 4～5 年以上。

繁殖方法　主要用乌头块根繁殖。10 月上、中旬为栽种适期。按行株距各 16 cm 穴栽，每穴 1 个，芽口向上，培土。每隔 10 穴，在穴外多栽 1～2 个，以备补苗用。栽后立即开沟，将畦沟泥土提到畦面覆盖乌头，厚约 6 cm。

田间管理　2 月上旬垒畦清沟，2 月中旬幼苗全出土，如发现病株(立即拔去烧毁)及缺苗，用预备苗带土补栽。待苗高 13～17 cm 时(约 5 月中旬)，进行修根，把植株附近土刨开，在母根内侧留对生的块根各 1 个，其余小块根全部轻刨掉。4 月上旬摘尖和掰芽，密叶苗留叶 8～9 片，稀叶苗留叶 7～8 片。经摘尖后，叶腋最易长出腋芽，应随时掰出，以免徒耗养分。生长期中，一般追肥 3 次，并注意灌溉排水，必须保持适当湿润。冬季可在畦边间种蔬菜，春季在畦的向阳面间种玉米，阴面间种芋头。

病虫害防治　白绢病，夏季高温多湿时易发生，挖除病株病土，撒石灰消毒病穴，病株周围邻株用 50% 多菌灵 500 倍液灌穴。霜霉病，苗期彻底拔除病株，用 1∶1∶150 波尔多液喷叶面和叶背。叶斑病，发生在 4～9 月，可用多菌灵胶悬剂 500 倍液或 1∶1∶150 波尔多液每 10～15 d 喷 1 次。萎蔫病，栽种时用 40% 多菌灵胶悬剂 500 倍液浸种 3 h。白粉病，为害叶，可用 25% 粉锈宁 2 000 倍液喷叶面。黑绒鳃金龟，幼虫为害乌头。乌头翠雀蚜，发生在 5～10 月。黑小卷蛾，发生在 4～10 月。

【采收加工】 6 月下旬至 8 月上旬采挖，除去地上部分茎叶，摘下子根(附子)，取母根(川乌头)，晒干。

【药材】 川乌头 *Radix Aconiti*　主产于四川、陕西

等地。

性状　川乌头　母根为不规则圆锥形，稍弯曲，顶端常有残茎，中部多向一侧膨大，长 2～7.5 cm，直径 1.2～2.5 cm。表面棕褐色或灰棕色，皱缩，有小瘤状侧根及子根痕。质坚实，断面类白色或浅灰黄色，形成层环多角形。气微，味辛辣、麻舌。

鉴别　(1) 母根横切面：后生皮层为棕色木栓化细胞；皮层薄壁组织偶见石细胞，单个散在或数个成群；内皮层不甚明显。韧皮部散有筛管群，内侧偶见纤维束。形成层环状多角形。其内外侧偶有 1 至数个异型维管束。木质部导管多列，径向或略呈"V"形排列。髓部明显。薄壁细胞充满淀粉粒。

粉末特征：灰黄色。淀粉粒单粒球形、长圆形或肾形，直径 3～22 μm；复粒由 2～15 个分粒组成。石细胞近无色或淡黄绿色，类长方形、类方形、多角形或一边斜尖，直径49～117 μm，长 113～280 μm，壁厚 4～13 μm，壁厚者层纹明显，纹孔较稀疏。后生皮层细胞棕色，有的壁呈瘤状增厚突入细胞腔。导管淡黄色，主为具缘纹孔导管，直径 29～70 μm，末端平截或短尖，穿孔位于端壁或侧壁，有的导管分子粗短扭曲或纵横连接。

(2) 取本品粉末约 5 g，加乙醚 30 ml 与氨试液 3 ml，浸渍 1 h，时时振摇，滤过。取滤液 6 ml，蒸干，残渣加 7%盐酸羟胺甲醇溶液 10 滴与 0.1%麝香草酚酞甲醇溶液 2 滴，滴加氢氧化钾饱和的甲醇溶液至显蓝色后，再多加 4 滴，置水浴中加热 1 min，用冷水冷却。滴加稀盐酸调节 pH 至 2～3，加三氯化铁试液 1～2 滴与氯仿 1 ml，振摇，上层液显紫色(检查酯型生物碱)。

(3) 紫外光谱：取本品粉末 0.5 g，加乙醚 10 ml 与氨试液 0.5 ml，振摇 10 min，滤过。滤液置分液漏斗中，加硫酸液(0.25 mol/L) 20 ml，振摇提取，分取酸液适量，用水稀释后，测定其紫外光谱，样品在 231 nm 波长处有最大吸收。

(4) 薄层色谱：取本品粉末约 1 g，加 10%氨溶液 1 ml、乙醚 10 ml，冷浸 24 h，滤过，滤液挥干，残渣用二氯甲烷洗入 1 ml 容量瓶中定容，作为供试品溶液。另取乌头碱、中乌头碱、次乌头碱，用二氯甲烷配制成 1 mg/ml 溶液作为对照品溶液。分别点样于同一高效硅胶 GF_{254} 板上，以环己烷-乙酸乙酯-二乙胺(8∶1∶1)展开，取出，晾干，喷以碘化铋钾、碘化钾碘试液的等容混合液，供试品色谱在对照品色谱相应的位置，应显相同的色斑。

【成分】 块根(母根)含生物碱类：乌头碱(aconitine)，次乌头碱(hypaconitine)，中乌头碱(mesaconitine)，塔拉胺(talatisamine)[1~3]，消旋去甲基衡州乌药碱(demethylcoclaurine)[4]，异塔拉定(isotalatizidine)[5, 2, 3]，新乌宁碱(neoline)，准噶尔乌头碱(songorine)，附子宁碱(fuziline)[6, 7, 14]，去甲猪毛菜碱(salsolinol)[9]，异飞燕草碱(isodelphinine)，苯甲酰中乌头碱(benzoylmesaconitine)[7]，多根乌头碱(karakoline)，森布星(senbusine)A、B，14-乙酰塔拉胺(14-acetyltalatisamine)[2]，脂乌头碱(lipoaconitine)，脂次乌头碱(lipohypaconitine)，脂去氧乌头碱(lipodeoxyaconitine)，脂中乌头碱(lipomesaconitine)[10, 3]，北草乌碱(beiwutine)[11]，川附宁(chuanfunine)[12]，3-去氧乌头碱(3-deoxyaconitine)[13]，8-去乙酰基美沙乌头碱(8-deacetyl mesaconitine)[14]，惰碱(ignavine)，荷克布星(hokbusine)A 及 B[15]，尿嘧啶(uracil)[16]，乌头多糖(aconitan) A、B、C、D[17, 18]，醛次乌头碱(aldohypaconitine)，准噶尔乌头胺(songoramine)[19]，素馨乌头碱(jesaconitine)，次乌头碱即下乌头碱(hypaconitine)，去氧乌头碱(deoxyaconitine)，川乌碱甲(chyan-wu-base A)，川乌碱乙(chuan-wubase B)，卡乌碱(carmicheline)，异乌头碱(isoaconitine)，北乌头碱(beiwutine)，得姆啶(denudine)等[20]。另含挥发油；主要含苯甲醇(benzyl alcohol)，苯乙醛(phenylacetaldehyde)，苯乙醇(phenethyl alcohol)，2,3-二氢苯并吡喃(2,3-dihydrobenzopyran)，苯并噻唑(benzothiazole)，2-甲氧基-4-乙烯基苯酚(2-methoxy-4-vinylphenol)，香兰素(vanillin)，亚麻酸甲酯(methyl linolenate)，十六酸(bexadecanoic acid)，亚油酸(linoleic acid)，亚麻酸(linolenic acid)等[21]。此外，还含多糖[22]。

【药理】 1. 抗炎作用　大鼠灌服川乌总碱 0.22 g/kg、0.44 g/kg 显著抑制角叉莱胶、蛋清、组胺和 5-HT 所致大鼠足趾肿胀，0.11 g/kg 即可抑制二甲苯所致小鼠耳肿胀，0.44 g/kg 能明显抑制组胺、5-HT 所致大鼠皮肤毛细血管通透性亢进，抑制巴豆油所致肉芽囊的渗出和增生，还能显著抑制角叉莱胶所致大鼠胸腔渗液及白细胞向炎症灶内的聚集，明显减少渗出液中的白细胞总数。对于免疫性炎症，0.44 g/kg 可显著抑制大鼠可逆性被动 Arthus 反应及结核菌素所致大鼠皮肤迟发型超敏反应，对于大鼠佐剂性关节炎 0.22 g/kg 也有一定抑制作用。川乌总碱能显著减少角叉莱胶性渗出物中前列腺素 E(PGE)的含量，表明抑制 PGE 可能是其抗炎机制之一[1]。

2. 镇痛作用　川乌总碱 0.22 g/kg、0.44 g/kg 灌服，在小鼠热板法、醋酸扭体法试验中均有明显的镇痛作用[1]。小鼠皮下注射乌头碱的最小镇痛剂量为 25 μg/kg，镇痛指数为 11.8，东莨菪碱可加强其作用[2]。

3. 降血糖作用　乌头多糖 A 100 mg/kg 腹腔注射对小鼠有显著降低正常血糖作用，30 mg/kg 即能降低葡萄糖负荷小鼠的血糖水平，但乌头多糖 A 不能改变正常小鼠、葡萄糖负荷小鼠或尿嘌呤所致高血糖小鼠血浆胰岛素水平，也不影响胰岛素与游离脂细胞的结合，但能显著增强磷酸果糖激酶活性，且对糖原合成酶活性有增强趋势，表明乌头多糖 A 的降糖机制不是通过对胰岛素水平的影响，而在于增强机体对葡萄糖的利用[3]。

4. 对心血管系统的作用　川乌头生品及炮制品水煎剂对离体蛙心有强心作用，但剂量加大则引起心律失常，终致心脏抑制。煎剂可引起麻醉犬血压呈迅速而短暂下降，此时心脏无明显变化，降压作用可被阿托品或苯海拉明所拮抗[4, 5]。乌头碱 20 μg 注入戊巴比妥钠麻醉狗侧脑室，5 min 后可引起心律不齐和血压升高，并可持续 90 min，脊髓切断术和神经节阻断术均可预防和消除乌头碱引起的心律不齐和血压升高。双侧迷走神经切断术及双侧星状神经节切除术不影响血压，而仅提高产生心律不齐的阈值(从 20 μg 到 40 μg)，因而提示乌头碱对心血管作用是中枢性的。其心律不齐作用可能是由神经途径释放肾上腺的儿茶酚胺所致[6]。阿吗灵 3 mg/kg 静注，每 1 min 静脉滴注普萘洛尔 20 μg/kg 和奎尼丁 15.8 mg/kg 均能对抗乌头碱所致心律不齐[7]。家兔静注小量乌头碱可增强肾上腺素产生异位心律的作用，对抗氯化钙引起的 T 波倒置，对抗垂体后叶制剂引起的初期 S-T 段上升和继之发生的 S-T 段下降。在豚鼠还有增强毒毛花苷 G 对心肌的毒性作用[8]。

5. 对神经系统的作用　乌头碱小剂量能引起小鼠扭体反应，阿司匹林、吗啡等可拮抗这一作用[9]。乌头碱有明显局部麻醉作用，对小鼠坐骨神经干的阻滞作用相当于可卡因的31倍，豚鼠皮下注射浸润麻醉作用相当于可卡因400倍[10]。

6. 抗癌作用　乌头注射液于200 μg/ml浓度对胃癌细胞有抑制作用，此作用随浓度增加而增强，并可抑制人胃癌细胞的有丝分裂。对小鼠肝癌实体瘤的抑制率为47.8%～57.4%，对小鼠前胃癌FC和小鼠肉瘤S_{180}的抑制率为26%～46%[2]。由生川乌为主制备之409注射液对胃癌细胞也有明显抑制和杀伤作用[11]。

7. 配伍研究　中药十八反有"半蒌贝蔹及攻乌"记载。研究表明，川乌头生品或炮制品与法半夏配伍未见增毒，也未见对镇痛或镇吐作用有何影响；川乌头抑制离体蛙心，与半夏合用可减轻抑制程度；川乌头可引起心肌缺血性改变，而川乌头半夏合用可消除此心电图表现；制川乌头与姜半夏合用可增加小鼠死亡率，但两药剂量均较成人用量大1 000倍左右[12～14]。瓜蒌与川乌头配伍可加重毒性反应，但却可减轻川乌头对离体蛙心的抑制，提高多数小鼠的痛阈[15]。川贝母与制川乌头伍用未见毒性加重和痛阈降低，心电图也未见两药间有拮抗或协同性影响，但川乌头对离体蛙心的抑制作用减轻或消失[16]。白蔹与制川乌头合用未见毒性增强，但镇痛作用增强，并可缓解川乌头对蛙心的抑制，虽加重心电图的缺血性改变，但未见心、肝、肾等组织改变[17]。川乌头与白及合用也未见毒性增强，或镇痛和止血作用的降低[18]，另有报告川乌头、白及合用能一定程度减弱川乌头对蛙心的抑制，镇痛作用还有所增强[19]。

8. 体内过程　以LD_{50}补量法测得川乌头的体内过程符合二室动力学模型，其消除相半衰期为12.1 h[20]。

毒性　生川乌头煎剂小鼠灌服的LD_{50}为18.0±0.034 g/kg[12]。家兔每日灌服生川乌头煎剂17.27 g/kg，连续15 d，未见明显毒性反应[12]。乌头碱人口服致死量约为2～5 mg，小鼠皮下注射LD_{50}为0.32 mg/kg，中乌头碱小鼠皮下注射的致死量为0.3～0.5 mg/kg[21]。乌头碱、中乌头碱和次乌头碱沸水或稀酸加热水解成为苯甲酰乌头原碱，毒性减少，最后水解为乌头原碱、中乌头原碱和次乌头原碱，毒性为原来的1/150～1/1 000[22]。

【炮制】 1. 生川乌　取原药材，除去杂质及残茎，洗净，捞出，干燥。

2. 制川乌　(1) 煨、煮或蒸制　取川乌头，大小个分开，用水浸泡至内无干心，取出，置锅内，加水煮沸4～6 h或置蒸笼内蒸6～8 h，至取大个及实心者切开内无白心，口尝微有麻舌感时，取出，晾至六成干，切厚片，干燥。

(2) 黑豆制　先取净黑豆煮至膨胀，再将浸透的川乌头倒入锅内，同煮至熟透为度。每川乌100 kg，用黑豆10 kg。

(3) 甘草、黑豆制　取泡至稍有麻舌感的川乌头，与黑豆、甘草汤共煮至内无白心、无麻辣味时，出锅，晒至六七成干，闷润后切片，干燥。每川乌头100 kg，用黑豆10 kg，甘草5 kg。

(4) 生姜、甘草、皂角煮　取川乌头拣去杂质，大小个分开浸泡，春冬3～4 d，夏秋2～3 d，每日换水1～2次，捞出。另取生姜、皂角、甘草捣碎，与川乌头共倾入锅中加热煮沸(约2 h)，至透心为度，取出，除去辅料，晾至七成干，切2～3 mm厚片，晒干或烘干，筛去灰屑。每生川乌100 kg，用生姜10 kg，皂角3 kg，甘草5 kg。

(5) 黑豆、甘草、白矾煮　取泡至微有麻辣感的川乌头，与甘草、黑豆、白矾汤共煮至内无白心，取出，微晾，切1.5 mm厚片子，晾干。每川乌100 kg，用甘草5 kg，黑豆10 kg，白矾2 kg。

(6) 甘草、黑豆、生姜煮　将泡透心的川乌头与甘草、黑豆、生姜共煮，至内无白心，口尝微有麻舌感时取出，晾至六成干，闷润切片，干燥。每川乌100 kg，用甘草5 kg，黑豆10 kg，生姜10 kg。

(7) 甘草、银花制　将银花煎汤去渣，再与泡煮过的川乌同煮，用大火煮至内无白心，晾6成干，闷2～3 d至透，去芦，切1～2 mm厚的片子，晒干。每川乌100 kg，用甘草2.5 kg，银花2.5 kg；或甘草5 kg，银花2 kg。

(8) 甘草制　取泡过的生川乌与甘草同煮10 h余，至内外发软，闷润1 d，切薄片，晒干。每生川乌100 kg，用甘草10 kg。

(9) 甘草、醋制　生川乌大小个分开，与甘草同置水中浸泡，夏秋天泡10 d左右，每日换水3次；春冬天泡15 d左右，每日换水2次。泡至口尝稍有麻舌感为度，捞出，移置锅内，加醋与适量水共煮，至中心无白心为度，取出，晾至半干，切顺刀片0.8～1 mm厚，干燥。每生川乌100 kg，用甘草6 kg，醋18 kg。

(10) 甘草、白矾制　将甘草煎煮2次，2次滤液与白矾混合，与泡好的川乌同煮，至内无白心，口尝稍有麻辣感时，捞出，晾至七成干，闷润，切片，干燥。每生川乌100 kg，用甘草0.5 kg，白矾3.5 kg。

(11) 黑豆、甘草、生姜、白矾制　将生川乌大小个分开，用水浸泡，夏天泡10 d左右，每日换水3次；冬春泡15 d左右，每日换水2次，泡至口尝稍有麻舌感时，捞出，置锅内，加生姜、甘草、黑豆、白矾煮，至透心为度，取出，除去辅料，晾至半干，切顺刀片0.8 mm厚，干燥。每生川乌100 kg，用黑豆12 kg，甘草、白矾、生姜各3 kg。

古今对川乌头的炮制方法虽然繁多，但归纳说来，可分为浸泡等水处理，烘、焙、煨、炮等干热处理和蒸、煮等湿热处理三种类型。三类方法皆能达到去毒目的。但水处理生物碱随水流失较多，药效受到影响；烘等干热处理总生物碱含量影响不大，对药效影响较小；蒸煮特别是热压蒸制处理，总生物碱含量高，双酯型毒性生物碱含量低，去毒效果好，生产周期短。《中华人民共和国药典》2005年版制川乌采用水煮法或蒸法。

饮片性状　生川乌参见药材"性状"项。制川乌为不规则的或长三角形厚片，表面黑褐色或黄褐色，有灰棕色多角形环纹(形成层)。周边褐色。质坚脆。无臭，微有麻舌感。

贮干燥容器内，置通风干燥处，防蛀。生川乌按毒性中药专管。

【药性】 辛、苦，热，大毒。归心、肝、脾、肾经。

1.《本经》："味辛，温。"

2.《吴普本草》："乌头，神农、雷公、桐君、黄帝：甘、有毒。""乌喙，神农、雷公、桐君、黄帝：有毒；李氏：小寒。"

3.《别录》："乌头，甘，大热，有大毒。""乌喙，味辛，微温，有大毒。"

4.《医学启源》："气热，味大辛。《主治秘要》云，性热，味辛、甘。气厚味薄，浮而升，阳也。"

5.《珍珠囊补遗药性赋》："味辛，性热，有毒，浮也，阳中之阳也。"

6.《要药分剂》："入脾、命门二经。"

7.《本草撮要》："入手厥阴、少阳经。"

【功用主治】 祛风除湿，温经，散寒止痛。主治风寒湿痹，肢体麻木，半身不遂，头风头痛，心腹冷痛，寒疝作痛，跌打瘀痛，阴疽肿毒。并可用于麻醉止痛。

1.《本经》："主中风，恶风洗洗出汗，除寒湿痹，咳逆上气，破积聚寒热。"

2.《别录》："乌头，消胸上痰冷，食不下，心腹冷疾，脐间痛，肩胛痛不可俯仰，目中痛不可久视，又堕胎。""乌喙，主风湿，丈夫肾湿阴囊痒，寒热历节掣引腰痛，不能行步，痈肿脓结。又堕胎。"

3.《药性论》："乌头，能治恶风憎寒，湿痹，逆气，冷痰包心，肠腹疞痛，痃癖气块，益阳事，治齿痛，主强志。""乌喙，能治男子肾气衰弱，阴汗，主疗风温（应作'寒'）湿邪痛，治寒热痈肿，岁月不消者。"

4.《珍珠囊》："祛寒湿风痹、血痹。"

5.《医学启源》："疗风痹半身不遂，引经药也。《主治秘要》云：其用有六：除寒疾一也；去心下坚痞二也；温养脏腑三也；治诸风四也；破积聚滞气五也；治感寒腹痛六也。"

6.《纲目》："助阳退阴，功同附子而稍缓。"

7.《本经逢原》："阴疽久不溃者，溃久疮寒，歹肉不敛者，并宜少加以通血脉。"

8.《本经逢原》："入祛风药，同细辛、黑豆煮。"

9.《得宜本草》："得栀子治疝气，得干姜治阴毒伤寒，得木香治冷气洞泄。"

【用法用量】 内服：煎汤，3～9 g；或研末，1～2 g；或入丸、散。内服须炮制后用；入汤剂应先煎 1～2 h，以减低其毒性。外用：研末撒或调敷。

【宜忌】 阴虚阳盛，热证疼痛及孕妇禁服。反半夏、栝楼、天花粉、川贝母、浙贝母、白蔹、白及。酒浸、酒煎服，易致中毒，应慎服。乌头服用不当可引起中毒，其症状为口舌、四肢及全身麻木，流涎，恶心，呕吐，腹泻，头昏，眼花，口干，脉搏减缓，呼吸困难，手足搐搦，神志不清，大小便失禁，血压及体温下降，心律紊乱，室性期前收缩和窦房停搏等。中毒严重者，可死于循环、呼吸衰竭及严重的心律紊乱。

1.《吴普本草》："乌喙，所畏、恶、使，尽与乌头同。"

2.《本草经集注》："莽草为之使。反半夏、栝楼、贝母、白蔹、白及。恶藜芦。"

3.《药性论》："远志为之使。忌豉汁。"

4.《本草蒙筌》："孕妇切忌。"

【选方】 1. 治病历节不可屈伸，疼痛，亦治脚气疼痛，不可屈伸　麻黄、芍药、黄芪各三两，甘草三两（炙），川乌五枚（以蜜二升，煎取一升，即出乌头）。上五味，为末，四味，以水三升，煮取一升，去渣，内蜜煎中，更煎之。服七合，不知，尽服之。（《金匮要略》乌头汤）

2. 治风痹，荣卫不行，四肢疼痛　川乌头二两（去皮，切碎，以大豆同炒，候豆汁出即住），干蝎半两（微炒）。上件药，捣罗为末，以酽醋一中盏，熬成膏，可丸，即丸如绿豆大。每服不计时候，以温酒下七丸。（《圣惠方》）

3. 治风寒湿痹，麻木不仁　川乌头（生，去皮、尖，为末）。用香熟白米半碗，药末四钱，同用慢火熬熟，稀薄不要稠，下姜汁一茶脚许，蜜三大匙，搅匀。空腹啜之，温为佳。如是中湿，更入薏苡仁末二钱，增米作一中碗。（《本事方》川乌粥法）

4. 治小儿慢惊，搐搦涎壅厥逆　川乌头（生，去皮、脐）一两，全蝎十个（去尾）。分作三服。水一盏，姜七片煎服。（《婴孩宝书》）

5. 治偏正头痛　川乌、天南星等分。为末。葱白连须捣烂调末，贴于太阳痛处。（《卫生易简方》）

6. 治头风　大川乌、天南星等分。上为细末。每服半钱，水一大盏，白梅一个，生姜五片，煎至五分服。（《百一选方》）

7. 治久积癥癖及痃气急痛　川乌头二两（炮裂，去皮、脐），川椒一两（去目、不闭口者，微炒去汗）。上件药，捣罗为末，用鸡子白和丸，如麻子大。每服不计时候，以温酒下十丸。（《圣惠方》）

8. 治寒疝绕脐痛苦，发则白津出，手足厥冷，其脉沉紧　乌头大者五枚（熬，去皮）。以水三升，煮取一升，去滓，内蜜二升，煎令水气尽，取二升。强人服七合，弱人服五合；不瘥，明日更服，不可一日再服。（《金匮要略》大乌头煎）

9. 治胃寒肠热，腹胀泄利　乌头（去皮、脐，生用）半两，栀子（去皮）一分，干姜（生用）一分。上三味，捣罗为末，用生姜自然汁和丸，如梧桐子大。每服七丸，温酒下，食前日二。（《圣济总录》妙应丸）

10. 治牙齿龋疼痛　乌头（炮裂，去皮、脐）半两，五灵脂一两。上为末，以醋一升，煮大枣二十枚，醋尽为度，取枣肉和药，丸如绿豆大。用绵裹一丸，于痛处咬，勿咽津。（《普济方》乌头丸）

11. 治痈疽肿毒　川乌头（炒）、黄柏（炒）各一两。为末，唾调涂之，留头，干则以米泔润之。（《僧深集方》）

12. 治脾寒疟疾　川乌头大者一个（炮良久，移一处，再炮，凡七处，炮满，去皮脐），为细末，作一服。用大枣七个，生姜十片，葱白七寸，水一碗，同煎至一盏。疟发前，先食枣，次温服。（《苏沈良方》七枣散）

【临床报道】 1. 治疗肩关节周围炎　用川乌、草乌、樟脑各 90 g，研细末，用时以适量药末加老陈醋调敷患处，厚约 0.5 cm，外裹纱布，并用热水袋热敷 30 min。治疗 35 例，治愈 22 例，显效 8 例，好转 4 例，无效 1 例。一般用药 3 次即可见效，平均用药 7 次[1]。

2. 治疗腰肢痛（包括关节痛、纤维组织炎、腰肌劳损、坐骨神经痛）　用乌头 100 g，加水 2 000 ml，煎至 1 000 ml，装瓶备用。用已浸药汁的布垫置于阳极板下，将阳极板放在痛区，阴极选放适宜部位，固定极板后通电，一般将电流量调在 10～20 mA 之间，每次导入时间 10～20 min，每日 1 次，10～15 次为 1 个疗程，必要时可延长疗程。治疗腰肢痛 225 例，总有效率为 87.4%。无毒副作用。据观察对寒湿型腰肢痛疗效更好，外伤引起的急性腰肢痛，止痛效果尤快[2]。

3. 用于手术麻醉　①10%的乌头乙醇浸出液。主要用于鼻腔和口腔黏膜麻醉。②10%的乌头乙醇加入蒸馏水或盐水，配制成 1.25%稀释液，用于眼、气管、食管表面麻醉。③以极细的乌头粉 1 份与葡萄糖粉 9 份混合，其麻醉力较浸出液强大，又不易失效。据报道，用上述三种剂型作黏膜表面麻醉手术 138 例，麻醉有效率可达 97.1%，其中 85.5%手术中完全无痛，未见不良反应[3]。

4. 治疗癌症　乌头提取液（乌头碱水解产物）1.6 mg/ml，肌注，每日 2 次，治疗胃、肝癌为主的晚期消化道癌 271 例，多数延长存活期，减轻症状，尤其是止痛有效率达 100%[4]。用乌头注射液 2 ml（含乌头总碱 0.8 mg），每日肌内注射 1 次，30 d 为 1 个疗程，可连续给药 3 个疗程，用上方治疗 10 例癌症患者，其中胃癌 8 例，贲门癌 1 例，胰腺癌1 例。用药以后，近期有效 6 例，稳定不变 2 例，无效恶化2 例。用药期间，观察血象、肝、肾功能无异常，未见有毒副作用[5]。

【各家论述】 1.《药性切用》:“川乌头,即附子之母。气味轻疏,善祛风寒湿痹,不能如附子有顷刻回阳之功,痹证气实者宜之。”

2.《本经疏证》:“乌头之用,大率亦与附子略同,其有异者,亦无不可条疏而件比之也。夫附子曰主风寒咳逆邪气,乌头曰中风恶风洗洗出汗,咳逆邪气。明明一偏于寒,一偏于风,一则沉著而回浮越之阳,一则轻疏而散已溃之阳,于此见附子沉,乌头浮矣。附子曰除寒湿踒躄拘挛,膝痛不能行步,乌头曰除寒湿痹,一主治踒,一主治痹,踒躄拘挛是筋因寒而收引,阳气柔则能养筋,又何患其不伸。寒湿痹是气因邪而阻闭,阳气强则能逐邪,又何患其不开,于此见附子柔,乌头刚矣。夫惟其沉方能柔,惟其散则为刚,沉而柔者无处不可到,无间不可入,散而刚者无秘不可开,无结不可解。故附子曰破癥坚积聚血瘕,乌头曰破积聚寒热,于此可见其一兼入血,一则止及气分矣。”

3.《本草思辨录》:“乌头治风,亦惟阳虚而挟寒挟湿者宜之。以其中空以气为用,开发腠理,过于附子。故古方中风证用乌头,较多于附子;抉壅通痹,亦过于附子。故仲圣治历节不可屈伸疼痛及逆冷手足不仁,身疼痛,灸刺诸药不能治,皆用乌头,不用附子。乌头与附子,同为少阴药,而补益以附子为优,发散以乌头为胜,故肾气丸有附子无乌头,大乌头煎有乌头无附子。因乌头气散不收,故不解表之方,皆去滓内蜜更煮以节其性。仲圣之用乌头附子,可谓各极其妙矣。”

4.《本草正义》:“乌头主治:温经散寒,虽与附子大略近似,而温中之力较为不如。且专为祛除外风外寒之向导者。”“散外邪,是其本性。洁古谓治诸风、风痹、血痹,半身不遂;东垣谓除寒湿、行经、散风邪,固皆以泄散为其专职;而洁古又谓除寒冷,温养脏腑,去心下痞坚,感寒腹痛;东垣又谓破诸积冷毒,则仍与附子同功耳。石顽谓治风为向导,主中风恶风,风寒湿痹,肩髀痛不可俯仰,又谓治阴疽久不溃者,及溃久疮寒,恶肉不敛者,并宜少加,以通血脉,按疡患固间有寒湿交凝,顽肿不退,亦不成溃,及溃久气血虚寒,悠久不敛之证,温经活血,助其阳和,则肿久溃久之症,方能相应,用乌头者,取其发泄之余气,善入经络,力能疏通痼阴沍寒,确是妙药,但非真是寒湿者,不可妄用耳。”

0440 川防风 chuān fáng fēng (《四川中药志》)

【异名】 竹节防风(《四川中药志》),毛前胡、西风(南川《常用中草药手册》),土藁本(《西昌中草药》),防风(《万县中草药》)。

【基原】 为伞形科前胡属植物竹节前胡的根。

【原植物】 竹节前胡 *Peucedanum dielsianum* Fedde ex Wolff

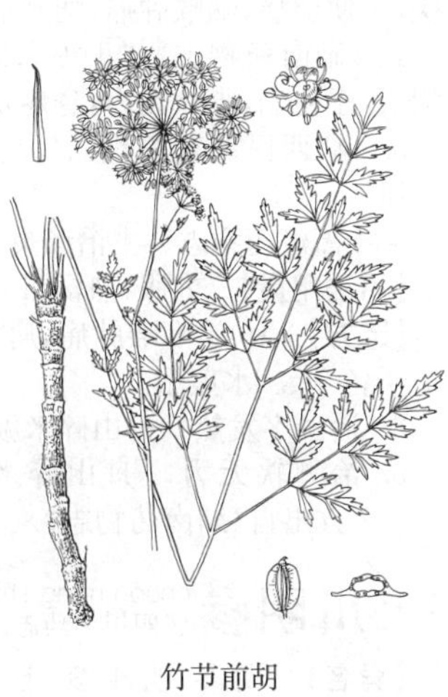
竹节前胡

多年生草本,高60~90 cm。根茎粗壮,径1~2.5 cm,有多数枯叶鞘纤维,下端圆柱形,长6~10 cm,表面灰褐色,有明显环节。基生叶叶柄长6~22 cm,基部有较短的卵状叶鞘;叶片轮廓为广三角状卵形,三回羽状分裂或全裂,长10~30 cm,宽10~26 cm,末回裂片卵状披针形,基部渐狭,边缘具不规则的浅齿或深裂状,叶轴有槽,被稀疏短毛;茎生叶与基生叶形状相同,但较小。复伞形花序顶生或侧生,伞形花序直径4~8 cm,总苞片0~2,线形;伞辐10~20;小总苞片2~4,线形;花瓣长圆形,白色;萼齿细小,不明显;花柱基圆锥形。分果背棱显著,侧棱有翅。花期7~8月,果期9~10月。

生于海拔600~1 500 m的山坡湿润岩石上。分布于湖北、四川等地。

【采收加工】 10~11月采挖,晒干。

【药材】 川防风 *Radix Peucedani Dielsiani* 产于四川。

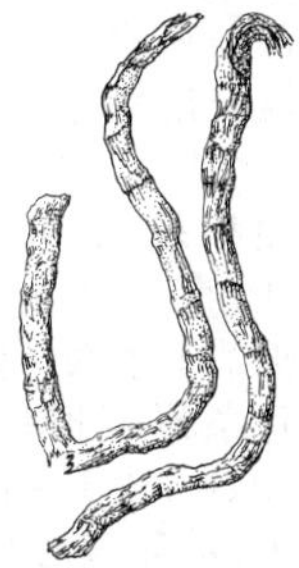
川防风(根)外形

性状 根呈圆锥形,稍弯曲,表面棕色,栓皮脱落处显黄棕色斑,且不规则的纵沟和较密的侧根痕,根头顶端有残茎,略呈分枝状,环纹不明显。质轻,易折断,断面致密。气微,味甘。

【成分】 川防风发油含叩巴萜(cuperene),十四酸(tetradecanoic acid),六氢金合欢烯基丙酮(hexahydrofarnesyl tacetone),十六碳酸甲酯(methyl hexadecanoate),邻苯二甲酸二丁酯(dibutyl phthalate),十六酸(bexadecanoic acid),9,12-十八碳二烯酸甲酯(methyl 9,12-octadecadienoate),9-十八烯酸(9-octadecenoic acid),十八酸(octadecanoid acid)[1]。

【炮制】 取原药材,除去杂质,洗净,润透,切厚片,干燥。贮干燥容器内,置阴凉干燥处,防蛀。

【药性】 《四川中药志》1960年版:“性温,味甘、辛。入肺、脾、膀胱三经。”

【功用主治】 《四川中药志》1960年版:“发表镇痛,祛风胜湿。治外感表证,头痛昏眩,关节疼痛,四肢拘挛,目赤,疮疡及破伤风等症。”

【用法用量】 内服:煎汤,3~9 g;或入丸、散。外用:适量,研末或捣敷。

【宜忌】 《四川中药志》1960年版:“虚症发热、多汗而无风邪者忌用。”

【选方】 1. 治风寒感冒 土藁本、防风、芫荽各15 g,橘叶10片。水煎服。

2. 治头痛 土藁本、川芎各15 g,小风药3 g。煎水服。

3. 治腹寒痛 土藁本、小青藤、毛头寒药等分。为末,每次3 g,温酒送下。(1~3方出自《西昌中草药》)

4. 治风湿关节炎 防风、秦艽、桂枝、海风藤、鸡血藤各9 g。水煎服。

5. 治破伤风 防风、南星、白芷、天麻、羌活、白附子各等量为末,每次9 g,日3次,热酒调服。另以药末酒调敷伤。

6. 治目赤肿痛 防风、桑叶、菊花、栀子各9 g。水煎服。

7. 治神经性皮炎 防风、苍术、白鲜皮、黄柏各30 g。放在布袋内蒸热,趁热外敷,每次1小时,每日1次。

8. 治风疹(荨麻疹) 防风、荆芥各9 g,蝉蜕6 g。水煎服。(4~8方出自《万县中草药》)

0441 川谷根 chuān gǔ gēn (《福建民间草药》)

【异名】 必提珠根(《滇南本草》)。

【基原】 为禾本科薏苡属植物川谷的根和根茎。

【原植物】 川谷 *Coix lacr-ymajobi* L. var. *monilifer*

Watt. 又名:必提珠(《滇南本草》),菩提子(《纲目》),草菩提、打碗子、五谷子、尿珠子(《草木便方》),胶粘珠(《福建民间草药》),尿糖珠、老鸦珠(《广西中兽医药用植物》),尿端子、催生子、蓼茶子(《湖南药物志》),野薏苡(《贵州草药》)。

多年生草本,高 1~1.5 m。须根较粗,黄白色。秆粗壮,直立丛生,多分枝,基部节上生根。单叶互生;叶片条形至披针形,长 10~40 cm,宽 1~4 cm,先端渐尖,基部宽心形,中脉粗厚而明显,两面秃净,边缘粗糙;叶鞘光滑,鞘口无毛;叶舌质硬。总状花序 1 至数枝,由上部叶鞘内抽出;雄小穗覆瓦状排列于穗轴之每节上,成上举或点垂的总状花序;雌小穗包藏于骨质总苞内;总苞卵形或近球形,成熟时光亮而坚硬,近白色、灰色或蓝紫色。花、果期 7~10 月。

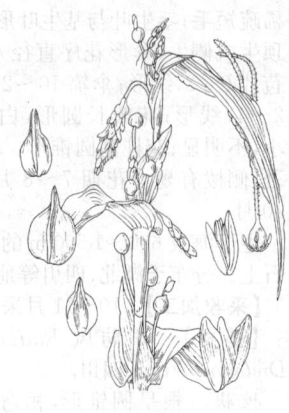

川谷

生于山谷、溪边或水沟边。分布于江苏、浙江、江西、山东、湖北、湖南、广东、四川、贵州、云南等地。

【采收加工】 9~10 月采挖根和根茎,晒干。

【成分】 含苯并噁唑酮的糖苷:2-〔2, 4-二羟基-7-甲氧基-1, 4(2H)-苯并噁嗪-3(4H)-酮〕-β-D-吡喃葡萄糖苷{2-〔2, 4-dihydroxy-7-methoxy-1, 4(2H)-benzoxazin-3(4H)-one〕-β-D-glucopyranoside}等 6 个[1,2]。还含薏苡仁酯(coixenolide)[3]。

【药性】 甘、淡,微寒。归脾、膀胱经。

1.《滇南本草》:"味苦、微甘,性寒,无毒。入脾、膀胱二经。"

2.《草木便方》:"甘,寒,平。"

【功用主治】 清热凉血,利水通淋,消积杀虫。主治热淋,血淋,膏淋,崩漏,白带,水肿,湿热黄疸,食积腹胀,蛔虫症。

1.《滇南本草》:"利小便。治热淋疼痛,治尿血,溺血,淋血,玉茎疼。坠胎,消水肿。"

2.《草木便方》:"消积聚癥瘕,通利二便,治胸痞满,行气血,治劳力内伤。"

3.《贵州草药》:"驱风除湿,驱蛔利水。"

4.《湖南药物志》:"治蛔虫病,淋浊,崩带,夜盲。"

5.《浙江药用植物志》:"清热,利湿,驱蛔。主治肺痈咳嗽,肾炎,白带,乳糜尿,尿路感染,蛔虫病,癫痫。"

【用法用量】 内服:煎汤,30~60 g。

【选方】 1. 治血淋 必提珠根二钱,蒲公英一钱,猪棕草一钱,杨柳根一钱。引点水酒服。(《滇南本草》)

2. 治乳糜尿 (川谷)根、大蓟根、活血丹、白英各 30 g。水煎服。

3. 治白带 (川谷)根、白英各 30 g,车前子 9 g。水煎服。

4. 治急性肾炎 (川谷)根、活血丹、白茅根、葎草各30 g,大蓟根、节节草各 15 g。水煎服。(2~4 方出自《浙江药用植物志》)

5. 治水肿 五谷子 60~120 g,红牛膝 6 g。炖肉吃或煎水服。(《贵州草药》)

6. 治黄疸 取(川谷)鲜根 30~60 g。洗净并捣烂,绞汁半杯,冲热的红酒半杯服,日服 2 次。

7. 治湿热遍身瘙痒 (川谷)鲜根 30~60 g(干品 30 g)。加水煎成半碗,日服 2 次。(6、7 方出自《福建民间草药》)

8. 驱蛔虫 五谷子 30 g。煎水服,连服 2~3 d。服药期间忌食酸、涩食物。(《贵州草药》)

0442 川层草 chuān céng cǎo (《广西药用植物名录》)

【异名】 细凤尾草、凤尾路鸡、铁线路鸡(《湖南药物志》),善鸡尾、斑鸠尾(《广西药用植物名录》),血草、闭尺、小本马脚蕨(《福建药物志》),细叶金鸡尾(《贵州中草药名录》)。

【基原】 为中国蕨科碎米蕨属植物毛轴碎米蕨的全草。

【原植物】 毛轴碎米蕨 *Cheilosoria chusana* (Hook.) Ching et Shing[*Cheilanthes chusana* Hook.] 又名:舟山碎米蕨(《中国药用孢子植物》)。

陆生蕨类植物,植株高 10~30 cm。根茎短,直立,被棕褐色狭披针形鳞片。叶草质,簇生;叶柄亮栗色,长 2~5 cm,密被红棕色狭披针形鳞片及稀疏短毛,向上直到叶轴,上面有纵沟,沟两侧有隆起的狭边,其上有睫毛状的小鳞片;叶片披针形,长 10~25 cm,宽 4~6 cm,二回羽状全裂;羽片 10~20 对,三角状披针形,几无柄,中部羽片最大,深羽裂;裂片长圆形,边缘有圆齿,叶脉羽状。孢子囊群圆形,位于裂片的圆齿上,每齿 1~2 枚;囊群盖膜质,椭圆形或肾圆形,黄绿色,由变质的叶缘反卷而成。

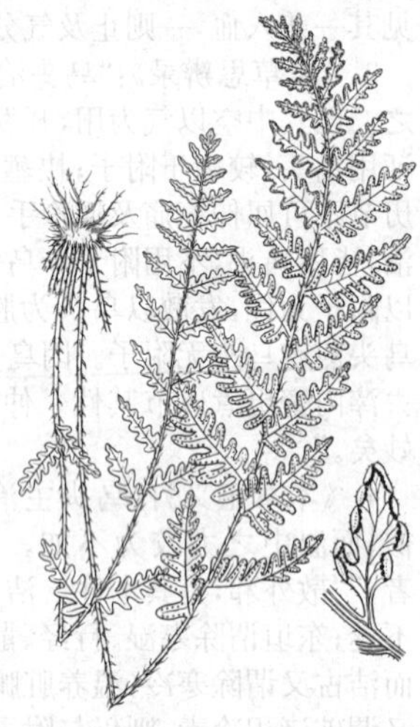

毛轴碎米蕨

生于海拔 120~830 m 的林下、路边或溪边石缝中。分布于江苏、浙江、安徽、江西、河南、湖北、湖南、广西、四川、贵州、陕西、甘肃等地。

【采收加工】 5 月或 9 月采收,鲜用或晒干。

【药性】 《湖南药物志》:"微苦,寒,无毒。"

【功用主治】 清热利湿,解毒。主治湿热黄疸,泄泻,痢疾,小便涩痛,咽喉肿痛,痈肿疮疖,毒蛇咬伤。

1.《湖南药物志》:"止泻利尿,清热解毒,止血散血。治痢疾,小便痛,脚软无力,身疼发热,咽喉痛,痈疖,蛇咬伤。"

2.《广西民族药简编》:"水煎服治便血,水煎洗患处可生肌。"

3.《福建药物志》"主治肠炎,痢疾,咳血,月经不调。"

【用法用量】 内服:煎汤,15~30 g。

【选方】 1. 治咽喉肿痛,痈疖 舟山碎米蕨、百解藤、山栀子各 9 g。水煎服。

2. 治身疼发热 舟山碎米蕨全草 15 g。水煎服。

3. 治脚软无力 舟山碎米蕨全草 30 g。煮鸡蛋食。(1~3 方出自《湖南药物志》)

0443 川明参 chuān míng shēn (《四川中药志》)

【异名】 明参、明沙参、土明参(《四川中药志》),沙参

(四川)。

【基原】 为伞形科川明参属植物川明参的根。

【原植物】 川明参 *Chuanminshen violaceum* Sheh et Shan

多年生草本,高30~150 cm。根之颈部细长;根圆柱形,长7~30 cm,径0.6~1.5 cm,顶部有横环纹,表面平坦,黄白色至黄棕色,断面白色,味甜。茎圆柱形,多分枝,基部带紫红色。基生叶多数,莲座状;叶柄长6~18 cm,基部有宽叶鞘,抱茎;叶片轮廓三角状卵形,三出式二至三回羽状分裂,一回裂片3~4对,二回羽片1~2对,末回裂片卵形或长卵形,先端渐尖,基部楔形或圆形,不规则的2~3裂或锯齿状分裂,光滑无毛;茎上部叶很少,具长柄。复伞形花序顶生或侧生,直径3~10 cm;总苞片0~2,线形;伞辐4~8;小总苞片0~3,线形;花瓣长椭圆形,暗紫红色、浅紫色或白色;萼齿狭长三角形或线形;花柱向下弯曲。分生果长卵形,暗褐色,背棱和中棱线形突起,侧棱稍宽并增厚;棱槽内有油管2~3,合生面4~6,胚乳腹面平直。花期4~5月,果期5~6月。

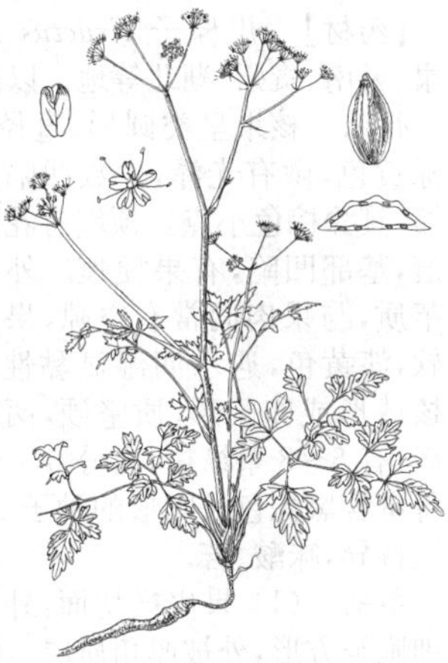

川明参

生于山坡草丛中或沟边,多为栽培。分布于四川、湖北等地。

【栽培】 生物学特性 喜凉爽、湿润的气候,较能耐寒,不耐高温。宜在土层深厚、疏松肥沃、排水良好的砂质壤土或壤土栽种,切忌在黏重、潮湿和含砾石多的土壤栽培。

繁殖方法 用种子繁殖,育苗移栽。撒播或条播,8月将拌砂的种子撒入畦面,薄盖细土和稻秆。条播行距23~27 cm,其他要求同撒播。次年8月移栽,按行株距27 cm×(5~7)cm开沟,直放种根1株,覆盖土杂肥和火灰,再覆土超过根头3 cm,并盖草或稻秆。

田间管理 分别在两片真叶期,12月至翌年1月、2~3月追肥,并结合除草。移栽后中耕除草2次,苗高6~10 cm除留种外,应及时摘去花薹,以促进根部生长。

病虫害防治 根腐病,晚春多雨及气温较高时发生,病穴用石灰粉消毒,发病初期,可用50%托布津800~1 000倍液浇注。菌核病,发病初期可撒1∶2混合的草木灰、熟石灰,或用50%多菌灵500~1 000倍液浇灌。黄凤蝶,幼虫咬食叶片,幼龄期喷敌百虫800倍液毒杀,或人工捕杀。

【采收加工】 移栽后于翌年4月上旬挖根,抖去泥沙,剪去残留叶柄,用竹刀刮去粗皮,置沸水中煮烫透心,经浸漂冷却,用细绳或竹篾将根穿成串,晾干。

【药材】 川明参 *Radix Chuanmingshinis Violacei* 主产于四川。

性状 根呈圆柱形,多不分枝。表面淡黄棕色或灰棕色。质稍硬,断面粉性,形成层环明显,并可见淡黄色小油点。气微味淡。

【成分】 根含香豆素类:伞形花内酯(umberlliferone),石防风素(deltoin),印度枸橘素(marmesin),异紫花前胡苷(ammijin)[1],5,8-二甲氧基补骨脂素(5,8-dimethoxypsoralene)[2],5-异戊烯基-8-甲氧基补骨脂素(5-isopentenyl-8-methoxypsoralene)[3];黄酮类:原矢车菊素(procyanidin)A-2[4],槲皮素-3-O-葡萄糖醛酸苷(quercetin-3-O-glucuronide),芦丁(rutin);甾醇类:豆甾醇(stigmasterol),豆甾醇-葡萄糖苷(stigmasterol-glucoside)[5],胡萝卜苷(daucosterol)[1];还含新丁香色原酮(noreugenin),阿魏酸(ferulic acid)[1],棕榈酸(palmitic acid)和硬脂酸(stearic acid)的混合物[5]。

【药性】《四川中药志》1960年版:"性平,味甘、苦。无毒。入肝、肺二经。"

【功用主治】《四川中药志》1960年版:"祛风解热,补肺镇咳。治肺虚咳嗽有痰,头昏目眩,风热目赤及口干。"

【用法用量】 内服:煎汤,6~15 g。

【宜忌】《四川中药志》1960年版:"外感咳嗽无汗者忌用。"

【选方】 1. 治肺虚咳嗽有痰 川明参、菊花、瓜蒌壳、杏仁、桔梗、前胡各9 g,甘草3 g。水煎服。

2. 治脾虚纳少 川明参、白扁豆、莲米、芡实各15 g,陈皮3 g。炖羊肚服。(1、2方出自《万县中草药》)

0444 川莓叶 chuān méi yè (《四川常用中草药》)

【基原】 为蔷薇科悬钩子属植物川莓 *Rubus setchuenensis* Bur. et Franch. 的叶。

【原植物】 参见"川莓"条。

【采收加工】 7~9月采收,晒干。

【功用主治】 治黄水疮。

【用法用量】 外用:研末撒;或煎水洗。

0445 川溲疏 chuān sōu shū (《湖南药物志》)

【异名】 四肢通(《湖南药物志》),夜胡椒(湖南)。

【基原】 为虎耳草科溲疏属植物川溲疏的枝叶或果实。

【原植物】 川溲疏 *Deutzia setchuenensis* Franch.

落叶灌木,高达2 m。小枝疏生有紧贴的星状毛。叶对生;具短柄;叶片狭卵形、卵形至宽披针形,长2.5~7.5 cm,宽2.4~2.8 cm,先端渐尖或长渐尖,基部圆形,边缘有小齿,两面绿色,上面的星状毛有4~6条辐射线,下面的星状毛有4~7条辐射线。聚伞花序伞房状;花梗疏生紧贴的星状毛;花萼密生白色星状毛,裂片5,阔三角形;花瓣5,白色,长圆状倒卵形;雄蕊10;子房下位,花柱3。蒴果。花期5~8月,果期8~10月。

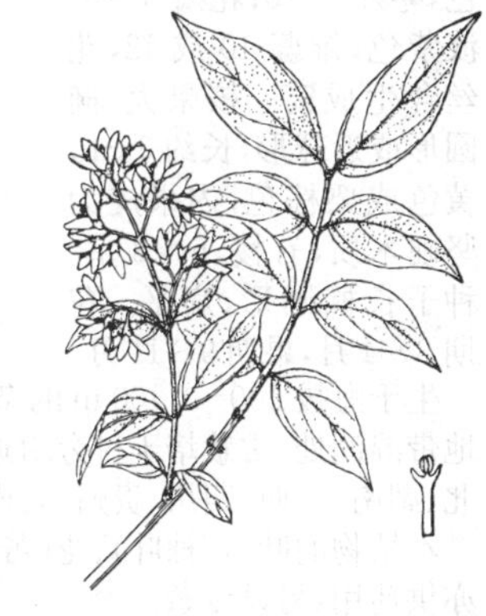

川溲疏

生于海拔800~1 200 m的山地灌丛或林缘。分布于江西、福建、湖北、湖南、广东、广西及四川、贵州等地。

【采收加工】 7~10月采集,切段,晒干或鲜用。

【药性】 苦,微寒。

1.《湖南药物志》:“麻涩、苦,平,有小毒。”

2.《四川中药志》1982年版:“苦,微寒。”

【功用主治】 清热除烦,利尿消积。主治外感暑热,身热烦渴,热淋涩痛,小儿疳积,风湿痹证,湿热疮毒,毒蛇咬伤。

1.《湖南药物志》:“化食,利尿,活络,镇痛。”

2.《四川中药志》1982年版:“清热除烦。用于外感暑湿,身热烦渴,小便不利及热结膀胱,小便淋沥。”

【用法用量】 内服:煎汤,10～30 g。外用:煎水洗。

【选方】 1. 治伤暑烦热、口渴、多汗、小便短赤 川溲疏9 g,淡竹叶6 g,虎杖12 g,麦冬12 g,石膏15 g。水煎服。

2. 治热淋,小便淋涩刺痛 川溲疏9 g,木通9 g,鱼腥草12 g,乌蔹莓30 g。水煎服。(1、2方出自《四川中药志》1982年)

3. 治小儿疳积 (川溲疏)枝、叶15 g,臭牡丹15 g。切细,煮鸡蛋,吃蛋饮汤。

4. 治风湿关节痛 (川溲疏)枝30 g。煎水兑白酒服。

5. 治毒蛇咬伤、患者昏迷 (川溲疏)枝30～60 g。煎水灌服(鲜叶捣烂取汁灌服亦可)。(3～5方出自《湖南药物志》)

0446 川楝子 chuān liàn zǐ (《本草正》)

【异名】 楝实(《本经》),练实(《本草经集注》),金铃子、仁枣(侯宁极《药谱》),楝子(《圣惠方》),苦楝子(《本草图经》),石茱萸(《宝庆本草折衷》),楝树果(《外科正宗》)。

【基原】 为楝科楝属植物川楝的果实。

【原植物】 川楝 *Melia toosendan* Sieb. et Zucc.

乔木,高达10 m。树皮灰褐色;幼嫩部分密被星状鳞片。二至三回奇数羽状复叶,长约35 cm;羽片4～5对;小叶卵形或窄卵形,长4～10 cm,宽2～4 cm,全缘或少有疏锯齿。圆锥花序腋生;花萼灰绿色,萼片5～6;花瓣5～6,淡紫色;雄蕊10或12,花丝合生成筒。核果大,椭圆形或近球形,长约3 cm,黄色或栗棕色,内果皮为坚硬木质,有棱,6～8室。种子长椭圆形,扁平。花期3～4月,果期9～11月。

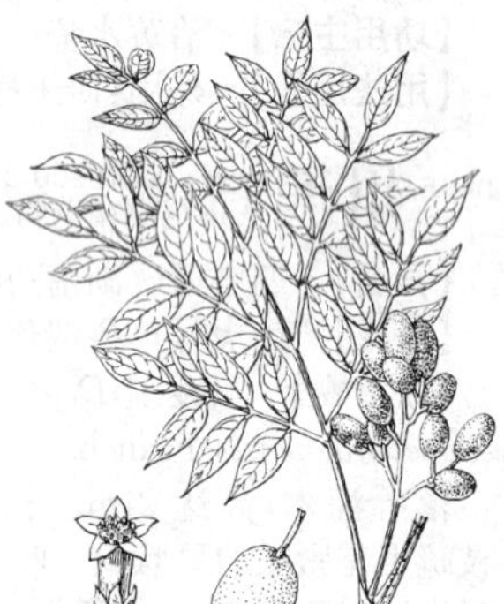

川　楝

生于海拔500～2 100 m的杂木林和疏林内或平坝、丘陵地带湿润处,常栽培于村旁附近或公路边。分布于河南、湖北、湖南、广西、四川、贵州、云南、甘肃等地。

本植物的叶(苦楝叶)、花(苦楝花)、树皮及根皮(苦楝皮)亦供药用,另设专条。

【栽培】 生物学特性 喜阳光充足、温暖湿润的气候,不耐荫蔽,在海拔1 000 m以下均可生长。以选土层深厚、疏松肥沃的砂质壤土栽培为宜。

繁殖方法 用种子繁殖。11～12月采摘浅黄色成熟果实作种,用清水浸泡2～3 d,去果肉,取出果核,晾干,用湿沙贮藏催芽。翌年2月下旬至3月下旬播种。条播,按行距30 cm开横沟,深约6 cm,株距12 cm。每穴放果核1枚,随即施入稀粪水,覆土8～10 cm。播后1个月左右出苗,每枚果核可出苗3～5株。苗高10～15 cm时中耕除草1次;苗高18～20 cm时,进行第二次中耕除草。培育1年,于冬季或第二年春季发芽前移栽。按行株距(2.5～3.5)m×(2.5～3.5)m开穴,每穴栽苗1株,填土压实,浇足水。

田间管理 幼树要加强管理,以利成活。成年树每年春、秋季中耕除草,结合追肥;冬季进行修枝。遇旱及时灌水。

【采收加工】 11～12月果皮呈浅黄色时采摘,晒或烘干。

【药材】 川楝子 *Fructus Toosendan* 主产于四川、甘肃、云南、贵州、湖北等地。以四川产量最大。

性状 核果呈类圆形,直径2～3.2 cm。表面金黄色至棕黄色,微有光泽,少数凹陷或皱缩,具深棕色小点。顶端有花柱残痕,基部凹陷,有果梗痕。外果皮革质,与果肉间常有空隙,果肉松软,淡黄色,遇水润湿显黏性。果核球形或卵圆形,质坚硬,两端平截,有6～8条纵棱,内分6～8室,每室含黑棕色长圆形的种子1粒。气特异,味酸、苦。

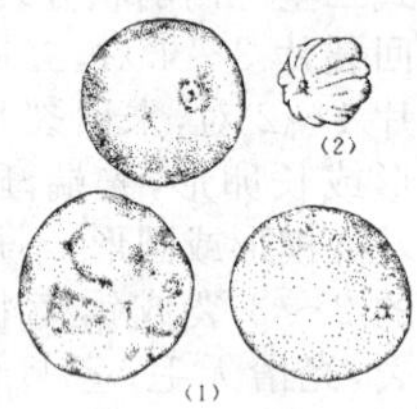

川楝子(果实)外形
(1) 果实　(2) 果核

鉴别 (1) 果皮横切面:外果皮细胞类方形,外被厚角质层。中果皮主为薄壁细胞,内含淀粉粒,有的含草酸钙簇晶;分泌细胞圆形或椭圆形;内侧散布有细小维管束。内果皮主为纤维,亦有石细胞,靠近中果皮的纤维多纵向排列,内侧的纤维多横向排列;晶纤维的含晶细胞,壁呈不均匀增厚,常数个相联,胞腔内含草酸钙棱晶,少数含簇晶。

(2) 取本品粉末1 g,加乙醚5 ml,浸泡过夜,滤过。取滤液1 ml,置蒸发皿中,挥散后,残渣加0.125%对二甲氨基苯甲醛硫酸(50%,*V*/*V*)溶液6滴,呈紫红色(检查三萜类)。

【成分】 果实含三萜成分:川楝素(toosendanin)[1],苦楝子酮(melianone),脂苦楝子醇(lipomelianol)[2],21-O-乙酰川楝子三醇(21-O-acetyltoosendantriol)[3],21-O-甲基川楝子五醇(21-O-methyltoosendanpentaol)[4],紫罗兰香酮苷[5],异川楝素(isotoosendanin)[6],川楝子素(azadirachtin)甲、乙[7],麦克辛[8],苦楝子萜酮(kulinone),苦楝子萜醇(melianol),苦楝子萜二醇(melianodiol),苦楝子萜三醇(melianotriol.),印苦楝子素[9];柠檬苦素类成分:川楝醛(toosendanal),12-O-倭氏藤黄素(12-O-methylvolkensin),苦楝毒素(meliatoxin)B_1, trichilin H[10],2,3-异川楝素($\Delta^{2,3}$-isotoosendanin)[11],28-脱乙酰基川楝简素(28-deacetyl sendarin)[12],nimbolinins A、B、C、D,以及trichilinin D、E,1-O-cinnamoyltrichilinin[13];苯丙三醇苷:川楝苷(meliadanoside) A、B[14]。此外,还含正三十烷酸(*n*-triacontanoic acid),正三十二烷醇(*n*-dotriacontanol),正十六烷酸(*n*-hexacosanoic acid)[15]。

【药理】 1. 阻断神经肌肉接头间的传递作用 川楝素对小鼠离体膈神经肌肉标本有选择性阻断神经肌肉接头间传递功能的作用,毒扁豆碱对其产生的肌肉麻痹无对抗作用[1]。川楝素阻遏神经肌接头传递的作用点是在突触前神经末梢[2]。川楝素和肉毒(botulinum toxin)都是选择性地作用于神经肌肉突触前的阻遏剂,但在小鼠离体膈神经膈肌标本上,川楝素能显著延长肉毒中毒标本对间接刺激收缩反应麻痹出现的时间,表明川楝素能在神经肌肉接头处对抗肉毒的阻遏作用[3]。肉毒系毒性极强的毒素，尚未有特殊解毒剂，川楝素可能发挥其特殊作用。动物实验表明川楝素对肉毒中毒小鼠、家兔和猴皆有较好的治疗效果[4]。

2. 驱蛔虫作用　在体外，川楝素对猪蛔虫有明显麻痹作用[5]。

3. 抑菌作用　川楝子对金黄色葡萄球菌有抑菌作用，但对大肠杆菌、鸡胚中培养的病毒皆无效[6]。

4. 体内过程　川楝素为脂溶性药物，以20%丙二醇为溶媒的川楝素剂型，静注、肌注和灌胃猴体后，其血药浓度变化经动力学分析为二室开放型，灌胃给药的生物利用度为30%～42%。此药吸收分布较快，分布广，但清除慢，周围室药物浓度较高，以胆、肝和十二指肠最高，脾、肾次之，在脑内各部呈均相分布，但浓度低[7]。

毒性　小鼠腹腔、静脉、皮下和口服川楝素的 LD_{50} 分别为13.8 mg/kg、14.6 mg/kg、14.3 mg/kg 和244.2 mg/kg。小鼠皮下注射川楝素 13.6 mg/kg，24 h 后血清丙氨酸氨基转移酶由给药前 200 u 上升到 588 u，以后逐渐下降，第六日恢复正常，皮下注射 6.4 mg/kg 未见升高，对非蛋白氮和血糖则均无影响[1]。

【炮制】 1. 川楝子　取原药材，除去杂质，洗净，润透，切厚片，干燥，或用时捣碎。

2. 炒川楝子　取川楝子片或碎块，置锅内，用文火加热，炒至表面深黄色时，取出放凉。炒后降低毒性，缓和苦寒性。

3. 盐川楝子　取川楝子片或碎块，用盐水拌匀，闷透，置锅中用文火加热，炒至深黄色。取出，晾干。每川楝子片或碎块 100 kg，用食盐 2 kg。盐川楝子用于疝痛、腹痛。

4. 醋川楝子　取川楝子片或碎块，用米醋拌匀，闷透，置锅内，用文火加热，炒至深黄色，取出晾干。每川楝子片或碎块 100 kg，用米醋 20 kg。醋川楝子用于胸胁胀痛。

5. 酒川楝子　取川楝子片或碎块，用酒拌匀，置罐内蒸8 h，至酒尽为度。每川楝子片或块 100 kg，用黄酒 30 L。

饮片性状　川楝子为不规则的厚片或碎块，表面黄白色，松软。果核球形或卵圆形，质坚硬。外皮金黄色，革质。气特异，味酸、苦。炒川楝子形如川楝子，表面黄色，外皮焦黄色，发泡，有焦斑，气焦香，味苦而涩。盐川楝子形如川楝子，色泽加深，味咸苦。醋川楝子形如川楝子，色泽加深，略有醋气。酒川楝子形如川楝子，色泽加深，略有酒气。

贮干燥容器内。炒川楝子、盐川楝子、醋川楝子、酒川楝子密闭，置阴凉干燥处，防蛀，防霉。

【药性】 苦，寒，小毒。归肝、胃、小肠经。

1.《本经》："苦，寒。"

2.《别录》："有小毒。"

3.《珍珠囊》："酸、苦，阴中之阳。"

4.《本草经疏》："气薄味厚，阴也降也。入足阳明，手、足太阴经。"

5.《药性切用》："入小肠、膀胱，而兼入心包。"

【功用主治】 疏肝泄热，行气止痛，杀虫。主治脘腹胁肋疼痛，疝气疼痛，虫积腹痛，头癣。

1.《本经》："主温疾伤寒，大热烦狂，杀三虫疥疡，利小便水道。"

2.《绍兴本草》："治疝瘕，除痛气。"

3.《珍珠囊》："主上下部腹痛，心暴痛，非此不能除。"

4.《本草元命苞》："治游风热毒瘾疹，利小便，通大肠。"

5.《医学入门》："治肾脏气伤，膀胱连小肠气痛。又治脏毒下血。"

6.《纲目》："治诸疝、虫、痔。""导小肠、膀胱之热，因引心包相火下行，故心腹痛及疝气为要药。"

7.《药性切用》："导引湿热下行，为治疝专药。"

8.《本草求原》："行经血，利小便。治淋病茎痛引胁，遗精，积聚，诸逆冲上，溲下血，头痛，牙宣出血，杀虫。"

【用法用量】 内服：煎汤，3～10 g；或入丸、散。外用：研末调涂。行气止痛炒用，杀虫生用。

【宜忌】 脾胃虚寒者禁服。内服不宜用量过大及久服，以免引起恶心、呕吐，甚至死亡等毒副作用。

1.《药性论》："作汤浴，不入汤服。"

2.《纲目》："茴香为之使。"

3.《本草汇言》："诸证非内热气结者勿用，如脾胃虚寒之人亦勿用。"

4.《本草求真》："证属阴疝，则川楝其切忌焉。"

【选方】 1. 治热厥心痛，或发或止，久治不愈者　金铃子、玄胡各一两。上为细末。每服三钱，酒调下。(《保命集》金铃子散)

2. 治肋间神经痛　川楝子 9 g，橘络 6 g。水煎服。(《浙江药用植物志》)

3. 治妊娠心气痛　川楝子、茴香(炒)各三钱，艾叶末(盐炒)一钱半。上作一服，水二钟，煎至一钟。不拘时服。(《卫生宝鉴》火龙散)

4. 治膀胱疝气，闭塞下元，大小便不通，疼痛不可忍者　金铃子肉四十九枚(锉碎如豆大，不令碎细。用巴豆四十九枚，去皮不令碎，与金铃子肉同炒，至金铃子深黄色，不用巴豆)，茴香一两(炒)。上件除巴豆不用外，将二味为细末。每服二钱，温酒调下，食前。(《杨氏家藏方》金铃子散)

5. 治小儿诸虫，定疼痛　楝实(大者)二两，白芜荑半两。上二味，粗捣筛。每服一钱匕，水一盏，煎取四分，去滓，放冷，临发时服。(《圣济总录》抵圣汤)

6. 治小儿蛔虫动作　以楝实一枚，煮浓汁，内孔中。亦治蛲虫。(《小儿卫生总微论方》)

7. 治小儿一切诸疳　川楝子、川芎等分。上为细末，以浆水煮猪胆取汁，和丸麻子大。每服一二十丸，温水送下，日三四服。(《小儿卫生总微论方》五疳丸)

8. 治阴道滴虫　川楝子、苦参、蛇床子各等分。研细末。棉包纳入阴道中。(《万县中草药》)

9. 治耳有恶疮　捣楝子，绵裹纳耳中。(《圣惠方》)

10. 治冻疮　川楝子 120 g。水煎后乘热熏患处，再将药水泡洗。(《湖北中草药志》)

【临床报道】 1. 治疗蛔虫病　用川楝子和川楝皮制成苦楝片，每片含有效成分 0.1 g。服法：2～4 岁，12～15 kg，1 日量为 3 片；5～9 岁，16～20 kg，一日量为 4 片；10～12 岁，21～30 kg，一日量为 5 片；13～18 岁，31～40 kg，一日量为 6 片；19～25 岁，41～50 kg，一日量为 7 片；25 岁以上，一日量为 8 片。将上述一日量分成两等分，分 2 次服，第一日睡前服 1 次，第二日早晨空腹服 1 次。治疗 312 例蛔虫症患者。第一次服药后大便虫卵转阴率为 59.61%，第二次服药后为 80.79%，第三次服药后为 90.37%。其中兼有钩虫感染的 30 例患儿，服药 2 次后漂浮法检查，有 13 例大便虫卵转阴，占 43%。[1]

2. 治疗头癣　将川楝子烤黄，研细末，用适量猪板油调成 50%油膏。先用 5%明矾水将疮痂洗净，涂上油膏，用力揉擦使药透入。每日 1 次，一般 7 次可愈，继续用药 10 余次，便不复发。以上法治疗 1 614 例，1 603 例有效，有效率达 99.32%[2]。

【各家论述】 1.《绍兴本草》:“近世方家治疝瘕、除痛气殊验,大抵利气之性多矣。”

2.《雷公炮制药性解》:“金铃子苦寒,宜入心家,而小肠即其腑也,故并入之。”

3.《本草经疏》:“楝实,其主温疾伤寒、大热烦狂者,总因寒邪郁久,至春变为温病,邪在阳明也,苦寒能散阳明之邪热,则诸证自除。膀胱为州都之官,小肠为受盛之官,二经热结,则小便不利,此药味苦气寒,走二经而导热结,则水道利矣也则。”

4.《本经逢原》:“川楝,苦寒性降,能导湿热下走渗道,人但知其有治疝之功,而不知其荡热止痛之用。《本经》主温疾烦狂,取以引火毒下泄,而烦乱自除。其杀三虫,利水道,总取以苦化热之义。古方金铃子散治心包火郁作痛,即妇人产后血结心疼,亦宜用之。以金铃子能降火逆,延胡索能散结血,功胜失笑散,而无腥秽伤中之患。昔人以川楝为疝气腹痛、杀虫利水专药,然多有用之不效者。不知川楝所主,乃囊肿茎强,木痛湿热之疝,非痛引入腹、厥逆呕涎之寒疝所宜。此言虽迥出前辈,然犹未达至治之奥。夫疝瘕皆由寒束热邪,每多掣引作痛,必需川楝之苦寒,兼茴香之辛热,以解错综之邪,更须察其痛之从下而上引者,随手辄应。设痛之从上而下注者,法当辛温散结,苦寒良非所宜。诸痛皆尔,不独疝瘕为然。”

5.《本草求真》:“凡疝因热邪及蛊虫内蚀,宜于川楝。若使脾胃虚寒,下属阴疝,则川楝其切忌矣。”

6.《药义明辨》:“川楝子,性能解热散结,所谓酸苦涌泄也。热厥心痛及疝气为要药。然则兹味,固入肝之的剂,何以东垣曰入心及小肠,海藏曰泻膀胱?盖厥阴之所以由地至天,复由天至地,总藉此水火之气化,动而不诎,而心肾者,水火之匡廓,小肠、膀胱即心、肾气化之府,故谓其首先入心,次小肠,次膀胱,而乃得于肝奏功也。”

7.《本草思辨录》:“疝有寒热,《史记》太仓公治疝,用火齐汤,热疝也。《金匮》治疝,用大乌头煎,寒疝也。楝实为治疝要药,则于寒郁热者为宜。盖肝肾内寓真阳,阴锢之而阳不得达,则寒亦酿热。楝实酸苦,能入而涌泄之,即刘氏所谓导管达阳也。病本属寒,不能舍巴豆、故纸等药,而独建其功。用楝实治疝,须识此义。”

8.《藏腑药式补正》:“川楝清肝,最为柔驯刚木之良将。凡胸腹䐜胀,胁肋搘撑,上之为头痛、耳痛、胃脘心痛,下之为腹痛、少腹疝痛,无论为寒为热,类多肝络窒滞,气不调达,有以致之。香燥行滞一法,固可以利其运行,然惟血液之未甚耗者,能为之推波助澜,则气为血帅,而血随气行。若果阴液大虚,虽振动而疲馁不前,斯气药亦为无用,用反以增其燥结之苦。则惟清润和调,柔以驭之,尚可驯其横逆。此金铃子之柔肝,固非芳香诸物之可以例观者也。”

0447 川山橙果 chuān shān chéng guǒ(《万县中草药》)

【异名】 石柑子、牛奶子。

【基原】 为夹竹桃科山橙属植物川山橙 *Melodinus hemsleyanus* Diels 的果实。

【原植物】 参见“川山橙根”条。

【采收加工】 9~10 月果实成熟时采收,晒干或鲜用。

【功用主治】 通经下乳,止血解毒。主治月经不调,乳汁不通,肠痔下血,痈肿疮毒,蛇咬伤。

【用法用量】 内服:煎汤,10~15g。外用:鲜品捣成绒敷。

【选方】 1. 治乳汁不通 川山橙(果)、奶参、地瓜藤各 15 g,通草 6 g。水煎服。

2. 治痔疮出血 川山橙(果)、无花果、三颗针各 15 g,水苋菜、血皮菜各 12 g。水煎服。

3. 治痈肿疮毒 川山橙(果)、香巴戟叶、排风藤各适量。捣绒外敷患处。

4. 治蛇伤 川山橙(果)、刺老虎根、小母猪藤、水慈姑各适量。捣绒敷患处。

0448 川山橙根 chuān shān chéng gēn(《四川中药志》1960 年版)

【异名】 蔷薇根。

【基原】 为夹竹桃科山橙属植物川山橙的根。

【原植物】 川山橙 *Melodinus hemsleyanus* Diels

粗壮木质藤本,长约 6 m。全株具乳汁;茎皮黄绿色;小枝、幼叶、叶柄、花序密被短绒毛。叶对生;叶柄长约 5 mm;叶片近革质,椭圆形或长圆形、椭圆状披针形,长 7~15 cm,宽 4~5 cm;先端渐尖,基部楔形或钝;叶面光泽,叶背中脉明显。顶生聚伞形花序,花蕾长圆形,先端钝头;花白色;花萼裂片 5,长圆形,先端急尖;花冠裂片 5,长圆状披针形或长刺刀形,通常比花冠筒短;副花冠小,鳞片状;雄蕊 5,着生于花冠筒下部膨大处;子房二室,花柱短,柱头扩大成圆柱状。浆果椭圆形,具尖头,长达 7 cm,直径约 3 cm,成熟时橙黄色或橘红色。种子多数。花期 5~8 月,果期7~12 月。

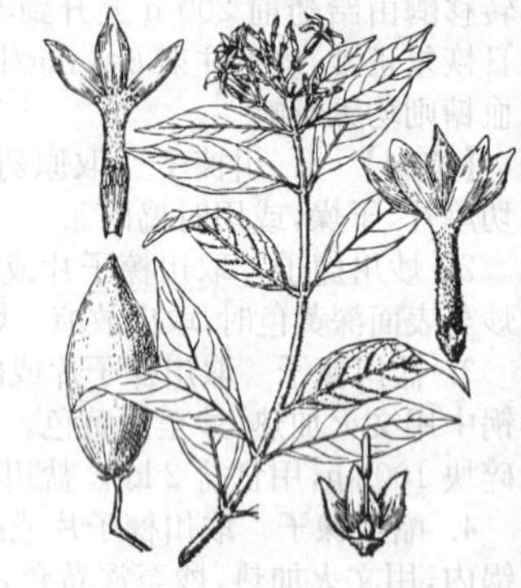

川山橙

生于海拔 500~1 500 m 的山地疏林、山坡、路旁、岩石上。分布于四川、贵州等地。

本植物的果实(川山橙果)亦供药用,另设专条。

【采收加工】 7~10 月采收,切片,晒干。

【成分】 含生物碱:去甲基薄叶山橙碱(demethyltenuicausine)[1]。11-羟基他波宁(11-hydroxytabersoniene)[2, 3],攀援山橙碱(scandine)[4, 5],羟基攀援山橙碱(hydroxyscandine)[6],土波台文碱(tubotaiwine),土波台文碱 N-氧化物(tubotaiwine N-oxide),α-hydroxykpsinine,长春考灵(vincoline),19R-长春尼宁 N-氧化物(19R-vindolinine N-oxide),16β-羟基-19R-长春尼宁(16β-hydroxy-19R-vidolinine)[7],16β-羟基-19S-长春尼宁 N-氧化物(16β-hydroxy-19S-vindolininie N-oxide)[8]。

【药性】 微苦,凉。

【功用主治】 补血,清热。治脾胃虚弱,消化不良,血虚乳少,口舌生疮及牙龈痛等症。

【用法用量】 内服:煎汤,15~30 g。

【选方】 治血虚乳少 川山橙根 30~60 g,炖肉或炖鸡服。

0449 及己 jí jǐ(《别录》)

【异名】 四叶细辛、四大金刚(《植物名实图考》),牛细辛、老君须(《湖南药物志》),毛叶细辛(《甘肃中草药手册》)。

【基原】 为金粟兰科金粟兰属植物及己的根。

【原植物】 及己 *Chloranthus serratus* (Thunb.) Roem. et Schult.

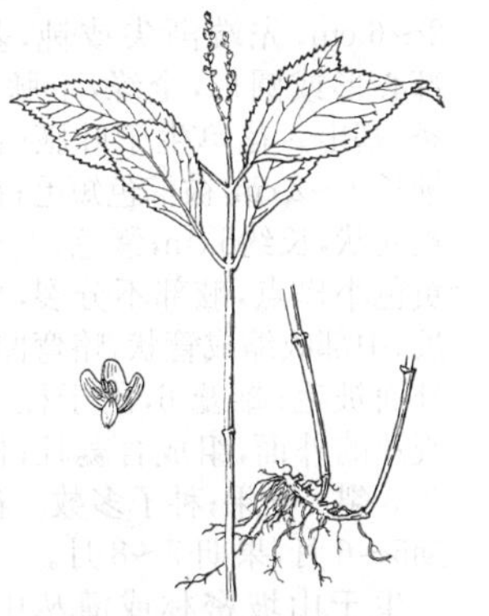

及 己

多年生草本,高 15～50 cm。根茎横生,粗短,有多数土黄色须根。茎直立,单生或数个丛生,具明显的节,无毛,下部节上对生 2 片鳞状叶。叶对生,4～6 片生于茎上部;叶柄长 8～25 mm;叶椭圆形、倒卵形或卵状披针形,长 7～15 cm,宽 3～6 cm,先端渐窄成长尖,基部楔形,边缘具锐而密的锯齿,齿尖有 1 腺体;托叶小。穗状花序顶生,单一或 2～3 分枝;总花梗长 1～3.5 cm;苞片三角形或近半圆形,先端常数齿裂;花白色;雄蕊 3,药隔下部合生,着生于子房上部外侧;子房下位。核果近球形,绿色。花期 4～5 月,果期 6～8 月。

生于山地林下阴湿处和山谷溪边草丛中。分布于江苏、浙江、安徽、福建、江西、湖北、湖南、广东、广西、四川。

本植物的茎叶(对叶四块瓦)亦供药用,另设专条。

【采收加工】 开花前采挖,阴干。

【药材】 及己 *Radix Chloranthi Serrati* 主产于安徽、江苏、浙江、江西、福建、广东、广西等地。

性状 根茎较短,上端有残留茎基,下侧着生多数须状根。根细长圆柱形,表面土灰色,有支根痕。质脆,断面较平整,皮部灰黄色,木部淡黄色。气微,味淡。

鉴别 根横切面:表皮细胞 1 列。皮层宽广;石细胞众多,孔沟极明显,并可见层纹;油细胞较多,散在于薄壁组织中;内皮层细胞凯氏点不明显。中柱鞘细胞 1 列。初生木质部 4～8 束,与初生韧皮部间隔排列。

【成分】 根含有二氢焦莪术呋喃烯酮(dihydropyrocurzerenone),焦莪术呋喃烯酮 (pyrocurzerenone)[1],银线草内酯(shizukanolide)E、F[2],新菖蒲酮 (neoacolamone),7-α-羟基新菖蒲酮(7-α-hydroxyneo-acolamone),菖蒲大牻牛儿酮 (acoragermacrone),菖蒲酮(acolamone),莪术呋喃醚酮(zederone),异莪术呋喃二烯(isofuranodiene),莪术呋喃二烯(furanodiene),金粟兰内酯(chloranthalactone)C,银线草内酯(shizukanolide)C[3],环银线草醇(cycloshizukaol) A[4]、B、C、D[5]。

【药性】 苦,平,有毒。

1.《别录》:"味苦,平,有毒。"

2.《品汇精要》:"味苦,性平,泄。味厚于气,阴中之阳。"

3.《安徽中草药》:"有小毒。"

4.《全国中草药汇编》:"辛,温。"

【功用主治】 活血散瘀,祛风止痛,解毒杀虫。主治跌打损伤,骨折,经闭,风湿痹痛,疔疮疖肿,疥癣,皮肤瘙痒,毒蛇咬伤。

1.《别录》:"主诸恶疮疥痂瘘蚀。"

2.《日华子》:"主头疮,白秃,风瘙,皮肤痒虫。"

3.《浙江民间常用草药》:"散瘀活血,抗菌消炎。治跌伤,扭伤,骨折,疖肿,经闭。"

4.《安徽中草药》:"祛风散寒,止咳化痰,活血止痛,解毒消肿,杀虫止痒。"

5.《全国中草药汇编》:"舒筋活络,祛风止痛,消肿解毒。主治跌打损伤,风湿腰腿痛,疔疮肿毒,毒蛇咬伤。"

【用法用量】 外用:捣敷或煎水熏洗。内服:煎汤,1.5～3 g;或泡酒;或入丸、散。

【宜忌】 内服宜慎,孕妇禁服。内服过量,可出现呕吐,口渴,头痛,眼花,胸闷,手足抽搐,结膜充血,齿龈发黑,心慌心悸,神志不清等中毒症状,严重者可引起死亡。

1.《新修本草》:"入口使人吐血。"

2.《浙江民间常用草药》:"对开放性骨折不作外敷应用,以防大量吸收中毒。"

3.《安徽中草药》:"不可久服,用量不可过大,孕妇忌服。"

【选方】 1. 治跌打损伤 及己根 3～6 g,煎水,服时兑甜米酒适量;另取根放童便中浸泡 3 天,取出洗净,加鲜韭菜根适量,同捣烂敷伤处。(《安徽中草药》)

2. 治月经不调 及己 3 g,益母草、红花、月季花各 15 g。水煎服。(《青岛中草药手册》)

3. 治痈肿疮毒 鲜及己根,葱白各适量,白矾少许。同捣烂敷患处,干则更换。(《安徽中草药》)

4. 治头癣患者 先剃去头发,洗净,然后用及己 90 g,羊蹄根 30 g,百部 500 g,共研细粉,调麻油适量,涂患处。每日 1 次,连涂 10 d 为 1 个疗程。(《民间常用草药》)

5. 治小儿惊风 及己 3 g,钩藤 2.4 g。水煎,涂母乳上供小儿吸吮。(《湖南药物志》)

0450 广玉兰 guǎng yù lán (《中国药用植物志》)

【异名】 荷花玉兰、洋玉兰、百花果(《湖南药物志》)。

【基原】 为木兰科木兰属植物荷花玉兰的花和树皮。

【原植物】 荷花玉兰 *Magnolia grandiflora* L.

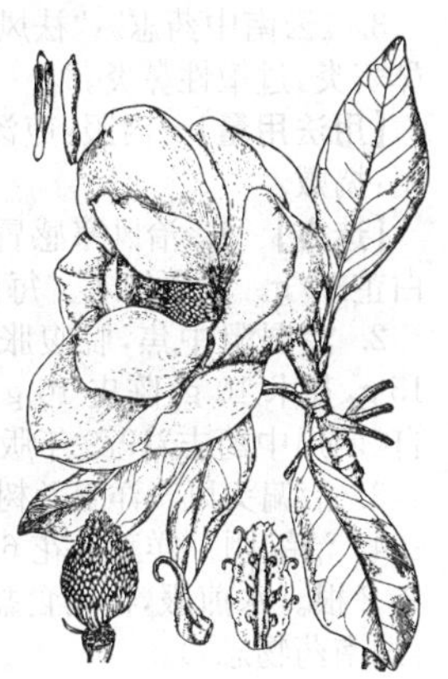

荷花玉兰

常绿大乔木,高 20～30 m。树皮淡褐色或灰色,薄鳞片状开裂。枝与芽有锈色细毛。叶互生;叶柄长 1.5～4 cm,被褐色短柔毛;叶革质,叶片椭圆形或倒卵状长圆形,长 10～20 cm,宽 4～10 cm,先端钝或渐尖,基部楔形,上面深绿色,有光泽,下面淡绿色,有锈色细毛。花芳香,白色,呈杯状,直径 15～20 cm,开时形如荷花;花梗粗壮具茸毛;花被 9～12,倒卵形,厚肉质;雄蕊多数,花丝扁平,紫色,花药内向;雌蕊群椭圆形,密被长绒毛,心皮卵形,花柱呈卷曲状。聚合果圆柱状长圆形或卵形,密被褐色或灰黄色绒毛,蓇葖果先端具长喙。种子椭圆形或卵形,侧扁。花期 5～6 月,果期 10 月。喜生潮湿温暖地区。

原产北美洲东南部;现我国长江流域以南各地广为栽培。

【采收加工】 5～6 月采收未开放的花蕾,白天曝晒,晚上发汗,五成干时,堆放 1～2 d,再晒至全干。树皮随时可采。

【成分】 皮部含生物碱：木兰花碱(magnoflorine)，白栝楼碱(candicine)；糖苷类：广玉兰立定苷(magnolidin)，广玉兰赖宁苷(magnolenin)，广玉兰西丁苷(magnosidin)[1,2]，丁香苷(syringin)，无梗五加苷(acanthoside)B，广玉兰赖宁苷C[3]；新木脂素类：单氧基和厚朴酚(mono-O-methylhonokiol)[4]，厚朴酚(magnolol)[5]。

根皮含木兰属内酯(magnolialide)[6]。

花中含28种挥发油成分，其中3种单萜(3.9%)，14种倍半萜(80%)，β-丁香烯(β-caryophyllene)(34.8%)是主要成分[7]。

植物含有倍半萜内酯：小白菊内酯(parthenolide)和广木香内酯(costunolide)[8]。

【药理】 1. 降压作用　花蕾对麻醉或未麻醉动物均有缓慢的降压作用[1]；树皮中所含木兰花碱2 mg/kg静注后对麻醉猫立即出现降压作用，血压降低50%～60%，持续90～120 min，对肾性高血压犬静注6 mg/kg也有明显降压作用[2]。

2. 肌肉松弛及神经节阻断作用　树皮中所含木兰花碱具有箭毒样作用和神经节阻断作用，这种作用可被溴新斯的明等抗胆碱酯酶药所拮抗[3]。

3. 其他作用　本品中酚性成分还具有抗菌和抗真菌作用[4]。树皮中所含厚朴酚(magnolol)尚具有抗溃疡病作用，5～200 mg/kg对大鼠水浸应激溃疡有显著的预防作用[5,6]。

【药性】《湖南药物志》："微辛，温，无毒。"

【功用主治】 祛风散寒，行气止痛。主治外感风寒，头痛鼻塞，脘腹胀痛，呕吐腹泻，高血压病，偏头痛。

1.《湖南药物志》："疏风散寒，退热凉血。主治高血压病，偏头痛，阴缩。"

2.《四川中药志》1979年版："花：疏风，散寒，止痛。治外感风寒，头痛鼻塞。树皮：行气，燥湿，止痛。治湿阻中焦，气滞不利的脘腹胀满，腹痛。"

3.《云南中药志》："祛风散寒，通肺窍，止痛。治急、慢性鼻窦炎，过敏性鼻炎。"

【用法用量】 内服：煎汤，花3～10 g；树皮6～12 g。外用：捣敷。

【选方】 1. 治风寒感冒、头痛鼻塞　荷花玉兰花10 g，白芷10 g。共研细末。每日3次，每次6 g，白开水冲服。

2. 治湿阻中焦，脘腹胀痛，呕吐，腹泻　荷花玉兰树皮15 g，苍术10 g，陈皮10 g，甘草6 g。水煎服。(1、2方出自《四川中药志》1979年版)

3. 治偏头风　洋玉兰树皮、糯稻草(烧灰)，捣烂敷痛处。

4. 治缩阴　洋玉兰花6 g，团头鱼4.5 g，茅根6 g，巴毛心2根。水煎服，再用食盐少许，擦肚脐眼。(3、4方出自《湖南药物志》)

0451 广防己 guǎng fáng jǐ (《药物生产辨》)

【异名】 木防己(《阳春县志》)，防己(《药物生产辨》)，水防己、百解头、藤防己(《新华本草纲要》)，墨蛇胆(《贵州中草药名录》)。

【基原】 为马兜铃科马兜铃属植物广防己的根。

【原植物】 广防己 *Aristolochia fangchi* Y. C. Wu ex L. D. Chow et S. M. Hwang　又名：防己马兜铃《中国高等植物图鉴》。

多年生攀缘藤本，长达3～4 m。根部粗大，圆柱形，栓皮发达。茎细长少分枝，灰褐色或棕黑色，密生褐色绒毛。叶互生；叶柄长1～4 cm，密生褐色绒毛；叶片长圆形或卵状长圆形，长3～17 cm，宽2～6 cm，先端渐尖或钝，基部心形或圆形，全缘，主脉3条，基出。花单生于叶腋；花梗长1～2 cm，被棕色短毛；花被筒状，长约5 cm，紫色，上有黄色小斑点，舷部不分裂，平展，中部收缩成管状，略弯曲，外面被毛；雄蕊6，附于柱头裂片的外面，组成合蕊柱；柱头3裂。蒴果；种子多数。花期5～6月，果期7～8月。

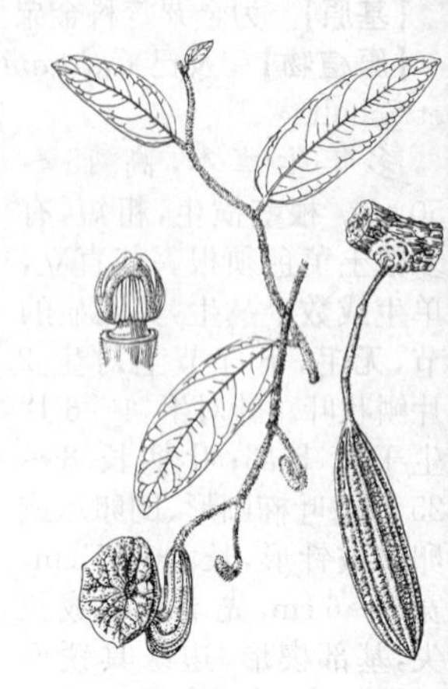

广防己

生于山坡密林或灌丛中。分布于广东、广西、云南等地。

【采收加工】 9～10月采挖，切段，粗者纵剖为两半，晒干。

【药材】 广防己 *Radix Aristolochia Fangchi*　主产于广东、广西等地。以广东高要、肇庆栽培的质量好。

性状　根圆柱形或半圆柱形，略弯曲，弯曲处有深横沟，长6～18 cm，直径1.5～4.5 cm。表面灰棕色，粗糙，有纵沟纹；除去粗皮的呈淡黄色，有刀刮的痕迹。体重，质坚实，不易折断，断面粉性，有灰棕色与类白色相间连续排列的放射状纹理。气微，味苦。

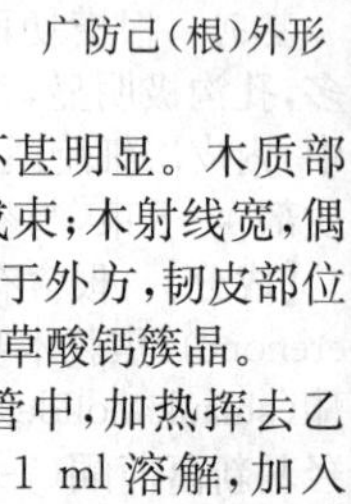

广防己(根)外形

鉴别　(1) 根横切面：木栓层为10余列木栓细胞。栓内层为3～5列细胞。石细胞环带与栓内层连接，其下有多列薄壁细胞。韧皮部射线宽广；筛管群皱缩；有少数石细胞散在。形成层环不甚明显。木质部导管束向外作2歧或多歧分叉；木纤维成束；木射线宽，偶见石细胞。中央有异型维管束，木质部位于外方，韧皮部位于内方。薄壁细胞内充满淀粉粒，有的含草酸钙簇晶。

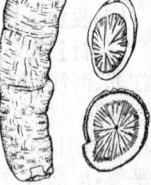

(2) 取本品乙醇提取液4～5滴于试管中，加热挥去乙醇，加入新鲜配制的5%硫酸亚铁溶液1 ml溶解，加入1.5 mol/L硫酸1滴及2 mol/L氢氧化钾甲醇溶液1 ml，立即塞好试管，并加以振摇，在1 min内沉淀由淡绿色变为红棕色(检查马兜铃酸类)。

(3) 薄层色谱：取本品粉末3 g，加乙醇50 ml，置水浴上加热回流1 h，滤过，滤液蒸干，残渣加乙醇5 ml使溶解，作为供试品溶液。另取马兜铃酸对照品，加甲醇-丙酮(9∶1)的混合溶液，超声处理15 min，制成每1 ml含0.2 mg的溶液，作为对照品溶液。吸取上述两种溶液各3 μl，分别点于同一硅胶G薄层板上使成条状，以甲苯-醋酸乙酯-甲醇-甲酸(20∶10∶1∶1)的上层溶液为展开剂，展开，取出，晾干，分别置日光及紫外光灯(365 nm)下检视。供试品色谱中，在与对照品色谱相应的位置上，分别显相同颜色的条斑。

品质标志　《中华人民共和国药典》1995年版规定：本品含马兜铃酸($C_{17}H_{11}NO_7$)不得少于0.1%。

【成分】 含有机酸类：马兜铃酸(aristolochic acid)Ⅰ[1,2]、A、B、C[3]，对香豆酸(*p*-coumaric acid)，丁香酸(syringic acid)，棕榈酸(palmitic acid)[4]；生物碱类：马兜铃

内酰胺(aristololactam),木兰花碱(magnoflorine)[1,2]及木防己素甲、乙、丙、丁(mufongchin)A、B、C、D[5]。

【药性】 苦、辛,寒。

【功用主治】 祛风止痛,清热利水。主治湿热身痛,风湿痹痛,下肢水肿,小便不利,脚气。

【用法用量】 内服:煎汤,4.5～9 g。

0452 广枝仁 guǎng zhī rén (《常用中草药配方》)

【异名】 芭豆、崖花子(《中国树木分类学》),土连翘(《常用中草药配方》),山枝仁、榨木仁(《四川中药志》),公栀子(《贵州民间药物》),五牛子(《全国中草药汇编》),为龙子(《广西药用植物名录》)。

【基原】 为海桐花科海桐花属植物光叶海桐的种子。

【原植物】 光叶海桐 *Pittosporum glabratum* Lindl.[*P. fortunei* Turcz.] 又名:山栀茶(《贵州民间药物》),四骨猴王、七姐妹、一朵云、长果满天香(《广西植物名录》),火泡树(《常用中草药彩色图谱》)。

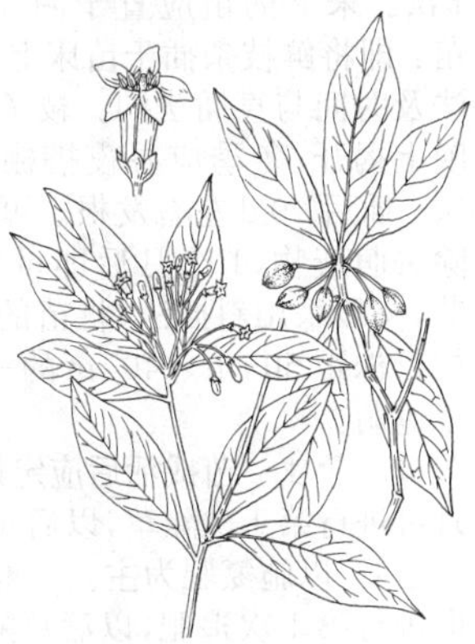
光叶海桐

常绿灌木,高 2～3 m。全株无毛。单叶互生;叶柄长 5～10 mm;叶片薄革质,倒卵状长椭圆形或倒披针形,长 6～10 cm,宽 1～3.5 cm,先端短尖或渐尖,基部呈楔形,上面绿色,下面淡绿色,边缘略呈波状;中脉突出明显。伞形花序,1～4 枝,生于小枝顶端,通常具花 6～13 朵;花黄色;花萼基部联合,5 裂,裂片广卵形,边缘有毛;花瓣 5,分离,倒披针形;雄蕊 5;子房长卵形。蒴果卵形或椭圆形,长 2～2.5 cm,3 瓣裂,每瓣有种子约 6 颗,果皮薄,革质。种子大,近圆形,长 5～6 mm,红色。花期 4 月,果熟期 9 月。

生于林间阴湿地、山坡、溪边。分布于湖南、广东、广西、海南、四川、贵州等地。

本植物的叶(光叶海桐叶)、根或根皮(光叶海桐根)亦供药用,另设专条。

【采收加工】 9～10 月采摘果实,晒干,击破果壳,取出种仁,再晒干。

【药材】 广枝仁 *Semen Pittospori Glabrati* 产于四川、广西、广东、湖南、贵州等地。

性状 种子呈不规则的微下凹的多面体,棱面大小各不相同,直径 3～7 mm。外表呈棕色或红紫色,少数呈棕褐色,光滑。质坚硬,不易粉碎,内心白色,嗅之有油香气。

【药性】 苦、涩,平。

1.《四川中药志》1960 年版:"性平,味苦、涩,无毒。入肺、脾、大肠三经。"

2.《贵州民间药物》:"性凉,味微甘。"

【功用主治】 清热,利咽,止泻。主治虚热心烦,口渴,咽痛,泄泻,痢疾。

1.《四川中药志》1960 年版:"清热,收敛,止泻。治咽痛、大便下利后重和体倦、肢软、乏力等症。"

2.《贵州民间药物》:"治口渴,补心。"

3.《贵州草药》:"安神,生津。"

4.《广西本草选编》:"清热消肿。"

【用法用量】 内服:煎汤,9～15 g;研末,1.5～3 g。

【宜忌】 1.《四川中药志》1960 年版:"孕妇及大便秘结者忌用。"

2.《贵州民间药物》:"忌酸冷食物和发物。"

【选方】 补心 山栀茶种子与茯神等分,研末。每次服 3 g,开水吞服。(《贵州民间药物》)

0453 广香藤 guǎng xiāng téng (《植物名实图考》)

【异名】 降香藤(《中国经济植物志》),钻山风、铁牛钻石、香藤(《全国中草药汇编》),黑风藤(《湖南药物志》),小香藤、香藤风(《广西植物名录》),铁钻、笼藤(《广西药用植物名录》),山龙眼藤、飞扬藤、古风子、藤龙眼(《新华本草纲要》)。

【基原】 为番荔枝科瓜馥木属植物瓜馥木的根。

【原植物】 瓜馥木 *Fissistigma oldhamii* (Hemsl.) Merr.[*Melodorum oldhamii* Hemsl.] 又名:毛瓜馥木《中国树木分类学》。

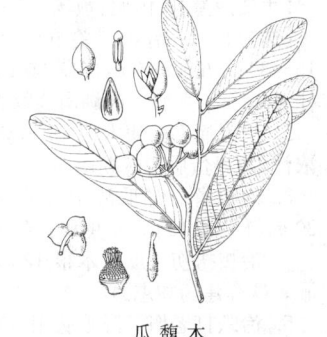
瓜馥木

攀缘灌木,长约 8 m。小枝、叶背、叶柄和花均被黄褐色柔毛。叶互生;叶片革质,长圆形或倒卵状椭圆形,长 5～13 cm,宽 2～5 cm,先端圆或微凹,基部阔楔形或圆形;叶柄长约1 cm。花 1～3 朵集成密伞花序;萼片 3,阔三角形;花瓣 6,2 轮,外轮卵状长圆形,内轮较小;雄蕊多数;心皮多数,被长绢毛。果球形,密被黄棕色绒毛。种子圆形。花期4～9 月,果期 7 月至翌年 2 月。

生于山谷、溪边或潮湿的疏林中。分布于浙江、福建、江西、湖南、广东、广西、海南、云南、台湾等地。

【采收加工】 10～12 月采收,鲜用或晒干。

【药材】 广香藤 *Radix Fissistigmae Oldhamii* 产于广东、广西、云南、湖南、福建、江西、浙江、台湾等地。

性状 根近圆柱形,稍弯或分枝。表面棕黑色,有断续的纵皱纹和点状突起的细根痕。质硬,断面皮部棕色,木部淡黄棕色,有放射状纹理和小孔。气微香,味微辣。

鉴别 (1) 根横切面:木栓层为数列红棕色木栓细胞。木栓层内侧有石细胞分布,石细胞类长方形,单个散在或数个切向相连,淡黄色。韧皮纤维与薄壁组织相间排列;韧皮射线宽阔,呈喇叭口状。形成层明显。木质部发达,导管单个散在或 2～3 个径向相连。薄壁细胞含淀粉粒及草酸钙方晶。

(2) 取本品粗粉 5 g,加乙醇适量回流 1 h,滤过。滤液浓缩至膏状,用少量 2%盐酸捏溶,滤过。取滤液 2 ml,滴加改良碘化铋钾试液,产生红棕色沉淀(检查生物碱)。

【成分】 含有机酸:丁香酸(syringic acid),反式桂皮酸(*trans*-cinnamic acid)。生物碱类:木番荔枝碱(xylopine),瓜馥木碱甲、乙、丙(fissistigine A、B、C)[1,2],O-甲基麝香内酯(O-methylomoschatoline),N-甲基-2,3,6-三甲氧基吗啡喃二烯-7-酮(N-methyl-2,3,6-trimethoxymorphinandien-7-one),N-降-2,3,6-三甲氧基吗啡喃二烯-7-酮(Nnor-2,3,6-trimethoxymorphinandien-7-one)[3]，瓜馥木胺(fissoldhimine)[4]；马兜铃内酰胺类：甾内酰胺(stigmalactam)，胡椒内酰胺(piperolactam)A、C，马兜铃内酰胺(aristolactam)AⅡ、AⅢa、BⅡ、BⅢ、FⅡ，哥纳香内酰胺(goniothalactam)，肠果内酰胺(enterocarpam)Ⅰ和绒毛乳菇内酰胺(velutinam)；阿朴啡类：去甲马兜铃二酮(noraristolodione)和去甲头花千金藤二酮(norcepharadione)B[5]。

【药性】 辛，温。

1.《全国中草药汇编》："微辛，温。"

2.《湖南药物志》："辛，温。"

【功用主治】 祛风除湿，活血止痛。主治风湿痹痛，腰痛，胃痛，跌打损伤。

1.《植物名实图考》："解毒，养血，清热。"

2.《全国中草药汇编》："祛风活血，镇痛。主治坐骨神经痛，关节炎，跌打损伤。"

3.《湖南药物志》："理气止痛。"

4.《福建药物志》："祛风行气，活血止痛。主治产后关节痛，腰膝酸痛，腰扭伤，跌打损伤。"

【用法用量】 内服：煎汤，15～30 g；大剂量可用至 60 g。

【选方】 1. 治风湿关节痛，坐骨神经痛　(瓜馥木)根15～30 g，五加皮 9 g，虎刺 30 g，瑞香根皮 9 g，檫木(枫荷桂)15 g。水煎服。(《湖南药物志》)

2. 治胃痛　瓜馥木根 15 g，紫薇 30 g，大蓟 30 g。水煎浓汁，冲鸡蛋服。(《湖南药物志》)

3. 治腰痛　鲜瓜馥木根 60 g，鲜南蛇藤 30 g，鲜虎刺 30 g，鲜牛膝 15 g。水煎服。(《浙江药用植物志》)

4. 治腰扭伤　瓜馥木根 120 g，刀豆根 30～60 g。水煎服。(《福建药物志》)

5. 治跌打老伤　鲜香藤根 60 g，鲜江西玉桂菊花(豆科龙须藤)60 g，鲜柘藤根 30 g。水煎服，白糖作引。(江西《草药手册》)

0454 广藿香 guǎng huò xiāng (《中华人民共和国药典》)

【异名】 藿香(《别录》)，海藿香(海南)。

【基原】 为唇形科刺蕊草属植物广藿香的全草。

【原植物】 广藿香 *Pogostemon cablin* (Blanco) Benth. [*Mentha cablin* Blanco]

一年生草本，高 30～60 cm。直立，分枝，被毛，老茎外表木栓化。叶对生；叶柄长 2～4 cm，揉之有清淡的特异香气；叶片卵圆形或长椭圆形，长 5～7～10 cm，宽 4～5～7.5 cm，先端短尖或钝圆，基部阔而钝或楔形而稍不对称，叶缘具不整齐的粗钝齿，两面皆被毛茸，下面较密，叶脉于下面凸起，上面稍凹下，有的呈紫红色；没有叶脉通走的叶肉部分则于上面稍隆起，故叶面不平坦。轮伞花序密集，基部有时间断，组成顶生和腋生的穗状花序式，长 2～6 cm，直径 1～1.5 cm，具总花梗；苞片长约 13 mm；花萼筒状；花冠筒伸出萼外，冠檐近二唇形，上唇 3 裂，下唇全缘；雄蕊 4，外伸，花丝被髯毛。花期 4 月。我国产者绝少开花。

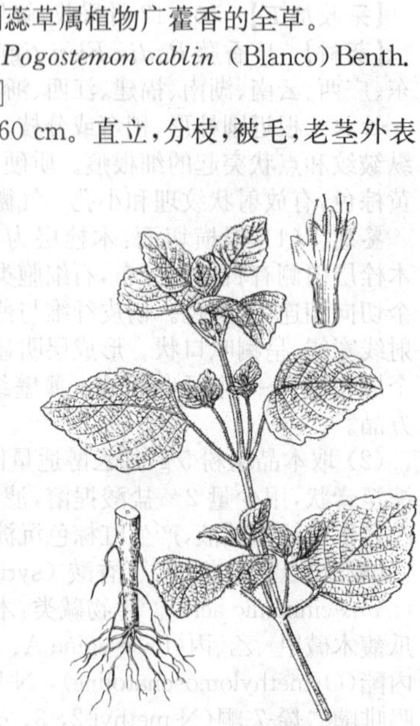

广藿香

我国福建、广东、广西与海南、台湾有栽培。原产菲律宾等热带亚洲。

【栽培】 生物学特性　喜温暖、怕低温、忌严寒，尤怕霜冻。喜湿润、阳光充足的气候，但不耐强光曝晒，幼苗期喜荫。以 25～28 ℃最适宜生长，气温降至 17 ℃以下，生长缓慢，植株能耐 0 ℃短暂低温。以疏松肥沃、排水良好、微酸性的砂壤土栽培为宜。

繁殖方法　用扦插繁殖，生产上采用大田直插法和插枝育苗移栽法。直插法：宜选温暖多雨季节，选生长旺盛，粗壮、节密，生长期 5 个月以上的植株，取中部茎的侧枝，长 20～30 cm，具 6～8 个节，下部 3～4 节褐色木栓化，用手将枝条自茎上轻轻折下，使插枝附有部分主茎的韧皮组织。采苗时一般自茎基部逐层分次向上采取，每隔 15～20 d 采 1 次。采下的苗应置于阴凉处，并要随采随种。插枝育苗：即将鲜枝条插于苗床上，待长根后再移栽大田。其方法及时间与直插法同。枝条插在苗床后，早上搭棚遮荫，晚上揭开，冬季应昼夜搭棚防霜害。每日早晚各浇水 1 次。插后 10 d 左右发根。可施稀人粪水 3～4 次，20 d 后除去荫蔽物，1 个月后即可定植。定植应在温暖湿润季节，一般采用斜插法，将苗的 3/5 斜插入土中，覆土压实，按行株距 50 cm×40 cm 的三角形种植，植后随即淋水，盖草遮荫。

田间管理　苗成活后应定期进行除草松土。定植后半个月可进行第 1 次除草，以后每月除草 1 次。中耕除草后结合施肥，以施氮肥为主。一般植后 1 个月有新芽叶长出时即进行第 1 次追肥，以后每隔 20～30 d 施肥 1 次，直至收获前 1 个月停止。前期多施人粪尿和草木灰等，后期则施硫酸铵为主。干旱季节多施水肥。应注意灌溉排水，保持田间一定的湿度。注意防霜冻。

病虫害防治　病害有根腐病，可及时疏沟排水，挖除病株，用 50%多菌灵 1 000 倍液浇灌；还有细菌性角斑病等。地老虎，可人工捕杀或用毒饵诱杀(将麦麸炒香，用 90%晶体敌百虫 30 倍液拌潮)。此外，还有蝼蛄、红蜘蛛等为害。

【采收加工】 水田栽培 6～8 月、坡地栽培 8～11 月收割。选晴天连根拔起，去掉须根及泥沙。亦可留宿根分期收割，于定植后 3～6 个月收割侧生分枝，以后每隔 5～6 个月割 1 次，2～3 年后更新；也可在收获期将离地 2～4 个节上的枝条和主杆割下，让其基部再长枝叶，第二年收获期又依此法进行，2～3 年后更新。广藿香采收后，在阳光下摊晒数小时，待叶成皱缩状时即分层重叠堆积，盖上稻草用木板压紧，让其发汗一夜，使枝叶变黄，次日再摊开日晒，然后再堆闷一夜，再摊开曝晒至全干。

【药材】 广藿香 *Herba Pogostemonis*　主产于广东、海南等地。以广州市郊石牌产的广藿香质量最优。

商品规格　分为石牌香、高要香、海南香。

性状　本品长 30～60 cm，多分枝，枝条稍曲折。茎略呈方柱形，直径 2～7 mm，节间长 3～13 cm；表面被柔毛；质脆，易折断，断面中部有髓；老茎类圆柱形。直径 1～1.2 cm，被灰褐色栓皮。叶对生，皱缩成团，展平后叶片呈卵形或椭圆形，长 4～9 cm，宽 3～7 cm；两面均被灰白色茸毛；先端短尖或钝圆，基部楔形或钝圆，边缘具大小不规则的钝齿；叶柄细，长 2～5 cm，被柔毛。气香特异，味微苦。

石牌广藿香枝条较瘦小，表面较皱缩，灰黄色至灰褐色，节间长 3～7 cm，叶痕较大而凸出，中部以下被栓皮，纵皱较深，断面渐呈类圆形，髓部较小。叶片较小而厚，暗绿色或灰棕色。

海南广藿香枝条较粗壮，表面较平坦，灰棕色至浅紫棕色，节间长 5～13 cm，叶痕较小，不明显凸出，枝条近下部始有栓皮，纵皱较浅，断面呈钝方形。叶片较大而薄，浅棕褐色或浅黄棕色。

鉴别 (1) 粉末特征：叶片粉末淡棕色。叶表皮细胞不规则形，气孔直轴式。非腺毛 1～6 个细胞，平直或先端弯曲，长 97～590 μm，壁具刺状突起，有的胞腔含黄棕色物，有的基部含小针晶。腺鳞头部 8 个细胞，顶面观常作窗形或缝状开裂，直径 37～70 μm；柄单细胞，极短。间隙腺毛存在于栅栏组织或薄壁组织的细胞间隙中，头部单细胞，呈不规则囊状，直径 13～50 μm，长约至 113 μm，含有金黄色油状物；柄短，单细胞。小腺毛头部 2 细胞或偶单细胞；柄 1～3 细胞，甚短。草酸钙针晶细小，散于叶肉细胞中，长 3～27 μm。

(2) 取本品挥发油 1 滴，加氯仿 0.5 ml，再加 5%溴的氯仿溶液数滴，石牌广藿香先褪色，继显绿色；海南广藿香，先褪色继显紫色。另取挥发油 1 滴，加苯 0.5 ml，再加 5%醋酸铜溶液少量，充分混合，放置分层，吸取上层苯液，点于载玻片上，待苯挥发后，于残留物上加乙醇 1～2 滴，放置后，于显微镜下观察。石牌广藿香可见众多灰蓝色针状结晶；海南广藿香可见少量灰蓝色结晶及绿色无定形物。

(3) 薄层色谱：取本品挥发油 0.5 ml，用乙酸乙酯稀释 5 ml，作供试液，另以广藿香酮、百秋李醇为对照品。分别点样于同一硅胶 G 薄板上，以石油醚(30～60 ℃)-乙酸乙酯-冰醋酸(95∶5∶0.2)展开，取出，晾干，喷以 5%三氯化铁乙醇液，再于 105 ℃加热至斑点显色清晰。供试品色谱中，在与对照品色谱的相应位置上，显相同的色斑。

【成分】 茎叶挥发油含广藿香醇(patchouli alcohol 31.86%)，西车烯(seychellene 9.85%)，α-愈创木烯(α-guaiene 8.82%)，δ-愈创木烯即 α-布藜烯(δ-guaiene，α-bulnesene 8.65%)，α-广藿香烯(α-patchoulene 8.48%)，β-广藿香烯(β-patchoulene 6.91%)，广藿香酮(pogostone 3.80%)[1]及广藿香二醇(patchoulan 1，12-diol)等[2]。

全草含黄酮类：5-羟基-3′，7，4′-三甲氧基黄烷酮(5-hydroxy-3′，7，4′-trimethoxyflavanone)，5-羟基-7，4′-二甲氧基黄烷酮(5-hydroxy-7，4′-dimethoxyflavanone)，3，5-二羟基-7，4′-二甲氧基黄酮(3，5-dihydroxy-7，4′-dimethoxyflavone)，5-羟基-3′，7，4′-三甲氧基黄酮(5-hydroxy-3，7，4′-trimethoxyflavone)，5-羟基-3′，7，3′-4′-四甲氧基黄酮(5-hydroxy-3，7，3′，4′-tetramethoxyflavone)，5，4′-二羟基-3，7，3′-三甲氧基黄酮(5，4′-dihydroxy-3，7，3′-trimethoxyflavone)，5，4′-二羟基-7-甲氧基黄酮(5，4′-dihydroxy-7-methoxyflavone)，3，5，7，3′，4′-五羟基黄酮(3，5，7，3′，4′-pentahydroxyflavone)[3]，藿香黄酮醇(pachypodol)，商陆黄素(ombuin)，芹菜素(apigenin)，鼠李素(rhamnetin)，芹菜素-7-O-β-葡萄糖苷(apigetrin)及芹菜素-7-O-β-D-(6″-对-香豆酰)-葡萄糖苷〔apigenin-7-O-β-D-(6″-*p*-coumaroyl)-glucoside〕[4]。又含木栓酮(riedelin)，表木栓醇(epifriedelinol)，齐墩果酸(oleanolic acid)，β-谷甾醇(β-sitosterol)，胡萝卜苷(daucosterol)[5]。

【药理】 1. 抑菌作用 广藿香酮体外对白念珠菌、新型隐球菌、黑根霉菌等真菌有明显的抑制作用，对甲型溶血性链球菌等细菌也有一定的抑制作用[1]。广藿香叶鲜汁对金黄色葡萄球菌、白色葡萄球菌及枯草杆菌的生长也有一定的抑制作用[2]。其鲜汁滴耳(4 滴/次，每日 3 次)能治疗金黄色葡萄球菌所致的急性实验性豚鼠外耳道炎[3]。广藿香酮能抑制青霉菌等霉菌的生长，可用于口服液的防腐[4]。

2. 钙拮抗作用 广藿香水提物对高钾引起的离体豚鼠结肠带收缩有明显抑制，表明其有钙拮抗作用，3×10^{-4} g/ml，抑制率为 17%，30×10^{-4} g/ml 时，抑制率达 91%。有效成分为广藿香醇，其钙拮抗作用的拮抗参数(PA_2)值为 5.95，IC_{50} 为 4.7×10^{-5} mol/L。广藿香醇对 Ca^{2+} 引起的大鼠主动脉条的收缩，也与维拉帕米相似，具有剂量依赖性拮抗作用[5]。

【炮制】 1. 广藿香 取原药材，除去残根老茎及杂质，先抖下叶，筛净另放，将茎洗净，润透切段，低温干燥或晒干。再与叶混匀。

2. 广藿香梗 取藿香老梗，除去杂质，洗净，捞出，闷润至透，切斜片，低温干燥或晒干。

3. 广藿香叶 取藿香拣净杂质，去梗取叶，筛去灰屑。

饮片性状 广藿香为不规则的小段，茎叶混合。茎略呈方形，多分枝，外表灰褐色，灰黄色或带红棕色，被柔毛。茎中有白色髓，叶皱缩多破碎，灰绿色、灰褐色或浅黄棕色，两面均被灰白色绒毛。香气特异，味微苦。广藿香梗为类方形的斜片，周边棕色或灰褐色，中间髓部白色。质脆，易折断。广藿香叶皱缩而破碎，暗绿色，灰褐色或浅黄棕色，两面均被白色绒毛，边缘具大小不规则的钝齿。气特异，味微苦。

贮干燥容器内，密闭，置阴凉干燥处，防潮。

【药性】 辛，微温。归脾、胃、肺经。

1.《别录》："微温。"

2.《汤液本草》："气微温，味甘、辛，阳也，甘苦纯阳。无毒。入手、足太阴经。"

3.《心印绀珠经》："味甘，性温。可升可降，阳也。"

4.《雷公炮制药性解》："入肺、脾、胃三经。"

【功用主治】 芳香化湿，和胃止呕，祛暑解表。主治湿阻中焦之脘腹痞闷，食欲不振，呕吐，泄泻，外感暑湿之寒热头痛，湿温初起的发热身困，胸闷恶心，鼻渊，手足癣。

1.《别录》："疗风水肿毒，去恶气，疗霍乱心痛。"

2.《本草图经》："治脾胃吐逆，为最要之药。"

3.《珍珠囊》："补卫气，益胃气，进饮食，又治吐逆霍乱。"

4.《汤液本草》："温中快气。饮酒口臭，上焦壅热，煎汤漱口。"

5.《医学入门》："止疟。"

6.《本草正》："宽胸膈。"

7.《本草述》："散寒湿、暑湿、郁热、湿热。治外感寒邪，内伤饮食，或饮食伤冷湿滞，山岚瘴气，不伏水土，寒热作疟等症。"

8.《药性切用》："力能醒脾，祛暑快胃，辟秽，为吐泻腹痛专药。梗：主和胃化气，而少温散之力。"

9.《医林纂要》："补肝和脾，泻肺邪之清冷，舒胸膈之热郁。"

10.《药性集要便读》："安胎。"

【用法用量】 内服：煎汤，5～10 g，鲜者加倍，不宜久煎；或入丸、散。外用：煎水含漱，或浸泡患部；或研末调敷。藿香叶偏于解表，藿香梗偏于和中止呕。

【宜忌】 阴虚者禁服。

1.《本草经疏》:"若病因阴虚火旺，胃弱欲呕及胃热作呕，中焦火盛热极，温病热病，阳明胃家邪实作呕作胀，法并禁用。"

2.《药品化义》:"叶属阳为发生之物，其性锐而香散，不宜多服。"

3.《本草正义》:"舌燥光滑，津液不布者，咸非所宜。"

【选方】 1. 治暑月吐泻 滑石(炒)二两，藿香二钱半，丁香五分。为末，每服一二钱，淅米泔调服。(《禹讲师经验方》)

2. 治霍乱吐泻 陈皮(去白)、藿香叶(去土)。上等分，每服五钱，水一盏半，煎至七分，温服，不拘时候。(《百一选方》)

3. 治气壅烦热或渴 藿叶一斤(切)，葱白一握(切)。上药以豉汁煮，调合作羹食之。(《圣惠方》藿叶羹)

4. 治脾胃虚有热，面赤，呕吐涎嗽，及转(筋)过度者 麦门冬(去心，焙)，半夏曲、甘草(炙)各半两，藿香叶一两。上为末，每服五分至一钱，用水一盏半，煎至七分，食前温服。(《小儿药证直诀》藿香散)

5. 治胸膈有痰，脾胃积冷，噫醋吞酸，不思饮食 藿香叶一分，半夏五两(生姜汁浸一宿，焙干)，丁香半两。上药捣罗为末，面糊和丸，如梧桐子大。每服十五丸，不拘时候，温生姜汤下。(《圣济总录》藿香半夏丸)

6. 治胎气不安，气不升降，呕吐酸水 香附、藿香、甘草各二钱。为末，每服二钱，入盐少许，沸汤调服之。(《圣惠方》)

7. 治疟 高良姜、藿香各半两。上为末，均分为四服，每服以水一碗，煎至一盏，温服，未定再服。(《鸡峰普济方》藿香散)

8. 治胆热移脑，复感风寒，致患鼻渊，鼻流黄色浊涕者 藿香连枝叶八两，研细末，以雄猪胆汁和丸，如梧桐子大。每服五钱，食后用苍耳子汤送下，或以黄酒送下。(《医宗金鉴》奇授藿香丸)

9. 香口去臭 藿香洗净，煎汤，时时噙漱。(《摘玄方》)

10. 治冷露疮烂 藿香叶、细茶等分。烧灰，油调涂叶上贴之。(《包会应验方》)

【临床报道】 治疗慢性鼻窦炎 用藿香叶 5 kg、新鲜猪胆 1.5 kg 加蜜，再加糖衣成丸，每次服 10～15 g，每日 2～3 次，配合 1%麻黄素或 20%鱼腥草液滴鼻，10 d 为 1 个疗程。共治疗 50 例，经 2～5 个疗程治疗，痊愈 15 例(30%)，好转 30 例(60%)，无效 5 例(10%)，总有效率为 50%[1]。

【各家论述】 1.《本草汇言》:"藿香，温中快气，开胃健脾之药也。然性味辛温，禀清和芬烈之气，故主脾胃，进饮食，辟秽气为专用。凡呕逆恶心而泄泻不食，或寒暑不调而霍乱吐利，或风水毒肿而四末虚浮，或山岚蛊瘴而似疟非疟，或湿热不清而吞酸吐酸，或心脾郁结而积聚疼痛，是皆脾肺虚寒之证，非此莫能治也。"

2.《药品化义》:"(藿香)其气芳香，善行胃气，以此调中。治呕吐霍乱，以此快气，除秽恶痞闷。且香能和合五脏，若脾胃不和，用之助胃而进食，有醒脾开胃之功。"

3.《本草正义》:"藿香，清芬微温，善理中州湿浊痰涎，为醒脾开胃、振动清阳妙品。又藿香芳香而不嫌其猛烈，温煦而不偏于燥烈，能祛除阴霾湿邪，而助脾胃正气，为湿困脾阳，倦怠无力，饮食不甘，舌苔浊腻者最捷之药。"

0455 广东升麻 guǎng dōng shēng má (《广东中药》)

【异名】 麻花头(《广东中药》)，升麻(《中国植物志》)。

【基原】 为菊科麻花头属植物华麻花头的根。

【原植物】 华麻花头 *Serratula chinensis* S. Moore 又名:野麻菜(《中国高等植物图鉴》)。

多年生草本，高约 80 cm。根茎短，纺锤状，数条，有分支，直径约 5 cm，表面灰黄色。茎直立，具细棱，被柔毛。叶互生；叶柄长 2～5 cm；基生叶广卵形，叶柄长于叶片；茎生叶卵形或长椭圆形或披针形，长 4～13 cm，宽 1.5～7 cm，先端急尖或渐尖，基部渐狭，边缘有胼体状细齿，上面绿色，下面淡绿。头状花序，单生于枝顶或呈伞房式排列；花两性，管状；总苞钟状，总苞片 7 层，无毛，外层卵形，中层长圆形，内层条形，均具淡褐色干膜质的边缘，先端圆钝；花冠纤细，5 深裂，白色或淡紫色；聚药雄蕊 5；子房下位。瘦果，长圆形，光滑无毛；冠毛长短不一，淡黄色，有时带紫色。花期 6～7 月，果期 7～8 月。

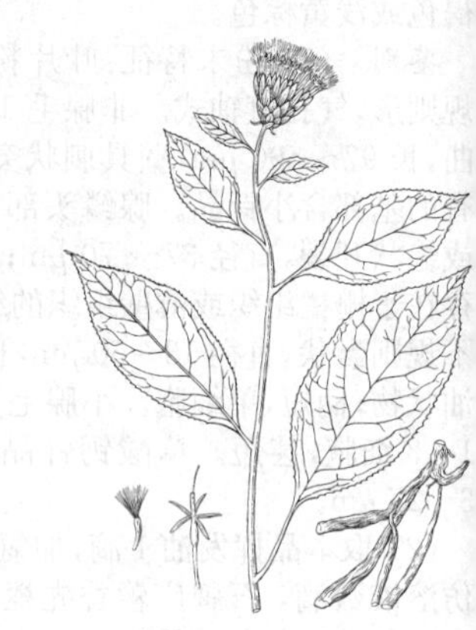

华麻花头

生于山坡、路旁、林荫下或丛林中。分布于江苏、浙江、安徽、福建、江西、河南、湖南、广东、广西、陕西(南部)等地。

【采收加工】 7～10 月采收 2～3 年生者，切片晒干或焙干。

【药材】 广东升麻 *Radix Serratulae Chinensis* 产于河南、江苏、安徽、浙江、江西、福建、湖南、广东、陕西。

性状 根呈圆柱形，稍扭曲，末端稍细；表面灰黄色或浅灰色，有纵皱纹或纵沟，并有少数须根痕；质脆，易折断，断面浅棕色或灰白色。味淡微苦。

鉴别 根横切面:木栓细胞数列；皮层较宽，内皮层明显，其内、外侧或同列细胞中有稀疏轮状排列的树脂管；木质部近形成层处导管较多，并伴有少数纤维，内侧导管成单行排列，木薄壁组织中也有少数树脂管散在。

【成分】 本品根含昆虫变态激素蜕皮甾酮(ecdysterone)[1]。

【炮制】 取原药材，除去杂质，洗净，闷润，切厚片，干燥，筛去灰屑。

饮片性状 不规则的厚片，切面皮部绿褐色，木部淡棕色，有放射状纹理。周边灰棕色，有细纵纹。气微，味微苦。

贮干燥容器内，置通风干燥处，防蛀。

【药性】 辛、苦，微寒。

1.《湖南药物志》:"苦、平，无毒。"

2.《福建药物志》:"甘、苦，微寒。"

【功用主治】 透疹解毒，升阳举陷。主治风热头痛，麻疹透发不畅，斑疹，肺热咳喘，咽喉肿痛，胃火牙痛，久泻脱肛，子宫脱垂。

1.《广东中药》:"发痘疹，解毒。治鼠疫。"

2.《湖南药物志》:"发表解毒，散风解热。"

3.《福建药物志》:"散风解毒，升举中气，透斑疹。主治头痛，咽喉肿痛，麻疹，斑疹，脱肛，子宫脱垂。"

【用法用量】 内服：煎汤，3～9 g。外用：煎水洗。

【宜忌】《福建药物志》："阴虚火旺者不宜用。"

【选方】 1. 治头痛　麻花头根 6 g，石膏 9 g，葵花 6 g。水煎服。

2. 治梅毒　麻花头根 15 g，石膏 15 g，胆草 9 g。煎水洗。（1、2 方出自《湖南药物志》）

0456 广金钱草 guǎng jīn qián cǎo （《中药通报》）

【异名】 广东金钱草（《岭南草药志》），落地金钱（《中国高等植物图鉴》），铜钱草、马蹄香（《全国中草药汇编》），假花生、马蹄草、银蹄草（《南宁市药物志》）。

【基原】 为豆科山蚂蝗属植物金钱草的地上部分。

【原植物】 金钱草 *Desmodium styracifolium* (Osbeck) Merr.

半灌木状草本，高 30～100 cm。枝条密被黄色长柔毛。小叶 1 或 3，叶柄长 1～1.8 cm；叶片近圆形，长 2.5～4.5 cm，宽 2～4 cm，先端微缺，基部心形，上面无毛，下面密被平贴金黄色绢质绒毛。总状花序腋生或顶生；苞片卵状三角形，每个苞内有两朵花；花梗丝状；花小；花萼钟状，萼齿披针形；花冠紫色，有香气。荚果有 3～6 荚节，具短柔毛和钩状毛。花期 6～9 月。

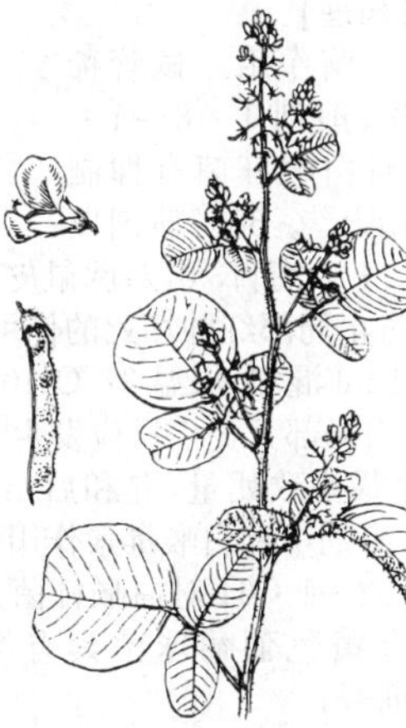

金钱草

生于山坡、草地、土坎或灌木丛中。分布于福建、湖南、广东、广西、四川、云南等地。

【采收加工】 7～10 月采割，晒干。

【药材】 广金钱草 *Herba Desmodii Styracifolii*　主产于广东。

性状　茎呈圆柱形，长可达 100 cm；表面淡棕黄色，密被黄色柔毛；质稍脆，断面中部有髓。叶互生，小叶 1～3 片，圆形或矩圆形，直径 2～4 cm，先端微凹，基部心形或矩圆，全缘；上面黄绿色或灰绿色，无毛，下面具灰白色紧贴的绒毛，侧脉羽状；叶柄长 1～2 cm，托叶 1 对，披针形，长约 8 mm。偶见花果。气微香，味微甘。

鉴别　(1) 茎横切面：表皮细胞 1 列，具钩状毛。表皮下方为木栓层。皮层组织中含色素块的细胞连接成环，并有草酸钙方晶与棱晶，直径 6～16 μm。中柱鞘纤维束发达，韧皮薄壁组织中亦含方晶及棱晶。木质部由导管、木纤维及木细胞组成。髓部宽阔，细胞中含色素块、结晶及较大的圆形淀粉粒。

(2) 取本品粗粉 2 g，加水 30 ml，煮沸 10 min，滤过，滤液蒸干，加乙醇 2 ml 使溶解，再加镁粉少量与盐酸 0.5 ml，即显红棕色（检查黄酮）。

(3) 取本品粗粉 2 g，加 1%盐酸的 70%乙醇溶液 20 ml，加热回流 10 min，滤过，滤液蒸去乙醇，加水 5 ml 使溶解，滤过，取滤液各 1 ml，分置 2 试管中，一管中加碘化铋钾试液 2 滴，生成橘红色沉淀；另一管中加三硝基苯酚试液 2 滴，生成黄色沉淀（检查生物碱）。

品质标志　《中华人民共和国药典》2005 版规定：照水溶性浸出物冷浸法测定，本品水浸出物不得少于 5.0%。

【成分】 全草含皂苷：大豆皂苷（soyasaponin），3-O-〔α-L-吡喃鼠李糖基(1→2)-β-D-吡喃半乳糖基(1→2)-β-D-吡喃葡萄糖醛酸基〕大豆皂醇 E{3-O-〔α-L-rhamnopyranosyl(1→2)-β-D-galactopyranosyl(1→2)-β-D-glucuronopyranosyl〕soyasapogenol E}[1]，新西兰牡荆苷-1(vicenin-1)，新西兰牡荆苷-3(vicenin 3)和夏弗塔雪轮苷(schaftoside)[2]；黄酮苷：异牡荆苷(isovitexin)，6-C-木糖-8-C-葡萄糖洋芹素(vicenin-1)，6-C-葡萄糖-8-C-木糖洋芹素(vicenin-2)，异荭草苷(isoorientin)[3]；生物碱类：广金钱草碱(desmodimine)，广金钱草内酯(desmodilectone)；三萜类成分：羽扇烯酮(lupenone)和羽扇豆醇(lupeol)；其他成分：三十三烷(tritriacontane)，硬脂酸(stearic acid)，β-谷甾醇(β-sitosterol)和花生酸花生醇酯(eicosanoic acid eicosyl ester)[4]，多糖[5]。

【药理】 1. 抗泌尿系结石作用　广金钱草及多种以广金钱草为主药的中成药有显著的防治泌尿系结石作用。如报告金钱草冲剂 15 g/kg、30 g/kg 对喂结石形成剂大鼠肾及膀胱结石的形成有显著预防效果，对已形成结石的大鼠还有显著的治疗作用[1,2]。研究表明，广金钱草及其多种复方制剂在体外对水合草酸钙晶体的生长和聚集有不同程度的抑制作用，广金钱草上述作用的有效成分为多糖[3～5]。金钱草可显著增强输尿管上段腔内压力，增加输尿管蠕动频率和动作电位频率[6～8]，并有显著的利尿作用[6～10]。

2. 利尿作用　广金钱草具有显著的利尿作用，广金钱草煎剂经胃肠道给药或注射，在大鼠、犬的急慢性实验中都可见尿量显著增加，并有利钠作用[6,8,10]。如曾报道 0.5 g/kg 的金钱草注射剂注入犬静脉或煎剂十二指肠给药均可见尿量显著增加[6,8]。

3. 对心脑血管的影响　广金钱草水提取物静脉给药，可使麻醉犬脑动脉血流量显著增加，脑血管阻力降低，颈总动脉血压下降。广金钱草总黄酮能明显增加小鼠心肌营养性血流量，也能明显增加在体狗冠脉及脑血流量，对小鼠常压缺氧耐受力有显著增加作用，对氯化钾所致家兔离体主动脉条痉挛有拮抗作用，对垂体后叶素所致大鼠急性心肌缺血有保护作用[11,12]。

4. 对血液的影响　广金钱草所含黄酮于体外能显著抑制血小板聚集，0.78 mg/ml 对 ADP 诱导的家兔血小板聚集抑制率为 47.7%，随药浓度增加作用增强，对于 4 min 有效解聚率也因药浓度增大作用增强，0.18 mg/ml 为 70.6%，解聚提高率为 246%。广金钱草黄酮还能显著拮抗体外血栓形成，6.7 mg/ml 对血栓长度、湿重和干重的抑制率分别为 27.5%、33.8%和 32.9%[13]。

5. 抗炎、镇痛作用　广金钱草煎剂或总黄酮腹腔注射具有显著的抗炎作用，能明显抑制组胺所致小鼠皮肤毛细血管通透性增加，减低巴豆油所致小鼠耳肿胀程度，抑制鸡蛋清所致大鼠足跖肿胀及棉球肉芽组织增生[13,14]。金钱草冲剂灌服，还能显著抑制醋酸所致小鼠扭体反应及提高热板法实验中小鼠痛阈，表明有镇痛作用[2]。

6. 益智作用　广金钱草煎剂灌服 50 g/kg 可明显拮抗樟柳碱所致小鼠记忆获得障碍，50 g/kg 及 70 g/kg 可显著改善氯霉素所致小鼠记忆巩固不良，对乙醇所致记忆再现缺失也有一定拮抗作用。广金钱草可明显延长断头小鼠的张口呼吸时间，明显延长亚硝酸钠所致小鼠脑缺氧死亡时间，还能明显延迟小鼠窒息缺氧死亡时间，表明广金钱草有益智效果与其脑保护作用有关[15]。

7. 其他作用　广金钱草具显著利胆作用，煎剂十二指肠注入或注射剂静滴均可显著促进麻醉犬胆汁排泄[9]。此外，广金钱草醇提取物能抑制白念珠菌的生长[16]。

毒性　广金钱草毒性很小，灌服煎剂 400 g(生药)/kg 小鼠无死亡，腹腔注射对小鼠的 LD_{50} 为 11.57±1.48 g/kg[15]。广金钱草黄酮小鼠腹腔注射的 LD_{50} 为 1.58±0.25 g/kg[11]。

【炮制】　取原药材，除去杂质，洗净，润软，切小段，干燥。

饮片性状　参见药材"性状"项。

贮干燥容器内，置通风干燥处。

【药性】　甘，淡，凉。

1.《广西中药志》："味甘淡，性平，无毒。"

2. 广州部队《常用中草药手册》："甘淡，凉。"

【功用主治】　清热利湿，通淋排石。主治泌尿系感染，泌尿系结石，肾炎水肿，胆囊炎，胆结石，黄疸型肝炎，小儿疳积，痈肿。

1.《广西中药志》："清虚热，降火。治砂淋。"

2.《广东中药》："平肝火，利水，通淋，清湿热。治肾结石，睾丸炎，吐血，肝热黄疸，痰火核，肺燥。"

3. 广州部队《常用中草药手册》："治肾炎浮肿，尿路感染，尿路结石，胆囊结石，黄疸性肝炎。"

4.《广西本草选编》："治荨麻疹。"

【用法用量】　内服：煎汤，15～30 g，鲜品 30～60 g。外用：捣敷。

【选方】　1. 治泌尿系感染　广金钱草 24 g，车前草、海金沙、金银花各 15 g。水煎服，每日 1 剂。(《全国中草药汇编》)

2. 治膀胱结石　广东金钱草 60 g，海金沙 15 g。水煎服。(《岭南草药志》)

3. 治胆囊炎　金钱草 30 g，鸡内金 9 g。水煎服。(《福建药物志》)

4. 治小儿疳积　广东金钱草适量。煮瘦猪肉食。

5. 治口腔炎及喉头炎　广东金钱草 15～30 g。煎水冲蜂蜜服。

6. 治乳腺炎　广东金钱草、老公根、酒糟，共捣烂敷患处。(4～6 方出自《岭南草药志》)

7. 治荨麻疹　广金钱草鲜全草 750 g，生盐 30 g。共捣烂外搽。另取全草 60 g，水煎服。(《广西本草选编》)

0457 广东土牛膝 guǎng dōng tǔ niú xī (广州空军《常用中草药手册》)

【异名】　斑骨相思、土牛膝、多须公、六月霜(《生草药性备要》)，白须公(《本草求原》)，牛舌大黄、小罗伞(《岭南采药录》)，六月雪(《陆川本草》)，石辣、白花姜(《南方主要有毒植物》)，白花泽兰(《江西草药》)。

【基原】　为菊科泽兰属植物华泽兰的根。

【原植物】　华泽兰 *Eupatorium chinense* L.　又名：鱼鳞菜(《岭南采药录》)，飞机草(《南方主要有毒植物》)。

多年生草本或半灌木，高可达 1.5 m。根多数，细长圆柱形，根茎粗壮。茎上部或花序分枝被细柔毛。单叶对生；有短叶柄；叶片卵形、长卵形或宽卵形，长 3.5～10 cm，宽 2～5 cm，先端急尖、短尖或长渐尖，基部圆形或截形，边缘有不规则的圆锯齿，上面无毛，下面被柔毛及腺点。头状花序多数，在茎顶或分枝顶端排成伞房或复伞房花序；总苞狭钟状；总苞片 3 层，先端钝或稍圆；头状花序含 5～6 小花，花两性，筒状，白色，或有时粉红色。瘦果圆柱形，有 5 纵肋，被短毛及腺点，冠毛 1 列，刺毛状。花期 6～9 月。

生于山坡、路旁、林缘、林下及灌丛中。分布于我国各地。

本植物的全草(华泽兰)亦供药用，另设专条。

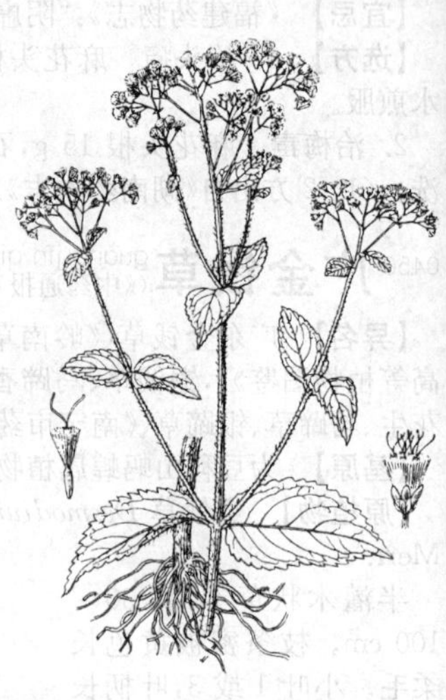

华泽兰

【采收加工】　9～10 月采挖，洗净，切段，晒干。

【成分】　含有黄酮苷，氨基酸，有机酸，酚类，挥发油及生物碱等成分[1]。

【药理】

1. 抗菌作用　试管稀释法，煎剂 1∶8～1∶16 对白喉杆菌有抑制作用[1,2]。50%煎剂以每日 1 ml灌胃 3 d，对豚鼠皮内注射白喉杆菌培养液 0.1 ml 有防止局部红肿坏死的作用。50%煎剂与白喉杆菌培养液各 1 ml 混和，保温 37 ℃ 10 h，再以 0.2 ml 接种豚鼠皮内，4 d内局部无炎症反应发生[1]。100%酊剂 1 ml 与白喉毒素 2 个最小致死量，混和后给豚鼠皮下注射，有一定保护作用，酊剂中和白喉毒素作用强于煎剂[3]。试管稀释法，酊剂 1∶32～1∶64 对白喉杆菌、1∶32 对溶血性链球菌、1∶16 对金黄色葡萄球菌具有抑制作用；酊剂抑菌作用强于煎剂[2]。

2. 其他作用　广东土牛膝中分离得到一种在体内具有抑制人宫颈鳞癌(HeLa)细胞活性的物质[3]。

【药性】　苦，甘，凉。有毒。

1.《生草药性备要》："味甘，性平。"

2.《岭南草药志》："甘，苦，性凉。"

3.《江西草药》："性平，味苦、辛。"

【功用主治】　清热利咽，凉血解毒。主治咽喉肿痛，白喉，吐血，血淋，赤白下痢，跌打损伤，痈疮肿毒，毒蛇咬伤，水火烫伤。

1.《生草药性备要》："治跌打伤，壮筋骨，补足胫，煲水洗亦可。"

2.《本草求原》："壮筋骨，健腰膝，理跌打。"

3.《岭南采药录》："为收敛药及利小便药，清血消毒。又散血止痛，理脚气，用其根煎酒服。凡病腿足红肿放亮，其热如火，名流火丹，用此草捣烂，和马钱子及旧铁锈磨水，豆腐渣调匀，微温敷之。又治男妇诸淋，小便不通，用土牛膝连叶以酒煎服数次，血淋尤验。"

4.《广西本草选编》："清热解毒，凉血利咽。主治白喉，扁桃体炎，咽喉炎，感冒高热，麻疹肺炎，无名肿毒。"

5.《贵州民间方药集》："通经，止吐血，解热，驱风，利尿，外敷消红肿。"

【用法用量】　内服：煎汤，10～20 g，鲜品 30～60 g。外用：捣敷或煎水洗。

【宜忌】　孕妇禁服。

【选方】　1. 治喉痛、单双喉蛾　六月雪鲜根 250 g。捣烂榨取自然汁，加盐少许；或和熊胆皮、甘草适量，煎浓汁。缓缓吞咽，并留一部分含漱。

2. 预防白喉　土牛膝干根粗末 9～15 g。经 3 次水煎，收集过滤浓缩成为浓缩液。分 1～3 次服，连服 4 d 为 1 个预防用量。如疫情未扑灭，药后 15 d，可服第二个预防用量。（1、2 方出自《岭南 39 草药志》）

3. 治血淋　六月雪 60 g。加少量米酒，水煎服。（《广西中草药》）

4. 治蛇缠指头（瘭疽）　六月雪鲜根 30 g，斑蝥虫 10 只。米酒 90 g，水 1 碗，同煮成浓汁。待温浸患指，冷则换浸温液，至痛止为止。

5. 治汤火伤　六月雪煎取浓汁。冷敷患处。（4、5 方出自《岭南草药志》）

6. 治黄疸　泽兰根 30 g，赤小豆 30～60 g。水煎代茶饮。（《江西草药》）

0458 广东万年青 guǎng dōng wàn nián qīng（广州部队《常用中草药手册》）

【异名】　万年青（《岭南采药录》），土千年健（《广西药用植物名录》），粤万年青（广州部队《常用中草药手册》），井干草（《全国中草药汇编》）。

【基原】　为天南星科广东万年青属植物广东万年青的根茎或茎叶。

【原植物】　广东万年青 *Aglaonema modestum* Schott ex Engl.　又名：亮丝草（《中国高等植物图鉴》），大叶万年青（《中国植物志》）。

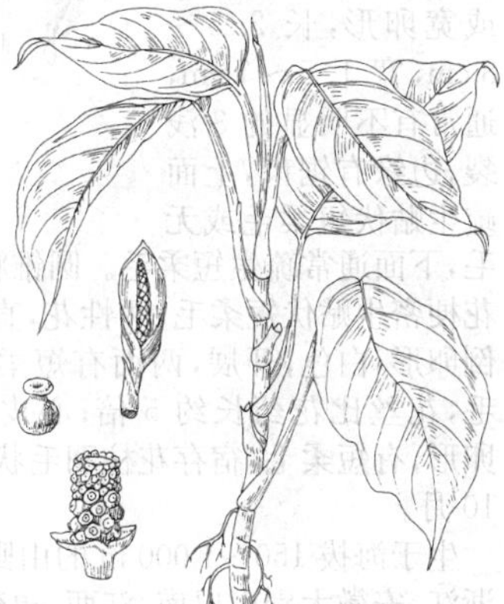
广东万年青

多年生常绿草本，高 40～70 cm。地下茎横走。单叶互生；叶柄长 5～20 cm，1/2 以上具鞘；叶片深绿色，卵形或卵状披针形，长 15～25 cm，宽 10～13 cm，先端有长 2 cm 的渐尖，基部钝或宽楔形。花序腋生，花序柄长 10～12.5 cm；佛焰苞白色带浅黄色，长 6～7 cm，宽 1.5 cm，长圆披针形；肉穗花序长为佛焰苞的 2/3；花单性同株；雄花序在上，雌花序在下，雌雄花序紧接；花无花被；雄蕊 2，先端四方形；雌蕊近球形，上部收缩为短的花柱，柱头盘状。浆果绿色至黄红色，长圆形，冠以宿存柱头。种子 1 颗。花期 5 月，果期 10～11 月。

生于海拔 500～1 700 m的密林中。分布于华南及云南东南部。

【栽培】　生物学特性　喜温暖湿润气候，耐荫，忌强光，不耐寒。宜选择微酸性土壤栽培。

繁殖方法　用扦插繁殖法：春夏季，将肉质茎 1～3 个叶节截为一段，随即将切口蘸上草木灰防腐，置于室内 2～3 天，然后插于沙床上，遮阳，保持较高的湿度，1 个月左右即可生根长芽。苗高 15～20 cm，即可按行株距 40 cm×30 cm开穴定植。

田间管理　定植后，经常浇水保持土壤湿润，每年除草松土 3～4 次，施腐熟人粪尿 4～5 次。

【采收加工】　10 月中、下旬采挖根茎，鲜用或切片晒干。7 月中、下旬采收茎叶，鲜用或切段晒干。

【药性】　辛、微苦，寒，有毒。

1.《岭南采药录》："味腥、甘，性平；一说，味甘，性凉。"

2. 广州部队《常用中草药手册》："淡，寒，微苦。"

3.《全国中草药汇编》："辛、微苦，寒，有小毒。"

【功用主治】　清热凉血，消肿止痛。主治咽喉肿痛，白喉，肺热咳嗽，吐血，热毒便血，疮疡肿毒，蛇、犬咬伤。

1.《岭南采药录》："止热咳，止新吐血，治大肠结热，泻血，理伤症，小儿脱肛下血，大便后下血。"又"理血清肺，解火毒，为咽喉七十二症要药，并治小儿急惊。"

2. 广州部队《常用中草药手册》："清热凉血，消肿拔毒，止痛。主治蛇咬伤，咽喉肿痛，小儿脱肛，疔疮肿毒。"

3.《福建药物志》："主治白喉，鼻窦炎。"

【用法用量】　内服：煎汤，6～15 g。外用：捣汁含漱；或捣敷；或煎水洗。

【宜忌】　南药《中草药学》："本品有毒，内服宜慎。"

【选方】　1. 治咽喉肿痛　鲜粤万年青根茎 9～15 g。捣烂绞汁，加醋少许，含漱。（《福建药物志》）

2. 治鼻窦炎　粤万年青捣汁，滴鼻。（《福建药物志》）

3. 治痈肿　（粤万年青）鲜根茎适量，红糖少许。捣烂，敷患处。（《福建中草药》）

4. 治蛇咬伤，蛇毒攻心　（广东万年青）鲜叶 5～7 片捣烂，加冷开水 1 小杯绞汁，调六神丸 7 粒，冰片 1.5 g（共研末）灌服，再给醋 31～62 g，饮服。（南药《中草药学》）

5. 治疯狗咬伤　鲜万年青 120 g，白糖 120 g。（先将药）捣碎绞汁，冲白糖开水服。（《陆川本草》）

6. 治小儿脱肛　广东万年青适量。煎水外洗。（广州部队《常用中草药手册》）

【临床报道】　治疗白喉　广东万年青全株醋浸出液 0.2 g(生药)/ml，每 4 h 给药 1 次，每次剂量为 2 岁以内 3～5 滴，3～4 岁 8～10 滴，7～12 岁 13～15 滴，13 岁以上 1 次 20～25 滴，首剂加倍，配合注射青霉素，口服大量维生素 C，共治疗 54 例，其中扁桃体白喉 32 例，咽门白喉 18 例，咽喉气管白喉 3 例，鼻咽喉气管白喉 1 例。共治愈 50 例，死亡 4 例（1 例进院 24 h 死亡，另 3 例还注射白喉抗毒素无效）[1]。

0459 广西过路黄 guǎng xī guò lù huáng（《湖南药物志》）

【异名】　斗笠花、笠麻花、斑筒花、虎头黄、五莲花、时花草（《福建药物志》）。

【基原】　为报春花科珍珠菜属植物广西过路黄的全草。

【原植物】　广西过路黄 *Lysimachia alfredii* Hance

多年生草本。茎簇生，直立或有时基部倾卧生根，高10～30(～45)cm，单一或近基部有分枝，被褐色多细胞柔毛。叶对生；叶柄长 1～2.5 cm，密被柔毛；茎下部的叶较小，常成圆形，茎上部叶较大，茎端的 2 对间距很短，密聚成轮生状，叶片卵形至卵状披针形，长3.5～11 cm，宽 1～5.5 cm，先端锐尖或钝，基部楔形或近圆形，边缘具缘毛，两面均被糙伏毛，密布黑色腺条和腺点。总状花序顶生，缩短成近头状；苞片阔椭圆形或阔倒卵形，先端圆钝，基部渐狭，密被糙伏毛；花梗密被柔毛；花萼 5 裂，分裂近达基部，裂片狭披针形，边缘膜质，背面被毛，有黑色腺条；花冠黄色，基部合生部分长 3～5 mm，先端 5 裂，裂片披针形，先端钝或锐尖，密布黑色腺条；雄蕊5，花丝下部合生成筒，被腺毛，花药长圆形。蒴果近球形，褐色，花期4～5月，果期6～8月。

生于海拔220～900 m的山谷溪边、沟旁湿地、林下和灌丛中。分布于福建、江西、湖南、广东、广西、贵州等地。

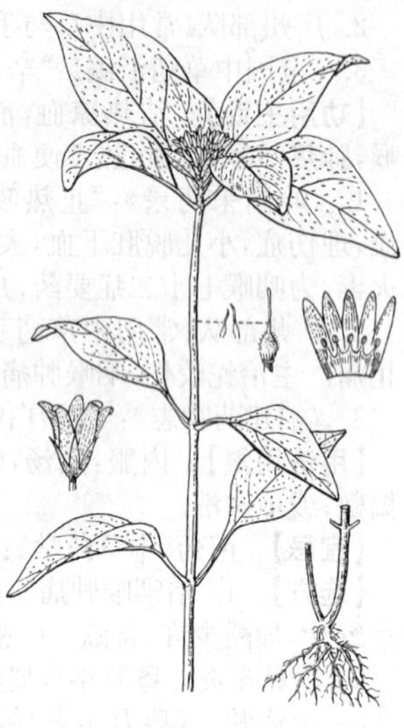

广西过路黄

【采收加工】 7～10月采收，鲜用或晒干。

【药性】 《湖南药物志》："微苦、酸，凉。"

【功用主治】 清热利湿，排石通淋。主治黄疸型肝炎，痢疾，热淋，石淋，白带。

1.《湖南药物志》："清热解毒，利尿排石。主治急性黄疸型肝炎，尿路感染，尿路结石。"

2.《福建药物志》："祛风燥湿，活血止血。主治痢疾，黄疸，血崩，白带，痔疮出血。"

【用法用量】 内服：煎汤，30～60 g。

【选方】 1. 治急性黄疸型肝炎 广西过路黄全草、积雪草各30～60 g。水煎服。

2. 治尿路感染，尿路结石 广西过路黄全草、连钱草各30～60 g。水煎服。（1、2方出自《湖南药物志》）

3. 治白带 鲜广西过路黄60 g，猪肚1个，酒少许。炖服。（《福建药物志》）

0460 广西狗牙花 guǎng xī gǒu yá huā （《全国中草药汇编》）

【异名】 大驳骨、山狮子（《广西药用植物名录》）。

【基原】 为夹竹桃科狗牙花属植物广西狗牙花的根皮、叶。

【原植物】 广西狗牙花 *Ervatamia kwangsiensis* Tsiang

灌木，高达5 m。除花外无毛；枝和小枝有皮孔，节间达2～3 cm。假托叶基部扩大而合生，卵圆形。叶对生；叶柄长5～12 mm；叶片坚纸质，椭圆状卵圆形，长5～15 cm，宽3～6.5 cm，先端短渐尖，基部楔形，表面深绿色，背面淡绿色。

聚伞花序腋生，通常二歧，生于小枝顶端，有花6～7朵；总花梗长3～4 cm；苞片和小苞片卵圆形；花5数；花萼宽钟形，萼片有缘毛；花冠白色，早落；雄蕊着生于近花冠喉部，花药近箭头形；柱头2裂。蓇葖果双生，150°叉开，长圆状披针形，具短喙；果长5～6 cm。种子在每个蓇葖内有5～6颗。花期5～9月，果期9～11月。

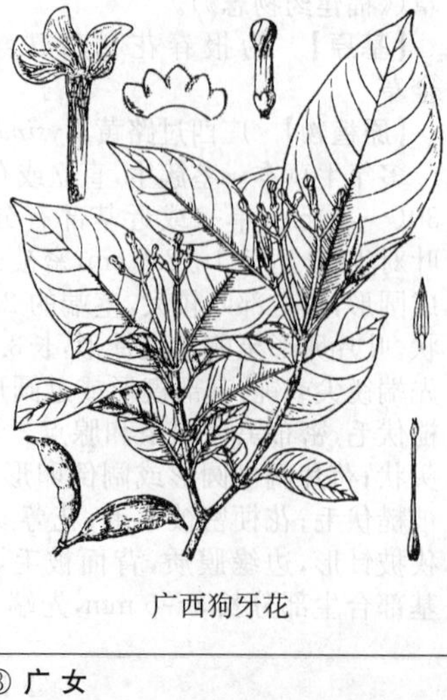

广西狗牙花

生于海拔500～1 000 m的山坡灌丛中。分布于广西西部。

【采收加工】 根皮9～11月采收，洗净，鲜用；叶鲜用。

【功用主治】 活血散瘀。主治跌打，接骨。

【用法用量】 外用：鲜品捣敷。

0461 女萎 nǚ wěi （李当之《药录》）

【异名】 蔓楚（《新修本草》），牡丹蔓（《植物学大辞典》），山木通、木通草、白木通、穿山藤、苏木通（《湖南药物志》），小叶鸭脚力刚、钥匙藤（《天目山药用植物志》）。

【基原】 为毛茛科铁线莲属植物女萎的藤茎、叶或根。

【原植物】 女萎*Clematis apiifolia* DC.

藤本。小枝密生贴伏短柔毛。叶对生；叶柄长1.5～7 cm；三出复叶，小叶片卵形或宽卵形，长2.5～8 cm，宽1.5～7 cm，通常有不明显的3浅裂，边缘有锯齿，上面疏生贴伏短柔毛或无毛，下面通常疏生短柔毛。圆锥状聚伞花序，多花，花序梗、花梗密生贴伏短柔毛；两性花，直径1～1.5 cm；萼片4，狭倒卵形，白色，开展，两面有短柔毛；花瓣无；雄蕊多数，无毛，花丝比花药长约5倍；心皮少数，被短柔毛。瘦果狭卵形，有短柔毛，宿存花柱羽毛状。花期7～9月，果期9～10月。

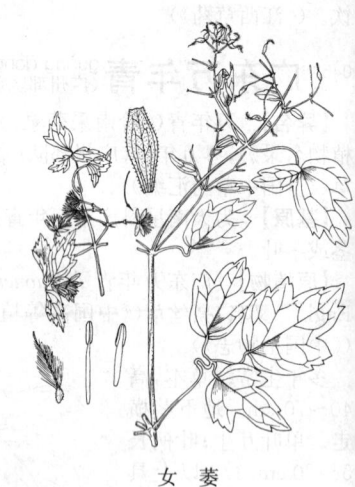

女 萎

生于海拔150～1 000 m的山野林边。分布于江苏南部、浙江、安徽大别山以南、江西、福建、湖南。

【采收加工】 9～10月开花时采收带叶茎蔓，扎成小把，晒干或随时采用鲜品。根多采用鲜品。

【药材】 女萎 *Herba Clematidis Apiifoliae* 主产于江苏、安徽、浙江等地。

性状 茎类方形，长可达数米，缠绕或切段；表面灰绿色或棕绿色，通常有6条较明显的纵棱，被白色柔毛；质脆，易断，断面不平坦，木部黄白色，可见多数细导管孔，髓部疏松。叶对生，三出复叶，叶片多皱缩破碎，完整的叶片卵形或宽卵形，顶生小叶片较两侧小叶片大，常呈不明显的3浅裂，边缘有缺刻状粗锯齿或牙齿，暗绿色，两面有短柔毛；总叶柄长2～9 cm，常扭曲。有的带有花果。气微，味微苦涩。

鉴别 (1) 茎横切面：表皮细胞类长方形，切向延长。皮层较狭。中柱鞘纤维1～2层，断续相接成环（嫩茎无纤维）；无限外韧型维管束，大小相间排列，形成层不明显，导管类圆形或长圆形，多单个排列。髓部较小。

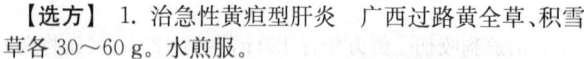

(2) 取本品粗粉1 g，加10 ml，回流提取约15 min，滤过。取滤液1 ml，加醋酸铅试液1滴，溶液立即产生绿色沉淀。另取滤液滴于6 cm圆形滤纸上，滴加氯仿展开，烘干，喷

1%三氯化铝乙醇液，再烘干，紫外光灯下观察，中心部有黄绿色荧光。

(3) 纸色谱：取上述甲醇提取液，浓缩后点于中华色谱纸上，以正丁醇-醋酸-水-氯仿(8∶2∶10∶1)的上层液为展开剂展开，取出，晾干，喷以1%三氯化铝乙醇液，烘干，于紫外光灯下观察，可见棕色、蓝色、黄绿色3个斑点。

【成分】 根含三萜类：乙酰齐墩果酸(acetyl oleanolic acid)[1]，齐墩果酸(oleanolic acid)，常春藤皂苷元(hederagenin)[1,2]；甾醇类：豆甾醇(stigmasterol)，β-谷甾醇(β-sitosterol)[2]。

花、叶含槲皮素(quercetin)，山柰酚(kaempferol)等黄酮类化合物[3]。

【药性】 辛，温，小毒。归肝、脾、大肠经。

1.《纲目》："辛，温，无毒。"

2.《全国中草药汇编》："辛、温，有小毒。"

【功用主治】 祛风除湿，温中理气，利尿消食。主治风湿痹证，吐泻，痢疾，腹痛肠鸣，小便不利，水肿。

1.《新修本草》："主风寒洒洒，霍乱，泄痢，肠鸣游气上下无常，惊痫，寒热百病，出汗。《李氏本草》云：'止下，消食'。"

2.《安徽中草药》："祛风除湿，活血止痛。"

3.《全国中草药汇编》："消炎消肿，利尿通乳。主治肠炎，痢疾，甲状腺肿大，风湿关节痛，尿路感染，乳汁不下。"

【用法用量】 内服：煎汤，15～30 g。外用：鲜品捣敷；或煎水熏洗。

【宜忌】 本品内服剂量不可过大，否则可引起胃部不适，呕吐，腹泻，食欲大减，头痛，胸闷，四肢无力或面部浮肿。

【选方】 1. 治筋骨疼痛　女萎藤15 g，蔓性千斤拔15 g，路边荆9 g，老钩藤6 g。水煎服。(《湖南药物志》)

2. 治赤白滞下，肠已滑，日数十行者　女萎、半夏(洗)各二两，附子(炮)、藜芦(炙去头)各一两。上四味捣合下筛，和以十年苦酒，顿丸如梧子。若有下者，饮服三丸，日三，不知，稍稍增之。(《外台》引《范汪方》苦酒白丸)

3. 治小儿大肠虚冷脱肛　女萎五两，烧熏下部，三五上瘥。(《普济方》)

4. 治乳汁不下　女萎30 g，通草6 g，沙参9 g。炖猪脚食。(《湖南药物志》)

5. 治风火牙痛　女萎鲜根，加食盐捣烂敷患处。

6. 治眼起星翳　女萎鲜根，捣烂塞鼻孔，左眼塞右孔，右眼塞左孔。

7. 治漆疮　女萎茎叶，加食盐捣烂敷患处，或将茎叶煎汤熏洗。(5～7方出自《天目山药用植物志》)

0462 女菀 nǚ wǎn (《本经》)

【异名】 白菀、织女菀(《吴普本草》)，女肠(《广雅》)，茆(《别录》)。

【基原】 为菊科女菀属植物女菀的根或全草。

【原植物】 女菀 *Turczaninowia fastigiata* (Fisch.) DC. [*Aster fastigiatus* Fisch.]

多年生草本，高30～100 cm。茎直立，上半部有细柔毛。叶互生；基部叶线状披针形，长5～12 cm，宽5～12 mm，基部渐狭成短柄，先端渐尖，边缘粗糙，疏生细锯齿，花后凋落；茎上部叶无柄，线状披针形至线形，上面光滑，绿色，下面有细软毛，边缘粗糙，稍反卷。头状花序多数，密集成复伞房状；总苞片3～4层，草质，边缘膜质，先端钝；外围有1层雌花，雌花舌状，舌片白色，椭圆形；中央多数两性花，花冠筒状，黄色，花药基部钝而全缘，柱头2裂。瘦果，长圆形，全体有毛，冠毛1层，灰白色或稍红色。花期秋季。

生于荒地、山坡湿润处。分布于河北、内蒙古、辽宁、吉林、黑龙江、江苏、浙江、安徽、江西、山东、河南、湖北、湖南、山西、陕西等地。

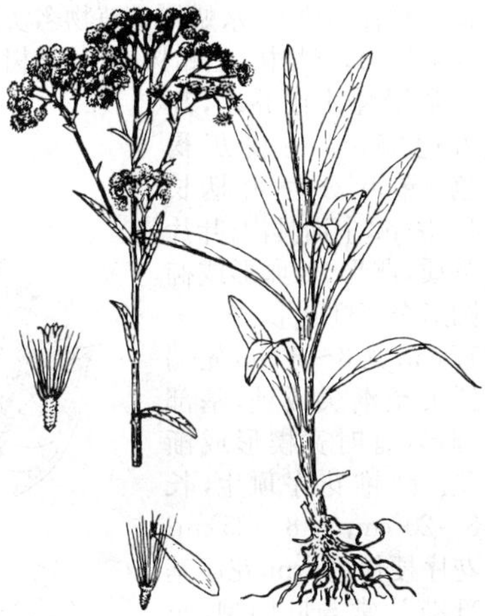

女　菀

【采收加工】 5～7月采收全草。10～11月采根，切段晒干。

【成分】 全草含槲皮素(quercetin)，根含挥发油[1]。

【药性】 辛，温。

1.《本经》："味辛，温。"

2.《别录》："无毒。"

3.《品汇精要》："味辛，性温散，气之厚者阳也。香。"

4.《药性考》："性滑。"

【功用主治】 温肺化痰，健脾利湿。主治咳嗽气喘，泻痢，小便短涩。

1.《本经》："主风寒洗洗，霍乱，泄痢，肠鸣上下无常处，惊痫，寒热，百疾。"

2.《别录》："疗肺伤咳逆，出汗，久寒在膀胱，支满，饮酒夜食发病。"

3.《药性考》："泻肺疗嗽，令人面白，润肺利肠。"

4.《浙江药用植物志》："温肺化痰，和中，利尿。主治咳嗽气喘，腹泻，痢疾，小便短涩。"

【用法用量】 内服：煎汤，9～15 g。

【宜忌】《本草经集注》："畏卤咸。"

【选方】 1. 治咳嗽气喘　女菀15 g，金线吊白米9 g，路边荆15 g。水煎服。

2. 治肠鸣腹泻　女菀15 g，陈皮6 g，菖蒲6 g。水煎服。

3. 治小便短涩　女菀、车前草各15 g。水煎服。(1～3方出自《湖南药物志》)

4. 治消石毒　女菀一两。上一味，粗捣筛。每服二钱匕，水一盏，煎七分，温服不拘时。

【临床报道】 治疗细菌性痢疾　女菀30 g(鲜草60 g)，水煎服，每日1剂，分2次服。治疗菌痢87例，其中26例严重呕吐或中毒症状明显者，配合使用支持疗法，其余61例均单独使用本药。有效71例(占81.6%)，无效16例(占18.4%)。疗程最短者2 d，最长者7 d[1]。

【各家论述】《本草正义》："白菀，古人皆谓即紫菀之白者，《本经》谓之女菀，其叶辛温，主风寒洗洗，霍乱泄痢，肠鸣上下无常处，惊痫，寒热；《别录》疗肺伤咳逆，支满。考其功力，亦宜泄疏达之品，与紫菀似无甚区别。"

0463 女贞子 nǚ zhēn zǐ (《本草正》)

【异名】 女贞实(《本经》)，冬青子(《济急仙方》)，爆格蚤

(《分类草药性》),白蜡树子(《中药形性经验鉴别法》),鼠梓子(《广西中药志》)。

【基原】 为木犀科女贞属植物女贞的果实。

【原植物】 女贞 *Ligustrum lucidum* Ait. 又名:桢木(《山海经》),女贞木(《典术》),冬青、蜡树(《纲目》),小叶冻青(《医林纂要》),水蜡树(《植物名实图考》),鼠梓木(《新本草纲目》),青蜡树、白蜡树、大叶蜡树(《中国植物志》)。

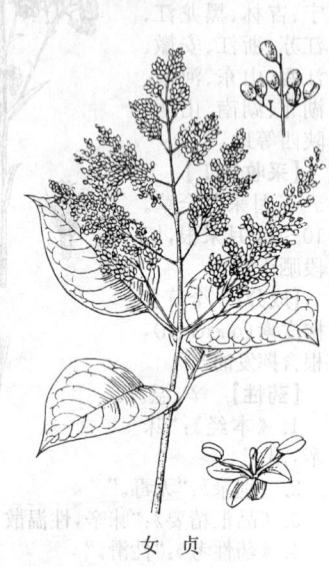

常绿灌木或乔木,高可达25 m。树皮灰褐色。单叶对生;叶柄长1~3 cm,上面具沟;叶片革质,卵形、长卵形或椭圆形至宽椭圆形,长6~17 cm,宽3~8 cm,先端锐尖至渐尖或钝,基部圆形,有时宽楔形或渐狭。圆锥花序顶生,长8~20 cm,宽8~25 cm;花序梗长达3 cm;花序基部苞片常与叶同型,小苞片披针形或线形,凋落;花无梗或近无梗;花萼无毛,齿不明显或近截形;花冠裂片反折;花药长圆形;柱头棒状。果肾形或近肾形,长7~10 mm,径4~6 mm,深蓝黑色,成熟时呈红黑色,被白粉。花期5~7月,果期7月至翌年5月。

女 贞

生于海拔2 900 m以下的疏林或密林中,亦多栽培于庭院或路旁。分布于陕西、甘肃及长江以南各地。

本植物的叶(女贞叶)、树皮(女贞皮)、根(女贞根)亦供药用,另设专条。

【栽培】 生物学特性 喜温暖湿润、阳光充足的气候,较耐荫,不甚耐寒。对大气污染的抗性较强,对二氧化硫、氯气、氟化氢及铅蒸气均有较强抗性,也能忍受较高的粉尘、烟尘污染。对土壤要求不严,以砂质壤土或黏质壤土栽培为宜,但在红、黄壤土上亦能生长。

繁殖方法 用种子繁殖,也可扦插。秋末冬初果实成熟时采下,剥取种子,随即播种育苗,苗床宽1.3 m,按沟心距0.3 m开横沟,深约1 cm,播幅10 cm,把种子匀播沟内,施稀人畜粪,再盖细土。育苗期每年中耕除草4次,在4、6、8、11月进行,并在4月和11月中耕除草后各追施腐熟人畜粪水1次,培育2年移栽。在4~5月,按行株距3 m×3 m左右开穴,每穴栽种1株。

田间管理 栽后每年4月、10月各松土1次,并结合追肥1~2次。为了综合利用,有条件地区,可在树上放养白蜡虫。

病虫害防治 虫害有天牛幼虫,为害树干,可用棉球蘸5倍90%敌百虫液塞进虫孔毒杀。

【采收加工】 女贞移栽后4~5年开始结果,在每年12月果实变黑而有白粉时打下,除去梗、叶及杂质,晒干或置热水中烫过后晒干。

【药材】 女贞子 *Fructus Ligustri Lucidi* 主产于浙江、江苏、湖南、福建、广西、江西、四川等地。

性状 果实呈卵形、椭圆形或肾形,长6~8.5 mm,直径3.5~5.5 mm。表面黑紫色或棕黑色,皱缩不平,基部有果梗痕或具宿萼及短梗。外果皮薄,中果皮较松软,易剥离,内果皮木质,黄棕色,具纵棱,破开后种子通常1粒,肾形,紫黑色,油性。无臭,味甘、微苦涩。

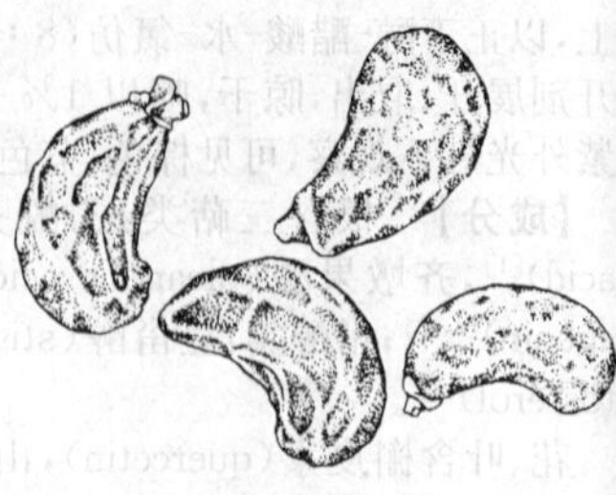

女贞子(果实)外形

鉴别 (1) 果实横切面:外果皮为1列细胞,外壁及侧壁加厚,其内常含油滴。中果皮为12~25列薄壁细胞,近内果皮处有7~12个维管束散在。内果皮为4~8列纤维组成棱环。种皮最外为1列切向延长的表皮细胞,长68~108 μm,径向60~80 μm,常含油滴。向内为薄壁细胞,棕色。胚乳较厚,内有子叶。

(2) 取本品粉末约0.5 g,加乙醇5 ml,振摇5 min,滤过。取滤液少量,置蒸发皿中蒸干,滴加三氯化锑氯仿饱和溶液,再蒸干,呈紫色(检查三萜类)。取本品粉末1 g,加乙醇3 ml,振摇5 min,滤过。滤液置蒸发皿中,蒸干,残渣加醋酐1 ml使溶解,加硫酸1滴,先显桃红色,继变紫红色,最后呈污绿色;置紫外光灯(365 nm)下观察,显黄绿色荧光(检查三萜皂苷)。

(3) 薄层色谱:取本品粉末0.5 g,加甲醇20 ml,加热回流30 min,滤过,滤液蒸干,残渣加无水乙醇-氯仿(3∶2)混合物合液1 ml使溶解,作为供试品溶液。另取齐墩果酸对照品,加乙醇制成每1 ml含1 mg的溶液,作为对照品溶液。吸取供试品溶液3~5 μl、对照品溶液5 μl,分别点于同一硅胶G薄层板上,以环己烷-丙酮-醋酸乙酯(5∶2∶1)为展开剂,展开,取出,晾干,喷以10%硫酸乙醇溶液,在110 ℃加热至斑点显色清晰。供试品色谱中,在与对照品色谱相应的位置上,显相同颜色的斑点。

品质标志 《中华人民共和国药典》2005年版规定:照薄层色谱扫描法测定,本品含齐墩果酸($C_{30}H_{48}O_3$)不得少于0.60%。

【成分】 果实含三萜类:齐墩果酸(oleanolic acid),乙酰齐墩果酸(acetyloleanolic acid),熊果酸(ursolic acid),乙酰熊果酸(acetyl ursolic acid)[1];酚苷类:对羟基苯乙醇(*p*-hydroxyphenethyl alcohol),3,4-二羟基苯乙醇(3,4-dihydroxyphenethyl alcohol),对羟基苯乙基-β-D-葡萄糖苷(*p*-hydroxyphenethyl-β-D-glucoside),3,4-二羟基苯乙基-β-D-葡萄糖苷(3,4-dihydroxyphenethyl-β-D-glucoside),洋丁香酚苷(acteoside)[1];环烯醚萜苷类:10-羟基女贞苷(10-hydroxy ligustroside),女贞子苷(nuezhenide),橄榄苦苷(oleuropein),10-羟基橄榄苦苷(10-hydroxy oleuropein)[1],木犀榄苷二甲基酯(oleoside dimethylester),ligustroside[2],女贞果苷(lucidumoside)A、B[3],C、D[4],异女贞子苷(isonuezhenide)[3],特女贞苷(specnuezhenide),女贞苦苷(nuezhengalaside)[5],女贞酸(nuezhenidic acid)[6],新女贞子苷(neonuezhenide),女贞苷酸(ligustrosidic acid),橄榄苦苷酸(oleuropeinic acid)及代号为GI-3的裂环烯醚萜苷[7];黄酮类:外消旋圣草素(eriodictyol),右旋-花旗松素(taxifolin),槲皮素(quercetin)[1],芹菜素-7-O-β-D-葡萄糖苷(cosmosiin)[8~13];脂肪酸:棕榈酸(palmitic acid),硬脂酸

(stearic acid)，油酸(oleic acid)，亚麻酸(linolenic acid)[8~13]；女贞子多糖(UPS)：由鼠李糖、阿拉伯糖、葡萄糖、岩藻糖组成[14]；磷脂类：溶血磷脂酰胆碱(LPC)，磷脂酰乙醇胺(PE)，磷脂酰胆碱(PC)，磷脂酸(PA)，磷脂酰肌醇(PI)[15,16]；挥发油类：丙硫酮(thioketone)，2-氧基丙烷(2-ethoxy-paopane)，1-甲基-乙丙基肼(1-methyl-1-propyl-hydrazine)，4-乙酰氧基-2-丁酮(4-acteyloxy-2-butanone)，2-乙氧基丁烷(2-ethoxy-butane)[17]。

种子含三萜类：女贞子酸(ligustrin)[18]，19α-羟基-3-乙酰熊果酸(19α-hydroxy-3-acetylursolic acid)[19]，齐墩果酸钠(sodium oleanolate)[20]，白桦脂醇(betulin)[21]，24-达玛-烯-3β-乙酰氧基-20S-醇(dammar-24-ene-3β-acetate-20S-ol)[22]，3β-反式对羟基肉桂酰氧基-2α-羟基齐墩果酸[23]，24-达玛-烯-3β-乙酰氧基-20S-醇Ⅰ、25-达玛-烯-3β，20ζ，24ζ-三醇(20ζ，24ζ-triol)，2α-羟基齐墩果酸，3β-反式对羟基桂及酰氧基-2α-羟基齐墩果酸[24]，熊果酸(ursolic acid)[25]；挥发油：α，β-蒎烯(α，β-pinene)，柠檬烯(limonene)，4-松油醇(4-terpineol)，丁香油酚(eugenol)[26]；酚苷类：8-表金银花苷(8-epikingiside)[27]，芹菜素-7-O-β-D-葡萄糖苷(cosmossin-7-O-β-D-glucoside)[19]，对羟基苯乙基-β-D-葡萄糖苷(*p*-hydroxyphenethyl-β-D-glucoside)，对羟基苯乙基-α-D-葡萄糖苷(*p*-hydroxyphenethyl-α-D-glucoside)，毛柳苷(salidroside)[28]，红景天苷(salidroside)[29]。又含女贞子多糖[30, 31]，委陵菜酸(tormentic acid)[25]。

【药理】 1. 抗炎作用　水煎剂 12.5 g/kg，25 g/kg，每日口服，连续 5 d，对二甲苯引起的小鼠耳郭肿胀、乙酸引起的小鼠腹腔毛细血管通透性增加及对角叉菜胶、蛋清、甲醛性大鼠足跖肿胀均有明显抑制作用。女贞子 20 g/kg 灌胃，连续 3 d，可显著降低大鼠炎症组织前列腺素E(PGE)的释放量；女贞子 20 g/kg，连续 7 d 灌服，可抑制大鼠棉球肉芽组织增生，同时伴有肾上腺重量的增加[1]。女贞子的抗炎有效成分为齐墩果酸[2]。

2. 对免疫功能的影响　女贞子有促进免疫功能的作用。水煎剂 12.5 g/kg，25 g/kg 连续灌胃 7 d，均可使幼小鼠胸腺、脾脏重量明显增加。25 g/kg 连续灌胃 7 d 还能使成年小鼠脾脏重量增加[3]。女贞子有促进小鼠体液免疫系统的作用，明显提高血清溶血素抗体活性，升高正常小鼠 IgG 含量，且对抗环磷酰胺的免疫抑制作用[3, 4]。女贞子在体内体外对淋巴细胞转化均有促进作用[5~7]。女贞子对小鼠脾细胞产生白介素-2(IL-2)的影响，在不同免疫状态下具有不同的调节作用，可使环磷酰胺降低的 IL-2 升高，使硫唑嘌呤引起的 IL-2 超常升高受抑制，而对正常组无明显影响，显示了明显的双相调节作用[8]。齐墩果酸和女贞子多糖是女贞子调节机体免疫功能的两种活性成分。大量实验表明，齐墩果酸具有肯定的促进淋巴细胞增殖和动物巨噬细胞吞噬功能以及迟发超敏的效应，并与 IL-2 具有协同作用[9]。

3. 对变态反应的抑制作用　女贞子煎剂 12.5 g/kg，25 g/kg灌胃，显著抑制小鼠或大鼠被动皮肤过敏反应，降低大鼠颅骨骨膜肥大细胞脱颗粒百分率，对抗组胺引起的大鼠皮肤毛细血管通透性增加，女贞子 20 g/kg 显著降低豚鼠血清补体总量，女贞子对Ⅰ、Ⅲ、Ⅳ型变态反应具有明显抑制作用[10]。齐墩果酸是女贞子抑制变态反应的主要有效成分[11]。

4. 对脂质代谢的影响　高龄小鼠连续口服女贞子醇提取液 40 d，结果脑内丙二醛(MDA)、肝内 MDA 较未给药高龄小鼠组显著降低，与低龄小鼠脑内量相似；同时，给予女贞子的高龄小鼠肝内 SOD(超氧化物歧化酶)活性较未服药的高龄对照组的 SOD 活性增高 59%[12]。

5. 降血糖作用　从女贞子中提取得到一种无色棱形晶状体，通过阿脲造成小鼠高血糖模型和四氧嘧啶小鼠高血糖模型筛选，发现此化合物具有良好的稳定的降血糖作用[13, 14]。女贞子水煎剂 15 g/kg、30 g/kg 给小鼠灌胃，连续 10 d，可以降低正常小鼠的血糖，对四氧嘧啶引起的小鼠糖尿病有预防和治疗作用，并可对抗肾上腺素或葡萄糖引起的血糖增高[15]。齐墩果酸 50 mg、100 mg 皮下注射，连续 7 d，亦能降低正常血糖及由四氧嘧啶、肾上腺素或葡萄糖引起的血糖增高[16]。因此，齐墩果酸可能是女贞子降血糖的主要成分。

6. 保肝作用　齐墩果酸对四氯化碳引起的大鼠急性肝损伤有明显的保护作用，可降低血清丙氨酸氨基转移酶及肝内三酰甘油的蓄积，促进肝细胞再生，防止肝硬变[17~20]。

7. 对造血系统的影响　女贞子药液 0.2 ml〔1g(生药)/ml〕给小鼠皮下注射，每日 2 次，连续 3 d，能促进红系造血祖细胞(CFU-E)生长，对粒系祖细胞(CFU-D)却显著减少，骨髓细胞形态学显示红系增殖大于粒系，粒红比值亦相应变化，说明女贞子对红系造血有促进作用[21]。女贞子对化疗或放疗所致白细胞减少，有升高作用。小鼠每日给醇提女贞子干制剂 40 g/kg 灌胃，能明显对抗环磷酰胺所致白细胞下降[22]。

8. 抗诱变和抗血卟啉衍生物(HPD)光氧化作用　女贞子甲醇、水提取物均具有抗变异原性，其有效成分为齐墩果酸、熊果酸[23]。女贞子煎剂有显著的抑制突变作用[24]。用微核试验法也证明女贞子与齐墩果酸有降低环磷酰胺和乌拉坦所致微核率升高的作用，显示了明显的抗染色体损伤作用[25]。女贞子 60 mg(生药)/ml，能明显减少 HPD 5 μg/ml 合并照光 10 min 引起的红细胞丙二醛含量的增加，明显对抗红细胞膜乙酰胆碱酯酶活力的抑制。小鼠腹腔注射 HPD 20 mg/kg，照光 4 h，女贞子 20 g(生药)/kg，腹腔注射 1 次，明显减轻光敏反应[26]。

9. 对性激素的影响　研究发现女贞子的有机溶剂提取物中，既含睾丸酮样的雄激素，又含雌二醇样的雌激素。用女贞子等补肾中药在无热小鼠阴道黏膜上产生了雌激素样作用，服药组兔卵巢的大卵泡数明显增加，雌激素升高[27]。

毒性　女贞子对动物毒性很小，兔 1 次服新鲜成熟果实 75 g 未见中毒现象[28]。

【炮制】 1. 女贞子　取原药材，除去杂质及梗叶，抢水淘洗，干燥。用时捣碎。生品用于清热通便。

2. 酒女贞子　取净女贞子，用黄酒拌匀，稍闷后置蒸罐内密封，隔水炖或置适宜容器内蒸，至酒被吸尽，色泽黑润时，取出干燥。每女贞子 100 kg，用黄酒 20 L。酒女贞子改变寒滑之性，增强补肝肾作用。

3. 盐女贞子　取女贞子，加盐水拌匀，闷透，置锅内用文火炒至干，取出，放凉。每女贞子 100 kg，用盐 0.6 kg，水 10 kg。

4. 醋女贞子　取女贞子加醋拌匀，置容器内蒸上气后，取出，晒干。每女贞子 100 kg，用醋 12 kg。

饮片性状　女贞子参见药材“性状”项。酒女贞子形如女贞子，色泽黑润，表面附有白色粉霜，略具酒香气。盐女贞子形如女贞子，有咸味。醋女贞子形如女贞子，略具醋香气。

贮干燥容器内，酒女贞子、盐女贞子、醋女贞子密闭，置阴凉干燥处。

【药性】 甘、苦，凉。归肝、肾经。

1.《本经》："味苦，平。"

2.《别录》："甘。无毒。"

3.《纲目》："温。"

4.《本草经疏》："甘，寒。气薄味厚，阴中之阴，降也。入足少阴经。"

5.《本草从新》："甘、苦，凉。"

6.《本草再新》："入肝、肺、肾三经。"

【功用主治】 补益肝肾，清虚热，明目。主治头昏目眩，腰膝酸软，遗精，耳鸣，须发早白，骨蒸潮热，目暗不明。

1.《本经》："主补中，安五脏，养精神，除百疾，久服肥健，轻身不老。"

2.《本草蒙筌》："黑发黑须，强筋强力……多服补血去风。"

3.《本草经疏》："凉血，益血。"

4.《本草正》："养阴气，平阴火，解烦热骨蒸，止虚汗，治消渴及淋浊，崩漏，便血，尿血，阴疮，痔漏疼痛。亦清肝火，可以明目止泪。"

5.《医林纂要》："坚补肾水，安养阳气。"

6.《本草再新》："养阴益肾，补气舒肝。治腰腿痛，通经和血。"

7.《江苏省植物药材志》："治颈淋巴腺结核，肺结核潮热，水肿腹水等。"

8.《安徽中草药》："治白细胞减少症。"

9.《全国中草药汇编》："主治慢性苯中毒。"

【用法用量】 内服：煎汤，6～15 g；或入丸剂。外用：敷膏点眼。清虚热宜生用，补肝肾宜熟用。

【宜忌】 脾胃虚寒泄泻及阳虚者，慎服。

1.《本草汇言》："如命门火衰，肾间阳气虚而脾胃薄弱，饮食不增，腹痛泄泻者，又当禁用。"

2.《本草经疏》："变白家，当杂保脾胃药及椒红温暖之类同施，不则恐有腹痛作泄之患。"

3.《得配本草》："脾胃虚寒，肾阳不足，津液不足，内无虚热，四者禁用。"

【选方】 1. 补腰膝，壮筋骨，强阴肾，乌髭发　冬青子（即女贞实，冬至日采，不拘多少，阴干，蜜酒拌蒸，过一夜，粗袋擦去皮，晒干为末。瓦瓶收藏。或先熬干，旱莲膏旋配用），旱莲草（夏至日采，不拘多少），捣汁熬膏，和前药为丸。临卧酒服。一方加桑椹干为丸，或桑椹熬膏和入。（《医方集解》二至丸）

2. 治须发早白　女贞实一斗（如法去皮），每斗用马料黑豆一斗，拣净，淘洗晒干，同蒸透，九蒸九晒。先将女贞实为末，加生姜自然汁三两，好川椒（去闭口者及蒂，为末）三两，同黑豆末和匀，蜜丸如梧子大。先食服四五钱，白汤或酒吞。（《医学广笔记》乌须神方）

3. 治脂溢性脱发　女贞子 10 g，何首乌 10 g，菟丝子 10 g，当归 10 g。水煎服，每日 1 剂，连服 2 个月。（《四川中药志》1979 年版）

4. 治阴虚骨蒸潮热　女贞子、地骨皮各 9 g，青蒿、夏枯草各 6 g。煎服。（《安徽中草药》）

5. 治神经衰弱　女贞子、鳢肠、桑椹子各 15～30 g。水煎服。或女贞子 1 000 g，浸米酒 1 000 g，每日酌量服。（《浙江民间常用草药》）

6. 治白细胞减少症　炙女贞子、龙葵各 45 g。煎服。（《安徽中草药》）

7. 治风热赤眼　冬青子不拘多少，捣汁重汤熬膏，净瓶收固，每用点眼。（《济急仙方》）

8. 治视神经炎　女贞子、草决明、青葙子各 50 g。水煎服。（《浙江民间常用草药》）

9. 治口腔炎　女贞子 9 g，金银花 12 g。煎服。

10. 治月经不调，腰酸带下　女贞子、当归、白芍各 6 g，续断 9 g。煎服。（9、10 方出自《安徽中草药》）

11. 治慢性苯中毒　女贞子、旱莲草、桃金娘根各等量。共研细粉，炼蜜为丸。每丸 6～9 g，每服 1～2 丸，每日 3 次，10 d 为 1 个疗程。（《全国中草药汇编》）

【临床报道】 1. 治疗白细胞减少症　用 100%的女贞子注射液肌注，每次 2～4 ml，每日 1～2 次。共治疗白细胞减少症 29 例，结果显效 10 例，有效 16 例，无效 3 例。女贞子注射液用于预防和治疗肿瘤患者因放疗、化疗所致白细胞减少，可使白细胞回升至正常水平，使化疗和放疗继续进行[1]。

2. 治疗高脂血症　将女贞子制成蜜丸，每丸含生药 5.3 g，每次 1 丸，1 月为 1 个疗程。观察 30 例，对降低血清胆固醇有效率为 70.6%，最大下降幅度为 82 mg%（2.132 mmol/L）；降β-脂蛋白有效率为 91.6%，最大下降幅度为 13.156 mmol/L（506 mg%）。经统计学处理，治疗前后有显著性差异。服药期间有 10 例患者初期出现大便次数增多或溏薄，继续用药后逐渐恢复正常，未发现其他毒副作用[2]。

3. 治复发性口疮虚热型　女贞子 30 g，加水 300 ml，浸泡 30 min 后水煎，沸后煎 10～15 min，取汁 150 ml，同法再煎 1 次，次药液混合，共 300 ml，分 3 次口服，每次 100 ml，每日 1 剂。治疗复发性口疮虚热型 38 例，结果治愈 11 例，好转 25 例，无效 2 例，总有效率为 94.7%。发作期多数病例在服药 1～2 剂后灼热、疼痛感明显减轻或消失，3～4 剂后溃疡数减少或全部愈合，与以前用药或不用药相比，溃疡平均愈合时间提前 2～3 d[3]。

【各家论述】 1.《本草经疏》："《经》曰：精不足者，补之以味。盖肾本寒，因虚则热而软，此药气味俱阴，正入肾除热补精之要品，肾得补，则五脏自安，精神自足，百疾去而身肥健矣。此药有变白明目之功，累试辄验，而《经》文不载，为阙略也。"

2.《本草新编》："女贞实，近人多用之，然其力甚微，可入丸以补虚，不便入汤以滋益。与熟地、枸杞、南烛、麦冬、首乌、旱莲草、乌芝麻、山药、桑椹、茄花、杜仲、白术同用，真变白之神丹也，然亦为丸则验，不可责其近功……女贞子缓则有功，而速则寡效，故用之速，实不能取胜于一时，而用之缓，实能延生于永久，亦在人之用之得宜耳。"

3.《本草求真》："冬青，苦甘而凉，诸书虽言补肝强筋，补肾健骨，而补仍兼有清。女贞气味苦平，按书称为补虚上品，可以滋水黑发，如古方之用旱莲草、桑椹子同入，以治虚损，然亦须审脾气坚厚，稍涉虚寒，必致作泄。枸骨气味苦平，按书有言能补腰膝及治劳伤失血，亦是补水培精之味。但性多阴不燥，用于阴虚则宜，而于阳虚有碍。"

4.《药义明辨》："《纲目》云温者，误。此味为少阴之精，盖纯乎阴者也，岂得有温之性哉。”

0464 **女贞叶** nǚ zhēn yè（《纲目》）

【异名】 冬青叶（《海上方》），土金刚叶、爆竹叶（《贵州民间方药集》）。

【基原】 为木犀科女贞属植物女贞 *Ligustrum lucidum* Ait. 的叶。

【原植物】 参见“女贞子”条。

【采收加工】 7～9 月采收，鲜用或晒干。

【成分】女贞叶含齐墩果酸（oleanolic acid），对-羟基苯乙醇（*p*-hydroxyphenylethyl alcohol），大波斯菊苷（cosmossin）[1]，丁香苷（syringin）[2]，熊果酸（ursolic acid）[3]。环烯醚萜葡萄糖苷：异-8-表金银花苷（iso-8-epikingiside），8-去甲基-7-马钱子酮苷（8-demethyl-7-ketologanin），8-表金银花苷（8-epikingiside），金银花苷（kingiside），女贞苷（ligustroside），10-羟基-女贞苷（10-hydroxyligustroside），女贞皂苷（ligustaloside）A、B[4]。黄酮苷类：木犀草素-7-葡萄糖苷（luteolin-7-glucoside）[1]，山柰酚-3-O-新橙皮糖苷（kaempferol-3-O-neohesperidoside）等山柰酚糖苷 5 个，芦丁（rutin）等槲皮素糖苷 5 个[5]。木脂素类：10-羟基-木犀榄苷二甲酯（10-hydroxyoleoside dimethylester），(－)-橄榄树树脂素-4″-O-β-D-吡喃葡萄糖苷〔(－)-olivil-4″-O-β-D-glucopyranoside〕，鹅掌楸苷（liriodendrin）。又含糖苷类：毛柳苷（salidroside），3，4-二羟基苯 β-D-吡喃葡萄糖苷（3，4-dihydroxyphenethyl β-D-glucopyranoside），osmanthuside F，(6S，9R)-长春花苷〔(6S，9R)-roseoside〕，松柏苷（coniferin），4-(3-羟基丙基)-2，6-二甲氧基苯 β-D-吡喃葡萄糖苷〔4-(3-hydroxypropyl)-2，6-dimethoxyphenyl β-D-glucopyranoside〕[6]。

【药理】 1. 心血管作用　女贞叶醋酸乙酯总提取物，在犬心肺制备实验中能增加每分钟输出量，增加离体兔心冠脉流量，改善金黄地鼠夹囊循环，显著延长小鼠急性缺氧条件下存活时间，对垂体后叶素引起的家兔急性心肌缺血心电图有改善作用[1]。

2. 镇咳作用　女贞枝、叶水浸浓缩液对氨水喷雾法所致小鼠咳嗽，有明显镇咳作用[1]。

3. 中枢作用　女贞叶中所含熊果酸，具有明显的安定与降温作用，能明显降低大鼠的正常体温，减少小鼠活动，协同戊巴比妥睡眠作用和抗戊四唑惊厥作用[2]。

4. 抗菌作用　体外试验，熊果酸对革兰阳性菌、阴性菌和酵母菌均有抗菌作用。MIC（μg/ml）：葡萄球菌 300，革兰阳性菌 50～400，阴性菌 200～800，酵母菌 100～700[3]。

5. 抗炎作用　熊果酸有糖皮质激素样作用[4]。大鼠每日腹腔注射 12.5 mg/kg，连续 7 d，能延缓植入羊毛球的炎症过程，可使肝糖原增加，心和横纹肌糖原降低[4]。

6. 其他作用　熊果酸具有降低血清丙氨酸氨基转移酶的作用；还能延长艾氏腹水癌小鼠的生命[2]。

毒性　熊果酸给小鼠腹腔注射，LD_{50} 为 680 mg/kg[2]。女贞叶醋酸乙酯总提物 50 mg/kg 犬静注，小鼠静注 250 mg/kg，观察 24 h，均未见不良影响[1]。

【药性】 苦，凉。

1.《纲目》：“微苦，平，无毒。”

2.《安徽中草药》：“性寒，味苦。”

3.《福建药物志》：“微苦，凉。”

【功用主治】 明目解毒，消肿止咳。主治头目昏痛，风热赤眼，口舌生疮，牙龈肿痛，疮肿溃烂，水火烫伤，肺热咳嗽。

1.《纲目》：“除风散血，消肿定痛。治头目昏痛，诸恶疮肿。”

2.《陕西中草药》：“清热解毒。可治口疮、牙龈肿痛及烫火伤。”

3.《贵州民间方药集》：“外敷止因伤出血，消炎消肿，治汤火伤。内服可止咳嗽，止吐血。”

【用法用量】 内服：煎汤，10～15 g。外用：捣敷；或绞汁含漱；熬膏涂或点眼。

【选方】 1. 治风热赤眼　雅州黄连二两，冬青叶四两。水浸三日夜，熬成膏，收点眼。（《纲目》）

2. 治口舌生疮，舌肿胀出　女贞叶捣汁，含浸吐涎。（《纲目》）

3. 治口疮，牙龈肿痛　冬青叶 15 g，玄参、麦冬各 9 g。水煎服。（《万县中草药》）

4. 治疗疮肿毒　鲜女贞叶捣烂敷患处，干则更换。（《安徽中草药》）

5. 治臁疮　鲜女贞叶 15～30 片，加水适量煎汁，熏洗患处，再取煎熟的女贞叶贴于疮口上；或用鲜女贞叶捣烂外敷，日换 2～3 次。〔《中医杂志》1984，(8)：7〕

6. 治火烫伤　女贞叶、酸枣树皮、金樱子树皮。麻油熬成膏，搽患处。（《湖南药物志》）

7. 治放射性损伤，皮肤感染，下肢溃疡，昆虫性皮炎，食管炎　女贞叶 250 g，麻油 500 ml。共入锅内熬，待女贞叶枯焦后捞出，加入黄蜡（夏日 9 g，冬日 7.5 g）溶化，冷却成膏，局部外涂。〔《河南中医》1983，(1)：38〕

8. 治白癜风　女贞枝叶烧灰，淋取汁涂之；亦可作稠煎敷之。亦可作面膏涂瘅瘃殊效，兼灭瘢疵。（《普济方》）

【临床报道】 1. 治疗冠心病　用女贞叶制成注射液（每 1 ml 含醋酸乙酯总提取物 10 mg），肌内注射，每次 4 ml，每日 2～3 次，20～30 d 为 1 个疗程，用 2～3 个疗程；静脉注射，每次 5～20 ml，加 25％葡萄糖或生理盐水 40 ml，每日 1 次，20 d 为 1 个疗程，用 1～2 个疗程。治疗冠心病 100 例，其中有不同程度心绞痛者 51 例，另有合并心肌梗死、高血压病、脑血栓形成、糖尿病者。对心绞痛有效率为 50.7％，显效率为8.2％。观察结果表明，以病程短者心电图疗效较高[1]。

2. 治疗小儿肺炎　用女贞叶煎剂（每 10 ml 含生药 30 g），每次 5～10 ml，日服 3～4 次。治疗 60 例，治愈 37 例，好转 12 例，无效 11 例，有效率为 81.7％。另根据辨证施治，用女贞叶与麻黄、杏仁、黄芩等配伍，分别制成不同的女贞叶合剂——肺炎Ⅰ、Ⅱ、Ⅲ号，用于风热型、痰热型、湿热型小儿肺炎，每次 5～10 ml，日服 3～4 次，共观察 40 例患儿，有效率为 85％，70％的患儿 1 星期内退热，绝大部分在 1～2 星期内啰音消失、胸透恢复正常，1 星期内咳嗽停止[2]。

3. 治疗急性菌痢　每日用女贞叶 30 g（鲜品 60 g），煎汤 200 ml，加 TMP0.1 g，分 2 次口服，疗程 5～7 d。观察 300 例，平均 15.94 h，体温恢复正常，3.44 h 症状消失，3.02 d 粪便转阴，5.41 d 大便培养转阴。平均治愈日数为 5.79 d，治愈率为 99.67％。无反复，无副作用。与呋喃唑酮或呋喃唑酮加 TMP 对照组相比，有显著差异（$P<0.05$）。50％女贞叶煎剂药敏试验示，对福氏和史密痢疾杆菌有抑制作用[3]。

4. 治疗烧烫伤　将鲜女贞叶 1 500 g，加水煎至 500 ml，过滤，再煎沸浓缩成250 ml备用。先按外科常规清创，然后将女贞叶水涂于创面，采用暴露疗法，涂药2～3次即成薄薄的一层痂膜。如系全身烧烫伤，可同时予以青、链霉素肌内注射3～4 d，对水、电解质紊乱者应加以纠正。经治150例烧烫伤全部治愈，其中浅Ⅱ度未感染化脓创面平均10 d愈合，感染未化脓创面平均20 d愈合；深Ⅱ度未感染化脓创面平均愈合时间15 d，感染化脓创面平均愈合时间为23 d。4例Ⅲ度小面积未植皮者瘢痕愈合时间平均为40 d[4]。

0465 女贞皮 nǚ zhēn pí（《纲目》）

【异名】 女贞树皮（《本草蒙筌》）。

【基原】 为木犀科女贞属植物女贞 *Ligustrum lucidum* Ait. 的树皮。

【原植物】 参见"女贞子"条。

【采收加工】 5～7月剥取树皮，切片，晒干。

【成分】 含丁香苷（syringin）[1]。

【药性】 微苦，凉。

1.《本草蒙筌》："凉而无毒。"

2.《福建药物志》："微苦，凉。"

【功用主治】 强筋健骨，清热解毒。主治腰膝酸痛，两脚无力，水火烫伤。

1.《本草蒙筌》："益肌肤。"

2.《广西本草选编》："清热解毒，散瘀消肿。治烧烫伤，熬膏外涂。"

3.《福建药物志》："治咳嗽。"

【用法用量】 内服：煎汤，30～60 g；或浸酒。外用：研末调敷；或熬膏涂。

【选方】 1. 治风虚，补腰膝　女贞皮切片，浸酒煮饮之。（《纲目》女贞皮酒）

2. 治烫伤　女贞树皮晒干研末，茶油调敷伤处。（《浙江民间常用草药》）

3. 治慢性气管炎　女贞树皮120 g（干品60 g）。切碎，水煎3～4 h，去渣加糖，分3次服，连服20 d。〔《四川中草药通讯》1972，（4）：23〕

0466 女贞根 nǚ zhēn gēn（《重庆草药》）

【基原】 为木犀科女贞属植物女贞 *Ligustrum lucidum* Ait. 的根。

【原植物】 参见"女贞子"条。

【采收加工】 10～11月采挖，切片，晒干。

【药性】《重庆草药》："苦，平。无毒。"

【功用主治】《重庆草药》："散气血，止气痛。治齁病，咳嗽，白带。"

【用法用量】 内服：炖肉，45 g；或浸酒。

【选方】 1. 治盐齁，乳齁　女贞根45 g，炖五花肉，早晚空心服，隔1星期，可再如法炖服。（《贵州省中医验方秘方》）

2. 治干病经闭，咳嗽　女贞根250 g，女儿茶根、红藤各120 g。泡酒，早晚各服1杯。（《重庆草药》）

0467 女金丹 nǚ jīn dān（《全国中草药汇编》）

【异名】 血人参（《贵阳民间药草》），三父子、三兄弟、三姐妹、九月豆（《全国中草药汇编》）。

【基原】 为豆科胡枝子属植物绿叶胡枝子的根。

【原植物】 绿叶胡枝子 *Lespedeza buergeri* Miq.

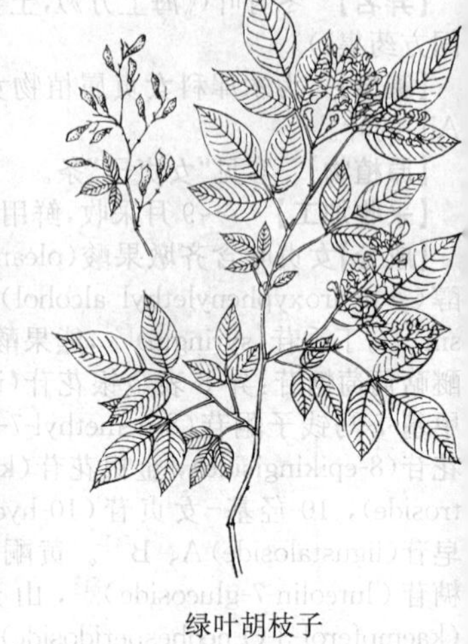

绿叶胡枝子

灌木，高达3 m。茎直立，粗壮，小枝被柔毛。叶互生，三出复叶；小叶片卵状椭圆形或卵状披针形，长1.8～7 cm，宽1～3 cm，先端渐尖或急尖，基部圆钝，全缘，上面近无毛，下面有浅棕色毛。总状花序腋生，上部的呈圆锥状花序；花萼钟状，萼齿5，披针形，被短柔毛；蝶形花冠，黄色或白色，旗瓣与翼瓣基部常带紫色；雄蕊10，二体。荚果长圆状卵形，有网脉和长柔毛。花、果期6～10月。

生于山坡丛林下或路旁旷野。分布于山西、江苏、浙江、安徽、福建、江西、湖北、四川、贵州、陕西、甘肃、台湾等地。

本植物的叶（三叶青）亦供药用，另设专条。

【采收加工】 7～10月采挖，去掉粗皮，鲜用或晒干。

【药性】 辛、微苦，平。

1.《贵阳民间药草》："涩、微苦，平，无毒。"

2.《全国中草药汇编》："辛、微苦，温。"

【功用主治】 解表，化痰，利湿，活血。主治感冒发热，咳嗽，肺痈，小儿哮喘，淋证，黄疸，胃痛，胸痛，瘀血腹痛，风湿痹痛，崩漏，疔疮痈疽，丹毒。

1.《贵阳民间药草》："补血活血。"

2.《全国中草药汇编》："解表祛湿，止痛，止血。主治感冒咳嗽，头痛，小儿痰哮，胃痛，黄疸，心绞痛，腰痛，子宫出血。乳癌初起，风湿性关节炎，疔疮，毒蛇咬伤。"

3.《福建药物志》："解表化痰，利湿活血。治感冒发热，淋浊，瘀血腹痛，血崩，痈疽，丹毒。"

【用法用量】 内服：煎汤，9～15 g，鲜品30～60 g；或炖肉。外用：捣敷。

【宜忌】 虚劳咳嗽及孕妇慎服。

【选方】 1. 治肺痈　鲜血人参、苦锦各60 g。焙焦，研末，拌猪肝服。

2. 治小儿痰哮　血人参干根30 g，水煎1杯，冲蜂蜜服。（1、2方出自《闽东本草》）

3. 治红淋白浊　血人参60 g，牛耳大黄15 g，牛膝15 g。煎水后，以鲫鱼120 g，割开不洗，用姜6 g，葱3 g，醋12～15 g，煎汤服。（《贵阳民间药草》）

4. 治全身发黄，四肢无力　血人参90 g，豆腐250 g。炖服。（《福建民间草药》）

0468 女金芦 nǚ jīn lú（《云南药用植物名录》）

【异名】 扇把草、石蚕、石角（《红河中草药》），凤尾金星、小骨碎补、地蜈蚣（《云南药用植物名录》）。

【基原】 为水龙骨科假瘤蕨属植物紫柄假瘤蕨的全草。

【原植物】 紫柄假瘤蕨 *Phymatopsis crenato-pinnata* (C. B. Clarke) Ching [*Polypodium crenato-pinnatum* C. B.

Clarke]

植株高20～35 cm。根茎横生，被红棕色、披针形鳞片，边缘有锯齿。叶柄长15～20 cm，红棕色，光滑无毛；叶片纸质，长10～15 cm，宽6～9 cm，羽状深裂；裂片5～8对，椭圆形或长椭圆形，钝头或钝尖头，基部1对裂片近开展，呈不整齐的羽裂，裂片之间呈狭翅状，边缘有圆钝齿或不整齐的羽裂；侧脉明显。孢子囊群圆形，着生于裂片下面的中部以上，在中脉两侧各成1行，不具隔丝；孢子椭圆形，孢壁表面光滑。

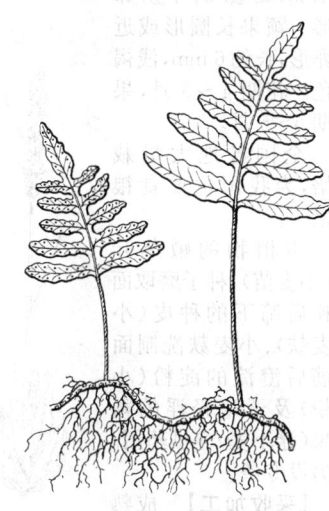
紫柄假瘤蕨

生于海拔2 000 m的山地松林下。分布于西南地区。

【采收加工】 7～10月采挖，鲜用或晒干。

【药性】《云南中草药》："微苦，凉。"

【功用主治】《云南中草药》："清热解毒，舒筋活络，消食导滞。主治食少，腹胀，便秘，风湿骨痛，跌打，腰腿痛，吐血，咽喉炎，小儿惊风，预防中暑，毒蛇咬伤，狂犬病，淋巴结核，尿路感染，骨折。"

【用法用量】 内服：煎汤，9～15 g，大剂量可用至30 g；或切细，开水冲服；或泡酒。外用：鲜品捣敷。

0469 女娄菜 nǚ lóu cài (《救荒本草》)

【异名】 罐罐花、对叶草、对叶菜(《贵州草药》)，大叶金石榴(《浙江药用植物志》)，土地榆、金打蛇(《福建药物志》)。

【基原】 为石竹科女娄菜属植物女娄菜的全草。

【原植物】 女娄菜 *Melandrium apricum* (Turcz.) Rohrb. [*Silene aprica* Turcz.]

一、二年或多年生草本，高20～70 cm。全株密被短柔毛。茎直立，由基部分枝。叶对生，上部叶无柄，下面叶具短柄；叶片线状披针形至披针形，长4～7 cm，宽4～8 mm，先端急尖，基部渐窄，全缘。聚伞花序2～4分歧，小聚伞2～3花；萼管长卵形，具10脉，先端5齿裂；花瓣5，白色，倒披针形，先端2裂，基部有爪，喉部有2鳞片；雄蕊10，略短于花瓣；子房上位，花柱3条。蒴果椭圆形，先端6裂，外围宿萼。种子多数，细小，黑褐色，有瘤状突起。花期5～6月，果期7～8月。

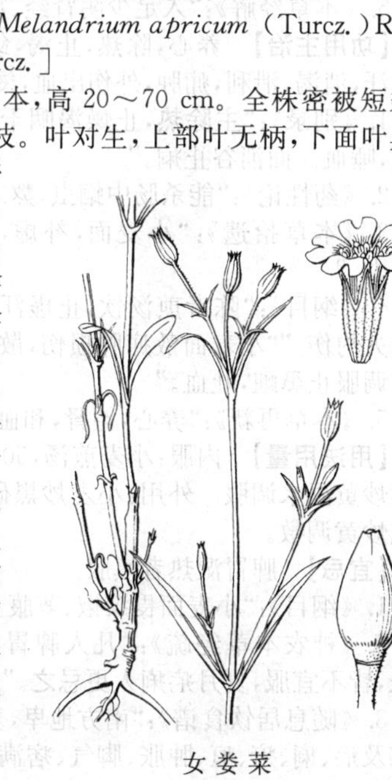

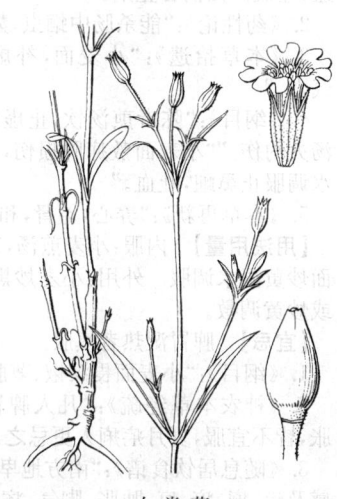
女娄菜

生于海拔3 800 m以下的山坡草地或旷野路旁草丛中。分布于全国各地。

本植物的根(女娄菜根)亦供药用，另设专条。

【采收加工】 7～10月采集，鲜用或晒干。

【药性】 辛、苦，平。

1.《贵州草药》："性微温，味辛。"

2.《宁夏中草药手册》："苦、甘，平。"

【功用主治】 活血调经，健脾行水。主治月经不调，乳少，小儿疳积，脾虚浮肿，疔疮肿毒。

1.《贵州草药》："活血调经，散积健脾，解毒。治月经不调，小儿疳积，痈肿。"

2.《宁夏中草药手册》："下乳，利尿。"

3.《浙江药用植物志》："主治体虚浮肿，毒蛇咬伤，骨髓炎，疔疮疖痈。"

【用法用量】 内服：煎汤，9～15 g，大剂量可用至30 g；或研末。外用：鲜品捣敷。

【选方】 1. 治月经不调(错后) 罐罐花15 g，小血藤9 g。煨汤温服，每日2次。(《贵州草药》)

2. 治乳汁不下 女娄菜15 g，通草6 g，沙参9 g。炖猪脚食。(《全国中草药汇编》)

3. 治小儿疳积 罐罐花3 g。研末，蒸黄花适量服，每日2次。(《贵州草药》)

4. 治体虚浮肿 女娄菜、白术、茯苓皮各15 g。水煎服。(《宁夏中草药手册》)

5. 治疔疮疖痈，毒蛇咬伤 (女娄菜)全草30 g(治毒蛇咬伤60 g)，杏香兔耳风30 g，水煎服；外用鲜全草适量，捣烂敷(或加食盐)。

6. 治骨髓炎 (女娄菜)全草30 g，蛇葡萄60 g。水煎服。(5、6方出自《浙江药用植物志》)

0470 女儿红叶 nǚ ér hóng yè (《分类草药性》)

【异名】 鸭公头叶(《贵州民间药物》)，鸭公青叶(《四川中药志》)。

【基原】 为鼠李科勾儿茶属植物云南勾儿茶 *Berchemia yunnanensis* Franch. 的叶。

【原植物】 参见"女儿红根"条。

【采收加工】 6～10月采收。

【功用主治】 止血，解毒。主治吐血，痈疽疔疮。

1.《分类草药性》："治吐血。"

2.《贵州民间药物》："治痈疽疔疮。"

【用法用量】 内服：煎汤，6～15 g。外用：捣烂敷。

0471 女儿红根 nǚ ér hóng gēn (《分类草药性》)

【异名】 鸭公青、青龙草(《草木便方》)，女儿茶(《天宝本草》)，女儿红茶(《分类草药性》)，鸭公头(《贵州民间药物》)，鸭公子、泛银子(《四川中药志》)，黄鳝藤、勾儿茶(《云南药用植物名录》)。

【基原】 为鼠李科勾儿茶属植物云南勾儿茶的根。

【原植物】 云南勾儿茶 *Berchemia yunnanensis* Franch.

攀缘灌木，长3～5 m。小枝平展，淡黄绿色，老枝黄褐色，无毛，疏生黑点。叶互生；叶柄长7～13 mm，无毛；托叶披针形；叶片纸质，卵状椭圆形、长圆状椭圆形或卵形，长2.5～6 cm，宽1.5～3 cm，先端锐尖，具小尖头，基部圆形或宽楔形，两面无毛，上面绿色，下面浅绿色，全缘，侧脉6～

10对。花两性，通常数朵簇生，排成聚伞总状或狭聚伞圆锥花序，多顶生，长3～5 cm，花梗长3～4 mm，无毛；花梗与花等长或略长；萼片5，宽披针形；花瓣5，黄色，倒卵形，先端微凹；雄蕊5，稍短于花瓣；子房无柄，花柱呈2浅裂。核果长圆形，熟时红色，后变紫黑色，宿存花盘皿状。花期6～8月，果期至翌年4～5月。

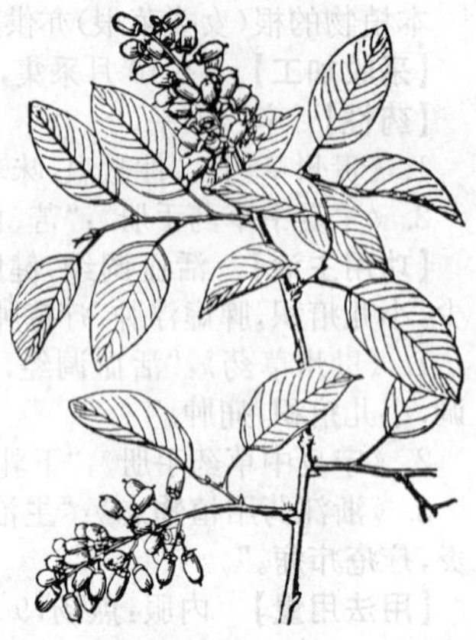

云南勾儿茶

生于海拔1 500～3 900 m的溪流边灌丛或林中土坎或荒坡。分布于西南地区及陕西和甘肃。

本植物的叶(女儿红叶)亦供药用，另设专条。

【采收加工】 9～10月采挖，切片晒干。

【药性】 苦、微，凉。

1.《草木便方》:“甘、淡，性平。”

2.《贵州民间药物》:“性凉，味微苦。”

【功用主治】 清热，利湿，解毒。主治热淋，黄疸，痢疾，带下，跌打损伤。

1.《草木便方》:“清热，利胀。治风湿脚痛，热淋，劳伤暗积，损伤。”

2.《天宝本草》:“清心明目。治头晕虚热，咽喉热毒。”

3.《分类草药性》:“治崩，红白痢症，血淋，丹田膨胀。”

4.《贵州民间药物》:“清热除湿，解毒。主治黄疸，高热，痈疽疔疮，病后虚或干血痨，痨伤，接骨。”

【用法用量】 内服：煎汤，15～60 g；或炖肉。

【选方】 治病后虚或干血痨 鸭公头根30 g。炖肉吃。(《贵州民间药物》)

0472 女娄菜根 nǚ lóu cài gēn (《中华本草》)

【基原】 为石竹科女娄菜属植物女娄菜 *Melandrium apricum* (Turcz.)Rohrb.的根或果实。

【原植物】 参见“女娄菜”条。

【采收加工】 7～10月采根，10月采果实，均晒干备用。

【药性】 苦、甘，平。

【功用主治】 利尿，催乳。主治小便短赤，乳少。

【用法用量】 内服：煎汤，9～15 g。

0473 小麦 xiǎo mài (《别录》)

【异名】 来(《说文》)，麳(《广雅》)。

【基原】 为禾本科小麦属植物小麦的种子或其面粉。

【原植物】 小麦 *Triticum aestivum* L.

一年生或越年生草本，高60～100 cm。秆直立，通常6～9节。叶鞘光滑，常较节间为短；叶舌膜质，短小；叶片扁平，长披针形，长15～40 cm，宽8～14 mm，先端渐尖，基部方圆形。穗状花序直立，长3～10 cm；小穗两侧扁平，长约12 mm，在穗轴上平行排列或近于平行，每小穗具3～9花，仅下部的花结实；颖短，第一颖较第二颖宽，两者背面均具有锐利的脊，有时延伸成芒；外稃膜质，微裂成3齿状，中央的齿常延伸成芒，内稃与外稃等长或略短，脊上具鳞毛状的窄翼；雄蕊3；子房卵形。颖果长圆形或近卵形，长约6 mm，浅褐色。花期4～5月，果期5～6月。

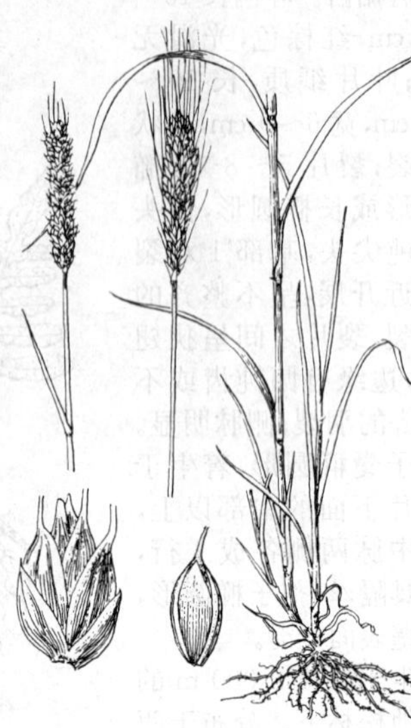

小 麦

全国各地大量栽培，为我国主要食粮之一。

本植物的嫩茎叶(小麦苗)、种子磨取面粉后筛下的种皮(小麦麸)、小麦麸洗制面筋后澄淀的淀粉(小粉)及干瘪轻浮的颖果(浮小麦)亦供药用。另设专条。

【采收加工】 成熟时采收，脱粒晒干，或机制面粉。

【成分】 种子含淀粉53%～70%，蛋白质约11%，糖类2%～7%，糊精2%～10%，脂肪约1.6%，粗纤维约2%。脂肪油主要为油酸(oleic acid)，亚油酸(linoleic acid)，棕榈酸(palmitic acid)，硬脂酸(stearic acid)的甘油酯。尚含少量谷甾醇(sitosterol)，卵磷脂(lecithin)，尿囊素(allantoin)，精氨酸，淀粉酶，麦芽糖酶，蛋白酶及微量维生素B等[1]。

麦胚含植物凝集素[2]、甾体化合物[3]。

【药性】 甘，微寒。归心、脾经。

1.《别录》:“味甘，微寒，无毒。面温。”

2.《药性论》:“有小毒。”

3.《食疗本草》:“平。”

4.《本草经疏》:“入手少阴经。”

5.《本草经解》:“入足少阴肾经、足太阴脾经。”

【功用主治】 养心，除热，止渴，敛汗。主治脏躁，烦热，虚汗，消渴，泄利，痈肿，外伤出血，烫伤。

1.《别录》:“主除热，止燥渴咽干，利小便，养肝气，止漏血，唾血。面消谷止痢。”

2.《药性论》:“能杀肠中蛔虫，熬末服。”

3.《本草拾遗》:“小麦面，补虚，实人肤体，厚肠胃，强气力。”

4.《纲目》:“陈者煎汤饮，止虚汗；烧存性，油调涂诸疮，汤火灼伤。”“小麦面敷痈肿损伤，散血止痛。生食利大肠，水调服止鼻衄，吐血。”

5.《本草再新》:“养心，益肾，和血，健脾。”

【用法用量】 内服：小麦煎汤，50～100 g；或煮粥。小麦面炒黄温水调服。外用：小麦炒黑研末调敷；小麦面干撒，或炒黄调敷。

【宜忌】 脾胃湿热者慎服。

1.《纲目》:“小麦面畏汉椒、萝菔。”

2.《神农本草经疏》:“凡人脾胃有湿热，及小儿食积疳胀，皆不宜服，夏月疟痢人更忌之。”

3.《随息居饮食谱》:“南方地卑，麦性黏滞，能助湿热，时感及疟、痢、疳、疸、肿胀、脚气、痞满、痧胀、肝胃痛诸病，并忌之。”

【选方】 1. 治妇人脏躁，喜悲伤欲哭，数欠伸　甘草三两，小麦一升，大枣十枚。上三味，以水六升，煮取三升，温分三服。亦补脾气。（《金匮要略》甘麦大枣汤）

2. 治泄痢肠胃不固　白面一斤。炒令焦黄，每日空心温水调（服）一匙头。（《饮膳正要》）

3. 治腹内冷痛，脾胃不和　白面一斤（炒），芝麻一斤（炒），茴香二两，（炒），盐一两（炒）。上件并为末，每日空心白汤点服。（《饮膳正要》四和汤）

4. 治内损吐血　飞罗面不计多少。微炒过，浓磨细墨一茶脚，调下二钱。（《产乳备要》）

5. 治老人五淋，身热腹满　小麦一升，通草二两。水三升，煮取一升饮之。（《养老奉亲书》）

6. 治妇人乳痈不消　白面半斤，炒令黄色，醋煮为糊，涂于乳上。（《圣惠方》）

7. 治火燎成疮　炒面，入栀子仁末，和油调（涂）之。（《千金方》）

8. 治汤火伤未成疮者　小麦炒黑为度，研为末，腻粉减半，油调涂之。（《经验方》）

0474 小青 xiǎo qīng（《本草图经》）

【异名】 红刺毛藤（《贵阳民间药草》），灯托草、五兄弟、五托莲（《广西药用植物名录》），毛青杠、斩龙剑（《贵州民间方药集》），毛不出林（《全国中草药汇编》）。

【基原】 为紫金牛科紫金牛属植物九节龙的全株或叶。

【原植物】 九节龙 *Ardisia pusilla* A. DC. 又名：细小紫金牛（《广西植物名录》），轮叶紫金牛（《中国植物志》），小紫金牛（《中国种子植物分类学》），毛茎紫金牛（《贵州中草药名录》）。

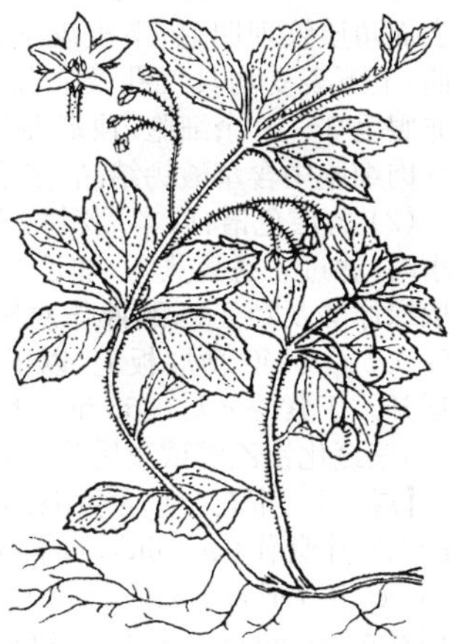

九节龙

矮小蔓生亚灌木，长30～50 cm。幼茎、叶柄、叶、花序、花萼均被毛。具匍匐茎，逐节生根，直立茎高不超过10 cm。叶对生或近轮生；叶柄长约5 mm；叶片坚纸质，椭圆形或倒卵形，长2.5～6 cm，宽1.5～3.5 cm，先端急尖或钝，基部广楔形或近圆形，边缘具明显或不甚明显的锯齿和细齿，具疏腺点，边缘脉不明显。伞形花序，单一，侧生；花梗长约6 mm；花长3～4 mm；萼片披针状钻形，与花瓣近等长，具腺点；花瓣白色或带微红色，广卵形，具腺点；雄蕊与花瓣近等长，花药卵形，背部具腺点。果球形，直径5 mm，红色，具腺点。花、果期5～7月，罕见于12月。

生于低山林下或灌丛中。分布于福建、江西、湖南、广东、广西、四川、贵州和台湾。

【采收加工】 7～9月采收，晒干。

【药材】 小青 *Herba Ardisiae Pusillae*　主产于四川、贵州等地。

性状　根茎近圆柱形，表面浅褐色或浅棕褐色，有棕色卷曲毛茸。质脆，易折断，断面类白色或浅棕色，叶片近菱形，上表面被棕色倒伏粗毛，下表面被柔毛，中脉处尤多，边缘具粗锯齿。有时可见腋生的伞形花序。气弱，味苦、涩。

鉴别　茎横切面：表皮细胞1列，有1～2列木化厚壁细胞，皮层中散有分泌腔；内皮层细胞凯氏带明显。韧皮部狭窄，射线细胞2～3列，木质部导管单个径向排列。髓部发达，占茎的1/2。薄壁细胞中含草酸钙方晶。

【成分】 茎叶含有机酸：没食子酸(gallic acid)，琥珀酸(succinic acid)；黄酮：柚皮素-6-C-葡萄糖苷(naringenin-6-C-glucoside)，山柰酚-3-O-β-D-半乳糖苷(kaempferol-3-O-β-D-galactoside)[1]；皂苷：九节龙皂苷(ardipusilloside)Ⅰ、Ⅱ[2]。

【药性】 苦、辛，平。

1.《贵阳民间药草》：“苦、辛，温。”

2.《全国中草药汇编》：“苦，凉。”

3.《福建药物志》：“辛，平。”

【功用主治】 活血利湿，消肿解毒。主治风湿痹痛，血痢腹痛，痛经，跌打损伤，痈疮肿毒，蛇咬伤。

1.《本草图经》：“叶生捣碎，治痈疮甚效。”

2.《纲目》：“治血痢腹痛，研汁服，解蛇毒。”

3.《贵州民间方药集》：“治跌打损伤，筋骨疼痛，可舒筋活血，生血逐瘀，又可通经。”

【用法用量】 内服：煎汤，3～9 g；或浸酒。

【选方】 1. 治跌打旧伤发痛　毛青杠（茎）30 g，小血藤6 g。泡酒250 ml，每次服药酒30 ml。

2. 治肾虚腰痛　毛青杠3～9 g。炖鸡服。（1、2方出自《贵阳民间药草》）

3. 治蛇虺螫伤　用小青、大青、牛膝叶同捣汁，和酒服，以渣敷之。（《摘玄方》）

0475 小草 xiǎo cǎo（《本经》）

【基原】 为远志科远志属植物远志 *Polygala tenuifolia* Willd. 和西伯利亚远志 *P. sibirica* L. 的全草。

【原植物】 参见“远志”条。

【采收加工】 5～7月采收全草，鲜用或晒干。

【成分】 含远志糖苷(tenuifoliside)B，3，4，5-三甲氧基肉桂酸甲酯(methyl 3，4，5-trimethoxycinnamate)，远志呫吨酮(polygalaxanthone)Ⅲ，7-甲基杧果苷(7-O-methyl-mangiferin)和C-4-β-D-葡萄糖基-1，3，7-三羟基呫吨酮(lancerin)[1]。

【功用主治】 祛痰，安神，消痈。主治咳嗽痰多，虚烦，惊恐，梦遗失精，胸痹心痛，痈肿疮疡。

1.《别录》：“主益精，补阴气，止虚损，梦泄。”

2.《本经逢原》：“利窍，兼散少阴风气之结。”

3.《得配本草》：“去血中郁热，散少阴风结。痘热不起，用以发之。”

【用法用量】 内服：煎汤，3～10 g；或入丸、散。外用：适量，捣敷。

【选方】 1. 治虚劳忧思过度，遗精白浊，虚烦不安　小草、黄芪（去芦）、麦门冬（去心）、当归（去芦，酒浸）、酸枣仁（炒，去壳）各一两，石斛（去根）、人参、甘草（炙）各半两。上㕮咀。每服四钱，水一盏半，加生姜五片，煎至八分，去滓温服，不拘时候。（《济生方》小草汤）

2. 治心风烦热，恍惚，狂言狂语，时复惊恐，不自觉知，发作有时　小草一两，柏子仁一两，犀角屑半两，赤茯苓一两，铁精一两(细研),龙齿三分(细研),天竺黄一两(细研),生干地黄一两,琥珀末一两(细研)。上件药,捣细罗为散,入研了药令匀。每服不计时候,以竹叶汤调下一钱。(《圣惠方》小草散)

3. 治胸痹心痛,逆气,膈中饮不下:小草三分,桂心三分,蜀椒三分(汗),干姜二分,细辛三分,附子二分(炮)。上六味,捣合下筛,和以蜜丸如梧子大。先食,米饮汁服三丸,日三,不知稍增,以知为度。忌猪肉、冷水、生葱、生菜。(《外台》引《范汪方》小草丸)

0476 小粉 xiǎo fěn (《纲目》)

【异名】 小麦粉(《食疗本草》)

【基原】 为小麦麸洗制面筋后澄淀的淀粉。

【药性】 1.《纲目》:"甘,凉,无毒。"

2.《本草撮要》:"入手足太阴、厥阴经。"

【功用主治】 1.《食疗本草》:"补中益气,和五脏,调经络,续气脉;又炒粉一合,和服断下痢。又性主伤折,和醋蒸之,裹所伤处使定,重者再蒸裹之。"

2.《纲目》:"醋熬成膏,消一切痈肿,汤火伤。"

【选方】 治一切痈肿发背,无名肿毒,初发焮热未破者:隔年小粉,炒成黄黑色,冷定研末,陈米醋调成糊,熬如黑漆,瓷罐收之。用时摊纸上,剪孔贴之。(《积善堂经验方》乌龙膏)

0477 小蓟 xiǎo jì (《别录》)

【异名】 猫蓟(《本草经集注》),青刺蓟、千针草(《本草图经》),刺蓟菜(《救荒本草》),刺儿菜(《纲目拾遗》),青青菜、萋萋菜、枪刀菜(《衷中参西录》),刺角菜、木刺艾、刺杆菜、刺刺芽、刺杀草(《江苏省植物药材志》),小恶鸡婆、刺萝卜(《四川中药志》),荠荠毛(《山东中药》),小蓟姆、刺儿草、牛戳刺、刺尖头草(《上海常用中草药》),小刺盖(《中药志》)。

【基原】 为菊科蓟属植物刺儿菜的地上部分或根。

【原植物】 刺儿菜 *Cirsium setosum* (Willd.) MB. [*Cerratula setosa* Willd.; *Cirsium segetum* Bunge; *Cephalanoplos segetum* (Bunge) Kitam.]

多年生草本。根状茎长。茎直立,高30~80 cm,茎无毛或被蛛丝状毛。基生叶花期枯萎;下部叶和中部叶椭圆形或椭圆状披针形,长7~15 cm,宽1.5~10 cm,先端钝或圆形,基部楔形,通常无叶柄,上部茎叶渐小,叶缘有细密的针刺或刺齿,全部茎叶两面同色,无毛。头状花序单生于茎端,雌雄异株;雄花序总苞长约18 mm,雌花序总苞长约25 mm;总苞片6层,外层甚短,长椭圆状披针形,内层披针形,先端长尖,具刺;花冠紫红色。瘦果椭圆形或长卵形,冠毛羽状。花期5~6月,果期5~7月。

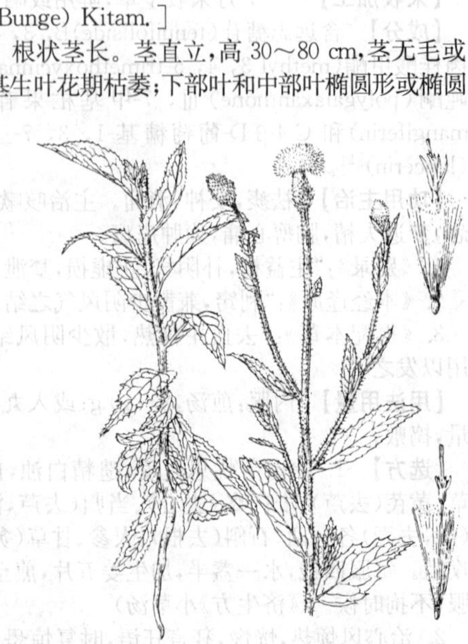

刺儿菜

生于山坡、河旁或荒地、田间。分布于除广东、广西、云南、西藏外的全国各地。

古代本草书籍多有用根者,现代一般用地上部分,市售药材亦为地上部分。

【栽培】 生物学特性 喜温暖湿润气候,耐寒,耐旱。适应性较强,对土壤要求不严。

繁殖方法 用种子繁殖。6~7月待花苞枯萎时采种,晒干,备用。早春2~3月播种,穴播按行株距20 cm×20 cm开穴,将种子用草木灰拌匀后播入穴内,覆土,以盖没种子为度,浇水。经常保持土壤湿润至出苗。

田间管理 苗高6~10 cm时间苗、补苗,每穴留苗3~4株,并结合中耕除草,第二次在5月中耕除草结合施人畜粪肥。

【采收加工】 5~6月盛花期,割取全草晒干或鲜用。可连续收获3~4年。

【药材】 小蓟 Herba Cirsii 全国大部分地区均产。

性状 茎呈圆柱形,有的上部分枝,长5~30 cm,直径2~5 mm;表面灰绿色或带紫色,具纵棱和白色柔毛;质脆,易折断,断面中空。叶互生,无柄或有短柄;叶片皱缩或破碎,完整者展平后呈长椭圆形或长圆状披针形,长3~12 cm,宽0.5~3 cm;全缘或微齿裂至羽状深裂,齿尖具针刺;上表面绿褐色,下表面灰绿色,两面均有白色蛛丝状毛。头状花序单个或数个顶生;总苞钟状,苞片5~8层,黄绿色;花紫红色。气微,味微苦。

鉴别 (1) 叶表面观:上表皮细胞多角形,垂周壁平直,表面角质纹理明显;下表皮细胞不规则形,垂周壁波状弯曲,上下表皮均具气孔及非腺毛。气孔不定式或不等式。非腺毛3~10余细胞,顶端细胞极细长呈鞭状,皱缩扭曲。叶肉细胞中含草酸钙结晶,多呈针簇状。

(2) 薄层色谱:取本品粗粉1 g,加乙醇于水浴上温浸2小时,滤过。滤液蒸干,加乙醇0.5 ml溶解供点样用。另取绿原酸及芦丁乙醇液作对照品。分别点样于同一硅胶G-0.5% CMC薄层板上,以正丁醇-冰乙酸-水(3∶1∶1)展开。于紫外光灯(365 nm)下绿原酸显蓝色荧光斑点;喷5%三氯化铝乙醇试液后芦丁显黄色斑点。

【成分】 带花全草含黄酮:芸香苷(rutin),蒙花苷〔(linarin)即刺槐苷(acaciin),亦即刺槐素-7-鼠李糖葡萄糖苷(acacetin-7-rhamnoglucoside)〕[1,2],刺槐素(acacetin)[3,4],芹菜素(apigenin),紫云英苷(astragalin)[5];酚酸类:原儿茶酸(protocatechuic acid),绿原酸(chlorogenic acid),咖啡酸(caffeic acid)[1];甾醇类:蒲公英甾醇(taraxasterol),ψ-蒲公英甾醇乙酸酯(ψ-taraxasteryl acetate),β-谷甾醇(β-sitosterol),豆甾醇[6];其他成分:酪胺(tyramine)[7],三十烷醇(triacontanol),4-羟基苯乙胺(酪胺)〔4-hydroxyphenethylamine (tyramine)〕,丁香苷(syringin)[5]。

【药理】 1. 对心血管系统的作用 小蓟水煎液和醇提取物对离体兔心、豚鼠心房肌均有增强收缩力和频率的作用,普萘洛尔可阻滞此作用。水煎剂能增强兔主动脉条的收缩作用,此作用可被酚妥拉明所拮抗。说明小蓟对肾上腺素能受体有激动作用。因为小蓟水煎液对心房肌的作用量只有对主动脉及气管片的作用量的1/10,因此认为小蓟对肾上腺素 β_1 受体的作用大于对 β_2 受体及 α 受体的作用[1]。小蓟水煎剂和酊剂静注于麻醉犬、猫及家兔，有明显的升压作用[2]。从小蓟中提取分离的有效成分酪胺对大鼠有显著升压作用[3]。

2. 止血作用　10%小蓟浸剂给小鼠灌胃，可使出血时间明显缩短[4]。小蓟具有明显的促进血液凝固作用[5]。小蓟止血的有效成分是绿原酸及咖啡酸[6]。小蓟止血主要通过促进局部血管收缩，抑制纤溶而发挥作用[7]。

3. 抗菌作用　小蓟煎剂在试管内对溶血性链球菌、肺炎链球菌及白喉杆菌有一定的抑制作用[8]。乙醇浸剂1∶30 000时对人型结核菌即有抑制作用，而水煎剂对结核菌的抑制度要比此大300倍[9]。

【炮制】　1. 小蓟　取原药材，除去杂质，抢水洗净，稍润，切段，干燥，筛去灰屑。

2. 小蓟炭　取小蓟段置锅内，用中火炒至焦褐色，喷淋清水少许，灭尽火星，再炒至水气逸尽，取出凉透。小蓟炭增强止血作用。

3. 炒小蓟　取小蓟段置锅内，用文火炒至表面焦黄并有香气逸出，取出放凉。

饮片性状　小蓟参见药材“性状”项。炒小蓟、小蓟炭形如小蓟，炒小蓟表面焦黄色并有香气；小蓟炭焦褐色。

贮干燥容器内，置通风干燥处，小蓟炭散热防复燃。

【药性】　甘、微苦，凉。归肝、脾经。

1.《别录》：“根，味甘，温。”

2.《日华子》：“根，凉，无毒。”

3.《本草汇言》：“味甘，微苦，气寒。”

4.《本草通玄》：“入脾、肝二经。”

5.《本草新编》：“入肺、脾二经。”

【功用主治】　凉血止血，解毒消肿。主治尿血，血淋，咳血，吐血，衄血，便血，血痢，崩中漏下，外伤出血，痈疽肿毒。

1.《别录》：“根，主养精保血。”

2.《食疗本草》：“取菜煮食之，除风热。根主崩中，又女子月候伤过，捣汁半升服之。金疮血不止，挼叶封之；夏月热，烦闷不止，捣叶取汁半升服。”

3.《本草拾遗》：“破宿血，止新血，暴下血，血痢，金疮出血，呕血等，绞取汁温服；作煎和糖，合金疮及蜘蛛蛇蝎毒，服之亦佳。”

4.《日华子》：“根治热毒风，并胸膈烦闷，开胃下食，退热，补虚损；苗去烦热，生研汁服。”

5.《药性纂要》：“专主小便热淋，尿血，而不能消肿。”

6.《衷中参西录》：“善治肺病结核，无论何期用之皆宜。并治一切疮疡肿疼，花柳毒淋，下血涩疼。”

【用法用量】　内服：煎汤，5～10 g；鲜品可用30～60 g，或捣汁。外用：捣敷。

【宜忌】　虚寒出血及脾胃虚寒者禁服。

1.《品汇精要》：“忌犯铁器。”

2.《本草经疏》：“惟不利于胃弱泄泻，及血虚、脾胃弱不思饮食之证。”

3.《本草汇言》：“不利于气虚。”

【选方】　1. 治九窍出血　用小蓟一握，捣汁，水半盏和顿服。如无青者，以干蓟末，冷水调三钱匕服。（《卫生易简方》）

2. 治心热吐血口干　生藕汁、生牛蒡汁、生地黄汁、小蓟根汁各二合，白蜜一匙。上药相和，搅令匀，不计时候，细细呷之。（《圣惠方》）

3. 治呕血、咯血　大蓟、小蓟、荷叶、扁柏叶、茅根、茜草、山栀、大黄、牡丹皮、棕榈皮各等分。烧灰成性，研极细末，用纸包，碗盖于地上一夕，出火毒。用时先将白藕汁或萝卜汁磨京墨半碗，调服五钱，食后下。（《十药神书》十灰散）

4. 治下焦结热，尿血成淋　生地黄、小蓟根、通草、滑石、山栀仁、蒲黄（炒）、淡竹叶、当归、藕节、甘草各等分。上㕮咀，每服半两，水煎，空心服。（《济生方》小蓟饮子）

5. 治崩中下血　小蓟茎叶（洗、切）研汁一盏，入地黄汁一盏，白术半两，煎减半，温服。（《纲目》引《千金方》）

6. 治妊娠胎坠后出血不止　小蓟根叶（锉碎）、益母草（去根茎，切碎）各五两。以水三大碗，煮二味烂熟，去滓，至一大碗，将药于铜器中煎至一盏，分作二服，日内服尽。（《圣济总录》）

7. 治一切极痛下疳　鲜小蓟、鲜地骨皮各五两。煎浓汁浸之，不三四日即愈。（《医学广笔记》）

8. 治小儿浸淫疮，疼痛不可忍，发寒热　小蓟末，新水调敷，干即易。（《卫生易简方》）

9. 治高血压病　小蓟、夏枯草各15 g。煎水代茶饮。（《安徽中草药》）

10. 治急性肾炎、泌尿系感染、尿疼浮肿　小蓟15 g，生地9 g，茅根60 g。水煎服。（《天津中草药》）

11. 治青竹蛇咬伤　刺儿菜根9～15 g，徐长卿3～9 g。水煎服。外用鲜根适量，捣烂，敷患处。（《福建药物志》）

【临床报道】　1. 治疗麻风性鼻衄　取小蓟全草洗净，捣碎，用纱布滤出液体，放锅内煎熬蒸发其水分，待冷却后加入适量防腐剂，装玻璃瓶内备用。用时以棉球蘸液汁塞在鼻中隔的糜烂面或溃疡面的出血点上，每日更换3～4次。治疗34例，痊愈24例。一般衄止在4～14 d，鼻中隔溃疡面愈合在21～33 d内，且无任何不良反应[1]。

2. 治疗产后子宫收缩不全及血崩　取小蓟浸膏（1∶10），每次1～3 ml，每日服3次。观察45例，证明确有收缩子宫、制止出血的作用。一般在服药后2～3 d产后子宫平均收缩2～5 cm。如大量出血时，可每次服4～8 ml，每日2～4次，血止后改用一般剂量，或以鲜草60 g，水煎2次，分服。治崩漏30例，大部分2 d后血止或显著减少[2,3]。

3. 治疗疮疡　采新鲜小蓟叶先后经0.1%过锰酸钾溶液及0.5%食盐水冲洗数次后，压榨取汁，静置1 d，倾去上层清液，取深绿色沉淀液体20 ml和白凡士林80 g调成药膏。治疗疮疡、外伤化脓及职业性盐卤外伤化脓共200例，一般换药4～7次即可痊愈，未发现不良反应[4]。

4. 治疗传染性肝炎　取小蓟干根30 g或鲜根60 g，水煎0.5～1 h，过滤加糖，睡前顿服。小儿1～3岁、4～7岁及8～12岁分别服成人的1/4、1/3及1/2量，乳儿不用。以20～30 d为1个疗程，部分病程较短的病例以7～10 d为1个疗程。治疗221例无黄疸型和黄疸型传染性肝炎而无严重肝功能不良及恶性肝炎之征象者，有效率：急性为77.9%，迁延性为42.8%～69%，慢性为2%。治疗后头晕、倦怠、失眠、腹胀等症都有好转。肝区疼痛多数减轻，肝肿有明显缩小，肝功能也有不同程度的好转趋势，尤其是黄疸指数、胆红质、氨基转移酶的改善较为明显；但对重症黄疸病例，似有相反结果。故对恶性肝炎（包括肝昏迷）、明显肝功能不良者、肝炎患者合并胃肠道出血、活动性肺结核、急性胃炎、恶性高血压、心力衰竭及妊娠后期的妇女应禁忌。药物反应：在用药2～20 d期间，可有身热、头昏、倦怠、呕吐、腹痛或失眠、尿频、尿多、荨麻疹等，一般均在1～2星期内消失，严重者停药后可愈[5,6]。

5. 预防菌痢　用小蓟全草，洗净晒干制成每100 ml相当生药50 g的汤剂，成人每次50 ml，小儿酌减，隔日1剂，共服3次。对照组服呋喃唑酮（痢特灵），成人每次0.2 g，小儿酌减，隔日1次。两组均从与患者接触之日起2～3 d内服药，再观察7 d。结果：服小蓟组99人无发病，服呋喃唑酮组96人，发病5人，发病率为5.2%，显示小蓟优于呋喃唑酮，服药后未发现任何不良反应[7]。

【各家论述】　1.《日华子》："小蓟力微，只可退热，不似大蓟能补养下气。"

2.《本草汇言》："沈则施云：按二蓟治血止血之外无他长，不能益人，如前人云养精保血补虚开胃之说，不可依从。"

3.《本草经疏》："小蓟根苗，所禀与大蓟皆同，得土中冲阳之气，而兼得乎春气者也，故主养精保血，精属阴气，血之所生也，甘温益血而除大热，故能养精而保血也。"

4.《本草求原》："小蓟则甘平胜，不甚苦，专以退热去烦，使火清而血归经，是保血在于凉血。""夫凉血者多滞，而此则能行血；行血者无补，而此又能保血；特不能如大蓟之补耳。"

5.《衷中参西录》："鲜小蓟根，善入血分，最清血分之热，凡咳血、吐血、衄血、二便下血之因热者，服者莫不立愈。又善治肺病结核，无论何期，用之皆宜，即单用亦可奏效。并治一切疮疡肿疼、花柳毒淋、下血涩疼，盖其性不但能凉血止血，亦能活血解毒，是以有以上诸效也。其凉润之性，又善滋阴养血，治血虚发热；至女子血崩赤带，其因热者用之亦效。"

0478 小檗 xiǎo bò
（《新修本草》）

【异名】　子檗（《本草经集注》），山石榴（《新修本草》）。

【基原】　为小檗科小檗属植物华西小檗等多种同属植物的根和茎、枝。

【原植物】　华西小檗 *Berberis silva-taroucana* Schneid.

落叶灌木，高达2～3 m。木材及内皮呈黄色；小枝有棱，紫褐色，老枝灰黄色，有疣状突起；刺3分叉，但着花小枝上的刺通常不分叉，长约6 mm，有时刺小或无。叶丛生；叶柄长1～2.5 cm；叶片长椭圆形至披针形或倒卵形，长1.5～5.5 cm，宽0.7～3.5 cm，先端渐尖或圆钝，有短尖头，基部狭楔形，全缘或疏生针芒状细刺齿，上面深绿色，下面苍白色，有白粉。总状花序疏松或为近伞形花序，有花8～12朵；花黄色，小苞片2，卵形；萼片6，花瓣状；花瓣6；雄蕊6。浆果卵形或球形，熟时深红色。

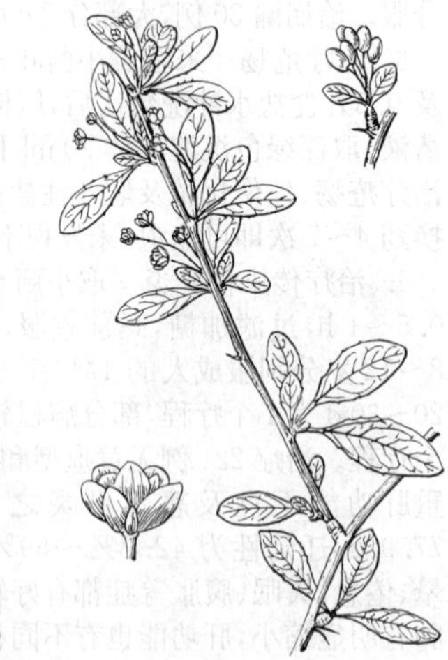
华西小檗

生于海拔2 000 m以上的山坡林下阴湿地或路边。分布于湖北、四川、云南和甘肃。

【采收加工】　春、秋季采挖，晒干。

【药性】　《新修本草》："味苦，大寒。无毒。"

【功用主治】　清热燥湿，泻火解毒。主治湿热泄泻，痢疾，口舌生疮，咽痛喉痹，目赤肿痛，痈肿疮疖。

1.《本草经集注》："主口疮。"

2.《新修本草》："主口疮疳䘌，杀诸虫，去心腹中热气。"

【用法用量】　内服：煎汤，3～9 g；或研末。外用：煎水滴眼，或洗患处。

【选方】　治口疮　龙胆三两，黄连二两，子檗四两。凡三物以水四升，先煮龙胆、黄连，取二升，别渍子檗令水淹潜，投汤中和，稍含之。（《小品方》小檗汤）

0479 小大黄 xiǎo dà huáng
（《青海常用中草药手册》）

【异名】　大黄（《青海常用中草药手册》），次大黄、白大黄〔《中草药》1985，16（8）：33〕。

【基原】　为蓼科大黄属植物矮大黄的根。

【原植物】　矮大黄 *Rheum pumilum* Maxim.

多年生小草本，高10～20 cm。茎直立，具短柔毛；基生叶宽卵形，长3～5 cm，宽1.5～3 cm，近革质，先端圆钝，基部心形，边缘全缘有缘毛，上面无毛，有时沿叶脉疏生短柔毛，下面沿叶脉被柔毛；主脉粗壮，稍凸出；叶柄粗壮；茎生叶1～2，较小；托叶鞘膜质。花序圆锥状，狭窄，分枝稀疏；花被片淡绿色，或带紫红色；花梗细弱，近基部具关节。瘦果连翅成卵状三角形。

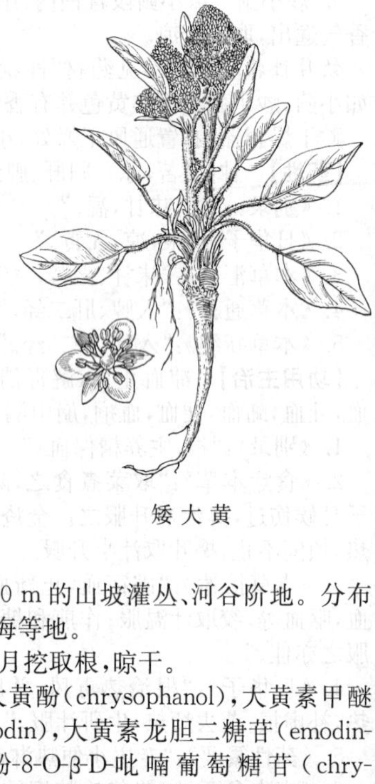
矮大黄

生于海拔4 000～4 300 m的山坡灌丛、河谷阶地。分布于四川、西藏、甘肃和青海等地。

【采收加工】　10～12月挖取根，晾干。

【成分】　含蒽醌类：大黄酚（chrysophanol），大黄素甲醚（physcion），大黄素（emodin），大黄素龙胆二糖苷（emodin-gentiobioside）和大黄酚-8-O-β-D-吡喃葡萄糖苷（chrysophanol-O-β-D-glucopyranoside）[1]；其他成分：正二十六烷酸（*n*-hexacosnic acid），谷甾醇，谷甾醇葡萄糖苷（sitosterol-3-O-glucoside），葡萄糖。

【药理】　抑制血小板聚集作用　本品热水提取物对胶原诱导的人血小板聚集有一定抑制作用，其IC_{50}＞2.00 mg/ml[1,2]。

【药性】　《青海常用中草药手册》："苦，寒。"

【功用主治】《青海常用中草药手册》："泻肠胃积滞实热，下瘀血，消痈肿。应用于食积停滞，脘腹胀痛，实热内蕴，大便闭结，急性阑尾炎，黄疸，经闭，癥瘕，痈肿，丹毒，口疮，水火烫伤，风火牙痛，跌打损伤，瘀血作痛。"

【宜忌】　孕妇慎服。

【用法用量】　内服：煎汤，3～10 g。外用：研末调敷。

【选方】　1. 治食积停滞，脘腹胀痛，实热内蕴，大便秘结　大黄9 g，莱菔子9 g。水煎服。

2. 治黄疸　大黄9 g，茵陈30 g。水煎服。

3. 治痈肿，丹毒，口疮，水火烫伤，风火牙痛　大黄15 g，冰片 1.5 g。研末，香油调敷患处。

4. 治跌打损伤，瘀血作痛　大黄 9 g，菊叶三七根 15 g。水煎服。(1～4 方出自《青海常用中草药手册》)

0480 小飞蓬 xiǎo fēi péng (《云南药用植物名录》)

【异名】 祁州一枝蒿(《祁州药志》)，蛇舌草、竹叶艾(《广西药用植物名录》)，鱼胆草、苦蒿(《云南中草药》)，破布艾、臭艾、小山艾(《全国中草药汇编》)。

【基原】 为菊科白酒草属植物小蓬草的全草。

【原植物】 小蓬草 *Conyza canadensis* (L.) Cronq. [*Erigeron canadensis* L.]　又名：小白酒草(《中国高等植物图鉴》)，加拿大蓬、飞蓬(《中国植物志》)。

一年生草本，高 50～100 cm。具锥形直根。茎直立，有细条纹及粗糙毛，上部多分枝。单叶互生；基部叶近匙形，长 7～10 cm，宽 1～1.5 cm，先端尖，基部狭，全缘或具微锯齿，边缘有长睫毛，无明显的叶柄；上部叶条形或条状披针形。头状花序多数，密集成圆锥状或伞房圆锥状；总苞半球形，直径约 3 mm；总苞片 2～3 层，条状披针形，边缘膜质，几无毛；舌状花直立，白色微紫，条形至披针形；两性花筒状，5 齿裂。瘦果矩圆形；冠毛污白色。花期 5～9 月。

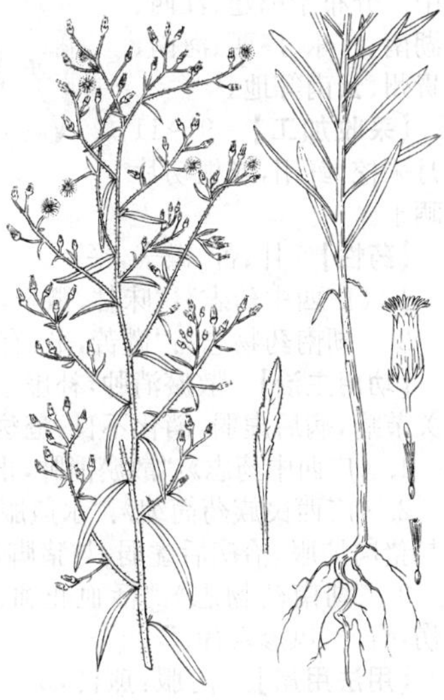

小蓬草

生于山坡、草地或田野、路旁。分布于东北地区及山西、内蒙古、浙江、福建、江西、山东、河南、湖北、广西、四川、云南、陕西和台湾。

【采收加工】 5～7 月采收，鲜用或切段晒干。

【药材】 小飞蓬 *Herba Conyzae Canadensis*　我国南北地均产。

性状　茎直立，表面黄绿或绿色，具细棱及粗糙毛。单叶互生，叶片展平后线状披针形，基部狭，先端渐尖，疏锯齿缘或全缘，有长缘毛。多数小头状花序集成圆锥花序状，花黄棕色。气香特异，味微苦。

鉴别　叶表面观：上表皮细胞垂周壁略弯曲或平直，外壁可见明显的角质层纹理。下表皮细胞垂周壁略弯曲或为波状，外壁亦见角质层纹理。上、下表皮均有气孔和非腺毛，气孔不等式或不定式；非腺毛棒状，顶细胞较长大，稍尖并常枯萎。叶缘毛长大，基脚多细胞，顶细胞狭长，顶端尖。

【成分】 全草含挥发油，其中含柠檬烯(limonene)，芳樟醇(linalool)，乙酸亚油醇酯(linoleyl acetate)及醛类，母菊酯(matricaria ester)，去氢母菊酯(dehydromatricaria ester)和矢车菊属烃(centaur)X[1]；还含香草酸(vanillic acid)，丁香酸(syringic acid)[2]。

地上部分含挥发油：β-檀香萜烯(β-santalene)，花侧柏烯(cuparene)，β-雪松烯(β-himachalene)，α-姜黄烯(α-curcumene)，γ-荜澄茄烯(γ-cadinene)[3]，柠檬烯，醛类，松油醇(terpineol)，二戊烯(dipentene)，枯牧烯(cumulene)。还含邻苄基苯甲酸(*o*-benzylbenzoic acid)[1]，高山黄芩苷(scutellarin)，胆碱(choline)[4]，17-oxo-8，17-dihydroconycephaloide 和 1-hydroxy-17-oxo-8，17-dihydroconycephaloide，β-谷甾醇(β-sitosterol)，丁香烯环氧化物(caryophyllene epoxide)，齐墩果酸(oleanolic acid)[5]。

花中含有倍半萜烯，大牻牛儿烯(germacrene)D，β-丁香烯(β-caryophyllene)，橙花叔醇(nerolidol)，β-榄香烯(β-elemene)，α-葎草烯(α-humulene)[6]，柠檬烯，*trans*-a-bergamotene[7]。

【药理】 1. 抗炎抗菌作用　小飞蓬地上部分石油醚和乙醇提取物对大鼠角叉莱胶和甲醛性足肿胀有抑制作用。石油醚提取物中的β-雪松烯是抗炎活性成分[1]。小飞蓬可用于治疗细菌性痢疾，全草醚提取液体内外抑菌作用试验确定香草酸、丁香酸为主要抗菌有效成分[2]。新鲜生药 100%的水提原液(每 1 ml 相当于含生药 1 g)在 5%以下浓度对金黄色葡萄球菌、表皮葡萄球菌有较强抑制作用，提示可作为对革兰阳性菌的抗菌中草药[3]。

2. 对心血管系统的作用　小飞蓬全草总黄酮水溶性部位可使 15-甲基前列腺素 $F_{2\alpha}$ 所致的收缩的离体猪冠状动脉得到舒张，终浓度为 4 mg(浸膏)/ml 时作用即显著[4]。小飞蓬水提物有轻微而短暂的降压作用，可抑制心脏，增加呼吸幅度，但对平滑肌和骨骼肌无作用[5]。

【药性】 微苦、辛，凉。

1.《云南中草药》："苦，凉。"

2.《广西本草选编》："味辛，气香，性温。"

【功用主治】 清热利湿，解毒消肿。主治痢疾，肠炎，肝炎，胆囊炎，中耳炎，结膜炎，跌打损伤，风湿骨痛，疮疖肿痛，外伤出血，湿疹，牛皮癣。

1.《云南中草药》："清热，解毒。"

2.《湖南药物志》："杀虫止痒祛风。"

3.《福建药物志》："主治胆囊炎，肝炎，肾炎，中暑，喉痛，蛔虫病，关节痛。"

4. 南药《中草药学》："祛风湿，止血。"

【用法用量】 内服：煎汤，15～30 g。外用：鲜品捣敷，或捣汁点眼，或捣汁滴耳，或煎水洗，或揉搽。

【临床报道】 治疗化脓性感染　小飞蓬 5 份，白及 1 份。鲜品，与白及捣烂外敷；干品，研细水调贴敷。每日换药 1 次。治疗各种化脓性感染 300 例，其中痈 11 例，一般脓肿 98 例，毛囊炎 20 例，蜂窝织炎 9 例，化脓性淋巴腺炎 8 例，外伤感染 142 例，甲沟炎 8 例，化脓性骨髓炎 3 例，坏疽 1 例。结果治愈 295 例，好转 5 例，治愈率 98.3%。另外，在随机抽取的 40 例化脓性感染中药治疗与西医治疗对比中，用中药者脓腔闭合时间短，有显著性差异[1]。

0481 小木通 xiǎo mù tōng (《中国药用植物志》)

【异名】 丝瓜花(《中国药用植物志》)。

【基原】 为毛茛科铁线莲属植物毛蕊铁线莲的茎藤和根。

【原植物】 毛蕊铁线莲 *Clematis lasiandra* Maxim.

草质藤本。当年生枝条具开展的柔毛，叶对生，一至二回三出复叶；叶柄长 3～6 cm，无毛，基部膨大隆起；小叶片卵状披针形或窄卵形，长 3～6 cm，宽 1.5～2.5 cm，先端渐尖，基部阔楔形或圆形，常偏斜，边缘有锯齿，叶脉在下面隆起;小叶柄短。聚伞花序腋生,常有1～3朵花,在花序分枝处有1对叶状苞片,花梗长1.5～2.5 cm;花两性,萼片4,长圆形或长方椭圆形,粉红色或紫红色,钟状直立,先端反卷,直径约2 cm,边缘和反卷的先端被毛;花瓣无;雄蕊多数,花丝线形,外面及两侧被紧贴的柔毛,花药长方椭圆形,药隔外面被毛;心皮多数,被绢状毛。瘦果卵形,宿存花柱羽毛状,长2～3.5 cm。花期10月,果期11月～12月。

生于沟边、山坡地或灌木丛中。分布于浙江、安徽、福建、江西、湖南、广东、广西、四川、贵州、云南、陕西和甘肃。

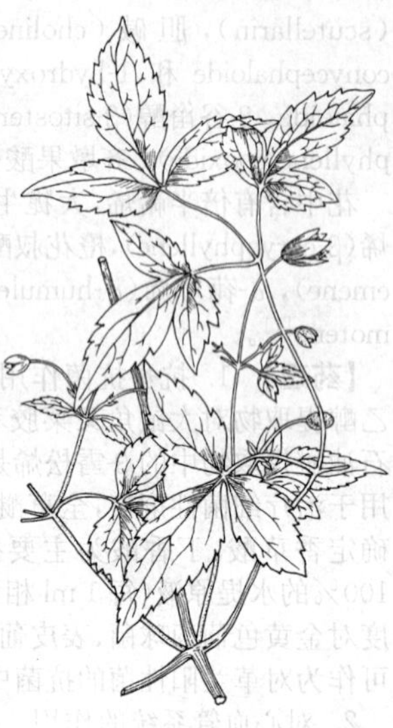
毛蕊铁线莲

【采收加工】 9～11月采收,切段,晒干或鲜用。

【药材】 小木通 *Caulis et Radix Clematidis Lasiandrae* 产于四川、贵州、云南、湖南、江西、陕西、甘肃、浙江等地。

性状 茎藤细长缠绕,表面枯绿色或绿褐色,有细棱。叶对生,有长柄,长3～6 cm,基部膨大隆起;完整的叶为一至二回三出复叶,小叶片卵状披针形,先端渐尖,基部阔楔形而偏斜,边缘有锯齿。气微,味淡。

根茎呈不规则圆柱形,表面灰棕至棕褐色,有隆起的节,顶端常残留有木质茎,两侧及下方着生多数细长的根。根呈长圆柱形,表面褐色或棕褐色,有细皱纹。质坚脆,易折断,皮部灰白色,木部类方形,淡黄色。气微、味微苦。

鉴别 根横切面:表皮细胞1列,外壁增厚,棕褐色。皮层10余列细胞。维管束外韧型,韧皮部纤维束成群;木质部较小,嫩根二原型,老根三原型,导管散在,无髓部。薄壁细胞含淀粉粒。

【药性】《湖南药物志》:"淡,平,无毒。"

【功用主治】《湖南药物志》:"舒筋活血,祛湿利水,解毒利尿。"

【用法用量】 内服:煎汤,15～30 g。外用:煎汤熏洗;或捣烂塞鼻。

【宜忌】 孕妇慎服。

【选方】 治眼起星翳 毛蕊铁线莲鲜根捣烂塞鼻孔,左目塞右,右目塞左。(《湖南药物志》)

0482 小牛力 xiǎo niú lì (《广西中药志》)

【异名】 土甘草(《广西中药志》),单刀根(《广西药用植物名录》)。

【基原】 为豆科崖豆藤属植物疏叶美花崖豆藤的根和叶。

【原植物】 疏叶美花崖豆藤 *Millettia pulchra* (Benth.) Kurz. var. *laxior* (Dunn) Z. Wei 又名:疏叶崖豆藤(《广西植物名录》)。

攀缘状灌木。茎深棕色,有多数黄色点状皮孔。叶互生,奇数羽状复叶,长12～16 cm,被锈色短柔毛,小叶9～15,叶片长圆形,长3.5～8.5 cm,宽1.5～3 cm,先端急尖,基部楔形或宽楔形,被锈色柔毛。总状花序腋生;花萼杯状,紫红色,先端5齿裂;花冠蝶形,粉红色;雄蕊10;子房柱状,花柱内弯,柱头头状。荚果长圆形而扁平,一侧有狭翅,先端有喙,果长6～9.5 cm,宽约1.3 cm。种子5颗,肾形,褐黄色,光滑。花期8～10月,果期11月。

生于荒野山坡草灌丛中。分布于福建、江西、湖南、广东、广西、海南、贵州、云南等地。

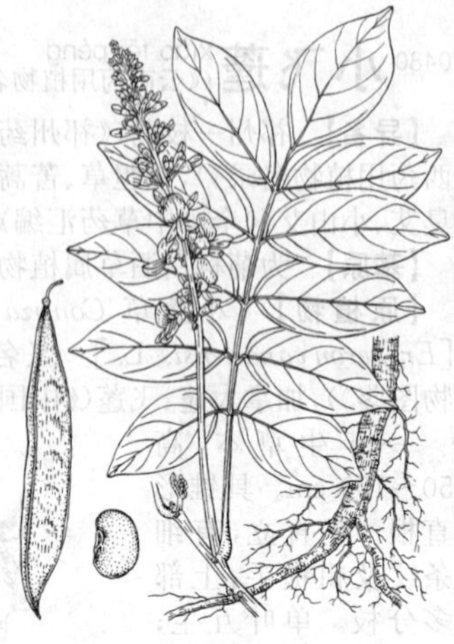
疏叶美花崖豆藤

【采收加工】 9～11月采挖,鲜用,或根切片晒干。

【药性】 甘、苦、微辛,平。

1.《广西中药志》:"味甘,微辛,性平,无毒。入肝经。"

2.《湖南药物志》:"微苦,平,有小毒。"

【功用主治】 散瘀消肿,补虚宁神。主治跌打肿痛,风湿关节痛,病后虚弱,消化不良,疮疡肿毒,风疹发痒。

1.《广西中药志》:"散瘀消肿,止痛,宁神。治跌打肿痛。"

2.《广西民族药简编》:"水煎服,治消化不良,小儿干瘦;与猪肉炖服,治病后虚弱;与猪脚炖服,治风湿关节肿痛。"

3.《湖南药物志》:"活血止血。治风湿关节痛,跌打损伤,痔血,风疹发痒。"

【用法用量】 内服:煎汤,3～6 g;或磨汁服。外用:捣敷、研末调敷或煎水洗。

【宜忌】《湖南药物志》:"多服呕吐。孕妇忌服。"

0483 小升麻 xiǎo shēng má (《陕西中草药》)

【异名】 金丝三七(《天目山药用植物志》),帽辫七(《陕西草药》),开喉箭、三面刀、茶七(《陕西中草药》),白升麻、米升麻、万年根(《湖北中草药志》)。

【基原】 为毛茛科升麻属植物金龟草的根茎。

【原植物】 金龟草 *Cimicifuga acerina* (Sieb. et Zucc.) Tanaka [*C. chinensis* Koidz.]

多年生草本,高25～110 cm。根茎横生,近黑色,有多数细根。茎直立,上部密被灰色短柔毛。叶1～2,近基生,一回三出复叶;叶柄长达32 cm;中央小叶卵状心形,长5～20 cm,宽4～18 cm,7～9掌状浅裂,边缘具锯齿,侧生小叶较小,上面近叶缘被短糙伏毛,下面沿脉被白色柔毛。总状花序细

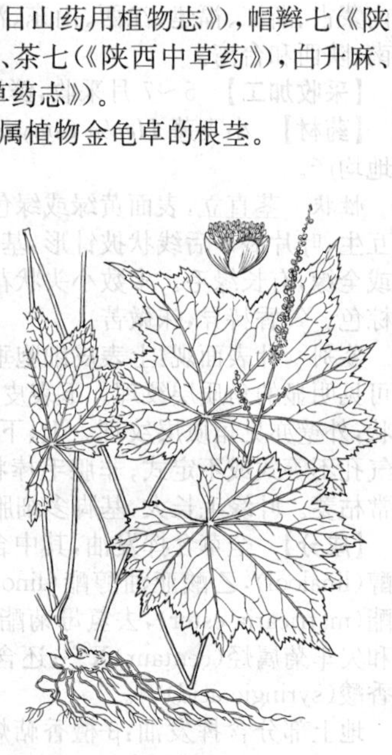
金龟草

长，具多数花；花小，直径约 4 mm，近无梗；萼片 5，花瓣状，白色，椭圆形或倒卵状椭圆形，早落；花瓣无；退化雄蕊圆卵形，基部有蜜腺；雄蕊多数；心皮 1～2，无毛。蓇葖果，宿存花柱向外方伸展。种子 8～12，椭圆状卵球形，有多数横向短鳞翅，四周无翅。花期 8～9 月，果期 9～10 月。

生于海拔 800～2 600 m 的山地林下或林缘。分布于山西、浙江、安徽、河南、湖北、湖南、广东、四川、贵州、陕西、甘肃。

【采收加工】 7～9 月采挖，晒干。

【药材】 小升麻 *Rhizoma Cimicifugae Acerinae* 产于陕西、甘肃、安徽、浙江、湖北、四川、贵州等地。

性状 根茎呈不规则块状，分枝多，呈结节状。表面灰褐色或灰黄色，较平坦，上面有圆洞状或稍凹陷茎基痕；下面有坚硬的残存须根。体实质坚韧，不易折断，断面稍平坦，稀中空，粉性，木部灰褐色或黄褐色，髓部黄绿色。气微香，味微苦而涩。

鉴别 (1) 根茎横切面：后生皮层细胞 1 列，外壁木栓化增厚，有的外平周壁及垂周壁具乳头状增厚，突入胞腔。皮层有时可见根迹维管束。中柱鞘纤维束为 15～50 个纤维，纤维多角形。维管束约 28 个，环列，外韧型。韧皮部细胞径向排列较整齐；形成层环明显，呈 5～8 角形；木质部导管多成群，内侧有非木化的薄壁细胞群，其间有小导管。射线宽 8～27 列细胞。髓部大，占横切面的 1/2。本品薄壁细胞充满淀粉粒。

(2) 薄层色谱：取本品粉末少许，加甲醇适量，冷浸 48 小时，滤过。滤液浓缩至干，加甲醇 1 ml 溶解，作供试品液。另以阿魏酸(AR)、咖啡酸(AR)加适量甲醇溶解作为对照品液。分别吸取样品液和对照品液各 5 μl 点于同一硅胶 G 薄层板上，以氯仿-乙酸乙酯-甲酸(5∶4∶1)展开，展距 10 cm，取出，晾干，置紫外灯(254 nm)下检视。供试品色谱在与对照品色谱相应位置上，显相同颜色的荧光斑点。

【成分】 根茎含升麻环氧醇(cimigenol)[1]，25-O-甲基升麻环氧醇[2]，15-O-甲基升麻环氧醇，去羟-15-O-甲基升麻环氧醇，25-O-乙酰升麻环氧醇[3]，15，24-双异升麻环氧醇(cimigol)[4]，兴安升麻醇(dahurinol)，异兴安升麻醇(isodahurinol)，25-O-甲基异兴安升麻醇[5]，金龟草二醇(acerinol)，25-O-甲基金龟草二醇，金龟草酮醇(acerionol)，24-O-乙酰金龟草酮醇[6]，邻-甲基金龟草醇 (*o*-methylcimiacerol)[7] 等为苷元的糖苷；还含有 β-谷甾醇(β-sitosterol)[8]，升麻二烯醇(cimicifugenol)，升麻二烯醇酯[9]，25-O-乙酰升麻环氧醇木糖苷 (25-O-acetylcimigenoside)，25-O-甲基升麻环氧醇木糖苷，升麻苷(cimicifugoside)[10]，升麻新醇木糖苷(shengmanolxyloside)，乙酰升麻新醇木糖苷及 24-乙酰基水合升麻新醇木糖苷(24-acetylhydroshengmanol xyloside)[11]。

【药性】 甘、苦，寒，小毒。

1.《陕西草药》："味苦，性温。有小毒。"

2.《陕西中草药》："味甘、苦，性寒。"

【功用主治】 清热解毒，活血止痛。主治咽痛，疖肿，劳伤，腰腿痛，跌打损伤，斑疹不透，高血压病。

1.《天目山药用植物志》："祛瘀消肿，降低血压。"

2.《陕西中草药》："清热解毒，活血理气，止痛。治咽喉干痛，劳伤，跌打损伤。"

【用法用量】 内服：煎汤，3～9 g；或含服。外用：捣敷。

【宜忌】《陕西中草药》："反乌头。"

0484 小功劳 xiǎo gōng láo (《云南中草药》)

【异名】 牙齿硬(《全国中草药汇编》)。

【基原】 为茜草科九节属植物美果九节的全株。

【原植物】 美果九节 *Psychotria calocarpa* Kurz

灌木，高约 1.5 m。叶对生，膜质至薄纸质；叶柄长 1～2.5 cm；托叶宽卵形，2 裂，具 2 条线形尖头，早落；叶片椭圆形，长 10～14 cm，宽 2.5～5.5 cm，先端渐尖，基部楔形，无毛。聚伞花序为 2 次三歧分枝，生于枝顶腋间；苞片披针形，早落；花粉红色或白色；萼裂片线形，有缘毛；花冠管短，喉部具毛。果椭圆状，幼时陀螺状，长约 1 cm，直径 5～6 mm，熟时红色，干时显出 8 条纵棱。果期 8～9 月。

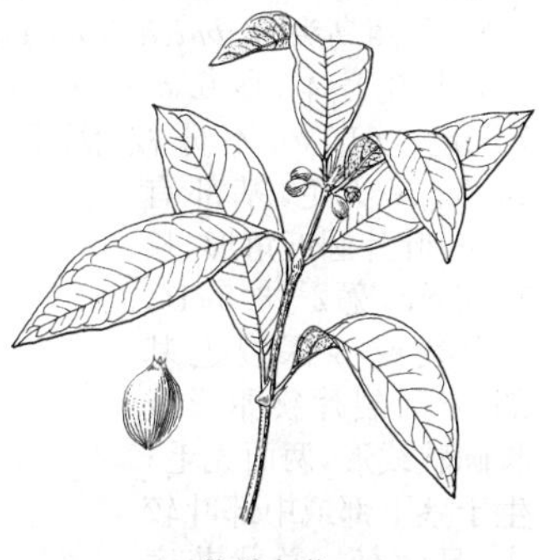

美果九节

生于山坡常绿阔叶林内。分布于云南、西藏等地。

【采收加工】 7～10 月采收，切段，晒干。

【药性】 苦，凉。

【功用主治】《云南中草药》："清热解毒，除风利湿。主治菌痢，肠炎，腹泻，肾炎，膀胱炎，风湿腰腿痛，咳嗽。"

【用法用量】 内服：煎汤，15～30 g。外用：捣敷。

【选方】 治癫痫 (小功劳)根 9～12 g。煎服，每日 1 剂，连服 1 月，并在病发作时用叶火烘后加米泔水揉搽全身。(《云南中草药》)

0485 小白撑 xiǎo bái chēng (《云南中草药》)

【异名】 黄蜡一枝蒿(《云南中草药》)。

【基原】 为毛茛科乌头属植物小白撑及美丽乌头的块根。

【原植物】 1. 小白撑 *Aconitum nagarum* Stapf var. *heterotrichum* Fletcher et Lauener [*A. bullatifolium* Lévl.]

又名：泡叶乌头(《云南中草药》)。

多年生草本。块根近圆柱形。茎高 70～100 cm，上部疏被弯曲并紧贴的短柔毛。基生叶及生于近茎基部的茎生叶均具长柄，叶柄长达 48 cm，有短鞘；叶片五角状肾形，长 2.5～13 cm，宽 4.5～20 cm，3 全裂近基部，中全裂片菱形，3 裂，侧全裂片斜扇形，不等 2 深裂，背面疏被紧贴的短柔毛。总状花序，有花 6～25 朵；下部苞片 3 裂，上部苞片狭卵形，花序轴和花梗除有弯曲的白色短柔毛外，还有开展

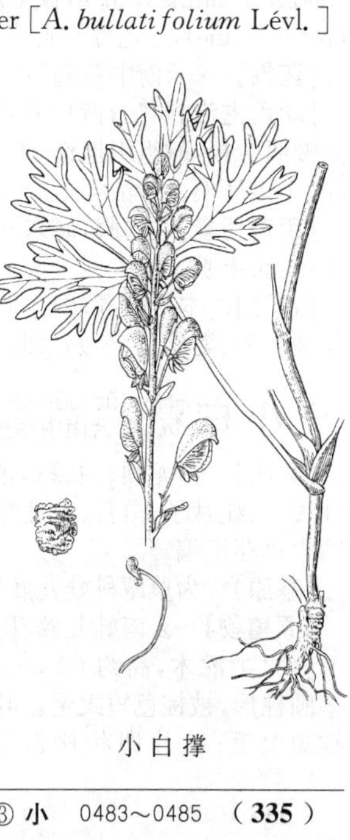

小白撑

的黄色腺毛；花梗长 2～4.5 cm，小苞片生于花梗的基部或下部；萼片蓝紫色，上萼片船状盔形，有短爪，侧萼片圆倒卵形；花瓣有向后弯曲的短距；雄蕊多数，无毛；心皮 5，子房密被黄色短柔毛。花期 10 月。

生于海拔 2 550～3 800 m 的山地草坡。分布于云南。

小白撑的块根又名雪上一枝蒿，另设专条。

2. 美丽乌头 *A. pulchellum* Hand. -Mazz.

多年生草本，高 6.5～50 cm。块根小，倒圆锥形，长约 7 mm。茎直立，不分枝，无毛。叶互生；叶柄长 2.5～14.5 cm，无毛，基部有短鞘；叶片圆五角形，长 1～2 cm，宽 2～3.5 cm，3 全裂或 3 深裂近基部，末回裂片狭卵形或长圆状线形，两面无毛；生于茎下部或中部叶较小，具短柄。总状花序有 1～4 朵花；下部苞片叶状，上部苞片线形；花梗长 2～6 cm，被反曲短柔毛，上部混生伸展的柔毛；小苞片生花梗中部，线形；花两性，两侧对称；萼片 5，花瓣状，蓝色，上萼片盔状船形或盔形，基部至喙长 1.7～2 cm，侧萼片长 1.3～1.6 cm；花瓣 2，无毛，距长约 1.5 mm；雄蕊多数，无毛；心皮 5，被伸展的黄色柔毛。蓇葖果。种子多数。花期 8～9 月，果期 9～10 月。

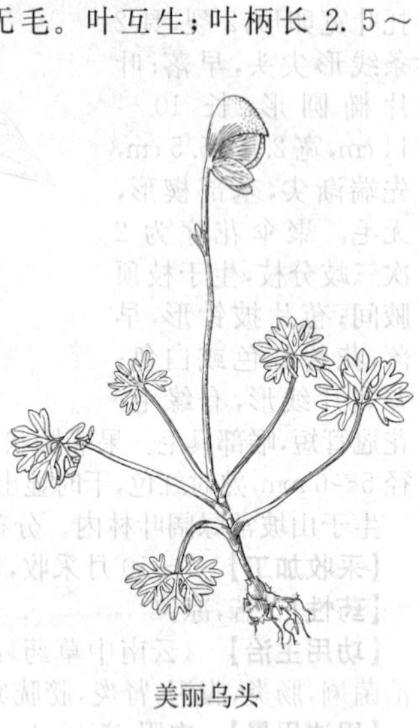

美丽乌头

生于海拔 3 500～4 500 m 的山坡草地，常生长在多石砾处。分布于四川南部、云南西北部、西藏东南部。

【采收加工】 10～12 月采挖块根，晒干。

【成分】 小白撑根含生物碱：小白撑碱(nagarine)，乌头碱(aconitine)，3-去氧乌头碱 (3-deoxyaconitine)[1]，光翠雀碱(denudatine)，准噶尔乌头碱(songorine)，去氧乌头碱(deoxyaconitine)，滇乌碱(yunaconitine)[2]，异叶乌头碱(heteratisine)，二乙酰异叶乌头碱(diacetylheteratisine)[3]。

【药性】 《云南中草药》："辛、苦，麻，温，剧毒。"

【功用主治】 《云南中草药》："活血祛瘀，活络止痛。主治腰肌劳损，软组织挫伤，关节扭伤，风湿关节痛，肋间神经痛，中风瘫痪。外治痈疽未溃，疔疮初起。"

【用法用量】 内服，研末 0.05～0.1 g，酒或温开水送服。外用：研末敷。

【宜忌】 本品剧毒，内服需经炮制，不宜过量，以免中毒。年老体弱、婴幼儿、孕妇禁服。

0486 小白薇 xiǎo bái wēi (《云南中草药》)

【异名】 白龙须、白薇(《滇南本草》)，水辣子根、老妈妈针线包、蛇辣子、白藤、娃儿藤(《云南中草药》)，野辣椒(《全国中草药汇编》)。

【基原】 为萝藦科娃儿藤属植物云南娃儿藤的根。

【原植物】 云南娃儿藤 *Tylophora yunnanensis* Schltr.

直立半灌木，高约 50 cm。须状根多数，簇生，淡黄色。茎圆柱形，被棕色短柔毛。叶对生，纸质；叶柄长3～6 mm，被短柔毛；叶片卵状椭圆形，向上则成披针形，长 3～7.5 cm，宽 1.5～3.5 cm，先端钝，基部圆形，全缘，两面均被稀疏的短毛。聚伞花序生于茎顶及叶腋；着花多朵；花暗紫红色；花萼 5 深裂，内面基部腺体 2 齿裂；花冠辐状，裂片具缘毛，内面具疏长柔毛；副花冠裂片卵圆形，贴生于合蕊冠上；花粉块每室 1 个，平展；子房由 2 枚离生心皮组成，无毛；柱头先端扁平。蓇葖果双生，披针形，长 4～5.5 cm。种子先端具长约 2.5 cm 的黄白色种毛。花期 5～8 月，果期 8～11 月。

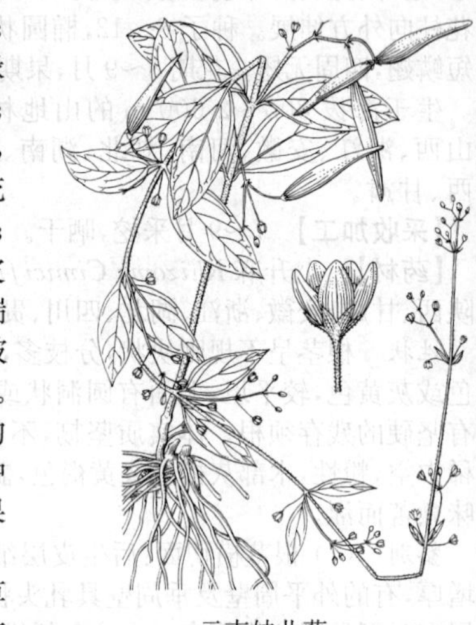

云南娃儿藤

生于山野向阳草地。分布于西南及广西等地。

【采收加工】 10～11 月采挖，晒干。

【药性】 苦、辛，微温。

1.《滇南本草》："味苦、涩，性微温。"

2.《四川中药志》1982 年版："辛，温，有小毒。"

【功用主治】 舒筋，活血，通络。主治风湿骨痛，小儿麻痹后遗症，跌打损伤，蛇咬伤。

1.《滇南本草》："专治面寒疼，肚腹酸痛，跌打损伤，筋骨疼痛。"

2.《云南中草药》："舒筋活血，调经止痛。治跌打损伤，风湿疼痛，肝炎，胃溃疡，虚痨，恶性疟疾。"

【用法用量】 内服：煎汤，9～15 g；或研末；或泡酒。外用：鲜品，捣敷。

【选方】 治小儿麻痹后遗症 (小白薇)干品 1.5 g，研末，炖肉吃。另用黄寿丹根 4.5 g，煮猪骨头吃。另用地丁 3 g，黄龙尾 6 g，五加皮 9 g，煎服。(《红河中草药》)

0487 小地扭 xiǎo dì niǔ (《贵州草药》)

【异名】 飞疔药(《贵州草药》)，元叶母草、五角苓(《四川中药志》)。

【基原】 为玄参科母草属植物宽叶母草的全草。

【原植物】 宽叶母草 *Lindernia nummularifolia* (D. Don) Wettst. [*Vandellia nummularifolia* D. Don]

又名：圆叶母草(《中国高等植物图鉴》)。

一年生草本，高 5～15 cm。根须状。茎直立，茎枝四方形，棱上有短毛。叶对立；无柄或有短柄；叶片宽卵形或近圆形，长 0.5～2 cm，宽 0.4～1.5 cm，先端圆钝，基部宽楔形或近心形，

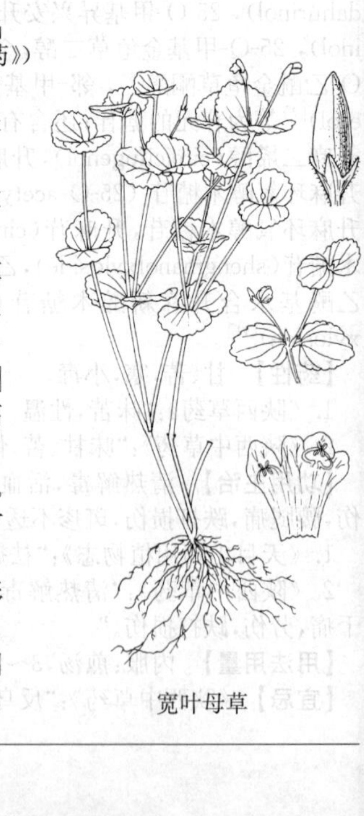

宽叶母草

边缘有浅圆锯齿，齿端有小突尖，侧脉 2～3 对至基部发出。伞形花序顶生或腋生，花有梗或无梗；无小苞片；萼齿 5，裂片披针形；花冠紫色；少有蓝色或白色，上唇直立，卵形，下唇开展，3 裂；雄蕊 4，全育，前面 1 对花丝基部有齿状附属物。蒴果长椭圆形。种子棕褐色。花期 7～9 月，果期8～11 月。

生于海拔 1 800 m 以下的田边、沟旁等湿润处。分布于浙江、湖北、湖南、广西、四川、贵州、云南、西藏、陕西、甘肃。

【采收加工】 7～10 月采收，鲜用或晒干。

【药性】 《贵州草药》："性平，味苦。"

【功用主治】 凉血解毒，散瘀消肿。主治咳血，疔疮肿毒，跌打损伤，蛇咬伤。

1.《贵州草药》："清热解毒，凉血。治呛咳出血，疔疮及蛇咬伤。"

2.《四川中药志》1982 年版："活血祛瘀，清热解毒。用于跌打损伤肿痛，呛咳出血，疔疮，蛇咬伤。"

【用法用量】 内服：煎汤，10～15 g；或泡酒服。外用：鲜品捣敷。

0488 小地松 xiǎo dì sōng （《红河中草药》）

【异名】 绵蒿、细火草、黄花枇杷叶、火草、羊头火草、绵羊头、星苞火绒草（《红河中草药》）。

【基原】 为菊科火绒草属植物川西火绒草的全草。

【原植物】 川西火绒草 *Leontopodium wilsonii* Beauv.

多年生草本，长达 25 cm 或更长。根出条细长，坚硬，有分枝，有枯萎宿存的叶及顶生的莲座状叶丛，在叶丛上生长花茎。花茎细长，无分枝，被白色茸毛，全部有密生的叶，叶狭披针形，长 2～4 cm，宽 2～3.5 mm，先端有细长尖头，边缘平或稍反折，基部狭，无柄，上面有细伏毛，后近无毛，下面被白色薄层密茸毛。苞叶多数，上面被白色厚密的茸毛，较花序长 2～3 倍，密集，开展成径约 6 cm 的苞叶群，或疏散成较宽大的复苞叶群。头状花序，7～11 个，疏散，花序梗与苞叶基部合着；总苞长约 4 mm，被白色长柔毛；总苞片 2～3 层，无色或浅褐色，稍超出茸毛之上；小花雌雄异株；雄花花冠管状，上部漏斗状；雌花花冠丝状，冠毛白色，粗厚，下部有锯齿。瘦果无毛。花期 6～9 月。

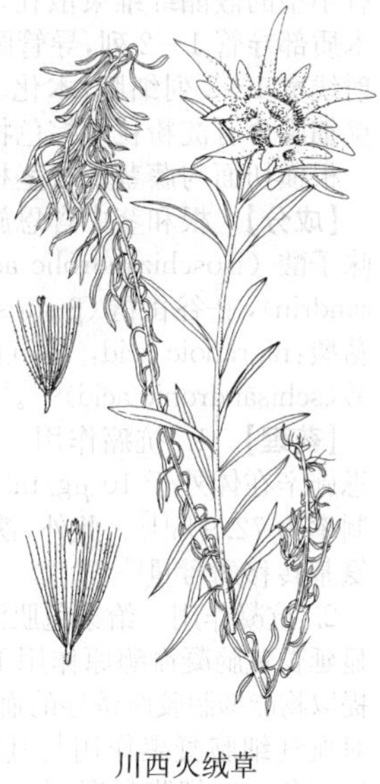

川西火绒草

生于海拔 2 000～3 000 m 的高山山谷岩石上。分布于四川。

【采收加工】 6～8 月采收，晾干。

【药性】 《全国中草药汇编》："甘、淡，平。"

【功用主治】 《全国中草药汇编》："止咳平喘，驱虫止泻。主治感冒，咳嗽，哮喘，蛔虫症，小儿腹泻。

【用法用量】 内服：煎汤，6～15 g。外用：研末敷。

【选方】 1. 治感冒咳嗽，哮喘 （小地松）干品 3 500 g，甘草 1 500 g。加水 50 000 ml，煎 2 h 过滤，浓缩至 10 000 ml，再加入白糖 2 500 g，溶解后冷却，放入尼泊金 5 g 即得。每次 10 ml，每日服 3 次。

2. 治蛔虫症 （小地松）干根、白茅根、棕根各 3 g。水煎服。（1、2 方出自《红河中草药》）

0489 小地柏 xiǎo dì bǎi （《全国中草药汇编》）

【异名】 六角草（《湖北中草药志》），宽叶卷柏（《中国药用孢子植物》）。

【基原】 为卷柏科卷柏属植物伏地卷柏的全草。

【原植物】 伏地卷柏 *Selaginella nipponica* Franch. et Sav. 又名：日本卷柏（《中国主要植物图说·蕨类植物门》）。

茎纤细，匍匐蔓生，处处生根，植株呈苔藓状群落。叶二型，互生，在枝两侧及中间各 2 行，排列稀疏；侧叶斜卵形，长 2～3 mm，宽 0.8～1 mm，先端渐尖，基部斜心形，边缘有细齿；中叶与侧叶相似而较狭，长 1.5～2 mm，宽 0.5～0.7 mm。生孢子的小枝直立，高 4～10 cm，孢子囊生在枝上部叶腋，不形成特化的孢子囊穗；孢子囊卵圆形，大孢子囊位于下部，小孢子囊位于上部。孢子二型。

生于溪边湿地或石上。分布于华东、西南及河南、湖北、湖南、广西、陕西、甘肃、台湾等地。

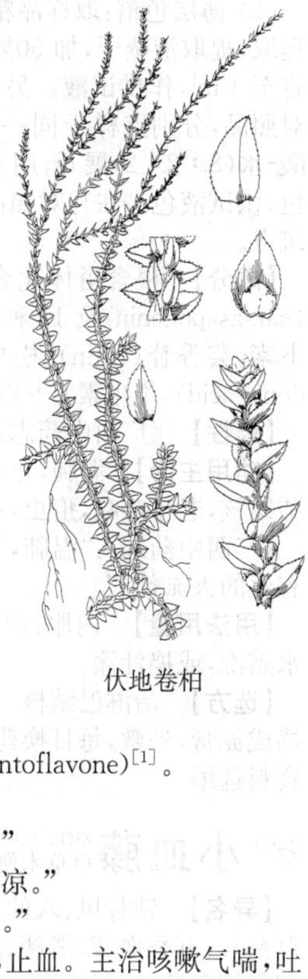

伏地卷柏

【采收加工】 7～10 月采收，晒干。

【成分】 含穗花杉双黄酮(amentoflavone)[1]。

【药性】 微苦，凉。

1.《全国中草药汇编》："淡，平。"

2.《湖北中草药志》："甘，微苦，凉。"

3.《中国药用孢子植物》："微毒。"

【功用主治】 止咳，平喘，清热，止血。主治咳嗽气喘，吐血，痔血，外伤出血，淋证，烧烫伤。

1.《全国中草药汇编》："清热润肺。主治气喘，咳嗽。"

2.《湖北中草药志》："清热解毒，利湿消肿，收敛生肌。用于各种烫伤、烧伤等症。"

3.《中国药用孢子植物》："止血。治吐血，痔疮出血，淋病，外伤出血等。"

【用法用量】 内服：煎汤，9～15 g。外用：研末撒。

【选方】 1. 治吐血 宽叶卷柏 15 g，景天三七 15 g，仙鹤草 9 g。煎服。

2. 治淋病 宽叶卷柏 15 g，瓜子金 9 g，石韦 12 g。煎服。（1、2 方出自《中国药用孢子植物》）

0490 小百部 xiǎo bǎi bù （《广西中药志》）

【异名】 门冬薯（《南宁市药物志》），嗦罗罗（内蒙古《中草药新医疗法资料选编》）。

【基原】 为百合科天门冬属植物石刁柏 *Asparagus of-*

ficinalis L. 的块根。

【原植物】 参见“石刁柏”条。

【采收加工】 9～11月采挖，鲜用或切片晒干。

【药材】 小百部 *Radix Asparagi Officinalis* 主产于广西。

性状 块根数个或数十个成簇或单个散在。长圆柱形或长圆锥形，表面黄白色或土黄色，有不规则纵皱纹，上端略膨大，少数残留茎基。质地柔韧，断面淡棕色，中柱类白色。气微，味微甘、苦。

鉴别 (1)根横切面：根被约为3列细胞，壁微木化增厚。皮层黏液细胞含草酸钙针晶束，内皮层明显。中柱木质部束与韧皮部束各30～40个，相间排列；内侧导管较大，圆多角形，直径约至115 μm。髓部为薄壁细胞。

(2) 薄层色谱：取样品粗粉适量，加50%乙醇25 ml，加热提取，提取液蒸干，加50%乙醇10 ml溶解，滤过。滤液定容至4 ml，作供试液。另取天冬酰胺、天冬氨酸、精氨酸作对照品，分别点样于同一硅胶G薄板上，以正丁醇-冰醋酸-水(8∶2∶2)展开，用0.2%茚三酮乙醇液喷雾，加热显色，供试液色谱在与对照品色谱相应位置上显相同颜色的斑点。

【成分】 根含甾体化合物：β-谷甾醇，美洲菝葜皂苷元(sarsasapogenin)及11种甾体化合物。还含香豆素，胡萝卜素，芸香苷(rutin)、松柏苷(coniferin)，白屈菜酸(chelidonic acid)，维生素C[1]以及蜀葵氨酸(altheine)[2]等成分。

【药性】 《广西中药志》：“味苦、微辛，性微温，有小毒。”

【功用主治】 温肺，止咳，杀虫。主治风寒咳嗽，百日咳，肺结核，老年咳喘，疳虫，疥癣。

《广西中药志》：“温肺，下气，止咳。治肺痨咳嗽。外用为有效的灭虱剂。”

【用法用量】 内服：煎汤，6～9 g；或入丸、散。外用：煎水熏洗，或捣汁涂。

【选方】 治淋巴结核 鲜嗦罗罗根60 g，炒荞麦面15 g。捣成泥膏，外敷，每日换药1次。(内蒙古《中草药新医疗法资料选编》)

0491 小血藤 xiǎo xuè téng (《草木便方》)

【异名】 钻骨风、八仙草(《分类草药性》)，钻石风(《重庆草药》)，五香血藤、滑藤、爬岩香、满山香、香血藤(《昆明民间常用草药》)，天青地红(《陕西中草药》)，血糊藤(《湖北中草药志》)，钻岩尖(《湖南药物志》)。

【基原】 为五味子科五味子属植物铁箍散的茎藤或根。

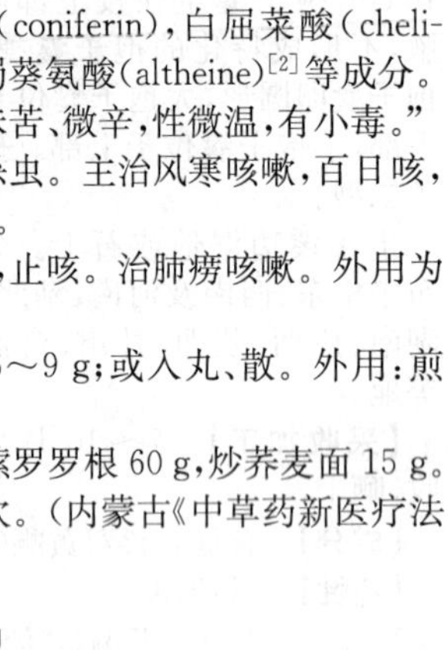

铁 箍 散

【原植物】 铁箍散 *Schisandra propinqua* (Wall.) Baill. var. *sinensis* Oliv.

又名：秤锤叶、钻岩筋、内红消、爬山虎、糯米叶子(《湖北植物志》)。

落叶或半落叶木质藤本，长2～3 m。根圆柱形，木质而坚硬，略弯曲。老枝灰色，小枝棕褐色。单叶互生；叶革质；叶柄长0.5～1 cm；叶片卵状披针形或长圆状披针形，长5～12 cm，宽1～3 cm，先端长渐尖，基部宽楔形至圆形，边缘具不明显的疏齿，上面绿色，嫩叶上面有时有浅色斑纹，下面略被白粉。雌雄异株；花单生叶腋或簇生；花被6～9，排成3轮，最外3片较小；雄蕊6～9，花丝基部稍连合，雄蕊嵌于肥大的花托缝穴中；雌蕊群球形，心皮10～30，离生，结果时花托伸长3～7 cm。小浆果球形，熟时鲜红色。种子肾圆形。花期6～8月，果期7～10月。

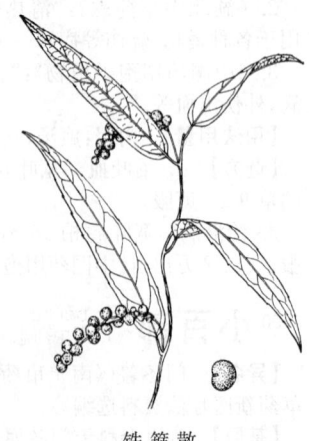

生于300～1 500 m的向阳低山坡或山沟灌丛中。分布于陕西、甘肃、湖北、湖南、四川、云南、贵州等地。

本植物的叶(小血藤叶)亦供药用，另设专条。

【采收加工】 10～11月采收，晒干或鲜用。

【药材】 小血藤 *Caulis seu Radix Schisandrae Sinensis* 主产于四川、云南。在四川将根称作“香巴戟”。

性状 藤茎细长圆柱形，有的略弯曲。表面红棕色或棕褐色，有纵皱纹及红棕色皮孔。质坚韧，难折断，折断面呈刺片状，皮部易与木部分离，皮部棕褐色，木部粉白色，髓部中央有空心。气香，味微辛凉，嚼之有黏性。

根圆柱形，常弯曲。表面红褐色或棕红色，常有环状裂缝，多露出木部而呈节节状。质坚，难折断。断面皮部厚，整齐，显灰绿色；木部呈刺片状，黄白色。气香，味辛凉，微苦涩，嚼之有黏性。

根茎圆柱形。表面有细长须根和须根痕。皮部薄，断面棕褐色；髓中空。

鉴别 藤茎、根茎横切面：木栓层较发达。皮层及韧皮部有小型的嵌晶纤维束散在，纤维木化；并有黏液细胞分布。木质部导管1～2列，导管圆多角形；木薄壁细胞全部木化。射线宽1～2列细胞，木化。髓部细胞较大，排列较松。薄壁细胞含有淀粉粒及棕色物。

根横切面与藤茎及根茎相似，但不具髓。

【成分】 根和茎中含恩施辛(enshicine)，表恩施辛，异五味子酸(isoschizandrolic acid)，去氧五味子素(deoxyschizandrin)，β-谷甾醇(β-sitosterol)，硬脂酸[1]。茎含3个三萜酸：nigranoic acid，漫五酸(manwuweizic acid)，五味子酸(schisandronic acid)[2]。

【药理】 1. 抗癌作用 从铁箍散的茎和根中分得的表恩施辛在体外于10 μg/ml浓度时对小鼠白血病P_{388}的抑制率为72.9%[1]。此外，铁箍散还能降低小鼠血清丙氨酸氨基转移酶含量[2]。

2. 抗凝作用 给家兔肌注铁箍散的煎液0.45 g/kg，能明显延长兔脑凝血酶原作用下的血凝时间。10 mg/ml的乙醇提取物能抑制胶原诱导的血小板聚集作用，抑制率为38.9%。对血红细胞凝聚作用与其浓度有关，其0.02 g/ml水煎液抑制兔血红细胞凝聚，在0.002 g/ml时则促进其凝聚[3]。

【药性】 辛，温。

1.《草木便方》：“热。”

2.《重庆草药》：“辛，温，无毒。”

【功用主治】 行气活血，通络止痛。主治胃痛腹胀，月经不调，经闭，跌打损伤，风湿痹痛，肢体麻木，劳伤吐血。

1.《草木便方》：“生心血，散瘀活血，透关节。治跌打损伤血胀，四肢筋骨风毒。”

2.《分类草药性》：“治风湿麻木，筋骨疼痛。涂鱼口肿毒。”

3.《重庆草药》：“行气，活血。治跌打损伤，劳伤吐血，经闭。”

【用法用量】 内服:煎汤,10～15 g;或浸酒。外用:捣敷或煎水洗。

【宜忌】《陕西中草药》:"根、茎:反甘草。"

【选方】 1. 治跌打损伤,风湿麻木及关节痛　铁箍散根15～24 g,娃儿藤 15 g。煎水或兑酒服。

2. 治月经不调　铁箍散根 30 g,香附、益母草各 15 g。煎水兑甜酒服。(1、2 方出自《湖南药物志》)

0492 小羊桃 xiǎo yáng táo (《贵州草药》)

【异名】 羊奶奶(《贵州草药》),软枣猕猴桃、圆枣子(江西《草药手册》),牛奶果、牛奶子(《新华本草纲要》)。

【基原】 为猕猴桃科猕猴桃属植物紫果猕猴桃的根或果实。

【原植物】 紫果猕猴桃 *Actinidia arguta* (Sieb. *et* Zucc.) Planch. ex Miq. var. *purpurea* (Rehd.) C. F. Liang [*A. purpurea* Rehd.]

藤本,长 7～20 m。隔年枝灰褐色;髓隔片状,白色至淡褐色。单叶互生;叶柄长 3～5 cm,无毛;叶片纸质,卵形至长方椭圆形,长 8～13 cm,宽 4.5～8 cm,先端急尖,基部圆形、阔楔形、截平形至微心形,两侧通常不对称,边缘具细小向上渐尖的锯齿,背面脉腋上有少量髯毛,侧脉近边缘分叉而互相网结。聚伞花序腋生,雄花序多花,雌花序常为 3 花;花单性雌雄异株或单性花与两性花共存;萼片 5,卵形,干后基部变为黑色;花瓣 5,淡绿色或白色,阔卵形或长圆状倒卵形,干后变为蓝色;雄蕊多数,花药紫黑色或棕褐色;子房瓶状。浆果柱状卵球形,长 1.5～3.5 cm,直径 1.5～2 cm,成熟时紫红色或深紫色,无毛,先端有喙。花期 6～7 月,果期 8～9 月。

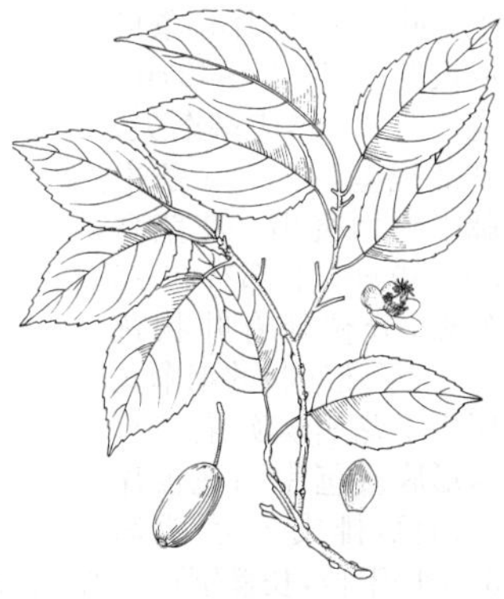

紫果猕猴桃

生于海拔 700～3 600 m 的山地林中或灌丛中。分布于山西、浙江、江西、湖北、湖南、广西、四川、贵州、云南、陕西等地。

【采收加工】 9～10 月采收,晒干或鲜用。

【成分】 根含生物碱:猕猴桃碱(actinidine)和肉苁蓉碱[1];黄烷醇:(－)-儿茶素〔(－)-catechin〕,(－)-表儿茶素〔(－)-epicatechin〕;三萜类化合物:(＋)-委陵菜皂苷(tormentoside),(＋)-野鸦椿酸-28-O-β-D-吡喃葡萄糖酯苷(euscaphic acid-28-O-β-D-glucopyranoside);木脂素:(＋)-松脂酚(pinoresinol),(＋)-杜仲树脂酚(medioresinol)和(－)-丁香树脂酚(syringaresinol)[2]。

【药性】《贵州草药》:"性平,味酸、涩。"

【功用主治】 补虚损,清热利湿。主治慢性肝炎,吐血,月经不调,风湿关节痛。

《贵州草药》:"清热利湿,补虚益损。"

【用法用量】 内服:煎汤,15～30 g。外用:煎水熏洗。

【选方】 1. 治慢性肝炎　小羊桃根、酸汤杆根各 15 g。煨水服。

2. 治吐血　小羊桃根、皮或果实 30 g。捣绒,加酒少许,冲水,澄清后去渣取水服。

3. 治月家病　小羊桃根 30 g,加高粱秆炖肉吃。(1～3 方出自《贵州草药》)

0493 小红参 xiǎo hóng shēn (《昆明民间常用草药》)

【异名】 滇紫参(《植物名实图考》),小活血(《昆明民间常用草药》),小红药(《红河中草药》),小舒筋(《中国中药资源志要》)。

【基原】 茜草科茜草属植物云南茜草的根。

【原植物】 云南茜草 *Rubia yunnanensis* (Franch.) Diels 又名:滇茜草(《云南种子植物名录》)。

多年生攀缘草本,长 1～2 m。根簇生、细长、肥厚、圆柱形而微弯,外皮红褐色。茎四棱形,棱上被毛。叶近革质,4 叶轮生;无柄或近无柄;叶片倒卵形,长 1.3～2 cm,宽 0.5～1.5 cm,先端锐尖,基部宽楔形,全缘而有刺毛,上面绿色被毛,下面色较淡,微粗糙,脉 3 出。聚伞花序顶生和腋生,总花梗及分枝均纤细;花小,5 数,绿黄色。浆果小,直径约 5 mm,黑色。花期夏季。

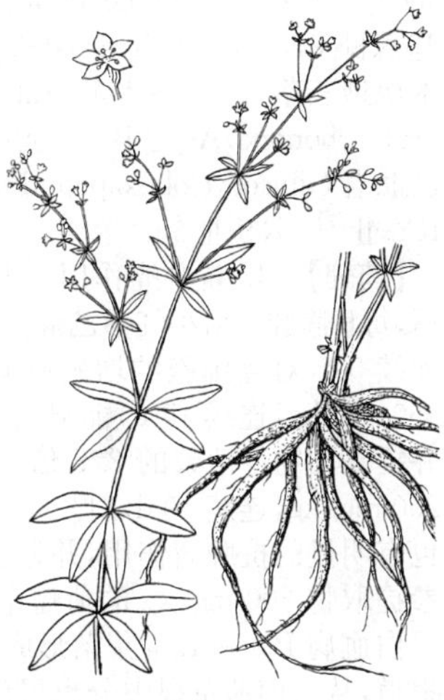

云南茜草

生于向阳山坡杂草丛中。分布于云南。

本植物的地上部分(小茜草)亦供药用,另设专条。

【采收加工】 11～12 月采挖,晒干。

【药材】 小红参 *Radix Rubiae Yunnanensis*　主产于云南。

性状　根茎短,节密。根细长圆柱形,微弯曲,少分枝,数条或 10 余条丛生于小根茎上。表面红棕色,有细纵皱纹。质脆,易折断,断面皮部黄红色或深红色,易剥离,木部红黄色。气微,味甘、微苦。

鉴别　(1) 根横切面:木栓层为 10 数列木栓细胞,内含红棕色或黄色色素。皮层宽广,薄壁细胞含草酸钙针晶束及橙红色色素。维管束外韧型。韧皮部细胞较小;形成层不明显;木质部导管单个散在。

(2) 取本品粉末 0.1 g,加甲醇 5 ml,冷浸 1 h,滤过。滤液于 20 ml 试管中置水浴上蒸干,加水 2 ml 及盐酸 0.2 ml 置沸水浴上水解 30 min,冷却后加乙醚 10 ml 振摇 3 min,取乙醚液 5 ml,加 2 mol/L 氢氧化钠溶液振摇,下层水溶液应显紫红色(检查茜草素型蒽醌)。

(3) 薄层色谱:取本品粉末 0.1 g,加甲醇 5 ml,冷浸 1 h,滤过,稍浓缩,作供试品液。以茜草素、羟基茜草素为对照品,分别点样于同一硅胶 G 薄板上,用二甲苯-甲酸乙酯-己烷-甲酸-甲醇(20∶10∶8∶1∶0.5),加蒸馏水 0.5 ml 振摇后,分取的上层溶液展开 12 cm。在日光下或紫外灯(365 nm)下检视。供试品色谱中在与对照品色谱相应位置显相同颜色的斑点或荧光斑点。

【成分】 根含有蒽醌苷类成分:2-甲基-1,3,6-三羟基-9,10-蒽醌-3-O-(6′-O-乙酰基)-α-L-鼠李糖基(1→2)-β-D-

葡萄糖苷〔2-methyl-1，3，6-trihydroxy-9，10-anthraquinone-3-O-(6′-O-acetyl)-α-L-rhamnosyl(1→2)-β-D-glucoside〕，2-甲基-1，3，6-三羟基-9，10-蒽醌-3-O-α-L-鼠李糖基(1→2)-β-D-葡萄糖苷〔2-methyl-1，3，6-trihydroxy-9，10-anthraquinone-3-O-α-L-rhamnosyl（1→2）-β-D-glucoside〕[1]，2-甲基-1，6-二羟基蒽醌-3-O-(6′-O-乙酰基)-α-L-吡喃鼠李糖基(1→2)-β-D-吡喃葡萄糖苷〔2-methyl-1，6-dihydroxyanthraquinone-3-O-(6′-O-acetyl)-α-L-rhamnopyranosyl-(1→2)-β-D-glucopyranoside〕，2-甲基-1，6-二羟基蒽醌-3-O-α-L-吡喃鼠李糖基(1→2)-β-D-吡喃葡萄糖苷〔2-methyl-1，6-dihydroxyanthraquinone-3-O-α-L-rhamnopyranosyl-(1→2)-β-D-glucopyranoside〕，1，3，6-三羟基-2-甲基蒽醌（1，3，6-trihydroxy-2-methylanthraquinone）[2]；乔木烷型三萜，茜草乔木醇（rubiarbonol）A、G，茜草乔木酮（rubiarbonone）A[3]、B[4]。茜根酸（ruberythric acid）[5]；环己肽苷（glycocyclohexapeptide）RY-1及其苷元RA-Ⅴ[6]、RY-Ⅱ[7]、RY-Ⅲ[8]。

【药理】 1. 抗肿瘤作用 小鼠腹腔植入S_{180}腹水癌细胞后，每日腹腔注射小红参乙醇提取物100 mg/kg、200 mg/kg，连续5 d，对癌细胞的增殖有明显的抑制作用。剂量增至250 mg/kg，连续15 d，能显著延长荷瘤小鼠的存活时间，并提高动物存活数的2.8倍。每日灌胃给予125 mg/kg、250 mg/kg，连续10 d，对皮下移植的S_{180}腹水癌细胞小鼠也有明显的抗肿瘤作用，并显著增加体重。腹腔给予小红参提取物200 mg/kg的荷瘤小鼠的腹水上清液，对体外小鼠白血病P_{388}和L_{1210}集落形成有一定的抑制作用[1]。另有报道，从云南茜草根中分离得到1个具有抗癌活性的环己肽苷新成分，经抗肿瘤试验表明，该成分对小鼠白血病P_{388}具有明显的抑制作用[2]。

2. 升白细胞作用 腹腔注射水提醇沉小红参混悬液0.84 g(生药)/kg、1.26 g(生药)/kg，对环磷酰胺引起的小鼠白细胞降低，有显著的升高白细胞作用，其作用较茜草强[3]。

3. 对淋巴细胞的作用 小红参腹腔注射能抑制小鼠脾脏T细胞增殖反应及其产生白介素IL-2的能力，但对小鼠脾脏B细胞增殖反应无影响[4]。水煮醇沉法提取小红参蒽醌类及三萜类，在30～100 μg/mL范围内，对正常人外周血T淋巴细胞增殖反应均有抑制作用[5]。

4. 其他作用 腹腔给予水提醇沉提取物，能显著促进小鼠呼吸道酚红的分泌，呈祛痰作用，其作用强度与茜草相似[3]。

毒性 按简化概率单位法测定小红参小鼠腹腔注射的LD_{50}为8.4±0.31 g/kg；灌胃给药的LD_{50}为155±0.38 g/kg[3]。

【药性】《云南中草药》："甘，温。"

【功用主治】 调养气血，活血舒筋。主治头晕，肺痨咳血，风湿疼痛，跌打损伤，月经不调，经闭，带下，产后关节痛。

《云南中草药》："温经通络，调养气血。主治月经不调，跌打损伤，贫血。"

【用法用量】 内服：煎汤，10～30 g。

【选方】 1. 治头昏头晕 小红参、青洋参、大黑药等分，研末，蒸鸡蛋兑红糖、猪油吃。

2. 治肺结核 小红参30 g，小白及30 g。研末，和蜂蜜90 g蒸食，每日3次，2 d服完。

3. 治内伤吐血，痰中带血 小红参6 g，叶下花6 g。研末，水冲服或水煎服，红糖为引。（1～3方出自《昆明民间常用草药》）

4. 治贫血 （小红参）鲜品30 g。炖鸡服。（《云南中草药》）

5. 治经闭，月经不调，带下，产后关节痛 小红参90 g。煮猪排骨(淡盐)服食。（《昆明民间常用草药》）

0494 小红蒜 xiǎo hóng suàn （《云南思茅中草药选》）

【基原】 为鸢尾科红葱属植物红葱的全草。

【原植物】 红葱 *Eleutherine plicata* Herb.

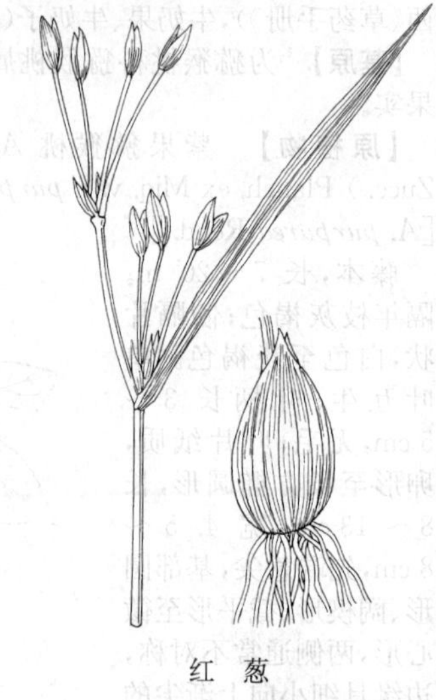

红 葱

多年生草本，高多达60 cm。鳞茎卵圆形，长约5 cm，直径2～2.5 cm，鳞片肥厚，紫红色，无膜质包被。根柔嫩，黄褐色。叶互生；叶片宽条形或披针形，长25～40 cm，宽1.2～2 cm，先端渐尖，基部抱茎，有4～5条主脉平行而突出。花茎高30～40 cm，上部有3～5分枝，分枝处有叶状苞片；伞形花序状的聚伞花序生于花茎枝顶；花下有卵形膜质苞片2；花被片6，白色，排成2轮；雄蕊3；子房下位，长椭圆形，3室，花柱先端3裂。花期6月。

云南各地常见栽培。分布于广西、云南等地。原产西印度群岛。

本植物的根(小红蒜根)亦供药用，另设专条。

【采收加工】 5～7月采收全草，鲜用或晒干。

【药性】 苦、辛，凉。

1.《广西本草选编》："味辛，性凉。"

2.《全国中草药汇编》："苦，凉。"

【功用主治】《广西本草选编》："清热解毒，散瘀消肿。主治风湿关节痛，吐血，咯血，痢疾，闭经腹痛。"

【用法用量】 内服：煎汤，6～15 g，鲜品15～30 g。外用：捣敷；或煎汤外洗。

0495 小麦苗 xiǎo mài miáo （《本草拾遗》）

【基原】 为禾本科小麦属植物小麦 *Triticum aestivum* L.的嫩茎叶。

【原植物】 参见"小麦"条。

【药性】 1.《本草拾遗》："辛，寒，无毒。"

2.《日华子》："凉。"

3.《得配本草》："入手少阴、太阳经气分。"

【功用主治】 除烦热，退黄疸，解酒毒。

1.《本草拾遗》："主酒疸目黄，消酒毒暴热。"

2.《日华子》："除烦闷，解时疾狂热，退胸膈热，并利小肠。"

3.《纲目》："小麦秆烧灰，入去疣痣蚀恶肉膏中用。"

【选方】 治黄疸 生小麦苗捣绞取汁，饮六七合，昼夜三四次。（《千金方》）

0496 **小麦麸** xiǎo mài fū（《本草拾遗》）

【异名】 麸皮（《本草蒙筌》）

【基原】 为禾本科小麦属植物小麦 *Triticum aestivum* L. 磨取面粉后筛下的种皮。

【原植物】 参见“小麦”条。

【药性】 甘，凉。

1.《本草拾遗》：“甘，寒，无毒。”

2.《日华子》：“凉。”

3.《医林纂要》：“咸，寒。”

【功用主治】 除热，止渴，敛汗，消肿。主治消渴，虚汗，盗汗，跌扑折伤，风湿痹痛，口疮。

1.《本草拾遗》：“和面作饼，止泄利，调中去热，健人。以醋拌蒸热，袋盛，熨腰脚伤折处，止痛散血。”

2.《日华子》：“治时疾热疮，汤火疮烂，扑损伤折，瘀血，醋炒贴罯。”

3.《纲目》：“醋蒸熨手足风湿痹痛，寒湿脚气，互易至汗出。末服止虚汗。”

【用法用量】 内服：入散剂。外用：醋炒包熨或研末调敷。

【选方】 1. 治产后虚汗　小麦麸、牡蛎等分。为末，以猪肉汁调服二钱，日二服。（《胡氏妇人方》）

2. 治走气作痛　酽醋拌麸皮，炒热，袋盛熨之。（《生生编》）

3. 治小便尿血　面麸炒香，以肥猪肉蘸食之。（《集玄方》）

4. 治小儿眉疮　小麦麸炒黑，研末，酒调敷之。（《纲目》）

【临床报道】 治疗口腔炎　用小麦麸烧灰2份，冰片1份，混合研细搽患处，每日2～3次。治疗100余例，有效率约95%，一般3～5 d即愈[1]。

0497 **小赤麻** xiǎo chì má（《天目山药用植物志》）

【异名】 水麻（《恩施中草药手册》），小红活麻（《中国中药资源志要》）。

【基原】 为荨麻科苎麻属植物小赤麻的全草或叶。

【原植物】 小赤麻 *Boehmeria spicata*（Thunb.）Thunb.［*Urtica spicata* Thunb.］

多年生草本或亚灌木，茎高40～100 cm。多分枝。叶对生；叶柄长达6.5 cm；叶片卵状菱形或卵状宽菱形，长2.5～7.5 cm，宽1.5～5 cm，先端长骤尖，基部宽楔形，边缘每侧有少数牙齿；基出脉3条。穗状花序单生叶腋；花单性；雄花无梗，花被片4，椭圆形，下部合生，外面有疏毛；雌花花被片近椭圆形，外面有短毛，果期呈菱状倒卵形或宽菱形。瘦果长倒卵形，有细毛，具单一的宿存柱头。花期7～9月，果期9～10月。

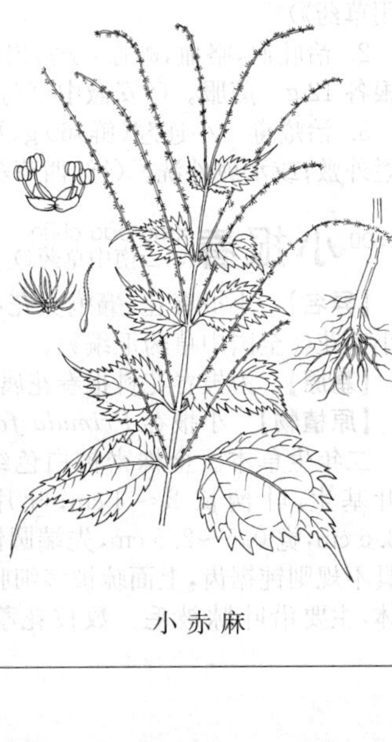

小赤麻

生于丘陵或低山草坡或沟边。分布于江苏、浙江、江西、山东、河南、湖北等地。

本植物的根（小赤麻根）亦供药用，另设专条。

【采收加工】 5～7月采叶，9～10月割取地上部分，鲜用或晒干。

【功用主治】 利尿消肿，解毒透疹。主治水肿腹胀，麻疹。

【用法用量】 内服：煎汤，6～15 g。外用：鲜品捣敷；或煎汤熏洗；或捣烂揉擦。

0498 **小芸木** xiǎo yún mù（《广西中草药》）

【异名】 鸡屎木、山黄皮（《广西中草药》），癞蛤蟆跌打、野黄皮（《云南思茅中草药选》），野茶辣、小黄皮（《广西药用植物名录》）。

【基原】 为芸香科小芸木属植物小芸木的根、树皮及叶。

【原植物】 小芸木 *Micromelum integerrimum*（Buch.-Ham.）Wight et Arn. ex Roem.［*Bergera integerrima* Buch.-Ham.］

灌木或小乔木，高达8 m。小枝、叶柄、叶脉、花轴及花枝密被灰褐色短柔毛。奇数羽状复叶互生；小叶7～15，斜卵形至斜卵状披针形或镰刀状，长7～12 cm，宽1.7～3 cm，先端短尖或渐尖，基部圆或钝斜，不对称，全缘或微呈波状，两面密布透明腺点。伞房状圆锥花序，顶生或腋生；花柄长2～4 mm；萼片5，广三角形，长约1 mm；花瓣5，白色，长圆形；雄蕊10，长短互间；子房上位，子房柄伸长，在成熟果时明显。浆果椭圆形或倒卵形，熟时金黄色或朱红色，有油腺点。种子1～2颗。花期9月至翌年2月间，果期3～10月。

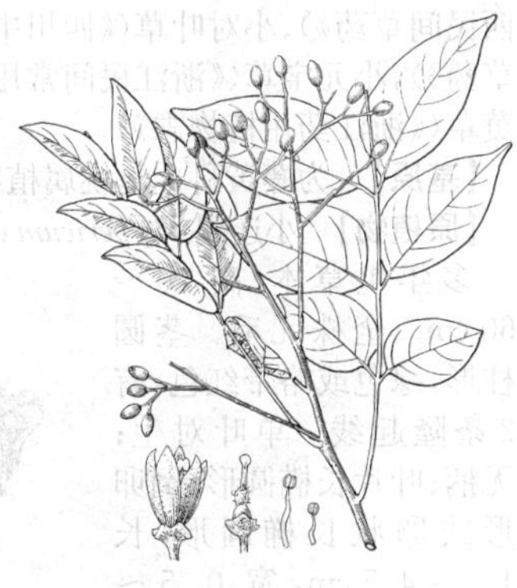

小芸木

生于山岭丛林中。分布于广东、广西、海南、贵州、云南等地。

【采收加工】 4～6月采剥树皮，晒干。7～9月采叶，鲜用或晒干。9～11月挖根，切片晒干。

【成分】 根含小芸木宁（micromelin），东莨菪素（scopoletin）[1]。

【药理】 小芸木所含东莨菪素有以下作用：

1. 祛风、抗炎、镇痛和祛痰　能降低患者痰黏度和痰中嗜中性白细胞[1]。

2. 抗肿瘤作用　体外对鼻咽癌KB细胞的ED_{50}为100 μg/ml；体内对小鼠淋巴白血病有活性[1]。小芸木的另一成分小芸木宁也具抗小鼠体内淋巴细胞白血病P_{388}的活性[2]。

3. 解痉作用　对豚鼠气管、回肠等平滑肌有解痉作用[1]。

毒性　东莨菪素给予小鼠口服LD_{50}为1.39 g/kg；腹腔注射为0.85 g/kg[1]。

【药性】《广西中草药》：“味苦、辛，性温。”

【功用主治】 祛风，除湿，行气，散瘀。主治流感，感冒咳嗽，胃痛，风湿痹痛，跌打肿痛，骨折。

1.《广西中草药》："行气祛痰，祛风除湿，散瘀止痛。治感冒咳嗽，胃痛，风湿骨痛，跌打肿痛。"

2.《云南中草药》："疏风解表，温中行气，消肿散瘀，止血。主治流感，感冒，疟疾，跌打损伤，胃痛，风湿关节炎，外伤出血，骨折。"

【用法用量】 内服：煎汤，9～15 g。外用：捣敷；或研末酒调敷。

【宜忌】《广西中草药》："孕妇慎服。"

【选方】 1. 治寒性胃痛、痢疾　小芸木根、吴茱萸各15 g。水煎服。

2. 治风寒湿痹　小芸木根、南五味子、刺五加皮各15 g。酒水各半煎汤温服。（1、2方出自《中国民间生草药原色图谱》）

0499 小连翘 xiǎo lián qiào（《中国药用植物图鉴》）

【异名】 小翘（《新修本草》），七层兰、瑞香草（《质问本草》），大田基、小瞿麦（《南宁市药物志》），排草、排香草（《江西民间草药》），小对叶草（《四川中药志》），小对月草（《重庆草药》），小元宝草（《浙江民间常用草药》），金石榴、麝香草、黄草（《浙江药用植物志》）。

【基原】 为藤黄科金丝桃属植物小连翘的全草。

【原植物】 小连翘 *Hypericum erectum* Thunb. ex Murray

多年生草本，高20～60 cm。全株无毛。茎圆柱形，绿色或略带红色，有2条隆起线。单叶对生；无柄；叶片长椭圆形、倒卵形或卵状长椭圆形，长1.5～4.5 cm，宽0.5～2.2 cm，先端钝，基部抱茎，全缘，叶面散布黑色腺点，无透明点。聚伞花序呈圆锥花序状，顶生或腋生；花径1.5～2 cm；萼片5；花瓣5，黄色，萼片及花瓣均有黑色条线及黑点；雄蕊多数，合生成3束；子房上位，3室，花柱3，分离。蒴果圆锥形，具宿存萼。种子细小，多数。花期7月，果期9月。

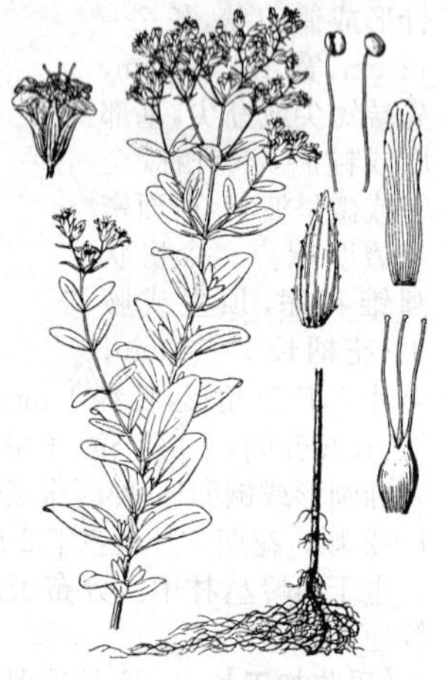

小连翘

生于山坡路边草丛中或山野较湿润处。分布于江苏、浙江、安徽、福建、江西、湖北、湖南、四川、贵州、云南、台湾等地。

【采收加工】 7～9月采收，晒干或鲜用。

【成分】 小连翘含鞣质（tannin），精油，金丝桃属素（hypericin）[1]，伪金丝桃属素（pseudohypericin）[2]，蟛蜞菊内酯（wedelolactone）和去甲基蟛蜞菊内酯（demethylwedelolactone）[1]。

根含欧妥吉素（otogirin）。

花含欧妥吉酮（otogirone）[3]。

地上部分含脂肪酸：棕榈酸（palmitie acid），油酸（oleic acid），亚油酸（linoleic acid）[4]。黄酮类：槲皮苷（quercitrin），异槲皮苷（isoquercitrin），金丝桃苷（hyperoside），荭草素（orientin）[5]。又含根皮酚（phloroglucinol）衍生物：erectquione A、B、C[6]，erectones A、B[7]。

【药理】 1. 止血作用　本品提取物1 g/kg腹腔注射，小鼠尾静脉切断法实验证明有缩短出血时间的作用；其有效成分蟛蜞菊内酯和去甲基蟛蜞菊内酯0.5 mg/kg静脉注射能分别使出血时间缩短3.9 min和4.2 min[1,2]。

2. 抗过敏作用　由小连翘根中提取的欧妥吉素（Ⅰ）和花中提取的欧妥吉酮（Ⅱ）均为具抗菌作用的间苯三酚衍生物，尚能显著抑制血栓烷A_2（TXA_2）和白三烯D_4所致豚鼠气管平滑肌的收缩，提示有抗过敏作用[3]。

3. 抗细菌涎酶作用　本品甲醇提取物对涎酸酶有抑制作用[4]；地上部分丙酮提取物能抑制产气梭状芽胞杆菌的细菌涎酶（Cl-S）活性，其中主要有效成分为棕榈酸、油酸和亚油酸。油酸和亚油酸200 μg/ml对Cl-S和葡萄球菌$SPID_{6646}$细菌涎酶（St-S）有明显抑制作用，棕榈酸仅是St-S的抑制剂[5]。

4. 抗病毒作用　从金丝桃属植物中分离到的金丝桃属素和伪金丝桃属素（pseudohypericin）具有强大的抗病毒作用，包括人类HIV病毒，且毒性很低，因此具有抗艾滋病（AIDS）的可能性[6]。其机制可能同该两成分抑制蛋白激酶C有关[7]。

【药性】 苦，平。

1.《四川中药志》1960年版："性平，味苦，无毒。"

2.《湖南药物志》："苦，凉，无毒。"

【功用主治】 止血，活血，解毒，消肿。主治吐血，咯血，衄血，便血，崩漏，创伤出血，月经不调，产妇乳汁不下，跌打损伤，风湿关节痛，疮疖肿毒，毒蛇咬伤。

1.《现代实用中药》："止血。治吐血，咯血，衄血，子宫出血等；又用于刀伤，作洗涤料。兼为咽喉之含漱剂、风湿性疾患之湿布剂。生草打汁外用于创伤、跌打损伤等。"

2.《四川中药志》1960年版："能下乳汁。治月经不调及少腹疼痛。"

3.《全国中草药汇编》："外用治外伤出血，疔疮肿毒，毒蛇咬伤。"

【用法用量】 内服：煎汤，10～30 g。外用：鲜品捣烂敷，或研末敷患处。

【选方】 1. 治咯血，鼻出血，便血　小连翘30～60 g，水煎服；或加龙芽草30 g，鳢肠30 g，水煎服。（《浙江民间常用草药》）

2. 治吐血，咯血，衄血，子宫出血　小连翘、地榆炭、白茅根各12 g。煎服。（《安徽中草药》）

3. 治疮毒　小连翘（鲜）60 g，犁头草30 g，酒糟适量。捣烂外敷；或水煎外洗。（《江西草药》）

0500 小报春 xiǎo bào chūn（《云南中草药》）

【异名】 小报春花、癞痢头花（《云南中草药》），山白菜、小蓝花（《全国中草药汇编》）。

【基原】 为报春花科报春花属植物小报春的全草。

【原植物】 小报春 *Primula forbesii* Franch.

二年生草本。全株密被白色细毛。须状根细长，白色。叶基生，叶柄长2～4 cm；叶片卵形至长卵形，长1～3.5 cm，宽0.5～2.5 cm，先端圆钝或钝尖，基部心形，边缘具不规则钝锯齿，上面疏被多细胞柔毛，下面散布球状小腺体，主要沿叶脉被毛。数枝花葶从叶丛中抽出，高10～

25 cm，被纤毛；具伞形花序 1 轮，少有 2 轮，每轮有 4～8 花；苞片条形，长 3 mm，多少被粉；花梗直立，长 6～20 mm，果时长可达 30 mm，被小腺体；花萼钟状，被白粉，5 裂；花冠杯状高脚碟形，淡红色，冠檐 5 裂，裂片平展，先端具深凹缺；长花柱花：雄蕊着生处距冠筒基部约 1.5 mm，花柱长约 3 mm；短花柱花：雄蕊距冠筒基部约 3 mm 处着生，花柱长约 1 mm。蒴果球形，短于宿存花萼。花期 2～3 月。

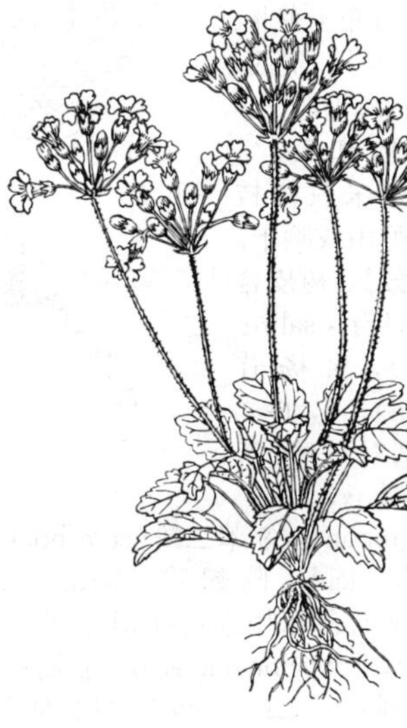

小报春

生于海拔1 500～2 000 m 的湿草地、田埂、地边、沟边。分布于四川和云南。

【采收加工】 冬、春季采收，晒干或鲜用。

【药性】 《云南中草药》："辛，微甘、凉。"

【功用主治】 《云南中草药》："养阴清热，止血消炎，活络止痛。主治小儿高热，肺炎，咳嗽，小儿疳积，急性结膜炎，咽喉炎，口腔炎，扁桃体炎，牙痛，胃炎，尿路感染，白带，流产，产后流血，肾虚阳痿，风湿关节痛，外伤出血，跌打瘀血。"

【用法用量】 内服：煎汤，15～30 g。外用：鲜品捣敷。

【选方】 1. 治肾炎　小报春 30 g，玉米须 15 g。水煎服。（《全国中草药汇编》）

2. 治流产，产后流血　小报春 15 g，红糖、炮姜引。煎服。（《云南中草药》）

0501 小返魂 xiǎo fǎn hún 《台湾药用植物志》

【异名】 珍珠花、日开夜闭（《云南药用植物名录》），鸭土珠、椏土珠、细本乳仔草、白骨珠仔草（《台湾药用植物志》），霸贝莱、月下珠（《云南中药资源名录》）。

【基原】 为大戟科叶下珠属植物珠子草的全草。

【原植物】 珠子草 *Phyllanthus niruri* L.

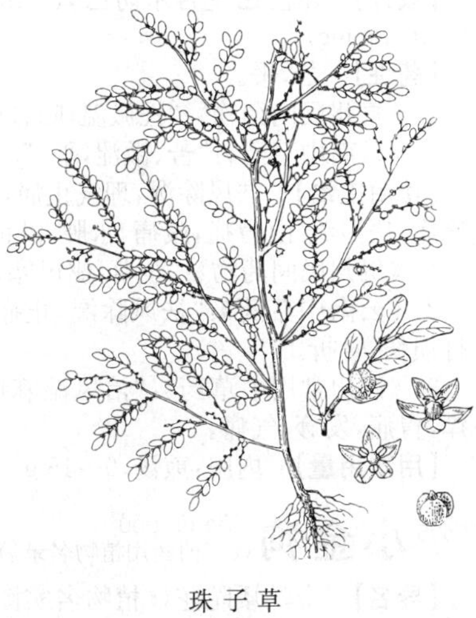

珠子草

一年生直立草本，高 25～50 cm。茎无毛，略带褐红色，通常自中上部分枝。单叶互生；叶柄极短；托叶膜质透明；叶片纸质，长圆形，长 5～8 mm，宽 2～4.5 mm，先端钝圆或近截平。通常雌、雄花双生于每一叶腋内，或只有 1 朵雌花；雄花萼片 5，腺体 5，雄蕊 3，花丝合生；雌花萼片不相等，膜质，子房球形，花柱分离，顶端 2 裂，裂片外弯；花盘分裂成三角形的薄片。蒴果褐红色，开裂成 3 枚分果爿，轴柱及花萼均宿存；种子具小颗粒状纵条纹。花、果期 1～10 月。

生于路旁、山坡旷野草地上。分布于广东、广西、海南、云南、台湾等地。

【采收加工】 7～9 月采收，晒干。

【成分】 全草含黄酮类：槲皮苷（quercitrin），异槲皮苷（isoquercitrin）[1]，槲皮素（quercetin），黄芪苷（astragalin）[2]，芦丁（rutin），山柰酚吡喃鼠李糖苷（kaempferol-4′-rhamnopyranoside），圣草素吡喃鼠李糖苷（eriodictyol-7-rhamnopyranoside），非瑟酮-4′-葡萄糖苷（fisctin-4′-O-glucoside），以及 nirurin 及其苷元（nirurinctin）[3]；生物碱类：霸贝莱碱（nirurine）[4]，4-甲氧基一叶萩碱（4-methoxy securinine），4-甲氧基-去甲一叶萩碱（4-methoxy-nor-securinine），4-甲氧基二氢去甲一叶萩碱（4-methoy xydihydronorsecurinine），4-甲氧基四氢一叶萩碱（4-methoxyttetrahydrosecurinine）和 4-羟基一叶萩碱（4-hydroxysecurinine）[3]；三萜皂苷类：20(29)-羽扇烯-3β-醇〔lup-20(29)-en-3β-ol〕[5]及其醋酸酯[3]；木脂素类：叶下珠脂素（phyllanthin）[2]、叶下珠次素（hypophyllanthin）[6]，珠子草次素（nirtetralin），珠子草素（niranthin），叶下珠子素（phylltetralin），lintetetralin，叶下珠酯（phyllester）[7]，seco-4-hydroxylintetralin，seco-isolarciriesinol trimeether，hydroxyniranthin[3]，isolintetralin，linokinin 等[8]；有机酸类：杠香藤酸（repandusinic acid）A[9]，三十二酸（dotriacontanoic acid）[3]。

根毛中含有儿茶素类：(－)-表儿茶素〔(－)-epicatechin〕，(＋)-没食子儿茶素〔(＋)-gallocatechin〕，(－)-表没食子儿茶素〔(－)-epigallocatechin〕，(－)-表儿茶素 3-O-没食子酸酯〔(－)-epicatechin 3-O-gallate〕，(－)-表没食子儿茶素 3-O-没食子酸酯〔(－)-epigallocatechin 3-O-gallate〕。

叶和茎中含有鞣质：叶下珠鞣质（phyllanthusiin）D；没食子酰葡萄糖（galloylglucose）[10]。

【药理】 1. 抗肝炎病毒作用　珠子草有特异性抑制 HBV 表面抗原（HBsAg）作用[1]。珠子草水提取物 5 mg/ml 对乙肝表面抗原与抗体反应抑制率达 61%，对土拨鼠乙肝病毒（WHV）表面抗原（WHsAg）与抗体反应抑制率达 63%。水提取物 600 μg/ml 对 WHV DNA 多聚酶抑制率达 82%[2]。以珠子草治疗 30 只急慢性 WHV 感染的土拨鼠，其中 24 只血清中 WHV 标定明显下降或被清除，总有效率达 80%[3]。人乙肝 HBsAg 反相间接血凝抑制试验表明，珠子草提取液处理的 HBsAg 血凝滴度可较阳性对照组降低 4 倍以上[4]。

2. 保肝作用　珠子草根和叶用药 15～30 d，观察对烈酒、肝部分切除和 CCl_4 诱发大鼠肝损害的对抗作用，发现有较强护肝作用，各生化指标下降，脂肪沉积减少，组织病理观察到肝实质细胞再生，但在肝部分切除动物或乙醇剂量减少时，仅根具有保护作用[5]。珠子草中的并没食子酸也能有效地对抗 CCl_4 或氨基半乳糖诱导的肝细胞损伤[6]。

3. 对病毒逆转录酶的作用　珠子草水提取物浓度为 50 μg/ml 和 500 μg/ml 时对人免疫缺陷病毒逆转录酶（HIV-RT）抑制率分别为 59% 和 96%[7]。珠子草有抑制鸟成髓细胞病毒反转录酶活性，水提取物对 HIV-RT 的 ID_{50} 为 26 μg/ml，精制后所得杠香藤酸 A 的 ID_{50} 为 0.15 μg/ml[8]。杠香藤酸 A 对 HIV-1-RT 和从 HeLa 细胞中分离的 DNA 多聚酶的 ID_{50} 分别为 0.05 μmol/L 和 0.6 μmol/L。10.1 μmol/L 杠香藤酸 A 可抑制 MF_4 细胞上 HIV-1 诱导的细胞病变；4.5 μmol/L 对 HIV-1 诱导的 SUP-T1 的巨细胞形成抑制率大约为 50%；2.5 μmol/L 对 H_9 无性细胞系中 HIV-1 特异性 P_{24} 抗原的抑制率高达 90%[9]。珠子草水提取物 60 μg/ml 对劳氏肉瘤病毒逆转录酶的抑制率为 80%；6 μg/ml 对 Moloney 小鼠白血病病毒逆转录酶抑制率约为 80%[7]。

4. 抑制尿结石生成　珠子草的水提取物以每日 1.25 mg/ml 的剂量给尿结石模型大鼠灌服，能有效抑制结石的生成，枸橼酸盐和镁盐代谢物并未受影响，但尿中黏多糖浓度则显著降低。提示珠子草水提物可能是通过降低尿中黏多糖浓度以抑制结石的形成[10]。

【药性】　《云南中草药》："淡、涩，微寒。"

【功用主治】　《云南中草药》："清肝明目，渗湿利水。主治小儿疳积，角膜云翳，结膜炎，肾炎水肿，尿路感染，尿路结石，肠炎腹泻，菌痢，肝炎，感冒发热，毒蛇咬伤。"

【用法用量】　内服：煎汤，15～30 g。外用：捣敷。

0502 小灵丹 xiǎo líng dān (《中国矿物药》)

【异名】　人造雌黄(《矿物药与丹药》)。

【基原】　为硫黄与雄黄经升华制成的砷硫化合物。

【制法】　取雄黄 120 g，硫黄 30 g，分别研末，混匀装陶瓷罐中，罐口用装凉水的碗盖严，封闭，加热 5～6 h，离火待凉，揭开碗底，取下凝结橘黄色的粉末或呈玻璃状的薄片，即小灵丹。

【药材】　小灵丹 *Xiaolingdan*　主产于北京。

性状　本品为无定形致密块状物。红色；条痕橘黄色。透明至半透明；玻璃光泽。体重，质硬而脆，用小刀可得一划痕；易砸碎，碎块呈橘红色，断面贝壳状。气无，味淡。

鉴别　偏光显微镜下：为非晶质体；有的为粒径约 0.001 mm的针柱状集合体。色调金黄、橙色，依粒度而异；高突起，但不均一。看不出消光现象。

X 射线衍射分析曲线：未显示结晶物质的特征，证实本品属非晶质体混合物。

【成分】　主要为三硫化二砷(As_2S_3)[1]。

【功用主治】　散寒，止痛。主治脾肾虚寒引起的偏坠疝气，脾虚久泻，胃寒疼痛，妇女血寒经痛，寒湿带下。

【用法用量】　内服：研末，3 g，温黄酒或温开水冲。

【宜忌】　不宜过量、久服。阴虚血亏及孕妇禁服。

0503 小青杨 xiǎo qīng yáng (《吉林中草药》)

【基原】　为杨柳科杨属植物小青杨的树皮。

【原植物】　小青杨 *Populus pseudo-simonii* Kitag. 又名：杨树(《吉林中草药》)，东北杨(《全国中草药汇编》)。

乔木，高达20 m。树皮灰白色，老时浅沟裂。幼枝有棱，萌枝棱更显著，小枝圆柱形。芽圆锥形，黄红色，有黏性。叶菱状椭圆形、菱状卵圆形、卵圆形或卵状披针形，长 4～9 cm，宽 2～5 cm，边缘具细密交错起伏的锯齿，有缘毛；叶柄圆柱形，长1.5～5 cm；萌枝叶较大，长椭圆形，边缘呈波状皱曲，叶柄较短。雄花序长 5～8 cm；雌花序长 5.5～11 cm，子房圆形或圆锥形，柱头 2 裂。蒴果长圆形，2～3 瓣裂。花期 3～4 月，果期 4～5(～6)月。

生于海拔2 300 m以下的山坡、山沟和河岸。分布于东北、华北及四川、陕西、甘肃、青海等地。

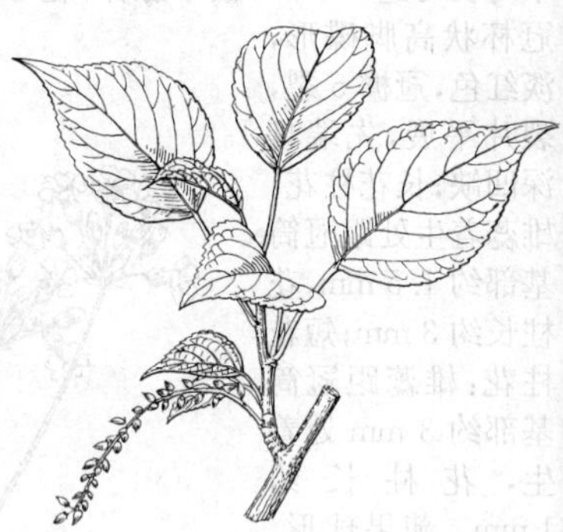
小青杨

【采收加工】　5～6 月采收树枝嫩皮，鲜用或晒干。

【成分】　树皮含柳匍匐苷(salireposide)，水杨苷(salicin)，2，6-二甲氧基对苯醌(2，6-dimethoxy-*p*-benzoquinone)，邻苯二酚(catechol)。又含酚酸类：香草酸(vanillic acid)，阿魏酸(ferulic acid)，丁香酸(syringic acid)，对羟基苯甲酸(*p*-hydroxybenzoic acid)，对羟基桂皮酸(*p*-hydroxycinnanic acid)；脂肪酸：壬二酸(nonane diacid)，咖啡酸(caffeic acid)，棕榈酸(palmitic acid)，亚油酸(linoleic acid)及亚麻酸(linolenic acid)等[1]。

【药性】　《全国中草药汇编》："苦，寒。"

【功用主治】　《吉林中草药》："解毒，治顽癣疮毒。"

【用法用量】　外用：研末调敷。

【选方】　1. 治干湿癣　杨树嫩皮适量。焙黑，加等量枯矾，研细末，用香油调涂患处。

2. 治手指丫及掌中起白脓泡，初刺痒，触破而疼　小青杨叶 12 g，桃叶 12 g。共阴干，研细末，加入猪肝 120 g 捣烂，敷患处，每日换药 1 次。(1、2 方出自《吉林中草药》)

0504 小青藤 xiǎo qīng téng (《贵州民间药物》)

【异名】　青藤香(《阳春县志》)，马哥啰、小一支箭(《贵州民间药物》)，过山龙、股藤、家同藤、野牵牛、毛风藤、石板藤、老鼠藤、风藤、小股藤、牛串子(《湖南药物志》)。

【基原】　为防己科木防己属植物木防己 *Cocculus orbiculatus* (L.) DC. 的茎。

【原植物】　参见"木防己"条。

【采收加工】　9～10 月采收，刮去粗皮，切段，晒干。

【成分】　木防己茎含木防己碱(trilobine)及异木防己碱(isotrilobine)[1]。

【药性】　苦，平。

1.《贵州民间药物》："性微温，味甘微辛。"

2.《云南中草药》："苦，微涩，平。"

【功用主治】　祛风除湿，理气止痛，利水消肿。主治风湿痹痛，痰湿流注，胃痛，腹痛，水肿，淋证，跌打损伤。

1.《贵州民间药物》："全草，驱风寒，除湿，调气。"

2.《云南中草药》："祛风除湿，止痛。主治风湿疼痛，跌打损伤，骨折。"

3.《四川常用中草药》："治风湿麻痹，痰湿流注，脚膝瘙痒，胃痛，发痧，气痛。"

【用法用量】　内服：煎汤，9～15 g。外用：煎水洗。

0505 小金狗 xiǎo jīn gǒu (《广西药用植物名录》)

【异名】　金丝矮陀陀(《植物名实图考》)，黄鼠狼(《贵州民间药物》),金毛狗、活血草(《河南中草药手册》),青蕨(《广西药用植物名录》)。

【基原】 为肿足蕨科肿足蕨属植物肿足蕨的全草或根茎。

【原植物】 肿足蕨 *Hypodematium crenatum* (Forsk.) Kuhn [*Polypodium crena-tum* Forsk.]

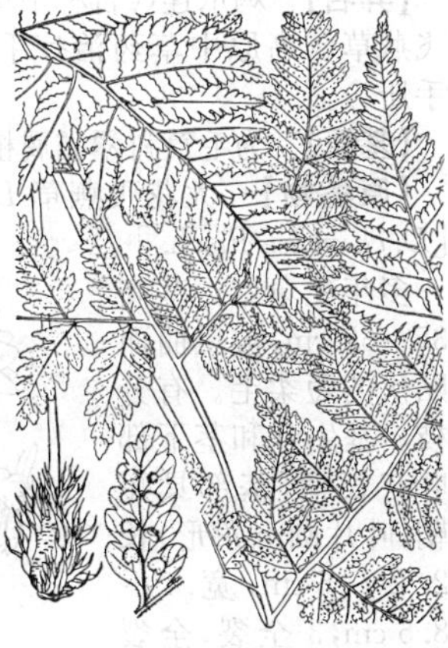

肿足蕨

植株高40～60 cm。根茎横生,连同叶柄基部密被红棕色、膜质、全缘的披针形鳞片。叶近生;叶柄长20～28 cm,禾秆色,基部膨大成纺锤形,被鳞片所包,向上无鳞片;叶片两面密被柔毛,草质,卵状五角形,长达25 cm,宽约22 cm,或长宽近相等,基部圆形,四回羽裂;羽片约8对,互生,有柄,长圆状披针形,基部一对最大,长达12 cm,宽约5 cm,三回羽裂;羽轴下侧的小羽片较上侧的为大,末回小羽片长圆形,基部的较大,向上逐渐缩小,羽裂;裂片长圆形,钝圆头并有细牙齿,全缘或呈波状;叶脉在裂片上为羽状,侧脉单一。孢子囊群圆形,背生于侧脉中部;囊群盖大,灰色,圆肾形或马蹄形,上面密生柔毛。

生于海拔50～1 800 m的干旱石灰岩缝中。分布于西南及河南、广东、广西、甘肃、台湾等地。

【采收加工】 7～9月采收全草和根茎,鲜用或晒干。

【药材】 小金狗 *Herba seu Rhizoma Hypodematii* 产于西南及河南、甘肃、广东、广西等地。

性状 根茎及叶柄基部密被红棕色的膜质鳞片,鳞片披针形,全缘。叶柄纤细,基部膨大成纺锤状。叶片破碎,完整的叶片卵状五角形,三至四回羽裂,纸质,两面有灰白色柔毛。孢子囊群生于侧脉中部,囊群盖灰色,圆肾形或马蹄形,有密柔毛。质轻易断。气微,味淡。

鉴别 叶柄基部横切面:表皮细胞1列,可见单细胞腺毛;内侧为1～3列棕色的厚壁细胞,基本薄壁组织中有1对分体中柱,周韧型。

【药性】 微苦,凉。

1.《贵州民间药物》:"性凉,味苦涩,有小毒。"

2.《河南中草药手册》:"性平,味微苦涩。"

【功用主治】 清热解毒,止血生肌。主治疮毒,乳痈,泄泻,痢疾,风湿痹痛,外伤出血。

1.《植物名实图考》:"治筋骨,痰火。"

2.《贵州民间药物》:"清火,拔毒,止血,生肌。"

3.《河南中草药手册》:"活血。"

4.《全国中草药汇编》:"祛风利湿,止血,解毒。主治风湿关节痛;外用治疮毒,外伤出血。"

5.《广西民族药简编》:"治肠炎,痢疾。"

【用法用量】 内服:煎汤,9～15 g。外用:捣敷。

【选方】 治风湿关节痛 活血草15 g,鲜分经草30 g。水煎服。(《河南中草药手册》)

0506 小贯众 xiǎo guàn zhòng (《贵州民间方药集》)

【异名】 贯众(《植物名实图考》),鸡脑壳(《草木便方》),鸡公头、地良姜(《天宝本草》),鸡头枣、鸡老盖(《分类草药性》),铁狼鸡(《贵州民间方药集》),鸡头凤尾、乌鸡儿、鸥头鸡(《民间常用草药汇编》),昏头鸡(《四川中药志》),公鸡头(《贵州草药》),小昏头鸡(《陕西中草药》),虾公草、虎牙草、岩壁青、茅叶伸筋、小野鸡尾(《湖南药物志》),阉鸡尾(《广西药用植物名录》)。

【基原】 为鳞毛蕨科贯众属植物贯众的根茎。

【原植物】 贯众 *Cyrtomium fortunei* J. Smith [*Aspidium falcatum* Sweet var. *fortunei* Bak.]

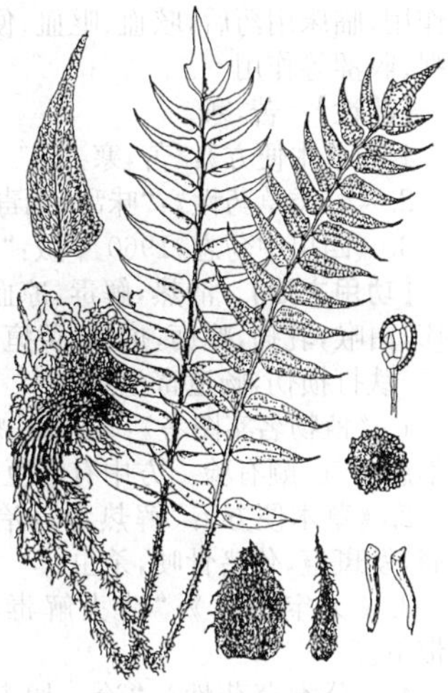

贯 众

植株高30～70 cm。根茎短而斜升,连同叶柄基部密被黑褐色、阔卵状披针形大鳞片。叶簇生;叶柄长10～25 cm,禾秆色,向上被疏鳞片;叶片长圆形至披针形,长20～45 cm,宽8～15 cm,基部不缩狭,一回羽状;羽片10～20对,镰状披针形,有短柄,基部圆楔形,上侧稍呈尖耳状突起,边缘有细锯齿;叶脉网状。孢子囊群生于内藏小脉先端,散生于羽片背面;囊群盖圆盾形,棕色,全缘。

生于海拔100～2 300 m的林缘、山谷和田埂、路旁。分布于华东、中南、西南及河北、山西、陕西、甘肃等地。

同属植物全缘贯众 *C. falcatum* (L. f.) Presl (分布于河北、辽宁、江苏、浙江、福建、山东、广东、广西、台湾)及多羽贯众 *C. fortunei* J. Smith f. *polypterum* (Diels) Ching(分布于河南、湖北、四川、贵州、陕西、甘肃)的根茎亦可作本品入药。

本植物的叶(公鸡头叶)亦供药用,另设专条。

【采收加工】 9～10月采收,清除地上部分及须根后充分晒干。

【药材】 小贯众 *Rhizoma Cyrtomii Fortunei* 我国大部分地区均有野生。

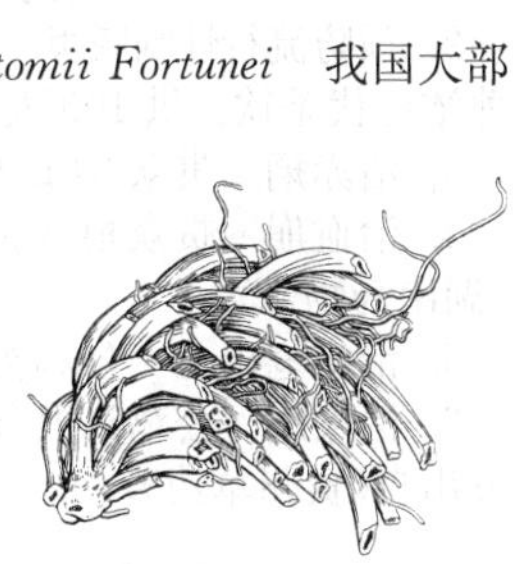

小贯众(根茎)外形

性状 根茎呈块状圆柱形或一端略细,微弯曲。表面棕褐色,密集多数叶柄残基,倾斜的作覆瓦状围绕于根茎,被有红棕色膜质半透明的鳞片;下部着生黑色较硬的须根。叶柄残基棕黑色,有不规则的纵棱。质较硬,折断面新鲜品绿棕色,干品红棕色,有4～8个类白色小点(分体中柱)排列成环;叶柄残基断面略呈马蹄形,红棕色,有3～4个类白色小点呈三角形或四方形角隅排列。气微,味涩微甘,易引起恶心。

显微鉴别 根茎横切面:表皮细胞1列,细胞类圆形,棕色,外被鳞片。下皮由棕褐色稍厚化细胞组成。皮层薄壁细胞无间隙。中心中柱有4～8个较大的维管束断续排列成环,外侧有3～5个小型叶迹维管束,每一维管束周围有内皮层环。薄壁细胞内含淀粉粒和树脂块。

【成分】 全缘贯众根茎含贯众苷(cyrto min),异槲皮苷(isoquercitrin),紫云英苷(astragalin)[1],贯众素(cyrtominetin)[2]。

多羽贯众根茎含贯众苷,冷蕨苷(cyrtoperin),紫云英苷,异槲皮苷[3],东北贯众素(dryocrassin)[4],陈皮苷(hesperidin)[5]。

【药理】 缩宫、止血作用 水煎剂能驱猪蛔,并有增强家兔离体、在体子宫收缩的作用[1]。水煎剂或流浸膏有止血作用,临床用药后,咳血、呕血、便血显著减少;尚有镇静、催眠、收涩等作用[2]。

【药性】 苦,寒。

1.《草木便方》:"苦,寒。"

2.《分类草药性》:"味甜,无毒,性温。"

3.《四川中药志》1960年版:"有小毒。"

【功用主治】 清热,解毒,凉血,驱虫。主治感冒,热病斑疹,白喉,乳痈,瘰疬,痢疾,黄疸,吐血,便血,崩漏,痔血,带下,跌打损伤,肠道寄生虫。

1.《植物名实图考》:"俗以袪疫,浸之井与缸中,饮其水,不患时气,颇有验。方中有治豆疮不快。"

2.《草木便方》:"解热毒,(治)崩中带下,癥瘕,血气胀痛,发斑痘,化诸骨哽,杀虫。"

3.《天宝本草》:"清火解毒,除瘟症,红白痢症,赤白带下。"

4.《分类草药性》:"治一切虚损,妇女崩带,头昏耳聋,炖肉。"

5.《贵州民间方药集》:"补虚弱,消伤肿,接骨。治跌打损伤,活血逐瘀。"

6.《四川中药志》1960年版:"治头昏头痛,乳痈,并驱肠寄生虫。"

7.《浙江民间常用草药》:"预防流行性感冒,流行性脑膜炎。治急性黄疸型传染性肝炎,转氨酶增高。"

【用法用量】 内服:煎汤,9～15 g。外用:捣敷;或研末调敷。

【宜忌】 孕妇慎服。

【选方】 1. 预防流感 贯众15 g,野菊花9 g,大青叶15 g。水煎服。(《湖南药物志》)

2. 预防流行性脑膜炎 贯众根茎2 500 g,板蓝根1 500 g。煎浓汁代茶饮。供100人预防用。(《浙江民间常用草药》)

3. 治赤痢 贯众24 g,槐花12 g,地榆12 g。水煎服。

4. 治血崩 贯众根3 g。醋炒。水煎服。(3、4方出自《湖南药物志》)

5. 治痔疮出血 公鸡头根茎30 g。炖猪大肠吃。

6. 治漆疮 公鸡头根茎60～90 g。煨水洗患处。(5、6方出自《贵州草药》)

0507 小茜草 xiǎo qiàn cǎo (《红河中草药》)

【异名】 滇茜草(《云南中药资源名录》)。

【基原】 为茜草科茜草属植物云南茜草 *Rubia yunnanensis* (Franch.) Diels 的地上部分。

【原植物】 参见"小红参"条。

【采收加工】 9～11月采集,晒干。

【药性】 《全国中草药汇编》:"甘,平。"

【功用主治】 《全国中草药汇编》:"补血活血,袪风除湿,软坚破积。主治贫血,跌打损伤,慢性胃炎,脂肪瘤,月经不调。"

【用法用量】 内服:煎汤,15～30 g;或浸酒。外用:捣敷。

0508 小草乌 xiǎo cǎo wū (《植物名实图考》)

【异名】 鸡爪连(《吉林中草药》),猫眼花(《中药通报》),飞燕草(《高原中草药治疗手册》),鹦哥草(《甘肃中草药手册》)。

【基原】 为毛茛科翠雀属植物大花飞燕草的根或全草。

【原植物】 大花飞燕草 *Delphinium grandiflorum* L. [*D. chinense* Fisch.]

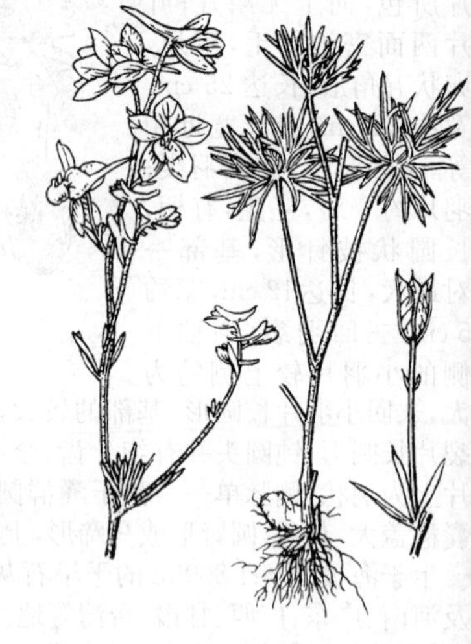

大花飞燕草

多年生草本。茎高35～65 cm,被反曲而贴伏的短柔毛。有分枝。基生叶和茎下部叶有长柄,基部具短鞘;叶片圆五角形,长2.2～6 cm,宽4～8.5 cm,3全裂,全裂片近菱形,一至二回3裂近中脉,小裂片线状披针形或线形,两面疏被短柔毛或近无毛。总状花序有花3～15朵;下部苞片叶状,其他苞片线形;花梗长1.5～3.8 cm;与轴密被贴伏的白色短柔毛。花两性,两侧对称;萼片5,紫蓝色,外面有短柔毛,距钻形,末端稍向下弯曲;花瓣2,蓝色,无毛;退化雄蕊2,蓝色,瓣片腹面中央有黄色髯毛;雄蕊多数,无毛;心皮3,密被贴伏的短柔毛。蓇葖果。种子倒卵状四面体形,沿棱有翅。花期5～10月,果期6～10月。

生于海拔500～2 800 m的山地草坡或丘陵沙地。分布于华北、东北及河南、四川、云南。

【栽培】 生物学特性 喜生于通风良好、阳光充足、排水通畅、较干燥处,土壤以砂质壤土为宜。

繁殖方法 分株、扦插及种子繁殖。分株繁殖:春、秋季均可分株,每3～4年分株1次。扦插繁殖:于春季新芽长至15～18 cm时,切取插条斜插于沙中,当年夏、秋季即可开花。种子繁殖:多在春季3～4月及秋季9月初进行,发芽适温为15 ℃左右。种子发芽力可维持3年。

【采收加工】 10～11月采收块根,切片,晒干。7～8月采收全草,切段,晒干。

【成分】 根中有二萜生物碱:翠雀花定(delgrandine),乙酰翠雀花定(acetyldelgrandine)[1],去甲基滇川翠雀碱(demethyldelavaine),翠雀亭(delphatine),翠雀色明碱(delsemine)A、B[2]。

地上部分含二萜生物碱:安徽雀碱(anhweidelphinine),14-去氢雀胺(14-dehydro-delcosine),翠雀固灵(delsoliae),甲基牛扁亭(methyllycaconitine),牛扁碱(lycoctonine),翠雀亭(delphatine),大花翠雀素(grandiflorine)[3],翠翟花明(delgrakine)[4],大花翠雀辛(grandifloricine),大花翠雀亭

(grandifloritine)[5]，氨茴香狼毒乌头碱(anthranoyllycoctonine)和 dictyocarpine[6]。

【药性】《东北常用中草药手册》:“苦，寒，有毒。”

【功用主治】 祛风，止痛，杀虫。主治风热牙痛，风湿痹痛，疥癣。

1.《东北常用中草药手册》:“泻火止痛，杀虫。”

2.《内蒙古中草药》:“主治牙痛，关节疼痛，疮痈溃疡。”

【用法用量】 外用：煎水含漱；或捣汁浸洗；或研末水调涂擦。

【宜忌】 本品有毒，不可内服。

0509 小茴香 xiǎo huí xiāng（《本草蒙筌》）

【异名】 蘹香(《药性论》)，蘹香子(《新修本草》)，茴香子(《开宝本草》)，土茴香(《本草图经》)，野茴香(《履巉岩本草》)，大茴香(《朱氏集验方》)，谷茴香、谷香(《现代实用中药》)，香子(《中国药用植物志》)。

【基原】 为伞形科茴香属植物茴香的果实。

【原植物】 茴香 *Foeniculum vulgare* Mill.

多年生草本，高0.4～2 m。具强烈香气。茎直立，光滑无毛，灰绿色或苍白色，上部分枝开展，表面有细纵沟纹。茎生叶互生；较下部的茎生叶叶柄长5～15 cm，中部或上部叶的叶柄部或全部成鞘状，叶鞘边缘膜质；叶片轮廓为阔三角形，长约30 cm，宽约40 cm，四至五回羽状全裂；末回裂片丝状，长0.5～5 cm，宽0.5～1 cm。复伞形花序顶生或侧生，径3～15 cm，花序梗长达25 cm；无总苞和小总苞；伞辐6～30；小伞形花序有花14～30朵，花柄纤细，不等长；花小，无萼齿；花瓣黄色，倒卵形或近倒卵形，淡黄色，中部以上向内卷曲，先端微凹；雄蕊5；子房下位，2室。双悬果长圆形，主棱5条，尖锐；每棱槽内有油管1，合生面有油管2，胚乳腹面近平直或微凹。花期5～6月，果期7～9月。

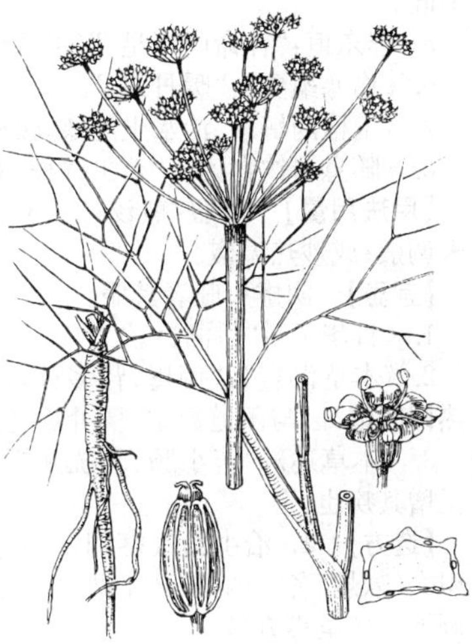

茴　香

原产地中海地区。我国各地均有栽培。

【栽培】 生物学特性　喜湿润凉爽气候，耐盐，适应性强，对土壤要求不严，但以肥沃疏松、排水良好的砂壤土或轻碱性黑土为宜。前茬以玉米、高粱、荞麦和豆类为好。

繁殖方法　多用种子繁殖。春播3～4月；秋播9～10月。条播，按行距25 cm开沟，沟深5～7 cm；亦可穴播，按行株距30 cm×30 cm开穴。种子拌细土后均匀撒入沟或穴中，覆土1.5～2.5 cm，稍镇压。10～15 d出苗。

田间管理　苗高10～12 cm间苗，每穴留苗2株，苗高20～23 cm时，每穴留苗1株。生长初期中耕宜浅，施氮肥为主；开花前期增施磷、钾肥，促进开花结实。天旱要适时灌溉。

病虫害防治　病害有灰斑病，可于播种前将种子用50℃水浸3～5 min，晾干后播种。虫害有黄翅茴香螟为害果实。

【采收加工】 8～10月果实呈黄绿色，并有淡黑色纵线时，选晴天割取地上部分，脱粒，扬净；亦可采摘成熟果实，晒干。

【药材】 小茴香 *Fructus Foeniculi*　产于内蒙古、山西、黑龙江等地。以内蒙古产品质优，山西产量较多。

性状　双悬果呈圆柱形，有时略弯曲，长4～8 mm，直径1.5～2.5 mm。表面黄绿色至淡黄色，两端略尖，顶端残留有黄棕色突起的柱基，基部有时有小果柄，分果长椭圆形，背面隆起，有纵棱5条，接合面平坦而较宽。横切面近五边形，背面的四边约等长。气特异而芳香，味微甜、辛。

鉴别　(1) 分果横切面：外果皮为1列扁平细胞，外被角质层。中果皮纵棱处有维管束，其周围有多数木化网纹细胞；背面纵棱间各有大的椭圆形棕色油管1个，接合面有油管2个，共6个。内果皮为1列扁平薄壁细胞，细胞长短不一。种皮细胞扁长，含棕色物。胚乳细胞多角形，含多数糊粉粒，每个糊粉粒中含有细小草酸钙簇晶。

(2) 取本品粉末0.5 g，2份，加乙醚适量，冷浸1 h，滤过，滤液浓缩至约1 ml。一份加7%盐酸羟胺甲醇液2～3滴，20%氢氧化钾乙醇液3滴，在水浴上微热，冷却后，加稀盐酸调节pH3～4，再加1%三氯化铁乙醇溶液2滴，显紫色(检查香豆素)。另一份加0.4% 2，4-二硝基苯肼2 mol/L盐酸溶液2～3滴，显橘红色(检查茴香脑)。

(3) 薄层色谱：取本品粉末2 g，加乙醚20 ml，超声处理10 min，滤过，滤液浓缩至干，残渣加氯仿1 ml使溶解，作供试品溶液；另取茴香醛对照品，加氯仿制成每1 ml含1 μl的溶液作对照品溶液。分别点样于同一硅胶G-1%CMC薄层板上，以石油醚(60～90 ℃)-醋酸乙酯(17：2.5)展开，用2，4-二硝基苯肼试剂显色。供试品色谱中，在与对照品色谱的相应位置上，显相同的橙红色斑点。

品质标志　《中华人民共和国药典》2005版规定：本品含挥发油不得少于1.5%(ml/g)。

【成分】 果实含挥发油：反式-茴香脑(anethole)63.4%，柠檬烯(limonene)13.1%，小茴香酮(fenchone)12.1%，爱草脑(estragole)4.7%，γ-松油烯(γ-terpinene)2.7%，α-蒎烯(α-pinene)1.9%，月桂烯(myrcene)0.7%，β-蒎烯(β-pinene)0.4%，樟脑(camphor)0.2%，莰烯(camphene)0.1%，甲氧苯基丙酮(methoxyphenyl acetone)0.1%等近40种[1~3]。脂肪油中脂肪酸有：10-十八碳烯酸(10-octadecenoic acid)38.0%，花生酸(arachic acid)31.4%，棕榈酸(plmitic acid)21.2%，山萮酸(behenic acid)2.8%，肉豆蔻酸(myristic acid)2.2%，硬脂酸(stearic acid)2.2%，月桂酸(lauric acid)0.2%，十五碳酸(pentadecanoic acid)0.2%，二十一碳酸(henicosanoic acid)0.2%[4]等。香豆素类：伞形花内酯(umbelliferone)，花椒毒素(xanthotoxin)，欧前胡内酯(imperatorin)，香柑内酯(bergapten)及印度榅桲素(marmesin)[5]；糖苷类：(1′S，2′R)赤-茴香脑甘醇1′-O-β-D-吡喃葡萄糖苷〔(1′S，2′R)-erythro-anethole glycol 1′-O-β-D-glucopyranoside〕等茴香脑甘醇糖苷4种，苏-1′-(4-羟苯基)丙烷-1′，2′-二醇4-O-β-D-吡喃葡萄糖苷〔threo-1′-(4-hydroxyphenyl) propane-1′，2′-diol 4-O-β-D-glucopyranoside〕等4-羟苯基糖苷2种[15]及半萜葡萄糖苷[6]。此外，还含有：(+)-小茴香酮〔(+)-fenchone〕，E-9-十八烯酸

(E-9-octadecenoic acid)[7]，叶黄素二肉豆蔻酸酯(lutein dimyristate)，β-隐黄质酯(β-cryptoxanthin esters)[8]等。

种子中含单萜糖苷类：foeniculosides Ⅰ、Ⅱ、Ⅲ、Ⅳ[9]、Ⅴ、Ⅵ、Ⅶ、Ⅷ、Ⅸ，2-羟基-1，8-桉叶素 β-D-吡喃葡萄糖苷(2-hydroxy-1，8-cineole β-D-glucopyranoside)等十几种1，8-桉叶素糖苷类[10]，顺-对蓋烷-1，7，8-三醇(*cis-p*-menthane-1，7，8-triol)等7种蓋烷三醇糖苷类[11]以及无刺枣苄苷(zizybeoside)Ⅰ，丁香苷(syringin)等糖苷，此外，还含 icoriside A_4，苏-茴香脑甘醇(threo-anethole glycol)和赤-茴香脑甘醇(erythro-anethole glycol)[12]。

【药理】 1. 对消化道系统的作用 (1) 对胃肠运动的影响 小茴香对家兔在体肠蠕动有促进作用[1,2]。挥发油作用于豚鼠回肠纵行肌肌束，增强其收缩，EC_{50} 为 6～7 μg/ml[3]。小茴香丙酮浸出物对鹌鹑离体直肠有兴奋作用，有效成分是茴香脑，收缩反应是组胺样作用[4]。在静注戊巴妥钠抑制胃运动的状态下，口服小茴香 24 mg/kg，可使胃运动出现有意义的恢复，尤以给药后 30 min 和 35 min 时，与对照组比较有非常显著差别[1,2]。

(2) 抗溃疡作用 小茴香 600 mg/kg 十二指肠或口服给药，对大鼠胃液分泌的抑制约 38.9%，对 Shay 溃疡胃液分泌的抑制为 34.9%，而对应激性溃疡胃液分泌的抑制为 33.8%。但小茴香末口服或十二指肠给药，不论对阿司匹林诱发的大鼠溃疡或应激性溃疡均无明显效果[1,2]。

(3) 利胆作用 小茴香有利胆作用，能促进胆汁分泌，并使胆汁固体成分增加[1,2]。

2. 对气管的作用 小茴香挥发油对豚鼠气管平滑肌有松弛作用，将挥发油溶于 12%乙醇给麻醉豚鼠灌胃，可使气管内液体分泌增加，切断胃神经不产生影响，认为此作用不是通过胃反应引起[1,2]。

3. 性激素样作用 雄大鼠给小茴香丙酮浸出物 15 d，睾丸、输精管的总蛋白含量减少，精囊和前列腺的总蛋白则明显增加，这些器官的酸性、碱性磷酸酶活性降低；雌大鼠用丙酮浸出物 10 d，出现阴道内角化及性周期促进，乳腺、输卵管、子宫内膜、子宫肌层重量增加，认为小茴香有雌激素样作用。另有报道，认为有效成分为茴香脑及其聚合物如二聚茴香脑[1,2]。

4. 其他作用 小茴香挥发油、茴香脑对青蛙都有中枢麻痹作用，对蛙心肌开始稍有兴奋，接着引起麻痹。对神经肌肉呈箭毒样麻痹，肌肉自身的兴奋性减弱。由小茴香提取的植物聚多糖有抗肿瘤作用。挥发油对真菌孢子、鸟型结核杆菌、金黄色葡萄球菌，有灭菌作用[1,2]。挥发油原药液稀释为 1∶200、1∶400、1∶800 仍有抑制金黄色葡萄球菌的作用[5]。小茴香可拮抗环磷酰胺诱导的小鼠染色体畸变率的增高[6]。

【炮制】 1. 小茴香 取原材，除去梗及杂质，筛去灰屑。

2. 炒小茴香 取净小茴香，用文火炒至微黄色，略具焦斑，或炒至深黄色，取出放凉。

3. 盐制小茴香 取净小茴香，用盐水拌匀，吸尽后，用文火炒至微黄色，取出放凉。每小茴香 100 kg，用食盐 2 kg。

4. 制小茴香 将大青盐加入黄酒、醋和童便的混合液中化开，投入净小茴香，拌匀，稍闷，用文火炒至微黄色，取出放凉。每小茴香 100 kg，用大青盐 1.7 kg，黄酒、醋及童便各 6.25 kg。

饮片性状 小茴香参见药材"性状"项。炒小茴香形如小茴香，表面微黄色至棕黄色，具焦斑，香气更浓。盐小茴香形如小茴香，表面淡黄色，香气更浓，略有咸味。制小茴香形如小茴香，表面淡黄色，具香气，略有酒、醋气，味微咸。

贮干燥容器内，盐小茴香、制小茴香密闭，置阴凉干燥处。

【药性】 辛，温。归肝、肾、膀胱、胃经。

1.《药性论》："苦、辛。"

2.《新修本草》："味辛，平。无毒。"

3.《医学发明》："入小肠经。"

4.《汤液本草》："入手足少阴、太阳经。"

5.《本草经疏》："味辛兼甘。入足太阴、阳明、太阳、少阴经。"

6.《药品化义》："入肾、肝、膀胱三经。"

7.《药义明辨》："味辛、甘、微苦，气温。"

【功用主治】 温肾暖肝，行气止痛，和胃。主治寒疝腹痛，睾丸偏坠，脘腹冷痛，食少吐泻，胁痛，肾虚腰痛，痛经。

1.《千金方》："主蛇咬疮久不瘥，捣敷之。又治九种瘘。"

2.《新修本草》："主诸瘘，霍乱及蛇伤。"

3.《日华子》："治干、湿脚气并肾劳癞疝气，开胃下食，治膀胱痛，阴疼。"

4.《开宝本草》："主膀胱间冷气及盲肠气，调中止痛，呕吐。"

5. 李东垣："补命门不足。"(引自《纲目》)

6.《伤寒蕴要》："暖丹田。"

7.《玉楸药解》："治水土湿寒，腰痛脚气，固瘕寒疝。"

8.《随息居饮食谱》："杀虫辟秽，制鱼肉腥臊冷滞诸毒。"

【用法用量】 内服：煎汤，3～6 g；或入丸、散。外用：研末调敷；或炒热温熨。

【宜忌】 阴虚火旺者禁服。

1.《日华子》："得酒良。"

2.《本草汇言》："倘胃、肾多火，得热即呕，得热即痛，得热即胀诸证，与阳道数举、精滑梦遗者，宜斟酌用也。"

3.《本草述》："若小肠、膀胱并胃腑之证患于热者，投之反增其疾也。"

【选方】 1. 治小肠气疼闷，不省人事 小茴香(盐炒)、枳壳(麸炒)各一两，没药半两。诸药为末。每服一钱，热酒调下。(《圣惠方》)

2. 治寒疝疼痛 川楝子四钱，木香三钱，茴香二钱，吴茱萸一钱(汤泡)。长流水煎服。(《医方集解》导气汤)

3. 治睾丸偏坠 蘹香(盐水炒)五钱，橘核(去壳，研，压去油)、山查肉各一两。为散。每服三四钱，空心温酒调服。(《张氏医通》香橘散)

4. 治寒气停滞心腹，腹痛泄泻 茴香一两(微炒)，甘草二两(炙，锉)，高良姜二两(去芦，河水浸三日，逐日换水，切作片子，以麻油四两炒微黑色，晾干)，盐三两(炒)。诸药合后再炒令热，急用碗盛，以碗盖，勿令透气，候冷碾为末。每服二钱，白汤点服。(《卫生家宝》鸡舌香汤)

5. 治胁下疼痛 小茴香一两(炒)，枳壳五钱(麸炒)。上为末。每服三钱，盐汤调下。(《袖珍方》)

6. 治肾虚腰痛，转侧不能，嗜卧疲弱者 小茴香(炒，研末)。破开猪腰子，作薄片，不令断，层层掺药末，水纸裹，煨熟。细嚼，酒咽。(《证治要诀》)

7. 治下消小便如膏油 茴香(炒)、苦楝(炒)各等分。上为细末。每服三钱，温酒一盏，食前调服。(《济生拔萃》)

8. 治一切水气，四肢肿满 茴香子(炒)、乌药(生用)、高良姜(汤浸，焙干)、青橘皮(去瓤)各一两。上药捣筛。每服二钱匕，酒半盏，煎数沸，去滓，稍热服。(《圣济总录》妙

香汤)

9. 治小便夜多及引饮不止　茴香不以多少,淘净,入少盐,炒为末,用纯糯米糍一手大,临卧炙软熟,蘸茴香末啖之,以温酒送下。(《普济方》)

10. 治遗尿　小茴香 6 g,桑螵蛸 15 g。装入猪尿胞内,焙干研末。每次 3 g,日服 2 次。(《吉林中草药》)

11. 治小便不通　茴香子(炒)、马蔺花(炒)、葶苈(纸上炒)各等分。上为散。每服二钱,温酒调下,食前服,以通为度。(《普济方》茴香子散)

12. 治虚气冲上,耳鸣而聋　茴香(炒)、木香、荜澄茄(去蒂)。共为末。外以青盐为末,入糯米粉内,煮糊为丸。每服三四十粒,盐汤下。(《澹寮集验方》青盐下气丸)

13. 治牙疳　用茴香、橘皮烧灰存性,为末敷,干则油调。(《卫生易简方》)

【临床报道】 1. 治疗痛经　取小茴香方(小茴香 10 g,生姜 10 g),于月经前 3 d 及经期,每日 1 剂,水煎分 2 次服,每次 3~5 剂。可连续服用 3 个周期。共治疗虚寒型痛经 86 例,结果:45%患者经治 1~2 个月经周期痊愈,30%患者经治 2~3 个月经周期痊愈,14.9%的患者经治 3 个以上月经周期而愈。总有效率 89.9%[1]。

2. 治疗钳闭小肠疝　取小茴香 15 g,小儿减半,用开水冲泡成茶热服,每服 1 小碗。服后 15 min,患者自觉肠鸣,腹内咕咕作响,嗳气矢气,腹股沟处及阴囊肿物随即消失平复,疼痛骤然消除。服药 15 min 后不效者可按上述再服 1 次,30 min 后不效者应考虑手术治疗。以此法治钳闭性小肠疝 15 例(其中小儿 7 例,成人 8 例),除成人 2 例服药无效行手术治疗外,其余 13 例均治愈[2]。

3. 治疗睾丸鞘膜积水和阴囊象皮肿　用小茴香 15 g,食盐 3.6 g,共炒焦为末,再加青壳鸭蛋 1 个,同煎为饼。睡前用酒送服,4 d 为 1 个疗程,休息 5 d,再服第二个疗程。经 1~7 个疗程治疗,64 例中有 59 例治愈,无效 5 例[3]。

4. 治疗颞颌关节紊乱综合征　取小茴香 50 g,粗食盐 100 g,炒热布包颞颌关节处,每日 1~2 次,10 次为 1 个疗程。一般病程短者用 1 个疗程,病程长者或症状顽固者用 2 个疗程。另设对照组,用康宁克通-A 10 mg(0.25 ml)加 2%普鲁卡因 0.5 ml,行颞颌关节内注射。结果:小茴香组共治疗 23 例,治愈 8 例,好转 12 例,无效 3 例,有效率 86.96%。对照组共 64 例,治愈 48 例,好转 11 例,1~2 个月后复发 5 例,有效率 92.2%。两组有效率无明显差异 $P>0.05$)。用小茴香热敷颞颌关节可避免关节内注射皮质激素的副作用和局限性[4]。

【各家论述】 1.《医学入门》:"此药(小茴香)入手足少阴、太阳,以开上下三经之通道,而回阳散冷,故曰茴香。开胃者,调和胃气,止呕吐,定霍乱及瘴疟,破一切臭气口气。止疼痛者,一切肾冷脾寒,心腹气痛,肋如刀刺及外肢节疼痛。又治诸瘘漏,生肌止痛,盖阳气回而邪自散也。"

2.《本草经疏》:"蘹香得土金之冲气,而兼禀乎天之阳,故其味辛平,亦应兼甘,无毒;辛香发散,甘平和胃,入足太阴、阳明、太阳、少阴经,故主霍乱;香气先入脾,脾主肌肉,故主诸瘘;脾主四肢,故主脚气;通肾气,膀胱为肾之腑,故主膀胱肾间冷气,及治疝气。胃和则热解,热解则口臭自除。"

3.《本草汇言》:"蘹香,温中快气之药也。方龙潭曰,此药辛香发散,甘平和胃,故《唐本草》善主一切诸气,如心腹冷气,暴疼心气,呕逆胃气,腰肾虚气,寒湿脚气,小腹弦气,膀胱水气,阴癞疝气,阴汗湿气,阴子冷气,阴肿水气,阴胀滞气。其温中散寒,立行诸气,乃小腹少腹至阴分之要品也。"

4.《本草述》:"茴香之主治在疝证,世医漫谓癞疝有湿热不宜用,殊不知疝之初起,皆由于寒水之郁,而气化不宣乃有湿,由湿郁不化乃有热,是初起之疝,固即宜用之矣。至湿郁不化而为热,虽曰宜酌,然热之成者,因于湿也,湿之为病者,由于阳虚也。就外淫而论,固未有不因于寒以郁热者,即不因于外受,亦必由肾中之阳虚,乃致阴不得化而邪盛,令阴中之阳转郁,遂病于肝以为疝也。试参滑寿及杜名医之治案,俱用楝实、茴香,盖别有利湿热之味以助其奏功,断不能舍此温散的剂能致火于水者,俾正入膀胱寒水之经以责效也。至于专属小腹,或膀胱,非病于疝者,则此二脏若因热以为患,又能不切切致慎乎哉。或曰,此味所疗,如腰痛、泄泻、积聚、虚劳腹痛种种诸证,亦藉其致火于水,以益肾中之元阳乎?曰,诸证投此味,或辅或使,种种不离前义,然不如治疝之专而且多者,以其为功于寒水之经有最切耳,第与附子补阳除湿之义,各有攸当也,须细审之。"

5.《医林纂要》:"茴香,大补命门,而升达于膻中之上,命门火固,则脾胃能化水谷而气血生,诸寒皆散矣。肝胆亦行命门之火,肝木气行,则水湿不留,虚风不作,故其功亚于附子,但力稍缓耳。"

0510 小柳拐 xiǎo liǔ guǎi (《陕西草药》)

【异名】 山救驾(《陕西草药》),牛虱子、败火草(《四川常用中草药》)。

【基原】 为木犀科茉莉属植物探春花的根或叶。

【原植物】 探春花 *Jasminum floridum* Bunge　又名:迎夏、鸡蛋黄(《中国植物志》)。

直立或攀缘灌木,高 0.4~3 m。当年生枝草绿色,扭曲,四棱。叶互生,复叶,小叶 3 或 5 枚,稀 7 枚,小枝基部常有单叶;叶柄长 2~10 mm;小叶片卵形、卵状椭圆形至椭圆形,稀倒卵形或近圆形,长 0.7~3.5 cm,宽 0.5~2 cm,先端急尖,具小尖头,基部楔形或圆形;顶生小叶片常稍大,具小叶柄,侧生小叶片近无柄。聚伞花序或伞状聚伞花序顶生;苞片锥形;花萼具 5 条凸起的肋,裂片锥状线形;花冠黄色,近漏斗状,裂片卵形或长圆形,先端锐尖,边缘具纤毛。果长圆形或球形,成熟时呈黑色。花期5~9 月,果期 9~10 月。

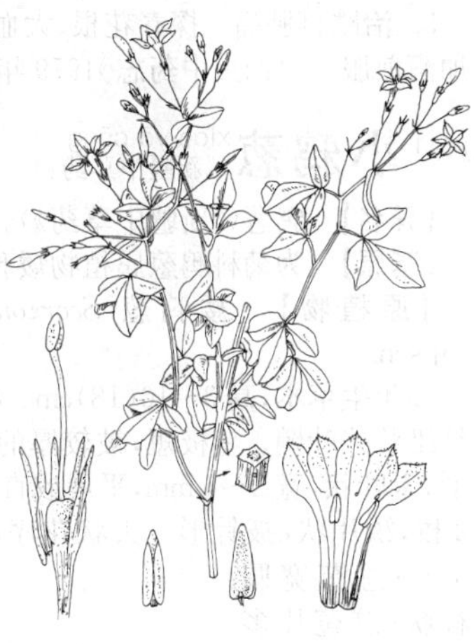

探春花

生于山坡、谷地或林中。分布于河北、山东、河南、湖北、四川、贵州和陕西。

【栽培】 生物学特性　喜温暖向阳,常野生于较干燥的山坡。土壤以深厚、排水良好的黄色砂质壤土较好。

繁殖方法　种子和分株繁殖。种子繁殖，育苗移栽：在8～9月果实成熟时采收，与半干湿的细沙混合贮藏。3～4月播种，在苗高5 cm时，扯草、追肥1次，并结合匀苗，每隔5～6 cm留苗1株，以后在秋、冬季各中耕、除草、追肥1次。肥料以腐熟人畜粪水为主。培育1～2年即可移栽，按行距65 cm株距33 cm开窝，每窝栽苗1～2株。分株繁殖：在春季把老株挖起，从根部把有须根的分蘖苗剪下，即可栽种。

田间管理　栽后每年中耕除草、追肥3次。第一次在栽后新芽萌发时，第二次在6月，第三次在10月。第一、第二次追肥以人畜粪水为主，冬季可用火灰或腐殖土拌人畜粪水，在株旁开窝施入。以后各年管理，与第一年相同。

【采收加工】　自栽后3～4年起，每隔1年收获1次。9～11月采根，切片，晒干。7～9月生长茂盛时，把有叶枝条割下，晒干，打下叶片。

【药性】　苦、辛，寒。

1.《四川常用中草药》："性寒，味苦。"

2.《四川中药志》1979年版："辛、苦，寒。"

【功用主治】　清热，解毒，消积。主治咽喉肿痛，疮疡肿毒，食积腹胀，跌打损伤，烫伤，刀伤。

《四川常用中草药》："消食，清热，解毒。根治食积饱胀，咽喉作痛，火烫伤。"

【用法用量】　内服：煎汤，10～20 g；或研末冲酒。外用：鲜品捣敷；或干品研末调敷。

【选方】　1. 治咽喉肿痛　牛虱子根24 g，桔梗9 g，甘草3 g。水煎服。

2. 治疮疖肿毒　牛虱子叶、乌蔹莓根、透骨草各适量，捣烂敷患处。（1、2方出自《万县中草药》）

3. 治跌打肿痛　探春花根、大血藤各15 g，酢浆草30 g。加酒煎服。（《四川中药志》1979年版）

0511 小鸦葱 xiǎo yā cōng（《新疆中草药》）

【异名】　鸦葱（《新疆中草药》）。

【基原】　为菊科鸦葱属植物矮鸦葱的根。

【原植物】　矮鸦葱 *Scorzonera subacaulis* (Regel) Lipsch.

多年生草本，高3～10(18) cm。根状茎圆柱状，根颈部具纤维状残叶鞘。茎极短，被较厚的蛛丝状绒毛。基生叶条形，禾叶状，宽2～4 mm，平展或直立，中脉明显；茎生叶1～2枚，鳞片状，披针形。头状花序，单生茎顶，同型，长3～5 cm；总苞宽圆柱状；总苞片多层，外层三角形或卵形，内层长圆状披针形；花全部舌状，黄色，舌片脉纹暗红色，干后玫瑰色。瘦果，稍弯曲，无毛；冠毛污白色，羽状。

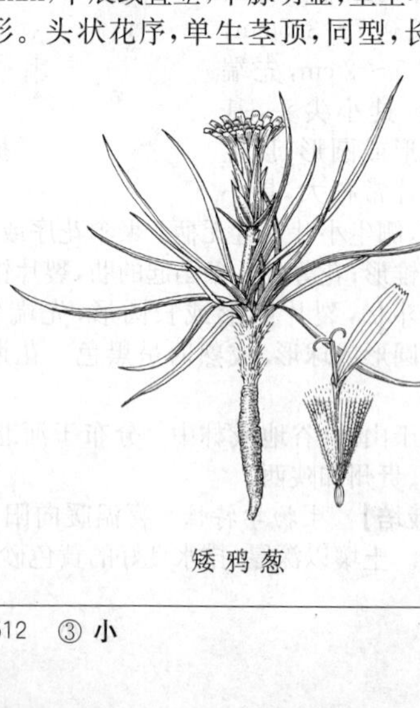

矮鸦葱

生于海拔2 600 m的山地草坡。分布于新疆等地。

【采收加工】　7～8月采挖，鲜用或晒干。

【药性】　甘、微苦，寒。

【功用主治】　清热利湿，解毒消痈，下乳。主治湿热泻痢，小便淋涩，痈肿疔毒，乳痈，乳汁不下。

《新疆中草药》："清热解毒，通乳利湿。"

【用法用量】　内服：煎汤，15～30 g。外用：鲜品捣敷。

【选方】　1. 治疔毒痈疽　鸦葱、山慈菇、刺黄柏各9 g。水煎服。并鲜鸦葱根捣烂敷患部。

2. 治乳汁不通　鸦葱、王不留行各15 g，黄芪9 g，甘草3 g。水煎服。（1、2方出自《新疆中草药》）

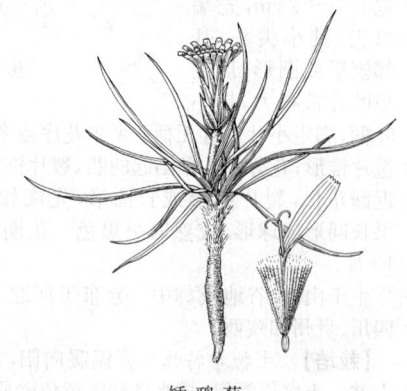

0512 小鬼钗 xiǎo guǐ chāi（《新华本草纲要》）

【异名】　鹿角草、山黄连、土黄连、不怕日草、小鬼叉手、鬼针草（《江苏野生植物志》），鬼疙针（《河南中草药手册》），刺针草（《内蒙古中草药》），细叶鬼针草（《万县中草药》）。

【基原】　为菊科鬼针草属植物小花鬼针草的全草。

【原植物】　小花鬼针草 *Bidens parviflora* Willd.

一年生草本，高20～90 cm。茎下部圆柱形，有条纹，中上部常为钝四方形。叶对生；叶柄长2～3 cm，腹面有沟槽，槽内及边缘有疏柔毛；叶片长6～10 cm，二至三回羽状分裂，第一次分裂深达中肋，裂片再次羽状分裂，小裂片具1～2个粗齿或再作第三回羽裂，最后一次裂片线形或线状披针形，先端锐尖，边缘稍向上反卷，上面被短柔毛，下面无毛或沿叶脉被稀疏柔毛，上部叶互生，二回或一回羽状分裂。头状花序单生，具长梗；总苞筒状，基部被柔毛，外层苞片4～5枚，线状披针形，边缘被疏柔毛，内层苞片常仅1枚，托片状；托片边缘透明；无舌状花；盘花两性，6～12朵，花冠筒状，冠檐4齿裂。瘦果线形，略具四棱，有小刚毛，顶端芒刺2枚，有倒刺毛。

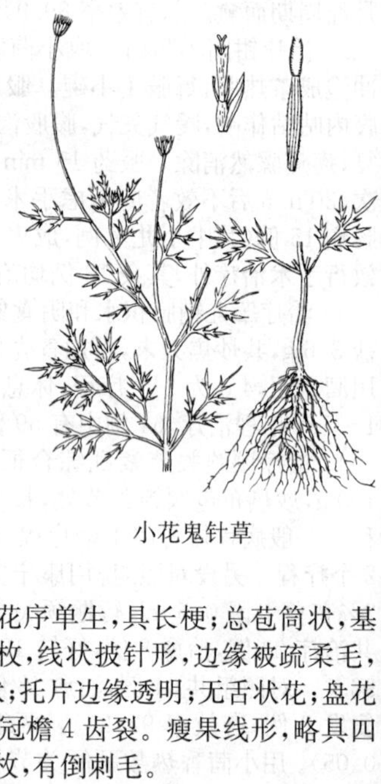

小花鬼针草

生于路边荒地、林下及水沟边。分布于华北、东北、华东、西南及河南、陕西、甘肃等地。

【采收加工】　7～9月采收，鲜用或切段晒干。

【药材】　小鬼钗 *Herba Bidentis Parviflorae*　主产于内蒙古、河北、河南、山西、山东、江苏、福建、陕西、甘肃等地。

性状　全草长30～50 cm，茎下部圆柱形，有纵条纹，中上部常为钝四方形；表面暗褐色。单叶对生，完整叶展平后为二至三回羽状分裂，小叶片条状披针形，叶缘全缘稍向上反卷，上面被短柔毛，下面无毛或沿中脉被稀疏柔毛；上部叶互生，二回至一回羽裂。头状花序单生于茎、枝端，花黄棕色。气微，味微苦。

鉴别　茎横切面：表皮为1列扁平细胞，外被角质层。皮层为薄壁细胞，在四棱处为厚角组织。维管束多达30个；韧皮部狭窄，其外侧韧皮纤维束断续成环状；射线薄壁细胞排列整齐。髓部宽广，含草酸钙方晶和淀粉粒。

【成分】 地上部分含香豆素：6-羟基香豆素(6-hydroxycoumarin)，7-羟基-6-甲氧基香豆素(7-hydroxy-6-methoxycoumarin)；三萜类：齐墩果酸(oleanolic acid)，熊果酸(ursolic acid)；黄酮类：柚皮芸香苷(nariratin)，芦丁(rutin)，5，7，2′，5′-四羟基黄酮(5，7，2′，5′-tetrahydroxyflavone)。此外，还含：酸枣仁甾醇-3β-O-〔β-D-吡喃葡萄糖基-1(1→3)-α-L-去氧塔洛糖基(1→2)-α-L-阿拉伯糖基〕{jujubosterol-3β-O-〔β-D-glucopyranosyl-1(1→3)-α-L-deoxytalosyl-(1→2)-α-L-arabinosyl〕}[1]等。

叶含黄酮类化合物：紫云英苷(astragalin)，异槲皮素(isoquercitin)，硫黄菊苷(sulfurein)，海生菊苷(maritimetin)，7，3′，4′-三羟基-6-O-β-D-葡萄糖橙酮苷(7，3′，4′-trihydroxy-6-O-β-D-glucosylaurone)[2]，6，7，3′，4′-四羟基-橙酮-7-O-β-D-吡喃葡萄糖苷(6，7，3′，4′-tetrahydroxy-auron-7-O-β-D-glucopyranoside)[3]。还含5个葡萄糖苷：bidensyneosides A_1、A_2、B、C及3-deoxybidensyneoside B[4]。

【药理】 对消化系统作用 小鬼钗注射液40 g/kg皮下注射，对大鼠、豚鼠幽门结扎性溃疡有显著抑制作用，45 g/kg皮下注射，也显著减少小鼠应激性胃溃疡面积；小鬼钗46 g/kg还显著抑制小鼠利舍平性溃疡发生。小鬼钗40 g/kg、20 g/kg皮下注射，均明显减少大鼠胃液分泌量，降低胃液酸度。小鬼钗对离体豚鼠胃肌条收缩无影响；但静脉注射40 g/kg，于给药后5～15 min就完全抑制在体鸡胃的运动，直至2 h不恢复。小鬼钗腹腔注射45 g/kg，显著抑制小鼠肠道炭末推进[1]。

毒性 小鼠腹腔注射小鬼钗注射液的LD_{50}为173 g/kg。家兔股四头肌刺激实验中，局部组织有充血现象[1]。

【药性】《河南中草药手册》："性平，味苦。"

【功用主治】 清热，利尿，活血，解毒。主治感冒发热，咽喉肿痛，泄泻，风湿痹痛，肠痈，跌打瘀肿，瘿瘤，痈疽疮疖，毒蛇咬伤。

1.《河南中草药手册》："活血，利尿。"

2.《内蒙古中草药》："治肠炎腹泻，阑尾炎，感冒发烧，跌打损伤及虫蛇咬伤。"

【用法用量】 内服：煎汤，10～30 g，鲜品加倍。外用：捣敷。

【选方】 1. 治咽喉痛 小花鬼针草15～30 g。水煎服。(《沙漠地区药用植物》)

2. 治下消手足酸软无力 鲜山黄连30 g，木本白椿根30 g。合猪小肚炖服，连服4次。(《泉州本草》)

3. 治风湿关节炎 细叶鬼针草、臭梧桐各30 g。水煎服。

4. 治疟疾 细叶鬼针草12 g，打破碗花花9 g，鸡蛋2个。共煮，发作前2 h服蛋。

5. 治甲状腺肿大 细叶鬼针草120～180 g。水煎服，每日1剂，7 d为1个疗程，休息2～3 d后再服。一般3～4个疗程可愈。(3～5方出自《万县中草药》)

6. 治毒蛇咬伤 小花鬼针草90 g。水煎服；外用小花鬼针草、犁头草各60 g，捣烂敷伤处。(《河南中草药手册》)

0513 小桐子 xiǎo tóng zǐ (《西昌中草药》)

【异名】 油芦子(《四川野生经济植物志》)，野巴豆、小巴豆(《西昌中草药》)，小油桐(《云南中草药》)。

【基原】 为大戟科麻疯树属植物麻疯树 *Jatropha curcas* L.的果实。

【原植物】 参见"麻疯树"条。

【采收加工】 10～11月果熟时采摘，晒干或榨油备用。

【药性】《云南中草药》："苦，温，有毒。"

【功用主治】 杀虫敛疮，泻下攻积。主治头癣，慢性溃疡，麻风溃疡，阴道滴虫，便秘，食积。

《云南中草药》："散瘀消肿，止血消炎，杀虫止痒。主治癞痢头，慢性溃疡，阴道滴虫，麻风溃疡。"

【用法用量】 外用：果油搽。内服：煎汤，1～3粒。

【宜忌】 本品有毒，内服宜慎，量不可大。

1.《南方主要有毒植物》："种子最毒，枝叶较次。"

2.《广西本草选编》："(麻风树)误食后数小时至3 d内发病，表现为恶心，呕吐，腹痛，腹泻，呼吸困难，循环衰竭，少尿，最后出现溶血现象，尿血，逐渐呈现呼吸性窒息等危重症状。"

【选方】 1. 治慢性溃疡 (麻疯树)果油适量。调入凡士林成膏，搽患处。(《全国中草药汇编》)

2. 治阴道滴虫 小桐子果油4份，雄黄1份。调匀涂阴道。(《云南中草药》)

3. 治大便燥结 小桐子3粒(炒焦去油)，芒硝6 g，大黄9 g。煎水服。

4. 治食积 小桐子1粒。炒香，纸裹压碎去油，开水送服。(3、4方出自《西昌中草药》)

0514 小通草 xiǎo tōng cǎo (《四川中药志》)

【异名】 旌节花(《广群芳谱》)，小通花、鱼泡桐(《四川中药志》)，山通草(《广西药用植物名录》)，四川通草、通条树、通草树(《台湾药用植物志》)。

【基原】 为旌节花科旌节花属植物喜马拉雅旌节花、中国旌节花的茎髓。

【原植物】 1. 喜马拉雅旌节花 *Stachyurus himalaicus* Hook. f. et Thoms.

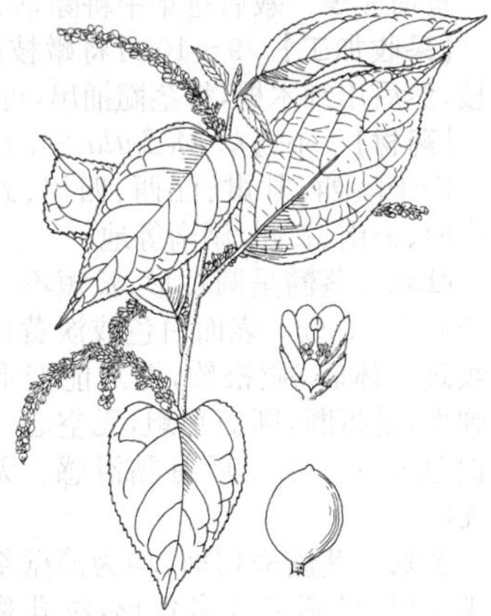
喜马拉雅旌节花

落叶灌木或小乔木，高达5 m。小枝密被白色小皮孔。叶互生；叶柄长0.5～2 cm，紫红色；叶坚纸质至草质，卵形、长圆形至长圆状披针形，长6～14 cm，宽3.5～5.5 cm，先端尾状长渐尖或渐尖，尖头长达2 cm，基部圆形或心形，边缘具密而锐尖的细锯齿，齿端为骨质加厚的小尖头；中脉带紫红色，侧脉5～7对。穗状花序腋生，长5～12 cm，多下垂，基部无叶。花先叶开放，黄色；萼片4枚，阔卵形；雄蕊8；子房卵状长圆形。浆果近球形，直径7～8 mm，花柱宿存。花期3～4月，果期7～9月。

生于海拔500～2 900 m的山坡林中或林缘阴湿处。分布于西南及江西、湖北、湖南、广东、广西、陕西、台湾等地。印度、缅甸也有分布。

本植物的嫩茎叶(小通草叶)、根(小通草根)亦供药用，另设专条。

2. 中国旌节花 *S. chinensis* Franch. 又名：水凉子、小通藤（《广西药用植物名录》）。

形态与上种相似，其特点是：叶柄长1～2.5 cm；叶纸质，卵圆形或卵状长圆形，先端骤尖或尾尖，基部宽楔形或圆，边缘有疏锯齿；侧脉5～6对。穗状花序长3～10 cm，具花15～20朵。果径6 mm。花期3～4月，果期6～7月。

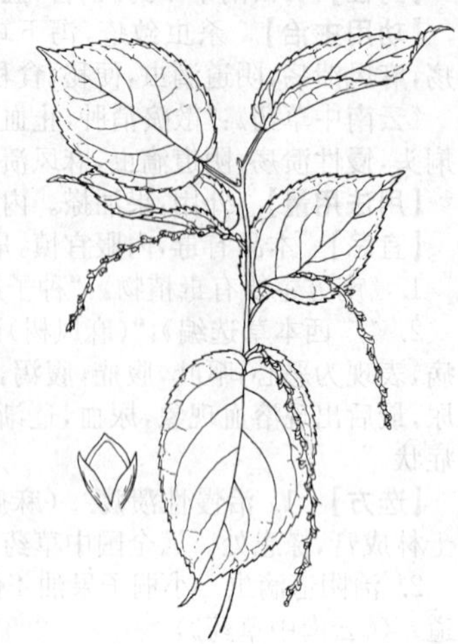

中国旌节花

生于海拔500～2 500 m的山谷、溪边、杂木林下及灌丛中。分布于西南及浙江、安徽、福建、江西、湖北、湖南、广东、广西、陕西、甘肃等地。

此外，倒卵叶旌节花 *S. obovatus*（Rehd.）H. L. Li，分布于西南及广西等地；凹叶旌节花 *S. retusus* Yang，产于四川、云南等地；柳叶旌节花 *S. salicifolius* Franch.，分布于四川、云南等地；四川旌节花 *S. szechuanense* Fang，产于四川；云南旌节花 *S. yunnanensis* Franch.，产于西南及广东、广西等地，亦同等入药。

【栽培】 生物学特性 喜温暖气候，一般土壤条件均可生长，但宜选择肥沃、疏松的砂壤土或壤土栽培为好。

繁殖方法 秋季采收成熟的果实，晒干贮藏作种。2～3月，在苗床上按行距30 cm开沟条播。第二年苗高50 cm左右时，在春季按行株距2 m×1 m开穴移栽。

田间管理 栽后每年中耕除草2～3次，追肥1～2次。

【采收加工】 9～10月将嫩枝砍下，剪去过细或过粗的枝，然后用细木棍，将茎髓捅出，再用手拉平，晒干。

【药材】 小通草 *Medulla Stachyuri*

产于陕西、甘肃、江西、四川、湖北、广西、云南、贵州、湖南等地。

性状 茎髓呈圆柱形，长短不一，直径0.5～1 cm。表面白色或淡黄色，无纹理。体轻，质松软，捏之能变形，有弹性，易折断，断面平坦，无空心，显银白色光泽。水浸后有黏滑感。无臭，无味。

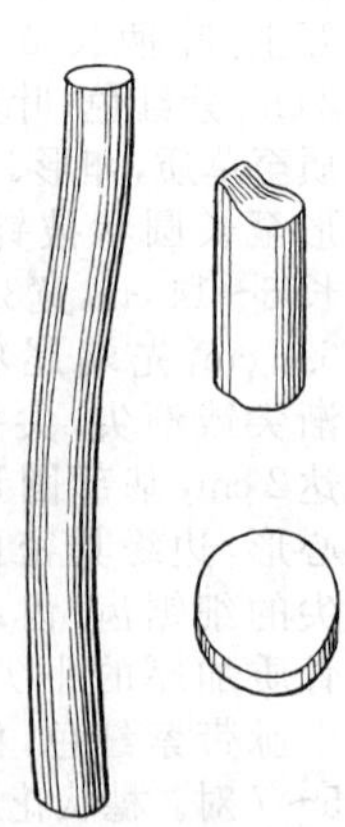

小通草（茎髓）外形

鉴别 茎髓横切面：均为薄壁细胞，类圆形、椭圆形或多角形，纹孔稀疏；有黏液细胞散在。中国旌节花有少数草酸钙簇晶，喜马山旌节花无簇晶。

【药理】 1. 抗炎作用 喜马拉雅旌节花100%浓度水煎液8 g/kg、4 g/kg两种剂量给大鼠灌胃，对大鼠角叉菜胶性足肿胀均有显著的抗炎作用[1]。

2. 解热作用 喜马拉雅旌节花、中国旌节花100%浓度水煎液8 g/kg、4 g/kg两种剂量给大鼠灌胃，对啤酒酵母（或角叉菜胶）所致的大鼠发热模型表现出不同程度的解热作用[1]。

3. 利尿作用 中国旌节花100%浓度水煎液8 g/kg、4 g/kg两种剂量给大鼠灌胃，均具有明显的利尿作用[1]。

4. 免疫调节作用 小通草总多糖提取物以80 mg/kg、40 mg/kg剂量腹腔注射给予小鼠7～10 d，可提高小鼠血清溶菌酶活力和单核网状内皮细胞吞噬功能，提高小鼠血清溶血素抗体水平，抑制DNCB致小鼠迟发性过敏反应[2]。

5. 抗氧化、延缓衰老作用 小通草总多糖提取物，以80 mg/kg和160 mg/kg剂量腹腔注射给予9月龄小鼠45 d，可明显降低小鼠血清和肝脏中过氧化脂质含量，降低小鼠脑组织和心肌中脂褐素含量，提高小鼠全血过氧化物歧化酶SOD活力[3]，并明显提高小鼠血清过氧化氢酶活性[2]。

【药性】 甘、淡，凉。

1.《四川中药志》1960年版："性平，味淡，无毒；入肺、胃二经。"

2.《陕西中药志》："甘，淡，寒，无毒；入肺、胃二经。"

【功用主治】 清热，利水，通乳。主治热病烦渴，小便黄赤，热淋，水肿，小便不利，乳汁不通。

1.《四川中药志》1960年版："利尿渗湿，治热病小便赤黄或尿闭，湿热癃淋。"

2.《陕西中药志》："行水消胀，泻肺明目，清湿热。主治水肿、淋病、乳汁缺少、目昏耳聋、鼻塞失音。"

【用法用量】 内服：煎汤，3～6 g。

【宜忌】 气虚无湿热及孕妇患者慎服。

1.《四川中药志》1960年版："孕妇及小便多者忌用。"

2.《陕西中药志》："气虚无湿热者忌用。"

【选方】 1. 治小便黄赤 小通草6 g，木通4.5 g，车前子9 g（布包）。煎服。

2. 治急性尿道炎 小通草6 g，地肤子、车前子（布包）各15 g。煎服。（1、2方出自《安徽中药志》）

3. 治产后乳汁不通 小通草6 g，王不留行9 g，黄蜀葵根12 g。煎水当茶饮。如因血虚乳汁不多，加猪蹄1对，炖烂去药渣，吃肉喝汤。（《安徽中草药》）

4. 治闭经 小通花、川牛膝各9～15 g。水煎服。（《浙江药用植物志》）

5. 治心烦失眠 （通条树）髓3～4.5 g拌朱砂。水煎服。（《广西本草选编》）

0515 小黄泡 xiǎo huáng pào （《贵州民间药物》）

【基原】 为蔷薇科悬钩子属植物黄泡的根或叶。

【原植物】 黄泡 *Rubus pectinellus* Maxim.

草本或半灌木，高8～20 cm。茎匍匐，节处生根，有长柔毛和稀疏微弯针刺。单叶纸质；叶柄长3～6 cm，有长柔毛和针刺；托叶离生；叶片心状近圆形，长2.5～4.5 cm，宽3～5（～7）cm，先端圆钝，基部心形，边缘具不整齐细锯齿，两面被稀疏长柔毛，下面沿叶脉有针刺。花单生，顶生，稀2～3朵，径达2 cm；花萼外面密被针刺和长柔毛；花瓣白色，狭倒卵形，有爪；雄蕊多数，无毛；雌蕊多数，但很多不

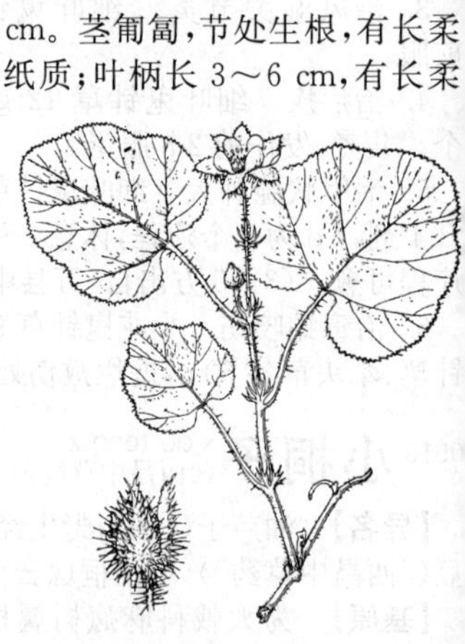

黄 泡

育。聚合果球形，红色，具反折萼片。花期 5～7 月，果期 7～8 月。

生于海拔 1 000～3 000 m 的山地林中。分布福建、江西、湖南、四川、贵州、云南、台湾。

【采收加工】 10 月挖根，6～7 月采叶，鲜用或晒干。

【药性】 苦、微涩，凉。

【功用主治】 除湿利水，清热，解毒。治水泻，黄水疮，一身发黄。

【用法用量】 内服：煎汤，鲜品 60 g。外用：研末撒敷。

【宜忌】 忌食燥辣食物。

0516 小铜锤 xiǎo tóng chuí （《云南中草药》）

【异名】 过海龙（《云南中草药选》），黄花一草光（《玉溪中草药》），小麻药、黄花草、遍地红（《云南中草药》）。

【基原】 为菊科金钮扣属植物美形金钮扣的全草。

【原植物】 美形金钮扣 *Spilanthes callimorpha* A. H. Moore

多年生草本，高 20～60 cm。茎匍匐或平卧，微紫色，节上常生不定根。单叶对生；叶柄长 5～8 mm，被短毛；叶片披针形，长 3～7 cm，宽 1～2.5 cm，先端渐尖，基部楔形，边缘有尖锯齿或近缺刻，上面绿色，下面灰绿色。头状花序，卵状圆锥形，腋生或顶生；总苞片 2 列，约 8 个，绿色，卵状长圆形，边缘有毛；舌状花黄色，1 列，雌性；盘花两性，管状，具 4～5 个短裂片。瘦果，长圆形，褐色，有白色的细边，两面常有少数疣点，先端有 2 个不等长的细芒，易脱落。花果期 5～12 月。

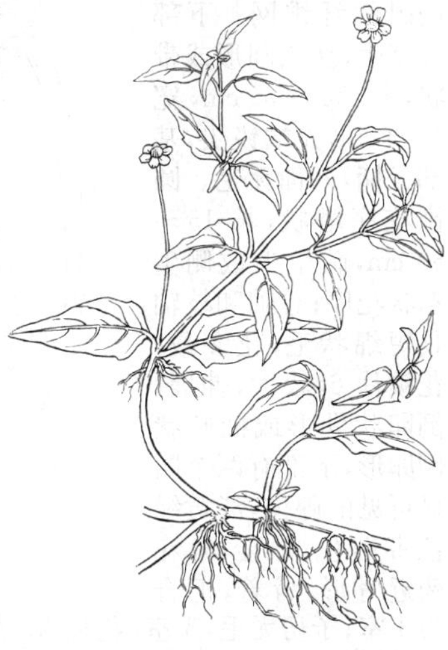

美形金钮扣

生于海拔 1 000～1 900 m 的山谷溪边、潮湿的沟边、林缘或路旁荒地。分布于云南。

【采收加工】 7～9 月采收，鲜用或切段晒干。

【药性】 《云南中草药》："苦、辛、麻，温。小毒。"

【功用主治】 《云南中草药》："止痛，活血祛瘀。主治骨折，跌打损伤，风湿关节痛，闭经，胃寒痛。"

【用法用量】 内服：煎汤，3～9 g；或泡酒；或研末。外用：研末撒；或鲜品捣敷。

【宜忌】 《云南中草药》："中毒出现全身发麻。忌酸冷、鱼腥。孕妇忌服。"

【选方】 1. 治骨折　小铜锤 9 g，泡酒 500 g。每次服 10 ml。

2. 治胃寒痛　小铜锤叶 2～3 片，研末，开水送服；或嚼服鲜叶。（1、2 方出自《云南中草药》）

3. 治风湿关节痛，腰痛，跌打损伤　小麻药 30～60 g，泡酒 500 g。2～3 d 后可用，每次服 10 ml，每日 3 次。

4. 治外伤出血　小麻药适量。研成粉末，撒患处。（3、4 方出自《云南中草药选》）

0517 小巢菜 xiǎo cháo cài （《纲目》）

【异名】 柱尖、摇车（《尔雅》），翘摇车（《尔雅》郭璞注），翘摇（《本草拾遗》），元修菜、野蚕豆、漂摇草（《纲目》），雀野豆、野豌豆、雀野豌豆、白翘摇、苕子、白花苕菜（《民间常用草药汇编》），小野麻豌（《四川中药志》）。

【基原】 为豆科野豌豆属植物小巢菜的全草。

【原植物】 小巢菜 *Vicia hirsuta* (L.) S. F. Gray [*Ervum hirsutum* L.]　又名：硬毛果野豌豆（《中国高等植物图鉴》）。

一年生草本，高 10～30 cm。茎纤细，具棱线。偶数羽状复叶，顶端有卷须；托叶一边有线形齿，背面被疏柔毛；小叶 8～16 枚，叶片长圆状倒披针形，长 0.5～1.5 cm，宽 1～4 mm，先端截形，微凹，有短尖，基部狭楔形，两面无毛。总状花序腋生，较叶为短，有花 2～5 朵，序轴及花梗均有短柔毛；萼钟状，具 5 齿，披针形，有短毛；花冠蝶形，白色或淡紫色，旗瓣椭圆形，先端截形，有细尖，翼瓣先端圆，与旗瓣等长，无耳，具爪，龙骨瓣稍短于旗瓣，无耳；雄蕊 10，二体；子房无柄，密生长硬毛。荚果长圆形，扁平，被棕色长硬毛。种子 1～2 颗，棕色，扁圆形。花、果期 3～5 月。

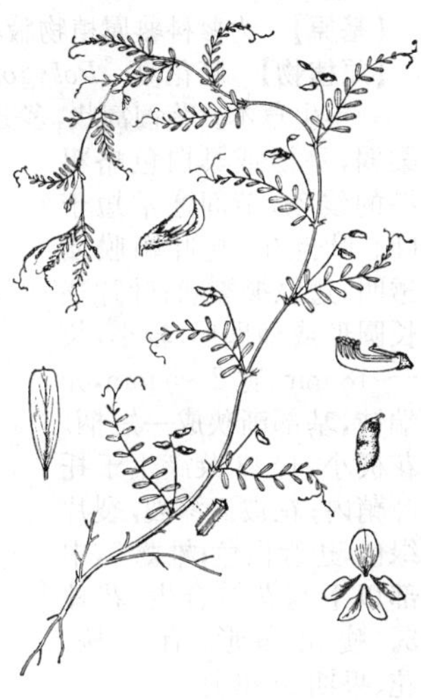

小巢菜

生于小麦田或山坡。分布于江苏、浙江、安徽、江西、河南、湖北、四川、云南、陕西、台湾。

本植物的种子（漂摇豆）亦供药用，另设专条。

【采收加工】 5～7 月采收全草，鲜用或晒干。

【成分】 叶含黄酮：芹菜苷（apiin）和槲皮素（quercetin）[1]。

种子含胺类：热精胺（thermospermine），氨丙基高精脒（aminopropyl homospermidine），腐胺（putrescine），精脒（spermidine），精胺（spermine）[2]。

【药性】 辛、甘，平。归脾、胃、肺经。

1.《本草拾遗》："味辛，平，无毒。"

2.《本草撮要》："入手足太阴、阳明经。"

【功用主治】 清热利湿，活血止血。主治黄疸，疟疾，月经不调，白带，鼻衄。

1.《食疗本草》："利五脏，明耳目，去热风，令人轻健。疗五种黄病。"

2.《本草拾遗》："主破血，止血生肌。"

3.《纲目》："止热疟，活血，平胃。"

4.《民间常用草药汇编》："发汗解表，除湿热，止白带。"

【宜忌】 1.《食疗本草》："若生吃，令人吐水。"

2.《苏沈良方》："性甚热。食之使人呀呷。若以酒洒而蒸之，则甚益人而不为害。"

【用法用量】 内服：煎汤，18～60 g。外用：捣敷。

【选方】 1. 治五种黄病　翘摇生捣汁，服一升，日二。(《食疗本草》)

2. 治热疟不止　翘摇杵汁，服之。(《广利方》)

3. 治鼻衄不止　白翘摇研末，煮醪糟服。(《四川中药志》1960年版)

4. 治疔疮　鲜小巢菜全草适量，加盐卤捣烂，外敷。(《浙江药用植物志》)

0518 小萹蓄 xiǎo biān xù (《高原中草药治疗手册》)

【异名】 姑巴草、扁竹、水米草、汗多草(《云南中草药选》)，黑鱼草(《湖南药物志》)，习见蓼(《四川中药志》1979年版)，米子蓼、地茜(《广西药用植物名录》)，铁马齿苋(《云南种子植物名录》)，扁蓄、米碎草(《中国民间生草药原色图谱》)。

【基原】 为蓼科蓼属植物腋花蓼的全草。

【原植物】 腋花蓼　*Polygonum plebeium* R. Br.

一年生草本。茎匍匐状，多分枝，长15～30 cm；枝披散，柔弱，平滑或具白色略粗糙的线条，节间通常短于叶。叶互生；托叶鞘膜质透明，边缘撕裂状；叶片狭长圆形或稍匙形，较小，长6～18 mm，宽2～5 mm，先端钝，基部渐狭成一短柄。花极小，1～3朵簇生于托叶鞘内；花被5深裂，裂片绿色，边缘白色；雄蕊5，中部以下与花被合生；花柱3。瘦果卵形，有三棱。花、果期5～6月。

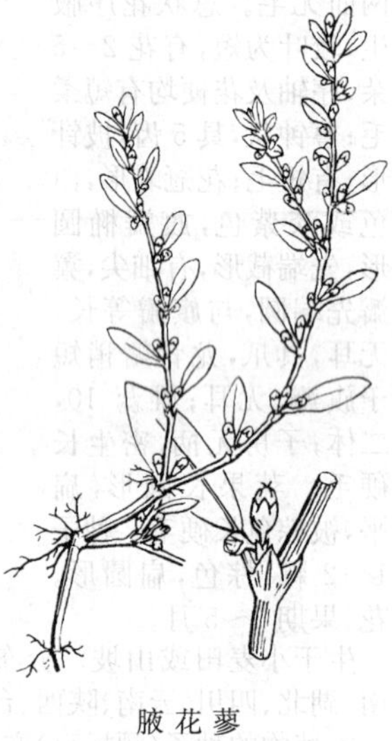

腋花蓼

生于原野、荒地、路旁。我国长江以南各地，北至河北、陕西均有分布。

【采收加工】 5～6月采收，晒干。

【成分】 腋花蓼的花黄酮类：槲皮素(quercetin)，槲皮素-3-阿拉伯糖苷(quercetin-3-arabinoside)和芸香苷(quercetin 3-rutinoside)[1]。三萜类：齐墩果酸(oleanolic acid)，白桦脂酸(betulinic acid)，表无羁萜醇(epifriedelanol)[2]。

【药性】 苦，凉。

1.《湖南药物志》："苦，凉。"

2.《福建药物志》："苦，平。"

【功用主治】 利尿通淋，化湿杀虫。主治热淋，石淋，水肿，黄疸，痢疾，恶疮疥癣，外阴湿痒，蛔虫病。

1.《湖南药物志》："清热利尿。(治)热淋，毒蛇咬伤，疥癣湿痒。"

2.《福建药物志》："利尿通淋，化湿杀虫。治恶疮疥癣，阴蚀，蛔虫病。"

【用法用量】 内服：煎汤，10～15 g，鲜品30～60 g；或捣汁饮。外用：捣敷；或煎水洗。

【选方】 1. 治阴虚膀胱炎，尿道炎，结石　小萹蓄、瞿麦、广金钱草各20 g。水煎，空腹凉服。(《中国民间生草药原色图谱》)

2. 治气阴两虚肾炎水肿　小萹蓄、玉米须、白茅根各30 g。水煎，凉服。

3. 治气阴虚黄疸肝炎　小萹蓄、天荞麦叶、鸡骨香各15 g。水煎服。

4. 治小儿多汗　小萹蓄、浮小麦、北五味子各10 g。水煎服。(1～4方出自《中国民间生草药原色图谱》)

5. 治毒蛇咬伤　小萹蓄鲜草30～60 g。用冷开水洗净，捣烂取汁服，渣敷伤口周围。(《湖南药物志》)

0519 小棕包 xiǎo zōng bāo (《红河中草药》)

【异名】 小天蒜(《云南经济植物》)，细毒蒜、牛挣药、绿葱、小毒蒜、披麻草(《红河中草药》)。

【基原】 为百合科藜芦属植物蒙自藜芦的根。

【原植物】 蒙自藜芦 *Veratrum mengtzeanum* Loes. f. 又名：小藜芦(《云南经济植物》)。

多年生草本，植株高达1.3 m。近基部具棕褐色或浅白色的膜质鞘，鞘枯死后常在先端略破裂为带网眼的纤维网。下部叶基生，狭长圆形或带状，长22～50 cm，宽1～3 cm，先端锐尖，基部无柄，两面无毛。圆锥花序塔状，长15～50 cm，疏生少数侧生总状花序；总轴和枝轴具短绵状毛；花多数；花被片6，较大，伸展，倒卵状匙形或椭圆状倒卵形，下部有两个明显可见的腺体，淡黄绿色带白色；雄蕊6，花药近肾形，背着，汇合为1室；子房无毛，3室，花柱3。蒴果长椭圆形。种子扁平，具翅。花、果期7～10月。

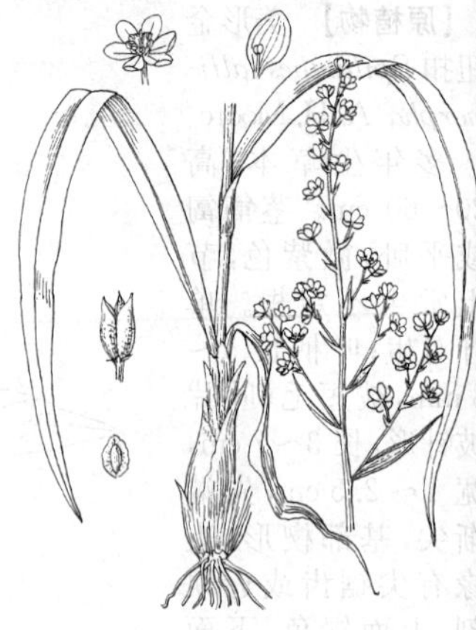

蒙自藜芦

生于海拔1 200～3 300 m的山坡路旁或林下。分布于贵州、云南。

【采收加工】 9～11月采挖，鲜用或晒干。

【药材】 小棕包 *Radix Veratri Mengtzeani*　产于贵州、四川、云南等地。

性状　根呈细条状，下部渐细，有的略弯曲。表面黑褐色，粗糙，根头部有细密的横皱纹，下端多纵皱纹。质轻易折断，断面黄白色，中心有淡黄色的中柱。气微，味苦，粉末有强烈的催嚏性。

鉴别　(1) 根横切面：表皮细胞2～3列，外壁稍厚，呈多角形，皮层宽广，外皮层细胞排列整齐，内皮层明显，内壁及侧壁增厚。木质部束9～10，呈放射状，韧皮部位于木质部外侧与其相向排列。中央髓部较小。薄壁细胞中含草酸钙针晶束，并含淀粉粒。

(2) 本品横切面在紫外灯下(365 nm)观察可见蓝色荧光。

(3) 取本品粉末2 g，加氨水湿润，乙醚15 ml，回流5 min，放冷，滤过，滤液蒸干，加稀盐酸2 ml溶解。取溶液加碘化铋钾试液1滴，呈橘黄色沉淀；加碘化汞钾试液1滴，呈淡黄色沉淀；加硅钨酸试液1滴，呈白色沉淀(检查生物碱)。

【成分】 根含生物碱：藜芦甾二烯胺(veratramine)，藜芦甾二烯胺N-氧化物(veratramine-N-oxide)，藜芦明灵(veramiline)，3，15-二当归酰基计明胺(3，15-diangeloylgermine)，3-当归酰基计明胺(3-angeloylgermine)，茄啶(solanidine)，甾醇类：β-谷甾醇(β-sitosterol)，β-谷甾醇硬脂酸酯(β-sitosterylstearate)，胡萝卜苷(daucosterol)；脂肪酸类：蜡酸(cerotic acid)，硬脂酸(stearic acid)[1]。

【药性】《全国中草药汇编》："辛，寒，有毒。"

【功用主治】 散瘀止痛，敛疮杀虫。主治跌打损伤，骨折，外伤出血，褥疮，疥癣。

《全国中草药汇编》："活血散瘀，止血镇痛，催吐利水。主治跌打损伤，骨折，水肿；外用治外伤出血。"

【用法用量】 内服：研末，每次0.05～0.1 g，酒或温开水送服。外用：鲜品捣敷；或干品研末撒布。

【宜忌】《全国中草药汇编》："孕妇、小儿及体弱者忌用。不宜与人参同用……本品有毒，内服宜慎。中毒症状为头昏，呕吐，血压下降，心跳减慢。"

【选方】 1. 治跌打损伤，风湿疼痛 (细毒蒜)须根15 g。泡酒250 g，早晚服5～10 ml。

2. 治骨折 每服(细毒蒜)须根一同身寸，开水送服，日服3次。外用，石竹子、红糖各适量，捣敷，3 d一换。

3. 治褥疮、疥癣 (野毒蒜)干根研末，配成3%凡士林软膏，外敷。(1～3方出自《红河中草药》)

0520 小黑牛 xiǎo hēi niú (《云南省药品标准》)

【基原】 为毛茛科乌头属植物滇南草乌的块根。

【原植物】 滇南草乌 *Aconitum austroyunnanense* W. T. Wang

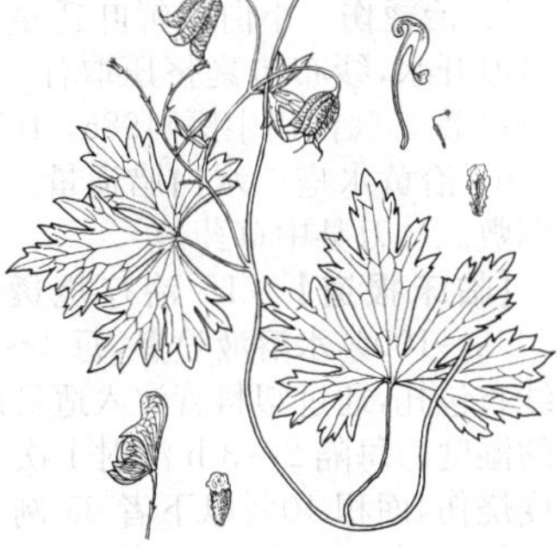
滇南草乌

多年生草本。块根胡萝卜形，长6～7 cm，直径7～13 mm，有时近细柱状，长达12 cm。茎缠绕，具分枝，被反曲的短柔毛。叶互生；叶柄长5.5～7.5 cm，被反曲的短柔毛；叶片五角形，长8～10 cm，宽9～14 cm，3裂，中央深裂片菱形，在中部3裂，侧深裂片斜扇形，不等2裂，上面疏被短柔毛，下面只在脉上疏被短柔毛。花序长4～12 cm，有花2～6朵，花序轴和花梗被反曲的短柔毛；花梗长2.5～3.5 cm；小苞片生花梗中部附近，狭线形或钻形；花两性，两侧对称；上萼片高盔形，下缘凹，外缘近垂直，喙长2～6 mm，侧萼片斜，蓝紫色，外面疏被短柔毛；花瓣2，距长约3 mm，向后反曲，无毛；雄蕊多数，花丝全缘，无毛；心皮5，无毛。蓇葖果。种子多数，三棱形，只在一面密生横膜翅。花期10月，果期10～11月。

生于海拔1 700～2 500 m间的山坡灌木丛中。分布于云南中南部(景东及新平)。

【采收加工】 11～12月茎叶枯萎时采挖，除去残茎、须根，置沸水中煮4 h，刮去外皮，晒干。

【药材】 小黑牛 *Radix Aconiti Austroyunnanensis* 产于云南中南部，作草乌用。

性状 根圆柱形，稍弯曲，少数于根末端分枝。表面棕褐色，有多数纵皱纹及支根顶角。质坚硬，易折断，断面黄棕色，有五角形环纹。

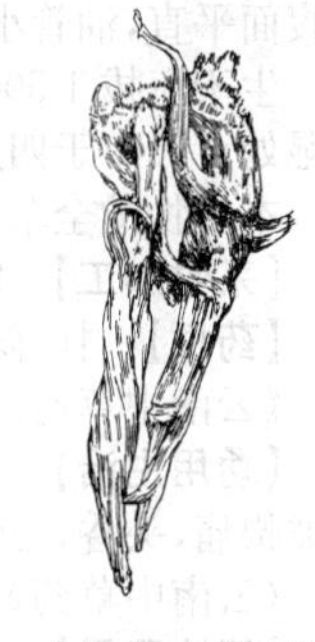
小黑牛(根)外形

鉴别 (1) 根横切面：后生皮层和皮层共5～8列棕色细胞，较皱缩。根上段及中段的形成层环呈五角形，下段呈类五角形。木质部导管1～3径向排列。

(2) 薄层色谱：取本品粉末约1 g，加10%氨溶液1 ml，乙醚10 ml，冷浸24 h，滤过。滤液挥干，用二氯甲烷洗入1 ml容量瓶定容，作为供试品溶液。另取滇乌碱、塔拉乌头胺对照品，制成每2 ml各含2 mg的二氯甲烷溶液作为对照品溶液。点样于同一高效硅胶GF_{254}薄层板上，以环己烷-乙酸乙酯-二乙胺(8∶1∶1)展开，取出，晾干，喷以碘化铋钾与碘化钾碘试液的等容混合液显色，供试品色谱在与对照品色谱相应位置，显相同颜色斑点。

【成分】 块根含生物碱：南乌碱甲(austroconitine A)，黄草乌碱甲(vilmorrianine A)，黄草乌碱乙(vilmorrianine B)即多根乌头碱，黄草乌碱丙(vilmorrianine C)，黄草乌碱丁(vilmorrianine D)，异塔拉定(isotalatizidine)，塔拉胺(talatisamine)，8-去乙酰滇乌碱(8-deacetylyunaconitine)[1]，塔拉定(talatizidine)，易混翠雀花碱(condelphine)，滇乌碱(yunaconitine)，南乌碱乙(austroconitine B)[2]，粗茎乌头碱甲(crassicauline A)[3]。

【药性】 辛，温，有毒。

【功用主治】 祛风湿，通络止痛。主治风寒湿痹，中风瘫痪，跌打损伤。

【用法用量】 内服：煎汤1～1.5 g；或研末为散。外用：磨汁涂；或研末调敷。

【宜忌】 本品毒性大，不经炮制不宜内服。孕妇禁服。

0521 小黑药 xiǎo hēi yào (《云南中草药》)

【异名】 铜脚威灵仙、叶三七(《云南中草药》)。

【基原】 为伞形科变豆菜属植物川滇变豆菜的根。

【原植物】 川滇变豆菜 *Sanicula astrantiifolia* Wolff ex Kre-tsch.

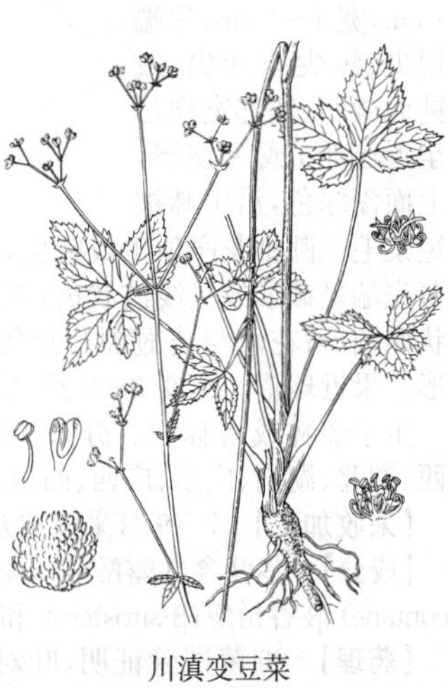
川滇变豆菜

多年生草本，高30～70 cm。全株无毛。根粗短，有多数细长支根。茎直立，上部2～4叉状分枝。基生叶叶柄长5～20 cm，基部有宽膜质鞘。叶片近革质，心状三角形或圆肾形，长2.5～8 cm，宽2.5～9 cm，掌状三深裂，中间裂片宽倒卵形，侧面裂片菱形或卵状披针形，边缘有粗圆锯齿，齿端有短尖头，掌状脉3～5。复伞形花序顶生；总苞片数个，线形；伞辐少数；小总苞片7～10，线形；小伞形花序有花约10个；萼齿线状披针形；花瓣倒卵形，白色或粉红色；花柱向外展开。双悬果倒圆锥状，上部皮刺呈钩状，金黄色或紫红色；分生果横剖面呈圆形，胚乳腹面平直，油管小，不明显。花、果期7～10月。

生于海拔1 500～3 000 m的河边杂木林下、山坡草地阴湿处。分布于四川、云南等地。

本植物的全草(草本三角枫)亦供药用，另设专条。

【采收加工】 9～11月采挖，晒干。

【药性】 甘、微苦，平。

《云南中草药》："甘、微苦，温。"

【功用主治】 补肺止咳，益肾养心。主治劳嗽，虚咳，肾虚腰痛，头昏，心悸。

《云南中草药》："补肺益肾。治肺结核，肾虚腰痛，头昏。"

【用法用量】 内服：煎汤，6～15 g。

【宜忌】 《云南中草药》："实热症及感冒忌用。"

【选方】 1. 治体虚心悸 小黑药30 g，虫草9 g。蒸肉饼服。

2. 治产后虚弱 小黑药30 g，白牛膝15 g，当归9 g，熟地9 g。炖猪脚吃。

3. 治小儿疳积 小黑药15 g。蒸羊肝或鸡肝服。(1～3方出自《曲靖专区中草药》)

0522 小蜡树 xiǎo là shù (《植物名实图考》)

【异名】 水冬青、鱼腊、鱼腊树(《植物名实图考》)，水白腊(《四川常用中草药》)，冬青(《全国中草药新医疗法展览会资料选编》)，山指甲、水黄杨(《新华本草纲要》)。

【基原】 为木犀科女贞属植物小蜡的树皮及枝叶。

【原植物】 小蜡 *Ligustrum sinense* Lour.

落叶灌木或小乔木，高2～4 m。小枝圆柱形，幼时被淡黄色短柔毛或柔毛。单叶，对生；叶柄长2～8 mm，被短柔毛；叶片纸质或薄革质，卵形至披针形，或近圆形，长2～7 cm，宽1～3 cm，先端锐尖、短尖至渐尖，或钝而微凹，基部宽楔形至近圆形，或为楔形，上面深绿色，沿中脉被短柔毛。圆锥花序顶生或腋生，塔形，花梗长1～3 mm；花萼先端呈截形或呈浅波状齿；花冠裂片长圆状椭圆形或卵状椭圆形；花丝与花冠裂片近等长或长于裂片，花药长圆形。果近球形。花期3～6月，果期9～12月。

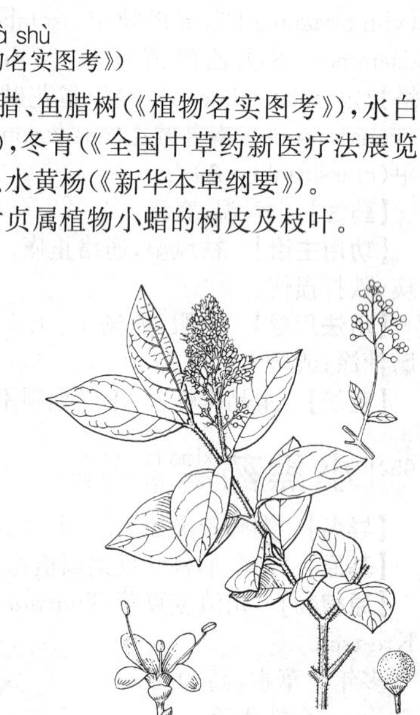

小 蜡

生于疏林或密林中。分布于江苏、浙江、安徽、福建、江西、湖北、湖南、广东、广西、四川、贵州、云南和台湾。

【采收加工】 7～9月采树皮及枝叶，鲜用或晒干。

【成分】 茎叶含甘露醇(D-mannitol)，三十二烷(*n*-dotriacontane)，β-谷甾醇(β-sitosterol)和山柰苷(kaempteritrin)[1]。

【药理】 抑菌试验证明，叶对金黄色葡萄球菌、伤寒杆菌、甲型副伤寒杆菌、铜绿假单胞菌、大肠杆菌、弗氏痢疾杆菌、肺炎杆菌有极强的抑制作用[1]。

【药性】 苦，凉。

1.《四川常用中草药》："性平，味淡、微苦。"

2.《广西本草选编》："味苦、涩，性寒。"

【功用主治】 清热利湿，解毒消肿。主治感冒发热，肺热咳嗽，咽喉肿痛，口舌生疮，湿热黄疸，痢疾，跌打肿痛，疮疡肿毒，湿疹，烫伤。

1.《四川常用中草药》："清热，降火。治吐血，牙痛，口疮，咽喉痛，湿热黄水痒疮等。"

2.《全国中草药汇编》："清热解毒，抑菌杀菌，消肿止痛，去腐生肌。治急性黄疸型传染性肝炎，痢疾，肺热咳嗽；外用治跌打损伤，创伤感染，烧烫伤，疮疡肿毒等外科感染性疾病。"

3.《福建药物志》："治甲沟炎，白癜风。"

【用法用量】 内服：煎汤，10～15 g，鲜者加倍。外用：煎水含漱；或熬膏涂；捣烂或绞汁涂敷。

【选方】 1. 治痢疾，肝炎 小蜡树鲜叶30～60 g(干叶9～15 g)。水煎服。对急性细菌性痢疾，用干叶90 g(或鲜叶150 g)水煎，分2次内服，每日1剂。(《全国中草药汇编》)

2. 治口腔炎，咽喉痛 水白腊12 g，水煎服；并用水白腊适量，煎水含漱。(《万县中草药》)

3. 治皮肤感染 鲜小蜡树叶500 g，青黛4.5 g，冰片3 g，凡士林30 g。将小蜡树叶加水煎煮，浓缩成浸膏(不要过分黏稠)，加1%防腐剂和凡士林、青黛后，继续加热成膏，然后再加冰片，搅拌即得。外敷患处，每日1次。(《全国中草药汇编》)

4. 治跌打肿痛，疮疡 小蜡树鲜嫩叶捣烂外敷，每日换药1～2次。(《广西本草选编》)

5. 治烫伤 小白蜡鲜叶适量，用凉开水洗净捣烂，加少量凉开水，纱布包裹挤压取汁。用棉球蘸汁搽患处，每日3～4次。〔《四川中医》1986，4(7)：47〕

6. 治黄水疮 水白腊适量。研末，撒布患处，或用清油调敷。(《万县中草药》)

【临床报道】 1. 治疗烧烫伤 用山指甲干叶制成50%～100%水溶液喷雾，每1～2 h 1次；或用山指甲溶液纱布包扎，通过塑料管注入适量山指甲溶液，保持创面纱布的湿度。每隔2～3 h注射1次。共治137例，均为Ⅱ、Ⅲ度烧伤，面积10%以下者85例，11%～30%39例，31%～50% 10例，60%以上3例。其中4例血培养有铜绿假单胞菌，2例合并铜绿假单胞菌败血症死亡，其余135例均治愈，治愈率98.5%，平均治愈日数20.5 d。中等度以下的烧烫伤，一般不使用抗生素。山指甲可保护创面，有较好的抗菌及去腐、生肌、促进皮片生长作用[1]。

2. 治疗外科感染性疾病 表浅炎症早期，局部无渗液或渗液较少时，用50%山指甲溶液局部涂擦，每日4～6次；如渗液较多，则用湿敷，每日换敷料3～4次。化脓性感染引流口较小者，则用山指甲溶液浸泡或冲洗，每次20～30 min，每日1次。共治蛇咬伤的早期植皮，毛囊炎，疮疖，脓肿，指头炎，湿疹合并感染，上下肢慢性溃疡，切口感染，广泛性炸伤等10多种感染性疾病98例，均收到满意效果[1]。

3. 治疗溃疡病 用100%(后改为75%)山指甲煎剂与氢氧化铝凝胶按1∶1混合，每日3次，每次30～40 ml口服，30～40 d为1个疗程。共治胃、十二指肠溃疡79例，慢性胃炎18例，有效率为100%。临床观察表明，本品对脾胃虚寒型溃疡疗效最佳[1]。

4. 治疗产后会阴水肿 用50%冬青液湿敷。治疗73

例，均在 3 d 内治愈，而用硫酸镁湿敷需 7 d，硫酸镁湿敷加红外线照射需 5 d[2]。

0523 **小蕨萁** xiǎo jué qí（《全国中草药汇编》）

【异名】 小蕨鸡、白粉蕨（《贵州草药》）。

【基原】 为中国蕨科薄鳞蕨属植物华北薄鳞蕨的全草。

【原植物】 华北薄鳞蕨 *Leptolepidium kuhnii*（Milde）Hsing et S. K. Wu [*Cheilanthes kuhnii* Milde; *Aleuritopteris kuhnii*（Milde）Ching］ 又名：孔氏粉背蕨（《中国主要植物图说·蕨类植物门》），华北粉背蕨（《全国中草药汇编》）。

陆生小型蕨类植物，植株高 20～40 cm。根茎直立，密被红棕色卵形或阔披针形鳞片。叶草质，簇生；叶柄栗红色，圆柱形，长 4～15 cm，下部疏生膜质长卵形的鳞片；叶轴棕色；叶片长圆状披针形或狭椭圆形，长 10～25 cm，宽 3.5～8.5 cm，先端渐尖，下部三回羽状深裂；羽片 10～12 对，近对生，基部 1 对羽片卵状三角形，二回羽状深裂，顶部羽状深裂；小羽片 4～5 对，卵状长圆形，羽状深裂；裂片 4～5 对，边缘全缘。下面疏被灰白色粉末，叶脉羽状。孢子囊群圆形，成熟时汇合成线形；囊群盖革质，连接，边缘波状，老时褐色，沿裂片边缘着生。

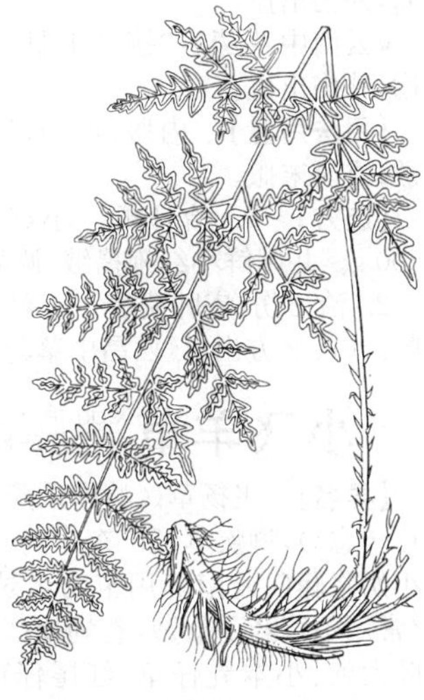

华北薄鳞蕨

生于海拔 2 700～3 500 m 的林下或路边岩石上。分布于华北、东北及四川、云南、陕西、甘肃等地。

【采收加工】 7～9 月采收，鲜用或晒干。

【成分】 叶含萜类：22(29)-何帕烯〔hop-22(29)-ene〕，22-何帕醇(hydroxyhopane)，铁线蕨酮(adiantone)，粉背蕨烯三醇(cheilanthenetriol)，粉背蕨烯二醇(cheilanthenediol)；黄酮类：3，5-二羟基-7，4′-二甲氧基黄酮(3，5-dihydroxy-7，4′-dimethoxyflavone)，5-羟基-3，7，4′-三甲氧基黄酮(5-hydroxy-3，7，4′-trimethoxy flavone)；甾醇类：豆甾醇(stigmasterol)，菜油甾醇(campesterol)，谷甾醇(sitosterol)及它们的棕榈酸酯[1]。另含对羟苯乙烯基-β-D-葡萄糖苷(*p*-hydroxystyrol-β-D-glucoside)[2]。

【药性】《贵州草药》："性寒，味苦。"

【功用主治】《贵州草药》："润肺止咳，清热凉血。治咳血，刀伤。"

【用法用量】 内服：煎汤，15～30 g。外用：研末敷。

【选方】 1. 治咳血 小蕨鸡根茎、野棉花各 9～12 g。煨水服。

2. 治刀伤 小蕨鸡叶(适量)。研末，敷患处。(1、2 方出自《贵州草药》)

0524 **小一口血** xiǎo yī kǒu xuè（《广西本草选编》）

【异名】 石上莲(《广西药用植物名录》)。

【基原】 为秋海棠科秋海棠属植物石上秋海棠的全草。

【原植物】 石上秋海棠 *Begonia bretschneideriana* Hemsl. 又名：伯乐秋海棠(《广西药用植物名录》)。

多年生草本，高 10～25 cm。根茎横生，褐红色，有节。叶基生；叶柄纤弱，长 2～5 cm，被棕褐色长柔毛；叶片纸质，圆形或卵形，基部心形，偏斜，直径 3～6 cm，全缘或具微齿。花单性，雌雄同株；雄花花萼 2 枚，花瓣状；花瓣 2，常小于花萼。

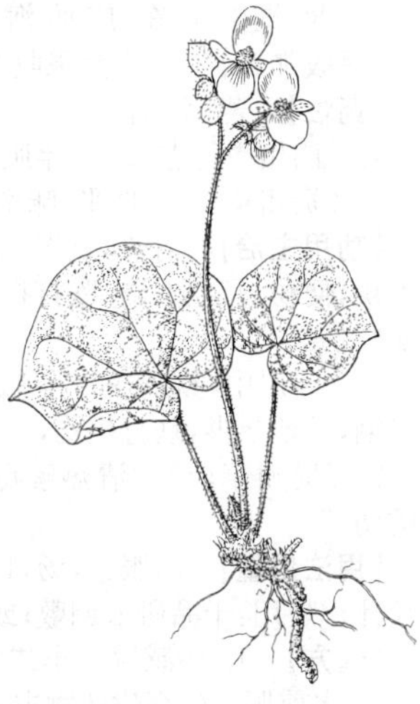

石上秋海棠

生于石壁阴湿处。产广西等地。

【采收加工】 7～9 月采收，鲜用或晒干。

【药性】 酸、微涩，凉。《广西本草选编》："味酸、涩、微甘、苦，性平。有小毒。"

【功用主治】 解毒，凉血，止血，利水。主治疔疮肿毒，荨麻疹，毒蛇咬伤，咳血，吐血，外伤出血，急性肾炎，肝硬化腹水。

1.《广西本草选编》："凉血止血，散瘀消肿。主治荨麻疹，无名肿毒，毒蛇咬伤，外伤出血，咳血，吐血，月经不调，急性肾炎。"

2.《全国中草药汇编》："清热除湿，利水软坚，消肿止痛。主治肝硬化腹水，暑热口渴，跌打肿痛，疔疮肿毒。"

【用法用量】 内服：煎汤，鲜品 15～30 g；或捣汁。外用：鲜品捣烂敷；或研末敷；或煎水洗。

0525 **小二仙草** xiǎo èr xiān cǎo（《植物名实图考》）

【异名】 豆瓣草、女儿红、沙生草(《四川中药志》)，水豆瓣、豆瓣菜(《贵州草药》)，蚁塔、砂生草(《全国中草药汇编》)，地茜、白粘草、同丹药(《广西药用植物名录》)，斑鸠窝(《贵州中药名录》)。

【基原】 为小二仙草科小二仙草属植物小二仙草的全草。

【原植物】 小二仙草 *Haloragis micrantha*(Thunb.) R. Br. ex Sieb. et Zucc. [*Goniocarpus micranthus* Thunb.]

多年生纤弱草本，丛生，高 20～40 cm。茎四棱形，带赤褐色，基部匍匐分枝。叶小，对生，茎上部叶有时为互生；叶片通常卵形或圆形，长 6～10 mm，宽 4～8 mm，先端短尖或钝，边缘有小齿，基部圆形，两面均秃净，淡绿色或紫褐色。圆锥花序顶生；花小，两性；萼管具棱，裂片 4，宿存；花瓣 4，红色；雄

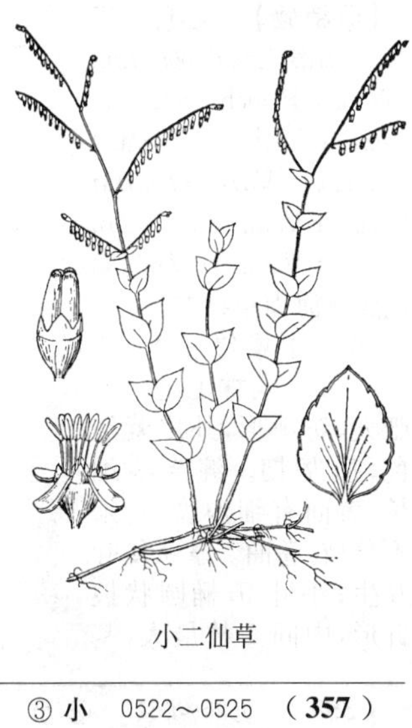

小二仙草

蕊 8，花药紫红色；雌蕊 1；子房下位，具纵棱，花柱 4，柱头密生淡红色的毛。核果近球形，有 8 棱。花期 6～7 月，果期 9～10 月。

生于荒山及沙地上。分布于西南及江苏、浙江、安徽、福建、江西、湖南、广东、广西、海南、台湾等地。

【采收加工】 6～7 月采收全草，鲜用或晒干。

【药性】 苦、辛，凉。

1.《四川中药志》1960 年版："性凉，味苦。无毒。"

2.《贵州草药》："性平，味辛、涩。"

【功用主治】 清热，利湿，通便，活血，解毒。主治热淋，痢疾，便秘，月经不调，跌打损伤，疔疮痈疖，乳痈，烫伤，毒蛇咬伤。

1.《四川中药志》1960 年版："消瘀血，治大小便不通，疗赤痢，并治热淋，跌打损伤，月经不调及咳嗽哮喘。"

2.《贵州草药》："清热解毒，除湿消肿。治疔癀，水肿，烫伤。"

【用法用量】 内服：煎汤，10～20 g，鲜品 20～60 g；或捣绞汁。外用：干品研末调敷；或鲜品捣敷。

【选方】 1. 治感冒　小二仙草 15～30 g，桑叶 6 g，菊花 3 g。水煎服。（《福建药物志》）

2. 治水肿　豆瓣草 30 g（切细），红糖 15 g。蒸后服。（《贵州草药》）

3. 治赤白痢　鲜小二仙草 60 g，红糖为引。煎服。

4. 治血崩　小二仙草 60 g，金樱子根 30 g，精肉 120 g。炖服。（3、4 方出自江西《草药手册》）

5. 治跌打损伤　小二仙草 60 g，大血藤 30 g。泡酒服。（《四川中药志》1960 年版）

6. 治乳腺炎、痈、疖　小二仙草 30～60 g，鸭蛋 1 个，水煎服。（《福建药物志》）

7. 治烫伤　豆瓣草适量，研末，加冰片少许，调麻油搽患处。（《贵州草药》）

0526 小九节铃 xiǎo jiǔ jié líng（《云南中草药》）

【异名】 小五爪龙、五爪金龙、小红藤、小红花、铜丝绊（《昆明民间常用草药》），小红袍、跳三步、石猴子（《西昌中草药》），九节莲（《全国中草药汇编》），飞石莲（《广西药用植物名录》）。

【基原】 为葡萄科崖爬藤属植物无毛崖爬藤的根或全株。

【原植物】 无毛崖爬藤 *Tetrastigma obtectum* (Wall.) Planch. var. *glabrum* (Lévl. et Vant.) Gagnep. [*Vitis potentilla* Lévl. et Vant. var. *glabra* Lévl. et Vant.] 又名：癞痢藤（《海南植物志》）。

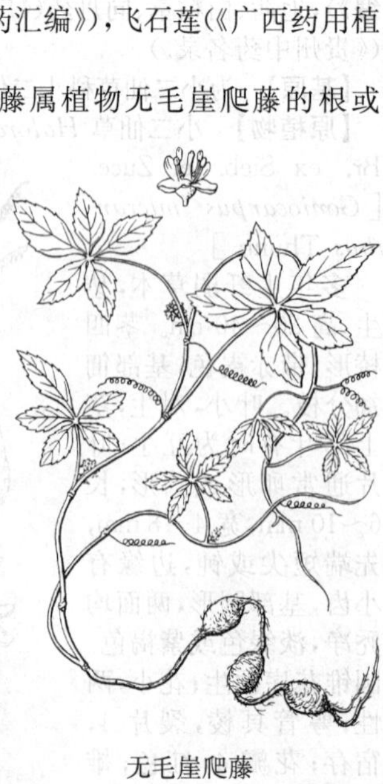

无毛崖爬藤

多年生攀缘藤本，长 3～5 m。全株无毛。根肥大，纺锤形，外皮紫红色，质坚韧。缠绕茎细长，表面有细沟纹；卷须不分枝，卷曲。掌状复叶互生；小叶 5，椭圆状披针形，中间 1 枚最大，基部 2 枚较小，先端渐尖，基部楔形，边缘具浅波状锯齿，上面绿色，下面灰白色。花杂性，异株；伞房花序排列成聚伞花序；花小，黄绿色。浆果球形，肉质。

生于海拔 600～1 500 m的山坡杂木林中或陡壁处。分布于西南及福建、江西、广东、广西、海南、台湾等地。

【采收加工】 9～12 月采收，切片，鲜用或晒干。

【药性】 辛，温。

1.《云南中草药》："涩、微苦，寒。"

2.《全国中草药汇编》："辛、酸，温。有小毒。"

【功用主治】 接骨，舒筋，止血，生肌。主治骨折，风湿痹痛，外伤出血。

《云南中草药》："接骨生肌，止血消炎。外用治骨折、瘰疬，外伤出血。"

【用法用量】 内服：煎汤，10～15 g；或浸酒。外用：捣敷；或研末撒。

【选方】 1. 治骨折　小红袍 15 g，花斑竹 60 g，泡酒 500 g。并用鲜小红袍捣绒，调甜酒焙热包敷。

2. 治刀伤，疮肿溃疡　小红袍为末撒伤口，或鲜品捣绒敷。（1、2 方出自《西昌中草药》）

0527 小飞羊草 xiǎo fēi yáng cǎo（《生草药性备要》）

【异名】 飞扬草（《岭南采药录》），痢子草、乳汁草（《岭南草药志》），痢疾草（《广东中药》），小飞扬（《福州中草药》），小奶浆藤（《云南药用植物名录》），细叶飞扬草（广州部队《常用中草药手册》），苍蝇翅（《全国中草药汇编》），百里香叶大戟、小本乳仔草、红尾仔草、翻魂草、过路蜈蚣、蝙章（《台湾药用植物志》），地锦（《广西药用植物名录》）。

【基原】 为大戟科大戟属植物千根草的全草。

【原植物】 千根草 *Euphorbia thymifolia* L.　又名：细叶地锦草（《云南种子植物名录》）。

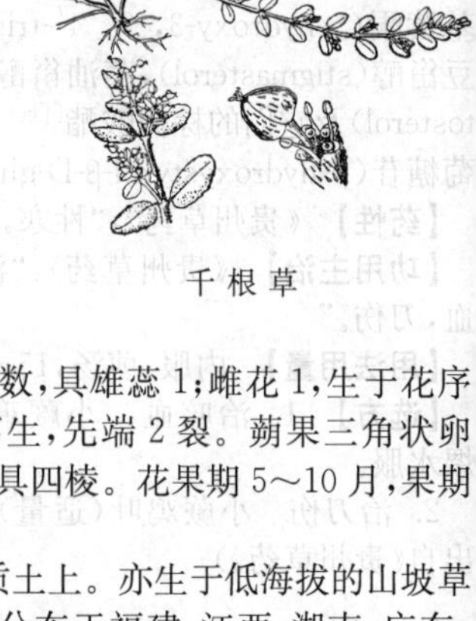

千根草

一年生草本，长15 cm。茎纤细，匍匐，多分枝，通常红色，稍被毛。单叶对生；有短柄；托叶膜质，披针形或线形；叶片长圆形、椭圆形或倒卵形，长 4～8 mm，宽 3～4 mm，先端圆钝，基部偏斜，叶缘具细锯齿，两面被稀疏的短柔毛。杯状花序单生或少数聚伞状呈腋生；总苞陀螺状，先端 5 裂；腺体 4，漏斗状，有短柄及极小的白色花瓣状附属物；花单性，无花被；雌雄花同生于总苞内；雄花多数，具雄蕊 1；雌花 1，生于花序中央，子房 3 室，花柱 2，离生，先端 2 裂。蒴果三角状卵形，被短柔毛；种子长圆形，具四棱。花果期 5～10 月，果期 6～11 月。

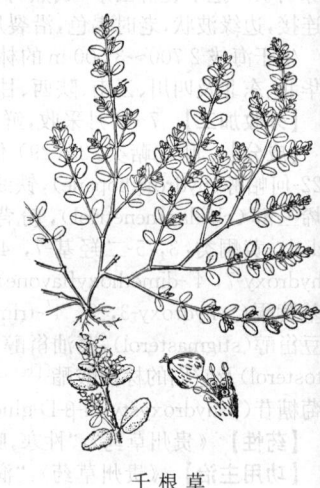

多生于山地冲积土或砂质土上。亦生于低海拔的山坡草地、路旁或稀疏灌木丛中。分布于福建、江西、湖南、广东、广西、海南、贵州、云南、台湾等地。

【采收加工】 7～9 月采收，晒干或鲜用。

【成分】 地上部分含表蒲公英赛醇(epitaraxerol),二十六烷醇(hexacosanol),大戟醇(euphorbol),24-亚甲基环木菠萝烯醇(24-methylenecycloartenol),12-去氧-4β-羟基巴豆醇-(13-十二烷酸-20-乙酸)二酯〔12-deoxy-4β-hydroxyphorbol-(13-dodecanoate-20-acetate)〕,12-去氧-4β-羟基巴豆醇-(13-苯乙酸-20-乙酸)二酯〔12-deoxy-4β-hydroxyphorbol-(13-phenylacetate -20-acetate)〕,12-去氧巴豆醇-13,20-二乙酸酯(12-deoxyphorbol-13,20-diacetate),槲皮素-3β-半乳糖苷(quercetin-3β-galactoside)[1],光牡荆素(lucenin)[2]。

【药性】 酸,涩,凉。

1.《生草药性备要》:"味酸,性烈。"

2.《岭南采药录》:"味酸、苦,性寒。"

3.《云南中草药》:"微酸、涩,凉,有小毒。"

【功用主治】 清热祛湿,解毒敛疮。主治痢疾,泄泻,痄疾,天泡疮,湿疹,乳痈,疮疖。

1.《生草药性备要》:"治小儿飞痒疮,满面头耳,脓水淋漓。敷洗消肿毒。"

2.《岭南采药录》:"解胡满藤毒。"

3.《岭南草药志》:"内清湿热,外解湿毒。"

4.《广东中药》:"主治天泡疮,烂头胎毒,乳痈,缠腰蛇,蔓延性疮疖及湿疹,并治痢疾,乙型脑膜炎。"

【用法用量】 内服:煎汤,15～30 g,鲜品30～60 g。外用:鲜品煎水洗;或捣敷。

【选方】 1. 治痢疾 乳汁草60 g。水煎,以蜂蜜或黄糖冲服。

2. 治疟疾 乳汁草鲜用90 g,干用45 g,以水800 ml,煎至400 ml。分4次服,在疟疾发作前一日,临睡前服100 ml,翌晨服100 ml,早饭时服100 ml,至疟将发作时服100 ml。

3. 治缠腰蛇 乳汁草一撮,蒜草一只,捣烂,调冷开水涂患处。(1～3方出自《岭南草药志》)

4. 治乳腺炎,痈疮肿毒 小飞扬全草加食盐少许,共捣烂外敷。(《广西本草选编》)

0528 小无心菜 xiǎo wú xīn cài(《植物名实图考》)

【异名】 鹅不食草、大叶米粞草(《天目山药用植物志》),鸡肠子草、雀儿蛋(《陕西中草药》),蚤缀、铃铃草(《湖南药物志》),白莲子草(《浙江药用植物志》)。

【基原】 为石竹科蚤缀属植物无心菜的全草。

【原植物】 无心菜 *Arenaria serpyllifolia* L.

一年或二年生草本,高10～30 cm。全株具短柔毛。根细长须状。茎多数,簇生,稍铺散,密生白色短柔毛,节间长1～3 cm。叶对生;无柄;叶片卵形,长4～12 mm,宽2～3 mm,先端尖或锐尖,边缘具睫毛,两面疏生柔毛,茎上部的叶较小,背面有3条显著的脉。聚伞花序,疏生枝端;苞片和小苞片卵形,密生柔毛;花梗细,密生柔毛或腺毛;萼片5,披针形,有3脉,有短柔毛;花瓣5,倒卵形,白色,全缘;雄蕊10;子房卵形,花柱3。蒴果卵形,成熟时裂为6瓣。种子肾形,褐色。花期4～5月,果期5～7月。

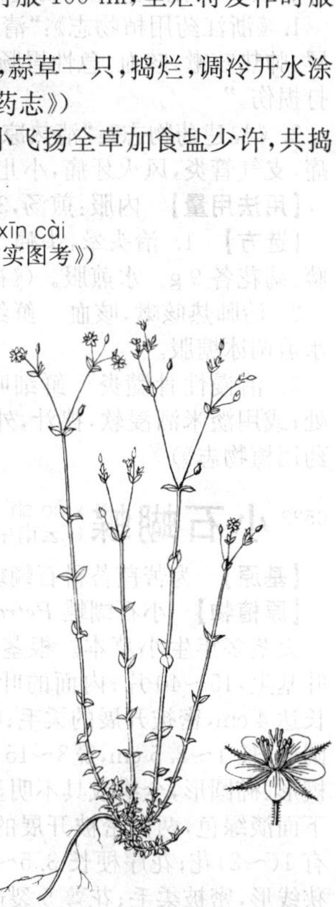

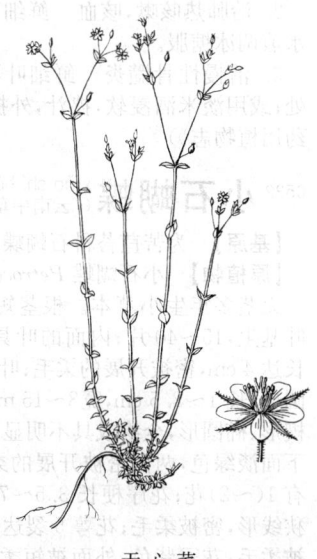

无心菜

生于海拔4 000 m以下的山坡路旁荒地或田野中。自东北经黄河流域到华南、西南各地均有分布。

【采收加工】 5～6月采集,晒干或鲜用。

【药材】 小无心菜 *Herba Arenariae Serpyllifoliae* 全国各地均产。

性状 全草长10～30 cm。茎纤细,簇生,密被白色短柔毛。叶对生,完整叶卵形,无柄,两面有稀疏毛茸。茎顶疏生白色小花,花瓣5。气微,味淡。

鉴别 粉末特征:灰绿色。叶表皮细胞不规则形,垂周壁波状弯曲,下表皮尤甚;气孔直轴式,偶有不定式。多细胞非腺毛众多,3～8细胞,表面有细条状纹理。草酸钙簇晶较多。

【成分】 全草含牡荆素(vitexin),异牡荆素(isovitexin),荭草素(orientin),异荭草素(isoorientin)等多种黄酮成分[1]。还含24-烷基-5或7-甾醇(24-alkyl-Δ^5 or Δ^7-sterols)[2]。种子油中含脂肪酸:棕榈酸(palmitic acid),硬脂酸(stearic acid),油酸(oleic acid),亚油酸(linoleic acid),其中结合的油酸、亚油酸含量高达71%[3]。

【药性】 苦,凉。

1.《陕西中草药》:"味淡,性平。"

2.《湖南药物志》:"苦,凉。无毒。"

【功用主治】 清热,明目,解毒。主治肝热目赤,翳膜遮睛,麦粒肿,肺痨咳嗽,咽喉肿痛,牙龈肿痛。

1.《陕西中草药》:"清热明目。用于急性结膜炎,麦粒肿,咽喉痛。"

2.《湖南药物志》:"清热解毒,止咳利尿。治肺痨咳嗽,眼生星翳。"

3. 南药《中草药学》:"治蛇咬伤。"

4.《云南中药志》:"用于齿龈炎,结核。"

【用法用量】 内服:煎汤,15～30 g;或浸酒。外用:捣敷或塞鼻孔。

【选方】 1. 治眼生星翳 小无心菜加韭菜根捣烂,用纱布包住,塞入鼻孔内。(《天目山药用植物志》)

2. 治肺结核 铃铃草120 g,加白酒1 000 ml,浸泡7 d。每次服8 ml,每日3次。(《全国中草药汇编》)

0529 小乌泡叶 xiǎo wū pào yè(《草木便方》)

【基原】 为蔷薇科悬钩子属植物乌泡子 *Rubus parkeri* Hance 的叶。

【原植物】 参见"小乌泡根"条。

【采收加工】 5～6月采收,鲜用或晒干。

【药性】 咸,凉。

【功用主治】 清热泻火,止痛,杀虫。主治牙痛,眼多泪眵,疥癞。

《草木便方》:"叶汁点眦牙虫出。"

【用法用量】 外用:鲜品捣汁点眼或涂搽。

0530 小乌泡根 xiǎo wū pào gēn(《草木便方》)

【异名】 乌泡根(《分类草药性》)。

【基原】 为蔷薇科悬钩子属植物乌泡子的根。

【原植物】 乌泡子 *Rubus parkeri* Hance 又名:乌藨子《中国树木分类学》。

落叶蔓生灌木。枝有灰色绒毛和红紫色腺毛,散生弯曲的钩刺。单叶互生;叶柄长0.5~2 cm,有刺与细毛;托叶丝条状;叶片长椭圆状卵形或披针形,长7~16 cm,宽3.5~6 cm,先端渐尖或钝圆,基部心形,边缘有细锯齿及波状浅裂,上面有粗毛,下面有灰色及褐色绒毛。圆锥花序顶生,稀腋生,密生绒毛及腺毛;萼片5,带紫红色;花瓣5,白色;雄蕊多数,分离;雌蕊少数,无毛。聚合果球形,紫黑色。花期5~6月,果期7~8月。

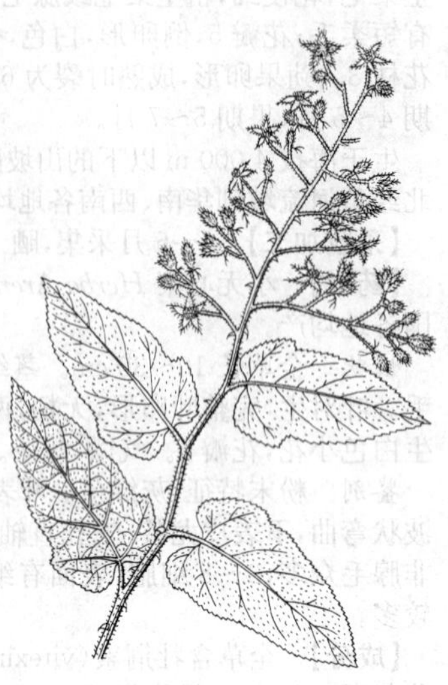

乌泡子

生于海拔1 000 m以下的山地疏密林中阴湿处或溪旁及山谷岩石上。分布于江苏、湖北、四川、贵州、云南、陕西。

本植物的叶(小乌泡叶)亦供药用,另设专条。

【采收加工】 9~10月采挖,晒干。

【药性】 咸、酸,平。

1.《草木便方》:"咸,温,平。"

2.《重庆草药》:"味苦,性凉。无毒。"

【功用主治】 活血,调经,止血,祛痰。主治月经不调,痛经,经闭,癥瘕,血崩,衄血,便血,咳嗽痰多。

1.《草木便方》:"散瘀除风逐痰停。"

2.《分类草药性》:"治吐血,咳嗽,牙痛,劳伤。"

3.《重庆草药》:"行血调经。治妇女月经不调,经闭,血崩,癥瘕,月家病。"

4.《四川中药志》1982年版:"收敛止血。用于衄血,便血,血滞痛经,疮疡不敛。"

【用法用量】 内服:煎汤,15~30 g。外用:鲜品捣敷。

0531 小石仙桃 xiǎo shí xiān táo (《新华本草纲要》)

【异名】 对叶草(《植物名实图考》),双叶岩珠、岩珠(《浙江药用植物志》),双叶石枣、珠兰、岩豆、山枣、小叶石橄榄、水橄榄柳仔(《福建药物志》),果上叶(《广西药用植物名录》)。

【基原】 为兰科石仙桃属植物细叶石仙桃的全草或假鳞茎。

【原植物】 细叶石仙桃 *Pholidota cantonensis* Rolfe

多年生草本。根茎匍匐,粗壮,被鳞片;假鳞茎疏生于根茎上,卵形或卵状长圆形,肉质,幼时被鳞片,长1~2 cm,顶生2叶。叶条形或条状披针形,革质,长4~8 cm,宽5~12 mm,基部渐狭成短柄。花葶从被鳞片包着的幼小假鳞茎顶端伸出;总状花序有花10多朵,排成2列;小苞片早落。花小,白色或淡黄色;萼片椭圆状长圆形,舟状,分离,近等大;花瓣卵形;唇瓣近圆形,舟状。蒴果倒卵形。

常附生于海拔200~700 m的山坡林中树上或溪边岩石上。分布于浙江、福建、江西、湖南、广东、广西、云南、台湾等地。

【采收加工】 7~9月采收,鲜用或晒干。

【药材】 小石仙桃 *Herba et Pseudobuibus Pholidotae Cartonensis*

产于浙江、江西、福建、台湾、广东、广西等地。

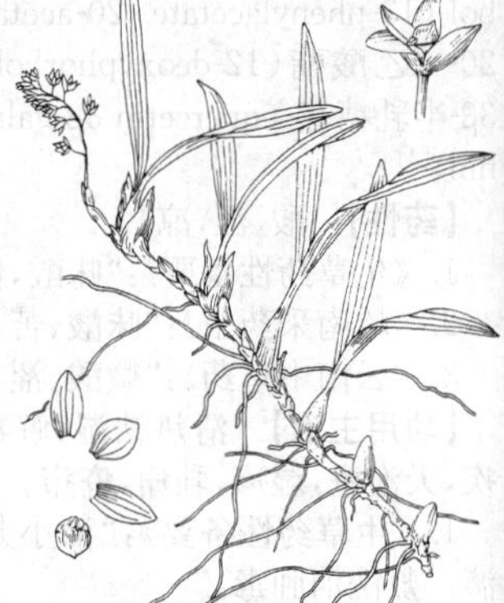

细叶石仙桃

性状 根茎表面有干枯的膜质鳞叶,下侧有须状细根,上侧节处有数个长卵形假鳞茎,假鳞茎长0.8~2 cm,直径0.4~0.9 cm,顶端有叶2枚,黄绿或绿色,具数条平行脉。气微,味淡。

鉴别 叶片横切面:上表皮细胞外被角质层,上下表皮细胞壁稍增厚。叶肉组织分化不明显,薄壁细胞内含草酸钙簇晶,较小,棱角锐尖。叶脉维管束外韧型,其外方有束鞘纤维,周围细胞中有的含硅质块。

【药性】 苦、微酸,凉。

1.《浙江药用植物志》:"苦、微酸,凉。"

2.《福建药物志》:"微甘,凉。"

【功用主治】 清热,润肺,解毒。主治感冒,头晕,头痛,肺热咳嗽,咳血,急性胃肠炎,慢性骨髓炎。

1.《浙江药用植物志》:"清热,滋阴,润肺,解毒。主治感冒,肺热咳嗽,咳血,急性胃肠炎,慢性骨髓炎,关节肿痛,跌打损伤。"

2.《福建药物志》:"清热凉血。主治咳嗽,高热,头晕,头痛,支气管炎,风火牙痛,小儿疝气。"

【用法用量】 内服:煎汤,30~60 g。外用:鲜品捣敷。

【选方】 1. 治头晕,头痛 鲜细叶石仙桃30~60 g,钩藤、菊花各9 g。水煎服。(《福建药物志》)

2. 治肺热咳嗽,咳血 鲜细叶石仙桃假鳞茎30~90 g。水煎调冰糖服。

3. 治慢性骨髓炎 鲜细叶石仙桃全草适量,捣烂敷患处;或用淡米酒浸软,捣汁,外搽患处。(2、3方出自《浙江药用植物志》)

0532 小石蝴蝶 xiǎo shí hú dié (《云南中草药》)

【基原】 为苦苣苔科石蝴蝶属植物小石蝴蝶的全草。

【原植物】 小石蝴蝶 *Petrocosmea minor* Hemsl.

无茎多年生小草本。根茎短粗,向下密生纤维状须根。叶基生,15~40片;内面的叶具短柄或无柄,外面叶具柄,长达4 cm,密被开展的柔毛;叶片椭圆状菱形、椭圆形或近圆形,长1~2.5 cm,宽8~15 mm,先端微尖,基部宽楔形或楔形、椭圆形,全缘或具不明显的波状小圆齿,叶上面绿色,下面淡绿色,两面密被开展的柔毛。花序1~5条,每花序有1(~2)花;花序梗长3.5~7.5 cm,被开展短柔毛;苞片狭线形,密被柔毛;花萼5裂达基部,裂片线状披针形,外面被柔毛;花冠紫色,外面被短柔毛,冠筒短,冠檐二唇形,上唇卵状三角形,下唇3裂;能育雄蕊2,退化雄蕊2;子房密被贴伏短柔毛。蒴果长圆形,室背开裂为2瓣。种子小,椭圆形,光滑。花期8～9月,果期10～11月。

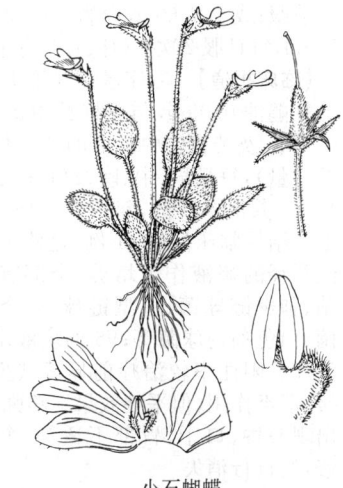

小石蝴蝶

生于海拔1 100～1 800 m的石山林中或林边石上。分布于云南。

【采收加工】 7～9月采收,晒干。

【药性】《云南中草药》:“微涩,平。”

【功用主治】 清热解表,健脾消积。主治感冒发热,小儿疳积。

《云南中草药》:“清热解表,健脾和胃。”

【用法用量】 内服:煎汤,6～9 g。

0533 小龙胆草 xiǎo lóng dǎn cǎo (《贵阳民间药草》)

【异名】 青鱼胆草(《贵阳民间药草》),雪里梅、小内消(《文山中草药》),细龙胆、凤凰花、小雪里梅、寒风草、小青鱼胆(《云南中草药选》),小酒药花根、星秀花、血龙胆(《云南中草药》),青鱼胆、疔药、小龙胆、傍雪开(《贵州药用植物目录》),龙胆草、胆草(《万县中草药》),穿山七、九月花(《湖北中草药志》)。

【基原】 为龙胆科龙胆属植物红花龙胆的根及全草。

【原植物】 红花龙胆 *Gentiana rhodantha* Franch. ex Hemsl.

多年生草本,高20～50 cm。根数条丛生,稍肉质。茎直立,数个丛生,基部略呈方形,紫色或绿色,节稍膨大。基生叶呈莲座状,椭圆形、倒卵形或卵形;茎生叶对生,几无柄;叶片革质,卵状三角形,长1.5～2.5 cm,宽0.8～1.2 cm,先端渐尖或急尖,基部多少抱茎,边缘具细锯齿,两面无毛;具三出脉。花单生于枝顶或叶腋,无花梗;花萼筒状,膜质,5裂,裂片线状披针形;花冠淡红色,带紫色条纹,5裂,裂片卵形或卵状三角形,褶不对称,宽三角形,先端具细长的流苏;雄蕊5,着生于花冠筒下部;子房椭圆形,花柱丝状,柱头2裂。蒴果内藏或仅先端外露,长椭圆形,果柄长约2 cm。种子淡褐色,近圆形,具狭翅。花、果期10月至翌年2月。

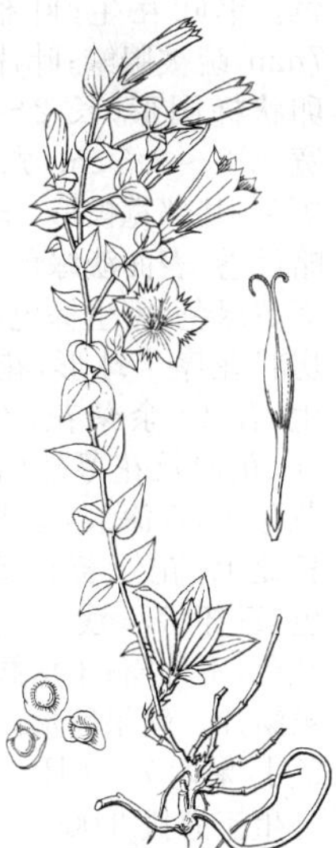

红花龙胆

生于海拔500～1 800 m的高山灌丛中,或林边草地。分布于西南及河南、湖北、广西、陕西、甘肃等地。

【采收加工】 7～9月采收,鲜用或晒干。

【药材】 小龙胆草 *Radix et Herba Gentianae Rhodanthae* 主产于贵州、云南、四川。

性状 全草长30～80 cm。细根表面棕褐色,可见栓皮样剥落,质脆,易折断,断面中央有黄白色木心。茎具棱,基部表面紫棕色,向上棕绿色至淡黄绿色,质脆,易折断,断面中空,髓腔周围可见白色髓。叶对生,脱落或皱缩,展平后呈卵形或卵状三角形,边缘具不整齐细锯齿,上面灰绿色或黄绿色,下面浅黄绿色。花单生于枝端或上部叶腋,花冠淡紫色或浅黄棕色,有紫色条纹。果实狭长,2瓣裂。气香,味苦。

鉴别 根横切面:外皮层及内皮层薄壁组织均已脱落。最外为内皮层,每一内皮层母细胞内含数个至10多个子细胞。韧皮部较宽广,外侧薄壁细胞大,含油滴及淀粉粒;内侧细胞小,多皱缩;径向散列少数筛管群。形成层不明显。木质部导管单个或数个成群,径向排列,木纤维发达,壁厚,木化。中央无髓。

叶横切面:上、下表皮细胞各1列,外被角质层,具锯齿样小突起。栅栏组织细胞2列,海绵组织细胞排列疏松。中脉明显向下突出,维管束双韧型。

【成分】 全草含正三十一烷(*n*-hentriacontane),正三十二烷酸乙酯(*n*-dotriacontanoic acid ethyl ester),正三十二烷酸(*n*-dotriacontanoic acid),β-谷甾醇(β-sitosterol)[1];另含萜类:当药苦苷(swertiamarin),金吉苷(kingiside),当药苷(sweroside),8-表金吉苷(8-epikingiside),红花龙胆种苷(rhodenthoside) A[2]、B、C[3],齐墩果酸(oleanolic acid)[4]。

【药性】 苦,寒。

1.《贵阳民间药草》:“苦,寒,无毒。”

2.《贵州民间药物》:“性凉,味苦。”

【功用主治】 清热利湿,凉血解毒。主治肺热咳喘,痨嗽痰血,黄疸,痢疾,便血,小便不利,产褥热,小儿惊风,疳积,目赤肿痛,疮疡肿毒,烧烫伤,蛇咬伤。

1.《贵阳民间药草》:“清肝胆湿热。(治)热咳虚咳,喉痛咯血。”

2.《云南中草药》:“消炎止咳。治肺结核,淋巴结核,支气管哮喘,实热喘咳,小便不利,小儿疳积,火眼,黄疸型肝炎。”

3.《全国中草药汇编》:“清热利湿,解毒。外用治痈疖疮疡,烧烫伤。”

4.《湖北中草药志》:“清热利湿,凉血,解毒。用于目赤肿痛,痢疾,便血,蛇咬伤。”

【用法用量】 内服:煎汤,10～15 g。外用:捣敷;或敷膏外涂。

【选方】 1. 治热咳痰中带血 青鱼胆草9 g。蒸甜酒1小碗服。

2. 治虚热痨咳 青鱼胆草60 g,炖肉250 g。内服。(1、2方出自《贵阳民间药草》)

3. 治急性支气管炎 龙胆草、兔耳风各15 g。水煎服。(《万县中草药》)

4. 治黄疸型肝炎 鲜小龙胆草15 g。水煎加白糖服。(《云南中草药》)

5. 治小儿疳积,面黄肌瘦 青鱼胆草根3个。蒸猪肝服。(《贵阳民间药草》)

0534 小叶杜鹃 xiǎo yè dù juān (《陕甘宁青中草药选》)

【异名】 黑香柴(《陕甘宁青中草药选》)。

【基原】 为杜鹃花科杜鹃花属植物头花杜鹃的叶或花。

【原植物】 头花杜鹃 *Rhododendron capitatum* Maxim.

常绿小灌木，高 50～100 cm。茎直立，多分枝，节间短，幼枝淡绿色，密生鳞片，老枝深褐色，皮剥落。叶小，互生，近革质，密集于幼枝顶端；叶片长椭圆形，长 1.5～2 cm，宽 6～8 mm，先端圆钝，具短尖头，基部楔形，下延至叶柄，两面密被鳞片。顶生伞形花序，排成头状，有花 5～8 朵，花梗极短，有鳞片；花萼 5 深裂，裂片长圆形，不等大；花冠钟状，蓝紫色，上部 5 裂，裂片圆形，开展；雄蕊 10，伸出花冠外，花丝下部有柔毛；子房 1，密被鳞片，花柱细长，柱头头状。蒴果卵形，被鳞片，花萼宿存。花期 6～7 月，果期 8～9 月。

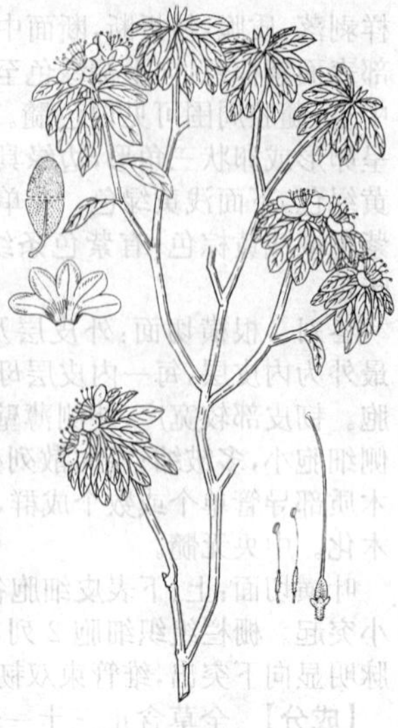

头花杜鹃

生于海拔 2 500～3 600 m 的高山草原、灌丛林或杂木林中。分布于四川、云南、陕西、甘肃、青海等地。

【采收加工】 5～9 月采叶，鲜用或阴干，或切段蒸馏取挥发油用；花 6～7 月采，鲜用或晒干。

【药材】 小叶杜鹃 *Folium seu Flos Rhododendri Capitati* 产于青海、甘肃、陕西、四川等地。

性状 叶片多破碎，完整者展平后呈卵圆形，两端钝圆，全缘，边缘微向下反卷，上面密被银白色或绿色腺鳞；叶柄长约 3 mm，被鳞片。花皱缩破碎，淡棕黄色、淡蓝色或紫蓝色，完整者，花萼 5 深裂，裂片卵圆形，花冠漏斗状，雄蕊 10，花药卵形，棕红色。气浓香，味苦、微涩。

鉴别 叶表面观：上、下表皮均有盘状腺鳞，下表皮细胞具乳头状突起。盘状腺鳞由多细胞组成，周边细胞呈辐射状排列，淡黄色或黄褐色；柄细胞 4 或 6 列。薄壁细胞含草酸钙簇晶。

【成分】 叶和嫩枝含多种挥发油：顺式-α-罗勒烯（*cis*-α-ocimene），β-古芸烯（β-gurjunene），α-律草烯（α-humulene），左旋-16α-贝壳杉醇（kauran-16α-ol），乙酸龙脑酯（borneol acetate），α-松油醇（α-terpineol），4-松油醇（terpineol-4），反式松香芹醇（*trans*-pinocarveol），芳樟醇（linalool），环氧律草烯-Ⅱ（humelene epoxide）-Ⅱ，右旋-α-蒎烯（α-pinene），消旋-β-蒎烯（β-pinene），β-月桂烯（β-myrcene），δ-荜澄茄烯（δ-cadinene），γ-芹子烯（γ-selinene），α-芹子烯（α-selinene），芹子烯（selinene），反式-β-金合欢烯（*trans*-β-farnesene），前异菖蒲烯二醇（preisocalamendiol）和桧脑（juniper camphor）[1]。又含东莨菪素（scopoletin），梣皮素（fraxetin），木藜芦毒素（grayanotoxin）Ⅰ、Ⅱ、Ⅳ，棉子糖（raffinose），金丝桃苷（hyperin），头花杜鹃素（capitatin）Ⅰ，槲皮素（quercetin）和杨梅树皮素（myricetin）[2]。

【药性】 《陕甘宁青中草药选》："味辛，性温。"

【功用主治】 《陕甘宁青中草药选》："止咳平喘，祛痰。主治慢性气管炎，哮喘。"

【用法用量】 内服：煎汤，6～9 g；或浸酒；或研末，3～5 g。

【选方】 治慢性气管炎、哮喘 （小叶杜鹃）鲜品 6～9 g，水煎服；或干品 60 g，白酒 500 ml，浸泡 1 星期，去渣，每次 10 ml，每日服 2 次。（《陕甘宁青中草药选》）。

【临床报道】 治疗慢性气管炎 用小叶杜鹃叶中提取的杜鹃油 0.09 g，与三棵针中提取制成的硫酸氢黄连素 0.25 g，及苦杏仁中提取的苦杏仁苷 0.02 g，制成胶囊（1 粒含量），每日早、中、晚饭后各服 1 粒，睡前服 2 粒，疗程 10 d。共治 350 例，年龄为 50～79 岁，病程多在 6 年以上。结果临床治愈 41 例，显效 112 例。对 130 例患者未经稀释的痰液作了培养，全部有细菌生长，如卡他双球菌、肺炎链球菌、甲型链球菌、类白喉杆菌、流感嗜血杆菌、白色葡萄球菌等；96 例痰液培养作了治疗前后对照，治疗后阳性率较治疗前显著减少。本方有明显止咳、化痰、消炎作用，但平喘效果不够强。副作用：约 5% 的病例出现头昏、口干、胃部不适等，个别有腹胀、腹泻及荨麻疹，均自行消失[1]。

0535 小叶枇杷 xiǎo yè pí pá （《防治老年慢性气管炎药用植物资料》）

【异名】 白香柴（《防治老年慢性气管炎药用植物资料》）。

【基原】 为杜鹃花科杜鹃花属植物烈香杜鹃的叶及嫩枝。

【原植物】 烈香杜鹃 *Rhododendron anthopogonoides* Maxim. 又名：黄花杜鹃（《陕甘宁青中草药选》），头花杜鹃（南药《中草药学》）。

常绿小灌木，高 50～120 cm。多分枝，幼枝淡绿色，密生鳞片和柔毛，老枝灰黄褐色或灰色。单叶互生；叶柄长 3～7mm，疏被腺鳞；叶片软革质，卵状椭圆形，长 2～4.5 cm，宽 1.2～2.5 cm，先端钝，具短尖，基部宽楔形，全缘，边缘略反卷，表面淡绿色，光滑，背面黄绿色，密生棕色腺鳞。伞房状花序半球形，花密集，顶生，有 10 余朵花，有强烈香气，花梗及花萼外面无鳞片；花萼大，5 深裂，裂片边缘有长睫毛；花冠黄色或淡黄绿色，近杯状，5 浅裂；雄蕊 5，朱红色，不外露；子房阔卵形，密被鳞片。蒴果卵形。花期 6～8 月，果期 7～9 月。

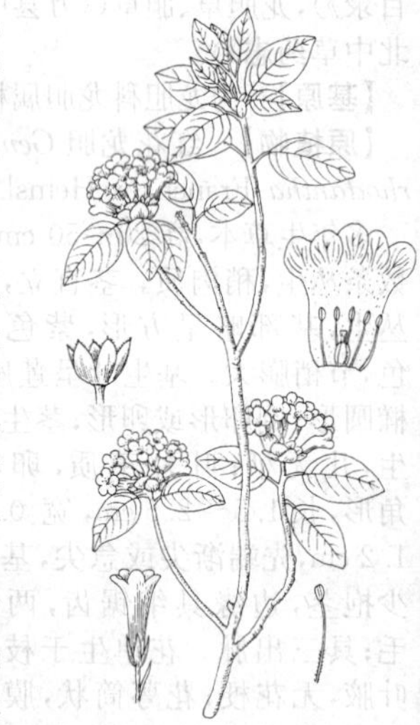

烈香杜鹃

生于海拔 3 000～4 200 m 的高山灌丛或杂木林中。分布于四川北部、西藏、甘肃、青海。

【药材】 小叶枇杷 *Folium Rhododendri Anthopogonoidis* 主产于甘肃、青海、四川、西藏等地。

性状 叶片多反卷，完整者展平后呈卵状椭圆形，先端尖或稍钝，基部圆形，全缘，上面暗绿色，下面密生棕色腺鳞，主脉于下面突起，侧脉 4～6 对。叶柄长 3～5 mm，疏被腺鳞。革质。气香而特异，味辛、苦。

鉴别 （1）叶表面观：上表皮细胞垂周壁平直，少数略呈波状。下表皮细胞具乳头状突起，顶面观可见突起先端呈小圆圈状，细胞基部呈大圆圈状，套叠呈两个圆圈；具多数气孔，不定式；腺鳞多数，腺头呈薄膜状，具放射状纹理，边缘不整齐，略呈花瓣状，腺柄横断面可见由1～4个细胞组成。薄壁组织和海绵组织中散有草酸钙簇晶。

(2) 取本品粉末2 g，加水20 ml，浸泡过夜后煮沸5 min，滤过。取滤液3 ml，蒸干，残渣加乙醇3～5 ml，微热使溶解，再加镁粉少量与盐酸数滴，显红色(检查黄酮)。

(3) 薄层色谱：参见“照山白”条。

【采收加工】 全年可采，以4月为佳。晒干。

【成分】 叶含酚类、有机酸、黄酮、三萜(或甾体化合物)、苷类、鞣质、还原糖和挥发油(2.1%～2.5%)等。其中挥发油含4-苯基-2-丁酮(4-phenyl-2-butanone)[1]，右旋柠檬烯(limonene)，β-月桂烯(β-myrcene)，α，γ，η-芹子烯(α，γ，η-selinene)，大牻牛儿酮(germacrone)，杜鹃烯(neofuranodiene)，杜鹃次烯(neocurzerene)，桧脑(junipercamphor)，苄基丙酮(benzyl-acetone)[2]；黄酮类含：小叶枇杷素-1即槲皮苷(quercitrin)，小叶枇杷素-2即槲皮素(quercetin)，小叶枇杷素-3即棉花皮素(gossypetin)[1]，棉花皮素-3-O-β-半乳糖苷(gossypetin-3-O-β-galactoside)，8-甲氧基槲皮素(8-methoxyquercetin)和金丝桃苷(hyperin)[3]。

【药理】 1. 祛痰、镇咳作用　1%小叶枇杷素以0.02 ml/只气管滴入或8.8 ml/只喷雾给药，均对小鼠有显著祛痰作用[1]。从叶挥发油中提取的4-苯基-2-丁酮以300 mg/kg给小鼠灌胃，氨雾法测得引起半数小鼠咳嗽的喷雾时间EDT_{50}(平均百分数)为147.4，止咳强度较腹腔注射1/6剂量的可待因稍弱。同样剂量在电刺激豚鼠气管引咳法中表明本品有明显止咳作用，起效慢(40～60 min)，持续时间较长(2～4 h)。4-苯基-2-丁酮以200～300 mg/kg灌胃给药，在电刺激猫喉上神经引咳试验中可使给药后咳嗽阈值明显提高，由给药前的0.6～7.5 V增加到10 V以上，持续时间4～7 h，且无止咳耐受性[2]。

2. 对离体平滑肌的作用　25 mg小叶枇杷素对豚鼠离体气管平滑肌有轻度松弛作用，并能延缓和减弱组胺所致气管平滑肌的痉挛[1]。4-苯基-2-丁酮对豚鼠离体气管平滑肌、肠平滑肌和大鼠离体子宫平滑肌有明显松弛作用[3]。

3. 对中枢神经系统的影响　4-苯基-2-丁酮以300 mg/kg给小鼠灌服，能明显减弱小鼠的自发活动，90 mg/kg则能显著延长戊巴比妥钠所致小鼠的睡眠时间[2]。

4. 对心血管系统的作用　从烈香杜鹃嫩枝叶中得到的挥发油，0.48 mg即可明显抑制大鼠离体灌流心脏的心率，减弱心肌收缩幅度，增加冠脉流量。麻醉大鼠静脉注射挥发油50 mg/kg可减慢大鼠心率约14%，0.5 h左右可恢复，心缩力无规律性改变，多呈现心缩力减弱。大鼠每日腹腔注射挥发油89 mg/kg，连续13 d，亦可明显抑制垂体后叶素的T波抬高。挥发油1 mg/kg或2 mg/kg给麻醉狗颈内动脉注射，注射后3 min和10 min颈内动脉血流量显著增加，血管阻力相应降低；耳动脉注射2 mg杜鹃油，可使1 min时兔耳灌流滴数增加80%，3 min后作用消失。麻醉兔静脉注射杜鹃油50 mg/kg或80 mg/kg，2 min左右血压比给药前分别下降47%和72%，并在10 min和30 min左右渐至恢复。该降压作用未见快速耐受现象[4]。

毒性　小叶枇杷素给小鼠灌胃的LD_{50}为12.49±0.97 g/kg，腹腔注射的LD_{50}为0.40±0.04 g/kg。灌胃或腹腔注射后10～20 min内，小鼠出现不安、惊厥，多数于30～40 min内死亡[1]。4-苯基-2-丁酮小鼠口服LD_{50}为1.59±0.2 g/kg，腹腔注射LD_{50}为0.583±0.031 g/kg[2]。

【药性】 辛、苦，微温。

1.《青海常用中草药手册》：“辛、苦、咸，微温。”

2.《青藏高原药物图鉴》：“苦，寒。”

【功用主治】 止咳，祛痰，平喘。主治咳嗽，气喘，痰多。

1.《青海常用中草药手册》：“镇咳，祛痰，平喘。应用(于)老年性、单纯性支气管炎。”

2.《青藏高原药物图鉴》：“清热消炎，止咳平喘，健胃散肿，强身抗老。治肺病，喉炎，水土不服所致气喘，尿道炎，消化不良，胃下垂，胃扩张，胃癌，肝癌，肝脾肿大，水肿；亦外用消炎散肿。”

【用法用量】 内服：煎汤，15～30 g；或研末，每次1～5 g。

【临床报道】 1. 治疗慢性气管炎　①小叶枇杷挥发油：以氧化镁做吸附剂，装入胶囊(每粒含挥发油0.1 ml)，每日4次，每次1粒，治疗10 d。观察107例，近期控制6例，显效22例，好转58例，无效21例。有效率为80.4%，显效以上为26.2%。②小叶枇杷醇提物溶液(100 ml相当生药240 g)：每日2次，每次25 ml，治疗20 d。观察104例，近期控制6例，显效28例，好转56例，无效14例。有效率为86.5%，显效以上为32.7%。③小叶枇杷挥发油加醇提物：小叶枇杷挥发油胶囊每日3次，每次1粒；同时服用醇提物溶液，每日2次，每次25 ml，治疗20 d。观察113例，近期控制13例，显效35例，好转50例，无效15例。有效率为86.7%，显效以上为42.5%。两种有效部分同时服用，显效率明显高于单独使用。④复方小叶枇杷片(由小叶枇杷醇提物、挥发油、黄芪及蒲公英组成)：一日量相当小叶枇杷生药45 g，黄芪、蒲公英各4.6 g。观察825例，经20 d或50 d治疗后，近期控制114例，显效239例，好转379例，无效93例。有效率88.7%，显效以上42.8%。以上4种治疗，以复方小叶枇杷片效果较好，大部分患者在服药后1～7 d出现疗效。增加疗程或加大用量可提高疗效。副作用：少数病例出现口干，咽干，胃部不适，恶心，头晕等。但不影响继续治疗。长期服用对心、肾、血象无明显影响，肝功能127例中114例正常。⑤1%小叶枇杷素气雾剂：每日1次，每次喷雾药液30 ml，治疗10 d。观察112例，近期控制34例，显效34例，好转37例，无效7例，有效率93.8%，显效以上60.7%。对咳、痰、喘、炎四症均有效，但以祛痰作用最为突出，尚有一定的消炎和促使病变细胞恢复作用。治疗后肺通气功能亦有显著改善。⑥用小叶枇杷素口服：每次0.2 g，每日3次，连服20 d。观察100例，近期控制20例，显效38例，好转35例，无效7例，有效率93%，显效以上58%。治疗后痰量下降，咳喘相应减轻，咯痰顺利，气短好转。以祛痰作用较突出，止咳作用次之，平喘效果较差。小叶枇杷素的副作用表现为咽干、咽痒、头晕等，少数病例口服尚有恶心、胃痛，但不影响继续治疗[1]。

2. 治疗冠心病　取黄花杜鹃嫩枝鲜叶，蒸馏提取挥发油制成丸剂(每丸含挥发油0.1 ml)，每日3次，每次2丸，疗程30 d。观察127例，心绞痛症状缓解率31.5%。总有效率77.1%；心电图显效率12.8%，总有效率39.3%。部分患者经两个疗程后，疗效有所提高。用药后血脂无明显变化。副作用少见，多为头晕，在治疗过程中消失[2]。

0536 小叶爱楠 xiǎo yè ài nán (《云南思茅中草药选》)

【异名】 树萝卜(《云南思茅中草药选》)。

【基原】 为杜鹃花科树萝卜属植物白花树萝卜的块根。

【原植物】 白花树萝卜 *Agapetes mannii* Hemsl. [*A. yunnanensis* Franch.] 又名:瘦袋花(《西双版纳植物名录》)。

多年生常绿附生灌木,高 30～60 cm。根通常呈纺锤状块根。枝条细长,灰褐色,幼枝被微柔毛。单叶互生;有短柄;叶片革质,倒卵状长圆形或匙形,长 1.3～2.5 cm,宽 0.5～1.1 cm,先端圆形,微凹,基部楔形,边缘全缘,外卷,表面光亮绿色,背面干后淡绿色或淡黄色。花单生或双生于叶腋,下垂;花萼小,有柔毛,5 裂;花冠圆筒形,白色或淡绿白色,裂片小;雄蕊 10,花药上部延伸成 2 个喙,背面有直立的短距;子房下位,柱头截形。果圆球形。花期 7～9 月,果期 10～11 月。

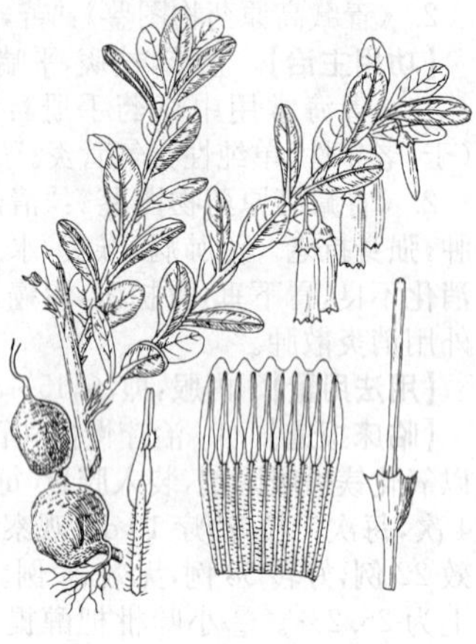

白花树萝卜

附生于海拔(1 400～)2 100～3 600 m 的常绿阔叶林中树干上或岩石上。分布于云南。

【采收加工】 7～9 月采收,鲜用或切片晒干。

【药性】《云南中草药》:"淡,凉。"

【功用主治】 清热,利湿,祛瘀,消肿。主治黄疸型肝炎,水肿,风湿痹痛,胃脘疼痛,跌打损伤,月经不调,无名肿毒。

1.《云南中草药》:"舒肝,祛风利湿,散瘀消肿。主治黄疸型肝炎,月经不调,风湿骨痛,腰膝痹痛,小儿惊风,麻风,骨折,跌打伤肿,无名肿毒。"

2.《全国中草药汇编》:"散瘀止痛,利尿消肿。主治跌打损伤,风湿疼痛,胃痛,肝炎,水肿,无名肿毒。外用治外伤出血。"

【用法用量】 内服:煎汤,9～30 g;或泡酒。外用:鲜品捣敷;或干品研末调敷。

0537 小白花苏 xiǎo bái huā sū (《云南中草药》)

【异名】 干草(《全国中草药汇编》),小白花草(《新华本草纲要》)。

【基原】 为玄参科独脚金属植物大独脚金的全草。

【原植物】 大独脚金 *Striga masuria* (Ham. ex Benth.) Benth.

一年生草本,高 20～60 cm。全株被刚毛。茎直立,四棱形。叶生于下部的对生或近互生,上部的互生;叶片全部线形,长 2～3 cm,宽 0.2～0.3 cm。花单生,少在茎顶端集成穗状花序;花萼果期增大,具 15 条棱,裂片几乎与筒部等长;花冠粉红色、白色或黄色,花冠筒近先端向前弯曲,上唇短于下唇的一半,叉状凹缺;雄蕊 4,二强,内藏。蒴果卵圆状。花期夏、秋季。

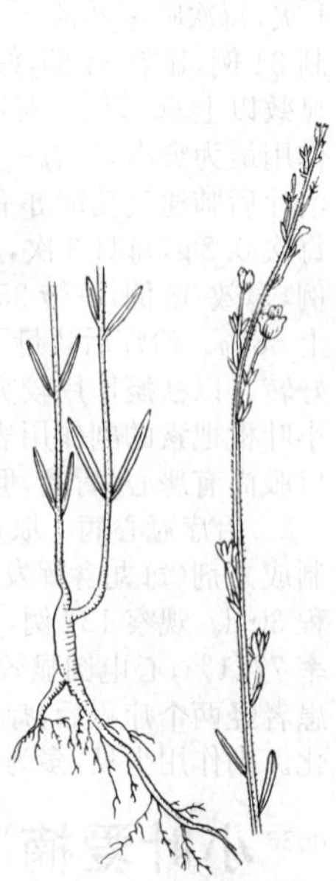

大独脚金

生于山坡、草地及杂木林中。分布于江苏、福建、湖南、广东、广西、四川、贵州、云南、台湾等地。

【采收加工】 7～10 月采收,切碎,晒干。

【药性】 甘,淡,凉。

1.《云南中草药》:"淡,凉。"

2.《全国中草药汇编》:"甘、淡,平。"

【功用主治】 清热利湿,健脾消积。主治湿热黄疸,臌胀,水肿,小便淋沥,小儿疳积,食欲不振。

1.《云南中草药》:"清热渗湿,利尿。治膀胱炎,尿道炎,肾炎,黄疸型肝炎,肝硬化腹水。"

2.《全国中草药汇编》:"健脾消食,清热利湿。治小儿疳积,食欲不振,泌尿道感染。"

【用法用量】 内服:煎汤,15～30 g。

【选方】 治夜盲 大独脚金 18 g,鸡肝 1 具。水煎服。(《四川中药志》1979 年版)

0538 小过江龙 xiǎo guò jiāng lóng (《昆明民间常用草药》)

【异名】 小过山龙、卷柏(《昆明民间常用草药》)。

【基原】 为卷柏科卷柏属植物蔓出卷柏的全草。

【原植物】 蔓出卷柏 *Selaginella davidii* Franch.

多年生草本。主茎伏地蔓生,多回分枝,各分枝基部生根。叶二型,在枝两侧及中间各 2 行;侧叶向两侧平展,卵状披针形,长 2 mm,宽约 0.8 mm,钝尖头,基部为不对称的心形,边缘膜质,白色,多少有睫毛状齿;中叶草质,指向枝顶,长卵形,长约 0.9 mm,宽约 0.4 mm,锐尖头或渐尖头。孢子囊穗生于小枝顶端;孢子叶卵状三角形,长渐尖头,边缘有微齿,孢子囊圆形。孢子二型。

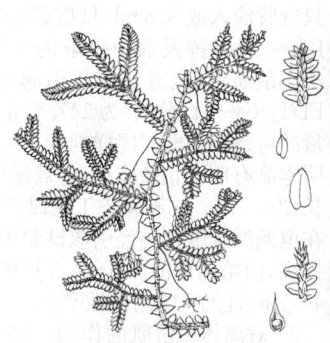

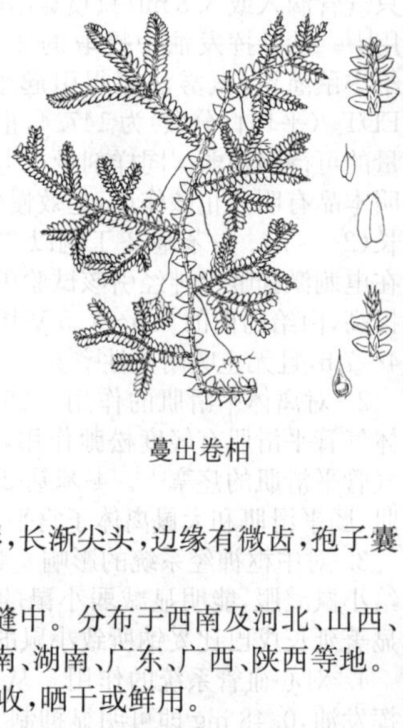

蔓出卷柏

生于林下石灰岩上或石缝中。分布于西南及河北、山西、江苏、福建、江西、山东、河南、湖南、广东、广西、陕西等地。

【采收加工】 7～9 月采收,晒干或鲜用。

【药性】 苦、微辛,微寒。

【功用主治】 清热利湿,舒筋活络。主治肝炎,腹泻,风湿性关节炎,烫伤,外伤出血。

《福建药物志》:"舒筋活络。治风湿性关节炎,筋骨疼痛。"

【用法用量】 内服:煎汤,9～15 g;泡酒,3～9 g。外用:煎水洗;或捣敷。

【选方】 治风湿性关节炎 小过江龙 6 g,络石藤 15 g。泡酒服。(《中国药用孢子植物》)

0539 小血光藤 xiǎo xuè guāng téng (《四川中药志》)

【异名】 黑老头、大种黑骨头、黑骨藤(《贵州民间药物》)。

【基原】 为马钱科蓬莱葛属植物狭叶蓬莱葛的根或茎藤。

【原植物】 狭叶蓬莱葛 *Gardneria angustifolia* Wall. [*G. glabra* Wall. ex D. Don] 又名:光叶蓬莱葛(《云南植物志》)。

攀缘状灌木,长数米。枝条光滑无毛。单叶对生,叶柄长 6~10 mm;叶片披针形至椭圆形,长约 9 cm,宽 2~3 cm,先端渐尖,基部楔形,无毛,全缘。花 1~3 朵成聚伞花序,生于新枝叶腋,具总梗,花梗较长;苞片小形;花萼小,5 齿裂,宿存;花冠微黄色,略成辐射状,筒极短,5 深裂,裂片质厚;雄蕊 5,着生于花冠管上;子房 2 室,花柱圆柱状,柱头 2 浅裂。浆果球形,红色。花期 7~8 月,果期 8~10 月。

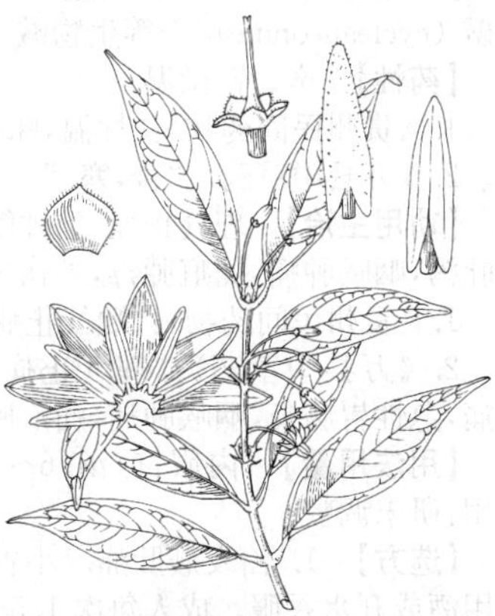

狭叶蓬莱葛

生于海拔 500~2 000 m 的山地密林下或山坡灌丛中。分布于西南及浙江、安徽、广西等地。

【采收加工】 5~6 月采收茎藤,9~10 月采挖根。晒干。

【药性】 苦、涩,温。

《四川中药志》1960 年版:"性凉,味苦、涩,无毒。"

【功用主治】 补肾,祛风,除湿,活络。主治肾亏小便频数,遗尿,囊湿,腰膝酸痛,跌打损伤。

1.《四川中药志》1960 年版:"安五脏,通九窍,除风湿,解寒热。治肾囊潮湿,腰膝疼痛,小便频数,跌损劳伤及耳聋等症。"

2.《贵州民间药物》:"利湿祛风,活络,健脾。主治劳伤,风湿骨痛。"

【用法用量】 内服:炖肉或浸酒,9~24 g。

【宜忌】 孕妇慎服。

0540 小血藤叶 xiǎo xuè téng yè(《陕西中草药》)

【基原】 为五味子科五味子属植物铁箍散 *Schisandra propinqua* (Wall.) Baill. var. *sinensis* Oliv. 的叶。

【原植物】 参见"小血藤"条。

【采收加工】 除冬季外均可采收。鲜用或晒干研粉备用。

【药性】 甘、辛、微涩,平。

1.《全国中草药汇编》:"甘、辛,平。"

2.《湖南药物志》:"甘、淡、微涩,平,无毒。"

【功用主治】 解毒,消肿,止血。主治疮疖肿毒,乳痈红肿,骨折,外伤出血,毒蛇咬伤。

《全国中草药汇编》:"解毒消肿,止痛。""外用治疮疖、毒蛇咬伤、外伤出血。"

【用法用量】 外用:30 g,鲜品可加倍,捣敷;或煎水洗;或干叶研粉撒及调敷。

【选方】 1. 治疮疖、乳痈红肿以及刀伤出血 用(五香血藤)叶冲烂外敷;或研末配其他药用酒或酸醋,或蜂蜜、水、鸡蛋清调匀外敷。(《昆明民间常用草药》)

2. 治外伤出血,疮疖肿毒 鲜(铁箍散)叶配田边菊捣烂敷或研粉撒布。(《湖南药物志》)

0541 小红蒜根 xiǎo hóng suàn gēn(《西双版纳傣药志》)

【异名】 红葱头(《广西药用植物名录》)。

【基原】 为鸢尾科红葱属植物红葱 *Eleutherine plicata* Herb. 的鳞茎。

【原植物】 参见"小红蒜"条。

【采收加工】 9~12 月采收,鲜用或晒干。

【药性】 甘、辛,微温。

【功用主治】 养血补虚,活血止血。主治体虚乏力,头晕,心悸,跌打肿痛,关节疼痛,咯血,吐血,衄血,崩漏,外伤出血。

1.《广西本草选编》:"主治跌打肿痛,疮毒。"

2.《西双版纳傣药志》:"治刀伤,癫痫抽搐,关节疼痛,头晕,心慌,胸闷,呕吐,全身疲乏无力。"

3.《广西民族药简编》:"治气血两虚。"

【用法用量】 内服:煎汤,9~15 g;研末,1 g;或泡酒。外用:捣敷;或研末敷。

【选方】 治咯血,吐血 红葱鳞茎 15~30 g,与猪瘦肉煎服。(《广西民族药简编》)

0542 小赤麻根 xiǎo chì má gēn(《天目山药用植物志》)

【基原】 为荨麻科苎麻属植物小赤麻 *Boehmeria spicata* (Thunb.) Thunb. 的根。

【原植物】 参见"小赤麻"条。

【采收加工】 10~11 月采集,鲜用或晒干。

【药性】 辛、微苦,凉。

【功用主治】 活血,消肿,止痛。主治跌打损伤,痔疮肿痛。

1.《天目山药用植物志》:"治跌打损伤。"

2.《全国中草药汇编》:"治痔疮。"

【用法用量】 外用:鲜品捣敷;或煎汤熏洗。

【选方】 治跌打损伤 鲜小赤麻根加山天萝(葡萄科蛇葡萄)根、兰花(兰科春兰)根等量。拌入黄酒,捣烂敷患处。(《天目山药用植物志》)

0543 小伸筋草 xiǎo shēn jīn cǎo(《云南中草药》)

【异名】 英雄草(《广西植物名录》)。

【基原】 为玄参科短冠草属植物短冠草的全草。

【原植物】 短冠草 *Sopubia trifida* Buch.-Ham.

一年生草本,高 40~90 cm。根细圆柱形。茎单一或多数,直立,上部多分枝,枝具棱角和条纹,被短柔毛。叶对生或互生;叶片全部条形,长 3~6 cm,下部的 3 全裂,上部的不分裂。花序由总状合成圆锥状;苞片叶状;花梗近顶处有一对钻形小苞片;萼钟状,管部具肋 10 条,萼齿 5,宽过于长,

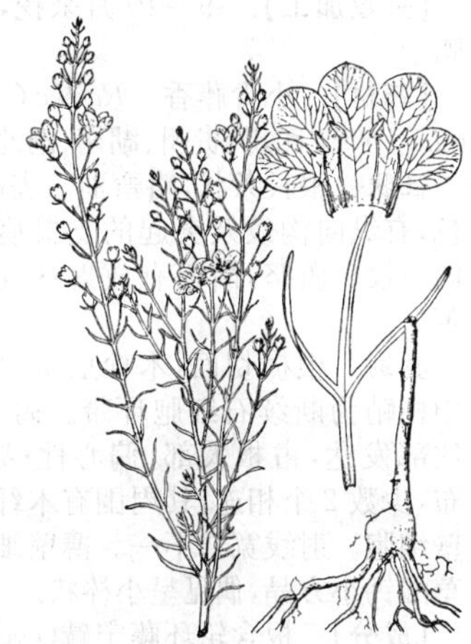

短冠草

内部和边缘均有绵毛；花冠黄色或紫色，管极短，裂片5，大而开展；雄蕊4，二强，花丝着生于花冠筒的上部，花药1室退化而狭窄；花柱单一，宿存。蒴果球形，先端扁平而凹陷。种子形状不齐，有长孔的网纹。花期6～7月，果期9月。

生于海拔1 600～2 100 m的空旷草坡或荒地中。分布于江西、湖南、广东、广西、四川、贵州、云南。

【采收加工】 6～9月采集。晒干。

【功用主治】 《云南中草药》："疏经活络，温肾止痛。治风湿，周身酸冷，胃寒痛，肾虚，毛囊炎。"

【用法用量】 内服：煎汤，15～30 g；或泡酒；或研末，每次3～6 g。

0544 小青藤香 xiǎo qīng téng xiāng（《贵州民间药物》）

【异名】 青藤、滚天龙、青藤细辛、青藤香（《贵州民间药物》），良藤、山豆根（《全国中草药汇编》），毛青藤、土广藤（《万县中草药》）。

【基原】 为防己科轮环藤属植物轮环藤的根。

【原植物】 轮环藤 *Cyclea racemosa* Oliv.

缠绕藤本。根粗壮，圆柱形，外皮灰褐色，微扭曲。嫩茎疏生白色柔毛。叶互生；叶柄盾状着生，长3～5 cm；叶片膜质，卵状三角形或心形，长4～10 cm，宽3～6 cm，先端渐尖，基部心形或截形，全缘，上面略被毛，下面浅灰色，掌状脉5～7条。聚伞状总状花序单生或2～3个簇生；花单性异株；小苞片及花梗密生长柔毛；雄花花萼钟状，上部有4～5裂片，绿色或淡紫色；花瓣长约0.6 cm；聚药雄蕊柱状；雌花萼片2；柱头3～5裂。核果扁圆形，被糙毛。花期春夏之间；果期夏秋季。

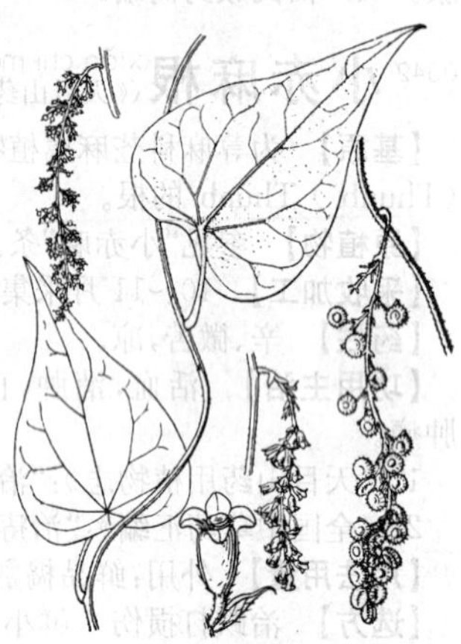

轮环藤

生于山地林中、山坡灌丛中或沟边、路旁。分布于湖北、湖南、广东、广西、四川、贵州、陕西等地。

【采收加工】 9～10月采挖，切段，鲜用或晒干。

【药材】 小青藤香 *Radix Cycleae Racemosae* 产于四川、贵州、湖南、湖北等地。

性状 根长条状，略弯曲。表面淡棕色至棕色，有纵向沟纹及突起的支根痕，弯曲处有横向裂纹。质坚，断面有放射状纹理。气微，味苦。

鉴别 根横切面：木栓层由数列细胞组成。中柱鞘为断续石细胞环带。韧皮部狭窄。木质部发达，占根大部，偏心性；导管多单个分布，少数2个相连，其周围有木纤维，间有木薄壁细胞。射线宽窄不一。薄壁细胞、石细胞含草酸钙小方晶，偶见呈小棒状。

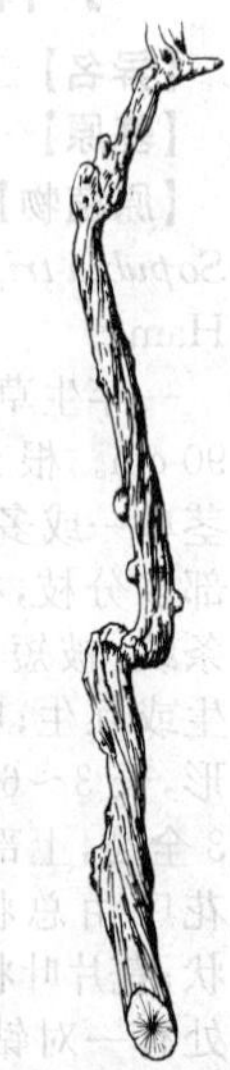

小青藤香（根）外形

【成分】 根含轮环藤宁碱（cycleanine），岛藤碱（insularine），左旋箭毒碱（curine），异谷树碱（isochondrodendrine），小檗胺（berbamine），异粉防己碱（isotetrandrine），木兰花碱（magnoflorine），轮环藤酚碱（cyclanoline），高阿罗莫灵碱（homoaromoline）及轮环藤新碱（cycleaneonine）[1,2]等生物碱。

【药性】 辛、苦，微温。

1.《贵州民间药物》："性温，味苦辛、芳香。"

2.《万县中草药》："苦，寒。"

【功用主治】 理气止痛，消肿解毒。主治心胃气痛，腹痛吐泻，咽喉肿痛，痈疽肿毒，外伤出血，毒蛇咬伤。

1.《贵州民间药物》："顺气止痛，解蛇毒。"

2.《万县中草药》："理气止痛，清热解毒。主治胸脘胀痛，急性胃肠炎，咽喉肿痛，痈疽肿毒，狗咬伤，外伤出血。"

【用法用量】 内服：煎汤，6～15 g；研末，1.5～3 g。外用：研末调敷。

【选方】 1. 治发痧肚痛　小青藤香根切碎或研成细末，用酒或开水吞服。成人每次1.5～3 g，小儿每次0.9 g。

2. 治妇女心气痛　小青藤香、地瓜根各3 g，山慈菇1.5 g，蒸烧酒15 g服。

3. 治疔癀　小青藤香根6～15 g。煎水服。（1～3方出自《贵州民间药物》）

4. 治外伤出血　滚天龙、草血竭各等量，研细末，撒布伤口。（《万县中草药》）

0545 小构树叶 xiǎo gòu shù yè（《福建药物志》）

【基原】 为桑科构树属植物小构树 *Broussonetia kazinoki* Sieb. et Zucc. 的叶。

【原植物】 参见"构皮麻"条。

【采收加工】 5～10月采收，鲜用或晒干。

【药性】 淡，凉。

1.《福建药物志》："淡，凉。"

2.《浙江药用植物志》："淡，平。"

【功用主治】 解毒，祛风，止痒，止血。主治痢疾，神经性皮炎，疥癣，刀伤出血。

1.《广西本草选编》："治刀伤出血。"

2.《全国中草药汇编》："解毒，杀虫。外用治神经性皮炎，顽癣。"

3.《浙江药用植物志》："利尿消肿，祛风活血，解毒止痢。"

【用法用量】 内服：煎汤，30～60 g；或捣汁饮。外用：捣烂敷；或绞汁搽。

0546 小构树汁 xiǎo gòu shù zhī（《福建药物志》）

【基原】 为桑科构树属植物小构树 *Broussonetia kazinoki* Sieb. et Zucc. 的树汁。

【原植物】 参见"构皮麻"条。

【采收加工】 全年均可采，割划树皮，使胶汁流出，收集。

【药性】 《福建药物志》："涩，凉。"

【功用主治】 《全国中草药汇编》："解毒，杀虫。外用治神经性皮炎，顽癣。"

【用法用量】 外用：取汁涂。

0547 小画眉草 xiǎo huà méi cǎo（《宁夏中草药手册》）

【异名】 蚊蚊草（《中国主要植物图说·禾本科》），星星草（《宁夏中草药手册》）。

【基原】 为禾本科画眉草属植物小画眉草的全草。

【原植物】 小画眉草 *Eragrostis minor* Host[*E. poaeoides* Beauv.]

一年生草本，新鲜时有臭腥味。秆纤细，丛生，膝曲上升，高 15～50 cm，具 3～4 节，节下常有 1 圈腺体。叶鞘脉上有腺体，鞘口具柔毛；叶舌退化成 1 圈长柔毛；叶片线形，扁平或内卷，长 3～15 cm，宽 2～4 mm，下面光滑，上面粗糙并疏生柔毛，主脉及边缘常有腺体。圆锥花序，长 6～15 cm，花序轴、小枝以及柄上都有腺体；小穗长圆形，长 3～8 mm，含 3～16 小花，绿色或深绿色；颖锐尖，具 1 脉，脉上有腺点；第一外稃具 3 脉，内稃主脉上有腺体，宿存；雄蕊 3。颖果红褐色，近球形。花、果期 6～9 月。

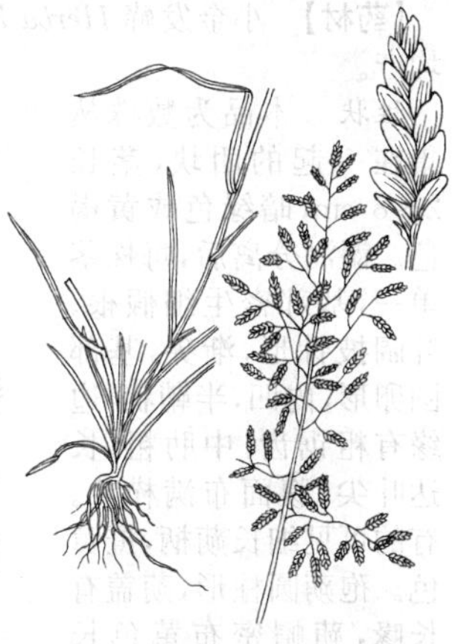
小画眉草

生于荒野、草地和路旁。分布几遍全国。

【采收加工】 6～7 月采收，鲜用或晒干。

【功用主治】《宁夏中草药手册》："清热解毒，疏风，利尿。主治眼生云翳，角膜或结膜发炎，肾炎，尿路感染，子宫出血，大便干结，小便不利。"

【用法用量】 内服：煎汤，15～30 g，鲜品 60～120 g；或研末。外用：煎水洗。

【选方】 治肾炎，尿路感染　小画眉草、向日葵秆心各 30 g。水煎服。(《宁夏中草药手册》)

0548 小果排草 xiǎo guǒ pái cǎo (《云南中草药》)

【异名】 合血香(《云南中草药》)。

【基原】 为报春花科珍珠菜属植物小果香草的全草。

【原植物】 小果香草 *Lysimachia microcarpa* C. Y. Wu

一年生草本，株高 10～25 cm。干后芳香。根须状。茎通常多条丛生，近直立或上升，下部常匍地生根，圆柱形或微具肋，上部密被红褐色短柄腺体。叶互生，位于茎下部的退化成鳞片状，中部叶柄长 4～8 mm，被褐色短柄腺体；叶片卵形，菱状卵形或卵状椭圆形，向上渐次变狭成卵状披针形，长 1.5～3(～6) cm，宽 0.7～3 cm，先端渐尖，基部楔形或阔楔形，边缘微呈波状，无毛或幼时上面疏被小刚毛，下面被短柄腺体，两面网脉明显。花单生于茎上部叶腋；花梗纤细，疏被短柄腺体；花萼 5 深裂近达基部，裂片自卵圆形的基部渐尖成钻形；花冠黄色，分裂近达基部，裂片狭长圆形；雄蕊 5，花丝基部连合成环并与花冠基部合生，花药先端开裂；花柱纤细，子房上位，1 室。蒴果与萼片近等长。种子多数，多角形。花期 5 月，果期 10 月。

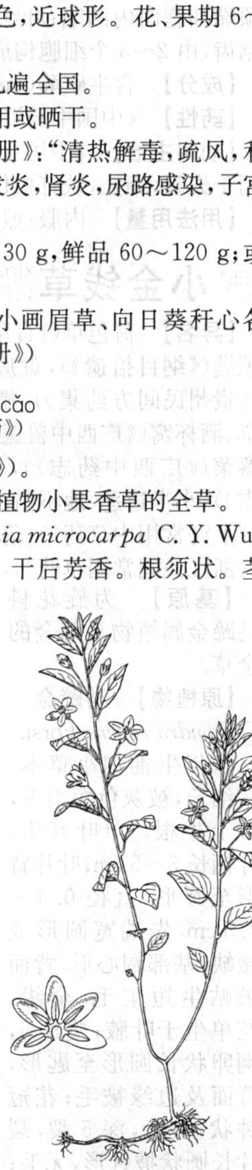
小果香草

生于海拔 1 500～2 150 m 的林下、溪边和草丛中。分布于云南南部。

【采收加工】 7～9 月采收，阴干。

【成分】 全草含 106 种挥发油类成分：主要有月桂酸(lauric acid)，龙脑(borneol)和六氢金合欢烯基丙酮(hexahydrofarnesyl acetone)。

地上部分含：豆甾醇(stigmasterol)，豆甾醇-3-O-吡喃葡萄糖苷(stigmasterol-3-O-glucopyranoside)，2-三十三烷酮(2-tritriacontanone)，棕榈酸十六醇酯(hexadecyl palmitate)，仙客来苷元 A-3-O-β-D-吡喃木糖-(1→2)-β-D-吡喃葡萄糖-(1→2)-[β-D-吡喃葡萄糖-(1→4)]-α-L-吡喃阿拉伯糖苷{cyclamiretin A-3-O-β-D-xylopyranosyl-(1→2)-β-D-glucopyranosyl-(1→2)-[β-D-glucopyranosyl(1→4)]-α-L-arabinopyranoside}[1]。

【药性】《云南中草药》："气香，甘，平。"

【功用主治】《云南中草药》："补气血，解肌表，定喘咳。主治气血虚弱，神经衰弱，气管炎，哮喘，月经不调，感冒，咳嗽。"

【用法用量】 内服：煎汤，9～15 g。

0549 小金牛草 xiǎo jīn niú cǎo (《中药志》)

【异名】 小兰青、细叶金不换、细金牛草(《岭南采药录》)，金牛草(《中药志》)，小金不换(《广东中药》)，七寸金(广州空军《常用中草药手册》)，瓜子金、红丝线(《广西药用植物名录》)。

【基原】 为远志科远志属植物小花远志的带根全草。

【原植物】 小花远志 *Polygala arvensis* Willd. [*P. telephioides* Willd.; *P. kinii* Courtois]

一年生草本，高 10～15 cm。根木质。茎直立或伏地，被短柔毛。小枝圆柱形，密被卷曲短柔毛。单叶互生；叶柄极短，被短柔毛；叶厚纸质，倒卵形、长圆形至椭圆状长圆形，长 5～12 mm，宽 2～5 mm，先端钝，具刺毛状锐尖，基部宽楔形，全缘，绿色；侧脉不明显。花两性，总状花序腋生或腋外生，极短，疏被柔毛；花少数，密集，每花具小苞片 3 枚，早落；萼片 5，宿存，具缘毛，外面 3 枚小，卵形，里面 2 枚大，斜长圆形至长椭圆形；花瓣 3，白色或紫色，侧生花瓣三角状菱形，边缘皱波状，基部与龙骨瓣合生，龙骨瓣盔形，顶端背部具 2 束多分枝的鸡冠状附属物；雄蕊 8，花丝 1/2 以下合生成鞘，并与花瓣贴生，花药棒状；子房圆形，柱头乳突状。蒴果近圆形，被极疏短柔毛。种子长圆形，黑色，密被白色短柔毛，先端具 1 白色 3 裂种阜。花、果期 7～10 月。

生于海拔 1 200 m 以下的山坡路旁草丛中或空旷平地。

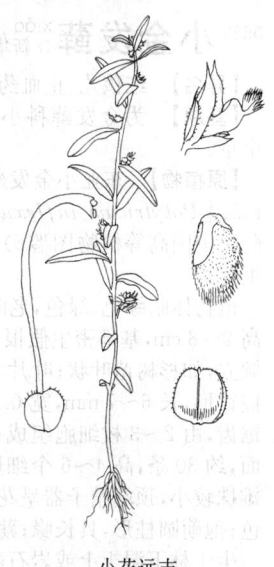

小花远志

分布于江苏、浙江、安徽、江西、湖南、广东、广西、海南、贵州、云南等地。

【采收加工】 5～7月采收,切段,晒干。

【药材】 小金牛草 *Herba Polygalae Arvensis* 主产于广东省。

性状 全草长5～15 cm。根细小,淡黄色或淡棕色,质硬,断面黄白色。茎纤细,分枝或不分枝,棕黄色,被柔毛,折断面中空。叶片多皱缩,完整叶呈卵形、倒卵形或长圆形,淡黄色,叶端常有一小突尖,叶柄极短,有柔毛,在叶腋处常可见花及果实。蒴果近圆形,先端有缺刻,边缘无缘毛,萼片宿存。种子基部有3短裂的种阜。气无,味淡。

鉴别 (1) 叶表面观:上、下表皮细胞垂周壁均稍波状弯曲,平周壁具角质纹理;气孔不定式或不等式,副卫细胞3～6个;非腺毛单细胞,多弯曲,具明显壁疣。叶肉薄壁细胞中无草酸钙簇晶。

(2) 取样品粗粉0.5 g,置带塞试管中,加热水10 ml,用力振摇1 min,产生持续性泡沫,放置30 min仍不消失(检查皂苷)。

【成分】 含3种二苯甲酮C-葡萄糖苷(benzophenone C-glucosides)成分:telephenones A、B、C[1];三种低聚糖酯成分:telephioses A、B、C[2];黄酮C-葡萄糖苷(flavone C-glucoside):telephioidin[3]。

【药性】 苦、辛,平。

1.《广东中药》:"微苦。"

2.《海南岛常用中草药手册》:"甘、微苦,平。"

3.《广西本草选编》:"味苦、辛,性平。"

【功用主治】 祛痰止咳,活血解毒。主治内伤咳嗽,跌打损伤,月经不调,痈肿疮毒,毒蛇咬伤。

1.《岭南采药录》:"治霍乱吐泻,理内伤咳嗽。"

2.《海南岛常用中草药手册》:"活血化瘀,化痰止咳。治胸痛咳嗽,咳血,肺结核,跌打诸痛,痈疮,小儿麻痹后遗症。"

【用法用量】 内服:煎汤,15～30 g。外用:捣敷。

【选方】 治麻风病神经反应 用金牛草30 g(鲜品60 g),两面针根9 g。加水2碗,煮成半碗,睡前加糖顿服。每晚1剂。一般服3～6剂即可见效。〔广东省医药卫生研究所《医药科技动态》1972,(8):54〕

0550 小金发藓 xiǎo jīn fà xiǎn (《新华本草纲要》)

【异名】 红孩儿、止血药(《贵州中草药名录》)。

【基原】 为金发藓科小金发藓属植物东亚小金发藓的全草。

【原植物】 东亚小金发藓 *Pogonatum inflexum* (Lindb.) Lac. [*Polytricum inflexum* Lindb.] 又名:东亚金发藓(《中国高等植物图鉴》),小土马鬃、杉叶藓(《新华本草纲要》)。

植物体暗绿色、绿色,老时黄褐色。茎单一直立,稀分枝,高2～8 cm,基部密生假根。干时叶紧围茎曲卷,湿时叶片倾立,如杉树苗叶状;叶片基部椭圆、内凹,半鞘状,上部阔披针形,长6～7 mm,宽0.4～0.7 mm,叶缘中上部具红色锯齿,由2～3枚细胞组成;中肋较粗,达叶尖,栉片布满腹面,约30条,高4～6个细胞,顶细胞大,内凹。雌雄异株。雄株较小,顶端精子器呈花蕾状;雌株蒴柄长2～4 cm,橙黄色;孢蒴圆柱形,具长喙;蒴帽兜形,被黄白色下垂长绒毛。

生于林下湿土上或岩石薄土上。全年可见。全国各地均有分布。

【采收加工】 5～7月采收,晒干。

【药材】 小金发藓 *Herba Pogonati Inflexi* 全国各地均产。

性状 本品为数株丛集在一起的团块,茎长2～8 cm,暗绿色或黄褐色。湿润分离后,每株茎单一,基部密生细假根。叶阔披针形,渐尖,基部圆卵形,内凹,半鞘状,边缘有粗锯齿;中肋粗,长达叶尖,腹面布满栉片。有的可见细长蒴柄,橙黄色。孢蒴圆柱形,蒴盖有长喙,蒴帽密布黄色长毛。气微,味淡。

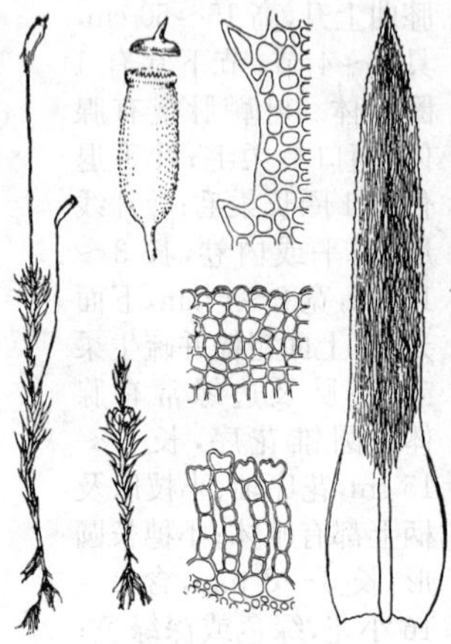

东亚小金发藓

鉴别 叶横切面:栉片细胞4～6个,单行排列,顶端细胞向内凹陷;叶缘锯齿,由2～3个细胞构成。

【成分】 含牛磺酸(taurine)[1]。

【药性】 《中国中药资源志要》:"辛,温。"

【功用主治】 《中国中药资源志要》:"镇静,安神,止血。用于失眠,癫狂,跌打损伤,吐血。"

【用法用量】 内服:煎汤,9～15 g。

0551 小金钱草 xiǎo jīn qián cǎo (《四川中药志》)

【异名】 荷包草(《百草镜》),肉馄饨草(《眼科要览》),金锁匙(《纲目拾遗》),黄疸草(《中国植物图鉴》),小马蹄草(《贵州民间方药集》),螺丕草(《福建民间草药》),小铜钱草、酒杯窝(《广西中兽医药用植物》),金挖耳、鸡眼草、小灯盏菜(《广西中药志》),小迎风草、小碗碗草(《四川中药志》),小半边莲、地不腊、星子草(《湖南药物志》),小元宝草(《上海常用中草药》),落地金钱(《福建中草药》),小蛤蟆碗(《浙江民间常用草药》),九连环(《四川常用中草药》)。

【基原】 为旋花科马蹄金属植物马蹄金的全草。

【原植物】 马蹄金 *Dichondra repens* Forst.

多年生匍匐小草本。茎细长,被灰色短柔毛,节上生根。单叶互生;叶柄长3～5 cm;叶片肾形至圆形,直径0.4～2.5 cm,先端宽圆形或微缺,基部阔心形,背面被贴生短柔毛,全缘。花单生于叶腋;萼片5,倒卵状长圆形至匙形,背面及边缘被毛;花冠钟状,黄色,深5裂,裂片长圆状披针形,无毛;雄蕊5,着生于花冠2裂

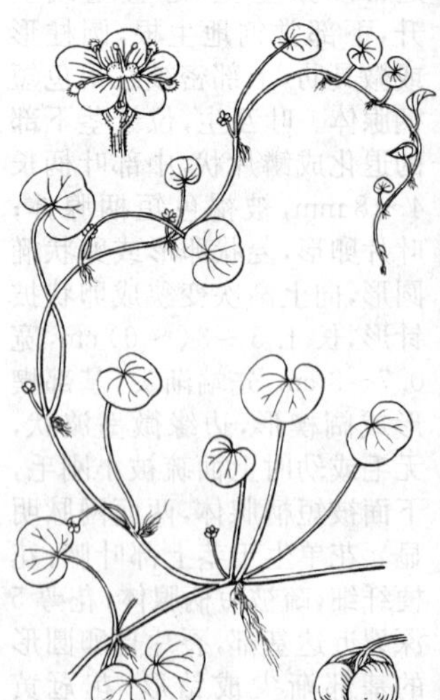

马蹄金

片间弯缺处；子房被疏柔毛，2 室，花柱 2，柱头头状。蒴果近球形，膜质。种子 1～2 颗，黄色至褐色，无毛。花期 4 月，果期 7～8 月。

生于路边、沟边草丛中或墙下、花坛等半阴湿处。分布于长江以南各地。

【栽培】 生物学特性　宜生长于半阴湿，土质肥沃的田间或山地。

繁殖方法　采用分蔸繁殖，于 4～5 月将匍匐茎带土铲起，分成小蔸，按穴距 15～20 cm 进行栽植。栽后浇水保湿，注意除去杂草。

【采收加工】 5～7 月采收，鲜用或晒干。

【药理】 1. 抗菌作用　本品水煎剂和酊剂作体外抗菌试验，对白喉杆菌高度敏感，对金黄色葡萄球菌中度敏感，对溶血性链球菌、枯草杆菌和大肠杆菌轻度敏感[1]。对金黄色葡萄球菌及乙型溶血性链球菌等致病革兰阳性球菌有较强的抗菌作用，而对大肠杆菌、伤寒杆菌、变形杆菌、产气杆菌等革兰阴性杆菌作用较弱，主要为抑制作用。对福氏痢疾杆菌无效[2]。

2. 抗炎、镇痛作用　以小鼠腹腔毛细血管通透法、小鼠耳肿法及大鼠足肿法观察其醇提取物的抗炎作用，腹腔注射，以大剂量组(32.5 g/kg)作用显著。用小鼠扭体法、热板法及电刺激法观察其镇痛作用，腹腔注射，以中剂量组(16.3 g/kg)镇痛作用显著[2]。

3. 降温作用　用蛋白胨引起大鼠发热后，大剂量马蹄金醇提取物 32.5 g/kg 灌胃可明显降低发热体温，且持续时间长，与对照组比较差异显著，表明药物对此致热模型有较好对抗作用[3]。

4. 利胆作用　马蹄金醇提取物予大鼠十二指肠注入后的 120 min 内，大、中、小各剂量组(32.5 g/kg、16.38 g/kg 及 8.28 g/kg)胆汁流量均较对照组明显增加，差异显著，表明药物有较强的利胆作用[3]。

5. 促进免疫作用　马蹄金醇提取物灌胃给药，大、中、小各剂量组(32.50 g/kg、16.38 g/kg 及 8.28 g/kg)小鼠胸腺、脾脏重量及指数，均较对照组明显增加，以中、小剂量组差异显著。马蹄金醇提取物各剂量组灌胃均可明显提高小鼠碳粒廓清 K 值及 α 值。马蹄金醇提取物灌胃可明显促进小鼠溶血素的产生[3]。

6. 保肝作用　马蹄金醇提取物各剂量组(32.5 g/kg，16.3 g/kg，8.28 g/kg)经连续灌胃给药后，对因 CCl_4 所致的小鼠血清氨基转移酶(ALT、AST)的明显升高均有不同程度的降低作用。病理切片显示药物治疗组的肝损伤程度较模型组明显减轻[4]。马蹄金醇提取物可降低因异硫氰酸-1-萘酯(ANIT)所致胆汁郁积型黄疸小鼠升高的血清总胆红素(Tbil)及 ALT、AST；明显降低因硫代乙酰胺(TAA)所致肝损伤小鼠升高的 ALT；明显降低因 D-半乳糖胺(D-GlaN)所致肝损伤小鼠升高的 ALT 及 AST，明显降低肝组织中三酰甘油含量。病理检查显示给药组小鼠肝脏损伤程度较模型组明显减轻。表明马蹄金对以上不同肝损伤模型，有一定的防治作用[5]。

【药性】 苦、辛，凉。

1.《纲目拾遗》："性微寒。"

2.《广西中药志》："味淡、微酸，性凉，无毒。"

3.《四川中药志》1979 年版："辛、微苦，平。"

【功用主治】 清热，解毒，利湿，散瘀。主治黄疸，痢疾，砂淋，白浊，水肿，疔疮肿毒，跌打损伤，毒蛇咬伤。

1.《百草镜》："利湿热。治黄疸，臌胀，白浊，经闭；捣汁点热眼；煎汤洗痔疮肿痛。"(引自《纲目拾遗》)

2.《纲目拾遗》："治黄白火丹，去湿火，清五脏，止吐血，调妇人经。"

3.《广西中药志》："利尿，散瘀，止痛。治五淋，痢疾，外治跌打刀伤，风火眼痛。"

4.《贵州民间方药集》："治病后体虚，结石，水肿，疔疮，蛇伤，痞块，蛇头疔。"

5.《四川中药志》1979 年版："治瘰疬，乳痈。"

【用法用量】 内服：煎汤，6～15 g，鲜品 30～60 g。外用：捣敷。

【宜忌】 1.《纲目拾遗》："忌盐。"

2.《广西中药志》："忌五辛。"

【选方】 1. 治黄疸　荷包草、螺蛳三合。同捣汁澄清，煨热服。(《纲目拾遗》引《周益生家宝方》)

2. 治痢疾　鲜螺丕草两三握，洗净后，捣烂并绞汁，加冰糖一两炖半小时，饭前分两次服。(《福建民间草药》)

3. 治水肿初起　活鲫鱼大者一尾，用瓷片割开，去鳞及肠血，以纸拭净，勿见水，以荷包草填腹令满，甜白酒蒸熟，去草食鱼。(《百草镜》)

4. 治全身水肿(肾炎)　(马蹄金)鲜草捣烂敷脐上，每日 1 次，7 d 为 1 个疗程；或 15～30 g，煎服。(《上海常用中草药》)

5. 治跌打损伤　鲜黄疸草五钱，生姜二片，共捣烂擦伤处；并以鲜黄疸草二两，黄酒、开水各四两，炖服。(《闽东本草》)

6. 治眼中生疔　肉馄饨草(连根、叶)和酒酿糟捣汁饮。(《纲目拾遗》引《眼科要览》)

7. 治蛇咬　灰藋、肉馄饨草、野甜菜，三味共捣敷之。(《纲目拾遗》引《周益生家宝方》)

【临床报道】 治疗跌打损伤　用鲜马蹄金 60～120 g 捣烂加白酒 60 ml，调敷伤处。用柏树皮固定包扎。其甚者配合内服马蹄金 120～240 g。治疗跌打损伤，青紫红肿，如线形骨折、斜形骨折、闭合性骨折、开放性骨折等 196 例，有效率为 98.3%[1]。

0552 小肺筋草 xiǎo fèi jīn cǎo (《四川中药志》)

【异名】 粉条儿菜(《救荒本草》)，肺筋草(《植物名实图考》)，小肺金草(《草木便方》)，土瞿麦(《分类草药性》)，蛆儿草、一窝蛆、肺痨草(《四川中药志》)，蛆婆草、肺风草、肺痈草、金线吊白米、麻里草、曲折草、四季花、牙虫草(《湖南药物志》)，银针草(《陕西中草药》)。

【基原】 为百合科粉条儿菜属植物粉条儿菜和短柄粉条儿菜的根及全草。

【原植物】 1. 粉条儿菜 *Aletris spicata* (Thunb.)

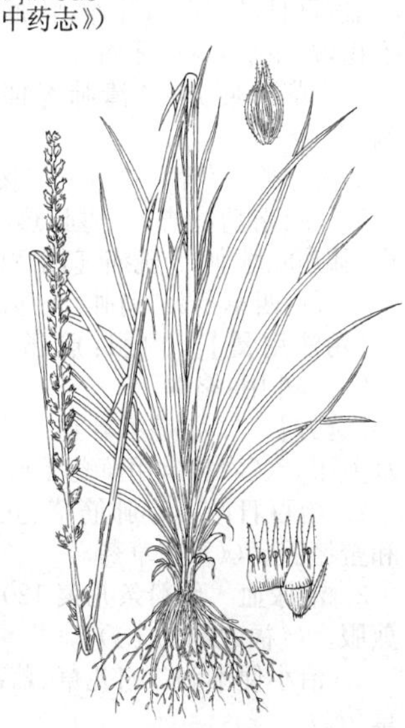

粉条儿菜

Franch.[*Hypoxis spicata* Thunb.]

多年生草本，高 35～60 cm。根茎短，须根细长，其上生有多数细块根，色白似蛆，又像"白米"。叶自根部丛生，窄条形，长 15～20 cm，宽3～4 mm，先端渐尖，淡绿色。花葶从叶丛中生出，直立，上部密生短毛，稍具棱角；花疏生于总状花序上，近无梗；花被短筒状，上端 6 裂，裂片条状披针形，黄绿色或先端略带粉红色，外部密生短腺毛；雄蕊 6；子房上位，3 室。蒴果倒卵状椭圆形，先端有宿存花被。花期 5～6 月。

生于低山地区阳光充足的空旷草地上或山坡、灌丛边缘。分布于华东、中南、西南及河北、山西、陕西、甘肃等地。

2. 短柄粉条儿菜 *A. scopulorum* Dunn

与上种的区别点为：植株较矮小，基部叶不明显莲座状，花被白色；蒴果球形。

生于林下灌木丛中、山坡、草地。分布于浙江、福建、江西、湖南、广东等地。

同属植物功效相同的尚有无毛粉条儿菜 *A. glabra* Bur. et Franch. 分布于陕西、甘肃、福建、台湾、湖北、四川、贵州、云南等地。

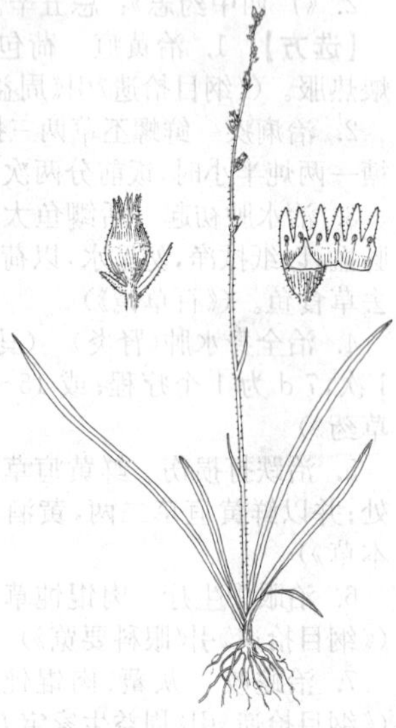

短柄粉条儿菜

【采收加工】 5～7 月采收，鲜用或晒干。

【成分】 粉条儿菜根含苷元为异娜草皂苷元(isonarthogenin)及薯蓣皂苷元(diosgenin)的皂苷[1]。

【药性】 甘、苦，凉。

1.《草木便方》："甘。"

2.《分类草药性》："性凉。"

3.《陕西中草药》："味苦，性寒，有小毒。"

【功用主治】 清肺，止咳，平喘，活血，杀虫。主治咳嗽，咯血，百日咳，气喘，肺痈，乳痈，痄腮，经闭，产后乳少，小儿疳积，蛔虫病，风火牙痛。

1.《草木便方》："清肺经郁热，化痰。治久嗽，劳伤气喘。"

2.《分类草药性》："治一切咳嗽，淋证。"

3.《湖南药物志》："清肺热，杀蛔虫。主治喘息，咳嗽吐血，肺痈吐脓血，膀胱疝气，疳积，夜盲。"

4.《陕西草药》："消肿，止痛。治肠风便血，乳闭，乳痈。"

【用法用量】 内服：煎汤，10～30 g；鲜品可用 60～120 g。外用：捣敷。

【选方】 1. 治咳嗽吐血　金线吊白米、白茅根各 30 g。水煎服。(《农村常用草药手册》)

2. 治百日咳　小肺筋草、五匹风、狗地芽各 30 g。煎水和蜜糖服。(《重庆草药》)

3. 治尿血　鲜粉条儿菜 120 g，砂仁 7 个或缩壳 9 g。水煎服。(《福建药物志》)

4. 治小便不利　蛆儿草、萹蓄各 30 g。煨水服。(《贵州草药》)

5. 治小儿疳积　金线吊白米 9～15 g。蒸猪肝 60～90 g服，或煮水豆腐 60～90 g 服。

6. 治风火牙痛　金线吊白米 30 g，猪精肉 90 g。共煮服。(5、6 方出自《农村常用草药手册》)

0553 小南木香 xiǎo nán mù xiāng (《云南中草药》)

【异名】 南木香、地檀香(《云南思茅中草药选》)，藤子暗消(《云南中草药选》)，小楠木香、土木香、打鼓藤、串石藤、毛叶子寒药、白防已、金不换(《云南中草药》)。

【基原】 为马兜铃科马兜铃属植物云南马兜铃的根、根茎及藤。

【原植物】 云南马兜铃 *Aristolochia yunnanensis* Franch.

木质大藤本。嫩枝、叶柄、叶片、小苞片、花被管、子房均密生红棕色长绒毛。叶互生；叶柄长 3～9 cm；叶片近圆形或卵形，长宽均达 10～17 cm 或更大，先端钝圆，基部心形，两侧裂片圆形，扩展，边全缘，基出叶脉 7～9 条。花与叶同时长出，单生于叶腋；花梗长 3～5 cm，常向下弯垂；小苞片钻形；花被管中部急剧弯曲，下部囊状倒卵形，弯曲处至檐部收狭呈管状，长 1.5～2 cm，外面淡红色，有紫色脉纹；檐部圆盘状，内面暗紫色而有黑色乳突状小点，网脉明显，边缘不明显浅 3 裂；喉部近圆形，暗紫色；花药成对贴生于合蕊柱近基部；子房圆柱形；合蕊柱先端3 裂，边缘向下延伸，具乳头状突起。蒴果长圆柱形，长 15～18 cm，6 棱，成熟时自先端向下开裂。种子卵形，背面平凸状。花期 4～5 月，果期 8～10 月。

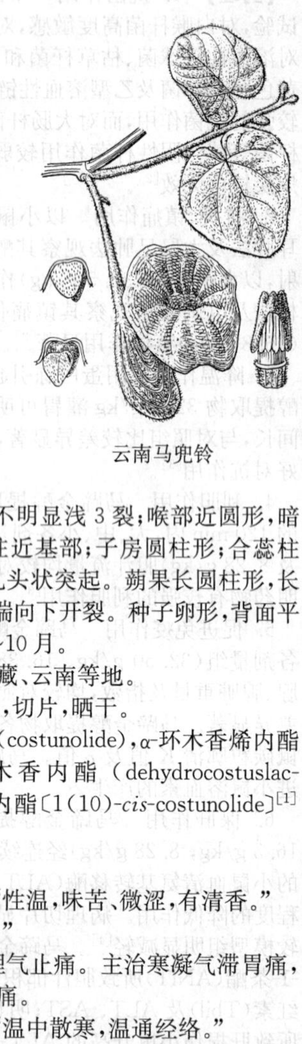

云南马兜铃

生于中山林中。分布于西藏、云南等地。

【采收加工】 7～9 月采收，切片，晒干。

【成分】 根含木香烯内酯(costunolide)，α-环木香烯内酯(α-cyclocostunolide)，去氢木香内酯 (dehydrocostuslactone)和 1(10)-顺式木香烯内酯〔1(10)-*cis*-costunolide〕[1] 等内酯类成分。

【药性】 辛、微苦，温。

1.《昆明民间常用草药》："性温，味苦、微涩，有清香。"

2.《云南中草药》："辛，温。"

【功用主治】 温中散寒，理气止痛。主治寒凝气滞胃痛，腹部冷痛，消化不良，筋骨疼痛。

1.《昆明民间常用草药》："温中散寒，温通经络。"

2.《云南中草药》："温中散寒，消食。主治胃炎，腹冷痛。"

【用法用量】 内服：煎汤，3～12 g；或泡酒；或研末。

0554 小通草叶 xiǎo tōng cǎo yè (《广西民族药简编》)

【基原】 为旌节花科旌节花属植物喜马拉雅旌节花 *Stachyurus himalaicus* Hook. f. et Thoms. 等的嫩茎叶。

【原植物】 参见"小通草"条。

【采收加工】 5～6 月采收嫩茎叶，鲜用。

【功用主治】《广西民族药简编》："嫩茎叶捣烂敷伤口周围治毒蛇咬伤(瑶)。叶捣烂敷患处治骨折。"

【用法用量】 外用:捣敷。

0555 小通草根 xiǎo tōng cǎo gēn (《广西民族药简编》)

【异名】 钻地风根(《贵州民间药物》)。

【基原】 为旌节花科旌节花属植物喜马拉雅旌节花 *Stachyurus himalaicus* Hook. f. et Thoms. 和云南旌节花 *S. yunnanensis* Franch. 的根。

【原植物】 参见"小通草"条。

【采收加工】 7~9 月挖根,切片晒干。

【药性】 《贵州民间药物》:"性温,味辛。"

【功用主治】 祛风通络,利湿退黄。主治风湿痹痛,黄疸,跌打损伤,乳少。

1. 《贵州民间药物》:"舒筋活络,治风湿跌打损伤,通窍。"

2. 《广西民族药简编》:"根水煎服治黄疸型肝炎(瑶),水煎服或浸酒服治风湿。"

【用法用量】 内服:煎汤,15~30 g;或浸酒。

【宜忌】 孕妇慎服。

【选方】 治乳少 钻地风根 30 g。炖猪肉吃。(《贵州民间药物》)

0556 小雪人参 xiǎo xuě rén shēn (《贵州民间药物》)

【异名】 鲜白土子(《贵州草药》)山豆花根、小毛香、山花生(《安徽中草药》),山油麻、公油麻(《湖南药物志》)。

【基原】 为豆科胡枝子属植物山豆花的根。

【原植物】 山豆花 *Lespedeza tomentosa* (Thunb.) Sieb. [*Hedysarum tomentosum* Thunb.]

灌木,高 60~90 cm,或更高可达 2 m。植株全部被柔毛。三出复叶,互生;托叶线形;顶生小叶较大,叶片长圆形或卵状长圆形,长 3~6 cm,宽 1.5~2.5 cm,侧生小叶较小,先端圆形,有短尖,基部钝,全缘。总状花序腋生,花密集;无瓣花腋生,呈头状花序;小苞片线状披针形;花萼浅杯状,5 裂,裂片披针形;花冠蝶形,淡黄色;雄蕊 10,二体;子房有绢毛,长条形,花柱细,柱头头状。荚果倒卵状椭圆形或椭圆形。种子 1 颗。花期 7~9 月,果期 9~10 月。

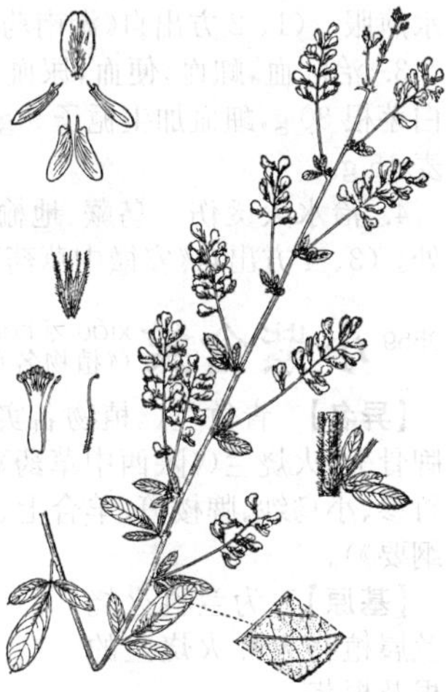

山豆花

生于山坡路边。分布于东北、西南及河北、山西、江苏、浙江、安徽、福建、河南、湖南、广西、陕西等地。

【采收加工】 9~10 月采收,切片,晒干。

【药性】 甘、淡,平。

1. 《贵州民间药物》:"性平,味甘。"

2. 《安徽中草药》:"性平,味微淡。"

【功用主治】 补虚,利水,活血。主治虚劳,血虚头晕,水肿,臌胀,痢疾,经闭,痛经。

1. 《贵州民间药物》:"滋补。治虚劳、虚肿。"

2. 《贵州草药》:"健脾补虚。"

3. 《湖南药物志》:"清热祛湿。主治痢疾。"

【用法用量】 内服:煎汤,15~30 g。

【选方】 1. 治虚劳 鲜白土子 30 g。炖肉吃。(《贵州草药》)

2. 治虚劳水肿 山豆花根 30 g。水煎或炖猪瘦肉服。(《湖南药物志》)

3. 治肾炎、肝硬化腹水 山豆花根 30 g,黄老母鸡 1 只。将鸡宰杀,从尾部切开,去肠杂(蛋花、肫肝仍放肚内),洗净,再将山豆花根放入鸡肚内,将鸡放入去盖的瓦罐中,将瓦罐放在盛水的铁锅内,蒸 8 h 后,去药渣。吃肉喝汤,当日吃不完,次日加少量水蒸后再吃。每星期只吃 1 只,连吃 3 只为 1 个疗程。(《安徽中草药》)

4. 治痢疾 山豆花根 30 g(或全株 45 g),人字草 30 g。水煎服。(《湖南药物志》)

0557 小接筋草 xiǎo jiē jīn cǎo (《陕西中草药》)

【异名】 岩石松、龙胡子(《文山中草药》)。

【基原】 为石杉科石杉属植物石杉的全草。

【原植物】 石杉 *Huperzia selago* (L.) Bernh. ex Schrank et Mast. [*Lycopodium selago* L.] 又名:小杉兰(《植物学大辞典》)。

多年生草本,高 6~33 cm。茎直立或斜上,二叉分枝。叶薄革质,螺旋状排列,斜展,密覆枝上,线状披针形,长 4~8 mm,宽 1~2 mm,先端渐尖,边缘有时具疏齿或全缘;中脉不明显。孢子囊着生于茎中部以上的叶腋,阔肾形,黄褐色,较孢子叶宽或等宽;孢子四面体形,3 浅裂。

生于高山针叶林或针、阔叶混交林下。分布于吉林、四川、云南、陕西、新疆等地。

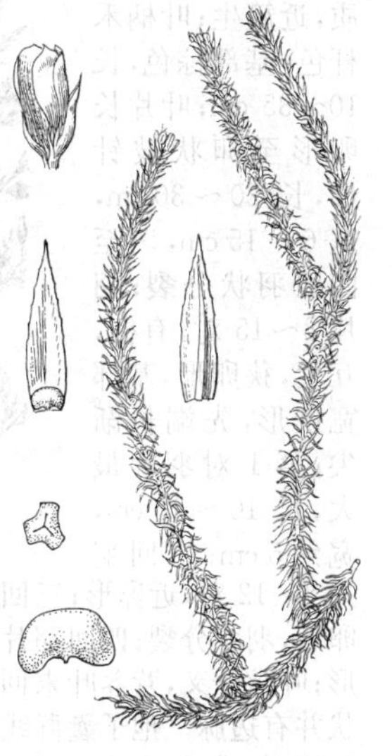

石 杉

【采收加工】 7~9 月采收,阴干或鲜用。

【成分】 全草含生物碱:石松碱(lycopodine),尖叶石松碱(acrifoline)[1],石松灵碱(lycodoline),伪卷柏石松碱(pseudoselagine),α,β-玉柏碱(α,β-obscurine)[2],卷柏石松碱(selagine)即石杉碱(huperzine) A,石松岩定碱(lycodine)[3],6β-羟基石杉碱(6β-hydroxyhuperzine) A[4]。还含卷柏石松素(selagin)[5],香草酸(vanillic acid)及阿魏酸(ferulic acid)[6]。

【药理】 石杉碱 A 有抗胆碱酯酶的作用。(参见"千层塔"条)

【药性】 《陕西中草药》:"味微苦,性平。"

【功用主治】 祛风除湿,续筋止血。主治风湿痹痛,跌打损伤,外伤出血,荨麻疹。

1. 《陕西中草药》:"止血,续筋。主治跌打损伤,外伤出血。"

2. 《中国药用孢子植物》:"祛风除湿,消肿止痛。主治关节痛。"

【用法用量】 内服：煎汤，3～6 g；或泡酒。外用：研末或捣敷；或煎汤熏洗。

0558 小野鸡尾 xiǎo yě jī wěi （《昆明民间常用草药》）

【异名】 海风丝、草莲（《植物名实图考》），凤尾蕨、线鸡尾草、小金花草、光棍药、黑蕨、火汤蕨、金粉蕨（《广西中药志》），中华金粉蕨、乌蕨、土黄连（《天目山药用植物志》），日本乌蕨、水金鸡尾、金鸡尾、地柏枝、虾虾猛（《贵州民间药物》），凤尾莲、孔雀尾（《福建中草药》），金花草、串鱼草、解毒蕨、人头发（《云南中草药选》），乌韭、小叶野鸡尾、凤凰标（《江西草药》），小鸡尾草、小蕨萁（《四川常用中草药》），野鸡尾、细叶金鸡尾、野黄连、吊金草（《湖南药物志》）。

【基原】 为中国蕨科金粉蕨属植物野鸡尾金粉蕨的全草或叶。

【原植物】 野鸡尾金粉蕨 *Onychium japonicum* (Thunb.) O. Kuntze［*Trichomanes japonicum* Thunb.］ 又名：日本金粉蕨（《四川植物志》）。

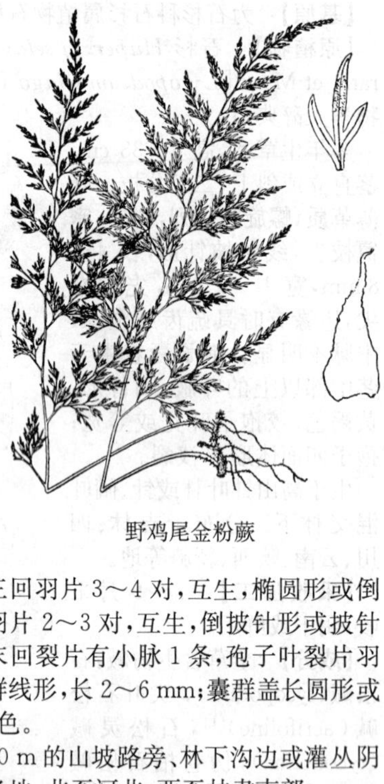

野鸡尾金粉蕨

陆生蕨类植物，植株高 25～60 cm。根状茎长而横走，密被棕色卵状披针形鳞片。叶厚革质，近簇生；叶柄禾秆色，基部棕色，长 10～35 cm；叶片长卵形至卵状披针形，长 20～30 cm，宽 6～15 cm，三至四回羽状分裂；羽片 8～15 对，有柄，互生，狭卵形，基部宽楔形，先端长渐尖；第 1 对羽片最大，长 10～15 cm，宽约 5 cm；二回羽片 8～12 对，近卵形；三回羽片 3～4 对，互生，椭圆形或倒卵形，羽状分裂；四回羽片 2～3 对，互生，倒披针形或披针形；叶脉分叉，营养叶末回裂片有小脉 1 条，孢子叶裂片羽状并有边脉。孢子囊群线形，长 2～6 mm；囊群盖长圆形或短线形，膜质，全缘，白色。

生于海拔 200～1 800 m 的山坡路旁、林下沟边或灌丛阴处。广布于长江以南各地，北至河北、西至甘肃南部。

【采收加工】 7～9 月采收全草，或割取叶片，鲜用或晒干。

【药材】 小野鸡尾 *Herba Onychii Japonici* 产于广西、福建、云南、四川等地。

性状 根茎细长，略弯曲，黄棕色或棕黑色，两侧着生向上弯的叶柄残基和细根。叶柄细长略呈方柱形，表面浅棕黄色，具纵沟。叶片卷缩，展开后呈卵状披针形或三角状披针形，浅黄绿色或棕褐色，三至四回羽状分裂，营养叶的小裂片有齿；孢子叶末回裂片短线形，下面边缘生有孢子囊群，囊群盖膜质，与中脉平行，向内开口。质脆，较易折断。气微，味苦。

鉴别 根茎横切面：表皮为 1 列圆状多角形细胞。基本组织薄壁细胞充满淀粉粒。分体中柱呈弧形或三角形，常 3 个作圆状环列，内皮层明显。中柱鞘为 1～2 列薄壁细胞。

【成分】 叶和根茎含山柰酚-3，7-二鼠李糖苷（kaempferitrin）[1]和蕨素（pterisin）M，蕨苷（pteroside）M，菊苣酸（chicoric acid）[2]，野鸡尾二萜醇（onychiol）C[3]。

【药性】 苦，寒。归心、肝、肺经。

1.《广西中药志》："味苦，性寒，无毒。入心、肝、肺、胃及大小肠经。"

2.《贵州民间药物》："性凉，味苦。"

【功用主治】 清热，解毒，利湿，止血。主治风热感冒，咽喉肿痛，泄泻，痢疾，小便淋痛，湿热黄疸，吐血，咳血，便血，痔血，尿血，毒蛇咬伤，烫火伤。

1.《植物名实图考》："治头风，利大小便。"

2.《广西中药志》："治吐血，咳血，便血，尿血，黄疸，胃痛，红白痢疾，解毒。外用止血。少数地区治烫火伤。"

3.《贵州民间药物》："治痔疮出血，刀砍斧伤，汤、火伤，经痛。"

4.《四川常用中草药》："能清热解毒。治大肠经热，小便热痛，钩端螺旋体病，解菌类中毒。"

5.《陕西中草药》："清热凉血，止血。主治外感风热，咽喉疼痛，牙痛，吐血，便血，尿血。"

【用法用量】 内服：煎汤，15～30 g；鲜品用量加倍。外用：研末调敷；或鲜品捣敷。

【宜忌】 《广西中药志》："虚寒证忌用。"

【选方】 1. 治腹痛腹泻 日本乌蕨、车前草各 9 g。水煎服。

2. 治白痢 日本乌蕨 30 g，算盘子根、臭牡丹各 15 g。水煎服。（1、2 方出自《湖南药物志》）

3. 治吐血，衄血，便血，尿血 乌蕨 30 g。煎服。吐血加白茅根 30 g，衄血加生栀子 9 g，便血加槐花 9 g，尿血加瞿麦 15 g。

4. 治水火烫伤 乌蕨、地榆各等量。研末，麻油调涂患处。（3、4 方出自《安徽中草药》）

0559 小紫含笑 xiǎo zǐ hán xiào （《植物名实图考》）

【异名】 青竹兰（《植物名实图考》），黑搜山虎、牌楼七、牌骨七、火烧兰（《陕西中草药》），牛舌片（《贵州草药》），兰竹参、小乌纱、牌楼笋、羊合七、见血飞、红将军（《新华本草纲要》）。

【基原】 为兰科火烧兰属植物大叶火烧兰的根及根茎。

【原植物】 大叶火烧兰 *Epipactis mairei* Schltr.［*Amesia mairei* (Schltr.) Hu］ 又名：鸡嗉子花（《贵州草药》）。

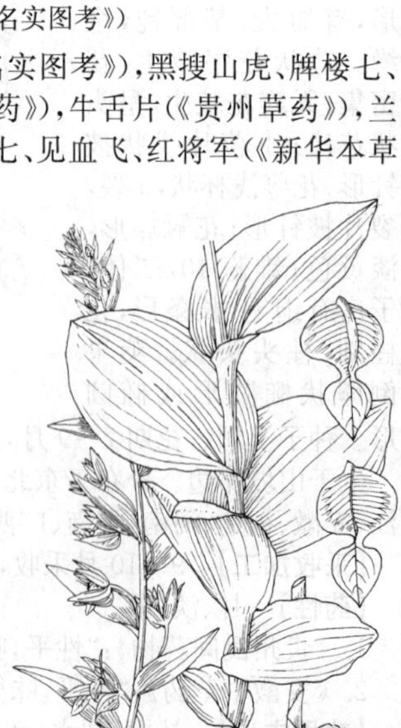

大叶火烧兰

陆生植物，高达 1 m。根茎粗短，具几条长根。茎直立，下部具 2～4 枚鞘。叶5～7 枚，卵形至椭圆形，茎上部的叶常为卵状披针形，渐过渡为苞片。总状花序具 10～20

余朵花，花序轴被锈色绒毛；花苞片叶状；花紫褐色或黄褐色，下垂，直径可达 2 cm；中萼片近椭圆形，长 12～15 mm，侧萼片和中萼片几等长但稍宽；花瓣卵形较萼片为短；唇瓣几与萼片等长，后部近椭圆形，中央凹陷，具 2～3 条鸡冠形褶片，侧裂片先端钝；前部稍肥厚，中部缢缩多少呈葫芦状，先端钝；合蕊柱连花药长 8～10 mm；子房棒状，长 12～15 mm，被绒毛。花期 7～8 月。

生于林下或草坡上。分布于西南及湖北、湖南、西藏、陕西、甘肃等地。

【采收加工】 9～10 月采挖，晒干。

【药性】 甘、微苦，平。

1.《贵州草药》："性平，味甘。"

2.《陕西中草药》："味微苦，性寒。"

3.《全国中草药汇编》："苦，平。"

【功用主治】 理气，活血，解毒。主治咳嗽，气滞胸痛，睾丸肿痛，风湿腰痛，跌打损伤，疮痈肿毒。

1.《贵州草药》："补中益气，舒郁，和中。治病后虚弱，霍乱吐泻，睾丸肿大。"

2.《陕西中草药》："理气活血，消肿解毒。主治咳嗽，气滞胸痛，无名肿毒。"

3.《全国中草药汇编》："主治跌打损伤。"

【用法用量】 内服：煎汤，6～9 g。

【选方】 1. 治气滞胸痛　火烧兰、红毛七、四块瓦各 9 g。水煎加黄酒服。（《陕西中草药》）

2. 治膀胱疝气（睾丸肿大）　鸡嗉子花 30 g，虎杖、小木通各 15 g。泡酒服，每日 3 次，每次 15 g。（《贵州草药》）

0560 小筋骨藤 xiǎo jīn gǔ téng（《云南中草药》）

【异名】 小黄鳝藤（《云南中草药》）。

【基原】 为龙胆科双蝴蝶属植物尼泊尔双蝴蝶的全草。

【原植物】 尼泊尔双蝴蝶 *Tripterospermum volubile* (D. Don) Hara [*Gentiana volubile* D. Don; *Crawfurdia luteoviridis* C. B. Clarke]

多年生缠绕草本。根纤细，淡黄色。茎黄绿色或暗紫色，具细条棱。茎生叶卵状披针形，长 6～9 cm，宽 2～2.5 cm，先端渐尖呈尾状，基部近圆形或心形，全缘或有时呈微波状，叶脉 3～5 条；叶柄扁平，长 0.5～1.5 cm。花腋生和顶生，单生或成对着生；花梗短；花萼钟形，绿色有时带紫色，萼筒具宽翅；花冠淡黄绿色，长 2.5～3 cm，裂片卵状三角形，褶长约 2 mm，先端偏斜呈波状；雄蕊 5，着生于冠筒下部；子房椭圆形，花柱线形，柱头 2 裂，反卷，柄基部具 5 裂的花盘。浆果紫红色或红色，长椭圆形，具长 1～2 cm 的柄。种子暗紫色，椭圆形，呈扁三棱状。花、果期 8～9 月。

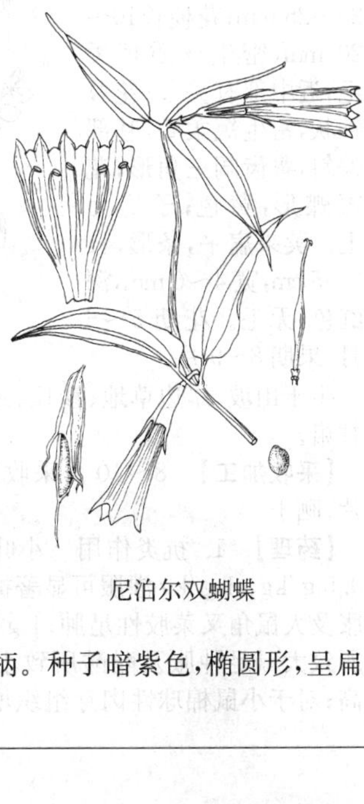

尼泊尔双蝴蝶

生于海拔 2 300～3 100 m 的山坡林下。分布于云南、西藏等地。

【采收加工】 5～7 月采收，晒干或鲜用。

【药性】 《云南中草药》："甘，平。"

【功用主治】 《云南中草药》："舒筋活络，接骨。"

【用法用量】 外用：捣敷；或研末调敷。

【选方】 1. 治骨折　（小筋骨藤）全草研末，以酒为引，冷开水调敷患处。（《云南中草药》）

2. 治断指　三百棒、缬草状景天各 4 份，小筋骨藤 2 份（均用鲜品）。切碎，加白酒数滴，捣烂，包敷。每 3 日换药 1 次。（《全国中草药新医疗法展览会资料选编・外科》）

0561 小儿腹痛草 xiǎo ér fù tòng cǎo（《云南省药品标准》）

【异名】 金沙青叶胆（《云南省药品标准》），小儿寒药、小苦药、小苦参、青叶胆（《云南中药志》）。

【基原】 为龙胆科獐牙菜属植物斜茎獐牙菜的全草。

【原植物】 斜茎獐牙菜 *Swertia patens* Burk.　又名：广展獐牙菜〔《药学通报》，1982，16(3)：363〕，金沙獐牙菜（《云南种子植物名录》），伸展獐牙菜（《新华本草纲要》）。

多年生草本，高10～15 cm。根黄褐色。茎丛生，铺散，枝斜生，四棱形，有窄翅。叶对生，常对折；基生叶片狭匙形或狭倒披针形，连柄长 1.5～6.5 cm，宽约 0.5 cm，先端急尖，基部渐狭成柄，仅中脉明显；茎生叶狭匙形或狭椭圆形至线形，连柄长 1.5～3.8 cm，宽约 3 mm。花单生枝顶；花萼绿色，较花冠长约 1/2，4 深裂，裂片苞叶状，不等大；花冠白色，4 裂，有紫色条纹，裂片卵状长圆形，先端钝有短尖头，下部有 2 个杯状腺窝，先端边缘有短流苏；雄蕊 4，花丝窄锥形，花药蓝色；子房卵形，无柄，花柱短而明显，柱头头状。花期 7～8 月。

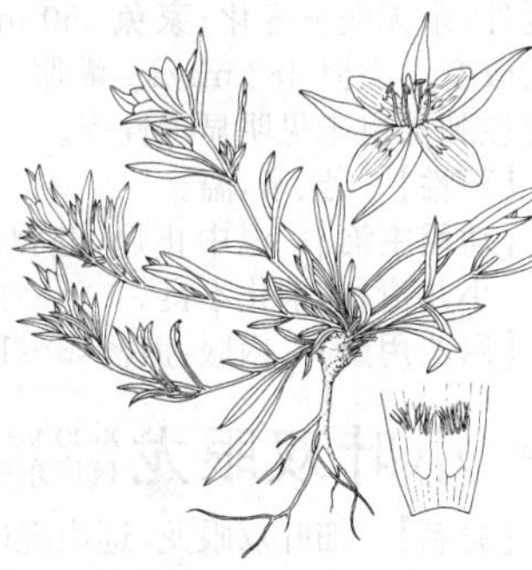

斜茎獐牙菜

生于海拔 1 100～2 600 m 的山坡草地。分布于四川南部、云南东北部及中部。

【采收加工】 6～7 月采收，晒干。

【成分】 全草含萜类：当药苦苷(swertiamarin)，齐墩果酸(oleanolic acid)[1]；呫吨酮类衍生物：1，8-二羟基-3，5-二甲氧基呫吨酮(1，8-dihydroxy-3，5-dimethoxyxanthone)，1-羟基-3，5-二甲氧基呫吨酮(1-hydroxy-3，5-dimethoxyxanthone)，1，8-二羟基-3，7-二甲氧基呫吨酮(1，8-dihydroxy-3，7-dimethoxyxanthone)，1-羟基-3，7，8-三甲氧基呫吨酮(1-hydroxy-3，7，8-trimethoxyxanthone)[2]。

【药理】 1. 解痉作用　当药苦苷对大鼠离体十二指肠、子宫、胆囊平滑肌以及胆管括约肌的自主节律性活动均有抑制作用，并能对抗乙酰胆碱、去甲肾上腺素、脑垂体后叶素、氯化钡等对上述组织器官的兴奋作用。在体试验表明，本品 100 mg/kg 静注能抑制家兔原位小肠、子宫的自主节律性活动以及对抗乙酰胆碱、脑垂体后叶素对上述组织器官的兴奋作用，其解痉机制为直接作用于肠平滑肌[1～3]。

2. 镇痛、镇静作用　“热板法”试验表明，小鼠腹腔注射当药苦苷 400 mg/kg 和 600 mg/kg，可明显地提高小鼠的痛阈，小鼠腹腔注射 600 mg/kg 的镇痛作用强度约相当于吗啡 10 mg/kg或左旋四氢巴马汀 20 mg/kg；本品 400 mg/kg 灌胃对化学刺激所致小鼠扭体反应有明显抑制作用，其镇痛作用起效慢，但作用持久，本品 80 mg/kg 皮下注射能明显增强戊巴比妥钠所致小鼠睡眠[4~6]。

3. 皮肤保护作用　当药苦苷易于从皮肤吸收，经酶水解并经分子重排生成苷元红白金花内酯(erythrocentaurin)，可扩张毛细血管，持久地激活皮肤的酶系统提高其生化功能。当药苦苷静注于兔也可使皮肤血流旺盛，皮温升高，从而提高皮肤功能，并可促进毛发生长[7]。

4. 肠内代谢　人消化道分离之 24 株细菌均可代谢当药苦苷，特别是拟杆菌、对裂杆菌、梭状芽胞杆菌、乳酸杆菌、克雷白杆菌及链球菌的部分菌株，代谢产物为红白金花内酯及其醛基还原体[8]。

毒性　从本品中提得的总苷(当药苦苷含量不少于 80%)5 g/kg 灌服或腹腔注射不引起雄性小鼠死亡；犬 200 mg/kg静注或 300 mg/kg 腹腔注射也未见中毒反应，200 mg/kg 口服或静注除静注时有短暂血压下降，5 min 恢复外，余无明显变化；家兔 250 mg/kg 口服心电、呼吸等均无改变。大鼠 482 mg/kg 灌服 30 d 除部分动物肝细胞轻度浊肿外也未见明显毒性[9]。

【药性】　苦、辛，温。

【功用主治】　温中止痛，健脾消积。主治小儿痉挛性腹痛，小儿疳积，消化不良。

【用法用量】　内服：煎汤，3～10 g。

0562 小叶双眼龙 xiǎo yè shuāng yǎn lóng (《广东中药》)

【异名】　细叶双眼龙、巡山虎(《全国中草药汇编》)，土巴豆(《万县中草药》)，鸡骨香、白羊木(《湖南药物志》)，串珠林(《广西民族药简编》)，山猪橇(《新华本草纲要》)。

【基原】　为大戟科巴豆属植物毛果巴豆的根、叶。

【原植物】　毛果巴豆 *Croton lachnocarpus* Benth.　又名：桃叶双眼龙(《中国高等植物图鉴》)。

常绿灌木，高 1～2 m。幼枝被灰黄色星状毛。叶互生；叶柄长 2～10 mm，被星状毛；叶长圆形或卵状长圆形，通常长 4～10 cm，但有时长为此数之 2 倍，宽1.5～4 cm，先端短尖、锐尖或稍钝，基部阔楔形或圆形，近叶柄处有 2 具柄的盘状腺体，大而明显，叶缘有钝锯齿，并有具柄的小腺体，两面被星状毛。总状花序顶生，长 7～15 cm，被星状毛；花单性同株；苞片小，锥尖，全缘；雄花簇生花序的上部；萼 5 裂；花瓣 5，长圆形，淡绿色；雄蕊 10～12，着生于被毛的花盘上；雌花数朵生于花序基部；萼 5 裂；花瓣极小，钻形，锥尖；子房被曲柔毛，3 室，每室有胚珠 1 颗，花柱 3，柱头 2 裂。蒴果扁球形，被星状茸毛与长的粗毛，成熟后裂为 3 瓣。花期 5月。

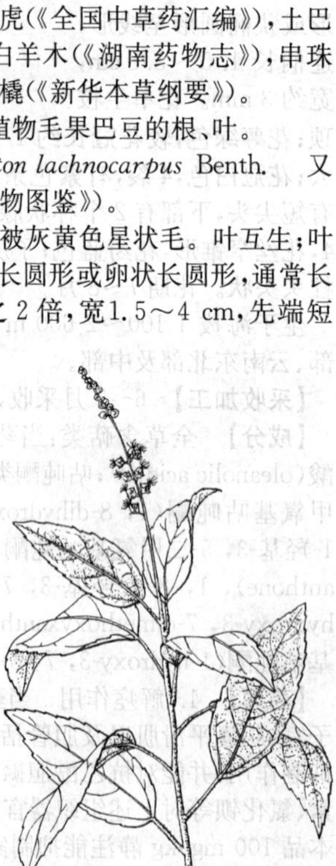
毛果巴豆

生于山坡、溪边灌丛中。分布于福建、湖南、广东、广西、四川、贵州、台湾等地。

【采收加工】　7～10 月采收，根切片，晒干；叶鲜用或晒干。

【药性】　辛、苦，温，有毒。

1.《广东中药》：“辛，温。有毒。”

2. 广州部队《常用中草药手册》：“辛、苦，温。有小毒。”

【功用主治】　祛风，散寒，活血，解毒。主治寒湿痹痛，产后风瘫，瘀血腹痛，跌打肿痛，皮肤瘙痒，蛇咬伤。

1.《广东中药》：“驱风解毒。治蛇咬伤，皮肤瘙痒，风湿脚痛。”

2. 广州部队《常用中草药手册》：“祛寒驱风，散瘀活血。治风寒湿痹，产后风瘫。”

【用法用量】　内服：煎汤，9～15 g；或浸酒。外用：捣敷，或研末调敷；或水煎洗。

【宜忌】　本品有毒，内服宜慎，不可过量。孕妇禁服。

1.《广西民族药简编》：“(本品服用过量)可发生剧烈腹痛、水泻或黏液血便，脉搏快而弱，血压下降，面色青紫，甚至出现休克。大豆煮汁或芭蕉叶捣烂取汁饮服(解救之)。”

2.《湖南药物志》：“孕妇忌用。”

0563 小叶锦鸡儿 xiǎo yè jǐn jī ér (《内蒙古中草药》)

【基原】　为豆科锦鸡儿属植物小叶锦鸡儿的果实或根。

【原植物】　小叶锦鸡儿 *Caragana microphylla* Lam.

灌木，高 50～100 cm。树皮灰黄色或黄白色，嫩枝有毛。长枝上的托叶宿存并硬化成针刺，长 5～8 mm，常弯曲；叶轴长 15～55 mm；小叶 5～10 对，羽状排列，倒卵形或近椭圆形，长3～10 mm，宽 1～8 mm，先端圆或浅凹，有细针尖，幼时两面密生平伏丝质短柔毛。花单生，长 20～25 mm；花梗长10～20 mm，密生丝质短柔毛，近中部有关节；花萼钟状，密生短柔毛，基部偏斜，萼齿阔三角形；花冠蝶形，黄色；子房无毛。荚果扁平，条形，长 3～5 cm，宽 4～6 mm，深红色，无毛。花期 5～6 月，果期 8～9 月。

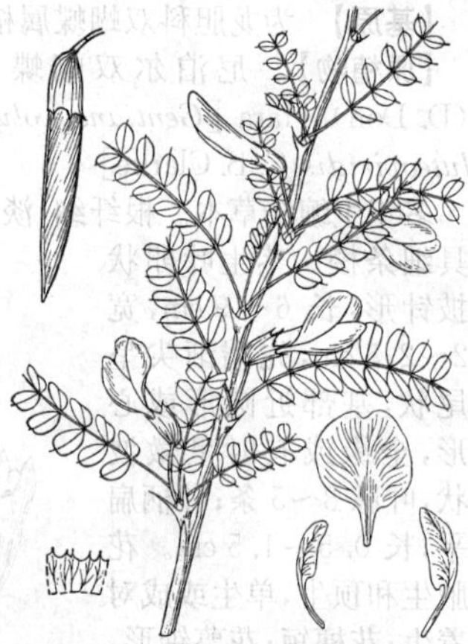

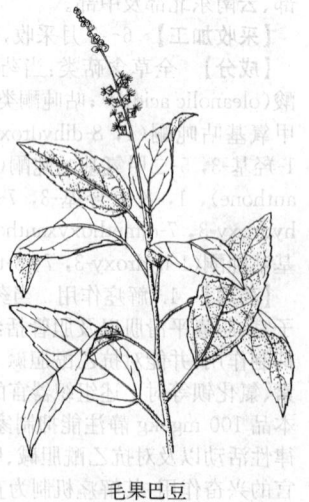
小叶锦鸡儿

生于山坡、岸边草地、沙丘。分布于山西、内蒙古、陕西、甘肃。

【采收加工】　8～10 月采收果实，晒干；或挖取根部，切片，晒干。

【药理】　1. 抗炎作用　小叶锦鸡儿根茎的甲醇提取物 0.5 g/kg、1 g/kg 灌服可显著抑制巴豆油所致小鼠耳郭肿胀及大鼠角叉菜胶性足肿；1 g/kg 灌胃还能显著抑制热烫所致大鼠足肿胀及醋酸所致小鼠腹腔毛细血管通透性增高；对于小鼠棉球性肉芽组织增生也有显著抑制作用。由于其能显著减少角叉菜胶所致炎性渗出液中前列腺素 E_2 (PGE_2)的含量，表明抑制前列腺素合成是其抗炎机制之一[1]。其甲醇提取物 1 g/kg，0.5 g/kg 灌胃给药，均可对抗二甲苯所致小鼠耳郭炎症，表明其对炎症早期的渗出有抑制作用，还能抑制蛋白质加热变性，体现出非甾体类抗炎药物的特性[2]。

2. 镇痛作用　其甲醇提取物 1 g/kg，0.5 g/kg 灌胃给药，可明显地提高小鼠热痛阈，提高率为 68.0%～175.8%，能减少酒石酸锑钾所致的小鼠扭体反应次数，提高酒石酸锑钾刺激腹膜致痛时的镇痛率为 65.6%～77.4%[2]。

3. 对免疫功能的影响　小叶锦鸡儿有一定免疫抑制作用，其煎剂 12.5 g/kg 灌服 5 d 或 7 d，可明显抑制小鼠脾脏 B 淋巴细胞溶血素抗体的生成或血清凝集素抗体的生成，3.125 g/kg 及 15.6 g/kg 煎剂灌服 8 d 还可明显减少淋巴细胞转化率及外周血脂酶阳性细胞数[3,4]。其甲醇提取物 1 g/kg 灌服对小鼠血中碳粒廓清有明显的抑制作用[1]。表明小叶锦鸡儿对单核巨噬细胞系统的功能及 B、T 淋巴细胞均有明显抑制作用。

4. 对呼吸系统的影响　豚鼠组胺喷雾引喘实验表明，灌服小叶锦鸡儿根煎剂 12.5 g/kg 能使呼吸困难及抽搐倒伏等哮喘反应的潜伏期明显延长，显示有一定平喘作用。氨水喷雾引咳法及酚红排泄法实验表明本品对小鼠无镇咳、祛痰作用[5]。

5. 对心脏的作用　甲醇提取物 1 g/kg，0.5 g/kg 灌胃给药可明显地降低氯仿诱发的小鼠室颤发生率[2]。

6. 抑菌作用　小叶锦鸡儿根茎煎液体外实验对金黄色葡萄球菌、甲型溶血性链球菌、乙型溶血性链球菌、肺炎链球菌及卡他球菌等有一定抑制作用[6]。

【药性】　味苦，性寒。

【功用主治】　清热解毒。主治咽喉肿痛。

【用法用量】　内服：煎汤，5～15 g；或入散剂。

【选方】　治咽喉肿痛　小叶锦鸡儿、当药、蒲公英各等分，共研细末。每次 1.5 g，开水冲服。

0564 小花八角枫 xiǎo huā bā jiǎo fēng（《广西药用植物名录》）

【异名】　九牛造、伪八角枫（《湖南药物志》），狭叶八角枫（《贵州中草药名录》）。

【基原】　为八角枫科八角枫属植物小花八角枫的根、叶。

【原植物】　小花八角枫 *Alangium faberi* Oliv.

落叶灌木，高 1～4 m。树皮平滑，灰褐色或深褐色；小枝纤细，近圆柱形，淡绿色或淡紫色，幼时有贴伏毛。叶互生；叶柄长 1～1.5 cm，近圆柱形，疏生淡黄色粗伏毛；叶片纸质，不裂或掌状 3 裂，不分裂者长圆形或披针形，先端渐尖或尾状渐尖，基部倾斜，近圆形或心脏形，通常长 7～12 cm，宽 2.5～3.5 cm，上面绿色，幼时被稀疏的小硬毛，脉上较密，下面淡绿色，幼时被粗伏毛；主脉和侧脉在下面显著。聚伞花序短而纤细，有淡黄色粗伏毛，有花 5～10 朵，稀达 20 朵；苞片三角形，早落；花萼近钟形，外面被粗伏毛，裂片 7；花瓣 5～6，线形，外面被紧贴的粗伏毛，内面疏生柔毛，开花时向外反卷；雄蕊 5～6，花丝微扁，下部和花瓣合生，花药基部有刺毛状硬毛；花盘近球形；子房 1 室，花柱无毛，柱头近球形。核果近卵圆形或卵状椭圆形，熟时淡紫色，先端有宿存萼齿。花期 6 月，果期 9 月。

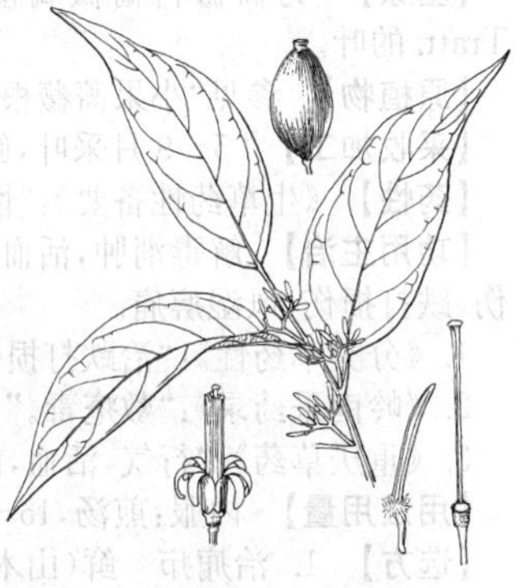
小花八角枫

生于海拔 1 600 m 以下的疏林中。分布于湖北、湖南、广东、广西、海南、四川、贵州等地。

【采收加工】　7～9 月采收，根切片晒干；叶鲜用。

【药性】　《湖南药物志》："微甘，平。"

【功用主治】　《湖南药物志》："祛风除湿，通经活络，行气止痛。治风湿性腰、腿、臂痛，胃痛，跌打损伤。"

【用法用量】　内服：煎汤，6～15 g。外用：捣敷；或研末调敷。

【选方】　1. 治风湿性腰、腿、臂痛，跌打损伤　伪八角枫根 30 g，或配丹参 15 g。水煎服。

2. 治妇女手臂痛　伪八角枫根 30 g。炖猪脚吃。（1、2 方出自《湖南药物志》）

0565 小花鸢尾根 xiǎo huā yuān wěi gēn（《四川常用中草药》）

【异名】　六棱麻根（《重庆常用草药手册》）。

【基原】　为鸢尾科鸢尾属植物小花鸢尾的根茎及根。

【原植物】　小花鸢尾 *Iris speculatrix* Hance　又名：亮紫鸢尾（《中国植物学杂志》），九节地菖蒲、九节箭菖蒲（《全国中草药汇编》），六棱麻（《四川常用中草药》）。

多年生草本，高 30～40 cm。植株基部围有棕褐色的老叶鞘纤维及披针形的鞘状叶。根茎横生，环节显著。基生叶剑形或条形，长 10～40 cm，宽 3～8 mm，先端渐尖，基部鞘状，全缘；茎生叶 3～4 片，较基生叶短。花茎扁平，有苞片 2，披针形；内含 1～2 花；花梗长 3～5.5 cm，花谢后弯曲；花蓝紫色或淡蓝色，直径 5～6 cm，外轮裂片匙形，有深紫色的环形斑块，中脉密具橙黄色须状附属物，内轮裂片披针形，倾斜；雄蕊 3，花药白色；子房下位，3 室，花柱 3 分枝，花瓣状，先端 2 裂，边缘有齿。蒴果椭圆形，先端有细长而尖的喙，熟时纵裂为 3 瓣。种子梨形，棕褐色。花期 4～5 月，果期 7～8 月。

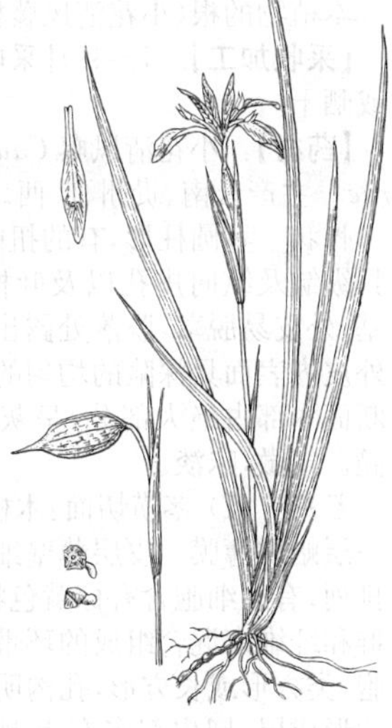
小花鸢尾

生于山地、路旁、林缘或疏林下。分布于浙江、安徽、福建、江西、湖北、湖南、广东、广西、贵州等地。

【采收加工】　9～11 月采收，切段，晒干或鲜用。

【功用主治】　《四川常用中草药》："活血，镇痛。治跌打损伤，闪腰挫气等痛症。"

【用法用量】　内服：浸酒，3～6 g。外用：捣敷；或煎汤洗。

【宜忌】《四川常用中草药》:“孕妇忌服。”

0566 小花清风藤 xiǎo huā qīng fēng téng（《广西药用植物名录》）

【基原】 为清风藤科清风藤属植物小花清风藤的茎和叶。

【原植物】 小花清风藤 *Sabia parviflora* Wall. ex Roxb. 又名:小花清藤(《贵州中草药名录》)。

常绿木质攀缘藤本,长2～4 m。单叶互生;叶柄长0.5～2 cm;叶片卵状披针形、狭长圆形或长圆状椭圆形,长5～12 cm,宽1～3 cm,先端渐尖,基部圆形或宽楔形。花小,两性;聚伞花序集成圆锥花序式,有花10～20(～25)朵,总花梗长2～6 cm,花梗长3～6 mm;花绿色或黄绿色;萼片5,有缘毛;花瓣5,长圆形或长圆状披针形,有红色脉纹;雄蕊5,花丝粗而扁平;花盘杯状,边缘5深裂;子房无毛。分果爿近圆形;核中肋不明显。花期3～5月,果期7～9月。

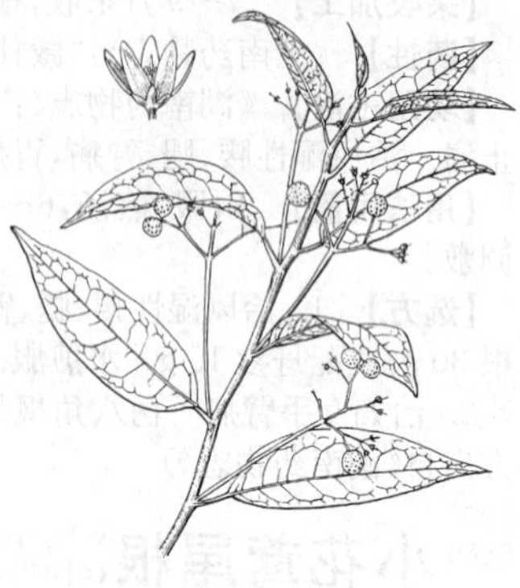

小花清风藤

生于海拔800～2 800 m的山沟、溪边林中或山坡灌木林中。分布于广西、贵州、云南。

本植物的根(小花清风藤根)亦供药用,另设专条。

【采收加工】 7～9月采收茎、叶,茎切片,叶切碎,鲜用或晒干。

【药材】 小花清风藤 *Caulis et Folium Sabiae Parviflorae* 主产云南、贵州、广西。

性状 茎圆柱形,有的扭曲,表面灰褐色或灰绿色,粗糙,具纵皱及纵向皮孔以及叶柄脱落痕迹或细枝脱落后的残基;外皮易脱落,脱落处露出黄白色或棕黄色撕裂状木部,外皮内表面具深陷的均匀的纵沟纹。体轻质坚,不易折断,断面木部占绝大部分,呈灰黄色或黄白色裂片状,中心有髓。气微,味淡。

鉴别 (1) 茎横切面:木栓层由数列细胞组成,最外侧被一层蜡质薄膜。皮层薄壁细胞数列,细胞呈长椭圆形,切向排列,有的细胞含有棕黄色物质,皮层内侧有一圈由石细胞群和纤维束混合组成的环带。韧皮射线细胞多已形成石细胞,类方形或长方形,孔沟明显,胞腔内嵌有草酸钙方晶,直达形成层,韧皮部多有大型裂隙。形成层有时明显,细胞2～3列。木射线2～3列,可多达10数列,细胞呈长方形,整齐排列;导管多单个散在,初生木质部明显。中央为髓部。薄壁细胞含草酸钙方晶。

粉末特征:叶粉末呈黄绿色。气孔为不定式,副卫细胞和邻细胞均呈多角形。上表皮细胞呈多角形,细胞壁加厚。草酸钙簇晶棱角钝,易散开呈方晶状。偶见晶鞘纤维,含草酸钙簇晶,排列整齐。螺纹导管易见。

(2) 取本品粗粉1 g,加入0.5%盐酸乙醇溶液10 ml,置水浴上回流10 min,滤过,用5%氢氧化铵试液调至中性,在水浴上蒸干,加稀盐酸1 ml溶解,滤过,取滤液2滴分别滴入点滴板中,一份加硅钨酸试液1滴产生白色沉淀;另一份加碘化铋钾试液产生红棕色沉淀(检查生物碱)。

(3) 取本品粗粉1 g,加甲醇10 ml,置水浴上回流10 min,滤过,取滤液1 ml,在沸水浴上蒸干,加入饱和的硼酸丙酮溶液及10%枸橼酸丙酮溶液1 ml,继续蒸干,置紫外灯下观察有强烈的黄绿色荧光。

【功用主治】《中国民族药志》:“治疗和预防黄疸型传染性肝炎。止刀伤出血,并能消炎。”

【用法用量】 内服:煎汤,30～60 g。外用:鲜品捣敷。

【临床报道】 治疗病毒性肝炎 将84例病毒性肝炎患者随机分为单纯组和综合组,单纯组甲肝31例,乙肝12例,用小花清风藤治疗。综合组甲肝31例,乙肝10例,用小花清风藤治疗,并加用板蓝根(肌注),能量合剂(肌注或静滴)、云芝肝泰冲剂、齐墩果酸片(其中两种药物最低治疗量)。另设对照组31例,其中甲肝15例,乙肝16例,不用小花清风藤治疗,余同综合组用药。用药方法:①小花清风藤茎叶鲜品,成人每日200 g,水煎,分3次服,儿童酌减;②小花清风藤茎叶制成冲剂,每包含鲜品75 g,成人每日3次,每次1包,儿童酌减。治疗结果:①甲肝:单纯组、综合组、对照组临床治愈率分别为96.8%、93.6%和80.0%。丙氨酸氨基转移酶(ALT)转阴率分别同于临床治愈率。ALT转阴时间分别为20.6±6.2 d, 21.3±6.2 d和31.6±6.6 d。单纯组、综合组的临床治愈率、ALT转阴率及转阴时间均无显著差异($P>0.05$),而单纯组、对照组的ALT转阴时间有非常显著的差异($P<0.01$)。②乙肝:单纯组、综合组、对照组有效率分别为75.0%、80.0%和56.3%,临床治愈率分别为25%、30.0%、25.0%。ALT转阴率分别为58.3%、60.0%、37.5%,ALT转阴时间分别为25.7±6.5 d、24.8±6.4 d和35.0±6.9 d。单纯组、综合组的有效率、临床治愈率、ALT转阴率及转阴时间均无显著差异($P>0.05$),而单纯组、对照组的ALT转阴时间有非常显著的差异($P<0.01$)。本品(小花清风藤)治疗病毒性肝炎甲型和乙型疗效显著。单药治疗43例,有效率为93.0%;与其他药物合用治疗41例,有效率为94.0%,本品较垂盆草对各型肝炎有效率为66.6%～83.0%无显著差异($P>0.05$)。用药后症状、体征消失快,氨基转移酶转阴时间短,副作用小[1]。

0567 小果蔷薇叶 xiǎo guǒ qiáng wēi yè（《天目山药用植物志》）

【异名】 小金樱叶(《生草药性备要》),山木香叶、荆刺叶(《湖南药物志》),红刺叶(《贵州草药》),明目茶(江西《草药手册》)。

【基原】 为蔷薇科蔷薇属植物小果蔷薇 *Rosa cymosa* Tratt. 的叶。

【原植物】 参见“小果蔷薇根”条。

【采收加工】 5～9月采叶,鲜用。

【药性】《生草药性备要》:“性温。”

【功用主治】 解毒消肿,活血散瘀。主治疮痈肿痛,烫火伤,跌打损伤,风湿痹痛。

1.《分类草药性》:“治跌打损伤,消散肿毒。”

2.《岭南采药录》:“敷疮毒。”

3.《重庆草药》:“行气,活血,散瘀。”

【用法用量】 内服:煎汤,15～30 g。外用:鲜品捣敷。

【选方】 1. 治痈疖 鲜(山木香)叶和冷饭少许,捣烂敷患处。(《福建中草药》)

2. 治对口疮　山木香叶、枇杷树皮，共捣烂，敷患处。

3. 治烫火伤　山木香叶、青火草，捣烂敷患处。（2、3方出自《湖南药物志》）

4. 治手指砍断　先整骨，后用红刺嫩叶尖嚼绒，外包伤处，每日换药1次。（《贵州草药》）

0568 小果蔷薇花 xiǎo guǒ qiáng wēi huā（《福建药物志》）

【异名】 小刺花（《湖南药物志》），野蔷薇花（南药《中草药学》），七叶朝春花（《福建药物志》）。

【基原】 为蔷薇科蔷薇属植物小果蔷薇 *Rosa cymosa* Tratt. 的花。

【原植物】 参见"小果蔷薇根"条。

【采收加工】 5～6月花盛开时采摘，晾干或晒干。

【成分】 花的精油含20多种成分，主要有丁香油酚（eugenol）41.64%，芳樟醇（linalool）9.26%，十九烷（nonadecane）6.73%，十七烷（heptadecane）4.81%，牻牛儿醇（geraniol）4.53%，苄基甲醇（benzylmethanol）3.55%，l-十七烯（l-heptadecene）3.91%，桂皮醛（cinnamic aldehyde）3.43%及苯甲酸乙酯（ethylbenzoate）2.88%等[1]。

【药性】《福建药物志》："甘、酸，平。"

【功用主治】 健脾，解暑。主治食欲不振，暑热口渴。

1. 南药《中草药学》："健胃，截疟。"

2.《福建药物志》："清凉解暑。治口渴。"

【用法用量】 内服：煎汤，3～9 g。

0569 小果蔷薇茎 xiǎo guǒ qiáng wēi jīng（《福建药物志》）

【异名】 红茨藤（《分类草药性》），小和尚藤（《重庆草药》），五加莲、苙刺甲、狗屎刺（《湖南药物志》），鱼杆子、青刺（《天目山药用植物志》）。

【基原】 为蔷薇科蔷薇属植物小果蔷薇 *Rosa cymosa* Tratt. 的茎藤。

【原植物】 参见"小果蔷薇根"条。

【采收加工】 7～9月采收，割取茎藤，切段晒干。

【药性】《福建药物志》："微苦、酸，平。"

【功用主治】《福建药物志》："治腹泻、胃痛、风湿关节痛、遗尿、子宫脱垂、痛经、脱肛。"

【用法用量】 内服：煎汤，30～60 g；或炖肉服。

【选方】 1. 治子宫脱垂　小和尚藤60 g，落地金钱60 g。炖肉服。

2. 治脱肛　小和尚藤120 g，无花果60 g。炖肉服。（1、2方出自《重庆草药》）

3. 治白带　小果蔷薇茎18 g，金樱子15 g，椿根皮12 g。腰痛加肖梵天花30 g，头晕加细叶石仙桃30 g，鸡蛋1只。水炖服。（《福建药物志》）

0570 小果蔷薇果 xiǎo guǒ qiáng wēi guǒ（《天目山药用植物志》）

【异名】 小金樱子（《生草药性备要》），鸡公子（《湖南药物志》），小金荚（《中药志》）。

【基原】 为蔷薇科蔷薇属植物小果蔷薇 *Rosa cymosa* Tratt. 的果实。

【原植物】 参见"小果蔷薇根"条。

【采收加工】 10～11月果熟时采摘，鲜用或晒干。

【药材】 小果蔷薇果 *Fructus Rosae Cymosae*　全国大部分地区均有野生。

性状　果实圆球形。表面棕红色或黑褐色，平滑，微有光泽，顶端有不突高的花萼残基，基部常带有细小果柄。果肉较薄，棕色，内有小瘦果5～10个，蒜瓣形，棕黄色。气微，味甘微涩。

【药性】 甘、涩，平。

1.《生草药性备要》："味劫，性温。"

2.《岭南采药录》："味微甘，无毒。"

3.《福建药物志》："甘、酸，平。"

【功用主治】 化痰，止咳，明目，固涩。主治风痰咳嗽，眼目昏糊，遗精，遗尿，小儿疳积，白带。

1.《天目山药用植物志》："治风痰咳嗽。"

2.《安徽中草药》："固肾涩精。"

3.《福建药物志》："治遗精遗尿，白带，小儿疳积。"

【用法用量】 内服：煎汤，60～90 g。

【选方】 1. 治风痰咳嗽　小果蔷薇鲜果60～90 g，水煎，冲红糖。早晚饭前各服1次。（《天目山药用植物志》）

2. 治肝肾阴虚目昏　小果蔷薇果实、枸杞子、地肤子各60 g。共研细末。每次9 g，每日2次，温酒少许冲下。

3. 治小便失禁　小果蔷薇果实60 g，炙甘草9 g。煎服。（2、3方出自《安徽中草药》）

4. 治小儿疳积　（小果蔷薇）干果9～15 g，莲子肉9 g。水煎服。（《福建中草药》）

0571 小果蔷薇根 xiǎo guǒ qiáng wēi gēn（《天目山药用植物志》）

【异名】 山木香根（《湖南药物志》），红刺根（《贵州草药》），小和尚头、细叶红根（《四川常用中草药》），小红根（《贵州中草药名录》）。

【基原】 为蔷薇科蔷薇属植物小果蔷薇的根。

【原植物】 小果蔷薇 *Rosa cymosa* Tratt. [*R. microcarpa* Lindl.]

攀缘灌木，高2～5 m。小枝有钩状皮刺。奇数羽状复叶互生，小叶3～5，稀7，连叶柄长5～10 cm；托叶线形早落；小叶片卵状披针形或椭圆形，长2.5～6 cm，宽0.8～2.5 cm，先端渐尖，基部近圆形，边缘有细锯齿，两面均无毛；小叶柄和叶轴有稀疏皮刺和腺毛。花两性；复伞房花序；萼片5，卵形，先端渐尖，常有羽状裂片；花瓣5，白色，倒卵形；花柱离生，密被白色绒毛。果实球形，直径4～7 mm，红色至黑褐色。花期5～6月，果期7～11月。

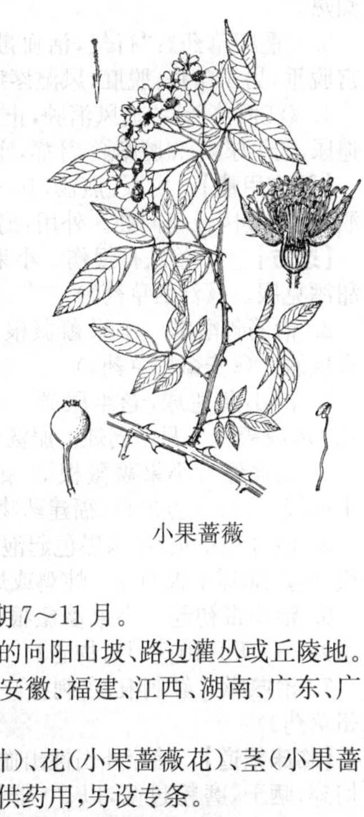

小果蔷薇

生于海拔250～1 300 m的向阳山坡、路边灌丛或丘陵地。分布于西南及江苏、浙江、安徽、福建、江西、湖南、广东、广西、台湾等地。

本植物的叶（小果蔷薇叶）、花（小果蔷薇花）、茎（小果蔷薇茎）、果（小果蔷薇果）亦供药用，另设专条。

【采收加工】 9～12月挖根，切段，鲜用或晒干。

【成分】 根含小果蔷薇苷（rocymosin）A、B；鞣质：木麻黄鞣宁（casuarinin），玫瑰鞣质（rugosin）D，狭叶栎鞣质（stenophyllanin）A、B，右旋儿茶素（catechin），原矢车菊素（procyanidin）B_3，原矢车菊素 B_3 3-O-没食子酸酯（procyanidin B_3 3-O-gallate），儿茶素-(4α→6)-儿茶素（4α→6）-表儿茶素〔catechin-(4α→6)-catechin-(4α→6)-epicatechin〕[1]。

【药理】 1. 促凝和止血作用　在犬股动脉半横断和肝、脾、肾等脏器切口试验中，根皮粉或其提取物局部应用，可使出血时间明显缩短。在促凝试验中，该提取物对兔血有显著促凝作用，终浓度在 0.82％以下时，能使兔血的凝血时间由 25～31 min 缩短到 10 min 左右，但对鸭血则无此作用，反使凝血时间延长。由于鸭血缺乏接触因子（hageman factor），而兔血则有此因子，因此认为是通过激活接触因子而起作用的。其促凝成分存在于鞣质部分内，如用铬皮粉除去鞣质后，其促凝作用即消失[1]。

2. 抗菌作用　体外试验证明，5％本品水提取物对金黄色葡萄球菌、溶血性链球菌和变形杆菌均有杀菌作用，对大肠杆菌在 20％浓度时也有杀灭作用[1]。

毒性　水提物 10 g/kg 灌胃给药，上、下午各 1 次，对小鼠未见毒性反应。但腹腔注射有明显刺激性；剂量超过 1 g/kg可引起小鼠死亡。以 0.71～1.42 mg/kg 静脉注射于犬，未见毒性反应[1]。

【药性】 苦、酸，微温。

1.《生草药性备要》："性温。"

2.《重庆草药》："味苦，性平。无毒。"

3.《江西草药》："性温，味酸。"

【功用主治】 散瘀，止血，固涩，解毒。主治跌打损伤，外伤出血，月经过多，小儿遗尿，尿频，白带，子宫脱垂，痔疮，脱肛，肿毒。

1.《生草药性备要》："能敛血。"

2.《分类草药性》："治跌打损伤，消散肿毒，和血，治血虚潮热。"

3.《重庆草药》："行气，活血散瘀。治妇女血虚干痨，子宫脱垂，男子痔疮，脱肛，风湿疼痛。"

4.《江西草药》："疏风消肿，止血固肾。治月经过多，小儿遗尿，老年尿频，口腔糜烂，牙痛，痈肿，外伤出血，鼻衄，黄汗。"

【用法用量】 内服：煎汤，10～30 g，或兑入红白糖或甜酒，或与瘦肉或鸡同炖。外用：捣敷。

【选方】 1. 治跌打损伤　小果蔷薇根 15～30 g。水煎，甜酒兑服。（《江西草药》）

2. 治筋骨酸痛　小果蔷薇根 60 g，八角枫须根 1.5 g。水煎服。（《安徽中草药》）

3. 治小儿遗尿，老年尿频　小果蔷薇根 60 g，猪瘦肉 120 g，或墨鱼 1 只。同炖。服汤食肉。（《江西草药》）

4. 治痛经　小果蔷薇根 30 g，野木瓜 15 g，红酒适量。水煎服。（4、5 方出自《福建药物志》）

5. 治月经不正，经水黑色起泡　小和尚藤根 150 g，刮金板 90 g，绛耳木根 60 g。炖鸡或炖肉服。（《重庆草药》）

6. 治疖毒初起　小果蔷薇根，加米泔汁磨成浓汁，涂敷患处。（《天目山药用植物志》）

7. 治咳嗽　红刺根、白刺各 9 g。水煎，兑白糖服。（《贵州草药》）

【临床报道】 治疗外伤性出血　取（小果蔷薇）根皮洗净切碎，晒干，磨粉过筛，以 20 倍量水浸泡 24 h（其中加热 2 h），滤过，滤渣晒干碾细备用。治疗外伤性出血（四肢浅表裂伤，鼻衄，拔甲后甲床出血）56 例，一般用 0.5～1 g 置于伤口上，止血时间最短 5 s，最长 3 min。平均约 30 s，随访 55 例，均无不良反应[1]。

0572 小九头狮子草 xiǎo jiǔ tóu shī zǐ cǎo（《滇南本草》）

【异名】 绣球藤（《滇南本草》），铁线牡丹、小九股牛、回龙草（《全国中草药汇编》），白木通、细木通（《云南中药志》）。

【基原】 为毛茛科铁线莲属植物毛茛铁线莲的全草和根。

【原植物】 毛茛铁线莲 *Clematis ranunculoides* Franch.〔*C. pterantha* Dunn var. *grossedentata* Rehd. et Wils.〕

草质或半灌木状藤本，长 0.5～4 m。根短而粗壮，木质，表面棕黑色，内面淡黄色。茎基部常四棱形，上部六棱形。基生叶有 3～5 小叶，叶柄长 7～10 cm；茎生叶对生，常为三出复叶；小叶片卵圆形或近圆形，长 4～6 cm，宽 2～4 cm，先端钝圆或钝尖，基部宽楔形，边缘有不规则的粗锯齿，常 3 裂，两面被疏柔毛，叶脉在下面凸起；小叶柄短。聚伞花序腋生，1～3 朵花，花梗基部有 1 对叶状苞片；花两性；钟状，直径 1.5 cm；萼片 4，卵圆形，紫红色，边缘密被淡黄色绒毛，外面脉纹上有 2～4 条凸起的翅；花瓣无；雄蕊多数，花药线形；心皮多数。瘦果纺锤形，棕红色，宿存花柱羽毛状。花期 9～10 月，果期 10～11 月。

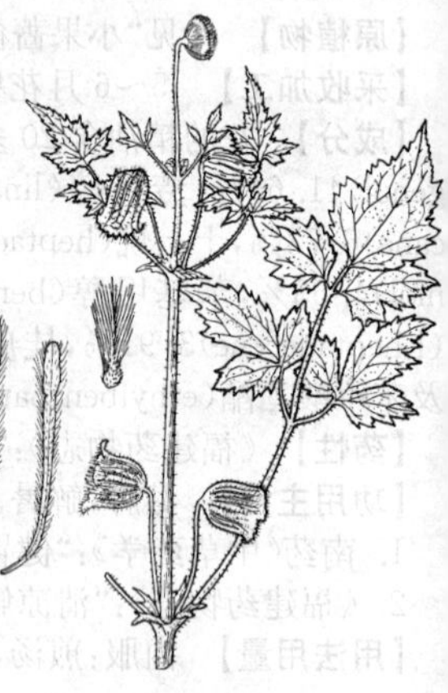

毛茛铁线莲

生于海拔 500～3 000 m 山坡、沟边、林下或灌木丛中。分布于广西西北部、四川西南部、贵州西南部、云南西北部。

【采收加工】 9～10 月采集，切碎，晒干。

【药性】 苦、淡、微辛，微寒。

1.《滇南本草》："味苦，性微寒。无毒。"

2.《全国中草药汇编》："味淡、微辛，平。"

【功用主治】 清热，解毒，利尿，活络。主治疮痈疖肿，乳痈，水肿，癃闭，跌打损伤，肾囊风痒。

1.《滇南本草》："主治一切下部生疮，肾囊风痒。"

2.《全国中草药汇编》："清热解毒，祛瘀活络，利尿。主治疖痈，并治尿闭，乳腺炎，跌打损伤。"

【用法用量】 内服：煎汤，10～15 g。外用：煎水外洗。

【选方】 1. 治天疱疮　小九头狮子草焙干研细末。撒疮上。

2. 治鼻疳疮或中毒于肺，鼻不能闻香臭　小九头狮子草烧灰（存性）研末。吹入鼻中。（1、2 方出自《滇南本草》）

0573 小叶三点金草 xiǎo yè sān diǎn jīn cǎo（《福建药物志》）

【异名】 碎米柴、漆大伯、天小豆（《江西民间草药》），马尾藤、狮子草（《云南中草药选》），辫子草、马尾草、细鞭打、消黄散、细叶兰、逍遥草、斑鸠窝、散风散、马龙通、地盘茶、斑鸠鼻、小木通（《云南中草药》），路路星、太阳草、红梗草、大叶关门草、消毒草(江西《草药手册》),红漆筋、红关门、红盲夹、金七枝(《浙江药用植物志》)。

【基原】 为豆科山蚂蟥属植物小叶三点金草的全草。

【原植物】 小叶三点金草 *Desmodium microphyllum* (Thunb.) DC. [*Hedysarum microphyllum* Thunb.] 又名:小叶山绿豆(《海南植物志》)。

草本,平卧或直立。根粗,木质。茎分枝,纤细,无毛。托叶披针形;三出复叶,顶生小叶长圆形,长 2～9 mm,宽约4 mm,先端圆钝,微凹,有短尖,基部圆形,上面无毛,下面具白色长柔毛,侧生小叶稍小。总状花序顶生或腋生,总花梗有开展短毛;花萼浅钟状,萼齿披针形,有白色柔毛;花冠淡紫色,旗瓣近圆形,基部狭,无爪,龙骨瓣与翼瓣等长;雄蕊 10,二体。荚果有荚节2～4,有毛。花、果期 5～9月。

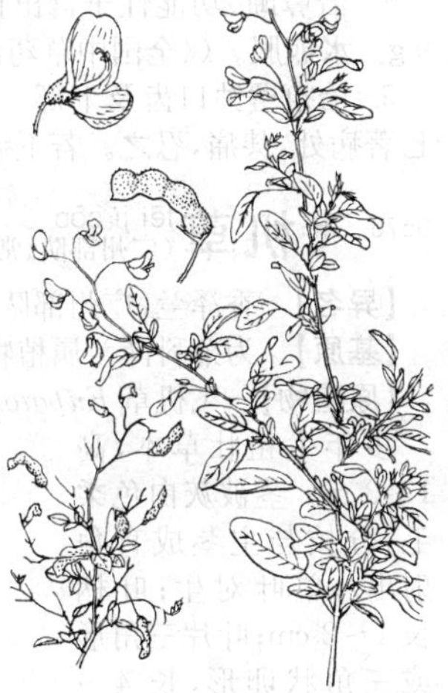

小叶三点金草

生于山坡草地或灌木丛中。分布于江苏、浙江、安徽、福建、江西、湖北、湖南、广东、广西、海南、四川、贵州、云南、台湾等地。

本植物的根(辫子草根)亦供药用,另设专条。

【采收加工】 7～10 月采收,鲜用或晒干。

【药性】 甘、苦,凉。

1.《江西草药》:"甘,平。"

2.《云南中草药》:"苦,凉。"

【功用主治】 清热利湿,止咳平喘,消肿解毒。主治石淋,胃痛,黄疸,痢疾,咳嗽,哮喘,小儿疳积,痈疮,瘰疬,痔疮,漆疮,烧烫伤,毒蛇咬伤。

1.《云南中草药》:"消炎止血,利湿通络。治肾、膀胱结石,慢性胃炎,发热。"

2.《全国中草药汇编》:"健脾利湿,止咳平喘,解毒消肿。治小儿疳积,黄疸,痢疾,咳嗽,哮喘,支气管炎;外用治毒蛇咬伤,痈疮溃烂,漆疮,痔疮。"

【用法用量】 内服:煎汤,9～15 g,鲜品 30～60 g。外用:鲜品捣敷;或煎水熏洗。

【选方】 1. 治急性黄疸型肝炎,体虚自汗 小叶三点金全草 15～30 g,黄毛耳草 30 g。水煎服。

2. 治慢性气管炎、哮喘 小叶三点金全草 30～60 g。水煎,每日分 4 次服。(1、2 方出自《湖南药物志》)

3. 治小儿疳积 小叶三点金 30 g,雪见草 15 g,鸡肝 1 具。水炖,服汤食肝。(《江西草药》)

4. 治颈淋巴结核 鲜小叶三点金全草 10～15 株,捣烂加开水少许,绞汁服,渣敷患处。(《福建药物志》)

5. 治结合膜炎 小叶三点金 30 g,菊花 6 g,黄连 4.5 g。煎服。(《安徽中草药》)

6. 治疮疖肿毒,急性乳腺炎 小叶三点金鲜草或配蒲公英,捣烂敷。(《湖南药物志》)

7. 治毒蛇咬伤 鲜辫子草适量,捣烂外敷,同时用鲜品 30～60 g 煎服。(《云南中草药选》)

0574 小花清风藤根 xiǎo huā qīng fēng téng gēn (《云南中药资源名录》)

【基原】 清风藤科清风藤属植物小花清风藤 *Sabia parviflora* Wall. ex Roxb. 的根。

【原植物】 参见"小花清风藤"条。

【采收加工】 9～12 月挖取根部,切片,鲜用或晒干。

【功用主治】 祛风除湿,解毒散瘀。主治风湿痹痛,跌打损伤,黄疸。

【用法用量】 内服:煎汤,6～9 g。外用:捣敷;或煎水熏洗。

0575 飞廉 fēi lián (《本经》)

【异名】 飞轻(《本经》),天荠、伏猪、伏兔、飞雉、木禾(《别录》),飞廉蒿(《千金方》),老牛错(《黑龙江中药》),红花草、刺打草、雷公菜(《湖南药物志》),大力王、枫头棵、飞帘(苏医《中草药手册》),红马刺(《曲靖中草药手册》),刺盖(《全国中草药汇编》)。

【基原】 为菊科飞廉属植物丝毛飞廉与节毛飞廉的全草或根。

【原植物】 1. 丝毛飞廉 *Carduus crispus* L.

二年生草本,高 50～120 cm。主根肥厚。茎直立,具纵棱,棱有绿色间歇的三角形刺齿状翼。叶互生;通常无柄而抱茎;下部叶椭圆状披针形,长 5～20 cm,羽状深裂,裂片常大小相对而生,边缘有刺,上面绿色,具细毛或近乎光滑,下面初具蛛丝状毛,后渐变光滑;上部叶渐小。头状花序 2～3 个簇生枝端;总苞钟状,总苞片多层,外层较内层逐渐变短,中层条状披针形,先端长尖成刺状,向外反曲,内层条形,膜质,稍带紫色;花全为管状花,两性,紫红色。瘦果长椭圆形,先端平截,基部收缩;冠毛白色或灰白色,呈刺毛状,稍粗糙。花期 5～7 月。

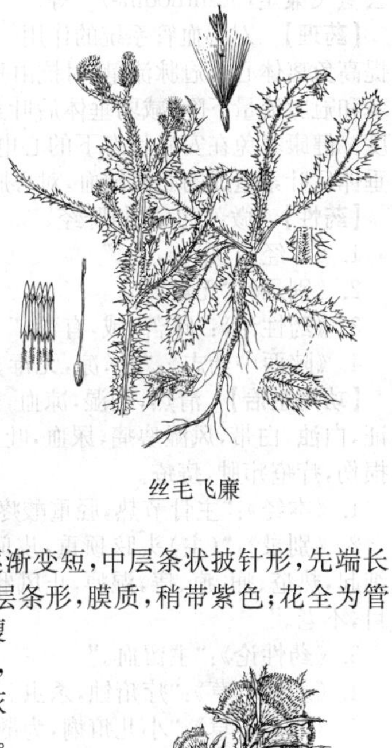

丝毛飞廉

生于田野、路旁或山地草丛中。我国大部分省区有分布。

2. 节毛飞廉 *C. acanthoides* L. 又名:藏飞廉(《西藏常用中草药》)。

本种与前种之区别,在于本种全株被白色蛛丝状毛。叶片披针形或倒披针形,羽状浅裂,裂片近等大,整齐对生;下部叶具短柄,上部叶无柄抱

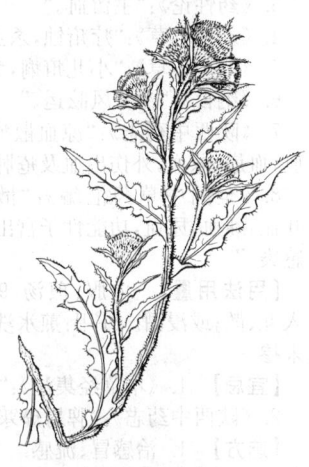

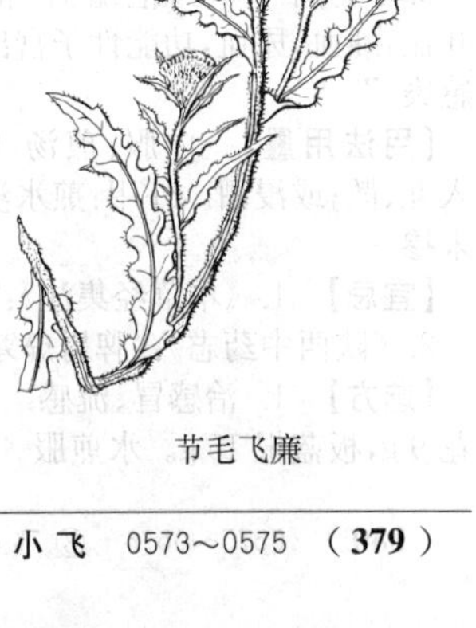

节毛飞廉

茎。头状花序多为单生，较大；花序下有宽条形叶状总苞片，长超过头状花序。瘦果椭圆形，稍扁，冠毛白色，多层，基部合生。

生于山坡草丛中及路旁。分布于云南及西藏。

【采收加工】 5～7月采收全草及花，9～10月挖根，鲜用或除花阴干外，其余切段晒干。

【药材】 飞廉 *Herba seu Radix Cardui Crispi* 产于全国各地。

性状 茎圆柱形，具纵棱，并附有绿色的翅，翅有针刺，质脆，断面髓部白色，常呈空洞。叶椭圆状披针形，羽状深裂，裂片边缘具刺，上面绿色，具细毛或近乎光滑，下面具蛛丝状毛。头状花序干缩，总苞钟形，黄褐色，苞片数层，线状披针形，先端长尖成刺向外反卷，内层苞片膜质，带紫色。花紫红色，冠毛刺状，黄白色。气味微弱。

鉴别 茎横切面：表皮、皮层于叶状翅处向外突出，棱脊处的表皮下方有厚角组织，外韧维管束环列，韧皮纤维束微木化，木质部内侧具微木化纤维群；髓常呈空洞。

叶表面观：上表皮细胞类多角形，下表皮细胞不规则形，垂周壁波状弯曲。气孔不定式或不等式，非腺毛多断碎，由5～10余个细胞组成，顶端细胞极细长并扭曲。

【成分】 节毛飞廉新鲜茎含去氢飞廉碱(acanthoine)和去氢飞廉定(acanthodine)[1]等。

【药理】 对心血管系统的作用 0.2%飞廉水提液能显著提高兔离体心脏冠脉流量，对抗由垂体后叶素造成的冠脉痉挛和冠脉流量下降，减弱垂体后叶素致T波、S-T波升高程度。健康家兔在安静状态下的心电图变化说明飞廉能对抗垂体后叶素造成的心肌缺血，对心肌具有保护作用[1]。

【药性】 微苦，凉。归肝经。

1.《本经》："味苦，平。"

2.《别录》："无毒。"

3.《药性论》："味苦、咸，有毒。"

4.《陕西中药志》："甘，凉，无毒。入肝经。"

【功用主治】 清热，利湿，凉血，散瘀。主治感冒咳嗽，淋证，白浊，白带，风湿痹痛，尿血，吐血，衄血，月经过多，跌打损伤，疔疮疖肿，痔疮。

1.《本经》："主骨节热，胫重酸疼。久服令人身轻。"

2.《别录》："(主)头眩顶重，皮间邪风如蜂螫针刺，鱼子细起，热疮、痈、疽、痔，湿痹，止风邪咳嗽，下乳汁。益气，明目，不老。"

3.《药性论》："主留血。"

4.《新修本草》："疗疳蚀，杀虫。"

5.《四声本草》："小儿疳痢，为散，以浆水下之。"

6.《纲目》："治头风眩运。"

7.《陕西中药志》："凉血散瘀，止血消肿。主治吐血，衄血，血崩，尿血，外伤出血及疮肿等症。"

8.《全国中草药汇编》："散瘀止血，清热利湿。主治吐血，衄血，尿血，功能性子宫出血，白带，乳糜尿，泌尿系统感染。"

【用法用量】 内服：煎汤，9～30 g，鲜品30～60 g；或入丸、散；或浸酒。外用：煎水洗；或鲜品捣敷；或烧存性，研末掺。

【宜忌】 1.《本草经集注》："得乌头良。恶麻黄。"

2.《陕西中药志》："脾胃虚寒无瘀滞者忌用。"

【选方】 1. 治感冒、流感 飞廉干花9 g或干根15 g，银花9 g，板蓝根15 g。水煎服。

2. 治乳糜尿，尿路感染，血尿 飞廉125 g，玉米秸芯(或向日葵秸芯)15～31 g，白鸡冠花31 g，糖100 g。煎2次合成500 ml。分2次服，每日1剂。(1、2方出自南药《中草药学》)

3. 治关节炎 飞廉150 g，何首乌45 g。白酒适量，浸泡1星期。每次1盅，日服3次。(《内蒙古中草药》)

4. 治鼻衄、功能性子宫出血，尿血 飞廉、茜草、地榆各9 g。水煎服。(《全国中草药汇编》)

5. 治疳䘌蚀口齿及下部 飞廉蒿烧作灰，捣筛，以两钱匕著病处，甚痛，忍之。若不痛，则非疳也。(《千金方》)

0576 飞机草 fēi jī cǎo (广州部队《常用中草药手册》)

【异名】 香泽兰(广州部队《常用中草药手册》)。

【基原】 为菊科泽兰属植物飞机草的全草。

【原植物】 飞机草 *Eupatorium odoratum* L.

多年生粗壮草本，高1～3 m。茎被灰白色柔毛，分枝与主茎成直角射出。单叶对生；叶柄长1～2 cm；叶片三角形或三角状卵形，长4～10 cm，宽1.5～5.5 cm，先端渐尖，基部楔形，边缘有粗大钝锯齿，两面均被绒毛，基出3脉。头状花序生于分枝顶端和茎顶端，排成伞房花序，花粉红色，全为管状花；总苞圆柱状，总苞片有褐色纵条纹；冠毛较花冠稍长。瘦果无毛，无腺点。花果期4～12月。

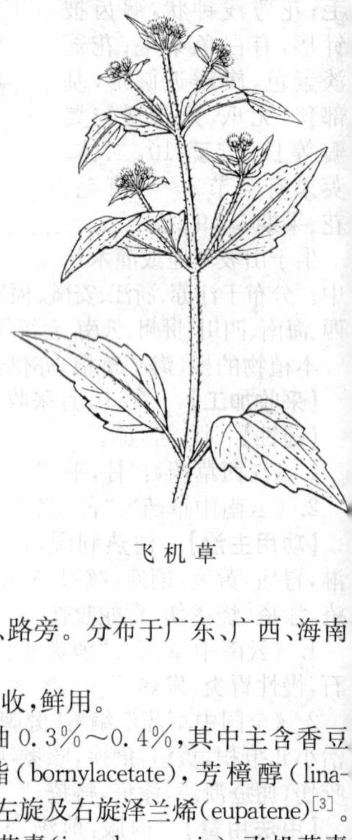

飞 机 草

生于热带、亚热带的山坡、路旁。分布于广东、广西、海南及云南等地。

【采收加工】 7～10月采收，鲜用。

【成分】 鲜枝叶含挥发油0.3%～0.4%，其中主含香豆素(coumarin)，乙酸龙脑酯(bornylacetate)，芳樟醇(linalool)[1]，泽兰醇(eupatol)[2]，左旋及右旋泽兰烯(eupatene)[3]。

地上部分含黄酮类：异樱花素(isosakuranetin)，飞机草素(odoratin)[4,5]，刺槐素(acacetin)[5]，樱花素(sakuranetin)，山柰素(kaempferide)，柽柳素(tamarixetin)[6]，三裂鼠尾草素(salvigenin)[7]，异樱花素-7-甲醚(isosakuranetin-7-methyl ether)，4′，5-二羟基-3′，7-二甲氧基黄酮(4′，5-dihydroxy-3′，7-dimethoxy flavone)[8]，4′，5，6，7-四甲氧基黄烷酮(4′，5，6，7-tetramethoxy flavanone)，4′-羟基-5，6，7-三甲氧基黄烷酮(4′-hydroxy-5，6，7-trimethoxyflavanone)，2′，4-二羟基-4′，5′，6′-三甲氧基查耳酮(2′，4-dihydroxy-4′，5′，6′-trimethoxychalcone)[9]，山柰酚-4′-甲醚(kaempferol-4′-methyl ether)，槲皮素-7，4′-二甲醚(quercetin-7，4′-dimethyl ether)，柚皮素-4′-甲醚(naringenin-4′-methyl ether)[10]和2′，5-二羟基-5′，7-二甲氧基黄烷酮(2′，5-dihydroxy-5′，7-dimethoxyflavanone)[11]等。又含甾醇：豆甾醇(stigmasterol)[10]以及α、β和γ-谷甾醇(sitosterol)[12]。还含萜类成分:羽扇豆醇(lupeol),β-香树脂醇(β-amyrin),环氧羽扇豆醇(epoxylupeol)[13]。还含茴香酸 (anisic acid)[14]。

【药理】 1. 对平滑肌作用 叶和茎的煎剂对离体豚鼠回肠有兴奋作用,水提取物(加乙醇除去沉淀者)作用较弱,煎剂对离体兔十二指肠有抑制作用。两者对离体兔子宫均无明显作用。给小鼠腹腔注射,两者毒性均很小[1]。

2. 对皮肤组织的作用 从飞机草叶子的水提物制备的Eupolin油膏 10 μg/ml 和 100 μg/ml 均能促进纤维原细胞和内皮细胞的生长,促进损伤的软组织和烧伤组织愈合。这种作用在只含 0.5%的小牛血清的半补体中表现特别明显。对纤维原细胞的中毒剂量是 250 μg/ml,但该剂量对内皮细胞并无明显损伤[2]。

【药性】 微辛,温,小毒。

1. 广州部队《常用中草药手册》:"微辛,温,气香。"

2.《广西本草选编》:"有毒。"

【功用主治】 散瘀,解毒,杀虫,止血。主治跌打肿痛,疮疡肿毒,稻田性皮炎,外伤出血。

1. 广州部队《常用中草药手册》:"杀虫,止血。"

2.《海南岛常用中草药手册》:"外治小伤口出血,山蚂蝗咬伤流血不止,无名肿毒及杀灭钩端螺旋体。"

3.《广西本草选编》:"止痒。"

【用法用量】 外用:鲜品捣敷,或揉碎涂擦。

【宜忌】 不宜内服。叶有毒,误食嫩叶会引起头晕、恶心、呕吐;用叶擦皮肤可导致红肿、起泡。

1.《广西本草选编》:"叶有毒,误食引起头晕、呕吐。"

2.《全国中草药汇编》:"一般不作内服。"

0577 飞蛾七 fēi é qī (《新华本草纲要》)

【基原】 为毛茛科唐松草属植物小果唐松草的根。

【原植物】 小果唐松草 *Thalictrum microgynum* Lecoy. ex Oliv.

多年生草本,高 20~42 cm。全株无毛。根状茎短,须根上有倒圆锥形小块根。茎直立,上部分枝。叶互生;叶柄长8~15 cm;叶为二至三回三出复叶;叶片长 10~15 cm;小叶楔状倒卵形、菱形或卵形,长 2~9.5 cm,宽 1.5~4.8 cm,3 浅裂,边缘有粗圆齿。花序似复伞形状;花两性,花梗丝状,长达 1.5 cm;萼片 4,花瓣状,白色,早落;花瓣无;雄蕊多数,花丝上部比花药宽,下部丝状,花药长圆形,先端有短尖;心皮 6~15,有细柄,柱头小,几无花柱。瘦果狭椭圆形,下垂,有 6 条纵肋。花期 4~7 月,果期 5~8月。

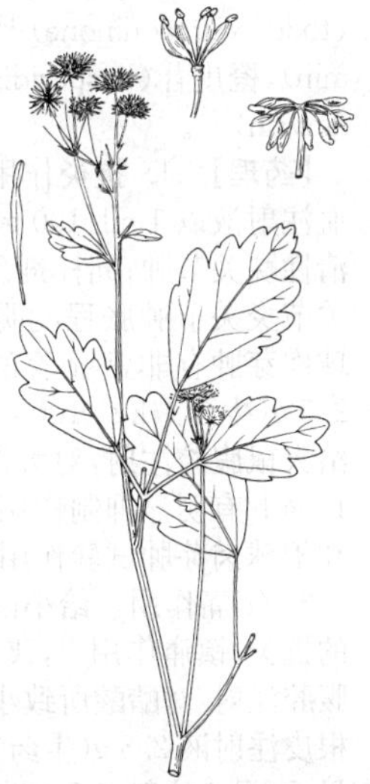
小果糖松草

生于海拔 700~2 800 m 的山地林下、草地或岩石边阴湿处。分布于陕西、湖北、湖南、四川、云南。

【采收加工】 7~10月采挖,晒干。

【成分】根含氧代紫番荔枝碱(oxopurpureine),箭头唐松草米定碱(thalicsimidine),海罂粟碱 (glaucine)及 N-甲基六驳碱(N-methyllaurotetanine)[1]。

全草含原阿片碱(protopine),隐品碱(crytopine),α-别隐品碱(α-allocryptopine),小檗胺(berbamine),药根碱(jatrorrhizine)[2]。

【药理】 1. 抗癌作用 氧代紫番荔枝碱有抗癌活性[1]。

2. 其他作用 海罂粟碱能显著抑制肉芽组织增生[2],并具有显著的镇咳作用,此作用强于可待因且治疗指数更高;还能协同催眠药抑制中枢,具有松弛肌肉、抗肾上腺素、抗过敏、抗血栓形成及抗血小板聚集等作用[3~5]。

【功用主治】 清热,利湿,散瘀。主治全身黄肿,眼睛发黄,跌打损伤。

【用法用量】 内服:煎汤,3~9 g。

0578 飞蛾树 fēi é shù (《湖南药物志》)

【异名】 飞蛾楠、蝴蝶树、鸡火树。

【基原】 为槭树科槭属植物长裂葛萝槭的嫩枝和果实。

【原植物】 长裂葛萝槭 *Acer grosseri* Pax var. *hersii* (Rehd.) Rehd. [*A. hersii* Rehd.] 又名:葛氏槭(湖南)。

落叶乔木,高达 8 m。树皮淡褐色,光滑;当年生枝绿色或紫绿色。叶对生;叶柄长 2~3 cm;叶片纸质,卵形,长 7~9 cm,宽 5~6 cm,边缘具密而尖锐的重锯齿,先端锐尖,基部近于心脏形,常较深的 3 裂,中央裂片较大,三角状卵形,上面深绿色,无毛;下面淡绿色;基出脉 3 条。花单性,雌雄异株,常成细瘦下垂的总状花序;萼片 5;花瓣 5;雄蕊 8,在雌花中不发育;花盘位于雄蕊内侧;子房紫色,在雄花中不发育。翅果幼时淡紫色,熟后黄褐色;小坚果微扁平,翅张开成钝角或近于水平。花期 4 月,果期 9 月。

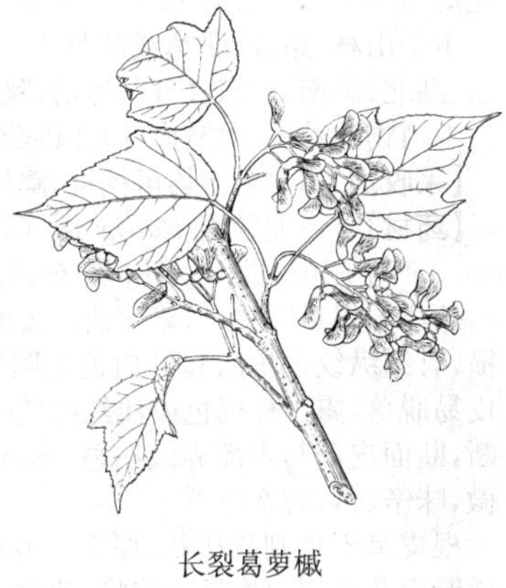
长裂葛萝槭

生于海拔 1 000~1 600 m 的疏林中。分布于安徽、浙江、江西、河南、湖北、湖南等地。

【采收加工】 9~10 月采收果实,晒干;6~7 月采收嫩枝,晒干。

【药性】 苦、咸,无毒。

【功用主治】 消炎,镇咳。主治新久咳嗽,鹅口疮。

【用法用量】 内服:煎汤,5~10 g。外用:研末撒。

【选方】 治蛾口疮 葛氏槭树果、青黛、雄黄。研末搽。

0579 飞龙掌血 fēi lóng zhǎng xuè (《植物名实图考》)

【异名】 黄椒(《分类草药性》),三百棒(《湖南药物志》),飞龙斩血(《云南中草药选》),见血飞、黄大金根、血棒头(《云南药用植物名录》),飞见血(《贵州中草药名录》)。

【基原】 为芸香科飞龙掌血属植物飞龙掌血的根或根皮。

【原植物】 飞龙掌血 *Toddalia asiatica* (L.) Lam. [*Paullinia asiatica* L.] 又名:小金藤、散血丹(《新华本草纲要》)。

木质藤本。枝与分枝常有向下弯曲的皮刺;老枝褐色,幼枝淡绿色或黄绿色,常被有褐锈色的短柔毛和白色圆形皮孔。三出复叶互生;总叶柄长 3～5 cm;小叶无柄;小叶片革质,倒卵形、倒卵状长圆形或为长圆形,长 3.5～9 cm,宽 1.5～3.5 cm,先端急尖或微尖而钝头,基部楔形,边缘有细钝锯齿,齿缝及叶片都有透明腺点,两面无毛。花单性,白色至淡黄色;萼片同花瓣及雄蕊均为 4～5;雄花常排成腋生的圆锥状聚伞花序;雌花比雄花稍大,子房上位,近圆球形,被毛,3～5 室,每室有上下叠生的胚珠 2 颗。核果近球形,橙黄色至朱红色,有深色腺点,果皮肉质。种子肾形,黑色,有光泽。花期 10～12 月,果期 12 月至翌年 2 月。

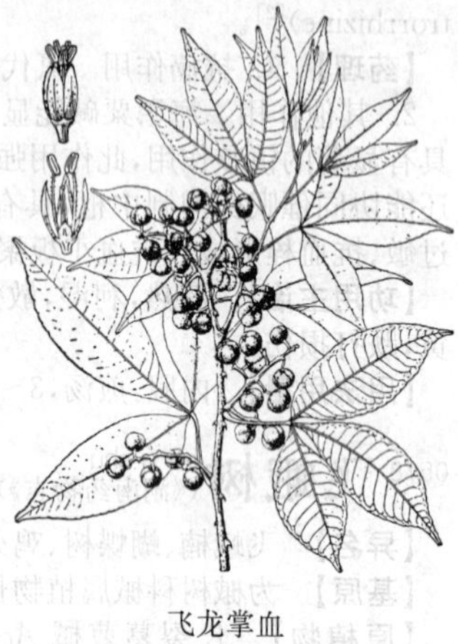

飞龙掌血

生于山林、路旁、灌丛或疏林中。分布于西南及浙江、福建、湖北、湖南、广东、广西、海南、陕西、台湾等地。

本植物的叶(飞龙掌血叶)亦供药用,另设专条。

【采收加工】 全年均可挖根,鲜用或切段晒干。

【药材】 飞龙掌血 *Radix seu Cortex Toddaliae Asiaticae* 产于湖南、贵州、四川、广东、海南、广西、陕西等地。

性状 根呈圆柱形,略弯曲。表面灰棕色至深黄棕色,粗糙,有细纵纹及稍凸起的白色类圆形或长椭圆形皮孔。栓皮易脱落,露出棕褐色或浅红棕色的皮部。质坚硬,不易折断,断面皮部与木部界线明显,木部淡黄色,年轮显著。气微,味辛、苦,有辛凉感。

根皮呈不规则长块状,厚 5～10 mm,质坚硬,不易折断,横断面及纵切面均显颗粒状,黄棕色或棕褐色,内表面淡褐色,有纵向纹理。

鉴别 (1) 根横切面:木栓层为数十列木栓细胞。皮层宽阔,散有较多油室。韧皮部外侧有晶鞘纤维和石细胞群,石细胞呈椭圆形、圆形或不规则长圆形,壁厚,胞腔明显。韧皮部散有较小的油室和晶鞘纤维束。木质部导管呈类圆形,多单列断续放射状排列;木纤维发达,围绕于导管;木射线宽 1～4 细胞。薄壁细胞含淀粉粒,有的含草酸钙棱晶或方晶。

(2) 取本品粗粉 1 g,加乙醇 20 ml,回流 20 min,滤过。取滤液 2 ml,加 7%盐酸羟胺溶液 3 滴和 10%氢氧化钠乙醇溶液 8 滴,置水浴上加热至微沸,放冷,加稀盐酸调至 pH 3～4,加三氯化铁乙醇溶液 2 滴,溶液显红色;取滤液 5 ml,置瓷蒸发皿中,蒸干,加醋酐 1 ml,摇匀,加硫酸 2 滴,溶液显红色并转为绿色(检查内酯类)。

(3) 薄层色谱:取本品粗粉 0.5 g,加乙醇适量回流 30 min,冷却,滤过,浓缩滤液作供试液。取白屈菜红碱制成对照品溶液。吸取二溶液点于同一加有磷酸二氢钾-CMC 硅胶薄层板上,以四氯化碳-甲醇(40:2)展开 16 cm,置于紫外灯(365 nm)下观察,供试品色谱在与对照品色谱相应的位置上显相同的亮黄色斑点。

【成分】 根含生物碱:白屈菜红碱(chelerythrine),茵芋碱(skimmianine),小檗碱(berberine)[1～3],二氢白屈菜红碱(dihydrochelerythrine)[4],飞龙掌血默碱(toddalidimerine),8-羟基二氢白屈菜红碱(8-hydroxydihydrochelerythrine),阿尔洛花椒酰胺(arnottianamide)[5],8-丙酮基-二氢白屈菜红碱(8-acetonyl-dihydrochelerythrine)[6]等。另含香豆素类:飞龙掌血内酯(toddaculin)[7],飞龙掌血双香豆素(toddasin)[8]。挥发油中含丁香油酚(eugenol),香茅醇(citronellol)[2,3]。此外,本品还含 β-谷甾醇(β-sitosterol)[3]等。

根皮含生物碱类:去-N-甲基白屈菜红碱(des-N-methylchelerythrine),氧化白屈菜红碱(oxychelerythrine),阿尔洛花椒酰胺,勒党碱(avicine),氧化勒党碱(oxyavicine),白屈菜红碱,白屈菜红碱-ϕ-氰化物(chelerythrine-ϕ-cyanide),全缘喹诺酮(integriquinolone),N-甲基芸香碱(N-methylflindersine),4-甲氧基-1-甲基-2-喹诺酮(4-methoxy-1-methyl-2-quinolone)[9],(±)-白屈菜赤碱[(±)-toddanin]和异种荷包牡丹碱(isocoreximine),环己胺(cyclohexylamine)[10]。香豆素化合物:九里香内酯(coumurrayin),飞龙掌血内酯酮(toddanone),8-(3,3-二甲基烯丙基)-6,7-二甲氧基香豆素[8-(3,3-dimethylallyl)-6,7-dimethoxycoumarin],异茴芹香豆素(isopimpinellin),6-(3-氯-2-羟基-3-甲丁基)-5,7-二甲氧基香豆素[6-(3-chloro-2-hydroxy-3-methylbutyl)-5,7-dimethoxy coumarin],6-甲酰基柠檬油素(6-formyllimettin),5,7,8-三甲氧基香豆素(5,7,8-trimethoxycoumarin),飞龙掌血双香豆素,飞龙掌血内酯烯醇(toddalenol),飞龙掌血新双香豆素(toddalosin),右旋飞龙掌血内酯醇(toddanol),6-(2-羟基-3-甲氧基-3-甲丁基)-5,7-二甲氧基香豆素[6-(2-hydroxy-3-methoxy-3-methylbutyl)-5,7-dimethoxy coumarin],5-甲氧基苏北任酮(5-methoxysuberenon)[9],飞龙掌血内酯烯酮(toddalenone)[11]。香豆素类与生物碱的二聚物:飞龙掌血香豆喹啉酮(toddacoumalone)[12];香豆素与萘醌的二聚物:飞龙掌血香豆醌(toddacoumaquinone)[13]。另外根皮中还含香叶木苷(diosmin),橙皮苷(hesperidin)[14]及三萜化合物 β-香树脂醇(β-amyrin)[9]。

【药理】 1. 抗炎作用 浓度为 2 g(生药)/ml 的飞龙掌血注射液以 1 ml/100 g 给大鼠腹腔注射,显著抑制大鼠蛋清性踝关节肿;同样剂量每日 1 次,给药 5 d,大鼠甲醛性踝关节炎关节肿胀程度明显低于模型组;给药 6 d,对大鼠棉球肉芽肿有非常显著的抑制作用[1]。50%根皮注射液以 2.5 g(生药)/kg、100%根心注射液以 5 g(生药)/kg 分别给大鼠腹腔注射,对大鼠鲜蛋清性踝关节肿在注射蛋清后 1～4 h 有明显抑制作用,根皮和根心对大鼠甲醛性关节炎和棉球肉芽肿试验作用不明显[2]。

2. 镇痛作用 给小鼠口服飞龙掌血乙醇提取物具有明显的抗炎、镇痛作用[3],飞龙掌血注射液以 0.01 ml/g 给小鼠腹腔注射,对醋酸所致小鼠扭体反应有极显著抑制作用[1],根皮注射液 2.5 g(生药)/kg 对醋酸所致扭体反应抑制不明显,而根心注射液 5 g(生药)/kg 镇痛效果极显著[2]。

3. 对心血管系统的作用 腹腔注射飞龙掌血水提物 0.268 g(生药)/kg 可显著减少家兔急性缺血心肌的作功和耗氧,通过纠正心脏对氧的供需平衡失调,改善心脏收缩、舒张功能和泵血功能,从而发挥对缺血心肌的保护作用[4]。腹腔注射飞龙掌血水提物 0.175 g(生药)/kg 和0.525 g(生

冬季变紫红色，中脉在下面隆起。花单性，雌雄异株，聚伞花序着生于叶腋外或叶腋内；花萼4裂；花瓣4，淡紫色；雄蕊4；子房上位。核果椭圆形，长6～10 mm，熟时红色，内含核4颗。花期5月，果熟期10月。

常生长于疏林中。分布于我国长江以南各地。

本植物的果实(冬青子)、树皮及根皮(冬青皮)亦供药用，另设专条。

【栽培】 生物学特性　属暖温带树种，耐寒性强。宜在湿润肥沃、排水良好的壤质土壤栽种。耐修剪，抗有害气体。

繁殖方法　用播种或扦插繁殖。播种：11月采成熟果实后，搓去果皮，洗净，将种子用湿砂低温层积，于翌年3月前播种。扦插：选一年生雌株枝条做插条。

【采收加工】 10～11月采摘，鲜用或晒干。

【成分】 四季青叶含三萜类：冬青三萜苷(ilexoside)A，冬青三萜苷B甲酯(ilexoside B methyl ester)[1]。此外，还含原儿茶酸(protocatechuic acid)[2]，原儿茶醛(protocatechuicaldehyde)[3,4]，熊果酸(ursolic acid)，鞣质(tannin)[5]，咖啡酸(caffeic acid)，丁香苷(syringin)，救必应酸(rotundic acid)，长梗冬青苷(pedunculoside)，环已酮长梗冬青苷基-3，23-O-乙缩醛(cyclohexanone pedunculosyl-3，23-O-acetal)[6]，龙胆酸(gentisic acid)，异香草酸(vanillic acid)[7]。

【药理】 1. 抗菌作用　四季青相当于生药0.012 5 g/ml的稀释水溶液对铜绿假单胞菌、大肠杆菌、伤寒杆菌、福氏痢疾杆菌、产碱杆菌、枯草杆菌、金黄色葡萄球菌均有抑制作用。当水溶液稀释至相当于生药0.003 1 g/ml时，对金葡球菌仍有抑制作用[1]。其抗菌成分主要为原儿茶酸，对大肠杆菌、铜绿假单胞菌、变形杆菌和金葡球菌4个菌种全部抑制的最低浓度为1.5 mg/ml，可能还含其他抗菌有效成分[2]。四季青制剂，无论口服或肌内注射，在用药后的第一、第二日，家兔浓缩尿中所含四季青成分均达有效抗菌浓度，表明此药稳定，吸收完全，经过体内代谢后，在尿中仍能发挥治疗作用[3]。

2. 治疗实验性烫伤作用　四季青药水(含鞣质量1.6%)给予大鼠Ⅱ度实验性烫伤创面涂布后，即与创面的渗液结成较牢固的保护性痂膜。3 d后给药组大鼠肢体肿胀完全或大部分消退，消肿速度明显比对照组为快[3,4]。

3. 对心血管系统的影响　四季青所含成分原儿茶醛22 mg/kg，静脉注射对猫扩张冠脉作用较强；原儿茶酸50 mg/kg静脉注射，对猫主要表现在心肌耗氧量降低；而总黄酮苷10 mg/kg、5 mg/kg、2.5 mg/kg与鞣质20 mg/kg，分别静脉注射对心血管系统影响不大[5]。

4. 抗炎作用　四季青所含原儿茶酸对小鼠甲醛性足肿有明显的抑制作用，效果强于水杨酸而接近乙酰水杨酸[6]。对大鼠甲醛性足肿也有暂时抑制效果，尿中17-羟类固醇排出量可暂时增加，且对切除肾上腺的大鼠也同样有效，说明其抗炎作用与肾上腺类固醇激素关系不大[7]。四季青水提液和95%乙醇提取液对小鼠耳二甲苯致炎有明显的抑制作用，乙醇提取液作用较强[8]。

5. 抗肿瘤作用　四季青及原儿茶酸对小鼠实验性HF肉瘤及肉瘤S_{180}有轻度抑制作用[9]。

6. 体内过程　四季青煎剂口服后易从胃肠道吸收，作用快而完全。原儿茶酸注射液静注后迅速分布于体内各脏器官组织中，并能透过血脑屏障，含量以肾脏为最高，脑、肝、心等次之，但2 h后含量已甚低微。大鼠口服、腹腔注射，家兔口服原儿茶酸后，可以原形、脱羧形成儿茶酚、甲基化形成香草酸(vanillic acid)从尿排出。四季青煎剂1次大量口服，兔浓缩尿中药物抑菌作用可保持2 d，证明排泄较慢，其成分静注后，绝大部分均在给药后4 h内排出[3]。

毒性　四季青煎剂小鼠灌服的LD_{50}为233.2±11.56 g(生药)/kg，相当于成人1 d量〔1.2 g(生药)/kg〕的194倍，表明该药的急性毒性较小。四季青煎剂每日10 g(生药)/kg，给家兔灌服14 d后，对家兔肝功能有一定损害，即停药2星期后ALT比给药前增高，病检见肝组织有损害，但较轻微，对肾功能无明显影响[1,3]。

【药性】 苦、涩，凉。

1.《江西草药》："苦、涩，寒。"

2.《青岛中草药手册》："性凉，味苦。"

【功用主治】 清热解毒，生肌敛疮，活血止血。主治肺热咳嗽，咽喉肿痛，痢疾，腹泻，胆道感染，尿路感染，冠心病心绞痛，烧烫伤，热毒痈肿，下肢溃疡，麻风溃疡，湿疹，冻疮，皲裂，血栓闭塞性脉管炎，外伤出血。

1.《本草图经》："烧灰，面膏涂之，治瘅(《大观本草》'瘅'作'皲')瘃殊效，兼灭瘢疵。"

2.《全国中草药汇编》："清热解毒，活血止血。主治上呼吸道感染，慢性气管炎，细菌性痢疾；外用治烧烫伤，下肢溃疡，麻风溃疡，创伤出血，冻伤，乳腺炎，皮肤皲裂。"

3. 南药《中草药学》："治小儿肺炎，气管炎，化脓性扁桃体炎，泌尿系感染。"

4.《浙江药用植物志》："治感冒发热，肺热咳嗽，咽喉肿痛，小便淋沥涩痛，腹泻；外治热疖痈肿初起。"

【用法用量】 内服：煎汤，15～30 g。外用：鲜品捣敷；或水煎洗、涂。

【选方】 1. 治感冒，扁桃体炎，急慢性支气管炎　四季青、三脉叶、马兰各30 g，制成煎液90 ml，每日3次分服。〔《新医药资料》1972，(1)：37〕

2. 治乳腺炎　四季青60 g，夏枯草、木芙蓉各45 g。捣烂如泥敷患处，干后加水调湿再敷。(《全国中草药汇编》)

3. 治烫伤　冬青叶水煎浓缩成1∶1药液。伤面清创后，用棉球蘸药液反复涂搽，如痂膜下有分泌物出现，可去痂后再行涂布，直至痊愈。(《浙江药用植物志》)

4. 治皮肤皲裂，瘢痕　冬青叶适量烧灰加凡士林、面粉各适量，调成软膏外涂，每日3～5次。(《青岛中草药手册》)

5. 治妇人阴肿　冬青叶、小麦、甘草各等分。煎水洗之。(《古今医统》冬青叶煎)

6. 治外伤出血　鲜冬青叶适量，嚼烂外敷。(《江西草药》)

【临床报道】 1. 治疗各种感染性疾病　使用四季青的不同制剂防治感染性疾病的有效率可达86.85%。其中对急慢性支气管炎、肺炎、急性肠炎和菌痢、急性胰腺炎、胆囊炎、急性肾盂肾炎和慢性肾盂肾炎急性发作，以及伤寒、副伤寒、骨髓炎、宫颈炎、尿道炎的疗效最好[1]。用四季青60 g，大青叶90 g，水煎浓缩至90 ml，为成人1 d量，分3次口服。治疗急慢性支气管炎470例，有效率90%。口服四季青糖浆治疗急性肠炎及菌痢60例，20～30 ml/次，每日3次，或糖衣片每次4～6片，每日3次，加肌注四季青注射液每次4 ml，每日2次，痊愈50例，好转4例，无效6例，有效率90%，有效病例平均2.2 d退热，3.6 d大便恢复正常，6.1 d大便培养转阴。用四季青注射液肌注或口服糖浆或糖衣片治疗泌尿系统感染(包括急性肾盂肾炎、慢性肾盂肾炎急性发作、多囊肾感染)，7～14 d为1个疗程，共治疗46例，治愈37例，好转4例，有效率89.1%，5例无效者均为慢性肾盂肾炎。临床发现长期应用四季青制剂治疗肾盂肾炎可产生耐药性，应与其他药物交替使用[2]。将四季青用水提醇沉法和水提醇沉结合pH处理法制成两种葡萄糖液(两者含量均为每500 ml含四季青生药80 g，葡萄糖25 g，但后者将醇液的pH调至8.5～9.0，生药的大部分鞣质被提取)，用于治疗慢性胆囊炎(或伴胆石)急性发作及胆道蛔虫症伴感染患者52例，其中用前液静滴500 ml，每日1次者12例，每日2次者3例，静滴1 000 ml，每日1次者5例。用后液每日1次静滴1 500 ml者9例，2 000 ml者12例。滴速为每分钟8～10 ml。分别治疗2～15 d(绝大多数为3～7 d)。有效37例，无效15例。在有效病例中，体温分别在1～7 d降至正常，腹痛常伴随体温下降而逐渐缓解，尿三胆多在7～10 d转阴，白细胞部分病例每日1次静滴1 500～2 000 ml，在3 d左右下降至4 000～5 000，但均未低于4 000，且为一时性，停药后迅即回升。两种制剂的疗效以水提醇沉法结合pH处理制剂大剂量静滴为优，极少数病例突然出现面色苍白及胸闷，停药后症状即消失[3]。四季青制剂的副作用较少，内服时可有轻度恶心和食欲减退，肌注时局部有轻度疼痛，但无局部浸润和硬结发生。静滴时如药液浓度过高，可发生静脉炎及局部疼痛[1]。

2. 治疗烧伤　用四季青分别制成水剂(每1 ml含生药1.0 g)、Ⅰ号乳剂(每500 ml含生药1 050 g、900 g)、Ⅱ号乳剂(每500 ml含生药150 g)、注射剂(每1 ml含生药4 g)、糖浆(每1 ml含生药2.0 g)。治疗方法及效果：①浅Ⅱ度烧伤：使用四季青水剂涂布或喷雾，亦可用Ⅰ号乳剂加压包扎于创面，在2～3 h内迅速结成褐色痂膜，1星期左右痂下开始表皮新生，随着痂膜逐步脱落，创面痊愈。即使少数患者痂膜下出现稀薄脓性分泌物时，如及时除去痂膜进行引流，并反复涂布或喷雾药物，一般也能在1～2星期内表皮新生，创面愈合。②深Ⅱ度烧伤：用四季青水剂涂布后暴露，一般在2 h后形成痂膜。也可用四季青Ⅰ号乳剂纱布包扎，2 d后去除包扎时已形成黑色痂膜，改为暴露治疗，一般于14～21 d内脱痂，可获痂下一期愈合。③混合度烧伤(深Ⅱ度合并Ⅲ度的烧伤创面)：早期用四季青Ⅰ号乳剂包扎，若已形成黑色痂膜，改用暴露治疗。创面应保持干燥，不使受压，于烧伤后3星期左右，痂膜一般能自行脱落，获痂下愈合。3星期不能脱落者，可采用扩创去除焦痂，这时可见深Ⅱ度的创面已自行愈合，而Ⅲ度创面呈新鲜的肉芽，可采用小皮片植皮消灭创面。同时口服四季青糖浆、肌内或静脉注射四季青注射液以预防和控制全身感染。以上水剂和乳剂不宜用于磷烧伤的早期创面。据对163例均为Ⅱ～Ⅲ度烧伤患者系统观察，治愈率为87%，死亡率为13%，创面愈合平均日数：Ⅱ度(深浅度)平均14.5 d，Ⅲ度平均36 d。四季青治疗烧伤的作用原理主要是能保护创面，控制金黄色葡萄球菌、大肠杆菌、铜绿假单胞菌感染。在烧伤创面的不同阶段，必须采用不同剂型的药物，才能有效地促使创面愈合，提高治愈率。应用四季青治疗烧伤存在的问题有：①四季青水剂或Ⅰ号乳剂应用于烧伤早期创面，有一过性的刺激性疼痛，持续5～10 min。②四季青外用后，所结成的痂膜为棕黑色或黑色，如果用药前对烧伤深度未能很好判断，则结痂后再判断就有困难，从而影响进一步观察处理[4,5]。

3. 治疗下肢溃疡　先以1∶1 000苯扎溴铵(新洁尔灭)溶液冲洗创面，再以四季青乳剂(每1 ml含生药2.4 g)涂敷，外加消毒纱布包扎，每日1次，直至痊愈，如创面较小、较浅表的溃疡单用四季青乳剂(Ⅰ法)即可。在经过四季青乳剂处理后，创面清洁，但表皮新生速度不快，或创面有坏死组织，即换用"东方一号"药膏外用，每日1次，直至痊愈(Ⅱ法)；原来创面肉芽新鲜，经用四季青乳剂治疗1星期左右，创面清洁，但由于溃疡面积较大，争取早期植皮，创面多一期愈合而达痊愈(Ⅲ法)；溃疡面积大而深，表面有坏死组织或溃疡肉芽增生，甚至合并骨髓炎等情况，在使用四季青乳剂后，待创面组织清洁，即换用"东方一号"药膏外敷一段时间，以除去坏死组织及促进表皮新生，在创面完全清洁后，即行植皮，加速愈合(Ⅳ法)。用上法共治疗804例，其中痊愈445例，占55.3%，有359例患者因未能坚持治疗，难以确定疗效[2]。

4. 治疗麻风溃疡　以1∶1 000苯扎溴铵溶液冲洗创面后，用四季青乳剂(每1 ml含生药2.4 g)涂敷，外加消毒纱布包扎，每日换药1次。一般5～10 d后创面清洁，肉芽新鲜，即进行邮票状植皮。经过3个月的治疗随访，共观察84例，完全治愈76例，占90%，其中单用四季青7例，四季青乳剂加植皮疗法69例；大部分治愈者3例，占4%；总有效率达94%[2]。

1384 四念癀 sì niàn huáng (福建)

【异名】　海绿、龙吐珠、九龙吐珠(福建)。

【基原】　为报春花科琉璃繁缕属植物琉璃繁缕的全草。

【原植物】　琉璃繁缕 *Anagallis arvensis* L.

一年生或二年生草本，无毛。茎丛生，分枝，有四棱，高10～30 cm，稍淡绿白色。单叶对生；无柄，抱茎；叶片卵圆形至狭卵形，长1～2.5 cm，宽5～15 mm，先端尖或稍钝，基部浑圆，全缘，纸质。花单生叶腋；花梗长2～3 cm，无苞片；花萼裂片5枚，线状披针形，长4～6 mm，锐尖；花冠辐状，长4～6 mm，淡红色，裂片倒卵形，全缘或先端具啮蚀状小齿，具腺状小缘毛；雄蕊5，花丝有毛；子房上位，无毛，花柱丝状。蒴果球形。种子暗棕色，密生瘤状突起。花期3～5月。

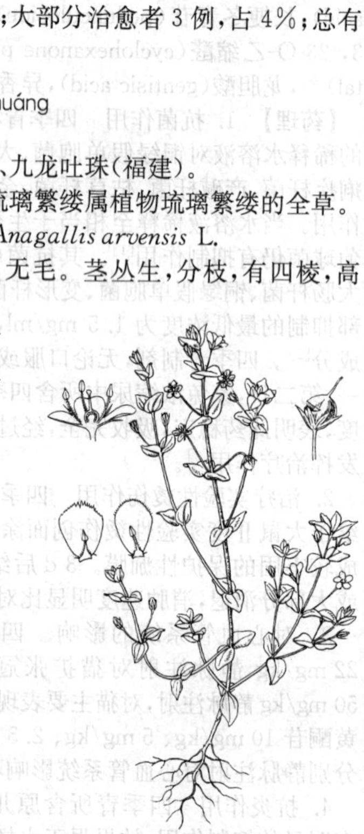

琉璃繁缕

生于原野、田边、湿地。分布于浙江、福建、广东、台湾等地。

【采收加工】　6～7月采收，鲜用或晒干。

【成分】　地上部分含有正二十六烷(*n*-hexacosane)，β-谷甾醇(β-sitosterol)，豆甾醇(stigmasterol)，β-香树脂醇(β-amyrin)，虫漆蜡酸(lacceric acid)，芸香苷(rutin)，海绿苷元(anagalligenin)[1]。还含海绿星苷(anagallisin) A、B、D、E[2]。

根含皂苷，苷元为三萜化合物[3,4]：海绿灵(anagalline)，海绿苷元(anagalligenin) B[5,6]。

叶含甾醇：α-菠菜甾醇(α-spinasterol)，7-燕麦甾烯醇(7-avenasterol)，二氢菠菜甾醇(dihydrospinasterol)，β-谷甾

醇，豆甾醇；脂肪酸：棕榈酸（palmitic acid），硬脂酸（stearic acid），油酸（oleic acid），亚油酸（linoleic acid）和亚麻酸（linolenic acid）[7]。

花含甾醇类：豆甾醇，β-谷甾醇，α-菠菜甾醇-3-葡萄糖苷（α-spinasterol-3-glucoside）；黄酮类：山柰酚（kaempferol），槲皮素（quercetin）和芸香苷（rutin）[8]。

种子还含脂肪酸：肉豆蔻酸（myristic acid），棕榈酸，油酸，亚油酸，亚麻酸和顺二十碳-9-烯酸（gadoleic acid）。含豆甾醇和谷甾醇[9]。

该植物还含海绿甾苷（arvenin）Ⅰ、Ⅱ、Ⅲ、Ⅳ[10, 11]，海绿苷（anagalloside）A、B、C 和去葡萄糖海绿苷（deglucoanagalloside）A、B[12]。

【药理】 1. 抗病毒　含四念癀皂苷的软膏剂 7 mg/g 对感染了单纯疱疹性角膜炎病毒的家兔有明显的疗效，其作用较慢，作用强度弱于 5-碘去氧尿苷（idoxuridine），只是从第六至第十一日治疗期间，作用开始强于 5-碘去氧尿苷。但是，皂苷毒性限制了它们的应用，20 mg/g 浓度可引起严重的眼睛发红、角膜炎和眼睑水肿[1]。四念癀中的三萜皂苷在体外可抑制单纯 1 型疱疹病毒和乙型脊髓灰质炎病毒的复制，抑制细胞病变。这种活性不是杀病毒作用，但可能涉及抑制病毒与宿主细胞的结合，及疱疹病毒复制早期和晚期[2, 3]。

2. 溶血作用　四念癀中的皂苷有溶血作用[4]。

【药性】《全国中草药汇编》："苦、酸，温。"

【功用主治】《全国中草药汇编》："祛风通络，化腐生肌。治疮疡阴症，鹤膝风。"

【用法用量】 内服：煎汤，9～15 g，鲜品 15～30 g；或捣汁。外用：鲜品捣敷。

【选方】 治鹤膝风 鲜四念癀 30 g，青壳鸡蛋 1 枚。酒水各半炖服。（《全国中草药汇编》）

1385 四棱杆 sì léng gǎn（《新华本草纲要》）

【异名】 香茶菜（《宁夏中草药手册》），山苏子、猛一撒（河南）。

【基原】 为唇形科香茶菜属植物毛叶香茶菜的叶。

【原植物】 毛叶香茶菜 *Rabdosia japonica*（Burm. f.）Hara［*Plectranthus glaucocalyx* Maxim. var. *japonicus*（Burm. f.）Maxim.；*P. japonicus*（Burm. f.）Koidz.；*Isodon japonicus*（Burm. f.）Hara］

多年生草本，高 0.4～1.5 m。根茎木质，粗大，向下有细长的侧根。茎直立，钝四棱形，具四槽及细条纹，下部木质，上部被柔毛及腺点，多分枝。茎叶对生；叶柄长 1～3.5 cm，上部有狭而斜向上宽展的翅，腹凹背凸，被微柔毛；叶片卵形或阔卵形，长 6.5～13 cm，宽 3～7 cm，基部阔楔形，边缘有粗大具硬尖头的钝锯齿。圆锥花序在茎及枝上顶生，疏松而开展，花梗与总梗及序轴均被微柔毛及腺点；下部一对苞叶卵形，叶状；小苞片微小，线形；花萼开花时钟形，长 1.5～2 mm，萼齿 5，三角形，锐尖，下唇 2 齿稍长而宽，上唇 3 齿，中齿略小；花冠淡紫、紫蓝至蓝色，上唇具深色斑点，长 5 mm，外被短柔毛，冠檐二唇形，上唇反折，先端具 4 圆裂，下唇阔卵形，内凹；雄蕊 4，伸出，花丝扁平，中部以下具髯毛；花柱伸出，先 2 浅裂；花盘环状。成熟小坚果卵状三棱形，黄褐色，无毛，先端具疣状凸起。花期 7～8 月，果期 9～10 月。

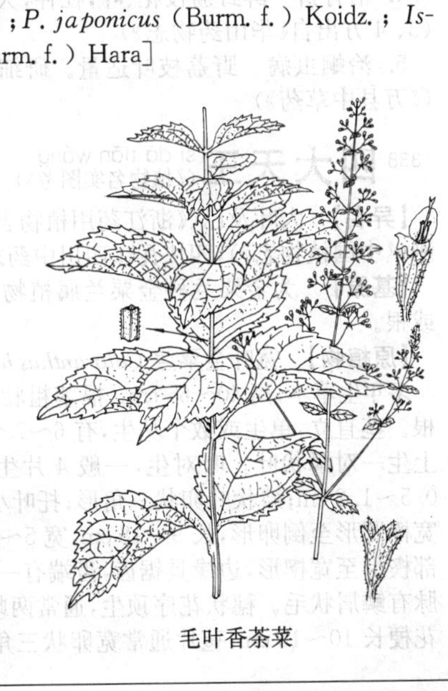

毛叶香茶菜

生于山坡、路旁。分布于山西、江苏、河南、四川、陕西、甘肃等地。

【采收加工】 9～10 月采收，扎把晒干。

【成分】 叶主含萜类成分：毛叶香茶菜素（rabdosin）A、B、C，延命草醇（enmenol），表毛叶香茶菜醇（epinodosinol），表诺多星（epinodosin），毛果香茶菜贝壳松素（lasiokaurin），冬凌草甲素（oridonin）[1, 2]，毛果香茶菜贝壳松醇（lasiokaurinol），毛叶酯（rabdosinate），毛叶醇（rabdosinatol）[3]，毛果香茶菜醛（trichorabdal）H，大叶香茶菜素（macrophyllin）B，希柯勘宁（shikokianin）[4]，毛叶香茶菜素（maoyerabdosin）[5, 6]，香茶菜属醛（isodonal），香茶菜属醇（isodonoiol）[5]，齐墩果酸（oleanolic acid）[5]，诺多星（nodosin）[7]。多种对映贝壳杉烯（烷）型二萜化合物[8]：毛叶香茶菜丙素，毛叶香茶菜丁素，毛叶香茶菜戊素；对映松香烷类化合物：毛叶香茶菜庚素，毛叶香茶菜辛素[9]，蓝萼素（glaucocalyxin）E[10]，蓝萼甲素（glaucocalyxin A），蓝萼乙素（glaucocalyxin B）和蓝萼丁素（glaucocalyxin D）[11]；二萜类：香茶菜酮（rabdosianone）Ⅰ和Ⅱ[12]；贝壳杉烷二萜类（kaurane diterpenes）：kamebanin，kamebacetal A，kamebakaurin，excisanin A[13]。另含黄酮类：芸香苷（rutin）[11]，槲皮素（quercetin），槲皮苷（quercetrin），白前苷（vincetoxicoside）B，田基黄棱黄酮醇（sarothranol），异巴西红厚壳素（isojacareubin），花旗松素-7-O-鼠李糖苷（taxiflin-7-O-α-L-rhamnoside）。间苯三酚类衍生物：地耳草素（japonicins）A、B、C、D 和田基黄内酯（sarolactone）[14]。还含 1α-O-β-D-glucopyranoyl-emmenol，jiuhuanin，isodocarpin，rabdoepigibberellolide，wikstroemioidin，lushanrubescensin J[9]。

【药理】 1. 抗肿瘤作用　分离出的苦味成分延命草素有抗肿瘤和抑菌作用[1]。动物移植性肿瘤试验中，粗提物对小鼠肉瘤 S_{180}、艾氏腹水癌有显著抗肿瘤作用[2]。四棱杆水提液、醇提液、总二萜在一定浓度下，对体外培养的艾氏腹水瘤细胞有细胞毒作用，总二萜作用最强，醇提液作用次之。腹腔注射，可使艾氏腹水癌小鼠生存时间延长 80%，对网织细胞肉瘤、S_{180} 实体瘤抑瘤率分别为 39%、46.6%，对肝癌腹水也有一定效果。总二萜腹腔注射，可显著延长艾氏腹水癌小鼠生存期；对网织细胞肉瘤也有一定作用，但对肉瘤 S_{37}、白血病 L_{615} 均无作用。水提液抗肿瘤作用较差[3]。干叶中分离出的二萜化合物毛叶香茶菜素 A、B、C、毛果香茶菜贝壳松素，10 μg/ml 浓度可使艾氏腹水癌细胞（EAC）蓝染率分别达 100%、100%、100%、98%。毛叶香茶菜素 B 对白血病（L_{1210}）小鼠生命延长率为 122%[4, 5]。

2. 对免疫系统的影响　四棱杆水提液、醇提液对溶血素反应稍有抑制[3]。

3. 抗菌作用　醇提物对金黄色葡萄球菌、甲型链球菌、乙型链球菌、肺炎链球菌均有明显抑菌作用，对流感杆菌有一定作用，对其他杆菌几无作用。水提液对球菌或杆菌均有一定抑制作用，其中以对金黄色葡萄球菌、变形杆菌、痢疾杆菌作用明显[3]。

4. 其他作用　日本从四棱杆中分离出两种抑制胃液分泌成分，是包含酸性糖元和酸性蛋白或酸性多肽的糖蛋白[2]。

【药性】《宁夏中草药手册》："苦，凉。"

【功用主治】《宁夏中草药手册》："清热解毒，活血。治胃炎，肝炎初起，经闭，跌打损伤，乳腺炎，关节痛，蛇虫咬伤。"

【用法用量】内服：煎汤，9～15 g。外用：捣敷。

1386 四楞通 sì léng tōng （《红河中草药》）

【异名】钩藤、双钩藤、大通气、倒挂金钩、越南钩藤（《红河中草药》），四棱通（《全国中草药汇编》）。

【基原】为茜草科钩藤属植物北越钩藤的根。

【原植物】北越钩藤 *Uncaria homomalla* Miq. [*U. tonkinensis* Havil.] 又名：印支钩藤（《云南种子植物名录》）。

攀缘灌木。茎四棱形，棕色，被短毛，变态枝（花序柄）钩状，对生于叶腋，顶端尖而下弯，基部宽大，具纵槽。单叶对生；叶柄长约 1 cm；叶片阔卵形，先端渐尖，基部浑圆，边缘波状或全缘，两面疏被白色短毛。头状花序球形，生于叶腋，小花绿白色。蒴果倒卵状，椭圆形。

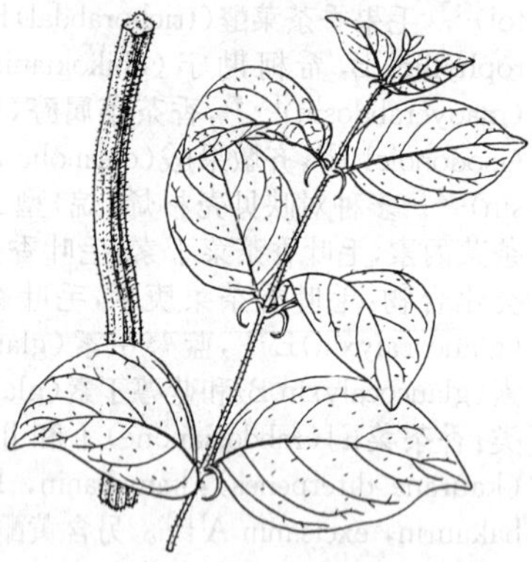

北越钩藤

生于热带的丛林溪边阴湿处。分布于云南。

【采收加工】10～11 月采挖，切段，晒干或鲜用。

【功用主治】祛风通络，平肝熄风。主治风湿痹证，坐骨神经痛，跌打损伤，骨折，外伤出血，高血压病，偏头痛，小儿惊风，脱肛。

【用法用量】内服：煎汤，10～15 g；或泡酒。外用：捣敷。

【选方】1. 治风湿关节炎，跌打损伤，坐骨神经痛，骨折　四楞通干根 9～15 g。煎服，酒为引或配方泡酒服。外用鲜根捣敷。

2. 治小儿脱肛　山螺丝 1 个，焙黄研末，取钩藤 9 g 煎水送服。（1、2 方出自《红河中草药》）

1387 四照花 sì zhào huā （《万县中草药》）

【基原】为山茱萸科四照花属植物四照花的叶、花。

【原植物】四照花 *Dendrobenthamia japonica* (DC.) Fang var. *chinensis* (Osborn) Fang [*Cornus kousa* Harms ex Diels; *C. kousa* Hance var. *chinensis* Osborn] 又名：山荔枝（《中国高等植物图鉴》），野荔枝（《华山药物志》）。

落叶小乔木，高 3～5 m。树皮灰白色；小枝暗绿色，嫩枝被柔毛。叶对生于短侧枝梢端；叶柄长 5～10 mm，疏生棕色柔毛；叶片纸质或厚纸质，卵形或卵状椭圆形，长 5.5～12 cm，宽 3.5～7 cm，先端渐尖，基部宽楔形或圆形，上面绿色，下面粉绿色，两面均疏被白色柔毛。头状花序球形，由 40～50 朵花聚集而成；总花梗长 4.5～7.5 cm；总苞片 4，白色，两面近于无毛；花萼管状，上部 4 裂，花萼内侧有 1 圈褐色短柔毛；花瓣 4，黄色；雄蕊 4，与花瓣互生；子房下位，2 室，花柱 1，从垫状花盘中伸出，被白色柔毛。果序球形，成熟时暗红色，直径 1.5～2.5 cm；总果梗纤细，长 5.5～9 cm，近于无毛。花期 6～7 月，果期 9～10 月。

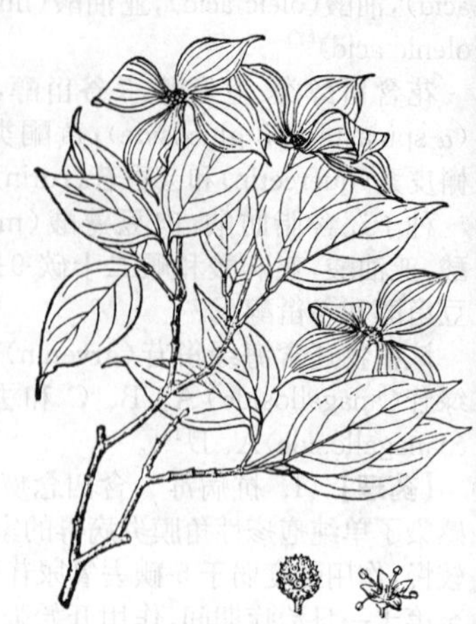

四照花

生于海拔 600～2 200 m 的森林中。分布于西南及山西、内蒙古、江苏、浙江、安徽、福建、江西、河南、湖北、湖南、陕西、甘肃、台湾等地。

本植物的树皮及根皮（四照花皮）、果实（四照花果）亦供药用，另设专条。

【采收加工】7～9 月采摘，鲜用或晒干。

【成分】含多酚类：β-葡萄糖没食子鞣苷（β-glucogallin），(+)-儿茶素〔(+)-catechin〕，(+)-没食子儿茶素〔(+)-gallocatechin〕，原矢车菊素（procyanidin）B-3[1]。

【药性】《浙江药用植物志》："叶性凉，味苦、涩。"

【功用主治】《浙江药用植物志》："（叶）清热解毒，止血。可治烫伤，外伤出血，肝炎等症。"

【用法用量】内服：煎汤，9～15 g。外用：捣敷；研末撒或调敷。

【选方】1. 治痢疾　野荔枝花 9～15 g。水煎服。（《华山药物志》）

2. 治烧伤　野荔枝叶适量。研细，调鸡蛋清外敷。（《万县中草药》）

3. 治外伤出血　鲜野荔枝叶捣敷，或干叶及花研末外敷。

4. 治骨折　鲜野荔枝花、叶，杜仲，大接骨丹，捣烂外敷。（3、4 方出自《华山药物志》）

5. 治蛔虫病　野荔枝叶适量。研细，每次 6 g，蒸蛋服。（《万县中草药》）

1388 四大天王 sì dà tiān wáng （《植物名实图考》）

【异名】大叶及己（《浙江药用植物志》），四叶对、四大金刚（《中国植物志》），四块瓦（《四川中药志》）。

【基原】为金粟兰科金粟兰属植物宽叶金粟兰的全草或根。

【原植物】宽叶金粟兰 *Chloranthus henryi* Hemsl.

多年生草本，高 40～65 cm。根茎粗壮，黑褐色；具多数须根。茎直立，单生或数个丛生，有 6～7 个明显的节，下部节上生一对鳞状叶。叶对生，一般 4 片生于茎上部；叶柄长 0.5～1.2 cm；鳞状叶卵状三角形；托叶小，钻形；叶片纸质，宽椭圆形至倒卵形，长 9～18 cm，宽 5～9 cm，先端渐尖，基部楔形至宽楔形，边缘具锯齿，齿端有一腺体，背面中脉、侧脉有鳞屑状毛。穗状花序顶生，通常两歧或总状分枝，连总花梗长 10～16 cm；苞片通常宽卵状三角形或近半圆形；花白色;雄蕊3,基部几分离,中央药隔长3 mm,有1个2室的花药,两侧药隔各有1个1室的花药,药室在药隔的基部;子房卵形,无花柱,柱头头状。核果球形。花期4～6月,果期7～8月。

生于山坡林下阴湿地和灌丛中。分布于浙江、安徽、福建、江西、湖北、湖南、广东、广西、四川、贵州、陕西、甘肃。

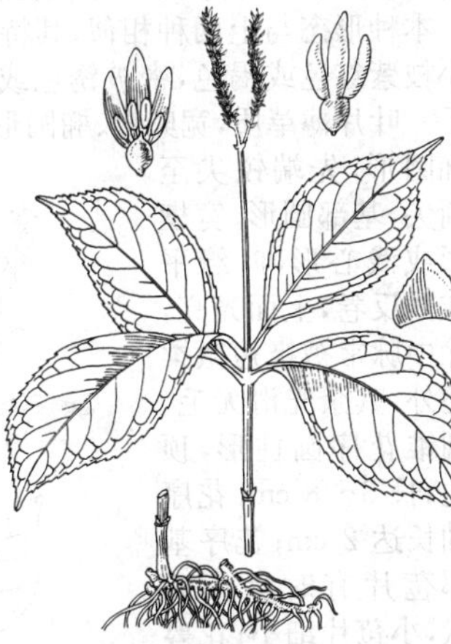

宽叶金粟兰

【采收加工】 7～9月采收,分别晒干。

【药材】 四大天王 *Herba seu Radix Chloranthi Henryi* 主产于浙江、江西、湖南、湖北、四川等地。

性状 根茎粗短,不规则短圆柱形,顶端有多数圆形凹窝状茎痕或残留茎基;表面黑褐色,四周密生长而弯曲的细根。根直径约1 mm;表面灰褐色或灰黄色。质脆,易折断,断面可抽出黄白色木质心。气微,味微辛。

【成分】 全草含硝酸钾(KNO_3),具有收缩离体子宫的作用[1]。

【药性】《四川中药志》1979年版:"苦、辛,温,有毒。"

【功用主治】 祛风除湿,活血,解毒。主治风湿痹痛,肢体麻木,风寒咳嗽,跌打损伤,疮肿及毒蛇咬伤。

1.《植物名实图考》:"俚医以治风损跌打,无名肿毒。"

2.《四川中药志》1979年版:"祛风除湿,活血止痛,解毒。用于风湿痹痛,跌打损伤,瘀滞疼痛,疮肿及毒蛇咬伤。"

【用法用量】 内服:煎汤,3～10 g;或浸酒。外用:捣敷。

【宜忌】 孕妇慎服。

【选方】 治疮肿,毒蛇咬伤,马蜂刺伤 四大天王根10 g,七叶一枝花15 g,水煎服,并外用适量,捣烂敷局部。敷治毒蛇咬伤时,伤口要暴露,不能封口。(《四川中药志》1979年版)

1389 四川山矾 sì chuān shān fán(《全国中草药汇编》)

【异名】 黄夹柴(《浙江药用植物志》),灰灰树(《贵州中草药名录》)。

【基原】 为山矾科山矾属植物四川山矾的根、茎及叶。

【原植物】 四川山矾 *Symplocos setchuensis* Brand [*S. sinuate* Brand; *S. lucida* (Thunb.) Sieb. et Zucc.] 又名:波缘山矾、波叶灰木(《中国高等植物图鉴》)。

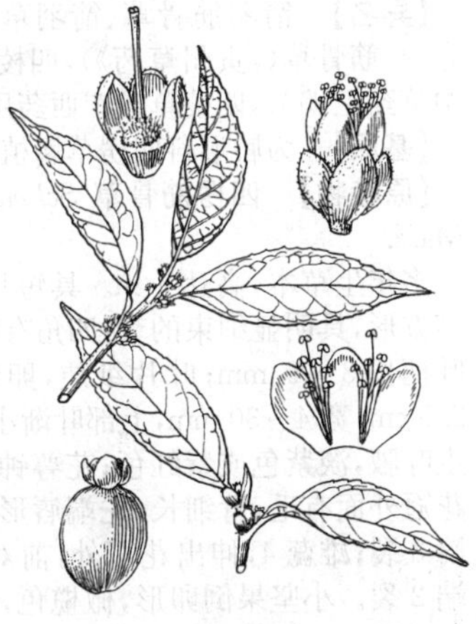

四川山矾

小乔木。小枝略有棱,无毛。叶互生;叶柄长5～10 mm;叶片薄革质,长圆形或狭椭圆形,长7～13 cm,宽2～5 cm,先端渐尖或长渐尖,基部楔形,边缘具尖锯齿;中脉在叶面凸起。穗状花序呈团伞状;苞片阔倒卵形,苞片、花萼背面及花盘有白色长柔毛或柔毛;花萼长约3 mm,裂片长圆形;花冠长3～4 mm,5深裂几达基部;雄蕊30～40,花丝长短不一,伸出花冠外,花丝基部稍联合成明显的5体雄蕊;子房3室。核果卵圆形或长圆形,长5～8 mm,先端具直立的宿萼裂片,基部有宿存的苞片;核骨质,分开成3分核。花期3～4月,果期5～6月。

生于海拔1 800 m以下的山坡杂木林中。分布于西南及江苏、浙江、安徽、福建、江西、湖南、广西、台湾等地。

【采收加工】 7～9月采收,切片或段,晒干。

【功用主治】《全国中草药汇编》:"行水,定喘。主治水湿胀满,咳嗽喘逆。"

【用法用量】 内服:煎汤,9～15 g。

【选方】 1. 治水湿胀满 四川山矾根或茎适量。切断,火中烧红后,淬于1碗开水内,盖闷片刻,去渣服汁。

2. 治咳嗽,喘逆 四川山矾叶500 g。水煎2次,浓缩至1 000 ml。日服2次,每次25 ml,10 d为1个疗程,连服3个疗程。(1、2方出自《全国中草药汇编》)

1390 四照花皮 sì zhào huā pí(《万县中草药》)

【基原】 为山茱萸科四照花属植物四照花 *Dendrobenthamia japonica* (DC.) Fang var. *chinensis* (Osborn) Fang 的树皮及根皮。

【原植物】 参见"四照花"条。

【采收加工】 10～11月采挖,切片,晒干。

【功用主治】 清热解毒。主治痢疾,肺热咳嗽。

【用法用量】 内服:煎汤,9～15 g,大剂量30～60 g。

【选方】 1. 治红白痢疾 野荔枝根皮、翻白草叶各30 g。水煎服。

2. 治大叶性肺炎 野荔枝根皮、果各9 g,栽秧泡根15 g。水煎服。(1、2方出自《万县中草药》)

3. 治劳伤乏力,肺病咯血 四照花根或根皮30～60 g。水煎服。(《浙江药用植物志》)

1391 四照花果 sì zhào huā guǒ(《万县中草药》)

【异名】 癞头果(《万县中草药》),梅株果(《浙江药用植物志》)。

【基原】 为山茱萸科四照花属植物四照花 *Dendrobenthamia japonica* (DC.) Fang var. *chinensis* (Osborn) Fang 的果实。

【原植物】 参见"四照花"条。

【采收加工】 9～10月采摘,晒干。

【药性】《浙江药用植物志》:"性温,味甘、苦。"

【功用主治】《浙江药用植物志》:"可驱除蛔虫。"

【用法用量】 内服:煎汤,6～15 g。

【选方】 治胎盘滞留 野荔枝果9 g。水煎服。(《万县中草药》)

1392 四川苦丁茶 sì chuān kǔ dīng chá(《新华本草纲要》)

【异名】 苦丁茶(《四川中药材标准》)。

【基原】 为木犀科女贞属植物总梗女贞、粗壮女贞或丽叶女贞的叶。

【原植物】 1. 总梗女贞 *Ligustrum pricei* Hayata［*L. pedunculare* Rehd.；*L. seisuiense* Shimizu et Kao］ 又名：阿里山女贞、清水女贞(《中国植物志》)。

灌木或小乔木，高 1～7 m。树皮灰褐色；当年生，枝黑灰色或褐色，圆柱形，被圆形皮孔，密被短柔毛。单叶，对生；叶柄长 2～8 mm，具槽；叶片革质，长圆状披针形或近菱形，先端渐尖至长渐尖，或锐尖，基部楔形，有时近圆形，叶缘平坦或稍反卷。圆锥花序顶生或腋生；花序轴和分枝轴圆柱形，纤细，果时具棱，密被短柔毛，花序最下面分枝长 0.5～1.5 mm，有花 3～7 朵，上部花单生或簇生；苞片线形或披针形；花萼长 1.5～2.5 mm，先端具宽三角形齿或近截形；花冠长 0.7～1.1 cm，花冠管长 5～7 mm，裂片卵形，先端尖，盔状；花丝长 0.5～2 mm，花药长圆形，与花冠裂片近等长；花柱长 2～4 mm，达花冠管的 1/2 处。果椭圆形或卵状椭圆形，长 7～10 mm，呈黑色。花期 5～7 月，果期 8～12 月。

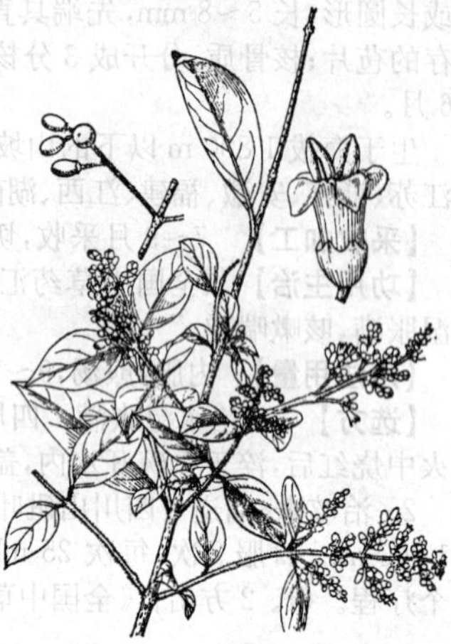

总梗女贞

生于山坡灌丛或沟谷林中。分布于湖北、湖南、四川、贵州、陕西、台湾。

2. 粗壮女贞 *L. robustum* (Roxb.) Bl.［*L. purpuascens* Y. C. Yang］ 又名：变紫女贞(《四川中药材标准》)，虫蜡树、向阳柳、水白蜡、紫金条(《中国植物志》)。

本种形态与上种相似，其特点是：高 1～10 m。小枝圆柱形，紫色，密被长圆形皮孔，疏被微柔毛，后渐脱落。叶片纸质，椭圆状披针形或披针形，先端长渐尖，基部宽楔形或近圆形，有时沿上面中脉疏被微柔毛。圆锥花序顶生；花序轴及分枝轴稍扁或近圆形，果时具棱，紫色，密被白色皮孔，具短柔毛或腺毛；小苞片卵形或披针形，具纤毛；花萼被疏硬毛或近无毛，长约 1 mm，先端近截形或具不明显齿；花冠长 4～5 mm，花冠管长 1.5～2.5 mm，裂片反折；花丝长 2.5～3 mm，花药长圆形；花柱细长，稍长于花冠管，柱头头状。果倒卵状长圆形或肾形，长 7～10 mm，弯曲。花期 6～7 月，果期 7～12 月。

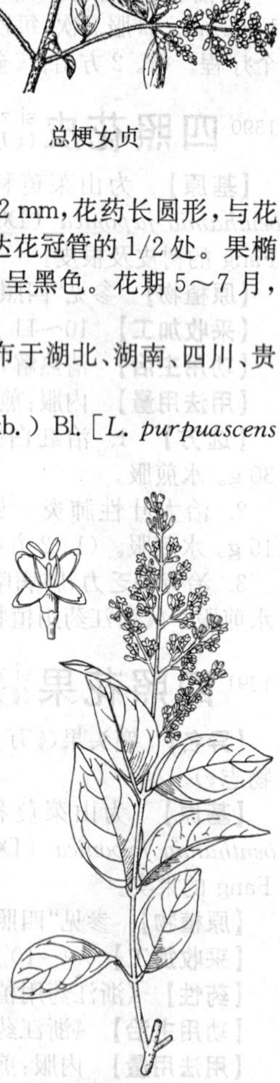

粗壮女贞

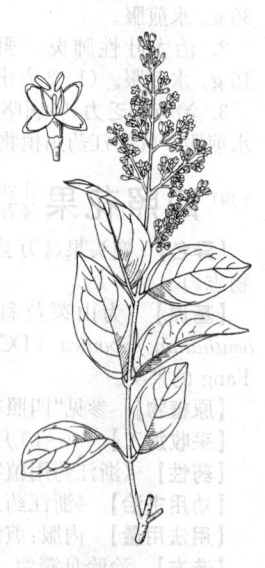

生于山坡灌丛或疏林中。分布于安徽、福建、江西、湖北、湖南、广东、广西、四川、贵州、云南。

3. 丽叶女贞 *L. henryi* Hemsl. 又名：兴山蜡树(《中国树木分类学》)，乔皮子(《中国植物志》)。

本种形态与上两种相似，其特点是：灌木，高 0.2～4 m。小枝紫红色或褐色，密被锈色或灰色短柔毛，有时具短硬毛。叶片薄革质，宽卵形、椭圆形或近圆形，有时为长圆状椭圆形，先端锐尖至渐尖，基部圆形、宽楔形或浅心形，叶缘平或微反卷，上面光亮，除中脉常被极短微柔毛外，其余光滑无毛。圆锥花序圆柱形，顶生，长 3～8 cm，花序轴长达 2 cm；花序基部苞片有时呈小叶状，小苞片细小；花萼无毛，长约 1 mm；花冠长 6～9 mm，花冠管长 4～6 mm，裂片长 1.5～3 mm；花丝稍短于裂片，花药与裂片近等长；花柱内藏，柱头微 2 裂。果近肾形，长 6～10 mm，弯曲，呈黑色或紫色。花期 5～6 月，果期 7～10 月。

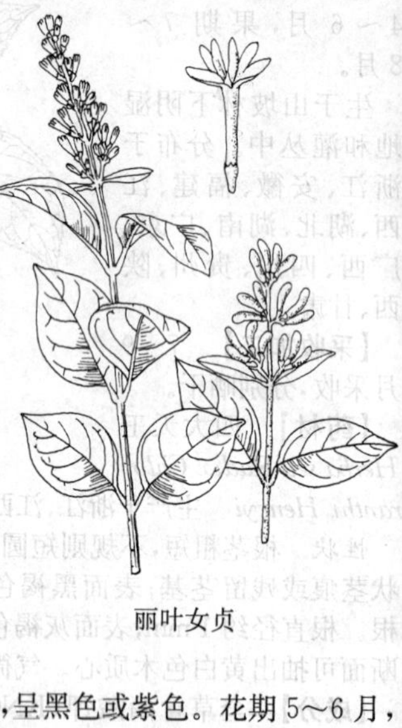

丽叶女贞

生于山坡灌丛或峡谷林中。分布于湖北、湖南、广西、四川、贵州、云南、陕西、甘肃。

【采收加工】 5～6 月采收，晒或烘干。

【成分】 粗壮女贞 叶含单萜类糖苷：粗壮女贞苷(ligurobustoside) A、B、C、D、E、F、G、H、I、J、K、L，[1]，还含芹菜素(apigenin)，cosmosiin，rhoifolin，阿克苷(arteoside)，齐墩果酸(oleanolic acid)[2]，十六烷(Hexadecane)，α-石竹烯(α-caryophyllene)[3]。

【药性】 《四川常用中草药》："性微寒，味苦、甘。入肝、胆、胃三经。"

【功用主治】 《四川常用中草药》："清热散风，除烦解渴。治头痛，齿痛，耳鸣，目赤红肿等症。"

【用法用量】 内服：煎汤，3～9 g；或泡茶饮。

1393 四楞筋骨草 sì lèng jīn gǔ cǎo (《四川中药志》)

【异名】 箭羽筋骨草、箭羽草、舒筋箭羽草(《四川中药志》)，筋骨草(《贵州草药》)，四棱筋骨草、假马鞭草(《全国中草药汇编》)，四棱草(《广西药用植物名录》)。

【基原】 为唇形科四楞草属植物四楞筋骨草的全草。

【原植物】 四楞筋骨草 *Schnabelia oligophylla* Hand.-Mazz.

多年生草本，高达 1 m。具短且膨大的根茎，逐节生根。茎方形，具明显细束的节，四角有膜质翅，分枝多。叶对生；叶柄长 3～9 mm；叶片纸质，卵形或三角状卵形，长 1～2.5 cm，宽 4～30 mm，上部叶渐小，两面被疏糙伏毛。花单生叶腋，淡紫色或紫红色；花萼钟形，外面有毛，先端 5 裂；花冠外面有毛，管细长，先端唇形，上唇 2 裂，裂片圆形，下唇 3 裂；雄蕊 4，伸出花冠外，前对稍长；子房 4 裂，花柱先端 2 裂。小坚果倒卵形，橄榄色，被短柔毛，背面具不甚明显的网纹。花期 4～5 月，果期 5～6 月。

生于海拔约700 m的山谷溪旁，石灰岩上。分布于福建、江西、湖南、广东、广西、四川。

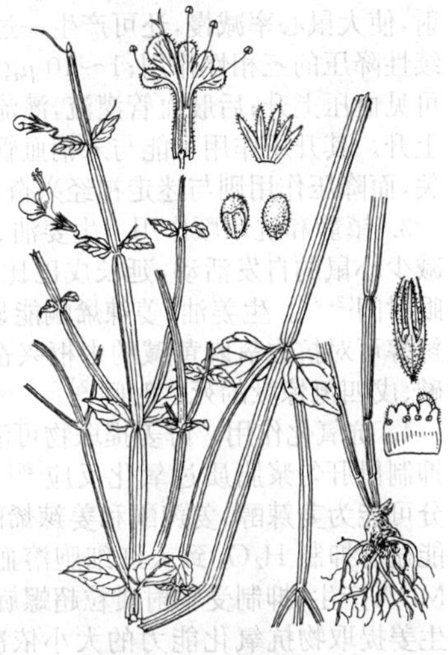

四棱筋骨草

【栽培】 生物学特性 喜阴湿环境，以肥沃、排水良好的富含腐殖质的砂质壤土为好。

繁殖方法 扦插繁殖。在4～5月间，选择健壮的老枝，剪成12 cm长的短插条，每插条一般有节2～3个，剪去顶端嫩梢。在常绿而阴湿的林下，翻土深16～20 cm，耙细整平，开1 m宽的高厢，按穴行距各20～25 cm开穴、深6～10 cm扦插，插入后盖土1.5～2 cm厚，浇水。成活后追施淡猪粪水2～3次，秋季移栽。

田间管理 在第二年3～4月，用猪粪水追肥1次，以后注意除草，在冬季撒盖腐殖质土或细碎的枯枝落叶1次，第三年春再施猪粪水1次。

【采收加工】 5月采收，鲜用或晒干。

【药性】 辛、苦，平。归肝、肾经。

1.《重庆草药》："性平，无毒。"

2.《四川中药志》1962年版："性温，味酸、微辛，无毒。入肝、肾二经。"

3.《贵州草药》："性微凉，味苦。"

【功用主治】 祛风除湿，活血通络。主治风湿痹痛，四肢麻木，关节肿痛，腰膝酸痛，跌打损伤。

1.《重庆草药》："行气，通经络，去风湿，镇痛。"

2.《四川中药志》1962年版："能除风湿，行血活络。治风湿筋骨疼痛，腰痛，跌损骨节肿痛和四肢麻木。"

【用法用量】 内服：煎汤，9～15 g；或浸酒。外用：捣敷。

【宜忌】 《四川中药志》1962年版："孕妇忌服。"

【选方】 1. 治风湿筋骨关节酸痛 四棱筋骨草60 g，泡酒服；风湿重至倒床瘫痪，身体十分瘦弱者，用本药500 g煎水炖鸡服。(《重庆草药》)

2. 治风湿 筋骨草30 g，生姜15 g。捣绒，加酒炒热，包患处。(《贵州草药》)

1394 **生姜** shēng jiāng (《别录》)

【基原】 为姜科姜属植物姜的新鲜根茎。

【原植物】 姜 *Zingiber officinale* Rosc.

多年生草本，高50～80 cm。根茎肥厚，断面黄白色，有浓厚的辛辣气味。叶互生，排成2列，无柄，有长鞘，抱茎；叶片披针形至线状披针形，长15～30 cm，宽1.5～2.2 cm，先端渐尖，基部狭。花葶自根茎中抽出，长15～25 cm；穗状花序椭圆形，长4～5 cm；苞片卵形，淡绿色，边缘淡黄色，先端有小尖头；花萼管有3短尖齿；花冠黄绿色，裂片3，披针形，唇瓣的中间裂片长圆状倒卵形，较花冠裂片短，有紫色条纹和淡黄色斑点，两侧裂片卵形，黄绿色，具紫色边缘；雄蕊1，暗紫色，药隔附属体包裹住花柱；子房无毛，3室，花柱1，柱头近球形。蒴果3瓣裂，种子黑色。花期7～8月。

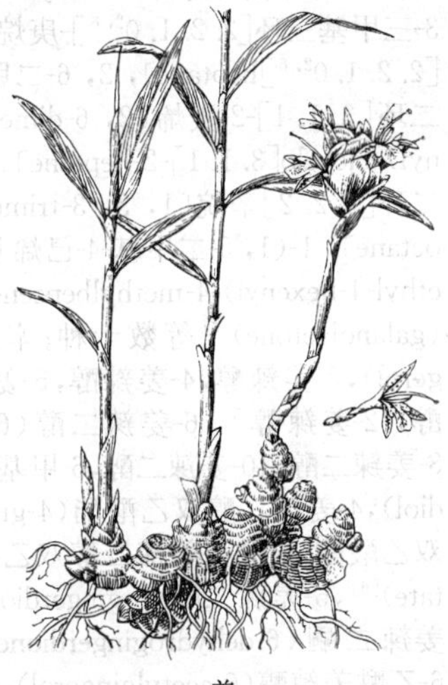

姜

我国中部、东南部至西南部各省有栽培。

本植物的茎叶(姜叶)、根茎外皮(生姜皮)、鲜根茎的蒸馏液(姜露)、干燥根茎(干姜)、干燥根茎的炮制品(炮姜、姜炭)亦供药用，另设专条。

【栽培】 生物学特性 喜温暖湿润的气候，不耐寒，怕潮湿，怕强光直射。忌连作。宜选择坡地和稍阴的地块栽培。以土层深厚、疏松、肥沃、排水良好的砂壤土至重壤土为宜。

繁殖方法 根茎(种姜)繁殖，穴栽或条栽。秋季采挖生姜时，选择肥厚、色浅黄、有光泽、无病虫伤疤的根茎作种姜，下窖贮藏或在室内与细沙分层堆放贮藏备用。南方于1～4月，北方于5月，取出种姜，用生姜宝等农药200倍液浸种10 min，晾干后上炕在22～25 ℃下催芽，温度前高后低，20 d左右待姜芽生长至0.5～1 cm时，把种姜切成小块，每块保留1～2个壮芽。穴栽：按行株距40 cm×30 cm开穴，深13～17 cm，每穴平放种姜1块，覆盖细堆肥与土。条栽：按行距40 cm开沟，施入基肥后，按株距27 cm下种，上覆土与地面平。播种深(挖穴30 cm左右)，并不断培土而成菜姜，为生姜来源；播种浅(挖穴5～10 cm)而成药姜，为干姜来源。

田间管理 出苗达50%时及时进行姜田遮阴，补苗。全年中耕除草3～4次，追肥4次，轻施提苗肥，重施合枝肥，补施秋肥。生长期间对水分要求比较严格，不能缺水，出现干旱要及时浇水保湿，收获前10 d停止浇水。

病虫害防治 病害有腐败病，俗称姜瘟，高温多雨季节易发病。用波尔多液、姜瘟散等浸种10 min，发病时拔除病株，用石灰撒病穴消毒。虫害有亚洲玉米螟、姜弄蝶、生姜螟虫、甜菜夜蛾、生姜蓟马等。

【采收加工】 10～12月茎叶枯黄时采挖，晒干。

【药材】 生姜 *Rhizoma Zingiberis Recens* 全国大部分地区均产。

性状 根茎呈不规则块状，略扁，具指状分枝，长4～18 cm，厚1～3 cm。表面黄褐色或灰棕色，有环节，分枝顶端有茎痕或芽。质脆，易折断，断面浅黄色，内皮层环纹明显，维管束散在。气香特异，味辛辣。

鉴别 参见"干姜"条。

【成分】 生姜油含挥发性成分：α-姜烯(α-zingiberene)，β-檀香萜醇(β-santalol)，β-水芹烯(β-phellandrene)，β-甜没药烯(β-bisabolene)，α-姜黄烯(α-curcumene)，姜醇(zingiberol)，紫苏醛(perillaldehyde)，橙花醛(neral)，牻牛儿醛(geranial)，2-蒈醇(2-caraneol)，3-蒈醇，莰烯(camphene)，β-罗勒烯(β-ocimene)，α-香柑油烯(α-bergamotene)，β-金合欢烯(β-farnesene)，月桂烯(myrcene)，β-蒎烯(β-pinene)，2-龙脑(2-borneol)，柠檬醛(citral)，7-蒈烯〔7-menthene〕，异小茴香醇(isofenchyl alcohol)，α-金合欢烯，1，3，3-三甲基三环[2.2.1.0^{2,6}]-庚烷〔1，3，3-trimethyltricyclo[2.2.1.0^{2,6}]heptane〕，2，6-二甲基-6-(4-甲基-3-戊烯基)-二环[3.1.1]-2-庚烯〔2，6-dimethyl-6-(4-methyl-3-pentenyl)-bicyclo[3.1.1]-2-heptene〕，1，3，3-三甲基-2-氧杂二环[2.2.2]辛烷〔1，3，3-trimethyl-2-oxabicyclo[2.2.2]octane〕，1-(1，5-二甲基-4-己烯基)-4-甲基苯〔1-(1，5-dimethyl-4-hexenyl)-4-methylbenzene〕[1~3]及高良姜萜内酯(galanolactone)[4]等数十种；辛辣成分：6-姜辣醇(6-gingerol)，3-姜辣醇，4-姜辣醇，5-姜辣醇，8-姜辣醇，10-姜辣醇，12-姜辣醇[5]，6-姜辣二醇(6-gingediol)，4-姜辣二醇，8-姜辣二醇，10-姜辣二醇，6-甲基姜辣二醇(6-methylgingediol)，4-姜辣二醇双乙酸酯(4-gingediacetate)，6-姜辣二醇双乙酸酯，6-甲基姜辣二醇双乙酸酯(6-methylgingediacetate)[6]，6-姜辣二酮(6-gingerdione)，10-姜辣二酮，6-去氢姜辣二酮(6-dehydrogingerdione)，10-去氢姜辣二酮[7]，6-乙酰姜辣醇(6-acetylgingerol)，6-姜辣烯酮(6-shogaol)[8]等。生姜还含呋喃大牻牛儿酮(furanogermenone)[9]，2-哌啶酸(pipecolic acid)及天冬氨酸，谷氨酸，丝氨酸等多种氨基酸[10]。

【药理】 1. 对消化系统的影响 (1) 对胃肠道消化功能的影响 生姜乙醇提取物(EZE)静脉注射，可暂降家兔在体胃运动幅度，对离体大鼠胃底条则先兴奋后抑制，对离体豚鼠回肠有收缩效应，且对其乙酰胆碱或组胺性量效关系呈非竞争性拮抗作用[1]。6-姜辣烯酮和6-姜辣醇对在体胃，姜辣酮对在体家兔肠管，姜辣醇和姜辣烯酮对肠管平滑肌皆有松弛作用[2~5]。6-姜辣烯酮或6-姜辣醇静脉注射，前者抑制而后者促进炭末在小肠的推进，6-姜辣烯酮灌胃则促进炭末推进[3]。生姜的丙酮提取物，6-姜辣烯酮或6、8、10-姜辣醇灌胃，均能促进炭末推进[6]。10%生姜煎剂2 ml灌胃，可促进幽门结扎大鼠的胃液分泌，胃液总酸度及其排出量显著增加[7]。25%生姜煎剂200 ml灌胃，使巴甫洛夫小胃犬的胃液分泌兴奋24 h[8]。空腹服用生姜，可使巴甫洛夫小胃犬的胃液分泌量及游离酸分泌量增加。生姜可弱化胃蛋白酶作用而强化脂肪分解酶的作用，对胰酶则显著抑制，明显降低对淀粉和脂肪的消化功能[9,10]。

(2) 保护胃黏膜作用 生姜煎剂0.1 g/kg和0.2 g/kg灌胃，显著抑制大鼠盐酸和应激性胃黏膜损伤；该作用可能与促进胃黏膜合成和释放内源性PG有关[11]。生姜煎剂对无水乙醇和吲哚美辛所致大鼠胃黏膜损伤，生姜的丙酮提取物、丙酮提取物组分Ⅲ、姜烯、6-姜辣醇对盐酸-乙醇所致胃黏膜损伤均有显著抑制作用[12,13]。生姜提取物呋喃大牻牛儿酮500 mg/kg灌胃，有预防小鼠应激性溃疡作用[14]。

(3) 止吐和抗运动病作用 生姜浸膏、及姜辣酮和姜辣烯酮的混合物皆能拮抗硫酸铜的催吐作用[9,15]。生姜粉940 mg口服，可显著减轻电动转椅旋转试验者呕吐症状[16]，亦能减轻热刺激前庭系统所致眩晕和恶心症状[17]，对海上受试者可减轻呕吐和出汗[18]。

(4) 保肝利胆作用 生姜油对大鼠、小鼠四氯化碳性肝损害有治疗和预防作用[19]。姜辣醇和姜辣烯酮对四氯化碳及半乳糖胺所致的肝损伤也有抑制作用[20]。生姜丙酮提取物500 mg/kg，6-姜辣醇或8-姜辣醇100 mg/kg十二指肠给药，对大鼠均有显著利胆作用[21]。

2. 对心血管的影响 6、8和10-姜辣醇均为强心药[22,23]。姜辣烯酮3.6 μmol/L初用时使大鼠离体心房收缩力加强，频率加快，反复使用则作用相反，0.1～0.5 mg/kg静脉注射，使大鼠心率减慢，还可产生一过性降压、明显升压和持续性降压的三相性作用；1～10 μg/kg脑池或脑室内用药，可见血压上升；后肢血管灌流，灌流量增加，也使全身血压上升。其升压作用可能与末梢血管收缩和交感神经兴奋相关，而降压作用则与迷走神经兴奋和心脏抑制相关[24,25]。

3. 镇静和抗惊厥作用 生姜油、姜辣醇和姜辣烯酮均可减少小鼠的自发活动，延长戊巴比妥钠或环己巴比妥的睡眠时间[2,3]。生姜油、姜辣烯酮能显著对抗戊四氮惊厥，姜辣醇可对抗去氧麻黄碱的中枢兴奋作用；延长小鼠马钱子碱、戊四氮惊厥的死亡时间[2]。

4. 抗氧化作用 鲜姜提取物可清除超氧阴离子自由基，抑制鼠肝匀浆脂质过氧化反应[26]，清除羟自由基；有效成分可能为姜辣醇、姜辣酮和姜辣烯酮等[27]。其中的化合物能显著抑制H_2O_2致人红细胞溶血作用，抑制小鼠肝组织MDA产生；抑制受辐射质粒超螺旋构象百分率的下降[28]。生姜提取物抗氧化能力的大小依次为甲醇、二氯甲烷、乙醇、己烷、石油醚、丙酮、乙醚提取物[29]。

5. 抗微生物作用 生姜提取物对常见皮肤癣菌如红色毛癣菌、须癣毛癣菌、犬小孢子菌、絮状表皮癣菌等有明显抑杀作用，MIC为0.0625%～0.125%，MFC为0.125%～0.250%[30]。60%醇提取物对金黄色葡萄球菌、白色葡萄球菌、伤寒杆菌、宋内痢疾杆菌和铜绿假单胞菌均有显著抑制作用，尚能拮抗乙型肝炎病毒表面抗原(HBsAg)[31]。生姜水浸剂对伤寒杆菌、霍乱弧菌、沙门菌、葡萄球菌、链球菌和肺炎链球菌也有显著抑制作用[32]。2.5%～25%的生姜水浸剂在试管内有杀灭阴道滴虫作用[33]。

6. 抗血小板聚集作用 生姜经有机溶媒和水的提取物对花生四烯酸(AA)、肾上腺素、ADP和胶原诱导的血小板聚集均有明显抑制作用，其机制在于生姜能影响血小板内花生四烯酸代谢，抑制其血栓烷B_2(TXB_2)及PG_S的合成，减少6-酮$PGF_{1α}$、TXB_2和前列腺素(PGI_2)的合成[34,35]。

7. 抗5-羟色胺(5-HT)作用 6、8和10-姜辣醇能抑制5-HT所致离体豚鼠回肠的收缩[36]。丙酮提取物100 mg/kg，姜辣烯酮10 mg/kg灌胃，能拮抗5-HT所致小鼠体温下降，丙酮提取物、姜辣烯酮、6-去氢姜辣二酮、8和10-姜辣醇可抑制5-HT引起的小鼠腹泻。高良姜萜内酯能拮抗5-HT所致离体豚鼠回肠、大鼠胃底和兔胸主动脉的收缩反应，是一种选择性$5\text{-}HT_3$拮抗剂，与生姜的止呕作用有关[37]。

8. 解热、镇痛和抗炎作用 对注射酵母引起发热的大鼠给予生姜油、姜辣醇或姜辣烯酮均明显解热[2,3]。鲜姜注射液、生姜油、姜辣醇或姜辣烯酮均能显著提高热板法小鼠的痛阈，抑制小鼠醋酸扭体反应[2,3,38]。对炎症早期、晚期反应均有明显抑制作用[38,39]。

9. 其他作用 姜辣酮能促进肾上腺髓质释放儿茶酚胺[40]。姜提取物能显著降低高胆固醇血症大鼠血清和肝脏胆固醇含量，并增加胆固醇由粪排出量[41]。EZE可以延长急性缺氧小鼠的标准耐受时间，且随剂量增大作用增强[42]。生姜对亚硝化反应有明显阻断作用[43]。生姜醇提取物40 g/kg、10/kg给荷瘤鼠灌胃药，能明显改善荷瘤鼠免疫功能，升高脏器指数，提高荷瘤鼠巨噬细胞吞噬率[44]。姜辣醇与姜辣烯酮有致突变作用，6-姜辣醇在700 μmol/L浓度时的致突变性为6-姜辣烯酮的104倍[45]，而姜油酮能抑制二者的致突变作用[46]。

10. 药代动力学　大鼠静脉注射6-姜辣醇3 mg/kg，其血浆药-时曲线符合二室开放模型。6-姜辣醇迅速从血浆中清除，其终末半衰期为7.23 min，总体清除率为每分钟16.8 ml/kg；其血清蛋白结合率为92.4%[47]。

11. 相恶配伍　大鼠黄芩生姜合剂十二指肠给药，黄芩降压作用减弱；而生姜兴奋肠肌的作用消失[48]。

毒性　鲜姜注射液小鼠静脉注射的安全系数为临床用量(每次肌注2 ml)的625倍以上，且无局部刺激性和溶血作用[38]。生姜油小鼠灌胃的LD_{50}为3.45 ml/kg，腹腔注射为1.23 ml/kg[1]。6、8和10-姜辣醇小鼠腹腔注射的LD_{50}均大于100 mg/kg[23]。姜辣烯酮小鼠静脉注射的LD_{50}为50.9 mg/kg，腹腔注射为109 mg/kg，灌胃为687 mg/kg；姜辣醇静脉注射的LD_{50}为25.5 mg/kg，腹腔注射为58.1 mg/kg，灌胃为250 mg/kg[2]。给雄小鼠每日服生姜95%乙醇提取物100 mg/kg，连服3个月，动物的外观形态、内脏、血象和体重等均未见明显毒性反应[49]。

【炮制】 1. 生姜　取鲜姜，除去杂质，洗净，用时切片。

2. 煨姜　取生姜块，置无烟炉火上，烤至半熟，或用草纸包裹生姜数层，浸湿后置炉台上或热火灰中，煨至纸变焦黄、姜半熟时取出，除去纸，切薄片。煨后解表作用减弱，主要有温中止呕作用，治疗腹痛泄泻。

饮片性状　生姜为不规则的长椭圆形薄片，大小不一。片面浅黄色，内皮层环纹明显，维管束散在。质脆，易折断。气香特异，味辛辣。煨姜为不规则薄片，姜皮偶见焦斑，表面显油黄色。辛辣气味减弱，微苦。

生姜，置阴凉潮湿处，或埋入湿沙内。煨姜，贮容器内，置通风干燥处。

【药性】 辛，温。归肺、胃、脾经。

1.《别录》："味辛，微温。"

2.《医学启源》："性温，味甘、辛。气味俱厚，清浮而生升，阳也。"

3.《日用本草》："性纯阳，带皮用则凉，去皮用则热。"

4.《雷公炮制药性解》："入肺、心、脾、胃四经。"

5.《本草经解》："入胆、肝、肺经。"

6.《医林纂要》："煨姜，辛、苦、大热。"

7.《随息居饮食谱》："辛，热。"

【功用主治】 散寒解表，降逆止呕，化痰止咳，解诸毒。主治风寒感冒，恶寒发热，头痛鼻塞，呕吐，反胃，痰饮喘咳，泄泻，鱼蟹、菌蕈等食物中毒。

1.《本经》："久服去臭气，通神明。"

2.《别录》："主伤寒头痛鼻塞，咳逆上气。"

3.《本草经集注》："杀半夏、莨菪毒。去痰下气，止呕吐，除风邪寒热。"

4.《药性论》："主痰水气满，下气；生与干并治嗽，疗时疾，止呕逆不下食。"

5.《千金方》："通汗，去膈上臭气。"

6.《本草拾遗》："汁，解毒药，破血调中，去冷除痰，开胃。"

7.《本草衍义》："治暴逆气，嚼生姜三二皂子大，下咽定，屡服屡定。初得寒热痰嗽，烧一块，含咬之终日间，嗽自愈；暴赤眼无疮者，以古铜钱刮净姜上，取汁于钱唇点目，热泪出，今日点，来日愈。"

8.《医学启源》："温中去湿。制厚朴毒。"

9.《日用本草》："治伤寒伤风头痛，九窍不利，去腹中寒气，解臭秽，解菌蕈诸物毒。"

10.《雷公炮制药性解》："除泄泻，散郁结。"

11.《本草经疏》："疏肝导滞。"

12.《随息居饮食谱》："定痛，杀鳞介毒。"

【用法用量】 内服：煎汤，3～10 g；或捣汁冲。外用：捣敷；或炒热熨；或绞汁调搽。

【宜忌】 阴虚内热及实热证禁服。

1.《本草经集注》："恶黄芩、黄连、天鼠矢。"

2.《纲目》："食姜久，积热患目。凡病痔人多食兼酒，立发甚速。痈疮人多食，则生恶肉。"

3.《本草经疏》："久服损阴伤目。阴虚内热，阴虚咳嗽吐血，表虚有热汗出，自汗盗汗，脏毒下血，因热呕恶，火热腹痛，法并忌之。"

4.《药性纂要》："患瘰疬者忌食。"

5.《医林纂要》："多食耗气生热，与酒同食尤不宜。"

【选方】 1. 治感冒风寒　生姜五片，紫苏叶一两。水煎服。(《本草汇言》)

2. 治病人胸中似喘不喘，似呕不呕，似哕不哕，彻心中愦愦然无奈者　半夏半斤，生姜汁一升。上二味，以水三升，煮半夏取三升，内生姜汁，煮取一升半，小冷。分四服，日三，夜一服，止，停后服。(《金匮要略》生姜半夏汤)

3. 治胃反，朝食暮吐，暮食朝吐，旋旋吐者　甘蔗汁七升，生姜汁一升。二味相合，分为三服。(《梅师集验方》)

4. 治老人上气，咳嗽喘急，烦热，不下食，食即吐逆，腹胀满　生姜汁五合，砂糖四两。上相和，微火温之，一二十沸即止。每度含半匙，渐渐不计。(《安老怀幼书》姜糖煎)

5. 治晨泄　生姜(切如豆大)四两，黄连(锉)二两。上一处淹一宿，慢火炒姜紫色，去姜不用。将黄连末每服二钱，用腊茶清调，一剂而愈。又用米饮、酒调治白痢尤妙。(《证治准绳》香姜散)

6. 治老人大小便不通　生姜四两，盐一捻，豉三十粒，葱一茎和根叶洗用。上四味，捣烂，安脐中，良久便通。(《简易普济良方》匀气散)

7. 治腰痛　生姜一斤，捣汁四两，水胶一两，同煎成膏。厚纸摊贴腰眼甚效。(《串雅内编》贴腰膏)

8. 治头痛　生姜一片，破开，入雄黄于内，湿纸包煨。乘热贴太阳穴。(《沈氏经验方》头痛奇方)

9. 治食诸蕈并菌中毒　生姜(切细)四两，豆浆四两，麻油二两半。上和研匀，楪盛，甑上蒸，一炊许时取出。不拘时候，时时服之，诸毒立解。(《普济方》)

【临床报道】 1. 治疗感冒　取鲜姜90 g，捣成泥状，炒热至皮肤能忍受为宜，摊贴于大椎穴，下加热袋保温仰卧，服热粥一碗，单布罩头、面部，微汗即可去罩布，继续热敷40 min即可，避风2 h。共治疗50例，全部治愈，其中1次治愈者47例，2次治愈者3例[1]。

2. 治疗脊柱压缩骨折后腹胀　取生姜(鲜姜)15～20 g，捣碎或切成姜末，填充脐部，填满为止。将伤湿止痛膏或胶布剪成5～6 cm大小的方块覆盖固定，如对胶布过敏者，可用塑料纸覆盖后以绷带加以固定。然后给予隔姜灸20～30 min，也可用热水袋热敷，并配合按摩。生姜一般12 h更换1次，腹胀明显者可6 h更换1次。共治疗80例，全部治愈。多数患者敷脐20 min后，腹胀减轻，听诊肠鸣音活跃。35 min后有气体排出，60 min后腹胀明显减轻，并排便。治疗1次痊愈6例，2次31例，3次30例，4次13例[2]。

3. 治疗妊娠恶阻　用生姜(带皮切片)60 g，伏龙肝60 g(煎取澄清液备用)，童鸡(雌雄均可)1只。将童鸡处死，去毛洗净，剖去内脏，纳生姜于腹中，置瓷钵内，然后加入伏龙肝澄清液适量，食盐少许，盖密炖烂，取汤徐饮之，鸡肉也可与食。每日或隔日服1剂。共治205例（初孕者73例，第二孕次者60例，第三孕次者72例）。服药1～2剂87例，3～4剂112例。4剂后未见效者6例。有效率为97%[3]。

4. 治疗胆道蛔虫症　用生姜150～200 g，生蜂蜜60～100 g。取生姜去皮洗净，取汁最佳（或捣碎亦可），置入蜂蜜内，搅拌均匀，1次顿服，小儿酌减，如1剂不瘥，可再服，每日可服2～3次，无副作用。共治102例患者，有效98例，无效4例，总有效率96.1%，其中服1剂有效者95例，服2剂有效者2例，服3剂有效者1例[4]。

5. 治疗急性附睾炎　取肥大的老生姜洗净切成约0.2 cm厚的薄片，每次用6～10片外敷患侧阴囊，盖上纱布，兜起阴囊，每日更换1次，直至痊愈。共治疗28例，均痊愈。一般于敷药第二日自觉坠胀疼痛及触痛减轻，3～5 d痊愈。平均治愈日数为3.7 d[5]。

6. 治疗水烫伤　将生姜洗净捣烂取汁，敷于患处，能立即止痛。已起泡红肿者，能消炎退肿，消去水泡；水泡已破者，敷之亦无刺激。由于生姜能灭菌，破口者亦不致溃烂或感染。灼热轻者敷药1次即可；严重者可时时注入姜汁，保持湿润36 h停药。共治400余例，均有效[6]。

【各家论述】 1. 李东垣：“或问曰，人云夜间勿食生姜，食则令人闭气，何也？曰，生姜辛温，主开发，夜则气本收敛，反食之开发其气，则违天道，是以不宜食，此以平人论之可也，若有病则不然。”（引自《汤液本草》）

2.《本草要略》：“生姜，性温味辛微带甘，辛本属肺，心之柔也。心惟得其所胜，则气通而宣畅，故能通神明。神明通是心气胜，而一身之气皆为吾所使而亦胜矣。一身之气胜，则邪气不能容矣，故能去秽恶。”

3.《纲目》：“姜辛而不荤，去邪辟恶，生啖熟食，醋、酱、糟、盐，蜜煎调和，无不宜之。可蔬可和，可果可药，其利溥矣。凡早行山行，宜含一块，不犯雾露清湿之气，及山岚不正之邪。”

4. 邵起寰：“姜，生用发散，干则温中。生姜性散，能驱肌表之风寒；干姜性守，能攻肠胃之寒湿。生姜止呕，而治泄泻自利；干姜止痛，而治脐腹攻痛。生姜佐大枣而厚肠胃；干姜君黄连而泻阴火。生姜配二陈，而治痰尤捷；干姜配归茱，而治疝最良。”（引自《本草汇言》）

5.《本草汇言》：“生姜、干姜，统治百病，不拘寒热虚实，并外感内伤，及不内外因诸证。寒则为桂枝使，热则为芩、连使，虚则为参、芪、归、芍使，实则为枳、朴、槟、陈使；从芒硝、大黄，则攻下而行；从熟地、石斛，则凝敛而止；从燥药则燥；从润药则润；应外用者，或捣汁涂，或捣渣熨，治病万种，应变无方。”

6.《本草经疏》：“生姜所禀与干姜性气无殊，第消痰、止呕、出汗、散风、祛寒、疏肝、导滞，则功优于干姜。”

7.《药品化义》：“生姜，辛温通窍，专主发散。凡一切表邪之证，大能发汗逐邪，疏通关节。盖风寒湿之气，感于皮肤经络之间，而未深入脏腑之内，宜速去之，开发毛窍，放邪气出去，则营卫通畅。”

8.《本草新编》：“生姜性散，能散风邪，伤风小恙，何必用桂枝。用生姜三钱捣碎，加薄荷二钱，滚水冲服，邪即时解散。或问生姜发汗，不宜常服，有之乎？曰，生姜四时皆可服，但不宜多服，多服散气，岂特发汗哉！然而多服则正气受伤，少服则正气无害，又不可过于避忌坐视，而不收其功也。至于偶受阴寒，如手足厥逆，腹痛绕脐而不可止，不妨多用生姜，捣碎炒热，熨于心腹之外，以祛其内寒也。”

9.《本草从新》：“煨姜和中止呕，用生姜惧其散，用干姜惧其燥，惟此略不燥散。凡和中止呕，及与大枣并用，取其和脾胃之津液，而和营卫，最为平安。”

10.《本草求真》：“生姜，专入肺，气味辛窜，走而不守。其曰伤寒头痛、伤风鼻塞可用者，以其主有宣散通肺之力也。咳逆呕哕而必用者，以其具有开提散郁之义也。水气、湿泻、血痹而必用者，以其具有逐阴行阳、除湿开导之力也。他如冻耳可擦，狐臭可疗，诸毒可解，亦何莫不由宣发之力以为辟除。”

11.《本草便读》：“生姜煨熟则暖而性降，治中焦腹痛之虚寒。蜜炙则润以兼疏，散肺部风痰之咳嗽。姜汁豁痰通络，体用颇殊。姜皮散水和脾，温凉稍异。”

12.《本草思辨录》：“干姜得秋气多，功兼收敛。生姜得夏气多，功主横散。干姜温太阴之阴，生姜宣阳明之阳。生姜泻心汤有生姜又有干姜，以生姜治干噫食臭，干姜治腹鸣下利也。以干姜止利通脉，生姜散寒治呕也。”

1395 生漆 shēng qī（《本经》）

【异名】 大漆（四川、贵州）。

【基原】 为漆树科漆树属植物漆树的树脂。

【原植物】 漆树 *Toxicodendron vernicifluum* (Stokes) F. A. Barkl. [*Rhus verniciflua* Stokes]　又名：大木漆、山漆（《中国高等植物图鉴》），楂苗（《中国树木分类学》），小木漆（湖北），瞎妮子（山东）。

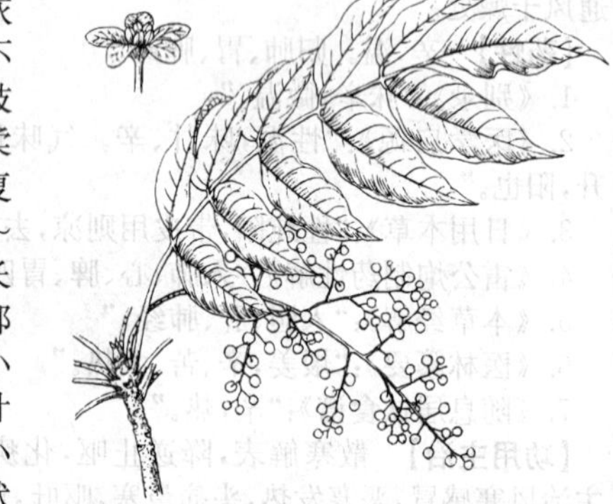

漆　树

落叶乔木，高达20 m。树皮灰白色，粗糙，有不规则纵裂，小枝粗壮，被棕色柔毛。奇数羽状复叶，互生，长22～75 cm；叶柄长7～14 cm，近基部膨大，半圆形；小叶4～6对，小叶柄长4～7 mm，小叶片卵形、卵状椭圆形或长圆形，长6～13 cm，宽3～6 cm，先端渐尖或急尖，基部偏斜，圆形或阔楔形，全缘，上面无毛或中脉被微毛，下面初有细毛，老时沿脉密被淡褐色柔毛；膜质至薄纸质。圆锥花序长15～30 cm，被灰黄色微柔毛；花杂性或雌雄异株，花黄绿色；雄花花萼5，长卵形，花瓣5，长圆形，开花外卷，雄蕊5，着生于花盘边缘，花丝线形，花药长圆形；雌花雄蕊较小，子房球形，1室，花柱3。果序稍下垂，核果肾形或椭圆形，外果皮黄色。花期5～6月，果期7～10月。

生于海拔800～2 800（～3 800）m的向阳山坡林内，亦有栽培。全国除内蒙古、吉林、黑龙江、新疆以外，各地均有分布。

本植物的根（漆树根）、树皮或根皮（漆树皮）、心材（漆树木心）、叶（漆叶）、种子（漆子）、树脂经加工后的干燥品（干漆）均供药用，另设专条。

【栽培】 生物学特性　喜温暖湿润的气候，喜光，不耐寒,不耐庇荫,不耐干旱,以背风向阳沟槽或山坡中下部、土层厚、湿润、肥沃、透水良好的砂壤土为宜,一般海拔高度在1 200 m以下。

繁殖方法　种子繁殖或插根繁殖。种子繁殖:于9月下旬至10月上旬种子成熟后,在12～15龄优树上采种。种子经脱蜡、浸种、催芽,待三分之一种子露嘴时即可播种。3月上旬至4月上旬播种,条播,行距35～40 cm,播幅5～10 cm,覆土厚1～2 cm。插根繁殖:于"惊蛰"前后,从6～13年生良种母树树干基部1 m以外处挖出的根系上剪取或从良种苗根上剪取漆根,经催芽、埋根后出苗移栽。春秋两季均可栽植,以秋季落叶后栽植较好。造林密度不宜太大,株行距以3.3 m为宜。

田间管理　幼林期进行间作,以耕代抚。造林后每年应进行1～2次松土除草施肥。防止牛羊等啃食嫩皮、幼芽。

病虫害防治　病害有毛毡病、炭疽病、叶霉病、褐斑病等。虫害有金花虫、蚜虫、蛴螬等。

【采收加工】　4～5月采收,划破树皮,收取溢出的脂液,贮存。

【成分】　生漆含粗漆酚(urushiol)约80%,少量氢化漆酚(hydrourushiol),还含虫胶酶(laccase),树胶及少量甘露醇(mannitol)[1]。

【药理】　1. 抗肿瘤作用　生漆多糖5 mg/ml对人体肝癌细胞有一定的的杀灭作用;体内试验表明生漆多糖每日200 mg/kg灌胃,连续13 d对肉瘤S_{180}和艾氏腹水癌荷瘤小鼠抑瘤率达60%,生漆多糖与5-氟尿嘧啶(5-Fu)伍用,能提高荷瘤小鼠抑瘤率,对5-Fu所致的荷瘤小鼠胸腺、脾脏重量萎缩有明显的保护作用,对5-Fu引起的骨髓抑制、中性粒细胞减少、体重减轻均有不同程度的拮抗作用[1]。

2. 其他作用　生漆多糖可以延长小鼠的凝血时间,升高白细胞数、脾脏指数和胸腺指数,增加免疫器官的重量;降低血清溶血素,对体液免疫有一定的抑制作用,对人淋巴细胞染色体分裂指数无影响,未见人淋巴细胞染色体畸形[2]。

毒性　对生漆敏感者0.001 mg漆酚即引起漆性皮炎。漆树酸钠对家兔致死量为6.67 mg/kg[3,4]。

【药性】《本草经集注》:"毒烈。"

【功用主治】　杀虫。主治虫积,水蛊。

1.《本经》:"去长虫,久服轻身耐老。"

2.《本经逢原》:"用真漆涂鲮鲤甲煅入药,破血最捷。"

【用法用量】　内服:生用和丸,或熬干研末入丸、散。外用:适量,涂抹。

【宜忌】　体虚无瘀滞及漆过敏者禁用。

【选方】　治水蛊　真生漆一斤(锅内溶化,麻布绞去渣,复入锅内熬干),雄黄一斤。为末,醋糊丸梧子大。每服四分,大麦芽煎汤下。(《医学入门》漆雄丸)

1396 生藤 shēng téng(《云南思茅中草药选》)

【异名】　冷水发汗、水逼药(《云南思茅中草药选》),羊角藤(《云南中草药》),大花藤(《全国中草药汇编》),香根藤(《新华本草纲要》)。

【基原】　为萝藦科须药藤属植物须药藤的茎藤。

【原植物】　须药藤 *Stelmatocrypton khasianum* (Benth.) H. Baill.[*Periploca khasiana* Benth.]

缠绕木质藤本。有乳汁;茎浅棕色,具有突起的皮孔,嫩枝有短柔毛,茎与根有香气。叶对生,近革质;叶柄长约5 mm;叶片椭圆形或长椭圆形,先端渐尖,基部楔形,两面无毛;侧脉约7对。花小,黄绿色,4～5朵排列成具短梗的腋生聚伞花序;花萼5裂;花冠近钟形,花冠筒短,裂片5,卵圆形,向右覆盖;副花冠裂片5,与花丝同着生于花冠的基部,并与花丝合生;雄蕊5,花药先端具长毛,伸出花冠喉部之外;子房由2枚离生心皮组成,无毛,柱头盘状五角形,先端2裂。蓇葖果木质,长椭圆形,呈平行展开,先端有弯钩,熟时开裂。种子先端有白色绢质绒毛。

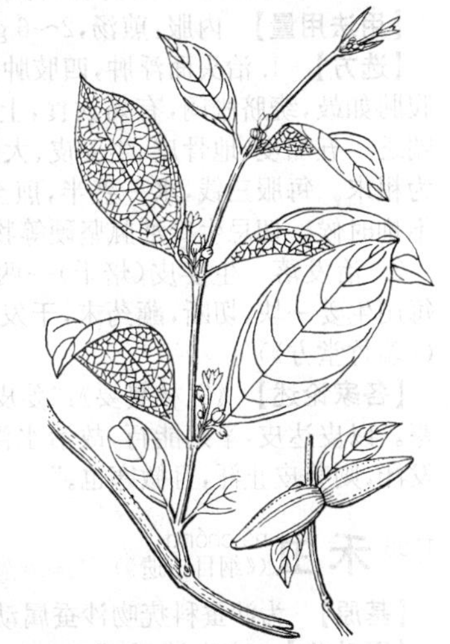
须药藤

生于山坡、山谷杂木林中或路旁灌木丛中。分布于广西、贵州、云南等地。

【采收加工】　7～10月采集,切片,晒干。

【成分】　根含4-甲氧基水杨醛(4-methoxysalicylaldehyde)[1]。

【药性】《云南中草药》:"甘,温。"

【功用主治】　祛风散寒,行气通络。主治感冒,咳嗽,脘腹胀痛,风寒湿痹。

1.《云南中草药》:"发散风寒,舒筋活络,温胃止痛。治风寒感冒,胃寒疼痛,风湿。"

2.《全国中草药汇编》:"祛风通络,行气止痛。治支气管炎,风湿关节疼痛。"

【用法用量】　内服:煎汤,6～15 g;或研粉。

【选方】　治感冒　生藤9～15 g,水煎服。或生藤9 g,鸭脚木(鹅掌柴)、石椒草各3 g。每日1剂,3次煎服。(《全国中草药汇编》)

1397 生姜皮 shēng jiāng pí(《食疗本草》)

【异名】　姜皮(《本草图经》),生姜衣(《江苏省植物药材志》)。

【基原】　为姜科姜属植物姜 *Zingiber officinale* Rosc. 的根茎外皮。

【原植物】　参见"生姜"条。

【采收加工】　10～12月挖出根茎,用竹刀刮取外层栓皮,晒干。

【药材】　生姜皮 *Cutis Zingiberis Officinalis*　主产于四川、贵州、浙江、山东、安徽等地。

性状　呈卷缩不整齐的碎片,灰黄色,有细皱纹,有的具波状环节痕迹,内表面可见黄色油点。质软。有特殊香气,味辣。

【药性】　辛,凉。归脾、肺经。

1.《纲目》:"辛,凉。无毒。"

2.《本草再新》:"入脾、肺二经。"

【功用主治】　行水消肿。主治水肿初起,小便不利。

1.《食疗本草》:"治偏风。"

2.《纲目》:"消浮肿腹胀痞满,和脾胃,去翳。"

3.《医林纂要》:"达于皮毛,行水驱风,止汗。"

4.《本草汇言》:"去表寒,消浮肿,化痞满腹胀之药。"

5.《本草再新》:"和脾降肺,行水消肿,治膈噎胀满。"

【用法用量】 内服:煎汤,2~6 g。

【选方】 1. 治头面浮肿,四肢肿满,心腹膨胀,上气促急,腹胁如鼓,绕脐胀闷,有妨饮食,上攻下注,来去不定,举动喘乏 五加皮、地骨皮、生姜皮、大腹皮、茯苓皮各等分。上为粗末。每服三钱,水一盏半,煎至八分,去滓,稍热服之,不拘时候。切忌生冷油腻坚硬等物。(《局方》五皮散)

2. 治发落 生姜皮(焙干)一两,人参一两。上为细末。每用生姜一块,切断,蘸药末,于发落处擦之,二日一次用。(《瑞竹堂方》)

【各家论述】 《医林纂要》:"姜皮辛寒,凡皮多反本性,故寒。以皮达皮,辛则能行,故治水浮肿,去皮肤之风热。姜发汗,则姜皮止汗,且微寒也。"

1398 禾虫 hé chóng (《纲目拾遗》)

【基原】 为沙蚕科疣吻沙蚕属动物疣吻沙蚕的全体。

【原动物】 疣吻沙蚕 *Tylorrhynchus heterochaeta* Quatrefages

体细长稍扁,长 40~80 mm,宽约 5 mm,全体有 60 多个体节。前端背面到口腔基部绿褐色,后面稍带红色,背中央浅红色。头略呈六角形,有大眼 2 对。头部腹面中央有口,有触须 4 对,触角和触手各 2 个。吻分前后两部,每部又分 3 小区,吻无小齿,而有软突起;背面前部的中区(Ⅰ区)有 1 个;Ⅱ区小突起不显。腹面前部中区(Ⅲ、Ⅳ区)有柱状小突起约 20 个。背面后部的中区(Ⅴ、Ⅵ区)有 4 个大突起。腹面后部的中区(Ⅶ、Ⅷ区)有 10 多个排列不整齐的大突起。躯干由许多结构完全相同的体节组成,每节两侧的疣足结构较复杂。本种疣足的主要特征是背中仅具一个下舌(腹舌);无上舌(背舌)。疣足的基部具有 1 个背须和 1 个腹须。躯干区具分布的复型刚毛。肛门有小肛须 1 对。

栖于沿海、河口或稻田中。分布上海、福建、广东等地。

【采收加工】 5~10 月采捕,置沸水中烫死,晒干或鲜用。

【成分】 全体含蛋白质,如无脊血红蛋白(erythrocruorine),由相对分子质量分别为 12 000、22 000、23 500、54 000 亚单位组成,总相对分子质量约 3.636×10^6,另含肽类、氨基酸、色素、脂类[1]。

【药性】 《本草求原》:"甘,温,无毒。"

【功用主治】 补脾暖胃。

1.《纲目拾遗》:"补脾胃,生血,利湿,行小便。"

2.《本草求原》:"暖胃,补气,少加醋良。"

【宜忌】 1.《纲目拾遗》:"疮疡勿食,能作脓。"

2.《本草求原》:"发疮疥。有湿食之则腹滞痛。喘咳人忌。"

1399 禾叶风毛菊 hé yè fēng máo jú (《中国民族药志》)

【基原】 为菊科风毛菊属植物禾叶风毛菊的全草。

【原植物】 禾叶风毛菊 *Saussurea graminea* Dunn [*S. poophylla* Diels ex Limpr.] 又名:线叶风毛菊(《阿坝中草药手册》)。

多年生草本,高 10~25 cm。根状茎分枝,颈部被褐色纤维状残叶鞘,并生出花茎和营养枝;茎上密被白色绢状绒毛。基生叶长 8~15 cm,宽 1.5~2 mm,先端渐尖,基部呈鞘状抱茎,全缘,边缘内卷,上面疏被绢状毛或脱落,下面密被白色绒毛;茎生叶互生,数片,较短。头状花序,单生茎顶;总苞钟状,总苞片具密或疏的绢状长柔毛,外层先端外折,内层紫色;管状小花,紫色。瘦果圆柱状,冠毛淡褐色,外层短,糙毛状,内层羽毛状。花期 7~8 月,果期 8~9 月。

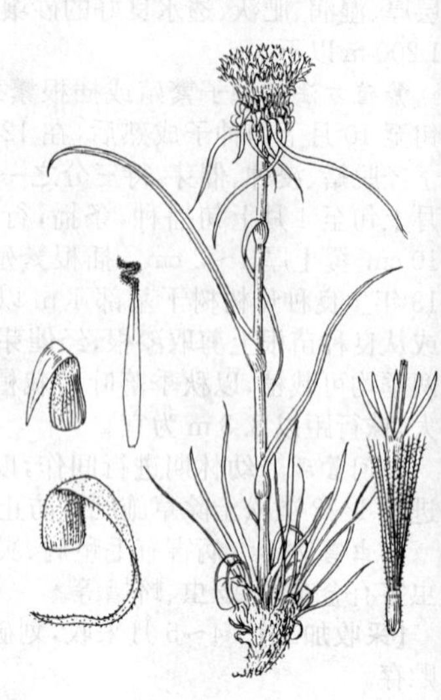

禾叶风毛菊

生于海拔 3 000~4 200 m 的高山草地和草坡。分布于四川、云南、西藏、甘肃等地。

【采收加工】 7~8 月开花时采收,切段,揉搓出气味,阴干。

【药材】 禾叶风毛菊 *Herba Saussureae Gramineae* 产于四川、云南、西藏、甘肃等地。为藏医常用药。

性状 本品长短不等。茎圆柱形,中空,红棕色至黄褐色,直径 2~4 mm,有纵沟,被密或稀疏的白色绒毛,有的带棕黄色鞘状残叶柄。叶绿色,条形,边缘向背面反卷,叶背中脉明显突起,密被白色绒毛。头状花序,直径 0.8~1.2 cm,总苞数层,花两性,紫红色,花冠长约 15 mm,先端 5 裂,基部联合成管状。瘦果圆柱形,棕褐色,具纵棱,先端有冠毛一撮,羽毛状。气清香,味苦。

鉴别 茎横切面:类圆形,边缘波状。表皮细胞 1 列,外壁较厚,长方形、方形,切向延长,有的可见细长的非腺毛或其残基,非腺毛有的弯曲。表皮外被角质层。表皮下为厚角组织,由 1~2 层厚角细胞组成,较小,呈多角形或类圆形。皮层由薄壁细胞数列至 10 数列组成,类圆形,有的棱角处有厚角细胞数层。内皮层不甚明显,为 1 列类长方形、多角形或不规则形的细胞,切向延长,有的含黄棕色物质,凯氏点有的可见。维管束外韧型,15~23 个,断续排列成环,外侧有发达的中柱鞘纤维束,木化,韧皮部有筛管群和韧皮薄壁细胞。形成层不甚明显,有的有 1~2 层薄壁细胞。木质部导管径向排列成数行至 10 数行或不规则排列,木化。靠近髓部有维管束鞘纤维束,髓细胞类圆形,木化,有的有壁孔。中央有较大的髓腔。

粉末特征:浅灰绿色。花粉粒众多,球形,直径 35~52 μm,萌发孔 3,萌发沟 3,外壁较厚,表面有小刺状突起,膜孔有的呈泡沫状突起。瘦果冠毛多见,主轴由多细胞组成,有较多分枝,每分枝为 1 个单细胞毛,基部胞腔大。茎表皮细胞表面观类长方形。花总苞片表皮可见不等式气孔,副卫细胞 4~6 个。导管多为螺纹或梯纹,偶见网纹。花瓣表皮细胞表面观长方形,壁波状弯曲。

【药性】 《全国中草药汇编》:"微苦,凉。"

【功用主治】 清热利湿,凉血止血。主治感冒发热,湿热黄疸,呕吐,泄泻,吐血,便血。

1.《全国中草药汇编》:"清热凉血。主治肝胆发炎,胃肠炎,内脏出血。"

2.《中国民族药志》："用于黄疸，感冒发热。"

【用法用量】 内服：煎汤，9～15 g。

1400 代赭石 dài zhě shí（《本经》）

【异名】 须丸（《本经》），赤土（《说文》），血师（《别录》），丁头代赭（《本草图经》），紫朱、赭石（《普济方》），土朱（《直指方》），铁朱（《纲目》），赤赭石（《四川中药志》）。

【基原】 为氧化物类刚玉族矿物赤铁矿矿石。

【原矿物】 赤铁矿 Haematite

三方晶系。晶体呈薄板状、菱面体状，但完整晶形较少见，常呈致密隐晶块状、鳞片状、鲕状、豆状、肾状及粉末状、土状集合体。其中由球形、椭圆形球状、颗粒状赤铁矿胶结成的致密赤铁矿集合体为鲕状赤铁矿，其鲕粒内部常有同心层状构造；鲕粒直径大于 2 mm 的赤铁矿集合体称豆状赤铁矿；若呈半球状并彼此粘结的致密赤铁矿集合体为肾状赤铁矿，其肾状内部亦常有同心层状或放射状构造。此三者为供药用较优质的代赭石。结晶质赤铁矿呈钢灰色至铁黑色，常带浅蓝色锖色。隐晶质的鲕状、豆状、肾状赤铁矿集合体则呈暗红色至鲜红色。条痕樱红色。金属光泽至半金属光泽或暗淡无光泽。硬度 5.5～6.0。性脆，无解理。相对密度 5.0～5.3。

赤铁矿是自然界分布很广的铁矿物之一，可以形成于各种地质作用中，但以热液作用，沉积作用或区域变质作用为主。作为药用的鲕状、豆状、肾状集合体赤铁矿系沉积作用的产物。主产于河北、山西，山东、河南、湖南、广东、四川等地亦产。目前供药用的代赭石常为鲕状含石英碎屑赤铁矿矿石或为含石英、长石碎屑的赤铁矿矿石，含铁量为 53.63%～65.42%。

本矿物冶炼而成的灰黑色金属（铁）及炼铁炉中的灰烬（铁精）亦供药用，另设专条。

【采收加工】 全年可采。选取表面有"钉头"的部分，除去泥土、杂石。

【药材】 代赭石 *Haematitum* 主产于山西、河北。

性状 本品为鲕状、豆状、肾状集合体，多呈不规则扁平块状。暗棕红色或灰黑色。条痕樱红色或棕红色，有的有金属光泽。一面多有圆形的突起，习称"钉头"；另一面与突起相对应处有同样大小的凹窝。体重，质硬，砸碎后断面显层叠状。气微，味淡。

鉴别 (1) 反射偏光镜下，反射色呈灰白色微蓝，反射率 25%，双反射微弱。透射偏光镜下，极薄的薄片或边缘可见到血红色或橙红色，具微弱多色性，No 为浅褐红色，Ne 为浅黄红色。折射率 $No = 20\,988$，$Ne = 20\,579$。一轴晶，负光性。

(2) 取本品粉末 0.1 g，置试管中，加盐酸 2 ml，振摇，静置。取上清液 2 滴，加硫氰酸铵试液 2 滴，溶液即显血红色；另取上清液 2 滴，加亚铁氰化钾试液 1～2 滴，即生成蓝色沉淀，再加 25% 氢氧化钠溶液 5～6 滴，沉淀变成棕色（检查铁盐）。

(3) X 射线衍射分析：钉头赭石：赤铁矿：3.67(3)、2.70(10)、1.84(3)、1.69(4)；石英：3.34(4)、2.51(6)、2.25(2)。无丁头赭石：赤铁矿-水针铁矿：3.33(3)、2.69(2)、1.78(2)；方解石：3.02(10)、2.48(2)、2.28(2)、2.08(2)、1.90(2)；石英：2.51(2)、1.60(1)。

品质标志 《中华人民共和国药典》2005 年版规定：本品含铁(Fe)不得少于 45.0%。

【成分】 主要含有三氧化二铁（Fe_2O_3），其中铁 70%，氧 30%，并含有硅、铝、钛、镁、锰、钙、铅、砷等杂质[1,2]。

【药理】 促消化、升白细胞作用 代赭石煎剂对大鼠胃底条收缩张力有增强作用[1]。生、炙赭石混悬液给小鼠灌胃均可升高白细胞数，生品作用强[2]。

毒性 给大鼠气管注入赭石（Fe_2O_3）颗粒，支气管肺泡灌洗液中 MDA 水平增加，血清中 Clara 细胞蛋白浓度增加，还诱生白介素-6，使大鼠呼吸道蛋白酶和抗蛋白酶系统失衡[3,4]。流行病学调查显示代赭石粉末易使呼吸系统发生肿瘤等疾病[5]。小鼠静脉注射代赭石煎剂的 LD_{50} 为 12.90 g/kg，煅赭石的 LD_{50} 也相似[6]。赭石给药后小鼠肺叶及肝脏有损害[2]。

【炮制】 1. 生赭石 除去杂质，砸成碎块或碾成粉末。生用以重镇潜阳为主。

2. 醋赭石 取净代赭石碎块，置无烟炉火上或适宜的容器中，用无烟武火加热煅至红透后，取出立即倒入醋内淬酥。如此反复煅淬数次，直至酥脆，取出干燥，碾成细粉。每代赭石 100 kg，用醋 30 kg。经醋淬后质地酥脆，易于粉碎和煎出。以平肝止血为主。

本品经煅赤醋淬后，可使高价铁变为低价铁，水煎液中亚铁离子增加，利于吸收；煅赭石由于砷遇热挥发，砷的含量大大减少，毒性降低，锰、铁、铝、钙、镁、硅等元素的溶出量有较大的增加，尤其钙的溶出量增加是生品的 30 倍。

饮片性状 生赭石参见"药材"项。醋赭石为粉末状，暗褐色或暗红棕色，体重，质疏松，略有醋气。

贮干燥容器内，置干燥处，防尘。

【药性】 苦、甘，微寒。归肝、胃、心经。

1.《本经》："味苦、甘，寒。"

2.《别录》："味甘，无毒。"

3.《药性论》："味甘，平。"

4.《汤液本草》："入手少阴、足厥阴经。"

5.《纲目》："肝与包络二经血分药。"

6.《长沙药解》："入足阳明胃经。"

7.《本草求原》："味辛且苦，寒。"

【功用主治】 潜阳，镇逆，止血。主治头痛，眩晕，心悸，癫狂，惊痫，呕吐，噫气，呃逆，噎膈，咳喘，吐血，鼻衄，崩漏，便血，尿血。

1.《本经》："主鬼疰贼风蛊毒，杀精物恶鬼，腹中毒邪气，女子赤沃漏下。"

2.《别录》："主带下百病，产难，胞衣不出，坠胎，养血气，除五脏血脉中热，血痹血瘀，大人小儿惊气入腹及阴痿不起。"

3.《药性论》："主治女子崩中，淋沥不止，疗生子不落。"

4.《日华子》："止吐血，鼻衄，肠风，痔瘘，月经不止，小儿惊痫，疳疾，反胃，止泻痢脱精，尿血遗溺，金疮长肉，安胎，健脾，又治夜多小便。"

5.《本草正》："能下气降痰，清火。"

6.《长沙药解》："驱浊下冲，降摄肺胃之逆气，除哕噫而泄郁烦，止反胃呕吐，疗惊悸，哮喘。"

7.《药性切用》："镇肝和血，降逆除嗳。"

8.《本草再新》："平肝降火，治血分去瘀生新，消肿化痰，治五淋崩带，安产坠胎。"

【用法用量】 内服：煎汤，15～30 g，打碎，先煎；研末，每次 3 g；或入丸、散。外用：研末撒或调敷。一般生用，止血煅用。

【宜忌】 虚寒证及孕妇慎服。

1.《本草经集注》:"畏天雄。"

2.《药性论》:"干姜为使。"

3.《日华子》:"畏附子。"

4.《本草蒙筌》:"孕妇忌服,恐坠胎元。"

5.《本草经疏》:"下部虚寒者不宜用;阳虚阴痿者忌之。"

6.《慎疾刍言》:"醋煅赭石,能伤肺,令人声哑而死。"

7.《得配本草》:"气不足,津液燥者,禁用。"

【选方】 1. 治内耳眩晕症 赭石 750 g,夏枯草 300 g,法半夏 300 g,车前草 300 g。以上四味,赭石粉碎,水煮 2 h,再加入夏枯草、车前草煎煮 2 次,合并煎液滤过,法半夏水煮 2 次,合并煎液滤过,与上述滤液合并,浓缩至相对密度为 1.28~1.30(60~65℃)的清膏。取清膏 1 份,加蔗糖 5 份,混匀制粒,干燥分装。开水冲服,每次 10 g,每日 3 次。〔卫生部《药品标准·中药成方制剂》(第二册)1990 年晕可平冲剂〕

2. 治五痫 代赭石一两,明矾二两。为末,糊丸如梧桐子大。每服三十丸,水下。(《古今医统》)

3. 治急慢惊风,吊眼撮口,搐搦不定,壮热困身 以代赭石火煅醋淬十次,为细末,水飞过,日中晒干。每服半钱或一钱,煎真金汤调下,量大小与之,连进三服,服无时。(《小儿卫生总微论方》)

4. 治伤寒发汗,若吐,若下,解后心下痞硬,噫气不除 旋覆花三两,代赭石一两,人参二两,生姜五两,甘草三两(炙),半夏半升(洗),大枣十二枚(擘)。上七味,以水一斗,煮取六升,去滓,再煎取三升。温服二升,日三服。(《伤寒论》旋覆代赭汤)

5. 治产后肿胀,胸中有物状,是噎气不调降 代赭石、桃仁(各)三钱(炒去皮尖),大黄五钱。上为末,薄荷水为丸,如桐子大。每服三五十丸,温水下五十丸,无时。(《普济方》)

6. 治宿食结于肠间,不能下行,大便多日不通 生赭石二两(轧细),朴硝五钱,干姜二钱,甘遂一钱半(轧细,药汁冲服)。热多者去干姜,寒多者酌加干姜数钱。呕多者,可先用赭石一两,干姜半钱煎服,以止其呕吐。呕吐止后再按原方煎汤,送甘遂末服之。(《衷中参西录》赭遂攻结汤)

7. 治喘息 代赭石(煅赤)一两,牡蛎(粉)一两,皂角(去皮尖)一两,贝母半两。上为末。每服二钱,齑水入麻油一二点调下。(《普济方》引《鲍氏方》)

8. 治诸哮呷有声,卧睡不得 土珠(朱)不拘多少,为极细末。米醋调,时时进一二服。(《普济方》)

9. 治肠风下血,吐血,衄血 血师一两(火煅,米醋淬,尽醋一升),捣罗为面。每服一钱,白汤下。(《纲目》引《斗门方》)

10. 治赤眼肿闭 土朱二分,石膏一分。为末,新汲水调,敷眼头尾及太阳穴。(《直指方》)

11. 治喉痹肿痛 紫朱煮汁饮。(《普济方》)

12. 治牙宣 赤土、荆芥。同为细末,揩齿上,以荆芥汤漱。(《百一选方》)

13. 治胃火牙龈作痛 生赭石一两(轧细),怀牛膝一两,滑石六钱,甘草一钱。煎汤服。(《衷中参西录》)

14. 治风瘾胗久不差,每发或先心腹痛,痰哕麻痹,筋脉不仁 成块赤土(有砂石者不可用),当归(切,焙)。上二味等分,捣罗为散。冷酒调下二钱匕。(《圣济总录》小朱散)

15. 治一切疮疖 土朱、虢丹、牛皮胶等分。为末。好酒一碗冲之,澄清服。以渣敷之,干再上。(《朱氏集验方》)

16. 治丹热诸毒 土朱、青黛各一分,软滑石、荆芥各半分。为末。每服一钱半,蜜水调下;兼以扑身。(《直指方》朱黛散)

17. 治下元虚惫,子宫寒冷,月信不调,脐腹连腰疼痛,面黄肌瘦,泄泻,滑精,一切虚损之证 代赭石、赤石脂、禹余粮(三药均烧红醋淬七次)各五两。共研细末,入阳城罐,泥盐封固一寸厚,阴干,大火煅三炷香,冷定,再研极细末,醋糊丸,芡实大。每服十丸,酒送下。(《扁鹊心书》紫金丹)

【临床报道】 1. 治疗腹部术后顽固性呃逆 用代赭石 30~60 g 研细末,水煎取浓汁 100 ml,每次 30 ml,每日 3 次。插胃管者经胃管注入,夹管 30 min 后放开,能进食者直接口服。服药时间不超过 3 d。共治疗 108 例,其中胃肠穿孔并发腹膜炎 35 例,胆囊切除术后 26 例,胃、十二指肠溃疡切除术后 45 例,肠切除术后 27 例,呃逆出现时间为术后 1~10 d。治愈 75 例,显效 30 例,无效 3 例,总有效率 97.2%[1]。

2. 治疗顽固性呕吐 用生晒参 15 g,水煎取汁 150 ml,送服代赭石粉 30 g,分 3 次服,日 1 剂。共治疗 58 例,其中胆汁返流性胃炎致呕者 29 例,溃疡病合并幽门梗阻 18 例,神经性呕吐 7 例,胃恶性肿瘤致呕者 4 例。经治后呕吐消失者 49 例,显效 6 例,无效 3 例。一般服用 3 剂后呕吐止[2]。

【各家论述】 1.《本草经疏》:"代赭石,其主五脏血脉中热,血痹、血瘀、贼风及女子赤沃漏下,带下百病,皆肝、心二经血热所致,甘寒能凉血,故主如上诸证也。甘寒又能解毒,故主腹中毒也。《经》曰:'壮火食气,少火生气。'火气太盛,则阴痿反不能起,苦寒泄有余之火,所以能起阴痿也。重而下坠,故又主产难胞衣不出及坠胎也。"

2.《衷中参西录》:"治吐衄之证,当以降胃为主,而降胃之药,实以赭石为最效。然胃之所以不降,有因热者,宜降之以赭石,而以蒌仁、白芍诸药佐之;其热而兼虚者,可兼佐以人参;有因凉者,宜降以赭石,而以干姜、白芍诸药佐之;其凉而兼虚者,可兼佐以白术;有因下焦虚损,冲气不摄上冲,胃气不降者,宜降以赭石,而以生山药、生芡实诸药佐之;有因胃气不降,致胃中血管破裂,其证久不愈者,宜降以赭石,而以龙骨、牡蛎、三七诸药佐之;无论吐衄之证,种种病因不同,疏方皆以赭石为主,而随证制宜,佐以相当之药品,吐衄未有不愈者。"

1401 仙茅 xiān máo
(《雷公炮炙论》)

【异名】 独茅根、茅爪子、婆罗门参(《开宝本草》),独脚仙茅、蟠龙草(《生草药性备要》),风苔草、冷饭草(《质问本草》),小地棕根(《草木便方》),地棕根(《分类草药性》),黄茅参、独脚黄茅(《广西中药志》),独足绿茅根(《四川中药志》),独脚丝茅(《江西中药》),仙茅参(《中药志》),千年棕(《全国中草药汇编》),山棕皮、尖刀草(《新华本草纲要》)。

【基原】 为仙茅科仙茅属植物仙茅的根茎。

【原植物】 仙茅 *Curculigo orchioides* Gaertn. [*C. orchioides* Gaertn. var. *minor* Benth.] 又名:地棕(四川、贵州),独茅(四川),山党参(福建),海南参(海南)。

多年生草本。根茎直生近圆柱状,直径约 1 cm,长可达 30 cm,外皮褐色;须根常丛生,肉质,具环状横纹,长可达 6 cm。地上茎不明显。叶基生;叶片线形,线状披针形或披针形,长 10~45 cm,宽 5~25 mm,先端长渐尖,基部下延成柄;叶脉明显。花茎甚短,长 6~7 cm,大部分隐藏于鞘状叶柄基部之内,亦被毛;苞片披针形,膜质,具缘毛;总状花序多少呈伞房状,通常具 4~6 朵花;花黄色,下部花筒线形,上部 6 裂,裂片披针形;雄蕊 6,长约为花被裂片的 1/2;柱头 3 裂,分裂部分较花柱为长,子房狭长,先端具长喙,被疏毛。浆果近纺锤状,先端有长喙。种子亮黑色,表面具纵凸纹,有喙。花果期 4~9 月。

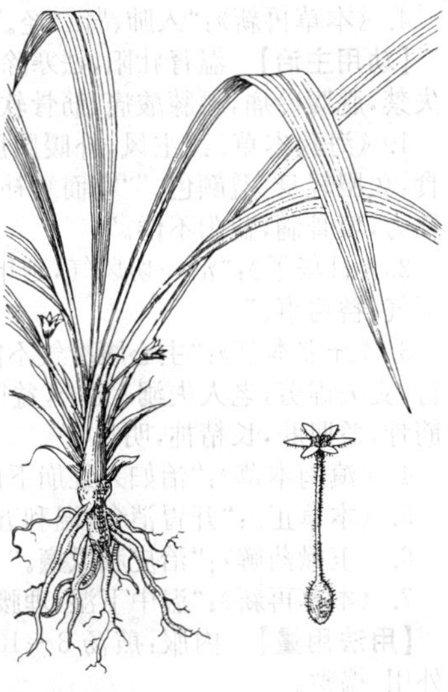

仙 茅

生于海拔 1 600 m 以下的林下草地或荒坡上。分布于江苏、浙江、福建、江西、湖南、广东、广西、四川、贵州、云南、台湾等地。

【栽培】 生物学特性 喜温暖气候。稍耐干旱和荫蔽。宜选低山坡或平地,土层深厚、疏松肥沃的砂质壤土栽培。不宜在低洼地栽种。

繁殖方法 种子和根茎繁殖。种子繁殖,育苗移栽法:9~10 月,选当年已开花的母株,刨开四周泥土,从叶鞘内采下果实,搓出种子,洗净后,混在稍湿润的细沙里贮藏备用。3~4 月育苗,在苗床上按行距 30 cm 开沟条播,用细土覆盖,厚约 1 cm。幼苗出土后,及时除草、排水,定期追肥。培育 2 年后,在春季未出苗前按行株距 25 cm×20 cm 开穴栽种,每穴栽苗 3~4 株。根茎繁殖:把根茎切成 2 cm 长的小段,在苗床栽插时不宜倒植。培育 1~2 年即可移栽。

田间管理 出苗后及时追施淡人畜粪水或少量氮肥,以后中耕除草 3~4 次。越冬前中耕除草后,追肥 1 次。第二年春、夏季需中耕除草及追肥。

【采收加工】 仙茅移栽后生长 2 年,在 10 月倒苗后至春季末发芽前采挖,晒干。

【药材】 仙茅 *Rhizoma Curculiginis* 主产于四川。

性状 根茎呈圆柱形,略弯曲,长 3~10 cm,直径 4~8 mm。表面黑褐色或棕褐色,粗糙,有细孔状的须根痕及纵横皱纹。质硬脆,易折断,断面不平坦,略呈角质状,淡褐色或棕褐色,近中心处色较深,并有一深色环。气微香,味微苦、辛。

鉴别 (1) 根茎横切面:木栓细胞 3~6 列。皮层宽广,偶见根迹维管束,皮层外缘有的细胞含草酸钙方晶。内皮层明显。中柱维管束周木型及外韧型,散列。薄壁组织中散有多数黏液细胞,类圆形,直径 60~200 μm,内含草酸钙针晶束,长 50~180 μm。薄壁细胞充满淀粉粒。

(2) 薄层色谱:取本品粉末 2 g,加乙醇 20 ml,加热回流 30 min,滤过,滤液蒸干,残渣加醋酸乙酯 1 ml 使溶解,取上清液作为供试品溶液。另取仙茅苷对照品,加醋酸乙酯制成每 1 ml 含 0.1 mg 的溶液,作为对照品溶液。吸取上述两种溶液各 2 μl,分别点于同一硅胶 G 薄层板上,以醋酸乙酯-甲醇-甲酸(10∶1∶0.1)为展开剂,展开,取出,晾干,喷以 2%铁氰化钾溶液、2%三氯化铁溶液(1∶1)。供试品色谱中,在与对照品色谱相应的位置上,显相同的蓝色斑点。

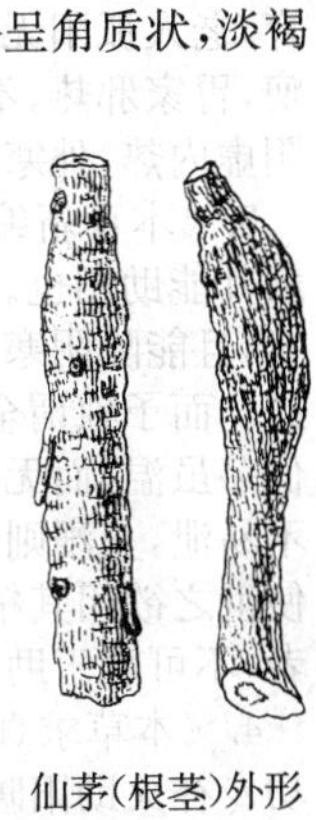

仙茅(根茎)外形

(3) 取本品粉末 5 g,加氯仿 10 ml,室温浸泡 24 h,滤过。滤液浓缩至 3 ml,取浓缩液 1 滴,滴在滤纸上,干后在荧光灯下显淡蓝色荧光。将剩余浓缩液蒸干,加乙醇 2 ml 溶解,取上清液于试管中,加入等体积 3%碳酸钠水溶液,于水浴上煮沸 3~5 min,放冷,加入重氮化试剂 0.5 ml,显红色(检查内酯和香豆素)。

品质标志 《中华人民共和国药典》2005 年版规定:照高效液相色谱法测定,本品(干燥品)含仙茅苷($C_{22}H_{25}O_{11}$)不得少于 0.10%。

【成分】 根茎含三萜化合物:仙茅苷(curculigoside) A[1,2]、B[3], 31-methyl-3-oxo-20-ursen-28-oic-acid[4],仙茅皂苷(curculigosaponin) A~M[5~7],2, 6-二甲氧基苯甲酸(2, 6-dimethoxy benzoic acid),(24S)-3β, 11α, 16β-24-四羟基环阿尔亭醇-3-O-α-L-吡喃鼠李糖基(1-2)-β-D-吡喃葡萄糖苷〔(24S)-3β,11α, 16β-24-tetrahydroxycycloartnol-3-O-α-L-rhamnopyranosyl(1-2)-β-D-glucopyranoside〕, (24S)-3β, 11α, 16β-24-四羟基环阿尔亭醇-3-O-β-D-吡喃葡萄糖基(1-2)-β-D-吡喃葡萄糖苷〔(24S)-3β, 11α, 16β-24-tetrahydroxycycloartnol-3-O-β-D-glucopyranosyl(1-2)-β-D-glucopyranoside〕, daucosterol[8]。地衣二醇葡萄糖苷(orcinol-glucoside)[2],地衣二醇-3-木糖葡萄糖苷(corchioside) A[9],仙茅素(curculigine) A、B、C[3,10],仙茅皂苷元(curculigenin) A、B、C[5,6],仙茅萜醇(curculigol)[11],丝兰苷元(yuccagenin), 5, 7-二甲氧基杨梅树皮素-3-O-α-L-吡喃木糖基(4→1)-O-β-D-吡喃葡萄糖苷〔5, 7-dimethoxymyricetin-3-O-α-L-xylopyranosyl(4→1)-O-β-D-glucopyranoside〕[12]。生物碱类化合物:石蒜碱(lycorine)[2,3],N-乙酰基-N-羟基-2-氨基甲酸甲酯(N-acetyl-N-hydroxy-2-carbamic acid methylester), 3-乙酰基-5-甲酯基-2H-3, 4, 5, 6-四氢-1-氧杂-2, 3, 5, 6-四嗪(3-acetyl-5-carbomethoxy-2H-3, 4, 5, 6-tetrahydro-1-oxa-2, 3, 5, 6-tetrazine), N, N, N′, N′-四甲基琥珀酰胺(N, N, N′, N′-tetramethylsuccinamide)[13]。又含甾醇类:环木菠萝烯醇(cycloartenol),β-谷甾醇(β-sitosterol),豆甾醇(stigmasterol)[9],以及多种长链脂肪族化合物:三十一烷醇(hentriacontanol)[9],3-甲氧基-5-乙酰基-31-三十三碳烯(3-methoxy-5-acetyl-31-tritriacontene), 21-羟基四十烷-20-酮(21-hydroxy tetracontan-20-one)[14], 4-甲基十七烷酸(4-methylheptadecanoic acid)[15], 27-羟基三十烷-6-酮(27-hydroxytriacontan-6-one), 23-羟基三十烷-6-酮(23-hydroxytriacontan-6-one)[16], 4-乙酰基-2-甲氧基-5-甲基三十烷(4-acetyl-2-methoxy-5-methyltriacontane)[17], 25-羟基-33-甲基三十五烷-6-酮(25-hydroxy-33-methylpentatriacontan-6-one)[12]。

【药理】 1. 对免疫功能的影响 小鼠分别灌服仙茅醇浸剂每日 10 g(生药)/kg 和每日 20 g(生药)/kg,连续 7 d,可明显增加其腹腔巨噬细胞(MΦ)吞噬鸡红细胞的吞噬百分率与吞噬指数。对正常小鼠 T 淋巴细胞百分率无作用,但对环磷酰胺所致免疫功能受抑制的小鼠 T 淋巴细胞百分率有显著的升高作用[1]。仙茅苷能促进 MΦ 的增殖能力和吞噬作用[2,3]。仙茅多糖体外可单独诱导脾淋巴细胞增殖，对胸腺细胞无作用。仙茅多糖 1.5 mg/ml，0.38 mg/ml 腹腔注射对氢化可的松(HC)体外抑制 ConA 诱导小鼠脾T细胞增殖均有对抗作用。仙茅多糖 1.25 mg/ml 对 BALB/c 裸鼠脾B淋巴细胞有一定的刺激增殖作用；大剂量(120 mg/kg)腹腔注射，可使 HC 免疫抑制模型小鼠胸腺指数、脾指数显著提高，胸腺细胞、脾T细胞、脾B细胞 ^3H-TdR 掺入增加，可明显对抗 HC 所致免疫抑制作用[4]。

2. 对生殖功能的影响 (1)对下丘脑-垂体-性腺轴功能的作用 仙茅煎剂灌胃，每日2次，连续5 d，能使大鼠垂体前叶、卵巢和子宫重量均明显增加，但血浆中黄体生成素(LH)水平未见改变；卵巢 hCG/LH 受体特异结合率有明显提高。给去卵巢大鼠服用仙茅煎液后，对注射黄体生成素释放激素(LRH)后分泌反应有明显增强作用，说明提高了垂体对 LRH 的反应性[5]。

(2) 雄性激素样作用 取去势雄性大鼠，术后第七日开始灌胃给予仙茅醇浸剂每日 10 g/kg，连续 21 d，可使精囊腺明显增重，提示有雄性激素样作用[1]。

(3) 提高精子运动能力 仙茅 10 g 水煎剂，分别配成50%、25%、12.5%、6.25%浓度，与精子营养液比较，可使精子运动速度分别提高 4.9%、5.7%、17.0%、12.3%[6]。

3. 适应原样作用 给小鼠灌服仙茅醇浸剂 40 g(生药)/kg，可明显延长小鼠耐缺氧存活时间[1]。小鼠腹腔注射仙茅醇浸剂 10 g(生药)/kg，使置于45±1 ℃的恒温箱内的小鼠死亡率比对照组明显降低，说明仙茅有抗高温作用[1]。

4. 其他作用 仙茅的丙酮提取物对小鼠艾氏腹水癌实体型瘤有抑制作用[7]，醇提取物具有降血糖和抗癌活性[8]。仙茅醇浸剂 10 g/kg 腹腔注射对巴豆油所致小鼠耳肿胀有明显抑制。100%仙茅煎剂用平板挖沟法，对史氏、福氏、宋内痢疾杆菌有抑制作用[9]。小鼠灌服仙茅水煎液 6 g/kg，每日1次，连续 10 d，可升高红细胞膜 Na^+，K^+-ATP 酶的活性[10]。小鼠腹腔注射仙茅醇浸剂 10 g/kg，能明显延长戊巴比妥钠引起的睡眠时间；也能明显延缓印防己毒素引起的小鼠阵挛性惊厥出现时间[1]。

毒性 给小鼠1次灌胃最大容量的仙茅醇浸剂150 g(生药)/kg，7 d 内无一死亡，说明仙茅的毒性很低[1]。

【炮制】 1. 仙茅 取原药材，除去杂质。洗净，稍润，切段，干燥。

2. 酒仙茅 取净仙茅段，喷淋黄酒拌匀，稍闷，置锅内，用文火炒干，取出放凉。或取净仙茅段用黄酒拌匀，闷润，置笼屉内蒸 1～2 h，取出，晒干。

3. 米仙茅 取鲜仙茅，洗净泥土，刮去皮，用糯米混合蒸透心，断面无白点，取出晒干。

4. 米泔制仙茅 取鲜仙茅，洗净泥沙，刮去皮，用淘米水浸 3 h，捞出，稍晾，蒸透心，取出，晒干。

饮片性状 仙茅参见"药材"项，气微香，味微苦、辛。酒仙茅形如仙茅，色泽加深，略具酒气。米仙茅形如仙茅，表面色泽加深，内无 白心。米泔制仙茅形如仙茅，色泽加深。

贮干燥容器内，酒仙茅、米仙茅、米泔制仙茅密闭，置阴凉干燥处，防潮，防蛀。

【药性】 味辛，性温，小毒。归肾、肝经。

1.《海药本草》："味甘，微温，有小毒。""味辛、平，无大毒，有小热，有小毒。"

2.《滇南本草》："味辛、微咸，性温。入肾、肝二经。"

3.《本草经疏》："气味俱厚，可升可降，阴中阳也，入手、足厥阴经。"

4.《本草再新》："入肺、肾二经。"

【功用主治】 温肾壮阳，祛寒除湿。主治阳痿精冷，小便失禁，脘腹冷痛，腰膝酸痛，筋骨软弱，下肢拘挛。

1.《海药本草》："主风，补暖腰脚，清安五脏，强筋骨，消食，久服轻身，益颜色。""宜而复补，主丈夫七伤，明耳目，益筋力，填骨髓，益阳不倦。"

2.《日华子》："治一切风气，延年益寿，补五劳七伤，开胃下气，益房事。"

3.《开宝本草》："主心腹冷气不能食，腰脚风冷挛痹不能行，丈夫虚劳，老人失溺，无子，益阳道。久服通神强记，助筋骨，益肌肤，长精神，明目。"

4.《滇南本草》："治妇人红崩下血，攻痈疽，排脓。"

5.《本草正》："开胃消食，温利五脏。"

6.《玉楸药解》："治皮肤风癞。"

7.《本草再新》："温中下湿，理腰脚气，兼治鼻血。"

【用法用量】 内服：煎汤 3～10 g；或入丸、散；或浸酒。外用：捣敷。

【宜忌】 阴虚火旺者禁服。

1.《本草图经》："禁食牛乳及黑牛肉，大减药力也。"

2.《广西民族药简编》："孕妇忌服。"

【选方】 1. 治男子虚损，阳痿不举 仙茅四两(米泔浸去赤水，晒干)，淫羊藿四两(洗净)，五加皮四两。用绢袋装入，酒内浸入一月取饮。(《万氏家抄方》仙茅酒)

2. 治老年遗尿 仙茅 30 g。泡酒服。(《贵州草药》)

3. 治妇人红崩下血，以成漏症 仙茅三钱(为末)，全秦归、蛇果草各等分。以后二味煎汤点水酒，将仙茅末送下。(《滇南本草》)

4. 治痈疽火毒，漫肿无头，色青黑者 仙茅不拘多少(连根须)煎，点水酒服；或以新鲜者捣烂敷之。有脓者溃，无脓者消。(《滇南本草》)

【各家论述】 1.《纲目》："仙茅，性热。补三焦、命门之药也。惟阳弱精寒，禀赋素怯者宜之。若体壮相火炽盛者，服之反能动火。"

2.《本草经疏》："凡味之毒者必辛，气之毒者必热。仙茅味辛，气大热，其为毒也可知矣。虽能补命门，益阳道，助筋骨，除风痹，然而病因不同，寒热迥别，施之一误，祸如反掌。况世之人，火旺致病者十居八九，火衰成疾者百无二三，辛温大热之药，其可常御乎。凡一概阴虚发热，咳嗽，吐血，衄血，齿血，溺血，血淋，遗精，白浊，梦与鬼交，肾虚腰痛，脚膝无力，虚火上炎，口干，咽痛，失志阳痿，水涸精竭，不能孕育，老人孤阳无阴，遗溺失精，血虚不能养筋，以致偏枯痿痹，胃家邪热，不能杀谷，胃家虚火，嘈杂易饥，三消，五疸，阴虚内热，外寒阳厥，火极似水等证，法并禁用。"

3.《本草新编》："此种药(仙茅)近人最喜用之，以《本草》载其能助阳也。然而全然不能兴阳。盖仙茅气温，而又入肾，且能除阴寒之气，以止老人之失溺，苟非助阳，乌能如此。而予独谓全不兴阳者，以仙茅之性，与附子、肉桂迥异。仙茅虽温，而无发扬之气，长于闭精，而短于动火，闭精则精不易泄，止溺则气不外走，无子者自然有子。予辨明其故，使世之欲闭其精者，用之固守其精，而元阳衰惫痿弱而不举者，不可惑于助阳之说，错用仙茅，归咎于药之不灵也。"

4.《本草求真》："仙茅专入命门。辛热微毒。据书皆载，功专补火助阳暖精。凡下元虚弱，阳衰精冷，失溺无子，并复冷不食，冷痹不行，靡不服之有效。以其精为火宅，火衰则精与血皆衰，而精自尔厥逆不温，溺亦自尔失候不禁矣。此与附、桂、硫黄、胡巴、破故纸、淫羊藿、蛇床子、远志同为一例，但附子则能以除火衰寒厥；肉桂则能以通血分寒滞，胡巴则能以除火衰寒疝；淫羊藿则能以除火衰风冷；蛇床子则能以祛火衰寒湿；硫黄则能以除火衰寒结；破故纸则能以理火衰肾泻；远志则能以除火衰怔忡。虽其所补则同，而效各有攸建，未可云其补火，而不分其主治于其中也。故凡火衰病见，用之不离附桂，余则视证酌增，然亦须视禀赋素怯则宜，若相火炽盛，服之反能动火，为害叵测。"

5.《本草正义》："仙茅是补阳温肾之专药，亦兼能祛除寒痹，与巴戟天、仙灵脾相类，而猛烈又过之，惟禀性阴寒者，可以为回阳之用，而必不可以为补益之品。《开宝》又称其主丈夫虚劳，则古人之所谓虚劳，本属虚寒之病，《金匮》用建中等方，而《千金》、《外台》皆用温药，其旨可见，正与今人阴虚火动之虚劳病相反。而又谓其助筋骨，长精神云云，李濒又称其明耳目，填骨髓，皆因其助阳而故甚言之，不可为训也。"

1402 仙人杖 xiān rén zhàng（《本草拾遗》）

【异名】 退秧竹（《岭南采药录》），瘪竹（《药材资料汇编》）。

【基原】 为禾本科毛竹属植物淡竹 *Phyllostachys nigra* (Lodd. ex Lindl) Munro var. *henonis* (Mitf.) Stapf ex Rendle 及苦竹 *Pleioblastus amarus* (Keng) Keng f. 等枯死的幼竹茎秆。

【原植物】 参见"竹茹"及"苦竹叶"条。

【采收加工】 全年均可采收，切段，晒干。

【药性】 咸，平。

1.《本草拾遗》："味咸，平。"

2.《日华子》："冷。"

【功用主治】 和胃，利湿，截疟。主治呕逆反胃，小儿吐乳，水肿脚气，疟疾，痔疮。

1.《本草拾遗》："哕气呕逆，小儿吐乳，大人吐食反胃，辟痁(疟)，并水煮服之。"

2.《日华子》："主痔病，烧为末，水服方寸匕。"

3.《纲目》："煮汁服，下鱼骨哽。"

4.《岭南采药录》："治肌肤水肿。"

【用法用量】 内服：煎汤，15～30 g；或烧灰研末。外用：煎水熏洗。

【选方】 治脚气 退竹秧和赤小豆煎水，先熏后洗。(《岭南采药录》)

1403 仙人球 xiān rén qiú（《福建民间草药》）

【异名】 番鬼杨桃（《陆川本草》），蒳球、翅翅球、雪球（《福建民间草药》），仙人头、棒棒锤（《青岛中草药手册》），天鹅蛋、薄荷包掌（《全国中草药汇编》），仙人拳（《广西药用植物名录》）。

【基原】 为仙人掌科薄荷包掌属植物仙人球的茎。

【原植物】 仙人球 *Echinopsis multiplex* (Pfeiff.) Zucc.

多年生常绿肉质草本，高约 15 cm。茎球形，椭圆形或倒卵形，绿色，肉质，有纵棱 12~14 条，棱上有丛生的针刺，通常每丛 6～10 枚，少数达 15 枚，长 2～4 cm，硬直，黄色或黄褐色，长短不一，辐射状，刺丛内着生密集的白绒毛。叶细小，生于刺丛内，早落。花大形，侧生，着生于刺丛中，粉红色，夜间开放，长喇叭状，长 15～20 cm，花筒外被鳞片，鳞片腋部具长绵毛。浆果球形或卵形，无刺。种子细小，多数。花期 5～6 月。

生于阳光充足的砂质壤土，耐干旱，不耐寒。全国各地均有零星栽培，南方多栽于庭园、假山或花盆中，北方多栽培于温室。

【采收加工】 全年可采，去皮、刺，鲜用。

【药理】 抗肿瘤作用 仙人球水煎剂对小鼠肉瘤 S_{180}、小鼠艾氏腹水瘤(EAC)肿瘤细胞体外作用发现可显著减少两种肿瘤活细胞数。1∶0 及 1∶3 浓度含药血清可显著减少肿瘤活细胞数[1]。水煎剂均可使小鼠肉瘤 S_{180} 瘤重及 EAC 瘤重显著减轻，抑瘤率 30%以上；与环磷酰胺组比较，白细胞数显著升高，接近生理盐水组；可使 S_{180} 和 EAC 腹水癌小鼠平均生存天数明显延长，生命延长率在 30%以上[2]。

【药性】 甘，平。归肺、胃经。

1.《湖南药物志》："淡，平。"

2.《青岛中草药手册》："性平，味甘。"

3.《福建药物志》："微甘，凉。"

【功用主治】 清热凉血，解毒消肿。主治肺热咳嗽，痰中带血，衄血，吐血，胃溃疡，痈肿，烫伤，蛇虫咬伤。

1.《湖南药物志》："消肿止痛，行气活血，祛湿退热，生肌。"

2.《青岛中草药手册》："治蛇虫咬伤，烫伤，咽喉炎，胃及十二指肠溃疡等。"

3.《全国中草药汇编》："清热解毒。治肺热咳嗽，痔疮。"

4.《浙江药用植物志》："治疮毒。"

5.《福建药物志》："清热凉血。主治鼻衄、吐血。"

【用法用量】 内服：煎汤，9～30 g。外用：鲜品捣敷，或捣汁涂搽。

【选方】 1. 治鼻衄 仙人球 30 g，猪瘦肉 60 g。同煮服。(《福建药物志》)

2. 治胃溃疡 (天鹅蛋)全草去棘 120 g，猪肉 250 g。炖服，或炖鸡服。(《西昌中草药》)

1404 仙人掌 xiān rén zhǎng（《花镜》）

【异名】 凤尾笏（《广东新语》），龙舌（《桂平县志》），平虑草、老鸦舌（《南安府志》），神仙掌、霸王（《本草求原》），观音掌（《贵州民间方药集》），仙巴掌、火焰、火掌（《全国中草药汇编》）。

【基原】 为仙人掌科仙人掌属植物仙人掌及绿仙人掌的根及茎。

【原植物】 1. 仙人掌 *Opuntia dillenii* (Ker-Gaw.) Haw. [*Cactus dillenii* Ker-Gaw.]

多年生肉质植物，常丛生，灌木状，高 0.5～3 m。茎下部稍木质，近圆柱形，上部有分枝，具节；茎节扁平，倒卵形至长圆形，长 7～40 cm，幼时鲜绿色，老时变蓝绿色，有时被白粉，其上

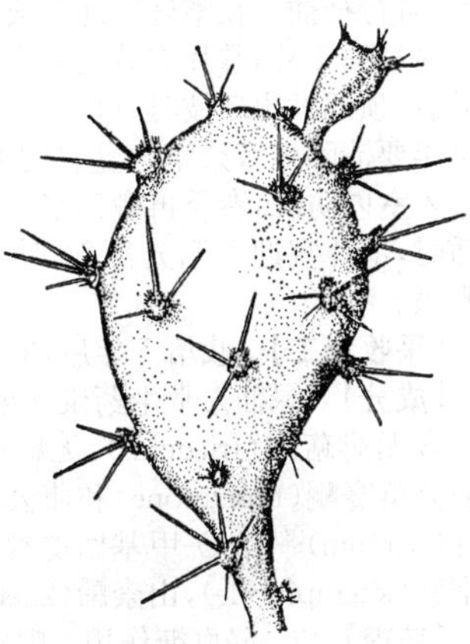

仙人掌

散生小瘤体，每一瘤体上簇生数条针刺和多数倒生短刺毛；针刺黄色，杂以黄褐色斑纹。叶退化成钻状，早落。花单生或数朵聚生于茎节顶部边缘，鲜黄色，直径 2～9 cm；花被片多数，外部的带绿色，向内渐变为花瓣状，广倒卵形；雄蕊多数，排成数轮，花药 2 室；子房下位，1 室，花柱粗壮，柱头 6～8 裂，白色。浆果多汁，倒卵形或梨形，紫红色。种子多数。花期 5～6 月。

生于沿海沙滩的空旷处，向阳干燥的山坡、石上、路旁或村庄。分布于西南、华南及浙江、福建、江西等地。

2. 绿仙人掌 *O. vulgaris* Mill. [*O. monacantha* Haw.]

乔木或灌木状，高 1.5～4 m。老株有明显的圆柱形主干，自近基部分枝，分枝多而茂密。茎节倒卵形或长圆形，基部渐狭，长 10～30 cm，较厚，嫩茎节薄，常波皱状，鲜绿色，散生小瘤体；小瘤体具均匀短绒毛、黄褐色刺毛和 1～2 枚针刺；刺长 1～4 cm，幼时黄色，先端红褐色，老刺变灰色先端暗褐色；老茎干上的小窠内针刺多达 10 根。叶钻状，长 2～3 mm，早落。花 1～5 朵，着生于嫩茎节的顶部或边缘，鲜黄色，外方花被片背面具紫红晕，内方花被片呈花瓣状展开，倒卵状长圆形；雄蕊多数，花丝浅绿色；花柱白色，柱头裂片 6，白色。果肉质，倒卵球形，熟时紫红色，无刺，具多数种子。

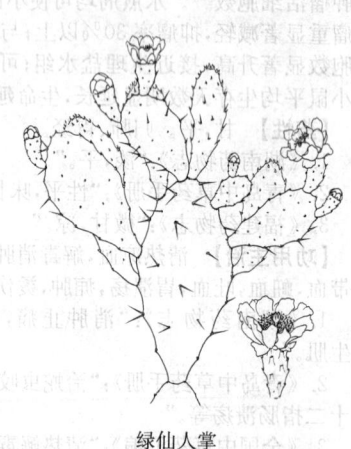

绿仙人掌

生于河谷地区，常栽培于村庄、园边。分布于广西、四川、贵州、云南等地。

上述植物的肉质茎中流出的浆液凝结物（玉芙蓉）、花（神仙掌花）、果实（仙掌子）亦供药用，另设专条。

【栽培】 生物学特性　宜温暖、向阳、干燥、避风处栽培。土壤以富含钙质和腐殖质，pH 中性至微酸性，排水条件良好的较高燥的夹砂土为好。

繁殖方法　用扦插繁殖。在春、夏雨季，把顶部扁化茎枝从节处割下，割下的茎枝，放通风处，经过 2～3 d，断面干燥后，再行扦插。在整好的地上或盆钵内，每隔 60 cm 左右或每钵扦插 1 片，掌片二分之一入土，按紧，然后淋水 1 次，成活后，顶部发出新枝时，可追施人畜粪水 1 次。露地栽培的每年要清除株旁杂草。盆栽的要插支柱捆好，并在霜降前搬入室内防冻，春季再搬到室外的向阳处，并追肥 1 次。扦插时，茎片宜迎着阳光照射，使两面上下午都能得到充足光照。

【采收加工】 栽培 1 年后，即可随用随采。

【成分】 绿仙人掌生药浆含果胶多糖和胶渗出物[1]。全草含无羁萜酮（friedelin），无羁萜-3α-醇（friedelan-3α-ol），蒲公英赛酮（taraxerone）和蒲公英赛醇（taraxerol）[2]，甜菜苷（betanin）[3]，3-O-甲基槲皮素（3-O-methyl-quercetin），山柰素（kaempferide），山柰酚（kaempferol）[4]。

【药理】 1. 降血糖作用　喂饲仙人掌粉 2.5 g/kg、5.0 g/kg、10 g/kg，对正常大鼠血糖无明显影响，但能显著降低四氧嘧啶诱发糖尿病大鼠的血糖，而且其降糖作用与给药剂量有关。仙人掌粉高剂量还能显著降低糖尿病大鼠 24 h 尿量[1]。饮用仙人掌汁液的糖尿病大鼠葡萄糖耐量及血清胰岛素水平恢复正常[2]。

2. 对免疫功能的影响　小鼠灌胃仙人掌粗多糖能使正常小鼠胸腺及脾脏重量增加，提高网状内皮系统的吞噬能力，同时具有抗机体疲劳及抗炎作用[3]。仙人掌提取物可提高末梢血白细胞总数，并主要提高单核细胞数量，进而使组织中的巨噬细胞数增加，同时，使单核细胞、巨噬细胞的吞噬功能增强，还能明显拮抗环磷酰胺所致的 WBC 减少[4]。但大剂量有一定的免疫抑制作用[5]。

3. 降血脂、减肥作用　由仙人掌中提取的果胶按 1% 含量加入到含 0.25% 胆固醇的饲料中喂饲豚鼠，可降低血中低密度脂蛋白（LDL）及肝中游离和结合的胆固醇水平。其降低固醇水平的机制可能是增加胆汁酸排泄，并阻断肠肝循环[6]。仙人掌干粉乙酸乙酯粗提取物、乙醇粗提取物、酸性乙醇粗提取物、新鲜仙人掌水提取物均可提高离体豚鼠、雄性大鼠脂肪组织游离脂肪酸的释放量，调节脂肪代谢，促进脂肪在肝脏和组织中的分解，抑制脂肪在肝脏内的合成[7]。

4. 抗病原微生物作用　仙人掌提取物对金黄色葡萄球菌有显著的抑制作用，对抗青霉素的金黄色葡萄球菌也呈现高度的抑制作用[8]。仙人掌乙醇提取物、乙酸乙酯提取物对巨大芽胞杆菌、金黄色葡萄球菌、大肠杆菌、青霉菌、枯草芽胞杆菌的抑制效果比较好[9]。

5. 抗胃溃疡作用　仙人掌煎剂 100% 2.0 ml/次对大鼠幽门结扎型胃溃疡有明显抑制作用，显著降低溃疡指数[10]。仙人掌提取物对利舍平致小鼠胃溃疡模型具有抑制胃酸分泌，降低胃液酸度，减少胃蛋白酶活性的作用；同时又具有保持 PGE_2 的分泌平衡，促进溃疡面愈合的作用[11]。仙人掌乙醇提取物对乙醇、牛磺胆酸钠所致大鼠实验性胃黏膜损伤亦有明显的保护作用[12]。

6. 抗炎、镇痛作用　新鲜仙人掌水煎剂每日 100 g/kg 灌胃或腹腔注射，连续 6～8 d，对二甲苯所致小鼠耳郭肿胀，醋酸所致腹腔毛细血管通透性增高及小鼠棉球肉芽肿均有显著抑制作用；50 g/kg 灌胃，对大鼠琼脂性足肿也有明显抑制作用[13, 14]。仙人掌提取物对扭体法致痛的小鼠具有显著的镇痛作用，还能延长温浴法痛阈潜伏期[15]。

7. 抗应激作用　仙人掌能提高老年小鼠的抗应激能力。水煎液 40 g/kg 和 80 g/kg 灌胃，能显著延长老龄小鼠游泳时间和耐高温时间，提高老龄小鼠在常压缺氧条件下的生存时间，降低小鼠在低温环境下死亡率[16]。仙人掌水煎液提高小鼠在高温及低温等不同的应激状态下机体的适应能力，延长生存时间，具有显著的抗应激作用[17]。

8. 延缓衰老作用　仙人掌茎粗多糖按 100 mg/kg、200 mg/kg 给老年大鼠连续灌胃 30 d，能明显降低老年大鼠血清 MDA 含量及脑和肝组织脂褐质含量，明显提高血清 SOD、CAT、GSH-Px 活性[18]。仙人掌能降低 D-半乳糖衰老模型小鼠肝、脑组织 MDA 含量，提高全血、脑 GSH-Px 及血清、脑中 SOD 活力，并阻抗小鼠体重及胸腺指数下降[19]。

9. 其他作用　仙人掌提取液对唾液淀粉酶和胰淀粉酶均有激活作用[20]。100% 仙人掌汁外用，对豚鼠变应性接触性皮炎有显著的抑制作用，能减轻炎症反应强度，减少有核细胞浸润的程度[21]。仙人掌水煎液 1.25 g/kg、2.5 g/kg 小鼠灌胃对诱变剂环磷酰胺所致的诱变效应有一定抑制作用，对环磷酰胺所致的染色体损伤也有一定的保护和修复功能[22]。仙人掌提取物灌胃，对性功能有一定的促进作用[23]。仙人掌多糖能明显抑制荷S_{180}肉瘤小鼠肿瘤细胞膜上Ca^{2+}-ATP酶的活性，促进肿瘤细胞凋亡[24]。0.3 g/kg仙人掌粉拌入饲料，家兔出血时间、凝血时间及凝血酶原时间均明显降低，全血浆凝块溶解时间延长，血小板数呈现先降后升的变化过程。表明仙人掌有促凝血作用[25]。

毒性 仙人掌醇提取物对小鼠灌胃的LD_{50}为3 981 mg/kg，相当于生药19.9 g/kg。连续用药7 d，小鼠血常规、肝肾功能化验结果未见显著差异，13种脏器做病理解剖学及病理组织学检查均未见病理学改变，提示仙人掌醇提取物具有良好的安全性[26]。仙人掌亦无致突变作用[27]。

【药性】 苦，寒。

1.《药性考》："苦，性涩。"

2.《本草求原》："寒，滑。"

3.《安徽中草药》："微甘。"

4. 南药《中草药学》："有小毒。"

【功用主治】 行气活血，凉血止血，解毒消肿。主治胃痛，痞块，痢疾，喉痛，肺热咳嗽，肺痨咯血，吐血，痔血，疮疡疔疖，乳痈，痄腮，癣疾，蛇虫咬伤，烫伤，冻伤。

1.《药性考》："痔血宜服。焙末油调，能瘳白秃。"

2.《本草求原》："消诸疮初起，洗痔妙。"

3.《草木便方》："虫疮疥癞洗安然。"

4.《分类草药性》："专治气痛，消肿毒、恶疮。"

5.《民间常用草药汇编》："为解热镇静剂。治喉痛，疗疔毒及烫伤，又治精神失常。外用治小儿急惊风。"

6.《湖南药物志》："消肿止痛，行气活血，祛湿退热，生肌。"

7.《广西本草选编》："消肿解毒，清热利湿。主治腮腺炎，乳腺炎，结膜炎，用鲜茎去刺，捣烂或切片外敷；痢疾，肠炎腹泻，胃痛，水煎服。"

8.《福建药物志》："清热凉血，散瘀消肿。治头痛，胃痛，吐血，颈淋巴结核，鹅掌风，脚底深部脓肿。"

【用法用量】 内服：煎汤，10～30 g；或焙干研末，3～6 g；或捣汁。外用：鲜品捣敷。

【宜忌】 虚寒证及孕妇慎用。

1.《岭南杂记》："其汁入目，使人失明。"

2.《广西本草选编》："孕妇慎服。"

3.《闽东本草》："虚寒者忌用。并忌铁器。"

【选方】 1. 治头痛 仙人掌去刺，剖成两片，剖面撒食盐，合拢，湿草纸包，细铁线绑扎固定，火煨八成熟。将剖面贴额颞部，胶布固定，每次贴4 h，可连续使用。(《福建药物志》)

2. 治肺热咳嗽 鲜仙人掌60 g。捣烂绞汁，加蜂蜜1食匙，早晚各1次，开水冲服。(《安徽中草药》)

3. 治痔疮出血 仙人掌30 g，炖牛肉250 g，顿服。(《草木便方今释》)

4. 治颈淋巴结核 仙人掌茎剖开两片，剖面撒上煅牡蛎粉，合紧烤热后，取含牡蛎粉剖面敷患处，胶布固定。

5. 治鹅掌风 仙人掌绞汁涂擦手掌，擦至发烫为度，每日3～5次。

6. 治小儿头上秃疮 仙人掌焙干为末，有汗干掺，无汗油调。(《普济方》)

7. 治毒蛇咬伤 鲜仙人掌60 g，捣烂绞汁，甜米酒15 g调服；另用药渣加雄黄粉适量，捣匀敷伤口周围。(《安徽中草药》)

【临床报道】 1. 治急性乳腺炎 将仙人掌450 g捣碎，加入50～55 ℃热水，用毛巾热敷硬块处，同时在乳房四周轻轻按摩，加压疏通，使郁积的乳汁排出(不要用力挤或按压)，直至乳汁排空。每日3次，每次40 min。共治疗12例。结果：治疗后体温均降至正常，乳房肿块及胀痛消失。2 d治愈者7例，3 d治愈者3例，7 d治愈者2例[1]。

2. 治腮腺炎 共观察238例，随机分为治疗组128例，对照组110例。对照组采用输液、抗病毒治疗。治疗组在对照组治疗基础上取鲜仙人掌1～2块，去外皮及刺后捣烂如泥，外敷于颜面肿痛处，并用纱布覆盖后胶布固定。每日1次，3 d为1个疗程，连用1～3个疗程。结果：治疗组治愈98例，好转24例，无效6例，总有效率95.31%；对照组治愈73例，好转21例，无效16例，总有效率85.45%。两组疗效比较有明显差异($P<0.01$)[2]。

3. 治无菌性炎症 取仙人掌鲜品去刺，捣烂外敷肿痛部位，每日1～2次。皮肤破溃处勿敷。3 d为1个疗程，1个疗程结束后仍有肿痛者可行第二疗程治疗。共治疗60例，结果：痊愈26例，显效18例，有效14例，无效2例。总有效率96.7%[3]。

1405 仙半夏 xiān bàn xià (《纲目拾遗》)

【基原】 为半夏浸渍甘草等药汁后的制成品。

【制法】 取粒大的生半夏1 kg洗净，加清水浸泡3 d，每日换水2～3次。捞起，洗净，先倒入石灰、皮硝澄清液中浸泡(生石灰1 kg，加水7～8 kg搅拌，取澄清液，然后再加入皮硝1 kg搅和溶解)，7 d后取出洗净，再用清水浸泡3 d，每日换水2～3次，取出切0.3 cm厚片，日晒夜露3～4 d，晒干，倒入药汁中拌匀(每漂净半夏片1 kg，用甘草240 g，五味子、陈皮、枳壳、青皮各30 g，川芎、枳实各18 g，前7味煎浓汁；薄荷240 g，丁香、砂仁各30 g，木香、蔻仁、肉桂各18 g，沉香2 g，后7味研成细末，然后与上述煎汁混合成药汁)，待药汁吸尽，置密封的容器内加热至80 ℃左右，烘1 h，待干取出即得。

【药性】 《饮片新参》："苦、辛，温。"

【功用主治】 理气化痰，和胃止呕。治痰饮，呕吐。

1.《纲目拾遗》："清痰开郁，行气理痹。痰疾中风不语，研七八粒，同井华水服下，以手摩运腹上。"

2.《饮片新参》："化湿痰，开胃止呕。"

【用法用量】 内服：煎汤，5～9 g；或入丸散。

【宜忌】 《饮片新参》："热痰烦渴者忌用。"

1406 仙桃草 xiān táo cǎo (《本草再新》)

【异名】 水蓑衣(《救荒本草》)，英桃草(《本草求原》)，小头红(《江苏省植物药材志》)，蟠桃草、接骨仙桃、无风自动草(《贵阳民间药草》)，小伤力草、小虫草(《安徽中草药》)，地胡椒、病疳草(《浙江药用植物志》)。

【基原】 为玄参科婆婆纳属植物蚊母草带虫瘿的全草。

【原植物】 蚊母草 *Veronica peregrina* L.

一年生草本，高10～25 cm。根须状，细而卷曲，主根不明显。茎通常自基部多分枝，主茎直立，侧枝披散，全株无毛或疏生柔毛。叶片长1～2 cm，宽2～6 mm，先端钝或稍尖锐，基部圆钝，全缘或中上端有三角状锯齿。总状花序顶生或单花生于苞腋；苞片条状，倒披针形，比叶略小；花萼4深裂，裂片狭披针形；花冠白色或浅蓝色，4裂；雄蕊2，短于花冠；雌蕊1，子房上位，花柱粗短，柱头头状。蒴果倒心形，侧扁，宽度大于长度，边缘有短腺毛，花柱宿存。果内常被虫瘿寄生，熟时肉质，微红色，膨大成桃形。种子长圆形，扁平。花期4～5月，果期5～6月。

生于潮湿的荒地、田野、路边。分布于东北、华东、华中、西南各地。在西南各地可达海拔3 000 m处。

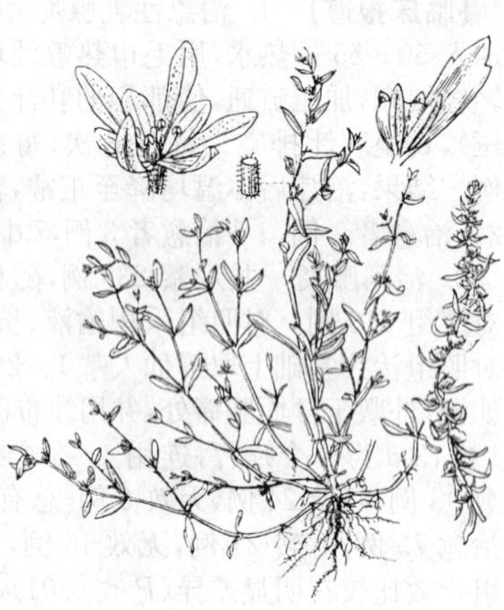

蚊母草

【栽培】 生物学特性 喜温暖、向阳环境，在潮湿的河边湿地、水稻田旁易生长。以疏松、肥沃的夹砂土栽培为宜。

繁殖方法 种子繁殖。9～10月播种，在整好的地上，开1.3 m左右宽的畦，按行株距26 cm×26 cm开穴，深约3 cm，每亩用种子0.25 kg混到拌有人畜粪水的草木灰中，使成种子灰，匀播穴里，上盖1 cm厚的草木灰。

田间管理 苗出齐后，施清淡人畜粪水1次，苗高4～7 cm时要及时匀苗、补苗，使每穴有苗5～6株，并结合浅薅，追肥。当年12月及翌年3月再各进行1次。肥料以人畜粪水为主，亦可使用氮素化肥。

病虫害防治 虫害有蟋蟀，可用毒饵诱杀。但开花前，切勿使用农药防治病虫害，因本植物果实兼有虫瘿的才好，要注意保护。

【采收加工】 5～6月采集果未开裂的全草（以带虫瘿者为佳），剪去根，晒干或用文火烘干。

【药材】 仙桃草 *Herba Veronicae Peregrinae* 产于江苏、浙江、江西、安徽等地。

性状 须根丛生，细而卷曲，表面棕灰色至棕色，折断面白色。茎圆柱形，表面枯黄色或棕色，老茎微带紫色，有纵纹；质柔软，折断面中空。叶大多脱落，残留的叶片淡棕色或棕黑色，皱缩卷曲。蒴果棕色，有多数细小而扁的种子。种子淡棕色，有虫瘿的果实膨大为肉质桃形。气微，味淡。

鉴别 (1) 茎横切面：表皮细胞1列。皮层为2～3列通气组织，细胞间隙较大；内皮层凯氏点明显。韧皮部狭窄。木质部导管和纤维紧密排列成环。髓部为薄壁组织，中央为大形空洞。

(2) 取本品粉末2 g，加甲醇15 ml，置水浴上回流10 min，滤过。取滤液2 ml，加镁粉少量与浓盐酸0.5 ml。置水浴上加热数分钟，显红色（检查黄酮）。

(3) 取上述溶液1 ml，加3%碳酸钠1 ml，置水浴中加热3 min，在冰水中冷却后，加新制的重氮化对硝基苯胺试液（0.7%对硝基苯胺10%盐酸溶液，0.5%亚硝酸钠水溶液1∶1混合）2滴，显红色（检查原儿茶酸）。

【成分】 全草含黄酮类成分：木犀草素（luteolin），金圣草素（chrysoeriol），原儿茶酸（protocatechuic acid）。还含香草酸（vanillic acid），甘露醇（mannitol）[1]。

【药理】 1. 抗病毒作用 仙桃草中所含木犀草素在0.30～9.75 μg/ml浓度范围内，能显著降低柯萨奇B_3（$CoxB_3$）病毒的滴度，有显著的抑制细胞病变作用[1]。

2. 促凝血作用 运用瓷板针挑法、试管法测定仙桃草对凝血时间的影响，结果发现其主要有效成分木犀草素凝血时间比空白对照组缩短46.5%，显示有较好的体外促凝血作用，是仙桃草止血的有效成分[2]。

【药性】 甘、微辛，平。归肝、胃、肺经。

1.《本草再新》："味辛，性凉，无毒。入肺经。"

2.《贵阳民间药草》："甘，温。"

3.《湖南药物志》："苦，温。"

【功用主治】 化瘀止血，清热消肿。主治跌打损伤，咳血，吐血，衄血，便血，痛经，咽喉肿痛，痈疽疮疡。

1.《本草再新》："降肺气，清肺热，止咳嗽、吐血。"

2.《本草求原》："活血散瘀。"

3.《江苏省植物药材志》："全草治风热上壅，咽肿痛。带有寄生虫的果实，用于跌打伤及吐血。"

4.《贵阳民间药草》："止血，活血，续伤接骨，补血调经。"

5.《中国药用植物图鉴》："用于咯血，伤后慢性吐血，下血，便后见血。"

【用法用量】 内服：煎汤。10～30 g；或研末；或捣汁。外用：鲜品，捣敷，或煎水洗。

【宜忌】《贵阳民间药草》："孕妇忌服。"

【选方】 1. 治跌打坠伤及伤后咳嗽吐血，肺痨咳嗽吐血 连虫鲜（仙）桃草，烈日晒干后，用童便浸1 d，再浸再晒，研成极细末。每用3～4.5 g，热甜酒送服。咳嗽吐血者，温开水送服，每日1次。

2. 治咳血、吐血、呕血、鼻中出血 接骨仙桃6～12 g，猪瘦肉60 g。隔水煮熟，食肉及汤。（1、2方出自《江西民间草药》）

3. 补血 仙桃草末9 g，蒸鸡肝或猪肝吃。（《贵阳民间药草》）

1407 仙掌子 xiān zhǎng zǐ （《纲目拾遗》）

【异名】 千岁子、凤栗（《广东新语》）。

【基原】 为仙人掌科仙人掌属植物仙人掌 *Opuntia dillenii*（Ker -Gaw.）Haw. 及绿仙人掌 *Opuntia vulgaris* Mill. 的果实。

【原植物】 参见"仙人掌"条。

【采收加工】 果实熟时采收，鲜用。

【成分】 仙人掌果汁的红色素含甜菜花青素（betacyanin）和甜菜黄素（betaxanithins）。甜菜花青素的主要成分是甜菜苷（betanin）。另含糖、有机酸和蛋白质[1]。新鲜的荚中含阿拉伯半乳聚糖，D-半乳糖和D-阿拉伯糖的比例为3∶1[2]。

【药性】《纲目拾遗》："味甘，性平。"

【功用主治】《纲目拾遗》："补脾健胃，益脚力，除久泻。"

【用法用量】 内服：煎汤，15～30 g；或生食。

1408 仙鹤草 xiān hè cǎo （《伪药条辨》）

【异名】 狼牙草（《肘后方》），龙牙草（《本草图经》），瓜香草（《救荒本草》），石打穿（《药镜・拾遗赋》），铁胡蜂、地蜈蚣（《葛祖方》），金顶龙芽（《纲目拾遗》），子母草、毛脚茵（《植物名实图考》），乌脚鸡（《草木便方》），龙头草、寸八节

（《分类草药性》），脱力草（《滇南本草图谱》），刀口药、大毛药（《贵州民间方药集》），毛将军、鸡爪沙、路边黄、五蹄风、牛头草（《湖南药物志》），泻痢草、黄花仔（《闽东本草》），子不离母、父子草、毛鸡草（《江西民间草药验方》）。

【基原】 为蔷薇科龙芽草属植物龙芽草的地上部分。

【原植物】 龙芽草 *Agrimonia pilosa* Ledeb.

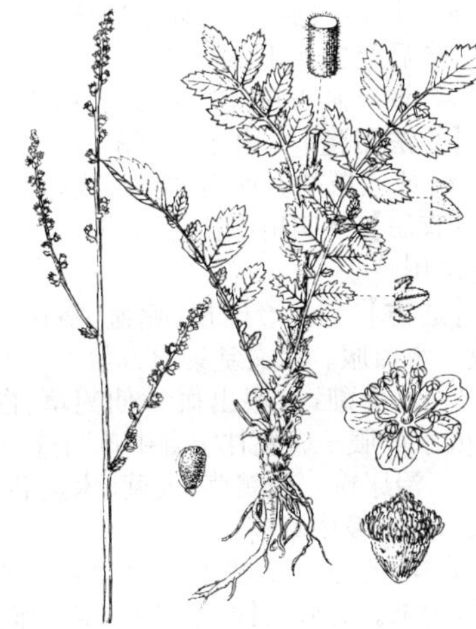

龙芽草

多年生草本，高30～120 cm。根茎短，基部常有1或数个地下芽。茎被疏柔毛及短柔毛。奇数羽状复叶互生；托叶镰形；小叶有大小2种，相间生于叶轴上，倒卵形至倒卵状披针形，长1.5～5 cm，宽1～2.5 cm，先端急尖至圆钝，稀渐尖，基部楔形，边缘有急尖到圆钝锯齿，上面绿色，被疏柔毛，下面淡绿色。总状花序单一或2～3个生于茎顶，花序轴和花梗被柔毛；苞片通常3深裂；花萼片5，三角卵形；花瓣5，长圆形，黄色；雄蕊5～15；花柱2，丝状，柱头头状。瘦果倒卵圆锥形，外面有10条肋，被疏柔毛，先端有数层钩刺，幼时直立，成熟时向内靠合。花、果期5～12月。

生于溪边、路旁、草地、灌丛、林缘及疏林下。我国南北各地均有分布。

本植物的根（龙芽草根）、带短小根茎的冬芽（鹤草芽）亦供药用，另设专条。

【栽培】 生物学特性　对气候的适应性较强，能耐严寒。一般土壤都可种植，在比较肥沃的砂质壤土上种植可提高产量。多雨，高温的7～8月份生长较快。

繁殖方法　种子或分根繁殖。种子繁殖：3月下旬～4月中、下旬或9月下旬至11月上旬地冻前。种子用常温活水浸泡7～10 h，催芽2～3 d。在整好的地上作1.3 m平畦，条播按行距30～40 cm开1～2 cm深的沟，将种子均匀撒入沟内，覆薄土，稍镇压、浇水，保持畦土湿润，盖草保温。播后10～15 d出苗，苗高8～12 cm时，可带土移栽定植。分根繁殖：春、秋两季均可进行，将根挖出劈开，每根带2～3个根芽，及时栽种。栽时将芽露地面，栽后浇水，出苗率可达95%以上。

田间管理　苗高3～5 cm时间苗、补苗，拔去过密的弱苗，苗高15 cm时按株距15 cm定苗。结合松土进行锄草，苗封垅后不再松土，有草及时拔掉。为增加产量定苗期可施氮肥、人粪尿，适当增施磷、钾肥，以促进根的生长。

病虫害防治　长期阴雨条件下病害主要有立枯病、锈病等，可用50%多菌灵800倍液喷治。虫害主要有苗期蚜虫。

【采收加工】 栽种当年或第二年开花前枝叶茂盛时采收，割取地上部分切段，晒干或鲜用。

【药材】 仙鹤草 *Herba Agrimoniae*　主产于湖北、浙江、江苏。

性状　本品长50～100 cm，全体褐白色柔毛。茎下部圆柱形，直径4～6 mm，红棕色，上部方柱形，四面略凹陷，绿褐色，有纵沟及棱线，有节；体轻，质硬，易折断，断面中空。单数羽状复叶互生，暗绿色，皱缩卷曲；质脆，易碎；叶片有大小2种，相间生于叶轴上，顶端小叶较大，完整小叶片展平后呈卵形或长椭圆形，先端尖，基部楔形，边缘有锯齿；托叶2，抱茎，斜卵形。总状花序细长，花萼下部呈筒状，萼筒上部有钩刺，先端5裂，花瓣黄色。气微，味微苦。

鉴别　(1) 粉末特征：暗绿色。上表皮细胞多角形；下表皮细胞壁波状弯曲，气孔不定式或不等式。非腺毛单细胞，长短不一，壁厚，木化，具疣状突起，少数有螺旋纹理。小腺毛头部1～4细胞，卵圆形，柄1～2细胞；另有少数腺鳞，头部单细胞，直径约至68 μm，含油滴，柄单细胞，草酸钙簇晶甚多，直径9～50 μm。

(2) 取本品粉末20 g，用70%乙醇100 ml回流提取1 h，回收乙醇至少量，作供试液。取供试液2 ml，加5%香草醛浓硫酸溶液2 ml，界面呈红褐色环（检查酚类）；取供试液2 ml，加3%三氯化铁试液1 ml，则呈污绿色（检查鞣质）；取供试液2 ml，加5%明胶溶液2 ml，产生白色沉淀（检查鞣质）；取供试液2 ml，加镁粉少许与浓盐酸3～5滴，显樱红色（检查黄酮）。

(3) 薄层色谱：取本品粉末10 g，用50 ml石油醚（沸程60～90 ℃）回流提取90 min，滤过。滤液挥尽石油醚，用氯仿5 ml溶解，作供试品溶液。另取鹤草酚少许，用氯仿溶解后作为对照品溶液。取上述两种溶液，分别点样于同一硅胶G薄层板上，用正己烷-乙酸乙酯-冰醋酸（20∶25∶0.7）展开，展距约15 cm。取出，晾干，喷以浓硫酸后加热。供试品色谱中在与对照品色谱相应位置上，显相同颜色的斑点。

【成分】 龙芽草地上部分含黄酮类成分：木犀草素-7-葡萄糖苷（leuteolin-7-glucoside），芹菜素-7-葡萄糖苷（apigenin-7-glucoside），槲皮素（quercetin）[1]，芸香苷（rutin），山柰酚-7-鼠李糖苷（kaempferol-7-rhamnoside）[2]，（2S，3S）-（—）-花旗松素-3-葡萄糖苷〔（2S，3S）-（—）-Taxifolin 3-glucoside〕，（2R，3R）-（＋）-花旗松素-3-葡萄糖苷〔（2R，3R）-（＋）-Taxifolin 3-glucoside〕[3]。并没食子酸（ellagic acid），咖啡酸（caffeic acid），没食子酸（gallic acid）[1]及赛仙鹤草酚（agrimol）A、B、C、D、E、F、G[4,5]。

【药理】 1. 对血液系统的影响　仙鹤草水提取物腹腔注射2～7 d，能明显延长大鼠出血时间、血浆凝血酶原时间、部分凝血活酶时间[1]，对胶原、ADP或AA诱导的体外血小板聚集均有抑制作用[2]。仙鹤草水提取物500 mg/kg给小鼠灌胃，至少12 h内可使其尾出血时间延长，并能有效地防止ADP诱导的小鼠急性肺血栓栓塞死亡[3]。仙鹤草水煎醇沉液当血药浓度在33.33～93.33 mg（生药）/ml（血液）范围时，对家兔体外血栓形成有良好的拮抗作用，其半数抑制有效量为52.99 mg（生药）/ml（血液）[4]。

2. 抗肿瘤作用　仙鹤草体外对人体宫颈癌（JTC-26）抑制率在90%以上；体内对小鼠肉瘤S_{180}抑制率为25%～50%[5]。仙鹤草水煎剂20 g/kg给肉瘤S_{180}腹水型小鼠灌胃，能显著增强脾IL-2及NK细胞活性，增加协同肿瘤红细胞花环试验（ATER）、促肿瘤红细胞花环试验（ETER）、直向肿瘤红细胞花环试验（DTER）的阳性率及红细胞C3b受体花环促进率，提高血清红细胞免疫黏附促进因子活性，降低抑制因子活性，通过免疫途径抑制癌细胞增长，可能是其抗肿瘤活性机制之一[6~8]。仙鹤草水-醇提取物 10 mg/L 对 MGC-803、SPC-A-1 和 HeLa 人癌细胞均有显著抑制作用；100 及 200 mg/kg 对 MGC-803 裸鼠移植瘤瘤重抑制率分别为 34.6% 和 48.5%，SPC-A-1 为 39.6% 和 49.3%，HeLa 为 20.6% 和 42.6%[9]。仙鹤草煎剂 0.2 g/只给小鼠腹腔注射治疗艾氏腹水瘤(EAC)，可抑制癌细胞繁殖，延长存活时间，提高生命延长率[10]。体外水煎剂 25 mg/ml 对小鼠艾氏腹水瘤细胞生长抑制率为 73.9%，10 mg/ml 对 H_{22} 肝癌腹水瘤细胞生长抑制率为 67.9%[11]。仙鹤草鞣酸体外对增殖期人宫颈癌 HeLa、人肺腺癌细胞、人乳腺癌 MCF_7 作用 48 h，均有显著抑制作用，IC_{50} 分别为 6.2 μg/ml、12.4 μg/ml、49.2 μg/ml，杀伤作用与药物浓度成正比，并呈时间依赖性[12]。

3. 抗寄生虫作用　仙鹤草嫩茎叶煎剂局部外用，对阴道滴虫有良好杀灭作用[13]。仙鹤草水煎剂高浓度（1∶1）时体外 2 h 即可全部杀死滴虫。滴虫的死亡率与药物浓度和作用时间成正相关[14]。

4. 降血糖作用　仙鹤草水煎剂每日 20 g/kg 灌胃 10 d 可使正常小鼠及四氧嘧啶所致高血糖小鼠血糖降低[15]。水煎剂每日 2 g/kg 给四氧嘧啶致糖尿病家兔灌胃 10 d，可使血糖显著下降[16]。对链脲霉素和肾上腺素致糖尿病小鼠模型，仙鹤草颗粒每日 0.4 g/kg、0.8 g/kg 灌胃 8 d 和 12 d 可明显降低血糖水平，对抗肾上腺升高血糖作用，并能显著增加动物肝糖原含量，降低正常小鼠口服糖负荷后血糖的峰值，并加快升高血糖水平回落的速度[17]。

5. 其他作用　仙鹤草水提取物和醇提取物 0.75 mg/kg、1.5 mg/kg、3.0 g/kg给家兔静脉注射，小剂量水提物降压作用不明显，但使心率加快，中、高剂量则使血压下降；3 个剂量的醇提物均见血压下降，且中、高剂量组可见心率减慢[18]。仙鹤草煎剂 0.2 g/只小鼠腹腔注射，可抑制醋酸所致扭体反应，提高热板法小鼠痛阈[19]。仙鹤草水煎剂 0.2 g/只灌胃对卵黄免疫组的小鼠的抗体产生有促进作用，可提高体液免疫功能[20]。

【炮制】 1. 仙鹤草：取原药材，除去残根及杂质，洗净，稍润，切段，干燥。

2. 仙鹤草炭：取仙鹤草段，置锅内，用武火加热，炒至外表黑色，洒少许清水熄灭火星，立即取出，摊开，至凉透。

饮片性状　仙鹤草参见“药材”项。仙鹤草炭形如仙鹤草，呈黑色，有少许炭末。

贮干燥容器内，密闭，置通风干燥处。仙鹤草炭需散热，以防复燃。

【药性】 苦、涩，平。归肺、肝、脾经。

1.《履巉岩本草》：“味辛、涩，温，无毒。”

2.《生草药性备要》：“味甜，性平。”

3.《广西中药志》：“味微苦、甘涩。”

4.《四川中药志》1960 年版：“性凉。入肝、脾、肺三经。”

【功用主治】 收敛止血，消积止痢，解毒消肿。主治咯血，吐血，衄血，尿血，便血，崩漏及外伤出血，腹泻，痢疾，脱力劳伤，疟疾，疔疮痈肿，滴虫性阴道炎。

1.《宝庆本草折衷》：“茎叶，治金疮，止血，熟捣傅贴之。”

2.《生草药性备要》：“理跌打伤，止血，散疮毒。”

3.《百草镜》：“下气活血，理百病，散痞满，跌扑吐血，崩痢，肠风下血。”

4.《纲目拾遗》：“葛祖方：消宿食，散中满，下气。疗吐血各病，翻胃噎膈，疟疾，喉痹，闪挫，肠风下血，崩痢，食积，黄白疸，疔肿痈疽，肺痈，乳痈，痔肿。”

5.《本草求原》：“叶蒸醋，贴烂疮，最去腐、消肿，洗风湿烂脚。”

6.《伪药条辨》：“治瘰疬。”

7.《湖南药物志》：“祛风散寒，清暑解热，祛湿止血，治肠胃出血，子宫出血，乳痈，疟疾，疳积，眼痛，呕吐。”

8.《广西民族药简编》：“治感冒，痢疾，腹泻，大小便出血，产后流血不止，黄疸型肝炎，小儿盗汗，月经过多，贫血，鼻衄，胃出血，痧病，吐血，跌打内伤，外伤出血，脓疱疮。”

【用法用量】 内服：煎汤，10～15 g，大剂量可用 30～60 g；或入散剂。外用：捣敷；或熬膏涂敷。

【宜忌】《四川中药志》1960 年版：“外感初起，泄泻发热者忌用。”

【选方】 1. 治虚损，唾血，咯血　龙芽草六钱，红枣五枚。水煎服。(《文堂集验方》)

2. 治鼻衄，齿龈出血　仙鹤草、白茅根各 15 g，焦山栀 9 g。水煎服。(《陕甘宁青中草药选》)

3. 治尿血　仙鹤草、大蓟、木通各 9 g，茅根 30 g。水煎服。(《宁夏中草药》)

4. 治便血　金粟狼牙草（焙干、入蚌粉炒）、槐花、百药煎，为末。每服三钱，米泔调，空心服。(《卫生易简方》)

5. 治赤白痢及咯血、吐血　龙芽草三钱至六钱。水煎服。(《岭南采药录》)

6. 治脱力劳伤　仙鹤草 30 g，猪瘦肉 250 g。水炖，食肉喝汤。(《安徽中草药》)

7. 治小儿疳积　龙芽草（去根及茎上粗皮）15 g，猪肝 120 g。水煎，服汤食肝。(《江西草药》)

8. 治疟疾，每日发作，胸腹饱胀　仙鹤草 9 g，研成细末。于疟发前用烧酒吞服，连用 3 剂。(《贵州民间方药集》)

9. 治乳痈，初起者消，成脓者溃，且能令脓出不多　龙芽草一两，白酒半壶，煎至半碗。饱后服。(《百草镜》)

10. 治金疮　狼牙草茎叶熟捣，敷贴之。兼止血。(《外台》引《肘后方》)

【临床报道】 1. 治疗小儿菌痢　据病情轻重及小儿体重，取新鲜仙鹤草根和茎 30～50 g，用文火煎成 80 ml 左右，加入适量红糖，分次频服。后取仙鹤草饮片 10 g，焙干研粉调成糊状。于每次大便后，用温水清洗肛门，将药糊适量涂抹于肛周。共治疗 15 例，结果：治愈 13 例，显效 1 例，无效 1 例。平均治疗日数为 2～5 d，病程越长，治疗时间也相对较长[1]。

2. 治疗乳糜尿　每日用仙鹤草 60 g，水煎服，每日 1 剂。连续治疗 10 d 为 1 个疗程。偏重于湿热下注者，加车前子 20 g(包煎)，土茯苓 30 g；偏重于脾肾两虚者，加熟地 20 g，山药 15 g，芡实 20 g。服药期间，勿劳累，禁食高脂肪及辛辣刺激食品。共治疗 31 例，经 3 个疗程治疗后，痊愈 20 例，好转 7 例，无效 4 例，总有效率为 87.4%[2]。

3. 治疗滴虫性阴道炎　把狼牙草茎叶制成 200% 的浓缩液。先以苯扎溴铵棉球擦洗阴道壁，再将蘸满狼牙草液的棉球均匀地涂擦整个阴道，然后塞入蘸满狼牙草液的特制带线棉球，放置 3～4 h 后，令患者自行取出。每日 1 次，7 次为 1 个疗程。共治疗 40 例，经 3 个疗程治疗后，37 例治愈，其中有 22 例于第一个疗程即达到治愈标准，3 例好转[3]。

4. 治疗梅尼埃病　将仙鹤草制成口服液，每瓶 200 ml（相当 200 g 生药）。每次口服 20 ml，每日 3 次；对照组用眩晕宁，每次5片，每日3次，均以7 d为1个疗程。结果：治疗组66例，治愈38例，显效20例，有效5例，无效3例，总有效率95.3%；对照组50例，治愈28例，显效15例，有效3例，无效4例，总有效率92%，两组疗效比较无显著性差异($P>0.05$)。而一年半后未复发人数，治疗组62.5，对照组19.5，两组比较差异显著($P<0.01$)[4]。

1409 白及 bái jí (《本经》)

【异名】 甘根、连及草(《本经》)，白根(《吴普本草》)，白给(《别录》)，冰球子(《贵州民间方药集》)，白鸟儿头(《江苏省植物药材志》)，地螺丝、羊角七、千年棕、君求子、一兜棕、白鸡儿、皲口药、利知子(《湖南药物志》)。

【基原】 为兰科白及属植物白及的根茎。

【原植物】 白及 *Bletilla striata* (Thunb.) Reichb. f.

多年生草本，高15～70 cm。块茎肉质，肥厚，富黏性，三角状扁球形或不规则菱形，常数个相连。茎直立。叶片3～5，披针形或宽披针形，长8～30 cm，宽1.5～4 cm，先端渐尖，基部下延成长鞘状，全缘。总状花序顶生，有花3～8朵，花序轴长4～12 cm；苞片披针形，早落；花紫色或淡红色，直径3～4 cm；萼片和花瓣近等长，狭长圆形，长2.8～3 cm；唇瓣倒卵形，白色或具紫纹；雄蕊与雌蕊合为蕊柱，两侧有窄翅，柱头先端着生1雄蕊，花粉块4对，扁而长；子房下位，圆柱形，扭曲。蒴果圆柱形，两端稍尖，具6纵肋。花期4～5月，果期7～9月。

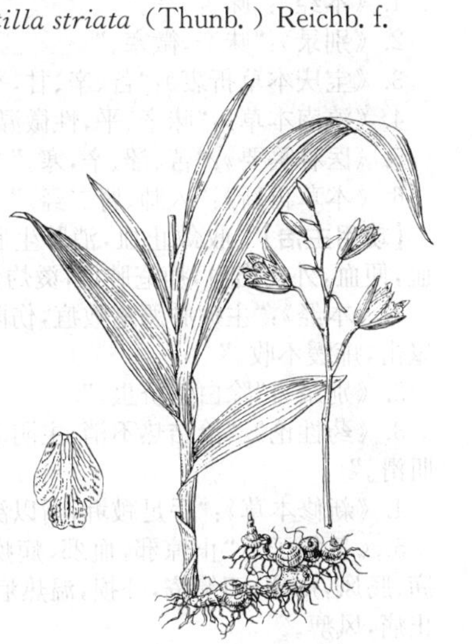

白 及

生于山野、山谷较潮湿处。分布于华东、中南、西南及河北、山西、陕西、甘肃、台湾等地。

【栽培】 生物学特性 喜温暖湿润气候，不耐寒。宜选疏松、肥沃、排水良好而又较为阴湿的砂壤土、夹砂土和腐殖土栽培，不宜在排水不良、黏性重的土壤栽种。

繁殖方法 根茎繁殖。9～10月收获时，选当年生具有嫩芽的块茎及其与先年的老鳞茎毗连接生处切下，按行株距各33 cm开穴，深10～13 cm，每穴栽种3个。栽后施猪粪水，并盖拌有猪粪水的草木灰或腐熟堆肥。

田间管理 中耕除草每年进行4次，第一次3～4月苗出齐后，第二次5～6月生长旺盛期，第三次8～9月，第四次冬季倒苗后。每年追肥3次，前2次在中耕除草后进行，以猪粪水最好，第三次8～9月，可用过磷酸钙与堆肥堆沤之后，撒在畦上，结合中耕，混入土中。现蕾时摘除花蕾。遇旱及时灌水。

【采收加工】 栽种3～4年后于9～10月采挖，将块茎浸水中约1 h，经蒸煮至内面无白心时取出，晒或炕至表面干硬不黏结时，用硫黄熏1夜后，晒干或炕干，然后撞去残须，使表面成光洁淡黄白色，筛去杂质。

【药材】 白及 *Rhizoma Bletillae* 主产于贵州、四川、湖南、湖北、安徽、河南、浙江、陕西。以贵州产量最大，质量较好。

性状 根茎呈不规则扁圆形，多有2～3个爪状分枝，长1.5～5 cm，厚0.5～1.5 cm。表面灰白色或黄白色，有数圈同心环节和棕色点状须根痕，上面有凸起的茎痕，下面有连接另一块茎的痕迹。质坚硬，不易折断，断面类白色，半透明，角质样。粗粉遇水即膨胀，有显著黏滑感，水浸液呈胶质样。无臭，味苦，嚼之有黏性。

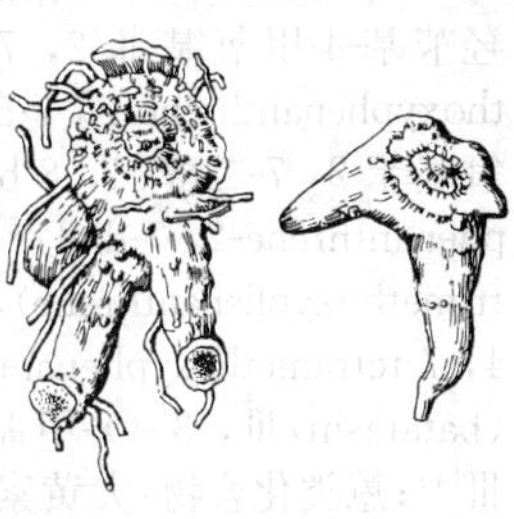

白及(根茎)外形

鉴别 (1) 粉末特征：淡黄白色。表皮细胞表面观垂周壁波状弯曲，略增厚，木化，孔沟明显。草酸钙针晶束存在于大的类圆形黏液细胞中，或随处散在，针晶长18～88 μm。纤维成束，直径11～30 μm，壁木化，具人字形或椭圆形纹孔。梯纹、具缘纹孔及螺纹导管直径10～32 μm。糊化淀粉粒团块无色。

(2) 取本品约2 g，加水20 ml，在沸水中热浸30 min，滤过，滤液作为供试液。取供试液1 ml，加入新配制的碱性酒石酸铜试剂5～6滴，在沸水浴中加热5 min，产生棕红色氧化亚铜沉淀；取供试液1 ml，加5% α-萘酚乙醇溶液3滴，摇匀，沿试管壁缓缓加入浓硫酸0.5 ml，在试液界面处形成紫红色环(检查糖类)。

【成分】 块茎含联苄类化合物：3，3′-二羟基-2′，6′-双(对羟苄基)-5-甲氧基联苄〔3，3′-dihydroxy-2′，6′-bis(*p*-hydroxybenzyl)-5-methoxy bibenzyl〕，2，6-双(对羟苄基)-3′，5-二甲氧基-3-羟基联苄〔2，6-bis(*p*-hydroxybenzyl)-5-dimethoxy-3-hydroxybibenzyl〕，3，3′-二羟基-5-甲氧基-2，5′，6-三(对羟苄基)联苄〔3，3′-dihydroxy-5-methoxy-2，5′，6-tris(*p*-hydroxybenzyl) bibenzyl〕[1]，3，3′，5-三甲氧基联苄(3，3′，5-trimethoxybibenzyl)，3，5-二甲氧基联苄(3，5-dimethoxy bibenzyl)[2]；二氢菲类化合物：4，7-二羟基-1-对羟苄基-2-甲氧基-9，10-二氢菲(4，7-dihydroxy-1-*p*-hydroxybenzyl-2-methoxy-9，10-dihydrophenanthrene)，4，7-二羟基-2-甲氧基-9，10-二氢菲(4，7-dihydroxy-2-methoxy-9，10-dihydro phenanthrene)[1]，3-(对羟苄基)-4-甲氧基-9，10-二氢菲-2，7-二醇〔3-(*p*-hydroxy benzyl)-4-methoxy-9，10-dihy-drophenanthrene-2，7-diol〕，1，6-双(对羟苄基)-4-甲氧基-9，10-二氢菲-2，7-二醇〔1，6-bis(*p*-hydroxybenzyl)-4-methoxy-9，10-dihydrophenanthrene-2，7-diol〕[3]，2，4，7-三甲氧基-9，10-二氢菲(2，4，7-trimethoxy-9，10-dihydro phenanthrene)[2]；联菲类化合物：白及联菲(blestriarene)A、B、C[4]，白及联菲醇(blestrianol)A、B、C[5]；双菲醚类化合物：白及双菲醚(blestrin)A、B[6]、C、D[7]；二氢菲并吡喃类化合物：白及二氢菲并吡喃酚(bletlol)A、B、C[8]；具螺内酯的菲类衍生物：白及菲螺醇(blespirol)[9]；菲类糖苷化合物：2，7-二羟基-4-甲氧基菲-2-O-葡萄糖苷(2，7-dihydroxy-4-methoxy phenanthrene-2-O-glucoside)，2，7-二羟基-4甲氧基菲-2，7-O-二葡萄糖苷(2，7-dihydroxy-4-methoxyphenan-threne-2，7-O-diglucoside)，3，7-二羟基-2，4-二甲氧基菲-3-O-葡萄糖苷(3，7-dihydroxy-2，4-dimethoxy phenanthrene-3-O-glucoside)，2，7-二羟基-1-(4′-羟苄基)-9，10-二氢菲-4-O-葡萄糖苷〔2，7-dihydroxy-1-(4′-hydroxybenzyl)-9，10-dihydro phenanthrene-4-glucoside〕[10]；其他菲类化合物 1-对羟苄基-4-甲氧基菲-2，7-二醇(1-p-hydroxybenzyl-4-methoxyphenanthrene-2，7-diol)[3]，1，8-双(对羟苄基)-4-甲氧基菲-2，7-二醇〔1，8-bis(p-hydroxybenzyl)-4-methoxyphenanthrene-2，7-diol〕[5]，2，4，7-三甲氧基菲(2，4，7-trimethoxyphenanthrene)，2，3，4，7-四甲氧基菲(2，3，4，7-tetramethoxyphenanthrene)[2]；苄类化合物：山药素(batatasin)Ⅲ，3′-O-甲基山药素(3′-O-methylbatatasin)Ⅲ[4]；蒽类化合物：大黄素甲醚(physcion)[2]。又含酚酸类成分：对羟基苯甲酸(p-hydroxybenzoic acid)，原儿茶酸(protocatechuic acid)，桂皮酸(cinnamic acid)；醛类成分：对羟基苯甲醛(p-hydroxybenzalde-hyde)[1]。新鲜块茎另含白及甘露聚糖(bletillamannan)，是由 4 份甘露糖(mannose)和 1 份葡萄糖组成的葡配甘露聚糖[11~14]。甾类成分：β谷甾醇棕榈酸酯(β-sitosterol palmitate)，豆甾醇棕榈酸(stigmasterol palmitate)，24-亚甲基环菠萝烷醇棕榈酸酯(24-methylene cycloartanol palmitate)，环巴拉甾酮(cyclobalanone)，环新木姜子醇 cycloneolitsol，环水龙骨甾烯酮(cyclomargenone)，环水龙骨甾烯醇(cyclomargenol)[15]。

【药理】 1. 止血作用　白及块根浸出液制成膜，用于犬和兔的实验性创面出血，膜可自行紧密黏着于创面，出血立即停止。1%白及液 0.5 ml 注入蛙下腔静脉，可使血细胞凝集，形成人工血栓[1]。家兔用试管法及毛细血管均证明静脉注射 2%白及液 1.5 ml/kg，可显著缩短凝血时间及凝血酶原时间，并加速红细胞沉降率[2]。白及对健康人血也有促凝作用，且浓度增加则作用增强。其促凝机制可能与抑制纤溶及轻度增强血小板因子Ⅲ的活性有关[3]。

2. 对黏膜的保护作用　1%白及煎剂 1.5 ml/只，大鼠灌胃给药，能明显减轻由盐酸引起的大鼠胃黏膜损伤，用胃内源性前列腺素(PG)合成阻断剂吲哚美辛(消炎痛)，可翻转白及对胃黏膜的保护作用，因此白及的作用机制不是通过抑制胃酸分泌，而可能是通过刺激胃黏膜合成和释放内源性 PG 实现的[4]。

3. 抗肿瘤作用　白及葡萄糖注射液对大鼠肝癌有明显的抑制作用[5]。其抗癌的有效成分为块茎中含量较多的黏液质[6]。白及粉粒具有强大的永久性、中心性血管栓塞作用，是一种较理想的肝癌血管栓塞剂[7]。

4. 抗菌作用　白及在试管内能抑制革兰阳性菌，且对人型结核杆菌有显著的抑制作用[8]。亦能抑制奥杜盎小芽胞癣菌[9]。联苄类化合物 3，3′-二羟基-2′，6′-双(对羟苄基)-5-甲氧基联苄和 3，3′-二羟基-5-甲氧基-2，5′，6-三(对羟苄基)联苄在体外对革兰阳性菌金黄色葡萄球菌、枯草杆菌、蜡样芽胞杆菌和加得那诺卡菌有很强的抑制作用，对真菌如白念珠菌和须发癣菌也有较弱的抑制作用。二氢菲类化合物 4，7-二羟基-1-对羟苄基-2-甲氧基-9，10-二氢菲和 4，7-二羟基-2-甲氧基-9，10-二氢菲也与上述联苄类有相似作用，但较弱。另一个联苄类化合物 2，6-双(对羟苄基)-3′，5-二甲氧基-3-羟基联苄作用更弱[10]。白及联菲 A、B、C 对革兰阳性菌金黄色葡萄球菌以及与龋齿形成有关的突变链球菌有抑制作用，B 的作用最强；山药素Ⅲ和 3′-O-甲基山药素Ⅲ对突变链球菌的某些株也有较弱的抑制作用[11]。

5. 配伍　白及和川乌配伍研究表明，白及与生川乌配伍毒性相加，白及与制川乌配伍毒性为拮抗；两药配伍应用，不影响各自的药效[12]。

毒性　小鼠尾静脉注射白及甘露聚糖的 LD_{50} 为 595 mg/kg；小鼠腹腔注射的 LD_{50} 为 804 mg/kg[13]。

【炮制】 1. 白及　取原药材除去杂质，大小分档，洗净，闷润至透，切薄片，干燥。

2. 白及粉　原药材洗净，晒干，研成细粉。

饮片性状　白及为不规则的薄片，表面类白色，角质样，半透明，微显筋脉小点，具黏性，质脆。气微，味淡而微苦，嚼之有黏性。白及粉淡黄白色，无臭，味苦，用水湿润有黏性。

贮干燥容器内，置通风干燥处。白及粉，密闭，防潮。

【药性】 苦、甘、涩，微寒。归肺、肾经。

1.《本经》："味苦，平。"

2.《别录》："味辛，微寒。"

3.《宝庆本草折衷》："苦、辛、甘，平，微寒。"

4.《滇南本草》："味辛、平，性微温。"

5.《医林纂要》："苦、涩、辛，寒。"

6.《本草再新》："入肺、肾二经。"

【功用主治】 收敛止血，消肿生肌。主治咯血，吐血，衄血，便血，外伤出血，痈疮肿毒，烫灼伤，手足皲裂，肛裂。

1.《本经》："主痈肿恶疮败疽，伤阴死肌，胃中邪气，贼风鬼击，痱缓不收。"

2.《别录》："除白癣疥虫。"

3.《药性论》："治结热不消，主阴下痿，治面上皯疱，令人肌滑。"

4.《新修本草》："手足皲拆，嚼以涂之。"

5.《日华子》："止惊邪，血邪，痫疾，赤眼，癥结，发背，瘰疬，肠风，痔瘘，刀箭疮，扑损，温热疟疾，血痢，汤火疮，生肌止痛，风痹。"

6.《滇南本草》："治痨伤肺气，补肺虚，止咳嗽，消肺痨咳血，收敛肺气。"

7.《医林纂要》："敛肺散瘀，降逆气。"

8.《福建药物志》："补肺生肌，化瘀止血。主治咳血，支气管扩张咯血，肺脓疡，胃及十二指肠溃疡，吐血，便血，烧伤，乳头及手足皲裂，痈，疔，鸡眼。"

【用法用量】 内服：煎汤，3～10 g；研末，每次 1.5～3 g。外用：研末撒或调涂。

【宜忌】 反乌头。

1.《本草经集注》："恶理石。畏李核、杏仁。"

2.《蜀本草》："反乌头。"

3.《本草经疏》："痈疽已溃，不宜同苦寒药服。"

【选方】 1. 治咯血　白及一两，枇杷叶(去毛，蜜炙)、藕节各五钱。上为细末，另以阿胶五钱，锉如豆大，蛤粉炒成珠，生地黄自然汁调之，火上炖化，入前药为丸，如龙眼大。每服一丸，噙化。(《证治准绳》白及枇杷丸)

2. 治肺叶痿败，喘咳夹红者　嫩白及四钱研末，陈阿胶二钱。冲汤调服。(《医醇賸义》白胶汤)

3. 治肠胃出血　白及、地榆各等量。炒焦，研末。每服 3 g，温开水送服，每日 2～3 次。(《浙江民间常用草药》)

4. 治一切疮疖痈疽　白及、芙蓉叶、大黄、黄柏、五倍子。上为末，用水调搽四周。(《保婴撮要》铁箍散)

5. 治跌打骨折　酒调白及末二钱服。(《永类钤方》)

6. 治鼻渊　白及，末，酒糊丸。每服三钱，黄酒下，半月愈。(《外科大成》白及丸)

7. 治产后伤脬，小便淋数不止　白及、凤凰衣、桑螵蛸等分。入猪脬内煮烂食之。(《梅氏验方新编》)

【临床报道】 1. 治疗上消化道出血　每日以白及 50～100 g 煎成胶冻状溶液 500～1 000 ml，频服或分 3 次服，至大便潜血阴性后停药。共治流行性出血热消化道出血 70 例，结果除 1 例因频繁呕吐无法服药，于入院后 24 h 死亡外，其余均在 1～3 d 停止呕血。大便潜血转阴则需 3～5 d[1]。

2. 治疗肺结核　白及研粉，每日吞服 6 g，用药 3 个月。治疗用抗痨药无效或疗效缓慢的各型肺结核患者 60 例，取得较好效果。42 例临床治愈，13 例显著进步，其余无改变[2]。

3. 治疗矽肺　每次服白及片 5 片(每片含生药 0.3 g)，每日 3 次。观察 44 例(主要为单纯矽肺患者)，用药 3 个月至 1 年后，症状及肺功能多见改善，但 X 线改变不显著[3]。

4. 治疗肛裂　白及粉加凡士林调成 40%～50%软膏，便后用生理盐水或 1∶1 000 高锰酸钾液清洗肛门，拭干，将裂口轻轻牵开，取少量白及软膏涂于裂口上，外加消毒敷料胶布固定，每日 1 次。观察 100 例，结果全部治愈。疗程最短 3～15 d。适用于早期肛裂，陈旧性者疗效不佳[4]。

5. 治疗手足皲裂　将白及粉与凡士林调成 10%或 20%软膏外用，早晚各涂药 1 次。治疗 285 例，其中 84 人用 10%软膏，结果：显效率占 79.76%，总有效率 98.81%；201 人用 20%软膏，显效率仅为 36.31%，总有效率 99%。推测后者显效率显著低于前者，可能与 20%浓度的粉质过多有关[5]。

6. 治疗鼻衄　白及研细末，过 160 目筛，撒布于凡士林纱条或纱球上，每次用白及粉 4～5 g，以之塞鼻，保留 72 h。观察 30 例。对照组 30 例，仅用凡士林纱条填塞。结果白及组第一次填塞后止血 27 例，对照组仅 20 例，两者疗效有显著差异($P<0.01$)[6]。

7. 治疗口腔黏膜病　以 40%白及粉加 60%白糖混匀，先用 3%过氧化氢溶液洗，再用盐水洗净患处，然后取适量配好之白及粉涂患处，并以棉球压迫 15～30 min。共治复发性口疮、慢性唇炎、过敏性口腔炎 60 例，结果：痊愈(唇及口腔黏膜恢复正常 1 年以上未复发)10 例，显效(唇及口腔黏膜恢复正常半年不复发者)49 例，无效 1 例[7]。

8. 治疗干槽症　白及 98 g，冰片 2 g，分别研细末后混匀。取适量用蒸馏水调成面团。先用刮匙把拔牙窝内异物刮净，再用 3%过氧化氢棉球反复擦洗，吸净水分，立即把白及糊送填拔牙窝里，使糊剂充满根窝，最后用糊剂将牙窝上部填满。观察 100 例，结果：1 次痊愈者 89 例，2 次者 7 例，3 次者 4 例。一般很快止痛，4 h 后即可见新生岛状肉芽组织，3 d 后拔芽窝表面充满新生的牙龈黏膜[8]。

9. 治疗体癣　将白及微火烘烤，研为细粉，加适量白醋调成糊状，用消毒刀片将病灶上的鳞屑轻轻刮去，涂上药糊，每日早晚各 1 次，5 d 为 1 个疗程。有感染者可酌情加服抗生素。共治疗 410 例，结果：显效 250 例，有效 120 例，无效 40 例，总有效率 90.24%[9]。

【各家论述】 1.《本草汇言》："白及，敛气、渗痰、止血、消痈之药也。此药质极黏腻，性极收涩，味苦气寒，善入肺经。凡肺叶破损，因热壅血瘀而成疾者，以此研末日服，能坚敛肺藏，封填破损，痈肿可消，溃败可托，死肌可去，脓血可洁，有托旧生新之妙用也。"

2.《本草求真》："白及，方书既载功能入肺止血，又载能治跌扑折骨，汤火灼伤，恶疮痈肿，败疽死肌，得非似收不收，似涩不涩，似止不止乎？不知书言功能止血者，是因性涩之谓也；书言能治痈疽损伤者，是因味辛能散之谓也。此药涩中有散，补中有破，故书又载去腐、逐瘀、生新。"

3.《重庆堂随笔》："白及最黏，大能补肺，可为上损善后之药。如火热未清者不可早用，以其性涩，恐留邪也。惟味太苦，宜用甘味为佐，甘则能恋膈。又宜噙化，使其徐徐润入喉下，则功效更敏。"

4.《本草便读》："白及，必虚而有热者，乃为相宜耳。虽禀收敛之性，而仍具苦泄辛散之意，与白蔹相近，故每相须而用。"

5.《本草正义》："白及味苦气寒，能内清肺胃邪热，而外以凉血止痛。且黏腻之质，脂液富有，既可敷痈疡未成而消热退肿，亦可掺既溃而去腐生肌。""白及治肺痈，世每畏其腻滞而不敢用，然苦寒本清肺胃，又能补伤，苟非火焰极盛之时，而臭痰腥秽之气已渐退舍，即可用以兼补兼清，不致助痰留患，与二冬、玉竹等比也。"

1410 白贝 bái bèi (《日华子》)

【异名】 贝子(《本经》)，贝齿(《雷公炮炙论》)，白海肥(《简便单方》)，海肥(《纲目》)，白贝齿(《药材资料汇编》)。

【基原】 为宝贝科货贝属动物货贝、环纹货贝等的壳。

【原动物】 1. 货贝 *Monetaria moneta* (Linnaeus)

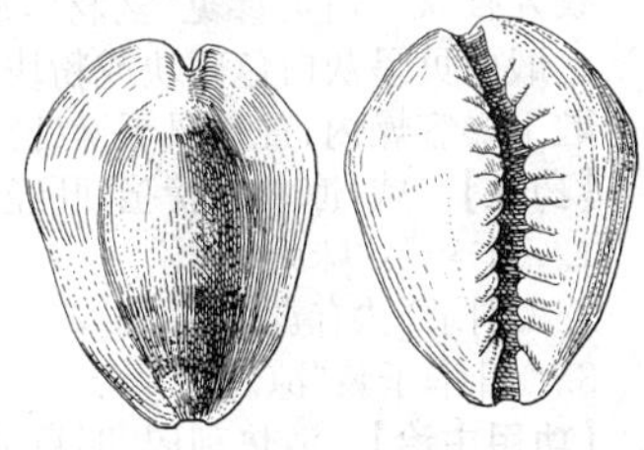

货 贝

贝壳略呈卵圆形，质坚固，一般壳长 24～28 mm，宽 20 mm 左右，高 10～14 mm。壳背部中央隆起，两侧坚厚而低平，在壳后方相当于壳长 1/3 处，两侧突然扩张，形成瘤状突起。壳表被光泽的珐琅质，呈淡黄色、鲜黄色或稍带灰绿色，两侧缘色较淡，背部有 2～3 条灰绿色横带及不太明显的橘黄色细环纹。螺层完全被珐琅质所遮盖，无任何肋纹。壳基部平，黄白色。壳口狭长，附近白色。两唇缘的齿各 12～13 枚，较疏，白色。无厣。壳内面紫色，体柔软，可全部缩入壳内。外套膜自两侧伸展向背面卷转包住贝壳，上有许多分枝触手。头宽，吻短，触角长而尖，眼突出，位于触角的外侧，足部发达。

生活于潮间带中、低潮区的珊瑚礁及岩石下。肉食性，雌雄异体，春、夏季产卵，卵囊黄色。我国分布于南海。

2. 环纹货贝 *M. annulus* (Linnaeus)

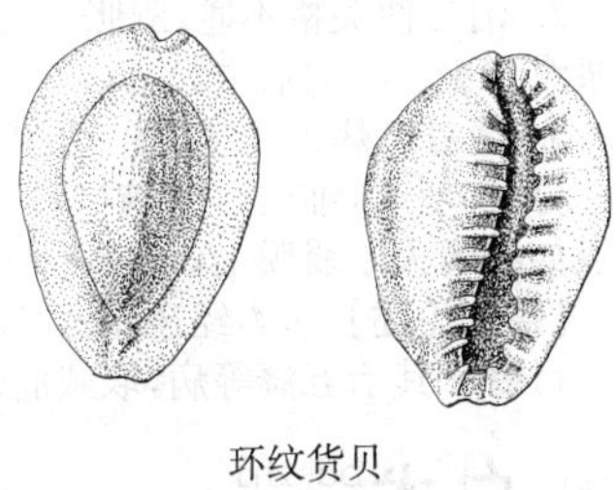

环纹货贝

贝壳卵圆形，质坚固，一般壳长 25～28 mm，宽 19 mm 左右，高 13 mm 左右。壳背部中央隆起，周围比较低平。壳背部周围有一明显的橘黄色的环纹，环纹内通常为淡灰蓝色或淡褐色；环纹外常为灰白色或略灰褐色；基部白色。壳口狭长，几与壳等长；壳内面紫色。前端稍宽，前、后沟短，两唇缘的齿粗壮，稀疏，延伸到基部，齿数各 12 枚左右。

生活于潮间带中区的珊瑚礁及岩石间。我国分布于南海。

【采收加工】 6～8月捕捉，晒干。

【药材】 白贝 *Concha Monetariae* 主产于台湾、海南及西沙群岛。

性状 贝壳略呈扁圆形，表面光滑，灰黄色或黄白色，背部蓝灰色，有白色细纹，多数具橙红色细纹，有的背部灰绿色或蓝灰色，少数有3条不明显的深色带，并有棕色斑点。气微，味咸。

鉴别 (1) 贝壳磨薄片，置大镜下观察，环纹货贝呈鱼肚白色，有枯矾样微粒堆积，边缘有钝圆形碎粒。货贝呈鱼肚白色，有枯矾样颗粒堆积，边缘散布棕红、黑色微粒。

(2) 取贝壳粉100 g(过40目筛)置试管中，加入蒸馏水15 ml，观察其沉降系数及悬浮物多少。环纹货贝的沉降时间为2～12 min，悬浮物极少；货贝的沉降时间为15 min，悬浮物极少。

【成分】 环纹货贝外壳含高含量的酸性氨基酸[1]。全体含碳酸钙，常量元素钠、钾、镁、铝、铁等，微量元素锶、磷、钛、铅、锌等，并含14种左右氨基酸，其中含量较大的有天冬氨酸、谷氨酸[2]。

【炮制】 1. 白贝 取原药材，除去杂质，洗净泥土，干燥，碾成碎块，过筛。

2. 煅白贝 取净白贝，置无烟的炉火或适宜容器内，用武火加热，煅红，取出，放凉，捣碎。

饮片性状 白贝参见“药材”项。质坚硬，断面粗糙。味淡。煅白贝呈灰白色碎块或粉块，壳内面呈紫白色。

贮干燥容燥内，置通风干燥处。

【药性】 咸，凉。归膀胱、肝经。

1.《本经》：“味咸，平。”

2.《别录》：“有毒。”

3.《日华子》：“凉。”

【功用主治】 清热利尿，明目退翳。主治水气浮肿，淋痛尿血，小便不通，眼生翳障，鼻渊脓血，下疳阴疮。

1.《本经》：“主目翳，鬼疰蛊毒，腹痛下血，五癃，利水道。”

2.《别录》：“除寒热温疰，解肌，散结热。”

3.《海药本草》：“主水气浮肿及孩子疳蚀吐乳。”

4.《纲目》：“治鼻渊出脓血，下痢，男子阴疮，解漏脯面臛诸毒，射罔毒，药箭毒。”

【用法用量】 内服：煎汤(宜先煎)，5～15 g；或研末，3～6 g。外用：研末撒。

【选方】 1. 治妇人热结成淋，小便引痛，或时溺血，或如小豆汁 贝齿一(二)两，葵子三两，石燕二两，滑石二两。上药捣细罗为散，研过。食前以葱白汤调下一钱。(《圣惠方》贝齿散)

2. 治二便关格不通，闷胀 贝齿三枚，甘遂三铢。为末，浆水和服。(《肘后方》)

3. 治目风热赤，生肤翳 贝齿七枚(烧为末，细研)，真珠一分(捣罗末，细研)，龙脑(研)半钱。上三味合研如粉，每点如黍米大于翳膜上，日三度。(《圣济总录》贝齿散)

【各家论述】 《本经逢原》：“贝子，味咸软坚，故《本经》专主目翳。其治五癃等病，取咸润走血之力。”

1411 白术 bái zhú (《本草经集注》)

【异名】 山蓟、杨枹蓟(《尔雅》)，术(《本经》)，山芥、天蓟(《吴普本草》)，山姜(《广雅》)，山连(《别录》)，山精(《神农药经》)，乞力伽(《南方草木状》)，冬白术(《得配本草》)。

【基原】 为菊科苍术属植物白术的根茎。

【原植物】 白术 *Atractylodes macrocephala* Koidz. [*Atractylis macrocephala* (Koidz.) Hand. -Mazz.] 又名：于术(《杭州府志》)，浙术、种术、冬术(《中药志》)。

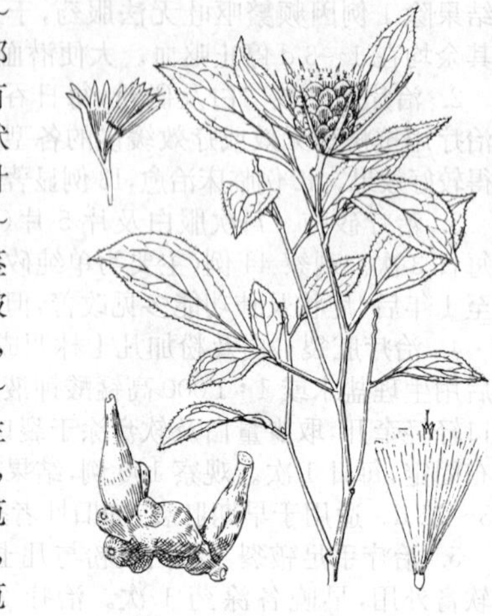

白 术

多年生草本。根茎肥厚，块状。茎高50～80 cm，上部分枝，基部木质化。茎下部叶有长柄，叶片3裂或羽状5深裂，裂片卵状披针形至披针形，长5～8 cm，宽1.5～3 cm；茎上部叶柄渐短，狭披针形，分裂或不分裂，长4～10 cm，宽1.5～4 cm。头状花序单生于枝顶，长约2.5 cm，宽约3.5 cm，基部苞片叶状，长3～5 cm，羽状裂片刺状；总苞片5～8层，膜质，覆瓦状排列，外层短，卵形，先端钝，最内层多列，先端钝，伸长；花多数，全为管状花，花冠紫红色，长约1.5 cm，雄蕊5，花柱细长。瘦果长圆状椭圆形，密被黄白色绒毛，稍扁；冠毛羽状，污白色，基部联合。花期9～10月，果期10～12月。

原野生于山区、丘陵地带，野生种在原产地已绝迹。现各地多有栽培，以浙江栽培的数量最大。

本植物的苗叶(术苗)亦供药用，另设专条。

【栽培】 生物学特性 喜凉爽气候，耐寒，怕湿热、怕干旱。根茎生长最适温度26～28 ℃。以选地势高燥稍有倾斜的坡地，土层深厚，疏松肥沃，排水良好的砂质壤土栽培为宜，忌连作，最好在新垦地上栽种。种过的地，须隔5年以上才能再作，否则易发病。前作以禾本科作物为好，不能与易发生白绢病的十字花科、茄科等作物轮作。

繁殖方法 种子繁殖，育苗移栽。选优良的品种，每株留5～6个成熟一致的花蕾。11月上、中旬待植株下部枯萎、部分头状花序上部开裂出现白色冠毛时，选择晴天、露水干后，采摘果序，摊晾几日，果序全部开裂出现白色冠毛时，晒干、脱粒、扬净备用。育苗于3月下旬至4月上旬为适宜。选用种子饱满、色泽新鲜、子叶完整、无病虫害的作种。播前可用50%甲基托布津1 000倍液浸种3～5 min，取出晾干后播种；亦可用40 ℃温水浸泡12 h，捞出种子，用湿布或麻袋装好，置25～30 ℃室内，每日淋温水1次，经4～5 d种子萌动露白后播种。条播：按行距15 cm开条沟，沟深5 cm，将种子均匀播入，覆土2 cm，上盖稻草一层，浇水保湿。苗高4～5 cm时按株距7～8 cm进行间苗，拔除杂草，遇旱则早、晚浇水。发现抽薹应及早摘除。移栽：10月上、中旬至11月上旬挖起根茎，除去茎叶、须根，先置室内通风处摊放3～5 d，待外皮发白，置干燥处贮藏。先在平地铺3 cm厚河沙，上放根茎一层厚5 cm，再铺河沙一层，再放根茎，高度不超过40 cm，在堆放中插一把稻草，最上面盖6～7 cm河沙。于12月下旬至翌年1月上旬移栽，栽种时选芽头饱满，先端细长，尾圆大而且密生柔软细根和主根细短的作种。穴栽，按行株距25 cm×20 cm开穴，穴深

6 cm,芽头向上,覆土3～5 cm,上盖地膜保温,待苗出齐后揭去地膜。

田间管理　出苗后要进行间苗,定苗后浅松土,勤除草,封行后只除草,不中耕。施足基肥,早施苗肥,重施摘蕾肥,增施磷、钾肥。白术返青后及时除去萌蘖,仅留一个主茎。7月上、中旬现蕾时要分批摘蕾,切忌损伤大叶,不能动摇植株。一般不浇水,遇旱要灌溉,遇涝要开沟排水,降低田间湿度,防止水渍烂根。7月高温季节白术生长缓慢,可在地表撒一层树叶、麦稻糠之类柴草调节地温,以利安全越夏。

病虫害防治　病害有白绢病,用50%退菌特1 000倍液浸种后栽种,并在植株四周撒石灰消毒。立枯病,可用50%多菌灵1 000倍液浇灌。铁叶病,6～8月发病,喷50%甲基托布津或多菌灵1 000倍液。锈病,可喷25%粉锈宁1 000倍液。根腐病用50%多菌灵500倍液或50%甲基托布津100倍液喷射。另有菌核病、根结线虫病、花叶病、菟丝子等为害。虫害有白术术籽虫、白术长管蚜以及红蜘蛛、金龟子、蛴螬、地老虎等为害。

【采收加工】　10月下旬至11月上旬待地上部分枯萎后,选晴天,挖掘根部,剪去茎杆,将根茎烘干,烘温开始用100 ℃,待表皮发热时,温度减至60～70 ℃,4～6 h上、下翻动一遍,半干时搓去须根,再烘至八成干,取出,堆放5～6 d,使表皮变软,再烘至全干。亦可晒干,需用15～20 d,晒至全干,此法较少用。

【药材】　白术 *Rhizoma Atractylodis Macrocephalae* 主产于浙江、安徽,以浙江产量最大。

商品规格　商品按个数大小分四个等级。一等,每1 kg 40只以内;二等,每1 kg 100只以内;三等,每1 kg 200只以内;四等,体形不计,但需全体是肉,每1 kg 200只以上,间有程度不严重的碎块、油个、焦枯、炕泡。

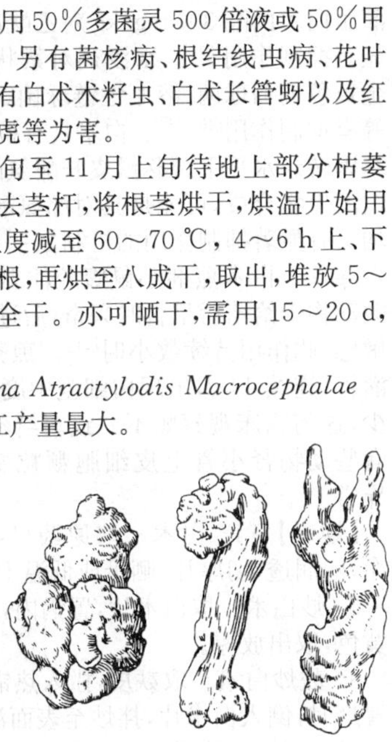

白术(根茎)外形

性状　根茎呈不规则的肥厚团块,长3～13 cm,直径1.5～7 cm。表面灰黄色或灰棕色,有瘤状突起及断续的纵皱和沟纹,并有须根痕,顶端有残留茎基和芽痕。质坚硬不易折断,断面不平坦,黄白色至淡棕色,有棕黄色的点状油室散在;烘干者断面角质样,色较深或有裂隙。气清香,味甘、微辛,嚼之略带黏性。

鉴别　(1) 根茎横切面:木栓层为1～5列木栓细胞,其间夹有1～2列断续的石细胞带。皮层、韧皮部及射线中散有油室,长径180～370 μm,短径135～200 μm。形成层环明显。木质部外侧的导管1～3列径向排列,基旁无木纤维束,内侧的导管周围有较发达的木纤维束。薄壁细胞中含草酸钙针晶和菊糖。

粉末特征:淡黄棕色。草酸钙针晶细小,长10～32 μm,不规则地聚集于薄壁细胞中,少数针晶直径至4 μm。纤维黄色,大多成束,长梭形,直径约至40 μm,壁甚厚,木化,孔沟明显。石细胞淡黄色,类圆形、多角形、长方形或少数纺锤形,直径37～64 μm。薄壁细胞含菊糖,表面显放射状纹理。导管分子短小,为网纹及具缘纹孔,直径至48 μm。

(2) 取本品粉末2 g,置具塞锥形瓶中,加乙醚20 ml,振摇10 min,滤过。取滤液10 ml挥干,加10%香草醛硫酸溶液,显紫色;另取滤液1滴,点于滤纸上,挥干,喷洒1%香草醛硫酸溶液,显桃红色。

(3) 取本品粉末1 g,加乙醚5 ml,振摇浸出15 min,滤过。取滤液2 ml,置蒸发皿中,待乙醚挥散后,加含5%对二甲氨基苯甲醛的10%硫酸溶液1 ml,则显玫瑰红色;再于100 ℃烘5 min,即变成紫色(检查苍术酮)。

(4) 薄层色谱:取本品粉末0.5 g,加正己烷2 ml,超声处理15 min,滤过,滤液作为供试品溶液。另取苍术酮作对照品,同法制成对照品溶液。吸取上述新制备的两种溶液各10 μl,分别点于同一硅胶G薄层板上,以石油醚(60～90 ℃)-醋酸乙酯(50∶1)为展开剂,展开,取出,晾干,喷以5%香草醛硫酸溶液,加热至斑点显色清晰。供试品色谱中,在与对照品色谱相应的位置上,显相同的桃红色斑点。

品质标志　色度:取本品最粗粉,精密称取2 g,置100 ml玻璃烧瓶中,加55%乙醇50 ml,用稀盐酸调节pH至2～3,连续振摇1 h,用每分钟4 000转的离心机,离心15 min,吸取上清液10 ml,置比色管中,与同量的对照液(取比色用三氯化铁液5 ml,加比色用氯化钴液3 ml与比色用硫酸铜液0.6 ml,用水稀释至10 ml制成),同置白纸上,自上面透视,显色不得较深。

【成分】　根茎含挥发油,内有α及β-葎草烯(humulene),β-榄香醇(β-elemol),α-姜黄烯(α-curcumene),苍术酮(atractylone),3β-乙酰氧基苍术酮(3β-acetoxyatractylone),芹子二烯酮〔selina-4(14), 7(11)-diene-8-one〕,桉叶醇(eudesmol),棕榈酸(palmitic acid)[1],茅术醇(hinesol),β-芹子烯(β-selinene)[2]等。还含倍半萜内酯化合物:苍术内酯(atractylenolide)-Ⅰ、Ⅱ、Ⅲ、Ⅳ,8β-乙氧基苍术内酯-Ⅱ(8β-ethoxyatractylenolide-Ⅱ)[3,4],双白术内酯(biatractylolide)[5],白术内酰胺(atractylenolactam),8-β-甲氧基苍术内酯(8-β-methoxy-atractylenolide)Ⅰ[6],beishulenolide A,peroxyatractylenolide Ⅲ[7],双表白术内酯(biepiasterolide)[8]。又含多炔醇类化合物:14-乙酰基-12-千里光酰基-8-顺式白术三醇(14-acetyl-12-senecioyl-2E, 8Z, 10E-atractylentriol),14-乙酰基-12-千里光酰基-8-反式白术三醇(14-acetyl-12-senecioyl-2E, 8E, 10E-atractylentriol),12-千里光酰基-8-顺式白术三醇(12-senecioyl-2E, 8Z, 10E-atractylentriol),12-千里光酰基-8-反式白术三醇(12-senecioyl-2E, 8E, 10E-atractylentriol)[3],12α-甲基丁酰基-14-乙酰基-8-顺式白术三醇(12α-methyl butyryl-14-acetyl-2E, 8Z, 10E-atractylentriol),12α-甲基丁酰基-14-乙酰基-8-反式白术三醇(12α-methylbutyryl-14-acetyl-2E, 8E, 10E-atractylentriol),14α-甲基丁酰基-8-顺式白术三醇(14α-methyl butyryl-2E, 8Z, 10E-atractylentriol),14α-甲基丁酰基-8-反式白术三醇(14α-methyl butyryl-2E,8E, 10E-atractylentriol)[9]。另含东莨菪素(scopoletin)[3],具免疫活性的甘露聚糖AM-3[10],以及天冬氨酸,丝氨酸,谷氨酸,丙氨酸,甘氨酸,缬氨酸,异亮氨酸,亮氨酸,酪氨酸,苯丙氨酸,赖氨酸,组氨酸,精氨酸,脯氨酸等氨基酸[11]。

【药理】　1. 对消化系统的影响　(1)对胃肠运动的影响　白术对胃底肌条有较强的兴奋作用,大剂量可促进胃肠推进运动[1]。白术水煎剂2.5 g/kg给大鼠灌胃,可显著促进胃排空及肠推进,进一步发现,白术能明显增加胃窦、空肠肌间神经丛中乙酰胆碱酯酶阳性神经及胃窦肌间神经丛、空肠黏膜下和肌间神经丛中P物质阳性神经的含量，这可能在白术的促动力效应中起一定作用[2,3]。白术水提液对大鼠胃肌电紊乱具有一定调节作用，其机制可能与胃窦肌间神经丛P物质的增加及血管活性肠肽、一氧化氮合酶的减少有一定关系[4]。

(2) 对小肠功能的影响　体外实验表明，白术提取物B_1部位125～2 000 mg/L，B_4 62.5～2 000 mg/L，B_9、B_{11} 250～2 000 mg/L均能明显促进正常大鼠小肠隐窝细胞株细胞增殖；B_4、B_9、B_{13}可促进小肠上皮细胞(IEC-6)移行，从而在小肠黏膜损伤修复过程中发挥作用[5,6]。白术提取物还能促进IEC-6分化[7]。

(3) 对胃溃疡及慢性胃病的防治作用　白术丙酮提取物300 mg/kg十二指肠给药对大鼠幽门结扎性胃溃疡有预防和治疗作用；500 mg/kg灌胃，对盐酸、乙醇所致大鼠胃黏膜损伤有预防作用[8,9]。另外，白术可显著抑制动物水浸束缚应激性溃疡[10]。0.5%和1%白术体外能促进胃黏膜细胞增殖，刺激胃蛋白酶分泌，可能是其治疗慢性胃病的机制之一[11]。

(4) 保肝作用　白术煎剂、己烷提取物和甲醇提取物以及苍术酮对CCl_4肝损害呈明显的保护作用[12～14]。

(5) 利胆作用　白术乙酸乙酯提取物经大鼠十二指肠给药，可明显增加胆汁分泌[13]。

2. 对免疫系统的影响　100%白术水浸出液给小鼠灌胃，能显著增强小鼠抗体产生能力、淋巴细胞转化率以及MΦ的吞噬功能，可促进小鼠骨髓细胞增殖反应和IL-1和IL-2的分泌，提高外周血WBC数量、增加脾脏及胸腺重量，对T淋巴细胞功能也有增强作用[15～18]。白术多糖(PAM)每日10 mg/kg、20 mg/kg、40 mg/kg、60mg/kg能单独激活或协同ConA/PHA促进正常小鼠淋巴细胞转化并能明显提高IL-2分泌的水平，对氢化可的松造成的免疫抑制小鼠淋巴细胞的增殖功能有恢复作用，体外PAM在5 mg/L，10 mg/L浓度时能显著提高小鼠脾淋巴细胞分泌IL-2的能力，在5～20 mg/L浓度范围内能明显对抗异丙肾上腺素对淋巴细胞的抑制作用，促进脾淋巴细胞的增殖[19]。小鼠每日灌服白术挥发油15 g/kg，连续7 d，可提高巨噬细胞的活性，增强机体非特异性免疫功能，抑制癌细胞的生长[20]。

3. 对心肌及心血管系统的影响　白术可扩张血管，对心脏呈抑制作用，使麻醉犬血压下降[21,22]。双白术内酯(终浓度为1.19×10^{-5} mol/L)对豚鼠离体心房肌有负性肌力和负性频率作用，能明显降低豚鼠离体右心房肌的收缩力，同时减慢其心率；可使豚鼠离体左心房肌的正性阶梯作用降低[23]。

4. 抗氧化、延缓衰老作用　白术煎剂给小鼠灌胃每日0.5 g/只，连续10 d，能有效降低LPO含量[24]。白术能提高12月龄以上小鼠红细胞SOD及GSH-Px活性，抑制小鼠脑单胺氧化酶B的活性，降低红细胞中MDA含量，对抗红细胞自氧化溶血，并具有清除活性氧自由基作用[25]。白术及PAM均能提高小鼠学习记忆和抗氧化能力[26,27]PAM是白术抗氧化作用的主要成分[28]。

5. 抗肿瘤作用　白术挥发油对小鼠肉瘤S_{180}、小鼠艾氏腹水癌及淋巴肉瘤腹水型均有抑制作用，尚能增强癌细胞的抗原性抗体的特异性主动免疫[29～31]。白术的抑瘤作用体现在降低瘤细胞的增殖率和瘤组织的侵袭性、提高机体抗肿瘤反应能力及对瘤细胞的细胞毒作用等方面[32]。

6. 降血糖作用　白术糖复合物100 mg/kg和200 mg/kg灌胃，能显著降低四氧嘧啶糖尿病大鼠血糖水平，能减少糖尿病大鼠的饮水量和耗食量，对胰岛损伤有一定的恢复作用，抑制胸腺、胰腺萎缩，对正常大鼠血糖无影响[33]。

7. 利尿及抗腹水作用　白术煎剂和流浸膏对大鼠、兔、犬均能产生明显而持久的利尿作用，可能是抑制肾小管重吸收所致[21,34,35]。60 g以上剂量白术对肝性腹水患者有明显利尿作用，且与剂量呈正相关[36]。腹腔注射小鼠，可使腹膜孔平均孔径及开放密度显著增大，对腹膜孔具有较强的调控作用，可能是其治疗腹水的机制之一[37]。

8. 其他作用　白术挥发油小量有镇静作用[12]。白术醇提取物与石油醚提取物对未孕小鼠离体子宫的自发性收缩及兴奋性收缩均呈显著抑制作用。白术醇提取物还能完全拮抗催产素对豚鼠在体怀孕子宫的紧张性收缩[38]。小鼠灌服白术内酯300 mg/kg对乙酸产生的血管通透性增加有显著抑制作用[39]。水浸剂对絮状表皮癣菌、星形奴卡菌、金黄色葡萄球菌、溶血性链球菌、脑膜炎双球菌、枯草杆菌等有抑制作用[40～43]。白术具有抗凝血作用[44]。白术能在基因转录水平下调豚鼠皮肤酪氨酸酶Q74表达，抑制酶蛋白的生物合成，可能是其对酪氨酸酶活性和皮肤黑素生成均具有显著抑制作用的机制之一[45]。

毒性　白术煎剂小鼠腹腔注射的LD_{50}为13.3 g/kg，多数动物于给药后呈暂时兴奋，后遂安静，但对外界刺激仍然敏感，此作用持续数小时[21]。煎剂每日0.5 g/kg给大鼠灌胃，连续14 d，出现白细胞中度减少，主要是淋巴细胞减少，这与临床观察颇不一致。给药2个月，出现轻度贫血，有些动物肾小管上皮细胞颗粒变性，但脑、心、肝组织无异常[44]。

【炮制】 1. 白术　取原药材，除去杂质，大小分开，洗净，闷润透，切厚片，晒干或低温干燥，过筛。

2. 炒白术　取白术片，置锅内，用武火加热，炒至表面焦黄色，取出放凉。

3. 麸炒白术　取麸皮，撒入热锅内，用中火加热，待麸皮冒烟时，倒入白术片，拌炒至表面深黄色，有香气逸出时，取出，筛去麸皮，放凉。麸炒白术偏于祛湿利水。

4. 土炒白术　取灶心土粉置热锅内，用中火炒热，倒入白术片，拌炒至表面挂土色、有香气逸出时，取出，筛去土粉，放凉。

5. 泔制白术　将白术片用米泔水拌匀，浸泡至透，捞出，晒干。

6. 米白术　先将米撒于锅内，待冒烟时，倒入白术片，用文火炒至米成黑色，白术呈焦黄色为度，取出，筛去焦米，放凉。

7. 盐白术　先将白术片用文火炒至外皮焦黑色时，喷入盐水，炒干，取出放凉。

8. 蒸白术　取白术片蒸8 h，趁热倒出，晒1 h，或文火烘干，加入蒸出的白术汁适量与白术片拌匀后，再蒸再拌；第三次蒸4 h，至外黑如漆、内呈酱色为度，趁热取出，摊开，晒干或文火烘干。

9. 白术炭　取白术片置锅内，用武火炒至外呈黑色，内呈黑褐色为度，喷淋清水少许，灭尽火星，取出，凉透。

饮片性状　白术参见“药材”项。炒白术形如白术，焦黄色，略具焦香气，味微苦。麸炒白术形如白术，深黄色，有焦麸香气。土炒白术形如白术，土黄色，表面附有细土粉。泔制白术形如白术。米白术形如白术，焦黄色，具焦香气。盐白术形如白术，焦黑色，具咸味。蒸白术形如白术，外黑如漆，内呈酱色。白术炭形如白术，外表呈黑色，内部黑褐色。

贮干燥容器内，置阴凉干燥处，防蛀；白术炭散热防复燃。

【药性】 苦、甘，温。归脾、胃经。

1.《本经》："味苦，温。"

2.《药性论》："味甘、辛。"

3.《汤液本草》："味厚气薄，阴中阳也。入手太阳、少阴经，足阳明、太阴、少阴、厥阴四经。"

4.《珍珠囊补遗药性赋》："味甘，性温，无毒。可升可降，阳也。"

5.《本草蒙筌》："入心、脾、胃、三焦四经。"

6.《药性微蕴》："性温，质厚，味甘平，气微香。"

【功用主治】 健脾益气，燥湿利水，止汗，安胎。主治脾气虚弱之乏力，食少腹胀，泄泻，便秘，水饮内停之小便不利，水肿，痰饮眩晕，寒湿痹，身痛，气虚自汗，胎动不安。

1.《本经》："主风寒湿痹，死肌，痉，疸，止汗，除热，消食。作煎饵久服，轻身延年不饥。"

2.《别录》："主大风在身面，风眩头痛，目泪出。消痰水，逐皮间风水结肿，除心下急满及霍乱吐下不止。利腰脐间血，益津液，暖胃，消谷，嗜食。"

3.《药性论》："能主大风顽痹，多年气痢，心腹胀痛。破消宿食，开胃，去痰涎，除寒热，止下泄。主面光悦，驻颜，去鼾，治水肿胀满。止呕逆、腹内冷痛、吐泻不住及胃气虚冷痢。"

4.《新修本草》："利小便，及用苦酒渍之，用拭面鼾黵，极效。"

5.《日华子》："治一切风疾，五劳七伤，冷气腹胀。补腰膝，消痰，治水气，利小便，止反胃呕逆，及筋骨弱软，痃癖气块，妇人冷癥瘕，温疾，山岚瘴气，除烦长肌。"

6.《医学启源》："除湿益燥，和中益气。其用有九：温中一也；去脾胃中湿二也；除胃热三也；强脾胃，进饮食四也；和胃，生津液五也；主肌热六也；治四肢困倦，目不欲开，怠惰嗜卧，不思饮食七也；止渴八也；安胎九也。"

7.《汤液本草》："治皮间风，止汗消痞，补胃和中，利腰脐间血，通水道，上而皮毛，中而心胃，下而利脐，在气主气，在血主血。"

8.《本草衍义补遗》："除湿之功为胜。又有汗则止，无汗则发。味亦有辛，能消虚痰。"

【用法用量】 内服：煎汤，3～15 g；或熬膏；或入丸、散。

利水消肿，固表止汗，除湿治痹宜生用；健脾和胃宜炒用；健脾止泻宜炒焦用。

【宜忌】 阴虚津亏者慎服。

1.《药性论》："忌桃、李、雀肉、菘菜、青鱼。"

2.《本草蒙筌》："哮喘勿服，壅窒难当。"

3.《本草经疏》："凡病属阴虚血少，精不足，内热骨蒸，口干唇燥，咳嗽吐痰，吐血，鼻衄，齿衄，咽塞，便秘滞下者，法咸忌之。术燥肾而闭气，肝肾有动气者勿服。刘涓子痈疽论云：溃疡忌白术，以其燥肾而闭气，故反生脓作痛也。"

4.《药品化义》："凡郁结气滞，胀闷积聚，吼喘壅塞，胃痛由火，痈疽多脓，黑瘦人气实作胀，皆宜忌用。"

【选方】 1. 治脾虚胀满　白术二两，橘皮四两。为末，酒糊丸，梧子大。每食前木香汤送下三十丸。(《全生指迷方》宽中丸)

2. 脾虚泄泻　白术一两，芍药半两(冬月不用芍药，加肉豆蔻，泄者炒)。上为末，粥丸。(《丹溪心法》白术丸)

3. 治嘈杂　白术四两(土炒)，黄连二两(姜汁炒)。上为末，神曲糊丸，黍米大。每服百余丸，姜汤下。(《景岳全书》术连丸)

4. 治心下坚，大如盘，边如旋盘，水饮所作　枳实七枚，白术二两。上二味，以水五升，煮取三升，分温三服。(《金匮要略》枳术汤)

5. 治伤寒八九日，风湿相搏，身体疼烦，不能自转侧，不呕不渴，脉浮虚而涩，大便坚，小便自利者　白术二两，附子一枚半(炮，去皮)，甘草一两(炙)，生姜一两半(切)，大枣六枚。上五味，以水三升，煮取一升去滓。分温三服，一服觉身痹，半日许，再服，三服都尽，其人如冒状，勿怪，即是术、附并走皮中，逐水气未得除故耳。(《金匮要略》白术附子汤)

6. 肘臂痛　片子姜黄四两，白术二两(炒)，羌活一两，甘草一两。上为粗末。每服三钱，水一盏半，煎至七分，食后服。(《澹寮》白术姜黄汤)

7. 治自汗不止　白术末，饮服方寸匕，日二服。(《千金方》)

8. 治妊娠七八月后，两脚肿甚者　白术、白茯苓各二两，防己、木瓜各三两。上为细末。每服一钱，食前沸汤调下，日三服，肿消止药。(《广嗣记要》白术茯苓散)

【临床报道】 1. 治疗妇产科手术后便秘　生白术 60 g，生地 30 g，升麻 3 g，每日 1 剂，水煎服。治 50 例，一般服 1～4 剂。其中有 36 例于服药 1～2 剂后开始肠鸣矢气，随后排便。据临床观察，服药后开始排便的第一日 1～3 次，7 例无效。多数患者随后保持每日或隔日排便 1 次[1]。

2. 预防急性心肌梗死后便秘　治疗组 30 例用白术 60～120 g，舌质红、苔少、脉细数者加生地 30 g，舌质淡、苔薄、脉细弱者加当归 30 g，舌苔黄腻、脉滑者加瓜蒌 30 g，腹胀痛者加白芍 20 g，炙甘草 10 g，水煎服，每日 1 剂。对照组 30 例口服复方芦荟胶囊 2 粒，每日 2 次。两组患者均采用急性心肌梗死西医常规治疗措施。7 d 为 1 个疗程，1 个疗程后停药观察患者是否发生便秘。结果：治疗组发生便秘者 4 例(13.3%)，对照组发生便秘者 14 例(46.7%)。便秘发生率治疗组明显少于对照组($P < 0.05$)[2]。

3. 治疗慢性腰腿痛　白术 30 g，炙山甲 6 g 同置容器内，加入 20～30 度白酒 100 ml(以浸没药材为度)，加盖，加热使沸后，文火煎 30 min，将煎液倾出，药渣照上法重煎，两次煎液合并，混匀后分早晚 2 次服，每日 1 剂，连服 2～3 d。治疗 24 例(其中姿势不良引起的腰肌劳损 22 例，腰椎间盘突出 2 例)，均获良效。一般服用 2 剂后，腰肌活动自如，疼痛缓解，甚至消失[3]。

4. 治疗复发性口疮　用白术醋液：白术 50 g，加食用白醋 100 ml，浸泡 1 星期后取液备用。用时以白术醋液外涂患处，每日 3 次。共治疗 32 例，结果：治愈 15 例，有效 14 例，无效 3 例[4]。

【各家论述】 1.《本草会编》："脾恶湿，湿胜则气不得施化，津何由生？故曰膀胱者，津液之府，气化则能出焉。用白术以除其湿，则气得周流而津液生矣。"

2.《本草汇言》："白术，乃扶植脾胃，散湿除痹，消食除痞之要药也。脾虚不健，术能补之；胃虚不纳，术能助之。是故劳力内伤，四肢困倦，饮食不纳，此中气不足之证也；痼冷虚寒，泄泻下痢，滑脱不禁，此脾阳乘陷之证也；或久疟经年不愈，或久痢累月不除，此胃虚失治，脾虚下脱之证也；或痰涎呕吐，眩晕昏痛，或腹满肢肿，面色萎黄，此胃虚不运，脾虚蕴湿之证也。以上诸疾，用白术总能治之。"

3.《本草经疏》:"术,其气芳烈,其味甘浓,其性纯阳,为除风痹之上药,安脾胃之神品。""止汗、除热、消食者,湿热盛则自汗,湿邪寒则发热,湿去而脾胃燥,燥则食自消,汗自止,热自除也。又主大风在身面者,术气芳烈而悍,纯阳之物也,风为阳邪,发于阳部,故主之也。风眩头痛目泪出者,阳虚则风客之而眩,痰厥则头痛,风热壅则目泪出也。消痰水,逐皮间风水、结肿,除心下急痛,及霍乱吐下不止者,湿客于胃则滞而生痰,客于脾则生水,脾虚湿胜,则为水肿,湿客中焦则心下急满,脾胃俱虚,则中焦不治,而湿邪客之,则为霍乱吐下不止也。利腰脐间血者,血属阴,湿为阴邪,下流客之,使腰脐血滞而不得通利,湿去则诸证无不愈矣。益津液,暖胃消谷嗜食者,湿去则胃强,而津液自生,寒湿散则胃自暖,邪去而脾胃健,则消谷而嗜食矣。"

4.《本草通玄》:"白术,补脾胃之药,更无出其右者。土旺则能健运,故不能食者,食停滞者,有痞积者,皆用之也。土旺则清气善升,而精微上奉,浊气善降,而糟粕下输,故吐泻者,不可阙也。《别录》以为利腰脐间血者,因脾胃统摄一身之血,而腰脐乃其分野,借其养正之功,而瘀血不敢稽留矣。张元素谓其生津止渴者,湿去而气得周流,而津液生矣。谓其消痰者,脾无湿则痰自不生也。安胎者,除胃中热也。"

5.《本草崇原》:"凡欲补脾,则用白术;凡欲运脾,则用苍术;欲补运相兼,则相兼而用;如补多运少,则白术多而苍术少;运多补少,则苍术多而白术少。品虽有二,实则一也。"

6.《得配本草》:"脾本阴脏,固恶湿,又恶燥。太润未免泥泞,太燥反成顽土。如不审其燥湿,动以白术为补脾开胃之品而妄用之,脾阴虚乏,津液益耗,且令中气愈滞,胃口愈闭,肺金绝其元,肾水增其燥,阴受其害,不可胜数。若脾气虚乏,或阴虚不能制湿者,用之乃为得当。"

7.《本经疏证》:"风寒湿痹、死肌、痉、疸,不得尽谓脾病,而以术为主剂者,则以湿为脾所主,湿能为患,固属脾气不治,一也;脾主肌肉,介在皮毛筋骨中,痹与痉,病在肌肉内,死肌及疸,病在肌肉外,旁病则当取中,二也;筋骨皮毛,均非驻湿之所,惟肌肉间为可驻湿,三也。知此,则凡痹、死肌、痉、疸之系乎风寒湿者,皆术主之矣。"

8.《衷中参西录》:"白术,善健脾胃,消痰水,止泄泻。治脾虚作胀,脾湿作渴,脾弱四肢运动无力,甚或作疼。与凉润药同用,又善补肺;与升散药同用,又善调肝;与镇安药同用,又善养心;与滋阴药同用,又善补肾。为后天滋生之要药,故能于肺、肝、肾、心四脏皆能有所补益也。"

9.《本草正义》:"白术、苍术在古不分,而今已各别,则凡古人所称燥湿逐水之用,今必以茅山苍术当之;其补益脾胃,则宜用白术。白术补中,虽以气胜,不可谓其发汗;惟苍术则辛烈开腠,能发湿家之汗耳。"

10.《国药诠证》:"白术性味中和,燥而不烈,为用极广,效力显著,故为治湿所必用,但中病即止,不可多服,以湿混杂气血之中,与生俱来,至死乃已。苟不过甚,尚无大害,迨其势既张,病象已显,然后治之,并不为迟,病去而止,即可相安。如欲断绝根枝,用为常服,则气血俱燥,必生他变,欲求却病而反以促寿者,殊不乏人,皆由不明药效之故也。"

1412 白芍 bái sháo (《药品化义》)

【异名】 白芍药(《本草经集注》),金芍药(《安期生服炼法》)。

【基原】 为芍药科芍药属植物芍药(栽培品)及毛果芍药的根。

【原植物】 1. 芍药 *Paeonia lactiflora* Pall. [*P. albiflora* Pall.] 又名:离草(《韩诗》内传),余容、其积、解仓(《吴普本草》),可离(崔豹《古今注》),没骨花(《清异录》),将离(《纲目》)。

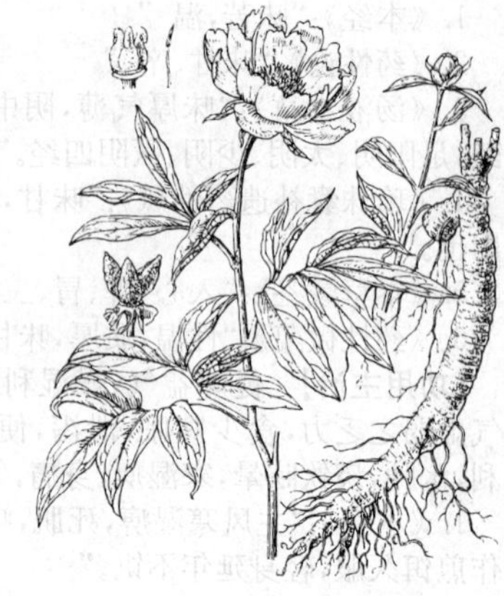

芍 药

多年生草本,高 40~70 cm。根肥大,纺锤形或圆柱形,黑褐色。茎直立,上部分枝,基部有数枚鞘状膜质鳞片。叶互生;叶柄长达 9 cm;茎下部叶为二回三出复叶,上部叶为三出复叶;小叶狭卵形、椭圆形或披针形,长 7.5~12 cm,宽 2~4 cm,先端渐尖,基部楔形或偏斜,边缘具白色软骨质细齿,两面无毛,下面沿叶脉疏生短柔毛,近革质。花两性,数朵生茎顶和叶腋,直径 7~12 cm;苞片 4~5,披针形,大小不等;萼片 4,宽卵形或近圆形,绿色,宿存;花瓣 9~13,倒卵形,白色,有时基部具深紫色斑块或粉红色,栽培品花瓣各色并具重瓣;雄蕊多数,花药黄色;花盘浅杯状,包裹心皮基部,先端裂片钝圆;心皮 2~5,离生,无毛。蓇葖果 3~5 枚,卵形或卵圆形,先端具喙。花期 5~6 月,果期 6~8 月。

生于山坡草地和林下。分布于华北、东北、陕西及甘肃。各城市和村镇多有栽培。

2. 毛果芍药 *P. lactiflora* Pall. var. *trichocarpa* (Bunge) Stern[*P. albiflora* Pall. var. *trichocarpa* Bunge] 又名:毛蕊芍药(《东北药用植物志》)。

植物形态特征与芍药的主要区别是心皮和幼果密生柔毛,成熟的蓇葖果疏被柔毛。

生于山地灌木丛中。分布于东北及河北、山西、内蒙古等地,各地多有栽培。

【栽培】 *生物学特性* 喜温暖湿润气候,耐严寒、耐旱、怕涝。宜选阳光充足、土层深厚、排水良好、肥沃、疏松、含腐殖质的壤土或砂质壤土栽培。盐碱地和涝洼地不宜栽种。忌连作,可与红花、菊花、豆科作物轮作,前茬以玉米、小麦、豆类、甘薯等作物较好。

繁殖方法 用种子繁殖或分根繁殖。种子繁殖:8 月上、中旬种子成熟,于果实微裂时及时采摘,随采随播,或用湿砂混拌贮藏至 9 月中、下旬播种,在整好的畦上开沟条播,沟深 3 cm,将种子均匀撒入沟内,覆土 6~10 cm,镇压。翌年 4 月去掉部分盖土,约半月后即可出苗。苗株生长 2~3 年后进行定植。分根繁殖:将芍药芽头从根部割下,选形状粗大,不空心,无病虫害的芽盘,按大小和芽的多少,顺其自然生长形状切成数块,每块芽 2~4 个,芽下留 2 cm 长的头,按行株距 50 cm×30 cm,穴栽,每穴 1~2 株,覆土埋严,浇水培土越冬。为提高产量,适当施农家肥。

田间管理 栽后翌年春解冻,松土保墒,雨后松土,每年中耕除草 4~6 次,中耕宜浅。10 月下旬地冻前,在离地面 7~10 cm 处剪去枝叶,根际培土约 15 cm 以利越冬。第二年起每年追肥 3 次,第一次 3 月下旬至 4 月上旬,施清淡人粪尿;第二次 4 月,每亩施人粪尿 500 kg;第三次 10~11 月

间以圈肥为主，每亩施 1 500～2 000 kg。第四年收获前追肥 2 次。每次施肥，宜在植株两侧开穴施入。除留种田外，及时摘除花蕾。芍药喜旱怕涝，一般不需灌溉。严重干旱时，宜在傍晚灌溉 1 次透水。多雨季节及时排水，以减少根病。

病虫害防治　褐斑病、立枯病、根腐病、灰霉病、锈病等，栽植前可用多菌灵或托布津浸泡后下种；病害发生初期可喷多菌灵、波尔多液、代森锌等或挖掘全株烧毁。虫害有红蜘蛛、蚜虫、蛴螬、金针虫、地老虎等。

【采收加工】　8 月采挖栽培 3～4 年生的根，除去地上茎及泥土，放入开水中煮 5～15 min 至无硬心，迅速捞起放入冷水里浸泡，随即取出用竹刀刮去外皮，晒干或切片晒干。不宜曝晒，干燥过程中忌堆置。

【药材】　白芍 *Radix Paeoniae Alba*　主产于安徽亳州(习称"亳白芍")、浙江杭州(习称"杭白芍")和山东菏泽，主要为栽培品。

商品规格　亳白芍分四等，杭白芍分 7 个等级。其他地区的白芍均按 4 个等级分等。

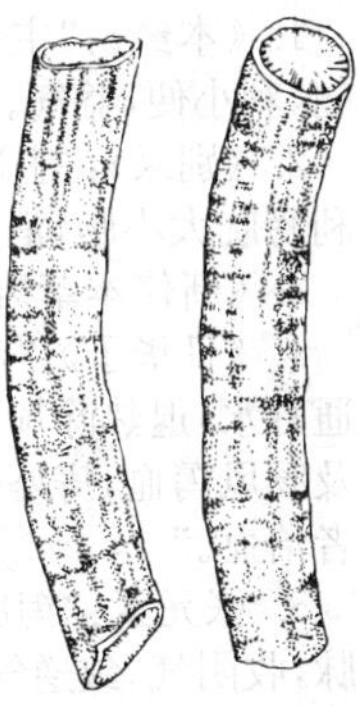

白芍(根)外形

性状　根呈圆柱形，平直或稍弯曲，两端平截，长 5～18 cm，直径 1～2.5 cm。表面类白色(亳白芍)或淡红棕色(杭白芍)，光洁或有纵皱纹及细根痕，偶有残存的棕褐色外皮。质坚实，不易折断，断面较平坦，类白色或微带棕红色，形成层环明显，射线放射状。气微，味微苦、酸。

鉴别　(1) 根横切面：参见"赤芍"条。惟木栓层多已除去，薄壁细胞内淀粉粒多已糊化。

粉末特征：黄白色。糊化淀粉团块甚多。草酸钙簇晶直径 11～35 μm，存在于薄壁细胞中，常排列成行，或一个细胞中含数个簇晶。具缘纹孔及网纹导管直径 20～65 μm。纤维长梭形，直径 15～40 μm，壁厚，微木化，具大的圆形纹孔。

(2) 取本品粉末 5 g，加乙醚 50 ml，加热回流 10 min，蒸干，加醋酐 1 ml 与硫酸 4～5 滴，先显黄色，渐变成红色、紫色，最后呈绿色。

(3) 薄层色谱：取本品粉末 0.5 g，加乙醇 10 ml，振摇 5 min，滤过，滤液蒸干，残渣加乙醇 1 ml 使溶解，作为供试品溶液。另取芍药苷对照品，加乙醇制成每 1 ml 含 1 mg 溶液，作为对照品溶液。吸取上述两种溶液各 10 μl，分别点于同一硅胶 G 薄层板上，以氯仿-醋酸乙酯-甲醇-甲酸(40∶5∶10∶0.2)为展开剂，展开，取出，晾干，喷以 5%香草醛硫酸溶液，加热至斑点显色清晰。供试品色谱中，在与对照品色谱相应的位置上，显相同的蓝紫色斑点。

品质标志　《中华人民共和国药典》2005 年版规定：照高效液相色谱法测定，本品含芍药苷($C_{23}H_{28}O_{11}$)不得少于 1.6%。

【成分】　根含环烯醚萜苷类：芍药苷(paeoniflorin)，氧化芍药苷(oxypaeoniflorin)，苯甲酰芍药苷(benzoylpaeoniflorin)[1]，白芍苷(albiflorin)[2]，芍药苷元酮(paeoniflorigenone)[3]，没食子酰芍药苷(galloylpaeoniflorin)[4]，β-蒎-10-烯基-β-巢菜苷(Z-1s, 5R-β-pinen-10-yl-β-vicianoside)，芍药新苷(lactoflorin)[5]，芍药内酯(paeonilactone) A、B、C[6]；甾醇类：β-谷甾醇(β-sitosterol)[7]，胡萝卜苷(daucosterol)[8]。鞣质：1，2，3，6-四没食子酰基葡萄糖(1，2，3，6-tetra-O-galloyl-β-D-glucose)，1，2，3，4，6-五没食子酰基葡萄糖(1，2，3，4，6-penta-O-galloyl-β-D-glucose)；六没食子酰基葡萄糖和七没食子酰基葡萄糖[9]，没食子酸(gallic acid)[12]，右旋儿茶素(catechin)[10]。挥发油主要含苯甲酸(benzoic acid)，牡丹酚(paeonol)及其他醇类和酚类成分共 33 个[11]。

【药理】　1. 抗炎、镇痛作用　芍药中所含牡丹酚、苯甲酰芍药苷及氧化芍药苷均有抗炎作用[1]。白芍总苷(TGP)对大鼠实验性佐剂性关节炎(AA)有明显抑制作用[2]，不仅抑制足肿胀，而且降低 MDA、NO 和 TNF 水平，增强 SOD 和 GSHPx 活性。TGP 的抗关节炎作用与其抗氧化和脂质过氧化以及调节腹腔 MΦ 分泌功能有关[3]。在 0.01～100 mg/L 浓度范围内，TGP 可使 AA 大鼠腹腔 MΦ 分泌的 PGE_2 呈浓度依赖性变化，有低浓度促进和高浓度抑制的特点[4]。白芍有明显镇痛作用，水煎剂 0.4 g/10 g 灌胃能显著抑制小鼠醋酸扭体反应[5]。TGP 5～40 mg/kg，肌内或腹腔注射，呈剂量依赖性地抑制小鼠扭体、嘶叫和热板反应，并在 50～125 mg/kg 腹腔注射时抑制大鼠热板反应[6]。

2. 对免疫功能的影响　白芍体内和体外均能促进 MΦ 的吞噬功能[7]。白芍煎剂对细胞免疫和体液免疫均有增强作用[8]。TGP 对 AA 大鼠有抗炎和机能依赖性免疫调节作用，每日 50 mg/kg 灌胃 11 d，对 AA 明显抑制的同时，使大鼠升高了的 H_2O_2 和 IL-1 水平降低，并使 AA 大鼠低下的胸腺细胞有丝分裂原反应及脾淋巴细胞产生 IL-2 的能力恢复正常[2]。TGP 可双向调节免疫功能，与调节 Th/Ts 的比值有关[9～14]。TGP 12.5～250 mg/L 加入大鼠腹腔单核细胞的培养体系，TNFα 的活性与 TGP 浓度呈负相关，而 PGE_2 浓度与 TGP 呈正相关[15]。另外，TGP 的免疫调节作用与松果腺有关[16]。

3. 抗病原微生物作用　白芍的抗菌作用强，抗菌谱广，对金黄色葡萄球菌、溶血性链球菌、草绿色链球菌、肺炎链球菌、伤寒杆菌、乙型副伤寒杆菌、痢疾杆菌、大肠杆菌、铜绿假单胞菌、变形杆菌、百日咳杆菌、霍乱弧菌等有不同程度的抑制作用[8, 17]；对堇色毛癣菌、同心性毛癣菌、许兰黄癣菌、奥杜盎小芽胞癣菌、铁锈色小芽胞癣菌、羊毛状小芽胞癣菌、腹股沟表皮癣菌、红色表皮癣菌和星形奴卡菌等皮肤真菌也有不同程度的抑制作用[18]。芍药中 1，2，3，4，6-五没食子酰基葡萄糖有抗病毒活性[19]。

4. 中枢抑制作用　白芍能抑制小鼠自发活动，增强环己巴比妥钠的催眠作用及延长戊巴比妥钠的催眠时间[1, 20]。芍药苷可使大鼠镇静，引起睡眠和肌肉松弛[21]。

5. 耐缺氧作用　TGP 能延长小鼠常压缺氧存活时间、减压缺氧存活时间，能减少小鼠氰化钾中毒性缺氧的死亡率[22]。TG 可延长小鼠断颅后的喘息时间，能明显改善大鼠的脑电活动，可降低脑钙、钠、水含量[23]。

6. 保肝和解毒作用　白芍提取物 250 mg/kg 灌胃，可缓解小鼠 T-2 毒素中毒[24]。白芍乙醇提取液在体外对黄曲霉毒素 B_1 有一定降解作用[25]。

7. 抗诱变与抗肿瘤作用　白芍提取物能干扰 S_9 混合液的酶活性，并抑制苯并芘的诱变作用。其中没食子酸(GA)和五没食子酰基葡萄糖(PGG)能使苯并芘的代谢物失活，PGG 能抑制 S9 混合液的酶活性[26, 27]。白芍提取物能增强 MMC 的抗肿瘤作用，还能抑制 MMC 所致的白细胞减少[28]。TGP可增强癌周淋巴结淋巴细胞酶活性，可能是其发挥免疫调节作用机制之一[29]。

8. 其他作用　芍药苷可预防大鼠应激性溃疡[30]。芍药体外可抑制大鼠眼球晶体的醛糖还原酶活性，可能是其治疗糖尿病性神经病的机制之一[31]。白芍提取物对脑啡肽受体、α-肾上腺素受体，血管紧张素Ⅱ受体，β-羟基-β-甲基戊二酸辅酶A、补体系统、胆囊收缩素和嘌呤系统转化酶等有不同程度的抑制作用[32]。芍药提取物可明显抑制化合物48/80诱导的肥大细胞组胺释放[33]。TGP可通过延长结肠收缩时间，增强结肠收缩幅度而调节结肠运动，是一种缓解便秘较为温和的方式[34, 35]。TGP能够调节血清脂质、MDA和TC/LDL，高剂量的TGP能升高HDL[36]。一定剂量的TGP对小鼠经空肠弯曲菌CJ-S131和佐剂混合免疫致系统性红斑狼疮样改变具有一定的保护作用，还能抑制ConA及LPS诱导的淋巴细胞增殖反应的增强和IL-1生成的增多[37]。

9. 配伍　乌芍配伍能增强各单味药尤其是川乌的抗炎作用，降低炎症过程中毛细血管通透性和PGE2的含量；减少川乌所致的血浆及肝组织LPO过量。抑制炎症因子和清除自由基的结果，可能是二药配伍能增强单味药尤其是川乌抗炎祛风湿的重要机制之一[38]。乌芍配伍后对大鼠继发性佐剂关节炎的疗效显著优于单味药，表现出明显的配伍优势[39]。以川乌与白芍配伍前后的水煎液分别给小鼠灌胃，急性毒性实验表明乌芍配伍能降低川乌的毒性，但是，腹腔注射未出现上述结果[40]。

10. 体内过程　给犬静注芍药苷11.25 mg/kg，血药浓度曲线符合二室模型。动力学参数：分布相$t_{1/2\alpha}$ 6.29 min，消除相$t_{1/2\beta}$ 133.41 min[30]。本品不易通过血脑屏障[41]。

毒性　芍药苷小鼠静脉注射的LD_{50}为3.53 g/kg，腹腔注射为9.53 g/kg，灌胃不死[42]。白芍总苷小鼠和大鼠腹腔注射的LD_{50}分别为125 mg/kg和301 mg/kg[6]。另报道小鼠静脉和腹腔注射的LD_{50}分别为159 mg/kg和230 mg/kg，灌胃＞2 500 mg/kg，无明显中毒症状，也无死亡[43]。白芍总苷50 mg/kg，1 000 mg/kg和2 000 mg/kg给大鼠灌胃，每日1次，连续90 d，除血小板数升高外，未见明显异常[44]。致突变试验：经鼠伤寒沙门菌Ames试验，中国仓鼠肺细胞染色体畸变试验和ICR小鼠骨髓微核试验表明白芍总苷无致突变活性[45]。

【炮制】 1. 白芍：取原药材，除去杂质，分开大小条，浸至六七成透，闷润至透，切薄片，干燥。

2. 炒白芍：取白芍片置锅内，用文火加热，炒至表面微黄色，取出放凉。炒用性缓，柔肝，和脾，止泻。

3. 酒白芍：取白芍片，喷淋黄酒拌匀，稍闷后，置锅内用文火加热，炒干，取出放凉。每白芍片100 kg，用黄酒10 kg。酒制行经，止中寒腹痛。

4. 醋白芍：取白芍片，用米醋拌匀，稍闷后置锅内，用文火加热，炒干，取出放凉。每白芍片100 kg，用米醋15 kg。醋炒敛血、止血。

5. 土炒白芍：取灶心土(伏龙肝)细粉置锅内，用中火炒热，倒入白芍片，炒至表面挂土色，微显焦黄色时，取出，筛去土粉，放凉。

6. 白芍炭：取白芍片，置锅内，用武火加热，炒至焦黑色，喷淋清水少许灭尽火星，取出，晾干，凉透。制炭止血。

饮片性状　白芍参见“药材”项。周边淡棕红色或粉白色，有皱纹。质坚脆。气微，味微苦、酸。炒白芍形如白芍，表面微黄色，偶有黄斑。酒白芍形如白芍，黄色，微有酒气。醋白芍形如白芍，微有醋气。土炒白芍形如白芍，土黄色，微有焦土气。白芍炭形如白芍，表面焦黑色。

贮干燥容器内，酒白芍、醋白芍密闭，置阴凉干燥处，防蛀。

【药性】 苦、酸，微寒。归肝、脾经。

1.《本经》：“味苦。”

2.《别录》：“味酸、平，微寒，有小毒。”

3. 王好古：“为手、足太阴行经药，入肝、脾血分。”(引自《纲目》)

4.《本草正》：“味微苦、微甘、略酸，性颇寒。气薄于味，敛降多而升散少，阴也。生者更凉，酒炒微平。”

5.《药品化义》：“味微苦略酸，性生寒炒凉。”

【功用主治】 养血和营，缓急止痛，敛阴平肝。主治血虚寒热，脘腹疼痛，胁痛，肢体痉挛疼痛，痛经，月经不调，崩漏，自汗，盗汗，下痢泄泻，头痛眩晕。

1.《本经》：“主邪气腹痛，除血痹，破坚积，寒热疝瘕，止痛，利小便，益气。”

2.《别录》：“主通顺血脉，缓中，散恶血，逐贼血，去水气，利膀胱大小肠，消痈肿，时行寒热，中恶，腹痛，腰痛。”

3.《新修本草》：“益好血。”

4.《日华子》：“治风补劳，主女人一切病，并产前后诸疾，通月水，退热除烦，益气，治天行热疾，瘟瘴惊狂，妇人血运，及肠风泻血，痔瘘，发背，疮疥，头痛，明目，目赤，胬肉。”“白者治血。”

5. 张元素：“泻肝，安脾肺，收胃气，止泻利，固腠理，和血脉，收阴气，敛逆气。”(引自《纲目》)

6.《滇南本草》：“泻脾热，止腹痛，止水泄，收肝气逆痛，调养心肝脾经血，舒肝降气，止肝气痛。”

7.《纲目》：“止下痢腹痛后重。”

8.《本草正》：“白者味甘，补性多，故入血分，补血热之虚，泻肝火之实，退虚热，缓三消诸证于因热而致者为宜。”“止血虚之腹痛，敛血虚之发热，安胎热不宁。”

【用法用量】 内服：煎汤，5～12 g，大剂量可用15～30 g；或入丸、散。外用：捣敷。平肝阳宜生用，养肝柔肝宜炒用。

【宜忌】 虚寒之证不宜单独应用。反藜芦。

1.《本草经集注》：“恶石斛、芒硝。畏消石、鳖甲、小蓟。反藜芦。”

2.《本草经疏》：“白芍药酸寒，凡中寒腹痛，中寒作泄，腹中冷痛，肠胃中觉冷等证忌之。”

3.《本草正》：“若脾气寒而痞满难化者忌用。”

4.《药品化义》：“疹子忌之。”

【选方】 1. 伤寒脉浮，自汗出，小便数，心烦微恶寒，脚挛急，足温者　芍药、甘草(炙)各四两。以水三升，煮取一升五合，去滓，分二次温服。(《伤寒论》芍药甘草汤)

2. 治妇人胁痛，凡药不进　香附子(黄子醋二碗，盐一两，煮干为度)四两，肉桂、延胡索(炒)、白芍药。上四味，每服二钱，沸汤调，无时服。(《朱氏集验方》芍药汤)

3. 发汗病不解，反恶寒，虚故也　芍药，甘草(炙)各三两，附子一枚(炮去皮，破八片)。以水八升，煮取一升五合，去滓，分三次温服。(《伤寒论》芍药甘草附子汤)

4. 治泄痢腹痛　黄芩、白芍药各一两，甘草五钱。为粗末，每服五钱，水煎。(《保命集》黄芩芍药汤)

5. 治血崩腹痛　白芍(酒炒黄)一两，侧柏叶(炒黑)六

两。二味共为末，酒调服。(《一盘珠》六一散)

6. 脏毒，先血而后便　白芍药、黄柏、当归各等分，上为细末，滴水为丸，如梧桐子大。每服五七十丸，煎甘草汤送下。(《医林方》芍药柏皮丸)

7. 产后虚热头痛，亦治腹中拘急痛者　白芍药，干地黄，牡蛎各五两，桂心三两。上㕮咀。以水一斗，煮取二升半，去滓，分三服，一日三次。(《千金方》芍药汤)

8. 治产后血晕绝，不识人　芍药半两为末，乱发一两烧灰，上相和研令匀。每服二钱，以热酒调服之。须臾再服之，立效也。(《普济方》芍药汤)

【临床报道】 1. 治疗牙痛、头痛、痉挛性腹痛　用白芍 30 g，细辛 3 g，甘草 10 g，每日 1 剂，水煎服。共治疗 38 例，其中牙痛 26 例，头痛 8 例，痉挛性腹痛 4 例，结果：全部获效。一般用药 1～3 剂可获效，最多用药达 6 剂[1]。

2. 治疗不安腿综合征　用白芍、甘草各 15 g，以水 3 杯，煮取 1 杯去滓，分 2 次温服。于日暮时服 1 次，2 h 后再服 1 次。共治疗 54 例，结果：服 2～9 剂后，48 例痊愈，6 例显效。但有复发[2]。

3. 治疗三叉神经痛　用芍药甘草汤治疗 42 例，服药 7～25 剂，疼痛全部缓解。随访 1 年未复发者 30 例，半年后复发，但次数减少、疼痛明显减轻者 12 例[3]。

4. 治疗习惯性便秘　用生白芍 24～40 g，生甘草 10～15 g，水煎服。共治疗 60 例，结果：一般 2～4 剂即可畅排软便。对燥热、气滞、阴血虚之肠燥便秘尤宜[4]。

【各家论述】 1.《开宝本草》："别本注云，此(芍药)有两种：赤者利小便，下气；白者止痛，散血。"

2.《注解伤寒论》："芍药白补而赤泻，白收而赤散。""芍药之酸收，敛津液而益荣。""酸，收也，泄也；芍药之酸，收阴气而泄邪气。"

3. 李东垣："或言古人以酸涩为收，《本经》何以言利小便？曰：芍药能益阴滋湿而停津液，故小便自行，非因通利也。曰：又言缓中何也？曰：损其肝者缓其中，即调血也，故四物汤用芍药。大抵酸涩者为收敛停湿之剂，故主手足太阴经收敛之体，又能治血海而入于九地之下，后至厥阴经。白者色在西方，故补；赤者色在南方，故泻。"(引自《纲目》)

4. 朱丹溪："芍药泻脾火，性味酸寒，冬月必以酒炒。凡腹痛多是血脉凝涩，亦必酒炒用。然止能治血虚腹痛，余并不治。为其酸寒收敛，无温散之功也。"(引自《纲目》)

5.《纲目》："白芍药益脾，能于土中泻木。赤芍药散邪，能行血中之滞。《日华子》言赤补气，白治血，欠审矣。"

6.《本草崇原》："芍药，气味苦平。风木之邪，伤其中土，致脾络不能从经脉而外行，则腹痛；芍药疏通经脉，则邪气在腹而痛者可治也。心主血，肝藏血；芍药禀木气而治肝，禀火气而治心，故除血痹。除血痹则坚积亦破矣。血痹为病，则身发寒热；坚积为病，则或疝或瘕；芍药能调血中之气，故皆治之。止痛者，止疝瘕之痛也。肝主疏泄，故利小便。益气者，益血中之气也。益气则血亦行矣。芍药气味苦平，后人妄改圣经而曰微酸，元、明诸家相沿为酸寒收敛之品，凡里虚下利者多用之以收敛；夫性功可以强辨，气味不可讹传。试将芍药咀嚼，酸味何在？又谓新产妇人，忌用芍药，恐酸敛耳。夫《本经》主治邪气腹痛，且除血痹寒热，破坚积疝瘕，则新产恶露未尽，正宜用之；若里虚下痢反不当用也。"

7.《药品化义》："白芍药微苦能补阴，略酸能收敛。因酸走肝，暂用之生肝。肝性欲散恶敛，又取酸以抑肝。故谓白芍能补复能泻，专行血海，女人调经胎产，男子一切肝病，悉宜用之调和血气。其味苦酸性寒，本非脾经药，炒用制去其性，脾气散能收之，胃气热能敛之。主平热呕，止泄泻，除脾虚腹痛，肠胃湿热。以此泻肝之邪，而缓中焦脾气，《难经》所谓损其肝者缓其中。同炙甘草为酸甘相合，成甲乙化土之义，调补脾阴神妙良法。""若久嗽者藉此以收肺。又治痢疾腹痛，为肺金之气，郁在大肠，酸以收缓，苦以去垢，故丹溪治痢，每剂用至三四钱，大有功效。若纯下血痢，又非其所宜也。其力不能通行渗泄，然主利水道者取其酸敛能收诸湿而溢津液，使血脉顺而小便自行，利水必用益阴也。若痘疮血不归附者，用以敛血归根。"

8.《药义明辨》："白芍药味酸，气微寒，主收脾之阴气，泄肝之阳邪。方书云，能补血，是究其功之所及，非指其体之所存也。大凡阴能育乎阳而阳郁者，以升阳为主，此味在所忌；若阴不能育乎阳而阳亢者，以收阴为主，此味不可少。丹溪言其酸寒伐生生之气，无乃已甚乎，惟脾气寒而痞满难化者忌之。"

9.《本草正义》："《本经》芍药，虽未分别赤白，二者各有所主。然寻绎其主治诸病，一为补血养肝脾真阴，而收摄脾气之散乱，肝气之恣横，则白芍也；一为逐血导瘀，破积泄降，则赤芍也。""仲圣之法，实即秦、汉以前历圣相传之法。说者每谓酸痛是肝木凌脾，芍能助脾土而克肝木，故为腹痛之主药。要知肝秉刚强之性，非藉阴液以涵濡之，则暴戾恣睢，一发而不可制，当其冲者，实惟脾土先蒙其害，凡心胃痛、腹满痛、胸胁刺痛、支撑胀闷，无一非刚木凌脾之病。宋、元以来，治此者多尚香燥气药，以刚济刚，气行而通则不痛。非不暂图目前之效，然愈燥而阴愈耗，肝愈横，频发加剧，卒至肝脾之阴两竭，而燥药且不可复施，此行气伐肝，适以变本加厉，非徒无益，而又害之矣。仲圣以芍药治腹痛，一以益脾阴而摄纳至阴耗散之气，一以养肝阴而柔刚木桀骜之威，与行气之药，直折肝家悍气者，截然两途。此泻肝与柔肝之辨。而芍药所以能治腹痛胀满、心胃刺痛、胸胁胀痛者，其全体大用，即此是法，必不可与伐肝之剂作一例观也。"

1413 白苣 bái jù (《千金方》)

【异名】 石苣(《纲目》)，千层剥(《植物名实图考》)。

【基原】 为菊科莴苣属植物生菜 *Lactuca sativa* L. var. *romana* Hort. 的茎、叶。

【原植物】 参见"莴苣"条。

为莴苣之变种，与莴苣不同之处为：叶淡绿色，茎皮淡绿白色。

【采收加工】 4～6 月采收，切片或切碎，鲜用。

【成分】 地上部分中含有三萜类：(24S)-24 甲基-3β-乙酸酯-20，25-二烯-达玛烷〔(24S)-24-methydammara-20，25-dien-3β-ylacetate〕，白桦酯醇(betulin)，白桦酯醛(betulinic aldehyde)[1]；还含 2-3 癸酮(2-tridecanone)；香豆素类：细辛素(asarinin)，欧前胡内酯(imperatorin)，羽扇豆醇(lupeol)；黄酮类：橙皮苷(hesperidin)，messagenin[2]。

【药性】 苦、甘，寒。归胃经。

1.《千金方》："味苦，平，无毒。"

2.《嘉祐本草》："味苦，寒。"

3.《本草求真》："入肠、胃。"

【功用主治】 清热解毒，止渴。主治热毒疮肿，口渴。

1.《千金方》："益筋力。"

2.《食疗本草》："补筋骨，利五脏，开胸膈壅气，通经脉，止脾气。令人齿白，聪明少睡。”

3.《日用本草》：“解热毒，消酒毒，止渴，利大小肠。”

【用法用量】 内服：煎汤，30～60 g。外用：捣汁滴涂。

【宜忌】《四声本草》：“患冷气人食之即腹冷。产后不可食，令人寒中，小肠痛。”

【选方】 治小儿慢惊风 白苣、薄荷、荆芥，上各等分。捣，滴汁数点于口，滓系于脐中。（《普济方》）

1414 白芷 bái zhǐ（《本经》）

【异名】 虈、芷（《楚辞》），芳香（《本经》），苻蓠、泽芬、莀（《吴普本草》），白茝（《别录》），香白芷（《夷坚志》）。

【基原】 为伞形科当归属植物白芷和杭白芷的根。

【原植物】 1. 白芷 *Angelica dahurica* (Fisch. ex Hoffm.) Benth. et Hook. f. [*A. dahurica* (Fisch. ex Hoffm.) Benth. et Hook. f. ex Franch. et Sav. cv. *Qibaizhi*] 又名：祁白芷（河北），禹白芷（河南）。

多年生草本，高1～2.5 m。根圆柱形，有分枝，表面黄褐色。皮孔样的横向突起散生，断面灰白色，粉性略差，油性较大。茎粗2～5 cm，有时达7～8 cm，常带紫色，有纵沟纹。茎下部叶羽状分裂，有长柄；茎中部叶二至三回羽状分裂，叶柄下部成囊状膨大的膜质鞘，无毛，稀被毛；末回裂片长圆形、卵形或线状披针形，多无柄，边缘有不规则的白色软骨质粗锯齿，基部沿叶轴下延成翅状；茎上部叶有显著膨大的囊状鞘。复伞形花序，花序梗长5～20 cm，伞幅18～40～70，总苞片通常缺，或有1～2，长卵形，膨大成鞘状，小总苞片5～10或更多；花小，无萼齿，花瓣5，白色，先端内凹。双悬果长圆形至卵圆形，黄棕色，有时带紫色，长4～7 mm，宽4～6 mm，无毛，背棱扁、厚、钝圆、松而充实，远较棱槽为宽，侧棱翅状，较果体狭，棱槽中有油管1，合生面有2。花期7～9月，果期9～10月。

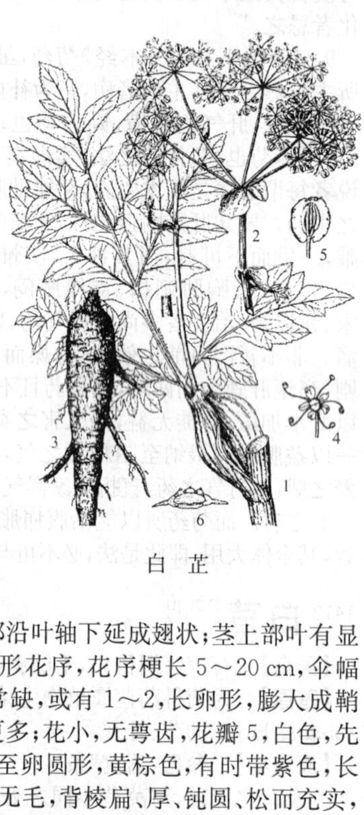
白芷

栽培于河北、河南、山西、东北等地。

2. 杭白芷 *Angelica dahurica* (Fisch ex Hoffm.) Benth. et Hook. f. var. *formosana* (Boiss.) Shan et Yuan [*Angelica dahurica* (Fisch ex Hoffm.) Benth. et Hook. f. ex Franch. et Sav. cv. *Hangbaizhi*] 又名：川白芷（四川）。

本种与白芷的植物形态基本一致，区别点在于：植株高1～1.5 m。茎及叶鞘多为黄绿色。根长圆锥形，上部近方形，表面灰棕色，有多数较大的皮孔样横向突起，略排列成数纵行，质硬，较重，断面白色，粉性大。

栽培于江苏、浙江、安徽、江西、湖北、湖南、四川等地。

本植物的叶（白芷叶）亦供药用，另设专条。

【栽培】 生物学特性 喜温暖湿润气候，耐寒。宜在阳光充足，土层深厚，疏松肥沃，排水良好的砂质壤土栽培。种子在恒温下发芽率低，在变温下发芽较好，以10～30 ℃变温为佳。

繁殖方法 用种子繁殖，一般采用直播，不宜移栽。6月果实外皮呈绿色时，选侧枝上结的果实，分批采收，挂通风处干燥。春播于3、4月进行，但产量和质量较差，通常采用秋播，适宜播种期因地而异。穴播，按行株距35 cm×(15～20)cm开穴，深5～10 cm。条播按行距35 cm开浅沟，将种子均匀撒入沟内，盖薄层细土，压实，浇水，用种量是穴播的一倍。播后15～20 d出苗。

田间管理 苗高5 cm左右开始间苗，结合中耕除草，苗高15 cm左右定苗，条播每隔12～15 cm留苗1株；穴播，每穴留苗1～3株。一般在间苗、定苗后和封垄前各追肥1次，用人粪尿、腐熟饼肥或尿素等，也可结合浇水。

病虫害防治 病害有斑枯病，主要为害叶部，用1∶1∶100倍的波尔多液或多抗霉素100～200 u喷雾。还有紫纹羽病，根结线虫病为害。虫害有黄凤蝶，幼虫为害叶片，幼龄期用青虫菌（每1 g菌粉含孢子100亿）500倍液或Bt乳剂200～300倍液喷雾。还有胡萝卜微管蚜、黄翅茴香螟、红蜘蛛为害。

【采收加工】 春播在当年10月中、下旬，秋播于翌年8月下旬叶枯萎时采收，抖去泥土，晒干或烘干。

【药材】 白芷 *Radix Angelica dahuricae* 目前商品白芷主要有禹白芷、祁白芷、杭白芷和川白芷四类。禹白芷主产于河南长葛、禹县；祁白芷主产于河北安国；杭白芷主产于浙江杭州、余姚、临海等地；川白芷主产于四川遂宁、达县、内江和重庆等地。

商品规格 一等：呈圆锥形。表面灰白色或黄白色，具粉性。有香气，味辛微苦。每1 kg 36支以内。无空心、黑心、芦头、油条、虫蛀、霉变。二等：每1 kg 60支以内，余同一等。三等：每1 kg 60支以上，顶端直径不得小于0.7 cm。间有白芷尾、黑心、异状、油条，但总数不得超过20%。

性状 根呈长圆锥形，长10～25 cm，直径1.5～2.5 cm。表面灰棕色或黄棕色，根头部钝四棱形或近圆形，具纵皱纹、支根痕及皮孔样的横向突起，有的排列成四纵行。顶端有凹陷的茎痕。质坚实，断面白色或灰白色，粉性，形成层环棕色，近方形或近圆形。皮部散有多数棕色油点。气芳香，味辛、微苦。

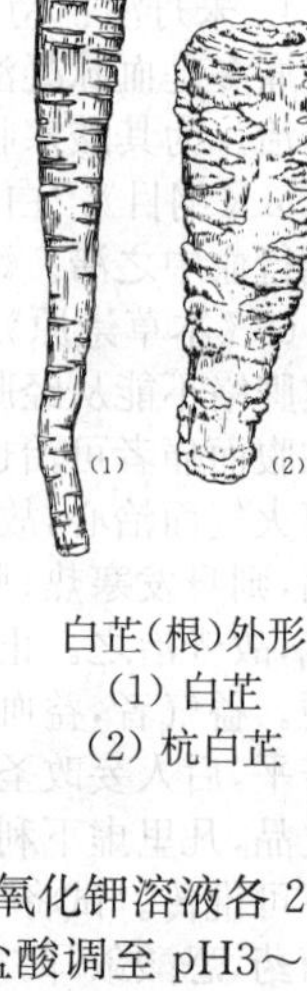
白芷（根）外形
(1) 白芷
(2) 杭白芷

鉴别 (1) 根横切面：木栓层为5～10余列木栓细胞。皮层中有油管分布。韧皮部宽广，筛管群常挤压，稀疏地径向排列，油管较多，射线宽2～3列细胞。形成层呈圆环状或略呈方形。木质部占根的1/3或1/2，导管呈放射状排列或稀疏散列。本品薄壁细胞含淀粉粒。

(2) 取本品粉末0.5 g，加乙醚3 ml，振摇5 min后，静置20 min，取上清液1 ml，加7%盐酸羟胺甲醇溶液与20%氢氧化钾溶液各2～3滴，摇匀，置水浴上微热，冷却后，加稀盐酸调至pH3～4，加1%三氯化铁乙醇溶液1～2滴，显紫红色。取本品粉末0.5 g，加水3 ml，振摇，滤过。取滤液2滴，点于滤纸上，置紫外光灯（365 nm）下观察，显蓝色荧光（检查香豆素）。

(3) 薄层色谱：取本品粉末0.5 g，加乙醚10 ml，浸泡

1 h,时时振摇,滤过,滤液挥干乙醚,残渣加醋酸乙酯 1 ml 使溶解,作为供试品溶液。另取欧前胡素、异欧前胡素对照品,加醋酸乙酯制成每 1 ml 各含 1 mg 的混合溶液,作为对照品溶液。吸取上述两种溶液各 4 μl,分别点样于同一硅胶 G 薄层板上,以石油醚(30~60 ℃)-乙醚(3∶2)为展开剂,在 25 ℃以下展开,取出,晾干,置紫外光灯(365 nm)下检视。供试品色谱中,在与对照品色谱相应的位置上,显相同颜色的荧光斑点。

品质标志 《中华人民共和国药典》2005 年版规定:照高效液相色谱法测定,本品含欧前胡素($C_{16}H_{14}O_4$)不得少于 0.080%。

【成分】 1. 祁白芷 根含香豆素类:欧前胡内酯(Imperatorin),异欧前胡内酯(isoimperatorin),氧化前胡内酯,水合氧化前胡内酯[1];珊瑚菜素(phellopter),白当归素及叔-O-甲基白当归素(*tert*-O-methylbyakangelicin)[2]等。香豆素葡萄糖苷类:紫花前胡苷(nodakenin),3′-羟基印度脱苷(3′-hydroxymarmesinin),白当归素-叔-O-β-D-吡喃葡萄糖苷(*tert*-O-β-D-glucopyranosyl byakangelicin),白当归素-仲-O-β-D-吡喃葡萄糖苷(*sec*-O-β-D-glucopyranosyl byakangelicin),东莨菪苷(scopolin)[3];茵芋苷(skimmin),花椒毒酚-8-O-β-D-吡喃葡萄糖苷(8-O-β-D-glucopyranosyl xanthotoxol),独活属醇-叔-O-β-D-吡喃葡萄糖苷(*tert*-O-β-D-glucopyranosyl heraclenol)[3]等。另含腺苷(adenosine)[4]。

2. 杭白芷 根含多种香豆素类成分:欧前胡内酯,异欧前胡内酯,别异欧前胡内酯(alloisoimperatorin),别欧前胡内酯(alloimperatorin),氧化前胡素(oxypeucedanin),异氧化前胡素(isooxypeucedanin),水合氧化前胡素(oxypeucedanin hydrate),白当归素(byakangelicin),白当归脑(byakangelicol),新白当归脑(neobyakangelicol),珊瑚菜素,花椒毒酚(xanthotoxol),香柑内酯(bergapten),5-甲氧基-8-羟基补骨脂素(5-methoxy-8-hydroxypsoralen),8-甲氧基-4-氧-(3-甲基-2-丁烯基)补骨脂素(cnidilin),栓翅芹烯醇(pabulenol)[5~7]等。还含谷甾醇(sitosterol),棕榈酸(palmitic acid)[8]。

另外在白芷中还含有正三十烷(heptatriacontane)[9];5,8-二(2,3-二羟基-3-丁氧基)补骨脂素〔5,8-di(2,3-dihydroxy-3-methylbutoxy)-psoralene〕[10];东莨菪素(scopoletin)[11];α,β-水芹烯(α,β-phellandrene)[12];当归内酯(angelica lactone)[13];γ-壬内酯(γ-nonalactone)和 γ-癸内酯(γ-decalactone)[14];2-羟基-3,4-二甲基-2-丁烯-4-交酯(2-hydroxy-3,4-dimethyl-2-buten-4-olide)[15]。

【药理】 1. 镇痛、镇静作用 白芷挥发油灌胃在小鼠扭体法、热板法、辐射热刺激法及大鼠甩尾法实验中,显示镇痛作用,并抑制小鼠自主活动。挥发油在小鼠跳跃反应实验、小鼠竖尾反应实验中未显示身体依赖性[1]。珊瑚菜素是中枢苯二氮䓬受体的部分激动剂,体外可抑制[^{3}H]地西泮等结合到大鼠脑 γ-氨基丁酸受体的苯二氮䓬位点[2]。

2. 解热、抗炎作用 白芷煎剂、醚提取物灌胃,对蛋白胨致发热的家兔有解热作用。煎剂、水提取物、醚提取物灌胃能抑制二甲苯所致小鼠耳部炎症[3]。白当归脑能抑制人肺上皮细胞中白介素-1β 诱导的前列腺素 2 的释放。这是通过抑制环加氧酶-2 的表达和活性实现的[4]。

3. 光敏作用 白芷酊外用加小剂量长波紫外线(UVA)照射,抑制豚鼠二硝基氯苯(DNCB)变应性接触性皮炎,表明白芷可加强紫外线对皮肤的作用,这可能涉及表皮免疫细胞、淋巴细胞、巨噬细胞及真皮组织等复杂的作用机制[5,6]。白芷加黑光疗法常用于治疗银屑病。

4. 对皮肤、毛发的影响 白芷煎液抑制鼠黑素瘤细胞 $B_{16}F_{10}$黑素形成[7]。醇提取液对酪氨酸酶活性有抑制作用,提示有增白作用[8]。乙醇提取物抑制中性粒细胞趋化作用,其抗痤疮作用与此有关[9]。白芷煎液体外对小鼠触须毛囊有促生长作用[10]。

5. 抑制肿瘤作用 白芷抑制肿瘤促进剂 TPA 促进的 ^{32}Pi 掺入培养的 HeLa 细胞磷脂作用[11]。欧前胡内酯能诱导白血病细胞 HL-60 凋亡。这与细胞色素 C 从线粒体中释放等有关[12]。

6. 抗微生物作用 白芷所含香豆素有抗菌作用[13]。白芷体外对泌尿生殖道人型支原体有较高敏感性[14]。白芷提取物抑制克氏锥虫(*Trypanosoma cruzi*)短膜虫期[15]。

7. 对肝药酶的影响 白芷提取物抑制大鼠肝微粒体细胞色素 P450。口服提取物抑制雄性荷尔蒙的 2α、16α、6β-羟化酶活性。提取物可抑制细胞色素 P450 的多种亚型[16]。

8. 其他作用 白芷醚溶性成分和水溶性成分抑制家兔离体小肠正常活动,拮抗毒扁豆碱等致肠平滑肌强直性收缩[17]。杭白芷提取物对钙通道阻滞剂受体和 β-羟基-β-甲基戊二酸辅酶 A 还原酶有抑制作用[18]。白芷甲醇提取物抑制乙酰胆碱酯酶[19]。欧前胡内酯、白当归素、异欧前胡内酯等对他可林致肝细胞 $HepG_2$ 细胞毒性有保肝作用[20]。

毒性 白芷煎剂和醚提取物小鼠灌胃的 LD_{50} 分别为 53.82(生药)g/kg 和 42.88(生药)g/kg[3]。在亚急性毒性试验中,犬口服过大剂量白芷光敏胶囊加用黑光照射会引起食欲不振,呕吐,体重减轻,在脱毛部皮肤产生红斑、水肿、糜烂等,也会引起角膜混浊[21]。银屑病患者内服光敏胶囊(杭白芷提取物)加照射 UVA,有潜在致癌危险[22]。

【炮制】 取原药材,除去杂质,大小个分开,浸泡至六七成透,晾润至透,切厚片,干燥。

【药性】 辛,温。归肺、脾、胃经。

1.《本经》:"味辛,温。"

2.《别录》:"无毒。"

3.《珍珠囊》:"通足阳明胃、手阳明大肠、手太阴肺经。"

4.《雷公炮制药性解》:"入肺、脾、胃三经。"

5.《本草经解》:"入足厥阴肝经、足阳明胃经、手阳明大肠经。"

6.《药物图考》:"有小毒,臭香,味辛。"

【功用主治】 祛风除湿,通窍止痛,消肿排脓。主治感冒头痛,眉棱骨痛,牙痛,鼻塞,鼻渊,湿胜久泻,赤白带下,痈疽疮疡。

1.《本经》:"主女人漏下赤白,血闭阴肿,寒热,风头(头风)侵目泪出,长肌肤,润泽,可作面脂。"

2.《别录》:"疗风邪久渴('久渴'或疑为'久泻'),吐呕,两胁满,风痛头眩,目痒。"

3.《药性论》:"治心腹血刺痛,除风邪,主女人血崩及呕逆,明目,止泪出,疗妇人沥血腰痛;能蚀脓。"

4.《日华子》:"治目赤胬肉,及补胎漏滑落,破宿血,补新血,乳痈,发背,瘰疬,肠风,痔瘘,排脓,疮痍,疥癣,止痛生肌,去面皯疵瘢。"

5.《纲目》:"治鼻渊,鼻衄,齿痛,眉棱骨痛,大肠风秘,小便出血,妇人血风眩运,翻胃吐食,解砒毒,蛇伤,刀箭金疮。"

6.《得配本草》:"通窍发汗,除湿散风,退热止痛,排脓生肌。”

【用法用量】 内服：煎汤，3～10 g；或入丸、散。外用：研末撒或调敷。

【宜忌】 血虚有热及阴虚阳亢头痛者禁服。

1.《本草经集注》：“当归为之使，恶旋覆花。”

2.《雷公炮制药性解》：“能伤气血，不宜多用。”

3.《本草经疏》：“呕吐因于火者禁用。漏下赤白，阴虚火炽血热所致者勿用。痈疽已溃，宜渐减去。”

4.《得配本草》：“其性燥烈而发散，血虚、气虚者禁用。”

【选方】 1. 治头痛不可忍，不问偏、正头痛及治赤眼、牙痛 干姜、香白芷各半两，蒿角子一钱。上为细末。每日用半钱许，作三次，细细搐之入鼻内，揉动两太阳穴，其痛立止。(《鸡峰普济方》通顶散)

2. 治睛疼难忍 白芷、赤芍、防风、细辛各等分。上为末。每服三钱，水一盏，砂糖二钱，同煎七分，去滓温服，不拘时候。(《续本事方》)

3. 治眉框痛属风热与痰 黄芩(酒浸，炒)，白芷。上为末，茶清调二钱。(《丹溪心法》)

4. 治鼻渊 辛夷、防风、白芷各八分，苍耳子一钱二分，川芎五分，北细辛七分，甘草三分。白水煎，连服四剂，忌牛肉。(《疡医大全》)

5. 治鼻流清涕不止 白芷为细末，以葱白捣烂为丸，小豆大。每服二十丸，茶水送下。(《证治准绳》白芷丸)

6. 治带下，肠有败脓，淋露不已，腥秽殊甚，脐腹冷痛，须此排脓 白芷一两，单叶红蜀葵根二两，芍药根(白者)、白矾各半两(矾烧枯，别研)。为末，同以醋丸如梧子大。空肚及饭前，米饮下十丸或十五丸。候脓尽，仍别以他药补之。(《本草衍义》)

7. 治崩漏不止 香白芷一两半，龙骨一两，荆芥叶半两。上件为细末。每服二钱，温酒调下，米饮汤调亦得，食前。(《杨氏家藏方》芳香散)

8. 治风秘，大便秘涩 香白芷，焙干，为细末。每服二钱，蜜少许，温米饮调下，连进二服即通，食前。(《杨氏家藏方》通秘散)

9. 治肿毒热痛 醋调白芷末敷之。(《卫生易简方》)

10. 治痈疽赤肿 白芷、大黄各等分。为末，米饮服二钱。(《经验方》)

11. 治鹤膝风 取新鲜白芷，用酒煎至成膏，收贮瓷瓶。每日取膏二钱，陈酒送服；再取二三钱涂患处，至消乃止。(《外科全生集》)

12. 治乳疳，乳头腐烂，延及周围 白芷二钱，牡蛎粉五钱，冰片二分。为细末，搽患处。(《外科真诠》白芷散)

13. 治毒蛇伤 香白芷，为末。麦门冬水调饮，仓卒时，新汲水亦得。(《洪氏集验方》)

14. 治诸鱼骨鲠 半夏五两(洗)，白芷五两。上二物，捣筛。服方寸匕，则呕出。忌羊肉、饧。(《外台》)

【临床报道】 1. 治疗血管神经性头痛 川芎、白芷、细辛等量，冰片1/3量，研末装胶囊，每粒含药量0.2 g。每日服3次，每次2粒，服药2星期为1个疗程。本方亦可作汤剂。共治42例，近期治愈16例，显效15例，有效8例，无效3例，总有效率92%。服药期间均无不良反应，一般在服药3～4 d后头痛明显减轻，1星期后头痛基本消失[1]。

2. 治疗消化性溃疡 枳实与白芷等分，共研细末，每次9 g，每日2次，饭前半小时温开水冲服。1个月为1个疗程。治疗消化性溃疡86例，治愈率44.2%，总有效率达到93.06%[2]。

3. 治疗风湿性关节炎和关节软组织损伤 取白芷、独活按3∶1共研细粉，用煤油调成糊状敷患处，10～20 min后敷处有烧灼感时将药取下，再过2～4 h敷药处出现小水泡，再敷以消毒纱布，用绷带扎好，以免水泡擦破。一般1次为1个疗程。约半月或20 d，病痛无好转者，可重敷1次，重者最多3次即可。治疗风湿性关节炎34例，总有效率88.2%；关节软组织损伤46例，总有效率84.8%。大多1次治愈，经半年随访，复发率较低[3]。

4. 治疗乳头皲裂 白芷10 g，川芎10 g，共研细末，香油适量，调匀外敷。敷药前先用温开水将乳头洗净擦干，敷后用消毒纱布包扎，每日用药2～3次。治疗62例均有效，轻者敷药1～2次即愈，较重者2～3 d，严重者4～5 d痊愈[4]。

5. 治疗肌注硬结 白芷20 g，食醋25～30 ml，将白芷加入食醋中调成糊状，以不流液为准，直接涂于硬结部位20～30 min，每日2～3次，根据患者皮肤反应的程度决定时间长短和次数多少。共治76例，用药1星期硬结消失者48例，占63%，2星期硬结消失者24例，占31%，总有效率94%[5]。

6. 治疗白癜风 取杭白芷制成0.5%、1%酊剂或软膏剂备用。每日中午外用酊剂或软膏后，立即或隔10～20 min加日光照射，初次照射时间为5 min，如无反应，逐次长至20～30 min为止。如发现局部有丘疹、红肿、水泡者暂停应用，待反应缓解或消退后继续治疗。3个月治疗无效者停用，有效者继续治疗。共治疗321例，治愈率3.42%，显效率20.87%，好转率36.76%，总有效率61.05%。据观察，软膏剂的疗效较酊剂高。病灶小、分布在暴露部位、病程短者疗效较好，反之则较差[6]。

【各家论述】 1.《本草汇言》：“白芷，上行头目，下抵肠胃，中达肢体，遍通肌肤以至毛窍，而利泄邪气。如头风头痛，目眩目昏；如四肢麻痛，脚弱痿痹；如疮溃糜烂，排脓长肉；如两目作障，痛痒赤涩；如女人血闭，阴肿漏带；如小儿痘疮，行浆作痒，白芷皆能治之。第性味辛散，如头痛、麻痹、眼目、漏带、痈疡诸症，不因于风湿寒邪，而因于阴虚气弱及阴虚火炽者，俱禁用之。”

2.《本草经百种录》：“凡驱风之药，未有不枯耗精液者，白芷极香，能驱风燥湿，其质又极滑润，能和利血脉，而不枯耗，用之则有利而无害者也。”

3.《本草求真》：“白芷，气温力厚，通窍行表，为足阳明经祛风散湿主药。故能治阳明一切头面诸疾，如头目昏痛，眉棱骨痛，暨牙龈骨痛，面黑瘢疵者是也。且其风热乘肺，上烁于脑，渗为渊涕；移于大肠，变为血崩血闭，肠风痔漏痈疽；风与湿热，发于皮肤，变疮疡燥痒，皆能温散解托，而使腠理之风悉去，留结之痈肿潜消，诚祛风上达散湿之要剂也。”

4.《本草正义》：“白芷辛温，芳香燥烈，疏风散寒，上行头目清窍，亦能燥湿升阳，外达肌肤，内提清气，功用正与川芎、藁本近似。《本经》治女人漏下赤白，血闭阴肿，皆其清阳下陷，寒湿伤于中下之症，温升燥湿始为合宜。”“头风目泪，亦惟阳气素虚而风寒风热乘之者，庶能合辙。”“长肌肤，作面脂，皆与藁本同。《别录》疗风邪，即以风寒外侵言之。久渴，仲醇谓当作久泻，甚是。燥湿升清，振动阳明之气，固治久泻之良剂，必非渴症所宜。其治呕吐者，胃阳不振，食入反出者宜之。”“胁满乃木郁土中，过抑少阳之气，不得条达者宜之。”“治风痛头眩，亦惟阳和之气，不司布护，而外风袭之者，始为合辙。”

1415 **白苋** bái xiàn（《本草经集注》）

【异名】 细苋（《别录》），糠苋（《本草经集注》），野苋、猪苋（《本草图经》）。

【基原】 为苋科苋属植物皱果苋的全草或根。

【原植物】 皱果苋 *Amaranthus viridis* L. 又名：假苋菜（《广州植物志》），绿苋（《拉汉种子植物名称》）。

一年生或二年生直立草本，高 40～80 cm。根白色，较茎稍粗。茎少分枝，有条纹，细弱，淡绿色或绿紫色。单叶互生；叶柄长 3～6 cm；叶片卵形或卵状长圆形，长 2～9 cm，宽 2.5～6 cm，先端钝尖而微缺，基部宽楔形或近截形，两面光滑，叶脉下面明显。花淡黄绿色，单性或杂性，为腋生穗状花序，或集成大型稀疏的顶生圆锥花丛；花被 3 片，膜质；雄蕊 3 个，比花被片短。胞果圆形，扁平，不开裂，极皱缩，超出花被片。种子近球形，黑色有光泽，具环状边缘。花期 6～8 月，果期 8～10 月。

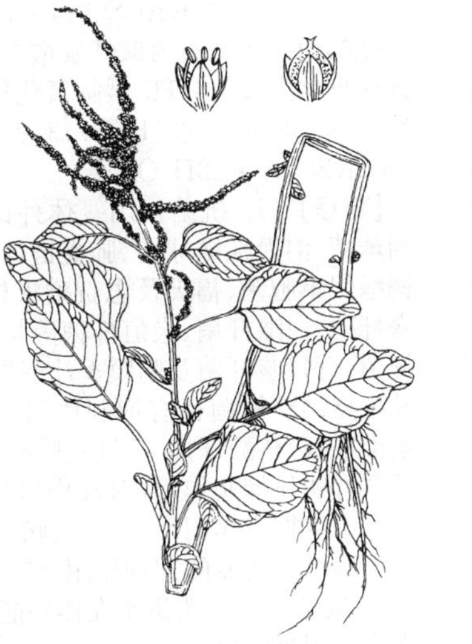

皱 果 苋

多生于庭园、路边及开垦后被废弃的沙荒地。分布于华北、东北、华东、中南及贵州、云南、陕西等地。

【采收加工】 4～11 月均可采收全株或根，鲜用或晒干。

【药材】 白苋 *Herba seu Radix Amaranthi Viridis* 全国各地均产。

性状 主根圆锥形。全体紫红色或棕红色。茎长 40～80 cm，分枝较少。叶互生，叶片皱缩，展平后呈卵形至卵状矩圆形，长 2～9 cm，宽 2.5～6 cm，先端圆钝而微凹，具小芒尖，基部近楔形；叶柄长 3～6 cm。穗状花序腋生。胞果扁球形，不裂，极皱缩，超出宿存花被片。种子细小，褐色或黑色，略有光泽。气微，味淡。

【成分】 全草含甾体化合物：24-乙基-5α-胆甾烷-7，反式-22-二烯-3β-醇（24-ethyl-5-cholesta-7，*trans*-22-dien-3β-ol），菠菜甾醇（spinasterol），24-甲基-7-胆甾烯醇（24-methyllathosterol），24-甲基-22-去氢-7-胆甾烯醇（24-methyl-22-dehydrolathosterol），24-乙基-7-胆甾烯醇（24-ethyllathosterol），24-乙基胆甾醇（24-ethylcholesterol），24-乙基-22-去氢胆甾醇（24-ethyl-22-dehydrocholesterol）[1]；β-胡萝卜素（β-carotene）。维生素 A，甲基-N-丙酰基-N-(4-氯-2 氟-5-甲酰基甲巯基苯)-3，4，5，6-四氢邻氨甲酰苯甲酸甲酯〔methyl-N-propionyl-N-(4-chloro-2-fluoro-5-methoxycarbonylmethythiophenyl)-3，4，5，6-tetrahydrophthalamate〕[2]。

叶中含类胡萝卜素类：堇黄质（violaxanthin），新黄质（neoxan-thin），β-胡萝卜素，α-隐黄质（α-cryptoxanthin），叶黄素（lutein）[3]，根中含苋菜甾醇（amasterol）[4]。

【药性】 甘，淡，寒。

1.《本草图经》："大寒。"

2.《河北中草药》："甘、淡，微寒。"

3.《福建药物志》："甘，凉。"

【功用主治】 清热，利湿，解毒。主治痢疾，泄泻，小便赤涩，疮痈，蛇虫咬伤，牙疳。

1.《纲目》："利大小肠。治初痢，滑胎。"

2.《河北中草药》："清热祛湿，收敛止泻。内服治急性菌痢，急性胃肠炎；外用治蛇虫螫伤，疮肿。"

3.《福建药物志》："治痔疮肿痛，蛇头疔，乳痈。"

【用法用量】 内服：煎汤，15～30 g，鲜品倍量，捣汁。外用：捣敷，或煅研外擦或煎汤熏洗。

【选方】 1. 治痔疮肿痛或便血 鲜野苋、鲜旱莲草各 30 g。水煎服。另取鲜野苋水煎熏洗患处，每日 1～2 次。（《福建药物志》）

2. 治走马牙疳 野苋根煅存性，加冰片少许，研匀擦牙龈。（江西《草药手册》）

1416 **白芥** bái jiè（《新修本草》）

【基原】 为十字花科白芥属植物白芥的嫩茎叶。

【原植物】 白芥 *Sinapis alba* L.

一年或二年生草本，高 40～120 cm。茎直立，有纵棱，上部多分枝，被散生白色硬毛。叶互生，质薄，有柄；茎基部叶片大头羽状裂或近全裂，宽椭圆形或卵圆形，长 6～15 cm，宽 2～3 cm，顶裂片大，有侧裂片 1～3 对，边缘具疏齿；茎生叶较小，有短柄，向上裂片数渐少。总状花序顶生或腋生；萼片 4，绿色，直立，披针形或长圆形，基部具爪；雄蕊 6，4 长 2 短；雌蕊 2 心皮，子房长柱形，密被白色长刺毛。长角果圆柱形，果瓣在种子间缢缩成念珠状，果先端具扁平剑形的喙。种子近球形，淡黄色。花期 4～6 月，果期 5～7 月。

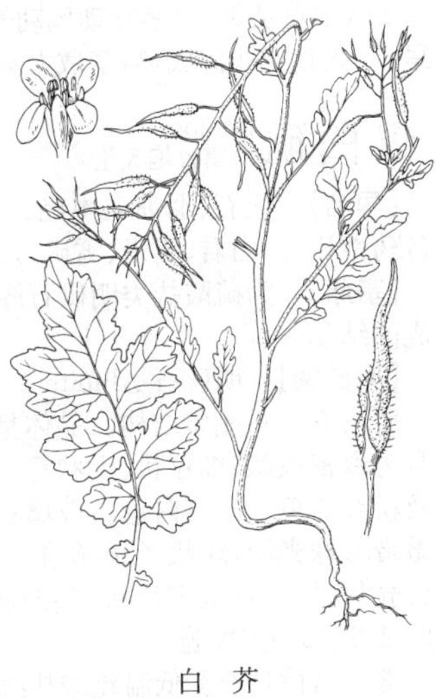

白 芥

原产于欧洲。我国山西、辽宁、山东、四川、云南、新疆多有栽培。

本植物的种子（白芥子）亦供药用，另设专条。

【栽培】 生物学特性 喜温暖湿润气候，较耐干旱，喜阳光，适宜在肥沃湿润的砂质壤土栽培，忌瘠薄或低洼、积水地。

繁殖方法 用种子繁殖，春播或秋播。播种前，先将种子放在 15% 食盐水中浸泡 20 min，或在 30 ℃温水中浸泡 2～4 h，取出，稍晾干，掺倍量细土，进行条播，覆土 10 cm，稍加镇压，浇水。播后 10～15 d 出苗，苗高 15 cm 左右间苗，株距 10～15 cm，定苗后，追肥 1 次，并进行浇水，浇水次数视土壤干湿程度而定。生长期间忌施过量氮肥，以防枝叶徒长，影响产量。

病虫害防治 病害有油菜炭疽病，发病初期可喷代森锰锌或多菌灵。油菜菌核病，发病期间可喷40%纹枯利可湿性粉剂1 000～2 000倍液或3%纹枯利粉剂。

【采收加工】 3～5月采摘嫩茎叶，鲜用，或晒干。

【药材】 白芥 *Herba Sinapis Albae* 产于山西、山东、安徽、新疆、四川、云南等地。

性状 叶片多皱缩破碎，完整叶倒卵形，长3～10 cm，大头羽裂或近全缘，顶端裂片较大，两侧裂片1～3对，边缘波状或具疏齿。表面墨绿色、黄绿色或枯黄色，稍粗糙，有类白色粗毛。质脆易碎，受潮变软，气微，搓之有辛辣气。

【成分】 含白芥子苷(sinalbin)，芥子碱(sinapine)[1]。

【药性】 辛，温。归胃、肺经。

1.《开宝本草》："味辛，温，无毒。"

2.《本草经疏》："入肺。"

3.《药性切用》："辛，热。"

【功用主治】 温中散寒，利气化痰。主治脘腹冷痛，咳嗽痰喘。

1.《本草拾遗》："主冷气。"

2.《医学入门》："能发汗，散腹中冷气作痛。"

3.《本草经疏》："温中除冷，发汗辟邪，豁痰利气。"

4.《本草从新》："辛热而散，能通肺开胃，利气豁痰。"

【用法用量】 内服：适量，煮食。

【宜忌】 热证慎用。

1.《纲目》："《肘后方》言热病人不可食胡芥，为其性暖也。"

2.《本草从新》："茎叶动风动气，有疮疡、痔疾、便血者俱忌。""久食则积温成热，辛散太甚，耗人真元，昏目发疮。"

1417 白矾 bái fán (《雷公炮炙论》)

【异名】 矾石、羽涅(《本经》)，羽泽(《吴普本草》)，理石(《药性论》)，白君、明矾、雪矾、云母矾、生矾(《纲目》)。

【基原】 为硫酸盐类明矾石族矿物明矾石经加工提炼而成的结晶。

【原矿物】 明矾石 Alunite

属三方晶系晶体结构。晶体呈细小的菱面体或板状，通常为致密块状、细粒状、土状等。无色或白色，常夹带浅黄及粉红等色。条痕白色。玻璃状光泽，解理平行面上有时微带珍珠光泽，块状者光泽暗淡或微带蜡状光泽。断口呈贝壳状；块体者呈多片状、参差状。硬度3.5～4。相对密度2.6～2.9。性脆。

常为碱性长石受低温硫酸盐溶液的作用变质而成。多产于火山岩中，有些多金属矿石中也有产出。分布于河北、山西、浙江、安徽、福建、湖北、甘肃等地。

【采收加工】 全年均可采挖，将采得的原矿物，打碎，加水溶解，过滤，滤液加热蒸发浓缩，放冷后析出的结晶体即为本品。

【药材】 白矾 *Alumen* 主产于浙江、安徽、福建等地。

性状 本品呈不规则的块状或粒状。无色或淡黄白色，透明或半透明。表面略平滑或凹凸不平，具细密纵棱，有玻璃样光泽。质硬而脆。气微，味酸、微甘而极涩。

鉴别 (1) 透射偏光镜下：无色透明。负突起；折射率 $N=1.4564$。均质体。

(2) 取本品约0.5 g，加水5 ml，使其溶解，滤过。取滤液1 ml，加氢氧化钠试液，即生成白色胶状沉淀，分离，沉淀能在过量的氢氧化钠中溶解；取滤液1 ml，加氨试液至生成白色胶状沉淀，滴加茜素磺酸钠指示液数滴，沉淀即显樱红色(检查铝盐)。取滤液1 ml，加氯化钡试液，即生成白色沉淀，分离，沉淀在盐酸或硝酸中均不溶解；取滤液1 ml，加醋酸铅试液，即生成白色沉淀，分离，沉淀在醋酸铵试液或氢氧化钠试液中溶解(检查硫酸盐)。

(3) 取铂丝，用盐酸湿润后，蘸取本品粉末，在无色火焰中燃烧，火焰即显紫色(隔蓝色玻璃透视)(检查钾盐)。

品质标志 《中华人民共和国药典》2005年版规定：本品含含水硫酸铝钾〔$KAl(SO_4)_2 \cdot 12H_2O$〕不得少于99.0%。

【成分】 明矾石为碱性硫酸铝钾〔$KAl_3(SO_4)_2(OH)_6$〕，其中氧化钾(K_2O)11.4%，氧化铝(Al_2O_3)37.0%，三氧化硫(SO_3)38.6%，水(H_2O)13.0%。白矾为含水硫酸铝钾〔$KAl(SO_4)_2 \cdot 12H_2O$〕[1]。

【药理】 1. 抗菌作用 体外试验证明明矾对金黄色葡萄球菌、溶血性链球菌、肺炎链球菌、变形杆菌、大肠杆菌、铜绿假单胞菌、福氏及志贺痢疾杆菌、伤寒杆菌、甲型副伤寒杆菌、白喉杆菌、炭疽杆菌等均有抑制作用；对牛型布氏杆菌、百日咳杆菌及脑膜炎球菌作用次之；高浓度时对人型及牛型结核杆菌也有抑制作用[1～4]。对变异链球菌、产黑素类杆菌、核酸杆菌、产气荚膜杆菌及其他口腔杂菌等厌氧菌亦有明显抑制作用，对破伤风杆菌和兼性厌氧菌淋球菌则有中度抑制作用[5]；对羊毛状小孢子菌和红色毛癣菌、白念珠菌都有明显的抑制作用[5,6]。

2. 收敛作用 明矾水在体外能使血清立即沉淀，表明有强力凝固蛋白质的作用[7]。

毒性 用白矾0.25 g/kg、1 g/kg两个剂量喂饲小鼠15 d、2个月和3个月，小鼠肠道菌群发生紊乱，表现在肠道中与机体生理活动关系密切的生理性细菌双歧杆菌和乳杆菌菌量明显下降，致病菌大肠杆菌数量显著上升，而且服用白矾时间越长，对肠道微生态平衡影响越大[8]。停药恢复5星期，紊乱的菌群状态和细菌对小鼠肠道的黏附率均可自行恢复至正常[9]。

【炮制】 1. 白矾：取原药材，除去杂质。用时捣碎。生用以解毒祛痰为主。

2. 枯矾：取净白矾小块或粗粉，置锅内，用武火加热至熔化，继续煅至膨胀松脆，完全干燥，停火，取出放凉，碾成细粉。煅后增强收敛、燥湿的作用。

饮片性状 参见"药材"项。

贮干燥容器内，置干燥处，防尘。

【药性】 涩、酸，寒，小毒。归肺、脾、肝、大肠经。

1.《本经》："味酸，寒。"

2.《药性论》："有小毒。"

3.《雷公炮制药性解》："入肺、肝二经。"

4.《本经逢原》："酸，涩，微寒。"

5.《长沙药解》："入足太阴脾、足太阳膀胱经。"

6.《本草撮要》："入手足太阴、阳明经。"

【功用主治】 祛痰燥湿，解毒杀虫，止血止泻。主治痰饮中风，癫痫，喉痹，疥癣湿疮，痈疽肿毒，水火烫伤，口舌生疮，烂弦风眼，聤耳流脓，鼻中息肉，痔疮，崩漏，衄血，外伤出血，久泻久痢，带下阴痒，脱肛，子宫下垂。

1.《本经》："主寒热泄痢，白沃，阴蚀恶疮，目痛，坚骨齿。"

2.《别录》："除固热在骨髓，去鼻中息肉。"

3.《日华子》："除风去劳，消痰止渴，暖水脏，治中风失音，疥癣。"

4.《本草衍义》："其性却水，治涎药多须者，用此意尔。"

火枯为粉，贴嵌甲，牙缝中出血如衄者，贴之亦愈。”

5.《本草蒙筌》：“禁便泻，塞齿疼，洗脱肛涩肠，敷脓疮收水。”

6.《医学入门》：“治耳卒肿出脓，目赤，目翳，胬肉，口舌生疮，牙齿肿痛出血，历久碎坏欲尽，急喉风痹，心肺烦热，风涎壅盛，作渴泄痢。兼治蛇蝎、恶犬、壁镜、驴涎、马汗毒伤。”

7.《纲目》：“吐下痰涎饮澼，燥湿解毒追涎，止血定痛，蚀恶肉，生好肉，治痈疽疔肿恶疮，癫痫，疸疾，通大小便，口齿眼目诸病，虎犬蛇蝎百虫伤。”

8.《本草经疏》：“治女劳疸，交接劳复。其性燥急，收涩解毒，除热坠浊。”

【用法用量】 内服：研末，1～3 g；或入丸、散。外用：研末撒；或吹喉；或调敷；或化水洗漱。

生用偏于解毒杀虫，煅枯用偏于收敛生肌。

【宜忌】 本品味涩难服，内服不宜过量，易致呕吐；阴虚水亏者忌服。

1.《本草经集注》：“恶牡蛎。”

2.《药性论》：“畏麻黄。”

3.《本草衍义》：“不可多服，损心肺，却水故也。”

4.《医学入门》：“此药本除热入骨髓，多服则反伤骨；本能却水消痰，多服反伤心肺。”

5.《本草经疏》：“凡阴虚内热，火炽水涸，发为喉痹痛者，不宜含此。目痛由阴虚血热者，亦不宜用。”

6.《本草汇言》：“泄痢日久，由于脾胃气虚；妇女白沃，由于中气下陷；营血不足以致寒热者，不宜用。”

7.《本经逢原》：“凡阴虚咽痛，误认喉风；阴冷腹痛，误认臭毒，而用矾石，必殆。”

【选方】 1. 治卒中风 白矾、半夏（汤洗去滑，焙）、天南星三味等分生用。上三味，研为细散。每服以好酒一盏，药末二钱匕，生姜三片，煎七分，通温灌之，当吐涎，扶令正坐，经一复时不得令卧，如卧则涎难出，良久再依法煎药一钱，后常服只半钱。（《圣济总录》救生散）

2. 治癫狂，因忧郁而得，痰涎阻塞包络心窍者 白矾三两，川郁金七两。二药共为末，糊丸梧桐子大。每服五六十丸，温汤下。（《本事方》白金丸）

3. 治急喉痹 白矾三钱，巴豆二个（去壳，作六瓣）。上将矾于铫内，慢火熬化为水，置巴豆其内，候干，去巴豆，取矾研为末。每用少许吹入喉中。（《玉机微义》白矾散）

4. 治黄水疮 枯白矾、熟松香、黄丹，三味等分，研极细末，真芝麻油调涂患处。（《本草原始》）

5. 治痈疽，发背，瘰疬，漏疮，恶疮 黄蜡二两，通明白矾（生用）二两。上细末，黄蜡一两二钱，溶汁，就炉上入矾拌和，众手丸桐子大。每服十五丸，熟水下，或冷酒下，常常服之。（《直指方》蜡矾丸）

6. 治瘰疬疔毒，发背脑疽 明矾二两，白砒一两五钱，共为末，入小罐内，炭火煅红，青烟尽，白烟起片时，约上下通红，住火置地上，一宿取出，约有净末一两，加明雄黄二钱四分，乳香一钱二分，共为细末，厚糊调稠，搓条如线，阴干。凡遇前症，有孔者插入孔内，无孔者先用针放孔，早晚插药二次，插至三四日后，孔大者每插十余条，至七日，患孔药满足方住。以后患处四边裂开大缝，共至十四日前后，其疗核瘰疬痔漏诸管自然落下，随用对症药敷。（《外科大成》三品一条枪）

7. 治一切蛇虫恶兽所伤，重者毒气入腹则眼黑口噤，手足强直 明矾、甘草各一两，研为末，每服二钱，不拘时冷水调下，更敷患处。（《外科理例》解毒散）

8. 治牙疳 用明矾（枯）五钱，鸡肫黄（烧存性）五个，为末，擦之。（《鲁府禁方》）

9. 治鼻生息肉 矾石（熬令汁枯）四两，木通（锉）、细辛（去苗叶）各半两，丹砂（研）一分。上为末，和匀面糊为丸，如小豆大。每用一丸，绵裹纳鼻中，一日一易，取下息肉则止。（《普济方》矾石丸）

10. 治目翳及胬肉 矾石（上上白者），上为末，纳如黍米大，纳于翳上及胬肉上，即令泪出，以绵拭之，令得恶汁尽，日一。其病逐恶汁出尽，日日渐自薄，便瘥。（《千金方》矾石散）

11. 治聤耳出脓 白矾煅成灰一钱，入胭脂一字，研匀。用绵杖子缠去耳中脓及黄水尽，即别用绵杖子引药入耳中令到底掺之即干。（《本事方》红绵散）

12. 治妇人经脉不调，赤白带下 枯白矾四两，蛇床子二两。上为细末，醋糊为丸弹子大，干胭脂为衣，绵裹入阴门内，热极再换。（《普济方》如圣丹）

13. 治白浊 白矾二两，滑石（飞过）二两。上为末，早米糊为丸梧子大。每五十丸米饮空心下服之。（《鲁府禁方》清浊锁精丹）

14. 治白癜风 白矾、石硫黄各半两。上二味研为末，米醋调为膏，涂患处。（《圣济总录》玉粉膏）

15. 治粉刺 枯矾一两，生硫黄二钱，白附子二钱。上共为末，唾津调搽。临晚上药，次早洗去。（《万病回春》）

16. 治黄肿水肿 明矾二两，青矾一两，白面半斤。三味同炒令赤色，醋黄米糊丸，枣汤下三十丸。（《急救仙方》推车丸）

【临床报道】 1. 治疗口疮 将白矾 6 g，白糖 4 g 加热熔化成矾糖膏，用棉签蘸涂于患处，每日 1 次。共治顽固性口腔溃疡 95 例。结果：用药 1 次治愈者达 90%以上，一般不超过 3 次。使用后溃疡处疼痛增剧，口流涎水，3～5 min 后即可消失[1]。

2. 治疗中耳炎 以枯矾、五倍子各等分研细末，并加少许冰片而成倍枯散。先用 3%过氧化氢溶液滴于耳中清洗脓液，然后用消毒棉签拭干耳内分泌物，将药粉适量吹入耳中。治小儿脓耳 49 例，除 1 例改用他法治疗外，48 例均在 3 d 内治愈[2]。

3. 治疗烧烫伤 用 0.75%的枯矾混悬液（含冰片 0.25%）浸渍纱布湿敷创面，浅Ⅱ度烧伤用单层纱布湿敷，深度烧伤用 6～8 层纱布湿敷，感染创面用 10～12 层纱布湿敷，并视创面及全身情况决定采取包扎或暴露疗法。据 254 例观察，该混悬液对控制创面铜绿假单胞菌感染有明显作用，对金黄色葡萄球菌、大肠杆菌也有抑制作用[3]。

4. 治疗脚汗症 取白矾（打碎，或用枯矾）、干葛（即葛根，打碎）各 25 g，水煎两次混合，共约 1 500 ml 放盆内。将脚浸泡在药液内，每日 3 次，每次不少于 30 min，6 d 为 1 个疗程。共治疗脚汗症 74 例，结果：67 例痊愈，4 例好转，3 例无效[4]。

5. 治疗颌面部深层海绵状血管瘤 取 10%明矾液，据瘤体大小，每次注入病区血管 2～6 ml，1 星期左右 1 次，小者 1～2 次即可，大者近 10 次不等。共治 95 例（局限性），结果血管瘤完全消失 66 例，血管瘤消失 90%左右 14 例，血管瘤消失 50%左右 11 例，无效 4 例，总有效率为 95.8%[5]。

6. 治疗直肠脱垂 用复方明矾注射液（含明矾 60%，黄连素粉 0.125%,氯化铵 3%)治直肠脱垂患者 300 例,成人每次注药全量 10～15 ml,小儿酌减。按截石位在肛缘外 1.5 cm, 3、9 点处进针,使药液呈扇形分布。1 次未愈者间隔 20 d 可注第二次。结果:治愈(脱垂部分不再脱出肛外)286 例,其中 1 次治愈 242 例,2 次治愈 44 例,好转(症状基本消失,脱垂显著减轻)14 例[6]。

7. 治疗宫颈炎　取白矾、白及、白芷各等分,研末即为三白粉。先充分拭净宫颈及阴道分泌物,然后将三白粉喷至宫颈糜烂处,每次用药不少于 1 g,3 d 用药 1 次。治疗宫颈炎 710 例,复查 549 例,结果:痊愈 448 例,好转 101 例。愈后复发 1 例。大多喷药 1～2 次可愈,少数用药 3～4 次。喷药后 2～3 d 内,阴道内可形成一层如鸡蛋衣样的假膜,3～5 d 后排出。喷药后 5 d 左右宫颈糜烂面可见新生鳞状上皮组织生长。个别患者喷药后数分钟至 1 d 内阴道微痛或有灼热感,或有少许血性分泌物流出,不需处理,均可自行消失[7]。

8. 治疗跖疣　取白矾 100 g,艾叶 200 g,将艾叶放入煎煮容器内加水 300 ml,煎至 200 ml 时,再加白矾溶化即成。每日 2 次,用煎液浸泡患处 30 min,药液温度掌握在 40 ℃左右为宜,再次浸泡时,可将原药液加热继续使用,一般每剂药液可用 3 d,连续用药 12 d。共治疗 76 例,结果:全部治愈。其中 54 例 3～8 d 治愈,22 例 9～12 d 治愈。一般浸泡 1 次后,即可见疣体变小,萎缩[8]。

【各家论述】 1.《纲目》:"矾石之用有四:吐利风热之痰涎,取其酸苦涌泄也;治诸血痛,脱肛,阴挺,疮疡,取其酸涩而收也;治痰饮,泄痢,崩带,风眼,取其收而燥湿也;治喉痹痈疽,中蛊,蛇虫伤螫,取其解毒也。"

2.《本草经疏》:"白矾,《本经》主寒热泄痢,此盖指泄痢久不止,虚脱滑泄,因发寒热。矾性过涩,涩以止脱,故能主之。假令湿热方炽,积滞正多,误用收涩,为害不一,慎之。妇人白沃多由虚脱,故用收涩以固其标,终非探本之治。目痛不由胬肉及有外障,亦非所宜。除固热在骨髓,仅可资其引导,若谓其独用,反有损也。矾性燥急,而能劫水,故不利齿骨,齿者骨之余故也。"

3.《本草新编》:"或疑矾石味酸,宜敛毒,而不宜化毒,何以痈疡之症用之毒易化耶? 不知矾石之化毒,正在味酸。矾石有形之物也,入之汤药之中,则有形化无形矣,存酸之味于散中,而行散于酸内,既消毒而又不散气,此功效之所以更神也。"

4.《本经逢原》:"弘景曰:《经》云坚骨齿,诚为可疑。以其性专入骨,多用则损齿,少用则坚齿,齿乃骨之余也。"

5.《长沙药解》:"矾石酸涩燥烈,最收湿气而化瘀腐,善吐下老痰宿饮,缘痰涎凝结,黏滞于上下窍隧之间,牢不可动,矾石收罗而扫荡之,离根失据,藏府不容,高者自吐,低者自下,实非吐下之物也。"

6.《本草求真》:"气味酸寒,则其清热收热可知。何书又言燥痰,若与寒字相悖;书言能治风痰,若与收字涩字相殊。不知书之所云能燥痰者,非其气味温热而可以燥而即化,实以收其燥湿初起,使之下坠,不使留滞而不解也;且其酸而兼咸,则收涩之中尚有追涎逐降之力,非即不燥之燥乎。所谓能治风痰者,其酸苦涌泄,兼因风邪初客,合以皂荚等味研服,则能使之上涌,岂其风热历久,深入不解,而即可以上涌乎。是以风痰泄痢崩滞用此以收即愈;诸血脱肛阴挺,崩带风眼,痰饮疮疡,用此以涩即效;喉痹痈疽,蛇伤蛊毒,用此酸寒以解即除。治虽有四,然总取其酸涩寒咸为功。"

1418 白果 bái guǒ(《日用本草》)

【异名】 鸭脚子(《绍兴本草》),灵眼(《太仓州志》),佛指甲(《浙江通志》)。

【基原】 为银杏科银杏属植物银杏的种子。

【原植物】 银杏 *Ginkgo biloba* L.　又名:鸭脚(《宛陵集》),公孙树(《汝南圃史》),鸭掌树(北京),白果树(通称)。

落叶乔木,高可达 40 m。枝有长枝与短枝,幼树树皮淡灰褐色,浅纵裂,老则灰褐色,深纵裂。叶在长枝上螺旋状散生,在短枝上 3～5(～8)簇生;柄长 3～10 cm;叶片扇形,淡绿色,无毛。雌雄异株,花单性,稀同株;球花生于短枝顶端的鳞片状叶的腋内;雄球花成柔荑花序状,下垂;雌球花有长梗,梗端常分 2 叉,每叉顶生一盘状珠座,每珠座生一胚珠,仅一个发育成种子。种子核果状,椭圆形至近球形;外种皮肉质,有白粉,熟时淡黄色或橙黄色;中种皮骨质,白色,具 2～3 棱;内种皮膜质;胚乳丰富。花期 3～4 月,种子成熟期 9～10 月。

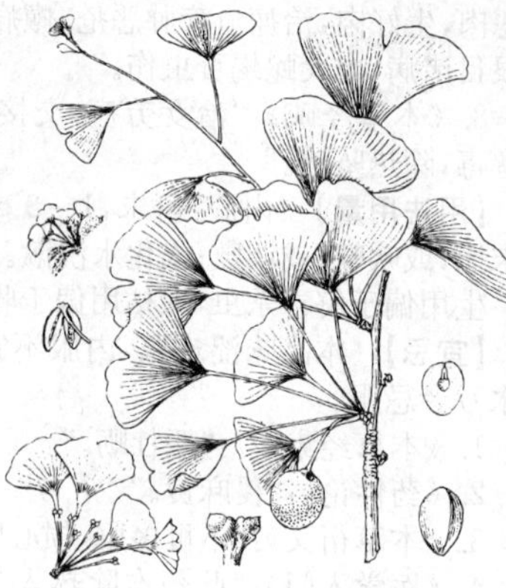

银　杏

生于海拔 500～1 000 m 的酸性土壤、排水良好地带的天然林中;北自沈阳,南达广州,东起华东,西南至贵州、云南都有栽培。

本植物的叶(白果叶)、根和根皮(白果根)亦供药用,另设专条。

【栽培】 生物学特性　喜温暖湿润气候,喜阳、耐寒、耐旱、忌涝。在年平均温度 10～18 ℃,年降雨量 800～1 800 mm 的气候及 pH 6.5～7.5 的土层深厚的砂质壤土中生长良好。不宜在阴坡、积水或盐分太重的土壤中栽种。

繁殖方法　种子、分株繁殖或嫁接繁殖。种子繁殖:种子秋季采收后,当年播种或翌年春播种,春播需混砂催芽,横向开沟,沟距 25～30 cm,深 4 cm,每隔 10 cm 播 1 粒种子,覆土 3～4 cm,当年苗高 25～30 cm,秋季落叶后可移栽。分株繁殖:从壮龄雌株根蘖苗中选留 4～5 株健壮苗,高 1 m 左右时移栽。嫁接繁殖:在 30 年生、长势旺盛而丰产的雌株上选 2～3 年生的枝条为接穗,砧木用种子繁殖的 2～3 年生的实生苗,采用切接或皮下枝接法嫁接。定植,一般早春定植,株行距 5～6 m 或 7～8 m,定植前应按树苗大小开穴,穴深 40～50 cm,宽 60～70 cm,起苗后如主根过长,可稍加修剪。穴栽,密度 3 m×4 m,植坑 1 m×1 m×0.8 m,每坑施腐熟厩肥 50 kg、钙镁磷肥 1.5 kg、麸肥 0.5 kg、石灰 0.5 kg,与表土拌匀填坑内,并垒高约 20 cm 的树盘。按 20∶1～25∶1 配置雄树,雄树按风向分散栽植,以利授粉。定植 1 星期内坚持挖浅沟淋水,以保证幼苗成活。

田间管理　种子发芽后,4～5 月除草 1 次,可追施人畜粪水或氮素化肥催苗。7 月和 10 月各除草 1 次,10 月除草后追施人畜粪水或土杂肥。定植后每年春季发芽前及秋季落叶后，在距主干 60～100 cm 处开环状沟，施人畜粪水各 1 次。嫁接后 4～5 年如分枝过多过密，需适当修剪，以利生长。田间持水量保持 60%～70%为宜。

病虫害防治　苗木茎腐病，夏季应搭荫棚，插树枝或在行间盖草保墒、遮荫。叶枯病，喷布 50%多菌灵可湿性粉 800 倍或 70%甲基托布津可湿性粉 800 倍，间隔 15 d，共喷 2～3 次。虫害有天牛，可用人工捕杀或放天敌肿腿蜂进行生物防治。另有铜绿金龟子、黑胸散白蚁、叶螨、椿象、地老虎、毒蛾等为害。

【采收加工】 秋末种子成熟后采收，除去肉质外种皮，晒干，用时打碎取种仁。

【药材】 白果 *Semen Ginkgo* 主产于广西、四川、河南、山东、湖北、辽宁、江苏，以广西产品为佳。

性状　种子略呈椭圆形，一端稍尖，另端钝，长 1.5～2.5 cm，宽 1～2 cm。表面黄白色或淡棕黄色，平滑，具 2～3 条棱线。中种皮(壳)骨质，坚硬。内种皮膜质，种仁宽卵球形或椭圆形，一端淡棕色，另一端金黄色，横断面外层黄色，胶质样，内层淡黄色或淡绿色，粉性，中间有空隙。无臭，味甘、微苦。

鉴别　(1)粉末特征：淡黄棕色。淀粉粒单粒长圆形、圆形或卵圆形，长 5～18 μm，脐点点状、裂缝状、飞鸟状或三叉状，大粒可见层纹。石细胞类圆形、长圆形或贝壳形，壁厚，纹孔及孔沟明显，可见层纹，有的胞腔含黄棕色或红棕色物。内种皮薄壁细胞类方形、长方形或多角形。胚乳细胞类圆形或长圆形，含淀粉粒。

(2) 薄层色谱：取本品粉末 10 g，加甲醇 40 ml，加热回流 1 h，滤过，滤液蒸干，残渣加水 15 ml 使溶解，通过少量棉花滤过，滤液通过聚酰胺小柱(80～100 目，3 g，内径 10～15 mm)，用水 70 ml 洗脱，洗脱液用醋酸乙酯振摇提取 2 次，每次 40 ml，合并醋酸乙酯液，蒸干，残渣加甲醇 1 ml 使溶解，作为供试品溶液。另取银杏内酯 A、C 对照品，加甲醇制成每 1 ml 各含 0.5 g 的混合溶液，作为对照品溶液。吸取上述两种溶液各 10 μl，分别点于同一以含 4%醋酸钠的羧甲基纤维素钠溶液为黏合剂的硅胶 G 薄层板上，以甲苯-醋酸乙酯-丙酮-甲醇(10∶5∶5∶0.6)为展开剂，展开，取出，晾干，喷以醋酐，在 140～160 ℃加热 30 min，置紫外光煤(365 nm)下检视。供试品色谱中，在与对照品色谱相应的位置上，显相同颜色的荧光斑点。

【成分】 种子含银杏毒素(ginkgotoxin)[1]。还含酸性成分：6-(8-十五碳烯基)-2，4-二羟基苯甲酸〔6-(pentadec-8-enyl)-2，4-dihydroxybenzoic acid〕，6-十三烷基-2，4-二羟基苯甲酸(6-tridecyl-2，4-dihydroxybenzoic acid)，腰果酸(anacardic acid)[2]和钾、磷、镁、钙、锌、铜等 25 种元素[3]。

种仁含蛋白质、脂肪、碳水化合物、糖等[4]。

肉质外种皮含白果酸(ginkgolic acid)，氢化白果酸(hydroginkgolic acid)，氢化白果亚酸(hydroginkgolinic acid)[5]，银杏二酚(bilobol)，白果醇(ginnol)[6]和黄酮类化合物[7]。

【药理】 1. 对呼吸系统的作用　白果乙醇提取物给小鼠腹腔注射，有一定的祛痰作用；灌胃给药，镇咳作用不明显。对组胺引起的离体豚鼠气管平滑肌收缩无明显作用[1]。倍半萜类化合物以 20 mg/kg、30 mg/kg 的剂量给大鼠腹腔注射，可抑制肺孢子虫在肺孢子虫肺炎模型大鼠体内的生长，降低大鼠肺内的肺孢子虫负荷[2]。

2. 对循环系统的作用　白果外种皮水提物 20 mg/kg 静脉注射，能显著降低麻醉犬血压及左室压力，对心率无影响，可逐渐减少灌流的大鼠离体心脏的主动脉输出量，增加冠脉流量，亦能增加离体兔耳血管灌流量[2]。本品 0.25 g/kg 腹腔注射，能显著提高小鼠常压耐缺氧能力，降低异丙肾上腺素引起的心肌耗氧量增加，对氰化钾和亚硝酸钠所致的组织缺氧亦有良好的缓解作用[3]。银杏二酚 500 mg/kg 对兔有短暂的降压作用。银杏二酚对大鼠有组胺释放作用，引起毛细血管通透性增加，导致水肿，此作用可被氯苯那敏对抗[4]。

3. 免疫抑制作用　白果外种皮水溶性成分对非特异性免疫、体液免疫和细胞免疫功能均有抑制作用，能明显降低碳粒廓清速度、腹腔巨噬细胞的吞噬功能及免疫器官重量，对溶血素形成及迟发性超敏反应亦有显著的抑制作用[5]。

4. 抗过敏作用　分别灌服白果外种皮水溶性成分 100 mg/kg、200 mg/kg 均能明显抑制小鼠被动性皮肤过敏反应(PCA)及大鼠颅骨骨膜肥大细胞脱颗粒作用，并能直接对抗由卵蛋白诱发的致敏豚鼠回肠平滑肌的收缩作用及抑制致敏豚鼠肺组织释放组胺和慢反应物质的作用[6]。从水溶性成分中提取的一种成分有相似的作用，可能为其有效成分[7]。

5. 抗微生物作用　白果对葡萄球菌、链球菌、白喉杆菌、炭疽杆菌、大肠杆菌、变形杆菌、伤寒杆菌、铜绿假单胞菌等多种致病菌有不同程度的抑制作用，果浆的抗菌力较果皮强[8]。白果水浸剂或外种皮乙醇或石油醚提取物对常见致病性真菌的抑制作用相当于 0.5%克霉唑[9～11]。有研究认为：接有不同烃基侧链的漆树酸(即腰果酸)为白果中的主要抗菌成分[12]。

6. 其他作用　白果提取物对大鼠实验性脑缺血症有一定的治疗作用，能增加存活率，减轻缺血症状[13]。水提取物能抑制 6-磷酸葡萄糖脱氢酶、苹果酸脱氢酶和异柠檬酸脱氢酶，此种抑酶成分可被甲醇沉淀[14]。银杏二酚对离体兔肠有麻痹作用，收缩离体子宫[4]。

毒性　给豚鼠服油浸白果 3 g/kg，共 95～113 d，或白果肉粗提取物酸性成分 150～200 mg/kg，共 60 d[15]，或给小鼠大量饲以白果酚[16]，均可出现食欲不振，体重减轻，程度不等的肝损害、肾小球肾炎，甚至死亡。白果外种皮浆液可引起接触性皮炎[17，18]。腰果酸为皮肤接触性致敏剂，对皮肤有较强的致敏性，可能是白果的主要致敏原[19]。银杏二酚对皮肤有强烈刺激性，可引起皮肤发红、表皮增厚、炎性浸润，但与二甲基苯并蒽同用，不促进皮肤肿瘤发生，说明银杏二酚不是皮肤肿瘤发生的促进剂[20]。银杏毒素经皮肤吸收，通过肠与肾脏排泄，可引起肠炎、肾炎[21]。外种皮水溶性成分小鼠腹腔注射的 LD_{50} 为 5.02±0.31 g/kg(水提醇沉法提取)[2，3]、3.04 g/kg(醇提水沉法提取)[5]。

【炮制】 1. 白果　取原药材，除去杂质，用时捣碎。

2. 白果仁　取净白果，除去硬壳。用时捣碎。

3. 炒白果仁　取净白果仁，置锅内，用文火加热，炒至表面显黄色，有香气，取出，放凉。用时捣碎。

4. 煨白果　取带壳白果，放入暗炭火中，煨至外壳爆裂即取出，剥去外壳取肉即得。此外还有纸煨、面煨等。

饮片性状　白果、白果仁参见“药材”项。炒白果仁形如白果仁，色略深，微带焦斑；味甘、微苦。煨白果形如白果仁，显油润，有香气。

贮干燥容器内，炒白果仁、煨白果仁密闭，置通风干燥处，防蛀，防泛油。

【药性】 甘、苦、涩,平,小毒。归肺、肾经。
1.《绍兴本草》:"味苦、甘,平。无毒。"
2.《滇南本草》:"味甘、平,性寒。"
3.《本草药性大全》:"味甘,气温。有小毒。"
4.《药性通考》:"味甘、少涩,气微寒。入心经,通任、督之脉至于唇口。有毒。"
5.《本草再新》:"入心、肺、肾三经。"
【功用主治】 敛肺定喘,止带缩尿。主治哮喘痰嗽,白带白浊,遗精尿频,无名肿毒,癣疮。
1.《三元参赞延寿书》:"生食解酒。"
2.《品汇精要》:"煨熟食之,止小便频数。"
3.《医学入门》:"清肺胃浊气,化痰定喘,止咳。"
4.《纲目》:"熟食温肺益气,定喘嗽,缩小便,止白浊。生食降痰,消毒杀虫;嚼浆涂鼻面手足,去皶疱䵟𪏾,皴皱及疥癣疳䘌、阴虱。"
5.《医林纂要》:"炒食补肺,泄逆气,固肾,除邪湿。"
6.《本草再新》:"补气养心,益肾滋阴,止咳除烦,生肌长肉,排脓拔毒,消疮疥疽瘤。"
【用法用量】 内服:煎汤,3～9 g;或捣汁。外用:捣敷;或切片涂。
【宜忌】 过量可致中毒。有实邪者禁服。
1.《日用本草》:"多食壅气动风,小儿多食昏霍,发惊,引疳;同鳗鲡鱼食患软风。"
2.《纲目》:"食多则收令太过,令人气壅胪胀昏顿。"
3.《随息居饮食谱》:"多食壅气动风,小儿发惊动疳。中其毒者,昏晕如醉,白果壳或白鲞头,煎汤解之。食或太多,甚至不救,慎生者,不可不知也。"
【选方】 1. 治久年咳嗽吐痰 陈细茶四两(略焙,为细末),白果肉四两(一半去白膜,一半去红膜,擂烂),核桃肉四两(擂),家蜜半斤。上药入锅内炼成膏。不拘时候服。(《寿世保元》银杏膏)
2. 治赤白带下,下元虚惫 白果、莲肉、江米各五钱,胡椒一钱半。为末,用乌骨鸡一只,去肠盛药,瓦器煮烂,空心食之。(《濒湖集简方》)
3. 治小便频数,遗尿 陈白果 5 粒,蜗牛 3 个(焙干)。研末冲服。(《陕甘宁青中草药选》)
4. 止头风、眼疼 白果肉捣烂敷太阳穴。(《滇南本草》)
5. 治噎食反胃,白浊、冷淋 白果肉同糯米蒸,和蜜丸,与核桃捣烂服之。(《滇南本草》)
6. 头面癣疮 生白果仁,切断,频擦取效。(《纲目》引《邵氏经验方》)
【各家论述】 1.《本草新编》:"有食之口吐清水而死者。曰凡物不宜多服,何独咎于白果?少用则益于任督,多用则损于包络。口吐清水者,过清其心也。包络为心之相臣,包络损,而心亦损矣。然必心气原虚,而又食白果至数十枚者,始有此祸,非食数十枚便至如此也。""或疑白果清心,多食则过于清心矣,安得不伤乎?然而心不畏清也,仍是过清包络耳。倘包络火旺者,食数百枚,正复相宜,惟包络素虚寒者,实宜戒耳。"
2.《本草求真》:"白果,虽属一物,而生熟攸分,不可不辨。如生食,则能降痰、解酒,消毒、杀虫。""至其熟用,则竟不相同。如稍食则可,再食则令人气壅,多食则即令人胪胀昏闷。昔已有服此过多而竟胀闷欲死者。然究其实,则生苦未经火革,而性得肆其才而不窒;熟则经火煅制,而气因尔不伸。要皆各有至理,并非空为妄谈已也。"
3.《本草述钩元》:"方书用银杏治喘,盖治喘之哮者。是证缘胸中之痰,随气上升,黏结于喉咙以及会厌悬雍,致气出入不得快利,与痰引逆相击而作声。是痰得之食味咸酸太过,因积成热,故丹溪云:治哮必薄滋味,必带表散。而治哮三方未有能舍麻黄者也。此果经霜乃熟,禀收降之气最专,故气血之凝滞而为痰为浊者,以是摧之陷之,然必合于散剂,使气能疏越,血能宣畅,而后摧之陷之者,乃得收其全功焉。"
【临床报道】 1. 治疗老年人尿频 用白果 30 g,大枣 10 枚,每日 1 剂,水煎服,3 d 可见效。共治疗 10 例,全部有效[1]。
2. 治疗痤疮 用白果 250 g 研细末,冰片 20 g,60%乙醇 400 ml,装入 500 ml 盐水瓶中浸泡 24 h 备用。用清水洗脸后,摇匀擦于面部,每日 3～4 次,7 d 为 1 个疗程,擦药期间禁用一切药物及化妆品。共治疗 53 例,结果:治愈 44 例,好转 9 例,治愈率 83%,总有效率 100%。其中 1 个疗程治愈 15 例,2 疗程治愈 23 例,3 疗程治愈 6 例,治疗期无不良反应[2]。

1419 白鱼 bái yú (《食疗本草》)

【异名】 鲌鱼、鲚鱼(《纲目》),白扁鱼(《本草求原》)。
【基原】 为鲤科红鲌属动物翘嘴红鲌及鲌属动物红鳍鲌的肉。
【原动物】 1. 翘嘴红鲌 *Erythroculter ilishaeformis* (Bleeker) 又名:翘壳、翘嘴巴、翘嘴鲌、大鲌鱼(《中国经济动物志·淡水鱼类》)。
体延长而侧扁,头背面几乎平直,后部微隆起。体高与头长略相等,个体长 200 mm 以下的,头长比体高为大,200 mm 以上的个体则相反。

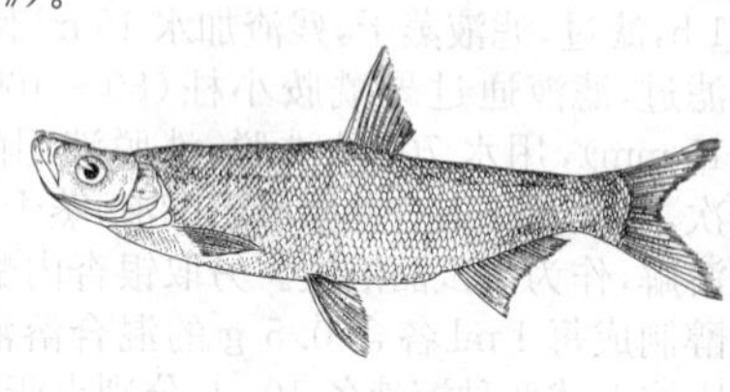
翘嘴红鲌

6 冬龄鱼体长可达 615～648 mm,体重达 2 500～3 500 g。口上位,口裂伸至鼻孔前缘的垂直线下方。下咽齿 3 行,齿的顶端呈钩状。下颌肥厚,急剧突出而上翘。眼大,位于头的侧上方。鳃耙细长,外侧 23～30,内侧 24～31。背鳍 3、7,有强大而光滑的硬刺。臀鳍 3、21～24,基部较长。胸鳍末端接近腹鳍基部,腹鳍末端下达肛门。鳔 3 室。背部及体侧上部为灰褐色,腹部为银白色,各鳍灰色乃至灰黑色。
为生活在流水及大水体中的鱼类,行动迅速,善跳跃,性凶猛,主要以鱼类为食。为广布性鱼类之一,长江干流从金沙江到河口、黑龙江、黄河、辽河等干支流及其附属湖泊均有分布。
2. 红鳍鲌 *Culter erythropterus* Basilewsky
体稍长,侧扁,头后部明显突起,似驼背状。腹部自胸鳍基至肛门有腹棱。头中等大,口上位,口裂几垂直,下颌突出而上翘。眼中等

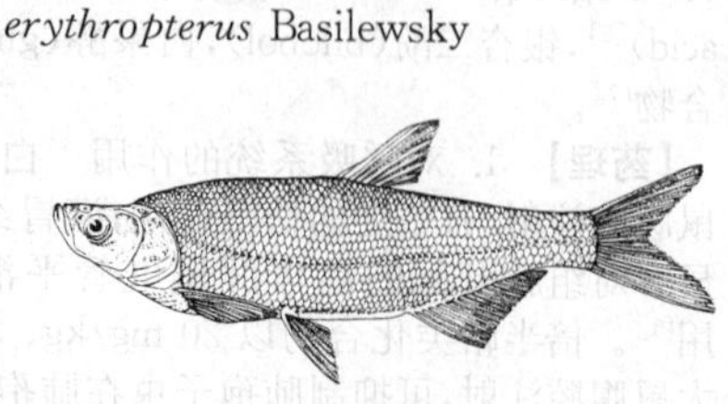
红 鳍 鲌

大，位于头侧上方。下咽齿3行，末端呈尖钩状。鳃耙25～29。鳞小。背鳍在腹鳍与臀鳍之间。尾鳍呈叉状。背部青灰色，侧面和腹部银白色，背鳍和尾鳍的上叶呈青灰色，腹鳍、臀鳍及尾鳍下叶呈橙红色。

为中上层淡水鱼类，栖息于多水草的开阔水体中，主要以小型鱼类为食。全国各大江河均有分布。

【采收加工】 4～7月捕捉，鲜用。

【成分】 翘嘴红鲌每100 g可食部分含水分77 g，蛋白质18.6 g，脂肪4.6 g，灰分1 g；钙37 mg，磷166 mg，铁1.1 mg，核黄素（riboflavine）0.07 mg，烟酸（nicotinic acid）1.3 mg[1]。

【药性】 甘，平。归脾、胃、肝经。

1.《开宝本草》："味甘，平，无毒。"

2.《随息居饮食谱》："甘，温。"

3.《本草撮要》："入手足太阴、阳明经。"

【功用主治】 开胃消食，健脾行水。主治食积不化，水肿。

1.《食疗本草》："主肝家不足气，调五藏气，理经脉。助脾气，能消食，理十二经络舒展不相及气。"

2.《日华子》："助血脉，补肝明目，灸疮不发，作脍食之良。"

3.《开宝本草》："主胃气，开胃下食，去水气，令人肥健。"

4.《中国药用动物志》："开胃健脾。主治胃气不舒，水肿。"

【用法用量】 内服：煮食，100～250 g。

【宜忌】 患疮疖者慎服。

1.《日华子》："患疮疖人不可食，甚发脓。"

2. 姚可成《食物本草》："多食热中生痰，泥（腻）人膈，发灸疮，与枣同食，患腰痛，经宿者勿食。"

【选方】 1. 治浮肿 红鳍鲌250 g，车前子15 g。用鱼煮汤，再用鱼汤煎车前子。每日服2次，连服数日。

2. 治产后抽筋 红鳍鲌1条，煮食，每日服2次，连服数日。（1、2方出自《常见药用动物》）

1420 白垩 bái è
（《本经》）

【异名】 白涂（《说文解字》），白善土（《别录》），白恶（《新修本草》），白土子（《本草衍义》），画粉（《纲目》），白土（《景岳全书》）。

【基原】 为黏土岩高岭土或膨润土，前者主含硅酸盐类高岭石族矿物高岭石，后者主含蒙脱石族矿物蒙脱石。

【原矿物】 1. 高岭土 Kaolin

隐晶质土状块体，白色，或染呈淡绿、黄等色调，土状光泽，硬度近于指甲；含残存长石、石英处硬度大于小刀。相对密度2.5～2.7（体比重）。影响其性状的主要矿物组分有：高岭石（参见"白石脂"条）；绢云母-水云母（参见"黄石脂"条）；蒙脱石。其中高岭石是组成高岭土的主要矿物成分。其特性为不溶于水，但于水中分散；具吸附污物及阳离子交换能力。遇盐酸不起泡，仅分散或有部分组分被溶解。

各大区均有其资源，主产于河北、山西、江苏、安徽、福建、江西、湖北、湖南、广东等地。

2. 膨润土 以蒙脱石为主要组分的黏土。参见"甘土"条。

【采收加工】 挖取后，去尽其他杂质。

【药材】 白垩 *Kaolinitum and Bentonitum* 主产河北、青海、新疆、河南、江西、浙江。

性状 高岭土 呈不规则状。白色、浅灰白色。表面细腻，有滑腻感。具吸水力，舐之粘舌。体较轻，质较软，用指甲可刻划成痕。可塑性低，黏结性小。微带土腥气，味淡。

膨润土 一般呈白色、粉红色、浅灰色。具蜡状光泽。吸水后体积膨胀。具高可塑性和良好的黏结性。

【成分】 主要成分为硅酸盐，其分子式分别为$Al_4[Si_4O_{10}](OH)_8$，$KAl_2[Si_3AlO_{10}](OH)_2$，$(Na, Ca 1/2)_{0.33}(Al, Mg)_2〔(Si, Al)_4O_{10}〕(OH)_2 \cdot nH_2O$[1]。另外还含有铁、钛、钡、锶、钒、铬、铜等元素[2]。

【药性】 苦，温。归脾、肺、肾经。

1.《本经》："味苦，温。"

2.《别录》："辛，无毒。"

3.《药性论》："味甘，平。"

4.《本草再新》："有小毒，入肺、肾二经。""入脾经。"

【功用主治】 温中暖肾，涩肠止泻，止血，敛疮。主治反胃，泻痢，男子遗精，女子月经不调，不孕，吐血，便血，衄血，眼弦赤烂，臁疮，痱子瘙痒。

1.《本经》："主女子寒热癥瘕，月闭积聚。"

2.《药性论》："主女子血结，月候不通，能涩肠止痢。"

3.《日华子》："治泻痢，痔瘘，泄精，女子子宫冷，男子水脏冷，鼻洪吐血。"

4.《本草从新》："燥湿，温水脏。治卒暴咳嗽，风赤烂眼。"

5.《医林纂要》："补肺生金，解渴清暑。治肺痈、痿，止赤白痢，和脾胃。治霍乱腹痛。"

【用法用量】 内服：入丸、散，4.5～9 g。外用：研末撒或调敷。

【宜忌】 《别录》："不可久服，伤五脏，令人羸瘦。"

【选方】 1. 治虚热翻胃 白垩土一斤，米醋一斤。煅土赤，入醋内，再煅再入，以醋干为度。取土二两，入炮姜一钱为末。每服一钱，米饮下，甚者二钱，须服四两。（《妇人良方》白垩散）

2. 治水泻米谷不化，昼夜不止 白垩一两（火煅过），干姜（炮）一两，楮叶二两（生，研细）。上三味捣研为末，面糊和丸，如绿豆大。空心米饮调下二十丸。（《圣济总录》白垩丸）

3. 治风赤烂眼，倒睫拳毛 白土一两，铜青一钱。为末，每以半钱泡汤洗。（《纲目》引华佗方）

4. 治暴嗽 白善粉一两，白矾一两。上为细末，每用生姜汁为丸，如梧桐子大。每服二十丸，临卧姜汤下。（《普济方》二白丸）

5. 治头痛 白垩、王瓜等分，为末。汤点二钱服。（《本草衍义》）

1421 白柳 bái liǔ
（《沙漠地区药用植物》）

【基原】 为杨柳科柳属植物白柳的枝叶或芽。

【原植物】 白柳 *Salix alba* L.

乔木，高达20 m。老树皮暗灰色，深纵裂。叶披针形、线状披针形或阔披针形，长5～15 cm，宽1～3.5 cm；先端渐尖，基部楔形，幼叶两面被白绢毛，后脱落；叶柄长约1 cm，有白色绢毛；托叶披针形，边缘有腺点，早脱落。花序与叶同时开放，轴上密被白色绒毛；雄花序长3～5 cm，雄蕊2，花药鲜黄色；苞片卵状披针形或倒卵状长圆形，淡黄色，有缘毛；腺体2，背生和腹生；雌花序长3～4.5 cm，子房卵状圆锥形，花柱短，常2浅裂，柱头2裂；苞片全缘；腺体1，腹生，稀有1不发达的背腺。果序长3～5.5 cm。花期4～5月，果期5月。

多沿河生长，可以分布到海拔3 100 m。分布于西藏、甘肃、青海、新疆等地。

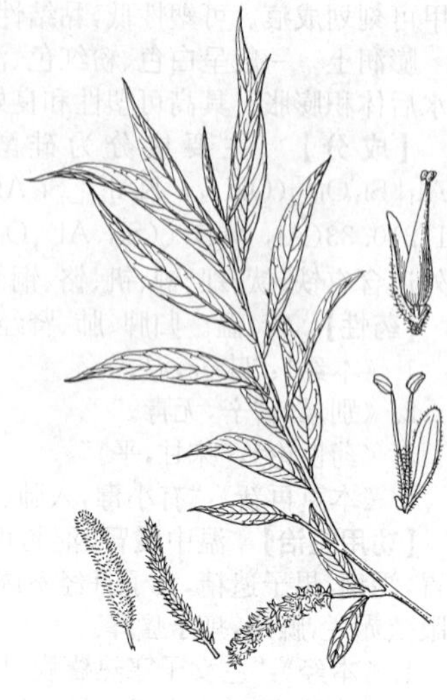

白　柳

【栽培】　生物学特性　喜光照，耐寒冷，耐潮湿，耐干旱，在河滩、四旁隙地、沟渠两旁均可栽插，亦可大田种植。

繁殖方法　扦插繁殖。将种条贮在窖内假植，用湿沙盖好，扦插时随剪随插，四旁三沟地扦插选用条长1.5 m、干径0.5 cm的种条，大田栽插，选用条长1.5～2 m、干径0.4 cm的种条。株距0.5～2.5 cm、行距27～35 cm。以早春定植为好。剪取插条时，选腋芽饱满的健壮枝条，长度15～17 cm，切口要光滑平整，皮不破裂，上截面距芽1 cm，防止失水枯芽，定植时将插条直插土中，上露1芽，定植后踏实并及时灌水。

田间管理　一年中中耕除草4～5次，第一次在清明节前，第二次在谷雨前后，第三次在末伏期间，第四、第五次在秋前进行。扦插前施足底肥，施土杂肥、磷肥，待柳条长至0.5 m时，可施用二胺、碳酸氢铵，也可对新插的或收割后的白柳，铺一层沟河里的稀淤泥。

病虫害防治　虫害有蚜虫、卷叶虫、刺蛾、蛴螬等。

【采收加工】　3～5月采收嫩枝叶或芽，鲜用或晒干。

【成分】　叶含黄酮类：芹菜素(apigenin)，穗花杉双黄酮(amentoflavone)，柏木双黄酮(cupressuflavone)[1]，还含维生素C和谷胱甘肽(glutathione)[2]。

【药性】　《全国中草药汇编》："苦，寒。"

【功用主治】　《全国中草药汇编》："清湿热，祛风湿。主治急性扁桃体炎，上呼吸道感染，咽喉炎，盆腔炎，肾炎，疮疖，黄疸性肝炎，风湿性关节炎。"

【用法用量】　内服：煎汤，9～15 g；或开水冲泡。

1422 白炭 bái tàn (《纲目》)

【异名】　火炭(《千金方》)，无纹炭(《圣济总录》)，木炭(《普济方》)，焨炭(《经验方》)

【基原】　为木炭之坚紧无纹、烧时焰发白色者。

【功用主治】　治肠风下血，阴囊湿疹，烫伤。

《纲目》："误吞金银铜铁在腹，白炭烧红，急为末，煎汤呷之。甚者刮末三钱，井水调服，未效再服。又解水银、轻粉毒。"

【用法用量】　内服：入丸、散。外用：煎水洗、热熨，或研末调敷。

【选方】　1. 治肠风脏毒下血　枳壳(去囊，麸炒令黑)、无纹炭各一两。上二味捣为细散，每服一钱匙，用荆芥米饮调下。(《圣济总录》)

2. 治白癞头疮　白炭不拘多少，烧令通红。先用盆盛百沸汤，以炽炭投之，却漉令净，将此灰汤侯通手洗疮。(《百一选方》)

3. 治阴囊湿痒　焨炭、紫苏叶末扑之。(《经验方》)

4. 治诸噎　火炭末，蜜丸如弹子大，含少少咽即可。(《千金方》)

1423 白前 bái qián (《雷公炮炙论》)

【异名】　石蓝、嗽药(《新修本草》)，鹅管白前、竹叶白前(浙江)。

【基原】　为萝藦科鹅绒藤属(白前属、牛皮消属)植物柳叶白前与芫花叶白前的根及根茎。

【原植物】　1. 柳叶白前 *Cynanchum stauntonii* (Decne.) Schltr. ex Lévl. [*Pentasacme stauntonii* Decne.]　又名：水杨柳(《种痘新书》)、水了刁草(广西)。

多年生直立半灌木，高0.5～1 m。根茎横生或斜生，中空如鹅管状，根系极发达，根多而细，呈须状，黄白色或略带红棕。茎圆柱形，表面灰绿色，有细棱。叶对生，具短柄；叶片纸质，披针形或线状披针形，长3～12 cm，宽0.3～1.4 cm。伞形聚伞花序腋生，有花3～8朵；雄蕊5，与雌蕊合生成蕊柱；柱头微突，包在花药的薄膜内。蓇葖果单生，窄长披针形。种子披针形，黄棕色。花期5～8月，果期9～10月。

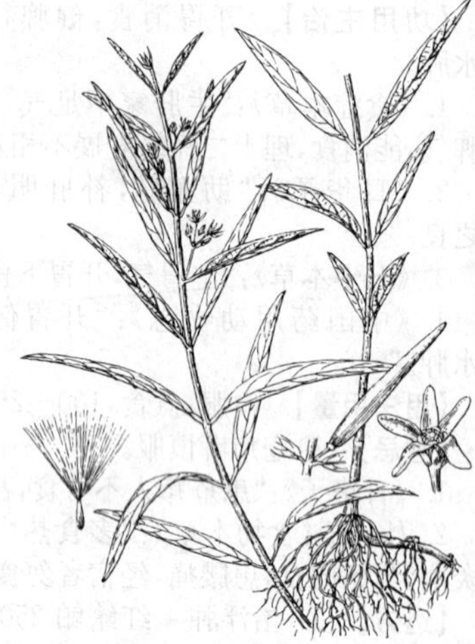

柳叶白前

生于溪滩、江边砂碛处，以至半浸于水中。分布于江苏、浙江、安徽、福建、江西、湖北、湖南、广东、广西、贵州等地。

2. 芫花叶白前 *C. glauce-scens* (Decne.) Hand-Mazz. [*Pentasachme glaucescens* Decne.]　又名沙消(江西)，水竹消(湖南)。

本种与柳叶白前的区别点为：茎具2列柔毛。叶片长椭圆形或长圆状披针形，先端略钝，状如芫花叶，长3～5 cm，宽1～1.5 cm，近于无柄。花较大，花冠黄白色。

生境分布与柳叶白前同。

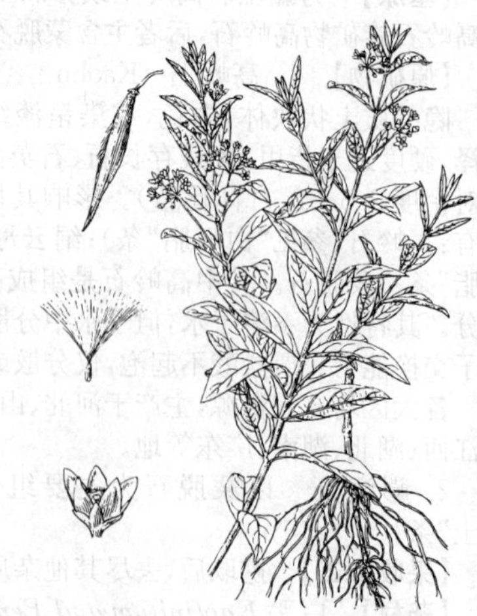

芫花叶白前

【栽培】　生物学特性　喜温暖湿润气候，耐寒，忌干燥，宜选择腐质壤土或土层深厚的砂壤土栽培,积水的黏土或重黏土不宜栽培。

繁殖方法　种子繁殖或分根繁殖。种子繁殖:秋播和春播,秋播在封冻前进行,春播 3～4 月进行。在整好的种植地里,按 1.2 m 做畦,耧平,按行距 15 cm,开 2 cm 浅沟,将种子与 3 倍量的细河沙拌匀,均匀撒于沟内,覆土厚度以盖过种子为宜。秋播冬季不需管理,春旱时要及时浇水,保持土壤湿润,以利出苗。当年秋季或翌年春季苗高 15 cm 左右即可移栽。按行距 30 cm,株距 25 cm 开穴,每穴栽 2 株,栽后及时浇水,以保证其成活率。分根繁殖:宜在 3 月、4 月进行,每株根茎应带有芽 1～2 个,穴栽,每穴 1 株,覆土压实。

田间管理　出苗后结合锄草,按株距 25 cm 间苗,每墩留苗 2～3 株,缺苗时补苗,每年除草 3～4 次,保持地内无草。每年进行追肥 2～3 次,以人畜粪水为主。旱时浇水,雨季注意及时排水,防止烂根。

病虫害防治　虫害有蚜虫、红脊蝽等。

【采收加工】 栽后第二年秋季或第三年春季发芽前选晴天挖取全株,取根及根茎,晒干或烘干。

【药材】 白前 *Rhizoma et Radix Cynanchi Stauntonii* 产于浙江、安徽、福建、江西、湖北、湖南、广西等地。

性状　柳叶白前　根茎呈细长圆柱形,有分枝,稍弯曲,长 4～15 cm,直径 1.5～4 mm。表面黄白色或黄棕色,节明显,节间长 1.5～4.5 cm,顶端有残茎。质脆,断面中空。节处簇生纤细弯曲的根,长可达 10 cm,直径不及 1 mm,有多次分枝呈毛须状,常盘曲成团。气微,味微甜。

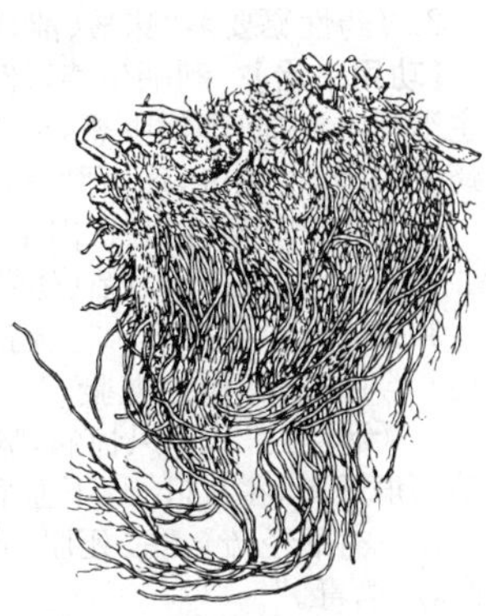

柳叶白前(根及根茎)外形

芫花叶白前　根茎较短小或略呈块状;表面灰绿色或灰黄色,节间长 1～2 cm。质较硬,根稍弯曲,直径约 1 mm,分枝少。

鉴别　(1) 根茎横切面:柳叶白前　表皮细胞 1 列,外侧壁增厚。下皮为 1 列较小的细胞。皮层有乳汁管。有时可见中柱鞘纤维断续排列成环,并有单个或成群的石细胞。维管束双韧型,木质部导管、木纤维及木薄壁细胞均木化。髓多成空腔。本品薄壁细胞含淀粉粒或草酸钙簇晶。

芫花叶白前　皮层无乳汁管。

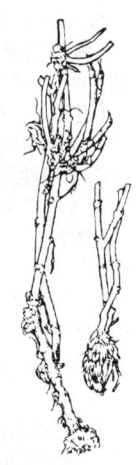

(2) 取本品粗粉 1 g,加 70%乙醇 10 ml,加热回流 1 h,滤过。取滤液 1 ml,蒸干,残渣加醋酐 1 ml 使溶解,再加硫酸 1 滴,柳叶白前显红紫色,放置后变为污绿色;芫花叶白前显棕红色,放置后不变色。

芫花叶白前
(根及根茎)外形

【成分】 柳叶白前根茎中含有 β-谷甾醇(β-sitosterol),高级脂肪酸和华北白前醇(hancokinol)[1]。

芫花叶白前根中含有皂苷:白前皂苷(glaucoside)A、B、C、D、E[2]、F、G[3]、H、I、J[4]、K,白前新皂苷(neoglaucoside)A 和 B[5],白前皂苷元(glaucogenin)A 和 B,白前皂苷元 C-单-D-黄花夹竹桃糖苷(glaucogenin C-mono-D-thevetoside)[6]。

【药理】 1. 对呼吸系统的影响　(1) 镇咳作用　芫花叶白前水提取物、醇提取物及醚提取物灌胃,对浓氨水诱发的小鼠咳嗽均有明显的镇咳作用,能使咳嗽次数明显减少,潜伏期明显延长,其水提取物的镇咳作用呈现良好的量效关系[1]。柳叶白前 95%乙醇提取物和石油醚提取物灌胃,亦有明显的镇咳作用,但水提取物镇咳作用不明显[2]。

(2) 祛痰作用(酚红排泌法)　芫花叶白前水提取物和醇提取物分别给小鼠灌胃,均有显著的祛痰作用,其水提取物的祛痰作用有一定的量效关系。醚提取物 10 g/kg 祛痰作用不明显[1]。柳叶白前醇提取物和石油醚提取物给小鼠灌胃,有显著的祛痰作用[2]。

(3) 平喘作用　芫花叶白前水提取物腹腔注射,对乙酰胆碱和组胺混合液诱发的豚鼠哮喘均有明显的预防作用,给药各组豚鼠发生抽搐跌倒的潜伏期比对照组明显延长,发生抽搐跌倒的动物数较对照组明显减少[1]。

2. 抗炎作用　芫花叶白前水提取物、柳叶白前水提取物腹腔注射对巴豆油所致小鼠耳郭急性渗出性炎症,均有非常显著的抗炎作用[1, 2]。白前醇提物给小鼠灌胃,能减少由乙酸引起的扭体反应的次数,抑制二甲苯引起的耳肿、角叉菜胶引起的足跖肿胀[3]。

3. 镇痛作用　白前醇提取物 5 g/kg 和 15 g/kg 给小鼠灌胃,能显著延长热痛刺激甩尾反应的潜伏期[3]。

4. 抗血栓形成作用　白前醇提取物 10 g/kg 给大鼠灌胃,连续 3 d,能显著延长电刺激麻醉大鼠颈动脉的体内血栓形成时间和凝血时间[3]。

毒性　两种白前水提取物灌胃给药对小鼠无明显毒性,最大耐受量达 120 g/kg,未见小鼠有毒性反应,两种水提取物腹腔注射给药时,芫花叶白前比柳叶白前毒性小[4]。

【炮制】 1. 白前　取原药材,除去杂质,洗净,润透,切段,干燥。生品长于宣肺解表、化痰止咳,多用于咳嗽兼见表证者。

2. 炒白前　取白前段置锅内,用文火加热,炒至老黄色,微焦,取出放凉。炒后偏于温肺散寒、化痰止咳,多用于寒痰或痰湿、咳喘。

3. 蜜白前　取炼蜜用适量开水稀释,加入白前段拌匀,闷润后置锅内,用文火加热,炒至表面深黄色,不粘手为度,取出放凉。或将白前段炒热后,加蜜拌匀,用文火炒至深黄色、不粘手为度。蜜炙后可缓和对胃的刺激性,增强润肺止咳作用,多用于肺虚咳嗽。

饮片性状　白前参见"药材"项。炒白前形如白前,表面老黄色。蜜白前表面金黄色,略带黏性,味甜。

贮干燥容器内,炒白前、蜜白前密闭,置阴凉干燥处。

【药性】 辛、甘,微温。归肺经。

1.《别录》:"味甘,微温,无毒。"

2.《药性论》:"味辛。"

3.《医学入门》:"味甘、辛,平。"

4.《本草乘雅半偈》:"入手太阴、阳明,足阳明经。"

5.《本草再新》:"入肝、肺二经。"

【功用主治】 泻肺降气,祛痰止咳。主治肺气壅实之咳嗽痰多,气逆喘促,胃脘疼痛,小儿疳积,跌打损伤。

1.《别录》:"主治胸胁逆气,咳嗽上气。"

2.《日华子》:"治贲豚肾气,肺气烦闷及上气。"

3.《本草衍义》:"保定肺气,治嗽多用。"

4.《纲目》:"降气下痰。"

5.《本草备要》:"泻肺。治肺气壅实,胸膈逆满。"

6.《本草求原》:"专泄肝、肺、胃、大肠气实以降痰,治久嗽唾血。"

7.《福建药物志》:"行气消积,健脾祛痰。主治跌打损伤,胃痛,胸胁痛,疟母(脾肿大),蛔虫病,小儿疳积。"

【用法用量】 内服:煎汤,5～15 g;或入丸、散。

【宜忌】 肺虚喘咳者慎用。生品用量过大,对胃有一定刺激。

1.《本草经疏》:"性无补益,凡咳逆上气,咳嗽气逆,由于气虚,气不归元,而不由于肺气因邪客壅实者禁用。"

2.《得配本草》:"忌猪羊肉、菘菜、饴糖。"

3.《本草求原》:"凡阴虚而气不归,中虚而气失守者,均忌。"

【选方】 1. 治久患暇呷咳嗽,喉中作声,不得眠　取白前捣为末,温酒调二钱匕服。(《梅师方》)

2. 治久咳兼唾血　白前三两,桑白皮、桔梗各二两,甘草(炙)一两。上四味,切,以水二大升,煮取半大升,空腹顿服。若重者,十数剂。忌猪肉、海藻、菘菜。(《近效方》)

3. 治胃痛　白前根、威灵仙根各15 g,肖梵天花根24 g。水煎服。

4. 治小儿疳积　白前根、重阳木根、兖州卷柏各9g。水煎服。(3、4方出自《福建药物志》)

5. 治疟母(脾肿大)　白前15 g。水煎服。(《福建中草药》)

6. 治跌打损伤　白前根15 g,鸡蛋1枚或蛏干30 g,胁痛加香附子9 g,青皮3 g。水煎服。(《福建药物志》)

【各家论述】 1.《本草汇言》:"白前泄肺气,定喘嗽之药也,疗喉间喘呼,为治咳之首剂;宽膈之满闷,为降气之上品。前人又主奔豚及肾气,然则性味功力,三因并施,脏腑咸入,腠里皮毛,靡不前至,盖以功力为名也。性唯走散,长于下气,功无补益,凡咳逆上气,咳嗽气逆,由于气虚不归源,而不由于寒邪客气壅闭者禁之。《深师方》中,所主久嗽上气,体肿气短,胀满不卧等证,当是有停饮水湿、湿痰之故,乃可用之。病不由此者,不得轻试。"

2.《本草正义》:"白前专主肺家,为治咳嗽降气之要药。《别录》谓其微温,以其主治寒嗽,则能疏散寒邪,其性质必含温养之气也。然白前治嗽,亦不专于寒嗽一面,即痰火气壅上逆咳嗽,亦能定之,则又有似乎寒降,是以苏恭竟作微寒。然其所以能止嗽者,则在于平逆顺气,使膈下之浊气不上凌而犯肺金,斯肺气得顺其清肃之性而咳自除,此以静肃为用,必不可遽谓其温。且古今主治,恒用于火逆气升之证,无不应手,自当以苏恭微寒之说为长。且寒邪寒饮之咳,辛温开肺,别有专司,固非白前之长技,特微寒顺气,非如沙参、知母之寒凉直折,亦非如桑根皮、枇杷叶之清降遏郁,故为定喘止嗽之主药,而绝无流弊。虽不见于《本经》,而《别录》主胸胁气逆,咳嗽上气,甚至称其治呼吸欲绝,可见其清肃肺家功效卓绝。"

3.《国药诠证》:"白前性味甘温,甘能和气,温能散寒。《别录》主治胸膈逆气,以其能散寒而和气也,《大明》主治一切气,以气为寒湿阻滞则不和,白前能温散寒湿而使归于和也。时珍主降气下痰,谓虚而长哽气者不可用,以其能下气也,恐下之则益虚。唯白前性味甘温并不能下气,其治上气,因气不和而上逆,和之则不上逆,非下气之效,而和气之效也。否则《别录》治呼吸欲绝,下之其有不气脱者乎。《外台》治久咳吐血,以其能和气而止血也。下药不可以治虚病,而和药则最适于治虚病,二者效用绝对不同,医家不可不审察而明辨之也。"

1424 白梅 bái méi (《本草经集注》)

【异名】 盐梅(《尚书》),霜梅(《世医得效方》),白霜梅(《外科活人定本》)。

【基原】 为蔷薇科李属植物梅 *Armeniaca mume* Sieb. 的果实经盐渍而成者。

【原植物】 参见"乌梅"条。

【采收加工】 采摘未成熟果实,用盐水浸渍,日晒夜渍,约经10 d即成。

【药材】 白梅 *Fructus Armeniacae Mume*　主产四川、福建、湖南、浙江、广东。

性状　果实近球形或扁球形,直径2～3 cm。表面绿白或黄棕色,有白霜,果肉肉质。剥开果肉可见椭圆形果核,类白色,表面可见蜂窝状小孔。气微香,味酸、咸。

【药性】 酸、涩、咸,平。

1.《宝庆本草折衷》:"味酸、咸,平,暖,无毒。"

2.《药性纂要》:"味酸、涩,气温、平。"

【功用主治】 利咽生津,涩肠止泻,除痰开噤,消疮止血。主治咽喉肿痛,烦渴呕恶,久泻久痢,便血,崩漏,中风惊痫,痰厥口噤,梅核气,痈疽肿毒,外伤出血。

1.《食疗本草》:"刺在肉中,嚼白梅封之,刺即出。"

2.《日华子》:"治刀箭(伤),止血,研敷之。"

3.《宝庆本草折衷》:"主伤寒,痰厥,头疼,折伤,下痢,肠垢。今呕逆者,服之尤验。"

4.《纲目》:"治中风惊痫,喉痹,痰厥僵仆,牙关紧闭。又治泻痢烦渴,霍乱吐下,下血血崩,功同乌梅。"

5.《本草经疏》:"去死肌、青黑痣、恶肉,消痰醒睡,止霍乱,解酒毒。"

6.《本草从新》:"治梅核膈气。"

7.《医林纂要》:"补敛心神,镇惊痫。治口疮,痈毒。"

8.《本草求原》:"治喉痛,乳蛾。"

【用法用量】 内服:煎汤,6～9 g,或噙咽津液;或入丸剂。外用:擦牙;或捣敷,或煅存性研末调敷。

【宜忌】 不宜多食久食。

1.《本草药性大全》:"多令损齿,又能伤骨。"

2.《药性纂要》:"食梅忌猪肉。"

3.《本草从新》:"多食伤筋。"

【选方】 1. 治喉痹　盐梅肉1个,硼砂少许研匀,捻如枣大。放口中噙化。(《卫生易简方》)

2. 治中热,五心烦躁,霍乱呕吐,口干烦渴,津液不通　白梅(研破)二十九斤,檀香十四两,甘草十三斤半,盐(炒)十五斤。上为末。每一钱,擦生姜,新汲水下。(《局方》白梅汤)

3. 治新久赤白痢疾　盐霜梅3个,以黄泥包,于慢火内煨干,研为细末。用米汤调下。(《古今医统》神效散)

4. 治中风或吐泻,牙关紧噤　白梅末,不拘多少。上一味,将揩牙立开。(《圣济总录》白神散)

5. 治梅核膈气　半青半黄梅子,每个用盐一两,腌一日夜,晒干,又浸又晒,至水尽乃止。用青钱三个,夹二梅,麻线缚定,通装磁罐内,封埋地下,百日取出。每用一枚,含之咽汁,入喉即消。(《龚氏经验方》)

6. 治痈疽已溃未溃　盐白梅烧存性,为末,入轻粉少许,香油调涂四围。(《易简方》)

7. 治妇人血崩　盐白梅七个，烧灰为末。米饮作一服，空心下。（《经验良方》梅饮子）

8. 治血淋　白梅烧灰存性，为末，入麝香少许，酒糊为丸如桐子大。熟水吞五十丸下。（《卫生易简方》）

9. 治雀斑　霜梅肉、樱桃枝、牙皂角、紫浮萍共捣丸，擦面。（《疡医大全》）

1425 白鹇 bái xián（《本草图经》）

【异名】　白鹤、白翰（《山海经》），鹎雉、翰雉（《尔雅》），白鹎、白翰、白雉（《尔雅》郭璞注），文翰（《纲目》），越禽（《动物学大辞典》），银鸡（《脊椎动物分类学》），银雉（《中国动物图谱·鸟类》）。

【基原】　为雉科鹇属动物白鹇的肉。

【原动物】　白鹇 *Lophura nycthemera* (Linnaeus)

中型禽类。体长约110 cm。头顶有辉蓝黑色的长冠，头的裸出部分赤红色。嘴短而坚，浅绿色。雄者上体与两翼均为白色，并满布"V"字状黑纹，从后颈至翼上渐渐变粗而显著。尾长，中央尾羽纯白色，仅外翈基部杂以不连续的波状黑纹；外侧尾羽的黑纹遍布于外翈全部，且于外侧尾羽渐伸于内翈；下体全部呈辉蓝黑色。脚赤红色。4 趾，爪短而钝。雌者上体及翼和尾的表面概呈橄榄棕色，羽干较淡，背羽边缘较浓，枕冠近黑；下体灰褐沾棕；除下腹中央外，羽干均白色；自下胸以次，各羽均缀以毛虫状暗褐色细斑。

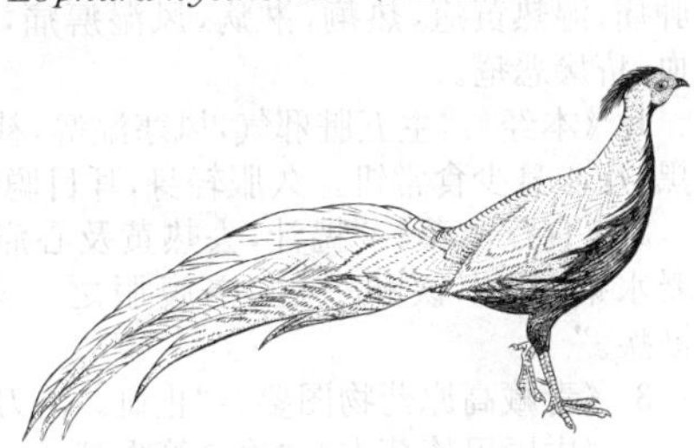
白鹇

多见于山地竹林中。分布于广东、广西。

白鹇为国家二级保护动物，严禁捕杀。

【成分】　肉含蛋白质，肽类，脂类[1]。

【药性】　甘，平。

1.《纲目》："甘、平，无毒。"

2.《医林纂要》："甘、酸，平。"

【功用主治】　补气，健脾，益肺。主治脾胃虚弱，食欲不振，食后饱胀，大便溏泄，虚劳发热，咳嗽。

1. 汪颖："补中解毒。"（引自《纲目》）

2.《医林纂要》："补中益肺。"

3.《中国动物药》："补中益气。治脾胃虚弱，食欲不振，食后饱胀，消化不良。"

4.《中国药用动物志》："主治虚劳发热、咳嗽等症。"

【用法用量】　内服：水煮，50～100 g，食肉饮汁。

【选方】　1. 治脾虚泄泻、消化不良　白鹇 1 只，陈皮 15 g，山楂 100 g，麦芽 50 g。后三味药纳鸡腹内，熟煮后食肉饮汁，每日 2～3 次。

2. 治食后胀饱　白鹇 1 只煮汤，以其汤合水（1∶1）煎陈皮 15 g，莱菔子 50 g，每日服 2 次。（1、2 方出自《中国动物药》）

1426 白蒿 bái hāo（《本经》）

【异名】　蘩（《诗经》），皤蒿（《毛诗传》），由胡、莓母、旁勃（《夏小正传》），白艾蒿（《僧深集方》），蓬蒿（《开宝本草》），大子蒿（《甘肃中草药手册》），臭蒿子（《全国中草药汇编》）。

【基原】　为菊科蒿属植物大籽蒿的全草。

【原植物】　大籽蒿 *Artemisia sieversiana* Ehrhart ex Willd.［*A. moxa* DC.；*A. koreana* Nakai；*A. chrysolepis* Kitag］又名：一枝蒿（北京）。

一或二年生草本，高 50～150 cm。主根单一，狭纺锤形。茎下部稍木质化，纵棱明显，茎、枝被灰白色微柔毛。叶互生，叶柄长 1～4 cm；下部与中部叶宽卵形或宽卵圆形，长 4～8 cm，宽 3～6 cm，二至三回羽状全裂，每侧有裂片 2～3 枚，小裂片线形或线状披针形，基部有小型羽状分裂的假托叶。头状花序，多数，半球形或近球形，具短梗，基部常有线形的小苞叶；两性花多层，80～120 朵；花冠管状；花药上端附属物尖，长三角形，基部有短尖头；花柱与花冠等长，先端叉开，叉端截形，有睫毛。瘦果长圆形。花果期 6～10 月。

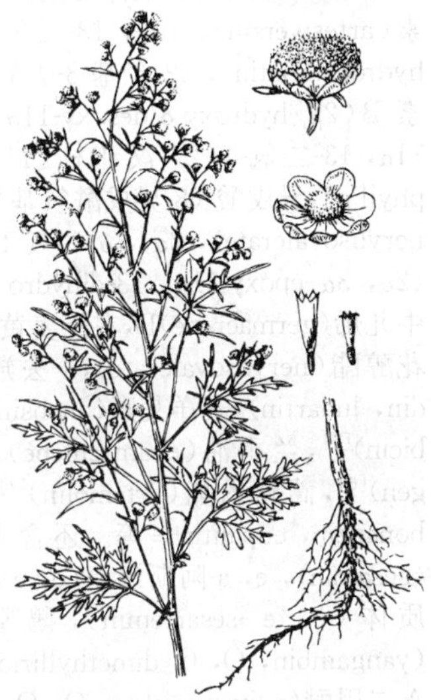
大籽蒿

生于海拔 500～4 200 m 的路旁、荒地、河滩、草原、干山坡或林缘等地。分布于华北、东北、西南、西北及西藏等地。江苏、山东等省有栽培。

本植物的花（白蒿花）亦供药用，另设专条。

【采收加工】　7～10 月采收，鲜用或扎把晾干。

【药材】　白蒿 *Herba Artemisiae Sieversianae*　产于西藏、东北、华北、甘肃及陕西等地。

性状　茎类圆柱形，长短不一，直径可达 5 mm。绿色，表面有纵棱，可见互生的枝、叶或叶基。上部有较密的柔毛。质坚脆，易折断，断面纤维性，中央有白色髓。叶皱缩或已破碎。完整叶片展平后二至三回羽状深裂，裂片线形，两面均被柔毛。头状花序较多，半球形，直径 3～6 mm，总花梗细瘦，总苞叶线形，总苞片 2～3 列，边缘有白色宽膜片，背面被短柔毛；花托卵形；边缘为雌花，内层花两性，均为管状。成熟花序可见倒卵形的瘦果。气浓香，味微苦。

鉴别　茎横切面：多边形。表皮一列细胞，外被丁字毛，细胞多径向，较长。内皮层凯氏点明显。维管束鞘纤维壁厚木化。韧皮部较宽。形成层不明显。维管束排列成环，导管多边形，2～12 个成群，排成单列。木纤维分布面积大，细胞壁厚化。射线单列，胞腔内有内含物。树脂道散生髓部。髓大，周边的细胞壁厚化。

粉末特征：灰白色。非腺毛甚多，多丁字形，长 3～5 mm，无色，表面光滑，胞壁微厚。纤维多碎断，成束或单个散在，胞壁厚略弯曲，腔狭，纹孔稀少或缺。导管少见，以网纹导管为主，亦有螺纹、梯纹和具缘纹孔，直径 12～35 μm。结晶甚多，单个，形状不一，大小为 23～92 μm，不溶于盐酸。薄壁细胞多数，四边形、多边形或类圆形，无色，有少数纹孔。

【成分】 地上部分含一系列的倍半萜类衍生物，内有：白蒿素(sieversin)，4-羟基-8-乙酰氧基愈创木-1(2)，9(10)-二烯-6，12-内酯〔4-hydroxy-8-acetoxyguaia-1(2)，9(10)-dien-6，12-olide〕[1]，洋艾内酯(artabsin)，洋艾素(absinthin)[2]，白蒿宁(sieversinin)[3]，11-表洋艾素(11-epiabsinthin)，11，10′，11′-表洋艾素，10′，11′-表洋艾素，大籽蒿素(artesiversin)，11α，13-二氢墨西哥蒿素(11α，13-dihydroestafiatin)，2β-羟基-8-去氧-11α，13-二氢岩生三裂蒿素B(2β-hydroxy-8-desoxy-11α，13-dihydrorupicolin B)，11α，13-二氢-4(2)-汉菲林〔11α，13-dihydro-4(2)-hanphyllin〕，异戊酸-(8-异戊酰氧基)橙花醇酯(8-isovaleryoxynerylisovalerate)，2α，3α-环氧-11α，13-二氢去氢木香内酯(2α，3α-epoxy-11α，13-dihydro dehydrocostuslactone)，牻牛儿烯(germacrene)D，右旋姜黄烯(curcumene)，异戊酸橙花醇酯(nerylisovalerate)，4-去羟亚菊素(4-dehydroxyajadin，ludartin)，安洋艾素(anabsinthin)[4]，球花母菊素(globicin)[5]，兰香油(chamazulene)，兰香油精(chamazulenogen)[6]，蒿萜内酯(artemolin)[7]，guaianolideI，artemetin，bonanzin，eupalitin[8]等。还含木脂素类化合物：芝麻素(sesamin)，e，a-阿斯汉亭(e，a-ashantin)，e，e-蒿脂麻木质体(e，e-sesartemin)，鹅掌楸树脂醇B二甲醚(yangambin，O，O-dimethyllirioresinol B)，鹅掌楸树脂醇A二甲醚(epiyangambin，O，O-dimethyllirioresinol A)[4]。黄酮类化合物：艾黄素(artemisetin)，猫眼草黄素(chrysosplenetin)[9]，芸香苷(rutin)，异槲皮苷(isoquercetrin)[10]，马栗树皮素(esculetin)，5-羟基-3′，4′，6，7，-四甲氧基黄酮(5-hydroxy-3′，4′，6，7，-tetramethoxyflavone)[11]；酚酸类：咖啡酸(caffeic acid)[8]，绿原酸(chlorogenic acid)，阿魏酸(ferulic acid)，对羟基苯甲酸(*p*-hydroxybenzoic acid)，香草酸(vanillic acid)，对桂皮酸(*p*-coumaric acid)，新绿原酸(neochlorogenic acid)[12]。

【药理】 1. 抗炎作用　白蒿扬花期前全草醇提浸膏给烫伤大鼠腹腔注射0.46 g/kg，对皮肤烫伤炎症渗出有显著抑制作用。白蒿还可显著减轻大鼠蛋清性踝关节肿。白蒿0.23 g/kg连续5 d腹腔注射，也可显著抑制大鼠甲醛性关节肿。白蒿显著抑制肾上腺素诱发的小鼠肺水肿。大鼠切除双侧肾上腺后，白蒿抗炎症渗出以及抑制甲醛性、蛋清性关节肿作用消失[1]。

2. 对下丘脑-垂体-肾上腺皮质系统的影响　以血浆皮质酮为指标，发现大鼠腹腔注射白蒿提取物0.46 g/kg，可激活肾上腺皮质，增加皮质酮分泌量，又可将其大量释放到外周血液中。灌胃3 g/kg或连续6 d腹腔注射460 mg/kg均可见上述作用。去垂体大鼠该作用消失。戊巴比妥钠单用或分别与地塞米松、氯丙嗪、可的松合用均不能阻断白蒿激活垂体-肾上腺皮质功能的作用，但戊巴比妥钠与吗啡合用可阻断白蒿的作用。脑室内注射阿托品也可完全阻断其作用。利舍平耗竭脑单胺类递质对白蒿作用无影响。大鼠腹腔注射460 mg/kg白蒿后，间脑5-HT水平显著升高；脑谷氨酰胺含量明显增加，而GABA含量显著降低。去肾上腺后，对后两项指标作用相反。总之，白蒿可兴奋下丘脑-垂体-肾上腺皮质系统，其作用在于激活下丘脑乙酰胆碱、5-羟色胺，同时抑制γ-氨基丁酸系统，使促皮质激素释放因子功能增强，肾上腺皮质激素和皮质酮分泌功能增强[2]。

3. 其他作用　小鼠腹腔注射白蒿，可显著提高急性减压耐缺氧能力。白蒿还显著拮抗肾上腺素、去甲肾上腺素和异丙肾上腺素降低小鼠减压缺氧耐受力的作用[1]。白蒿0.25 g/kg、0.50 g/kg、0.80 g/kg分别给小鼠皮下注射，显著延长50 mg/kg戊巴比妥钠的睡眠时间，但白蒿协同阈下剂量戊巴比妥钠(30 mg/kg)，致小鼠睡眠数目增加作用不显著[1]。

【药性】 苦、微甘，凉。

1.《本经》："味甘，平。"

2.《千金方》："味苦、辛，平，无毒。"

3.《食疗本草》："寒。"

4.《品汇精要》："气厚于味，阳中之阴。臭香。"

5.《中国民族药志》："微甘、苦，凉。"

【功用主治】 清热利湿，凉血止血。主治肺热咳喘，咽喉肿痛，湿热黄疸，热痢，淋病，风湿痹痛，吐血咯血，外伤出血，疥癞恶疮。

1.《本经》："主五脏邪气，风寒湿痹，补中益气，长毛发令黑，疗心悬少食常饥。久服轻身，耳目聪明，不老。"

2.《食疗本草》："捣汁，去热黄及心痛。叶干为末，夏日暴水痢，以米饮和一匙，空腹服之。又烧淋灰煎，治淋沥疾。"

3.《青藏高原药物图鉴》："止血。治刀伤。"

4.《中国民族药志》："治气管炎。"

【用法用量】 内服：煎汤，10～15 g，鲜品加倍；或捣汁；或研末。

【选方】 1. 治肺部疾病，气喘咳嗽，咽喉肿痛　大籽蒿30 g，洪连25 g，蒂达25 g。共研细粉。每次3～6 g，每日3次。

2. 治衄血，咯血　大籽蒿、小檗皮各等分。研成粗粉。每服5～10 g，每日3次。(1、2方出自《中国民族药志》)

3. 治癞，身体面目有疮　白艾蒿十束如升大，煮取汁，酿米七斗，一如酿酒法，酒熟稍饮之。(《深师方》)

【临床报道】 治疗急性细菌性痢疾　取白蒿鲜草60 g或干品30 g，水煎，分2～3次服，每日1剂，5～7 d为1个疗程；或制成冲剂及片剂服用。共治100例，3 d内达临床治愈70例，4～7 d内达临床治愈23例，治愈率为93%。据部分病例观察，服药后体温恢复正常平均1.35 d，便次恢复正常2.12 d，腹痛消失1.55 d，里急后重消失1.68 d；大便镜检恢复正常及细菌转阴平均时间分别为3.02 d和5.65 d。冲剂、片剂疗效似较煎剂为差[1]。

1427 白蔹 bái liǎn (《本经》)

【异名】 兔核(《本经》)，白根、昆仑(《别录》)，猫儿卵(《纲目》)，鹅抱蛋(《植物名实图考》)，见肿消(《南京民间草药》)，穿山老鼠(《浙江中药手册》)，白水罐、山地瓜(《东北药用植物志》)，铁老鼠、母鸡带仔、老鼠瓜薯(《广西中药志》)，野红薯(《全国中草药汇编》)，地老鼠、野番薯(《浙江药用植物志》)。

【基原】 为葡萄科蛇葡萄属植物白蔹的块根。

【原植物】 白蔹 *Ampelopsis japonica* (Thunb.) Makino [*Paullinia japonica* Thunb.]　又名：白草(《本经》)，山葡萄秧(《全国中草药汇编》)，乌藤(《贵州中草药名录》)。

落叶攀缘木质藤本，长约1 m。块根粗壮，肉质，卵形、长圆形或长纺锤形，深棕褐色，数个相聚。茎多分枝，幼枝带淡紫色，光滑，有细条纹；卷须与叶对生。掌状复叶互生；叶柄长3～5 cm，微淡紫色，光滑或略具细毛；叶片长6～10 cm，宽7～12 cm；小叶3～5，羽状分裂或羽状缺刻，裂片卵形至椭圆状卵形或卵状披针形，先端渐尖，基部楔形，边缘有深锯齿或缺刻。聚伞花序小，与叶对生，花序梗长3～8 cm，细长，常缠绕；花小，黄绿色；花萼5浅裂；花瓣、雄蕊各5。浆果球形，熟时白色或蓝色，有针孔状凹点。花期5～6月，果期9～10月。

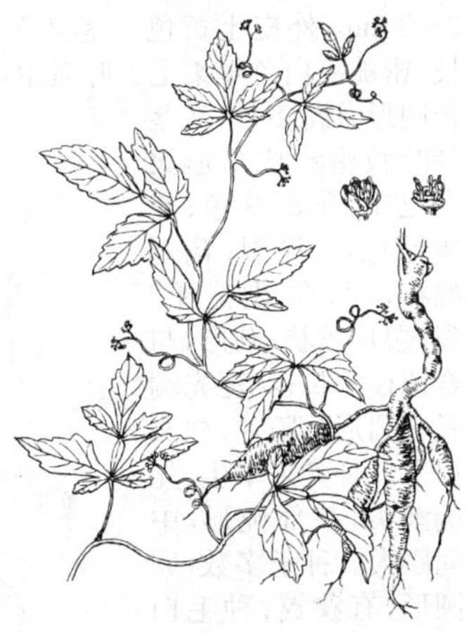

白 蔹

生于山地、荒坡及灌木林中，也有栽培。分布于华北、东北、华东、中南及四川、陕西、宁夏等地。

本植物的果实（白蔹子）亦供药用，另设专条。

【栽培】 生物学特性 喜凉爽湿润的气候，从亚热带到温带均能栽培，适应性强，耐寒。对土壤要求不严，砂质壤土、壤土、黏壤土均可种植。

繁殖方法 分根或扦插繁殖。分根繁殖：在春季植株未萌芽前，将植株挖出，每株分出带芽的根3～4个，按行株距40 cm×40 cm开穴栽种，每穴栽1个带芽的根，覆土，将周围压实浇水，约20 d左右出苗。扦插繁殖：在7月进行，截取枝条，每段插穗上留3～4个节，按行株距15 cm×15 cm斜插于土中2～3节，留1～2节于地上，浇水保湿。生根后即可移栽。

田间管理 生长期间除注意中耕除草外，应及时浇水，保持土壤湿润。苗高30 cm左右时搭架缚蔓以利于攀缘生长。每年剪去枯枝和徒长枝，每株留4～5枝即可。每年春季返青前，施堆肥、厩肥等并培土。

【采收加工】 春、秋季采挖，除去茎及细须根，多纵切成两瓣、四瓣或斜片，晒干。

【药材】 白蔹 *Radix Ampelopsis* 主产于河南、湖北、江西、安徽。

性状 本品纵瓣呈长圆形或近纺锤形，长4～10 cm，直径1～2 cm。切面周边常向内卷曲，中部有1凸起的棱线；外皮红棕色或红褐色，有纵皱纹、细横纹及横长皮孔，易层层脱落，脱落处呈淡红棕色。斜片呈卵圆形，长2.5～5 cm，宽2～3 cm。切面类白色或浅红棕色，可见放射状纹理，周边较厚，微翘起或略弯曲。体轻，质硬脆，易折断，折断时，有粉尘飞出。气微，味甘。

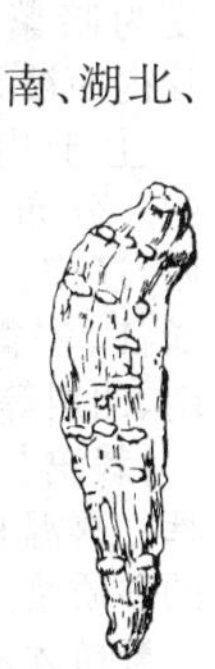

白蔹
(块根)外形

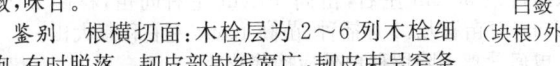

鉴别 根横切面：木栓层为2～6列木栓细胞，有时脱落。韧皮部射线宽广，韧皮束呈窄条状，形成层成环。木质部导管稀疏排列，周围有木纤维及木化薄壁细胞。薄壁组织中散有黏液细胞，内含草酸钙针晶束；薄壁细胞内充满淀粉粒，有的内含草酸钙簇晶。

粉末特征：淡红棕色。淀粉粒单粒棍棒形、长圆形、长卵形、肾形、扁三角形或菱形，有的两端尖，脐点、层纹不明显；复粒少数。草酸钙针晶散在或成束存在于黏液细胞中。黏液细胞类圆形或椭圆形，内含淡黄色黏液质，有的含针晶束。草酸钙簇晶直径25～78 μm，棱角宽大，有的似方晶。具缘纹孔导管，具缘纹孔排列成梯状或网状，纹孔口线形。木薄壁细胞长方形，壁稍厚，连珠状，单纹孔。另有石细胞、木纤维及木栓细胞。

【成分】 块根含β-谷甾醇（β-sitosterol），延胡索酸（fumaric acid），胡萝卜苷（daucosterol）[1]。

【药理】 1. 抗菌作用 白蔹水浸剂（1∶3）在试管内对同心性毛癣菌、奥杜盎小芽胞癣菌、腹股沟和红色表皮癣菌等皮肤真菌有不同程度的抑制作用[1]。水煎剂用平板稀释法对金黄色葡萄球菌有抑制作用[2]。用试管打孔法，浓度>1∶40时，对痢疾杆菌生长有显著的抑制作用[3]。比较炮制前后白蔹的抗菌效果，纸片法表明，对金黄色葡萄球菌、铜绿假单胞菌、福氏痢疾杆菌、大肠杆菌的抑菌能力依次为：焦白蔹>炒白蔹>生白蔹[4]。

2. 其他作用 白蔹煎剂本身无镇痛作用，但可显著增强黑附片和炙川乌的镇痛作用，拮抗黑附片、炙川乌和炙草乌对离体蛙心的收缩作用[5]。

【药性】 苦、辛，微寒。归心、肝、脾经。

1.《本经》："味苦，平。"

2.《别录》："甘，微寒，无毒。"

3.《药性论》："有毒。"

4.《本草求真》："专入肝、脾。"

5.《本草再新》："味苦、辛，性寒，有小毒，入肝、肺二经。"

6.《本草撮要》："入足少阴、厥阴经。"

【功用主治】 清热解毒，散结止痛，生肌敛疮。主治疮疡肿毒，瘰疬，烫伤，湿疮，温疟，惊痫，血痢，肠风痔漏，白带，跌打损伤，外伤出血。

1.《本经》："主痈肿疽疮，散结气，止痛，除热，目中赤，小儿惊痫，温疟，女子阴中肿痛。"

2.《药性论》："治面上疱疮。"

3.《日华子》："止惊邪，发背，瘰疬，肠风，痔漏，刀箭疮，扑损。温热疟疾，血痢，汤火疮，生肌止痛。"

4.《纲目》："解狼毒毒。"

5.《植物名实图考》："炖酒（服），散寒气，能补益。"

6.《萃金裘本草述录》："清少阳上逆之火，泄厥阴亦郁之热，治虚风劳热，消败浊瘀脓，收敛疮口，解散风毒，消瘰疬，开结滞，平痔漏，清赤目，理痈脓，收带浊，止血痢，除酒齄，灭粉刺。"

【用法用量】 内服：煎汤，3～10 g。外用：研末撒或调涂；或捣敷。

【宜忌】 阴疽及痈疮已溃者慎服；孕妇慎服。反乌头。

1.《本草经集注》："反乌头。"

2.《本经逢原》："阴疽色淡不起，胃气弱者，非其所宜。"

3.《广西本草选编》："孕妇和痈疮已溃者慎服。"

【选方】 1. 治痈肿 白蔹、大黄、黄芩各等分。上三味捣筛，和鸡子白，涂布痈上，燥辄易之。（《刘涓子鬼遗方》）

2. 治疮口不敛 白蔹、白及、络石藤各半两，取干者。为细末，干撒疮上。（《鸡峰普济方》白蔹散）

3. 治冻耳成疮、或痒或痛者 黄柏、白蔹各半两。为末，先以汤洗疮，后用香油调涂。（《直指方》白蔹散）

4. 治面黑生皯疱 白蔹十二铢，生矾石、白石脂各六铢，杏仁三铢。上四味研，和鸡子白，夜卧涂面上，旦用井花水洗之。（《千金方》）

5. 治鼻赤 白蔹、杏仁、白石脂等分，研末，鸡子清调涂，旦洗。（《四科简效方》）

6. 治金疮箭在肉中不出　白蔹二两，半夏三两(汤洗十遍，生姜浸一宿，熬过)。上二味为末，调水服方寸匕，日三服。(《刘涓子鬼遗方》)

7. 治吐血不止　白蔹三两，阿胶二两(炙令燥)。上二味，粗捣筛。每服二钱匕，酒水共一盏，入生地黄汁二合，同煎至七分，去滓温服。如无地黄汁，入生地黄一分同煎亦得。(《圣济总录》白蔹汤)

8. 治诸物哽咽　白蔹、白芷等分。为末，水服二钱。(《圣惠方》)

9. 治湿热白带　白蔹、苍术各 6 g。研细末，每服 3 g，每日 2 次，白糖水送下。(《全国中草药汇编》)

【临床报道】 治疗急慢性菌痢　取白蔹晒干或焙干研末，装入胶囊(每粒药末 0.3 g)，每次 6 粒，日服 3 次。急性菌痢 3 d 为 1 个疗程，慢性菌痢 5 d 为 1 个疗程，均在症状消失后停药，症状未消失者，连用 2 个疗程总结疗效。共治疗 140 例，结果：急性菌痢 116 例，痊愈 106 例，好转 6 例，无效 4 例，总有效率 96.55%；慢性菌痢 24 例，痊愈 17 例，好转 5 例，无效 2 例，总有效率 91.66%。症状消失时间：急性菌痢平均为 3.38±0.87 d；慢性菌痢平均为 6.06±2.62 d。服药过程中，有 1 例皮肤潮红发痒，1 例轻度头晕、恶心、烦躁，停药后自行消失[1]。

【各家论述】 1.《本草汇言》："白蔹，敛疮也，拔疔毒之药也，此药甘苦寒平，故前主痈疽疮，散结止痛，未脓可消，已脓可拔，脓尽可敛。又治女子阴中肿痛，带下赤白，总属营气不和，血分有热者咸宜用之，敷贴服食，因病制作可也。"

2.《本草经疏》："白蔹，苦则泄，辛则散，甘则缓，寒则除热，故主痈肿疽疮，散结止痛。盖以痈疽皆由荣气不从，逆于肉里所致；女子阴中肿痛，亦由血分有热之故；火毒伤肌肉，即血分有热；目中赤，亦血分为病，散结凉血除热，则上来诸苦，蔑不济矣。其治小儿惊痫、温疟及妇人下赤白，则虽云惊痫属风热，温疟由于暑，赤白淋属湿热，或可通用，然病各有因，药各有主，以类推之，或非其任矣，尚俟后哲详之。总之为疗肿痈疽要药，乃确论也。"

3.《本经逢原》："白蔹，性寒解毒，敷肿疮疡，有解毒之功，以其味辛也。《本经》治目赤、惊痫、温疟，非取其解毒之力欤？《金匮》薯蓣丸用之，专取其辛凉散结以解风气百疾之蕴蓄也。世医仅知痈疽解毒之用，陋哉。"

4.《本草正义》："白蔹苦泄，能清湿热而通壅滞，痈肿疽疮，多湿火为病，古人所谓痈疽，本外疡之通称，此疽字，非近世之所谓阴疽。结气以热结而言，苦泄宣通，则能散之，痛者亦热结之不通，《经》文以止痛与除热并言，则非泛治一切诸痛可知。目赤乃湿热之上凌，惊痫多气火之上菀，温疟本是热痰窒塞，阴中肿痛，亦湿火结于肝肾之络，总之，皆苦泄宣通之作用。"

1428 白薇 bái wēi (《本经》)

【异名】 薇、春草(《尔雅》)，芒草(《尔雅》郭璞注)，白幕、薇草、骨美(《别录》)，白微(《纲目》)，白龙须(《植物名实图考》)，山烟根子、拉瓜瓢、白马薇(《全国中草药汇编》)。

【基原】 为萝藦科白前属植物白薇或蔓生白薇的根。

【原植物】 1. 白薇 *Cynanchum atratum* Bunge [*Vincetoxicum atratum* (Bunge) Morr. et Decne.]　又名：直立白薇、三百根、百荡草、苦胆草、双角果、老龙角、羊奶子(《中药大辞典》)。

多年生草本，高 40～70 cm。植物体具白色乳汁。根茎短，簇生于多数细长的条状根，根长达 20 cm 以上，直径 2～3 mm，外皮土黄色。茎直立，绿色，圆柱形，通常不分枝，密被灰白色短柔毛。叶对生，具短柄；叶片卵形或卵状长圆形。花多数，在茎梢叶腋密集成伞形聚伞花序；花深紫色；花萼绿色，5 深裂；花冠幅状，5 深裂；副花冠 5 裂，裂片盾状，圆形，与合蕊柱等长；花药先端具一圆形的膜片；柱头扁平。蓇葖果单生，先端渐尖，基部钝形，中间膨大。种子多数，卵圆形，有狭翼；种毛白色。花期 5～7 月，果期 8～10 月。

生于山坡或树林边缘。分布于东北、中南、西南及河北、山西、江苏、安徽、福建、江西、山东、湖北、陕西等地。

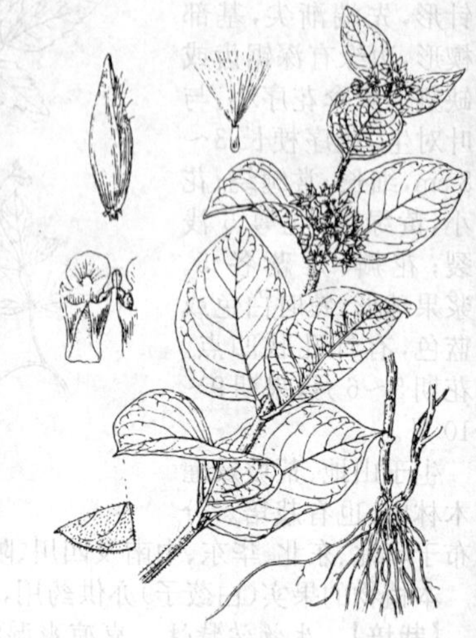
白薇

2. 蔓生白薇 *C. versicolor* Bunge [*Vincetoxicum versicolor* Decne.]　又名：蔓白薇(《中药志》)，半蔓白薇(《东北药用植物原色图志》)，白花牛皮消(《中国药用植物图鉴》)，变色白前(《东北植物检索表》)。

与白薇相似，区别在于植物体不具白色乳汁，茎上部缠绕，下部直立，叶质地较薄。花小，初黄绿色，后渐变为暗紫色，花冠裂片内面被柔毛。

生于山地灌木丛中。分布于河北、山西、辽宁、吉林、江苏、浙江、安徽、山东、河南、四川等地。

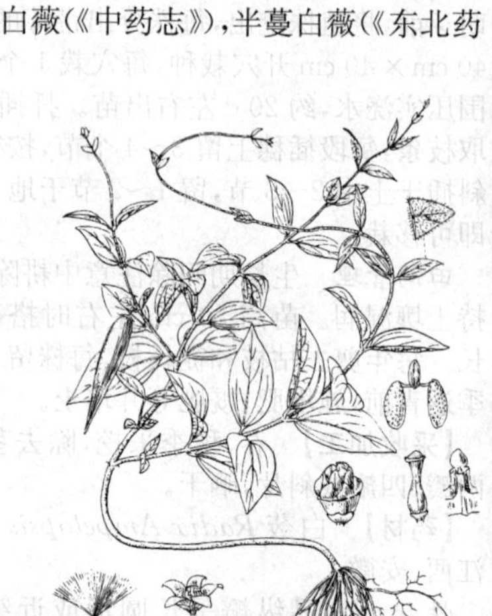
蔓生白薇

【栽培】 生物学特性　喜温和湿润环境，耐寒。选向阳、土层深厚含腐殖质多的砂质壤土栽培为宜。

繁殖方法　种子繁殖，直播或育苗移栽。直播：4～5 月，条播行距 30 cm 左右，苗高 10 cm 左右间苗，株距 20～25 cm。育苗移栽：3 月播种，苗高 10 cm 左右移栽大田。

田间管理　除留种地外应摘除花茎。

病虫害防治　虫害有蚜虫等。

【采收加工】 栽种 2～3 年后，在早春或晚秋，挖取根部，晒干。

【药材】 白薇 *Radix et Rhizoma Cynanchi Atrati*　白薇主产于安徽、湖北、辽宁等地。蔓生白薇产于河北、河南、山西、山东、安徽等地。

性状　根茎粗短，有结节，多弯曲。上面有圆形的茎痕，下面及两侧簇生多数细长的根，根长10～25 cm，直径0.1～0.2 cm。表面棕黄色。质脆，易折断，断面皮部黄白色，木部黄色。气微，味微苦。

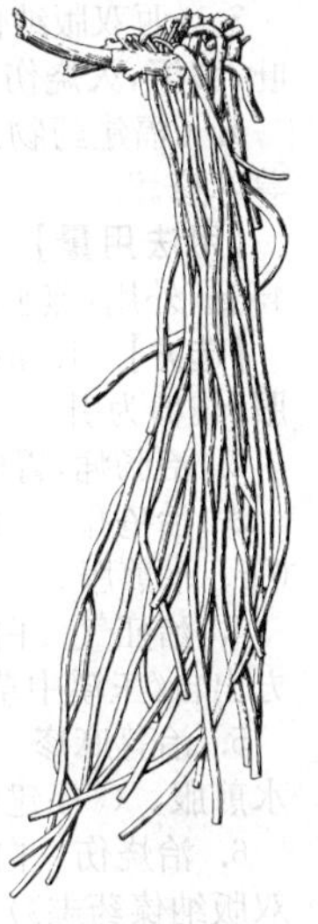
白薇（根及根茎）外形

鉴别　根横切面：表皮1列细胞。皮层宽阔，薄壁细胞含淀粉粒及草酸钙簇晶。内皮层细胞壁厚。中柱鞘为1～2列薄壁细胞。韧皮部狭窄，形成层明显；木质部导管、木纤维及木薄壁细胞均木化。

品质标志　《中华人民共和国药典》2005年版规定：照冷浸法测定，用25%乙醇作溶剂，本品含醇溶性浸出物不得少于18.0%。

【成分】　白薇根中含C_{21}甾体苷：直立白薇苷(cynatratoside)A、B、C、D、E[1]、F[2]，白前苷(glaucoside)C、H[2]，还含白前苷元(glaucogenin)A[2]和直立白薇新苷(atratoside)A、B、C、D[3]，蔓生白薇苷(cynanversicoside)A、B[4]、C、D、E[5]，蔓生白薇新苷(neocynanversicoside)和白前苷(glaucoside)H[6]。

【药理】　1. 退热作用　白薇水提取物3.4 g/kg、4.9 g/kg、7.0 g/kg分别腹腔注射，对15%酵母悬液诱发的大鼠发热均有明显的退热作用，其醇提取物和醚提取物对大鼠酵母致热后的退热作用不明显[1]。

2. 抗炎作用　白薇水提取物1.0 g/kg、2.0 g/kg、4.0 g/kg腹腔注射对巴豆油致炎剂所致小鼠耳郭急性渗出性炎症均有非常显著的抗炎作用[1]。

3. 平喘祛痰作用　腹腔注射给药有明显的平喘和抗炎作用。白薇水提取物有一定的祛痰作用，但无镇咳和平喘作用；而蔓生白薇水提取物有一定的平喘作用，但无镇咳和祛痰作用；两种白薇的醇提取物均无镇咳和祛痰作用[2]。

毒性　白薇提取物小鼠腹腔注射的LD_{50}为26.7 g/kg[1]。

【炮制】　1. 白薇　取原药材，除去杂质，洗净，润透，切段薄片，干燥。生品用于凉血，通淋，解毒疗疮。

2. 炒白薇　取白薇片或段，置锅中，用文火加热，炒至焦黄色或挂焦斑，取出，放凉。炒白薇可缓和苦寒之性。

3. 蜜白薇　取炼蜜加适量开水稀释后，加入白薇片或段中拌匀，稍闷，置锅内，用文火加热，炒至深黄色，不黏手为度，取出放凉。蜜白薇用于滋阴清热，治产后虚热。

饮片性状　白薇为不规则片或段，表面棕黄色，质脆，易折断，切面皮部黄白色，木部黄色，气微，味微苦。炒白薇形如白薇片或段，表面焦黄色，有焦斑。蜜白薇表面深黄色，略带黏性。

贮干燥容器内，炒白薇、蜜白薇密闭，置阴凉干燥处。

【药性】　苦、咸，寒。归肺、肝、胃经。

1.《本经》："味苦，平。"

2.《别录》："咸，大寒，无毒。"

3.《本草汇言》："气温。乃阳明经药也。"

4.《本草新编》："入心、脾经。"

5.《本草求真》："专入肺。"

6.《萃金裘本草述录》："入足阳明、厥阴经。"

7.《广西民族药简编》："有小毒。"

【功用主治】　清热益阴，利尿通淋，解毒疗疮。主治温热病发热，身热斑疹，潮热骨蒸，肺热咳嗽，产后虚烦，热淋，血淋，咽喉肿痛，疮痈肿毒，毒蛇咬伤。

1.《本经》："主暴中风，身热肢满，忽忽不知人，狂惑邪气，寒热酸疼，温疟洗洗，发作有时。"

2.《别录》："疗伤中淋露，下水气，利阴气益精。久服利人。"

3.《药性论》："治忽忽睡不知人，百邪鬼魅。"

4.《纲目》："风温灼热多眠，及热淋，遗尿，金疮出血。"

5.《医林纂要》："和水火，渗邪湿，去妄热。"

6.《药性切用》："退热益阴，宜于血热。"

7.《药义明辨》："益阴清热，古人于调经种子、胎前产后诸证恒用之。"

8.《重庆堂随笔》："凉降，清血热，为女科要药，温热证邪入血分者亦宜用之。"

9.《本草正义》："凡阴虚有热者，自汗、盗汗者，久疟伤津者，病后阴液未复，余热未消者，皆为必不可少之药。而妇女血热，又为恒用之品矣。"

10.《福建药物志》："主治水肿，肺炎，肺结核，遗精，产后血晕。"

【用法用量】　内服：煎汤，3～15 g；或入丸、散。外用：研末撒敷；或用鲜品捣烂敷。

【宜忌】　血分无热、中寒便滑者慎服。

1.《本草经集注》："恶黄芪、大黄、大戟、干姜、干漆、山茱萸、大枣。"

2.《本草经疏》："凡伤寒及天行热病，或汗多亡阳过甚，或内虚不思食，食亦不消，或下后内虚，腹中觉冷，或因下过甚，泄泻不止，皆不可服。"

3.《药性集要便读》："血虚而寒者忌。"

【选方】　1. 治伤寒二日不解者　白薇十二铢，杏仁、贝母各十八铢，麻黄一两八铢。上四味，治下筛。酒服方寸匕，自覆卧，汗出即愈。(《千金方》白薇散)

2. 治肺实鼻塞，不知香臭　百部二两，白薇、贝母（去心）、款冬花各一两。上为散，每服一钱，米饮调下。(《普济方》)

3. 治虚热盗汗　白薇、地骨皮各12 g，银柴胡、鳖甲各9 g。水煎服。(《河北中草药》)

4. 治热淋，血淋　白薇、芍药等分。上为末。每服二钱，酒调下立效。或加槟榔。(《世医得效方》白薇散)

5. 治小便不禁　白薇一两，白蔹一两，白芍药一两。上件药捣细罗为散，每于食前以粥饮调下二钱。(《圣惠方》白薇散)

6. 治妇人白带不止　白薇（拣）一两，赤芍药、乌贼鱼骨（去甲）各半两。上三味，捣罗为末，炼醋一盏，熬成膏，丸如梧桐子大。每服二十丸，食前热水下，日再。(《圣济总录》白薇丸)

7. 治妇人乳中虚，烦乱呕逆，安中益气　生竹茹二分，石膏二分，桂枝一分，甘草七分，白薇一分。上五味末之，枣肉和丸弹子大。以饮服一丸，日三夜二服。有热者倍白薇，烦呕者加柏实一分。(《金匮要略》竹皮大丸)

8. 治瘰疬　鲜白薇、鲜天冬各等分。捣绒，敷患处。(《贵州草药》)

9. 治火眼　白薇30克。水煎服。(《湖南药物志》)

【各家论述】　1.《本草经疏》："妇人调经种子方中往往用之，不孕缘于血少血热。其源必起于真阴不足，真阴不足则阳胜而内热，内热则荣血日枯，是以不孕也。益阴除热，则血自生旺，故令有孕也。”“凡温疟、瘅疟久而不解者，必属阴虚，除疟邪药中多加白薇主之，则易瘳。”

2.《本草新编》：“白薇功用，善能杀虫，用之于补阴之中，则能杀痨瘵之虫也；用之健脾开胃之中，则能杀寸白、蛔、蛲也；以火焚之，可以避蝇而断虱；以水敷之，可以愈疥而敛疮也。”

3.《本草正义》：“白薇之性，《本经》谓之平，而主治皆温热之邪，则平当作寒；《别录》乃作大寒，当有所本。考《金匮》竹皮大丸云：‘有热者，倍白薇’，则白薇为寒，是其确证。凡苦寒之药多偏于燥，唯白薇则虽亦属寒而不伤阴液精血，故其主治各病，多属血分之热邪，而不及湿热诸证。盖于清热之中，已隐隐含有养阴性质。所以古方多用于妇女，而《别录》有利阴气益精之文，盖亦实有滋阴益精之效力。初非因其能清热而推广言之也。陶隐居称其治惊邪风狂，百邪鬼魅，则邪热去而阴精充，斯正气自旺，邪魅自远，亦实有其理，非荒诞之空言可比。此则白薇之寒凉，既不嫌其伤津，又不偏于浊腻，诚清热队中不可多得之品。凡阴虚有热者，自汗盗汗者，久疟伤津者，病后阴液未复而余热未清者，皆为必不可少之药，而妇女血热，又为恒用之品矣。”

1429 白檀 bái tán （《浙江中药资源名录》）

【异名】 砒霜子、蛤蟆涎（《浙江中药资源名录》），白花茶、牛筋叶、檀花青（《陕西中药名录》）。

【基原】 为山矾科山矾属植物白檀的根、叶、花或种子。

【原植物】 白檀 *Symplocos paniculata* （Thunb.） Miq. 又名：碎米子树、乌子树（《中国高等植物图鉴》）。

落叶灌木或小乔木。嫩枝有灰白色柔毛，老枝无毛。叶互生；叶柄长 3～5 mm；叶片膜质或薄纸质，阔倒卵形、椭圆状倒卵形或卵形，长 3～11 cm，宽 2～4 cm，先端急尖或渐尖，基部阔楔形或近圆形。圆锥花序长 5～8 cm，通常有柔毛；苞片通常条形，有褐色腺点，早落；花萼筒褐色；花冠白色，5 深裂几达基部；雄蕊 40～60；子房 2 室，花盘具 5 个凸起的腺点。核果熟时蓝色，卵状球形，稍扁斜，先端宿萼裂片直立。花期 5 月，果熟期 7 月。

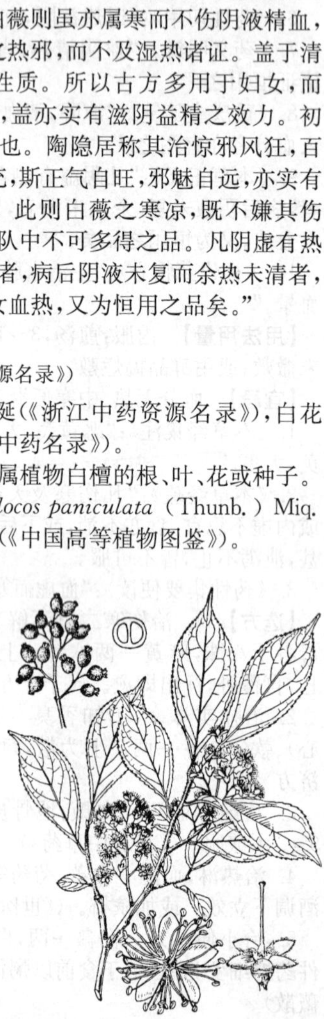

白 檀

生于海拔 760～2 500 m 的山坡、路边、疏林或密林中。分布于华北、东北、长江以南各地及台湾。

【采收加工】 9～12 月挖根，4～6 月采叶，5～7 月花果期采收花或种子，晒干。

【药性】 苦，微寒。

1.《全国中草药汇编》：“苦、涩，微寒。”

2.《西双版纳傣药志》：“性温，气香，味微苦。”

【功用主治】 清热解毒，调气散结，祛风止痒。主治乳腺炎，淋巴腺炎，肠痈疮疖，疝气，荨麻疹。

1.《浙江中药资源名录》：“散风解毒，并治腹内肿瘤。”

2.《全国中草药汇编》：“消炎软坚，调气。主治乳腺炎，淋巴腺炎，疝气，肠痈，胃癌，疮疖。”

3.《西双版纳傣药志》：“治高热不语，腹部冷痛，恶心呕吐，腹泻，火烧伤。”

4.《福建药物志》：“清热燥湿。主治胃炎，过敏性皮炎，荨麻疹。”

【用法用量】 内服：煎汤，9～24 g，单用根可至 30～45 g。外用：煎水洗；或研末调敷。

【选方】 1. 治乳腺炎，淋巴腺炎　白檀 9～24 g。水煎服，红糖为引。

2. 治肠痈，胃癌　白檀 9 g，茜草 6 g，鳖甲 6 g。水煎服。

3. 治疮疖　白檀 15 g，干檀香（*Osyris wightiana* Wall.） 6 g。水煎服。

4. 治疝气　白檀种子 3 g，荔枝核 5 个。水煎服。（1～4 方出自《玉溪中草药》）

5. 治荨麻疹　白檀根、长叶冻绿根各 30 g，雀榕叶 15 g。水煎服。（《福建药物志》）

6. 治烧伤　白檀嫩尖叶捣粉，用芝麻油调匀外搽。（《西双版纳傣药志》）

1430 白丁香 bái dīng xiāng （《滇南本草》）

【异名】 雀苏（《雷公炮制论》），雄雀矢（《别录》），青丹（《本草拾遗》），麻雀粪（《滇南本草》），雄家雀粪（《黑龙江中药》）。

【基原】 为文鸟科麻雀属动物麻雀 *Passer montanus saturatus* Stejneger 的粪便。

【原动物】 参见“雀”条。

【药性】 苦，温。归肝、肾经。

1.《纲目》：“苦，温，微毒。”

2.《本草经疏》：“辛苦，温。”

3.《本草再新》：“入肝，肾二经。”

【功用主治】 消食化积，消翳明目。治食积，疝瘕癥癖，目翳胬肉，龋齿。

1.《别录》：“疗目痛，决痈疖，女子带下，溺不利，除疝瘕。”

2. 陶弘景：“疗龋齿。”

3. 孟诜：“雀粪和天雄、干姜为丸，令阴强。”

4.《日用本草》：“去面上雀子斑，酒刺。”

5.《纲目》：“消积除胀，通咽塞口噤，女人乳肿，疮疡中风，风虫牙痛。”

【用法用量】 内服：入丸、散，1.5～2.4 g。外用：研细调敷，或和乳汁点眼。

【宜忌】《本草经疏》：“目痛非风热外邪者不宜用，女子带下，溺不利属肾虚有火者并忌之。”

【选方】 1. 治浸淫疮癣　雀屎、酱瓣和研，洗净，日涂之。（《千金方》）

2. 治目热生肤赤白膜　雀屎细直者，以人乳和敷上。（《肘后方》）

3. 治齿龋痛有孔　雄雀屎，以绵裹内齿孔中，日二易之。（《养生必用方》）

4. 治咽喉双雎及单雎　白丁香二十个，以砂糖如胡桃大一块，同滚开，分作三丸，每一丸，用薄绵子裹，令含在口内。（《普济方》白丁香丸）

【各家论述】《本草经疏》：“雀屎，性善消散，故外用疗目痛，决痈疖，内服治带下、溺不利、疝瘕也。苏恭以首生男子乳，研鹊屎成泥，点目中胬肉赤脉贯瞳子者即消，盖取其辛散拨出火毒之义也。”

1431 白马骨 bái mǎ gǔ（《本草拾遗》）

【异名】 路边金(《宁乡县志》)，满天星(《阳春县志》)，路边鸡(《草木便方》)，六月冷、曲节草(《岭南采药录》)，硬骨柴(《江西民间草药》)，天星木、凉粉草、细牙家、白点秤(《广西中药志》)，鸡骨头草、鸡脚骨(《浙江民间草药》)，路边姜(《四川中药志》)，千年矮(《贵州民间药物》)，坐山虎、千年树(《湖南药物志》)。

【基原】 为茜草科六月雪属植物白马骨或六月雪的全株。

【原植物】 1. 白马骨 *Serissa serissoides*（DC.）Druce 落叶小灌木，高 30～100 cm。枝粗壮，灰色。叶对生；有短柄，常聚生于小枝上部；托叶膜质，先端有锥尖状裂片数枚，长 1.2～2.5 mm；叶片倒卵形或倒披针形，长 1.5～3 cm，宽 5～15 mm，先端短尖，基部渐狭，全缘，两面无毛或下面被疏毛。花无梗，丛生于小枝顶或叶腋；苞片 1，斜方状椭圆形，顶端针尖，白色；萼 5 裂，裂片三角状锥尖，有睫毛；花冠管状，白色，内有茸毛 1 簇，5 裂，裂片长圆状披针形；雄蕊 5；雌蕊 1，柱头分叉，子房下位，五棱，圆柱状。核果近球形，有 2 个分核。花期 4～6 月，果期 9～11 月。

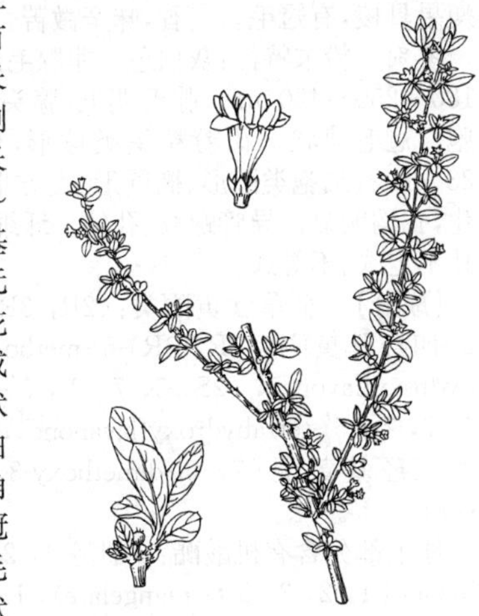
白马骨

生于山坡、路边、溪旁及灌木丛中。分布于我国中部及南部。

2. 六月雪 *S. japonica*（Thunb.）Thunb.［*Lycium japonicum* Thunb.；*Serissa foetida*（L. F.）Comm.］

本种与白马骨极相似，惟叶较小，狭椭圆形或椭圆状倒披针形；萼裂片三角形，亦较短。

生态环境及分布同白马骨。

【采收加工】 4～6 月采收茎叶，9～10 月挖根，切段，鲜用或晒干。

【药材】 白马骨 *Herba Serissae* 产于广东、广西、四川、贵州、江西、江苏、浙江、福建等地。

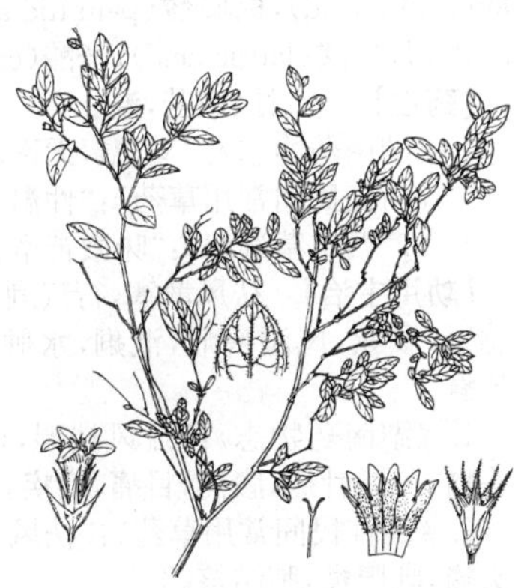
六月雪

性状　白马骨　根细长圆柱形，有分枝，长短不一，直径 3～8 mm，表面深灰色、灰白色或黄褐色，有纵裂隙，栓皮易剥落。粗枝深灰色，表面有纵裂纹，栓皮易剥落；嫩枝浅灰色，微被毛；断面纤维性，木质，坚硬。叶对生或簇生，薄革质，黄绿色，卷缩或脱落。完整者展平后呈卵形或长圆状卵形，先端短尖或钝，基部渐狭成短柄，全缘，两面羽状网脉突出。枝端叶间有时可见黄白色花，花萼裂片几与冠筒等长；偶见近球形的核果。气微，味淡。

六月雪　叶狭椭圆形，花萼裂片长仅为冠筒之半。

鉴别　(1) 粉末特征：灰绿色。淀粉粒众多，单粒类圆形，直径 2～8 μm，层纹、脐点不明显；复粒多见。纤维散在或成束，多呈梭形，直径 6～15 μm，壁厚，木化。草酸钙针晶束散在，或成束存在于薄壁细胞中。石细胞单个或数个相连，长椭圆形，长径约 50 μm，短径约 15 μm，孔沟明显。非腺毛单细胞。气孔平轴式。叶表皮细胞具角质层纹理。

(2) 取本品粗粉 1 g，加乙醇 20 ml，回流 30 min，滤过。取滤液点于滤纸上，干后喷有机酸显色剂(0.1%甲基红乙醇溶液 5 ml，0.1%甲基橙水溶液 15 ml 及 0.1%石蕊水溶液 20 ml 的混合液)，斑点显红色(检查有机酸)；取滤液 5 ml，蒸干，残渣用醋酐 1 ml 溶解，加入 1 滴浓硫酸，显红色至紫红色，渐变成墨绿色(检查甾类)；取滤液 1 ml，加 3%碳酸钠溶液，在沸水中加热 3 min，冷却，加入重氮化试剂 2 滴，溶液显红色(检查酚类)。

【药理】 1. 抑制关节炎作用　本品煎剂及乙醇浸剂 10 g/kg，灌胃给药，对大鼠蛋清性关节炎有显著抑制作用。煎剂及乙醇浸剂 5 g/kg，灌胃给药，每日 1 次，连续 5 d，对甲醛性关节炎也有一定抑制作用[1]。

2. 抗乙肝病毒作用　体外实验表明，白马骨根水提取物在 12.5～100 mg/ml 的浓度范围内，对乙肝病毒 DNA 转染细胞(2.2.15 细胞)分泌 HBsAg、HBeAg 有抑制作用[2]。

【药性】 淡、苦、微辛，凉。

1.《生草药性备要》：“味苦，性寒。”

2.《草木便方》：“凉。”

3.《广西中药志》：“味甘，性平，无毒。”

4.《湖南药物志》：“平，淡，无毒。”

5.《贵州民间药物》：“性凉，味微辛。”

【功用主治】 祛风利湿，清热解毒。主治感冒头痛，咽喉肿痛，目赤，牙痛，湿热黄疸，水肿，泄泻痢疾，腰腿疼痛，咳血，吐血，尿血，妇人白带，小儿疳积，惊风，痈疽肿毒，跌打损伤。

1.《本草拾遗》：“止水痢。”

2.《生草药性备要》：“治伤寒，中暑，发狂乱语，火症，亦退身热。”

3.《植物名实图考》：“治热证，疮痔，妇人白带。”“根煮鸡子，可治齿痛。”

4.《草木便方》：“祛风毒，除风热，清利头目。治偏正头痛，牙、喉痛，胸膈虚热。”

5.《岭南采药录》：“解暑热，消积滞，止痢疾；并治伤寒，时疫，发背疮，消痈疽，拔毒。”

6.《江西民间草药》：“治湿热黄疸，小儿疳积，肚大青筋，目中起翳，咳嗽，痰中带血，妇人产后寒热，尿血，湿热脚气。”

7.《湖南药物志》：“疏风解表，解毒消肿。主治小儿惊风，腹痛，目翳，齿痛，肾炎。”

8.《贵州民间药物》：“清热解毒，舒经活络。治刀伤，瘫痪，男女弱症，飞疔。”

9. 广州部队《常用中草药手册》：“舒肝解郁，清热利湿，消肿拔毒。治急、慢性肝炎,风湿腰腿痛,痈肿恶疮,蛇伤。”

【用法用量】 内服:煎汤,10～15 g,鲜品 30～60 g。外用:烧灰淋汁涂;或煎水洗;或捣敷。

【宜忌】《广西中药志》:“阴疽忌用。”

【选方】 1. 治湿热黄疸 白马骨根 30 g,小金钱草(天胡荽)30 g。水煎,2 次分服。(《江西民间草药》)

2. 治肝炎 六月雪 15 g,茵陈 30 g,山栀子 10 g,大黄 10 g。水煎服。(《湖南药物志》)

3. 治急性角膜炎,角膜云翳 六月雪根,去粗皮,取二层皮,加奶适量,捣烂取汁,再用纱布过滤,滴眼,每日 3～5 次,每次 1～2 滴。(《全国中草药汇编》)

4. 治水痢 白马骨茎叶煮汁服。(《本草拾遗》)

5. 治关节疼痛 千年矮根 90 g,猪骨头 90 g。加水炖服。

6. 治咳血,吐血 千年矮根 30 g,猪瘦肉 120 g。加水炖服。(5、6 方出自《河南中草药手册》)

7. 治血尿 六月雪根 30 g,灯心草 10 g。水煎服。

8. 治大便下血 六月雪、炒地榆各 15 g。水煎服。(7、8 方出自《安徽中草药》)

9. 治白带 千年矮根 60 g,芡实 20 g。水煎取汁,煮鸡蛋 2 个,吃蛋喝汤。(《河南中草药手册》)

10. 治牙痛 白马骨 45 g,合乌贼鱼干炖服。(《泉州本草》)

11. 治外伤出血 鲜千年矮嫩叶捣烂,敷伤处。(《河南中草药手册》)

1432 白牛胆 bái niú dǎn (《泉州本草》)

【异名】 毛老虎(《生草药性备要》),猪耳风、大力黄(《广西野生资源植物》),大力王(《广西民间中草药》),过山香(《广西民间常用草药》),大麻香、毛柴胡、白面风、土蒙花(《湖南药物志》),羊耳茶、毛茶(《福建中草药》)。

【基原】 为菊科旋覆花属植物羊耳菊的全草。

【原植物】 羊耳菊 *Inula cappa* (Buch.-Ham.) DC.

亚灌木,高 70～200 cm。根茎粗壮,多分枝。茎直立,粗壮,全株被污白色或浅褐色绢状或棉状密茸毛。叶互生;中部叶有长约 0.5 cm 的柄,上部叶无柄;叶片长圆形或长圆状披针形,中部叶长 10～16 cm,先端钝或急尖,基部圆形或近楔形,边缘有小尖头细齿或浅齿,上面被基部疣状的密糙毛。头状花序倒卵形,多数密集于茎和枝端成聚伞圆锥状;总苞片 5 层,外层较内层短 3～4 倍,被白色或带褐色茸毛;小花黄色,外围花舌片短小或无舌片;中央筒状花狭漏斗状。瘦果长圆柱形,被白色长绢毛,冠毛褐黄色,约与筒状花等长,有 50 余条糙毛。花期 6～10 月,果期 8～12 月。

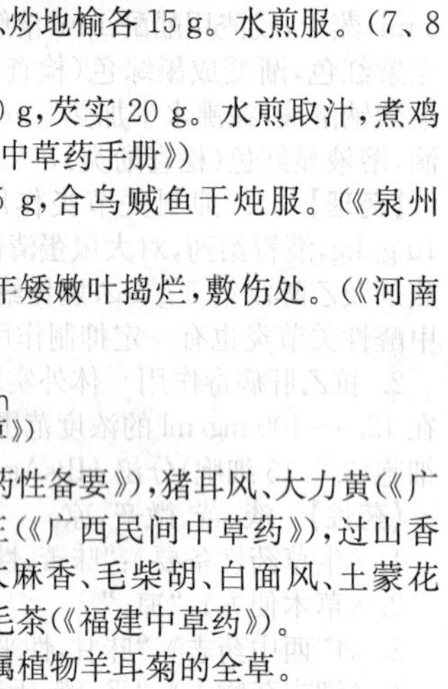

羊耳菊

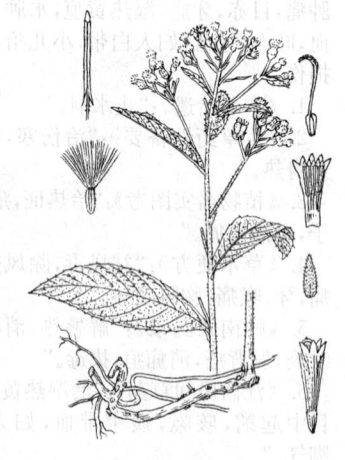

生于海拔 500～3 200 m 的亚热带、热带低山或亚高山的湿润或干燥的丘陵地、荒地、灌丛或草地,在酸性土、砂土及黏土上常见。分布于浙江、福建、江西、湖南、广东、广西、四川、贵州、云南等地。

本植物的根(白牛胆根)亦供药用,另设专条。

【采收加工】 全年均可采,鲜用或晒干。

【药材】 白牛胆 *Herba Inulae Cappae* 主产于浙江、江西、福建、湖南、广东、广西、贵州、四川、云南等地。

性状 本品长 90～150 cm。茎圆柱形,少分枝,表面灰褐色至暗褐色,有细纵纹及凸起的椭圆形皮孔,叶痕明显,半月形,皮层易剥离。质硬,易折断,断面不平坦。叶片易脱落,常卷曲,展开后呈狭矩圆形或近倒卵形,边缘有小锯齿,先端渐尖或钝形,基部浑圆或广楔形,上表面黄绿色,具黄色粗毛,下表面黄白色,被白色绢毛。偶带有顶生或腋生的头状花序组成的伞房花丛。花小,为舌状花和管状花。瘦果具棱,有冠毛。气香,味辛微苦。

鉴别 粉末特征:灰白色。非腺毛众多,为 2～7 细胞,长 180～250～420 μm。腺毛偶见,腺头单细胞,腺柄 4～9 细胞。冠毛穗状。花粉粒呈类球形,外壁刺状,直径 22～28 μm。石细胞类圆形、椭圆形、类方形或类长方形,壁厚木化,孔沟明显。导管螺纹、孔纹。纤维两头平截或梭状。气孔不定式、不等式。

【成分】 全草含黄酮类:(2R, 3R)-5′-甲氧基-3, 5, 7, 2′-四羟基黄酮〔(2R, 3R)-5′-metho-xy-3, 5, 7, 2′-tetrahydroxyflavone〕, (2S)-5, 7, 2′, 5′-四羟基黄烷酮〔(2S)-5, 7, 2′, 5′-tetrahydroxyflavanone〕, 7, 5′-二甲氧基-3, 5, 2′-三羟基黄酮(7, 5′-dimethoxy-3, 5, 2′-trihydroxyflavone)[1, 2]。

地上部分含有机酸酯:L-肌醇-1, 2, 3, 5-四当归酸酯(L-inositol-1, 2, 3, 5-tetraangelate), L-肌醇-2, 3, 5, 6-四当归酸酯(L-inositol-2, 3, 5, 6-tetraangelate),肌醇-1, 3, 4, 6-四当归酸酯(myoinositol-1, 3, 4, 6-tetraangelate),肌醇-2, 4, 5, 6-四当归酸酯(myoinositol-2, 4, 5, 6-tetraangelate)及百里香酚(thymol),异百里香酚(isothymol),β-金合欢烯(β-farnesene),角鲨烯(squalene), 1β, 10α-环氧-1, 10-二氢丁香烯(1β, 10α-epoxy-1, 10-dihydrocaryophyllene)[3], 2, 3-二羟基-9-当归氧基牻牛儿烯内酯(2, 3-dihydroxy-9-angeloxygermacra-4-en-6, 12-olide)[4]。

皮含三萜类:羽扇豆醇(lupeol),齐墩果酸(oleanolic acid);甾体:β-谷甾醇(β-sitosterol);有机酸类:二十四烷酸(lignoceric acid),油酸(oleic acid),硬脂酸(stearic acid),癸酸(capric acid),棕榈酸(palmitic acid),肉豆蔻酸(myristic acid),月桂酸(lauric acid),辛酸(caprylic acid)[5, 6]。

【药性】 辛、甘、微苦,温。

1.《湖南药物志》:“辛,温,无毒。”

2.《浙江民间常用草药》:“性温,味酸、甘。”

3.《广西本草选编》:“味微苦辛甘,气香,性温。”

【功用主治】 祛风散寒,行气利湿,解毒消肿。主治风寒感冒,咳嗽,风湿痹痛,泄痢,水肿,妇人白带,痔疮,湿疹,疥癣。

1.《湖南药物志》:“疏风祛湿,行气,泻肝明目。治伤风头痛,风湿骨痛,腹泻,目痛,疟疾,痔疮,疥癣。”

2.《浙江民间常用草药》:“祛风止痛,消肿解毒。治感冒头痛,乳腺炎,肺结核。”

3.《广西本草选编》:“行气止痛,祛风消肿。治跌打损伤，感冒风寒，慢性气管炎，慢性肝炎，慢性胃炎，月经不调，痛经，下肢溃疡，毒蛇咬伤溃烂。”

4.《全国中草药汇编》：“治神经性头痛，白带，血吸虫病。”

5.《福建药物志》：“利湿。治痢疾，水肿。”

【用法用量】 内服：煎汤，15～30 g。外用：捣敷；或水煎洗。

【宜忌】《广西民族药简编》：“忌吃酸、辣食物。”

【选方】 1. 治感冒头痛 （白牛胆）全草 15 g，一枝黄花 15 g，金银花 9 g。水煎服。（《浙江民间常用草药》）

2. 治肺结核 （白牛胆）全草 45～60 g，猪排骨 120 g。煮熟，食肉服汤。（《浙江药用植物志》）

3. 治腰腿痛 羊耳菊 30 g，胡枝子根 18 g，大风藤 9 g，当归 18 g。水煎，每日 2 次分服。（《常用中草药配方》）

4. 治黄水疮 （白牛胆）鲜全草适量，紫金皮（长柄南五味子）鲜根 60 g，明矾 6 g，猪油 60 g。水煎洗患处，每日 2 次。（《常用中草药选编》）

5. 治跌打瘀积，风湿骨痛 大力王 90 g，大叶南五味 90 g，八角王 60 g，浸酒 1.5 kg。每日服 2 次，每次服 15～30 g，并擦患处。

6. 治毒蛇咬伤后伤口溃烂 大力王、假葡萄藤、铺地粘各适量。水煎，洗患处，每日 3～5 次。（5、6 方出自《广西民间常用中草药手册》）

1433 白牛膝 bái niú xī（《滇南本草》）

【异名】 太极草、狗夺子（《滇南本草》），藤牛膝、短瓣石竹（《广西植物名录》），狗京蔓（《云南药用植物名录》），土牛膝（《广西本草选编》），抽筋草（《广西药用植物名录》）。

【基原】 为石竹科短瓣花属植物短瓣花的根或全草。

【原植物】 短瓣花 *Brachystemma calycinum* D. Don

一年生披散草本。茎攀缘在灌木上，高达 2 m，常有 4 棱，偶有 6 棱，光亮，上部疏生柔毛，下部无毛。单叶对生；叶柄长 2～6 cm；叶片卵状披针形至宽披针形，长 3.5～7.5 cm，先端尖，基部圆形或渐狭成柄，全缘。聚伞花序顶生，排成圆锥状；花萼片 5，狭卵形，近膜质，半透明，有 5 脉；花瓣 5，白色，披针形，全缘；雄蕊 10，和花瓣对生的 5 枚退化，花丝基部宽且合生；子房球形，无毛，花柱 2，丝形，有长柱头。蒴果球形，比宿存萼片短，4 瓣裂，具 1 种子。种子大，肾状球形，有突起。

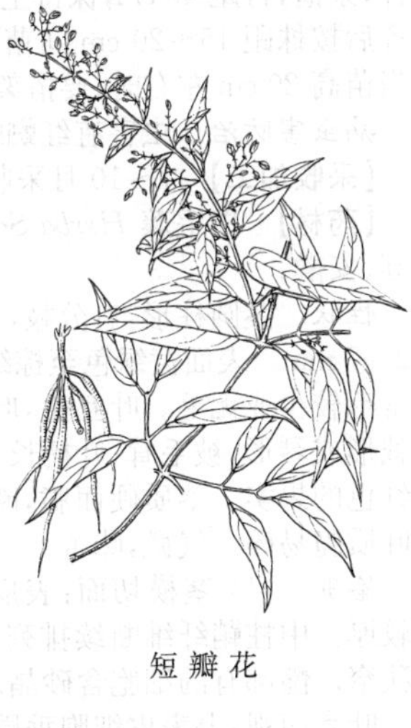

短瓣花

生于海拔 2 700 m 以下的山地林缘。分布于广西、四川、贵州、云南、西藏。

【采收加工】 7～10 月采收，晒干。

【成分】 从根中分得 brachystemin A[1]。

【药性】 甘、苦，平。

1.《滇南本草》：“味苦、酸，性温。”

2.《广西本草选编》：“味甘，性平。”

【功用主治】 活血化瘀，通淋泄浊，解毒消肿。主治血瘀痛经、经闭、倒经，癥瘕结块，热淋，血淋，白浊，白带，痹证，经脉拘挛，跌打损伤，痈肿疮毒，乳蛾，白喉。

1.《滇南本草》：“补肝，行血，破瘀块，凉血热。治月经闭涩，腹痛，产后发热，虚烧蓐劳，室女逆经，衄、呕、吐血，红崩白带，尿急淋沥。寒湿气盛，筋骨疼痛，强筋舒筋，攻疮痈热毒红肿，痄腮乳蛾，男子血淋，赤白便浊，妇人赤白带下。”

2.《广西本草选编》：“清热解毒，舒筋活络。根：治白喉，风湿痹痛，跌打损伤，月经不调，病后虚弱；茎、叶：外用治手足痉挛，骨折。”

【用法用量】 内服：煎汤，15～30 g，大剂量可用至 60 g。外用：全草煎水洗；或捣敷。

【宜忌】《滇南本草》：“有孕者忌服，其性能坠胎故也。”

【选方】 1. 治肝家虚热，或筋骨发热，午后怯冷，夜间作烧，四肢酸软，饮食无味，虚汗不止 白牛膝二钱，地骨皮二钱。水煎，点童便、水酒服。

2. 治妇人肝肾虚损，任督二脉亏伤，不能孕育，白带淋沥等症 白牛膝三钱，小公鸡一只（去肠）。将药入鸡内，亦可入盐，煨烂。空心服之，每月经行后服一次，即有孕矣。若不食鸡者，单用白牛膝三钱煎汤，点水酒服，亦可也。（1、2 方出自《滇南本草》）

3. 治跌打损伤 （白牛膝）全草与猪骨煎服，兼浸酒敷患处。（《广西民族药简编》）

4. 治白喉 短瓣花根 60 g。水煎服。（《广西本草选编》）

1434 白毛蛇 bái máo shé（广州空军《常用中草药手册》）

【异名】 草石蚕（《本草拾遗》），石蚕（《本草图经》），石奇蛇（《生草药性备要》），石祁蛇（《岭南采药录》），白伸筋、石伸筋（《江西民间草药》），白毛岩蚕、岩蚕（《浙江民间草药》），老鼠尾（《泉州本草》），墙蛇、石蚯蚓、飞线蜈蚣（《闽东本草》），石岩蚕、白花石蚕、毛石蚕（《浙江民间常用草药》），白毛骨碎补（《福建中草药》），阴地蕨（《贵州中草药名录》）。

【基原】 为骨碎补科阴石蕨属植物圆盖阴石蕨的根茎。

【原植物】 圆盖阴石蕨 *Humata tyermanni* Moore 又名：阴石蕨（《中国主要植物图说·蕨类植物门》）。

植株高约 20 cm。根茎粗壮，长而横生，密被棕色至灰白色、基部近圆形，向上为狭披针形鳞片，膜质，盾状着生。叶远生，无毛；叶柄基部有鳞片；叶片革质，宽卵状三角形，长、宽各 10～15 cm，二至四回深羽裂。孢子囊群生于小脉先端；囊群盖近圆形，仅基部一点着生，其余分离。

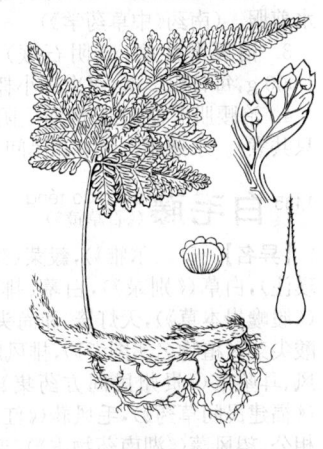

圆盖阴石蕨

生于海拔 200～1 600 m 的山地石上或林中树干上。分布于西南及江苏、浙江、安徽、福建、江西、湖南、广东、广西等地。

【采收加工】 7～10 月挖取，鲜用或晒干。

【药材】 白毛蛇 *Rhi-*

zoma Humatae Tyermanni 产于华东和华南地区。

性状 根茎扁圆柱形,稍扭曲或有分枝,长短不一,直径3～7 mm。表面密被膜质、线状披针形鳞片,长约4 mm,灰白色,基部圆形,红棕色;须根多数,棕褐色,除去鳞片、须根后,表面棕黑色,有不规则纵皱纹。质稍硬,易折断,断面平坦,黄绿色,有点状维管束。气微,味淡。

鉴别 (1) 根茎横切面:表皮为1列小形细胞,外被角质层,表面凹陷处着生丁字形鳞片;鳞片由多细胞组成,内含红棕色物质。分体中柱4～11个断续排列近环状,紧靠分体中柱周围的细胞,壁增厚,并具纹孔。内皮层细胞凯氏点明显。

(2) 取本品粗粉1 g,加乙醇10 ml,浸泡4 h,滤过。取滤液5 ml,在水浴上蒸干,残渣加冰醋酸少量溶解,再加醋酐-硫酸(19:1)试液数滴,溶液呈紫红色,上层液逐渐变绿色(检查甾醇类)。

【药性】 微苦、甘,凉。

1.《天目山药用植物志》:"性凉,味酸、辛。"

2.《广西本草选编》:"味甘淡,性平。"

3.《云南中草药》:"微苦,平。"

【功用主治】 清热解毒,祛风除湿,活血通络。主治肺热咳嗽,咽喉肿痛,风火牙痛,疖肿,带状疱疹,湿热黄疸,淋浊带下,风湿痹痛,跌打骨折。

1.《本草拾遗》:"浸酒,除风破血;主溪毒,煮食之。"

2.《本草图经》:"主走注风,散血止痛。"

3.《岭南采药录》:"祛风湿,壮筋骨。治哮喘,气痛,肚痛,煅灰,沸水冲服。为末治蛇疮。"

4.《江西民间草药》:"治妇人黄白带,湿热黄疸,手脚拘挛骨节痛。"

5.《天目山药用植物志》:"治小儿急惊风,吐血,风痹。"

6.《浙江民间常用草药》:"祛风止痛,消炎止血。"

7.《云南中草药》:"熄风解痉,除湿利尿,接骨生肌。主治破伤风,扁桃体炎,肾炎,风湿疼痛,跌打损伤,骨折。"

8.《福建药物志》:"清热利湿。主治肺脓疡、咳血、扁桃体炎、牙痛、尿道炎、膀胱炎、尿血、风湿关节痛、白带、急性乳腺炎、带状疱疹。"

【用法用量】 内服:煎汤,10～30 g;研末,或浸酒。外用:鲜品捣敷。

【选方】 1. 治带状疱疹 鲜(阴石蕨)根茎。捣烂绞汁,调雄黄末少许,涂抹患处。(《福建中草药》)

2. 治黄疸型肝炎 阴石蕨(鲜)90 g,茵陈、生山栀各9 g水煎服。(南药《中草药学》)

3. 治风湿痹痛 (阴石蕨)250 g,加当归50 g,浸酒1 000 g,每日服2次,每次1小杯。(浙江《民间常用草药》)

4. 治腰肌劳损,关节酸痛 阴石蕨根茎90 g(或加猪蹄1只共煮)。水煎服。(《浙江民间常用草药》)

1435 白毛藤 bái máo téng (《百草镜》)

【异名】 苻(《尔雅》),縠菜(《本经》),鬼目草(《尔雅》郭璞注),白草(《别录》),白幕、排风(《本草拾遗》),排风草(《履巉岩本草》),天灯笼、和尚头草(《纲目拾遗》),望冬红、酸尖菜(《植物名实图考》),排风藤(《贵阳民间药草》),土防风、耳坠菜(《贵州民间方药集》),金线绿毛龟草、葫芦草(《福建民间草药》),毛风藤(《江西民间草药》),蜀羊泉、毛相公、望风藤(《湖南药物志》),毛千里光、毛秀才(《全国中草药汇编》)。

【基原】 为茄科茄属植物白英的全草。

【原植物】 白英 *Solanum lyratum* Thunb. [*S. dulcamara* L. var. *lyratum* (Thunb.) Sieb. et Zucc.] 又名:山甜菜、蔓茄、北风藤(《中国高等植物图鉴》)。

多年生蔓生草本,高达5 m。基部木质化,上部草质,茎、叶和叶柄密被具节的长柔毛。叶互生;叶柄长1～3 cm;叶片多戟形或琴形,长3～8 cm,宽1.5～4 cm。聚伞花序顶生或腋外侧生;花萼5浅裂,宿存;花冠蓝紫色或白色,5深裂,裂片自基部向下反折;雄蕊5,花丝极短,花药顶孔开裂;雌蕊1,花柱细长,柱头小,头状,子房卵形,2室。浆果球形,熟时红色。种子近盘状,扁平。花期7～9月,果期10～11月。

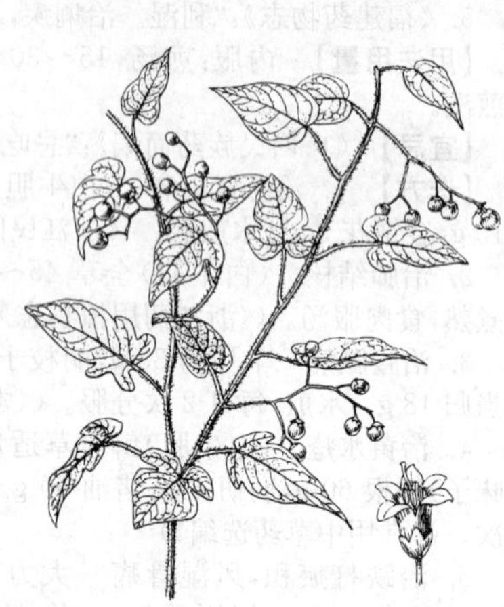

白 英

生于海拔200～2 800 m阴湿的路边、山坡、竹林下及灌木丛中。分布于华东、中南、西南及山西、陕西、甘肃、台湾等地。

本植物的果实(鬼目)、根(白毛藤根)亦供药用,另设专条。

【栽培】 生物学特性 喜温暖湿润气候,耐阴湿。适宜砂质壤土及黏壤土栽培。

繁殖方法 种子繁殖及分根繁殖。种子繁殖:4～5月播种,条播,行距40 cm,保持土壤湿润,2星期左右出苗,苗出齐后按株距15～20 cm间苗。分根繁殖:宜春、秋季进行。当苗高20 cm左右时,要搭架缚藤,以利生长。

病虫害防治 虫害有红蜘蛛为害。

【采收加工】 7～10月采收全草,鲜用或晒干。

【药材】 白毛藤 *Herba Solani Lyrati* 主产于浙江、江苏、安徽。

性状 茎圆柱形,有分枝,长短不等,长可达1.2 m,直径2～7 mm。表面黄绿色至棕绿色,密被灰白色柔毛,粗茎通常毛较少或无毛。叶互生,叶片皱缩卷曲,暗绿色,展平后戟形或琴形,被毛茸;叶柄长1～3 cm。有时附黄绿色或暗红色的果实。茎质硬而脆,断面纤维性,髓部白色或中空;叶质脆易碎。气微,味苦。

鉴别 (1) 茎横切面:表皮外侧附腺毛和非腺毛。皮层较厚。中柱鞘纤维断续排列成环。维管束双韧型,韧皮部狭窄。髓部有的细胞含砂晶。

叶表面观:上表皮细胞垂周壁波状弯曲,密被腺毛和非腺毛;腺毛头部单细胞,圆形或长圆形,柄1～5细胞,有的细胞缢缩;非腺毛较少。下表皮腺毛较长;非腺毛4～6细胞,顶端稍钝;气孔不定式,副卫细胞3～6个。

(2) 取本品粉末5 g,加乙醇25 ml,置水浴上回流0.5 h,滤过。滤液分3等分,分别滴加碘化钾试液、碘化钾碘试液、碘化汞钾试液,均产生沉淀(检查生物碱)。

【成分】 茎含甾体糖苷SL-a、SL-b、SL-c、SL-d[1,2],

soladulcidine A、B[1]，3，5-去氧替告皂苷元(25R)-螺甾二烯〔$\Delta^{3,5}$-deoxytigogenin(25R)-spirosta-3，5-diene〕，diosgenin(3β，25R)-5-螺甾-3-烯醇〔(3β，25R)-spirosta-5-en-3-ol〕[2]，东莨菪素 scopoletin(7-羟基-6-甲氧基香豆素 7-hydroxy-6-methoxy coumarin)[3]。还含蜘蛛抱蛋苷(aspidistrin)，甲基原蜘蛛抱蛋苷(methylprotoaspidistrin)[4]，(22R)-3β，16β，22，26-四羟基胆甾-5-烯 3-O-α-L-吡喃鼠李糖基(1→2)-β-D-吡喃葡萄糖醛酸苷〔(22R)-3β，16β，22，26-tetrahydroxycholest-5-ene-3-O-α-L-rhamnopyranosyl(1→2)-β-D-glucuronopyranoside〕[5]，26-O-β-D-吡喃葡萄糖基-(22ξ，25R)-3β，22，26-三羟基-呋甾-5-烯 3-O-α-L-吡喃鼠李糖基-(1→2)-〔β-D-吡喃葡萄糖基(1→3)〕-β-D-吡喃葡萄糖醛酸苷{26-O-β-D-glucopyranosyl-(22ξ，25R)-3β，22，26-trihydroxy-furost-5-ene-3-O-α-L-rhamnopyranosyl(1→2)-〔β-D-glucopyranosyl (1→3)〕-β-D-glucuronopyranoside}[6]，26-O-β-D-吡喃葡萄糖基-(22ξ，25R)-3β，26-二羟基-22-甲氧基-呋甾-5-烯-3-O-α-L-吡喃鼠李糖基(1→2)-β-D-吡喃葡萄糖醛酸苷〔26-O-β-D-glucopyranosyl-(22ξ，25R)-3β，26-dihydroxy-22-methoxy-furost-5-ene-3-O-α-L-rhamnopyranosyl(1→2)-β-D-glucuronopyranoside〕及其(22ξ，25S)异构体，3-O-α-L-吡喃鼠李糖基(1→2)-β-D-吡喃葡萄糖醛酸基-3β-羟基-25R-螺甾-5-烯〔3-O-α-L-rhamnopyranosyl (1→2)-β-D-glucuronopyranosyl-3β-hydroxy-(25R)-spirost-5-ene〕及其(25S)-异构体[6]。倍半萜成分：苍术内酯(atractylenolide)，dehydrocarissone[7]。叶中含有去半乳糖替告皂苷(desgalactotigonin)，蜀羊泉次碱(soladulcidine)[8]。

【药理】 抗肿瘤作用　白毛藤热水提取物(每 60 kg 干燥药材可得提取物 4 kg，含甾体皂苷)具有抗肿瘤作用[1]。在体外，提取物 SL-c 和 SL-d 对人宫颈癌 JTC-26 细胞有明显抑制作用，8 μg/ml 抑制率可达 100%，SL-b 也表现抑制作用，15 μg/ml 抑制率可达 100%，而化学结构与 SL-b 相似的 SL-a 对 JTC-26 却没有抑制作用[2]。

【药性】 甘、苦，寒，小毒。归肝、胆、肾经。

1.《本经》："甘，寒。"

2.《别录》："无毒。"

3. 王安卿《采药志》："性热。"

4.《植物名实图考》："味酸。"

5.《陕甘宁青中草药选》："有小毒。"

6.《福建民间草药》："微苦、涩，平。"

【功用主治】 清热利湿，解毒消肿。主治湿热黄疸，胆囊炎，胆石症，肾炎水肿，风湿关节痛，妇女湿热带下，小儿高热惊搐，痈肿瘰疬，湿疹瘙痒，带状疱疹。

1.《本经》："主寒热八疸，消渴，补中益气，久服轻身延年。"

2.《新修本草》："煮汁饮，解劳。"

3.《本草拾遗》："主烦热，风疹，丹毒，疟瘴寒热，小儿结热。"

4.《开宝本草》："别本注云：茎叶煮粥，极解热毒。"

5.《履巉岩本草》："善医诸头风，及面上游走风气等疾。每用不以多少，晒干碾为细末，每用一字搐入鼻中，自然头目清爽，去风清上。"

6.《百草镜》："藤干之浸酒，云可除骨节风湿痛。"

7.《纲目拾遗》："止血淋、疟、疝气。汁滴耳中，止脓不干。入药内，保肿毒不大。治疬痱，用煮牛肉精者食之。""清湿热，治黄疸水肿，小儿蛔结腹痛。"

8.《分类草药性》："治惊风，咳嗽。"

9.《湖南药物志》："消肿止痛，解毒杀虫。用于传染性肝炎，斑疹，风湿关节炎，偏正头痛或风痰瘰疬，红崩白带，肿痛，中耳化脓，目疾。"

10.《湖北中草药志》："清热解毒，利水消肿，抗癌止痛。用于感冒发热，黄疸型肝炎，痢疾，肾炎水肿，胆囊炎，胆石症，淋巴结核，食管癌、肠癌、子宫颈癌，子宫颈糜烂，白带，痈疖肿毒，带状疱疹，湿疹等症。"

【用法用量】 内服：煎汤，15～30 g，鲜者 30～60 g；或浸酒。外用：煎水洗，或捣敷，或捣汁涂，滴耳。

【宜忌】 本品有小毒，不宜过量服用，过服会出现咽喉灼热感及恶心、呕吐、眩晕，瞳孔散大等中毒反应。

【选方】 1. 治胆囊炎　白英 60 g，栀子 24 g，金钱草 30 g。水煎服。(《福建药物志》)

2. 治风痛　桑黄二两，白毛藤二两。切碎，用绍兴原坛酒六斤，煎三炷香。每日服一饭碗。(《杨春涯经验方》)

3. 治风湿关节痛　排风藤 30 g，忍冬 30 g，五加皮 30 g。好酒 500 g 泡服。(《贵阳民间药草》)

4. 治小儿高热惊厥　白英 9 g，蝉蜕 3 只，橄榄核 3 枚。炖服。(《福建药物志》)

5. 治皮肤瘙痒症　白英、苦楝树叶各适量，水煎汤洗患处。(《青岛中草药手册》)

6. 治疥疮　白毛藤全草 30～40 g(干品 24～36 g)，和肥猪肉 180 g，酌加水煎，分两次吃下。(《福建民间草药》)

7. 治风火赤眼　白英鲜叶捣烂，调人乳外敷眼睑。(《福建中草药》)

【临床报道】 1. 治疗传染性肝炎　取白毛藤叶或全株生药(干者亦可)，每日 60～120 g，煎汁去渣，分 2～3 次服。共治疗 36 例，结果：一般服药 4 d 后，食欲不振，全身乏力，黄疸，肝肿大，肝区痛相继改善，1～2 星期后恢复正常，除 1 例因并发病无进步转院治疗外，35 例全部痊愈。治疗过程中未见不良反应及副作用[1]。

2. 治疗白带　用干白英、全当归按 10∶3 配合，煎煮 2 次，取汁，浓缩加入白糖，配制成 15%的糖浆，每日早晚各服 1 次，每次 25 ml，10 d 为 1 个疗程。共治疗 40 例，结果：37 例临床痊愈，3 例显效。治疗时间 1～6 个疗程[2]。

3. 治疗脓耳　先用棉签蘸盐水反复洗净脓垢，再用干棉签揩干。取鲜白毛藤叶捣碎挤汁，滴数滴于耳中，头偏向健侧片刻，轻压耳屏。每日 2～3 次，1 星期为 1 个疗程。耳道口周围红肿者，用捣碎之叶敷局部。共治疗 21 例，结果：16 例治疗 1 个疗程后症状全部消失，听力恢复；3 例经 2 个疗程而愈，2 例无效[3]。

【各家论述】 《中国药学大辞典》："白毛藤，以效力而言，似亦温和性质，然采而尝之，略如青草气，不含辛辣及恶劣等味。盖蔓延走窜之性即其全体大用，不在乎气味之寒热温凉者。惟以赵(学敏)氏所治诸症，绎其大旨，类皆湿热为病居其多数，而气味颇清，盖清热理湿，而通水道，利关节，兼能消痰去瘀，理气解结者也。"

1436 白石花 bái shí huā (《全国中草药汇编》)

【异名】 石花(《草木便方》)，石衣、蛤蟆皮(《全国中草药汇编》)。

【基原】 为梅衣科梅衣属植物梅衣的地衣体。

【原植物】 梅衣 *Parmelia tinctorum* Despr.

呈大型叶状，平铺着生，由中央向周围扩散呈放射状分瓣，裂片宽大，末端呈钝圆形。上表面灰绿色或石青色。表面有时密布小瘤状至短棒状粉芽堆。边缘光滑，近全缘。下表面黑色，中央具黑色假根，边缘褐色而裸露。

生于树干上和岩石表面。分布于华东及河北、河南、广西、贵州、云南、西藏、陕西、台湾等地。

【采收加工】 四季可采，晒干。

【药材】 白石花 *Lichen Parmeliae Tinctori* 产于华东、云南及陕西等地。

性状 地衣体呈近圆形或不规则形，直径 14～29 cm，裂片宽 0.5～3 cm，边缘近圆形，全缘或稍具缺刻，波状起伏，彼此相接和重叠。上表面灰绿色、灰白色，中部密生灰褐色、短棒状裂芽；下表面黑色，周边淡栗色，有稀疏的黑色假根。

鉴别 皮层加 5%～10%氢氧化钾试液呈黄色，髓层加新制漂白粉试液显红色。

【成分】 地衣体含有黑茶渍素(atranorin)，红粉苔酸(lecanoric acid)[1]，异红粉苔酸(isolecanoric acid)[2]，苔黑酚(orcinol，即 3，5-二羟基甲苯)[3] 及多糖[4]。

【药理】 1. 杀精子、抗菌作用 梅衣水煎液中分得的主要成分苔黑酚及一系列半合成苔色酯，可抑制精子活动。苔黑酚抑精子最低浓度为 4 mg/ml，低于国际计划生育联合会规定的最低浓度[1]。苔黑酚(即 3，5-二羟基甲苯)在试管内对红色毛癣菌、絮状表皮癣菌、白色念珠菌、孢子丝菌等真菌有较好的抑菌作用[2]。

2. 抗辐射和清除自由基作用 小鼠用 Coγ 射线一次全身照射前腹腔注射石花粗多糖水溶液 150 mg/kg，能提高小鼠存活率 22.5%～55%，是一种兼有速效和缓效特点的长效辐射防护剂，其抗辐射作用较苔黑酚强[3]。苔黑酚体外试验有明显清除羟自由基效应，其效应分别是天然抗氧化剂维生素 C 和羟自由基清除剂甘露醇的 4.9 和 22.5 倍[4]。

【药性】 甘，凉。

1.《草木便方》："甘，温。"

2.《全国中草药汇编》："甘，凉。"

【功用主治】 益精，明目，凉血，解毒。主治目暗不明，崩漏，外伤出血，疮毒，顽癣。

1.《草木便方》："明目，益精，化痰，解热毒，生津止渴。润咽喉，涂冻疮，烫火伤。"

2.《全国中草药汇编》："凉血解毒。主治无名肿毒。"

3.《迪庆藏药》："清热止血，治崩漏。"

4.《中国药用孢子植物》："用于外伤出血。"

【用法用量】 内服：煎汤，3～9 g。外用：水煎液涂搽；或晒干研末撒敷或调敷。

【临床报道】 1. 治疗皮肤浅表真菌病 用由白石花水煎液浓缩干燥配制而成的 4%石花酊，或从白石花中提取的 3，5-二羟基甲苯配制而成的 4%纯石花酊，外搽皮肤患部，每日 2～3 次，不合并用药。共治疗皮肤浅表真菌病 137 例，结果：治愈 53 例；好转 80 例；无效 4 例，总有效率为 97.1%[1]。

2. 治疗真菌性阴道炎 每晚用 2%～3%苏打坐浴后，再用悬尾阴道棉塞浸透 1%石花液(约 5 ml)置阴道内，翌晨取出。共治疗 50 例。另一组在苏打坐浴后置入石花泡腾片，其中每日置 1 片者 58 例，置 2 片者 65 例。结果：石花液组有效率 54%，石花泡腾片 1 片组有效率 56.9%，石花泡藤片 2 片组有效率 86.1%[2]。

1437 白石英 bái shí yīng (《本经》)

【基原】 为氧化物类石英族矿物石英。

【原矿物】 石英 Quartz

属三方晶系晶体结构。单晶体呈六方柱状，一端或两端出现多个三角形晶面，晶面上常有水平条纹。但多数呈晶簇状、粒状等集合体产出。无色透明，或为白色、灰白色。晶面呈玻璃光泽，断口及块状体呈油脂光泽，光泽强度不一。透明至半透明，也有不透明者。无解理，断口呈贝壳状或不平坦。硬度 7，相对密度 2.65。性脆。具焦热电性及压电性。

完整的晶体产于岩石晶洞中；块状的常产于热液矿脉中；也是花岗岩、片麻岩、砂岩等各种岩石的重要组成部分。产于江苏、广东、湖北、福建、陕西等地。

【采收加工】 采得后，挑选纯白的石英。

【药材】 白石英 *Quartz Album* 主产于江苏、山东、广东、广西、福建、湖南、贵州、浙江。

性状 本品为六方柱状或粗粒状集合体，呈不规则块状，多具棱角而锋利。白色或淡灰白色；条痕白色。表面不平坦，半透明至不透明；具脂肪样光泽。体重，质坚硬，可刻划玻璃成划痕；砸碎后，断面不平坦。气微，味淡。

鉴别 (1) 本品细碎屑白色。用水合氯醛装置，置显微镜下观察，无色透明，可见到断面以受力点为圆心的同心圆波纹，似贝壳状，或不具同心圆纹呈次贝壳状。

(2) 透射偏光镜下，薄片中无色透明。低正突起，表面光滑，无糙面现象。见不到解理。最高干涉色为Ⅰ级黄白色。波状消光。一轴晶。正光性。折光率：$No=1.544$，$Ne=1.533$。

(3) 取本品细粉适量，加等量无水碳酸钠，充分混合均匀，用铂金耳取小量，置火焰上灼烧，形成玻璃状透明体，有时内部含有气泡(检查二氧化硅)。

(4) X 射线衍射分析曲线：石英 4.23(8)，3.33(>10)，2.45(2)，2.23(1)。

【成分】 主含二氧化硅(SiO_2)，其中硅约占 53.3%，氧约占 46.7%，尚含微量铝、铁、钠、钾等[1]。

【炮制】 1. 白石英 取原药材，除去杂质，洗净，干燥，研碎或捣碎。生用以宁心安神，通利小便为主。

2. 煅白石英 取净白石英，捣成小块，置适宜的容器内，用无烟武火加热，煅至红透，取出后立即倒入醋内淬酥，捞出，干燥，碾碎成粗粉。煅后以温肺止咳，益肾壮阳为主。

饮片性状 白石英参见"药材"项。煅白石英为不规则粒或细粉。灰白色或淡黄色，无光泽。质酥脆，微有醋气。

贮干燥容器内，置干燥处，防尘。

【药性】 甘，辛，微温。归肺、肾、心经。

1.《本经》："味甘，微温。"

2.《别录》："辛。"

3.《纲目》："手太阴、阳明气分药也。"

4.《本草汇纂》："性平。"

5.《本草再新》："入肺、脾二经。"

6.《本草撮要》："入手足少阴、阳明经。"

【功用主治】 温肺肾，安心神，利小便。主治虚寒咳喘，阳痿，消渴，心神不安，惊悸善忘，小便不利，水肿。

1.《本经》："主消渴，阴痿不足，咳逆，胸膈间久寒，益气，除风湿痹。"

2.《别录》："疗肺痿，下气，利小便，补五脏，通日月光，耐寒热。”

3.《药性论》:“能治肺痈吐脓,治咳逆上气,疸黄。”

4. 王好古:“实大肠。”(引自《纲目》)

5.《药性切用》:“温肺润燥,治肺痈溃久不敛,咳逆上气。”

【用法用量】 内服:煎汤,10～15 g;或入丸、散。虚寒咳喘,肾虚阳痿宜煅用。

【宜忌】 其性燥烈,不可多服、久服。

1.《本草经集注》:“恶马目毒公。”

2.《得配本草》:“久服多服,则元气下陷。”

3.《本草求真》:“忌芥菜、蔓菁、芜荑、葵、荠絇。”

【选方】 1. 治肾脏阳气衰微,津源不能上济于华池,频作渴者 白石英四两。煎汤饮。或加枸杞子二两同煎。(《本草汇言》引《青囊秘方》)

2. 治虚损劳瘦,皮燥阴痿,脚弱烦疼 白石英五两,捣碎密绢盛,以牛乳三升,酒三升,同煎至四升,去石,以瓶收之。每食前暖服三合。(《千金方》石煮牛乳法)

3. 治妇人年未五十,天癸久绝不行 白石英四两,当归身二两。煮酒饮。(《本草汇言》)

4. 治心脏不安,惊悸善忘,上膈风热化痰 白石英一两,朱砂一两。同研为散。每服半钱,食后夜卧,金、银汤调下。(《简要济众方》)

5. 治风虚冷痹,诸阳不足,及肾虚耳聋,益精保神 磁石(火煅醋淬五次)、白石英各五两。绢袋盛,浸一升酒中五六日。温服,将尽更添酒。(《千金方》)

【各家论述】 1.《本草图经》:“古人服食,惟白石英为重,紫石英但入五石散,其黄赤青黑四种,《本经》虽有名而方家都不见用者,故《乳石论》以钟乳为乳,以白石英为石。是六英之贵者惟白石也。又曰乳者阳中之阴,石者阴中之阳,故阳生十一月后甲子服乳,阴生五月后甲子服石。然而相反畏恶,动则为害不浅,故乳石之发,方治虽多,而罕有能济者,诚不可轻饵也。”

2.《本草汇言》:“白石英,养阳气,滋阴脏之药也。王氏曰:色相莹洁如华萼,故名石英,以石质可入肾,白色可入肺,中含火光,可散寒,故前古主肾气不周于胸而消渴,天癸枯竭于内而阴痿,肺气冲逆不平而咳逆,风湿留滞不行而痹结。或心阳失令,而胸膈作寒;或脾胃衰弱,而中气不运。此药体坚而气润,质重而性轻,味甘温而能补中逐冷,虽属石种,实无燥烈刚暴之性,大有资化育种之功,奈何前人以功用载之方册,而后人竟弃之不用,惜哉。”

3.《本草求真》:“白石英味甘而辛,性温无毒,按理似非润药湿药矣,而《十剂》偏指此属湿剂,谓枯则为燥,宜用白石英、紫石英之属以湿之,不几令人眩惑乎?讵知书之言湿,有以湿为湿者,有以燥为湿者;以湿为湿,人易知,以燥为湿,人难明。兹而曰湿,是以燥以温为湿矣。石英性本辛温,辛则能以化液,温则能以滋润,故虽辛若湿,是以寒燥不润之症,得此辛以畅达,而滞不致见枯,此《十剂》所以以辛以温为湿而言也。书曰服此可治咳逆胸寒,消渴阴痿,风痹痹闭,肺痿肺痈,吐脓吐血等症,是亦辛温润肺之一验矣。”

1438 白石脂 bái shí zhī
(《本经》)

【异名】 白符(《吴普本草》)。

【基原】 为硅酸盐类高岭石族矿物高岭石。

【原矿物】 高岭石 Kaolinite

属三斜晶系或单斜晶系晶体结构。单晶体呈片状,罕见,个体极小,在电子显微镜下可看到片状晶体呈六方形、三角形或切角的三角形。集合体成疏松鳞片状、土状或致密块状,偶见钟乳状。纯者白色,如被铁、锰等杂质混入可染成浅黄、浅灰、浅红、浅绿、浅褐等色。条痕白色或灰白色。致密块体无光泽或呈蜡状光泽,细薄鳞片可呈珍珠光泽。硬度1～3,相对密度2.61～2.68。具有滑腻感,土臭味,吸水粘舌,可塑性强,但不膨胀。

高岭石是黏土矿物中最常见的一种,是黏土质沉积物的主要矿物成分。全国各地均产。

【采收加工】 全年可采,挖出后除去泥土、杂石。

【药材】 白石脂 *Kaolinitum* 主产于山西、河南、江苏、河北、山东。

性状 本品为不规则块状。粉白色或类白色,有的带有浅红色或很浅黄色斑纹或条纹;条痕白色。体较轻,质软,用指甲可刻划成痕。断面土状光泽。吸水力强,舐之粘舌,嚼之无沙粒感;具土腥气,味微。

鉴别 (1) 透射偏光镜下,薄片中无色,正突起低。干涉色为Ⅰ级灰白色。于扫描电镜下成堆叠的假六方片状;于透射电镜下为假六方片状,厚度均匀,轮廓清楚。

(2) 取本品粉末约1 g,置瓷蒸发皿中,加水10 ml与硫酸5 ml,加热至产生白烟,冷却,缓缓加水20 ml,煮沸2～3 min,滤过,滤渣为灰色。取滤液1 ml,加氢氧化钠试液,即发生白色胶状沉淀;分离,沉淀能在过量的氢氧化钠试液中溶解(检查铝盐)。取滤液1 ml,加氨试液至生成白色胶状沉淀,滴加茜素磺酸钠指示液数滴,沉淀即显樱红色(检查铝盐)。

【成分】 主要成分为水化硅酸铝,其中二氧化硅(SiO_2)46.5%,三氧化二铝(Al_2O_3)39.5%,水(H_2O)14.0%[1];还常含锶、钡、锰、钛、锌、铅、铜、锂等元素[2]。

【炮制】 1. 白石脂 取原药材,除去杂质、石块,捣碎。

2. 醋白石脂 取净白石脂,碾成细粉,用醋调匀,搓条切段或制成饼,干燥。置适宜的容器内,以无烟武火加热,煅至红透,取出,放凉,碾碎或捣碎。

饮片性状 白石脂参见“药材”项。醋白石脂为不规则的段状或饼状。表面黄棕色,质坚硬而脆,手捻微感发涩,具醋气。

【药性】 甘、酸,平。归肺、大肠经。

1.《本经》:“味甘,平。”

2.《别录》:“味甘、酸,平。无毒。”

3.《药性论》:“味甘辛。”

4.《日华子》:“温。”

5.《要药分剂》:“入肺、大肠二经。”

【功用主治】 涩肠止血,收湿敛疮。主治久泻久痢,崩漏带下,遗精,湿疮。

1.《本经》:“主黄疸,泄痢,肠澼脓血,阴蚀,下血赤白,邪气痈肿,疽痔恶疮,头疡疥瘙。久服补髓益气,肥健不饥,轻身延年。”

2.《别录》:“养肺气,厚肠,补骨髓,疗五脏惊悸不足,心下烦,止腹痛下水,小肠热溏便脓血,女子崩中漏下赤白沃。”

3.《药性论》:“涩大肠。”

4.《日华子》:“治泻痢,血崩带下,吐血衄血,并涩精淋沥,安心镇五脏,除烦,疗惊悸,排脓,治疮疖痔瘘,养脾气,壮筋骨,补虚损。久服悦色。”

5.《珍珠囊》:“固脱。”

6.《外科精义》:“(治)新生儿脐湿。”

【用法用量】 内服：煎汤，6～15 g；或入丸、散。外用：研末撒或调敷。

【宜忌】 有湿热积滞者禁服。

1.《本草经集注》："恶松脂，畏黄芩。"

2.《药性论》："恶马目毒公。"

3.《蜀本草》："畏黄连、甘草、飞廉。"

4.《日华子》："畏黄芩、大黄。（《纲目》有官桂）"

【选方】 1. 治小儿泻清水不止　白石脂一分，白龙骨一分。上为细末，滴水为丸，如芥子大。每服三四十丸至五十丸，紫苏木瓜汤下，日进三服，量儿大小，加减服之。（《百一选方》白龙丸）

2. 治脾脏虚冷泄痢，和胃气，固大肠　白石脂一两（煅赤，于地上出火毒，细研如粉），肉豆蔻（面裹煨令焦，去壳）半两。上为末和匀，煮面糊丸梧桐子大。每服三十丸，空心米饮下。（《圣济总录》白石脂丸）

3. 治金疮中风水，久不成痂　白石脂一两，乌贼鱼骨一两，槟榔一两。上件药捣细罗为散，时掺疮中，以成痂为度。（《圣惠方》白石脂散）

4. 治小儿脐汁出不止，兼赤肿　白石脂细研，熬令微暖，以粉脐疮，日三四度。（《千金方》白石脂散）

1439 白叶藤 bái yè téng（《全国中草药汇编》）

【异名】 铁边、蜈蚣草、篱尾蛇、藤羊角扭、母乳藤、对面笑（《广西药用植物名录》）。

【基原】 为萝藦科枪叶藤属植物白叶藤的全草。

【原植物】 白叶藤 *Cryptolepis sinensis*（Lour.）Merr. [*Pergularia sinensis* Lour.]

木质藤本。全株具乳汁；小枝通常红褐色。叶对生；叶柄长5～7 mm；叶片长圆形，长1.5～6 cm，宽0.8～2.5 cm。聚伞花序顶生或腋生，比叶长；花蕾长圆形，先端尾状渐尖；花萼5裂，内面基部有10个腺体；花冠淡黄色，裂片长圆状披针形，比花冠筒长2倍；副花冠裂片卵圆形；雄蕊5，着生于花冠筒内面；花粉器匙形，黏于柱头上；心皮离生，花柱短，柱头宽圆锥状。蓇葖果长披针形。种子先端具白色绢质种毛。花期4～9月，果期6月至翌年2月。

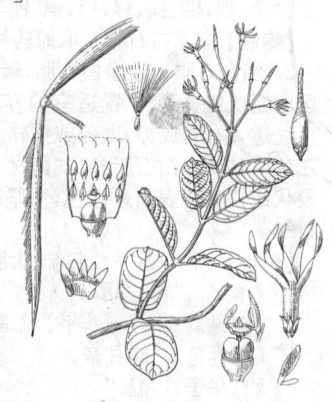

白叶藤

生于丘陵山地灌木丛中。分布于广东、广西、海南、贵州、云南、台湾等地。

【采收加工】 6～10月采收，鲜用或晒干。

【药性】《全国中草药汇编》："甘，淡，凉，有小毒。"

【功用主治】《全国中草药汇编》："清热解毒，散瘀止痛，止血。主治肺结核咯血，肺热咯血，胃出血，毒蛇咬伤，疮毒溃疡，疥疮，跌打刀伤。"

【用法用量】 内服：煎汤，鲜品9～15 g；或捣汁。外用：鲜品捣敷。

【宜忌】《全国中草药汇编》："服本品过量，能产生腹痛等副作用。"

【选方】 治肺结核咯血，肺热咯血，胃出血　白叶藤250 g，捣烂，冲蜜糖适量，取汁内服。另取茎叶60 g，水煎服，每日1剂，重症2剂。（《全国中草药汇编》）

1440 白仙茅 bái xiān máo（《新华本草纲要》）

【异名】 细叶刺参（《云南中草药选》），刺参（《云南中草药》）。

【基原】 为川续断科刺续断属植物大花刺参的根。

【原植物】 大花刺参 *Morina nepalensis* D. Don var. *delavayi*（Franch.）C. H. Hsing [*M. delavayi* Franch.；*M. bulleyana* Forr. et Diels]　又名：细叶摩苓草、黄花摩苓草（《中药大辞典》）。

多年生草本，高达60 cm。基生叶披针形或宽条形，长5～15 cm，宽达2.5 cm，边缘具疏刺毛，叶基下延贴茎，平行脉3～5条。花枝自叶丛旁抽出，叶2～3对，卵状披针形至窄椭圆形，基部边缘有密刺，无柄。聚伞花序顶生，头状或下有一轮轮伞花序；苞片菱状卵形，边缘有硬刺，常带紫；花萼筒状，上口斜裂；花冠紫红色，漏斗状筒形，裂片5，长椭圆形，先端微凹；雄蕊4，二强，花丝均短，着生于花冠喉部一侧；花柱高出雄蕊，柱头头状，子房包于杯状小总苞内。瘦果长方倒卵形，黄白色，一面有纵沟，宿萼长大，带紫色。花期6～8月，果期7～9月。

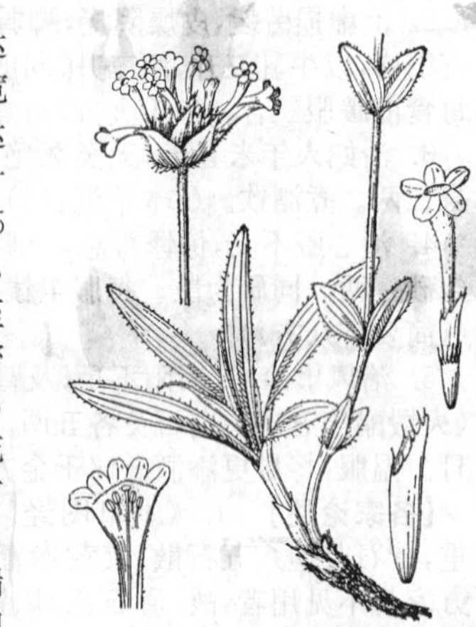

大花刺参

生于海拔3 000～4 000 m的山坡草甸。分布于四川、云南等地。

【采收加工】 9～10月采挖，鲜用或切片晒干。

【药性】《云南中草药》："甘、微苦，温。"

【功用主治】 益肺健脾，补肾壮阳，活血舒筋。主治肺虚咳嗽，脾虚消化不良，肾虚阳痿，带下，子宫脱垂，跌打损伤，骨折。

1.《云南中草药》："补气血，接筋骨。主治神经官能症，贫血，肺虚咳嗽，跌打损伤，骨折。"

2.《全国中草药汇编》："治消化不良，白带过多，子宫脱垂。"

【用法用量】 内服：煎汤，15～30 g；或研末，6～9 g。外用：捣敷。

【选方】 1. 治中气不足、贫血、肺虚咳嗽　大花刺参根60 g。炖鸡服。

2. 治消化不良　大花刺参根、糯米团根各30 g，苦荞头9 g。水煎服。（1、2方出自《全国中草药汇编》）

1441 白兰花 bái lán huā（《四川中药志》）

【异名】 白缅花（《全国中草药汇编》），白木兰（《福建药物志》）。

【基原】 为木兰科含笑属植物白兰花的花。

【原植物】 白兰花 *Michelia alba* DC. 又名：白玉兰、白兰（《广州植物志》）。

乔木，高10～17 m，在较寒冷地区常呈灌木状，高仅1～2 m。树皮灰色，幼枝密被淡黄白色柔毛，后渐脱落。叶互生；叶柄长1.5～2 cm；托叶痕为叶柄的三分之一或四分之一；叶薄革质；叶片长圆形或披针状椭圆形，长10～27 cm，宽4～9.5 cm，先端长渐尖或尾状渐尖，基部楔形，两面无毛或下面疏生微柔毛。花白色，清香，单生于叶腋；雄蕊多数，扁平；雌蕊群有柄；心皮多数，通常部分心皮不发育，形成疏生的聚合果。花期4～9月，夏季盛开，少见结实。

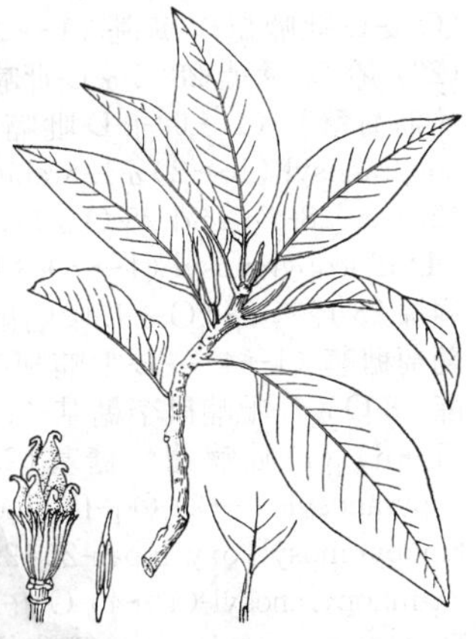

白兰花

生于温暖湿润气候和肥沃疏松土壤的环境。我国浙江、福建、湖北、湖南、广东、广西、四川、云南、台湾广为栽培。长江流域各地盆栽或温室越冬。原产印度尼西亚爪哇。

本植物的叶（白兰花叶）亦供药用，另设专条。

【采收加工】 6～7月开花时采收，鲜用或晒干用。

【药材】 白兰花 *Flos Micheliae Albae* 产于福建、浙江、广东、广西、云南、四川等地。

性状 花呈狭钟形，长2～3 cm，红棕色至棕褐色。花被片多为12片，外轮狭披针形，内轮较小；雄蕊多数，花药条形，淡黄棕色，花丝短，易脱落；心皮多数，分离，柱头褐色，外弯，花柱密被灰黄色细绒毛。花梗长2～6 mm，密被灰黄色细绒毛。质脆，易破碎。气芳香，味淡。

【成分】 花中含挥发油，主成分为d，1-α-甲基丁酸甲酯（methyl d，1-α-methyl butyrate）[1,2]，另含芳樟醇（linalool），α-甲基丁酸乙酯（ethyl-α-methylbutyrate），乙醛（acetaldehyde），乙酸甲酯（methylacetate），丙酸甲酯（methyl propionate），异丁酸甲酯（methyl isobutyrate），丙酸乙酯（ethyl propionate），丁酸甲酯（methyl butyrate），己酸甲酯（methyl hexanoate），戊酸丁酯（butyl pentanoate），α-水芹烯（α-phellandrene），β-蒎烯（β-pinene），月桂烯（myrcene），柠檬烯（limonene），苯甲酸甲酯（methyl benzoate），沉香醇（agarol），罗勒烯（ocimene），别罗勒烯（alloocimene），3-甲基丁酸乙酯（ethyl-3-methyl butyrate），顺式氧化芳樟醇（*cis*-linalool oxide），甲基丁香油酚（methyl eugenol），甲基异丁香酚（methyl isoeugenol）等[1～3]。

【药性】《全国中草药汇编》："苦、辛，微温。"

【功用主治】 化湿，行气，止咳。主治胸闷腹胀，中暑，咳嗽，前列腺炎，白带。

1.《全国中草药汇编》："芳香化湿，利尿，止咳化痰。主治支气管炎，百日咳，胸闷，口渴，前列腺炎，白带。"

2.《福建药物志》："芳香辟秽，开胸散郁，除湿止咳。治咳嗽，中暑头晕胸闷，前列腺炎，白带，狐臭。"

3.《四川中药志》1979年版："芳香化湿，行气，通窍。用于湿阻中焦、气滞腹胀，脾虚湿盛的带下及鼻炎。"

【用法用量】 内服：煎汤，6～15 g。

【选方】 1. 治湿阻中焦，气滞腹胀 白兰花5 g，厚朴10 g，陈皮5 g。水煎服。（《四川中药志》1979年版）

2. 治中暑头晕胸闷 白兰花5～7朵，茶叶少许。开水泡服。（《福建药物志》）

3. 治脾虚湿盛的白带 白兰花10 g，苡仁30 g，白扁豆30 g，车前子5 g。煎服。（《四川中药志》1979年版）

4. 治咳嗽 玉兰花5～7朵。水煎调蜂蜜适量服，每日1剂。（《福建药物志》）

1442 白头翁 bái tóu wēng （《本经》）

【异名】 野丈人、胡王使者（《本经》），白头公（《本草经集注》）。

【基原】 为毛茛科白头翁属植物白头翁的根。

【原植物】 白头翁 *Pulsatilla chinensis*（Bge.）Regel [*Anemone chinensis* Bunge] 又名：毛姑朵花（东北），羊胡子花（陕西），老公花（山东），头痛棵（河南），老观花（江苏）。

多年生草本，高15～50 cm。主根粗壮，圆锥形。基生叶4～5，开花时长出地面，叶3全裂；叶柄长7～15 cm，被密长柔毛；叶片轮廓宽卵形。花葶1～2，花后生长，高15～35 cm；苞片3，基部合生，裂片条形；花两性，单朵，直立；萼片6，排成2轮；花瓣无；雄蕊多数，长约为萼片之半；心皮多数，被毛。瘦果，被长柔毛，顶部有羽毛状宿存花柱。花期4～5月，果期6～7月。

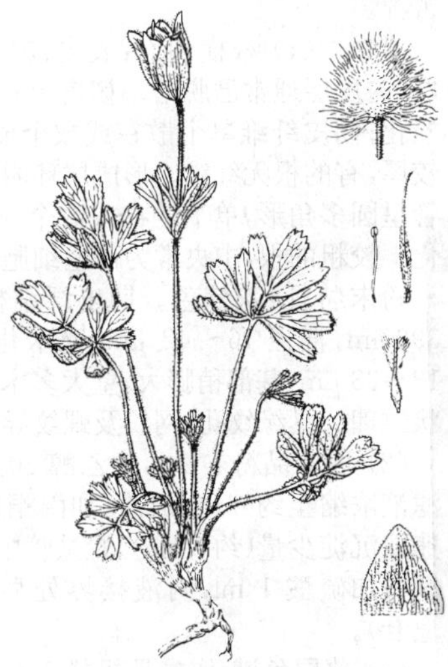

白头翁

生于平原或低山山坡草地，林缘或干旱多石的坡地。分布于华北、东北及江苏、安徽、山东、河南、湖北、四川、陕西、甘肃。

本植物的花（白头翁花）、地上部分（白头翁茎叶）亦供药用，另设专条。

【栽培】 生物学特性 喜凉爽干燥、光照充足的环境。耐寒，耐旱，不耐高温。以土层深厚、排水良好的砂质壤土生长最好，冲积土和黏壤土次之，而排水不良的低洼地、黏质土、重黏土地不宜栽种。

繁殖方法 种子繁殖：早春或晚秋播种。早春多在3～4月播种育苗，条播，行距3～4.5 cm，播后覆土，并在畦面覆盖稻草或草帘保湿。至第二年早春，按行株距30 cm×9 cm进行移栽。秋播宜在立冬前后，冬天不需管理。保持畦面湿润，出苗后揭去盖草。

田间管理 幼苗期要勤除草和松土，松土要浅，结合除草，松土间苗1次，天旱及时浇水，雨季注意排水。每年要追施2次人畜粪水，第一次在5月，第二次在8月，同时可追加适量草木灰或过磷酸钙，追肥后要及时浇水。抽薹时要摘除花蕾，以利根部发育。

病虫害防治 病害有根腐病，可在移栽前将种根用50%

退菌特100倍液浸泡3～5 min后再栽植，发病期用50%的托布津800倍液进行浇灌。虫害有蚜虫。

【采收加工】 种植第三、第四年的3～4月或9～10月采根，一般以早春3～4月采挖的品质较好。采挖出的根，剪去地上部分，保留根头部白色茸毛，洗去泥土，晒干。

【药材】 白头翁 *Radix Pulsatillae* 主产于吉林、黑龙江、辽宁、河北、山东、山西、陕西、江苏、河南、安徽等地。

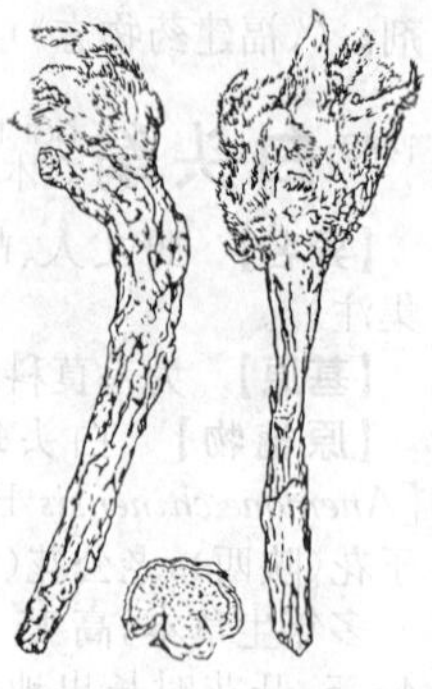
白头翁(根)外形

性状 根呈类圆柱形或圆锥形，稍扭曲，长6～20 cm，直径0.5～2 cm。表面黄棕色或棕褐色，具不规则纵皱纹或纵沟，皮部易脱落，露出黄色的木部，有的有网状裂纹或裂隙，近根头处常有朽状凹洞。根头部稍膨大，有白色绒毛，有的可见鞘状叶柄残基。质硬而脆，断面皮部黄白色或淡黄棕色，木部淡黄色。气微，味微苦涩。

鉴别 (1) 根横切面：表皮、皮层、内皮层通常已脱落。韧皮部宽广，外侧细胞棕色，壁木栓化；韧皮纤维单个散在或数个成束，直径15～35 μm，壁较厚，有的根无纤维。形成层环明显。木质部射线较宽；导管呈圆多角形，单个散在或数个成群；木纤维壁稍厚，非木化。较粗的根，中央常为薄壁细胞。

粉末特征：灰棕色。韧皮纤维梭形或纺锤形，长100～390 μm，直径16～42 μm，壁木化。非腺毛单细胞，直径13～33 μm，基部稍膨大，壁大多木化，有的可见螺状或双螺状纹理。具缘纹孔、网纹及螺纹导管，直径10～72 μm。

(2) 取本品粉末4 g，加乙醇20 ml，加热回流1 h，滤过，滤液浓缩至约6 ml，放冷，加丙酮适量，则生成沉淀，滤过，速取沉淀少量(约5 mg)，置试管中，加醋酐1 ml使溶解，沿管壁加硫酸1 ml，两液接界处显红色或红紫色环(检查皂苷)。

(3) 薄层色谱：取本品粗粉1 g，置索氏提取器中加氯仿提取4 h，取出纸筒挥干氯仿，加甲醇提取6 h，浓缩后移入5 ml容量瓶中，以甲醇定容作供试品溶液。取白头翁皂苷A、B，加甲醇制成对照品溶液。以氯仿-甲醇-水(65∶35∶10)作展开剂展开，用10%硫酸显色，100 ℃烘10 min，供试品色谱中，在与对照品色谱相应位置处，显相同颜色的斑点。

【成分】 白头翁根含三萜化合物：白头翁皂苷(pulchinenoside) A、B、C、D[1]，3-O-α-L-吡喃鼠李糖-(1→2)-α-L-吡喃阿拉伯糖-3β，23-二羟基-20(29)-羽扇豆烯-28-酸〔3-O-α-L-rhamnopyranosyl-(1→2) α-L-arabinopyranosyl-3β，23-dihydroxylu*p*-$\Delta^{20(29)}$-en-28-oic acid〕[2]，白头翁皂苷(pulchinenoside) A3[3,4]、B4[3,4,5]，皂苷(saponin) 1、2[6]，白桦脂酸-3-O-α-L-阿拉伯吡喃糖苷(betulinic acid 3-O-α-L-arabinopyranoside)，白桦脂酸(betulinic acid)，3-氧代白桦脂酸(3-oxobetulinic acid)[5]，白头翁素(anemonin)[6]，原白头翁素(protoanemonin)[7]，羽扇烯-20，23-二羟基-3β-〔O-α-L-吡喃鼠李糖基-(1→2) α-L-吡喃阿拉伯糖基〕-28 酸酯-28-O-α-L-吡喃鼠李糖基-(1→4)-O-β-D-吡喃葡萄糖基-(1→6)-β-D-吡喃葡萄糖基{20，23-dihydroxy-3β-〔O-α-L-rhamnopyranosyl-(1→2) α-L-arabinopyranosyl〕oxy lupan-28-oic acid 28-O-α-L-rhamnopyranosyl(1→4)-O-β-D-glucopyranosyl-(1→6)-β-D-glucopyranosyl ester}，羽扇烯3β-〔O-α-L-吡喃鼠李糖基-(1→2) α-L-吡喃阿拉伯糖基〕-20(29)-烯-28 酸酯-28-O-α-L-吡喃鼠李糖基-(1→4)-O-β-D-吡喃葡萄糖基-(1→6)-β-D-吡喃葡萄糖基{3β-〔O-α-L-rhamnopyranosyl-(1→2) α-L-arabinopyranosyl〕oxy lupan-20(29)-en-28-oic acid 28-O-α-L-rhamnopyranosyl-(1→4)-O-β-D-glucopyranosyl-(1→6)-β-D-glucopyranosyl ester}，羽扇烯23羟基-3β-〔O-α-L-吡喃鼠李糖基(1→2)-O-β-D-吡喃葡萄糖基-(1→4)-α-L-吡喃阿拉伯糖基-20(29)-烯-28 酸酯-28-O-α-L-吡喃鼠李糖基-(1→4)-O-D-吡喃葡萄糖基-(1→6)-β-D-吡喃葡萄糖基{23-hydroxy-3β-〔O-α-L-rhamnopyranosyl-(1→2)-O-β-D-glucopyranosyl-(1→4)-α-L-arabinopyranosyl〕oxy lupan-20(29)-en-28-oic acid 28-O-α-L-rhamnopyranosyl-(1→4)-O-β-D-glucopyranosyl-(1→6)-β-D-glucopyranosyl ester}，羽扇烯23羟基-3β-〔O-α-L-吡喃鼠李糖基-(1→2)-O-O-β-D-吡喃葡萄糖基-(1→4)-β-D-吡喃葡萄糖基(1→4)-α-L-吡喃阿拉伯糖基〕-20(29)-烯-28 酸酯-28-O-α-L-吡喃鼠李糖基-(1→4)-O-β-D-吡喃葡萄糖基-(1→6)-β-D-吡喃葡萄糖基{23-hydroxy-3β-〔O-α-L-rhamnopyranosyl-(1→2)-O-O-β-D-glucopyranosyl-(1→4)-β-D-glucopyranosyl-(1→4)-α-L-arabinopyranosyl〕oxy lupan-$\Delta^{20(29)}$-en-28-oic acid 28-O-α-L-rhamnopyranosyl-(1→4)-O-β-D-glucopyranosyl-(1→6)-β-D-glucopyranosyl ester}[8]，齐墩果酸3-O-〔O-β-D-吡喃葡萄糖基-(1→4)-β-D-吡喃葡萄糖基-(1→3)-O-α-L-吡喃鼠李糖基-(1→2) α-L-吡喃阿拉伯糖苷〕{oleanolic acid 3-O-〔O-β-D-glucopyranosyl-(1→4)-β-D-glucopyranosyl-(1→3)-O-α-L-rhamnopyranosyl-(1→2) α-L-arabinopyranoside〕}[9]，蹄纹天竺素-3-〔2″-(2″-反式咖啡酰-β-D-吡喃葡萄糖基)-β-D-半乳糖苷〕{pelargonidin-3-〔2″-(2″-*trans*-caffeoyl-β-D-glucopyranosyl)-β-D-galactopyranoside〕}[10]，常春藤皂苷元3-O-α-L-吡喃鼠李糖基-(1→2)〔β-D-吡喃葡萄糖基(1→4)〕-α-L-吡喃阿拉伯糖基28-O-β-D-吡喃葡萄糖基酯{3-O-α-L-rhamnopyranosyl-(1→2)〔β-D-glucopyranosyl-(1→4)〕-α-L-arabinopyranosyl hederagenin 28-O-β-D-glucopyranosyl-ester}，pulsatilla saponnin A，pulsatilla suponin D[11]。

【药理】 1. 抗病原微生物作用 (1) 抗菌作用 白头翁鲜汁、白头翁水提液(PWE)，醇提取物(PAE)体外均有明显的抗菌作用，能抑制金黄色葡萄球菌、白色葡萄球菌、铜绿假单胞菌、痢疾杆菌、炭疽杆菌、甲型和乙型链球菌等的生长[1～5]。抗菌有效成分为原白头翁素及白头翁素，两者对大肠杆菌、结核杆菌均有抑制作用[6～8]。

(2) 抗阿米巴原虫作用 PWE 1∶60、白头翁皂苷1∶500体外能抑制阿米巴的繁殖，而PWE 1∶40、皂苷1∶200时则能完全抑制阿米巴原虫生长。每日PWE 1 g/kg或皂苷1 g/kg灌胃6 d，能明显抑制大鼠体内阿米巴的生长[9,10]。

(3) 抗其他病原体作用 PWE 1∶1时2 h，1∶2时4 h即可全部杀死阴道滴虫[11]。白头翁粉杀滴虫的MIC为2 mg/ml[12]。此外，白头翁对皮肤真菌、酵母菌、锥虫、白念珠菌等均有抑制作用[6,7,12～14]，还对小鼠流感病毒感染有轻度抑制作用[15]。

2. 抗肿瘤作用 PAE每日30 g/kg、20 g/kg、10 g/kg灌胃9 d，对小鼠肉瘤S_{180}、小鼠肝癌腹水型(HepA肝癌)有

抑制作用。各剂量组均能提高非特异性免疫功能[16]。PWE和PAE体外有直接细胞毒作用[17]。白头翁注射液抗肿瘤作用的原理是干扰肿瘤细胞核酸代谢，而对荷瘤小鼠免疫系统的作用，既能轻度抑制脾脏功能，又能加强巨噬细胞活性而发挥抗肿瘤作用[18]。PWE分别给小鼠S_{180}、HepA肝癌、Ehrlich腹水癌和Lewis肺癌、大鼠Walker癌肉瘤(W_{256})灌胃，对5种可移植性肿瘤动物的ID_{50}分别为20.0 g/kg、23.3 g/kg、48.8 g/kg、16.3 g/kg和18.9 g/kg；体外对人红白血病细胞株K_{562}和大肠癌细胞株SW_{1116}的IC_{50}分别为28.8 mg/L和27.8 mg/L，还能促进小鼠TNF的形成[19]。PAE能显著降低二甲肼(DMH)诱发小鼠大肠癌的发生率，且能增强小鼠红细胞SOD和全血GSH-Px活性[20]。

3. 增强免疫功能的作用　PWE给小鼠灌胃，显著增强正常小鼠腹腔MΦ的吞噬率、吞噬指数为和脾指数[21]。白头翁糖蛋白能在体外显著增强小鼠腹腔MΦ吞噬中性红和分泌IL-1的作用，并可诱导MΦ产生NO[22]。

4. 抗炎作用　白头翁可抑制大鼠腹腔MΦ对炎性介质LTB_4及5-氢过氧化二十碳四烯酸的合成[23]。白头翁素可抑制由LPS诱导的MΦ对IL-6的释放[24]。

5. 其他作用　PAE有镇静、镇痛作用[25]。白头翁可对抗异烟肼和利福平引起的ALT(丙氨酸转氨酶)升高，对抗肝细胞死亡，具有保肝作用[26]；可使硫酸镉诱发的小鼠精子畸形率明显降低，具有抗诱变作用[27]；可清除H_2O_2，具有抗氧化作用，并呈量效关系[28]。白头翁皂苷体外具有较好的杀精子作用，使精子瞬间失活的MIC为0.73 mg/mL[29]。

【炮制】 1. 白头翁　取原药材，除去杂质，洗净，润透，切厚片，干燥。

2. 白头翁炭　取白头翁片置锅内，用武火炒至外呈黑色，内呈黑褐色为度，喷洒凉水适量，灭尽火星，取出，放晾。

饮片性状　白头翁参见“药材”项。白头翁炭形如白头翁，外表呈黑褐色，微有焦糊气；味苦。

贮干燥容器内，密闭，置通风干燥处，防霉，白头翁炭防复燃。

【药性】 苦，寒。归胃、大肠经。

1.《本经》：“味苦，温，无毒。”

2.《别录》：“有毒。”

3.《药性论》：“味甘、苦，有小毒。”

4.《汤液本草》：“气寒，味辛、苦。”

5.《雷公炮制药性解》：“入心、肾二经。”

6.《本草经疏》：“入手足阳明经血分。”

7.《本经逢原》：“苦，微寒，无毒。”

8.《长沙药解》：“入足少阳胆，足厥阴肝经。”

9.《本草正义》：“味微苦而淡，气清质轻。”

【功用主治】 清热解毒，凉血止痢，燥湿杀虫。主治赤白痢疾，鼻衄，崩漏，血痔，寒热温疟，带下阴痒，瘰疬，湿疹痈疮，眼目赤痛。

1.《本经》：“主温疟狂易寒热，癥瘕积聚，瘿气，逐血止痛，疗金疮。”

2.《别录》：“(主)鼻衄。”

3.《药性论》：“止腹痛及赤毒痢，治齿痛，主项下瘰疬。”“主百骨节痛。”

4.《日华子》：“治一切风气及暖腰膝，明目，消赘。”

5.《伤寒蕴要》：“热毒下痢紫血鲜血者宜之。”

6.《本草汇言》：“凉血，消瘀，解湿毒。”

7.《本草备要》：“治秃疮，瘰疬，疝瘕，血痔，偏坠，明目，消疣。”

8.《纲目拾遗》：“去肠垢，消积滞。”

9.《本草汇纂》：“泻肠胃热毒。”

10.《新本草纲目》：“用于月经闭止及热性下痢。”

【用法用量】 内服：煎汤，15～30 g；或入丸、散。外用：煎水洗，或捣敷，或研末敷。

【宜忌】 虚寒泻痢患者慎服。

1.《本草经疏》：“滞下胃虚不思食，及下利完谷不化，泄泻由于虚寒寒湿而不由于湿毒者忌之。”

2.《本草从新》：“血分无热者忌。”

【选方】 1. 治热痢下重　白头翁二两，黄连、黄柏、秦皮各三两。上四味，以水七升，煮取二升，去滓。温服一升，不愈更服。(《金匮要略》白头翁汤)

2. 治冷劳泄痢，产后带下　白头翁(去芦头)半两、艾叶(微炒)二两，为末，以醋一升，入药一半先熬成煎，复入余药，为丸如梧子大。每服三十丸，空腹米饮送下。(《圣济总录》)

3. 治男子疝气，或偏坠　白头翁、荔枝核各二两，俱酒浸，炒为末，每早服三钱，白汤调下。(《本草汇言》)

4. 治不问男妇，遍身疙瘩成块如核，不红不痛，皆痰流注而成结核　白头翁一斤，去叶用根，分成四服，每服四两，用酒煎，一日三服，二日服尽而已。(《寿世保元》醉翁仙方)

5. 治气喘　白头翁二钱，水煎服。(《文堂集验方》)

【临床报道】 1. 治疗慢性溃疡性结肠炎　治疗组37例取白头翁100 g，加水1 000 ml，煎至约150 ml，保留灌肠，每晚1次，共15 d。若病久脾气亏虚者，加用黄芪、白术各50 g。对照组31例用柳氮磺胺吡啶(SASP)2 g、地塞米松(Dxm)10 mg加入生理盐水50 ml，保留灌肠，每晚1次，共15 d。结果：治疗组临床治愈26例，好转9例，无效2例，总有效率为94.6%。对照组临床治愈15例，好转5例，无效11例，总有效率64.5%。两组比较，治疗组总有效率显著高于对照组($P<0.05$)。对临床治愈患者信访3～6月，治疗组复发2例，占7.7%；对照组复发6例，占40.0%。治疗组的复发率明显低于对照组($P<0.05$)[1]。

2. 治疗消化性溃疡　将白头翁、生黄芪、蜂蜜按6∶3∶8的比例制成“胃痛灵”糖浆。制备时先将白头翁、生黄芪用清水漂洗，并浸泡1昼夜，然后用文火浓煎2次去滓，取上清液，另将蜂蜜煮沸去浮沫，加入药液中浓缩成糖浆。每服20 ml，日服3次，饭前用热开水冲服。共治疗147例，其中胃溃疡56例，痊愈18例，好转31例，无效7例；十二指肠球部溃疡78例，痊愈31例，好转44例，无效3例；复合性溃疡13例，痊愈2例，好转9例，无效2例。总有效率为91.8%。中医分型观察，本品对胃阴不足型疗效最佳，虚寒型、气虚型次之，对肝郁型疗效较差，对血瘀型、痰浊型无效[2]。

3. 治疗流行性腮腺炎　将鲜白头翁20 g，板蓝根30 g，加水500 ml，煮沸4次后，将3枚鸡蛋打入，不能搅动，再次煮沸，待鸡蛋熟后捞出。去除药渣，服鸡蛋及药汤，使患者稍出汗。若未痊愈，次日可再服一剂。合并脑炎及脑膜脑炎者加用降颅内压药物。共治疗82例，结果：全部治愈，均于服药后10 h腮腺肿胀明显减退。其中轻症患者2剂愈者63例，3剂愈者12例，7例重症患者服4剂而愈[3]。

【各家论述】 1. 李东垣：“张仲景治热痢下重，用白头翁汤主之，盖肾欲坚，急食苦以坚之。痢则下焦虚，故以纯苦之剂坚之。男子阴疝偏坠，小儿头秃膻腥，鼻衄，无此不效，毒痢有此获功。”(引自《纲目》)

2.《本草正义》:“白头翁之气味,《本经》以为苦温,吴绶改作苦辛寒,石顽改作微寒。详《本经》主温疟狂易等证,仲景以治热痢下重,决非温性,改者是也。温疟狂易,皆属热病,惟苦能泄降,寒能胜热,是以主之。寒热、癥瘕,积聚瘿气,有由于血热瘀滞者,苦辛泄散,而入血分,则癥瘕积聚瘿气可消,故并能逐血止痛,疗金疮也。鼻衄,又血热上涌之证,苦能泄降,而寒以胜热,证治皆合。《本经》之温字,必传写之误矣。”

3.《国药诠证》:“诸家以其能治热痢而谓其苦寒,余据《本经》苦温之说,用治寒痢,亦颇有效。可知白头翁之治痢,其效在燥而不在温或寒。凡利由肠必挟湿而失其收缩之力,故不问寒热,凡湿重皆当用燥湿收缩之药。白头翁以燥肠湿见长,故为治痢之要药,寒者可与温药同用,热者可与清药同用。凡温性药之可以两用者不乏其例,明乎此则可以免寒温之惑矣。”

1443 白尼参 bái ní shēn（《中国药用海洋生物》）

【基原】 为海参科布氏参属动物蛇目白尼参及图纹白尼参(去内脏)的全体。

【原动物】 1. 蛇目白尼参 *Bohadschia argus* Jaeger 又名:蛇目布氏参(旧称),蛇目参、虎参、豹参(商品名),虎鱼、豹纹鱼、斑鱼(《南海海洋药用生物》)。

体长 30～50 cm,背面为深灰色或灰白带黄色,有许多显著的蛇目状斑纹,各斑纹的周围颜色较浅,内有黑色圈,圈内为黄色,中央有一黑点,从点上伸出一小疣,也常排列成不规则的纵行。口偏于腹面,具触手 20 个。腹面平坦,呈淡灰褐色,并密生很多排列不规则的管足。背面皮内骨片主要为繁简不同的花纹样体;腹面皮内骨片为卵形颗粒体及葡萄状花纹体。

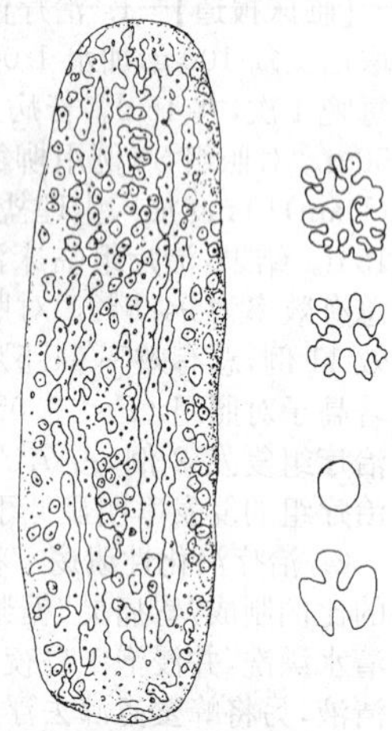

蛇目白尼参

多栖息于珊瑚礁内或潟湖内,水深 6～18 m 有海草的沙底。我国分布于海南及西沙、南沙群岛。

2. 图纹白尼参 *B. marmorata* Jaeger [*B. bivittata* (Mitsukuri); *B. koellikeri* (Semper)] 又名:二斑布氏参、二斑白尼参、凯利白尼参、网纹白尼参、白瓜参、白乳参、白底靴。

体形肥胖,长约 30 cm,宽 8～10 cm,前后两端几乎一样宽。口偏于腹面,具触手 20 个。全身散布很多形状较小的管足,排列不规则,沿腹面中央线排列较密。背面浅黄褐色,前后有两块赤褐色大横斑或小斑。腹面色较浅为黄白色或白色。背面皮内骨片为末端分枝 2～4 次的 X 形花纹样体;腹面皮内骨片也是花纹样体,但分枝较宽而短,甚至变为卵圆形的颗粒体。

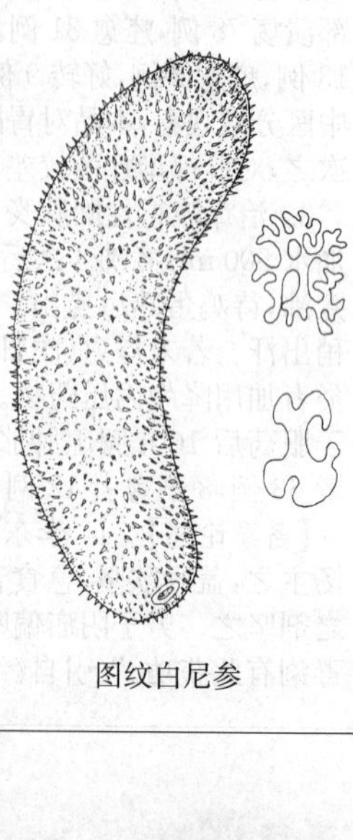

图纹白尼参

生活时体色图纹变化较大,常呈大理石花纹状或地图斑块状。多生活于珊瑚礁沙底。我国分布于海南及西沙、南沙等群岛。

【采收加工】 参见“海参”条。

【成分】 全体含三萜苷,苷元为:海参-9(11)-烯-3β, 12α-二醇[holost-9(11)-ene-3β, 12α-diol],海参-9(11)-烯-3β-醇[holost-9(11)-en-3β-ol][1];海洋苷(marine glycoside)[2],皂苷(saponins)[3],羊毛脂-9(11)-烯-3β-醇[lanost-9(11)-en-3β-ol]。甾体类:4α, 14α-二甲基-5α-胆甾-9(11)-烯-3β-醇[4α, 14α-dimethyl-5α-cholest-9(11)-en-3β-ol],14α-甲基胆甾醇-9(11)-烯-3β-醇[14α-methylcholest-9(11)-en-3β-ol][4],海参素 A[5]。脂肪酸类:花生四烯酸(arachidonic acid),二十碳三烯酸(eicosatrienoic acid),二十碳五烯酸(eicosapentaenoic acid),另外还含有钠、钾、钙、镁、铁、锌、铜等元素[6]。

【药理】 杀菌作用 体外试验,蛇目白尼参皂苷 3～100 μg/ml 时,对白念珠菌、热带假丝酵母(*Candida tropicalis*)、产朊假丝酵母(*C. utilis*)、克鲁斯假丝酵母(*C. krusei*)等均有很强的抗真菌作用[1]。

【药性】 甘,温。归肾经。

【功用主治】《南海海洋药用生物》:“为滋补品。滋阴降火,补肾。治水肿。”

【用法用量】 内服:煮食,适量;研末,每次 5～15 g。

1444 白芷叶 bái zhǐ yè（《别录》）

【异名】 蒚麻(《别录》)。

【基原】 为伞形科当归属植物白芷 *Angelica duhurica* (Fisch. et Hoffm.) Benth. et Hook. f. 和杭白芷 *Angelica dahurica* (Fisch ex Hoffm.) Benth. et Hook. f. var. *formosana* (Boiss.) Shan et Yuan 的叶。

【原植物】 参见“白芷”条。

【采收加工】 春、夏季采收,晒干。

【功用主治】 清热凉血,祛风。主治瘾疹,丹毒,小儿发热。

1.《别录》:“作浴汤,去尸虫。”

2.《千金方》:“治风瘙瘾疹,白芷根、叶煮汁洗之。”

3.《纲目》:“浴丹毒。”

【用法用量】 外用:煎汤洗;或研粉扑。

【选方】 治小儿身热 白芷根苗、苦参等分。为粗散,用清浆水煎,更入盐少许,以浴儿。浴毕,用粉粉之。(《千金方》除热汤)

1445 白花丹 bái huā dān（《生草药性备要》）

【异名】 山坡苓、假茉莉(《生草药性备要》),千里及、乌面马(《植物名汇》),白雪花(《广州植物志》),野苜莉、隔布草(《福建民间草药》),千槟榔、照药(《广西药用植物图志》),白花皂药(《四川中药志》),白花岩陀(《云南中草药》),白花九股牛、余笑花、白花铁罗汉(《红河中草药》),火灵丹、猛老虎(《全国中草药汇编》)。

【基原】 为白花丹科白花丹属植物白花丹的全草或根。

【原植物】 白花丹 *Plumbago zeylanica* L.

多年生蔓生亚灌木状草本,高 2～3 m。茎细弱,基部木质，多分枝，有细棱，节上带红色，除具腺外，光滑无毛。单叶互生；叶柄基部扩大而抱茎；叶片纸质，卵圆形至卵状椭圆形，长4～10 cm，宽1.5～5 cm，先端尖，基部阔楔形，无毛，全缘。穗状花序顶生或腋生，长5～25 cm；苞片短于萼，边缘为干膜质；花萼管状，绿色；花冠白色或白而略带蓝色，高脚碟状；雄蕊5，生于喉处；子房上位，1室，柱头5裂。蒴果膜质。花期10月至翌年3月，果期2月至翌年4月。

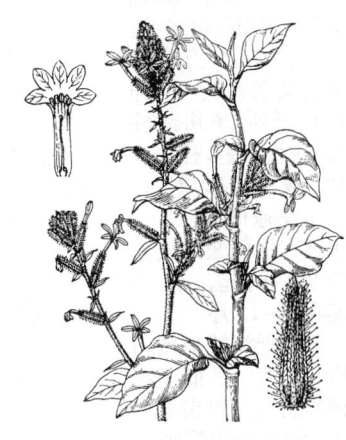

白 花 丹

生于气候炎热的地区，常见于阴湿的沟边或村边路旁的旷地。分布于西南及福建、广东、广西、台湾等地。

【采收加工】 全年均可采，切段晒干或鲜用。

【药材】 白花丹 *Radix et Herba Plumbaginis Zeylanicae* 产于福建、台湾、广东、广西、四川、贵州、云南等地。

性状 主根呈细长圆柱形，多分枝，长可达30 cm，直径约5 mm，略弯曲，上端着生多数细根，表面灰褐色或棕黄色。茎圆柱形，直径4～6 mm，有分枝，表面黄绿色至淡褐色，节明显，具细纵棱；质硬，易折断，断面皮部呈纤维状，淡棕黄色，中间呈颗粒状，淡黄白色，髓部白色。叶片多皱缩破碎，完整者展平后呈卵形或长圆状卵形，上面淡绿色至黄绿色，下面淡灰绿色至淡黄绿色。穗状花序顶生，萼管状，被有柄腺体，花白色至淡黄色。气微，味辛辣。

鉴别 根横切面：木栓层细胞数列，含有棕黄色物质。皮层薄壁细胞10余列，含有淀粉粒及棕黄色块状物；皮层纤维单个散在或成束。维管束外韧型。韧皮部有纤维束。形成层成环。木质部导管多单个径向排列；木射线宽1～2列细胞，木纤维壁厚，木化。

粉末特征：黄绿色。淀粉粒较多，单粒呈类圆形、卵圆形或不规则形，层纹及脐点不明显，复粒少数。气孔环式，副卫细胞3个，大小近相等。叶表面观垩腺呈类方圆形，直径30～50 μm。萼管腺毛具长柄，较大，腺头多细胞，膨大呈球形或椭圆形；腺柄多细胞，长方形，排成10余列。花粉粒圆球形或椭圆形，有3条明显的沟，外壁雕纹网状，网眼圆形，直径60～90 μm。网纹、具缘纹及螺纹导管直径10～30 μm。纤维细长，先端钝或呈梭状，胞腔及孔沟明显。

【成分】 根中含有酚性成分：白花丹素（plumbagin），3-氯白花丹素（3-chloroplumbagin），3，3-双白花丹素（3，3′-biplumbagin）[1,2]，茅膏醌（droserone），毛鱼藤酮（elliptinone），异白花丹酮（isozeylanone）[2]，白花丹酮（zeylanone），3，6′-双白花丹素（chitranone），马替柿醌（maritinone），2-甲基-5，8-二羟基萘醌（2-methylnaphthazarin），亚甲基-3，3′-双白花丹素（methylene-3，3′-biplumbagin）[3]，白花丹醌（plumbazeylanone）[3,4]，异柿萘醇酮（isoshinanolone），1，2(3)-四氢-3，3′-双白花丹素〔12(3)-tetrahydro-3，3′-biplumbagin〕和谷甾醇（sitosterol）[5]。

地上部分含酚性成分：3，6′-双白花丹素[6]；三萜成分：羽扇豆醇（lupeol），α和β-香树脂醇（α、β-amyrin），蒲公英甾醇（taraxasterol）及ψ-蒲公英甾醇（ψ-taraxasterol）[7]。

全草含有机酸及酯：白花丹素、香草酸（vanillic acid）[8]及白花丹酸（plumbagic acid）[8,9]。1-酮基-3β，19α-二羟基-12乌苏烯-24，28-二甲酯（1-keto-3β，19α-dihydroxy urs-12-ene-24，28-dioic acid di-methyl ester）[10]，壬醇酯（nonyl nonanoate），壬基-8-甲基-12-7-烯醇酯（nonyl-8-methyl-dodec-7-enoate），苄基-2，5-二羟基-6-甲氧基安息香酸（benzyl 2，5-dihydroxy-6-methoxybenzoate），2，2-dimethyl-5-hydroxy-6-acetyl chromene[11]。

【药理】 1. 抗生育作用 白花丹素和根的乙醇提取物对有正常卵巢周期和生育力的年轻大鼠有抗生育作用，是糖苷或鞣酸作用的结果[1]。白花丹根的雌激素作用可改变大鼠子宫液高分子量和低分子量蛋白质数量[2]。对小鼠抗早孕 ED_{50} 为83.3±14 mg/kg[3]。茎的乙醇提取液对兔、猫、大鼠的离体子宫有兴奋作用；麻醉兔静脉注射0.05～0.8 g/kg，对在体子宫亦有兴奋作用，可明显的加大收缩幅度，剂量过大则引起子宫痉挛，中毒剂量时可致呼吸抑制、血压下降及心搏停止[4]。

2. 抗微生物作用 100%茎、叶、花的水或乙醇提取液对溶血性链球菌有较强的抑制作用，对金黄色葡萄球菌、伤寒杆菌、福氏痢疾杆菌也有一定的抑制作用。白花丹素1∶100 000对金黄色葡萄球菌、链球菌、肺炎链球菌，1∶10 000对伤寒杆菌和大肠杆菌，1∶250 000对一些致病真菌均有抑制作用[4]。白花丹素20 μg/ml对柠檬色葡萄球菌、白色葡萄球菌、副伤寒沙门菌、都柏林沙门菌、肺炎杆菌等有抑制作用，10 μg/ml对黑色根霉、絮状表皮癣菌等有抑制作用[5]。

3. 对心血管的作用 白花丹素以1 mg/100 g体重给大鼠口服，12～24 h后其凝血酶原时间明显延长，可引起肝组织总蛋白、血清丙氨酸氨基转移酶（ALT）和碱性磷酸酶明显升高，而在血清内总蛋白和碱性磷酸酶无明显变化，ALT明显降低[6]。

4. 抗炎及致炎作用 从白花丹科植物提取、分离的蒽醌类化合物白花丹醌以 10^{-4} mol/L的浓度作用于受到致细胞炎症的钙离子载体A-23187刺激的猪多形核白细胞（PMNL），可抑制AA的释放并完全抑制PMNL脂氧合酶的活性从而抑制致炎的免疫抑制物白三烯 B_4（LTB_4）和廿碳烯酸的产生，显示强烈的抗炎作用[7]。

5. 其他作用 白花丹素以2 mg/kg给大鼠口服和瘤内注射，对甲基胆蒽所致肿瘤的生长抑制率分别达60%、70%，ED_{50} 为0.75 mg/kg。白花丹素4 mg/kg对小鼠淋巴白血病 P_{388} 细胞有效[5]。

毒性 白花丹素给小鼠灌胃的 LD_{50} 为164 mg/kg，大鼠为65 mg/kg；亚急性毒性实验，小鼠每日1次给药20～40 mg/kg，连续14 d，处死动物，大剂量组肾组织未见明显病变，肝内汇管区周围有小灶性坏死，炎细胞浸润；小剂量组肝、肾组织变化同大剂量组。30 mg/kg以上剂量，对豚鼠有明显毒性反应及消化道的强烈刺激作用[8]。

【药性】 辛、苦、涩，温，有毒。

1.《生草药性备要》："味苦，性寒，无毒。"

2.《岭南草药志》："性微温；根茎：味微涩、微苦；叶：辣，有毒。"

3.《云南中草药》："辛，温，剧毒。"

4.《福建药物志》:"味微甘。"

【功用主治】 祛风除湿,行气活血,解毒消肿。主治风湿痹痛,血瘀经闭,跌打扭伤,痈肿瘰疬,疥癣瘙痒,毒蛇咬伤。

1.《生草药性备要》:"散疮消肿,祛风。治蛇咬,痢症,去眼膜,迎风下泪;擦癣疥癞,去毒俱妙。"

2.《岭南采药录》:"其叶捣烂敷跌打伤,能去瘀。"

3.《四川中药志》1960年版:"治痨伤吐血,虚弱带下及咳嗽心累。"

4. 广州部队《常用中草药手册》:"祛风除湿,散瘀消肿。治风湿骨痛,陈旧性关节扭伤,心胃气痛。"

5.《云南中草药》:"行气活血,祛风燥湿。"

6.《湖南药物志》:"止痛。治斑蝥中毒。"

7.《福建药物志》:"治疟疾,颈淋巴结核,血瘀经闭,小儿胎毒,眼翳。"

【用法用量】 内服:煎汤,9~15 g;或浸酒。外用:煎水洗;或捣敷;或研末调敷。

【宜忌】 孕妇禁服。外用时间不宜过长,以免起泡。

1. 广州部队《常用中草药手册》:"孕妇禁服。"

2.《广西民族药简编》:"内服时忌吃酸、酱、豆类、芥兰菜、蕹菜等食物。"

【选方】 1. 治血瘀经闭 白花丹干根 30 g,或加瘦猪肉 60 g。水煎服。(《福建中草药》)

2. 治跌打损伤 鲜白雪花叶捣烂调黄酒加热,揉擦患处;或白雪花根 12 g,水煎冲酒服。(《福建药物志》)

3. 治瘰疬未溃 白花丹鲜根 15~30 g,酌加猪瘦肉,水炖服。(《福建中草药》)

4. 治厚皮癣 白花丹茎叶捣烂敷。(《广西药用植物图志》)

5. 治眼翳 鲜白雪花叶捣烂贴印堂,见出水泡即除去。(《福建药物志》)

6. 治脚底硬结疼痛(胼胝) 白花丹鲜叶 1 握,稀饭 1 撮,食盐少许。捣烂涂贴,日换 1 次。(《福建民间草药》)

1446 白花草 bái huā cǎo
(《昆明民间常用草药》)

【基原】 为兰科玉凤花属植物鹅毛玉凤花 *Habenaria dentata* (Sw.) Schltr. 的茎叶。

【原植物】 参见"双肾子"条。

【采收加工】 6~8月采收,晒干。

【药性】 《云南中草药》:"甘、微苦,平。"

【功用主治】 《云南中草药》:"利小便,消炎肿,主治尿路感染。"

【用法用量】 内服:煎汤,9~15 g。

1447 白花菜 bái huā cài
(汪颖《食物本草》)

【异名】 羊角菜(《纲目》),屡析菜(《生草药性备要》),臭花菜(《河南中草药手册》),臭豆角、猪屎草、五梅草、白花仔草(《新华本草纲要》)。

【基原】 为白花菜科白花菜属植物白花菜的全草。

【原植物】 白花菜 *Cleome gynandra* L. [*Gynandropsis pentaphylla* (L.) DC.; *G. gynandra* (L.) Briq.] 又名:白花草(《云南植物志》)。

一年生草本,高约1 m。常被腺毛。叶为3~7小叶的掌状复叶,叶柄长 2~7 cm,小叶柄长 2~4 mm;小叶倒卵状椭圆形、倒披针形或菱形,基部楔形至渐狭延成小叶柄;总状花序长 15~30 cm;苞片由3枚小叶组成;花梗长约1.5 cm;萼片分离,披针形,椭圆形或卵形,被腺毛;花瓣白色,少有淡黄或淡紫色;雄蕊6,伸出花冠外;子房线柱形,花柱很短,柱头头状。果圆柱形,斜举。种子扁球形,黑褐色,表面有横向皱纹或具瘤状小凸起。花、果期在7~10月。

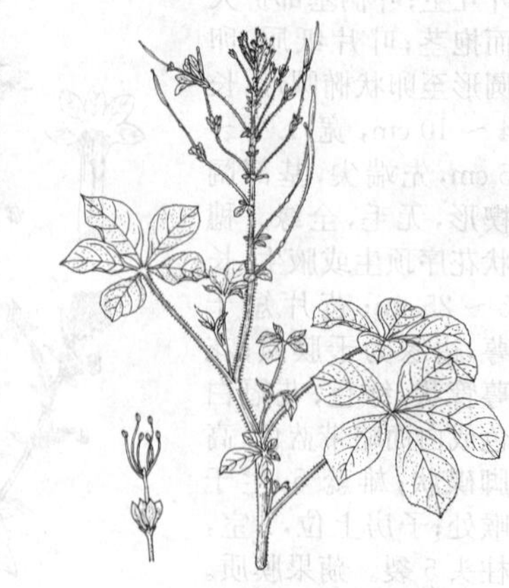

白花菜

生于低海拔地区田野、荒地。分布于我国华北及其以南至广东、海南、台湾等地。

本植物的根(白花菜根)、种子(白花菜子)亦供药用,另设专条。

【栽培】 生物学特性 喜温暖湿润气候,喜肥水,幼苗期缺水影响生长发育。一般土壤都能栽种,以疏松、肥沃或微碱性、微酸性土壤生长较好。种子不耐贮藏,隔年种子发芽率显著降低。

繁殖方法 种子繁殖。4月上旬至6月上旬播种,施足底肥,翻耕耙平,按行距 30~60 cm,顺畦开 3~4 cm 浅沟,将与沙混合的种子均匀撒于沟内,覆土,镇压,播后浇水。播后2星期出苗。

田间管理 当幼苗长出2~3片真叶,进行间苗,苗高15 cm时按株距30 cm定苗。为提高产量,结合松土除草,现蕾前追施氮、磷肥。

【采收加工】 6~8月采收全草(地上部分)鲜用或晒干。

【药材】 白花菜 *Herba Cleomes Gynandrae* 产于河北、河南、安徽、江苏、广西、台湾、云南、贵州、广东等地。

性状 茎多分枝,密被黏性腺毛。掌状复叶互生,小叶5,倒卵形或菱状倒卵形,全缘或有细齿;具长叶柄。总状花序顶生;萼片4,花瓣4,倒卵形,有长爪;雄蕊6,雌蕊子房有长柄。蒴果长角状。有恶臭气。

【成分】 全草中含有达玛烷型皂苷:cleogynol[1]。叶中含有芦丁苷(rutin)[2],单萜类成分:芳樟醇(linalool),反式-2-甲基环戊醇(*trans*-2-methylcyclopentanol),β-环柠檬醛(β-cyclocitral),橙花醇(nerol),反式牻牛儿醇(*trans*-geraniol),β-紫罗兰酮(β-ionone),反式牻牛儿基丙酮(*trans*-geranyl acetone),橙花叔醇(nerolidol)[3]。

【药性】 辛、甘,平。

1.《纲目》:"苦辛,微毒。"

2.《生草药性备要》:"味甜,性平。"

3.《随息居饮食谱》:"苦、辛、甘,温。"

【功用主治】 祛风除湿,清热解毒。主治风湿痹痛,跌打损伤,淋浊白带,痔疮,痢疾,疟疾,蛇虫咬伤。

1. 汪颖《食物本草》:"下气。"

2.《纲目》:"煎水洗痔;捣烂敷风湿痹痛,擂酒饮止疟。"

3.《生草药性备要》:"治跌打,蛇咬。"

4.《中国药用植物图鉴》:"止下痢。"

5.《河南中草药手册》:"祛风除湿,清热解毒。"

6.《福建药物志》:"祛风行气,清热除湿。主治风湿痹痛,汗斑,痔疮发炎。"

【用法用量】 内服：煎汤，9～15 g。外用：煎水洗，或捣敷。

【宜忌】 内服不宜过量，皮肤破溃者不可外用。

1. 汪颖《食物本草》："多食动风气，滞脏腑，令人胃中闷满，伤脾。"

2.《湖北中草药志》："天寒者不宜用，多食则胃中闷满。"

3.《安徽中草药》："外敷对皮肤有刺激性，若皮肤破溃者不宜用，敷后有烧灼感时即除去。"

【选方】 1. 治淋浊，带下 白花菜鲜草15～24 g，猪膀胱1个。水煎，饭前服。

2. 治疟疾 白花菜鲜叶绞汁1杯(5～10 ml)，黄酒等量，熬热，在发作前1 h服。(1、2方出自《南京地区常用中草药》)

1448 白花藤 bái huā téng (《云南中草药选》)

【异名】 大发汗、白藤、大毛豆、断肠叶(《云南中草药选》)，活血大力王(《红河中草药》)。

【基原】 为豆科鸡血藤属植物滇桂崖豆藤的根和藤、叶。

【原植物】 滇桂崖豆藤 *Millettia bonatiana* Pamp.

攀缘状灌木，长达10 m。小枝密生短茸毛。叶互生，奇数羽状复叶，长约30 cm；小叶11～13，叶片卵圆形，长5～8 cm，宽2～3 cm，先端渐尖，基部近圆形至心形。总状花序腋生，长3～7 cm；花单生或成对生，长约2.5 cm；花萼钟形，5裂；花冠蝶形，淡紫色、绿白色；雄蕊10，二体；子房线形，花柱弯曲，柱头小。荚果线形，有黄色长茸毛。种子4颗。花期4～6月，果期6～10月。

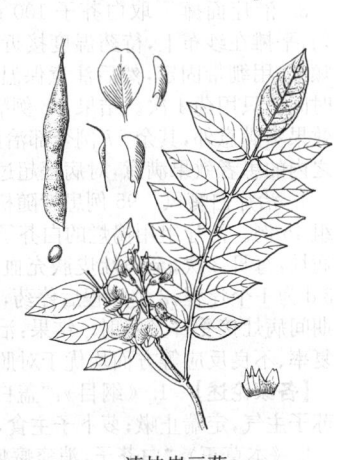

滇桂崖豆藤

生于海拔1 500 m上下的山坡灌木丛中或阴湿地。分布于广西、云南等地。

【采收加工】 全年均可采收，叶鲜用；根、藤，切片晒干。

【药性】 辛、苦，温，有毒。

1.《云南中草药》："苦、微咸，热，有毒。"

2.《全国中草药汇编》："苦、辛，热。"

【功用主治】 祛风除湿，活血止血。主治风寒感冒，风湿痹痛，跌打损伤，闭经，外伤出血。

1.《云南中草药》："止血接骨，发汗祛风。治跌打损伤，闭经，感冒风寒，类风湿关节炎，外伤出血。"

2.《云南中药志》："活血，止血。"

【用法用量】 内服：煎汤，0.3～0.6 g；或研末，每次0.15～0.3 g；或浸酒。外用：叶适量，捣敷；或研末调敷。

【宜忌】《云南中草药》："孕妇忌服。忌豆、鱼腥。本品中毒，症现大汗淋漓，以致虚脱。可用盐水解。"

1449 白芥子 bái jiè zǐ (《新修本草》)

【异名】 辣菜子(《中药志》)。

【基原】 为十字花科欧白芥属植物白芥 *Sinapis alba* L. 的种子。

【原植物】 参见"白芥"条。

【采收加工】 春播于7～8月采收，秋播于5月中、下旬采收，待果实大部分出现黄色时割下全株，后熟数日，选晴天晒干，脱出子粒，簸除杂质即可入药。

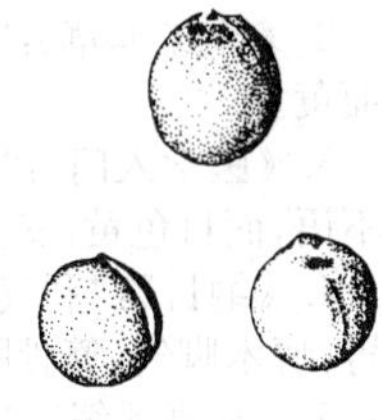

白芥子(种子)外形

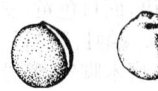

【药材】 白芥子 *Semen Sinapis Albae* 主产于山西、山东、安徽、新疆、四川、云南等地。

性状 种子呈球形，直径1.5～2.5 mm。表面灰白色至淡黄色，具细微的网纹，有明显的点状种脐。种皮薄而脆，破开后内有白色折叠的子叶，有油性。无臭，味辛辣，粉碎湿润后，有特殊的辛烈臭气。

鉴别 (1) 种子横切面：种皮表皮为黏液细胞，有黏质纹理；下皮为2列厚角细胞；栅状细胞1列，内壁及侧壁增厚，外壁菲薄。内胚乳为1列类方形细胞，含糊粉粒。子叶及胚根薄壁细胞含脂肪油滴和糊粉粒。

(2) 理化鉴别：参见"芥子"条。

【成分】 种子含芥子油苷(glucosinolate)[1]，内有白芥子苷(sinalbin)[2]。还含脂肪油，芥子酶，芥子碱(sinapine)[2, 3]和赖氨酸、精氨酸、组氨酸等氨基酸[4]。又含4-羟基苯甲酰胆碱(4-hydroxy benzoylcholine)，4-羟基苯甲胺(4-hydroxy benzylamine)[5]。

【药理】 1. 对呼吸系统的作用 (1) 镇咳作用 炒白芥子醇提取物灌胃在浓氨水致咳实验中使小鼠的咳嗽次数明显减少，咳嗽的潜伏期明显的延长，镇咳效果明显[1]。

(2) 祛痰作用 毛细玻管法中，白芥子水提取物、炒白芥子水提取物都有明显的祛痰作用，尤以白芥子水提取物大剂量组祛痰效果明显[1]。

(3) 平喘作用 喷雾致喘法中，炒白芥子醚提取物对4%氯化乙酰胆碱诱发豚鼠哮喘有明显预防作用[1]。

2. 抗雄激素作用 以60%乙醇提取制得的白芥子总提取物和分段提取物Ⅰ、Ⅱ以及分离得到的白芥子苷给由丙酸睾酮诱发的去势小鼠灌胃，均能显著抑制去势小鼠的前列腺增生，降低小鼠血清酸性磷酸酶活性[2, 3]。

3. 抗炎作用 白芥子苷能明显降低滤纸片埋藏引起的大鼠肉芽肿增生[3]。

【炮制】 1. 白芥子 取原药材，除去杂质，筛去灰屑。用时捣碎。

2. 炒白芥子 取净白芥子置锅内，用文火加热，炒至深黄色或棕黄色，有爆裂声，香辣气逸出时，取出放凉。炒后药性缓和，擅长于温肺豁痰利气。

饮片性状 白芥子参见"药材"项。炒白芥子形如白芥子，表面深黄色或棕黄色，破裂，微有焦香气。

贮干燥容器内，密闭，置阴凉干燥处，防潮，防蛀。

【药性】 辛，温。归肺、胃经。

1.《开宝本草》："味辛，温，无毒。"

2.《雷公炮制药性解》："入肺、胃二经。"

3. 姚可成《食物本草》："辛，热。"

4.《本草新编》："入肝、脾、肺、胃、心与包络之经。"

5.《本经逢原》："微毒。"

【功用主治】 利气燥痰，散结消肿。主治咳喘痰多，胸满胁痛，肢体麻木，关节肿痛，湿痰流注，阴疽肿毒。

1.《本草经集注》:“御恶气,及暴风,毒肿流四肢疼痛。”(引自《纲目》)

2.《开宝本草》:“主射工及疰气上气,发汗,胸膈痰冷,面黄。”

3.《医学入门》:“利胸膈痰,止翻胃吐食,痰嗽上气,中风不语,面目色黄,安五脏,止夜多小便。”

4.《纲目》:“利气豁痰,除寒暖中,散肿止痛。治咳嗽反胃,痹木脚气,筋骨腰节诸痛。”

5.《本草新编》:“能祛冷气,安五脏,逐膜膈之痰,消癖化疟,降食定喘,利窍明目,逐瘀止疼,俱能奏效。”

6.《医林纂要》:“补肝泻肺,功专行痰,去支饮,温中开胃,发汗祛寒,亦治风痹。”

7.《得配本草》:“通经络,散水饮,除疟癖,治喘嗽。”“炒研,蒸饼丸,治腹中冷气。生研,水调贴足心,引毒归下,令痘疹不入目。”

8. 沈文彬《药论》:“皮里膜外之痰涎,非斯不达;肋下胸前之气滞,藉此而疏。”

【用法用量】 内服:煎汤,3～10 g;或入丸、散。外用:研末调敷;穴位敷贴。

【宜忌】 肺虚久咳,阴虚火旺者禁服。内服过量会引起呕吐、腹泻。白芥子油对皮肤黏膜有刺激作用,能引起充血、灼痛,甚至发泡,皮肤过敏或溃破者忌外用。

1.《本草经疏》:“肺经有热,与夫阴虚火炎,咳嗽生痰者,法在所忌。”

2.《分部本草妙用》:“多食昏目,动火,泄气,伤精。”“老人、虚人量用之。”

3.《得配本草》:“肺气虚、胃中热者禁用。”

4.《本草求真》:“久服耗损真气,令人眩晕损目。”

5.《萃金裘本草述录》:“痔疮便血亦忌。”

【选方】 1. 治老人痰气喘咳,胸满懒食 白芥子、紫苏子、萝卜子各洗净,微炒,击碎。看何证多,则以所主者为首,余次之,每剂不过三钱,用生绢小袋盛之,煮作汤饮。(《韩氏医通》三子养亲汤)

2. 治痰涎伏在心鬲上下,忽患胸背、手脚、颈项、腰胯隐痛不可忍,连筋骨,牵引钓痛,坐卧不宁,时时走易不定,或令人头痛不可举,或神意昏倦多睡,或饮食无味,痰唾稠黏,夜间喉中如锯声,多流睡涎,手脚重,腿冷痹,气脉不通等 甘遂(去心),紫大戟(去皮)、白芥子(真者)各等分。上为末,煮糊丸如梧子大,晒干,食后,临卧,淡姜汤或热水下五七丸至十丸。如痰猛气实,加数丸不妨,其效如神。(《三因方》控涎丹)

3. 治胸胁痰饮 白芥子五钱,白术一两。为末,枣肉和捣为丸,梧子大,每清晨白汤下百丸。(《本草汇言》引《摘玄方》)

4. 治风湿涎痰,结成痞块 外用白芥子为末,醋调敷患上。内用白芥子为末,神曲打糊丸梧子大。每服三钱,清晨参枣汤下。(《方脉正宗》)

5. 治淋巴结核 白芥子、葱头各 3 g,捣烂,敷患处,隔日 1 次,每次 4～5 h。〔《中级医刊》1959,(8):566〕

6. 治脚气肿痛 白芥子、白芷等分,为末,姜汁和,涂之。(《本草述钩元》)

7. 治伤寒后,肺中风冷,失音不语 白芥子五合(研碎)。用酒煮令半熟,带热包裹熨项颈周延,冷则易之。(《普济方》芥子酒熨方)

8. 治痘疹入目,风眼疫眼,及焮热之眼目 白芥子(如食料者)一两,大蒜(杵烂)一钱,醋一钱。上三味,如麦饼,如钱大,贴足心。(《眼科锦囊》)

【临床报道】 1. 治疗小儿支原体肺炎 设热敷组 70 例,对照组 92 例。对照组用抗生素等综合治疗,热敷组在对照组治疗基础上加白芥子、吴茱萸热敷。方法为:将白芥子 30 g,吴茱萸 6 g,食盐 50 g 等放入锅中热炒,2～3 min 后将药物及盐全部倒入自制的布袋中。敷贴于肺的体表投影部位,即前胸、后背等,以患侧为主。每次大约 20 min(以药冷为度),再放入锅中热炒,可重复使用,每日热敷时间最好能达到 1～2 h。小儿肌肤柔嫩,当药袋较热时,可隔衣或毛巾予以热敷,待药袋稍凉时,再直接敷于肌肤上,以免烫伤。结果:咳嗽消失时间,热敷组平均为 (5.2 ± 2.8) d,对照组平均为 (8.5 ± 10.12) d,$P < 0.01$;肺部啰音消失时间:热敷组平均为 (3.5 ± 1.62) d,对照组平均为 (6.21 ± 11.30) d,$P < 0.01$[1]。

2. 治疗产后小便不通 白芥子 5 g 研末,纱布包裹,置神阙穴,胶布固定后热敷(50 ℃)约 30 min,每日 2～3 次。结果:29 例患者中,25 例敷药 1 次见效,4 例患者敷药 1 次后小便通而不畅,配合诱导疗法或继敷 2～3 次,均痊愈[2]。

3. 治疗面瘫 取白芥子 100 g,捣碎,加适量白开水调匀,平摊在纱布上,待药温度接近于体温时,将药敷于患面颊部,用绷带固定,然后注意保温,2 h 后取下,切不可超过时间。只用药 1 次。结果:58 例病例,除 1 例因病程较长,效果不满意外,其余 57 例全部治愈。此法对病程在 3 个月之内的患者效果满意,对病程超过半年的患者疗效不佳[3]。

4. 治疗白癜风 95 例患者随机分为治疗组 50 例和对照组 45 例。治疗组用捣烂的白芥子,对照组用补骨脂酊外涂病灶,每日 3 次,至病灶皮肤充血、潮红、并出现水泡,连续 3 d 为 1 个疗程,2 个疗程后停药,3 个月后判定疗效。治疗期间病灶接受日光照射。结果:治疗组在总有效率、色素恢复率、不良反应等方面均优于对照组[4]。

【各家论述】 1.《纲目》:“盖白芥子主痰,下气宽中;紫苏子主气,定喘止嗽;萝卜子主食,开痞降气。”

2.《本草正》:“白芥子,消痰癖疟痞,除胀满极速,因其味厚气轻,故开导虽速,而不甚耗气,既能除胁肋皮膜之痰,则他近处者不言可知。”

3.《药品化义》:“白芥子味辣,横行甚捷,体细,通行甚锐,专开结痰,痰属热者能解,属寒者能散。痰在皮里膜外,非此不达;在四肢两胁,非此不通。若结胸证,痰涎邪热固结胸中及咳嗽失音,以此同苏子、枳实、瓜蒌、杏仁、芩连为解热下痰汤,诚利气宽胸神剂。”

4.《本草新编》:“或疑白芥子止能消膜膈之痰而不能消胃肺之痰,似乎消肺之痰必须贝母,消胃之痰必须半夏也,而谁知不然。夫膜膈之痰,经胃肺而言之也,胃肺中之膜膈,尤善藏痰者也,白芥子消膜膈之痰,是有痰之处,无不尽消,泥肺胃浅近之间,岂有反不能消之理?”

5.《医林纂要》:“(白芥子)辛能行,而生春月湿地,性尤专行湿痰。色青专肝木,行于两胁,肝气不能行水则成支饮。子专入肝经,故行胁下支饮,炒研用,非胁痰不必用。”

6.《本草求真》:“(白芥子)盖辛能入肺,温能散表。痰在胁下皮里膜外,得此辛温以为搜剔,则内外宣通而无阻隔窠囊留滞之患矣。是以咳嗽、反胃、痹木脚气、筋骨痈毒肿痛,因于痰气阻塞,法当用温用散者,无不藉此以为宣通。”

7.《药义明辨》:“(白芥子)其性降收,其用温散,故每于凝结之患而得开发,于逆上之穷而得降折,不止以利气豁痰竟其功也。”

8.《国药诠证》:“白芥子性味辛温,《别录》主发汗,以辛温能散湿而利气,因湿阻气滞而无汗者,故散湿利气可以发汗也。胸膈间有痰而为寒湿所阻,不能运化则气逆,故曰上气。以辛温散其寒湿,则痰化而气行,故能治胸膈痰冷上气也。湿阻而化热则面目黄赤,故散湿利气可以治面目黄赤。”“白芥子有散湿利气之效,治寒湿阻滞之气病,有豁痰开胃、温中止痛、散湿消肿之效。若病不在气者,不可用以主治也。”

1450 白苏子 bái sū zǐ

【异名】 荏子(《别录》),玉竹子(《中药志》)。

【基原】 为唇形科紫苏属植物白苏的果实。

【原植物】 白苏 *Perilla frutescens* (L.) Britt. [*Ocimum frutescens* L.; *P. frutescens* (L.) Britt. var. *typica* Makino] 又名:荏(《别录》),蓇(陶弘景),南苏(《滇南本草》),白紫苏、假紫苏(《生草药性备要》),家苏(《植物名实图考》),山紫苏、臭苏、犬屎苏(《中药大辞典》)。

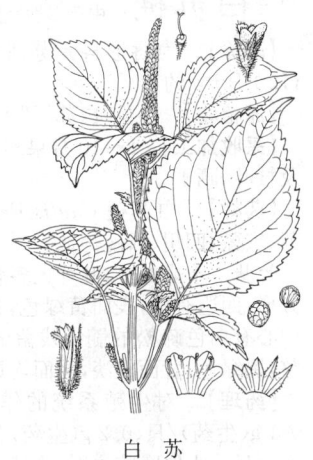

白 苏

一年生草本,高0.5~2 m。茎直立,四棱形,具四槽,密被长柔毛。叶对生;叶柄长3~5 cm,背腹扁平,密被长柔毛;叶片阔卵形或圆形,长7~13 cm,宽4.5~10 cm。轮伞花序2花,组成长1.5~15 cm,密被长柔毛,偏向一侧的顶生及腋生总状花序;苞片宽卵圆形或近圆形,外被红褐色腺点,边缘膜质;花梗密被柔毛;花萼钟形,5齿裂,二唇形;花冠通常白色,冠筒短;雄蕊4,前对稍长,离生,插生喉部,花药2室;花柱先端2浅裂;花盘前方呈指状膨大。小坚果近球形,具网纹。花期8~11月,果期8~12月。

全国多有栽培,少有逸为野生。分布于河北至长江流域以南各地。

本植物的叶(白苏叶)、茎(白苏梗)、果实压榨出的脂肪油(白苏子油)、根及近根的老茎(苏头)亦供药用,另设专条。

【采收加工】 9~12月果实成熟时,割取地上部分,打下果实,晒干。

【药材】 白苏子 *Fructus Perillae Frutescentis* 主产于江苏、山东、湖北等地。

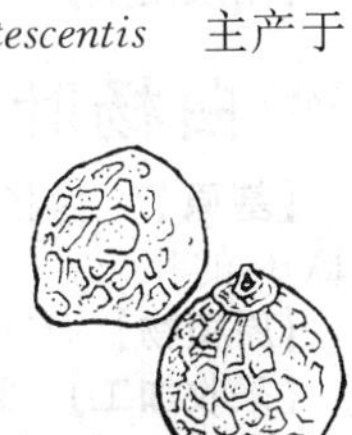

白 苏 子

性状 果实呈卵圆形或类球形,长径2.5~3.5 mm,短径2~2.5 mm。表面灰白色,有明显的微隆起的网纹。质脆。压碎后有香气。味微辛。

鉴别 粉末特征:果皮表皮细胞呈网状增厚,波状弯曲,中央呈凸起状。内果皮石细胞较大,长96~112 μm。

【成分】 种子油含单萜类成分:左旋紫苏醛(perilaldehyde),白苏烯酮(egomaketone),松茸醇(matsutakealcohol)和左旋芳樟醇(linalool)。种子中的脂肪油,主要为甘油三亚油酸酯(linolein)和甘油三棕榈酸酯(palmitin)[1],此外,种子中还含α-亚麻酸(α-linolenic acid)[2],jesmonoid glucosides,苯基戊酸(phenylvaleric acid)[3]。

【药理】 1. 调血脂作用 白苏子脂肪油给予高脂血症小鼠灌胃,可使其血清总胆固醇(TC)下降,显著降低血清TC和LDL-C(低密度脂蛋白胆固醇)含量,提高高密度脂蛋白胆固醇(HDL-C)/TC和HDL-C/LDL-C比值;降低血清三酰甘油(TG)作用较弱。对HDL-C含量无明显影响,但可改变其亚组分比例,提高HDL_2-C/HDL-C和HDL_2-C/HDL_3-C比值[1,2]。

2. 抗氧化作用 以白苏子脂肪油给小鼠灌胃,可增强小鼠肝脏内SOD活性,降低LPO含量以及抑制心、脑组织中脂褐素的生成[3]。

3. 抗肿瘤作用 含12%苏子油的食物给以N-甲基-N-亚硝基脲诱癌的大鼠喂饲,在35星期时观察到结肠癌发生率显著下降[4]。含5.0%苏子油的食物给大鼠自断奶起喂至7周龄,可显著抑制静注腹水瘤细胞的肺转移,减少肺表面的转移灶数[5]。苏子油还能明显抑制化学制癌剂7,12-二甲基苯并蒽(DMBA)或皮下移植瘤株所致乳腺癌的发生率,减少肿瘤重量和体积,延长肿瘤出现的时间;对结肠癌和肾脏肿瘤等均有明显抑制作用[2]。

4. 其他作用 苏子油对过敏反应及炎症有抑制效果[2]。苏子油喂养的大鼠视网膜反射能力增强,对亮度辨别学习试验的正确反应率明显增高[2]。含5%苏子油的食物给易发脑中风的自发性高血压大鼠(SHR-SP)喂饲,苏子油组大鼠收缩压比正常食物组和红花油组均显著降低,血小板聚集也下降[6]。

【药性】 辛,温。

1.《别录》:“味辛,温,无毒。”

2.《饮片新参》:“辛,平。”

【功用主治】 降气祛痰,润肠通便。主治咳逆痰喘,气滞便秘。

1.《食疗本草》:“生食,止渴润肺。”

2.《滇南本草》:“开胃健脾,同陈皮化痰疏风。”

3.《饮片新参》:“开肺气,止逆,治咳喘,通肠腑。”

【用法用量】 内服:煎汤,5~10 g。

【选方】 治痰饮咳嗽 白苏子9~15 g,橘皮9~15 g。水煎服。(《福建药物志》)

1451 白苏叶 bái sū yè (《本草图经》)

【异名】 荏叶(《别录》)。

【基原】 为唇形科紫苏属植物白苏 *Perilla frutescens* (L.) Britt. 的叶。

【原植物】 参见“白苏子”条。

【采收加工】 6~10月采收,置通风处阴干。或连嫩茎采收,切成小段,晾干。

【成分】 含挥发油成分:紫苏醛(perillaldehyde),紫苏酮(perillaketone),香薷酮(elsholtziaketone),左旋柠檬烯(limonene),蒎烯(pinene),肉豆蔻醚(myristicin),莳萝油脑(dillapiol)[1,2],1-(3-呋喃基)-4-甲基-2-戊酮〔1-(3-furyl)-4-methyl-2-pentanone〕,1-(3-呋喃基)-4-甲基-2-戊酮-1-酮〔1-(3-furyl)-4-methyl-2-pentanone-1-one〕,1-(3-呋喃基)-4-甲基-3-戊酮-1-酮〔1-(3-furyl)-4-methyl-3-pentanone-1-

one][3];还含有甾体成分:豆甾醇(stigmasterol)[4]。

【药理】 1. 对神经系统的作用 小鼠灌服白苏叶甲醇提取物 2 g/kg,可使腹腔注射环己巴比妥钠的睡眠时间延长 84%。挥发油主要有效成分系紫苏醛和豆甾醇[1]。叶提取物中分离得到的紫苏醛,左旋柠檬烯,紫苏酮,香薷酮,肉豆蔻醚和莳萝油脑化学类型化合物,各以相当于提取物 2 g/kg 的量给小鼠口服,也有延长戊巴比妥钠睡眠时间作用,其中含莳萝油脑和肉豆蔻醚型化合物的叶提取物作用最强[2]。

2. 轻泻作用 含紫苏酮型物质(PK)的叶提取物 1 g/kg 口服,可显著促进小鼠小肠内容物推进,0.25 g/kg 剂量即有此作用。将 PK 类物质继续分离得到的紫苏酮 19 mg/kg 促进小肠内容物推进率可达 138%,在 3.8~15 mg/kg 剂量依赖性试验中,口服 15 mg/kg 时作用达峰值,口服的 ED_{50} 为 11.0 mg/kg。将 PK 15 mg/kg、60 mg/kg 注入十二指肠,也可使小肠内容物推进增加。在体外空肠纵行肌孵育液中加入 10^{-6} g/ml、10^{-5} g/ml 和 10^{-4} g/ml 的 PK,有剂量依赖性松弛作用。而 10^{-5} g/ml 的 PK 可拮抗阿托品引起的环形肌松弛。因此,PK 可以作为新的轻泻剂,它可刺激环形肌蠕动,松弛纵行肌[3]。

3. 对免疫系统的影响 白苏叶汁给小鼠腹腔注射,可使腹腔渗出液中中性粒细胞聚积。叶汁还可使造模而升高的小鼠血清肿瘤坏死因子水平下降。白苏叶的抗过敏物质在体外有直接抑制巨噬细胞产生 TNF 的能力。白苏叶提取物还能抑制 IgE 产生[4]。

4. 抑菌作用 白苏叶中得到的白苏油对接种和自然污染的细菌(变形杆菌)、真菌(酵母菌、黑曲霉菌和青霉菌)均有抑制作用,抑制力同于或明显优于苯甲酸、尼泊金乙酯[5]。其含紫苏醛、蒎烯、柠檬烯成分的提取液口服可延长感染铜绿假单胞菌的小鼠存活率[6]。

5. 其他作用 从白苏中得到的化合物有黄嘌呤氧化酶抑制作用,可治疗痛风[7]。白苏全草热水提取物100 μg/ml 对牛心磷酸二酯酶的抑制活性平均为 36.3%,其中的三氯甲烷($CHCl_3$)可溶性组分抑制活性为 62.6%,不溶于 $CHCl_3$ 组分几乎无抑制活性[8]。

毒性 紫苏酮小鼠口服的 LD_{50} 为 78.9 mg/kg,腹腔注射的 LD_{50} 为 13.6 mg/kg[3]。另有报道紫苏酮给小鼠腹腔注射,雄性小鼠 LD_{50} 为 6 mg/kg,雌性小鼠为 2.5 mg/kg。给母牛静脉注射约 30 mg 的紫苏酮 10 h 后可引起呼吸系统症状,3 d 后死亡。19 mg/kg 剂量给绵羊静注,也会有呼吸系统不良反应,但 5 d 后有所恢复[9]。紫苏酮给绵羊灌服 40 mg/kg,仍可存活。小鼠腹腔注射 10 mg/kg,24 h 内死亡,并可见广泛肺水肿和腹腔渗出物[10]。15 mg/kg、20 mg/kg、25 mg/kg 的紫苏酮给在体羊肺血液灌流,可增加肺微血管渗透作用,使肺血管外分泌物增多,出现严重肺水肿[11]。

【药性】 辛,温。归肺、脾经。

1.《滇南本草》:"味辛,性温,无毒。"

2.《本草汇言》:"味辛、苦,性温。入手足太阴经。"

【功用主治】 疏风宣肺,理气消食,解鱼蟹毒。主治感冒风寒,咳嗽气喘,脘腹胀闷,食积不化,吐泻,冷痢,中鱼蟹毒,男子阴肿。

1.《别录》:"主调中,去臭气。"

2.《食疗本草》:"治男子阴肿。"

3.《本草拾遗》:"捣敷虫咬。"

4.《日华子》:"调气,润心肺,长肌肤,益颜色,消宿食,止上气咳嗽,去狐臭,敷蛇咬。"

5.《滇南本草》:"治伤寒发热,无汗头疼,一切风寒,痰涌结而霍乱转筋,咳嗽吐痰,小儿风症,定痛止喘。"

6.《生草药性备要》:"下气,除风湿。"

7.《福建药物志》:"散寒解表,理气消胀。主治流感,感冒,腹部胀痛,咳嗽,风湿痹痛,疟疾,鱼及蟹中毒,背痈。"

【用法用量】 内服:煎汤,5~10 g;或研末。外用:和醋捣敷。

【选方】 1. 治感冒风寒 白苏 15 g。水煎,加冰糖调服后睡取微汗。(江西《草药手册》)

2. 治寒湿腹胀痛,鱼蟹中毒 干白苏全草 21 g,生姜 9 g。水煎,用炒食盐少许冲服。(《福建中草药》)

3. 治冷痢 白苏茎叶 9~15 g,红糖少许。酌加开水炖服。

4. 治蛔虫 白苏叶,研末,每次用 3 g(小儿酌减),调白糖 6 g,用开水送下,每日早晚和饭前服 1 次。(3、4 方出自《福建民间草药》)

1452 白苏梗 bái sū gěng (《中药形性经验鉴别法》)

【基原】 为唇形科紫苏属植物白苏 *Perilla frutescens* (L.) Britt. 的茎。

【原植物】 参见"白苏子"条。

【采收加工】 8~10 月果实成熟时,割取老茎,除去果实及枝叶,晒干。

【药材】 白苏梗 *Caulis Perillae Furtescentis* 产于江苏、安徽、四川、云南等地。

性状 干燥的茎,叶片大多脱落,常带有果穗。茎圆角四方形,四边有槽,表面黄绿色,易折断;断面木质部黄白色,中心有白色疏松的髓。残留的叶片,皱缩、卷曲或破碎不整,黑绿色,背面较淡,两面均具白色毛。气香,味微苦辛。

【药理】 对生殖系统的作用 白苏梗注射液分别以 0.1 g(生药)/只、0.2 g(生药)/只、0.4 g(生药)/只、0.6(生药)/只给小鼠腹腔注射,连续 4 d,能激发动物子宫内膜碳酸酐酶活性增长,而且随所给剂量的增加而增加,与孕酮作用相似[1]。

【药性】 《滇南本草》:"味辛,性温,无毒。"

【功用主治】 顺气消食,止痛,安胎。主治食滞不化,脘腹胀痛,感冒,胎动不安。

1.《滇南本草》:"治伤寒发热,无汗头痛。""补中益气。"

2.《福建药物志》:"散寒解表,理气消胀。主治感冒,腹部胀痛。"

【用法用量】 内服:煎汤,5~10 g。

1453 白杨叶 bái yáng yè (《纲目》)

【基原】 为杨柳科杨属植物山杨 *Populus davidiana* Dode 的叶。

【原植物】 参见"白杨树皮"条。

【采收加工】 3~5 月采收嫩叶,鲜用或晒干。

【药性】 苦,寒。

【功用主治】 祛风止痛,解毒敛疮。主治龋齿疼痛,骨疽,臁疮。

1.《纲目》:"主治龋齿,煎水含漱;又治骨疽久发,骨从中出,频捣敷之。"

2.《长白山植物药志》:“新叶打熟软,贴臁疮腿。”

【用法用量】 外用:煎水含漱;或捣敷;或贴敷。

【选方】 治关节痛和皮下组织炎 (白杨)芽和嫩叶,包于纱布内,放入沸水中,然后取出挤干,敷于局部。(《长白山植物药志》)

1454 白杨枝 bái yáng zhī (《纲目》)

【基原】 为杨柳科杨属植物山杨 *Poplus davidiana* Dode的树枝。

【原植物】 参见“白杨树皮”条。

【采收加工】 9～12月采收枝条,除去粗皮,锯成段,干燥。

【药性】 苦,寒。

【功用主治】《纲目》:“消腹痛,治吻疮。”

【用法用量】 内服:煎汤,9～15 g;或浸酒。外用:捣敷,或烧灰研末调敷。

【选方】 治腹满癖坚如石,积年不损 白杨木东枝,去苍皮,细锉五升,熬令黄,酒五升淋讫,即以绢袋盛滓,还纳酒中,密封再宿。每服一合,日二。(《外台》引《必效方》)

1455 白豆蔻 bái dòu kòu (《开宝本草》)

【异名】 多骨(《开宝本草》)、壳蔻(《本经逢原》)、白蔻(《本草经解》)、圆豆蔻、扣米(南药《中草药学》),豆蔻(《中华人民共和国药典》)。

【基原】 为姜科豆蔻属植物白豆蔻和爪哇白豆蔻的成熟果实。按产地不同分为“原豆蔻”和“印尼白蔻”。

【原植物】 1. 白豆蔻 *Amomum kravanh* Pierre ex Gagnep.

多年生草本,高1.5～3 m。根茎粗壮,棕红色。叶近无柄;叶片狭椭圆形或卵状披针形,长约60 cm,宽5～12 cm,先端尾尖,基部楔形,两面光滑无毛;叶舌圆形,长3～10 mm;叶鞘口及叶舌密被长粗毛。穗状花序2～多个,自茎基处抽出,圆柱形或圆锥形;花萼管状,白色微透红;花冠管与花萼管近等长,裂片,唇瓣椭圆形,匀状,白色;雄蕊下弯,花药宽椭圆形,药隔附属体3裂;子房下位,被柔毛,具二枚棒状附属体。蒴果近球形,白色或淡黄色,略具钝三棱,易开裂。种子团3瓣,每瓣有种子7～10颗。花期2～5月,果期7～8月。

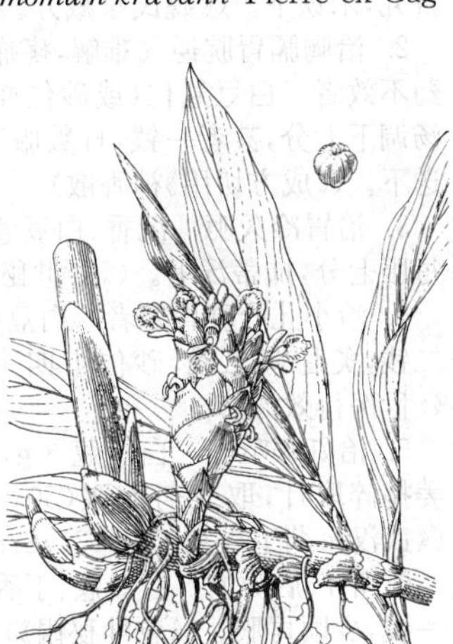

白 豆 蔻

生于气候温暖、潮湿、富含腐殖质的林下。我国广东、云南有栽培。原产泰国、越南、柬埔寨等国。

2. 爪哇白豆蔻 *A. compactum* Soland. ex Maton

本种与前种的主要区别点为植株较小,高1～1.5 m。叶揉之有松节油气味,叶鞘口无毛,叶舌仅边缘疏被柔毛。苞片小,长2～2.5 cm。生于排水及保肥性能良好的热带林下。我国海南、云南有栽培。原产印度尼西亚(爪哇)。

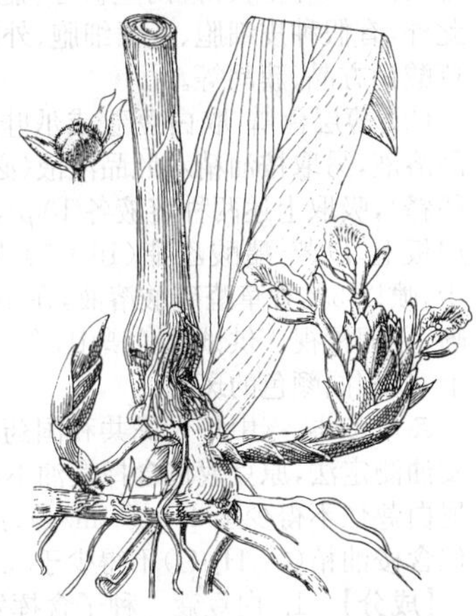

爪哇白豆蔻

本植物的花(豆蔻花)、果壳(白豆蔻壳)供药用,另设专条。

【栽培】 生物学特性 喜温暖、凉爽、湿润气候,成年植株遇0 ℃时地上部分死亡。以选向阳、富含有机质的壤土或砂质壤土栽培,不宜在黏土或砂砾土种植。

繁殖方法 种子繁殖或分株繁殖。种子繁殖:采收成熟果实,剥除果壳,搓洗净果肉,将种子摊于室内阴干,播前在露天湿沙催芽两星期。条播,行距12 cm。实生苗长叶2～3片时,间苗,移于新的苗畦或营养袋中,畦栽行株距12 cm×5 cm。经培育1年便可定植于大田。分株繁殖:从大田株丛中,选取茎3～5条相连在一起的壮实幼龄植株,用小刀将与母丛相连的根茎切断后拔出,便可直接定植。种植前先种好荫蔽树。

田间管理 定植后新株每年除草4～5次。至开花结果年限,开花前要清除株丛内的杂草及枯枝落叶,收果后,要剪除枯、病、残株。每年施肥5～6次,以施土杂肥为主。如缺少传粉昆虫,必须进行人工辅助授粉,可提高成果率。

病虫害防治 病害有猝倒病、茎枯病、叶枯病,可用多灵菌、托布津或铜氨液喷洒。

【采收加工】 7～8月果实成熟时,剪下果穗,晒干或烤干。

【药材】 白豆蔻 *Fructus Amomi Rotundus* 白豆蔻主产于泰国,我国海南、云南有栽培。爪哇白豆蔻主产于印度尼西亚,我国海南、云南多有栽培。商品按产地不同分为“原豆蔻”和“印尼白蔻”。

性状 原豆蔻 果实呈类球形,直径1.2～1.8 cm。表面黄白色至淡黄棕色,有3条较深的纵向槽纹,顶端有突起的柱基,基部有凹下的果柄痕,两端均具有浅棕色绒毛。果皮体轻,质脆,易纵向裂开,内分3室,每室含种子约10粒;种子呈不规则多面体,背面略隆起,直径3～4 mm,表面暗棕色,有皱纹,并被有残留的假种皮。气芳香,味辛凉略似樟脑。

印尼白蔻 果实略小。表面黄白色,有的微显紫棕色。果皮较薄,种子瘦瘪。气味较弱。

鉴别 (1)粉末特征:淡棕色或红灰色。种皮表皮细胞表面观长条形。下皮细胞长方形或多角形,常与种皮表皮细胞上下层垂直排列;胞腔内含黄棕色或红棕色色素块。油细胞切面观类方形。内种皮厚壁细胞表面观大多呈

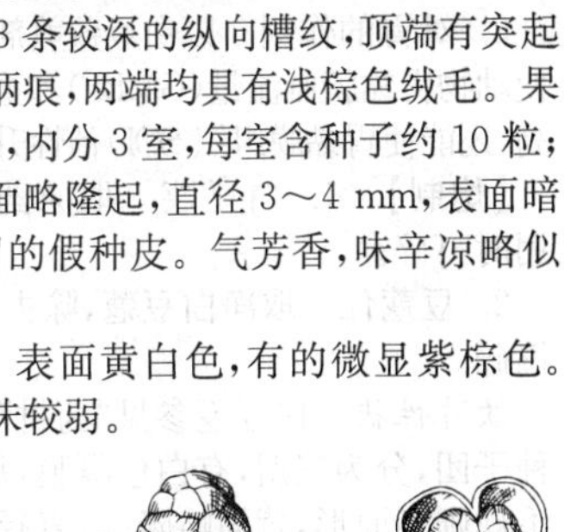

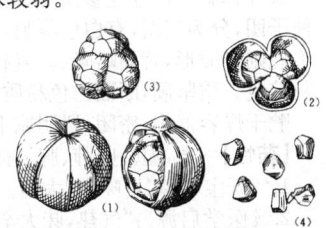

白豆蔻(果实、种子)外形
(1) 果实 (2) 果实横切面
(3) 种子团 (4) 单粒种子

五角形或六角形，壁厚，非木化，胞腔含硅质块；切面观细胞排成栅状，外壁较薄，内壁极厚，胞腔位于上端，含硅质块。此外，有假种皮细胞、色素细胞、外胚乳细胞、内胚乳细胞及草酸钙方晶、簇晶等。

（2）薄层色谱：取白豆蔻或爪哇白豆蔻挥发油作为供试品溶液，另取桉油精对照品溶液（必要时可分别加乙醇适量稀释），吸取上述两种溶液各 10 μl，分别点于同一硅胶 G 薄层板上，以苯-醋酸乙酯（19∶1）为展开剂，展开，取出，晾干，喷以 5% 香草醛硫酸溶液，在 105 ℃加热至斑点显色清晰，立即检视。供试品色谱中，在与对照品色谱相应的位置上，显相同颜色的斑点。

品质标志　《中华人民共和国药典》2005 年版规定：照挥发油测定法，原豆蔻仁含挥发油不得少于 5.0%（ml/g）；印尼白蔻仁不得少于 4.0%（ml/g）；照气相色谱法测定，豆蔻仁含桉油精（$C_{10}H_{18}O$）不得少于 3.0%。

【成分】　1. 白豆蔻　种子含挥发油，其成分含量最高的为 1，8-桉叶素（1，8-cineole）达 66.87%，相对较高的有 β-蒎烯（β-pinene）10.93%，α-蒎烯（α-pinene）3.71%，丁香烯（caryophellene）3.01%，龙脑乙酸酯（bornyl acetate）2.04%，α-松油醇（α-terpineol）2.03%，芳樟醇（linalool）1.39%，此外还含有 4-松油烯醇（terpinene-4-ol），香橙烯（aromadendrene），γ-广藿香烯（γ-patchoulene），α-榄香烯（α-elemene），γ-荜澄茄油烯（γ-cubebene），水化香桧烯（sabinene hydrate），橙花叔醇（nerolidol），甜没药烯（bisabolene），莰烯（camphene）及葛缕酮（carvone）[1] 等。

2. 爪哇白豆蔻　种子含挥发油，其成分含量最高的为 1，8-桉叶油素，相对较高的有葛缕酮，α-松油醇，β-蒎烯，金合欢醇（farnesol），α-蒎烯，芳樟醇，对聚伞花素[1]，此外还含有香桧烯（sabinene），月桂烯（myrcene），月桂烯醇（myrcenol），1，4-桉叶油素（1，4-cineole），柠檬烯，3-蒈烯（3-carene），β-松油醇，樟脑（camphor），龙脑（borneol）[2] 等。

【药理】　1. 抗结核作用　爪哇白豆蔻挥发油，对豚鼠实验性结核，能增强小剂量双氢链霉素的治疗作用[1]。

2. 对乙醇脱氢酶活性的影响　应用瓦勒-霍赫（Valle & Hoch）法体外测定，白豆蔻使乙醇脱氢酶活性增高，激活率为 2.82%，通过激活乙醇脱氢酶活性来降低乙醇的浓度可能是解酒作用机制之一[2]。

3. 对胃的作用　以白豆蔻煎剂 10 g/kg 给大鼠灌胃 5 d，可使动物胃黏膜血流量（GMBF）和血清胃泌素有不同程度的提高，还能使胃黏膜组织 SOD 活性升高，MDA 含量降低[3]。

【炮制】　1. 白豆蔻　取原药材，除去杂质，筛去灰屑。用时打碎。

2. 豆蔻仁　取净白豆蔻，除去杂质及果壳，取种仁，用时捣碎。

饮片性状　白豆蔻参见“药材”项。豆蔻仁为除去果皮的种子团，分为三瓣，有白色隔膜，每瓣种子约 10 颗。种子呈不规则多面形，背面略隆起，直径 3～4 mm，表面暗棕色或灰棕色。质坚硬，断面白色粉质，有油性。气味芳香。

贮干燥容器内，密闭，置阴凉干燥处，防蛀。

【药性】　辛，温。归肺、脾、胃经。

1.《开宝本草》：“味辛，大温。无毒。”

2.《医学启源》：“气热，味大辛。”

3.《汤液本草》：“味薄气厚。入手太阴经。”

4.《品汇精要》：“臭香。”

5.《医学入门》：“入手太阴、太阳经。”

6.《雷公炮制药性解》：“入肺、脾、胃三经。”

7.《本草再新》：“入心、肝、脾三经。”

【功用主治】　化湿行气，温中止呕，开胃消食。主治湿阻气滞，脾胃不和，脘腹胀满，不思饮食，湿温初起，胸闷不饥，胃寒呕吐，食积不消。

1.《开宝本草》：“主积冷气，止吐逆，反胃，消谷下气。”

2.《珍珠囊》：“散肺中滞气，消谷进食。”

3.《医学启源》：“《主治秘要》云，其用有五：肺经本药，一也；散胸中滞气，二也；（治）感寒腹痛，三也；温暖脾胃，四也；赤眼暴发，白睛红者，五也。”

4.《珍珠囊补遗药性赋》：“其用有四：破肺中滞气，退口中臭气，散胸中冷气，补上焦元气。”

5. 王好古：“补肺气，益脾胃，理元气，收脱气。”（引自《纲目》）

6.《纲目》：“治噎膈，除疟疾，寒热，解酒毒。”

7.《本草备要》：“除寒燥湿，化食宽膨。”

【用法用量】　内服：煎汤，3～6 g，后下；或入丸、散。

【宜忌】　阴虚血燥者禁服。

1.《本草经疏》：“凡火升作呕，因热腹痛，法咸忌之。”

2.《本草汇言》：“凡喘嗽呕吐，不因于寒而因于火者；疟疾不因于瘴邪，而因于阴阳两虚者；目中赤脉白翳，不因于暴病寒风，而因于久眼血虚血热者，皆不可犯。”

3.《本草备要》：“肺胃火盛及气虚者禁用。”

4.《药性集要》：“津枯忌。”

【选方】　1. 治气膈脾胃，全不进食　白豆蔻仁、缩砂各二两，陈米一升（淘洗，略蒸过，铫内炒），丁香半两（不见火）。上为细末，枣肉为丸，如小赤豆大。每服五七十丸至百丸，米饮下。（《魏氏家藏方》太仓丸）

2. 治胸膈胃脘逆气难解，疼痛，呕哕胀满，痰饮，膈噎，诸药不效者　白豆蔻仁（或砂仁亦可）、丁香等分。为末。清汤调下七分，甚者一钱，日数服不拘。若寒气作痛者，姜汤送下。（《成方切用》神香散）

3. 治胃冷久呃　沉香、白豆蔻、苏叶各一钱。上共为末。每服七分，柿蒂汤下。（《寿世秘典》）

4. 治小儿吐乳胃寒者　白豆蔻仁十四个（去壳），生甘草二钱，炙甘草二钱，砂仁十四个。为末。常掺入儿口中。（《世医得效方》）

5. 治妊娠呕吐　白豆蔻 3 g，竹茹 9 g，大枣 3 枚。将生姜捣碎取汁，取三药煎取（50～60 ml），过滤，冲姜汁服。〔《武汉医药卫生》1959，（3）：288〕

6. 治产后呃逆　白豆蔻、丁香各半两。研细。桃仁汤服一钱，少顷再服。（《乾坤秘韫》）

【各家论述】　1.《本草通玄》：“白豆蔻，其功全在芳香之气，一经火炒，便减功力；即入汤液，但当研细，待诸药煎好，乘沸点服尤妙。”

2.《玉楸药解》：“白豆蔻，清降肺胃，最驱肺上郁浊，极疗恶心呕哕，嚼之辛凉，清肃肺腑，郁烦应时开爽。古方谓其大热，甚不然也。”

3.《本草求真》：“白豆蔻本与缩砂蜜一类，气味既同，功亦莫别。然此另有一种清爽妙气，上入肺经气分，而为肺家散气要药。且其辛温香窜，流行三焦，温暖脾胃，而使寒湿膨胀，虚疟吐逆，反胃腹痛，并翳膜目眦红筋等证悉除。不似缩砂蜜辛温香窜兼苦，功专和胃醒脾调中，而于肺肾他部则止兼而及之也。”

4.《药义明辨》：“白豆蔻，味辛，气大温，肺之药也。益上焦而通三焦，凡因寒而滞其气者，固宜于此味之温散；即阳之过盛，用寒凉以降之，少佐此味以掣行周身，则寒凉之气不滞于中，而邪气自退，正气不损矣！”

5.《本草求原》：“此味辛温而又凉，能和寒热之气，故升阳剂中，降收剂中，与寒热互用之剂，皆可用之。佐入血药又能通润二肠，使气行血自润。不论血寒血热，俱可于寒热方中少佐之，以行其升降。”

6.《本草正义》：“白豆蔻，《开宝本草》谓辛而温，治积冷气，止吐逆反胃，消食下气。盖温胃醒脾，固亦与草豆蔻、肉豆蔻异曲同工。其同得‘豆蔻’之名，固亦以此。惟白豆蔻其气清芬，辛热视彼为尤，而无涩滞之味，则芳香之气尤善上行，开泄上焦气滞，已与草果、肉果之专治中下者不同。东垣谓散肺中滞气，海藏谓补肺气，皆以其气独胜。辛升作用，功效必在上部，所以宽胸利膈，尤其独擅胜场。而苏恭竟谓气味俱薄，专入肺经，得毋误会。况乎此物气味皆极浓厚，必不可妄谓其薄。而咀嚼久之，又有一种清澈冷冽之气，隐隐然沁入心脾，则先升后降，所以又能下气，亦与其他言辛升者绝不相同。濒湖《纲目》谓之大温，颇嫌未允，此固蔻仁、砂仁二者之特异性情，升降阴阳，各臻其妙。所以通治肺脾肝肾诸气，而为吹嘘鼓动之无上妙品，寒热虚实，无往不宜。杨仁斋谓治脾虚疟疾，呕吐寒热，仍不外燥湿开痰，温煦以助脾家健运之义。”

1456 白饭树 bái fàn shù（《生草药性备要》）

【异名】 白泡果、白火炭（《南宁市药物志》），鱼眼木（《广西本草选编》），鱼骨菜（湖北）。

【基原】 为大戟科叶底珠属植物白饭树的叶。

【原植物】 白饭树 *Securinega virosa* (Roxb. ex Willd.) Baill. [*Phyllanthus virosus* Roxb. ex Willd.; *Fluggea virosa* (Roxb. ex Willd.) Baill.] 又名：密花叶底珠（《台湾植物志》），金柑藤（《种子植物名称》），盐桑树（《云南药用植物名录》），白鱼眼（《广西药用植物名录》），鹊饭树（《全国中草药汇编》）。

落叶灌木，高 1～4 m。茎嫩时绿色，老时红褐色；小枝具纵棱。单叶互生；叶柄长 2～5 mm；托叶 2，近三角形，长约 2 mm；叶长圆状倒卵形至椭圆形，先端钝而有小尖头，基部宽楔形。花单性异株，极少同株；雄花多数淡黄色；萼 5 片，近卵形，基部连合；无花瓣；雄蕊 5；退化雌蕊 3；雌花单生或少数簇生于叶腋；花萼 5，形似雄花花萼，宿存；花盘杯状，边缘具齿缺；子房卵形，3 室，着生于花盘上，花柱 3，稍扁，反曲，先端各 2 裂，基部合生，宿存。蒴果浆果状，近球形，全熟时果皮乳白色，肉质，状似鱼眼，有 3 个 2 裂的分果爿。种子 3～6 颗，具三棱和细小网纹，红褐色。花期 3～8 月，果期 7～12 月。

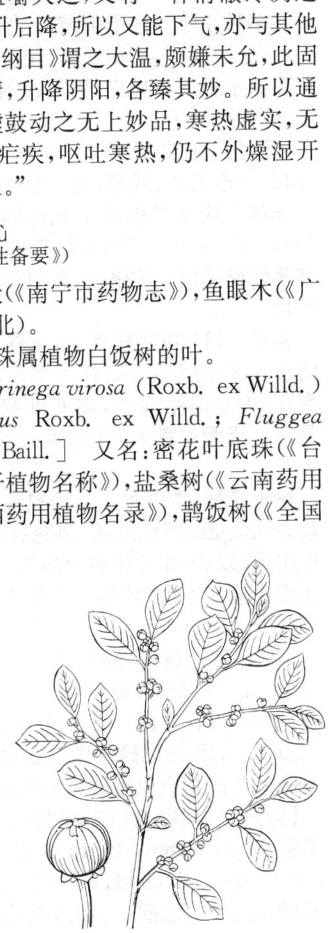

白饭树

生于海拔 100～1 200 m 的疏林或灌丛中。分布于福建、湖北、湖南、广东、广西、海南、贵州、云南、台湾等地。

本植物的根（白饭树根）亦供药用，另设专条。

【采收加工】 全年均可采，多为鲜用。

【药材】 白饭树 *Folium Securinegae Virosae* 主产于台湾、湖北、广东、广西、云南等地。

性状 单叶，叶柄长 3～6 mm，叶片近革质，长圆状倒卵形至椭圆形，长 1～5 cm，宽 1～3.5 cm，先端钝圆而有极小的凸尖，基部楔形，边缘全缘，上面绿色，下面苍白色。气微，味苦，微涩。

【成分】 叶含生物碱：毒一叶萩碱（virosecurinine）[1,2]，毒别一叶萩碱（viroallosecurinine）[2,3]；又含无羁萜（friedelin），3α-无羁萜醇（3α-friedelanol），谷甾醇（sitosterol）[4]。

【药理】 抗肿瘤作用 白饭树叶的醇提取物有明显抗肿瘤作用，在体外，对肿瘤细胞 KB、A_{549}、HCT-8、小鼠白血病 P_{388} 和 L_{1210} 等均呈现细胞毒作用，其 ED_{50} 均小于 20 μg/ml。毒一叶萩碱和毒别一叶萩碱是两种从中分离出的具抗肿瘤活性的化合物。毒一叶萩碱对 KB、P_{388}、L_{1210}、A_{549}、HCT-8 肿瘤细胞的 ED_{50} 为 5.5 μg/ml、2.9 μg/ml、8.0 μg/ml、5.5 μg/ml、4.6 μg/ml，毒别一叶萩碱对 P_{388} 肿瘤细胞的 ED_{50} 为 0.9 μg/ml，对上述其余几种肿瘤细胞的 ED_{50} 均大于 10 μg/ml[1]。

【药性】 《广西中草药》：“味苦、微涩，性凉，有小毒。”

【功用主治】 祛风除湿，清热解毒，杀虫止痒。主治风湿痹痛，疮疖脓肿，湿疹瘙痒。

1.《本草求原》：“洗烂头疮。”

2.《广西中草药》：“祛风除湿，清热解毒，杀虫止痛，拔脓敛疮。治风湿关节疼痛，湿疹，脓疱疮，疮疖溃烂痒痛。”

3.《全国中草药汇编》：“治过敏性皮炎，烧、烫伤。”

【用法用量】 外用：鲜品捣敷；或煎水洗。

【宜忌】 本品有小毒，多作外用，不宜内服。

【临床报道】 治疗新生儿脓疱疮 观察组 38 例，将新鲜千里光约 250 g 与等量的白饭树全株洗净，放入 2 500～3 000 ml 水中煮沸 10～15 min，去渣，倒入盆中，水温冷却至 39～42 ℃。将患儿全身仰卧浸于药液中，手托着头颈部露出水面，继续用小方巾蘸药液淋于患儿未浸着部位 10～15 min。药浴后应换干爽清洁的衣服和包裹。连用 3 d，每日 1～2 次。对照组 38 例，采用传统的方法，将脓疱疮表面及周围皮肤用 75% 的乙醇消毒（破溃处只消毒周围皮肤，否则刺激性太强），用无菌针头将未破的脓疱疮刺破，用无菌棉签吸去脓液，然后涂上龙胆紫，并遵医嘱给抗生素抗感染。结果：观察组显效 25 例，有效 9 例，无效 4 例，总有效率达 89.47%；对照组显效 10 例，有效 16 例，无效 12 例，总有效率 68.42%。两组总有效率比较有显著性差异（$P<0.01$）[1]。

1457 白冷草 bái lěng cǎo（《湖北中草药志》）

【异名】 痨伤药（贵州），冷水七、冷水丹（湖北），红冷草（湖南）。

【基原】 为凤仙花科凤仙花属植物细柄凤仙花的根及根茎。

【原植物】 细柄凤仙花 *Impatiens leptocaulon* Hook. f.

一年生草本，高 30～50 cm。根茎横生，较粗长，具多数肉质圆柱状根。茎纤细，直立，不分枝或分枝，茎上部或节上常被黄褐色疏柔毛。叶互生；叶柄长 0.5～1.5 cm；叶片卵形或卵状披针形，先端尖或渐尖，基部狭楔形，无毛；叶脉 5～8 对。花两性，总花梗细，有 1～2 朵花；花梗短，中上部有披针形苞片；花红紫色；萼片 2，半卵形，不等侧，一边透明，有细齿；旗瓣圆形，中肋龙骨状突起，先端有小喙，翼瓣无柄，基部裂片小，上部裂片倒卵状长圆形，背面有钝小耳，唇瓣檐部舟状，下延长成内弯的长距；雄蕊 5，花药钝。蒴果线形。花期 7～8 月，果期 8～10 月。

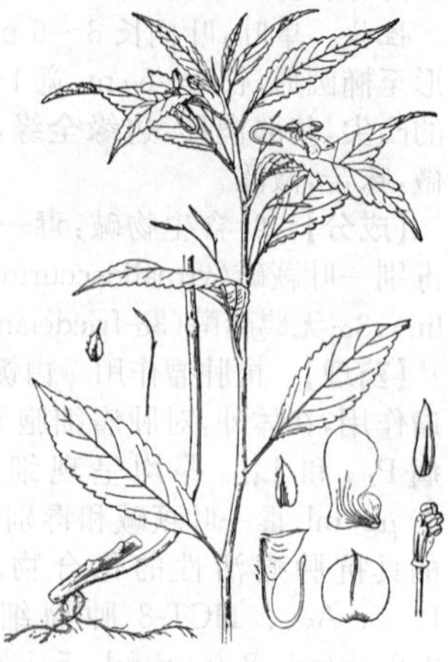

细柄凤仙花

生于山谷阴处湿地或山坡草地水边、沟边等水湿处。分布于西南及湖北、湖南等地。

【采收加工】 7～10 月采挖根及根茎，鲜用或切段晒干。

【药材】 白冷草 *Radix et Rhizoma Impatientis Leptocauli* 产于湖北、湖南及西南等地。

性状 根茎疙瘩形，常连接成结节状，上部残留长短不等的茎痕，下部簇生多数圆柱形细根，弯曲，长 5～10 cm，直径 2～4 mm。表面灰棕色或灰褐色，皱缩，具细纵纹。质稍松泡，海绵样，易折断，断面棕红色，有亮晶小点。气微，味微咸，嚼之无渣而稍刺喉。

【药性】《湖北中草药志》："微咸，微温。"

【功用主治】《湖北中草药志》："散瘀活血。用于风湿性关节炎，跌打青肿。"

【用法用量】 内服：煎汤，9～15 g；或浸酒。外用：捣敷。

【选方】 治风湿性关节炎 冷水丹 12 g，九眼独活 9 g，转筋草 15 g。水煎服。（《湖北中草药志》）

1458 白附子 bái fù zǐ （《中华人民共和国药典》）

【异名】 禹白附（《中华人民共和国药典》），牛奶白附（《中药志》），野半夏（《江西民间草药》），野慈菇（《泉州本草》），鸡心白附（《全国中草药汇编》），麻芋子（甘肃）。

【基原】 为天南星科独角莲属植物独角莲的块茎。

【原植物】 独角莲 *Typhonium giganteum* Engl.

多年生草本，植株常较高大。地下块茎似芋艿状，卵形至卵状椭圆形，外被暗褐色小鳞片。叶 1～7（与年限有关）；叶柄肥大肉质，下部常呈淡粉红色或紫色条斑，长达 40 cm；叶片三角状卵形、戟状箭形或卵状宽椭圆形，长 10～40 cm，宽 7～30 cm。花梗自块茎抽出，绿色间有紫红色斑块；佛焰苞紫红色，管部圆筒形或长圆状卵形；肉穗花序位于佛焰苞内；雌花序和中性花序各长 3 cm 左右；附属器圆柱形，直立，紫色，不伸出佛焰苞外；雄花金黄色，雄蕊有 2 花药，药室顶孔开裂；中性花线形，下垂，淡黄色；雌花棕红色。浆果熟时红色。花期 6～8 月，果期 7～10 月。

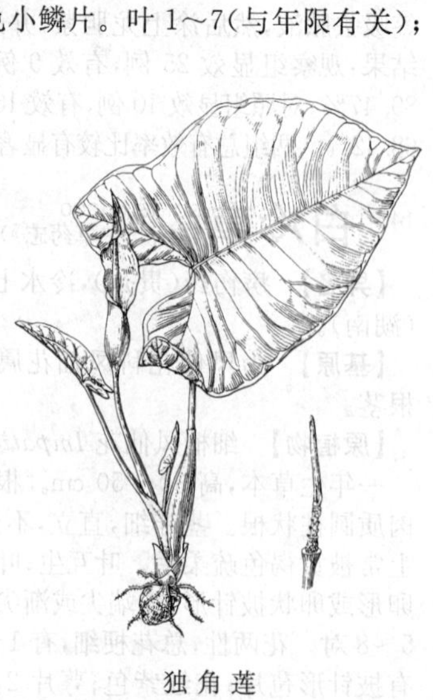

独角莲

生于阴湿的林下、山涧、水沟及庄稼地。分布于北纬 42° 以南、包括西藏南部在内的广大地区。此外，辽宁、吉林、江苏、湖北等地有栽培。

【栽培】 生物学特性 喜凉爽湿润气候和阴湿的环境。以选肥沃、湿润的砂壤土栽培为宜。

繁殖方法 块茎繁殖。冬季采收时，选留小块茎作种，用干细泥沙分层堆积，贮藏备用。5 月在整好的地上，按行距 25 cm 开沟，深 6～8 cm，每隔 6～8 cm 栽块茎 1 个，芽嘴朝上，施入厩肥或土杂肥后，盖一层细土。

田间管理 出苗后，及时中耕除草并追肥 1 次。8 月上旬再中耕除草、追肥 1 次。天旱则及时淋水。不带根的块茎栽 2 年后才采挖，在冬天倒苗后，结合中耕除草，用厩肥或土杂肥培根。第二年管理同第一年。

【采收加工】 带根块茎作种的栽种当年可收获，不带根的要多种 1 年。冬季倒苗后，挖起块茎，小的作种，大的加工作药。将块茎堆积发酵，使外皮皱缩易脱，装在箩筐里，放在流水里踩去粗皮，晒干。亦有不去粗皮，切成 2～3 mm 厚的薄片，晒干。

【药材】 白附子 *Rhizoma Typhonii* 主产于河南禹县、长葛，甘肃天水、武都，湖北等地。

性状 块茎呈椭圆形或卵圆形，长 2～5 cm，直径 1～3 cm。表面白色至黄白色，略粗糙，有环纹及须根痕，顶端有茎痕或芽痕。质坚硬，断面白色，粉性。无臭，味淡、麻辣刺舌。

鉴别 （1）块茎横切面：木栓细胞有时残存。内皮层不明显。薄壁组织中散有大型黏液腔，外侧较大，常环状排列，向中心渐小而少，黏液细胞随处可见，内含草酸钙针晶束。维管束散列，外韧型及周木型。薄壁细胞含众多淀粉粒。

粉末特征：类白色。淀粉粒甚多，单粒球形或类球形，直径 2～29 μm，脐点点状、裂缝状或人字状；复粒由 2～12 分粒组成，以 2～4 分粒者为多见。草酸钙针晶散在或成束存在于黏液细胞中，针晶长约至 97(136) μm，螺纹、环纹导管直径 9～45 μm。

（2）薄层色谱：本品粉末 1 g，加石油醚（60～90 ℃）10 ml，冷浸一昼夜，吸取上清液 30 μl 点样，以 β-谷甾醇作对照。分别点样于同一硅胶 G 薄板上，以氯仿-甲醇（9.5∶0.5）展开，用 10% 磷钼酸乙醇液喷雾，供试品色谱中在与对照品色谱相应位置处显相同色斑。

【成分】 块茎含 β-谷甾醇（β-sitosterol），β-谷甾醇-D-葡萄糖苷（β-sitosterol-D-glucoside），内消旋肌醇（meso-inositol）[1]，胆碱（choline），尿嘧啶，琥珀酸，酪氨酸，缬氨酸，棕榈酸，亚油酸，油酸，三亚油酸甘油酯，二棕榈酸甘油酯[2]。并含白附子凝集素（typhonium giganteumlectin）[3]，天师酸（tianshic acid），桂皮酸（cinnamic acid）[4]。

【药理】 1. 镇静、抗惊厥及镇痛作用 水提取液腹腔注射 20～40 g/kg，白附子生制品可使戊巴比妥钠阈下催眠剂量的小鼠入睡率增加，且与剂量成正相关。制白附子的作用较生品为强[1]。白附子生、制品水浸剂 30 g/kg 腹腔注射，对中枢兴奋剂戊四唑、硝酸士的宁所致小鼠强直性惊厥，仅能明显或不同程度地推迟小鼠强直性惊厥出现时间和死亡时间（延长存活时间）。生、制品水浸剂 30 g/kg 皮下注射，能明显减少小鼠醋酸所致扭体反应次数[2]。

2. 抗炎作用　白附子混悬液和煎剂灌胃，对大鼠蛋清性、酵母性及甲醛性关节肿，有明显或不同程度的抑制作用；对棉球肉芽肿增生也有明显的抑制作用，其抗炎作用同免疫器官胸腺、脾脏关系不大。新、老法制品与生品抗炎作用相近[3,4]。

3. 抑菌作用　白附子注射液对结核杆菌(H37RV)有一定抑制作用[5]。

4. 对免疫细胞的作用　白附子水提取物(RTE)对小鼠脾细胞和人淋巴细胞的增殖活性有很强的促进作用，并有较好的量效关系；RTE的效应细胞是T细胞；RTE增强人杀伤细胞对肿瘤细胞的特异性杀伤活性和自然杀伤细胞的非特异性杀伤活性，促进单核细胞的细胞因子(肿瘤坏死因子和白介素1)的生成，并增强单核细胞对肿瘤细胞的吞噬功能[6]。

毒性　小鼠静注 LD_{50}：生白附子为 32.58±2.65 g/kg；制白附子为 29.57±2.7 g/kg。煎剂小鼠灌胃，制白附子组出现呼吸困难，活动减少，个别动物死亡；生白附子组未出现异常；说明毒性并不因炮制而减弱[1]。禹白附粉混悬液 5 g/kg、10 g/kg、15 g/kg，上、下午各给药1次，共灌胃 28 d，小鼠体重增长与对照组无明显差异，红细胞、白细胞及血红蛋白计数均在正常值范围内[3]。

【药性】《四川中药志》1960年版："性大温，味辛、甘，有毒。入胃、肝二经。"

【功用主治】 祛风痰，通经络，解毒镇痛。主治中风痰壅，口眼歪斜，偏头痛，破伤风，毒蛇咬伤，瘰疬结核，痈肿。

1.《中国药用植物志》："治淋巴结结核。"

2.《江西民间草药》："治毒蛇咬伤。"

3.《四川中药志》1960年版："镇痉止痛，祛风痰。治面部病，中风失音，心痛血痹，偏正头痛，喉痹肿痛，破伤风。"

4.《中国药用植物图鉴》："治头面生瘢疵，湿疮。"

【用法用量】 内服：煎汤 3～6 g；研末服 0.5～1 g，宜炮制后用。外用：捣烂敷；或研末调敷。

【宜忌】 血虚生风、内热生惊及孕妇禁服。

1.《四川中药志》1960年版："阴虚非真中寒者忌用。"

2.《陕西中草药》："阴虚中风及孕妇忌服。"

【选方】 1. 治口眼歪斜　制白附子 12 g，僵蚕、全蝎各 9 g。共为细末，分9包。每次1包，每日3次，黄酒送下。

2. 治偏、正头痛，三叉神经痛　制白附子、白芷、猪牙皂角各 30 g。共为细末，每次 3 g，每日2次，开水送服。(1、2方出自《陕甘宁青中草药选》)

3. 治跌打损伤，金疮出血，破伤风　生禹白附 360 g，防风 30 g，白芷 30 g，天麻 30 g，羌活 30 g，生天南星 30 g。以上六味，共研细粉，过筛，混合均匀。外用调敷患处，内用 1～1.5 g。孕妇忌服。(《中华人民共和国药典》1963年玉真散)

4. 治腰腿痛，关节痛　白附子 45 g，鸡血藤 12 g，牛膝 9 g，独活 9 g，五加皮 12 g。水煎服。(《山东中草药手册》)

5. 治毒蛇咬伤　独角莲根、生南星等分。研末，水酒调涂。(江西《中草药学》)

1459 白茅花 bái máo huā (《日华子》)

【异名】 菅花(《新修本草》)，茅花(《本经逢原》)，茅盔花、茅针花(《江苏省植物药材志》)。

【基原】 为禾本科白茅属植物白茅 *Imperata cylindrica* (L.) Beauv. var. *major* (Nees) C. E. Hubb. 的花穗。

【原植物】 参见"白茅根"条。

【采收加工】 4～5月花盛开前，摘下带茎的花穗，晒干。

【药材】 白茅花 *Flos Imperatae* 主产于江苏、浙江。

性状　干燥的花穗呈圆柱形，长 5～20 cm，小穗基部和颖片密被细长丝状毛，占花穗的绝大部分，灰白色，质轻而柔软，若棉絮状。小穗黄褐色，介于细长丝状毛中，不易脱落，外颖长圆状披针形，膜质；雌蕊花柱2裂，裂片线形，裂片上着生黄棕色毛。花序柄圆柱形，青绿色。气微，味淡。

【药性】《新修本草》："味甘，温，无毒。"

【功用主治】 止血，定痛。主治吐血，衄血，刀伤。

1.《新修本草》："主衄血，吐血，灸疮。"

2.《日华子》："罯刀箭疮，止血并痛。"

3.《江苏省植物药材志》："止血，对肺病咯血及鼻衄等有效。"

【用法用量】 内服：煎汤，9～15 g。外用：罨敷或塞鼻。

【选方】 治鼻衄　白茅花 15 g，猪鼻1个。同炖约 1 h，饭后服，服多次，可望根治。(《泉州本草》)

【各家论述】《本经逢原》："茅花色白轻虚，力能上升入肺，散热止衄。"

1460 白茅针 bái máo zhēn (《本草拾遗》)

【异名】 茅苗(《本经》)，茅笋、茅针(《本草拾遗》)，茅锥(刘禹锡《传信方》)，茅蜜(《医林纂要》)，茅荑、茅揠(《植物名实图考》)，茅芽(《衷中参西录》)。

【基原】 为禾本科白茅属植物白茅 *Imperata cylindrica* (L.) Beauv. var. *major* (Nees) C. E. Hubb. 的初生未放花序。

【原植物】 参见"白茅根"条。

【采收加工】 4～5月采摘未开放的花序，鲜用或晒干。

【药性】 甘，平。

1.《本草拾遗》："味甘，平，无毒。"

2.《日华子》："凉。"

【功用主治】 止血，解毒。主治衄血，尿血，大便下血，外伤出血，疮痈肿毒。

1.《本经》："主下水。"

2.《药性论》："能破血，治消渴。"

3.《本草拾遗》："主恶疮肿，未溃者，煮服之。生挼敷金疮止血。煮服之，主鼻衄及暴下血。"

4.《日华子》："通小肠，痈毒软疖不作头，脓煎和酒服。"

【用法用量】 内服：煎汤，9～15 g。外用：捣敷或塞鼻。

1461 白茅根 bái máo gēn (《本草经集注》)

【异名】 茅根、兰根、茹根(《本经》)，地菅、地筋、兼杜(《别录》)，白茅菅(《本草经集注》)，白花茅根(《日华子》)，丝茅(《纲目》)，万根草(《铁岭县志》)，茅草根(《草木便方》)，地节根(《青海药材》)，坚草根、甜草根(《河北药材》)，丝毛草根(《中药志》)，寒草根(《闽东本草》)。

【基原】 为禾本科白茅属植物白茅的根茎。

【原植物】 白茅 *Imperata cylindrica* (L.) Beauv. var. *major* (Nees) C. E. Hubb.

多年生草本，高 20～100 cm。根茎白色，匍匐横走，密被鳞片。秆丛生，直立，圆柱形，光滑无毛，基部被多数老叶及残留的叶鞘。叶线形或线状披针形；根出叶长几与植株相等；茎生叶较短；叶鞘褐色，无毛，或上部及边缘和鞘口具纤毛，具短叶舌。圆锥花序紧缩呈穗状，顶生，圆筒状，长 5～20 cm，宽 1～2.5 cm；雄蕊 2，花药黄色；雌蕊 1，具较长的花柱，柱头羽毛状。颖果椭圆形，暗褐色，成熟的果序被白色长柔毛。花期 5～6 月，果期 6～7 月。

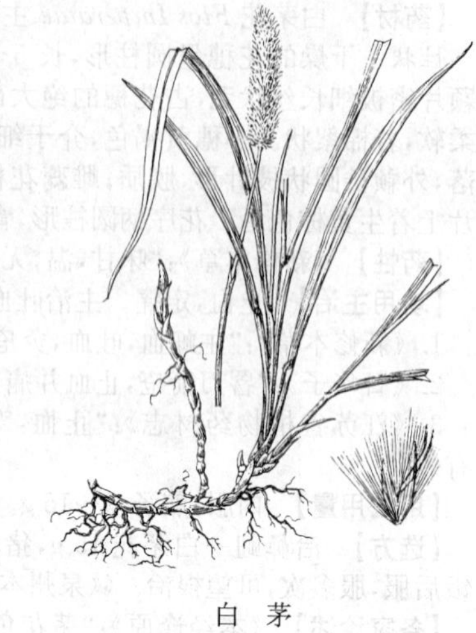

白 茅

生于路旁向阳干草地或山坡上。分布于华北、东北、华东、中南、西南及陕西、甘肃等地。

本植物的叶(茅草叶)、花穗(白茅花)、初生未放花序(白茅针)亦供药用，另设专条。

【采收加工】 春、秋季采挖，除去地上部分和鳞片状的叶鞘，鲜用或扎把晒干。

【药材】 白茅根 *Rhizoma Imperatae* 全国大部分地区均产，以华北地区产量较多。

性状 根茎呈长圆柱形，长 30～60 cm，直径 0.2～0.4 cm。表面黄白色或淡黄色，微有光泽，具纵皱纹，节明显，稍突起，节间长短不等，通常长 1.5～3 cm。体轻，质略脆，断面皮部白色，多有裂隙，放射状排列，中柱淡黄色，易与皮部剥离。无臭，味微甜。

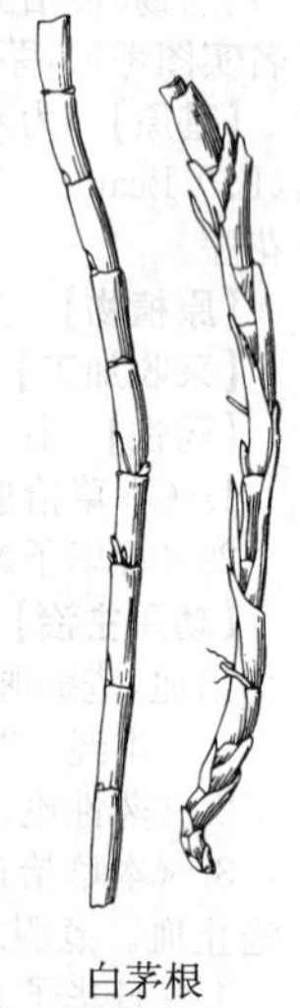

白茅根
(根茎)外形

鉴别 (1) 根茎横切面：表皮为 1 列类方形小细胞，有的含硅质块。皮层较宽，最外为 1～4 列纤维，壁厚，木化；叶迹维管束 10 余个，环列，有限外韧型，具束鞘纤维，其旁常有裂隙；内皮层细胞内壁增厚，有的有硅质块。中柱内散有多数维管束，有限外韧型，近中柱鞘的维管束小而密，由纤维相连成环。中央常成空洞。

粉末特征：黄白色。表皮细胞平行排列，每纵行列多为 1 个长细胞与 2 个短细胞(1 个木栓细胞及 1 个硅细胞)相间排列，偶见 1 个短细胞介于 2 个长细胞之间。内皮层细胞长方形，一侧壁甚薄，另一侧壁增厚，层纹及孔沟明显，壁上有硅质块。中柱鞘厚壁细胞类长方形；根茎茎节处中柱鞘细胞呈石细胞状。下皮纤维常具横隔。此外，有木纤维。

(2) 取本品粗粉 5 g，加苯 30 ml，加热回流 1 h，滤过。取滤液 5 ml，蒸干，残渣加醋酐 1 ml，使溶解，再加硫酸 1～2 滴，即显红色，后渐变成紫红色、蓝紫色，最后变为污绿色(检查甾酮)。

【成分】 根茎含三萜化合物：芦竹素(arundoin)，印白茅素(cylindrin)，薏苡素(coixol)，羊齿烯醇(fernenol)，西米杜鹃醇(simiarenol)，异山柑子萜醇(isoarborinol)[1]；内酯类：白头翁素(anemonin)[2]；有机酸类：cylindol A，B[3]，cylidrene[4]，di-methyl-4，4′-dimethoxy-5，6，5′，6′-dimethylenedioxy biphenyl-2，2′-decarboxylate，对桂皮酸(*p*-coumaric acid)，棕榈酸(palmitic acid)[5]；甾醇类：豆甾醇(stigmasterol)，β-谷甾醇(β-sitosterol)，菜油甾醇(campesterol)[1]；糖类：多量蔗糖，葡萄糖及少量果糖，木糖；有机酸类：枸橼酸(citric acid)，草酸(oxalic acid)及苹果酸(malic acid)[6]。

【药理】 1. 利尿作用 白茅根煎剂和水浸剂灌胃，对正常家兔有利尿作用[1,2]。煎剂灌胃对水负荷小鼠亦有明显的利尿作用[3]。给药 5～10 d 时，利尿作用最明显[1]。

2. 促凝血作用 白茅根粉能显著缩短兔血浆复钙时间[4]。但白茅根含钙较多[5]，可能干扰实验结果。

3. 对心肌的影响 白茅根水醇提取物 40 g/kg 腹腔注射，小鼠心肌 ^{86}Rb 的摄取量比生理盐水组增加 47.4%[6]。

4. 增强免疫功能 白茅根水煎剂给小鼠灌胃，能显著提高小鼠腹腔巨噬细胞的吞噬功能，明显增加吞噬率和吞噬指数、辅助性 T 细胞(Th)数目，并促进白介素 2(IL-2)的产生[7]。白茅根水煎剂灌胃，可提高正常及氢化可的松所致免疫功能低下小鼠外周血淋巴细胞(LC)非特异性酯酶染色(ANAE)阳性细胞百分率。对 T 淋巴细胞亚群细胞有一定影响，可提高 $CD4^+$ T 淋巴细胞百分率，提高 $CD4^+/CD8^+$ 比值，降低 $CD8^+$ T 淋巴细胞百分率[8]。

5. 其他作用 体外试验，其煎剂对福氏痢疾杆菌和宋内痢疾杆菌有轻度抑制作用，对志贺和斯密士痢疾杆菌无作用[9]。白茅根煎剂给小鼠灌胃，对醋酸扭体反应和醋酸诱发的毛细血管通透性增高均有明显的抑制作用，且能明显抑制乙醇引起的小鼠自发活动的增加[3]。

毒性 白茅根煎剂给小鼠灌胃的 LD_{50} 大于 160 g/kg；静注白茅根精制水溶液小鼠的 LD_{50} 为 21.42±1.09 g/kg[3]。

【炮制】 1. 白茅根 取原药材，除去杂质，洗净稍润切段，干燥。

2. 茅根炭 ①取净白茅根段，置锅内用武火炒至表面焦褐色，内部棕褐色，喷淋清水少许，灭尽火星，取出，晾干，凉透。②取净白茅根段，置煅锅内，上面覆盖一碗，两锅接合处用黄泥封闭，上压重物，用火煅烧至贴在上锅底上的白纸显黄色，放凉，取出。

饮片性状 参见“药材”项。

贮干燥容器内，置通风干燥处；茅根炭及时散热，防止复燃。

【药性】 甘，寒。归心、肺、胃、膀胱经。

1.《本经》：“味甘，寒。”

2.《别录》：“无毒。”

3.《滇南本草》：“入胃、小肠二经。”

4.《医学入门》：“性甘，平。”

5.《本草汇》：“入手太阴、少阴、太阳，足太阴、阳明经。”

6.《本草求真》：“专入胃、肝。”

7.《本草再新》：“味甘、苦，性寒。”

【功用主治】 清热生津，凉血止血，利尿通淋。主治热病烦渴，肺热喘咳，胃热呕逆，血热出血，小便淋沥涩痛，水肿，黄疸。

1.《本经》：“主劳伤虚羸，补中益气，除瘀血血闭寒热，利小便。”

2.《别录》：“下五淋，除客热在肠胃，止渴，坚筋，(治)妇人崩中。久服利人。”

3.《药性论》：“能破血，主消渴。”

4.《日华子》：“主妇人月经不匀，通血脉淋沥。”

5.《纲目》:"止吐衄诸血,伤寒哕逆,肺热喘急,水肿黄疸,解酒毒。"

6.《本草正》:"治痈疽疖毒及诸毒诸疮。"

7.《本经逢原》:"治胃反上气,五淋疼热及痘疮干紫不起。"

8.《玉楸药解》:"清金利水,敛血通经。"

9.《重庆草药》:"治红肿关节炎。炖肉服则性滋补,能解内热骨蒸,妇女经期血热骨痛。"

10.《陕西中草药》:"治牙龈出血,过敏性紫癜。"

【用法用量】 内服:煎汤,10～30 g,鲜品 30～60 g;或捣汁。外用:鲜品捣汁涂。

【宜忌】 虚寒出血、呕吐、溲多不渴者禁服。

1.《品汇精要》:"妊娠不可服。"

2.《本草蒙筌》:"忌犯铁器。"

3.《本草经疏》:"因寒发哕,中寒呕吐,湿痰停饮发热,并不得服。"

4.《本草徵要》:"吐衄有因于寒,有因于虚者,非所宜也。"

【选方】 1. 治热渴,头痛,壮热,及妇人血气上冲闷不堪 茅根(切)二升。三捣取汁令尽,渴即服之。(《千金方》)

2. 治虚劳证,痰中带血 鲜茅根四两(切碎),鲜藕四两(切片),煮汁常常饮之。若大便滑者,茅根宜减半,再用生山药细末两许,调入药汁中,煮作茶汤服之。(《衷中参西录》二鲜饮)

3. 治胃反,食即吐出,上气 芦根、茅根各二两。细切,以水四升,煮取二升,顿服之,得下,良。(《千金方》)

4. 治胃火上冲,牙龈出血 鲜白茅根 60 g,生石膏 60 g,白糖 30 g。水煎,冲白糖服。(《河南中草药手册》)

5. 治阴虚不能化阳,小便不利,或有湿热壅滞,以致小便不利,积成水肿 白茅根一斤,掘取鲜者,去净皮与节间小根,细切。将茅根用水四大碗,煮一沸,移其锅置炉旁,候十数分钟,视其茅根若不沉水底,再煮一沸,移其锅置炉旁,须臾视其根皆沉水底,其汤即成。去渣,温服多半杯,日服五六次,夜服两三次,使药力相继,周十二时,小便自利。(《衷中参西录》白茅根汤)

6. 治崩中 白茅根二十斤,小蓟根十斤。捣绞取汁,煮取五升,服一升,日三四。(《医心方》引《深师方》)

7. 治过敏性紫斑 鲜白茅根 125 g,大青叶 15 g。加水 750 ml,煎至 250 ml,分 3 次,1 日服完。(《陕西中草药》)

8. 治麻疹 鲜茅根不拘量。水煎代茶服,疹未透者轻煎,疹已透煮浓煎,若热毒火盛,取鲜茅根 30～60 g,和等量荸荠皮,水煎代茶饮。(《闽东本草》)

【临床报道】 治疗肾炎 白茅根(干品)250 g,加水 500～1 000 ml,水煎至 200～400 ml,分早晚 2 次口服。共治疗肾小球肾炎 36 例,结果:水肿全消 28 例,显著消退 6 例,减轻 2 例。一般在服药 1～4 星期出现利尿作用。另外治疗 2 星期后,急性肾炎 18 例血压升高者全部恢复正常,慢性肾炎 9 例中,2 例恢复正常,7 例改善。临床观察发现,本法对急性肾炎疗效最佳,慢性则差,对肝硬化、心衰引起的水肿则无效[1]

【各家论述】 1. 蒋仪《药镜》:"内热则瘀,瘀则气滞,滞以津枯,性寒凉血,故补中而止吐衄。热去则血和,和则瘀消,消则闭通,性甘能益血,故扶脾而利淋便。"

2.《纲目》:"白茅根甘,能除伏热,利小便,故能止诸血、哕逆、喘急、消渴,治黄疸水肿,乃良物也。世人因微而忽之,惟事苦寒之剂,致伤冲和之气,乌足知此哉?"

3.《本草经疏》:"血热则瘀,瘀则闭,闭则寒热作矣。(茅根)寒凉血,甘益血,热去则血和,和则瘀消而闭通,通则寒热自止也。小便不利,由于内热也,热解则便自利。淋者,血分虚热所致也,凉血益血,则淋自愈,而胃肠之客热自解,津液生而渴亦止矣。肝藏血而主筋,补血凉肝,则筋坚实矣。血热则崩,凉血和血,则崩自愈矣。血热则妄行,溢出上窍为吐、为咯、为鼻衄、齿衄。凉血和血,诸证悉除。益脾补中,利小便,故亦治水肿黄疸,而兼理伤寒哕逆也。"

4.《本经逢原》:"白茅根,《本经》主治劳伤虚羸者,以甘寒能滋虚热,而无伤犯胃气之虞也。言补中益气,胃热去而中气复。是指客邪入伤中州,渐成虚羸而言,非劳伤本病所宜。"

5.《本草求真》:"茅根,清热泻火,消瘀利水,专理血病,凡一切吐血、衄血、血瘀、血淋、血崩、血闭,并哕逆、喘急、黄疸、水肿等证,因热因火而成者,服之热除而血即理,火退而气与水消矣。""此药味甘性纯,甘不泥膈,寒不伤中,为治虚羸客热犯中州之剂。"

6.《衷中参西录》:"白茅根必用鲜者,其效方著。春前秋后刨用之味甘,至生苗盛茂时,味即不甘,用之亦有效验,远胜干者。""若久煎,其清凉之性及其宣通之力皆减,服之即无效矣。所煮之汤,历一昼夜即变绿色,若无发酵之味,仍然可用。"

7.《本草正义》:"(白茅根)非治虚劳之本病也。按虚劳之病,本无寒凉主治之理,此以中州热邪言之,以其灼烁津液,即为虚羸之源,乃治之于劳热发轫之初,非治之于虚劳既成之后,此中分寸次序,自宜明辨;否则,中气大虚,再投寒剂,未有不剿绝微阳,速其陨灭者矣。又,茅根治哕逆呕吐,专为胃火主剂,若胃气虚寒,亦作呃逆,则丁香柿蒂之主治,证同而情异,有识之士亦万万不致误用。再,《日华子》主妇人月经不匀、血脉淋沥,此亦就血热者言之,非统治虚寒之愆期及血枯之淋沥。"

1462 **白松塔** bái sōng tǎ (《山西中草药》)

【异名】 松塔、松球、松果、椁树核桃(《山西中草药》),蛇皮松果、白松果(南药《中草药学》)。

【基原】 为松科松属植物白皮松的球果。

【原植物】 白皮松 *Pinus bungeana* Zucc. ex Endl. 又名:白松(《清稗类钞》),白骨松、三针松、白果松、虎皮松、蟠龙松(《中国植物志》)。

乔木,高达 30 m,胸围可达 3 m。树皮灰绿色或淡灰褐色,不规则剥裂;一年生枝灰绿色,无毛。冬芽红褐色,卵圆形。针叶 3 针一束,粗硬,长 5～10 cm,径 1.5～2 mm,叶背及腹面两侧均有气孔线,先端尖,边缘有细锯齿;叶鞘早落。雄球花卵圆形或椭圆形,长约 1 cm,多数聚生于新枝基部成穗状,长 5～10 cm;雌花序 1 至数枚生新枝上部。球果卵圆形,通常单生,初直立,后下垂,熟时淡黄褐色,长 5～

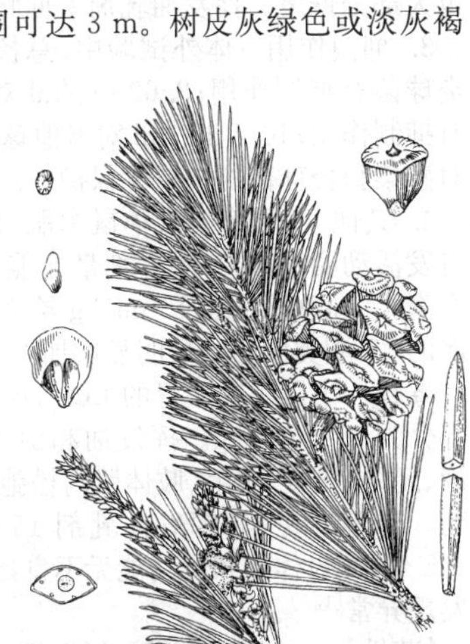

白皮松

7 cm,径 4～6 cm,种鳞先端厚,鳞盾多为菱形,有横脊,鳞脐生于鳞盾的中央,有刺尖。种子灰褐色,近倒卵圆形,长约 1 cm,种翅短,赤褐色,易脱落,长约 5 mm。花期 4～5 月,果熟期翌年 10～11 月。

生于海拔 500～1 800 m 的山地。分布于山西、河南、四川、陕西、甘肃等地。此外,北京、辽宁、江苏、浙江、江西(庐山)、山东有栽培。

【采收加工】 11～12 月采收球果。

【药材】 白松塔 *Strobilus Pini Bungeanae* 产于山西、河南、陕西、甘肃、四川及湖北等地。

性状 球果卵圆形,长 5～7 cm,淡黄褐色或棕褐色。种鳞先端厚,鳞盾多为菱形,有横脊,鳞脐生于鳞盾中央,具刺尖。种子倒卵圆形,长约 1 cm,种皮棕褐色,胚乳白色,气香,味甜,富油质;种翅长 5 mm,有关节,易脱落。

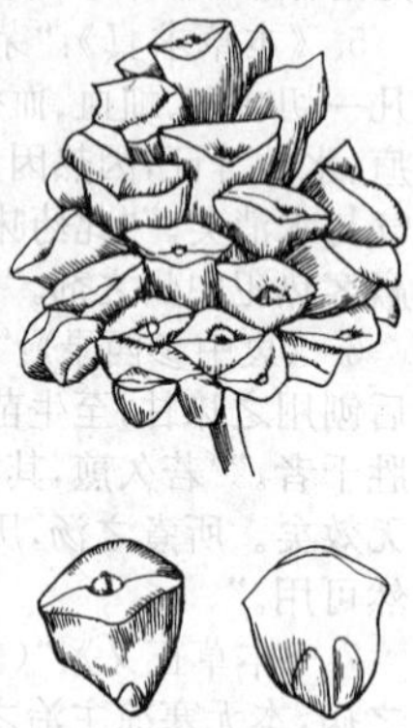
白松塔(球果)外形

【成分】 白松塔含皂苷、酚类、挥发油,挥发油中含枸橼酸(limonene)等[1]。

【药理】 1. 祛痰、镇咳及平喘作用 以煎剂 50 g/kg 或酚部分 1.5 g/kg 给小鼠灌服,用酚红目测比色法发现白松塔水煎液及酸、酚部分有明显的祛痰作用,且进一步证明其祛痰有效部分在酚性部分;挥发油部分亦有一定的祛痰作用,其祛痰有效部分集中在中性油Ⅱ。总挥发油 2 g/kg 或其中的中性部分 0.7 g/kg 对以氨水引咳的小鼠有止咳作用。有效成分在挥发油部分,特别是集中在中性油Ⅰ部分。其镇咳作用往往随祛痰作用同时发生。给经组胺乙酰胆碱混合液预选的豚鼠灌胃给药,共 5 d,发现白松塔挥发油部分对豚鼠支气管痉挛有平喘作用,其平喘有效部分主要为中性油Ⅰ[1,2]。

2. 对慢性支气管炎的作用 给实验性慢性支气管炎小鼠每日灌服煎剂 50 g/kg,连续 10 d,可促进病变组织的恢复。对烟熏所致慢性气管炎大鼠,服煎剂 3 星期,病变亦有明显好转,气管浆液腺与黏液腺的比值恢复到近于 1∶1,各级支气管黏膜杯状细胞也较对照组减轻,细支气管炎症也大部分恢复。挥发油乳剂未见此作用[1]。

3. 抑菌作用 体外试验中,总挥发油 1.31 mg/ml 对肺炎球菌有抑制作用;2.62 mg/ml 对流感杆菌、甲型链球菌有抑制作用;10.5 mg/ml 对卡他球菌有抑制作用。但灌服对感染肺炎球菌的小鼠无保护作用[1]。

4. 其他 2 g 煎剂给小鼠灌服,以抖笼法观察到小鼠的自发活动明显减少;同样剂量亦能减少小鼠低气压下的死亡率。2%总挥发油 15 ml/kg 给大鼠灌胃,可使 24 h 尿排泄的 17-酮类固醇的量明显增加[1]。

毒性 小鼠 1 次灌胃的 LD_{50},挥发油为 2.29 g/kg,酚性部分为 0.208 g/kg。挥发油和酚性部分的毒性表现为镇静、闭眼、厌食、竖毛、肢体肌肉松弛甚至瘫痪。大鼠灌服煎剂 50 g/kg 或 2%挥发油乳剂 15 ml/kg,每日 1 次,连续 1.5 个月,对体重和肝功能无不良影响,病理切片检查亦未发现异常[1,2]。

【药性】 《山西中草药》:"苦,温。"

【功用主治】 祛痰,止咳,平喘。主治哮喘,咳嗽,气短,痰多。

1.《山西中草药》:"镇咳,祛痰,消炎,平喘。主治慢性气管炎,咳嗽,气短,吐白沫痰。"

2.《全国中草药汇编》:"主治哮喘。"

【用法用量】 内服:煎汤,30～60 g。

【选方】 治慢性气管炎 白松塔 36 g,黄芩、连翘各 15 g。加水 4 倍,煎 2 次,过滤,浓缩至 100 ml。分早晚饭后 30 min 各服 50 ml。(《全国中草药汇编》)

1463 白枪杆 bái qiāng gǎn (《科学的民间草药》)

【异名】 根根药(《科学的民间草药》),大皮消、大树皮、毡帽老(《云南中草药》)。

【基原】 为木犀科梣属植物白枪杆的树皮。

【原植物】 白枪杆 *Fraxinus malacophylla* Hemsl. 又名:对节子树(《新华本草纲要》)。

落叶乔木,高约 10 m。树皮灰白色。芽裸露,密被锈色糠秕状毛和短茸毛。幼枝稍扁,近四棱形,密被褐色茸毛,小枝灰褐色,具纵棱,疏被柔毛和短茸毛;皮孔细小,稀疏散生。叶轴上面具窄沟,均密被棕色茸毛;小叶 9～15 枚,革质,椭圆形至披针状椭圆形,先端急尖或钝,基部楔形至阔楔形。圆锥花序生于当年生枝端或上部叶腋;苞片线形;花梗细,与苞片均密被黄色茸毛;花萼杯状,先端截平或浅裂而成阔三角形,微被毛;花冠白色,裂片线形;两性花具雄蕊 2,伸出药冠之外;雌蕊柱状棍棒状,2 浅裂。翅果匙形,翅甚扁平,下延至坚果中部以下。花期 6 月,果期 9～10 月。

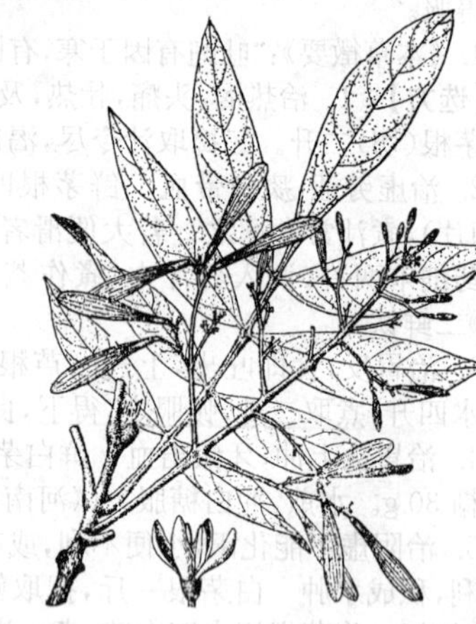
白枪杆

生于石灰岩山地次生林中。分布于广西、云南。

本植物的根(白枪杆根)亦供药用,另设专条。

【采收加工】 全年均可采,切片,晒干。

【成分】 树皮含新宁碱(sinine)[1]。

【药性】 苦、涩,凉。

【功用主治】 《云南中草药》:"消食健胃,截疟,驱虫。"

【用法用量】 内服:煎汤,15～30 g。

【选方】 1. 治间日疟、恶性疟 白枪杆树皮 15～30 g。红糖引煎服。

2. 治绦虫 白枪杆树皮 15～30 g。煎服。

3. 治食积腹胀 白枪杆树皮 15～30 g。煎服。

4. 治风湿,跌打,骨折 白枪杆 15～30 g 煎服。(1～4 方出自《云南中草药》)

1464 白刺花 bái cì huā (《文山中草药》)

【基原】 为豆科槐属植物白刺花 *Sophora davidii* (Franch.) Kom. ex Pavol. 的花。

【原植物】 参见"白刺花根"条。

【采收加工】 3～5 月花未放足时采收,鲜用或晒干。

【药理】 1. 抗炎镇痛作用　小鼠口服白刺花总生物碱，明显减少乙酸引起的扭体反应次数，半数有效量(ED_{50})为93 mg/kg，能显著抑制乙酸提高小鼠腹腔毛细血管通透性和二甲苯引起的小鼠耳郭肿胀，也显著抑制角叉菜胶引起的足跖肿胀，但对组胺提高大鼠皮肤毛细血管通透性无抑制作用[1]。

2. 止泄作用　小鼠口服白刺花总生物碱 100 mg/kg 和 200 mg/kg，显著减少蓖麻油引起的腹泻次数，但对番泻叶引起的腹泻次数无减少作用。上述两剂量还能抑制小鼠胃肠推进运动，推测其止泻机制可能是抑制胃肠推进运动和抗炎[1]。

毒性　其对小鼠的口服和腹腔注射 LD_{50} 分别为 1 010 ± 110 mg/kg 和 418 ± 26 mg/kg[1]。

【药性】 苦，凉。

【功用主治】 清热解暑。主治暑热烦渴。

【用法用量】 内服：泡茶，1～3 g。

1465 白砂糖 bái shā táng 《纲目》

【异名】 石蜜(《新修本草》)，白糖(《子母秘录》)，糖霜(《日用本草》)，白霜糖(《本草备要》)。

【基原】 为禾本科甘蔗属植物甘蔗 *Saccharum sinensis* Roxb. 的茎中液汁，经精制而成的乳白色结晶体。

【原植物】 参见“甘蔗”条。

【药性】 甘，平。归脾、肺经。

1.《新修本草》：“石蜜，味甘，寒，无毒。性冷利。”

2.《本草衍义补遗》：“入脾。”

3.《本草从新》：“甘，温。”

4.《随息居饮食谱》：“甘，平。”

【功用主治】 和中缓急，生津润燥。主治中虚腹痛，口干燥渴，肺燥咳嗽。

1.《新修本草》：“主心腹热胀，口干渴。”

2.《食疗本草》：“治目中热膜，明目。”

3.《日华子》：“润心肺，杀虫，解酒毒。”

4.《纲目》：“治嗽消痰，解酒和中，和中助脾，缓肝气。”

5.《随息居饮食谱》：“润肺，和中，缓肝，生液，化痰止嗽，解渴析醒，杀鱼蟹腥，制猪肉毒，辟韭蒜臭，降浊怡神。”

【用法用量】 内服：入汤和化，10～15 g。外用：调敷。

【宜忌】《本草从新》：“中满者勿服，多食助热，损齿生虫。”

【选方】 1. 润肺气，助五脏精　石蜜和枣肉、巨胜末丸，每食后含一两丸。(《食疗本草》)

2. 治腹中紧　砂糖以酒三升煮服之，不过再服。(《子母秘录》)

3. 治中虚脘痛，食蟹不舒，啖蒜韭而口臭　以糖霜煎浓汤饮。(《随息居饮食谱》)

4. 治烫火伤　白糖 30 g，梅片 3 g。用砂锅将白糖炒黑，成块状为度，加冰片研细末，用香油调涂伤处。(《河北中医药集锦》白糖散)

【各家论述】 1.《纲目》：“石蜜、糖霜、冰糖，比之紫砂糖性稍平，功用相同，入药胜之，然不冷利。若久食则助热，损齿、生虫之害同也。”

2.《本草经疏》：“其味甘，其气寒，其用在脾，故主心腹热胀。甘寒能除热生津液，故主口干渴及咳嗽生痰也。多食亦能害脾，以其味大甘耳。”

1466 白果叶 bái guǒ yè 《品汇精要》

【异名】 银杏叶(通称)。

【基原】 为银杏科银杏属植物银杏 *Ginkgo biloba* L. 的叶。

【原植物】 参见“白果”条。

【采收加工】 8～10 月分期分批采摘，晒干、烘干或鲜用。

【药材】 白果叶 *Folium Ginkgo* 全国大部分地区均产。

性状　叶片多皱折或破碎，完整者呈扇形，长 4～8 cm，宽 5～10 cm，上缘有不规则波状缺刻，有的中央凹入，基部楔形，叶脉细密，为多数二叉状平行脉；叶柄长 2～7 cm。纸质，易纵向撕裂。气微，味微涩。

鉴别　(1) 叶横切面：上表皮细胞 1 列，外被角质层。叶肉细胞分化不明显，多角形或类长圆形，细胞中常含棕色物或布满油滴状物；维管束外韧型，分泌道存在于维管束间。下表皮细胞 1 列，外被角质层；有内陷气孔。较老叶维管束周围有 1～2 列厚壁细胞组成的维管束鞘；叶肉细胞含草酸钙簇晶。

(2) 取本品碎片 10 g，加水 10 ml，煮沸 15 min，趁热滤过。取滤液 2 ml，加镁粉少量及盐酸 3～4 滴，置水浴中加热数分钟，显棕红色；取滤液适量点于滤纸上，喷 2% 三氯化铝乙醇溶液，干后置紫外光灯(365 nm)下观察，显黄绿色荧光(检查黄酮类)。

【成分】 叶含黄酮类化合物：山柰酚(keampferol)，木犀草素(luteolin)，杨梅树皮素(myricetin)，槲皮素(quercetin)，异鼠李素(isorhamnetin)，丁香黄素(syringetin)，山柰酚-3-鼠李葡萄糖苷(kaempferol-3-rhamnoglucoside)，山柰酚-3(6‴-对香豆酰葡萄糖基-β-1，4-鼠李糖苷)〔kaempferol-3-(6‴-*p*-coumaroylglucosyl-β-1，4-rhamnoside)〕，山柰酚-3-O-(2″-O-β-D-吡喃葡萄糖基)-α-L-吡喃鼠李糖苷〔kaempferol-3-O-(2″-O-β-D-glucopyranosyl)-α-L-rhamnopyranoside〕，山柰酚-3-O-〔2″-O-6‴-O-[对-(7⁗-O-β-D-吡喃葡萄糖基)香豆酰基]-β-D-吡喃葡萄糖基〕-α-L-吡喃鼠李糖苷{kaempferol-3-O-〔2″-O-6‴-O-[*p*-(7⁗-O-β-D-glucopyranosyl) coumaroyl]-β-D-glucopyranosyl〕-α-L-rhamnopyranoside}，山柰酚-3-O-(2″-O-α-L-吡喃鼠李糖基-6″-O-α-D-吡喃鼠李糖基-β-D-吡喃葡萄糖苷〔kaempferol-3-O-(2″-O-α-L-rhamnopyranosyl-6″-O-α-D-rhamnopyranosyl-β-D-glucopyranoside)〕，3′-O-甲基杨梅树皮素(3′-O-methylmyricetin)，槲皮素-3-O-(2″-O-β-D-吡喃葡萄糖基)-α-L-吡喃鼠李糖苷〔quercetin-3-O-(2″-O-β-D-glucopyranosyl)-α-L-rhamnopyranoside〕，槲皮素-3-O-〔2″-O-6‴-O-[对-(7⁗-O-β-D-吡喃葡萄糖基)香豆酰基]β-D-吡喃葡萄糖基〕-α-L-吡喃鼠李糖苷{quercetin-3-O-〔2″-O-6‴-O-[*p*-(7⁗-O-β-D-glucopyranosyl) coumaroyl]β-D-glucopyranosyl〕-α-L-rhamnopy ranoside}，槲皮素-3-O-〔2″-O-(6‴-O-对香豆酰基)β-D-吡喃葡萄糖基〕-α-L-吡喃鼠李糖基-7-O-β-D-吡喃葡萄糖苷{quercetin-3-O-〔2″-O-(6‴-O-*p*-coumaroyl)-β-D-glucopyranosyl〕-α-L-rhamnopyranosyl-7-O-β-D-glucopyranoside}，槲皮素-3-O-(2″-O-α-L-吡喃鼠李糖基-6″-O-α-D-吡喃鼠李糖基-β-D-吡喃葡萄糖苷)〔quercetin-3-O-(2″-O-α-L-rhamnopyranosyl-6″-O-α-D-rhamnopyranosyl-β-D-glucopyranoside)〕，槲皮素-3-O-α-6‴-对香豆酰葡萄糖基-β-1，4-鼠李糖苷〔quercetin-3-O-α-(6‴-*p*-coumaroyl-glucosyl-β-1，4-rhamnoside)〕，槲皮素-3-O-芸香糖苷(quercetin-3-O-rutinoside)，异鼠李素-3-O-芸香糖苷

(isorhamnetin-3-O-rutinoside)，丁香黄素-3-芸香糖苷(syringetin-3-rutinoside)[1~5]等；属于双黄酮类的成分有：穗花杉双黄酮(amentoflavone)，银杏双黄酮(bilobetin)，白果双黄酮(ginkgetin)，异白果酸黄酮(isoginkgetin)，金松双黄酮(sciadopitysin)，5′-甲氧基银杏双黄酮(5′-methoxybilobetin)[1~3,6]；属于儿茶素类的成分有：右旋儿茶素(catechin)，左旋表儿茶素(epicatechin)，右旋没食子儿茶素(gallocatechin)，左旋表没食子儿茶素(epigallo catechin)[3]；苦味萜类成分：白果苦内酯(ginkgolide)A、B、C、J、M 及银杏内酯(bilobalide)A[7]；生物碱：6-羟基犬尿酸(6-hydroxykynurenic acid)[4]；酸类及酯类成分：白果酸(ginkgolic acid)，氢化白果酸(hydroginkgolic acid)，氢化白果亚酸(hydroginkgolinic acid)，腰果酸(anacardic acid)，莽草酸(shikimic acid)，奎宁酸(quinic acid)，抗坏血酸(ascorbic acid)，6-羟基-2-十四烷基苯甲酸(6-hydroxy-2-tetradecylbenzoic acid)，亚麻酸(linolenic acid)，6-十五碳烯基水杨酸(6-pentadecenyl salicylic acid)，水杨酸-6-十七烯醇酯(6-heptadecenyl salicylic acid)[1, 2, 6, 8]；醇、酚、醛、酮类成分：白果醇(ginnol)，正二十八醇(1-octacosanol)，正二十六醇(1-hexacosanol)，红杉醇(sequoyitol)，α-已烯醛(α-hexenal)，白果酮(ginnone)，银杏酮(bilobanone)[2]，白果酚(ginkgol)，蒎立醇(pinite)[6]，β-谷甾醇(β-sitosterol)[9]；聚异戊烯醇(polyprenol)化合物[10, 11]：(Z, Z)-1, 5-二对羟苯基-1, 4-戊二烯〔(Z, Z)-4, 4′-(1, 4-pentadiene-1, 5-diyl) diphenol〕[12]。

【药理】 1. 对脑细胞及脑循环的影响 (1) 增加脑血流量，改善脑细胞代谢 银杏叶制剂(GbE)静脉注射或口服可使犬[1]、猫[1, 2]、大鼠[3, 4]、人[5]的脑血流量或局部脑血流量增加，降低血管阻力[1, 2]，可抑制自体血清引起的家兔脑皮质血管痉挛[6]，增加大鼠缺氧状态下脑葡萄糖转运和利用[7]。

(2) 对脑细胞损伤的保护作用 GbE 能明显改善急性脑梗死患者肢体运动功能，显著降低血浆 TXB_2 含量，提高 6-k-$PGF_{1\alpha}$水平[8]。GbE 可显著降低局灶性脑缺血大鼠脑梗死范围和脑含水量，改善行为障碍；可抑制脑缺血再灌注大鼠 PKC 活性，上调 bcl-2 蛋白表达和下调 Bax 蛋白表达，而起保护作用[9~11]；还可降低由血压急剧升高或由脑缺血所致大鼠血脑屏障通透性的增加[12, 13]。

2. 对中枢神经系统的影响 (1) 改善学习记忆 GbE 能改善人短期记忆[14]。银杏叶提取物(EGb761)每日 75 mg/kg、150 mg/kg 灌胃，连续 5 d，对正常小鼠学习记忆均有明显的增强作用，并能促进小鼠的空间辨别学习能力，改善地西泮和氯胺酮引起的学习记忆障碍[15]。

(2) 保护神经作用 GbE 对听神经、前庭感觉上皮细胞均有保护作用[16~19]。EGb761 可减轻周围神经损伤后的大鼠脊神经节感觉神经元的损害；可减轻缺血再灌注损伤小鼠海马 CA-1 区神经元的损伤，改善记忆功能，其机制可能与抑制自由基生成以及抑制海马，皮层及下丘脑等各脑区组织线粒体膜蛋白结合 Ca^{2+} 的升高有关；能下调脊神经根撕脱后前角运动神经元 NOS 基因的表达，提高受损运动神经元的存活率[20~22]。

(3) 改善衰老、痴呆等脑功能障碍 新生大鼠腹腔注射银杏叶提取物 25 mg/kg，可降低其脑组织 Glu、Asp、NO 含量及凋亡细胞百分数；进一步实验表明该作用与增加脑组织神经元特异性烯醇化酶、S-100 蛋白 mRNA 的表达以改变能量代谢及细胞内 Ca^{2+} 浓度有关[23, 24]。

3. 对心血管系统的影响 (1) 对心脏的影响 银杏叶总黄酮(TFGb)腹腔注射可明显降低心肌梗死兔心电图中 ST 段异常抬高的总幅度以及病理性 Q 波的出现数；并显著抑制心肌组织磷酸肌酸激酶释放。预防用药可缩小心肌梗死范围[25]。银杏叶提取物注射剂能有效地抑制心肌缺血再灌注损伤家兔中性粒细胞(PMN)活化，降低 CD11/CD18 表达率和血浆 MDA、肌钙蛋白含量[26]。

(2) 对血管的影响 GbE 能使家兔离体腔静脉条及动脉条(通过肾上腺素能系统)呈剂量依赖性收缩[27~29]；低浓度则刺激内皮细胞(EC)释放 EDRF，拮抗肾上腺素引起的动脉条收缩，(EC_{50} 为 36 nmol/L)[28~30]。TFGb 对血管紧张素转化酶有较强的抑制作用，可能是其舒张血管的机制之一[31]。GbE 刺激猪主动脉平滑肌细胞葡萄糖转运和糖元合成，使血管壁营养物质增加[32]。GbE 可减轻 EC 超微结构损害；又可增加 EDRF 释放，舒张微动脉，缩短毛细血管扩散距离，及早恢复和改善微循环水平组织灌流，减轻“无复流”发生[33]。GbE 可抑制轻度修饰低密度脂蛋白诱导的人脐静脉内皮细胞(HUVEC)与人类单核细胞系 U_{937} 的黏附，保护 HUVEC，减少轻度修饰低密度脂蛋白对其活化，有利于延缓动脉粥样硬化早期进展[34]。GBE 可抑制 LDL 和 oxLDL 刺激细胞因子(TNFα、IL-6、IL-8)的分泌而调控血管平滑肌细胞(VSMC)的生物学功能[35]。

(3) 对心脏血流动力学和冠脉流量的影响 静注 EGb761 能显著增加家兔冠脉流量，降低 LVSP 和 dp/dt_{max}，延长 t-dp/dt_{max}，减慢心率及降低心肌的收缩振幅[36]。

4. 抗凝、抗血栓作用 白果苦内酯 B(BN52021)可高度特异性阻断 PAF 受体，可浓度依赖性抑制 PAF 诱导的血小板聚集[37]以及血小板血栓的形成[38, 39]。GbE 和 TFGb 可拮抗 PAF、ADP 等诱导的体内、体外血小板聚集以及血栓形成，降低血液黏性，延缓血液凝固[40~46]。

5. 对平滑肌的影响 (1) 对支气管平滑肌的影响 GbE 可扩张支气管，直接松弛气管平滑肌，抑制组胺性哮喘[47, 48]，其机制可能是抑制气道壁内上皮细胞血红素氧合酶 1 的表达[49]。

(2) 对胃肠道平滑肌的影响 GbE 可压抑 ACh 对胃肌电活动的增强作用[50]。EGb 可抑制离体豚鼠回肠平滑肌收缩，亦能拮抗 ACh 和 His 所介导的平滑肌强直性收缩，尚可增加小肠平滑肌张力，可能是改变或调整平滑肌细胞的某些离子通道或代谢过程的结果，也可能与影响 5-HT、ACh、NA 等肠神经系统递质的释放有关[51, 52]。

(3) 对阴茎海绵体平滑肌的影响 EGb 通过激活内皮源性 NOS 刺激 EC 释放 NO 而舒张阴茎海绵体平滑肌[53]。

6. 抗胃溃疡作用 腹腔注射 EGb10、20 和 40 mg/kg，可显著拮抗应激所致大鼠胃肌电活动紊乱及血浆和胃黏膜组织 MDA 水平的异常升高，使胃黏膜溃疡指数明显降低，并具有剂量依赖性，其机制可能与抑制 PAF 有关[54, 55]。GbE 可减小乙酸烧灼型溃疡大鼠的溃疡体积，减轻组织病理变化；对应激和吲哚美辛诱发的急性胃黏膜病变以及束缚-冷冻应激和 L-NNA+30%乙醇致胃黏膜损伤亦有明显保护作用，可能与促进胃黏液和内源性 PGE_2 合成以及增加内源性 NO 释放有关[56~58]。

7. 降血脂、降血糖及对糖尿病的治疗作用 EGb 能降低四氧嘧啶糖尿病大鼠血糖、HbAlc、BUN、NO 水平，升高血清胰岛素；改善血脂代谢，使 HDL 升高而 TG、TC、

LDL 以及 MDA 显著降低，提高 SOD 和 GSH-Px 活性，抑制肾脏基底膜增厚及基质增生，减少尿蛋白[59~61]。GbE 每日 0.5、1.0 g/kg 喂服 12 星期，可显著减少高脂饮食家兔动脉粥样硬化斑块面积，可能与降血脂、抗氧化、增加 NO 的含量有关[62]。

8. 对肺的保护作用　GbE 8 mg/kg 灌胃，对衰老大鼠急性肺损伤(ALI)有显著的保护作用，减少肺间质及肺泡中的炎性细胞；降低肺泡灌洗液中蛋白、血中乳酸、内皮素-1、MDA、NO、TNFα 含量及肺通透指数；降低 LDH 和肺组织中 MPO 活性；提高肺组织 Na^+，K^+-ATP 酶活性[63, 64]。

9. 护肝作用　银杏叶醇提取物 50 mg/kg、100 mg/kg 给小鼠灌胃，均可对抗异烟肼和利福平引起的 MDA、SGPT、肝微粒体 P450 的增高，以及肝细胞形态学改变；100 mg/kg 可对抗肝细胞线粒体 Ca^{2+}-ATP 酶活性的降低[65]。银杏叶提取物(G-9312)可改善急慢性肝细胞损伤时 ALT、AST、LDH、ALb、AKP、HA、LN 和肝组织 Hyp 等肝功能指标[66, 67]。

10. 对肾的保护作用　银杏叶水煎液灌胃能减轻关木通及阿霉素引起的大鼠肾功能损伤[68, 69]。银杏叶提取物可减少慢性高尿酸血症患者尿微量蛋白的排出，抑制肾毒血清性肾炎大鼠中 PAF 水平，对肾功能具有一定的保护作用[70, 71]。

11. 清除自由基、抗脂质过氧化作用　GbE 有显著的清除自由基、抗脂质过氧化作用，有 SOD 活性[72, 73]；可抑制 NADPH-氧化酶，减慢“呼吸爆发”，减少 PMN 氧自由基的产生[74]；抑制 TET 中毒所致大鼠脑水肿和脑中 MDA 升高[75]；抑制环孢菌素 A 诱导的人肝微粒体脂质过氧化[76]。EGb 能提高适量游泳和力竭游泳的小鼠肝脏 SOD、GSH-Px 活性，防止和延缓运动性疲劳的产生[77]。

12. 抗肿瘤作用　银杏叶提取物能明显增强细胞因子诱导的杀伤细胞杀伤肿瘤细胞的活性；显著提高对 K_{562} 和 SGC-7901 的杀伤力[78]。银杏叶多糖(GBLP)可使荷瘤小鼠的脾脏指数和胸腺指数显著增加；抑制小鼠肉瘤 S_{180} 实体瘤及腹水瘤的生长，并延长荷瘤小鼠的存活时间[79]。银杏叶提取物聚戊烯醇可抑制移植性肝癌 HepS、小鼠肉瘤 S_{180} 及小鼠艾氏腹水瘤，分别与环磷酰胺、顺铂合用，具有明显的辅助治疗和减毒增效的作用[80, 81]。

13. 增强免疫作用　GBLP 可显著激活腹腔 MΦ，提高酸性磷酸酶活性；提高腹腔 MΦ 吞噬鸡血红细胞的吞噬百分率和吞噬指数[82]。银杏液能促进红细胞免疫功能，增高红细胞免疫花环率[83]。

14. 抗微生物作用　银杏叶水煎剂可抑制金黄色葡萄球菌、痢疾杆菌及铜绿假单胞菌[84]。十七碳烯基水杨酸和银杏双黄酮，对 EB 病毒有很强的抑制作用[85]。银杏叶提取物对致龋变形链球菌有较好的抗菌作用，MIC 为 62.5 g/L，抑制致其黏附作用的有效浓度为 5 g/L[86, 87]。银杏叶提取物 0.625～2 mg/ml 对柯萨奇 B 族Ⅲ型病毒呈剂量依赖性抑制[88]。

15. 其他作用　双黄酮有润肤功效[89]。EGb761 能加强猫前庭代偿，促进中枢神经系统的可塑性调节，能够有效延缓去神经骨骼肌萎缩[90, 91]。银杏叶提取物对视网膜缺血再灌注有保护作用[92]。银杏叶提取物可显著抑制酪氨酸酶活力，可预防和治疗黑色素疾病；可抑制大鼠内毒素休克的发生发展，降低死亡率[93, 94]。TFGb 可影响雌性垂体激素的分泌调节，还可显著减少醋酸刺激小鼠扭体数，提高热板法痛阈[95~97]。GbE 可增强家兔、大鼠红细胞膜的抵抗力[98, 99]。

16. 体内过程　大鼠口服 ^{14}C-GbE 后，至少有 60% 被吸收，约 1.5 h 血药浓度达高峰，在体内呈二室模型分布，腺体、神经组织、眼部分布较多，半衰期约 4.5 h。给药后 3 h 自肺排出给药量的 16%，72 h 内从肺、肾排泄量分别为给药量的 38%、21%[100]。GbE 无肝药酶清导作用[101]。

毒性　水提取物和醇提取物小鼠腹腔注射的 LD_{50} 分别为 164±55 mg/kg，36 048 mg/kg[102]。异白果双黄酮小鼠尾静脉注射的 LD_{50} 为 242(229.6～256.2)mg/kg。注射后，小鼠呼吸急促，匍伏不动，死于呼吸麻痹[103]。家兔静脉注射乙醇提取物 1 ml/kg 或 0.5 ml/kg(2 ml 相当于 1 g 生药)，连续 10 d，血象、肝、肾功能(血清丙氨酸氨基转移酶和非蛋白氮测定)和主要脏器病理检查均无异常。每日静脉注射 10 倍或 40 倍于人用量的乙醇提取物，连续 1 星期，犬出现流涎、恶心、呕吐、腹泻、食欲减退等胃肠道症状。组织切片，可见小肠黏膜分泌亢进[104]。黄酮类在兔、豚鼠、大鼠、小鼠亚急性实验中，对心、肝、脾、肺、肾、动脉均不引起形态学改变[105]。Ames 及小鼠骨髓微核试验阴性，提示银杏叶提取物无致突变性[106]。

【药性】《广西本草选编》：“味苦、甘、涩，性平。小毒。”

【功用主治】 活血养心，敛肺涩肠。主治胸痹心痛，喘咳痰嗽，泄泻痢疾，白带。

《全国中草药汇编》：“活血止痛。主治冠状动脉硬化性心脏病，心绞痛，血清胆固醇过高症，痢疾，象皮肿。”

【用法用量】 内服：煎汤，3～9 g；或用提取物作片剂；或入丸、散。外用：捣敷或搽；或煎水洗。

【选方】 1. 治冠心病心绞痛　银杏叶水煎浓缩，制成浸膏片(每片含黄酮量约 2 mg，相当于生药 0.5 g)，每次舌下含服 1～2 片，每日 3 次。(《全国中草药汇编》)

2. 治高胆固醇血症　银杏叶提取主要成分黄酮，制成糖衣片，每片含黄酮 1.14 mg。每次 4 片，每日 3 次。(《全国中草药汇编》)

3. 治泻痢　(银杏)叶为末，和面作饼，煨熟食之。(《品汇精要》)

4. 治小儿肠炎　银杏叶 3～9 g，煎水擦洗患儿脚心、手心、心口(巨阙穴周围)，严重者擦洗头顶，每日 2 次。(《全国中草药汇编》)

5. 治雀斑　采白果叶，捣烂，搽，甚妙。(《滇南本草》)

6. 治灰指甲　(银杏)叶煎水洗。

7. 治鸡眼　鲜(银杏)叶 10 片，捣烂，包贴患处，2 d 后呈白腐状，用小刀将硬丁剔出。

8. 治漆疮肿痒　银杏叶、忍冬藤煎水洗，或单用银杏叶煎洗。(6～8 方出自南药《中草药学》)

【临床报道】 1. 治疗急性脑梗死　治疗组用银杏叶片，每次 1 片，每日 3 次，饭前半小时服用。14 d 为 1 个疗程，连续应用 2 个疗程。同时静脉滴注 5% 葡萄糖液或生理盐水 500 ml，每日 1 次，共 14 d。对照组用维脑路通 1.0 g 加 5% 葡萄糖或生理盐水 500 ml，静脉滴注，每日 1 次，共 14 次。后改口服维脑路通，每次 0.2 g，每日 3 次，连用 15 d。两组治疗开始时同时静脉滴注 20% 甘露醇 125 ml，每日 2 次，共 3～5 d。两组辅助治疗和对症治疗相同，均未加用扩血管药物。结果：治疗组痊愈 24 例，显效 13 例，进步 6 例，无效 3 例，总有效率 94%。对照组痊愈 20 例，显效 15 例，进步 4 例，无效 6 例，总有效率 88%。两组总有效率比较无显著性差异（$P>0.05$）。两组治疗前后血液流变学检验结果比较，治疗组治疗后血液流变学有显著性改变。对照组治疗前后除血细胞比容改变外，余无显著性变化[1]。

2. 治疗肾病综合征高脂血症　采取开放对照研究。治疗组24例予银杏叶2片联合来适可20 mg，对照组26例单独予来适可40 mg。分别于治疗前、治疗后4星期、8星期、12星期检查肝功、肾功、血脂，并进行统计学处理。结果：治疗8星期后，三酰甘油下降有显著性差异（$P<0.05$），氨基转移酶水平出现高度显著性差异（$P<0.01$）。治疗12星期后，三酰甘油下降出现高度显著性差异（$P<0.01$），高密度脂蛋白升高、低密度脂蛋白下降程度有显著性差异（$P<0.05$）。两组总胆固醇水平无差异。治疗前后肾功能改善，两组无统计学差异。认为银杏叶联合来适可治疗肾病综合征高脂血症疗效优于单纯来适可治疗，并有利于保护肝功能[2]。

3. 治疗抑郁症　将患者随机分成A、B两组，双盲给药，实验周期为8星期，A组（实验组20例）用舒血宁片（银杏叶提取物）+阿米替林；B组（对照组20例）单用阿米替林。第一星期采用缓慢加量法，舒血宁最大剂量240～360 mg/d，阿米替林100～300 mg/d，两组患者必要时只允许使用少量苯二氮䓬类控制失眠等症状。结果：实验组痊愈10例（50%），有效9例（45%），无效1例（5%）；对照组痊愈8例（40%），有效11例（55%），无效1例（5%），总有效率实验组高于对照组（$P<0.001$）[3]。

4. 治疗偏头痛　头痛发作时口服尼莫地平40 mg、心脑宁（银杏叶制剂）口服液10 mL及地西泮5 mg，均每日3次，至疼痛缓解，或连服2 d。间歇期改用预防治疗量：尼莫地平20 mg，早晚各1次；心脑宁口服液10 ml，每日3次，4～6个月为1个疗程。服药期间每2～3星期复查1次。共治疗36例，结果：2 h内显效（头痛基本消除，预防治疗期间头痛未发作）11例，好转（头痛减轻2/3以上，并继续减轻，预防治疗期间发作频率减少60%以上，头痛程度减轻）21例，无效4例，总有效率88.8%。副作用：发作治疗时部分患者出现一过性头晕、面红，但不影响治疗，预防治疗期间未出现明显副作用，疗程结束后按期停药未发现戒断症状[4]。

5. 治疗突发性耳聋　将77例（101耳）突发性聋患者按就诊顺序分成实验组39例（52耳）和对照组38例（49耳）。实验组用含银杏叶提取物和双嘧达莫的银杏达莫注射液治疗；对照组用低分子右旋糖酐治疗；另外，两组同时加用地塞米松、丹参、ATP、肌苷、吸氧和B族维生素等，如有明确感冒受凉史则加用抗病毒药及干扰素。两组在治疗前和治疗后4 d开始每3 d用纯音电测听测试患者听力。结果：治疗后实验组中痊愈17例（25耳），显效15例（17耳），有效5例（7耳），无效2例（3耳），治愈率为48.10%，有效率为92.30%；对照组痊愈7例（9耳），显效9例（11耳），有效15例（19耳），无效7例（10耳），治愈率为18.43%，有效率为61.30%。两组经统计学处理差异有显著性（$P<0.05$）[5]。

1467

白果根 bái guǒ gēn（《重庆草药》）

【异名】　银杏根（《安徽中草药》）。

【基原】　为银杏科银杏属植物银杏 *Ginkgo biloba* L. 的根和根皮。

【原植物】　参见"白果"条。

【采收加工】　全年可采，切片，晒干。

【药材】　白果根 *Radix Ginkgo*　全国大部分地区均产。

性状　根呈圆柱形，稍弯曲，有分枝，长可达1 m，直径0.5～3.0 cm，表面灰黄色，有纵皱纹、横向皮孔及侧根痕。质硬，断面黄白色，有菊花心，呈放射状环。皮部带纤维性。气微，味淡。

鉴别　木栓层明显，皮层较宽，散有纤维束及分泌细胞。薄壁细胞中含草酸钙簇晶。韧皮部排列成环状，木质部宽广，中心为薄壁细胞。

【药性】《重庆草药》："味甘，性温，平。无毒。"

【功用主治】《重庆草药》："益气，补虚弱。治白带、遗精。并配合用于其他虚弱、劳伤等症。"

【用法用量】　内服：煎汤，15～60 g。

【宜忌】　有实邪者禁服。

【选方】　治遗精　白果根60 g，何首乌（鲜）60 g，左转藤60 g，糯米250 g，盛猪小肚子内，加冰糖炖服。（《重庆草药》）

【临床报道】　治疗肾、输尿管、膀胱结石　用白果根120 g，冰糖120 g。水煎服。每星期4～5剂，用药期间与服清热消炎药、饮水和运动相配合。共治50例，痊愈率64%，总有效率84%。2例结石超过1.8 cm×1.2 cm者无效[1]。

1468

白侧耳 bái cè ěr（《云南中草药》）

【异名】　梅花草、黄草、小白花、马蹄草、白耳菜（《贵州民间方药集》），肺心草（《云南中草药》），白折耳、水折耳（《贵州中草药名录》）。

【基原】　为虎耳草科梅花草属植物突隔梅花草的全草或根。

【原植物】　突隔梅花草 *Parnassia delavayi* Franch. 又名：芒药苍耳七（《秦岭植物志》）。

多年生草本，高10～45 cm。有稍粗长的横走根茎。茎具棱脊，无毛。基生叶厚纸质；叶柄长达16 cm；叶片肾形或心形，长2.5～6 cm；茎上具一无柄叶片，圆形，先端钝，基部心形，抱茎，全缘。花茎1～4条，花单生顶端；萼片5，卵形或宽倒卵形，先端钝圆；花瓣5，白色，匙形、倒卵形、倒披针形，先端钝，边缘上部啮蚀状而中下部呈流苏状细裂，基部具长爪；雄蕊5，与花瓣互生，药隔褐色，呈钻状，常突出于花药之上，退化雄蕊中部以上3深裂；子房半上位；心皮3个，合生，花柱稍长于子房，柱头3裂。蒴果椭圆形。花期7～8月，果期8～9月。

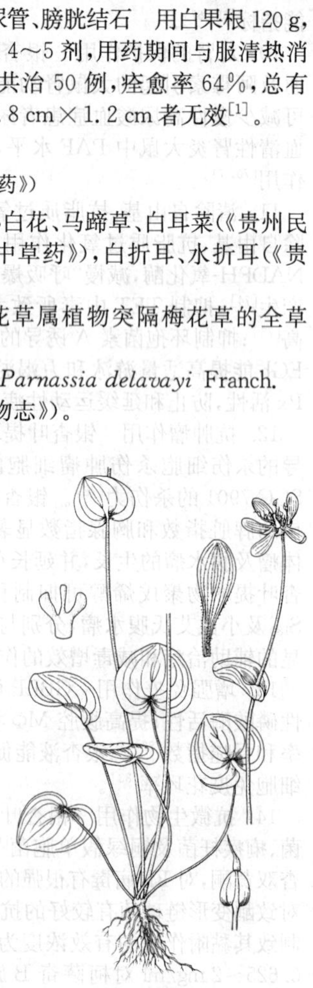

突隔梅花草

生于海拔1 400～4 200 m的山坡、路旁、林缘、林下和草坡上。分布于西南及河南、湖北、湖南、西藏、陕西、甘肃等地。

【采收加工】　6～8月采收，晒干或鲜用。

【药材】 白侧耳 *Herba seu Radix Parnassiae Delavayi* 产于陕西、甘肃、河南、湖北、湖南、四川、贵州、云南等地。

性状 根茎呈不规则团块状，棕褐色，具多数不定根、鳞片及叶柄残基，顶端被毛。茎圆柱形，有纵棱，质脆，易折断。叶皱缩，基生叶完整者呈肾形或心形，厚纸质，叶柄长达16 cm。茎生叶1片，圆形，基部心形，抱茎。花黄色，单生茎端。有时可见椭圆形蒴果。气微，味甘。

【药性】 甘，寒。

1.《云南中草药》："甘，寒。"

2.《滇南本草》整理本："味甘，微涩，性微温。"

【功用主治】 清热润肺，解毒消肿。主治肺结核，喉炎，腮腺炎，淋巴结炎，热毒疮肿，跌打损伤。

1.《贵州民间方药集》："镇咳，祛痰，驱风，解热，利尿。"

2.《云南中草药》："清热润肺，消肿止痛。主治肺结核，腮腺炎，淋巴腺炎，喉炎，白带，热毒疮肿，跌打损伤。"

3.《滇南本草》整理本："止咳化痰，安胎。"

【用法用量】 内服：煎汤，9～15 g。外用：捣敷。

【选方】 1. 治久咳成痨 白侧耳6 g，鹿衔草6 g。炖猪肺服。

2. 治铜钱癣 鲜白侧耳根30 g，在火上稍熏烤片刻，揉搓成团，擦患处。（1、2方出自《贵州民间方药集》）

1469 白乳菇 bái rǔ gū（刘波《中国药用真菌》）

【异名】 羊脂菌（《滇南本草图说》），辣味乳菇（刘波《中国药用真菌》），白奶浆菌、板栗菌（《中国药用真菌图鉴》），白蘑菇（《秦岭巴山天然药物志》）。

【基原】 为红菇科乳菇属真菌辣乳菇的子实体。

【原植物】 辣乳菇 *Lactarius piperatus* (L. ex Fr.) Gray [*Agaricus piperatus* L. ex Fr.]

菌盖宽5～15 cm。中部下凹呈浅漏斗状。白色，无毛绒，无环纹。盖缘渐薄微上翘。菌肉白色，坚脆，伤后不变色。味辣。乳汁白色，不变色。菌褶白色，下延。柄短而粗，高4～6 cm，粗1～3 cm。孢子球形、阔椭圆形，(6～7)μm×(5～6)μm，壁具微疣。

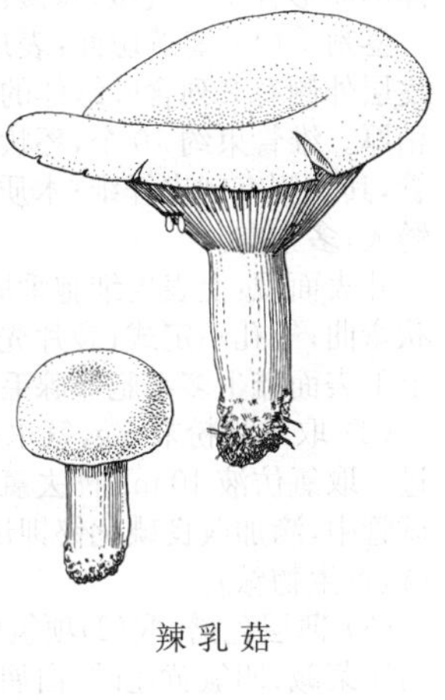

辣乳菇

散生或群生于针、阔叶混交林下，以温带和亚热带多见。为多种树种的外生菌根菌。6～10月常见。全国大部分地区均有分布。

【采收加工】 6～10月采摘，晒干。

【药材】 白乳菇 *Fructificatio Lactarii Piperati* 产于云南。

性状 菌盖扁半球形，中央脐状，或呈近漏斗形，白色，稍带黄色。菌肉白色或淡黄色。菌褶密，分叉，蛋壳色或白色。菌柄短圆柱形，或向下渐细，长2～6 cm，直径1～3 cm，白色，内实。气微，味辣。

【成分】 本品含倍半萜类：辣乳菇二醛（piperdial），辣乳菇醛醇（piperalol）[1]，绒白乳菇醛（velleral）和异绒白乳菇醛（isovelleral）[2]；甾体类：5α，6α；8α，9α-二环氧-(22E，24R)-22-麦角甾烯-3β，7α-二醇〔5α，6α；8α，9α-diepoxy-(22E，24R)-ergosta-22-en-3β，7α-diol〕，5α，6α环氧-(22E，24R)-22-麦角甾烯-3β，7β-二醇〔5α，6αepoxy-(22E，24R)-ergosta-22-en-3β，7β-diol〕，(22E，24R)-7，22麦角甾二烯-3β，5α，6β，9α-四醇〔(22E，24R)-ergosta-7，22dien-3β，5α，6β，9α-tetol〕，(22E，24R)-7，22-麦角甾二烯3β，5α，6β-三醇〔(22E，24R)-ergosta-7，22dien-33β，5α，6β-triol〕，(22E，24R)-7，22麦角甾二烯-3β，5α，6α，9α-四醇〔(22E，24R)-ergosta-7，22-dien-3β，5α，6α，9α-tetol〕，3β，5α二羟基-(22E，24R)-7，22-麦角甾二烯-6-酮〔3β，5α dihydroxy-(22E，24R)-ergosta-7，22dien-6-one〕，3β，5α，9α三羟基-(22E，24R)-7，22-麦角甾二烯-6-酮〔3β，5α，9α trihydroxy-(22E，24R)-ergosta-7，22dien-6-one〕[3]。

【药性】 苦、辛，温。

1.《滇南本草图说》："味甘，性寒，无毒。"

2.《全国中草药汇编》："苦，温。"

3. 刘波《中国药用真菌》："性温，味辣"。

【功用主治】 祛风散寒，舒筋活络。主治腰腿疼痛，手足麻木，筋骨不舒，四肢抽搐。

1.《滇南本草图说》："清肺胃，去内热。"

2.《全国中草药汇编》："追风，散寒，舒筋，活络。"

3.《秦岭巴山天然药物志》："主治腰腿疼痛，手足麻木，筋骨不舒，四肢抽搐。"

【用法用量】 内服：煎汤，6～9 g。

【宜忌】 《滇南本草图说》："患冷疾腹痛泄泻者忌食。"

1470 白鱼尾 bái yú wěi（《闽东本草》）

【异名】 溪桃、野桃（《闽东本草》），杨波叶、蒲羌癀、白波越子（《福建中草药》），白背枫（《全国中草药汇编》），白花醉鱼草（《浙江药用植物志》），白鸡公尾、白背叶、尖尾枫（《广西药用植物名录》）。

【基原】 为醉鱼草科醉鱼草属植物亚洲醉鱼草的根、茎叶。

【原植物】 亚洲醉鱼草 *Buddleja asiatica* Lour. 又名：狭叶醉鱼草（《拉汉种子植物名称》），驳骨丹（《中国高等植物图鉴》）。

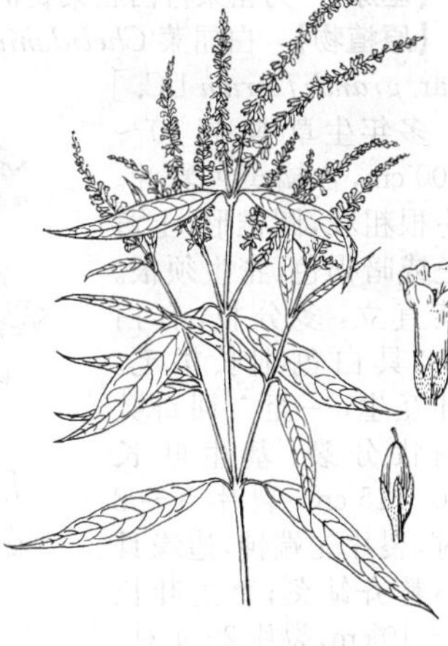

亚洲醉鱼草

直立小灌木，高1～1.5 m。幼茎略呈四棱形，上部分枝，被灰白色柔毛。单叶对生；有短柄；叶片卵状披针形，长5～12 cm，宽1.2～4 cm，先端渐尖，基部楔形，全缘或疏生小锯齿，上面绿色，背面灰白色，密被柔毛。穗状花序顶生或近顶腋生，成圆锥花丛；花小，淡紫蓝色或白色；萼钟状，4裂；花冠管状，先端4裂；雄蕊4；柱头2裂；子房2室。蒴果椭圆形，萼宿存。种子小。花期1～10月，果期3～12月。

生于村边、溪旁或山坡灌丛中。分布于西南及浙江、福建、湖北、湖南、广东、广西、海南、西藏、台湾等地。

本植物的果实（白鱼尾果）亦供药用，另设专条。

【采收加工】 根、茎随采随用，切片，晒干；8～9月采叶，鲜用或晒干。

【成分】 叶中含有谷甾醇(sitosterol)，豆甾醇(stigmasterol)[1]等。还含有挥发油，油中主要成分为β-丁香烯氧化物(β-caryophyllene oxide)，香茅醇(citronellol)，β-丁香烯(β-caryophyllene)等[2]。

【药性】《全国中草药汇编》："辛、苦，温，有小毒。"

【功用主治】 祛风化湿，行气活血。主治头痛，风湿痹痛，胃脘痛，腹胀，痢疾，跌打骨折，无名肿毒，湿疹，皮肤瘙痒。

1.《全国中草药汇编》："祛风利湿，行气活血。主治产后头风痛，胃寒作痛，风湿关节痛，跌打损伤，骨折；外治皮肤湿痒，阴囊湿疹，无名肿毒。"

2.《福建药物志》："驱风化湿。根治腹胀，风湿性心脏病；叶治感冒，痢疾，痈疽。"

【用法用量】 内服：煎汤，9～15 g，鲜品30～60 g。外用：捣敷；或煎水洗。

【选方】 1. 治风湿性心脏病　驳骨丹根60 g。炖水鸭服。

2. 治阿米巴痢疾　驳骨丹30 g，麦芽、山楂各9 g。水煎服。(1、2方出自《福建药物志》)

3. 治跌打肿痛，骨折　白背枫根12～15 g。酒水各半煎服。(《全国中草药汇编》)

1471 白屈菜 bái qū cài (《救荒本草》)

【异名】 地黄连、牛金花(《植物名汇》)，土黄连(《东北药用植物志》)，八步紧、断肠草(《辽宁经济植物志》)，雄黄草(《陕西中药志》)，山黄连(《辽宁常用中草药手册》)，假黄连(《东北常用中草药手册》)，小野人血草(《陕西中草药》)，黄汤子(《河北中草药》)，胡黄连、小黄连(山东)。

【基原】 为罂粟科白屈菜属植物白屈菜的全草。

【原植物】 白屈菜 *Chelidonium majus* L. [*C. majus* L. var. *grandiflorum* DC.]

多年生草本，高30～100 cm，含橘黄色乳汁。主根粗壮，圆锥形，土黄色或暗褐色，密生须根。茎直立，多分枝，有白粉，具白色细长柔毛。叶互生，一至二回奇数羽状分裂；基生叶长10～15 cm，裂片5～8对，裂片先端钝，边缘具不整齐缺刻；茎生叶长5～10 cm，裂片2～4对。花数朵，排列成伞形聚伞花序，花梗长短不一；苞片小，卵形；萼片2，椭圆形；花瓣4，卵圆形或长卵状倒卵形，黄色；雄蕊多数，分离；雌蕊细圆柱形，花柱短，柱头头状，2浅裂，密生乳头状突起。蒴果长角形，直立，灰绿色，成熟时由下向上2瓣。种子多数细小，卵球形，褐色，有光泽。花期5～8月，果期6～9月。

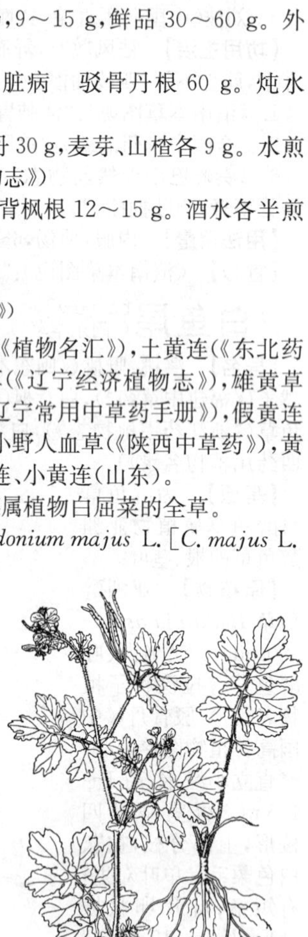

白屈菜

生于山谷湿润地、水沟边、绿林草地或草丛中、住宅附近。分布于华北、东北、西北及江苏、江西、四川等地。

本植物的根(白屈菜根)亦供药用，另设专条。

【栽培】 生物学特性　喜温暖湿润气候，耐寒。宜生长在疏松、肥沃、排水良好的砂质壤土和壤土上。

繁殖方法　种子繁殖。土地进行深翻，结合翻地施底肥，以腐熟有机肥料为佳，另可加施过磷酸钙，翻后要整平耙细。播种前7～10 d作畦，畦面宽1 m，畦长20 m。一般春播。播种前1～2 d要灌足底水，待土壤表层晾干后，将畦面耙细整平，按行距1 m开浅沟，将种子与倍量细沙混拌均匀，条播，覆土5 cm，轻轻镇压，浇水。

田间管理　苗出齐后间苗，幼苗5～6片叶时，按株距25～30 cm定苗。幼苗期要结合间苗和定苗及时拔除小草，以后每浇水1次或下1次雨都要松土1次，并除去杂草。生长期追肥，施尿素或复合肥。为保持一定的温湿度，有条件的可在畦床上架上草帘或苇帘，畦内土壤湿度保持在50%左右，不能过湿，开花前浇水2～3次，调节土壤墒情。

病虫害防治　地上枝叶易出现斑枯病，用50%多菌灵500～600倍液或70%甲基托布津800倍液进行喷洒，每隔7～10 d喷1次，连续喷2～3次。虫害有棉红蜘蛛，蛴螬、蝼蛄、金针虫等。

【采收加工】 5～8月盛花期采收，割取地上部分，晒干，贮放于通风干燥处。亦可鲜用。

【药材】 白屈菜 *Herba Chelidonii*　主产于东北及华北。

性状　根圆锥状，密生须根。茎圆柱形，中空；表面黄绿色，有白粉；质轻易折断。叶互生，多皱缩破碎；叶片完整者羽状分裂，裂片先端钝，边缘具不整齐的缺刻，上面黄绿色，下面灰绿色，具白色柔毛，尤以叶脉为多。花瓣4片，卵圆形，黄色，常已脱落。蒴果细圆柱形，有众多细小、黑色具光泽的卵形种子。气微，味微苦。

鉴别　(1) 茎横切面：表皮细胞1列；外被波状角质层。皮层外侧有2列含叶绿体的下皮细胞，其下3～4列细胞壁稍厚。维管束约10个，环状排列。韧皮部散有细小的乳汁管，其外侧有韧皮纤维；木质部由导管及木薄壁细胞组成。髓大，多中空。

叶表面观：上表皮细胞垂周壁平直；下表皮细胞垂周壁波状弯曲；气孔不定式；裂片先端叶缘细胞壁呈乳头状突起。上下表面疏生多细胞非腺毛，以下面叶脉处较多而且长。

(2) 取本品粉末5 g，氨水碱化，氯仿20 ml浸泡过夜，滤过。取氯仿液10 ml，挥去氯仿，以1%盐酸2 ml溶解，放入试管中，滴加改良碘化铋钾试液，溶液立即产生红棕色沉淀(检查生物碱)。

(3) 薄层色谱：取(2)项氯仿浸取液作供试品溶液。另取白屈菜碱、四氢黄连碱、白屈菜红碱、血根碱加氯仿制成对照品溶液。吸取二溶液点于同一碱性硅胶G薄层板上，用乙烷-氯仿-甲醇(6∶3∶0.3)展开，取出晾干，紫外光灯下观察，供试品色谱中，在与对照品色谱相应的位置处，分别显相同颜色的斑点。

取(2)项氯仿浸提过的药渣，充分挥去溶剂后，再以甲醇浸泡过夜，滤过后，浓缩作供试品溶液。另取对照品小檗碱、黄连碱加甲醇制成对照品溶液。吸取二溶液点于同一碱性硅胶G薄层板上，用氯仿-甲醇(9∶1)为展开剂，氨蒸气饱和，展距10 cm，取出晾干。紫外光灯下观察，供试品色谱中，在与对照品色谱相应的位置处，分别显相同颜色的斑点。

【成分】 地上部分含生物碱：白屈菜碱（chelidonine），原阿片碱（protopine），消旋金罂粟碱（stylopine），左旋金罂粟碱，别隐品碱（allocryptopine），白屈菜玉红碱（chelirubin），血根碱（sanguinarine），白屈菜红碱（chelerythrine），黄连碱（coptisine），左旋金罂粟碱 β-甲羟化物（stylopine-β-methohydroxide），左旋金罂粟碱 α-甲羟化物，小檗碱（berberine），刻叶紫堇明碱（corysamine），鹰爪豆碱（sparteine），羟基血根碱（hydroxysanguinarine），羟基白屈菜碱（hydroxychelidonine），高白屈菜碱（homochelidonine）等[1~3]，还含白屈菜醇（celidoniol）[4]，异白屈菜碱（isochelidonine）[5]，二羟基血根碱（dihydrosanguinarine），二羟基白屈菜红碱（dihydrochelerythrine）[6]。

茎叶含胆碱（choline），甲胺（methylamine），组胺（histamine），酪胺（tyramine），皂苷及游离黄酮醇[7]。

【药理】 1. 对中枢神经系统的作用　白屈菜和白屈菜碱均具有类似吗啡的镇痛作用，明显提高痛阈，镇痛作用可维持 4～48h[1]。白屈菜提取物有较弱的镇静及催眠作用[2]。作为蛋白激酶 C(PKC)选择性抑制剂的白屈菜红碱(CHT)以 0.1～10 μmol/L 的浓度预温育 PC_{12} 细胞，在 5 min 可抑制乙酰胆碱(30 μmol/L)诱发电流峰值[3]。

2. 利胆作用　向大鼠离体灌注肝脏模型中加入白屈菜总提取物，可使胆汁流量明显增加，停止加入则胆汁流量立即降低[4]。

3. 对平滑肌的解痉作用　白屈菜注射液 0.3 ml 或 0.5 ml 对豚鼠由抗原抗体反应和组胺所致的离体肠痉挛有对抗作用，能分别对抗毛果芸香碱和氯化钡所引起的家兔离体肠平滑肌的痉挛。但白屈菜总碱（白碱）能明显增强正常兔离体肠管的收缩作用，使其张力和收缩波都明显增加。而白屈菜注射液对白碱引起的离体肠痉挛性收缩也有明显的对抗作用[5]。

4. 镇咳、平喘作用　以白屈菜总生物碱 5 mg/kg、10 mg/kg、20 mg/kg 给小鼠和豚鼠灌胃，均可明显地延长氨水引咳小鼠的引咳潜伏期，减少咳嗽次数；延长组胺引喘豚鼠的引喘潜伏期、减少抽搐跌倒的动物数[6]。白屈菜碱可直接作用于咳嗽中枢[7]。

5. 抗炎作用　白屈菜成分血根碱和白屈菜红碱均具抗炎作用，且血根碱抑制大鼠角叉菜胶足趾肿胀作用比白屈菜红碱强，皮下给药较灌胃给药作用明显[8]。

6. 抗菌、抗病毒作用　白屈菜粗制剂在体外可抑制甲型链球菌、肺炎链球菌、流感嗜血杆菌和其他革兰阳性细菌；在体内有抑制结核杆菌的作用[9, 10]。白屈菜红碱和血根碱的混合物具有抗真菌作用，对犬小孢子菌、絮状表皮癣菌及烟曲霉菌等真菌有抗菌活性[11]。白屈菜在体内、体外都能抑制流感病毒，对病毒感染的鸡胚有效，用流感病毒诱发肺炎的小鼠，用白屈菜总碱注射液，有明显治疗作用[12]。

7. 抗肿瘤作用　白屈菜的甲醇提取物对小鼠艾氏癌和肉瘤 S_{180} 有明显的抑瘤作用。白屈菜碱和原阿片碱对小鼠肉瘤 S_{180} 和艾氏腹水癌有抑瘤作用[13]。对体外培养的人食管癌细胞(Eca-109)，白屈菜 5 mg/ml 作用 1 d，可杀死 50%食管癌细胞，对食管癌细胞具有较强的细胞毒作用[14]。

8. 其他作用　白屈菜红碱和血根碱均能抑制小鼠心脏的 L-丙氨酸和天冬氨酸酶，而且血根碱在豚鼠体内能抑制 Na^+，K^+-ATP 酶[15,16]。

毒性　白屈菜注射液，小鼠静脉注射给药 LD_{50} 为 30±0.01 g/kg；静脉注射白屈菜总碱 LD_{50} 为 0.077 55±0.000 67 mg/kg[5]。

【药性】 苦，凉，有毒。

1.《救荒本草》：“味苦，微辣。”

2.《四川中药志》1960 年版：“性微温，味苦辛，有毒。”

3.《陕甘宁青中草药选》：“味苦酸，性寒。”

4.《全国中草药汇编》：“苦，凉。”

【功用主治】 镇痛止咳，利尿解毒。主治胃痛腹痛，肠炎痢疾，久咳，黄疸，水肿腹水，疥癣疮肿，蛇虫咬伤。

1.《吉林中草药》：“利尿，疏肝，止痛。治水肿，黄疸，肝硬化。外治肿瘤及蜂螫等。”

2.《中国药用植物志》：“治胃肠疼痛及溃疡。外用为疥癣药及消肿药，以生汁涂布之。”

3.《杭州药用植物志》：“苏联民间采用其乳液除疣。”

4.《陕西中药志》：“治毒蛇咬伤，止疼消肿。”

5.《北方常用中草药手册》：“有镇痛，止咳，杀菌，利尿，解疮毒之功。治急慢性胃炎，胃溃疡，腹痛，泻痢，咳嗽，肝硬化腹水。”

6.《全国中草药汇编》：“清热解毒。”

7.《四川中药志》1982 年版：“用于慢性支气管炎，百日咳，疮痈，稻田皮炎，肿瘤。”

【用法用量】 内服：煎汤，3～6 g。外用：捣敷，捣汁涂；或研粉调涂。

【宜忌】 本品有毒，用量不宜过大。中毒后会出现烦躁不安、意识障碍、谵语、血压升高等类似莨菪类药物中毒的表现。

【选方】 1. 治慢性胃炎，胃肠道痉挛性疼痛　白屈菜、橙皮。上药按 2∶1 比例，用 50%乙醇浸泡，制成酊剂（每 1 ml 含生药 200 ml)，每次 5 ml，每日 3 次。（《全国中草药汇编》）

2. 治胃癌　白屈菜八分，蒲公英、刀豆壳各三钱。水煎服。（《文堂集验方》）

3. 治肠炎，痢疾　白屈菜 12 g，叶下珠 30 g。水煎服。

4. 治黄疸　白屈菜 9 g，蒲公英 30 g，茵陈 30 g，臭草根 12 g。水煎服。（3、4 方出自《四川中药志》1982 年版）

5. 治肝硬化腹水　蒲公英 15 g、茵陈 30 g、白屈菜 3 g。水煎分 2 次服。（《陕甘宁青中草药选》）

6. 治顽癣鲜　白屈菜用 50%的乙醇浸泡，擦患处。（《辽宁常用中草药手册》）

【临床报道】 1. 治疗百日咳　取白屈菜全草煎煮，浓缩至 1 g/ml，加入 65%的糖后再浓缩制成糖浆，小儿 6 个月以内每次 5～8 ml，6 个月至 1 岁每次 8～10 ml，1～3 岁每次 10～15 ml，3～6 岁每次 15～20 ml，6 岁以上每次 20～30 ml，每日 3 次，饭前服。单纯型连服 8 d，混合型 12 d。治疗 500 例，治愈 355 例，好转 116 例，有效率为 94.2%。以单纯型效果好，混合型宜合用抗菌药物[1, 2]。

2. 治疗慢性气管炎　用复方白屈菜片对 255 例不分型治疗，每次 4 片，每日 3 次，饭后服，10 d 为 1 个疗程。对 626 例分型治疗，除肺虚咳痰型仅服复方白屈菜片外，脾虚痰滞型加服参术片，肾虚喘促型的实喘加服氢溴酸东莨菪碱，虚喘加服枸杞片，兼有热证者加服复方磺胺甲噁唑或多西环素。结果：经 4～6 个疗程，不分型治疗组临床控制 42 例；显效 97 例；好转 97 例；无效 19 例；分型治疗组临床控制 197 例；显效 238 例；好转 169 例；无效 22 例。少数患者可出现胃中不适，恶心，便溏腹胀，头晕，一般较轻，不需停药，3～5 d后可自行缓解[3]。

1472 **白降丹** bái jiàng dān（《药材资料汇编》）

【异名】 降丹（《串雅内编》），降药、水火丹（《矿物药与丹药》）。

【基原】 为人工炼制的氯化汞和氯化亚汞的混合结晶物。

【制法】 有两种制法。

1. 降法 取硝石、皂矾、食盐各 45 g 研细，加入水银 30 g，共研至不见星为度，再与朱砂 6 g、雄黄 6 g、硼砂 15 g 细粉研匀。置瓦罐内用文火熔融，用竹棍轻轻搅拌，俟均匀凝结罐底后，停止搅拌，用微火烘干，以罐底朝上而不掉落为度，即谓结胎。将罐覆盖于稍大的瓷碗上，接口处用韧纸浸湿围严，再用煅石膏粉调成糊状密封。另取与磁碗口直径相等之盆，盛冷水，将碗罐置水盆上，在罐的周围罩一宽铁皮圈，罐与铁皮圈之间加入足够量的炭火，先用武火烧炼 1 h，继用文火烧炼 2 h，停火冷却。这一过程称为降丹，启罐，刮取白色结晶。

2. 升法 如上法结胎后，在罐上放一光底大碗，大碗口向上，罐碗接合处如上法封。碗内盛满冷水，将罐移至火上烧炼，碗内频换冷水，约烧 2 h，去火待冷，启罐取丹。

【药材】 白降丹 *Hydrargyrum Chloratum Compositum* 主产于湖南、湖北、江西等地。

性状 本品为针柱状聚集体，呈板块状。中间厚，向边缘渐薄，厚 0.2～1.2 cm。白色或极淡黄白色。一面光滑，一面较粗糙，侧面可见束针状结晶，长短不一，排列不整齐。不透明，珍珠光泽。体重，质软易碎，碎粉为针柱状。相对密度 5.4。无臭，味辛，有大毒。

鉴别 (1) 取碎屑少许，制成油浸薄片，于透射偏光镜下，无色透明，条柱状；正高突起。斜消光，消光角 26°。正延性。

(2) 取本品约 0.1 g，加水 5 ml 与稀硝酸 1 滴，使其溶解，静置。取上清液显汞盐的鉴别反应。参见"朱砂"条。取上清液，加硝酸，使成酸性后，滴加硝酸银试液，即生成白色凝乳状沉淀，分离，沉淀加氨试液即溶解，再加硝酸，沉淀复生成（检查氯化物）。

(3) X 射线衍射分析：4.12(10)，3.15(＞10)，2.23(3)，1.96(4)，1.58(3)（相当于汞膏）；3.26(＜1)，2.71(＜1)，2.06(1)（相当于黄氯汞矿）。

(4) 差热分析：吸热 290 ℃(小)，250 ℃始溶解。整个特点同轻粉。

【成分】 主含氯化汞（$HgCl_2$）和氯化亚汞（Hg_2Cl_2），其含量比例依生产方法而有不同[1]。不纯品尚杂有氧化汞（HgO），三氧化二砷（As_2O_3）[1]。

【药性】 辛，热，有毒。

【药理】 杀菌作用 白降丹在体外对常见化脓性细菌和金黄色葡萄球菌、大肠杆菌有很强的杀菌作用[1]，对铜绿假单胞菌也有较强的抑制作用[2]。白降丹所含氯化亚汞即甘汞，为不溶性汞化物，可作为抗菌药用于某些皮肤霜剂。过去曾用作利尿剂或泻剂，因毒性大，已被其他高效安全药取代。氯化汞即升汞，汞离子能与细菌酶蛋白巯基结合，较高浓度可沉淀蛋白质发挥抗菌作用[3]。

毒性 汞化合物内服有剧毒，因沉淀黏膜蛋白质使口、咽部黏膜呈灰色，引起呕吐、腹痛、腹泻、血便、肾中毒、严重休克等，可以致死。升汞曾广泛用作抗菌消毒剂，现已少用[3]。小鼠灌服白降丹，LD_{50} 为 0.078 g/kg，中毒表现为蜷缩不动，反应迟钝，拒食等[4]。每日外用 0.2 mg、0.4 mg 白降丹对小鼠肾脏的病理损害不明显，而用 0.8 mg 白降丹则可产生明显的病理损害，且小鼠肾脏中的丙二醛含量明显增加[5]。

【功用主治】 消痈，溃脓，蚀腐，杀虫。主治痈疽发背，疔疮，瘰疬，脓成不溃，腐肉难消，风癣疥癞。

1.《医宗金鉴》："此丹治痈疽发背，一切疔毒，用少许。疮大者用五六厘，疮小者用一二厘，水调敷疮头上。初起者立刻起疱消散，成脓者即溃，腐者即脱，消肿。"

2.《串雅内编》："降丹乃治顽疮、恶毒、死肌之物。"

【用法用量】 外用：研末，0.09～0.15 g，撒于疮面上；或制成其他剂型用。

【宜忌】 禁内服。外用亦宜少量。

1.《疡医大全》："初生小儿及妇女头面皮肉娇嫩，不可多用。"

2.《外科真诠》："空处及多筋骨处，降丹宜少用。""腹上不宜用降丹，恐伤其膜。"

3.《医门补要》："夫降药用水银，降成其性，与砒霜相等猛烈。烂痛不可轻用。少壮者可少用。若幼孩、老人及虚体者用之生变。耳中、鼻内，并心窝、腰眼、玉茎、红筋聚处，血瘤、气瘤，总不可用。"

【选方】 1. 提脓拔毒，退管生肌 生石膏九分，白降丹一分。共研极细，用棉纸拈作药线，润以面糊，将丹拌上，插入脓管，或撒疮上，以膏贴之。（徐评《外科正宗》九一丹）

2. 治初起诸毒，痈疽疔肿，流注痰包恶毒及耳痔、耳挺 白降丹四钱，银黝二钱，寒水石二钱，人中白二钱。上四味，共为细末，以白及面打糊为锭，大小由人，不可入口。每用以陈醋研敷患处，如干再上，自能消毒。（《医宗金鉴》白锭子）

3. 治鼻痔，鼻生息肉 明矾一两，甘遂一钱（灰火煨），白降丹一分或二分，明雄五分。共乳细，吹痔上，自愈。

【临床报道】 1. 治疗淋巴腺结核 将白降丹（含氯化汞 98%）分别用生理盐水配制成 0.5%与 0.1%两种浓度的溶液，置入消毒纱布条，制成白降丹液纱条。用纱条充填疮口。治疗溃瘘型颈淋巴结核 44 例，结果：43 例痊愈，治愈率达 97.73%。疗程 19～64 d。30～50 d 内痊愈者 36 例[1]。

2. 治疗皮脂囊肿 切开排去皮脂囊肿中黏液或豆渣样物后，用棉球饱蘸稀释的九一丹（白降丹 1 份，熟石膏 9 份）纳入囊腔，以提出脓腐、蚀去囊壁。共治疗 60 例，均愈。用药次数：1 次 34 例，2 次 17 例，3 次 9 例；复发率：1 次 4 例，2 次 2 例，3 次 2 例。认为愈后复发者，主要是切口过小过浅，药物不能深入囊腔，囊壁残留之故[2]。

3. 治疗子宫颈糜烂 月经干净后 3～7 d 内，在宫颈糜烂处涂白降丹药粉 0.15 g。切忌将药粉涂在阴道壁上。共治 79 例，结果：痊愈 23 例，显效 40 例，有效 15 例，无效 1 例[3]。

4. 治肛裂 用白降丹，以生理盐水配制成 0.1%或 0.5% 制剂，置消毒纱条，瓶贮备用。使用方法：新鲜肛裂以 0.1%纱条充填，陈旧性肛裂先以 0.5%纱条充填，连续 3～5 次，肉芽转佳时改用 0.1%纱条。充填位置以溃疡外缘至相应之肛隐窝。所有创面均盖贴凡士林纱条保护。对伴栉膜带形成，肛管紧束者，先行扩肛术。共治疗 25 例，结果：全部患者临床症状消失，溃疡面愈合，均获痊愈。溃疡面愈合最短 6～21 d，平均 14 d[4]。

1473 白带草 bái dài cǎo（《上海常用中草药》）

【异名】 雀儿菜（湖南），野荠菜、米花香荠菜（浙江、江西）。

【基原】 为十字花科碎米荠属植物碎米荠及弯曲碎米荠的全草。

【原植物】 1. 碎米荠 *Cardamine hirsuta* L. 又名：硬毛碎米荠（《福建药物志》）。

碎米荠

一年生或二年生草本，高15～35 cm。根细长，侧根多而细。茎直立或斜升，通常多分枝，下部有时带淡紫色，密被白色粗毛。奇数羽状复叶；基生叶具柄，有小叶2～5对；顶生小叶肾形或肾圆形，小叶柄明显；侧生小叶卵圆形或卵形，较顶生叶小；茎生叶具短柄，有小叶3～6对。总状花序生于枝端，花小；萼片4，有时带紫色，长椭圆形，边缘膜质，外面有疏毛；花瓣4，白色，倒卵形，基部渐狭；雄蕊6，4长2短，花丝稍扩大；雌蕊1，子房柱状，花柱极短，柱头扁球形。长角果线形而稍扁。种子椭圆形，棕色，表面具疣点。花期2～4月，果期3～5月。

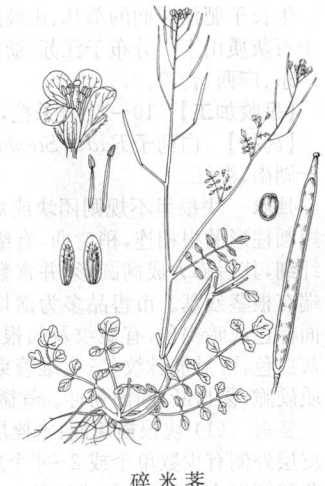

生于海拔1 000 m以下的山坡、路旁、荒地和耕地的阴湿处。分布于河北、山西、辽宁、山东、陕西、甘肃和长江以南各地。

2. 弯曲碎米荠 *C. flexuosa* With. 又名：萝目草（福建），小叶地豇豆（云南）。

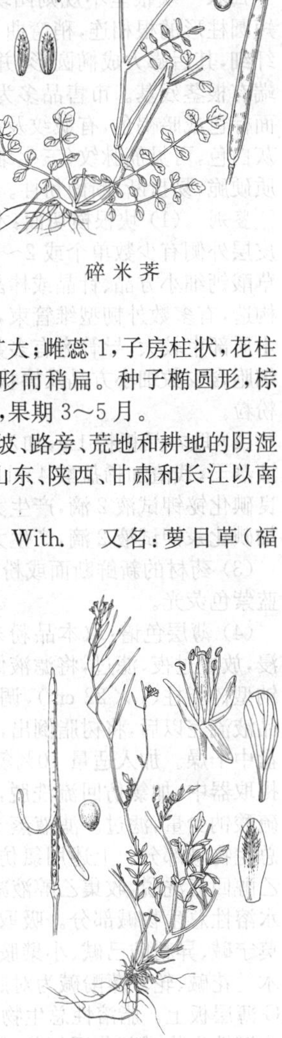

弯曲碎米荠

与碎米荠的主要区别是：主根有时不明显而呈须根状。茎由基部分枝，斜升呈铺散状，被疏柔毛，表面有细沟棱。基生叶具柄，有小叶3～7对，顶生小叶卵形、倒卵形，先端为3齿裂，基部宽楔形。种子长圆形而扁，边缘或先端具极狭的翅，黄褐色。花期3～5月，果期4～6月。

生于田边、路旁及湿润草地。分布于河北、辽宁、河南、陕西、甘肃及长江以南各地。

【采收加工】 3～5月采集，晒干或鲜用。

【药材】 白带草 *Herba Cardamines* 产于辽宁、河北、河南、山东及长江以南各地。

性状 碎米荠 全草扭曲成团。主根细长，侧根须状，淡黄白色。茎多分枝，黄绿色，下部微带淡紫色，密被灰白色粗糙毛。奇数羽状复叶，多皱缩，小叶2～5对，顶生小叶肾圆形，边缘有3～5个波状浅裂，两面均有毛，侧生小叶较小，卵圆形，基部楔形稍不对称，叶缘有2～3圆齿，无柄。长角果线形而扁，长达3 cm，每室种子1行。种子椭圆形，棕色，有小疣点。气微清香，味微甘。

弯曲碎米荠 主根不明显而呈须根状。茎由基部分枝，多且近等长，表面有细沟棱。奇数羽状复叶，小叶3～7对，小叶长卵形，边缘1～3齿裂。长角果长1.2～2 cm。种子长圆形而扁，长约1 mm，边缘或先端有极狭的翅，黄褐色。气微清香，味微甘。

【药性】 甘、淡，凉。

1.《上海常用中草药》："甘，温。"

2.《云南中草药》："微苦，性平。"

3.《四川中药志》1982年版："甘、淡，凉。"

【功用主治】 清热利湿，安神，止血。主治湿热泻痢，热淋带下，心悸失眠，虚火牙痛，小儿疳积，吐血，便血，疔疮。

1.《上海常用中草药》："收敛，止带，止痢。"

2.《四川中药志》1982年版："清热利湿，明目退翳，凉血止血。用于湿热腹泻，痢疾，白带，头昏目赤，眼生翳膜，吐血便血。"

3.《福建药物志》："清热利湿，养心安神。主治痢疾，尿道炎，膀胱炎，心悸，失眠，白带。"

4.《湖南药物志》："治小儿疳积。"

5.《浙江药用植物志》："治胃痛，风湿性关节炎。"

【用法用量】 内服：煎汤，15～30 g；或捣汁。外用：捣敷。

【选方】 1. 治湿热泻痢，小便短赤 碎米荠15 g，火炭母草15 g，车前子30 g。水煎服。（《四川中药志》1982年版）

2. 治白带 鲜碎米荠、三白草各30 g。水煎服。（《秦岭巴山天然药物志》）

3. 治吐血，便血 碎米荠15 g，侧柏叶9 g，生地12 g，荆芥炭9 g。水煎服。（《四川中药志》1982年版）

1474 白草莓 bái cǎo méi（《云南中草药选》）

【异名】 白泡儿、白藨、白蒲草（《云南中草药选》），三匹风、野杨梅、草莓（《西藏常用中草药》），白地莓（通称）。

【基原】 为蔷薇科草莓属植物黄毛草莓的全草。

【原植物】 黄毛草莓 *Fragaria nilgerrensis* Schlecht. ex Gay 又名：锈毛草莓（《秦岭植物志》）。

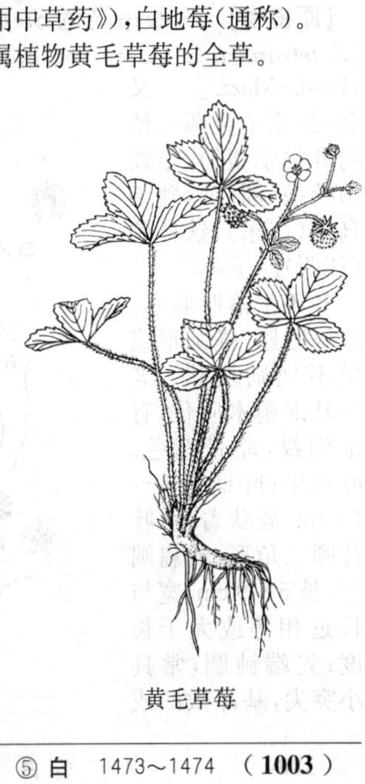

黄毛草莓

多年生草本，粗壮，密集成丛，高5～25 cm。茎密被黄棕色柔毛。三出复叶；叶柄长4～18 cm，密被黄棕色绢状柔毛；小叶具短柄；小叶片倒卵形或椭圆形，长1～45 cm，宽0. 8～3 cm。聚伞花序1～6朵；花序下部具一或三出有柄的小叶；花梗被开展的黄色绢状柔毛；花两性，直径1～2 cm；萼片卵状披针形，副萼片披针形；花瓣5，圆形，基部有短爪，白色；雄蕊20枚，不等长。聚合果圆形，白色、淡白黄色或红色，宿存萼片直立，紧贴果实；瘦果卵形、光滑。花期4～7月，果期6～8月。

生于海拔700～3 000 m的山坡草地或沟边林下。分布于西南及湖北、湖南、西藏、陕西、台湾等地。

【采收加工】 4～8月采收，切段，阴干或鲜用。

【药材】 白草莓 *Herba Fragariae Nilgerrensis* 产于广西、云南、西藏。

性状 本品全株被柔毛。根长圆锥形，被鳞片，具多数须根。茎具黄棕色柔毛。基生叶有长柄，披散状；三出复叶，小叶片卵圆形，先端钝圆，基部宽楔形，边缘有粗锯齿。有的可见淡黄色皱缩的小花，球形聚合果黄白色或红色，小瘦果卵圆形。

【药性】 甘、苦，凉。

1.《西藏常用中草药》："性寒，味甘、苦。"

2.《云南中草药》："苦，凉。"

【功用主治】 清肺止咳，解毒消肿。主治肺热咳喘，百日咳，口舌生疮，痢疾，淋证，疮疡肿痛，烫伤，毒蛇咬伤，骨折损伤。

1.《西藏常用中草药》："祛风止咳，清热解毒。治风热咳嗽，百日咳，疔疮，蛇咬伤，烫火伤。"

2.《云南中草药》："续筋接骨。主治口腔溃疡，血尿，尿路感染，腰椎结核，骨折。"

3.《贵州民间方药集》："治发烧气喘，胸骨疼，小儿口腔炎。"

【用法用量】 内服：煎汤，15～30 g。外用：捣敷。

【选方】 1. 治腰椎结核，骨折 (白草莓)15～30 g，煎服。并用鲜品适量，捣烂外敷。(《云南中草药》)

2. 治毒蛇咬伤，疮疖 (白草莓)鲜品适量，捣烂加红糖外敷。(《云南中草药选》)

1475 白药子 bái yào zǐ (《新修本草》)

【异名】 白药(《药性论》)，白药根(《本草图经》)，山乌龟(《湖南药物志》)。

【基原】 为防己科千金藤属植物金线吊乌龟的块根。

【原植物】 金线吊乌龟 *Stephania cepharantha* Hayata [*S. tetrandra* S. Moore var. *glabra* Maxim.; *S. disciflora* Hand.-Mazz.] 又名：头花千金藤(《植物分类学报》)，金线吊蛤蟆(浙江)，独脚乌桕(广东)，铁秤砣(江西)。

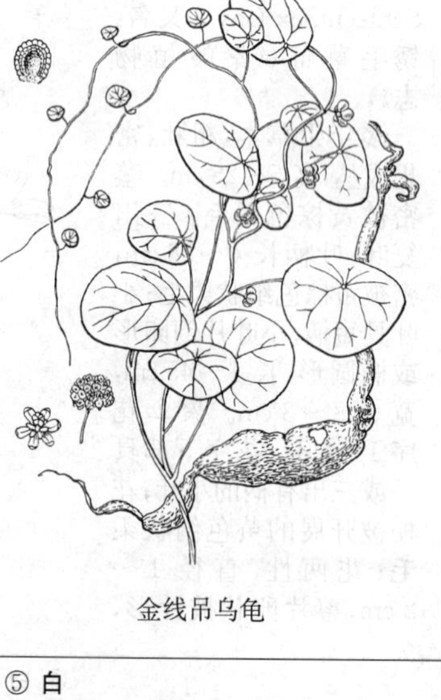

金线吊乌龟

多年生落叶藤本。块根肥厚，椭圆形或呈不规则块状。老茎基部稍木质化，有细沟纹，略带紫色。叶互生；叶柄长4～10 cm，盾状着生；叶片圆三角形，或扁圆形，长5～9 cm，宽与长近相等或大于长度；先端钝圆，常具小突尖，基部微凹或平截，全缘或微呈波状，上面绿色，下面粉白色，掌状脉5～9条，纸质。花小，单性，雌雄异株；雄株为复头状聚伞花序，腋生，花序梗顶端有盘状花托，约有20朵花；雄花萼片6～8，排成2轮；花瓣3，淡绿色；雄蕊6，花丝合生成柱状，花药环生呈圆盘状；雌株为单头状聚伞花序，腋生，总花梗较短，顶端有盘状花托；雌花花被左右对称；花萼1～2，生于花的一侧；花瓣2～3；子房球形。核果紫红色，球形。花期6～7月，果期8～9月。

生长于肥沃湿润的草丛、山坡路旁阴处或灌木林中，亦生于石灰质山上。分布于江苏、浙江、安徽、福建、江西、湖南、广东、广西、台湾。

【采收加工】 10～11月采挖，切片，晒干。

【药材】 白药子 *Radix Stephaniae Cepharanthae* 主产于湖南、浙江。

性状 块根呈不规则团块或短圆柱形，其下常有几个略短圆柱形的根相连，稍弯曲，有缢缩的横沟，根的远端有时纤细，其后膨大成椭圆形，并常数个相连成念珠状；根的顶端有根茎残基。市售品多为横切或纵切的不规则块片，表面棕色或暗褐色，有皱纹及须根痕，切面粉性足，类白色或灰白色，可见筋脉纹(三生维管束)，呈点状或条纹状排列。质硬脆，易折断，断面粉性。气微，味苦。

鉴别 (1) 块根横切面：木栓层为8～10余列木栓细胞。皮层外侧有少数单个或2～4个成群的石细胞；薄壁细胞含草酸钙细小方晶、针晶或棒晶。中柱占根的大部分，为三生构造，有多数外韧型维管束，排列成1～4个同心环，中央的木质部束较大，导管旁有多数纤维束及少数管胞；中柱薄壁细胞含少数细小方晶及棒状结晶。本品薄壁细胞含多数淀粉粒。

(2) 取本品粗粉1 g，加乙醇10 ml，冷浸过夜，滤过。滤液蒸干，残渣加稀盐酸4 ml溶解，滤过。取滤液1 ml，加改良碘化铋钾试液2滴，产生大量橙色沉淀；另取滤液1 ml，加碘化汞钾试液2滴，产生大量黄白色沉淀(检查生物碱)。

(3) 药材的新鲜断面或粉末，置紫外灯下(254 nm)，显淡蓝紫色荧光。

(4) 薄层色谱：取本品粉末4 g，加0.1%硫酸80 ml冷浸，放置过夜，滤过，将滤液倾入经预处理过的苯乙烯磺酸钠型树脂柱(1×22 cm)，调节适度的流速，缓缓流出。样品液流完以后，将树脂倒出，用蒸馏水洗数次，滤去水分，置盘中干燥。加入适量10%氨水碱化，静置20 min，置索氏提取器中，加氯仿回流洗脱，氯仿液用水洗至中性，加无水硫酸钠少量，滤过。滤液蒸干，加氯仿1 ml溶解，为脂溶性总生物碱部分。上述用氯仿回流过的树脂挥尽氯仿后，加乙醇回流洗脱，收集乙醇液减压蒸干，加甲醇1 ml溶解，为水溶性总生物碱部分。吸取供试液各0.6 μl，另以高阿罗莫宁碱、异粉防己碱、小檗胺、轮环藤宁碱、头花千金藤碱、木兰花碱、轮环藤酚碱为对照品，分别点样于同一碱性硅胶G薄层板上。脂溶性总生物碱部分用氯仿-甲醇(10∶1)，水溶性生物碱部分用氯仿-甲醇-氨水(15∶4∶1)作展开剂，展开18 cm，在紫外光灯(254 nm)下观察斑点；另用改良碘化铋钾-碘化钾(1∶1)混合试液显色。供试品色谱中，在与对照品色谱的相应位置处，显相同颜色的斑点。

【成分】 金线吊乌龟块根含生物碱：左旋异紫堇定(isocorydine)[1, 4]，头花千金藤碱(cepharanthine)，异粉防己碱(isotetrandrine)，小檗胺(berbamine)，轮环藤宁碱(cycleanine)，头花千金藤醇灵碱(cepharanoline)，头花千金藤胺

(cepharamine)，高阿罗莫灵碱(homoaromoline)[2~5]，头花千金藤酮(cepharanone)A、B，头花千金藤二酮(cepharadione)A、B[6]，木防己碱(trilobine)，粉防己碱(tetrandrine)，奎宁(quinine)，罂粟碱(papaverine)，可待因(codeine)，吗啡(morphine)，小檗碱(berberine)[7]。种子含去氢千金藤碱(dehydrostephanine)，去氢克列班宁(dehydrocrebanine)，千金藤碱(stephanine)，克列班宁(crebanine)，异粉防己碱，原荷叶碱(Onornuciferine)，佐佐木千金藤碱(stesakine)，小檗胺[8]，fenfangjines F、G、H、I[9]，阿罗莫宁碱(aromoline)[10]，cephamorphinanine[11]，fangchinoline，轮环藤酚碱(cyclanoline)[12]。还有多糖[13]。

【药理】 1. 对血管的作用　头花千金藤碱(CT)1.0 mg/kg及3.0 mg/kg静脉给予兔，可增强兔耳微血管血液的灌注节律，这由于血管运动增强持续1 h或更长之故，CT的微血管扩张作用与全身血液动力学无直接关联[1]。

2. 其他作用　由白药子分得的千金藤素(又名头花千金藤碱)经证实具有解蛇毒、抗结核、抗麻风、抗变态反应等作用；还具有刺激网状内皮系统、活化造血组织、促进骨髓组织增生的功能；亦能保护犬由于辐射损伤引起的白细胞减少，并显著提高小鼠急性放射病的存活率[2]。抗变态反应作用与稳定细胞膜、刺激垂体-肾上腺功能有关[3]。

【药性】 苦、辛，凉，小毒。归肺、胃经。

1.《药性论》："味苦。"

2.《新修本草》："味辛，温。无毒。"

3.《滇南本草》："味苦，大寒。入脾、肺、肾三经。"

4.《本草经疏》："入肺、胃。"

5.《饮片新参》："苦，温，微辛。"

6. 南药《中草药学》："苦，寒，有小毒。"

【功用主治】 清热解毒，祛风止痛，凉血止血。主治咽喉肿痛，热毒痈肿，风湿痹痛，腹痛，泻痢，吐血，衄血，外伤出血。

1.《药性论》："治喉中热塞，噎痹不通，胸中隘塞，咽中常痛肿胀。"

2.《新修本草》："主金疮，生肌。"

3.《日华子》："清痰止嗽，治渴并吐血，喉闭，消肿毒。"

4.《开宝本草》："解野葛、生金、巴豆药毒。刀斧折伤，能止血痛，干末敷之。"

5.《纲目》："散血，降火，消痰，解毒。"

6.《饮片新参》："消肿毒喉痹，散瘀血，治伤痛。"

7. 广州部队《常用中草药手册》："祛风，利水，清热，化痰。治风湿疼痛，腰肌劳损，肾炎水肿，胃痛，肺结核，无名肿毒，毒蛇咬伤。"

8.《陕西中草药》："清热解毒，散瘀止痛，养阴补肾。治吐血、淋症。"

9.《湖南药物志》："治鹤膝风，胃及十二指肠溃疡。"

10.《全国中草药汇编》："清热解毒，凉血止血，散瘀消肿。治急性肝炎，细菌性痢疾，急性阑尾炎，内出血；外用治流行性腮腺炎，淋巴结炎，神经性皮炎。"

11.《福建药物志》："主治带状疱疹。"

【用法用量】 内服：煎汤，9～15 g；或入丸、散。外用：捣敷，或研末敷。

【宜忌】 脾虚及泄泻者禁服。

1.《本草经疏》："凡病虽有血热吐衄等症，若脾胃素弱，易于作泄者勿服。"

2.《饮片新参》："阴虚内热者忌用。"

3.《浙江药用植物志》："本品能催吐，用量过大，会引起头晕、呕吐等副作用。"

【选方】 1. 治风痰上壅，咽喉不利　白药三两，黑丑五钱，同炒香，去黑丑一半为末，防风末三两，和匀。每茶服一钱。(《圣惠方》)

2. 治喉中热塞肿痛，散血消痰　白药、朴硝。上为末，以小管吹入喉。(《直指方》)

3. 治眼赤肿痛不可忍　白药子半两，黄芩一钱半。上为末。每用一字，沸汤点洗之。(《小儿卫生总微论方》博金散)

4. 治一切疳眼赤烂，目生翳膜，内外障疾，并小儿吐痢　白药子一两，甘草半两。上为末，用猪肝一叶批开，掺药五钱，水一大盏煮熟。食后服。(《宣明论方》白药子散)

5. 治妊娠伤寒　用白药子不拘多少。为末，用鸡子清调涂在纸上，可碗口大，贴之脐下胎存处，干即以温水调之。(《普济方》护胎白药子散)

6. 治乳汁少　用白药子为末，每服一钱，煎猪蹄汤调下。(《卫生易简方》)

7. 治肺虚通身汗出不止　白药二两，甘草(炙，锉)，芍药各一两。上三味，粗捣筛，每服三钱匕，水一盏，煎至七分，去滓温服。(《圣济总录》补正汤)

8. 治水肿，关节炎，蛇咬伤，疮毒痈疽　山乌龟、乌金草各15 g，毕血莲24 g。共研细末。日服2～3次，每次1.5～3 g，温开水送下。(《湖北中草药志》)

9. 治鹤膝风　山乌龟根120 g，大蒜1个，葱30根，韭菜蔸7个。捣烂敷患处。(《湖南药物志》)

10. 治无名肿毒，毒蛇咬伤　山乌龟鲜根，捣烂，外敷。或用米泔水磨汁外敷。(《浙江民间常用草药》)

11. 治瘰疬疮　白药子不以多少，为末，临卧，冷米饮或冷水调下一钱服。(《卫生家宝方》白药散)

12. 治骨鲠入喉　白药，锉细，用米醋煎，细细吞下。(《经验良方》)

13. 治扭挫伤　山乌龟根30 g，连钱草30 g，三七草15 g。捣烂敷伤处。(《湖南药物志》)

14. 治衄血、汗血　白药二两半，生地黄汁三合，生藕汁一合，生姜汁少许。上四味，捣白药为末，先煎三物汁令沸，每以半盏入熟水一合，白药末二钱匕，搅匀，食后温饮之。(《圣济总录》白药散)

【临床报道】 治疗流行性腮腺炎、淋巴结炎及无名肿毒　取山乌龟块根同醋磨汁，涂于患处，治疗200余例，一般涂药数次，即可止痛消肿而痊愈[1]。

【各家论述】 《本草经疏》："《经》云气温，《日华子》云冷，当是辛寒之药无疑，故无毒而能解毒。金疮出血过多必发热，热则作痛，不得生肌矣，凉血清热，则其痛自止，肌自生也。又《药性论》、《日华子》二条所主，皆解热散结之功，则其为寒明矣。"

1476 白栎蔀 bái lì bù (《天目山药用植物志》)

【异名】 白栎蒲(《浙江药用植物志》)。

【基原】 为壳斗科栎属植物白栎带有虫瘿的果实、总苞或根。

【原植物】 白栎 *Quercus fabri* Hance　又名：白柴蒲树(《天目山药用植物志》)，金刚栎、柞子柴、枥柴(《中国树木志》)，白反栎、青冈树(《中国高等植物图鉴》)，白青冈(《贵州植物志》)，泽子、豺狗栗，泽栗(《浙江药用植物志》)。

落叶乔木,高达 20 m,或长成灌木状。小枝有沟槽,密被灰色或灰褐色绒毛。叶互生;叶柄长 3~5 mm,被棕黄色绒毛;叶片革质,倒卵形或椭圆状倒卵形,长 7~15 cm,宽 3~8 cm,先端钝或短渐尖,基部窄楔形或窄圆形,边缘具波状齿或粗钝齿,侧脉 8~12 对。花单性,雌雄同株;花序轴被绒毛,雄花或葇荑花序,长 6~7 cm,花被片 6,被柔毛;雄蕊 6,罕 8;雌花序长 1~4 cm,单生或 2~4 朵聚生,子房 3 室,柱头 3~4。壳斗杯形,包围坚果约 1/3,小苞片卵状披针形,排列紧密,在口缘处伸出;坚果长椭圆形,果脐略隆起。花期 4 月,果期 10 月。

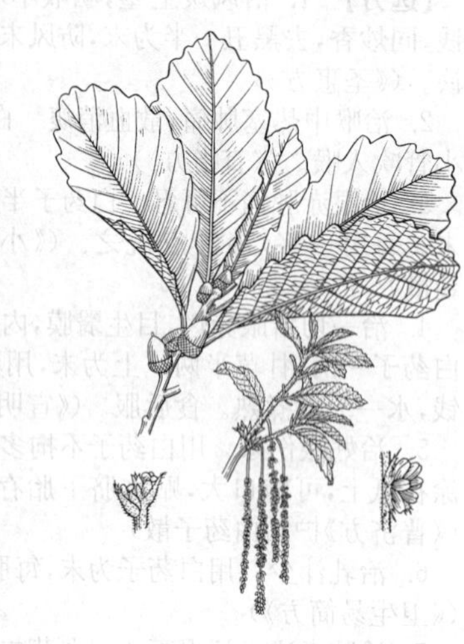

白 栎

生于海拔 1 900 m 以下的丘陵山区林中,多与麻栎、枫香等混生,有时成次生矮林。分布于淮河以南、长江流域和华南、西南各地。

【采收加工】 10 月采收带虫瘿的果实及总苞,晒干。全年均可采根,鲜用或晒干。

【药性】《湖南药物志》:"苦涩,温。"

【功用主治】 理气消积,明目解毒。主治疳积,疝气,泄泻痢疾,火眼赤痛,疮疖。

1.《湖南药物志》:"止泻痢。"

2.《浙江药用植物志》:"健脾消积,理气,清火,明目。主治疳积,疝气,消化不良,结膜炎,头疖。"

【用法用量】 内服:煎汤,15~21 g。外用:煅炭研敷。

【选方】 1. 治小儿疳积 白栎蔀 21~24 g,麦芽 6 g,野刚子(马钱科醉鱼草)根 12~15 g。水煎,早、晚各服 1 次。忌食酸辣、芥菜、香味食物。

2. 治大人疝气及小儿溲如米泔 白栎蔀 3~5 个。煎汤加白糖服。(1、2 方出自《天目山药用植物志》)

3. 治肠炎,痢疾 白栎根 15 g,算盘子根 18 g,青木香 6 g。水煎服。(《湖南药物志》)

1477 白背叶 bái bèi yè
(《南宁市药物志》)

【异名】 白鹤叶(《岭南草药志》),白面戟(广州部队《常用中草药手册》),白面风、白桃叶(江西《草药手册》)。

【基原】 为大戟科野桐属植物白背叶的叶。

【原植物】 白背叶 *Mallotus apelta* (Lour.) Muell.-Arg.[*Ricinus apelta* Lour.] 又名:酒药子树(《植物名实图考》),白叶野桐(《中国经济植物志》),白鹤树、白帽顶、白面简、白膜树、白泡树(《岭南草药志》)。

直立灌木或小乔木,高 1.5~3 m。小枝、叶柄和花序均被白色或微黄色星状绒毛,单叶互生;叶柄长 1~8 cm,密被白色星状毛;叶阔卵形,长 4.5~23 cm,宽 3.5~16 cm,先端渐尖,基部近截平或短截形或略呈心形。花单性异株;雄花序为不分枝或分枝的穗状花序,顶生,长 15~30 cm,被黄褐色绒毛;雄花簇生;萼 3~6 裂,裂片卵形,镊合状排列;无花瓣;雄蕊多数,花丝分离,花药 2 室;雌穗状花序不分枝,顶生或侧生;雌花单生;花萼钟状,3~5 裂,裂片卵形,外被星状绒毛;无花瓣;子房有软刺,3~4 室,花柱 3,短。果序圆柱形,长 2.5~15 cm 以上,直径 2~3 cm;蒴果近球形,种子近球形,黑色,光亮。花期 4~7 月,果期 8~11 月。

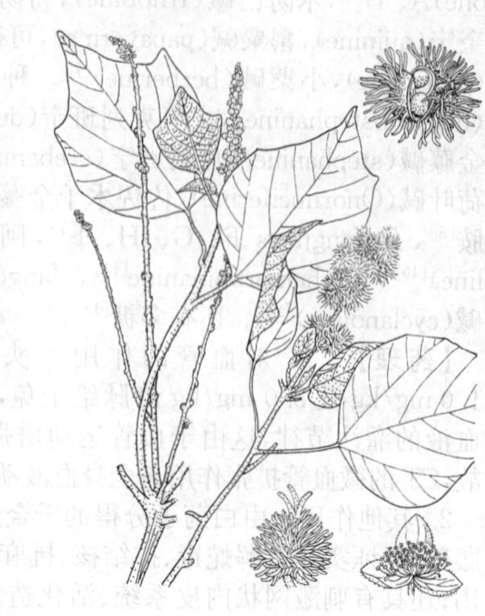

白背叶

生于山坡路旁灌丛中或林缘。分布于江苏、浙江、安徽、福建、江西、河南、湖南、广东、广西、海南、贵州、云南、陕西等地。

本植物的根(白背叶根)亦供药用,另设专条。

【采收加工】 全年均可采收,鲜用或晒干。

【药材】 白背叶 *Folium Malloti Apeltae* 主产于安徽、浙江、江西、福建、河南、湖南、广西、广东、四川等地。

性状 单叶互生,具长柄;叶片圆卵形,先端渐尖,基部近截形或短截形,具 2 腺点,全缘或不规则 3 浅裂,上面近无毛,下面灰白色,密被星状毛,有细密棕色腺点。气微,味苦、涩。

【药理】 1. 抑制钉螺作用 0.5%~1%白背叶煎剂或浸剂,均能抑制钉螺活动。将钉螺浸于 0.5%煎剂或浸剂中 1 d,死亡率分别为 40%~66%和 34%[1]。

2. 抑制逆转录酶和 DNA 聚合酶的作用 白背叶水提取物对小鼠逆转录酶和人Ⅲ型鼻咽癌(KBⅢ)DNA 聚合酶均有抑制作用,其 IC_{50} 分别为 0.5 μg/ml 和 1.4 μg/ml。这种作用可与多聚腺苷酸或寡脱氧胸苷相竞争,但与三磷酸脱氧胸苷无竞争作用。提取物还可抑制大肠杆菌的 DNA 聚合酶Ⅰ和 RNA 聚合酶[2]。

【药性】 广州部队《常用中草药手册》:"微苦、涩,平。"

【功用主治】 清热,解毒,祛湿,止血。主治疮疖,中耳炎,鹅口疮,湿疹,跌打损伤,外伤出血。

1. 广州部队《常用中草药手册》:"主治外伤出血,跌打扭伤。"

2.《全国中草药汇编》:"消炎止血。外用治中耳炎,疖肿,外伤出血。"

3.《福建药物志》:"解毒。主治蜂窝组织炎,湿疹。"

【用法用量】 外用:捣敷;或研末撒;或煎水洗,或滴耳。内服:煎汤,1.5~9 g。

【选方】 1. 治疮疖溃烂 白背叶 3 g,冰片 0.3 g。共研细末,撒敷患处。(《安徽中草药》)

2. 治新生儿鹅口疮 白鹤叶适量蒸水,用消毒棉卷蘸水,细心拭抹患处,随抹随清。每日 3 次,连抹 2 d。(《岭南草药志》)

3. 治外伤出血,溃疡 白泡树叶晒干,擦成棉绒样收贮。出血时取适量贴上,外加绷带扎紧固定。(《岭南草药志》)

1478 白独活 bái dú huó 《中药大辞典》

【异名】 独活、朱噶尔(《西藏常用中草药》),法洛海(《西昌中草药》),白羌活(《丽江中草药》),藏当归(西藏),香白芷(云南曲靖)。

【基原】 为伞形科独活属植物白亮独活的根。

【原植物】 白亮独活 *Heracleum candicans* Wall. ex DC.

多年生草本,高1~1.5 m。全株密被白色绒毛或柔毛。根圆柱形,下部分枝,棕黄色,粗大。茎直立,中空,有棱槽,上部多分枝。基生叶及茎下部叶叶柄长10~15 cm,叶片轮廓为宽卵形至长椭圆形,长15~30 cm,一至二回羽状分裂,末回裂片长卵形;茎上部叶有宽叶鞘。复伞形花序顶生或侧生,总花梗长15~30 cm,有柔毛;总苞片1~3,线形;伞辐24~40,具白色柔毛;小总苞片少数,线形;每小伞形花序有花约25朵,花白色;花瓣二型;萼齿极细小;花柱基短圆锥状。果实倒卵形,侧棱有宽翅,每棱槽中有油管。花期5~6月,果期9~10月。

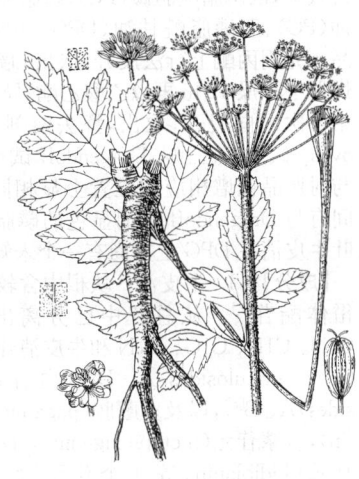

白亮独活

生于海拔2 000~4 200 m山坡、林下、灌丛边。分布于四川、云南及西藏等地。

【采收加工】 4~10月采挖,晒干。

【成分】 根含香豆素类:香柑内酯(bergapten),独活内酯(heraclenin),独活属醇(heraclenol),异茴芹香豆素(isopimpinellin),花椒毒素(xanthotoxin),软木花椒素(suberosin)[1],欧前胡内酯(imperatorin),8-牻牛儿醇基补骨脂素(8-geranyloxypsoralen),白芷素(angelicin)[2],叔-O-甲基独活属醇(*tert*-O-methylheraclenol),异独活内酯(isoheraclenin),花椒毒酚(xanthotoxol)和牛防风素(sphondin)[3],白独活中尚含叔-O-β-葡萄糖基独活属醇(*tert*-O-β-glucosyl heraclenol)[4],补骨脂素(psoralence)[5]和白亮独活素(candicanin)[6]。

【药性】 《西藏常用中草药》:"性温,味辛、苦。"

【功用主治】 祛风散寒,除湿止痛。主治感冒,头痛,牙痛,脘腹痛,风湿痹痛,麻风。

1.《西藏常用中草药》:"祛风胜湿,止痛。主治风寒头痛,风湿性关节炎,牙痛。"

2.《青藏高原药物图鉴》:"治各种炎症,麻风,丹毒。"

【用法用量】 内服:煎汤,3~9 g;或入丸、散;或泡酒。

【选方】 1. 治风寒感冒 法洛海、坝子科各15 g。煎水服。

2. 治胃痛 法洛海、蜘蛛香各12 g。煎水服。(1、2方出自《西昌中草药》)

1479 白首乌 bái shǒu wū 《山东中药》

【异名】 隔山消(《纲目》),白何乌、白何首乌(《东医寿世宝元》),隔山撬(《分类草药性》)。

【基原】 为萝藦科白前属植物牛皮消和戟叶牛皮消的块根。

【原植物】 1. 牛皮消 *Cynanchum auriculatum* Royle ex Wight 又名:飞来鹤(《植物名实图考》),耳叶牛皮消(《中国药用植物志》)。

蔓性半灌木。根肥厚,类圆柱形,表面黑褐色,断面白色,具乳汁。茎被微柔毛。叶对生;叶柄长3~9 cm;叶片心形至卵状心形,被微毛。聚伞花序伞房状,腋生;总花梗圆柱形,长10~15 cm,着花约30朵;花萼近5全裂,裂片卵状长圆形;花冠辐状,5深裂;副花冠浅杯状,长于合蕊柱;雄蕊5,花丝连成筒状,花药2室,附着于柱头周围,每室有黄色花粉块1个,长圆形,下垂;雌蕊由2枚离生心皮组成,柱头圆锥状,先端2裂。蓇葖果双生,基部较狭,中部圆柱形,上部渐尖。种子卵状椭圆形至倒楔形,边缘具狭翅,先端有一束白亮的长绒毛。花期6~9月,果期7~11月。

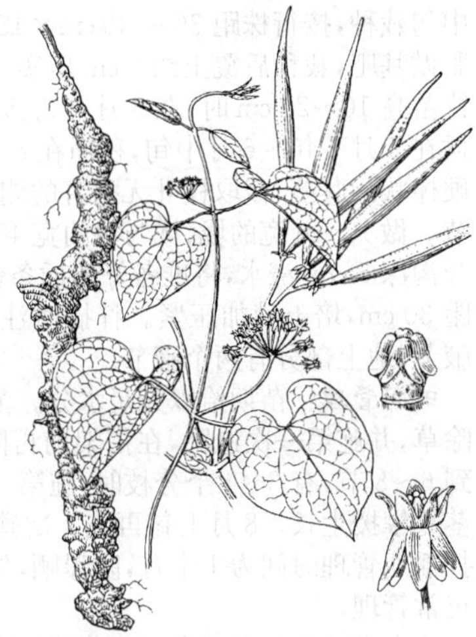

牛皮消

生于海拔3 500 m以下的山坡岩石缝中、灌丛中或路旁、墙边、河流及水沟边潮湿地。分布于华东、中南及河北、四川、贵州、云南、陕西、甘肃、台湾等地。江苏、山东有栽培。

2. 戟叶牛皮消 *C. bungei* Decne. 又名:泰山何首乌、山东何首乌、地葫芦、山葫芦(《中药材品种论述》),大根牛皮消(《中药大辞典》)。

攀缘性半灌木。具乳汁。块根每株一般生3~4个,亦可多至5~6个,常连接成念珠状。茎纤细而韧,被微毛。叶对生;叶片戟形,先端渐尖,基部心形,两面被糙硬毛,以叶面较密;侧脉每边约6条。伞形聚伞花序腋生,比叶为短;花萼裂片披针形,基部内面腺体通常没有或少数;花冠辐状,白色或黄绿毛,裂片开放后反折,内面基部被微柔毛,副花冠裂片比合蕊柱长。种子先端有多数白色长丝光毛。花期6~7月,果期7~10月。

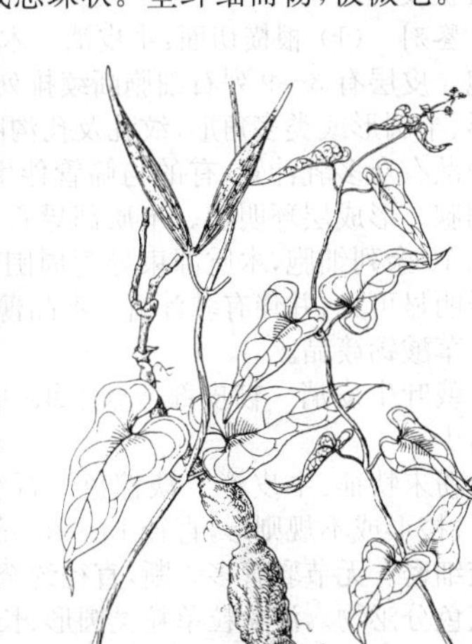

戟叶牛皮消

生于海拔1 500 m以下的山坡、灌丛或岩石缝中。分布于河北、山西、内蒙古、辽宁、山东、河南、陕西、甘肃等地。

【栽培】 生物学特性　牛皮消适应性较强，最适宜生长温度为25～30℃，喜通风和充足光照。以选疏松肥沃、排水良好的砂壤土栽培为好。

繁殖方法　分根繁殖、种子繁殖或扦插繁殖。分根繁殖：选用直径1～1.5 cm，长6 cm的为根种栽。3月下旬～4月中旬栽种，按行株距30～40 cm×15～20 cm开穴，施农家肥做基肥，栽种后覆土约3 cm压实。种子繁殖：育苗移栽，待苗高10～20 cm时，在5月下旬移植大田。扦插繁殖：春插在5月下旬～6月中旬，秋插在8月下旬，选择手感上呈硬棒状的藤蔓，截取枝叶无病害的侧枝条，每插条带3个腋节。做1.5 m宽的垅，垅与垅间宽40 cm，每垅插5行，每行开沟深5 cm，浇水，将准备好的插条斜端向下置于沟中，株距30 cm，培土稍加压紧。扦插时注意在地下部分有一个腋节，地上部分有两个腋节。

田间管理　苗期给以充足水分。苗高5 cm左右时，松土除草，并施第一次追肥，在搭架前再除草1次，当茎蔓生长到6～8节，有3～4个分枝时，施第二次追肥，并搭架，以利茎蔓攀援生长。8月上旬再施1次磷、钾肥。扦插繁殖的，扦插期管理时间为1个月，防曝晒，保湿度，1个月后，转入正常管理。

病虫害防治　虫害有中华萝藦叶甲为害，可实行轮作，冬前翻地及发生期用5%西维因粉喷于植株和地面。

【采收加工】 春初或秋季采挖块根，晒干，或趁鲜切片晒干。鲜品随采随用。

【药材】 牛皮消 *Radix Cynanchi Auriculati* 主产于江苏，主要为栽培品；戟叶牛皮消 *Radix Cynanchi Bungei* 主产于山东。

性状　牛皮消　根长圆柱形、长纺锤形或结节状圆柱形，稍弯曲，长7～15 cm，直径1～4 cm。表面浅棕色，有明显的纵皱纹及横长皮孔，栓皮脱落处土黄色或浅黄棕色，具网状纹理。质坚硬，断面类白色，粉性，具鲜黄色放射状纹理。气微，味微甘后苦。

戟叶牛皮消　块根呈不规则团块状或类圆形，长1.5～7 cm，直径约5 cm。表面棕色或棕褐色，凹凸不平，具纵皱纹及横长皮孔。质坚硬，断面类白色，粉性，有稀疏黄色放射状纹理。

鉴别　(1) 根横切面：牛皮消　木栓层为10余列木栓细胞。皮层有3～9列石细胞断续排列成环带；石细胞类长方形、半圆形或类多角形，纹孔及孔沟明显。韧皮部薄壁组织中散有众多乳汁管，有的与筛管伴生；韧皮射线宽3～9列细胞。形成层环明显。木质部导管3至数个相聚，木射线宽10余列细胞，木质部束导管周围可见木间韧皮部，筛管群明显可见，并伴有乳汁管。本品薄壁细胞含淀粉粒，有的含草酸钙簇晶。

戟叶牛皮消　韧皮部薄壁组织中无乳汁管，草酸钙簇晶稀少。

粉末特征：牛皮消　淡棕色。石细胞类多角形、类长方形、梭形或不规则形，直径15～75 μm，壁厚5～22 μm，孔沟较细密。无节乳管多碎断，直径约至26 μm，乳汁管中充满灰色分泌物。淀粉粒单粒类圆形、长圆形或卵圆形，脐点人字状、星状、点状或裂缝状，层纹不明显；复粒由2～3个分粒组成。草酸钙簇晶直径15～45 μm。此外，有木栓细胞、导管和木纤维。

戟叶牛皮消　土黄色。无乳汁管；草酸钙簇晶直径12～43 μm。

(2) 薄层色谱：取本品粉末5 g，以改良Folich试剂渗漉。渗漉液低温（<50℃）氮气减压回收溶剂。残渣以适量氯仿溶解，转至具塞离心管中，加5倍量石油醚沉淀甾苷类化合物，离心，移取上清液于蒸发皿中，残渣如法重复3次。合并上清液，真空干燥，残渣以氯仿溶解，即得总磷脂提取液。吸取总磷脂提取液适量，真空浓缩，点样于3块硅胶G薄板上，以磷脂酰胆碱(PC)、磷脂酰乙醇胺(PE)、磷脂酰甘油(PG)、双磷脂酰甘油(DPG)和磷脂酰肌醇(PI)作对照品。先用丙酮上行法展开，取出，暗处挥去丙酮，置充氮干燥器中干燥12 h；再以乙酸乙酯-异丙醇-水（10∶7∶3）与第一次同向展开，取出，挥去溶剂。3块板分别以Vaskovsky试剂、茚三酮、Dragendoff试剂显色。供试液色谱在与对照品色谱相应的位置上显相同的色斑，在原点和PC间有与Dragendoff试剂显色的磷脂酰胆碱(PC)斑点。戟叶牛皮消在DPG上方尚有一个未知磷脂组分。

【成分】 1. 牛皮消　块根中含较高的磷脂成分[1]和C_{21}甾体酯苷[2]。从总苷中已分离出隔山消苷（wilfoside）C3N、C1N、C1G、K1N和牛皮消苷（cynauricuoside）A、B、C[3]，auriculosides A、B[4]，白首乌新苷（cynanauriculosides）A、B[5]，以及萝藦胺（gagamine）[6]，牛皮消素（caudatin），萝藦苷元（metaplexigenin），12-O-桂皮酰基去酰萝藦苷元（kidjolanin）等4个苷元[6,7]。还含白首乌二苯酮（baishouwubenzophenone）[8]。

2. 戟叶牛皮消　根含羟基苯乙酮为苷元的苷类成分：戟叶牛皮消苷（bungeiside）A、B、C、D；还含4-羟基苯乙酮（4-hydroxyacetophenone），2，4-二羟基苯乙酮（2，4-dihydroxyacetophenone），布卢门醇（blumenol）A，左旋的春日菊醇（leucanthemitol），7-O-葡萄糖基甘草苷元（7-O-glucosylliquiritigenin），β-谷甾醇葡萄糖苷（β-sitosterolglucoside）[9]以及磷脂成分[1]。

【药理】 1. 抗氧化作用　白首乌灌饲小鼠，可改善动物因吸臭氧造成的体重减轻、体温降低、体力减弱、御寒能力下降等一系列生理功能减退的变化，并降低肝、脑、肺过氧化脂质含量和脑单胺氧化酶(MAO-B)活性，升高红细胞超氧化物歧化酶(SOD)活性，使之接近对照组水平。白首乌对臭氧造成小鼠肺终末细支气管上皮脱落伴增生、肝损伤和胸腺、脾脏萎缩等类似衰老的变化皆有明显减轻作用[1~4]。白首乌中C_{21}甾苷及甾苷元具有较强的清除羟自由基的能力，C_{21}甾苷元清除羟自由基的活性与母核上羟基取代的数目有关，而母核无清除作用[5]。

2. 调节免疫功能　白首乌总磷脂200 mg/kg灌胃，连续10 d，可明显提高正常小鼠末梢血外周酸性萘酯酶（ANAE）阳性淋巴细胞（即T淋巴细胞）的比值和绝对值，对因环磷酰胺引起的免疫抑制现象有一定的预防和治疗作用[6]。白首乌总苷还能对抗N-乙酰苯肼引起的胸腺萎缩[7]。白首乌总苷可使接种Lewis肺癌小鼠脾系数、外周血单核细胞百分率和总数、腹腔巨噬细胞吞噬率和吞噬指数、外周血淋巴细胞总数和ANAE阳性淋巴细胞百分率、T辅助/T抑制细胞比值均显著提高，溶血空斑形成细胞（PFC）及特异性玫瑰花结形成试验抗原结合细胞数（ABC）也明显高于对照组，白首乌总苷对环磷酰胺引起的上述指标的抑制作用均有明显对抗作用[8]。白首乌苷体外在高浓度（50 μg/ml、25 μg/ml、12 μg/ml）时对小鼠脾脏T淋巴细胞增殖反应及产生白介素-2、肿瘤坏死因子-γ活性均有抑制作用，而在低浓度(1.5 μg/ml)时则有促进作用[9]。

3. 抗肿瘤作用　白首乌甾体苷 25 mg/kg、125 mg/kg、250 mg/kg 腹腔注射，对小鼠艾氏腹水癌(EAC)有显著治疗作用，抑瘤率分别为 34%、40%、42%。白首乌甾体苷 125 mg/kg 腹腔注射，可使 EAC 小鼠生命延长 33%，该药可能对 S 期有阻滞作用[10]。白首乌总苷 225 mg/kg 腹腔注射，对小鼠皮下移植的 Lewis 肺癌有一定抑制作用，抑瘤率 38.68%，并能够增强环磷酰胺对 Lewis 肺癌的抑制效应，能使 Lewis 肺癌实体瘤 G_1 期细胞增多、S 期细胞减少。白首乌总苷对体外培养的小鼠 EAC 和小鼠肉瘤(S_{180})腹水瘤细胞有一定的直接细胞毒作用，并能抑制其 DNA 生物合成[11]。白首乌甾体酯苷 62.5 mg/kg、125 mg/kg、250 mg/kg 腹腔注射，对小鼠 S_{180} 实体瘤也有抑制作用，抑瘤率分别为 24.8%、53.1%、69.9%。用 ^{3}H-TdR 掺入细胞 DNA 方法观察不同类型的瘤细胞(EAC、S_{180})、小鼠肝癌(H-22)、人肝癌(H-7402)、人鼻咽癌(CNE-2)对白首乌甾体酯苷的敏感性，其中以 H-22 最为敏感[12]。腹腔注射给药白首乌 C_{21} 总甾苷能够显著延长荷 S_{180} 肿瘤小鼠的寿命，但口服给药法只表现出延长荷瘤小鼠寿命的倾向，却没有统计学意义[13]。

4. 对心脏的影响　含白首乌总磷酯 0.1 g 的任氏液在八木氏离体蛙心上呈明显的强心作用。但含白首乌 C_{21} 总甾苷(醇溶)的台氏液灌流 20 min，对豚鼠心室肌细胞动作电位时程 APD_{90} 有明显缩短作用，并可显著抑制心肌细胞收缩力，C_{21} 总苷(水溶)的作用与醇溶总苷相似，但效应稍弱于醇溶总苷。白首乌 C_{21} 总甾苷 200 mg/kg 可使小鼠平均耗氧量降低 33.3%，存活时间延长 54%[14]。白首乌总甾体酯苷液可明显降低心肌细胞悬液的耗氧量，并与药物浓度呈量效关系[15]。

5. 降血脂作用　大鼠高脂血症模型试验证明，白首乌总苷部分及原生药粉均能显著降低血清总胆固醇，总苷剂量 200 mg/kg 或原生药粉 5 g/kg 时降脂作用更明显，其降脂途径可能与调节肝细胞内 ATP 酶(ATPase)、琥珀酸脱氢酶(SDH)、6-磷酸葡萄糖酶等酶的活性有关[16]。白首乌总苷还有一定降脂、促动脉平滑肌细胞增生的作用[17]。

6. 促进毛发生长作用　用皮片显微投影法观察家兔耳郭外侧的毛干和毛孔，发现白首乌总磷酯外涂可促进耳毛生长，增加毛干及毛孔的直径，并使其分布曲线右移和毛孔群间距离缩小[18]。

7. 体内过程　^{3}H-白首乌总苷在小鼠体内以肝、脾、肾上腺、肺和胆汁中含量较高，尤以肝脏为著；其对淋巴器官较敏感，并可透过血脑和血睾屏障，绝大部分经肾脏从尿液中排出体外[19,20]。

毒性　白首乌煎剂 30 g/kg、生药粉 24 g/kg、精制粉 40 g/kg 分别灌胃，小鼠均未见毒性反应及死亡。总苷灌胃、腹腔注射的 LD_{50} 分别为 4.897±0.066 g/kg 和 0.749±0.072 g/kg，总苷元灌胃、腹腔注射的 LD_{50} 分别为 6.878±1.366 g/kg 和 0.288±0.034 g/kg，中毒症状表现为步态不稳、震颤、转圈及运动失调等，死前出现耳静脉及四爪充血、口唇及尾紫绀、心跳及呼吸减慢，可能因呼吸肌麻痹死亡，尸检仅见胃肠明显充气。Ames 试验，白首乌总苷每皿 1～1 000 μg 均为阴性。白首乌原生药及总苷灌胃小鼠，均无诱发小鼠骨髓细胞核增高作用，亦无诱发小鼠精子畸变作用。表明白首乌生药及总苷无致突变作用。小鼠剂量定期递增法表明，白首乌总苷蓄积系数 > 5.3，为弱蓄积作用[21]。

【炮制】 取原药材，除去杂质，洗净，润透，切厚片，干燥。

饮片性状　白首乌为不规则的厚片，外皮褐色，易脱落，断面白色，显粉性，质坚硬。气微，味苦甘涩。

贮干燥容器内，置阴凉干燥处。

【药性】 甘、微苦，平。归肝、肾、脾、胃经。

1.《草木便方》："甘、微苦，温。"

2.《山东中药》："味苦、甘、涩，性微温，无毒。"

3.《陕西中草药》："甘、微辛，平。"

4.《青岛中草药手册》："入肝、肾经。"

5.《浙江药用植物志》："有小毒。"

【功用主治】 补肝肾，强筋骨，益精血，健脾消食，解毒疗疮。主治腰膝酸痛，阳痿遗精，头晕耳鸣，须发早白，心悸失眠，食欲不振，小儿疳积，产后乳汁稀少，疮痈肿痛，毒蛇咬伤。

1.《纲目》："主腹胀积滞。"

2.《草木便方》："醋磨涂癣。"

3.《分类草药性》："消食积，下乳，补虚弱。"

4.《山东中药》："为滋养、强壮、补血药，并能收敛精气，乌须黑发。治久病虚弱，贫血，须发早白，慢性风痹，腰膝酸软，性神经衰弱，痔疮，肠出血，阴虚久疟，溃疡久不收口。鲜者并有润肠通便的作用，适用于老人便秘。"

5.《江西草药》："清热解毒，顺气止痢。用于毒蛇咬伤，胃痛，痢疾，小儿高热。"

6.《东北常用中草药手册》："补益肝肾，强壮筋骨。主治神经衰弱，阳痿遗精，腰腿疼痛，关节不利。"

7.《陕西中草药》："治胃痛腹胀，肾虚腰痛，小儿痞块，白带，乳汁不足。"

【用法用量】 内服：煎汤，6～15 g，鲜品加倍；研末，每次 1～3 g；或浸酒。外用：鲜品捣敷。

【选方】 1. 治神经衰弱，阳痿，遗精　白首乌 15 g，酸枣仁 9 g，太子参 9 g，枸杞子 12 g。水煎服。(《山西中草药》)

2. 治小儿脾胃虚弱，消化不良，食积，腹泻　隔山撬、糯米草、鸡屎藤各等分，研末备用。每次 9 g，加米粉 18 g，蒸熟食。(《四川中药志》1982 年版)

3. 治胃痛，痢疾腹痛　白首乌、蒲公英各 9 g。水煎服。(《安徽中草药》)

4. 治乳汁不足　牛皮消根(去皮)30 g，母鸡 1 只(去内脏)。将药放入鸡腹内，炖熟，去药渣，汤肉同服。不放盐。(《湖北中草药志》)

5. 治脚气水肿　白首乌、车前子各 6 g。水煎去渣，每日分 2 次服。(《食物中药与便方》)

6. 治毒蛇咬伤　耳叶牛皮消 30 g，青木香根 30 g，杜衡 30 g，研末。每服 3～9 g，每日 3 次。另用耳叶牛皮消根、竹叶椒根、射干根(均鲜)各适量，捣烂外敷。

1480 白扁豆 bái biǎn dòu (《纲目》)

【异名】 藊豆(《别录》)，白藊豆(《宝庆本草折衷》)，南扁豆(《滇南本草》)，沿篱豆、蛾眉豆(《纲目》)，羊眼豆(《药品化义》)，膨皮豆(《广州植物志》)，茶豆(《江苏植物志》)，小刀豆、树豆(《四川中药志》)，藤豆(《中国药用植物图鉴》)，火镰扁豆、眉豆(《中药志》)。

【基原】 为豆科扁豆属植物扁豆的白色成熟种子。

【原植物】 扁豆 *Dolichos lablab* L. 之开白花者。

一年生缠绕草质藤本，长达 6 m。茎常呈淡紫色或淡绿色，无毛或疏被柔毛。三出复叶；叶柄长 4～14 cm；托叶披针形或三角状卵形，被白色柔毛。总状花序腋生；2～4 花或多花丛生于花序轴的节上；小苞片舌状，2 枚，早落；花萼宽钟状，边缘密被白色柔毛；花冠蝶形，白色或淡紫色，旗瓣广椭圆形，先端向内微凹，翼瓣斜椭圆形，近基部处一侧有耳状突起，龙骨瓣舟状，弯曲几成直角；雄蕊 10，1 枚单生，其余 9 枚的花丝部分连合成管状，将雌蕊包被；子房线形，有绢毛，基部有腺体，花柱近先端有白色髯毛，柱头头状。荚果镰形或倒卵状长椭圆形。种子 2～5 颗。花期 6～8 月，果期 9 月。

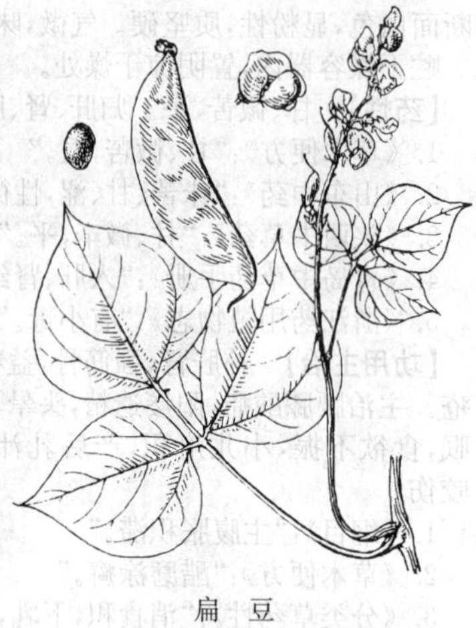

扁　豆

全国各地均有栽培。主要分布于河北、山西、辽宁、江苏、浙江、安徽、福建、江西、山东、河南、湖北、湖南、广东、广西、海南、四川、贵州、云南、陕西、台湾等地。

本植物的叶(扁豆叶)、藤茎(扁豆藤)、花(扁豆花)、种皮(扁豆衣)、根(扁豆根)亦供药用，另设专条。

【采收加工】 9～10 月种子成熟时，摘取荚果，剥出种子，晒干。

【药材】 白扁豆 *Semen Lablab Album*　主产于安徽、陕西、湖南、河南、浙江、山西等地。

性状　种子呈扁椭圆形或扁卵圆形，长 8～13 mm，宽 6～9 mm，厚约 7 mm。表面淡黄白色或淡黄色，平滑，略有光泽，一侧边缘有隆起的白色眉状种阜。质坚硬。种皮薄而脆，子叶 2，肥厚，黄白色。气微，味淡，嚼之有豆腥气。

鉴别　(1) 种子横切面：表皮为 1 列栅状细胞，种脐处 2 列，光辉带明显。支柱细胞 1 列，呈哑铃状，种脐部位为 3～5 列。其下为 10 数列薄壁细胞，内侧细胞呈颓废状。子叶细胞含众多淀粉粒。种脐部位栅状细胞的外侧有种阜，内侧有管胞岛，椭圆形，细胞壁网状增厚，其两侧为星状组织，细胞星芒状，有大形的细胞间隙，有的胞腔含棕色物。

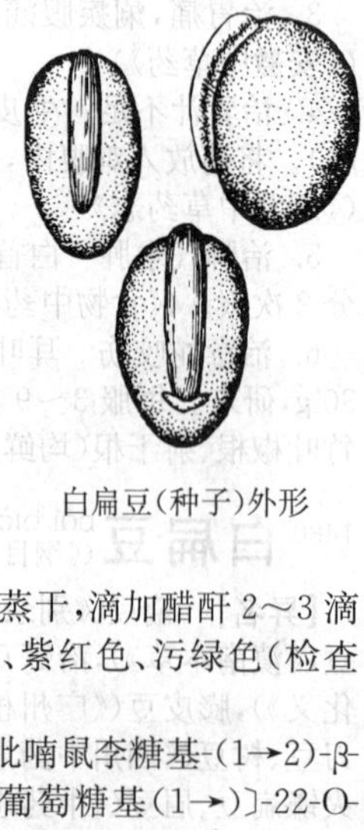

白扁豆(种子)外形

(2) 取本品粉末 1 g，加 70% 乙醇 10 ml 回流提取，滤过，取滤液蒸干，滴加醋酐 2～3 滴和硫酸 1～2 滴，显黄色，变为红色、紫红色、污绿色(检查甾类)。

【成分】 种皮中含有 3-O-〔α-L-吡喃鼠李糖基-(1→2)-β-D-吡喃半乳糖基(1→2)-β-D-吡喃葡萄糖基(1→)〕-22-O-〔2，3 二氢-2，5-二羟基-6-甲基-4H-吡喃-4-酮(2′→)〕-3β，22β，24-三羟基-12-齐墩果烯-28-醇{3-O-〔α-L-rhamnopyranosyl-(1→2)-β-D-galactopyranosyl (1→2)-β-D-glucopyranosyl(1→)〕-22-O-〔2，3dihydro-2，5-dihydroxy-6-methyl-4H-pyran-4-one(2′→)〕-3β，22β，24-trihydroxy olean-12-en-28-ol}[1]。

种子含油 0.62%，内有脂肪酸：棕榈酸(palmitic acid)占 8.33%，亚油酸(linoleic acid)占 57.95%，反油酸(elaidic acid)占 15.05%，油酸(oleic acid)占 5.65%，硬脂酸(stearicacid)占 11.26%，花生酸(arachidic acid)占 0.58%，二十二烷酸酸(behenic acid)占 10.40%[2]。又含胡芦巴碱(trigonelline)[3]，甲硫氨酸，亮氨酸，苏氨酸[4]，维生素 B_1 及 C，胡萝卜素，蔗糖，葡萄糖，水苏糖，麦芽糖，棉子糖[5]，L-2-哌啶酸[6]和具有毒性的植物凝集素(phytoagglutinin)[7]。

【药理】 1. 抗菌、抗病毒作用　100%白扁豆煎剂用平板纸片法，对痢疾杆菌有抑制作用；对食物中毒引起的呕吐、急性胃肠炎等有解毒作用[1]。白扁豆水提物对小鼠 Columbia SK 病毒有抑制作用[2]。

2. 对免疫功能的影响　20%白扁豆冷盐浸液 0.3 ml，对活性 E-玫瑰花结的形成有促进作用，即增强 T 淋巴细胞的活性，提高细胞的免疫功能[3]。

毒性　白扁豆中含人的红细胞非特异性植物凝集素[2,3]。不溶于水的凝集素，有抗胰蛋白酶活性，可抑制实验动物生长，故属毒性成分[4]。另含一种酶，有非竞争性抑制胰蛋白酶的活性，加热亦降低其活性，于 10 mg/kg 浓度时，由于抑制了凝血酶(thrombin)，可使枸橼酸血浆的凝固时间由 20 s 延长至 60 s[5]。

【炮制】 1. 白扁豆　取原药材，除去杂质，洗净，干燥。用时捣碎。

2. 炒白扁豆　取净白扁豆，置锅内，用文火炒至微黄色，略具焦斑时，取出放凉。用时捣碎。炒白扁豆具健脾化湿功能，常用于脾虚泄泻、白带过多。

3. 光白扁豆　取净白扁豆，置沸水锅内，至种皮微微鼓起又松软时，迅速捞起，倒入冷水中，搓去种皮，干燥。

4. 土白扁豆　取伏龙肝细粉置锅内炒热，加入净白扁豆，炒至表面挂有土色，取出，筛去辅料，放凉。

5. 麸炒白扁豆　取麸皮撒在热锅中，加热至冒烟时，投入净白扁豆，迅速翻炒，直至表面现黄褐色时，取出，筛去麸皮，放凉。

饮片性状　白扁豆参见“药材”项。炒白扁豆形如白扁豆，表面微黄色，略带焦斑，有香气。光白扁豆为白扁豆的二片子叶，淡黄白色，角质。土白扁豆形如白扁豆，表面挂土色。麸炒白扁豆形如白扁豆，表面黄褐色，气清香。

贮干燥容器内，置通风干燥处，防蛀。

【药性】 甘、淡，平。归脾、胃经。

1.《别录》：“味甘，微温。”

2.《食疗本草》：“微寒。”

3.《日华子》：“平，无毒。”

4.《纲目》：“入太阴气分。”

5.《药品化义》：“属阳，味甘，性温，能升能降，性气与味俱清和，入脾、胃、肺三经。”

6.《医林纂要》：“甘，咸，温。”

【功用主治】 健脾，化湿，消暑。主治脾虚生湿，食少便溏，白带过多，暑湿吐泻，烦渴胸闷。

1.《别录》：“主和中，下气。”

2.《食疗本草》：“疗霍乱吐痢不止，末，和醋服之。”“主呕逆，久食头不白。”

3.《本草图经》：“主行风气，女子带下，兼杀一切草木及酒毒，亦解河豚毒。”

4.《宝庆本草折衷》:“《续说》云:张松谓白扁豆又治脾胃虚弱,心忪满闷,身热烦渴,伤暑伏热,口苦舌干,倦不思食。”

5.《滇南本草》:“治脾胃虚弱,反胃冷吐,久泻不止,食积痞块,小儿疳积,解酒毒,调五脏。”

6.《纲目》:“止泄痢,消暑,暖脾胃,除湿热,止消渴。”

7.《随息居饮食谱》:“安胎。”

【用法用量】 内服:煎汤,10～15 g;或生品捣研水绞汁;或入丸、散。外用:捣敷。健脾止泻宜炒用;消暑养胃解毒宜生用。

【宜忌】 不宜多食,以免壅气伤脾。

1.《本草经集注》:“患寒热病者不可食。”

2.《食疗本草》:“患冷气人勿食。”

3. 柴裔《食鉴本草》:“多食壅气。”

4.《随息居饮食谱》:“患疟者忌之。”

【选方】 1. 治伏暑引饮,口燥咽干,或吐或泻　用白扁豆(微炒)、厚朴(去皮,姜汁炙)各二钱,香薷(去土)二钱。水一盏,入酒少许,煎七分,沉冷。不拘时服。一方加黄连姜汁炒黄色,如有抽搦,加羌活。(《卫生易简方》)

2. 治慢性肾炎,贫血　扁豆 30 g,红枣 20 粒。水煎服。(《福建药物志》)

3. 治霍乱　扁豆一升,香薷一升。上二味,以水六升,煮取二升,分服。单用亦得。(《千金方》)

4. 治心脾肠热,口舌干燥生疮　扁豆(炒)、蒺藜子(炒)各二两。上二味,粗捣筛。每服五钱匕,水一盏半,煎至一盏,去滓,日三服,不拘时。(《圣济总录》扁豆汤)

5. 治中砒霜毒　白扁豆生研,水绞汁饮。(《永类钤方》)

6. 治疖肿　鲜扁豆适量。加冬蜜少许,同捣烂敷患处。(《福建药物志》)

【各家论述】 1.《纲目》:“硬壳扁豆,其子充实,白而微黄,其气腥香,其性温平,得乎中和,脾之谷也。入太阴气分,通利三焦,能化清降浊,故专治中宫之病,消暑除湿而解毒也。其软壳及黑鹊色者,其性微凉,但可供食,亦调脾胃。”

2.《雷公炮制药性解》:“按扁豆性味,皆与脾家相得,宜独入之。然此剂最为泥膈,惟入健脾药中,则能补脾,若单食多食,极能壅气伤脾。《本草》称其下气,恐非。”

3.《本草经疏》:“弘景云,扁豆患寒热者不可食。盖指伤寒寒热,外邪方炽,不可用此补益之物耳,如脾胃虚及伤食劳倦发寒热者,不忌。”

4.《药品化义》:“扁豆,味甘平而不甜,气清香而不窜,性温和而色微黄,与脾性最合。主治霍乱呕吐,肠鸣泄泻,炎日暑气,酒毒伤胃,为和中益气佳品。又取其色白,气味清和,用清肺气,故云清以养肺,肺清则(气)顺。下行通利大肠,能化清降浊,善疗肠红久泻,清气下陷者,此腑虚补脏之法也。”

5.《药性纂要》:“凡健脾开胃之药,非香燥即辛温,独扁豆冲和而能清热健脾,与石斛相类,更多消暑之功。”

6.《本草新编》:“或谓白扁豆非固胎之药,前人安胎药中往往用之,何故?盖胎之不安者,由于气之不安,白扁豆最善和中,故用之以和胎气耳,胎固和而安,即谓之能安胎也亦可。单用此味以安骤动之胎,吾从未见能安者矣。”又“功用不独安胎,尤善种子,凡妇人之不受孕者,半由于任督之伤也。白扁豆善理任督,又入脾胃二经,同人参、白术用之,引入任督之路,使三经彼此调和,而子宫胞络,自易容物。”

7.《本草求真》:“扁豆如何补脾?盖缘脾喜甘,扁豆得味之甘,故能于脾而有益也;脾得香而能舒,扁豆禀气芬芳,故能于脾而克舒也;脾苦湿而喜燥,扁豆得性之温,故能于脾而克燥也。脾土既实,则水道自通,三焦不混,而太阴暑湿之邪,自尔克消,安能复藏于脾而有渴、泻之病乎。但多食壅滞,不可不知。”

1481 白珠树 bái zhū shù (《湖南药物志》)

【异名】 老虎尿、老虎面、满山香(《湖南药物志》)。

【基原】 为杜鹃花科白珠树属植物白珠树的根或茎叶。

【原植物】 白珠树 *Gaultheria leucocarpa* Bl. var. *cumingiana* (Vidal) T. Z. Hsu [*G. cumingiana* Vidal; *G. leucocarpa* Bl. f. *cumingiana* (Vidal) Sleumer]　又名:豹骨风(《海南植物志》)。

常绿灌木,高 1～1.5 m。小枝细长,多弯向一侧,幼时绿色,老时紫红色,常具纵纹。单叶互生;叶柄长 3～5 mm;叶片厚纸质,卵形,或椭圆状卵形,先端尾状渐尖,基部圆形或近心形,边缘有矮钝锯齿,主脉和网脉均明显隆起。总状花序腋生,长达 5 cm,有花 1～5 朵;苞片小,卵状披针形,渐尖头;花萼 5 裂,裂片三角形,边缘稍有睫毛;花冠白色,钟状,口部 5 裂,裂片稍张开;雄蕊 10,花丝扁平,被微柔毛,药室先端伸长成 2 芒;子房扁球形,微 5 裂。浆果状蒴果扁球形,具宿存的花柱,宿萼深紫色,肉质。种子多数,细小。夏季开花。

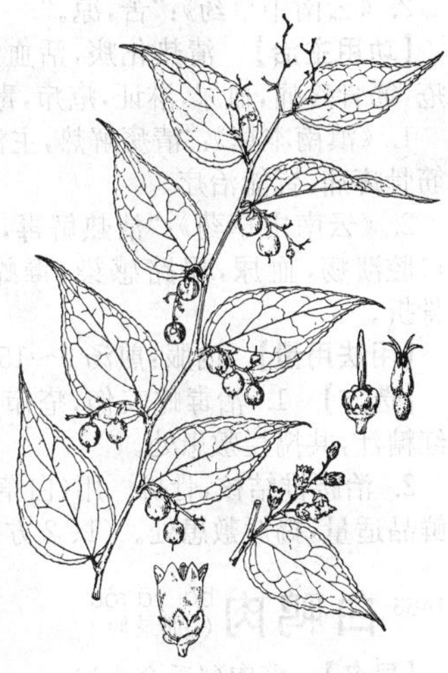

白珠树

生于向阳山坡或灌木丛中,喜砂质壤土。分布于湖南、广东、海南、台湾等地。

【采收加工】 7～10 月采收,晒干或鲜用。

【药性】《湖南药物志》:“辛、涩,温。气芳香。”

【功用主治】《湖南药物志》:“祛风除湿。(用于)风湿关节痛,跌打损伤。”

【用法用量】 内服:煎汤,根 30～60 g;或浸酒。外用:茎、叶煎水洗;或鲜叶捣敷。

【选方】 治风湿关节痛(白珠树)根 60 g。水煎煮瘦猪肉吃。服药后用茎、叶煎水洗。(出自《湖南药物志》)

1482 白桄子 bái guāng zǐ (《滇南本草》)

【异名】 白脬(《滇南本草》)、白泡、白草莓(《滇南本草》整理本),白糯米泡(《西昌中草药》),白酒泡、白蒲草、路线草(《云南中草药》)。

【基原】 为蔷薇科草莓属植物粉叶黄毛草莓的全草。

【原植物】 粉叶黄毛草莓 *Fragaria nilgerrensis* Schlecht. ex Gay var. *mairei* (Lévl.) Hand.-Mazz. [*F. mairei* Lévl.]　又名:白藨(云南)。

多年生草本,高 7～15 cm。根茎短,上具淡褐色细圆柱形须根。有纤细的匍匐枝。三出复叶，丛生于根茎顶端；叶柄长 1.5～4.5 cm，密被淡黄色长柔毛；托叶着生于叶柄基部，与叶柄相连。花茎自叶丛中抽出，聚伞花序有花 2～5 朵；萼片 5，卵状披针形，副萼 5，披针形，全缘或 2 裂，果时增大；花瓣 5，白色，阔倒卵形，先端微凹，基部有爪；雄蕊多数，花丝丝状，花药马蹄形；雌蕊多数，着生在圆锥形的花托上。聚合果球形，小瘦果卵圆形，淡褐色，有光泽。花期 4～7 月，果期 6～8 月。

生于海拔 800～2 700 m 的山坡草地、沟谷、灌丛及林缘。分布于西南及湖北、湖南、陕西等地。

【采收加工】 9～10 月采收，鲜用或晒干。

【药性】 苦，凉。

1.《滇南本草》："气味甘、微酸，平。"

2.《云南中草药》："苦，凉。"

【功用主治】 清热化痰，活血解毒。主治肺痈咳嗽，口疮，筋骨疼痛，血尿，淋证，疮疖，毒蛇咬伤，骨折，腰椎结核。

1.《滇南本草》："清痰解热，主治肺痈咳嗽。凡血风疮及筋骨疼痛，皆能治疗。"

2.《云南中草药》："清热解毒，续筋接骨。主治口腔炎，口腔溃疡，血尿，尿路感染，毒蛇咬伤，疮疖，腰椎结核，骨折。"

【用法用量】 内服：煎汤 9～15 g。外用：鲜品捣敷。

【选方】 1. 治毒蛇咬伤，疮疖　用(白草莓)鲜品适量，红糖汁，共捣烂敷患处。

2. 治腰椎结核，骨折　用(白草莓)15～30 g，煎服；外用鲜品适量，捣烂敷患处。(1、2 方出自《云南中草药》)

1483 白鸭肉 bái yā ròu (《别录》)

【异名】 鹜肉(《千金方》)。

【基原】 为鸭科鸭属动物家鸭的肉。

【原动物】 家鸭 *Anas domestica* Linnaeus　又名：鹜(《周礼》)，舒凫(《尔雅》)，鸫鸥、鸯(《广雅》)，家凫(《纲目》)。

家禽。嘴长而扁平，颈长，体扁。翅小，覆翼羽大。腹面如舟底。尾短，公鸭尾有卷羽 4 枚。羽毛甚密，色有全白、栗壳、黑褐等不同。公鸭颈部多黑色而有金绿色光泽，且叫声嘶哑。脚矮，前 3 趾有蹼，后 1 趾略小。鸭喜合群，胆怯。无飞翔力，善游泳。主食谷类、蔬菜、鱼、虫等。

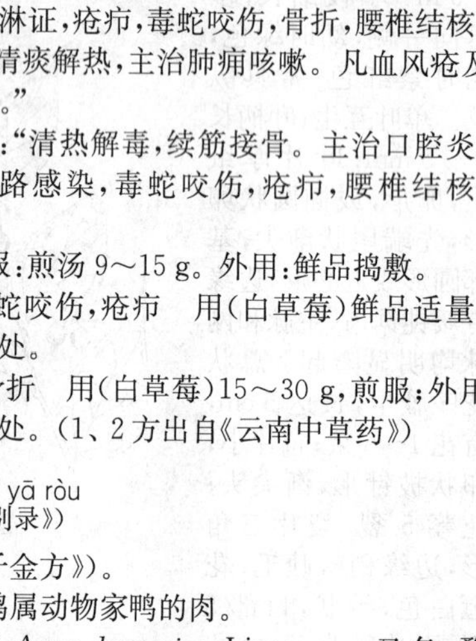

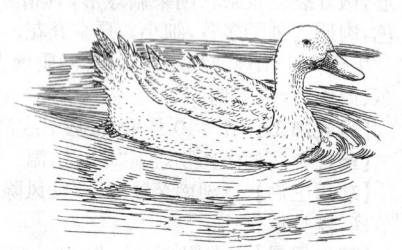

家鸭

我国大部分地区饲养，定型的 3 个类型为北京鸭、金定鸭(卵用麻鸭)、高脚鸭(卵肉兼用型)。

本动物的头部(鸭头)、羽毛(鸭毛)、口涎(鸭涎)、卵(鸭卵)、脂肪油(鸭肪)、血液(鸭血)、胆囊(鸭胆)、砂囊角质内壁(鸭肫衣)均供药用，另设专条。

【采收加工】 四季均可宰杀，取肉鲜用。

【成分】 肉每 100 g 含水分 75 g，蛋白质(protein) 16.5 g，脂肪(fat)7.5 g，碳水化合物(carbohydrate)0.1 g，灰分(ash)0.9 g，其中钙 11 mg，磷 1.45 mg，铁 4.1 mg，硫胺素(thiamine)0.07 mg，核黄素(riboflavin)0.15 mg，烟酸(nicotinic acid)4.7 mg[1]。

【药性】 甘、微咸，平。归肺、脾、肾经。

1.《日华子》："冷，微毒。"

2.《饮膳正要》："味甘，冷，无毒。"

3.《雷公炮制药性解》："入肺、肾二经。"

4.《本草汇》："味甘、咸，平。"

5.《本草求真》："入脾、胃，兼入肺、肾。"

【功用主治】 补气滋阴，利水消肿。主治虚劳骨蒸，咳嗽，水肿。

1.《别录》："补虚除热，利脏腑，利水道。"

2.《新修本草》："《别录》云，主小儿惊痫。"

3.《食疗本草》："补虚，消毒热，头生疮肿。又和葱豉作汁饮之，去卒烦热。"

4.《日华子》："解丹毒，止痢。"

5.《滇南本草》："治风寒，水肿、气肿。解丹毒，止热痢。老鸭同猪蹄煮食，补气而肥体、健中；同鸡煮食，治血晕头痛。"

6.《本草汇言》："补虚羸，(治)劳热骨蒸。"

7.《本草汇》："滋阴除蒸，化虚痰，止咳嗽。"

【用法用量】 内服：适量，煨烂熟，吃肉喝汤。

【宜忌】 外感未清、脾虚便溏、肠风下血者禁食。

1.《千金方》："六月勿食鹜肉，伤人神气。"

2.《滇南本草》："忌同牛肉煮食，若食者，冷骨而散血。"

3.《饮食须知》："肠风下血人不可食鸭。"

4.《随息居饮食谱》："多食滞气，滑肠，凡为阳虚脾弱，外感未清，痞胀脚气，便泻，肠风皆忌之。"

5.《药性纂要》："有湿痰者不宜食。"

【选方】 1. 治一切久怯，极虚惫，咳嗽，吐痰，咯血，发热　黑嘴白鸭一只，大京枣二升，参苓平胃散一升，陈煮酒一瓶。将鸭缚定脚，量患人饮酒多少，随量以酒烫温，将鸭项割开，滴血入酒，搅匀饮之，直入肺经，润补其肺。却将鸭干稀去毛，于胁边开一孔，取去肠杂，拭干，次将枣子去核，每个中实纳参苓平胃散末，填满鸭肚中，用麻扎定，以砂瓶一个，置鸭在内，四周用火慢煨，将陈酒煮，作三次添入，煮干为度，然后食，枣子阴干，随意用参汤化下。(《十药神书》白凤膏)

2. 治十种水病　青头鸭一只(退净)，草果五个。上件，用赤小豆半升，入鸭腹内煮熟，五味调，空心食。(《饮膳正要》青鸭羹)

3. 治病后浮肿　选家鹜(鸭子)之年久者三四，加厚朴蒸食之，极有效。惟体虚者勿服。(《华佗神医秘传》)

4. 治慢性肾炎、浮肿　取 3 年以上绿头老鸭 1 只，去毛，剖腹去肠杂，填入大蒜头 4～5 球，煮至烂熟(不加盐或略加糖)，吃鸭、蒜并喝汤，可隔若干日吃 1 只。(《食物中药与便方》)

【各家论述】 1.《纲目》："鸭，水禽也，治水利小便，宜用青头雄鸭。""治虚劳热毒，宜用乌骨白鸭。"

2.《本经逢原》："鹜，温中补虚，扶阳利水，是其本性。男子阳气不振者，食之最宜，患水肿人用之最妥。黑嘴白尾者，治肠胃久虚。葛可久《十药神书》白凤膏用之，取金水相生之义。"

3.《医林纂要》："鸭(肉)能泻肾中之积水妄热，行脉中之邪湿痰沫，故治劳热骨蒸之真阴有亏，以至邪湿之生热者，其长固在于滋阴行水也。去劳热，故治咳嗽，亦治热痢。"

1484 白脂麻 bái zhī má（《本草演义》）

【异名】 白油麻(《近效方》)，白胡麻(《纲目》)

【基原】 为胡麻科胡麻属植物脂麻 *Sesamum indicum* DC. 的白色种子。

【原植物】 参见“黑脂麻”条。

【药性】 甘，平。

1.《嘉祐本草》:“大寒，无毒。”

2.《品汇精要》:“味甘，性大寒，无毒。”

【功用主治】 补虚，润燥，滑肠。治虚劳，肠燥便秘，小儿头疮。

1. 孟诜:“治虚劳，滑肠胃，行风气，通血脉，去头上浮风，润肌肉，食后生啖一合，终生勿辍。客热可作饮汁服之。生研敷小儿头上诸疮。”

2.《本经逢原》:“润肺除燥，下通脾约便难。”

【用法用量】 内服:煎汤，30～60 g；或研末。外用:捣敷。

【选方】 治呕逆 白油麻一大合，以清酒半升，煎取三合，看冷热得所，去油麻，以酒顿服之。(《近效方》)

1485 白狼毒 bái láng dú（《中药材品种论述》）

【异名】 蕳茹(《本经》)，屈据、离娄(《别录》)，白蕳茹(《肘后方》)，草蕳茹(《本草经集注》)，漆头蕳茹(《圣惠方》)，狼毒(《中药志》)，黄皮狼毒(《中药材品种论述》)。

【基原】 为大戟科大戟属植物月腺大戟和狼毒大戟的根。

【原植物】 1. 月腺大戟 *Euphorbia ebracteolata* Hayata [*Galarhoeus ebracteolatus* Hayata] 又名:九头草、红苏毛草、山大黄(《安徽中草药》)，大猫眼草(《湖北中草药》)。

多年生草本，高 30～60 cm。植物体具白色乳汁。根肥厚肉质，纺锤形至圆锥形，外表黄褐色。茎直立，单一，疏生白色柔毛，尤以节间较多。叶互生；近无柄；叶片披针状长圆形，长 4～11 cm，宽 1～3 cm，先端钝，基部楔形，全缘。杯状聚伞花序腋生或顶生；每伞梗分枝处有三角形或卵状三角形苞片；分枝先端具 2 枚较小苞片及 1 个杯状聚伞花序；杯状总苞 5 裂，先端有不规则浅裂，腺体 4 个，圆心形，总苞内有多数雄花，每花仅有 1 雄蕊；雌花 1 朵生于总苞中央，仅具 1 雌蕊，常伸出总苞而下垂，子房 3 室，花柱 3，柱头 2 裂。蒴果三角状扁球形，光滑。种子卵圆形，棕褐色。花期 4～6 月，果期 5～7 月。

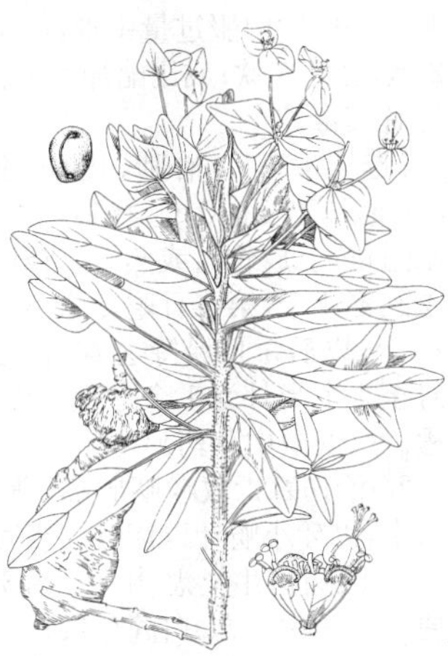

月腺大戟

生于山坡、草地或林下。分布于江苏、浙江、安徽、福建、山东、河南、湖北、湖南、四川、陕西等地。

2. 狼毒大戟 *E. pallasii* Turcz. [*E. fischeriana* Steud.] 与月腺大戟近似，主要区别在于:本种根肉质，长圆锥形，外皮红褐色或褐色。茎中部以上的叶 3～5 枚轮生，叶片长圆形。总花序多歧聚伞状，顶生，通常具 5 伞梗，每伞梗又生出 3 小梗或再 3、4 小伞梗；杯状总苞外面有柔毛，内面近无毛，边缘有睫毛，腺体肾形。蒴果密生短柔毛或无毛。花期 5～6 月，果期 6～7 月。

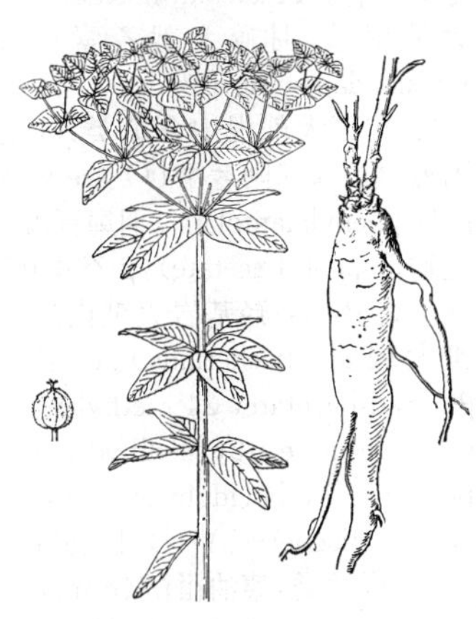

狼毒大戟

生于草甸，向阳丘陵地。分布于河北、山西、内蒙古、辽宁、吉林、黑龙江、河南等地。

【采收加工】 春、秋季采挖根，切片，晒干。

【药材】 月腺大戟 *Radix Euphorbiae Ebracteolatae* 主产于安徽、河南，安徽产量较大，河南质量最好；狼毒大戟 *Radix Euphorbiae Pallasii* 产于黑龙江、吉林、辽宁、河北、河南、山西、内蒙古等地。

性状 月腺大戟 多为横、斜或纵切片，呈类圆形、长圆形或块状，直径 1.5～6 cm，厚 0.5～1 cm。栓皮灰褐色，呈重叠的薄片状，易剥落而显棕黄色；切面黄白色，有异形维管束，形成黄褐色或黄色大理石样纹理或环纹，黄褐色或黄色部分常为凝聚的分泌物。质轻，折断面有粉性。气微，味甘。

狼毒大戟 栓皮灰棕色，易剥落而显棕黄色或棕红色；切面黄白色，可见异形维管束形成较明显的同心环纹。

鉴别 (1) 粉末特征:月腺大戟 淡黄白色。淀粉粒甚多，单粒呈类球形、长圆形或盔帽形，脐点星状、人字状、圆点状或三叉状，大粒层纹隐约可见；复粒由 2～8 分粒组成；半复粒易见。厚壁细胞长方形、类方形、卵形或长条形，壁稍厚。导管为网状具缘纹孔导管、及网纹导管。乳汁管中有时可见黄色分泌物。木栓细胞淡黄色，多角形或延长，微木化。

狼毒大戟 白色。淀粉粒多为单粒；复粒由 2～7 分粒组成；半复粒少见。

(2) 取本品粉末 1 g，加乙醇 10 ml，冷浸 24 h，滤过。取滤液 2 ml，加三氯化铁乙醇试液 2 滴，月腺大戟显深蓝色，狼毒大戟显暗绿色(检查酚性物质)；取滤液 2 ml 置蒸发皿中，在水浴上蒸干，加醋酐 1 ml 溶解，将溶液置试管中，沿管壁加浓硫酸 1 ml，两液界面均出现紫红色环(检查植物甾醇)。

(3) 薄层色谱:取(2)项下滤液浓缩后，作供试品溶液。取大戟醇作对照品。点于同一硅胶 G 板上，先用苯-乙醇(40∶10)为展开剂展开，展距 5 cm；再用正庚烷-苯(50∶50)为展开剂展开，展距 10 cm。用醋酐-硫酸(1∶1)为显色剂喷雾显色，110 ℃烘 10 min，供试品色谱中，在与对照品色谱相对应的位置处，显相同的紫色斑点。

【成分】 1. 月腺大戟根中含双〔(5-甲酰基糠基)醚〕〔bis(5-formyl-furfuryl)-ether〕，2，4-二羟基-6-甲氧基-3-甲基苯乙酮(2，4-dihydroxy-6-methoxy-3-methyl-acetophenone)，2-羟基-6-甲氧基-3-甲基苯乙酮-4-β-葡萄糖苷(2-hydroxy-6-methoxy-3-methyl-acetophenone-4-β-glucoside)[1,2]，月腺大戟苷(ebracteolatinoside)A[3]，二萜内酯类化合物月腺大戟甲素，月腺大戟乙素(ebracteolatanolide)A、B[4]，yuexiandajisu A、B[5]。

2. 狼毒大戟根中含萜类：O-乙酰基-N-(N-苯甲酰-L-苯丙氨基)-苯基阿兰醇〔O-acetyl-N-(N-benzoyl-L-phenylalanyl)-phenylalantol〕[6]，羽扇豆醇(lupeol)，羽扇豆醇-3-乙酰化物(lupeol-3-acetate)，β-谷甾醇[7]、岩大戟内酯(jolkinolide)A、B，17-羟基岩大戟内酯(17-hydroxyjolkinolide)，狼毒大戟素(fischeriana)A、B[8,9]。isobauerenyl acetate，β-amyrin acetate，24-methylene-9，19-cycloartenone，octacosyl ferulate，2，4-dihydroxy-6-methoxy-3-methyl-acetophenone[10]，langduin A，12-deoxyphorbol-13-hexadecanoate[11]，fischeria A[12]，langduim B，17-acetoxyjolkinolide A[13]；甾醇类：菜油甾醇(campesterol)，7-氧代菜油甾醇(7-oxocampesterol)，7α、7β-羟基菜油甾醇(7α、7β-hydroxycampesterol)，豆甾醇(stigmasterol)，7-氧代豆甾醇(7-oxostigmasterol)，7α、7β-羟基豆甾醇(7α、7β-hydroxystigmasterol)，7-氧代谷甾醇(7-oxositosterol)，7α、7β-羟基谷甾醇(7α、7β-hydroxysitosterol)[14]。

【药理】 抗肿瘤作用　10%狼毒大戟注射液以 10 ml/kg、15 ml/kg 分别给小鼠静脉注射，连续 8～9 d，对实体型肝癌抑制率为 43.8%～52.43%；10～15 ml/kg 给荷瘤小鼠静注或腹腔注射，连续 9～10 d，对小鼠肉瘤 S_{180} 的抑制率分别为 41.2%～45.29%和 37.67%～44.0%，口服无效。狼毒大戟的这种抑瘤作用较农吉利、长春碱和去甲基斑蝥素还高[1]。狼毒大戟的水提物、醇提物分别以每日 10 g/kg、15 g/kg 和 5 g/kg 给予荷瘤小鼠，连续 10 d，对 Lewis 肺癌肿瘤生长抑制率达 30.56%～61.11%。但近似剂量对肝腹水瘤、肉瘤 S_{180}、胃癌则无明显影响。腹腔或静脉注射给药作用较强，灌胃给药效果较差[2]。狼毒大戟 B 样提取物每日 1.0 mg/kg、2.0 mg/kg 给 S_{180} 肉瘤小鼠腹腔注射，连续 7 d，显著抑制 S_{180} 肉瘤生长，抑瘤率达 42.16%～50.42%。以同样剂量每日 2.0 mg/kg 给瘤体局部给药，连续 7 d，平均抑瘤率达 62.1%，高于腹腔给药疗效。在瘤体生长接近成熟时，局部给药治疗也取得了显著而稳定的效果。B 样提取物 1.87 mg/kg 腹腔注射，对实体艾氏腹水癌平均抑瘤率为 53.6%；5.00 mg/kg 腹腔注射，对大鼠 Walker 癌肉瘤(W_{256})平均抑瘤率达 68.9%；2.5 mg/kg 腹腔注射，对 Lewis 肺癌平均抑瘤率达 31.0%；对小鼠白血病 L_{1210}、P_{388} 无效[3]。分离得到有显著抗癌活性的单体有羽扇豆醇 3-乙酰化产物、岩大戟内酯 A、B 及 17-羟基岩大戟内酯等[4,5]。7β-羟基菜油甾醇亦为很有效的抗肿瘤成分[6]。

毒性　狼毒大戟 B 样提取物在抑瘤同时可使给药组鼠体重与对照组比较平均减轻 9.7%，反映出该药物的一定毒性。局部给药毒性小于腹腔给药[3]。狼毒水、醇提取物给小鼠腹腔注射的 LD_{50} 分别为 275.9 g/kg、171.9 g/kg。抗实验肿瘤的安全界在 20 以上。小鼠腹腔注射狼毒水提取物 40 g/kg、醇提取物 20 g/kg，每日 1 次，连续 10 d，均未见明显副作用和小鼠死亡[2]。

【药性】 辛，寒，小毒。归脾、胃、大肠经。

1.《本经》："辛，寒。"

2. 李当之："大寒。"(引自《吴普本草》)

3.《吴普本草》："岐伯：酸、咸，有毒。"

4.《安徽中草药》："性平，味辛，有大毒。"

5.《湖北中草药志》："甘、微苦，平。"

6.《广东中药志》："归脾、胃、大肠经。"

【功用主治】 破积，杀虫，拔毒，祛腐，除湿，止痒。主治癥瘕，瘰疬，结核，痈疽，流痰，疥疮，顽癣，慢性咳喘。

1.《本经》："主蚀恶肉败疮死肌，杀疥虫，排脓恶血，除大风热气，善忘不乐。"

2.《别录》："去热痹，破癥瘕，除息肉。"

3.《安徽中草药》："破积，镇痛，杀虫，灭鼠。治肺、皮肤、腺、骨、副睾等结核，干湿疥疮，顽癣。"

4.《全国中草药汇编》："治牛皮癣，神经性皮炎，慢性支气管炎，阴道滴虫。"

5.《湖北中草药志》："逐水祛痰，散结杀虫。用于咳逆上气、痰饮停结成癖块。"

6.《广东中药志》："清热解毒，消肿散结。用于斑痧发热，绞肠痧，腹痛吐泻。"

【用法用量】 外用：研粉或制成软膏，搽、敷。内服：煎汤，炮制后用 1～2.4 g；或入丸、散。

【宜忌】 本品有小毒，宜慎服，孕妇禁服。不宜与密陀僧同用。

1. 徐之才："恶麦门冬。"(引自《纲目》)

2.《吉林中草药》："狼毒有毒，在蒸制狼毒枣时，尽量避免接触食具，饭锅用后彻底刷净；用时要注意剂量""畏密陀僧。"

3.《安徽中草药》："有大毒，一般多作外用，内服时要严格控制剂量。体虚慎服，孕妇忌服。中毒时可用葱汤解之。"

4.《全国中草药汇编》："中毒后可出现恶心，呕吐，出冷汗，面苍白，抽风等，重者可致死亡。"

5.《广东中药志》："外敷时切勿接触健康皮肤，免致红肿、发麻。""内服过量中毒，用岗梅根 250 g，加水 5 碗，煎成 2 碗，分 2 次饮；或用醋加生姜汁少许共煮，内服或含漱，均可解其毒。"

【选方】 1. 治肺、皮肤、腺、骨、副睾等结核　狼毒 500 g，红枣 1 000 g。将狼毒放瓦罐或砂锅内(忌铁锅)，加水适量，上放竹匾或蒸笼，将红枣放其上蒸 6～8 h，第一日吃红枣 4 个，第二日吃 5 个，逐日依次增加 1 个，直至增到 20 个，以后每日保持吃 20 个红枣。从第一日算起，吃 1 个月至 1 个半月为 1 个疗程。停药 1 个星期，再服第二个疗程。(《安徽中草药》)

2. 治伤寒毒攻喉咽肿痛，兼主日行　真蔄茹爪甲大，内口中，以牙小嚼汁以渍喉。当微觉异为佳。(《肘后方》)

3. 治痈疽生臭恶肉　白蔄茹为散。敷之。看(恶)肉尽便停。(《肘后方》白蔄茹散)

4. 治顽癣　狼毒研细末，棉子油或醋调搽患处。(《安徽中草药》)

5. 治牛皮癣、神经性皮炎　将白狼毒熬膏，每日隔日外搽 1 次。(《全国中草药汇编》)

【临床报道】 1. 治疗晚期恶性肿瘤　用大戟科狼毒干品，制成 1∶1 浓度注射液，每安瓿 2 ml。肌内注射，每次 4 ml。每 3 个月为 1 个疗程，停药 1 星期，继续注射，共用药 4 个疗程，总量 1 440 ml。共治疗各种晚期恶性肿瘤 170 例。统计结果表明：本药对肺癌、乳腺癌有一定疗效，对食管、直结肠癌效果次之，能延长晚期肿瘤患者的生存时间，对胃癌无效。通过 8 年的临床应用，未发现其对心、肝、肾、造血系统有不良反应[1]。

2. 治疗消化道腺癌　首先在15年临床腺癌术后患者资料中随机遴选33例术后长期服用狼毒大戟蛋煎剂患者为治疗组(A组),在治疗组患者术后可进食前后开始服用狼毒大戟蛋煎剂:当日晚间将3～6 g狼毒大戟根冲洗后,浸泡在300 ml水中,翌日清晨将浸泡后的药根和药液倒入锅中,并加入适量的水文火煎至50 ml左右时,再将1～2个鸡蛋打入药液中煮熟,冷凉后便可服用,每日1剂,空腹服用,若有胃肠道反应的患者减量服用,坚持长年服药不间断。同时随机遴选手术时期,年龄、性别及腺癌病变程度均相仿,且腺癌术后未服用狼毒大戟蛋煎剂患者33例为非治疗组(对照组,B组)。结果:总存活率A组为60%,B组为16%($P<0.05$),总死亡率A组为40%,B组为84%($P<0.05$);3年生存率A组为63.33%,B组为30%($P<0.05$);5年生存率A组为60%,B组为23.33%($P<0.05$);8年生存率A组为53.33%,B组为6.66%($P<0.05$);10年以上生存率A组为23.33%,B组为3.33%($P<0.05$);A组患者生存率均较B组患者有显著的统计学差异性[2]。

3. 治疗耐药浸润性肺结核　每日用狼毒100 g,小火煮鸡蛋2枚,煮沸后4 h,去药,食鸡蛋2枚。对照组用2SHRZ/4HR方案抗痨治疗。结果:用药6个月后,治疗组66例临床痊愈51例,有效6例,好转6例,无效3例,总有效率95.45%;对照组40例,临床痊愈32例,有效4例,好转2例,无效2例,总有效率95.00%;两组比较无差异($P>0.05$)。但2组痊愈病例治疗时间比较有显著性差异($P<0.05$),治疗组平均治疗时间3.22月,对照组5.69月。2组副作用比较差异显著($P<0.05$),治疗组副作用明显低于对照组,特别是治疗组完全无听力及肝肾损害[3]。

4. 治疗寻常型银屑病　用狼毒60 g,切成碎片,加水2L,煎40 min,过滤除渣;取大枣500 g,置入药液中浸泡20 min,文火煎至药液蒸发完为止。成人每次服狼枣6～7枚,每日3次,饭后服用;小儿及体弱者酌减。共治疗银屑病53例,其中治愈42例;有效6例;无效5例。总有效率为90.6%。对临床治愈的42例患者中的16例随访4年,仅1例复发。大部分患者用药后有不同程度的消化道反应,一般不影响治疗,对症处理后这些症状可减轻或消失。仅2例在服药17 d后,白细胞有明显下降,于停药3星期后恢复正常[4]。

1486 白浆藤 bái jiāng téng(《文山中草药》)

【异名】　南山藤(《四川中药志》),假夜来香、通光散(《文山中草药》),奶浆藤、小木通、通关散(《昆明民间常用草药》),中华假夜来香、乌骨藤、萝莫藤(《云南中草药》),隔山撬、白丝藤、刀愈药(《新华本草纲要》)。

【基原】　为萝藦科南山藤属植物苦绳的全株。

【原植物】　苦绳 *Dregea sinenses* Hemsl.[*Wattakaka sinensis* (Hemsl.) Stapf]

木质藤本。茎具皮孔,幼枝被褐色绒毛。叶对生;叶柄长1.5～4 cm,被绒毛,先端具丛生小腺体;叶片纸质,卵状心形或近圆形,先端渐尖,基部心形,上面被短柔毛,下面密被绒毛;侧脉每边约5条。伞形状聚伞花序腋生,着花多达20朵;花萼5裂,内面基部具5个腺体;花冠内面紫红色,外面白色,辐状,花冠裂片5,先端钝而有微凹,具睫毛;副花冠5裂,肉质;花药顶端具膜片,花粉块每室1个,直立;子房无毛,心皮离生,柱头基部五角形,先端2裂。蓇葖果狭披针形,外果皮具波纹,被短柔毛。种子扁平,卵状长圆形,先端具白色绢质种毛。花期4～8月,果期7～10月。

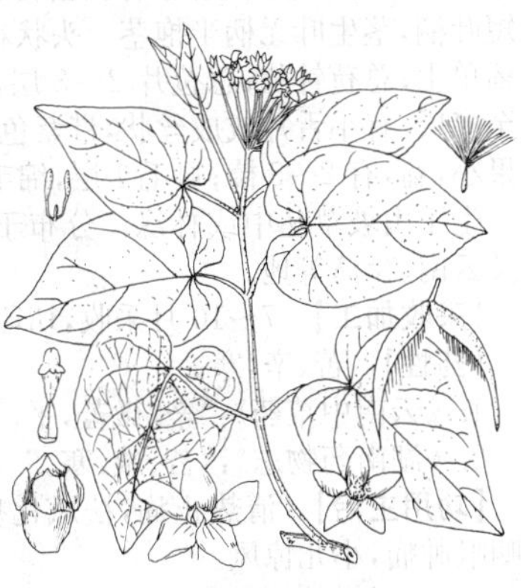

苦绳

生于海拔500～3 000 m的山地疏林中或灌木丛中。分布于西南及江苏、浙江、湖北、广西、陕西、甘肃等地。

【采收加工】　7～10月采收,切段,晒干或鲜用。

【成分】　根含甾体类:苦绳苷元(dresigenin)A、B[1,3],苦绳双糖苷(dresibioside),苦绳三糖苷(dresitrioside),苦绳四糖苷(dresitetraoside)[2],苦绳苷I(dresioside I)[3]。

【药性】《全国中草药汇编》:"微苦、涩,平。"

【功用主治】　祛风除湿,止咳化痰,解毒活血。主治风湿痹痛,咳嗽痰喘,跌打骨折,痈疮疖肿,乳汁不通。

1.《全国中草药汇编》:"消炎,通乳,利尿,除湿,止痛。主治乳汁不通,小便不利,虚咳,胃痛,风湿疼痛,痈疮疖肿。"

2.《四川中药志》1982年版:"止咳化痰,活血止痛。用于咳嗽痰喘,跌打损伤,骨折。"

【用法用量】　内服:煎汤,9～15 g;或泡酒。外用:鲜品适量,捣敷。

【选方】　1. 治慢性支气管炎　南山藤12 g,野靛叶12 g,哮灵草(小叶三点金)12 g,岩莴苣(亦可改用岩白菜)12 g。水煎服。

2. 治骨折　南山藤(鲜品)、乌蔹莓(鲜品)各等量,捣烂包伤处,外用夹板固定。(1、2方出自《四川中药志》1982年版)

1487 白酒草 bái jiǔ cǎo(《曲靖专区中草药手册》)

【异名】　刀口药(《玉溪中草药》),酒药草、小白酒草(《全国中草药汇编》),石青菜、毛青菜、毛柴胡(《宜宾中草药植物名录》)。

【基原】　为菊科白酒草属植物白酒草的根。

【原植物】　白酒草 *Conyza japonica* (Thunb.) Less.[*Erigeron japonicum* Thunb.]　又名:假蓬(《中国植物志》)。

一年或二年生草本,高30 cm左右。茎直立,少分枝,全株被长柔毛或粗

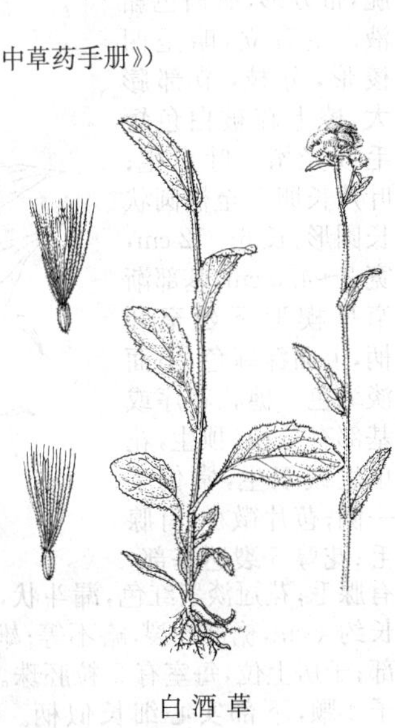

白酒草

毛。单叶互生；叶片披针形或卵状披针形，长 3～5 cm，宽 1～2 cm，先端急尖，边缘有锯齿，两面被长柔毛；基生叶具短叶柄，茎生叶无柄半抱茎。头状花序数个密集成伞房状，稀单生；总苞钟状；总苞片 2～3 层，边缘膜质；缘花雌性，2 至多层，有小舌片或成丝状，带紫色；两性花筒状，黄色。瘦果小，扁，有 2～5 棱；冠毛 1 层，绵毛状。

生于山坡草丛中或林缘。分布于福建、广东、广西、四川及云南、台湾等地。

【采收加工】 7～10 月采收，切段，晒干。

【药性】 苦、辛，寒。

1.《云南中草药》："辛、微苦，平。"

2.《湖南药物志》："苦、咸，寒。"

【功用主治】 清热止痛，祛风化痰。主治肋膜炎，肺炎，咽喉肿痛，小儿惊风。

1.《云南中草药》："祛风化痰，消炎止痛。"

2.《湖南药物志》："清热，镇咳。"

3.《彝药志》："清凉解毒，润喉止痛。主治喉炎，咽峡炎，牙周炎，扁桃体炎。"

【用法用量】 内服：煎汤，9～15 g。

【选方】 1. 治肋膜炎 白酒草根 15 g，杏叶防风 12 g。水煎服。

2. 治小儿肺炎 白酒草须根 1.5～3 g，竹叶 5 片，红糖 1.5 g。水煎，香油 5 滴为引。

3. 治小儿惊风 白酒草 9 g，生姜 3 g，靛蓝 0.3 g。水煎服。（1～3 方出自《曲靖专区中草药手册》）

1488 白接骨 bái jiē gǔ（《浙江民间草药》）

【异名】 玉龙盘、无骨苎麻、玉梗半枝莲（《百草镜》），玉接骨、血见愁、玉钱草、麒麟草、玉连环（《纲目拾遗》），接骨丹、接骨草、猢狲节根、金不换（《浙江民间常用草药》），华阿西达（《庐山中草药》）。

【基原】 为爵床科白接骨属植物白接骨的全草。

【原植物】 白接骨 *Asystasiella chinensis* (S. Moore) E. Hossain [*Asystasia chinensis* S. Moore]

多年生草本，高 25～45 cm。根茎白色，质脆，带方形，有白色黏液。茎直立，略呈四棱形，分枝，节部膨大，棱上疏被白色短毛或光滑。叶对生；叶片长卵形至椭圆状长圆形，长 6～12 cm，宽 2～4.5 cm，基部渐窄呈楔形下延至叶柄，上面深绿色，下面淡绿色。穗状花序或基部有分枝，顶生，花单生或双生，常偏于一侧；苞片微小，有腺毛；花萼 5 裂达基部，有腺毛；花冠淡紫红色，漏斗状，外疏生腺毛，花冠筒细长，长约 4 cm，檐部 5 裂，略不等；雄蕊 4，2 强，着生于花冠喉部；子房上位，每室有 2 粒胚珠。蒴果长椭圆形，上部具种子 4 颗，下部实心细长似柄。花期 7～8 月，果期 10～11 月。

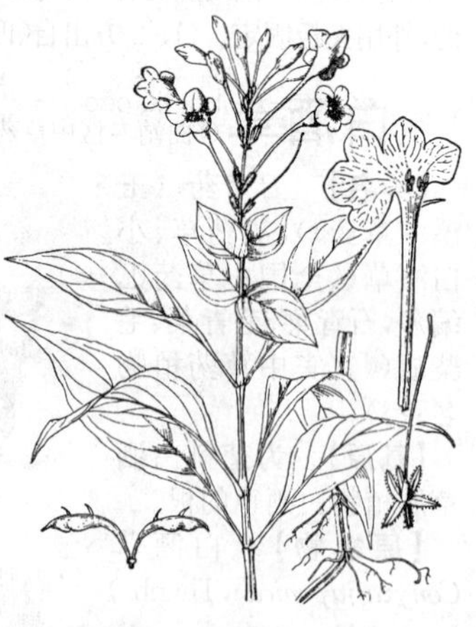

白接骨

生于山坡、山谷林下阴湿的石缝内和草丛中，溪边亦有。分布于江苏、浙江、江西、河南、湖北、湖南、广东、广西、四川、云南等地。

【采收加工】 7～10 月采收，晒干或鲜用。

【药材】 白接骨 *Herba Asystasie Chinensis* 全国各地均产。

性状 全草长短不一，茎略呈四方形，有分枝，全体光滑无毛。叶对生，皱缩，完整叶片卵形至椭圆状矩圆形或披针形，先端渐尖至尾状渐尖，基部楔形或近圆形，常下延至叶柄；叶缘微波状至具微齿。

【药性】 苦，淡，凉。归肺经。

1.《纲目拾遗》："性凉，味甘、淡。入肺经血分。"

2.《湖南药物志》："微苦，平。"

3.《浙江药用植物志》："甘，凉。"

【功用主治】 化瘀止血，利水消肿，清热解毒。主治吐血，便血，外伤出血，跌打瘀肿，扭伤骨折，风湿肢肿，腹水，疮疡溃烂，疖肿，咽喉肿痛。

1.《纲目拾遗》："治吐血，肠红下血，跌打损伤。"

2.《浙江民间常用草药》："清热解毒，活血止血。治外伤出血，扭伤，断指再植，疖肿，下肢溃疡，腹水，糖尿病，肺结核，咽喉肿痛。"

3.《全国中草药汇编》："清热解毒，散瘀止血，利尿。主治肺结核，咽喉肿痛，糖尿病，腹水；外用治外伤出血，扭伤，疖肿。"

【用法用量】 内服：煎汤，9～15 g，鲜品 30～60 g；或捣烂绞汁；或研末。外用：鲜品捣敷，或研末撒。

【宜忌】 孕妇及月经期慎服。

【选方】 1. 治骨折 鲜白接骨全草，捣烂，患处复位后外敷。另取蛇葡萄根内皮、兰花根等量，捣烂敷在白接骨外面，后用夹板固定。7～10 d 换 1 次，至愈为止。（《浙江药用植物志》）

2. 治风湿病，肢面浮肿 （白接骨）全草 60 g，银花 30 g，木通 9 g。水煎服。（《湖南药物志》）

3. 治腹水 鲜白接骨根 30 g。水煎服。

4. 治咽喉肿痛 白接骨根茎、野玄参各 30 g。用木器捣烂，绞汁漱喉咽服，连服 2～3 次。（3、4 方出自《浙江民间常用草药》）

1489 白绿叶 bái lǜ yè（《云南中草药选》）

【异名】 羊奶果（《云南中草药选》），羊肋树、羊奶奶、小羊奶果（《云南中草药》）。

【基原】 为胡颓子科胡颓子属植物白绿叶的叶及根皮。

【原植物】 白绿叶 *Elaeagnus viridis* Serv. var. *delavayi* Lecte.

常绿直立小灌木，高约 2 m。具刺；幼枝密被锈色鳞片，老枝鳞片脱落，灰褐色或黑色。叶互生；叶柄锈色，长 5～

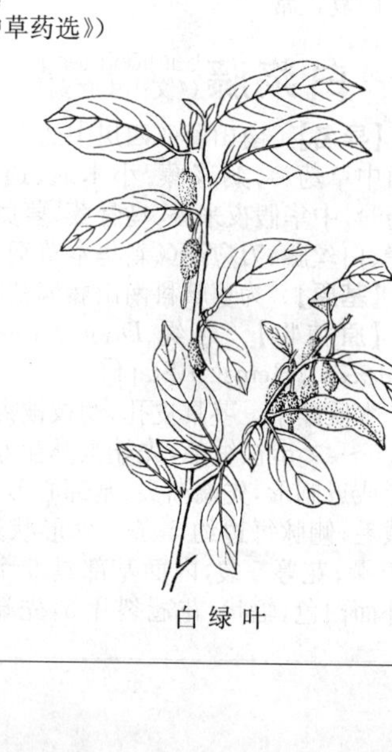

白绿叶

7 mm；叶薄革质或纸质，宽椭圆形，先端钝圆形或渐尖，基部圆形或稍窄狭，全缘，深绿色，下面淡白色，密被银白色和散生少数褐色鳞片。花白色，下垂，密被银白色和散生少数褐色鳞片，常1～3花簇生于叶腋短小枝上；花梗长达10 mm；花被筒短圆筒形，裂片4，宽卵形或卵状三角形，内面疏生白色星状短柔毛；雄蕊4，花丝极短；花柱直立，微被星状短柔毛。果长椭圆形，被锈色鳞片，熟时淡红色。花期10～11月，果期翌年4～5月。

生于海拔1 800～2 500 m的向阳灌丛中。分布于云南省北部至西部。

本植物的果实（白绿叶果实）亦供药用，另设专条。

【采收加工】 全年均可采，晒干。

【药性】 苦、酸、淡，平。

1.《云南中草药》："苦、涩，平。"

2.《全国中草药汇编》："酸，平。"

【功用主治】 清热利湿，通淋排石，止咳平喘。主治慢性肾炎，尿路结石，尿路感染，肝炎，慢性支气管炎，哮喘。

1.《云南中草药》："清热利湿，收敛止咳。主治重感冒，尿路感染，尿路结石，支气管哮喘，咳嗽，咽喉炎，黄疸型肝炎，疮疹。"

2.《全国中草药汇编》："利尿排石，止咳定喘，行气止痛。主治慢性肾炎，胃痛，慢性支气管炎，支气管哮喘。"

【用法用量】 内服：煎汤，6～9 g。

【选方】 1. 治肾炎　萱草30 g，茯苓皮15 g，防己9 g，小羊奶果叶60 g。水煎服。

2. 治尿路感染　小羊奶果叶、小筋骨草、萹蓄各9 g。水煎服。

3. 治黄疸型肝炎　小羊奶果根皮9 g。水煎服或研末开水送服。（1～3方出自《云南中草药》）

1490 白鹅膏 bái é gāo 《别录》

【异名】 白鹅脂（《圣惠方》）。

【基原】 为鸭科雁属动物家鹅 *Anser cygnoides domestica* Brisson 的脂肪。

【原动物】 参见"鹅肉"条。

【采收加工】 宰鹅时剖腹取脂肪，熬油。

【成分】 家鹅脂肪的脂肪酸组成，主要有：油酸（oleic acid），棕榈酸（palmitic acid），硬脂酸（stearic acid）。不皂化物为胆甾醇（cholesterol）[1]，乳浆13，14-二氢-15-酮前列腺素F2α（plasma 13，14-dihydro-15-keto prostaglandin F2α，即PGFM）[2]。

【药性】 甘，凉。

1.《品汇精要》："微寒，无毒。气之薄者，阳中之阴，臭腥。"

2.《医林纂要》："甘，平。"

【功用主治】 润皮肤，解毒肿。主治皮肤皲裂，耳聋聤耳，噎膈反胃，痈肿，疥癣。

1.《别录》："主耳卒聋，以灌之。"

2.《日华子》："润皮肤。"

3.《日用本草》："疗手足皴裂。"

4.《本草从新》："祛风，润燥。"

5.《医林纂要》："治癣秃疮疥。"

6.《本草求原》："纳耳中，治聋及聤耳。"

【用法用量】 内服：煮食。外用：涂敷。

【选方】 治五脏气壅耳聋　白鹅脂二两，粳米三合。上件和煮粥，调和以五味、葱、豉，空腹食之。（《圣惠方》白鹅膏粥）

1491 白蒿花 bái hāo huā 《沙漠地区药用植物》

【基原】 为菊科蒿属植物大籽蒿 *Artemisia sieversiana* Ehrhart ex Willd. 的花。

【原植物】 参见"白蒿"条。

【采收加工】 6～8月采收，鲜用或晾干。

【药性】 苦，凉。

【功用主治】 清热解毒，收湿敛疮。主治痈肿疔毒，湿疮，湿疹。

【用法用量】 内服：煎汤，10～15 g。外用：煎水洗。

1492 白粱米 bái liáng mǐ 《别录》

【异名】 白米（《古今医统》）。

【基原】 为禾本科狗尾草属植物粱 *Setaria italica*（L.）Beauv. 或粟 *Setaria italica*（L.）Beauv. var. *germanica*（Mill.）Schred. 品种之一的种仁。

【原植物】 参见"粟米"条。

【采收加工】 9～10月果实成熟时收割，打下种仁，晒干。

【成分】 种子中含有甾醇类：菜子甾醇（brassicasterol），麦角甾二烯醇（episterol），24甲基胆甾-7烯醇（24-methyllathosterol），24-乙基胆甾7-烯醇（24-ethyllathosterol），燕麦甾醇（avenasterol），24-亚甲基胆甾醇（24-methylenecholesterol），岩藻甾醇（fucosterol），异岩藻甾醇（isofucosterol），24甲基-5α-24（28）-胆甾烯-3β醇〔24-methyl-5α-cholest-24（28）-en-3β-ol〕[1]。

【药性】 甘，微寒。归脾、胃经。

1.《别录》："味甘，微寒，无毒。"

2.《本草衍义》："微凉。"

3.《绍兴本草》："味甘，平。"

【功用主治】 益气，和中，除烦止渴。主治胃虚呕吐，烦渴。

1.《别录》："除热，益气。"

2.《食疗本草》："除胸膈中客热，移五脏气，续筋骨。"

3.《纲目》："炊饭食之，和中，止烦渴。"

【用法用量】 内服：煎汤，30～90 g；或煮粥。

【选方】 1. 治胃虚并呕吐食及水者　（白粱）米汁二合，生姜汁一合服之。（《食疗本草》）

2. 治老人噎食，入口即塞涩不下，气壅欲吐　白米四合（研），舂头细糠米一两。煮饮熟，下糠末调之，空心服食。（《古今医统》）

3. 治霍乱吐痢，心烦不止　粱米粉五合。水一升半，和之如煮粥服。（《千金方》）

4. 治蓐劳　猪肾一具（切，去筋），淡豆豉五合（绵裹），白粱米三合，葱白（切）一升，人参、当归各一两。水三升，煎八合，分二服。（《普济方》粱豉汤）

1493 白蔹子 bái liǎn zǐ 《药性论》

【基原】 为葡萄科白蔹属植物白蔹 *Ampelopsis japonica*（Thunb.）Makino 的果实。

【原植物】 参见"白蔹"条。

【采收加工】 9～10月果实成熟时采收，鲜用或晒干。

【药性】 苦,寒。

【功用主治】 《药性论》:"治温疟、寒热结瘗热肿。"

【用法用量】 内服:煎汤,6～10 g。外用:研末敷。

【选方】 用于止血消肿 白蔹成熟果实,去种子,留下白色毡毛或带种子研成粉末,外敷伤处。(江西《草药手册》)

1494 白鲜皮 bái xiān pí (《药性论》)

【异名】 藓皮(《药性集要》),北鲜皮(《药材资料汇编》),野花椒根皮、臭根皮(南药《中草药学》)。

【基原】 为芸香科白鲜属植物白鲜的根皮。

【原植物】 白鲜 *Dictamnus dasycarpus* Turcz. 又名:白羊鲜、白膻(《本草经集注》),金雀儿椒(《日华子》),地羊膻、金爵儿椒(《本草图经》)。

多年生草本,基部木质,高达 1 m。全株有特异的香味。根肉质,多侧根,外皮黄白至黄褐色。奇数羽状复叶互生;叶轴有狭翼,无叶柄;小叶 9～13,叶片卵形至椭圆形,长 3.5～9 cm,宽 2～4 cm,先端锐尖,基部楔形,边缘具细锯齿。总状花序顶生,长达 30 cm,花轴及花柄混生白色柔毛及黑色腺毛;花柄长 1～2.5 cm;萼片 5,卵状披针形,基部愈合;花瓣 5,淡红而有紫红色线条,倒披针形或长圆形;雄蕊 10;子房上位,5 室。蒴果,密被腺毛,成熟时 5 裂,每瓣片先端有一针尖。种子 2～3 颗,近球形,先端短尖,黑色,有光泽。花期 4～5 月,果期 6 月。

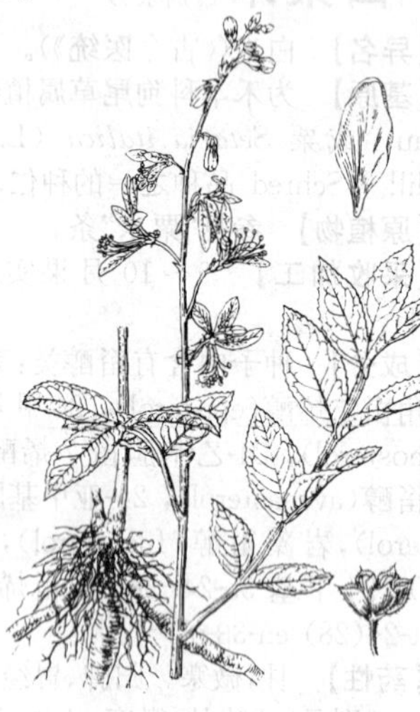

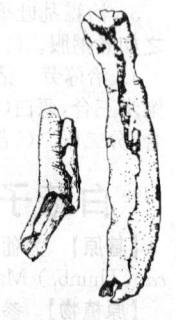

白 鲜

生于土坡及灌丛中。分布于华北、东北、华东及河南、四川、贵州、陕西、甘肃。

【采收加工】 春秋季节采挖,南方于立夏后采挖,去除须根及粗皮,趁鲜时纵向剖开,抽去木心,晒干。

【药材】 白鲜皮 *Cortex Dictamni* 主产于辽宁、河北、山东等地。以辽宁的产品质优。

性状 根皮呈卷筒状,长 5～15 cm,直径 1～2 cm,厚 0.2～0.5 cm。外表面灰白色或淡灰黄色,具细纵皱纹及细根痕,常有突起的颗粒状小点;内表面类白色,有细纵纹。质脆,折断时有粉尘飞扬,断面不平坦,略呈层片状,剥去外层,迎光可见闪烁的小亮点。有羊膻气,味微苦。

鉴别 (1) 根皮横切面:木栓层为 10 余列细胞。皮层狭窄,纤维多单个散在,黄色,直径 25～100 μm,壁厚,层纹明显。韧皮部宽广,射线宽 1～3 列细胞;纤维单个散在。薄壁组织中有多数草酸钙簇晶,直径 5～30 μm。

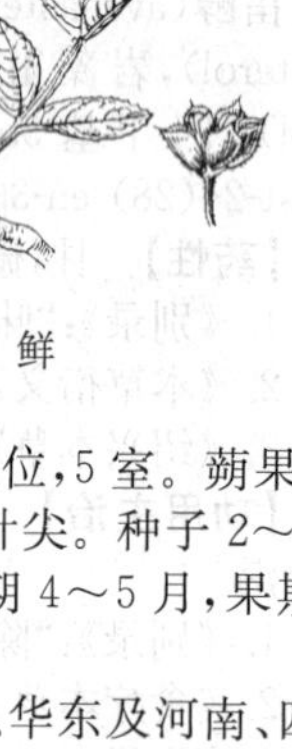

白鲜皮(根皮)外形

(2) 薄层色谱:取本品粉末 1 g,加氯仿 10 ml,回流提取 30 min,滤过,滤液浓缩至 2 ml,作为供试液,另取黄柏酮 0.5 g 溶于 1 ml 氯仿液中作对照品溶液,吸取二溶液分别点样于同一硅胶 G-0.3%CMC 薄层板上,以甲苯-氯仿-甲醇(3∶12∶3)展开,用碘蒸气熏至斑点显色清晰。供试品色谱中,在与对照品色谱相应的位置上,显相同的黄色斑点。

品质标志 《中华人民共和国药典》2005 版规定:照高效液相色谱法测定,本品含梣酮($C_{12}H_{14}O_3$)不得少于 0.030%。

【成分】 白鲜地上部分含补骨脂素(psoralen),花椒毒素(xanthotoxin),东莨菪素(scopoletin),槲皮素(quercetin),异槲皮素(isoquercetin)[1],根含白鲜碱(dictamnine),γ-崖椒碱(γ-fagarine),前茵芋碱(preskimmianine)[2],茵芋碱(skimmianine),白鲜明碱(dasycarpamin)[3],胡芦巴碱(trigonelline),胆碱(choline)[4],O-乙基-降-白鲜碱(O-ethylnordictamnine),O-乙基-降-γ-崖椒碱(O-ethylnor-γ-fagarine),O-乙基-降-茵芋碱(O-ethylnorskmmianine),异斑点沸林草碱(isomaculosidine)[5],吴茱萸苦素(rutaevin)[6],白鲜醇(dictamnol),娠烯醇酮(pregnenolone)[7],秦皮酮(fraxinellone),黄柏酮(obacunone),柠檬苦素(limonin),β-谷甾醇(β-sitosterol),菜油甾醇(campesterol),皂苷等[8]。

【药理】 1. 抗菌作用 体外试验,白鲜皮的 1∶4 水浸剂对多种致病真菌如堇色毛癣菌、同心性毛癣菌、许兰黄癣菌有抑制作用[1]。其所含的白鲜碱和崖椒碱对枯草杆菌和某些真菌有显著抗菌作用[2]。

2. 对心血管系统的作用 白鲜碱小剂量能兴奋离体蛙心,使心肌张力增加,心脏每搏输出量及每分钟输出量均增多;对离体兔耳血管有明显收缩作用[3]。

3. 对子宫及肠平滑肌的影响 白鲜碱对家兔和豚鼠子宫平滑肌有强力的收缩作用[3]。白鲜碱、崖椒碱对大鼠子宫的自发性收缩无影响,但对于催产素所引起的大鼠子宫收缩则可减弱之,而茵芋碱则增强之[4]。崖椒碱及茵芋碱还能松弛奥狄括约肌[5]。

4. 对免疫功能的影响 对半抗原 2,4,6-三硝基氯苯所致的接触性皮炎及颗粒抗原羊红细胞(SRBC)所致的足跖反应,白鲜皮水提取物在各抗原攻击后给药有明显的抑制作用。白鲜皮水提取物还能明显地抑制二甲苯所致的小鼠耳壳及鸡蛋清所致的小鼠足跖炎症反应,小鼠抗 SRBC 抗体的产生,包括对小鼠脾脏空斑形成细胞数和血清溶血素水平均有明显的抑制作用[6]。

5. 抗癌作用 白鲜皮非极性溶剂提取物及挥发油有体外抗癌活性,从本品乙醚提取物中分离得到秦皮酮、白鲜碱及得自挥发油的一种无色透明液体为其体外抗癌的有效成分,它们于 0.5%浓度能杀死小鼠艾氏腹水癌、小鼠肉瘤 S_{180} 及小鼠宫颈癌 U_{14} 细胞,而黄柏酮、柠檬苦素及β-谷甾醇无效[7]。

6. 保肝作用 10^{-4} g/ml 白鲜皮水提物能作用于 2,4,6-三硝基氯苯所致迟发型变态反应的效应相,有效地改善迟发型变态反应性肝损伤,在肝损伤 12 h 分离的肝非实质细胞和肝细胞共培养体系中,白鲜皮水提物预处理肝非实质细胞明显地阻断了血清中丙氨酸氨基转移酶的释放,作用呈量效关系和时效关系,而预处理肝细胞则无影响。同样,白鲜皮水提物对 ConA 引起的脾淋巴细胞增殖无抑制活性,诱导相给药对肝损伤亦无保护作用[8]。

7. 止血作用　白鲜皮醇提物按 5 g/kg、10 g/kg 多次灌胃给药，能明显降低小鼠出血时间和出血量，缩短小鼠的凝血时间，可明显降低小鼠毛细血管通透性，对 ADP 所致血小板聚集则无明显影响[9]。

毒性　对小鼠的 LD_{50}，腹腔注射为 150～250 mg/kg[4]。

【药性】　苦、咸，寒。归脾、胃经。

1.《本经》："味苦，寒。"

2.《别录》："咸，无毒。"

3.《纲目》："气寒善行，味苦辛燥。足太阴、阳明经，兼入手太阴、阳明。"

4.《本草从新》："入脾、胃，兼入膀胱、小肠。"

5.《萃金裘本草述录》："入足厥阴、太阴、阳明经。"

【功用主治】　清热燥湿，祛风止痒，解毒。主治风热湿毒所致的风疹湿疹，疥癣，黄疸，风湿热痹。

1.《本经》："主头风，黄疸，咳逆，淋沥，女子阴中肿痛，湿痹死肌，不可屈伸、起止、行步。"

2.《药性论》："治一切热毒风，恶风，风疮，疥癣赤烂，眉发脱脆，皮肌急，壮热恶寒；主解热黄、酒黄、急黄、谷黄、劳黄等。"

3.《日华子》："通关节，利九窍及血脉，并一切风痹筋骨弱乏。通小肠水气，日行时疾，头痛眼疼。"

4.《药性纂要》："主风瘫手足不举。"

5.《得宜本草》："主治风湿痛痹，鼠瘘已破者，服之最效。"

6.《全国中草药汇编》："主治皮肤瘙痒，荨麻疹，湿疹，黄水疮，疥癣，急、慢性肝炎，风湿性关节炎；外用治淋巴结炎，外伤出血。"

7.《河北中草药》："适用于湿热或风热疮毒，外阴湿疹，阴囊肿痛以及湿热为患之痹痛。"

【用法用量】　内服：煎汤，6～15 g；或入丸、散。外用：煎水洗，或研末敷，或捣敷。

【宜忌】　虚寒证禁服。

1.《本草经集注》："恶螵蛸、桔梗、茯苓、萆薢。"

2.《本草经疏》："下部虚寒之人，虽有湿证勿用。"

【选方】　1. 治皮肤湿疹、皮肤瘙痒症　白鲜皮、苦参各 90 g，为水丸。每服 6 g，日 2 次，温开水送服。并可单用白鲜皮适量，煎汤，外洗，每日 1～2 次。（《青岛中草药手册》）

2. 治鹅掌风　用白鲜皮入口嚼烂，手搓之。（《万氏秘传外科心法》）

3. 治产后风虚　用白鲜皮、独活各三两。为粗末，酒、水各二盏，煎取二盏。分三服。或单用白鲜皮亦妙。（《卫生易简方》）

4. 治鼠瘘已有核，脓血出者　白鲜皮，煮服 1 升。（《肘后方》）

5. 治外伤出血　白鲜皮研细末，外敷。（《宁夏中草药手册》）

【临床报道】　治疗扁平疣　用白鲜皮 60 g，加水 300 ml，浸泡 30 min，煮沸后文火煎 20 min，用纱布过滤去渣，加入白矾 10 g 溶化调匀。治疗时用棉球或棉棒蘸药水涂擦疣体，每日涂擦 5～7 次，涂擦时从疣体的中心向边周递次，8～15 d 为 1 个疗程。共治疗 24 例，结果：全部治愈，其中经 1 个疗程治愈 18 例，2 个疗程治愈 6 例[1]。

【各家论述】　1.《本草原始》："白鲜皮入肺经，故能去风，入小肠经，故能去湿，夫风湿既除，则血气自活而热亦去。"

2.《本草经疏》："白鲜皮，苦能泄热，寒能除热，故主头风有火证。性寒而燥，能除湿热，故主五疸。咳逆者，实火上冲也，得寒而散，则咳逆止矣。淋沥及女子阴中肿痛，亦皆下部湿热，乘虚客肾与膀胱所致也。湿痹死肌，不可屈伸、起止、行步者，地之湿气，感则害人皮肉筋脉也，脾主四肢，恶湿而喜燥，今为湿邪所干，故四肢不安也。时行腹中大热，因而饮水、大呼、欲走者，邪热盛也。小儿惊痫，亦热则生风之候也。散温除热，蔑不济矣。"

3.《冯氏锦囊·药性》："白藓禀日地清燥阴寒之气，其味苦咸寒无毒，入足太阴、阳明，兼入手太阳。苦能泄热，寒能除热，咸能润下，故治湿热及下部诸症。"

4.《本草求真》："白鲜皮，阳明胃土，喜燥恶湿，一有邪入，则阳被郁不伸，而热生矣。有热自必有湿，湿淫则热益盛，而风更乘热至，相依为害，以致关节不通，九窍不利，见为风疮疥癣，毛脱疸黄，湿痒便结，溺闭阴肿，咳逆狂叫，饮水种种等症。治宜用此苦泄寒咸之味，以为开关通窍，俾水行热除，风息而症自克平。奈世不察，猥以此为疮疡之外用，其亦未达主治之意耳。"

1495 白辣蓼 bái là liáo（《湖南药物志》）

【异名】　蓼子草（《陕西中药志》），马蓼（《天目山药用植物志》），假长尾叶蓼（《全国中草药汇编》），山蓼（《拉汉药用植物名称和检索手册》）。

【基原】　为蓼科蓼属植物长鬃蓼的全草。

【原植物】　长鬃蓼 *Polygonum longisetum* De Bruyn［*P. caespitosum* Bl. var. *longisetum*（De Bruyn）Steward；*P. blumei* Meissn. ex Miq.］

一年生草本，高 30～50 cm。茎直立，下部常伏卧，多分枝，节部稍膨大，通常粉红色。托叶鞘圆筒形，疏被长缘毛；叶互生；叶柄极短或无；叶片披针形，长 3～5 cm，宽 1～1.5 cm，先端渐狭，钝头，基部楔形，边缘及背面中脉有伏生小刺毛。总状花序顶生或腋生，花较密，下部间断，长 3～5 cm；苞片漏斗状，红色，边缘有长缘毛，每苞具 5～6 花；花被粉红色或暗红色，5 裂，裂片覆瓦状排列；雄蕊 8；花柱 3。瘦果三棱形，黑色，有光泽，包于宿存花被内。花期 7～9 月，果期 9～11 月。

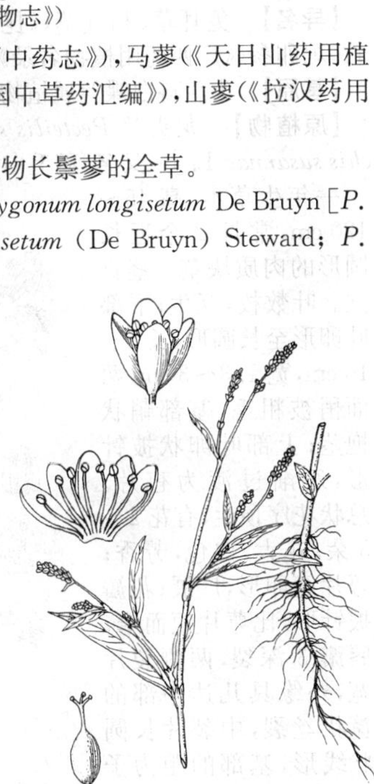

长鬃蓼

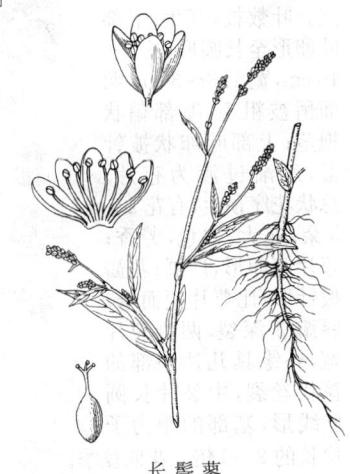

生于草地上。分布于华北、东北、华东及河南、湖北、湖南、贵州、云南、陕西等地。

【采收加工】　7～10 月采收，晾干。

【药性】　辛，温。归肝、胃经。

1.《陕西中药志》："辛，温，无毒。入肝、胃二经。"

2.《湖南药物志》："淡，平。"

【功用主治】　解毒，除湿。主治肠炎，菌痢，无名肿毒，瘰疬，毒蛇咬伤，风湿痹痛。

1.《陕西中药志》:"温中散寒,利尿消肿。主治脘腹冷痛,风湿寒痹,脚肿成疮,蛇毒攻心。"

2.《台湾药用植物志》:"茎叶为解毒剂及蛔虫之驱蛔剂,叶有消肿之效。日本民间治胃溃疡。"

3.《湖南药物志》:"清热解毒,利尿止泻。"

【用法用量】 内服:煎汤,9～30 g。外用:捣敷;或煎水洗。

【选方】 1. 治无名肿毒,阴疽,瘰疬 马蓼炖肉服,或捣烂外敷。(《天目山药用植物志》)

2. 治毒蛇咬伤 (长鬃蓼)鲜草捣烂取汁,每次内服 50～100 ml,每日 2 次;药渣外敷伤口周围,并超过肿胀部位(切勿封住伤口),每日换药 1～2 次。严重者可增加服药和换药次数。用药时先行捆扎,并在伤口周围放瓦针,用药水自上下左右向伤口加压排毒,后用食盐加茶水冲洗伤口,肿甚消退较慢者,可加桃树叶捣烂敷。服药期禁食鱼、虾、雄鸡、韭菜、生姜、辣椒之类;服药期及治愈后 1 个月忌房事。(《湖南药物志》)

1496 白蝶花 bái dié huā (《植物名实图考》)

【异名】 兔耳草、和气草(《昆明民间常用草药》),土玉竹、鸡卵参(《广西药用植物名录》)。

【基原】 为兰科白蝶兰属植物龙头兰的块茎。

【原植物】 龙头兰 *Pecteilis susannae* (L.) Rafin. [*Orchis susannae* L.] 又名:鹅毛白蝶花(《海南植物志》)。

一年生草本,高 45～120 cm,常具 2 个近长圆形的肉质块茎。茎直立。叶数枚,互生;下部叶卵形至长圆形,长 6～10 cm,宽 1.3～3 cm,两面稍被粗毛,基部鞘状抱茎;上部叶卵状披针形,逐渐过渡为苞片。总状花序顶生,有花 2～5 朵;花大,白色,芳香;萼片宽卵形,广展;花瓣披针形,比萼片短而窄;唇瓣 3 深裂,两侧裂片宽,外缘具几达中部的篦状丝裂,中裂片长圆状线形,基部的距为子房长的 2～3 倍。花期夏季。

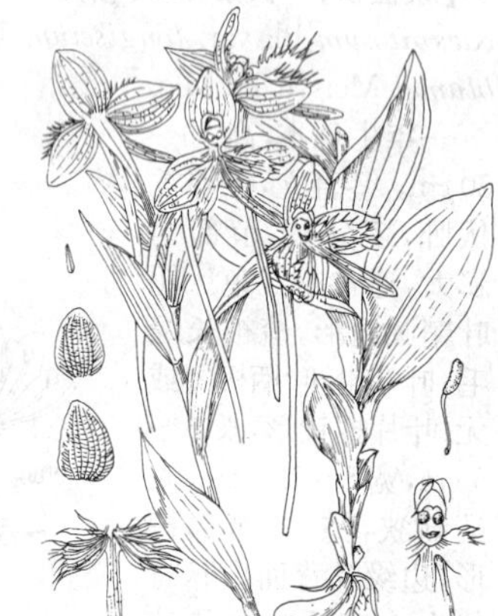

龙头兰

生于海拔 540～2 500 m 的山坡或沟边草丛中。分布于江西、广东、广西、海南、四川、贵州、云南等地。

【采收加工】 9～10 月采收,晒干。

【药性】 《全国中草药汇编》:"甘,微温。"

【功用主治】 《全国中草药汇编》:"补肾壮阳,健脾。主治肾虚腰痛,慢性肾炎,睾丸炎,脾胃虚弱。"

【用法用量】 内服:煎汤,9～15 g;或研末;或泡酒。

【选方】 1. 治肾虚腰痛,阳痿,遗精,滑精 兔耳草 15 g,鸡肾参 15 g,淫羊藿 6 g。共研末,加适量猪油,红糖蒸食(忌盐)。

2. 治寒疝 兔耳草 15 g,小果上叶 9 g,素珠果根 9 g。水煎服,用红糖为引,以荔枝核 7 个研末送服(先将荔枝核烧后研末)。(1、2 方出自《昆明民间常用草药》)

1497 白僵蚕 bái jiāng cán (《本经》)

【异名】 僵蚕(《千金方》),天虫(《药材资料汇编》),僵虫(《河北药材》),白僵虫(《新华本草纲要》)。

【基原】 为蚕蛾科蚕属动物家蚕蛾 *Bombyx mori* Linnaeus 的幼虫感染白僵菌 *Beauveria bassiana* (Bals.) Vaillant 而僵死的全虫。

【原动物】 参见"原蚕蛾"条。

【采收加工】 近年来进行人工接种培养:在蚕 4 次蜕皮后,将白僵菌用温水或冷水调成菌液,用喷雾器均匀地喷到蚕体上,以蚕体见湿为度。接种后 15～20 min 第一次给桑,以后每隔 5～6 h 给桑 1 次。饲养室的温度以 24～26 ℃,湿度 90%为宜。避免通风。接种后,蚕陆续发病死亡。要及时拣出,另行摊放,保持同样温度,待其充分发僵变白后,置于通风处风干或弱光下晒干。

【药材】 白僵蚕 *Bombyx Batryticatus* 主产于江苏、浙江、四川、广东等地。

性状 本品略呈圆柱形,多弯曲皱缩。长 2～5 cm,直径 0.5～0.7 cm。表面灰黄色,被有白色粉霜状的气生菌丝和分生孢子。头部较圆,足 8 对,体节明显,尾部略呈二分歧状。质硬而脆,易折断,断面平坦,外层白色,显粉性,中间有亮棕色或亮黑色,习称"胶口镜面",内有丝腺环 4 个,呈亮圈状。气微腥。味微咸。

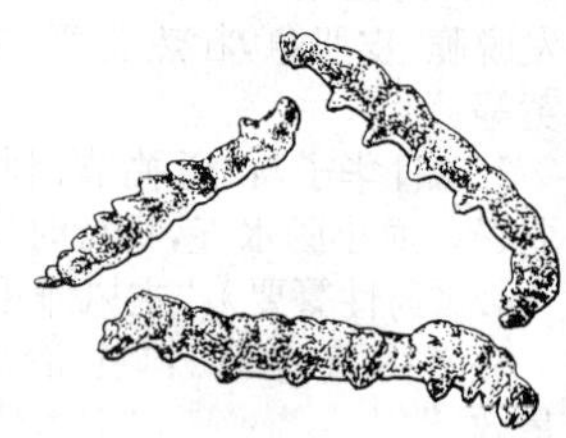

白僵蚕(幼虫)外形

鉴别 (1) 粉末特征:灰棕色或灰褐色。菌丝体近无色,细长卷曲缠结在体壁中。气管壁碎片略弯曲或弧状,具棕色或深棕色的螺旋丝。表皮组织表面具网格样皱缩纹理以及纹理突起形成的小尖突,有圆形毛窝,边缘黄色;刚毛黄色或黄棕色,表面光滑,壁稍厚。未消化的桑叶组织中大多含草酸钙簇晶和方晶。

(2) 薄层色谱:取本品粉末 1 g,加甲醇 20 ml 冷浸过夜,浸出液浓缩至 5 ml,作为供试液,另取白僵素为对照品,分别点样于同一硅胶 G-0.5%CMC 薄层板上,以氯仿-甲醇(9∶1)展开,用碘蒸气熏至斑点显色清晰。供试品色谱中,在与对照品色谱相应的位置上,显相同的黄色斑点。

【成分】 白僵蚕含蛋白质、草酸铵[1],并含赖氨酸,亮氨酸,天冬氨酸等 17 种氨基酸[2],镁、钙、锌等 28 种元素[3],以及变态活性刺激素、促脱皮甾酮和一种色素 3-羟基犬尿素(3-hydroxy kynurenine)[4],6-N-羟乙基腺嘌呤(6-N-hydroxy ethyl adenine)[5];多种环缩醇酸肽类(cyclodepsipeptide)成分:白僵菌环四肽(bassianolide)[6],白僵菌环三肽(beauverilide)A 和 B[7],白僵菌环缩醇酸肽(beauverolide)A、B、Ba、C、Ca、D、E、Ea、F、Fa、H、I、Ja、Ka[8～10];脂肪酸酰胺成分:棕榈酰胺(palmitamide),硬脂酰胺(stearamide)[11],bassiatin[12],1-β,13,19-trihydroxystemarane,13-hydroxystemarane-19-carboxylic acid[13];哌嗪-2,5-二酮(piperazine-2,5-dione)类成分:环(L-异亮氨酸-L-缬氨酸)二肽〔cyclo (L-Ile-L-Val)〕,环(L-异亮氨酸-L-异亮氨酸)二肽〔cyclo(L-Ile-L-Ile)〕,环(L-丙氨酸-L-脯氨酸)二肽〔cyclo(L-Ala-L-Pro)[11];类脂(lipid)成分,其中脂肪酸的组成主要是棕榈酸(palmitic acid),油酸(oleic acid),亚油酸(linoleic acid)以及少量的硬脂酸(stearic acid),棕榈油酸(palmitoleic acid)[14]。

【药理】 1. 抗惊厥作用 100%僵蚕水煎剂以22.5 g/kg或30 g/kg给小鼠灌胃,能对抗番木鳖碱引起的小鼠强直性惊厥,降低番木鳖碱所致小鼠惊厥的死亡数[1~3]。但是对电休克、戊四氮和咖啡因所致惊厥无显著对抗作用[2]。僵蚕煎剂除去草酸铵后,即失去抗番木鳖碱惊厥的活性,因此推测其抗番木鳖碱惊厥的有效成分是草酸铵[2]。

2. 镇静作用 僵蚕醇水浸出液给小鼠皮下注射、腹腔注射或灌胃以及给家兔静脉注射均有催眠作用。小鼠灌服0.5 g/kg或皮下注射0.25 g/kg,催眠效力约等于苯巴比妥皮下注射50 mg/kg[4]。

3. 抗凝血作用 体外试验表明,僵蚕提取液42 mg/ml对家兔血浆凝血酶时间、凝血酶原时间和白陶土部分凝血活酶时间有延长作用,每1 g生药作用分别相当于1.08 u、13.47 u和14.50 u肝素。以去纤溶酶原兔血浆或去抗凝血酶Ⅲ兔血浆作基质血浆,僵蚕仍表现出抗凝活性。僵蚕提取液2.5 g/kg给家兔静脉注射,发现上述指标在注射后不同时间均有显著延长,而且作用较持久[5]。白僵蚕10 mg/ml对体外由ADP诱导的血小板聚集抑制率达53.3%,使血液黏度比值降低;延长大鼠血浆复钙时间和凝血酶原时间,促进大鼠血浆凝块完全溶解,表现出较强的抗凝和促纤溶活性[6]。0.04 g/ml或0.01 g/ml的僵蚕提取液在体外可对抗牛凝血酶作用,显著延长人血纤维蛋白原凝聚时间[7]。

4. 降血糖作用 大鼠灌服僵蚕粉剂每日5 g/kg,连续2星期,对四氧嘧啶所致实验性糖尿病大鼠的血糖有显著降低作用。停药1星期后,血糖仍维持较低水平。如果灌服10 g/kg煎剂,血糖虽有降低,但无显著性意义,提示高温可能使其有效成分破坏[8]。

5. 其他作用 100%僵蚕水煎剂,对小鼠肉瘤S_{180}有明显的抑制作用[9]。100%僵蚕水煎剂按3 g(生药)/kg灌胃,对家兔氯化铵中毒有促进作用,推测与其含有草酸铵有关[10]。体外试验证明,僵蚕对金黄色葡萄球菌、大肠杆菌、铜绿假单胞菌等细菌均有较弱的抑制作用[11]。僵蚕对酪氨酸酶活性和黑色素生成呈剂量依赖性抑制,强度与熊果苷相似[12]。

毒性 僵蚕乙醇提取物,小鼠、大鼠腹腔注射0.5~5 g/kg,均未见毒性反应[13]。僵蚕提取液小鼠腹腔注射的LD_{50}为35.48 g/kg[5]。

【炮制】 1. 白僵蚕 取原药材,除去杂质及残丝。

2. 炒白僵蚕 取净白僵蚕,置锅内,用文火加热,炒至表面呈黄色,取出放凉。

3. 麸炒白僵蚕 取麸皮撒在热锅内,用武火加热,俟冒烟时,加入净僵蚕,拌炒至表面呈黄色,取出,筛去麸皮,放凉。

4. 姜制白僵蚕 取生姜加适量水捣烂榨汁。将姜汁倒入净白僵蚕内拌匀,润透,置锅内,用文火加热,炒微干,取出放凉。

5. 酒制白僵蚕 取净白僵蚕,置锅内,用文火加热,炒至黄色时,再喷入酒炒至干。取出放凉。

6. 甘草水制白僵蚕 取净白僵蚕用甘草汤洗后,晒干,再置锅内,用文火加热,炒至呈黄色,取出放凉。

饮片性状 白僵蚕参见"药材"项。炒白僵蚕形如僵蚕,表面黄色。麸炒白僵蚕形如白僵蚕,表面黄色具焦麸香气。姜制白僵蚕形如炒白僵蚕,略有生姜气味。酒制白僵蚕形如炒白僵蚕,略有酒气。甘草水制白僵蚕,形如炒白僵蚕,略有甜味。

贮干燥容器内,密闭,置阴凉干燥处,防蛀。

【药性】 辛、咸,平。归肝、肺、胃经。

1.《本经》:"味咸。"

2.《别录》:"辛,平,无毒。"

3.《药性论》:"有小毒。"

4.《医学启源》:"性微温,味微辛,气味俱薄,体轻而浮升,阳也。"

5.《纲目》:"厥阴、阳明之药。"

6.《雷公炮制药性解》:"入心、肝、脾、肺四经。"

7.《本草汇言》:"味甘、咸、辛,气平。入足厥阴,手太阴、少阳经。"

【功用主治】 祛风止痉,化痰散结,解毒利咽。主治惊痫抽搐,中风口眼歪斜,偏正头痛,咽喉肿痛,瘰疬,痄腮,风疹,疮毒。

1.《本经》:"主小儿惊痫夜啼,去三虫,灭黑䵟,令人面色好,男子阴疡病。"

2.《别录》:"女子崩中赤白,产后余痛,灭诸疮瘢痕。"

3.《药性论》:"治口噤,发汗,主妇人崩中下血不止。"

4.《本草拾遗》:"主白疹,涂之。"

5.《日华子》:"治中风失音,并一切风疾,小儿客忤,男子阴痒痛,女子带下。"

6.《医学启源》:"去皮肤间诸风。"

7.《纲目》:"散风痰结核瘰疬,头风,风虫齿痛,皮肤风疮,丹毒作痒,痰疟癥结,妇人乳汁不通,崩中下血,小儿疳蚀鳞体,一切金疮,疔肿风痔。"

8.《本草正》:"治小儿疳蚀,牙龈溃烂,重舌、木舌。"

9.《玉楸药解》:"活络通经,驱风开痹。治头痛胸痹,口噤牙疼,隐疹风瘙;烧研酒服,能溃痈破顶,又治血淋崩中。"

【用法用量】 内服:煎汤,3~10 g;研末,1~3 g;或入丸、散。外用:煎水洗;研末撒或调敷。一般炙用;散风热宜生用。

【宜忌】 血虚惊风者慎服。

1.《药性论》:"恶桑螵蛸、桔梗、茯苓、茯神、萆薢。"

2.《本草经疏》:"凡中风口噤,小儿惊痫夜啼,由于心虚神魂不宁,血虚经络劲急所致,而无外邪为病者忌之。女子崩中,产后余痛,非风寒客入者,亦不宜用。"

3.《本草新编》:"多服则小腹冷痛,令人遗溺,以其性下行而成寒也。"

4.《得配本草》:"无风邪者禁用。"

【选方】 1. 治小儿惊风 白僵蚕、蝎梢等分,天雄尖、附子尖共一钱(微炮过)。为细末。每服一字或半钱,以生姜温水调灌之。(《本草衍义》)

2. 治中风口眼歪斜 白附子、白僵蚕、全蝎(去毒)各等分,并生用。上为细末。每服一钱,热酒调下,不拘时候。(《杨氏家藏方》牵正散)

3. 治破伤风身肿,牙关不开 白僵蚕(直者)不拘多少,生研为末。每用生姜自然汁调,以鸡翎于疮口上扫之,勿令干;仍以生姜汁调半钱服。(《圣济总录》白僵蚕散)

4. 治首风,每遇风时,即发头痛 白僵蚕(炒)、菊花、石膏(研)各四两。上三味,捣研为末,用葱白细研,绞取汁一大盏,同拌和,入少面糊,丸如梧桐子大。每服二十丸,荆芥茶或温酒下。(《圣济总录》白僵蚕丸)

5. 治风蛀牙痛　僵蚕、藁本、白芷各等分。上为细末。每用少许揩牙痛处，用盐水灌漱。（《普济方》僵蚕散）

6. 治重舌、木舌　僵蚕一钱，黄连（蜜炒）二钱。为末，掺之，涎出为妙。（《积德堂经验方》）

7. 治喉痹口疮，腮颊肿痛　白僵蚕（炒去丝、嘴）、牛蒡子（微炒）各等分。为细末，炼蜜为丸，每一两作一十五丸。每服一丸，含化，食后。（《杨氏家藏方》消毒丸）

8. 治缠喉风，气息不通　白僵蚕（直者，去头）半两，枯白矾一两。上为细末。每服三钱，生姜蜜水调匀，细细服之，不拘时候。（《御药院方》开关散）

9. 治喘嗽，喉中如锯，不能睡卧　好末茶一两，白僵蚕一两。上为细末，放碗内，倾沸汤一小盏，用盏盖定，临卧，再添汤点服。（《瑞竹堂经验方》僵蚕汤）

10. 治瘰疬　白僵蚕，研末，水服五分匕，日三服。（《千金方》）

11. 治风，遍身瘾疹，疼痛成疮　白僵蚕，焙令黄色，细研为末，酒服。（《圣惠方》）

12. 治一切疥癣　白僵蚕二十四枚（炒去丝、嘴），蝎梢五枚（去毒，微炒），地龙三条。上件研令极细，分作二服，小儿作五服，温酒调下。服药了，然后澡浴。（《杨氏家藏方》三神散）

13. 治白虎风痛不可忍　白僵蚕（炒）、地龙（白色少泥者，微炒）、腊茶（炙）各一两，甘草（炙）一分。上四味，捣罗为散。每发时，空心服两钱匕，午后服一钱匕，临卧服两钱匕，并用热酒调下。（《圣济总录》白僵蚕散）

【临床报道】 1. 治疗糖尿病　取僵蚕研为细末，每次 5 g，每日 3 次，饭前用开水送服，2 个月为 1 个疗程，休息半月，再进行第二个疗程。治疗原发性成年型非胰岛素依赖性糖尿病 52 例，病程 3 个月～25 年，平均 12 年。结果：显效 21 例；有效 29 例；无效 2 例，总有效率 98.1%。服药时间 2 个月～7 年，平均为 2 年；临床症状消失时间平均为 45 d；尿糖阴转时间平均为 3 个月；血糖降至正常时间平均为 4 个月。本方法对幼年型胰岛素依赖性糖尿病亦可作为辅助治疗[1]。

2. 治疗高脂血症　白僵蚕末 3 g，每日服 3 次，2 个月为 1 个疗程。共治疗 21 例，结果：服药后 1～3 个疗程均有效，血清胆固醇和三酰甘油降到正常水平以下。未见副作用[2]。

3. 治疗痔疮　用全蝎 8 g，白僵蚕 8 g，晒干或用瓦片烘干，共研细末，平均分为 7 份，每次将 1 份装入 1 个生鸡蛋内，放入锅内蒸熟食之，每晚 1 次，7 d 为 1 个疗程，1 个疗程未愈者可服用第二个疗程。共治疗 230 例，结果：痊愈 161 例，好转 63 例，无效 6 例，总有效率 97.4%。大多数患者用药 1 个疗程后症状缓解，疼痛消失[3]。

【各家论述】 1.《本草汇言》："白僵蚕，驱风痰、散风毒、解疮肿之药也。善治一切风痰相火之疾，如前古之治小儿惊痫搐搦，恍惚夜啼，大人中风，痰闭闷绝，人事不省，或喉痹肿塞，水谷不通，或头痛齿痛，腮颊硬胀，或皮肤风痒，斑沙疙瘩，或日行痘疮，起发不透，或麻疹错逆，隐约不红，或痰痞癥块，寒热并作，凡诸风、痰、气、火、风毒、热毒、浊逆结滞不清之病，投之无有不应。"

2.《本草求真》："僵蚕，祛风散寒，燥湿化痰，温行四脉之品。故书载能入肝兼入肺胃，以治中风失音，头风齿痛，喉痹咽肿，是皆风寒入之，结而为痰。合姜汤调下以吐，假其辛热之力，以除风痰之害耳。又云能治丹毒瘙痒，亦是风与热炽，得此辛平之味，拔邪外出，则热自解。"

1498 白薯茛 bái shǔ liáng（《生草药性备要》）

【异名】 白米茹粮（《陆川本草》），山仆薯、山薯、板薯［广州部队《常用中草药手册》］，地遍（《玉溪中草药》）。

【基原】 为薯蓣科薯蓣属植物白薯茛的块茎。

【原植物】 白薯茛 *Dioscorea hispida* Dennst.

缠绕草质藤本。块茎大小不一，卵形、卵圆形或不规则，外皮褐色，有多数细长须根，断面新鲜时白色或微带蓝色。茎粗壮，圆柱形，长达 30 m，有三角状皮刺。掌状复叶有 3 小叶；叶柄长达 30 cm，密被柔毛；顶生小叶倒卵圆形、倒卵状椭圆形。雄花序长可达 50 cm，穗状花序排列成圆锥状，密被绒毛；雄花外轮花被片小，内轮较大而厚；雄蕊 6，有时不全发育。蒴果三棱状长椭圆形，硬革质，密被柔毛；种子两两着生于每室中轴顶部，种翅向蒴果基部伸长。花期 4～5 月，果期 7～9 月。

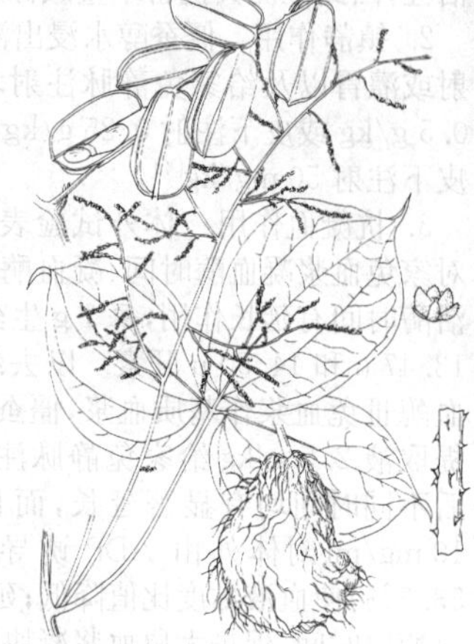

白薯茛

生于海拔 1 500 m 以下的沟谷边灌丛中或林边；野生或栽培。分布于福建、广东、广西、海南、云南、西藏等地。

【采收加工】 9～12 月采挖，切片晒干或鲜用。

【成分】 含生物碱：薯蓣碱（dioscorine）[1]，薯蓣碱 N-氧化物（dioscorine N-oxide）[2]。

【药性】 辛、苦，寒，有毒。

1.《生草药性备要》："味甜，性寒。"

2.《本草求原》："苦，寒。"

3. 广州部队《常用中草药手册》："甘、涩，凉。"

【功用主治】 清热解毒消肿。主治痈疽肿毒，梅毒，下疳，跌打肿痛。

1.《生草药性备要》："洗疳圣药。敷疮，散热解毒，理痈疽恶毒，大疮，消肿。"

2.《岭南采药录》："治跌打伤肿痛，敷背痈，治下疳。"

3.《广西民族药简编》："研粉冲开水服，治痢疾；研粉调醋搽患处，治皮癣（壮族）。"

【用法用量】 外用：捣烂敷；或煎水洗、研末调涂、熬膏贴。

【宜忌】 禁内服。

【选方】 1. 治蛇头疔，穿骨蛇　鲜白薯茛 90 g，和蜜捣敷患处，每日换 3～4 次。

2. 治横痃便毒　鲜白薯茛 30 g，红糖 15 g，捣烂敷患处。（1、2 方出自福州台江《民间实用草药》）

3. 治湿疹　鲜地遍、垂柳叶各适量。煎水外洗。（《玉溪中草药》）

1499 白土茯苓 bái tǔ fú líng（《中药志》）

【异名】 白萆薢（《中国高等植物图鉴》），白土苓、土茯苓（《高原中草药治疗手册》）。

【基原】 为百合科肖菝葜属植物肖菝葜的块茎。

【原植物】 肖菝葜 *Heterosmilax japonica* Kunth

攀缘灌木。小枝有钝棱。叶互生;叶柄长1～3 cm,在下部1/3～1/4处有卷须和狭鞘;叶纸质,卵状披针形或心形,长6～20 cm,宽2.5～12 cm,先端渐尖或短渐尖,有短尖头,基部多少心形;主脉5～7条,小脉网状。伞形花序生于叶腋,或生于褐色的苞片内;总花梗扁,长1～3 cm;花序托球形;花梗纤细;雄花花被筒长圆形或倒卵形,顶端有3枚钝齿,雄蕊3枚;雌花花被筒卵形,具3枚退化雄蕊,子房卵形,柱头3裂。浆果卵圆形。

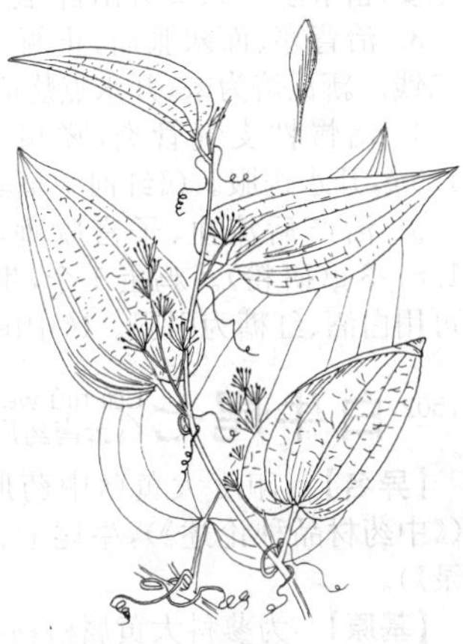

肖 菝 葜

生于海拔500～1 800 m的山坡密林中或路边杂木林下。分布于浙江、安徽、福建、江西、湖南、广东、四川、云南、陕西、甘肃、台湾等地。

【采收加工】 春、秋二季采挖,切片,晒干。

【药材】 白土茯苓 *Rhizoma Heterosmilacis Japonicae* 产于安徽、浙江、江西、福建、湖南、广东等地。

性状 根茎呈不规则块状,长10～30 cm,直径5～8 cm,表面黄褐色,粗糙,有坚硬的须根残基,断面周围白色,中心黄色,粉性饮片厚1～3 cm;切面稍粗糙,亦有小亮点,质软,味淡。

鉴别 (1) 根茎横切面:表皮多脱落,下皮细胞3～5列,黄棕色,排列紧密,壁较厚,可见壁孔。皮层散有黏液细胞,内含针晶束。维管束散在,多为周木型,木质部有数个直径近似的导管。

(2) 参见"土茯苓"条。

【成分】 含β-谷甾醇(β-sitosterol),棕榈酸(palmaitic acid)和硬脂酸(stearic acid)等[1]。

【药性】《湖南药物志》:"微苦、淡、涩,平,无毒。"

【功用主治】《湖南药物志》:"清热解毒。"

【用法用量】 内服:煎汤,15～30 g。

【选方】 1. 治疮疖肿毒 白土茯苓、金银花、芙蓉枝等量。水煎服。

2. 治阳痿 白土茯苓(老茎)30 g,金樱子30 g,女贞子15 g。水煎服。(1、2方出自《湖南药物志》)

1500 ## 白马阴茎 bái mǎ yīn jīng(《纲目》)

【异名】 白马茎(《本经》)。

【基原】 为马科马属动物马 *Equus caballus orientalis* Noack的雄性外生殖器。

【原植物】 参见"马宝"条。

【采收加工】 宰杀雄马后,割下外生殖器,剔除残肉及脂肪,悬挂于通风处阴干或晾干。

【药性】 甘、咸,温。归肾经。

1.《本经》:"味咸,平。"

2.《别录》:"甘,无毒。"

3.《本草经疏》:"甘、咸,温。"

【功用主治】 补肾阳,益精气。主治肾虚阳痿,精亏不育,虚弱羸瘦。

1.《本经》:"主伤中脉绝,阴不起,强志益气,长肌肉,肥健,生子。"

2.《药性论》:"主男子阴痿。"

3.《药性通考》:"益阳道,添精益髓。"

【用法用量】 内服:入丸剂,6～9 g。

【选方】 益丈夫阴气 白马茎(阴干者)。末,和茯苓,蜜丸。空心酒下四十丸,日再。百日见效。(《食疗本草》)

【各家论述】《本草经疏》:"马,火畜也,其阴茎又纯阳之物也。故能主男子阴痿,坚强,房中药多用之。《本经》:味咸,气平;《别录》:甘,无毒。察其功用,气平应作温。非甘温则不主伤中脉绝,以甘能补血脉,温能通经络故耳。阳衰则阴不起,而生长之道绝,咸温走下焦,补助真阳,则阴自起,精自暖,故能令人有子也。气属阳,阳得补,故能益气。肾藏志,肾气足,故能强志。甘温补血脉而助真气,故又能长肌肉肥健也。"

1501 ## 白云花根 bái yún huā gēn(《全国中草药汇编》)

【异名】 独活(《滇南本草》),云南独活(《植物名实图考》),羌活骨、羌活(《云南中草药选》),土全归、岩川、白云花(《云南中草药》),滇独活、香白芷(《云南药用植物名录》),鹤庆独活(《中国植物志》)。

【基原】 为伞形科独活属植物白云花的根。

【原植物】 白云花 *Heracleum rapula* Franch.

多年生草本,高80～120 cm。主根肥厚,圆柱形,有数条分枝,外皮灰黄色至棕褐色,内面白色。茎圆筒形,有沟纹或棱,幼时疏生长硬毛。基生叶有长柄,基部扩大成鞘抱茎;茎下部叶叶片长约30 cm,宽约25 cm,三出式羽状分裂,裂片,宽卵形,上面疏生细刚毛,下面淡绿色,沿叶脉被较密的细刚毛,基部心形,边缘有不显著的细锯齿;茎上部叶渐简化,有短柄或仅具叶鞘。复伞形花序顶生或侧生;伞辐20～25;小总苞片4～6,线形;小伞形花序有花约20;萼齿不显著;花柱基扁圆锥形;子房疏被短毛。双悬果倒卵状圆形,每棱槽内有油管1,合生面有油管2,棒状,胚乳腹面平直。花期8～9月,果期10月。

白 云 花

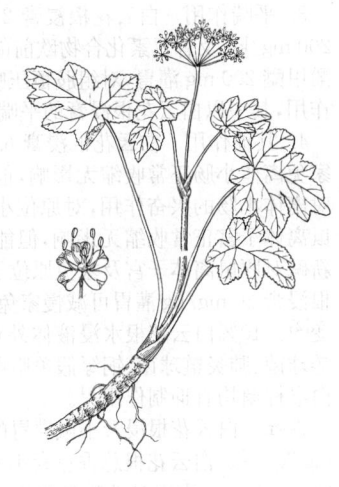

生于海拔2 000～2 200 m的山坡、沟边或稻田边。分布于云南、西藏等地。

【采收加工】 7～8月未开花时采挖,切片,晒干。

【药材】 白云花根 *Radix Heraclei Rapulae* 产于云南、西藏等地。

性状 本品完整者呈长圆柱形,多数已加工捶扁,不完整,有的有分枝。长短不一。根头部膨大,顶端有残留茎基及细环形的叶鞘残痕,表面淡棕黄色或棕褐色,有细纵纹、皮孔及须根痕。质脆，易折断，断面皮部白色，有淡红色斑点，木部淡黄色。气浓香，味苦辣。

鉴别 (1) 粉末特征：淡黄色。油室类圆形或椭圆形，多破碎，内有棕黄色内含物。导管网纹及具缘纹孔，木化。淀粉粒较多，多单粒，单粒类圆形，脐点呈人字形、叉状；复粒由2～5分粒组成。木纤维，壁稍厚，纹孔明显，木化。

(2) 取本品粗粉2 g，加乙醚20 ml，密闭，浸渍30 min后滤过。取滤液1～2 ml，置白瓷皿中，在室温挥发，有油滴状物，并有特异香气，加热时油滴状物逐渐减少(检查挥发油)。

(3) 取本品粗粉5 g，加甲醇约30 ml，在60～70 ℃浸渍约1 h，滤过。取滤液1 ml，加7%盐酸羟胺甲醇溶液与10%氢氧化钾溶液各3～4滴，加热至微沸，放冷，再加1%三氯化铁乙醇溶液2～3滴，显橙红色(检查香豆素)。

【成分】 根含香豆素类物质：欧芹酚甲醚(ostholce)，印度素(marmesin)[1]，欧前胡内酯(imperatorin)，异茴芹香豆素(isopimpinellin)，独活属醇(heraclenol)[1,2]，牻牛儿醇基补骨脂素(8-geranyloxypsoralen)，香柑内酯(bergapten)，花椒毒素(xanthotoxin)，花椒毒酚(xanthotoxol)，异独活内酯(isoheraclenin)，异栓翅芹醇(isogosferol)[2]等。

【药理】 1. 镇痛作用 白云花根总香豆素250 mg/kg、350 mg/kg灌胃，对小鼠热板法和化学(酒石酸锑钾)刺激引起疼痛反应有明显的镇痛作用，随剂量增加作用加强[1]。

2. 抗炎作用 白云花根总香豆素250 mg/kg灌胃对大鼠蛋清急性关节炎和甲醛慢性关节炎均有明显的抗炎作用[1]。

3. 平喘作用 白云花根浸膏240 mg/kg、白云花香豆素200 mg/kg及香豆素化合物欧前胡内酯200 mg/kg和欧芹酚甲醚200 mg灌胃，对组胺恒压喷雾所致豚鼠哮喘有平喘作用，其中以白云花根浸膏的平喘作用最好[2]。

4. 其他作用 白云花根浸膏6.6×10^{-5} g/ml对豚鼠及家兔离体小肠正常收缩无影响，但能对抗组胺或乙酰胆碱对离体小肠的兴奋作用，对原位小肠也有相同作用。对豚鼠离体子宫正常收缩无影响，但能对抗垂体后叶素或麦角新碱对豚鼠离体子宫及家兔原位子宫的兴奋作用。白云花根浸膏20 mg/kg灌胃可减慢家兔心率，但心电图无异常改变[2]。10%白云花根水浸液体外对金黄色葡萄球菌、乙型链球菌、肺炎链球菌、铜绿假单胞菌、肠炎杆菌、伤寒杆菌及白喉杆菌均有抑制作用[3]。

毒性 白云花根浸膏小鼠灌胃的LD_{50}为1 690.3±73.0 mg/kg[2]。白云花根总香豆素小鼠灌胃的LD_{50}为2 810±31 mg/kg[1]，中毒时动物先兴奋，后惊厥，呼吸先停，心脏最后停止于舒张期[1,2]。

【药性】《滇南本草》："味辛、苦，性温。阴中之阳也，行十二经。"

【功用主治】 祛风除湿，散瘀止痛，止咳平喘。主治风寒湿痹，腰痛，胃痛腹痛，牙痛，疝气疼痛，跌打瘀肿，感冒咳喘，白带，经闭腹痛。

1.《滇南本草》："疗诸风，角弓反张，表汗，除风寒湿痹，止周身筋骨疼痛，又治两胁、面寒疼痛。"

2.《云南中草药》："止咳平喘，除湿止痛，疏经活络。主治虚寒咳喘，腹痛，白带，风湿腰痛，跌打损伤。"

3.《中国民族药志》："治产后流血，子宫脱垂，疝气，乳腺炎。(苗族)"

【用法用量】 内服：煎汤，3～9 g；研末，每次1～1.5 g。外用：煎汤洗。

【宜忌】《云南中草药》："肺热咳喘忌服。"

【选方】 1. 治跌打损伤，风湿筋骨疼痛，肺虚喘咳，溃疡脓未尽 白云花根1.5～3 g，生嚼；或用姜汁炒后水煎服。

2. 治肾虚腰痛 鲜白云花根30～60 g(去皮)，配木香、生姜炖肉吃。(1、2方出自《昆明民间常用草药》)

3. 治背寒、面寒胀痛，止两胁、胃气胀疼，心口痛 独活二钱。新瓦焙为末，开水点烧酒服。(《滇南本草》)

4. 治慢性支气管炎，哮喘 白云花根粉3 g，地龙粉1.5 g，开水送服。(《红河中草药》)

5. 治产后流血、子宫脱垂，疝气，乳腺炎 白云花根1.5～3 g(研粉)。鸡蛋1个，生调为引服每服2～3次；也可用白酒、红糖为引服。(《中国民族药志》)

1502 白牛尾七 bái niú wěi qī
(《云南药用植物名录》)

【异名】 印度大黄(《中药形性经验鉴别法》)，山大黄(《中药材品种论述》)，牛尾七、大岩七(《云南药用植物名录》)。

【基原】 为蓼科大黄属植物藏边大黄的根及根茎。

【原植物】 藏边大黄 *Rheum emodi* Wall. [*R. australe* D. Don]

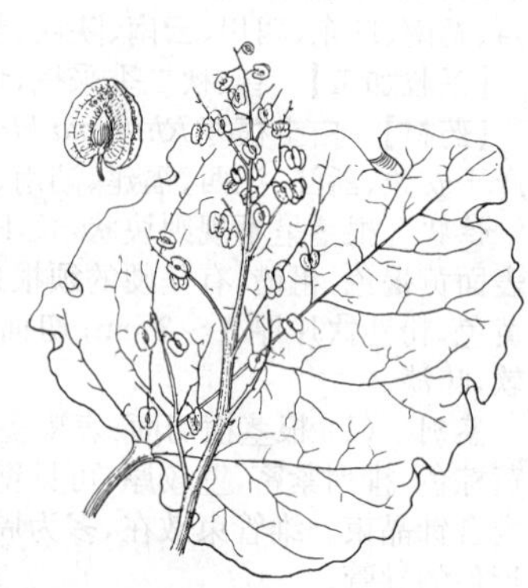

藏边大黄

多年生直立粗壮草本，高70～100 cm。根粗壮，有根状茎。基生叶宽卵形，长10～30 cm，宽15～25 cm，先端圆钝，基部心形，纸质，具5条基出脉，上面无毛，下面具柔毛，边缘具弱皱波，有长叶柄；茎生叶小；托叶鞘膜质，具短柔毛。花序圆锥状，大型，具2～3回分枝，密生硬毛及小突起；花被片6，成2轮，椭圆形，紫红色；花梗具小突起，中下部具关节；雄蕊9；花盘不发达；子房具3棱，花柱3。瘦果连翅成宽椭圆形或卵状椭圆形，顶端微凹，基部心形。

生于海拔3 200～4 300 m的山坡灌丛。分布于四川、云南、西藏等地。

【采收加工】 8～10月采挖根及根茎，切片，晒干。

【药材】 白牛尾七 *Radix et Rhizoma Rhei Emodi* 主产于西藏日喀则、山南、拉萨等地。

性状 根茎类圆锥形，根类圆柱形，长4～20 cm，直径1～5 cm。表面红棕色或灰褐色，具纵皱纹。断面形成层明显，射线密，无星点，棕红色。新断面淡蓝灰色带紫色。气微，味苦、微涩。

鉴别 (1) 根茎横切面与大黄不同点：无星点(异型维管束)散在，射线2～4列细胞。本品薄壁细胞含草酸钙簇晶和淀粉粒。

(2) 取本品粉末0.2 g，加甲醇2.0 ml，

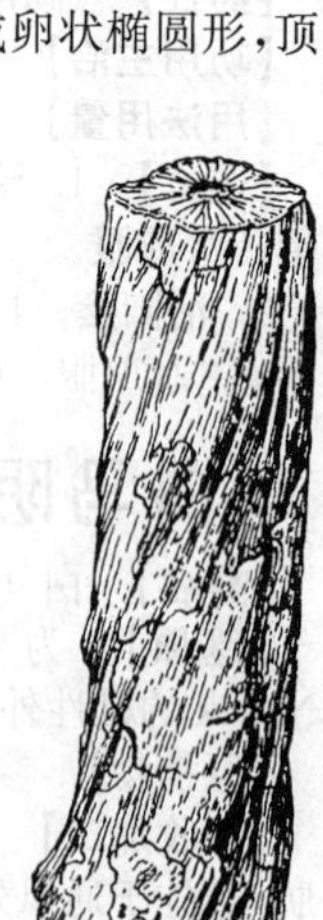

白牛尾七(根及根茎)外形

温浸约 10 min，放冷，取上清液 10 μl，点于滤纸上，以 45%乙醇展开，取出，晾干，放置 10 min，置紫外光灯（365 nm）下检视，显持久的亮紫色荧光；饮片显紫色荧光。

【成分】 牛尾七根及根茎含总蒽醌 5.94%，其中以大黄素（emodin），芦荟大黄素（aloe-emodin）及大黄酚（chrysophanol）为苷元的结合型蒽醌 5.66%，游离型 0.28%，还含食用大黄苷（rhapontin）及多量鞣质[1]。

【药理】 1. 致泻作用　较早报道认为本品无致泻作用[1,2]，近有报道认为本品也有较好致泻作用，其对小鼠 4 h 溏便和稀便的 ED_{50} 分别为 0.160 1 g/10 g（体重）和 0.373 2 g/10 g（体重），致泻强度显著低于正品大黄。但如以 4 h 溏便 ED_{50} 作为致泻速度的指标，则本品的致泻速度快于正品大黄（本品 80.1 min，正品 98～182.9 min）。如以同效剂量稀便率为指标进行比较，则与正品大黄无明显差异[3]。

2. 抗菌作用　本品浸液对金黄色葡萄球菌的抑菌浓度为 0.25%[2]，本品煎剂对金黄色葡萄球菌的最低抑菌浓度 MIC 为 250 mg/ml（纸片法）[3]。

3. 抗血小板聚集作用　本品水提取物对胶原诱导的人血小板聚集有一定程度的抑制作用，其 IC_{50} 为 2.45 mg/ml[4]。

4. 降血糖作用　四氧嘧啶造模后给提取得到的一种二苯乙烯苷 E 和给醇提物，血糖浓度均明显降低，且在实验给药的浓度下，苷 E 的降血糖作用优于醇提物[5]。

5. 其他作用　本品水提取物有一定程度抗超氧负离子自由基活性的作用[6]。本品也含蒽醌类成分大黄素和大黄酚[7]，其药理作用参见“大黄”条。

【药性】 《全国中草药汇编》：“苦、甘，寒。”

【功用主治】 《全国中草药汇编》：“清热解毒，止血，生肌。主治肺热咳嗽，咽喉痛，大便下血，痈肿疮毒，外伤出血。”

【用法用量】 内服：煎汤，9～15 g；或浸酒。外用：鲜品捣敷。

1503 白牛胆根 bái niú dǎn gēn（《泉州本草》）

【异名】 山白芷、土白芷（《生草药性备要》），小茅香（《分类草药性》），寻骨风、铁杆香（《四川中药志》），白面风根（《江西草药》）。

【基原】 为菊科旋覆花属植物羊耳菊 *Inula cappa* (Buch.-Ham.) DC. 的根。

【原植物】 参见“白牛胆”条。

【采收加工】 立夏后采挖，鲜用或晒干。

【药材】 白牛胆根 *Radix Inulae Cappae*　主产于广东、浙江、江西、福建、湖南、广西、贵州、四川、云南等地。

性状　根头部常残留短小地上茎。根呈圆柱形，有分枝，长 2～5 cm，直径 0.3～1.5 cm。表面灰黑色或黑褐色，有稀疏须根或须根脱落残痕。根皮薄，刮去表皮则呈灰褐色而有油性。质坚硬，切断面木质部灰黄色，有黄色油点散在，根头部中央有髓，呈海绵状。有特殊香气，用手刮擦根部嗅之气更香。味辛、微苦。

鉴别　根横切面：木栓层细胞扁平，8～10 余列，内含黄棕色物。皮层细胞 4～8 列，散列分泌腔；石细胞单个散在或成群，与纤维束相间排列成环。韧皮部偶有石细胞，形成层明显，木质部导管排列紧密，木射线细胞 2～4 列，类长方形，径向排列，中央为初生木质部。

【药性】 辛、甘，温。

1.《生草药性备要》：“味辛，性平。”

2.《分类草药性》：“性热。”

3.《江西草药》：“味酸、甘。”

4.《云南中草药》：“苦。”

【功用主治】 祛风散寒，化痰止咳，消肿止痛。主治风寒感冒，咳嗽，头痛，牙痛，胃痛，疝气，风湿痹痛，跌打损伤。

1.《生草药性备要》：“祛风痰，散热毒。治哮喘。”

2.《分类草药性》：“走表散寒，治咳嗽。”

3.《海南岛常用中草药手册》：“祛风行气，散寒，消肿止痛。主治感冒，偏正头痛，产后风痹，跌打肿痛。”

4.《江西草药》：“主治风湿关节痛，腰痛，牙痛，胃痛，上吐下泻，小儿疳积，还可治漏，白带，黄肿，疟疾。”

5.《云南中草药》：“行气活血，止血，解毒生肌。主治慢性肾炎，疝气，内脏出血，疮痈。”

6.《浙江药用植物志》：“消肿，解毒。治肺结核，肾炎水肿，乳腺炎，肠炎，月经不调，湿疹疮疖，毒蛇咬伤。”

【用法用量】 内服：煎汤，15～30 g。外用：研末撒敷，或鲜品捣敷。

【宜忌】 《广西民族药简编》：“忌吃酸、辣食物。”

【选方】 1. 治肺结核　羊耳菊根 60 g。猪排骨或青壳鸭蛋同炖服。（《福建药物志》）

2. 治头痛，牙痛　白面风根 21～30 g。水煎去渣，加鸡蛋（去壳）2 个，同煮，服汤食蛋。

3. 治胃痛　白面风根 15 g，铁扫帚根 9 g，黄毛茸草 12 g。水煎服。

4. 治风湿关节痛，腰痛　白面风根 30 g，黑豆 60 g。酒水各半煎服。（2～4 方出自《江西草药》）

5. 治痢疾　（白牛胆）鲜根 60 g（干根 30 g）。水煎，白痢加红糖，红痢加白糖调服，日 2～3 次。（《常用青草药选编》）

6. 治妇女崩漏　白牛胆根 60 g。切片，同小母鸡肉炒熟，再水煮，去渣，取汤及鸡肉内服。（《湖南农村常用中草药手册》）

7. 治小儿疳积　白面风根 60 g，猪肝 60 g。水炖，服汤食肝。（《江西草药》）

8. 治放射性皮炎　（白牛胆）根研细粉，外撒患处，或用煮沸过的植物油调匀涂敷患处。（《浙江药用植物志》）

1504 白毛藤根 bái máo téng gēn（《福建民间草药》）

【异名】 排风藤根（《贵阳民间药草》）。

【基原】 为茄科茄属植物白英 *Solanum lyratum* Thunb. 的根。

【原植物】 参见“白毛藤”根。

【采收加工】 7～10 月采挖，鲜用或晒干。

【药性】 苦、辛，平。

1.《四川中药志》1960 年版：“性平，味苦辛，无毒。”

2.《重庆草药》：“味甘，性平微寒。”

【功用主治】 清热解毒，消肿止痛。主治风火牙痛，头痛，瘰疬，痈肿，痔漏。

1.《分类草药性》：“治瘰疬，崩带，风火牙痛。”

2.《重庆草药》：“治头痛，流涕。”

【用法用量】 内服：煎汤，15～30 g。

【选方】 1. 治痔疮，漏管　（白毛藤）根，鲜的 30～45 g（干的 24～36 g），和猪大肠（洗净）500 g。清水同煎，饭前分两次吃下。（《福建民间草药》）

2. 治乳痈　排风藤根 30 g。酒、水各半煎服，取渣加酒糟调敷患处。（《贵阳民间药草》）

1505 白石榴花 bái shí liú huā（《四川中药志》）

【基原】 为石榴科石榴属植物白石榴或重瓣白花石榴的花。

【原植物】 1. 白石榴 *Punica granatum* L. cv. *albescens* DC.

落叶灌木或小乔木，高通常3～5 m，稀达10 m。枝顶常成尖锐长刺，幼枝具棱角，老枝近圆柱形。叶对生或簇生于短枝上；具短叶柄；叶片纸质，长圆状披针形，长2～9 cm，宽约1.5 cm，先端短尖、钝尖或微凹，基部短尖至稍钝形，上面光亮，侧脉稍细密。花白色，生枝顶；萼筒长2～3 cm，裂片卵状三角形；花瓣长1.5～3 cm，宽1～2 cm；雄蕊多数，花丝无毛，长达13 mm；子房下位，多室，花柱长超过雄蕊。浆果近球形，先端有宿存花萼裂片，皮厚。种子多数，具晶莹、多汁、味酸甜的外种皮。花期5～6月。

公园和风景区常有栽培。分布于我国南北各地。

2. 重瓣白花石榴 *P. granatum* L. cv. *multiplex* Sweet 又名：重瓣白石榴（《中药大辞典》）。

形态与白石榴相似，但花为重瓣。

本植物的根（白石榴根）亦供药用，另设专条。

【采收加工】 5～6月花盛开时采摘，置通风处晾干或晒干。

【药材】 白石榴花 *Flos Punicae Granati* 主产四川。

性状 干燥的花瓣多皱缩，呈黄色或棕黄色。完整者以温水浸泡后铺平观察，全体呈卵形，顶端钝圆，基部略窄，边缘常有破缺。自花瓣基部发出较粗大的主脉，侧脉细小，网状，均呈棕色。质柔软，薄而微透明。

【炮制】 1. 白石榴花 取原药材，除去杂质，筛去灰屑。

2. 白石榴花炭 取净白石榴花，置锅内，用文火加热，炒至表面焦黑色时，喷淋清水，再炒至水气逸尽，取出置适宜容器内，密盖，放凉。

饮片性状 白石榴花参见"药材"项。白石榴花炭，表面焦黑色，内部棕褐色。

贮干燥容器内，置阴凉干燥处，防蛀。白石榴花炭防复燃。

【药性】《四川中药志》1960年版："性温，味酸、甘、微涩，无毒；入肺经。"

【功用主治】 涩肠止血。主治久痢，吐血，衄血，带下。

1.《四川中药志》1960年版："能散郁结，止血；治肺痨吐血，下痢及衄血等症。"

2.《四川中药志》1979年版："止血，止痢，止带。用于咯血、衄血、痢疾、白带。"

【用法用量】 内服：煎汤，6～9 g，鲜品15～30 g。外用：研末吹鼻。

【选方】 1. 治鼻衄 白石榴花5 g，青蒿15 g，水灯心10 g，明矾1.5 g。水煎服。

2. 治白带多而清稀 白石榴花10 g，白鸡冠花15 g。水煎服。（1、2方出自《四川中药志》1979年版）

1506 白石榴根 bái shí liú gēn（《福建中草药》）

【基原】 为石榴科石榴属植物白石榴 *Punica granatum* L. cv. *albescens* DC. 和重瓣白花石榴 *Punica granatum* L. cv. *multiplex* Sweet 的根。

【原植物】 参见"白石榴花"条。

【采收加工】 9～12月挖取根部，切片，鲜用或晒干。

【成分】 根皮中含生物碱：石榴皮碱（pelletierine），N-甲基石榴皮碱（N-methylpelletierine），伪石榴皮碱（pseudopelletierine）[1]；黄酮类：槲皮素-3，4′-二甲醚-7-O-α-L-呋喃阿拉伯糖基（1→6）-β-D-吡喃葡萄糖苷〔quercetin-3，4′-dimethylether-7-O-α-L-arabinofuranosyl（1→6）-β-D-glucopyranoside〕，槲皮素（quercetin），蹄纹天竺素-3，5-二葡萄糖苷（pelargonidine-3，5-diglucoside），鞣花酸（ellagic acid）[2]，柚皮素-7-O-α-L-呋喃阿拉伯糖基（1→6）-β-D-葡萄糖苷4′-甲醚〔naringenin 4′-methyl ether-7-O-α-L-arabinofuranosyl（1→6）-β-D-glucopyranoside〕，圣草素-O-α-L-呋喃阿拉伯糖基（1→6）-β-D-吡喃葡萄糖苷〔eriodictyol-7-O-α-L-arabinofuranosyl（1→6）-β-D-glucopyranoside〕[3]。

【药性】 苦、涩，微温。

【功用主治】 祛风除湿，杀虫。主治风湿痹痛，蛔虫，绦虫，姜片虫病。

【用法用量】 内服：煎汤，鲜品15～30 g。

【选方】 1. 治风湿肢节疼痛 白石榴鲜根90 g，冰糖30 g。井水1大碗冲炖，分3次服。（《民间实用草药》）

2. 治前列腺炎 鲜白石榴根30 g。炖精猪肉吃。（《福建中草药》）

1507 白叶火草 bái yè huǒ cǎo（《云南思茅中草药选》）

【异名】 白背艾、火门艾、大叶艾、满山香、大白叶子火草（《云南思茅中草药选》）。

【基原】 为菊科千里光属植物白千里光的根或全草。

【原植物】 白千里光 *Senecio nagensium* C. B. Clarke〔*Synotis nagensium*（C. B. Clarke）C. Jeffrey et Y. L. Chen〕 又名：拿戛千里光（《广西药用植物名录》），锯叶尾药菊（《贵州植物志》）。

亚灌木，高约1.5 m。全株被白色茸毛。茎直立，白色。叶互生；叶柄长约1 cm，有毛；叶片倒卵形或椭圆状披针形，先端渐尖，基部阔楔形，边缘有粗锯齿，下面密被白色茸毛。由头状花序组成的总状花序，腋生或顶生；舌状花，管状花均为黄色，花瓣有较多的白毛；雄蕊5；子房无毛。瘦果，圆柱形，有棱，冠毛白色，较硬。花期9～11月。

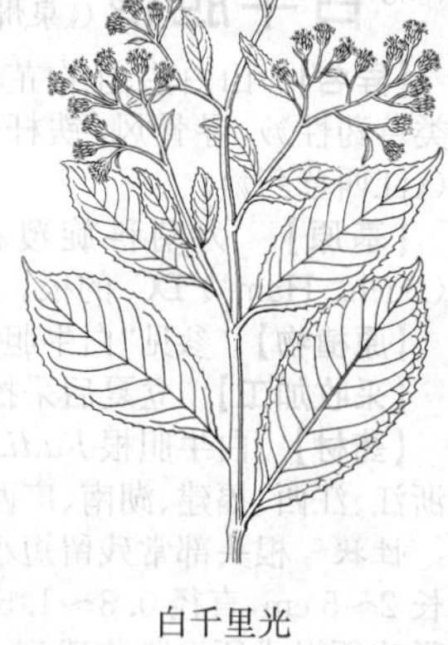

白千里光

生于山坡林沿、荒地灌木丛中。分布于广西、四川、贵州、云南等地。

【采收加工】 7～10月采收，晒干。

【药性】《全国中草药汇编》："淡，平。"

【功用主治】《全国中草药汇编》："清热，发表，定喘，驱虫。主治感冒高烧，尿赤尿闭，肾炎水肿，气管炎，支气管炎，哮喘。"

【用法用量】 内服：煎汤，15～30 g。

【选方】 治急性膀胱炎 白叶火草根配青蒿、木贼、猴子背巾、灯心草。水煎服。（《云南思茅中草药选》）

1508 白兰花叶 bái lán huā yè（《全国中草药汇编》）

【基原】 为木兰科含笑属植物白兰花 *Michelia alba*

D C. 的叶。

【原植物】 参见“白兰花”条。

【采收加工】 5～10 月采摘，鲜用或晒干备用。

【药性】 苦、辛，平。

1.《全国中草药汇编》：“苦、辛，微温。”

2.《福建药物志》：“苦、辛，平。”

【功用主治】 清热利尿，止咳化痰。主治淋症，小便不利，咳喘。

1.《全国中草药汇编》：“芳香化湿，利尿，止咳化痰。主治支气管炎，泌尿系感染，小便不利。”

2.《福建药物志》：“芳香辟秽，开胸散郁，除湿止咳。主治慢性支气管炎。”

【用法用量】 内服：煎汤，9～30 g。外用：鲜品捣敷。

【选方】 治老年慢性气管炎　白兰花叶、榕树叶各 30 g，地龙 4.5 g。制成丸剂，分 3 次服，10 d 为 1 个疗程。（《全国中草药汇编》）

【临床报道】 治疗慢性气管炎　白玉兰露〔取白玉兰茎叶 500 g，加水 1 000 g，经 2 次蒸馏，取蒸馏液（浓度 1∶4）125 g〕。方法一：每日顿服玉兰露 20 ml，10 d 为 1 个疗程。共治疗 83 例，结果：近期控制 24 例，显效 21 例，好转 23 例，有效率为 81.9%。方法二：每日顿服白玉兰露 20 ml，另用花生油 0.5 ml 作肺俞穴位注射，10 d 1 次。共治疗 25 例，结果：有效率为 88%。方法三：内服白玉兰露，配合口服了哥王片，每次 3 片，每日 3 次。治疗 120 例，结果：有效率为 77.5%。其治疗作用以镇咳、平喘较好，祛痰稍逊，也有一定消炎作用。部分患者在停药 3～6 个月后复发，但内服白玉兰露加穴位注射组的复发率较低[1]。

1509 白头翁花 bái tóu wēng huā（《纲目》）

【基原】 为毛茛科白头翁属植物白头翁 *Pulsatilla chinensis* (Bge.) Regel 的花。

【原植物】 参见“白头翁”条。

【采收加工】 播种后第二年 4 月中旬采收鲜花，及时晒干，防止霉变。

【药材】 白头翁花 *Flos Pulsatillae* 主产于吉林、黑龙江、辽宁、河北、山东、山西、陕西、江苏、河南、安徽等地。

性状　花直径 3～4 cm，萼片 6，瓣状，排列成内外 2 轮，带紫色，卵状长圆形，长 3～4 cm，宽 1～2 cm，背面密被柔毛；雄蕊多数，长约为萼片的 1/2，黄色；雌蕊多数，花柱丝状，密被白色长毛；花梗长短不一，有柔毛。气微，味稍苦。

【药性】 苦，寒。

【功用主治】 《纲目》：“疟疾寒热，白秃头疮。”

【用法用量】 内服：煎汤，3～6 g。外用：研末调敷。

1510 白花射干 bái huā shè gān（《植物名实图考》）

【基原】 为鸢尾科鸢尾属植物野鸢尾的根茎或全草。

【原植物】 野鸢尾 *Iris dichotoma* Pall.　又名：冷水丹（《植物名实图考》），射干茑尾（《东北植物检索表》），白射干（《中国高等植物图鉴》），二歧鸢尾（《中国植物学杂志》），搜山虎、金盏子花、歧花鸢尾、扇扇草（《内蒙古中草药》），金盏子花、白花鸢尾（《中药大辞典》）。

多年生草本，高 25～75 cm。根茎常呈不规则结节状，棕褐色或黑褐色。须根发达，粗而长，黄白色。叶基生或在花茎基部互生；叶片剑形，长 20～30 cm，宽 1.5～3 cm，灰绿色，先端尖，基部套褶状。花葶高 40～60 cm，花序生于分枝顶端；苞片 4～5 枚，膜质，绿色，边缘白色，披针形，内包 3～5 朵花；花蓝紫色或浅蓝色，有棕褐色斑点；子房下位，花柱分枝扁平，花瓣状，先端裂片狭三角形。蒴果圆柱形。种子暗褐色，椭圆形，有小翅。花期 7～9 月，果期 8～9 月。

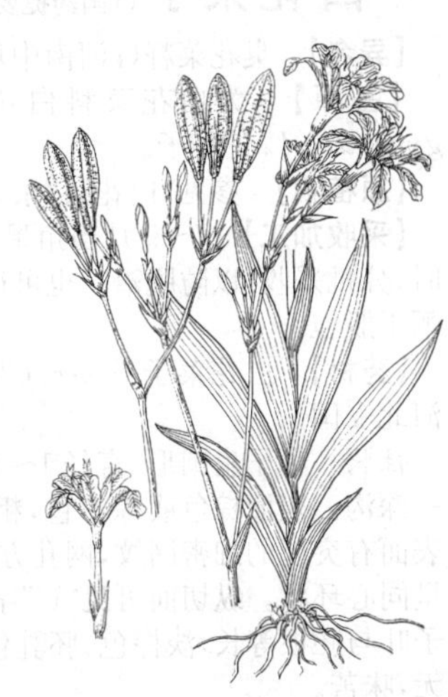

野鸢尾

生于砂质草地、山坡石隙等向阳干燥处。分布于华北、东北及江苏、安徽、江西、山东、河南、陕西、甘肃、青海、宁夏等地。

【采收加工】 4～6 月采收全草，9～10 月采收根茎，鲜用或切段晒干。

【药材】 白花射干 *Rhizoma seu Herba Iris Dichotomae* 产于东北、内蒙古等地。

性状　根茎呈不规则结节状。表面灰褐色，粗糙，可见圆形的茎痕或残留的茎基。须根细长弯曲，下部多已折断；表面黄棕色。有明显的纵皱纹及疏生的细根，有时可见纤细的绒毛。质软韧或硬而脆。横断面中央有小木心，木心与外皮间为空隙或黄白色皮层。臭微弱，味淡微苦。

【成分】 根茎含黄酮类：白射干素（dichotomitin）A，洋鸢尾素（irisflorentin），汉黄芩素（wogonin），3′-甲基鼠李素（rhamnazin）[1]，野鸢尾苷元（irigenin），鸢尾苷元（tectorigenin），鸢尾苷（tectoridin）[1,2]。

【药理】 1. 抗炎作用　白花射干对炎症早期和炎症晚期均有显著的抑制作用。乙醇提取物 22 g/kg 灌胃，对组胺、醋酸所致的小鼠皮肤或腹腔毛细血管通透性增高，巴豆油所致耳郭肿胀均有抑制作用。13 g/kg 灌胃，对大鼠的透明质酸酶或甲醛性足肿胀及棉球肉芽组织增生也均有明显的抑制作用[1]。

2. 解热作用　乙醇提取物 13 g/kg 灌胃，对皮下注射 15% 啤酒酵母所致的大鼠发热具有一定的解热作用[1]。

3. 其他作用　10% 的白花射干能抑制 8 个血凝单位的 A_1/京防 86-1（甲 1 型）流感病毒[1]。

毒性　乙醇提取物小鼠灌胃的 $LD_{50} > 66.78$ g/kg[1]。

【药性】 《内蒙古中草药》：“味苦，性寒，有小毒。”

【功用主治】 清热解毒，活血消肿，止痛止咳。主治咽喉、牙龈肿痛，痄腮，乳痈，胃痛，肝炎，肝脾肿大，肺热咳喘，跌打损伤，水田性皮炎。

1.《植物名实图考》：“行血，通关节。”

2.《内蒙古中草药》：“清热解毒，活血消肿。治咽喉肿痛，扁桃体炎，牙龈肿痛，肝炎，肝肿大，胃痛，乳腺炎。”

【用法用量】 内服：煎汤，3～9 g；或入丸、散，或绞汁。外用：鲜根茎切片贴或捣敷；或煎汤洗。

【宜忌】 脾虚便溏者禁服。

【选方】 1. 治咽喉肿痛　鸢尾 9 g。水煎当茶饮。

2. 治肝炎，胃痛　鸢尾 15～30 g。水煎服。

3. 治牙龈肿痛　鲜鸢尾根茎，捣汁内服，或将根茎切片，贴痛牙处。（1～3 方出自《内蒙古中草药》）

1511 **白花菜子** bái huā cài zǐ（《国药提要》）

【异名】 臭花菜籽(《河南中草药手册》)。

【基原】 为白花菜科白花菜属植物白花菜 *Cleome gynandra* L. 的种子。

【原植物】 参见"白花菜"条。

【采收加工】 7～9月当角果黄白色略干，种子呈黑褐色时，分批采收，以防脱落。也可待角果全部熟后，割取全株，晒干脱粒。

【药材】 白花菜子 *Semen Cleomes Gynandrae* 主产于河北安国。

性状 种子扁圆形，直径1～1.5 mm，厚约1 mm，边缘有一深沟。表面棕色或棕黑色，粗糙不平，于放大镜下观察，表面有突起的细密网纹，网孔方形或多角形，排列较规则或呈同心环状。纵切面可见"U"字形弯曲的胚，胚根深棕色，子叶与胚根等长，淡棕色，胚乳包于胚外，淡黄色，油质。气无，味苦。

鉴别 种子横切面：表皮细胞壁厚，呈乳头状突起或数个乳突连接成毛状，内含棕色色素，于横切面四周呈轮齿状；表皮下为色素层，细胞呈长条形，切向延长，略呈规则波状；其下方为1列石细胞，长条形，栅状径向排列；种皮内表皮为1～2列石细胞，切向延长排列。胚乳及胚全为薄壁组织，内含脂肪油等物质。

【成分】 白花菜种子含葡萄糖屈曲花素(glucoiberine)，白花菜(glucocapparine)，新葡萄糖芸薹素(neoglucobrassicin)[1]，葡萄糖芸薹素(glucobrassicin)[2]，醉蝶花素(cleomin)[3]。尚含脂肪油17.6%～25.0%，主要脂肪酸是亚麻酸(linolenic acid)53.82%，棕榈酸(palmitic acid)18.41%，油酸(oleic acid)15.39%，硬脂酸(stearic acid)8.07%，花生酸(arachidic acid)1.96%等[4]。

【药性】《纲目》："苦，辛，微毒。"

【功用主治】 祛风除湿，活血止痛。主治风湿关节肿痛，筋骨麻木酸痛，外伤瘀肿疼痛，骨结核，痔漏。

1.《天津中草药》："通血脉，消肿止疼。治风湿疼痛，损伤作痛，痔漏。"

2.《河北中草药》："除风散寒，活血通痹。用于风寒湿痹，筋骨麻木，腰腿酸痛，关节肿痛。并对外伤瘀血，痔漏等疾，亦有行瘀止痛的作用。"

3.《广西本草选编》："治骨结核。"

【用法用量】 内服：煎汤，9～15 g。外用：煎水熏洗，或研末调敷。

【选方】 1. 治骨结核 用白花菜种子研粉，与面粉加冷开水调成糊状，煮熟外敷。(《广西本草选编》)

2. 治跌打损伤 白花菜子15 g，透骨草30 g。煎水熏洗患处。

3. 治疟疾 白花菜子0.9～1.5 g，研细末，于发作前2～3 h用黄酒冲服。(2～3方出自《安徽中草药》)

4. 治消化不良 臭花菜籽15 g，野蔷薇果15 g。共研细面，炒鸡蛋吃。(《河南中草药手册》)

1512 **白花菜根** bái huā cài gēn（《中国药用植物图鉴》）

【基原】 为白花菜科白花菜属植物白花菜 *Cleome gynandra* L. 的根。

【原植物】 参见"白花菜"条。

【采收加工】 7～10月挖根，晒干。

【药性】 苦、辛，平。

【功用主治】 祛风止痛，利湿通淋。主治跌打骨折，淋证。

【用法用量】 内服：煎汤，9～15 g。

【选方】 1. 治骨折 白花菜根一条与鸡肉煎服，并以渣滓敷。(《台湾药用植物志》)

2. 治淋病 白花菜根以水、酒等量煎服。(《中国药用植物图鉴》)

1513 **白花蛇头** bái huā shé tóu（《纲目》）

【基原】 为蝰科蝮属动物尖吻蝮 *Agkistrodon acutus* (Güenther)的头部。

【原动物】 参见"蕲蛇"条。

【采收加工】 宰杀蕲蛇时，取其头部，晒干。

【药性】 甘、咸，温，有毒。

【功用主治】《纲目》："治癜风毒癞。"

【用法用量】 内服：入丸、散。外用：研末调敷。

【选方】 治紫癜风 白花蛇头二枚(酒浸，炙)，防风(去叉)、蝎梢(炒)各一两。上三味，捣罗为散。每服一钱匕，温酒调下。(《圣济总录》除风散)

1514 **白苏子油** bái sū zǐ yóu（《宝庆本草折衷》）

【基原】 为唇形科紫苏属植物白苏 *Perilla frutescens* (L.) Britt. 果实压榨出的脂肪油。

【原植物】 参见"白苏子"条。

【采收加工】 9～12月果实成熟时，割取地上部分，打下果实，晒干后压榨取油。

【成分】 紫苏苷(perilloside)E[1]。

【药性】《宝庆本草折衷》："味辛，温，无毒。"

【功用主治】《宝庆本草折衷》："破气，补中，通血脉，填精髓。""敷发则黑润，远胜麻油。"

【用法用量】 内服：水煎，3～5 g。外用：涂抹。

【宜忌】《宝庆本草折衷》："多食发心闷。"

1515 **白杨树皮** bái yáng shù pí（《新修本草》）

【异名】 白杨皮(《梅师方》)，山杨皮(《河北中草药》)。

【基原】 为杨柳科杨属植物山杨的树皮。

【原植物】 山杨 *Populus davidiana* Dode；[*P. tremela* L. var. *davidiana* (Dode) Schneid.] 又名：大叶杨(《植物名实图考》)。

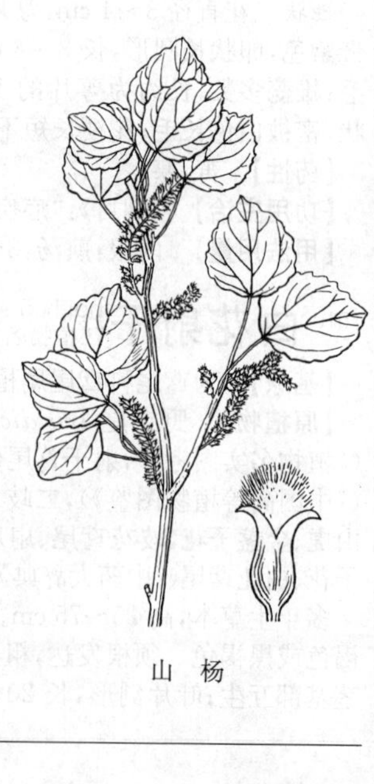

山 杨

乔木，高达25 m。树皮光滑，灰绿色或灰白色，老树基部黑色粗糙；树冠圆形。小枝圆筒形，光滑，赤褐色，萌枝被柔毛。芽卵形或卵圆形，无毛，微有黏质。叶互生；叶柄侧扁，长2～6 cm；叶三角状卵圆形或近圆形，长宽近等，长

3～6 cm。花序轴有疏毛或密毛；苞片棕褐色，掌状条裂，边缘有长毛；雄花序长5～9 cm，雄蕊5～12，花药紫红色；雌花序长4～7 cm；子房圆锥形，柱头2深裂，带红色。蒴果卵状圆锥形，有短柄，2瓣裂。花期3～4月，果期4～5月。

生于海拔1 200～3 800 m的山坡、山脊和沟谷地带，常形成小面积纯林或与其他树种形成混交林。分布于华北、东北、中南、西南、西北及西藏等地。

本植物的叶（白杨叶）、树枝（白杨枝）、根皮（白杨树根皮）亦供药用，另设专条。

【采收加工】 全年均可采收，但多在秋、冬季结合伐木时采收，趁鲜剥皮，晒干。

【炮制】 《雷公炮炙论》："凡使，以铜刀刮粗皮，蒸，从巳至未，出，用布袋盛，于屋东挂干用。"

【药性】 苦，寒。

1.《新修本草》："味苦，无毒。"

2.《日华子》："味酸，冷。"

3.《纲目》："苦，寒。"

【功用主治】 祛风活血，清热利湿，驱虫。主治风痹，脚气，扑损瘀血，痢疾，肺热咳嗽，口疮，牙痛，小便淋沥，蛔虫病。

1.《新修本草》："主毒风脚气肿，四肢缓弱不随，毒气游易在皮肤中，痰癖。"

2.《本草拾遗》："去风痹宿血，折伤血沥在骨肉间，痛不可忍，及皮肤风瘙肿。"

3.《纲目》："煎汤日饮，止孕痢；煎醋含漱，止牙痛；煎浆水入盐含漱，治口疮；煎水酿酒，消瘿气。"

4.《草木便方》："化痰，止咳喘满，祛风散郁，除肺热，清利肠胃。"

5.《全国中草药汇编》："凉血解毒，驱虫。治高血压病，肺热咳嗽，蛔虫病，小便淋漓。外用治秃疮疥癣。"

6.《河北中草药》："清热利湿，解毒杀虫。"

【用法用量】 内服：煎汤，10～30 g；或研末；或浸酒。外用：煎水含漱；或浸洗；或研末调敷。

【选方】 1. 治脚气偏废及一切风、缓风、手足拘挛　白杨东南面皮，去地三尺以上，去苍皮，勿令见风，细切，熬令黄赤色即止，纳不津器中，以酒浸，随皮多少，每令酒浸皮二三寸，乃以泥封。冬月二七日，春夏一七日，开饮。昼二夜一，随性多少，有酒气为度。病可者，饮至一石，若重者，乃至两石，以差为度。（《外台》）

2. 治齿疼　白杨树皮一握，细辛半两，以露蜂房半两。捣筛为散。每用三钱，以水一大盏，浸一宿，煎令三五沸，去滓，热含冷吐。（《圣惠方》白杨皮散）

3. 治疥癣　山杨皮（炒黑）、枯矾各等分。共研细末，香油调敷。（《河北中草药》）

4. 治项下瘿气　秫米三斗，炊熟，取圆叶白杨皮十两。勿令见风，切，水五升，煮取二升，渍曲末五两，如常酿酒。每旦一盏，日再服。（《外台》引崔氏方）

1516 白豆蔻壳 bái dòu kòu ké（《药性切用》）

【异名】 豆蔻壳（《饮片新参》）、白蔻衣（江苏）。

【基原】 为姜科豆蔻属植物白豆蔻 *Amomum kravanh* Pierre ex Gagnep. 的果壳。

【原植物】 参见"白豆蔻"条。

【药性】 《饮片新参》："味微辛。"

【功用主治】 《饮片新参》："理气，宽胸，止呕。力轻于蔻仁。"

【用法用量】 内服：煎汤，1.5～6 g，或入丸、散。

1517 白饭树根 bái fàn shù gēn（《南宁市药物志》）

【异名】 薏米蕰（《岭南采药录》），鱼眼根（《南宁市药物志》）。

【基原】 为大戟科叶底珠属植物白饭树 *Securinega virosa*（Roxb. ex Willd.）Baill. 的根。

【原植物】 参见"白饭树"条。

【采收加工】 全年可采，鲜用或晒干。

【成分】 根含生物碱：去甲一叶萩碱（norsecurinine）[1,2]，大麦芽碱（hordenine）[1]，白饭树碱（virosine）[3]，毒一叶萩碱（virosecurinine），白饭树碱醚（fluggeaineether），白饭树醇碱（fluggeainol）。还含三十一烷（hentriacontane），β-谷甾醇（β-sitosterol），算盘子酮醇（glochidonol）[4]。

【药性】 苦，凉。

【功用主治】 《广西民族药简编》："治白带，小儿水痘，跌打风湿。"

【用法用量】 内服：煎汤，15～30 g；或入酒剂。外用：煎水洗。

【选方】 1. 治白带、小儿水痘　白饭树根30～60 g。水煎服。

2. 治跌打风湿　白饭树根30～60 g，浸酒内服。（1、2方出自《广西民族药简编》）

1518 白沙虫药 bái shā chóng yào（《贵州草药》）

【异名】 痢药（《贵州草药》），方茎紫苏、鸡苏（《中国植物志》），假荨麻、烂脚草、臭蒿子（《云南中药资源名录》）。

【基原】 为唇形科香茶菜属植物黄花香茶菜的全草。

【原植物】 黄花香茶菜 *Rabdosia sculponeata*（Vaniot）Hara［*Plectranthus scolponeatus* Vaniot；*Isodon sculponeatus*（Vaniot）Kudo］

多年生草本，高0.5～2 m。茎被稀疏平展的白色糙硬毛及密的短柔毛。叶对生；叶柄长1.5～7 cm；叶片宽卵状心形或卵状心形，长3.5～10.5 cm，上面被白色卷曲疏柔毛，下面网脉上被白色平展长柔毛，其余部分被黄色小腺点。聚伞花序顶生，有花9～11，稀腋生；苞片叶状；花萼钟状，果时下部囊状增大，外疏被白色糙硬毛，齿5，三角状卵形，近相等，与萼筒等长；花冠黄色，上唇内具紫斑，筒几不超出萼，檐部二唇形；雄蕊及花柱均内藏。小坚果卵状三角形，具不明显锈色小疣。花期8～10月，果期10～11月。

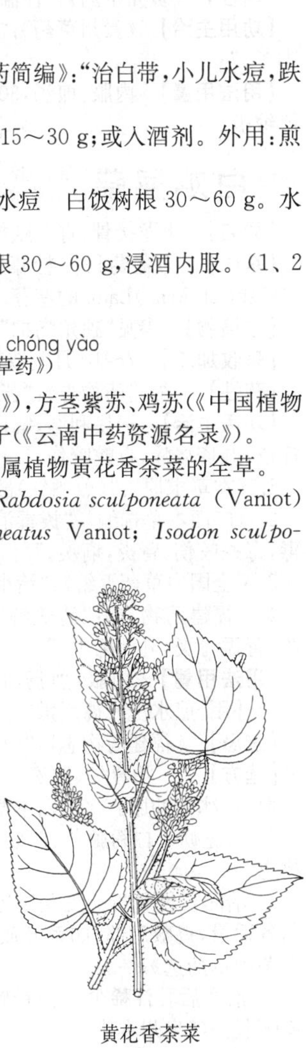

黄花香茶菜

生于草地或灌丛。分布于广西、四川、贵州、云南及陕西。

【采收加工】 7～10月采收，鲜用或晒干。

【成分】 茎叶中含黄花香茶菜素(sculponeatin)A、B、C,延命草素(enmein)即黄花香茶菜素(sculponeatin)D和大萼变型甲素(macrocalyxoformin)A[1,2]。

【药理】 1. 抗菌作用　白沙虫药乙醇提取物中分离得到的大萼变型甲素、黄花香茶菜素B、延命草素对金黄色葡萄球菌、弗氏痢疾杆菌、枯草杆菌有较强抑菌作用;其中黄花香茶菜素B作用最强,对上述细菌试管法测得最低抑菌浓度(MIC)为62.5 μg/ml;大萼变型甲素的MIC为125 μg/ml[1,2]。

2. 抗癌作用　白沙虫药中的黄花香茶菜素C对小鼠白血病P_{388}有效,为抗癌活性成分[3]。

3. 抗氧化作用　黄花香茶菜素40 μmol/L、80 μmol/L、160 μmol/L抑制铁-半胱氨酸引起的肝线粒体丙二醛形成,并呈剂量依赖关系,160 μmol/L抑制肝线粒体膜流动性下降[4]。

【药性】 《贵州草药》:"性温,味辛。"

【功用主治】 《贵州草药》:"理气利湿,解毒。治痢疾,烂脚丫。"

【用法用量】 内服:煎汤,30~60 g。外用:研末调敷;或捣绒敷。

1519 白鸡屎藤 bái jī shǐ téng (《本草求原》)

【异名】 飞龙接骨、青龙跌打(《云南思茅中草药选》)。

【基原】 为葡萄科白粉藤属植物白粉藤 *Cissus repens* (Wight et Arn.) Lam.的茎藤。

【原植物】 参见"独角乌桕"条。

【采收加工】 7~10月割取茎藤,切段,晒干或鲜用。

【药性】 《福建药物志》:"苦、微酸,寒。"

【功用主治】 清热利湿,解毒消肿。主治湿热痢疾,痈肿疔疮,湿疹瘙痒,毒蛇咬伤。

1.《本草求原》:"(煎酒饮)散毒消肿,治小肠气。"

2.《广西本草选编》:"拔毒消肿。主治痰火瘰疬,痈疮肿毒,毒蛇咬伤,肾炎,痢疾。"

3.《全国中草药汇编》:"治小儿湿疹。"

4.《福建药物志》:"清热解毒,消肿通乳。主治痢疾,久咳,肾盂肾炎,乳汁稀少。"

【用法用量】 内服:煎汤,10~15 g,鲜品倍量;或绞汁饮。外用:煎水洗或捣烂敷。

【宜忌】 《福建药物志》:"孕妇禁服。叶不可内服。"

【选方】 1. 治肾炎、痢疾　白粉藤鲜茎(去汁)9~15 g,水煎,加冰糖冲服。(《广西本草选编》)

2. 治瘰疬　白粉藤茎、白蔹各30 g。水煎服。(《福建药物志》)

3. 治闭合性骨折　飞龙接骨、蚕豆七、绿葡萄、胡椒或酒药各适量,捣敷患部;如系开放性骨折,去后二药。(《云南思茅中草药选》)

4. 治产后乳汁稀少　白粉藤鲜藤适量,捣绞取汁,和米煮粥服。(《泉州本草》)

5. 治久咳　白粉藤茎、百合各15 g。水煎服。(《福建药物志》)

1520 白枪杆根 bái qiāng gǎn gēn (《文山中草药》)

【基原】 为木犀科梣属植物白枪杆 *Fraxinus malacophylla* Hemsl.的根。

【原植物】 参见"白枪杆"条。

【采收加工】 10~12月采挖,切片,鲜用或晒干。

【药材】 白枪杆根 *Radix Fraxini Malacophyllae* 主产于云南省。

性状　根多切成不规则横切片,呈椭圆形,直径2~6 cm。外皮黄褐色或红棕色,木心黄白色。气微,味苦、微涩。

【药性】 苦,寒。

【功用主治】 《云南中草药》:"泻下通便。治便秘。"

【用法用量】 内服:煎汤,10~15 g,鲜品加倍;或研末,3~6 g。

【宜忌】 《云南中草药》:"久泻、气虚者忌服。"

1521 白刺花叶 bái cì huā yè (《贵州草药》)

【异名】 苦刺枝叶(《四川中药志》)。

【基原】 为豆科槐属植物白刺花 *Sophora davidii* (Franch.) Kom. ex Pavol.的叶。

【原植物】 参见"白刺花根"条。

【采收加工】 6~10月采收嫩叶,鲜用或晒干。

【成分】 叶中含生物碱:槐根碱(sophocarpine),槐根碱N-氧化物(sophocarpine N-oxide)[1,2];还含香叶木苷(diosmin)[3]。

【药性】 《四川中药志》1979年版:"苦,微寒。"

【功用主治】 《四川中药志》1979年版:"清热解毒,凉血止血。用于热证出血,痈肿疔毒。"

【用法用量】 内服:煎汤,9~15 g。外用:捣敷,或研末调敷。

【选方】 1. 治鼻衄　苦刺枝叶15 g,白茅根30 g。水煎服。治便血,加苦参10 g。(《四川中药志》1979年版)

2. 治痈疮肿毒、疥、癞　白刺花叶尖适量。捣敷患处。(《河北中草药》)

3. 治烫伤　苦刺枝叶晒干,研末,麻油调敷。(《四川中药志》1979年版)

1522 白刺花果 bái cì huā guǒ (《河北中草药》)

【基原】 为豆科槐属植物白刺花 *Sophora davidii* (Franch.) Kom. ex Pavol.的果实。

【原植物】 参见"白刺花根"条。

【采收加工】 6~8月果实成熟时采收,晒干。

【药性】 《河北中草药》:"苦,凉。"

【功用主治】 《全国中草药汇编》:"理气消积。主治消化不良,胃痛,腹痛。"

【用法用量】 内服:煎汤,3~6 g;或研末。

1523 白刺花根 bái cì huā gēn (《植物名实图考》)

【基原】 为豆科槐属植物白刺花的根。

【原植物】 白刺花 *Sophora davidii* (Franch.) Kom. ex Pavol. [*S. viciifolia* Hance] 又名:白花刺(《贵州草药》),苦刺花(《文山中草药》),狼牙刺、苦刺、苦刺枝(《四川中药志》),白刻刺、铁马胡梢(《拉汉种子植物名称》)。

灌木,高1~2.5 m。树皮灰褐色,多疣状突起,枝条棕色,近于无毛,具锐刺。奇数羽状复叶,互生,长4~6 cm;小叶11~21枚,椭圆形或长卵形,长5~8 mm,宽4~5 mm,先端圆,微凹而具小尖,基部近圆形,全缘,两面疏被白色平伏的短柔毛。总状花序生于小枝顶端；花疏生而下弯，约6～12朵，白色或蓝白色，有短花梗；萼钟状，5浅裂，紫蓝色，密生短柔毛；花冠蝶形，旗瓣匙形，反曲，龙骨瓣2瓣分离，基部有锐耳；雄蕊10，离生；心皮纤细，有毛。荚果细长，串珠状，有长喙，密生白色柔毛。种子1～7颗，椭圆形。花期3～5月，果期6～8月。

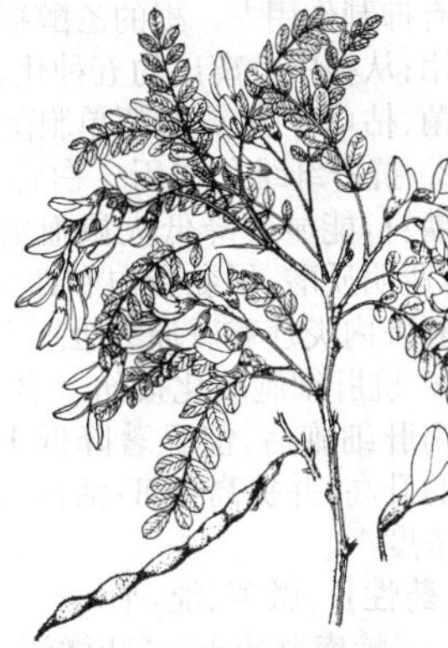
白刺花

生于山坡路旁灌木丛中或草坡。分布于西南及河北、江苏、浙江、河南、湖北、广西、陕西、甘肃等地。

本植物的花(白刺花)、叶(白刺花叶)、果实(白刺花果)亦供药用，另设专条。

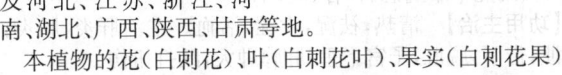

【栽培】 生物学特性　生态适应性广，海拔高度850～2 500 m，耐干旱、耐贫瘠、耐火烧、耐践踏、耐割刈，根系深而强大，具固氮能力，萌蘖能力强，保持水土，改良土壤，为营造生物围栏及绿化造林的先锋树种。

繁殖方法　育苗造林。在造林的当年3月育苗，种子用沸开水浸泡催芽，发胀后播入营养袋中，雨季可出圃造林。

【采收加工】 7～10月挖根，切片，晒干。

【成分】 含酚类成分：davidiolsA-D，勒奇黄烷醇(leachianone)A，砂生槐黄烷酮(sophoraflavanones)G、H、I，宫部苔草酚(miyabenol)C，α-葡萄素(α-viniferin)，ε-葡萄素(ε-viniferin)[1, 2]。

【药性】 苦，凉。

1.《贵州草药》："性平，味苦。"

2.《河北中草药》："苦，凉。"

【功用主治】《全国中草药汇编》："清热解毒，利湿消肿，凉血止血。主治喉炎，肺炎，痢疾，膀胱炎，水肿，衄血，血尿，便血。"

【用法用量】 内服：煎汤，9～15 g。外用：捣敷。

【选方】 1. 治便血　白刺花根、苦参各9 g。煨水服。(《贵州草药》)

2. 治喉炎　苦刺枝根15 g，夏枯草15 g，山豆根10 g。水煎服。(《四川中药志》1979年版)

1524 白鱼尾果 bái yú wěi guǒ (《闽东本草》)

【基原】 为醉鱼草科醉鱼草属植物亚洲醉鱼草 *Buddleja asiatica* Lour. 的果实。

【原植物】 参见"白鱼尾"条。

【采收加工】 3～12月采收成熟的果实，鲜用或晒干。

【药性】 苦，平。

【功用主治】《福建药物志》："治小儿疳积。"

【用法用量】 内服：煎汤，10～30 g。

【选方】 治小儿蛔疳　白鱼尾果实30 g。水煎后去渣，加米煮稀饭，连服3～4次。(《闽东本草》)

1525 白屈菜根 bái qū cài gēn (《陕西中草药》)

【异名】 小人血七(《陕西中草药》)。

【基原】 为罂粟科白屈菜属植物白屈菜 *Chelidonium majus* L. 的根。

【原植物】 参见"白屈菜"条。

【采收加工】 5～7月采挖，阴干。

【成分】 白屈菜根含有地上部分除左旋金罂粟碱α-甲羟化物及左旋金罂粟碱β-甲羟化物以外的所有生物碱(参见"白屈菜")，还含有木兰花碱(magroflorine)，二氢血根碱(dihydrosanguinarine)，二氢白屈菜红碱(dihydrochelerythrine)，二氢白屈菜玉红碱(dihydrochelirubine)，二氢白屈菜黄碱(dihydrochelilutine)，N-去甲基-9，10-二氢氧化血根碱(N-demethyl-9，10-dihydrooxysanguinarine)，白屈菜黄碱(chelilutine)，白屈菜定(chelamidine)，白屈菜胺(chelamine)[1~3]，内消旋白屈菜默碱(meso-chelidimerine)[4]等生物碱；甾体成分：α-菠菜甾醇(α-spinosterol)，麦角甾醇(ergosterol)[5]，皂苷[6]。

【药性】《陕西中草药》："味苦，涩，性温。"

【功用主治】《陕西中草药》："破瘀消肿，止血止痛。治劳伤瘀血，月经不调，痛经，消化性溃疡，蛇咬伤。"

【用法用量】 内服：煎汤，3～6 g。

【选方】 1. 治劳伤　白屈菜根3 g，嚼服，冷开水送下。

2. 治月经不调，痛经　白屈菜根3 g，甜酒煎服。(1、2方出自《陕西中草药》)

1526 白背三七 bái bèi sān qī (《云南中草药》)

【异名】 大肥牛(《广州植物志》)，土生地、白仔菜药、散血姜(《广西药用植物图志》)，土田七(《广西中药志》)，白血皮菜、胡豆七、胖儿草(《四川常用中草药》)，大绿叶、接骨丹(《云南中草药选》)，鸡菜、白番苋、白红菜、疔拔(《全国中草药汇编》)，叉花三七(《宜宾中草药植物名录》)。

【基原】 为菊科三七草属植物白子菜的全草。

【原植物】 白子菜 *Gynura divaricata* (L.) DC. [*G. ovalis* DC.; *G. pseudo-china* (L.) DC.]

多年生草本，高30～50 cm。根茎块状，坚实，具多数细长须根。茎圆柱形，常带紫红色，被白色柔毛。单叶互生，多聚生于茎的下部，稍厚，略带肉质；茎下部叶长圆状椭圆形或披针形、卵形，有短叶柄；茎上部叶的边缘有时作不规则的羽状分裂，无叶柄。头状花序排列成扩展的伞房花丛；总苞1列，总苞片膜质，总苞基部有数枚小苞片；小花全为管状花，冠管上部膨大，先端5齿裂；雄蕊5；花柱先端分成2条，有细长钻形附器。瘦果深褐色；冠橙黄色，花毛多数，白色。花期5～6月，果期8～11月。

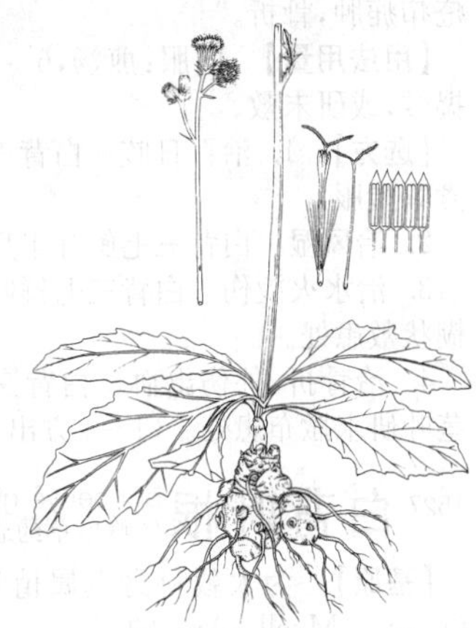
白子菜

生于山野疏林下或栽培于农舍附近田边地角上。分布于浙江、广东、广西、四川、贵州及云南、台湾等地。

【栽培】 生物学特性　喜冷凉，喜生于潮湿的林荫下，在华南地区冬季植株可安全越冬，以土层肥厚、排水良好的土壤为宜。

繁殖方法　育苗移栽。四季均可种植，以4～9月为佳。苗地育苗时，选择疏松、肥沃、排水良好的土壤，充分翻土晒土，并施入少量腐熟的堆肥，掺匀后起畦，平整畦面，土表层颗粒要细小，畦面龟背形。扦插育苗时，从植株茎部剪取插条，每条带2～3个节，用萘乙酸或吲哚乙酸浸后插入土中，扦插后淋足水分，晴日每日2～3次，阴日1～2次。枝条生根成活后即可移栽。双行植，株距20～30 cm，每亩植4 000～5 000株。定植后及时淋缓苗水。

田间管理　植株生长前期适当进行中耕除草，在植株封行前进行，离根远处宜深耕，近处宜浅耕，中耕时锄松沟底和畦两侧。加强追肥，定植后4～6 d薄施速效性氮肥1次，植株封行前再重施肥1次，用复合肥结合培土施入行间，以后每收获1次施复合肥1次。注意勿缺水、积水。夏秋季要注意覆盖遮荫，也可与其他高大作物间套种。

【采收加工】 全年均可采收，鲜用或晒干。

【药材】 白背三七 *Herba Gynurae Divaricatae* 产于广西、广东、四川、贵州、云南等地。

性状　根茎块状，具细长须根。茎圆柱形，棕紫色，被短毛。叶互生，多皱缩，完整叶片呈长卵形至长圆状倒卵形，先端钝或短尖，基部有时有两耳，叶缘具不规则缺刻及锯齿，上下表面均具柔毛。有时可见头状花序或总苞。瘦果深褐色，冠毛白色。气微，味淡。

【药性】 辛、淡，平。

1.《广西中药志》："味淡，性平，无毒。"

2.《云南中草药》："咸、微辛，寒，有毒。"

3.《浙江药用植物志》："淡、微苦，温。"

【功用主治】 清热，活血，止血。主治咳嗽，疮疡，烫火伤，跌打损伤，风湿痛，崩漏，外伤出血。

1.《云南中草药》："清热消炎，舒筋活络。"

2.《浙江药用植物志》："润肺，止血，活血祛瘀。主治气管炎，肺结核，血崩，风湿痹痛，外伤出血，烫伤，跌打损伤，疮疖痈肿，骨折。"

【用法用量】 内服：煎汤，6～15 g；或浸酒。外用：鲜品捣敷；或研末敷。

【选方】 1. 治百日咳　白背三七茎6～9 g。红糖为引，煮鸡蛋服。

2. 治风湿　白背三七鲜叶半斤。炒鸡蛋吃。

3. 治水火烫伤　白背三七鲜叶，捣烂加白糖适量。拌成糊状敷患处。

4. 治骨折，外伤出血　白背三七根适量，泡酒服。外用茎叶研末撒布患处。（1～4方出自《云南中草药》）

1527 白背叶根 bái bèi yè gēn（《岭南草药志》）

【基原】 为大戟科野桐属植物白背叶 *Mallotus apelta* (Lour.) Muell. -Arg. 的根。

【原植物】 参见"白背叶"条。

【采收加工】 9～10月采挖，鲜用，或切片晒干。

【成分】 根含熊果酸乙酸酯(ursolic acid acetate)，古柯二醇-3-乙酸酯(erythrodiol-3-acetate)，β-谷甾醇(β-sitosterol)，2β，29-二羟基羽扇烷(2β，29-dihydroxylupane)[1，2]，白背叶氰碱(malloapeltine)，白背叶脑苷(mallocerebroside)，白背叶酰胺(malloceramide)，4，5，4′-三甲基并没食子酸(4，5，4′-trimethyl ellagic acid)，白背叶素(malloapeltin)，胡萝卜苷(daucosterol)[2]。

【药理】 1. 抗菌作用　白背叶根水煎剂对金黄色葡萄球菌有抑制作用[1]。根的乙醇提取物对志贺痢疾杆菌有抑制作用；从根中分离出的五种化合物对金黄色葡萄球菌、大肠杆菌、枯草杆菌、铜绿假单胞菌均有不同程度的抑制作用[2]。

2. 抗肝纤维化作用　白背叶根水煎液给致肝纤维化大鼠灌胃，能显著降低大鼠血清中球蛋白、丙氨酸氨基转移酶、透明质酸、层黏蛋白和四型胶原的水平，高剂量还能减轻肝脏内炎症和胶原纤维增生程度[3]。

3. 抗肝细胞氧化损伤　含白背叶根提取液的大鼠血清作用肝细胞后，能显著降低 H_2O_2 引起的NO和MDA水平的升高，并提高SOD活性，显著降低肝细胞悬液中ALT的浓度[4]。

【药性】 微苦、涩，平。

1.《岭南草药志》："味微涩、微苦，性平。"

2.《湖北中草药志》："甘、淡，平。"

【功用主治】 清热，祛湿，收涩，活血。主治肝炎，肠炎，淋浊，带下，脱肛，子宫下垂，肝脾肿大，跌打扭伤。

1.《岭南草药志》："收涩固脱。"

2. 广州部队《常用中草药手册》："舒肝活血，清热去湿。主治慢性肝炎，脾脏肿大，肠炎腹泻，脱肛，子宫下垂。"

3.《广西中草药》："散瘀消肿，止血止痛。主治白带，淋浊，疝气，产后风瘫，刀伤出血，疮疖。"

4.《全国中草药汇编》："柔肝活血，健脾化湿。主治肝脾肿大，妊娠水肿。"

5.《福建药物志》："清热平肝。治肝炎，胃痛，风湿关节痛，腮腺炎，结膜炎，目翳，跌打损伤。"

6.《湖北中草药志》："益气健脾，清热利湿。用于便血，扁桃体炎，狂犬病等症。"

【用法用量】 内服：煎汤，15～30 g。外用：研末撒；或浸酒搽；或煎水洗。

【选方】 1. 治急、慢性肝炎　白背叶鲜根30～60 g。水煎服，或加猪肝30～60 g，同炖服。（《福建药物志》）

2. 治痢疾，肠炎　白背叶根、地锦草各30 g，焦山楂15 g。煎服。（《安徽中草药》）

3. 治淋浊　白膜树根15 g，茯神12 g，茯苓9 g。煎水空腹服。

4. 治妇人白带　白帽顶15 g，海螵蛸9 g，鸡冠花9 g。煎水冲酒服。

5. 治脱肛及便后下血　白鹤树根适量。煮大肠头食之，连服数次则愈。

6. 治脾脏肿大　白背叶根60 g，猪胰1条。水煎，每日服1次。

7. 治跌打　白帽顶根、三桠苦根。酒浸，内服，外擦。（3～7方出自《岭南草药志》）

8. 治狂犬病　白背叶根60～90 g，紫竹根30 g。水煎服，每日1剂，连服7 d。（《湖北中草药志》）

1528 白骨走马 bái gǔ zǒu mǎ（《广西本草选编》）

【异名】 绒果海木(《广西本草选编》)。

【基原】 为楝科鹧鸪花属植物茸果鹧鸪花的根、叶、果实。

【原植物】 茸果鹧鸪花 *Trichilia sinensis* Bentv. [*Heynea velutina* How et T. Chen]　又名：绒果鹧鸪花(《贵州植物志》)。

灌木，高1～3 m。幼枝被黄色柔毛，后变无毛。奇数羽状复叶互生；复叶长13～30 cm；叶柄长5～9 cm，叶柄及总轴均被开展的黄色柔毛；小叶通常7枚；叶片长椭圆形至披针形，先端长渐尖至近尾状，基部楔形，下面被长柔毛；侧脉8～9对，纤细。花小，两性，圆锥花序具长梗，略短于叶，被黄色柔毛；花白色；花萼杯状，5齿裂，裂齿卵状三角形；花瓣5，长圆形；雄蕊管略短于花瓣，10深裂，裂片复2裂几至基部，管内面近口部有髯毛；子房被绒毛，柱头圆锥形，2裂。蒴果近球形，被黄色绒毛和有极密的横线条。种子近球形，黑紫色或黑色，有光泽。花期4～9月。

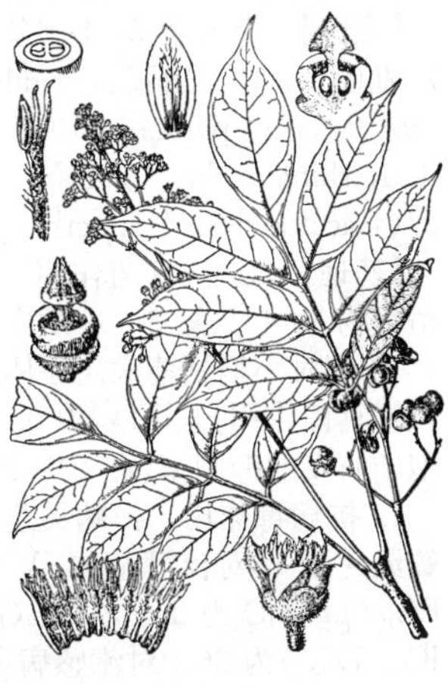

茸果鹧鸪花

生于低海拔森林或灌木林中。分布于广东、广西、海南、贵州等地。

【采收加工】 全年均可采根，切片，晒干；4～6月采叶，鲜用或晒干；9～12月果实将成熟时采摘，晒干。

【药性】《广西本草选编》："味苦，性寒，有小毒。"

【功用主治】《广西本草选编》："杀虫止痒，燥湿，止血。"

【用法用量】 内服：煎汤，5～10 g。外用：煎水洗；或捣烂敷；研末撒或调涂。

【宜忌】 孕妇慎服。

【选方】 1. 治蛔虫症腹痛　白骨走马根皮9～15 g，或用果6～9 g。水煎服。

2. 治下肢溃疡，慢性骨髓炎，疥疮湿疹　白骨走马根皮或叶，水煎外洗，或研粉调茶油外涂。

3. 治外伤出血　白骨走马鲜嫩叶捣烂外敷，或用干叶研粉撒患处。（1～3方出自《广西本草选编》）

1529 白荷花露 bái hé huā lù （《纲目拾遗》）

【异名】 白莲花露（《随息居饮食谱》）。

【基原】 为睡莲科莲属植物莲 *Nelumbo nucifera* Gaertn. 的花蕾蒸馏所得的芳香水。

【原植物】 参见"莲子"条。

【功用主治】 清暑，凉营。治中暑，烦热口渴，喘咳，痰血。

1.《金氏药帖》："治喘嗽不已，痰中有血。"

2.《广和堂帖》："止血，消瘀，消暑，安胎。"

3.《随息居饮食谱》："清心涤暑凉营。"

4.《中药成方配本》："清暑解热，治烦热口渴。"

【用法用量】 内服：炖温，饮60～120 g。

1530 白桂木根 bái guì mù gēn （《岭南采药录》）

【异名】 将军树根（江西《草药手册》）。

【基原】 为桑科桂木属植物白桂木 *Artocarpus hypargyreus* Hance的根。

【原植物】 参见"桂木干"条。

【采收加工】 全年可采，切片，晒干。

【药性】《全国中草药汇编》："甘、淡，温。"

【功用主治】《全国中草药汇编》："祛风利湿，止痛。主治风湿关节痛，腰膝酸软，胃痛，黄疸。"

【用法用量】 内服：煎汤，15～30 g；或浸酒。

1531 白透骨消 bái tòu gǔ xiāo （《陕西草药》）

【异名】 透骨消、连钱草、活血丹、见肿消（《华山药物志》）。

【基原】 为唇形科活血丹属植物白透骨消的全草。

【原植物】 白透骨消 *Glechoma biondiana* (Diels) C. Y. Wu et C. Chen

多年生草本，高15～30 cm。全株被有具节长柔毛。匍匐茎着地生根，茎四棱形。叶对生；叶柄被有长柔毛；叶片心形，长2～4.2 cm，宽1.9～3.8 cm，基部心形，边缘具圆锯齿。轮伞花序，常具3花；小苞片线形，具缘毛；花萼筒状，外面被柔毛，萼齿5，上唇3齿，较长，下唇2齿，稍短，先端芒状，具缘毛；花冠钟形，粉红或淡紫色，上唇宽卵形，先端凹入，下唇伸长，3裂，中裂片最大，扇形，先端微凹，两侧裂片卵形；雄蕊4，内藏，花药2室；子房4裂，花柱与上唇等长，柱头2裂；花盘杯状，前方呈指状膨大。坚果小，长圆形，深褐色，有小凹点。花期4～5月，果期5～6月。

生于海拔1 000～1 700 m的溪边、林缘阴湿肥沃土上。分布于陕西南部秦岭一带。

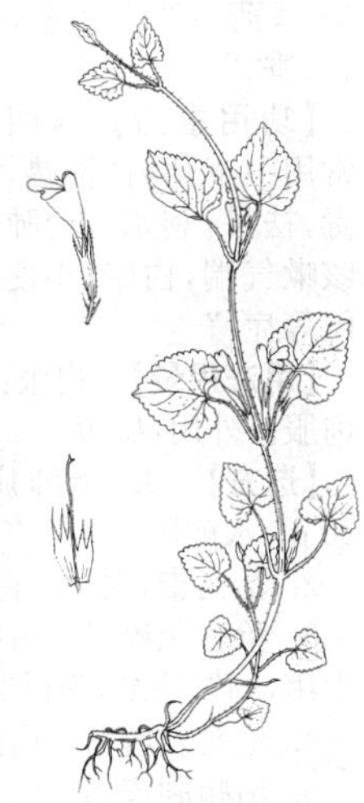

白透骨消

【采收加工】 5～7月采收，晒干。

【药性】《秦岭巴山天然药物志》："辛，温。"

【功用主治】《秦岭巴山天然药物志》："活血通络。主治感冒咳嗽，风湿麻木，筋骨疼痛，跌打损伤，黄疸，肺痈，寒凝内挫，腮腺炎等症。"

【用法用量】 内服：煎汤，15～60 g。

【选方】 1. 治风湿性关节炎　透骨消15 g，酢酱草、松节、八角枫、青木香各12 g。水煎服。

2. 治急性肝炎　透骨消、茵陈、柴胡、夏枯草各12 g。水煎服。

3. 治急性肾炎　透骨消、海金沙藤各30 g。水煎服。

4. 治尿道结石　透骨消、海金沙、车前草各30 g。水煎服。（1～4方出自《秦岭巴山天然药物志》）

1532 白猪鼻孔 bái zhū bí kǒng （《四川常用中草药》）

【异名】 白侧耳、圆叶蕺菜〔《川药校刊》1985，(2)：29〕。

【基原】 为三白草科裸蒴属植物白苞裸蒴的全草。

【原植物】 白苞裸蒴 *Gymnotheca involucrata* Pei

多年生匍匐草本，长约70 cm。叶互生，纸质；叶片肾心形或阔卵肾形，长4～8 cm，宽4～10 cm，先端阔短尖，基部具2深耳，全缘，基出脉5～7条，网脉。托叶膜质，长约2 cm。总状花序与叶对生；花下有苞片，倒卵状长圆形或倒披针形；无花被；雄蕊6，花药呈长圆形，纵裂；子房下位，倒锥形，心皮4，花柱线形，外弯不卷。果实含种子多数。花期2～6月，果期6～8月。

生于山坡阴处、路旁及水沟边。分布于四川。

【采收加工】 6～8月采集，鲜用或晒干。

【成分】 含黄酮类：山柰素-4′，7-二甲基-3-O-葡萄糖苷(kaempferol-4′,7-dimethyl-3-O-glucoside)；甾体成分：谷甾醇-3-O-葡萄糖苷(daucosterol)，豆甾醇(stigmasterol)[1]。

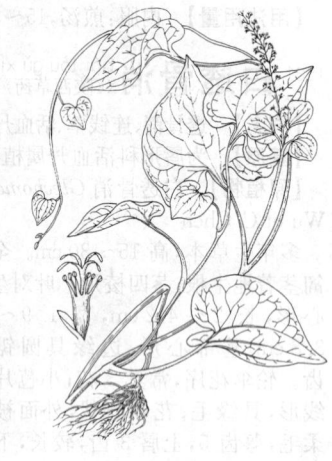

白苞裸蒴

【药性】《四川常用中草药》："性微温，味苦、香。"

【功用主治】《四川常用中草药》："清热，解毒，祛暑，利水。治肺痈咳嗽气喘，白带，小便胀闭等症。"

【用法用量】 内服：煎汤，鲜品15～30 g；干品9 g，或炖肉服。外用：捣敷。

【选方】 1. 治肺痈咳喘　白猪鼻孔60 g，大肺经草30 g。水煎服。

2. 治白带，白浊　白猪鼻孔、棉花子各30 g。水煎服。

3. 治食积停滞　白猪鼻孔60 g，白米适量，共煮粥服；或生用，同饭捣绒，作饼贴肚脐。

4. 治头发脱落　白猪鼻孔30 g，水煎代茶饮。

5. 治疖肿疮毒　白猪鼻孔适量，捣烂外敷。(1～5方出自《万县中草药》)

1533 白鹤灵芝 bái hè líng zhī (广州部队《常用中草药手册》)

【异名】 癣草(广州部队《常用中草药手册》)，白鹤灵芝草(《海南岛常用中草药手册》)，假红蓝(《广西药用植物名录》)。

【基原】 为爵床科白鹤灵芝属植物白鹤灵芝的枝、叶。

【原植物】 白鹤灵芝 *Rhinacanthus nasutus* (L.) Kurz [*Justicia nasuta* L.；*Rhinacanthus communis* Ness] 又名：灵芝草(《海南植物志》)。

灌木，高1～1.5 m。幼枝被毛。叶对生；短柄；椭圆形，长3～7 cm，宽2～3 cm，基部楔形，全缘，两面均被毛，叶下面脉明显。聚伞花序紧，顶生或上部叶腋生似圆锥花序；苞片、小苞片微小；萼5裂，裂片线状呈披针形，两面均被腺毛；花冠白色，高脚碟状，外被短腺毛，花冠筒长约2 cm，冠檐二唇形，上唇狭呈披针形，先端微凹，下唇深3裂；雄蕊2，生于花冠喉部，花药2室，上下叠置，外露；子房和花柱下部生有疏柔毛。蒴果长椭圆形。种子2～4颗，具有种钩。

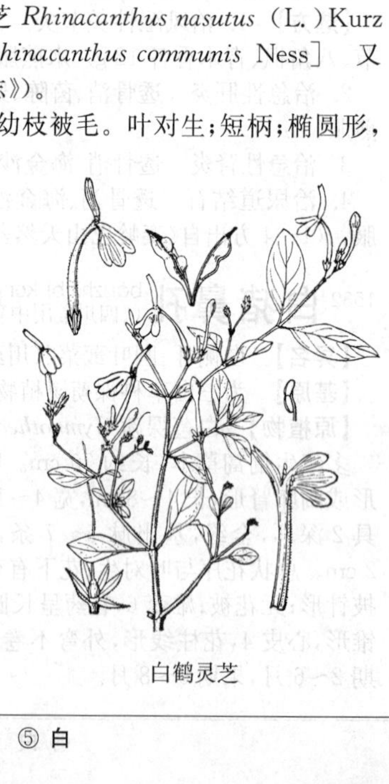

白鹤灵芝

栽培或野生。分布于广东、广西、海南、云南等地。

【采收加工】 5～6月采收，鲜用或晒干。

【成分】 茎叶含3，4-二氢-3，3-二甲基-二氢萘并[2，3-b]吡喃-5，10-二酮〔3，4-dihydro-3，3-dimethyl-2H-naphtho [2，3-b] pyran-5，10-dione〕[1]，白鹤灵芝醌(hinacanthin，rhinacanthin)C、D[2]，4-丙酮基-3，5-二甲氧基-对醌醇(4-acetonyl-3，5-dimethoxy-*p*-quinol)[3]。

【药理】 1. 抗真菌作用　从叶和茎中提取的萘并吡喃衍生物3，4-二氢-3，3-二甲基-二氢萘并[2，3-b]吡喃-5，10-二酮对小稻枯萎病病原体(真菌，*Pyricularia oryzae*)有强抗真菌作用，其ED_{50}为0.4×10^{-6}(0.4 ppm)；对此真菌孢子萌发的抑制率，在10×10^{-5}(100 ppm)时为82.3%[1]。

2. 抗病毒作用　白鹤灵芝素E、F均有抗病毒活性。白鹤灵芝素E对流感病毒A型(血吸收抑制测定，HAI)的EC_{50}(μg/ml)为1.7，IC_{50}(μg/ml)为44，选择指数(SI，IC_{50}/EC_{50})为26。对流感病毒A型(致细胞病变作用的测定，CPE)的EC_{50}为7.4±2.0，IC_{50}为102±64，SI为15。对单纯性疱疹病毒(CPE)的IC_{50}为17.2。白鹤灵芝素F对流感病毒A型(HAI)的$EC_{50}<0.94$，IC_{50}为17，SI>18；对流感病毒(CPE) EC_{50}为3.1，IC_{50}为21，SI为6.8。对单纯性疱疹病毒Ⅱ型(CPE)的IC_{50}为4.4[2]。

【药性】 广州部队《常用中草药手册》："甘，淡，平。"

【功用主治】 清热润肺，杀虫止痒。主治劳嗽，疥癣，湿疹。

1. 广州部队《常用中草药手册》："润肺降火。治肺结核早期。外涂治各种体癣，湿疹。"

2.《海南岛常用中草药手册》："杀虫，灭疥。治疥癞。"

3.《全国中草药汇编》："清肺止咳，利湿止痒。"

【用法用量】 内服：煎汤，10～15 g，鲜品倍量。外用：鲜品捣敷。

【选方】 1. 治肺结核早期　鲜白鹤灵芝枝叶30 g。加冰糖水煎服。

2. 治各种体癣，湿疹　鲜白鹤灵芝叶适量。加煤油或75%乙醇，共捣烂，涂患处。(1、2方出自广州部队《常用中草药手册》)

1534 白鹤藤根 bái hè téng gēn (《本草求原》)

【异名】 白膏药根(《本草求原》)。

【基原】 为旋花科白鹤藤属植物白鹤藤 *Argyreia acuta* Lour. 的根。

【原植物】 参见"一匹绸"条。

【采收加工】 7～10月采挖，切片，晒干。

【药性】《本草求原》："涩甘，平。"

【功用主治】《本草求原》："宽筋壮骨。"

【用法用量】 内服：适量，浸酒。

1535 白螺蛳壳 bái luó sī ké (《纲目》)

【异名】 白螺壳(《肘后方》)，鬼眼睛(《纲目》)。

【基原】 为田螺科环棱螺属动物方形环棱螺 *Bellamya quadrata* (Benson)及其同属动物的贝壳。

【原动物】 参见"螺蛳"条。

【采收加工】 收集年久色白的螺壳，晾干。

【药材】 白螺蛳壳 *Concha Bellamyae* 产于全国大部分地区。

性状 贝壳呈圆锥形，高 2.5～4 cm。壳顶尖，螺层 6～7 层，各层膨胀，有棱并有不很明显的横斜线纹，缝合线明显。外表光滑，壳口歪，卵圆形，表面灰白色，体轻，质脆。气微，味甘。

【成分】 贝壳主要含碳酸钙($CaCO_3$)[1]。

【炮制】 1. 白螺蛳壳 洗净晾干，碾成碎块。

2. 煅白螺蛳壳 取净螺蛳壳，置坩埚内，煅至红透，取出，放凉，研末。

饮片性状 白螺蛳壳呈不规则形的碎块片，大小不一，向内卷曲或呈螺旋状。外表面灰白色或黄白色。有的可见环状棱线；内表面较光滑，灰白色或黄白色。质坚硬，断面不平坦，角质样，灰白色。气微，味淡。煅白螺蛳壳形状同白螺蛳壳，灰白色或青灰色，质松脆，断面白色。气微，味微咸。

贮干燥容器内，置通风干燥处。

【药性】 甘、淡，平。

1.《纲目》："甘，寒，无毒。"

2.《饮片新参》："淡，平。"

【功用主治】 化痰，和胃，敛疮。主治痰热咳嗽，胃痛，反胃，吐酸，瘰疬，溃疡，烫火伤，疳疮。

1. 朱丹溪："治痰积及胃脘痛。"(引自《纲目》)

2.《纲目》："治反胃膈气，痰嗽，鼻渊，脱肛，痔疾，疮疖，下疳，汤火伤。"

3.《饮片新参》："化热痰，治膈气疼痛，利水热。"

4.《现代实用中药》："治胃痛及胃酸过多。"

【用法用量】 内服：研末，3～9 g；或入丸剂。外用：研末撒或调敷。

【选方】 1. 治卒得咳嗽 白螺或白蚬壳，捣为末。酒服方寸匕。(《肘后方》)

2. 治湿痰心痛 白螺蛳壳去泥沙，火煅为细末。每服方寸匕，温酒调下。(《医学正传》)

3. 治膈气疼痛 陈白螺蛳壳烧研。每服一钱，酒下。(《纲目》白玉散)

4. 治诸疮烂湿不收 白螺蛳壳，火烧存性，敲碎，去壳内泥土，研极细掺之。(《本草汇言》)

【各家论述】 《本草求原》："(白螺蛳壳)气味虽甘寒，而金气尤厚，故能燥湿运脾以开痰结，凡痰蓄肺气而为心痛、膈痛、胃脘痛，或反胃，皆宜烧存性酒下。"

1536 白簕枝叶 bái lè zhī yè (《生草药性备要》)

【异名】 白茨叶(《分类草药性》)，白勒远(《生草药性备要》)。

【基原】 为五加科五加属植物白簕 *Acanthopanax trifoliatus* (L.) Merr. 的嫩枝叶。

【原植物】 参见"三加皮"条。

【采收加工】 全年可采，鲜用或晒干。

【成分】 叶中含石吊兰素(nevadensin)，蒲公英赛醇(taraxerol)，蒲公英赛醇乙酸酯(taraxerol acetic acid ester)[1]。

【药性】 苦、辛，微寒。

1.《本草求原》："梗：苦、辛，微寒。"

2.《福建药物志》："叶：苦，寒。"

【功用主治】 清热解毒，活血消肿，除湿敛疮。主治感冒发热，咳嗽胸痛，痢疾，风湿痹痛，跌打，骨折，痈疮疔疖，口疮，湿疹，疥疮，毒虫咬伤。

1.《本草求原》："梗，治烂脚，瘰疬，消疮。"

2.《分类草药性》："叶涂刀伤，生肌。"

3. 广州部队《常用中草药手册》："治感冒高热骨痛，咳嗽胸痛，坐骨神经痛，尿路结石。"

4.《福建药物志》："消肿解毒。"

5.《广西民族药简编》："水煎服，治眼痛(毛难族)；捣烂调米酒，取汁涂患处，治黄蜂螫伤(壮族)。"

【用法用量】 内服：煎汤，9～30 g，鲜用倍量；或开水泡服。外用：捣敷；或煎汤洗。

【宜忌】 孕妇慎服。

【选方】 1. 治感冒 三加皮嫩叶 9 g，葱头 3 个。冲开水服。(《广东省惠阳地区中草药》)

2. 治胃痛 (白簕)叶 15 g。水煎服。(《湖南药物志》)

3. 治项痈 鲜(白簕花)嫩叶加些红糖，食盐，冷米饭，捣烂外敷。(《福建中草药》)

4. 治湿疹 白簕花干叶 9～15 g，加冰糖炖服。(《福州中草药临床手册》)

1537 白毛夏枯草 bái máo xià kū cǎo (《纲目拾遗》)

【异名】 雪里青(《百草镜》)，见血青、白头翁(《植物名实图考》)，退血草、散血草(《分类草药性》)，白夏枯草(《苏州本产药材》)，散血丹、白毛串、白喉草(《福建民间草药》)，白调羹(《闽东本草》)，朋花、雪里开花、青石藤、天青地红、叶下红、爬爬草(《湖南药物志》)，活血草、地龙胆(《四川中药志》)，筋骨草(《福建中草药》)。

【基原】 为唇形科筋骨草属植物金疮小草的全草。

【原植物】 金疮小草 *Ajuga decumbens* Thunb.

多年生草本，高 10～30 cm。茎基部倾斜或匍匐，上部直立，多分枝，四棱形，略带紫色，全株密被白色柔毛。单叶对生，具柄；叶片卵形或长椭圆形，长 4～11 cm，宽 1～3 cm。轮伞花序，多花，腋生或在枝顶集成间断的多轮的假穗状花序；花萼漏斗形，齿 5；花冠唇形，淡蓝色或淡紫红色，稀白色；雄蕊 4，二强；子房上位。小坚果倒卵状三棱形，背部灰黄色，具网状皱纹。花期 3～4 月，果期 5～6 月。

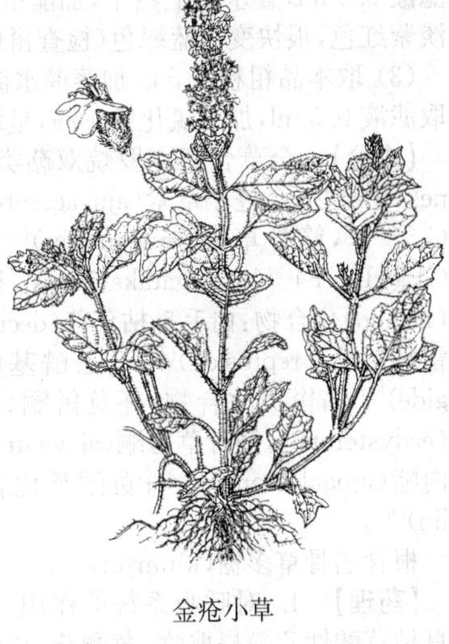

金疮小草

生于路旁、林边、草地、村庄附近及沟边较阴湿肥沃的土壤上。分布于华东、中南及西南地区。

【栽培】 生物学特性 喜温暖湿润气候，喜阴湿。以疏松肥沃的夹沙土或腐殖质壤土栽培为宜。

繁殖方法 种子和分株繁殖。种子繁殖：用育苗移栽法。

春、夏、秋季均可播种育苗，长出3～4片真叶时移栽，按行株距各33 cm开穴，每穴栽3～4株。分株繁殖：除在冬季中耕除草时，拣用已生根的匍匐枝栽种外，还可在第二年的2～3月分苗栽种。为创造其喜荫环境，可间种蚕豆、豌豆、玉米等。

田间管理　5、6月各中耕除草、追肥1次。9～10月采收后还需进行1次，以便继续生长。以后每年中耕除草3次。第一次在春季出苗后。第二次在6月，第三次在9～10月采收后。栽培2～3年后，应翻蔸另栽。

【采收加工】 第一年9～10月收获1次。但第二、第三年，则在5～6月和9～10月各收获1次。齐地割起全草，鲜用或晒干。

【药材】 白毛夏枯草 *Herba Ajugae* 主产于江苏、安徽、浙江、江西、福建、湖北、湖南、广东、广西、四川、贵州、云南等地。

性状　全草长10～25 cm。根细小，暗黄色。地上部分灰黄色或暗绿色，密被白柔毛。茎细，具四棱，质较柔韧，不易折断。叶对生，多皱缩、破碎，完整叶片展平后呈匙形或倒卵状披针形，绿褐色，两面密被白色柔毛，边缘有波状锯齿；叶柄具狭翅。轮伞花序腋生，小花二唇形，黄褐色。气微，味苦。

鉴别　(1) 叶片表面观：表皮细胞垂周壁波状弯曲，壁薄，近毛基部的表皮细胞有的具角质层纹理。气孔多为直轴式，也有不定式。非腺毛多见，2～10(～20)细胞，平直或稍弯曲，表面有角质细条纹和壁疣。短柄腺毛头部圆形或扁圆形，1～2细胞，含淡黄色物，柄单细胞。长柄腺毛，头部圆球形，有时顶部微凹，单细胞，柄(3～)4～13细胞，有角质细条纹和壁疣。腺鳞扁圆形，头部4～8(～9)细胞，含淡黄色物，柄单细胞。

(2) 取本品粗粉1.5 g，加乙醇15 ml，沸水浴提取15 min，冷后滤过，滤液浓缩至2 ml。取滤液0.5 ml，加盐酸3滴，加镁粉少许，略加温，溶液呈红色(检查黄酮类)；取滤液0.5 ml，置水浴上蒸干，加醋酐5滴及硫酸1滴，初呈淡紫红色，很快变为蓝绿色(检查甾体)。

(3) 取本品粗粉0.5 g，加蒸馏水温浸15 min，冷后滤过。取滤液0.5 ml，加三氯化铁1滴，呈绿黑色(检查酚类)。

【成分】 全草含新克罗烷双萜类(neoclerodane diterpenes)化合物：金疮小草素(ajugacumbin) A、B、C、D、E、F、G[1,2,10]，筋骨草素(ajugamarin)[2]及筋骨草素A2、B2、G1、H1、F4[3,4]，ajugatakasins A、B[11]。还含环烯醚萜类(iridoid)化合物：白毛夏枯草苷(decumbeside) A、B、C、D，雷朴妥苷(reptoside)[4]，8-乙酰基哈帕苷(8-acetylharpagide)[4,5]；甾类化合物：杯苋甾酮(cyasterone)，蜕皮甾酮(ecdysterone)，筋骨草甾酮(ajugasterone) B、C[6,7]，筋骨草内酯(ajugalactone)[5,7]；黄酮类化合物：木犀草素(luteolin)[8]。

根含筋骨草多糖(kiransin)[9]。

【药理】 1. 对呼吸系统的作用　(1) 镇咳作用　白毛夏枯草酸性乙醇提取物、黄酮苷、总生物碱、总酸酚及皂苷等给小鼠灌胃，都有一定的镇咳作用(氨雾引咳法)。其中黄酮苷镇咳效果较好，小鼠腹腔注射2.5 mg/只的镇咳作用与可待因0.4 mg/只相似[1,2]。木犀草素250 mg/kg灌服或125 mg/kg腹腔注射对氨雾引起的小鼠咳嗽也有强而稳定的镇咳作用，并能对抗电刺激麻醉猫和去大脑猫喉上神经引起的咳嗽，证明其作用部位是在脑干部位咳嗽中枢[3]。

(2) 祛痰作用　酸性乙醇提取物、黄酮苷、总酸酚、总生物碱及木犀草素等给小鼠灌胃均有一定祛痰作用(酚红法)[1,3]。大鼠灌服木犀草素200 mg/kg后，可使呼吸道分泌量显著增加，具有较好的祛痰作用(毛细管法)[3]。

(3) 平喘作用　碱性乙醚提取物及木犀草素对豚鼠离体气管平滑肌有直接扩张作用[1,3]，0.5 mg/ml、1 mg/ml和2 mg/ml不同浓度的木犀草素能拮抗组胺和乙酰胆碱对气管条片肌的兴奋作用，解挛作用随剂量加大而增强，并能舒张整体动物的支气管和小支气管平滑肌[3]。

2. 抑菌、抗病毒作用　水煎液和醇-醚提取物对金黄色葡萄球菌、卡他球菌、肺炎链球菌、甲型链球菌、铜绿假单胞菌等抑制作用较明显[1]。木犀草素10 mg/ml在体内对以上细菌也均有抑制作用，并可减少金黄色葡萄球菌感染引起的小鼠死亡[3]。木犀草素对猪疱疹病毒有很强的抑制作用[4]。木犀草素在0.30～9.75 μg/ml浓度范围内，能显著降低柯萨奇B_3($CoxB_3$)病毒的滴度，有显著的抑制细胞病变作用[5]。

3. 对心血管的作用　木犀草素对大鼠、猫有明显而持久的急性降压作用[6]。大鼠0.5 g/kg皮下注射有增强毛细血管的作用[7]。10 mg/kg静注对麻醉犬具有明显增加冠脉血流量及降低冠脉血管阻力的良好作用，而对心肌耗氧量无明显影响[8]。

4. 抗炎作用　木犀草素肌内注射对二甲苯诱发的小鼠耳部炎症有明显的抑制作用，其抗炎作用与剂量呈线性关系，ED_{50}为106 mg/kg，其作用发生较快，且维持较久[9]。木犀草素肌内注射(80 mg/kg和160 mg/kg)，对分别由角叉莱胶与酵母诱发的大鼠踝关节肿胀和巴豆油诱发大鼠肉芽肿均有明显抑制作用[10]。利用醋酸诱发大鼠急性胸膜炎模型，木犀草素肌内注射可使胸腔液体明显减少，表明其对于急性炎症反应具有明显的抗渗出作用[11]。木犀草素腹腔注射，明显抑制大鼠植入羊毛球所致炎症过程的增殖和渗出[12]。

5. 抗过敏及对免疫功能的影响　木犀草素能明显抑制致敏豚鼠离体回肠平滑肌过敏性收缩反应。该药对慢反应物质(SRS-A)引起的豚鼠回肠收缩有明显的抑制作用，IC_{50}为2.76×10^{-5} mol/L，对组胺引起的豚鼠回肠收缩亦有明显的抑制作用，亦可剂量依赖性地抑制电刺激引起的大鼠输精管收缩，是直接的解痉作用[13]。木犀草素对由环磷酰胺造成免疫功能低下的小鼠抗体生成量以及免疫应答早期阶段均有明显的促进作用，但对正常小鼠免疫功能无明显影响[14]。不同浓度木犀草素(10^{-9}～10^{-5} mol/L)对静止的和亚适浓度的植物血凝素(30～60 μg/ml)及刀豆球蛋白A(ConA)(10 μg/ml)激活的小鼠脾脏T淋巴细胞增殖反应均有促进作用[15]。木犀草素在不同浓度(4×10^{-7}～10^{-5} mol/L)时，对酵母多糖诱导的大鼠腹腔巨噬细胞H_2O_2释放呈浓度依赖性的抑制，且以木犀草素与巨噬细胞共同培养4 h抑制作用最明显[16]。

6. 其他作用　木犀草素对NK/LY腹水癌细胞体外培养有抑制生长的作用[17]。杯苋甾酮具有雌激素活性，未成熟大鼠口服子宫重量增加，但对卵巢重量影响不大[18]。木犀素能抑制肝星状细胞(HSC)增殖和胶原合成，其作用具有剂量依赖关系。25 μmol/L木犀素使Ⅰ、Ⅲ型前胶原mRNA的表达降低[19]。鲜用白毛夏枯草榨汁在大鼠烫伤皮肤表面涂抹，对大鼠实验性烫伤模型有显著的治疗作用，能促进创伤愈合，缩少创伤面积[20]。

毒性 酸性乙醇提取物灌胃小鼠的 LD_{50} 为 254～288 g(生药)/kg，腹腔注射 LD_{50} 为 39.9～42.0 g(生药)/kg[1]。木犀草素口服最大剂量 2 500 mg/kg 尚未见小鼠中毒死亡，腹腔注射其 LD_{50} 为 180 mg/kg。豚鼠每日以木犀草素(相当于成人每日用量的 50 倍)灌胃共 20 d，未见有毒性改变[3]。

【药性】 苦、甘，寒。归肺、肝经。

1.《本草拾遗》："味甘、平，无毒。"

2.《纲目拾遗》："性寒，味苦。"

3.《本草再新》："有小毒。入肺经。"

【功用主治】 清热泻火，解毒消肿。主治咽喉肿痛，肺热咳嗽，肺痈，目赤肿痛，痢疾，痔疮，痈肿疔疮，毒蛇咬伤，跌打损伤。

1.《本草拾遗》："主金疮止血，长肌，断鼻中衄血，取叶揉碎敷之；亦煮服，断血瘀及卒下血。"

2.《纲目拾遗》："专清肝火。"

3.《本草再新》："清火开气。"

4.《分类草药性》："退火散血，消肿毒。跌打损伤，泡酒服。"

5.《四川中药志》1960 年版："治痨伤，咳嗽，吐血及妇人血气痛。"

6.《全国中草药汇编》："清热解毒，消肿止痛，凉血平肝。主治上呼吸道感染，扁桃体炎，咽炎，支气管炎，肺炎，肺脓疡，胃肠炎，肝炎，阑尾炎，乳腺炎，急性结膜炎，高血压病；外用治跌打损伤，外伤出血，痈疖疮疡，烧烫伤，毒蛇咬伤。"

【用法用量】 内服：煎汤，10～30 g；鲜品 30～60 g；或研末，6～9 g；或捣汁。外用：捣敷；或煎水洗。

【选方】 1. 治单双蛾 木莲蓬、雪里青根叶捣汁，米醋滚过，冲入煎汁，含少许咽之，吐出即愈。

2. 治齿痛 雪里青捣汁，含痛处，再用酒和服少许。(1、2 方出自《纲目拾遗》)

3. 治黄疸 筋骨草 15～30 g，鲜萝卜根 120 g。水煎服。(《福建药物志》)

4. 治痔 雪里青汤洗之。(《纲目拾遗》)

5. 治疯狗咬伤 鲜白毛串全草 15～24 g(干者 9～15 g)，和红薯烧酒 250～300 g，炖 1 h，温服。(《福建民间草药》)

【临床报道】 1. 治疗高血压病 用筋骨草冲剂(江西国药厂试产)，每次 1 包(含生药 31.25 g)，每日 2 次，温开水冲服，连服 20 d。治疗高血压病 209 例，其中显效 104 例，有效 58 例，无效 47 例，总有效率为 77.51%。与用利舍平降压的对照组比较无显著性差异[1]。

2. 治疗疮疡 用白毛夏枯草(研末，过 80～100 目筛)及石灰(经风化达 6 个月以上，取白净者)组成白石散。用量与用法：Ⅰ号白石散，白毛夏枯草 100 g，石灰 50 g；Ⅱ号白石散，白毛夏枯草 75 g，石灰 50 g。症状较重者，用Ⅰ号白石散；较轻者，用Ⅱ号白石散。患处常规消毒后，用 2%普鲁卡因局部麻醉，切开排脓，以括匙清除腐肉稠水，敷上白石散，隔日换药 1 次。共治疗 107 例，除 1 例发背因体弱而有明显脓毒血症，伴大面积组织坏死而转院，1 例门诊 1 次后未来复诊，情况不明外，其余经治 6～10 d，均获痊愈[2]。

1538 白头翁茎叶 bái tóu wēng jīng yè (《日华子》)

【异名】 白头翁草(《圣济总录》)。

【基原】 为毛茛科白头翁属植物白头翁 *Pulsatilla chinensis* (Bge) Regel 的地上部分。

【原植物】 参见"白头翁"条。

【采收加工】 7～10 月采收地上部分，切段，晒干。

【药材】 白头翁茎叶 *Folium Pulsatillae* 主产于吉林、黑龙江、辽宁、河北、山东、山西、陕西、江苏、河南、安徽等地。

性状 叶为三出复叶；有长柄，密被长柔毛，基部较宽或成鞘状；中央小叶有柄或近无柄，3 裂，裂片倒卵形，侧生小叶先端有 1～3 个不规则浅裂，上面绿色，疏被白色柔毛，下面淡绿色，密被白色长柔毛；老叶的裂片倒卵状披针形，先端浅裂，叶片与叶柄均近无毛。气微，味微苦涩。

【药性】 苦，寒。

【功用主治】 泻火解毒，止痛，利尿消肿。主治风火牙痛，四肢关节疼痛，秃疮，浮肿。

1.《日华子》："(白头翁)茎叶功同(根)用。"

2.《现代实用中药》："治浮肿及心脏病。"

【用法用量】 内服：煎汤，9～15 g。外用：熬膏涂。

【选方】 1. 治诸风痛攻四肢百节 白头翁草一握。上一味，烂研，以醇酒投之，顿服。(《圣济总录》白头翁酒)

2. 治小儿秃疮 鲜白头翁全草 1 000 g，煎水浓缩成膏(约 200 ml)，外涂，每日 2 次。(《安徽中草药》)

【临床报道】 1. 治疗风火牙痛 取白头翁全草 2 000 g，用煎煮法提取 2 次。第一次加水 10 倍量，煮沸 1.5 h；第二次加水 5 倍量，煮沸 1 h。合并两次煮液，过滤，滤液浓缩至相对密度 1.38～1.40，取得稠膏。取稠膏 1 份，糖粉 2.5 份，糊精 1.25 份，糖精、香精适量，加乙醇适量，制成颗粒，烘干。把全部颗粒分成 100 份，装袋即成。成人每次 1～2 袋，每日 1～3 次，温开水冲服。共观察 31 例，病程 3 d 至 1 年半不等。其中 25 例服药后 15～30 min 起效，痛止，继而肿消，1～3 次即愈；5 例服 3 次后疼痛减轻。另 1 例无效。有效率 96.78%[1]。

2. 治疗神经性皮炎 将白头翁鲜叶轻轻揉擦，使有渗出液汁，将叶展开贴皮损处，上盖两层纱布，嘱患者以手轻轻加压，5 min 后即有灼痛，20 min 后痒感消失，此时可将药与纱布一并除去。患者苔藓化明显的，最好用热水清洗，使苔藓部分变软。按皮肤大小敷药，一次敷贴不超过 80 cm。如果皮损波及发际，最好将局部毛发剃去。如有多处损害，在距第一次敷药 4 d 后，再行第二处贴敷。如用药 48 h 后，损害处不起泡，痒感不消失，可视为无效。可按上法行第二次贴敷。共治疗 107 例，结果：痊愈 66 例，有效 21 例，无效 6 例，总有效率 94.3%[2]。

1539 白皮锦鸡儿 bái pí jǐn jī ér (《全国中草药汇编》)

【基原】 为豆科锦鸡儿属植物白皮锦鸡儿的根或根皮。

【原植物】 白皮锦鸡儿 *Caragana leucophloea* Pojark. 又名：锦鸡儿(《新疆中草药》)。

灌木，高 1～1.5 m。树皮光泽，淡黄色；嫩枝有短柔毛。小叶 4 对，假掌状，倒披针形或条形，长 4～12 mm，宽 1～3 mm，先端尖，有短尖刺，绿白色，无毛或伏生短毛。花单生；萼筒钟状，有短柔毛，齿三角形；花冠蝶形，黄色，旗瓣倒卵形或倒心形，先端稍凹，爪短宽，翼瓣线状长圆形，长与旗瓣近相等，爪长为瓣片的 1/3，龙骨瓣稍短于旗瓣；雄蕊 10，2 体；雌蕊 1，子房无毛。荚果圆柱形。花期 5～6 月，果期 6～8 月。

生于戈壁滩、干旱山坡、山前平原、山谷。分布于内蒙古、甘肃、新疆等地。

本植物的花（白皮锦鸡儿花）亦供药用，另设专条。

【采收加工】 9～10月采挖根部，切片或剥取根皮，鲜用或晒干。

【药性】《新疆中草药》："甘，微温。"

【功用主治】 健脾利水，活血通络。主治脾虚水肿，乳汁不足，月经不调，带下，风湿痹痛，跌打劳伤。

《新疆中草药》："活血，利尿，止痛，强壮。"

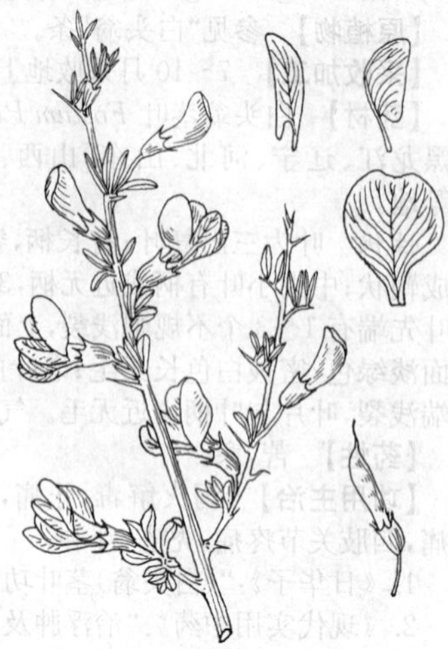
白皮锦鸡儿

【用法用量】 内服：煎汤，9～15 g。外用：煎汤含漱。

【选方】 1. 治体虚无力，浮肿，乳汁不足　锦鸡儿根60 g，猪蹄250 g。炖服。（《新疆中草药》）

2. 治白带，月经不调　锦鸡儿根24 g，党参15 g。水煎服。

3. 治风湿性关节炎　锦鸡儿根30 g，桑枝30 g，大枣10个。水煎服。

4. 治口腔炎　锦鸡儿根皮12 g。水煎漱口含咽。（2～4方出自《新疆中草药手册》）

5. 治跌打损伤　鲜锦鸡儿根30 g。水煎，加酒适量服。（《新疆中草药》）

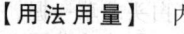

1540 白对节子叶 bái duì jié zǐ yè（《万县中草药》）

【基原】 为山茱萸科梾木属植物梾木 *Swida macrophylla* (Wall.) Sojak 的叶。

【原植物】 参见"椋子木"条。

【采收加工】 5～7月采收，晒干。

【药性】 苦、辛，平。

【功用主治】 祛风通络，除湿止痒。主治风湿痛，中风瘫痪，疮疡，风疹。

【用法用量】 内服：煎汤，9～15 g；或泡酒。外用：煎汤洗。

【选方】 治中风瘫痪　白对节子叶、红活麻全草各30 g。炖猪蹄服。（《万县中草药》）

1541 白花映山红 bái huā yìng shān hóng（《四川中药志》）

【异名】 白映山红（《全国中草药汇编》），白艳山红（《贵州民间方药集》）。

【基原】 为杜鹃花科杜鹃花属植物白花杜鹃的花、根或茎叶。

【原植物】 白花杜鹃 *Rhododendron mucronatum* (Bl.) G. Don [*R. ledifolium* G. Don]　又名：白杜鹃花（《中国树木分类学》），白杜鹃（《广州植物志》），照山白（《华北经济植物志要》）。

常绿或半常绿灌木，高2～3 m。分枝多而密。花芽卵圆形，鳞片脊上有细毛和黏质。叶近轮生，二型；春叶早落，膜质，披针形至卵状披针形；夏叶宿存，半革质，椭圆形或椭圆状披针形，长1.5～3.5 cm，宽1～2 cm，先端钝尖。花序顶生，有花1～3朵，芳香；花萼大，5裂，裂片披针形，绿色；花冠宽钟形，纯白色，有时有红色条纹；雄蕊10，有时退化为8，花丝细长，近基部有腺毛，花药黄白色或紫色；雌蕊1，密被柔毛和糙伏毛，花柱细长，柱头头状。蒴果圆锥状卵形，短于萼片，被微毛。花期3～5月，果期8～9月。

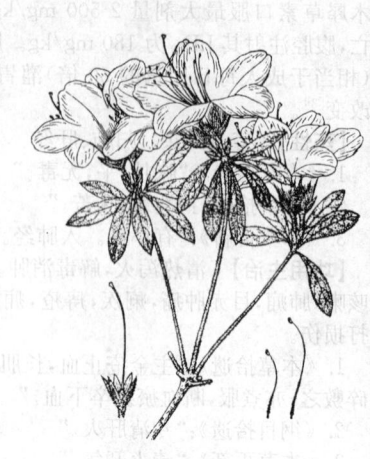
白花杜鹃

生于山野灌木丛中。分布于河北、山西、江苏、浙江、福建、江西、湖南、广东、广西、四川、贵州、陕西。

【采收加工】 4月采花，9～10月挖根，鲜用或晒干；茎叶全年均可采，多鲜用。

【成分】 花含黄酮类：杜鹃黄苷(azalein)，杜鹃黄素(azaleatin)[1]。叶含黄酮类成分：槲皮素(quercetin)，棉花皮素(gossypetin)，山柰酚(kaempferol)，杨梅树皮素(myricetin)，杜鹃黄素和二氢槲皮素(dihydroquercetin)；还含杜鹃醇(rhododendrol)；酚酸类：对羟基苯甲酸(*p*-hydroxybenzoic acid)，原儿茶酸(protocatechuic acid)，香草酸(vanillic acid)和丁香酸(syringic acid)[2]；邻焦儿茶酸(*o*-pyrocatechuic acid)[3]。

【药性】 辛、甘，温。

1.《四川中药志》1960年版："性温，味辛、甘，无毒。"

2.《全国中草药汇编》："辛、酸，温。"

【功用主治】 散瘀止血，清热利湿。主治吐血，便血，崩漏，月经不调，跌打损伤，痢疾，白带。

1.《贵州民间方药集》："通经散瘀，清热利湿。治白带，月经不调。"

2.《四川中药志》1960年版："治吐血红崩，赤白痢下，肠风下血及跌打损伤。"

3.《全国中草药汇编》："止咳，固精，止带。主治咳嗽，遗精，白带。"

【用法用量】 内服：煎汤，15～30 g。外用：煎水洗。

【选方】 治咯血症　白花杜鹃干花0.3 g。开水送服。（《浙南本草新编》）

1542 白花鬼针草 bái huā guǐ zhēn cǎo（《新华本草纲要》）

【异名】 金杯银盏（《岭南采药录》），金盏银盆（《南宁市药物志》），盲肠草（《西藏常用中草药》）。

【基原】 为菊科鬼针属植物白花鬼针草的全草。

【原植物】 白花鬼针草 *Bidens pilosa* L. var. *radiata* Sch. -Bip. [*B. pilosa* L. var. *albiflora* Maxim.; *B. pilosa* L. var. *minor* (Bl.) Scherff]

一年生草本，高30～100 cm。茎钝四棱形，无毛或上部被极稀的柔毛。茎下部叶较小，3裂或不分裂，通常在开花前枯萎；中部叶具长 1.5～5 cm 无翅的柄，三出；顶生小叶较大，长椭圆形或卵状长圆形，长 3.5～7 cm，先端渐尖，基部渐具长 1～2 cm 的柄。头状花序有长 1～6（果时长 3～10）cm 的花序梗；总苞苞片 7～8 枚，条状匙形；舌状花 5～7 朵，舌片椭圆状倒卵形，白色。瘦果黑色，条形，先端芒刺 3～4 枚，具倒刺毛。

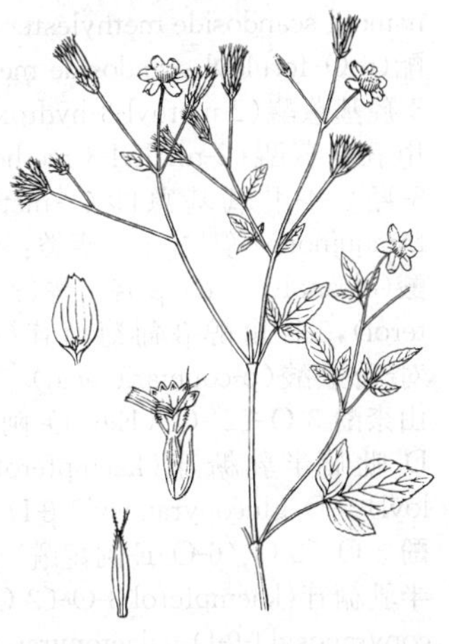
白花鬼针草

生于村旁、路边及旷野。分布华东、中南、西南及西藏等地。

【采收加工】 7～10 月采收全草，切段，晒干。

【药材】 白花鬼针草 *Herba Bidentis Pilosae* 产于广西、西藏等地。

性状 干燥品呈条状。茎钝四棱形。下部叶 3 裂或不分裂；中部叶具柄，三出，小叶 3 枚，椭圆形或卵状椭圆形，先端锐尖，基部近圆形或阔楔形，不对称，边缘具锯齿。头状花序边缘具舌状花 5～7 枚，舌片椭圆状倒卵形，黄白色，先端钝或有缺刻。气微，味微苦。

【成分】 地上部分含咖啡酰衍生物：3-O-咖啡酰-2-C-甲基-D-1，4 赤铜酸内酯（3-O-caffeoyl-2-C-methyl-D-erythrono-1，4-lactone），2-O-咖啡酰-2-C-甲基-D-赤铜酸（2-O-caffeoyl-2-C-methyl-D-ergthronic acid），甲基 2-O-咖啡酰-2-C-甲基-D-1，4-赤铜酸内酯（methyl 2-O-caffeoyl-2-C-methyl-D-ergthrono-1，4-lactone），甲基-3-O-咖啡酰-2-C-甲基-D-1，4 赤铜酸内酯（methyl-3-O-caffeoyl-2-C-methyl-D-1，4-ergthronic acid lacton）[1]；炔类衍生物：十三烷戊炔-1-烯（tridecapentyn-1-ene），十三烷-2，12-二烯 4，6，8，10-四炔-1-醇（trideca-2，12-diene-4，6，8，10-tetrayne-1-ol），十三烷-3，11-二烯-5，7，9-三炔-1，2 二醇（trideca-3，11-diene-5，7，9-triyne-1，2-diol），十三烷-5-烯 7，9，11-三炔-3 醇（trideca-5-ene-7，9，11-triyne-3-ol）[2]。β-D-吡喃葡萄糖醛酸-3-羟基-6-（E）-十四烯-8，10，12-三炔〔β-D-glucopyranosyloxy-3-hydroxy-6-（E）-tetradecen-8，10，12-triyne〕[3]，2-β-D-吡喃葡萄糖基-1-羟基-5-（E）-十三碳烯-7，9，11-三炔〔2-β-D-glucopyranosyl-1-hydroxy-5-（E）-tridecene-7，9，11-triyne〕，3-β-D-吡喃葡萄糖基-1-羟基-6-（E）-十三碳烯-8，10，12-三炔〔3-β-D-glucopyranosyl-1-hydroxy-6-（E）-tetradecene-8，10，12-triyne〕[4]；黄酮类化合物：槲皮素 3-甲醚-3′，4′-二羟基-α-L-吡喃鼠李糖-（1→6）-β-D-葡萄糖苷〔quercetin 3-methyl ether-3′，4′-dihydroxy-α-L-rhamnopyranosyl-（1→6）-β-D-glucopyranoside〕，槲皮素 3-甲醚-3′-羟基-4′-甲基-α-L-吡喃鼠李糖-（1→6）-β-D-吡喃葡萄糖苷〔quercetin 3-methyl ether 3′-hydroxy-4′ methyl-α-L-rhamnopyranosyl-（1→6）-β-D-glucopyranoside〕，槲皮素 3-甲醚 3′-羟基-4′甲基-α-L-吡喃鼠李糖-（1→2）-α-L-吡喃鼠李糖-（1→6）-β-D-吡喃葡萄糖苷〔quercetin 3-methyl ether 3′-hydroxy-4′ methyl-α-L-rhamnopyranosyl-（1→2）-α-L-rhamnopyranosyl-（1→6）-β-D-glucopyranoside〕，槲皮素 3-甲醚 3′-羟基-4′甲基-β-D-吡喃葡萄糖-（1→2）-〔α-L-吡喃鼠李糖-（1→6）〕-β-D-吡喃葡萄糖苷｛quercetin 3-methyl ether 3′-hydroxy-4′ methyl-β-D-glucopyranosyl-（1→2）-〔α-L-rhamnopyranosyl-（1→6）〕-β-D-glucopyranoside｝[5]，（Z）-6-O-（3″，4″，6″-triacetyl）-β-D-glucopyranosyl-6，7，3′，4′tetrahydroxyanrone，（Z）-6-O-（2″，4″，6″-triacetyl）-β-D-glucopyranosyl-6，7，3′，4′tetrahydroxyanrone，奥卡宁 4′-O-β-D-（4″，6″-二乙酰基）-吡喃葡萄糖苷〔okanin 4′-O-β-D-（4″，6″-diacetyl）-glucopyranoside〕，异奥卡宁 7-O-β-D-（2″，4″，6″-三乙酰基）-β-D-吡喃葡萄糖基〔iso-okanin 7-O-β-D-（2″，4″，6″-triacetyl）-β-D-glucopyranoside〕，槲皮素 3′，4′-二甲氧基 7-O-芸香糖（7-O-quercetin-3′，4′-O，O′-dimethyl-7-O-rutinoside）[6]，槲皮素 3，3′-二甲氧基 7-O-α-L-吡喃鼠李糖-（1→6）-β-D-吡喃葡萄糖苷〔quercetin 3，3′-dimethyl 7-O-α-L-rhamnopyranosyl-（1→6）-β-D-glucopyranoside〕[7]，5-O-methylhoslundin[8]。

【药性】 甘、微苦，平。

【功用主治】 清热解毒，利湿退黄，散瘀活血。主治感冒发热，湿热黄疸，风湿痹痛，痈肿疮疖。

1.《岭南采药录》：“清热解毒，能退外感发热，以之煎服。又煎水洗疥癞，能解毒止痒，洗痔疮亦可。”

2.《西藏常用中草药》：“清热解毒，散瘀活血。治风湿疼痛，黄疸，跌打损伤，疮疖，阑尾炎，高血压病，小儿疳积。”

【用法用量】 内服：煎汤，15～30 g。

1543 白花蛇目睛 bái huā shé mù jīng（《纲目》）

【基原】 为蝰科蝮属动物尖吻蝮 *Agkistrodon acutus* (Güenther)的眼睛。

【原动物】 参见“蕲蛇”条。

【采收加工】 宰杀蕲蛇后，取眼睛，晒干。

【药性】 甘、咸，平。

【功用主治】 主治小儿夜啼。

【用法用量】 内服：研末，每次少许冲服。

【选方】 治小儿夜啼 白花蛇目睛一只为末，竹沥调少许灌之。（《普济方》）

1544 白花蛇舌草 bái huā shé shé cǎo（《广西中药志》）

【异名】 蛇舌草、矮脚白花蛇利草（《广西中药志》），蛇舌癀（《闽南民间草药》），目目生珠草、节节结蕊草（《泉州本草》），鹩哥利、千打捶、羊须草（《广东中药》），蛇总管、鹤舌草、细叶柳子（《福建中草药》），甲猛草、蛇针草、白花十字草、尖刀草（《全国中草药汇编》），珠仔草、定经草（《台湾药草》），

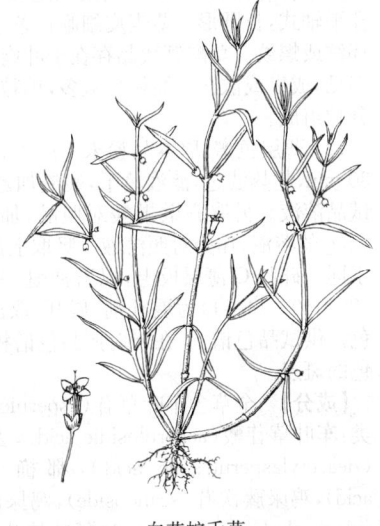
白花蛇舌草

小叶锅巴草(《云南中药志》)。

【基原】 为茜草科耳草属植物白花蛇舌草的全草。

【原植物】 白花蛇舌草 *Hedyotis diffusa* Willd.［*Oldenlandia diffusa*（Willd.）Roxb.］ 又名:二叶葎(《浙江民间常用草药》)。

一年生披散草本,高 15～50 cm。根细长,分枝,白色。茎略带方形或扁圆柱形,光滑无毛,从基部发出多分枝。叶对生;叶片线形至线状披针形,先端急尖;托叶膜质,基部合生成鞘状。花单生或成对生于叶腋;萼筒球形,4 裂,裂片长圆状披针形;花冠白色,漏斗形,雄蕊 4,着生于冠筒喉部;子房下位,2 室;柱头 2 浅裂呈半球形。蒴果扁球形。种子棕黄色,细小,具 3 个棱角。花期 7～9 月,果期 8～10 月。

生于潮湿的田边、沟边、路旁和草地。分布于我国东南至西南部各地。

【栽培】 生物学特性 喜温暖湿润环境,不耐干旱和积水,对土壤要求不严,但以肥沃的砂质壤土或腐殖质壤土生长较好。

繁殖方法 种子繁殖。3～4 月播种,撒播或宽垅条播,播幅 10～12 cm,浅盖土,保持土壤湿润。

田间管理 出苗后松土、除草、间苗,施追肥 1～2 次。

【采收加工】 8～10 月采收,鲜用或晒干。

【药材】 白花蛇舌草 *Herba Hedyotidis* 主产于福建、广东、广西等地。

性状 全体扭缠成团状,灰绿色至灰棕色。主根细长,粗约 2 mm,须根纤细,淡灰棕色。茎细,卷曲,质脆,易折断,中心髓部白色。叶多皱缩,破碎,易脱落;托叶长 1～2 mm。花、果单生或成对生于叶腋,花常具短而略粗的花梗。蒴果扁球形,室背开裂,宿萼顶端 4 裂,边缘具短刺毛。气微,味淡。

鉴别 (1) 茎横切面:表皮细胞 1 列,类方形或卵圆形,常有单个细胞向外突起,形成非腺毛,外被角质层。皮层窄,细胞呈类圆形;内皮层细胞 1 列。韧皮部较窄。木质部导管 2～7 个相连成单个径向排列成行;木纤维壁较厚,木化;射线窄,常 1～2 列细胞,壁薄,木化。髓部宽广,细胞较大,内含淀粉粒,髓部通常中空。皮层及髓部薄壁细胞中偶见草酸钙针晶。

粉末特征:灰黄色。叶表皮细胞多角形,垂周壁平直;气孔平轴式,长圆形。茎表皮细胞长条形,有气孔。导管主为环纹或螺纹。草酸钙簇晶存在于叶肉组织中。草酸钙针晶多见,成束或散在。淀粉粒众多,单粒类圆形,复粒由 2～3 分粒组成。

(2) 薄层色谱:取本品粉末 1 g,加乙醇 10 ml,加热回流 30 min,趁热滤过,滤液蒸干,残渣加乙醇 1 ml 溶解作为供试品溶液。另取齐墩果酸对照品,加乙醇制成每 1 ml 含 1 mg 的溶液,作为对照溶液。吸取上述两种溶液各 5 μl,点于同一硅胶 G 薄层板上,以石油醚-苯-醋酸乙酯-冰醋酸(20∶40∶14∶1)为展开剂,展开,取出,晾干,置碘缸中显色。供试品色谱中,在与对照品色谱相应位置上,显相同颜色的斑点。

【成分】 全草含车叶草苷(asperuloside);有机酸及其酯类:车叶草苷酸(asperulosidic acid),去乙酰基车叶草苷酸(deacetylasperulosidic acid),都桷子苷酸(geniposidic acid),鸡屎藤次苷(scandoside),鸡屎藤次苷甲酯(scandoside methyl ester),6-O-对羟基桂皮酰鸡屎藤次苷甲酯(6-O-*p*-hydroxycinnamoyl scandoside methyl ester),6-O-对甲氧基桂皮酰鸡屎藤次苷甲酯(6-O-*p*-methoxycinnamoyl scandoside methylester),6-O-阿魏酰鸡屎藤次苷甲酯(6-O-feruloyl scandoside methyl ester);蒽醌类:2-甲基-3-羟基蒽醌(2-methyl-3-hydroxyanthraquinone),2-甲基-3-甲氧基蒽醌(2-methyl-3-methoxyanthraquinone),2-甲基-3-羟基-4-甲氧基蒽醌(2-methyl-3-hydroxy-4-methoxyanthraquinone)等[1～3];三萜类:熊果酸(ursolicacid),齐墩果酸(oleanolic acid),β-谷甾醇(β-sitosterol),豆甾醇(stigmasterol),β-谷甾醇-β-葡萄糖苷(β-sitosterol-β-D-glucoside),对-香豆酸(p-coumaric acid)[4～6];黄酮类:黄酮类化合物山柰酚 3-O-〔2″-O-(E-6″-O-阿魏酰)-β-D-吡喃葡萄糖〕-β-D-吡喃半乳糖苷{kaempferol 3-O-〔2″-O-(E-6″-O-feruloyl)-β-D-glucopyranosyl〕-β-D-galactopyranoside}[7],山柰酚 3-O-〔2-O-(6-O-E-阿魏酰)-β-D-吡喃葡萄糖〕-β-D-吡喃半乳糖苷{kaempferol 3-O-〔2-O-(6-O-E-feruloyl)-β-D-glucopyranosyl〕-β-D-galactopyranoside},槲皮素 3-O-〔2-O-(6-O-E-阿魏酰)-β-D-吡喃葡萄糖〕-β-D-吡喃半乳糖苷{quercetin 3-O-〔2-O-(6-O-E-feruloyl)-β-D-glucopyranosyl〕-β-D-galactopyranoside}[8]。

【药理】 1. 对免疫功能的影响 小鼠灌服本品粗提取物水溶液 0.6 g(生药)/只,能增强腹腔液中白细胞吞噬白色葡萄球菌的能力[1]。体外试验,亦能增强人血液中白细胞对金黄色葡萄球菌的吞噬功能[2]。小鼠灌服本品煎剂 300 mg/只,能显著减少初次免疫小鼠脾细胞中花结的增生数[3]。小鼠腹腔注射本品水提取物可明显增强刀豆蛋白 A(Con A)和细菌脂多糖(LPS)对脾细胞增殖反应;对 BALB/c 小鼠腹腔注射本品增强脾抗体分泌细胞(PFC)数目;同时增强小鼠迟发型超敏反应及细胞毒性 T 淋巴细胞(CTL)的杀伤功能[4]。小鼠腹腔注射本品制剂 0.46(生药),能明显降低胸腺重量[5]。

2. 抗肿瘤作用 白花蛇舌草中水溶性提取物(H_1 和 H_2),给接种小鼠肉瘤 S_{180} 的荷瘤小鼠灌服 10 d,其中 H_1 和 H_2 能显著抑制小鼠移植性 S_{180} 实体瘤的生长,而且 H_1 和 H_2 与环磷酰胺合用,可以明显改善环磷酰胺所致的免疫器官萎缩和造血系统的损伤[6]。1∶40 倍稀释的 ODE(白花蛇舌草 1 g/100 ml 水提液)能增强小鼠和人杀伤细胞对肿瘤细胞的特异性杀伤活性,并增强单核细胞对肿瘤细胞的吞噬功能[7]。白花蛇舌草的乙醇提取物对结肠癌、黑素瘤和乳腺癌细胞株显示一定活性,特别是对乳腺癌细胞株活性更强[8]。白花蛇舌草通过促进细胞内储藏钙的释放和胞外钙离子的内流,显著提高宫颈癌细胞内游离钙的浓度[9]。

3. 对胃黏膜损伤的保护作用 白花蛇舌草给吲哚美辛所致胃黏膜损伤大鼠灌胃提高消炎痛所致胃溃疡大鼠的血清和胃组织的 SOD 活力,降低 MDA 含量,提示其作用机制还与抗氧化作用有关[10]。

4. 抗氧化作用 白花蛇舌草的水、乙醇、丙酮、氯仿、乙醚、石油醚提取物在花生油中,均有抗氧化作用,以丙酮提取物的抗氧化作用最强[11]。白花蛇舌草多糖对负氧自由基有明显的清除作用,且与剂量有关,对 SOD 影响明显,与剂量关系不大[12]。

5. 其他作用 雄性小鼠口服本品 3 星期后,间隔不同时间取睾丸活检,其精原细胞发展到初级精母细胞而停止发育,以致曲精细管成为空腔[13]。本品煎剂对离体兔肠大剂量呈显著的抑制作用,并可对抗乙酰胆碱或肾上腺素引起的肠兴奋或抑制[14]。

毒性　本品浸膏给小鼠腹腔注射的 LD_{50} 为 104(88～123)g(生药)/kg[15]。

【药性】　苦、甘,寒。归心、肺、肝、大肠经。

1.《广西中药志》:“味苦、甘,性温,无毒。入心、肝、脾三经。”

2.《广东中药》:“辛,涩,寒。”

3.《福建中草药》:“微苦,凉。”

4.《安徽中草药》:“性微寒,味微甘。”

【功用主治】　清热解毒,活血消肿,利湿退黄。主治肺热喘嗽,肺痈,咽喉肿痛,肠痈,疖肿疮疡,毒蛇咬伤,热淋涩痛,水肿,痢疾肠炎,湿热黄疸,癌肿。

1.《广西中药志》:“治小儿疳积,毒蛇咬伤,癌肿;外治白泡疮,蛇癞疮,少数地区用治跌打,刀伤,痈疮。”

2. 广州部队《常用中草药手册》:“清热解毒,活血利尿。主治:①各种感染,如尿路感染,扁桃体炎,咽喉炎,阑尾炎。②急性黄疸型或无黄疸型肝炎。③恶性肿瘤,有的可以控制或改善症状。④疮疖痈肿,跌打瘀痛,毒蛇咬伤。”

3.《广西本草选编》:“主治癌肿,乙型脑炎,肝炎,痢疾,气管炎。”

4.《福建药物志》:“清热解毒,消肿止痛。主治急性肾盂肾炎,鼻衄,子宫炎,带状疱疹。”

【用法用量】　内服:煎汤,15～30 g,大剂量可用至 60 g;或捣汁。外用:捣敷。

【宜忌】　《广西中药志》:“孕妇慎用。”

【选方】　1. 治肺痈、肺炎　白花蛇舌草、芦根、鱼腥草各 30 g。水煎服。(《湖北中草药志》)

2. 治小儿急惊风　(白花蛇舌草)鲜全草 9～15 g,开水炖服;或鲜全草捣烂绞汁 1 杯和蜜炖服。(1、2 方出自《福建中草药》)

3. 治阑尾炎　白花蛇舌草 120 g 捣烂,榨汁半茶杯,配以同等分量淘米水或同样分量的蜜糖冲服。(《广东中药》)

4. 治疗疮痈肿,疮疖肿毒　(白花蛇舌草)鲜全草 30～60 g,水煎服;另取鲜全草和冷饭捣烂,敷患处。(《福建中草药》)

5. 治泌尿系感染　(二叶葎)全草 30 g,野菊花 30 g,金银花 30 g,石韦 15 g。水煎服。(《湖南药物志》)

6. 治子宫颈糜烂　(二叶葎)全草、白英、一枝黄花各 30 g,贯众 15 g,水煎服。(《浙江民间常用草药》)

7. 治肠癌,宫颈癌及其他腹部癌放射治疗后直肠反应　白花蛇舌草全草、白茅根各 30～120 g,赤砂糖 30～150 g。水煎服。(《浙江药用植物志》)

8. 治跌打损伤　鲜白花蛇舌草 120 g。水酒各半煎,内服。(江西《草药手册》)

【临床报道】　1. 治疗感染性疾病(肺炎、胆囊炎、单纯性阑尾炎、盆腔炎)　治疗组 304 例用白花蛇舌草注射液 4 ml,每日 2 次,肌注,1 星期为 1 个疗程。对照组 100 例用青霉素钠盐,80 万 u,皮试后肌注,每日 2 次,1 星期为 1 个疗程。结果:治疗组痊愈 128 例,显效 90 例,有效 64 例,无效 22 例,总有效率 92.22%;对照组痊愈 42 例,显效 30 例,有效 18 例,无效 10 例,总有效率 90.00%。两组比较无显著性差异($P>0.05$)[1]。

2. 治疗副睾郁积症　每日取白花蛇舌草 30 g 煎水(亦可用开水冲服),分 3 次服用,15 d 为 1 个疗程,间隔 5～7 d 后服用第二个疗程。治疗输精管结扎术后并发副睾郁积患者 38 例,经 2～3 个疗程后,优良 19 例,显效 12 例,有效 3 例,无效 4 例,有效率为 89.5%[2]。

3. 治疗急性阑尾炎　鲜白花蛇舌草 30～120 g(干品减半),水煎服,病情轻者,首次剂量 60～90 g;病情重者,首次剂量可至 120 g,以后按首次剂量一半给药,第一日要服 4 剂,第二日起每日服 2～3 剂。共治 211 例(急性单纯性阑尾炎 108 例,急性化脓性阑尾炎 18 例,合并局限性腹膜炎 45 例,合并弥漫性腹膜炎 9 例,阑尾脓肿 31 例)。结果:痊愈 187 例,基本治愈 15 例,无效中转手术 9 例。中转手术病例均为毒溃型,术中发现为阑尾坏疽或穿孔引起弥散性腹膜炎,无死亡。一般平均服药 3～4 d 症状可消失,服药后体温最先恢复正常,以后为血象,而触痛往往最后消失[3]。

4. 治疗慢性结肠炎　用自拟白半汤:白花蛇舌草、半枝莲、白茅根、苡仁各 30 g。水煎服,每日 1 剂,分 3 次服,3～10 d 为 1 个疗程。共治疗 48 例,结果:治愈(大便成形,全身症状消失,大便镜检无异常,病原学检查阴性)38 例,好转(大便次数及水分减少,全身症状改善,大便镜检脂肪球或红、白细胞偶见)8 例,无效 2 例,总有效率 95.3%[4]。

5. 治疗癌症发热(体温在 39 ℃以下)　用白花蛇舌草注射液(每支 2 ml,每 1 ml 含总黄酮以芦丁计算不少于 0.25 mg),每次 4 ml 肌注,每日 1 次,10 次为 1 个疗程。共治疗 60 例,结果:显效 41 例,好转 14 例,无效 5 例,总有效率为 91.2%[5]。

6. 治疗中晚期食管癌　用白花蛇舌草注射液 12～30 支(每支 2 ml,含生药 2 g)加入 5%葡萄糖水(有胸水、腹水者用 10%葡萄糖)250 ml(12 支)～500 ml(13 支以上)静脉滴注,药物剂量运用为:第一日 12 支,第二日 18 支,第三日 24 支,第四日 30 支,以后维持在 30 支/日,每分钟滴速为 40～60 滴,有严重心脏病的患者慎用。一般 5 d 为 1 个疗程,每个疗程之间停药 2 d,每 4 个疗程之间停药 2 星期,治疗 4 个疗程之后评定疗效。共治疗 106 例,结果:完全缓解 19 例,部分缓解 43 例,稳定 27 例,进展 17 例;白花蛇舌草注射液对胸腹水、癌性疼痛及癌性发热具有一定的抑制作用,静滴用药无明显毒副作用[6]。

1545 白花甜蜜蜜 bái huā tián mì mì (《全国中草药汇编》)

【异名】　白花夏枯草、白甜蜜蜜(《青海常用中草药手册》),蜜罐罐(《全国中草药汇编》)。

【基原】　为唇形科青兰属植物异叶青兰的全草。

【原植物】　异叶青兰 *Dracocephalum heterophyllum* Benth. 又名:戈壁青兰(《全国中草药汇编》),白花枝子花(《中国植物志》)。

多年生草本,高 10～30 cm。茎四棱,密生倒向的短毛,通常为紫红色。单叶对生;基生叶柄长 2.5～6 cm;茎生叶柄较短;叶片宽卵形至长卵形,长 1.3～4 cm,宽 8～23 mm。轮伞花序生于茎上部,具 4～8 花;

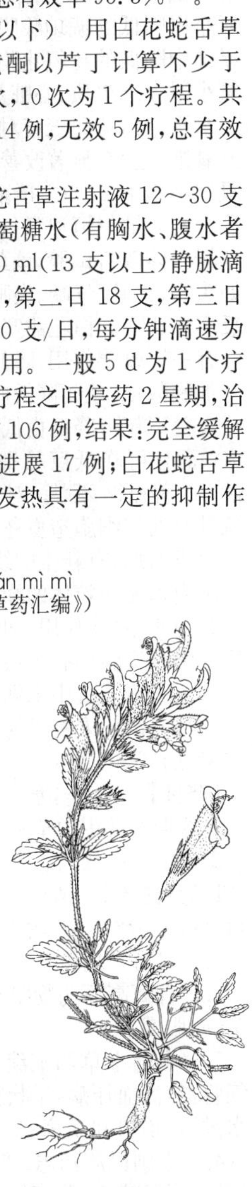

异叶青兰

苞片较萼短或为萼1/2长；花萼淡绿色，外面疏被短柔毛；花冠白色，唇形，外面密被白色或淡黄色白短柔毛；雄蕊4，后一对较长，花药2室，叉状分开；雌蕊子房4裂，花柱细长，柱头2裂。小坚果长圆形，光滑。花期6～8月，果期7～9月。

生于海拔1 100～5 100 m的山地草原、半荒漠的多石干燥地带、田间路旁或河滩。分布于山西、内蒙古、四川、西藏、甘肃、青海、宁夏、新疆等地。

【采收加工】 6～7月开花时采收，以木棒将茎砸扁，晾干。

【药理】 1. 抗缺氧作用 白花甜蜜蜜水煎液或糖衣片灌胃或注射，在大、小鼠减压缺氧、密闭缺氧、静态或动态、急性或亚急性状态时，均能显著提高机体耐缺氧能力。在代谢调节方面，显著对抗缺氧大鼠心肌、大脑中ATP和心肌糖原的降低作用。该药可使模拟8 000 m高度缺氧的大鼠组织中神经递质儿茶酚胺、5-羟色胺、组胺、乙酰胆碱等分泌接近正常；可使缺氧小鼠血清肾上腺皮质醇、皮质酮的升高更加明显，使下降的醛固酮恢复；使缺氧大鼠降低的血清三碘甲状腺原氨酸(T_3)、甲状腺素(T_4)有所回升，使缺氧小鼠降低的琥珀酸脱氢酶活力恢复至常压水平，缺氧大鼠肺中降低的超氧化物歧化酶(SOD)活力也恢复；可使缺氧小鼠大脑皮质、心脏及肺中降低的cAMP含量恢复至常压水平。白花甜蜜蜜对缺氧家兔血液氧分压、氧分压差及血氧饱和度有显著改善作用，但仍处于较低水平；使缺氧小鼠红细胞中2,3-二磷酸甘油酸含量增加更加显著。白花甜蜜蜜对缺氧恒河猴行为及胃肠道反应有显著改善作用。现场人体双盲试验，该药可减少人高山反应(5 000 m左右)如头痛、呕吐、气喘、失眠及食欲不振的发生率，并减轻高山反应症状[1]。白花甜蜜蜜对高原实验家兔造血系统若干指标有一定改善作用，降低缺氧引起的红细胞体积增大，降低红细胞数量，从而降低血液的黏滞性，改善血循环[2,3]。异叶青兰不仅可降低由低氧引起的家兔骨髓巨核细胞体积增大，而且可降低巨核细胞的数量，从而降低血液的黏滞性，改善血循环[4]。对细胞结构的研究发现，本品能使家兔骨髓幼红细胞造血岛中心巨噬细胞内线粒体及初级溶酶体数量增加，有新生的线粒体及初级溶酶体的出现，而且该细胞内未见线粒体的峰型肿胀与溶酶体过载现象[5]。

2. 止咳、祛痰作用 小鼠口服酸醇提取物1.6 g/kg，在氨水喷雾引咳实验中有止咳作用；酚红法证实有祛痰作用；但在豚鼠组胺喷雾法中未见平喘作用[6]。

毒性 以成人剂量的10倍量给小鼠灌胃13 d，肝、脾、肾均未见异常[7]。

【药性】 苦、辛，寒。归肝经。

1.《青海常用中草药手册》："苦、辛，寒。"

2.《中国民族药志》："甘、微辛，微温。"

【功用主治】 清肝泻火，理气散结。主治头痛，眼翳，黄疸，胸闷心悸，胃痛，淋巴结结核，甲状腺肿大，口腔溃疡。

1.《青海常用中草药手册》："清肝火，散郁结。"

2.《青藏高原药物图鉴》："清热。治黄疸性发烧，热性病头痛，眼翳。"

3.《全国中草药汇编》："止咳，清肝火，散郁结。主治支气管炎，高血压病，甲状腺肿大，淋巴结结核，淋巴结炎。煎水漱口，治口腔溃疡。"

4.《中国民族药志》："理气、散风、开窍、镇咳。用于心悸气短，胃肠痉痛，胸闷气郁及气管炎咳嗽。"

【用法用量】 内服：煎汤，6～12 g；或入散剂。外用：煎水漱口。

【选方】 1. 治高血压病 白花夏枯草9 g，钩藤12 g，生白芍9 g，决明子12 g。水煎服。

2. 治淋巴结结核，淋巴结炎 白花夏枯草12 g，玄参9 g，牡蛎15 g，象贝母9 g。水煎服。

3. 治甲状腺肿大 白花夏枯草12 g，海藻15 g，昆布15 g，龙胆草15 g，炒麦芽15 g。共研细末，每服6 g，每日2次，白开水送服。(1～3方出自《青海常用中草药手册》)

1546 白花猪母菜 bái huā zhū mǔ cài
(《全国中草药汇编》)

【异名】 蛇鳞菜、白线草(《全国中草药汇编》)。

【基原】 为玄参科假马齿苋属植物假马齿苋的全草。

【原植物】 假马齿苋 *Bacopa monnieri* (L.) Wettst.

匍匐草本。节上生根，多少肉质，无毛，体态极像马齿苋。叶对生；无柄；叶片长圆状倒披针形，长8～20 mm，宽3～6 mm，先端圆钝，极少有齿，全缘。花单生叶腋；萼下有1对条形小苞片；萼片5，完全分生；花冠钟状，蓝色、紫色或白色，不明显2唇形；雄蕊4，二强，花药的药室全发育，并行而分离；柱头状。蒴果卵状锥形，短于宿存的萼，室间2裂。种子椭圆状锥形，1端平截，黄棕色有光泽，表面有纵条棱。花期5～10月。

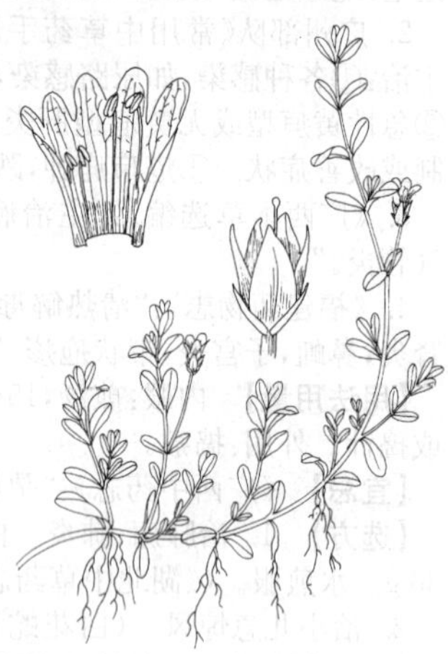

假马齿苋

生于水边及沙滩湿地。分布于福建、广东、云南、台湾。

【采收加工】 7～10月采收，切段晒干。

【成分】 全草含假马齿苋皂苷(hersaponin)[1,2]，白花猪母菜苷(bacoside) A及B[3～5]。bacopasaponinsA、B、C，staunoside D、E[6]，bacoside A_3[7]，bacosterol[8]；甾体类：豆甾烷醇(stigmastanol)，豆甾醇(stigmasterol)，β-谷甾醇(β-sitosterol)[3]；长链烷烃类：二十七烷(heptacosane)，二十八烷(octacosane)，二十九烷(nonacosane)，三十烷(triacontane)，三十一烷(hentriacontane)，三十二烷(dotriacontane)[9]。

茎叶含黄酮苷类成分：芹菜素-7-葡萄糖醛酸苷(apigenin-7-glucuronoside)，木犀草素-7-葡萄糖醛酸苷(luteolin-7-glucuronoside)[10]。

根中含有阿拉伯糖，核糖，木糖，果糖，甘露糖，葡萄糖，肌醇，蔗糖，麦芽糖[11]。

【药理】 1. 对中枢神经系统的作用 白花猪母菜乙醇提取物给大鼠灌胃(40 mg/kg)连续3 d，采用电击光辨别反应、主动性条件性逃避反应和多次性训练回避反应，观察该品对大鼠学习记忆的影响。结果表明，该品能明显促进正常大鼠的记忆获得和记忆巩固[1]。小鼠腹腔注射假马齿苋皂苷有镇静作用，但对大鼠的电休克或小鼠戊四氮惊厥均无保护作用，也不减少戊四氮的毒性，但可抑制利舍平加强戊四氮毒性的作用，也可减少苯丙胺对小鼠的毒性。假马齿苋皂苷还可协同环己巴比妥、戊巴比妥和乙醇对小鼠的催眠作用,对小鼠有降低体温的作用。当环境温度从 20 ℃升高至 37 ℃时,其协同催眠药的作用明显减弱,预先用 d-麦角酸二乙胺处理,其协同催眠的作用被部分抑制,这一作用也与利舍平相似。作者认为假马齿苋皂苷可能具有安定作用[2]。

2. 对组织的松弛作用　植物提取物对所有离体组织均有松弛作用,并有剂量依赖性。其中对豚鼠作用最明显。提取物对血管的松弛作用未能被阿托品和普萘洛尔拮抗,但对气管标本的松弛作用能被普萘洛尔部分拮抗。吲哚美辛可拮抗植物提取物引起的所有组织的松弛,植物提取物对含内皮或不含内皮的血管的松弛作用相同。说明假马齿苋引起的松弛作用可能涉及到前列环素化合物和β肾上腺素受体,此外,这种松弛作用不依赖于内皮和毒蕈碱受体的激活[3]。

毒性　本品醇提取物给大鼠腹腔注射的 LD_{50} 为 331 mg/kg,所含糖皂苷给大鼠腹腔注射的 LD_{50} 为 25.1 mg/kg,此剂量可致肺出血和肝脂肪变性[4]。

【药性】《全国中草药汇编》:"微甘、淡,寒。"

【功用主治】《全国中草药汇编》:"清热凉血,解毒消肿。主治痢疾,目赤肿痛,丹毒,痔疮肿痛;外用治象皮肿。"

【用法用量】 内服:煎汤,15～30 g。外用:煎汤洗。

1547 白花鹅掌柴 bái huā é zhǎng chái (《广西药用植物名录》)

【异名】 汉桃叶(《中华人民共和国药典》1977 年版),广西鹅掌柴、七叶莲(《广西药用植物名录》)。

【基原】 为五加科鹅掌柴属植物白花鹅掌柴的根或茎、叶。

【原植物】 白花鹅掌柴 *Schefflera leacantha* Vig. [*S. kwangsiensis* Merr. ex Li] 又名:广西鸭脚木(《广西植物名录》)。

灌木,高约 2 m。有时攀缘状。小枝干时有纵皱纹,无毛;节间短,长 1～1.5 cm。叶有小叶 5～7;叶柄长 4～8 cm,幼时密生短柔毛,后变无毛;小叶片革质,长圆状披针形,稀椭圆状长圆形,长 6～9 cm,宽 1.5～3 cm,先端渐尖,基部楔形,边缘全缘,反卷,两面均无毛。圆锥花序顶生,长约 12 cm,分枝很少,多呈伞房状;花瓣 5,无毛;雄蕊 5,花丝短;子房下位,5 室,无花柱;花盘稍隆起。果实卵形,有 5 棱,黄红色。花期 4 月,果期 5 月。

生于林下或石山上。分布于广东、广西等地。

【栽培】 生物学特性　喜阴凉湿润的环境。对土壤要求不严,但以疏松、肥沃的砂质壤土种植为宜。

繁殖方法　种子繁殖或扦插繁殖。种子繁殖:5～6 月果实成熟时随采随播,苗高 5～7 cm 时移植 1 次,次年即可定植。扦插繁殖:春季进行,选二年生枝条,剪成 12～15 cm 长段,插入土中或细沙中。

田间管理　生长期间,于春、秋季各施追农家肥 1 次。

【采收加工】 全年可采,鲜用或晒干。

【药材】 白花鹅掌柴 *Caulis seu Folium Schefflerae kwangsiensis* 主产于广西。

性状　茎枝呈圆柱形,常斜切成厚片或段。外表面灰白色至淡黄棕色,具纵皱纹及点状皮孔。有时可见环状叶痕,栓皮常片状脱落,体稍轻,质坚实。断面黄白色,皮部薄,木部宽广,放射状纹理明显,髓部质松或成空洞。叶多切碎,完整小叶片革质,长圆形至披针形,先端渐尖,基部楔形,全缘并稍向下反卷。上面灰绿色或灰棕色,下面色略淡。中脉及羽状侧脉于上、下面凸出。气微,味微苦、涩。

鉴别　(1) 茎枝横切面:木栓细胞 10 列,其外面常有表皮细胞与厚的角质层。皮层外侧有 1～3 列石细胞环带,内侧有众多分泌道;尚有外韧型维管束,其外侧有纤维群。中柱鞘纤维木化,排成新月形,位于韧皮部外侧。韧皮部筛管常颓废,散有分泌道。形成层环状。木质部导管直径 40～50 μm,射线宽 1～4 细胞,木化,具壁孔。髓宽广,散有分泌道,近木质部处数列细胞木化,中心区细胞木化或非木化。薄壁细胞含草酸钙簇晶与方晶。

叶横切面:上、下表皮细胞各 1 列,外被角质层,上表皮下有下皮细胞 1 列,直径较表皮细胞大 3～4 倍;下表皮有气孔。中脉上、下表皮内方各有数层厚角细胞。栅栏组织通过中脉,栅栏细胞短,类长方形,2～3 列;海绵组织疏松。叶肉组织中偶有分泌道。维管束外韧型,外围纤维群。分泌道散在;薄壁细胞含草酸钙簇晶和方晶。

(2) 取本品粉末 0.5 g,以乙醇回流提取,滤过,滤液浓缩至 1 ml。取滤液点于滤纸上,喷以高锰酸钾-碳酸钠溶液,斑点显黄色至浅棕色(检查有机酸);取滤液点于滤纸上,喷以 0.2%茚三酮试液,加热后显紫红色(检查氨基酸)。

【药性】 微苦、涩,温。

【功用主治】《广西民族药简编》:"根、茎水煎服,治风湿性心脏病,经前腹痛,感冒;水煎,冲酒服,治风湿腰痛;水煎服兼洗身,治水肿;捣烂敷患处,治骨折;捣烂敷伤口周围,治毒蛇咬伤。"

【用法用量】 内服:煎汤,9～15 g;或泡酒。外用:煎汤洗;或鲜品捣敷。

【宜忌】《广西民族药简编》:"孕妇忌用或慎用。忌吃鱼肉、鹅肉、西洋鸭肉。用治胃痛时,忌吃酸、辣食物和烟、酒。"

1548 白杨树根皮 bái yáng shù gēn pí (《四川中药志》)

【基原】 为杨柳科杨属植物山杨 *Populus davidiana* Dode 的根皮。

【原植物】 参见"白杨树皮"条。

【采收加工】 冬、春季采挖,趁鲜剥取根皮,晒干。

【药性】 苦,平。

1.《分类草药性》:"性涩,微苦。"

2.《四川中药志》1960 年版:"性平、微温,味苦、辛,无毒。"

【功用主治】 清热,止咳,利湿,驱虫。主治肺热咳喘,淋浊,白带,妊娠下痢,蛔虫病。

1.《分类草药性》:"治男子白浊,淋,虚咳,清火,白带。"

2.《四川中药志》1960 年版:"祛蛔虫,止腹痛。治肺热咳喘,妊娠下痢。"

【用法用量】 内服:煎汤,9～18 g。外用:煎水洗。

【宜忌】《四川中药志》1960 年版:"无湿热瘀滞者勿用。"

【选方】 1. 治肺热咳嗽　(白杨树根皮)配地麦冬、肺经草、白茅根、枇杷叶。水煎服。

2. 治白浊淋症　(白杨树根皮)60 g。泡醪糟汁服。(1、2 方出自《四川中药志》1960 年版)

1549 白果槲寄生 bái guǒ hú jì shēng (《新华本草纲要》)

【异名】 欧寄生(《全国中草药汇编》)。

【基原】 为桑寄生科槲寄生属植物卵叶槲寄生的带叶茎枝。

【原植物】 卵叶槲寄生 *Viscum album* L. var. *meridianum* Danser [*V. album* L. subsp. *meridianum* (Danser) Long] 又名：阔叶槲寄生、寄生草(《云南植物志》)。

灌木，高约0.5 m。茎、枝均圆柱状，二歧或多歧分枝，枝的节间长3～7 cm，粗2.5～6 mm。叶对生，厚革质；叶柄长约5 mm；叶片倒卵形，长3～5 cm，宽1.5～2.5 cm，先端近圆形，基部楔形。雌雄异株；雄花序聚伞状，顶生；苞片三角形；雄花花蕾时近球形，萼片4枚，三角形；花药椭圆形；雌花序聚伞式穗状，顶生或腋生于茎叉状分枝处，总花梗具花3～5朵；苞片三角形；雌花花蕾时卵球形；萼片4枚，三角形；柱头乳头状。浆果椭圆形，宿存花柱黄色，果皮平滑。花期11月至翌年3月，果期7～11月。

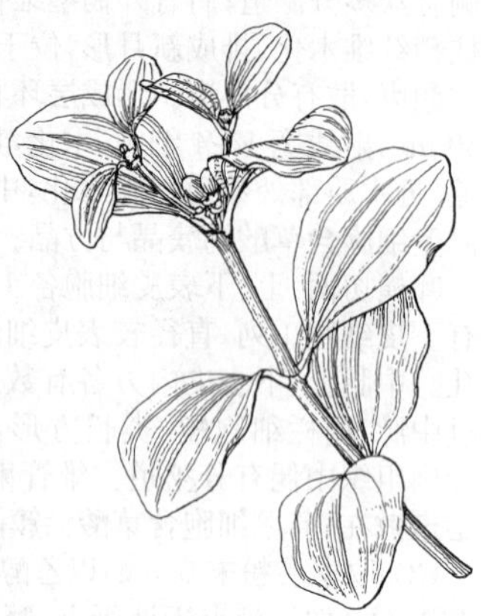

卵叶槲寄生

生于海拔1 300～2 700 m的山地阔叶林中，寄生于樱桃、花楸、核桃、云南鹅耳枥等植物上。分布于云南、西藏等地。

【采收加工】 全年可采，扎成束，晾干。

【药理】 1. 增强免疫功能 给小鼠腹腔注射新鲜非发酵的白果槲寄生植物汁10 mg/kg，隔不同时间进行胶体碳清除率测定。开始时对单核吞噬细胞系统无影响，48 h后吞噬细胞指数明显增加，于120 h恢复正常；注射植物汁24 h时脾脏重量减少，48 h时增加，120 h恢复正常。将绵羊红细胞(SRBC)和植物汁(10 mg/kg)或多糖组分(120 mg/kg)给小鼠腹腔注射，免疫3 d后IgM抗体生成显著增加，在第五日和第九日脾脏内的IgM-PFC数量也明显增加。将SRBC与不同剂量的植物汁混合，给小鼠皮下注射，于5 d后可引起迟发型超敏反应[1]。白果槲寄生提取液还能促进特异性和非特异性免疫功能[2]。

2. 抗肿瘤作用 白果槲寄生的主要成分蛋白质、多糖和脂类，对肿瘤细胞有直接抑制作用。体外实验表明，白果槲寄生蛋白质对恶性肿瘤细胞起着其他细胞抑制剂起不到的特殊作用[2]。

毒性 白果槲寄生植物汁小鼠腹腔注射的LD_{50}约为32 mg/kg，其多糖组分小鼠腹腔注射的一次耐受量大于2.25 g/kg[1]。

【药性】 甘、苦，平。

【功用主治】 祛风湿，强筋骨，催乳。主治风湿痹痛，筋骨痿弱，腰痛腿软，产后乳汁稀少。

【用法用量】 内服：煎汤，15～30 g；或炖肉服。

1550 白绿叶果实 bái lǜ yè guǒ shí (《云南中草药》)

【基原】 为胡颓子科胡颓子属植物白绿叶 *Elaeagnus viridis* Serv. var. *delavayi* Lecte. 的果实。

【原植物】 参见“白绿叶”条。

【采收加工】 4～5月采收成熟果实，晒干。

【药性】《云南中草药》：“甘、酸。”

【功用主治】《云南中草药》：“主治腹泻，小儿疳积。”

【用法用量】 内服：煎汤，15～24 g；或研末。

【选方】 治急性肾炎 小羊奶果3 g，黄柏、黄连各1.5 g。共研细末，温开水送服，每日3次。(《云南中草药》)

1551 白皮锦鸡儿花 bái pí jǐn jī ér huā (《全国中草药汇编》)

【异名】 金雀花(《新疆中草药》)，锦鸡儿花(《新疆中草药手册》)。

【基原】 为豆科锦鸡儿属植物白皮锦鸡儿 *Caragana leucophloea* Pojark. 的花。

【原植物】 参见“白皮锦鸡儿”条。

【采收加工】 4～5月花将开放时采收，晒干。

【药性】《新疆中草药》：“甘，微温。”

【功用主治】 止咳，化滞，祛风止痛。主治肺虚久咳，小儿疳积，肝阳头痛眩晕，跌打损伤。

《新疆中草药》：“祛风平肝，止咳。”

【用法用量】 内服：煎汤，3～9 g；或浸酒。

【选方】 1. 治肺虚久咳，小儿疳积 锦鸡儿花9 g。炖鸡蛋服。(《新疆中草药》)

2. 治跌打损伤 锦鸡儿花120 g，桑枝120 g，红花15 g，独活15 g，白酒500 g。浸泡7 d后，每日饮酒9～15 g。(《新疆中草药手册》)

1552 瓜子金 guā zǐ jīn (《植物名实图考》)

【异名】 丁蒿、苦远志(《滇南本草》)，金锁匙、神砂草、地藤草(《植物名实图考》)，远志草(《分类草药性》)，竹叶地丁(《浙江中草药手册》)，铁线风、瓜子莲、女儿红(《湖南药物志》)，小丁香、蓝花地丁(《云南中草药选》)，金牛草(《全国中草药汇编》)，直立地丁、紫花地丁、苦草(《云南药用植物名录》)，七寸金、蚼仔草、铁钓竿(《台湾药用植物志》)，铁甲草(《福建药物志》)，紫金花(《广西药用植物名录》)。

【基原】 为远志科远志属植物瓜子金的根及全草。

【原植物】 瓜子金 *Polygala japonica* Houtt. 又名：卵叶远志(《广东植物志》)。

多年生草本，高15～20 cm。茎绿褐色，直立或斜生。枝有纵棱，圆柱形，被有卷曲短柔毛。单叶互生；黄褐色，被短柔毛；叶纸质至近革质，卵形，绿色，先端钝，基部圆形至阔楔形，全缘，反卷；主脉在上表面凹陷，侧脉3～5对。花两性，总状花序与叶对生；花少，具早落披针形小苞片；萼片5，宿存；花瓣3，白色至紫色；雄蕊8，花丝合生成鞘，花药卵形，顶孔开裂；子房倒卵形，具翅，花柱肥厚，弯曲，柱头2。蒴果绿色，圆形，阔翅。种子卵形，黑色，密被白色短柔毛。花期4～5月，果期5～7月。

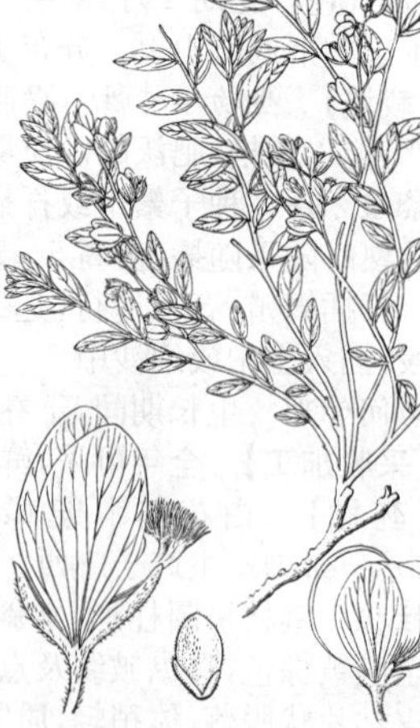

瓜子金

生长于海拔 800～2 100 m 的山坡或田埂上。分布于华北、东北、华东、中南、西南、西北和台湾等地。

【栽培】 生物学特性　喜温暖湿润的气候。是一种既喜阳而又具较耐旱的植物。对土壤要求不严，以排水良好、肥沃而疏松的砂质壤土上生长较好。重黏性土栽培生长不良。

繁殖方法　用种子或根状茎繁殖。种子繁殖：夏末秋初，种子成熟，可随采随播。将采回的鲜果，除去果皮，即可秋播。撒播，覆土 1 cm，上盖一层稻草。第二年春开始出苗时取去稻草，并注意浇水保湿，出苗 1 个半月左右，当苗高 15 cm 时，选阴雨日或每日午后移栽，行株距 30 cm×15 cm。根状茎繁殖可于春、秋进行。

【采收加工】 8～10 月采集全草，晒干。

【药材】 瓜子金 *Herba Polygalae Japonicae*　主产于安徽、浙江、江苏等地。

性状　根圆柱形，稍弯曲，表面黄褐色，有纵皱纹，质硬，断面黄白色。茎少分枝，灰绿色或灰棕色，被细柔毛。叶皱缩，展平后呈卵形或卵状披针形，侧脉明显，先端短尖，基部圆形或楔形，全缘，灰绿色；叶柄短，有柔毛。总状花序腋生，最上的花序低于茎的顶端；花多皱缩。蒴果圆而扁，具较宽翅，边缘无缘毛，萼片宿存。种子扁卵形；褐色，密被柔毛，基部有 3 长裂的种阜。气微，味微辛苦。

鉴别　(1) 叶表面观：下表皮细胞垂周壁波状弯曲，平周壁具角质纹理，气孔不定式或不等式，副卫细胞 4～6 个。上表皮细胞垂周壁稍波状弯曲，平周壁具角质纹理，气孔极少。非腺毛单细胞，少数有 2 细胞，常弯曲，外壁有疣状突起，顶端常具有一凸头。叶肉薄壁细胞中含草酸钙簇晶。

(2) 取本品粗粉 0.5 g，置带塞试管中，加热水 10 ml，用力振摇 1 min，即生成持续性泡沫，放置 30 min 仍不消失(检查皂苷)。

【成分】 根含三萜皂苷，远志醇(polygalitol)及四乙酸酯(tetracetylpolygalitol)[1]。

地上部分含皂苷瓜子金皂苷(polygalasaponin)甲、乙、丙、丁[2～4]与瓜子金皂苷(polygalasaponin) Ⅰ-XIX[5, 6]。

叶含山柰酚-3-O-6″-O-(3-羟基-3-甲基-戊二酰基)葡萄糖苷〔kaempferol-3-O-6″-O-(3-hydroxy-3-methylglutaryl) glucoside〕[7]，紫云英苷(astragalin)，山柰酚-3-(6″-乙酰基)葡萄糖苷〔kaempferol 3-(6″-acetyl) glucoside〕，山柰酚-3,7-二葡萄糖苷(kaempferol-3,7-diglucoside)[8]。

【药理】 1. 镇静催眠作用，瓜子金水煎剂 0.5～1.0 g/kg 腹腔注射，对小鼠的自由活动有显著的抑制作用，对巴比妥钠有协同作用，但不能延长睡眠时间，亦无对抗咖啡因的惊厥作用[1]。

2. 溶血作用　已开花植株的根及地上部分的 5%浸液均有溶血作用；根的溶血作用与远志根(全远志)的溶血作用相当[2]。

毒性　瓜子金水煎剂给小鼠腹腔注射的 LD_{50} 为 1.7 g/kg；口服 LD_{50} 为 46±5.84 g/kg。给小鼠腹腔注射瓜子金煎剂 1.0 g/kg 时，即出现中毒症状，表现为伏地不动，活动减少，四肢无力，不能攀爬。但经 24 h 后仍能存活。剂量增加症状更为明显，呼吸渐弱，最后死亡[1]。

【药性】 苦、微辛，平。归肺、肝、心经。

1.《生草药性备要》："味甘，性平。"

2.《分类草药性》："性热。"

3.《贵阳民间草药》："辛、苦，平。无毒。"

4.《江西草药》："性寒，味苦。"

【功用主治】 祛痰止咳，散瘀止血，宁心安神，解毒消肿。主治咳嗽痰多，跌打损伤，风湿痹痛，吐血便血，心悸失眠，咽喉肿痛，痈肿疮疡，毒蛇咬伤。

1.《生草药性备要》："理跌打，去瘀生新；能接骨续筋，止痛消肿，散毒。"

2.《植物名实图考》："破血，起伤，通关。"

3.《分类草药性》："走表散寒，治头风，开胃进食。"

4.《中国药用植物志》："根：镇咳祛痰，与远志同类；全草：治蛇咬。"

5.《民间常用草药汇编》："除湿健胃，治怔忡、黄疸。外用捣涂，消疮毒红肿。"

6.《四川中药志》1960 年版："止血崩，治跌打损伤，肠风下血，淋病，痨伤咳嗽。"

7.《中国药用植物图鉴》："根：为镇静、祛痰剂，能益智安神，散郁化痰，消痈肿。治支气管炎，肺炎，咳嗽多痰，惊悸，健忘，痈疽疮肿，喉痹。"

8.《云南中草药》："主治流感，偏头痛，小儿高热，麻疹不透，小儿疳积，疟疾。"

9.《台湾药用植物志》："治健忘，梦遗，阳痿。"

【用法用量】 内服：煎汤，6～15 g，鲜品 30～60 g；或研末；或捣汁；或浸酒。外用：捣敷，或研末调敷。

【选方】 1. 治妇女月经不调，或前或后　瓜子金 7 株，加白糖 60 g，捣烂绞汁，经后 3 d 服之。(《泉州本草》)

2. 治咽喉肿痛，扁桃体炎　鲜瓜子金 30 g。切碎捣烂，加冷开水 1 碗绞汁，频频含咽。

3. 治淋巴结炎　瓜子金、百蕊草各 15 g，抱石莲 12 g。煎水服。

4. 治毒蛇咬伤　鲜瓜子金 30～60 g。加冷开水绞汁服。另将药渣加生半夏 1 粒，捣烂敷伤口。(2～4 方出自《安徽中草药》)

5. 治疟疾　瓜子金(鲜)18～30 g。酒煎，于疟发前 2 h 服。(《江西草药》)

【临床报道】 治疗失眠　取瓜子金 50 g(或鲜品 100 g)，煎煮 2 次，浓缩后加单糖浆适量，使成 50 ml。临睡前顿服。治疗各精神病引起的失眠症 160 例次，结果：有效(服药后睡眠时间达 4 h 以上)146 例次，其中睡眠时间达 6 h 以上者 114 例次(78.08%)。多数在服药 30 min 后入睡。未见不良副作用[1]。

1553 瓜子藤 guā zǐ téng (《福建民间草药》)

【异名】 念珠藤(《广州植物志》)，阿利藤、瓜子英、过山香、春根藤(《福建民间草药》)，瓜子金(《浙江中药资源名录》)，七里香(《福建中草药》)，香藤(《福建药物志》)，猪油藤(《浙江药用植物志》)。

【基原】 为夹竹桃科链珠藤属植物链珠藤的根及全株。

【原植物】 链珠藤 *Alyxia sinensis* Champ.

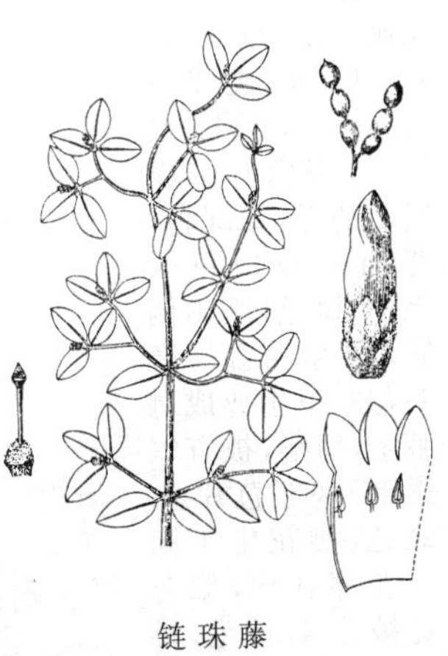

链珠藤

ex Benth.

灌木,藤状,高约3 m。叶对生或3枚轮生;叶片圆形或卵圆形,先端圆形或微凹,边缘反卷。聚伞花序腋生或近顶生;花小;花5数;花萼裂片卵圆形,近钝头,内面无腺体;花冠先淡红色后变白色,花冠筒长2.3 mm,花冠裂片卵圆形;雄蕊长约1.5 mm;子房具长柔毛。核果卵形,2~3颗组成链珠状。花期4~9月,果期5~11月。

生于矮林或灌木丛中。分布于浙江、福建、江西、湖南、广东、广西、海南、贵州等地。

【采收加工】 7~10月采收,切段,晒干。

【药性】 辛、微苦,温,小毒。

1.《全国中草药汇编》:"辛、微苦,温。"

2.《福建药物志》:"有小毒。"

【功用主治】 祛风除湿,活血止痛。主治风湿痹痛,血瘀经闭,胃痛,泄泻,跌打损伤,湿脚气。

1.《福建药物志》:"祛风行气,燥湿健脾,通经活络。主治风湿关节痛,腰痛,湿脚气,泄泻,闭经,产后风,跌打损伤。"

2.《浙江药用植物志》:"理气止痛。主治胃寒疼痛,消化不良。"

【用法用量】 内服:煎汤,15~30 g;或浸酒。

【宜忌】 《福建药物志》:"孕妇及体质阴虚者忌用。"

【选方】 1. 治风湿性关节痛 阿利藤根30~45 g,猪蹄1只。酌加酒、水各半,炖服。(《福建民间草药》)

2. 治跌打损伤,经闭 阿利藤、鸡血藤各125 g。浸米酒,早、晚各温服1次。(《福建药物志》)

3. 治胃痛,消化不良 念珠藤全草或茎藤15~30 g。水煎服。(《浙江药用植物志》)

1554 丛毛榕根 cóng máo róng gēn (《浙江民间常用草药》)

【异名】 母猪精(《贵州民间药物》),铁牛入石、小叶钻石风(《福建中草药》)。

【基原】 为桑科无花果属植物小果榕的根。

【原植物】 小果榕 *Ficus gasparriniana* Miq. var. *viridescens* (Lévl. et Vant.) Corner [*F. comata* Hand.-Mazz.]

又名:细叶牛奶树、石榕(《全国中草药汇编》),丛毛榕(《浙江药用植物志》),绿叶冠毛榕(《贵州植物志》)。

落叶灌木或小乔木。分枝棕色,弯曲,嫩枝被有白色柔毛,全株具乳汁。叶互生;叶柄长2~5 mm;托叶三角状披针形,长达5 mm;叶片宽披针形或倒卵状椭圆形,纸质,长4~12 cm,宽2~2.5 cm,基部圆钝至楔形,表面具细而紧贴的毛,深绿色,背面密被白色柔毛,淡绿色;基出侧脉;网脉明显。隐头花序单生或成对腋生,球形,被有短柔毛,基部苞片3;雄花、瘿花生于同一花序托内,雄花花被片4,被毛,雄蕊2;雌花生于另一花序托内,花被片4,柱头2裂。瘦果光滑。花期9月至翌年4月,果期5~9月。

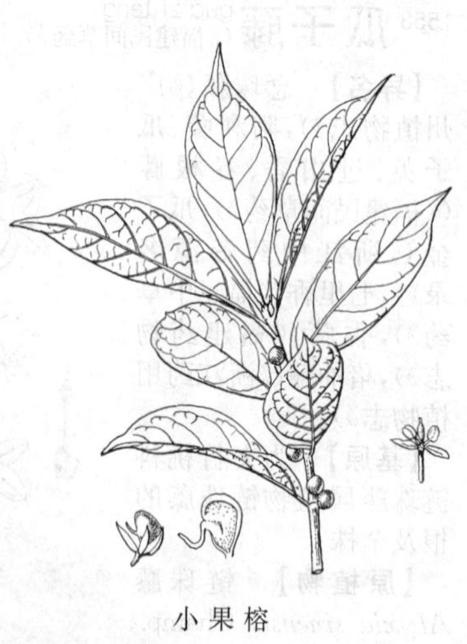

小果榕

生于海拔500~1 700 m的山地、丘陵、林下阴湿处或山谷、溪边、田野沟边。分布于西南及浙江、福建、湖南、广东、广西等地。

【采收加工】 全年均可采,切段或切片,晒干。

【药性】 甘、微辛,温。

1.《贵州民间药物》:"性寒,味苦、辛。"

2.《全国中草药汇编》:"甘、微辛,温。"

【功用主治】 祛风,健脾,利湿。主治风湿痹痛,急惊风,劳倦乏力,消化不良,脾虚带下。

1.《贵州民间药物》:"镇惊,祛风。"

2.《浙江民间常用草药》:"补肾亏,强筋骨。"

3.《全国中草药汇编》:"祛风行气,健脾利湿。主治关节风湿痛,劳倦乏力,消化不良,胸闷,白带,痈疽,溃疡不易收口。"

【用法用量】 内服:煎汤,30~120 g。外用:煎水洗。

【选方】 1. 治关节风湿痛 丛毛榕干根60~90 g,酒水或加猪脚同炖服。(《福建中草药》)

2. 治劳倦乏力 丛毛榕干根30 g。水煎,或加墨鱼1只同炖服。

3. 治痈疽溃疡不易收口 丛毛榕干根120 g,或加羊肉同煎服。(2、3方出自《福建中草药》)

1555 冬瓜 dōng guā (《本草经集注》)

【异名】 白瓜、水芝(《本经》),蔬(《广雅》),蔬坦(《广志》),白冬瓜(《别录》),地芝(《神仙本草》),濮瓜(孟诜),蔬蔬(《群芳谱》),东瓜(《瀛涯胜览》),枕瓜(《中国药用植物志》)。

【基原】 为葫芦科冬瓜属植物冬瓜的果实。

【原植物】 冬瓜 *Benincasa hispida* (Thunb.) Cogn. [*B. cerifera* Savi]

一年生草本,蔓生或架生,全株被有黄褐色硬毛、长柔毛。茎有棱沟,长约6 m。单叶互生;叶柄粗壮,长5~20 cm;叶片肾状近圆形,宽15~30 cm,5~7浅裂或有时中裂,裂片宽卵形,先端急尖,边缘有小齿,基部深心形,叶脉网状。卷须生于叶腋,2~3歧。花单性,雌雄同株;花单生于叶腋;花萼管状,裂片三角卵形,边缘有锯齿,反折;花冠黄色,5裂至基部,外展;雄花有雄蕊3,花丝分生,花药卵形;雌花子房长圆筒形,柱头3,扭曲。瓠果大,肉质,长圆柱状或近球形,表面有硬毛和蜡质白粉。种子多数,卵形,白色或淡黄色,压扁。花期5~6月,果期6~8月。

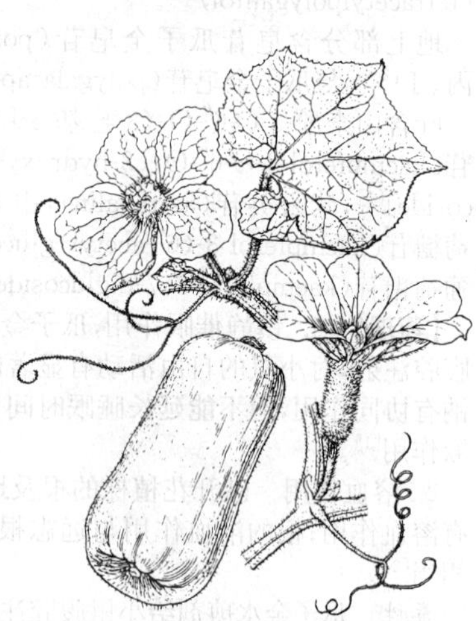

冬瓜

全国各地均有栽培。

本植物的种子(冬瓜子)、外层果皮(冬瓜皮)、果瓤(冬瓜瓤)、叶(冬瓜叶)、藤茎(冬瓜藤)亦供药用,另设专条。

【采收加工】 7～8月,果实成熟时采摘。

【成分】 冬瓜每500 g含蛋白质1.5 g,糖8 g,粗纤维15 g,灰分1.1 g,钙72 mg,磷45 mg,铁1.1 mg,胡萝卜素(carotene)0.04 mg,硫胺素(thiamine)0.04 mg,核黄素(riboflavine)0.08 mg,烟酸(nicotinic acid)1.1 mg,维生素(vitamin)C 61 mg[1]。还含有羽扇豆醇(lupeol),乙酸羽扇豆醇酯(lupeol acetate),β-谷甾醇(β-sitosterol),β-谷甾醇乙酸酯(β-sitosterol acetate)[2]。

【药性】 甘、淡,微寒。归肺、大小肠、膀胱经。

1.《别录》:"味甘,微寒。"

2.《本草经集注》:"性冷利。"

3.《宝庆本草折衷》:"味甘,平,微寒,无毒。"

4.《滇南本草》:"性平和,味甘淡,入肺、脾二经。"

5.《雷公炮制药性解》:"入脾、胃、大、小肠四经。"

6.《食物本草》:"味甘,温。"

7.《玉楸药解》:"味酸、甘,微寒。入手太阴肺、足太阳膀胱经。"

8.《本草再新》:"入心、脾二经。"

【功用主治】 利尿,清热,化痰,生津,解毒。主治水肿胀满,淋证,脚气,痰喘,暑热烦闷,消渴,痈肿痔漏;并解丹石毒、鱼毒、酒毒。

1.《别录》:"主治小腹水胀,利小便,止渴。"

2.《本草经集注》:"解毒,消渴,止烦闷。"

3.《食疗本草》:"益气耐老,除胸心满,去头面热。"

4.《日华子》:"治胸膈热,消热毒痈肿,切摩痱子。"

5.《本草衍义》:"治发背及一切痈疽。削一大块置疮上,热则易之,分散热毒气。"

6.《滇南本草》:"润肺,消热痰,止咳嗽,利小便。治痰吼气喘,姜汤下。又解远方瘴气,又治小儿惊风。"

7.《品汇精要》:"解鱼中毒。"

8.《药性切用》:"泻热消肿,利水益脾。"

9.《重庆堂随笔》:"凉而润肺,甘能养胃,极清暑湿,止烦渴,利二便,消胀满,治暑湿霍乱泻痢有殊功。"

10.《本草再新》:"清心火,泻脾火,利湿去风,消肿止渴,解暑化热。"

11.《随息居饮食谱》:"清热,养胃,生津,涤秽,除烦,消痈,行水,解鱼、酒毒。孕妇常食,泽胎化毒,令儿无病。"

【用法用量】 内服:煎汤,60～120 g;或煨熟;或捣汁。外用:捣敷;或煎水洗。

【宜忌】 脾胃虚寒者不宜过食。

1. 孙真人:"九月勿食被霜瓜,成反胃病。"

2.《食疗本草》:"热者食之佳,冷者食之瘦人。煮食练五脏,为其下气故也。欲得体瘦轻健者可长食之,欲得肥则勿食也。"

3.《本草经疏》:"若虚寒肾冷、久病滑泄者不得食。"

4.《随息居饮食谱》:"冷食则滑肠耳。"

5. 费伯雄《食鉴本草》:"多食动胃火,令人牙龈齿痛。"

【选方】 1. 治十种水气,浮肿喘满 用冬瓜一枚,先于头边切一盖子,取去中间瓤不用,以赤小豆水淘净,倾满冬瓜中,再用盖子合了,用竹签签定,以麻线系,纸筋、黄泥固济,窨干,用糯糠两大箩,埋冬瓜在内,以火着糠内煨之,候火尽取出,去泥刮冬瓜令净,薄切作片子,并豆一处焙干。上为细末,水煮面糊为丸,如梧桐子大。每服五十丸,煎冬瓜子汤送下,不拘时候,小便利为验。(《杨氏家藏方》冬瓜丸)

2. 治下肢虚肿 冬瓜肉150 g,黑鱼1条约500 g(去除内脏及腮,洗去血渍),加水1 000 ml及适量姜、葱白、盐,加热至沸后改文火煮1 h,冬瓜、鱼、汤一起服用,隔日1剂。〔中国民间疗法,2003,(4):57〕

3. 治热淋,小便涩痛,壮热,腹内气壅 冬瓜一斤,葱白一握,去须细切,冬麻子半升。上捣麻子,以水二大盏绞取汁,煮冬瓜、葱白作羹,空腹食之。(《圣惠方》冬瓜羹)

4. 治老人消渴烦热,心神狂乱,躁闷不安 冬瓜半斤去皮,豉心二合绵包,葱白半握。上以和煮作羹,下五味调和,空心食之,常作粥佳。(《养老奉亲书》冬瓜羹)

5. 治消渴能饮水,小便甜,有如脂麸片,日夜六七十起 冬瓜一枚,黄连十两。上截瓜头去瓤,入黄连末,火中煨之,候黄连熟,布绞取汁,一服一大盏,日再服,但服二三枚瓜,以差为度。一方云以瓜汁和黄连末,和如梧桐子大,以瓜汁空肚下三十丸,日再服,不瘥,增丸数。忌猪肉、冷水。(《外台》引《近效方》)

6. 治哮喘 未脱花蒂的小冬瓜一个,剖开填入适量冰糖,入蒸笼内蒸取水,饮服三四个即效。(《中医秘验方汇编》)

7. 面黑令白 冬瓜一个。竹刀去皮切片,酒一升半,水一升,煮烂滤去滓,熬成膏,瓶收。每夜涂之。(《圣济总录》)

【各家论述】 1.《本草发挥》:"丹溪云:冬瓜性急而走,久病与阴虚者忌之,衍义以其分散痈疽毒气,有从于走而性急也。"

2.《本草经疏》:"冬瓜内禀阴土之气,外受霜露之侵,故其味甘,气微寒而性冷利,无毒。水属阴,瓜性亦属阴,气类相从,故能利小便,除小腹水胀也。甘寒解胃中之热,故又能止渴也。"

3.《本草备要》:"冬瓜,日食常物,于诸瓜中尤觉宜人,且其味甘而不辛,何以见其性急而走也乎?"

4.《本草述钩元》:"苦瓠与冬瓜皆行水,而苦瓠宜阳,冬瓜达阴,何则?冬瓜以三月生苗,直至六七月开黄花结实,是其气所结者,在三阴进气之土,故有甘味也。已结实矣,又直待金气尽而水气盛,被霜始采,以成其味之甘及寒之微焉,岂非水得土以为主,土得水以为用,而致阴气之通利,故能除水胀,利小便,下气止渴消热毒,以成其走而性急之冷利也乎?"

1556 冬菇 dōng gū (刘波《中国药用真菌》)

【异名】 构菌、金钱菌、毛脚金钱菌、冻菌(刘波《中国药用真菌》),朴菰(《中国药用真菌图鉴》),冬蘑(《东北药用植物》),金针菇(《云南中药资源名录》)。

【基原】 为白蘑科小火焰菌属真菌冬菇的子实体。

【原植物】 冬菇 *Flammulina velutipes* (Curt. ex Fr.) Sing. [*Agaricus velutipes* Curt.; *Collybia velutipes* (Curt. ex Fr.) Quél.] 又名:毛柄金钱菌(《真菌名词及名称》)。

菌盖宽2～7 cm,扁半球形,肉质,淡黄褐色或黄褐色,中部深肉桂色,边缘乳黄色;盖缘初时内卷,后波状或上翘。菌肉厚,白色或略黄色,味美。菌褶弯生,密至稍稀,幅宽,不等长,白色至乳白色或稍带黄色。菌柄长5～8 cm,粗5～8 mm,圆柱形,韧,表皮骨质,脆,内部纤维质,顶部黄色，向下有黄褐色至深黑褐色短绒毛。孢子印白色。囊状体少，散生，梭形至棒状，(40～55)μm×(10～12)μm。

生于阔叶树枯干、倒木和伐桩上。分布于华北、东北、西北及浙江、福建、江西、河南、广西、四川、云南、西藏等地。

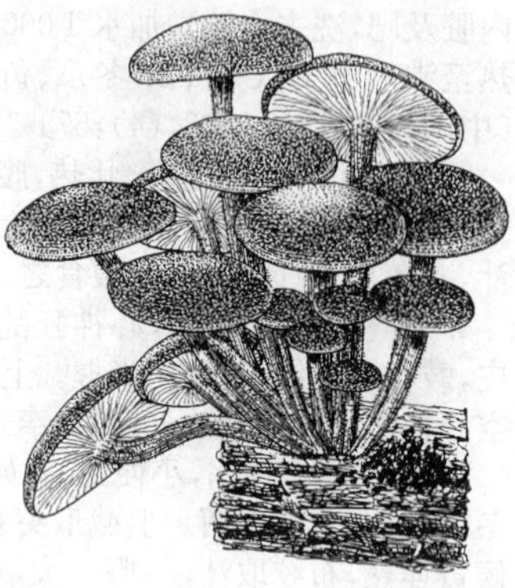

冬 菇

【采收加工】 当菌柄长度达 13～15 cm、菌盖直径 0.5～1.5 cm 时即可采收，采收后晒干备用。

【药材】 冬菇 *Fructificatio Flammulinae Velutipis* 产于吉林、河北、山西、内蒙古、江苏、湖南、广西、陕西、甘肃、青海、四川、云南、西藏等地。

性状　菌盖肉质，半球形或扁平状，中央下凹，黄褐色或栗壳色，有光泽。菌肉类白色或淡棕色。菌褶较疏，长短不一，白色或象牙色。菌柄圆柱形，稍弯曲，上部黄褐色，下部密生黑褐色绒毛，脆骨质，内部松软。气微，味淡。

【药理】 1. 抗肿瘤作用　金针菇(冬菇)多糖对小鼠移植性肉瘤 S_{180}、肝癌 H_{22} 和 Lewis 肺癌均有明显的抗肿瘤活性，其作用强度与云芝多糖相近，它可抑制肿瘤生长，使肿瘤坏死程度增加，糖原含量减少，并使肿瘤组织酸性非特异性酯酶活力下降[1]。小鼠每日腹腔注射金针菇多糖 5 mg/kg，连续 10 d，能明显抑制皮下接种的小鼠肉瘤 S_{180} 实体瘤在昆明种小鼠体内的生长，抑瘤率为 39.5%～40%[2]。从金针菇中分离得到多糖 PA3DE[3]（相对分子质量 54 万）和 PA5DE[4]（相对分子质量 47.1 万）对小鼠肉瘤 S_{180} 的抑制率分别为 50.2%和 46.7%。此外，对金针菇多糖进行分离和纯化，还得到 EA_3、EA_5、EA_6 和 EA_7 四个组分，其中 EA_3 和 EA_5 对小鼠肉瘤 S_{180} 的抑制率分别为 82%和 84%[5]。EA_6 可增强小鼠白血病 L_{1210} 疫苗对小鼠的抗肿瘤免疫，延长再接种 1 000 个小鼠白血病 L_{1210} 细胞小鼠的寿命[6]。口服 EA_6 可增强荷瘤 S_{180} 小鼠脾细胞抗绵羊红细胞(SRBC)抗体 IgM 的产生和迟发性过敏反应，当与肿瘤冷冻疗法同用时，此种增强体液和细胞免疫的作用更为显著，可增强冷冻疗法的作用[7,8]。另从金针菇菌丝体中分离得到一种弱酸性含 90%以上蛋白质，相对分子质量约为 1.3 万的糖蛋白(proflamin)有显著的抗癌活性，它对 B_{16} 黑色素瘤和腺癌 755 有明显作用，但不具细胞毒作用，小鼠口服该蛋白未见任何明显毒副作用[9]。金针菇子实体柄中含有一种蛋白多糖，在每日 10 mg/kg，连续 10 d 剂量下，其对小鼠肉瘤 S_{180} 的抑制率为 62.3%[10]。

2. 对免疫功能的影响　金针菇多糖 0.5～10 μg/ml 能显著促进刀豆素 A(Con A)诱导的正常大鼠脾淋巴细胞增殖及白介素-2(IL-2)的产生，但大剂量(50 μg/ml)对 IL-2 的产生有抑制作用，金针菇多糖也能对抗免疫抑制剂氢化可的松对 IL-2 产生的抑制作用，使受抑淋巴细胞产生 IL-2 的能力部分恢复[11]。

3. 抗疲劳作用　服用金针菇一定时间的小鼠，其乳酸脱氢酶活力、肌糖原、肝糖原含量均显著增加，游泳运动后血乳酸水平及血清尿素氮含量明显降低，运动后恢复期血乳酸清除率显著升高，表明金针菇有增强机体运动负荷的适应性、抵抗疲劳产生和加速疲劳消除的作用[12]。

4. 对血液系统的影响　从金针菇中分离到一种蛋白酶，在体内外具有抑制大鼠血浆凝集和促进纤溶的作用，其作用呈浓度和剂量依赖性[13]。但在体内给药时，可有短暂的促凝作用[14]。

5. 抗炎作用　金针菇菌丝体、子实体中提取的多糖对小鼠耳郭炎症模型有抗炎作用，其抗炎活性随相对分子质量的增加而增强，且子实体多糖抗炎活性高于菌丝体多糖[15]。

6. 其他作用　金针菇可阻抑动物因喂饲高胆固醇饲料而引起的血脂升高，金针菇还能促进大鼠血红蛋白的合成[16]。

毒性　金针菇毒性极小，大鼠和小鼠的口服 LD_{50} 均大于 20 g/kg，连续喂食 7 d，未见任何毒性反应，Ames 试验对 TA_{97}、TA_{98}、TA_{100} 和 TA_{102} 四个菌株试验结果均为阴性，细胞遗传学检测未发现对人体外周血淋巴细胞诱发染色体畸变作用，姐妹染色体单体互换频率为阴性，剂量 15 g/kg 对大鼠骨髓细胞染色体畸变为阴性，剂量 5 g/kg 对小鼠睾丸的初级精母细胞无诱发染色体畸变作用。大鼠灌服金针菇粉 0.01 g/kg、0.1 g/kg、1 g/kg、10 g/kg、20 g/kg 和 30 g/kg 6 个剂量组，连续喂养 50 d，体重无明显增长，心、肝、脾、肺、肾系数均无明显差异，各脏器经病理切片观察和对照组相比均无明显病理改变[17]。

【药性】 刘波《中国药用真菌》："性寒，味稍咸，后微苦。"

【功用主治】 刘波《中国药用真菌》："利肝脏，益肠胃，抗癌。经常食用可以预防和治疗肝脏系统及肠胃道溃疡、学龄儿童可以有效地增加身高和体重。"

【用法用量】 内服：煎汤，30～50 g。

1557 冬瓜子 dōng guā zǐ
（《新修本草》）

【异名】 白瓜子(《本经》)，瓜子、瓜瓣(《金匮要略》)，冬瓜仁(《别录》)，瓜犀(《荆楚岁时记》)。

【基原】 为葫芦科冬瓜属植物冬瓜 *Benincasa hispida* (Thunb.) Cogn. 的种子。

【原植物】 参见"冬瓜"条。

【采收加工】 食用冬瓜时，收集成熟种子，晒干。

【药材】 冬瓜子 Semen Benincasae　主产于河北、河南、安徽、江苏、浙江和四川等地。商品有双边和单边两种。

性状　种子长椭圆形或卵圆形，扁平，长 1～1.5 cm，宽 0.5～1 cm，厚约 0.2 cm。表面黄白色，略粗糙，边缘光滑(单边冬瓜子)或两面外缘各有 1 环纹(双边冬瓜子)。一端稍尖，有 2 个小突起，较大的突起上有珠孔，较小的为种脐，另一端圆钝。种皮稍硬而脆，剥去种皮，可见子叶 2 枚，白色，肥厚，胚根短小。体轻，富油性。气无，味微甜。

鉴别　(1) 种子横切面：种皮外表皮细胞 1 列，近栅状，壁稍厚，微木化；下皮层 10 余列薄壁细胞，壁微木化，具纹孔；内侧为 2～3 列石细胞；通气薄壁组织 1 列细胞，紧靠石细胞，细胞间隙较大；两端有维管束；内表皮 1 列细胞。珠心表皮 1 列细胞，外被角质层，内侧为残存的珠心及胚乳。中央有 2 枚子叶，细胞含脂肪油及糊粉粒。

(2) 取本品粗粉 1 g，加水 20 ml，煮沸 10 min，放冷，滤过。取滤液，置带塞的试管中，用力振摇，产生持久性泡沫(检查皂苷)。

【成分】 冬瓜子含油 14%，其中三酰甘油(triglyceride)

的含量为72%～96%，所含主要脂肪酸为亚油酸(linoleic acid)，油酸(oleic acid)，硬脂酸(stearic acid)，棕榈酸(palmitic acid)[1]，以及十八碳二烯酸(octadecadienoic acid)，十八碳三烯酸(octadecatrienoic acid)等[2]。又含脂类(lipid)。内有磷脂酰胆碱(phosphatidylcholine)，磷脂酰乙醇胺(phosphatidyl ethanolamine)，磷脂酰丝氨酸(phosphatidylserine)，磷脂酰肌(phosphatityl inositol)，神经鞘磷脂(sphingomyelin)，脑苷脂(cerebroside)[2]。还含甾醇类化合物：β-谷甾醇(β-sitosterol)，菜油甾醇(campesterol)，豆甾醇(stigmasterol)[2]，24-乙基胆甾-7，25-二烯醇(24-ethylcholesta-7，25-dienol)，24-乙基胆甾-7，22，25-三烯醇(24-ethylcholesta-7，22，25-trienol)，24-乙基胆甾-7-烯醇(24-ethylcholesta-7-enol)，24-乙基胆甾-7，22-二烯醇(24-ethylcholesta-7，22-dienol)[3]，24-乙基-5-胆甾-8，22-二烯醇(24-ethyl-5-cholesta-8，22-dienol)，24α-乙基-5α-胆甾-8，22-二烯醇(24α-ethyl-5α-cholesta-8，22-dienol)，24β-乙基-5α-胆甾-5，25(27)-二烯醇〔24β-ethyl-5α-cholesta-8，25(27)-dienol〕，24β-乙基-5α-胆甾-8，22，25(27)-三烯醇〔24β-ethyl-5α-cholesta-8，22，25(27)-trienol〕[4]。又含三萜类化合物：黏霉烯醇(glutinol)，西米杜鹃醇(simiarenol)，5,24-葫芦二烯醇(cucurbita-5，24-dienol)[5]。去脂肪后的种子中含蛋白质25%，内有多种氨基酸[6]。另含4个具有抑制胰蛋白酶活力的组分[7]以及硒、铬等无机元素[8]。

【药理】 免疫促进作用　冬瓜子热水提取后，经透析得透析内液，此液对小鼠淋巴细胞的致丝裂活性呈浓度依赖性促进作用。透析内液为B细胞致丝裂剂，有PBA(无性系B细胞激活剂)活性及佐剂活性，使PFC(空斑形成细胞)数显著增高，呈现免疫促进作用[1]。

【炮制】 1. 冬瓜子　取原药材，簸去杂质、软子及空壳，洗净，或再切碎，晒干。

2. 冬瓜仁　取净冬瓜子，剥去果壳，取种仁，用时捣碎。

3. 炒冬瓜子　取冬瓜子，微火炒带黄色或微有香味。

饮片性状　冬瓜子参见“药材”项。炒冬瓜子形如冬瓜子，表面微黄，略具香气。

贮密闭容器中，置通风干燥处，防虫蛀及鼠咬。

【药性】 甘，微寒。归肺、大肠经。

1.《本经》：“味甘，平。”
2.《别录》：“寒，无毒。”
3.《长沙药解》：“入手太阴肺，手阳明大肠经。”
4.《得配本草》：“入足厥阴经。”
5.《本草省常》：“生性平，炒性温。”
6.《本草用法研究》：“甘，淡，微凉。”
7.《陕西中药志》：“入脾、胃、大、小肠四经。”

【功用主治】 清肺化痰，消痈排脓，利湿。主治痰热咳嗽，肺痈，肠痈，带下，水肿，淋证。

1.《本经》：“主令人悦泽，好颜色，益气不饥，久服轻身耐老。”
2.《食疗本草》：“除心胸气满，消痰止烦。”
3. 崔禹锡《食经》：“利水道，去淡水。”
4.《日华子》：“去皮肤风，剥黑䵟，润肌肤。”
5.《滇南本草图说》：“治肠痈。”
6.《本草经疏》：“开胃醒脾，治热痢后重。”
7.《长沙药解》：“清肺润肠，排脓决瘀。”
8.《本草省常》：“生性平，清肺生津；炒性温，润肠和中。”
9.《本草撮要》：“疟疾寒热，肠胃内壅，最为要药。”
10.《山西中药志》：“治消渴，外治热毒痈肿。”
11.《中国药用植物图鉴》：“治痔疮肿痛。”

【用法用量】 内服：煎汤，10～15 g；或研末服。外用：研膏涂敷。

【宜忌】 脾胃虚寒者慎服。

1.《得配本草》：“中寒者禁用。”
2.《陕西中药志》：“虚寒肾冷，久病滑泻者忌用。”

【选方】 1. 治肺痈，吐如脓　锉苇一升，薏苡仁半升，桃仁五十个(去皮尖两仁者)，瓜瓣半升。上㕮咀。以水一斗，先煮苇令得五升，去滓，悉纳诸药，煮取二升，分二次服。(《古今录验》苇茎汤)

2. 治消渴不止，小便多　干冬瓜子、麦门冬、黄连各二两。水煎饮之。(《摘玄方》)

3. 治白带　冬瓜子100 g，金银花80 g，土茯苓80 g。碎成细粉，过筛，混匀，备用。每日2～3次，每次3～5 g，水煎服。(《实用蒙药学》)

4. 治男子五劳七伤，明目　白瓜子七升，绢袋盛，搅沸汤中三遍，暴干；以酢五升浸一宿，暴干；治下筛。酒服方寸匕，日三服之。(《千金方》)

1558 冬瓜叶 dōng guā yè (《日华子》)

【基原】 为葫芦科冬瓜属植物冬瓜 *Benincasa hispida* (Thunb.) Cogn. 的叶。

【原植物】 参见“冬瓜”条。

【采收加工】 6～8月采收，阴干或鲜用。

【药性】 苦，凉。归肺、大肠经。

【功用主治】 清热，利湿，解毒。主治消渴，暑湿泻痢，疟疾，疮毒，蜂螫。

1.《本草元命苞》：“叶洗黑䵟。”
2.《纲目》：“主消渴，疟疾寒热，又焙研，敷多年恶疮。”
3.《随息居饮食谱》：“清暑，治疟、痢、泄泻，止渴。”

【用法用量】 内服：煎汤，9～15 g。外用，研敷。

【选方】 1. 治消渴不止　冬瓜苗嫩叶水煎代茶饮。(《泉州本草》)

2. 治积热泻痢　冬瓜叶嫩心，拖面煎饼食之。(《海上名方》)

3. 治多年恶疮　用冬瓜叶阴干，瓦上焙，研细，掺疮湿处。(《急救良方》)

1559 冬瓜皮 dōng guā pí (《开宝本草》)

【异名】 白瓜皮、白东瓜皮(《全国中草药汇编》)。

【基原】 为葫芦科冬瓜属植物冬瓜 *Benincasa hispida* (Thunb.) Cogn. 的外层果皮。

【原植物】 参见“冬瓜”条。

【采收加工】 食用冬瓜时，收集削下的外果皮，晒干。

【药材】 冬瓜皮 *Exocarpium Benincasae*　主产于河北、河南、安徽、江苏、浙江和四川等地。

性状　果皮为不规则的碎片，常向内卷曲，大小不一。外表面灰绿色或黄白色，被有白霜，有的较光滑不被白霜；内表面较粗糙，有的可见筋脉状维管束。体轻，质脆。无臭，味淡。

鉴别　粉末特征：淡棕黄色至黄绿色。果皮表皮细胞表面观类多角形，垂周壁平直；气孔不定式，副卫细胞5～7个。石细胞大多成群，呈类圆形或多角形，直径10～56 μm，纹孔及孔沟明显。螺纹导管多见，直径 16～54 μm。

【成分】 冬瓜皮含挥发性成分：E-2-己烯醛（E-2-hexenal），正己烯醛（*n*-hexenal），甲酸正己醇酯（*n*-hexyl formate），2，5-二甲基吡嗪（2，5-dimethylpyrazine），2，6-二甲基吡嗪（2，6-dimethylpyrazine），2，3，5-三甲基吡嗪（2，3，5-trimethylpyrazine），2-甲基吡嗪（2-methylpyrazine），2-乙基-5-甲基吡嗪（2-ethyl-5-methylpyrazine）[1]。又含三萜类化合物：乙酸异多花独尾草烯醇酯（isomultiflorenyl acetate）[2]，黏霉烯醇（glutinol），西米杜鹃（simiarenol），5，24-葫芦二烯醇（cucurbita-5，24-dienol）[3]；胆甾醇衍生物：24-乙基胆甾-7，25-二烯醇（24-ethylcholesta-7，25-dienol），24-乙基胆甾-7，22，25-三烯醇（24-ethylcholesta-7，22，25-trienol），24-乙基胆甾-7-烯醇（24-ethylcholesta-7-enol），24-乙基胆甾-7，22-二烯醇（24-ethylcholesta-7，22-dienol）[4]。另含维生素 B_1、B_2、C，烟酸（niacin），胡萝卜素（carotene），葡萄糖，果糖，蔗糖，有机酸，淀粉，以及钠、钾、钙、铁、锰、锌等无机元素[5]。

【药性】 甘，微寒。归肺、脾、小肠经。

1.《滇南本草》："味甘、淡，平，性微寒（务本）。入脾、肺二经。入胃、脾、肺三经（丛本）。"

2.《本草再新》："味甘，性凉，无毒。"

3.《本草用法研究》："味微苦而淡，性平。"

4.《四川中药志》1960 年版："入胃、小肠、膀胱三经。"

【功用主治】 清热利水，消肿。主治水肿，小便不利，泄泻，疮肿。

1.《滇南本草》："止渴，消痰，利小便，治中风皆效（务本）。熬水洗痔，良（范本）。"

2.《药性切用》："行皮间水湿，善消肤肿。"

3.《重庆堂随笔》："解风热，消浮肿。"

4.《本草再新》："走皮肤，去湿追风，补脾泻火。"

5.《本草害利》："益脾，以皮行皮，故通二便，泻热毒，止消渴。"

6.《现代实用中药》："利湿，消暑，和脾。"

7.《福建药物志》："治乳糜尿、鱼蟹中毒、小便不利。"

【用法用量】 内服：煎汤，15～30 g。外用：煎水洗。

【宜忌】 《四川中药志》1960 年版："因营养不良而致之虚肿慎用。"

【选方】 1. 治水肿　冬瓜皮 30 g，五加皮 9 g，姜皮 12 g。水煎服。（《湖南药物志》）

2. 治体虚浮肿　冬瓜皮 30 g，杜赤豆 60 g，红糖适量。煮烂，食豆服汤。（《浙江药用植物志》）

3. 治咳嗽　冬瓜皮（经霜者）五钱，蜂蜜少许。水煎服。（《滇南本草》）

4. 治夏日暑热口渴，小便短赤　冬瓜皮、西瓜皮等量，煎水代茶饮。（《四川中药志》1960 年版）

5. 治消渴不止，小便多　冬瓜皮、麦冬各 30～60 g，黄连 10 g。水煎，每日 2～3 次分服。（《食物中药与便方》）

6. 治妇人乳痈毒气不散　冬瓜皮研取汁，当归半两研细。上以冬瓜汁调涂之，以愈为度。（《普济方》）

7. 治手足冻疮　冬瓜皮、干茄根二味煎汤热洗，不过三次即效。（《医便》）

【临床报道】 治疗糖尿病　用冬瓜皮（一般包括外果皮及中果皮）1 000 g，加水 2 000 g，沸后煎 30 min，滤液浓缩至 500 ml 静置冷却。另取麝香 1.5 g，与适量 95% 乙醇共研磨成浆，兑入上述浓液中，搅匀后置冰箱或阴凉处备用。每次口服 15～20 ml，每日 3 次，10 d 为 1 个疗程。治疗糖尿病 21 例，经 3～6 个月观察，三多症状有不同程度的改善或消失，其中烦渴改善者 15 例，尿量减少者 14 例，饥饿感减轻或消失者 15 例，症状改善大多数出现在 1 个疗程左右[1]。

1560 冬瓜藤 dōng guā téng（《日华子》）

【基原】 为葫芦科冬瓜属植物冬瓜 *Benincasa hispida*（Thunb.）Cogn. 的藤茎。

【原植物】 参见"冬瓜"条。

【采收加工】 7～10 月采收，鲜用或晒干。

【药性】 《本草再新》："味苦，性寒。无毒。"

【功用主治】 清肺化痰，通经活络。主治肺热咳痰，关节不利，脱肛，疮疥。

1.《日华子》："烧灰可洗黑鼾，疮疥。"

2.《纲目》："捣汁服，解木耳毒；煎水，洗脱肛；烧灰，伏砒石。"

3.《本草再新》："活络通经，利关节，和血气，去湿追风。"

4.《本草求原》："清肝、肺、脾。"

5.《随息居饮食谱》："治肺热，痰火，内痈诸证。"

【用法用量】 内服：煎汤或捣汁，9～15 g，鲜品加倍。外用：煎水或烧灰洗。

1561 冬瓜瓤 dōng guā ráng（《本草图经》）

【异名】 冬瓜练（《药性论》）。

【基原】 为葫芦科冬瓜属植物冬瓜 *Benincasa hispida*（Thunb.）Cogn. 的果瓤。

【原植物】 参见"冬瓜"条。

【采收加工】 食用冬瓜时，收集瓜瓤，鲜用。

【药性】 甘，平。

1.《药性论》："味甘，平。"

2.《药性考》："甘，凉。"

【功用主治】 清热止渴，利水消肿。主治热病烦渴，消渴，淋证，水肿，痈肿。

1.《药性论》："压丹石毒，止热渴，利小肠，除消渴，差五淋。"

2. 崔禹锡《食经》："补中，除肠胃中风。杀三虫，止眩冒。"

3.《纲目》："洗面澡身，去鼾黵，令人悦泽白皙。"

4.《广西中药志》："敷火药伤。"

【用法用量】 内服：煎汤，30～60 g；或绞汁。外用：煎水洗。

【选方】 治水肿烦渴，小便赤涩　冬瓜白瓤，不限多少。上以水煮令熟，和汁淡食之。（《圣惠方》）

1562 冬里麻 dōng lǐ má（《峨眉山药用植物研究》）

【异名】 红烟、柳梅、水麻根（《广西药用植物名录》），水麻柳、水苏麻（《贵州药用植物名录》），大水麻（四川），水麻秧（云南）。

【基原】 为荨麻科水麻属植物水麻的枝叶。

【原植物】 水麻 *Debregeasia orientalis* C. J. Chen［*D. edulis* auct. non（Sieb. et Zucc.）Wedd.］　又名：水马桑《秦岭植物志》，尖麻、水冬瓜《湖北植物志》。

落叶灌木，高 1～3 m。枝细，被密短伏毛。叶互生；叶片披针形，长 4～16 cm，宽 1～3 cm，先端渐尖，基部圆形或钝，边缘生有小牙齿，上面粗糙，下面密被白色短绒毛；基生脉3条，侧脉5～6对。雌雄异株；花序通常生叶痕腋部，常两叉分枝，每枝顶端各生一球形花簇；雄花花被片4；雄蕊4；雌花簇直径约2 mm。果序球形；瘦果小，肉质。花期4～7月，果期6～8月。

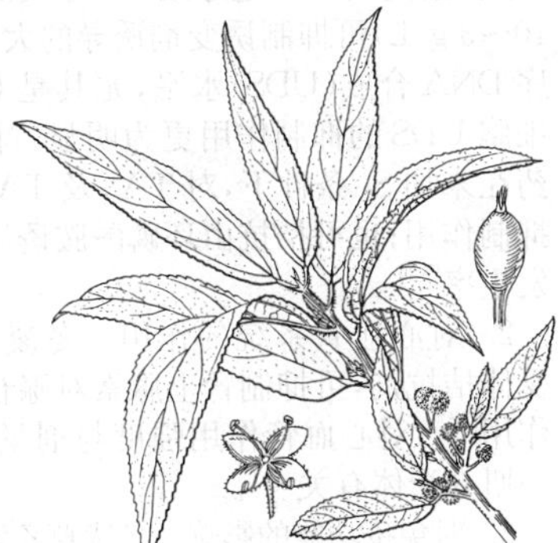

水　麻

生于丘陵或低山溪边或林边。分布于西南及湖北、湖南、广西、陕西、甘肃等地。

本植物的根或根皮(冬里麻根)亦供药用，另设专条。

【采收加工】 6～10月采收，鲜用或晒干。

【药材】 冬里麻 *Cacumen Debregeasiae Orientalis* 产于四川、贵州。

性状　嫩茎枝短细，顶端常有小芽，灰褐色，密生短毛。叶皱缩，展平后披针形或狭披针形，长3～16 cm，宽1～3 cm，先端渐尖，基部楔形或圆形，边缘有细锯齿，上面粗糙，下面密被白色毛，侧脉5～6对；叶柄长0.3～1 cm，有短毛；托叶卵状披针形。气微，味微甜。

【药性】 辛、微苦，凉。

1.《贵州民间药物》："性平，味酸、涩。"

2.《四川常用中草药》："性凉，味甘。"

3.《全国中草药汇编》："辛、微苦，平。"

【功用主治】 疏风止咳，清热透疹，化瘀止血。主治外感咳嗽，咳血，小儿急惊风，麻疹不透，跌打损伤，妇女腹中包块。

1.《贵州民间药物》："解热，利湿，止血，治痢。"

2.《四川常用中草药》："祛风散寒。治跌打损伤，麻疹未透及妇女腹中包块。"

【用法用量】 内服：煎汤，15～30 g；或捣汁。外用：研末调敷；或鲜品捣敷；或煎水洗。

【选方】 1. 治咳血　水麻柳嫩尖30 g。捶绒取汁，兑白糖服。

2. 治风湿性关节炎　水麻柳、红禾麻根各30 g。水煎服，并洗患处。(1、2方出自《贵州民间药物》)

1563 冬青子 dōng qīng zǐ (《本草拾遗》)

【异名】 冬青实(《本草图经》)，冻青树子(《濒湖集简方》)。

【基原】 为冬青科冬青属植物冬青 *Ilex purpurea* Hassk. 的果实。

【原植物】 参见"四季青"条。

【采收加工】 10～12月果实成熟时采摘，晒干。

【药性】 甘、苦，凉。归肝、肾经。

1.《纲目》："甘、苦，凉，无毒。"

2.《本草求真》："入肝、肾。"

【功用主治】 补肝肾，祛风湿，止血敛疮。主治须发早白，风湿痹痛，吐血，痔疮，溃疡不敛。

1.《本草图经》："浸酒，去风补血。"

2.《本草求真》："补肝强筋，补肾健骨。"

【用法用量】 内服：煎汤，4.5～9 g；或浸酒。

【选方】 1. 清心明目，乌须黑发，延年益寿，却百病，消痰火　冬至日采冬青子一斗五升，糯米三斗，拌匀蒸熟，以酒曲造成酒，去渣煮熟，随意饮五七杯，不拘时。(《医便》冬青子酒)

2. 治溃疡病出血　四季青子、白及各等量，研细末。每次3～4.5 g，每日2次，温开水冲服。(《安徽中草药》)

3. 治痔疮　冬至日取冻青树子，盐、酒浸一夜，九蒸九晒，瓶收。每日空心酒吞七十粒，卧时再服。(《濒湖集简方》)

1564 冬青皮 dōng qīng pí (《日华子》)

【基原】 为冬青科冬青属植物冬青 *Ilex purpurea* Hassk. 的树皮及根皮。

【原植物】 参见"四季青"条。

【采收加工】 全年均可采，晒干或鲜用。

【药性】《纲目》："甘、苦，凉，无毒。"

【功用主治】 凉血解毒，止血止带。主治烫伤，月经过多，白带。

【用法用量】 内服：煎汤，15～30 g。外用：捣敷。

【选方】 治烫火伤　冬青根皮(鲜)适量。捣烂，再加井水少许播汁，放置半小时，上面即凝起一层胶状物，取此胶外搽。(《江西草药》)

1565 冬凌草 dōng líng cǎo (《中华人民共和国药典》)

【异名】 山香草(《贵州草药》)，破血丹(《中国植物志》)，雪花草、野藿香(《贵州中草药名录》)。

【基原】 为唇形科香茶菜属植物碎米桠的全草。

【原植物】 碎米桠 *Rabdosia rubescens* (Hemsl.) Hara [*Plectranthus rubescens* Hemsl.]　又名：冰凌花。

小灌木，高30～100 cm。根状茎木质。茎直立，四棱形，嫩枝密被绒毛。叶对生，近菱形，基部常下延成假翅，上面被柔毛及腺点，下面被灰白色短柔毛，边缘具粗齿。聚伞花序3～7花，在枝顶组成窄圆锥花序；花萼开花时钟形，带紫红色，外面密被灰色微柔毛及腺点，上唇3齿，下唇2齿，果时多少增大；花冠淡蓝色或淡紫红色，二唇形，上唇外翻，先端具4圆裂，下唇全缘，通常较上唇长，常呈舟状，花冠基部上方常呈浅囊状；雄蕊4，二强，伸出花冠外；花柱先端相等2浅裂，花盘杯状。小坚果倒卵状三棱形，褐色无毛。花期8～10月，果期9～11月。

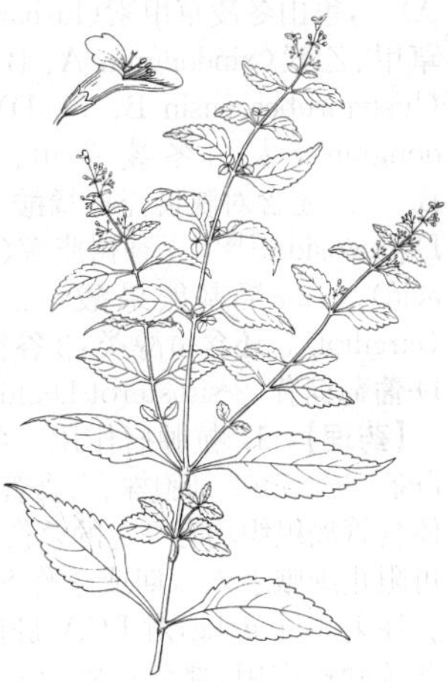

碎 米 桠

生于海拔100～1 000 m的山坡、谷地、灌丛、林地等处。分布于河北、山西、浙江、安徽、河南、湖北、湖南、广西、四川、贵州、甘肃。

【采收加工】 9～10月采收，晒干。

【药材】 冬凌草 *Herba Rabdosiae Ru-bescentis* 主产于河南以及黄河流域以南地区。

性状 茎基部近圆形，上部方柱形，长30～70 cm。下部表面灰棕色或灰褐色，外皮纵向剥落；上部表皮红紫色，有柔毛。质硬脆，断面淡黄色。叶对生，叶片皱缩，展平后呈卵形或菱状卵形，先端锐尖或渐尖，基部宽楔形，并骤然渐狭下延成假翅，边缘具粗锯齿，齿尖具胼胝体，上面棕绿色，有腺点，下面淡绿色，沿脉有疏柔毛；具叶柄。聚伞状圆锥花序顶生，总梗与小花梗及花序轴密被柔毛；花小；花萼钟形，萼齿5，二唇形，花冠二唇形，雄蕊4。小坚果倒卵状三棱形，淡褐色，无毛。气微香，味苦、甘。

鉴别 (1) 叶表面观：上表皮细胞垂周壁波状弯曲；腺鳞、腺毛较多，腺鳞头部扁球形，4细胞，柄短，单细胞；腺毛头部1～2细胞，柄单细胞；非腺毛较少，1～3细胞，类圆锥形；叶缘及脉上非腺毛较多，2细胞，呈弯钩状。下表皮与上表皮相似，有直轴式气孔。

(2) 薄层色谱：取本品粉末1 g，用乙醚20 ml冷浸4 h，浓缩后作供试品溶液，另取冬凌草甲素作对照品。分别点样于同一硅胶G薄板上，以乙烷-丙酮(6∶4)展开11 cm，以碘蒸气显色。供试品色谱中，在与对照品色谱的相应位置上，显相同的黄色斑点。

【成分】 茎叶含挥发油0.05%，主要为α-蒎烯(α-pinene)，β-蒎烯(β-pinene)，柠檬烯(limonene)，1，8-桉叶素(1，8-cineole)，对聚伞花素(*p*-cymene)，壬醛(nonaldehyde)，癸醛(decanal)，β-榄香烯(β-elemene)，棕榈酸(palmiticacid)等。

叶含萜类：冬凌草甲素(rubescensin A，oridonin)，冬凌草乙素(rubescensin B，ponicidin)[1]，冬凌草丙素(rubescensin C)[2]，冬凌草丁素(rubescensin D)[3]，冬凌草戊素(rubescensin E)[4]，冬凌草辛素(rubescensin H)[5]，碎米桠甲素(suimiyain A)[6]，卢氏冬凌草甲素(ludongnin A)[7]，鲁山冬凌草甲素(lushanrubescensin A)[8]，信阳冬凌草甲、乙素(xindongnin A、B)[9]，鲁山冬凌草乙、丙、丁素(lushanrubescensin B、C、D)[10, 11]，贵州冬凌草素(guidongnin)，太白冬凌草甲、乙素(taibairubescensin A、B)[12]。还含对映贝壳杉烯酸β-D-葡萄糖苷(*ent*-kaurene β-D-glucoside)[13]，α-香树脂醇(α-amyrin)[1]，熊果酸(ursolic acid)[8]，2α-羟基熊果酸(2α-hydroxyursolicacid)，线蓟素(circiliol)。还含甾醇类：β-谷甾醇(β-sitosterol)，β-谷甾醇-D-葡萄糖苷(β-sitosterol-D-glucoside)[14]。

【药理】 1. 抗肿瘤作用 冬凌草甲素、冬凌草乙素对人肝癌BEL-7402细胞株、人食管癌109细胞和短期培养的离体食管癌组织均有一定的杀伤作用，即时作用强。高浓度还可阻止细胞进入S期或杀伤S期细胞[1, 2]。冬凌草甲素腹腔注射10 mg/kg，对ECA、肝癌、肉瘤S_{180}腹水型等均有显著抗肿瘤作用，部分动物可长期存活[3, 4]；亦可延缓S_{180}、L_{1210}两种带瘤小鼠瘤株的S期细胞向M期过渡，M期细胞呈现典型"秋水仙碱样改变"(染色体紊乱、短粗、畸形、单一分布)，中期细胞堆积[5]。体外CaEs-17和胃腺癌MGC-803对冬凌草甲素最敏感[6]，该药能诱导HL-60细胞凋亡，并与其细胞杀伤活性相互平行，提示其抗癌活性与诱导肿瘤细胞凋亡相关[7]；还可诱导K_{562}/A_{02}及敏感株K_{562}/S细胞凋亡，可显著逆转K_{562}/A_{02}细胞对柔红霉素(DNR)、高三尖杉酯碱(HHT)的耐药性，提高该细胞内柔红霉素(DNR)的浓度[8]。冬凌草乙素10 mg/kg和20 mg/kg腹腔注射对ECA、肝癌、肉瘤S_{180}、L_1腹水型及网织细胞肉瘤(ARS)、L_{615}白血病均有一定疗效[9, 10]。冬凌草甲素(10～4 g/L及10～3 g/L)可抑制诱变剂诱导的大鼠肺及肝原代细胞非程序DNA合成(UDS)水平，尤其是对盐酸氮芥诱导肝原代细胞UDS的抑制作用更为明显，抑制率达73.8%[11]。该药在未加S_9条件下，对TA_{98}及TA_{100}回复突变具有明显的抑制作用；也可拮抗由环磷酰胺诱导的小鼠骨髓PCE微核发生率[12]。

2. 对心血管系统的作用 冬凌草甲素是一个较弱的β受体拮抗剂，可抑制肾上腺素对腺苷酸环化酶(AC)的激活作用[13]；对心血管作用强度与剂量呈依赖关系，与其阻断心肌β受体有关[14]。

3. 对免疫功能的影响 冬凌草乙素10 mg/kg及20 mg/kg对小鼠溶血素形成有轻度兴奋作用；在移植物抗宿主反应中，脾指数也升高，提示其对细胞免疫有一定兴奋作用[9]。

4. 抗菌作用 冬凌草总二萜对金黄色葡萄球菌、白色葡萄球菌的MIC为1∶12 800；冬凌草甲素对乙型、甲型溶血性链球菌及肺炎链球菌的MIC为1∶25 600；冬凌草乙素对白色葡萄球菌的MIC为1∶51 200。它们对伤寒杆菌、痢疾杆菌、变形杆菌作用也较强[15]。

5. 体内过程 ^{3}H-冬凌草甲素腹腔注射在带瘤小鼠体内很快吸收，广泛分布于全身各器官组织，以胆囊、肠道、肝脏、肾中浓度最高，在肝脏、胰腺中维持较久，食管于给药后4 h有所提高。其24 h总排泄率为53.3%，从尿中排出占28.2%，粪便中为25.1%，主要在给药后8 h排出。静脉注射^{3}H-冬凌草甲素后，血中放射性强度很快下降，6 h后维持在一个低水平。药代动力学过程符合二室开放模型[16]。荷瘤小鼠灌服或尾静脉注射^{3}H-冬凌草乙素，亦可很快吸收并广泛分布，其中以肺、胆囊、肝脏中放射性最高，其次为肠、胃、胰腺等。静脉注射^{3}H-冬凌草乙素3.7×10^7 Bq(1.23 mg)/kg，24 h粪和尿中放射性总排泄率为给药总量的58.3%[17]。

毒性 冬凌草甲素小鼠腹腔注射的LD_{50}为55.8±5.7 mg/kg。大鼠每日腹腔注射冬凌草甲素5 mg/kg、10 mg/kg，连续10 d，未见明显影响；犬每日静注2 mg/kg及4 mg/kg，连续15 d，骨髓、肝、肾功能均正常。冬凌草乙素小鼠腹腔注射的LD_{50}为4.51±6.7 mg/kg；大鼠每日腹腔注射10 mg/kg、20 mg/kg，连续10 d，除肝、肾有轻度瘀血外，其他脏器均未有明显影响[3, 9]。

【药性】《贵州草药》："性温，味辛。"

【功用主治】 清热解毒，活血止痛。主治咽喉肿痛，感冒头痛，气管炎，慢性肝炎，风湿痹痛，蛇虫咬伤。

1.《贵州草药》："驱风除湿，舒筋活络。"

2.《全国中草药汇编》："本品全株粗制剂临床疗效观察，对食管癌、贲门癌、肝癌、乳腺癌、直肠癌有一定缓解作用。且防治放射治疗的副作用，急、慢性咽炎，扁桃体炎，腮腺炎，气管炎，慢性迁延性肝炎等。"

【用法用量】 内服：煎汤，30～60 g；或泡酒。外用：煎汤洗。

【临床报道】 1. 治疗感染性疾病 用冬凌草注射液16～32 ml，加入1 000 ml等渗葡萄糖或葡萄糖盐水中，静滴，每日1次。治疗呼吸道感染、支气管炎、急性化脓性扁桃体炎、肺炎、伤寒、丹毒等体温超过38.5 ℃以上者75例。结果：24 h内体温降至正常者44例，48 h内体温降至正常者20例；临床症状随着体温降至正常而消失[1]。另有报道，用冬凌草制成片剂，成人每日3次，每次2片，开水化开，口服；儿童减半。治疗53例急性扁桃体炎患者，结果：显效39例；有效12例；无效2例[2]。

2. 治疗食管癌、贲门癌　用冬凌草片剂口服，每日3次，每次5片；或流浸膏每日3次，每次10～30 ml；或冲剂每日1包，分2次服；或注射剂每日1次，每次4 ml，肌注；部分患者用水煎剂，每日生药30～90 g。治疗食管癌43例，有效15例；贲门癌25例，有效10例[3]。另用冬凌草糖浆20～40 ml，每日3次，并用冬凌草片每次3片，每日3次，口服。治疗食管癌30例，显效3例，有效9例，稳定14例，无效4例[4]。

1566 冬葵子 dōng kuí zǐ (《本经》)

【异名】 葵子(《金匮要略》)，葵菜子(《妇人良方》)。

【基原】 为锦葵科锦葵属植物冬葵的果实或种子。

【原植物】 冬葵 *Malva verticillata* L. [*M. pulchella* Bernh.] 又名：葵(《诗经》)，菟葵(《尔雅》)，葵菜(《说文解字》)，莔(《广雅》)，露葵(《尔雅翼》)，冬葵菜(《救荒本草》)，滑菜、鸭脚葵(《纲目》)，卫足(《群芳谱》)，马蹄菜、蕲菜(《医林纂要》)，滑肠菜(《宁都州志》)，金钱葵、金钱紫花葵(《研经室集》)，冬寒菜(《植物名实图考》)，冬苋菜(《分类草药性》)。

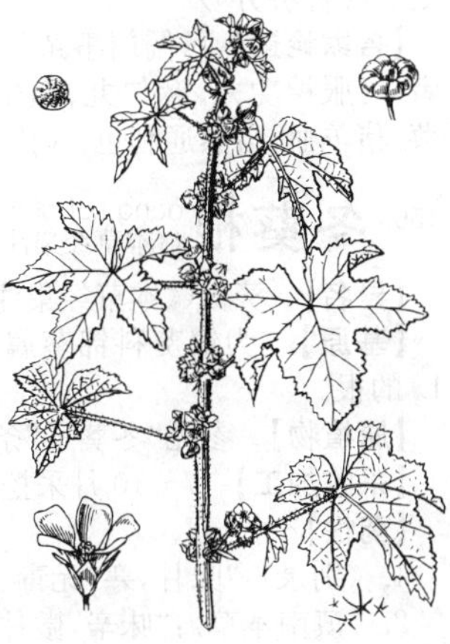

冬　葵

二年生草本，高40～90 cm。茎直立，圆柱形，多分枝，被星状长毛或近无毛。叶互生，叶柄长2～7 cm；托叶被星状柔毛；叶肾形或近圆形，掌状5～7浅裂，长5～7 cm，裂片卵状三角形，基部心形，边缘有钝牙齿，两面疏被糙伏毛或近无毛，掌状脉5～7条。花小，常簇生于叶腋；小苞片3，被细毛；花萼杯状，萼齿5，广三角形，副萼3裂；花瓣5，倒卵形，淡红色或白色，先端凹入；雄蕊多数，合生成花丝管；子房10～12室，每室有1胚珠。蒴果扁球形，生于宿萼内，由10～12心皮组成，成熟时心皮彼此分离，并与中轴脱离形成分果，淡棕色。种子小，近肾形，黑色。花期4～5月。果期7月。

生于平原旷地、村落附近、路旁、田埂、山脚或山坡向阳较湿润处。分布几遍全国各地。

本植物的嫩苗或叶(冬葵叶)与根(冬葵根)亦供药用，另设专条。

【采收加工】 7～11月采收，晒干。

【药材】 冬葵子 *Fructus Malvae*　全国各地均产。

性状　果实呈扁球状盘形，直径4～7 mm。外被膜质宿萼，宿萼钟状，黄绿色或黄棕色，有的微带紫色，先端5齿裂，裂片内卷，其外有条状披针形的小苞片3片。果梗细短。果实由分果瓣10～12枚组成，在圆锥形中轴周围排成1轮，分果类扁圆形，直径1.4～2.5 mm。表面黄白色或黄棕色，具隆起的环向细脉纹。种子肾形，棕黄色或黑褐色。气微，味涩。

鉴别　(1) 宿萼表面观：下表皮星状毛由2～8个(多由4～8个)细胞组成，单个细胞长50～1 140 μm，直径约75 μm，壁稍厚；腺毛头部椭圆形，5～7个细胞，直径25～38 μm。上表皮单细胞非腺毛细长，弯曲或平直，长约至1 190 μm，壁薄或稍厚。上下表皮气孔均为不等式。叶肉薄壁细胞含草酸钙簇晶，直径6～25 μm，棱角较尖。

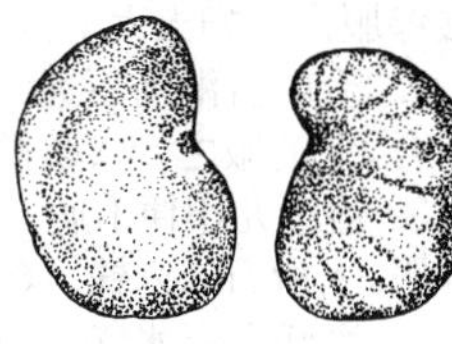

冬葵子(示种子)外形

果皮横切面：外果皮为一层长方形表皮细胞，壁稍厚，外被角质层。中果皮由2～3层类圆形薄壁细胞和一层含草酸钙棱晶的细胞组成，薄壁组织中有大型黏液细胞散在。含晶细胞类圆形，壁厚且木化。中果皮与内果皮间有10余纤维束，呈环状排列。内果皮为一列径向延长的石细胞，呈栅栏状，侧壁及内壁甚厚，木化。

(2) 取本品粉末2 g，加水20 ml，振摇15 min，滤过，滤液加活性炭1 g，置水浴上加热15 min，滤过，取滤液2 ml，加碱性酒石酸铜试液4滴，置水浴上加热5 min，生成棕红色沉淀；另取滤液2 ml，加10%α-萘酚乙醇溶液3滴，摇匀，沿管壁加硫酸0.5 ml，两液接界处显紫红色环。

【成分】 种子含中性多糖：MVS-Ⅰ[1]，MVS-Ⅱ A、MVS-Ⅱ G[2]；酸性多糖：MVS-Ⅲ A[3]，MVS-Ⅳ A[4]，MVS-Ⅵ[5]及肽聚糖：MVS-Ⅴ[6]。

【药性】 甘，寒。归大肠、小肠、膀胱经。

1.《本经》："味甘，寒。"

2.《别录》："无毒。"

3.《药性论》："滑，平。"

4.《品汇精要》："味甘，性寒，缓，气之薄者，阳中之阴。臭朽。"

5.《雷公炮制药性解》："入小肠、膀胱经。"

6.《得配本草》："甘，淡，寒，滑。入足太阴经气分。"

7.《本草求真》："入胃、大、小肠经。"

8.《本草再新》："味甘，苦，性微寒。入肝、肺二经。"

【功用主治】 利水通淋，滑肠通便。主治淋病，水肿，大便不通，乳汁不行。

1.《本经》："主五脏六腑寒热羸瘦，五癃，利小便。久服坚骨长肌肉，轻身延年。"

2.《别录》："疗妇人乳难内闭。"

3.《本草经集注》："至滑利，能下石。""葵子汁，解蜀椒毒。"

4.《药性论》："治五淋，主奶肿，能下乳汁。"

5.《食疗本草》："主患肿未得头破者，三日后取葵子一百粒吞之，当日疮头开。又凡有难产若生未得者，取一合捣破，以水二升，煮取一升，去滓，顿服之，则小便与儿便出。""女子产时煮一顿食，令儿易生。"

6.《本草衍义》："患痈疖毒热内攻，未出脓者，水吞三五枚，遂作窍，脓出。"

7.《纲目》："通大便，消水气，滑胎，治痢。"

8.《本草通玄》："达诸窍。"

9.《本草汇》："下胞衣。"

10.《本草备要》："润燥、利窍，通营卫，滋气脉，行津液，利二便，消水肿，通关格。"

【用法用量】 内服：煎汤，6～15 g；或入散剂。

【宜忌】《得配本草》:“气虚下陷,脾虚肠滑,二者禁用。”

【选方】 1. 治妊娠子淋、小便涩痛　冬葵子、滑石、木通各等分。上为末,每服四钱,水一盏,葱白七寸,煎至六分,去滓服。(《妇人大全良方》)

2. 治产后淋沥不通　葵子一合,朴消八分。水二升,煎八合,下消服之。(《姚僧坦集验方》)

3. 治小儿小便不通　冬葵子一升,以水二升,煮取一升,分服,入滑石末六铢。(《千金方》)

4. 治妊娠有水气,身重,小便不利,洒淅恶寒,起即头眩　葵子一斤,茯苓三两。上二味,杵为散,饮服方寸匕,日三服,小便利则愈。(《金匮要略》葵子茯苓散)

5. 治卒关格,大小便不通,支满欲死　葵子二升,水四升,煮取一升,顿服。内猪脂如鸡子一丸则弥佳。(《肘后方》)

6. 治大便不通十日至一月者　葵子末入乳汁等分,和服。(《圣惠方》)

7. 治胎死腹中,若母病欲下　牛膝三两,葵子一升。上二味,以水七升,煮取三升,分三服。(《千金方》)

8. 治血痢、产痢　冬葵子为末,每服二钱,入腊茶一钱,沸汤调服,日三。(《圣惠方》)

9. 治面皯疱令光白　冬葵子炒研,柏子仁别研,白茯苓去黑皮,各三两。上三味,捣研为散。每服二钱匕,温酒调下,食后临卧。(《圣济总录》冬葵子散)

【各家论述】 1.《纲目》:“葵,气味俱薄,淡滑为阳,故能利窍通乳,消肿滑胎也,其根叶与子,功用相同。”

2.《本草求原》:“甘寒益精,淡滑润燥利窍,通营卫经络,能使塞者开。”

3.《本草崇原集说》:“葵性寒滑,似非孕妇所宜,何以《金匮》治妊娠水气,用葵子茯苓散? 修园曰:有病则病当之也。《千金》以参、术等味驾驭其间,愈觉平妥。”

1567 冬葵叶 dōng kuí yè (《别录》)

【异名】 冬葵苗叶(《本草图经》),蓍葵叶(《滇南本草》),冬苋菜(《重庆草药》),芪菜巴巴叶(《云南中草药》)。

【基原】 为锦葵科锦葵属植物冬葵 *Malva verticillata* L. 的嫩苗或叶。

【原植物】 参见“冬葵子”条。

【采收加工】 6~10 月采收,鲜用。

【成分】 含黏液质(mucilage)[1]。

【药性】 甘,寒。归肺、大肠、小肠经。

1.《本草经集注》:“冷利。”

2.《千金方》:“甘,寒,滑,无毒。”

3.《医林纂要》:“甘,咸,寒。”

【功用主治】 清热,利湿,滑肠,通乳。主治肺热咳嗽,咽喉肿痛,热毒下痢,湿热黄疸,二便不通,乳汁不下,疮疖痈肿,丹毒,汤火伤,蛇蝎螫。

1.《药性论》:“叶烧灰及捣干叶末,治金疮。煮汁,能滑小肠,单煮汁,主治时行黄病。”

2. 崔禹锡《食经》:“食之补肝胆气,明目。主治内热消渴,酒客热不解。”

3.《本草图经》:“孕妇临产煮叶食之,则胎滑易产。”

4. 汪颖《食物本草》:“除客热,治恶疮,散脓血,女人带下,小儿热毒下痢,丹毒,并宜食之。”

5.《医林纂要》:“益心,泻肾,滑肠,去结行水,通乳。”

6.《重庆草药》:“治肺火咳嗽,肺痨,虚咳盗汗。”

7.《福建药物志》:“治急性黄疸型肝炎,疮疖,创伤出血。”

【用法用量】 内服:煎汤,10~30 g,鲜品可用至 60 g,或捣汁。外用:捣敷;或研末调敷;或煎水含漱。

【宜忌】 脾虚肠滑者禁服,孕妇慎服。

1.《别录》:“其心伤人。”

2.《千金方》:“食生葵菜,令人饮食不化,发宿病。”

3.《本草衍义》:“冬葵苗,性滑利,不益人。”

4.《本草汇言》:“里虚胃寒人,并风疾、宿疾,咸忌之。”

【选方】 1. 治时行黄病　用葵叶煮汁饮之。(《卫生易简方》)

2. 治诸淋小便赤涩,茎中疼痛　葵菜(择取叶并嫩心)三斤(细切),粟米三合(净淘),葱白(去须叶)一握(细切)。上以水五升,先煮葵菜至三升,绞去葵菜,取汁下米并葱白,更入浓煎豉汁五合,同煮为粥,空心顿食之,不尽,分为两度,一日取尽。(《普济方》葵菜粥方)

3. 治诸瘘　先以泔清温洗,以棉拭水,取葵叶微火暖贴疮,引脓,不过二三百叶,脓尽即肉生。忌诸杂鱼、蒜、房室等。(《必效方》)

4. 治小儿发斑,散恶毒气　用葵菜叶绞取汁,少少与服之。(《普济方》)

【各家论述】《儒门事亲》:“夫老人久病,大便涩滞不通者,可服神功丸、麻仁丸、四生丸则愈矣。时复服葵菜、菠菜、猪羊血,自然通利也。《内经》云以滑养窍是也。”

1568 冬葵根 dōng kuí gēn (《本草经集注》)

【异名】 葵根(《本草经集注》),土黄耆(《滇南本草》)。

【基原】 为锦葵科锦葵属植物冬葵 *Malva verticillata* L. 的根。

【原植物】 参见“冬葵子”条。

【采收加工】 7~10 月采挖,鲜用或晒干。

【药性】 甘,寒。

1.《别录》:“味甘,寒,无毒。”

2.《滇南本草》:“味辛,微甘,性温。”

【功用主治】 清热利水,解毒。主治水肿,热淋,带下,乳痈,乳汁少,疳疮,蛇虫咬伤,小儿蓐疮,消中。

1.《别录》:“主恶疮,疗淋,利小便,解蜀椒毒。”

2.《本草经集注》:“葵根汁解防葵毒。”

3.《药性论》:“治恶疮。小儿吞钱不出,煮饮之。”

4.《食疗本草》:“主疳疮生身面上,汁黄者,取根作灰,和猪脂涂之。”

5.《滇南本草》:“生福建、四川者,主于补气。土生者,主于破结气,下中气,止气疼,散瘀血,祛痰,消瘿瘤。”

6.《纲目》:“利窍滑胎,止消渴,散恶毒气。”

7.《分类草药性》:“治妇人白带,虚咳,盗汗。”

8.《云南中草药》:“止血接骨,补气敛汗,排脓生肌。”

9.《福建药物志》:“治慢性肾炎。”

【用法用量】 内服:煎汤,15~30 g;或捣汁。外用:研末调敷,或烧末敷。

【宜忌】《本草正义》:“脾阳不振者忌用。”

【选方】 1. 治血淋　葵子根、胡荽、淡竹叶各一握,滑石末二钱。上将前三味锉细末,分作三分,每服水一盏半,滑石末一钱匕,煎八分,温服。(《普济方》葵根汤)

2. 治妊娠小便不通,脐下满痛　冬葵根一握,车前子、木通各三两,阿胶二两。上粗捣筛。每服五钱匕,水一盏半,

煎至八分去滓,食前温服。(《普济方》四味葵根汤)

3. 治二便不通胀急者　生冬葵根二斤(捣汁三合),生姜四两(取汁一合)。和匀,分二服,连用即通。(《圣惠方》)

4. 治漏疳口疮　葵根(切)、赤小豆、土瓜根各一两,麝香研,一分。上四味,捣罗为散。每用一字贴疮。(《圣济总录》葵根散方)

5. 治生瘿瘤于项,咽喉内气粗喘促,喉内有痰声,响而不止　土黄芪一两(蜜炒),皮硝三钱,猪眼子五钱。新瓦焙,去油,共为细末,蜜丸,每服三钱,滚水送下。吃至三日后人面消瘦,至七日后痊愈。(《滇南本草》)

1569 冬虫夏草 dōng chóng xià cǎo (《本草从新》)

【异名】　夏草冬虫(《黔囊》),虫草(《本草问答》)。

【基原】　为麦角菌科虫草属真菌冬虫夏草菌的子座及其寄主蝙蝠蛾科昆虫蝙蝠蛾等幼虫体(菌核)的复合体。

【原植物】　冬虫夏草 *Cordyceps sinensis* (Berk.) Sacc. [*Sphaeria sinensis* Berk.]

子囊菌的子实体从寄主幼虫的头部生出,通常单一,偶有2～3个者,呈细长棒球棍状,全长4～11 cm,下面不育柄部分长3～8 cm,上面膨大部分为子座,近圆筒形,表面灰棕色,长1.5～3.5 cm,直径2～4 mm,幼时内部中间充实,成熟后中空。

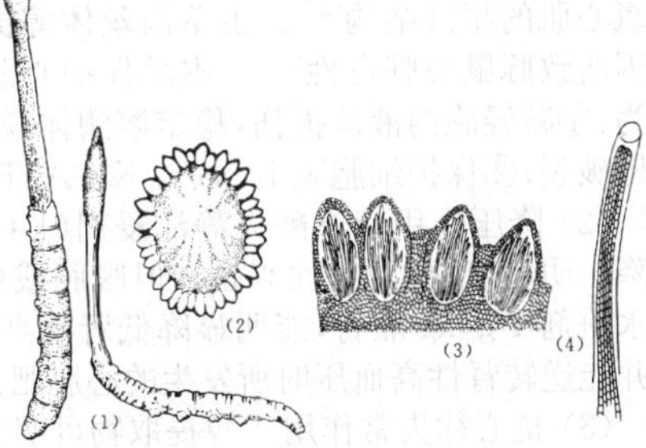

冬虫夏草

(1) 全形,上部为子座,下部为已毙幼虫

(2) 子座横切面,示子囊壳

(3) 子囊壳放大,示子囊

(4) 子囊放大,示子囊孢子

寄生于海拔3 000～4 200 m高山草甸地带鳞翅目蝙蝠蛾 *Hepialus armoricanus Oberthur* 等的幼虫体上。分布于山西、浙江、湖北、四川、贵州、云南、西藏、甘肃、青海等地。

在四川康定的虫草产地,对当地大批的新鲜虫草进行了多次分离,得到的菌丝通过反接长出子实体,经鉴定为新种中华被毛孢 *Hirsutella sinensis* Liu, Guo, Yu et Zeng,首次确定冬虫夏草 *Cordyceps sinensis* 的无性世代即是中华被毛孢[1]。以前曾报道中国拟青霉 *Paecilomyces sinensis* Chen, Xiao et Shi及其他多种真菌可能是冬虫夏草菌的无性阶段,但均未见培养出含子囊孢子子座,因而未能定论。

【栽培】　生物学特性　冬虫夏草为兼性腐生菌,以鳞翅目蝙蝠蛾科虫草蝙蝠蛾的幼虫为寄主,染菌致病幼虫冬季潜入土中,死亡后虫体上形成菌核,翌年春季在较温暖、潮湿的环境下,虫体头部生长出有柄棒状棕色的子实体。多产在海拔3 000 m左右的高山灌丛中或山坡草地上。菌丝体的生长适温为25～28 ℃,菌丝在虫体内生长以相对湿度60%～70%为好,子座的形成及出土要求90%左右的相对湿度。

培育技术　(1)菌种分离　采新鲜虫草菌核,在无菌条件下,进行表面消毒后用无菌水冲洗,后用解剖刀分成小块,接种于斜面培养基上,培养基成分为蛋白胨10 g,葡萄糖40 g,磷酸二氢钾1 g,硫酸镁0.5 g,鸡蛋黄1 g,维生素B_1溶液20 ml,琼脂20 g,水1 000 ml,pH自然。置于24～26 ℃温度条件下,约15 d可发出形似青霉的虫草菌。

(2) 蝙蝠蛾幼虫的饲养与接菌　蝙蝠蛾幼虫喜食含淀粉较丰富的山高粱及珠芽蓼,首先应用该种饲料大量饲养蝙蝠蛾幼虫,在28～30 ℃条件下幼虫化蛹变为成虫,在幼虫变蛹之前,向虫体喷洒虫草菌,染病幼虫死亡后,再继续培养即可生长出虫草。

除人工培养虫草外,现还有采用液体深层培养的方法,获得菌体入药。斜面菌种培养基用玉米粉、蔗糖、琼脂各20 g,加入水1 000 ml, pH自然,在25 ℃下约7 d即可转接一级摇瓶。摇瓶和发酵罐培养基配方为玉米粉2%(煮沸30 min,用纱布过滤取汁),蔗糖2%,蛋白胨1%,酵母粉0.5%,磷酸二氢钾0.1%,硫酸镁0.05%。摇瓶培养用500 ml三角瓶装培养基100～150 ml,接入斜面菌种,在摇床培养,150 r/min,于25 ℃下振荡4 d即可长好,可继续用1 000 ml或5 000 ml三角瓶扩大培养至需用液量,即可转入发酵罐培养。用500 L发酵罐,投料300 L,接种量10%,温度24～26 ℃,罐压29.4～49.1 kPa(0.3～0.5 kg/cm^2),搅拌速度180 r/min,用菜子油消泡,培养90～120 h,菌丝浓度不再增加,即可终止发酵。冬虫夏草菌体发酵液,置于浓缩罐内,其真空浓度为77.14～79.8 kPa(580～600 mmHg),蒸发量为300 kg/h,温度60～62 ℃,真空减压浓缩至原液体积的1/5左右,浓缩完毕,将提取物制成膏或胶囊入药。

【采收加工】　野生虫草于夏至前后,当积雪尚未溶化,子座多露于雪面时,挖出虫体及子座,采收不宜过晚。在虫体潮湿未干时,除去外层的泥土及膜皮,烘干或晒干;或将采收的虫草用清水洗净后喷黄酒使其软化,整理平直后,每7～10根用细绳扎成小捆,晒干。人工培养虫草待子座长成后采收,晾干即成。

【药材】　冬虫夏草 *Cordyceps*　主产于四川、青海、西藏、云南。以四川产量最大。

性状　本品由虫体与从虫头部长出的真菌子座相连而成。虫体似蚕,长3～5 cm,直径0.3～0.8 cm;表面深黄色至黄棕色,有环纹20～30个,近头部的环纹较细;头部红棕色,足8对,中部4对较明显;质脆,易折断,断面略平坦,淡黄白色。子座单生,细长圆柱形,长4～7 cm,直径约0.3 cm;表面深棕色至棕褐色,有细纵皱纹,上部稍膨大;质柔韧,断面类白色。气微腥,味微苦。

鉴别　子座头部横切面:子囊壳大部陷入子座内,先端突出于子座之外,大小(250～280) μm×(90～150) μm,每一个子囊壳内有多数线形的子囊,大小(120～160) μm×(2.5～4) μm,子囊内有数个具有横隔膜的子囊孢子。

品质标志　《中华人民共和国药典》2005年版规定:照高效液相色谱法测定,本品含腺苷($C_{10}H_{13}N_5O_4$)不得少于0.010%。

【成分】　冬虫夏草含粗蛋白25.32%[1],脂肪8.4%,其中含饱和脂肪酸(硬脂酸)13.0%,不饱和脂肪酸(油酸占31.69%,β-亚油酸占68.13%)82.2%[2]。又含虫草酸(cordycepic acid)[3]即D-甘露醇(D-mannitol)[4],维生素A、C[5]、B_{12}[6],烟酸(nicotinic acid),烟酰胺(nicotinic amide)[5],麦角甾醇(ergosterol),尿嘧啶(uracil),腺嘌呤(adenine),腺嘌呤核苷(adenine nucleoside)[7],麦角甾醇过氧化物(ergosterolperoxide),胆甾醇棕榈酸酯(cholesteryl palmitate)[8]及水溶性多糖[9]。还含多种微量元素,以磷的含量最高,其次是钠、钾、钙、镁、铝、锰、铁、铜、锌、硼、镍等[5,10]。子座含次黄嘌呤核苷(hypoxanthine nucleoside),胸腺嘧啶(thymine),尿嘧啶,鸟嘌呤(guanine)的次黄嘌呤(hypoxanthine)混合物。

【药理】 1. 调节免疫作用 虫草对免疫功能具有增强或减弱的双相调节作用[1]。

(1) 增强免疫作用 冬虫夏草可显著增强小鼠的非特异性免疫功能和体液免疫功能,水煎剂每日 2.0 g/kg 灌胃,连续 3 d,可明显拮抗环磷酰胺(Cy)引起的碳廓清率的下降。每日 4.0 g/kg 灌胃,连续 7 d,可提高正常小鼠的抗体形成细胞数和血清溶血素 IgM 水平,对抗 Cy 所引起的体液免疫功能的降低。在体外,0.25～8.0 g/L 呈剂量依赖性增强腹腔 MΦ 吞噬中性红的能力[2]。虫草水煎醇提液 1～3 g/kg 或其结晶 50～160 mg/kg 给小鼠腹腔注射,能提高免疫及造血功能,使其外周血及脾脏淋巴细胞增殖,特别是 T 辅助细胞增殖较明显,Th/Ts 比例升高,提高 NK 细胞活性,促进血细胞增殖,提高脾结节生成单位产率,减少免疫抑制剂及细胞毒剂对免疫及造血的损害[3]。虫草菌或虫草多糖可增加小鼠血清 IgG 及 IgM 的水平[4,5,6],水提液可剂量依赖性促进小鼠抗红细胞抗体的产生[7]。虫草能提高老年小鼠 RBC-C_{3b}R 花环率,降低 RBC-Ⅰc 花环率,增加 IL-1、IL-2 的含量[8],可明显增高化疗后 H_{22} 肝癌小鼠 NK 细胞活性及 IL-2 水平,增高淋巴细胞转化指数,可对抗或恢复化疗药导致的免疫抑制或免疫缺损[9]。

(2) 抑制免疫作用 虫草能显著抑制小鼠脾细胞对刀豆蛋白(ConA)刺激产生的淋巴细胞转化,还能抑制 2,4-二硝基氯苯所致的小鼠迟发性超敏反应[10]。水提液 0.2 g/kg 腹腔注射可降低兔心脏血 T 淋巴细胞转化率,提高鸡供兔穿透性异种角膜移植的植片透明率,改善 Descemet 膜内皮细胞的存活状态,并能强化激素的效果[11]。虫草菌粉也可减轻同种异体皮肤移植导致的排斥反应[12]。水煎剂 0.5 g/kg、1 g/kg、5 g/kg、10 g/kg 灌胃能明显抑制小鼠脾细胞对 ConA、脂多糖(LPS)的增殖反应、抑制小鼠单向混合淋巴细胞反应以及 IL-1 和 IL-2 的合成,但对小鼠 NK 细胞的活性却显示显著的增强作用[13]。从虫草分离出结构与鞘氨醇非常相似的活性物质(ISP-1),能抑制 IL-2 与其受体结合后的信息传递,从而抑制了免疫活性细胞的增殖,发挥免疫抑制作用[14]。

2. 抗癌作用 (1) 直接抑癌作用 虫草水提物对喉癌细胞的增殖性生长有直接抑制作用[15,16]。醇或水提取物腹腔注射或灌服对小鼠肉瘤 S_{180}、Lewis 肺癌、小鼠乳腺癌 MA-757 均有明显抑制作用[17]。虫草及虫草菌水提取物腹腔注射可有效抑制小鼠实验性 Lewis 肺癌[18];也可抑制小鼠肉瘤 S_{180},两者均可增强环磷酰胺的抗癌作用,但只有虫草水提取物能增强 6-巯基嘌呤的抗癌作用[19]。其菌丝体提取物在 10 g/L 剂量下能有效抑制 K_{562}、Jurkat、WM-1341、HL-60 和 RPMI-8226 肿瘤细胞系[20]。其水提取物对 Lewis 肺癌和 B_{16} 结肠癌细胞有强烈的细胞毒性[21]。虫草甲醇提取物中 CS-36～39 和 CS-48～51 组分能显著抑制 K_{562}、Vero、Wish、Calu-1 和 Raji 肿瘤细胞的生长,阻断肿瘤细胞对 ^{3}H-胸腺嘧啶的摄取,抑制 DNA 合成[22]。其提取物中分得的两个甾体化合物,对 K_{562}、WM_{1314}、Jurkat、HL-60 和 RPMI-8226 肿瘤细胞增殖均有明显的抑制作用[23]。虫草素与腺苷竞争核苷磷酸酶,阻止 mRNA 的生成而影响蛋白质合成,其对 L_{5178} 细胞增殖的 IC_{50} 为 0.27 μmol/L[24]。虫草素还可引起白血病细胞凋亡[6]和细胞有丝分裂 S 和 G_2 期延长[25]。

(2) 间接抑癌作用 从虫草发酵菌丝中分离出的 L-甘-L-脯环二肽等具有抗癌(KB 细胞)和增强免疫作用的药理活性[26]。从培养的冬虫夏草 IY_{909} 得到的蛋白多糖 C_{909} 具有抗癌和免疫促进活性[27]。冬虫夏草提取物可提高肿瘤细胞表面Ⅱ型 MHC 的表达,使宿主免疫可对Ⅱ型 MHC 抗原表达下调的肿瘤细胞发挥有效的免疫监视作用[28]。

3. 对心血管系统的影响 (1) 保护心肌作用 虫草水提物 10 μg/ml、100 μg/ml、1 000 μg/ml 可明显减轻缺氧再给氧时心肌细胞内脂质过氧化作用,抑制 MDA 增加,提高 SOD 活性,增强细胞膜脂质流动性,呈量效关系。醇提物还能改善心肌的能量代谢,提高心肌腺嘌呤核苷酸含量,以减少缺血再灌注损伤[29～31]。虫草可减轻阿霉素对心肌的损伤作用,醇提取物 15 mg/L 给大鼠预灌注,可使冠脉流出液中 LDH 漏出量与心肌组织中羟自由基的产生量均显著降低。同时,心脏功能明显改善,表现为阿霉素引起的心率进行性下降幅度明显减慢,心缩力增强[32～34]。预先给予虫草提取液腹腔注射的大鼠可改善超强度运动后缺血缺氧心肌的超微结构[35]。虫草菌丝体醇提物还能减轻哇巴因所致豚鼠心脏毒性[36]。本品保护心肌细胞的机制可能为:①减轻胞内液体损伤,稳定溶酶体膜,延缓或减少溶酶体破裂;②保护细胞膜上 Na^+,K^+-ATP 酶活性[37]。

(2) 降压作用 麻醉犬静注浸剂(1∶1)0.5～1 ml/kg,降压明显,呼吸反射性兴奋。但腹腔或肌内注射无效[38]。水煎剂 1 g/kg 灌胃,能明显降低肾性高血压大鼠的血压,并能逆转肾性高血压时所发生的心肌肥大[39]。

(3) 抗心律失常作用 醇提取物可明显对抗乌头碱和氯化钡诱发的大鼠心律失常,也能对抗毒毛花苷 G(哇巴因)所致豚鼠心律失常[40]。虫草菌丝体石油醚提取物 100 mg/kg、200 mg/kg 静脉注射均可显著提高哇巴因所致豚鼠室速室颤及死亡所用剂量[41]。

(4) 对心脏的其他作用 冬虫夏草醇提取物对急性病毒性心肌炎小鼠具有保护作用,可使实验性病毒性心肌炎小鼠的血清 IFN-γ 明显升高,$CD3^+$、$CD8^+$ 升高,$CD4^+/CD8^+$ 降低[42]。黄芪和冬虫夏草合用,能改善冠心病、高心病患者左室舒张功能和血脂[43]。

4. 对肾脏的影响 冬虫夏草可治疗肾脏疾病,主要通过调整机体免疫功能,抗脂质过氧化,保护 Na^+,K^+-ATP 酶活性,促进骨髓造血对代谢的影响,减轻肾脏的病理改变,促进肾组织的修复[43]。

(1) 对急性肾损伤及急性肾衰的保护作用 虫草煎剂灌服可减轻庆大霉素所致大鼠急性肾损伤,延迟蛋白尿的出现,降低尿中溶菌酶及 NAG 酶以及血尿素氮上升幅度[44]。本品对钳夹肾蒂所致大鼠缺血性急性肾功能衰竭具有保护作用,可抑制血肌酐的增加,减少尿中 NAG 酶及溶菌酶含量[45]。本品对环孢素 A 致急性肾毒性大鼠的肾功能、尿钠、钾排出量、肾组织促上皮生长因子及对肾皮质线粒体酶功能具有保护作用,且部分作用优于维拉帕米[46]。本品可防治氨基糖苷致急性肾衰,降低大鼠尿 NAG 酶及血肌酐水平,增强肾小球滤过和保钠功能,可提高离体肾灌注代谢率,增加肾小球滤过,保护肾小管正常运行,还可减轻体外培养的肾小管细胞对庆大霉素损伤的易感性。其机制可能是通过增加肾组织表皮生长因子(EGF)前体 mRNA 表达,促进肾内 EGF 合成，增加肾皮质 EGF 含量，从而加速肾小管再生修复和急性肾衰的恢复[47]。

(2) 对慢性肾功能不全以及慢性肾衰的保护作用　3.5 g/kg虫草煎剂灌胃，可降低 5/6 肾切除所致慢性肾功能不全大鼠的血尿素氮及肌酐水平，阻抑肾小球肥大，并明显减轻肾脏病理改变[48]。本品延缓慢性肾衰竭进展的机制可能与其降低中分子物质、纠正脂质代谢紊乱、改善贫血有关[49]。

(3) 抑制系膜细胞增生　冬虫夏草 100 μg/ml、200 μg/ml、300 μg/ml、400 μg/ml 对低密度脂蛋白引起的系膜细胞增殖有明显的抑制作用，可能对肾小球硬化的防治具有一定的作用。其机制可能是抑制了系膜细胞 DNA 和 mRNA 的合成[50]。含虫草菌丝血清可抑制体外培养的大鼠系膜细胞(MsC)的增殖[51]。

(4) 抑制免疫复合物的形成　50%虫草醇提取液灌胃，每只 0.5 ml，可使尾静脉注射葡萄球菌肠毒素和口服免疫法所致 IgA 肾病小鼠腹腔巨噬细胞吞噬功能增强，降低免疫复合物沉积量和肾小球 IgA 荧光强度[52]。冬虫夏草能抑制 Heymann 肾炎(PHN)大鼠肾小球上皮免疫复合物的形成，维护肾小球基膜阴电荷屏障，使蛋白尿明显降低[53]。

(5) 对肾脏的其他作用　冬虫夏草水、醇提取液对体外培养的大鼠肾小管上皮细胞增殖有明显促进作用，其机制可能与诱导肾小管细胞持续高水平地表达 *c-myc* 原癌基因 mRNA 有关[54]。本品对促使单纯性血尿转阴有显著效果[55]。虫草能明显影响冷缺血大鼠肾脏血流动力学，改善肾组织能量代谢，减轻细胞的损伤。虫草对离体灌注肾的作用与其浓度有密切关系：0.5 g/L 能增加肾的菊糖清除率，降低其血管阻力；同时钠钾离子转运量明显增加；1.0 g/L 对菊糖清除率影响不明显，而血管阻力呈降低趋势。虫草还可降低乳酸脱氢酶释放率，提高葡萄糖异生能力，减少肾皮质匀浆中 MDA 含量[56]。

5. 保肝作用　(1) 对实验性肝损伤的保护作用　虫草多糖脂质体(CPL)水剂对 CCl_4 及 D-Gal 所致肝损伤均有保护作用。CPL 对于 D-Gal 肝损伤的保护作用较优，这可能是由于虫草多糖，特别是脂质体对肝脏网状内皮系统的免疫刺激所致[57, 58]。冬虫夏草多糖可抗肝脏脂质过氧化，降低 MDA 含量，升高 SOD 活力。其中地顶孢霉菌株来源的冬虫夏草多糖尚可显著降低血清氨基转移酶活力和肝脾脏器指数，并改善肝坏死程度，具有较好的抗小鼠免疫性肝损伤作用[59]。冬虫夏草(CS)每日 1.0 g/kg 灌胃，连续 10 d 可使卡介苗和脂多糖共同诱导的免疫性肝损伤小鼠血清 ALT，AST 活性降低，血清与肝组织中 LPO 含量降低，并减轻其增大的肝、脾重量指数，降低血清中的 TNF 水平[60]。

(2) 对肝纤维化的防治作用　冬虫夏草 1.0 g/只灌胃，可使 CCl_4 诱导的肝纤维化大鼠其肝细胞肿浊变性、炎细胞浸润、纤维增生的程度降低，且最终无假小叶形成，肝组织中结蛋白阳性细胞数明显减少，肝狄氏间隙Ⅰ、Ⅲ、Ⅳ型胶原沉积减轻[61]。同时抑制肝储脂细胞(FSC)增殖以及向肌纤维细胞和成纤维细胞转化，从而减弱 FSC 合成胶原的能力[62]。冬虫夏草多糖脂质体通过增加肝组织胶原酶 mRMA 的表达，促使Ⅰ、Ⅲ型胶原降解，可能是其抗纤维化的主要机制之一[63]。亦能明显抑制体外培养的人成纤维细胞所表达的细胞间黏附分子 ICAM-1 等，可能是其抗肝纤维化机制之一[64]。

6. 对肺的影响　虫草菌粉水溶液 5 g/kg 给慢性阻塞性肺疾病(COPD)大鼠灌胃，可使支气管肺泡灌洗液(BALF)中 IL-2 水平提高，肺组织病理形态学、肺功能改善，BALF 炎细胞数量下降[65]。虫草菌丝体 0.5 g/kg 和 1.0 g/kg 灌胃，能降低浓氨水致咳小鼠的咳嗽次数，延长咳嗽潜伏期，1.0 g/kg 还能提高酚红排泌量，有祛痰作用[66]。虫草和虫草菌水提取液腹腔注射可抑制 Ach 所致豚鼠哮喘[67]。

7. 对内分泌系统的影响　虫草或虫草菌丝体煎剂给去势雄性大鼠灌胃 6 d，可明显增加其精囊腺重量，表明两者均有雄性激素样作用[68]。小鼠灌服虫草煎剂，对正常雄性小鼠的生育力未见明显影响，但对已摘除睾丸后的小鼠精液囊有增重作用，还能拮抗己烯雌酚使幼鼠子宫增重的作用。表明虫草有雄激素样作用和抗雌激素样作用，有调节性功能紊乱恢复到正常的作用[69]。于常规饲料中混入冬虫夏草子实体细粉每日 1.5 g/kg 体重，连服 28 d，可提高腺嘌呤所致"肾阳虚"模型小鼠的生殖功能，并可改善睾丸的形态等指标[70]。

8. 对平滑肌的影响　虫草和虫草菌煎剂对离体豚鼠支气管平滑肌均有明显扩张作用；浸剂对兔离体回肠呈抑制作用，对豚鼠离体肠管抑制作用较弱，对未孕离体豚鼠子宫也有抑制作用[68]。还能扩张豚鼠气管平滑肌和兔耳血管[71]。

9. 对物质代谢的影响　虫草或虫草菌水提取液可使雄性小鼠空腹血糖升高，但对饱食小鼠或雌性小鼠血糖无明显影响；水提取液灌胃可明显降低小鼠血清 TC，醇提取物皮下注射能显著降低高脂血症小鼠血清 TC 和 TG 含量，对正常小鼠血清 TC 和 β 脂蛋白也有降低作用，但皮下注射水提取液无效[72~74]；水提取物在体外能促进大鼠红细胞糖酵解途径生成 ATP；促进大鼠肝细胞腺苷酸激酶(ADK)活性，催化 ADP 转化为 ATP 和 AMP；激活小鼠肌肉胞浆 CPK 活性，使 ADP 接受 CP 能量生成 ATP[75]。虫草发酵液浸膏可使正常大鼠血清 TC、TG 下降，HDL-c 增加，LDL-c 及 VLDL-c 减少，其可能机制为：①抑制肝脏胆固醇合成；②增强体内脂蛋白酯酶活性，使 TG 分解增加，血清 TG 降低[76]。

10. 抗自由基、延缓衰老作用　虫草及虫草菌丝体对 O_2^- 和 OH· 均有清除作用；虫草素和 D-甘露醇是虫草中对自由基具有清除作用的有效组分之一[77]。此外，还可抑制自由基反应诱导的线粒体肿胀和脂质过氧化反应，呈明显量效依赖关系[78]。发酵培育冬虫夏草营养液体内外均可抑制肝脏 LPO 生成，并使红细胞 SOD 活力增高[79]。虫草菌尚能提高 GSH-Px 的含量[80]。虫草菌粉在体外对大鼠、小鼠脑内 MAO-B 活性呈显著抑制作用[81]。上述结果提示本品有延缓衰老作用。

11. 抗疲劳作用　虫草配制液可延长小鼠负重游泳时间，降低游泳后血乳酸和血清尿素氮含量，增强机体对运动耐力的适应性，具有抗疲劳作用[82]。还可延长小鼠常压耐缺氧时间，增高 LDH 活力，增加糖原贮备，降低肌红蛋白和 MDA[83]。

12. 抗炎作用　虫草和虫草菌煎剂腹腔注射对大鼠甲醛性和蛋清性足跖肿胀以及二甲苯和巴豆油所致小鼠耳部炎症有抑制作用[72, 73, 84, 85]。水提取液皮下注射对小鼠棉球肉芽肿增生有明显抑制作用[83]。发酵虫草菌粉、水提取液和醇沉液灌服，能明显抑制大鼠角叉菜胶性足跖肿胀[86]。

13. 镇静、抗惊厥作用　虫草和虫草菌煎剂腹腔注射均能明显减少小鼠自发活动，虫草菌的作用强于虫草，两者均能明显延长小鼠戊巴比妥钠睡眠时间[68]。虫草菌醇提取物皮下注射可对抗烟碱引起的小鼠强直性惊厥，减少死亡率，可延长番木鳖碱致惊厥发生的潜伏期[73]。

14. 抗菌抗病毒作用　虫草煎剂对须疮癣菌、絮状表皮癣菌、石膏样小芽胞癣菌、羊毛状小芽胞癣菌等真菌均有抑制作用[87]。虫草多糖脂质体对小鼠感染巨细胞病毒有一定的抑制或消除作用[88]。

15. 抗辐射作用　冬虫夏草发酵菌丝(DCXD水溶性棕色粉剂)可提高受辐射后小鼠骨髓干细胞及小肠隐窝干细胞的存活数[89]。虫草及虫草菌水提取物不论肌注或灌服，对^{60}Co γ线照射所致小鼠血小板减少及脾脏萎缩有明显保护作用[90]。

16. 其他作用　虫草醇提取液10 mg/kg可提高缺血再灌注损伤骨骼肌ATP、ADP、AMP含量，增强ATP酶活性，改善骨骼肌能量代谢[91]。水提液对剧烈运动后红细胞变形能力下降有明显改善作用，随浓度增加，作用增强；还能改善和预防在乳酸模拟试验中红细胞变形能力的下降，对运动后膜脂质过氧化物有较强的清除作用[92, 93]。虫草菌还有抗突变作用[94]。

17. 毒性　腹腔注射虫草菌水提取液LD_{50}为17.9 g/kg，皮下注射则为17.1 g/kg[72]。虫草菌醇提物给小鼠静注LD_{50}为24.5 g/kg，腹腔注射为35.2 g/kg[73]。中毒症状是先抑制后兴奋，随即因痉挛和呼吸抑制而死亡[38]。小鼠灌服虫草或虫草菌耐受量均在45 g/kg以上[85]。家兔灌服虫草菌水提取液10 g/kg，连续3个月，对外周血象，肝、肾功能及各重要脏器均无明显毒性反应，对淋巴细胞微核率、染色体畸变率、姐妹染色单体互换率均无明显影响，提示对机体无明显致突变作用[95]。虫草1.0 g/kg、2.0 g/kg、4.0 g/kg给大鼠喂服30 d，对主要脏器/体重、血生化、总食物利用率、血液学各项指标均未见明显毒性反应，其最大无作用剂量为4.0 g/kg体重[96]。虫草菌粉1.25～5 g/kg给孕大鼠灌服，对其受孕、着床、吸收、活胎数与对照组无差别，胎鼠全部成活，胎鼠体重、体长和尾长与对照组亦无明显差异[97]。

【药性】　甘，温。归肺、肾经。

1.《本草从新》："甘，平。"

2.《药性考》："味甘，性温。"

3.《本草再新》："有小毒。入肺、肾二经。"

4.《现代实用中药》："味甘、酸，性平。气香。"

5. 刘波《中国药用真菌》："性温，味甘，后微辛。"

【功用主治】　补肺固表，补肾益精。主治肺虚咳喘，劳嗽痰血，自汗盗汗，肾亏阳痿，遗精，腰膝酸痛。

1.《本草从新》："保肺益肾，止血化痰，已劳嗽。"

2.《药性考》："秘精益气，专补命门。"

3.《柑园小识》："以酒浸数枚啖之，治腰膝间痛楚，有益肾之功。"

4.《纲目拾遗》："潘友新云治膈证，周兼士云治蛊胀。"

5.《现代实用中药》："适用于肺结核、老人衰弱之慢性咳嗽气喘、吐血、盗汗、自汗等；又用于贫血虚弱遗精，老人畏寒，涕多泪出等症。"

【用法用量】　内服：煎汤，5～10 g；或入丸、散；或与鸡、鸭炖服。

【宜忌】　有表邪者慎用。

【选方】　1. 治肺结核咳嗽、咯血，老年虚喘　冬虫夏草30 g，贝母15 g，百合12 g。水煎服。

2. 治肾虚腰痛　冬虫夏草30 g，枸杞子30 g。黄酒1 kg，浸泡1星期。每次1小盅，日服2次。

3. 治贫血，病后虚弱，阳痿，遗精　黄芪30 g，冬虫夏草15 g。水煎服。(1～3方出自《河北中草药》)

4. 治病后虚损　夏草冬虫三五枚，老雄鸭一只，去肚杂，将鸭头劈开，纳药于中，仍以线扎好，酱油、酒如常蒸烂食之。(《纲目拾遗》)

【临床报道】　1. 治疗慢性肝炎　口服冬虫夏草菌丝胶丸，每丸0.25 g，每日服3次，每次5丸，连服3个月为全疗程。治疗慢性活动性肝炎8例，结果对TTT及ALT的有效率达75%，且具有抑制γ球蛋白，提高血清蛋白的作用[1]。

2. 治疗慢性肾功能衰竭　口服人工虫草菌每日6 g，分2次服，30 d为1个疗程。共治18例，结果肾功能好转率为44.4%～50%，贫血改善率为33.3%～38.9%，细胞免疫功能提高者占50%～80%[2]。

3. 治疗高血压病　将人工虫草菌丝体制成胶囊，每次4粒(每粒250 mg)，每日3次口服，连服30 d，观察16例高血压患者，其中原发性高血压病4例，继发性高血压病12例。结果显效4例，有效6例，无效6例，总有效率为62.5%。观察表明：本品降压作用无论对原发性高血压病还是继发性高血压病均有效，其降压疗效受高血压病程的长短、肾功能受损的程度及合并症的影响[3]。

4. 治疗变态反应性鼻炎　虫草菌丝冲剂，每日3次，每次6 g，饭后开水冲服，4星期为1个疗程。儿童或个别阴虚患者酌减。共治疗43例，其中肺气虚型23例，阴阳两虚17例。结果：显效26例，有效14例，总有效率93.0%。对照组50例用气管炎菌苗皮下注射，每星期2次，首次0.3 ml，以后每次递增0.1 ml，至1 ml即为维持量。结果：显效24例，有效22例，总有效率92.0%。两组总有效率相比，无显著性差异，$Pt=0.183$，$P>0.50$。两组显效率相比亦无显著差异，$\chi^2=1.445$，$P>0.1$。虫草菌冲剂对鼻黏膜水肿与苍白的疗效较好，治疗后23/29例患者自觉精神好转，体质增强。30例易上感者中27例有不同程度好转。说明本药确有提高机体抗病能力，强壮滋补作用。副作用小，部分患者有口干，偶有胃肠不适[4]。

【各家论述】　1.《重庆堂随笔》："冬虫夏草，具温和平补之性，为虚疟、虚痞、虚胀、虚痛之圣药，功胜九香虫。凡阴虚阳亢而为喘逆痰嗽者，投之悉效，不但调经种子有专能也。"

2.《本草正义》："冬虫夏草，始见于吴氏《本草从新》，称其甘平，保肺，益肾，补精髓，止血化痰，已劳嗽。近人恒喜用之，皆治阴虚劳怯，咳嗽失血之证，皆用吴氏说也，然却未见其果有功效。《四川通志》明谓之温暖，其说甚是。又称其补精益髓，则盛言其功效耳，不尽可凭也。此物补肾，乃兴阳之作用，宜于真寒，而不宜于虚热。赵氏又引《文房肆考》，称孔裕堂之弟患怯而汗大泄，盛夏密室犹畏风寒，以此和作肴馔，食之而愈，则此之怯症，洵是真寒之证，大汗亡阳，而常畏寒，本是当用参、附者，乃冬虫夏草能愈之，其温补又可知。此种虚劳，恰与阴虚劳怯咳嗽痰红之相火上凌者相反，乃吴氏竟谓其止血化痰已劳嗽，遂使今人如法施治，而相火愈肆，甚至咳愈甚而血愈多，不于釜中注水，而但于釜底添薪，苟其阴血未枯，则泛溢沸腾，不尽不止；若果津液已竭，惟有燔灼成灰而已。

1570 冬里麻根 dōng lǐ má gēn(《峨眉山药用植物研究》)

【异名】　水麻柳根(云南、贵州)。

【基原】 为荨麻科水麻属植物水麻 *Debregeasia orientalis* C. J. Chen 的根或根皮。

【原植物】 参见“冬里麻”条。

【采收加工】 7～11 月采收，鲜用或晒干。

【药性】 微苦、辛，平。

【功用主治】 祛风除湿，活血消肿。主治风湿痹痛，跌打骨折，外伤出血，疮痈肿毒。

《贵州民间药物》：“治无名毒疮。”

【用法用量】 内服：煎汤，9～15 g；或浸酒。外用：研末撒敷；或鲜品捣敷。

【选方】 治无名肿毒　水麻柳根 30 g，家麻根 15 g。捣绒敷患处。(《贵州民间药物》)

1571 鸟不企 niǎo bù qǐ（《广东中草药》）

【异名】 鸟不服、红心茨江亩、老鸦拍、楤木、鹰不拍、大叶鸟不企(《广东中草药》)，刺老苞根、雀不站(南川《常用中草药手册》)，大鹰不扑(《全国中草药汇编》)，刺楤、鹊不踏、细号刺葱、刺葱树、刺葱(《台湾药用植物志》)。

【基原】 为五加科楤木属植物黄毛楤木的根。

【原植物】 黄毛楤木 *Aralia decaisneana* Hance

灌木，高 1～5 m。有稀少的刺和黄褐色绒毛。叶大，为二回羽状复叶，叶轴和羽片轴基部有 1 对小叶，每羽片有小叶 7～11 片，革质；小叶无柄，叶片卵形至长圆状卵形，长 8～15 cm，宽 4～8 cm，先端渐尖，基部圆形至近心形，边缘具细锯齿，上面被黄褐色绒毛，下面毛密。花由多数伞形花序组成的大型顶生圆锥花序，长 50～80 cm，密被黄色绒毛，分枝长 15～40 cm；伞形花序有花 30～50 朵，直径约 3 cm；花梗长 3～4 cm，被长绒毛；苞片、小花梗均被长绒毛；花淡绿白色，直径约 3 mm；花萼 5 齿裂，无毛；花瓣 5，三角状卵形，无毛；雄蕊 5；子房 5 室，花柱 5，上部分离，基部合生。核果球形，浆果状，有 5 棱。花期 8～9 月，果期 10～11 月。

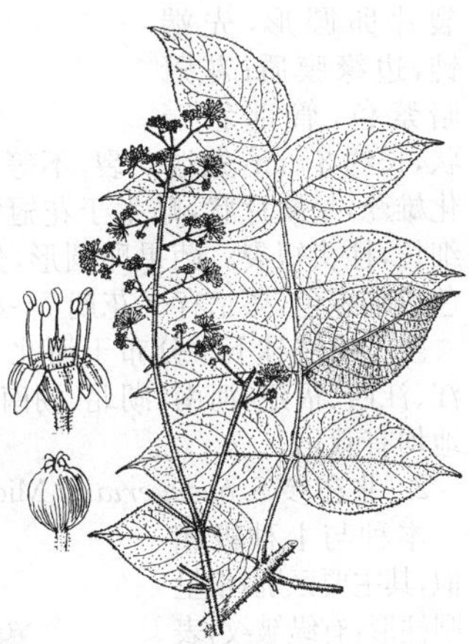

黄毛楤木

生于海拔 400～1 200 m 的杂木林中。分布于江西、福建、广东、广西、贵州、云南、台湾等地。

本植物的叶(鸟不企叶)亦供药用，另设专条。

【采收加工】 10～11 月采收，鲜用或切片晒干。

【成分】 根含三萜皂苷：楤木皂苷(araloside) A[1]，aradecoside A[2]，araliasaponins Ⅰ～Ⅸ[3]。根皮中含 3-O-〔β-D-吡喃半乳糖基-(1→4)-β-D-吡喃半乳糖基-(1→3)-β-D-吡喃葡萄糖醛酸基〕齐墩果酸{3-O-〔β-D-galactopyranosyl-(1→4)-β-D-galactopyranosyl-(1→3)-β-D-glucuronopyranosyl〕-oleanolic acid}，竹节人参皂苷Ⅳ$_a$(chikusetsusaponin Ⅳ$_a$)，去葡萄糖竹节人参皂苷Ⅳ$_a$(deglucose chikusetsusaponin Ⅳ$_a$)。还含棕榈酸(palmitic acid)，β-谷甾醇(β-sitosterol)，齐墩果酸(oleanolic acid)[4]。

【药理】 1. 降血糖作用　鸟不企中的黄毛楤木皂苷 50～150 mg/kg 灌胃给药 5～7 d，对正常小鼠、肾上腺素性高血糖小鼠及四氧嘧啶性糖尿病小鼠，可产生明显的降血糖作用。对葡萄糖性高血糖小鼠，其降血糖作用不明显。对四氧嘧啶性糖尿病大鼠的葡萄糖耐量无明显影响[1]。

2. 其他作用　黄毛楤木皂苷 70 mg/kg 灌胃，可提高正常小鼠耐缺氧能力，使正常和氢化可的松所致“阳虚”小鼠耐低温能力显著提高。黄毛楤木皂苷 20 mg/kg 腹腔注射对大鼠脑垂体后叶素引起的急性心肌缺血有保护作用，使大鼠离体心脏心率减慢，从而有利于增强机体对不良环境的适应能力和改善心肌缺血状况[2]。

毒性　黄毛楤木皂苷小鼠灌胃的 LD_{50} 为 820.5 mg/kg[1]。

【药性】 苦、辛，平。

【功用主治】 祛风除湿，活血，解毒。主治风热感冒头痛，咳嗽，风湿痹痛，湿热黄疸，水肿，淋浊，带下，闭经，产后风痛，跌打肿痛，胃脘痛，胃溃疡，咽喉肿痛，牙龈肿痛，无名肿毒。

1.《广西民族药简编》：“水煎服，治痢疾(瑶族)、白带(壮族)；与猪脚煲服，治头昏、乳汁不足(瑶族)。”

2.《福建药物志》：“祛风除湿。”

3.《台湾药用植物志》：“可治肺病。”

【用法用量】 内服：煎汤，6～15 g；或泡酒。外用：捣敷。

【宜忌】 孕妇禁服。

【选方】 1. 治风湿　鹰不泊 30 g，牛大力 30 g，千斤拔 30 g，石南藤 24 g，猪瘦肉。水煎服。(《新会草药》)

2. 治闭经　鲜楤木根 90 g(切碎)，鸡蛋 2 个(去壳)。水煎分 2 次服。

3. 治产后风痛　干楤木根 60 g，黄鳝藤(奇氏勾儿茶)干根 60 g。水炖服。(2、3 方出自《常用青草药选编》)

4. 治糖尿病　雀不站根 30 g，草决明 30 g。水煎服。(蓬溪《常用中草药手册》)

5. 治牙龈炎　鲜楤木根皮适量，茶油饼少许。擂烂，外敷患侧面颊部，每日换药 2 次。(《常用青草药选编》)

1572 鸟不企叶 niǎo bù qǐ yè（《广西民族药简编》）

【基原】 为五加科楤木属植物黄毛楤木 *Aralia decaisneana* Hance 的叶。

【原植物】 参见“鸟不企”条。

【采收加工】 全年均可采收，晒干。

【药性】 甘，平。

【功用主治】 嫩叶水煎冲鸡蛋服，治头晕(壮族)。

【用法用量】 内服：煎汤，9～15 g。外用：捣敷。

1573 包袱七 bāo fú qī（《全国中草药汇编》）

【异名】 半碗水、铁骨散(《全国中草药汇编》)，包袱莲、一块砖(《新华本草纲要》)，荷叶莲(湖南)。

【基原】 为小檗科八角莲属植物水八角莲的根和根茎。

【原植物】 水八角莲 *Dysosma difformis* (Hemsl. et Wils.) T. H. Wang［*Podophyllum difformis* Hemsl. et Wils.］ 又名：小八角莲(《中国高等植物图鉴》)。

多年生草本。茎直立，细弱，无毛，基部有黄棕色薄纸质的鳞叶包被。根茎横走，细小，节间有近圆形的碗状小凹，生多数侧根，表面黄棕色，被白色或淡黄色毛。叶互生，薄纸质；叶柄着生于叶片的中部，长 5～10 cm；叶片通常 2，稀

3,叶不等大,形状多种,常呈偏心形,长5～11 cm,宽8～18 cm,先端为宽楔形,基部多为圆形,上面有时带紫红色,下面绿色或灰绿色,边缘不裂或有时具不明显的4～8浅裂,有稀疏的腺状锯齿。伞形花序有花2～5朵,生于叶柄近顶处,花梗下弯,有长柔毛;萼片早落;花瓣6,深红色,线状长圆形;雄蕊6,内弯,药隔先端延长成细尖。子房上位,一室。浆果小,球形。种子多数。花期4～6月,果期6～9月。

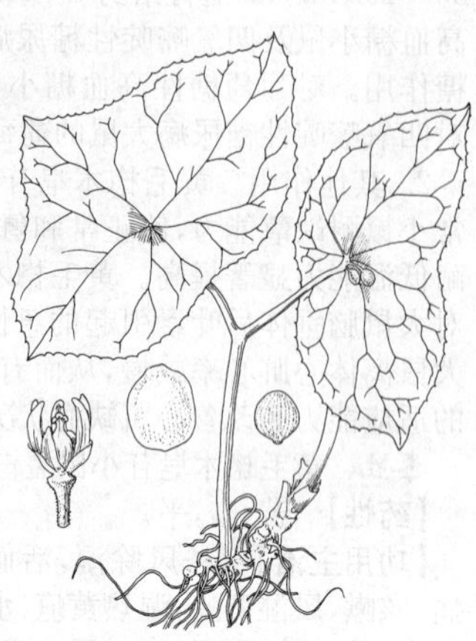

水八角莲

生于海拔800～1 800 m的山坡林下。分布于湖北、湖南、广西、四川、贵州、云南等地。

本植物的全草(水八角莲)亦供药用,另设专条。

【采收加工】 4～10月采收,晒干或鲜用。

【药材】 包袱七 *Radix et Rhizoma Dysosmae Difformis* 主产于湖北、湖南、四川、贵州。

性状 根茎不规则条块状,表面红棕色,环节不甚明显,有众多须状根。根表面棕红色,有纵行细纹理,须根痕圆点状,黄色。质硬,根茎折断面平坦,皮部狭窄,木部黄色,环列,凸出,髓部圆形,黄白色;根折断面平坦,黄色,中柱点状,色稍深。气微,味苦。

鉴别 (1) 根茎横切面:表皮细胞1列。皮层薄壁细胞有的壁木化,具纹孔,近维管束处散列数个成群的纤维及石细胞。维管束外韧型,韧皮部压缩状;木质部内侧有石细胞群,石细胞多椭圆形,孔沟明显。髓大,由薄壁细胞组成。薄壁细胞中含草酸钙簇晶及淀粉粒。

根横切面:表皮细胞1列。皮层宽广,内皮层明显。初生木质部4～5原型,中央全部为纤维,纤维多角形,壁厚,强木化,孔沟明显,胞腔小孔状。

(2) 取本品粗粉1 g,加乙醇10 ml,回流提取20 min,滤过。取滤液1 ml,加3%碳酸钠溶液1 ml在沸水浴中加热3 min,冷却,加新配制的重氮化试剂2滴,显红色;另取滤液1 ml,加盐酸4～5滴及少量镁粉,在沸水浴中加热3 min,显红色。

【药性】《中国民族药志》:"(苗族)苦、辛,有小毒。"

【功用主治】 清热解毒,化痰,消肿。主治咽喉肿痛,痈肿疔疮,肺炎,腮腺炎,毒蛇咬伤,瘰疬,跌打损伤。

1.《全国中草药汇编》:"散风祛痰,解毒。"

2.《中国民族药志》:"(苗族)清热解毒,活血散瘀,消肿止痛,化痰消瘿。"

【用法用量】 内服:煎汤,3～12 g;磨汁,或入丸、散。外用:磨汁或浸酒涂,捣烂敷,或研末调敷。

【选方】 避孕,治虚汗、盗汗 荷叶莲3～12 g,煎服,每日2次。(《中国民族药志》)

1574 玄参 xuán shēn (《本经》)

【异名】 重台(《本经》),正马、玄台、鹿肠、鬼藏、端(《吴普本草》),咸(《别录》),逐马(《药性论》),馥草(《开宝本草》),黑参(《御药院方》),野脂麻(《纲目》),元参(《本草通玄》),山当归(《湖南药物志》)。

【基原】 为玄参科玄参属植物玄参及北玄参的根。

【原植物】 1. 玄参 *Scrophularia ningpoensis* Hemsl. 又名:浙玄参(《拉汉种子植物名称》)

多年生草本,高60～120 cm。根肥大,近圆柱形,下部常分枝,皮灰黄或灰褐色。茎直立,四棱形,有沟纹,光滑或有腺状柔毛。下部叶对生,上部叶有时互生,均具柄;叶片卵形或卵状椭圆形,长7～20 cm,宽3.5～12 cm,先端渐尖,基部圆形或近截形,边缘具细锯齿,无毛或背面脉上有毛。聚伞花序疏散开展,呈圆锥形;花梗长1～3 cm,花序轴和花梗均被腺毛;萼5裂,裂片卵圆形,先端钝,边缘膜质;花冠暗紫色,管部斜壶状,长约8 mm,先端5裂,不等大;雄蕊4,二强,另有一退化雄蕊,呈鳞片状,贴生于花冠管上;子房上位,2室,花柱细长,柱头短裂。蒴果卵圆形,先端短尖,长约8 mm,深绿色或暗绿色,萼宿存。花期7～8月,果期8～9月。

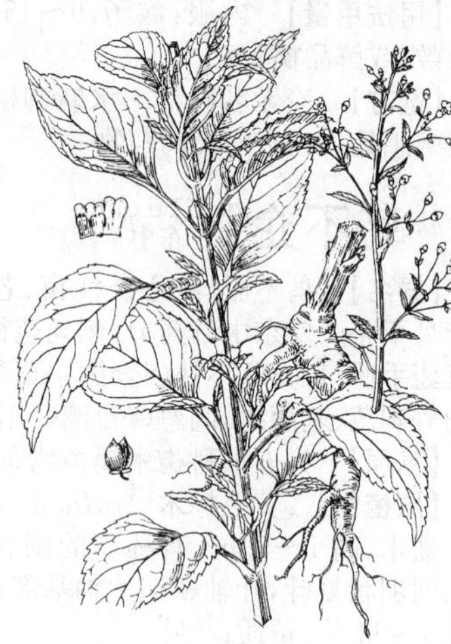

玄 参

生于山坡林下。分布于河北、山西、陕西、江苏、安徽、浙江、江西、福建、河南、湖北、湖南、广东、四川、贵州。南方各地均有栽培。

2. 北玄参 *S. buergeriana* Miq. [*S. oldhami* Oliv.]

本种与上种极相似,其主要区别:根呈圆柱形,有纵皱纹,表面灰褐色,有细根及细根痕。叶较小,叶片卵形至长卵形,长5～12 cm,宽2～5 cm。聚伞花序紧缩成穗状,小聚伞花序无总花梗,或有长达5 mm的短梗,常互生而不成轮,花梗长约5 mm;萼裂片卵形,花冠黄绿色。蒴果卵形,长约6 mm。

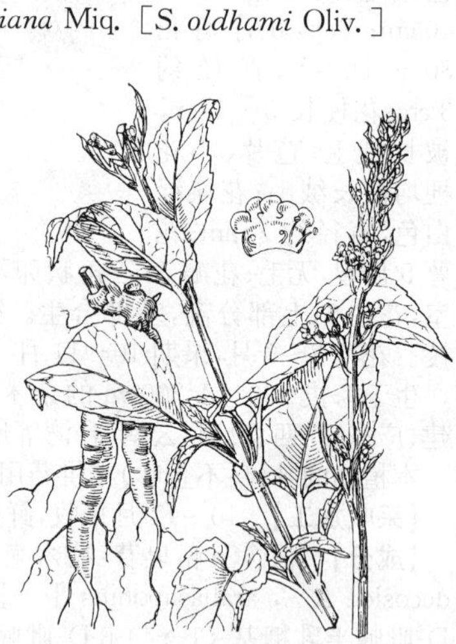

北 玄 参

喜生于湿润土壤中。分布于东北、华北及山东、江苏、河南。

【栽培】 生物学特性 对环境条件要求不严,喜温暖湿润气候,耐寒、耐旱、怕涝。在平原、丘陵及低山坡均可栽培,对土壤要求不严,但以土层深厚、疏松、肥沃、排水良好的砂质壤土栽培为宜。忌连作。可与禾本科植物轮作。

繁殖方法　子芽繁殖。在玄参收获时，选择无病、健壮、白色、长 3～4 cm 的子芽，从芦头上掰下留作繁殖材料。南方采用冬种，于 12 月中、下旬至翌年 1 月上、中旬栽种。按行距 40～50 cm，株距 35～40 cm 开穴，穴深 8～10 cm，每穴放子芽 1 个，芽向上。北方以春种为主，于 2 月下旬至 4 月上旬栽种，方法与冬种相同。

田间管理　生长期中，4～6 月进行中耕除草 3～4 次。除施足基肥外，在 6 月中旬再追肥、培土，防止倒伏。干旱时须灌溉，多次少浇，使土壤湿润；多雨积水时应及时排水。南方在开花期要将顶部花序摘除，促进根部膨大。

病虫害防治　病害有斑枯病、叶斑病，可清洁田地，实行轮作，增施磷钾肥，发病初期用 1∶1∶100 波尔多液喷洒 3～4 次，进行防治。白绢病，可实行轮作，拔除病株、病穴用石灰水消毒，选用抗病和无病子芽，用哈茨木霜进行生物防治；虫害有棉红蜘蛛，在发病初期喷波美 0.2～0.3 度石硫合剂防治。还有蜗牛可人工捕杀，或喷洒 1% 石灰水。

【采收加工】　栽种当年 10～11 月当茎叶枯萎时收获。挖起全株，摘下块根晒或炕到半干时，堆积盖草压实，经反复堆晒待块根内部变黑、再晒(炕)至全干。

【药材】　玄参 *Radix Scrophulariae*　主产于浙江东阳、杭州、临海、义乌、临安、富阳、桐庐等地。产量大，质量优。

商品规格　有细皮玄参和粗皮玄参两种，各分为三等。一等：每 kg 36 支以内，支头均匀，无芦头、空泡；二等：每 kg 72 支以内；三等：每 kg 72 支以外，个头最小在 5 g 以上，间有破块。

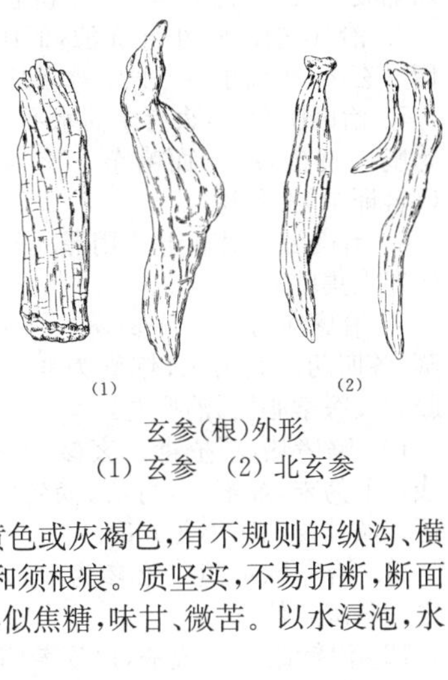

(1)　(2)

玄参(根)外形
(1) 玄参　(2) 北玄参

性状　根呈类圆柱形，中间略粗或上粗下细，有的微弯曲似羊角状，长 6～20 cm，直径 1～3 cm。表面灰黄色或灰褐色，有不规则的纵沟、横向皮孔及稀疏的横裂纹和须根痕。质坚实，不易折断，断面黑色，微有光泽。气特异似焦糖，味甘、微苦。以水浸泡，水呈墨黑色。

鉴别　(1)根横切面：皮层较宽，石细胞单个散在或 2～5 个成群，多角形、类圆形或类方形，壁较厚，层纹明显；韧皮射线多裂隙。形成层成环。木质部射线宽广，亦多裂隙；导管少数，类多角形，直径约至 113 μm，伴有木纤维。薄壁细胞含核状物。

(2) 取本品粉末 50 g(40 目)，加甲醇索氏提取 3 h，回收甲醇，残留提取物加蒸馏水 100 ml 溶解，用正丁醇提取 3 次，每次 50 ml，减压回收正丁醇，提取物用乙醚洗涤 3 次，每次 5 ml，残留物用丙酮溶解，通过活性炭柱层析，用丙酮洗脱，洗脱液加 Godin 试剂(1% 香草醛的乙醇溶液和 3% 高氯酸水溶液，临用时等量混合)呈红紫色。或取间苯三酚试剂和盐酸各 1 滴，置蒸发皿中，加上述丙酮溶液 1 滴，呈蓝绿色(检查环烯醚萜苷)。

品质标志　《中华人民共和国药典》2005 年版规定：照高效液相色谱法测定，本品(干燥品)含哈巴俄苷($C_{24}H_{30}O_{11}$)不得少于 0.050%。

【成分】　1. 玄参　根含环烯醚萜类化合物：哈帕苷(harpagide)，玄参苷(harpagoside)[1]，桃叶珊瑚苷(aucubin)，6-O-甲基梓醇(6-O-methylcatalpol)[2]，3，4′-二甲基安哥拉苷 A(3，4′-dimethylangoroside A)，玄参环醚[3]。玄参种苷元(ningpogenin)，玄参种苷(ningpogoside) A 及 B[2]。

2. 北玄参　根含玄参苷，甲氧基玄参苷〔8-(O-methyl-*p*-coumaroyl)harpagide〕[1]，对甲氧基桂皮酸(*p*-methoxycinnamic acid)[4]，芍药苷(paeoniflorin)[5]。

【药理】　1. 解热作用　北玄参乙醇提取物及所含的对甲氧基肉桂酸对注射伤寒疫苗所致的家兔发热，有良好的退热作用[1]。

2. 抗菌作用　玄参对金黄色葡萄球菌、白喉杆菌、伤寒杆菌、铜绿假单胞菌、乙型链球菌、大肠埃希菌、福氏痢疾杆菌有显著的抗菌作用，但不及黄连[2]。北玄参水浸剂在体外对须疮癣菌、絮状表皮癣菌和羊毛状小芽胞癣菌有一定的抑制作用[3]。玄参浸剂对奥杜盎小芽胞癣菌有效[4]。

3. 对心血管系统的影响　玄参乙醇提取物能明显增加离体兔心冠脉流量；小鼠腹腔注射可增加心肌^{86}Rb 摄取量；家兔腹腔注射，对垂体后叶素所致实验性心肌缺血有保护作用；能增强小鼠耐缺氧能力；静脉注射对麻醉猫有一定降压作用，但不能对抗肾上腺素引起的升压作用，对阻断颈动脉血流所致的升压反射亦无明显影响。玄参乙醇提取物能增加离体兔耳血管灌流量，对氯化钾和肾上腺素所致兔主动脉血管痉挛有一定缓解作用[5]。口服玄参煎剂 2 g/kg，每日 2 次，对肾性高血压犬的降压作用较健康犬更明显[6]。

4. 抗炎、抗氧化作用　用玄参提取液每日 100 g/kg 连续给大鼠灌胃 7 d，可明显抑制角叉菜胶及眼镜蛇毒致大鼠脚趾肿胀，苯丙素苷类成分安格洛苷 C(XS-8)，阿格托苷(XS-10)在 0.5 mmol/L 时对白三烯 B_4(LTB_4)产生较强抑制作用；环烯醚萜苷类成分哈帕酯苷(XS-6)和哈帕苷(XS-7)在相同条件下作用较弱。苯丙素苷和环烯醚萜苷在 0.5 mmol/L 时，对体外诱导的血小板聚集都有不同程度的抑制作用，但苯丙素苷的作用强于环烯醚萜苷。在体外，40 μmol/L XS-8、XS-10、XS-6 和 XS-7 均能显著抑制 Fe^{2+}/半胱氨酸诱导的肝微粒体脂质过氧化，抑制 AAPH 诱导的红细胞氧化性溶血，苯丙素苷类成分较环烯醚萜苷类成分作用强[7,8]。

5. 保肝作用　玄参中苯丙素苷 10 mg/kg 腹腔注射，可保护 D-氨基半乳糖所致小鼠肝细胞损伤，抑制丙氨酸氨基转移酶(ALT)和天冬氨酸氨基转移酶(AST)的升高，在体外，50 μmol/L、100 μmol/L、200 μmol/L 均能提高 D-氨基半乳糖致损伤的肝原代培养细胞的存活率，200 μmol/L 能降低 LDH 水平[9]。

6. 降血糖作用　家兔皮下注射玄参流浸膏 5 g/kg，可引起血糖轻度降低，但效果不及地黄[10]。

【炮制】　1. 玄参　取原药材，除去残留芦头及杂质，大小个分开，洗净，润透或蒸透，切薄片，干燥。

2. 盐玄参　将玄参片与盐水拌匀，闷润至盐水尽时，置锅内用文火微炒干，取出，放凉。每玄参片 100 kg，用食盐 2 kg，加水适量，化开澄清。或取净玄参，加盐水煮至黑透，至盐水全部渗入，晒半干，闷透，去芦，切片。每玄参 100 kg，用食盐 2 kg，水适量。或取净玄参与盐水拌匀，闷润至盐水吸尽时，置笼内蒸约 12 h，至内呈漆黑润泽明亮为度，取出晾至半干，切顶刀片或顺片 1～1.2 mm 厚，干燥。每玄参 100 kg，用食盐 12 kg，加水适量，化开澄清。

3. 豆盐制玄参 取净玄参，加黑豆盐水煮后，晾干，去芦切片。每玄参 10 kg，用黑豆 1 kg，盐 0.1 kg，水适量。

4. 油蜜制玄参 取麻油、蜂蜜各等分，置容器内混合搅拌至发白沫，然后倒入净玄参拌匀，闷润，置笼内蒸至内外漆黑发亮为度，取出，切斜片 1～1.2 mm 厚。每玄参 100 kg，用麻油、蜂蜜各 6 kg，水适量。

饮片性状 玄参为类圆形或不规则薄片，直径 10～30 mm。切面乌黑色，或黑褐色，油润微有光泽，可见浅棕色放射状短线纹。质韧，周边皱缩，灰黄或灰褐色。气特异似焦糖，味微甘稍苦。盐玄参形如玄参，色泽加深，味微咸。黑豆盐水制玄参形如玄参，漆黑润泽明亮，味微咸。油蜜制玄参形如玄参，具香气，味微甜。

贮干燥容器内，盐玄参、制玄参密闭，置通风干燥处，防霉，防蛀。

【药性】 甘、苦、咸，微寒。归肺、胃、肾经。

1.《本经》："味苦，微寒。"

2.《吴普本草》："神农、桐君、黄帝、雷公、扁鹊：苦，无毒。岐伯：咸。李氏：寒。"

3.《药类法象》："足少阴肾之君药也，治本经须用。"

4.《品汇精要》："气薄味厚，阴也。臭，香。"

5.《雷公炮制药性解》："入心、肺、肾三经。"

6.《本草正》："味苦，甘，微咸，气寒。"

7.《药品化义》："味微苦，微咸，略甘，性凉。"

8.《本草新编》："入肺、肾、胃三经。"

【功用主治】 凉血，滋阴降火，解毒。主治温热病热入营血，身热，烦渴，舌绛，发斑，骨蒸劳嗽，虚烦不寐，津伤便秘，目涩昏花，咽喉肿痛，瘰疬痰核，痈疽疮毒。

1.《本经》："主腹中寒热积聚，女子产乳余疾，补肾气，令人目明。"

2.《别录》："主暴中风，伤寒，身热支满，狂邪、忽忽不知人，温疟洒洒，血瘕，下寒血，除胸中气，下水，止烦渴，散颈下核，痈肿、心腹痛、坚癥，定五藏。久服补虚明目，强阴益精。"

3.《药性论》："能治暴结热，主热风头痛，伤寒劳复，散瘤瘿、瘰疬。"

4.《日华子》："治头风、热毒游风，补虚劳损，心惊烦躁，劣乏骨蒸，传尸邪气，止健忘，消肿毒。"

5.《医学启源》："治心中懊憹，烦而不能眠，心神颠倒欲绝，血滞小便不利。"

6.《品汇精要》："清咽喉之肿，泻无根之火。"

7.《纲目》："滋阴降火，解斑毒，利咽喉，通小便血滞。"

8.《玉楸药解》："清金补水。凡疮疡热痛，胸膈燥渴，溲便红涩，膀胱癃闭之证俱善。"

9.《陕西中药志》："滋阴降火，清热凉血，生津液，利咽喉，醒头目，润大肠。适用于热性病后余热未清，热病初起发热，牙床肿痛，喉痛，目痛，烦渴，便秘等症；亦可用于丹毒，瘰疬，痈肿。"

10.《广西本草选编》："治血栓闭塞性脉管炎，高血压。"

【用法用量】 内服：煎汤，9～15 g；或入丸、散。外用：捣敷或研末调敷。

【宜忌】 脾虚便溏或有湿者禁服。

1.《雷公炮炙论》："使用时勿令犯铜，饵之噎人喉，丧人目。"

2.《本草经集注》："恶黄芪、干姜、大枣、山茱萸。反藜芦。"

3.《本草经疏》："血少目昏，停饮寒热，支满，血虚腹痛，脾虚泄泻，并不宜服。"

4.《医林纂要》："虚寒则忌。"

5.《药笼小品》："时人每有咽痛，辄用元参、麦冬，不知风温与寒郁为患，二味并不能治，而反滞邪，岂可浪用。"

【选方】 1. 治伤寒发汗吐下后，毒气不散，表虚里实，热发于外，故身斑如锦纹，甚则烦躁谵语，兼治喉闭肿痛 玄参、升麻、甘草（炙）各半两。上锉如麻豆大，每服炒五钱匕，以水一盏半，煎至七分，去滓服。（《类证活人书》玄参升麻汤）

2. 治三焦积热 玄参、黄连、大黄各一两。为末，炼蜜丸梧子大。每服三四十丸，白汤下。小儿丸粟米大。（《丹溪心法》）

3. 治阳明温病，无上焦证，数日不大便，当下之，若其人阴素虚，不可行承气者 玄参一两，麦冬（连心）八钱，生地黄八钱。水八杯，煮取三杯，口干则与饮令尽。不便，再作服。（《温病条辨》增液汤）

4. 治急喉痹风，不拘大人、小儿 玄参、鼠粘子（半生半炒）各一两。为末，新汲水服一盏。（《圣惠方》）

5. 治口舌生疮，久不愈 玄参、天门冬（去心、焙）、麦门冬（去心、焙）各一两。捣罗为末，炼蜜和丸，如弹子大。每以绵裹一丸，含化咽津。（《圣济总录》玄参丸）

6. 治气虚血壅，小便赤浊，似血非血，似溺非溺，溺管疼痛 玄参、车前子各一两。水煎服。（《辨证录》玄车丹）

7. 治因阴阳偏，火有余而水不足，遇事或多言则心烦，常感胸中扰攘，纷纭而嘈杂 玄参、麦冬各二两。水煎服。（《辨证录》玄冬汤）

8. 治夜卧口渴喉干 用黑元参二片含口中，即生津液。（《吉人集验方》）

9. 治瘰疬初起 元参（蒸）、牡蛎（醋煅，研）、贝母（去心，蒸）各四两。共为末，炼蜜为丸。每服三钱，开水下，日二服。（《医学心悟》消瘰丸）

10. 解诸热，消疮毒 玄参、生地黄各一两，大黄（煨）五钱。上为末，炼蜜丸，灯心、淡竹叶汤下，或入砂糖少许亦可。（《补要袖珍小儿方论》）

11. 治赤脉贯瞳 玄参为末，以米泔煮猪肝，日日蘸食之。（《济急仙方》）

12. 治针眼暴赤成疮，疼痛羞明，瞻眼 玄参一两，黄芩一两，黄连（去须）一两。上件药捣细罗为散，以猪胆汁和令稠，剪帛子可眼大小，匀摊药，贴睑上，干即易之。（《圣惠方》）

13. 治鼻中生疮 用玄参，水渍软，塞鼻中，或为末涂之。（《卫生易简方》）

14. 治肉瘤 黑玄参七钱，赤茯苓一两，车前子八钱，甘草三钱。煎服。如小儿不肯服，将为末，早米粉糊为丸，如梧实大，每用甘草汤或米汤或茶下一钱。外用芫花一钱，滚水泡浓汁，将极细棉线浸透取出，将线系于肉瘤根上，不时用新笔蘸芫花水涂线上，令其常湿，庶药气透也。二三日，其肉子焦枯，脱下无血，仅存一白点耳，久之无迹。（《穷乡便方》）

【各家论述】 1. 张元素："玄参，乃枢机之（剂），管领诸气上下，肃清而不浊，风药中多用之。故《活人书》治伤寒毒玄参升麻汤，治汗下吐后毒不散，则知为肃清枢机之剂。以此论之，治空中氤氲之气，无根之火，以玄参为圣药。"

2.《纲目》:"肾水受伤,真阴失守,孤阳无根,发为火病,法宜壮水以制火,故玄参与地黄同功。"

3.《本草正》:"此物味苦而甘,苦能清火,甘能滋阴,以其味甘,故降性亦缓。《本草》言其性入肾经,而不知其尤走肺脏,故能退无根浮游之火,散周身痰结热痈。"

4.《药品化义》:"戴人谓肾本寒,虚则热。如纵欲耗精,真阴亏损,致虚火上炎,以玄参滋阴抑火。凡头疼、热毒、耳鸣、咽痛、喉风、瘰疬、伤寒阳毒、心下懊侬,皆无根浮游之火为患,此有清上澈下之功。凡治肾虚,大有分别,肾之经虚则寒而湿,宜温补之;肾之脏虚则热而燥,宜凉补之;独此凉润滋肾,功胜知、柏,特为肾脏君药。"

5.《本草求真》:"玄参,书虽载能壮水,以制浮游无根之火,攻于咽喉,谓其肾水受伤,真阴失守,孤阳无根,发为火病,得此色黑性润微寒以为节制,则阳得阴归,而咽喉不致肿痛而莫已也。然此只可暂治以熄其火,非若地黄性禀纯阴,力能温(疑为"滋"字之误)肾壮水,以制阳光,即书有言服此玄参,可以益精明目,消痰除嗽,及治一切骨蒸传尸发斑、懊侬烦渴、瘰疬、痈疽等症,皆是从其浮游火熄起见而言,病无不治,非真真阴亏损,必藉此以为之壮。若使病非火起,则服此寒滑之味,不更使病转剧乎?是以书载脾虚泄泻,服此黑参为大忌耳。"

1575 **玄明粉** xuán míng fěn (《药性论》)

【异名】 白龙粉(《御药院方》),风化消(《纲目》),元明粉(《现代实用中药》)。

【基原】 为硫酸盐类芒硝族矿物无水芒硝或芒硝经风化的干燥品。

【原矿物】 无水芒硝 *Thenardite*

晶体结构属斜方晶系。晶体呈双锥状、柱状、板状或粒状,集合体为散粒状、粉末状或块状。无色透明,或呈灰白、黄、黄褐等色,透明度亦降低。玻璃状或油脂状光泽。解理多组,完全、中等、不完全。硬度 2.5～3。相对密度 2.66～2.68。易溶于水,在潮湿空气中易水化,逐渐变成粉末状的芒硝。味微咸。

天然无水芒硝产于含硫酸钠卤水的盐湖中,与芒硝、泻利盐、白钠镁矾、钙芒硝、石膏、泡碱、石盐等共生。其分布区见"芒硝"条。

【制法】 于冬季干冷天气,取提净的芒硝放在竹匾内或用纸包裹,露置通风干燥处,令其风化,使水分消失,成为白色粉末即得。风化时气温不宜高于 32 ℃,否则会溶于本身结晶水中,使芒硝液化而得不到玄明粉。此法所得玄明粉,常因风化不完全而残留一部分水分。又法:将芒硝放入瓷盆(忌用铁锅)内,再将盆放在水锅上加热,使结晶熔化,然后水分逐渐散失,而留存白色粉末。水分消失较上法彻底。

【药材】 玄明粉 *Natrii Sulfas Exsiccatus* 产地参见"芒硝"条。

性状 本品为白色细粉末。无光泽,不透明。质疏松。无臭,味咸。有引湿性。

鉴别 本品的水溶液显钠盐与硫酸盐的各种反应。参见"芒硝"条。

品质标志 《中华人民共和国药典》2005 年版规定:本品含硫酸钠 (Na_2SO_4)不得少于 99.0%。

【成分】 主含无水硫酸钠(Na_2SO_4)。由于产地及提炼方法不同,所含杂质及含量亦不同,常见的有硫酸钙($CaSO_4$),硫酸铁(Fe_2SO_4),硫酸钾(K_2SO_4)[1]。

【药理】 抗促癌作用 用 0.75%玄明粉掺入大鼠饲料,观察对 0.3%胆盐食谱同时接受二甲肼(DMH)皮下注射之大鼠诱发肠癌的影响,实验结果证明,玄明粉具有明显抑制胆盐促癌作用,其机制可能为酸化肠内环境,抑制肠道细菌 7α-脱羧酶活性,减少脱氧胆酸(DCA)及游离型 DNA 含量,降低肠上皮细胞 DNA 合成,减少 S 期细胞,降低对 DMH 敏感性[1]。

【药性】 辛、咸,寒。归胃、大肠经。

1.《药性论》:"味辛、甘,性冷,无毒。"

2.《心印绀珠经》:"味辛、甘、酸,性微温,沉也,阴也。"

3.《本草原始》:"味甘,大寒。"

4.《本草经疏》:"辛咸,沉而降,阴也。入手少阴,足厥阴、阳明经。"

5.《玉楸药解》:"入手少阴心、手太阴肺经。"

6.《要药分剂》:"入胃、大肠、三焦三经。"

7.《青岛中草药手册》:"味苦、咸、辛。"

【功用主治】 泻热通便,润燥软坚,消肿散结。主治实热积滞,大便秘结或热结旁流,脘腹胀痛,目赤肿痛,口疮咽肿,痈疽肿毒。

1.《药性论》:"治心热烦躁,并五脏宿滞结。"

2.《日华子》:"明目,退膈上虚热,消肿毒。"

3.《太阴号》:"治一切热毒风,搜冷痃癖气胀满,五劳七伤,骨蒸传尸,头痛烦热,搜除恶疾,五脏秘涩,大小肠不通,三焦热淋,疰忤疾,咳嗽,呕逆,口苦干涩,咽喉闭塞,心、肝、脾、肺脏、胃积热,惊悸健忘,荣卫不调,中酒、中脍,饮食过度,腰膝冷痛,手脚酸,久冷久热,四肢壅塞,背膊拘急,眼昏目眩,久视无力,肠风痔病,血癖不调,妇人产后,小儿疳气,阴毒伤寒,表里疫疠等疾。"(引自《证类本草》)

4.李东垣:"去胃中之实热,荡肠中之宿垢。"(引自《纲目》)

5.《医学入门》:"治一切痰热毒,风毒风疮肿痛。"

6.《纲目》:"主治上焦风热,小儿惊热膈痰,清肺解暑。以人乳和涂,去眼睑赤肿,及头面暴热肿痛。煎黄连,点赤目。"

7.《本草汇言》:"治胃热牙痛,齿根浮胀。"

8.《本草正》:"降心火,祛胃热,消痰涎,平伤寒实热狂躁,去胸膈脏腑宿滞癥,通大便秘结,阴火疼痛,亦消痈疽肿毒。"

9.《本草备要》:"润燥破结,消肿明目。"

10.《本草求原》:"治鼻衄。"

【用法用量】 内服:溶入汤剂,10～15 g;或入丸、散。外用:化水涂洗;或研细吹喉。

【宜忌】 脾胃虚寒及孕妇禁服。

1.《玄明粉传》:"忌食苦参。"

2.《汤液本草》:"非伏阳不可用。若止用此除阴毒,杀人甚速。"

3.《品汇精要》:"痼冷寒多者勿服。"

4.《纲目》:"若脾胃虚冷,及阴虚火动者服之,是速其咎矣。"

5.《药性切用》:"性力虽稍缓,无实热燥结者,均为大忌。"

6.《中国药学大辞典》:"孕妇禁用。畏三棱、恶麦句姜。"

【选方】 1. 治大便不通 玄明粉半两。每服二钱匕,将

冷茶磨木香入药，顿服。(《圣济总录》玄明粉散)

2. 治血热便秘等症　玄明粉三钱，当归尾五钱。煎汤调服。(《易简方论》玄明粉散)

3. 治伤寒发狂　玄明粉二钱，朱砂一钱。末之，冷水服。(《伤寒蕴要》)

4. 治胃脘痛，素性有热，遇感即发　玄明粉五钱，空心用白砂糖调汤服。(《穷乡便方》)

5. 治咽喉口齿新久肿痛，及久嗽痰火咽哑作痛　冰片五分，朱砂六分，玄明粉、硼砂各五钱。共研极细末。吹搽患上，甚者日搽五六次。(《外科正宗》冰硼散)

6. 治缠风、锁闭诸症，痰涎壅塞　用玄明粉一钱，和好淡醋一杯，灌入喉中，以翎毛搅，探吐出稠涎，即愈。如喉间破烂者忌用。(《喉症全科》元明醋)

7. 治牙疼　风化牙硝或单芒硝研末，随左右鼻内吹之。(《普济方》)

8. 治眼暴赤疼痛　玄明粉(生用风化朴飞便是)、炉甘石(烧通赤为度)各等分。上同研极细。每用药一粟米粒大，用新水一匙调药，点无时。(《御药院方》神应散)

9. 治产经数日不下，或胎死腹中　用玄明粉四钱，以清油、蜂蜜各一两，温热调下，须臾即产。(《卫生易简方》)

10. 治臂痛不能举，或左右时复转移，由伏痰在内，脉沉细者　茯苓一两，枳壳(麸炒)半两，半夏二两，风化硝一分。上四味为细末，生姜自然汁煮和为丸，如梧桐子大，每服三十丸，生姜汤下。(《全生指迷方》茯苓丸)

11. 治瘰疬经年久不瘥者　以玄明粉末敷之，日二次。(《医垒元戎》)

12. 治小儿强中证，即阴茎无故坚硬勃起，久久不萎　玄明粉 10 g。纱布包扎，每晚睡前外敷两手心，连用 1 星期。〔《中医杂志》1987，(10)：8 玄明粉散〕

13. 治新生儿腹胀　玄明粉 10～20 g，小茴香 1～3 g。研末同拌，布敷脐上。〔《江苏中医杂志》1982，(3)：33 玄香散〕

【临床报道】 1. 治疗角膜翳　取玄明粉 50 g，食用(白)醋 500 g，瓦罐闷浸。搅拌，文火熬干。乳钵研末，过筛(200目)，瓶装密封待用。用时撒少许于结膜囊下，每日 2～3 次，20 d 为 1 个疗程。共治 37 例 46 只眼，其中角膜云翳 19 只，有效率 94.23%；角膜斑翳 20 只，有效率 85%；角膜白斑 7 只，有效率 28.57%。总效率 80.43%。治疗时间 1～5 个疗程，平均 4.1 个疗程[1]。

2. 防治切口脂肪液化　选住院手术患者 95 例，随机分为治疗组 50 例，其中剖宫产 29 例；妇科手术(子宫肌瘤、卵巢囊肿、宫外孕等)21 例。下腹部皮下脂肪厚度 4 cm。对照组 45 例，其中剖宫产 27 例；妇科手术 18 例，下腹部分皮下脂肪厚度 4 cm 8 例。术前均为无感染的择期手术。方法：治疗组手术后第二日用大黄 150 g、玄明粉 150 g 碾碎后加适量 95%乙醇拌匀，拌至药粉全部湿透，但又无乙醇滴出为宜。用双层纱布包好，外敷在盖有 2 块消毒纱布的切口上，每日敷 2～4 h，连敷 2～3 d。伤口干燥、无红、肿可不敷，如伤口有红、肿仍可敷，直到红、肿消退。结果：治疗组治愈 49 例，无效 1 例，总有效率 98%；对照组治愈 32 例，无效 13 例，有效率 71.1%。两组比较，$P<0.01$，有非常显著性差异，表明治疗组的疗效优于对照组[2]。

3. 治疗急性胰腺炎　用生大黄 10 g，玄明粉 10 g，开水泡服，视病情轻重每日 1～2 剂。结果：35 例患者全部治愈。上腹部疼痛大多 2～4 d 内消失，唯 2 例妊娠合并胰腺炎者 10 d 后腹痛才消失。平均退热时间 3 d[3]。

4. 治疗甲状腺囊肿　取适量玄明粉装入纱布袋，约成 1 cm 厚度。于晚间睡眠前敷于患处，以清水喷洒湿润纱布袋表面，并加以热敷，留置过夜，晨起去药。每日 1 次，7 d 为 1 个疗程。最多 3 个疗程。治疗 12 例，其中男 7 例，女 5 例；年龄最大 41 岁，最小 18 岁；病程最长 1.5 年，最短 7 d。所有病例都经 B 超检查证实。囊肿最大 45 mm×41 mm，最小 12 mm×9 mm。治疗结果：治疗 1～3 个疗程后，经 B 超检查痊愈 8 例；好转 2 例；无效 2 例；总有效率是 83.33%[4]。

【各家论述】 1.《本草发挥》："《本草》注云，(玄明粉)治骨蒸五劳，惊悸热毒风等。正《经》云，味辛甘性冷，则治热病明矣。兼味辛又咸，此能润燥而软坚也。非大便燥结，脉滑有力而洪大者不宜服。却言(玄明粉)暖水脏，女子服之补益血脉，有失用药寒热之本意。《经》云咸能胜血，岂能补血哉？"

2.《本草蒙筌》："风化消轻而不降，乃膏粱家易化顽痰捷方。"

3.《纲目》："《神农本草》言，朴消炼饵服之，轻身神仙，盖方士窜入之言。后人因此制为玄明粉，煅炼多遍，佐以甘草，去其咸寒之毒。""风化消，甘缓轻浮，故治上焦心肺痰热而不泄利。"

4.《本草备要》："泻痢不止，用大黄、玄明粉以推荡之，而泻痢反止。盖宿垢不净，疾终不除，《经》所谓通因通用也。"

5.《本经逢原》："风化消，治经络之痰湿，但重着而非酸痛者，用之有效，指迷茯苓丸治痰湿流于肩背之阳位，而隐隐作痛，最为合剂。然惟体肥气实者为宜。"

1576 玄精石 xuán jīng shí (《纲目》)

【异名】 太阴玄精(《开宝本草》)，太阴玄精石(《本草衍义》)，太乙玄精石、阴精石、玄英石(《纲目》)，龟背玄精石(《全国中草药汇编》)。

【基原】 为硫酸盐类石膏族矿物石膏的晶体。

【原矿物】 参见"石膏"条。

【采收加工】 全年均可采挖，去净泥土、杂石即可。

【药材】 玄精石 *Selenitum*　又名透石膏质玄精石。主产于陕西、甘肃、青海、内蒙古、四川、云南。

性状　本品呈六边状椭圆形或长椭圆形，边薄中厚，即习称"龟背状"。长 0.3～3.5 cm，宽 0.25～1.5 cm。灰白色、灰绿色或淡黄白色。对光观察半透明，通常中间包裹着青黑色或土黄色砂粒。光泽暗淡，质较硬而脆，易纵裂开，呈条状，裂开面具玻璃样光泽。气微，味微咸。火中烧之能解体，层层剥落为片状，呈瓷白色，有的杂有黑白小点。

鉴别　(1) 透射偏光镜下：薄片无色透明；折射率 $Np=1.521$；$Nm=1.528$；$Ng=1.530$；低负突起；常见到一组解理。干涉色为Ⅰ级灰至黄白色；负延长符号；二轴晶；正光性；光轴角 58°。有的含砂粒，成分主要是石英、长石、岩屑等，粒径一般为 0.05～0.1 mm；呈稀疏状散布在其中。

(2) 取本品粉末 0.2 g，加稀盐酸 10 ml，加热使溶解，滤过，滤液显钙盐及硫酸盐各种反应。参见"石膏"条。

(3) X 射线衍射分析：石膏：7.83(>10)，4.32(4)，3.83(10)，3.09(6)，2.88(2)，2.69(2)。

(4) 差热分析：吸热 178 ℃(小～中)，215 ℃(小)，120 ℃起始失重至 250 ℃中止。

【成分】 主要为含水硫酸钙($CaSO_4 \cdot 2H_2O$)，还夹杂

铁、钠等离子以及少量硅酸盐[1]。

【炮制】 1. 玄精石　取原药材，除去杂质，洗净，干燥。砸成碎块或碾成粉末。

2. 煅玄精石　取净玄精石，装入铁罐中，置武火上煅烧至红透，取出，晾冷，研细过筛。

3. 醋淬玄精石　取净玄精石装入瓦缸，置炭火中，煅至红透倒出，用醋喷匀，研细。每玄精石 100 kg，用醋 10 kg。

饮片性状　玄精石为不规则的碎块或粉末。参见"药材"项。煅玄精石形如玄精石，易碎。醋淬玄精石形如煅玄精石，具醋气。

贮干燥容器内，密闭，置阴凉干燥处。

【药性】 咸，寒。归肾经。

1.《开宝本草》："味咸，温，无毒。"

2.《纲目》："甘、咸，寒。"

3.《本草经疏》："咸、辛，寒。"

4.《本草再新》："入肾经。"

5.《本草撮要》："入手足太阴、阳明经。"

【功用主治】 清热，明目，消痰。主治阳盛阴虚，壮热烦渴，头风脑痛，目赤涩痛，翳障遮睛，重舌木舌，咽喉肿痛，肺胃蕴热生痰，风痫，头疮，水火烫伤。

1.《开宝本草》："主除风冷邪气湿痹，益精气，妇人痼冷漏下，心腹积聚冷气，止头疼，解肌。"

2.《本草衍义》："合他药，涂大风疾。别有法，阴证伤寒，指甲面色青黑，六脉沉细而疾，心下胀满结硬，躁渴，虚汗不止，或时狂言，四肢逆冷，咽喉不利，腹疼，亦须佐他药兼之。"

3.《纲目》："独孤滔曰：制硫黄、丹砂。"

4.《本草述》："治上盛下虚，疗痰结、目障翳、木舌、咽喉疮。"

5.《医林纂要》："补心消暑，去邪热，功用略同朴硝。"

6.《得配本草》："治暑火热泻，疗伤寒壮热，汤火伤。"

【用法用量】 内服：煎汤，10～15 g；或入丸、散。外用：研末掺；或调敷。

【宜忌】 脾胃虚寒者慎服。

1.《本草经疏》："伤寒阴证不宜服，咸能走血，用以引经入肾则可，多则反泻肾伤血矣。血病无多食咸，戒之。"

2.《本草汇言》："倘属阳虚胃寒之疾，自当回避。"

【选方】 1. 治伤寒头痛　石膏、太阴玄精石各一两，麻黄二两，甘草半两。上为粗末。每服四钱，水一盏，加竹叶二七片，煎七分，去滓温服，不拘时候。(《伤寒总病论》玄精石方)

2. 治伤寒三日，头痛壮热，四肢不利　太阴玄精石二两，消石二两，硫黄二两，硇砂一两。上都细研入瓷瓶子中，固济，以火于瓶子周一寸熁之，约近半日，候药青紫色，住火，待冷即出，用腊月雪水，拌令匀湿，入瓷罐中，堂屋后北阴下，阴干，又入地埋二七日，取出细研，以面糊为丸，如鸡头实大。先用热水浴后，以艾汤研下一丸，以衣盖汗出为度。(《圣惠方》正阳丸)

3. 治营卫不交养，心肾不升降，上实下虚，气闭痰厥，心腹冷痛，脏腑虚滑　硝石一两(同硫黄并为细末，入定锅内，以微火微炒，用柳篦子不住手搅，令阴阳气相入，不可火太过，恐伤药力，再研极细，名二气末)，太阴玄精石(研飞)、五灵脂(水澄去沙石，日干)、陈橘皮(去白)、青皮(去白)各二两，舶上硫黄(用透明不夹砂石者)一两。上用五灵脂、二橘皮为细末，次入玄精石及前二药末拌匀，以好滴醋打糊为丸，如豌豆大。每服三十粒，空心粥饮下，甚者五十粒，小儿三五粒，新生婴儿一粒。小儿慢惊风或吐利不止，变成虚风搐搦者，非风也，胃气欲绝故也，用五粒研碎，米饮送下。老人伏暑迷闷，紫苏汤下。妇人产后血逆上抢闷绝，并恶露不止及赤白带下，并用醋汤下。(《局方》来复丹)

4. 治小儿夹风蕴热　太阴玄精石一两，石膏三分，龙脑半钱。上为细末。每服半钱，新汲水下。(《普济方》珍珠散)

5. 治头风脑痛　玄精石末，入羊胆中阴干。水调一字，吹鼻中。(《千金方》)

6. 治冷热霍乱，分利阴阳　玄精石、半夏各一两，硫黄三钱。为末，面糊丸梧子大。每服三十丸，米饮下。(《史载之方》)

7. 治小儿眼生赤脉　玄精石一两，甘草半两。上为细末。每服半钱，竹叶汤调下。(《小儿卫生总微论方》玄精石散)

8. 治眼涩赤　玄精石半两(研如粉)，黄柏(去粗皮，炙，捣末)一两。上研令极细。点两眦头。(《圣济总录》玄精石散)

9. 治重舌，口中涎出，水浆不收　太阴玄精石二两，牛黄、龙脑、朱砂各一分。同研细散。每用半钱，先于舌上以披针披破出血，用盐汤漱口，然后掺药于舌上，咽津。(《圣惠方》牛黄散)

【各家论述】 1.《纲目》："(玄精石)与盐同性，其气寒而不温，其味甘咸而降，同硫黄、消石治上盛下虚，救阴助阳，有扶危拯逆之功，故铁瓮申先生来复丹用之，正取其寒，以配消、硫之热也。《开宝本草》言其性温，误矣。"

2.《本草汇言》："玄精石，成氏之消热痰，《开宝》之化积聚，《普济》之去目翳，《千金》止头风头痛者，皆本于结热为病之取用焉，倘属阳虚胃寒之疾，自当回避。如寇氏方之治阴证，四肢逆冷，狂言烦渴者，此指热邪传阴之证也。设属直中，安敢言此乎！"

3.《本草经疏》："《本经》味咸，气温，无毒。然详其所主，味应带辛气，应作寒。《本经》误认为温，故有妇人痼冷漏下，冷气之治皆非所宜也。"

1577 兰花 lán huā (《植物名实图考》)

【异名】 幽兰(《离骚》)，蕙(《别录》)，兰蕙(《本草拾遗》)。

【基原】 为兰科兰属植物建兰、春兰、蕙兰等的花。

【原植物】 1. 建兰 *Cymbidium ensifolium* (L.) Sw. [*Epidendrum ensifolium* L.] 又名：建兰花(《纲目拾遗》)，秋兰(《本草衍义》)，八月兰(《分类草药性》)，官兰花(《泉州本草》)。

陆生植物。叶 2～6 枚丛生，薄革质，带形，较柔软，弯曲而下垂，长 30～50 cm，宽 1～1.7 cm，略有

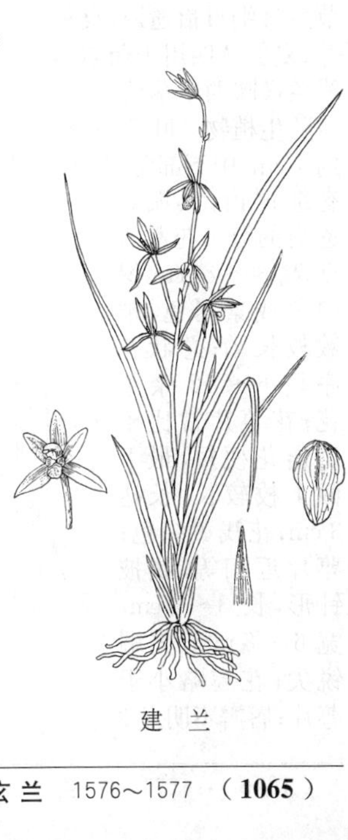

建 兰

光泽，先端渐尖，边缘有不甚明显的钝齿。花葶直立，高20～35 cm，较叶为短。通常有4～7花，最多达13朵花；花苞片在花序轴中上部者长不及1 cm，最下1枚达1.5 cm；花浅黄绿色，有清香气；萼片狭长圆状披针形，长3 cm左右，宽5～7 mm，浅绿色，先端较绿，基部较淡，具5条较深色的脉；花瓣较短，互相靠拢，色浅而有紫色斑纹；唇瓣不明显3裂，侧裂片浅黄褐色，唇盘中央具2条半月形褶片，白色，中裂片反卷，浅黄色带紫红色斑点。花期7～10月。

生于山坡林下。分布于华东、中南、西南。各地有栽培，变种、变型及栽培品种很多。

2. 春兰 *C. goeringii* (Reichb. f.) Reichb. f. [*C. virescens* Lindl.; *Maxillaria goeringii* Reichb. f.] 又名：朵朵香(《植物名实图考》)，山兰(《全国中草药汇编》)。

陆生植物。假鳞茎集生成丛。叶4～6枚丛生，狭带形，长20～40 cm，宽6～11 mm，先端渐尖，边缘具细锯齿。花葶直立，远比叶短，被4～5枚长鞘；花苞片长而宽，比子房连花梗长；花单生，少为2朵，直径4～5 cm，浅黄绿色，有清香气；萼片近相等，狭长圆形，长3.5 cm左右，通常宽6～8 mm，先端急尖，中脉基部具紫褐色条纹；花瓣卵状披针形，比萼片略短；唇瓣不明显3裂，比花瓣短，浅黄色带紫褐色斑点，先端反卷，唇盘中央从基部至中部具2条褶片。花期2～3月。

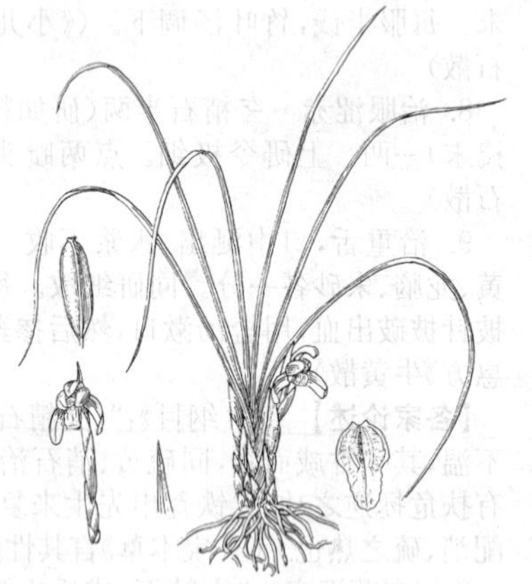

春兰

生于山坡林下或溪边。分布于华东、中南、西南及甘肃、陕西。各地有栽培，变型及栽培品种很多。

3. 蕙兰 *C. faberi* Rolfe 又名：兰花草(《滇南本草》)，九节兰(《纲目拾遗》)，夏蕙、火烧兰(《植物名实图考》)，二月兰、夏兰(《四川中药志》)，九子兰(《中国高等植物图鉴》)，线兰(《陕西中草药》)。

陆生植物。叶7～9枚丛生，直立性强，长25～80 cm，宽约1 cm，中下部常对褶，先端渐尖，基部关节不明显，边缘有细锯齿；具明显透明的脉。花葶直立，高30～80 cm，绿白色或紫褐色，被数枚长鞘；总状花序具6～12余朵花；花苞片常比子房连花梗短，最下面1枚较长，长达3 cm；花浅黄绿色；萼片近相等，狭披针形，长3～4 cm，宽6～8 mm，先端锐尖；花瓣略小于萼片；唇瓣不明显3裂，短于萼片，侧裂片直立，有紫色斑点，中裂片椭圆形，上面具透明乳突状毛，边缘具缘毛，有白色带紫红色斑点，唇盘从基部至中部有2条稍弧曲的褶片。花期4～5月。

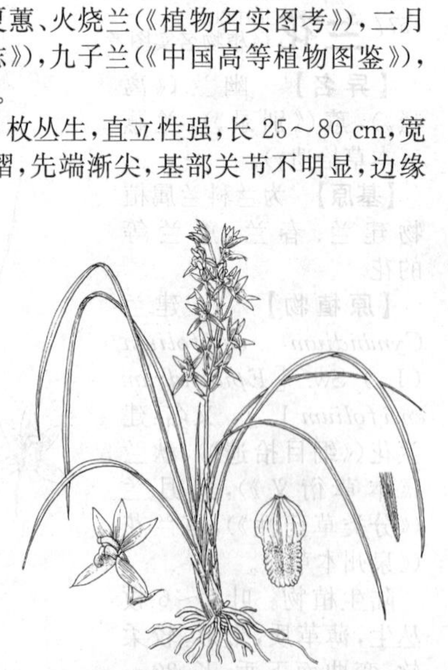

蕙兰

生于林下阴湿处。分布于华东、中南、西南及陕西。各地有栽培，变种、变型及栽培品种较多。

此外同属植物①寒兰 *C. kanran* Makino 分布于华东、华南及云南。各地有栽培，变种及栽培品种较多。②多花兰 *C. floribundum* Lindl. 分布于华东、中南、西南及西藏。各地有栽培。变种、变型及栽培品种较多。③台兰 *C. floribundum* Lindl. var. *pumilum* (Rolfe) Y. S. Wu et S. C. Chen 分布于浙江、福建、广东、广西、湖北、湖南、江西、四川、云南、贵州、台湾等地等的花、根、叶亦供药用。

本植物的叶(兰花叶)、根(兰花根)、蕙兰的果实(蕙实)、根皮(化气兰)、多花兰的假鳞茎或全草(牛角三七)亦供药用，另设专条。

【栽培】 生物学特性　喜温暖湿润气候，忌阳光直晒。种兰的基质按地方习惯而有不同，现代种兰则运用通气及排水良好的陶粒、碎砖、木炭粒和水苔为基质，易于兰根生长。

繁殖方法　分株繁殖和组织培养。分株又称分蔸繁殖，即分割丛生的假鳞茎，独立栽种，这种方法简便，开花也快，又能保持品种固有特性，故作为传统繁殖方法广泛采用。一般品种2～3年分株1次，分株时间多在新芽未露之前，即早春分株，按植兰常规上盆操作程序和标准进行。组织培养，应用兰花茎尖、侧芽培养和无菌播种技术，通过原球茎成苗途径，以获得大量优质的兰花组培苗，这一生物技术的应用，可有效地提高繁殖系数，并脱除病毒。

田间管理　栽培地点要求通风好，具遮荫设备，生长季节要注意遮荫，切忌日光直射或曝晒。盆土不能过干过湿，浇水次数不宜过多。夏秋阳光猛烈，蒸发量大，可2～3 d浇水1次，冬季少浇，也可喷雾，增加空气湿度。在春、夏、秋三季晴天的生长期间均可施肥，阴雨天和夏季气温高于30 ℃以上时不宜施肥，施腐熟的饼肥水，浓度宜淡；冬季不施肥，注意通风，以防病害发生。

病虫害防治　炭疽病，为害兰叶，用甲基托布津800倍液喷洒，每10～15 d 1次，连续2、3次；软腐病，为害芽心，用代森锌600倍液喷洒，每10～15 d 1次，连喷3次。虫害有介壳虫和蚜虫为害。

【采收加工】 花将开放时采收，鲜用或晒干。

【成分】 1. 春兰花含酸性磷酸酶(acidic phosphatase)，酯化酶(esterase)，天冬氨酸氨基转移酶同工酶(aspartate aminotransferase isoenzymes)[1]。

2. 蕙兰花含挥发油　茉莉酮酸甲酯(methyl jasmonate)，表茉莉酮酸甲酯(methylepi jasmonate)等33个化合物组成[2]。

【药性】 姚可成《食物本草》："味辛，平，无毒。"

【功用主治】 调气和中，止咳，明目。主治胸闷，腹泻，久咳，青盲内障。

1. 姚可成《食物本草》："主利水道，杀蛊毒。久服益气，除胸中痰癖，生血，调气养荣，可入面脂。"

2.《纲目拾遗》："素心建兰花干之可催生，除宿气，解郁。蜜渍青兰花点茶饮，调和气血，宽中醒酒。""黄花者名蜜兰，可以止泻。花色黑者名墨兰，干之可治瞽目，生瞳神，治青盲最效。"

3.《分类草药性》："明目。"

【用法用量】 内服：泡茶或水炖，3～9 g。

【选方】 治久嗽 建兰蜜花 14 朵。水炖服。（厦门《新疗法与中草药选编》）

1578 兰石草 lán shí cǎo（《西藏常用中草药》）

【基原】 为玄参科肉果草属植物肉果草的全草。

【原植物】 肉果草 *Lancea tibetica* Hook. f. et Thoms.

多年生草本，高 3～7 cm，最高不超过 15 cm。除叶柄有毛外其余无毛。根状茎细长，节上有 1 对鳞片。叶对生，成莲座状，通常 6～10 片；叶片近革质；倒卵状长圆形至倒卵形或匙形，长 2～7 cm，先端钝，常有小凸尖，基部渐狭成有翅的短柄，全缘或有不明显的锯齿。花 3～5 朵簇生或伸长成总状花序；苞片钻状披针形；萼钟状，革质，长约 1 cm，5 裂，裂片钻状三角形；花冠深蓝色或紫色，喉部稍带黄色或紫色斑点，长 1.5～2.5 cm，上唇直立，2 深裂，下唇开展，3 裂，中裂片全缘；雄蕊着生近花冠筒中部，花丝无毛；柱头扇状。果实卵状球形，长约 1 cm，肉质，红色至深紫色，包于宿存的花萼内。种子多数，长圆形，棕黄色。花期 5～7 月，果期 7～9 月。

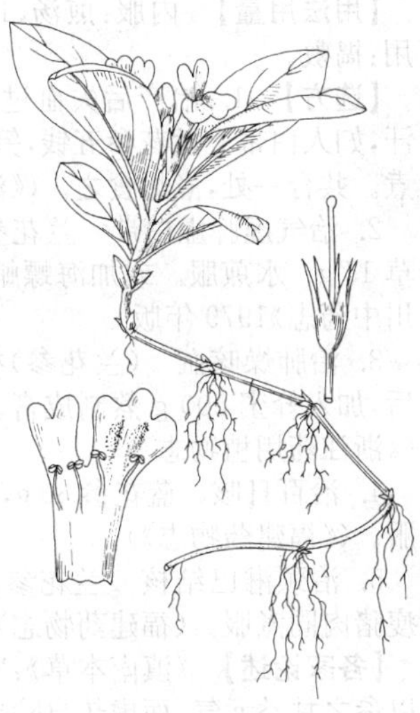

肉果草

生于海拔 2 000～4 500 m 的草地、疏林中或沟谷旁。分布于四川、云南、西藏、甘肃、青海。

本植物的果实（兰实草果）亦供药用，另设专条。

【采收加工】 7～10 月采收，切段，晒干。

【药材】 兰石草 *Herba Lanceae Tibeticae* 产于西藏、甘肃、青海、四川、云南等地。

性状 根茎为细长的类圆柱形，长短不一，表面褐色至黄褐色，有纵沟棱，节上有须根，质脆，易折断，断面平整，淡黄色或黄褐色。叶皱缩卷曲，大部分破碎，淡绿色，完整叶片倒卵形或椭圆形或匙形，顶端钝尖或稍圆，具短突尖，基部楔形或成有翅的短柄，微被短柔毛，背面有明显突起的 3～5 对侧脉。花皱缩卷曲，萼绿色，钟状，萼齿 5，狭三角形；花冠二唇形，上唇 2 深裂，下唇 3 裂，喉部被白色短柔毛；雄蕊 4，着生于花冠喉部下方。果实长卵圆形或近球形，紫红色或深紫色，被宿存萼苞被部分淡黄色。种子多数，细小，卵圆形，棕色。气微，味淡。

鉴别 根茎横切面：木栓细胞 3 列。皮层宽，多裂隙。内皮层凯氏点明显。中柱鞘纤维排列成断续的环，韧皮部较宽，形成层不明显。木质部连接成环，导管径向排列，壁微厚化。髓薄壁组织多裂隙。

叶片横切面：叶脉上表皮内凹，下表皮凸起，表皮细胞 1 列，多气孔。栅栏细胞 3 列，密集排列。海绵组织中具气室。维管束位于海绵组织中，中脉维管束为掌状。

【成分】 全草含熊果酸（ursolic aicd），芝麻素（sesamin）[1]，tibeticoside A[2]。

【药性】《西藏常用中草药》："性寒，味甘、苦。"

【功用主治】 清肺，排脓，解毒，消肿。主治肺热咳嗽，肺痈，流感，痢疾，咽喉肿痛。

1.《西藏常用中草药》："清肺热，解毒，祛痰。治肺脓疡，肺炎，咳嗽。"

2.《中国民族药志》："养肺排脓，清热止咳。治肺炎，肺脓肿，哮喘，咯血，咳嗽失音，痈肿疮疡。"

【用法用量】 内服：煎汤，3～9 g。

1579 兰花叶 lán huā yè（《纲目拾遗》）

【异名】 兰叶（《本草汇》）。

【基原】 为兰科兰属植物建兰 *Cymbidium ensifolium* (L.) Sw. 等的叶。

【原植物】 参见"兰花"条。

【采收加工】 四季均可采，将叶齐根剪下，切段，鲜用或晒干。

【药性】 辛，微寒。归心、脾、肺经。

1.《本草正义》："辛而散，微有清芬。"

2.《重庆草药》："辛，平，无毒。"

【功用主治】 清肺止咳，凉血止血。主治肺痈，肺痨，咳嗽，咯血，吐血，尿血，白浊，白带，淋证，疮毒疔肿。

1. 姚可成《食物本草》："散久积陈郁之气。"

2.《纲目拾遗》："通舒经络，宣泄风邪。"

3.《分类草药性》："涂诸疮疔肿。"

4.《本草正义》："清利湿热，快脾醒胃，宣通肺气而调水道。"

5.《重庆草药》："除邪，调气。治白浊，白带，疳病。"

6.《全国中草药汇编》："滋阴清肺，化痰止咳。主治百日咳，肺结核咳嗽，咯血，神经衰弱，头晕腰痛，尿路感染。"

7.《福建药物志》："清肺解毒，凉血止血。主治尿血，蛇头疔。"

【用法用量】 内服：煎汤，9～15 g；鲜者 15～30 g；或研末，每次 4 g。外用：捣汁涂。

【选方】 治劳力咳嗽 干建兰花叶 30 g，红鹿衔草（即鹿衔草已结有孢子囊者）15 g。共火上焙赤（勿过焦）研末。每用 6 g，开水泡糖服。（《泉州本草》）

1580 兰花参 lán huā shēn（《滇南本草》）

【异名】 土参（《滇南本草》），细叶沙参、金线吊葫芦（《质问本草》），娃儿草、乳浆草（《植物名汇》），拐棍参（《滇南本草》整理本），罐罐草、蛇须草、沙参草、破石珠（《四川中药志》），鼓捶草（《重庆草药》），金线草、天蓬草、葫芦草、寒草（《闽东本草》），霸王草、一窝鸡、小绿细辛（《贵州民间药物》）。

【基原】 为桔梗科兰花参属植物蓝花参的根或全草。

【原植物】 蓝花参 *Wahlenbergia marginata* (Thunb.) A. DC. [*Campanula marginata* Thanb.] 又名：蓝花草（《滇南本草图谱》），牛奶草、娃儿菜、拐棒参、毛鸡腿（《中国植物志》）。

多年生草本。长 10～40 cm，有白色乳汁。根细长，外面白色，直径可达 4 mm，长约 10 cm。茎自基部多分枝，直立或上升，无毛或下部疏被长硬毛。叶互生；无柄或具短柄；叶片常在茎下部密集，下部的匙形、倒披针形或椭圆形，上部的条状披针形或椭圆形，长 1～3 cm，宽 2～8 mm，边缘波状或具疏锯齿，或全缘，无毛或疏被长硬毛。花梗极长，细而伸直，长可达 15 cm；萼筒部倒卵状圆锥形，裂片三角状钻形；花冠钟状，蓝色，长 5～8 mm，分裂达 2/3，裂片倒卵状长圆形。蒴果倒圆锥状或倒卵状圆锥形，有 10 条不明显的肋。种子长圆形，黄棕色，光滑。花、果期 2～5 月。

生于低海拔的田边、路边和荒地中，有时生于山坡或沟边。分布于长江流域以南各地。

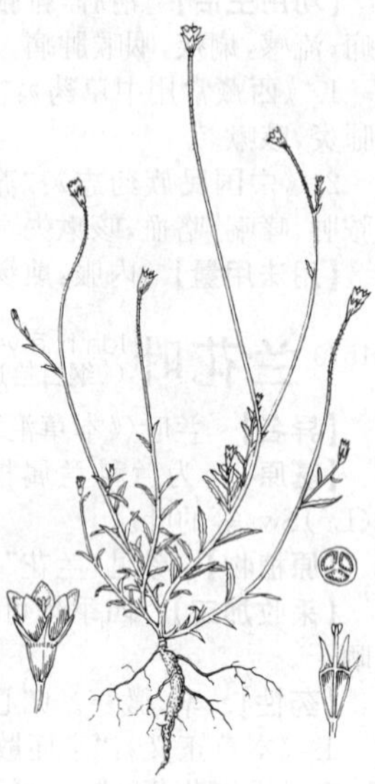

蓝花参

【采收加工】 7～10 月采收，鲜用或晒干。

【药材】 兰花参 *Herba Wahlenbergiae Marginatae*

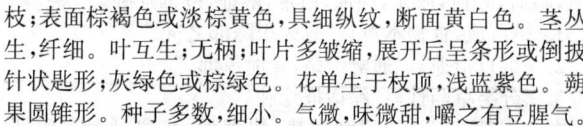

主产于云南。

性状　本品长 10～30 cm。根细长，稍扭曲，有的有分枝；表面棕褐色或淡棕黄色，具细纵纹，断面黄白色。茎丛生，纤细。叶互生；无柄；叶片多皱缩，展开后呈条形或倒披针状匙形；灰绿色或棕绿色。花单生于枝顶，浅蓝紫色。蒴果圆锥形。种子多数，细小。气微，味微甜，嚼之有豆腥气。

鉴别　(1) 根横切面：木栓层棕色，由 6～12 余列木栓细胞组成。皮层狭，薄壁细胞间有乳管成群散在，周围可见黄色分泌物；皮层薄壁细胞中，可见较多的圆形团块状细胞内含物，内皮层不明显。韧皮部狭窄，韧皮射线 2～8 列细胞，韧皮部亦散有乳管群。形成层不明显。木质部发达，由木纤维、导管、管胞组成；木射线、韧皮射线中亦见圆形细胞内含物，导管放射状排列。

(2) 取粉末 1 g，加甲醇 15 ml，振摇 10 min，滤过。滤液置蒸发皿中于水浴上蒸干，加冰醋酸 2 ml，倾出上清液于干燥的试管中，再沿管壁加入醋酸-浓硫酸(1∶1)3 滴，接界面呈棕色环，上层由蓝色变为污绿色(检查甾醇类)。

【成分】 蓝花参根含三萜类：羽扇烯酮(lupenone)。又含甾醇类：β-谷甾醇(β-sitosterol)，β-谷甾醇苷(β-sitosterol glucoside)，甲基-9，12-十八碳二烯酸酯(methyl-9，12-octadecadienoate)[1]。

全草含 wahlenosides A、B[2]，兰花参苷(wahlenbergioside)[3]。

【药性】 甘、微苦，平。归脾、肺经。

1.《滇南本草》："味甘、微苦，性平，入心脾二经。"

2.《湖南药物志》："微寒。"

3.《福建药物志》："微温。"

4.《浙江药用植物志》："甘，凉。"

【功用主治】 益气健脾，止咳祛痰。主治虚损劳伤，自汗盗汗，小儿疳积，小儿惊风，妇女白带，感冒咳嗽，间日疟，瘰疬，衄血，痢疾初起，跌打损伤。

1.《滇南本草》："补虚损，止自汗、盗汗。除虚热，止妇人白带。"

2.《质问本草》："治感冒风寒湿气，发散之品。"

3.《湖南药物志》："补脾胃，益肺肾，祛痰杀虫，止血。"

4.《贵州民间药物》："治刀伤，接骨。""治胃寒痛。"

5.《四川中药志》1979 年版："补脾益气，化痰止咳。用于脾虚气弱，体倦少食，白带，肺热咳嗽；近用于疟疾，高血压病。"

6.《福建药物志》："祛风解毒，宣肺化痰。主治感冒，慢性气管炎，腹泻，痢疾，百日咳，劳倦乏力，颈淋巴结核，急性结膜炎。"

7.《浙江药用植物志》："养阴清肺，止咳，止血。治肺燥咳血，跌打损伤。"

8.《湖北中草药志》："用于咳血，衄血，疳积，跌打损伤，创伤。"

【用法用量】 内服：煎汤，15～30 g，鲜品 30～60 g。外用：捣敷。

【选方】 1. 治产后失血过多，虚损劳伤，烦热，自汗，盗汗，妇人白带　兰花参五钱，笋鸡一只，去肠，将药入鸡腹内煮。共合一处，煮烂食之。(《滇南本草》)

2. 治气虚脾虚白带　兰花参 60 g，阳雀花根 30 g，三白草 15 g。水煎服。或加海螵蛸粉 12 g，分 3 次吞服。(《四川中药志》1979 年版)

3. 治肺燥咳血　(兰花参)根、百部各 500 g。水煎去渣后，加入蜂蜜 500 g 熬制成膏。每日早、晚各服 15～20 g。(《浙江药用植物志》)

4. 治百日咳　蓝花参 30 g，石胡荽 6 g，百合 15 g。水煎服。(《福建药物志》)

5. 治颈淋巴结核　兰花参、忍冬藤、山芝麻各 15 g。与瘦猪肉同煮服。(福建药物志)

【各家论述】《滇南本草》："盖烦劳则心家虚热生(焉)。以参之甘益元气，而虚热自除也。夜多不寐，睡卧不宁。心生血，脾统血，心脾血虚，神不敛志，所以自汗、盗汗也。(能生血，使脾健而统血。心神散乱者，服之最良)，(妇人服此，白带自止，阴血渐旺，久服延年)。"

1581 兰花根 lán huā gēn (《纲目拾遗》)

【异名】 土续断(《续古今考》)，兰根(《五杂俎》)，幽兰根、山兰(《医林纂要》)，香花草、兰花草(《湖南药物志》)。

【基原】 为兰科兰属植物建兰 *Cymbidium ensifolium* (L.)Sw. 等的根。

【原植物】 参见"兰花"条。

【采收加工】 全年均可采挖，鲜用或晒干。

【药性】 辛，微寒。

1.《医林纂要》："苦、甘，温。"

2.《植物名实图考》："有毒。"

3.《分类草药性》："温，平，无毒。"

4.《四川中药志》1960 年版："性平，味辛。"

5.《湖南药物志》："微甘，凉。"

【功用主治】 润肺止咳，利湿，止血，杀虫。主治肺结核咯血，百日咳，阴虚潮热，盗汗，急性胃肠炎，热淋，血淋，带下，白浊，妇女疳病，手足心发烧，月经不调，崩漏，便血，跌打损伤，疮疖肿毒，痔疮，蛔虫腹痛，狂犬咬伤。

1.《医林纂要》："治肠风，涂痈肿。"

2.《纲目拾遗》："治跌打，和血，痰嗽后吐血。"

3.《天宝本草》："消肿胀与淋症。"

4.《分类草药性》："治月经不调，红崩，白带。兼能顺气。"

5.《全国中草药汇编》："滋阴清肺，化痰止咳。主治百日咳，肺结核咳嗽，咯血，神经衰弱，头晕腰痛，尿路感染。"

6.《贵州民间方药集》："镇静安眠。治精神失常，蛔积或消化不良,潮热盗汗。"

7.《福建药物志》:"凉血止血,主治尿血,蛇头疔。"

【用法用量】 内服:煎汤,鲜品 15~30 g;或捣汁。外用:捣汁涂。

【选方】 1. 治肺劳咳嗽溢血 建兰根捣绞汁,调冰糖炖服。每次 15~24 g。(《泉州本草》)

2. 治神经衰弱,头晕,腰痛 兰花根、羊九根各 30 g。炖肉吃。(《贵州草药》)

3. 治急性胃肠炎 寒兰根、过路黄各 18 g。煎水;另以燕子窝泥 30 g,火里烧红放碗中,倒入药汁,上以碗覆盖,浸渍后滤出药液。每次服 1~2 匙,每日服 3、4 次,至愈为止。(《湖南药物志》)

4. 治蛔虫腹痛 寒兰根 15 g,棕树根、尿珠子根各 15 g。水煎服。(《湖南药物志》)

5. 治疯狗咬 取(草兰)根四两,水净,入黄酒二碗,煎成一碗服完,其毒即从大小便化血而出。(《纲目拾遗》引《行箧检秘》)

1582 兰香草 lán xiāng cǎo (《植物名实图考》)

【异名】 石将军、紫罗毬(《纲目拾遗》),婆绒花(《植物名实图考》),石母草(《岭南采药录》),九层楼、野薄荷(《南宁市药物志》),茵陈草、节节花(《广西药用植物名录》),山薄荷、独脚球(广州部队《常用中草药手册》),紫罗球、野仙草、避蛇虫、石仙草(《浙江民间常用草药》),血汗草(《陕西草药》),小六月寒(《陕西中草药》),九层塔(《福建中草药》)。

【基原】 为马鞭草科莸属植物兰香草的全草。

【原植物】 兰香草 *Caryopteris incana* (Thunb.) Miq. [*Nepeta incana* Thunb. ex Houtt.] 又名:卵叶莸(《江苏植物名录》),莸(《福建中草药》),马蒿(《中国高等植物图鉴》)。

兰 香 草

小灌木,高 25~60 cm。枝圆柱形,幼时略带紫色,被灰色柔毛。单叶对生,具短柄,长 3~17 mm;叶片厚纸质,长圆形、披针形或卵形,长 2~9 cm,宽 1~4 cm,先端钝或尖,基部楔形、近圆形或平截,边缘具粗齿,被短毛,两面均有黄色腺点。聚伞花序腋生及顶生,花密集;花萼 5 裂,杯状,宿存,结果时长 4~5 mm;花冠紫色或淡蓝色,二唇形,外面具短毛,花冠管喉部有毛环,花冠 5 裂,下唇中裂片较大,边缘流苏状;雄蕊 4,开花时与花柱均伸出花冠管外;子房先端被短毛。蒴果被粗毛,倒卵状球形,果瓣具宽翅。花果期 6~10 月。

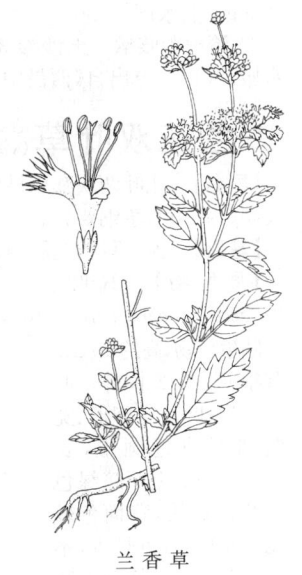

生于较干旱的山坡、林边或路旁。分布于江苏、安徽、浙江、江西、福建、湖北、湖南、广东、广西等地。

【采收加工】 7~10 月采收,切段晒干或鲜用。

【药材】 兰香草 *Herba Caryopteridis Incanae* 主产于广东、广西、湖南、浙江等地。

性状 根呈圆柱形,表面黄棕色,粗糙不平,有纵向裂纹和皱纹。枝略呈钝方形,表面灰褐色或棕紫色,密被毛茸。叶对生,多皱缩,完整者展平后呈卵形或卵状披针形,先端钝,基部圆,边缘具粗锯齿,上面灰褐色至黑褐色,下面灰黄色并有黄色腺点,两面密生短柔毛;纸质,易碎。有时可见皱缩成团的花序或球形蒴果。有特异香气,味苦。

【成分】 全草含挥发油烯烃化合物,包括:α-侧柏烯(α-thujene),α-蒎烯(α-pinene),β-蒎烯(β-pinene),莰烯(camphene),对聚伞花素(*p*-cymene),β-罗勒烯(β-ocimene),α-柏木烯(α-cedrene),β-甜没药烯(β-bisabolene),δ-荜澄茄烯(δ-cadinene),γ-荜澄茄烯(γ-cadinene),香桧烯(sabinene),β-月桂烯(β-myrcene),α-松油烯(α-terpinene),柠檬烯(limonene),β-水芹烯(β-phellandrene),α-异松油烯(α-terpinolene),α-荜澄茄油烯(α-cubebene),α-玷㞕烯(α-copaene),β-丁香烯(β-caryophyllene),左旋香橙烯(l-aromadendrene)及 α-葎草烯(α-humulene)等[1]。还含重排松香酯(incanone),柳杉酚(sugiol)[2],incanoside A[3]、B[4]、C、D、E[5]。

叶和幼茎中含酚酸:邻羟基桂皮酸(*O*-coumaric acid),对羟基桂皮酸(*p*-coumaric acid),阿魏酸(ferulic acid),咖啡酸(caffeic acid),绿原酸(chlorogenic acid),没食子酸(gallic acid),并没食子酸(ellagic acid)[6]。

【药理】 1. 抗菌作用 兰香草素钠体外试验,对金黄色葡萄球菌和白喉杆菌有明显的抑菌作用,对伤寒、甲型和乙型副伤寒、铜绿假单胞、大肠、痢疾(福氏)等杆菌以及溶血性链球菌也有一定的抑制作用;高浓度为杀菌,低浓度为抑菌。体内试验对金黄色葡萄球菌感染的小鼠有良好的治疗作用,可使大多数动物免于死亡[1]。

2. 止咳作用 灌胃给予小鼠兰香草煎剂 20 g/kg,对氨水刺激引起的慢性气管炎咳嗽有止咳作用[2]。

3. 其他作用 兰香草粉末、提取物及涂膜剂能明显缩短猪、犬等动物的切口出血时间。涂膜剂对猪、犬、兔、鸡切口损伤有治疗作用[3]。全草中分离出的苯乙素苷类成分兰香草苷 C、D、E 具有较强的二苯基苦味酰肼自由基清除活性和亚油酸氧化抑制活性[4]。

毒性 30 只小鼠皮下注射兰香草素钠 4.0 g/kg,4.5 g/kg 和 5.0 g/kg,3 d 内死亡 1 只,余者无异常表现;静注 2.5 g/kg,2.25 g/kg,2.0 g/kg 和 1.75 g/kg,每组 5 只,死亡率分别为 4/5,3/5,3/5 及 0/5,中毒症状为无力,呼吸困难,死于呼吸麻痹。家兔静注 1.0 g/kg 或 0.5 g/kg 未见异常,给药后排出的尿液,体外试验有抗菌作用[1,2]。

【药性】 辛,温。

1.《纲目拾遗》:"味淡,性平。"

2.《陕西中草药》:"味苦、微辛,性平。"

3.《海南岛常用中草药手册》:"辛,温,气香。"

4.《食物中药与便方》:"辛、甘,微温,无毒。"

【功用主治】 解表祛寒,除湿散瘀。主治风寒感冒头痛,咳嗽,百日咳,脘腹冷痛,伤食吐泻,寒瘀痛经,产后瘀滞腹痛,风寒湿痹,跌打瘀肿,阴疽不消,湿疹,蛇伤,钩蚴皮炎。

1.《纲目拾遗》:"活血疏风,散瘀消肿。治一切跌打损伤,血瘀不散,捣汁服之,或以水、酒同煎;如风寒闭塞或痈疽初起,服之俱效。"

2.《岭南采药录》:"祛风散瘀,凡产后昏迷或瘀血作痛,以之煎服。"

3.《浙江中药资源名录》:"治伤风咳嗽。"

4.《湖南药物志》:“根:治腰痛,伤食腹泻。”

5.《广东中药》:“治月经不调腹痛,理跌打。”

【用法用量】 内服:煎汤,10～15 g;或浸酒。外用:捣烂敷;或绞汁涂;或煎水熏洗。

【选方】 1. 治上感,支气管炎 兰香草全草 12～18 g,车前草 12 g,甘草 6 g。水煎服。(《食物中药与便方》)

2. 治慢性气管炎 兰香草全草 40%,石韦 40%,百部 20%。共研细粉,炼蜜为丸。每服 18～27 g,每日 3 次,10 d 为 1 个疗程。(《全国中草药汇编》)

3. 治胃肠炎 兰香草全草 30 g,地榆 9 g。水煎服。(《食物中药与便方》)

4. 治阴疽 鲜兰香草、两面针、算盘子各 30 g。水、酒各半炖服。(《福建药物志》)

5. 治湿疹,荨麻疹 兰香草 30 g 炖猪肉服;另取兰香草适量熏洗;再取其鲜品绞汁加雄黄外涂。(《福建药物志》)

【临床报道】 治疗急、慢性肝炎 兰香草糖浆(每 100 ml 含生药 63 g)每次 20 ml,每日服 3 次,14 d 为 1 个疗程,连服 1、2 个疗程,肝功能恢复正常后再服 1 个疗程。共治疗 285 例,其中急性黄疸型肝炎 174 例,慢性迁延性肝炎 106 例,毛细胆管型肝炎 5 例。结果,急性黄疸型肝炎显效 125 例,好转 20 例,无效 29 例;慢性迁延型肝炎显效 34 例,好转 37 例,无效 35 例;毛细胆管型肝炎显效 3 例,无效 2 例。临床有效率分别为 83.5%、67.0%和 60.0%。125 例疗效显著的急性黄疸型肝炎患者,治疗前丙氨酸氨基转移酶平均为 254.5 u,最高者达 400 u 以上,经 2～4 个星期治疗后均降至 40 u 以下。其黄疸消退时间 7～15 d,平均 9.5 d。结果表明,本品对急性黄疸型肝炎降酶速度快,退黄时间短;对慢性迁延性肝炎也有一定疗效[1]。

1583 兰石草果 lán shí cǎo guǒ (《西藏常用中草药》)

【基原】 为玄参科肉果草属植物肉果草 *Lancea tibetica* Hook. f. et Thoms. 的果实。

【原植物】 参见“兰石草”条。

【采收加工】 9～10 月果实成熟时采收,晒干。

【药性】 《西藏常用中草药》:“性寒,味甘、苦。”

【功用主治】 行气活血,调经止痛。主治月经不调,腹痛,便秘。

1.《西藏常用中草药》:“治月经不调,下腹疼痛,便秘等症。”

2.《中国民族药志》:“花、果治心脏病,血性肿瘤(血癌),肠绞痛,肠粘连,妇女癥瘕积聚。”

【用法用量】 内服:煎汤,3～9 g。

1584 兰花石参 lán huā shí shēn (《云南中草药》)

【异名】 岩兰花、鸡肉参(《云南中草药》),土沙参、紫花参(《西昌中草药》),小石参、土桔梗(《全国中草药汇编》),山鹅儿肠、土人参(《贵州中草药名录》)。

【基原】 为桔梗科风铃草属植物西南风铃草的根。

【原植物】 西南风铃草 *Campanula colorata* Wall. [*C. pallida* Wall.; *C. colorata* Wall. var. *tibetica* Hook. f. et Thoms.]

多年生草本,高达 60 cm。根胡萝卜状。茎单生,少分支,被开展的硬毛。茎下部的叶有带翅的柄,上部的无柄;叶片椭圆形、菱状椭圆形或长圆形,长 1～4 cm,宽 0.5～1.5 cm,先端急尖或钝,边缘有疏锯齿或近全缘,上面被贴生伏刚毛,下面仅叶脉具刚毛或密被硬毛。花下垂,顶生于主茎及分枝上,有时组成聚伞花序;花萼筒部圆锥状,被粗刚毛,裂片三角形至三角状钻形;花冠紫色或蓝紫色或蓝色,管状钟形,长 8～15 mm,分裂达 1/3～1/2;花柱长不及花冠长的 2/3,内藏冠筒内。蒴果倒圆锥状。种子长圆形,稍扁。花期 5～9 月。

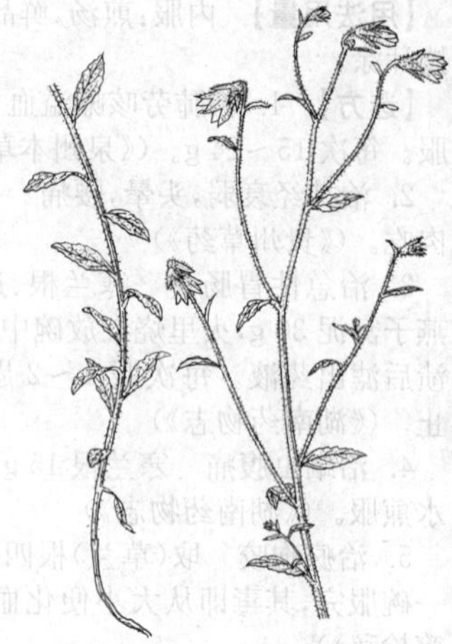

西南风铃草

生于海拔 1 000～4 000 m 的山坡草地和疏林下。分布于四川、贵州、云南及西藏等地。

【采收加工】 7～10 月采挖,鲜用或晒干。

【药性】 《云南中草药》:“香,甘,温。”

【功用主治】 祛风除湿,补虚止血。主治风湿痹痛、瘫痪,破伤风,虚劳咳血,病后体虚。

1.《云南中草药》:“养血除风,利湿。主治风湿瘫痪,破伤风,虚痨咳血。”

2.《全国中草药汇编》:“止血。治肺结核咯血。”

【用法用量】 内服:煎汤,15～30 g;或炖肉或炖鸡。

【宜忌】 《云南中草药》:“忌酸冷、豆类。”

【选方】 1. 治风湿(痹痛) 土沙参 30 g,土牛膝、独活各 9 g。煎水服。

2. 治虚劳咳嗽 土沙参 30 g,松毛参、百合各 15 g。煎水服。(1、2 方出自《西昌中草药》)

1585 兰花双叶草 lán huā shuāng yè cǎo (《滇南本草》)

【异名】 花叶两块瓦(《昆明民间常用草药》),蚌壳草、翻天印(《新华本草纲要》)。

【基原】 为兰科杓兰属植物斑叶杓兰的全草。

【原植物】 斑叶杓兰 *Cypripedium margaritaceum* Franch. [*C. ebracteatum* Rolfe]

陆生植物,高约 10 cm。茎很短,具 2 枚叶。叶近对生;叶片宽卵形、宽椭圆形或近圆形,长 10～15 cm,上面暗绿色具紫色斑块,背面色较浅。花单生,近悬垂,不具苞片,紫红色而具暗红色斑点;中萼片宽卵状椭圆形或近圆形,长 4 cm 或过之,背面脉上被短柔毛,边缘具缘毛;合萼片略较小,舟状,有类似短柔毛及缘毛;花瓣狭卵形,几与中萼片

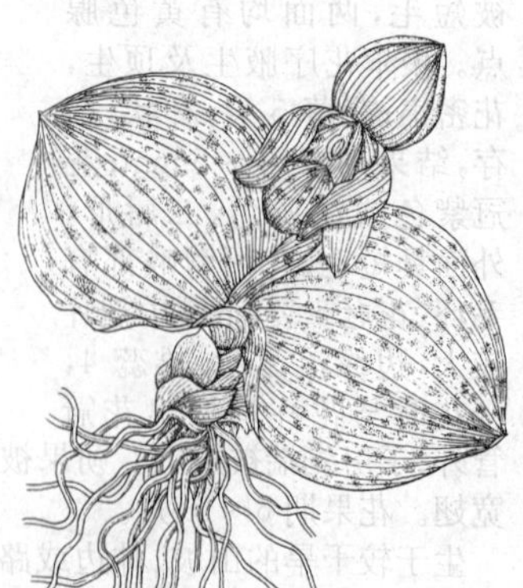

斑叶杓兰

等长，宽为长的1/2，基部斜歪并具一披针形的耳，背面近边缘处被棕色长柔毛，具紫色斑点；唇瓣浅杓状，略短于合萼片，具膜质的基侧片，表面有疣点，口部狭长；退化雄蕊近于圆形或方形，基部具方形耳；子房短椭圆形，与花茎垂直，无毛。花期4～5月。

生于海拔2 000～3 000 m的林下或草坡。分布于湖北、四川、云南等地。

【采收加工】 四季均可采，鲜用或晒干。

【药性】《滇南本草》："味甘，性微温。有微毒。"

【功用主治】 补肝明目，活血调经。主治云翳遮睛，目昏，夜盲，风湿麻木，月经不调。

1.《滇南本草》："治一切眼目云翳遮睛。又能救一切水肿，气肿，血肿。"

2.《全国中草药汇编》："补肝肾，明目，利水。"

【用法用量】 内服：煎汤，9～15 g。

1586 半夏 bàn xià（《本经》）

【异名】 水玉、地文（《本经》），和姑（《吴普本草》），守田、示姑（《别录》），羊眼半夏（《新修本草》），地珠半夏（《昆明药用植物调查报告》），麻芋果（《贵州民间方药集》），三步跳、泛石子（《湖南野生植物》），老和尚头、老鸹头（《江苏省植物药材志》），地巴豆（《河北药材》），无心菜根、老鸹眼（《山东中药》），地雷公、狗芋头（《中药志》）。

【基原】 为天南星科半夏属植物半夏的块茎。

【原植物】 半夏 *Pinellia ternata*（Thunb.）Breit.（*P. tuberifera* Teno） 又名：三叶半夏（《全国中草药汇编》）。

多年生草本，高15～30 cm。块茎圆球形，直径1～2 cm。叶常1、2；叶柄长10～20 cm，于叶柄下部及叶片基部各生一白色或紫色珠芽；幼苗常为单叶，卵状心形，长2～3 cm，宽2～2.5 cm；2～3年后老叶为3全裂，裂片长椭圆形至披针形，中间裂片较大，长3～10 cm，宽2～4 cm，两侧裂片较短，先端锐尖，基部楔形，全缘或有不明显的浅波状圆齿。花单性同株，肉穗花序，柄长于叶柄，佛焰苞绿色或绿白色，管部圆柱状，长6～7 cm；肉穗花序顶端的附属器青紫色，长6～10 cm，稍呈"之"字形弯曲，伸出佛焰苞之外；雄花着生于肉穗花序上部，雌花着生于肉穗花序的基部，两者相距5～8 mm。浆果卵状椭圆形或卵圆形，绿色，花柱明显。花期5～7月。果期8～9月。

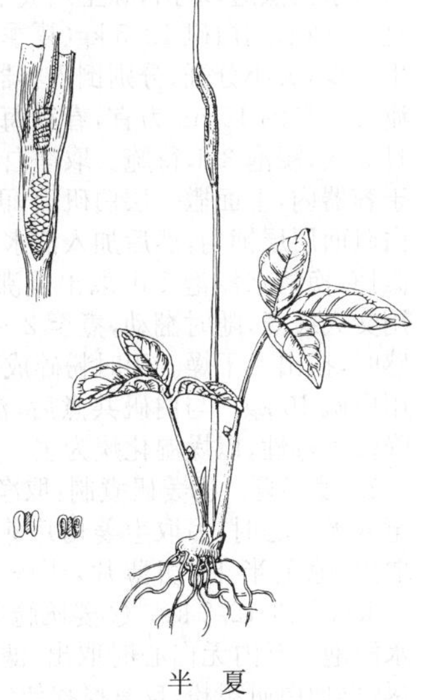

半　夏

生于山坡草地、荒地、包谷地、田边、河边及疏林下。除内蒙古、新疆、西藏外，全国均有分布。

本植物块基研粉加面粉、姜汁等制成的曲剂（半夏曲）亦供药用，另设专条。

【栽培】 生物学特性　喜温和湿润气候，要求荫蔽度50%左右、半阴半阳的环境，不耐干旱及强光照射，较耐寒。宜选疏松肥沃、排水良好的中性砂质壤土栽培。忌连作，可与果树、农作物间作、套作。

繁殖方法　块茎、种子和珠芽繁殖，因块茎繁殖增重快，当年就可收获，一般多用此法。秋季收获时，选直径1～1.5 cm、生长健壮、无病虫害的块茎作种栽。秋栽或春栽，行株距为20 cm×5 cm。珠芽繁殖：在5～6月，选叶柄下成熟的珠芽进行繁殖，开沟栽种，行株距为15 cm×3 cm。

田间管理　半夏植株矮小，在生长期间要经常松土除草，宜浅锄勤锄。除施足基肥外，还要及时进行追肥培土，6月上旬，将圈肥与尿素拌匀，沟施结合培土。如不留种，应及时摘去半夏的花序，可提高块茎产量。6月下旬以后，高温季节，注意浇水保持土壤湿润，雨季及时排水，防止积水，以防烂根。在无荫蔽的地方栽培，最好与其他作物间作，以防夏季烈日照射为害。

病虫害防治　病害有叶斑病，可喷1∶1∶150波尔多液或65%代森锌500倍液防治；块茎腐烂病可用50%多菌灵1 000倍液喷射。虫害有红天蛾，为害叶，可人工捕杀或用90%晶体敌百虫800～1 000倍液喷雾；另有金针虫、蛴螬等为害。

【采收加工】 种子繁殖3～4年、块茎繁殖和珠芽繁殖在当年或第二年收获。于9月下旬挖取块茎，过早产量低，过晚难以脱皮，按大、中、小分开，放筐内于流水下用棍棒捣脱皮，也可放麻袋内脚踩或用半夏脱皮机去皮，晒干或烘干。

【药材】 半夏 *Rhizoma Pinelliae* 主产于四川、湖北、河南、安徽、山东等地。以湖北、河南、山东所产质较佳。

商品规格　商品分一等、二等、三等、统货四个等级。一等：每1 kg 800粒以内；二等：每1 kg 1 200粒以内；三等：每1 kg 3 000粒以内；统货：大小不分，颗粒不得小于0.5 cm。

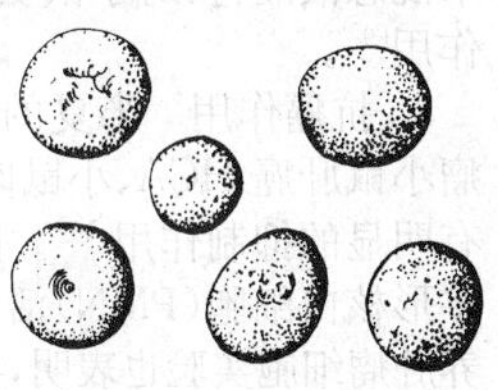

半夏（块茎）外形

性状　块茎呈类球形，有的稍偏斜，直径1～1.5 cm。表面白色或浅黄色，顶端中心有凹陷的茎痕，周围密布棕色凹点状的根痕；下端钝圆，较光滑。质坚实，断面洁白，富粉性。气微，味辛辣，麻舌而刺喉。

鉴别　(1) 粉末特征：类白色。淀粉粒甚多，单粒类圆形、半圆形或圆多角形，直径2～20 μm，脐点裂缝状、人字状或星状；复粒由2～6分粒组成。草酸钙针晶束存在于椭圆形黏液细胞中，或随处散在，针晶长20～110 μm。螺纹导管直径10～24 μm。

(2) 薄层色谱：取本品粉末1 g，加甲醇10 ml，加热回流30 min，滤过，滤液挥至约0.5 ml，作为供试品溶液。另取精氨酸、丙氨酸、缬氨酸、亮氨酸对照品，加70%甲醇制成每1 ml各含1 mg的混合溶液，作为对照品溶液。吸取供试品溶液5 μl，对照品溶液1 μl，分别点于同一以羧甲基纤维素钠为黏合剂的硅胶G薄层板上，以正丁醇-冰醋酸-水(8∶3∶1)为展开剂，展开，晾干，喷以茚三酮试液，在105 ℃加热至斑点显色清晰。供试品色谱中，在与对照品色谱相应的位置上，显相同颜色的斑点。

【成分】 块茎含挥发油：3-乙酰氨基-5-甲基异恶唑（3-acetoamino-5-methylisooxazole），丁基乙烯基醚（butyl-ethylene ether)，3-甲基二十烷(3-methyleicosane)，十六碳烯二酸(hexadecylendioic acid)，2-氯丙烯酸甲酯(methyl-2-chloropropenoate)，茴香脑(anethole)，苯甲醛(benzaldehyde)，1，5-戊二醇(1，5-pentadiol)，2-甲基吡嗪(2-methylpyrazine)，柠檬醛(citral)，1-辛烯(1-octene)，β-榄香烯(β-elemene)，2-十一烷酮(2-undecanone)，9-十七烷醇(9-heptadecanol)，棕榈酸乙酯(ethyl palmitate)，戊醛肟(pentaldehyde oxime)，姜辣烯酮(shogaol)，姜辣醇(gingerol)等60多种成分[1]。还含左旋麻黄碱(ephedrine)[2]，胆碱(choline)，β-谷甾醇(β-sitosterol)，胡萝卜苷(daucosterol)[3，4]，尿黑酸(homogentisic acid)，原儿茶醛(protocatechualdehyde)[5]，黄芩苷(baicaline)，黄芩苷元(baicalein)，1，2，3，4，6-五-O-没食子酰葡萄糖(1，2，3，4，6-penta-O-galloylglucose)[6]，12，13-环氧-9-羟基十九碳-7，10-二烯酸(12，13-epoxy-9-hydroxynonadeca-7，10-dienoic acid)及其衍生物等[7]。又含以α及β-氨基丁酸(aminobutyric acid)，天冬氨酸(aspartic acid)为主成分的氨基酸[8，9]和以钙、钾、钠、铁、铝、镁、锰、铊、磷等为主的无机元素[10]。另含多糖[11]，半夏蛋白(系一种植物凝集素)和胰蛋白酶抑制剂[12，13]。

【药理】 1. 镇吐和催吐作用　犬、猫、鸽等动物实验均证明，制半夏有镇吐作用[1~7]，生半夏则有催吐作用[3，8]，但是半夏粉在120 ℃焙2～3 h，即可除去催吐成分，而不影响其镇吐作用[3]。说明半夏催吐和镇吐分别属于两种不同成分所致。

2. 镇咳和祛痰作用　口服半夏煎剂0.6 g/kg对1%碘溶液注入猫右胸膜腔或电刺激喉上神经所致的咳嗽有明显的镇咳作用，且可维持5 h以上。半夏生品、新老法制品粉末混悬液灌胃，对小鼠氨熏所致的咳嗽有不同程度的抑制作用[9]。

3. 抗癌作用　半夏的稀醇或水浸出液对动物实验性肿瘤小鼠肝癌HCA、小鼠肉瘤S_{180}和宫颈癌HeLa细胞都具有明显的抑制作用[10]。同时，实验表明半夏多糖组分具有多形核白细胞(PMN)活化作用和抗肿瘤作用[11]。体外培养肿瘤细胞实验也表明，半夏各炮制品总生物碱对慢性髓性白血病细胞(K_{562})的生长均有抑制作用。姜浸半夏、姜煮半夏、矾半夏、姜矾半夏的总生物碱的IC_{50}皆小于100 μg/ml，而以矾半夏抗K_{562}肿瘤细胞生长作用最强[12]。

4. 抗生育和抗早孕　半夏蛋白30 mg/kg皮下注射，对小鼠有明显的抗早孕作用，抗早孕率可达100%。半夏蛋白可抑制卵巢黄体孕酮的分泌，使血浆孕酮水平明显下降，子宫内膜变薄，使蜕膜反应逐渐消失，胚胎失去蜕膜支持而流产[13~15]。半夏蛋白还有很强的抗兔胚泡着床作用，子宫内注射500 μg，抗着床率为100%[16]。

5. 抗心律失常作用　10%半夏水浸剂(2.0～3.0 ml/kg)给犬静注，能使氯化钡性室性早搏迅速消失，有效率为97.5%，且未复发；尚能使肾上腺素性心动过速转为窦性心律，有效率为96%。静注半夏浸剂至室性早搏完全消失的时间为30.10 s；至室速完全转变的时间为27.50 s[17]。

6. 抗实验性胃溃疡作用　200%半夏水煎醇沉液大鼠灌胃给药组灌服5 ml/kg或10 ml/kg，肌注组注射2.5 ml/kg或5 ml/kg，对吲哚美辛(消炎痛)型、幽门结扎型、慢性醋酸型胃溃疡有显著的预防或治疗作用，对水浸应激性溃疡也有一定的抑制作用，并有显著减少胃液量，降低游离酸和总酸酸度，抑制胃蛋白酶活性的作用，对急性损伤有保护和促进黏膜修复作用[18，19]。

7. 其他作用　姜半夏制剂腹腔或肌内注射，对大鼠实验性矽肺的发展有抑制作用，肺干重或湿重较低，全肺胶原蛋白量减少，病理改变较轻。预防给药效果最好，发病后给药也有一定疗效，但肺组织中的二氧化硅的含量无明显变化[20，21]。半夏蛋白也是一种植物凝集素，它与兔红细胞有专一的血凝活力，浓度低至每毫升2 μg仍有凝集作用[14]。其凝集作用不仅具有动物种属专一性，并存在细胞类别专一性。半夏蛋白的促细胞分裂作用也有动物种属专一性，它促进兔外周血淋巴细胞转化，但不促使人外周血淋巴细胞分裂[22]。半夏还具有显著的降血脂作用，阻止或延缓高血脂症的形成，并对高脂血症有一定的治疗作用[23]。从半夏中提取到的多糖具有较强的网状内皮系统激活活性[24]。

毒性　半夏浸膏小鼠1次腹腔注射LD_{50}为325 mg(生药)/kg。每只兔每日0.5 g灌胃，连续40 d，一般情况良好，体重增加，但剂量加倍时则引起腹泻，有半数死亡，病检见其肠壁颜色较深[21，4]。生半夏和姜半夏注射剂分别给小鼠腹腔注射10 g(生药)/kg，连续用药10 d，采用骨髓细胞染色体分析技术，实验结果表明，两种半夏注射剂诱发致突变频率明显高于空白组，与致突变剂丝裂霉素C相近，提示两种炮制半夏对小鼠遗传物质具有损害作用[25]。

【炮制】 1. 生半夏　取原药材，除去杂质，洗净，干燥，用时捣碎。有毒，多外用，以消肿止痛为主。

2. 清半夏　①矾泡：取净半夏，大小分开，用8%的矾溶液浸泡，至内无干心，口尝微有麻舌感，取出，洗净，切厚片，干燥。每半夏100 kg，用白矾20 kg。②矾煮：取拣净的半夏，用凉水浸漂，避免日晒，根据其产地、质量及大小斟酌调整浸泡日数，泡至10 d后，如起白沫时，每半夏100 kg，加白矾2 kg，泡1 d后再进行换水，至口尝无麻辣感后，加白矾与水共煮透，取出，晾至六成干，闷润后切片，晾干。每半夏100 kg，用白矾12.5 kg(夏季用14.5 kg)。③矾腌：取净生半夏，大小分开，分别倒入容器内，放入清水浸泡，水量以淹过半夏的15 cm为宜，春秋每日翻倒，换水2次，夏季每日3次，浸泡3 d，待腌。取净白矾粉末，取少量泡好半夏铺于容器内，上面撒一层白矾面，再铺一层半夏，如此，半夏与白矾面层层铺匀，然后加入清水淹没，淹至3 d，再将白矾水撤掉，换清水浸泡1 d，取出置沸水锅中，用武火煮沸后，再用文火缓煮，随时翻动，煮至2～3 h后切开，口尝微有麻辣感时，捞出。干燥。用时粉碎成颗粒状。每净半夏100 kg，用白矾10 kg。与白矾共煮后，消除其辛辣刺喉的副作用，降低了毒性，以燥湿化痰为主。

3. 姜半夏　①姜矾煮制：取净半夏，大小分开，用水浸泡至内无干心时，另取生姜切片煎汤，加白矾与半夏共煮透，取出，晾至半干，切薄片，干燥。每半夏100 kg，用生姜25 kg，白矾12.5 kg。②姜矾腌制：取净半夏，大小分开，用水浸泡，至内无白心时取出，滤干，切厚片，加姜汁拌至吸尽，再加白矾粗粉，反复搅拌使匀透，置缸内腌48 h，然后沿缸边加入清水至超过半夏平面约10 cm，注意不使白矾粉冲沉缸底，继续腌2～4 d，至口嚼无麻辣感时取出，洗去白矾粉，干燥。每半夏100 kg，用生姜18 kg，白矾20 kg。③姜矾蒸制：每取生半夏5 kg，大小分开，加水浸泡至内无白心，稍晾。另取生姜1.25 kg，捣绒煎汤，加明矾0.62 kg，溶化后，与半夏拌匀，待汁吸尽后，与半夏蒸至透心，取出，切片，干燥。④姜炒：取鲜姜切片熬水去渣，拌入半夏片内，晾七成干后，用微火炒至稍变黄。每半夏片0.5 kg，用鲜姜0.06 kg。姜炙后以温中化痰，降逆止呕为主。

4. 法半夏　石灰甘草制：取净半夏，大小分开，用水浸泡至内无干心，去水，加入甘草石灰液（取甘草加适量水煎2次，合并煎液，倒入加适量水制成的石灰液中）浸泡，每日搅拌1、2次，并保持pH12以上，至口尝微有麻舌感，切面黄色均匀为度，取出，洗净，阴干或烘干。每半夏100 kg，用甘草15 kg，生石灰10 kg。法半夏以治寒痰、湿痰为主，同时具有调脾和胃的作用。

饮片性状　生半夏参见"药材"项。清半夏为类圆形或肾形厚片，直径6～18 mm，表面乳白色，周边黄棕色，中间隐显黄白色筋脉点。气微辣涩。姜半夏形如清半夏，薄片，表面有光泽，透明，片面灰黄色或淡黄色，角质样，质脆。微有辣味，微具姜气。法半夏形如生半夏，内外皆呈黄色或淡黄白色，粉性足，质松脆，气微，味淡。

贮干燥容器内，置通风干燥处，防蛀。

【药性】　辛，温，有毒。归脾、胃、肺经。

1.《本经》："味辛，平。"

2.《别录》："生微寒，熟温，有毒。"

3.《药性论》："有大毒。"

4.《珍珠囊》："苦、辛。"

5.《医学启源》："气微寒，味辛、平。《主治秘要》云：性温，味辛、苦，气味俱薄，沉而降，阴中阳也。"

6.《汤液本草》："入足阳明经，太阴经，少阳经。"

7.《雷公炮制药性解》："入肺、脾、胃三经。"

8.《本草汇言》："有小毒，入手阳明、太阴、少阴三经。"

9.《本草再新》："入肝、脾、肺三经。"

【功用主治】　燥湿化痰，降逆止呕，消痞散结。主治咳喘痰多，呕吐反胃，胸脘痞满，头痛眩晕，夜卧不安，瘿瘤痰核，痈疽肿毒。

1.《本经》："主伤寒寒热，心下坚，下气，咽喉肿痛，头眩，胸胀，咳逆肠鸣，止汗。"

2.《别录》："消心腹胸膈痰热满结，咳逆上气，心下急痛坚痞，时气呕逆，消痈肿，堕胎，疗痿黄，悦泽面目。生，令人吐，熟，令人下。"

3.《药性论》："能消痰涎，开胃健脾，止呕吐，去胸中痰满，下肺气，主咳结。新生者摩涂痈肿不消，能除瘤瘿。气虚而有痰气，加而用之。"

4.《日华子》："治吐食反胃，霍乱转筋，肠腹冷，痰疟。"

5.《本草图经》："主胃冷呕哕，方药之最要。"

6.《珍珠囊》："除痰涎，胸中寒痰，治太阳痰厥头痛。"

7. 朱丹溪："治眉棱骨痛。"（引自《纲目》）

8. 王好古："补肝风虚。"（引自《纲目》）

9.《本草蒙筌》："截痰厥头痛，止痰饮胁痛，散逆气，除呕恶，开结气，发音声，脾泻兼驱，心汗且敛。"

10.《纲目》："除腹胀，目不得瞑，白浊，梦遗，带下。"

【用法用量】　内服：煎汤，3～9 g；或入丸、散。外用：生品研末，水调敷，或用酒、醋调敷。

【宜忌】　阴虚燥咳、津伤口渴、血证及燥痰者禁服，孕妇慎服。半夏使用不当可引起中毒，表现为口舌咽喉痒痛麻木，声音嘶哑，言语不清，流涎，味觉消失，恶心呕吐，胸闷，腹痛腹泻，严重者可出现喉头痉挛，呼吸困难，四肢麻痹，血压下降，肝肾功能损害等，最后可因呼吸中枢麻痹而死亡。

1.《本草经集注》："恶皂荚，畏雄黄、生姜、干姜、秦皮、龟甲，反乌头。"

2.《药性论》："忌羊血、海藻、饴糖。"

3.《珍珠囊》："与乌羊血、鳖甲、皂荚、雄黄相反。"

4.《医学启源》："渴则忌之。"

5.《品汇精要》："妊娠不可服。"

6.《本草经疏》："古人立三禁，谓血家、渴家、汗家也。故凡一切吐血、衄血、咯血、齿衄、舌上出血、金疮、产后失血过多、尿血、便血，肾水真阴不足发渴、中暑发渴；阳虚自汗、阴虚盗汗、内热烦躁出汗诸证，皆所当禁者也。"

7.《本草求真》："肺病咳嗽，痨瘵吐痰，阴虚血少，痰因火动，孕妇并禁用。"

8.《药义明辨》："凡病有干于阴气之不足者，皆宜慎之，岂独为血家、渴家、汗家之禁药已哉！"

9.《药性集要便读》："生半夏有毒，误服失音不语，多饮生姜汁即响矣。"

【选方】　1. 治肺气不调，咳嗽喘满，痰涎壅塞，心下坚满，短气烦闷，及风壅痰实，头目昏眩，咽隔不利，呕吐恶心，神思昏愦，心忪而热，涕唾稠黏　白矾（枯过）十五两，半夏（汤洗去滑，姜汁罨一宿）三斤。上捣为细末，生姜自然汁为丸，如梧桐子大。每服二十丸，加至三十丸，食后、临卧时生姜汤下。（《局方》半夏丸）

2. 治湿痰，咳嗽，脉缓，面黄，肢体沉重，嗜卧不收，腹胀而食不消化　南星、半夏（俱汤洗）各一两，白术一两半。上为细末，糊为丸，如桐子大。每服五七十丸，生姜汤下。（《保命集》白术丸）

3. 治湿痰喘急，止心痛　半夏不拘多少，香油炒，为末，粥丸梧子大。每服三五十丸，姜汤下。（《丹溪心法》）

4. 治诸呕吐，谷不得下者　半夏一升，生姜半斤。上二味，以水七升，煮取一升半，分温再服。（《金匮要略》小半夏汤）

5. 治卒呕吐，心下痞，膈间有水，眩悸者　半夏一升，生姜半斤，茯苓三两。上三味，以水七升，煮取一升五合，分温再服。（《金匮要略》小半夏加茯苓汤）

6. 治胃反呕吐者　半夏二升（洗完用），人参三两，白蜜一升。上三味，以水一斗二升，和蜜扬之二百四十遍，煮药，取二升半，温服一升，余分再服。（《金匮要略》大半夏汤）

7. 治胃口有热，呕吐，咳逆，虚烦不安　用人参一钱，半夏二钱，竹茹一团，姜七片。煎温服。一方，加橘皮二钱。（《卫生易简方》）

8. 治妊娠呕吐不止　干姜、人参各一两，半夏二两。上三味，末之，以生姜汁糊为丸，如梧子大。饮服十丸，日三服。（《金匮要略》干姜人参半夏丸）

9. 治喜怒悲忧恐惊之气结成痰涎，状如破絮，或如梅核，在咽喉之间，咯不出，咽不下，此七气所为也；或中脘痞满，气不舒快；或痰涎壅盛，上气喘急；或因痰饮中结，呕逆恶心，并宜服之　半夏五两，茯苓四两，厚朴三两，紫苏叶二两。上㕮咀，每服四钱。水一盏半，姜七片，枣一个，煎至六分，去滓热服，不以时候。（《易简方》四七汤）

10. 除积冷，暖元藏，温脾胃，进饮食，治心腹一切痃癖冷气及年高风秘、冷秘或泄泻　半夏（汤浸七次，焙干，为细末）、硫黄（明净好者，研令极细）。上等分，以生姜自然汁同熬，入干蒸饼末搅和匀，入臼内杵数百下，丸如梧桐子大。每服空心温酒或生姜汤下十五丸至二十丸，妇人醋汤下。（《局方》半硫丸）

11. 治痰厥　半夏八两，防风四两，甘草二两。同为细末，分作四十服，每服用水一大盏半，姜二十片，煎至七分，去滓温服，不计时候。（《卫生家宝方》省风汤）

12. 治头痛　半夏（汤洗七遍）、白僵蚕各半两，全蝎一

个。上同为细末，以绿豆粉调贴于太阳(穴)上，干即易之。(《叶氏录验方》抽风膏)

13. 主少阴病，咽中生疮，不能语言，声不出者　半夏(洗，破如枣核)十四枚，鸡子一枚(去黄，内上苦酒，着鸡子壳中)。上二味，内半夏，着苦酒中，以鸡子壳置刀环中，安火上，令三沸，去滓，少少含咽之。不差，更作三剂。(《伤寒论》苦酒汤)

14. 治少阴病，咽中痛　半夏(洗)、桂枝(去皮)、甘草(炙)。上三味等分，各别捣筛已，合治之，白饮和，服方寸匕，日三服。若不能服散者，以水一升，煎七沸，纳散两方寸匕，更煮三沸，下火令小冷，少少咽之。(《伤寒论》半夏散及半夏汤)

15. 治目不瞑，不卧　以流水千里已外者八升，扬之万遍，取其清五升煮之，炊以苇薪火，沸，置秫米一升，治半夏五合，徐炊令竭，为一升半，去其滓，饮汁一小杯，日三，稍益，以知为度。(《灵枢》半夏汤)

16. 治阴黄，小便色不变，欲自利，腹满而喘者必哕　半夏(汤洗七遍，去滑，焙)一两，人参二两，葛根二两。上三味，锉如麻豆，每服四钱匕，以水一盏，入生姜(切)半分，煎取七分。去滓不计时候，温服。(《圣济总录》半夏汤)

17. 治蝎螫毒　用生半夏、白矾等分为末，以醋和，敷伤处。(《景岳全书》)

18. 治不拘金石木器，及骡马咬伤见血　生半夏、松香(或煮，或压去油)等分。为末，敷上即封口止痛。(《愿体医话良方》)

【临床报道】 1. 治疗冠心病　用生半夏、生南星等分制成水丸，每次服用 3.5 g，每日 3 次，治疗 50 例，结果：心绞痛显效率为 38.7%，总有效率为 71%；心电图改善率为 30.8%。显效者以痰阻型最多。对心律失常也有一定疗效。副作用主要为胃肠道反应，以食欲减退、上腹不适为多，少数有恶心、舌麻、上腹隐痛、腹胀、轻度腹泻或稀便、大便隐血试验阳性、白细胞或血小板计数下降，但均在治疗结束后恢复。全部患者治疗前后的肝、肾功能均无异常[1]。

2. 治疗失眠症　以半夏、夏枯草各 15 g，每日 1 剂水煎分 2 次服。服药期间停用其他中西药。治疗 113 例失眠患者，年龄 16～75 岁，平均 36 岁，病程 1 个月～2 年。每日睡眠时间 2.5 h。单纯性失眠者 81 例，由疾病引起者 32 例。结果：治愈 78 例，显效 28 例，好转 5 例，无效 2 例[2]。

3. 治疗食管、贲门癌梗阻　用新鲜半夏，剥去外皮，捣成糊状制丸，每次用 2 g，置于舌根部咽下，日服 3、4 次，若能使梗阻缓解，可继续用药。如食管黏膜有炎症反应者，用 10%链霉素液口服；食管、贲门痉挛者，用 1%～2%普鲁卡因液口服。治疗食管癌 25 例，贲门癌 5 例。结果：食管癌患者中，有效 12 例，显效 9 例，无效 4 例。贲门癌患者中，有效 3 例，显效 2 例[3]。

4. 治疗妊娠恶阻　取制半夏 15 g，清水浸泡，每 10 min 换水 1 次，直至口尝无异味，加竹茹 10 g 及水 300 ml 煎煮，得煎液 200 ml；第二、第三煎分别加水 250 ml，煎出 200 ml。将 3 次所得煎液混合加面粉 50 g，烧成稀糊，多次少量分服，每日服 1 剂。待恶心呕吐减轻后，减为每隔日服 1 剂，直至痊愈。治疗中最好不要让患者知道所用的粥内有药物。共治疗 88 例患者，年龄 23～38 岁。结果：痊愈 56 例，好转 29 例，无效 3 例，总有效率为 97%。多数患者食糊后 3～5 d 恶心呕吐明显减轻，7～20 d 痊愈[4]。

5. 治疗宫颈糜烂　用带线棉球蘸生半夏粉适量，对准宫颈糜烂处置入并紧贴糜烂面，线头露于体外，1 d 后令患者取出。每星期上药 1、2 次，8 次为 1 个疗程。治疗 1 347 例，痊愈 603 例，显效 384 例，好转 322 例，无效 38 例，总有效率为 97.18%。同时发现生半夏的有效成分可能存在于氯仿提取物中；生半夏及其有效成分并非由于直接抑菌作用发挥疗效。此外还发现，生半夏有刺激性，上药时应避免撒在阴道壁上，如不慎撒上，应立即用生理盐水棉球擦去，否则产生烧灼感，甚至引起水泡。并认为生半夏中刺激作用较强的成分可能是无效成分[5]。

6. 治疗寻常疣　将疣用温水泡洗 10～20 min，以刀片轻轻刮去表面角化层，取鲜半夏洗净，去皮，在寻常疣局部涂擦 1～2 min，每日 3、4 次，一般只涂擦初发疣即可，若继发疣较大较多时，逐个进行涂擦效果更好。治疗 215 例，结果：15～30 d 共治愈 208 例，无效 7 例，治愈率 96.74%。经研究，寻常疣为乳头状瘤空泡病毒(属双链 DNA 病毒)，鲜半夏可杀死疣体中病毒，使疣消退。局部涂擦，无毒副作用[6]。

7. 治疗急性乳腺炎　取新鲜半夏洗净，去外皮，削成适当大小，塞入患侧或对侧鼻孔，1～2 h 后取出，每日或间隔 7～8 h 再塞 1 次，连续 3 次无效，则改用他法治疗。共治 40 例，其中产妇 39 例，非产妇 1 例，结果治愈 36 例，占 90%，4 例无效[7]。

【各家论述】 1. 成无己："辛者散也，半夏之辛以散逆气，以除烦呕，辛入肺而散气，辛以散结气，辛以发声音。"

2.《本草会编》："俗以半夏性燥有毒，多以贝母代之，贝母乃太阴肺经之药，半夏乃太阴脾经、阳明胃经之药，何可代也。夫咳嗽吐痰，虚劳吐血，或痰中见血，诸郁咽痛喉痹，肺痈、肺痿，痈疽，妇人乳难，此皆贝母为向导，半夏乃禁用之药。若涎者脾之液，美味膏粱炙煿，皆能生脾胃湿热，故涎化为痰，久则痰火上攻，令人昏愦口噤，偏废僵仆，謇涩不语，生死旦夕，自非半夏、南星曷可治乎？若以贝母代之，则翘首待毙矣。"

3.《纲目》："脾无留湿不生痰，故脾为生痰之源，肺为贮痰之器。半夏能主痰饮及腹胀者，为其体滑而味辛性温也，涎滑能润，辛温能散亦能润，故行湿而通大便，利窍而泄小便，所谓辛走气能化液，辛以润之是矣。洁古张氏云：半夏、南星治其痰，而咳嗽自愈。丹溪朱氏云：二陈汤能使大便润而小便长。聊摄成氏云：半夏辛而散，行水气而润肾燥。世俗皆以南星、半夏为性燥，误矣。湿去则土燥，痰涎不生，非二物之性燥也。古方治咽痛喉痹，吐血下血，多用二物，非禁剂也。惟阴虚劳损，则非湿热之邪，而用利窍行湿之药，是乃重竭其津液，医之罪也，岂药之咎哉。"

4.《本草新编》："或曰，半夏既治各痰，何以能入脾以化痰，而不能入肾以消痰耶？不知人身原无痰也，饮食入胃，该化精而不化痰。惟肾中真火虚，则火沸为痰；亦肾中真水虚，则水泛为痰矣，火沸为痰，与水泛为痰，虽出于肾，而痰仍留于脾也，半夏既能化痰，岂难消化，况痰已入于脾中，安在不能消之，然而终不能消者，以其能消已入脾中之痰，而不能断其将入脾中之痰也。盖肾中之痰，必须肾气丸始能逐之，非半夏所能祛也。半夏治痰之标，不能治痰之本，诚见到之语，惜启其机，而不竟其说。半夏性沉而降，似乎能入至阴之中，然阳多于阴，止可浅入脾阴，而不能深入肾阴。况半夏泄阴而不补阴，而肾经又可补而不可泄，半夏即欲入于肾，而肾所不受也，半夏既不能入于肾之内，又何以化肾中之痰哉，可见痰在脾为标，痰在肾为本，以脾之痰出于肾也，消脾之痰，而不能消肾之痰，不可以见标本之异哉。”

5.《药征》:“余尝读《本草纲目》半夏条曰，孕妇忌半夏，为其燥津液也。不思之甚矣。古语有之曰，有故无殒，此证而用此药，夫何忌之有？妊娠呕吐不止者，仲景氏用干姜人参半夏丸，余亦尝治孕妇留饮掣痛者，与十枣汤数剂，及期而娩，母子无害也。”

1587 半边苏 bàn biān sū（《贵州民间药物》）

【异名】 野鱼香、野苏、火胡麻(《贵州药用植物目录》)。

【基原】 为唇形科绵穗苏属植物绵穗苏的全草。

【原植物】 绵穗苏 *Comanthosphace ningpoensis* (Hemsl.) Hand. -Mazz.

多年生草本，高 60～100 cm。具木质根茎；茎直立，近无毛。叶对生；叶柄长 0.5～1 cm，无毛；叶片卵状长圆形，长 7～20 cm，宽 4～9.5 cm，先端渐尖，基部阔楔形渐狭，边缘在基部以上具锯齿，幼时上面多少被小刚毛，下面被疏星状毛，老时两面近无毛。轮伞花序 6～10 花，排列于主茎及侧枝上成顶生假穗状花序，长 8～18(～40)cm；苞片叶状，明显从叶状过渡到鳞片状；小苞片微小，早落；花梗与序轴均被白色星状绒毛；花萼钟形，长 4 mm，外面被星状绒毛，萼齿 5，短三角形，微尖；花冠淡红色或紫色，长 7 mm，外面密被白色星状绒毛，内面近中部有一密集毛环，上唇先端 2 浅裂，下唇 3 裂，中裂片较大，内凹成浅囊状；雄蕊 4，均伸出超过花冠长约 1 倍，花丝无毛，花药卵珠形，1 室；子房具腺点，花柱稍长于雄蕊，柱头 2 浅裂；花盘平顶。花期 8～10 月。

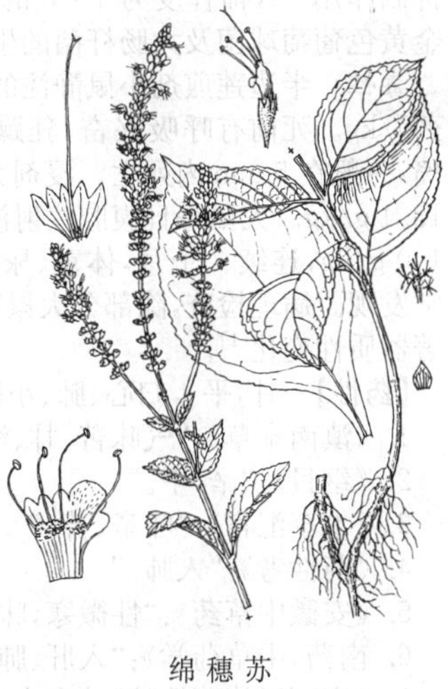

绵穗苏

生于海拔 1 220 m 的山坡草丛及溪旁。分布于浙江、江西、湖南、贵州等地。

【采收加工】 7～10 月采收，切段，晒干或鲜用。

【药性】《贵州民间药物》:“性温，味辛、微苦。”

【功用主治】 祛风发表，止血消肿。主治感冒头痛，瘫痪，劳伤吐血，崩漏，月经不调，痛经，疮痈肿毒。

1.《贵州民间药物》:“驱风，发汗，疗疮毒。治瘫痪，感冒，疮毒，月家病，痨伤吐血。”

2.《贵州草药》:“清热止血解毒。”

【用法用量】 内服：煎汤，10～30 g。外用：捣敷。

【选方】 1. 治感冒(畏寒头痛) 半边苏 12 g，白芷、川芎各 9 g。煎水服。

2. 治月家病 半边苏、土牛舌片、益母草、辣子草各 15 g。煎水服。(1、2 方出自《贵州民间药物》)

1588 半边莲 bàn biān lián（《滇南本草》）

【异名】 急解索(《纲目》)，蛇利草(《岭南采药录》)，细米草(《中国药用植物志》)，蛇舌草(《福建民间草药》)，鱼尾花(《江西中药》)，半边菊、半边旗(《广西中药志》)，奶儿草、半边花(《浙江民间草药》)，箭豆草(《四川中药志》)，顺风旗、单片芽(《岭南草药志》)，肺经草、小莲花草、绵蜂草、吹血草、腹水草、疳积草、白腊滑草、金菊草(《湖南药物志》)，金鸡舌(《闽东本草》)，片花莲、偏莲、瓜仁草(《江西民间草药验方》)，蛇啄草(《上海常用中草药》)。

【基原】 为桔梗科半边莲属植物半边莲的带根全草。

【原植物】 半边莲 *Lobelia chinensis* Lour. [*L. radicans* Thunb.]

多年生矮小草本，高仅达 10 cm，有乳汁。茎细长，多匍匐地面，匍匐茎于节部生细根。叶互生；无柄；叶片狭小，披针形，叶缘具疏浅锯齿。花小，单生，花萼绿色，上端 5 裂，下部成筒状，花冠浅红紫色，基部全成管状，5 裂片向一边开裂，中央 3 裂片较浅，两侧裂片深裂至基部；雄蕊 5，聚药，花药位于下方的 2 个有毛，上方的 3 个无毛，花丝下半部分离；雌蕊 1；子房下位，中轴胎座，2 室，胚珠多数。蒴果顶端二瓣开裂，花期 5～8 月，果期 8～10 月。

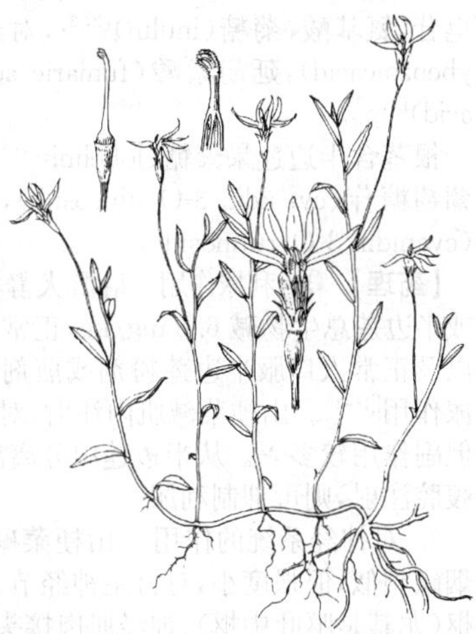

半边莲

生于水田边、路沟旁及潮湿的阴坡，荒地。

分布于江苏、浙江、安徽、四川、湖南、湖北、江西、福建、台湾、广东、广西等地。

【栽培】 生物学特性 喜温暖湿润气候，怕旱，耐寒，耐涝。以疏松肥沃的潮湿地黏壤土栽培为宜。

繁殖方法 分株繁殖：4～5 月挖掘老株丛，分成小株，按行株距 15 cm×8 cm 开穴栽种。亦可扦插繁殖：将茎枝剪下，扦插于苗床，床土经常保持湿润，约经 10 d 左右即能生根。翌年春季移栽。

田间管理 幼苗期注意松土除草。栽种后施 1 次稀人粪尿；夏季收获后追施 1 次人畜粪或硫酸铵、尿素等；冬季施腐熟肥或堆肥。遇干旱季节要灌水，经常保持土壤湿润，以利生长。

【采收加工】 可连年收获多年。7～9 月生长茂盛时，选晴天，带根拔起，鲜用，随采随用。

【药材】 半边莲 *Herba Lobeliae Chinensis* 主产于江苏、浙江、安徽。以安徽安庆地区产量最大。

性状 本品常缠结成团。根茎直径 1～2 mm。表面淡棕黄色，平滑或有细纵纹。根细小，黄色，侧生纤细须根。茎细长，有分枝，灰绿色，节明显，有的可见附生的细根。叶互生，无柄，叶片多皱缩，绿褐色，展平后叶片呈狭披针形，长 1～2.5 cm，宽 0.2～0.5 cm，边缘具疏而浅的齿。花梗细长，花小，单生于叶腋，花冠基部筒状，上部 5 裂，偏向一边，浅紫红色，花冠筒内有白色茸毛。气微特异，味微甘而辛。

鉴别 根茎横切面：表皮为 1 列细胞；外被角质层呈细波

状弯曲。皮层宽广，细胞内含菊糖及少数草酸钙簇晶；内皮层明显。中柱小，韧皮部散有乳汁细胞；木质部导管束略呈径向排列。有髓。

叶表面观：上下表皮细胞垂周壁微波状，气孔稍突出，不定式，副卫细胞 3～7 个。

品质标志 《中华人民共和国药典》2005 年版规定：照热浸法测定，本品水溶性浸出物不得少于 35.0%。

【成分】 全草含生物碱，主要为 L-山梗菜碱（L-lobeline），山梗菜酮碱（lobelanine），山梗菜醇碱（lobelanidine），异山梗菜酮碱（isolobelanine）即去甲山梗菜酮碱[1]。又含皂苷，氨基酸，菊糖（inulin）[2,3]，对羟基苯甲酸（*p*-hydroxybenzoicacid），延胡索酸（fumaric acid）和琥珀酸（succinic acid）[4,5]。

根茎含半边莲果聚糖（lobelinin）[6]。须根含花青素 3-O-葡萄糖苷（cyanidin 3-O-glucosidi），花青素 3-O-芸香糖苷（cyanidin 3-O-rutinoside）[7]。

【药理】 1. 利尿作用 麻醉犬静注半边莲浸剂 0.1 g/kg 或半边莲总生物碱 6.6 mg/kg，正常大鼠灌服浸剂 1 g/kg，以及正常人口服半边莲粉剂或煎剂，均有显著而持久的利尿作用[1~3]。山梗菜碱肌内注射，对正常人亦有利尿作用，但副作用较多[3]。从半边莲中分离出的菊糖给大鼠口服或腹腔注射，则可抑制利尿[4]。

2. 对神经系统的作用 山梗菜碱对神经系统的作用与烟碱相似，但强度小，对自主神经节、肾上腺髓质、延脑各中枢（尤其是呕吐中枢）、神经肌肉接头，以及颈动脉体的化学感受器都有先兴奋、后抑制的作用[5]。

3. 呼吸兴奋作用 半边莲煎剂及其生物碱制剂静注，对麻醉犬有呼吸兴奋作用，剂量过大时则引起呼吸麻痹而死亡。其机制主要是通过刺激颈动脉体化学感受器，反射性地兴奋呼吸中枢[2]。吸入山梗菜碱溶液，可扩张支气管，对抗毛果芸香碱和乙酰胆碱引起的气管收缩[6]。

4. 对心血管系统的作用 半边莲浸剂静注，对麻醉犬有显著而持久的降压作用。半边莲的利尿成分和降压成分并非同一物质，乙醚提取其碱性溶液可将之分开，且降压成分口服不易吸收[1]。半边莲生物碱对离体兔心和蛙心有兴奋作用，使收缩力加强，振幅增大；高浓度时则出现暂时的兴奋，继之抑制，最后发生传导阻滞和停搏[2]。山梗菜碱肌注，在呼吸兴奋的同时，心率减慢，血压升高[6]。大剂量时则心率加快，血压明显下降，终至心脏麻痹[6,7]。半边莲水提液可以部分拮抗内皮素引起的小鼠猝死，延长存活时间，并显著抑制内皮素致大鼠血压升高；半边莲对抗内皮素所致大鼠离体主动脉环收缩是非内皮依赖的舒张作用[8]。

5. 对血管内皮细胞的作用 5%半边莲组分 B001 水溶液 4 mg/kg 给高脂血症大鼠灌胃 60 d，使内皮素合成及释放减少，并可促进内皮源性一氧化氮合酶的合成，从而缓解高脂血症对血管内皮的持续损伤[9]。

6. 利胆作用 犬静注半边莲水煎醇沉制剂 1 g/kg，胆汁流量增加，且胆汁中固形物、胆酸盐和胆红素的浓度都有所降低[10]。半边莲注射剂 1 g/kg 给健康犬静脉注射，可明显增加胆汁流量，有显著的抗胆汁黏滞作用，对胆汁成分及奥狄括约肌的影响不明显[11]。

7. 抗蛇毒作用 半边莲煎剂，以及从中分离出的琥珀酸钠、延胡索酸钠、对羟基苯甲酸钠分别于注射蛇毒前半小时灌胃，或于注射时皮下注射，或用琥珀酸钠、延胡索酸钠和醋酸钠组成复方于注射蛇毒前 0.5～4 h 灌胃，对于注射最小全致死量眼镜蛇毒的小鼠均有较高的保护作用。但若于注射蛇毒后 25 min 再给药，则无保护作用[12]。

8. 抗肿瘤作用 终浓度为 0.075 g/ml 的半边莲对 HeLa 细胞增殖的抑制作用不明显，但可通过促进细胞内储藏钙的释放和细胞外钙离子的内流，显著提高细胞内游离钙的浓度，可能与之诱导癌细胞凋亡有关[13]。

9. 催吐作用 猫和犬肌注山梗菜碱可致呕吐。其机制似既与延脑催吐化学感受区有关，亦有周围机制参与[14]。去氢山梗菜碱和氢化山梗菜碱可能并非主要催吐成分[15]。山梗菜碱虽有催吐作用，但安全性差，不宜作催吐药[6]。

10. 其他作用 山梗菜碱对离体兔肠张力和蠕动，小量时有一过性增强作用，随后则抑制之。大量时则有麻痹作用[6]。体外试验，半边莲煎剂对常见致病性真菌有明显的抑制作用[16]，稀释度为 1∶8 的半边莲药液则可完全抑制金黄色葡萄球菌及大肠杆菌的生长[11]。

毒性 半边莲煎剂小鼠静注的 LD_{50} 为 6.10±0.26 g（生药）/kg。死前有呼吸兴奋，狂躁不安等现象，继之发生抽搐，一般在 5 min 内死亡。浸剂大鼠灌胃的 LD_{50} 为 75.1±13.1 g/kg。大鼠每日腹腔注射浸剂 0.1 g/kg、0.3 g/kg 和 1.0 g/kg，连续 3 个月，体重、尿沉渣及尿蛋白检查均无异常发现。病理检查，除部分大鼠肾脏有轻度浊肿外，未见显著器质性变化[1]。

【药性】 甘，平。归心、肺、小肠经。

1.《滇南本草》："气味苦、甘、淡，性平，无毒。"

2.《纲目》："辛，平。"

3.《本草汇言》："味辛、苦。"

4.《药性考》："入肺。"

5.《安徽中草药》："性微寒，味甘、苦、辛。"

6. 南药《中草药学》："入肝、肺、小肠经。"

7.《广西民族药简编》："有小毒。"

【功用主治】 清热解毒，利水消肿。主治毒蛇咬伤，多种癌症，痈肿疔疮，扁桃体炎，漆疮，湿热黄疸，臌胀水肿，湿疹足癣，跌打扭伤肿痛。

1.《滇南本草》："主治血痔、牡痔、牝痔、羊乳痔、鸡冠痔、翻花痔及一切疮毒最良；枝叶熬水，洗诸毒疮、癣，其效如神。"

2.《纲目》："治蛇虺伤。又治寒齁气喘，及疟疾寒热。"

3.《本草汇言》："治蚘蝮及诸虫所伤。"

4.《生草药性备要》："敷疮，消肿毒。"

5.《药性考》："行痰。"

6.《本草求原》："消肿散毒，治恶疮、蛇伤。"

7.《中国药用植物志》："治血吸虫病腹水。"

8.《福建民间草药》："清热解毒，利尿消肿。"

9.《中国药用植物图鉴》："治风湿性神经痛，头晕。"

10.《福建药物志》："主治阑尾炎，肝炎，肝硬化腹水，肾炎，肾盂肾炎，泌尿系结石，肺痈，扁桃体炎，肠炎，小儿高热，乳腺炎，闭经，跌打伤痛，毒蛇咬伤，外伤出血，蛇头疔，带状疱疹，漆过敏，鹅口疮，化脓性感染。"

【用法用量】 内服：煎汤，15～30 g，或捣汁。外用：捣敷，或捣汁调涂，或滴耳。

【宜忌】《广西中药志》："脾胃虚寒者慎用。"

【选方】 1. 治毒蛇伤 半边莲 15 g，鸡冠花蕊 30 g。用米酒适量捣烂过滤，将药汁内服，药渣外敷伤口。（《岭南草药志》）

2. 治肝癌　半边莲、半枝莲、黄毛耳草、薏苡仁各 30 g，天胡萝 60 g。水煎服。也作肌内注射(每 ml 含生药 3 g)，每日 1、2 次，每次 3、4 ml。(《中医方剂手册新编》)

3. 治鼻腔癌　半边莲 60 g，鲜老鹳草 60 g。水煎服。(《武汉草医展览汇编》)

4. 治喉蛾　鲜半边莲如鸡蛋大一团，放在瓷碗内，加好烧酒 90 g，同擂极烂，绞取药汁，分 3 次口含，每次含 10～20 min 吐出。

5. 治时行赤眼或起星翳　鲜半边莲，洗净，揉碎作一小丸，塞入鼻腔，患左眼塞右鼻，患右眼塞左鼻。3～4 h 换 1 次。

6. 治黄疸，水肿，小便不利　半边莲 30 g，白茅根 30 g。水煎，分 2 次用白糖调服。(4～6 方出自《江西民间草药验方》)

7. 治肾炎　半边莲 60 g，六月雪根、虎刺根、乌豆各 30 g。水煎服，忌盐，每日 1 剂。(《江西草药》)

8. 治湿疹(包括香港脚)　半边莲、蛇总管、蛇退步、秋苦瓜各等分。共研细末，用茶油或白醋调搽患处。(《岭南草药志》)

9. 治呕泻　半边莲 15 g，水杨柳 12 g，车前草 30 g，萝卜 12 g。捣烂，开水冲服。(《湖南药物志》)

10. 治偏头痛　半边莲、五爪风、梨头草各 9 g。水煎兑酒服。(《湖南药物志》)

11. 治齁喘　用半边莲草、雄黄各二钱。二味捣为泥，放铜器内，用碗覆之，待其青色，饭糊为丸，如梧桐子大，每服九丸，空心盐汤送下。(《医方类聚》引《寿域神方》)

12. 治百日咳　半边莲 30 g。煎汤，煮猪肺 1 个，吃汤和肺。(《浙江民间常用草药》)

【临床报道】 1. 治疗蛇咬伤　将半边莲制成浓缩浸膏(每 1 ml 含生药 0.5 g)，每日 60～90 ml，分 3 次内服，同时用捣碎的半边莲泥浆外敷，或外涂浓缩浸膏，每日 2 次更换。共治疗 14 例，其中 6 例与奴佛卡因封闭并用。经治疗全身症状 1～2 d 消失，局部浮肿 3～5 d 消退，平均治愈日数为 5.4 d。另设对照组 14 例，不用半边莲，而用盐酸普鲁卡因封闭疗法、过锰酸钾或铝糖溶液冷敷、支持疗法、兴奋剂等综合治疗，平均治愈日数为 8.6 d，少数肢体坏死行截肢术者时间更长[1]。

2. 治疗晚期血吸虫病肝硬变腹水　半边莲每日 6～48 g，制成 10%～20%煎剂或浸膏，每日分 4 次口服。共观察 100 例，经 11～75 d 治疗，显著好转 69 例，好转 20 例，无变化 7 例，恶化 2 例，死亡 2 例，有效率为 89%。在治疗过程中，有 84 例患者尿量增加，69 例腹水消失，20 例腹水减少，但当腹水消失或接近消失时，尿量增加则不显著，无脱水之虞；30%肝功能和门静脉循环有所改善，血红蛋白与红细胞 43.8%～55.6%有所增加。半边莲对血吸虫及其卵无直接影响，不是治疗病原的药物[2]。

3. 治疗隐翅虫皮炎　半边莲干品 60～100 g，加水 1 000 ml，煎煮 0.5 h 浸洗患处或用以调敷，病损范围小者，用半边莲加花生油适量调成糊状外涂，每日 2、3 次，严重者两法兼用。共观察 35 例，治愈 34 例，无效 1 例。治愈时间一般为 2、3 d，严重者 4～7 d，平均 3.4 d[3]。

4. 治疗带状疱疹　鲜半边莲，用量视病变范围大小而定，捣烂如泥，敷于患处，上盖纱布，胶布固定，药干用冷开水湿润之。每日换药 1、2 次。亦可将鲜品捣烂绞汁，不时外搽患处。共治疗 23 例，治疗后先是疼痛减轻或不痛，继之水疱结痂、脱屑，轻者 2、3 d，重者 7 d 痊愈[4]。

5. 治疗急性肾小球肾炎　鲜半边莲全草水煎服，3～12 岁每日量 50～150 g；12 岁以上每日量 100～250 g，水煎加白糖适量，不拘时服。全部患者均不使用其他药物。150 例患者中，3～12 岁 96 例，12～25 岁 33 例，25 岁以上 21 例。服药 3～15 d 后，治愈 97 例，好转 27 例，无效 26 例，总有效率为 83%[5]。

【各家论述】 《本草求原》："谚云：识得半边莲，不怕共蛇眠。白花者良。"

1589 半边钱 bàn biān qián (《南宁市药物志》)

【异名】 罗藟草(《中国主要植物图说》)，钱凿草(《南宁市药物志》)，土豆草、纱帽草(《泉州本草》)，蝴蝶草(《广西药用植物名录》)，马蹄金、马蹄香(《福建中草药》)。

【基原】 为豆科蝙蝠草属植物铺地蝙蝠草的全草。

【原植物】 铺地蝙蝠草　*Christia obcordata* (Poir.) Bahn. f. [*Hedysarum obcordatum* Poir.；*Lourea obcordata* Desv.]

一年生草本。茎平卧，长 15～45 cm，被短柔毛。叶互生，有柄；托叶锥形；小叶通常 3 片，间有 1 片，顶生小叶片肾形或倒三角形，长 7～15 mm，宽 1～2.5 cm，先端微凹或平截，基部近圆形或截形，侧生小叶较小，卵形或倒卵形，两面被毛。总状花序顶生或腋生，长 4～15 cm；花梗有短柔毛；花疏生；花萼钟形，膜质，萼片 5，卵形，上面 2 片稍合生，具明显的网脉；花冠蓝紫色或玫瑰红色，蝶形。荚果小，藏于膨胀之萼内，有 2～5 荚节，彼此重叠，卵形，长约 2 mm，宽约 1.5 mm，有网脉，每节有 1 颗种子。花期 8 月。

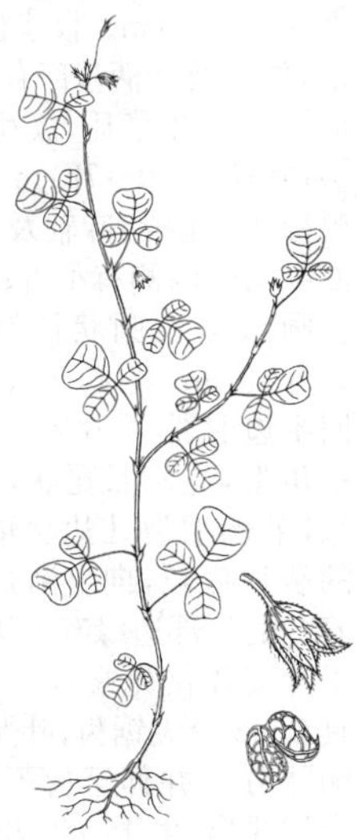

铺地蝙蝠草

生于空旷向阳的草地上。分布于福建、广东、广西、海南等地。

【采收加工】 7～10 月采收，鲜用或晒干。

【药性】 苦、辛，寒。

1.《广西本草选编》："味微苦，性凉。"

2.《福建药物志》："苦，平。"

【功用主治】 清热利湿，止血，解毒。主治小便不利，石淋，水肿，白带，跌打损伤，吐血，咯血，血崩，目赤痛，乳痈，毒蛇咬伤。

1.《广西本草选编》："清热利尿。主治结膜炎，膀胱炎，尿道炎，乳腺炎。"

2.《福建药物志》："清热除湿。治肾盂肾炎，吐血，咯血，血崩，急性胃肠炎。"

【用法用量】 内服：煎汤，10～30 g。外用：捣敷；或煎水洗。

【宜忌】 孕妇慎服。

【选方】 1. 治小便不通　鲜半边钱 60～90 g(小儿减半)。清水煎，代茶服。(《泉州本草》)

2. 治慢性肾炎　罗藟草鲜根 30～60 g。水煎服。(《福建中草药》)

3. 治肾盂肾炎　罗藟草研末。每次 3 g，鸡蛋 1 个，白糖

适量，用麻油或茶油烤煎成饼，早晚各服1次。(《福建药物志》)

4. 治吐血，咯血　罗藟草鲜根45 g。水煎服。(《福建中草药》)

5. 治疥癣　鲜半边钱适量。水煎外洗。(《全国中草药汇编》)

1590 半边旗 bàn biān qí (《岭南采药录》)

【异名】 半边莲、半边蕨(《广西药用植物图志》)，半凤尾草(《南宁市药物志》)，半边风药(《贵州民间药物》)，凤凰尾巴草(《天目山药用植物志》)，单边旗、半边梳(广州部队《常用中草药手册》)。

【基原】 为凤尾蕨科凤尾蕨属植物半边旗的全草或根茎。

【原植物】 半边旗　*Pteris semipinnata* L.　又名：甘草蕨(《广州植物志》)，甘草凤尾蕨(《中国主要植物图说》)。

陆生多年生蕨类植物，植株高30～100 cm。根茎粗短，横走，顶端及叶柄基部有棕色钻形鳞片。叶草质，簇生，近一型；叶柄长40～70 cm，棕色或黑棕色，光滑，叶轴及羽轴腹面纵沟的两侧有小齿；孢子叶长圆形至长圆状披针形，长20～40 cm，宽15～28 cm；二回半边羽裂，羽片半三角形至三角形，先端长尾状，上侧全缘，下侧羽裂几达羽轴，基部的裂片最长，向上渐短，仅营养叶的顶部边缘有尖锯齿，孢子叶裂片仅先端有1尖刺或具2～3个尖锯齿；叶脉羽状，侧脉分叉并伸至齿下。孢子囊群线形，生于裂片边缘的边脉上，囊群盖同形，黄棕色，膜质，全缘。

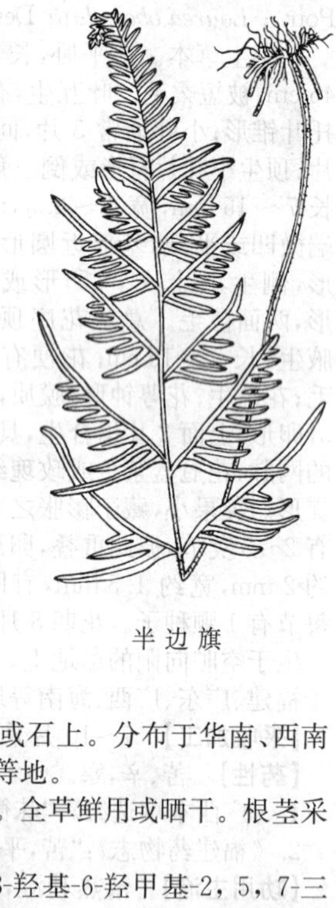

半 边 旗

生于海拔850 m以下的林下或石上。分布于华南、西南及浙江、江西、福建、湖南、台湾等地。

【采收加工】 四季均可采收。全草鲜用或晒干。根茎采挖后，趁鲜切片，干燥。

【成分】 地上部分含萜类：3-羟基-6-羟甲基-2，5，7-三甲基-1-茚满酮(3-hydroxy-6-hydroxymethyl-2，5，7-trimethyl-indan-1-one)，对映-11α-羟基-15-氧代-16-贝壳杉烯-19-羧酸(*ent*-11α-hydroxy-15-oxo-kaur-16-ene-19-carboxylic acid)，对映-11α-羟基-15-氧代-16(S)-贝壳杉烷-19-羧酸〔*ent*-11α-hydroxy-15-oxo-16(S)-kauran-19-carboxylic acid〕，对映-11α-羟基-15-氧代-16(R)-贝壳杉烷-19-羧酸〔*ent*-11α-hydroxy-15-oxo-16(R)-kauran-19-carboxylic acid〕，对映-7α，9-二羟基-15-氧代-16(S)-贝壳杉烷-19，6-内酯〔*ent*-7α，9-dihydroxy-15-oxo-16(S)-kauran-19，6-olide〕[1]，7α，11α-二羟基-15-氧代-16-亚甲基-对映-贝壳杉烯-19，6β-内酯(7α，11α- dihydroxy-15-oxo-16-methylene-*ent*-kaurane-19，6β-lactone)，7α，9α-二羟基-15-氧代-16-亚甲基-对映贝壳杉烯-19，6β-内酯(7α，9α-dihydroxy-15-oxo-16-methylene-*ent*-kaurane-19，6β-lactone)[2]。

【药理】 1. 抗癌作用　半边旗水提取液(PWE)和醇提取液(PAE)对体外培养的人白血病细胞株HL-60和K_{562}有明显抑制细胞增殖的作用，呈浓度依赖性；并明显降低HL-60细胞的分裂指数，半边旗5 g/kg对体内移植性肿瘤小鼠肉瘤S_{180}和小鼠HepA肝癌也有明显的抑瘤作用[1]。半边旗多糖可能通过影响细胞周期时相分布、诱导凋亡以及下调端粒酶hTERTmRNA表达，降低端粒酶活性而抑制人肺腺癌细胞株(SPC-A1)细胞增殖，具明显的时间和剂量效应[2]。从半边旗醇提物中分离纯化后得到二萜类化合物5F、6F、A及PSE对5种人癌细胞、人胃腺癌细胞(MGC-803)、人低分化鼻咽癌细胞(CNE-2Z)、人肺腺癌细胞(SPC-A1)、人肝癌细胞(BEL-7402)、人肝癌细胞($HepG_2$)均有不同程度的杀伤作用，且呈明显的剂量依赖关系。其中6F的活性最强，其次是A、5F[3]。6F对HL-60细胞生长有强烈的抑制作用，抑制细胞DNA、RNA，特别是蛋白质的生物合成可能是6F抗肿瘤作用的机制之一[4]。DNA拓扑异构酶是化合物6F和A抑制细胞生长的靶点之一，化合物A对酪氨酸蛋白激酶(TPK)活性有一定的抑制作用，对*c-myc*基因的蛋白表达有抑制作用[5]。异常激活和表达的丝裂原活化蛋白激酶是化合物5F抗肿瘤的机制之一[6]。

2. 对病理性成纤维细胞的作用　半边旗的乙醇抽提物5F在体外能明显抑制病理性瘢痕成纤维细胞胶原的合成，可减少成纤维细胞^3H-脯氨酸掺入量、细胞上清液胶原蛋白总量及Ⅲ型前胶原的含量[7]，使细胞核内增殖核抗原(PCNA)的表达明显减弱[8]。在体外具直接或间接抑制人翼状胬肉成纤维细胞的作用，与Ki 67(细胞周期调控因子)阳性表达降低有关[9]。

毒性　5F注射液的急性毒性主要表现在中枢神经系统的过度兴奋或抑制以及出凝血系统毒性。该药腹腔注射的LD_{50}为414.4 mg/kg，其有效剂量为50 mg/kg，表明该药毒性较小，安全范围大，作用缓和[10]。

【药性】 苦、辛，凉。归肝、大肠经。

1.《贵州民间药物》："性平、微温，味甘、苦。"

2.《安徽中草药》："味微苦。"

3. 南药《中草药学》："苦、辛、涩，凉。"

4.《福建药物志》："微辛。"

【功用主治】 清热利湿，凉血止血，解毒消肿。主治泄泻痢疾，黄疸，目赤肿痛，牙痛，吐血，痔疮出血，外伤出血，跌打损伤，疔疮疖肿，乳痈，皮肤瘙痒，毒蛇咬伤。

1.《岭南采药录》："凡毒蛇咬伤，可将叶捣烂，和片糖敷；治疮疖，煎水洗。"

2.《天目山药用植物志》："治目赤肿痛。"

3.《安徽中草药》："清热解毒，止血消肿，利湿止泻。"

4.《全国中草药汇编》："治细菌性痢疾，急性肠炎，黄疸型肝炎，结膜炎；外用治跌打肿痛，外伤出血，疮疡疖肿，湿疹，毒蛇咬伤。"

5.《福建药物志》："治牙痛、痔疮出血。"

【用法用量】 内服：煎汤，9～15 g；捣汁。外用：捣敷；研末撒；或煎水熏洗。

【选方】 1. 治急性细菌性痢疾　鲜半边旗60 g，鲜鱼腥草、鲜凤尾草各30 g。水煎服。(《福建药物志》)

2. 治虫牙痛(龋齿)　半边旗根、拦路蛇根各适量，生盐少许。共捣烂，敷患处。(《广西民间常用中草药手册》)

3. 治毒蛇咬伤　半边旗、天胡荽、鸭跖草各30 g，煎水当

茶饮;另用上药鲜品各适量,捣烂敷伤口周围及肿处。(《安徽中草药》)

1591 半枝莲 bǎn zhī lián (《江苏省植物药材志》)

【异名】 狭叶韩信草(《广州植物志》),通经草、紫连草、并头草(《南京民间药草》),牙刷草(《江苏省植物药材志》),水韩信(《广西药用植物图志》),溪边黄芩、金挖耳(《江西民间草药验方》),野夏枯草、方草儿、半向花、偏头草、四方草(《浙江民间常用草药》),耳挖草(《广西中草药》),小号向天盏(《福建中草药》),狭叶向天盏(福建《新医疗法资料选编》)。

【基原】 为唇形科黄芩属植物半枝莲的全草。

【原植物】 半支莲(半枝莲)*Scutellaria barbata* D. Don (*S. rivularis* Wall.)

多年生直立草本,高可达 50 cm。茎四棱形,分枝多,下部略呈紫色,无毛。叶交互对生,有短柄,叶片三角状长卵形至披针形,长 1.5～2.5 cm,宽 0.7～1.5 cm,顶端略钝,边缘具疏钝齿,基部截形,叶上面深绿色,被稀柔毛,下面淡绿色,仅叶脉及边缘有稀柔毛。花顶生于茎及分枝的上部,每轮有花两朵,并生,集成偏一侧的总状花序;花萼紫色,萼筒外面密被短柔毛,上唇背部附有盾片,果期增大;花冠蓝紫色,长约 1.3 cm,外面密被长柔毛,冠筒基部前方囊状,下唇中间裂片呈盔状;雄蕊 4,二强;花柱着生于子房基部,柱头 2 裂。果实成熟时上萼筒开裂而脱落,下萼筒宿存,露出 4 个扁球形小坚果,表面有小瘤状突起。花期 5～10 月,果期 6～11 月。

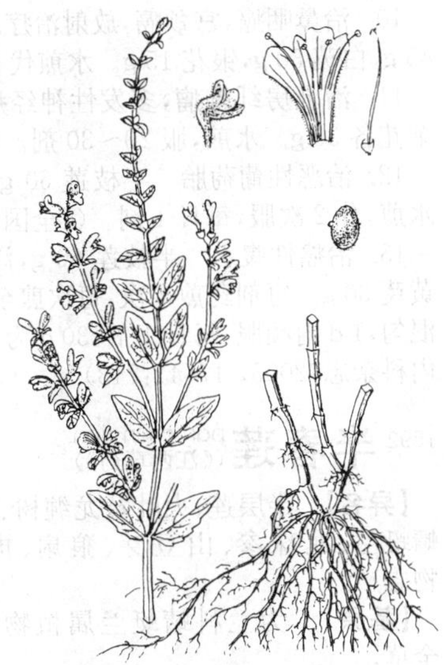

半枝莲

生于溪滩边、田岸及林区路旁。分布于河北、山西、江苏、浙江、安徽、福建、江西、河南、湖北、四川、云南、贵州、陕西、台湾等地。

【栽培】 生物学特性　喜温暖湿润气候,耐寒和耐旱性差。生育期较长,达 352 日。宜选疏松肥沃、排水良好、富含腐殖质的壤土或砂质壤土栽培。

繁殖方法　种子繁殖或分株繁殖,以种子繁殖为主。种子繁殖:多采用直播,北方以 3～4 月、南方以 10 月上旬播种为好。条播或穴播,条播者按行距 25 cm 开条沟,沟内先浇透水,将种子与草木灰拌成种子灰均匀播入,薄覆细土 0.7～1 cm;穴播者按株距 25 cm×25 cm 开穴,播种。

田间管理　苗高 5～7 cm 时进行匀苗补苗,补苗需带土移栽,以利成活。施肥可结合中耕进行,可施用清淡人畜粪水。从第二年起,分别在 3 月和 5、7、9 月收获后各追肥 1 次,可施人畜尿或硫酸铵等。久旱要浇水,多雨季节要清理墒沟。

【采收加工】 种子繁殖的,从第二年起,每年的 5 月、7 月、9 月都可收获 1 次。用刀齐地割取全株,捆成小把,晒干或阴干。

【药材】 半枝莲 *Herba Scutellariae Barbatae* 产于华北、中南、华东、华南、西南地区。

性状　全草长 15～35 cm,无毛或花轴上疏被毛。根纤细。茎丛生,较细,方柱形;表面暗紫色或棕绿色。叶对生,有短柄;叶片多皱缩,展平后呈三角状卵形或披针形,长 1.5～3 cm,宽 0.5～1 cm;先端钝,基部宽楔形,全缘或有少数不明显的钝齿;上表面暗绿色,下表面灰绿色。花单生于茎枝上部叶腋,花萼裂片钝或较圆;花冠二唇形,棕黄色或浅蓝紫色,长约 1.2 cm,被毛。果实扁球形,浅棕色。气微,味微苦。

鉴别　(1) 叶表面观:表皮细胞长多角形,垂周壁波状弯曲,上表皮细胞较大,有的细胞含橙皮苷结晶,以气孔周围为多见;气孔直轴式。非腺毛 1～4 细胞,壁具疣状突起,基部细胞有放射状纹理。腺鳞较多,头部类圆形,4～10 余细胞,形大者类圆形或椭圆形,有的边缘凹凸,由数十个细胞组成。另有小腺毛,头部类圆形,1～2 细胞,柄短,单细胞。

(2) 取本品粉末 10 g,加 80%乙醇 50 ml,置水浴上回流 0.5 h,趁热滤过。取滤液 1 ml,加镁粉少许及浓盐酸数滴,渐显绯红色(检查黄酮类);取滤液 1 ml,加 1%三氯化铁试液 1～2 滴,溶液显墨绿色(检查酚类);取滤液 4 ml,置水浴上蒸干,残渣加 5%盐酸 5 ml,搅拌溶解,滤过。滤液分置 3 支试管内分别加碘化铋钾试液、碘化汞钾试液、硅钨酸试液各 1～2 滴,各试管均产生沉淀(检查生物碱)。

品质标志　《中华人民共和国药典》2005 年版规定:照分光光度法测定,本品含总黄酮以野黄芩苷($C_{21}H_{18}O_{12}$)不得少于 1.50%;照高效液相色谱法测定,本品含野黄芩苷($C_{21}H_{18}O_{12}$)不得少于 0.20%。

【成分】 全草含黄酮类:红花素(carthamidin),异红花素(isocarthamidin),高山黄芩素(scutellarein),高山黄芩苷(scutel-larin),又含 β-谷甾醇(β-sitosterol),硬脂酸(stearic acid),生物碱[1, 2],多糖[3]等。

地上部分含黄酮类:汉黄芩素(wogonin),半枝莲素(scutevulin),半枝莲种素(rivularin),柚皮素(naringenin),芹菜素(apigenin),粗毛豚草素(hispidulin),圣草素(eriodictyol),木犀草素(luteolin),5,7,4′-三羟基-8-甲氧基黄烷酮(5,7,4′-trihydroxy-8-methoxyflavanone),5,7,4′-三羟基-6-甲氧基黄烷酮(5,7,4′-trihydroxy-6-methoxyflavanone),4′-羟基汉黄芩素(4′-hydroxywogonin),7-羟基-5,8-二甲氧基黄酮(7-hydroxy-5,8-dimethoxyflavone)。又含对-羟基苯甲醛(*p*-hydroxybenzaldehyde),对羟基苄基丙酮(*p*-hydroxybenzylacetone),对香豆酸(*p*-coumaric acid),原儿茶酸(protocatechuicacid),熊果酸(ursolic acid),植物甾醇(phytosterol),植物甾醇-β-D-葡萄糖苷(phytosteryl-β-D-glucoside)[4]等。

【药理】 1. 抗癌作用　半枝莲对急性粒细胞型白血病(AML)血细胞有抑制作用[1]。以半枝莲为主药的复方半枝莲(1 g/kg、0.5 g/kg 滴管喂服)能有效地抑制实验性舌黏膜癌前病变大鼠上皮异常增生,降低增殖细胞核抗原(PCNA)阳性率,对癌前病变细胞异常增殖有抑制性作用[2]。复方半枝莲 10 g/kg 灌胃,能预防二乙基亚硝胺(DEN)诱发大鼠肝癌,抑制癌前病变,延缓肝癌的形成,降低肝癌发病率[3]。复方半枝莲乙醇提取液对人肝癌细胞SMMC-7221有明显的抑制作用，且抑制率随作用剂量增高和作用时间的延长而增高[4]。

2. 抗突变作用　半枝莲具有抗MMC诱发遗传物质损伤的作用[5]。125 g/L的半枝莲能拮抗香烟焦油的致突变作用，保护淋巴细胞的DNA[6]。

3. 免疫调节作用　半枝莲多糖在体外可促进刀豆球蛋白A(Con A)诱导的小鼠脾细胞淋巴细胞转化。皮下注射给药1星期后可明显提高小鼠外周血淋巴细胞中酯酶阳性细胞的百分率，促进二硝基氯苯(DNCB)诱导的迟发型变态反应，但大剂量注射(200 mg/kg)可抑制小鼠胸腺指数，对脾指数无影响[7]。

4. 抑菌作用　50%半枝莲煎剂用平板挖沟法，对金黄色葡萄球菌、福氏痢疾杆菌、伤寒杆菌、铜绿假单胞菌、大肠杆菌有抑制作用[8]。

5. 其他作用　半枝莲多糖具有抗脂质过氧化作用，能清除氧负自由基以及提高SOD活力，在延缓衰老方面有一定的作用[9]。红花素有较强的对抗由组胺引起的平滑肌收缩作用，并有很好的祛痰作用[10]。半枝莲水煎剂10 g/kg、5 g/kg、2.5 g/kg灌胃，对正常大鼠的体温无影响，对皮下注射干酵母混悬液致发热大鼠有明显的解热作用，并有明显的剂量关系[11]。

【药性】　辛、苦，寒。归肺、肝、肾经。

1.《广西药用植物图志》："味辛微腥，性平，无毒。"

2.《南宁市药物志》："甘，平，无毒。"

3.《江西草药》："性寒，味苦。"

4. 广州部队《常用中草药手册》："微苦，凉。"

【功用主治】　清热解毒，止血，消肿。主治热毒痈肿，咽喉疼痛，肺痈肠痈，瘰疬，毒蛇咬伤，跌打损伤，各种出血，水肿，腹水及癌症。

1.《南京民间药草》："破血通经。"

2.《广西药用植物图志》："消炎，散瘀，止血。治跌打伤，血痢。"

3.《南宁市药物志》："消肿，止痛。治跌打，刀伤，疮疡。"

4.《江西草药》："清热解毒，消肿止痛。"

5.《全国中草药汇编》："治肿瘤，阑尾炎，肝炎，肝硬化腹水，肺脓疡。"

6.《福建药物志》："主治痢疾，吐血，血淋，肝炎，肺结核，淋巴腺炎，癌肿，胃痛，风湿关节痛，小儿高烧，白带，乳腺炎，蛇头疔，颈淋巴结核，角膜炎，疮疡肿毒，跌打损伤，狂犬及毒蛇咬伤。"

7.《浙江药用植物志》："治咽喉肿痛。"

【用法用量】　内服：煎汤，15～30 g，鲜品加倍；或入丸、散。外用：鲜品捣敷，捣汁涂，或点眼。

【宜忌】　体虚及孕妇慎服。

【选方】　1. 咽喉肿痛　鲜狭叶韩信草20 g，鲜马鞭草24 g，食盐少许。水煎服。(《福建中草药》)

2. 治背痈　鲜半枝莲根捣烂外敷。要留出白头，每日敷2次。另取全草30 g，水煎服，服4、5次即可排脓。排脓后，用根捣汁滴入孔内，并用纱布包扎，每日换2次。(《浙江民间常用草药》)

3. 治痈疽疔毒　半枝莲、蒲公英各30 g，煎服；另用鲜半枝莲捣烂敷患处，干则更换。(《安徽中草药》)

4. 治毒蛇咬伤　鲜半枝莲、观音草各30～60 g，鲜半边莲、鲜一包针各120～240 g。水煎服。另取上述鲜草洗净后加食盐少许，捣烂取汁外敷。(《浙江民间常用草药》)

5. 治肺脓疡　①半枝莲120 g，瘦猪肉120～180 g。加水久煮(不放盐)，饮汤吃肉。(《浙南本草选编》)②半枝莲、鱼腥草各30 g。水煎服。(《浙江民间常用草药》)

6. 治胃气痛　干狭叶韩信草30 g。和猪肝或鸡1只(去头及脚尖，内脏)，水、酒各半炖熟。分2、3次服。(《泉州本草》)

7. 治慢性肾炎水肿　半枝莲鲜草30 g。切细捣烂，同鸡蛋搅匀蒸熟，做成蛋饼，候冷敷脐部，每日1次，约敷6 h。(9、10方出自《浙南本草选编》)

8. 治肝炎　鲜半枝莲15 g，红枣5个。水煎服。(《浙江民间常用草药》)

9. 治早期肺癌、肝癌、直肠癌　半枝莲、白花蛇舌草各30 g。煎服。(《安徽中草药》)

10. 治鼻咽癌，宫颈癌，放射治疗后热性反应　鲜半枝莲45 g，白英30 g，银花15 g。水煎代茶饮。(《福建药物志》)

11. 治乳房纤维瘤，多发性神经痛　半枝莲、六棱菊、野菊花各30 g。水煎，服20～30剂。(《浙南本草选编》)

12. 治恶性葡萄胎　半枝莲60 g，龙葵30 g，紫草15 g。水煎，分2次服，每日1剂。(《全国中草药汇编》)

13. 治癌性腹水　半枝莲60 g，泽兰30 g，薏苡仁30 g，黄芪30 g。每剂药煎3次，每次煎至200 ml左右，3次药液混匀，1 d内频服，每日1剂，30 d为1个疗程。(《实用中医内科杂志》2003，17(4)：713)

1592 半春莲 bàn chūn lián (《江西草药》)

【异名】　半层莲、大叶黄龙缠树、野苞芦(《江西草药》)，蜻蜓兰、龙珠参、山豆芽、狼扇、虎头蕉(《浙江药用植物志》)。

【基原】　为兰科蜻蜓兰属植物小花蜻蜓兰的根茎或全草。

【原植物】　小花蜻蜓兰 *Tulotis ussuriensis* (Regel et Macck) Hara [*Platanthera tipuloides* Lindl. var. *ussuriensis* Regel et Macck; *Perularia ussuriensis* (Maxim.) Schltr.]

多年生草本，高25～50 cm。根茎横走，须根较粗，肉质，多少呈指状。茎直立，不分枝，下部具2～3片叶，中上部具3～5枚苞片。叶片椭圆形、狭长椭圆形、披针形或倒卵形，长6～15 cm，宽1.5～7 cm，基部渐狭成鞘；总状花序狭长，由多数小花组成；小苞片狭披针形；花淡黄绿色；中萼片卵形，长3～4 mm，侧萼片斜椭圆形；花瓣狭，斜椭圆状披针形；唇瓣舌状披针形，长约4 mm，基部两侧各具一枚三角形的小裂片；距细长弧曲，几与子房等长。花期7～8月，果期9月。

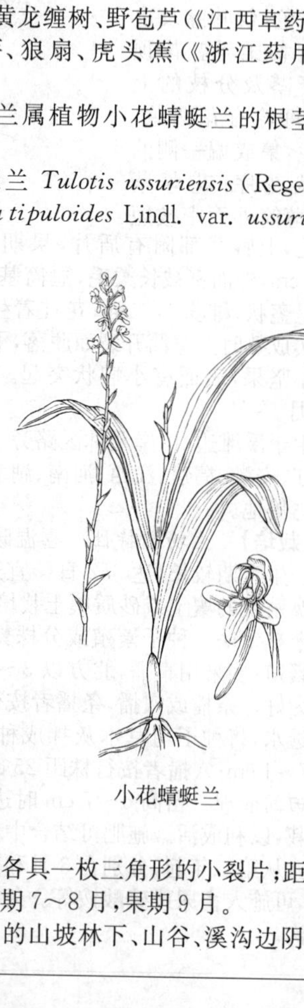

小花蜻蜓兰

生于海拔500～2 800 m的山坡林下、山谷、溪沟边阴湿处。分布于吉林、浙江、江西、湖南、四川、陕西、新疆等地。

【采收加工】 5～7月采收，鲜用或晒干。

【药性】 《江西草药》："性凉，味苦辛。"

【功用主治】 清热，消肿，解毒。主治虚火牙痛，鹅口疮，无名肿毒，毒蛇咬伤，跌打损伤，风湿痹痛。

1.《江西草药》："消肿解毒。治鹅口疮，无名肿毒，毒蛇咬伤，跌打损伤，骨折。"

2.《浙江药用植物志》："清热，消肿，解毒。主治虚火牙痛，风湿痹痛。"

【用法用量】 内服：煎汤，9～15 g。外用：鲜品捣敷。

【选方】 1. 治跌打损伤，骨折　半春莲根(鲜)30～60 g。捣烂外敷。(《江西草药》)

2. 治风湿痹痛　半春莲全草、南蛇藤、钩藤根、串珠虎刺各6～9 g。水煎服。(《浙江药用植物志》)

1593 半夏曲 bàn xià qū (《韩氏医通》)

【基原】 为半夏块茎粉末加面粉、姜汁等制成的曲剂。

【制法】 1. 取生半夏10 g，研成粉末，面粉5 kg、鲜生姜10 kg。将上药粉末与面粉和匀，生姜打烂加水适量取汁，拌入药粉内成团状，压扁，作曲，切成小方块，用麻袋盖好，待发酵后，取出晒干，即得。

2. 取漂半夏10 kg，小麦面粉2.5 kg，鲜生姜1.25 kg。将上药三成粉末与面粉和匀，鲜生姜打汁，拌入药粉内成团状，压扁作曲，切成小方块，晒至半干，放入锅内烘黄，取出即得。

【药性】 苦、辛，平。归肺、胃经。

1.《饮片新参》："苦、辛，平。"

2.《中药临床应用》："辛、平，微甘。"

【功用主治】 止咳化痰，消食化滞。主治咳嗽痰多，恶心呕吐，食积泄泻。

1.《饮片新参》："化痰止咳，消食积，治泄泻。"

2.《中药临床应用》："能温胃化滞开郁，脾胃虚弱而腹胀作呕者适用。"

【用法用量】 内服：煎汤(纱布包煎)，6～9 g。

【各家论述】 《韩氏医通》："痰分之病，半夏为主。脾主湿，每恶湿。湿生痰而寒又生湿，故半夏之辛，燥湿也。然必造而为曲，以生姜自然汁、生白矾汤等分共和造曲，楮叶包裹，风干，然后入药。风痰以猪牙皂角煮汁去渣，炼膏如饧，入姜汁。火痰黑色，老痰如胶，以竹沥或荆沥入姜汁。湿痰白色寒痰清，以老姜煎浓汤，加煅白矾三分之一，如半夏三两，煅矾一两，俱造曲如前法。予又以霞天膏加白芥子三分之二，姜汁、矾汤、竹沥渗透造曲，治痰积沉痼者，自能使腐败随大小便出，或散而为疮，此半夏之妙也。"

1594 半枫荷叶 bàn fēng hé yè (《广西中草药》)

【基原】 为梧桐科翅子树属植物翻白叶树 *Pterospermum heterophyllum* Hance 或窄叶半枫荷 *P. lanceaefolium* Roxb. 的叶。

【原植物】 参见"半枫荷根"条。

【采收加工】 5～9月采摘，鲜用或晒干。

【成分】 窄叶半枫荷叶含东莨菪素(scopoletin)，山柰酚(kaempferol)，槲皮素(quercetin)[1]，胖大海素(sterculin) A，乙酸降香萜烯醇酯(bauerenyl acetate)及β-谷甾醇(β-sitosterol)[2]。

【药性】 甘、淡，温。

【功用主治】 活血止血。主治外伤出血。

【用法用量】 外用：鲜品捣敷；或焙干研末撒。

1595 半枫荷根 bàn fēng hé gēn (《岭南采药录》)

【异名】 枫荷桂、半边枫荷、阴阳叶、三不怕、铁巴掌(《广西药用植物名录》)，白背枫、半梧桐、番张麻(《全国中草药汇编》)，大叶半枫荷(《中草药通讯》)。

【基原】 为梧桐科翅子树属植物翻白叶树或窄叶半枫荷的根。

【原植物】 1. 翻白叶树 *Pterospermum heterophyllum* Hance.　又名：异叶翅子木《海南植物志》。

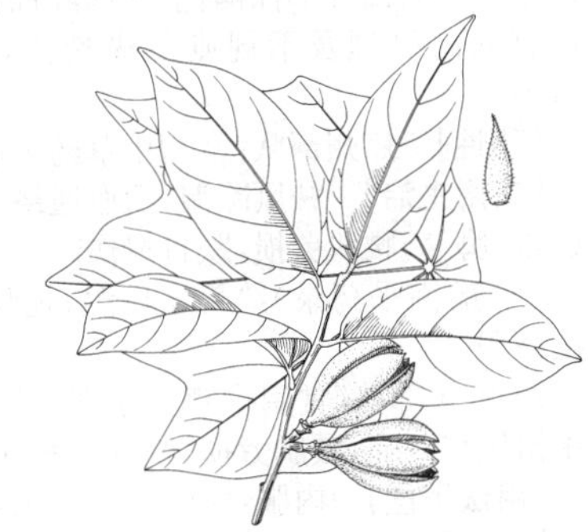

翻白叶树

乔木，高达20 m。树皮灰色或灰褐色；小枝被黄褐色短柔毛。叶互生；二形，生于幼树或再萌发的新枝上的叶盾状，直径约15 cm，掌状3～5裂，基部截形，上面几无毛，下面密被黄褐色星状短柔毛；叶柄长达12 cm，被毛；生于成长树上的叶长圆形至卵状长圆形，长7～15 cm，宽3～10 cm，先端钝、急尖或渐尖，基部钝、截形或斜心形，上面秃净，下面密被黄褐色短柔毛；叶柄长1～2 cm，被毛。花单生或2～4朵组成腋生的聚伞花序；花梗长5～15 cm，无关节；小苞片鳞片状，与萼紧靠；花青白色；萼片5，条形，长达28 mm，两面均被柔毛；花瓣5，倒披针形，与萼片等长；雄蕊15，退化雄蕊5；子房卵圆形，5室，被长柔毛，花柱无毛。蒴果木质，长圆状卵形，长约6 cm，被黄褐色绒毛，果柄粗壮，长1～1.5 cm。种子具膜质翅。花期秋季。

生于山野间或栽培。分布于福建、广东、海南、广西等地。

2. 窄叶半枫荷 *P. lanceaefolium* Roxb.　又名：翅子树(《海南植物志》)，假棉木(《云南植物志》)。

本种与翻白叶树的区别为：花梗长3～5 cm；小苞片线状或呈撕裂状，位于花梗的中部；果柄细长，长3～5 cm；种子每室2～4颗，连翅长2～2.5 cm。花期春、夏季。

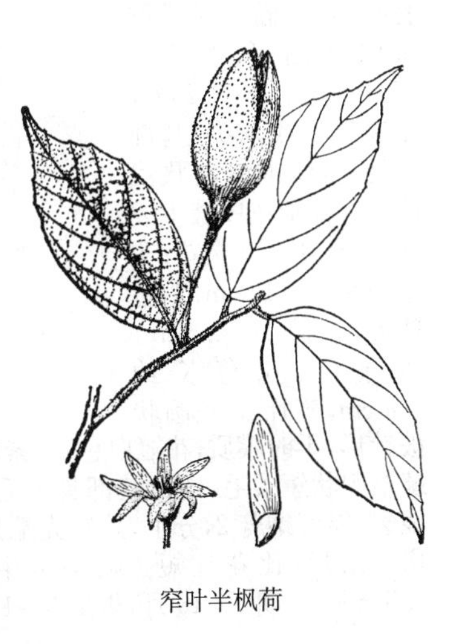

窄叶半枫荷

生于山谷或山坡林中。分布于广东、海南、广西、云南、台湾等地。

本植物的叶(半枫荷叶)亦供药用，另设专条。

【栽培】 生物学特性　喜温暖湿润的气候。较耐干旱，以向阳、排水良好而深厚肥沃的酸性红壤或黄壤土栽培为好。

繁殖方法 种子繁殖。冬季采下成熟果实，晒干脱粒干藏。第二年3～4月播种育苗。按行距35 cm左右开沟，将种子均匀播于沟里，覆土3 cm，15～20 d出苗。当苗高60 cm左右时，按行株距400 cm×400 cm开穴移栽。

田间管理 定植后，每年进行中耕除草和追肥3次，春夏季追施人粪尿或复合肥。秋冬季开环状沟施堆肥和厩肥，并进行培土。

【采收加工】 四季均可采挖根部，切片，晒干。

【药材】 半枫荷根 *Radix Pterospermi Heterophylli* 主产于广东、广西、福建、台湾。

性状 本品呈不规则的片块状，宽3～6 cm，厚0.5～2 cm。栓皮表面灰褐色或红褐色，有纵皱纹及疣状皮孔。质坚硬。断面皮部棕褐色；木部红棕色，具细密纹理。纵断面有纵向纹理及不规则的纵裂隙，纤维性。气微，味淡微涩。

【药性】 广州部队《常用中草药手册》："甘、淡，微温。"

【功用主治】 祛风除湿，活血通络。主治风湿痹痛，手足麻木，脚气，腰肌劳损，跌打损伤。

1.《岭南采药录》："善祛风湿，凡脚气、脚弱、痹痛，以之浸酒服。"

2. 广州部队《常用中草药手册》："祛风除湿，活血通络。主治风湿痹痛，腰肌劳损，跌打瘀积，产后风瘫。"

【用法用量】 内服：煎汤，9～15 g；或浸酒。

【选方】 治风湿关节痛、腰腿痛 ①半枫荷根，枫荷梨根各30 g。炖猪骨或猪瘦肉同服。②半枫荷茎500 g，切片浸酒2 500 ml，10 d后用。每日服3次，每次15～30 ml，并搽患部至皮肤发红为度。(《全国中草药汇编》)

1596 半蒴苣苔 bàn shuò jù tái (《全国中草药汇编》)

【异名】 山白菜、天目降龙草(《全国中草药汇编》)，石芄菜(《浙江药用植物志》)，尿桶草(《广西药用植物名录》)。

【基原】 为苦苣苔科半蒴苣苔属植物半蒴苣苔的全草。

【原植物】 半蒴苣苔 *Hemiboea henryi* Clarke.

多年生草本，高10～40 cm。茎具4～8节，不分枝，肉质，散生紫斑，无毛或疏生短毛。叶对生；叶柄长1～7 cm，具翅，基部合生成船形；叶片椭圆形或倒卵状椭圆形，长5～17 cm，宽2.2～9.2 cm，先端急尖或渐尖，基部下延，全缘或有波状浅钝齿。聚伞花序腋生或顶生，具3～10余花；花序梗长1～17 cm；总苞球形，直径1～2.5 cm，淡绿色；花萼长约1.4 cm，萼片5，长圆状披针形，干时膜质；花冠白色，具紫色斑点，长约4 cm，外面疏被腺状短柔毛，内面基部具1毛环，上唇2浅裂，下唇3浅裂；能育雄蕊2，分生，药室先端连着，退化雄蕊3，小；子房近条形，比花柱短。蒴果呈牛角形，稍弯，长1.5～2.5 cm。花期8～10月，果期9～11月。

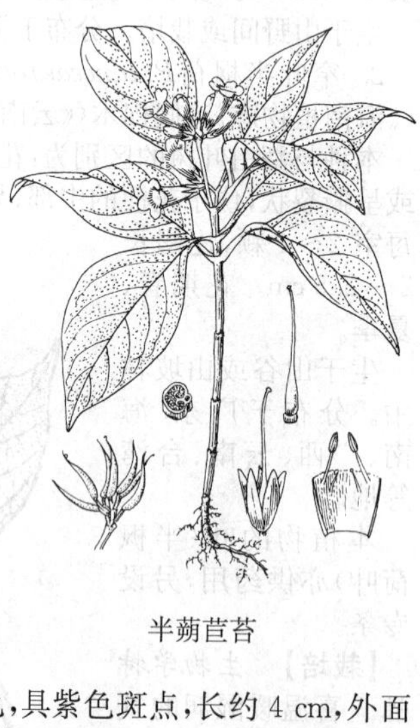

半蒴苣苔

生于海拔350～2 100 m的山谷林下或沟边阴湿处。分布于江苏、安徽、浙江、福建、江西、河南、湖北、湖南、广东、广西、四川、贵州、陕西、甘肃等地。

【采收加工】 7～10月采收，鲜用或晒干。

【药性】 《福建药物志》："淡，平。"

【功用主治】 清热，利湿，解毒。主治湿热黄疸，咽喉肿痛，毒蛇咬伤，烧烫伤。

1.《全国中草药汇编》："清热利湿。主治湿热黄疸。"

2.《福建药物志》："主治黄疸。"

【用法用量】 内服：煎汤，15～30 g。外用：捣敷，或鲜品绞汁涂。

【选方】 治湿热黄疸 半蒴苣苔15 g。研末，拌红糖。晚饭前用热黄酒送服。每日1次。(《全国中草药汇编》)

1597 头巾草 tóu jīn cǎo (《全国中草药汇编》)

【异名】 山麻子(《全国中草药汇编》)，半枝莲(《西宁中草药》)。

【基原】 为唇形科黄芩属植物并头黄芩的全草。

【原植物】 并头黄芩 *Scutellaria scordifolia* Fisch.

多年生直立草本。茎高12～36 cm，四棱形，在棱上疏被上曲的微柔毛，或几无毛。叶具短柄；叶片三角状狭卵形、三角状卵形或披针形，长1.5～3.8 cm，宽0.4～1.4 cm，上面无毛，下面沿脉上疏被小柔毛，有时几无毛，具多数凹腺点。花单生于茎上部的叶腋内，偏向一侧；花萼长3～4 mm，盾片高约1 mm，果时均明显增大；花冠蓝紫色，长2～2.2 cm，花冠筒基部前方浅囊状膝曲，下唇中裂圆状卵形；雄蕊4，二强；花盘前方隆起；子房4裂。小坚果椭圆形，具瘤。花期6～8月，果期8～9月。

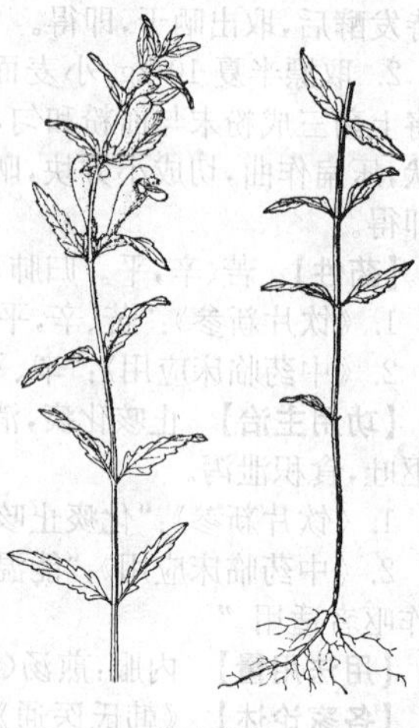

并头黄芩

生于草坡或草甸。分布于山西、内蒙古、黑龙江、河北、青海。

【采收加工】 7～9月采收，鲜用或晒干。

【成分】 地上部分含黄酮类：白杨素(chrysin)，白杨素-7-O-β-D-葡萄糖醛酸苷(chrysin-7-O-β-D-glucuronide)[1]。

【药性】 《内蒙古中草药》："味微苦，性凉。"

【功用主治】 清热利湿，解毒消肿。主治肝炎，臌胀，肠痈，乳痈，蛇虫咬伤，跌打损伤。

1.《内蒙古中草药》："清热解毒，利尿。主治肝炎，阑尾炎，跌打损伤，蛇咬伤。"

2.《西宁中草药》："清热解毒，活血祛瘀，消肿止痛，抗癌。"

【用法用量】 内服：煎汤，15～30 g；或绞汁。外用：鲜品捣敷。

【选方】 治跌打损伤 并头黄芩60 g。捣取汁，加酒服；药渣敷患处。(《内蒙古中草药》)

1598 头发七 tóu fà qī（《陕西草药》）

【异名】 黑丝草（《陕西中草药》），人头七、黑丝带（《秦岭巴山天然药物志》）。

【基原】 为松萝科树发属植物亚洲树发、双色树发、树发、沟树发的地衣体。

【原植物】 1. 亚洲树发 *Alectoria asiatica* Du Rietz [*Bryoria asiatica*(Du Rietz)Brodo et Hawksw.]

地衣体悬挂下垂或近下垂，淡绿褐色、橄榄褐色，枝多回分枝，除长枝外，枝表并有刺状短分枝，全株长 10～20 cm。具粉芽，子囊盘侧生于分枝上，圆盘形。

生于多种阔叶树或云杉的枝干上。分布于东北及湖北、四川、陕西、甘肃、台湾等地。

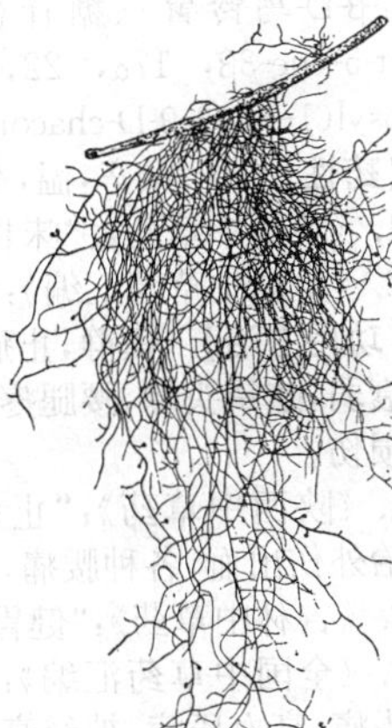

亚洲树发

2. 双色树发 *A. bicolor*(Ehrh.)Nyl. [*Bryoria bicolor*(Ehrh.) Brodo et Hawksw.]

地衣体悬垂型，多次分枝近等粗，体长 5～10 cm。全体具两种色泽，灰绿色为初期的嫩枝色泽，老后则呈赭褐色。有时基部呈褐黑色，枝尖呈灰绿色。枝上端具芽堆，呈颗粒状。

生于多种树的枝干上。分布于内蒙古、黑龙江、云南、陕西、甘肃、台湾等地。

3. 树发 *A. jubata*(L.)Ach.

地衣体悬垂型，细丝状，多次分枝，体长 15～30 cm，主枝粗 0.5 mm，小枝粗 0.1 mm，圆柱状，基部黄褐色、赭褐色，枝部的中上部呈灰绿色、石青色，枝顶端逐渐窄细，呈头发状，有时扭曲；无假杯点，有时有白色粉芽；髓部白色，疏松，遇 5%～10%氢氧化钾溶液微呈红色。

生于针叶树的树干或树枝上。分布于东北及内蒙古、云南、陕西、甘肃、台湾等地。

4. 沟树发 *A. sulcata* Nyl. [*Sulcaria sulcata*(Lévl.)Bystr. ex Brodo et Hawksw.]

地衣体灌丛状，近直立，高 5～10 cm。枝体基部明显扁平，而顶端则为圆柱形，有显著纵条沟；枝表灰白色，灰褐色，顶端黑褐色或暗褐色，平滑，无粉芽和假杯点。子囊盘顶部侧生，圆盘状，直径 3～8 mm。盘面淡褐色，有灰白色粉霜，缘部有缘毛。

生于树枝干上。分布于安徽、四川、云南、西藏、陕西、台湾等地。

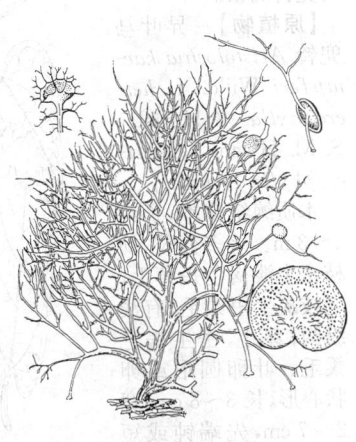

沟树发

【采收加工】 全年可采，晒干。

【成分】 亚洲树发的地衣丝状体含有机酸：松萝酸(usnic acid)[1]。

沟树发的地衣丝状体含有机酸及其酯：绿树发酸(virensic acid)，赤星衣酸乙酯(ethyl haematommate)，瑞藏酸(rhizonic acid)，赤星衣酸(haematommic acid)[1]。

树发中含树发多糖[2]。

【药性】《陕西中草药》："味淡，性平。"

【功用主治】 滋阴，利水，收涩止汗。主治肾虚体弱，头目眩晕，心悸，遗精盗汗，淋证，水肿，黄水疮。

1.《陕西中草药》："滋阴补肾，利水消肿，明目。主治肾虚体弱，头痛头晕，心悸，遗精，盗汗，淋症，水肿，黄水疮，目疾等症。"

2.《中国药用孢子植物》："清心明目，补肾阴，除湿热，通淋利尿，消肿。用于肾虚羸瘦，遗精盗汗，热淋，心跳肉颤，外伤出血。"

【用法用量】 内服：水煎，9～15 g。外用：研末调敷；或撒布。

【选方】 1. 治夜睡盗汗　头发七 12 g，黄芪、浮小麦、生牡蛎各 15 g。水煎分 3 次服。（《药用寄生》）

2. 治淋病　头发七 15 g，八月瓜 12 g，茱苓草 9 g。水煎服，黄酒为引。（《陕西草药》）

3. 治水肿，小便短少　头发七 15 g，薏苡仁 30 g，车前子 12 g。水煎分 3 次服。每日 1 剂，连服 7 剂为宜。（《药用寄生》）

4. 治黄水疮　头发七、雄黄、白矾、烧炕之烟尘各适量。研成细粉，撒布患处。（《陕西草药》）

1599 头顶一颗珠 tóu dǐng yī kē zhū（《中国药用植物志》）

【异名】 玉儿七、佛手七（《中国经济植物志》），黄花三七（《浙江中药资源名录》），芋儿七、狮儿七（《陕西中草药》）。

【基原】 为百合科延龄草属植物延龄草及吉林延龄草的根茎。

【原植物】 1. 延龄草 *Trillium tschonoskii* Maxim.

多年生草本，高 15～50 cm。根茎粗短。茎丛生于根茎上。基部有褐色膜质鞘。叶 3 枚，轮生于茎顶端；无柄；叶片菱状圆形或菱形，长 6～15 cm，宽 5～15 cm。花单生于叶轮中央；花梗长 1～4 cm；花被片 6，2 轮，外轮花被 3 片，卵状披针形，长 1.5～2 cm，宽 5～9 mm，绿色，内轮花被 3 片，长 1.5～2.2 cm，宽 4～6 mm，白色，少有淡紫色；雄蕊 6，花药短于花丝或与花丝近等长，先端有稍突出的药隔；子房圆锥状卵形，3 室，柱头 3 裂，反卷。浆果圆球形，直径 1.5～1.8 cm，黑紫色，有多数种子。花期 4～6 月，果期 7～8 月。

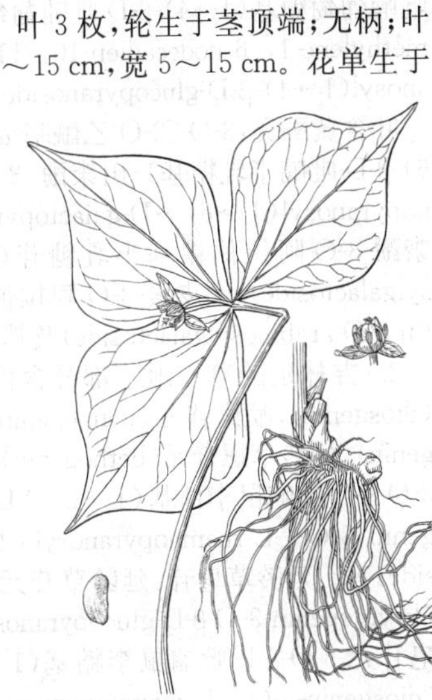

延龄草

生于海拔1 600～3 200 m的林下、山谷阴湿处、山坡或路旁岩石下。分布于安徽、浙江、湖北、四川、云南、西藏、陕西、甘肃等地。

2. 吉林延龄草 *T. kamtschaticum* Pall. ex Pursh 又名：白花延龄草（《中国药用植物志》）。

本种与上种形态相似，其特点是：叶片菱状扁圆形或卵圆形，长10～17 cm，宽7～17 cm。外轮花被片椭圆状披针形，长3～3.5 cm，宽0.7～1.2 cm，内轮花被片椭圆形或倒卵形，长3～3.8 cm，宽1～1.6 cm，白色；雄蕊花药长于花丝。浆果卵圆形，直径1.8～2.8 cm。花期6月，果期8月。

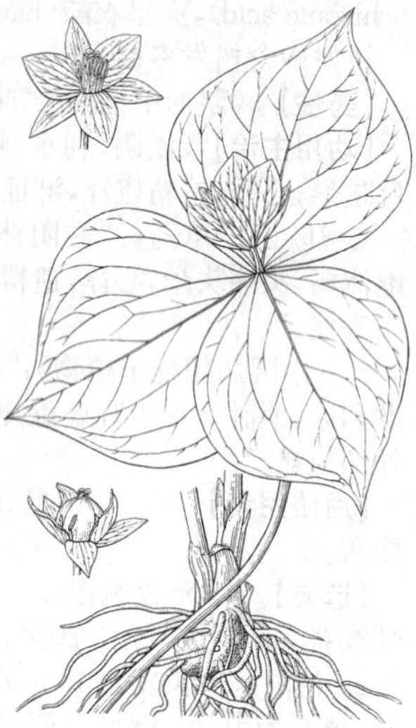

吉林延龄草

生于林下、林边或潮湿之处。分布于吉林。

【采收加工】 7～10月采挖，晒干或鲜用。

【成分】 1. 延龄草 地下部分含皂苷：薯蓣皂苷（dioscin），甲基原薯蓣皂苷（methylprotodioscin）[1]，1-O-β-D-呋喃芹菜糖基（1→3）-α-L-吡喃鼠李糖基（1→2）-〔β-D-吡喃木糖基（1→3）〕-α-L-吡喃阿拉伯糖基-表白花延龄草烯醇苷元-24-O-吡喃鼠李糖苷｛1-O-β-D-apiofuranosyl-(13)-α-L-rhamnopyranosyl-(1→2)-〔β-D-xylopyranosyl-(1→3)〕-α-L-arabinopyranosyl-epitrillenogenin-24-O-rhamnopyranoside｝[2]，1-O-〔2″，3″，4″-三-O-乙酰基-α-L-吡喃鼠李糖基-(1→2)-α-L-吡喃阿拉伯糖基〕-表白花延龄草烯醇苷元-24-O-乙酸酯｛1-O-2″，3″，4″-tri-O-acetyl-α-L-rhamnopyranosyl-(1→2)-α-L-arabinopyranosyl｝-epitrillenogenin-24-O-acetate｝等[3]及7，11-二甲基-3-亚甲基-1，6-十二碳二烯-10，11-二醇-10-O-β-D-吡喃葡萄糖基(1→4)-β-D-吡喃葡萄糖苷〔7，11-dimethyl-3-methylene-1，6-dodecadien-10，11-diol-10-O-β-D-glucopyranosyl(1→4)-β-D-glucopyranoside〕[4]。

叶含黄酮类：3-O-〔2-O-乙酰基-α-L-吡喃阿拉伯糖基(1→6)-β-D-吡喃半乳糖基〕-山柰酚｛3-O-〔2-O-acetyl-α-L-arabinopyranosyl(1→6)-β-D-galactopyranosyl〕-kaempferol｝，山柰酚-3-O-阿拉伯糖基半乳糖苷（kaempferol-3-O-arabinosylgalactoside），槲皮素-3-O-阿拉伯糖基半乳糖苷（quercetin-3-O-arabinosylgalactoside）及其乙酰化物[5]。

2. 吉林延龄草 地下部分含甾体皂苷类：薯蓣皂苷元（diosgenin），喷诺苷元（pennogenin），延龄草苷元（kryptogenin），延龄草螺苷元（bethogenin）[7]，喷诺皂苷：喷诺苷元-3-O-α-L-吡喃鼠李糖基(1→2)-β-D-吡喃葡萄糖苷〔pennogenin 3-O-α-L-rhamnopyranosyl(1→2)-β-D-glucopyranoside〕等。延龄草皂苷：延龄草苷元-3-O-β-D-吡喃葡萄糖苷（kryptogenin-3-O-β-D-glucopyranoside）及薯蓣皂苷：薯蓣皂苷元-3-O-α-L-吡喃鼠李糖基(1→2)-β-D-吡喃葡萄糖苷〔diosgenin-3-O-α-L-rhamnopyranosyl(1→2)-β-D-glucopyranoside〕等[8]。还含白花延龄草烯醇苷（trillenoside）[9]，白花延龄草烯醇苷A[10]，白花延龄草烯醇苷B，表白花延龄草烯醇苷C-PA（epitrillenoside C-PA），去氧白花延龄草烯醇苷A（deoxytrillenoside A），24β-羟基喷诺苷元（24β-hydroxypennogenin），26-O-β-D-吡喃葡萄糖基-25D-呋甾-5-烯-3β，17α，22，26-四醇-3-O-β-D-马铃薯三糖（26-O-β-D-glucopyranosyl-25D-furost-5-ene-3β，17α，22，26-tetraol-3-O-β-D-chacotrioside）[11]及26-O-β-D-吡喃葡萄糖基-25D-呋甾-5-烯-3β，17α，22，26-四醇-3-O-〔α-L-吡喃鼠李糖基(1→4)〕-β-D-马铃薯三糖苷｛26-O-β-D-glucopyranosyl-25D-furost-5-ene-3β，17α，22，26-tetraol-3-O-〔α-L-rhamnopyranosyl(1→4)〕-β-D-chacotrioside｝[12]。

【药性】 甘、微辛，温，小毒。

1.《陕西中草药》："味甘、微辛，性温。"

2.《全国中草药汇编》："有小毒。"

【功用主治】 镇静，止痛，活血，止血。主治高血压病，神经衰弱，眩晕头痛，腰腿疼痛，月经不调，崩漏，外伤出血，跌打损伤。

1.《陕西中草药》："止血，镇痛，生肌，除风湿，消肿毒。主治外伤出血，各种腰痛，劳伤，跌打损伤，无名肿毒。"

2.《吉林中草药》："健胃，催吐。治肠胃病。"

3.《全国中草药汇编》："镇静止痛，止血，解毒。主治眩晕头痛，高血压病，神经衰弱，跌打损伤，腰腿疼痛，月经不调，崩漏；外用治疔疮。"

【用法用量】 内服：煎汤，6～9 g；研末3 g。外用：研末敷；或鲜品捣敷。

【宜忌】 1.《吉林中草药》："本品有毒，用时注意。"

2.《陕西中草药》："反枇杷芋、金背枇杷叶及猪油。"

【选方】 1. 治神经性头痛，高血压头昏 头顶一颗珠3～5棵。水煎服，或研末同鸡蛋、白糖炖服。（《神农架中草药》）

2. 治腰痛，劳伤 ①芋儿七3 g。研末，凉开水冲服。②芋儿七9 g，独活12 g，羌活6 g，青木香2.4 g。水煎服。（《陕西中草药》）

1600 汉中防己 hàn zhōng fáng jǐ（《中药材品种论述》）

【异名】 防己、解离（《本经》），木防己、解燕（《吴普本草》），石解（《纲目》）。

【基原】 为马兜铃科马兜铃属植物异叶马兜铃的根。

【原植物】 异叶马兜铃 *Aristolochia kaempferi* Willd. f. *heterophylla*（Hemsl.）S. M. Hwang〔*A. heterophylla* Hemsl.〕

木质缠绕藤本，长约2～3 m。茎多分枝，幼枝密生淡褐色短茸毛，老枝疏生短柔毛，有浅纵沟；芽小，密生褐色柔毛。叶卵圆形或卵状心形，长3～8 cm，宽2～7 cm，先端钝或短尖，基部心形，两侧耳

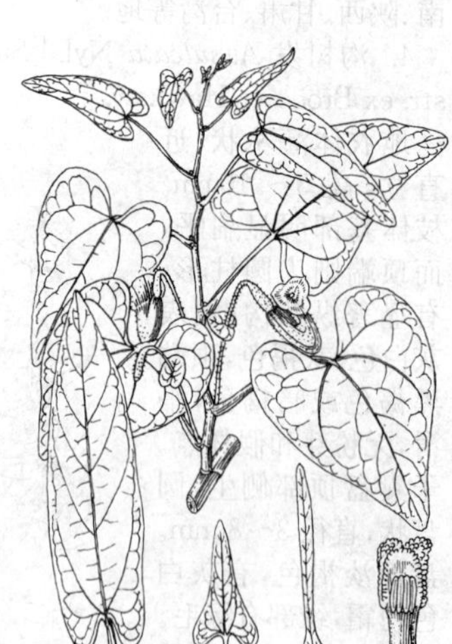

异叶马兜铃

状下垂,全缘,上面绿色,密被茸毛,下面灰绿色,密被褐色绒毛。花单生叶腋;花梗长 3~4 cm,中部以下包围一长宽各约 1 cm 的圆形苞片;花被管烟斗状,黄色,外被细硬毛,中部以上弯曲处膨大,长约 2.5 cm,缘部灰紫色,3 裂,裂片宽卵形,近平展;雄蕊贴生于花柱体上;花柱肉质,先端 6 裂,子房柱状,外密被褐色硬毛。蒴果长圆状圆柱形,长 4~7 cm,室间开裂。种子三角状卵圆形,腹面具凹沟,脐部有毛。花期 5~6 月,果期 7~8 月。

生于疏林中和山坡灌丛中。分布于湖北、四川、陕西、甘肃。

【采收加工】 9~11 月挖根,切段,粗者纵切两瓣,晒干。

【药材】 汉中防己 *Radix Aristolochiae Heterophllae* 主产于陕西。

性状 根圆柱形,略弯曲,长 4~15 cm,直径 1.5~3 cm,栓皮多已除去,显浅棕黄色,残存的栓皮灰褐色。质坚硬,不易折断,断面黄白色,粉性,皮部较厚,木部可见放射状车轮纹,从中央向外作二歧或三歧分叉。气微弱,味苦涩。

鉴别 (1) 根横切面:残留木栓层为 10~20 列扁平多角形细胞,棕褐色,排列不整齐。皮层为 30~50 余列薄壁细胞,外侧细胞多切向延长。韧皮部散有石细胞,形状不规则。形成层不明显。木质部纤维众多。射线宽 3~20 余列细胞,呈辐射状。髓部薄壁细胞类圆形。薄壁细胞含淀粉粒,有的含草酸钙簇晶。

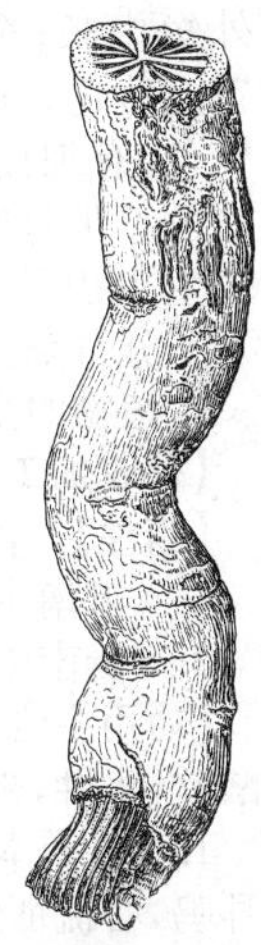

汉中防己(根)外形

(2) 薄层色谱:取本品粉末 4 g,加甲醇 20 ml,加热回流 20 min,滤过。滤液作供试品溶液。另取马兜铃酸 0.4 mg,加甲醇 2 ml,溶解后制成对照品溶液。取上述两溶液各 10 μl,分别点于同一硅胶 G 薄层板上。以苯-庚烷-氯仿-醋酸(6:6:28:2)为展开剂,展开。取出晾干,于日光下检视,供试品色谱与对照品色谱,在相同位置显相同颜色的斑点。

【成分】 根含β-谷甾醇(β-sitosterol),尿囊素(allantoin),马兜铃酸(aristolochic acid)A,木兰花碱(magnoflorine)[1], aristolide A、B[2], madolin F、G、H[3]、I、J、K、L、M[4], aristolochate Ⅶ, aristolactam CⅣ[4], aristoloterpenates Ⅰ、Ⅱ、Ⅳ[5]。

【药性】 苦、辛,寒。归膀胱、肾、脾经。

1.《本经》:"味辛,平。"

2.《别录》:"味苦,温,无毒。"

【功用主治】 祛风止痛,清热利水。主治风湿关节疼痛,湿热肢体疼痛,水肿,小便不利,脚气湿肿。

1.《本经》:"主风寒温疟,热气诸痫。除邪,利大小便。"

2.《别录》:"疗水肿,风肿,去膀胱热,伤寒,寒热邪气,中风,手脚挛急,止泄,散痈肿恶结,(治)诸瘑疥癣,虫疮,通腠理,利九窍。"

【用法用量】 内服:煎汤,5~10 g。

【宜忌】《本草述钩元》:"大苦大寒能伤胃,凡胃虚阴虚肾虚,小水不利及胎前产后,血虚,虽有下焦湿热慎毋用之,误则为害非细。"

【选方】 治膈间支饮,其人喘满,心下痞坚,面色黧黑,其脉沉紧,得之数十日,医吐下之不愈者 木防己三两,石膏十二枚(鸡子大),桂枝二两,人参四两。上四味以水六升,煮取二升,分温再服。(《金匮要略》木防己汤)

1601 宁波溲疏 níng bō sōu shū (《天目山药用植物志》)

【异名】 老鼠竹、空心副常山、细叶空心柴、水杆柴(《浙江药用植物志》)。

【基原】 为虎耳草科溲疏属植物宁波溲疏的叶或根。

【原植物】 宁波溲疏 *Deutzia ningpoensis* Rehd.

落叶灌木,高 1.5~2.5 m。树皮片状剥落;枝中空,小枝对生,红褐色,疏生星状毛。叶对生,纸质,有短柄;叶片披针形或狭卵形,长 3~9 cm,宽 1~3.5 cm,先端渐尖,基部宽楔形或圆形,边缘有小齿或近全缘,上面疏生星状毛,毛具 4~6 条辐射线,下面密生白色星状茸毛,毛具 12~14 条辐射线。花序圆锥状,生于枝端,长 5~12 cm;花多数,花轴及花梗均被星状毛;萼筒杯状,裂片 5,卵状三角形,密生白色星状毛;花瓣 5,长圆状倒卵形,白色,外面散生星状毛;雄蕊 10,长短不等,花丝两侧有翅,花药黄色;子房下位,花柱常为 2。蒴果近圆形,径 3~5 mm,先端平截。种子细小,斜卵形,淡褐色。花期 5~6 月,果期 9~10 月。

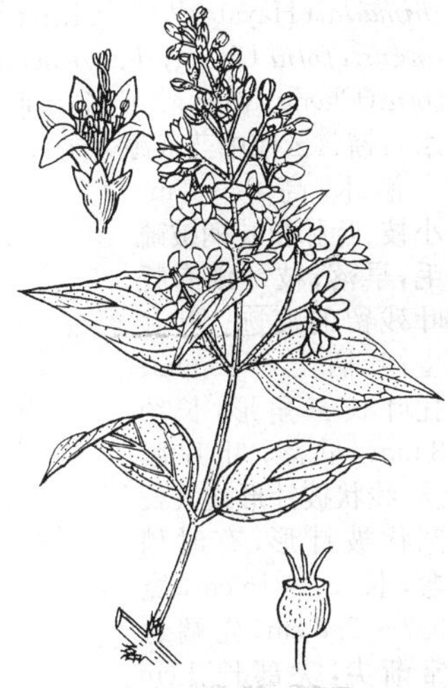

宁波溲疏

生于溪流的山路旁、山坡林缘、杂木林中、空旷山坡及岩石边,常成群生长。分布于浙江、安徽、福建、江西及湖北等地。

【采收加工】 7~10 月采收,晒干或鲜用。

【药材】 宁波溲疏 *Folium seu Radix Deutziae Ningpoensis* 主产于安徽、浙江、江西、福建等地。

性状 根呈圆柱形,扭曲,分枝较多,淡棕褐色,密生须根。质硬,不易折断,断面黄白色,纤维性。叶片多皱缩破碎。完整者狭卵形或披针形,先端渐尖,基部宽楔形或钝,边缘有小齿,上面深灰绿色,疏生星状毛,下面浅灰绿色,密生白色星状短绒毛;具叶柄。质脆。气微,味辛。

鉴别 叶片横切面:表皮细胞 1 列,上、下表皮均有星状毛及腺毛。栅栏细胞 1 列,通过主脉,海绵细胞排列疏松。主脉向上微隆起,于下方突出,下表面内侧有厚角组织。主脉维管束外韧型,韧皮部较狭窄,其下方散有纤维束。

根横切面:木栓层细胞数列,壁厚。皮层较窄,由薄壁细胞组成。韧皮部窄,筛管小。木质部较宽广,占横切面的大部分,导管多,木射线宽 2~5 细胞。

【药性】《天目山药用植物志》:"性寒,味辛。"

【功用主治】 清热利尿。主治感冒发热,小便不利,疟疾,疥疮,骨折。

1.《天目山药用植物志》:"退热利尿,治遗溺。"

2.《全国中草药汇编》:"清热利尿,补肾截疟,解毒,接骨。主治感冒发热,小便不利,夜尿,疟疾,疥疮,骨折。"

【用法用量】 内服:煎汤,9~15 g。外用:根捣敷,叶煎水洗。

【选方】 治疟疾 (宁波溲疏)干根或叶15～16 g，研细，用鸡蛋1～3只，拌和后，煎成淡味蛋饼，在发冷前1 h一次吃完；或单用叶30 g左右煎汁服。(《天目山药用植物志》)

1602 奶汁树 nǎi zhī shù (《江西草药》)

【异名】 下乳草(《江西草药》)，山沉香(广西)。

【基原】 为桑科无花果属植物窄叶台湾榕的根、叶。

【原植物】 窄叶台湾榕 *Ficus formosana* Maxim. var. *shimadai*(Hayata)W. C. Cheng [*F. pandurata* Hance var. *angustifolia* Cheng; *F. formosana* Maxim. var. *angustifolia*(Cheng)Migo] 又名：琴叶榕(《江西草药》)，竹叶榕、水石榴(《云南中药资源名录》)。

灌木，高2～3 m。小枝、叶脉和叶柄被疏毛，早落；枝纤细有托叶残留的痕迹。叶互生；叶柄长4～6 mm；托叶长三角形，长约8 mm，早落；叶片膜质，线状披针形或狭长圆状披针形，有时稍弯，长5～16 cm，宽0.7～2.8 cm，先端通常渐尖，尖部长1 cm以上，基部楔形，全缘或上部有不规则齿缺；侧脉与中脉成直角展出，在近边缘处连结，网脉不明显。隐头花序(榕果)单生于叶腋，梨形或近球形，成熟时紫红色，基部渐狭成一短柄；雄花、瘿花同生于一花序托中；雌花生在另一花序托内；雄花花被片3～4，雄蕊2；瘿花花被片3～4或更多，花柱短；雌花与瘿花相似，但花柱较长。花、果期4～10月。

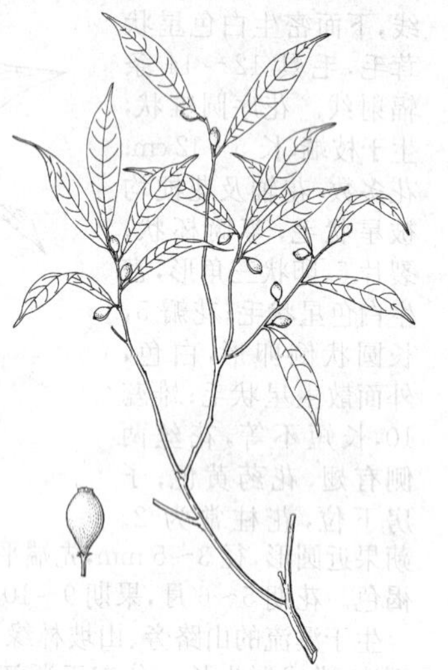

窄叶台湾榕

生于疏林或山地灌丛中。分布于华南及江西、福建、云南、台湾等地。

【采收加工】 全年均可采收，鲜用或晒干。

【药性】 《江西草药》："性平，味辛、微涩。"

【功用主治】 祛风利湿，清热解毒。主治风湿痹痛，黄疸，疟疾，背痈乳痈，牙龈肿痛，毒蛇咬伤。

1.《江西草药》："祛风利湿，清热解毒。治百日咳，背痈，乳汁不足，齿龈炎，毒蛇咬伤，黄疸，乳痈，腰痛，疟疾等症。"

2.《广西民族药简编》："根与猪骨煲服治小儿疳积；与猪尾巴及麻雀肉煲服治阳痿，根皮水煎服治胃痛。"

【用法用量】 内服：煎汤，9～15 g。外用：捣敷。

【选方】 治乳汁不足 奶汁树根60 g，地锦30 g，白茅根15 g，猪前脚1只，红糖、米酒少许。水煎，服汤食肉。(《江西草药》)

1603 奶浆参 nǎi jiāng shēn (《昆明民间常用草药》)

【异名】 还阳参、天竹参、万丈深(《滇南本草》)，马尾参(《云南中草药》)。

【基原】 为菊科还羊参属植物竹叶万丈深的根。

【原植物】 竹叶万丈深 *Crepis phoenix* Dunn 又名：奶浆柴胡(《云南思茅中草药选》)。

多年生草本，高30～50 cm。全株有白色乳汁。根条状，长可达60 cm。茎丛生，直立，有棱线，被棕色长粗毛。单叶互生；叶片倒披针形以至条状披针形，长3.5～6.5 cm，宽约7 mm，先端渐尖至长渐尖，基部狭楔形，下延成短柄，边缘疏生刺齿并有刺毛，上面有粗毛，下面疏生刺毛，尤以中脉上较多。头状花序排列为二歧聚伞状伞房花序；总苞钟状；总苞片2层，条形，外短内长；全部为舌状花，花冠黄色。瘦果细柱形，深棕色，有细棱线；冠毛丰富，白色。花期夏季。

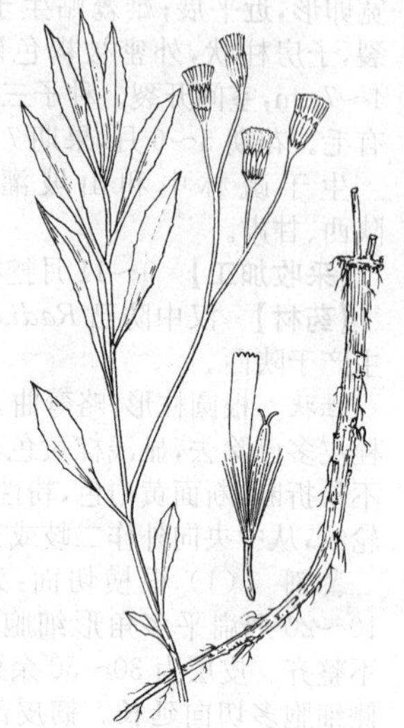

竹叶万丈深

生于山坡草丛中或松林下。分布于云南。

本植物的全草(奶浆柴胡)亦供药用，另设专条。

【采收加工】 9～12月采挖，切片，晒干。

【药性】 苦、甘，温。

1.《滇南本草》："味甘、平，性大温。"

2.《云南中草药》："甘、苦，温。"

【功用主治】 补益肝肾，健脾利湿。主治头晕目眩，腰膝酸软，水肿，带下，缺乳，疳积。

1.《滇南本草》："治诸虚百损，五劳七伤，气血衰败，头晕耳鸣，心慌怔忡，妇人白带漏下，肝肾虚弱，任督二脉损伤。"

2.《云南中草药》："补肝肾，益脾增乳。主治小儿疳积，贫血，白带，水肿，肝炎，缺乳。"

【用法用量】 内服：煎汤，15～30 g；或浸酒。

【选方】 1. 治诸虚劳百损，五种劳症，虚劳蓐劳，白带漏下，头晕耳鸣，心慌怔忡，妇人内伤任督，下元虚寒，不能受胎者 还阳参四两，乌骨鸡1只(去肠，将参入鸡腹内)。煮烂，去皮油。将肉晒干，骨用新瓦焙黄色，肉、骨共为细末，或用蜜为丸，如桐子大，或为末。每早服二钱，滚水下。若忌用，煨鸡肉，猪肉、牛肉俱可，每次用还阳参三钱。(《滇南本草》)

2. 治肠风下血 万丈深12 g。煮糯米30 g服。(《云南中草药》)

1604 奶浆柴胡 nǎi jiāng chái hú (《云南思茅中草药选》)

【异名】 竹叶青、岔子菜、小粘连(《云南中草药》)，细防风(《云南思茅中草药选》)。

【基原】 为菊科还羊参属植物竹叶万丈深 *Crepis phoenix* Dunn 的全草。

【原植物】 参见"奶浆参"条。

【采收加工】 7～10月采收，晒干。

【成分】 含三萜类：α-香树脂醇(α-amyrin)，β-香树脂醇(β-amyrin)，α-香树脂醇乙酸酯(α-amyrin acetate)，β-香树脂

醇乙酸酯(β-amyrin acetate),蒲公英赛醇(taraxerol),β-表-香树脂醇乙酸酯(β-epi-amyrin acetate)及甾醇类:β-谷甾醇(β-sitosterol),β-谷甾醇-3-O-β-D-(3, 4-叉酮)-吡喃葡萄糖苷(β-sitosterol-3-O-β-D-(3, 4-acetonide)-pyranoglucoside)[1]。

【药性】 苦,平。

【功用主治】 祛风散寒,消炎解毒。主治感冒,上呼吸道感染,气管炎。

【用法用量】 内服:煎汤,9～15 g。

1605 奴柘刺 nú zhè cì (《本草拾遗》)

【异名】 房着刺、勒路子(《广西药用植物名录》)。

【基原】 为桑科奴果树属植物构棘 *Maclura cochinchinensis* (Lour.) Corner 的棘刺。

【原植物】 参见"穿破石"条。

【采收加工】 全年均可采收,鲜用或晒干。

【药材】 奴柘刺 *Spina Maclurae Cochichinensis* 产于长江中下游以南各地及西南等地。

性状 棘刺粗针状,长 5～10(～20)mm,直立或略弯。表面灰褐色,光滑。体轻质硬,略带韧性,不易折断,断面黄色。气微,味淡。

【成分】 嫩枝和叶含柘树异黄酮(cudraisoflavone)A,3′-O-甲基香豌豆苷元(3′-O-methylorobol),去氢木香内酯(dehydrocostus lactone),亚油酸甲酯(methyl linoleate),β-谷甾醇(β-sitosterol)[1]。

【药性】 《本草拾遗》:"味苦,小温,无毒。"

【功用主治】 《本草拾遗》:"主老(妇)血瘕,男子痃癖、闪痞。"

【用法用量】 内服:煎汤,6～12 g。

【选方】 治老妇血瘕,男子痃癖、闪痞 取(奴柘)刺和三棱草、马鞭草作煎如稠糖。病在心,食后服;在脐,空心服。当下恶物。(《本草拾遗》)

1606 皮哨子 pí shào zǐ (《滇南本草》)

【异名】 菩提珠(《云南中草药》)。

【基原】 为无患子科无患子属植物川滇无患子的果实或种子。

【原植物】 川滇无患子 *Sapindus delavayi* (Franch.) Radlk.[*Pancovia delavayi* Franch.] 又名:打冷冷、黄木树、猴儿皂、肥珠子、菩提子(云南)。

落叶乔木,高 10 m 以上。树皮黑褐色;小枝被短柔毛。偶数羽状复叶,互生;叶连柄长 25～35 cm 或更长,叶轴有疏柔毛;小叶 4～6 对,对生或有时近互生;小叶片纸质,卵形或卵状长圆形,两侧常不对称,长 6～14 cm,宽 2.5～5 cm,先端短尖,基部钝,上面仅中脉和侧脉上有柔毛,下面被疏柔毛或近无毛。聚伞圆锥花序顶生,常三回分枝,被柔毛;花两侧对称,花蕾球形;萼片 5,大小不等,外面基部和边缘被柔毛;花瓣 4,狭披针形,长约 5.5 mm,鳞片大型,边缘密被长柔毛;花盘半月状,肥厚;雄蕊 8,稍伸出。果的发育果爿近球形,直径约 2.2 cm,黄色。花期夏初,果期秋末。

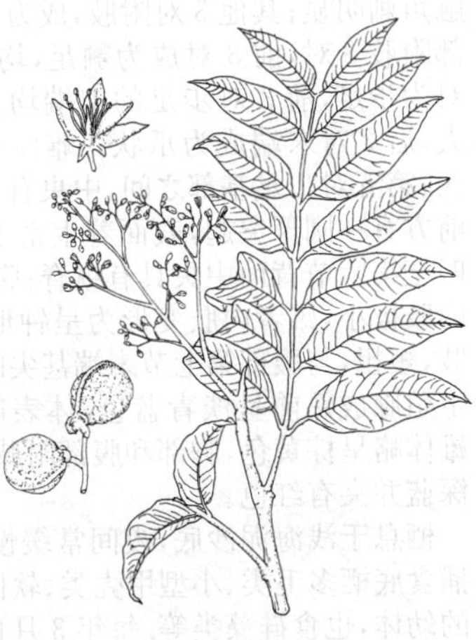

川滇无患子

生于海拔 1 200～2 600 m 处的密林中。分布于湖北西部、四川、贵州、云南。

【采收加工】 10～11 月采果实,鲜用或晒干。

【成分】 果皮含皂苷:皮哨子苷(pyishiauoside)Ⅰb、Ⅱb、Ⅲa、Ⅳa、Ⅳb[1],皂苷(saponin)A、C,无患子属皂苷(sapindoside)A、B,无患子皂苷(mukurozisaponin)X、Y_1、Y_2、E_1、G,皮哨子皂苷(hishoushi-saponin)A、E[2]。

【药性】 《滇南本草》:"味苦,性微寒。"

【功用主治】 行气消积,解毒杀虫。主治疝气疼痛,小儿疳积,乳蛾,痄腮,疥癞,黄水疮,蛔虫症。

1.《滇南本草》:"皮:治膀胱疝气疼痛。子壳:杀虫。"

2.《云南中草药》:"舒肝理气,消食健脾,杀虫。"

3.《全国中草药汇编》:"理气止痛,杀虫,止痒。"

【用法用量】 内服:煎汤,6～15 g,或炮熟食,3～7 粒。外用:煎汤外洗,或灌肠,或研末敷。

【选方】 1. 治小儿疳积 皮哨子果仁 3 g。炖猪肝吃。

2. 治扁桃体炎,腮腺炎 皮哨子果壳平分两瓣,将大蒜泥填满,敷盖在两内关穴上,30 min 后取下。

3. 治蛔虫 皮哨子果皮研末。每次 0.9 g,开水冲服。(1～3 方出自《云南中草药》)

1607 边缘鳞盖蕨 biān yuán lín gài jué (《天目山药用植物志》)

【基原】 为碗蕨科鳞盖蕨属植物边缘鳞盖蕨的嫩叶。

【原植物】 边缘鳞盖蕨 *Microlepia marginata* (Houtt.) C. Chr.[*Polypodium marginatum* Houtt.] 又名:边缘鳞蕨(《中国主要植物图说》)。

陆生蕨类植物,植株高 60～100 cm。根茎长而横走,密被锈色长毛。叶远生;叶柄长 20～30 cm,深禾秆色,几光滑;叶片纸质,上面多少被毛,长圆状三角形,长达 55 cm,宽 13～25 cm,一回羽状;羽片 20～25 对,基部对生,远离,上部互生,近生,有短柄;羽片披针形,长 10～15 cm,宽 1～1.8 cm,基部不等,上侧稍呈耳状凸起,下侧楔形,边缘缺刻状或浅裂,裂片三角形,偏斜,全缘或有少数齿牙;叶脉羽状。孢子囊群生于羽片近边缘的小脉先端;囊群盖半杯状,黄绿色,有毛,以基部及两侧着生。

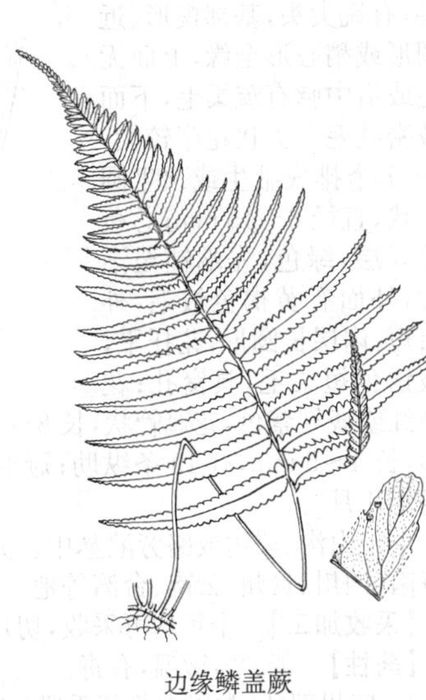

边缘鳞盖蕨

生于海拔 300～1 800 m 的常绿阔叶林灌丛中、竹林下或山沟阴湿处。分布于西南及江苏、安徽、浙江、江西、福建、广东、台湾等地。

【采收加工】 6～10月采收,鲜用或晒干。

【成分】 地上部分含鳞盖蕨苷(microlepin),17-O-乙酰鳞盖蕨苷(17-O-acetylmicrolepin),4-表鳞盖蕨素(4-epimicrolepin),6′-O-α-L-吡喃鼠李糖基-4-表-鳞盖蕨苷(6′-O-α-L-rhamnopyranosyl-4-epi-microlepin),6′-O-乙酰鳞盖蕨素(6′-O-acetylmicrolepin)[1],边缘鳞盖蕨素(fumotoshidin)A、B、C[2],边缘鳞盖蕨苷(marginatoside)A、B,3α,12α-二羟基-对映-海松-8(14),15-二烯〔3α,12α-dihydroxy-*ent*-pimara-8(14),15-diene〕,柚皮素(naringenin),柚皮素-7-O-(4-甲基)-葡萄糖(1→2)-鼠李糖苷(fumotonaringin)[3]。

【药性】 微苦,寒。

【功用主治】 《天目山药用植物志》:"治下肢疖肿。"

【用法用量】 内服:煎汤,9～15 g。外用:捣烂调白糖敷。

1608 发痧藤 fā shā téng (广州部队《常用中草药》)

【异名】 过山龙、惊风红、夜牵牛、虎三头、大木菊(《广西药用植物名录》),软骨山川(阳春《草药手册》)。

【基原】 为菊科斑鸠菊属植物毒根斑鸠菊的藤茎和根。

【原植物】 毒根斑鸠菊 *Vernonia cumingiana* Benth. [*V. andersonii* auct. non Clarke] 又名:细脉斑鸠菊(《中国植物志》)。

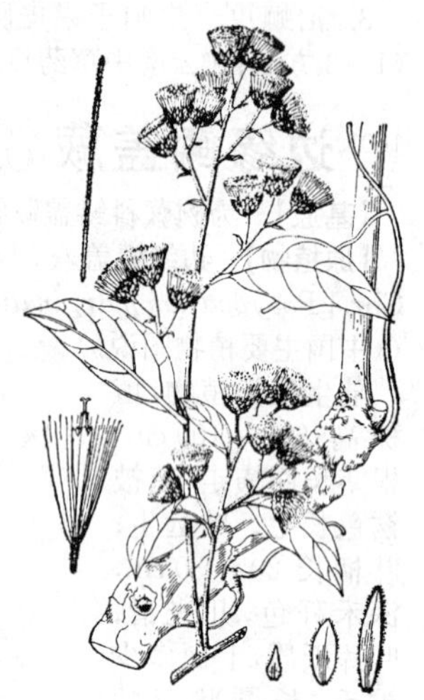

毒根斑鸠菊

攀缘藤本,长达10～12 m。根粗壮。枝圆柱形,密被黄褐色柔毛;茎基部木质,具纵细沟纹。叶互生;密被锈色或灰褐色短绒毛和腺;叶片卵形、椭圆状披针形至卵状披针形,长5～21 cm,宽3～8 cm,先端渐尖,有锐尖头,基部楔形、近圆形或稍心形全缘,上面无毛或沿中脉有疏柔毛,下面被密绒毛。头状花序较大,2～7个排成腋生或顶生圆锥状,直径8～15 mm;总苞片5层,绿色,先端钝至渐尖,外面有黄褐色绒毛,外层短,内层长圆形;花托平,被锈色短柔毛,具窝孔;花淡红或淡红紫色,花冠管状,长8～10 mm,具腺。瘦果圆柱形,长4～5 mm,有10条纵肋;冠毛红褐色。花期10月至翌年4月。

生于山沟、溪边或路旁灌丛中。分布于福建、广东、广西、海南、四川、贵州、云南、台湾等地。

【采收加工】 全年均可采收,切片,晒干或鲜用。

【药性】 苦、辛,微温,有毒。

1. 广州部队《常用中草药手册》:"苦,微温。"
2. 《海南岛常用中草药手册》:"微苦、辛,温。"
3. 《全国中草药汇编》:"苦,凉,有小毒。"

【功用主治】 祛风解表,舒筋活络。主治感冒,肺燥咳嗽,疟疾,喉痛,牙痛,风火赤眼,风湿痹痛,腰肌劳损,跌打损伤。

1. 广州部队《常用中草药手册》:"舒筋活络,祛风解表。治风湿痛,腰肌劳损,感冒发热,疟疾。"
2. 《海南岛常用中草药手册》:"祛风利湿,祛瘀止痛。治痛经,跌打损伤,喉痛,外洗可治皮炎。"
3. 《全国中草药汇编》:"截疟。外用治眼结膜炎。"

【用法用量】 内服:煎汤,9～15 g。外用:鲜品捣敷;煎水洗,或含漱。

【宜忌】 孕妇禁服。误食能引起中毒。

广州部队《常用中草药手册》:"孕妇忌服。"

【选方】 1. 防治疟疾 鲜毒根斑鸠菊60 g,鲜黄皮叶、鲜土牛膝各45 g。水煎服,每日1剂,连服3～4日。(《全国中草药汇编》)

2. 治风湿骨痛 (软骨川山)根30～60 g,煲鸡蛋服(先将药煎至好,把鸡蛋打烂放入)。(阳春《草药手册》)

3. 治牙痛 过山龙根,切片,浸盐水内。每次含1片。(广州空军《常用中草药手册》)

1609 对虾 duì xiā (《纲目》)

【异名】 海虾(《纲目》),虾虾(《粤志》),明虾、大虾(统称)。

【基原】 为对虾科对虾属动物中国对虾、长毛对虾、墨吉对虾、斑节对虾等多种对虾的肉或全体。

【原动物】 1. 中国对虾 *Penaeus chinensis* (Osbeck) [*Penaeus orientalis* Kishinouye] 又名:东方对虾(旧称),青虾(雌)、黄虾(雄)。

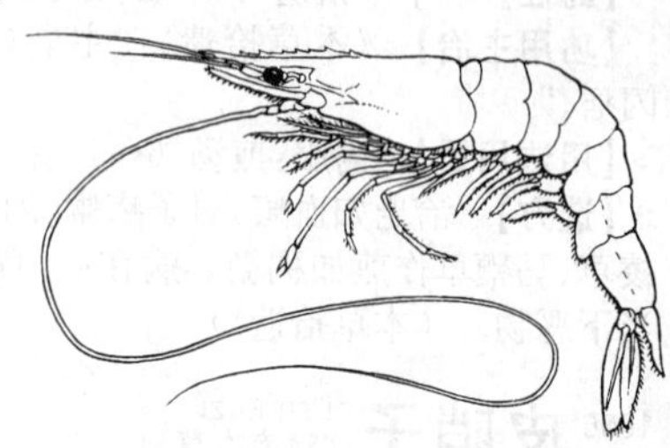

中国对虾

体长大而侧扁。雌体长180～240 mm,雄体长130～170 mm,甲壳较薄,光滑略透明,头胸甲较坚硬宽大,中央前端延伸成长而尖的额角,上缘具7～9齿,下缘具3、4齿,额角下两侧具眼1对,有柄。额角侧脊伸至胃上刺附近;额角后脊仅伸至头胸甲中部。颈沟、肝沟细而明显,肝刺清晰,眼眶触角沟较宽,眼胃脊甚明显。头部有附肢5对,第一、第二对成为2对鞭状触角,其第二对触角特别长,触角刺明显;其他3对附肢,成为1对大颚和2对小颚。胸部附肢8对,前3对成为颚足,均为口器的一部分;其余5对为步足,前3对步足的末端均为钳状,以第三对为最长大,后2对末端成为爪状。雌体交接器呈圆盘状,位于第四、第五对步足基部之间,中央有一纵行裂口,内为受精囊,前方有一圆形突起,表面着生密毛。腹部7节,能屈曲,第四至第六节背面中央具有纵脊;腹部附肢6对,第一对雌者内肢极小,雄者内肢变形为呈钟形的交接器。第六对为尾肢,短粗,与腹部第七节末端甚尖的尾节合为尾扇。雌体性生殖腺成熟前呈淡青蓝色,体表散布有棕蓝色色素细胞。雄体略呈棕黄色,胸部和腹部附肢微呈红色,尾肢的后半为深蓝并夹有红色。

栖息于浅海泥沙底,夜间常缓慢游泳于海水的中、下层,捕食底栖多毛类、小型甲壳类、软体动物及其他无脊椎动物的幼体,也食硅藻类等.每年3月自黄海南部向渤海作索饵和生殖洄游,冬季又返回黄海南部作越冬回游。我国主要分布于黄海、渤海及东海北部，南海也有小量。现北方已大量人工养殖。

2. 长毛对虾 *P. penicillatus* Alcock　又名：红虾、大虾、白虾(《浙江动物志》)

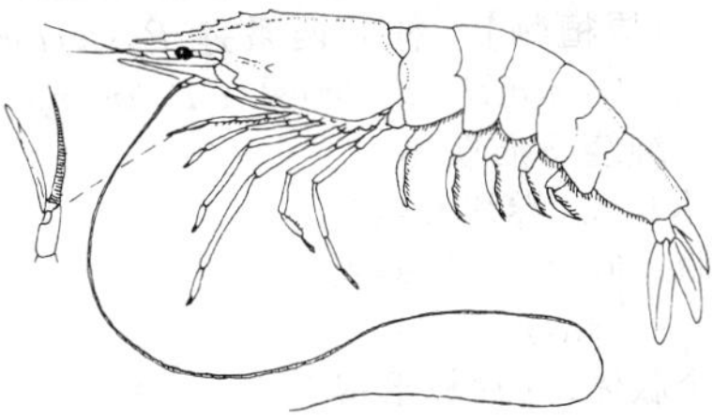

长毛对虾

在外形、体色和大小等方面，均与中国对虾比较相似。但额角上缘 7～8 齿，下缘 4～6 齿。额角侧沟浅，向后更浅，至胃上刺下方消失。额角后脊伸至头胸甲后缘附近，上有 1～2 个浅凹。额角基部稍高，背部较凸，末端较细，第一触角上鞭与头胸甲长度约相等或稍短。雄体交接器呈叶片状，叶尖变圆，边缘具刚毛，两侧向腹面卷曲。雌体交接器圆盘状，前片的顶端疣突较小，尾节呈刺状，背面中央具一纵沟，两侧边缘的后半部有刚毛。雌性比雄性个体大。体呈灰蓝色，头部前端多蓝点。

栖息于水深 25～40 m 以内的泥沙质海底，幼虾常群集于河口附近或内海中生活。我国分布于浙江舟山以南东海、南海沿海。现为南方人工养殖的主要品种。

3. 墨吉对虾 *P. merguiensis* de Man

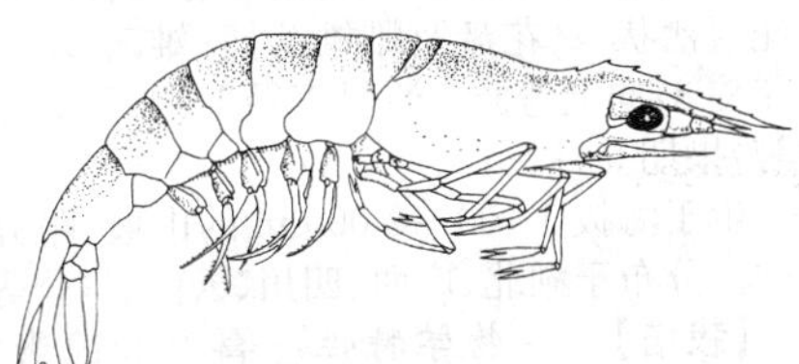

墨吉对虾

体形和中国对虾亦较相似，但额角上缘 8、9 齿，下缘 4、5 齿，额角侧沟浅，向后越浅，至胃上刺下方消失，额角后脊伸至头胸甲后缘附近。额角基部背面很高，侧面观呈三角形，末端较细，第一触角上鞭与头胸甲长约相等或稍短。雌交接器前片的顶端疣突相当大。

栖息于沿岸水深 25 m 以内的泥沙质海底。我国分布于广东、福建等沿海。已进行人工养殖。

4. 斑节对虾 *P. monodon* Fabricius[*P. bubulus* Kubo；*P. tahitensis* Heller]　又名：草虾(台湾)，角虾(海南)。

本种是对虾属中最大的一种，雌虾体长 300～350 mm。额角上缘 6～8 齿，下缘 2～4 齿，额角侧沟仅伸至胃上刺下方，头胸甲背面具中央沟，但窄而浅。额角基部特长，末端较粗，眼胃脊较短，肝脊平直，第五步足无外肢。体上具棕色和暗绿色相间的横斑，但往往随环境、年龄而颜色有所差异，腹肢的柄部外面呈明显的黄色。

栖息于泥质或泥沙质的海底，仔虾喜群集于水生杂草中，杂食性。成熟期向外海水深 100 m 左右的海域回游，繁殖期才返回浅水。雌虾较大，平均体重 350～400 g，大者可达 500 g。我国分布于浙江、福建、广东、广西、台湾沿海，是台湾的主要养殖品种。

本动物的甲壳(对虾壳)亦供药用，另设专条。

【采收加工】 3～5 月捕捞。对虾采捕有拖网法(海洋捕捞)、陷网法、挂网法和干池法等。捕捞后，取肉，鲜用或煮熟晒干。

【成分】 1. 中国对虾　可食部分每 100 g 约含水分 77 g，蛋白质 20.6 g，脂肪 0.7 g，碳水化合物 0.2 g，钙 35 mg，磷 150 mg，铁 0.1 mg，维生素 A 360 u，硫胺素(thiamine) 0.01 mg，核黄素(riboflavin)，烟酸(nicotinic acid) 1.7 mg。体肌含原肌球蛋白，副肌球蛋白[1]。肌肉及消化系统含镉、铜、铅、镍、铬，甲壳肌含铜[2]。中国对虾又含锌、铬、锰及氨基酸，氨基酸主要有缬氨酸，苏氨酸，苯丙氨酸，异亮氨酸，赖氨酸，亮氨酸[3, 4]，半胱氨酸，天冬氨酸，丝氨酸，谷氨酸，脯氨酸，丙氨酸，甘氨酸，甲硫氨酸，精氨酸，色氨酸[4]；还含乙醛，噻唑化合物(thiazole compounds)[5]等。

2. 长毛对虾　肉含氨基酸[6]，主要有谷氨酸盐，天冬氨酸盐，丝氨酸，脯氨酸，胱氨酸，丙氨酸，少量甲硫氨酸，苏氨酸，异亮氨酸，亮氨酸，缬氨酸，精氨酸，组氨酸，赖氨酸，苯丙氨酸，酪氨酸，色氨酸，甘氨酸。还含粗蛋白，脂质，糖原，不饱和脂肪酸，钠，钾，磷[7, 8]。

3. 培养的墨吉对虾　含磷脂(phospholipid) 1.99%(鲜重)，总磷脂 47%，游离甾醇，三酰甘油(triacylglycerol)，游离脂肪酸[9]，乙酰胆碱盐酸盐(acetylcholine hydrochloride)[10]。

【药理】 1. 对平滑肌的作用　中国对虾水溶液对大鼠离体子宫、十二指肠、回肠、胃条和膀胱等平滑肌呈收缩作用，这种收缩作用，不被 M-受体阻断药硫酸阿托品及 α 受体阻断药酚妥拉明所对抗和阻断，而被 5-羟色胺(5-HT)受体阻断药赛庚啶所对抗和阻断。表明中国对虾对平滑肌的收缩作用是通过兴奋 5-HT 受体而产生的[1]。

2. 对血管的作用　给大鼠离体后肢灌注中国对虾水溶液，大鼠后肢液体流量明显减少。表明中国对虾水溶液对大鼠离体血管有收缩作用[1]。

3. 对乳汁分泌的影响　海虾和泥蒜合剂灌胃给药 10 g/kg，可促进小鼠乳汁的分泌[2]。

【药性】 甘、咸，温。

1.《本草从新》："甘、咸，平。"

2.《随息居饮食谱》："甘，温，微毒。"

3.《本草撮要》："入手足太阴、少阴、厥阴经。"

【功用主治】 补肾兴阳，滋阴熄风。主治肾虚阳痿，阴虚风动，手足搐搦，中风半身不遂，乳疮，溃疡日久不敛。

1.《纲目拾遗》："补肾兴阳，烧酒浸服。"

2.《随息居饮食谱》："开胃化痰。"

3.《中国药用海洋生物》："补肾壮阳，滋阴，健胃。治阳痿，筋骨疼痛，手足搐搦，全身瘙痒，皮肤溃疡。"

【用法用量】 内服：煎汤，15～30 g；煮食或浸酒。外用：捣敷。

【选方】 1. 治阳痿　①活海虾若干，浸酒中醉死，炒食。(《泉州本草》)　②活海虾肉 120 g，麻雀肉 4 只。黄酒炖服。或用海虾米浸酒常服。(《青岛中草药手册》)

2. 治手足搐搦　鲜对虾肉 30 g，补骨脂 9 g。水煎服。(《中国药用海洋生物》)

3. 治乳疮乳少　对虾肉、蒲公英各 31 g，白芍 9 g。水煎服。(《山东药用动物》)

4. 治皮肤溃疡　鲜海虾肉、牡蛎末等量。捣成膏状，外敷患处。(《青岛中草药手册》)

1610 对对参 duì duì shēn (《昆明民间常用草药》)

【异名】 小鸡腿(《云南中草药》)，鸡肾参(《新华本草纲要》)。

【基原】 为兰科鸟足兰属植物长距鸟足兰的块茎。

【原植物】 长距鸟足兰 *Satyrium nepalense* D. Don

陆生植物。高 30～45 cm，块茎近长圆形，两枚并生，长 2、3 cm。茎直立，具 1、2 枚叶及 1、2 枚鞘状鳞片。叶椭圆形、卵形或卵状披针形，下面一叶长 7～10 cm，宽 3.5～5.5 cm，急尖，边缘皱波状。总状花序圆柱状，长 8、9 cm，具 20 朵左右密集的花；花苞片卵状披针形，外折，长于子房；花粉红色；中萼片条状椭圆形，长 4、5 mm，先端钝，侧萼片长圆状卵形，几与中萼片等长，稍宽，先端边缘具少数细缘毛；花瓣与中萼片相似而稍短，唇瓣位于上方，兜状，近于半球形，径约 5 mm，先端钝，外折，口甚宽大；距纤细，下垂，较子房长或等长，长约 1 cm；子房椭圆形，无毛。

长距鸟足兰

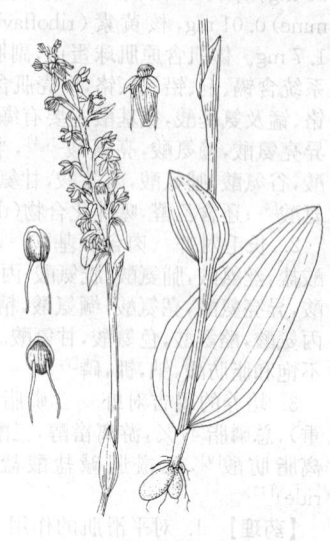

生于海拔 1 400～2 700 m 的山地林下草地或林间空地草丛中。分布于云南、西藏。

【采收加工】 9～10 月采收，晒干。

【药性】《云南中草药》："甘，平。"

【功用主治】《云南中草药》："壮腰益肾，养心安神。主治肾虚腰痛，慢性肾炎，面足浮肿，心脏病，白带。"

【用法用量】 内服：煎汤，15～30 g。

【选方】 1. 治肾虚腰痛 对对参 10 对(30 g)。炖猪腰或鸡吃。

2. 治慢性肾炎，面足浮肿 对对参 15 g，车前子 9 g，怀牛膝 6 g。水煎服。(1、2 方出自《昆明民间常用草药》)

1611 对虾壳 duì xiā ké (《中国药用海洋生物》)

【异名】 海虾壳(《本草撮要》)。

【基原】 为对虾科对虾属动物中国对虾 *Penaeus chinensis*(Osbeck)、长毛对虾 *P. penicillatus* Alcock、墨吉对虾 *P. merguiensis* de Man、斑节对虾 *P. monodon* Fabricius 等多种对虾的甲壳。

【原动物】 参见"对虾"条。

【采收加工】 随时收集，晒干。

【药性】 甘、咸，凉。

【功用主治】 安神，止痒。主治神经衰弱，疥癣，秃疮。

【用法用量】 内服：煎汤，10～15 g。外用：研末撒。

【选方】 1. 治神经衰弱 海虾壳 15 g，酸枣仁、远志各 9 g。煎服。(《中国药用海洋生物》)

2. 治吃海虾引起过敏 海虾壳煮水，口服或洗擦身体。(《中国药用海洋生物》)

1612 对叉疔药 duì chā dīng yào (《贵州民间药物》)

【异名】 叉痔草(《广西药用植物名录》)，飞蛾草、半边风(《贵州民间药物》)，燕尾草(《云南中草药》)，燕子尾、老鼠铃(《玉溪中草药》)，蝴蝶暗消、马蹄暗消、锅铲叶(《云南药用植物名录》)。

【基原】 为西番莲科西番莲属植物杯叶西番莲的根、茎叶。

【原植物】 杯叶西番莲 *Passiflora cupiformis* Mast. [*P. franchetiana* Hemsl.；*P. kwangsiensis* H. L. Li]

缠绕草质藤本，长达 6 m。卷须着生叶腋。叶互生；叶柄长 3～7 cm，近基部有 2 个腺体；叶片杯形或近尾状杯形，长 6～12 cm，宽 4～10 cm，先端截形至深 2 裂，基部圆形至心形，背面具疏腺点；中脉延长成小尖头。花两性；聚伞花序腋生，被棕色毛，有花 5～多数；花白色，直径 1.5～2 cm；萼片 5，被毛，背面近顶端常具一角状附属物；花瓣 5，卵状长椭圆形；副花冠 2 轮，由许多丝状裂片组成；内花冠褶状，具花盘及雌雄蕊柄；雄蕊 5；子房近球形，无毛，花柱 3，向上弯曲。浆果直径 1～1.6 cm，熟时紫色。花期 4 月，果期 9 月。

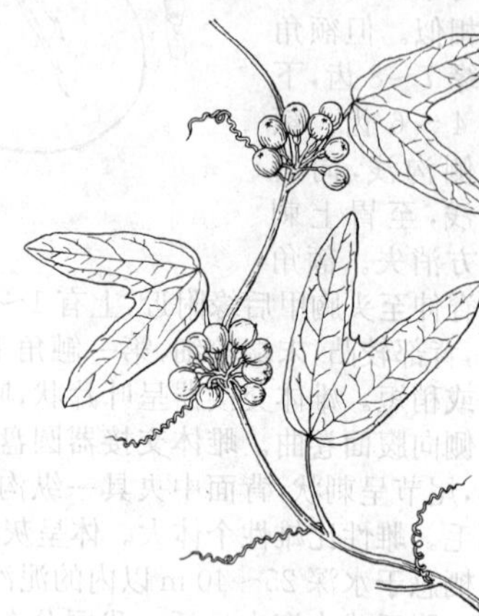

杯叶西番莲

生于海拔 1 700～2 000 m 的山坡、路旁草丛及山沟灌丛中。分布于湖北、广西、四川、云南、贵州等地。

【栽培】 生物学特性 喜温和凉爽气候。生长适温 25～30 ℃，稍耐寒。以土壤疏松、富含腐殖质的砂质壤土栽培为宜。

繁殖方法 用种子繁殖。5～6 月采收成熟果实，取出种子，洗净晾干，随即播种。育苗移栽，条播，按行距 20 cm 开沟，沟深 5 cm，覆土 2 cm，浇水保湿。播后 15～20 d 出苗。育苗半年多，到翌年春暖时定植。按行株距 40 cm×20 cm 开穴，每穴栽 2 株，栽后压紧，浇足定根水。

田间管理 苗高 30 cm 以上，进行搭架引藤攀缘，以利通风透光。茎藤生长过盛，应适当进行修剪。

【采收加工】 9～10 月挖取全株，鲜用或切碎，晒干。

【药性】《贵州民间药物》："性温，味甜、微涩。"

【功用主治】 祛风湿，止痛，安神。主治风湿性心脏病，血尿白浊，半身不遂，疔疮，外伤出血，痧气腹胀疼痛。

1.《贵州民间药物》："治痧气，止血，驱风除湿。"

2.《贵州草药》："解毒，止血，熄风，镇痛。"

3.《云南中草药》："养心安神，除湿活络。主治风湿性心脏病。"

【用法用量】 内服：煎汤，10～15 g；或研末，或泡酒。外用：捣敷或浸酒涂。

【宜忌】《贵州民间药物》："忌酒、豆腐及生冷食物。"

【选方】 治风湿性心脏病 杯叶西番莲根研末。每次 9 g，每日服 3 次，糖水送服。(《云南中草药》)

1613 对马耳蕨 duì mǎ ěr jué (《天目山药用植物志》)

【异名】 毛脚鸡(《四川中药志》)。

【基原】 为鳞毛蕨科耳蕨属植物对马耳蕨的根茎或嫩叶。

【原植物】 对马耳蕨 *Polystichum tsus-simense*(Hook.) J. Smith[*Aspidium tsus-simense* Hook.] 又名:马祖耳蕨(《中国蕨类植物图谱》)。

植株高30~50 cm。根茎近直立,与叶柄基部被黑褐色卵状披针形和棕色钻状鳞片。叶簇生;叶柄长15~30 cm,禾秆色,向上疏生黑色线形鳞片;叶片披针形,长15~30 cm,宽8~15 cm,基部不变狭,二回羽状;羽片镰状披针形,基部上侧1片小羽片大而突起,与叶轴平行,通常浅裂,向上的小羽片边缘有刺状尖齿,裂片上有羽状脉,小脉单一或分叉。孢子囊群生于小脉顶端;囊群盖圆肾形。

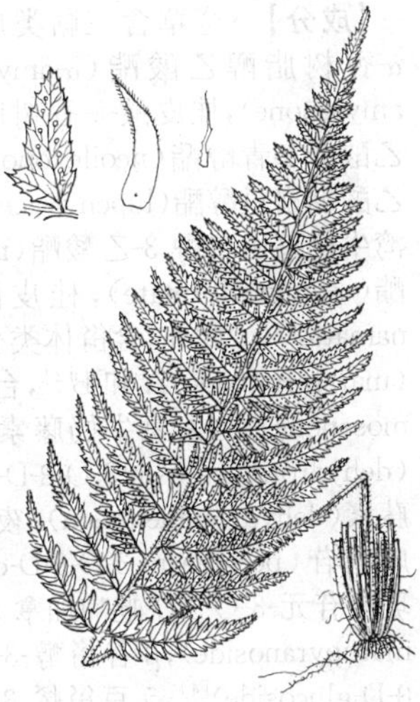

对马耳蕨

生于海拔400~3 000 m的山坡林下沟边或岩石缝中。分布于中南、西南及浙江、安徽、福建、江西、西藏、陕西、台湾等地。

【采收加工】 9~10月挖根茎,鲜用或晒干;嫩叶3~5月采收,鲜用。

【药性】 苦,凉。

1.《四川中药志》1982年版:"苦,微寒。"

2.《中国药用孢子植物》:"微苦,凉。"

【功用主治】 清热解毒,凉血散瘀。主治痢疾,目赤肿痛,乳痈,疮疖肿毒,痔疮出血,烫火伤。

1.《全国中草药汇编》:"清热解毒。主治痢疾,湿热腹痛,下肢疖肿。"

2.《四川中药志》1982年版:"清热解毒,凉血散瘀。用于痈疮肿毒,烫火伤,痔疮出血。"

【用法用量】 内服:煎汤,10~15 g,大剂量可用至30 g。外用:捣敷或研末调敷。

【选方】 1. 治痢疾 (对马耳蕨)鲜根茎30 g,仙鹤草、檵木叶各15 g。水煎服。(《浙江药用植物志》)

2. 治痔疮出血 对马耳蕨根30 g。炖猪大肠服。(《四川中药志》1982年版)

1614 对节树根 duì jié shù gēn (《贵州草药》)

【异名】 小红米果根(《云南中草药》)。

【基原】 为马鞭草科紫珠属植物红紫珠 *Callicarpa rubella* Lindl. 的根。

【原植物】 参见"红紫珠"条。

【采收加工】 9~10月采挖,切片晒干。

【药性】 辛、微苦,平。

1.《贵州草药》:"性凉,味辛、微苦。"

2.《云南中草药》:"辛、苦,平。"

【功用主治】 凉血止血,祛风止痛。主治吐血,尿血,痔疮出血,偏头风,风湿痹痛。

1.《贵州草药》:"清热,调血。"

2.《云南中草药》:"止血。主治吐血,尿血。"

3.《湖南药物志》:"祛风止痛。"

【用法用量】 内服:煎汤,15~30 g。

【选方】 1. 治月经不调 对节树根、映山红(红杜鹃)根、土茯苓各15 g。水煎服。(《贵州草药》)

2. 治偏头风,急性风湿性关节炎 红紫珠根、奇蒿各15 g。水煎服。(《湖南药物志》)

1615 对叶四块瓦 duì yè sì kuài wǎ (《贵阳民间药草》)

【异名】 四叶对(《广西本草选编》),四块瓦、四叶一枝花、四大天王(《安徽中草药》),四叶金、四大王、四对金、对对剪(《福建药物志》),四天王、四门天王(《浙江药用植物志》),四叶箭(《中国植物志》)。

【基原】 为金粟兰科金粟兰属植物及已 *Chloranthus serratus*(Thunb.)Roem. et Schult. 的茎叶。

【原植物】 参见"及已"条。

【采收加工】 5~10月采收,切碎,鲜用或晒干。

【成分】 及已地上部分含生物碱:N-β-苯乙基-3-(3,4-亚甲二氧基苯基)丙烯酰〔N-β-phenethyl-3-(3,4-methylenedioxyphenyl)propenamide〕,N-β-苯乙基-3-(3,4-二甲氧基苯基)丙烯酰胺〔N-β-phenethyl-3-(3,4-dimethoxyphenyl) propenamide〕[1]。还含银线草醇(shizukaols)B、C、D[2],环银线草醇(cycloshizukaol)A[3]。

【药性】 辛,平,有毒。

1.《贵阳民间草药》:"辛,温,无毒。"

2.《湖南药物志》:"有毒。"

3.《贵州草药》:"性凉,味辛。"

4.《上海常用中草药》:"苦,平,有小毒。"

【功用主治】 祛风活血,解毒止痒。主治感冒,咳嗽,风湿疼痛,头痛,月经不调,跌打损伤,痈疽恶毒。

1.《贵阳民间草药》:"祛风除湿,舒经活血,治跌打损伤。"

2.《湖南药物志》:"祛风散寒,行血化瘀,止咳化痰,开胃解毒。主治中暑风毒。"

3.《贵州民间方药集》:"为跌打损伤药。可镇咳祛痰,除风湿,又活血,调经,散瘀;外治疔肿,疥癣。"

4.《福建药物志》:"活血消肿,治背痈,疔疮疖肿,皮肤瘙痒,跌打损伤,骨折,毒蛇咬伤。"

【用法用量】 内服:煎汤,6~9 g;或捣汁;或浸酒。外用:捣敷;或浸汁涂擦。

【宜忌】 内服,外用均不可过量,孕妇忌服。

1.《浙江民间常用草药》:"本植物有毒,不宜长期服用;对开放性骨折,不作外敷应用,以防大量吸收中毒。"

2.《甘肃中草药手册》:"孕妇忌服。"

【选方】 1. 退烧 四块瓦、鱼鳅串各15 g。煎水服。(《贵州草药》)

2. 治风寒咳嗽气喘 (四块瓦)可配合麻黄、百部、枇杷叶,酌加冰糖少许,煎服。(《上海常用中草药》)

3. 治肺痨(肺结核) 四块瓦15 g,巴岩龙、羊蹄根、大乌泡根、山慈菇各9 g。煎水服,每日1剂。(《贵州草药》)

1616 台湾榕 tái wān róng (《浙江民间常用草药》)

【异名】 长叶牛奶树(《全国中草药汇编》),水牛奶、狗奶木、羊屎木(《广西药用植物名录》)。

【基原】 为桑科无花果属植物台湾榕的全株。

【原植物】 台湾榕 *Ficus formosana* Maxim.

灌木，高 2～3 m。小枝、叶脉和叶柄幼时均被疏柔毛；枝纤细，有托叶残留的痕迹。叶互生；叶柄长 4～6 mm；托叶长三角形，长约 8 mm，早落；叶片膜质，倒卵状披针形，长 4～11 cm，宽 1～3.5 cm，先端通常渐尖，尖端有时长达 1 cm 以上，中部以下渐狭，有时不对称，基部楔形，全缘或上部呈浅波状或有不规则的缺齿。隐头花序（榕果）单生于叶腋，梨形或近球形，成熟时紫红色，直径 6～8 mm，外面有小瘤体，顶端有脐状突起，基部渐狭成一短柄；雄花、瘿花同生于一花序托中，雌花生在另一花序托内；雄花花被片 3、4，雄蕊 2；瘿花花被片 4、5，舟状，花柱短，侧生；雌花与瘿花相似，花被片 4，但花柱较长，柱头漏斗形。瘦果。花期 4～7 月。

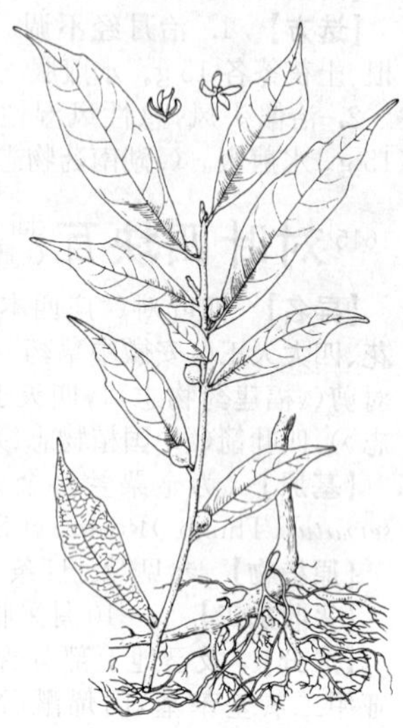

台 湾 榕

生于低海拔至高海拔的山地疏林中或旷野、路旁、溪边。分布于华南及浙江、江西、福建、湖南、贵州、云南、台湾等地。

【采收加工】 全年均可采收，鲜用或晒干。

【药性】 《全国中草药汇编》："甘、微涩，平。"

【功用主治】 养血，催乳，祛风利湿。主治月经不调，产后或病后虚弱，乳汁不下，咳嗽，风湿痹痛，跌打损伤，背痈，乳痈，毒蛇咬伤，湿热黄疸，急性肾炎，尿路感染。

1.《全国中草药汇编》："柔肝和脾，清热利湿。治急、慢性肝炎，腰脊扭伤，急性肾炎，泌尿系感染。"

2.《广西民族药简编》："根或根皮水煎服治心闷气紧（瑶族），子宫脱垂（侗族），浸酒搽患处治跌打损伤（壮族）。全株水煎服治风湿性心脏病，产后或病后虚弱，产妇乳汁缺乏（瑶族）。"

【用法用量】 内服：煎汤，10～30 g。外用：捣敷。

【宜忌】 《广西民族药简编》："忌吃酸辣食物。"

【选方】 治毒蛇咬伤后昏迷不醒 台湾榕根皮、叶捣烂，冲入热酒闷片刻，取药酒灌服。（《广西民族药简编》）

1617 台湾牛奶菜 tái wān níu nǎi cài （《新华本草纲要》）

【基原】 为萝藦科牛奶菜属植物台湾牛奶菜的全株。

【原植物】 台湾牛奶菜 *Marsdenia formosana* Masamune

攀缘灌木。叶对生；叶柄长 1.5～2.5 cm，顶端具丛生小腺体；叶片卵圆形或卵状长圆形，长 8～11.5 cm，宽 4.5～6.5 cm，先端渐尖，基部浅心形或圆形；侧脉弧形上升，未到叶缘即网结。伞形状聚伞花序腋生，着花多朵；花序梗长约 4 cm，花梗长不到 1 cm，具微毛；花萼 5 深裂，长、宽约 2 mm，内面基部无腺体；花冠近钟形，裂片长 3 mm，宽约 1.5 mm，内面具长硬毛，合蕊柱伸出于花冠喉部之外；副花冠肉质，裂片贴于合蕊柱上，长圆状披针形，先端到达花药的中部；花药近方形；花粉块长圆形；每室 1 个，直立；柱头长喙状，伸出于花冠喉部之外。花期 3～7 月。

分布于台湾太平山等地。

【采收加工】 全年均可采，鲜用或晒干。

【成分】 全草含三萜类成分：α-香树脂醇（α-amyrin），α-香树脂醇乙酸酯（α-amyrin acetate），α-香树脂酮（α-amyrenone），桂皮酸-α-香树脂醇酯（α-amyrin cinnamate），乙酸新冬青醇酯（neoilexonol acetate），羽扇豆醇（lupeol），乙酸羽扇豆醇酯（lupenyl acetate），羽扇烯酮（lupenone），台湾牛奶菜甾二醇 3-乙酸酯（marsformol），甲酸 α-香树脂醇酯（α-amyrinformate），桂皮酸羽扇豆醇酯（lupenyl cinnamate）[1]。此外，含甾体类化合物：台湾牛奶菜双氧甾苷（marsformoxide）A 和 B[2]，台湾牛奶菜甾二烯酮（marsformosanone）[3]，去氢牛奶藤素-3-O-β-D-吡喃加拿大麻糖苷（dehydrotomentosin-3-O-β-D-cymaropyranoside），去氢牛奶藤素（dehydrotomentosin），夜来香素-3-O-β-D-吡喃加拿大麻糖苷（pergularin-3-O-β-D-cymaropyranoside），去羟基肉珊瑚苷元-3-O-β-D-吡喃加拿大麻糖苷（utendin-3-O-β-D-cymaropyranoside），β-谷甾醇-3-β-D-葡萄糖苷（β-sitosterol-3-β-D-glucoside）[4]，5-豆甾烯-3β，7α-二醇（stigmast-5-en-3β，7α-diol）[3]，台湾牛奶菜孕甾定（marsformosadin），台湾牛奶菜孕甾定-3-O-β-D-吡喃加拿大麻糖苷（marsformosadin-3-O-β-D-cymaropyranoside），台湾牛奶菜孕甾苷（marsformoside）和去乙酰台湾牛奶菜孕甾苷（deacetylmarsformoside）[5]。

【药性】 甘、微苦，微温。

【功用主治】 活血散瘀消肿。主治跌打损伤，瘀滞肿痛。

【用法用量】 外用：鲜品捣敷。

1618 母草 mǔ cǎo （《植物名实图考》）

【异名】 四方拳草、蛇通管、气痛草（广州空军《常用中草药手册》），四方草、小叶蛇针草、铺地莲（广州部队《常用中草药手册》），开怀草（《贵州草药》），水辣椒（《广西本草选编》），齿叶母草、蝴蝶翼、毛毯草、细牛毒（《新华本草纲要》）。

【基原】 为玄参科母草属植物母草的全草。

【原植物】 母草 *Lindernia crustacea*（L.）F. Muell. [*Carparia crustacea* L.；*Vandellia crustacea*（L.）Benth.]

一年生草本，高 8～20 cm。根须状。茎常铺散成密丛，多分枝，枝弯曲上升，微方形，有深沟纹，无毛。叶对生；具短柄；叶片三角状卵形，长 1～2 cm，宽 0.5～1 cm，先端钝或短尖，基部宽楔形，边缘有浅钝锯齿。花单生于叶腋或于枝顶成极短的总状花序；花梗细弱，长 0.5～2.5 cm，有沟纹；花萼 5 裂，绿色或淡紫色，裂片三角

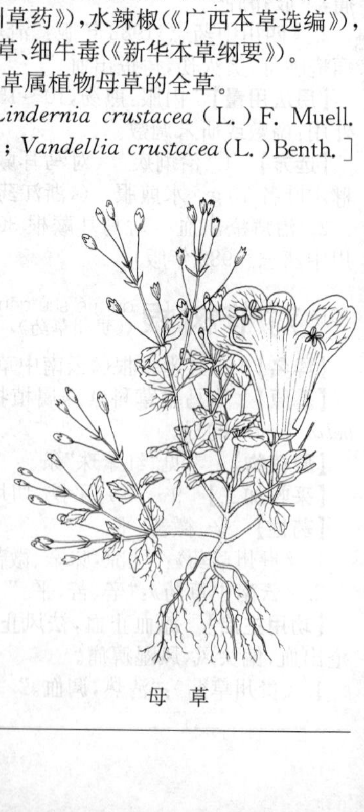

母 草

状卵形，膜质；花冠紫色，花冠筒圆筒状，长约 8 mm，上唇直立，卵形，2 浅裂，下唇 3 裂，中间裂片较大；雄蕊 4，全育，二强；花柱常早落。蒴果椭圆形，与宿存萼近等长。种子近球形，浅黄褐色，有明显的蜂窝状瘤突。花、果期全年。

生于田边、草地、路旁等低湿处。分布于江苏、安徽、浙江、福建、江西、河南、湖北、湖南、广东、广西、四川、贵州、云南、西藏东南部、台湾。

【采收加工】 7～10 月采收，鲜用或晒干。

【成分】 全草含半胱氨酸，谷氨酸，甲硫氨酸等[1]。

【药性】 微苦、淡，凉。

1. 广州部队《常用中草药手册》："微苦、淡，凉。"

2.《贵州草药》："性平，味甘。"

3.《广西本草选编》："味苦、微辛，性凉。"

【功用主治】 清热利湿，活血止痛。主治风热感冒，湿热泻痢，肾炎水肿，劳伤咳嗽，白带，月经不调，痈疖肿毒，毒蛇咬伤，跌打损伤。

1.《植物名实图考》："治跌打，并入妇科，通经络。"

2. 广州部队《常用中草药手册》："清热利湿。治细菌性痢疾，肠炎，腹泻，消化不良，蛇咬伤。"

3.《贵州草药》："活血调经，润肺止咳。治月经不调，劳伤咳嗽。"

4.《广西本草选编》："清热利湿，消肿止痛。主治急性肝炎，感冒风热，肾炎，乳腺炎，腮腺炎，疖肿，跌打损伤，毒蛇咬伤。"

5.《全国中草药汇编》："清热利尿，解毒。主治消化不良，肾炎水肿，白带，痈疖肿毒。"

【用法用量】 内服：煎汤，10～15 g，鲜品 30～60 g；或研末、浸酒。外用：鲜品捣敷。

【选方】 1. 治急性泻痢或伴发热　母草 30 g，甘葛 15 g，马齿苋、陈茶叶各适量。同炒、煎服。(《庐山中草药》)

2. 治慢性痢疾　鲜母草 60～90 g，鲜凤尾草、鲜野苋菜各 30 g。水煎分 2 次服。

3. 治慢性肾炎　母草 60 g，鲜马齿苋 1 500 g，酒 1 000 g。浸 3 日后启用，每服 15 ml，日服 3 次。(2、3 方出自江西《草药手册》)

4. 治月经不调　开怀草 15 g。研末蒸鸡蛋 2 个吃。(《贵州草药》)

1619 母菊 mǔ jú (《湖南药物志》)

【异名】 洋甘菊(《湖南药物志》)。

【基原】 为菊科母菊属植物西洋甘菊的花或全草。

【原植物】 西洋甘菊 *Matricaria recutita* L. [*M. chamomilla* L.]

一年生草本，高 30～60 cm。有香气。茎直立，无毛，上部多分枝。叶互生，二回羽状全裂，无柄，基部稍扩大，裂片细线形；上部叶卵形或长卵形。头状花序异型，排列成伞房状，直径 1.2～2.5 cm，着生于枝梢或叶腋，花序梗长 3～6 cm；总苞半球形；总苞片 2 层，绿色，边缘膜质，全缘；花托长圆锥状，中空；舌状花 1 层，舌片白色，生于花序外围，雌性，先端平截或微凹；其内为管状花，多数，两性，花冠先端 4～5 齿裂，黄色，花药基部圆钝。瘦果长圆形或倒卵形，通常有 3～5 条细肋；无冠毛。花、果期 4～8 月。

生于河谷旷野、田边。产于我国新疆北部和西部。北京、南京、上海栽培于庭园或野生于旷野。

【栽培】 生物学特性　喜温暖气候，较耐寒，对土壤要求不严，但以近中性、较湿润的土壤为宜。生长最适温度为 20～30 ℃，瘦果在 6 ℃就能发芽，存放 6 年后仍有一定发芽力。

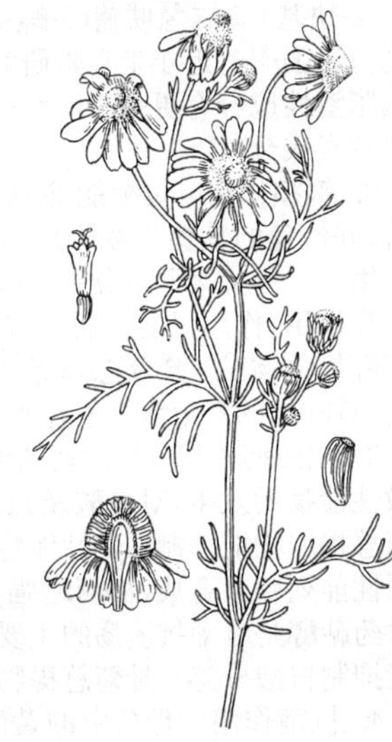

西洋甘菊

繁殖方法　种子繁殖。条播，行距 45～60 cm，播种后撒上一层 0.5 cm 厚的腐殖土，滚压或用脚踏实，保持足够的土壤温度。春播或秋播者 10～20 d 即可出苗，秋末播种者大多要到早春才出苗。栽培播种后不盖土或盖薄土，否则会使出苗推迟或出苗率降低。

田间管理　出苗后注意除草和行间松土，在杂草生长旺季进行机械或手工除草 2～3 次。

【采收加工】 5～7 月采收花朵与全草，晒干。

【成分】 全草和花含挥发油，油中含兰香油薁(chamazulene)[1]，原薁(proazulene)[2]，2-(亚丁-2-炔基)-3-二氢呋喃(5-螺-2′)四氢呋喃〔2-(butyne-2-ylidene)-3-dihydrofuran(5-spiro-2′) tetrahydrofuran〕[3]。另含金合欢烯(farnesene)，α-甜没药萜醇(α-bisabolol)，2-(亚-2，4-己二炔基)-1，6-二氧螺[4.4]壬-3-烯〔2-(hexa-2，4-diyn-1-ylidene)-1，6-dioxaspiro[4.4]non-3-ene〕，甜没药萜醇氧化物(bisabolol oxide)A、B、C[4]，大牻牛儿烯(germacrene)D，金合欢醇(farnesol)，莰烯(camphene)，顺式烯炔双环醚(*cis*-enyne dicycloether)，反式烯炔双环醚(*trans*-enyne dicycloether)，左旋-2-氧化甜没药萜酮(2-bisabolonoxide)[5]。又含内酯类：母菊内酯(matricin)[6]及黄酮类：5，4′-二羟基-3，6，7，3′-四甲氧基黄酮(5，4′-dihydroxy-3，6，7，3′-tetramethoxyflavonon)[7]，芹菜素(apigenin)，芸香苷(rutin)，金丝桃苷(hyperoside)[8]。又含脱肠草素(herniarin)，伞形花内酯(umbelliferone)，豆甾醇(stigmasterol)，豆甾醇-3-葡萄糖苷(stigmasterol-3-glucoside)[9]。

花还含胆碱(choline)约 0.32%[10]，黄酮类：芹菜素(apigenin)，芹菜素-7β-O-葡萄糖苷(apigenin-7β-O-glucoside)，芹菜素-7β-O-葡萄糖苷乙酸酯(apigenin-7β-O-glucoside acetate)[11]，万寿菊苷(patulitrin)，木犀草素-7-葡萄糖苷(luteolin-7-glucoside)，槲皮黄苷(quercimeritrin)[12]，木犀草素(luteolin)，万寿菊素(patuletin)，槲皮素(quercetin)，芹菜素-β-D-(6″-O-乙酰基)葡萄糖苷〔apigenin-β-D-(6″-O-acetyl)glucoside〕[13]；香豆素类成分：7-甲氧基香豆素(herniarin)，6，7-二羟基香豆素(esculetin)，伞形花内酯。还含东莨菪素(scopoletin)，异东莨菪素(isoscopoletin)[14]，齐墩果酸(oleanolic acid)，豆甾醇(stigmasterol)，β-谷甾醇(β-sitosterol)及其糖苷[15]。另外花中还含天冬酰胺，α-丙氨酸，L-组氨酸，赖氨酸，亮氨酸，丝氨酸，色氨酸[16]及多糖(polysaccharides)[17]。

【药理】 1. 抗炎作用　母菊挥发油成分兰香油薁[1，2]有抗炎作用；对透明质酸酶、甲醛、组胺性浮肿仅有中等度的抑制。推测可能有抑制组胺、5-羟色胺的释放及抗组胺、透明质酸的作用，从而降低毛细血管的通透性[1]。2-(亚丁-2-炔基)-3-二氢呋喃(5-螺-2′)四氢呋喃的抗炎作用比愈创薁还强[3]。近年来实验研究表明，母菊的黄酮类成分比其脂溶性成分有更强的抗炎作用。提示黄酮类物质为其主要抗炎成分[4]。

2. 解痉作用　母菊能抑制兔离体肠管及豚鼠离体支气管；并使兔的气管分泌减少；对组胺引起的豚鼠气喘有预防作用[5]。母菊某些成分和总抽提物对豚鼠离体肠平滑肌有解痉作用，作用强度与剂量有关；左旋甜没药萜醇、甜没药萜醇氧化物A、B及总母菊油显示罂粟碱样肌肉解痉作用；黄酮类的芹菜素等也有明显解痉作用[6]。

3. 抗溃疡作用　甜没药萜醇能抑制吲哚美辛、乙醇及应激性溃疡的发生，对醋酸及热刺激性溃疡有治疗作用。母菊总提取物能抑制乙醇性溃疡的发生。可能是促进局部内源性前列腺素合成，从而增强黏膜屏障抗溃疡的作用。甜没药萜醇是母菊抗溃疡的主要活性成分。母菊及其成分不能抑制胃酸分泌。母菊总提物体外有抗胃蛋白酶作用[7]。

4. 抗菌作用　母菊中的黄酮类、环醚类、总挥发油及单体兰香油薁、α-甜没药萜醇、伞形花内酯等都具有不同程度的抗真菌作用，其中以α-甜没药萜醇最为有效[8]。α-甜没药萜醇浓度为100 μg/ml时便有抗真菌作用[9]。

5. 其他作用　小鼠体内实验及以人血液进行的体外试验证明从母菊的水或酸水提取物中分离出的多糖部位(分子量≥25 000～500 000)具有免疫增强作用[10]。母菊能增进家兔网状内皮系统之功能；并能使血压短暂升高；能收缩蟾蜍下肢血管；对发热兔有降温作用；可促进小鼠皮肤溃疡之愈合[5]。母菊中具有抑制香草酸类受体激活的活性成分，分布在乙酸乙酯提取物或乙醇提取物的乙酸乙酯部分，腹腔内或经口给予该组分以及摄取含有上述组分的饲料，均可明显抑制化合物48/80诱发的搔痒行为[11]。

毒性　α-甜没药萜醇灌胃对小鼠、大鼠、犬及恒河猴的毒性很小，在大剂量时才有副作用出现。在为期4星期的亚急性毒性试验中，甜没药萜醇给大鼠及犬灌胃剂量达1.0～2.0 ml/kg时才有毒性发生。大鼠和兔口服1.0 ml/kg甜没药萜醇，胚胎不受影响[12]。

【药性】　辛、微苦，凉。

1.《湖南药物志》："甘，平，无毒。"

2.《四川中药志》1979年版："辛、微苦，凉。"

【功用主治】　清热，止咳喘，祛风湿。主治感冒发热，咽喉肿痛，肺热咳喘，热痹肿痛，疮肿。

1.《中国药用植物图鉴》："为驱风，发汗剂，能治感冒，风湿性神经痛，下痢，又可做浴水料及含漱料。"

2.《四川中药志》1979年版："清热解毒，止咳喘，祛风湿。用于感冒发热，咽喉肿痛，疮肿，肺热咳嗽，热痹肿痛。"

【用法用量】　内服：煎汤，10～15 g。

【选方】　1. 治感冒发热，咽喉肿痛及疮肿　洋甘菊15 g，千里光30 g。水煎服。

2. 治肺热咳喘　洋甘菊15 g，吉祥草、鱼腥草各30 g。水煎服。

3. 治热痹，关节红肿疼痛　洋甘菊15 g，银花藤、金刚藤各30 g。水煎服。(1～3方出自《四川中药志》1979年版)

1620 母丁香 mǔ dīng xiāng (《别录》)

【异名】　鸡舌香(《抱朴子》)，亭炅独生(《酉阳杂俎》)，雌丁香(《本草蒙筌》)。

【基原】　为桃金娘科丁子香属植物丁香 *Eugenia caryophyllum* L. 的果实。

【原植物】　参见"丁香"条。

【采收加工】　果实成熟时采收，晒干。

【药材】　母丁香 *Fructus Caryophylli*　产于马来西亚、印度尼西亚及东非沿岸国家。以桑给巴尔产量最大，质量佳。现我国亦有栽培。

性状　果实呈长倒卵形至长圆形；长2～2.5 cm，直径0.6～1 cm。先端有齿状萼片4枚，向中央弯曲，基部具果柄残痕。表面棕褐色，粗糙，多细皱纹。果皮与种皮薄壳状；质脆，易破碎脱落，有的仅为种仁。种仁倒卵形，暗棕色，由2片肥厚的子叶抱合而成，子叶形如鸡舌，不规则抱合，中央有一条细杆状的胚根，由子叶的中央伸至较宽的先端。质坚硬，难破碎。气微香，味辛辣。

品质标志　《中华人民共和国药典》2005年版规定：照高效液相色谱法测定，本品含丁香酚($C_{10}H_{12}O_2$)不得少于0.65%。

【药性】　辛，温。归脾、胃、肝、肾经。

1.《别录》："微温。"

2.《药性论》："味辛，无毒。"

3.《开宝本草》："入心腹之药。"

4.《本草蒙筌》："专入肾、胃二经，又走太阴肺经。"

5.《纲目》："辛，温。"

【功用主治】　温中散寒，理气止痛。主治暴心气痛，胃寒呕逆，风冷齿痛，口舌生疮，口臭，妇人阴冷，小儿疝气。

1.《抱朴子》："疗口臭。"

2.《别录》："疗风水肿毒，去恶气，疗霍乱心痛。"

3.《本草经集注》："疗恶核毒肿。"

4.《蜀本草》："疗恶逆甚验。"

5.《本草衍义》："治阴冷。"

6.《药性考》："温中暖肾，理气回阳，补三焦命门。治胃痛，疝瘕。"

【用法用量】　内服：煎汤，1～3 g；或研末。外用：研末调敷；或作栓剂。

【宜忌】　热证及阴虚内热者禁服。

1.《雷公炮炙论》："不可见火，畏郁金。"

2.《本草经疏》："一切有火热证者忌之。非虚寒概勿施用。"

【选方】　1. 治暴心气痛　鸡舌香末，酒服一钱。(《肘后方》)

2. 治胃冷呕逆，气厥不通　母丁香三粒(椎碎)，陈橘皮一枚(全者，汤浸，去白，焙)。上二味，用水一盏，煎取半盏，去滓热呷。(《圣济总录》)

3. 治小儿冷疳，面黄腹大，食即吐者　母丁香七枚，为末，乳汁和蒸二次，姜汤服之。(《卫生易简方》)

4. 治风冷乘于齿间，发歇疼痛，口气宣露　鸡舌香、射干各一两，麝香(研细)一分。上二味捣罗为散，入麝香再拌和令匀。每用少许揩齿，良久以温汤漱口。(《圣济总录》)鸡舌香散)

5. 治齲齿　鸡舌香煮汁含之。(《外台》引《姚僧坦集验方》)

6. 治妇人难产　母丁香三十六粒，滴乳香三钱六分。为末，同活兔胆和杵千下，丸作三十六丸。每服一丸，好酒化下。(《颐真堂经验方》如意丹)

7. 治毒肿入腹　鸡舌香、青木香、薰陆香、麝香各一两。水四升，煮二升，分二服。(《纲目》引《肘后方》)

1621 母猪草 mǔ zhū cǎo (《万县中草药》)

【基原】　为毛茛科人字果属植物耳状人字果的根。

【原植物】　耳状人字果 *Dichocarpum auriculatum* (Franch.) W. T. Wang et Hsiao [*Isopyrum auriculatum* Franch.]

多年生直立草本，无毛。根状茎横走，黑褐色，质坚硬，有多数细根。基生叶少数，在果期常枯萎；叶柄长5～11 cm；叶为二回鸟趾状复叶；中央一回指片菱形，长1.8～6 cm，宽1.5～5 cm，中上部有浅牙齿，侧生指片有小叶2枚，小叶不等大，上面小叶斜卵形，下面小叶斜卵圆形；茎生叶2～4枚，似基生叶；叶柄长2～5 cm。复单歧聚伞花序，长7～19 cm，有1～7朵花；下部苞片叶状；花梗长2.5～3.5 cm；花两性，萼片5，花瓣状，白色，倒卵状椭圆形，长5～9 mm，先端钝；花瓣5，金黄色，长约4 mm；雄蕊约20，花药黄色；心皮2，基部合生。蓇葖果2，狭倒卵状披针形，长11～15 mm，叉状分开。种子8～9颗，近圆形，黄褐色。花期4～5月，果期5～6月。

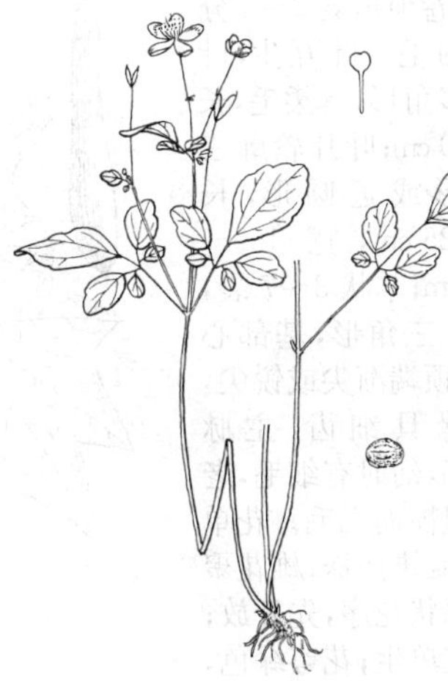

耳状人字果

生于山地阴处潮湿地，或疏林下岩石旁。分布于湖北、四川、贵州、云南。

【采收加工】　7～11月采挖，晒干。

【药性】　苦，寒。

【功用主治】　清热除湿，散结化痰。主治湿热黄疸，痈肿疮毒，瘰疬，痰热咳嗽，癫痫。

【用法用量】　内服：煎汤，3～10 g。外用：捣烂敷。

【选方】　1. 治黄疸型肝炎　母猪草12 g，茵陈15 g，青蒿、金钱草各12 g。水煎服。

2. 治痈肿疮毒　母猪草、马蹄草、菊花叶、四叶菜各适量。捣烂外敷。(1、2方出自《万县中草药》)

1622 幼鼠 yòu shǔ (《中国动物药》)

【异名】　未毛鼠(《西湖志》)。

【基原】　为鼠科鼠属动物褐家鼠 *Rattus norvegicus* Berkenhout 和黄胸鼠 *R. flavipectus* Milne-Edwards 未长毛的幼鼠。

【原动物】　参见"鼠"条。

【采收加工】　全年均可捕捉刚生下的幼鼠，鲜用，或浸泡在花生油及其他植物油内，泡1个月以上就可应用。

【药性】《山东药用动物》："性微温，味甘。"

【功用主治】　解毒敛疮，止血，止痛。主治烧烫伤，外伤出血，鼻衄，跌打肿痛。

1.《山东药用动物》："治烫伤，外伤出血。"

2.《中国动物药》："镇痛，收敛，止血，促进创面愈合及平喘等。治烧烫伤，外伤出血，衄血及哮喘等。"

【用法用量】　内服：蒸或煮，1～2只。外用：油浸涂搽；或研末油调敷。

【选方】　1. 治烧烫伤　小老鼠泥包烧研，菜油调涂之。(《纲目》引《谈野翁方》)

2. 治创伤出血　未长毛幼鼠同适量生石灰捣烂，晒干，研末。用时撒布创口，包扎。(《中国动物药》)

3. 治小孩鼻常出血　未开眼的幼鼠1窝(约8只)，拌瘦猪肉62 g。剁碎加调味品蒸熟，分2次服。(《山东药用动物》)

4. 治杖疮肿痛　未毛鼠同桑椹子入麻油浸酿。临时取涂甚效。(《纲目》引《西湖志》)

5. 治哮喘　未生毛幼鼠，烧存性研末。开水冲服，每次1只，日服2次，连服数次。(《中国动物药》)

1623 幼油草 yòu yǒu cǎo (《天目山药用植物志》)

【异名】　高墩草(《笺卉》)，日本花点草(《天目山药用植物志》)，小九龙盘(《湖北中草药志》)。

【基原】　为荨麻科花点草属植物花点草的全草。

【原植物】　花点草　*Nanocnide japonica* Bl.

多年生草本，高10～20 cm。根茎短，茎基部分枝，常细弱，稍透明，疏生向上弯曲的短伏毛。叶互生；叶柄长约1 cm；托叶卵形，斜展；叶片菱状卵形、三角形或近扇形，长和宽几相等，约1～2 cm，先端钝，基部宽楔形至截形，边缘具粗钝圆锯齿，两面疏生短柔毛和少数螫毛，上面钟乳体小，点状或狭条形。花单性，紫色，雌雄同株或异株；雄花序出自茎梢叶腋，具细长梗，长于叶，分枝较稀疏，雄花径约2.8 mm，花被片5；雄蕊5，对生；雌花序生于雄花序下方，具短梗，分枝短而密集，雌花花被片4，长约1 mm，被有长白毛，内包雌蕊1，柱头呈毛笔头状。瘦果卵形，有点状突起。花期4月，果期5～6月。

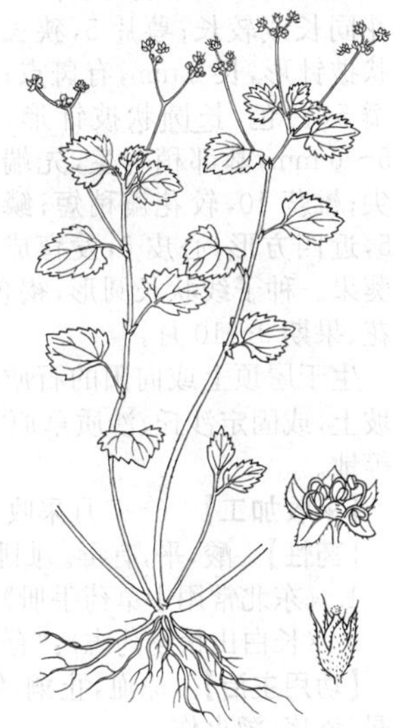

花点草

生于山地林下和沟边。分布于山西、江苏、浙江、福建、江西、湖北、贵州、云南、陕西、甘肃、台湾等地。

【采收加工】　4～7月采收，鲜用或晒干。

【药性】《浙江药用植物志》："淡，凉。"

【功用主治】　清热，润肺，止血，解毒。主治黄疸，肺劳咳血，潮热，痔疮，痱子。

1.《全国中草药汇编》："化痰止咳，止血。主治咳嗽咯血。"

2.《浙江药用植物志》："清热，润肺，止咳。主治肺结核，痔疮，痱子。"

3.《湖北中草药志》:"清热解毒,消肿止痛。用于潮热,咳嗽,瘰疬,刀伤出血,烧烫伤,蛇咬伤,疔疮痈肿。"

【用法用量】 内服:煎汤,30~60 g。外用:煎水洗。

【选方】 治咳嗽痰血兼有潮热 日本花点草全草 30~60 g,加苍术 9~12 g。水煎,每日早、晚饭前 2 次分服,临服时加冰糖或白糖。(《天目山药用植物志》)

1624 辽瓦松 liáo wǎ sōng (《东北药用植物志》)

【异名】 瓦松、干滴落(《东北药用植物志》),酸塔、酸溜溜(《东北常用中草药手册》)。

【基原】 为景天科瓦松属植物狼爪瓦松的地上部分。

【原植物】 狼爪瓦松 *Orostachys cartilaginea* A. Bor.

二年生或多年生草本。全株粉白色,密布紫红色细点。叶肉质,莲座叶覆瓦状排列,长圆状披针形,先端有软骨质附属物及白色软骨质的刺,全缘。花茎不分枝,高 10~35 cm,其上有互生叶,线形或披针状线形,长 1.5~3.5 cm,宽 2~4 mm,先端渐尖,有白色软骨质刺。总状花序圆柱形,紧密多花;苞片线形至线状披针形,与花同长或较长;萼片 5,狭长圆状披针形,长 2 mm,有斑点;花瓣 5,白色,长圆状披针形,长 5~6 mm,基部稍合生,先端急尖;雄蕊 10,较花瓣稍短;鳞片 5,近四方形;心皮 5,发育成蓇葖果。种子线状长圆形,褐色。花、果期 9~10 月。

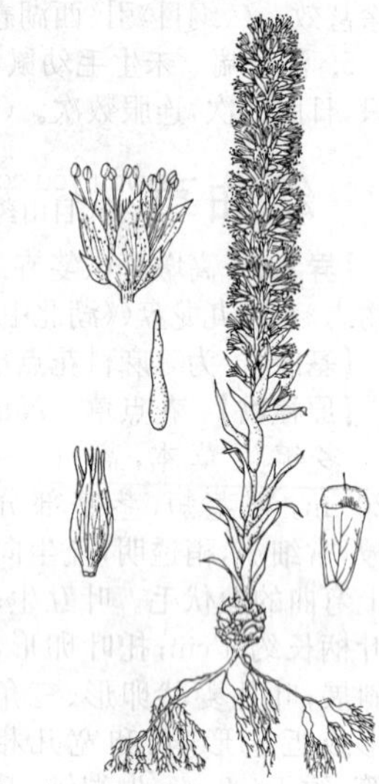

狼爪瓦松

生于屋顶上或向阳的石质山坡上,或固定沙丘、沙质草原。分布于东北及内蒙古、山东等地。

【采收加工】 6~7 月采收,晒干备用。

【药性】 酸,平,有毒。归肝、大肠经。

1.《东北常用中草药手册》:"酸,平。"

2.《长白山植物药志》:"有毒。"

【功用主治】 凉血,止痢,解毒敛疮。主治泻痢便血,崩漏,疮疡,烫火伤。

1.《东北药用植物志》:"为清凉药,治口中干痛。又为收敛剂,治血痢、大肠下血。亦为通经药。"

2.《长白山植物药志》:"止血,通经,止痢,敛疮。主治泻痢,便血,痔疮出血,功能性子宫出血,诸疮痈肿。"

【用法用量】 内服:煎汤,1.5~3 g。外用:鲜品捣敷;或研末撒。

【选方】 治烫火伤 鲜瓦松、鲜芦荟等量。捣烂敷患处。(《长白山植物药志》)

1625 丝瓜 sī guā (《救荒本草》)

【异名】 天丝瓜、天罗、蛮瓜(《本事方》),绵瓜(《续本事方》),布瓜(《古今合璧事类备要》),天罗瓜(《普济方》),鱼鰦(《奇效良方》),天吊瓜、纯阳瓜(《滇南本草》),天络丝(《医学正传》),天罗布瓜(《妇人良方补遗》),虞刺、洗锅罗瓜(《纲目》),天罗絮(《群芳谱》),纺线(《医林纂要》),天骷髅(汪连仕《采药书》),菜瓜(《植物名汇》)。

【基原】 为葫芦科丝瓜属植物丝瓜的鲜嫩果实;或霜后干枯的老熟果实(天骷髅)。

【原植物】 丝瓜 *Luffa cylindrica* (L.) Roem.

一年生攀缘草本。茎枝细长,柔弱,有角棱,粗糙或棱上有粗毛,卷须稍被 2~4 分叉的毛。叶互生,叶柄多角形,具柔毛,长 4~9 cm;叶片轮廓三角形或近圆形,长 8~25 cm,宽 15~32 cm;掌状 3~7 裂,裂片三角形,基部心形,顶端渐尖或锐尖,边缘具细齿,主脉 3~5,幼时有细毛,老时粗糙而无毛。花单生,雌雄同株;雄花聚成总状花序,先开放;雌花单生;花萼绿色,5 深裂,裂片卵状披针形,外面被细柔毛;花冠黄色、淡黄色或白色,直径 5~9 cm,5 深裂,裂片阔倒卵形,边缘波状;雄花雄蕊 5,花药 2 室,多回折曲状,花丝分离;雌花子房下位,长圆柱状,柱头 3,膨大。瓠果长圆柱状,常下垂,长 20~60 cm,幼时肉质,绿而带粉白色,有纵向浅沟或条纹,成熟后黄绿色,内有坚韧的网状丝络。种子长卵形,扁压,长 8~20 mm,径 5~11 mm,黑色,边缘有狭翅。花期 5~7 月,果期 6~9 月。

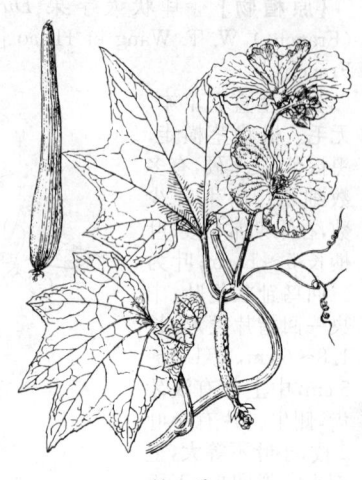

丝 瓜

原产印度,我国各地均有栽培。

本植物的种子(丝瓜子)与叶(丝瓜叶)、花(丝瓜花)、瓜蒂(丝瓜蒂)、果皮(丝瓜皮)、成熟果实的维管束(丝瓜络)、茎(丝瓜藤)、茎中的液汁(天罗水)、根(丝瓜根)亦供药用,另设专条。

【栽培】 生物学特性 喜温暖气候,耐高温高湿,怕低温。对土壤适应性广,宜选择土层深厚、潮湿、富含有机质的砂壤土。

繁殖方法 种子繁殖,直播或育苗移栽法。直播法:3~4 月,整地作宽约 3 m 的畦。种子经浸种催芽,于畦面两边各播 1 行。按株距 35 cm 开穴,每穴播 3 粒种子。育苗移栽法:2~3 月,在保温苗床上,用营养钵育苗,当瓜苗长出 2~3 片真叶时,即可移植。栽植密度同直播。

田间管理 经常进行中耕除草、培垄。适时进行人工引蔓、绑蔓,以辅助其上架或上棚,棚架高 2 m。上棚前摘除侧蔓,上棚后的侧蔓一般不再摘除。苗期每星期追肥 1 次。结果期每采收 1~2 次,追肥 1 次,肥料以人畜粪尿和复合肥为主。盛果期,摘除过密的老黄叶和多余的雄花,摘除畸形瓜。

病虫害防治 病害有霜霉病,为害叶子,发病初期喷 1∶1∶200波尔多液,隔 7~10 d 喷 1 次,连续 3~4 次;白粉病,为害叶子,发病始期喷 50%吉托布津 800 倍液,隔 10 d 1 次,连续喷 3~4 次。虫害有黄守瓜虫,成虫为害叶子,幼虫为害根;瓜蚜,为害嫩茎和叶子。

【采收加工】 嫩丝瓜于7～9月采摘，鲜用。老丝瓜(天骷髅)于秋后采收，晒干。

【药材】 丝瓜 *Fructus Luffae* 产于全国各地。

性状 果实(瓠果)长圆柱形，长 20～60 cm，肉质，绿而带粉白色或黄绿色，有不明显的纵向浅沟或条纹，成熟后内有坚韧的网状瓜络。

【成分】 丝瓜果实含三萜皂苷成分：丝瓜苷(lycyoside)A、E、F、J、K、L、M，3-O-β-D-吡喃葡萄糖基常春藤皂苷元(3-O-β-D-glucopyranosyl hederagenin)，3-O-β-D-吡喃葡萄糖基齐墩果酸(3-O-β-D-glucopyranosyloleanolic acid)[1]。还含丙二酸(malonic acid)、枸橼酸(citric acid)等脂肪酸[2]，甲氨甲酸萘酯(carbaryl)[3]，瓜氨酸(citrulline)[4]，泻根醇酸(bryonolic acid)[5]。

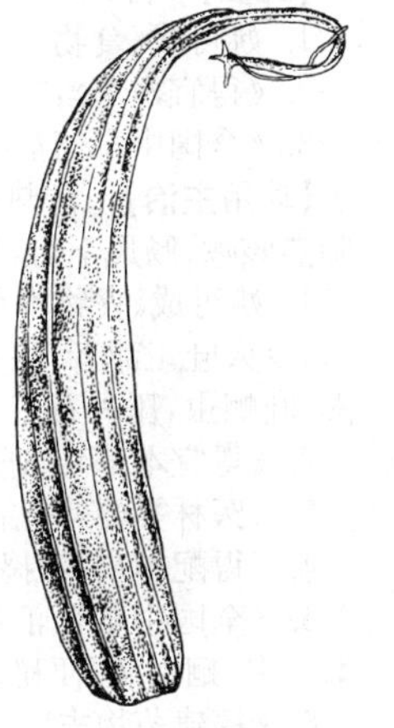

丝瓜(果实)外形

【药理】 1. 抗病毒作用 鲜嫩丝瓜提取物(L 043)腹腔注射时对刚断奶小鼠皮下感染乙型脑炎病毒有明显预防作用，感染病毒前注射 L 043，保护率可达 60%～80%。在感染病毒后注射，保护率只有 20%～27%[1]。

2. 抗过敏作用 丝瓜组织培养细胞中的泻根醇酸(BA)，不仅具有与甘草次酸(GA)几乎相同的抗过敏作用(大鼠Ⅰ型过敏反应)，而且显示了比 GA 强几倍的抑制小鼠耳触性Ⅳ型过敏反应的作用；另外，对组胺、血清素或缓激肽引起的小鼠足趾肿胀，BA 显示了比 GA 强 10 倍或 10 倍以上的抑制效果[2]。泻根醇酸是一个有意义的抗过敏药，其在丝瓜人工培养液中含量很高，而且易于转化为作用更强的衍生物[3]。

3. 其他作用 从丝瓜地上部分提取的丝瓜皂苷以 30、60 mg/kg 的剂量给小鼠腹腔注射，其中大剂量组能显著促进幼龄小鼠的生长，小剂量组能使在高温 48±2 ℃下存活的小鼠只数非常显著地提高；两个剂量组均能显著延长小鼠耐受常压窒息性缺氧的存活时间和小鼠持续游泳时间。两个剂量组对用^{60}钴 γ 线全身照射小鼠的保护指数均大于 1.2，对核辐射都有预防作用。两个剂量组皆能提高小鼠腹腔巨噬细胞的吞噬活力，且呈量效依赖关系。大剂量组对小鼠血清中溶血素抗体的生成有明显的促进作用，而小剂量作用不明显；对增强正常小鼠学习及改善亚硝酸钠引起的小鼠记忆巩固障碍也有一定作用[4,5]。

毒性 L 043 100 μg/ml 对培养的兔肾细胞没有毒性。小鼠每次腹腔注射 L 043 200 μg/只，76 h 内注射 8 次，全部存活，兔静注 L 043 6 mg/kg，体温未见升高[1]。小鼠每 4 h 腹腔注射提取物 120 μg/只，共 6 次；或每 8 h 注射 1 次，共 3 次，随后每 12 h 1 次，共 5 次。以上小鼠全部存活[6]。小鼠口服 BASK 4 g/kg，亦不引起死亡[3]，小鼠腹腔注射泻根醇酸 1 g/kg，2 星期内无死亡[7]。

【药性】 甘，凉。归肺、肝、胃、大肠经。

1.《滇南本草》："味甘，性平。"

2.《滇南本草图说》："性凉。无毒。"

3. 陈羽陵："色绿象木，味甘入脾，质柔入肾，性滑入大肠。"(引自《本草汇言》)

4.《医林纂要》："甘，咸。"

5.《得配本草》："入手太阴经。"

6.《本草求真》："专入经络，兼入肠、胃。"

7.《本草再新》："入肝、肾二经。"

【功用主治】 清热解毒，凉血通络。主治痘疮，热病身热烦渴，咳嗽痰喘，喉风，肠风下血，痔疮出血，血淋，崩漏，疮毒脓疱，手足冻疮，热痹，乳汁不通，无名肿毒，水肿。

1.《丹溪心法》："痘疮初出时，或未见，时人有患者，宜预服此药。多者令少，重者令轻。"

2.《本草蒙筌》："解毒，亦治痘疮脚痈。多取烧灰，敷上即效。"

3.《医学入门》："治男妇一切恶疮，小儿痘疹余毒，并乳疽、疔疮。"

4.《纲目》："煮食，除热利肠。老者烧灰存性服，祛风化痰，凉血解毒，杀虫，通经络，行血脉，下乳汁，治大小便下血，痔漏崩中，黄积，疝痛卵肿，血气作痛，痈疽疮肿，齿䘌，痘疹胎毒。"

5.《药性纂要》："少食润肺清热，多食滑肠。"

6.《本草备要》："消浮肿。"

7.《药性切用》："老丝瓜力能通经活络，热痹宜之。酒炒用。"

8. 汪连仕《采药书》："天骷髅，治妇人白带血淋，臌胀积聚，一切筋骨疼痛。"

9.《随息居饮食谱》："调营，补阳，理疝。老者入药能补能通，化湿除黄，熄风止血。"

10.《萃金裘本草述录》："止吐血、衄血。"

【用法用量】 内服：煎汤，9～15 g，鲜品 60～120 g；或烧存性为散，每次 3～9 g。外用：捣汁涂，或捣敷，或研末调敷。

【宜忌】 脾胃虚寒或肾阳虚弱者不宜多服。

1.《滇南本草》："不宜多食，损命门相火，令人倒阳不举。"

2. 陈羽陵："脾胃寒弱之人，中年肾阳衰怯，命门无火之证，须禁食之。"(引自《本草汇言》)

3.《本经逢原》："丝瓜嫩者寒滑，多食泻人。"

4.《广群芳谱》："不可生食。多食败阳。"

【选方】 1. 治痰嗽 丝瓜烧存性，为细末，枣肉为丸，如弹子大。每服一丸，好酒下。(《摄生众妙方》化痰丸)

2. 治下血甚，不可救者 丝瓜(一个，烧灰存性)、槐花各等分(如气弱减分)，为末。每服二钱，饭饮调服。(《普济方》丝瓜散)

3. 治痔漏，脱肛 丝瓜(烧灰)、多年石灰、雄黄各五钱，为末。以猪胆、鸡子清及香油和调，贴之，收上乃止。(《纲目》引《孙天仁集效方》)

4. 治酒痢便血，腹痛，或如鱼脑五色腥秽者 用干丝瓜一枚，连皮烧作灰存性，为末。酒调二钱，空心服。一方煨食之。(《普济方》引《经验良方》丝瓜散)

5. 治玉茎疮溃 丝瓜连子捣汁，和五倍子末，频搽之。(《纲目》引朱丹溪方)

6. 治肺热面疮 苦丝瓜、牙皂荚并烧灰，等分。油调搽。(《纲目》引《摘玄方》)

7. 治卵肿偏坠 丝瓜架上初结者，留下，待瓜结尽叶落取下，烧存性为末，炼蜜调成膏。每晚好酒服一匙，如在左左睡，在右右睡。(《纲目》引《保寿堂经验方》)

8. 治小肠气痛，绕脐冲心 连蒂老丝瓜烧存性，研末。

每服三钱，热酒调下。甚者不过二三服即消。(《纲目》)

9. 治大小二便热结不通　用老丝瓜一个，甘草二钱，木通三钱。煎汤，频频饮之。(《方脉正宗》)

10. 治产后缺乳　黑芝麻、胡桃肉各15 g分别炒熟，加入新鲜嫩丝瓜50 g，共捣为泥，以沸水500 ml冲服(连药渣同服)，每日1剂。若无新鲜丝瓜，可用丝瓜络60 g先煎汤，去渣，冲服炒黑芝麻、炒胡桃肉泥。〔《辽宁中医杂志》1995, 22(12):545〕

1626 丝瓜子 sī guā zǐ (《食物本草》)

【异名】 乌牛子(《纲目拾遗》)。

【基原】 为葫芦科丝瓜属植物丝瓜 *Luffa cylindrica* (L.) Roem. 的种子。

【原植物】 参见"丝瓜"条。

【采收加工】 9～11月果实老熟后，在采制丝瓜络时，收集种子，晒干。

【药材】 丝瓜子 *Semen Luffae*　产地参见"丝瓜"条。

性状　丝瓜子　种子长卵形，扁压，长8～20 mm，径5～11 mm，厚约2 mm，种皮黑色，边缘有狭翅，翅的一端有种脊，上方有叉状突起。种皮硬，剥开后可见膜状灰绿色的肉种皮包于子叶之外。子叶2片，黄白色。气微，味微香。

【成分】 丝瓜种子含水分6.4%，油43.3%，碳水化合物4.2%，蛋白质40.23%，灰分4.2%，纤维1.2%[1]。油中脂肪酸有：棕榈酸(palmitic acid)，硬脂酸(stearic acid)，油酸(oleic acid)，亚油酸(linoleic acid)，亚麻酸(linolenic acid)，十七烷酸(margaric acid)，花生四烯酸(arachidonic acid)；糖类有鼠李糖，果糖，葡萄糖，半乳糖，水苏糖，棉子糖，蔗糖[1,2]。又含赖氨酸，组氨酸，苏氨酸，苯丙氨酸，酪氨酸，缬氨酸，甲硫氨酸，胱氨酸，亮氨酸，异亮氨酸，色氨酸，丝氨酸，甘氨酸，精氨酸，谷氨酸，天冬氨酸，丙氨酸，脯氨酸，γ-氨基丁酸等氨基酸[3]。还含三萜及三萜皂苷成分：丝瓜苷(lucyoside)N、P[4]，泻根醇酸(bryonolic acid)[5]。另含多种核糖体失活蛋白(ribosome inactivating protein)：丝瓜多肽(luffin)-a、b[6,7]、s[8]，α及β-丝瓜多肽[9,10]。尚含丝瓜苦味质(luffein)[11]。

【药理】 1. 抗肿瘤作用　用丝瓜籽水提液0.2 ml/10 g给艾氏腹水癌小鼠灌胃，每日1次，连续10 d，可使癌细胞转录活性降低，降低其恶性程度。且随着药汁浓度的增加作用时间的延长，对艾氏腹水癌细胞毒作用更为明显[1]。丝瓜子中所含糖蛋白在无细胞系统可抑制蛋白质合成，对人绒毛膜癌细胞可抑制其对胸腺嘧啶脱氧核苷摄取[2]。从八棱丝瓜(即粤丝瓜)种子中提取、纯化了一种八棱丝瓜蛋白1(LF_1)，LF_1随着药物浓度及作用时间的增加，在体外对人慢性粒细胞白血病K_{562}细胞株的生长抑制及诱导细胞凋亡随之增加，结果还显示LF_1可诱导细胞凋亡早期磷脂酰丝氨酸的外翻，使细胞内钙离子的浓度快速升高，提示LF_1可通过信号传导途径诱导K_{562}细胞凋亡[3]。

2. 抗病毒作用　丝瓜种子所含的核糖体失活蛋白在对单核细胞无毒的浓度时，可抑制人免疫缺陷病毒(HIV-1)的复制，能显著降低逆转录酶的活性[4]。丝瓜牙(种子发芽后剪去叶及根)提取物(L 042)对感染乙型脑炎病毒有明显预防作用，L 042的有效成分可被乙醇沉淀，主要含多糖和核酸[5]。家兔静注L 042具有明显的诱生干扰素作用，其有效成分是核酸，多糖部分无效[6]。

3. 其他作用　丝瓜种子所含丝瓜苷N和P在体外具有较强的纤溶活性[7]。丝瓜种子含两种糖蛋白，对小鼠可产生中期流产[2]。从丝瓜籽中分离到一组分子量为8 kD左右的小分子核糖体失活蛋白——$LuffinS_1$、$LuffinS_2$、$LuffinS_3$，它们对核糖体的失活机制与天花粉蛋白一致，为RNA N-糖苷酶催化型[8]。

【药性】 苦，寒。

1. 姚可成《食物本草》："苦者：气寒，有毒。甜者：无毒。"

2. 《得宜本草》："味苦。"

3. 《全国中草药汇编》："微甘，平。"

【功用主治】 清热，利水，通便，驱虫。主治水肿，石淋，肺热咳嗽，肠风下血，痔漏，便秘，蛔虫病。

1. 姚可成《食物本草》："苦者：主大水，面目四肢浮肿，下水，令人吐。甜者：除烦止渴，治心热，利水道，调心肺，治石淋，吐蛔虫，压丹石。"

2. 《得宜本草》："通经络，解热毒。"

3. 《医林纂要》："治肠风，痔瘘，崩漏，下乳。"

4. 《得配本草》："捣汁，入谷道，导大便不通，捷如响应。"

5. 《全国中草药汇编》："清热化痰，润燥，驱虫。主治咳嗽痰多、蛔虫病、便秘。"

6. 《福建药物志》："破气。治睾丸炎。"

【用法用量】 内服：煎汤，6～9 g；或炒焦研末。外用：研末调敷。

【宜忌】 脾虚者及孕妇慎服。

1. 姚可成《食物本草》："若患脚气、虚胀、冷气人食之病增。"

2. 《得配本草》："脾虚者禁用，恐致泄泻。"

【选方】 1. 治蛔虫病　黑丝瓜子仁，成人每日40～50粒，儿童每日30粒。捣烂后装入胶囊，睡前1次服，连服2 d，排虫率甚高。(《浙南本草新编》)

2. 治腰痛不止　丝瓜子仁炒焦，擂酒服，以渣敷之。(《妇人良方补遗》)

3. 治双单蛾风　丝瓜子一两二钱，牙皂角一两(切碎)。二味放新瓦上，文火炙干，为极细末，加冰片少许，收贮瓷瓶封固。每遇蛾风，用少许吹鼻中，打喷嚏二三次，即消。在左吹右，在右吹左，双蛾左右并吹。(《奇验喉证明辨》捷妙散)

1627 丝瓜叶 sī guā yè (《滇南本草》)

【异名】 虞刺叶(《世医得效方》)。

【基原】 为葫芦科丝瓜属植物丝瓜 *Luffa cylindrica* (L.) Roem. 的叶片。

【原植物】 参见"丝瓜"条。

【采收加工】 7～10月采收，晒干或鲜用。

【成分】 1. 丝瓜叶　含三萜类及其皂苷成分：21β-羟基齐墩果酸(21β-hydroxyoleanolic acid)，3-O-β-D-吡喃葡萄糖基马斯里酸(3-O-β-D-glucopyranosylmaslinic acid)，3-O-β-D-吡喃葡萄糖基-2α-羟基棉根皂苷元(3-O-β-D-glucopyranosyl-2α-hydroxygypsogenin)[1]，21β-羟基常春藤皂苷元-3-O-β-D-吡喃葡萄糖苷(21β-hydroxyhederagenin-3-O-β-D-glucopyranoside)，丝瓜素(lycyin)A即21β-羟基棉根皂苷元(21β-hydroxygypsogenin)[2]，齐墩果酸-3-葡萄糖苷(oleanolic acid-3-glucoside)，齐墩果酸-3-葡萄糖-28-二葡萄糖苷(oleanolic acid-3-glucosyl-28-diglucoside)，齐墩果酸(oleanolic acid)，常春藤皂苷元(hederagenin)[3]，丝瓜苷

(lucyoside)A、B、C、D、E、F、G、H[4]、I[5]，人参皂苷(ginsenoside)-Re 及-Rg_1[4]，剑叶莎酸内酯(machaerinic acid lactone)[6]等。黄酮类成分：芹菜素(apigenin)[6]。脂肪酸：丙二酸(malonic acid)，棕榈酸(palmitic acid)，亚油酸(linoleic acid)，亚麻酸(linolenic acid)[7]。又含甲氨甲酸萘酯(carbaryl)[8]，磺基奎诺糖基二脂酰基甘油(sulfoquinovosyl diacylglycerols)[9]。

【药理】 1. 益智作用 丝瓜叶成分 L-6a(2α-羟基齐墩果酸-3-O-β-D 葡萄糖吡喃糖苷)和 L-10(21β-羟基常春藤苷皂元 3-O-β-D 吡喃葡萄糖苷)分别以 25 μg、50 μg 经侧脑室注射(ICV)给药，结果 L-6a 25 μg 对大鼠 24 h 后的记忆保持功能明显增强，50 μg 组无改变。L-10 两剂量组有增强的趋势，但无显著性差异。L-6a 25 μg 和 L-10 两个剂量组均能增加海马内生长抑素免疫反应物(Som-LI)，提示 L-6a 和 L-10 的益智作用可能是通过增加海马生长抑素来实现的[1]。

2. 促进脑障碍的功能恢复 丝瓜叶成分 L-6a 以 0.5 mg/kg 的剂量经侧脑室注射(ICV)给药，可显著促进脑缺血大鼠 AAR(穿梭箱主动回避反应)的获得，0.5、0.25 mg/kg 均显著延缓 AAR 的消退；脑缺血后，L-6a 0.5 mg/kg 能减缓 SEP(皮层体感诱发电位)波幅下降及其潜伏期延长；脑缺血再通后，L-6a 0.5 mg/kg 能加大 SEP 振幅增高，缩短其潜伏期[2]。

3. 对免疫因子的作用 丝瓜叶成分 L-6a 对细菌脂多糖(LPS)刺激小鼠 PM 产生 IL-1 及 TNF-α 的作用，在 2～50 μg/ml 范围内，促进 IL-1 及 TNF-α 的产生，促进 IL-1 在 10 μg/ml 作用时达高峰；L-6a 在 0.2～50 μg/ml 范围内，对于植物血细胞凝集素(PHA)刺激小鼠脾细胞产生 IL-2 有促进作用，在 2 μg/ml 时达高峰[3]。

4. 其他作用 沸水浸液能明显降低小鼠血清及心肌的过氧化脂质(LPO)[4]。

【药性】 苦，微寒。

1.《药性考》："凉。"

2.《上海常用中草药》："苦、酸，微寒。"

3.《安徽中草药》："性寒，味甘。"

【功用主治】 清热解毒，止血，祛暑。主治痈疽，疔肿，疮癣，蛇咬，汤火伤，咽喉肿痛，吐、衄及创伤出血，暑热烦渴。

1.《滇南本草》："晒干为末，治绞肠痧。"

2.《纲目》："癣疮，频挼掺之。疗痈疽，丁肿，卵㿗。"

3.《本经逢原》："捣汁生服，解一切蛇伤之毒，即以滓盦伤处，干即易之。"

4.《随息居饮食谱》："绞汁服，治痧秽腹痛，性能消暑解毒。"

5.《岭南采药录》："煎服，治鹅喉。"

6.《上海常用中草药》："清暑热；外用止血消炎。主治暑天烦热口渴，天疱疮，顽癣，创伤出血。"

7.《全国中草药汇编》："清热解毒，化痰止咳。主治百日咳，咳嗽。"

8.《福建药物志》："治咽喉炎，神经性皮炎，多发性毛囊炎。"

【用法用量】 内服：煎汤，6～15 g；鲜品 15～60 g，或捣汁；或研末。外用：煎水洗；或捣敷；或研末调敷。

【选方】 1. 治鱼脐疔疮 丝瓜叶、连须葱、韭菜。上同入石钵内，捣烂如泥。以酒和服，渣贴腋下，如病在左手，贴左腋下，右手贴右腋，在左足贴左胯，右足贴右胯，如在中则贴心脐，并用帛包住，候肉下红丝处皆白，则可为安。(《世医得效方》)

2. 治汗斑 丝瓜叶、硼砂、冰片。捣烂外敷。(《南宁市药物志》)

3. 治肾囊风热瘙痒 丝瓜叶四两，苍耳草一两，野菊花二两。煎水服或外用洗。(《重庆草药》)

4. 治神经性皮炎 鲜丝瓜叶洗净，研细后在患处摩搽，直到局部发红，甚至见隐血为止。每 7 d 1 次，2 次为 1 个疗程。〔《中医杂志》1961，(3)：23〕

5. 治汤火伤 丝瓜叶 30 g，大黄 30 g，黄柏 15 g，黄连 6 g。研末，香油调搽。(《湖南药物志》)

6. 治伤暑霍乱 丝瓜叶一片，白霜梅肉一枚并核中仁。同研极烂，新汲水调服，入口立瘥。(《医学广笔记》)

7. 治流行性腮腺炎 鲜丝瓜叶、鲜鸭跖草(竹叶菜)各 30～60 g。洗净，捣烂外敷，每日 2 次。(《食物中药与便方》)

8. 治阴子偏坠 丝瓜叶(烧存性)三钱，鸡子壳(烧灰)二钱。温酒调服。(《纲目》引《余居士选奇方》)

【临床报道】 1. 治疗隐疹 丝瓜叶捣烂，或用手揉搓至叶汁溢出，以之外擦风团。风团分布广泛者，则将捣烂或揉搓过的丝瓜叶浸泡于适宜温度的热水中，以之洗浴全身。每 1 000 ml 热水需鲜丝瓜叶约 300 g。每日外擦或洗浴 2 次。避受风寒，尤其是风寒型和气血两虚型患者更应注意。治疗 40 例，病程最长者 18 个月，最短者 1 d。结果：外擦或洗浴 4 次后，痊愈 24 例；显效 7 例；有效 3 例；无效 6 例。显效率为 77.5%，总有效率为 92.5%[1]。

2. 治疗痱子 取新鲜丝瓜叶洗净，捣烂取汁，装瓶备用。治疗时用棉签或脱脂棉球蘸药液涂搽患处，每日 3～6 次，2 d 为 1 个疗程。患者 52 例，年龄 4 个月～56 岁；病程 3～7 d。治疗效果：本组经治疗全部治愈。搽药后发红之小丘疹渐消退，瘙痒感消失；丘疱疹在搽药后水疱迅速变松弛并逐渐吸收[2]。

3. 治疗扁平疣 采摘新鲜丝瓜叶数片，洗净。用针尖挑破较大扁平疣的表皮。手拿丝瓜叶反复用力摩擦扁平疣区的皮损，直到扁平疣与皮肤明显发红，感到疼痛时为止。使丝瓜叶汁渗入扁平疣内。擦完后 1 h 内勿用水洗涤。每日早晚各 1 次。对照组：吗啉胍 0.2 g，每日 3 次，口服。乌洛托品 0.6 g，每日 3 次，口服。聚肌胞 2 mg，肌内注射，每星期 2 次。维生素 B_{12} 500 μg，肌内注射，每日 1 次。连续治疗 1 个月判定疗效。治疗组 60 例患者，病程 2 个月至 4 年；皮损扁圆，小如针尖大小，极个别大的如豌豆，呈皮肤颜色或褐色，稀疏分布于面部，散在于手背与前臂部。对照组 33 例，病程 3 个月～3.5 年，皮损同上述，均为同期患者，接受西药治疗。结果：治疗组 60 例，痊愈 48 例，显效 8 例，有效 2 例，无效 2 例，痊愈率为 80.0%。对照组 33 例，痊愈 20 例，显效 6 例，有效 4 例，无效 3 例，痊愈率 60.6%。表明丝瓜叶外用明显优于西药对照组。用丝瓜叶治疗未见毒副作用[3]。

4. 治疗带状疱疹 治疗组用新鲜丝瓜叶 200 g，大蒜头 50 g 混合捣烂取汁，加雄黄粉 10 g 和 75%乙醇 50 ml 混合(液体是深绿色)涂于疱疹处，每日 3～4 次。所有病例均未用抗病毒药物治疗。对照组均用病毒灵 0.2 g，每日 3 次口服，维生素 B_1 100 mg 和维生素 B_{12} 2.5 mg，每日肌注 1 次，剧痛者加用止痛药，感染者加用抗生素。共治疗患者 103 例，门诊 63 例，住院 40 例，病程 5～11 d。随机分治疗组 58

例;对照组45例。两组的患者均有单侧性沿外周神经分布的成簇水疱样损害,伴有疼痛和全身不适,其中胸、腹部损害最多。结果:治疗组58例全部痊愈,疼痛消失时间3～7 d,平均5 d,治愈时间4～9 d,平均6 d;对照组45例也全部痊愈,疼痛消失时间6～15 d,平均8.5 d,治愈时间8～15 d,平均10 d,疼痛时间及治疗时间两组对比,治疗组明显优于对照组,有显著性差异($P<0.01$)。遗留神经性疼痛:治疗组5例,对照组12例,也有显著性差异($P<0.01$)。副作用:治疗组有8例,水泡破溃患者局部外涂后,有刺激性疼痛和干燥感,但能忍受[4]。

1628 丝瓜皮 sī guā pí(《滇南本草》)

【基原】 为葫芦科丝瓜属植物丝瓜*Luffa cylindrica*(L.) Roem.的果皮。

【原植物】 参见"丝瓜"条。

【采收加工】 7～10月食用丝瓜时,收集刨下的果皮,鲜用或晒干。

【药性】 甘,凉。

【功用主治】 清热解毒。主治金疮,痈肿疔疮,坐板疮。

1.《滇南本草》:"晒干为末,治金疮疼。"

2.《分类草药性》:"涂疔疮,退火毒,消肿。"

【用法用量】 内服:煎汤,9～15 g;或入散剂。外用:研末调敷;或捣敷。

【宜忌】《滇南本草》:"阴素太虚者,多食又能滑精,故有名倒阳菜者。"

【选方】 1. 治坐板疮痒者 丝瓜皮阴干为细末,烧酒调搽。(《摄生众妙方》)

2. 治睾丸肿痛 黄丝瓜壳1枚,橘子皮15 g。焙干,研成末,用甜酒或烧酒煮开水冲服。

3. 治痄腮 老丝瓜皮30 g,葫芦瓜皮30 g。研末,以油脚调敷患处。(2、3方出自《湖南药物志》)

1629 丝瓜花 sī guā huā(《滇南本草》)

【基原】 为葫芦科丝瓜属植物丝瓜*Luffa cylindrica*(L.)Roem.的花。

【原植物】 参见"丝瓜"条。

【采收加工】 7～9月开花时采收,晒干或鲜用。

【成分】 丝瓜花含β-谷甾醇(β-sitosterol),芹菜素(apigenin),齐墩果酸(oleanolic acid)[1]及丙二酸(malonic acid)[2]等脂肪酸。

【药性】《滇南本草》:"味甘、微苦,性寒。"

【功用主治】 清热解毒,化痰止咳。主治肺热咳嗽,咽痛,鼻窦炎,疔疮肿毒,痔疮。

1.《滇南本草》:"清肺热,消痰,下气,止咳,止咽喉疼,消烦渴,泻命门相火。"

2.《分类草药性》:"涂疔疮,退火毒,消肿。"

3.《重庆草药》:"清热利便。治疮毒,痔疮。"

【用法用量】 内服:煎汤,6～9 g。外用:捣敷。

【选方】 1. 治肺热咳嗽,喘急气促 丝瓜花、蜂蜜。煎服。(《滇南本草》)

2. 治红肿热毒疮,痔疮 丝瓜花、铧头草各15 g。生捣涂敷。(《重庆草药》)

3. 治眼痛 丝瓜花9 g,猪肝60 g,茶油9 g。共蒸食。(《湖南药物志》)

4. 治外伤出血 丝瓜花、秋葵叶。晒干研粉,加冰片少许,同研末外用。(《单方验方调查资料选编》)

1630 丝瓜络 sī guā luò(《本草再新》)

【异名】 天萝筋(《脉因证治》),丝瓜网(《医林纂要》),丝瓜壳(《分类草药性》),瓜络、絮瓜瓤(《广州植物志》),天罗线(《药材资料汇编》),丝瓜筋(《江苏省植物药材志》),丝瓜瓤(《河北药材》),千层楼(《湖南药物志》),丝瓜布(《四川常用中草药》)。

【基原】 为葫芦科丝瓜属植物丝瓜*Luffa cylindrica*(L.)Roem.成熟果实的维管束。

【原植物】 参见"丝瓜"条。

【采收加工】 9～11月果实成熟,果皮变黄,内部干枯时采摘,搓去外皮及果肉;或用水浸泡至果皮和果肉腐烂,取出洗净,除去种子,晒干。

【药材】 丝瓜络 *Retinervus Luffae Fructus* 主产于江苏、浙江。

性状 本品为丝状维管束交织而成,多呈长菱形或长圆筒形,略弯曲,长30～70 cm,直径7～10 cm。表面淡黄白色。体轻,质韧,有弹性,不能折断。横切面可见子房3室,呈空洞状。气微,味淡。

鉴别 粉末特征:白色。经组织离析后观察,纤维成束或单个散在,壁木化,胞腔较小,两端斜尖,常断裂,直径约17～40 μm。木薄壁细胞少,两端平直,壁较厚,有壁孔。导管众多,均为螺纹,直径约34 μm左右。

【成分】 丝瓜络含多糖:木聚糖(xylan),甘露聚糖(mannan),半乳聚糖(galactan)等[1]。

【药理】 1. 镇痛和抗炎作用 丝瓜络水煎剂小鼠腹腔给药,扭体法(5 g/kg)及热板法和电刺激法(10 g/kg)有明显镇痛作用,纳络酮不能对抗其镇痛作用,表明其镇痛作用与阿片受体无关。大鼠腹腔注射给药10 g/kg,对角叉菜胶致足跖肿及棉球肉芽肿有明显抑制作用[1,2]。

2. 镇静作用 小鼠腹腔注射水煎剂10 g/kg、20 g/kg对戊巴比妥钠阈下催眠剂量有明显协同作用[1]。

3. 降血脂作用 丝瓜络对实验性高血脂大鼠有明显的降血脂效应,使实验大鼠的血清胆固醇和三酰甘油显著降低,血清高密度脂蛋白胆固醇显著升高,而且能显著减少实验大鼠的体重[3]。

毒性 水煎剂小鼠腹腔注射,改良寇氏法计算,LD_{50}为137.40±16.71 g/kg[1]。

【炮制】 1. 丝瓜络 取原药材,除去杂质及残留种子,击扁,切成小段。

2. 炒丝瓜络 取净丝瓜络小块置锅内,用文火加热,炒至深黄色,取出放凉。

3. 丝瓜络炭 取丝瓜络块置锅内,用武火加热炒至表面焦黑色,内部焦褐色时,喷淋清水,取出,晾干。

饮片性状 丝瓜络为筋络(维管束)交织而成的网状小块,表面淡黄白色,体轻。质韧,有弹性。气微,味淡。炒丝瓜络形如丝瓜络块,表面褐黄色,微焦。丝瓜络炭形如丝瓜络块,表面焦黑色,内部焦褐色。

【药性】 甘,凉。归肺、肝、胃经。

1.《药性考》:"凉。"

2. 张秉成《本草便读》:"味甘,性寒。"

3.《本草用法研究》:"无毒。入肺、胃、肝三经。"

4.《全国中草药汇编》:"甘,平。"

【功用主治】 通经活络,解毒消肿。主治胸胁疼痛,热痹,筋脉拘挛,乳汁不通,肺热咳嗽,水肿腹水,痈肿疮毒,乳痈,湿疹。

1.《脉因证治》:"治疝。"

2.《医林纂要》:"凉血渗血,通经络,托痘毒。"

3.《药性切用》:"热痹宜之。"

4.《药性考》:"快痘,疏风行痰,下乳,消痈肿骤,解毒杀虫,便血痔漏。"

5.《本草再新》:"和血脉,化痰顺气。"

6.《随息居重订霍乱论》:"霍乱身黄之主药。"

7.《分类草药性》:"治乳肿疼痛,火煅存性冲酒服。研末调香油涂汤火伤。"

8.《现代实用中药》:"为清凉性活血、通经、解毒药,能通乳汁,发痘疮,及痈疽不敛等症。又为止痛、止血药,用于肠出血、赤痢、妇人子宫出血、睾丸炎肿、痔疮流血等。"

9.《山东中药》:"治小便不利,关节肿痛。"

10.《四川中药志》1979 年版:"用于胸痹、坐骨神经痛、中风后半身不遂、跌扑损伤。"

【用法用量】 内服:煎汤,5～15 g;或烧存性研末,每次 1.5～3 g。外用:煅存性研末调敷。

【选方】 1. 治胸痹及心气痛　丝瓜络 15 g,橘络 3 g,丹参 10 g,薤白 12 g。水煎服。(《四川中药志》1979 年版)

2. 治风湿性关节痛　丝瓜络 15 g,忍冬藤 24 g,威灵仙 12 g,鸡血藤 15 g。水煎服。(《山东中草药手册》)

3. 治手臂痛　丝瓜络 10 cm,秦艽 6 g,羌活 3 g,红花 4.5 g。水煎服。(中医研究院《常见病验方选编》)

4. 治中风后半身不遂　丝瓜络、怀牛膝各 10 g,桑枝、黄芪各 30 g。水煎服。

5. 治乳少不通　丝瓜络 30 g,无花果 60 g。炖猪蹄或猪肉服。(4、5 方出自《四川中药志》1979 年版)

6. 治痔漏,脱肛　丝瓜络,烧存性。同多年石灰、雄黄为末,以猪胆汁、鸡子清及香油和调,贴之收上乃止。(《本草用法研究》)

7. 治经事不行　丝瓜络(煅,研),每三钱,酒下。(《鲟溪单方选》)

8. 治绣球风及女阴瘙痒　丝瓜络 30 g,蒜瓣 60 g。煎水 10 L。坐浴,每日 2、3 次,每次 20～30 min。(《疮疡外用本草》)

【临床报道】 治疗急性乳腺炎　取干丝瓜络 1 节,长约 15 cm,分成 3 等分,剪断,焙干,放入碗内点燃烧成灰,然后将 60 度粮食白酒 30～50 ml 倒入碗内,稍凉后,即用纱布过滤,将滤液 1 次顿服,如不会喝酒,可将滤液分 3、4 次服完;再将滤渣用纱布包好,敷在红肿部位,胶布固定,绷带扎好,每 24 h 更换 1 次。共治疗 30 例患者,其中经治疗 1 次痊愈者 21 例,2 次痊愈者 3 例,3 次痊愈者 3 例,总有效率为 90%。病后 24～48 h 内立即接受此疗法者效果显著,超过 48 h 以上的疗效不理想。治疗中未见副作用[1]。

1631 丝瓜根 sī guā gēn (《滇南本草》)

【基原】 为葫芦科丝瓜属植物丝瓜 *Luffa cylindrica* (L.) Roem. 的根。

【原植物】 参见"丝瓜"条。

【采收加工】 7～11 月采挖,鲜用或晒干。

【成分】 丝瓜根含泻根醇酸(bryonolic acid)[1]。

【药理】 控制变态反应　丝瓜根中所含的泻根醇酸给小鼠腹腔注射可抑制其Ⅰ型变态反应。其 ID_{50} 为 376 mg/kg[1]。大鼠腹腔注射泻根醇酸也可剂量依赖性抑制Ⅰ型变态反应[2]。

【药性】 甘、微苦,寒。

1.《岭南采药录》:"味甘,性寒。"

2.《重庆草药》:"味甘、微苦,性平,无毒。"

3.《福建药物志》:"凉。"

【功用主治】 活血通络,清热解毒。主治偏头痛,腰痛,痹证,淋证,乳少,乳痈,鼻炎,鼻窦炎,喉风肿痛,肠风下血,痔漏。

1.《纲目》:"主治齿䘌,脑漏。杀虫解毒。"

2.《得配本草》:"解热毒,止久痢,杀三虫。"

3.《分类草药性》:"治痔疮,蛇伤。"

4.《岭南采药录》:"治小肠气痛。"

5.《重庆草药》:"通经络,行血,消肿胀,下乳。治乳房肿痛,腰背胀痛。"

6.《四川中药志》1979 年版:"清肺化痰,用于支气管炎。"

7.《福建药物志》:"治热痹,小儿夏季热,痢疾。"

【用法用量】 内服:煎汤,3～9 g,鲜品 30～60 g;或烧存性研末。外用:煎水洗;或捣汁涂。

【选方】 1. 治偏头痛　鲜丝瓜根 90 g,鸭蛋 2 个。水煮服。(江西《草药手册》)

2. 治腰痛不止　丝瓜根烧存性,为末。每温酒服二钱。(《纲目》引《卫生杂兴》)

3. 治风湿性关节炎　丝瓜根四两,豆腐半斤。水炖服。(福州军区后勤部卫生部《中草药手册》)

4. 治急性风湿性关节炎　丝瓜根 30 g,忍冬藤 15 g,防己、苍术、黄柏各 9 g。水煎服。(《浙南本草新编》)

5. 治鼻炎　丝瓜根 500 g,黄栀子 250 g。共研细粉。每服 9 g,每日 3 次。(《全国中草药汇编》)

6. 治喉风肿痛　丝瓜根,以瓦瓶盛水浸,饮之。(《纲目》引《海上名方》)

7. 治痔疮,大便出血　鲜丝瓜根 60 g,鲜蒲公英 60 g,鲜无花果 60 g,鲜臭椿根 30 g。煎水服。(江西《草药手册》)

8. 治诸疮久溃　丝瓜老根,熬水扫之,大凉即愈。(《纲目》引《包会应验方》)

9. 治下消　鲜丝瓜根头 30～60 g,合水蛙 3～7 只炖服。专服汤,二三次效。(《泉州本草》)

10. 治乳少　丝瓜根 60 g。煮猪脚食。(《湖南药物志》)

1632 丝瓜蒂 sī guā dì (《本草求原》)

【异名】 甜丝瓜蒂(《疑难急症简方》)。

【基原】 为葫芦科丝瓜属植物丝瓜 *Luffa cylindrical* (L.) Roem. 的瓜蒂。

【原植物】 参见"丝瓜"条。

【采收加工】 7～10 月食用丝瓜时,收集瓜蒂,鲜用或晒干。

【药性】 苦,微寒。

【功用主治】 清热解毒,化痰定惊。主治痘疮不起,咽喉肿痛,癫狂,痫证。

1.《学圃杂疏》:"治小儿痘。"

2.《本草求原》:"同金针菜治一切咽喉肿痛。"

【用法用量】 内服:煎汤,1～3 g;或入散剂。外用:研为细粉，吹喉或搐鼻。

【宜忌】 脾胃虚弱者慎服。

【选方】 1. 治喉痛　丝瓜蒂(煅末)、白鹅屎(煅)、冰片。研合吹喉。(《南宁市药物志》)

2. 治羊痫风　甜丝瓜蒂(即丝瓜)七个(为末)，白矾一钱。无根水(即缸内、池内水)调送吐痰，过五日再一服愈。(《疑难急症简方》)

3. 治癫狂不止，得之惊忧之极者　丝瓜蒂半两为末。每服一钱，开水调一盏投之，即大吐，后熟睡，勿令惊起，即效。

4. 治通身黄疸　丝瓜蒂焙干三四钱，为细末。每用半字于鼻内吹入，一日一度，并三日。(3、4方出自《急救良方》)

1633 丝瓜藤 sī guā téng (《纲目》)

【基原】 为葫芦科丝瓜属植物丝瓜*Luffa cylindrica* (L.) Roem. 的茎。

【原植物】 参见“丝瓜”条。

【采收加工】 7～10月采收，鲜用或晒干。

【成分】 丝瓜藤含皂苷：人参皂苷(ginsenoside)-Re、Rg，丝瓜苷(lucyoside)A、B、C、D、E、F、G、H、I[1,2]。

【药理】 1. 抗菌、抗病毒作用　丝瓜藤粉煎剂与乙醇浸剂对呼吸道常见细菌有较弱的抑制作用，对肺炎链球菌作用稍强，但鲜汁无抑菌作用[1]。鲜嫩丝瓜藤提取物(Elcv)对乙型脑炎病毒有抗病毒作用。培养的兔肾细胞滤泡性口腔炎病毒感染前18 h加入Elcv，有明显的抗感染作用，抑制病毒特异性病变所需Elcv最小量为0.012 5 mg/ml，如在病毒感染前4 h才加入Elcv或者Elcv经100 ℃ 30 min处理后再加入，均不能抑制病毒特异性病变。家兔静注Elcv 5 mg/kg，具有诱生干扰素作用，Elcv也是一种核酸类的干扰素诱生剂[1]。

2. 抗炎和抗过敏作用　丝瓜藤醇提物(Luf-ext)100 mg/kg、300 mg/kg连续灌胃3 d，显著抑制大鼠同种被动皮肤过敏反应(PCA)；300 mg/kg、500 mg/kg连续灌胃3 d，明显抑制小鼠耳异种被动皮肤过敏反应；同时Luf-ext 100 mg/kg对小鼠Arthus反应也呈显著抑制作用；100 mg/kg、300 mg/kg、500 mg/kg可明显抑制绵羊红细胞所致迟发型变态反应，并对抗组胺引起的小鼠皮肤毛细血管通透性的升高及二甲苯所致的耳郭肿胀[2]。

【药性】 苦，微寒。归心、脾、肾经。

1.《本草再新》：“味苦，性微寒，有微毒。入心、脾、肾三经。”

2.《本草求原》：“小毒。”

3.《安徽中草药》：“性平，味甘。”

4. 南药《中草药学》：“苦、酸，凉。”

【功用主治】 舒筋活血，止咳化痰。主治腰膝酸痛，肢体麻木，月经不调，咳嗽痰多，鼻渊，牙宣，龋齿。

1.《纲目》：“主治齿䘌、脑漏，杀虫解毒。”

2.《得配本草》：“解热毒，止久痢。”

3.《药性考》：“疗牙宣，卷须稀痘。”

4.《本草再新》：“和血脉，活经络，滋肾水，止阴痛，补中健脾，消水肿。妇人经水不调，血枯血少，腰膝四肢麻木，产后惊风，亦兼用之。”

5.《岭南采药录》：“解暑热。”

6.《安徽中草药》：“止咳平喘。”

7.《福建药物志》：“治小儿高热惊厥，牙痛。”

【用法用量】 内服：煎汤，30～60 g；或烧存性，研末，每次3～6 g。外用：煅存性，研末调敷。

【选方】 1. 治肾虚腰痛　丝瓜藤连根，焙燥研细末。黄酒送服，每次3 g，每日2次。(《食物中药与便方》)

2. 治气管炎　丝瓜藤30 g，苦杏仁、百部各9 g。煎服。(《安徽中草药》)

3. 治鼻中时时流臭黄水，甚者脑亦时痛　丝瓜藤近根三五寸许，烧存性，为细末，酒调服之。(《医学正传》)

4. 治牙宣露痛　①用丝瓜藤阴干，临时火煅存性，研搽。(《纲目》引《海上妙方》)②丝瓜藤一握，川椒一撮，灯心一把。水煎浓汁，漱吐，其痛立住。(《纲目》引《惠生堂方》)

5. 治阳旺　用丝瓜小藤捣烂，敷玉茎，阳即倒矣。(《寿世保元》)

【临床报道】 1. 治疗慢性支气管炎　取丝瓜藤(干)90～240 g两次煎液合并浓缩至100～150 ml，加糖适量。每次50～100 ml，每日服2～3次，10 d为1个疗程。治疗1 000余例，通过不同季节反复验证，总有效率在70%左右，显效率在30%左右。另以丝瓜藤提取物：L13每日量1 200 mg，L14每日量400 mg，均分2次服，10 d为1个疗程。据93例4个疗程的观察结果，总有效率为60%～63%，显效率为13%～25%。与煎剂比较无明显差异。此外，曾分别以丝瓜络、丝瓜叶鲜汁及天罗水共验证350例，结果总有效率均低于丝瓜藤。丝瓜藤及其提取物的主要作用是镇咳及祛痰，平喘作用较差、无明显抑菌消炎作用；疗效与剂量及丝瓜藤的经霜与否均无明显差异；对单纯型的疗效较喘息型好；无肺气肿者效果比合并肺气肿者好；用药时间以4～7个疗程较好，延长疗程其疗效未见明显升高；疗效与病程无明显规律性；疗效与季节有明显差异，以夏季疗效最高，秋冬较低。约20%病例有嘈心、口干等副作用，程度轻微。提取物则几乎无副作用。对肝、肾功能无明显影响[1]。

2. 治疗慢性鼻窦炎　取经霜打后的丝瓜藤研末，每次用6 g，黄酒100 ml送下(不饮酒者可用白开水送服)，早晚各1次，空腹服。半月为1个疗程。休息5 d后再进行第二个疗程。本组患者平均治疗3.5个疗程。治疗效果：78例患者中，41例治愈，21例显效，10例有效，6例无效，其中4例病史在15年以上。总有效率91.5%[2]。

1634 丝茅七 sī máo qī (《陕西中草药》)

【异名】 鸦葱(《东北药用植物》)，茅草细辛(《贵州民间方药集》)，毛草七、倒扎草根(《贵州民间药物》)，倒扎花(《贵州草药》)，条参、水防风(《陕西中草药》)，仙茅参(《陕西植物药调查》)，猪尾巴、羊奶子、水风、独脚茅草(《全国中草药汇编》)。

【基原】 为菊科鸦葱属植物白茎鸦葱的根。

【原植物】 白茎鸦葱 *Scorzonera albicaulis* Bunge　又名：笔管草、华北葱鸦(《中国高等植物图鉴》)，箭头草

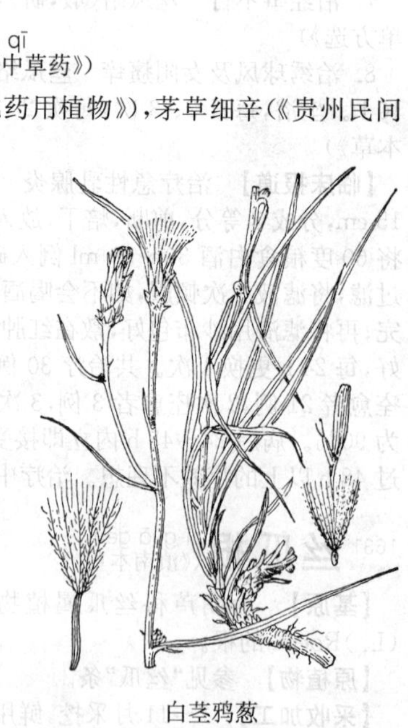

白茎鸦葱

(《中药大辞典》),细叶鸦葱(《内蒙古中草药》)。

多年生草本,高 30~100 cm。全株含丰富乳汁。主根长圆锥形;根茎颈部有少数叶柄残鞘。茎单生,直立,中空,上部有伞房花序状分枝,有沟纹,被密蛛丝状毛,后脱落几无毛。基生叶丛生,窄披针形或条状披针形,长 15~40 cm,宽 0.7~2 cm,两端尖锐,基部有鞘状短柄,全缘,粉绿色,通常 5 脉,平行;茎生叶互生,无柄,叶形与基生叶同,基部微扩大,抱茎;上部叶渐小。头状花序大,2~6 个,生于枝端成伞房状,总苞长筒形,长 3~4 cm,直径 1~1.2 cm;总苞片 5 层,有蛛丝状毛或几无毛,外层三角状卵形,很少,中、内层较长,披针状椭圆形或宽线形,边缘膜质,先端尖锐;花全为舌状,黄色。瘦果,光滑,长 2.5 cm,上部狭窄成喙状,有多数纵肋;冠毛污黄色,羽状,基部连合成杯,整体脱落,有 3~5 个超长冠毛,刚毛状。花期 7 月。

生于山坡草地、路旁或灌丛、林下。分布于东北、华北、华东、西南、中南及陕西、宁夏等地。

【采收加工】 7~10 月采挖,鲜用或晒干,或蒸后晒干。

【药材】 丝茅七 *Radix Scorzonerae Albicaulis* 产于华北、华东、陕西等地。

性状 根长圆形,肉质,鲜时横切面白色,并有乳汁流出。干后表面褐色或棕黑色,纵横皱缩不平,有时呈剥裂状,顶端常有茎叶残基。气微,味微甘。

【药性】 苦,凉。

1.《陕西中草药》:"味甘,性温。"

2.《内蒙古中草药》:"味甘苦,性寒。"

3.《全国中草药汇编》:"甘、苦,微凉。"

【功用主治】 清热解毒,凉血散瘀。主治风热感冒,痈肿疔毒,带状疱疹,月经不调,乳少不畅,跌打损伤。

1.《贵州民间药物》:"调气,理血,解毒。治跌打损伤,月经倒行,久年哮喘,发痧腹痛,疮毒。"

2.《陕西中草药》:"祛风湿,健脾,补气,生津。主治劳伤,风湿性关节痛,外感风寒,发热头痛。"

3.《内蒙古中草药》:"清热解毒,消炎,通乳。治疔毒恶疮,乳痈,外感风热。"

4.《全国中草药汇编》:"清热解毒,祛风除湿,平喘。主治感冒发热,哮喘,乳腺炎,疔疮,关节痛,带状疱疹。"

【用法用量】 内服:煎汤,6~15 g。外用:鲜品捣敷;或取茎中白汁涂。

【选方】 1. 治扁平疣 取鸦葱白乳浆,外涂疣上,不要洗掉,每日涂换 1 次,数日后自行脱落。(《东北药用植物》)

2. 治肺结核 细叶鸦葱适量,煮大枣。每日食枣 3 粒,久服有效。

3. 治乳汁不足 细叶鸦葱 30 g,王不留行 24 g,黄花菜根 30 g。水煎服。每日服 1 次,连服 3 d。(2、3 方出自《内蒙古中草药》)

1635 丝带蕨 sī dài jué (《天目山药用植物志》)

【异名】 木兰金、木莲金(《天目山药用植物志》)。

【基原】 为水龙骨科丝带蕨属植物丝带蕨的全草。

【原植物】 丝带蕨 *Drymotaemium miyoshianum* (Makino) Makino [*Taenitis miyoshiana* Makino] 又名:二条线蕨(《台湾植物志》)。

植株高 30~50 cm。根茎长而横生,被卵圆形或披针形鳞片,鳞片粗筛孔状,有锯齿。叶近生,近于无柄;叶片线形,长 30~50 cm,宽 2~3 mm,基部以关节着生;上面中脉下凹,中脉网状,隐藏于叶肉中,具少数内藏细脉。孢子囊群线形,着生于中脉两侧各 1 条的纵沟中,靠近中脉,幼时有盾状隔丝覆盖,有粗筛孔;孢子囊的环带由 14(~16)个细胞组成,孢子椭圆形。

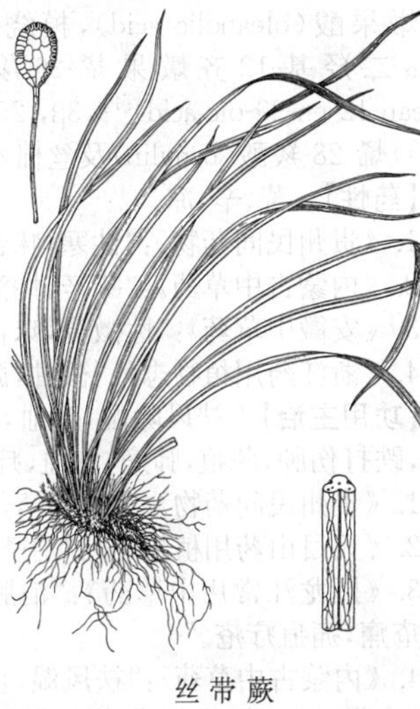

丝带蕨

生于海拔 700~2 500 m 的林中树干或岩石上。分布于西南及浙江、安徽、湖北、西藏、台湾等地。

【采收加工】 全年均可采收,晒干。

【药性】 甘,凉。

【功用主治】 清热熄风,活血。主治小儿惊风,劳伤。

【用法用量】 内服:煎汤,9~18 g;或浸酒。

1636 丝棉木 sī mián mù (《贵州民间药物》)

【异名】 鸡血兰(《贵州民间药物》),白桃树(《上海常用中草药》),野杜仲、白樟树、南仲根(《浙江民间常用草药》)。

【基原】 为卫矛科卫矛属植物丝棉木的根、树皮。

【原植物】 丝棉木 *Euonymus maackii* Rupr. [*E. bungeanus* Maxim.] 又名:白杜、明开夜合(《亨利植物汉名表》),白皂树(《中国树木志略》),马氏卫矛(《河北习见树木图说》),华北卫矛、桃叶卫矛(《中国树木分类学》)。

落叶灌木或小乔木,植株高达 8 m。小枝细长,略呈四棱形,幼枝疏生柔毛。单叶对生;叶柄长 1~3.5 cm;叶片坚纸质,椭圆状卵形至卵形,长 4~10 cm,宽 3~6 cm,先端长渐尖,边缘有细锯齿,基部宽楔形或近圆形。聚伞花序腋生,1~2 次分枝,总花梗长 1~2 cm,有花 3~7 朵,花黄绿色,4 数,径约 8 mm;花瓣椭圆形,花药紫色,几与花丝等长,花盘肥大,子房与花盘连合。蒴果粉红色,深裂成尖锐的 4 棱,径约 1 cm,成熟时 4 瓣裂。种子淡黄色,有红色假种皮。花期 5~6 月,果期 9~10 月。

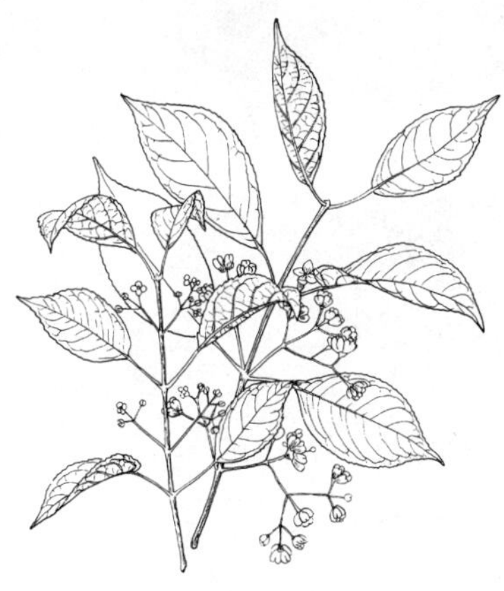

丝棉木

生于山坡林缘、山麓、山溪路旁。分布于吉林、辽宁、内蒙古、河北、山西、陕西、甘肃、江苏、安徽、浙江、福建、湖北、贵州。

本植物的叶(丝棉木叶)亦供药用,另设专条。

【采收加工】 9～10月可采，切片，晒干。

【成分】 茎木部含萜类：雷公藤内酯（wilforlide）A、B，齐墩果酸（oleanolic acid），模绕酮酸（moronic acid），3β，22α-二羟基-12-齐墩果烯-29-羧酸（3β，22α-dihydroxy-olean-12-en-29-oic acid）[1]，3β，25-环氧-3α-羟基-20(29)-羽扇豆烯-28-羧酸（benulin）及丝棉木酸（bungeanic acid）[2]。

【药性】 苦、辛，凉。

1.《贵州民间药物》："性寒，味苦、涩，有小毒。"

2.《内蒙古中草药》："味辛，性温。"

3.《安徽中草药》："性微温，味苦、微辛。"

4.《浙江药用植物志》："微甘，微温。"

【功用主治】 祛风除湿，活血，止血。主治风湿痹痛，腰痛，跌打伤肿，脱疽，肺痈，衄血，疔疮肿毒。

1.《贵州民间药物》："止血，清热。治衄血。"

2.《天目山药用植物志》："治膝关节酸痛。"

3.《黑龙江常用中草药》："消肿止痛，强筋骨。治肺痈，痔疮痛，痈疽疔疮。"

4.《内蒙古中草药》："祛风湿，止痛。治风湿性关节炎。"

5.《浙江民间常用草药》："消炎解毒，活血，补肾。治腰痛。"

6.《安徽中草药》："清热解毒，祛风活血。"

7.《青岛中草药手册》："壮腰膝，强筋骨。主治腰腿疼痛。"

【用法用量】 内服：煎汤，15～30 g，鲜品加倍；或浸酒，或入散剂。外用：捣敷或煎汤熏洗。

【宜忌】 《黑龙江常用中草药》："孕妇慎用。"

【选方】 1. 治风湿性关节炎 桃叶卫矛 9 g，牛膝 9 g，老鹳草 9 g。水煎服。（《内蒙古中草药》）

2. 治膝关节酸痛 丝棉木根 90～120 g，加红牛膝（苋科牛膝）60～90 g，钻地枫（五加科杞李参）30～60 g。水煎，冲黄酒、红糖，早晚空腹服。（《天目山药用植物志》）

3. 治血栓闭塞性脉管炎 丝棉木根、牛膝各 15 g，煎水，黄酒适量冲服。（《安徽中草药》）

4. 治痔疮 丝棉木根、桂圆肉各 120 g。水煎服。（《浙江民间常用草药》）

1637 丝棉木叶 sī mián mù yè
（《上海常用中草药》）

【基原】 为卫矛科卫矛属植物丝棉木 *Euonymus maackii* Rupr. 的叶。

【原植物】 参见"丝棉木"条。

【采收加工】 4～6月采收，晒干。

【成分】 叶含黄酮类：槲皮苷（quercetrin），异槲皮苷（isoquercitrin），槲皮黄苷（quercimeritrin），槲皮素-3-α-L-鼠李糖基-7-β-D-葡萄糖苷（quercetin-3-α-L-rhamno-7-β-D-glucoside），槲皮素-3-β-D-木糖基-7-β-D-葡萄糖苷（quercetin-3-β-D-xylo-7-β-D-glucoside）及槲皮素-3，7-二葡萄糖苷（quercetin-3，7-diglucoside）[1]。

【药性】 苦，寒。

【功用主治】 清热解毒。主治漆疮，痈肿。

1.《上海常用中草药》："外用解漆毒，主治漆疮。"

2.《青岛中草药手册》："主治漆疮，痈肿。"

【用法用量】 外用：煎汤熏洗。

【选方】 治漆疮 ①丝棉木枝叶适量，煎汤熏洗。也可与香樟木等量煎汤熏洗。（《上海常用中草药》） ②丝棉木叶 60 g，香樟木 30 g，蒲公英 6 g，苦参 6 g，雪见草 30 g。煎水洗患处。（《青岛中草药手册》）

六　画

1638 吉祥草 jí xiáng cǎo （《本草拾遗》）

【异名】 洋吉祥草（《类证活人书》），解晕草、广东万年青（《纲目拾遗》），松寿兰、结实兰（《植物名实图考》），竹叶草（《分类草药性》），佛顶珠、竹叶青（《中国药用植物志》），玉带草（《峨眉山药用植物调查报告》），九节莲（《四川中药志》），小青胆（广州部队《常用中草药手册》），小九龙盘（《贵州草药》），软筋藤、竹节伤、竹根七（《湖南药物志》），观音草、地蜈蚣（《贵州中草药名录》）。

【基原】 为百合科吉祥草属植物吉祥草的全草。

【原植物】 吉祥草 *Reineckia carnea*（Andr.）Kunth [*Sanseviera carnea* Andr.]

多年生草本。茎匍匐于地上，似根茎，绿色，节上生须根。叶簇生于茎顶或茎节，每簇3～8枚；叶片条形至披针形，长10～38 cm，宽0.5～3.5 cm，先端渐尖，向下渐狭成柄。花葶长5～15 cm；穗状花序长2～6.5 cm，上部花有时仅具雄蕊；苞片卵状三角形，膜质，淡褐色或带紫色；花被片合生成短管状，上部6裂，裂片长圆形，长5～7 mm，稍肉质，开花时反卷，粉红色，花芳香；雄蕊6，短于花柱，花丝丝状，花药近长圆形，两端微凹；子房瓶状，3室，花柱丝状，柱头头状，3裂。浆果球形，熟时鲜红色。花、果期7～11月。

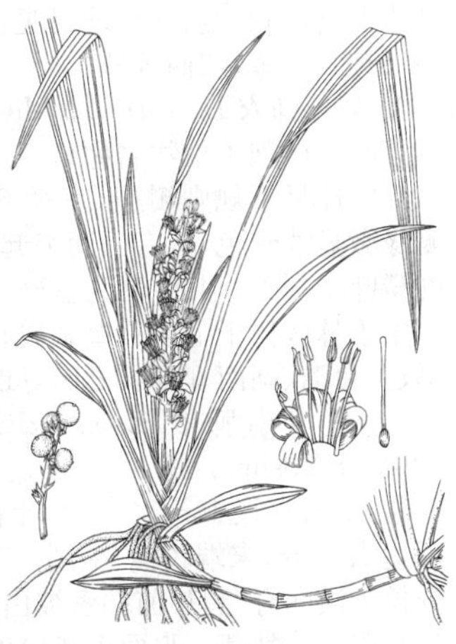

吉 祥 草

生于阴湿山坡、山谷或密林下或栽培。分布于西南及江苏、浙江、安徽、江西、河南、湖北、湖南、广东、广西、陕西等地。

【栽培】 生物学特性　喜阴，耐寒。适宜在林下或沟边阴湿处富含腐殖质的壤土栽培。

繁殖方法　分株繁殖，四季均可种植。将母株挖出，剪断相连的匍匐茎，分成数株，剪去部分须根，按行株距25 cm×25 cm开穴种植，每穴种1～2株，种后覆土压实，浇定根水。

田间管理　栽后第一年分别在春、夏、秋季各中耕除草1次，以后每年除草2～3次，结合中耕除草，追肥2～3次，肥料以腐熟的人畜粪水为主，并可适当配施复合肥和尿素。

【采收加工】 种植1年后，四季均可采收，连根挖起，抖去泥土，鲜用或晒干。

【药材】 吉祥草 *Herba Reineckiae Carneae*　产于河南、陕西、江苏、安徽、浙江、江西、湖北、湖南、广东、广西、四川、贵州、云南等地。

性状　干燥全草呈黄褐色。根茎细长，节明显，节上有残留的膜质鳞叶，并有少数弯曲卷缩须状根。叶簇生；叶片皱缩，展开后呈线形、卵状披针形或线状披针形，全缘，无柄，先端尖或长尖，基部平阔，叶脉平行，中脉显著。气微，味甘。

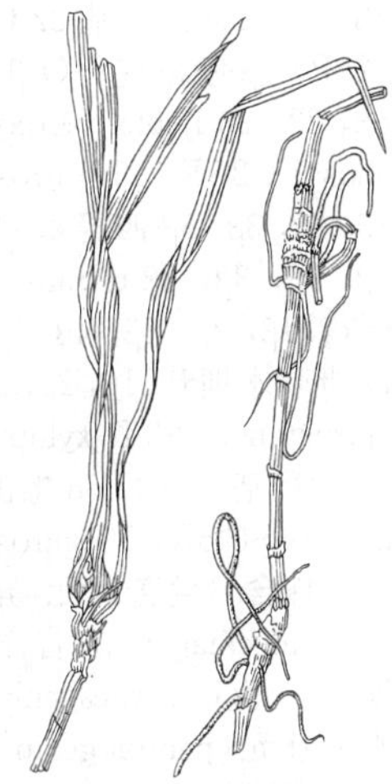

吉祥草（全草）外形

鉴别　(1) 叶片横切面：上表皮细胞1列，类长方形。下表皮细胞类方形。叶肉组织等面型，薄壁细胞4～5列，排列较为松散，靠近中央一层细胞形状很大，呈长方形，叶肉组织中草酸钙针晶偶见，常成束散在。中脉维管束为外韧型。

(2) 取本品乙醇提取液于蒸发皿中蒸干，残渣加1%三氯化铁-冰醋酸溶解，移入小试管中，沿管壁缓缓滴加浓硫酸，在两液层交界处有棕红色环(检查强心苷)。

【成分】 地上部分含甾体皂苷：奇梯皂苷元-4-O-硫酸酯(kitigenin 4-O-sulfate)，26-O-β-D-吡喃葡萄糖基-22-甲氧基-1β，3β，4β，5β，26-五羟基-5β-呋甾烷-4-O-硫酸酯(26-O-β-D-glucopyranosyl-22-methoxy-1β，3β，4β，5β，26-pentahydroxy-5β-furostane-4-O-sulfate)，五羟螺皂苷元-5-O-β-D-吡喃葡萄糖苷(pentologenin-5-O-β-D-glucopyranoside)等，还含强心苷：铃兰苦苷元-1-O-α-L-吡喃鼠李糖基(1→2)-β-D-吡喃岩藻糖苷-3-O-α-L-吡喃鼠李糖苷〔convallamarogenin-1-O-α-L-rhamnopyranosyl-(1→2)-β-D-fucopyranosido-3-O-α-L-rhamnopyranoside〕，铃兰苦苷元-1-O-α-L-吡喃鼠李糖基(1→2)-β-D-吡喃木糖苷-3-O-α-L-吡喃鼠李糖苷，异万年青皂苷元-1-O-α-L-吡喃鼠李糖基-(1→2)-β-D-吡喃岩藻糖苷-3-O-α-L-吡喃鼠李糖苷〔isorhodeasapogenin-1-O-α-L-rhamnopyranosyl(1→2)-β-D-fucopyranosido-3-O-α-L-rhamnopyranoside〕及异万年青皂苷元-1-O-α-L-吡喃鼠李糖基(1→2)-β-D-吡喃木糖苷-3-O-α-L-吡喃鼠李糖苷[1]。

地下部分含甾体皂苷：薯蓣皂苷元-3-O-〔O-β-D-吡喃葡萄糖基-(1→2)〕-O-〔β-D-吡喃木糖基-(1→3)〕-O-β-D-吡喃葡萄糖基-(1→4)-β-D-吡喃半乳糖苷｛diosgenin-3-O-〔O-β-D-glucopyranosyl-(1→2)〕-O-〔β-D-xylopyranosyl(1→3)〕-O-β-D-glucopyranosyl-(1→4)-β-D-galactopyranoside｝，22-O-甲基-3β，22，26-三羟基-26-O-β-D-吡喃葡萄糖基-(25R)-呋甾-5-烯-3-O-〔O-β-D-吡喃葡萄糖基-(1→2)〕-O-〔β-D-吡喃木糖基(1→3)〕-O-β-D-吡喃葡萄糖基(1→4)-β-D-吡喃半乳糖苷｛22-O-methyl-3β，22，26-trihydroxy-26-O-β-D-glucopyranosyl-(25R)-furost-5-ene-3-O-〔O-β-D-glucopyranosyl-(1→2)〕-O-〔β-D-xylopyranosyl(1→3)〕-O-β-D-glucopyranosyl(1→4)-β-D-galactopyranoside｝，(22S)-

胆甾-5-烯-1β，3β，16β-22-四羟基-1-O-α-L-吡喃鼠李糖苷-16-O-β-D-吡喃葡萄糖苷〔(22S)-cholest-5-ene-1β，3β，16β-22-tetrahydroxy-1-O-α-L-rhamnopyranoside-16-O-β-D-glucopyranoside〕，奇梯皂苷元(kitigenin)，1β，3β，5β-三羟基-(25R)-5β-螺甾烷-4β-硫酸钠〔sodium 1β，3β，5β-trihydroxy-(25R)-5β-spirostan-4β-yl-sulfate〕，奇梯皂苷元-5-O-β-D-吡喃葡萄糖苷(kitigenin-5-O-β-D-glucopyranoside)，五羟螺皂苷元(pentologenin)，五羟螺皂苷元-5-O-β-D-吡喃葡萄糖苷(pentologenin-5-O-β-D-glucopyranoside)，1β，2β，3β，4β，5β，22，26-七羟基-22-O-甲基-26-O-β-D-吡喃葡萄糖基-(25R)-5β-呋甾烷-5-O-β-D-吡喃葡萄糖苷〔1β，2β，3β，4β，5β，22，26-heptahydroxy-22-O-methyl-26-O-β-D-glucopyranosyl-(25R)-5β-furostane-5-O-β-D-glucopyranoside〕，1β，2β，3β，5β-四羟基-(25R)-5β-螺甾烷-4β-硫酸钠〔sodium 1β，2β，3β，5β-tetrahydroxy-(25R)-5β-spirostan-4β-yl-sulfate〕，1β，2β，3β，4β，5β-五羟基-(25R)-5β-螺甾烷-1-O-β-D-吡喃木糖苷〔1β，2β，3β，4β，5β-pentahydroxy-(25R)-5β-spirostan-1-O-β-D-xylopyranoside〕，1β，2β，3β，4β，5β，6β-六羟基-(25R)-5β-螺甾烷〔1β，2β，3β，4β，5β，6β-hexahydroxy-(25R)-5β-spirostane〕[2]。

全株含铃兰苦苷元，异万年青皂苷元，异吉祥草皂苷元(isoreineckiagenin)，吉祥草皂苷元(reineckiagenin)，异卡尔嫩皂苷元(isocarneagenin)，薯蓣皂苷元，奇梯皂苷元，五羟螺皂苷元(pentologenin)，β-谷甾醇(β-sitosterol)及β-谷甾醇葡萄糖苷(β-sitosterylglucoside)[3]。

【药性】 甘，凉。

1.《本草拾遗》："味甘，温，无毒。"

2.《生草药性备要》："味腥，性甘，平。"

3.《纲目拾遗》："性凉，味甘。"

【功用主治】 补心，明目，清肺，止血。主治健忘，肺热喘咳，多种出血，咽喉肿痛，目赤翳障，痈肿疮疖，跌打骨折。

1.《本草拾遗》："主明目，强记，补心力。"

2.《生草药性备要》："叶止热咳，止新咳血，理伤症，大肠结热泻血，小儿脱肛下血，俱煲肉食。"

3.《纲目拾遗》："海宁周世任云：此草根下子，大冷子宫。凡妇人欲断产，取子百粒捣汁服，永不再孕。理血，清肺，解大毒，为咽喉七十二症要药。"

4.《植物名实图考》："治筋骨痿，用根浸酒，加虎骨胶；治遗精，加骨碎补。"

5.《分类草药性》："性凉治咳。敷，清火，敷火毒疮。"

6. 广州部队《常用中草药手册》："润肺止咳，补肾接骨。治肺结核咳嗽，吐血，哮喘，慢性肾盂肾炎，遗精，跌打，骨折。"

7.《青岛中草药手册》："补心明目，补肾，强筋骨，清热润肺，活血止痛，消积。主治肺咳吐血，遗精，筋骨疼痛，小儿疳积。"

【用法用量】 内服：煎汤，6～12 g，鲜品 30～60 g。外用：捣敷。

【选方】 1. 治目翳，疳积　吉祥草根 9 g，猪肝 90 g。同煎汤服。(《贵阳民间药草》)

2. 治急惊　洋吉祥草根捣汁，加冰片少许，灌下三匙。(《纲目拾遗》引《活人书》)

3. 治健忘　吉祥草为末，调酒服方寸匕。(《古今医统》)

4. 治痰湿流注　吉祥草根洗净捣汁半酒杯，和酒冲服，取汗自消，且不生疮毒。(《疡医大全》)

1639 老龙皮 lǎo lóng pí (《陕西中草药》)

【异名】 老龙七、石龙皮、石龙衣(《中国药用地衣》)。

【基原】 为牛皮叶科肺衣属植物光肺衣、裂芽肺衣，平滑南肺衣、肺衣、网肺衣等的地衣体。

【原植物】 1. 光肺衣 *Lobaria kurokawae* Yoshim.

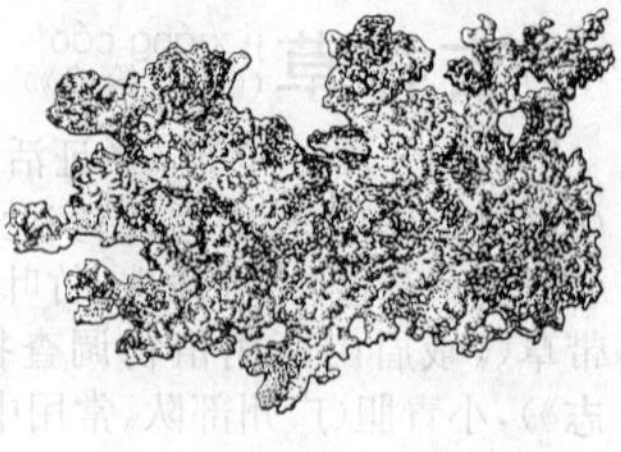

光肺衣

地衣体中型至大型，叶状，直径可达 18 cm，薄而有韧性。背面具明显的凹凸，形成网肋状不平，周边具不规则的鹿角状伸展，间有不规则分叉。共生的藻类是蓝藻。背面潮湿时呈褐橄榄色、绿橄榄色，光滑而微具光泽。腹面色泽呈黑褐色，有绒状假根。子囊盘多数，生于地衣体上表面网状脊上或边缘上，圆盘状。

生于山区的树干基部、树皮表面、岩石表面或土表，成片结成群落。春、夏、秋季均可见。分布于东北及内蒙古、四川、云南、西藏、陕西等地。

2. 裂芽肺衣 *L. isidiosa* (Muell.-Arg.) Vain.　又名：珊瑚芽肺衣(《孢子植物名称》)。

叶状体呈不规则瓣裂，直径 6～11 cm。背面呈赭褐色，瓣缘微显淡红色，微有网肋突起，表面微有光泽。生有扁平的鳞叶状裂芽。共生藻为蓝藻。

生于林区树干上或石壁和岩石表面。分布于安徽、浙江、福建、台湾、湖南、广西、云南等地。

3. 平滑南肺衣 *L. meridionalis* Wain. var. *subplana* (Asah.) Yoshim.

体大型，直径 10～20 cm。叶状体呈不规则浅裂，裂瓣阔可达 1.6 cm，末端较钝，腋圆。背面网脊明显而平整，纵向脊长于横向脊，裂片前端密被白色霜粉。无粉芽，多少有针状或珊瑚状裂芽。腹面近灰白色，密生茸毛，在较狭窄而凸起的裸出部分呈微红褐色。共生藻为绿藻。

多生于山区林木的树干上。分布于吉林、安徽、福建、江西、台湾等地。

4. 肺衣 *L. pulmonaria* Hoffm.

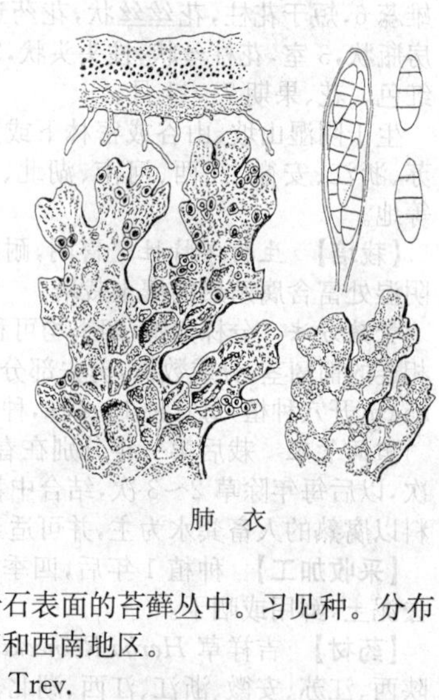

肺衣

地衣叶状体大型，直径 10～25 cm。中央叶状体完整，周围呈掌状开裂，背面灰绿色，网目凸凹极明显，近中外缘有白色突起的粉芽，圆形，直径 1～1.5 mm。腹面呈深褐色，密生茸毛。子囊棒状，孢子 8 枚，具三横隔。

生于针叶树的树桩基部或树干上，也见于岩石表面的苔藓丛中。习见种。分布于东北、华北、华东、中南和西南地区。

5. 网肺衣 *L. retigera* Trev.

叶状体中型至大型，直径 8～15 cm，较薄，周围不规则延伸，叶状体边缘多呈波状，裂瓣不明显，近缘处有时呈虫蚀状孔洞。背面灰褐色、橄榄绿色。网目较小，共生藻为蓝藻。腹面淡黄褐色，有密毛茸。粉芽呈颗粒状，突起于裂片的末端，白色，上仰。

生于树干基部的干上或藓类丛中。习见于较干燥的松林地。分布于东北、西北、华东、中南、西南地区。

【采收加工】 全年可采，晒干。

【成分】 网肺衣中含 retigeranic acid A、B[1]。

【药性】 《陕西中草药》："淡、微苦，平。归脾、肾经。"

【功用主治】 《陕西中草药》："健脾，利水，祛风，止痒，消炎。主治消化不良，小儿疳积，蛔虫症，腹胀，肾炎水肿，烫火伤，皮肤瘙痒症，无名肿毒。"

【用法用量】 内服：煎汤，9～15 g。外用：研细粉或烧存性研粉调敷。

【选方】 1. 治肾炎水肿　网肺衣 15 g，有柄石韦 15 g，车前子 9 g。煎服。（《中国药用孢子植物》）

2. 治风湿浮肿　老龙皮、太羌、茱苓草、大黄各等分。水煎服。（《秦岭巴山天然药物志》）

3. 治少腹胀痛　老龙皮、红石耳各 9 g，鱼腥草 6 g，枇杷芋 3 g，空心萝卜 1 个为引。水煎服。

4. 治无名肿毒　老龙皮、雄黄、明矾各 3 g，冰片 1.5 g。菜油调敷。（3、4 方出自《陕西中草药》）

5. 治白屑病　老龙皮炖肉，不加盐食用。（《秦岭巴山天然药物志》）

1640 老白花 lǎo bái huā（《云南思茅中草药选》）

【基原】 为豆科羊蹄甲属植物羊蹄甲 *Bauhinia variegata* L. 的花。

【原植物】 参见"羊蹄甲"条。

【采收加工】 4～7 月花盛开时采收，烘干。

【药性】 淡，凉。

1.《全国中草药汇编》："淡，凉。"

2.《福建药物志》："甘，凉。"

【功用主治】 清热解毒，止咳。主治肺炎，气管炎，肺结核咯血，肝炎。

1.《全国中草药汇编》："消炎。主治肝炎，肺炎，支气管炎。"

2.《福建药物志》："润肺，止血。治支气管炎，肺结核咳血。"

【用法用量】 内服：煎汤，9～15 g。

1641 老头草 lǎo tóu cǎo（《新疆中草药》）

【异名】 火绒草。

【基原】 为菊科火绒草属植物黄白火绒草的全草。

【原植物】 黄白火绒草 *Leontopodium ochro leucum* Beauv.

多年生草本，高达 15 cm。根状茎细，被有密集的枯叶鞘，有多数莲座状叶丛和花茎密集成的植丛，或有时花茎单生或与莲座状叶丛簇生。茎极短，不分枝，纤细，被白色茸毛，或上部被带黄色的长柔毛，常有疏生近等距的叶；莲座状叶与茎部叶同形，常较长，下部渐狭，长达 6 cm，常脱毛，有宽长的鞘部；茎中部叶舌形、长圆形、匙形，或线状披针形，通常长 1～5 cm，宽 0.2～0.4 cm，无柄，下部叶有长鞘，两面被密或疏生的灰白色长柔毛，有时上部叶被较密的黄色或白色柔毛。苞叶较少数，较茎上部叶短，椭圆形或长圆披针形，两面被稍黄色密柔毛或茸毛，开展成径为 15～25 mm 的整齐密集的苞叶群。头状花序通常少数至 15 个密集；总苞长 4～5 mm，被长柔毛；总苞片约 3 层，披针形，无毛，褐色或深褐色；小花异型，有时在外的头状花序雌性，或雌雄异株；花冠长 3～4 mm；雄花花冠管状，上部狭漏斗状，有卵圆形尖裂片；雌花花冠细漏斗状，冠毛白色，基部黄色或稍褐色；不育的子房无毛。瘦果无毛或有乳头状突起或短毛。花期 7～8 月，果期 8～9 月。

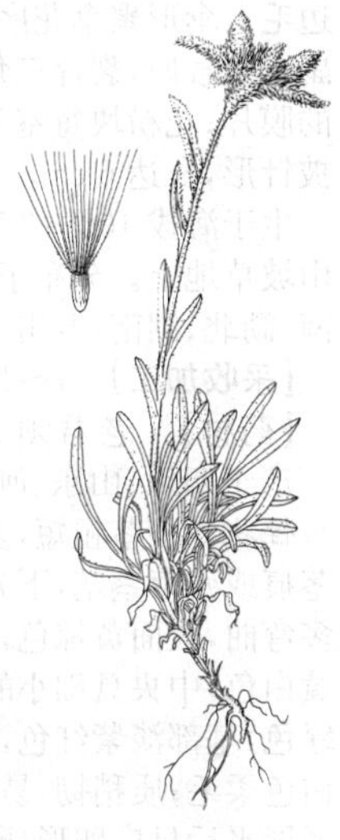

黄白火绒草

生于海拔 2 300～4 500 m 的高山和亚高山的湿润或干燥草地、沙地、石砾地或雪线附近的岩石上。分布于青海、新疆、西藏等地。

【采收加工】 5～7 月采收，晾干。

【成分】 本品含黄酮类：大波斯菊苷（cosmosiin），木犀草素-7-β-D-葡萄糖苷（luteolin-7-β-D-glucoside）[1]等。

【药理】 利尿作用　老头草水提液 10 g/kg 和 20 g/kg 给大鼠灌胃，均具有明显的利尿作用。给药第五日达高峰，且作用强度与氢氯噻嗪（40 mg/kg）相近[1]。

【药性】 微苦，寒。

【功用主治】 清热凉血，消炎。

【用法用量】 内服：煎汤，9～15 g。

【选方】 1. 治感冒发烧，咽喉肿痛　火绒草 15 g，青蒿、牛蒡子各 9 g。水煎服。

2. 治急性肾炎，血尿　火绒草 15 g，车前草、桑白皮、一枝蒿各 9 g。水煎服。

3. 治扁桃体炎，咽喉炎　火绒草、紫菀各 9 g，唇香草 3 g，马蔺根 1.5 g。水煎服。（1～3 方出自《新疆中草药》）

1642 老君须 lǎo jūn xū（《草木便方》）

【异名】 婆婆针线包、婆婆针袋儿（《草木便方》），正骨草、婆婆衣、绒针（《民间常用草药汇编》），白薇（《四川中药志》），牛角风、九连台（《陕西中草药》），犀角细辛（《湖北中草药志》），川白薇、细根白薇（《中药材品种论述》）。

【基原】 为萝藦科白前属植物竹灵消的根或地上部分。

【原植物】 竹灵消 *Cynanchum inamoenum* (Maxim.) Loes. [*Vincetoxicum inamoenum* Maxim.]　又名：雪里蟠桃。

直立草本。根须状，形如白薇，基部分枝甚多；茎干后中空，被单列柔毛。叶对

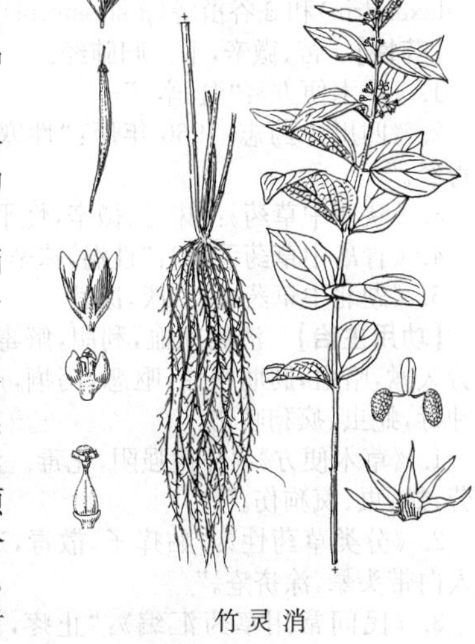

竹灵消

生，有短柄；叶片薄膜质，广卵形，长 4～5 cm，宽 1.5～4 cm，先端急尖，基部近心形，在脉上近无毛或仅被微毛，有边毛。伞形聚伞花序，近顶部互生，着花 8～10 朵；花黄色；副花冠较厚，裂片三角形，短急尖；花药在先端具一个圆形的膜片；花粉块每室 1 个，下垂，柱状扁平。蓇葖果双生，狭披针形，长达 6 cm。花期 5～7 月，果期 7～10 月。

生于海拔 100～3 500 m 的山地疏林、灌木丛中或山顶、山坡草地上。分布于辽宁、河北、山西、浙江、安徽、山东、河南、湖北、湖南、四川、贵州、西藏、陕西、甘肃等地。

【采收加工】 7～10 月采挖，晒干。

【药材】 老君须 *Radix seu Herba Cynanchi Inamoeni* 产于四川、山东、河北、河南、西藏等地。

性状　根茎粗短，多分枝，略呈块状，上方有多数密集的茎痕或残存茎基，下方簇生多数细而长的根。根细圆柱形，多弯曲，表面黄棕色，稍有皱纹；质脆，易折断，断面略平坦，黄白色，中央具细小的黄色木心。茎圆柱形，表面绿色或黄绿色，基部淡紫红色，有的被污褐色斑点，具细纵棱，有单列白色柔毛；质稍韧，易折断，断面中空。叶多皱缩破碎，完整者展平后呈广卵形、卵形或长卵形，浅绿色至黄绿色，主脉于下面明显凸起，两面脉上均有白色柔毛。蓇葖果长角状，黄绿色或黄褐色，具纵皱纹及纵棱，先端长渐尖，中部膨大，基部有宿萼。种子卵形或阔卵形，黄棕色，扁而薄，边缘具翅，顶有一撮白色绢质毛。气微清香，味微甜。

鉴别　茎横切面：表皮细胞 1 列，栓化，可见多细胞非腺毛及其残基，非腺毛由 1～5(～10) 细胞组成，有的先端稍弯曲。下皮层细胞 1～2 列，切向排列，壁稍厚；皮层稍宽，纤维束断续排列成环，浅黄色，非木化。维管束双韧型。韧皮部较窄，内生韧皮部稍宽。形成层不明显。木质部较宽，导管系单列径向排列，木射线宽多 1 列细胞。髓较大。本品薄壁组织中散有乳汁管。薄壁细胞含淀粉粒及草酸钙簇晶。

叶横切面：上、下表皮可见非腺毛及其残基，有 3～10 列细胞，有的先端弯曲，主脉上表皮的非腺毛较多，气孔常见于下表皮。栅栏组织 1～3 列细胞，海绵组织细胞排列疏松。主脉向上下凸出，维管束 1～2 个，双韧型，可见乳汁管散在。主脉上、下表皮内侧均有厚角组织。薄壁细胞含有草酸钙簇晶。

【成分】 根中含直立白薇苷(cynatratoside)A，茶叶花宁(apocynin)，2，4-二羟基苯乙酮(2，4-dihydroxyacetophenone)，对羟基苯乙酮(*p*-hydroxyacetophenone)，胡萝卜苷(alexandrin)和 β-谷甾醇(β-sitosterol)[1]。

【药性】 苦、微辛，平。归肺经。

1.《草木便方》："温，辛。"

2.《四川中药志》1960 年版："性寒，味苦、咸，无毒。入胃经。"

3.《陕西中草药》："味甘、微辛，性平。"

4.《青岛中草药手册》："性温，味辛、苦。入肺经。"

5.《湖北中草药志》："淡，凉。"

【功用主治】 清热凉血，利胆，解毒。主治阴虚发热，虚劳久嗽，咯血，胁肋胀痛，呕恶，泻痢，产后虚烦，瘰疬，无名肿毒，蛇虫、疯狗咬伤。

1.《草木便方》："补益强阴，化毒。治伤劳久嗽，虚肿，痨劳，蛇、虫、疯狗伤。"

2.《分类草药性》："贴痒子，散毒，通疝气，止鼻血，治女人白带头晕，涂疥疮。"

3.《民间常用草药汇编》："止疼，去毒，治瘰疬，下乳，止咳。"

4.《四川中药志》1960 年版："除虚烦，清热散邪。治妇人血厥，产后虚烦，风温灼热，多眠，妊娠遗尿，小便淋漓，金疮出血等症。"

5.《陕西中草药》："滋阴补肾，健脾益气，调经活血。治月经不调，阴虚白带。"

6.《青岛中草药手册》："清热解毒，宣肺降气，祛痰止咳。主治感冒咳嗽，慢性支气管炎，肝炎，咽喉肿痛。"

7.《全国中草药汇编》："清热凉血，退热除烦。主治阴虚发热，久热不退，产后发热，虚烦失眠。"

8.《湖北中草药志》："清热，解毒，散结，止血。用于胃痛，瘰疬，无名肿毒，外伤出血等症。"

9.《中国民族药志》："(地上部分)清热利胆，止泻痢。用于胆病引起的头痛，发热，腹泻，厌油或食肉后腹泻，恶心呕吐，脓血便，腹痛等。"

【用法用量】 内服：煎汤，3～9 g。外用：鲜品捣敷。

【选方】 1. 治胃痛　犀角、细辛研粉。日服 3 次，每次 0.3 g，温开水送服，连服 2～3 d。(《湖北中草药志》)

2. 治胆病引起的呕吐、腹泻、腹痛　竹灵消(地上部分)粗粉 1～3 g。水煎服，每日 3 次。(《中国民族药志》引《月王药诊》)

1643 老虎泡 lǎo hǔ pào (《四川中药志》)

【基原】 为蔷薇科悬钩子属植物红毛悬钩子的根。

【原植物】 红毛悬钩子 *Rubus pinfaensis* Lévl. et Vant. 又名：黄刺泡(《贵州植物志》)，鬼悬钩子(《台湾木本植物志》)。

落叶蔓生小灌木，长达 3 m。小枝较粗壮，有棱，密被红褐色刺毛，并具柔毛和稀疏皮刺。小叶 3 枚；宽卵形、倒卵形，长 3～8 cm，宽 2.5～6 cm，顶生小叶长达 13 cm，先端尾尖或急尖，基部圆形，边缘有不整齐细锐锯齿，上面紫红色，无毛，下面散生柔毛，沿叶脉疏生刺毛和皮刺；叶柄长 2～4.5 cm，顶生小叶柄长 1.5～3 cm，侧生小叶近无柄，和叶轴均被红褐色刺毛和少数皮刺；托叶丝状。花数朵在叶腋团聚成束，稀单生；花梗短；花白色，直径为 1～1.3 cm，花萼 5 裂；花瓣 5，长倒卵形，基部具爪，长于萼片；雄蕊多数；雌蕊多数，基部有白色柔毛。聚合果近球形，直径为 5～8 mm，熟时金黄色或红黄色。花期 3～4 月，果期 5～6 月。

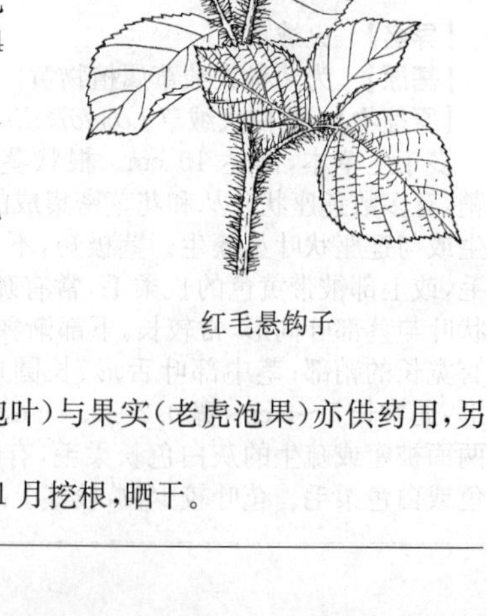

红毛悬钩子

生于海拔 500～2 200 m 的山坡灌丛、杂木林内或林缘，也见于山谷或山沟边。分布于湖北、湖南、广西、云南、四川、贵州、台湾。

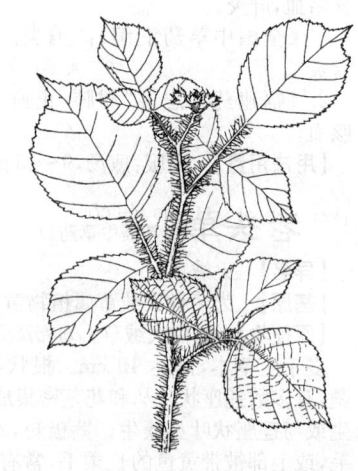

本植物的叶(老虎泡叶)与果实(老虎泡果)亦供药用，另设专条。

【采收加工】 9～11 月挖根，晒干。

【成分】 根含三萜：2α，3β，23α-三乙酰氧基-19α-羟基-12-乌苏烯-28β 酸甲酯(methyl-2α，3β，23α-triacetoxy-19α-hydroxyure-12-en-28β-oate)[1]，pinfaensin[2]，pinfaenoic acid，isopinfaenoic acid[3]。

【药性】 酸、咸，凉。

1.《四川常用中草药》："性平，味酸、咸。"

2.《四川中药志》1982 年版："酸、涩，凉。"

【功用主治】 凉血止血，祛风除湿。主治血热吐血，尿血，便血，崩漏，风湿性关节痛，瘰疬，湿疹，带下。

1.《四川常用中草药》："祛风，除湿，散瘰疬。根治风湿性关节痛，刀伤，吐血，九子烂疡，目中流泪。"

2.《四川中药志》1982 年版："凉血止血，清热利湿，解毒疗疮。用于血热吐血，尿血，便血，崩漏，湿热白带及烧、烫伤，湿疹，疮痈肿毒。"

【用法用量】 内服：煎汤，15～30 g；或浸酒。外用：捣敷。

【选方】 1. 治尿血，崩漏 老虎泡根 15 g，大蓟根 15 g，旱莲草 30 g，黄柏 9 g。水煎服。

2. 治湿热带下 老虎泡根 30 g，金樱子根 30 g。水煎服。(1、2 方出自《四川中药志》1982 年版)

1644 老鸦柿 lǎo yā shì (《浙江民间常用草药》)

【异名】 牛奶柿、丁香柿、月月有、枝柿、丁季李、拳李、大肚老姆、颠和尚、糯米饭刺、苦李(《浙江民间常用草药》)，猴总子(《新华本草纲要》)。

【基原】 为柿科柿树属植物老鸦柿的根或枝。

【原植物】 老鸦柿 *Diospyros rhombifolia* Hemsl.

落叶小乔木，高可达 8 m 左右。树皮灰色，平滑。多分枝，有枝刺，深褐色或黑褐色，散生椭圆形小皮孔，小枝略曲折，有柔毛。叶互生；叶柄纤细；叶纸质，菱状倒卵形，长 4～8.5 cm，宽 1.8～3.8 cm，先端钝，基部楔形，上面深绿色，沿脉有黄褐色毛，下面浅绿色，疏被伏柔毛。雄花生当年枝下部；花萼 4 深裂，裂片三角形，长约 3 mm，先端急尖，有髯毛，边缘密生毛；花冠壶形，长约 4 mm，两面疏生柔毛，5 裂，裂片先端有髯毛，边缘有短柔毛；雄蕊 16，每 2 枚连生，花药线形；子房球形，退化。雌花散生当年枝下部；花萼 4 深裂至基部，裂片披针形，长约 1 cm，边缘有柔毛，外面脊上疏生柔毛；花冠壶形，花冠管长约 3.5 mm，4 裂，裂片约与花冠管等长，外反曲；子房卵形，密被长柔毛，4 室，花柱 2，柱头 2 浅裂。浆果单生，球形，径约 2 cm，熟时橘红色，有光泽，先端有小尖头。花期 4～5 月，果期 9～10 月。

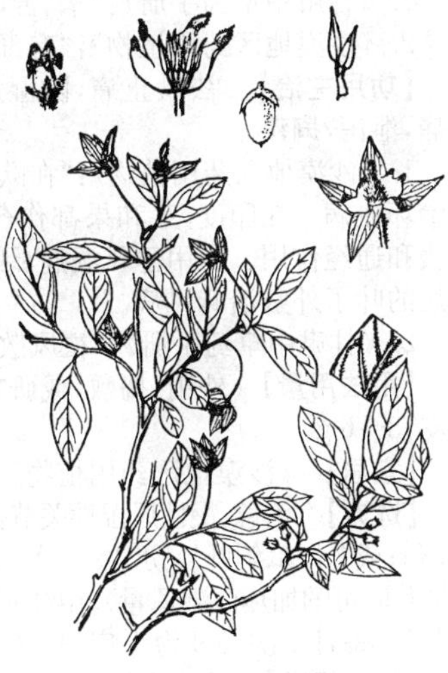

老鸦柿

生于山坡灌丛、山谷沟旁或林中。分布于江苏、浙江、安徽、福建、江西等地。

【采收加工】 10～11 月采收，切片，晒干。

【药性】《浙江民间常用草药》："性平，味苦、涩。"

【功用主治】《浙江民间常用草药》："活血利肝。"

【用法用量】 内服：煎汤，10～30 g。

【选方】 1. 治急性黄疸型传染性肝炎 老鸦柿枝 15～30 g，水煎服。或老鸦柿根、胡颓子根、山楂根各 30 g，水煎服。

2. 治肝硬化 老鸦柿根 12 g，红枣 6 个。水煎服，连服 10～15 剂。

3. 治跌打损伤 老鸦柿根 30 g。水煎，冲黄酒服。

4. 治骨结核 老鸦柿根、化香树根各 15 g，鱼藤 1.8 g，黄酒 250 ml。隔水蒸服。(1～4 方出自《浙江民间常用草药》)

1645 老蜗生 lǎo wō shēng (《植物名实图考》)

【异名】 天蓝(《苏州府志》)，接筋草(《昆明民间常用草药》)，黄花马豆草、金花菜(《云南药用植物名录》)，野花生、清酒缸、地梭罗(《贵州草药》)，三三光(江西《草药手册》)，小黄花草(《四川中药志》)。

【基原】 为豆科苜蓿属植物天蓝苜蓿的全草。

【原植物】 天蓝苜蓿 *Medicago lupulina* L.［*M. parviflora* Gilib.］ 又名：黑荚苜蓿、杂花苜蓿(《中国高等植物图鉴》)。

一年生草本，高 20～60 cm。植株分枝多，伏卧或斜上，全株被疏毛或柔毛。叶互生，三出复叶；小叶柄长 3～7 mm；托叶斜卵形，长 5～12 mm；叶片宽倒卵形或近圆形，长 5～15 mm，宽 4～10 mm，先端钝圆或微凹，具小尖头，基部宽楔形，边缘上部具细锯齿，侧脉略平行。花腋生，密集成头状花序，有花 10～15 朵；花萼钟形，萼筒短，萼齿 5，较长；花冠黄色；雄蕊 10，二体，花丝丝状；子房具短柄，柱头弯斜成钩状。荚果弯略成肾形，成熟时黑色，表面具不规则的纵纹，无刺。种子 1 颗，肾圆形，黄褐色。花期 5～6 月，果期 7 月。

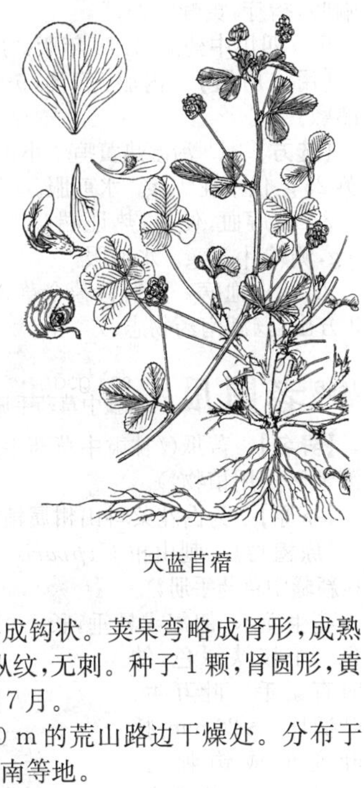

天蓝苜蓿

多生于海拔 400～1 400 m 的荒山路边干燥处。分布于东北、华北、西北、华中、西南等地。

【采收加工】 6～7 月采挖全草，鲜用或切碎晒干。

【成分】 全草含雌激素样成分[1]。

种子含皂苷(saponin)[2]，半乳糖[3]。

根和花含多种皂苷：苜蓿酸葡萄糖苷(medicagenic acid glucosides)，常春藤皂苷元(hedera-genin)和大豆皂醇(soyasapogenols)B、C、D、E、F 等[4, 5]。

根还含 4 种三萜皂苷：大豆皂苷(soyasaponin)，常春藤皂苷元-3-O-β-D-吡喃葡萄糖苷(hederagenin-3-O-β-D-glucopyranoside)，苜蓿酸-3-O-β-D-吡喃葡萄糖苷(medicagenic acid-3-O-β-D-glucopyranoside)和苜蓿酸-3，28-双吡喃葡萄糖苷〔medicagenic acid-3，28-di(O-β-D-glucopyranoside)〕[6]。

花尚含黄酮类化合物：西伯利亚落叶松黄酮(laricitrin)及

其 5′-O-β-D-葡萄糖苷(laricitrin-5′-O-β-D-glucoside),3,5′-O-β-D-二葡萄糖苷(laricitrin-3,5′-O-β-D-diglucoside),3,7,5′-O-β-D-三葡萄糖苷(laricitrin-3,7,5′-O-β-D-triglucoside),山柰酚葡萄糖苷,槲皮素(quercetin),杨梅树皮素-3-O-糖苷(myricetin-3-O-glycoside)[7]。

地上部分含胡萝卜素(carotene),维生素 B_1、B_2、C,吡哆醇,泛酸和烟酸(nicotinic acid)[8]。

【药性】 甘、苦,微涩,凉,小毒。

1.《贵州草药》:"性平,味甘、微涩。"

2.《四川中药志》1979 年版:"苦,凉。"

3.《秦岭巴山天然药物志》:"苦,寒,有小毒。"

【功用主治】 清热除湿,止喘,解毒。主治湿热黄疸,热淋,石淋,风湿痹痛,咳喘,痔血,指头疔,毒蛇咬伤。

1.《植物名实图考》:"治损伤。"

2.《贵州草药》:"清热利湿,凉血,止喘。治喘咳,痔血或大肠出血,黄疸。"

3.《河北中草药》:"舒筋活络,除湿止痛,利肝胆湿热,解疮毒。用于黄疸型肝炎,蛇头疔,毒蛇或蜈蚣咬伤,风湿性关节炎及坐骨神经痛。可试用于白血病及喘咳病。"

4.《湖南药物志》:"凉血解毒。用于夜盲,白血病,热症喘咳,指疔,黄蜂咬伤。"

5.《四川中药志》1979 年版:"用于热淋,尿路结石。"

【用法用量】 内服:煎汤,9~30 g。外用:捣烂和盐、醋敷。

【选方】 1. 治湿热黄疸 小黄花草 30 g,虎杖 30 g,蒲公英 25 g,伏牛花 15 g。水煎服。(《四川中药志》1979 年版)

2. 治痔血,便血,热证喘咳 天蓝苜蓿全草 30 g,黄芩 9 g,侧柏叶 30 g。水煎服。

3. 治白血病 天蓝苜蓿全草 30~60 g。蒸猪肝吃。(2、3 方出自《湖南药物志》)

1646 老鼠瓜 lǎo shǔ guā (《新疆中草药手册》)

【异名】 苦瓜(《甘肃中草药手册》),野西瓜、抗旱草(《沙漠地区药用植物》)。

【基原】 为白花菜科山柑属植物刺山柑的根皮、叶、果。

【原植物】 刺山柑 *Capparis spinosa* L. 又名:槌果藤(《新疆中草药手册》)。

蔓生灌木,匍匐或悬垂,长 1~2 m。根粗大,皮厚,黄白色。小枝淡绿色,幼时有柔毛。叶互生;叶柄长 2~20 mm;托叶变形成钩刺,长 2~6 mm;叶片纸质,近圆形,宽卵形或倒卵形,长 1~5 cm,宽 1~4.5 cm,先端圆形,具短突尖,基部圆形,全缘,两面无毛。花单生叶腋,直径 2~3 cm;花梗长 2.5~4 cm,无毛;萼片卵形,外面无毛;花瓣白色,粉红色或紫红色,倒卵形;雄蕊多数;子房柄长 2 cm。浆果椭圆形,长 2.5~4 cm,宽 1.5~3 cm,内皮呈血红色,干后常 4 裂。种子多数,深褐色,像萝卜子,有辛辣味。果期秋季。

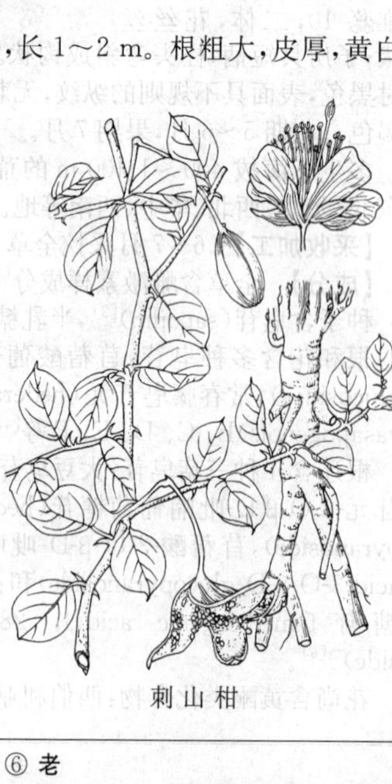

刺山柑

生于干旱的沙地或石坡。分布于甘肃、新疆、西藏。

【采收加工】 7~10 月采叶,8~10 月采摘将成熟的果实并挖根,剥取根皮,鲜用或晒干。

【成分】 根含葡萄糖芸薹素(glucobrassicin),新葡萄糖芸薹素(neoglucobrassicin),4-甲氧基葡萄糖芸薹素(4-methoxyglucobrassicin)[1],水苏碱(stachydrine)[2]。

叶含白花菜苷(glucocapparin),葡萄糖醉蝶花素(glucocleomin)[3],葡萄糖芸薹素[1]。

果实含吲哚苷类 capparilosides A、B[4]。

种子含水苏碱[2],白花菜苷,葡萄糖醉蝶花素[3]。

地上部分含黄酮类:芦丁(rutin),槲皮素 3-O-葡萄糖苷(quercetin 3-O-glucoside),槲皮素 3-O-葡萄糖基-7-O-鼠李糖苷(quercetin 3-O-glucoside-7-O-rhamnoside),槲皮素 3-O-(6‴-α-L-鼠李糖基-6″-β-D-葡萄糖基)-β-D-葡萄糖苷〔quercetin 3-O-(6‴-α-L-rhamnosyl-6″-β-D-glucosyl)-β-D-glucoside〕[5]。

【药理】 1. 抗炎作用 水提取物给大鼠腹腔注射 2.63 ml/100 g(1/5 LD_{50},每 1 ml 相当于 0.5 g 生药),对蛋清性足跖肿胀有明显抑制作用[1]。

2. 镇痛作用 水提取物 0.33~0.58 ml/10 g 小鼠灌胃(每 1 ml 相当于 0.5 g 生药)以及 0.44 ml/10 g 小鼠腹腔注射,对冰醋酸和酒石酸锑钾扭体反应都有明显抑制作用[1]。

3. 抗凝血作用 水提物 0.44 ml/10 g(每 1 ml 相当于生药 0.5 g)小鼠灌胃给药,眼眶采血,玻片法证明有抗凝血作用[1]。

毒性 小鼠用水提取物试验注射 LD_{50} 为 65.77±5.6 g(生药)/kg;醇提取液的 LD_{50} 为 197.2±8.1 g(生药)/kg[1]。

【药性】 苦、辛,温,小毒。

1.《甘肃中草药手册》:"辛、苦,温。"

2.《沙漠地区药用植物》:"有毒。"

【功用主治】 祛风止痛,除湿散寒。主治风湿痹痛,牙痛,泄泻,痢疾。

1.《沙漠地区药用植物》:"在欧洲,老鼠瓜腌制的花芽可治坏血病。在印度,芽和果都作药。干皮味苦,具轻泻、祛痰和通经作用。亦用于风湿痛、牙痛、中风和腺性结核。捣烂的叶子外敷治麻风病。"

2.《甘肃中草药手册》:"祛风散寒,除湿止痢。"

【用法用量】 外用:捣敷,或研末和酒敷。内服:煎汤,根皮,3~6 g。

【宜忌】 《沙漠地区药用植物》:"内服宜慎。"

【选方】 治急、慢性风湿性关节炎 鲜老鼠瓜根皮 4 份,果 1 份;或老鼠瓜鲜叶 4 份,果 1 份。共捣成糊状(若稍干,不成糊状时可酌加热白酒适量),用纱布包敷患部,15~30 min 后取下,每日 1 次,5 d 为 1 疗程。(《新疆中草药手册》)

【临床报道】 治疗肩周炎 老鼠瓜多为鲜用,鲜果 1 枚,鲜叶及根皮适量捣成糊状,若为干品则加酒适量共捣,用纱布包后敷于患处,15~30 min 肩部灼热疼痛,难以忍受时取下,5 d 为 1 个疗程,间隔 3 d 再行下一个疗程。观察 121 例,平均年龄 56 岁,病程 1 月至 3 年。疗效:急性期患者 52 例,治疗 1~2 个疗程后,疼痛消失,并可做抬臂和旋臂运动,其中 1 个疗程治愈 30 例,2 个疗程治愈 16 例,治愈率为 90%;粘连期患者 60 例,治疗时,在牵拉的同时给予外敷治疗,可以缓解因牵拉的疼痛,3~5 个疗程后抬臂正常,

X线片显示关节间隙变窄明显改变42例，有效70%；萎缩期患者19例，治疗时敷药以肱二头肌处为重，同时作较慢的功能性训练3～5疗程，结果能较有力地作肩部活动，肌肉萎缩有所改善9例，有效率47%[1]。

1647 老鼠刺 lǎo shǔ cì (《贵州草药》)

【异名】 刺楸子、三尖角刺、相枕刺(《中国经济植物志》)，雀不站(《贵州中草药名录》)。

【基原】 为冬青科冬青属植物猫儿刺的根。

【原植物】 猫儿刺 *Ilex pernyi* Franch.

常绿灌木或小乔木，高达8 m。小枝有棱角，有短柔毛。叶柄很短；叶片革质，卵形或卵状披针形，长1.5～3 cm，宽0.5～1.4 cm，先端急尖，呈刺状，边缘有1～3对大刺齿，上有光泽。雌雄异株；花4数；花序簇生于2年生小枝叶腋内，每分枝仅具1花；雄花花冠直径约7 mm；雌花花瓣卵形，长约2.5 mm。果近球形，直径7～8 mm，红色，分核4颗。

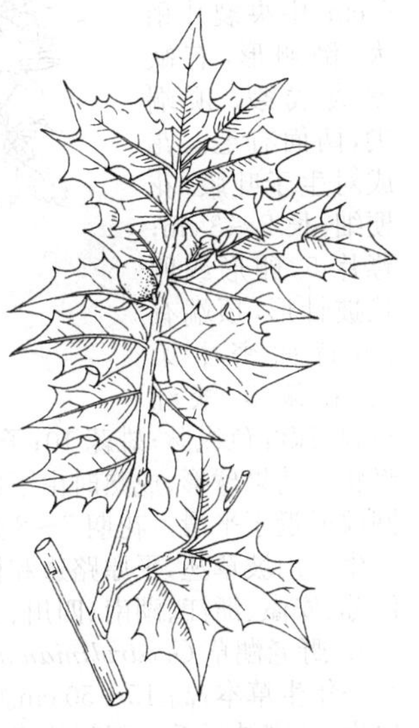

猫儿刺

常生长于山林中，分布于秦岭以南和长江流域各地。

【采收加工】 7～10月采收，晒干。

【药性】 《贵州草药》："性寒，味苦。"

【功用主治】 清肺止咳，利咽，明目。主治肺热咳嗽，咯血，咽喉肿痛，目赤肿痛，翳膜遮睛。

1.《贵州草药》："清热解毒，润肺止咳。"

2.《四川中药志》1982年版："用于咽喉肿痛，咳嗽咯血，目赤肿痛，黄疸型肝炎。"

【用法用量】 内服：煎汤，15～30 g。

【选方】 1. 治肺热咳嗽　老鼠刺30 g，石枣子15 g，一朵云15 g。水煎服。

2. 治咯血　老鼠刺30 g，仙鹤草30 g，藕节12 g。水煎服。

3. 治咽喉肿痛　老鼠刺30 g，软杆水黄连15 g，百两金9 g，红牛膝9 g。水煎服。(1～3方出自《四川中药志》1982年版)

1648 老鼠簕 lǎo shǔ lè (《生草药性备要》)

【异名】 老鼠怕(《生草药性备要》)，老鼠笏(《岭南采药录》)，软骨牡丹(广州部队《常用中草药手册》)。

【基原】 为爵床科老鼠簕属植物老鼠簕的根或枝叶。

【原植物】 老鼠簕 *Acanthus ilicifolius* L.

常绿有刺灌木，高0.5～1.5 m。茎直立，圆柱形，淡绿色，有少数分枝。叶对生；具短柄，基部有一对锐利的刺；叶片革质；长圆形至长圆状披针形，长6～14 cm，宽2～5 cm，先端急尖，光亮，羽状分裂至波状浅裂，裂片具刺；中脉粗大。穗状花序顶生，花序长达8 cm，稠密或间断；苞片对生，早落，无刺；小苞片宽卵形；花萼裂片4，外侧2片较大，长达12 mm；花冠淡蓝色，管长约1 cm，上唇退化，下唇长约3 cm，平展，内面被毛；雄蕊2对，花丝粗厚，弯曲，花药1室，有2列密柔毛；子房2室，有胚珠4，花柱短，先端2裂。蒴果扁椭圆形，长2～2.5 cm。种子2～4颗，扁平，圆肾形。花期5～9月。

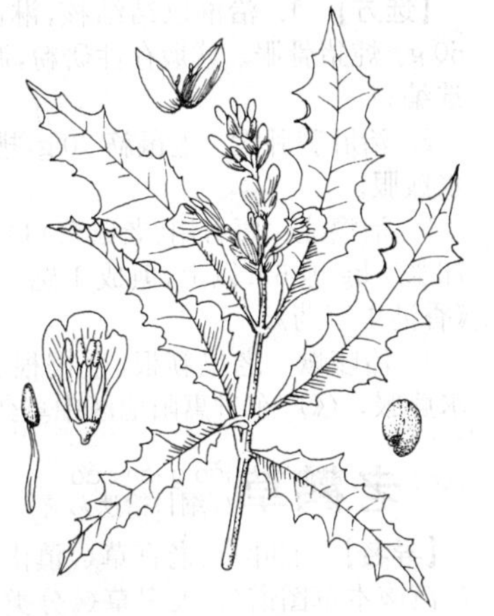

老鼠簕

生于海滨或河滩地。分布于广东、广西、海南等地。

【采收加工】 全年均可采，切段，晒干。

【成分】 根含二十八醇(octacosyl alcohlo)，豆甾醇(stigmasterol)，2-苯并噁唑啉酮(benzoxazoline-2-one)，豆甾醇-β-D-吡喃葡萄糖苷(stigmasteryl-β-D-glucopyranoside)[1]。

全草含〔α-L-呋喃阿拉伯糖基-(1→4)-β-D-吡喃葡萄糖醛酸基(1→3)〕-3β-羟基羽扇20(29)烯{〔α-L-arabinofuranosyl-(1→4)-β-D-glucuronopyranosyl-(1→3)〕-3β-hydroxy-lup-20(29)-ene}[2]。

叶含甾醇类化合物：胆甾醇(cholesterol)，菜油甾醇(campesterol)，豆甾醇，谷甾醇(sitosterol)和7-豆甾烯-3β-醇(stigmast-7-en-3β-ol)；三萜类：α-香树脂醇(α-amyrin)，β-香树脂醇(β-amyrin)，羽扇豆醇(lupeol)，齐墩果酸(oleanolic acid)和熊果酸(ursolic acid)[3]；黄酮类：甲基芹菜素-7-O-β-D-吡喃葡萄糖醛酸苷(methylapigenin-7-O-β-D-glucuronopyranoside)和芹菜素-7-O-葡萄糖醛酸苷(apigenin-7-O-glucuronide)[4]，槲皮素(quercetin)，槲皮素-3-O-β-D-吡喃葡萄糖苷(quercetin-3-O-β-D-glucoypranoside)。植物体尚含胡芦巴碱(trigonellin)[5]、老鼠竻碱(acanthicifoline)[6]。还含木脂素糖苷：(+)-南烛木树酯酚-3α-〔2-(3,5-二甲氧基-4-羟基)苯甲酰基〕-O-β-吡喃葡萄糖苷{(+)-lyoniresinol-3α-〔2-(3, 5-dimethoxy-4-hydroxy)-benzoyl〕-O-β-glucopyranoside}，二羟甲基-双(3,5-二甲氧基-4-羟甲基)-四氢呋喃-9(或9′)-O-β-吡喃葡萄糖苷〔dihydroxymethyl-bis(3, 5-dimethoxy-4-hydroxyphenyl)-tetrahydrofuran-9(or 9′)-O-β-glucopyranoside〕[7]。

【药性】 微苦，凉。

1.《生草药性备要》："味淡，性寒。"

2. 广州部队《常用中草药手册》："微咸，凉。"

3.《香港中草药》："味微苦，性微寒。"

【功用主治】 清热解毒，散瘀，化痰。主治痄腮，瘰疬，肝脾肿大，胃痛，腰肌劳损疼痛，痰热咳喘，黄疸，白浊。

1.《生草药性备要》："治痄腮，颈疬，洗疳疔。治白浊，煲肉食。其蕴火(煅)存性，开油搽庵(瘰)疬。"

2. 广州部队《常用中草药手册》："消肿散瘀，除痰止痛。主治急慢性肝炎，肝脾肿大，淋巴结肿大，胃痛，哮喘。"

3.《广西本草选编》："消肿散结，解毒止痛。"

4.《全国中草药汇编》："清热解毒，消肿散结，止咳平喘。"

【用法用量】 内服：煎汤，30～60 g；或炖肉。外用：研末调敷；或鲜品捣敷。

【宜忌】 脾胃虚寒者慎服。

【选方】 1. 治淋巴结结核，淋巴结炎　老鼠簕根 30～60 g。炖猪骨服。或煅存性研粉，调生油外搽。（《广西本草选编》）

2. 治肝脾肿大　老鼠簕 30 g，排钱草 12 g，穿破石 18 g。水煎服。

3. 治癌症　每日用（老鼠簕）30～120 g，瘦肉 60～120 g。加水 5 kg 煎 6 h 以上，煎成 1 碗，分 2 次服。（2、3 方出自《香港中草药》）

4. 治咳嗽　老鼠簕根、金樱根各 15 g，白背叶根 30 g。水煎服。（《广东省惠阳地区中草药》）

1649 老鹳草 lǎo guàn cǎo（《纲目拾遗》）

【异名】 五叶草、老官草（《滇南本草》），五瓣花、老贯草（《滇南本草图谱》），天罡草（《分类草药性》），五叶联、破铜钱（《贵州民间方药集》），老鸹筋（《东北资源植物手册》），贯筋（《新疆药材》），五齿耙、老鸹嘴（《河北药材》），鹌子嘴（《山东中药》）。

【基原】 为牻牛儿苗科牻牛儿苗属植物牻牛儿苗及老鹳草属植物老鹳草、野老鹳草等带果实的全草。

【原植物】 1. 牻牛儿苗 *Erodium stephanianum* Willd.　又名：太阳花（东北）、长嘴老鹳草（《全国中草药汇编》）。

一年生草本，茎长 15～45 cm，匍匐，多分枝，节明显。茎枝、叶柄、托叶、叶片、花梗、总苞片及萼片均被白色柔毛。叶对生；叶柄长约 4 cm，微带红色；托叶三角状披针形，长 1 cm，先端长渐尖，基部阔，略抱茎；叶二回羽状深裂或全裂，裂片狭线形，顶端尖，基部下延，裂片全缘或有 1～3 粗齿。伞形花序腋生，总花梗长 5～15 cm，淡红色；总苞片 6～7，披针形，长 2～3 mm；每花序有花 2～5，花柄纤细，长约 2 cm；萼片 5；绿色，椭圆形，长 5 mm，先端突尖，具芒，中脉明显，边缘膜质；花瓣 5，蓝紫色，倒卵形，长 8～10 mm，先端钝尖或钝圆，基部阔楔形，网脉明显；雄蕊 10，其中 5 个具花药，花丝上部红色，下部扩大近倒卵形；子房上位，5 室，花柱 5，均密被短柔毛。蒴果长椭圆形，顶端有长喙，成熟时 5 个果瓣与中轴分离，喙部呈螺旋状卷曲。种子长倒卵状圆锥形，褐色，长 2～2.5 mm，光滑。花期 4～5 月，果期 5～7 月。

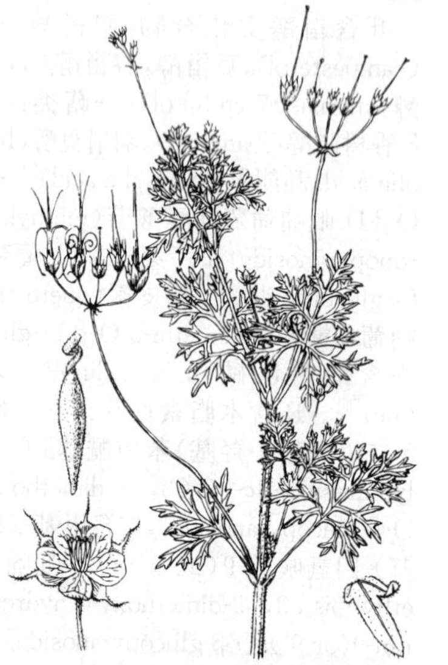

牻牛儿苗

生于草坡或沟边。分布于东北、华东及内蒙古、河南、湖南、四川、云南、贵州、陕西、甘肃、青海。

2. 老鹳草 *Geranium wilfordii* Maxim.　又名：鸭脚老鹳草（《全国中草药汇编》）。

多年生草本，高 35～80 cm。茎直立，下部稍匍匐，密生细柔毛。叶对生；叶柄长 1.5～4 cm；叶片通常 3～5 深裂，略呈五角形，基部心形，长 3～5 cm，宽 4～6 cm，中央裂片稍大，倒卵形，有缺刻或浅裂、顶端尖，两面有毛。花成对生于叶腋，花梗细，长 2～3 cm；萼片 5，卵形或卵状披针形，顶端有芒，背面密生柔毛；花瓣 5，淡红花，具深红色纵脉；雄蕊 10；子房上位，5 室，花柱 5，连合成喙状。蒴果球形，成熟时由下向上开裂。种子长圆形，有细网纹或近于平滑。花期 7～8 月。果熟期 10 月。

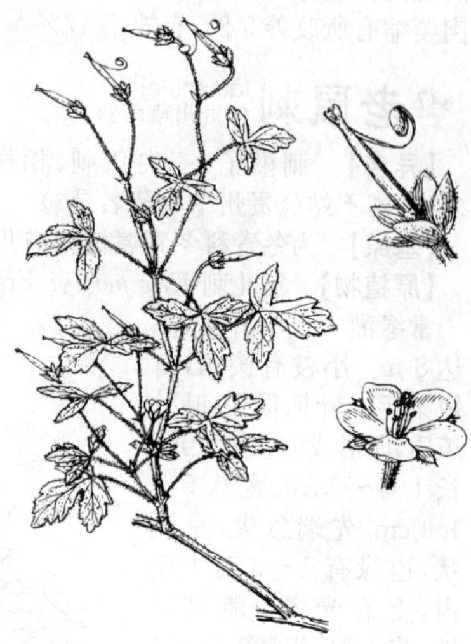

老 鹳 草

生于山坡草丛，平原路边和树林下。分布于东北及河北、江苏、安徽、浙江、湖南、四川、云南、贵州。

3. 野老鹳草 *G. carolinianum* L.　又名：鹭嘴草。

一年生草本，高 15～50 cm。根细，长达 7 cm。茎直立或斜生，枝密被柔毛。下部叶互生，上部叶对生，叶片圆肾形，长 2～3 cm，宽 3～6 cm，5～7 深裂，每裂又 3～5 裂，两面有柔毛，基生叶柄长达 10 cm。小花成对顶生或腋生，萼片 5，宽卵形，有长白色毛；花瓣 5，倒卵状匙形，淡红色；雄蕊 10，心皮 5，分离。果实被毛，顶端有长喙，连同喙长约 2 cm，果熟时喙部由下向上反卷。种子椭圆形，长 2～3 mm，暗褐色。花期 4～5 月。果期 6～8 月。

生于山坡、荒地、路边和杂草中。分布于江苏、浙江、江西、湖北、河南、云南、四川。

【采收加工】 6～10 月果实将成熟时采收，割取地上部分或连根拔起，晒干。

【药材】 牻牛儿苗 *Herba Erodii*　主产于天津、河北、山东，以山东、河北产量较大，习称"长嘴老鹳草"；老鹳草 *Herba Geranii*　主产于云南、四川、湖北等地，习称"短嘴老鹳草"；野老鹳草 *Herba Geranii*　主产于浙江、江苏等地。

性状　长嘴老鹳草　茎长 30～50 cm，直径 0.3～0.7 cm，多分枝，节膨大。表面灰绿色或带紫色，有纵沟纹及稀疏茸毛。质脆，断面黄白色，有的中空。叶对生，具细长叶柄；叶片卷曲皱缩，质脆易碎，完整者为二回羽状深裂，裂片披针线形。果实长圆形，长 0.5～1 cm。宿存花柱长 2.5～4 cm，形似鹳喙，有的裂成 5 瓣，呈螺旋形卷曲。无臭，味淡。

短嘴老鹳草　茎较细，略短。叶片圆形，3 或 5 深裂，裂片较宽，边缘具缺刻。果实球形，长 0.3～0.5 cm。花柱长 1～1.5 cm，有的 5 裂向上卷曲呈伞形。

野老鹳草　叶片掌状 5～7 深裂，裂片条形，每裂片又 3～5 深裂。

鉴别 (1) 叶表面观：长嘴老鹳草 下表皮细胞垂周壁波状弯曲，与毛基相连的表皮细胞具角质纹理。非腺毛较多，单细胞，壁具细小疣状突起。腺毛头部单细胞，类圆形或扁圆形；柄部1～4细胞，基部细胞常较长。气孔不定式或不等式，副卫细胞4～6个。叶肉中草酸钙簇晶较多，也有圆簇状结晶。

短嘴老鹳草 下表皮细胞垂周壁深波状弯曲，有时呈连珠状增厚。非腺毛多为单细胞，少数为2～3细胞，壁具疣状突起。腺毛多见，头部单细胞，长圆形或类圆形；柄部1～3细胞。气孔不定式或不等式，副卫细胞4～6个。草酸钙簇晶圆簇状。

野老鹳草 上表皮细胞垂周壁较平直，连珠状增厚；下表皮细胞垂周壁波状弯曲，连珠状增厚；上、下表皮均可见单细胞、多细胞非腺毛及腺毛；气孔不定式，副卫细胞4～5个，以下表皮较多。

(2) 取本品粗粉0.5 g，加乙醇10 ml，于水浴上温浸30 min，滤过，滤液加浓盐酸数滴，再加镁粉少许，短嘴老鹳草溶液变成红棕色至红色，长嘴老鹳草为微红色(检查黄酮)。

品质标志 《中华人民共和国药典》2005年版规定：照水溶性浸出物测定法热浸法测定，本品含水溶性浸出物不得少于18.0%。

【成分】 1. 牻牛儿苗 全草含挥发油，油中主要成分为牻牛儿醇(geraniol)，又含槲皮素(quercetin)及其他色素[1]。

2. 老鹳草 全草含老鹳草鞣质(geraniin)2.2%[2]，干叶含老鹳草鞣质9.5%，金丝桃苷(hyperin)0.21%[3]。

【药理】 1. 抗菌抗病毒作用 牻牛儿苗煎剂和粗提物黄酮在体外均有明显的抗流感病毒的作用[1]。全草煎剂对金黄色葡萄球菌、乙型链球菌、肺炎链球菌、卡他球菌、福氏痢疾杆菌有显著抑制作用，还可抑制亚洲甲型流感病毒京科68-1株、副流感Ⅰ型仙台株，除去鞣酸对病毒抑制的影响不大，但对抑菌作用有一定影响[2]。老鹳草体外有抗单纯疱疹病毒Ⅰ型的作用[3]。

2. 抗炎、镇痛作用 在老鹳草不同极性溶剂萃取物中，乙酸乙酯部分、水部分以及正丁醇部分能提高热板法实验小鼠的痛阈，抑制醋酸扭体反应；乙酸乙酯部分和水部分则可明显抑制由二甲苯所致的小鼠耳郭肿胀[4]。老鹳草总鞣质能明显抑制大鼠蛋清性关节炎以及佐剂性关节炎原发性和继发性的足跖肿胀，抑制2，4二硝基氯苯所致的小鼠耳郭皮肤迟发性超敏反应，抑制小鼠网状内皮系统的吞噬功能，减少甲醛致痛的舔足次数和醋酸致痛的扭体次数，具有明显的抗炎、抑制免疫和镇痛作用[5]。

3. 抗脂质过氧化及肝损伤作用 老鹳草丙酮、水和热水提取液以及老鹳草鞣质均可使喂饲过氧化玉米胚芽油致高脂血症伴肝损伤大鼠血清中TC、LPO、FFA、TG及动脉粥样硬化指数、AST和ALT均降低；肝脏中TC和LPO也降低[6]。鞣质的分解产物鞣云实精和并没食子酸亦具有显著抑制脂质过氧化及肝损伤的作用[7]。老鹳草鞣质对脂氧合酶依赖性亚油酸过氧化的抑制作用也与其清除自由基作用一致[8]。

4. 止咳作用 小鼠氨雾引咳法及电刺激猫喉上神经引咳法实验，均证明醇沉煎剂有明显镇咳作用，可对抗氨雾致小鼠咳嗽和电刺激猫喉上神经引咳[9]。

5. 抑制诱变作用 老鹳草的主要鞣质对Trp-p-2等诱变剂有抑制作用。鞣质的水解产物并没食子鞣质可明显抑制最终致癌物苯并芘-7，8-二醇-9，10-环氧化物的诱变活性作用[10]。

6. 黄体酮样作用 老鹳草对家兔排卵呈抑制作用，与黄体酮一样，作用与给药时间有关。提示老鹳草可能具有黄体酮样作用或有升高体内黄体酮水平的作用[11]。

7. 抗腹泻作用 老鹳草水煎剂对蓖麻油、番泻叶诱发的小鼠腹泻显示不同程度抑制作用[12]。

毒性 小鼠1 d内的最大耐受量不低于250 g/kg，相当于临床用药量的270倍以上，说明毒性甚低，口服安全性很大[12]。

【药性】 苦、微辛，平。归肝、大肠经。

1.《救荒本草》："味微苦。"

2.《滇南本草》："味苦辛，性微温。"

3. 南药《中草药学》："苦、微辛，平。归肝、大肠经。"

【功用主治】 祛风活血，清热利湿。主治风湿痹痛，肌肤麻木，筋骨酸楚，跌打损伤，泄泻，痢疾，疮毒。

1.《滇南本草》："祛诸风皮肤发痒，通行十二经络。治筋骨疼痛，风痰痿软，手足筋挛麻木，利小便，泻膀胱积热，攻散诸疮肿毒，退痨热发烧，治风火牙疼，疥癞痘疹等症。兼解诸痨热，其应如响。敷跌打损伤，能定痛治瘀。"

2.《药性考》："去风，疏经活血，筋健络通。损伤痹症，麻木皮疯，浸酒常饮。"

3.《现代实用中药》："止久泻，厚肠胃，调中健脾。"

4.《贵州民间方药集》："治跌打损伤，止刀伤出血，又可止咳，益肺气。"

5.《全国中草药汇编》："祛风湿，活血通经，清热止泻。主治风湿性关节炎，跌打损伤，坐骨神经痛，急性胃肠炎，痢疾，疱疹性角膜炎。"

6.《四川中药志》1982年版："用于疯狗咬伤，蛇虫咬伤。"

【用法用量】 内服：煎汤，9～15 g；或浸酒；或熬膏。外用：捣烂加酒炒热敷，或制成软膏涂敷；或煎汤漱口、涂搽。

【选方】 1. 治风湿痹痛 老鹳草250 g，桂枝、当归、赤芍、红花各18 g，酒1 000 ml，浸1星期，过滤，每次饮1小盅，每日2次。(《浙江药用植物志》)

2. 治腰扭伤 老鹳草根30 g，苏木15 g，煎汤，血余炭9 g冲服，每日1剂，每日服2次。(《全国中草药新医疗法展览会资料选编》)

3. 治妇人经行，预染风寒，寒邪闭塞子宫，令人月经参差，前后日期不定，经行发热，肚腹膨胀，腰肋作疼，不能受胎 五叶草五钱，川芎二钱，大蓟二钱，吴白芷二钱。引水酒一小杯，和水煎服。晚间服后忌风。(《滇南本草》)

4. 治急慢性肠炎、下痢 牻牛儿苗18 g，红枣9枚。煎浓汤，一日三次分服。(《现代实用中药》)

5. 治蛇虫咬伤 老鹳草鲜品，雄黄末少许，捣烂外敷伤口周围。(《四川中药志》1982年版)

【临床报道】 1. 治疗细菌性痢疾 初期治疗的病例，用老鹳草全草(干)每日30 g，水煎成400～600 ml，分2、3次口服。以后改为老鹳草片剂，每日15～18片(折合干草30 g)，分3次口服，以7～10 d为1个疗程。共治疗203例，其中符合急性典型菌痢诊断者143例，非典型菌痢31例，慢性菌痢29例。治愈172例，好转28例，无效3例，总有效率为98.5%，急性病例治愈率高于慢性菌痢患者($P<0.01$)。治愈病例中临床症状消失平均日数分别为腹泻3.1 d，腹痛4.1 d，里急后重2.7 d，大便外观恢复正常3.6 d。细菌培养阴转情况：肛拭培养阳性者73例，临床治

愈 60 例,占 82.2%,细菌培养转阴 64 例,阴转率 87.7%。[1]。也有用老鹳草胶囊(每粒含生药约 4.5 g),成人每次服 2 粒,儿童每次 1 粒,每日 4 次,或老鹳草片(每片重 0.25 g,含生药 1.2 g),成人每次服 6 片,儿童每次 3 片,每日 4 次。治疗急性典型细菌性痢疾 113 例,显效 61 例,有效 50 例,无效 2 例;治疗急性非典型细菌性痢疾 69 例,显效 46 例,有效 21 例,无效 2 例。两组总有效率为 97.8%[2]。

2. 治疗乳腺增生病　用单味干或鲜老鹳草每日 30～60 g,当茶冲服或煎服,每日 2、3 次,30～60 d 为 1 个疗程,月经期照常服药。共治疗 58 例,用药时间 15～180 d,大多数患者服药在 30～60 d(服药时间长短与乳腺增生程度有关),结果:临床治愈 30 例,显效 24 例,无效 4 例,总有效率为 93.2%。本组患者用药后对疼痛全部有效,一般在服药后 10 d 左右疼痛消失,肿块在服药 15 d 后开始变软,以后逐渐缩小与消失。用药后少数患者出现轻度缓泻,1～2 d 后好转,不需停药[3]。

3. 治疗疱疹性角膜炎　取老鹳草干全草 20%眼药水。每小时滴眼 1 次。初期除同时用 1%阿托品散瞳外,不加用其他药物治疗。共治疗各种类型疱疹性角膜炎 31 例,显效 18 例,有效 11 例,无效 2 例,有效率 93.4%。结果表明,20%老鹳草眼药水合并可的松滴眼,对盘状型、混合型疱疹性角膜炎,可减少角膜基质炎症浸润,加速痊愈;但对树枝状角膜炎效果则不明显,加用可的松反使溃疡愈合迟缓,不利角膜上皮修复,故仅用老鹳草眼药水点眼为宜[4]。

1650 老枪谷子 lǎo qiāng gǔ zǐ (《云南中药资源名录》)

【基原】　为苋科苋属植物尾穗苋 *Amaranthus caudatus* L. 的种子。

【原植物】　参见"老枪谷根"条。

【采收加工】　9～10 月果实成熟时剪下果穗,晒干,搓下种子,干燥。

【成分】　从种子中分得两种多肽物质 Ac-AMP1 和 Ac-AMP2,其中 Ac-AMP1 由半胱氨酸、甘氨酸等 29 种氨基酸组成,Ac-AMP2 由 Ac-AMP1 的羧基端再连接一精氨酸组成[1]。

【药理】　抗菌作用　从本品种子中提取出两种多肽类物质(Ac-AMP1 和 Ac-AMP2),在低于已知的抗真菌蛋白的浓度,对各种植物致病真菌就有抑制生长作用,对革兰阳性细菌也有抗菌作用,而对人类细胞无毒[1, 2]。

【药性】　辛,凉。

【功用主治】　清热透表。主治小儿水痘,麻疹。

【用法用量】　内服:煎汤,3～6 g。

1651 老枪谷叶 lǎo qiāng gǔ yè (《湖南药物志》)

【异名】　尾穗苋叶(《福建药物志》)。

【基原】　为苋科苋属植物尾穗苋 *Amaranthus caudatus* L. 的叶。

【原植物】　参见"老枪谷根"条。

【采收加工】　6～10 月采收,鲜用。

【成分】　叶中含甜菜碱(betaine)[1]。

【药理】　降压等作用　叶中所含甜茶碱,对麻醉动物有降压作用,对实验大鼠有抗脂肪肝作用,在体外有抗肿瘤作用。此外,还有抗溃疡等作用[1]。

【功用主治】　《福建药物志》:"消肿止痛。治疔、疖、荨麻疹。"

【用法用量】　外用:鲜品捣敷,或酒炖擦患处。

1652 老枪谷根 lǎo qiāng gǔ gēn (《湖南药物志》)

【基原】　为苋科苋属植物尾穗苋的根。

【原植物】　尾穗苋 *Amaranthus caudatus* L.　又名:老枪谷(《龙沙记略》),槌冠花(《植物名实图考》),红苋菜。

一年生直立草本,高 1.5～2.5 m。茎粗壮,具钝棱角,单一或稍分枝,绿色,或常带粉红色。单叶互生;叶柄长 2.5～15 cm,疏生柔毛;叶片菱状卵形或菱状披针形,长 4～15 cm,宽 2～8 cm,先端短渐尖或圆钝,具小芒尖,基部宽楔形,稍不对称,全缘或波状,两面无毛,脉上疏生柔毛。夏、秋季开花,圆锥花序顶生,下垂,由多数或少数穗状花序组成,侧穗状花序长 2.5～25 cm,顶生者长于数倍;花单性,雄花及雌花混生于同一花簇;苞片和小苞片干膜质,红色,披针形;萼片 5,长椭圆形;花被片红色,透明,中有 1 脉,雄花的花被片长圆形,雄蕊 5;雌花的花被片长圆状披针形,花柱 3。胞果近卵形,上半部红色,盖裂。种子扁豆形,淡棕黄色,有厚的环。花期 7～8 月,果期 9～10 月。

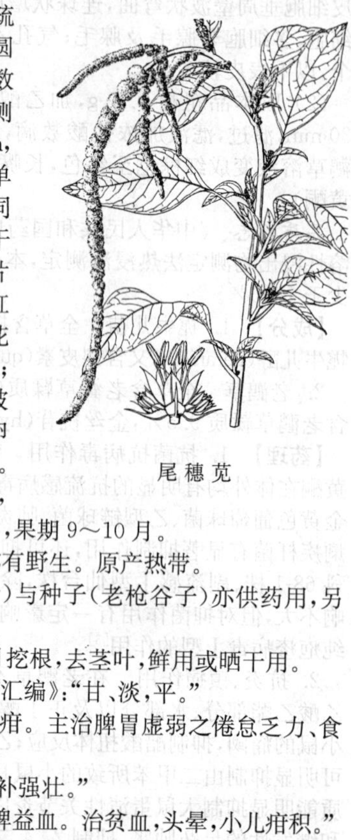

尾穗苋

我国各地均有栽培,亦有野生。原产热带。

本植物的叶(老枪谷叶)与种子(老枪谷子)亦供药用,另设专条。

【采收加工】　9～11 月挖根,去茎叶,鲜用或晒干用。

【药性】　《全国中草药汇编》:"甘、淡,平。"

【功用主治】　健脾,消疳。主治脾胃虚弱之倦怠乏力、食少,小儿疳积。

1.《湖南药物志》:"滋补强壮。"

2.《福建药物志》:"健脾益血。治贫血,头晕,小儿疳积。"

【用法用量】　内服:煎汤,10～30 g。

【选方】　1. 治虚损(头昏,四肢无力)　老枪谷根 30 g,土党参 15 g,四照花果 30 g,蔓性千斤拔 30 g。水煎服。

2. 治小儿疳积　老枪谷根 12 g,小槐花 9 g,爵床 6 g。水煎服。(1、2 方出自《湖南药物志》)

1653 老虎泡叶 lǎo hǔ pào yè (《四川常用中草药》)

【基原】　为蔷薇科悬钩子属植物红毛悬钩子 *Rubus pinfaensis* Lévl. et Vant. 的叶。

【原植物】　参见"老虎泡"条。

【采收加工】　5～7 月采收,鲜用或晒干。

【药性】　酸、涩,凉。

1.《四川常用中草药》:"性平,味酸、咸。"

2.《四川中药志》1982 年版:"酸、涩,凉。"

【功用主治】　清热利湿,解毒疗疮。主治湿疹,黄水疮,痈疮肿毒,烫火伤,狗咬伤。

1.《四川常用中草药》:"治黄水疮及狗咬伤。"
2.《四川中药志》1982年版:"治烧、烫伤,湿疹,疮痈肿毒。"

【用法用量】 外用:鲜叶捣敷;或煎水洗。

1654 老虎泡果 lǎo hǔ pào guǒ (《四川中药志》)

【基原】 为蔷薇科悬钩子属植物红毛悬钩子 *Rubus pinpaensis* Lévl. et Vant. 的果实。

【原植物】 参见"老虎泡"条。

【采收加工】 5~6月果实成熟时采收,晒干。

【药性】 甘、酸,平。

【功用主治】 补肾,益精。主治肾虚耳鸣,耳聋,遗精等症。

【用法用量】 内服:煎汤,9~15 g。

1655 老鸦胆叶 lǎo yā dǎn yè (《本草求原》)

【基原】 为苦木科鸦胆子属植物鸦胆子 *Brucea javanica* (L.) Merr. 的叶。

【原植物】 参见"鸦胆子"条。

【采收加工】 全年均可采收,鲜用或晒干。

【成分】 含甾体苷类:(20R)-O-(3)-α-L-吡喃阿拉伯糖基-5-孕甾烯-3β, 20-二醇〔(20R)-O-(3)-α-L-arabinopyranosyl-pregn-5-en-3β, 20-diol〕[1]。

【药性】 苦,寒。
1.《岭南草药志》:"气微腥臭,味极苦,性寒。"
2.《广西本草选编》:"有毒。"

【功用主治】 清热解毒,燥湿杀虫。主治痈肿疔疮,毒蛇咬伤,湿疹。
1.《本草求原》:"清热毒,理跌打。"
2.《岭南草药志》:"清血热痢,杀虫,腐赘瘤息肉。"
3.《广西本草选编》:"清热利湿。主治皮肤湿疹,毛虱。"
4.《台湾药用植物志》:"叶汁可除皮肤肉疣。(南洋)民间以叶治疗热病。"

【用法用量】 外用:煎水洗;或捣敷;或研末撒。

【选方】 治蛇头缠指(瘭疽) 鸦胆子叶芯和米酒糟捣烂,敷患处。(《岭南草药志》)

1656 老鸦胆根 lǎo yā dǎn gēn (广州部队《常用中草药手册》)

【基原】 为苦木科鸦胆子属植物鸦胆子 *Brucea javanica* (L.) Merr. 的根。

【原植物】 参见"鸦胆子"条。

【采收加工】 7~12月均可采挖,切片,晒干。

【成分】 根含萜类:鸦胆子苦素(bruceine)A、B、C,去氢鸦胆子苦素(dehydrobruceine)A、B,鸦胆亭(bruceantin),鸦胆它宁(bruceantarin)[1]。鸦胆亭醇(bruceantinol)[2],鸦胆子苦醇(brusatol)。还含没食子酸乙酯(ethyl gallate),大黄素(emodin),大黄酚(chrysophanol),大黄酚-1-葡萄糖苷(chrysophanein),β-谷甾醇(β-sitosterol)等[3]。

【药理】 抑瘤作用 从鸦胆根中提取出的鸦胆子苦素A对TLX-5小鼠淋巴细胞瘤细胞有抑制作用,其 ID_{50} 为0.031 μg/ml[1]。

【药性】 苦,寒。
1. 广州部队《常用中草药手册》:"极苦寒,有毒。"
2.《海南岛常用中草药手册》:"苦,寒,无毒。"

【功用主治】 清热,燥湿,杀虫。主治疟疾,痢疾,泄泻。
1. 广州部队《常用中草药手册》:"杀虫,治痢。"
2.《海南岛常用中草药手册》:"清热,燥湿,杀虫,止痢。治疟疾,痢疾,肠炎。"

【用法用量】 内服:煎汤,6~15 g。

1657 地乌 dì wū (《贵州民间药物》)

【异名】 蜈蚣三七(《天目山药用植物志》),地雷、黑地雷、金串珠(《贵州民间药物》)。

【基原】 为毛茛科银莲花属植物林荫银莲花的根茎。

【原植物】 林荫银莲花 *Anemone flaccida* Fr. Schmidt 又名:鹅掌草(《中国植物图鉴》)。

多年生草本,高15~40 cm。根茎近横生,圆柱形,直径2~13 mm,节间短。基生叶1~2;叶柄长10~28 cm,无毛;叶片轮廓五角形,长3.5~7.5 cm,3全裂,中央全裂片3裂,末回裂片卵形或宽披针形,有1~3齿或全缘,侧生全裂片不等2深裂,边缘有不整齐齿,上面有疏毛,下面通常无毛。花葶上部有疏柔毛;苞片3,轮生,叶状,不等大,无柄;花两性;萼片5,花瓣状,白色,倒卵形或椭圆形,长7~10 mm,先端钝或圆,外面有疏柔毛;花瓣无;雄蕊多数,长约为萼片之半;心皮约8,密被淡黄色短柔毛,无花柱,柱头近球形。花期4~6月,果期5~8月。

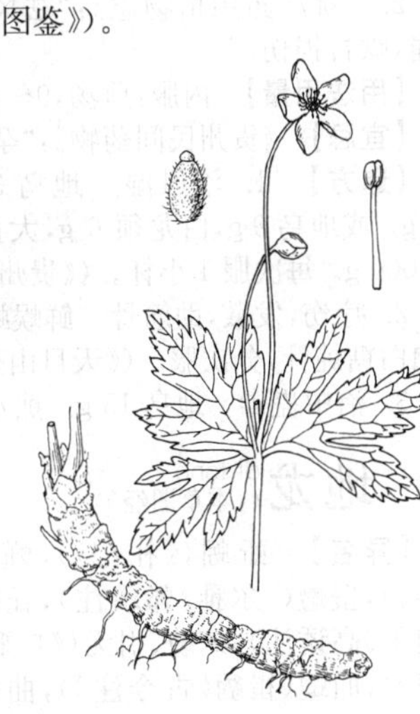

林荫银莲花

生于海拔1 100~3 000 m的山谷、草地或林下。分布于江苏南部、浙江西北部、江西、湖北西部、湖南、四川、贵州、云南西北部、陕西南部、甘肃南部。

【采收加工】 4~7月采收,切段,晒干。

【药材】 地乌 *Rhizoma Anemones Flaccidae* 产于云南、四川、贵州、湖南、湖北、江西、浙江、江苏及陕西、甘肃。

性状 根茎条状近圆柱形,或呈长圆形块状,节明显或不明显,节间较短。表面棕褐色至褐色,粗糙,可见根痕及少数细长的须状根;顶端有干枯的茎基及叶基。质坚,断面黄棕色。气微,味辛、苦。

【成分】 根茎含巨头刺草皂苷(giganteaside)D,林荫银莲素(flaccidin)B[1],皂苷(saponins)AF-A、B、C、D,皂苷AF-C即为林荫银莲花皂苷Ⅰ(flaccidoside Ⅰ)[2],还含林荫银莲花皂苷Ⅱ、Ⅲ[3]。

【药理】 对中枢神经系统的作用 腹腔注射地乌煎剂对家兔伤寒-副伤寒所致发热有明显降温作用,对小鼠化学致痛(醋酸扭体法)有显著镇痛作用[1]。小鼠腹腔注射地乌精制皂苷

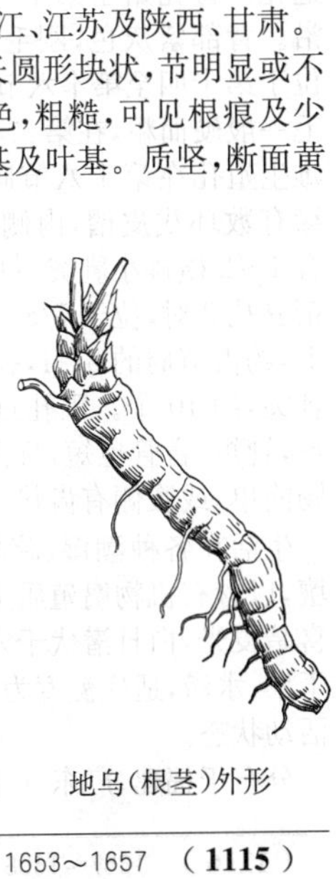

地乌(根茎)外形

400 mg/kg，能明显抑制其自发活动并明显延长戊巴比妥钠的睡眠时间，戊巴比妥钠阈下催眠试验也证明两药有协同作用[2]。

毒性　小鼠腹腔注射地乌精制皂苷，LD_{50}为810±11.7 mg/kg，毒性表现为小鼠安静、闭目，30 min后缓慢死亡[2]。小鼠腹腔注射煎剂的LD_{50}为21.6±4.4 g/kg[1]。

【药性】《贵州民间药物》："性温，味辛、微苦。"

【功用主治】　祛风湿，利筋骨。主治风湿疼痛，跌打损伤。

1.《贵州民间药物》："解毒，驱风湿。"

2.《浙江药用植物志》："祛风湿，利筋骨。主治风湿痹痛，跌打损伤。"

【用法用量】　内服：煎汤，9～15 g；或浸酒。

【宜忌】《贵州民间药物》："孕妇忌服。"

【选方】　1. 治风湿　地乌30 g，泡酒250 g。每次服9 g。或地乌9 g，白龙须6 g，大血藤、大风藤各15 g，泡酒1 000 g。每次服1小杯。(《贵州民间药物》)

2. 疗伤，发散，助筋骨　鲜蜈蚣三七根60～90 g。切片，加白糖炖汁，分次服。(《天目山药用植物志》)

3. 治中蛊毒　地乌15 g。煎水服。(《贵州民间药物》)

1658 地龙 dì lóng
(《本草图经》)

【异名】　蚯蚓(《礼记》)，蟺、螾(《说文》)，蜸蚕(《尔雅》)，蜸蟺(《尔雅》郭璞注)，丘螾(《淮南子》)，蜷端(《淮南子》高诱注)，蜿蟺、引无(《广雅》)，附蚓、寒蚓(《吴普本草》)，曲蟺(崔豹《古今注》)，曲蟮(《小品方》)，土龙(《别录》)，地龙子(《药性论》)，朐䏰、土蟺(《纲目》)，虫蟮(《贵州民间方药集》)。

【基原】　为钜蚓科环毛蚓属动物参环毛蚓和通俗环毛蚓、威廉环毛蚓、栉盲环毛蚓等的全体。前一种药材习称"广地龙"，后三种药材习称"沪地龙"。

【原动物】　1. 参环毛蚓 *Pheretima aspergillum* (E. Perrier)

体长11～38 cm，宽0.5～1.2 cm，前端尖，后端钝圆，全体由100余个环节组成。头部包括口前叶和围口节2部，围口节腹侧有口，上覆肉质的叶，即口前叶，眼及触手等感觉器全部退化。背孔始于第十一至第十二节的节间沟沿。背部紫灰色，刚毛圈稍白。环带指环形，位于第十四至第十六节，上无刚毛。环带前刚毛一般硬而粗，在第二至第九节尤粗，末端黑。雄生殖孔在第十八节腹面两侧一小突上。外缘有数环浅皮褶，内侧刚毛圈隆起，前后两边有1～2横排小乳突，每边10～20个不等。受精囊孔2对，位于7/8、8/9节间一椭圆形突起上，约占节周的5/11，孔的腹侧常有1～2横排乳突，约10个。距孔远处无乳突。受精囊袋形，管短，盲管也短，且内2/3微弯曲数转。盲肠简单，或腹侧有齿状小囊。

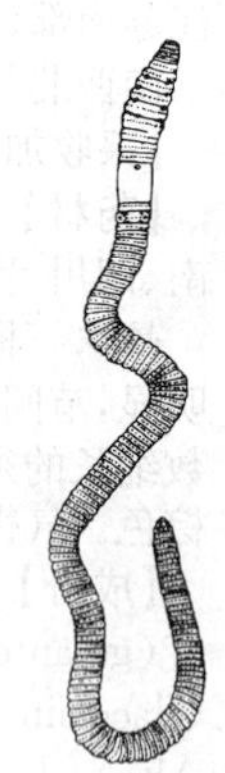
参环毛蚓

生活在各种潮湿、疏松的土壤中，喜欢中性或弱碱性土壤，以含有机物腐殖质土为食物，全身分泌黏液，行动迟缓，喜暗畏光，白日潜伏于穴中，夜间外出活动，怕强烈光照和干旱、水涝，适应温度为15～28 ℃，低于5 ℃时进入休眠不活动状态。

分布于福建、广东、广西、台湾等地。

2. 通俗环毛蚓 *P. vulgaris* Chen

体长9.6～15 cm，宽0.5～0.8 cm。背部青黄色或灰青色，背中线深青色。身体上刚毛较细。环带占14～16共3节，无刚毛。雄生殖孔在18节腹面两侧，雄交配腔深广，内壁多皱纹，有平顶孔突3个。在雄交配腔底，有一突起为雄孔所在，能全部翻出，如阴茎。受精囊孔在腹面6/7～8/9的节间沟内，共3对。受精囊腔较深广，前后缘均隆肿。盲肠简单。

穴居在潮湿疏松的土壤中，以含有机腐殖质土壤为食料。主要分布在上海市各郊县、浙江一带，一般与同属的威廉环毛蚓及栉盲环毛蚓相伴而生。

3. 威廉环毛蚓 *P. guillelmi* (Michaelsen)

本种形态与通俗环毛蚓相似，其特征是：雄生殖孔在第十八节腹面两侧一浅交配腔内，陷入时呈纵裂缝，内壁有褶皱，褶皱间有刚毛2～3条，在腔底突起上为雄孔。突起前面通常有一乳头突。无受精囊腔。受精囊的盲管内端2/3在平面上左右弯曲，为纳精囊，易与盲管区别。

主要分布于上海、江苏、浙江、安徽。常与通俗环毛蚓分布在同一地区。生活习性同通俗环毛蚓。

4. 栉盲环毛蚓 *P. pectinifera* Michaelsen

体长10～15 cm，宽0.5～0.9 cm。背面及侧面深紫色或紫红色，刚毛圈不白，环带占14～16共3节，无刚毛。雄生殖孔在18节腹面两侧的十字形突的中央，常由一浅囊状皮褶盖住，内侧有1个或多个乳头突，其排列变化很大。受精囊孔3对，位于6/7～8/9节间，其位置几近节周的一半距离。孔在一乳头突的后侧，前后两侧表皮肿胀，孔常常陷入，孔的内侧腹面在刚毛圈前或后，有乳头突，排列较规则。盲肠复式，其腹侧有栉状小囊。副性腺有索状短管。盲管较受精囊本体长，内端3/4稍粗，或直或稍弯曲。

生活习性同通俗环毛蚓。主要分布于上海各郊县、浙江、江苏南部、江西南昌。

【养殖】　生活习性　蚯蚓为穴居性忌光动物，一般栖息在松软、温度和湿度适宜的砂壤土中，深度10～20 cm。蚯蚓性喜安静，怕盐，怕单宁味。再生能力较强，当受伤被切断之后，能够生出新的组织代替丢失的部分，当气温低于5 ℃时，钻入土中冬眠。食性广泛，凡无毒的各种植物茎叶、家畜粪便及有机垃圾等均可作饲料用。

繁殖方法　蚯蚓雌雄同体，异体交配，交配后约1星期产卵于茧内，经2个月左右孵出幼蚓。温度以21～25 ℃为最适产卵温度。

饲养管理　养殖蚯蚓要求条件不高，方法多样。饲养土可用发酵腐熟的有机废物和菜园土等混合而成。要求含水量在30%左右，pH以6.8～7.6为宜。饲喂的有机废物如作物的秸秆、落叶、畜禽粪便等需经过发酵处理后，才能被蚯蚓利用。养殖密度不可过大。饲养2～3个月后，要用框筛法、饵诱法、刮粪法等将蚓粪、蚓茧及蚓体分开。

【采收加工】　5～9月捕收。将蚯蚓用草木灰、木屑和米糠拌和，去其黏液，及时剖开腹部，洗去内脏及泥沙，摊平晒干或低温干燥。

【药材】　地龙 *Pheretima*　广地龙主产广东、海南、广西等地；沪地龙主产上海、浙江、江苏、安徽、山东、河南等地。

性状　广地龙　呈长条状薄片，弯曲，边缘略卷，长15～20 cm，宽1～2 cm。全体具环节，背部棕褐色至紫灰色，腹部浅黄棕色；第十四至第十六环节为生殖带，习称"白颈"，较光亮。体前端稍尖，尾端钝圆，刚毛圈粗糙而硬，色稍浅。

雄生殖孔在第十八环节腹侧刚毛圈一小孔突上，外缘有数环绕的浅皮褶，内侧刚毛圈隆起，前面两边有横排(一排或二排)小乳突，每边10～20个不等，受精囊孔2对，位于7/8至8/9环节间一椭圆形突起上，约占节周5/11。体轻，略呈革质，不易折断。气腥，味微咸。

沪地龙　长8～15 cm，宽0.5～1.5 cm。全体具环节，背部棕褐色至黄褐色，腹部浅黄棕色；受精囊孔3对，在6/7至8/9环节间。第十四至第十六环节为生殖带，较光亮。第十八环节有一对雄生殖孔。通俗环毛蚓的雄交配腔能全部翻出，呈花菜状或阴茎状；威廉环毛蚓的雄交配腔孔呈纵向裂缝状；栉盲环毛蚓的雄生殖孔内侧有1或多个小乳突。

鉴别　粉末特征：广地龙　淡灰色或灰黄色。斜纹肌纤维无色，少数淡棕色，肌纤维易散离或相互绞结，大多弯曲或稍平直，边缘常不整齐，有的局部膨大，明暗相间纹理不明显。表皮黄绿色或黄棕色，细胞界限不明显，有暗棕色色素颗粒，散在或聚集成条状、网状。刚毛少见，常碎断散在，淡棕色或黄棕色，先端多钝圆，表面可见纵裂纹。

品质标志　《中华人民共和国药典》2005年版规定：照水溶性浸出物测定法热浸法测定，本品含水溶性浸出物不得少于16.0%。

【成分】　参环毛蚓和背暗异唇蚓含蚯蚓素(lumbritin)，蚯蚓解热碱(lumbrofebin)，蚯蚓毒素(terrestro-lumbrilysin)等[1]。还含6-羟基嘌呤，黄嘌呤，腺嘌呤，鸟嘌呤，胍，胆碱，以及丙氨酸，缬氨酸，亮氨酸，苯丙氨酸，酪氨酸，赖氨酸等氨基酸[2]。

【药理】　1. 对凝血与抗凝系统的影响　静脉注射蚯蚓提取液，能提高大鼠血浆总纤溶酶原激活剂的活力；灌胃能明显改善大鼠实验性DIC的严重程度[1]。从蚯蚓中提取分离的溶栓酶，可使大鼠的纤维蛋白原下降，凝血酶时间、凝血酶原时间及白陶土部分凝血活酶时间延长，并能使Ⅱ、Ⅷ因子降解，起到较强的抗凝效果[2]。从正蚓科双胸蚓属提取的含多种纤溶酶和纤溶酶原激活物的制剂，具有良好的溶栓作用，可使兔血浆组织型纤溶酶原激活物(t-PA)活力增加，血小板聚集性、全血黏度和血浆黏度以及红细胞刚性指数降低[3]。地龙体内一种纤溶酶原激活剂(ePA)可切割碱性氨基酸、小的中性氨基酸及Met的羧基端，也能将纤溶酶原切割成纤溶酶[4]。地龙水溶性溶栓成分中，纤溶酶将纤维蛋白水解而呈直接纤溶作用，蚓激酶将纤维蛋白溶解酶原激活为纤溶酶，则呈间接作用；以直接纤溶为主。地龙不仅可以溶解新鲜血栓，所含胶原酶还可将旧性血栓溶解为胶原蛋白[5～7]。地龙提取物能显著改善小鼠红细胞变形能力以降低血液黏度，可能是其通络机制之一[8]。从蚯蚓中提取出一种血小板聚集因子(EPAF)，能诱导人血小板聚集及5-羟色胺释放，是一种强的血小板激动剂[9]。

2. 对心血管系统的影响　(1) 抗心律失常作用　静注地龙注射液对氯仿-肾上腺素或乌头碱诱发的大鼠心律失常、氯化钡或毒毛花苷G诱发的家兔心律失常均有明显的对抗作用[10]。

(2) 降压作用　广地龙热水浸剂或乙醇浸出液静注或灌胃，对麻醉犬、正常大鼠或肾型高血压大鼠，均有明显的降压作用[11]。地龙低温水浸液可显著抑制血管紧张素转换酶(ACE)活性，可能是其降压机制之一[12]。类PAF(血小板活化因子)物质亦可能是其重要降压成分[13]。

3. 对免疫功能的影响　地龙提取物(AL)可明显提高巨噬细胞(MΦ)和脾细胞分泌一氧化氮(NO)的水平，并可拮抗地塞米松对MΦ和脾细胞分泌NO的抑制作用[14]。地龙对MΦ可能有双向调节作用，浓度在5%～10%明显地促进MΦ活化，过高或过低则作用不显著[15]。小鼠腹腔注射地龙提取物100 mg/kg，连续6 d，可使胸腺及脾脏有核细胞数明显增加，脾细胞对ConA、LPS的反应性、NK细胞及ADCC活性明显增高。荷瘤小鼠经X线照射并用地龙提取液治疗，未见任何免疫抑制作用，甚至有所提高[16]。

4. 抗癌作用　地龙提取物对移植性实体瘤H_{22}有明显抑制作用[17]；经透析后的透析外液均能抑制肉瘤S_{180}或实体瘤EMT_6的生长[18]，地龙提取物与氟尿嘧啶(5-FU)和AK123三者合用则抑瘤效果更好[19]；与5-FU联合应用对乳腺癌MA_{737}及肉瘤S_{180}的治疗、与IL-2合用对肉瘤S_{180}、与热疗合用对实体瘤EMT_6的抑制也有明显协同作用[19～22]。

5. 平喘作用　豚鼠腹腔注射地龙液(每1 ml含鲜地龙约0.75 g/ml)2 ml，使卵蛋白及吸入组胺引起的过敏性哮喘潜伏期明显延长。地龙液8×10^{-7} g/ml对由组胺引起的豚鼠离体气管收缩有明显抑制作用[23]。从蚯蚓提取的含氮成分对大鼠、家兔肺灌注可显著扩张支气管，对抗组胺和毛果芸香碱引起的支气管收缩。静注于豚鼠，可耐受致死量组胺[24]。

6. 抗炎、镇痛及促进伤口愈合作用　地龙醇提物灌胃及外涂可明显抑制二甲苯致小鼠耳郭肿胀、角叉菜胶致小鼠、大鼠足跖肿胀、醋酸致小鼠腹腔毛细血管通透性增高、蛋清致大鼠足肿胀；延长热板法疼痛反应潜伏期[25]。地龙可显著地促进创伤愈合，外敷地龙提取液于新西兰大白兔背部创口，可提高表皮、肌肉的愈合率，促进肉芽组织中的成纤维细胞、毛细血管、胶原纤维和DNA的增长；增加肌肉组织中肌动蛋白的数量，有利于伤口的收缩[26]。

7. 解热作用：蚯蚓水浸剂对内毒素及温热刺激所致发热均有良好的解热作用[27]。口服广地龙散，对感染性非感染性发热均有效[28]。

8. 杀精子及阻止受精作用　蚯蚓提取物对人精子具有快速杀灭的作用，，亦可抑制精子穿透无透明带仓鼠卵而阻止受精[29～31]。其中的琥珀酸、透明质酸能迅速使精子制动、凝集，并使其结构受到破坏[32]。

9. 其他作用　地龙提取物对宫内发育迟缓(IUGR)胎鼠大脑和胎盘的生长发育有显著的促进作用[33]，还有较强的抗阴道毛滴虫作用[34]。

10. 体内过程　家兔静注参环毛蚓注射液，其抗凝血酶有效成分在体内属一级动力学消除，符合二室模型，$t_{1/2\alpha}$为4.1 min，$t_{1/2\beta}$为140 min，量效曲线下面积(AUC)为每小时169.1 mg/kg，清除率(CL)为0.964/h[35]。

毒性　小鼠腹腔注射广地龙注射液，LD_{50}为40.7 g/kg[36]。

【炮制】　1. 地龙　以原药材，除去杂质，洗净，切段，干燥。地龙清热定惊，通络平喘，利尿作用较强。

2. 酒地龙　取净地龙段，加入黄酒拌匀，置锅内，用文火加热，炒至表面呈棕色时，取出，放凉。每地龙段100 kg，用黄酒12.5 kg。酒地龙温经通络，搜风除湿作用较好。

3. 炒地龙　取净地龙段，置锅内，用文火加热，炒至表面色泽变深时，取出放凉。

4. 制地龙　滑石粉制，取滑石粉，置锅内中火加热，投入净地龙段，拌炒至鼓起，取出，筛去滑石粉，放凉。

5. 甘草水制地龙　取甘草于锅中煎成浓汤，放入净地龙段，浸泡2 h，捞出，干燥。

饮片性状　地龙参见“药材”项。酒地龙形如地龙，表面色泽加深，具有焦斑，略有酒气。炒地龙形如地龙，表面色泽较地龙深。制地龙形如地龙，表面鼓起膨松。甘草水制地龙形如地龙，略有甜味。有文献报道：琥珀酸含量测定结果为生品＞炒品＞酒炙品＞醋炙品，几种炮制方法如砂炒、酒炙、醋炙都使地龙药材中琥珀酸含量减少。这可能与琥珀酸的水溶性和对热不稳定性有关。既往文献报道琥珀酸是地龙平喘有效成分。根据本实验结果及中医临床应用来看，临床上治疗支气管哮喘应用地龙以生品为宜。

贮干燥容器内，置通风干燥处，防霉，防蛀。

【药性】　咸，寒。归肝、肺、肾经。

1.《本经》：“味咸，寒。”

2.《别录》：“大寒，无毒。”

3.《药性论》：“有小毒。”

4.《滇南本草》：“味苦、辛，性寒。”

5.《医林纂要》：“甘、咸，寒。”

6.《本草求真》：“入脾经。”

7.《药义明辨》：“入胃与肾二经。”

8.《本草再新》：“入肝、脾、肺三经。”

【功用主治】　止痉，熄风，通络，平喘。主治热病发热狂躁，惊痫抽搐，肝阳头痛，目赤肿痛，中风偏瘫，风湿痹痛，小儿疝疾，肺热喘咳，咽喉红肿，鼻衄，小便不通。

1.《本经》：“主蛇瘕，去三虫，伏尸、鬼疰、蛊毒，杀长虫。”

2.《别录》：“疗伤寒伏热狂谬，大腹，黄疸。”

3.《本草经集注》：“温病大热狂言，饮其汁皆瘥，与黄龙汤疗同也。熬作屑，去蛔虫甚有验也。”

4.《药性论》：“干者熬末用之，主蛇伤毒。”

5.《新修本草》：“《别录》云：盐沾为汁，疗耳聋。”

6.《本草拾遗》：“破之去泥，以盐涂之，化成水，大主天行诸热，小儿热病癫痫等疾。新注云：涂丹毒，并傅漆疮效。”

7.《蜀本草》：“解射罔毒。”

8.《日华子》：“治中风并痫疾，治传尸、天行热疾、喉痹、蛇虫伤。”

9.《本草衍义》：“治肾脏风下疰病。”

10.《纲目》：“主伤寒，疟疾，大热狂烦，及大人、小儿小便不通，急、慢惊风，历节风痛，肾脏风注，头风，齿痛，风热赤眼，木舌，喉痹，鼻瘜，聤耳，秃疮，瘰疬，卵肿，脱肛。解蜘蛛毒，疗蚰蜒入耳。”

【用法用量】　内服：煎汤，5～10 g；或研末，每次 1～2 g；或入丸、散；或鲜品拌糖或盐化水服。外用：鲜品捣烂敷或拌糖取汁涂敷；研末撒或调涂。

【宜忌】　脾胃虚寒不宜服，孕妇禁服。

1. 徐之才：“畏葱、盐。”（引自《纲目》）

2.《本草经疏》：“伤寒非阳明实热狂躁者不宜用，温病无壮热及脾胃素弱者不宜用，黄疸缘大劳，腹胀属脾肾虚，阴虚成劳瘵者，咸在所忌。”

【选方】　1. 治热证，中暑小便不通　蚯蚓杵烂，用凉泉水搅和澄清，取汁半碗，服下立通。能大解热疾，不知人事，服下即效。（《文堂集验方》）

2. 治小儿急、慢惊风　白颈蚯蚓不拘多少，去泥焙干，为末，加朱砂等分，糊为丸，金箔为衣，如绿豆大。每服一丸，白汤下。（《摄生众妙方》）

3. 治白虎风疼痛不可忍　地龙末（微炒）一两，好茶叶一两，白僵蚕（微炒）一两。上件药，捣细罗为散。每服不计时候，以温酒调下二钱。（《圣惠方》地龙散）

4. 治头痛　①风头痛　地龙（去土，炒）、半夏（生姜汁捣作饼，焙令干，再捣为末）、赤茯苓（去黑皮）各半两。上三味，捣罗为散。每服一字至半钱匕，生姜、荆芥汤调下。（《圣济总录》地龙散）②偏正头痛　地龙（晒干）、人中白（煅）等分。为细末，羊胆汁为丸，芥子大。每用一丸，新汲水一滴化开，滴鼻内。（《张氏医通》一滴金）

5. 治齿痛　地龙（去土），延胡索，荜拨。上三味等分，捣罗为散。如左牙痛，用药一字入左耳内；右牙痛，入右耳内。（《圣济总录》地龙散）

6. 治鼻中息肉　白颈蚯蚓一条，猪牙皂荚一挺。上药纳于瓷瓶中，烧熟，研细。先洗鼻内令净，以蜜涂之，涂药少许在内，令清水下尽。（《圣惠方》）

7. 治聤耳　通耳脓水出，日夜不止　地龙（微炒），乌贼鱼骨各等分。上件药，捣罗为末。每取半钱，用绵裹，塞耳中。（《圣惠方》）

8. 治耳聋气闭　蚯蚓，川芎䓖各半两。为末，每服二钱，麦门冬汤下，服后低头伏睡，一夜一服，三夜，效。（《圣济总录》）

9. 治打伤　白颈蚯蚓不拘多少。去土洗净，焙干研末。每服二钱，葱、姜汤下，衣被盖暖，出汗即愈。亦治痛风。（《伤科汇纂》）

10. 治乳痈　地龙一二条。入生姜于乳钵内，研如泥，涂四旁，纸花贴之。（《普济方》）

11. 治对口毒疮，已溃出脓　蚯蚓，捣细，凉水调敷，日换三四次。（《扶寿精方》）

12. 治唇菌，唇翻突肿起如菌，症极危急　宜速灸两手少商穴。并以蚯蚓十条，吴茱萸二钱，研末，加灰面少许，热醋调敷两足心，以布包裹，二三时更易，以愈为度。（《华佗神医秘传》）

13. 治丹毒　中等活地龙七条，紫背浮萍一碗。研细傅。（《直指方》）

14. 治瘰疬溃烂流串者　荆芥根下段煎汤，温洗良久，看疮破紫黑处，以针刺去血，再洗三四次，用蚯蚓一把，炭火上烧红为末，每一匙入乳香、没药、轻粉各半钱，穿山甲九片（炙为末），油调敷之。（《纲目》引《保命集》）

15. 治一切远年疮毒起管成漏，脓水时流，久不收口　韭菜地上蛐蟮一斤（酒洗，炙，研末），蜣螂八个（炙，研末），刺猬皮（连刺）五钱（炙）。炼蜜为丸，桐子大。每服八分，开水下。管自逐节推出，以剪子剪去败管，效。（《鲟溪单方选》）

16. 治阴蚀　地龙一两（去土，微炒），狼牙一两。上件药，细锉和匀。每服二字，以水一大盏，煎至五分，去滓，食前温服。（《圣惠方》）

17. 催生　地龙（洗去土，新瓦上焙令微黄）、陈皮、蒲黄（隔纸炒），各自为末。如经日不产或二三日难产者，各抄一钱，新井水调下。只一服即分娩，累试有效。（《产宝诸方》黄龙散）

【临床报道】　1. 治疗精神分裂症　取地龙 60 g，白糖 10 g。水煎，分早、晚 2 次服，每日 1 剂，每星期 6 剂，60 剂为 1 个疗程。经治 30 例，病程 3 个月至 11 年。结果：近期治愈 2 例，显效 7 例，好转 8 例，无效 13 例。据临床观察：不论病型及病程长短，有效病例均属有瘀实证，而虚寒证者则无效[1]。

2. 治疗高血压病　取干蚯蚓 40 g，捣碎投入 60%乙醇 100 ml 中，每日振荡 2 次，浸渍 72 h，过滤，即成 40%的蚯蚓酊。每次 10 ml，每日 3 次，饭后和少量温开水服。个别患者服后如有胃纳不佳等反应,可加入适量生姜酊。治疗34例,一般用药4～10 d内血压开始下降:收缩压下降3.99～7.98 kPa(30～60 mmHg)者7人,下降1.33～3.33 kPa(10～25 mmHg)者23人,其中4人血压未见下降;舒张压下降3.33～4.66kPa(25～35 mmHg)者6人,除5例舒张压未见下降外,其余均下降0.67～2.66 kPa(5～20 mmHg)不等。服药日数6～64 d,最少者6 d,平均为27.9 d[2]。

3. 治疗脑血管意外引起的偏瘫　取地龙30 g,蜈蚣1条,白芷9 g。共研细末,每次6 g,日服3次,10 d为1个疗程,2个疗程之间停药2 d。一般1～3个疗程见效。治疗40例,其中脑血栓引起的22例,脑栓塞引起的14例,脑溢血引起的4例。结果:治愈11例,好转7例,有效4例,无效18例[3]。

4. 治疗慢性支气管炎、哮喘　用地龙焙干研粉,猪胆汁煎煮浓缩烤干研末,两者按6∶4比例混合装胶囊,或蜜制成丸。每次1.5 g,日服3次。共治疗慢性气管炎365例,总有效率:单纯型74.4%,喘息型67.5%,其中显效者单纯型22例,喘息型31例[4]。另有用地龙提取液(含新鲜地龙7.5 g/10 ml),每次口服15 ml,采用一次性给药,治疗的同时不再服用其他药物,观察30 min后无效亦不重复应用,以观察地龙的即刻平喘作用。观察40例哮喘患者,结果表明:用药后肺活量、第一秒用力呼气量显著提高,差异有高度显著性($P<0.001$),第一秒用力呼气量与肺活量比值无明显改变($P>0.05$),提示地龙提取液可明显改善急性哮喘患者的肺通气功能[5]。

5. 治疗消化性溃疡　地龙烤干后研末,每次服2 g,每日3次,饭后1 h服。夜间疼痛加重者睡前加服1次。观察期间停用一切其他药物。全组72例均经纤维胃镜检查确诊。结果:61例治愈,11例显效。治愈率达84.72%。平均治疗时间为35.82 d[6]。

6. 治疗脂肪肝　口服复方地龙胶囊(由鲜地龙、黄芪、川芎、牛膝提取制成),饭后温开水送下,每日3次,1次2粒,共服用90 d。观察60例,体重过重者15例,轻度肥胖者21例,中度肥胖者18例,重度肥胖者6例。有饮酒史者48例,其中28例饮酒量每日在250 ml(50度白酒)以上,合并糖尿病者8例。全部患者均具备以下条件:肥胖,肝肿大并有肝区胀痛。经B超检查显示肝肿大,肝内光点密集及肝后衰减。血脂增高:总胆固醇≥6.18 mmol/L,三酰甘油≥23 mmol/L。肝功能检查转氨酶及转肽酶轻度或中度升高。总疗效:显效44例,有效11例,无效5例,总有效率为91.7%[7]。

7. 治疗急性乳腺炎　单味干地龙30 g煎服,每日1次;再取活地龙与适量共捣烂,摊在纱布上,贴于乳房肿痛部位,每日更换2、3次。临床观察136例,痊愈116例,最快1～6 d治愈,平均3.5 d;好转11例;无效9例,均是治疗6 d无好转,改用其他方法治疗者。总有效率为93.4%[8]。

8. 治疗中耳炎　取肥大活蚯蚓30～40条,加入白糖30 g,轻轻搅拌20～30 min,纱布过滤,即成"蚯蚓白糖液"。先用3%过氧化氢溶液洗净耳内脓性分泌物,擦干;然后滴药液3、4滴,最后外耳道塞一干棉球,每日2、3次。治疗50例,其中急性化脓性中耳炎31例,慢性中耳炎19例,均于1星期内全部治愈[9]。

9. 对鼻咽癌的放射增敏作用　对557例鼻咽癌以随机分组联合应用地龙、复方丹参、野木瓜进行放射增敏的前瞻性研究。近期疗效结果显示不管放疗结束时原发灶的全消率还是放疗后3个月鼻咽CT扫描复查原发灶的全消率,中药组均优于对照组($P<0.005$)。但颈淋巴结转移灶的全消率,两组之间没有明显差异($P>0.5$)[10]。

10. 治疗烧伤　取肥大蚯蚓加入白糖(蚯蚓1份,白糖2份),用棒不断搅拌,待蚯蚓体内的黏液逐渐析出而身体萎缩时,弃去蚯蚓,则得"蚯蚓白糖糊"。用生理盐水洗净创伤面后,将糖糊涂伤处,厚度为2～3 mm,纱布包扎,3 d换药1次。治疗21例,结果:7例Ⅰ度烧伤皆敷药1次,3 d而愈;13例Ⅱ度烧伤,敷药1～2次,3～10 d而愈;1例Ⅲ度烧伤敷药5次,15 d方愈。本方法特点是止痛快,渗出液能立即减少[11]。也有报道,用蚯蚓白糖渗出液治疗Ⅰ至浅Ⅱ度烧伤,均在1星期内治愈。用法是,每日于伤处涂药3、4次,不包扎,待其自行结痂,干燥时涂一些麻油或菜油[12]。此方法亦有用于Ⅱ至浅Ⅲ度烧伤10例,均在24 h内控制症状,4～7 d脱痂而愈[13]。

11. 治疗带状疱疹　活蚯蚓加等量白糖使其溶化。用棉棒蘸溶液涂敷患处,每日涂药5、6次,无需包扎。分别治疗35例和83例,均获痊愈,且无不良反应。涂药后患部即感清凉,一般用药5～15 min疼痛明显减轻,1～2 d疱疹干缩,3～5 d脱屑痊愈。疱疹已破者治疗时间要长些[14,15]。

12. 治疗慢性荨麻疹　用100%地龙注射液每次2、3 ml,肌内注射,小儿酌情减量,每日1次,10次为1个疗程,疗程间隔3、4 d,同时辅以适当的抗组胺类药物。治疗50例,病程3～20多年,都是经过各种抗过敏、中药、针灸等疗效欠佳者。结果:痊愈15例,显效24例,有效9例,无效2例。总有效率为96%。观察还表明:病程愈长疗效愈佳;注射10～20次时疗效最好,30次以上仍无效者,一般不再继续用药[16]。

13. 治疗急性前列腺炎　取活地龙50 g,加入30 g白糖,30 min后将渗出的地龙液1次服完,每日1次,一般2～5次即愈。治疗32例,结果:治愈22例,好转8例,无效2例。总有效率93.7%[17]。

14. 过敏反应　肌注地龙注射液致过敏性休克1例[18];口服地龙干引起过敏性肠炎1例、皮肤痒疹1例[19,20]。

【各家论述】 1.《纲目》:"蚯蚓,性寒而下行,性寒故能解诸热疾,下行故能利小便,治足疾而通经络也。"

2.《本草经疏》:"蚯蚓,得土中阴水之气,故其味咸寒无毒。大寒能祛热邪、除大热,故主伏尸、鬼疰及疗伤寒伏热狂谬。咸主下走、利小便,故治大腹、黄疸、诸虫瘕。昔一道人治热病发狂,用白颈蚯蚓十数条,同荆芥穗捣汁与饮之,得臭汗而解,其为治伤寒伏热狂谬之明验也。"

3.《药性纂要》:"蚯蚓,性寒下行,能解热疾而利小便,治天行热病,烦渴狂言。盖时行热病,涉上焦气分,而邪迫心经,致令狂言。地龙得寒水之气,由心经引热下行自小便而出,此釜底抽薪之法也。又治心疯狂言不寐者,每用七条,竹篾破肚,清水洗净捣烂,滚水冲汁,饮数次,大能获效。"

4.《本草新编》:"蚯蚓至微之物,实至神之物也,大热发狂之证,与其用白虎汤以泻之,不若用蚯蚓浆以疗之,盖石膏虽泻火而能伤胃,蚯蚓既泻火而又不损土。或问:蚯蚓治发狂如神,此何故?曰:蚯蚓善泻阳明之火,而又能定心中之乱,故一物而两治之也。"

1659 地星 dì xīng (刘波《中国药用真菌》)

【异名】 米屎菰、地蜘蛛(《云南中草药选》),量湿地星

(《中药大辞典》第一版),土星菌、大孤(《贵州中草药名录》)。

【基原】 为地星菌科地星属真菌硬皮地星和尖顶地星的子实体。

【原植物】 1. 硬皮地星 *Geastrum hygrometricum* Pers. [*Astraeus hygrometricus* (Pers.) Morg.; *Geaster hygrometricus* Mass.]

子实体初呈球形,后从顶端呈星芒状张开。外包被3层,外层薄而松软,中层纤维质,内层软骨质。成熟时开裂成6至多瓣,湿时仰翻,干时内卷。外表面灰至灰褐色。内侧淡褐色,多具不规则龟裂。内包被薄膜质,扁球形,直径1.2~2.8 cm,灰褐色。无中轴。成熟后顶部开裂。孢体深褐色。孢子球形,褐色,壁具小疣,径7.5~11 μm。孢丝无色,厚壁无隔,具分枝,直径4~6.5 μm。表面多附有粒状物。

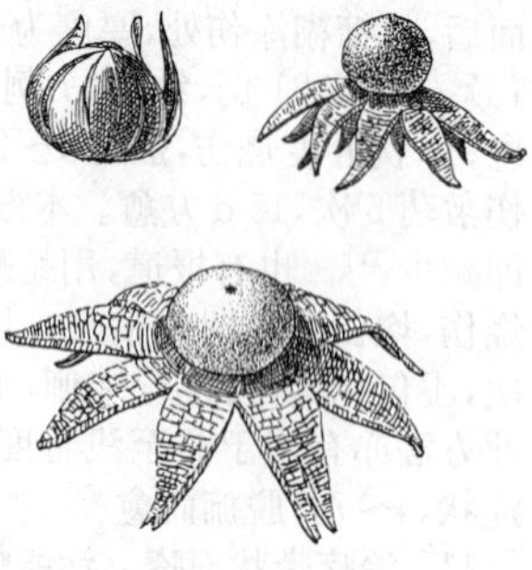
硬皮地星

生于松林砂土地上,也见于空旷地带。5~10月常见。分布于华北、东北、华东、中南、西南、西北及西藏等地。

2. 尖顶地星 *G. triplex* (Jungh.) Fisch. [*Geaster triplex* Jungh.] 又名:土星菌(《中国药用真菌》),米屎疏(《云南中药资源名录》)。

包被呈圆球形,顶部具一尖喙。包被径3~8 cm,外包被呈芒状开裂5~8瓣,背面灰色,腹面肉桂色,有龟裂。内包被灰色,薄膜状,直径1.7~2.7 cm。成熟时顶端开裂。孢体锈褐色,基部有短柄状的轴托。孢子球形,褐色,有疣突,3.5~5.5 μm。孢丝线状,淡褐色,径5~6 μm。

生于草地或灌丛地,有时亦见于落叶层和腐殖质上。夏、秋季雨后习见。分布于华北、东北、西南、西北及西藏等地。

【采收加工】 6~10月采收,晒干。

【成分】 尖顶地星子实体含甾醇类:4,6,8(14),22-麦角甾四烯-3-酮[ergosta-4,6,8(14),22-tetraen-3-one],5,6-二羟基麦角甾醇(5,6-dihydroergosterol),麦角甾醇(ergosterol),过氧麦角甾醇(peroxyergosterol);脂肪酸:肉豆蔻酸(myristic acid),硬脂酸(stearic acid),油酸(oleic acid),亚油酸(linoleic acid),亚麻酸(linolenic acid)[1]。

【药性】 《中国药用真菌》:"性平,味辛。"

【功用主治】 清肺,利咽,消肿,止血。主治咳嗽,咽喉肿痛,痈肿疮毒,冻疮流水,吐血,衄血,外伤出血。

1. 刘波《中国药用真菌》:"硬皮地星,能止血,治外伤出血,冻疮流水。""尖顶地星,能消肿,止血,清肺,利咽,解毒。"

2. 《中国药用孢子植物》:"硬皮地星,清肺,消炎,解热,止血。治外伤出血、咽喉炎、气管炎、肺炎、鼻衄、冻疮。""尖顶地星,治消化道出血、外伤出血,感冒后咳嗽。"

3. 《长白山植物药志》:"尖顶地星治咽喉肿痛,疮毒痈肿。"

【用法用量】 内服:煎汤,3~6 g。外用:研末敷。

【选方】 1. 治感冒后咳嗽 尖顶地星6 g,甘草3 g。煎服。

2. 治气管炎,咽喉炎 硬皮地星3 g,蛇莓15 g,筋骨草9 g。煎服。

3. 治胃与食管出血 尖顶地星6 g,景天三七15 g。水煎,加适量白糖服。

4. 治鼻出血 取(地星)一小块塞鼻孔。(1~4方出自《中国药用孢子植物》)

1660 地胆 dì dǎn (《本经》)

【异名】 蚖青(《本经》),杜龙、青虹(《吴普本草》),蛇要、青蠡、青蠵(《广雅》)。

【基原】 为芫青科短翅芫青属动物地胆和长地胆的全虫。

【原动物】 1. 地胆 *Meloe coarctatus* Motschulsky 又名:土斑蝥(《中国动物药》)。

体长18~23 mm。全体黑蓝色,稍带紫色,有光泽。头部大,复眼圆形,黑褐色。触角蓝色。前胸背板狭长,圆柱形。鞘翅短,柔软,翅端尖细,翅面多纵皱,全翅黑紫色,有细刻点。腹部大部分露于翅外。

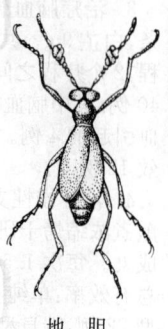
地 胆

成虫常栖于草丛中。全国大部分地区均有分布。

2. 长地胆 *M. violceus* Linnaeus

体长18~30 mm。主要特征是翅鞘极短,色黑,具粗大刻点。腹部大部分外露。脚黑色,密生毛。

常生活于田边、路边及林缘草丛中。分布于我国东北。

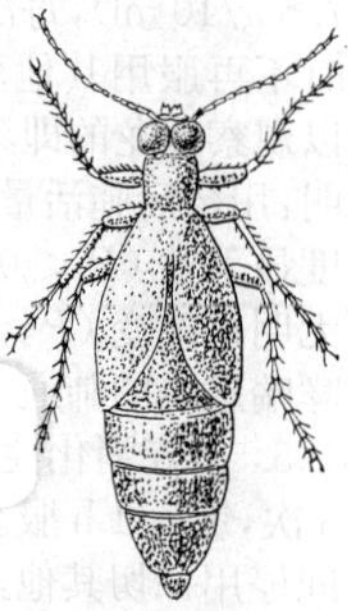
长地胆

【采收加工】 7~10月捕捉,用沸水烫死,晒干或烘干。

【药材】 地胆 *Meloe Corvinus* 产于全国大部分地区。

性状 地胆 个体较小,长18~22 mm。外表黑蓝色,雄虫触角中部膨大,鞘翅短,腹部大部分露于翅处,腹部干瘪,足和触角常有缺损,质轻而脆。气微臭,味微辛,有毒。

长地胆 个体较大,长18~30 mm,雄虫触角中部不膨大,鞘翅极短,叶片状。

鉴别 取本品粉末约0.15 g,进行微量升华,玻片上显油状物,稍冷,析出升华物,镜检呈无色杆状结晶。升华物用石油醚洗2、3次,加硫酸(相对密度1.77)2、3滴,微热,溶解后转入试管内,再继续用小火加热至发生气泡,立即离火,滴入对二氨基苯甲醛硫酸溶液1滴,溶液即显樱红色或紫红色(检查斑蝥素)。

【炮制】 取原药材,除去杂质,与糯米同炒,炒至米呈焦黄色,去米,除去头、足、翅。

饮片性状 地胆形体似大蚂蚁,黑蓝色有光泽。翅稍短,柔软,蓝色,翅端尖细,不达尾端。足3对,气微臭。

贮干燥容器内,置阴凉干燥处。防霉,防蛀。

【药性】 辛,微温,有毒。

1. 《本经》:"味辛,寒。"

2. 《别录》:"有毒。"

3. 《绍兴本草》:"味辛,微温,有毒。"

4. 《本经逢原》:"辛,温,有毒。"

【功用主治】 攻毒,逐瘀,消癥。主治瘰疬,恶疮,鼻息肉,癥瘕痞块。

1. 《本经》:"主鬼疰,寒热,鼠瘘,恶疮死肌,破癥瘕,堕胎。"

2. 《别录》:"蚀疮中恶肉,鼻中息肉,散结气石淋。"

服三钱，入麝香少许，空腹新汲水下。(《纲目》引《孙天仁集效方》)

2. 治妇女下身不净　马胎衣，煮吃。(《彝医动物药》引《明代彝医书》)

3. 治风湿关节疼痛，腰痛，肩痛，乏力，心累　取马流产之胚胎，洗净，切烂，酒浸密封1～2月。每服药酒30 g左右。亦可将鲜品煮吃。(《彝医动物药》)

3140 **驼乳** tuó rǔ (《饮膳正要》)

【异名】　驼奶(《内蒙古药用动物》)。

【基原】　为驼科骆驼属动物双峰驼 *Camelus bactrianus ferus* Przewalski 雌驼的乳汁。

【原动物】　参见"骆驼脂"条。

【成分】　双峰驼乳含固形物9.59%～12.39%，无脂固形物约7%，蛋白质2.98%～3.95%，脂肪2.6%～5.38%，乳糖(lactose)3.26%～4.88%，灰分0.65%～0.95%，酪蛋白(casein)3.11%，白蛋白(albumin)0.12%，球蛋白(globin)。灰分中含氧化钾21.13%，氧化钠8.19%，氧化钙28.82%，氧化镁1.62%，氧化铁0.02%，五氧化二磷17.80%，二氧化硫0.30%。尚含清酸(orotic acid)[1]。

【药性】　甘，温。

1.《饮膳正要》："性温，味甘。"

2.《纲目》："甘，冷，无毒。"

【功用主治】　补中益气，强壮筋骨。主治久病虚损，筋骨痿弱，虫咬伤。

1.《饮膳正要》："补中益气，壮筋骨，令人不饥。"

2.《食物考》："经络通利。"

3.《内蒙古药用动物》："治百日咳。"

4.《中国药用动物志》："治久病虚损。"

【用法用量】　内服：煮饮，50～100 ml。外用：冲洗。

【选方】　治毒虫咬伤　驼奶鲜用或发酵后冲洗患处。(《内蒙古药用动物》)

3. 治哮喘　中华胡枝子 30 g，龙芽草 20 g。水煎服。(《福建药物志》)

4. 治急性细菌性痢疾　中华胡枝子根 15～30 g，水煎，冲糖服。

5. 治疟疾　中华胡枝子全草 60 g，水煎服。(4、5 方出自《浙江民间常用草药》)

6. 治疝气　中华胡枝子根 30～60 g，水煎服。(《浙江民间常用草药》)

3138 细果角茴香 xì guǒ jiǎo huí xiāng (《陕甘宁青中草药选》)

【异名】 角茴香、咽喉草、麦黄草、黄花草、雪里青(《河南中草药手册》)，秦根花(《甘肃中草药手册》)。

【基原】 为罂粟科角茴香属植物节裂角茴香的全草。

【原植物】 节裂角茴香 *Hypecoum leptocarpum* Hook. f. et Thoms. [*H. chinense* Franch.]

一年生草本，无毛，略被白粉。茎丛生，长短不一，铺散而顶端向上，多分枝。基生叶多数；叶片狭倒披针形，二回羽状全裂，末回裂片披针形、卵形、狭椭圆形至倒卵形；茎生叶小，具短柄或近无柄。花茎多数，通常二歧分枝，具轮生苞片；苞片卵形或倒卵形，二回羽状全裂，向上逐渐变小，最上部者为线形；花小，排列为二歧聚伞花序，每花具数枚刚毛状小苞片；萼片小，狭卵形；花瓣 4，淡紫色或白色，外面 2 枚阔倒卵形，先端全缘，里面 2 枚较小，3 裂几达中部，中裂片匙状，圆形，侧裂片较长；雄蕊 4，花丝丝状，基部加宽，黄褐色，花药卵形；子房圆柱形。蒴果狭线形，每节 1 种子。种子阔倒卵形。花期 6～7 月，果期 7～9 月。

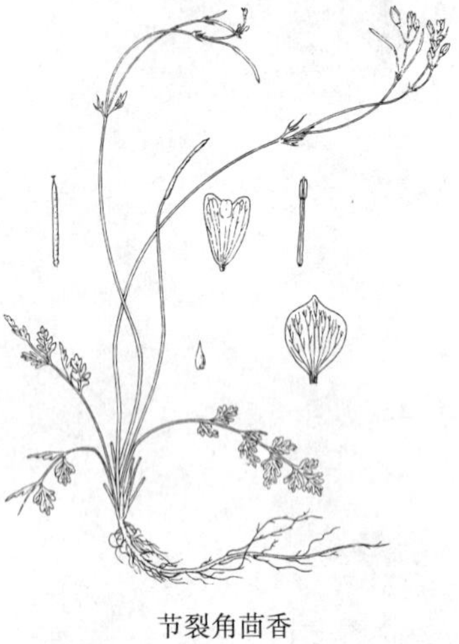

节裂角茴香

生于海拔 1 700～4 800 m 的山坡草地、林缘等处。分布于华北、西北及河南、四川、云南、西藏等地。

【采收加工】 7～10 月采收，晒干。

【药材】 细果角茴香 *Herba Hypecoi Leptocarpi*　主产于西藏、四川、青海等地。

性状　根圆柱形或圆锥形，长 5～10 cm，直径 2～4 mm。表面淡黄色或黄棕色，具纵皱；质硬而脆，断面不平坦，皮部白色，木部黄白色。茎圆柱形，多扁缩，直径 1～2 mm；表面光滑，绿色或黄绿色，具纵棱；质脆易折断，断面中空。基生叶多皱缩成团，叶片多碎，完整者展开后二回羽状全裂。偶见花朵。蒴果条形。气微，味苦。

鉴别　取本品粗粉 2 g，用 0.5%盐酸乙醇 20 ml，回流 10 min，滤过，滤液于水浴上蒸干，加热水 20 ml 溶解，滤过，滤液加氨水调至 pH 8～9，置分液漏斗中，加氯仿 20 ml，强烈振摇后，分离氯仿层，用热酸水 20 ml 提取(pH 3～4)。取酸液 1 ml，加碘化铋钾试液，产生橘红色沉淀。另取酸液 1 ml，加碘化汞钾试液，产生灰白色沉淀(检查生物碱类)。

【成分】 全草含生物碱：角茴香碱(hypecorine)，隐品碱(cryptopine)，α-别隐品碱(α-allocryptopine)，原阿片碱(protopine)[1]，血根碱(sanguinarine)，白屈菜红碱(chelerythrine)，白屈菜玉红碱(chelirubine)，黄连碱(coptisine)[2]，氧化白毛茛分碱(oxyhydrastinine)，细果角茴香碱(hypecoumine)[3]，紫堇定碱(corydine)，异紫堇定碱(isocorydine)，木兰花碱(magnoflorine)，左旋的反式 N-甲基金罂粟碱氢氧化物(*trans*-N-methylstylopiumhydroxide)[4]，平展角茴香碱(procumbine)[5]，leptocarpinine，leptopine，leptopinine，leptopidine，leptopidinine，isohyperectine[6] 及普托品类生物碱 leptocarpine[7]。

【药理】 抗病原微生物作用　白屈菜红碱与血根碱混合做成泥膏局部应用，对豚鼠白念珠菌或小孢子菌的局部感染疗效显著[1]。对金黄色葡萄球菌感染，白屈菜红碱作用甚强，抗菌浓度为 0.24～7.8 μg/ml[2]。白屈菜红碱和血根碱在体外对金黄色葡萄球菌和白念珠菌有很强抑制作用[3]。白屈菜红碱抗菌谱较广，抗菌能力较强，并能增强机体网状内皮系统和白细胞的吞噬能力。临床用于呼吸道感染，皮炎以及皮肤化脓性感染痈、疖，均有一定疗效[4]。

毒性　白屈菜红碱为神经肌肉毒，小剂量可致豚鼠流产，大剂量可致麻痹甚至死亡[5]。

【药性】 苦，寒。小毒。

1.《西藏常用中草药》："性寒，味苦。"

2.《中国民族药志》："有小毒。"

【功用主治】 清热解毒，凉血。主治感冒发热，头痛，咽喉疼痛，目赤肿痛，关节疼痛，肺炎，肝炎，胆囊炎，痢疾，吐血，衄血，便血。

1.《西藏常用中草药》："解热镇痛，消炎解毒。主治伤风感冒，头痛，四肢关节疼痛，胆囊炎。并解食物中毒。"

2.《陕甘宁青中草药选》："清热解毒。治流感，咽喉肿痛，目赤。"

3.《甘肃中草药手册》："清热解毒，凉血。主治急性热病，发烧，鼻衄，吐血便血，下痢，白带等症。"

4.《中国民族药志》："用于感冒高烧，肺炎，咳嗽，肝炎等症。"

【用法用量】 内服：煎汤，6～9 g；或研末。

【选方】 1. 治风热感冒，咽炎　角茴香 9 g，连翘 12 g，牛蒡子 9 g，薄荷 4.5 g，甘草 4.5 g。水煎服。

2. 治急性结膜炎　角茴香 9 g，菊花 9 g。水煎服，或泡茶喝。(1、2 方出自《青海常用中草药手册》)

3139 驹胞衣 jū bāo yī (《纲目》)

【异名】 马胎、马胎衣(《彝医动物药》)。

【基原】 为马科马属动物马 *Equus caballus orientalis* Noack 的胎盘。

【原动物】 参见"马宝"条。

【采收加工】 雌马产驹时收集胎盘，鲜用或烘干。

【药性】 《彝医动物药》："性温，味咸。"

【功用主治】 《彝医动物药》："主治风湿身痛，妇女经血异常。功在调经止痛，通瘀破滞，又散寒气，行血补血，壮阳强身。治腰痛，肩痛，背痛，腹痛，经痛，全身风湿痛诸痛症。且为强壮补益之品，妇女尤宜。"

【用法用量】 内服：煅存性研末，每次 9 g；或煮食。

【选方】 1. 治妇人天癸不通　驹胞衣，煅存性为末。每

黄敷患处。(1～3方出自《湖南药物志》)

3136 细叶小羽藓 xì yè xiǎo yǔ xiān
(《浙江药用植物志》)

【异名】 尖叶小羽藓、青苔、树毛衣(《云南中药资源名录》),绿青苔(湖北)。

【基原】 为羽藓科小羽藓属植物细叶小羽藓的植物体。

【原植物】 细叶小羽藓 *Haplocladium microphyllum* (Hedw.)Broth. subsp. *capillatum*(Mitt.)Reim.

植物体小形,植株纤细,绿色或黄绿色。匍匐茎,具不规则一回或二回羽状分枝,茎上生许多各种形状的鳞毛。茎叶阔卵形或卵状披针形,具狭长尖端,叶基部具2折皱,边缘平展或内卷,全缘或有细锯齿;中肋明显,至叶尖消失;枝叶较小,卵圆形,叶细胞长方形或不规则六角形,每个细胞先端具一透明的疣状突起。孢蒴长椭圆形,淡黄色,水平列;蒴柄由枝部的叶腋处伸出,直立,红色。

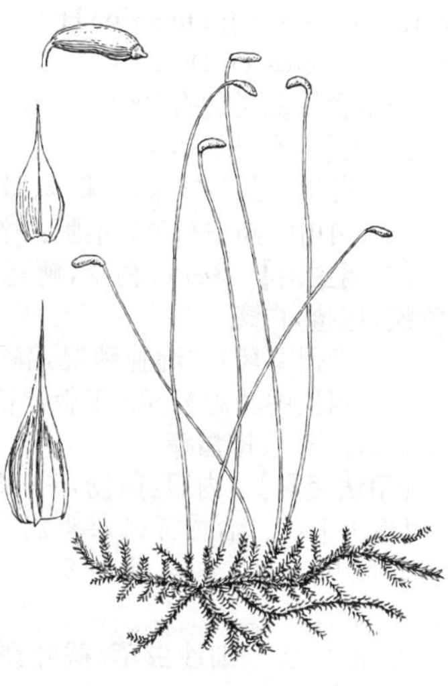
细叶小羽藓

生于阴湿的土坡上、树干基部或墙脚废弃的砖瓦上。分布于江苏、浙江、安徽、湖北、四川、云南、台湾等地。

【采收加工】 6～10月采收,晒干或鲜用。

【药性】 《中国药用孢子植物》:"微涩,凉。"

【功用主治】 清热解毒。主治急性扁桃体炎,乳腺炎,丹毒,疖肿,上呼吸道感染,肺炎,中耳炎,膀胱炎,尿道炎,附件炎,产后感染,虫咬高热。

1.《全国中草药汇编》:"清热解毒。主治急性扁桃体炎,乳腺炎,丹毒,疖肿,上感,肺炎,中耳炎,膀胱炎,尿道炎,附件炎,产后感染等急性炎症。"

2.《浙江药用植物志》:"主治虫咬高热。"

【用法用量】 内服:煎汤,12～15 g。

【选方】 治扁桃体炎 尖叶小羽藓15 g,一枝黄花15 g。煎服。(《中国药用孢子植物》)

【临床报道】 治疗急性炎症 取阴湿墙上生长的绿青苔制成苔绿素注射液(每支2 ml,相当于新鲜青苔2 g),成人用量每次4 ml,每日2次,儿童酌减。治疗丹毒,乳腺炎,疖肿,扁桃体炎,上感,肺炎,中耳炎,膀胱炎等多种急性炎症90例,有效81例,无效9例,有效率90%。临床观察表明,本注射液有较好的抗菌消炎作用,除肌注后注射局部稍有疼痛外,未发现明显毒副作用[1]。

3137 细叶马料梢 xì yè mǎ liào shāo
(金华《常用中草药单方验方选编》)

【异名】 高脚硬梗太阳草(《天目山药用植物志》),马料梢、鹁鸪梢(金华《常用中草药单方验方选编》),白盲荚、细叶野花生(《浙江民间常用草药》),风血木(浙江)。

【基原】 为豆科胡枝子属植物中华胡枝子的根或全株。

【原植物】 中华胡枝子 *Lespedeza chinensis* G. Don.

直立小灌木。茎上部分枝,被白色绒毛,幼时尤多。叶互生,三出复叶;叶柄及小叶柄均被白色绢毛;叶片倒卵状长圆形,先端截形,有短尖,基部宽楔形,边缘稍反卷,上面绿色,下面密被短柔毛。总状花序腋生,花梗极短,花少;小苞片披针形,有毛;花萼杯状,萼齿5,披针形,被白色短柔毛;蝶形花冠,黄白色,旗瓣长约8 mm,翼瓣与旗瓣近等长,龙骨瓣较旗瓣长;雄蕊10,二体。荚果卵圆形,有白色短柔毛。种子1颗。花期8～9月,果期10～11月。

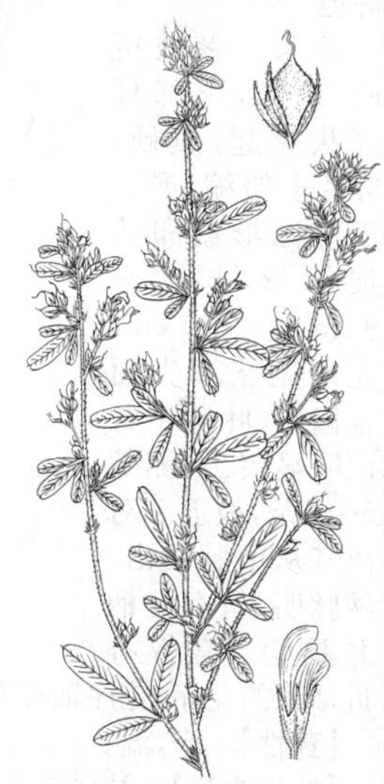
中华胡枝子

生于向阳山坡疏林下及林缘草丛中。分布于江苏、浙江、安徽、福建、广东、台湾等地。

【采收加工】 7～10月采收,根切片晒干;茎叶鲜用或切段晒干。

【药材】 细叶马料梢 *Radix seu Herba Lespedezae Chinensis* 产于广东、江苏、安徽、浙江、福建、台湾等地。

性状 全株具平铺白色绒毛。复叶互生,小叶3片,完整小叶倒卵状矩圆形,长1～2 cm,宽0.5～1 cm;叶端截形,有短尖,叶基宽楔形,叶缘稍反卷;下表面密被短柔毛,托叶条形。总状花序腋生,花少,花萼杯状,具白色短柔毛。

鉴别 叶表面观:上、下表皮细胞垂周壁均波状弯曲。下表皮气孔甚多,常数个相连,平轴式,副卫细胞2个。上、下表皮均密布非腺毛,壁疣细小或不明显,顶端细胞细长,基部2个短细胞,膨大,上表皮非腺毛长33～216 μm,直径6～13 μm,下表皮非腺毛长48～178 μm,直径8～14 μm。

【成分】 中华胡枝子含氨基酸,不饱和酸脂肪酸,如$C_{18:2}$,$C_{18:3}$,C_{19},$C_{18:1}$,C_{16},$C_{16:1}$[1]。

【药性】 《福建药物志》:"微苦,平。"

【功用主治】 清热解毒,宣肺平喘,截疟,祛风除湿。主治小儿高热,中暑发痧,哮喘,痢疾,乳痈,痈疽肿毒,疟疾,热淋,脚气,风湿痹痛。

1.《天目山药用植物志》:"治关节痛。"

2.《浙江民间常用草药》:"清热止痢,祛风止痛,截疟。主治急性细菌性痢疾,疟疾,小儿高热,疝气。"

3.《浙江药用植物志》:"治中暑发痧。"

4.《福建药物志》:"祛风宣肺,清热利尿,消肿止痛。治哮喘,热淋,脚气,乳腺炎。"

【用法用量】 内服:煎汤,15～30 g;或捣汁。外用:捣敷。

【宜忌】 《天目山药用植物志》:"忌食酸辣、芥菜、萝卜菜。"

【选方】 1. 治小儿高热 中华胡枝子全草9～12 g,红枣3个。水煎服。(《浙江民间常用草药》)

2. 治中暑发痧 中华胡枝子鲜叶适量,捣汁,冲开水服。(《浙江药用植物志》)

【药材】 细芦子藤 *Herba Piperis Mullesuae* 主产于海南、四川、云南等地。

性状 茎枝扭曲，纤细，下部具疣状突起，质硬。叶片多皱缩，展平后椭圆形或卵状披针形，长 7～9 cm，宽 2～4 cm，先端尾状渐尖而常偏斜，叶脉于背面明显突出，侧脉 5～7 条，最上 1 对离基从中脉发出，网脉明显；有叶柄并具鞘。常带有近球形的花序，花序轴有毛。气香，味辛辣。

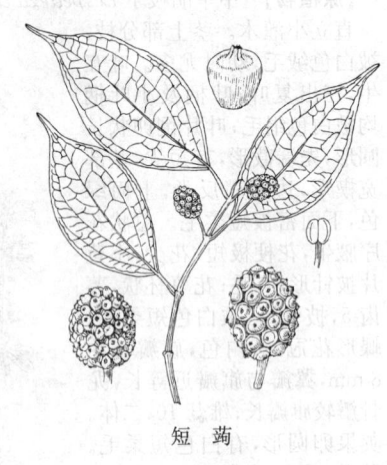

短 蒟

【药性】 辛，温。

【功用主治】 祛风散寒，散瘀止痛，消肿解毒。主治风湿痹痛，四肢麻木，外感风寒，喘咳，脘腹冷痛，跌打损伤，月经不调，痛经，产后腹痛，牙痛，疮疖肿痛，烫伤，蛇虫咬伤。

【用法用量】 内服：煎汤，6～10 g；或泡酒。外用：鲜品捣敷。

【选方】 1. 治风湿性腰腿痛，关节炎，四肢麻木，感冒 钮子跌打 9～12 g。水煎或泡酒服。

2. 治跌打损伤，骨折 鲜钮子跌打。捣烂，包敷患处。(1、2 方出自《云南思茅中草药选》)

3. 治喘咳，感冒，胃痛，腹胀痛 干芦子 6～9 g。水煎服。

4. 治月经不调，痛经，产后腹痛 芦子 6 g，四块瓦 9 g。水煎服。(3、4 方出自《红河中草药》)

5. 治牙痛 鲜钮子跌打茎少许。咬于痛牙处。(《云南中草药》)

6. 治毒蛇或蜈蚣咬伤，外伤出血，烫伤，疮毒，乳腺炎 干芦子 6～9 g。水煎服；外用，鲜品捣敷。(《红河中草药》)

3134 细沙虫草 xì shā chóng cǎo (《贵州草药》)

【异名】 白花石蚕(《贵州草药》)，野藿香、泡草、香柯柯(《四川中药志》)。

【基原】 为唇形科香科科属植物二齿香科科的根或全草。

【原植物】 二齿香科科 *Teucrium bidentatum* Hemsl.

多年生直立草本。茎近无毛。叶具短柄；叶片卵形至卵状披针形，先端渐尖，基部楔形，中部以上边缘具 3～4 对粗锯齿，两面无毛。假穗状花序腋生及顶生；苞片微小，卵状披针形；花萼钟状，喉部内具毛环，二唇形，上唇 3 齿，中齿极发达，扁圆形，侧齿微小，近圆形，下唇 2 齿，极靠合，弯缺常不达下唇 1/3；花冠白色，筒稍伸出，檐部单唇形，唇片与花冠筒成直角，中裂片特发达，近圆形，最后一对裂片半圆形；雄蕊超出花冠筒 1 倍；花盘盘状，全缘。小坚果卵圆形，具网状雕纹，合生面为果长 1/2。花期 7～9 月。

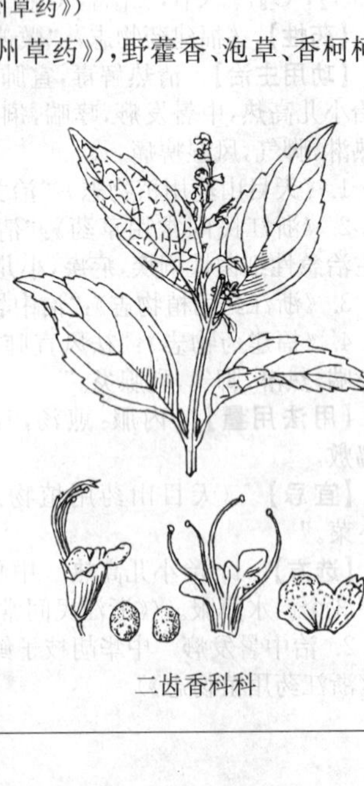

二齿香科科

分布于湖北、广西、四川、贵州、云南及台湾。

【采收加工】 9～10 月采收，晒干。

【成分】 地上部分含二萜类化合物：二齿香科素(bidentatin)，6-酮基林石蚕定(6-ketoteuscordin)，林石蚕酮(teuscordinon)，石蚕苷(teucrin) H 2，黄花石蚕素(teuflin)及赪桐甾醇(clerosterol)[1]。

全草含二萜类化合物：teucvin，teupernin A_2[2]。

【药性】 辛、微甘，平。

1.《贵州草药》："性温，味辛、微甘。"

2.《四川中药志》1982 年版："辛，苦，平。"

【功用主治】 祛风，利湿，解毒。主治感冒，头痛，鼻塞，痢疾，湿疹，白斑。

1.《贵州草药》："健脾利湿，解毒。治痢疾，白斑。"

2.《四川中药志》1982 年版："祛风解表。用于感冒风寒，头痛，鼻塞，疮疹瘙痒。"

【用法用量】 内服：煎汤，6～15 g。外用：煎汤洗。

【选方】 1. 治感冒风寒头痛 香柯柯 9 g，防风草 9 g，五匹风 9 g，生姜 9 g，葱头 9 g。水煎服。(《四川中药志》1982 年版)

2. 治痢疾 细沙虫草、截叶铁扫帚根各 15 g。煨水服。(《贵州草药》)

3. 治风丹，风疹，皮肤瘙痒 香柯柯 9 g，虎耳草 30 g，虎杖 30 g，千里光 30 g。水煎服。(《四川中药志》1982 年版)

4. 治白斑 细沙虫草、虎掌草根、野棉花根、山苏麻、响铃草各 9 g。煨水服，并煨水外洗患处。(《贵州草药》)

3135 细齿叶柃 xì chǐ yè líng (《湖南药物志》)

【基原】 为山茶科柃属植物细齿叶柃的全株。

【原植物】 细齿叶柃 *Eurya nitida* Korth.

灌木或小乔木，高 2～3 m；顶芽无毛或边缘具毛，嫩枝具棱脊 2 条。叶互生，革质；叶柄无毛；叶片长圆形或披针状长圆形，先端长尾尖，基部楔形，边缘具锯齿，两面无毛，中脉在表面凹下，背面凸起，侧脉 9～12 对。花单性，雌雄异株，花 1～3 朵腋生；雄花萼片近圆形；花瓣倒卵形，基部合生；雄蕊 14～17；雌花萼片卵圆形，先端凹入；花瓣长圆形，基部合生，花柱先端 3 浅裂。果实圆球形。

生于山坡、谷地林中。分布于福建、江西、湖北、湖南、广东、广西、四川、贵州、云南、陕西等地。

【采收加工】 全年均可采收，鲜用或晒干。

【药性】 苦、涩，平。

【功用主治】《湖南药物志》："杀虫，解毒。"

【用法用量】 内服：煎汤，6～15 g。外用：煎汤熏洗；研末调敷或鲜品捣敷。

【选方】 1. 治泄泻 细齿叶柃 9 g，枫树叶 6 g。水煎服。

2. 治疮口溃烂 细齿叶柃、救兵粮、铺地莲各等分。研末，香油调搽。

3. 治上唇疮烂 细齿叶柃花 9 g，斑鸠窝 6 g。水煎至沸，加醋放鼻下熏之。3 d 后患处不痒时，再将药研末，调蛋

田间管理　定植后要加强管理，及时补苗。2～3年内注意除草松土，并结合松土施有机肥。

【采收加工】　全年均可采，阴干或鲜用。

【成分】　嫩叶含蓝桉醛(euglobal)T1、Ⅱc[1]。干叶含细叶桉萜酯(tereticornate)A、B[2]；三萜酯类化合物：tereticornate A、B[3]；挥发油主含桉叶素(cineole)，α、β-蒎烯(pinene)，香桧烯(sabinene)，3-蒈烯(Δ^3-carene)，叔丁基苯(*tert*-butylbenzene)等[4]。

【药性】　味辛、微苦，性平。

【功用主治】　《全国中草药汇编》："消炎杀菌，祛痰止咳，收敛杀虫。用于预防流行性感冒，流行性乙型脑炎，防治疟疾，肠炎，腹泻，痢疾，皮肤溃烂，痈疮红肿，丹毒，乳腺炎，外伤感染，皮癣，神经性皮炎，钩端螺旋体病，气管炎，咳嗽。"

【用法用量】　内服：煎汤，6～15 g。外用：捣敷；或煎汤洗。

【选方】　1. 预防流感，流脑　鲜桉叶20 kg，甘草1 kg。煎大锅汤，400人服用。

2. 治肠炎腹泻，痢疾　干桉叶9 g，红糖适量。煎服。

3. 治皮肤溃烂，痈疮红肿，丹毒，乳腺炎，外伤感染，皮癣，神经性皮炎　鲜桉叶适量。煎水洗患处。(1～3方出自《红河中草药》)

3131 细叶桉果 xì yè ān guǒ (《红河中草药》)

【异名】　桉果(《红河中草药》)。

【基原】　为桃金娘科桉属植物细叶桉 *Eucalyptus tereticornis* Smith. 的果实。

【原植物】　参见"细叶桉叶"条。

【采收加工】　春、冬季采收，晒干。

【药性】　味苦、辛，性微温。

【功用主治】　祛痰截疟。主治疟疾。

【用法用量】　内服：煎汤，3～6 g。

【选方】　防治疟疾　桉果3 g，草果6 g，马鞭草15 g。煎服。(《红河中草药》)

3132 细叶藁本 xì yè gǎo běn (《东北药用植物志》)

【基原】　为伞形科藁本属植物细叶藁本的根和根茎。

【原植物】　细叶藁本 *Ligusticum tenuissimum* (Nakai) Kitag. [*Angelica tenussima* Nakai]

多年生草本。根分叉，深褐色，有浓烈香气。茎圆柱形，中空，具纵条纹，带紫色，上部分枝呈"之"字形弯曲。基生叶具长柄，早枯；茎下部叶柄基部稍扩大呈鞘状，上部叶柄渐短以至全部成鞘；叶片三至四回三出式羽状全裂，末回裂片宽线形，先端具小尖头。复伞形花序顶生或侧生；总苞片1～2，线形，边缘膜质白色，常早落；伞辐略不等长，内侧粗糙；小总苞片边缘膜质白色；花柄不等长；萼齿不明显；花瓣白色，倒卵形，先端微凹；花柱后期向下反曲。分生果椭圆形，背棱突起，侧棱扩大成翅；每棱槽内有油管1，合生面油管2。花期8～9月，果期9～10月。

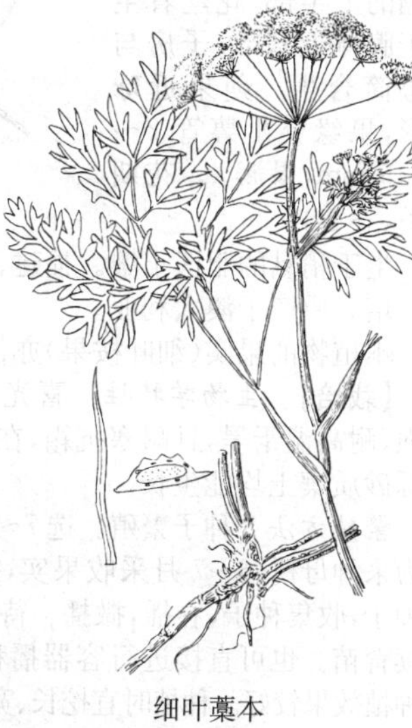

细叶藁本

生于多石质山坡林下。分布于辽宁等地。

【采收加工】　9～10月采挖，晒干。

【药材】　细叶藁本 *Radix et Rhizoma Ligustici Tenussimi*　主产于东北地区。

性状　表面灰棕褐色，有不规则瘤突，常显著肥大。根茎短，呈不规则圆柱状或团块状，罕分枝，长2～4 cm，直径1～1.5 cm，先端有茎残基和叶柄残基，下端有少数肥大延长的根。根茎横切面在放大镜下观察不平坦，皮部和髓部类白色，木质部淡棕黄色，皮部具较多裂隙；根断面与根茎相似，无髓。质轻，松软，粉性强。气浓烈芳香，味辛、苦、微甘，稍有麻舌感。断面在荧光灯下显黄绿色荧光。

【成分】　根含挥发油，主要有亚丁基苯骈呋喃酮(butylidene phthalide)，3-亚丁基-4，5-苯骈呋喃酮(3-butylidene-4，5-dihydrophthalide)，柠檬烯(L-limonene)[1]。

【药性】　辛、苦，温。

【功用主治】　祛风除湿，散寒止痛。主治风寒感冒，感冒夹湿，头痛，风寒湿痹，寒疝痛。

1.《东北药用植物志》："治头痛及肠疝，镇痉，镇痛。"

2.《辽宁常用中草药手册》："发散风寒，镇痛。治风寒头痛，头顶痛。"

3.《吉林中草药》："治疥癣，头屑。"

4.《东北常用中草药手册》："治胃痉挛，疮疖痈肿，粉刺。"

【用法用量】　内服：煎汤，3～9 g；或入丸、散。外用：煎汤洗；或研细粉调涂。

【选方】　1. 治感冒风湿，头痛身痛　细叶藁本6 g，白芷3 g，防风6 g，独活6 g。水煎服。

2. 治风寒头痛　细叶藁本6 g，细辛1.5 g，防风6 g，苍耳子6 g。水煎服。(1、2方出自《辽宁常用中草药手册》)

3. 治巅顶疼痛　细叶藁本15 g，防风10 g，白芷15 g，甘草10 g。水煎，日服2次。

4. 治疥癣　细叶藁本250 g。切碎，煎汤洗。

5. 治头屑　细叶藁本25 g，白芷25 g。共研末，煎水洗头。(3～5方出自《吉林中草药》)

3133 细芦子藤 xì lú zǐ téng (《云南思茅中草药选》)

【异名】　钮子跌打(《云南思茅中草药选》)，芦子(《红河中草药》)，球穗胡椒(《西藏植物名录》)，九节风、芦子藤(云南)。

【基原】　为胡椒科胡椒属植物短蒟的全株。

【原植物】　短蒟 *Piper mullesua* D. Don

攀缘木质藤本。枝纤细，质硬，下部具疣状凸起。叶互生；叶柄纤细；叶片纸质至薄革质，椭圆形、狭椭圆形或卵状披针形，先端尾状渐尖，基部楔形，叶脉5～7条，下面明显凸起，最上1对离基从中脉发出。花序短，近球形，在小枝顶部与叶对生，于果期延长增大；花两性；苞片圆形；雄蕊2，子房倒卵形，柱头3～4。果序长圆状球形；浆果倒卵形，基部嵌生于花序轴中，顶端具3～4角。花期5～7月。

生于山谷林中、溪涧边或山坡。分布于海南、四川南部、云南、西藏南部等地。

【采收加工】　全年均可采，切碎鲜用或晒干。

白粉。栽培条件下不抽薹开花，用鳞茎分株繁殖。但在野生条件下是能够开花结实的。

我国南方地区广为栽培。

【采收加工】 四季均可采收，鲜用。

【成分】 全草含氨基酸：γ-谷氨酰基-S-烷基半胱氨酸（γ-giutamyl-S-alkylcysteine），γ-谷氨酰基-S-反-1-丙烯基-半胱氨酸（γ-glutamyl-S-*trans*-1-propenyl-cysteine）[1]；还含挥发油，油中主要成分有二甲基三硫醚（dimethyl trisulfide），甲基丙基三硫醚（methyl propyl trisulfide），二丙基三硫醚（dipropyl trisulfide），丙基丙烯基三硫醚（propyl propenyl trisulfide），1-甲基硫代丙基乙基二硫醚（1-methylthiopropyl ethyldisulfide）[2]，烷基噻吩（alkyl thiophene）[3]；还含黄酮类：槲皮素（quercetin），绣线菊苷（spiraeoside），槲皮素-3，4′-二葡萄糖苷（quercetin-3，4′-diglucoside），槲皮素-7，4′-二葡萄糖苷（quercetin-7，4′-diglucoside）[4]。

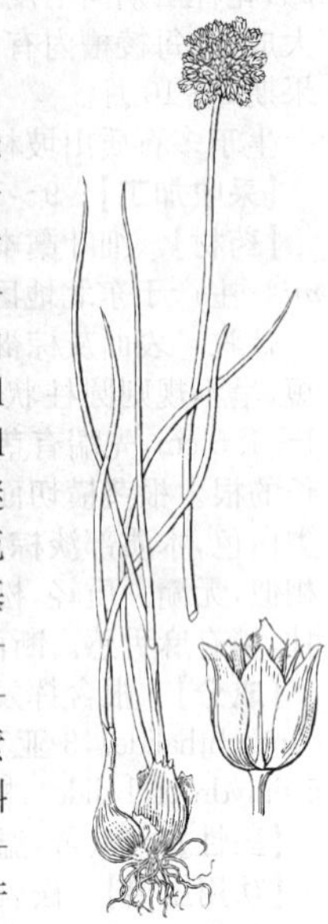

细香葱

【药性】《重庆草药》："味辛，性温，无毒"。

【功用主治】《重庆草药》："通气发汗，除寒解表。治风寒感冒头痛。外敷寒湿，红肿，痛风，疮疡。"

【用法用量】 内服：煎汤，5～10 g。外用：捣敷；或炒熨。

【选方】 1. 治感冒头痛，流涕，咳嗽　细香葱头 60 g，僵蚕 30 g。泡酒用。

2. 治小孩感冒风寒　细香葱 2～3 根，老姜 1 片，五匹风（嫩尖）3～7 个。煎水热服。

3. 治无名肿毒　细香葱头 90 g。和蜂蜜共捣绒，包敷。

4. 治关节炎，扭伤　细香葱头 120 g，老姜 30 g。捣烂外敷（红肿加酒炒，夏天不炒）。（1～4 方出自《重庆草药》）

3129 细叶防风 xì yè fáng fēng（《新疆中草药》）

【异名】 防风（《新疆中草药》），克买克（维吾尔名）。

【基原】 为伞形科岩风属植物伊犁岩风的根。

【原植物】 伊犁岩风 *Libanotis iliensis* (Lipsky) Korov. [*Seseli iliense* (Regel et Schmalh.) Lipsky]

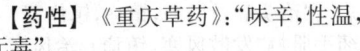

多年生草本。根茎粗壮，顶端密集残存叶鞘纤维，根长圆柱形，木质化。茎有显著条纹及浅纵沟槽，密被短毛。基生叶多数，基部有宽阔叶鞘，密被短柔毛；叶片轮廓阔三角状卵形，二至三回羽状全裂，第一回羽片 8～9 对，末回裂片线形或丝线形，有稀疏短柔毛；茎生叶与基生叶相似，但羽叶减少，叶鞘呈三角状卵形，最上部的叶仅有短宽的叶鞘。复伞形花序呈圆锥状分枝，总苞片卵状披针形，外被白色柔毛；小伞形花序，有毛；小总苞片卵状披针形，外部多毛；萼齿锥形或披针形，多毛；花瓣白色，长圆形，外部多白色长毛；花柱基圆锥形，花柱叉开弯曲。分生果长圆形，密被柔毛，横剖面略呈五角形，每棱槽内有油管 1，合生面油管 2。花期 6～7 月，果期 8～9 月。

生于海拔 1 000 m 左右砾石山坡或山沟、路旁。分布于新疆伊犁、乌鲁木齐一带。

【采收加工】 4～6 月未开花前采挖，扎成束晒干。

【成分】 根含呋喃香豆素类：圆当归内酯（iselin，即 archangelin），伊犁岩素（iliensin）[1]。

【药性】《新疆中草药》："辛，甘，温。无毒。"

【功用主治】《新疆中草药》："散风解热，除湿镇痛。治感冒发热头痛，风湿性关节炎。"

【用法用量】 内服：煎汤，3～9 g。外用：煎汤洗。

【选方】 1. 治感冒，发热，头痛　防风、白芷各 9 g，荆芥穗 6 g，薄荷 3 g。水煎服。

2. 治偏头痛　防风 9 g，白芷 6 g，茶叶 9 g。水煎服。

3. 治风湿性关节炎　防风 15 g，铁线莲 30 g，赤芍 15 g，煎水，乘热洗患处。或防风、黄芪、秦艽各 9 g，羌活 4.5 g，水煎服。

4. 治荨麻疹　防风 9 g，羌活 9 g，蝉衣 6 g，生甘草 3 g。水煎服。

5. 防脚泡　防风、白芷、细辛、川乌各 90 g。加水煎 3 次，每次煎 1 h（第一次加水 1 500 ml，第二、第三次各加水 1 000 ml），收集 3 次煎液，过滤，熬成药膏 150 ml，加入 10%樟脑酒 10 ml。行路 30 min 及途中涂擦脚上容易打泡处。（1～5 方出自《新疆中草药手册》）

3130 细叶桉叶 xì yè ān yè（《陆川本草》）

【异名】 褐桉树（《中国树木分类学》），小叶桉、柳叶桉（《广西药用植物名录》）。

【基原】 为桃金娘科桉属植物细叶桉的叶。

【原植物】 细叶桉 *Eucalyptus tereticornis* Smith.

大乔木，高 25 m。树皮平滑，灰白色，长片状脱落；嫩枝圆形，纤细，下垂。幼嫩叶片卵形至阔披针形；过渡叶阔披针形；成熟叶互生；叶片狭披针形，稍弯曲，两面有油腺点。伞形花序腋生，总梗圆形，粗壮；花蕾长卵形；花瓣与萼片合生成一帽状体，帽状体长 7～10 mm，渐尖；雄蕊多数，花药长倒卵形，纵裂，腺体位于药隔的上半部，花丝着生于腺体近基部；子房与萼筒合生。蒴果近球形，果缘突出萼管 2～2.5 mm，果瓣 4。花期冬、春季。

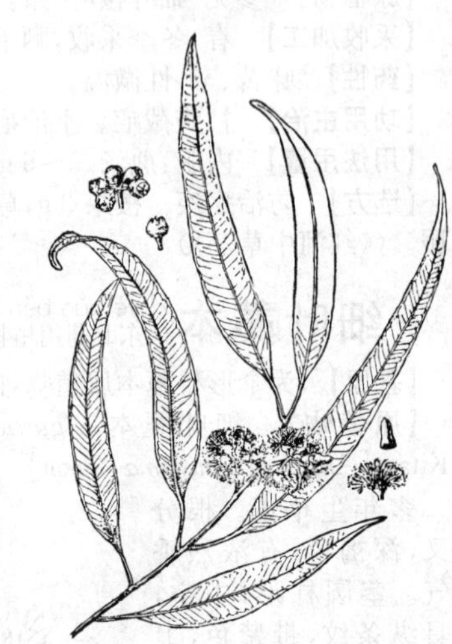

细叶桉

生于稍黏的肥沃土壤。福建、广东、广西、贵州、云南等地栽培。原产于澳大利亚。

本植物的果实（细叶桉果）亦供药用，另设专条。

【栽培】 生物学特性　喜光，对气候和土壤的适应性较强，耐高温干旱，且耐寒抗霜，在酸性、微酸性土壤及瘠薄的砾砂质壤土均能生长。

繁殖方法　种子繁殖。选 7～8 年生长优良健壮的树木作为采种母树，6～7 月采收果实，摊晒 3～5 d，果实开裂脱出种子，收集种子，春播，撒播。待苗高 8 cm 时移入容器内继续育苗。也可直接进行容器播种育苗。容器苗在雨季带土种植效果较好。种植时宜挖长、宽、深各 50 cm 左右大坑种植。

3. 治疗头痛　用10%细辛注射液穴位注射，偏头痛取患侧太阳、头维、率谷加痛点，肌挛缩性头痛取双侧头维、率谷、阳白、风池、百会穴加痛点；神经性头痛和外伤性头痛，取双侧太阳、率谷、风池、百会、印堂穴加痛点。每次选穴2～4个加痛点，每穴注射0.5～1 ml，每日1次，疗程3～7 d，连用1星期，无效者停用。临床观察86例，治愈51例，显效21例，好转13例，无效1例。半数病例用药后出现困倦感觉，无其他副作用[3]。

4. 用于局部麻醉　用干燥细辛经乙醚提取的挥发油制成3%麻醉液，作为局部浸润麻醉与神经阻滞麻醉的注射剂，施行耳鼻喉科、口腔科及眼科手术共52例，结果麻醉效果良好（手术时患者完全不痛）者33例（63.5%），效果尚佳者（手术时患者偶感局部疼痛，但仍可忍受手术直至完毕）17例（32.7%），无效者2例（3.8%）。药物剂量根据手术要求而定，最多1次用达30～40 ml的。由于此药于局部注射后向周围组织的渗透，扩散范围较普鲁卡因稍差，故注射的范围宜稍大些。麻醉时间一般可维持1.5 h。应用本品除术后局部出现不同程度的组织肿胀外，尚未发现特殊的全身反应或其他的局部反应，创口愈合亦未见不良影响。如于细辛麻醉液中加入适量1‰肾上腺素溶液，可适当延长麻醉时间，减轻术后组织肿胀反应。细辛的麻醉有效成分提得越纯，麻醉效果越高，术后的肿胀反应就越小[4]。

【各家论述】 1.《本草别说》："细辛若单用末，不可过半钱匕，多即气闷塞不通者死，虽死无伤。近年关中或用此毒人者，闻平凉狱中尝治此，故不可不记，非本有毒，但以不识多寡之用，因以有此。"

2.《纲目》："气之厚者能发热，阳中之阳也。辛温能散，故诸风寒风湿、头痛、痰饮、胸中滞气、惊痫者宜用之。口疮、喉痹、䘌齿诸病用之者，取其能散浮热，亦火郁则发之之义也。辛能泄肺，故风寒咳嗽上气者宜用之。辛能补肝，故胆气不足、惊痫、眼目诸病宜用之。辛能润燥，故通少阴及耳窍，便涩者宜用之。"

3.《本草经疏》："细辛，风药也，禀天地阳升之气以生，故其味辛温而无毒，入手少阴太阳经。风性升，升则上行，辛则横走，温则发散，故主咳逆，头痛脑动，百节拘挛，风湿痹痛，死肌。盖痹及死肌，皆是感地之湿气，或兼风寒所成。风能除湿，温能散寒，辛能开窍，故疗如上诸风寒湿疾也。"

4.《本草崇原》："细辛，禀少阴泉下之水阴，而上交于太阳之药也……久服则水精之气濡于空窍，故明目，利九窍。九窍利则轻身而长年。宋元陈承谓细辛单用末不可过一钱，多则气闭不通而死。近医多以此语忌用。嗟嗟，凡药所以治病者也，有是病，服是药，岂辛香之药而反闭气乎？岂上品无毒而不可多服乎？"

5.《本草新编》："或问，细辛散人真气，何以头痛反能取效？盖头为六阳之首，清气升而浊气降，则头目清爽；惟浊气升而清气降，头目沉沉欲痛矣。细辛气清而不浊，故善降浊气而升清气，所以治头痛如神也。但味辛而性散，必须佐之以补血之药，使气得血而不散也。""细辛，止可少用而不可多用，亦止可共用而不能独用。多用则气耗而痛增，独用则气尽而命丧。"

6.《神农本草经百种录》："细辛，以气为治也。凡药香者，皆能疏散风邪。细辛气盛而味烈，其疏散之力更大。且风必挟寒以来，而又本热而标寒，细辛性温，又能驱逐寒气，其疏散上下之风邪，能无微不入，无处不到也。"

7.《医林纂要》："辛能行水散结，故能治心下停水，行痰，通经，下乳。"

8.《药义明辨》："细辛，味辛气温，达肾肝之阳气，力更猛于麻黄。是以在至阴之分，虽不同于补阳诸味，然能就阴分而散寒邪；即在至阳之分，虽难比于行气诸剂，然亦能就阳分而散阴结。如因火热属阳盛者，而以此味投之，则相反若冰炭矣。"

9.《本经疏证》："细辛《本经》主咳逆上气，小青龙汤治咳逆上气之剂也，而曰服汤已渴者，寒去欲解也，则咳逆上气而渴者，细辛不当用矣。又主百节拘挛，侯氏黑散、千金三黄汤治百节拘挛之剂也，而此曰恶寒，彼亦曰恶寒，则百节拘挛而不恶寒者，细辛非所宜矣。又主风湿痹痛，防己黄芪汤治风湿痹痛之剂也。而曰下有陈寒者加之，则风湿痹痛下无陈寒者，细辛无能为力矣。总之细辛惟治寒，乃为恰合。""咳逆倚息不得卧，服小青龙汤后，多唾口噪，气从小腹上冲咽胸，面翕热如醉状，小便难，时复冒，于小青龙汤去麻黄、芍药、干姜、半夏、细辛，加茯苓治其气冲，服汤已冲气低，反更咳，胸满，则去桂，还用细辛、干姜治其咳满，咳满止则当渴，反不渴，且冒而呕，则还用半夏蠲其饮，此亦小青龙加减法也，而其关键实在细辛、干姜。盖邪之中人，无所依附，则其去必速，焉有绵延迁变如是哉，惟饮为邪窟宅，邪为饮凶锋，互相勾留，故其治虽至变端叠出，复加杏子、加大黄，麻黄桂枝可不复用，干姜、细辛终不可去也。夫小青龙本以咳为主证，以渴为欲解。致渴之物，方中无如干姜者，然干姜能熯饮，不能去附饮之邪，附饮之邪不去，纵使饮已消而邪固在，亦终不渴，此则细辛之功，远在干姜之右矣。"

10.《本草求原》："阴胜阳郁之病，取其通阳以行阴，阴纾而肝胆自润，非仅辛散辛润之旨也。"

11.《萃金裘本草述录》："少阴脉不至头，然有痛者，为阴寒盛气所逆也。太阳经气为少阴寒气所郁，则病及于督。细辛散内寒而通真阳，故治督病。"

12.《本草正义》："细辛味辛气温，禀阳升之性，辟除风寒湿邪，而芳香最烈，其气直升，故善开结气，宣泄郁滞，而能上达巅顶，通利耳目。又根荄盈百，极细且长，则旁达百骸，无微不至。内之宣络脉而疏通百节，外之行孔窍而直透肌肤。""开胸中滞结者，中阳不宣，则胸腔痹窒，凡当心结痛，胁肋支撑，心痛彻背，背痛彻心等症，属于饮邪凝聚，大气不同旋运者，非温和燠煦不为功。细辛禀阳和之气，助其乾运，譬如旭日当天，而群阴退舍，滞结安有不开之理。""而其余下乳、发汗、行血等诸般功用，无非温通二字，足以尽之矣。""利水道者，阳气无权，而肾与膀胱不司宣泄，温肾通阳，则水道自利，非湿热蕴结及津液枯涸之癃闭可知。"

3128 细香葱 xì xiāng cōng（《全国中草药汇编》）

【异名】 冻葱（《新修本草》），冬葱（《蜀本草》），慈葱、太官葱（《纲目》），绵葱（《本草正义》），四季葱、香葱（《全国中草药汇编》），火葱（《中国植物志》），分葱、科葱（《中国蔬菜栽培学》），葱花儿（四川），小葱（江苏）。

【基原】 为百合科葱属植物细香葱的全草。

【原植物】 细香葱 *Allium ascalonicum* L.

多年生草本。鳞茎聚生，长圆状卵形、狭卵形或卵状圆柱形，外皮红褐色、紫红色、黄红色至黄白色，膜质或薄革质，不破裂。叶为中空的圆筒状，向先端渐尖，深绿色，常略带

缩压和冠脉窦血流量,降低中心静脉压[11]。细辛的乙酸乙酯可溶部分可抑制氯化钾所致的血管收缩[12]。细辛注射液对肾上腺素引起的微动脉血流停止或减慢有轻度推迟作用,对管径收缩时间有明显推迟作用[13]。

8. 抗菌作用　细辛醇浸剂、挥发油等体外试验证明对革兰阳性菌、枯草杆菌及伤寒杆菌有抑制作用,细辛煎剂对结核杆菌及伤寒杆菌亦有抑制作用[14, 15]。细辛挥发油无论通过挥发油气体气熏或直接作用,都有抗真菌作用。黄樟醚为细辛油抗真菌的主要有效成分,其抗真菌有效剂量为 6×10^{-5} ml/ml,其杀菌作用较 40%甲醛强 4 倍,比石炭酸强 1 倍[16]。

9. 其他作用　细辛具有提高机体代谢的功能,从细辛中分离的消旋去甲乌药碱具有肾上腺素能β受体激动剂样作用,因而有增强脂质代谢及升高血糖的功效[17]。

毒性　细辛的毒性来源于所含的挥发油,挥发油的毒性作用主要在中枢[18]。细辛挥发油中所含之黄樟醚系致癌物质,毒性较大,在大鼠饲料中混入此物,2 年后 28%大鼠发生肝癌[19]。

【药性】 辛,温,小毒。归肺、肾、心经。

1.《本经》:"味辛,温。"

2.《别录》:"无毒。"

3.《吴普本草》:"神农、黄帝、雷公、桐君:辛,小温;岐伯:无毒;李氏:小寒。"

4.《本草衍义》:"味极辛。"

5.《本草正》:"有小毒。"

6.《本草害利》:"辛温香燥,入心、肺、肾三经。"

【功用主治】 散寒祛风,止痛,温肺化饮,通窍。主治风寒表证,头痛,牙痛,风湿痹痛,痰饮咳喘,鼻塞,鼻渊,口疮。

1.《本经》:"主咳逆、头痛、脑动、百节拘挛、风湿痹痛、死肌。久服明目,利九窍,轻身长年。"

2.《药性论》:"治咳逆上气、恶风、风头、手足拘急,安五脏六腑,添胆气,去皮风湿痒,能止眼风泪下,明目,开胸中滞,除齿痛,主血闭、妇人血沥腰痛。"

3.《本草衍义》:"治头面风痛。"

4.《医学启源》:"治少阴经头痛如神。《主治秘要》云:止诸阳头痛,诸风通用之。辛热,温阴经,散水寒,治内寒。"

5.《纲目》:"治口舌生疮、大便燥结,起目中倒睫。散浮热。"

6.《本草正》:"善祛阴分之寒邪,除阴经之头痛。益肝温胆。"

7.《医林纂要》:"润肾,宣达命门之气,以窜达于九窍百骸,潜通咽后。"

8.《本草经百种录》:"散肺经之风。"

9.《药性切用》:"表散寒邪。"

【用法用量】 内服:煎汤,1.5~9 g;研末,1~3 g。外用:适量,研末吹鼻、塞耳、敷脐;或煎水含漱。

【宜忌】 阴虚、血虚、气虚多汗及火升炎上者禁服。反藜芦。本品服用剂量过大,可发生面色潮红、头晕、多汗,甚则胸闷、心悸、恶心、呕吐等副作用。

1.《本草经集注》:"恶狼毒、山茱萸、黄芪,畏消石、滑石,反藜芦。"

2.《药性论》:"忌生菜。"

3.《日华子》:"忌狸肉。"

4.《本草经疏》:"其性升燥发散,故凡病内热及火生炎上,上盛下虚,气虚有汗,血虚头痛,阴虚咳嗽,法皆禁用。"

5.《药性纂要》:"多用泄人元气。"

6.《本草求原》:"惟血虚火郁而非寒胜热郁者忌之。"

【选方】 1. 治风寒在脑,或感湿邪头痛头晕及眉棱眼眶痛者　川芎三钱,细辛(洗去土)、白术各三钱,甘草一钱。水二盅,姜三片,煎八分,食远服。(《妇人良方》小芎辛汤)

2. 治因风眉骨痛不止者　川乌、草乌各一钱(此二味俱用童便浸二宿),细辛、羌活、片芩(酒拌炒)、甘草(炙)各半钱。上为细末,分二服,清茶调下。(《丹溪心法》羌乌散)

3. 治上气不得息卧,喉中如水鸡声,气欲绝　麻黄四两(去节),细辛二两,五味子半升,桂心、干姜各一两,半夏八枚(洗去滑)。上六味切,以水一斗,煮取三升,绞去滓,适寒温,服一升。投杯即卧。令人汗出不得卧,勿怪。亦可从五合,不知升增,日再。(《古今录验》沃雪汤)

4. 治肺寒卒咳嗽　细辛半两(捣为末),杏仁半两(汤浸,去皮尖,双仁,麸炒微黄,研如膏)。上件药,于铛中熔蜡半两,次下酥一分,入细辛、杏仁,丸如羊枣大。不计时候,以绵裹一丸,含化咽津。(《圣惠方》)

5. 治卒暴中风,昏塞不省,牙关紧急,药不得下咽者　细辛(洗去土、叶),猪牙皂角(去子)。上各一钱,研为细末,每用少许,以纸捻蘸药入鼻,俟喷嚏,然后进药。(《济生续方》)

6. 治鼻塞,不闻香臭　细辛(去苗叶)、瓜蒂各一分。上二味,捣罗为散,以少许吹鼻中。

7. 治牙齿痛久不差　细辛(去苗叶)、荜拨,上二味等分,粗捣筛。每用钱匕,水一盏,煎十数沸,热漱冷吐。(6、7 方出自《圣济总录》)

8. 治口舌生疮　用细辛、黄连等分为末。先以布巾揩净患处,掺药在上,涎出即愈。(《卫生易简方》)

9. 治口臭　细辛一两,甘草一两(炙微赤,锉),桂心一两。上件药,捣细罗为散。每服不计时候,以熟水调下一钱。(《圣惠方》细辛散)

10. 治雀目,不计大人小儿,久患不瘥　细辛、地肤子、决明子、松脂,以上各二两。上件药,捣细罗为散。每于食后,以竹叶汤调下一钱。

11. 治卒耳聋　细辛一分,蒲黄一分,杏仁三分(汤浸,去皮尖、双仁),曲末三分(微炒)。上件药,捣罗为末,研杏仁如膏,合和,捻如枣核大。绵裹塞耳中,一日一易,以差为度。(10、11 方出自《圣惠方》)

12. 治聤耳,耳中痛,脓血出　细辛(去苗,锉)、附子(炮裂,去脐皮)各一分。上二味,捣罗为散,以葱汁和一钱匕,绵裹塞耳中。(《圣济总录》)

13. 治蛇伤　用细辛、白芷各五钱,雄黄二钱半,为末,入麝香少许。每服二钱,温酒调服。(《卫生易简方》)

14. 治神经性皮炎　鲜细辛适量,洗净,捣烂成糊状,涂患处,每日 2 次。(《陕甘宁青中草药选》)

【临床报道】 1. 治疗阿弗他口炎　用细辛 9~15 g,研粉,加水和少量甘油,调匀成糊状,贴于脐部 3 d。经 66 例临床治疗观察,均有明显疗效。一般用药 1~2 d 后疼痛迅速减轻,3 d 内可见溃疡面结疤愈合。若配合用黄连 9 g,加水 200 ml,煎成浓汁成 10~15 ml,冷却后每日 3 次涂布溃疡面,疗效更佳[1]。

2. 治疗口腔溃疡　单味细辛研末,每次取 2 g,生姜汁调和,外敷脐部,上覆塑料薄膜,胶布固定,保留 4~6 h 揭下,连用 5~7 d。治疗口腔溃疡 16 例,用药 5~7 d 后,治愈 10 例,好转 6 例[2]。

根长15～40 cm，直径0.1～0.2 cm。叶甚多。

华细辛　根茎长5～20 cm，直径0.1～0.2 cm，节间长0.2～1 cm。基生叶1～2，叶片较薄，心形，先端渐尖。花被裂片开展。果实近球形。气味较弱。

汉城细辛　根茎长0.1～0.5 cm，节间长0.1～1 cm。基生叶多为2，叶柄有毛，叶片较厚，花被裂片开展。果实半球形。

鉴别　(1) 根横切面：北细辛　表皮脱落。外皮层细胞有草酸钙小方晶和双晶；皮层宽，有油细胞散列；内皮层明显；皮层与中柱之比为4(～5.6)：1。粗根初生木质部三原型；细根多二原型。本品薄壁细胞含淀粉粒。

华细辛　根中未见草酸钙结晶。

汉城细辛　根的外皮层细胞几等径。初生木质部四原型。

根茎横切面：北细辛　表皮细胞1列。皮层细胞16～21列，外侧2～3列为厚角组织；有油细胞、纤维及石细胞分布。内皮层明显。维管束通常4～8个，韧皮部偶见纤维，木质部内侧有纤维。髓部可见石细胞。本品薄壁细胞含淀粉粒，偶见草酸钙小方晶。

华细辛　根茎中极少见石细胞。

汉城细辛　根茎近髓部有时可见纤维和石细胞。

叶片表面观：北细辛　上、下表皮细胞不规则形，垂周壁波状弯曲；可见不定式气孔及类圆形油细胞，非腺毛1～4个细胞，表面具壁疣。上表皮非腺毛长48～100 μm，直径32～40 μm；下表皮非腺毛长60～140 μm，直径28～40 μm。

华细辛　叶片非腺毛多为3～7个细胞，上表皮非腺毛长88～100 μm，直径36～44 μm，下表皮非腺毛长100～280 μm，直径28～40 μm。

汉城细辛　上表皮非腺毛1～7个细胞，长160～240 μm，直径40～50 μm；下表皮非腺毛4～7个细胞，长280～360 μm，直径28～36 μm。

(2) 取本品粉末1 g，加乙醚5 ml振摇后浸出15 min，滤过。取滤液1 ml置蒸发皿中，待乙醚挥散后加1%香草醛浓硫酸试剂，溶液由浅棕色变为棕紫色(检查挥发油)。

(3) 薄层色谱：取本品挥发油，用乙醚稀释成1：10溶液供点样用。另取1，8-桉油素、甲基丁香酚、黄樟醚、α-蒎烯为对照品。样品液及对照液各适量同点于硅胶G薄层板上，以苯-乙酸乙酯(95：5)展开，展距17.3 cm，用1%香草醛浓硫酸试液显色，供试品色谱在与对照品色谱相应位置上显相同颜色斑点。

品质标志　《中华人民共和国药典》2005年版规定：本品含挥发油不得少于2.0%(ml/g)。

【成分】　1. 北细辛(辽宁产)　全草(干品)含挥发油2.5%，挥发油中的成分有：α-蒎烯(α-pinene)，莰烯(camphene)，β-蒎烯(β-pinene)，月桂烯(myrcene)，香桧烯(sabinene)，柠檬烯(limonene)，1，8-桉叶素(1，8-cineole)，对聚伞花素(*p*-cymene)，γ-松油烯(γ-terpinene)，异松油烯(terpinolene)，龙脑(borneol)，优葛缕酮(eucarvone)，爱草脑(estragole)，2-异丙基-5-甲基茴香醚(2-isopropyl-5-methylanisole)，3，5-二甲氧基甲苯(3，5-dimetho-xytoluene)，黄樟醚(safrole)，甲基丁香油酚(methyl eugenol)，细辛醚(asaricin)，肉豆蔻醚(myristicin)，榄香脂素(elemicin)[1,2]，β-水芹烯(β-phellandrene)，β-松油烯，3，4-二甲基-2，4，6-辛三烯(3，4-dimethyl-2，4，6-octatriene)，表樟脑(epica-mphor)，异龙脑(isoborneol)，α-松油醇(α-terpineol)，十五烷(pentadecane)，β-甜没药烯(β-bisabolene)，2-甲氧基黄樟醚(croweacin)，卡枯醇(kakuol)，细辛脑(asarone)[3]，N-异丁基十二碳四烯酰胺(N-isobutyldodecatetraeneamide)[4]。另含和乌胺(higenamine)[4]。

根含苯丙素类：1，2-二甲氧基-4-烯丙基苯(1，2-dimethoxy-4-allylbenzene)，1，2，3-三甲氧基-5-烯丙基苯(1，2，3-trimethoxy-5-allylbenzene)和1，2，4-三甲氧基-5-烯丙基苯(1，2，4-trimethoxy-5-allylbenzene)[5]。

2. 华细辛(湖北产)　全草(干品)含挥发油2.6%，挥发油中的成分有：α-蒎烯，莰烯，β-蒎烯，月桂烯，香桧烯，柠檬烯，1，8-桉叶素，对聚伞花素，γ-松油烯，异松油烯(terpinolene)，龙脑，4-松油烯醇(terpinen-4-ol)，α-松油醇(α-terpineol)，爱草脑(estragole)，萘(naphthalene)，3，5-二甲氧基甲苯(3，5-dimethoxytoluene)，黄樟醚，正十五烷(*n*-pentadecane)，甲基丁香油酚，2-甲氧基黄樟醚，细辛醚，肉豆蔻醚(myristicin)，榄香脂素(elemicin)[6,11]，α-侧柏烯(α-thujene)[7]，细辛素(asarinin)[8]。

3. 汉城细辛(辽宁产)　全草(干品)含挥发油1.0%。从挥发油中除分离出甲基丁香油酚，黄樟醚，细辛醚和优葛缕酮(eucarvone)外，还含有：α-蒎烯，莰烯，β-蒎烯，月桂烯，香桧烯，柠檬烯，1，8-桉叶素(1，8-cineole)，对聚伞花素，龙脑，α-松油醇，α-羟基对聚伞花素(*p*-cymen-α-ol)，爱草脑，2-异丙基-5-甲基茴香醚，乙酸龙脑酯(bornyl acetate)，3，5-二甲氧基甲苯，肉豆蔻醚和榄香脂素等[9～12]。

【药理】　1. 解热镇痛作用　辽细辛挥发油对正常小鼠体温的降温作用很强，对发热大鼠体温也有很强的降温作用[1]。细辛挥发油0.5 ml/kg给家兔灌胃，对家兔由电刺激齿髓神经所致疼痛有镇痛作用，镇痛强度与安替比林0.5 g/kg相当[2]。

2. 抗惊厥作用　细辛挥发油有抗电惊厥和戊四氮惊厥作用，以辽细辛挥发油最强，可完全对抗电惊厥，显著延长戊四氮惊厥潜伏期及死亡时间[1]。

3. 抗炎作用　辽细辛挥发油腹腔注射有明显抗炎作用，能显著抑制酵母、甲醛、角叉菜胶、组胺或PGE_2引起的大鼠足跖肿胀[3,4]。细辛油能对抗巴豆油引起的小鼠耳肿胀，抑制抗大鼠兔血清引起的大鼠皮肤浮肿[3]。对大鼠棉球肉芽肿及塑料环肉芽肿都有抑制作用[3,4]。细辛挥发油能显著地预防大鼠佐剂性关节炎的原发病变，对继发性病变也有明显的治疗作用[5]。

4. 免疫抑制作用　细辛油腹腔注射对细胞免疫及体液免疫都有明显抑制作用，能显著抑制植物血凝素(PHA)诱发的小鼠体内淋巴细胞转化，明显抑制小鼠溶血素抗体的生成[5]。

5. 抗肾病变作用　给5星期龄雄性大鼠氨基核苷造成肾病变，再腹腔注射细辛素，可抑制尿蛋白排泄增加，并能改善血清生化指标[6]。

6. 局部麻醉作用　50%的细辛煎剂能阻滞蟾蜍坐骨神经的冲动传导，且具可逆性，其麻醉效价与1%普鲁卡因接近[7]。

7. 对心血管系统的作用　细辛可使犬左室泵功能和心肌收缩性能明显改善，且细辛改善左室泵功能似由于其增强心肌收缩性能所致[8～10]。用犬冠脉前降支分段结扎和冠状窦插管阻流法制备心源性休克模型，细辛醇提取物、多巴胺、去甲乌药碱均能提高休克动物的平均动脉压、左室收

3127 细辛 xì xīn (《本经》)

【异名】 少辛(《山海经》),小辛(《本经》),细草(《吴普本草》),细条(《广雅》),独叶草、金盆草(《中药材手册》),铃铛花(《青岛中草药手册》),玉香丝(《中药别名手册》)。

【基原】 为马兜铃科细辛属植物北细辛、华细辛及汉城细辛的带根全草。

【原植物】 1. 北细辛 *Asarum heterotropoides* Fr. Schmidt var. *mandshuricum* (Maxim.) Kitag. 又名:辽细辛。

多年生草本。根茎横走。叶卵状心形或近肾形,先端急尖或钝,基部心形,上面脉上有毛,有时全体疏生短毛,下面毛较密;芽胞叶近圆形。花紫棕色,稀紫绿色;花梗长 3~5 cm;花被管壶状或半球状,喉部稍缢缩,花被裂片三角状卵形,由基部向外反折,贴靠于花被管上;雄蕊着生于子房中部,花丝常较花药稍短,药隔不伸出;子房半下位或几近上位,近球形,花柱 6,先端 2 裂,柱头侧生。蒴果半球状。花期 5 月,果期 6~7 月。

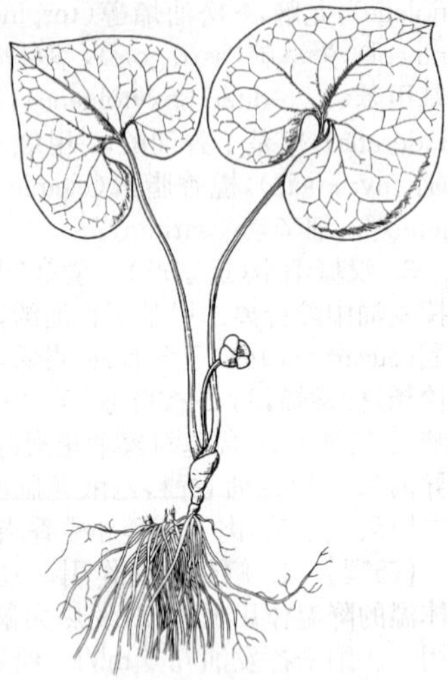

辽细辛

生于林下坡地或山沟阴湿而肥沃的地上。分布于东北及山西、山东、河南及陕西等地。

2. 华细辛 *Asarum sieboldii* Miq. 又名:细辛。

多年生草本。根茎直立或横走。叶通常 2 枚;芽胞叶肾圆形,边缘疏被柔毛;叶片心形或卵状心形,先端渐尖或急尖,基部深心形,上面疏生短毛,脉上较密,下面仅脉上被毛。花紫黑色;花被管钟状,内壁有疏离纵行脊皱;花被裂片三角状卵形,直立或近平展;雄蕊着生于子房中部,花丝与花药近等长或稍长,药隔突出,短锥形;子房半下位或几近上位,球状,花柱 6,较短,先端 2 裂,柱头侧生。蒴果近球状。花期 4~5 月。

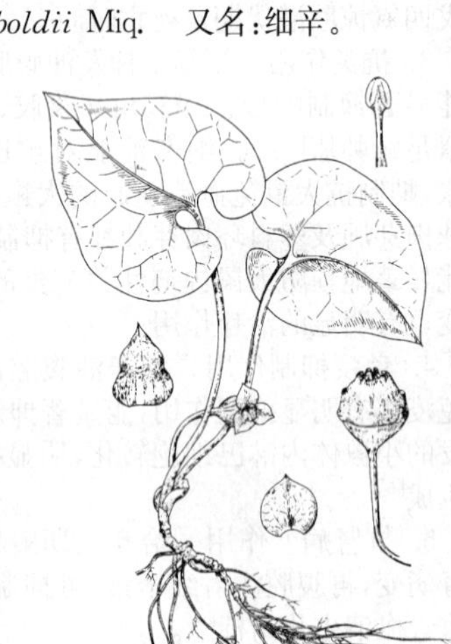

细 辛

生于林下阴湿腐殖质土中。分布于陕西、山东、安徽、浙江、江西、河南、湖北、四川等地。

3. 汉城细辛 *Asarum sieboldii* Miq. f. *seoulense* (Nakai) C. Y. Cheng et C. S. Yang.

本变型与细辛相似,但叶片背面密生短毛,叶柄被疏毛,可以区别。

生于林下及山沟阴湿地。分布于辽宁。

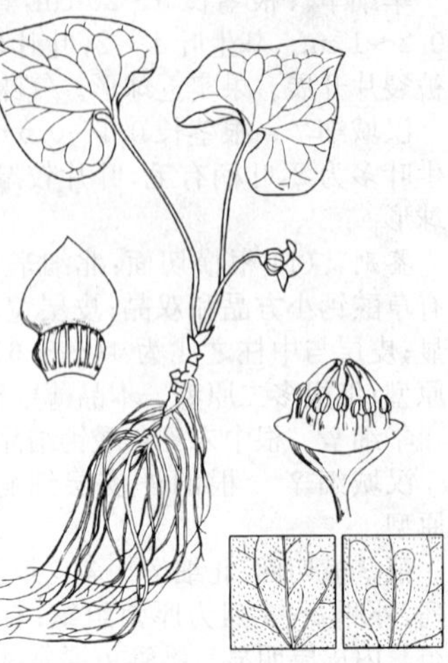

汉城细辛

【栽培】 生物学特性 喜阴凉湿润,忌强光与干旱,耐严寒,宜在背阴坡富含腐殖质的疏松肥沃的土壤中生长,易积水的黏重土壤及涝洼地均不宜栽培。种子属于下胚轴休眠类型,20~24 ℃胚发育较快,10~13 ℃低温条件下胚很难生长分化,已长出胚根的种子需 0~5 ℃低温条件打破上胚轴休眠,才能出苗。

繁殖方法 种子繁殖,也可分根繁殖。种子繁殖:夏播,6 月上、中旬采果实,置室内堆放 1~2 d,待果实变软后,去掉果皮,淘洗种子,及时播种,或短期砂藏,于 7 月份播种。条播或穴播。条播按行距 10~12 cm,播幅 4~5 cm,每行播 120~150 粒。播后 2~3 年可移栽。分根繁殖:将根状茎顶部留 4~5 cm,并保证有 2~3 个芽苞,保留根条。栽植时按行株距 30 cm×20 cm 开穴,每穴栽 2~3 段根状茎。

田间管理 出苗后在畦面上盖一层 3~5 cm 厚的树叶或稻草,以保持畦土湿润。每年中耕除草 3~4 次,切勿伤根。生长季如遇干旱,应适当浇水 2~3 次,并及时松土。从 6 月初开始搭棚遮荫,透光度 50%~60% 为宜。非采种田应在早春摘除花蕾。在松土、除草同时,进行整畦、培土。生长期根外追施 2% 过磷酸钙溶液 2~3 次,上冻前施有机肥,盖上枯枝落叶或防寒土。

病虫害防治 病害有菌核病,为害 5 年生以上的植株。可及时挖除病株,用 50% 多菌灵 1 000 倍液喷雾,每 10 d 1 次,连续 2~3 次。虫害有细辛凤蝶,可用 80% 敌百虫 1 000~1 500 倍液喷雾防治。

【采收加工】 移栽田生长 3~5 年,直播地生长 5~6 年采收。9 月中旬挖出全部根系,每 1~2 kg 捆成 1 把,放阴凉处阴干后打包入库。

【药材】 细辛 *Herba Asari* 北细辛主产于黑龙江、吉林、辽宁;汉城细辛产于辽宁东南部;华细辛主产于山东、安徽、浙江、江西、河南、湖北、陕西、四川。

性状 北细辛 常卷缩成团。根茎横生呈不规则圆柱形,具短分枝,长 1~10 cm,直径 0.2~0.4 cm;表面灰棕色,粗糙,有环形的节,节间长 0.2~0.3 cm,分枝顶端有碗状的茎痕。根细长,密生节上,长 10~20 cm,直径 0.1 cm;表面灰黄色,平滑或具纵皱纹,有须根及须根痕。基生叶 1~3,具长柄,表面淡绿色,光滑;叶片多破碎,完整者心形至肾状心形,全缘,先端急尖,基部深心形,长 4~10 cm,宽 6~12 cm。有的可见花,多皱缩,钟形,暗紫色,花被顶裂片由基部反卷与花被筒几全部相贴。果实半球形。气辛香,味辛辣、麻舌。

栽培品的根茎多分枝,长 5~15 cm,直径 0.2~0.6 cm。

查》)，小对叶草、小种癀药(《贵州草药》)。

【基原】 为藤黄科金丝桃属植物贯叶连翘的全草。

【原植物】 贯叶连翘 *Hypericum perforatum* L.

多年生草本，高可达1 m左右。茎直立，分枝多，枝皆腋生，茎和枝两侧各有凸起纵脉1条。单叶对生；叶无柄；叶片较密，椭圆形以至条形，长1～2 cm，宽0.3～0.7 cm，先端钝，基部微抱茎，全缘，密被透明腺点。聚伞花序顶生；花较大，黄色；萼片5，披针形，边缘有稀疏的黑色腺点；花瓣5，较萼片长，边缘有黑色腺点；雄蕊多数，合生成3束，花药上有黑色腺点；子房上位，花柱3裂。蒴果长圆形，具背生的腺条及侧生的囊状腺体。花期6～7月，果期8～9月。

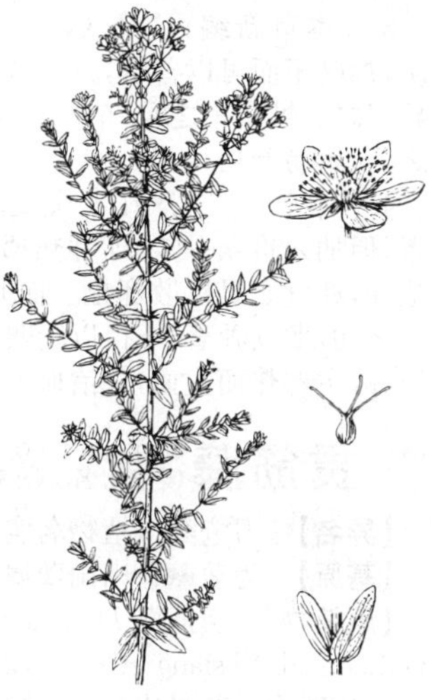

贯叶连翘

生于山坡路旁或杂草丛中。分布于河北、江苏、山东、四川、贵州、陕西、甘肃、新疆等地。

【栽培】 生物学特性 喜温暖湿润气候，亦耐干旱，在海拔1 200 m左右，年生长期200 d左右，土层30 cm以上，疏松肥沃土壤生长最好，但也耐瘠薄，喜光不耐荫蔽，常与低草混生。

繁殖方法 种子繁殖。每年9月下旬至10月上旬采种。选择土层深厚、肥沃的沙壤或中壤土向阳地块，翻耕，作畦，施足有机肥和磷肥，干旱地区要在耕前灌水，保证土壤有一定的湿度，或在早春趁墒整地后进行覆盖保墒。翌年4月下旬播种，行距30 cm开沟，条播或撒播，播后覆膜的覆土0.5 cm，不覆膜的覆土1～1.5 cm。

田间管理 当苗高3～7 cm时，间苗移栽补植。株距15～20 cm，或丛植，每丛3～5株，丛间距20～25 cm。中耕除草3次，5、6、7月进行，追肥3次，可追农家液肥或复合肥，结合灌水和中耕进行。

【采收加工】 8月下旬采收，晒干。

【成分】 贯叶连翘含黄酮类：槲皮素(quercetin)，甲基橙皮苷(methylhesperidin)，金丝桃属素(hypericin)，芸香苷(rutin)，金丝桃苷(hyperoside)[1]，Ⅰ3，Ⅱ8-双芹菜素(Ⅰ3，Ⅱ8-biapigenin)[2]，穗花杉双黄酮(amentoflavone)[3]，表儿茶素(epicatechin)[4]等；酚酸类：咖啡酸(caffeic acid)，绿原酸(chlorogenic acid)。还含贯叶连翘素(hyperforin)[5]，叶黄素(xanthophyll)，堇黄质(violaxanthin)[6]。

【药理】 1. 抗微生物与抗寄生虫作用 本品叶、花和果提取物对化脓、肾盂炎及膀胱炎的感染菌有杀菌作用，对杆菌无效，醇提取物杀菌作用强于水提取物，槲皮素是有效成分之一[1]。本植物所含儿茶素与黄酮类的提取物在体外对金黄色葡萄球菌和枯草杆菌，高浓度时对大肠杆菌和白念珠菌有抗菌作用，并对流感病毒及烟草花叶病毒有抑制作用[2]；对流感病毒A2感染鸡胚也有抗病毒作用[3]。全草浸剂或提取物对复孔绦虫、膜壳绦虫、蛲虫和犬蛔虫有驱肠虫作用[4]。

2. 镇痛作用 本植物地上部分总黄酮25～100 mg/kg腹腔注射，小鼠热板法有剂量相关性镇痛作用，使痛阈升高11%～111%，ED_{50}为21.0 mg/kg，主要有效成分为槲皮素及其苷[5]。

3. 对心血管的作用 全草用稀NaOH溶液水解后所得的衣马宁(imanin)和水溶性衣马宁使离体兔耳血管收缩，$1:1\times10^{-5}$使离体蛙心收缩期停跳，50 mg/kg静脉注射使兔血压下降，呼吸频率和深度增加[6]。本品所含原矢车菊素类对组胺或前列腺素$F_{2\alpha}$($PGF_{2\alpha}$)所致猪冠状动脉收缩有抑制作用，其机制可能是抑制了细胞的磷酸二酯酶[7]。

4. 对中枢神经系统的影响 本品的提取物(含金丝桃素等)对动物的精神活动有一定影响，能增强小鼠的探索行为，剂量依赖性延长药物的睡眠时间，在一定剂量范围内有对抗利舍平作用。与大多数抗抑郁药相似，能增强小鼠转轮活动能力，连续用药可减少雄性小鼠的攻击行为，提示可能对轻、中型抑郁症有效[8]。

5. 其他作用 金丝桃苷0.25 mmol/L能抑制人脑肿瘤切片的需氧糖酵解，促使糖代谢恢复正常，但对正常兔脑切片的糖代谢无明显影响。本品提取物也能抑制肿瘤切片的乳酸产生，提示金丝桃苷或含有此成分的植物提取物可用于癌的防治[9]。鼠伤寒沙门菌诱变和大鼠原始肝细胞DNA修复诱导试验表明，本品的乙醇提取物有诱变性[10, 11]。但用哺乳动物细胞进一步对贯叶连翘的水醇提取物进行了体外、体内一系列致突变试验，体外试验包括HGPRT试验、UDS试验，以及用Syrian仓鼠胚细胞所进行的试验，体内的中国仓鼠骨髓染色体畸变试验等，所有这些试验结果都未发现其致畸变性[12]。

【药性】 苦、涩，平。

1.《贵州民间药物》："性平，味辛、微苦。"

2.《陕西中草药》："味涩，微甘，性平。"

3.《四川中药志》1979年版："苦、涩，平。"

【功用主治】 收敛止血，调经通乳，清热解毒，利湿。主治咯血，吐血，肠风下血，崩漏，外伤出血，月经不调，乳妇乳汁不下，黄疸，咽喉疼痛，目赤肿痛，尿路感染，口鼻生疮，痈疖肿毒，烫火伤。

1.《南京民间草药》："用根苗煎水服，可治咯血。"

2.《贵州民间药物》："清热解毒，通乳。"

3.《贵州民间方药集》："清热解毒，利湿止血。治口鼻生疮，黄疸，乳疖，乳少，肝炎，咯血，吐血，痔血，痛经，刀伤出血，喉炎。"

【用法用量】 内服：煎汤，9～15 g。外用：鲜品捣敷；或揉绒塞鼻；或干品研末敷。

【选方】 1. 治吐血，崩漏下血 千层楼15 g，旱莲草12 g，蒲黄炭10 g。水煎服。(《四川中药志》1979年版)

2. 治乳少 小对叶草全草30 g，炖肉吃，能催乳。(《贵州民间药物》)

3. 治黄疸肝炎 小对叶草60 g，煎水服。(《贵州草药》)

4. 治口鼻生疮 小对叶草叶搓绒，塞鼻孔。

5. 治乳疖 小对叶草嫩叶尖数片，揉塞鼻孔(左痛塞右，右痛塞左)，干时换药；并敷痛处；又用此药30～60 g煎水当茶喝，已溃者不能用。(4、5方出自《贵州民间药物》)

6. 治无名肿毒，烫火伤 鲜贯叶连翘捣烂敷；干粉用麻油或蛋清调敷。(南药《中草药学》)

《海上方》）②贯众炭 12 g，汉三七 9 g。研细末。每次 6 g，日服 2 次。（《吉林中草药》）

7. 治产后亡血过多，心腹彻痛，然后血下久而不止；亦治赤白带下，年深诸药不能疗者　贯众，状如刺猬者 1 个，全用，不锉碎，只揉去毛，花萼用之。用好醋蘸湿，慢火炙令香熟，候冷，为细末。用米饮调下二钱，空心食前服。（《妇人良方》独圣散）

8. 治血痢不止，或如鸡肝片，或如小豆汁　黄连（去须）半两，贯众（去土，细锉）二钱半。上件同炒令变色，地上出火毒，研为细末。每服三钱，米饮调下，空心服。（《杨氏家藏方》贯众散）

9. 治肠风　贯仲、荆芥穗、白矾（飞过）、猪牙皂角（醋炙）各一两。上同烧灰存性，为末。每服一钱，温米饮调下，空心食前，日服三服。（《普济方》四圣散）

10. 治大人小儿伤寒后余毒有热，下血不止　贯众（逐叶摘下令净）、黄柏（去粗皮，蜜炙）等分。上二味，捣罗为散。每服一钱至二钱匕。煎黑豆汁放温，调下。（《圣济总录》贯众散）

11. 治诸般痔疾　贯众、萆薢各等分。为细末，醋煮面糊为丸，如梧桐子大。每服四十丸，空心、食前，熟水送下。或入麝香少许，作散子。每服二钱，煎阿胶汤调下，或酒调亦得。出秽脓血，生肌为效。（《杨氏家藏方》胜金丸）

12. 治钩虫病　生贯众粉，10～16 岁每次 8 g，青壮年 15 g，50 岁以上 10 g。饭前空腹服，每日 2 次，5～7 d 为 1 疗程。忌食油腻。〔《中医函授通讯》1987，(6)：38〕

13. 治蛲虫病　贯众 9～12 g。水煎服。另用贯众 30 g，煎水，晚上睡前洗肛门。（《陕西中草药》）

14. 治乳痈，妇人奶痈，未成结者　管仲一味，为细末。外用敷肿上。亦可服之。（《普济方》）

15. 治风痒头疮　贯众三两，白芷一两。上为细末。油调涂之。（《普济方》决效散）

16. 治癣　贯众、吴茱萸、官桂等分。为细末。先以手抓破，以药擦之，或用醋调敷亦得。（《百一选方》）

17. 治漆疮　用贯众，治末以涂之，干以油和之。（《千金方》）

18. 治一切诸热毒，或中食毒，酒毒，药毒等　贯众、黄连、甘草各三钱，骆驼峰五钱。上为细末。每服三钱，冷水调下。（《普济方》贯众散）

【临床报道】 1. 治疗痢疾　以鲜贯众 50 g（干贯众 15 g），武火煎 15 min，每日分 2 次服用，重症加苦参 12 g 和贯众同煎，小儿酌情取鲜贯众 8～18 g（干贯众 2～5 g），加水适量，武火煎 10 分钟，每日分 4 次服用。治疗 69 例，服药 1 d，痊愈 18 例，好转 49 例，无效 2 例；服药 2 d，痊愈 32 例，好转 18 例，无效 1 例；服药 3 d，痊愈 17 例，好转 2 例。经 3 d 治疗观察，总有效率达 100%，治愈率 97.1%[1]。

2. 治疗绝经后阴道不规则出血　37 例均排除肿瘤因素，出血前除 1 例有阴痒外，其余病例均无妇科疾病发生。予贯众三物汤（贯众 60 g，生黄芪 30 g，桑叶 10 g）治疗，水煎服，每日 1 剂。停用其他一切中西药物。本组病例经上述方药治疗后，31 例痊愈（服药 3～5 剂，阴道不规则出血停止，1 年之内不复发）；4 例显效（服药 3～15 剂，出血停止，1 年之内有复发，仍用原方有效）；2 例无效（服药 3～15 剂，出血虽有减少而未能停止）。总有效率为 94.6%[2]。

【各家论述】 1.《纲目》："贯众大治妇人血气。王海藏治夏月痘出不快，快斑散用之，云贯众有毒，而能解腹中邪热之毒。病因内感而发之于外者多效，非古法之分经也。"

2.《本草汇言》："贯众，杀虫化癥之药也。前古主腹中邪热结气，故时人用杀虫化癥，皆属腹中邪热，湿郁结气也。""贯众，性气寒燥有毒，如病人营虚血槁，肝肾有火，并阴虚咳嗽人，不可加用。"

3.《本草新编》："贯众，实化毒之仙丹。毒未至而可预防，毒已至而可以善解，毒已成可以速祛，正不可以前后而异视之。惟毒来之重，单用贯众则力薄势绵，必须佐以攻毒之药，始易奏功耳。"

4.《本草正义》："凡大头疫肿连耳目，用泄散而不遽应者，但加入贯众一味，即邪热透泄，而热解神清。不独苦寒泄降，亦气之足以散邪也。而井中沉一枚，不犯百毒，则解毒之功，尤其独著，不得以轻贱而忽之。""贯众，苦寒沉降之质，故主邪热而止血，并治血痢下血，甚有捷效。"

3125 贯筋藤 Guàn jīn téng （《植物名实图考》）

【异名】 刀疮药（《植物名实图考》）。

【基原】 为萝藦科南山藤属植物贯筋藤的全株。

【原植物】 贯筋藤 *Dregea sinensis* Hemsl. var. *corrugata*（Schneid.）Tsiang et P. T. Li［*D. corrugata* Schneid.］

木质藤本。茎具皮孔，幼枝被褐色绒毛。叶对生；叶柄长 1.5～4 cm，顶端具丛生小腺体；叶片纸质，卵状心形，长 5～11 cm，宽 4～6 cm，先端渐尖，基部心形，上面被短柔毛，老时毛渐脱落，下面密被绒毛。伞形状聚伞花序腋生，着花多达 20 朵；花萼 5 裂，内面基部具 5 个腺体；花冠紫红色，外面白色，花冠裂片 5，具睫毛；副花冠 5 裂，着生于花药背面；花粉块每室 1 个，直立；子房被柔毛；柱头顶端 2 裂。蓇葖果狭披针形，长 5～6 cm，外果皮具横凸起的皱褶片状，被短柔毛；种子扁平，卵状长圆形，端部具白绢质种毛。花期 3～5 月，果期 7～12 月。

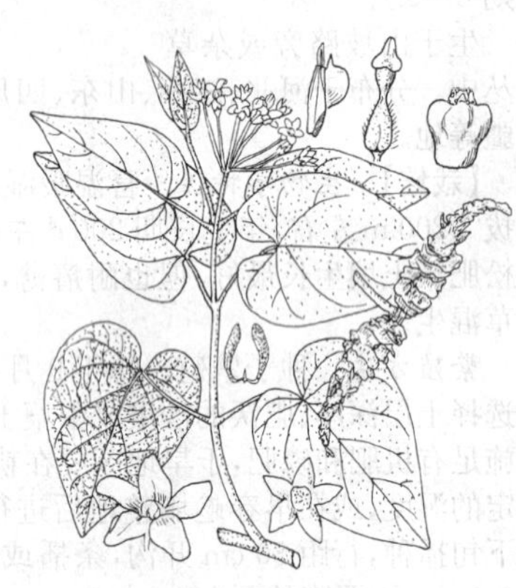

贯筋藤

分布于西南及陕西、甘肃等地。

【采收加工】 7～10 月采收，切段晒干或鲜用。

【成分】 根茎含：南山藤皂苷元（drevogenin）[1]，苦绳苷元（dresigenin）[2]，南山藤皂苷元 Ⅰ 及 Ⅱ[3]，南山藤属苷（dregeoside）[4]，南山藤属苷 A[5]、B[6]、C[7] 和 β-谷甾醇-β-D-葡萄糖苷（β-sitosterol-β-glucoside）[1]。

【药性】 微苦，平。

【功用主治】 祛风，利湿，通乳，活血解毒。主治风湿痹痛，黄疸，淋病，水肿，乳汁不下，痈肿疮疖，外伤骨折。

【用法用量】 内服：煎汤，9～15 g。外用：鲜品捣敷。

3126 贯叶连翘 guàn yè lián qiào （《中国药用植物志》）

【异名】 过路黄、小种黄（《贵州民间方药集》），赶山鞭、千层楼、上天梯（《四川中药志》），小对月草（《贵州植物药调

有较多的叶迹维管束。气特异，味初淡而微涩，后渐苦、辛。

鉴别 (1) 叶柄基部横切面：表皮为1列外壁增厚的小型细胞，常脱落。下皮为10列多角形厚壁细胞，棕色至褐色，基本组织细胞排列疏松，细胞间隙中有单细胞的间隙腺毛，头部呈球形或梨形，内含棕色分泌物；周韧维管束5～13个，环列，每个维管束周围有1列扁小的内皮层细胞，凯氏点明显，有油滴散在，其外有1～2列中柱鞘薄壁细胞，薄壁细胞中含棕色物与淀粉粒。

(2) 取本品横切面片，滴加1%香草醛乙醇溶液及浓盐酸，镜检，可见细胞间隙的内生腺毛显红色。

(3) 薄层色谱：取本品粗粉3 g，加水30 ml，加热提取30 min，滤过，滤液加盐酸酸化，用乙醚提取3次，合并滤液，浓缩至干，加氯仿2 ml溶解，点于硅胶G薄层板上，以氯仿-丙酮-冰醋酸(80：20：2.5)展开，先喷以新配的0.5%牢固蓝B盐溶液，再喷0.1 mol/L氢氧化钠溶液，绵马酸类显橙红色斑点。

【成分】 粗茎鳞毛蕨的根茎含绵马酸(filixic acid)BBB、PBB、PBP，黄绵马酸(flavaspidic acid)AB、BB、PB，白绵马素(albaspidin)[1,2]，东北贯众素(dryocrassin)[3,4]，α-D-葡辛糖-δ-内酯-烯二醇(α-D-glucooctano-δ-lactone enediol)[5]，异戊烯腺苷(isopentenyaldenosine)[6]。又含三萜成分：里白烯(diploptene)，9(11)-羊齿烯〔9(11)-fernene〕[7,8]，铁线蕨酮(adiantone)，29-何帕醇(29-hopanol)，里白醇(diplopterol)[8]，雁齿烯(filicene)[9]等。

【药理】 1. 对子宫平滑肌的作用 本品乙醚提取物对兔和豚鼠的离体子宫有较强的收缩作用，给药0.8 ml可使子宫收缩频率及紧张度均增加，振幅减小，药量增到1.3 ml时(相当于原药65 mg)，可使子宫呈强直性收缩，其作用与麦角相似[1]。

2. 抗早孕及堕胎作用 本品提取物皮下注射、阴道给药和灌胃对小鼠均有显著的抗早孕作用，皮下给药对大鼠也有明显的抗早孕作用，皮下或阴道给药可使大部分孕兔胚胎盘组织排出体外，对怀孕小鼠，该提取物灌胃给药有堕胎作用，可于24～41 h内将胎仔完整排出[2]。

3. 雌激素样作用 子宫称重法和阴道涂片法均表明本品提取物可使子宫重量增加，阴道细胞角化，有雌激素样作用[2]。

4. 抗病原微生物作用 贯众煎剂对伤寒杆菌、大肠杆菌、铜绿假单胞菌、变形杆菌和金黄色葡萄球菌也有不同的抑制作用，对流感病毒PR8株、亚洲甲型京科68-1株、57-4株、新甲1型连防77-2株以及流感病毒乙型(Lee)、丙型(1232)及丁型(仙台)等均显示明显抑制作用，对腺病毒Ⅲ、脊髓灰白质炎病毒Ⅱ型、乙肝病毒表面抗原、埃柯病毒9型、柯萨奇病毒、流行性乙型脑炎病毒及单纯疱疹病毒等也有明显抗毒作用[3,4]。

5. 驱虫作用 本品对动物血吸虫病的实验治疗有显著疗效，对小鼠血吸虫有促使肝移作用，其石油醚析出物、酸沉淀物和东北贯众素能明显促使小鼠及兔血吸虫肝移，并具有一定杀虫作用[3]。

毒性 本品注射液给麻醉兔静注2 ml，对呼吸、血压无明显影响，其对小鼠的LD_{50}为1.7±0.021 g/kg，较大剂量连续多日注射于兔，也未见对主要脏器有明显影响[1]。

【炮制】 1. 贯众 取原药材，除去杂质及残留的根，洗净，润透，切厚片或小块，干燥。或取原药材，除去杂质，洗净，干燥，捣碎。生品以清热解毒、杀虫见长。

2. 贯众炭 取贯众块，置锅内，用武火炒至表面呈焦黑色，内部呈棕褐色时，喷淋清水少许，熄灭火星，取出凉透。或取贯众片置锅内，再盖上较小的锅，盖锅底上贴白纸一张，用重物压好，密封，用武火加热至白纸焦黄时停火，次日取出。贯众炭长于止血，常用于崩漏下血。

饮片性状 贯众为不规则的厚片或碎块，表面黄棕色或黑棕色，参见"药材"项。贯众炭形如贯众块，表面焦黑色，内部棕褐色，质脆易碎。

贮干燥容器内，贯众炭摊晾散热，防复燃。

【药性】 苦、涩，微寒，小毒。归肝、胃经。

1.《本经》："味苦，微寒。"

2.《吴普本草》："神农、岐伯：苦，有毒。桐君、扁鹊：苦。一《经》：甘，有毒。黄帝：咸、酸、微苦，无毒。"

3.《本草新编》："入阳明胃经，亦入心、入肺。"

4.《玉楸药解》："入手太阴肺、足厥阴肝经。"

5.《本草求真》："专入肝、肾。"

【功用主治】 清热解毒，凉血止血，杀虫。主治风热感冒，温热斑疹，吐血，咳血，衄血，便血，崩漏，血痢，带下及钩、蛔、绦虫等肠寄生虫病。

1.《本经》："主腹中邪热气，诸毒，杀三虫。"

2.《别录》："去寸白，破癥瘕，除头风，止金疮。"

3.《本草图经》："止鼻衄。"

4.《宝庆本草折衷》："用贴风热疮疖，煎汁治骨鲠。"

5.《纲目》："治下血崩中，带下，产后血气胀痛，斑疹毒，漆毒。"

6.《本草经疏》："疫气发时，以此药置水中，令人饮此水则不传染。"

7.《玉楸药解》："止血行瘀，破积杀虫，收敛营血，消化瘀蒸。治吐衄崩带，积聚痃癖，杀寸白诸虫。"

8.《本草从新》："泻热解毒，去瘀生新。"

9.《本经疏证》："治喉痹，解药毒，消顽肿。"

【用法用量】 内服：煎汤，5～15 g；或入丸、散。外用：研末调涂。解毒、杀虫宜用生；止血宜炒炭用。

【宜忌】 脾胃虚寒，阴虚内热及孕妇慎服。

1.《本草经集注》："雚菌为之使。"

2.《药性论》："赤小豆为使。"

3.《纲目》："根汁能制三黄、化五金、伏钟乳、结砂制汞。"

4.《本草经疏》："病人虚寒无实热者禁用。"

5.《黑龙江常用中草药手册》："胃肠溃疡，心、肝、肾病者及孕妇忌服。"

【选方】 1. 预防感冒和流感 成人每次用贯众9 g，甘草适量(或贯众、桑叶各4.5 g，甘草适量)。制成颗粒冲剂。开水冲服，每星期服2次，连服4个月(从10月至次年1月)。〔《中草药通讯》1973，(6)：40〕

2. 预防麻疹 贯众。研末。3岁以下每次服0.15 g，每日2次，连服3 d，间隔1月再服3 d，至麻疹流行期过为止。(《吉林中草药》)

3. 治暴吐血，嗽血 贯众一两，黄连(去须)年老者半两，年少者三分。上二味捣罗为细散。每服二钱匕，浓煎，糯米饮调下。(《圣济总录》贯众散)

4. 治鼻衄 贯众根为末，水调服一钱匕。(《本草图经》)

5. 治年久咳嗽，出脓血 贯众(锉)、苏木(锉)各一两。上粗捣筛。每服三钱，水一盏，入姜三片，煎七分，去滓，温服。(《普济方》贯众汤)

6. 治妇人崩漏 ①管仲同米炒。每服二钱，酒、醋下。

余气，危险之证，断难倚仗。”

3.《本草正义》：“参须论其质地本与人参无所同异，但辽产、高丽产，一清一温，亦当分别主治，方不贻误。其为参之余体，力量薄弱，初不待言，其较巨者，形如北沙参，如怀牛膝，尤有功用可言。若其末尾，则如丝如发，几于气味俱无，何能呈效？惟生津止渴，微有养液之用耳。若阴虚火升，肝胆之阳上炽，用此潜阳降火，尤为相宜。”

3123 线叶蓟 xiàn yè jí（《浙江民间常用草药》）

【异名】 野红花、山红花（《浙江民间常用草药》），尖叶小蓟（《浙江药用植物志》），轮蓟、条叶蓟（《中国高等植物图鉴》）。

【基原】 为菊科蓟属植物线叶蓟的根或全草。

【原植物】 线叶蓟 *Cirsium lineare*（Thunb.）Sch. Bip.［*C. lineare* Sch. Bip. var. *pallidum*（Kitam.）Ling；*Carduus linearis* Thunb.］

多年生草本。根直伸。茎直立，有条棱，上部有分枝，全部茎枝被稀疏的蛛丝毛及多细胞长节毛。下部和中部茎叶长椭圆形、披针形或倒披针形，向上的叶渐小，全部茎叶不分裂，先端急尖或钝或尾状渐尖，基部渐狭成长或短翼柄，上部叶则无柄，上面绿色，被多细胞长或短节毛，下面色淡或呈淡白色，被稀疏的蛛丝状毛，边缘有细密的针刺。头状花序生茎枝顶端；总苞卵形或长卵形；总苞片约 6 层，向内层渐长，外层与中层先端有针刺，内层先端渐尖，最内层先端膜质扩大，红色；花紫红色，花冠不等 5 深裂。瘦果倒金字塔状，先端截形；冠毛浅褐色，多层，呈刚毛长羽毛状。花果期 9～10 月。

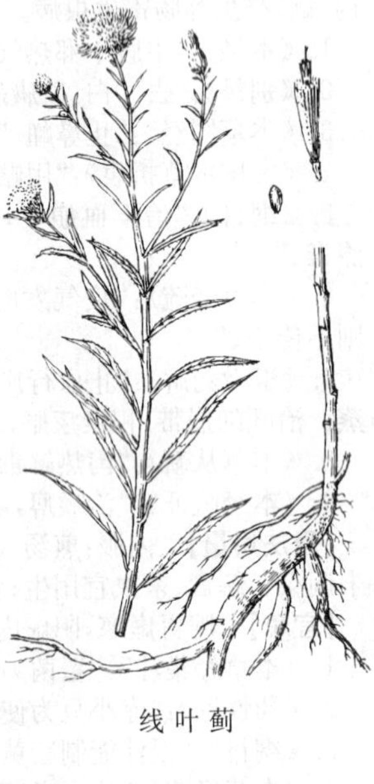
线叶蓟

生于海拔 900～1 700 m 的山地草坡或路旁。分布于浙江、安徽、福建、江西及四川等地。

【采收加工】 8～10 月采收，鲜用或切片晒干。

【成分】 叶含萜类：中国蓟醇（cirsilineol），3′-去甲中国蓟醇（cirsiliol）[1, 3]，中国蓟醇 4′-葡萄糖苷（cirsilineol-4′-monoglucoside）和 3′-去甲中国蓟醇 4′-葡萄糖苷（cirsiliol-4′-monoglucoside）[4]。

【药性】《浙江民间常用草药》：“性温，味酸。”

【功用主治】《浙江民间常用草药》：“活血散瘀，消肿解毒。主治月经不调，闭经，痛经，乳腺炎，赤白带，跌打损伤，尿路感染，疖，痈，神经性皮炎，毒蛇咬伤。”

【用法用量】 内服：煎汤，15～30 g。外用：捣敷。

【宜忌】 1. 治月经不调，闭经，痛经 （线叶蓟）根 30 g，或花 9～15 g。水煎服。

2. 治乳腺炎 （线叶蓟）鲜根加葱白捣烂，加热，喷黄酒适量。外敷患处。

3. 治跌打损伤 （线叶蓟）根 60～90 g。水煎，冲黄酒内服。

4. 治神经性皮炎 （线叶蓟）根 60 g，千里光 30 g。水煎服，连服 10 d 以上。另取苦参煎汤外洗患处。

5. 治毒蛇咬伤 （线叶蓟）根、山白菊（三脉叶马兰）根加鸡蛋清捣烂外敷，每日换药 1 次。（1～5 方出自《浙江民间常用草药》）

3124 贯众 guàn zhòng（《本经》）

【异名】 止泺（《尔雅》），贯节、贯渠、百头、虎卷、扁苻（《本经》），贯来、贯中、渠母、贯钟、伯芹、药渠、黄钟（《吴普本草》），伯萍、乐藻、草鸱头（《别录》），伯药、药藻（《经典释文》），凤尾草（《本草图经》），蕨薇菜根（《滇南本草》），贯仲、管仲（《纲目》），绵马贯众（《中华人民共和国药典》）。

【基原】 为鳞毛蕨科鳞毛蕨属植物粗茎鳞毛蕨的根茎及叶柄残基。

【原植物】 粗茎鳞毛蕨 *Dryopteris crassirhizoma* Nakai

又名：东北贯仲、野鸡膀子、东绵马（《东北植物药图志》），绵马鳞毛蕨（《中国高等植物图鉴》），牛毛广（《东北常用中草药手册》）。

多年生草本，高 50～100 cm。根茎粗壮，斜生，有较多坚硬的叶柄残基及黑色细根，密被棕褐色、长披针形的大鳞片。叶簇生于根茎顶端；叶柄长 10～25 cm，基部以上直达叶轴密生棕色条形至钻形狭鳞片，叶片草质，倒披针形，长 60～100 cm，中部稍上处宽 20～25 cm，二回羽状全裂或深裂，羽片无柄，裂片密接，长圆形，圆头或圆截头，近全缘或先端有钝锯齿；上面深绿色，下面淡绿色，侧脉羽状分叉。孢子叶与营养叶同形。孢子囊群着生于叶中部以上的羽片上，生于叶背小脉中部以下，囊群盖肾形或圆肾形，棕色。

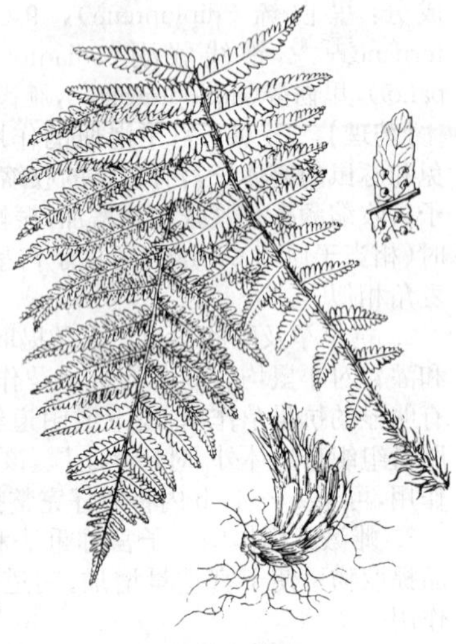
粗茎鳞毛蕨

生于海拔 300～1 200 m 的林下沼泽地或林下阴湿处。分布于东北及内蒙古、河北等地及北京市。

【采收加工】 8～10 月采收，全株挖起，除去地上部分及须根，晒干。

【药材】 贯众 *Rhizoma Dryopteris Crassirhizomatis* 主产于东北、内蒙古、河北、甘肃等地。

性状 本品呈长倒卵形，略弯曲上端钝圆或截形，下端较尖，有的纵剖为两半，长 7～20 cm，直径 4～8 cm。表面黄棕色至黑褐色，密被排列整齐的叶柄残基及鳞片，并有弯曲的须根。叶柄残基呈扁圆形，长 3～5 cm，直径 0.5～1.0 cm；表面有纵棱线，质硬而脆，断面略平坦，棕色，有黄白色维管束 5～13 个，环列；每个叶柄残基的外侧常有 3 条须根，鳞片条状披针形，全缘，常脱落。质坚硬，断面略平坦，深绿色至棕色，有黄白色维管束 5～13 个，环列，其外散

【药理】 抑菌作用　降龙草茎叶煎剂，在试管内，对金黄色葡萄球菌、乙型链球菌、白喉杆菌、伤寒杆菌、铜绿假单胞菌和痢疾杆菌有明显抑制作用，对炭疽杆菌和大肠杆菌也有一定抑制作用[1]。

【药性】 甘，寒。

1.《湖南药物志》："甘，寒，无毒。"

2.《贵州民间药物》："性凉，味涩、微苦，有毒。"

【功用主治】《湖南药物志》："清热解毒，利水止咳，生津。治伤暑，蛇咬，疮疖。"

【用法用量】 内服：煎汤，9～15 g。外用：鲜品捣敷。

【宜忌】《贵州民间药物》："忌酸冷食物。"

3120 虱草花 shī cǎo huā （《西藏常用中草药》）

【基原】 为菊科蚤草属植物臭蚤草的花或全草。

【原植物】 臭蚤草 *Pulicaria insignis* Drumm ex Dunn.

多年生草本。根茎粗长，多分枝，上端有枯萎残存的叶柄和叶片围裹住的密集分枝和芽，芽密被白色茸毛。地上茎被长毛。叶互生；基部叶倒披针形，下部渐狭成长柄；上部叶长圆形，先端钝，基部无柄，半抱茎，全缘，两面被毡状长毛，质厚。头状花序通常单生茎顶；总苞宽钟状；总苞片多层，条状披针形或条形，外层外面及内面上部密被长粗毛，内层外面被疏毛；舌状花黄色，外面有毛，舌片先端有 3 齿；花药基部有长尾；两性花管状，冠毛白色，外层有 5 膜片，内层有 5 个羽状毛。瘦果近圆柱状，有棱，被浅褐色绢毛。花期 7～9 月。

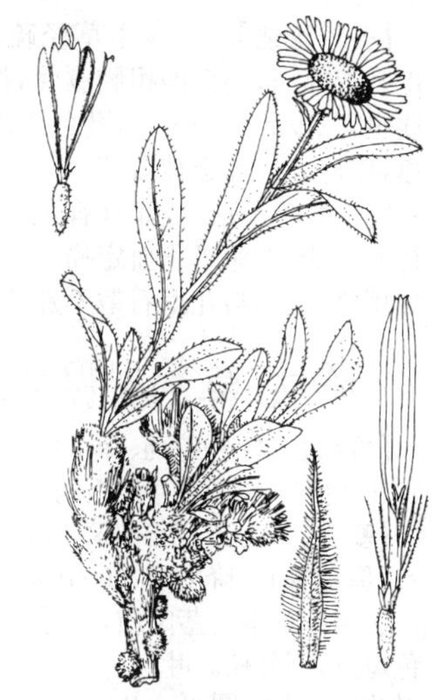

臭蚤草

生于海拔 4 000～4 310 m 的山脊岩石上、石砾坡地和草丛中。分布于西藏南部。

【采收加工】 7～8 月采收，阴干。

【药性】《西藏常用中草药》："苦，寒。"

【功用主治】 清热除蒸，凉血解毒。主治肺痨咳嗽，骨蒸劳热，痈疽肿毒，丹毒，风疹瘙痒。

1.《西藏常用中草药》："消炎止痛，清血热，祛风毒。治各种炎症，炭疽病，丹毒。"

2.《全国中草药汇编》："镇咳舒肝，清血热，透骨蒸。主治肺结核咳嗽，两胁疼痛，痨热骨蒸。"

【用法用量】 内服：煎汤，6～10 g。

3121 参条 shēn tiáo （《本草从新》）

【基原】 为五加科人参属植物人参 *Panax ginseng* C. A. Mey. 根茎上的不定根。

【原植物】 参见"人参"条。

【采收加工】 9 月中、下旬采挖，晒干。

【功用主治】《本草从新》："生津，止渴，补气。其性横行手臂，指臂无力者服之甚效。"

【用法用量】 内服：煎汤，3～10 g。

3122 参须 shēn xū （《本经逢原》）

【基原】 为五加科人参属植物人参 *Panax ginseng* C. A. Mey. 的细支根。

【原植物】 参见"人参"条。

【采收加工】 9 月中、下旬收获参根时收集，加工成白直须、白弯须、红直须、红弯须等药材规格。

【成分】 人参须中总皂苷含量为 11.52%，总皂苷元含量为 2.07%，其中人参二醇（panaxadiol）占 35.04%，人参三醇（panaxatriol）占 39.68%，齐墩果酸（oleanolic acid）占 9.88%[1]。

红参须中总皂苷含量为 5.9%，其中含有人参皂苷（ginsenoside）Ro、Rb_1、Rb_2、Rc、Rd、Re、Rf、Rg[3]。又含一新的多肽，命名为 RGHP-B_2，系 33 肽，相对分子质量为 3 380[4]。还含 14 种氨基酸，以天冬氨酸含量最高[5]。

【药理】 抗肿瘤作用　给用二甲基奶油黄（4-dimethylaminoazobenzene，DAB）诱发肝癌的大鼠灌服人参须糖浆（含生药 0.5 g），可提高其酸性 α-乙酸萘酯酶（ANAE）阳性淋巴细胞的百分率，使肝癌发生率降低，肿块减小，分化程度增高，癌灶范围有纤维组织增生和淋巴细胞浸润。提示人参须糖浆能促机体细胞免疫，对化学致癌剂诱发肝癌有预防或控制作用[1]。

【药性】 甘、苦，平。归肺、胃经。

1.《本经逢原》："味苦。"

2.《本草再新》："入肺经。"

3.《本草便读》："甘，平。"

【功用主治】 益气，生津，止渴。主治咳嗽吐血，口渴，呕逆。

1.《本经逢原》："治胃虚呕逆，咳嗽失血等证。"

2.《本草从新》："生津补气。"

3.《本草正义》："生津止渴，潜阳降火。"

【用法用量】 内服：煎汤，3～9 g；或泡茶。

【临床报道】 1. 用于调节老年人免疫功能　取人参须 10 g 制成煎剂 20 ml，每日服 20 ml，20 d 为 1 个疗程。观察 45 例内科常规检查正常、60 岁以上的"临床健康"的老年人，治疗前后分别进行植物血凝素皮肤试验、T 淋巴细胞计数、淋巴细胞转化试验、巨噬细胞吞噬功能试验、血清免疫球蛋白及补体 C3 定量测定。另以相似条件的"健康成人"100 例测定值作对照组。测试结果表明，老年人免疫功能明显低于成年人；服用参须后其免疫功能显著提高，与成人对照值趋向接近。特别是 T 淋巴细胞计数、淋巴细胞转化率、血清免疫球蛋白 IgG 含量的提高，有助于减少感染性疾病、自身免疫性疾病甚至肿瘤的发生。药后老年人普遍自觉精神好，疲劳减轻，食欲增加，无不适感[1]。

2. 治疗慢性咽炎　以白参须为君，麦冬为臣，枸杞为佐，桔梗为使的润咽汤，治疗慢性咽炎 52 例，总有效率达96.1%，临床主证明显改善。服用安全方便，无任何不良反应[2]。

【各家论述】 1.《本经逢原》："参须，治胃虚呕逆，咳嗽失血等证，亦能获效，以其性专下行也。若治久痢滑精，崩中下血之证，每致增剧，以其味苦降泄也。"

2.《本草从新》："参须，生津补血。亦横生芦头上而更细者，其性与参条同，而力尤薄。要知参条、参须，不过得参之

phenone)[4]。

心材中含 2′-O-甲氧基异甘草苷元(2′-O-methyoxy-isoliquiritigenin)[5]，3′-hydroxymelanettin 和 3′-hydroxy-2，4，5-trimethoxydalbergiquinol[6]；(3R)-4′-甲氧基-2′，3，7-三羟基异黄烷醇〔(3R)-4′-methoxy-2′，3，7-trihydroxy-isoflavanone〕，7-甲氧基-3，3′，4′，6-四羟基黄酮，2′，7-二羟基-4′，5′-二甲氧基异黄酮(7-methoxy-3，3′，4′，6-tetra-hydroxyflavone)[7]，鹰嘴豆芽素 A 7-O-〔β-D-呋喃芹菜糖基-(1→5)-β-D-呋喃芹菜糖基-(1→6)-β-D-吡喃葡萄糖苷〕{biochanin A 7-O-〔β-D-apiofuranosyl-(1→5)-β-D-apiofuranosyl-(1→6)-β-D-glucopyranoside〕}，鸢尾黄酮 7-O-〔β-D-呋喃芹菜糖基-(1→6)-β-D-吡喃葡萄糖苷〕{tectorigenin 7-O-〔β-D-apiofuranosyl-(1→6)-β-D-glucopyranoside〕}[8]。

【药理】 1. 对血液系统的影响　降香对高分子右旋糖酐注射所形成的高黏滞血症之血瘀证动物能使全血黏度显著降低，尤以降低高切速下全血黏度效果为著，还可降低血浆黏度，但对红细胞聚集性无显著影响[1]。降香还有降低血脂作用[2]，其降低血瘀证动物血液黏度可能与其降脂作用有关，而其降血脂作用的机制则与能抑制 HMG 辅酶 A 还原酶有关[3]。从降香甲醇提取物的氯仿可溶部分中分得 8 个化合物均具强的前列腺素合成抑制作用，所含某些成分还能显著抑制血小板聚集[4,5]。

2. 对心血管系统的影响　降香可显著促进小鼠肠系膜实验性微循环障碍血流的恢复、以及微动脉收缩后的恢复及局部微循环的恢复，其抗肾上腺素所致微动脉的收缩作用较强，对推迟血液停流的作用较弱[6]。

3. 镇静、抗惊作用　降香乙醇提取物灌服可显著减少小鼠自发活动，明显延长戊巴比妥钠所致小鼠睡眠时间，250 mg/kg 的降香灌服，可显著抑制小鼠电惊厥发生率，500 mg/kg 剂可显著对抗烟碱性惊厥，但对戊四氮性惊厥作用弱，对毒蕈碱性惊厥无效[7]。

4. 镇痛作用　50 mg/kg 降香灌服能显著延长热板法小鼠痛反应时间，表明有镇痛作用，但醋酸扭体试验 1 000 mg/kg 的降香也未见有显著抑制效果[7]。

【药性】 辛，温。归肝、脾、心经。

1.《海药本草》："温平，无毒。"

2.《品汇精要》："甘，温平，无毒。气之厚者，阳也。臭香。"

3.《纲目》："辛，温。"

4.《玉楸药解》："入足太阴脾、手少阴心经。"

5.《迪庆藏药》："味涩、辛，性凉。"

【功用主治】 活血散瘀，止血定痛，降气，辟秽。主治胸胁疼痛，跌打损伤，创伤出血，寒疝疼痛，呕吐腹痛。

1.《海药本草》："主天行时气。""小儿带之，能辟邪恶之气也。"

2.《纲目》："疗折伤、金疮，止血定痛，消肿生肌。"

3.《得配本草》："入血分而降气，治怒气而止血。"

4.《全国中草药汇编》："祛风活血，理气止痛。治风湿性腰痛，支气管炎，胃痛，疝气痛。"

5.《迪庆藏药》："能清热，行气。治血热、血瘀、降血压，气血并痛，外用消肢节肿胀。"

【用法用量】 内服：煎汤 3～6 g；研末吞服 1～2 g；或入丸、散。外用：研末敷。

【宜忌】 阴虚火旺，血热妄行者禁服。

1.《本经逢原》："血热妄行、色紫浓厚、脉实便秘者禁用。"

2.《本草从新》："痈疽溃后，诸疮脓多，及阴虚火盛，俱不宜用。"

【选方】 1. 治金刃或打扑伤损，血出不止　降真香末、五倍子末、铜末(是削下镜面上铜，于乳钵内研细)等分或随意加减用之。上拌匀散。(《百一选方》)

2. 治外伤性吐血　紫降香 3 g，花蕊石 3 g，没药 1.5 g，乳香 1.5 g。共研极细末。每服 0.3 g，童便(新尿出者)或黄酒 1 杯送服。(《现代实用中药》)

【临床报道】 治疗冠心病心绞痛　丹参 30 g，降香、三七、人参各 15 g 诸药混合按传统方法熬制，炼蜜收膏。观察组患者每次服 15 ml，每日 3 次。对照组予复方丹参片每次 4 片，每日 3 次。典型心绞痛发作时，两组均可口含硝酸甘油，尤其是中度患者应及时服用。2 星期为 1 个疗程，2 个疗程结束统计疗效。治疗冠心病心绞痛 112 例，显效率 35.7%，总有效率 92.9%，心电图改善有效率 62.5%，均优于对照组[1]。

【各家论述】 1.《本草经疏》："降真香，香中之清烈者也。上部伤，瘀血停积胸膈骨，按之痛或并胁肋痛，此吐血候也，急以此药刮末，入药煎服之良。治内伤或怒气伤肝吐血，用此以代郁金神效。"

2.《本经逢原》："降真香色赤，入血分而下降，故内服能行血破滞，外涂可止血定痛。又虚损吐红，色瘀昧不鲜者宜加用之，其功与花蕊石散不殊。"

3119 降龙草 xiáng lóng cǎo (《湖南药物志》)

【异名】 秤杆蛇药、冷水草、小梁药(《湖南药物志》)，虎山叶、四台花(《全国中草药汇编》)，山兰(《浙江药用植物志》)。

【基原】 为苦苣苔科降龙草属植物降龙草的全草。

【原植物】 降龙草 *Hemiboea subcapitata* C. B. Clarke.

多年生草本。茎肉质，无毛或疏生白色短柔毛，散生紫褐色斑点，不分枝。叶对生；叶片椭圆形、长椭圆形或窄椭圆形，先端急尖或渐尖，基部楔形或下延伸至叶柄的两侧呈窄翼状，全缘，上面散生短柔毛或近无毛，下面无毛或沿脉疏被短柔毛；钟乳体窄条形。花 3～5 朵密集，稍呈头状，花淡紫红色或粉红色；总苞圆形；花梗粗壮；萼片 5 裂，裂片披针形，干时膜质；花冠筒外面疏被腺状短柔毛，内面基部有一毛环，先端 5 浅裂，裂片圆钝；雄蕊 2，花药顶端连着，退化雄蕊 3，中央 1 个小；子房线形，无毛，柱头钝。蒴果条形，稍弯。花期 9～10 月，果期 10～12 月。

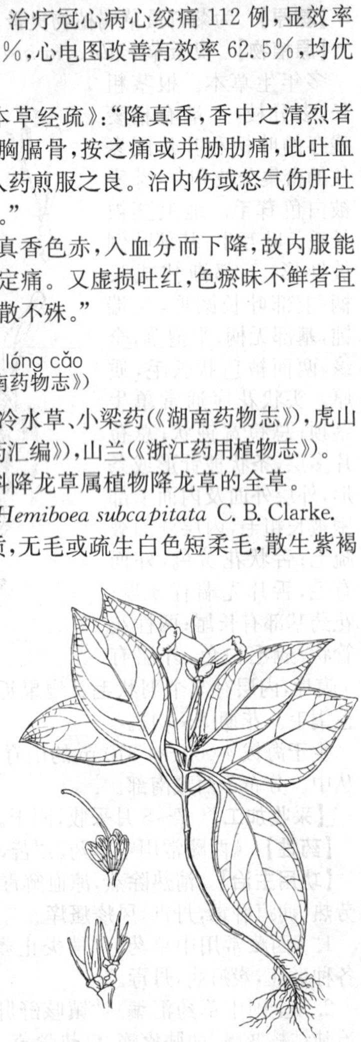

降龙草

生于海拔 100～2 100 m 的山谷林下石上或沟边阴湿处。分布于湖北、湖南、广东、广西、四川、贵州、云南、陕西、甘肃等地。

【采收加工】 8～10 月采收，鲜用或晒干。

圆形,龙骨瓣半月形,各瓣均具爪;雄蕊 9,单体;子房狭椭圆形,花柱短。荚果舌状长椭圆形,果瓣革质,具网脉。种子 1 颗,稀 2 颗。花期 3～4 月,果期 10～11 月。

生于山地林中。分布于海南,云南有栽培。

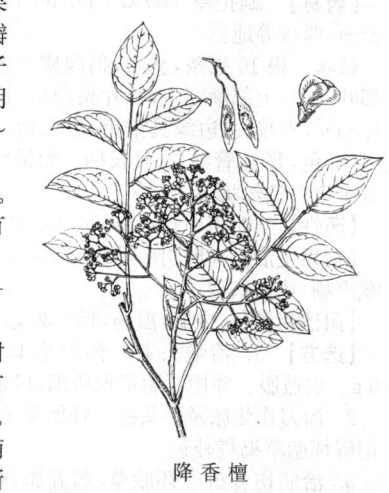

降香檀

2. 印度黄檀 *Dalbergia sissoo* Roxb.

落叶大乔木。树皮灰色,心材褐色有暗纹;小枝被柔毛。小叶 3～5 片,广椭圆形或卵形,先端渐尖,幼时有短柔毛,充分生长后则渐无毛。腋生长圆锥花序丛;花序梗、花梗、分枝及萼均被毛。萼上部两齿近圆形,其余披针形;花黄白色,近于无梗;雄蕊 9,单体;子房有短柔毛,花柱较子房为短。荚果线状披针形。花期 3～4 月,果熟期 11 月。

生于山地林中。福建、广东、广西、海南、台湾等地引种栽培。

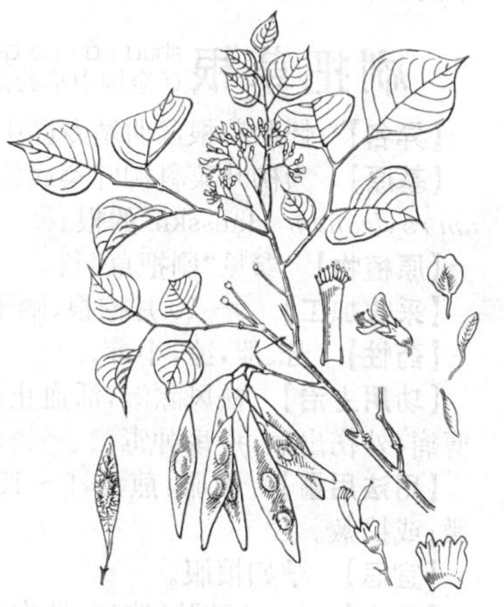

印度黄檀

【采收加工】 全年均可采收。将树干削去外皮和白色木部,锯成段;或将根部挖出,削去外皮,锯成段。晒干。

【药材】 降香 *Lignum Dalbergiae* 主产于海南。

性状 本品呈类圆柱形或不规则块状。表面紫红色或红褐色,切面有致密的纹理。质硬,有油性。气微香,味微苦。

鉴别 (1) 粉末特征:紫棕色或黄棕色。具缘纹孔导管巨大,完整者直径约至 300 μm,多破碎,具缘纹孔大而清晰,管腔内含红棕色或黄棕色物。纤维成束,棕红色,直径 8～26 μm,壁甚厚,有的纤维束周围细胞含草酸钙方晶,形成晶纤维,含晶细胞的壁不均匀木化增厚。草酸钙方晶直径 6～22 μm。木射线宽 1～2 列细胞,高至 15 细胞,壁稍厚,纹孔较密。色素块红棕色、黄棕色或淡黄色。

(2) 本品粉末 1 g,加石油醚(30～60 ℃)10 ml,浸渍 15 min,时时振摇,滤过。滤液挥干后,残渣加 5%香草醛硫酸溶液 1～2 滴,即显棕红色,放置后渐变紫红色(检查挥发油)。

(3) 本品粉末约 1 g,加乙醇 10 ml,置水浴上回流 5 min,滤过。取滤液 1 ml,置蒸发皿中蒸干,残渣加入硼酸饱和的丙酮溶液及 10%枸橼酸丙酮溶液各 1 ml,继续蒸干,残渣置紫外光灯(365 nm)下观察,显黄色荧光(检查黄酮类)。

(4) 薄层色谱:取本品粉末 1 g,加石油醚(沸程 60～90 ℃)15 ml,浸泡 2 h 后,滤过,挥干残渣中的石油醚,加甲醇 15 ml,超声波振荡 30 min,滤过,滤液浓缩后供检查黄酮类成分用。以芒刺柄花素、α-白檀油醇、(E)-橙花叔醇分别作对照品,层析板硅胶 GF_{254}。检挥发油,以石油醚(60～90 ℃)-甲醇(9.5∶0.5)展开;检黄酮以苯-乙酸乙酯(4∶6)展开。于紫外灯(254 或 365 nm)下观察,黄酮类成分的刺芒柄花素为暗斑。挥发油部分用碘蒸气熏后,斑点显棕色,挥去碘,再用 1%香草醛浓硫酸溶液喷雾后,于吹风和热气流中烘干片刻,α-白檀油醇显黄色,(E)-橙花叔醇显褐色。

(5) 紫外光谱:本品 2%无水乙醇浸出液,在波长 232 及 275～285 nm 处,有 2 个较显著的吸收峰。

品质标志 《中华人民共和国药典》2005 年版规定:照醇溶性浸出物测定法热浸法测定,本品乙醇浸出物不得少于 8.0%。

【成分】 根部心材含多种黄酮类成分:刺芒柄花素(formononetin),鲍迪木醌(bowdichione),3′-甲氧基大豆素(3′-methoxydaidzein),甘草苷元(liquiritigenin),异甘草苷元(isoliquiritigenin),2′-O-甲基异甘草苷元(2′-O-methylisoliquiritigenin)[1],(3R)-驴食草酚〔(3R)-vestitol〕[1,2],(3R)-环裂豆醌〔(3R)-claussequinone〕,5′-甲氧基驴食草酚〔(3R)-5′-methoxyvestitol〕,3′,8-二羟基驴食草酚〔(3R)-3′,8-dihydroxyvestitol〕[1],消旋的微凸剑叶莎酚(mucronulatol),右旋的剑叶莎属异黄烷(duartin),消旋的异剑叶莎属异黄烷(isoduartin),降香异黄烯(odoriflavene)[2],(3R)-2′,3′-7-三羟基-4′-甲氧基异黄烷酮〔(3R)-2′,3′,7-trihydroxy-4′-methoxyisofla-vanone〕,(3R,4R)-反式-2′,3′,7-三羟基-4′-甲氧基-4-〔(3R)-2′,7-二羟基-4′-甲氧基异黄烷-5′-基〕异黄烷{(3R,4R)-*trans*-2′,3′,7-trihydroxy-4′-methoxy-4-〔(3R)-2′,7-dihydroxy-4′-methoxyisoflavan-5′-yl〕-isoflavan}[1],(3R,4R)-反式-3′,7-二羟基-2′,4′-二甲氧基-4-〔(2S)-4′,5,7-三羟基黄烷酮-6-基〕异黄烷{(3R,4R)-*trans*-3′,7-dihydroxy-2′,4′-dimethoxy-4-〔(2S)-4′,5,7-trihydroxyflavanone-6-yl〕isoflavan},2,3-二去氢-2′,7-二羟基-4′-甲氧基-3-〔2′,7-二羟基-4′-甲氧基异黄烷-6-基〕黄烷{2,3-didehydro-2′,7-dihydroxy-4′-methoxy-3-〔2′,7-dihydroxy-4′-methoxyisoflavan-6-yl〕flavan},2,3-二去氢-2′,7-二羟基-4′-甲氧基-3-(2′,7-二羟基-4′-甲氧基异黄烷-5′-基)黄烷〔2,3-didehydro-2′,7-dihydroxy-4′-methoxy-3-(2′,7-dihydroxy-4′-methoxyisoflavan-5′-yl)flavan〕,2,3-二去氢-2′,7-二羟基-4′-甲氧基-3-(2′,7-二羟基-4′-甲氧基异黄烷-5′-基)黄酮〔2,3-didehydro-2′,7-dihydroxy-4′-methoxy-3-(2′,7-dihydroxy-4′-methoxyisoflavan-5′-yl) flavone〕[3]。又含紫檀烷类成分:美迪紫檀素(medicarpin)[1,2],左旋的 9-O-甲基尼森香豌豆紫檀酚(9-O-methyl-nissolin),左旋的白香草木犀紫檀酚(melilotocarpan)C 及 D,左旋的降香紫檀素(odoricarpin)[2]。还含桂皮酰基苯酚类成分:钝叶黄檀苏合香烯(obtustyrene),异微凸剑叶莎苏合香烯(isomucronustyrene),羟基钝叶黄檀苏合香烯(hydroxyobtustyrene)[2]。又含 2-羟基-3,4-二甲氧基苯甲酸甲酯(methyl 2-hydroxy-3,4-dimethoxybenzoate)[2],2′,6-二羟基-4′-甲氧基-2-芳基苯并呋喃(2′,6-dihydroxy-4′-methoxy-2-arylbenzofuran)[3],2,4-二羟基-5-甲氧基苯酮(2,4-dihydroxy-5-methoxybenzo-

鉴别　种子横切面：表皮细胞1列，呈类圆形或类方形，外壁甚厚，有的可见假种皮。下皮为颓废组织，靠内方尚可见1列狭长的细胞，呈棕黄色。油细胞为1～2列切向延长的薄壁细胞，其下方有大型的薄壁细胞群，排列成断续的环状，每群由2～5个类圆形细胞组成。色素层宽，棕褐色或黑褐色。内种皮由1列长方形石细胞组成，壁厚，棕黄色或棕褐色，胞腔呈"V"形。外胚乳细胞长方形或多边形，径向延长。内胚乳细胞略小，呈类圆形，含糊粉粒。

【成分】　种子含黄酮及萜类：山姜黄酮醇（izalpinin）[1, 2]，山姜酮（alpinone）[1, 3]，棕榈酸（palmitic acid），桉叶素（cineole），樟脑（camphor）[4]，鼠李柠檬素（rhamnocitrin）即3，5，4′-三羟基-7-甲氧基黄酮（3，5，4′-trihydroxy-7-methoxyflavone），熊竹素（kumatakenin）即5，4′-二羟基-3，7-二甲氧基黄酮（5，4′-dihydroxy-3，7-dimethoxyflavone）[5]。

【药性】　《纲目》："花及子辛，温，无毒。"

【功用主治】　温中散寒，行气调中。主治脘腹胀痛，呕吐泄泻，食欲不振。

1.《日华子》："花及子调中下气，破冷气作痛，止霍乱，消食，杀酒毒。"（引自《纲目》）

2.《广西本草选编》："主治腹痛泄泻，胃痛，食滞腹胀。"

3.《福建药物志》："治胃痛，胸腹胀痛，呕吐，泄泻，哮喘。"

【用法用量】　内服：煎汤，3～9 g；或研末。

【选方】　治反胃　（和山姜）果9 g。水煎服。（《湖南药物志》）

3116 ## 刷把草 shuā bǎ cǎo（《四川中药志》）

【异名】　山柳叶菜（《曲靖专区中草药》），喜马拉雅柳叶菜（《四川中药志》），喜山柳叶菜（《西藏植物志》）。

【基原】　为柳叶菜科柳叶菜属植物滇藏柳叶菜的全草。

【原植物】　滇藏柳叶菜 *Epilobium royleanum* Hausskn.［*E. himalayense* Hausskn.］

多年生直立草本。主根粗短，须根细。茎圆柱形，中空，常呈紫红色，棱线不明显，周围被曲柔毛及腺毛；有分枝。无基生叶，茎生叶对生，上部的互生，绿色，花期常变红色；叶片披针形或狭披针形，先端渐尖，边缘具细齿，基部渐狭，两面光滑，仅脉上及边缘被曲柔毛。花两性，单生于叶腋；具长梗；花萼深4裂，裂片披针形；花瓣4，淡紫色或紫红色，倒卵形，先端凹；雄蕊8，不等长，花丝短，花药藏于花冠内；子房下位，4室，柱头4裂。蒴果细长。种子多数，小型。花期7～8月。

滇藏柳叶菜

生于海拔2 300～4 000 m的林缘、坡地向阳处或半阴处。分布于四川、云南、西藏等地。

本植物的根（刷把草根）亦供药用，另设专条。

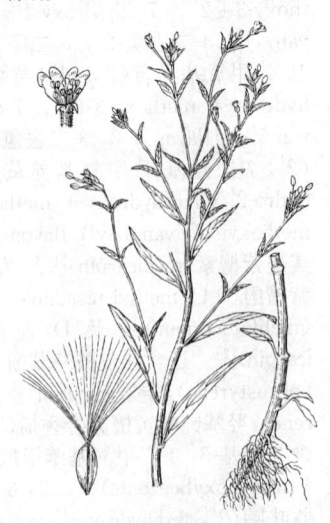

【采收加工】　6～10月采收，切段，晒干或鲜用。

【药材】　刷把草 *Herba Epilobii Royleani*　产于四川、云南、西藏等地。

性状　根10数条，丛生，稍肉质。茎有分枝，圆柱状，基部叶对生，上部渐互生，叶片狭卵形，长2～6 cm，宽0.5～1.5 cm，先端尖，边缘具细齿，近无柄。花单生于上部叶腋内，红色，萼4，管细长，具长柄。蒴果细长，种子多数，顶端具1束白色丝状毛。

【药性】　《四川中药志》1960年版："性平，味淡。无毒。"

【功用主治】　《四川中药志》1960年版："治喉头肿痛，咳嗽声嘶，风热头昏。"

【用法用量】　内服：煎汤，15～30 g。外用：捣敷。

【选方】　1. 治喉头炎　怀胎草12 g，虎掌草6 g，生姜6 g。水煎服。并用怀胎草根研细，口含。

2. 治刀伤化脓及烂头疮　怀胎草适量，研细粉，外撒；或用鲜怀胎草捣烂外包。

3. 治筋伤骨折　怀胎草、刺五加、刺脑苞、小被单草、苎麻根、糯米草各适量。捣烂，兑白酒外包，7 d换1次药。

4. 治刀伤　怀胎草适量，捣烂，兑红糖外包。（1～4方出自《曲靖专区中草药》）

5. 治腹泻　刷把草全草90 g。切碎，加水1 000 ml，煎成500 ml。每日3次分服，连服2～3 d，小儿酌减。〔重庆医学院《新医药学》1970，(1)：34〕

3117 ## 刷把草根 shuā bǎ cǎo gēn（《全国中草药汇编》）

【异名】　怀胎草根（《曲靖专区中草药》）。

【基原】　为柳叶菜科柳叶菜属植物滇藏柳叶菜 *Epilobium royleanum* Hausskn. 的根。

【原植物】　参见"刷把草"条。

【采收加工】　9～10月挖根，晒干或鲜用。

【药性】　苦、涩，凉，小毒。

【功用主治】　祛风除湿，活血止血，解毒消肿。主治风湿痹痛，外伤出血，疮疡肿毒。

【用法用量】　内服：煎汤，9～15 g；或泡酒。外用：研末撒；或捣敷。

【宜忌】　孕妇慎服。

【选方】　1. 治脓肿，溃疡，外伤出血　怀胎草根12 g，五爪龙9 g，见血飞12 g，鸡骨头（焙黄，研细）9 g。共研细粉，外撒患处。（《曲靖专区中草药》消炎粉）

2. 治虚弱头昏　怀胎草根60 g，千针万线草30 g，土人参30 g。炖肉吃。（《曲靖专区中草药》）

3118 ## 降香 jiàng xiāng（《纲目》）

【异名】　降真香（《证类本草》），紫藤香（《卫济宝书》），降真（《真腊风土记》），花梨母（《海南植物志》）。

【基原】　为豆科黄檀属植物降香檀、印度黄檀的树干或根部心材。

【原植物】　1. 降香檀 *Dalbergia odorifera* T. Chen.

乔木，高10～15 m。除幼嫩部分、花序及子房略被短柔毛外，余均无毛。小枝有苍白色、密集的皮孔。奇数羽状复叶；小叶9～13，近革质，卵形或椭圆形，先端急尖，钝头，基部圆形或楔形。圆锥花序腋生；苞片和小苞片阔卵形；花小，极多数，长约5 mm；花萼钟状，裂齿5，下面1齿较长；花冠淡黄色或乳白色，旗瓣近倒心形，先端微凹，翼瓣长椭

水煎服。(《福建药物志》)

3. 治带状疱疹　鲜空心苋全草,加洗米水捣烂绞汁抹患处。

4. 治毒蛇咬伤　鲜空心苋全草 120～240 g。捣烂绞汁服,渣外敷。

5. 治疔疖　鲜空心苋全草捣烂调蜂蜜外敷。(3～5 方出自《福建中草药》)

6. 治下肢湿疹　空心莲子草配犁头草、羊蹄根捣汁外擦。

7. 治寻常疣　鲜空心莲子草(花序)适量。揉软,在疣上擦拭,至局部充血为度,每日 2～3 次。一般 1～3 d 疣渐脱落,不留任何痕迹。(6、7 方出自《浙南本草新编》)

【临床报道】 1. 治疗麻疹　取(空心苋)鲜草 50 kg 洗净,加水浸过药面,煮沸 1 h,压渣过滤,滤液浓缩至 10 000 ml,加糖和苯甲酸钠适量,即成每 1 ml 含鲜草 5 g 的煎剂。每次口服 20 ml～50 ml,每日 2～4 次。治疗 200 例,与西药对照组相比,在退热和退疹方面均有显著差异;且出疹快而稀,留有色素沉着轻或不明显[1]。

2. 治疗乙型脑炎　用 100%螃蜞菊葡萄糖注射液(含鲜草 100%,葡萄糖 10%),或 500%螃蜞菊注射液加入 10%葡萄糖注射液静脉注射。20 g/kg,必要时可加大剂量,1 次或分次注射。据 613 例的治疗结果,总治愈率为 96.58%,较以往某一年的治愈率 85.9%显著上升;极重型病例中有 17 例在恢复期有不同程度精神、神经功能障碍,经 1～4 个月的治疗,均基本恢复出院。观察中发现本病疗效的差异,与早期治疗有关,愈早使用效果愈显著,而与用量无明显关系,部分病例加大用量 1 倍以上,并不能提高其疗效[1]。

3. 治疗流行性出血热　用 1%螃酯(螃蜞菊提出物注射液)或 500%螃蜞菊注射液肌内注射,每日 2～4 次,每次 2～5 ml;同时配合煎剂口服(服法与麻疹同)。治疗发热期患者 21 例,其中 20 例直接进入多尿期,无 1 例死亡。另曾单用煎剂治疗初热期患者 20 例,亦无 1 例死亡,无 1 例发生休克;只有 2 例经过轻度少尿和多尿。根据初步观察,认为螃蜞菊能干扰出血热的病程发展[1]。

4. 治疗急性黄疸型肝炎　口服螃蜞菊糖浆(每 100 ml 中含生药 500 g),成人每次服 30 ml,每日 3 次,儿童酌减。临床观察 40 例急性黄疸型传染性肝炎,结果全部病例治愈出院。住院日期最少为 18 d,最长为 80 d,平均为 50.2 d。与西药对照组比较,本品对肝炎的治疗具有退黄较快,肝功恢复较好等优点[2]。

3113 空筒泡 kōng tǒng pào
(《贵州草药》)

【异名】 雀不站、红毛巾、钻地风(《贵州草药》),树莓(《陕西中药名录》)。

【基原】 为蔷薇科悬钩子属植物多腺悬钩子的根。

【原植物】 多腺悬钩子 *Rubus phoenicolasius* Maxim.

灌木,高 1～3 m。枝初直立后蔓生,上部散生皮刺,叶柄、小叶下面中脉、花梗、花萼均被有红褐色刺毛和腺毛。羽状复叶;托叶线形,具柔毛和腺毛,小叶 3 枚,稀 5 枚,顶生小叶卵形、宽卵形,先端急尖至渐尖,基部圆形至近心形,上面散生柔毛,下面密被灰白色绒毛,边缘具不整齐粗锯齿,常有缺刻,顶生小叶常浅裂。短总状花序顶生或腋生,花紫红色;萼片披针形,先端尾尖,在花、果期均直立开展;雄蕊稍短于花柱;子房无毛或微具柔毛。聚合果半球形,红色。花期 5～6 月,果期 7～8 月。

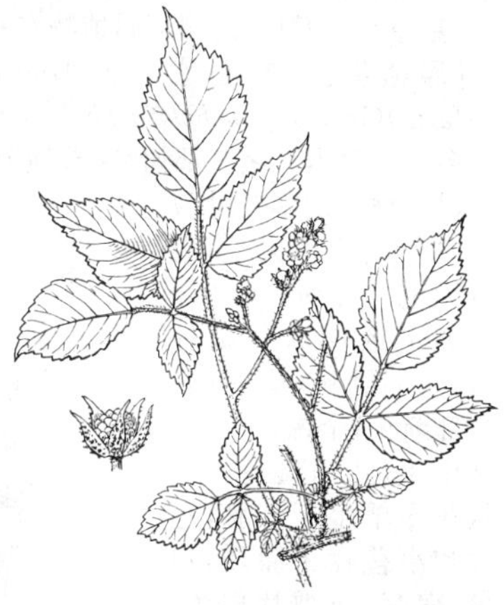

多腺悬钩子

生于低海拔至中海拔的林下、路旁或山沟谷底。分布于山西、江苏、山东、河南、湖北、湖南、四川、贵州、陕西、甘肃、青海等地。

本植物的叶(空筒泡叶)、茎(悬钩木)亦供药用,另设专条。

【采收加工】 9～12 月挖根,晒干。

【药性】 《贵州草药》:"性温,味甘。"

【功用主治】 祛风活血,补肾壮阳。主治风湿痹痛,跌打损伤,月经不调,肾虚阳痿。

1.《贵州草药》:"活血,补肾。"

2.《全国中草药汇编》:"祛风除湿,活血止痛。主治风湿骨痛,跌打损伤。"

【用法用量】 内服:煎汤,10～30 g。

【选方】 1. 治肾虚阳痿　空筒泡根 30 g。炖肉吃。

2. 治血尿　空筒泡根 15 g。煎水煮甜酒吃。(1、2 方出自《贵州草药》)

3114 空筒泡叶 kōng tǒng pào yè
(《贵州草药》)

【基原】 为蔷薇科悬钩子属植物多腺悬钩子 *Rubus phoenicolasius* Maxim. 的叶。

【原植物】 参见"空筒泡"条。

【采收加工】 6～8 月采收,鲜用或晒干。

【成分】 植物的黏性亲脂性渗出物中含黄酮类成分,主要是槲皮素的甲醚(methyl ethers of quertin)[1]。

【功用主治】 解毒。主治黄水疮。

【用法用量】 外用:捣敷。

3115 建砂仁 jiàn shā rén
(《全国中草药汇编》)

【异名】 土砂仁(浙江、福建)。

【基原】 为姜科山姜属植物山姜 *Alpinia japonica* (Thunb.)Miq. 的果实。

【原植物】 参见"山姜"条。

【采收加工】 果实将熟时采摘,晒干或烘干。

【药材】 建砂仁 *Fructus Alpiniae Japonicae*　产于浙江、江西、福建、台湾等地。

性状　果实呈类圆形或椭圆形,长 0.7～1.3 cm,直径 0.6～1.2 cm。外表面棕黄色或橙红色,光滑,有的被短柔毛,顶端有突起的花被残迹,基部有果柄痕或残留果柄。果皮薄,易剥离,内表面黄白色,可见纵脉纹。种子团 3 瓣,外有黄褐色或灰白色假种皮包被;每瓣有种子 4～6 粒,各瓣均被白色隔膜分开。种子呈不规则的多面体,直径 2～4 mm,表面灰褐色至棕褐色,有皱纹。质硬,胚乳灰白色。有樟脑气,味辛、苦。

过塘蛇、螃蜞菊、假蕹菜(《全国中草药汇编》),水马齿苋、肥猪菜(《湖南药物志》),喜旱莲子草(《中国植物志》)。

【基原】 为苋科虾钳菜属植物空心莲子草的全草。

【原植物】 空心莲子草 *Alternanthera philoxeroides* (Mart.)Griseb. [*Cucholzia philoxeroides* Mart.]

多年生草本。茎基部匍匐,着地节处生根,上部直立,中空,具分枝,幼茎及叶腋有白色或锈色柔毛,老时无毛。叶对生;叶片倒卵形或倒卵状披针形,先端圆钝,有芒尖,基部渐狭,全缘,上面有贴生毛,边有睫毛。头状花序单生于叶腋,苞片和小苞片干膜质,白色,宿存;花被片白色,长圆形;雄蕊5,花丝基部合生成杯状,花药1室,退化雄蕊顶端分裂成窄条;子房1室,具短柄,有胚珠1颗,柱头近无柄。花期5~10月。

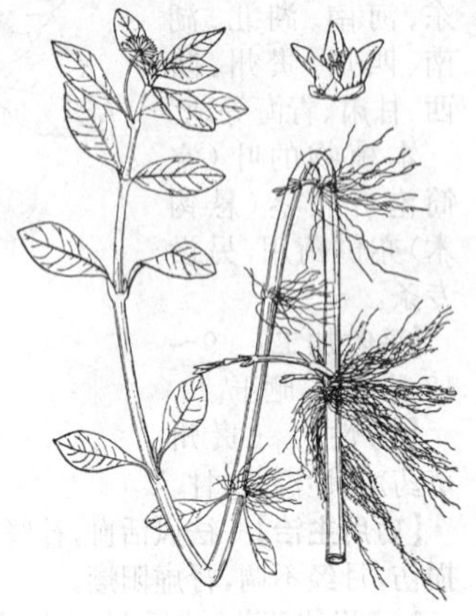

空心莲子草

生于水沟、池塘及田野荒地等处。分布于河北、江苏、浙江、安徽、江西、广西等地。原产巴西。

【采收加工】 5~10月采收,鲜用或晒干用。

【药材】 空心苋 *Herba Alternantherae Philoxeroidis* 产于河北、安徽、江苏、浙江、江西、福建、湖南、湖北、广西等地。

性状 全草长短不一。茎扁圆柱形,直径1~4 mm;有纵直条纹,有的两侧沟内疏生毛茸;表面灰绿色,微带紫红色;有的粗茎节处簇生棕褐色须状根;断面中空。叶对生,皱缩,展平后叶片长圆形、长圆状倒卵形,或倒卵状披针形,长2.5~5 cm,宽7~18 mm,先端尖,基部楔形,全缘,绿黑色,两面均疏生短毛。偶见头状花序单生于叶腋,直径约1 cm,具总花梗;花白色。气微,味微苦涩。

鉴别 (1) 茎横切面:表皮细胞1列,呈类长方形,外被较厚的角质层,并有气孔及非腺毛。表皮下方为厚角组织,2~3列细胞,排列成不连续环状,常为气孔下方的气室所间隔。皮层细胞排列疏松。维管束排列成环,韧皮部较狭,外侧散有少数纤维束;形成层成环,束间形成层内方的1~6列细胞壁增厚,木化;木质部导管数个至十多个;木薄壁细胞壁增厚且木化。髓部中空。薄壁细胞含草酸钙簇晶。

叶表面观:上表皮细胞垂周壁平直,下表皮细胞垂周壁平直或微波状,均有气孔及非腺毛。气孔直轴式,偶见不定式。非腺毛有2种:一种似蚕形,短小,向一侧弯曲,有3~8细胞;另一种较长,3~6细胞,有疣状凸起。叶肉细胞含众多草酸钙簇晶。

(2) 取本品粉末1 g,加乙醇20 ml,温浸,趁热滤过。取滤液1ml,加少许镁粉和数滴浓盐酸,振摇,溶液显橙色(检查黄酮)。

(3) 取本品粉末10 g,加甲醇25 ml,热回流30 min,滤过。取滤液10 ml,蒸干,残渣加乙醚10 ml,搅拌,滤过,不溶物再用乙醚5 ml,同法处理2次,弃去醚液。残渣加甲醇溶解,滤过。取滤液1 ml,加新制的7%盐酸羟胺甲醇液与10%氢氧化钾甲醇液3滴,水浴上微热,冷后加三氯化铁盐酸溶液2滴,显橙红色(检查香豆素)。

(4) 取上述甲醇滤液1 ml,加3%碳酸钠溶液1 ml,煮沸3 min,置冷,加新制的重氮对硝基苯胺试液1滴,显红色(检查香豆素与酚羟基)。

【成分】 全草含黄酮类成分:6-甲氧基木犀草素7α-L-鼠李糖苷(7α-L-rhamnosyl-6-methoxy-luteolin)[1],2″,5-二羟基-6,7-亚甲二氧基异黄酮(2″, 5-dihydroxy-6, 7-methylenedioxyisoflavone)[2];还含三萜类成分:齐墩果酸(oleanolic acid)联结葡萄糖、核糖和鼠李糖的皂苷[3,4],philoxeroic acid,齐墩果酸(oleanolic acid),5α, 8α-表二氧-6, 22-齐墩果烯-3β-醇(5α, 8α-epidioxyergosta-6, 22-diene-3β-ol)。又含α-谷甾醇(β-sitosterol),β-谷甾醇(β-sitosterol),琥珀酸(succinic acid)等[2]。

茎叶中含莲子草素(alternanthin),α-谷甾醇(β-sitosterol),β-谷甾醇(β-sitosterol),硬脂酸(stearic acid)[5],齐墩果酸-3-O-β-D-葡萄糖苷(oleanolic acid-3-O-β-D-glucoside)[6]。

【药理】 1. 抗病毒作用 本品的乙醇提取物对甲型流感病毒的抑制作用较乙型强[1]。体外鸡胚接触试验中,本品的乙醇、醋酸乙酯和乙醚提取物对甲3型流感病毒也有明显抑制作用[2]。本品的石油醚、乙醚和醋酸乙酯提取物,对流行性出血热病毒(EHFV)有抑制作用,其抗病毒作用,随药物浓度的提高而增强,其有效成分为香豆素类化合物[3~5]。此外,在细胞培养试验中,本品的石油醚、乙醚和醋酸乙酯提取物对单纯疱疹病毒(HSV)有抑制作用[6,7]。

2. 保肝作用 本品对醋氨酚所致小鼠血清丙氨酸氨基转移酶(ALT)的升高有明显抑制作用,并能使饥饿小鼠的肝糖原含量明显增加[8]。本品对大鼠四氯化碳中毒性肝炎有促进肝脂肪代谢,改善肝细胞功能的作用[9]。此外本品能明显降低乙型肝炎患者的ALT和乙型肝炎表面抗原(HBsAg)滴度,但对姊妹染色单体互换频率无明显影响[10]。

毒性 本品有效部分(铅盐沉淀提取液Ⅲ)对5~7 d龄、13~15 d龄乳鼠和18~20 g成熟小鼠,腹腔注射的LD_{50}分别为19.5 g/kg, 26.85 g/kg和48.65 g/kg。本有效部分在治疗剂量仅引起轻度肝组织学变化[5]。

【药性】 苦,甘,寒。

1.《广西本草选编》:"味苦、甘,性寒。"

2.《湖北中草药志》:"甘、微涩,寒。"

【功用主治】 清热凉血,解毒,利尿。主治咳血,尿血,感冒发热,麻疹,乙型脑炎,黄疸,淋浊,痄腮,湿疹,痈肿疖疮,毒蛇咬伤。

1.《广西本草选编》:"清热利尿,凉血解毒。主治感冒发热,肺结核吐血,湿疹,带状疱疹,疔疮,毒蛇咬伤。"

2.《全国中草药汇编》:"治乙脑、流感初期,外用治流行性出血性结膜炎。"

3.《福建药物志》:"治咳血,黄疸,淋浊,血尿,产后小便不通。"

4.《浙江药用植物志》:"治麻疹,流行性出血热,淋浊。"

【用法用量】 内服:煎汤,30~60 g,鲜品加倍;或捣汁。外用:捣敷;或捣汁涂。

【选方】 1. 治肺结核咳血 鲜空心苋全草120 g,冰糖15 g。水炖服。(《福建中草药》)

2. 治血尿,尿路感染 空心苋、大蓟根、紫珠草各30 g。

见。分布于华北、东北、华东、中南、西南、西北等地。

【采收加工】 6～10月采收，晒干或鲜用。

【成分】 全株含珠藓黄酮(philonotisflavone)，2，3-二氢珠藓黄酮(2，3-ilonotisflavone) 等 6 个双黄酮[1]。

【药性】《中国药用孢子植物》："淡，凉。"

【功用主治】 清热解毒。主治咽喉肿痛，感冒，咳嗽，痈肿疮疖，烧烫伤。

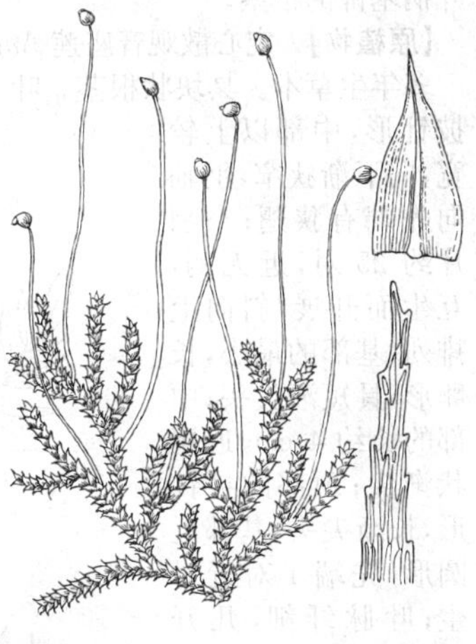

泽 藓

1.《中国药用孢子植物》："清热解毒。用于扁桃体炎，喉炎，疮疖。"

2.《中国中药资源志要》："用于烧烫伤。"

【用法用量】 内服：煎汤，9～12 g。外用：鲜品捣敷。

【选方】 1. 治扁桃体炎，喉炎 泽藓 15 g，蛇莓 9 g。煎服。

2. 治疮疖 泽藓适量捣敷。(1、2 方出自《中国药用孢子植物》)

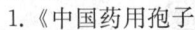

3104 泽泻叶 zé xiè yè (《别录》)

【基原】 为泽泻科泽泻属植物泽泻 *Alisma orientale* (Sam.) Juz. 的叶。

【原植物】 参见"泽泻"条。

【采收加工】 6～8月采收，晒干或鲜用。

【药材】 泽泻叶 *Folium Alismatis* 主产于福建、四川等地。

性状 叶皱缩卷曲，展平后完整者呈椭圆形、长椭圆形或宽卵形，长 6～12 cm，宽 4～8 cm。两面均为绿色或黄绿色，先端锐尖或钝尖，基部圆形或心形，全缘；叶柄长 20～30 cm，呈细长圆柱状，基部稍膨大成鞘状。质脆，易破碎。气微，味微酸、涩。

【成分】 叶含维生素 C[1] 及矿物元素锰、钙[2]。

【药性】 微咸，平。

1.《别录》："味咸，无毒。"

2.《救荒本草》："味微咸。"

【功用主治】 益肾，止咳，通脉，下乳。主治虚劳，咳喘，乳汁不下，疮肿。

1.《别录》："主大风，乳汁不出，产难，强阴气，久服轻身。"

2.《日华子》："壮水脏，下乳，通血脉。"

【用法用量】 内服：煎汤，15～30 g。外用：捣敷。

【选方】 1. 治虚劳 生泽泻花叶(切)五两。以水三升，煮至一升半，去滓，下羊肚、葱、豉等于汁中，煮羹香熟，任意食之。(《圣济总录》泽泻羹)

2. 治一般肿毒 鲜泽泻叶 60 g。捣烂敷患处，每日换 2 次。(福州台江区《民间实用草药》)

【临床报道】 治疗慢性气管炎 取泽泻全草干品 30 g，每日 3 次煎服，10 d 为 1 个疗程。据 384 例观察，总有效率为 89%，显效率占 30%。止咳、平喘、化痰作用均较明显，但疗效出现多在第四至第五日。对单纯型、喘息型及并发肺气肿的病例，疗效无显著差异。[1]

3105 泽泻实 zé xiè shí (《别录》)

【基原】 为泽泻科泽泻属植物泽泻 *Alisma orientale* (Sam.) Juz. 的果实。

【原植物】 参见"泽泻"条。

【采收加工】 7～9月果实成熟后分批采收。用刀割下果序，扎成小束，挂于空气流通处，脱粒，晒干。

【成分】 果实含淀粉[1]。

【药性】《别录》："味甘，无毒。"

【功用主治】《别录》："主风痹，消渴，益肾气，引阴，补不足，除邪湿。久服面生光，令人无子。"

【用法用量】 内服：煎汤，6～9 g。

3106 宝盖草 bǎo gài cǎo (《植物名实图考》)

【异名】 接骨草、莲台夏枯草、灯笼草(《滇南本草》)，珍珠莲(《植物名实图考》)，佛座(《植物学大辞典》)，连钱草、大铜钱七(《广西中兽医药用植物》)。

【基原】 为唇形科野芝麻属植物宝盖草的全草。

【原植物】 宝盖草 *Lamium amplexicaule* L.

一年生或二年生草本。茎丛生，基部稍斜升，细弱，四棱形，常带紫色，被倒生疏毛。叶对生；有短柄，向上渐无柄，抱茎；叶片肾形或近圆形，先端圆，基部心形或圆形，边缘有圆齿或浅裂，两面均被细毛。轮伞花序 6～10 花，其中常有闭花受精的花；除基部一对叶外，其余叶腋部均有花，花外被长毛；花萼管状，裂齿 5，长而锥尖；花冠紫红色或粉红色，管部细长，近直立，上唇长圆形，稍盔状，下唇平展，有 3 裂片，中裂片倒心形，先端有深凹；雄蕊 4，与花柱近等长，均内藏，花药平叉开，有毛。小坚果长圆形，具 3 棱，褐黑色，有白色鳞片状突起。花期 3～5 月，果期 7～8 月。

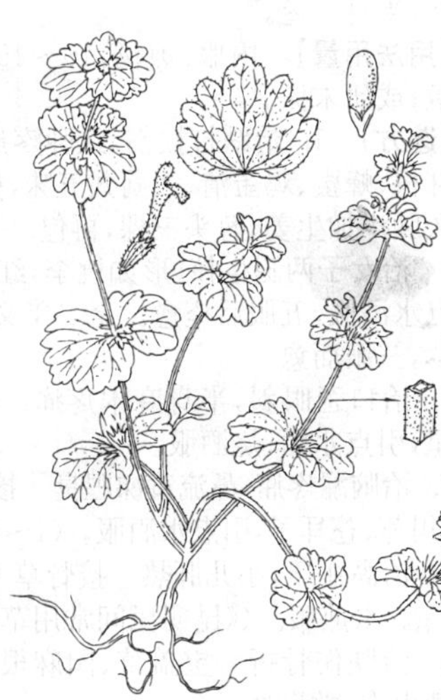

宝 盖 草

生于路边、草丛、庭园等处。分布于东北、华东、华中、西南和西北等地。

【采收加工】 6～8月采收全草，晒干或鲜用。

【药材】 宝盖草 *Herba Lamii Amplexicaulis* 产于东北、江苏、浙江、四川、江西、云南、贵州、广东、广西、福建、湖南、湖北、西藏等地。

性状 茎呈方柱形，长 5～45 cm，表面略带紫色，被稀疏毛茸。叶多皱缩或破碎，完整者展平后呈肾形或圆形，基部心形或圆形，边缘具圆齿或小裂，两面被毛；茎生叶无柄，根出叶具柄。轮伞花序。小坚果长圆形，具3棱，先端截形，褐黑色，表面有白色疣突。质脆。气微，味苦。

【成分】 含多种环烯醚萜苷类：野芝麻苷(lamioside)，7-去乙酰野芝麻苷(lamiol)，野芝麻酯苷(lamiide)，野芝麻新苷(ipolamiide)，7-去甲-6-羟基山栀苷甲酯(lamalbid)，山栀苷甲酯(shanzhiside methyl ester)，假杜鹃素(barlerin)，7-乙酰基野芝麻新苷(ipola miidoside)，5-去氧野芝麻苷(5-deoxylamioside)，6-去氧野芝麻苷(6-deoxylamioside)[1]。

【药性】 辛、苦，微温。

1.《滇南本草》："味苦，性温。行十二经络。"

2.《滇南本草图说》："气味温，辛，平。"

【功用主治】 活血通络，解毒消肿。主治跌打损伤，筋骨疼痛，四肢麻木，半身不遂，面瘫，黄疸，鼻渊，瘰疬，肿毒，黄水疮。

1.《滇南本草》："治筋骨痰火疼痛，手足麻木不仁，祛周身游走之风，散瘰疬手足痰核，治跌打损伤，接骨，止脑漏鼻渊，包痰火红肿疼痛。"

2.《滇南本草图说》："治跌打损伤，骨碎筋断，酒下如神，或左瘫右痪，四肢不仁，服之即愈。"

3.《植物名实图考》："养筋活血，止遍身疼痛。"

4.《贵州草药》："清热利湿，驱风，解毒，化瘀镇痛。"

5.《湖南药物志》："通络，祛痰，开窍。"

6.《全国中草药汇编》："治黄疸型肝炎，高血压，面神经麻痹，半身不遂。"

【用法用量】 内服：煎汤，10～15 g；或入丸、散。外用：捣敷；或研末撒。

【选方】 1. 治跌打损伤，红肿疼痛，不能落地 接骨草、苎麻根、蜂蜜、鸡蛋清、大蓟共五味，捣烂包患处，一宿一次，日久肿疼加生姜、葱头三棵，再包。

2. 治女子两腿生核，形如桃李，红肿硬痛 接骨草三钱，引点水酒服，五服后痊愈。至二年又发，加威灵仙、防风、虎掌草，三服而愈。

3. 治口歪眼斜，半身麻木疼痛 接骨草、防风、钩藤、胆南星，引点水酒、烧酒服。

4. 治脑漏疼痛，鼻流黄涕腥臭 接骨草三钱，增补加香白芷、川芎、苍耳子，引点水酒服。(1～4方出自《滇南本草》)

5. 治高血压，小儿肝热 接骨草6 g，山土瓜6 g，包谷须1.5 g。水煎服。(《昆明民间常用草药》)

6. 治跌伤骨折 宝盖草、园麻根、续断各60 g。捣烂加白酒少许，敷患处。

7. 治黄疸型肝炎 宝盖草9 g，夏枯草9 g，木贼9 g，龙胆草9 g。水煎服。(6、7方出自《湖南药物志》)

8. 治小儿腹泻 宝盖草9～15 g。水煎服。

9. 治无名肿毒 宝盖草15 g。水煎服，每日3次，药渣敷患处。(8、9方出自《西宁中草药》)

10. 治筋骨酸痛 宝盖草60 g，白酒250 g。浸泡数日后，每次15 g，每日3次。(《青岛中草药手册》)

11. 治淋巴结核 ①宝盖草嫩苗30 g，鸡蛋2只。同炒食。②宝盖草60～90 g，鸡蛋2～3只。同煮，蛋熟后去壳，继续煮半小时。食蛋饮汤。③鲜宝盖草60 g。捣烂取汁，药汁煮沸后服，均隔日1次，连服3～4次。(苏医《中草药手册》)

3107 定心散 dìng xīn sǎn (浙江)

【异名】 定心散莲座蕨(《浙南本草新编》)。

【基原】 为观音座莲科莲座蕨属植物定心散观音座莲带叶柄基部的根茎。

【原植物】 定心散观音座莲 *Angiopteris officinalis* Ching

多年生草本。具块状根茎。叶二回羽状，薄革质；羽片阔披针形，中部以上较宽，向下渐狭窄，羽轴向先端有狭翅；小羽片约25对，近无柄，互生而开展，斜向上排列，基部的最小，长卵形，具短渐尖头；中部的长约4 cm，近尾状渐尖；顶部的披针形，长渐尖头，基部近圆形，先端1对近对生；叶脉纤细，几开展，分叉和单一的相间，倒行假脉明显。孢子囊群极小，长圆形，长不及1 mm。

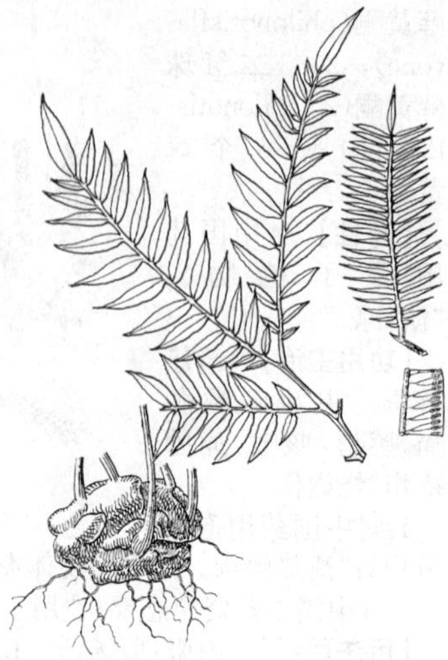
定心散观音座莲

生于林下。分布于浙江南部。

【采收加工】 全年均可采，挖取根茎，切片，晒干或鲜用。

【药材】 定心散 *Rhizoma Angiopleris Officinalis* 主产于浙江。

性状 根茎多纵剖成2瓣，呈长椭圆形，稍扭曲，长7～10 cm，直径4～5 cm，顶端具叶柄残基或凹陷状瘢痕，茎基部连接处有时可见多数金黄色绒毛及毛须状物。表面黑棕色，多皱缩，并散有稀疏根痕。质坚而轻，断面棕褐色，散有许多微凸出的棕色小点(分体中柱)；纵剖面有条状纹理。气微，味微苦。

【药性】《中国药用孢子植物》："微苦，凉。"

【功用主治】《中国药用孢子植物》："清热，消肿，止咳，安神，通络。治肺炎咳嗽、腮腺炎、痈肿、蛇伤、神经衰弱、精神分裂症、关节风痛、冠心病。"

【用法用量】 内服：煎汤，15～30 g，鲜品30～60 g。外用：捣敷。

【选方】 1. 治神经衰弱 定心散莲座蕨15 g，夜交藤15 g，枣仁6 g。煎服。(《中国药用孢子植物》)

2. 治精神分裂症 定心散30～60 g，猪心1个或瘦猪肉60 g。同煮，加冰糖服食，连服3～5次。

3. 治冠心病 鲜定心散60 g。水煎服。

4. 治黄疸型肝炎 定心散、重楼、三叶青各等分。水煎服。

5. 治腮腺炎 定心散莲座蕨15 g，海金沙藤15 g，板蓝根9 g。煎服。(《中国药用孢子植物》)

3108 宜梧 yí wú (《福建药物志》)

【异名】 锅底刺(《全国中草药汇编》)，白叶刺(《新华本草纲要》)，白叶刺根。

【基原】 为胡颓子科胡颓子属植物福建胡颓子的根。

【原植物】 福建胡颓子 *Elaeagnus oldhamii* Maxim.

常绿直立灌木，高1～2 m。具粗壮长棘刺，刺长10～40 mm或更长，刺基部有时着生花和叶，幼枝密被褐色鳞片。单叶互生；叶近革质，倒卵形或倒卵状披针形，先端圆形，向基部渐狭窄，全缘，幼时上面密被银白色鳞片，后逐渐脱落，下面密被银白色和散生少数深褐色鳞片。花淡白色，被鳞片，数花簇生于叶腋成短总状花序；花被筒短，杯状，上部4裂，裂片与花被筒等长或更长，内面无毛或疏生白色星状柔毛；雄蕊4，花丝极短，花药长圆形；花柱直立，无毛。果实卵圆形，幼时密被银白色鳞片，成熟时红色。花期11～12月，果期翌年2～3月。

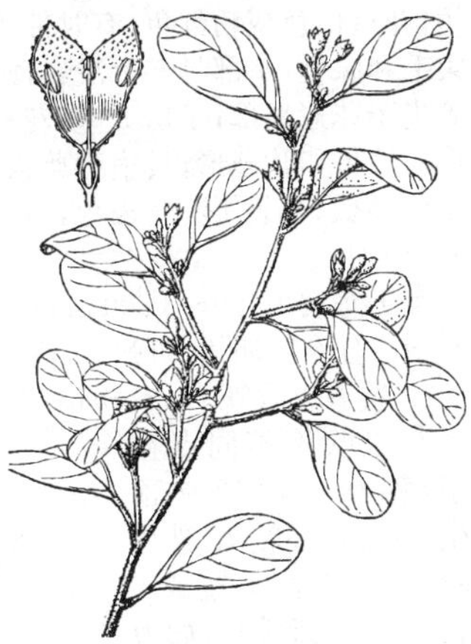

福建胡颓子

生于海拔500 m以下的空旷地区和山坡灌木丛中。分布于福建、广东、台湾等地。

本植物的叶(宜梧叶)亦供药用，另设专条。

【采收加工】 全年均可采挖，切片晒干。

【药材】 宜梧 *Radix Elaeagni Oldhamii* 产于福建、台湾、广东等地。

性状 根圆柱形，直径1～2 cm。表面暗棕色，具纵沟纹，栓皮易剥落。质坚硬，不易折断。断面皮部红棕色，木部浅黄色。气微，味微酸涩。

【药性】 苦、酸，微温。

1.《全国中草药汇编》："酸、涩，平。"

2.《福建药物志》："苦、酸，微温。"

【功用主治】 祛风活血，健脾益肾。主治风湿痹痛，跌打瘀肿，慢性肝炎，胃痛腹泻，消化不良，肾亏腰痛，劳倦乏力，盗汗，遗精，白带。

1.《全国中草药汇编》："祛风理湿，固肾。主治风湿性关节炎，肾虚腰痛。"

2.《台湾药用植物志》："祛风除湿，散瘀血，消肿。主治风湿神经痛，久年风伤，月内风，慢脾风，跌打，肺痈。"

3.《福建药物志》："益肾固涩。治慢性肝炎，劳倦乏力，腹泻，胃痛，消化不良，肾亏腰痛，盗汗，遗精，白带，乳腺炎，跌打损伤，风湿关节痛。"

【用法用量】 内服：煎汤，30～60 g。

【宜忌】《福建药物志》："孕妇禁服。"

【选方】 1. 治风湿性关节炎 福建胡颓子鲜根30～90 g，酒适量，猪瘦肉120 g。加水炖服。(厦门《新疗法与中草药选编》)

2. 治肾虚腰痛，盗汗，遗精 胡颓子鲜根30～60 g。腰痛加墨鱼干1～2只，黄酒少许；盗汗加红糖9 g；遗精加金樱子30 g，冬蜜少许。水炖服。

3. 治胃痛、十二指肠溃疡 胡颓子根(去外皮)250 g。水煎，去渣，将猪肚一个洗净，放入炖烂，分4次服。

4. 治消化不良 胡颓子根、柚树叶各9 g。水煎服。(2～4方出自《福建药物志》)

5. 治小儿慢脾风 宜梧根、风藤各10 g。水煎服。(《台湾药用植物志》)

3109 宜梧叶 yí wú yè (《福建药物志》)

【异名】 胡颓子叶(《福建药物志》)。

【基原】 为胡颓子科胡颓子属植物福建胡颓子 *Elaeagnus oldhamii* Maxim. 的叶。

【原植物】 参见"宜梧"条。

【采收加工】 全年均可采收，晒干。

【药性】 苦、酸，微温。

1.《全国中草药汇编》："酸、涩，平。"

2.《福建药物志》："苦、酸，微温。"

【功用主治】 敛肺定喘。主治哮喘，久咳。

1.《全国中草药汇编》："下气定喘。主治哮喘。"

2.《福建药物志》："敛肺定喘。治哮喘，久咳。"

【用法用量】 内服：煎汤，30～60 g；或研末。

【选方】 治哮喘 ①胡颓子叶、千日红各3份，枇杷叶2份。研末，混合。每日3次，每次6 g，开水送服。②胡颓子叶研末，每次6 g，调稀饭服。(《福建药物志》)

3110 空青 kōng qīng (《本经》)

【异名】 杨梅青(《本草图经》)。

【基原】 为碳酸盐类孔雀石族矿物蓝铜矿成球形或中空者。

【原矿物】 蓝铜矿 Azurite 参见"扁青"条。

【采收加工】 选择呈球形或中空的蓝色集合体入药。

【药材】 空青 Azuritum 产地参见"扁青"条。

性状 本品为类球状，大小不一。蓝色。表面不平坦。多数中空。

鉴别 参见"绿青"条。

【成分】 参见"扁青"条。

【药性】 甘、酸，寒，小毒。归肝经。

1.《本经》："味甘，寒。"

2.《别录》："酸，大寒，无毒。"

3.《品汇精要》："味甘、酸，性寒，缓收。味厚于气，阴也。"

4.《本草经疏》："入肝。"

【功用主治】 凉肝清热，明目去翳，活血利窍。主治目赤肿痛，青盲，雀目，翳膜内障，中风口㖞，手臂不仁，头风，耳聋。

1.《本经》："主青盲、耳聋，明目，利九窍，通血脉，养精神，久服轻身延年不老。"

2.《别录》："益肝气，疗目赤痛，去肤翳，止泪出，利水道，下乳汁，通关节，破坚积，令人不忘。"

3.《药性论》："治头风，镇肝，瞳人破者，再得见物。"

4.《日华子》："浆能点多年青盲、内障、翳膜，养精气。其壳又可摩翳。"

5.《医林纂要》："收心之散，泻肝之热，平胆火，利小肠水。"

【用法用量】 外用：研细，水飞，点眼。内服：研末，每次0.3～1 g；或入丸、散。

【宜忌】 内服宜慎。不宜多服、久服。

《药性论》："畏菟丝子。"

【选方】 1. 治眼睆睆不明 空青少许，渍露一宿，以水点之。(《普济方》)

2. 治眼黑翳覆瞳子肤起 贝子四枚(烧)，空青一两，矾石一两(熬汁尽)。上三味，末，取如黍米注翳上，日二。

(《外台》引《深师方》)

3. 治雀目及内外障眼，风毒青盲、暴赤眼等　杨梅青(好者，水浴过，控干，研)、胡黄连(水浴过，为细末)各一分，槐芽(初出如雀舌时，不计多少，候干为末)一钱半。三味同研匀细如粉，入龙脑一字许，更研匀，密收。每夜卧时，先温水净漱口，仰面卧，用苇筒子吹药一字入两鼻中，但令如常喘息，便自睡着，眼中觉凉冷为妙，隔夜一次。(《圣济总录》空青散)

4. 治小儿眼中生翳遮睛或生丁翳、痘翳　空青、曾青各一钱，炉甘石一钱(火煅，用童子小便淬三次)，龙脑半钱。上研极细，灯心点眼中。(《安老怀幼书》)

5. 治头风脑痛，百药不效　空青一钱，冰片一分。共研极细末。吹一分于两鼻孔中，或用一二分，白汤调服亦可。(《本草汇言》)

【临床报道】 治疗视神经萎缩　海星(阴干，打粉)41 g，空青粉 3 g。两药混匀、每服 6 g，每日 2 次，于早、晚饭后，淡盐水送服；21 d 为 1 个疗程，治疗前、中、后，进行视力、视野、眼底、眼压、屈光等检查，治疗 10 d 视力、视野无进步者终止治疗。治疗视神经萎缩 35 例，显效 13 只眼(31.7%)，进步 8 只眼(19.51%)；无效 20 只眼(48.79%)，视力有效率占 51.21%；②视野疗效：临床治愈 6 只眼(14.63%)，视野显效 28 只眼(68.29%)，无效 7 只眼(17.07%)。视野总有效率为 82.89%；③综合疗效：临床治愈 2 只眼(4.88%)，显效 21 只眼(51.22%)，进步 4 只眼(9.76%)，无效 14 只眼(34.15%)。综合总有效率为 65.85%[1]。

【各家论述】 《本草经疏》："空青甘寒能除积热，兼之以酸，则火自敛而降矣；热退则障自消，目自明。耳者肾之窍，水涸火炎，故耳聋，肾家热解，则火息水生，而听复聪矣。九窍不利，无非火壅，肝家有火，则血热气逆，故血脉不通，凉肝除热，则精气自益，阴足火清，则窍自利而血脉自通，精神自长矣。其曰利水道，下乳汁，通关节，破坚积者，皆以热除则气血和平，阴气自复，五脏清宁则诸症自解。"

3111 空心木 kōng xīn mù (《新华本草纲要》)

【异名】 鬼吹哨、来色木、吹鼓清(《贵州草药》)，泡掌筒、炮竹筒、猴桔子、梅竹叶(《云南中草药》)，大追风(《彝药志》)。

【基原】 为忍冬科鬼吹箫属植物鬼吹箫及狭萼鬼吹箫的茎叶或根。

【原植物】 1. 鬼吹箫 *Leycesteria formosa* Wall.

灌木，高 1～3 m。全株常有疏或密的紫色短腺毛。小枝、叶柄、花序梗、苞片和萼齿均被短柔毛。叶对生；叶片纸质，卵状披针形、卵状长圆形至卵形，先端长尾尖、渐尖或短尖，基部圆形至近心形或阔楔形，边常全缘或具微齿，上面绿色，被短糙毛，中脉毛较密，下面白绿色，疏被弯伏短柔毛或近于无毛。穗状花序顶生或腋生，下垂，每节具 6 朵花，由 2 个具 3 朵花的聚伞花序对生；苞片叶状，绿色或紫红色；萼筒圆柱形，密被糙毛和腺毛，萼裂片 5，通常 2 长 3 短；花冠白色或粉红色，有时带紫红色，漏斗状，外面疏被短柔毛和腺毛，基部具 5 个浅囊，囊内生蜜腺，裂片 5；雄蕊 5，着生于花冠喉部；子房 5 室，花柱稍伸出花冠外，柱头圆盾形。浆果卵状球形，具宿存萼齿，红色，后变紫黑色。种子小而多数，扁圆形，淡褐色，具光泽。花期 6～9 月，果期 9～10 月。

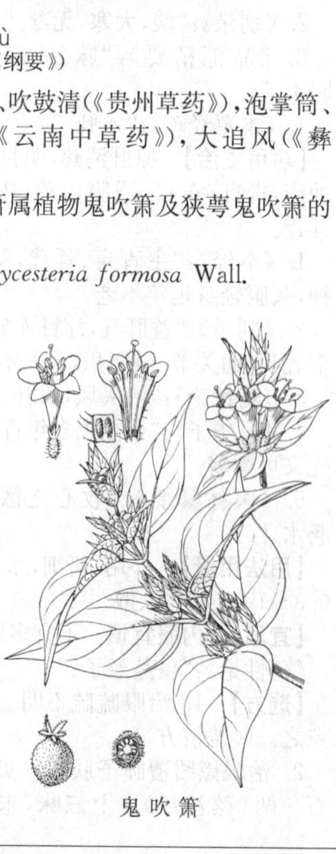

鬼吹箫

生于海拔 1 400～3 300 m 的山坡、山谷溪沟边、林缘或灌丛中。分布于四川、贵州、云南、西藏。

2. 狭萼鬼吹箫 *L. formosa* Wall. var. *stenosepala* Rehd.

与鬼吹箫不同点在于：穗状花序通常顶生，稀腋生；花萼裂片较长，常 4 长 1 短或 3 长 2 短，或近等长，如为 4～5 mm，则绝不为 3 长 2 短。

生于海拔 1 600～3 500 m 的山坡、山谷或溪边林下、林缘或灌丛中。分布于四川、云南、西藏等地。

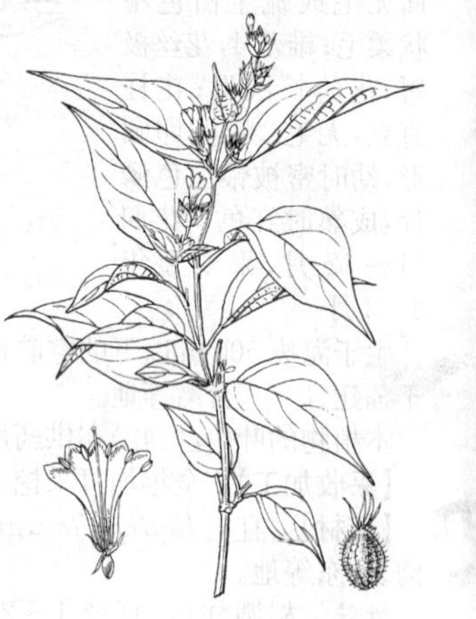

狭萼鬼吹箫

【采收加工】 8～10 月采收茎叶，全年均可采挖根，均鲜用或切段晒干。

【成分】 全株含木犀草素-5-葡萄糖苷(luteolin-5-glucoside)[1]。

【药性】 苦，凉。

1.《贵州草药》："性微寒，味甘、微辛。"

2.《云南中草药》："苦，平。"

3.《全国中草药汇编》："苦，凉。"

【功用主治】 清热利湿，活血止血。主治湿热黄疸，风湿痹痛，哮喘，月经不调，外伤出血，膀胱炎，骨折损伤。

1.《贵州草药》："舒筋活络，祛瘀止痛，生新。"

2.《云南中草药》："利湿，活血，消炎。主治膀胱炎，水肿，支气管哮喘，风湿，痔疮，食积，腹胀。"

3.《全国中草药汇编》："破血，祛风，平喘。主治哮喘，风湿性关节炎，月经不调，黄疸性肝炎，水肿。"

4.《彝药志》："清热解毒，活血散瘀。"

【用法用量】 内服：煎汤，9～15 g；或泡酒。外用：捣敷，或煎水外洗。

【选方】 1. 治劳伤　鬼吹哨根、马蹄叶根(土紫菀)、刺五加根各等分，加酒 5 倍浸泡，每日睡前服药酒 30 g。

2. 治骨折　鬼吹哨 90～150 g 捣绒，加酒少量调匀，炒热包患处；并用根 90 g，泡酒 500 g，泡至 1 d 后，煨热服，每日 3 次，每次 30 g。(1、2 方出自《贵州草药》)

3. 治开放性骨折，伤口破溃流脓　(炮竹筒适量)煎水外洗。(《彝药志》)

4. 治外伤出血，骨折　用鲜(泡掌筒)全株捣烂外敷患处。(《云南中草药》)

3112 空心苋 kōng xīn xiàn (《福建中草药》)

【异名】 空心蕹藤菜、水蕹菜(《福建中草药》)，水花生、

响响胀满，眼不得视　泽漆根十两，鲤鱼五斤，赤小豆二升，生姜八两，茯苓三两，人参、麦冬、甘草各二两。上八味细切，以水一斗七升，先煮鱼及豆，减七升，去滓，内药煮取四升半。一服三合，日三，人弱服二合，再服气下喘止，可至四合，晬时小便利，肿减，或大便溏下。（《千金方》泽漆汤）

2. 治水肿盛满，气急喘嗽，小便涩赤如血者　泽漆叶（微炒）五两，桑根白皮（炙黄，锉）两，白术一两，郁李仁（汤浸，去皮，炒熟）三两，杏仁（汤浸，去皮、尖、双仁，炒）一两半，陈橘皮（汤浸，去白，炒干）一两，人参一两半。上七味，粗捣筛。每服五钱匕，用水一盏半，生姜一枣大，拍破，煎至八分，去滓温服。以利黄水三升及小便利为度。（《圣济总录》泽漆汤）

3. 治心下有物大如杯，不得食者　葶苈二两（熬），大黄二两，泽漆四两。捣筛，蜜丸，和捣千杵。服如梧子大二丸，日三服，稍加。（《补缺肘后方》）

4. 治肺源性心脏病　鲜泽漆茎叶 60 g。洗净切碎，加水 500 g，放鸡蛋 2 只煮熟，去壳刺孔，再煮数分钟。先吃鸡蛋后喝汤，每日 1 剂。（江西《草药手册》）

5. 治瘰疬　猫儿眼睛草一二捆，井水二桶，锅内熬至一桶，去滓澄清，再熬至一碗，瓶收。每以椒、葱、槐枝，煎汤洗疮净，乃搽此膏。（《纲目》引《便民方》）

6. 治癣疮有虫　猫儿眼睛草，晒干为末，香油调搽。（《卫生易简方》）

7. 治神经性皮炎　鲜泽漆白浆敷癣上或用椿树叶捣碎同敷。（《兄弟省市中草药单方验方新医疗法选编》）

8. 治癌肿　①淋巴肉瘤：泽漆 15 g，蛇六谷（先煎）、土茯苓各 30 g，穿山甲 9 g。水煎服，日 1 剂。（《抗癌中草药制剂》）②宫颈癌：泽漆 100 g，加水适量，与鸡蛋 3 个共煮，煮熟后食蛋喝汤，每日 1 剂。（《陕西中草药》）

9. 治乳汁稀少　鲜泽漆 30 g，黄酒适量，炖服。（《福建药物志》）

10. 治天行赤眼（急性流行性出血性结膜炎）　泽漆 30 g（鲜者加倍），生白矾 6 g，用水 500 ml，煎开 5 min 后，首先口服 30 ml，然后趁热熏洗双眼，每次熏洗 15～20 min，每日 2～3 次。〔《山东中医杂志》1988，(5)：47〕

【临床报道】 1. 治疗急、慢性支气管炎　用泽漆中提取的泽漆新苷口服，每日 4 次，每次 60 mg，疗程 5 d，治疗急性支气管炎 57 例，慢性支气管炎 270 例，显效率：急性支气管炎组为 61.4%；191 例慢性支气管炎单纯型组为 41.31%，79 例慢性支气管炎喘息型组为 16.44%。对慢性支气管炎肺虚咳痰型的疗效非常显著，高于脾虚痰湿型（$P<0.01$）。对偏寒证的疗效最高，寒热错杂证次之，偏热证疗效最差，偏寒证组疗效非常显著，优于偏热证组（$P<0.01$）。常见副作用有：口干、咽痛、咳痰难出、唇疮、尿热、便秘等[1]。用泽漆各种制剂治疗慢性气管炎，认为确有一定的化痰止咳清热功效，从实验室检查分析，它具有抑制支气管腺体中酸性黏多糖合成和使痰量减少的双重作用，并能促进支气管黏膜上皮炎症病理的修复，故在治疗后痰中各种细胞成分均明显减少[2]。

2. 防治流行性腮腺炎　取泽漆 30 g（干品 15 g），加水 30 ml，浓煎至 150 ml，每次 50 ml，日服 3 次，以愈为度，治疗 140 例，均于 3～7 d 内治愈，无 1 例发生合并症。对高热患儿曾配合一般对症处理。流行期间对密切接触者可试用于预防，一般按上述剂量连服 3 d[3]。

3. 治疗结核性瘘管　用泽漆膏治疗结核性肛瘘 58 例，其中单纯性 22 例，复杂性 36 例，经手术切开管道，刮除腐败组织后，对较小创面直接均匀涂布，较大创面用泽漆膏纱条敷盖，分别经 15～20 d 的治疗，全部治愈，无 1 例复发。但浸膏的刺激性较大，可引起不同程度的疼痛，应适当加入镇痛剂；对创面新鲜者用量宜少，对创面腐败而分泌物多者，用量要多[4]。

4. 治疗细菌性痢疾　①浓缩煎剂：取猫儿眼睛草 1 kg，洗净切碎，煎煮 2 次过滤，浓缩至 1 000 ml，加适量防腐剂。成人每次 5 ml，日服 3 次，儿童酌减。②冲剂：每 1 g 相当鲜猫儿眼睛草 12.9 g。成人每次 2～3 g，日服 3 次，儿童酌减。共治疗急性菌痢 79 例，显效 44 例，有效 13 例；慢性菌痢急性发作 1 例，无效；慢性迁延性菌痢 2 例，显效 1 例，无效 1 例。平均体温恢复正常 1.55 d，便次复常 2.17 d，腹痛消失 2.68 d，右下腹压痛消失 2.46 d，里急后重消失 1.97 d，大便成形 2.7 d[5]。

5. 治疗无黄疸型传染性肝炎　用泽漆制成片剂或膏剂内服，片剂每次 6～8 片（每片含量 0.2 g），膏剂每次 2 g，均每日 3 次，饭后服，服后宜多饮开水。25 d 为 1 个疗程，共观察 100 例，经 1 个疗程后痊愈 1 例，基本治愈 51 例，进步 10 例，无变化 31 例。对症状消退和改善、肝脾回缩及肝功能恢复有一定疗效。远期效果尚难肯定。治疗中部分患者有口干、多尿，未见其他不良反应[6]。

【各家论述】 1.《纲目》："泽漆利水，功类大戟，故人见其茎有白汁，遂误以为大戟。然大戟根苗皆有毒泄人，而泽漆根硬不可用，苗亦无毒，可作菜食而利丈夫阴气，甚不相侔也。"

2.《本草汇言》："（泽漆）主治功力与大戟同，较之大戟，泽漆稍和缓而不甚伤元气也。"

3.《本草述》："泽漆利水，既与大戟相类，然时珍谓大戟泄人，而泽漆之利水，乃更谓其利丈夫阴气，即《本经》亦云治丈夫阴气不足。《经》云：水者，阴气也。注云：邪水之阴，非真阴也，即此思之，如他味之利水者，又岂非行邪水乎？而真阴未能不伤。独此云行邪水而真阴反以受益也，是遵何故哉？愚阅方书之用兹味，唯水肿上气与痢后浮肿，然观其必与白术、桑白皮、郁李仁同用，则必有以为益脾之助，而化气开结者，亦兹物相助为理，尤藉其前导以为功耳。即治痢后肿满，气急喘嗽，小便如血，逐诸队且同参、术以行之，则其非瞑眩之剂可知。治水之用，此味其善物哉。"

4.《长沙药解》："泽漆苦寒之性，长于泄水，故能治痰饮阻格之咳。"

3103 泽藓 zé xiān（《中国药用孢子植物》）

【异名】 阴阳草、旱青苔（陕西），溪泽藓、黄泽藓（《孢子植物名词及名称》）。

【基原】 为珠藓科泽藓属植物泽藓的植物体。

【原植物】 泽藓 *Philonotis fontana*（Hedw.）Brid.［*Mnium fontanum* Hedw.；*Bartramia fontana*（Hedw.）Turn.］

植物体密集丛生，黄绿色，有光泽，色艳。茎顶端具轮状茁生枝。叶直倾，基部阔卵状或心形，渐上成狭长尖，下部具纵褶，叶缘内卷，具疣突构成的齿；中肋粗壮，达于叶尖，呈短毛尖状。叶片细胞长方形，下角具疣，有时两端具疣。雌雄异株，稀同株。蒴柄红色，孢蒴球形，深褐红色，具纵沟状皱褶；蒴齿两层；孢子黄褐色，具密疣。

生于沼泽地、潮湿草原或流水、滴水石上。春季至秋季习

裂。蒴果球形，光滑。种子褐色，卵形，有明显凸起网纹，具白色半圆形种阜。花期4～5月，果期5～8月。

生于山沟、路旁、荒野及湿地。我国除西藏外，各地均有分布。

【采收加工】 4～5月开花时采地上部分，晒干。

【药材】 泽漆 *Herba Euphorbiae Helioscopiae* 全国大部分地区均产。

性状 全草长约30 cm，茎光滑无毛，多分枝，表面黄绿色，基部呈紫红色，具纵纹，质脆。叶互生，无柄，倒卵形或匙形，长1～3 cm，宽0.5～1.8 cm，先端钝圆或微凹，基部广楔形或突然狭窄，边缘在中部以上具锯齿；茎顶部具5片轮生叶状苞，与下部叶相似。多歧聚伞花序顶生，有伞梗；杯状花序钟形，黄绿色。蒴果无毛。种子卵形，表面有凸起网纹。气酸而特异，味淡。

鉴别 (1) 茎横切面：表皮1列细胞，切向延长，外被角质层。皮层为数列薄壁细胞，切向延长，细胞皱缩。韧皮部狭窄，细胞皱缩。柱鞘纤维由一至十数个纤维组成一束，作切向多单列断续排列或成环，壁木化。形成层不明显。木质部宽广，由导管、纤维、木薄壁细胞组成；导管单列放射状排列；射线细胞呈类方形、长方形、矩形，排列整齐。髓部多中空。近髓部导管细小为螺纹孔。

粉末特征：淡黄绿色。纤维众多，多成束，稀有单个散在，直径15～35 μm，木化，有的具单纹孔、螺纹；具缘纹孔、网纹孔导管，直径25～40 μm。叶表皮细胞类多角形，内含有细小的方晶或短棒状草酸钙结晶。

(2) 取本品粉末2 g，加甲醇20 ml，加热回流10 min，趁热滤过，滤液蒸干，残渣加沸水10 ml，溶解后，趁热滤过。取滤液2 ml，加镁粉少许与盐酸4～5滴，加热数分钟，显樱红色；取滤液1滴，点于滤纸上，喷以1%三氯化铝甲醇溶液，干后置紫外光灯(365 nm)下观察，显黄绿色荧光斑点(检查黄酮)。

【成分】 全草含黄酮类：槲皮素-5，3-二-D-半乳糖苷(quercetin-5，3-di-D-galactoside)[1]，槲皮素(quercetin)，槲皮素-3-双半乳糖苷(heliosin)，金丝桃苷(hyperin)。还含菜豆凝血素(phasin)[2]，泽漆醇(helioscopiol)，β-二氢岩藻甾醇(β-dihydrofucosterol)，葡萄糖，果糖，麦芽糖[3]，没食子酸(gallic acid)，琥珀酸(succinic acid)[4]。萜类：泽漆双环氧萜(euphohelin) A、B、C、D、E[5]，大戟苷(euphornin) A、B、C、D、E、F、G、H、I、J、K[6, 7]，泽漆萜(euphoscopin) A、B、C、D、E、F、G、H、I、J、K、L[7, 8]，泽漆内酯(helioscopinolide) A、B、C[9]，泽漆环氧萜(euphohelionone)[10]，表泽漆萜(epieuphoscopin) A、B、C、D、F，泽漆三环萜(euphohelioscopin) A、B[7]。鞣质类：泽漆鞣质(helioscopinin) A、B，泽漆新鞣质(helioscopin) A、B，鞣云实精(corilagin)，石榴叶鞣质(punicafolin)，老鹳草鞣质(geraniin)，杜英鞣质(elaeocarpusin)，夫罗星鞣质(furosin)，原诃子酸(terchebin)，野梧桐鞣质灵(mauotusinin)，鹅耳枥鞣质(carpinusin)[11]，泽漆平新鞣质(euphorscopin)，泽漆灵新鞣质(euphorhelin)，1-O-没食子酰-β-D-葡萄糖(1-O-galloyl-β-D-glucose)，1，6-二-O-没食子酰-β-D-葡萄糖(1，6-di-O-galloyl-β-D-glucose)，1，2，6-三-O-没食子酰-β-D-葡萄糖(1，2，6-tri-O-galloyl-β-D-glucose)，1，2，3，6-四-O-没食子酰-β-D-葡萄糖(1，2，3，6-tetra-O-galloyl-β-D-glucose)，1，3，4，6-四-O-没食子酰-β-D-葡萄糖(1，3，4，6-tetra-O-galloyl-β-D-glucose)，1，2，3，4，6-五-O-没食子酰-β-D-葡萄糖(1，2，3，4，6-penta-O-galloyl-β-D-glucose)[12]，三十一烷(hentriacontane)，二十八烷(octacosane)，二十六醇(hexacosanol)，二十八醇(octacosanol)，十六烷酸(hexadecanioc acid)，β-谷甾醇(β-sitosterol)，羽扇豆醇(lupeol)，乙酸羽扇豆醇酯(lupeol acetate)[13]，乳汁含间-羟苯基甘氨酸(*m*-hydroxyphenyl glycine)，3，5-二羟基苯甲酸(3，5-dihydroxybenzoic acid)[14]，干乳汁含橡胶烃(聚萜烯)13%，树脂62%，水溶性物25%[14, 15]。

种子油含脂肪酸成分：棕榈酸(palmitic acid)，花生酸(arachidic acid)，油酸(oleic acid)，亚油酸(linoleic acid)，山萮酸(behenic acid)[16]。

【药理】 1. 镇咳和祛痰作用 所含槲皮素-3-双半乳糖苷和金丝桃苷均有镇咳作用[1]。金丝桃苷有较强的止咳作用，小鼠氨雾法证明，口服500 mg/kg金丝桃苷的镇咳作用不亚于口服可待因80 mg/kg[2]，但泽漆中金丝桃苷含量很少。槲皮素-3-双半乳糖苷与金丝桃苷结构和作用相似，是泽漆的主要止咳成分[3]。此外，临床实验室检查发现，服泽漆片(泽漆浸膏)的患者，痰中酸性黏多糖纤维减少，因此推测，泽漆可能抑制酸性黏多糖合成而有祛痰作用[4]。

2. 抗癌作用 泽漆对小鼠肉瘤S_{180}、S_{37}，小鼠白血病L_{160}等瘤株均有抑制作用[5]。从泽漆中分离得2个单体物质泽漆萜A和B，研究证明，均具有抗癌活性[6]。

毒性 泽漆的乳状汁液对皮肤、黏膜有很强的刺激性。接触皮肤可致发红，甚至发炎溃烂，可治赘疣[7, 8]。如误服鲜草或乳白汁液后，口腔、食管、胃黏膜均可发炎、糜烂，有灼痛、恶心、呕吐、腹痛、腹泻水样便，严重者可致脱水，甚至出现酸中毒[9]。

【药性】 辛、苦，微寒，有毒。归肺、大肠、小肠经。

1.《本经》："苦，微寒。"

2.《别录》："辛，无毒。"

3.《新修本草》："有小毒。"

4.《得配本草》："入手阳明、太阳经气分。"

5.《本草撮要》："入手足太阴经。"

【功用主治】 利水消肿，化痰止咳，解毒杀虫。主治水气肿满，痰饮喘咳，疟疾，菌痢，瘰疬，结核性瘘管，骨髓炎。

1.《本经》："主皮肤热，大腹水气，四肢面目浮肿，丈夫阴气不足。"

2.《别录》："利大小肠，明目，轻身。"

3.《药性论》："治人肌热，利小便。"

4.《日华子》："止疟疾，消痰退热。"

5.《本草备要》："止咳，杀虫。"

6.《药性考》："治瘰疬癣疮。"

7.《贵州民间方药集》："内服可除风湿，止疼痛。"

8.《四川中药志》1960年版："外用治痒子及一切恶毒，梅疮。"

【用法用量】 内服：煎汤，3～9 g；或熬膏，入丸、散用。外用：煎水洗；熬膏涂或研末调敷。

【宜忌】 气血虚弱和脾胃虚者慎用。

1.《本草经集注》："恶薯蓣。"

2.《本草汇言》："性善走泄，如胃虚人亦宜少用。"

3.《得配本草》："气血虚者禁用。"

4.《青岛中草药手册》："对皮肤及黏膜有刺激性，有溶解结核病纤维素的作用，对结核病须严格掌握适应证，以免引起原硬结病灶溶解播散。"

【选方】 1. 治水气通身洪肿，四肢无力，喘息不安，腹中

至100 ml。每日1剂，12 d为1疗程，服药期间停用其他药物。其治疗内耳眩晕病92例，结果临床治愈51例，显效33例，无效8例，总有效率为91.3%[3]。

【各家论述】 1.《本草衍义》："泽泻，其功尤长于行水。张仲景曰，水蓄渴烦，小便不利，或吐或泻，五苓散主之。方用泽泻，故知其用长于行水。"

2.《本草蒙筌》："泽泻，多服虽则目昏，暴服亦能明目，其义何也？盖泻伏水，去留垢，故明目；小便利，肾气虚，故目昏。"

3.《医经溯洄集》："愚谓地黄、山茱萸、白茯苓、牡丹皮皆肾经之药，固不待泽泻之接引而后至也。附子乃右肾命门之药，官桂能补下焦相火不足，亦不待乎泽泻之接引而后至矣。唯干山药虽独入手太阴经，然其功亦能强阴，且手太阴为足少阴之上源，源既有滋，流岂无益？且泽泻虽咸以泻肾，乃泻肾邪，非泻肾之本也，故五苓散用泽泻者，讵非泻肾邪乎？白茯苓亦伐肾邪，即所以补正耳。是则八味丸之用泽泻者非他，盖取其泻肾邪，养五脏，益气力，起阴气，补虚损之功。"

4.《纲目》："泽泻气平，味甘而淡，淡能渗泄，气味俱薄，所以利水而泄下。脾胃有湿热，则头重而目昏耳鸣。泽泻渗去其湿，则热亦随去，而土气得令，清气上行，天气明爽，故泽泻有养五脏、益气力、治头旋、聪明耳目之功。""神农书列泽泻于上品，复云久服轻身、面生光，陶、苏皆以为信然，愚窃疑之。泽泻行水泻肾，久服且不可，又安有此神功耶，其谬可知。"

5.《本草经疏》："泽泻，咸能入肾，甘能入脾，寒能去热，盖淡渗利窍之药也。主风寒湿痹、乳难、消水、养五脏，皆以利水燥湿则脾得所养，脾得所养则五脏皆得所养。益气力、肥健者，皆水利则湿去，湿去则脾强之功效也。又云主腹痞满、淋沥、膀胱三焦停水，其能利水祛湿，益无疑矣。泄精者，湿热下流，客肾与膀胱，是民火扇君火也，故精摇而泄，病在脾胃，湿热尽则泄精自止矣。止消渴者，单指湿热侵脾，脾为邪所干，则不能致津液也。总之，其性利水除湿，则因湿热所生之病靡不除矣。"

6.《本草汇言》："泽泻，利水之主药。利水，人皆知之矣。丹溪又谓能利膀胱、包络之火。膀胱包络有火，病癃闭结胀者，火泻则水行，利水则火降矣，水火二义，并行不悖。"

7.《本草通玄》："《别录》称其止遗泄，而寇氏谓泄精者不敢用，抑何相刺谬也？盖相火妄动而遗泄者，得泽泻清之而精自藏，气虚下陷而精滑者，得泽泻降之而精愈滑矣。"

8.《药品化义》："凡属泻病，小水必短数，以此清润肺气，通调水道，下输膀胱，主治水泻湿泻，使大便得实，则脾气自健也。因能利水道，令邪水去，则真水得养，故消渴能止。又能除湿热，通淋沥，分消痞满，逐三焦蓄热停水，此为利水第一良品。""若小便不通而口渴者，热在上焦气分，宜用泽泻、茯苓以清肺气，滋水之上源也。如口不渴，热在下焦血分，则用知母、黄柏，以泻膀胱，滋水之下源也。须分别而用。"

9.《本草新编》："或问，泽泻泻中有补，敬闻命矣。然所泄者水而非火，吾子又谓是泄火，不亦异乎？盖泄火而不泄水，是有说焉。膀胱者，太阳之腑也，原属火，不属水。膀胱之水不能下通，本于寒者少，由于热者多。盖膀胱无火则水闭，有火亦水闭也。泽泻用之五苓散中，虽泄水实泄火也。因其为泄火之味，所以用之出奇。不然二苓、白术泄水有余，又何必借重泽泻乎？此泄火之确有至理，人不之思耳。""(泽泻)长于利水，去阴汗，利小便如神，除湿止渴之仙丹也。或问：泽泻既是利水消湿之物，宜乎水去湿干，津液自少，胡为反能止渴？岂知泽泻不独利水消湿，尤善滋阴。如肾中有水湿之气，则所食水谷不化精而化火，此火非命门之真火，乃湿热之邪火。邪火不去，则真火不生。真火不生，则真水不化。泽泻善泻肾中邪火，泻邪火而所以补真水也。"

10.《本经逢原》："今人治泄精，多不敢用。盖为肾与膀胱虚寒，而失闭藏之令，得泽泻降之，而精愈滑矣。当知肾虚精滑，虚阳上乘，面目时赤者，诚为禁剂。若湿热上盛而目肿，相火妄动而精泄，得泽泻清之，则目肿退而精自藏矣，何禁之有。"

11.《长沙药解》："泽泻咸寒渗利，走水府而开闭癃，较之二苓淡渗更为迅速。五苓、八味、茯苓、泽泻、当归、芍药诸方皆用之，取其下达之速，善决水窦，以泄土湿也。"

12.《药性切要》："泽泻、木通俱是利药，但泽泻泻相火湿热，木通泻心火湿热为不同。"

13.《本草正义》："泽泻产于水中，气味淡泊，而体质又轻，故最善渗泄水道，专能通行小便。《本经》气味虽曰甘寒，盖以其生长水泽，因谓之寒。其实轻淡无味，甘于何有？此药功用，惟在淡则能通。《本经》称其治风寒湿痹，亦以轻能入络，淡能导湿耳。云治风寒，殊非其任。其能治乳难者，当以娩后无乳者言，此能通络渗泄，则可下乳汁，非产乳百病之通用品。"又"其兼能滑痰化饮者，痰饮亦积水停湿为病，惟其滑利，故可消痰。"

3102 泽漆 zé qī (《本经》)

【异名】 漆茎(《广雅》)，猫儿眼睛草、五凤灵枝(《履巉岩本草》)，五凤草、绿叶绿花草(《纲目》)，凉伞草(《质问本草》)，五盏灯、五朵云(《贵州民间方药集》)，白种乳草(《福建民间草药》)，五点草、五灯头草、乳浆草(《江苏省植物药材志》)，肿手棵、马虎眼(《山东中药》)，倒毒伞、一把伞(《四川中药志》)，乳草(《泉州本草》)，九头狮子草(《湖南药物志》)，灯台草(《山西中草药》)。

【基原】 为大戟科大戟属植物泽漆的全草。

【原植物】 泽漆 *Euphorbia helioscopia* L.

一年或二年生草本。全株含白色乳汁。茎丛生，基部斜升，紫红色，上部淡绿色。叶互生；无柄或因突然狭窄而具短柄；叶片倒卵形或匙形，先端钝圆，有缺刻或细锯齿，基部楔形，两面深绿色或灰绿色，被疏长毛，下部叶小，开花后渐脱落。杯状聚伞花序顶生，伞梗5，伞梗基部具5片轮生叶状苞片，与下部叶同形而较大；总苞杯状，先端4浅裂，裂片钝，腺体4，盾形，黄绿色；雄花10余朵，每花具雄蕊1，下有短柄，花药歧出，球形；雌花1，位于花序中央，子房3室，有长柄，伸出花序之外，花柱3，柱头2

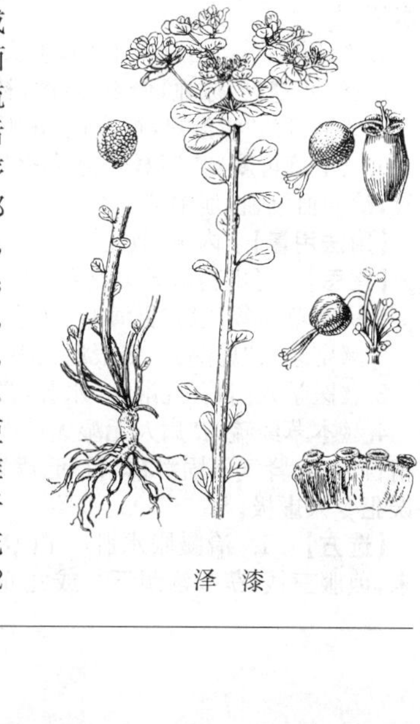

泽　漆

后逐渐回升，至 30 min 血压稳定[2]。泽泻中成分泽泻薁醇抑制兔胸主动脉条收缩，原因主要是抑制钙离子经电压依赖的钙通道内流[3]。泽泻薁醇在 10^{-6}～10^{-4} mol/L 时能抑制离体兔耳动脉条的血管周围神经受电刺激所引起的收缩，其作用主要是干扰神经末梢在电刺激时释出去甲肾上腺素[4]。泽泻薁醇还能抑制血管紧张素Ⅰ所引起的动脉收缩[5]。

3. 降血脂与抗动脉粥样硬化作用　泽泻乙醇提取物能显著降低实验性高血脂家兔或大鼠的血清总胆固醇含量[2]。泽泻提取物家兔 4 g/d 喂食 3 个月，能显著升高实验性高血脂家兔血中高密度脂蛋白胆固醇(HDL-Ch)含量，并能显著抑制主动脉内膜斑块的形成，但对降低血中低密度脂蛋白胆固醇(LDL-Ch)含量不明显[6]。

4. 对免疫系统的影响及抗炎作用　小鼠灌胃给予泽泻煎剂 10 g/kg、20 g/kg，连续 5 d，能抑制小鼠碳粒廓清速率，明显抑制由 2，4-二硝基氯苯(DNCB)所致小鼠接触性皮炎。20 g/kg 能减轻二甲苯引起的小鼠耳郭肿；抑制大鼠棉球肉芽组织增生[7]。

5. 减肥作用　泽泻水煎剂 20 g(生药)/kg 喂饲对大剂量谷氨酸钠引起的肥胖有减肥作用，能降低肥胖大鼠的 Lee 指数值、子宫及睾丸周围脂肪指数及血清三酰甘油含量[8]。

毒性　临床使用泽泻无明显副作用，少数患者可出现胃肠道反应，继续服用能自行消失；其他偶见口干、出汗、过敏性皮炎等；偶有 ALT 轻度升高，继续服用或停用均恢复正常，未见 ALT 升高[9]。

【药性】　甘、淡，寒。归肾、膀胱经。

1.《本经》："味甘，寒。"

2.《别录》："咸，无毒。"

3.《汤液本草》："入手太阳、少阴经。"

4.《本草蒙筌》："甘酸，气寒。"

5.《药品化义》："味微咸，略苦，性平能降，性气薄而味稍厚，入脾、胃、肾、小肠、膀胱五经。"

【功用主治】　利水渗湿，泄热通淋。主治小便不利，热淋涩痛，水肿胀满，泄泻，痰饮眩晕，遗精。

1.《本经》："主风寒湿痹，乳难，消水，养五脏，益气力，肥健，久服耳目聪明，不饥，延年轻身，面生光，能行水上。"

2.《别录》："补虚损五劳，除五脏痞满，起阴气，止泄精，消渴，淋沥，逐膀胱、三焦停水。"

3.《药性论》："主肾虚精自出，治五淋，利膀胱热，宣通水道。"

4.《日华子》："治五劳七伤，主头旋，耳虚鸣，筋骨挛缩，通小肠，止遗沥，尿血，催生，难产，补女人血海，令人有子。"

5.《纲目》："渗湿热，行痰饮，止呕吐、泻痢、疝痛、脚气。"

6.《本草再新》："泻肾经之邪火，利下焦之湿热，化痰理气，治便血溺血，崩中。"

【用法用量】　内服：煎汤，6～12 g；或入丸、散。

【宜忌】　肾虚精滑无湿热者禁服。

1.《本草经集注》："畏海蛤、文蛤。"

2.《别录》："扁鹊云：多服病人眼。"

3.《医学入门》："凡淋渴，水肿，肾虚所致者，亦不可用。"

4.《本草经疏》："病人无湿无饮而阴虚及肾气乏绝、阳衰精自流出、肾气不固滑精、目痛、虚寒作泄等候，法咸禁用，误犯令人虚极。"

【选方】　1. 治臌胀水肿　白术、泽泻各半两。上为细末，煎服三钱，茯苓汤调下。或丸亦可，服三十丸。(《保命集》白术散)

2. 治妊娠气壅，身体腹胁浮肿，喘息促，大便难，小便涩　泽泻一两，桑根白皮一两(锉)，木通一两(锉)，枳壳一两(麸炒微黄，去瓤)，赤茯苓一两，槟榔一两。上件药，捣粗罗为散，每服四钱，以水一中盏，入生姜半分，煎至六分。去滓，每于食前温服，以稍利为效。(《圣惠方》泽泻散)

3. 治心下支饮，其人苦冒眩　泽泻五两，白术二两。以水二升，煮取一升。分温服。(《金匮要略》泽泻汤)

4. 治湿热黄疸，面目身黄　茵陈、泽泻各一两，滑石三钱。水煎服。(《千金方》)

5. 治急性肠炎　泽泻 15 g，猪苓 9 g，白头翁 15 g，车前子 6 g。水煎服。(《青岛中草药手册》)

6. 治冒暑伏热，霍乱呕吐，小便不利，头目昏眩　泽泻、白术、白茯苓等分。锉细，每服四钱，水一盏，姜五片，灯心十茎，煎八分。不拘时服。(《卫生易简方》)

7. 治一切疝疾疼痛，并阴囊大如斗，小便淋漓　泽泻一斤(分作四分，童便、盐水、醋、酒各浸七日，放日中晒干，炒)，吴茱萸(炒)二两。上为末，老米打糊丸，每服三钱，空心盐汤下。(《丹台玉案》疝疾灵丹)

8. 治肾脏风生疮　泽泻、皂荚，水煮烂，焙干为末，炼蜜为丸，如桐子大。空心以温酒下十五至二十丸。(《经验方》)

9. 治眼赤疼痛　甘草二钱，泽泻五钱，黄连五钱，草决明一钱。共为末，每服二钱，灯心汤调下。(《丹台玉案》泻心散)

10. 治鼻匶疮　泽泻、郁金、栀子、甘草等分。为末，用甘草汤调服。(《外科大成》泽泻散)

【临床报道】　1. 治疗高脂血症　①用自制泽泻片治疗高脂血症 19 例，重点观测血清胆固醇、β脂蛋白、三酰甘油下降情况。方法是每日 12 片(相当原药材 42 g)，分 3 次口服，连服 4 星期。服药期间饮食不加控制，但停用可能影响血脂的其他药物。结果 17 例高胆固醇血症患者，服药 2 星期后 15 例有明显下降，平均下降 1.43 mmol/L (55 mg%)；4 星期后检查 13 例，血清胆固醇全部下降，平均下降 1.196 mmol/L(46 mg%)。19 例高β脂蛋白血症患者，服药后 2 星期有 18 例下降，平均下降 4.966 mmol/L (191 mg%)，药后 4 星期，检查 15 例，β脂蛋白全部明显下降，平均下降 6.604 mmol/L(254 mg%)。17 例高三酰甘油血症患者，服药 2 星期后有 14 例下降，平均下降 2.36 mmol/L；服药 4 星期后，复查 14 例，有 12 例下降，平均下降 2.3 mmol/L。经统计学处理，服药前与服药 2 星期、4 星期后相比，血清胆固醇、β脂蛋白和三酰甘油含量均有非常显著的差异。少数病例见大便变软、次数稍增、血清丙氨酸氨基转移酶轻度升高[1]。②口服泽泻片(每片含泽泻提取物 0.15 g，泽泻细粉 0.15 g，相当于生药 2.5～2.8 g)，每次 3～4 片，日服 3～4 次。治疗 193 例高脂血症，其中高胆固醇统计对象 135 例，胆固醇平均含量 6.911 mmol/L (265.80 mg%)；高三酰甘油统计对象 137 例，三酰甘油平均值 2.532 mmol/L(230.20 mg%)。经过 1～3 个月治疗，胆固醇平均下降 1.166 mmol/L(44.84 mg%)；三酰甘油平均下降 0.358 mmol/L(32.5 mg%)，经统计学处理均有非常显著差异($P<0.001$)。与安妥明同时对比，认为两者降血清总胆固醇疗效相近，降三酰甘油作用尚需进一步观察。药后头昏、脑胀、胸闷等症状多有明显好转，少数病例出现轻微消化道反应[2]。

2. 治疗内耳眩晕症　泽泻、白术各 60 g，加水 500 ml，煎

【基原】 为泽泻科泽泻属植物泽泻的块茎。

【原植物】 泽泻 *Alisma orientale*(Sam.)Juz. [*A. plantago-aquatica* L. var. *orientale* Sam.]

多年生沼生植物,高 50～100 cm。地下有块茎,球形,外皮褐色,密生多数须根。叶根生;叶柄长达 50 cm,基部扩延成叶鞘状;叶片宽椭圆形至卵形,长 5～18 cm,宽 2～10 cm,先端急尖或短尖,基部广楔形、圆形或稍心形,全缘,两面光滑。花茎由叶丛中抽出,花序通常有 3～5 轮分枝,分枝下有披针形或线形苞片,轮生的分枝常再分枝,组成圆锥状复伞形花序,小花梗长短不等;小苞片披针形至线形,尖锐;萼片 3,广卵形,绿色或稍带紫色,宿存;花瓣倒卵形,膜质,较萼片小,白色,脱落;雄蕊 6;雌蕊多数,离生,子房倒卵形,侧扁,花柱侧生。瘦果多数,扁平,倒卵形,背部有两浅沟,褐色,花柱宿存。花期 6～8 月,果期 7～9 月。

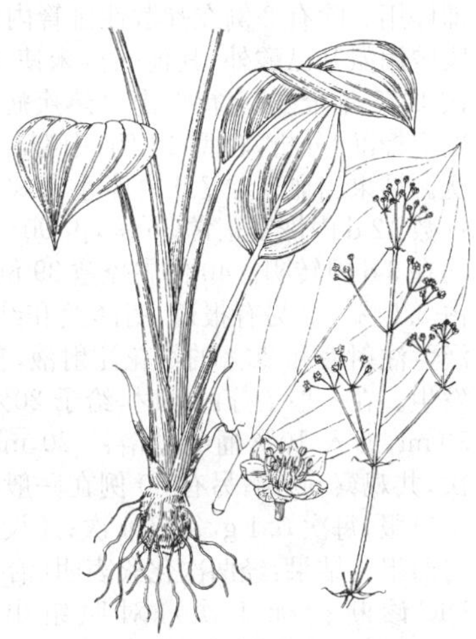

泽 泻

生于沼泽边缘或栽培。分布于东北、华东、西南及河北、河南、新疆等地。

本植物的叶(泽泻叶)、果实(泽泻实)亦供药用,另设专条。

【栽培】 生物学特性 喜温暖湿润气候,幼苗喜荫蔽,成株喜阳光,怕寒冷,在海拔 800 m 以下的地区,一般都可栽培。宜选阳光充足,腐殖质丰富,而稍带黏性的土壤,同时有可靠水源的水田栽培,前作为稻或中稻,质地过砂或土温低的冷浸田不宜种植。

繁殖方法 种子繁殖。先培育种子,再育苗移栽。种子培育是将经过选择的种株挖出,用分芽繁殖或块茎繁殖另行栽培,收得成熟种子。播种前将种子用清水浸泡 24～48 h,晾干水气,与草木灰拌和。播种期,四川在 6 月中旬至 7 月下旬,撒播。育苗 1 亩,可栽种 25 亩左右。移栽期一般在 8 月,选 17～20 cm 的秋苗,按行株距 30 ～ 33 cm× 24 ～ 27 cm,每穴栽苗 1 株,苗入泥中 3～4 cm。

田间管理 移栽后,3～5 d 内应及时检查,如有缺株,应重新补苗。整个生长期中,中耕除草 3～4 次,与施肥结合进行,用人畜粪水,也可用厩肥与尿素拌和施用。施肥前先排水,施后中耕除草,隔 1～2 d 后灌水。宜浅水灌溉,不同阶段,掌握不同的灌水深度。移栽后灌水深 2～3 cm,生长旺盛期灌水深 3～5 cm,在块茎膨大时期应减少田水,使田内呈“花花水面”。11 月上旬逐渐排干。9 月中旬逐渐抽出花薹和侧芽,须及时摘除。

病虫害防治 病害有白斑病,为害叶片,可于播种前用 40%甲醛 80 倍液浸种 5 min,洗净晾干后播种,发病初期喷 1∶1∶100 波尔多液或 50%托布津可湿性粉 1 000 倍液,每 7～10 d 1 次,连喷 2～3 次。虫害有莲缢管蚜为害叶柄、嫩茎;银蚊夜蛾幼虫咬食叶片,用 90%敌百虫 1 000 倍液喷杀。

【采收加工】 于移栽当年 12 月下旬,大部分叶片枯黄时收获,挖出块茎,留下中心小叶,以免干燥时流出黑汁液,用无烟煤火炕干,趁热放在筐内,撞掉须根和粗皮。

【药材】 泽泻 *Rhizoma Alismatis* 主产于福建、四川、江西,多系栽培品。

商品规格 根据主产地福建、四川,分为建泽泻和川泽泻等。建泽泻分三等,川泽泻分二等。

性状 块茎类球形、椭圆形或卵圆形,长 2～7 cm,直径 2～6 cm。表面黄白色或淡黄棕色,有不规则的横向环状浅沟纹及多数细小突起的须根痕,底部有的有瘤状芽痕。质坚实,断面黄白色,粉性,有多数细孔。气微,味微苦。

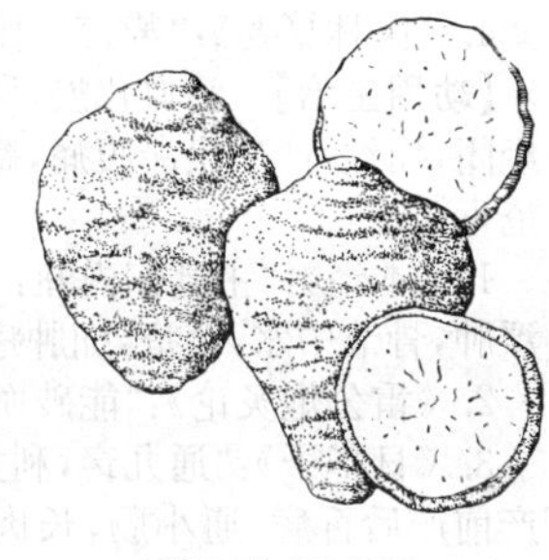

泽泻(块茎)外形

鉴别 块茎横切面:外皮大多已除去,有残留的皮层通气组织,细胞间隙甚大,内侧可见 1 列内皮层细胞,壁增厚,木化,有纹孔。中柱通气组织中散有周木型维管束和淡黄色的油室。薄壁细胞含有淀粉粒。

粉末特征:淡黄棕色。淀粉粒甚多,单粒长卵形、类球形或椭圆形,直径 3～14 μm,脐点“人”字状、短缝状或三叉状;复粒由 2～3 分粒组成。薄壁细胞多角形,具多数椭圆形纹孔,集成纹孔群。内皮层细胞垂周壁弯曲,较厚,木化,有稀疏细孔沟。油室大多破碎,完整者类圆形,直径 54～110 μm,分泌细胞中有时可见油滴。

【成分】 块茎含三萜类成分:泽泻醇(alisol) A、B、C[1～3]、D、E、F、G[4]、H、I, J-23-acetate, K-23-acetate, L-23-acetate, M-23-acetate, N-23-acetate[5], sulfoorientalols a、b、c、d[6], 11-deoxyalisol B, 23-acetate[7], alizexol A[8],泽泻醇 A 单乙酸酯(alisol A monoacetate),泽泻醇 B 单乙酸酯(alisol B monoacetate),泽泻醇 C 单乙酸酯(alisol C monoacetate)[1～3],表泽泻醇(epialisol) A[1, 2],泽泻薁醇(alismol),泽泻薁醇氧化物(alismoxide)[9], 16β-甲氧基泽泻醇 B 单乙酸酯(16β-methoxyalisol B monoacetate), 16β-羟基泽泻醇 B 单乙酸酯(16β-hydroxyalisol B monoacetate)[10]。

块茎中含倍半萜类成分:orientalol A, B, C[11];二萜类成分:16(R)-(−)-kaurane-2, 12-dione[12]。

还含谷甾醇-3-O-硬脂酰基-β-D-吡喃葡萄糖苷(sitosterol-3-O-steroyl-β-D-glucopyranoside)[13],β-谷甾醇-3-O-硬脂酸酯(β-sitosterol-3-O-stearate),二十三烷(tricosane),β-谷甾醇(β-sitosterol),硬脂酸(stearic acid),甘油酰-1-硬脂酸酯(glyceryl-1-stearate),大黄素(emodin)[14],胆碱(choline)[15]。

【药理】 1. 利尿作用 对泽泻成分泽泻醇类化合物的利尿作用研究表明,泽泻醇 A 单乙酸酯和泽泻醇 B 单乙酸酯 30 mg/kg 灌胃给药,能使大鼠尿液的钠含量增加,钾含量不变;泽泻醇 B 还有增加尿量的倾向[1]。

2. 对心血管系统的作用 兔静脉注射泽泻乙醇提取物 500 mg/kg,血压随即下降,平均最大下降 40%,5～10 min

照组[1]。

2. 对血液凝固作用的影响　泽兰煎剂胃饲大鼠，作体外血栓形成试验，发现对血栓形成时间、血栓长度、血栓湿重等指标有一定抑制作用，但无统计学意义，对血栓干重则有明显抑制作用，提示泽兰对血栓形成有轻度抑制作用[2]。

【药性】　苦、辛，微温。归肝、脾经。

1.《本经》："味苦，微温。"

2.《品汇精要》："味苦、甘，性微温、泄。气厚味薄，阳中之阴。臭微香。"

3.《纲目》："气香而温，味辛而散，阴中之阳，足太阴、厥阴经药也。"

4.《医林纂要》："苦、辛、甘，寒。"

【功用主治】　活血化瘀，利水消肿，解毒消痈。主治妇女经闭，痛经，产后瘀滞腹痛，癥瘕，身面浮肿，跌打损伤，痈肿疮毒。

1.《本经》："主乳妇内衄，中风余疾，大腹水肿，身面四肢浮肿，骨节中水，金疮，痈肿疮脓。"

2.《雷公炮炙论》："能破血，通久积。"

3.《日华子》："通九窍，利关脉，养血气，破宿血，消癥瘕，产前产后百病，通小肠，长肉生肌，消扑损瘀血，治鼻洪吐血，头风目痛，妇人劳瘦，丈夫面黄。"

4.《医林纂要》："补肝泻脾，和气血，利筋脉。主治妇人血分，调经去瘀。"

5.《岭南采药录》："治蛇伤，散毒疮。"

【用法用量】　内服：煎汤，6～12 g，或入丸、散。外用：鲜品捣敷；或煎水熏洗。

【宜忌】　无血瘀或血虚者慎服。

1.《本草从新》："性虽和缓，终是破血之品，无瘀者勿轻用，古方泽兰丸甚多，近今禀赋渐薄，不可常用。"

2.《得配本草》："血虚枯秘者禁用。"

3.《本草汇纂》："无瘀者勿用。"

【选方】　1. 治经候微少，渐渐不通，手足骨肉烦痛，日就羸瘦，渐生潮热，其脉微数　泽兰叶三两，当归、白芍药各一两，甘草半两。上为粗末。每服五钱匕，水二盏，煎至一盏，去滓温服，不以时。（《鸡峰普济方》泽兰汤）

2. 治产后恶露不尽，腹痛往来，兼胸闷少气　泽兰（熬）、生干地黄、当归各三分，芍药、生姜各十分，甘草六分，大枣十四个。上细切。以水九升，煮取三升，分为三服。（《妇人良方》引温隐居泽兰汤）

3. 治妊娠堕胎，胞衣不出　泽兰叶（切碎），滑石末各半两，生麻油少许。上三味，以水三盏，先煎泽兰至一盏半，去滓，入滑石末并油，更煎三沸，顿服之，未下更服。（《圣济总录》）

4. 治产后血虚，风肿，水肿　泽兰叶、防己等分。上为末，每服二钱，温酒调下。不能饮者，醋汤调亦可。（《妇人良方》引张氏方）

5. 治水肿　地瓜儿苗、积雪草各 30 g，一点红 25 g。水煎服。（《福建药物志》）

6. 治产后阴翻（产后阴户燥热，遂成翻花）　泽兰四两。煎汤熏洗二三次，再入枯矾煎洗之。

7. 治疮肿初起及损伤瘀肿　泽兰，捣，封之良。（6、7 方出自《濒湖集简方》）

8. 治痈疽发背　泽兰全草 60～120 g，煎服；另取叶一握，调冬蜜捣烂敷贴，日换两次。

9. 治蛇咬伤　泽兰全草 60～120 g，加水适量煎服；另取叶一握捣烂，敷贴伤口。（8、9 方出自《福建民间草药》）

【临床报道】　治疗流行性出血热　以平衡盐液扩容为基础，中西医结合综合治疗，普遍使用 20%红花、泽兰注射液 20～30 ml，加 25%或 50%葡萄糖注射液等量，静脉注射，每日 1～2 次。发热期体温超过 39 ℃，中毒症状明显者，每日加用静脉滴注氢化可的松 100～300 mg，热退 1～2 d 后即停用。除有 2 例在弥散性血管内凝血（DIC）继发纤溶阶段曾用氨基己酸外，其他病例未使用止血剂。本组 40 例，按 1975 年全国《流行性出血热疾病诊断、临床分型和疗效判定标准》分析，轻型 18 例，中型与重型各 9 例，危重型 4 例。结果出血现象 7 d 内停止者 39 例，占 97.5%；血小板计数 12 d 内恢复正常 36 例，占 90%；DIC 阳性 9 例中 8 例均在 3 d 内转阴。40 例中痊愈 39 例，占 97.5%，死亡 1 例，占 2.5%[1]。另有报道，用泽兰和红花分别配制成 20%的泽兰注射液和 20%的红花注射液，预防流行性出血热 DIC 发生。在一般治疗的同时，给予 20%泽兰和红花注射液各 30 ml，加入 10%葡萄糖溶液 20 ml 中，静脉推注，每日 1 次，共观察 66 例；另有 50 例在一般治疗基础上，加用潘生丁口服，每次 0.1 g，每日 4 次；还设 66 例仅作一般治疗为对照组。结果：经两次化验表明（治疗第三日和第七日各做 DIC 诊断指标 1 次），对照组出现 DIC 阳性者 8 例（12.1%），潘生丁组 3 例（6%），红花泽兰组无一例 DIC 阳性者。经统计学处理，红花泽兰组 DIC 发生率非常显著低于对照组（$P<0.05$）；红花泽兰组 DIC 发生率虽较潘生丁组低，但未有显著性差异（$P>0.05$）[2]。

【各家论述】　1.《本草通玄》"泽兰，芳香悦脾，可以快气；疏利悦肝，可以行血，流行营卫，畅达肤窍，遂为女科上剂。"

2.《本经逢原》："泽兰，专治产后血败流于腰股，拘挛疼痛，破宿血，消癥瘕，除水肿，身面四肢浮肿。《本经》主金疮痈肿疮脓，皆取散血之功，为产科之要药。"

3.《本草求真》："泽兰，虽书载有和血舒脾、长养肌肉之妙，然究皆属入脾行水，入肝治血之味，是以九窍能通，关节能利，宿食能破，月经能调，癥瘕能消，水肿能散，产后血淋腰痛能止，吐血、衄血、目痛、风瘫、痈毒、扑损能治。观此，则书所云舒脾和血，不过因其水消血除之意，岂真舒脾和血之味也乎。"

4.《纲目》："兰草走气道，故能利水道，除痰癖，杀虫辟恶，而为消渴良药；泽兰走血分，故能治水肿，涂痈毒，破瘀血，消癥瘕，而为妇人要药。虽是一类而功用稍殊，正如赤白茯苓、芍药，补泻皆不同也。"

5.《本草正义》："其治金疮痈肿疮脓者，专入血分而行瘀排脓消肿也。惟《本经》所谓乳妇内衄，颇不可解，盖即后世新产通瘀之意。《别录》内塞，当亦以瘀露不通言之。甄权谓治产后腹痛，固苦温行瘀之功，又谓治频产血气衰冷，成劳瘦羸，妇人沥血腰痛，则以温和能利血脉言之。然通利之品，能走未必能守，此当以意逆之，而可知其非虚证久服之药矣。""泽兰，产下湿大泽之旁，本与兰草相似，故主治亦颇相近。《本经》大腹水肿，身面四肢浮肿，骨节中水，皆苦温胜湿之功效，亦即兰草利水道之意。"

3101 泽泻 zé xiè 《本经》

【异名】　水泻、芒芋、鹄泻（《本经》），泽芝（《典术》），及泻（《别录》），禹孙（《纲目》），天鹅蛋、天秃（《药材资料汇编》）。

鳞片和须根。茎直立，不分枝，四棱形，节上多呈紫红色，无毛或在节上有毛丛。叶交互对生，具极短柄或无柄；茎下部叶多脱落，上部叶椭圆形，狭长圆形或呈披针形，先端渐尖，基部渐狭呈楔形，边缘具不整齐的粗锐锯齿，表面暗绿色，下面具凹陷的腺点，无毛或脉上疏生白色柔毛。轮伞花序多花，腋生；小苞片卵状披针形，先端刺尖，被柔毛；花萼钟形，裂片狭三角形，先端芒刺状；花冠钟形白色，有黄色发亮的腺点，上、下唇近等长，上唇先端微凹，下唇3裂，中裂片较大，近圆形，2侧裂片稍短小；前对能育雄蕊2，超出于花冠，药室略叉开，后对雄蕊退化，仅花丝残存或有时全部消失，有时4枚雄蕊全部退化，仅有花丝、花药的残痕；子房长圆形，4深裂，着生于花盘上，花柱伸出于花冠外，柱头2裂不均等。小坚果扁平，倒卵状三棱形，暗褐色。花期6～9月，果期8～10月。

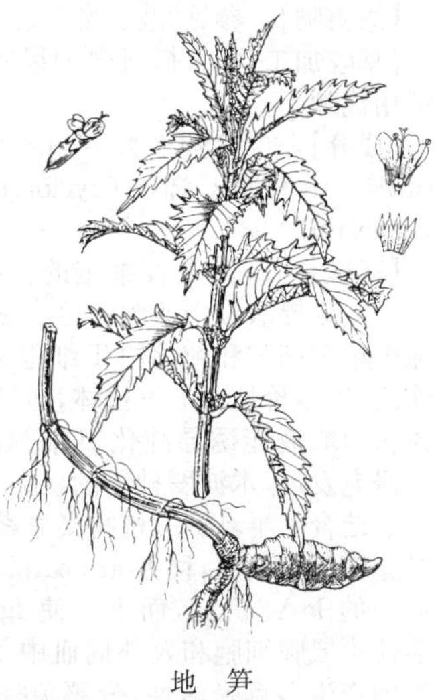

地 笋

生于海拔2 100 m以下的沼泽地、山野低洼地、水边等潮湿处。分布于华北、东北、西南及陕西、甘肃等地。

2. 毛叶地笋 *Lycopus lucidus* Turcz. var. *hirtus* Regel.

本变种与正种不同处在于：茎棱上被白色向上小硬毛，节上密集硬毛。叶披针形，暗绿色，两端渐尖，上面密被细刚毛状硬毛，下面主要在肋及脉上被刚毛状硬毛，边缘具锐齿，并有缘毛。

生于沼泽地、水边等潮湿处。亦见有栽培。分布于全国大部分地区。

以上植物的根茎（地笋）亦供药用，另设专条。

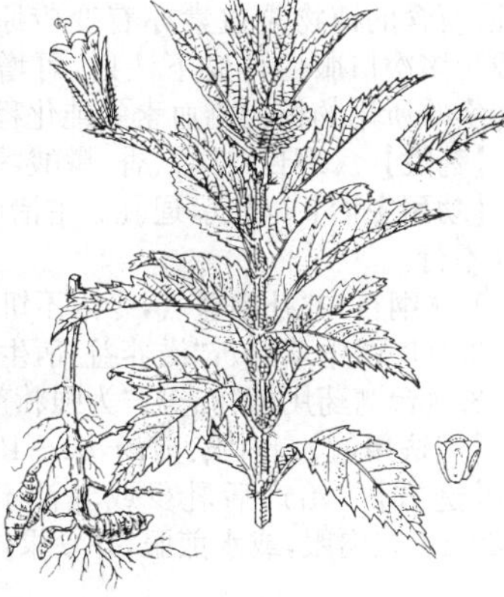

毛叶地笋

【栽培】 生物学特性　喜温暖湿润气候。在6、7月高温多雨季节生长旺盛。耐寒，不怕水涝，喜肥，在土壤肥沃地区生长茂盛，以选向阳、土层深厚、富含腐殖质的壤土或砂壤土栽培为宜；不宜在干燥、贫瘠和无灌溉条件下栽培。

繁殖方法　根茎繁殖或种子繁殖，生产上以根茎繁殖为主。根茎繁殖：在采挖根茎时，选色白、粗壮、幼嫩的根茎，切成10～15 cm长小段，按行距30～45 cm，株距15～20 cm，随挖随栽，每穴2～3段，覆土厚5 cm，稍镇压后浇水。冬种的于次年春出苗，春种10 d左右出苗。种子繁殖：种子采收后，于3～4月间条播，行距30 cm。播后覆土，稍加镇压。10 d左右出苗。

田间管理　幼苗期注意除草、松土。当苗高30 cm、封垄以后，可以不进行除草，但此时应注意浇水，保持土壤湿润。苗高10～15 cm及第一次收割以后，都应进行追肥，施用腐熟人畜粪水。种植2～3年后，植株丛生，应进行翻栽。

病虫害防治　病害有锈病，可用敌锈钠200～300倍液，加少许合成洗衣粉，喷雾防治。虫害有尺蠖，6、7月发生，可用90%敌百虫800～1 000倍液喷雾；紫苏野螟，幼虫为害叶部，于7～9月间出现，清园，处理残株，收获后翻耕土地，减少越冬虫源。

【采收加工】 根茎繁殖当年，种子繁殖第二年的6～10月，茎叶生长茂盛时采收。割取地上部切段，晒干。

【药材】 泽兰 *Herba Lycopi*　产于全国大部分地区。

性状　本品茎呈方柱形，少分枝，四面均有浅纵沟，长50～100 cm，直径0.2～0.6 cm；表面黄绿色或带紫色，节处紫色明显，有白色茸毛；质脆，断面黄白色，髓部中空。叶对生，有短柄；叶片多皱缩，展平后呈披针形或长圆形，长5～10 cm；上表面黑绿色，下表面灰绿色，密具腺点，两面均有短毛；先端尖，边缘有锯齿。花簇生于叶腋成轮状，花冠多脱落，苞片及花萼宿存，黄褐色。无臭，味淡。

鉴别　（1）叶表面观：上表皮细胞垂周壁平直，非腺毛较多，1～5细胞，长45～495 μm，基部直径32～50 μm，表面有明显的疣状突起，并有腺毛。下表皮细胞壁波状弯曲，腺毛较多，主脉及侧脉上均有众多非腺毛，3～6细胞，长62～600 μm；腺鳞头部直径64～72 μm。气孔直轴式。

茎表面观：表皮细胞多角形或长方形，角质层隐现纹理。有腺毛及腺鳞。单细胞非腺毛长20～28 μm，茎的棱处有少数多细胞非腺毛，长可达750 μm，表面亦有疣状突起。

（2）薄层色谱：取本品粗粉100 g，置挥发油测定器中进行蒸馏，所得粗挥发油用乙醚提取，无水硫酸钠脱水，回收乙醚得挥发油。取挥发油0.1 ml溶于石油醚1 ml中作供试品液。另以α-蒎烯作对照品。分别点样于硅胶G-CMC薄板上，用己烷展开，置紫外光灯（365 nm）观察，供试品液色谱中，在与对照品色谱相应位置，显相同的色斑。

【成分】 1. 地笋　全草含糖类：葡萄糖，半乳糖，泽兰糖，水苏糖，棉子糖，蔗糖[1, 2]，另含虫漆蜡酸（lacceroic acid），白桦脂酸（betulinic acid），熊果酸（ursolic acid），β-谷甾醇[3]。

茎、叶含三萜类：2α-羟基熊果酸（2α-hydroxyursolic acid），委陵菜酸（tormentic acid），β-谷甾醇糖苷（β-sitosterol glucoside），刺槐苷（linarin）[4]。白桦脂酸（betulinic acid），齐墩果酸（oleanolic acid），3-表山楂酸（3-epimaslinic acid），野鸦椿酸（euscaphic acid）[5]，木犀草素-7-O-葡萄糖醛酸苷（luteolin-7-O-glucuronide）[6]。

2. 毛叶地笋　全草含挥发油和鞣质[7]。

两种植物的挥发油中，主成分为：反-丁香烯（*trans*-caryophyllene），葎草烯（humulene），α-蒎烯（α-pinene），月桂烯（myrcene），反-聚伞花素（*trans*-cymene），柠檬烯（limonene）[8]。

【药理】 1. 对微循环和血液流变学的影响　地笋及毛叶地笋全草的水浸膏，2 g/kg腹腔注射均可使模拟航天飞行中失重引起血瘀的兔明显改善微循环障碍，4 g/kg口服，连续4 d，对兔异常的血液流变也有较好的改善作用，使血液黏度、纤维蛋白原含量及红细胞聚集指数均低于对

明显，叶面仅微凹的中脉具腺状微柔毛。伞形花序，着生于侧生特殊花枝顶端，被锈色微柔毛；花两性，5数；花萼基部连合达全长的1/3，萼片卵形，连合部分被微柔毛，具腺点，有时具缘毛；花瓣淡粉红色，卵形，具疏腺点，里面略被微柔毛或无毛；雄蕊较花瓣略短，花药披针形，背部具腺点；雌蕊与花瓣近等长，子房具疏腺点。果球形，红色。花期5～7月，果期10～12月或翌年1月。

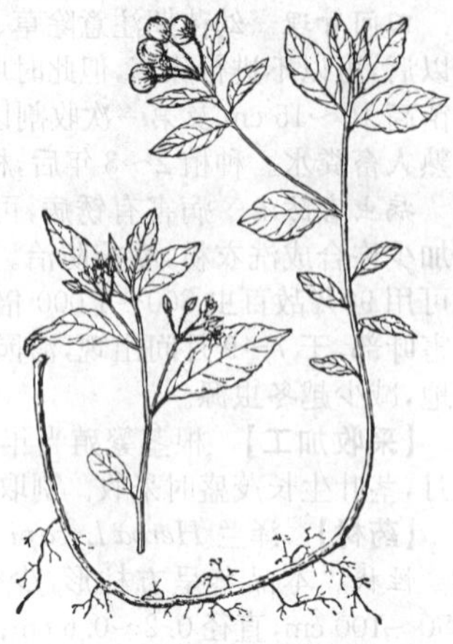
细罗伞

生于海拔100～600 m的石灰岩山林下、溪边、路旁阴湿处。分布于江西、湖南、广东、广西等地。

【采收加工】 7～10月采挖，切碎，晒干。

【药材】 波叶紫金牛 *Herba Ardisiae Affinis* 产于江西、湖南、广东、广西等地。

性状 根茎类圆柱形，生有细根；茎近圆柱形，长25～35 cm，直径1～1.5 mm，表面浅棕色，无毛或上端被微毛。叶片多卷曲，完整者展平后呈椭圆形，先端尖，边缘有圆齿，侧脉每边4～6条，叶面浅棕色，下面具稀疏的紫黑色腺点。气微，味淡。

【药性】《湖南药物志》："苦、涩，温。"

【功用主治】《湖南药物志》："理气止痛。"

【用法用量】 内服：煎汤，15～30 g；或研末。外用：研粉调敷。

【选方】 1. 治咳嗽 波叶紫金牛30～60 g。水煎，分多次服。

2. 治胃寒痛 波叶紫金牛30 g，四块瓦15 g，威灵仙15 g，青木香9 g。共研末，每服9 g，每日3次。

3. 治跌打肿痛，扁桃体炎 波叶紫金牛30 g。水煎服。并可研粉水调敷患处(扁桃体炎敷喉外)。(1～3方出自《湖南药物志》)

3098 波罗蜜树液 bō luó mì shù yè (《广西中草药》)

【基原】 为桑科波罗蜜属植物木波罗 *Artocarpus heterophyllus* Lam. 的树液。

【原植物】 参见"波罗蜜"条。

【采收加工】 用利器刺破树干皮，待有乳白色树脂流出，用盛器装好。

【药性】 淡、涩，平。

【功用主治】 消肿散结，收涩止痒。主治疮疖焮赤肿痛，湿疹。

1.《广西中草药》："散结消肿，止痛。治疮疖红肿，或疮疖红肿引起的淋巴结炎。"

2.《全国中草药汇编》："治湿疹。"

【用法用量】 外用：鲜品涂。

3099 波罗蜜核中仁 bō luó mì hé zhōng rén (《纲目》)

【异名】 木波罗果仁(《广西中草药》)。

【基原】 为桑科波罗蜜属植物木波罗 *Artocarpus heterophyllus* Lam. 的种仁。

【原植物】 参见"波罗蜜"条。

【采收加工】 采摘成熟的果实，取核，击碎果核取种仁，鲜用或晒干。

【成分】 含淀粉25%～40%[1]，植物血细胞凝集素(lectin)[2]，环木波罗烯酮(cycloartenone)[3]，异植物凝血素(isolectin)[4]。

【药理】 1. 对免疫细胞的作用 木波罗种子的磷酸盐缓冲液粗提取液中所含的植物凝血素能刺激未分离的外周血中单核细胞和纯化的T细胞增殖，但对纯化的B细胞无作用，用多价抗人Fab抗体，通过反相溶血空斑试验法可知该粗提取液能诱导纯化B细胞的多克隆活性[1]。进一步的研究发现，木波罗种子的粗提取液中有两种植物凝血素，一是结合了半乳糖的植物凝血素，称为jacalin；二是结合了甘露糖的蛋白质，称为artocarpin。jacalin能专一性地使血清中的IgA_1沉淀，而不会使IgG或IgM沉淀；artocarpin能使小鼠脾细胞和人外周血中单核细胞增殖，使人和鼠B细胞产生多克隆活性，分泌免疫球蛋白[2,3]。木波罗种子中的jacalin能诱导培养的人外周血中单核细胞和人T淋巴细胞产生γ-干扰素(IFNγ)，而欧瑞香脂-巴豆醇酯的衍生物能增强该诱导作用[4]。

2. 蛋白酶抑制作用 从木波罗种子中还提取出一种胰蛋白酶和糜蛋白酶的抑制剂，与蛋白酶以1∶1结合产生抑制作用，它对胰蛋白酶和糜蛋白酶的作用位点不同。用三硝基苯磺酸对其进行修饰后，该物质对胰蛋白酶的抑制作用被减弱，而对糜蛋白酶的抑制作用不受影响[5]。

3. 变应原性 小鼠预先口服木波罗种子的清蛋白提取物(含植物凝血素)，然后皮下注射该提取物与卵清蛋白及辅佐剂胞壁酰二肽的混合物，通过被动皮肤过敏性反应及腹膜肥大细胞脱颗粒反应可以证实该粗提取液有变应原性，所含的植物凝血素亦有变应原性，且能诱导IgE的生成。多次口服后再皮下注射，可增加IgE反应。IgE效价与实验所用的植物凝血素的纯化程度成反比关系[6]。

【药性】《纲目》："甘、香、微酸，平，无毒。"

【功用主治】 益气，通乳。主治产后脾虚气弱，乳少或乳汁不行。

1.《纲目》："补中益气，令人不饥轻健。"

2.《广西中草药》："滋养益气，生津止渴，通乳。"

3.《台湾药用植物志》："为强壮剂，治胸病。"

【用法用量】 内服：煎汤，60～120 g。

【选方】 治产后乳少或乳汁不通 木波罗果仁60～120 g。炖肉服，或水煎服，并食果仁。(《广西中草药》)

3100 泽兰 zé lán (《本经》)

【异名】 虎兰、龙枣(《本经》)，小泽兰(《雷公炮炙论》)，虎蒲(《别录》)，地瓜儿苗(《救荒本草》)，红梗草(《滇南本草》)，风药(《纲目》)，蛇王草、蛇王菊、捕斗蛇草(《岭南采药录》)，地环秧、地溜秧(《河北药材》)，甘露秧(《中药材手册》)，草泽兰(《陕西中药志》)，麻泽兰(贵州)，矮地瓜儿苗(吉林)。

【基原】 为唇形科地笋属植物地笋及毛叶地笋的地上部分。

【原植物】 1. 地笋 *Lycopus lucidus* Turcz.

多年生草本。具多节的圆柱状地下横走根茎，其节上有

【药材】 波罗蜜叶 *Folium Artocarpi Heterophylli* 产于广东、广西、海南、云南等地。

性状　叶多纵向内卷，展平后呈椭圆形或倒卵形，长 7～25 cm，宽 3～12 cm，先端钝或短渐尖，基部楔形稍下延，全缘，上面绿色或灰绿色，微具光泽，下面绿色或灰黄色，网脉明显，中脉两面突出；叶柄长 2～3 cm。革质而脆。气微，味淡。

【成分】 叶含蛋白质，鞣质(tannin)[1]。

【功用主治】 《台湾药用植物志》："粉末作伤药，内服治充血，烧热治创伤；炭化为末，用为割包皮之结疤良药。""治皮肤病；为毒蛇咬伤之解毒药。"

【用法用量】 外用：研末撒或调敷。

3096 波棱瓜子 bó léng guā zǐ (《全国中草药汇编》)

【基原】 为葫芦科波棱瓜属植物波棱瓜的种子。

【原植物】 波棱瓜 *Herpetospermum pedunculosum* (Ser.) C. B. Clarke [*Bryonia pedunculosa* Ser.; *Herpetospermun caudigerum* Wall.; *H. grandiflorum* Cogn.]

一年生攀缘草本。茎枝纤细，有棱沟；初时具疏柔毛，最后变近无毛。叶互生；叶柄具有茎枝一样的毛被，后渐脱落；卷须 2 歧；叶片膜质，卵状心形，先端尾状渐尖，基部心形，两面均粗糙，初时被黄褐色长柔毛，后渐脱落；边缘具细圆齿或有不规则的角，叶脉在叶背隆起，具长柔毛。雌雄异株；雄花通常单生或与同一总状花序并生，有疏柔毛；花梗疏生长柔毛；花萼筒部膨大成漏斗状，下部成管状，裂片披针形；花冠黄色，裂片椭圆形，急尖；雄蕊花丝丝状；退化雌蕊近钻形；雌花单生，花被与雄花同，有 3 枚退化雄蕊或无；子房长圆状，3 室。果实阔长圆形，三棱状，被长柔毛，成熟时 3 瓣裂至近基部，里面纤维状。种子淡灰色，长圆形，基部截形，具小尖头，顶部不明显 3 裂。花、果期 6～10 月。

生于海拔 2 300～3 500 m 的山坡灌丛及林缘。分布于云南、西藏等地。

本植物的果实(波棱瓜)亦供药用，另设专条。

【采收加工】 6～10 月采收，成熟的果实，切开取出种子，晒干。

【药材】 波棱瓜子 *Semen Herpetospermi Pedunculosi* 产于西藏、云南。

性状　本品略呈扁长方形，长 1～1.5 cm，宽 4～7 mm，厚 2～3 mm，表面棕褐色至黑褐色，具凸凹不平的雕纹呈类人字形、类圆形、不规则形沟纹及点状突起；一端有三角形突起，另端渐薄，略呈楔形，而在中央微凹(种脐)；两侧稍平截，其边缘稍凸起呈微波状弯曲，中间有 1 条纵棱。种皮革质，种仁外被暗绿色薄膜，内有子叶 2 片，乳白色，富油性。气微，味苦，有恶心感。

鉴别　(1) 种子横切面：自外向内由种皮、颓废层及子叶构成。种皮包括角质层、表皮层、下皮层、石细胞层(厚壁组织)和通气组织层(薄壁组织)组成。角质层无色透明，遇苏丹Ⅲ试液染成橙红色，厚约 10 μm，易与其相接的表皮层分离。表皮层由 1 列类方形或略切向长方形薄壁细胞组成，排列紧密，常含棕色物质；下皮层(色素层)细胞数列，细胞类椭圆形切向延长、类圆形或不规则形，壁有的略呈连珠状增厚，具大小不等的单纹孔；石细胞层由 1 列排列紧密径向延长的长方形石细胞构成，壁极厚，层纹明显，强烈木化，胞腔类长方形，分枝或不分枝，孔沟明显；通气组织层为薄壁细胞约 10 列，外方靠石细胞层的 1～2 列细胞小而排列紧密，中间几列细胞大型，形状不规则，排列疏松，间隙大小不等，细胞内含叶绿体，其最内 1 列细胞较小，其侧壁与内壁不规则。胚乳细胞颓废状，多压缩成 1 列细胞呈扁平长方形，切向延长。子叶发达，其表皮细胞 1 列，较小，类长方形，切向延长；叶肉组织细胞多径向延长，内含众多的糊粉粒及脂肪油。

解离组织：角质层易大片剥离，可见略平行纹理。表皮细胞呈多角形，直径 20～70 μm，排列紧密，内含棕色物质。下皮层细胞呈类球形或近圆筒形，棕色，长约 35 μm，宽约 15 μm，壁厚，木化，具大小不等的单纹孔或呈网状。石细胞层细胞多角形或类圆形，排列紧密，边缘以圆齿状镶嵌连接，壁厚，强烈木化，具孔沟。绿色通气组织的细胞呈球形、类圆形、囊状或呈分枝状，排列疏松，壁薄，直径 10～80 μm，内含类圆形的叶绿体，细胞间隙大。胚乳细胞表面观呈极小类方形或类长方形，薄壁细胞直径 10～20 μm。子叶细胞由等径性薄壁细胞组成，内含丰富的脂肪油滴及糊粉粒。

(2) 取本品粉末 2 g，加乙醇 30 ml，以稀盐酸酸化，回流 30 min，滤取滤液 15 ml，用 5% 氨溶液调至中性，置水浴上蒸干，加 5% 硫酸 10 ml 溶解，于 5 支试管中，各取滤液 1 ml，分别加碘化汞钾试液、碘化铋钾试液、硅钨酸试液、苦味酸试液、鞣酸试液各 1～2 滴，依次产生白色、红棕色、灰白色、黄色、棕色沉淀(检查生物碱)。

(3) 取本品粉末 2 g，加乙醚 40 ml，在水浴上回流 10 min，滤除醚液，用甲醇 40 ml 溶解残渣，水浴回流 10 min，放置后滤过，取滤液 3 ml，分置 3 个瓷蒸发皿中，水浴上蒸干，供试：加醋酐-硫酸(19∶1)试液 1 ml，混匀，颜色由黄-红-紫-绿，最后显污绿色；加冰醋酸 1 ml 溶解，加乙酰氯 5 滴和氯化锌结晶数粒，水浴加热，显淡红色；用氯仿 1 ml 溶解，转入试管中，加硫酸 1 ml，氯仿层显青色，置紫外灯下观察：氯仿层显绿色荧光，稍后硫酸层亦显绿色荧光。

【药性】 《晶珠本草》："性凉、锐。"

【功用主治】 清肝利胆，健脾助运。主治黄疸型传染性肝炎，胆囊炎，消化不良。

1.《晶珠本草》："清腑热、胆热。治赤巴入脏腑。"

2.《全国中草药汇编》："清热解毒，柔肝。主治黄疸型传染性肝炎，胆囊炎，消化不良。"

3.《实用蒙药学》："泻肝火，解毒。"

【用法用量】 内服：煎汤，1.5～3 g，或入丸、散。

【选方】 治黄疸型传染性肝炎　波棱瓜子 50 g，石榴 100 g，五灵脂 100 g，诃子 200 g，黑片 200 g。碎成细粉，过筛，混匀，备用。每日 2～3 次，每次 3～4 g，白糖水为引送服。(《实用蒙药学》)

3097 波叶紫金牛 bó yè zǐ jīn niú (《湖南药物志》)

【异名】 小凉伞、千年不出山(《湖南药物志》)，矮脚凉伞、小部伞(《广西药用植物名录》)，小矮地茶(《湖南省中药资源名录》)，小狮子头、铁罗伞(广西)。

【基原】 为紫金牛科紫金牛属植物细罗伞的全株。

【原植物】 细罗伞 *Ardisia affinis* Hemsl.

小灌木，高达 35 cm。有时具匍匐茎；幼嫩部分密被锈色微柔毛，除侧生特殊花枝外，几无分枝。叶互生；叶片坚纸质或较薄，椭圆状卵形至长圆状倒披针形，先端钝或急尖，基部楔形，边缘具浅波状齿或近圆齿，齿间具腺点或腺点不

期即愈。随访3～5年未复发[1]。

3093 波罗蜜 bō luó mì （《纲目》）

【异名】 曩加结（《纲目》），优珠昙、天婆罗（《中国树木分类学》），牛肚子果（《中国高等植物图鉴》），树波萝（《广西本草选编》），婆罗蜜、天罗（《台湾药用植物志》），将军木（《全国中草药汇编》）。

【基原】 为桑科波罗蜜属植物木波罗的果实。

【原植物】 木波罗 *Artocarpus heterophyllus* Lam.

常绿乔木，高8～15 m。全株有乳汁。有时有板状根。单叶，螺旋状排列；托叶佛焰苞状，早落；叶片厚革质，倒卵状椭圆形或倒卵形，先端钝而短渐尖，基部楔形稍下延，全缘或3裂，上面深绿色，光亮，下面浅绿色，略粗糙。花单性，雌雄异株；雄花序顶生或腋生，圆柱形，幼时包藏于托叶内；雄花花被2裂，裂片钝，雄蕊1；雌花序圆柱形或长圆形，生于树干或主枝上的球形花托内；雌花花被管状，六棱形，花柱侧生。聚合果长圆形、椭圆形或倒卵形，黄绿色，表面有六角形的瘤状突起，内有很多黄色肉质的花被，果柄粗壮；瘦果长圆形。花期春、夏季，果期夏、秋季。

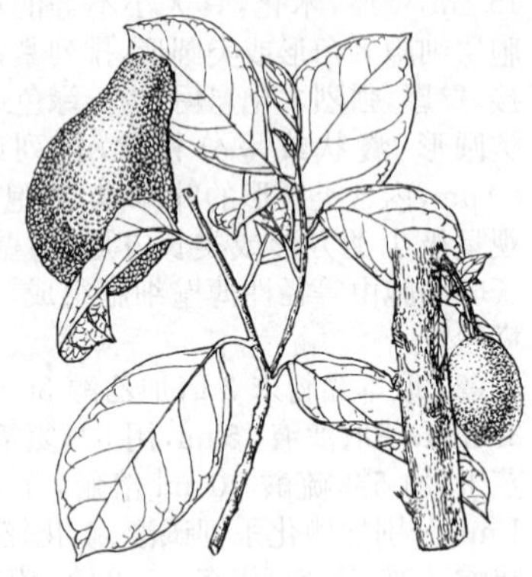

木波罗

生于热带地区，福建、广东、广西、海南、云南、台湾等地有栽培。

本植物的叶（波罗蜜叶）、树液（波罗蜜树液）、种仁（波罗蜜核中仁）亦供药用，另设专条。

【栽培】 生物学特性 喜热带气候。适生于无霜冻、年雨量充沛的地区。喜光，幼时稍耐荫。喜深厚肥沃土壤，忌积水。种子不耐贮藏，生命力仅保持1个月左右。

繁殖方法 种子繁殖或压条繁殖，适于播种造林或容器苗造林。种子繁殖：选25～40年生、无病虫害的壮年优良母树采种。播前先浸种12～14 h，在砂床上催芽，5～7 d开始萌发，陆续移植。生长期间要适当遮荫，免受日灼。容器苗是用较大的塑料袋、竹篮等育苗，待苗高30 cm出圃。压条繁殖：高枝压条于春天进行，选二年生健壮枝条，先环状剥皮，然后用按1∶1比例浸水湿透的椰糠和谷壳灰混合为基质，用塑料薄膜紧紧包裹和扎实环剥部位，约20 d开始发根，待长出2～3级根时截离母体，解除薄膜移植于竹篮，置荫处培育，在新梢未萌发时定植为宜，果树行株距各8～12 m，果材并用的各5～6 m。

田间管理 培土2～3次，并适当施肥，促使枝叶繁茂和树势壮旺，保证速生，到结实龄时，于开花前施一次速效性肥，可以促进雌花盛开和提高座果率。采果后应再施一次追肥，并结合培土以保水和抗寒。

病虫害防治 虫害有钻心螟虫，钻蛀果实，幼果期用90%敌百虫的1 000倍液喷射。榕八星天牛，钻蛀枝干，可用钩杀幼虫，并可将吸足敌百虫的棉花球塞入虫穴，再用泥封闭穴口，以毒杀幼虫。

【采收加工】 木波罗是一种老茎开花树种，主枝、主干甚至落地的根部也可结实，一般6～8年生正常结实，健壮母树树龄30年前后为盛果期。果熟期采摘，早熟种为5～6月，迟熟种8～9月；也可采未成熟的果实，多鲜用。

【成分】 果实含乙酸橙黄胡椒酰胺酯（aurantiamide acetate）[1]，环木菠萝烯酮（cycloartenone）[2]，多糖[3]，有机酸和钾、钠、钙、镁、铁、锌等金属元素[4]，还含有糖类15.38%～26.30%，维生素C，胡萝卜素等[5]。

【药性】《纲目》："味甘、香、微酸，平。无毒。"

【功用主治】 生津除烦，解酒醒脾。

1.《纲目》："止渴解烦，醒酒益气，令人悦泽。"

2.《台湾药用植物志》："未熟果为收敛剂，熟果为缓泻剂。"

【用法用量】 内服：多用鲜品生食，50～100 g。

3094 波棱瓜 bó léng guā （《西藏常用中草药》）

【基原】 为葫芦科波棱瓜属植物波棱瓜 *Herpetospermum pedunculosum*（Ser.）C. B. Clarke的果实。

【原植物】 参见"波棱瓜子"条。

【栽培】 生物学特性 生长于海拔2 300～3 500 m的高寒山区，对环境适应性强，喜冷凉，喜光。

繁殖方法 种子繁殖或育苗移栽。种子繁殖：选择海拔3 000 m左右的土质肥沃、排灌良好的向阳地块结合深翻施足底肥。选用一年生种子，4月中旬至5月上旬播种按株距20 cm、行距40 cm播种，播后注意保持土壤湿度，一般2～3星期后萌芽。育苗移栽：3月下旬在温室或保温大棚内用营养袋育苗，当幼苗长出4片叶以上，室外气温稳定在5 ℃以上时即可定植在大田内，栽后压实，浇透水，密度同直播。

田间管理 发芽后及时查苗、补苗。生长期内中耕除草1～2次，每亩追肥20～30 kg复合肥。在下种或移栽后，及时搭好棚架，每两行搭一"人"字形棚架，高1.8～2 m。主蔓上架后，在第十至第十五节摘心，使其长出5条以上侧蔓。开蔸时追施有机肥和过磷酸钙，主蔓长到30～40 cm时施人粪尿1～2次，盛花期以施人粪尿为主，辅以磷钾肥，果实发育期追肥1～2次，以有机肥过磷酸钙为主。

【采收加工】 6～10月采收，晒干。

【药性】《西藏常用中草药》："性寒，味苦。"

【功用主治】 泻肝火，清胆热。主治黄疸型传染性肝炎，胆囊炎。

1.《西藏常用中草药》："清热解毒，柔肝。主治黄疸型传染性肝炎，消化不良。"

2.《迪庆藏药》："治痔疮。"

3.《中国民族药志》："主治胆囊炎。"

【用法用量】 内服：煎汤，3～9 g；或入丸、散。

【选方】 治胆囊炎 波棱瓜1 g，蒂达2 g，松尖（春季松树嫩枝长3～4 cm时采取，干燥）3 g。共研细粉，每次服1 g，每日3次。（《中国民族药志》）

3095 波罗蜜叶 bō luó mì yè （《广西药用植物名录》）

【基原】 为桑科波罗蜜属植物木波罗 *Artocarpus heterophyllus* Lam.的叶。

【原植物】 参见"波罗蜜"条。

【采收加工】 6～10月枝叶茂盛时采摘叶，晒干。

吃，不加盐，连续吃几次。

4. 治急性传染性黄疸型肝炎　泥鳅晒干研末，加适量的薄荷和香料作矫味剂。每日服3次，每次10 g，饭后服。小儿酌量。（3、4方出自《广西药用动物》）

5. 治久疮不愈合　泥鳅醋炙为末，掺患处。（《泉州本草》）

【临床报道】　治疗传染性肝炎　取活泥鳅放清水中养1 d，使其肠内容物排净，然后用干燥箱烘干（温度100 ℃为宜），研粉。每次10 g，每日服3次。治疗40例，结果24例自觉症状消失，肝脾肿大消退，肝功能恢复正常；8例自觉症状基本消失，肝缘在肋下0.5～1 cm以内，肝功能基本恢复正常；3例自觉症状基本消失，肝缘在肋下1～2 cm以内，肝功能改善；5例无效[1]。

3091 泥胡菜 ní hú cài（《救荒本草》）

【异名】　苦马菜、牛插鼻（《质问本草》），石灰菜（《江苏野生食用植物》），糯米菜（《贵州草药》），剪刀草、绒球、苦郎头（《全国中草药汇编》），苦蓝头菜（《玉溪中草药》），石灰青（《浙江药用植物志》），猪兜菜（广西），艾草（海南岛）。

【基原】　为菊科泥胡菜属植物泥胡菜的全草或根。

【原植物】　泥胡菜 *Hemistepta lyrata* (Bunge) Bunge [*H. carthamoides* (Buch.-Ham.) O. Kuntze; *Saussurea carthamoides* (Ham.) Benth.]

二年生草本。根圆锥形，肉质。茎直立，具纵沟纹，无毛或具白色蛛丝状毛。基生叶莲座状，具柄，倒披针形或倒披针状椭圆形，提琴状羽状分裂，顶裂片三角形，较大，有时3裂，侧裂片7～8对，长椭圆状披针形，下面被白色蛛丝状毛；中部叶椭圆形，无柄，羽状分裂；上部叶条状披针形至条形。头状花序多数，有长梗；总苞球形；总苞片5～8层，外层较短，卵形，中层椭圆形，内层条状披针形，各层总苞片背面先端下具1紫红色鸡冠状附片；花紫色。瘦果椭圆形，具15条纵肋；冠毛白色，2列，羽毛状。花期5～6月。

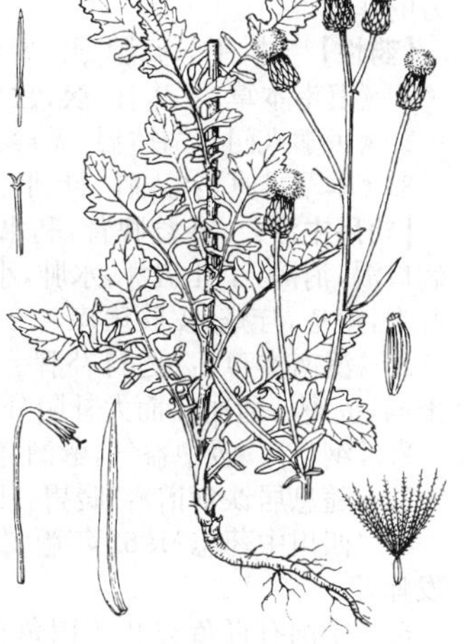

泥胡菜

生于路旁、荒草丛中或水沟边。我国南北各地大都有分布。

【采收加工】　7～10月采集，鲜用或晒干。

【药材】　泥胡菜 *Herba Hemisteptae Lyratae*　全国大部分地区均产。

性状　全草长30～80 cm。茎具纵棱，光滑或略被绵毛。叶互生，多卷曲皱缩，完整叶片呈倒披针状卵圆形或倒披针形，羽状深裂。常有头状花序或球形总苞。瘦果圆柱形，长2.5 mm，具纵棱及白色冠毛。气微，味微苦。

【药性】　辛、苦，寒。

1.《质问本草》："性寒。"

2.《贵州草药》："性凉，味微苦。"

3.《青岛中草药手册》："性平，味辛。"

【功用主治】　清热解毒，散结消肿。主治痔漏，痈肿疔疮，乳痈，淋巴结炎，风疹瘙痒，外伤出血，骨折。

1.《质问本草》："煎汤，洗大肠痔漏。"

2.《贵州草药》："清热解毒，祛瘀生肌。治刀伤出血，骨折，疔疮，乳痈。"

3.《全国中草药汇编》："治风疹瘙痒。"

【用法用量】　内服：煎汤，9～15 g。外用：捣敷；或煎水洗。

【选方】　1. 治各种疮疡　泥胡菜、蒲公英各30 g。水煎服。（《河北中草药》）

2. 治乳痈　糯米菜叶、蒲公英各适量。捣绒外敷。（《贵州草药》）

3. 治颈淋巴结炎　鲜（泥胡菜）全草或鲜叶适量，或加食盐少许。捣烂敷患处。（《浙江药用植物志》）

4. 治刀伤出血　糯米菜叶适量。捣绒敷伤处。

5. 治骨折　糯米菜叶适量。捣绒包骨折处。（4、5方出自《贵州草药》）

6. 治牙痛，牙龈炎　泥胡菜9 g。水煎漱口，每日数次。（《青岛中草药手册》）

3092 泥鳅滑液 ní qiū huá yè（《四川中药志》）

【基原】　为鳅科泥鳅属动物泥鳅 *Misgurnus anguillicaudatus* (Cantor)、花鳅属花鳅 *Cobitis taenis*　Linnaeus 和大鳞泥鳅 *M. mizolepis* (Günther) 身上刮取的黏液。

【原动物】　参见"泥鳅"条。

【采收加工】　常年均可捕捞，捕后，用清水养殖，用时刮下其身上的黏液，鲜用。

【功用主治】　利尿通淋，解毒消肿。主治小便不通，热淋，痈疽，丹毒，疔肿，腮腺炎，中耳炎，烧伤，漆疮。

1.《卫生易简方》："治紫癜，白癜风。"

2.《四川中药志》1962年版："利小便。治小便不通，热淋。"

3.《山东药用动物》："抗菌。（治）腮腺炎及各种急性炎肿。"

【用法用量】　内服：兑服，5～20 g；外用：涂敷。

【选方】　1. 治小便不通，热淋　泥鳅身上撒以白糖，使黏液与白糖混和，去泥鳅用其涎，兑冷开水一盅服。（《四川中药志》1962年）

2. 治痈　泥鳅10余条，清水洗净，用砂糖半碗许搅拌，腻滑涎即出。鳅死，去鳅，用此糖糊涂布。每日3～4次。（《动植物民间药》）

3. 治丹毒、面疔、指头疔、腮腺炎　活泥鳅10～20条，先养于清水中漂去泥污，再置盆中，投入白糖适量，搅拌约10 min，取滑液糖浆，涂于患部，干即更换。（《山东药用动物》）

4. 治中耳炎　用碗盛取泥鳅滴下之滑液，滴耳内，干则再滴。（《动植物民间药》）

5. 治漆疮　用泥鳅体上的黏液涂患处。（《常见药用动物》）

【临床报道】　治疗下肢慢性丹毒　取活泥鳅若干条，放于清水中，令其自行洗涤。取出置盆中，投入适量白糖搅拌10 min后，白糖溶于泥鳅体表黏液中，成"泥鳅滑液"。取涂患处，干后再涂，每日数次。治疗13例，一般涂后1～2星

鱼苗,全长约3.7 mm,吻端有粘着器官,可使鱼体悬挂在鱼巢上,依靠卵黄供自身营养。3 d后,鱼苗全长5.3 mm,腰点出现,卵黄囊消失,开始摄食外界食物。这时可将鱼巢移出孵化池。泥鳅苗种培育分两个阶段进行,第一阶段为鱼苗培育,将全长5.3 mm的鱼苗培育到10 mm左右。第二阶段是从1 cm培育到3 cm或更大。

饲养管理　泥鳅饲养管理大致分为孵化管理、鱼苗管理、鱼种管理、成鱼管理等几个时期。饲养3～4个月的鱼种,体长可达100 mm,体重可达11 g。另外,泥鳅也可稻田养殖。也可与其他鱼种混养。在养殖过程中,可投喂含有鱼粉、蚕蛹粉、米糠、麸皮等成分的混合饲料,以作补充。每日投喂1～2次。

【采收加工】　常年均可捕捞,鲜用或晒干。

【成分】　1. 泥鳅　卵含凝集素(lectin)[1]和细胞毒素(cytotoxin)[2]。

泥鳅肌肉含天冬氨酸氨基转移酶(aspartate aminotransferase)[3]。每100 g肉中,含水83 g,蛋白质9.6 g,脂肪3.7 g,碳水化合物2.5 g,灰分1.2 g,钙28 mg,磷72 mg,铁0.9 mg。脂肪含二十二碳六烯酸(docosahexenoic acid)和十八碳三烯酸(calendic acid)[4]。组织含胺(spermine),亚精胺(spermidin),腐胺(putrescine)和尸胺(cadaverine)[4]。

烘干泥鳅表皮含γ-丁内酯(γ-butyrolactone)[6]。

泥鳅含多种酶:蛋白酶(protease)[7],表型-6-磷酸葡萄糖酸脱氢酶(phenotype of 6-phosphogluconate dehydrogenase),磷酸葡萄糖变位酶(phosphoglucomutase)[8],乳酸脱氢酶(lactate dehydrogenase)[9]。还含嘌呤、嘧啶类:胞嘧啶(cytosine),黄嘌呤(xanthine),腺嘌呤(adenine),鸟嘌呤核糖苷(guanosine),鸟嘌呤(guanine),嘧啶(pyrimidine),嘌呤碱(purine bases),核苷(nucleoside),核苷酸(nucleotide),腺苷酸(ad enylic acid),鸟苷酸(guanylic acid),尿嘧啶核苷酸(uridylic aicd),脱氧鸟苷酸(deoxyguanylic acid)[10]。此外,还含F-型前列腺素(F-type prostaglandins)[11],4-(2, 4, 6-三氯苯氧基)-N-乙酰苯胺〔4-(2, 4, 6-trichlorophenoxy)acetanilide〕和4-(2, 4, 6-三氯苯氧基)甲酰苯胺〔4-(2, 4, 6-trichlorophenoxy)formanilide〕[12],维生素A、B_1、B_2和烟酸(nicotinic acid)[4]。

2. 花鳅　皮及黏液含黏多糖(mucopolysaccharide),酯酶(esterase),乳酸脱氢酶(lactate dehydrogenase),苹果酸脱氢酶(malate dehydrogenase)及黄嘌呤脱氢酶(xanthine dehydrogenase)[13]。皮还含β-胡萝卜素(β-carotene)[14]。

3. 大鳞泥鳅　含游离氨基酸的氮占总氮的15.2%,主要是谷氨酸,赖氨酸,精氨酸,天冬氨酸[15],组氨酸,苏氨酸,甘氨酸,丙氨酸和缬氨酸[16];在总脂类中,中性脂类占57.85%,糖脂占15.95%,磷脂占26.20%,主要有棕榈酸(palmitic acid),棕榈油酸(palmitoleic acid),油酸(oleic acid)及花生四烯酸(arachidonic acid)[15]。此外,还含肌苷酸(inosinic acid, IMP),腺苷酸(adenylinic acid, AMP),肌酸酐(creatinine),丁酸(butyric acid)及琥珀酸(succinic acid)[16]。

【药理】　1. 强身保健　用泥鳅粉给小鼠连续灌胃15 d,能明显提高游泳耐力和抗缺氧能力,提高机体对高温和低温的耐受能力,提高对急性脑循环障碍的耐受能力,增加红细胞数量和血红蛋白的含量[1]。

2. 抗炎作用　泥鳅黏液和泥鳅匀浆对急性炎症和小鼠的白细胞游走有显著抑制作用,其抗炎效果略强或相当于地塞米松磷酸钠注射液,强于龙胆泻肝丸。用不同剂量的泥鳅多糖分别给小鼠灌胃,能明显抑制蛋清致足跖肿胀和毛细血管的通透性,降低棉球肉芽肿的重量,还能抑制二甲苯诱发的耳壳肿胀和羧甲基纤维素钠致胸腔渗出液中的白细胞游走。它们的抗炎效果大多与地塞米松组无显著差异,甚至有的作用还略强于地塞米松磷酸钠注射液,并且呈一定的量效关系。泥鳅多糖是泥鳅及其黏液具有抗炎作用的活性成分之一,对急性炎症的抗性较强,对慢性炎症也有一定的抵抗效果[2]。

3. 护肝作用　用泥鳅多糖给小鼠灌胃6 d,能明显降低肝化学损伤模型组的血清氨基转移酶和肝肿胀,而且还能显著抑制1-萘异硫氰酸酯引起小鼠血清黄疸指数升高[3]。

4. 清除活性氧　泥鳅多糖能够有效地清除活性氧,对DNA链具有良好的保护作用[4]。

5. 降血糖和调节血脂　泥鳅多糖能明显降低链佐星或四氧嘧啶所致糖尿病小鼠的血糖升高,明显降低链佐星或四氧嘧啶所致糖尿病小鼠血清中的总胆固醇、三酰甘油和低密度脂蛋白胆固醇升高[5]。

6. 调节免疫活性　给昆明小鼠连续灌胃泥鳅多糖30 d后,能明显增强ConA诱导的小鼠脾淋巴细胞增殖能力、二硝基氟苯诱导的小鼠迟发型变态反应、小鼠腹腔巨噬细胞吞噬鸡红细胞功能、抗体生成细胞能力和碳粒廓清能力,并能够显著升高小鼠血清溶血素含量[6]。

7. 耐缺氧　泥鳅多糖可延长小鼠在不同缺氧条件下的存活时间,增高小鼠血红蛋白含量,抑制组织脂质过氧化反应以及增加血浆中SOD活性,具有提高实验小鼠耐缺氧能力的作用[7]。

【药性】　甘,平。归脾、肝、肾经。

1.《滇南本草》:"味甘、淡,性平。"

2.《医学入门》:"甘,温,无毒。"

3.《本草求真》:"入脾、肾、肝。"

【功用主治】　补益脾肾,利水,解毒。主治脾虚泻痢,热病口渴,消渴,小儿盗汗,水肿,小便不利,阳事不举,病毒性肝炎,痔疮,疔疮,皮肤瘙痒。

1.《滇南本草》:"健胃补脾。主治五劳、五热,小儿脾胃虚弱,疮癣。通血脉而大补阴分。"

2.《纲目》:"暖中益气,醒酒,解消渴,调中收痔。"

3.《随息居饮食谱》:"暖胃,壮阳,杀虫,收痔。"

4.《四川中药志》1962年版:"利小便。治皮肤瘙痒,疥疮发痒。"

5.《中国有毒鱼类和药用鱼类》:"主治肝炎,小儿盗汗,腹水,跌打骨伤,痔疮,乳癌,手指疔疮。"

【用法用量】　内服:煮食,100～250 g;或烧存性,入丸、散,每次6～10 g。外用:烧存性,研末调敷,或生品捣敷。

【宜忌】　1.《食物考》:"犬血所忌。"

2.《本草省常》:"同荆芥、犬肉食杀人,服何首乌者忌之。"

【选方】　1. 治消渴饮水无度　泥鳅鱼十头(阴干,去头尾,烧灰,碾细为末),干荷叶(碾细为末)。上二味等分。每服各二钱匕,新汲水调下,遇渴时服,日三,候不思水即止。(《圣济总录》沃焦散)

2. 治小儿盗汗　泥鳅200 g,去内脏后,洗净黏液,用油煎至焦黄,加水1碗半,煮汤至半碗,也可用盐调味。每日1次,幼儿分次服,连服数日。(《常见药用动物》)

3. 治营养不良性水肿　泥鳅90 g,大蒜头2个。猛火炖

全体。

【原动物】 中国水蛇 *Enhydris chinensis*(Gray).

全长50 cm左右。头较大，与颈可明显区分。体粗尾短，背面深灰色，具有大小不一的黑点，排成3纵行；背鳞最外行暗灰色，外侧2～3行红棕色；每一腹鳞前半暗灰色，后半黄色。鼻孔具瓣膜，位于吻端背面，左右鼻鳞彼此相切；鼻间鳞1，位于鼻鳞之后正中；眶前鳞1(2)，眶后鳞2(1)；颞鳞1＋2，上唇鳞3－1－3式。背鳞平滑，25－23(23)－19行；腹鳞135～155；肛鳞2分；尾下鳞35～52对，少数为单行。

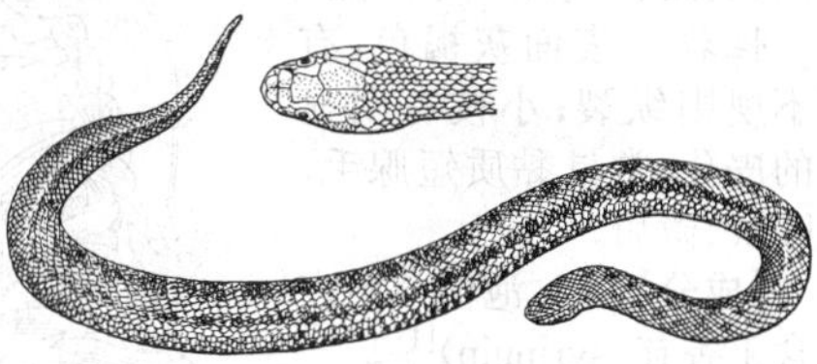
中国水蛇

生活于溪流、池塘、水田或水渠内。以泥鳅、鳝鱼、小鱼等为食。分布于江苏、浙江、福建、江西、湖北、广东、广西、海南、台湾等地。

【采收加工】 5～10月均可捕捉，鲜用或烘干。

【成分】 血清中含转铁蛋白，相对分子质量为77 600[1]。

【功用主治】 祛风除湿止痒。主治皮肤瘙痒，湿疹，疥疮。

1.《广西药用动物》："主治毒痢，皮肤疮疹，痔疮。"

2.《中国药用动物志》："除湿止痒。主治皮肤湿痒。"

【用法用量】 内服：煎汤，3～9 g。外用：研末调涂。

【选方】 1. 治小孩皮肤疥疮、湿疹　泥蛇1条，取肉，开水中煮熟，加少许盐吃。亦可将肉剁成肉泥，加鸡蛋(或鸭蛋)一起搅匀，煮汤吃，一般连服几条可愈。

2. 治小儿头上长癞，流黄水作痒　泥蛇1条，去内脏，焙干，研细末，麻油调匀，涂患处。

3. 治内外痔　泥蛇1～2条，洗净，取肉加瘦猪肉150 g，制成丸，配少量红枣、香信，加少量油盐，煮熟吃，每日1次，连服3～4次。

4. 治贫血　泥蛇1条，去头、皮和内脏，猪脚骨1副，打碎，加水和盐，同煮熟服。每日1条，连服几日。(1～4方出自《广西药用动物》)

3090 泥鳅 ní qiū (《滇南本草》)

【异名】 泥鳝(《尔雅》郭璞注)，委蛇(《达生篇》)，鳅鱼(《本草拾遗》)，鳛鱼(《纲目》)，粉鳅(《药性切用》)，和鳅(《泉州本草》)。

【基原】 为鳅科泥鳅属动物泥鳅、花鳅、大鳞泥鳅的全体。

【原动物】 1. 泥鳅 *Misgurnus anguillicaudatus* (Cantor)

体细长，前段略呈圆筒形。后部侧扁，腹部圆，头尖。口小、下位，马蹄形。眼小，无眼下刺。须5对。鳞极细小，圆形，埋于皮下。侧线鳞116～170，背鳍2，7，臀鳍2，5～6。体背部及两侧灰黑色，全体有许多小的黑斑点，头部和各鳍上亦有许多黑色斑点，背鳍和尾鳍膜上的斑点排列成行，尾柄基部有一明显的黑斑。其他各鳍灰白色。

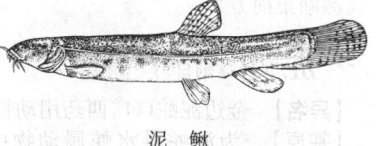

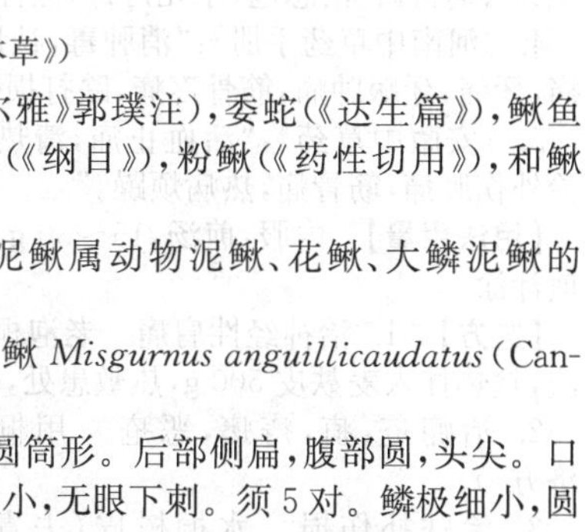
泥　鳅

喜栖于静水的底层，常出没于湖泊、池塘、沟渠和水田底层富有植物碎屑的游泥表层，对环境适应力强，天气闷热时浮出水面呼吸，水干涸则钻入泥土中。一般2冬雌性成熟。6～7月产卵。杂食性。我国除西部高原外，其他各地均有分布。

2. 花鳅 *Cobitis taenis* Linnaeus.

体长4～12 cm。头侧扁。眼间隔狭窄。吻颇长，眼小，侧位而高，有小而直立两叉须。鼻孔近于眼。背鳍无硬棘，始点为腹鳍前上方，胸鳍不达腹鳍，腹鳍不达臀鳍。尾鳍圆形。侧线完全。鳞很小。背部及体侧各有较大黑斑点一行，另有三行小点于体侧上部，尾鳍上方有一明显黑点，背、尾鳍有几条黑斑，头上有许多小黑点，有条黑纹由吻达眼。

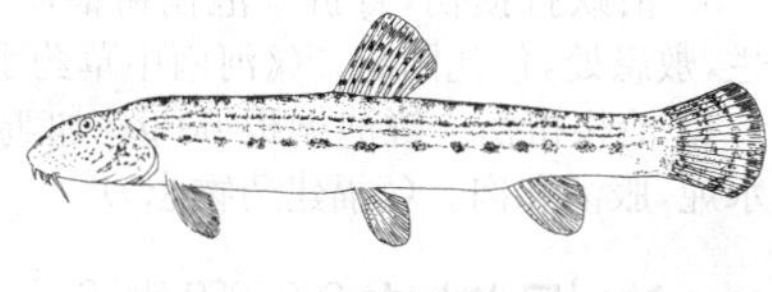
花　鳅

喜居于泥底水质较肥的浅静水中，以高等植物叶片为食。分布于河北、内蒙古、辽宁、吉林、江苏、福建等地。

3. 大鳞泥鳅 *M. mizolepis*(Günther)

体长而侧扁。口亚下位。须5对，最长1对口须末端达鳃盖骨后缘。鳞埋于皮下，侧线鳞102～107。背鳍2，6，不具硬刺。臀鳍2，5。尾柄较高，具明显的皮褶棱。胸鳍距腹鳍很远。尾鳍圆。肛门位臀鳍起点前。背部及体侧上半部灰黑色，侧下半部及腹面灰白色。背鳍、尾鳍具黑色小点。其他各鳍灰白色。

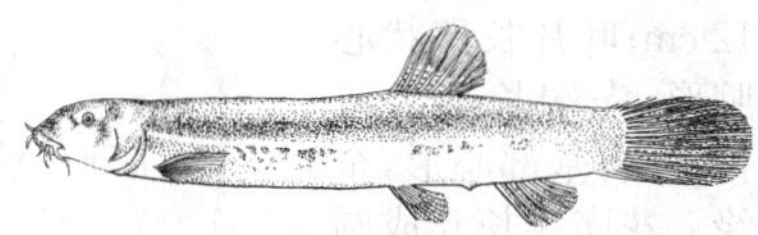
大鳞泥鳅

生活于江、河、湖泊。分布于我国长江中下游、渠江及其附属湖泊、水体之中。

本动物身上刮取的黏液(泥鳅滑液)亦供药用，另设专条。

【养殖】 生活习性　泥鳅属底层鱼类，常见于底泥较深的湖边、池塘、稻田、水沟等浅水水域。生活最适水温为25～27 ℃，当水温升高过30 ℃时，泥鳅即潜入泥中度夏。冬季水温下降到5 ℃以下时，即钻入泥中20～30 cm深处越冬。对低氧环境适应性强。除了鳃呼吸外，还可以进行皮肤呼吸和肠呼吸。视觉很弱，但触觉及味觉极为灵敏。杂食性，幼鱼阶段摄食动物性饵料，以浮游动物、摇蚊幼虫、丝蚯蚓等为食。长大后，饵料范围扩大，除可食多种昆虫外，也可摄食丝状藻类、植物根、茎、叶及腐殖质等。成鳅则以摄食植物食物为主。一般多为夜间摄食。水温10 ℃以下，30 ℃以上即停止摄食。

养殖技术　泥鳅生长发育到2龄后性腺成熟，雌鳅身体长度与怀卵量有关，体长20 cm的雌鳅怀卵24 000粒以上。卵径1.2～1.5 mm，黄色半透明，黏性卵。每年5～7月，水温在18～20 ℃时为产卵盛期。多产在水草丛生的流水处。鳅卵孵化时间的长短与水温有关，当水温为15 ℃时，孵出时间需要4 d，当水温25 ℃时，仅2 d即可。初生

疼痛，疮疡肿毒。跌打损伤。

1.《河南中草药手册》："消肿毒，祛风湿。"

2.《四川常用中草药》："嫩根及根皮能除风湿，消肠胃热毒，治风湿脚痛，肠风下血，痔疮。"

3.《全国中草药汇编》："祛风，解毒，消肿止痛。主治筋骨疼痛，疮疡肿毒，红崩白带。"

4.《福建药物志》："清热祛风，治慢性支气管炎，扭伤。"

【用法用量】 内服：煎汤，15～30 g。外用：鲜品捣烂敷。

【选方】 1. 治风湿痹痛　泡桐树根皮 18 g，老鹳草30 g，八角枫根 3 g。水煎服。

2. 治便血、痔疮出血　泡桐树根皮 15 g，仙鹤草 15 g，陈艾 15 g。水煎服。（1、2 方出自《四川中药志》1982 年版）

3. 治跌打损伤，骨折　泡桐树根皮、韭菜各适量。共捣烂，敷患处，包扎固定。（《河南中草药手册》）

4. 治腰扭伤　鲜泡桐根 60 g。加鸡 1 只或猪脚爪适量水炖，服汤和肉。（《福建药物志》）

3088 泡桐树皮 pāo tóng shù pí （《河南中草药手册》）

【异名】 桐皮（《本经》），白桐皮（《药性论》），水桐树皮（《濒湖集简方》），桐木皮（《纲目》）。

【基原】 为玄参科泡桐属植物泡桐或毛泡桐的树皮。

【原植物】 1. 泡桐 *Paulownia fortunei*（Seem）Hemsl. [*Campsis fortunei* Seem.]

乔木，高达 30m。树皮灰褐色，幼枝、叶、叶柄、花序各部及幼果均被黄褐色星状绒毛。叶柄长达 12 cm；叶片长卵状心脏形，先端长渐尖或锐尖头，基部心形，全缘。花序狭长几成圆柱形；小聚伞花序有花 3～8 朵，头年秋天生花蕾，先叶开放；总花梗与花梗近等长；花萼倒圆锥形，5 裂达 1/3，裂片卵形；花冠管状漏斗形，白色，内有紫斑，筒直而向上逐渐扩大，上唇较狭，2 裂，反卷，下唇 3 裂，先端均有齿痕状齿或凹头；雄蕊 4，二强，隐于花冠筒内；子房 2 室，花柱细长，内弯。蒴果木质，长圆形，室背 2 裂。种子多数，扁而有翅。花期 2～3 月，果期 8～9 月。

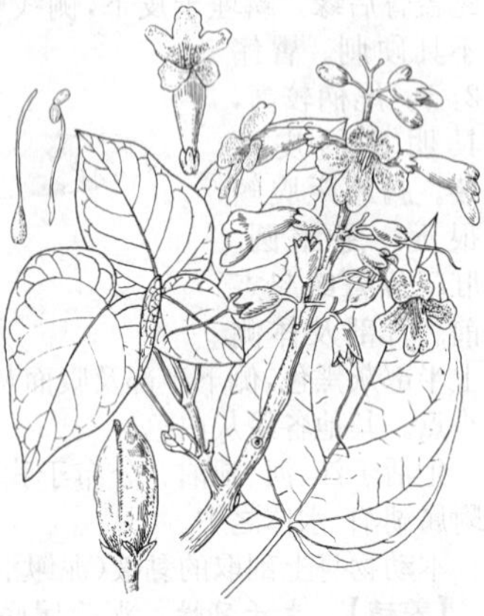

泡　桐

生于低海拔的山坡、林中、山谷及荒地，野生或栽培。分布于长江以南各地，山东、河南、陕西等地引种栽培。

2. 毛泡桐 *Paulownia tomentosa*（Thunb.）Steud. [*Bignonia tomentosa* Thunb.]

其形态主要特征为：叶全缘或 3～5 浅裂。花外面通常淡紫色，内面白色，有紫色条纹。花期 4～5 月，果期 8～9 月。

分布于河北、辽宁、江苏、安徽、江西、山东、河南、湖北等地。

本植物的叶（泡桐叶）、花（泡桐花）、果实（泡桐果）、根或根皮（泡桐根）亦供药用，另设专条。

【采收加工】 全年均可采收，鲜用或晒干。

【药材】 泡桐树皮 *Cortex Paulowniae Fortunei*　产于安徽、浙江、福建、台湾、江西、湖北、湖南、四川、云南、贵州、广东、广西等地。

性状　表面灰褐色，有不规则纵裂；小枝有明显的皮孔，常具黏质短腺毛。味淡、微甜。

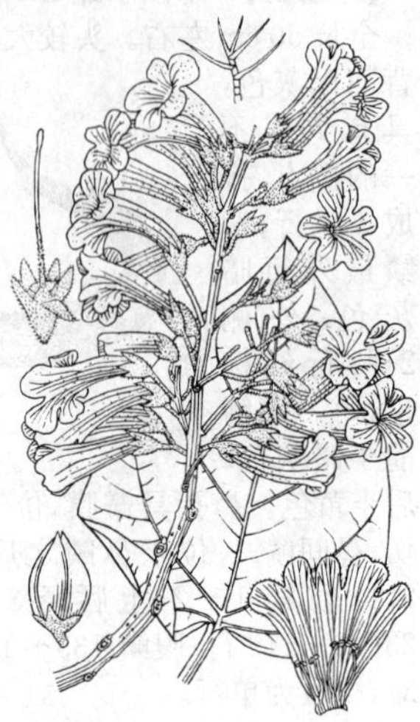

毛 泡 桐

【成分】 1. 泡桐　树皮含丁香苷（syringin）[1]。

2. 毛泡桐　树皮含酚类：洋丁香酚苷（acteoside），松柏苷（coniferin），丁香苷（syringin），梓醇（catalpol）[2]。

木部含咖啡酸糖酯（caffeic acid sugar esters）A、B[3]，泡桐素（paulownin），芝麻素（sesamin）[4]。

树干含紫葳新苷（campneoside），角胡麻苷（martynoside），洋丁香酚苷[5]。

【药理】 1. 抗菌和抗病毒作用　毛泡桐皮的乙醚、乙醇、丙醇提取物均有抗菌活性，体外抗菌试验证明，毛泡桐提取物对金黄色葡萄球菌、枯草杆菌作用较强，对卡尔斯伯金酵母菌次之，对大肠杆菌较弱[1]。毛泡桐茎丁醇提取物，对金黄色葡萄球菌、化脓性链球菌和类链球菌有抑制作用，其主要有效成分为紫葳新苷Ⅰ，对上述细菌的最小抑菌浓度（MIC）为 150 μg/ml[2]。

2. 增强杀昆虫剂作用　毛泡桐含泡桐素和芝麻素[3]，此二成分对除虫菊酯和烯丙除虫菊酯的杀昆虫（蝇、蚊等）作用有增效作用[4]。

【药性】 苦，寒。

1.《河南中草药手册》："性寒，味苦。"

2.《四川常用中草药》："性平，味淡、微苦。"

【功用主治】 祛风除湿，消肿解毒。主治风湿热痹，淋病，丹毒，痔疮肿毒，肠风下血，外伤肿痛，骨折。

1.《本经》："主五痔，杀三虫。"

2.《药性论》："治五淋，沐发去头风，生发滋润。"

3.《纲目》："治恶疮，小儿丹毒，煎汁涂之。"

4.《河南中草药手册》："消肿毒，祛风湿。主治神经性肩痛，牙痛，牙龈肿痛，筋骨疼痛，跌打损伤，骨折。"

5.《安徽中草药》："活血止痛，清热解毒，利水消肿。主治外伤肿痛，筋骨痛，热病烦躁。"

【用法用量】 内服：煎汤，15～30 g。外用：鲜品捣敷；或煎汁涂。

【选方】 1. 治神经性肩痛　老泡桐树皮 500 g。煎水去渣，趁热拌入麦麸皮 500 g，热敷患处，凉了再换。

2. 治痈疮，疽，痔瘘，恶疮　用桐皮水煎敷之。（《普济方》）

3. 治跌扑伤损　水桐树皮（去青留白）。醋炒捣敷。（《濒湖集简方》）

3089 泥蛇 ní shé （《纲目》）

【异名】 金边泥蛇（《广西药用动物》）。

【基原】 为游蛇科水蛇属动物中国水蛇除去内脏的

筒部毛茸稀少。气微香,味微苦。

毛泡桐　花长 4～7.5 cm;花萼较小,长约 1.2 cm;花冠紫红色,干者灰棕色,内面紫色斑点众多。

鉴别　花表面观:泡桐　非腺毛树枝状分枝,枝顶部细胞壁厚,具纹孔;腺毛头部类圆形、椭圆形,直径 32～58 μm,柄部长 22～190 μm;腺毛与分枝非腺毛合生的毛茸,其腺毛部分与非腺毛部分分别同上述腺毛和非腺毛,但均较小;单细胞非腺毛长 480～3 920 μm,直径 10～24 μm,有的 2～3 根簇生。

毛泡桐　有腺毛与非腺毛合生的毛茸;非腺毛有分枝与不分枝两种,体部较粗大,基部直径 70～130 μm,细胞壁较厚,约至 16 μm,分枝者分枝较少,2～5 个;腺毛柄部较长,达 690 μm,细胞壁较厚。

【成分】 毛泡桐花含香精油[1]。

【药性】 苦,寒。

【功用主治】 清肺利咽,解毒消肿。主治肺热咳嗽,急性扁桃体炎,菌痢,急性肠炎,急性结膜炎,腮腺炎,疖肿,疮癣。

1.《河南中草药手册》:"消肿毒。"

2.《四川常用中草药》:"治疮癣,解毒。"

【用法用量】 内服:煎汤,10～25 g。外用:鲜品捣烂敷;或制成膏剂搽。

【选方】 1. 治腮腺炎(痄腮)　泡桐花 24 g,白糖 30 g。水煎,冲白糖服。(《河南中草药手册》)

2. 治玻璃体混浊(飞蚊症)　泡桐花、酸枣仁、玄明粉、羌活各等量,共研细末。每次 6 g,每日 3 次,布包煎服。(《安徽中草药》)

【临床报道】 治疗炎症感染　以泡桐花制成多种剂型,治疗 16 种疾病共 244 例,均有一定疗效。其中对上呼吸道感染、支气管肺炎、急性扁桃体炎、菌痢、急性肠炎、疖肿、急性结膜炎的疗效较好,治疗中未发生不良反应和副作用。制剂及用法:①注射剂:每 1 ml 相当于鲜花 6 g 或干花 1.5 g,每日肌注 2～4 次,每次 2～4 ml。②片剂:每片相当于干花 0.25 g,每次 5～10 片,日服 3～4 次。③水剂:滴眼、滴鼻或滴耳用,每日 2～3 次,适用于外耳道炎、鼻炎、结膜炎等。④药膏:每 100 g 含干花约 50 g,调剂成膏后外用,每日 1～2 次,适用于手足癣、疮疖、烧伤等[1]。

3086 泡桐果 pāo tóng guǒ (《全国中草药汇编》)

【基原】 为玄参科泡桐属植物泡桐 *Paulownia fortunei* (Seem.) Hemsl. 或毛泡桐 *P. tomentosa* (Thunb.) Steud. 的果实。

【原植物】 参见"泡桐树皮"条。

【采收加工】 8～9 月采摘,晒干。

【药材】 泡桐果 *Fructus Paulowniae*　主产于河南、山东等地。

性状　泡桐　蒴果倒卵形或长椭圆形,长 6～10 cm,表面粗糙,有类圆形疣状斑点,近先端处灰黄色,系星状毛;果皮厚 3～6 mm,木质;宿萼 5 浅裂。种子长 6～10 mm。气微,味微甘苦。

毛泡桐　蒴果卵圆形,长 3～4.5 cm,直径 2～3 cm,表面红褐色至黑褐色,常有黏质腺毛,先端尖嘴状,长 6～8 mm,基部圆形,自顶至基部两侧各有棱线 1 条,常易沿棱线裂成 2 瓣;内表面淡棕色,光滑而有光泽,各有 1 纵隔。果皮革质,厚 0.5～1 mm。宿萼 5 中裂呈五角星形,裂片卵状三角形。果梗扭曲,长 2～3 cm。种子多数,着生在半圆形肥厚的中轴上,细小,扁而有翅,长 2.5～4 mm,气微,味微甘,苦。

鉴别　(1) 果皮横切面:泡桐与毛泡桐不同处为中果皮外侧有石细胞,单个散在或 4～8 个成群,并有多数细小维管束散在;内侧石细胞 5～8 层,内果皮纤维 2～4 层。

毛泡桐　外果皮为 1 列表皮细胞,有具柄的分枝状毛和腺毛。腺毛的腺头为多细胞,有两种:一为扁圆形,由 3～6 个细胞组成;另一为棒形,由 5～9 个细胞组成;腺柄均为 2～5 个细胞。中果皮为 11～13 层薄壁细胞,维管束散在于内侧,下为 2～5 层石细胞,胞腔较大,纹孔明显。内果皮由 4～6 层横向排列紧密的纤维组成,纤维呈长梭形。

种子横切面:毛泡桐　种皮外层为 2～4 列薄壁细胞,并有延伸呈 10～12 个棱状突起,左右两侧处有数十层薄壁细胞排列成翅状,细胞长方形或方形;内层为一层黄色大形细胞,其径向壁和内切向壁显著增厚。胚乳细胞长方形,3～4 列。子叶细胞类圆形,胚乳及子叶细胞中充满糊粉粒和脂肪油。

(2) 取样品粗粉(20 目)2 g,用 20 ml 75%乙醇浸泡过夜,滤过。取滤液 1 ml,加碱式醋酸铅试液 1～2 滴,毛泡桐立即产生橘黄色沉淀,泡桐产生淡黄色沉淀。取滤液 1 ml,加镁粉少许,盐酸 2～3 滴,水浴加热,毛泡桐产生樱红色,泡桐无颜色反应(检查黄酮)。

【药性】 苦,微寒。

【功用主治】 化痰,止咳,平喘。主治慢性支气管炎,咳嗽咯痰。

1.《四川常用中草药》:"治耳聋。"

2.《全国中草药汇编》:"化痰止咳。"

3.《福建药物志》:"治慢性支气管炎。"

【用法用量】 内服:煎汤,15～30 g。

【临床报道】 治疗慢性气管炎　用鲜泡桐果 240 g,水煎去渣,浓缩成流膏为 1 d 量,分 3 次服,10 d 为 1 个疗程。共治 1 341 例,有效率为 81%,其中临床控制率为 7%,显效为 25%。如配合百部、桔梗、青果、猪胆汁组成复方治疗,疗效有所提高。本品对咳嗽、咯痰、气喘、肺啰音减少均有一定效果,而以止咳、化痰效果比较明显,见效较速,有的 1 d 以内即见效。副作用主要为恶心、头晕、腹痛、腹泻、鼻咽干等,一般在 3～4 d 后可自行消失。对肝肾功能未发现不良影响[1]。

3087 泡桐根 pāo tóng gēn (《全国中草药汇编》)

【基原】 为玄参科泡桐属植物泡桐 *Paulownia fortunei* (Seem.) Hemsl. 或毛泡桐 *P. tomentosa* (Thunb.) Steud. 的根或根皮。

【原植物】 参见"泡桐树皮"条。

【采收加工】 9～10 月采挖,鲜用或晒干。

【药材】 泡桐根 *Radix seu Cortex Paulowniae*　产于我国长江以南各地。

性状　根呈圆柱形,长短不等,直径约 2 cm,表面灰褐色至棕褐色,粗糙,有明显的皱纹与纵沟,具横裂纹及突起的侧根残痕。质坚硬,不易折断,断面不整齐,皮部棕色或淡棕色,木部宽广,黄白色,显纤维性,有多数孔洞(导管)及放射状纹理。气微、味微苦。

【药性】《河南中草药手册》:"性寒,味苦。"

【功用主治】 祛风止痛,解毒活血。主治风湿热痹,筋骨

8. 治五心潮热，或产后恶露不止　桐油树嫩叶适量，晒干，用童便浸一夜，再晒干研末。每次 3 g，开水吞服。(7、8 方出自《贵州草药》)

3082 油桐根 yóu tóng gēn (《四川中药志》)

【异名】 桐子树根(《草木便方》)，高桐子根(《民间常用草药汇编》)，桐油树根(《贵州草药》)。

【基原】 为大戟科石栗属植物油桐 *Vernicia fordii* (Hemsl.) Airy-Shaw 的根。

【原植物】 参见"油桐子"条。

【采收加工】 全年均可采挖，鲜用或晒干。

【药性】 甘、微辛，寒，有毒。

1.《四川中药志》1960 年版："性寒，味辛，有小毒。"

2.《江西草药》："性寒，味苦、辛，有大毒。"

3.《浙江药用植物志》："甘、微辛，寒。"

【功用主治】 下气消积，利水化痰，驱虫。主治食积痞满，水肿，哮喘，瘰疬，蛔虫病。

1.《草木便方》："下气，治痞满。"

2.《贵州草药》："清热解毒，利水，通便，止血，消积。"

3.《陕西中草药》："杀虫，消食理气，利痰。治蛔虫病，胸胁胀满，不思饮食，哮喘，瘰疬。"

4.《浙江药用植物志》："祛风利湿。主治风湿筋骨痛。"

【用法用量】 内服：煎汤，12～18 g(鲜者 30～60 g)；或研末、炖肉、浸酒。外用：捣敷。

【宜忌】 《民间常用草药汇编》："孕妇慎服，多服则发呕。"

【选方】 1. 食积痞满，水肿　油桐(根)30 g。水煎或炖肉服。(《湖北中草药志》)

2. 治肾炎水肿　油桐细根(去外皮)24～30 g。水煎服(《浙江民间常用草药》)

3. 治哮喘　油桐根皮、盐肤木根各 30 g，冰糖适量。水煎服。(《浙江药用植物志》)

4. 治齿龈肿痛　桐子树根 30 g。水煎去渣，加绿壳鸭蛋同煮，食蛋。(《四川中药志》1960 年版)

5. 治疮疡疥癣　用鲜根皮捣烂外敷。(《广西本草选编》)

6. 治筋骨损伤　油桐根皮适量，捣烂敷患处。(《湖北中草药志》)

3083 泡泡草 pāo pāo cǎo (《沙漠地区药用植物》)

【异名】 尖叶棘豆、山泡泡、羚羊蛋(《沙漠地区药用植物》)。

【基原】 为豆科棘豆属植物山棘豆的全草。

【原植物】 山棘豆 *Oxytropis oxyphylla* DC.

多年生草本，高 7～12 cm，全株呈白色。小叶 3～4 枚，轮生，线形。花序似头状，淡紫色或紫红色；花萼与叶柄等长，有毛。荚果膨大，球形或卵状球形，被褐色毛。花期 7 月。

生于沙丘上。分布于内蒙古、辽宁、吉林、陕西、甘肃等地。

【采收加工】 7～10 月采收全草，晒干。

【药性】 《沙漠地区药用植物》："辛，寒。"

【功用主治】 《沙漠地区药用植物》："清热解毒。治疮疖痈肿，乳腺炎，感冒，嗓子痛，瘰疬结核，急慢性湿疹。"

【用法用量】 内服：煎汤，3～6 g，鲜品 15～30 g；或研末。外用：煎水洗；或研末调涂。

【宜忌】 《沙漠地区药用植物》："不宜过量。"

【选方】 1. 治疮疖痈肿　鲜泡泡草 30 g。水煎服。或泡泡草干品 6 g，当归 9 g，大黄 6 g，赤芍 6 g，银花 9 g，黄芪 9 g，甘草 3 g。水煎服。

2. 治乳腺炎(初期)　泡泡草适量。煎水外洗。

3. 治瘰疬结核　泡泡草、白蒺藜各适量。研末，麻油调敷患处。

4. 治急慢性湿疹，婴儿湿疹　泡泡草、北五加皮、甘草各 3 g。研末。苦参籽馏油调涂，每日 3 次。(1～4 方出自《沙漠地区药用植物》)

3084 泡桐叶 pāo tóng yè

【异名】 桐叶(《本经》)，白桐叶(《本草经集注》)。

【基原】 为玄参科泡桐属植物泡桐 *Paulownia fortunei* (Seem.) Hemsl. 或毛泡桐 *P. tomentosa* (Thunb.) Steud. 的叶。

【原植物】 参见"泡桐树皮"条。

【采收加工】 6～10 月采摘，鲜用或晒干。

【成分】 毛泡桐叶含环烯醚萜苷：桃叶珊瑚苷(aucubin)，泡桐苷(paulownioside)[1]；酚苷：毛蕊花苷(verbascoside)，异毛蕊花苷(isoverbascoside)[2]；还含熊果酸(ursolic acid)，乙酰熊果酸(acetylursolic acid)α、β[3]。

【药性】 苦，寒。

1.《本经》："味苦，寒。"

2.《别录》："无毒。"

【功用主治】 清热解毒，止血消肿。主治痈疽，疔疮肿毒，创伤出血。

1.《本经》："主恶蚀疮著阴。"

2.《纲目》："消肿毒，生发。"

【用法用量】 外用：以醋蒸贴、捣敷或捣汁涂。内服：煎汤，15～30 g。

【选方】 1. 治痈疽发背大如盘，臭腐不可近　桐叶醋蒸贴上，退热止痛，渐渐生肉收口。(《医林正宗》)

2. 治无名肿毒　泡桐花或叶、醉鱼草各 15 g。捣敷。(江西《草药手册》)

3. 治手脚肿痛　泡桐叶、赤小豆、冬瓜藤(或皮)各适量，煎水浸浴患部；另用泡桐叶 15 g，赤小豆 30 g，煎服。(《安徽中草药》)

4. 治人须鬓秃落不生长　麻子仁三升，白桐叶一把。米泔煮五六沸，去滓，洗之。(《肘后方》)

3085 泡桐花 pāo tóng huā (《河南中草药手册》)

【基原】 为玄参科泡桐属植物泡桐 *Paulownia fortunei* (Seem.) Hemsl. 或毛泡桐 *P. tomentosa* (Thunb.) Steud. 的花。

【原植物】 参见"泡桐树皮"条。

【采收加工】 3～5 月花开时采收，晒干或鲜用。

【药材】 泡桐花 *Flos Paulowniae*　泡桐产于安徽、山东、湖南、湖北、河南、陕西、内蒙、广西等地；毛泡桐产于辽宁、河北、河南、山东、江苏、安徽、江西、湖北等地。

性状　泡桐　花长 7～12 cm。花萼灰褐色，长 2～2.5 cm，质厚，裂片被柔毛，内表面较密；花冠白色，干者外面灰黄色至灰棕色，密被毛茸，内面色浅，腹部具紫色斑点，

离；雌花子房3～5室，每室1胚珠，花柱2裂。核果近球形。种子具厚壳状种皮。花期4～5月，果期10月。

喜生于较低的山坡、山麓和沟旁。分布于江苏、浙江、安徽、福建、江西、湖北、湖南、广东、广西、四川、贵州、云南、陕西、甘肃、台湾等地。

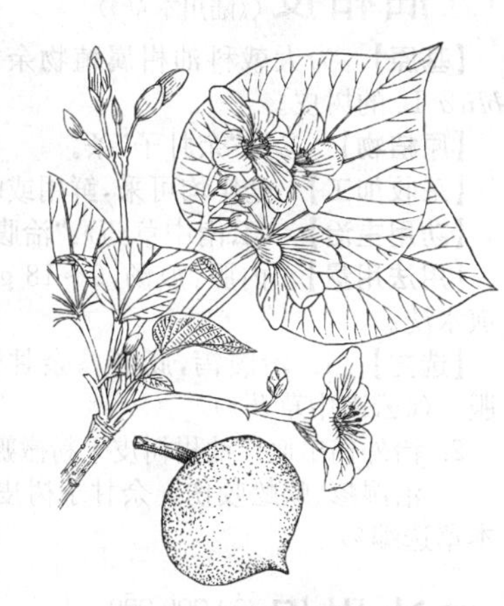
油　桐

本植物的叶（油桐叶）、花（桐子花）、根（油桐根）、未成熟的果实（气桐子）、种子所榨出的油（桐油）亦供药用，另设专条。

【栽培】 生物学特性　喜欢温暖湿润气候，怕严寒，栽培区域范围在北纬22°15′～34°30′；东经99°41′～122°07′。年平均温度16～18 ℃，在10 ℃以上的活动积温在4 500～5 000 ℃，全年无霜期240～270 d，能耐冬季暂短低温（－8～－10 ℃），长期处于－10 ℃以下则引起冻害。遇春季晚霜及花期低温受害极大。年降雨量900～1 300 mm。以阳光充足、土层深厚、疏松肥沃、富含腐殖质、排水良好的微酸性砂质壤土栽培为宜。可与花生、油菜、芝麻、赤豆、蚕豆等间作，亦可与杉树、茶树混交。

繁殖方法　种子繁殖。采收成熟果实，去皮后立即播种或用湿沙贮藏。春播，按行株距4 m×4 m开穴，每穴播种子2颗，覆土6 cm，稍加镇压。经1～2个月出苗。出苗后每穴留壮苗1株。

田间管理　生长期间要松土除草，施追肥，以磷钾肥为主。冬季要在行间中耕，并施以厩肥、堆肥。雨季要开沟排水。

病虫害防治　病害有枯萎病、角斑病；虫害有桑白盾蚧、油桐尺蠖、橙斑白条天牛等。

【采收加工】 10～11月果实成熟时采收，将其堆积于潮湿处，泼水，覆以干草，经10 d左右，外壳腐烂，除去外皮，收集种子，晒干。

【成分】 种子含46%脂肪油（桐油），主要成分为脂肪酸：桐酸（eleostearic acid），异桐酸（isoeleostearic acid）及油酸（oleic acid）的甘油酯[1]。

【药理】 毒性　其成分桐酸，对胃肠道具有强大的刺激作用，引起恶心、呕吐和腹泻。吸收入血后，经肾脏排泄，故可损害肾脏，引起肾病。此外，还可损害肝脾及神经。对肝病患者可使其症状加重，肝功能恶化[1]。

【药性】 甘、微辛，寒，大毒。

1.《本草拾遗》："有大毒。"

2.《本草汇言》："味甘、微辛，有毒。"

3.《岭南采药录》："性寒。"

【功用主治】 吐风痰，消肿毒，利二便。主治风痰喉痹，痰火瘰疬，食积腹胀，大、小便不通，丹毒，疥癣，烫伤，急性软组织炎症，寻常疣。

1.《纲目》："吐风痰喉痹，以子研末，吹入喉中取吐。"

2.《岭南采药录》："磨水涂瘰疬。"

3.《贵州民间方药集》："有利便、催吐、镇咳的作用。消积食，治气胀，并治妇女月经不调。外用可治毒疮、疥癣。"

【用法用量】 内服：煎汤，1～2枚；或磨水；或捣烂冲。外用：研末敷；或捣敷；或磨水涂。

【宜忌】 孕妇禁服。

1.《民间常用草药汇编》："孕妇慎服。"

2.《南方主要有毒植物》："油桐。种子最毒，树叶和树皮次之，新鲜的毒性较剧。民间解毒方法：①食红糖糯米稀饭；②大量饮盐水；③甘草30 g煎水泡饮。"

【选方】 1. 治瘰疬　桐油树子磨水涂，再以一二个和猪精肉煎汤饮。不可多用，宜多服数次。（《岭南采药录》）

2. 治大小便不通　桐油树种子1粒。磨水服，大约半粒磨水30 g。（《贵州草药》）

3. 治疔疮　以油桐子和醋磨浓汁抹患处。（《福建药物志》）

4. 治疝气　枯油桐子3枚，樱桃5枚，川芎15 g，茅根24 g。水煎服。（《湖南药物志》）

5. 治皮肤皲裂　油桐子1个，埋入土中，半月后取出烘焦研末。加冰片1.5 g，桃仁3 g，用猪油调制成软膏外搽。（《浙江民间常用草药》）

3081 **油桐叶** yóu tóng yè（《福建民间草药》）

【异名】 桐子树叶（《草木便方》）。

【基原】 为大戟科石栗属植物油桐 *Vernicia fordii* (Hemsl.) Airy-Shaw的叶。

【原植物】 参见"油桐子"条。

【采收加工】 5～10月采收，晒干。

【药材】 油桐叶 *Folium Verniciae Fordii*　主产于陕西、江苏、安徽、浙江、江西、福建、台湾、河南、湖北、湖南、广西、广东、四川、贵州、云南等地。

性状　单叶互生，具长柄，初被毛，后渐脱落；叶片卵形至心形，长8～20 cm，宽6～15 cm，先端尖，基部心形或楔形，不裂或有时3浅裂，全缘，上面深绿色，有光泽，初时疏生微毛，沿脉较密，后渐脱落，下面有紧贴密生的细毛。气微，味苦、涩。

【药性】 《天目山药用植物志》："性寒，味甘、微辛，有大毒。"

【功用主治】 清热消肿，解毒杀虫。主治肠炎，痢疾，痈肿，臁疮，疥癣，漆疮，烫伤。

1.《草木便方》："嫩叶洗涂止黄水，脚膝臁胫久烂，烫伤。"

2.《重庆草药》："煅灰撒布，治冻疮皮破出黄水。"

3.《浙江药用植物志》："清热解毒，杀虫。主治肠炎，痢疾；外治疮疡，疥癣。"

【用法用量】 内服：煎汤，15～30 g。外用：捣敷；或烧灰研末撒。

【选方】 1. 治肠炎，细菌性痢疾，阿米巴痢疾　油桐叶45 g。水浓煎，分2次服。（《浙江民间常用草药》）

2. 治痈肿　油桐叶捣烂外敷。（《陕西中草药》）

3. 治丹毒　鲜油桐叶捣烂，敷患处。或拧取自然汁搽患处。（《河南中草药手册》）

4. 治漆疮　油桐叶煎水洗。（《陕西中草药》）

5. 治疥癣　鲜油桐叶捣烂绞汁敷抹。

6. 治烫伤　鲜油桐叶捣烂绞汁，调冬蜜敷抹患处。（5、6方出自《福建民间草药》）

7. 治刀伤出血　油桐树嫩叶适量，炕干研末，撒伤处。

研末，调敷。

【选方】 1. 治白喉，急性咽喉炎　油茶根、盐霜柏根各30 g，铁线草 15 g。水煎，含服。（《广东省惠阳地区中草药》）

2. 治胃痛　（油茶）干根 45 g。水煎服。（《福建中草药》）

3. 治跌打肿痛　油茶根 15～30 g。水煎冲酒服。（《广东省惠阳地区中草药》）

4. 治烫伤　油茶根适量。烧灰，研末，用茶油调匀，敷患处。（《福建药物志》）

3076 油胡桃 yóu hú táo（《纲目》）

【基原】 为胡桃科胡桃属植物胡桃 *Juglans regia* L. 的种仁泛油而变成黑色者。

【原植物】 参见“胡桃仁”条。

【药性】 辛，热，有毒。

【功用主治】 《纲目》：“杀虫攻毒。治痈肿，疠风，疥癣，杨梅、白秃诸疮。润须发。”

【用法用量】 外用：研末，调敷。

【宜忌】 《纲目》：“油胡桃有毒，伤人咽、肺。而疮科取之，用其毒也。”

【选方】 1. 治疮疥瘙痒　油核桃一个，雄黄一钱，艾叶（杵熟）一钱。捣匀，绵包，夜卧裹阴囊，历效。勿洗。（《濒湖集简方》）

2. 治癣疥顽疮　油核桃、大枫子、樟脑、水银。上四色研匀擦之。此治有虫者大效。（《景岳全书》）

3077 油柑叶 yóu gān yè（《岭南采药录》）

【异名】 丝叶（《岭南采药录》）。

【基原】 为大戟科油柑属植物余甘子 *Phyllanthus emblica* L. 的叶。

【原植物】 参见“余甘子”条。

【采收加工】 7～10 月枝叶茂盛时采收，鲜用或晒干。

【药性】 甘、微苦，凉。

1.《岭南采药录》：“甘、酸。”

2.《广西本草选编》：“味涩，性平。”

3.《福建药物志》：“微苦，凉。”

【功用主治】 清热解毒，利湿消肿。主治口疮，疔疮，湿疹，皮炎，水肿，高血压，毒蛇咬伤，跌打损伤。

1.《岭南采药录》：“患疳疔毒，煎水洗。”

2.《广西本草选编》：“解郁定痛，清湿热。”

3. 南药《中草药学》：“治皮炎。”

4.《福建药物志》：“清热解毒，治高血压。”

【用法用量】 内服：煎汤，15～30 g。外用：捣敷；或煎水洗。

【选方】 1. 治湿疹，皮炎　余甘子叶煎水外洗。（广州部队《常用中草药手册》）

2. 治湿疹，疮疡，皮炎　余甘子叶研末，油调搽患处。（《云南中草药》）

3. 治水肿，皮肤湿疹，毒蛇咬伤　油甘子叶 15～30 g。水煎服。（广州部队《常用中草药手册》）

4. 治高血压病　（余甘子）鲜叶适量，水煎，代茶冲冰糖服。（《福建药物志》）

5. 治白屑头　余甘子鲜叶适量，水煎浓汁，每日洗头 2 次。（《广西本草选编》）

3078 油柑皮 yóu gān pí（《陆川本草》）

【基原】 为大戟科油柑属植物余甘子 *Phyllanthus emblica* L. 的树皮。

【原植物】 参见“余甘子”条。

【采收加工】 全年均可采，鲜用或晒干。

【功用主治】 《云南中草药》：“治腹泻，肠炎。”

【用法用量】 内服：煎汤，9～18 g。外用：研末撒敷；或煎水洗。

【选方】 1. 治腹泻，肠炎　余甘子树皮 15～30 g。煎服。（《云南中草药》）

2. 治外伤出血　油柑树皮干粉撒敷。（《云南中草药选》）

3. 治湿疹、蜈蚣咬伤　余甘子树皮捣烂取汁敷。（《广西本草选编》）

3079 油柑根 yóu gān gēn（《岭南采药录》）

【基原】 为大戟科油柑属植物余甘子 *Phyllanthus emblica* L. 的根。

【原植物】 参见“余甘子”条。

【采收加工】 全年均可采收，晒干或鲜用。

【药性】 《广西本草选编》：“味涩，性平。”

【功用主治】 清热利湿，解毒散结。主治泄泻，痢疾，黄疸，瘰疬，皮肤湿疹，蜈蚣咬伤。

1.《岭南采药录》：“清热解毒。”

2.《广西中药志》：“捣烂后敷治蜈蚣咬伤。”

3.《广西本草选编》：“解郁定痛，清湿热。”

4. 南药《中草药学》：“收敛。治肠炎腹泻。”

5.《广西民族药简编》：“根水煎洗患处治皮肤湿疹。”

【用法用量】 内服：煎汤，15～30 g。外用：捣敷；或煎水洗。

【选方】 1. 治肠炎腹泻　余甘子干根 15～24 g。水煎服。（广州部队《常用中草药手册》）

2. 治黄疸型肝炎　用（余甘子）根、皮 15 g，田螺 3 个。水煎点酒引，内服。（《云南中草药》）

3. 治淋巴结核　（余甘子）根 30～60 g，猪瘦肉 30～60 g。水煎服。（《福建药物志》）

4. 治支气管炎、胃炎　余甘子根 15～30 g。水煎服。（《广西中草药》）

5. 治高血压病　（余甘子）根 15～24 g。煎服。（《云南中草药》）

3080 油桐子 yóu tóng zǐ（《纲目》）

【异名】 罂子桐、虎子桐（《本草拾遗》），荏桐（《本草衍义》），桐子（《纲目》），桐油树子（《岭南采药录》），高桐子（《民间常用草药汇编》），油桐果（《福建民间草药》）。

【基原】 为大戟科油桐属植物油桐的种子。

【原植物】 油桐 *Vernicia fordii* (Hemsl.) Airy-Shaw [*Aleurites fordii* Hemsl.]

落叶小乔木，高达 9 m。枝粗壮，皮孔灰色。单叶互生；叶柄顶端有 2 红紫色腺体；叶片革质，卵状心形，先端渐尖，基部心形或楔形，全缘，有时 3 浅裂，幼叶被锈色短柔毛，后近于无毛，绿色有光泽。花先叶开放，排列于枝端成短圆锥花序；单性，雌雄同株；萼不规则；花瓣 5，白色，基部具橙红色的斑点与条纹；雄花具雄蕊 8～20，排列成 2 轮，上端分

房上位，密被白色丝状绒毛，花柱先端三浅裂。蒴果近球形，果皮厚，木质，室背2～3裂。种子背圆腹扁。花期10～11月，果期次年10月。

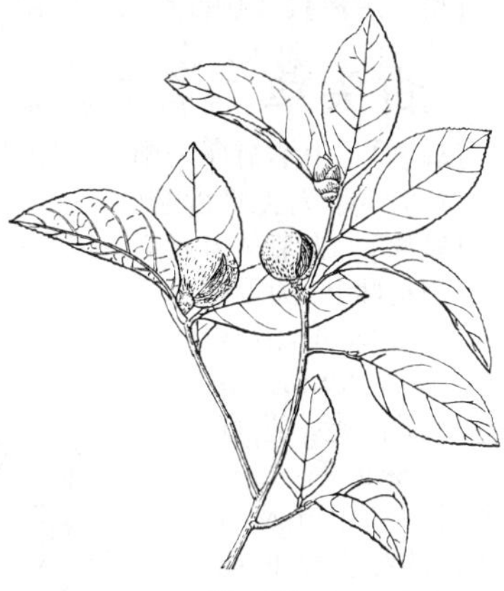
油 茶

我国长江流域及以南各地广泛栽培，为重要的木本油料植物。

本植物的叶（油茶叶）、花（油茶花）、根或根皮（油茶根）、种子的脂肪油（茶油）、种子榨去脂肪油后的渣滓（茶油粑）亦供药用，另设专条。

【采收加工】 9～10月果实成熟时采收。

【药材】 油茶子 *Semen Camelliae Oleiferae* 主产于四川、安徽、福建等地。

性状 种子扁圆形，背面圆形隆起，腹面扁平，长1～2.5 cm，一端钝圆，另一端凹陷，表面淡棕色，富含油质。气香，味苦涩。

【成分】 种子含三萜皂苷：油茶皂苷（oleipherone），由山茶皂苷元（camelliagenin）A，茶皂醇（theasapogenol）A及B，D-葡萄糖醛酸，D-葡萄糖，D-半乳糖，D-木糖组成。又含当归酸（angelic acid），巴豆酸（tiglic acid），α-甲基丁酸（α-methylbutyric acid）[1]。

【药理】 1. 降血脂和溶血作用 种子中所含油茶粗皂苷0.025 mg/kg肌注或0.5 mg/kg灌胃，能使豚鼠血清胆固醇显著降低，而对血细胞无明显影响。但1 mg/kg肌注或4 mg/kg灌胃均可使红细胞数和血红蛋白含量明显降低，表明有溶血作用[1]。

2. 抑制精子作用 由种子中提取的油茶籽粗皂苷，在体外20 s抑制大鼠和人精子活动的最低有效浓度分别为0.031 3 mg/ml和0.067 5 mg/ml，而阴道用杀精子药烷苯醇醚分别为0.25 mg/ml和0.5 mg/ml。此外本品有效浓度对动物阴道无刺激性，对乳酸杆菌也无抑制作用[2]。

【药性】《四川中药志》1979年版："甘、苦，温。"

【功用主治】《四川中药志》1979年版："润燥，滑肠，杀虫。用于大便秘结，蛔虫，钩虫，疥癣。"

【用法用量】 内服：煎汤，6～10 g；或入丸、散。外用：煎水洗或研末调涂。

【选方】 1. 治食滞腹泻 茶子心9 g。浓煎服。（《陆川本草》）

2. 治大便秘结 油茶子10 g，火麻仁12 g。共捣烂，水煎兑蜂蜜服。

3. 驱钩虫 油茶子10～15 g。研末，吞服。（2、3方出自《四川中药志》1979年版）

4. 治皮肤瘙痒，汤火伤 茶子心10～15 g。煎汤内服，或研末调敷。（《常见抗癌中草药》）

5. 治小儿阳具红肿 茶籽、鸡屎藤、辣蓼，煎水洗患处。（《岭南草药志》）

3073 油茶叶 yóu chá yè（《岭南草药志》）

【基原】 为山茶科山茶属植物油茶 *Camellia oleifera* Abel的叶。

【原植物】 参见"油茶子"条。

【采收加工】 全年均可采收，鲜用或晒干。

【药材】 油茶叶 *Folium Camelliae Oleiferae* 产于四川、安徽、江苏、福建等地。

性状 叶片椭圆形或卵状椭圆形，长3～9 cm，宽1.5～4 cm；先端渐尖或短尖，基部楔形，边缘有细锯齿；表面绿色，主脉明显，侧脉不明显。叶革质，稍厚。气清香，味微苦涩。

【药性】 微苦，平。

【功用主治】 收敛止血，解毒。主治鼻衄，皮肤溃烂瘙痒，疮疽。

1.《福建药物志》："收敛止血。"

2.《广西民族药简编》："水煎洗患处，治皮肤溃烂瘙痒，经久不愈。"

【用法用量】 内服：煎汤，15～30 g。外用：煎汤洗，或鲜品捣敷。

【选方】 1. 治鼻衄 油茶叶、冰糖各30 g。水煎服。（《福建药物志》）

2. 治嘴角疽 油茶叶、桃树叶、黄糖，捣烂敷患处。（《岭南草药志》）

3074 油茶花 yóu chá huā（《贵州中草药名录》）

【异名】 茶子木花（《陆川本草》）。

【基原】 为山茶科山茶属植物油茶 *Camellia oleifera* Abel的花。

【原植物】 参见"油茶子"条。

【采收加工】 11～12月采收。

【药材】 油茶花 *Flos Camelliae Oleiferae* 产于四川、贵州、云南、广西、湖北、江西、福建、浙江、安徽、江苏等地。

性状 花蕾倒卵形，花朵不规则形，萼片5，类圆形，稍厚，外被灰白色绢毛；花瓣5～7片，时有散落，淡黄色或黄棕色，倒卵形，先端凹入，外表面被疏毛；雄蕊多数，排成2轮，花丝基部成束；雌蕊花柱分离。气微香，味微苦。

【药性】 苦，微寒。

【功用主治】 凉血止血。主治吐血，咳血，衄血，便血，子宫出血，烫伤。

【用法用量】 内服：煎汤，3～10 g。外用：研末，麻油调敷。

3075 油茶根 yóu chá gēn（广州空军《常用中草药手册》）

【基原】 为山茶科山茶属植物油茶 *Camellia oleifera* Abel的根或根皮。

【原植物】 参见"油茶子"条。

【采收加工】 全年均可采收，鲜用或晒干。

【药性】《全国中草药汇编》："苦，平。有小毒。"

【功用主治】 清热解毒，理气止痛，活血消肿。主治咽喉肿痛，胃痛，牙痛，跌打伤痛，水火烫伤。

1.《全国中草药汇编》："清热解毒，活血散瘀，止痛。主治急性咽喉炎，胃痛，扭挫伤。"

2.《福建药物志》："调胃理气。治胃痛，水肿，牙痛，烫伤。"

3.《广西民族药简编》："与猪骨煲服，治腰痛。"

【用法用量】 内服：煎汤，15～30 g。外用：研末或烧灰

患处。(1、2方出自《青岛中草药手册》)

3069 河豚鱼肝油 hé tún yú gān yóu (《中国海洋生物》)

【基原】 为鲀科东方鲀属动物弓斑东方鲀 *Fugu ocellatus* (Osbeck)、虫纹东方鲀 *F. vermicularis* (Temminck et Schlegel)、暗纹东方鲀 *F. obscurus* (Abe)及其同属多种动物的肝脏所熬出的油。

【原动物】 参见"河豚"条。

【采收加工】 捕得河豚后,取肝熬油。

【药性】 甘,温,大毒。

【功用主治】《青岛中草药手册》:"解毒、消肿、镇痛、杀虫。治颈淋巴结核、疮疖及无名肿毒。"

【用法用量】 外用:涂敷。

【宜忌】 禁内服。

【选方】 1. 治颈淋巴结核 (河豚)肝脏炼油外敷患处。

2. 治疮疖、无名肿毒 (河豚)肝脏炼油涂患处。(1、2方出自《青岛中草药手册》)

【临床报道】 治疗尿布性皮炎 河豚鱼肝油,每1 ml含河豚毒素0.003 μg,每日涂抹(患处)1次。用药期间不用其他药物。共治疗56例,其轻、中、重度尿布性皮炎患儿平均涂2.69次、3.1次和4.83次治愈,最重1例涂6次。全部治愈,未发现任何毒副作用。作用机制可能与其收敛、消炎、脱敏和促进上皮愈合有关。[1]

3070 油鱼 yóu yú (姚可成《食物本草》)

【异名】 泉水鱼(《中国经济动物志》)

【基原】 为鲤科拟圆唇鱼属动物拟圆唇鱼的肉。

【原动物】 拟圆唇鱼 *Pseudogyrinocheilus procheilus* (Sauvage et Dabry)

体略长,前部圆,后部侧扁。体长二十余厘米。头的背部成弧形。吻端圆钝,吻皮向前伸展,联成上唇,其间并无分界线。下唇后面有一小部为小角质突起所盖,口张开时吻皮及下唇内面外翻成喇叭形,口即在此喇叭口之正中。唇后沟限于口角处。须2对,吻须与眼径等长,唇须很小。眼小,位于头侧稍上方。下咽齿3行,齿端呈斜面。鳞中等大,腹部鳞较小,且陷藏于皮下,侧线鳞45 $\frac{5\sim6}{4\sim5}$ 47。背鳍Ⅱ8,无硬刺,起点在腹鳍起点之前。臀鳍Ⅲ5。体上部为黑色或青黑色,腹面灰白色,各鳍微黑,体侧鳞绝大部分有黑色边缘,从鳃孔之后至胸鳍前,黑色的斑块较粗而联成一大形黑斑。

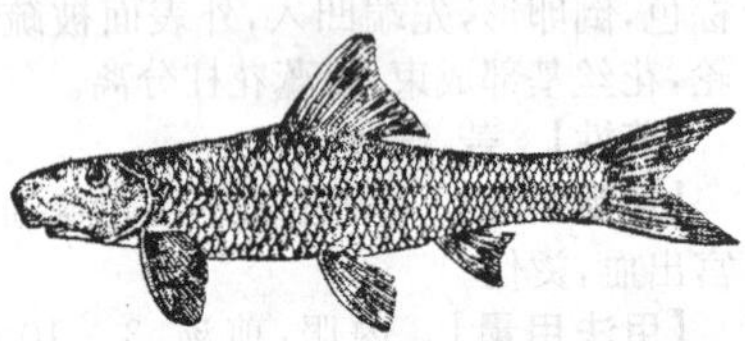

拟圆唇鱼

生活于山溪或具流水的岩洞以及江河有泉源的地方。食物以硅藻和水生昆虫的幼虫为主。产卵期3～4月。分布于长江上游及岷江、西江中上游。

【采收加工】 四月捕捞,捕后,除去鳞片及内脏,洗净,鲜用。

【药性】 甘,无毒。

【功用主治】 补益元气,和养脏腑。主治泄痢日久,吐血,崩中。

【用法用量】 内服:煮熟当菜食。

3071 油头草 yóu tóu cǎo (《全国中草药汇编》)

【异名】 山羊梅(《云南曲靖中草药》),大鱼眼草(《全国中草药汇编》),无喙齿冠草(《中国高等植物图鉴》)。

【基原】 为菊科齿冠草属植物圆舌粘冠草的根或全草。

【原植物】 圆舌粘冠草 *Myriactis nepalensis* Less.

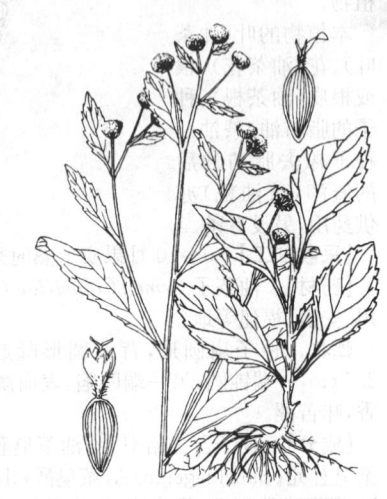

多年生草本,通常粗壮,高达1 m。根茎短而横走。茎直立,全株无毛,分枝斜升。基生叶及茎下部的叶较大,间或浅裂或深裂;茎中部叶长椭圆形或卵状长椭圆形,边缘有大锯齿或圆锯齿,下部沿叶柄下延成具翅的叶柄,柄基扩大贴茎;茎上部叶渐小,渐无柄,基部扩大贴茎或耳状抱茎;全部叶上面无毛,下面沿脉有极稀疏的短柔毛。头状花序球形或半球形,单生茎顶或枝端,多数头状花序排列成伞房状或伞房状圆锥花序;总苞片2～3层,几等长,外面被微柔毛;外围舌状雌花多层,舌片圆形,长宽相当,先端圆形或微凹;中央有少数两性管状花,檐部宽钟状,先端4齿裂。瘦果压扁,无喙,边缘脉状加厚,先端有黏质分泌物,无冠毛。花期4～11月。

圆舌粘冠草

生于海拔1 250～3 400 m的山坡山谷林缘、林下、灌丛中,或近水潮湿地或荒地上。分布于西南及江西、湖北、广东、广西、西藏等地。

【采收加工】 7～10月采收,晾干。

【药性】《全国中草药汇编》:"微辛,凉。"

【功用主治】《全国中草药汇编》:"消炎,止痛。主治痢疾,肠炎,慢性中耳炎,牙痛,关节肿痛。"

【用法用量】 内服:煎汤,9～15 g。

3072 油茶子 yóu chá zǐ (《四川中药志》)

【异名】 茶子心(《陆川本草》),茶籽(《岭南草药志》),楂木(《农政全书》)。

【基原】 为山茶科山茶属植物油茶的种子。

【原植物】 油茶 *Camellia oleifera* Abel [*C. oleosa* (Lour.) Rehd.]

常绿灌木或小乔木,高3～4 m。树皮淡黄褐色,平滑不裂;小枝微被短柔毛。单叶互生;叶柄有毛;叶片厚革质,卵状椭圆形或卵形,先端钝尖,基部楔形,边缘具细锯齿,上面亮绿色,无毛或中脉有硬毛,下面中脉基部有毛或无毛,侧脉不明显。花两性,1～3朵生于枝顶或叶腋,无梗;萼片通常5,近圆形,外被绢毛;花瓣白色,分离,倒卵形至披针形,先端常有凹缺,外面有毛;雄蕊多数,外轮花丝仅基部连合;子

色，表面多抽沟及纵皱纹，去栓皮后表面黄褐色。质坚硬，不易折断，横断面淡黄棕色，无星点。新鲜断面淡黄至暗棕色，在紫外光下显紫色荧光。

鉴别 (1) 根及根茎横切面：与大黄区别：射线 1 列细胞，无星点；草酸钙簇晶直径 22～60 μm；淀粉粒直径 3～24 μm，复粒为 2～6 分粒组成。

(2) 取本品粉末 0.2 g，加甲醇 2 ml，温浸 10 min，放冷，取上清液 10 μl 点于滤纸上，以 45%乙醇展开，取出，晾干，放置 10 min，置紫外光灯(365 nm)下检视，显亮紫色荧光。

【成分】 河套大黄根及根茎中含总蒽醌 1.66%，其中以芦荟大黄素(aloe-emodin)，大黄素(emodin)，大黄素甲醚(physcion)，大黄酚(chrysophanol)为苷元的结合型蒽醌 1.54%，游离型 0.12%，还含食用大黄苷(rhapontin)及多量鞣质[1]、河套大黄多糖(RHP)[2]、单糖至多糖 RHP-A 和 RHP-B[3]。

【药理】 1. 抗炎作用 本品浸膏 1.5 g/kg、0.5 g/kg 和 0.17 g/kg 腹腔注射对大鼠蛋清性足肿有显著抑制作用；同上剂量灌胃给药对甲醛致炎的大鼠足肿也有一定的抑制作用；本品浸膏 1.5 g/kg 灌胃对醋酸所致小鼠腹膜炎也有显著抑制作用[1]。河套大黄多糖(RHP)100 mg/kg 和 200 mg/kg 灌胃，对小鼠角叉菜胶性足肿有明显抑制作用，抑制率均为 78.4%[2]。

2. 对血液系统的影响 RHP 有抗凝血作用，且有剂量依赖性。RHP 100 mg/kg 和 200 mg/kg 腹腔注射或灌胃，毛细管法试验，30 min 后能延长正常小鼠的血凝时间，腹腔注射延长 101%和 116%，灌胃延长 93%和 110%。RHP 56 mg/kg 灌胃可使家兔白陶土部分凝血活酶时间(KPTT)延长 34%[3]。本品水提取物对胶原诱导的人血小板聚集有显著抑制作用，其 IC_{50} 为 0.93 mg/ml[4]。

3. 降血脂作用 RHP 100 mg/kg 和 200 mg/kg 灌胃，可分别使蛋黄诱导的高脂血症小鼠和高脂饲料诱导的高脂血症大鼠的血清总胆固醇(TC)、三酰甘油(TG)，肝脏 TC、TG，丙二醛(MDA)降低[3]。

4. 降血糖作用 RHP 100 mg/kg 和 200 mg/kg 灌胃，可明显降低正常小鼠血糖，给药 7 h 后血糖分别降低 20.6%和 43.8%。同上剂量腹腔注射，可降低四氧嘧啶性糖尿病小鼠的血糖，给药后 7 h，血糖分别降低 53.2%和 57.9%[2]。

5. 免疫增强作用 RHP 100 mg/kg 和 200 mg/kg 灌胃，能明显增加小鼠脾脏和胸腺的重量，显著增强腹腔巨噬细胞的吞噬能力，促进小鼠碳粒廓清速率，促进绵羊红细胞(SRBC)致敏小鼠血清溶血素形成和小鼠抗体形成细胞的生成。RHP 尚能明显增强刀豆球蛋白 A(ConA)诱导的小鼠脾淋巴细胞 DNA 的合成，其最适浓度为 20 μg/ml；对 ConA 活化的脾淋巴细胞蛋白质合成也有明显促进作用；对 ConA 诱导的淋巴细胞白介素-2(IL-2)产生也有明显增强作用[5]。单一多糖 RHP-A 和 RHP-B 的免疫增强作用比 RHP 更强，三者对 ConA 活化的小鼠脾淋巴细胞 DNA 生物合成及 IL-2 产生的最适浓度分别为 2.5 μg/ml、2.5 μg/ml 和 20 μg/ml[6]。

6. 延缓衰老作用 RHP 0.2%和 0.1%组均能明显延长两性果蝇的平均寿命和最高寿命。RHP 腹腔注射可增加 12 月龄小鼠红细胞和脑中超氧化物歧化酶(SOD)活力，降低心肌组织中脂褐质含量，降低肝组织中过氧化脂质含量，抑制脑中 B 型单胺氧化酶(MAO-B)活力；RHP 还可增加 2～3 月龄小鼠的游泳耐力和耐缺氧能力，上述试验表明 RHP 有较明显的延缓衰老的作用[7]。

7. 抗氧化作用 本品水提取物及其所含土大黄苷(rhaponticin)有较好的抗超氧负离子自由基活性的作用[8]。

8. 对机体的保护作用 RHP 对四氯化碳所致小鼠肝损伤有保护作用，对小鼠 ^{60}Co γ 射线辐射损伤有保护作用，对环磷酰胺所致小鼠白细胞减少和骨髓微核率增加具有对抗作用[2]。

9. 抗胰酶作用 RHP 对胰蛋白酶、胰脂肪酶、胰淀粉酶、胰弹力蛋白酶和胰激肽释放酶均有明显抑制作用，牛血清白蛋白(BSA)对 RHP 抑制胰蛋白酶和胰脂肪酶有拮抗作用[9]。

10. 抗肿瘤作用 RHP 每日 150 mg/kg 和 300 mg/kg 灌胃，连续 8 d，对小鼠肉瘤 S_{180} 移植性肿瘤有明显抑制作用，抑瘤率分别为 40%和 48%[2]。

11. 抗菌作用 本品浸膏有比盐酸黄连素更强的抗菌作用，对金黄色葡萄球菌、枯草杆菌、八叠球菌和痢疾杆菌的最低抑菌浓度(MIC)为 78 μg/ml，对大肠杆菌、白色葡萄球菌和白念珠菌的 MIC 为 156 μg/ml，对产气和铜绿假单胞菌 MIC 为 313 μg/ml[1]。

毒性 RHP 小鼠腹腔注射 LD_{50} 为 885.6 mg/kg[2]。

【功用主治】 消积化滞，通腑泄热。主治食积不化，脘腹胀满，腹痛泄泻不爽，热结便秘。

【用法用量】 内服：煎汤，3～9 g。

3068 河豚卵巢 hé tún luǎn cháo (《青岛中草药手册》)

【基原】 为鲀科东方鲀属动物弓斑东方鲀 *Fugu ocellatus*(Osbeck)、虫纹东方鲀 *F. vermicularis*(Temminck et Schlegel)、暗纹东方鲀 *F. obscurus*(Abe)及同属多种动物的卵巢。

【原动物】 参见“河豚”条。

【采收加工】 加工河豚肉时，取其卵巢，鲜用或晒干。

【成分】 弓斑东方鲀、虫纹东方鲀卵巢含河豚毒素(tetrodotoxin)。暗色东方鲀卵巢含河豚酸(tetrodonic acid)和河豚毒素[1]。

【药理】 1. 提高免疫功能 小鼠经皮下注射河豚卵巢提取物，腹腔内巨噬细胞的吞噬功能明显增强，给药组和对照组进行比较，吞噬百分数和吞食指数均有显著差异，既提高有吞噬能力的巨噬细胞数，也提高单个巨噬细胞吞噬 CRBC 的数目，且在药物毒性剂量以内，提取物剂量愈大，效果愈显著、同时河豚提取物对小鼠的免疫器官也产生影响，但不随剂量的增加而相应增加、以低、中剂量效果较显著。说明在一定剂量范围内，河豚卵巢提取物具有提高小鼠非特异性免疫功能的作用[1]。

2. 抑瘤作用 河豚提取物对小鼠实体瘤 S_{180} 在一定范围内有一定的抑制作用，且对免疫器官无明显影响[1]。

【药性】 甘，温，大毒。

【功用主治】 《青岛中草药手册》：“解毒，消肿，镇痛，杀虫。主治颈淋巴结核、疮疖及无名肿毒。”

【用法用量】 外用：捣敷；或研末，香油调敷。

【宜忌】 禁内服。

【选方】 1. 治颈淋巴结核 鲜(河豚)卵巢，捣烂，外敷患处。

2. 治疮疖、无名肿毒 (河豚)卵巢焙干研末，香油调敷

原油 0.2 ml/10 g，大鼠皮下注射 0.2 ml/100 g，家兔腹腔注射 1 ml/kg，通过热板法、小鼠醋酸扭体法、大鼠氯化钠扭体法、大鼠压力测痛法和家兔辐射热及 K^+ 透入法证明，除毒河豚肝油具有镇痛作用，其特点：镇痛作用缓慢温和，药效较久[6]。

5. 对免疫功能的影响　小鼠皮下注射 33.3%除毒河豚毒素肝油，每日每只鼠注射 0.1 ml，连续 8 d 后，其腹腔内巨噬细胞的吞噬功能有明显的增强，吞噬百分率差异显著，吞噬指数差异非常显著。用药组空斑数与对照组比较差异显著，用药 8 d 后，小鼠脾细胞数明显少于对照组。而脾细胞内所含抗体形成细胞(B 细胞)数却增加[7]。

6. 其他作用　河豚毒素具有显著的抗惊厥作用，能解除肌痉挛及胃痉挛，对破伤风惊厥有很好的疗效。能缓解皮肤瘙痒、癣疥、皮炎。治疗遗尿症。提高性功能，对阳痿及女性性欲低下，性感缺乏均有良好的治疗效果[5]。

毒性　河豚毒素毒性极强。对兔的致死量(μg/kg)：口服为 200，皮下注射为 10，静脉注射为 3，对犬、猫、兔静脉注射致死量大致相同，在 3～4 μg/kg，50 kg 人皮下注射致死量可能为 300 μg。其作用属一种强烈的神经毒，能阻断神经干的冲动传导，麻痹横纹肌及呼吸肌，使呼吸停止而致死亡[8，9]。其毒性反应可表现以下几方面：神经系统：常出现口唇、舌、上、下肢感觉异常及麻木感。瞳孔散大。言语障碍，意识清晰。心血管系统：因抑制心脏传导系统，可致房室传导阻滞。严重者可致心脏停止跳动。呼吸系统：能阻断神经干的冲动传导，使横纹肌及呼吸肌麻痹，严重者可使呼吸衰竭致死。胃肠道反应：恶心、呕吐[5]。

【药性】　甘，温，有毒。归肝、肾经。

1.《日华子》："凉，有毒。"

2.《开宝本草》："味甘，温，无毒。"

3.《本草衍义》："有大毒。"

4.《医林纂要》："甘、咸，平。"

5.《本草撮要》："入足厥阴经。"

【功用主治】　滋补肝肾，祛湿止痛。主治阳痿，遗尿，眩晕，腰膝酸软，风湿痹痛，皮肤瘙痒。

1.《开宝本草》："主补虚，去湿气，理腰脚，去痔疾，杀虫。"

2.《本草蒙筌》："去疳䗪，消肿。"

3.《中国药用海洋生物》："滋补强壮。用于腰腿酸软。"

【用法用量】　内服：久煮后食(2 h 以上)，适量。

【宜忌】　疮、疥、脚气患者慎服。河豚内脏及血有剧毒。食用时须去净睾丸、卵、肝等内脏，并应将肉反复洗涤。处理不当易引起中毒。河豚中毒发病迅速而症状严重，多在吃后 10～15 min 发病。初见恶心呕吐、腹中不适、脸色苍白，继则口唇、舌体、上下肢麻木感、疼觉迟钝，渐至四肢运动麻痹、瘫痪、共济失调、语言障碍、视野不明、听力减弱，严重者大汗淋漓、体温及血压下降、脉搏细数微弱、呼吸浅表频数、瞳孔散大、全身呈青紫色，但神志往往清醒，心电图可见房室传导阻滞，超过 8 h 未死亡者，一般可望恢复。

1.《食疗本草》："其肝毒，杀人。"

2.《日华子》："毒以芦根及橄榄等解之。"

3.《绍兴本草》："有误食肠胃物，则可以杀人。"

4.《日用本草》："发疮疥。"

5.《青岛中草药手册》："河豚中毒解救：①瓜蒂 7 枚，白茅根 30 g，芦根 30 g。水煎。②蜀葵花叶 60 g，水煎服，或用其茎、根压汁内服。③爬山虎烧水喝。④楠木二层皮 60 g，水煎服。"

3065 河豚子 hé tún zǐ (《纲目》)

【基原】　为鲀科东方鲀属动物弓形东方鲀 *Fugu ocellatus*(Osbeck)、虫纹东方鲀 *F. vermicularis*(Temminck et Schlegel)、暗纹东方鲀 *F. obscurus*(Abe)及同属多种动物的卵子。

【原动物】　参见"河豚"条。

【采收加工】　捕得河豚后，剖腹取卵子，鲜用。

【药性】　甘，温，大毒。

【功用主治】　解毒消肿，镇痛。主治乳癌，疮疖，疥癣。

1.《纲目》："治疥癣虫疮。"

2.《中国药用海洋生物》："解毒，消肿，镇痛。"

【用法用量】　外用：捣敷。

【宜忌】　禁内服。

《本草拾遗》："肝及子有大毒，入口烂舌，入腹烂肠。"

【选方】　1. 治乳癌　河豚鱼子捣碎外敷；另外用猪殃殃干 90 g，煎服。(《中国药用海洋生物》)

2. 治疥癣虫疮　河豚鱼子同蜈蚣烧，研末，麻油调搽之。(《纲目》)

3066 河豚目 hé tún mù (《本经逢原》)

【基原】　为鲀科东方鲀属动物弓形东方鲀 *Fugu ocellatus*(Osbeck)、虫纹东方鲀 *F. vermicularis*(Temminck et Schlegel)、暗纹东方鲀 *F. obscurus*(Abe)及同属多种动物的眼球。

【原动物】　参见"河豚"条。

【采收加工】　加工河豚肉时，取其眼球，晒干。

【功用主治】　《本经逢原》："拔妇人脚上鸡眼疮。"

【宜忌】　禁内服。研末化水外涂。

3067 河套大黄 hé tào dà huáng (《中药志》)

【基原】　为蓼科大黄属植物河套大黄的根及根茎。

【原植物】　河套大黄 *Rheum hotaoense* C. Y. Cheng et T. C. Keo.

高大草本，茎多挺直。根和根茎类圆锥形。基生叶，叶柄半圆柱状；叶片灰绿色，卵心形至宽卵形，先端钝急尖，基部心形，边缘稍波状到稍皱波状，两面光滑无毛；茎生叶较小，叶柄较短，叶片卵形至卵状披针形；托叶鞘抱茎，外面粗糙。大圆锥花序，2～3 次分枝；花较大，小花梗纤细；花被片长椭圆形，背部绿色，具稀网状脉，边缘近白色；雄蕊与花被近等长；雌蕊花柱较短，横展，柱头小，圆头状。果实圆形至近圆形，长宽近相等。种子宽卵形。

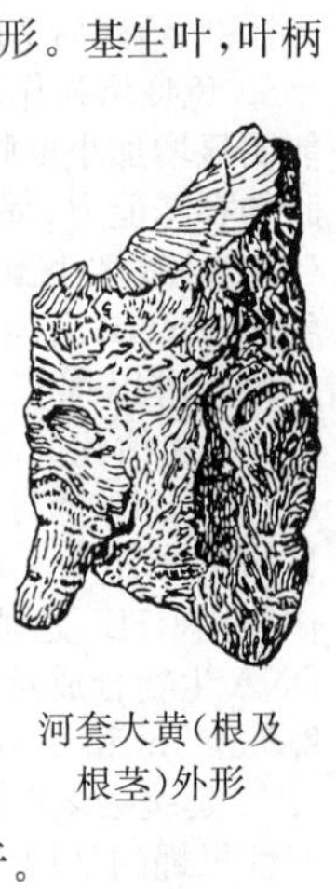
河套大黄(根及根茎)外形

生于阴湿山坡及山沟。分布于陕西、甘肃、青海。

【采收加工】　9～10 月采挖，切片，晒干。

【药材】　河套大黄 *Radix et Rhizoma Rhei Hotaoensis* 产于甘肃、陕西、青海等地。

性状　根及根茎呈类圆锥形，长 5～20 cm，直径 2～7 cm；多纵切成条状或块片状。带栓皮者呈灰褐色或灰黑

100 μg LHRH-A/kg；两次注射剂量为：①1 mg PG＋10～20 μg $LHRH-A_2$ 或 A_3/kg；②1～2 mg PG＋20～40 μg $LHRH-A_2$ 或 A_3/kg，可适量添加 HCG 100～300 IU/kg。雄鱼剂量均减半。若亲鱼性腺发育不够成熟，可在催产前进行催熟，剂量为 LHRH-A 或 A_2 0.5～6 μg/kg。注射部位为胸鳍基部。效应时间一般为 22～48 h。当雌鱼膨大的腹部变得较柔软，生殖孔松弛，轻压腹部即有淡黄色的卵粒流出，及时进行人工授精，避免卵子过熟；雄鱼则要求轻压腹部有少量乳白色精液流出，精液遇水即散开。人工授精和孵化：以干法授精为佳，也可采用半干法或湿法授精。采用流水孵化，防止受精卵粘结成块。用特制的孵化器或用孵化缸、孵化桶。苗种培育：出膜后仔鱼在孵化器中继续培育 4～5 d，待仔鱼平游后移入育苗池，进行苗种培育。饵料为蛋黄—轮虫—小型枝角类—大型枝角类—枝角类＋少量人工配合饲料（白仔鳗、黑仔鳗或稚鳖类），仔鱼入池后，第二日投喂煮熟的鸡蛋黄，用 200 目筛绢网揉碎过滤，均匀泼洒，每日 3～5 次，隔日投喂轮虫，投喂密度为 10～20 个/L；随着鱼苗长大，投喂小型枝角类和大型枝角类，培育 15～20 d 后进行驯食。先用枝角类加少量人工配合饲料驯食，以后逐步加大人工配合饲料的量，5～7 d 后，可转为完全人工配合饲料。人工配合饲料做成软颗粒饵料投喂，每日 3～4 次，定时、定位、定质、定量，用食台投喂。根据鱼苗的生长情况适当添加鱼糜、蚯蚓、维生素等。放养时苗种宜稀养，仔鱼下池密度为 1 000～2 000 尾/m^2，培育 15～20 d，鱼苗长到 5～10 mm 时，应分养 1 次，降低密度。驯食成功，视鱼苗个体生长的差异程度及时分池。在饵料充足的前提下，保持密度合理，规格一致，防止互残现象发生。成鱼养殖：①工厂化养殖，温室内鱼池面积为 80～120 m^2，配有加温和增氧设施。河豚鱼从 3 cm 夏花养至成鱼，需要 18～22 个月。夏花放养密度 20 尾/m^2 左右，一龄鱼种放养密度为 5～10 尾/m^2，当鱼体重达到 200 g 以上时，密度应降为 3～5 尾/m^2。投饵要求"四定"，每日投喂 2～4 次，随鱼种长大逐步减少投喂次数。②池塘养殖：池塘面积不宜过大，一般以 1～5 亩为宜，池深 2 m 以上，需配增氧设施等。放养前用生石灰或漂白粉彻底清塘。夏花放养密度 3 000～4 000 尾/亩，一龄鱼种为 1 000～2 000 尾/亩，鱼体重达 250 g 上时，放养密度为 500～1 000 尾/亩。每日投喂 2 次。③网箱养殖：选择水质清新、无污染、微流水、受风浪较小的水域。水深 3 m 以上，pH 7.2～8.6，溶解氧 6 cm/L 以上，亚硝氮 0.8 mg/L 以下，氨氮 2 mg/L 以下，透明度 35 cm 以上。网箱上加盖网，饵料投喂每日 2 次。

养殖管理　培养鱼苗时，可通过增氧机增加水的溶解氧量，每天早、中、晚各开机 1～2 h；维持池中适量的饵料生物；早期采用静水培育法，只逐步加水而不换水，仔鱼下池时，水深 30～40 cm，隔天加水 5～10 cm，20 d 后，水位加到 80～100 cm 时，用细塑料管进行底部吸污并适量换水，一般 5～6 d 换水 1 次，换水量不宜过大，以每次换 2/5 为宜，同时注意，换水水源原池水盐度差不宜过大，3‰以内为好。在整个养殖过程中，加强对水质的控制，池塘养殖最低需保持水位深度 1.0 m 以上，一般在夏季炎热时，要加大水质循环，每次要达到总水体的 30% 以上，保持透明度 40 cm 以上为宜。一般隔 3 d 检测一次水质情况。

病虫害防治　病害有烂腮病，经常吸污、换水，保持水质清洁，每隔 10～15 d 用漂白粉 0.2～0.5 mg/L 全池泼洒，进行水体消毒，全池泼洒呋喃唑酮 0.1～0.2 mg/L 或盐酸土霉素 0.3～0.5 mg/L，拌药饵为每 1 kg 饲料：0.1～0.3 g 红霉素，第二至第六日减半，连喂 6 d，或 0.2～0.5 g 盐酸土霉素，连喂 3～5 d，或氟哌酸 0.2～0.4 g，连喂 5～7 d；肠炎病，不投腐烂变质的饲料，投喂要做到"三消"、"四定"，用盐酸土霉素 0.4～0.5 mg/L 泼洒水体，隔日再用 1 次，拌药饵为每 kg 饲料用：0.1～0.2 g 大蒜素，或 0.2～0.4 g 呋喃唑酮，或 0.3～0.4 g 氟哌酸，连喂 3～5 d；暴发病，用 10～20 mg/L 生石灰或 0.5～1 mg/L 漂白粉全池泼洒，用盐酸土霉素 0.5 mg/L，或呋喃唑酮 0.4～0.5 mg/L 泼洒水体，拌药饵为每 kg 饲料用：0.3～0.5 g 盐酸土霉素，或 0.4～0.5 g 氟哌酸，连喂 5～7 d，或 0.1～0.2 g 大蒜素加维生素 C 0.1～0.2 g，连用 4～6 d，病鱼、死鱼及时捞出，深埋或烧掉，食台、工具等严格消毒，定期消毒水体；肝脏线状出血病，水体泼洒药物：盐酸土霉素 0.5～0.8 mg/L，或红霉素 0.1 mg/L，或呋喃唑 0.5 mg/L，拌药饵为每 1 kg 饲料用：0.1～0.3 g 盐酸土霉素，或 0.4～0.5 g 氟哌酸，连喂 5 d；水霉病，用 0.1～0.3 mg/L 孔雀石绿，或 0.5～1 mg/L 亚甲基蓝泼洒，2%～4% 食盐水浸浴。虫害有小瓜虫病，用 0.1～0.3 mg/L 孔雀石绿全池泼洒，可以预防，将水温升至 25 ℃以上，并在调温池中泼洒 0.2～0.3 mg/L 孔雀石绿，可以消灭外界水源带入的小瓜虫；斜管虫病，全池遍洒 0.5～0.7 mg/L 的硫酸铜与硫酸铁合剂（5：2），用 0.2～0.3 mg/L 孔雀石绿泼洒，用 2%～4% 食盐水浸浴 15～30 min。

【采收加工】　四季捕捉，取净肉，鲜用或晒干。煮食河豚，应煮较长时间，以防中毒。

【成分】　豹纹东方鲀含河豚毒素（tetrodotoxin），4-表河豚毒素（4-epi-tetrodotoxin），脱水河豚毒素（anhydro-tetrodotoxin）[1]。并含氨基酸，甜菜碱（betaine），有机酸[2]。

黄鳍东方鲀肌肉含二磷酸腺苷（ADP），肌苷酸（IMP），三磷酸腺苷（ATP），磷酸腺苷（AMP），肌苷（inosine），次黄质又名 6-羟基嘌呤（hypoxanthine）[3]。还含河豚毒素[4]。

虫纹东方鲀含河豚毒素，4，9-脱水河豚毒素，4，9-anhydro-tetrodotoxin-6，11-diether[5]，河豚卵毒素（tetrodoine），*cis*-14-octadecenoic acid，甘油硬脂酸（monostearin），胸腺嘧啶（thymine），尿嘧啶（uracil），琥珀酰胺酸（succinic acid），对羟基香豆酸（*p*-hydrocoumaric acid）[6]。

弓斑东方鲀、虫纹东方鲀及暗色东方鲀肉含蛋白质、脂肪、维生素[7]。

星点东方鲀的肝、皮含河豚毒素[8]，肌肉含磷酸肌酸（creatine phosphate），三磷酸腺苷（ATP）[9]。

【药理】　1. 止血作用　河豚鱼皮胶止血粉经犬动脉全断止血试验表明能在 6 min 内止住犬股动脉全断后的大出血[1]。

2. 局麻作用　河豚毒素给兔皮下注射后 5 min 内具有明显的局麻作用，作用持续时间长，对黏膜的穿透力弱，故无表面麻醉作用[2]。

3. 对心血管系统的作用　通过结扎冠脉导致早期缺血性心律失常的大鼠注射河豚毒素表明，该药能对抗大鼠心肌缺血早期所致的心律失常[3]。河豚毒素对结扎犬的冠脉导致的晚期心律失常也有对抗作用。河豚毒素还具有心脏抑制和降低血压的作用[4]。

4. 镇痛作用　河豚毒素对钝痛及锐痛均有明显的缓解作用，其作用特点发生作用时间慢，维持时间久，可达 12～20 min，不成瘾[5]。小鼠灌胃 33.3% 除去河豚毒素的肝脏

有沉淀产生。取上清液 0.5 ml，置试管中，微热，蒸发至干。加饱和盐酸羟胺甲醇液 0.5 ml，0.1%的百里酚肽溶液 2～3 滴及饱和氢氧化钾醇溶液，溶液显蓝紫色时，再加饱和氢氧化钾醇溶液 4 滴，立刻在沸水浴中加热至沸腾，用冷水冷却，滴加盐酸(1 mol/L)，使溶液转为黄色(pH3 左右)，最后加 10%三氯化铁溶液 0.5 ml 及氯仿 0.5 ml，振摇，下层显紫红色。

【成分】 根含香豆素类：氧化前胡素(oxypeucedanin)，异欧前胡内酯(isoimperatorin)，水合氧化前胡素(oxypeucedanin hydrate)，白当归脑(byakangelicol)，白当归素(byakangelicin)，栓翅芹烯醇(pabulenol)，阿坝当归素(apaensin)。又含二十四烷酸(lignoceric acid)，β-谷甾醇(β-sitosterol)，γ-谷甾醇[1,2]。

【药理】 1. 镇痛作用 法罗海总香豆素 200 mg/kg、300 mg/kg 灌胃，对小鼠热板法及化学(酒石酸锑钾)刺激引起疼痛反应均有明显的镇痛作用，随着剂量增加作用也加强[1]。

2. 镇咳、平喘作用 法罗海总香豆素 200 mg/kg、300 mg/kg 灌胃对小鼠浓氨水喷雾致咳法，显示明显的镇咳作用。对豚鼠组胺喷雾致喘，也显示明显的平喘作用[1]。已发现氧化前胡素(oxypeucedanin)具有明显镇咳作用[2]。

3. 其他作用 法罗海总香豆素 50 mg/kg 灌胃对正常家兔心电图无明显影响，只心率稍减慢[1]，法罗海根浸膏对家兔离体或原位小肠及子宫均有解痉作用；对金黄色葡萄球菌、乙型链球菌、伤寒杆菌及痢疾杆菌等有抑制作用[3]。

毒性 法罗海根浸膏小鼠灌胃的 LD_{50} 为 800±53 mg/kg[3]。法罗海总香豆素小鼠灌胃的 LD_{50} 为 2 150±25 mg/kg，中毒主要症状为先兴奋，后惊厥，呼吸先停，最后心搏停止于舒张期[1]。

【药性】 辛、苦，温。归脾、肝、肺经。

1.《滇南本草》："味辛、微苦，性大温。入肺、脾二经。"

2.《纲目拾遗》："味甘、苦。"

3.《四川中药志》1960 年版："性温，味苦、微甘，无毒。入脾、胃二经。"

【功用主治】 理气止痛，止咳平喘。主治胸胁脘腹疼痛，头痛，咳喘。

1.《滇南本草》："专治面寒，背寒，胃气、心气、肝气疼，肺部疼，两胁肋胀疼。"

2.《纲目拾遗》："治心痛。"

3.《四川中药志》1960 年版："行气定痛。治心腹痛，头痛及发痧等症。"

【用法用量】 内服：煎汤，6～15 g；或入丸、散。

【宜忌】 《四川中药志》1960 年版："阴虚有热及胃病唾血者忌用。"

【选方】 1. 治胃寒疼年久不愈 法罗海三钱，延胡索二钱，薏苡仁五钱，白术(土炒)三钱。煎服。

2. 治面寒，背寒，胃气、心气、肝气疼，肺部疼，两胁肋胀疼 法罗海用新瓦焙为末。每服一钱，热烧酒服。(1、2 方出自《滇南本草》)

3064 **河豚** hé tún 《日华子》

【异名】 赤鲑、鲱鱼(《山海经》)，鲑鱼(《山海经》郭璞注)，鹕夷鱼、嗔鱼、鳆鱼(《本草拾遗》)，鲄鱼、吹肚鱼(《日华子》)，河鲀鱼(《日用本草》)，气包鱼(《纲目》)，胡夷鱼(《纲目拾遗》)。

【基原】 为鲀科东方鲀属动物弓斑东方鲀、虫蚊东方鲀、暗纹东方鲀及同属多种动物的肉。

【原动物】 1. 弓斑东方鲀 *Fugu ocellatus*(Osbeck)[*Spheroides ocellatus* Osbeck]

体长一般为 10～15 cm，头部、体背及腹面均有细弱小刺，背刺区与腹刺区分离。吻部、头体两侧及尾部均光滑。头体背侧面灰褐色，微绿。体侧在胸鳍后上方，各有一黑绿色而带橙色边的大斑，并有一弓形横过背部的黑绿色鞍状斑，鞍状斑具橙色边缘。背鳍基部两侧具一圆形大黑斑。腹面白色，各鳍灰黄色。

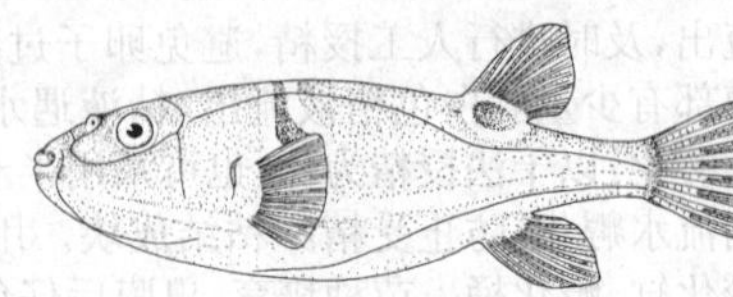
弓斑东方鲀

栖息于近海，亦进入河口咸淡水区域。主食贝类、甲壳类、小鱼类。分布于我国沿海。

2. 虫蚊东方鲀 *F. vermicularis*(Temminck et Schlegel)[*Spheroides vermicularis* Temminck et Schlegel]

本种与弓斑东方鲀的区别是：有许多圆形和长虫纹形白点。

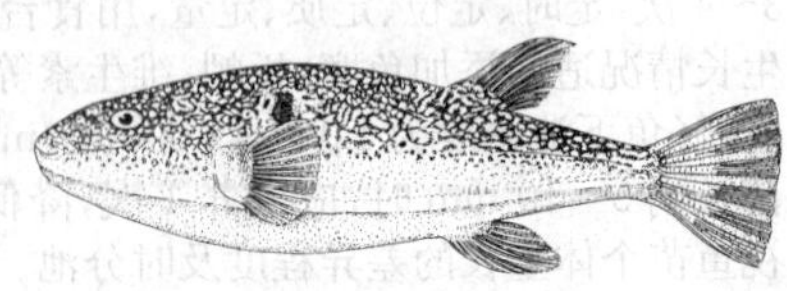
虫蚊东方鲀

暖温性底层鱼类，栖息于近海、河口咸淡水中，亦进入江河。主食贝类、虾蟹及小鱼等。遇敌害时，体内气囊能使腹部膨胀。4～5 月为产卵期。我国沿海均有分布。

3. 暗纹东方鲀 *F. obscurus*(Abe)[*Spheroides obscurus* Abe]

本种与弓斑东方鲀的区别是：棕褐色，背侧面具不明显的暗褐色横纹 4～6 条，横纹之间有白色狭纹 3～5 条。胸鳍后上方体侧处具一圆形黑色大斑，边缘白色。

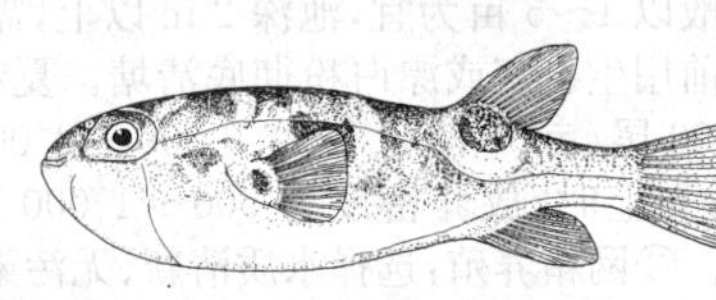
暗纹东方鲀

栖息于近海和河川。杂食性，主食虾、蟹、螺、鱼苗、水生昆虫、枝角类、桡足类及植物叶片和丝状藻等。分布于黄海、渤海和东海。

本动物的卵子(河豚子)、眼球(河豚目)、卵巢(河豚卵巢)、肝脏所熬出的油(河豚鱼肝油)亦供药用，另设专条。

【养殖】 生物学特性 主要分布渤海、东海、黄海及通海的江河下游，为近海与河川底层鱼类，具生殖洄游习性。每年 3～5 月份，性成熟的亲鱼成群溯河至长江中产卵繁殖，幼鱼生活在江河或通江的湖泊中，至第二年春季返回海里。在海里长大至性成熟时再溯河至淡水中产卵。

养殖技术 人工养殖。亲鱼选择：选择体质健壮、无病无伤个体，雌鱼 3 龄，体重 750 g 以上；雄鱼 2 龄，体重 500 g 以上，雌雄比例为 1∶1.5～2。人工催产：催产药物采用鲤鱼脑垂体(PG)；促黄体素释放激素类似物(LHRH-A、A_2、A_3)；绒毛膜促性腺激素(HCG)。根据亲鱼成熟程度，采用一次或两次注射。一次注射剂量为：1～2 mg PG＋80～

添水五六碗，熬沸，下前末，以文武火熬至一碗，用铜器搅，试将药滴水中沉下为度，以夹纸四重滤，于瓷器内贮密封。不时点之有验。(《卫生易简方》)

4. 治下疳阴疮　炉甘石(火煅，醋淬五次)一两，孩儿茶三钱。为末，麻油调敷。(《纲目》引《通妙真人方》)

5. 治阴汗湿痒　炉甘石绿者一分，真蚌粉、黄连、五倍子各半分。上细末掺，先以蜂房、大腹皮煎汤温洗。(《仁斋直指方论》阴汗湿痒方)

6. 治诸疮久不敛　炉甘石(烧)一两半，龙骨半两。上为细末，每用干掺患处，上用膏药贴。(《御药院方》平肌散)

7. 治口唇干裂破成疮　炉甘石二钱(火煅)，文蛤一两，黄柏一两，苍术五钱。除甘石外，三味同炒赤色，共研细末，入片脑三分再研，用蜡油调敷唇上。(《古今医鉴》)

8. 治子宫颈糜烂　炉甘石 120 g，冰片、黄连各 12 g，雄黄 6 g。共研极细末。先将阴道冲洗干净，然后喷此药粉于子宫颈糜烂部位，每隔 1～2 d 上药 1 次。(《全国中草药汇编》)

9. 治肛门瘙痒症　炉甘石粉 30 g，青黛粉 3 g，将上药混合后，用两层纱布包裹之。治疗前先将肛门洗净，抹干，然后将用纱布包裹的药粉扑患处，以肛周均匀覆盖一层药粉为度，每日用药 3～5 次。〔广西中医药，1983，(1)：26〕

【临床报道】 1. 治疗急性湿疹　应用炉甘石洗剂涂于皮损处，每日 4 次。治疗期间不用其他外用制剂。治疗急性湿疹 140 例，痊愈 97 例(69.3%)；显效 27 例(19.3%)；好转 16 例(11.4%)。总有效率 100%[1]。

2. 治疗切口脂肪坏死液化　常规清理伤口，彻底吸净伤口液体，然后将炉甘石外用散撒在伤口内，用无菌敷料包扎伤口，每日更换 1 次。治疗切口脂肪坏死液化 100 例，换药最少的 3 次，最多的 10 次，全部治愈[2]。

3. 治疗腋臭　复方炉甘石洗剂是一种外搽药物，清洁腋窝后外搽于腋下。一是腋窝局部单纯发放出臭味的，每日外搽药物 1 次；二是腋窝出现局部红疹及瘙痒现象的，外搽药物于患部及痒疹皮表，每日 2 次；三是因痒疹抓破皮肤的，外搽药物于患部及抓破皮肤皮表，每日 3 次。根据病程需要、一般连用 1～2 月皮肤红疹好转，可每日外搽药物 1 次，或腋臭重现时可按上述方法治疗。治疗腋臭 28 例，显效 20 例(占 72%)；有效 6 例(占 21%)；无效 2 例(占 7%)。总有效率达 93%。随访 1～4 年，疗效满意，达到治疗目的[3]。

4. 治疗新生儿脓疱疮　应用 5% 黄连素炉甘石洗剂(取炉甘石、氧化锌、黄连素细粉和甘油置消毒的研钵内研成糊状，另取甲基纤维素加蒸馏水搅匀)，对直径小于 0.8 cm 脓疱直接点除，大于 0.8 cm 脓疱，先行局部消毒，后用无菌针头刺破，吸净脓疱液，再涂抹黄连素炉甘石洗剂，每日 3 次。治疗新生儿脓疱疮 58 例，全部治愈。治愈时间平均(3.6±1.1)d[4]。

【各家论述】 1.《本草求真》："炉甘石甘辛而涩，气温无毒。其性专入阳明胃者，盖五味惟甘为补，惟温为畅，是能通和血脉，故肿毒得此则消，而血自能克止，肌亦自克能生也。辛温能散风热，性涩能粘翳膜，故凡目翳得此，即能拨云也。有用此治下疳阴湿，并齿疏陷物者，亦此义耳。"

2.《要药分剂》："炉甘石主目疾者，目得血而能视，血衰则隐涩羞明。又或风热上壅，致赤烂肤翳也，此药味甘则入脾而能益血，性温则散风热而不使为害，故功有由见也。"

3063 法罗海 fǎ luó hǎi(《滇南本草》)

【异名】 发罗海、法罗梅、土川芎(《滇南本草》)，法落海、法落梅(《纲目拾遗》)，骚独活(《中药志》)，红独活、白独活、小独活、红法罗海、臭法罗海(四川)。

【基原】 为伞形科当归属植物阿坝当归的根。

【原植物】 阿坝当归 *Angelica apaensis* Shan et Yuan [*Heracleum apaensis*(Shan et Yuan)Shan et T. S. Wang]

多年生草本。根圆柱形，棕褐色，顶端残留紫色膜质叶鞘纤维。茎粗壮，中空，带紫色，被白色短柔毛。茎下部叶的叶柄基部膨大成广卵形、阔兜状的抱茎叶鞘；叶片轮廓为长椭圆形或三角状卵形，二至三回羽状分裂，末回裂片长椭圆形至披针形，先端渐尖，边缘有钝锯齿；茎上部叶简化，仅具有 3 裂小叶片的宽阔叶鞘。复伞形花序顶生或侧生；花序梗被粗柔毛；总苞片 5～9，披针形；小总苞片 4～8，线形；小伞形花序有花 25～50；萼齿不明显；花瓣 5，白色；雄蕊 5；子房下位，花柱基短圆锥形。双悬果椭圆形至广圆形，黄棕色，质厚，侧棱具宽翅，每棱槽中有油管 1。花期 7～9 月，果期 8～10 月。

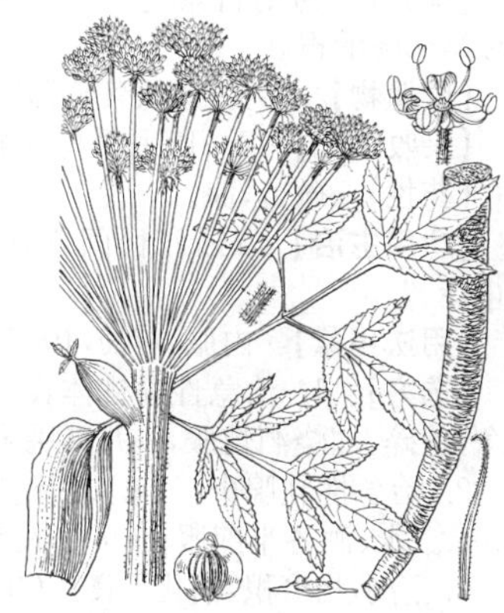

阿坝当归

生于高山草地及高山山坡灌丛中。分布于四川西部、云南北部和西藏等地。

【采收加工】 10～11 月叶枯萎时采收，挖取根部，除去茎叶或保留长约 1 cm 的叶鞘残基，干燥。

【药材】 法罗海 *Radix Angelicae Apaensis*　主产云南、四川等地。

性状　根呈圆柱形或圆锥形，常单枝，少 2～4 分枝。长 7～25 cm，直径 2～4 cm。表面棕褐色或黑褐色，芦头周围有数层膜质叶鞘，呈紫红色，习称"红缨"。近芦头一端外表有多数密集的环纹，皮孔明显，下部有不规则皱纹。断面黄白色，有棕色环及裂隙，显菊花纹理，具有多数油点，近芦一端纵切面有横隔。体轻泡。香气浓烈，味苦，辛辣麻舌。

鉴别　(1) 根横切面：木栓层为数列木栓细胞。栓内层易见油管，油管呈类圆形或切向延长的扁圆形，切向径可达 255 μm。韧皮部宽广，占根的 2/3，散在多数油管，呈圆形或径向椭圆形，直径 32～142 μm，周围有分泌细胞 6～12 个，韧皮部射线宽 2～6 列细胞，其外缘向一个方向弯曲。形成层明显。木质部导管呈椭圆形或圆多角形，直径 12～80 μm，近中心部的常单个散在，近外侧的常 3～4 个切向排列。薄壁细胞中含多数淀粉粒，单粒的呈类圆形。直径 3～10 μm。

(2) 将根横切面置紫外灯光(254 nm)下观察，皮部显亮黄色荧光，加浓氨液 1 滴，呈黄绿色荧光。

(3) 取根粉末 5 g，加乙醚 20 ml，密闭放置 1 h，并时时振摇。取上清液 1 ml，置试管中，微热，蒸发至干。加氢氧化钾(0.5 mol/L)1 ml 溶解残渣，再加盐酸(1 mol/L)1 ml，则

【功用主治】《浙江民间常用草药》："清热解毒，止痢止痒。"

【用法用量】内服：煎汤，15～30 g。

【选方】1. 治感冒发热　单头紫菀15 g。水煎服。

2. 治痢疾　单头紫菀60 g。水煎服。（1、2方出自《浙江民间常用草药》）

3061 单头紫菀根 dān tóu zǐ wǎn gēn （《浙江民间常用草药》）

【基原】为菊科紫菀属植物陀螺紫菀 *Aster turbinatus* S. Moore 的根。

【原植物】参见"单头紫菀"条。

【采收加工】7～10月采挖，晒干。

【药性】微苦，凉。

【功用主治】《浙江民间常用草药》："清热解毒，止痢止痒。"

【用法用量】内服：煎汤，10～30 g。

【选方】1. 治急性扁桃体炎　（单头紫菀）根3株。洗净，剪碎，加烧酒炖服，小儿可用米泔水炖服。

2. 治急性乳腺炎　（单头紫菀）根30～45 g，或全草30～90 g。水、酒各半煎服；亦可加威灵仙9 g同煎服。

3. 治小儿疳积，消化不良　（单头紫菀）根6～15 g，红枣3～5个。水煎服。（1～3方出自《浙江民间常用草药》）

4. 预防感冒　取单头紫菀根制成煎剂，成人每次服20～40 ml(含生药9～18 g)，每10日服药1次，连服5次。〔《浙江·科技简报(医药卫生部分)》1972，(10)：22〕

3062 炉甘石 lú gān shí （《品汇精要》）

【异名】甘石（《品汇精要》），卢甘石（《医学入门·本草》），芦甘石（《审视瑶函》），羊肝石（《现代实用中药》），浮水甘石（《中药志》），炉眼石（《矿物药与丹药》），干石（《疮疡外用本草》）。

【基原】为碳酸盐类方解石族矿物菱锌矿或碳酸盐类矿物水锌矿。

【原矿物】1. 菱锌矿 Smithsonite　晶体结构属三方晶系。单个晶体呈菱面体或复三方偏三角面体，但极少见。常呈钟乳状、块状、土状、皮壳状集合体。纯者白色，常被染成灰白、淡黄、浅绿或浅褐色。透明至半透明，玻璃光泽或暗淡土状光泽，晶面上有时呈珍珠光泽。硬度4.5～5，性脆，断口参差状。相对密度4～4.5。

产于原生铅锌矿床氧化带。主要由闪锌矿氧化分解产生易溶的硫酸锌，交代碳酸盐围岩或原生矿石中的方解石而成。

2. 水锌矿 Hydrozincite　晶体结构属单斜晶系。呈块状、土状、多孔至致密状、皮壳状、具细纤维构造的同心带状。白色至灰黄、褐紫、浅紫色。土状光泽，亦呈绢丝光泽。硬度4。相对密度3.5～3.8。

产于矿床的氧化带中，为次生矿物。主要由闪锌矿蚀变而成。与菱锌矿共生。两者均产于湖南、广西、四川、云南等地。

【采收加工】从矿中挖出后，拣去杂石，去净泥土。

【药材】炉甘石 *Galamina*　主产于广西。

性状　本品为块状集体，呈不规则的块状。灰白色或淡红色，表面粉性，无光泽，凹凸不平，多孔，似蜂窝状。体轻，易碎。无臭，味微涩。

鉴别　(1) 透射偏光镜下：薄片中无色透明，但由于铁质污染，结晶较差些，往往呈褐棕色，结晶体菱面体清楚，粒径一般为0.01 mm，粒与粒镶嵌紧密。折射率 $Ne=1.849$，$No=1.621$；双折射率 $Ne-No=0.228$。干涉色呈高级彩色，较碳酸盐矿更鲜艳；平行消光。一轴晶；负光性。

(2) 取本品粗粉1 g，加稀盐酸10 ml，即泡沸。将此气体通入氢氧化钙试液中，即生成白色沉淀(检查碳酸盐)。

(3) 取本品粗粉1 g，加稀盐酸10 ml使溶解，滤过，滤液加亚铁氰化钾试液，即生成白色沉淀，或杂有微量的蓝色沉淀(检查锌盐)。

品质标志　《中华人民共和国药典》2005年版规定：本品按干燥品计算，含氧化锌(ZnO)不得少于40.0%。

【成分】1. 炉甘石　主要成分为碳酸锌($ZnCO_3$)，尚含少量氧化钙(CaO)0.27%，氧化镁(MgO)0.45%，氧化铁(Fe_2O_3)0.58%，氧化锰(MnO)0.01%。其中锌往往为少量的铁(二价)所取代。有的尚含少量钴、铜、镉、铅和痕量的锗、铟。青岛和济南的炉甘石，并含少量铁、铝、钙、镁等杂质及极微量的钠[1]。

2. 浮水甘石　主要成分为碱式碳酸锌〔$Zn_5(CO_3)_2\cdot(OH)_6$〕，并含铅、镉、镁、铁、铝等杂质[2]。

【药理】防腐、收敛　本品为不溶于水的天然碳酸锌，能部分吸收创面分泌液，有中度的防腐、收敛、保护作用。亦能抑制局部葡萄球菌的生长。常用于皮肤炎症或表面创伤。一般用5%～10%洗剂[1,2]。

毒性　炉甘石中铅的含量较高(0.42%～2.9%)，铅能抑制人体血红蛋白合成中的酶体系和脑中葡萄糖代谢，导致脑组织缺氧产生脑损伤。此外镉含量也较高，它是一个有害的微量元素[3]。

【药性】甘，平。归肝、脾、肺经。

1.《品汇精要》："味甘，性平。气之薄者，阳中之阴。""无毒。"

2.《纲目》："甘，温。""阳明经药也。"

3.《本草求真》："甘、辛而涩。"

4.《本草再新》："入肝、脾二经。"

【功用主治】明目去翳，收湿止痒，敛疮生肌。主治目赤肿痛，烂弦风眼，多泪畏光，翳膜胬肉，溃疡不敛，皮肤湿疮，阴部湿痒。

1.《品汇精要》："主风热赤眼，或痒或痛，渐生翳膜，及治下部生疮，津唾调敷。""疗眼目昏赤，眵泪羞明及风眼赤烂，隐涩疼痛，暴发肿痛，翳膜遮睛。"

2.《纲目》："止血，消肿毒，生肌，明目去翳退赤，收湿除烂。"

3.《本经逢原》："点眼皮湿烂及阴囊肿湿。"

4.《玉楸药解》："最能收湿合疮，退翳除烂。""医痔瘘下疳。"

5.《现代实用中药》："用于慢性溃疡、下腿溃疡之不易收口者，有防腐生肌之功。"

【用法用量】外用：水飞点眼；或研末撒敷。

【选方】1. 治目暴赤肿　炉甘石(火煅，尿淬)、风化硝等分。为末。新水化一粟点之。(《纲目》引《御药院方》)

2. 治诸般翳膜　炉甘石、青矾、朴硝等分。为末。每用一字，沸汤化开，温洗，日三次。(《纲目》引《宣明论方》)

3. 治眼目昏花　炉甘石(研)、代赭石(煅，醋淬七次)、黄丹(水飞)各四两，为末。白沙蜜半斤，用铜铛炼去白沫，更

灌木，高1～3 m。全株具乳汁，无毛。根直而粗长，支根少。叶对生；叶片纸质，干后淡黄色，倒卵状椭圆形，先端短急尖，基部宽楔形，全缘。假伞房多歧聚伞花序腋生，稀假顶生；花5数；花蕾圆筒状，先端急尖；花萼内面有腺体；花冠白色，高脚碟状，花冠裂片向右旋转，长圆状镰刀形，基部边缘覆瓦状排列，花冠筒上部膨大；雄蕊着生于花冠筒中部，花药到达喉部，披针形，先端急尖，基部由急尖附属物组成；心皮2，离生，花柱圆筒形，柱头2裂。蓇葖果双生，极叉开近一直线，有长喙。种子无种毛。花果期3～12月。

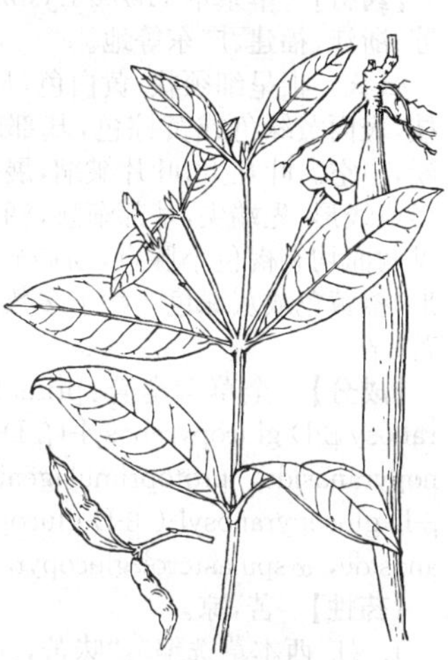

海南狗牙花

生于山地疏密林中。分布于广东、广西、海南、云南等地。

【采收加工】 全年均可挖根，切片晒干；叶鲜用。

【药材】 单根木 *Radix seu Folium Ervatamiae Hainanensis* 产于广东、广西、云南等地。

性状 根圆柱形或圆锥形，长可达30 cm，直径约8 cm，表面灰棕色或黄棕色，具纵裂纹，皮部易剥落，而露出棕黄色木部，鲜时有乳汁溢出，干后呈棕色稠状物附着。质坚硬，不易折断，断面中央木部占大部分，淡黄色。气微，味微苦。

【成分】 根含生物碱：冠狗牙花定碱(coronaridine)，3-(β-羟基乙基)冠狗牙花定碱〔3-(β-hydroxyethyl)coronaridine〕，3-氧冠狗牙花定碱(3-oxycoronaridine)，冠狗牙花定碱羟基伪吲哚(coronaridine hydroxyindolenine)，海尼山辣椒碱(heyneanine)，10-羟基海尼山辣椒碱(10-hydroxyheyneanine)，伏康碱(vobasine)，派利文碱(perivine)，伊波加木胺(ibogamine)，缝籽木醇(geissoschizol)，10-羟基缝籽木醇(10-hydroxygeissoschizol)，海南狗牙花碱(ervahanine)A、B、C[1, 2]，海南狗牙花胺(ervahaimine)A、B、C和海南狗牙花米定碱(ervahainamidine)A、B[3]。

【药理】 1. 对血脂和动脉粥样硬化的作用 从本品根中提取的总生物碱及弱碱性生物碱均为每日20 g/kg分别给大鼠灌胃，连续12 d，可明显抑制大鼠血清总胆固醇、三酰甘油及β-脂蛋白的升高，后者并可减少脂质在肝中的堆积[1]。对于实验性高脂血症家兔，每日总生物碱60 mg/kg灌胃，连续8星期，可使血清胆固醇、三酰甘油含量明显降低，高密度脂蛋白胆固醇含量和游离胆固醇与胆固醇酯的比值增高，并减少主动脉壁胆固醇的含量，增加游离胆固醇和胆固醇酯的比例，减轻动脉粥样斑块的形成，但对肝脏脂质含量无明显影响[2]。

2. 其他作用 单根木浸膏对金黄色葡萄球菌及大肠杆菌有一定抑制作用。单根木醇水剂上清液100 g/kg口服或腹腔注射，以^{86}Rb跟踪测定证明，对小鼠肝血流量有明显的增加；麻醉犬150 mg/kg静注，能使血压下降30%～50%[3]。

毒性 以60 kg的人服用生药5 g为标准，给小鼠服30～50倍药量后无不良反应；用100倍人剂量后，出现呼吸抑制反应，20 min后逐渐恢复正常。用提取物生物碱总碱给小鼠灌胃，最大耐受量相当于原生药60 g/kg，为人用量的100倍；小鼠腹腔内注射最大耐受量为30 g，为人用量的50倍[3]。

【药性】 苦、辛，凉。

1.《海南岛常用中草药手册》："苦、辛，凉，有小毒。"

2. 广州部队《常用中草药手册》："辛，温。"

【功用主治】《海南岛常用中草药手册》："清热解毒，散结利咽，降压止痛。治跌打损伤，咽喉肿痛，毒蛇咬伤，风湿痛，乳痈疮疖，胃痛，高血压。"

【用法用量】 内服：煎汤，10～15 g。外用：捣敷。

【临床报道】 降低病毒性肝炎丙氨酸氨基转移酶 先将海南狗牙花的根，制成浸膏，低温干燥，粉碎装入胶囊(每粒相当于原生药10 g)。每次1粒，日服3次(有的配合维生素类药物辅助治疗)，治疗慢性肝炎和迁延性肝炎53例，以治疗前后两次丙氨酸氨基转移酶作对比，结合症状、体征判断疗效。服药1～2月和3～4月者分别为22例，9例服药4～6月。结果：显效37例，有效6例，无效10例；丙氨酸氨基转移酶正常者37人，在130～200 u以下者8人，在200～300 u者8人[1]。

3060 单头紫菀 dān tóu zǐ wǎn (《浙江民间常用草药》)

【异名】 喉风草、百条根、牛舌草、打风草、野白菊(《浙江民间常用草药》)，一枝香(浙江)。

【基原】 为菊科紫菀属植物陀螺紫菀的全草。

【原植物】 陀螺紫菀 *Aster turbinatus* S. Moore.

多年生草本。有根茎。茎粗壮，常单生，被糙毛或有长粗毛，下部有较密的叶。下部叶在花期常枯落，叶片卵圆形或卵圆披针形，先端尖，基部截形或圆形，具宽翅的柄，边缘有疏齿；中部叶无柄，长圆或椭圆披针形，有浅齿，基部有抱茎的圆形小耳，先端尖或渐尖；上部叶小，卵圆形或披针形；全部叶两面被短粗毛，下面沿脉有长糙毛；中脉在下面突起，有离基三出脉及侧脉。头状花序，单生或2～3个簇生上部叶腋，有密集而渐转变为总苞片的苞叶。总苞倒锥形，约5层，覆瓦状排列，常带紫红色，有缘毛；外层卵圆形，顶端圆形或急尖，内层长圆状线形，顶端圆形。舌状花约20余个，舌片蓝紫色；冠毛白色，有近等长的微糙毛。瘦果倒卵状长圆形，两面有肋，被密粗毛。花期8～10月，果期10～11月。

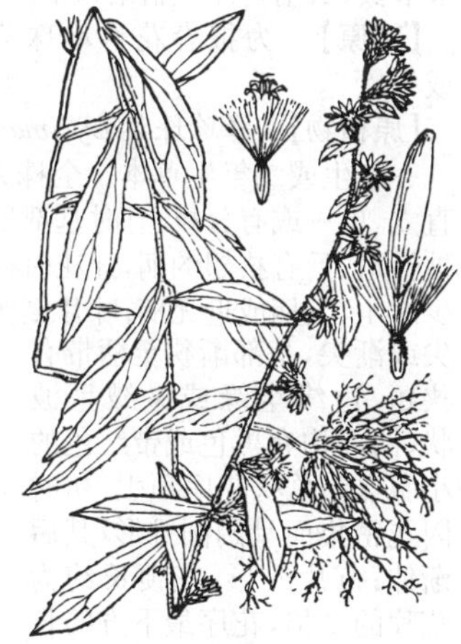

陀螺紫菀

生于海拔200～800 m的低山山谷、溪岸或林阴地。分布于江苏、浙江、安徽、福建、江西等地。

本植物的根(单头紫菀根)亦供药用，另设专条。

【采收加工】 7～10月采收，鲜用或扎把晒干。

【药性】《浙江民间常用草药》："性凉，味微苦。"

及青海。

【采收加工】 8～10月采收，阴干。

【药材】 单花芥 *Radix seu Herba Pegaeophytonis Scapiflori* 产于四川云南、青海、西藏等地。

性状 根略呈圆柱形，表面皱缩具环纹。茎长5～15 cm，少分枝。叶着生于茎基，多皱缩，展开后叶片线状披针形，长3～10 cm，宽4～8 mm，全缘；叶柄较宽，基部成鞘状抱茎。花葶丛生，可见类白色的花或短角果。短角果近卵形，长4～5 mm，边缘具窄翅。种子扁圆形，褐色，长1.8～2 mm，子叶2片，肥厚，富油性。味辛辣。

【药性】 苦、辛，寒。

1.《青藏高原药用植物图鉴》："辛，寒。"

2.《甘肃中草药手册》："苦，寒。"

【功用主治】 清热解毒，止血，消肿。主治温热病发热，咳嗽，咯血，四肢浮肿，食物中毒，创伤出血。

1.《青藏高原药用植物图鉴》："退烧，滋补，愈创。内服治肺病咯血；外用治刀伤。"

2.《甘肃中草药手册》："清热解毒，止血，消肿。主治急性热病，肺热咳嗽，外伤出血，四肢浮肿等症。"

【用法用量】 内服：研末，3～6 g；亦可煎汤服。外用：研末敷。

【选方】 治肺热咳嗽，发烧，气短，痰中带血　无茎芥200 g，力嘎多(岩白菜根)160 g，紫草茸100 g，甘草100 g。以上四味，碎成粗粉，混匀，煎服。每次3～5 g，每日2次。(《藏药标准》1979年)

3058 单条草 dān tiáo cǎo (《植物名实图考》)

【异名】 星宿菜(《救荒本草》)，灵疾草、金鸡胆(陕西)，节节黄(云南)，泽星宿菜(《中国高等植物图鉴》)。

【基原】 为报春花科珍珠菜属植物泽珍珠菜的全草或根。

【原植物】 泽珍珠菜 *Lysimachia candida* Lindl.

一年生或二年生草本。全株无毛。茎单生或数条簇生，直立，单一或有分枝，有时基部稍带红色。基生叶匙形或倒披针形，具有狭翅的柄，开花时存在或早凋；茎生叶互生，很少对生，无柄或近无柄；叶片倒卵形、倒披针形或线形，先端尖或渐尖，基部渐狭至柄带有狭翅，边缘全缘或微皱呈波状，两面均有黑色或带红色的小腺点。总状花序顶生，初时因花密集而呈阔圆锥形，其后渐伸；苞片线形；花梗长约为苞片的2倍，花序最下方的长达1.5 cm；花萼长3～5 mm，5裂，分裂近达基部，裂片披针形，边缘膜质，背面沿中肋两侧有黑色短腺条；花冠白色，5裂，裂片长圆形或倒卵状长圆形，先端圆钝；雄蕊稍短于花冠，花丝贴生至花冠的中部，花药近线形；子房无毛，花柱长约5 mm。蒴果球形。花期3～6月，果期4～7月。

泽珍珠菜

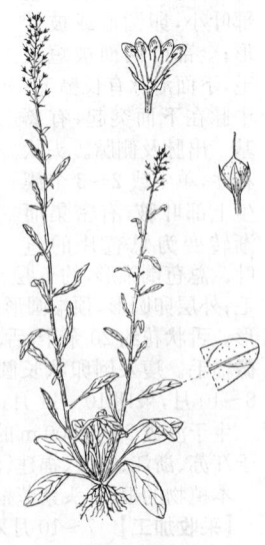

生于田边、溪边和山坡路旁潮湿处，垂直分布上限可达海拔2 100 m。分布于长江以南各地以及山东、河南、陕西。

【采收加工】 4～6月采收，鲜用或晒干。

【药材】 单条草 *Herba Lysimachiae Candidae* 产于江苏、浙江、福建、广东等地。

性状 根呈细须状，黄白色，丛生。茎细，扁方柱形，少分枝，表面黄绿色或黄棕色，基部略带紫红色，质韧，不易折断，中空。叶互生，叶片皱缩，展平后呈披针形、椭圆状披针形或线形，先端尖，基部渐狭，柄具狭翅，于扩大镜下观察可见两面均有褐色小腺点，易破碎。总状花序顶生。蒴果球形，橙黄色或灰绿色。种子多数，细小，红紫色。气微，味微苦、辛。

【成分】 全草含皂苷：primulagenin A-3-O-β-D-xylopyranosy β-D-glucopyranosyl-(β-D-glucopyranosyl)-α-L-arabinopyranoside，protoprimulageninA-3-O -β-D-xylopyranosy-β-D-glucopyranosyl-(β-D-glucopyranosyl)-α-L-arabinopyranoside，α-spinasterol-glucopyranoside[1]。

【药性】 苦，凉。

1.《广西本草选编》："味苦，性凉，有毒。"

2.《安徽中草药》："性凉，味微甘、苦、酸。"

3.《浙江药用植物志》："辛、微苦，平。"

【功用主治】 清热解毒，活血止痛，利湿消肿。主治咽喉肿痛，痈肿疮毒，乳痈，毒蛇咬伤，跌打骨折，风湿痹痛，脚气水肿，稻田性皮炎。

1.《广西本草选编》："清热解毒，消肿散结。主治痈疮疖肿，稻田皮炎，跌打骨折。"

2.《安徽中草药》："解毒凉血，消肿利湿。主治咽喉肿痛，乳腺炎，脚气水肿(维生素 B_1 缺乏症)，痔疮肿痛，咳嗽吐血。"

3.《湖北中草药志》："舒筋活血，消肿止痛。用于胃痛，跌打损伤，风湿痹痛，头痛，外伤出血等症。"

4.《浙江药用植物志》："治毒蛇咬伤。"

【用法用量】 内服：煎汤，15～30 g；或捣汁。外用：鲜品捣敷；或煎水洗。

【选方】 1. 治咽喉肿痛　星宿菜根15 g，喉咙草30 g。煎服或煎水频频漱咽。(《安徽中草药》)

2. 治乳腺炎　鲜星宿菜、鲜蒲公英各30 g，加白酒15 ml炒至酒干。水煎服，药渣乘热敷患处。

3. 治痔疮肿痛　星宿菜煎水熏洗。(2、3方出自《安徽中草药》)

4. 治毒蛇咬伤　泽星宿菜鲜根、苦荬菜根、三脉叶马兰根各21 g。捣汁服，渣外敷，每日1次。(《浙江药用植物志》)

5. 治外伤骨折，止痛　泽珍珠菜90～150 g。捣烂，按伤处大小外敷患处。(《全国中草药新医疗法展览会资料选编》)

6. 治脚气水肿(维生素 B_1 缺乏症)　星宿菜根30 g，炒苍术6 g。米泔水煎服。(《安徽中草药》)

7. 治稻田皮炎　泽珍珠菜鲜全草加酸醋外洗。(《广西本草选编》)

3059 单根木 dān gēn mù (《海南岛常用中草药手册》)

【异名】 独根木、山辣椒树(广州空军《常用中草药手册》)，艾角青、震天雷(广州部队《常用中草药手册》)，鸡爪花(海南)。

【基原】 为夹竹桃科狗牙花属植物海南狗牙花的根或叶。

【原植物】 海南狗牙花 *Ervatamia hainanensis* Tsiang.

2. 对消化系统的作用　卷柏注射液对离体兔小肠收缩有明显抑制作用，使张力明显降低，并可拮抗氯化钡和乙酰胆碱对离体小肠的兴奋作用[2]。芹菜素-7-葡萄糖苷对离体豚鼠回肠平滑肌也有松弛作用，相当于罂粟碱强度的46%[3]。每日口服芹菜素 10 mg/kg，连续 5 d，对组胺诱发的豚鼠胃溃疡有抗溃疡作用；如连服 10 d 则对幽门结扎引起的大鼠胃溃疡也有效，但对这两种溃疡的效果均较弱[4]。

3. 抗肿瘤作用　卷柏全草的热水提取物，对小鼠肉瘤 S_{180} 抑制率为 61.2%，乙醇提取物的抑制率为 18.6%。体内实验对小癌有一定抑制作用，并能延长移植肿瘤动物的寿命[5]。腹腔注射途径给药，卷柏水提取物及其各个萃取部位对 S_{180}、H_{22} 两种瘤株均有不同程度的抑制作用，其中水萃取部位作用最强，且存在着剂量依赖性[6]。

4. 免疫作用　卷柏和环磷酰胺一样都能显著降低小鼠血清 IgG、IgM、IgA 含量；并且环磷酰胺溶液和卷柏水煎液合用亦可显著降低正常小鼠血清 IgG、IgM、IgA 含量，两者之间不存在抵制作用。但是，卷柏水煎液对小鼠的胸腺、脾脏和 T 淋巴细胞 α-醋酸萘酯酶活性没有明显的影响[7]。

5. 对血液系统的作用　卷柏提取液小鼠灌胃给药，卷柏及其炮制品均能显著缩短出血时间。其水溶性部分效果更佳[8]。

6. 其他作用　卷柏水提取液对正常离体兔肠平滑肌的蠕动及张力有明显抑制作用，对氯化钡和乙酰胆碱增强的肠肌张力也有对抗作用[8]。

【药性】 辛，平。入肝、心经。

1.《本经》："味辛，温。"

2.《吴普本草》："神农：平(《证类》作辛、平)。桐君、雷公：甘。"

3.《别录》："甘、平，微寒，无毒。"

4.《本草蒙筌》："辛、苦。"

5.《本草备要》："生用辛平，炙用辛温。"

【功用主治】 生用活血通经。主治经闭，癥瘕，跌扑损伤。炒炭用化瘀止血。主治吐血，衄血，便血，尿血。

1.《本经》："主五脏邪气，女子阴中寒热痛，癥瘕，血闭绝子，久服轻身，和颜色。"

2.《别录》："止咳逆，治脱肛，散淋结，头中风眩，痿蹶，强阴益精。"

3.《日华子》："镇心，治邪啼泣，除面皯，头风，暖水脏。生用破血，炙用止血。"

4.《滇南本草》："通月经(务本有"破瘀血"三字)，破癥瘕，消血块，难产催生效。"(丛本)

【用法用量】 内服：煎汤，4.5～10 g。外用：研末敷。

【宜忌】 孕妇禁服。

1.《本草经疏》："孕妇禁用。"

2.《本草汇言》："苟非血有瘀蓄或不因瘀蓄而致疾者，不可轻用。"

【选方】 1. 治妇人血闭成瘕，寒热往来，子嗣不育者　用卷柏四两，当归二两(俱酒浸炒)，白术、牡丹皮各二两，白芍药一两，川芎五钱。分作十剂，水煎服；或炼蜜为丸。每早服四钱，白汤送。(《本草汇言》)

2. 治大便下血　卷柏、侧柏、棕榈各等分。上烧存性为末，每服三钱，用酒调下，空心服。一法，研饭丸梧桐子大，每服一百粒，米饮下。(《普济方》引《仁存堂集验方》三神乌金散)

3. 治尿血　卷柏 9 g，茅根 30 g，小蓟 12 g，灯心 3 g。水煎服。

4. 治子宫出血　卷柏 9 g，艾叶炭 6 g，阿胶 9 g(冲)。水煎服。(3、4 方出自《山东中草药手册》)

5. 治肺出血　卷柏 25 g，茜草 15 g。水煎服。(《中国民族药志》)

6. 治湿热、黄疸型肝炎　卷柏 30 g(研末)，猪肝 250 g。将卷柏同猪肝切碎蒸熟吃，一日量分 3 次吃。(《青岛中草药手册》)

7. 治肺癌　卷柏 60 g，白花蛇舌草 30 g。水煎服。(《抗癌本草》)

【临床报道】 治疗难治性特发性血小板减少性紫癜　中药江南卷柏片，成人每日 1～2 g，分 3 次服，儿童每日 50～120 mg/kg，连服 1 个月以上。治疗难治性特发性血小板减少性紫癜 15 例，12 例血小板恢复正常，2 例血小板回升，总有效率 93%，15 例患者出院后随访均在 8～24 个月以上，血小板计数正常[1]。

【各家论述】 1.《本草汇言》："卷柏，行血通经之药也。前古主女人阴中寒热，癥瘕血闭绝子，此属阴不与阳。功能使阴气起亟，阳气前通，瘀滞行而新血生，癥瘕去而寒热解，营卫融和，子可发育矣。"

2.《本草求真》："卷柏，其治有分生熟。生则微寒，力能破血通经，故治癥瘕淋结等证；炙则辛温，能以止血，故治肠红脱肛等证。性与侧柏叶悬殊，治亦稍异，不可不辨。"

3057 单花芥 dān huā jiè
(《中国药用植物志》)

【异名】 无茎芥(《拉汉种子植物名称》)，高山辣根菜(《青藏高原药用植物图鉴》)，高山无茎芥(《甘肃中草药》)。

【基原】 为十字花科无茎荠属植物单花芥的根或全草。

【原植物】 单花芥 *Pegaephyton scapiflorum* (Hook. f. et Thoms.) Marq. et Shaw [*Cochlearia scapiflorum* Hook. f. et Thoms.]

多年生矮小丛生草本。植株光滑无毛。根粗壮，表面多皱缩，常具环纹，侧根少数，纤维状。茎极短缩。叶多数，旋叠状着生于基部，叶片线状披针形或长匙形，全缘或具稀疏浅齿，两面光滑无毛；叶柄扁平，在基部扩大呈鞘状。花大，单生于花葶上，花葶扁平，自茎基丛生；萼片 4，长卵形，内轮 2 枚基部略呈囊状，具白色膜质边缘；花瓣 4，白色至淡蓝色，宽倒卵形，基部稍具爪；雄蕊 6，近等长；雌蕊 1，由 2 心皮组成，子房椭圆形，花柱细柱形，柱头不明显。短角果宽卵形，扁平，肉质，不开裂，边缘具窄翅。种子每室 2 行，扁圆形，褐色。花果期 6～9 月。

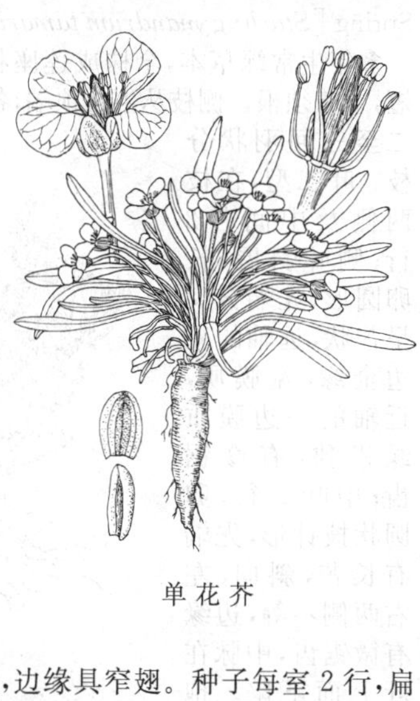

单 花 芥

生于海拔 3 500～5 400 m 的山坡潮湿地、高山草地、林内水沟边和流水滩地，分布于四川西南部、云南西北部、西藏

【临床报道】 用于手术麻醉 以5%闹羊花注射液作耳穴麻醉,每穴注射 0.1～0.2 ml,体穴麻醉每穴用 0.2～1.0 ml,耳穴不超过 5 个穴位,体穴不超过 12 个穴位。一般在注射后 5～10 min 即可开始手术。麻醉后均诉穴位有酸胀感,即在术中仍可出现这种反应。从 94 例手术的麻醉过程中观察到,闹羊花穴位麻醉对头、颈、胸、腹部手术镇痛效果较好,对四肢、脊柱、会阴、生殖器、疝气等手术镇痛效果较差。另有用50%闹羊花注射液与维生素 B_1 注射液作耳穴麻醉各 100 例,结果前者镇痛效果较后者为优,诱导时间较短,应用辅助药物(哌替啶)人次亦少。患者用 50%闹羊花注射液耳穴注射 15～30 min 后,可见血压逐渐回升,并能维持平稳,安全渡过手术。在体穴麻醉中曾有个别晕针现象[1,2]。

【各家论述】 1.《本草新编》:"此物必须外邪难于外越者,始可偶尔一用以出奇,断不可频用以炫异也。近人将此物炒黄为丸,以治折伤亦建奇功,然只可用至三分,重伤者,不可越出一钱之外耳。或问,羊踯躅乃迷心之药,何以子取之而治病? 嗟乎无病之人,服羊踯躅则迷心,有病之人,服羊踯躅则去痰,此反用以出奇,胜于正用之平庸也。"

2.《冯氏锦囊》:"羊踯躅,味辛温有大毒,性极发散,能祛诸风寒湿,故善治恶痹。然非元气壮实,何能当此毒药,必同安胃和气血药用乃可,故曰气血虚人忌之,不可近眼。"

3056 卷柏 juǎn bǎi (《本经》)

【异名】 豹足、求股(《吴普本草》),交时(《别录》),石莲花、回阳草(《滇南本草》),不死草(《滇南本草图说》),长生不死草(《纲目》),见水还阳草(《浙江中药手册》),佛手草、万年青(《东北药用植物志》),山拳柏、打不死(《南宁市药物志》),铁拳头、岩松(《闽东本草》),一把抓(《文山中草药》),拳头草(《福建中草药》),大还魂草、回生草、含生草(《福建药物志》)。

【基原】 为卷柏科卷柏属植物卷柏及垫状卷柏的全草。

【原植物】 1. 卷柏 *Selaginella tamariscina* (Beauv.) Spring [*Stachygynandrum tamariscinum* Beauv.]

多年生常绿草本,全株成莲座状,干后内卷如拳。主茎短,下着须根。侧枝丛生在顶端,各枝为二叉式扇状分枝到二至三回羽状分枝。叶二型,在枝两侧及中间各2行;侧叶斜展,长卵圆形,先端突尖呈芒状,远轴的一边全缘,宽膜质,近轴的一边膜质缘极狭,有微锯齿;中叶 2 行,卵圆状披针形,先端有长芒,斜向,左右两侧不等,边缘有微锯齿,中脉在叶上面下陷。孢子囊穗单生于枝顶,四棱形;孢子叶卵状三角形,先端有长芒,边缘有宽的膜质;孢子囊圆肾形,大、小孢子均为球状四面体。孢子期7～10月。

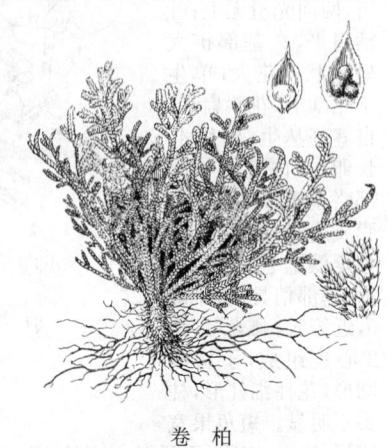

卷 柏

生于向阳山坡或岩石缝内。分布于华北、东北、华东、中南及四川、陕西。

2. 垫状卷柏 *Selaginella pulvinata* (Hook. et Grev.) Maxim. [*Lycopodium pulvinatum* (Hook. et Grev.) Maxim.]

形态与卷柏相似,主要区别为根散生,不聚生成干,分枝多而密。腹叶并行,指向上方,肉质,全缘。

【栽培】 生物学特性 喜光,具很强的抗旱能力,多生于向阳的山坡岩石上,或干旱的岩石缝中。

繁殖方法 分茎繁殖、叶片繁殖或孢子繁殖。分茎繁殖:将匍匐茎切成 3～6 cm 长的茎段,放在细砂土上,每日浇水 3～4 次,保持湿润,即可成活。叶片繁殖:将小叶片插到泥土中,浇水保湿,可生根发出新叶。孢子繁殖:选取叶腋中长有成熟孢子囊的茎段,自枝顶切下 1.5 cm,置于排水良好的洁净土壤表面,土壤为 1 份泥土加 4 份细砂混合而成,在茎段切口上洒些过筛的细土,保持切口的湿度,用玻璃加盖,防止失水,常保持潮湿,置于 20 ℃左右温度条件下,约 9 个月后可长出新株。

【采收加工】 春、秋季均可采收,以春季采者为佳,采后剪去须根,酌留少许根茎,晒干。

【药材】 卷柏 *Herba Selaginellae* 主产于湖南、福建、四川、陕西、江西、浙江等地。

性状 卷柏 本品卷缩似拳状,长 3～10 cm。枝丛生,扁而有分枝,绿色或棕黄色,向内卷曲,枝上密生鳞片状小叶,叶先端具长芒。中叶(腹叶)两行,卵状矩圆形,斜向上排列,叶缘膜质,有不整齐的细锯齿;背叶(侧叶)背面的膜质边缘常呈棕黑色。基部残留棕色至棕褐色须根,散生或聚生成短干状。质脆,易折断。无臭,味淡。

垫状卷柏 须根多散生。中叶(腹叶)两行,卵状披针形,直向上排列。叶片左右两侧不等,内缘较平直,外缘常因内折而加厚,呈全缘状。

鉴别 (1) 茎横切面:表皮细胞 1 列,圆形或椭圆形,外壁稍增厚。其内为厚壁细胞层,占茎横切面的极大部分,近背、腹两侧各有 1 叶迹维管束;厚壁细胞含有红棕色物质。向内薄壁细胞排列疏松,内含油滴。内皮层不明显。维管束周韧型,3 个并列,中央 1 个较大,呈新月形。

叶表面观:上下表皮细胞相似,狭长形,垂周壁近平直或略弯曲,平周壁光滑,气孔附近表皮细胞近等径形。气孔不定式,分布于上下表皮沿中脉附近,上表皮分布较少。

(2) 取本品粉末 2 g,加甲醇 50 ml,回流 1 h,滤过。滤液回收溶剂至干。加无水乙醇 2 ml 使溶。取溶液 0.5 ml,加乙醇稀释到 3 ml,加镁粉适量,再加浓盐酸 0.5 ml,加热 5 min,显红色(检查黄酮)。

(3) 薄层色谱:取(2)项下溶液,以溴酚蓝、甲基黄作对照品,分别点样于同一硅胶 G-CMC 板上,用异丙醇-浓氨水-水(13∶1∶1)展开,吹干后喷 2%三氯化铝甲醇液,于紫外光灯(254 nm)下观察,供试品色谱中在与对照品色谱的相应位置上,显相同的荧光斑点。

【成分】 全草含黄酮类:苏铁双黄酮(sotetsuflavone),穗花杉双黄酮(amentoflavone),扁柏双黄酮(hinokiflavone)[1],异柳杉双黄酮(isocryptomerin),柳杉双黄酮(cryptomerin)B[2],芹菜素(apigenin)[3],芦丁(rutin)。又含:3β-胆甾醇(3β-cholesterol)[4]和海藻糖(trehalose)[5]等。

【药理】 1. 抗菌作用 100%卷柏煎剂在体外对金黄色葡萄球菌有抑制作用[1]。

鉴别　粉末特征：黄棕色。花粉粒四面体形，直径58～97 μm，具3个萌发孔。花萼非腺毛由多细胞组成，交叉排列成数列，直径29～68 μm。花冠非腺毛，单细胞，直径10～20 μm，长可达400 μm以上，壁薄，有的可见壁疣。花粉囊表皮细胞类多角形或类圆形，直径13～31 μm，排列整齐而紧密，壁稍增厚，有的纹孔明显，细胞内含黄棕色物质。花冠表皮细胞长方形、类方形或不规则形，直径26～78 μm，壁薄，呈波状弯曲。

【成分】 花含木藜芦毒素Ⅰ或杜鹃花毒素(andromedotoxin, grayanotoxin Ⅰ, rhodofoxin)，石楠素(ericolin)[1]，羊踯躅素(rhodomollein)，日本杜鹃素即日本羊踯躅素，闹羊花毒素或八厘麻毒素(rhodojaponin)[2]，木藜芦毒素(grayanotoxin)及山月桂萜醇(kalmanol)[3]。

【药理】 1. 镇痛作用　闹羊花粉混悬剂0.5 g/kg灌胃，电刺激鼠尾法测定，其镇痛百分率为35%。此镇痛作用一般在用药后30 min达高峰，持续约2 h；其浸剂和酊剂的效力不如混悬剂[1]。木藜芦毒素Ⅰ，电刺激鼠尾法证明其镇痛作用的最小效量为0.5 mg/kg，皮下注射15 min达作用高峰，给药后1 h作用已消失。东莨菪碱可明显增强本毒素阈下剂量(0.25 mg/kg)的镇痛作用，并延长其作用时间；阿托品也略加强本毒素的镇痛效果[2]。从闹羊花中提取的单体Rd-Ⅱ也有较强的镇痛作用[3]，小鼠腹腔注射镇痛作用的ED_{50}为0.01 mg/kg[4]。

2. 对心血管系统的作用　闹羊花醇提取物(AERM)静脉注射或侧脑室注射对麻醉兔均有显著降血压作用[5]。AERM的降压作用与激活中枢α受体，特别是激活α_2受体相关[6]。AERM 50～100 μg/kg静脉注射，能对抗氯化钡诱发的大鼠心律失常[7]。从闹羊花中提取的单体Rd-Ⅰ静脉注射对麻醉猫、麻醉兔、大鼠有显著降压作用，降压同时伴有心率和呼吸减慢。Rd-Ⅰ的降压作用与Ach有明显协同作用[8]。木藜芦毒素Ⅰ(GTX-Ⅰ)10～40 μg/kg静脉注射，可使麻醉猫血压下降和交感神经中枢兴奋[9]，氯压定可加强GTX-Ⅰ的降压作用，但拮抗其兴奋交感神经的作用[10]。GTX-Ⅰ在0.1～1 μmol/L浓度时对电驱动豚鼠离体左心房即有正性肌力作用，高浓度时则可引起心律失常[11]。GTX-Ⅰ在1×10^{-5} mol/L时可使处于兴奋状态的犬和豚鼠心室肌去极化[12]。GTX-Ⅰ对心脏的上述作用机制是促进Na^+内流[11,12]。

3. 抗菌和杀虫作用　闹羊花煎剂在体外对金黄色葡萄球菌、白喉杆菌、炭疽杆菌和乙型链球菌有较强的抑制作用[13]。

毒性　闹羊花浸剂和酊剂小鼠灌胃的LD_{50}分别为5.85 g/kg和5.13 g/kg；闹羊花混悬剂小鼠灌胃的最小致死量(MLD)为3.4 g/kg[1]。Rd-Ⅰ小鼠静脉注射的LD_{50}为4 742 μg/kg[3]。Rd-Ⅱ小鼠腹腔注射的LD_{50}为0.25 mg/kg[3]。GTX-Ⅰ小鼠腹腔注射的LD_{50}为1.5 mg/kg[14]或1.3 mg/kg[15]，小鼠口服LD_{50}为5.1 mg/kg[16]。GTX-Ⅰ小鼠腹腔注射每日1.5 mg/kg，连续3 d，可致器官损害及死亡，但无胚胎毒性和致畸作用；0.1～1.0 μg注入鸡胚，也未见胚胎毒性或致畸作用。但注入10 μg有致死作用[17]。

【药性】 辛，温，有毒。归肝经。

1.《本经》："味辛，温。"

2.《吴普本草》："神农、雷公：辛，有毒。"

3.《本草新编》："入脾经。"

4.《本草用法研究》："入肝、脾二经。"

【功用主治】 祛风除湿，定痛，杀虫。主治风湿痹痛，偏正头痛，跌扑肿痛，龋齿疼痛，皮肤顽癣，疥疮。

1.《本经》："主贼风在皮肤中淫淫痛，温疟，恶毒，诸痹。"

2.《吴普本草》："治贼风、恶毒、诸邪气。"

3.《药性纂要》："治风痛瘫痪诸酒方用其花。"

4.《本草新编》："主折伤。"

5.《科学的民间药草》："是麻醉药，能镇痉，镇痛。治气喘。"

6. 南药《中草药学》："散瘀消肿，祛湿杀虫，止痛止痒。主治风湿性关节炎，跌打损伤，疟疾，疥疮，龋齿。"

7.《全国中草药汇编》："外搽治癣，煎水含漱治龋齿病。"

【用法用量】 内服：研末，0.3～0.6 g；煎汤，0.3～0.6 g；或入丸、散；或浸酒。外用：研末调敷，或鲜品捣敷。

【宜忌】 本品有毒，不宜多服、久服。孕妇及气血虚弱者禁服。

1. 陶弘景："不可近眼。"

2.《纲目》："畏栀子。"

3.《本草经疏》："性发散，气血虚人忌之。"

4.《本草汇言》："然非元气未虚，脾胃尚实之人，不可轻用。即用之，须配大补气血及解毒和胃诸药，少用些须可也。"

5.《本经逢原》："此物有大毒。不可近眼，令人昏翳。同天南星、川乌、草乌，助虐尤甚。中其毒者，以绿豆解之。"

【选方】 1. 治风湿痹，身体手足收摄不遂，肢节疼痛，言语蹇涩　踯躅花不限多少，酒拌蒸一炊久，取出晒干，捣罗为末。用牛乳一合，暖令热，调下一钱。(《圣惠方》)

2. 治妇人血风走注，随所留止疼痛　踯躅花、干蝎(全者、炒)、乌头(炮炙，去皮脐)各半两，地龙(阴干)二十条。上四味，捣罗为末，炼蜜丸如小豆大。每服五丸至七丸，煎荆芥酒下，日二。(《圣济总录》踯躅丸)

3. 治小儿急慢惊风，诸药无效，神昏恶候　踯躅花半两，蝎尾一分半，加脑子半字尤佳，麝香半字。上为末，少许吹入鼻中，嚏喷可治。亦理脑痛头疼。(《普济方》引《全婴方》问命丹)

4. 治中恶似痫　踯躅花一分半，雄黄三分，麝香少许。上为末，用灯芯三寸长，蘸药少许，插入鼻孔，得嚏即醒，苏合丸灌之。(《万氏家传幼科发挥》霹雳散)

5. 治男妇头痛，不论偏正新久，但夏月欲重绵包裹者并效　闹羊花(净末)一钱，槿树花(净末)一钱，大风子(白肉去油)五分。共研。每服六分，葱、酒调服，洗浴发汗自愈。(《外科正宗》三圣散)

6. 治神经性头痛、偏头痛　鲜闹羊花捣烂，外敷后脑或痛处2～3 h。(《浙江民间常用草药》)

7. 治跌打损伤　三钱三6 g，小驳骨30 g，泽兰60 g。共捣烂，用酒炒热，敷患处。(《广西中草药》)

8. 治风虫牙痛　踯躅一钱，草乌头二钱半。为末，化蜡丸豆大。绵包一丸，咬之，追涎。(《海上仙方》)

9. 治腹中结(作手术麻醉剂)　羊踯躅三钱，茉莉花根一钱，当归一钱(据《汉书·华佗传》张骥补注，当归用量作三两)，菖蒲三分。水煎服一碗。(《华佗神医秘传》麻沸散)

10. 治瘰疮初起　闹羊花(酒拌，九蒸、晒)、草乌(酒浸，炒)、白矾、黄蜡(溶化)各等分。上为末，加蜜少许，丸子大。每服五六十丸，酒下。(《解围元薮》)

11. 治皮肤顽癣及瘙痒　鲜闹羊花15 g。捣烂敷患处。(《闽东本草》)

用 1～2 星期，可使食管内皮 DNA 的[^{3}H]-胸苷掺入增加 2.3 倍。盲肠草加热煮沸后食用同样增加掺入[6]。雄性大鼠在以甲基-*n*-戊基亚硝基胺(MNAN)诱发癌变的同时，给予盲肠草干叶 50 g/kg，在 20～45 星期、46～52 星期、53～72 星期分别处死大鼠，发现盲肠草显著增加 MNAN 诱导的食管癌增生，随时间增加，癌变发生率显著增加。但若未以 MNAN 诱导，则盲肠草不表现出诱发肿瘤作用[7]。小鼠皮下注射、腹腔注射 1-苯基-1，3，5-庚三烯的 LD_{50} 为 4 245 mg/kg 和 525 mg/kg[1]。

【药性】 甘、微苦，凉。

1.《广东中药》："味甘、淡，性平。"

2.《浙江民间常用草药》："性平，味苦。"

3. 广州部队《常用中草药手册》："甘、淡，微寒。"

【功用主治】 清热，解毒，利湿，健脾。主治时行感冒，咽喉肿痛，黄疸，暑湿吐泻，痢疾，肠痈，小儿疳积，血虚黄肿，痔疮，蛇虫咬伤。

1.《生草药性备要》："洗疥癞，解毒疮，止痒埋口。"

2.《广东中药》："透解暑热，消肿散毒。治感冒发热，痖痧，痔疮(外洗)，肠痈，及内外科炎肿。"

3. 广州部队《常用中草药手册》："清热解毒，散瘀活血。防治流感、感冒，治咽喉肿痛，小儿发热，惊风，肠炎腹泻，阑尾炎，痔疮，慢性溃疡，痒疹，跌打扭伤，毒蛇、毒虫咬伤。"

4.《海南岛常用中草药手册》："治噎膈反胃，贲门痉挛。"

【用法用量】 内服：煎汤，10～30 g，鲜品加倍；或熬膏；或捣汁。外用：捣敷；或煎水洗。

【宜忌】 《浙江民间常用草药》："妇女经期忌服。"

【选方】 1. 防治流感、感冒　豆渣草、三花藤、陈皮、生姜各 9 g。水煎服。(《万县中草药》)

2. 治急性咽喉炎　鲜三叶鬼针草捣烂绞汁 30～60 g。加蜜或食盐少许调服。

3. 治中暑腹痛吐泻　鲜三叶鬼针草 60～90 g。水煎服，或捣烂绞汁，调些食盐炖温服。(2～3 方出自《福建中草药》)

4. 治急性黄疸型传染性肝炎　豆渣草、连钱草各 60 g。水煎服。(《万县中草药》)

5. 治肠炎　三叶鬼针草 30 g，野牡丹、番石榴叶各 15 g。水煎服。(《福建药物志》)

6. 治胃痛，胃溃疡　细毛鬼针草熬膏。每服 6 g。生姜水冲服。(《陕西中草药》)

7. 治小儿单纯性消化不良　豆渣草 3～15 g。水煎 2 次，分 2～4 次服，吐加生姜 2 片，泻加车前草 9 g。(《万县中草药》)

8. 治毒蛇咬伤　鲜三叶鬼针草 60～90 g，水煎或捣烂绞汁服。另用鲜叶捣烂敷伤处。(《福建中草药》)

9. 治痔疮　细毛鬼针草 150～180 g，侧柏叶 30～60 g，铁棒锤 1 个。煎水洗患处。(《陕西中草药》)

3055 闹羊花 nào yáng huā (《纲目》)

【异名】 玉枝(《别录》)，羊不吃草(《本草拾遗》)，羊踯躅花(《吴普本草》)，踯躅花(《本草图经》)，惊羊花、老虎花(《纲目》)，石棠花(《纲目拾遗》)，黄喇叭花(《浙江中药手册》)，豹狗花(《湖南药物志》)，黄蛇豹花(《闽东本草》)，三钱三、一杯倒、一杯醉(《广西中草药》)，黄杜鹃花、闷头花(《浙江民间常用草药》)，雷公花(广东)。

【基原】 为杜鹃花科杜鹃花属植物羊踯躅的花。

【原植物】 羊踯躅 *Rhododendron molle* (Bl.) G. Don [*R. sinense* (Lodd.) Sweet]

落叶灌木，高 1～2 m。老枝光滑，无毛，褐色，幼枝有短柔毛及刚毛。花芽卵圆形，鳞片 9～12 片，阔卵形。单叶互生；叶片纸质，常簇生于枝顶，椭圆形至椭圆状倒披针形，先端钝，具短尖，基部楔形，边缘有睫毛，两面密被灰白色柔毛。花多数排列成短总状伞形花序，顶生，先叶开放或与叶同时开放；花萼小，5 裂，半圆形，宿存，被稀疏细毛；花冠宽钟状，金黄色，先端 5 裂，裂片椭圆形至卵形，上面 1 片较大，有淡绿色斑点；雄蕊 5，与花冠等长或稍伸出花冠外，花药孔裂；雌蕊 1，子房上位，5 室，外被灰色长毛，花柱细长，长于雄蕊，柱头头状。蒴果长椭圆形，熟时深褐色，具细柔毛和疏刚毛，胞间开裂。种子多数，细小，灰棕色，扁卵形，边缘有薄膜翅。花期 4～5 月，果期 6～8 月。

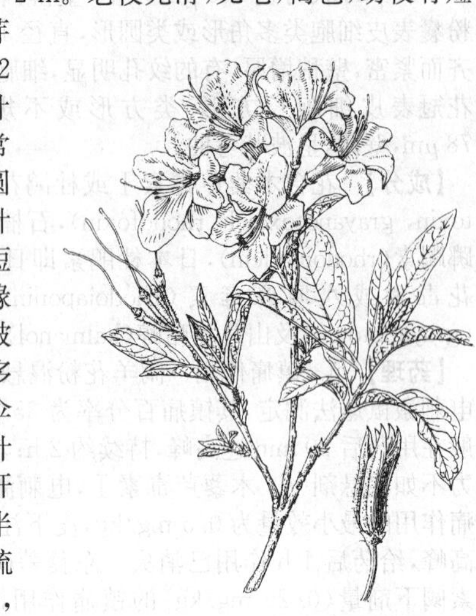

羊踯躅

生于丘陵山坡、石缝、灌丛或草丛中。分布于江苏、浙江、安徽、福建、江西、河南、湖北、湖南、广东、广西、四川、贵州。

本植物的果实(六轴子)、根(羊踯躅根)亦供药用，另设专条。

【栽培】 生物学特性　喜空气湿润而冷凉的环境，中、低海拔山区都能生长。土壤以排水良好而稍带酸性的黄色夹沙土或腐殖质土较好。

繁殖方法　种子繁殖或扦插繁殖。种子繁殖：育苗移栽，3～4 月播种于盆钵至第二年 2～3 月，移栽于苗床，按行株距各约 12 cm 栽 1 株。除草、追肥 2 次，培育 2～3 年移栽。扦插繁殖：在 4～5 月开花时，摘去花朵，剪下枝梢，长 6～10 cm，作为插条；在苗床上按 12 cm 行株距扦插，注意除草、施肥；培育 2～3 年移栽，在 4～5 月进行，按行株距各约 65 cm 开窝栽种，每窝 1 株。

田间管理　在封林前，3、6、11 月中耕除草，并在 3、11 月追施人畜粪水 1 次，封林后，只在每年 3、11 月中耕除草追肥 1 次。

【采收加工】 4～5 月间花开放时选择晴天采收，立即晒干。

【药材】 闹羊花 *Flos Rhododendri Mollis* 主产于江苏、浙江、湖北、湖南、河南等地。

性状　本品数朵花簇生于一总柄上，多脱落为单朵，灰黄色至黄褐色，皱缩。花萼 5 裂，裂片半圆形至三角形，边缘有较长的细毛；花冠钟状，筒部较长，约至 2.5 cm，顶端卷折，5 裂，花瓣宽卵形，先端钝或微凹；雄蕊 5，花丝卷曲，等长或略长于花冠，中部以下有茸毛，花药红棕色，顶孔裂；雌蕊 1，柱头头状；花梗长 1～2.8 cm，棕褐色，有短茸毛。气微，味微麻。

【原植物】 三叶鬼针草 *Bidens pilosa* L.

一年生草本。茎钝四棱形,无毛或上部被极稀的柔毛。茎下部叶较小,3裂或不分裂,通常在开花前枯萎;中部叶具柄,三出;小叶3枚,很少为5～7的羽状复叶,两侧小叶椭圆形或卵状椭圆形,先端锐尖,基部近圆形或阔楔形,有时不对称,边缘有锯齿,顶端小叶较大,长椭圆形或卵状长圆形,先端渐尖,基部渐狭或近圆形,边缘有锯齿,上部叶小,3裂或不分裂,线状披针形。头状花序单生;总苞基部被短柔毛,线状匙形,上部较宽,外层托片披针形,背面褐色,具黄色边缘,内层较狭,线状披针形;舌状花白色或无舌状花,盘花筒状,冠檐5齿裂。瘦果黑色,线形,略扁,具棱,上部具稀疏瘤状突起及刚毛,先端芒刺3～4枚,具倒刺毛。花期春季。

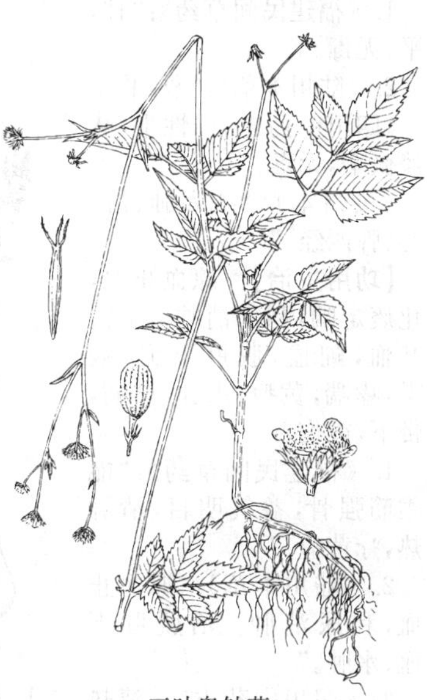

三叶鬼针草

生于村旁、路边及荒坡中。分布于华东、中南、西南。

【采收加工】 7～10月采收,鲜用或切段晒干。

【药材】 盲肠草 *Herba Bidentis Pilosae* 产于江苏、安徽、福建、台湾、广东、广西、四川、湖北、陕西、河北、浙江、贵州等地。

性状 茎钝四棱形,基部直径可达6 mm。中部叶对生,茎下部叶较小,常在开花前枯萎;中部叶对生具柄,三出,小叶椭圆形或卵状椭圆形,叶缘具粗锯齿;顶生小叶稍大对生或互生。头状花序总苞草质,绿色,边缘被短柔毛,托片膜质,背面褐色,边缘黄棕色;花黄棕色或黄褐色,无舌状花。有时可见10余个长条形具4棱的果实;果实棕黑色,先端有针状冠毛3～4条,具倒刺。气微,味淡。

【成分】 全草含二萜类:植基庚烷(phytyl heptanoate)[1];多炔类:β-D-吡喃葡萄糖-3-羟基-6(E)-十四碳烯-8,10,12-三炔〔β-D-glucopyranosyloxy-3-hydroxy-6(E)-tetradecen-8,10,12-triyne〕[2]。

地上部分含:苯基庚三炔(phenylheptatriyne),亚油酸(linoleic acid),亚麻酸(linolenic acid),无羁萜(friedelin),无羁萜-3β-醇(friedelan-3β-ol)[3];还含黄酮类:5-O-methylhoslundin[4]。

叶含:奥卡宁-4′-O-β-D-(6″-反-对香豆酰基)-香豆糖苷〔okanin-4′-O-β-D-(6″-*trans-p*-coumaroyl)-glucoside〕,奥卡宁-4′-O-β-D-(2″,4″,6″-三乙酰基)-葡萄糖苷〔okanin-4′-O-β-D-(2″,4″,6″-triacetyl)-glucoside〕,奥卡宁-3′-O-β-D-葡萄糖苷(okanin-3′-O-β-D-glucoside),奥卡宁-4′-O-β-D-葡萄糖苷[5],奥卡宁-4′-O-β-D-(4″-乙酰基-6″-反-对香豆酰基)—葡萄糖苷,奥卡宁-4′-O-β-D-(2″,4″-二乙酰基-6″-反-对香豆酰基)-葡萄糖苷,奥卡宁-4′-O-β-D-(3″,4″-二乙酰基-6″-反-对香豆酰基)-葡萄糖苷[6],奥卡宁-4-甲醚-3-O-β-D-葡萄糖苷(okanin-4-methyl ether-3-O-β-D-glucoside)[7];黄酮类:(Z)-6,7,3′,4′-四羟基橙酮〔(Z)-6,7,3′,4′-tetrahydroxyaurone〕,(Z)-6-O-β-D-吡喃葡萄糖基-6,7,3′,4′-四羟基橙酮〔(Z)-6-O-β-D-glucopyranosyl-6,7,3′,4′-tetrahydroxyaurone〕,(Z)-7-O-β-D-吡喃葡萄糖基-6,7,3′,4′-四羟基橙酮,(Z)-6-O-(6-O-乙酰基-β-D-吡喃葡萄糖基)-6,7,3′,4′-四羟基橙酮,(Z)-6-O-(6-O-对香豆酰基-β-D-吡喃葡萄糖基)-6,7,3′,4′-四羟基橙酮;4-O-(6-O-对香豆酰基-β-D-吡喃葡萄糖基)-对香豆酸〔4-O-(6-O-p-coumaroyl-β-D-glucopyranosyl)-*p*-coumaric acid〕,4-O-(2-O-乙酰基-6-O-对香豆酰基-β-D-吡喃葡萄糖基)-对香豆酸;槲皮素-3-O-β-D-吡喃葡萄糖苷(quercetin-3-O-β-D-glucopyranoside)[8]。还含黄酮醇7-O-葡萄糖苷,查耳酮酯苷[9]。3-O-咖啡酰基-2-C-甲基-D-赤酮酸-1,4-内酯(3-O-caffeoyl-2-C-methyl-D-erythrone-1,4-lactone),2-O-咖啡酰基-2-C-甲基-D-赤酮酸(2-O-caffeoyl-C-methyl-D-erythronic acid),甲基-2-O-咖啡酰基-2-C-甲基-D-赤糖酸(methyl-2-O-caffeoyl-2-C-methyl-D-erythronic acid),甲基-3-O-咖啡酰基-2-C-甲基-D-赤糖酸[10],十三碳五炔-1-烯(tridecapentyn-1-ene),十三碳-2,12-二烯-4,6,8,10-四炔-1-醇(trideca-2,12-diene-4,6,8,10-tetrayne-1-ol),十三碳-3,11-二烯-5,7,9-三炔-1,2-二醇(trideca-3,11-diene-5,7,9-triyne-1,2-diol),十三碳-5-烯-7,9,11-三炔-3-醇(trideca-5-ene-7,9,11-triyne-3-ol),β-香树脂醇(β-amyrin),植物甾醇(phytosterin)B,马栗树皮素(esculetin),β-谷甾醇葡萄糖苷(β-sitosterol glucoside),长链酯(long chain ester),饱和烃(satd. hydrocarbon),羽扇豆醇(lupeol),乙酸羽扇豆醇酯(lupeol acetate),脂肪酸等[11]。挥发油中的主要成分有:柠檬烯(limonene),龙脑(bornenol),β-丁香烯(β-caryophyllene),大牻牛儿烯(germacre ne),T-木罗醇(T-murol),α-荜澄茄醇(α-cadinol)等[12]。

花含:奥卡宁-4′-O-〔β-D-吡喃葡萄糖基-(1→6)-β-D-吡喃葡萄糖苷〕{okanin-4′-O-〔β-D-glucopyranosyl-(1→6)-β-D-glucopyranoside〕},奥卡宁-3′,4′-二-O-β-D-葡萄糖苷(okanin-3′,4′-di-O-β-D-glucoside),奥卡宁-4′-(6″-O-乙酰基)-葡萄糖苷,奥卡宁-3′-葡萄糖苷,奥卡宁-4′-葡萄糖苷[13]。

根含黄酮糖苷:槲皮素-3,3′-二甲基-7-O-α-L-吡喃鼠李糖基-β-D-吡喃葡萄糖苷(quercetin 3,3′-dimethyl-7-O-α-L-rhamnopyranosyl-β-D-glucopyranoside),槲皮素-3,3′-二甲醚-7-O-β-D-吡喃葡萄糖苷(quercetin-3,3′-dimethyl ether-7-O-β-D-glucopyranoside)[14]。

【药理】 抗微生物与抗寄生虫作用 盲肠草中的1-苯基-1,3,5-庚三炔(即苯基庚三炔)有明显的广谱抗微生物活性,对细菌、酵母菌、真菌均有效,可抑制枯草芽胞杆菌、粪链球菌、大肠杆菌、奇异变形菌、白念珠菌、石膏状孢子菌等微生物。它对革兰阳性菌、革兰阴性菌、皮真菌、茄属丝核菌、啤酒糖酵母的MIC分别为5.20 μg/ml、100～200 μg/ml、10～50 μg/ml、10 μg/ml和10～50 μg/ml。低于抑制浓度时,即可抑制犬小孢子菌芽胞形成[1,2]。盲肠草地上干品的石油醚、甲醇/水提取物以及提取出的亚麻酸、亚油酸也有抗微生物活性[3]。1-苯基-1,3,5-庚三烯对一些复殖吸虫尾蚴易感,有生物变性作用,0.3×10^{-6}可使血吸虫、棘口吸虫尾蚴在1～15 min内出现不可逆性的麻痹。紫外光对其杀尾蚴无明显协同作用[4,5]。

毒性 盲肠草干叶以1∶4比例混合在食物中给大鼠服

【基原】 为兰科玉凤花属植物落地金钱的块茎。

【原植物】 落地金钱 *Habenaria aitchinsonii* Reichb. f. [*H. disceras* Schltr.]

多年生草本。块茎长圆形或椭圆形,肉质。叶2枚,近对生于近基部,绿色,圆形或卵圆形,先端急尖。花葶圆柱形,被乳突状柔毛;总状花序具数朵密集的花;花较小,绿色或黄色;苞片卵状披针形,短于或等长于子房;中萼片卵形,直立,舟状,侧萼片反折,卵状长圆形;花瓣舌状披针形,直立,与中萼片等长,但较狭窄,与中萼片相靠合成兜;唇瓣3浅裂,裂片线形,侧裂片向后反折,比中裂片长而狭;距下垂,细圆筒状;柱头突起2;子房纺锤形,扭曲,被乳突状柔毛。

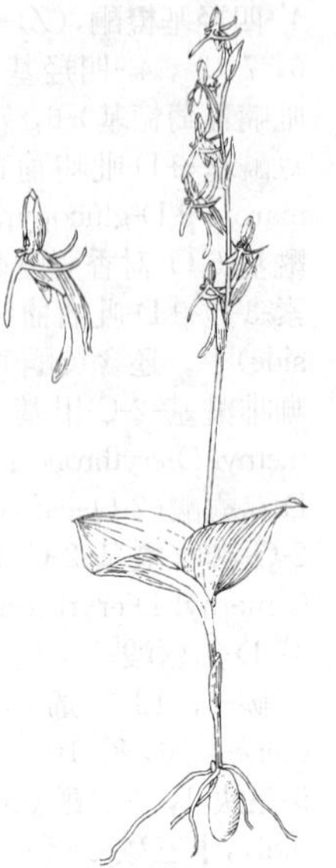

落地金钱

生于海拔2 850~4 200 m的山坡灌丛下和河谷草地。分布于西南及西藏等地。

【采收加工】 7~10月采挖,鲜用。

【药性】 甘、淡,温。

【功用主治】 调气和血,补肾壮腰。主治疝气,睾丸炎,遗精,月经不调,痛经,劳伤腰痛。

【用法用量】 内服:煎汤,9~30 g;或研末;或泡酒。

【选方】 1. 治疝气,睾丸炎 疝气草9 g,为末,兑酒服;或配八月瓜根、艳山红根各30 g,炖猪腰子服。

2. 治遗精 疝气草、野蔷薇根、仙茅各15 g。水煎服。

3. 治月经不调,痛经 疝气草15 g,倒竹散、月月红各9 g。煎水服或泡酒服。

4. 治劳伤腰痛 疝气草30 g,刺五甲、金丝杜仲各15 g。煎水服或泡酒服。(1~4方出自《西昌中草药》)

3053 兖州卷柏 yǎn zhōu juǎn bǎi 《本草图经》

【异名】 金不换、金扁柏、金扁桃、石养草、田鸡爪(《福建民间草药》),花肺金、茯苓蕨、飞扬蕨、烂皮蛇、扇卷柏(《广西中兽医药植》),石卷柏(《陆川本草》),金花草、千年柏、孔雀毛(《江西民间草药》),地柏枝(《四川中药志》),红凤尾草、鸡胶裂、凤凰尾、不黄草、墙边柏、饼花草、花眉胶(《闽东本草》),柏叶草,细叶金鸡尾、地侧柏、虎牙骨、虎毛草、肺经草、松柏草(《湖南药物志》)。

【基原】 为卷柏科卷柏属植物兖州卷柏的全草。

【原植物】 兖州卷柏 *Selaginella involvens* (Sw.) Spring

多年生草本,高14~45 cm。主茎直立,下部不分枝的部分长6~15 cm,圆柱形,稻秆色,叶覆瓦状贴着,卵状矩圆形,渐尖,基部心形;上部3回羽状分枝,枝上的叶较密,异型,排成4行;侧叶不对称,急尖,长2 mm,宽1.25 mm,叶上平滑,侧叶上半部半卵形,基部心形,有细锯齿,下半部半卵圆披针形,基部截形,全缘,有缘毛;中叶卵圆形,渐尖,或有短芒,外边全缘,内侧有锯齿。孢子囊穗单生,少成2枚,着生枝端,4棱,长4~20 mm;孢子叶圆形、卵圆三角形,渐尖,龙骨状,有齿。

生林下、山谷、路边、沟中等阴处石上。分布西南、华南及浙江、江西、湖北至陕西等地。

【采收加工】 全年采收,晒干或鲜用。

【药性】 辛,平。

1.《福建民间草药》:"甘,平,无毒。"

2.《陆川本草》:"辛,平。"《四川中药志》:"性平,味淡微辛,无毒。"《泉州本草》:"入肺、肝、心、脾四经。"

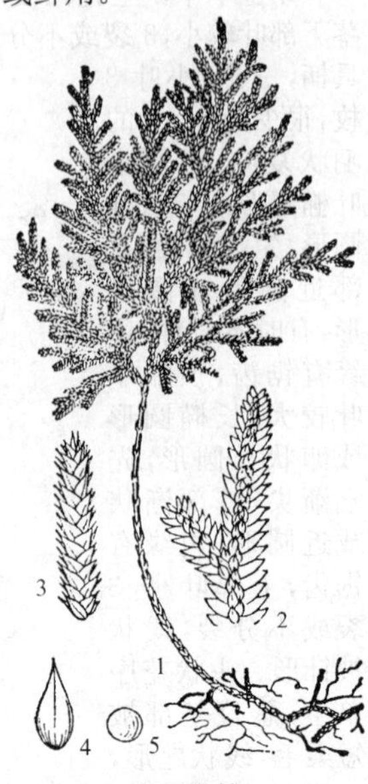

兖州卷柏

1. 植物全形 2. 枝叶一部分 3. 孢子囊穗 4. 孢子叶 5. 孢子囊

【功用主治】 凉血止血,化瘀定喘,利水消肿。主治吐血,衄血,脱肛下血,痰嗽,哮喘,黄疸,水肿,淋病,带下,烫伤。

1.《福建民间草药》:"能柔筋强骨,益气明目,清肝热,疗黄疸。"

2.《陆川本草》:"凉血止血,利尿消肿。治脱肛下血、水肿。"

3.《四川中药志》:"清热解毒。治吐血、痔疮出血、淋病、汤火伤及刀斧伤出血。"

4.《泉州本草》:"清心止血,定惊止痉,化瘦子喘。治吐血衄血,肺痈脓血,咳嗽喘促。"

5.《湖南药物志》:"治肺痨,劳损,哮喘,疳积。"

【用法用量】 内服:煎汤,9~15 g(鲜者30~60 g)。外用:捣敷或研末调敷。

【宜忌】 《泉州本草》:"凡无湿热者慎用。"

【选方】 1. 治咳血、崩漏 兖州卷柏21~30 g。水煎服。(《泉州本草》)

2. 治哮喘 兖州卷柏30~60 g。冲开水炖冰糖服,日二次。(《福建民间草药》)

3. 治黄疸 鲜兖州卷柏60~120 g,或干的30 g,黄酒二茶匙。酌加开水炖一小时,温服,日二次。(《福建民间草药》)

4. 治妇女黄、白带 金花草45 g,猪瘦肉60 g。同炖服。

5. 治羊痫风 金花草60 g,冰糖60 g。水煎服。

6. 治瘰疬 ①金花草30 g。酒煎二次。每饭后各服一次。②金花草30 g,野南瓜根120 g,猪瘦肉120 g。同煎服。每日一剂,孕妇忌服。

7. 治创伤出血 鲜金花草捣烂敷伤口。(4~7方出自《江西民间草药》)

8. 治烫伤 兖州卷柏研末,茶油调涂。(《湖南药物志》)

3054 盲肠草 máng cháng cǎo 《广东中药》

【异名】 鬼针草(《植物名实图考》),黄花雾(《生草药性备要》),感冒草(《广东中药》),豆渣草(《四川中药志》),鬼见愁、细毛鬼针草(《陕西中草药》),三叶婆婆针、路边针、三叉枪(《广西本草选编》),一把针、引线包(《浙江民间常用草药》),粘身草、鬼菊(《福建药物志》)。

【基原】 为菊科鬼针属植物三叶鬼针草的全草。

【原动物】 参见“蝙蝠”条。

【采收加工】 全年均可采，以夏季为宜，从山洞中铲取，晒干。

【药材】 夜明砂 *Faeces Vespertilionis* 主产于浙江、江西、江苏、广西等地。

性状 本品为长椭圆形颗粒，两端微尖，长 5～7 mm，直径约 2 mm。表面略粗糙，棕褐色或灰棕色；破碎者呈小颗粒状或粉末状。放大镜下观察，可见棕色或黄棕色有光泽的昆虫头、眼及破碎的翅膜。气微或无，味微苦而微辛。

【成分】 夜明砂含尿素(urea)，尿酸(uric acid)，胆甾醇(cholesterol)及维生素 A 等[1]。

【药性】 辛，寒。归肝经。

1.《本经》：“味辛，寒。”

2.《别录》：“无毒。”

3.《纲目》：“厥阴肝经血分。”

4.《本草再新》：“入肝脾二经。”

【功用主治】 清肝明目，散瘀消积。主治青盲，雀目，目赤肿痛，白睛溢血，内外翳障，小儿疳积，瘰疬，疟疾。

1.《本经》：“主面痈肿，皮肤洗洗时痛，腹中血气，破寒热积聚，除惊悸。”

2.《新修本草》：“主子死腹中。”

3.《日华子》：“炒服治瘰疬。”

4.《纲目》：“治目盲，障翳，明目，除疟。”

5.《中国动物药》：“消积，活血，明目。治小儿疳积，夜盲症，小儿云翳等。”

【用法用量】 内服：煎汤，布包，3～10 g；或研末，每次 1～3 g。外用：研末调涂。

【宜忌】 目疾无瘀滞者及孕妇慎服。

1.《本草经集注》：“恶白蔹、白薇。”

2.《得配本草》：“产妇禁用。”

【选方】 1. 治夜盲症 夜明砂 10 g，鸡肝 1 具。将夜明砂用纱布包好，与鸡肝同煮，肝熟，饮汤食肝，连服 1 月。

2. 治角膜云翳 夜明砂、白菊花、决明子、谷精草各10 g。水煎服，每日 2 次。(1、2 方出自《中国动物药》)

3. 治内外翳障 夜明砂为末，化入猪胆内，煮食饮汁。(《直指方》)

4. 治赤眼成内障 夜明砂(洗净)、当归、蝉蜕、木贼(去节)各一两。为末，黑羊肝四两，煮烂和丸梧子大。食后熟水下五十丸。(《纲目》)

5. 治瘰疬延缠 夜明砂三钱，白蛤粉五钱(火煅)。共研细末，米饮为丸，如绿豆大。每晚服二钱，白汤下。(《方脉正宗》)

6. 溃肿排脓 夜明砂一两，桂半两，乳香一分。为末，入干砂糖半两，井水调敷。(《直指方》)

7. 治一切疳毒 夜明砂五钱，入瓦瓶内，以精猪肉三两，薄切，入瓶内同煮熟，令儿食肉饮汁，取下腹中胎毒；次用生姜四两，和皮切炒，同黄连末一两，糊丸黍米大。米饮服下一丸，日三次。(《全幼心鉴》)

8. 治腹中积聚，寒热 夜明砂三钱，阿魏四钱，花椒五钱，红曲六钱。俱研细末。每服二钱，清晨白汤下。(《方脉正宗》)

9. 治腋下胡(狐)臭 夜明砂末，豉汁调涂。(《纲目》)

【各家论述】 1.《纲目》：“夜明砂及蝙蝠皆厥阴肝经血分药也，能活血消积，故所主目翳盲障，疟疾疳惊，淋带，瘰疬，痈肿，皆厥阴之病也。”

2.《本草经疏》：“夜明砂，今人主明目，治目盲障翳。其味辛寒，乃入足厥阴经药，《本经》所主诸症，总属是经所发，取其辛能散内外结滞，寒能除血热气壅故也，然主疗虽多，性有专属，明目之外，余皆可略。”

3051 夜香花 yè xiāng huā (《海南岛常用中草药手册》)

【异名】 夜兰香(《海南岛常用中草药手册》)，千里香(《广西本草选编》)。

【基原】 为萝藦科夜来香属植物夜来香的花、叶。

【原植物】 夜来香 *Telosma cordata* (Burm. f.) Merr. [*Asclepias cordata* Burm. f.]

藤状灌木。叶对生，薄膜质；叶柄先端具丛生 3～5 个小腺体；叶片宽卵形至长圆状卵形，先端短渐尖，基部心形，仅脉上具微毛；侧脉 6 对，小脉网状。伞形状聚伞花序腋生，着花多达 30 朵；花萼 5，外面被微毛，内面基部具 5 个小腺体；花黄绿色，有清香味，夜间更盛，花冠高脚碟状，花冠裂片具缘毛，裂片向右覆盖；副花冠 5 裂，肉质，着生于合蕊冠上，先端渐尖；雄蕊 5，着生于花冠的基部，花药先端有内弯的膜片；花粉块每室 1 个，椭圆形，直立；子房无毛，由 2 枚离生心皮组成，柱头基部 5 棱。蓇葖果披针形，外果皮厚。种子宽卵形，先端具白色绢质种毛。花期 5～8 月，极少结果。

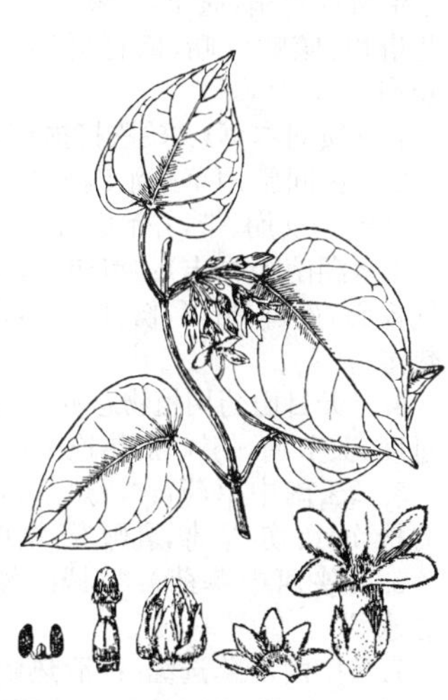

夜 来 香

生于山坡灌木丛中。原产于我国华南地区，现南方各地均有栽培。

【采收加工】 5～8 月采收，晒干或鲜用。

【药性】 甘，凉。

1.《海南岛常用中草药手册》：“甘、淡，平。”

2.《广西本草选编》：“味微甘，性平。”

【功用主治】 清肝明目，去翳，拔毒生肌。主治目赤肿痛，翳膜遮睛，痈疮溃烂。

1.《海南岛常用中草药手册》：“清肝，明目，去翳。主治急、慢性结膜炎，角膜炎，麻疹后期疳积上眼。”

2.《全国中草药汇编》：“拔毒生肌。鲜叶外用治已溃疮疖脓肿，脚臁外伤糜烂。”

【用法用量】 内服：煎汤，3～6 g。外用：鲜叶开水烫后贴患处。

【选方】 治脚臁外伤糜烂 鲜叶(适量)捶猪肥肉敷患处。(《全国中草药汇编》)

3052 疝气草 shàn qì cǎo (《西昌中草药》)

【异名】 双肾草(《西昌中草药》)，对对参(《新华本草纲要》)，丽江二叶兰(《云南种子植物名录》)，四块瓦(云南)，一面锣(四川)。

3. 其他作用　本品煎剂在体外对金黄色葡萄球菌、肺炎链球菌、甲型链球菌、卡他球菌等有抑制作用，707 对白色葡萄球菌、甲型链球菌等有抑制作用，但咳宁醇及 607 对上述细菌无明显作用[1,6]。本品所含儿茶素和表儿茶素可抑制植物种子发芽[7]。本品所含酚类成分喂饲断奶田鼠 3 星期，可明显抑制草地田鼠生长，而不抑制大草原田鼠的生长[8]。

毒性　咳宁醇 10 g/kg 灌服或静注 6.25 g/kg，7 072.5 g/kg，6 075 g/kg 灌服均不引起小鼠死亡[1,2]。

【药性】 苦，涩，凉。

1.《救荒本草》："味苦。"

2.《四川中药志》1960 年版："性温，味淡，无毒。"

3.《湖南药物志》："苦，甘，涩，凉。"

【功用主治】 补肾涩精，健脾利湿，祛痰止咳，清热解毒。主治肾虚遗精，遗尿，尿频，白浊，带下，泄泻，痢疾，水肿，小儿疳积，咳嗽气喘，跌打损伤，目赤肿痛，痈疮肿毒，毒虫咬伤。

1.《质问本草》："治跌打损伤，煎之而蒸，能散瘀血。"

2.《民间常用草药汇编》："益肾，健脾。治小儿疳积，遗尿及治妇女崩、带，并治眼雾。"

3.《湖南药物志》："清热，收敛，祛风，杀虫。治牙痛，肾气攻心，夜盲，疳泻，伤口不敛，皮肤疮毒，犬咬，蛇虫伤，风热湿毒。"

4.《天目山药用植物志》："益肝明目，利尿解热。治劳伤过度，关节痛，伤风，肝热迫眼赤肿疼痛。"

5.《云南中草药》："清热解毒，活血止血，消食化积。治刀枪伤，烫伤，疮毒，乳腺炎，蛔虫，催产。"

6.《陕西中草药》："固肾，健脾，利水，消积。治痞块，腹水。"

7.《广西本草选编》："清热解毒，利尿通淋。治菌痢，阿米巴痢，腹泻，尿路结石，小便混浊，结膜炎，慢性气管炎，坐骨神经痛。"

8.《贵州民间方药集》："平肝阳，兴阳，摄精。治阳痿，遗精，盗汗，虚热，疝气，脱肛。外治白口疮。"

【用法用量】 内服：煎汤，15～30 g，鲜品 30～60 g；或炖肉。外用：煎水熏洗，或捣敷。

【宜忌】 《云南中草药》："孕妇忌服。"

【选方】 1. 治遗精　退烧草 30 g，炖猪肉服，早、晚各服 1 次。(《贵州民间药物》)

2. 治肾虚小便频数　夜关门 30 g，鸡肾草 30 g，八月瓜 30 g，黑大豆 30 g，猪肚 1 个。共炖服。

3. 治糖尿病　(夜关门)鲜根 120 g，雄鸡 1 只(杀死，除毛，剖腹，去肠杂后不落水，将药纳入鸡腹内)，炖熟，饭前空腹食，分 2 d 服完。(2、3 方出自《四川中药志》1979 年版)

4. 治急性肾炎　铁扫帚、乌药、积雪草各 30 g，白马骨 15 g。水煎服，每日 1 剂。(《全国中草药汇编》)

5. 治菌痢、阿米巴痢疾　(铁扫帚)全草 30～60 g，水煎服。(《广西本草选编》)

6. 治急性黄疸型肝炎　铁扫帚根 120 g，用猪瘦肉 30 g，炖服，吃肉喝汤，每日 1 剂，连服 14 d。(《全国中草药汇编》)

7. 治腹水　(夜关门)30 g，炖鸭肉，于 2 d 分服。(《陕西中草药》)

8. 治关节痛　(绢毛胡枝子)根 24 g，加茅草根、棕榈根各 6～9 g。水煎。冲红糖，于饭后服。(《天目山药用植物志》)

9. 治肝火目赤肿痛　铁扫帚、芦根各 6 g，代茶饮。(《青岛中草药手册》)

10. 治小儿口腔炎　铁扫帚全株 30 g，水煎，加糖服。(《全国中草药汇编》)

11. 治乳腺炎初起，红肿疼痛，疮疖肿痛　夜关门、蒲公英各适量，捣绒外敷。(《四川中药志》1979 年版)

12. 治带状疱疹、疔疮、皮肤溃疡　(铁扫帚)叶、蛇莓等分，捣汁搽患处，每 4 h 1 次。(南药《中草药学》)

【临床报道】 1. 治疗急性胃炎、痢疾　取夜关门的根、茎、叶(干品)100 g，洗净切碎，加水 1 200 ml，文火煎煮浓缩至 200 ml 过滤；成人每服 50 ml，3～4 h 1 次，必要时日夜连续服用。儿童、老年人或体弱者可酌情减量，疗程 1～7 d，必要时可延长至 2～4 星期。系统观察 50 例，结果 21 例在治疗 1～3 d 内、25 例在 4～6 d 症状消失或显著好转[1]。

2. 治疗慢性气管炎　用夜关门全草 60 g(鲜草 90 g)，加水煎 1～2 h，浓缩至 100 ml，加白糖适量。每次 50 ml，日服 2 次。10 d 为 1 个疗程，可视病情连服 3～4 个疗程，2 个疗程间停药 5 d。治疗 427 例，总有效率(包括临床痊愈或近期控制，以及显效和好转)在 80%以上，不论对单纯型或喘息型均有效，病情轻的疗效略优于重的。夜关门对于止咳、化痰的效果较显著，平喘次之；40%左右的患者在治疗 3～5 d 后出现疗效，部分病例在 10 d 后显效，副作用不常见，少数病例出现头晕、胃不适，或恶心、呕吐、腹泻、失眠、口腔黏膜溃烂、多尿等现象，一般不需停药，3～5 d 可自行消失。也可以采用夜关门复方，但其疗效与夜关门单方似无明显差异，复方有 2 个：1 号方是夜关门 60 g，天门冬、百部各 24 g；2 号方是夜关门 60 g，棉花根、岗梅各 30 g。煎法、服法、疗程与单方同。据临床观察，夜关门单方多疗程长期用药，特别是通过发病季节的预防性用药，可使一部分病例获得远期治愈。此外，从夜关门中提出 2 个有效单体——咳宁醇和 β-谷甾醇，及 2 个有效部分——"707"、"607"，均曾分别在临床试用，发现对止咳、祛痰、平喘都具有速效，多数在服药 4 d 内显效[2～4]。

3. 治疗毒蛇咬伤　取夜关门及假花生(为豆科植物异果山绿豆 *Desmodium heterocarpum* DC)各等量，晒干研粉，加少量淀粉压片，每片含生药 0.3 g。用温开水送服或研碎后灌服，每次 15～20 片，每日 2～3 次，亦可在患者囟门部剃去铜钱大小 1 块头发，局部消毒后用针沿皮下挑刺，使微出血，然后取药片 15～20 片压碎，用温开水调成糊状敷于囟门，包扎固定，每日换药 1～2 次，保持湿润，如有发热，恶心，呕吐，可加独活 3 钱，水煎分 2 次服。用上法共治疗竹叶青蛇咬伤 34 例，眼镜蛇咬伤 12 例，金钱豹咬伤 3 例，海蛇咬伤 1 例，蝰蛇咬伤 1 例，不明蛇种咬伤 5 例，共 56 例，无 1 例死亡，全部治愈[5]。

3050 夜明砂 yè míng shā (《日华子》)

【异名】 天鼠屎、鼠法、石肝(《本经》)，黑砂星(《纲目》)，檐老鼠屎(《江西中药》)。

【基原】 为蝙蝠科蝙蝠属动物蝙蝠 *Vespertilio superas* Thomas、大管鼻蝠 *Murina leucogaster* Milne-Edwards，伏翼属普通伏翼 *Pipstrellus abramus* Temminck，兔蝠属大耳蝠 *Plecotus auritus* Linnaeus，棕蝠属华南大棕蝠 *Eptesicus andersoni*(Dobson)；蹄蝠科蹄蝠属动物大马蹄蝠 *Hipposideros armiger* Hodgson 及菊头蝠科菊头蝠属动物马铁菊头蝠 *Rhinolophus ferrumequinum* Schreber 等的粪便。

3. 治腋疽　首乌藤、鸡屎藤叶各适量。捣烂，敷患处。

4. 治痔疮肿痛　首乌藤、假蒌叶、杉木叶各适量。煎水洗患处。(3、4方出自《广西民间常用草药》)

【临床报道】 治疗失眠　采用夜交藤、当归代茶饮用的治疗方法。当归 5 g，夜交藤 10 g 放入杯中，先用凉水泡 1 h后再反复冲洗 2～3 次，后注入满杯开水，浸泡约 15 min 后开始饮用，一般以午饭和晚饭后饮用为宜，1 d 更换 1 次新药，1 个月为 1 个疗程，可根据具体情况加量或减量。治疗失眠 82 例，2 个疗程后睡眠改善的为 80 例(占 92.8%)，无效 2 例(占 7.2%)。[1]

【各家论述】《本草正义》："夜交藤，濒湖止称茎叶治风疮疥癣，作浴汤甚效，今以治夜少安寐，盖取其能引阳入阴耳。然不寐之源，亦非一端，苟不知从病源上着想，而惟以此为普通用品，则亦无效。但止堪供佐使之助，因是调和阴阳者，故亦有利无害。"

3049 夜关门 yè guān méng (《分类草药性》)

【异名】 铁扫帚(《救荒本草》)，封草(《质问本草》)，野鸡草(《植物名实图考》)，菌串子(《分类草药性》)，半天雷、闭门草(《福建民间草药》)，公母草、铁马鞭(《江西民间草药》)，凤交尾、化食草(《湖南药物志》)，三叶公母草、阴阳草(《江西民间草药验方》)，关门草、马尾草、夜闭草(《浙江民间常用草药》)，火鱼草、石青蓬(《上海常用中草药》)，穿鱼串、串鱼草(《云南中草药》)，铁杆蒿(《河南中草药》)，蛇药草(《湖北神农架中草药》)，截叶铁扫帚(《中国主要植物图说・豆科》)，绢毛胡枝子(《天目山药用植物志》)。

【基原】 为豆科胡枝子属植物铁扫帚的全草或根。

【原植物】 铁扫帚 *Lespedeza juncea* (L. f.) Pers. var. *sericea* (Thunb.) Maxim. [*Lsericea* (Thunb.) Miq.; *L. cuneata* (Dum. Cours.) G. Don]

直立小灌木。上部有坚韧细长的分枝。叶互生，三出复叶；叶柄长约1 cm，具柔毛；托叶条形，有 3 脉；叶片倒披针形，先端截形或微凹，有短尖，基部狭楔形，上面有少数短毛，下面密被白色柔毛。花单生，或2～4 朵丛生叶腋；小苞片 2，狭卵形；花萼浅杯状，具 5 裂，齿披针形，被柔毛；花冠蝶形，白色，有紫斑，旗瓣中央紫红色，倒卵形，顶端圆钝，基部具爪，翼瓣斜长椭圆形，龙骨瓣顶端钝而偏斜，一侧基部下延成耳，均具爪；雄蕊 10，二体；雌蕊线形，花柱细长，弯曲，柱头头状，子房外有细毛。荚果斜卵圆形，表面有白色绢毛或近无毛。种子肾圆形，成熟时赭褐色。花期 6～9 月，果期 9～11 月。

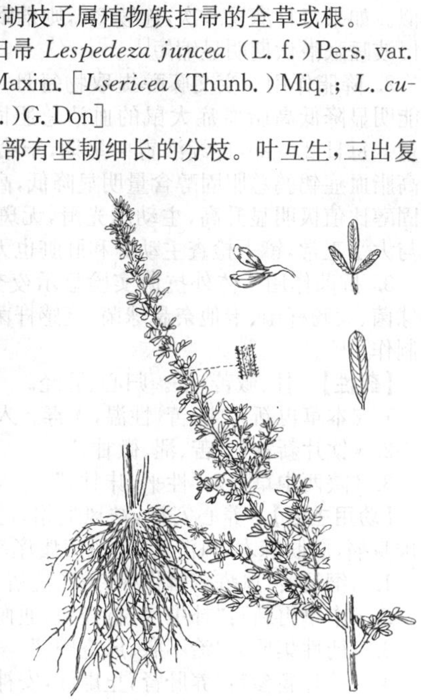

铁扫帚

生于低山坡路边及空旷地杂草丛中。分布于华东、中南、西南及陕西等地。

【栽培】 生物学特性　适应性较强，高山和平坝都可生长，常野生在路边、河边和山坡的向阳处，一般排水良好的土壤都可栽培。

繁殖方法　种子繁殖。3～4 月播种，整地开 1.3 m 宽的高畦，按行窝距各 33 cm 开窝点播，每窝种子约 20 粒，施人畜粪水后，盖火灰。在苗高 5 cm 时匀苗、补苗，每窝留苗 4～5 株。

田间管理　第二年后，每年在 4、6、10 月都要中耕除草、追肥 1 次，肥料可用人畜粪水。约 4 年后，根蔸衰老，要换地另种。

【采收加工】 播种当年 9～10 月结果盛期采收(留种的可稍迟)。齐地割起，晒干，或鲜用。

【药材】 夜关门　*Herba seu Radix Lespedezae Sericea* 产于江苏、浙江、江西、福建、湖北、湖南、四川、贵州、云南等地。

性状　根细长，条状，多分枝。茎枝细长，被微柔毛。三出复叶互生，密集，多卷曲皱缩，完整小叶线状楔形，长 1～2.5 cm；叶端钝或截形，有小锐尖，在中部以下渐狭；上面无毛，下面被灰色丝毛。短总状花序腋生，花萼钟形，蝶形花冠淡黄白色至黄棕色，心部带红紫色。荚果卵形，稍斜，长约 3 mm，棕色，先端有喙。气微，味苦。

鉴别　叶表面观：上表皮细胞垂周壁平直或稍弯曲，气孔甚多，平轴式，或不定式，偶见非腺毛。下表皮细胞垂周壁波状弯曲或稍弯曲，可见气孔；非腺毛较多，长 90～500 μm，直径 8～18 μm，壁疣密，细小，基部为 1～2 个短细胞。叶脉处可见众多草酸钙方晶。

【成分】 种子中含儿茶素(catechin)，表儿茶素(epicatechin)[1]，黎豆胺(stizolamine)[2]。

茎含鞣质[3,4]，多聚酚类和缩合鞣质[7]。

叶含鞣质[3,4]，β-谷甾醇(β-sitosterol)，琥珀酸(succinic acid)，1-三十烷醇(1-triacontanol)，槲皮素(quercetin)，山柰酚(kaempferol)，松醇(pinitol)，萹蓄苷(avicularin)，胡桃苷(juglanin)，三叶豆苷(trifolin)[5]，异牡荆素(isovitexin)，异荭草素(isoorientin)，6，8-二-C-葡萄糖基芹菜素(6，8-二-C-glucopyranoside)，6，8-二-C-葡萄糖基木犀草素(luteolin-6，8-C-glucopyranoside)[6]，多聚酚类和缩合鞣质[7]。

根中含大豆皂醇(soyasapogenol)B[8]。

夜关门中还含有截叶铁扫帚酸钾(potassium lespedezate)，异截叶铁扫帚酸钾(potassium isolespedezate)[9]，松脑(pine camphor)[10]。

【药理】 1. 止咳、平喘作用　本品及从中分得的咳宁醇(松醇)、以黄酮类物质为主成分的 707 及以酚性成分为主的 607 有不同程度的止咳及平喘作用。氨雾引咳法试验中煎剂、咳宁醇、707 及 607 均有显著止咳作用[1,2]，β-谷甾醇灌服 500 mg/kg 对小鼠也有显著止咳效果[3]，但电刺激猫喉上神经所致咳嗽咳宁醇及 707 均未见明显作用。在豚鼠离体气管条上 707 可显著拮抗组胺所致收缩，作用缓慢而持久；组胺喷雾引喘试验中 707 腹腔注射 100～200 mg/kg 有明显平喘效果，但咳宁醇 200 mg/kg 却无明显作用。小鼠酚红法试验中咳宁醇、707 和 607 均无明显祛痰效果[1,2]。707 含山柰酚、槲皮素、牡荆素、荭草素和水杨酸[4]。

2. 对子宫的影响　本品乙醇提取物对于已孕或经雌激素敏化的离体大鼠、小鼠、豚鼠和家兔子宫具有显著的兴奋作用，而对未孕子宫则无明显影响[5]。

脊。叶互生；托叶痕达叶柄顶端；叶片革质，椭圆形、窄椭圆形或倒卵状椭圆形，先端长渐尖，基部楔形，边缘略反卷，网脉稀疏，上面深绿色，有光泽，稍有波皱，下面淡绿色。花梗向下弯垂，花近球形，直径 3～4 cm，夜间极香；花被 9 片，外轮 3 片，白色带绿，内两轮白色；雄蕊多数，花丝扁平，药室内向开裂；心皮多数，窄卵形，柱头短。蓇葖果近木质，沿背缝线开裂，顶端有短尖头。种子 1～2，外种皮鲜红色，带肉质。花期 5～6 月，果期 7～9 月。

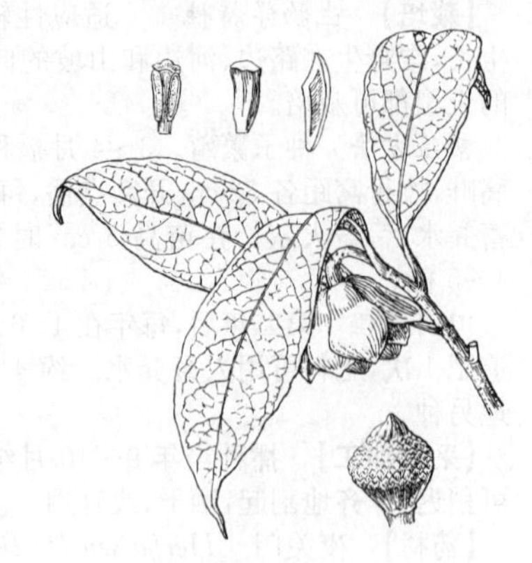

夜合花

生于常绿阔叶林中。分布于浙江、福建、广东、广西、云南、台湾等地。华南各地多有栽培。

【栽培】 生物学特性　喜湿润、肥沃土壤，耐荫，多生于海拔 600～900 m 的常绿阔叶林下，对有毒气体抗性较差。

繁殖方法　靠接或高空压条繁殖。嫁接以紫玉兰、火力楠、木莲等为砧木。高空压条繁殖：早春天气转暖后或秋天进行，生根后移入苗圃育成大苗，方可定植。近年也常用扦插繁殖，以一年生至二年生幼苗上剪穗沙插，成活率可达 90%。

【采收加工】 5～6 月采摘，晒干。

【药材】 夜合花 *Flos Magnoliae Cocinis*　主产于广东、广西。

性状　花朵略呈伞形、倒挂钟形或不规则的球形，长 2～3 cm，直径 1～2 cm，外面暗红色至棕紫色。萼片 3 片，长倒卵形，长约 1.5 cm，宽约 8 mm，两面有颗粒状突起。花瓣 6 片，倒卵形，卷缩，外列 3 片较大，长约 2 cm，宽约 1.2 cm，外表面基部显颗粒状突起，内表面光滑。质厚，坚脆。雄蕊多数，螺旋状排列，呈莲座状。雌蕊心皮 7～8 个，离生，心皮狭长棱状，紫褐色或棕褐色，有小瘤状体。留存的花柄黑褐色。气极芳香，味淡。

【成分】 茎含生物碱：氧代黄心树宁碱（oxoushinsunine），柳叶木兰碱（salicifoline），木兰花碱（magnoflorine）[1]，千金藤碱（stephanine），夜合花碱（magnococline）[2, 3]，光千金藤碱（stepharine），10-羟基番荔枝碱（anolobine）[3, 4]。

【药性】《福建药物志》："辛，温。"

【功用主治】 行气祛瘀，止咳止带。主治胁肋胀痛，乳房胀痛，疝气痛，癥瘕，跌打损伤，失眠，咳嗽气喘，白带过多。

1.《广东中药》："治肝郁气痛。"

2.《福建药物志》："活血祛瘀，安神，止带。治胁痛，失眠，癥瘕，白带，跌打损伤。"

【用法用量】 内服：煎汤，3～9 g。

3048 夜交藤 yè jiāo téng

（《本经逢原》）

【异名】 棋藤（《南京民间草药》），首乌藤（《江苏省植物药材志》）。

【基原】 为蓼科蓼属植物何首乌 *Polygonum multiflorum* Thunb. 的藤茎或带叶的藤茎。

【原植物】 参见"何首乌"条。

【采收加工】 6～10 月采割带叶藤茎，或 8～12 月采割藤茎，捆成把，晒干或烘干。

【药材】 夜交藤 *Caulis Polygoni Multiflori*　主产于浙江、湖北、江苏、河南等地。以浙江、湖北产较大。

性状　藤茎长圆柱形，稍扭曲，长短不一，直径 3～7 mm。表面棕红色或棕褐色，粗糙，有明显扭曲的纵皱纹及细小圆形皮孔。节部略膨大，有分枝痕。外皮菲薄，可剥离。质脆，易折断，断面皮部棕红色，木部淡黄色，导管孔明显，中央为白色疏松的髓部。气无，味微苦、涩。

鉴别　茎横切面：木栓层为数列含棕色色素的细胞。皮层较薄。中柱鞘纤维束断续排列成环，伴有少数石细胞群，纤维壁甚厚，木化。韧皮部较宽，束中形成层明显；木质部导管单个散在或数个相聚。髓部小。薄壁细胞含草酸钙簇晶。

【成分】 藤茎中含黄酮类：大黄素（emodin），大黄素甲醚（physcion），蒽苷（anthraglycoisde）A 即是大黄素-8-葡萄糖苷（emodin-8-β-D-glucopyranoside）[1]。还含夜交藤乙酰苯苷（polygoacetophenoside）即是 2，3，4，6-四羟基乙酰苯-3-O-葡萄糖苷（2，3，4，6-tetrahydroxy acetophenone-3-O-β-D-glucopyranoside）[2]。

【药理】 1. 镇静催眠作用　夜交藤煎剂灌胃 9 g/kg 与阈下剂量的戊巴比妥钠 20 mg/kg 合用，小鼠转笼法试验表明有明显协同作用。20 g/kg 灌胃，大鼠睡眠多导图描记法表明，能使总睡眠时间延长，主要是慢波睡眠时相延长，异相睡眠期缩短，其即时催眠作用与 5 mg/kg 的安定基本相似。如果每日灌胃 2 次，连续 3 d，则催眠作用更明显，并使慢波睡眠潜伏期明显缩短[1]。

2. 降脂作用　夜交藤醇提取物每日 4 g/kg，连服 10 d，能明显降低高脂血症大鼠的血清总胆固醇及三酰甘油含量。每日 2 g/kg，连续灌胃 4 星期，于第六星期末测定，使高脂血症鹌鹑总胆固醇含量明显降低，高密度脂蛋白/总胆固醇比值极明显升高，主动脉光滑，无斑块形成，肝脏颜色与大小正常，镜下检查主动脉和肝脏也无明显异常[2]。

3. 抗菌作用　体外抗菌实验显示夜交藤对金黄色葡萄球菌、大肠杆菌、卡他奈瑟球菌、流感杆菌、肺炎链球菌有抑制作用[3]。

【药性】 甘、微苦，平。归心、肝经。

1.《本草再新》："味苦，性温，无毒。入心、脾二经。"

2.《饮片新参》："苦、涩，微甘。"

3.《陕西中草药》："性平，味甘。"

【功用主治】 养心安神，祛风通络。主治失眠，多梦，血虚身痛，肌肤麻木，风湿痹痛，风疹瘙痒。

1.《纲目》："风疮疥癣作痒，煎汤洗浴。"

2.《本草再新》："补中气，行经络，通血脉，治劳伤。"

3.《药性集要》："治不寐、风疮癞。"

4.《饮片新参》："养肝肾，止虚汗，安神催眠。"

5.《陕西中草药》："祛风湿，治贫血，周身酸痛。"

【用法用量】 内服：煎汤，10～20 g。外用：煎水洗；或捣烂敷。

【选方】 1. 治虚烦失眠多梦　夜交藤 30 g，珍珠母 30 g，丹参 9 g。水煎服。（《浙江药用植物志》）

2. 治皮肤瘙痒　夜交藤、苍耳子各适量，煎水外洗。（《安徽中草药》）

4.《本经疏证》："人身一天地也，嘘故纳新，环周不休，气之道也；十二经脉、十五大络，血之道也。其资皆禀于脾，则虚乏者，不可谓非脾气不给矣。脾气不给，参、芪、术、草皆能资助之，此独何借于饴糖？夫《别录》补虚乏已下，遂继之以止渴、去血。则芪、术者，皆与渴无干，且术能去湿，不能滋燥；芪能充外，不能充内；参、草能充内，且滋燥矣，又与血无干，以是见此虚此乏，断非参、芪、术、草所能补矣。虽然，虚乏而气不能行且渴者固多，又何以知有当去不去之血？夫仲景用饴糖，多在建中汤，建中汤证多有腹痛，此血当行不行之验也。是故饴糖非能去瘀血也，能治血当行不行为腹痛者耳。故《伤寒》、《金匮》用建中处甚多，然止云治腹痛，不云下瘀血。"

3044 **变蛋** biàn dàn（《医林纂要》）

【异名】 皮蛋（《随息居饮食谱》）。

【基原】 为鸭蛋用石灰、草灰、盐等腌制而成。

【药性】 《医林纂要》："味辛涩甘咸，寒。"

【功用主治】 《医林纂要》："泻肺热，醒酒，去大肠火，治泻痢。能散、能敛。"

3045 **变豆菜** biàn dòu cài（《救荒本草》）

【异名】 山芹菜、山芹（《青岛中草药手册》），五指疳（《广西药用植物名录》），鸭脚板（《贵州中草药名录》），蓝布正（四川）。

【基原】 为伞形科变豆菜属植物变豆菜的全草。

【原植物】 变豆菜 *Sanicula chinensis* Bunge.

多年生草本。全株无毛。根茎粗短，有许多细长支根。茎直立，有纵沟纹，下部不分枝，上部几次叉状分枝。基生叶，基部有透明的膜质鞘；叶片近圆形至圆心形，常3全裂，少至5裂，中裂片楔状倒卵形，两侧裂片各有1深裂，很少不裂；茎生叶逐渐变小，通常3裂，裂片边缘有大小不等的尖锐重锯齿。伞形花序二至三回叉式分枝；总苞片叶状，3裂或近羽状分裂；伞辐2～3；小总苞片，卵状披针形；小伞形花序有花6～10；萼齿窄线形，顶端渐尖；花瓣倒卵形，白色或绿白色；花柱与萼齿近等长。双悬果球状圆卵形，皮刺直立，顶端钩状，基部膨大；果实的横剖面近圆形，胚乳腹面略凹陷，油管5，合生面通常2，大而显著。花、果期4～10月。

变豆菜

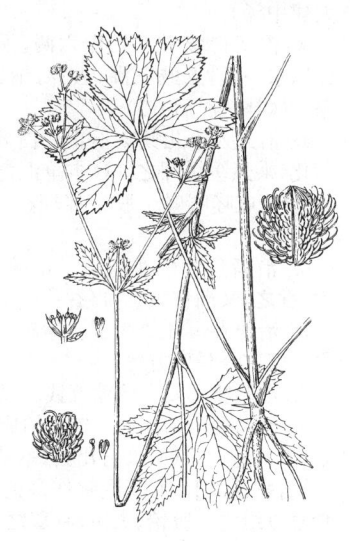

生于海拔200～2 300 m的阴湿山坡路旁、杂木林下、竹园边、溪边草丛中。分布于东北、华东、中南、西南和西北各地。

【采收加工】 6～10月采收，鲜用或晒干。

【药性】 《青岛中草药手册》："性凉，味甘、辛。"

【功用主治】 解毒，止血。主治咽痛，咳嗽，月经过多，尿血，外伤出血，疮痈肿毒。

1.《青岛中草药手册》："清热解毒，杀虫。主治痈肿疮毒，驱除蛔虫。"

2.《长白山植物药志》："地上部分用于月经过多，血尿。根及地上部分外用于伤口可止血。"

【用法用量】 内服：煎汤，6～15 g。外用：捣敷。

【选方】 治疖疮红肿　山芹菜15 g，地丁15 g。捣烂敷患处。（《青岛中草药手册》）

3046 **变叶美登木** biàn yè měi dēn mù〔《中草药》1986，17(9)：39〕

【异名】 变叶裸实、咬眼刺、刺仔木（《中国高等植物图鉴》）。

【基原】 为卫矛科美登木属植物变叶美登木的地上部分。

【原植物】 变叶美登木 *Maytenus diversifolius* (Hemsl.) Hou［*Gymnosporia diversifolia* (Hemsl) Maxim.］

灌木，高达3 m。1～2年生小枝先端尖锐成刺，密被短锈色毛。叶互生；叶柄极短或近无柄；叶片近革质，宽倒卵形至窄长倒卵形，先端圆钝或稍内凹，边缘具疏圆齿。聚伞花序腋生；花极小，淡绿色，5数；雄蕊5，着生花盘边缘之下；子房基部与花盘合生，2室，每室2胚珠，柱头2裂。蒴果红色，倒圆锥形。种子黑褐色，基部有短小假种皮。

生于山坡、平地及海岸等处。分布于福建、广东、广西、台湾。

【采收加工】 全年均可采，切段晒干。

【成分】 变叶美登木地上部分含生物碱：美登木碱(maytansine)，美登普林(maytanprine)；萜类：卫矛醇(dulcitol)，无羁萜(酮)(friedelin)，β-香树脂醇(β-amyrin)，黄酮类：山柰苷(kaempferitrin)，山柰酚-7-O-鼠李糖苷(kaempferol-7-O-rhamnoside)[1]。

茎含变叶美登木素(maytensifolin)A、B[2]、C[3]，变叶美登木醇(maytenfoliol)，变叶美登木酸(maytenfolic acid)，粉蕊黄杨酮醇(pachysonol)，海棠果醇(canophyllol)，海棠果醛(canophyllal)，无羁萜(酮)，30-羟基无羁萜-3-酮(30-hydroxyfriedelan-3-one)，29-羟基无羁萜-3-酮(29-hydroxyfriedelan-3-one)[2]，无羁萜-3-酮-29-羧酸(3-oxofriedelan-29-oic acid)，无羁萜-3-酮-28-羧酸(3-oxofriedelan-28-oic acid)，28，29-二羟基-无羁萜-3-酮(28，29-dihydroxyfriedelan-3-one)[4]。

叶含三萜类：maytenfolone，倍半萜类吡啶生物碱：emarginatine H；又含无羁萜(酮)等[5]。

【功用主治】 化瘀消肿解毒。主治肿瘤。

【用法用量】 内服：煎汤，30～60 g；或制成片剂。

3047 **夜合花** yè hé huā（《植物名实图考》）

【异名】 合欢花（《广东中药》），夜香木兰（《广西药用植物名录》）。

【基原】 为木兰科木兰属植物夜合花的花。

【原植物】 夜合花 *Magnolia coco* (Lour.) DC.［*Liriodendron coco* Lour.；*Magnolia pumila* Andr.］

灌木或小乔木，高2～4 m。树皮灰色，小枝绿色，微具棱

除沿中脉密被微柔毛外，其余无毛，背面沿中脉或仅中脉基部被短柔毛。总状花序腋生和生枝顶叶腋；苞片宽卵形，通常脱落，小苞片2，卵形或卵状披针形；萼筒无毛，萼齿卵状三角形或半圆形；花冠白色，坛状或钟状，裂齿短小，狭三角形，直立或反折；雄蕊内藏，花丝被疏柔毛，药室背部有短距；花柱不伸出花冠。浆果成熟时紫红色，果梗细长。花期4～5月，果期7～10月。

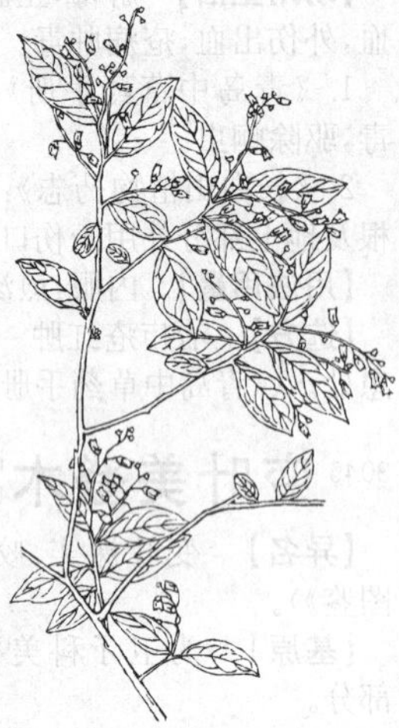

西南越橘

生于海拔（400～）790～2 000 m的松、栎林下或阳坡杂木林中。分布于四川、贵州、云南等地。

本植物的枝叶（饱饭花枝叶）亦供药用，另设专条。

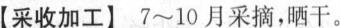

【采收加工】 7～10月采摘，晒干。

【药材】 饱饭花果 *Fructus Vaccinii Laeti* 主产于四川、云南等地。

性状 果实近球形，直径约0.5 cm。表面暗紫色，略有纵条纹，外有宿萼包被。质松脆，内含多数种子。气微，味微酸。

【药性】 酸，甘，平。

1.《四川常用中草药》："酸，甘。"

2.《全国中草药汇编》："酸，甘，平。"

【功用主治】《四川常用中草药》："强筋益气，消肿。治筋骨酸软，四肢无力等症。"

【用法用量】 内服：煎汤，3～6 g；或炖肉。

3042 饱饭花枝叶 bǎo fàn huā zhī yè（《四川常用中草药》）

【基原】 为杜鹃花科越橘属植物西南越橘 *Vaccinium laetum* Diels的枝叶。

【原植物】 参见"饱饭花果"条。

【采收加工】 全年可采，切段晒干。

【药性】 苦，平。

【功用主治】《四川常用中草药》："治偏头痛。"

【用法用量】 内服：煎汤，9～15 g。

3043 饴糖 yí táng（《别录》）

【异名】 饧（《方言》），胶饴（《伤寒论》），粭糖（《补缺肘后方》），软糖（《新修本草》），饧糖（《食疗本草》），糖饼（《正字通》），糖稀（《发酵工业全书》）。

【基原】 为用高粱、米、大麦、小麦、粟、玉米等含淀粉质的粮食为原料，经发酵糖化制成的食品。

【药性】 甘，温。归脾、胃、肺经。

1.《别录》："味甘，微温。"

2.《汤液本草》："入足太阴经。"

3.《本草蒙筌》："味甘，苦。"

4.《纲目》："甘，大温，无毒。"

5.《雷公炮制药性解》："入肺、脾二经。"

【功用主治】 缓中，补虚，生津，润燥。主治劳倦伤脾，里急腹痛，肺燥咳嗽，吐血，口渴，咽痛，便秘。

1.《别录》："主补虚乏，止渴，去血。"

2.《千金方》："补虚冷，益气力，止肠鸣、咽痛，除唾血，却咳嗽。"

3.《食疗本草》："补虚止渴，健脾胃气，去留血，补中。""主吐血，健脾。凝强者为良。主打损瘀血，熬食焦，和酒服之，能下恶血。"

4.《日华子》："益气力，消痰止嗽，并润五脏。"

5.《圣惠方》："解乌头、天雄、附子毒。"

6.《本草蒙筌》："和脾，润肺，止渴，消痰。治喉鲠鱼骨，疗误吞钱环。"

7.《本草汇言》："治中焦营气暴伤，眩晕，消渴，消中，怔忡烦乱。"

8.《长沙药解》："补脾精，化胃气，生津，养血，缓里急，止腹痛。"

【用法用量】 内服：烊化冲入汤药中，30～60 g；熬膏或入丸剂。

【宜忌】 湿热内郁，中满吐逆者禁服。

1.《本草衍义》："多食动脾风。"

2.《品汇精要》："中满不宜用，呕家勿用。"

【选方】 1. 治虚劳里急，悸衄，腹中痛，梦失精，四肢酸疼，手足烦热，咽干口燥　桂枝三两（去皮），甘草三两（炙），大枣十二枚，芍药六两，生姜三两，胶饴一升。上六味，以水七升，煮取三升，去滓，内胶饴，更上微火消解，温服一升，日三服。（《金匮要略》小建中汤）

2. 治心胸中大寒痛，呕不能饮食，腹中寒，上冲皮起，出见有头足，上下痛而不可触近　蜀椒二合（炒，去汗），干姜四两，人参二两。上三味，以水四升，煮取二升，去滓，纳胶饴一升，微火煎取一升半，分温再服。（《金匮要略》大建中汤）

3. 治卒得咳嗽　饴糖六两，干姜六两（末之），豉二两。先以水一升，煮豉三沸，去滓，纳饴糖，消，纳干姜，分为三服。（《补缺肘后方》）

4. 治大人小儿顿咳不止　白萝卜捣汁一碗，饴糖五钱。蒸化，乘热缓缓呷之。（《本草汇言》）

5. 治咸哮喘嗽　胶饴拌轻粉，熬焦为丸，噙化。（《本经逢原》）

6. 治诸鱼骨鲠在喉中　饴糖不拘多少，为丸如鸡子黄大，吞之，又渐作大丸，再吞。（《圣济总录》饴糖丸）

7. 治误吞银环及钗者　饴糖一斤，一顿渐渐食尽，多食之。（《古今录验方》）

8. 治胎坠不安　饴糖五钱。以砂仁泡汤化服。

9. 治大便干结不通　饴糖拈成指头大，用香油涂拌绿矾末，塞谷道内。（8、9方出自《本草汇言》）

【各家论述】 1.《注解伤寒论》："《内经》曰：脾欲缓，急食甘以缓之。胶饴、大枣、甘草之甘以缓中也。"

2.《本草经疏》："饴糖，甘入脾，而米麦皆养脾胃之物，故主补虚乏，仲景建中汤用之是也。肺胃有火则发渴，火上炎，迫血妄行则吐血，甘能缓火之标，则火下降而渴自止，血自去也。"

3.《药征续编》："胶饴之功，盖似甘草及蜜，故能缓诸急。考征小建中汤证曰腹中急痛，又曰里急，又曰妇人腹中痛；大建中汤证曰上下痛而不可触近；黄芪建中汤证曰里急。依此三方，则胶饴能治里急。夫腹中急痛、腹中痛，岂非里急矣乎？"

状弯曲，背面呈肋骨状排列，腹面呈短柱状密集排列。质坚硬，难折断，叶柄残基横切面可见黄白色小点2～4个(分体中柱)，内面的1对成“八”字形排列。气微弱，味微苦、涩。

单芽狗脊贯众　根茎呈长圆柱形或削成方柱状，红棕色至黑褐色。鳞片红棕色披针形。叶柄残基横切面可见黄白色小点5～8个(分体中柱)。

鉴别　(1)叶柄基部横切面：狗脊贯众　外方为数列厚壁细胞，壁非木化。基本组织中有分体中柱2～4个，内面的1对较大，肾形，呈“八”字形排列；韧皮部较窄，包围木质部，木质部两端呈弯钩状，管胞多角形或类圆形，其余分体中柱较小，肾形或圆肾形，与内面1对排列成半圆环状，并有棕褐色的分泌细胞散在。

单芽狗脊贯众　外层为数列厚壁细胞，棕褐色。

(2)取本品粗粉5 g，在沙氏提取器中以甲醇回流3 h，回收甲醇至20 ml备用。取样品液以毛细管在硅胶G板上点样，以三氯化铁-铁氰化钾试液喷雾，斑点呈墨绿色(间苯三酚作为对照，斑点呈蓝色)。取样品液1 ml，滴加溴水数滴，立即产生黄棕色沉淀(以水解鞣质对照，不产生沉淀)。取样品液1 ml，滴加新鲜石灰水数滴，立即产生红黄色沉淀(以水解鞣质对照，不产生沉淀)(检查缩合鞣质)。

【成分】　狗脊蕨及单芽狗脊蕨根茎含东北贯众素(dryocrassin)[1]。

【药理】　抑制猪蛔虫作用　狗脊蕨贯众的根茎及叶柄基部的煎剂稀释到16%浓度时，体外对猪蛔虫头段有不同程度的抑制和松弛作用。50%～70%的煎剂对整体猪蛔虫作用2～6 h后，猪蛔虫活动呈不同程度的抑制[1]。

【药性】　苦，凉。归肝、胃、肾、大肠经。

1.《四川中药志》1960年版：“性微寒，味苦，有小毒；入肝、胃、大肠三经。”

2.《湖南药物志》：“苦，寒，有毒。”

3.《中国药用孢子植物》：“微苦，凉。”

4.《福建药物志》：“苦、甘，凉，有小毒。”

【功用主治】　清热解毒，杀虫，止血，祛风湿。主治风热感冒，时行瘟疫，恶疮痈肿，虫积腹痛，小儿疳积，痢疾，便血，崩漏，外伤出血，风湿痹痛。

1.《四川中药志》1960年版：“清热解毒，杀虫散瘀。治时行瘟疫，疮疡肿毒，虫积腹痛，湿热便血，血崩不止，下痢坠胀。”

2.《中国药用植物图鉴》：“补肝肾，强腰膝，除风湿。主治风寒湿痹，腰痛脚弱，淋露。”

3.《四川常用中草药》：“治头昏头痛，白带，血气腹痛。”

4.《安徽中草药》：“清热解毒，散瘀止血。主治湿热痢疾，月经不调，疮毒溃烂，创伤出血。”

5.《福建药物志》：“主治崩漏，白带，鼻衄，小儿疳积，瘰疬，皮肤瘙痒，预防感冒及流行性感冒。”

【用法用量】　内服：煎汤，9～15 g，大剂量可用至30 g；或浸酒；或入丸、散。外用：捣敷；或研末调涂。

【宜忌】　《四川中药志》1960年版：“虚寒证及孕妇忌用。”

【选方】　1. 治腹中邪热诸毒　狗脊根15 g。水煎服。(《湖南药物志》)

2. 治虫积腹痛　单芽狗脊(蕨)15 g，川楝子9 g，使君子9 g。水煎服。(《中国药用孢子植物》)

3. 治毒疮溃烂，久不收口　狗脊贯众(去鳞毛)，加白糖捣敷患处，每日换药1～2次。忌食酸辣。(《天目山药用植物志》)

4. 治湿热痢疾　狗脊蕨9 g，铁苋菜15 g，地锦草18 g，炒枳壳6 g。水煎服。

5. 治外伤出血　狗脊蕨根茎上的锈色鳞片。研粉，外敷伤口，加压包扎。(4、5方出自《安徽中草药》)

3040 狍茸 páo róng (《中国药用植物志》)

【基原】　为鹿科狍属动物狍雄性未骨化的幼角。

【原动物】　狍 *Capreolus capreolus* (Linnaeus).

中型鹿类。体长约1.3 m。雄兽有角，较短，分三叉呈树枝状，每年冬季脱落1次。无獠牙，耳朵和眼都大，颈长，尾很短，隐于体毛内。四肢颇长，后肢略比前肢长。冬季毛棕黄色，夏季毛栗红色，臀部灰白色。

栖于丘陵、山地的疏林地带，特别是林缘或沟谷的灌草丛中。晨昏活动，三五成群，食青草、嫩枝、树皮等。分布于我国东北、华北、西北各地。

【采收加工】　春季锯茸，洗去茸毛上的污物，用线封口，缠上麻绳，固定在架上，置沸水中煮过数次，自然风干。

【药材】　狍茸 *Cornu Capreoli Pantotrichum*　主产于西北及东北地区。

性状　全长多为5～7 cm，直径2～2.5 cm。基部较粗，顶端渐细，先端钝。全体布满灰褐色茸毛，茸体有纵棱。质坚硬，断面有细孔。气腥，微臭，味咸。

鉴别　组织特征：毛茸密集，基部略作膨大，表皮层颗粒细胞较大，略密；真皮层外侧乳头呈波浪状突起；内侧有圆形小血管较大；骨小梁间隙略密，多为弯曲长分枝状；骨陷窝内侧外侧均较密，比较规则环绕骨小梁间隙，似层状排列，单个呈长多角形，如砂晶状，直径大至8 μm，骨小管不明。

紫外光谱：取本品粉末1 g，用95%乙醇加热提取，趁热过滤，滤液在岛津UF-265FW紫外分光光度仪上测定吸收波长，在波长200.8 nm、250.6 nm处有最大吸收峰。

【成分】　狍的茸及角，含大量骨胶原，肽类，氨基酸，硫酸软骨素(chondroitin sulfate)，及钙、磷、铁、镁、铜等[1]。

尚报道含有锌、铅、镉、镍、铬，这可能与环境污染有关[1]。

【药性】　甘、咸，温。归肾经。

【功用主治】　补肾阳，益精血，强筋骨。主治虚劳羸弱，腰膝酸软，筋骨疼痛，阳痿，不孕。

【用法用量】　内服：研末冲服，每次3 g，每日9 g；或浸酒；或入丸、散。

【宜忌】　阴虚阳亢者禁服。

3041 饱饭花果 bǎo fàn huā guǒ (《四川常用中草药》)

【异名】　乌饭子、米饭花(《四川常用中草药》)，小叶珍珠花(《中国树木分类学》)。

【基原】　为杜鹃花科越橘属植物西南越橘的果实。

【原植物】　西南越橘 *Vaccinium laetum* Diels [*V. mandarinorum* Diels var. *laetum* (Diels) Metc; *V. sprengelii* (G. Don) Sleumer]

常绿乔木或灌木，高1～2(～7)m。幼枝密被微柔毛或短柔毛，老枝灰黑色，通常无毛。叶柄长3 mm，被短柔毛或有时无毛；叶片薄革质，卵形、长圆形、长圆状披针形至披针形，先端渐尖至长渐尖，基部楔形至钝圆，边缘有锯齿，表面

3037 **狗尾草子** gǒu wěi cǎo zǐ（《福建药物志》）

【基原】 为禾本科狗尾草属植物狗尾草 *Setaria viridis* (L.) Beauv. 的种子。

【原植物】 参见"狗尾草"条。

【采收加工】 8～10月采收成熟果穗，搓下种子，晒干。

【功用主治】《福建药物志》："治疟疾。"

【用法用量】 内服：煎汤，9～15 g；或研末冲。外用：炒焦，研末调敷。

【临床报道】 治疗缠腰火丹 将光明草的果实洗净晒干，炒焦碾细，用香油调成糊状装瓶备用。用经消毒的针头将疱疹刺破，然后将光明草油膏直接搽于患处，以能遮盖疱疹为度。每日搽药2～3次，直至痊愈。共治疗100例，痊愈86例，好转13例，无效1例，总有效率为99%，痊愈率达86%。一般用药1～3 d即显疗效，平均治疗时间5.1 d。对本病各型(肝火型、脾虚型、血瘀型)均有很好疗效，尤对肝火型为最佳。愈后未发现有后遗神经痛或其他副作用[1]。

3038 **狗屎花根** gǒu shǐ huā gēn（《云南中草药》）

【异名】 蓝狗屎花根(《滇南本草》)，鸡爪参(《贵州民间方药集》)，接骨草根(《全国中草药新医疗法展览会技术资料选编》)。

【基原】 为紫草科倒提壶属植物倒提壶 *Cynoglossum amabile* Stapf et Drumm. 的根。

【原植物】 参见"狗屎花"条。

【采收加工】 8～10月挖根，鲜用或切片晒干。

【药性】 苦，平。归肝、肾经。

1.《滇南本草》："味苦、微咸，性寒。""入肝、肾二经。"

2.《云南中草药》："甘，平。"

【功用主治】 清热，补虚，利湿。主治肝炎，痢疾，疟疾，虚劳咳喘，盗汗，疝气，水肿，崩漏，白带。

1.《滇南本草》："升降肝气，利小便，消水肿，泻胃中湿热，治黄疸眼仁发黄、周身黄如金，止肝气疼，治疝气疼。开白花者，治妇人白带，淋症。开红花者，治妇人赤带、红崩，泻膀胱火热。"

2.《云南中草药》："清热利尿，补虚止血。"

3.《贵州民间方药集》："治肺结核，止肺病盗汗；解热利尿，治水肿。"

【用法用量】 内服：煎汤，15～30 g。外用：捣敷；或研末撒。

【选方】 1. 治肺病喘咳，全身虚汗不收或两腋常汗 狗屎花根15 g。焙干为末，用鸡汤或肉汤吞服，每日1次，每次3 g。(《贵州民间方药集》)

2. 治男子白浊，妇人白带，黄疸，淋沥，眼目白轮黄如金色，周身黄色，头面浮肿，两足水肿 蓝狗屎花根一两，金钟茵陈五钱。引点水酒服。忌煎、炒、鱼、羊、蛋、蒜、豆。(《滇南本草》)

3. 治外伤出血 鲜狗屎花根皮捣烂外敷；或以干根研末撒患处。(《云南中草药》)

4. 治骨折，关节脱臼 鲜倒提壶根捣烂，加甜酒酿(或烧酒)适量，复位后外敷，3 d换药1次。(《全国中草药汇编》)

3039 **狗脊贯众** gǒu jǐ guàn zhòng（南药《中草药学》）

【异名】 狗脊(《本经》)，虾公草、毛狗头(《湖南药物志》)，贯众、黄狗蕨(《广西药用植物名录》)，大叶贯众。

【基原】 为乌毛蕨科狗脊蕨属植物狗脊蕨、单芽狗脊蕨的根茎。

【原植物】 1. 狗脊蕨 *Woodwardia japonica* (L. f.) Smith [*Blechnum japonicum* L. f.]

植株高50～120 cm。根茎短而粗，直立或斜升，与叶柄基部密被红棕色、披针形大鳞片。叶簇生；叶柄深禾秆色，向上至叶轴有同样较小的鳞片；叶片厚纸质，长圆形至卵状披针形，叶轴下面有小鳞片，二回羽裂；裂片10对以上，顶部羽片急缩成羽状深裂，先端渐尖，向基部略变狭，基部上侧楔形，下侧圆形或稍呈心形，羽裂或深裂；裂片三角形或三角状长圆形，锐尖头，边缘有短锯齿；叶脉网状，有网眼1～2行，网眼外的小脉分离。孢子囊群长圆形，生于中脉两侧相对的网脉上，并嵌入网眼内叶肉中；囊群盖长肾形，以外侧边生于网脉上，开向中脉。

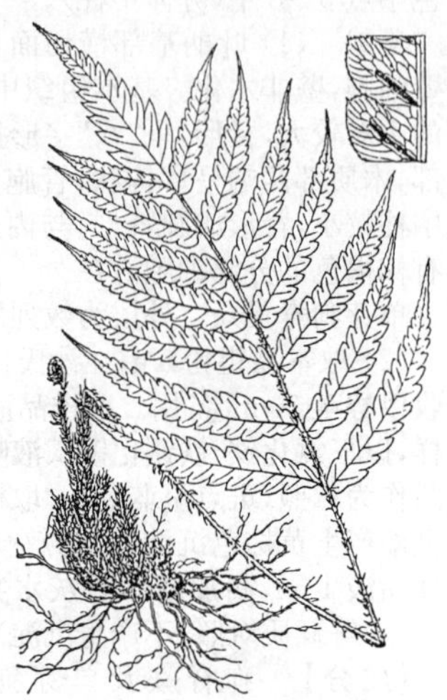

狗脊蕨

生于疏林下酸性土壤上。分布于华东(除山东外)、中南、西南及台湾等地。

2. 单芽狗脊蕨 *W. unigemmata* (Makino) Nakai

与上种主要区别：叶近生；叶柄禾秆色；叶片厚纸质，卵状长圆形，在叶轴顶部和羽片着生处下面生1个被红棕色鳞片的大芽胞，叶柄基部以上和叶轴光滑，二回羽状深裂；基部对称，深羽裂；裂片有软骨质尖锯齿；有网脉2～3行。孢子囊群长形，着生于接近中脉两侧1行网脉上；囊群盖长肾形，以外侧边着生网脉上，开向中脉。

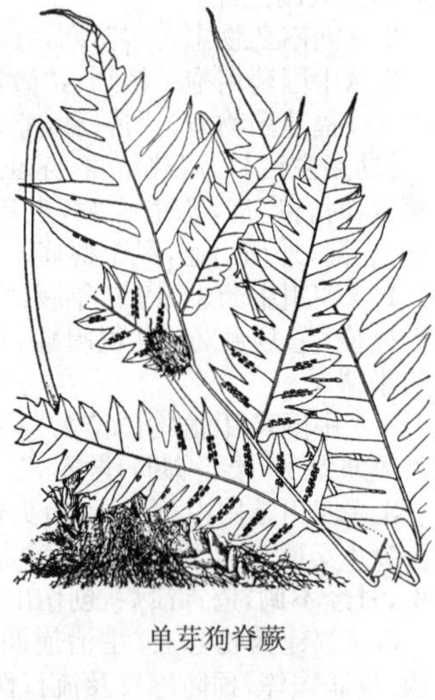

单芽狗脊蕨

生于海拔500～3 000 m的山坡林下或灌木丛中。分布于中南(除河南外)、西南及浙江、安徽、福建、江西、陕西、甘肃、台湾等地。

【采收加工】 春、秋季采挖，削去叶柄、须根，晒干。

【药材】 狗脊贯众 *Rhizoma Woodwardiae* 主产于湖南、云南、贵州、四川、甘肃等地。

性状 狗脊贯众 根茎呈圆柱状或四方柱形，挺直或稍弯曲。上端较粗钝，下端较细。长6～26 cm，直径2～7 cm，红棕色或黑褐色。根茎粗壮，密被粗短的叶柄残基，棕红色鳞片和棕黑色细根。叶柄残基近半圆柱形，镰刀

片及小苞片早落。花淡绿色、黄绿色或黄玉白色；花被裂片 6，排成 2 轮，外轮稍短，内轮长 4～4.5 mm；能育雄蕊 9，排成 3 轮，花丝基部被柔毛，花药 4 室，第三轮雄蕊稍长，退化雄蕊基部有长柔毛；雌蕊无毛，子房卵珠形，花柱丝状，与子房近等长，柱头小，头状。果椭圆形，先端具小尖头，熟时黑蓝色，具白粉，无毛。花期 4～5 月，果期 6～10 月。

生于海拔 1 500～2 000 m 的山地常绿阔叶林中，喜湿润和土壤肥沃的山坡。分布于四川及云南。

本植物的叶(冻青叶)亦供药用，另设专条。

【采收加工】 全年均可采收，挖取根或剥取树皮，切段，鲜用或晒干。

【药性】 辛，温。

【功用主治】 温中行气，止痛。主治脘腹胀痛，暑湿呕吐，泄泻。

1.《四川常用中草药》："行气，破血。治气痛，发痧，霍乱。"

2.《全国中草药汇编》："温中行气，止痛。主治胃腹胀痛，急性胃肠炎。"

【用法用量】 内服：煎汤，根 10～15 g；树皮 6～10 g。

3035 狗甘草根 gǒu gān cǎo gēn (《全国中草药汇编》)

【基原】 为豆科甘草属植物刺果甘草 *Glycyrrhiza pallidiflora* Maxim. 的根。

【原植物】 参见"狗甘草"条。

【采收加工】 9～10 月采挖，切段，晒干。

【药材】 狗甘草根 *Radix Glycyrrhizae Pallidiflorae* 产于东北、华北。

性状　呈圆柱形，头部有分枝，长 20～100 cm，直径 0.3～1.5 cm。表面灰黄色至灰褐色，有不规则扭曲的纵皱纹及横长皮孔。质坚硬，难折断，断面纤维状，有粉性，皮部灰白色占断面的 1/5～1/4，木部淡黄色，有放射纹理。气微，味苦涩，嚼之微有豆腥气。根茎头部有小型芽或芽痕，断面中心有髓，根无芽无髓。

鉴别　根横切面：木栓层为数列木栓细胞组成。韧皮部纤维成束，其周围薄壁细胞中含草酸钙方晶，形成晶鞘纤维，韧皮射线细胞有单纹孔。形成层成环。木质部导管周围木纤维密集，木薄壁细胞木化，具单纹孔，木射线细胞亦具单纹孔。薄壁细胞中含淀粉粒。

粉末特征：灰黄色。纤维多成束，长梭形，直径 10～20 μm，壁厚，孔沟不明显，其周围薄壁细胞中含草酸钙方晶，形成晶鞘纤维。具缘孔导管直径 31～104 μm，亦有网纹导管。草酸钙方晶为正方体、长方体或类双锥形，宽 6～12 μm，长 10～15 μm。木薄壁细胞呈长方形，壁木化有单纹孔。木射线细胞呈类方形，具单纹孔。淀粉粒多为单粒，直径 2～13 μm，脐点、层纹均不明显；亦见少数复粒，由 2～3 分粒组成。

【成分】 根和根茎含三萜类：马其顿甘草酸(macedonic acid)[1]，三萜皂苷(triterpenoid saponins)A 和 B[2]，刺果甘草酸(glypallidifloric acid)，高紫檀酚(homopterocarpin)，大豆皂醇(soyasapogenol)B[3]；黄酮类：刺果甘草查尔酮(glypallichalcone)即 4-羟基-2，4′-二甲氧基查尔酮(4-hydroxy-2，4′-dimethoxychalcone)，刺芒柄花素(formononetin)[4]，刺果酸甲酯(pallidifloric acid methyle-ster)，刺果甘草素(pallidiflorin)[5]，苜蓿紫檀酚(medicarpin)，4′，7-二羟基-6，8-二异戊烯基二氢黄酮(4′，7-dihydroxy-6，8-diisopentenyl dihydroflavone)，毛蕊异黄酮(calycosin)，异甘草素(isoliquiritigenin)，4′，7-二羟基黄酮(4′，7-dihydroxyflavone)[6]。

【药性】 甘、辛，温。

【功用主治】 杀虫止痒，止咳。主治阴道滴虫，百日咳。

1.《全国中草药汇编》："杀虫。治阴道滴虫病。"

2.《秦岭巴山天然药物志》："杀虫止咳。治阴道滴虫病，百日咳。"

【用法用量】 内服：煎汤，9～15 g。外用：煎水熏洗。

【选方】 治百日咳　刺果甘草根 15 g。水煎服。(《秦岭巴山天然药物志》)

3036 狗头芙蓉 gǒu tóu fú róng (《台湾药用植物志》)

【异名】 山芙蓉、山芙蓉头(《台湾药用植物志》)。

【基原】 为锦葵科木槿属植物台湾芙蓉的根及茎。

【原植物】 台湾芙蓉 *Hibiscus taiwanensis* S. Y. Hu

落叶灌木或小乔木，高 3～8 m。全株密被刚毛状糙毛。叶互生；叶近圆形，3～5 裂，裂片三角形。花单生于枝端叶腋间；小苞片 8，线形，被长柔毛状糙毛，毛长而不为星状；萼钟状，5 裂，裂片三角形，急尖头，被星状短绒毛；花冠近钟形，花瓣近圆形，基部合生，具髯毛。蒴果球形，径约 2 cm，有毛。

生于海拔 1 000 m 以下的阔叶林间、平地、山麓等处。分布于我国台湾等地。

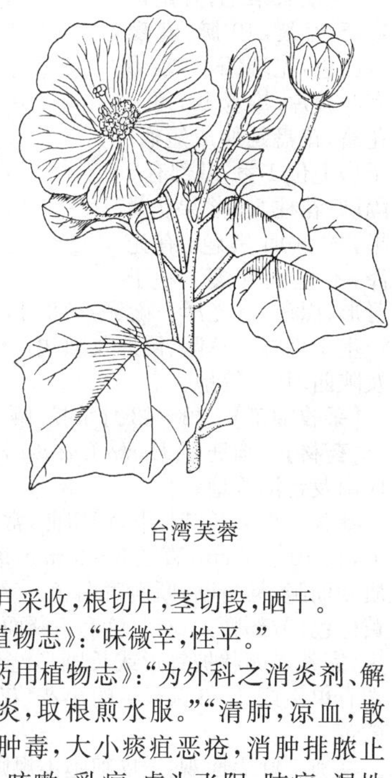

台湾芙蓉

【采收加工】 8～10 月采收，根切片，茎切段，晒干。

【药性】《台湾药用植物志》："味微辛，性平。"

【功用主治】《台湾药用植物志》："为外科之消炎剂、解毒药、解热剂。治关节炎，取根煎水服。""清肺，凉血，散热，解毒。治一切痈疽肿毒，大小痰疽恶疮，消肿排脓止痛，能治破气，风伤之久咳嗽、乳痈、虎头飞阳，肺痈，湿性肋膜炎，脓胸，牙痛。"

【用法用量】 内服：煎汤，5～15 g；或炖肉。外用：捣敷。

【选方】 1. 治肋膜炎　山芙蓉根、山甘草、双面刺及豨莶草各 20 g。水煎服。

2. 治疮疡　山芙蓉头 110 g，加酒少许，炖瘦肉服；或用 75 g，加双面刺 40 g，半酒水炖瘦肉服。

3. 治无名肿毒　狗头芙蓉、双面刺、埔银各 55 g，王不留行 140 g。用酒少许，炖排骨及青皮鸭蛋服。

4. 治关节炎　山芙蓉及牛乳埔各 75 g，过山香 40 g，穿山龙 110 g。炖猪脚服。

5. 治白喉　山芙蓉头 40 g，风藤叶 10 片，白节蚯蚓 5 条。水煎服。(1～5 方出自《台湾药用植物志》)

3. 治刀伤　生蓝布裙捣烂涂。(1～3方出自《四川中药志》1960年版)

3033 狗筋蔓 gǒu jīn màn (《救荒本草》)

【异名】 小九牯牛(《滇南本草》),抽筋草、大种鹅儿肠(《贵州草药》),水筋骨、九股牛七、白牛膝(《云南药用植物名录》),土牛膝、伸筋草(《广西药用植物名录》),九股牛(广西、云南),接筋草(陕西),鸡肠子草(甘肃)。

【基原】 为石竹科狗筋蔓属植物狗筋蔓的带根全草。

【原植物】 狗筋蔓 *Cucubalus baccifer* L.

多年生草本,全株有毛。茎多分枝,上升或伏卧。单叶对生;有短柄;叶片卵状披针形或长圆形,先端渐尖,基部楔形,两面无毛,仅中脉上有毛,边缘具缘毛。圆锥状聚伞花序,或单生于分枝的叉上,微下垂,花梗有柔毛;萼阔钟形,5齿裂,10脉;花瓣5,白色,先端凹下,喉部有2鳞片;雄蕊10,短于花瓣,花盘延伸成短柄;子房上位1室,基部有3隔脉;花柱3。浆果状蒴果,成熟时黑色,有光泽,不规则开裂。种子肾形,黑色,有光泽。花期7～8月,果期8～9月。

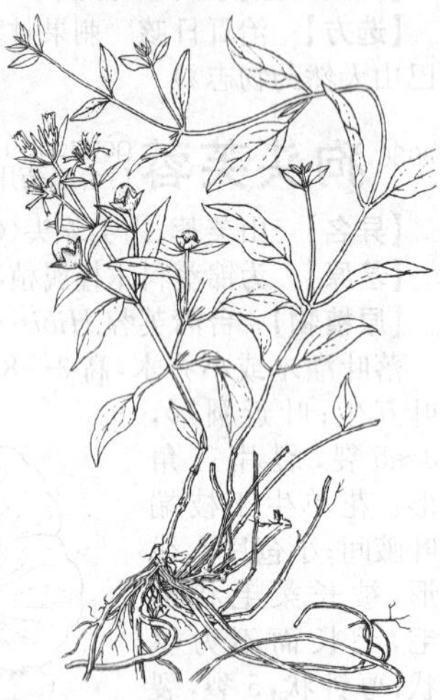

狗筋蔓

生于森林灌丛间、湿地及河边。分布于华东、中南、西南及陕西、甘肃等地。

【采收加工】 11～12月采挖,晒干或鲜用。

【药材】 狗筋蔓 *Herba Cucubali Bacciferis* 产于我国西南及台湾等地。

性状　根细长圆柱形,稍扭曲,常数条着生于较短的根茎上,长10～30 cm,直径3～6 mm,表面黄白色,有纵皱纹,质硬而脆,易折断,断面黄白色。茎多分枝,表面黄绿色至黄棕色,节部膨大,有黄色毛。断面中央有白色的髓。叶对生,完整者卵状披针形或长圆形,全缘,中脉有毛。茎枝顶端有单生或2～3朵聚生的小花,花瓣5,白色。气微,味甘微苦。

鉴别　叶表面观:表皮细胞不规则形,直径54～121 μm,垂周壁波状弯曲,均匀增厚。气孔直轴式,亦有不定式。

【成分】 根含糖类:棉子糖,蔗糖,及蔗糖半乳糖苷[1],剪秋罗糖(lychnose),异剪秋罗糖(isolychnose)及这两种糖所组成的二糖、三糖等[2]。

全草含黄酮类:肥皂草素(saponaretin),异肥皂草苷(isosaponarin),肥皂草素-6″-O-半乳糖苷(saponaretin-6″-O-galactoside),牡荆素(vitexin),荭草素(rientin),合模荭草素(homoorientin)[3]。脱皮甾酮〔24(28)-ecdysterone〕,22-去氧脱皮甾酮(22-deoxyecdysterone),25-hydroxypanuosterone,红苋甾酮(rubrosterone),2,22-二去氧脱皮甾酮-3-β-O-β-D-吡喃葡萄糖苷(2,22-dideoxyecdysterone 3β-O-β-D-glucopyranoside)[4]。

【药性】 甘、苦,温。归肝、膀胱经。

1.《救荒本草》:"味苦。"

2.《滇南本草》:"味辛、苦,性寒。走肝经。"

3.《贵州草药》:"性温,味甘。"

4.《四川常用中草药》:"性温,味苦、涩。有毒。"

【功用主治】 活血定痛,接骨生肌。主治跌打损伤,骨折,风湿骨痛,月经不调,瘰疬,痈疽。

1.《滇南本草》:"(治)筋骨疼,通经络,破血,散瘰疬结核,攻痈疽红肿,有脓出头,无脓者消散。"

2.《贵州草药》:"补虚弱,驱风,接筋骨,镇痉。"

3.《云南中草药》:"全草:接骨生肌,祛瘀止痛。治骨折,跌打损伤,风湿关节痛。根:利尿消肿,催产。治疝气,水肿,肺结核,难产,死胎不下。"

4.《四川常用中草药》:"治蛇咬伤。"

5.《全国中草药汇编》:"治小儿疳积,肾炎水肿,泌尿系感染;外用治疮疡疖肿,淋巴结结核。"

【用法用量】 内服:煎汤,9～15 g;或泡酒服。外用:鲜品捣敷。

【选方】 1. 治筋骨疼痛　狗筋蔓1.5 g,五加皮、八月瓜根、香樟根、桑枝各9 g。水煎服。(《秦岭巴山天然药物志》)

2. 治跌打损伤,骨折,慢性腰腿痛,风湿关节痛　大种鹅儿肠,每用6～9 g,煎服;或用60 g,泡酒500 ml,浸泡10 d内服,每次10 ml,每日3次。(《云南中草药选》)

3. 治小儿抽筋　白牛膝、莱菔子各9 g。水煎,另取鸡蛋皮1个,焙干,药汁冲服。(《延安地区中草药手册》)

4. 治缩阴症(阴茎缩入,腹部疼痛)　抽筋草6 g。研末,兑开水服。

5. 治小儿疳积　抽筋草9 g。炖肉吃。(4、5方出自《贵州草药》)

3034 狗爪樟皮 gǒu zhuǎ zhāng pí (《四川常用中草药》)

【异名】 臭樟、白香樟(《四川常用中草药》),铁香樟(四川)。

【基原】 为樟科润楠属植物滇润楠的根或树皮。

【原植物】 滇润楠 *Machilus yunnanensis* Lec.〔*M. bracteata* Lec.〕

乔木,高达30 m。枝条圆柱形,具纵向条纹,幼时绿色,被蜡粉,老时褐色,无毛。叶互生,疏离;叶柄长1～1.7 cm;叶片倒卵形或倒卵状椭圆形,间或椭圆形,先端短渐尖,基部楔形,两侧有时不对称,革质,上面绿色或黄绿色,光亮,下面淡绿色或粉绿色。圆锥花序,被蜡粉,聚生于当年生无叶的短枝上,或着生于当年生小枝下部;花柄纤细;苞

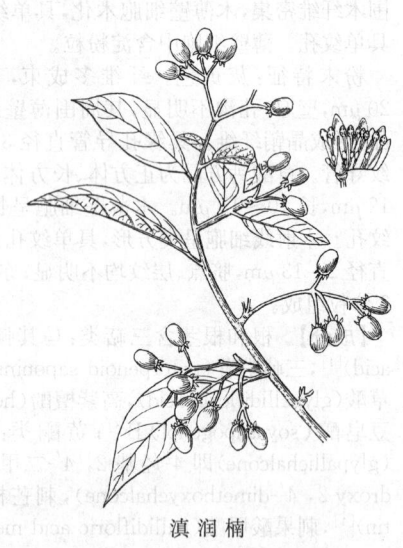

滇润楠

卵状长圆形或披针形，长约 3 cm 或更长，上面无毛，下面稍有短毛。总状花序多腋生少顶生；有花 3～8 对，在花序轴的节上成对排列，密集或略疏离；苞片膜质，卵状披针形，与萼等长；花萼裂片极窄；花冠蓝紫色，微伸出萼，旗瓣阔，倒卵形；雄蕊 10，二体；子房被疏毛。荚果密集，略为扁圆柱状，有 4～6 荚节，荚节间有略隆起的环线。花期 9 月。

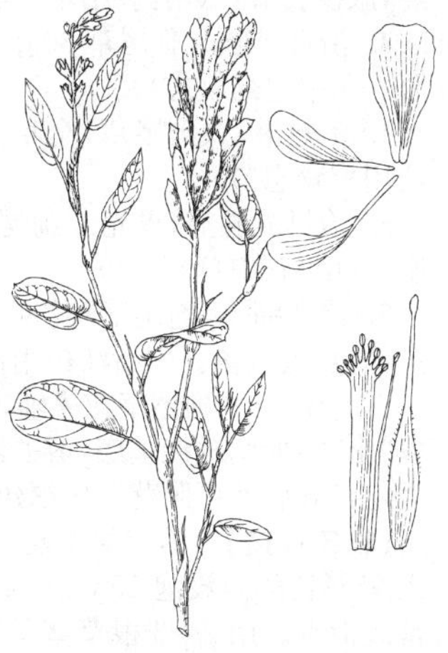
链荚豆

生于空旷草坡地或路旁水边。分布于福建、广东、广西、海南、云南、台湾。

【采收加工】 7～10 月采收，鲜用或晒干。

【药性】 甘、苦，凉。

1.《全国中草药汇编》："甘、苦，平。"

2.《福建药物志》："苦、甘，寒。"

【功用主治】 活血通络，消肿接骨，清热解毒。主治跌打骨折，筋骨酸痛，外伤出血，疮疡溃烂久不收口，腮腺炎，慢性肝炎。

1.《全国中草药汇编》："活血通络，清热化湿，驳骨消肿，去腐生肌。"

2.《福建药物志》："清热解毒。防治流行性乙型脑炎，腮腺炎。"

【用法用量】 内服：煎汤，30～60 g。外用：鲜叶捣敷；或鲜全草煎水外洗；叶研粉撒。

【选方】 1. 治跌打损伤，骨折 （狗蚁草）鲜全草捣烂外敷。

2. 治外伤出血 （狗蚁草）鲜叶捣烂敷；或用叶研粉撒患处。

3. 治疮疡溃烂久不收口 （狗蚁草）鲜全株水煎外洗，并用叶研粉撒患处。（1～3 方出自《全国中草药汇编》）

4. 治慢性肝炎 （狗蚁草）全草 9 g，猪肉炖服。

5. 治蛇咬伤 （狗蚁草）全草与半边莲各 30 g。水煎服。（4、5 方出自《全国中草药汇编》）

6. 治半身不遂 链荚豆 15 g，两面针根 60 g。水煎分 3 次温服。（《中国民间生草药原色图谱》）

3032 狗屎花 gǒu shǐ huā（《滇南本草》）

【异名】 一把抓、蓝狗屎花（《滇南本草》），蓝布裙（《四川通志》），牛舌头花（《植物名实图考》），狗舌花（《滇南本草图谱》），绿花心、绿花叶、蓝花参（《云南中草药》），狗屎蓝花、狗屎罗卜（《云南中草药选》），小绿连草（《贵州中草药名录》）。

【基原】 为紫草科倒提壶属植物倒提壶的地上部分。

【原植物】 倒提壶 *Cynoglossum amabile* Stapf et Drumm.

多年生草本，高 15～60 cm。根细长，幼时肉质，老时半木质，黑褐色，有侧根。根茎短，密被残存的叶基。茎 1～3 分枝，密被灰白色贴伏短柔毛。基生叶具长柄，基部稍膨大，叶片长圆状披针形至披针形，先端尖或钝圆，基部楔形，全缘或波状，两面密生短柔毛；茎生叶无柄，叶片长圆形或披针形，先端钝，基部呈浅心形，略抱茎；侧脉明显。聚伞花序多分枝，向上直伸，密集成圆锥状，顶生或腋生；花小，无苞片，开于花序的一侧；花萼钟状，5 深裂，裂片卵形，淡绿紫色，外面密生柔毛；花冠蓝色，稀白色，花冠筒约与萼片等长，先端 5 裂，裂片圆形，有明显的网纹，喉部有附属物 5 枚，呈梯形，紫色；雄蕊 5，内藏，贴生于花冠筒中部；雌蕊 1 枚，子房扁圆形，4 深裂，花柱线状圆柱形。小坚果 4，卵形，背面微凹，密生锚状刺，边缘锚状刺基部连合，成狭或宽的翅状边。花期 4～6 月，果期 7～9 月。

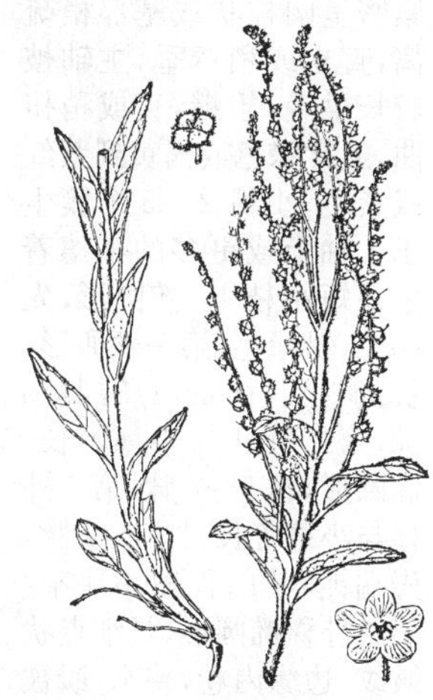
倒提壶

生于海拔 1 000～4 500 m 的山坡、路旁、草地或干旱的针叶林缘和灌木林下。分布于西南及西藏、甘肃等地。

本植物的根（狗屎花根）亦供药用，另设专条。

【采收加工】 6～9 月采集，鲜用或晒干。

【成分】 倒提壶含生物碱：刺凌德草碱（echinatine），倒提壶碱（amabiline）[1]，安贝灵（ambelline）[2]，仰卧天芥菜碱（supinine），3′-O-乙酰刺凌德草碱（3′-O-echinatine），rinderine[3]。

花含飞燕草素-3，5-二葡萄糖苷（delphinidin-3，5-diglucoside）[4]。

果实含多糖[5]。

种子含 D-葡萄糖，D-木糖，D-核糖，L-鼠李糖，L-阿拉伯糖，D-葡萄糖醛酸，乳糖，L-果糖等单糖及甘氨酸，亮氨酸，谷氨酸，胱氨酸，丙氨酸，苏氨酸，天冬氨酸，脯氨酸等游离氨基酸[6]；还含油（23%），蛋白质（18%）[7]。

【药理】 对肌纤维的作用 本品所含成分刺凌德草碱具有神经节阻滞作用，10 mg/kg 可完全阻断电刺激交感神经节前纤维引起的瞬膜收缩。能增强肾上腺素的升压作用。2×10^{-5} 浓度能降低离体兔小肠的收缩张力，$10^{-5}\sim10^{-4}$ 能扩张离体兔耳血管[1]。

毒性 一次静脉注射，对小鼠的毒性很小，连续注射可引起肝变性，但较其他双稠吡咯啶为轻[1]。

【药性】 苦，凉。

1.《天宝本草》："凉，味苦、甘。"

2.《四川中药志》1960 年版："性凉，味苦、涩，无毒。"

【功用主治】 清肺化痰，散瘀止血，清热利湿。主治咳嗽，吐血，肝炎，痢疾，尿痛，白带，瘰疬，刀伤，骨折。

1.《天宝本草》："清肺止咳，散风寒，气火瘰疬兼之用，去风化痰即时安。"

2.《四川中药志》1960 年版："治咳嗽，失音，吐血。"

3.《全国中草药汇编》："清热利湿，散瘀止血，止咳。"

【用法用量】 内服：煎汤，30～60 g。外用：鲜品捣烂敷；或干品研末撒。

【选方】 1. 治咳嗽失音 蓝布裙全草，炖五花肉服。

2. 治吐血 蓝布裙全草 30～60 g，炖杀口肉服。

成截状或渐窄，通常无毛或疏具疣毛，边缘粗糙。圆锥花序紧密呈圆柱状或基部稍疏离，直立或稍弯垂，主轴被较长柔毛，粗糙，直或稍扭曲，通常绿色或褐黄到紫红或紫色；小穗 2～5 个簇生于主轴上或更多的小穗着生在短小枝上，椭圆形，先端钝，铅绿色；第一颖卵形，长约为小穗的 1/3，具 3 脉，第二颖几与小穗等长，椭圆形，具 5～7 脉；第一外稃与小穗等长，具 5～7 脉，先端钝，其内稃短小狭窄，第二外稃椭圆形，具细点状皱纹，边缘内卷，狭窄；鳞被楔形，先端微凹；花柱基分离。颖果灰白色。花果期 5～10 月。

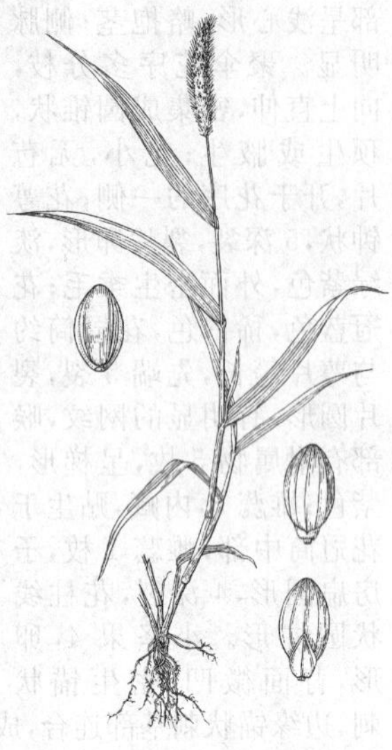

狗尾草

生于荒野、道旁。分布于全国各地。

本植物的种子（狗尾草子）亦供药用，另设专条。

【采收加工】 6～9 月采收，晒干或鲜用。

【成分】 本品含淀粉[1]。

【药理】 致敏作用　用狗尾草花粉制成抗原浸出液（浓度 1∶100），皮下注射 0.02 ml 于哮喘患者，以注射部位风团≥5 mm 并绕以红晕者为阳性，阳性率为 74.4%（163/219）。对 25 例狗尾草花粉抗原反应阳性者，用狗尾草花粉作为抗原，采用小量全血法测定其嗜碱细胞组胺释放率（HRBT），同时测定其血清总 IgE。结果 HRBT 阳性率 88%（22/25 例），20 例血清总 IgE 增高（阳性率 80%）。提示狗尾草花粉是一重要致敏原[1]。

【药性】 甘，淡，凉。

1.《药性切用》："辛，寒。"

2.《四川中药志》1960 年版："性平，味淡，无毒。"

3.《福建药物志》："甘，凉。"

【功用主治】 清热利湿，祛风明目，解毒，杀虫。主治风热感冒，黄疸，小儿疳积，痢疾，小便涩痛，目赤肿痛，痈肿，寻常疣，疮癣。

1.《纲目》："治疣目，贯发，穿之即干灭也。凡赤眼拳毛倒睫者，翻转目睑，以一二茎蘸水戛去恶血。"

2.《纲目拾遗》："治疔痈癣，面上生癣。"

3.《重庆草药》："治目疾流泪起雾。"

4.《全国中草药汇编》："祛风明目，清热利尿。主治风热感冒，沙眼，目赤疼痛，黄疸肝炎，小便不利；外用治颈淋巴结结核。"

5.《浙江药用植物志》："解毒，杀虫止痒。主治疳积，热淋，牙痛。"

6.《福建药物志》："全草或花序治小儿肝热，痢疾，急性黄疸型传染性肝炎，结合膜炎，淋病，百日咳；花序轴治沙眼、疣。"

【用法用量】 内服：煎汤，6～12 g，鲜品可用至 30～60 g。外用：煎水洗或捣敷。

【选方】 1. 治小儿肝热　鲜狗尾草 15～30 g，绿萼梅 6 g，冰糖 15 g。水煎服。（《福建药物志》）

2. 治小儿疳积　狗尾草全草 9～21 g，猪肝 100 g。水炖，服汤食肝。（南药《中草药学》）

3. 治百日咳　狗尾草 30 g，黄独 9 g，连钱草 15 g。水煎服。（《福建药物志》）

4. 治热淋　（狗尾草）全草 30 g。米泔水煎服。（《浙江药用植物志》）

5. 治目赤肿痛，畏光　狗尾草 31 g，天胡荽 31 g。水煎服。（南药《中草药学》）

6. 治牙痛　（狗尾草）根 30 g。水煎去渣，加入鸡蛋 2 只煮熟，食蛋服汤。（《浙江药用植物志》）

7. 治疣　取狗尾草花序轴，先端剪成斜尖，乙醇消毒后，以"十"字形刺透疣基底，剪去暴露疣外面的花序轴，以胶布固定，7 d 后即可脱落。（《福建药物志》）

【临床报道】 治疗寻常疣　将鲜狗尾草斜剪成尖形，放入 95% 乙醇内浸泡 15 min，选母疣或疣体较大的局部皮肤常规消毒。用 2～3 根草茎呈"十"形或"≠"形沿平皮肤将草茎捻入，穿透整个疣体保留，剪去多余部分草茎。若疣体较硬时，草茎不能直接穿透，可先用直缝合针沿平皮肤穿透后，再将草茎沿针眼捻入。操作中不需局部麻醉，术后 2.5% 碘酊消毒，不用包扎。一般经穿刺治疗的疣体在半月后开始萎缩脱落，而较小疣体随之消退。据 23 例观察，治疗后 2 个月内痊愈 17 人，显效 4 人，无效 2 人，总有效率占 91%。个别患者在治疗后疣周围皮肤红肿，可用 2.5% 碘酊局部涂搽数次，红肿即可消退[1,2]。

3030 狗乳汁 gǒu rǔ zhi（《本草拾遗》）

【基原】 为犬科犬属动物狗 *Canis familiaris* Linnaeus 的乳汁。

【原动物】 参见"狗鞭"条。

【采收加工】 在雌狗哺乳期间，将乳汁挤出，鲜用。

【成分】 含水分 69.5%，蛋白质 15.54%，脂肪 10.45%，糖 3.19%，盐类 0.73%。盐类中含氧化钾 11.86%，氧化钠 5.75%，氧化钙 33.74%，氧化镁 1.57%，氧化铁 0.12%，五氧化二磷 36.79%，氯 13.14%[1]。

【药性】 甘，平。

【功用主治】 明目，生发。主治青盲，脱发。

1.《本草拾遗》："主青盲，取白犬生子目未开时乳汁，注目中。"

2.《普济方》："治秃发复生。"

3.《纲目》："赤秃发落，频涂甚妙。"

【用法用量】 内服：酒冲，适量。外用：涂敷。

【选方】 生毛发　以白犬乳涂孔中，即生黑发。（《普济方》）

3031 狗蚁草 gǒu yǐ cǎo（《全国中草药汇编》）

【异名】 山土豆、山地豆、土豆舅（《台湾药用植物志》），大叶青（《福建中药资源普查资料汇编》），假花生（《广西药用植物名录》）。

【基原】 为豆科链荚豆属植物链荚豆的全草。

【原植物】 链荚豆 *Alysicarpus vaginalis*（L.）DC.［*Hedysarum vaginalis* L.；*A. nummularifolius* DC.］

多年生草本。茎健壮，平卧或上部直立。单叶互生；托叶线状披针形，与叶柄近等长；叶形及大小变化大，通常卵状圆形至长椭圆形，先端钝，基部心形、圆形或卵形，上部小叶

3028 狗肝菜 gǒu gān cài (《岭南采药录》)

【异名】 金龙棒(《广州植物志》),路边青(《陆川本草》),麦穗红(《南宁市药物志》),青蛇仔(《岭南草药志》),羊肝菜、土羚羊(《广西中草药》),野青仔、六角英(《福建中草药》),狮子草、九头狮子草(江西《草药手册》),小青(《全国中草药汇编》),天青菜、大青(《福建药物志》)。

【基原】 为爵床科狗肝菜属植物狗肝菜的全草。

【原植物】 狗肝菜 *Dicliptera chinensis* (L.) Nees [*Justicia chinensis* L.]

一年或二年生草本。直立或近基部外倾,节常膨大呈膝状,被疏毛。叶对生;叶片纸质;卵状椭圆形,先端短渐尖,基部阔楔形或稍下延。花序腋生或顶生,聚伞式,多个簇生,稀单生;总苞片阔倒卵形或近圆形,稀披针形,大小不等,具脉纹,被柔毛;小苞片线状披针形;花萼5裂,钻形;花冠淡紫红色,被柔毛,二唇形,上唇阔卵状,近圆形,全缘,有紫红色斑点,下唇长圆形,3浅裂;雄蕊2,着生于花冠喉部,花药2室,花丝被柔毛;子房2室。蒴果长约6 mm,被柔毛。种子坚硬,扁圆,褐色。花期10~11月,果期翌年2~3月。

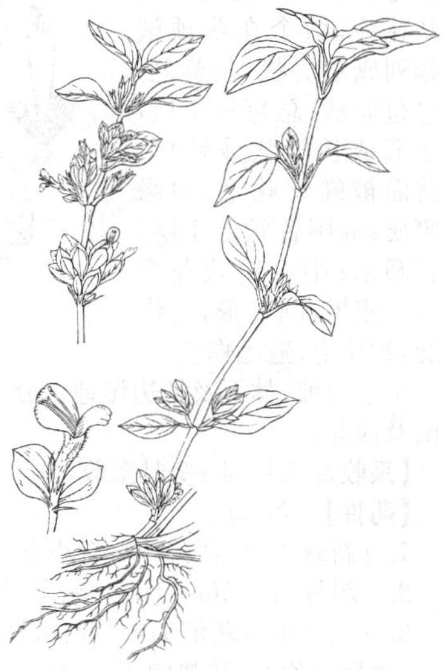

狗肝菜

生于旷野或疏林中。分布于福建、广东、广西、海南、台湾等地。

【采收加工】 7~10月采收,鲜用或晒干。

【药材】 狗肝菜 *Herba Diclipterae Chinensis* 主产广东、广西、福建等地。

性状 全草长可达80 cm。根须状,淡黄色。茎多分枝,折曲状,具棱,节膨大呈膝状,下面节处常匍匐具根。叶对生,暗绿色或灰绿色,多皱缩,完整叶片卵形或卵状披针形,纸质,长2~7 cm,宽1~4 cm,先端急尖或渐尖,基部楔形,下延,全缘,两面无毛或稍被毛,以上表面叶脉处较多;叶柄长,上面有短柔毛。有的带花,由数个头状花序组成的聚伞花序生于叶腋,叶状苞片一大一小,倒卵状椭圆形;花二唇形。蒴果卵形,开裂者胎座升起。种子有小疣点。气微、味淡微甘。

【成分】 全草含皂苷、黄酮、胡萝卜素、α-氨基酸、还原糖等[1]。

【药性】 甘、微苦,寒。归心、肝、肺经。

1.《岭南采药录》:"性寒凉。"

2.《广西中药志》:"味甘、淡,性凉,无毒。入肝、肺二经。"

3.《广西本草选编》:"味微苦、甘,性寒。"

【功用主治】 清热,凉血,利湿,解毒。主治感冒发热,热病发斑,吐衄,便血,尿血,崩漏,肺热咳嗽,咽喉肿痛,肝热目赤,小儿惊风,小便淋沥,带下,带状疱疹,痈肿疔疖,蛇犬咬伤。

1.《岭南采药录》:"散热,有本地羚羊之称,凡觉热气盛,肝火盛,服之甚有功效。"

2.《广西中药志》:"清肝肺,利尿,退热。治风火眼痛,外感高热不退,发斑,肺热咳嗽,咯血。"

3.《广西本草选编》:"清热利尿,凉血解毒。治小便淋沥,小儿痢疾,疮疡。"

4.《全国中草药汇编》:"主治感冒高热,斑疹发热,流行性乙型脑炎,风湿性关节炎,眼结膜炎,小便不利;外用治带状疱疹,疖肿。"

5.《广西民族药简编》:"治胃病,胃酸过多(侗族);肾炎(瑶族);刀伤出血(壮族)。"

6.《福建药物志》:"清热解毒,消肿止痛。主治感冒,咽喉肿痛,肺炎,咳嗽,急性阑尾炎,暑泻,痢疾,乳糜尿,急性肝炎,高血压,白带,乳腺炎,结合膜炎,带状疱疹,痈疽疔疖,毒蛇咬伤。"

【用法用量】 内服:煎汤,30~60 g;或鲜品捣汁。外用:鲜品捣敷;或煎汤洗。

【宜忌】《广西中药志》:"寒证忌用。"

【选方】 1. 治感冒高热 狗肝菜、白花蟛蜞菜、毛甘蔗头。以上生用各等分,共250 g,石膏30 g,赤糙米一撮,以水数碗,煎至二三碗,分3次服,可加适量黄糖同服。如患者体弱,可将药渣除去后再加乌豆同煮服。

2. 治尿血 狗肝菜90~120 g,马齿苋90~120 g。净水500~1 000 ml,煎2 h,加食盐适量服之则愈。(1、2方出自《岭南草药志》)

3. 治大热发斑,咯血 狗肝菜60~120 g。生捣开水冲服。(《广西中药志》)

4. 治大便下血,赤痢 猪肝菜30 g。水煎,加红糖服;或加红猪母菜60 g,水煎冲蜜服。(《潮汕草药》)

5. 治小便淋沥 新鲜狗肝菜500 g,蜜糖30 g。捣烂取汁,冲蜜糖和开水服。(《广西民间常用草药》)

6. 治喉痛 狗肝菜15~30 g,水煎服;或研末,开水冲服。

7. 治乳糜尿 鲜狗肝菜、马齿苋各60~120 g。煎水加食盐适量内服。

8. 治白带、崩漏 鲜狗肝菜120 g,猪瘦肉120 g。水煎服汤食肉。

9. 治蛇伤 狗肝菜、青木香、犁头草各适量。捣烂敷。(6~9方出自江西《草药手册》)

10. 治带状疱疹 鲜狗肝菜90~120 g。食盐少许,加米泔水,捣烂,绞汁,或调雄黄末,涂患处。(《福建中草药》)

3029 狗尾草 gǒu wěi cǎo (《纲目》)

【异名】 莠(《诗经》),蓈(《广雅》),莠草子(《救荒本草》),莠草、光明草、阿罗汉草(《纲目》),狗尾半支(《纲目拾遗》),大尾草、大尾曲(《福建民间草药》),毛娃娃,毛嘟嘟,毛毛草(《新华本草纲要》)。

【基原】 为禾本科狗尾草属植物狗尾草的全草。

【原植物】 狗尾草 *Setaria viridis* (L.) Beauv. [*Panicum viride* L.]

一年生草本。秆直立或基部膝曲。叶鞘松弛,边缘具较长的密绵毛状纤毛;叶舌极短,边缘有纤毛;叶片扁平,长三角状狭披针形或线状披针形,先端长渐尖,基部钝圆形,几

生于田边、路旁、河岸草丛中。分布于华北、东北及山东、江苏、安徽、陕西等地。

本植物的根(狗甘草根)亦供药用,另设专条。

【采收加工】 8～9月果实成熟时采收,鲜用或晒干。

【药性】 甘、辛,微温。

1.《河南中草药手册》:"性微温,味甘、辛。"

2.《全国中草药汇编》:"甘、辛,温。"

【功用主治】 《河南中草药手册》:"催乳。主治乳汁缺少。"

【用法用量】 内服:煎汤,6～9g。

【选方】 治奶汁缺少　刺果甘草果序7个(鲜或干皆可),皂刺9g。水煎服。(《河南中草药手册》)

3026 狗头骨 gǒu tóu gǔ (《本草经集注》)

【基原】 为犬科犬属动物狗 *Canis familiaris* L. 的头骨。

【原动物】 参见"狗鞭"条。

【药性】 1.《别录》:"平。"

2.《纲目》:"甘、酸,平,无毒。"

【功用主治】 治久痢,崩漏,带下,头风眩晕,创伤出血,瘘疮。

1.《别录》:"疗金疮止血。下颔骨,主小儿诸痫。"

2.《药性论》:"治久痢、劳痢。"

3.《新修本草》:"下颔骨,主诸瘘,烧灰,酒服。"

4.《医学入门》:"补虚壮阳,治头风眩,主崩中带下,血痢,烧灰,酒下。"

5.《纲目》:"治痈疽恶疮,解颅。"

【用法用量】 内服:烧存性,研末。外用:烧灰调敷。

【选方】 1. 治久赤折痢不瘥　紫笋茶一两(捣为末),腊月狗头骨一两半(烧灰)。上药,同细研令匀,每服不计时候,以粥饮调下二钱。(《圣惠方》紫笋茶散)

2. 治久痢、劳痢　狗头骨(烧灰为末)、干姜、莨菪(焦炒见烟)。为丸,白饮空心下十丸。(《药性论》)

3. 治妇人赤白带下久不止　狗头烧灰细研,每于空心及晚食前,以暖酒调下一钱。(《圣惠方》)

4. 治恶疮不愈　狗头骨灰,黄丹末。等分敷之。(《寿域神方》)

5. 长肉生肌　老狗头脑骨(瓦炒)二两,桑白皮一两,当归二钱半。为末,麻油调敷。(《仁斋直指方》)

6. 治鼻中息肉　狗头灰方寸匕,苦丁香半钱。研末吹之,即化为水,或同硇砂少许。(《朱氏集验医方》)

7. 治梦中泄精　狗头鼻梁骨烧研,卧时酒服一钱。(《纲目》)

8. 治打损接骨　狗头一个,烧存性为末,热醋调涂,暖卧。(《卫生易简方》)

【各家论述】 《本草经疏》:"狗头骨,《本经》无气味,察其功用,应是甘咸温之物。咸能入血,甘能补血,温能和血,故主金疮止血也。"

3027 狗舌草 gǒu shé cǎo (《新修本草》)

【异名】 狗舌头草、白火丹草、铜交杯、糯米青、铜盘一支香(《浙江民间常用草药》),九叶草、泽小车(《青岛中草药手册》)。

【基原】 为菊科千里光属植物狗舌草的全草。

【原植物】 狗舌草 *Senecio kirilowii* Turcz. [*Senecio campestris* (Retz.) DC.]

多年生草本。根多数,细索状。茎直立,单一,有疏密不等的白色绒毛。基生叶稍呈莲座丛状,花后不凋落,有短柄;叶片椭圆形或近似匙形,边缘有浅齿或近乎全缘,两面均有白色绒毛;茎生叶无柄,卵状椭圆形,基部半抱茎;上部叶片披针形或条状披针形,基部抱茎,叶形似狗舌。头状花序,数个在茎顶端排列成伞房状,花黄色;总苞筒状;总苞片1层,条形或长圆状披针形,背面被蛛丝状毛,边缘膜质;周围舌状花1层,长圆形;中央筒状花多数。瘦果,圆柱形,有纵肋,被密毛;冠毛白色。

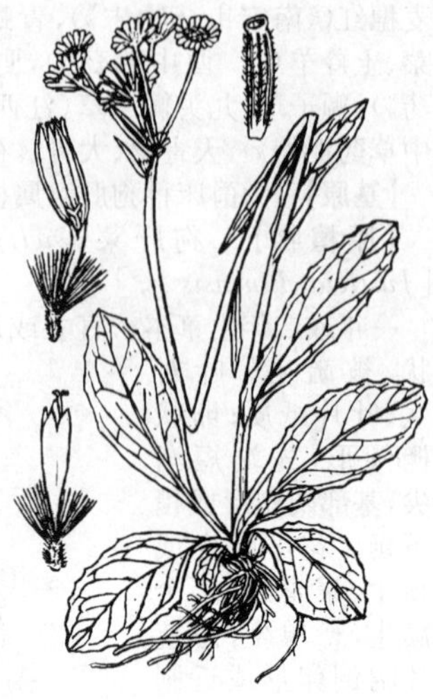

狗舌草

生于山坡、林下及塘边湿地。分布于华北、东北、华东、西南及西北。

【采收加工】 4～7月采收,鲜用或晒干。

【药性】 苦,寒。

1.《新修本草》:"苦,寒,有小毒。"

2.《履巉岩本草》:"性寒,无毒。"

3.《全国中草药汇编》:"苦、微甘,寒。"

【功用主治】 清热解毒,利尿,活血,杀虫。主治肺脓疡,疖肿,尿路感染,肾炎水肿,口腔炎,跌打损伤,湿疹,疥疮,阴道滴虫。

1.《新修本草》:"主蛊疥瘙疮,杀小虫。"

2.《开宝本草》:"疥瘙风疮,并皆有虫,为末和涂之。"

3.《安徽中草药》:"清热解毒,活血消肿。主治尿路感染,疖肿,跌打损伤,湿疹,阴道滴虫。"

4.《全国中草药汇编》:"主治肺脓疡,小便不利,白血病,口腔炎。"

5.《长白山植物药志》:"治疗结核及细菌感染性疾病。"

【用法用量】 内服:煎汤,9～15g,鲜品加倍;或入丸、散。外用:鲜品捣敷。

【选方】 1. 治肺脓疡　狗舌草、金锦香各15g。加烧酒250g,密闭,隔水炖服。每日1剂,痊愈为止。(《浙江民间常用草药》)

2. 治肾炎水肿　狗舌草鲜根15～30g,或鲜草2～3株。捣烂,以酒杯覆敷脐部,每日(敷)4～6h。(《浙江药用植物志》)

3. 治尿路感染　鲜狗舌草根30g,黄柏、生甘草各6g。煎服。

4. 治跌打损伤　鲜狗舌草根30g,置碗中,加黄酒适量,密盖,蒸熟取汁。加白糖适量冲服,每日2次。

5. 治阴道滴虫　狗舌草9g,黄柏6g,枯矾3g。共研细末,醋调为丸,每丸重6g。每晚用1丸,纳入阴道内。(3～5方出自《安徽中草药》)

6. 治恶性网状细胞病　狗舌草12g。水煎服。每日1剂。(《全国中草药汇编》)

【成分】 狗牙花全株含吲哚生物碱[1]：冠狗牙花定碱(coronaridine)，伏康京碱(voacangine)，山辣椒碱(tabernaemontanine)，dregamine，20-epi-ervatamine，tabernaelegantine A，ervadivaricatine A、B[2]。

狗牙花地上部分含：23-环木菠萝烯-3β-25-二醇(cycloart-23-ene-3β-25-diol)，3β-羟基-木菠萝烯-25-烯-24-酮(3β-hydroxycy-cloart-25-ene-24-one)，环桉烯醇(cycloeucalenol)，β-谷甾醇(β-sitosterol)，3β-香树脂醇乙酸酯(3β-amyrin acetate)，ervatamine，taberneamontanine 等[3]。

单瓣狗牙花根、茎中含冠狗牙花定碱等多种生物碱[4,5]。

【药性】 酸，凉。

1.《全国中草药汇编》："酸，凉。"

2.《福建药物志》："酸，寒。"

【功用主治】 清热降压，解毒消肿。主治高血压病，咽喉肿痛，痈疽疮毒，跌打损伤。

1.《全国中草药汇编》："清热解毒。叶：治疥疮，乳腺炎及疯狗咬伤。根：治咽喉肿痛，骨折等。"

2.《福建药物志》："清热解毒，降压。根：治高血压，骨折，深部脓肿。"

【用法用量】 内服：煎汤，10～30 g。外用：鲜品捣敷。

【选方】 治深部脓肿　狗牙花 90 g，炖酒服。外用狗牙花叶、乌蔹莓叶、橘叶、柚叶各等分，捣敷。(《福建药物志》)

3024 狗牙根 gǒu yá gēn (《湖南药物志》)

【异名】 铁线草(《滇南本草》)，绊根草、堑头草(《植物名实图考》)，马挽手(《分类草药性》)，行仪芝(《中国植物图鉴》)，牛马根、马根子草(《湖南药物志》)，铺地草(《云南中草药》)，铜丝金(《浙江药用植物志》)，铁丝草(《秦岭巴山天然药物志》)。

【基原】 为禾本科狗牙根属植物狗牙根的全草。

【原植物】 狗牙根 *Cynodon dactylon* (L.) Pars.

多年生草本。须根细韧，具横走根茎和匍匐茎，有节，随地生根。秆直立。叶鞘有脊，鞘口通常具柔毛；叶片线形，互生，在下部者因节间短缩似对生。穗状花序3～6枚指状排列于茎顶，小穗灰绿色或带紫色，小穗两侧压扁，通常为1小花，无柄，双行覆瓦状排列于穗轴的一侧；颖近等长，1脉成脊，短于外稃；外稃具3脉；花药黄色或紫色。花果期5～10月。

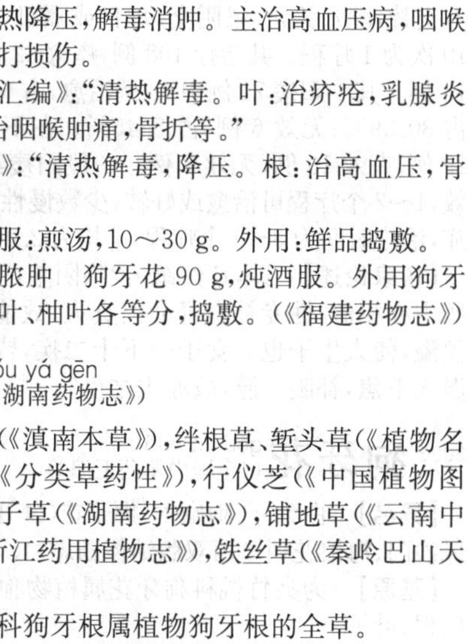

狗牙根

生于旷野、路边及草地。分布几遍全国。

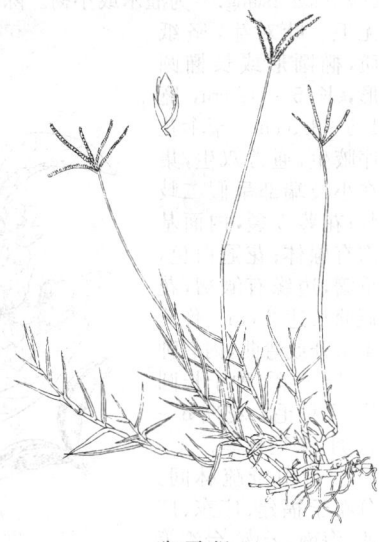

【采收加工】 7～9月采收，晒干。

【药材】 狗牙根 *Herba Cynodi Dactyli*　黄河以南地区均产。

性状　本品根茎细长呈竹鞭状。匍匐茎部分，长可达1 m，直立茎部分长10～30 cm。叶线形，长1～6 cm，宽1～3 cm；叶鞘具脊，鞘口通常具柔毛。气微，味微苦。

【药理】 利尿作用　狗牙根有利尿作用，其根茎氯、锰、钾、钠水平测定表明，利尿作用不完全与钾、氯存在相关，可能另有活性成分[1]。

【药性】 苦、微甘，凉。归肝经。

1.《滇南本草》："味甘，微苦、涩，性平。入肝。"

2.《草木便方》："苦，性微平。"

3.《分类草药性》："微苦，平，无毒。"

4.《云南中草药》："苦，微甘，酸，温。"

【功用主治】 祛风活络，凉血止血，解毒。主治风湿痹痛，半身不遂，劳伤吐血，鼻衄，便血，跌打损伤，疮疡肿毒。

1.《滇南本草》："(治)筋骨疼，行经络，半身不遂，手足挛，痰火痿软，筋骨酸疼，久远疮，生肌，又刀伤、跌打损伤，止血收口，能接骨。"

2.《草木便方》："(治)一切风疾，恶疮肿毒，风湿热肿。"

3.《分类草药性》："治产后中风，疗风疾，消肿毒气。"

4.《四川中药志》1960年版："解热生肌；治风湿骨痛，劳伤吐血，刀伤出血，狗咬伤及小儿虫积。"

5.《重庆草药》："退火，解热。治臁疮，烂螺丝骨长久不愈，蟫气，驱蛔虫。"

6.《全国中草药汇编》："清热利尿，散瘀止血。主治上呼吸道感染，肝炎，痢疾，泌尿道感染，鼻衄，咯血，呕血，便血，脚气水肿，荨麻疹，外伤出血，骨折。"

【用法用量】 内服：煎汤，30～60 g；或浸酒。外用：捣敷。

【选方】 1. 治筋骨疼痛　铁线草、小白淑气花晒干，秦归、牛膝、桂枝，共入内泡酒，文武火煮一炷香，埋土内一夜去火，次日取出，临卧服三杯。(《滇南本草》)

2. 治臁疮长期不愈　(铁线草)茅草嫩尖捣绒敷。(《四川中药志》1960年版)

3. 治跌打损伤、疮痛　铁丝草、苎麻根各适量。捣烂外敷。

4. 治糖尿病　铁丝草 30 g。水煎加冰糖服。

5. 治月经不调　铁线草、益母草、小茴香根各 30 g。水煎服。(3～5方出自《秦岭巴山天然药物志》)

6. 治牙痛　狗牙根、南竹根、沙参各 9 g。炖猪精肉服。(江西《草药手册》)

7. 治水肿　鲜(铁丝草)全草 250 g。水煎，去渣，加猪肉炖熟，食肉服汤。(《浙江药用植物志》)

3025 狗甘草 gǒu gān cǎo (《全国中草药汇编》)

【异名】 胡苍耳(《中国主要植物图说·豆科》)，奶椎(《河南中草药手册》)。马狼秆、马狼柴(《中国高等植物图鉴》)。

【基原】 为豆科甘草属植物刺果甘草的果实。

【原植物】 刺果甘草 *Glycyrrhiza pallidiflora* Maxim.

多年生草本。茎直立，基部木质，有纵棱，具鳞片状腺体。托叶披针形或基部阔而成钻状。奇数羽状复叶；小叶披针形或宽披针形，先端渐尖，基部楔形，两面有鳞片状腺体，背面较密。腋生总状花序；花密集；花萼钟状，有鳞片状腺体和短毛；花冠蓝色；雄蕊10，二体。荚果卵形，褐色，密生尖刺，刺长约5 mm。种子2颗，长约4 mm，黑色。花期6～7月，果期8～9月。

狗肾(《饮片新参》),狗肾(《中药志》)。

【基原】 为犬科犬属动物雄性狗带睾丸的阴茎。

【原动物】 狗 *Canis familiaris* Linnaeus.

狗是家畜之一。体形大小毛色因品种不同而异。一般的狗,体格匀称。鼻吻部较长,眼呈卵圆形,两耳或竖或垂。四肢矫健,前肢5趾,后肢4趾。具爪,但爪不能伸缩。尾呈环形或镰刀形。狗为肉食性动物,因长期驯化的结果,已变为杂食性动物。其嗅觉与听觉都很灵敏,记忆力很强,奔跑迅速。

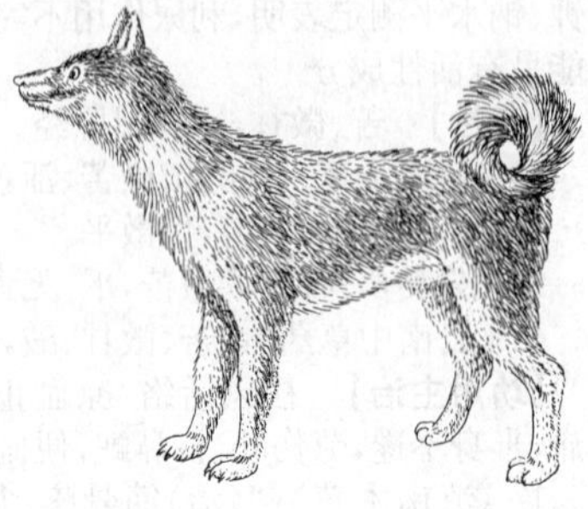

狗

狗每年繁殖1～2次,仔数因品种而有所不同。一般2～3只,多至12只。全国各地均有饲养。

本动物的被毛(狗毛)、心脏(狗心)、肉(狗肉)、血液(狗血)、肝脏(狗肝)、牙齿(狗齿)、肾脏(狗肾)、胃结石(狗宝)、骨骼(狗骨)、胆汁(狗胆)、脑髓(狗脑)、蹄(狗蹄)、乳汁(狗乳汁)、头骨(狗头骨)亦供药用,另设专条。

【采收加工】 全年均可捕杀,但以冬季为优。将雄狗杀死后,割下阴茎及睾丸,去净附着的肉和油脂,拉直,晾干或焙干,或拌以石灰晒干。

【药材】 狗鞭 *Penis et Testis Canis* 全国各地均产,以广东所产最为著名。

性状 阴茎呈直棒状,长约12 cm,直径约2 cm,先端稍尖,表面较光滑,具1条不规则的纵沟,另一端有细长的输精管连接睾丸。睾丸椭圆形,长3～4 cm,直径约2 cm。全体呈淡棕色,外表光滑。阴茎部分质坚硬,不易折断。有腥臭气。

【成分】 雄性家狗的干燥外生殖器含雄性激素,蛋白质,脂肪等[1]。狗睾丸中含天冬氨酸、苏氨酸、丝氨酸、谷氨酸、甘氨酸、丙氨酸、胱氨酸、缬氨酸、甲硫氨酸、异亮氨酸、亮氨酸、酪氨酸、苯丙氨酸、赖氨酸、组氨酸、精氨酸和脯氨酸,所含氨基酸种类和天然麝香基本相同,游离氨基酸含量高于天然麝香[2]。

【药性】 咸,温。归肾经。

1.《本经》:“味咸,平。”

2.《别录》:“无毒。”

3.《品汇精要》:“味厚于气,阴中之阳。臭腥。”

4.《全国中草药汇编》:“咸,大热。”

5.《广西药用动物》:“入肾经。”

【功用主治】 温肾壮阳,补益精髓。主治阳痿,遗精,不育,阴囊湿冷,虚寒带下,腰膝酸软,形体羸弱,产后体虚。

1.《本经》:“主伤中阴痿不起,令强热大生子。除女子带下十二疾。”

2.《食疗本草》:“补髓。”

3.《日华子》:“治绝阳及妇人阴痿。”

4.《本草从新》:“补虚寒,助阳事。”

5.《中国动物药》:“暖肾壮阳,益精补髓。”

【用法用量】 内服:煎汤,3～9 g;或研末,每次1.5～3 g;或入丸、散。

【宜忌】 阴虚火旺及阳事易举者禁服。

1.《品汇精要》:“不与蒜同食,食之损人。”

2.《本草经疏》:“阳事易举者忌之,内热多火者勿服。”

3.《广西药用动物》:“阴虚阳盛有湿热的人忌用。”

【选方】 1.治年老体弱,腰膝酸软无力 狗肾用滑石粉烫酥,取出,研粉。每服5 g,温开水送下,日服2次。

2.治阳痿,遗精 狗肾1具,驴肾1具,鹿鞭1具,海马1对,枸杞子15 g。共为细末,炼蜜为丸,每丸重15 g。每服1丸,日服2次。(1～2方出自《中国动物药》)

3.治精神分裂症(对狂躁型精神病疗效较好) 狗肾1.2～1.5 g,朱砂(或辰砂)、人中白各3 g。混合研末,用猪油和稀饭调服(或将药粉入胶囊里,每日2次,开水送服)。(《广西药用动物》)

【临床报道】 治疗阳痿,不育症 用狗睾丸水解提取的10%壮阳注射液(每支2 ml)。肌内或穴位注射,主穴肾俞左右交替,配穴关元、三阴交,每日或隔日1次,每次2～4 ml,10次为1疗程。共治疗108例,痊愈62例,有效32例,无效14例。其中阳痿71例中43例治愈,占60.56%;有效22例,占30.99%;无效6例,占8.45%。在不育症37例中,治愈19例,有效10例,无效8例。一般阳痿经治疗3～5次可生效,1～2个疗程可治愈或好转;少数慢性病所致阳痿和不育症,治疗时间为3～4个疗程,平均为2.46个疗程[1]。

【各家论述】《本草经疏》:“狗阴茎,气味与马阴茎同,其所主亦相似,性专补右肾命门真火,故能令阳道丰隆,精暖盈溢,使人生子也。女子带下十二疾,皆冲任虚寒所致,咸温入下焦,补暖二脉,故亦主之也”。

3023 狗牙花 gǒu yá huā (《全国中草药汇编》)

【异名】 白狗牙、狗癫木、狮子花(《广西药用植物名录》),风沙门、海浪花树(《西双版纳傣药志》)。

【基原】 为夹竹桃科狗牙花属植物狗牙花和单瓣狗牙花的根、叶。

【原植物】 1.狗牙花 *Ervatamia divaricata* (L.) Burk. cv. *gouyahua* Tsiang. 为灌木或小树。除花萼被毛外,其余均无毛。叶对生,坚纸质,椭圆形或长椭圆形,长5～12 cm,宽1.5～3.5 cm。聚伞花序腋生,通常双生,集在小枝端部呈假二歧状;花萼5裂,内面基部有腺体;花冠白色,重瓣,边缘有皱褶,花冠筒长达2 cm。蓇葖果叉开或弯曲,内有种子3～6颗,种子长圆形,无种毛。花期6～11月,果期秋季。

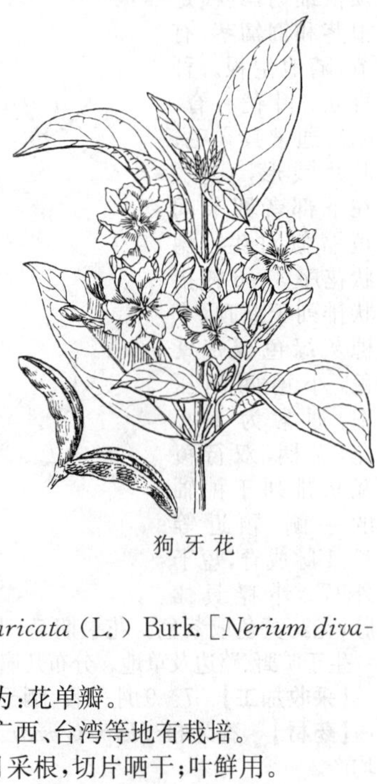

狗牙花

生于山野疏林间。分布于福建、广东、广西、海南、云南、台湾等地。也有栽培品。

2.单瓣狗牙花 *E. divaricata* (L.) Burk. [*Nerium divaricatum* L.]

本种与狗牙花的区别为:花单瓣。

云南南部野生;广东、广西、台湾等地有栽培。

【采收加工】 7～10月采根,切片晒干;叶鲜用。

4.《本草再新》:"入心、肝、肾三经。"

【功用主治】 强腰膝,祛风湿,利关节。主治肾虚腰痛脊强,足膝软弱无力,风湿痹痛,小便过多,遗精,妇女白带过多。

1.《本经》:"主腰背强,关机缓急,周痹,寒湿膝痛。颇利老人。"

2.《别录》:"疗失溺不节,男子脚弱腰痛,风邪淋露,少气目暗,坚脊,利俯仰,女子伤中,关节重。"

3.《药性论》:"治男子女人毒风软脚,邪气湿痹,肾气虚弱,补益男子,续筋骨。"

4.《纲目》:"强肝肾,健骨,治风虚。"

5.《药性通考》:"坚肾益血,强肝养气。"

6.《玉楸药解》:"泄湿逐寒,起痿止痛,泄肾肝湿气,通关利窍,壮筋骨,治腰痛膝痛,足肿腿弱,遗精带浊。"

7.《纲目拾遗》:"止诸疮血出,治顽痹;黑色者杀虫更效。"

【用法用量】 内服:煎汤,10～15 g;或浸酒。外用:鲜品捣烂敷。

【宜忌】 肾虚有热,小便不利,或短涩黄赤,口苦舌干者,均禁服。

1.《本草经集注》:"恶败酱。"

2.《医学广笔记》:"恶莎草。"

3.《本草汇言》:"肝虚有郁火忌用。"

【选方】 1. 治五种腰痛,轻身,利腰膝　狗脊二两,萆薢二两(锉),菟丝子一两(酒浸三日,曝干别捣)。上药捣罗为末,炼蜜和丸,如梧桐子大。每日空心及晚食前服三十丸,以新萆薢渍酒二七日,取此酒下药。(《圣惠方》狗脊丸)

2. 治腰腿疼痛,手足麻木,筋脉不舒　蘑菇、金毛狗脊各120 g,酒 500 ml,浸半月至 1 月。每服 9～15 g,日 3 次。(江西《中草药学》加味舒筋药酒)

3. 治脾胃虚弱,气血亏耗,风邪攻,半身不遂,少气汗出　狗脊(去毛)、木鳖子(去壳)、五灵脂、草乌头(去皮)各等分。上并生用为末,醋煮面糊,用东南引桃柳枝各七茎,搅候糊成和丸,如梧桐子大,阴干。每服七丸,温酒下,不拘时候。(《普济方》轻骨丹)

4. 治室女冲任虚寒,带下纯白　鹿茸(醋蒸,焙)二两,白蔹、金毛狗脊(燎去毛)各一两。上为细末,用艾煎醋汁,打糯米糊为丸,如桐子大。每服五十丸,空心温酒下。(《普济方》白蔹丸)

5. 治老年尿多　金毛狗脊根茎、大夜关门、蜂糖罐根、小棕根各 15 g。炖猪肉吃。(《贵州草药》)

6. 治酒疸,遍身发黄　狗脊(去毛)一两,白芥子一钱,甘草一分。上三味,细锉。用酒一升,煎取半升,去滓分温二服,利下为度。(《圣济总录》追毒饮)

7. 治小儿肛门脱出　黑狗脊(剔)、荆芥(锉)各一两。上以水一升,煎令沸,先嘘后洗。(《普济方》)

8. 治结核病　金狗脊 15 g,鸡蛋 5 个,红糖 30 g,为一日剂量。以金狗脊、鸡蛋二味,加水 500 ml,煎沸后,即取出鸡蛋击破蛋皮,复入煎熟,使药液渗入蛋内,鸡蛋食之,汤冲红糖服之,至病愈为止。〔《河南中医》1985,(1):13〕

9. 治毒疮及溃疡久不收敛　狗脊鲜品加白糖适量捣烂敷患处。(《中药配伍应用》)

【各家论述】 1.《本草述》:"方书治寒湿脚气,必用益阳气、除寒湿之剂,治风湿,必用活血、除风湿之剂,而此(指狗脊)特逐队以奏功。又有脚气宜补益心肾者,主以益心肾之味,而此特佐之。然则此味固不任攻击之功,即冀其奏补益之效亦未能专恃也矣。""夫其(狗脊)所治,《别录》言风邪淋露,少气目暗。甄权又言毒风软脚,肾气虚弱,即此可以思其功。夫经脉所以濡筋骨、利机关,非血无以濡之,非气无以呴之。故此味乃主下焦肝肾之阴气,与上焦心肺之阳气微不同耳。《本经》谓颇利老人,缘老人下焦之阴气多虚,多有不利故也。更绎《本经》但言寒湿,而《别录》、甄权又出风邪毒风之治,非有二也。盖肾者水脏,全藉风木以达阳而化阴;风木虚则阳不达,阳不达则阴不化,阴不化则寒湿病乎血,病乎血,则风化自病而为风邪,久之为毒风,还病于肾脏,而为肾脏风毒,或有化为湿热,以为肝种种之病者,皆坐风虚也。此味能益肾气,若主辅得宜,使阳得达而阴得化,有何关节不利而风湿不瘳乎。"

2.《本经续疏》:"狗脊,味苦气平,则性专主降。惟其苦中有甘,平而微温,乃为降中有升。降中有升,是以下不能至地,本专主降,是以上不能至天,而盘旋于中下之际。为活利之所凭藉,非补虚亦非泄邪,有邪者能活利,无邪者亦能活利。是以颇利老人句,著于周痹膝痛两证之外,以见其不专治邪耳。"

3.《本草正义》:"(狗脊)温而不燥,走而不泄,尤为有利无弊,颇有温和中正气象,而人多忽之,不以为重,殊可惜也。""狗脊性温,乃温和温养之用,非温热温燥之例。如果肝肾之虚,阴不涵阳,以此固摄下元,引经向导,亦无不可。"

4.《本草经疏》:"狗脊苦能燥湿,甘能益血,温能养气,是补而能走之药也。肾虚则腰背强,机关有缓急之病。滋肾益气血,则腰背不强,机关无缓急之患矣。周痹寒湿膝痛者,肾气不足而为风寒湿之邪所中也。兹得补则邪散痹除而膝亦利矣。老人肾气衰乏,肝血亦虚,则筋骨不健,补肾入骨,故利老人也。失溺不节,肾气虚脱故也。《经》曰腰者肾之府,动摇不能,肾将惫矣。此腰痛亦指肾虚而为湿邪所乘者言也。气血不足则风邪乘虚客之也。淋露者,肾气与带脉冲任俱虚所致也。少气者,阳虚也。目得血而能视,水旺则瞳子精明,肝肾俱虚,故目暗。女子伤中关节重者,血虚兼有湿也。除湿益肾,则诸病自瘳,脊坚则俯仰自利矣。"

5.《本草用法研究》:"狗脊苦温性燥,长于治风寒湿痹,利机关、强腰膝是其本功。性温而燥,其色紫如肝,肾虚而有风寒湿邪痹着关节者最为相宜,若纯虚无邪,亦非其治也。"

3021 狗蹄 gǒu tí (《滇南本草》)

【异名】 狗四足(《本草经集注》)。

【基原】 为犬科犬属动物狗 *Canis familiaris* Linnaeus 的蹄。

【原动物】 参见"狗鞭"条。

【采收加工】 宰杀后,将四蹄剁下,晒干。

【药性】 酸,平。

1.《嘉祐本草》:"平。"

2.《滇南本草》:"气味酸,平。"

【功用主治】 补虚通乳。主治妇女产后乳少。

1.《别录》:"煮饮之,下乳汁。"

2.《滇南本草》:"治癫狂病。"

【用法用量】 内服:适量,煮食。

3022 狗鞭 gǒu biān (《中药志》)

【异名】 牡狗阴茎、狗精(《本经》),犬阴(《日华子》),黄

下。(《经验方》)

3. 治暴崩下血　百草霜二钱,狗胆汁一处拌停,分作两服,当归酒调下。(《妇人良方》)

4. 治产后血晕不识人,狂言乱语　以童子小便,磨狗胆灌之。(《普济方》)

5. 治呕吐不止　丁香、好辰砂(研飞)各六钱,五灵脂(拣如鼠屎者,淘去沙石,日干)四钱。上香、脂先研细末,后入砂,再研匀,狗胆为丸,如鸡头大。每服一丸,生姜、橘皮汤磨下。(《本事方》香灵丸)

6. 治痢疾　十二月杀的狗胆,将黑豆加入胆内,麝香少许,阴干。看人大小,每服五七粒,为细末。如红痢,甘草汤下;如白痢,生姜汤下。(《奇效良方》黑虎丹)

7. 治聤耳脓水不止　狗胆一枚(取汁),白矾一分(烧令汁尽,细研)。上件药,以腊月猪脂调和,纳耳中,以绵拥之。(《圣惠方》)

3019 狗脑 gǒu nǎo (《别录》)

【异名】　狗脑髓(《医学入门》)。

【基原】　为犬科犬属动物狗 *Canis familiaris* Linnaeus 的脑髓。

【原动物】　参见"狗鞭"条。

【采收加工】　宰杀后,剥皮,将头骨剖开,取出脑髓,鲜用。

【成分】　脑的各部化学组成不一致。灰白质含水分78.7%,蛋白质1.70%,灰分1.51%;白质相应为70.7%,1.82%,2.69%。两者均含有脂类,不等量的氯、磷、钠、钙、镁、钾、铁等。脑桥含水分70.7%,固形物29.89%,其中蛋白质占30.79%,类脂62.96%。类脂中含磷脂29.97%,硫脂8.47%。脑桥还含蛋白质硫和蛋白质磷[1]。

【药性】　甘、咸,平。

【功用主治】　祛风止痛,解毒敛疮。主治头风痹痛,下部䘌疮,鼻中息肉,狂犬咬伤。

1.《别录》:"主头风痹痛,疗下部䘌疮,鼻中息肉。"

2.《纲目》:"䘌犬咬伤,取本犬脑敷之,后不复发。"

【用法用量】　内服:煎汤,半具至1具。外用:捣敷。

【选方】　1. 治狂犬咬伤　仍杀所咬犬,取脑傅之。(《肘后方》)

2. 治眉毛鬓发火烧疮瘢,毛不生　蒲灰、狗脑和敷。(《千金方》)

3020 狗脊 gǒu jí (《本经》)

【异名】　百枝(《本经》),狗青、强膂(《吴普本草》),扶盖、扶筋(《别录》),苟脊(《本草经集注》),金毛狗脊(《普济方》),金狗脊(《纲目拾遗》),毛狗儿、金丝毛(《湖南药物志》),金毛狮子(《浙江药用植物志》),黄狗头(《广西药用植物名录》),金扶筋、老猴毛(《福建药物志》)。

【基原】　为蚌壳蕨科金毛狗蕨属植物金毛狗的根茎。

【原植物】　金毛狗 *Cibotium barometz* (L.) J. Smith [*Polypodium barometz* L.]

多年生大型蕨类植物,高2～3 m。根茎横卧,粗壮,密生金黄色节状长毛,有光泽,形如金毛狗头。叶丛生;叶片革质或厚纸质,宽卵形,三回羽状深裂,有柄;二回羽片互生,有短柄,线状披针形;末回裂片互生,狭长圆形或略呈镰刀形,边缘有钝齿,幼时疏生黄色长毛,后渐脱落;叶脉羽状,侧脉分叉。孢子囊群位于裂片下部边缘,生于小脉顶端;囊群盖两瓣,形如蚌壳,长圆形。

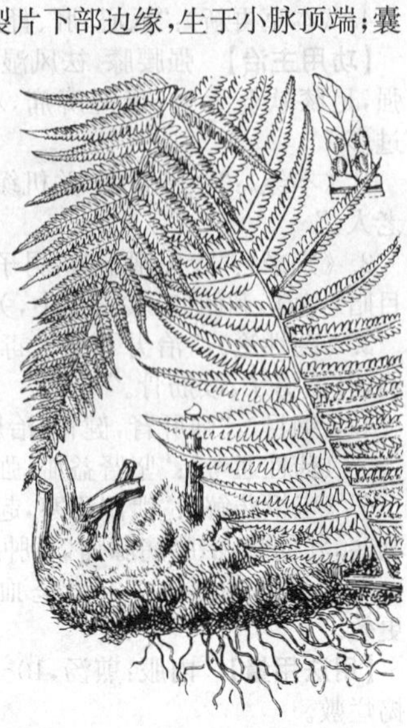

金毛狗

生于山脚沟边及林下阴湿处酸性土上。分布于华南、西南及浙江、福建、江西、湖南、台湾。

【采收加工】　8～11月采挖,干燥;或去硬根、叶柄及金黄色绒毛,切厚片,干燥,为"生狗脊片";水煮或蒸后,晒至六七成干,切厚片,干燥,为"熟狗脊片"。

【药材】　狗脊 *Rhizoma Cibotii*　主产于福建、四川。

性状　根茎呈不规则的长块状,长10～30 cm,直径2～10 cm。表面深棕色,密被光亮的金黄色茸毛,上部有数个棕红色叶柄残基,下部丛生多数棕黑色细根。质坚硬,难折断。气无,味微涩。生狗脊片呈不规则长条形或圆形纵片,长5～20 cm,宽2～8 cm,厚1.5～5 mm;周边不整齐,外表深棕色,偶有未去尽的金黄色茸毛;断面浅棕色,近外皮2～5 mm处有1条凸起的棕黄色木质部环纹或条纹。质坚脆,易折断,有粉性。熟狗脊片呈黑棕色,质坚硬,木质部环纹明显。

鉴别　(1) 根茎横切面:表皮细胞1列,外被非腺毛,黄棕色。厚壁细胞10～20列,黄棕色,壁孔明显,内含淀粉粒。双韧管状中柱,木质部由数列管胞组成,其内外均有韧皮部及内皮层。皮层及髓部较宽,均为薄壁细胞,内含淀粉粒或黄棕色物质。

叶柄基部横切面:分体中柱多呈"U"形,30余个断续排列成双钩状。木质部居中,外围为韧皮部、内皮层。

(2) 取生狗脊片折断,在紫外灯(254 nm)下观察,断面显淡紫色荧光,凸起的木质部环显黄色荧光。

(3) 根茎粉末用甲醇回流提取,取滤液点于滤纸上,置紫外灯(254 nm)下观察,显亮蓝白色荧光。

(4) 根茎粉末水提取液2 ml,加1%三氯化铁试液,呈污绿色(检查酚类)。

【成分】　根茎含蕨素(pterosin)R、Z[1,2],金粉蕨素(onitin),金粉蕨素-2′-O-葡萄糖苷(onitin-2′-O-β-D-glucoside),金粉蕨素-2′-O-阿洛糖苷(onitin-2′-O-β-D-alloside)[1],欧蕨伊鲁苷(ptaquiloside)[2]。还含β-谷甾醇(β-sitosterol),胡萝卜苷(daucosterol),硬脂酸(stearic acid),原儿茶酸(protocatechuic acid),咖啡酸(caffeic acid)等[3]。

【药理】　对心肌的作用　100%狗脊注射液给小鼠腹腔注射30 g/kg,对心肌摄取^{86}Rb无明显改变,20 g/kg连续给药14 d,心肌对^{86}Rb的摄取可增加54%[1]。

【药性】　苦、甘,温。

1.《本经》:"味苦,平。"

2.《吴普本草》:"神农:苦;桐君、黄帝、岐伯、雷公、扁鹊:甘,无毒;李氏:小温。"

3.《别录》:"甘,微温,无毒。"

的骨骼。

【原动物】 参见“狗鞭”条。

【采收加工】 宰杀后，剖开，剔去骨骼上的筋肉，将骨挂于通风处晾干，不可曝晒。

【药材】 狗骨 *Os Canis* 全国各地均产。

性状 全身骨骼约300块，其中头骨46块，脊柱50～53块，肋骨和胸骨27块，附肢骨骼176块。狗的头骨近似长卵圆形(品种不同均有差异)，多为扁骨，其牙齿为42枚；枕骨1块，蝶骨如蝶状。狗的脊柱由50～53块椎骨组成，除荐骨由3块荐椎愈合成1块骨外，其余脊椎均是分开的，颈柱7块，环椎无椎体和棘突。枢椎椎体最长，棘突侧扁而高，呈长薄板状。胸椎13块，椎体半圆形，各胸椎体近相等，椎体前端略凸，后端凹陷，最后胸椎棘突稍向前倾。腰椎7块，椎体上下明显扁。荐骨3块，骨体短宽近方形。尾椎由20～23块尾椎骨组成，前6个尾椎有完整椎弓，以后渐消失。肋骨13对，其中真肋9对，假肋4对，肋骨体窄而厚，弯度很大。胸骨8块，第一胸骨节最长，前端略钝圆，最后一节前阔后窄。肩胛骨长椭圆形，两侧肩胛骨呈“V”字形排列。肱骨为稍螺旋形扭转的长骨，骨体两侧稍扁。前臂骨由桡骨和尺骨组成，两骨的上端和下端紧密联接，两骨之间有很窄的肌间隙。桡骨向后压扁，体部有两个弯曲，上端较小，有桡骨头呈不规则形，下端粗大，为不整齐四边形。尺骨比桡骨长，上端较粗大，下端渐细小。腕骨7块，掌骨5块，指骨也为5列，除第一指骨有两个骨节外，其他4指骨均由3个骨节组成。髋骨1对，髋骨包括髂骨、耻骨和坐骨，均属于扁骨。股骨呈圆柱形，两髁较粗大，前后面扁平，上端有球面状股骨头，两髁之间为一滑车面。小腿骨包括胫骨、腓骨和髌骨。胫、腓两骨与股骨近于等长，胫骨较粗大，与腓骨相平行，其上部骨体与胫骨之间有间隙，而下部骨体扁平，密集胫骨。后足骨包括附骨、跖骨和趾骨。跗骨7枚，排成2列。跖骨与趾骨在排列上与前足的掌骨、指骨相似，趾骨多为4列，第一趾骨缺少。狗骨的骨质坚实，不甚沉重，白色或微黄白色。断面不平坦，骨腔内网状髓质不明显，骨质显油润。火烧有腥臭味。

【成分】 化学组成，因骨的种类等而有差异。新鲜的骨约含：水分50%，脂肪16%，骨胶原(collagen)12%，无机物22%，无机物中大约一半以上是磷酸钙，次之是碳酸钙(约10%)和磷酸镁(约2%)；又氟化钙含率虽低，但仍是骨的重要成分[1]。

【药性】 甘、咸，温。

1.《纲目》：“头骨，气味甘、酸，平，无毒。骨，气味甘，平，无毒。”

2.《四川中药志》1960年版：“性温，味辛咸。”

【功用主治】 补肾壮骨，祛风止痛，止血止痢，敛疮生肌。主治风湿关节疼痛，腰腿无力，四肢麻木，崩漏带下，久痢不止，外伤出血，小儿解颅，痈肿疮瘘，冻疮。

1.《别录》：“头骨，主金疮止血。”“狗骨灰主下利，生肌。”“下颔骨，主小儿诸痫。”

2.《本草经集注》：“白狗骨烧屑，疗诸疮瘘及妒乳痈肿。”

3.《药性论》：“狗头骨，使烧灰为末，治久痢，劳痢。”

4.《医学入门》：“补虚壮阳，治头风眩。”

5.《纲目》：“头骨，治痈疽恶疮，解颅，女人崩中带下。骨，猪脂调，敷鼻中疮。”

6.《本草求原》：“头骨灰，治跌扑损伤，临杖服护心止痛，杖后服最生肌长肉，敛疮，化鼻中息肉为水。”

7.《四川中药志》1960年版：“治风湿关节痛，冷骨风痛，腰腿无力及四肢麻木。”

【用法用量】 内服：浸酒或烧存性研末，每次1.5～3 g。外用：煅黄研末调敷。

【选方】 1. 治梦中泄精 狗头鼻梁骨烧研，卧时酒服一钱。(《纲目》)

2. 治妇女产后烦闷不能食 白犬骨烧之，捣筛，以水和服方寸匕。(《千金方》白犬骨散)

3. 治妇人产后血不定，奔四肢并违堕 狗头骨灰，以酒调下二钱匕。(《经验后方》)

4. 治血崩不止 狗头骨烧灰，末，罗细，用好无灰黄酒一钟，用灰一分；二钟用二分；三钟有三分。如不止者，照常服酒七钟，用七分。(《万病回春》)

5. 治久痢，劳痢 ①取犬骨炙令黄焦，捣，饮服方寸匕，日三服。(《肘后方》) ②狗头骨(烧灰为末)，和干姜、莨菪焦炒见烟，为丸。白饮空心下十丸。(《药性论》)

6. 治小儿赤白痢不止 狗头骨一两，羊骨一两，鹿骨一两。上件药并烧为灰，细研。每服以粥饮调下半钱，不计时候服之，量儿大小，加减服之。(《圣惠方》三骨散)

7. 治小儿颅陷 以狗头骨炙黄杵末，鸡子清调敷。(《小儿卫生总微论方》)

8. 治风湿性关节炎 狗骨100 g，穿山龙50 g。以白酒500 ml浸泡2星期。饮酒，每次10 ml，日饮2次。(《中国动物药》)

9. 治鼻中息肉，不闻香臭 用狗骨头灰方寸匕，苦丁香半钱。研细吹鼻中。(《普济方》)

10. 治恶疮不愈 狗头骨灰、黄丹末等分。敷之。(《纲目》引《寿域神方》)

11. 治冻疮 狗骨焙炭，研末，香油调涂。(《中国动物药》)

12. 治烧烫伤 狗骨煅炭研末，调茶油，涂患处。(《广西民族药简编》)

3018 狗胆 gǒu dǎn (《本经》)

【基原】 为犬科犬属动物狗 *Canis familiaris* Linnaeus 的胆汁。

【原动物】 参见“狗鞭”条。

【采收加工】 宰杀后，剥皮，剖腹，取出胆囊，晾干或鲜用。

【药性】 苦，寒。

1.《嘉祐本草》：“平。”

2.《药性论》：“味苦，有小毒。”

【功用主治】 清热明目，活血止血。主治风热眼痛，目赤涩痒，吐血，鼻衄，崩漏，跌打损伤，聤耳，疮疡疥癣。

1.《本经》：“主明目。”

2.《别录》：“主痂疡恶疮。”

3.《食疗本草》：“以酒调服之，明目，去眼中脓水。”“能破血，有中伤因损者，热酒调半个服，瘀血尽下。”

4.《日华子》：“主跌扑损伤瘀血，刀箭疮。”

5.《日用本草》：“去诸疥癣疮疾。”

6.《纲目》：“主鼻衄，聤耳，止消渴，杀虫，除积。”

7.《玉楸药解》：“清肝胆风热，治眼痛。止痛破血，治腹胁瘀肿瘀痛。”

【用法用量】 内服：入丸剂，适量。外用：涂敷或点眼。

【选方】 1. 治眼痒急赤涩 用犬胆汁注目中。(《圣惠方》)

2. 治血气撮痛不可忍者 黑狗胆一个，半干半湿，割开，以篦子挑丸，如绿豆大，蛤粉滚过。每服五丸，烧生铁淬酒

1.《本草拾遗》:"主脚气攻心,作生姜、醋进之,当泄,先泄勿服之。""肝、心主狂犬咬,以傅疮上。"

2.《食医心镜》:"治下痢,脐下切痛。"

【用法用量】 内服:煮食,适量。外用:捣涂。

【宜忌】《中国动物药》:"曾有报道,炒食狗肝 150 g,即可引起中毒。主要中毒症状为剧烈头痛,厌食恶心,剧烈呕吐,头昏乏力,脸面皮肤鳞状脱屑。原因系狗肝富含维生素A所致。"

【选方】 1. 治下痢脐下切痛 狗肝一具(洗,细切),米一升,稀调煮粥。空腹点三两,合蒜吃,椒、葱、盐、酱任性著之。(《食医心镜》)

2. 治心风发狂 狗肝一具,硝石、黄丹各一钱半。上硝石、黄丹研匀,将狗肝批开,掺药在内,以麻一缕缠缚,用水一升煮熟。去麻,将肝、药一顿细嚼,用煮肝药汁送下,不拘时候。(《杨氏家藏方》黄石散)

3014 狗齿 gǒu chǐ (《别录》)

【基原】 为犬科犬属动物狗 *Canis familiaris* Linnaeus 的牙齿。

【原动物】 参见"狗鞭"条。

【采收加工】 宰杀后,敲下牙齿,晾干。

【成分】 含水分 10.97%～11.89%,钙 25.99%～27.60%,镁 0.73%～0.78%,氯 0.17%～0.19%,钾 0.15%,钠 0.94%～1.05%,磷酸根 38.94%～39.21%,碳酸根4.50%。氟最高含量可达 0.3%,最低仅 0.022%[1]。

【药性】 甘,咸,平。

【功用主治】 镇痉,祛风,解毒。主治癫痫,风痱,发背,痘疹。

1.《别录》:"主癫痫,寒热,卒风痱,伏日服之。"

2.《日华子》:"理小儿客忤,烧灰用。"

3.《医学入门》:"主痘疹。"

4.《纲目》:"磨汁,治犬痫。烧研醋和,敷发背及马鞍疮。同人齿烧灰,汤服,治痘疮倒陷。"

【用法用量】 内服:磨汁或烧存性研末。外用:烧存性研末调敷。

【选方】 治发背 用狗大牙炒焦黑,研为末。先将葱煎汤洗疮,用炒牙末掺上。(《遵生八笺》牙消散)

3015 狗肾 gǒu shèn (《本草拾遗》)

【基原】 为犬科犬属动物狗 *Canis familiaris* Linnaeus 的肾脏。

【原动物】 参见"狗鞭"条。

【采收加工】 宰杀后,剥皮,剖腹,取其肾脏,鲜用。

【药性】《滇南本草》:"气味平。"

【功用主治】 补肾温阳。主治肾虚身冷。

1.《本草拾遗》:"主妇人产后肾劳如疟者(体热用猪肾,体冷即用犬肾)。"

2.《本草求原》:"治产后身冷如疟。"

【用法用量】 内服:煮食,1～2 枚。

【临床报道】 治疗阴茎勃起功能障碍 右归丸每日口服 3 次,每次 9 g;狗肾粉每日口服 3 次,每次 5 g,两药同时服用。1 个月为 1 个疗程,每疗程结束进行疗效评定,共治疗观察 3 个疗程。治疗期间,停用其他药物和治法。治疗阴茎勃起功能障碍 50 例,近期治愈 25 例(50%),有效 16 例(32%),无效 9 例(18%)。总有效率为 82%[1]。

3016 狗宝 gǒu bǎo (《纲目》)

【异名】 狗结石(《药材学》)

【基原】 为犬科犬属动物狗 *Canis familiaris* Linnaeus 的胃结石。

【原动物】 参见"狗鞭"条。

【采收加工】 将狗宰杀后,剖腹开胃,如发现有结石时,即用刀割取,除去皮膜及肉等,阴干。

【药材】 狗宝 *Calculus Canis* 主产于内蒙古、西藏、新疆、河北等地。

性状 本品圆球形,大小不一,直径 1.5～5 cm,表面灰白色或棕白色,略有光泽,有多数类圆形突起。体重,质坚硬而细腻,指甲划之,留有痕迹,破断面有同心环状层纹。近中心较疏松。气微腥,味微苦,嚼之有粉性而无砂性感。

鉴别 (1) 取本品粉末少量,加 10%盐酸溶液 1 ml,粉末被溶解呈淡黄色。

(2) 取本品粉末少量,加水 1～2 ml,振摇,加稀硝酸银溶液 2～3 滴,可见黄色沉淀物产生。倾去水液,加氨试液 1 ml,黄色沉淀即溶解。

【成分】 含碳酸钙、碳酸镁、磷酸镁等[1]。

【药性】 甘、苦、咸,平。小毒。

1.《纲目》:"甘,咸,平,有小毒。"

2.《本草经疏》:"性热。"

3.《本经逢原》:"甘,苦,温。"

【功用主治】 降逆气,开郁结,消积,解毒。主治噎隔,反胃,胸胁胀满,痈疽疔疮。

1.《医学入门》:"治肺经风毒痰火,痈疽恶疮。"

2.《纲目》:"主治噎食及痈疽疮疡。"

3.《玉楸药解》:"温胃降逆,止噎,纳谷。"

4.《广西药用动物》:"开郁结,解毒,解痉。治反胃噎膈,胸胁胀满。"

【用法用量】 内服:研末,0.9～1.5 g;或入丸、散。外用:研末撒。

【宜忌】 脾胃虚弱、气血衰少者慎服。

1.《本草经疏》:"因血液衰少以致噎膈者,法所当忌。""凡有脾虚弱、羸瘦不振之病,尤不宜用。"

2.《本经逢原》:"郁结伤脾,气血枯槁者,误投则有负薪救火之厄。"

【选方】 1. 治噎隔反胃 狗宝 3 g,麝香 0.3 g。共研细面。每服 0.3 g,日服 1 次。(《山东药用动物》)

2. 治噎食病数月不愈者 狗宝为末,每服一分,以威灵仙二两、盐二钱,捣如泥,将水一钟,搅匀,去滓调服,日二。(《纲目》引《杏林摘要》)

3. 治痈疽疮疡 狗宝 1.5 g,蜂房 3 g。水煎,日服 2 次。(《山东药用动物》)

4. 治赤疔疮 狗宝八分,蟾酥二钱,龙脑二钱,麝香一钱。为末,好酒和丸,麻子大。每服三丸,以生葱三寸,同嚼细,用热葱酒送下,暖卧,汗出为度。后服流气追毒药,贴拔毒膏愈。(《纲目》引《通玄论》狗宝丸)

【各家论述】《本草经疏》:"狗性热,其宝定是苦温之物。世人用治噎证,以其苦能下泄,温能行耳。"

3017 狗骨 gǒu gǔ (《别录》)

【基原】 为犬科犬属动物狗 *Canis familiaris* Linnaeus

和南狐 *V. vulpes hoole* Swinhoe 的肝。

【原动物】 参见“狐肉”条。

【药性】《宝庆本草折衷》：“味苦，微寒，有毒。”

【功用主治】 祛风，镇痉，止痛明目。主治破伤风，癫痫，中风瘫痪，心气痛，目昏不明。

1.《本草图经》：“烧灰以治风。”

2.《宝庆本草折衷》：“主蛊毒寒热，小儿惊痫。”

3.《纲目》：“烧灰，治风痫及破伤风，口紧搐强。”

4.《四川中药志》1960 年版：“治心气痛，亦能明目。”

【用法用量】 内服：阴干或烧存性研末，3～6 g；或入丸剂。

【选方】 1. 治诸风惊痫　狐肝 1 副。烧炭研末，匀 2 次，1 d 服之。(《吉林中草药》)

2. 治诸风心痫病　狐肝一具，乌鸦一只，鸱枭一个，白矾一两(生)，生犀角一两，野狸一个(去肠肚皮毛)。入新罐内，黄泥固济，炭火煨令焦黄色，却用。为末，酒打糊丸，如皂角子大，朱砂为衣。每服一丸，温酒送下，无时。(《卫生宝鉴》神应丹)

3. 治心气痛，明目　将狐肝风干，研末。每服 3～6 g，冲酒或开水冲服。(《广西药用动物》)

3004 狐肠 hú cháng (《别录》)

【基原】 为犬科狐属动物狐狸 *Vulpes vulpes* Linnaeus 和南狐 *V. vulpes hoole* Swinhoe 的肠。

【原动物】 参见“狐肉”条。

【药性】《别录》：“味苦，微寒，有毒。”

【功用主治】 1.《别录》：“主蛊毒寒热，小儿惊痫。”

2.《新修本草》：“作臛食之，主疥疮久不差者。”

【用法用量】 内服：煅存性研末，3～9 g。

【选方】 治卒忤　腊月野狐肠烧末，以水服方寸匕。(《千金方》)

3005 狐胆 hú dǎn (《本草图经》)

【基原】 为犬科狐属动物狐狸 *Vulpes vulpes* Linnaeus 和南狐 *V. vulpes hoole* Swinhoe 的胆。

【原动物】 参见“狐肉”条。

【功用主治】 开窍，镇惊，清热健胃。主治昏厥，癫痫，心痛，疟疾，纳呆。

1.《本草图经》：“主暴亡。”

2.《续传信方》：“若有人卒暴亡，未移时者，温水微研，灌入喉即活。”

3.《纲目》：“辟邪疟，解酒毒。”

4.《陆川本草》：“泻胆火，治癫痫。”

5.《四川中药志》1960 年版：“风干研细，兑开水服，治心气痛。”

6.《广西药用动物》：“干燥后，内服，作健胃剂。”

【用法用量】 内服：干燥研末，1.5～3 g，或入丸剂。

【选方】 1. 治大人、小儿中风　浮萍草(紫背者，七月十五日采取)不拘多少(阴干)，雄狐胆(十二月收，阴干)。上将浮萍草一味为末，用胆汁为丸，如芥子大。每服大人、小儿三丸，金银薄荷汤送下，不拘时候服。(《幼幼新书》)

2. 治跌打昏迷　将(狐)胆风干研末，用 1.5～3 g，配跌打丸 1 粒冲酒服。(《广西药用动物》)

3006 狐四足 hú sì zú (《本草纲目》)

【基原】 为犬科狐属动物狐狸 *Vulpes vulpes* Linnaeus 和南狐 *V. vulpes hoole* Swinhoe 的四足。

【原动物】 参见“狐肉”条。

【功用主治】《纲目》：“治痔漏下血。”

【用法用量】 内服：入丸、散，适量。

【选方】 治痔漏反花泻血者　狐手足一副(阴干)，穿山甲、猬皮各三两，黄明胶、白附子、五灵脂、蜀乌头、川芎䓖、乳香各二两。锉细入沙锅内，固济候干，炭火煅红，为末，入木香末一两。以芫荽煎酒调下二钱，日三服。(《永类钤方》)

3007 狐狸尾 hú lí wěi (《生草药性备要》)

【异名】 龙狗尾、兔尾草(《全国中草药汇编》)，尾萼豆、大叶狐狸尾(《台湾药用植物志》)。

【基原】 为豆科兔尾草属植物狸尾草的全草。

【原植物】 狸尾草 *Uraria lagopodioides* (L.) Desv. [*Hedysarum lagopodioides* L.]　又名：狸尾豆(《广州植物志》)。

多年生草本。茎平卧或上升，长可达 60 cm。小叶 1 或 3，互生；托叶卵状三角形，上部钻状；顶生小叶圆形或椭圆形，长 2.5～6 cm，宽 1～3 cm，先端圆，微凹，基部圆或心形，侧生小叶较小，上面略粗糙，下面被短柔毛。总状花序顶生，花多，呈稠密的圆柱形或长椭圆形，被丝毛和缘毛，花梗被白色长疏柔毛；苞片阔卵形；萼钟状，5 齿，上部 2 齿三角形，较短，下部 3 齿延长呈刚毛状，被白色长柔毛；花冠蝶形，淡紫色，旗瓣倒卵形，基部渐狭，翼瓣与龙骨瓣粘贴；雄蕊二体；对着旗瓣 1 枚分离；花柱线形，内弯。荚果小，包于宿存萼内，有 1～2 荚节，椭圆形，膨胀，无毛，黑褐色。花、果期 5～10 月。

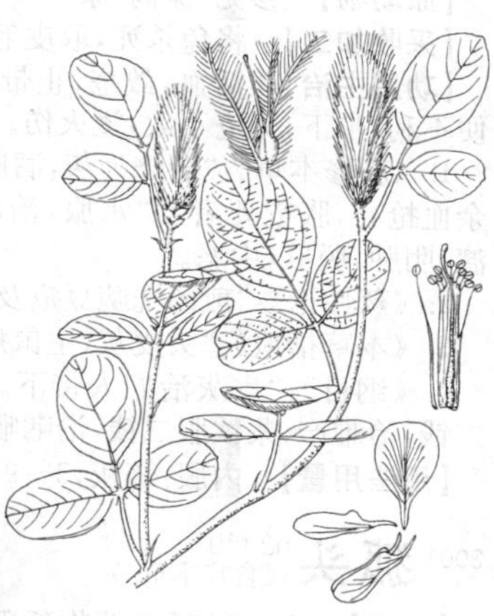

狸尾草

生于旷野、草地。分布于福建、广东、广西、海南、云南、台湾。

【采收加工】 6～9 月采收全草，鲜用或晒干。

【药材】 狐狸尾 *Herba Urariae Lagopodioidis*　主产于广东、福建等地。

性状　全草多已切断，长 20～30 cm。茎圆柱形，直径 2～4 mm，表面灰褐色至灰绿色。小叶革质，圆形或椭圆形，灰绿色，叶脉背面稍凸起，有黄棕色柔毛。枝梢花序稠密，圆柱形或长椭圆形，花冠萎缩，多数脱落。荚果椭圆形，具 1～2 节荚，包于宿萼内，表面黑褐色，有光泽，具网状纹理，果皮薄而不裂，内含浅黄色种子 1 颗。气微，味淡。

【成分】 全草含六种黄酮，其中一种鉴定为 3, 5-二羟

不下。”

4.《纲目》:“烧末敷,妇人产后阴脱,痈疽恶疮。水服,治小儿瘖痫。煮汁服,治消渴不止。”

【用法用量】 内服:煎汤,3～6 g;或烧灰入丸、散。外用:烧灰研末敷。

【宜忌】《得配本草》:“孕妇禁用。”

【选方】 1. 治天行,呕吐不下食　兔头骨,连皮毛烧存性,研末。米饮服方寸匕,以瘥为度。(《必效方》)

2. 治消渴,饮水不知足　兔头骨一具,以水煮取汁饮之。(《食医心镜》)

3. 治产后阴下脱　兔头骨烧存性,研末。敷之。(《子母秘录》)

4. 治发脑发背,痈疽热疖及恶疮等　腊月取兔头骨细锉,入瓶内密封,惟久愈佳。涂帛上厚封之。热痛敷之如冰,频换瘥。(《胜金方》)

3000 兔皮毛 tù pí máo (《新修本草》)

【基原】 为兔科兔属动物东北兔 *Lepus mandschuricus* Radde、华南兔 *L. sinensis* Gray、蒙古兔 *L. tolai* Pallas、高原兔 *L. oiostolus* Hodgson 及穴兔属动物家兔 *Oryctolagus cuniculus domesticus* (Gmelin)等的皮毛。

【原动物】 参见“兔肉”条。

【采收加工】 将兔杀死,取皮毛,晒干。

【功用主治】 活血,敛疮,止带。主治产后胞衣不下,小便不利,带下,灸疮不敛,烫火伤。

1.《新修本草》:“合烧为灰,酒服,主难产,产后衣不出及余血抢心,胀欲死者。”“水服,治小便不通,小便数、难、淋漓,阴肿,脱肛,中恶。”

2.《药性论》:“煎汤洗豌豆疮及毛敷良。”

3.《本草拾遗》:“头皮灰,主鼠瘘;毛烧灰主灸疮不瘥。”

4.《纲目》:“皮灰治妇人带下。毛灰治小便不利。酒服二钱,治难产,浆饮服二钱,治咽喉痛,不下饮食。”

【用法用量】 内服:烧灰,3～9 g。外用:烧灰涂敷。

3001 狐头 hú tóu (《食疗本草》)

【基原】 为犬科狐属动物狐狸 *Vulpes vulpes* Linnaeus 和南狐 *V. vulpes hoole* Swinhoe 的头。

【原动物】 参见“狐肉”条。

【功用主治】 补虚去风,散结解毒。主治头晕,瘰疬。

《食疗本草》:“头烧,辟邪。”

【用法用量】 内服:浸酒,适量。外用:适量,烧存性研末调敷。

【选方】 1. 治头晕　狐头骨捣碎,泡酒饮服。酒 500 g 泡 60～90 g,泡 1 个月以上,每日服 1 次,每次 15 g 左右。(《广西药用动物》)

2. 治瘰疬　狐头、狸头灰敷上。(《千金方》)

3002 狐肉 hú ròu (《千金方》)

【基原】 为犬科狐属动物狐狸、南狐的肌肉。

【原动物】 1. 狐狸 *Vulpes vulpes* Linnaeus　又名:红狐、草狐、赤狐(《中国动物图谱》)。

体长约 75 cm,重 7.5 kg。颜面狭窄,吻尖。四肢短,尾粗长,超过体长的一半,且其毛蓬松,身上有特殊的狐臊味。头部棕灰色,吻端棕黑色,下颌污白色,耳背黑色或棕黑色。背部红棕色,体侧黄褐色,腹部黄白色。四肢棕色或浅褐色,前后肢外侧有一条黑纹。尾色同背部,尾端白色。毛色因个体而有差异。

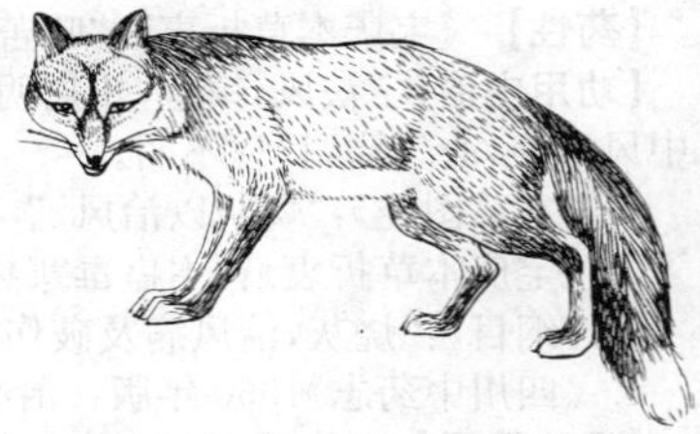

狐　狸

栖息于森林边缘,草原、丘陵等地。洞穴居,昼伏夜出。杂食,但以动物食物为主。几乎分布于全国各地。

2. 南狐 *V. vulpes hoole* Swinhoe　又名:毛狗、蒲狗、白毛狗、白尾狗(《中国药用动物志》)。

体形似狗,中等细长。重 7.5 kg 左右,外形与上种类似,亦有臊臭。毛色变化较大,通常标准者,其头、躯、尾为赤褐色;深者赤色,浅者黄褐色。个体头部灰棕色;唇、下颏至前胸暗白色;颈、肩、体两侧稍黄色,背部红棕色;腹面白色或黄白色,尾尖白色。前后肢外侧的黑褐色带纹,其宽狭不等。

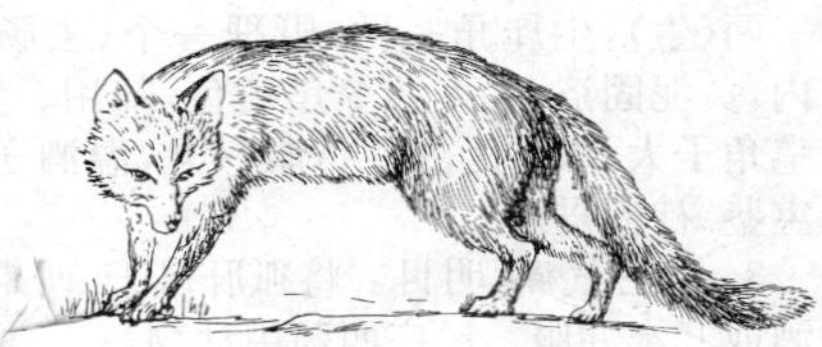

南　狐

栖息于森林、丘陵、草原等地。穴居树洞、土穴中,常抱尾而睡。行动敏捷,食物杂。分布于浙江、福建、江西、湖北、湖南、广东、广西、四川、云南等地。

上述动物的头(狐头)、肝(狐肝)、肠(狐肠)、胆(狐胆)、四足(狐四足)亦供药用,另设专条。

【药性】 甘,温。

1.《千金方》:“味苦,微寒,有毒。”

2.《食疗本草》:“温,有小毒。”

3.《日华子》:“暖,无毒。”

4.《纲目》:“甘,温,无毒。”

5.《广西药用动物》:“性温,味甘、咸。”

【功用主治】 补虚暖中,镇静安神,祛风,解毒。主治虚劳羸瘦,寒积腹痛,癔病,惊痫,痛风,水肿,疥疮,小儿卵肿。

1.《千金方》:“主蛊毒寒热,五脏痼冷,小儿惊痫,大人狂病。”

2.《新修本草》:“作臛食之,主疥疮久不差者。”

3.《食疗本草》:“补虚损及女子阴痒绝产,小儿㿉卵肿,煮、炙任食之,良。五脏邪气,服便瘥。”

4.《本草图经》:“去风,补虚劳。”

5.《医学入门》:“补虚,治健忘,消冷积。”

6.《本草求原》:“补虚起阴,暖中祛风,解蛊毒。”

【用法用量】 内服:煮食或煎汤,120～240 g。

【选方】 1. 治惊痫,神情恍惚,语言错谬,歌笑无度,兼五脏积冷,蛊毒寒热　狐肉一片及五脏,治如食法,豉汁中煮,五味和作羹,或作粥、炙食,并得。(《食医心镜》)

2. 治水积黄肿　狐肉配陈腊肉炖服。(《四川中药志》1960 年版)

3003 狐肝 hú gān (《本草图经》)

【基原】 为犬科狐属动物狐狸 *Vulpes vulpes* Linnaeus

调敷。

【选方】 治热油汤火烧疮痛不可忍 狗毛细剪，以烊胶和毛敷之，至疮落渐瘥。（《梅师方》）

3010 狗心 gǒu xīn（《别录》）

【基原】 为犬科犬属动物狗 *Canis familiaris* Linnaeus 的心脏。

【原动物】 参见“狗鞭”条。

【采收加工】 宰杀后，剥皮，剖开胸腔，取其心脏，鲜用。

【成分】 狗心含水分75.4%～78.0%，固形物22.0%～24.6%，其中，主要是蛋白质及脂肪4.30%等。在蛋白质中，肌浆蛋白（myogen）占31.7%，肌球蛋白（myosin）占6.6%，另含卵磷脂（lecithin）8.30%，肌酸（creatine）0.21%～0.33%。还含钾0.35%，钠0.10%，氯0.11%，磷0.21%，硫0.25%[1]。

【药性】 甘、咸，温。

【功用主治】 安神，祛风，止血，解毒。主治气郁不舒，风痹，鼻衄，下部疮。

1.《别录》：“主忧恚气，除邪。”

2.《本草拾遗》：“主狂犬咬，以傅疮上。”

3.《日华子》：“治狂犬咬，除邪气，风痹，疗鼻衄及下部疮。”

4.《医林纂要》：“安神守舍，令人心灵。治昏睡不醒人事。”

【用法用量】 内服：煮食，适量。外用：捣敷。

3011 狗肉 gǒu ròu（《别录》）

【基原】 为犬科犬属动物狗 *Canis familiaris* Linnaeus 的肉。

【原动物】 参见“狗鞭”条。

【采收加工】 取健康狗宰杀后，剥皮，取肉，鲜用。

【成分】 狗肉含嘌呤类0.027%，肌肽（carnosine）0.109%。又含固形物25.2%，水分74.8%，钾0.325%，钠0.049%，氯0.028%[1]。

【药性】 咸、酸，温。归脾、胃、肾经。

1.《别录》：“味咸、酸，温。”

2.《日用本草》：“咸、酸，平。”

3.《医林纂要·药性》：“甘、酸、咸，温。”

4.《本草求真》：“入脾、胃、肾。”

【功用主治】 补脾暖胃，温肾壮阳，填精。主治脘腹胀满，浮肿，腰痛膝软，阳痿，寒疟，久败疮。

1.《别录》：“主安五脏，补绝伤，轻身益气。”

2.《千金方》：“宜肾，劳损久病大虚者，服之轻身，益气力。”

3.《食疗本草》：“益阳事，补血脉，厚肠胃，实下焦，填精髓，补七伤五劳。”

4.《本经逢原》：“治败疮稀水不敛，痔瘘人岁久不愈。”

5.《医林纂要·药性》：“补肺气，固肾气，壮营卫，强腰膝。”

6.《食物考》：“通脉，温暖三焦。”

【用法用量】 内服：煮食，适量。

【宜忌】 阴虚内热、素多痰火及热病者慎服。

1.《食疗本草》：“不可炙食，恐成消渴。但和五味煮，空腹食之。不与蒜同食，必顿损人。若去血，则力少不益人。瘦者多是病，不堪食。女人妊娠勿食。”

2.《医学入门·本草》：“阴虚人食之发热难治。”

3.《纲目》：“反商陆，畏杏仁，同菱食生癫。热病后食之，杀人。若素常气壮多火之人，则宜忌之。”

4.《本草经疏》：“发热动火，生痰发渴，凡病人阴虚内热，多痰多火者慎勿食之，天行病后尤为大忌，治痢亦非所宜。”

5.《本草省常》：“多食生邪热，助肾火；同蒜及无鳞鱼食杀人；同一切虫鱼生恶症；同一切禽兽食生疮疖；阳事易举者忌之。”

【选方】 1. 治脾胃冷弱，肠中积冷，胀满刺痛 肥狗肉半斤。以米、盐、豉等煮粥。频吃一二顿。

2. 治气水臌胀浮肿 狗肉一斤。细切，和米煮粥，空腹吃，作羹吃亦佳。（1～2方出自《食医心镜》）

3. 治老年体弱，腰疼足冷 腊月取狗肉煮食。（《食物中药与便方》）

4. 治久疟虚寒 狗肉240 g，熟附子12 g。煲熟，加适量油盐和调味品，热服。（《广西药用动物》狗肉附子汤）

5. 治痔漏 熟狗肉蘸浓蓝汁，空心食之。（《世医得效方》）

【各家论述】《医林纂要》：“昔人未尝言补肺，然食之则气顿强，且酸能敛气，是补肺矣。肺主气，肾纳气，皆秋冬敛藏之令，所以安息阳气而固存之。其能固敛阳气，亦犹能守夜以固门户也。肺得所敛，则肾得所纳，是以兼能补肾，故充实卫气，扫寒湿，活血脉，强腰膝。”

3012 狗血 gǒu xuè（《别录》）

【基原】 为犬科犬属动物狗 *Canis familiaris* Linnaeus 的血液。

【原动物】 参见“狗鞭”条。

【采收加工】 宰杀时，将血液留下，鲜用。

【药性】《别录》：“味咸，无毒。”

【功用主治】 补虚劳，散瘀止血，定惊痫，解毒。主治虚劳吐血，惊风癫疾，下痢腹痛，疔疮。

1.《别录》：“白狗血，主癫疾发作。乌狗血，主产难横生，血上抢心者。”

2.《新修本草》：“白狗血，主女人生子不出。内酒中服之，主下痢，卒风痱。伏日取之，主补虚，小儿惊痫，止下痢。”

3.《纲目》：“热饮，治虚劳吐血，又解射罔毒；点眼，治痘疮入目。又治伤寒热病发狂。心血，主治心痹心痛。”

4.《医林纂要·药性》：“心血合酒饮，治肠痈。”

5.《本草求原》：“治疔肿，解药毒。”

【用法用量】 内服：热饮或酒冲，适量。外用：涂敷。

【选方】 1. 治疔肿 白犬血频涂之。

2. 治卒得病疮，常对生两脚间 白犬血涂之。（1、2方出自《肘后方》）

3013 狗肝 gǒu gān（《本草拾遗》）

【基原】 为犬科犬属动物狗 *Canis familiaris* Linnaeus 的肝脏。

【原动物】 参见“狗鞭”条。

【采收加工】 宰杀后，剥皮，剖腹，取其肝脏，鲜用。

【药性】 甘、苦、咸，温。

【功用主治】 降逆气，止泻痢，祛风止痉。主治脚气攻心，下痢腹痛，心风发狂，狂犬咬伤。

基-7，4′-二甲氧基黄酮(3，5-dihydroxy-7，4′-dimethoxyflavone)[1]。

根含 C_{16}～C_{28} 脂肪酸(C_{16}～C_{28} fatty acids)[2]。

【药性】《广西本草选编》："味甘、淡，性平。"

【功用主治】 清热解毒，散结，通淋。主治小儿肺炎，黄疸，腹泻，瘰疬，痔疮，痈疮肿毒，毒蛇咬伤，砂淋。

1.《生草药性备要》："治小儿五疳，洗痔疮。"

2.《岭南采药录》："凡出瘫痧及夹色，取茎叶服食。"

3.《广西本草选编》："清热解毒，散结消肿。用于颈淋巴结核，蛇毒咬伤，痈疮肿毒。"

4.《广西民族药简编》："治膀胱结石，肾结石，砂淋，尿血，黄疸型肝炎，小儿肺炎，感冒，肚痛，腹泻，月经不调，牙痛，风湿腰痛，痔疮出血，妇女月中劳伤。"

【用法用量】 内服：煎汤，15～30 g。外用：捣敷。

【选方】 1. 治颈淋巴结核 (狐狸尾)全草 60 g，水煎服。

2. 治毒蛇咬伤 (狐狸尾)鲜嫩枝、叶 15～30 g，嚼烂，用开水或酒送服。(1、2方出自《广西本草选编》)

3. 治妇女月中劳伤 (狐狸尾)全草 15～30 g，与鸡肉炖熟冲酒服。(《广西民族药简编》)

3008 忽布筋骨草 hū bù jīn gǔ cǎo (《青藏高原药物图鉴》)

【基原】 为唇形科筋骨草属植物白苞筋骨草的全草。

【原植物】 白苞筋骨草 *Ajuga lupulina* Maxim. 又名：白毛夏枯草(《西藏常用中草药》)，轮花筋骨草(《高原中草药治疗手册》)。

多年生直立草本，高 18～35 cm。茎粗壮，四棱形，沿棱及节上被白色具节长柔毛。叶对生；叶柄具狭翅，基部抱茎，边缘具缘毛；叶片披针状长圆形，长 5～11 cm，宽 1.8～3 cm，先端钝或稍圆，基部楔形，下延，两面少被疏柔毛，边缘疏生波状圆齿，具缘毛。轮伞花序 6 至多花，密集成假穗状花序；苞片大，向上渐小，白色、黄色或绿紫色；花萼钟状，具 10 脉，萼齿 5，近相等；花冠白色、白绿色或白黄色，具紫斑，筒狭漏斗状，冠檐二唇形，上唇小，2 裂，下唇延伸，3 裂，中裂片狭扇形；雄蕊 4，二强，伸出；花盘小，环状；花柱先端 2 浅裂。小坚果倒卵长圆状三棱形，背部具网状皱纹，具 1 大果脐，几达腹面之半。花期 7～9 月，果期 8～10 月。

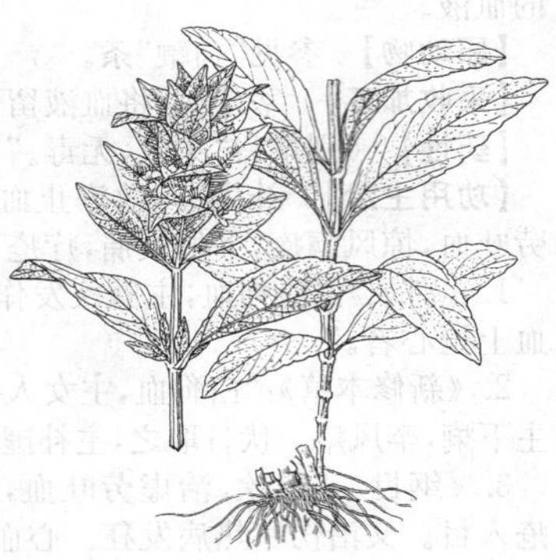

白苞筋骨草

生于河滩沙地、高山草地。分布于河北、山西、四川、西藏、甘肃、青海等地。

【采收加工】 7～9 月开花期采收，晒干。

【药材】 忽布筋骨草 *Herba Ajugae Lupulinae* 产于青海、西藏等地。

性状 根细而多，类白色或淡黄色；易折断，断面不平整。茎四棱形，扭曲，长 18～25 cm，沿棱及节上有白色长柔毛，断面中央有一小圆孔。叶片多皱缩破碎，完整者展平后呈披针状长圆形，先端钝圆，基部楔形，下延，几全缘或有疏波状齿；叶柄具狭翅，基部抱茎。轮伞花序腋生，苞叶大，淡黄色或黄白色，卵形或阔卵形，全缘，两面有长柔毛；花梗短，有长柔毛，花萼漏斗状，齿缘具缘毛，花冠唇形，类白色或淡黄色，具紫色斑纹，外面有疏柔毛，内面有毛环。小坚果倒卵状三棱形，背面有网状皱纹，果脐几占腹面之半。气清香，味苦。

鉴别 (1) 茎横切面：表皮细胞 1 列，切向壁加厚。下皮细胞 1 列，较表皮细胞小。皮层薄壁细胞 5～12 列，于角隅处有厚角组织。维管束外韧型，环列，于四角处的较发达。髓部多成空腔。

粉末特征：灰绿色。多细胞非腺毛众多，直径 19～50 μm，先端钝尖，壁厚。梯纹、网纹、螺纹导管直径 10～30 μm。纤维状细胞多碎断，直径 15～20 μm，壁厚，纹孔少。石细胞少见，直径 31～69 μm，长 43～131 μm。

(2) 取本品粗粉 2 g，加乙醇 20 ml，水浴回流 10 min，滤过。取滤液点于圆形滤纸上，用石油醚-乙酸乙酯(95∶5)展开，以 5%香荚兰醛浓盐酸显色，可见圆点周围有紫红色环(检查挥发油)。

(3) 取本品粉末 2 g，加乙醇 20 ml，水浴回流 10 min，滤过。取滤液 1 ml，加浓盐酸 4～5 滴及少量镁粉，水浴加热 3 min，滤液呈紫色(检查黄酮类)。

【成分】 全草含金圣草(黄)素(chrysoeriol)，香叶木素(diosmetin)，山柰素(kaempferide)，槲皮素(quercetin)，香草酸(vanillic acid)及β-谷甾醇(sitosterol)[1]。还含多种微量元素，如镁、铝、硅、磷、钙、钒、铬、锰、铁、钴、镍、铜、锌、砷、钼、锡、硒、锶等[2]。

【药性】《西藏常用中草药》："性寒，味苦。"

【功用主治】 清热解毒，凉血消肿。主治风热感冒，肺热咳嗽，咽喉肿痛，吐血，衄血，面瘫口㖞，肝炎，梅毒，疮疖肿毒，跌打瘀肿。

1.《晶珠本草》："治炭疽，疔疮，癫痫，虫病。"

2.《西藏常用中草药》："清热解毒，利水通淋，凉血降压。治外感风热，高血压，咽喉炎，支气管炎，尿路结石，疮痈肿毒。"

3.《青藏高原药物图鉴》："解毒。治流行性感冒，中毒性肝脏损害及肝胃并症。"

4.《甘肃中草药手册》："开窍，解热。治突然昏倒，不省人事，四肢麻木，急性热病。"

5.《全国中草药汇编》："解热消炎，活血消肿。主治痨伤咳嗽，吐血，气痛，跌损瘀凝，面神经麻痹，梅毒炭疽。"

【用法用量】 内服：煎汤，9～15 g。外用：捣敷；或研末调敷。

3009 狗毛 gǒu máo (《别录》)

【基原】 为犬科犬属动物狗 *Canis familiaris* Linnaeus 的被毛。

【原动物】 参见"狗鞭"条。

【采收加工】 宰杀后，将狗毛刮下，晾干。

【功用主治】 截疟，敛疮。主治疟疾，烧烫伤。

1.《别录》："主产难。"

2.《本草拾遗》："颈下毛，主小儿夜啼。绛袋盛，系着儿两手。"

3.《纲目》："烧灰汤服一钱，治邪疟；尾(毛)烧灰，敷犬伤。"

【用法用量】 内服：烧存性研末，3 g。外用：烧存性研末

【成分】 全草含挥发油[1]；黄酮类成分：圣草素(eriodictyol)，槲皮万寿菊素-3，6-二甲醚(3，6-dimethoxyquercetagetin)，兔毛蒿素(filifolin)[2]。还含三萜皂苷，糖类[1]。

【药理】 1. 抑菌作用　实验证明，兔毛蒿全成分、水煎液(母液)和纯挥发油对金黄色葡萄球菌有高度抑制作用，对乙型链球菌、伤寒杆菌、福氏痢疾杆菌中度敏感，对肺炎链球菌、铜绿假单胞菌等均不敏感，对青霉素耐药金黄色葡萄球菌仍有较好的抑制作用。抑菌作用以叶最强，根无抑菌作用[1]。分离出的兔毛蒿素、圣草素和槲皮万寿菊素3，6-二甲醚对金黄色葡萄球菌的最低抑制浓度可分别为125 μg/ml、62.5 μg/ml、250 μg/ml[2]。

2. 镇静作用　全草煎剂(1∶1)分别以5 ml/kg、20 ml/kg给小鼠、广西猴口服，均表现出镇静作用[1]。兔毛蒿地上部分水煎剂分别以1/6 LD_{50}(11.8 g/kg)，1/3 LD_{50}(23.6 g/kg)剂量给小鼠腹腔注射，均有镇静作用，并均可显著协同戊巴比妥钠的催眠作用[3]。

3. 对心血管系统的作用　2.5%浓度水煎剂可使离体蟾蜍心脏收缩减慢减弱，该抑制作用可被10 μg/ml肾上腺素对抗，由2 μg/ml乙酰胆碱增强。100%兔毛蒿给蟾蜍静脉注射0.2～0.4 ml，也有抑制心脏的作用。麻醉兔静脉注射100%兔毛蒿，发现兔毛蒿有短暂的呼吸兴奋、血压下降和心率减慢作用。急性中毒可导致呼吸循环衰竭，而以心血管系统损害为主[3]。

4. 其他作用　小鼠腹腔给予1/5 LD_{50}(即14.2 g/kg)的水煎剂在氨雾法中有明显镇咳作用。灌胃给予2/5 LD_{50}的水煎剂，在酚红排痰实验中无祛痰作用。腹腔给予1/3 LD_{50}对喷雾2%乙酰胆碱10 s豚鼠有显著平喘作用，1/5 LD_{50}剂量对喷雾15 s者无效[3]。1%～2%兔毛蒿水煎剂对兔离体肠管有直接抑制作用。0.5%浓度对未孕家兔离体子宫有短暂的兴奋作用[3]。

毒性　小鼠口服煎剂(1∶1)的LD_{50}为520 ml/kg，静注挥发油饱和水溶液的LD_{50}为840 ml/kg[1]。小鼠腹腔注射水煎剂的LD_{50}为70.78 g(生药)/kg。主要急性毒性表现是损害心血管系统[3]。家兔亚急性毒性实验未见异常。针剂无溶血现象[1]。

【药性】《全国中草药汇编》："苦，寒。"

【功用主治】《全国中草药汇编》："清热解毒，抗菌消炎，安神镇惊，调经止血。主治传染病高热，心跳、失眠、神经衰弱，月经过多，月经不调。外用治痈肿，臁疮，中耳炎及其他外科化脓性感染疾病。"

【用法用量】 内服：煎汤，9～15 g。外用：熬膏敷。

2998 兔打伞 tù dǎ sǎn (《全国中草药汇编》)

【异名】 望江南(《植物名实图考》)，猴巴掌(《全国中草药汇编》)。

【基原】 为菊科橐吾属植物大头橐吾的根及全草。

【原植物】 大头橐吾 *Ligularia japonica* (Thunb.) Less. [*Arnica japonica* Thunb.; *Senecio japonica* Sch.-Bip.]

多年生草本，高50～100 cm。有根头，其上着生多数粗壮须根。茎直立，直径达1 cm，无毛或被蛛丝状毛。基生叶有长柄，可达70 cm，柄基部稍扩大而抱茎；叶片大型，长与宽可达30 cm，掌状分裂，裂片再作掌状裂，小裂片羽裂或边缘有缺刻状锯齿，两面有脱落性毛，表面深绿色，背面色较淡；茎中部叶有短柄；上部叶小，掌状深裂，有扩大抱茎的短柄。头状花序2～8个，呈伞房状；总苞宽钟状，密被短毛；总苞片1层，约10个，宽长圆形，先端尖；舌状花1层，约10个，舌片黄色；筒状花多数，长约2 cm。瘦果圆柱形，有纵条纹；冠毛红褐色。花、果期6～10月。

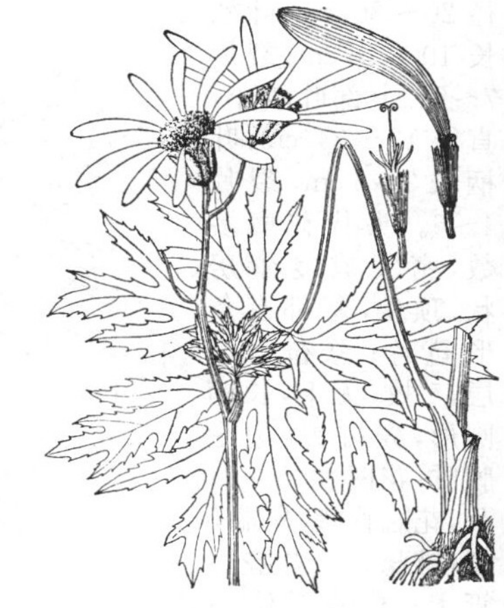
大头橐吾

生于山坡草地。分布于浙江、福建、江西、湖北、广东、台湾等地。

【采收加工】 6～10月采收，鲜用或切段晾干。

【成分】 根含生物碱：千里光宁碱(senecionine)，阔叶千里光碱(platyphylline)，新蜂斗菜烯碱(neopetasitenine)[1]；萜类：呋喃并佛术烷-6β，10β-二醇(furanoeremophilane-6β，10β-diol)，10β-羟基-6β-甲氧基-呋喃并佛术烷(10β-hydroxy-6β-methoxy-furanoeremophilane)，10β-羟基呋喃并佛术烷-6β-醇-2′ξ-甲基丁酸酯(10β-hydroxyfuranoeremophilan-6β-yl-2′ξ-methylbutanoate)[2]；佛术烯内酯：eremofarfugin A，eremopetasitenin B_3 等[3]。

【药性】《全国中草药汇编》："辛，微温。"

【功用主治】《全国中草药汇编》："舒筋活血，解毒消肿。"

【用法用量】 内服：煎汤，15～30 g。外用：适量，鲜品捣敷。

【选方】 1. 治跌打损伤　(大头橐吾)根15～30 g。酒水各半煎服。同时取鲜草适量加白酒捣烂外敷。

2. 治无名肿毒　(大头橐吾)根适量，白糖少许，共捣烂外敷，早晚各换药1次。

3. 治毒蛇咬伤　(大头橐吾)根、虎杖、苎麻(根皮)适量。共捣烂外敷。(1～3方出自《全国中草药汇编》)

2999 兔头骨 tù tóu gǔ (《别录》)

【基原】 为兔科兔属动物东北兔 *Lepus mandschuricus* Radde、华南兔 *L. sinensis* Gray、蒙古兔 *L. tolai* Pallas、高原兔 *L. oiostolus* Hodgson 及穴兔属动物家兔 *Oryctolagus cuniculus domesticus* (Gmelin)等的头骨。

【原动物】 参见"兔肉"条。

【采收加工】 将兔杀死，取头骨，鲜用或晾干。

【药性】 甘、酸，平。

1.《别录》："平，无毒。"

2.《食疗本草》："味酸。"

3.《本草蒙筌》："味甘。"

【功用主治】 平肝，清热，解毒。主治头痛，眩晕，小儿痞痢，痈疽恶疮。

1.《别录》："主头眩痛，癫疾。"

2.《本草拾遗》："主难产。"

3.《日华子》："和毛髓烧为丸，催生落胎，并产后余血

羽状分裂4～9，边缘具不规则的锐齿，无毛，上面绿色，下面灰白色。下部叶直径20～30 cm，叶柄长10～16 cm；裂片7～9。上部叶较小，直径12～24 cm，叶柄长2～6 cm，裂片4～6。头状花序多数，密集成复伞房状，顶生，基部有条形苞片；总苞片1层，5枚，无毛，长椭圆形，先端钝，边缘膜质；花两性，8～11朵，花冠管状，先端5裂；雄蕊5，着生花冠管上；子房下位，1室，花柱纤细，柱头2裂。瘦果，圆柱形，有纵条纹；冠毛灰白色或带淡红褐色。花期7～9月，果期9～10月。

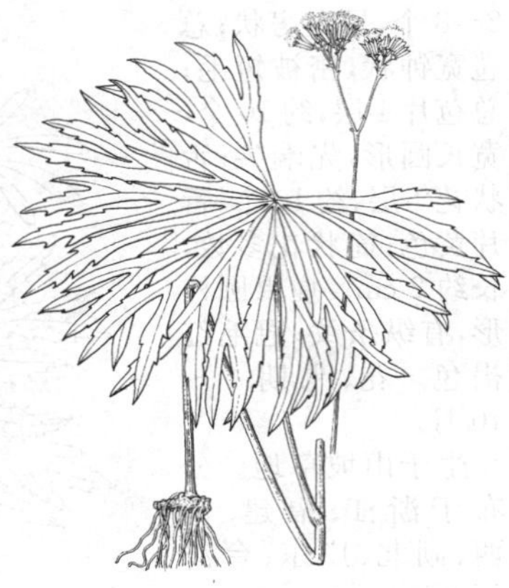

兔儿伞

生于山坡荒地、林缘、路旁。分布于全国各地。

【采收加工】 5～8月采收，鲜用或切段晒干。

【药材】 兔儿伞 *Radix seu Herba Syneilesis Aconitifoliae* 产于江苏、浙江、贵州、湖南、陕西、河北、吉林等地。

性状　本品根茎扁圆柱形，多弯曲，长1～4 cm，直径0.3～0.8 cm；表面棕褐色，粗糙，具不规则的环节和纵皱纹，两侧向下生多条根。根类圆柱状，弯曲，长5～15 cm，直径0.1～0.3 cm；表面灰棕色或淡棕黄色，表面密被灰白色根毛，具细纵皱纹；质脆，易折断，折断面略平坦，皮部白色，木部棕黄色。气微特异，味辛凉。

鉴别　根横切面：表皮细胞2～3列，外被众多长200～500 μm的根毛。皮部宽广，细胞类圆形，壁增厚，皮层内侧具数个大型分泌腔。维管束外韧型，呈环状，内具薄壁细胞。薄层细胞中含淀粉粒，偶见有小的草酸钙针晶。

粉末特征：表皮外非腺毛为单细胞，先端尖。菊糖结晶众多，扇形或不规则形。表皮细胞长方形、壁薄。纤维长而窄，具斜壁孔。导管为具缘纹孔导管。木薄壁细胞具纹孔。分泌道大型，含有众多内含物。

【成分】 根含D-α-松油醇β-D-吡喃葡萄糖苷-3，4-二当归酸酯(D-α-terpineol β-D-glucopyranoside-3，4-diangelicate)。

地上部分含上述化合物及芳樟醇β-D-O-葡萄糖苷-3，4-二当归酸酯(linalool β-D-O-glucoside-3，4-diangelicate)和大牻牛儿烯(germacrene)D[1]。

全草含吡咯里西啶类生物碱(pyrrolizidine alkaloids)[2]；黄酮类成分：槲皮素(quercetin)，槲皮苷(quercitrin)，异槲皮苷(isoquercitrin)[3]等。

【炮制】 取原药材，除去杂质，抢水洗净，闷润内外湿度一致，切中段，干燥，筛去灰屑。

饮片性状　呈不规则的段状。根细，近圆柱形，多数呈不规则的弯曲，表面淡棕色，有微细纵皱纹，切面黄白色，中间有棕黄色的油点。根状茎短缩。须根棕褐色或土黄色。茎圆柱形，表面棕褐色，有纵条纹，易折断，断面中部具髓。叶多皱缩破碎，上表面绿色至棕绿色，背面灰绿色或灰白色。气微，味微辛。

贮干燥容器内，置阴凉干燥处。

【药性】 苦、辛，温，有毒。

1.《救荒本草》："味苦、微辛。"

2.《贵州民间药物》："性微温，味辛。"

3.《浙江民间常用草药》："有小毒。"

【功用主治】 祛风除湿，活血解毒。主治风湿麻木，腰膝酸痛，跌打损伤，经闭，痛经，痈疽肿毒，瘰疬。

1.《南京民间药草》："治跌打损伤。"

2.《湖南药物志》："(治)痈疽。"

3.《陕西中草药》："祛风除湿，舒筋活血，消肿止痛。治风湿麻木，腰腿痛，骨折，月经不调，痛经。"

4.《浙江民间常用草药》："应用(于)跌打损伤，颈部淋巴结炎，毒蛇咬伤。"

【用法用量】 内服：煎汤，10～15 g；或浸酒。外用：鲜品捣敷；或煎水洗；或取汁涂。

【宜忌】 1.《贵州民间药物》："孕妇忌服。"

2.《陕西中草药》："反生姜。"

【选方】 1. 治痈疽　兔儿伞全草，捣，鸡蛋白调敷。(《湖南药物志》)

2. 治颈淋巴结结核　兔儿伞根、蛇莓各30 g，香茶菜根15 g。水煎服。另以鲜八角莲根捣烂，敷患处。(《浙江药用植物志》)

3. 治痔疮　兔儿伞适量，水煎熏洗患处；另用根茎磨汁或捣烂涂患处。(《福建药物志》)

2997 兔毛蒿 tù máo hāo (《全国中草药汇编》)

【异名】 兔子毛(《内蒙古中草药》)，疔毒草、惊草(《全国中草药汇编》)。

【基原】 为菊科线叶菊属植物线叶菊的全草。

【原植物】 线叶菊 *Filifolium sibiricum* (L.) Kitam. [*Tanacetum sibiricum* L.]

多年生草本，高20～60 cm。根茎粗壮，斜升。茎基部被密厚的纤维鞘，不分枝或呈伞房状分枝。叶具长柄；基生叶倒卵形或长圆状椭圆形，长约20 cm，宽5～6 cm；茎生叶较短小，全部叶为二至三回羽状分裂，裂片线形至丝形，长达4 cm，宽约1 mm。头状花序异型，在枝端或茎顶排成复伞房状；总苞球形或半球形；总苞片约3层，先端圆形；外围有一层结实的雌花，雌花花冠筒状，先端2裂；中央有多数不育的两性花，两性花黄色，先端4齿裂。瘦果压扁；无冠毛。

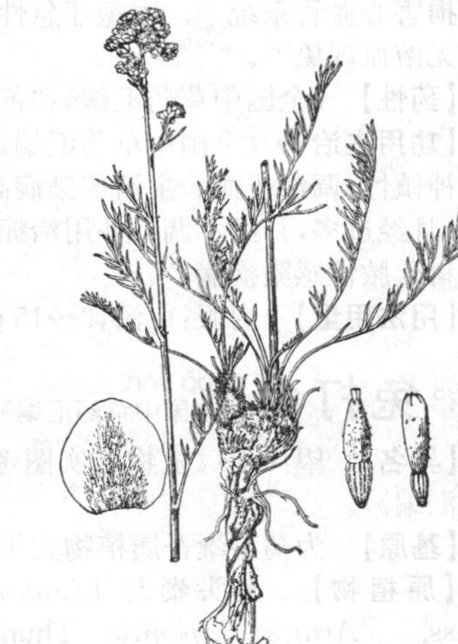

线叶菊

生于山坡、草地。分布于河北、山西、内蒙古、辽宁、吉林、黑龙江等地。

【采收加工】 7～10月采收，阴干。

食兔肉而病复发，故特拈出，以为妄食兔肉者戒。”

2992 **兔血** tù xuè（《纲目》）

【基原】 为兔科兔属动物东北兔 *Lepus mandschuricus* Radde、华南兔 *L. sinensis* Gray、蒙古兔 *L. tolai* Pallas、高原兔 *L. oiostolus* Hodgson 及穴兔属动物家兔 *Oryctolagus cuniculus domesticus* (Gmelin)等的血液。

【原动物】 参见“兔肉”条。

【采收加工】 冬季捕捉活兔，取血，随用随取。

【药性】《纲目》：“咸，寒，无毒。”

【功用主治】《纲目》：“凉血活血，解胎中热毒，催生易产。”

【用法用量】 内服：多入丸剂。

【选方】 1. 治小儿胎毒，遇风寒即发痘疹，服此可免，虽出亦稀 ①兔二只，腊月八日刺血于漆盘内，以细面炒熟，和丸如绿豆大。每服三十丸，绿豆汤下。每儿一剂，永安甚效。杨氏《经验方》加朱砂三钱，酒下，名兔砂丸。（《纲目》引《乾坤秘韫》蟾宫丸） ②腊月八日，取生兔一只刺血，和荞麦面，少加雄黄四五分，候干，丸如绿豆大。初生小儿以乳汁送下二三丸，遍身发出红点，是其验也。但儿长成，常以兔肉啖之，尤妙。（《纲目》引《刘氏保寿堂方》兔血丸）

2. 治心气痛 用腊兔血和茶末四两，乳香末二两，捣丸芡子大。每温醋化服一丸。（《纲目》引《瑞竹堂方》）

2993 **兔肝** tù gān（《别录》）

【基原】 为兔科兔属动物东北兔 *Lepus mandschuricus* Radde、华南兔 *L. sinensis* Gray、蒙古兔 *L. tolai* Pallas、高原兔 *L. oiostolus* Hodgson 及穴兔属动物家兔 *Oryctolagus cuniculus domesticus* (Gmelin)等的肝脏。

【原动物】 参见“兔肉”条。

【采收加工】 捕杀活兔，取出肝脏，随用随取。

【药性】 甘、苦、咸，寒。

1.《纲目》：“性冷。”

2.《医林纂要》：“甘，苦，咸，寒。”

【功用主治】 补肝，明目，退翳。主治肝虚眩晕，目暗昏糊，目翳，风热目赤，目痛。

1.《别录》：“主目暗。”

2.《食疗本草》：“主明目，和决明子作丸服之。切洗生食如羊肝法，主丹石人上冲目暗不见物，可生食之。”

3.《日华子》：“明目补劳，治头旋眼眩。”

4.《日用本草》：“明目退翳。”

5.《本草从新》：“泻肝热，能明目。”

【用法用量】 内服：煮食，30～60 g；或和药研丸。

【选方】 1. 治肝虚目暗 黄连（去须）一两半，胡黄连一两，熟地黄（焙）一两，草决明半两。上为末，细切兔肝，研烂和丸，如梧子大。每服二十丸，食后，临卧米饮下。（《圣济总录》兔肝丸）

2. 治肝肾气虚，风热上攻，目暗肿痛 兔肝一具，米三合，和豉汁如常煮粥食。（《普济方》）

3. 治疮疹入眼，初觉眼肿痛 黄柏一两（去皮），苍术半两（米泔水浸一日），石决明一两（生）。上为细末，煮兔肝捣烂，和丸绿豆大。每服三十丸，米泔水送下，食后临卧时服。（《小儿卫生总微论方》兔肝丸）

4. 治疳眼，夜盲 鲜兔肝 1～2 具，放开水中烫至半熟，以酱油蘸食，每日 1 次。（《山东药用动物》）

2994 **兔骨** tù gǔ（《别录》）

【基原】 为兔科兔属动物东北兔 *Lepus mandschuricus* Radde、华南兔 *L. sinensis* Gray、蒙古兔 *L. tolai* Pallas、高原兔 *L. oiostolus* Hodgson 及穴兔属动物家兔 *Oryctolagus cuniculus domesticus* (Gmelin)等的骨骼。

【原动物】 参见“兔肉”条。

【采收加工】 将兔杀死，取骨，晒干或晾干。放在干燥处保存，注意防潮、发霉和虫蛀。

【药性】 甘、酸，平。

1.《药性论》：“味甘。”

2.《四川中药志》1960 年版：“性平，味甘酸，无毒。”

【功用主治】 清热，止渴，平肝。主治消渴，头昏眩晕，疮疥。

1.《别录》：“主热中消渴。”

2.《本草拾遗》：“主久疥，醋摩敷之。”

3.《日华子》：“治疮疥，刺风，鬼疰。”

4.《纲目》：“煮汁服，止霍乱吐利。”

5.《四川中药志》1960 年版：“治头昏眩晕，风疾。”

【用法用量】 内服：煎汤，6～15 g；或浸酒。外用：醋磨涂敷。

【选方】 治消渴羸瘦，小便不禁 兔骨和大麦苗煮汁服。（《海上集验方》）

2995 **兔脑** tù nǎo（《别录》）

【基原】 为兔科兔属动物东北兔 *Lepus mandschuricus* Radde、华南兔 *L. sinensis* Gray、蒙古兔 *L. tolai* Pallas、高原兔 *L. oiostolus* Hodgson 及穴兔属动物家兔 *Oryctolagus cuniculus domesticus* (Gmelin)等的脑。

【原动物】 参见“兔肉”条。

【采收加工】 四季可采，将兔杀死后，取出兔脑，随用随取。

【药性】 甘，温。

《本草经疏》：“温。”

【功用主治】 敛疮。主治冻疮，烫火伤，皮肤皲裂。

1.《别录》：“疗冻疮。”

2.《圣惠方》：“手足皲裂成疮，生涂之。”

3.《纲目》：“催生滑胎。”

【用法用量】 内服：适量，入丸剂。外用：捣敷。

2996 **兔儿伞** tù ér sǎn（《救荒本草》）

【异名】 七里麻（《南京民间药草》），一把伞（《贵州民间药物》），伞把草、南天扇（《湖南药物志》），雨伞菜（《北方常用中草药手册》），兔打伞、雪里伞（《江西草药》），贴骨伞、伞草（《陕西中草药》），破阳伞、铁凉伞、雨伞草（《浙江民间常用草药》）。

【基原】 为菊科兔儿伞属植物兔儿伞的根或全草。

【原植物】 兔儿伞 *Syneilesis aconitifolia* Maxim. [*Cacalia aconitifolia* Bunge] 又名：雷骨散（《中国高等植物图鉴》）。

多年生草本，高 70～120 cm。根状茎匍匐。茎直立，单一，略带棕褐色。根生叶 1 枚，幼时伞形，下垂。茎生叶互生；叶柄长 2～16 cm；叶片圆盾形，掌状分裂，直达中心，裂片复作

本植物茂盛之处。一般无固定巢穴，产仔时才有固定住所，白天多居于灌木丛、杂草或树根旁，晚上出来活动觅食。吃树皮、嫩枝及草本植物等。分布于内蒙古、吉林、黑龙江等地。

2. 华南兔 *L. sinensis* Gray　又名：短耳兔、粗毛兔、山兔(《中国动物图谱》)，硬毛兔、草兔(《中国药用动物志》)。

体型较小，体长 34～44 cm，重 1～1.5 kg。耳长 6.5～8.2 cm。尾短，不及后足长之半，长 4～5.7 cm。被毛短粗且硬。头部、背部沙黄棕色或棕黑色。毛基淡黑灰色，绒毛毛端棕黄色。长形针毛的亚端部有一显著的棕色环，毛尖黑色。耳前边缘毛较长，耳尖和后缘的毛较短。颈部有一黄色区域。下体赭黄或淡黄白色。足、尾背部与背色相似。

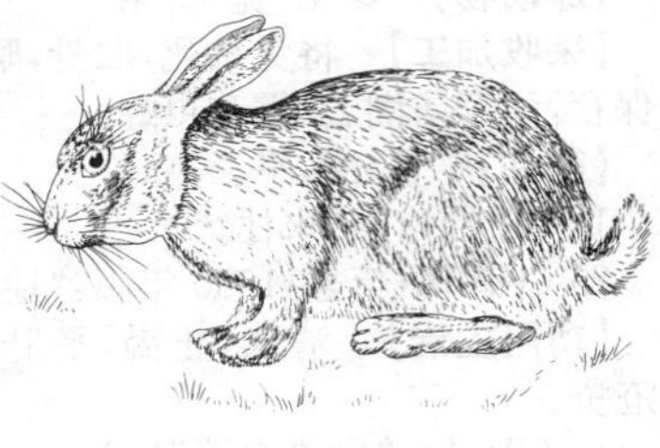

华南兔

多栖息于山地丘陵的稀树灌木丛、杂草丛、墓地或农田附近。多利用现存洞穴居住，洞口比较光滑，附近有成堆粪便。昼夜均有活动。以青草、树苗和细嫩枝叶为食，尤喜食青苗、豆苗和蔬菜。分布于江苏、浙江、安徽、福建、江西、湖南、广东、广西、四川、贵州、台湾等地。

3. 蒙古兔 *L. tolai* Pallas　又名：草原兔、草兔、野兔、跳猫(《中国经济动物志》)。

体型中等，长约 45 cm，尾长约 9 cm，体重在 2 kg 以上。耳甚长，有窄的黑尖，向前折超过鼻端。尾连端毛略等于后足长。全身背部为沙黄色，杂有黑色。头部颜色较深，在鼻部两侧各有一圆形浅色毛圈。眼周围有白色窄环；耳内侧有稀疏的白毛。腹毛纯白色。臂部为沙灰色。颈下及四肢外侧均为浅棕黄色。尾背面中间为黑褐色，两边白色，尾腹面为纯白色。冬毛长而蓬松，有细长的白色针毛伸出毛被之外。夏毛色略深，为淡棕色。

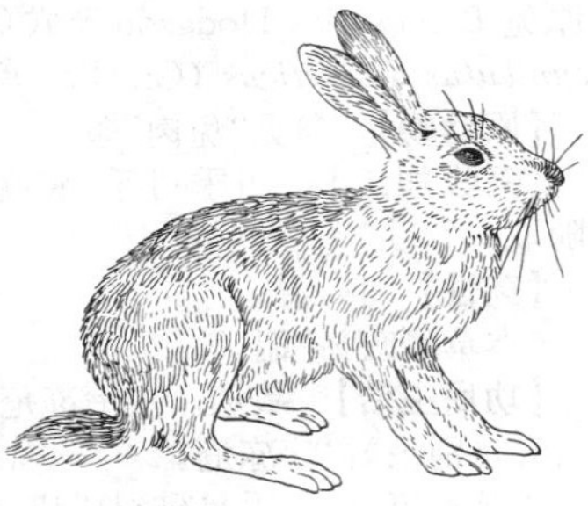

蒙古兔

栖息于平原、荒草地、山坡灌木丛、丘陵平原、农田和苗圃等地，并因季节不同，食物条件的改变而有所迁移。常无固定的洞穴，白天常在较隐蔽的地方挖临时的卧穴。以青草、嫩枝、树皮、蔬菜及谷物、豆类等为食。分布于华北、东北及甘肃、宁夏等地。

4. 高原兔 *L. oiostolus* Hodgson　又名：灰尾兔、长毛兔(《中国经济动物志》)。

体型较大，毛长而蓬松。耳长，向前折显著超过鼻端。全身背为暗灰色，毛细长而略带波纹。臀部全为灰色细毛，中央较深而两侧较浅。头部尤其是鼻部中央颜色较深，面颊及眼周色较淡。颈背呈浅灰棕色，颈腹为黄灰色。腹毛纯白色。前肢为极浅的棕黄色，后肢外侧棕色，足背白色。尾背方有一很窄的暗灰色区域，尾两侧为白色，并有灰色毛基。

一般栖息于海拔较高的高山草甸及草原地区。无固定洞穴，白天常在草丛中活动，吃植物性食料。分布于四川、云南、西藏、甘肃、青海等地。

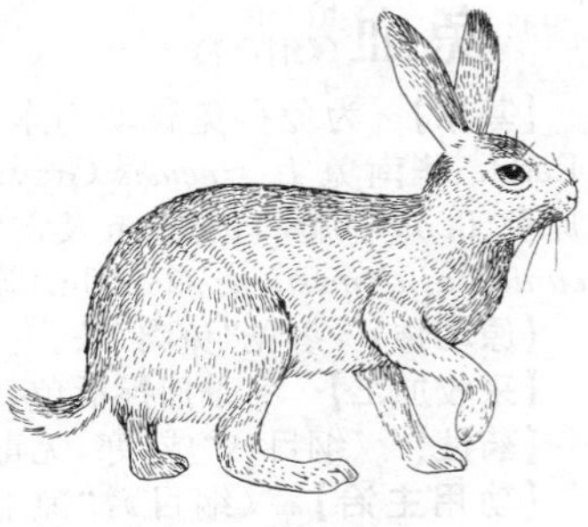

高原兔

5. 家兔 *Oryctolagus cuniculus domesticus* (Gmelin)

个体变异较大。一般头部、耳较野兔为短，后肢亦然。毛色亦有多种变化，通常以纯白色为多，耳尖无黑色。

全国大部分地区均有饲养。

本动物的血液(兔血)、肝脏(兔肝)、骨骼(兔骨)、脑(兔脑)、头骨(兔头骨)、皮毛(兔皮毛)亦供药用，另设专条。

【采收加工】　将兔杀死，取肉，鲜用。

【药性】　甘，寒。归肝、大肠经。

1.《别录》："味辛，平，无毒。"

2.《食疗本草》："味酸，性冷。"

3.《纲目》："甘，寒。"

4.《本草求真》："专入肝，兼入大肠。"

【功用主治】　健脾益气，凉血解毒。主治胃热消渴，虚弱羸瘦，胃热呕吐，肠风便血，湿热痹，丹毒。

1.《别录》："补中益气。"

2.《千金方》："止渴。"

3.《本草拾遗》："主热气湿痹。"

4.《药性论》："腊月作酱食，去小儿豌豆疮。"

5.《日华子》："治渴健脾，生吃压丹毒。"

6.《纲目》："凉血，解热毒，利大肠。"

7.《本经逢原》："治胃热呕逆，肠红下血。"

【用法用量】　内服：煎汤或煮食，50～150 g。

【宜忌】　1.《本草拾遗》："久食弱阳，令人色痿；与姜同食，令人心痛。"

2.《食疗本草》："八月到十月其肉酒炙吃，与丹石人甚相宜。大都绝人血脉，损房事，令人痿黄。"又"二月食之伤神。"

【选方】　1. 治消渴羸瘦，小便不禁　兔一只，剥去皮、爪、五脏等，以水一斗半，煎煮令烂，骨肉相离，滤出骨肉，斟酌五升汁，便澄滤，令冷。渴即饮之。(《海上集验方》)

2. 治肺结核　将胎兔(健康孕兔的胎儿)搅碎，烘干研末，每次 15 g，内服，每日 2～3 次。

3. 治宫颈癌　健壮公兔 1 只(去皮毛、内脏)，川贝母 9～15 g，红糖适量(用于体质好的患者)。共炖熟，连汤服，早、晚各服 1 次。(2、3 方出自《广西药用动物》)

【各家论述】　1.《纲目》："今俗以饲小儿，云令出痘稀，盖亦因其性寒而解热耳，故又能治消渴，压丹石毒，若痘已出，及虚寒者，宜戒之。"

2.《本草求真》："兔肉，人言可治虚劳，人多食而不忌，不知兔肉性寒，久食绝人血脉，损元气阳事，令人痿黄，故时珍载之以为凉血解热利肠之剂。况虚劳一证，脾肾两虚，即在医者用药挽救，亦难两全无弊，若复加兔肉甘寒，又安能力补脾肾，而为虚劳要药乎?! 今人不察，动用兔肉治疗，以致阳气日虚，而阴气日竭。余因先慈曾患虚劳，服药将愈，后

素、冰片、椰油脂基质配制而成)于晚上睡前置于阴道顶部,每次1粒,每日1次。轻、中、重度患者分别以5～7 d、7～10 d、10～12 d为1个疗程。共观察679例,除6例外,其余病例均用药1个疗程。治疗后第二个月经周期或2个月后复查,总有效率为90.57%。对各种不同程度的宫颈糜烂均有效,对慢性宫颈炎的其他病变及外阴炎、念珠菌阴道炎等也有一定疗效[10]。

【各家论述】 1.《本草经疏》:“蕺,味辛气温,入手太阴经。能治痰热壅肺,发为肺痈吐脓血之要药。肺主气,肺与大肠为表里,大肠湿热盛,则为痔疮,得辛温之气,则大肠清宁,故又为痔疮必须之药。”

2.《冯氏锦囊》:“大肠湿热盛则为痔疮,用此煎汤熏洗,仍以渣敷患处,则湿热之气散而自愈矣。”

2990 鱼鳖金星 yú biē jīn xīng (《纲目拾遗》)

【异名】 瓜子金(《植物名实图考》),岩瓜子草、瓜子莲(《湖南药物志》),石瓜子、石瓜米、金星草(《四川中药志》),镜面草(《福建中草药》),金丝鱼鳖、鱼鳖草(《浙江中药手册》),瓜子菜(《贵州民间方药集》),瓜子草、瓜米石豇豆(《贵州中草药名录》)。

【基原】 为水龙骨科骨牌蕨属植物抱石莲的全草。

【原植物】 抱石莲 *Lepidogrammitis drymoglossoides* (Bak.) Ching [*Polypodium drymoglossoides* Bak.]

根茎纤细,长而横生,淡绿色,疏生顶部长钻形、下部近圆形并成星芒状的鳞片。叶远生,二型;营养叶短小,肉质,长圆形、近圆形或倒卵形,长1.5～3 cm,宽1～1.5 cm;孢子叶较长,倒披针形或舌形,有时也和营养叶同形,有短柄。孢子囊群圆形,背生于中脉两侧,通常分离,幼时有盾状隔丝覆盖。

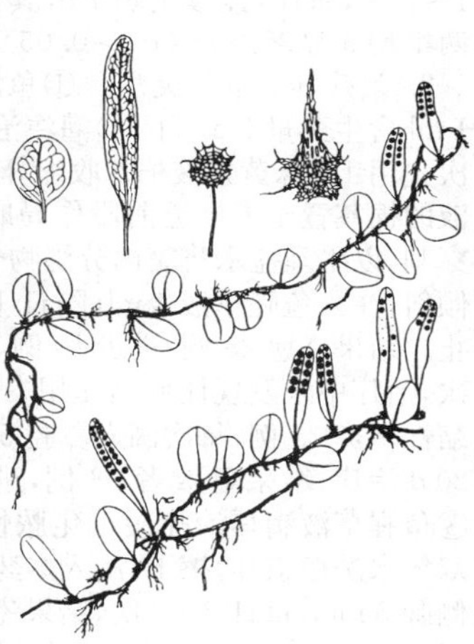

抱石莲

附生于海拔200～1 700 m的山坡阴湿林中树干或石上。分布于华东、中南、西南及陕西等地。

【采收加工】 全年均可采收,鲜用或晒干。

【药理】 抑菌等作用 对金黄色葡萄球菌、铜绿假单胞菌、大肠杆菌、白色葡萄球菌等有抑制作用。小鼠试验对眼镜蛇毒有一定抵抗作用[1]。

【药性】 甘、微苦,凉。

1. 王安卿《采药志》:“性凉。”
2.《四川中药志》1960年版:“性平,味苦、微甜。无毒。”
3.《全国中草药汇编》:“甘,苦,寒。”

【功用主治】 清热解毒,利水通淋,凉血散瘀。主治痄腮,咽喉肿痛,痞块,鼓胀,淋浊,水肿,吐血,衄血,尿血,外伤出血,疔疮痈肿,瘰疬,跌打损伤。

1. 王安卿《采药志》:“治痰火毒行上部。”
2. 汪连仕《采药书》:“消痞块痰核,痄腮。”
3.《纲目拾遗》:“治臌胀,瘰疬,火毒症。”
4.《植物名实图考》:“治风损,煎酒冲白糖服。”
5.《江西民间草药》:“治乳痈未溃,咳嗽吐血,疔疮痈肿。”
6.《四川中药志》1960年版:“补益精气,利水,除湿。治虚痨咳嗽,五淋及白浊等症。”
7.《浙江中药手册》:“治咽喉肿痛。”
8.《贵州民间方药集》:“解热,消炎,驱风。蒸甜酒治产后寒。外用治跌打损伤,消伤肿。”

【用法用量】 内服:煎汤,15～30 g。外用:捣敷。

【选方】 1. 治风火牙痛 鲜抱石莲适量。捣烂,外敷颊车穴。(《湖北中草药志》)

2. 治鼓胀 鱼鳖金星、仙鹤草、过路黄各15 g。水煎服。(南药《中草药学》)

3. 治肺结核潮热 鱼鳖金星30 g,水龙骨15 g。水煎2次分服,每日1剂。(《全国中草药汇编》)

4. 治尿血 抱石莲15 g,车前草30 g,地榆9 g。水煎服。(《福建药物志》)

5. 治疔疮 抱石莲、野菊花、野百合各9 g,水煎服,渣外敷。(《浙江药用植物志》)

6. 治淋巴结炎 鱼鳖金星、凤尾蕨各15 g,水煎服。(南药《中草药学》)

7. 治跌打损伤 抱石莲30 g,菝葜15 g,水煎服。

8. 治高血压 抱石莲15 g,开水泡,当茶喝。(7、8方出自《湖北中草药志》)

9. 治支气管炎 抱石莲15 g,连钱草、枇杷叶各9 g,水煎服。(《福建药物志》)

10. 治胆囊炎 鲜抱石莲60 g,豆腐120 g,水炖服。(《福建中草药》)

【临床报道】 治肛门出血(内痔、混合痔、肛裂、直肠息肉,肛门疾患手术继发出血) 鲜抱石莲120 g,水煎服;或水煎后浓缩成每10 ml含生药60 g的药液,每次10 ml,每日2～3次。临床观察120例,结果:显效85例,有效22例,无效13例,总有效率89.16%[1]。

2991 兔肉 tù ròu (《别录》)

【基原】 为兔科兔属动物东北兔、华南兔、蒙古兔及高原兔,穴兔属动物家兔等的肉。

【原动物】 1. 东北兔 *Lepus mandschuricus* Radde 又名:野兔、草兔、山兔(《中国动物图谱》)。

体型较大,长44～48 cm,重1.5～2.5 kg。耳较短,向前折不达鼻端。后足略长于前足。尾短。其毛较粗。头、背部冬毛为浅棕黑色,毛基为黑灰色。夏毛色更深。耳前部棕黑色,后部棕黄色,边缘白色,耳尖黑色。后背部及臀部有较长的黑毛,隐见斑点。腹部为纯白色毛。四肢为浅棕黄色。尾背部黑色,下部污白色。

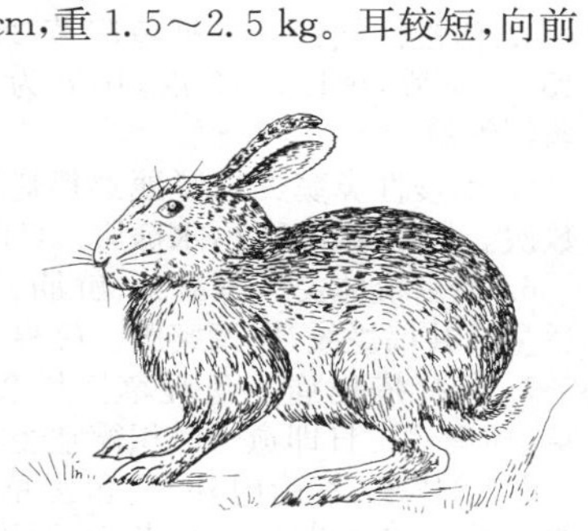

东北兔

栖息于海拔300～900 m的针阔叶混交林、林下灌木与草

干燥容器内，密闭，置通风干燥处。防霉。

【药性】 辛，微寒。归肺、膀胱、大肠经。

1.《别录》："味辛，微温。"

2.《日华子》："有毒。"

3.《履巉岩本草》："性凉，无毒。"

4.《滇南本草》："味苦、辛，性寒。"

5.《本草经疏》："入手太阴经。"

6.《本草从新》："辛，微寒。"

7.《医林纂要》："甘、辛、咸。"

8.《本草再新》："入肝、肺二经。"

【功用主治】 清热解毒，排脓消痈，利尿通淋。主治肺痈吐脓，肺热咳喘，喉蛾，痈肿疮毒，痔疮，热痢，热淋，水肿，带下，疥癣。

1.《别录》："主蠼螋溺疮。"

2.《日华子》："淡竹筒内煨，敷恶疮、白秃。"

3.《履巉岩本草》："大治中暑伏热闷乱，不省人事。"

4.《滇南本草》："治肺痈咳嗽带脓血者，痰有腥臭。亦治大肠热毒，疔痔疮。"

5.《纲目》："散热毒痈肿，疮痔脱肛，断痁疾，解硇毒。"

6.《本经逢原》："治咽喉乳蛾，捣取自然汁，灌吐顽痰殊效。"

7.《医林纂要》："行水，攻坚，去瘴，解暑。疗蛇虫毒，治脚气，溃痈疽，去瘀血，补心血。"

8.《药性考》："消肿截疟。"

9.《本草求原》："专治囊痈及鱼肚疮。"

10.《草木便方》："解暑清热逐水停，利水消胀除痞膩，热毒肿涂沙石淋。"

【用法用量】 内服：煎汤，15～25 g，不宜久煎；或鲜品捣汁，用量加倍。外用：捣敷或煎汤熏洗。

【宜忌】 虚寒证慎服。

1.《别录》："多食令人气喘。"

2.《食疗本草》："久食之，发虚弱，损阳气，消精髓。"

3.《中国药物大全》："虚寒证及阴证疮疡忌用。"

【选方】 1. 治肺痈　蕺，捣汁，入年久芥菜卤饮之。(《本草经疏》)

2. 治肺痈吐脓、吐血　鱼腥草、天花粉、侧柏叶等分。煎汤服之。(《滇南本草》)

3. 治痨咳，盗汗　折耳根叶 63 g，猪肚 1 个。将折耳根叶放在猪肚内，炖烂。汤肉齐服，分 3 次服，每日服 1 次，3 d 1 剂，连用 3 剂。(《贵州民间方药集》)

4. 治慢性气管炎　鲜鱼腥草 30 g，虎杖 9 g，胡颓子叶 15 g。煎服，每日 2～3 次，10 d 为 1 个疗程。(《全国中草药汇编》)

5. 治慢性鼻窦炎　鲜蕺菜捣烂，绞取自然汁，每日滴鼻数次。另用蕺菜 21 g，水煎服。(《陕西草药》)

6. 治扁桃体炎　鲜蕺菜、鲜筋骨草各 15 g，柚子(种子)适量。共捣烂绞汁，调蜜服。(《福建药物志》)

7. 治疗疮作痛　鱼腥草捣烂敷之。痛一二时，不可去草，痛后一二日即愈。(《积德堂经验方》)

8. 治痔疮(不论内外)　鱼腥草，煎汤点水酒服，连进 3 服。其渣熏洗患处，有脓者溃，无脓者自消。(《滇南本草》)

9. 治痢疾　鱼腥草 18 g，山楂炭 6 g。水煎，加蜜糖服。(《岭南草药志》)

10. 治尿道炎，膀胱炎　鱼腥草根茎 6～9 g，灯心草 3～6 g。水煎服。(南药《中草药学》)

11. 治带下　鲜鱼腥草根 30～50 g，车前草 30 g。白糖适量。将上药洗净捣烂取汁，加白糖适量内服。每日 2 剂。(《湖南中医杂志》1987，(2)：24)

12. 治小儿脱肛　鱼腥草擂如泥，先以朴硝水洗过，用芭蕉叶托住药，坐之自愈。(《永类钤方》)

【临床报道】 1. 治疗肺部炎症　①鱼腥草注射液注射穴位治疗支气管炎扩张咯血 100 例，于孔最(双侧)每次每穴注入 2 ml，3 d 为 1 个疗程，结果近期治愈 93 例，显效 3 例，有效 1 例，总有效率达 97%。治疗中，咯血止后改为每日注射 1 次，双侧穴位注射，或左右穴位隔日交替注射，巩固治疗 2～3 d[1]。②鱼腥草合剂(鱼腥草 20 g，桔梗 15 g，先将桔梗加水约 200 ml，用文火煮沸 10～20 min 后，加入鱼腥草再煮沸 5 min，滤得药液 150 ml)每次 20～30 ml，每日 3 次或 4 次，治疗慢性支气管炎 23 例，其中咳嗽剧烈及咯痰甚多者 4 例，经治疗后 3 例症状好转，以至消失，其余 19 例均为中等度之咳嗽及咯痰，结果咳嗽消失者 9 例，减轻者 7 例，咯痰消失者 12 例，减轻 4 例，疗效满意[2]。③复方鱼腥草注射液(主要为鱼腥草、大青叶、柴胡提取的挥发油，每支 2 ml，每 1 ml 含生药量 2 g)治疗小儿支气管肺炎 153 例，小于 1 岁每次 1 支，2～3 次/d，大于 1 岁每次 1 支，2～4 次/d，肌注，连续用药 7 d，结果治愈率为 73.8%，总有效率为 88.1%；对照组 146 例，用青霉素 2.5 万～5 万 u/kg，每日分 2～4 次，链霉素 15～30 mg/kg，每日分 1～2 次，肌注，连续用药 7 d，其治疗结果，经统计学处理，两组均无显著差异($P > 0.05$)[3]。

2. 治疗耳鼻喉科炎症　①鱼腥草液(用蒸馏法而得，每 1 ml 含生药量 3 g。下同)灌注治疗慢性上颌窦炎 35 例，每次先用 1%麻黄素液棉片收缩鼻腔黏膜，再用 1%的卡因溶液的棉签置于下鼻道前段作局麻，待 5 min 后进行上颌窦穿刺，以生理盐水将窦内分泌物全部冲洗干净，并向穿刺侧倾斜，注入鱼腥草液 4 ml，隔日 1 次，直至症状全部消失为止。结果痊愈 25 例，进步 10 例，治疗最多者 6 次，最少者 2 次，治疗中未发现任何副作用[4]。②鱼腥草液滴鼻治疗萎缩性鼻炎 33 例，每次滴入鼻腔 5～8 滴，每日 3 次，经 10～20 d 治疗，结果显效者 18 例，进步者 13 例，效果较好[5]。③鱼腥草液滴耳治疗慢性化脓性中耳炎 100 例，先以 3%双氧水洗净患耳，擦干，滴入本药液 3～5 滴，并让患耳向上侧卧 3 min，每日 2～3 次，结果痊愈 95 例(其中治疗 1～3 d 者 37 例，4～7 d 者 58 例)，另 5 例因未坚持治疗而无效[6]。④鱼腥草注射液治疗急性咽炎 30 例，取鱼腥草注射液 20 ml(每毫升相当于鲜鱼腥草 2 g)，加入 5%葡萄糖 100 ml 内静滴。每日 1 次，2 d 为 1 个疗程。结果全部治愈。其中风热型 10 例，平均疗程 1.5±0.4 d；肺胃实热型 20 例，平均疗程 3.5±0.49 d[7]。

3. 预防钩端螺旋体病　用鱼腥草片剂，日剂量为鱼腥草 15～30 g，分 2～3 次服，10～15 岁减半服用。①给药组 467 人，均无发病；对照组 877 人，发病 2 人。②给药组 1 136 人，发病 1 人；对照组 89 人，发病 4 人。上述给药组共 1 603 人，发病 1 人；对照观察 966 人，发病 6 人，经统计学处理，两者差别非常显著($P < 0.01$)[8]。

4. 治疗癌性胸水　用鱼腥草注射液(每毫升含生药 1 g)，每次常规抽胸水后注入 20 ml，隔日 1 次，7 次为 1 个疗程。治疗 11 例，结果：显效 4 例，有效 5 例，无效 2 例。未发现明显毒副作用[9]。

5. 治疗宫颈糜烂　取复方鱼腥草素栓(由合成鱼腥草

生;雌蕊1,由3心皮组成,子房上位,花柱3,分离。蒴果卵圆形,先端开裂,具宿存花柱。种子多数,卵形。花期5~6月,果期10~11月。

生于沟边、溪边及潮湿的疏林下。分布于陕西、甘肃及长江流域以南各地。

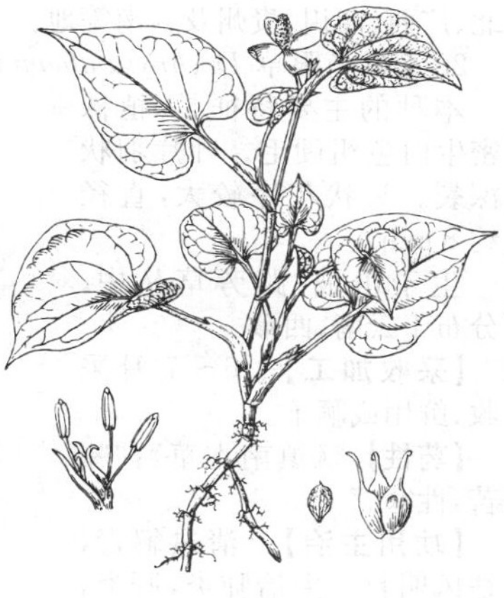

蕺 菜

【栽培】 生物学特性 野生于阴湿或水边低地,喜温暖潮湿环境,忌干旱,生长适温为15~20℃。较耐寒,怕强光,在-15℃可越冬。耐阴、耐瘠薄,土壤以肥沃的砂质壤土及腐殖质壤土生长最好,不宜于黏土和碱性土壤栽培。

繁殖方法 根茎繁殖:春季将老苗上的根茎挖出,选白色而粗壮的根茎剪成10~12 cm小段,每段带2个芽,按行株距20 cm×20 cm开穴栽植,覆土3~4 cm,稍稍镇压后浇水,1星期后可生出新芽。分株繁殖:4月下旬挖掘母株,分成几小株,按上法栽种。

田间管理 栽种后注意浇水,需保持土壤潮湿,出苗后,要勤除杂草,地上部封垄以后,可以不进行锄草,以免锄伤根苗。5~6月地上部分茎叶生长旺盛时,追肥2~3次,并保持土壤湿润。严冬时,地上部分枯萎要对根部进行培土防寒,并适时浇冻水,保证根茎安全越冬。高温多雨季节注意排涝,防高温。

【采收加工】 6~9月采收全草,鲜用或晒干。

【药材】 鱼腥草 *Herba Houttuyniae* 主产于浙江、江苏、安徽、福建、河南等地。

性状 本品茎呈扁圆柱形,扭曲,长20~35 cm,直径0.2~0.3 cm;表面棕黄色,具纵棱数条,节明显,下部节上有残存须根;质脆,易折断。叶互生,叶片卷折皱缩,展平后呈心形,长3~5 cm,宽3~4.5 cm;先端渐尖,全缘;上表面暗黄绿色至暗棕色,下表面灰绿色或灰棕色;叶柄细长,基部与托叶合成鞘状。穗状花序顶生,黄棕色。搓碎有鱼腥气,味微涩。

鉴别 (1)叶片表面观:上、下表皮细胞多角形,有较密的波状纹理,气孔不定式,副卫细胞4~5个;油细胞散在,类圆形,周围7~8个表皮细胞呈放射状排列。腺毛无柄,头部3~4个细胞,内含淡棕色物,顶部细胞常已无分泌物,或皱缩。非腺毛(叶脉处)2~4(~10)个细胞,长180~200 μm,基部直径约40 μm,表面有条状纹理。下表皮气孔、非腺毛较多。叶肉组织中有小簇晶散在,直径6~10 μm。

(2)取本品粉末适量,置小试管中,用玻璃棒压紧,滴加品红亚硫酸试液少量至上层粉末湿润,放置片刻,自侧壁观察,湿粉末显粉红色或红紫色(检查醛类)。

(3)取本品粉末1 g,加乙醇10 ml,加热回流10 min,滤过,取滤液2 ml,加镁粉少量与盐酸3滴,置水浴中加热,显红色(检查黄酮)。

(4)薄层色谱:取本品25 g,切碎,置圆底烧瓶中,加水250 ml,连接挥发油测定器。自测定器上端加水使充满刻度部分,再加醋酸乙酯1 ml,连接回流冷凝管,加热回流4 h,停止加热,分取醋酸乙酯层,作为供试品溶液。另取甲基正壬酮对照品,加醋酸乙酯制成每1 ml含10 μg的溶液,作为对照品溶液。吸取上述供试品溶液5 μl、对照品溶液2 μl,分别点于同一以羧甲基纤维素钠为黏合剂的硅胶G薄层板上,以正己烷-醋酸乙酯(9∶1)为展开剂,展开,取出,晾干,喷以二硝基苯肼试液。供试品色谱中,在与对照品色谱相应的位置上,显相同的黄色斑点。

【成分】 地上部分含挥发油:癸酰乙醛(decanoyl acetaldehyde),月桂醛(lauric aldehyde),α-蒎烯(α-pinene)和芳樟醇(linalool),前两者并有特异臭气。还含甲基正壬基甲酮(methyl-*n*-nonylketone),莰烯(camphene),月桂烯(myrcene),柠檬烯(limonene),乙酸龙脑酯(bornyl acetate),丁香烯(caryophellene)[1]。另含黄酮类:阿福豆苷(afzelin),金丝桃苷(hyperin),芸香苷(rutin),有机酸:绿原酸(chlorogenic acid),硬脂酸(stearic acid),油酸(oleic acid),亚油酸(linoleic acid)[2]。

叶含槲皮苷(quercitrin),花和果穗含异槲皮苷(isoquercitrin)[3]。

【药理】 1. 抗菌作用 癸酰乙醛(鱼腥草素)对金黄色葡萄球菌、白色葡萄球菌、痢疾杆菌、铜绿假单胞菌、变形杆菌、副大肠杆菌、革兰阳性芽胞杆菌等均有一定抑制作用,对金黄色葡萄球菌和白色葡萄球菌作用较强[1]。

2. 抗病毒作用 鱼腥草煎剂在体外对京科68-1株病毒有抑制作用,并能延缓埃可11株病毒($ECHO_{11}$)的致细胞病变作用[2]。其非挥发油部分,腹腔注射对流感病毒FM_1实验感染小鼠有明显预防保护作用,经口或滴鼻给药也有一定效果。挥发油部分无效[3]。

3. 免疫增强作用 鱼腥草煎剂和鱼腥草素均能增强白细胞的吞噬功能。合成鱼腥草素能提高血清备解素的水平,用于慢性气管炎患者可观察到它能提高患者白细胞的吞噬功能,给药4 d后与给药前比较,血清备解素量成倍增加[4]。

4. 利尿作用 实验证明本品有明显利尿作用[5,6]。这一作用除因含大量钾盐外,可能与所含槲皮苷扩张肾血管,提高肾血流量而利尿有关。

5. 体内过程 合成鱼腥草素给大鼠灌服,在胃肠道中半衰期为3.5 h,大鼠静注20 min后,药物分布以肺最多,因此可能有利于对呼吸系统疾病的治疗,其次为心、肝、肾,血清内含量很低。在组织中代谢消除较快,2 h后各组织已查不到药物存在。离体温孵也证明各种组织均能迅速使药物转化。尿中未能测得药物,表明药物主要在体内代谢消除[7]。

毒性 鱼腥草毒性很小,未见中毒报告。合成鱼腥草素,小鼠灌胃给药LD_{50}为1.6±0.081 g/kg,静脉注射每日75~90 mg/kg,约相当于人用量200倍,连续7 d,未致死,解剖检查也未见异常变化[8]。合成鱼腥草素体外实验有一定溶血作用,加入血清则此作用减弱或消失,体内应用未见溶血,可能因血清产生的保护作用[7]。

【炮制】 取原药材,除去杂质及根,快速洗净,晾至半干,切段,低温干燥。

饮片性状 为不规则短段,茎、叶、花混合,棕黄色或灰绿色。叶多皱缩破碎,花序穗状,搓碎有鱼腥气,味微涩。

【药性】 甘、咸，平。
1.《开宝本草》："味甘，无毒。"
2.《医林纂要》："咸，平。"
【功用主治】 化石，通淋，解毒。主治石淋，小便淋沥不畅，鼻渊，聤耳出脓。
1.《日华子》："治淋。"
2.《开宝本草》："主下石淋。"
3.《纲目》："主淋沥、小便不通。解砒霜毒、野菌毒、蛊毒。"
4.《青岛中草药手册》："清热通淋。主治尿路结石，小便不利，化脓性中耳炎，干酪样鼻炎和萎缩性鼻炎。"
【用法用量】 内服：煎汤，5～15 g；或研末，1.5～3 g。外用：研末，吹鼻或麻油调匀滴耳。
【选方】 1. 治石淋、诸淋　石首鱼头石十四枚，当归等分。上二味捣筛为散，以水二升，煮取一升，顿服立愈。单用鱼头石亦佳。（《外台》引《古今录验方》）
2. 治肾结石，膀胱结石　①（小黄鱼）鱼脑石研末，甘草水冲服，每服 3 g，每日 3 次。（《青岛中草药手册》）②鱼脑石研末，每次 5 g，以甘草 15 g，车前子 50 g，煎水送服。日服 2 次。（《中国动物药》）
3. 治鼻炎　（小黄鱼）鱼脑石（煅）3 g，冰片 0.3 g。共研末，吹鼻中。（《山东中草药手册》）
4. 治萎缩性鼻炎　（小黄鱼）鱼脑石 3 g，青黛 1.5 g，冰片 0.6 g。同研末，吹鼻内。
5. 治化脓性中耳炎　煅（小黄鱼）鱼脑石 15 g，冰片 1.5 g。共研末，加麻油调匀。滴入耳内，每日 2 次。或鱼脑石、青果、香油同熬，去渣。滴耳内，每日 2 次。（4、5 方出自《青岛中草药手册》）

2988 鱼眼草 yú yǎn cǎo（《滇南本草》）

【异名】 三仙菜（《云南中医验方》），星宿草、地胡椒、鼓丁草（《云南中草药》）。
【基原】 为菊科鱼眼草属植物小鱼眼草及菊叶鱼眼草的全草。
【原植物】 1. 小鱼眼草 *Dichrocephala benthamii* C. B. Clarke
一年生草本，高 10～25 cm。茎略带紫色，密被白色柔毛。叶片倒卵形或匙形，长 3.5～7 cm，中下部的叶通常羽裂或大头羽裂，上部叶通常有深圆齿，两面被稀疏或密短柔毛，基部扩大，耳状抱茎。头状花序半球形，少数或多数在茎和分枝顶端排成稀疏或稠密的伞房状或圆锥状；雌花白色，极细，线形，先端有 2～3 细齿；两性花绿黄色，近壶状，先端有 4 齿。瘦果扁平，有加厚的边缘；无冠毛。

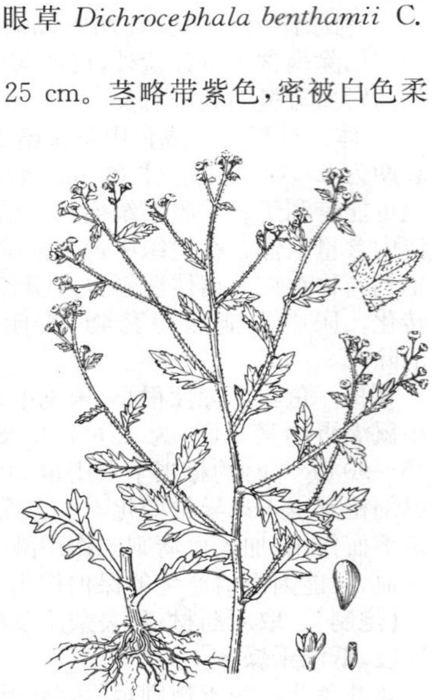
小鱼眼草

花期春末至夏秋。
生于山坡或山谷草地、溪边、路旁或田边荒地。分布于湖北、广西、四川、贵州及云南等地。
2. 菊叶鱼眼草 *D. chrysanthemifolia* (Bl.) DC.
本种的主要特征是：植株密生白色粗硬毛。叶片羽状深裂。头状花序较大，直径约 8 mm。
生于山坡、路旁草丛中。分布于云南、西藏。
【采收加工】 6～7 月采收，鲜用或晒干。
【药性】《滇南本草》："味苦，性寒。"
【功用主治】 清热解毒，祛风明目。主治肺炎，肝炎，痢疾，消化不良，疟疾，夜盲，疮疡。
1.《滇南本草》："治小儿脏腑积热风热，泻绿水，截疟。"
2.《云南中草药》："清热解毒。治肝炎，小儿消化不良，夜盲，疮疡。"

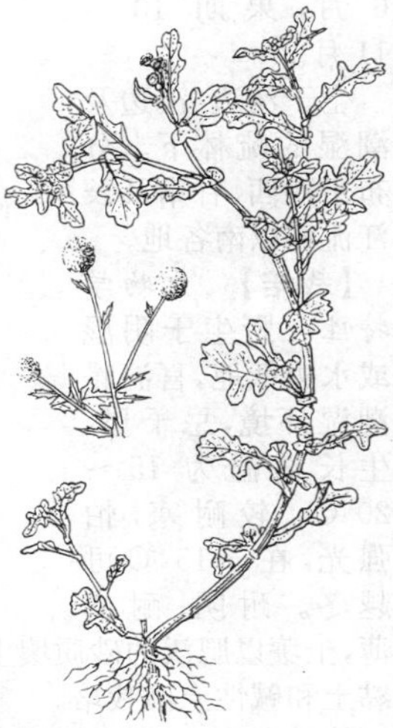
菊叶鱼眼草

3.《全国中草药汇编》："清热解毒，祛风明目。主治肝炎，小儿消化不良，小儿感冒高烧，肺炎，痢疾，疟疾，牙痛，夜盲症；外用治疮疡，蛇咬伤，皮炎，湿疹，子宫脱垂，脱肛。"
【用法用量】 内服：煎汤，6～12 g。外用：捣敷；或煎水洗。
【选方】 1. 治小儿感冒高热　鱼眼草 15 g，水煎服。
2. 治小儿绿便　鱼眼草 6 g，甘草 3 g，橘皮 3 g，水煎服。
3. 治小儿白口疮　鱼眼草适量，冰片适量。共研细撒患处。
4. 治婴儿胎毒　鱼眼草 1.5 g。水煎，兑人人乳服。并用山楂（鲜、干均可）捣烂外包患处。（1～4 方出自《曲靖专区中草药手册》）
5. 治子宫脱垂、脱肛　鱼眼草捣烂加淘米水、猪油，用芭蕉叶包裹后，置于炭火上，烘熏患部，10 min 后，待药稍冷再包敷于患处。（《全国中草药汇编》）

2989 鱼腥草 yú xīng cǎo（《履巉岩本草》）

【异名】 岑草（《吴越春秋》），蕺（《别录》），菹菜（《新修本草》），紫背鱼腥草（《履巉岩本草》），紫蕺（《救急易方》），菹子（《纲目》），侧耳根（《遵义府志》），九节莲（《岭南采药录》），折耳根、肺形草（《贵州民间方药集》），臭腥草（《泉州本草》）。
【基原】 为三白草科蕺菜属植物蕺菜的带根全草。
【原植物】 蕺菜 *Houttuynia cordata* Thunb.　又名：狗贴耳（《广州植物志》）。
多年生腥臭草本，高达 60 cm。茎下部伏地，节上轮生小根，上部直立，无毛或节上被毛。叶互生，薄纸质，有腺点；叶柄长 1～4 cm；托叶膜质，条形，长约 2.5 cm，下部与叶柄合生为叶鞘，基部扩大，略抱茎；叶片卵形或阔卵形，长 4～10 cm，宽 3～6 cm，先端短渐尖，基部心形，全缘，上面绿色，下面常呈紫红色，两面脉上被柔毛。穗状花序生于茎顶，与叶对生；总苞片 4 枚，长圆形或倒卵形，白色；花小而密，无花被；雄蕊 3，花丝长为花药的 3 倍，下部与子房合

【采收加工】 6～9月采收，晒干或鲜用。

【药材】 鱼胆草 *Herba Swertiae Davidi* 主产于四川、浙江、安徽等地。

性状 全草多分枝，尤以基部为多。光滑无毛。茎纤细略呈四棱形。单叶对生，近无柄；多皱缩。完整叶片线形或线状披针形，长1～4 cm，宽1～3 mm，先端尖，全缘，略反卷。有时可见残留花序或花。气微，味苦。

【成分】 全草含秦艽碱甲(gentianine)[1]，熊果酸(ursolic acid)，邹菊叶龙胆酮(1, 5, 8-trihydroxy-3-methoxyxanthone, billidifolium)[2]。

【药理】 1. 保肝作用 鱼胆草用95%乙醇提取物给小鼠灌服，对四氯化碳(CCl_4)所致小鼠肝损伤有明显保护作用，可使丙氨酸氨基转移酶(ALT)明显降低，从中分得之熊果酸能明显降低 CCl_4 所致小鼠 ALT 升高，表明其是保肝有效成分之一[1]。

2. 抗菌作用 鱼胆草煎剂对白色葡萄球菌、鲍氏痢疾杆菌、福氏痢疾杆菌、志贺痢疾杆菌、伤寒及副伤寒杆菌、不凝集弧菌等有抑制作用，临床治疗菌痢有明显疗效[2]。

【药性】 苦，凉。

1.《分类草药性》："性凉。"

2.《四川常用中草药》："性凉，味苦。"

【功用主治】 清热解毒，利湿。主治湿热黄疸，肺热咳嗽，咽喉肿痛，菌痢，带状疱疹，疥癣疮毒。

1.《分类草药性》："治火淋，敷疮。"

2.《四川常用中草药》："清肺热，杀虫。治黄疸，喉头红肿，恶疮疥癣等。"

3.《湖北中草药志》："清热解毒，利湿止痛。用于头痛，肺炎，胃痛，肝炎，痢疾，附件炎，盆腔炎，带状疱疹，疥癣疮毒等证。"

【用法用量】 内服：煎汤，3～9 g；或研末冲服。外用：捣敷。

【选方】 1. 治肺炎 水黄连10 g，栀子12 g，黄芩9 g，水煎服。

2. 治带状疱疹 水黄连适量，捣烂，搽患处。(1、2方出自《湖北中草药志》)

【临床报道】 1. 治疗急性病毒性肝炎 用水黄连(鱼胆草)糖衣片，每片含生药1 g，每日3次，每次1片，1个月为1个疗程。治疗观察46例，与齐墩果酸片组对照比较。结果：水黄连对降氨基转移酶有速度快、反跳少、疗效巩固的优点，对肝功能改善有较好的效果。治疗过程中未发现明显副作用及毒性反应[1]。

2. 治疗急性菌痢 用水黄连浸膏片(每片含生药1 g)，成人每次口服3片，日3次。治疗300例，临床治愈245例，治愈率为81.67%。对照组用庆大霉素加 TMP 治疗124例，临床治愈98例，治愈率为79.03%。治疗过程中未发现该药对肝、肾功能的损害作用，经远期随访表明，水黄连治疗急性菌痢疗效巩固、副作用少[2, 3]。

2987 鱼脑石 yú nǎo shí

(《药材资料汇编》)

【异名】 石首鱼头石(《千金方》)，石首鱼脑中枕(《日华子》)，石首鱼魫(《濒湖集简方》)，石首骨(《本草汇言》)，黄鱼脑石、鱼首石(《浙江中药手册》)。

【基原】 为石首鱼科黄鱼属动物大黄鱼 *Pseudosciaena crocea* (Richardson)和小黄鱼 *P. polyactis* Bleeker 的头骨中的耳石。

【原动物】 参见"石首鱼"条。

【采收加工】 在黄鱼汛期收集，将头骨中耳石取出，晾干。

【药材】 鱼脑石 *Asteriscus Pseudosciaenae* 大黄鱼产于南海、东海、黄海；小黄鱼主产于黄海、渤海。

性状 大黄鱼 耳石呈长卵形，具三棱状，前端宽圆，后端狭尖，里缘及外缘弧形。长1.5～2.3 cm，宽0.8～1.5 cm。全体白色，具瓷样光泽。背面从里缘向外缘逐渐隆起呈嵴状。近里侧及外侧底部可见到明显的层状生长纹，后端有一斜凹沟。背面有横向嵴棱数条。腹面较平滑，前后两端稍翘起。有一蝌蚪形印迹。其头区昂仰，近圆形，伸达前缘。尾区斜直，为一"T"字形浅沟，尾端扩大，中央有一圆形突起，尾部直达后缘。边缘沟显著，宽而短，位于腹面里侧缘与蝌蚪形印迹之间。质坚硬而脆，断面可见纵向纹理和生长纹相互交织，具绢样光泽。气微，味淡稍涩。

小黄鱼 耳石长1～1.2 cm，宽0.5～0.7 cm。

鉴别 (1) 耳石纵向磨片：置生物显微镜下观察，呈黄白色。腹侧生长纹平行于腹面，呈弧形近等距排列，高达纵切面的1/2；背侧生长纹数层，呈波状排列。晶形大多为针柱状、纤维状，横穿生长纹而呈放射状排列。还可见到少数散在的红色有机物。

粉末特征：白色。可见到碳酸钙的针状、条状、柱状、球粒状、片状、板状、层板状晶粒和少量有机质与纤维蛋白。偏光显微镜下无色，糙面显著。二轴晶，负光性，光轴角 $ZY=180°$，折射率 $Ng=1.686$，$Nm=1.682$、$Np=1.530$。干涉色为Ⅲ～Ⅳ级蓝绿。消光闪图穿切数条生长纹而呈放射消光。

(2) 取本品粉末在紫外光灯下检视，显紫色荧光。

(3) 取本品粉末0.1 g加于离心管中，加浓盐酸0.5 ml溶解后，再加蒸馏水稀释至5 ml备用。取铂丝棒蘸浓盐酸在无色火焰中反复灼烧至火燃无杂色为止，然后蘸取试液在火焰中灼烧，火焰呈砖红色。取试液2滴置于试管中，加草酸铵试剂2滴，生成白色结晶沉淀。

(4) 取本品粉末适量，置验气装置的试管中，加入稀盐酸2～3滴，迅速将玻璃管中保持有少许饱和氢氧化钡溶液的验气装置的盖子盖紧，玻璃管中的溶液变浑浊。

(5) 取本品粉末适量放于白瓷板上，加氢氧化钠试剂2滴，再加硫酸铜试剂1滴，粉末变为蓝色(检查蛋白质)。

(6) 取本品适量放于稀盐酸中浸3 min后取出，用蒸馏水冲净备用。取试样2粒，放于试管中，注入10%三氯化铁溶液并振荡试管片刻，药材表面呈褐色。取试样1粒放入菲格尔溶液中(100 ml蒸馏水溶解11.8 g硫酸锰，再加1 g硫酸银煮沸，冷却后过滤，再加2滴稀氢氧化钠试液)，1 min后药材表面变灰，大约10 min变为黑色(文石的特有反应)。

【炮制】 鱼脑石 净鱼脑石，置适宜容器内及无烟炉火中，用武火煅有爆裂声至红时取出，放凉。

饮片性状 鱼脑石呈不规则的碎粒。完整者长卵状三棱形，中间较宽，一端钝圆，另一端尖，有1条斜凹沟。一面平滑，两端微翘成船形，上面中部凸起，不平坦。全体瓷白色。质坚硬，不易破碎，气微，味淡稍涩。煅鱼脑石形如鱼脑石，呈灰白色或灰褐色。质松脆。气略焦臭，味微咸。

贮干燥容器内，置通风干燥处。

蕊 4,花药 2 室,紫色;花柱超出雄蕊,先端相等 2 浅裂。小坚果卵形,棕黑色,无毛。花期 8～9 月,果期 9～11 月。

野生于山野。分布于江西、四川、贵州。亦有栽培者。

本植物的根(鱼香根)亦供药用,另设专条。

【采收加工】 6～7 月采收,晾干。

【成分】 茎叶含挥发油:α-蒎烯(α-pinene),莰烯(camphene),β-蒎烯(β-pinene),香桧烯(sabinene),月桂烯(myrcene),柠檬烯(limonene),顺式-β-罗勒烯(*cis*-β-ocimene),反式-β-罗勒烯(*trans*-β-ocimene),对聚伞花素(*p*-cymene),1-辛烯-3-乙酸酯(octen-1-yl-3-acetate),辛醇-3(3-octanol),1-辛烯-3-醇(1-octen-3-ol),对-α-二甲基苏合香烯(*p*-α-dimethylstyrene),玷玔烯(copaene),β-波旁老鹳草烯(β-bourbonene),芳樟醇(linalool),丁香烯(caryophyllene),反式-β-金合欢烯(*trans*-β-farnesene),龙脑(borneol),大牻牛儿烯(germacrene)D,菖蒲混烯(calamene),对聚伞花素醇-8(*p*-cymen-8-ol),辣薄荷烯酮氧化物(piperitenoxide, piperitenone oxide)[1],1,2-环氧胡薄荷酮(1,2-epoxypulegone)[2],圆叶薄荷酮(rotundifolone)[3],α-水芹烯(α-phellandrene),β-水芹烯(β-phellandrene),1,8-桉叶素(1,8-cineol),γ-松油烯(γ-terpinene),乙酸酯-3-辛醇酯(octyl-3-acetate),β-榄香烯(β-elemene),乙酸龙脑酯(bornyl acetate),ε-荜澄茄烯(ε-cadinene)和β-荜澄茄烯(β-cadinene)[1],新异胡薄荷醇(neoisopulegol),二氢香芹醇(dihydrocarveol),L-葛缕酮(L-carvone)和胡薄荷酮(pulegone)[4],辣薄荷酮氧化物(piperitone oxide),1,2-环氧-α-薄荷醇乙酸酯(1,2-epoxymenthyl acetate)[5],1,2-环氧薄荷醇乙酸酯(1,2-epoxy menthyl acetate)[6]和薄荷二醛(mint glyoxal)[7],(1S:2S:3R:4R)-(—)-1,2-环氧异薄荷醇乙酸酯〔(1S:2S:3R:4R)-(—)-1,2-epoxyisomenthyl acetate〕,(1S:2S:3S:4R)-(—)-1,2-环氧表异薄荷醇乙酸酯〔(1S:2S:3S:4R)-(—)-1,2-epoxyneoisomenthyl acetate〕[8]。

【药性】 辛,凉。

1.《重庆草药》:"味辛,性凉,无毒。"

2.《四川中药志》1960 年版:"性微温,味辛。"

【功用主治】 祛风,和胃,解毒。主治伤风感冒,胃气痛,目赤,疮疖,脚生皲裂。

1.《分类草药性》:"去风,明目,散痰,清气。"

2.《四川中药志》1960 年版:"健胃止吐,治胃气痛;外涂脚生皲裂。"

【用法用量】 内服:煎汤,3～9 g,鲜品 15～30 g。外用:煎水熏洗或捣汁涂。

【选方】 1. 治胃痛　鱼香草 60 g,茴香(全草)30 g,鱼鳅串 250 g,煎水服。(《重庆草药》)

2. 治感冒咳嗽,虚劳咳嗽　鲜鱼香草 15～30 g,水煎服。(江西《草药手册》)

3. 治脚生皲裂　鱼香草全草捣绒涂患处。(《四川中药志》1960 年版)

2985 鱼香根 yú xiāng gēn (《分类草药性》)

【基原】 为唇形科薄荷属植物圆叶留兰香 *Mentha rotundifolia* (L.) Huds. 的根。

【原植物】 参见"鱼香草"条。

【采收加工】 8～10 月挖根,晒干。

【功用主治】 《分类草药性》:"治一切气痛,阴寒,红白痢疾。"

【用法用量】 内服:煎汤,3～9 g。

2986 鱼胆草 yú dǎn cǎo (《分类草药性》)

【异名】 金盆(《分类草药性》),青鱼胆草、水灵芝(《四川常用中草药》),水黄连(《湖北中草药志》)。

【基原】 为龙胆科獐牙菜属川东獐牙菜的全草。

【原植物】 川东獐牙菜 *Swertia davidi* Franch.

多年生草本,高 15～50 cm。根明显黄色。茎四棱形,基部多分枝。单叶对生;基生叶及下部叶具柄,上部叶近于无柄;叶片线形或线状披针形至线状椭圆形,长 1～4 cm,宽 1～3 mm,先端尖或稍钝,边缘略反卷,两面均为绿色。圆锥状复伞形花序,长达 36 cm,稀为聚伞花序,花梗纤细;花萼裂片 4,线状披针形;花蓝色或淡紫色,具蓝紫色脉纹;花瓣 4 裂,裂片卵形或卵状披针形,先端渐尖,花瓣内侧基部有 2 个腺体,腺体沟状,具长毛状流苏;雄蕊 4,着生于花冠基部;子房狭椭圆形,无柄,花柱短,不明显,柱头 2 裂。蒴果椭圆形。花、果期 9～11 月。

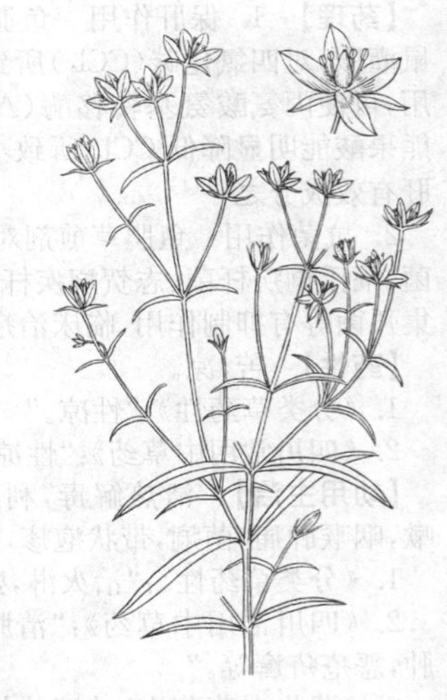

川东獐牙菜

生于海拔 900～1 200 m 的混交林下、河边、潮湿地。分布于浙江、安徽、湖北、湖南、四川、云南等地。

【栽培】 生物学特性　属耐荫性植物,耐寒,低温(—7 ℃)对其无冻害,喜湿,适宜于温和湿润、雨水均匀、阴雨天多、空气湿度较大的气候环境。以有机质含量高、粒粗、保水性好、中性或偏酸性的砂壤土为宜。

繁殖方法　分株繁殖、扦插繁殖或播种繁殖。分株繁殖:选二年生、基部长出不定根的实生苗,选择傍晚或阴天,从基部剪断脱离母株,移栽后浇足水。扦插繁殖:春末夏初,选择健壮的母株,剪取 5～8 cm 的枝端,去掉基部 2～3 对叶片作为插条。播种繁殖:将畦面挖松、整平、耙细,并筛上一层细土。先将细砂和草木灰过筛备用,然后将种子与细砂和草木灰按 1∶2 000∶1 000 的比例混匀,均匀地撒在种畦上,覆盖约 0.5 cm 厚的过筛细土,在苗床沟内灌水,当水渗透至畦面全部湿润时,停止灌水,待畦面变白时(约 2 d),用农用薄膜覆盖。

田间管理　春播覆膜 5 d 后开始出苗,当出苗变慢时,除去农膜。从 5 月开始遮荫,可以采用紫苏、薏苡等间种自然遮荫或用单层遮阴网遮荫(7～9 月用双层网遮荫)。阴天、细雨天、早晚和夜间可以不遮阴,为防止大雨冲刷畦面应将遮荫网架做成圆拱形或降低遮荫网的高度(58～80 cm),10 月底至第二年 4 月不用遮荫。

病虫害防治　病害有根腐病,选择前作为小麦、玉米的土地,避开被生活垃圾污染的土壤和老菜地;虫害有蚜虫、细蜘蛛、蜗牛等。

17. 治恶性肿瘤　干鱼鳔 40 g(炒),伏龙肝 40 g。共研细末,每日服 3 次,每次 10 g。(《常见药用动物》)

【临床报道】　治疗遗尿证　将黄鱼鳔切碎,入牡蛎粉中拌炒,至发热膨胀呈圆珠样,筛去牡蛎粉,取出胶珠,晾干。研为细末,炼蜜为丸如黄豆大(药重 1 g)。10～15 岁服 15 丸,10 岁以下服 7～10 丸。每日 3～4 次,空腹服。共治儿童遗尿 35 例,1 月内痊愈者 21 例,2 月内痊愈者 11 例,好转 3 例[1]。

【各家论述】　1.《本草汇言》:"鱼胶,暖子脏,益精道之药也。周士和曰,鱼胶,系石首鱼之鳔。甘咸而寒,乘夏令而出,得水土和平之气,甘能养脾,咸能归肾,故方书用之。善种子安胎,生精补肾,治妇人临产艰涩不下,及产后一切血崩溃乱,血晕风搐。"

2.《本草新编》:"鱼鳔胶稠,入肾补精,恐性腻滞,加人人参,以气行于其中,则精更益生,而无胶结之弊也。"

3.《本经逢原》:"鳔胶合沙苑蒺藜名聚精丸,为固精要药。丹方又以一味炒研,砂糖调,日服一钱匕,治痔最良,经久痔自枯落。烧灰,治产后风搐,破伤风痉,取其滋荣经脉,而虚风自息也。"

2983 鱼虱子 yú shī zǐ (《四川中药志》)

【异名】　鱼鳖、鱼寄生(《四川中药志》),鱼怪(《全国中草药汇编》)。

【基原】　为缩头水虱科鱼怪属动物张氏鱼怪、祁氏鱼怪、中华鱼怪等数种鱼怪的全体。

【原动物】　1. 张氏鱼怪 *Ichthyoxenus tchangi* Yu

体长卵形,扁阔,无坚甲,乳白色。雌体长 20～30 mm,宽 11～15 mm;雄者长 4～10 mm,宽 1～6 mm。头部有黑色复眼 1 对,短触须 2 对,头下方有大颚 1 对,小颚 2 对。胸部发达,共 7 节,前胸节包围后头部,后胸节包围腹的第一至第二节,胸肢共 7 对。腹部萎缩成尾状,共 5 节,鳃足 5 对,呈叶状,生于尾节下方。

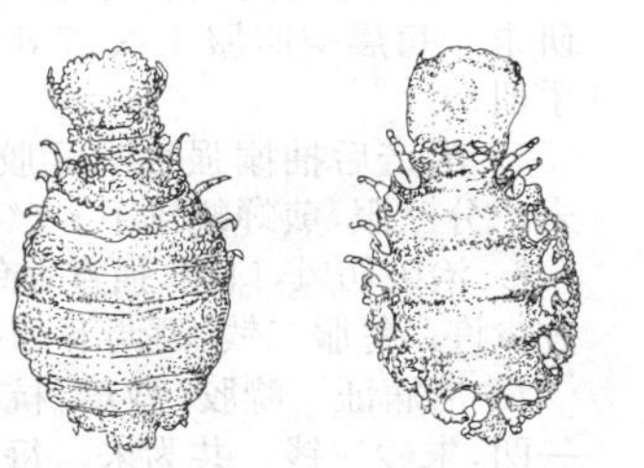
张氏鱼怪

寄生于鱼类胸鳍后的特别囊内,不能自由游泳,幼虫可寄生于鱼的体表。分布于南方水域。

2. 祁氏鱼怪 *I. geei* Boone

体长卵形,长 6～20 mm,宽 3～13 mm。雌体肥厚,比雄体略大,且左右不对称。头小,略宽,呈三角形,眼 2,黑色,触须 2。雄体左右较对称,触须稍长。胸部近圆形,胸节 7,胸肢 7 对,第一至第四对向前,第五至第七对斜向后。腹节 5,第一至第三节的两侧被凹形的胸节覆盖。尾节宽而长,附肢 6 对,均较尾节短。

幼体寄生于鲤、鲫等淡水鱼体表。分布于河北、江苏、浙江、湖南等地水域。

3. 中华鱼怪 *I. sinensis* Shen

体长椭圆形,雌体长 18～24 mm,宽 12～16 mm;雄体长 10～15 mm,宽 6～9 mm,宽约为长的 2/3。体表光滑,头小,三角形,陷埋于第一胸节中,至第一胸节的前缘中凹陷较深,其余各胸节均有基突。胸肢均为捕握肢,第七胸肢的腕节、长节非常膨大,其内缘生一圆形的膨胀物,腹节深埋于最末胸节之后,尾节大而呈半球形,尾肢短于尾节。

常寄生于鲫鱼体腔内。我国主要分布于华北地区,浙江、云南、台湾等地水域也有。

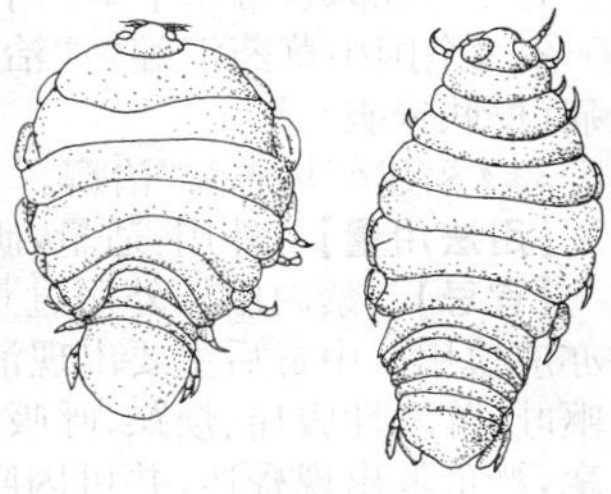
中华鱼怪

【采收加工】　春、秋、冬季采收。捕鱼时,发现寄生鱼怪的鱼,自鱼胸鳍的白色囊中取出,晒干。用时以微火烘干,研成细末。

【药材】　鱼虱子 *Ichthyoxenus*　主产于四川、云南以及华北地区。

性状　全体呈卵圆形或椭圆形,长 10～18 mm,宽 6～9 mm。有的皱缩,触角多脱落,并带有残存的足。黄白色至褐色。背面有明显的棱。质脆,气腥。

【药性】《四川中药志》1960 年版:"性寒,味咸,无毒。"

【功用主治】　降逆,行气,止痛。主治噎膈,反胃,胃脘疼痛,胸膈满闷。

1.《四川中药志》1960 年版:"治噎膈气逆及胸前胀痛。"

2.《中国动物药》:"降气,开郁,解毒,止痛。"

【用法用量】　内服:研末,3～5 g。

【宜忌】　《四川中药志》1960 年版:"胃溃疡吐血者勿服。"

【选方】　1. 治食管癌　鱼虱子 3 g,茴香虫 3 条。焙干研末,黄酒冲服,每星期 1 次。

2. 治胸腹胀闷　鱼虱子 3 g。炒焦研末,开水送服。

3. 治麻疹后角膜云翳　鲜鱼虱子压汁点眼。(1～3 方出自《万县中草药》)

2984 鱼香草 yú xiāng cǎo (《分类草药性》)

【异名】　留兰香(《四川中药志》),土薄荷(《重庆草药》),血香茶(《贵州药用植物目录》)。

【基原】　为唇形科薄荷属植物圆叶留兰香的茎、叶或嫩枝头。

【原植物】　圆叶留兰香 *Mentha rotundifolia* (L.) Huds.

多年生芳香性草本,高 60～100 cm。茎钝四棱形,上部多分枝,疏被柔毛。叶对生;叶柄短或近于无柄;叶卵形、卵圆形、圆形或长圆状,长 2～6 cm,宽 1.5～3.5 cm,先端钝,基部心形,边缘具钝锯齿,上面绿色,表面皱曲,下面淡绿色,均被柔毛。轮伞花序在茎及分枝顶端密集成圆柱形穗状花序,顶端弯曲呈镰刀形,下部的花轮常疏离;小苞片披针状线形;花萼钟形,萼齿 5,具 10 肋脉;花冠白色,筒状钟形,花冠外被柔毛,冠筒内无毛;雄

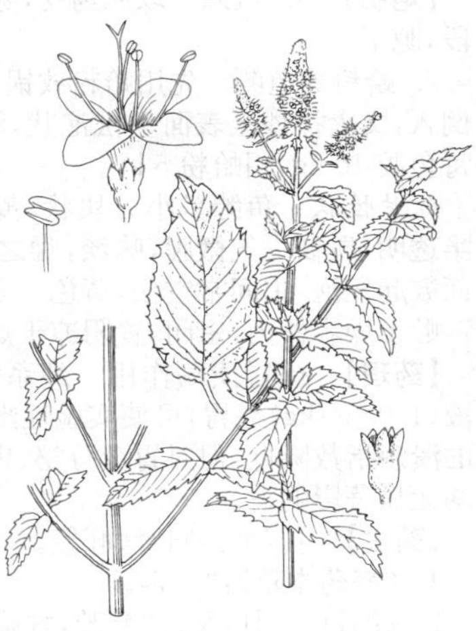
圆叶留兰香

痛,疥癣,湿疹。

1. 广州部队《常用中草药手册》:"散瘀止痛,杀虫。"

2.《全国中草药汇编》:"治湿疹,风湿关节肿痛,跌打肿痛(皮肤未破)。"

3.《福建药物志》:"治癣。"

【用法用量】 外用:适量,研末调敷;或捣敷;或煎水洗。

【宜忌】 禁内服。外用过量可通过皮肤吸收引起中毒,亦应慎用。中毒后主要出现消化及神经系统症状,如恶心、呕吐、阵发性腹痛、烦躁、呼吸缓慢、肌肉颤动以及阵发性痉挛,严重者出现昏迷,并可因呼吸麻痹和心力衰竭而死亡。其根粉尘对人的皮肤有一定刺激性。

广州部队《常用中草药手册》:"禁内服,以防中毒。"

【选方】 1. 治跌打肿痛(皮肤未破) 用(鱼藤根、茎)干粉加酒炒热敷患处。(广州部队《常用中草药手册》)

2. 治关节肿痛 (鱼藤)枝叶捣烂,酒水各半煮热,温敷患处。(南药《中草药学》)

【临床报道】 治疗疥疮 每次给患者鱼藤根粉 30 g,令其自加约 300 ml 肥皂水(肥皂 30 g,切碎,加热水 300 ml 制成),以手蘸药水用力向全身各处涂擦,特别注意涂擦患部,待干后穿衣,次日再以同样液体涂擦 1 次。用此法治疗 62 例,均获痊愈。其中用药 1 次者 9 例,2 次者 37 例,3 次者 3 例,4 次者 6 例,5 次者 1 例,6 次者 5 例,9 次者 1 例[1]

2982 鱼鳔 yú biào (《纲目》)

【异名】 鳀鮧(《齐民要术》),鳀鳀、鱼白、鳔(《本草拾遗》),鱼胶(《三因方》),白鳔(《普济方》),鱼脬、鳔胶(《纲目》),鱼肚(《医林纂要》)。

【基原】 为石首鱼科黄鱼属动物大黄鱼 *Pseudosciaena crocea* (Richardson)、小黄鱼 *P. polyactis* Bleeker、黄姑鱼属动物黄姑鱼 *Nibea albiflora* (Richardson)、鮸属动物鮸鱼 *Miichthys miiuy* (Basilewsky)或鲟科鲟鱼属动物中华鲟 *Acipenser sinensis* Gray、鳇属动物鳇鱼 *Huso dauricus* (Georgi)等的鱼鳔。

【原动物】 参见"石首鱼"、"黄姑鱼"、"鮸鱼"、"黄唇鱼鳃"、"鲟鱼"、"鳣鱼"条。

【采收加工】 常年均可捕捞。捕后,剖腹,取出鱼鳔,剖开,除去血管及黏膜洗净,压扁晒干或洗净鲜用。溶化后,冷凝成的冻胶,称为"鱼胶"。

【炮制】 1. 鱼鳔 取原药材,除去杂质及灰屑,烘软,切段,晾干。

2. 蛤粉炒鱼鳔 先用蛤粉放锅内炒热,再将切段的鱼胶倒入,文火拌炒至表面呈松泡状,深黄色,取出,筛去蛤粉。每鱼胶 10 kg,用蛤粉 5 kg。

饮片性状 鱼鳔呈小方块状,黄白色或淡黄色,角质样,半透明、质韧。气微腥,味淡,嚼之有黏性。蛤粉炒鱼鳔表面鼓起发泡,中间常空松,黄色。质酥脆,气微香。

贮干燥容器内,密闭,置阴凉干燥处,防潮、防蛀。

【药理】 抗胃溃疡作用 纯系大鼠以 42%的鱼鳔水溶液(1.05 g/kg)灌胃,可使实验性幽门结扎性溃疡模型动物的溃疡指数降低,但对胃液分泌、胃液酸度及胃蛋白酶活性均无显著影响[1]。

【药性】 甘,平。归肾、肝经。

1.《海药本草》:"无毒。"

2.《纲目》:"甘,平。""鳔胶,甘咸,平,无毒。"

3.《本草新编》:"味甘,气温。入肾。"

【功用主治】 补肾,养血,止血,消肿。主治肾虚遗精滑精,带下清稀,滑胎,血虚筋挛,产后风痉,破伤风,吐血,崩漏,外伤出血,痈肿,溃疡,痔疮。

1.《本草拾遗》:"主竹木入肉经久不出者,取白敷疮上四边,肉烂即出刺。"

2.《海药本草》:"主月蚀疮,阴疮,痔疮,并烧灰用。"

3.《饮膳正要》:"与酒化服之,消破伤风。"

4.《纲目》:"鳔,止折伤出血不止;鳔胶,烧存性,治妇人难产,产后风搐,破伤风痉,止呕血,散瘀血,消肿毒。"

5.《本草新编》:"补精益血。"

6.《本草求原》:"养筋脉,定手战,固精。"

7.《中国动物药》:"治肾虚遗精,滑精,白带,脑震荡,吐血,崩漏。"

【用法用量】 内服:煎汤,10~30 g;研末,3~6 g。外用:溶化或烧灰涂敷。

【宜忌】 胃呆痰多者禁服。

《饮食须知》:"脾胃虚者,宜少食之。"

【选方】 1. 治肾虚封藏不固,梦遗滑泄 黄鱼鳔胶一斤(切碎,蛤粉炒成珠,再用乳酥拌炒),沙苑蒺藜八两(马乳浸一宿,隔汤蒸一炷香,焙干或晒干),五味子二两。研为细末,炼白蜜中加入陈酒再沸,候蜜将冷为丸,如绿豆大。每服八九十丸,空腹时温酒或盐汤送下。(《证治准绳》聚精丸)

2. 治脑震荡后遗症出现的头晕、耳鸣 制鱼鳔 25 g(豆油炸),菊花 15 g,蔓荆子 15 g。水煎服,每日服 2 次。

3. 治白带 鱼鳔 10 g,猪蹄 1 只。共放沙锅内,加适量的水,慢火炖烂吃。(2、3 方出自《中国动物药》)

4. 治肾虚型支气管哮喘(缓解期) 鮸鱼鳔用香油炸,研末。每晨空腹服 1 次,7 d 为 1 个疗程。(《青岛中草药手册》)

5. 治产后抽搦强直 鳔胶一两。以螺粉炒焦,去粉,为末。分三服,煎蝉蜕汤下。(《经效产宝》)

6. 治破伤风,口噤,强直 鱼胶烧七分,留性。研细,入麝香少许。每服二钱,酒调下,不饮酒,米汤下。(《三因方》)

7. 治痫证 鳔胶(微焙,杭粉炒黄色)、皂矾(炒黄色)各一两,朱砂三钱。共为末。每服三钱,热酒下二服。(《嵩崖尊生》鳔风散)

8. 治再生障碍性贫血 鮸鱼鳔 9 g,红枣 10 余枚,当归 9 g。水煎服。(《青岛中草药手册》)

9. 治呕血 鳔胶长八寸,广二寸,炙令黄,刮二钱。用甘蔗节三十五个,取自然汁调下。(《经验方》)

10. 治赤白崩中 鱼鳔胶三尺,焙黄研末,同鸡子煎饼,好酒食之。(《纲目》)

11. 治经血逆行 鱼胶(切,炒)、新绵(烧灰)。每服二钱,米饮调下。(《多能鄙事》)

12. 治产后腹痛 (黄姑鱼)鱼鳔煮服。(《中国药用海洋生物》)

13. 治痛风 鱼胶四两,姜汁一碗,同熬膏摊布上贴痛处。(《疡医大全》)

14. 治疮疖,痈肿 鮸鱼鳔 3 g,蜂蜡 6 g,鸡子 1 个,同炒干研末冲服,发汗;或单用鮸鱼鳔 9 g,香油炸研末,黄酒冲服。(《青岛中草药手册》)

15. 治便毒肿痛,已大而软者 鱼鳔胶热汤或醋煎软,乘热研烂贴之。(《直指方》)

16. 治食管癌、胃癌 鱼鳔,用香油炸酥,压碎。每服5 g,每日服 3 次。(《中国动物药》)

我国各地均有分布。

【采收加工】 7～9月采收，晒干。

【药材】 鱼蓼 *Herba Polygoni Lapathifolii* 产于四川、贵州、湖北、江西等地。

性状 茎圆柱形，褐色或浅绿色，无毛，常具紫色斑点。叶片卷曲，展平后呈披针形或长圆状披针形，长7～15 cm，宽1～3 cm，先端渐尖，基部楔形，主脉及叶缘具刺伏毛；托叶鞘筒状，膜质，无毛。花序圆锥状，由数个花穗组成；苞片漏斗状，内具数花；花被通常4裂，淡绿色或粉红色，具腺点，雄蕊6，花柱2，向外弯曲。瘦果卵圆形，侧扁，两面微凹，黑褐色，有光泽，直径2～3 mm，包于宿存花被内。气微，味微涩。

【成分】 酸模叶蓼的地上部分含黄酮类：槲皮素3-O-β-D-吡喃葡萄糖苷(quercetin-3-O-β-D-glucopyranoside)，槲皮素-3-O-β-D-吡喃半乳糖苷(quercetin-3-O-β-D-galactopyranoside)，槲皮素-3-O-β-D-葡萄糖苷-2″-没食子酸酯(quercetin-3-O-β-D-glucoside-2″-gallate)，槲皮素-3-O-α-L-呋喃阿拉伯糖苷(quercetin-3-O-α-L-arabofuranoside)，山柰酚-3-O-β-D-吡喃半乳糖苷(kaempferol-3-O-β-D-galactopyranoside)，山柰酚-3-O-β-D-葡萄糖苷-2″-没食子酸酯(kaempferol-3-O-β-D-glucoside-2″-gallate)[1]，酸模叶蓼异黄酮酚(lapathinol)，酸模叶蓼二氢查耳酮(lapathone)，酸模叶蓼当归酰氧查耳酮(angelafolone)，酸模叶蓼异戊酰氧查耳酮(valafolone)，酸模叶蓼2-甲基丁酰氧基查耳酮(melafolone)，2′，4′-二羟基-6′-甲氧基-查耳酮(2′，4′-dihydroxy-6′-methhoxy-chalcone)，4′，6′-二甲氧基-2′-羟基查耳酮(4′，6′-dimethoxy-2′-hydroxychalcone)，2′，4′-二羟基-3′，6′-二甲氧基查耳酮(2′，4-dihydroxy-3′，6′-dimethoxychalcone)，2′，4′-二羟基-6′-甲氧基-3′-当归酰氧基查耳酮(2′，4′-dihydroxy-6′-methoxy-3′-angeloyloxychalcone)，2′，4′-二羟基-6′-甲氧基-3′-(2-甲氧基丁酰氧基)查耳酮〔2′，4′-dihydroxy-6′-methoxy-3′-(2-methoxybutyryloxy)-chalcone〕，2′，4′-二羟基-6′-甲氧基-3′-异戊酰氧基查耳酮(2′，4′-dihydroxy-6′-methoxy-3′-isovaleryloxychalcone)[2]。还含蔗糖苯丙醇酯：lapathosides A、B、C[2]。

酸模叶蓼的根含：2-甲基萘(2-methyl naphthalene)[3]。此外，该植物还含：3，5-二羟-4-甲基芪(3，5-dihydroxy-4-methylstilbene)和5-甲氧基-6，7-亚甲二氧基黄酮(5-methoxy-6，7-methylenedioxy flavone)[4]。

【药理】 1. 胆碱酯酶抑制作用 本品的甲醇提取物在试管内对人血浆胆碱酯酶的抑制率在80%以上[1]。

2. 抑菌作用 乙醇提取物对亲水性气单胞菌、金黄色葡萄球菌和霍乱弧菌的生长有抑制作用[2]。果实水煎剂对志贺和福氏痢疾杆菌有一定抑制作用[3]。

3. 解毒作用 从本植物中提取的3，5-二羟-4-甲基和5-甲氧基-6，7-亚甲氧基黄酮对苯并咪唑类杀真菌药有解毒作用[4]。

【药性】 辛、苦，平。

1.《全国中草药汇编》："辛、苦，凉。"

2.《湖北中草药志》："辛，微温，有小毒。"

【功用主治】 解毒，除湿，活血。主治疮疡，瘰疬，腹泻，痢疾，疳积，风湿痹痛，跌打损伤，湿疹。

1.《分类草药性》："治疮肿，解热毒。"

2.《全国中草药汇编》："清热解毒，利湿，止痒。主治肠炎，痢疾；外用治湿疹，颈淋巴结结核。"

3.《湖北中草药志》："祛风湿，止泻痢。用于风湿痹痛，小儿疳积，疮毒。"

4.《贵州民间方药集》："治月经不调，绞肠痧，跌打。"

【用法用量】 内服：煎汤，3～10 g。外用：捣敷；或煎水洗。

2981 鱼藤 yú téng (《福建民间草药》)

【异名】 毒鱼藤(李承祜《生药学》)，篓藤(《南方主要有毒植物》)。

【基原】 为豆科鱼藤属植物鱼藤的根或茎叶。

【原植物】 鱼藤 *Derris trifoliata* Lour.

攀缘灌木，全株无毛。奇数羽状复叶，互生，长7～15 cm；小叶通常5，有时为3或7，薄革质，卵状长椭圆形或长椭圆形，长5～10 cm，宽2～4 cm，先端渐尖而钝头，基部圆形；小叶柄短。总状花序腋生或侧生，长5～10 cm；花梗簇生于序轴上，有时下部的花束延伸成一短花束柄；花萼钟状；花冠白色或粉红色，旗瓣内面无附属体；雄蕊10，单体；子房无柄，被短柔毛。荚果近于圆形、斜卵形或宽椭圆形，扁而薄，腹缝线有狭翅。种子1～2颗。花期8月，果期9～10月。

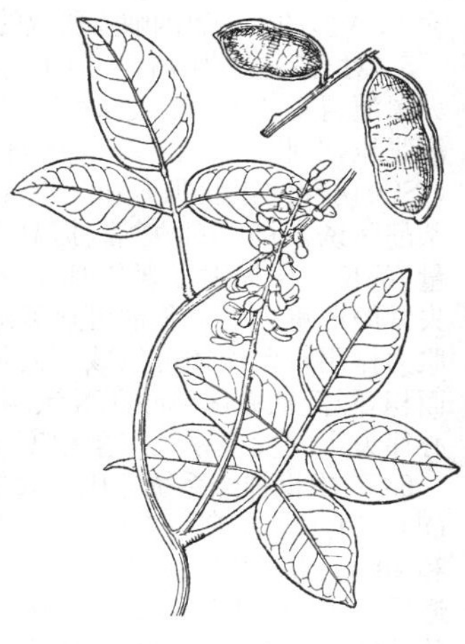

鱼 藤

生于河岸、沼泽地、路边。分布于浙江、福建、广东、广西、海南、台湾等地。

【采收加工】 全年均可采挖根，切片，晒干；6～10月采收茎叶，多鲜用。

【药材】 鱼藤 *Radix et Herba Derridis Trifoliatae* 产于广东、广西、台湾等地。

性状 藤茎圆柱形，木质化，质较硬。完整叶为羽状复叶，小叶多为3片，也有5片。小叶展平后呈卵状披针形，先端渐尖，基部浅心形或圆形，全缘。黄绿色，光滑，革质。气微，味苦，有毒。

【成分】 叶含黄酮类：槲皮素-3-O-β-新橙皮苷(quercetin-3-O-β-neohesperidoside)，鼠李素-3-O-β-新橙皮苷(rhamnetin-3-O-β-neohesperidoside)[1]。生物碱：2S-羧基-4R，5S-二羟基哌啶(2S-carboxy-4R，5S-dihydroxypiperidine)，2S-羧基-4S，5S-二羟基哌啶(2S-carboxy-4S，5S-dihydroxypiperidine)[2]及2，5-二羟甲基-3，4-二羟基四氢吡咯(2，5-dihydroxymethyl-3，4-dihydroxypyrrolidine)[3]。

根含毛鱼藤酸(tubaic acid)，β-毛鱼藤酸(β-tubaic acid)[4]，毛鱼藤醇(elliptinol)，鱼藤素(deguelin)，灰叶素(tephrosin)[5]，左旋山槐素(maackiain)[6]。

【药性】 苦、辛，温，有毒。

1. 广州部队《常用中草药手册》："辛温，有毒。"

2.《全国中草药汇编》："有大毒。"

3.《福建药物志》："苦。"

【功用主治】 散瘀止痛，杀虫。主治跌打肿痛，关节疼

药,连续7 d,能明显对抗大鼠血栓形成及ADP诱导的血小板聚集,明显延长小鼠出血时间[7]。人或动物摄取鱼油改变血小板膜磷脂的组成,其中EPA和DHA含量增多,花生四烯酸(AA)减少,EPA/AA比值升高[3]。只要血小板磷脂上EPA/AA比值稍微增加,即可致血小板聚集力明显降低[4]。

3. 对血液流变学的影响　对高脂血症家兔口服鱼油多烯脂肪酸甲酯和乙酯,可明显对抗高脂血症家兔全血黏度、血浆黏度及全血高、低切还原黏度,以及红细胞聚集指数和刚性指数的升高。乙酯组的全血低切黏度和全血还原黏度的降低幅度明显大于甲酯组[5]。

4. 对脑血管病的保护　给猫喂饲鱼油以增加其体内EPA,可明显减轻实验性脑缺血所致的脑梗死面积和神经损伤[6]。含EPA鱼油可缓解因缺血所致的脑水肿及脑灌流量减少[7]。

5. 对心功能的影响　鱼油(含EPA和DHA70%)给雄大鼠灌胃1.4 ml/kg,连续2星期,可明显降低平均血压和舒张压,对收缩压无明显影响,但可显著抑制异丙肾上腺素(ISO)诱导的正性肌力和正性频率作用[8]。鱼油可对抗儿茶酚胺诱发的心律失常,提高ISO所致心律失常的阈剂量,延长心律失常出现的时间,缩短持续时间,并降低心律失常的严重程度。鱼油可显著降低外钙对离体心脏的正性肌力作用。鱼油还可以减小大鼠心脏左冠脉结扎所致损伤面积,降低缺血区磷酸肌酸激酶生成量,降低结扎再灌所致心律失常的发生率及严重程度,降低室颤率和死亡率[9]。

6. 对中枢神经系统作用　大鼠灌服DHA高含量鱼油(含DHA 51.65%,EPA 20.67%),用DHA1 g/kg、200 mg/kg和40 mg/kg,每日2次,连续20 d,在迷宫中的主动性条件回避反应训练中证明,DHA可减少对大鼠达标前所需的反应次数,提高正确反应率,改善记忆作用。DHA 200 mg/kg能拮抗东莨菪碱所致的记忆障碍,提高记忆获得能力[10]。

【药性】《纲目》:"甘,温,有小毒。"

【功用主治】　活血,降脂。主治高血脂症。防治高血压病、冠心病、脑栓塞。

【用法用量】　一般制成胶丸,按常规服。

【选方】　治癜疾　用和石灰泥船鱼脂腥臭者二斤,安铜器内,燃火炷令暖,隔纸熨癜上,昼夜勿息火。又涂牛疥狗瘑疮。(《纲目》引《本草拾遗》)

2979 鱼草 yú cǎo (《山西医药》)

【基原】　为轮藻科轮藻属植物脆轮藻的藻体。

【原植物】　脆轮藻 *Chara fragilis* Desv.　又名:车轴藻(《中国植物图鉴》)。

一年生水生绿色藻类。高10~50 cm,以分叉的假根固着于水底泥沙上。主茎细长,有节和节间,节上生侧枝。主茎和侧枝的节间中央具一大细胞,外围有一层细长的细胞围绕成皮层。节处有许多小细胞组成。侧枝上有单细胞的"叶"。叶腋中有卵形的卵囊,卵囊下有球形的精子囊,可行有性生殖。

脆轮藻

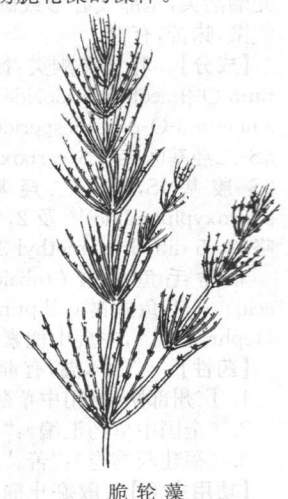

生于淡水中,特别是含钙和含硅的水中,也可在黏土和流动缓慢的池塘中生长。分布于山西、江苏、浙江、安徽、江西、湖北、湖南、四川等地。

【采收加工】　6~7月由池塘中捞出,晒干。

【药材】　鱼草 *Alga Charae Fragilis*　全国大部分地区有产。

性状　藻体皱缩卷曲,灰绿色,外被钙质与硅质。水浸展平后,长10~50 cm,有分枝。主茎细长,直径1 000~4 000 μm,具明显的节与节间。节上轮生7~8条侧枝。节间长为小枝的1~2倍。小枝单一,不分枝,于放大镜下观察,节处常有7枚单细胞的"叶"状苞片。"叶"腋偶见卵形的藏卵器和藏精器。质脆。气微腥,味淡。

【成分】　鱼草细胞中含溶血磷脂酰胆碱(lysophosphatidylcholine),磷脂酰丝氨酸(phosphatidylserine),磷脂酰肌醇(phosphatidylinositol),磷脂酰胆碱(phosphatidylcholine),磷脂酰甘油(phosphatidylglycerol),磷脂酰乙醇胺(phosphatidyle-thanolamine),磷脂酸(phosphatidic acid),二磷脂酰甘油(diphosphatidylglycerol),二半乳糖基二脂酰甘油酯(digalactosyldiglyceride),单半乳糖基二甘油酯(monogalactosyldiglyceride),脑硫脂(sulfolipid)[1],15种氨基酸[2]。

【功用主治】　祛痰,止咳,平喘。主治咳嗽,痰喘。

【用法用量】　内服:煎汤,6~15 g;研末,每次1.5~2 g,每日2~3次。

【临床报道】　治疗慢性气管炎　将鱼草制成散剂、丸剂或片剂,每次服1.5~2 g(生药量),每日2~3次,饭前服。10 d为1个疗程。治疗896例,总有效率75.7%,其中显效以上占35.5%,以祛痰、止咳作用较好,一般1~2个疗程可近期治愈。副作用:如每次用量超过3 g以上时,则出现口干、恶心、腹泻等,减量后可自行缓解或消失[1]。

2980 鱼蓼 yú liáo (《广西药用植物名》)

【异名】　蓼草(《全国中草药汇编》),大马蓼(《常用中草药彩色图谱》),水辣蓼(《广西药用植物名录》)。

【基原】　为蓼科蓼属植物酸模叶蓼的全草。

【原植物】　酸模叶蓼 *Polygonum lapathifolium* L.

一年生草本,高20~120 cm。茎直立。叶互生;叶柄较短,生粗硬刺毛;托叶鞘筒状,先端截形,具多数脉;叶片披针形、长圆状披针形,先端渐尖,常微钝,基部楔形,上面有新月形斑点,绿色,下面有腺点,主脉及叶缘具粗硬刺毛。圆锥花序由数个花穗组成,花穗顶生或腋生,长4~6 cm,花序轴有腺点或腺毛;苞片漏斗状,边缘斜生,并有稀疏缘毛,内具数花;花被淡绿色或粉红色,通常4裂,具腺点;裂片椭圆形;雄蕊6;花柱2,近基部分离,向外弯曲。瘦果卵圆形,扁平,微有棱,褐黑色,有光泽,包于宿存花被内。花期6~8月,果期7~10月。

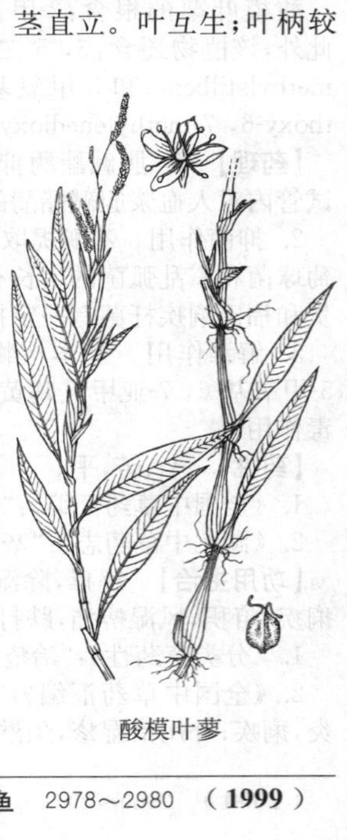
酸模叶蓼

生于路旁湿地、沟渠水边。

物志》)。

【基原】 为蔷薇科悬钩子属植物周毛悬钩子的全株。

【原植物】 周毛悬钩子 *Rubus amphidasys* Focke ex Diels

常绿蔓生小灌木,长 20～100 cm。茎无皮刺,茎和叶柄、叶片下面中脉、总花梗、花梗及花萼密生紫色刚毛状长腺毛和淡黄色绢毛。单叶,纸质;叶柄长 2.5～5.5 cm;托叶羽状深裂,裂片条形;叶片卵形或宽卵形,长 4.5～10.5 cm,宽3～10 cm,掌状 3～5 浅裂,先端渐尖,基部心形,边缘有尖锯齿。花常 5～12 朵,成近总状花序,顶生或腋生,稀3～5 朵簇生;苞片似托叶;花白色,直径1～1.5 cm;萼裂片披针形,内外两面密生柔毛。聚合果半球形,暗红色。花期 5～6 月,果期 7～8 月。

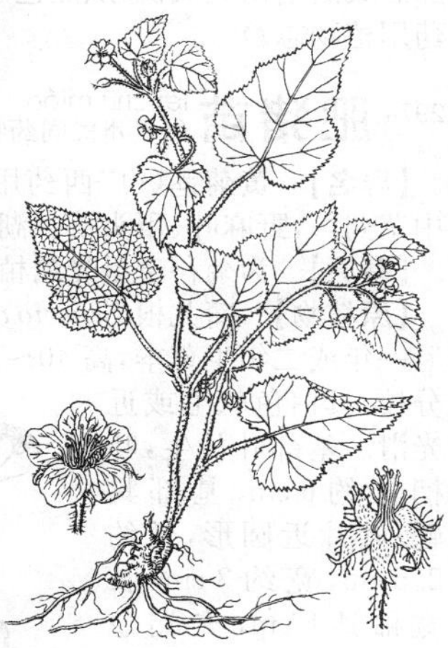

周毛悬钩子

生于海拔 400～1 600 m 的山坡路旁丛林或竹林内,或生于山坡红黄壤林下。分布于江苏、浙江、安徽、福建、江西、湖北、湖南、广东、广西、四川、贵州等地。

本植物的果实(周毛悬钩子果)亦供药用,另设专条。

【采收加工】 全年均可采收,切段晒干。

【药性】 苦,平。

1.《浙江药用植物志》:"苦,平。"

2.《福建药物志》:"甘、微苦,平。"

【功用主治】 活血调经,祛风除湿。主治月经不调,带下,风湿痹痛,外伤出血。

1.《浙江药用植物志》:"活血调经。主治月经不调,关节酸痛,带下。"

2.《福建药物志》:"活血止血,祛风除湿。全株治风湿关节痛、感冒;叶治外伤出血。"

【用法用量】 内服:煎汤,15～30 g。外用:鲜品捣敷。

【选方】 治产后受风,月经不调,四肢酸麻 (周毛悬钩子)全草 30 g,牯岭勾儿茶、六月雪、丹参各 15 g。水煎,黄酒冲服。(《浙江药用植物志》)

2976 周毛悬钩子果 zhōu máo xuán gōu zǐ guǒ (《浙江药用植物志》)

【基原】 为蔷薇科悬钩子属植物周毛悬钩子 *Rubus amphidasys* Focke ex Diels 的果实。

【原植物】 参见"周毛悬钩子"条。

【采收加工】 7～8 月果实成熟时采收,晒干。

【功用主治】 可作醒酒止渴药。

【用法用量】 内服:煎汤,9～15 g。

2977 鱼狗 yú gǒu (《本草拾遗》)

【异名】 鴗、天狗(《尔雅》),水狗(《尔雅》郭璞注),鱼虎,鱼师(《禽经》),翠鸟(《本草拾遗》),翠碧(《埤雅》),翠碧鸟(《纲目》),鱼翠(《纲目拾遗》),钩鱼郎、金鸟仔、翠雀儿(《中国动物图谱》)。

【基原】 为翠鸟科翠鸟属动物翠鸟的肉及骨。

【原动物】 翠鸟 *Alcedo atthis bengalensis* Gmelin

体长约 16 cm。嘴粗大而直,先端不呈钩曲状,嘴峰稍圆而扁平,黑色。虹膜土褐色。头大,自额至枕蓝黑色,密杂翠蓝色横斑;下嘴基处有一同样斑杂的颧纹,向后伸至颈侧;眼先和过眼纹黑褐;前额左右边缘、颊的上部以至耳羽概栗棕色,颏、喉纯白;颈侧耳后亦有白色斑块;背面辉翠蓝色;肩和两翅的覆羽暗蓝色,稍杂以翠蓝色端斑;飞羽黑褐色,其露出部分亦呈暗蓝色,翼缘棕色;胸以下概栗棕色,腹部中央有时较淡;尾亦暗蓝,与翅相似。足短小,朱红色。

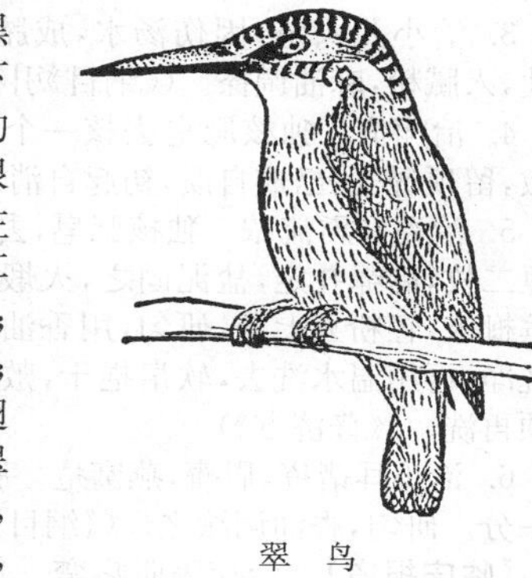

翠 鸟

常单独栖息于临水的树枝或岩石上。巢常营于田野堤基的砂土中,掘作隧道。分布于我国东部,以及四川、云南、西藏南部;在南部大部分地区,终年留居。

【采收加工】 四季均可捕捉,捕杀后,除去羽毛及内脏,取肉、骨,鲜用或晒干。

【药性】《本草拾遗》:"咸,平,无毒。"

【功用主治】 1.《本草拾遗》:"主鲠及鱼骨入肉不可出,痛甚者,烧令黑,为末,顿服之。煮取汁饮亦佳。"

2.《陆川本草》:"止喘。治年久哮喘。"

【用法用量】 内服:煮食、煎汤或煅研为丸、散,3～4.5 g。外用:煅末调敷。

2978 鱼油 yú yóu (《纲目》)

【异名】 鱼脂(《本草拾遗》)。

【基原】 为从魟科、鳐科等的食用鱼中提取的脂肪油。

【原动物】 参见"海鹞鱼"条。

【采收加工】 鱼捕获后,剖腹取出脂肪,熬油。

【成分】 鱼油含多种脂肪酸,还含维生素 A、D,磷脂,甘油醚,类固醇及鱼蛋白降解物等。脂肪酸中以多不饱和脂肪酸为主,饱和脂肪酸仅占少量,其中最主要的为二十碳五烯酸(EPA)和二十二碳六烯酸(DHA)[1]。

【药理】 1. 调节血脂作用 灌服鱼油(山东医大自制,含 EPA 24%、DHA 47%)2 ml/kg,1 个月,对高脂血症大鼠血清的三酰甘油(TG)、总胆固醇(Tch)、极低密度脂蛋白胆固醇(VLDL-C)加低密度脂蛋白胆固醇(LDL-C),均可明显降低,降低百分率分别为 29.7%、21.1%和 25.5%,对高密度脂蛋白胆固醇(HDL-C)无明显影响,但可升高 HDL_2-C 和 HDL_2-C/HDL_3-C;对正常饲料大鼠血脂则无明显影响[1]。二肾一夹型高血压大鼠每日摄入粗制马面鱼油 5 ml/kg,可使血压下降,血清血栓烷 B_2(TXB_2)和 6-酮-前列腺素 $F_{1\alpha}$明显减少,Tch、TG 降低非常显著,HDL-C 显著增加[2]。

2. 抗血栓和抗血小板聚集作用 鱼油多不饱和脂肪酸(含 DHA 33%, EPA 10%),以 5 ml/kg、10 ml/kg 灌胃给

【宜忌】《本草汇言》:"胃弱少食、不食之疾,忌用之。"

【选方】 1. 治下痢禁口 肥皂荚一枚,以盐实其内,烧存性为末。以少许,入白米粥内食之。(《乾坤秘韫》)

2. 治肠风 肥皂(独牙者),烧灰存性。以一片研末,糕糊丸,一片为末,饮汤调吞下。(《普济方》)

3. 治小儿头疮,因伤汤水,成脓,出水不止 肥皂烧存性,入腻粉,麻油调搽。(《纲目》引《海上方》)

4. 治瘰疬 独核肥皂去核一个,蓖麻仁二十九粒,捣烂敷,留顶透气,已成自溃,初起自消。(《疡医大全》)

5. 治秃鬎鬁流脓 独核肥皂,去核,用砂糖填满,中放巴豆二枚,麻绳扎定,盐泥固之,火煅,青烟起,存性,去泥,入槟榔末,轻粉五七分,研匀,用香油调敷。先用热汤泡灰汁洗净,再用温水洗去,软帛挹干,敷药一宿,便见效,敷后不须再洗。(《普济方》)

6. 治头耳诸疮,眉癣,燕窝疮 肥皂(煅存性)一钱,枯矾一分。研匀,香油调涂之。(《纲目》引《摘玄方》)

【临床报道】 治疗膈肌痉挛 选干净、肥大的皂角研为细末,取少许,吹鼻腔内取嚏。共治 226 例,1 次治愈者 186 例,2 次以上治愈者 40 例[1]。

【各家论述】

1.《本草经疏》:"凡肠胃有垢腻秽恶之气,郁于中则外生瘰疬恶疮肿毒;泄于外则为肠风,下痢脓血。肥皂荚专能荡涤垢腻,宣通秽积,肠胃洁净则诸证自除也。"

2.《本草汇言》:"宋人言能滑肠去垢,消积止痢之药也。其滑而去滞,能消积止痢之意明然矣,但质性滑利,而气臭焦腐,闻之令人作呕,虽炒制得宜,终不免于损胃,如胃弱少食、不食之疾,宜忌用之。"

3.《本经逢原》:"肥皂荚,除顽痰垢腻,不减二皂(牙皂、长皂)。痴病胜金丹用之,亦取涌发,不使砒性留于肠胃之意。"

2973 肥皂核 féi zào hé (《纲目》)

【异名】 肥皂子(《药材学》)。

【基原】 为豆科肥皂荚属植物肥皂荚 *Gymnocladus chinensis* Baill. 的种子。

【原植物】 参见"肥皂荚"条。

【采收加工】 9～10 月采收果实,干燥后剥取种子,晒干。

【药材】 肥皂核 *Semen Gymnocladi Chinensis* 产于江苏、浙江、江西、安徽等地。

性状 本品呈类球形,一端略狭尖,长 1.5～2 cm,宽 1.5～1.8 cm,厚 1～1.2 cm。外皮黑色,光滑,种脐位于尖端,呈棕色点状。剥开种皮,见白色子叶 2 片。

【成分】 种子含半乳甘露聚糖胶(galactomannan gums)[1]。

【药性】 甘,温。

1.《纲目》:"甘,腥,温,无毒。"

2.《浙江药用植物志》:"辛,温,有微毒。"

【功用主治】 吐风痰,通便。主治顽痰阻塞,大肠风秘,疮癣。

1.《纲目》:"除风气。"

2.《本经逢原》:"治大肠风秘。"

3.《本草求真》:"治头面霉疮。"

4.《本草求原》:"吐顽痰。"

5.《浙江药用植物志》:"泻热毒,除风湿,消肿。主治肠风下血,跌打损伤,风湿肿痛。"

【用法用量】 内服:煎汤,3～6 g。

【选方】 治跌打损伤 (肥皂荚)种子 30 g,炖猪脚爪,加黄酒。食肉服汤。另取(肥皂荚)树皮、蛇葡萄根皮各适量,加酒或酒糟捣烂成饼,烘热包敷伤处,每日换 1 次。(《浙江药用植物志》)

2974 肥猪苗 féi zhū miáo (《贵州民间药物》)

【异名】 黄菊莲(《广西药用植物名录》),猫耳朵(《陕西中草药》),野麻叶、犁头草(《湖南药物志》)。

【基原】 为菊科千里光属植物蒲儿根的全草。

【原植物】 蒲儿根 *Senecio oldhamianus* Maxim.

一年或二年生草本,高 40～80 cm。茎直立,单一或稍有分枝,具白色软毛或近光滑。基部叶丛生,叶柄长约 6 cm,基部具鞘;叶片近圆形,长约 2.5 cm,宽约 3 cm,长宽稀达 8 cm,先端急尖,基部浅心形,边缘有深及浅的重锯齿,上面近无毛,下面多少被白色蛛丝状毛,有掌状脉;上部叶渐小,有短柄,三角状卵形,先端急尖。头状花序,复伞房状排列,常多数;花序梗细长,有时具细条形苞叶;总苞宽钟状;总苞片 10 余个,先端细尖,边缘膜质;舌状花 1 层,舌片黄色,条形;筒状花多数,黄色。瘦果,倒卵状圆柱形;冠毛白色,长约 3 mm。

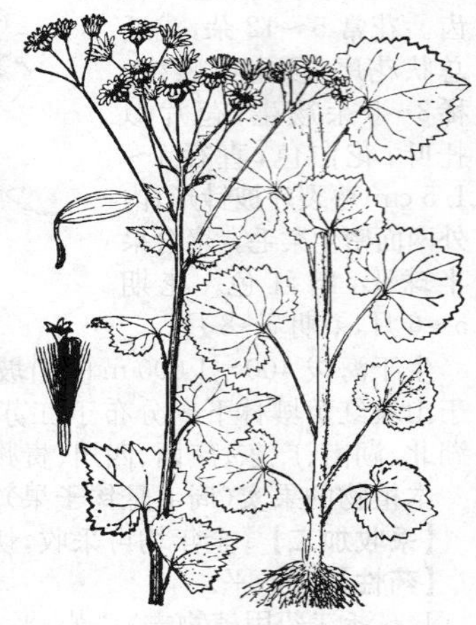

蒲儿根

生于林缘、草坡、荒地及路旁与林下阴湿处。分布于华东、中南、西南、西北等地。

【采收加工】 6～7 月采收,鲜用或晒干。

【药性】 辛、苦,凉,小毒。

1.《贵州民间药物》:"性温,味辛。有小毒。"

2.《全国中草药汇编》:"辛、苦,凉。"

【功用主治】 清热解毒,利湿,活血。主治痈疮疔肿,泌尿系感染,湿疹,跌打损伤。

1.《贵州民间药物》:"治疮疡。"

2.《陕西中草药》:"清热解毒。主治疮疖痈毒。"

3.《浙江药用植物志》:"活血,解毒。主治跌打损伤,疮毒化脓,间日疟。"

【用法用量】 内服:煎汤,9～15 g,鲜全草大剂可用 60～90 g。外用:鲜品捣敷。

【选方】 1. 治疮疖 猫耳朵鲜叶适量,加等量紫花地丁,捣烂敷患处。(《陕西中草药》)

2. 治疮毒化脓 蒲儿根、枇杷树皮各适量,捣烂,敷患处。(《湖南药物志》)

2975 周毛悬钩子 zhōu máo xuán gōu zǐ (《浙江药用植物志》)

【异名】 全毛悬钩子、红毛猫耳扭(《天目山药用植

麻木，跌打损伤，骨折，痛经，产后瘀滞腹痛，流感，肺炎，急性阑尾炎，急性胃肠炎，菌痢，脓肿。

1.《生草药性备要》："煲水饮，退热。"

2.《分类草药性》："治一切跌打损伤，风湿麻木，筋骨疼痛。"

3.《湖南药物志》："通经。治产后腹痛。"

4.《全国中草药汇编》："主治流行性感冒，流行性乙型脑炎，麻疹，肺炎，小儿肺炎，大叶性肺炎，细菌性痢疾，急性阑尾炎，疮疡肿毒，骨折，跌打损伤，风湿关节痛。"

5.《福建药物志》："活血散瘀，清热解毒，消肿止痛。根治跌打损伤，风湿关节痛，疟疾，痢疾，腰腿痛，骨折，产后腰痛，月经不调。叶治烫火伤，防治中暑。"

【用法用量】 内服：煎汤，9～15 g；或浸酒。外用：适量，捣敷；研末调敷；或煎水熏洗。

【宜忌】 阴虚火旺及孕妇禁服。宜先煎或久煎。

《广西民族药简编》："孕妇忌服。忌食酸、辣、萝卜等食物。"

【选方】 1. 治风湿关节痛　草珊瑚根、钩藤根、野鸦椿根各 30 g。煎汤取汁，加入黄酒酌量，同猪脚 1 只炖服。(《福建药物志》)

2. 治痛经　①肿节风 9 g，鹿含草 12 g，水煎服。(《浙江药用植物志》)　②肿节风 10～20 g，五味子根 10 g，艾蒿 5 g。水煎服，每日 2 次。(《中国民族药志》)

3. 治产后腹痛　草珊瑚根 9 g，铁扫帚 30 g，白糖、米酒各少许。水煎服。(《福建药物志》)

4. 治汤、火伤　九节茶干叶研末一份，茶油二份。调匀，涂抹患处。(《福建中草药》)

【临床报道】 1. 治疗类风湿关节炎　用九节兰制成针剂(每 2 ml 含生药 4 g)，肌注，每日 2 次，每次 2 ml；个别每日 1 次，每次 4～6 ml；或用九节兰糖衣片(每片含生药 2.5 g)，口服，每日 3 次，每次 4～6 片，或两者结合应用，3～6 个月为 1 个疗程。治疗类风湿性关节炎 206 例，其中单纯针剂组 70 例，单纯糖衣片组 64 例，针、片剂混合组 72 例。结果显效 46 例，有效 108 例，无效 52 例，总有效率为 74.8%。经统计学处理，3 组疗效无显著性差异。治疗后仅有极少数病例口服糖衣片后有胃部不适及注射部位疼痛，一般不需停药[1]。

2. 治疗胃溃疡　用九节风浸膏片口服，每日 3 次，每次 3 片(每片相当于原生药 2.5 g)，连服 1 个月为 1 个疗程。治疗胃溃疡 50 例(其中合并十二指肠溃疡 13 例，合并胃窦炎 8 例)，结果痊愈 31 例，显效 8 例，有效 7 例，无效 4 例。一般于服药后 7～10 d 即感好转，食欲改善，疼痛减轻或消失[2]。

3. 治疗银屑病　用九节风注射液，每日 2 ml(内含生药 2 g)肌注。治疗 30 例，痊愈及基本痊愈 10 例，显效 5 例，好转 5 例，无效 10 例。不少患者于注射 10～20 次即可见皮损大部分或全部消退，取效较为迅速[3]。

4. 治疗原发性血小板减少性紫癜　用肿节风片(每片含生药 2 g)口服，成人每次 6 片，每日 3 次，小儿酌减；急性出血明显者，每日 4 次。病程短者，服药 30 d，病程长者，服药 45 d 为 1 个疗程，均巩固治疗 15 d。共治疗 26 例，一般黏膜及内脏出血 1～4 d 缓解，皮肤瘀点、瘀斑、紫癜 7～15 d 消失，10 d 内复查血小板计数均在 1.0×10^{11}/L(10 万 / mm^3) 以上，出血时间正常，尤其对急性病例疗效显著[4]。

2972 肥皂荚 féi zào jiá (《纲目》)

【异名】 肥皂(《海上方》)，肉皂荚(《中国主要植物图说·豆科》)，肉皂角(《药材学》)，肥猪子(《全国中草药汇编》)。

【基原】 为豆科肥皂荚属植物肥皂荚的果实。

【原植物】 肥皂荚 *Gymnocladus chinensis* Baill.　又名：肥皂树(《中国高等植物图鉴》)。

乔木，高 5～12 m。二回羽状复叶，具羽片 6～10；小叶 20～24，长圆形至长椭圆形，长 1.5～4 cm，宽 1～1.5 cm，先端圆或微缺，基部略呈斜圆形，两面密被短柔毛。总状花序顶生，花杂性，白色或带紫色；花梗下垂；花萼有 10 脉，密被短柔毛，裂片 5，披针形；花瓣 5，较萼略长；雄蕊 10，5 长 5 短；子房长椭圆形，无子房柄。荚果长椭圆形，扁或肥厚，具种子 2～4 颗。花期 4～5 月，果期 8～10 月。

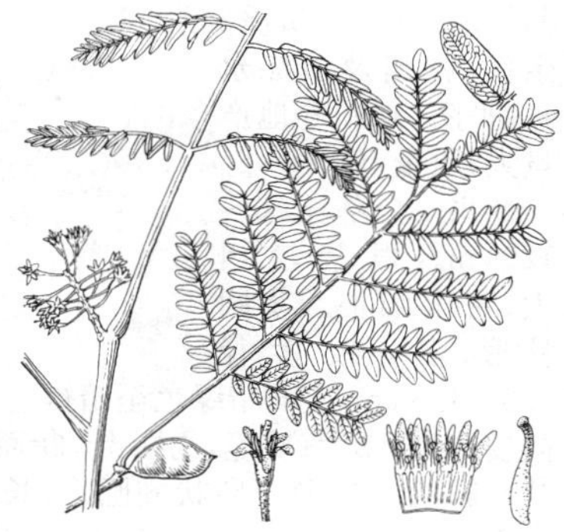

肥皂荚

生于海拔 200～1 500 m 的山坡杂木林中、岩边或村旁。分布于江苏、浙江、安徽、福建、江西、湖北、湖南、广东、四川、贵州等地。

本植物的种子(肥皂核)亦供药用，另设专条。

【采收加工】 9～10 月采收，阴干。

【药材】 肥皂荚 *Fructus Gymnocladi Chinensis*　产于江苏、浙江、江西、安徽等地。

性状　荚果长椭圆形，长 7～12 cm，宽 3～4 cm，先端有短喙，扁平或肥厚，外表紫棕色，光滑无毛，内有种子 2～4。种子近球形，稍扁，黑色，直径约 2 cm。气辛，味辛辣。

【成分】 果实含肥皂荚皂苷(gymnocladus saponin)A、B、C、D、D_1、E、F_1、F_2、G 及两种单萜苷(6S)-2-反-6-α-L-吡喃阿拉伯糖酰基-2，6-二甲基-2，7-辛二烯酸〔(6S)-2-*trans*-6-α-L-arabinopyranosyloxy-2，6-dimethyl-2，7-octadienoic acid〕和(6S)-2-反-2，6-二甲基-6-〔3-O-(β-D-吡喃葡萄糖基)-4-O-(2-甲基丁酰基)-α-L-吡喃阿拉伯糖酰基〕-2，7-辛二烯酸{(6S)-2-*trans*-2，6-dimethyl-6-〔3-O-(β-D-glucopyranosyl)-4-O-(2-methylbutyroyl)-α-arabinopyranosyloxy〕-2，7-octadienoic acid}[1～6]。

【药性】 辛，温。归肺、肝经。

1.《纲目》："辛，温，微毒。"

2.《本草汇言》："辛，温，无毒。"

【功用主治】 涤痰，除垢，解毒。主治咳嗽痰壅，风湿肿痛，痢疾，肠风，便毒，痈肿，疥癣。

1.《纲目》："去风湿，下痢，便血，疮、癣、肿毒。"

2.《中国药用植物图鉴》："祛痰。治咳嗽痰塞。"

3.《全国中草药汇编》："祛风除湿，活血消肿。主治风湿疼痛，跌打损伤，疔疮肿毒。"

【用法用量】 内服：煎汤，1.5～3 g；或入丸、散。外用：捣敷、研末撒或调涂。

6～7月，果期8～10月。

生于山谷林下阴湿处。分布于浙江、安徽、福建、江西、湖南、广东、广西、四川、贵州、云南、台湾。

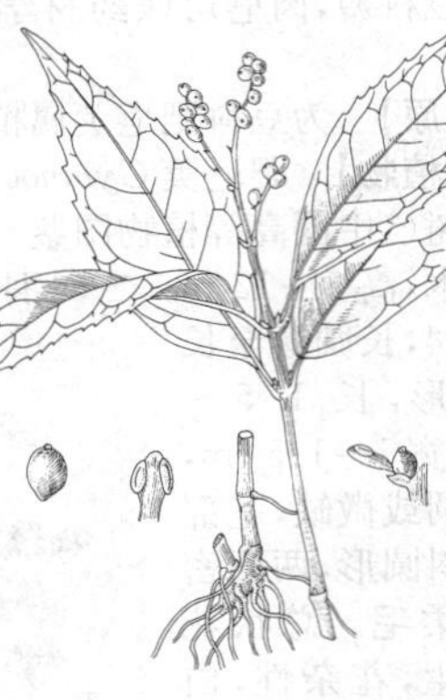

草珊瑚

【采收加工】 全年均可采收，鲜用或晒干。

【药材】 肿节风 *Herba Sarcandrae* 主产于江西、浙江、广西等地，以江西贵溪、余江、赣州及浙江永嘉、平阳、泰顺等地产量大，质量好。

性状 全草长50～120 cm。根茎较粗大，密生细根。茎圆柱形，多分枝，直径0.3～1.3 cm；表面暗绿色至暗褐色，有明显细纵纹，散有纵向皮孔，节膨大；质脆，易折断，断面有髓或中空。叶对生，叶片卵状披针形至卵状椭圆形，长5～15 cm，宽3～6 cm；表面绿色、绿褐色至棕褐色或棕红色，光滑；边缘有粗锯齿，齿尖腺体黑褐色，叶柄长约1 cm；近革质。穗状花序顶生，常分枝。气微香，味微辛。

鉴别 (1) 茎横切面：表皮细胞类长方形或长圆形，外被角质层，外缘呈钝齿状。皮层细胞10余列，外侧为2～3列厚角细胞，内侧薄壁细胞内含棕黄色色素，石细胞单个或成群散在。中柱鞘纤维束呈新月形，断续环列，木化。韧皮部狭窄。形成层不明显。木质部管胞多数，射线宽2～8列细胞。髓部薄壁细胞较大，有时可见石细胞单个或成群散在。

叶表面观：表皮细胞垂周壁波状弯曲或稍平直，气孔稍下陷，不定式。

(2) 取本品粉末0.5 g，置试管中，加锌粉少量与0.5%氯化铵溶液2滴，微火加热至干，在试管口上盖上小片用含5%对二甲氨基苯甲醛与20%三氯醋酸的苯溶液浸润过的滤纸，继续微火加热约1 min，滤纸显粉红色至紫色(检查琥珀酸及延胡索酸)。

(3) 薄层色谱：取本品粉末2 g，加水50 ml，超声处理30 min，滤过，滤液加醋酸乙酯振摇提取2次，每次25 ml，合并醋酸乙酯液，残渣加甲醇1 ml使溶解，作为供试品溶液。另取异秦皮啶对照品，加甲醇制成每1 ml含0.5 mg的溶液，作为对照品溶液。吸取上述两种溶液各4μl，分别点于同一以羧甲基纤维钠为黏合剂的硅胶G薄层板上，以甲苯-醋酸乙酯-甲酸(9∶4∶1)为展开剂，展开，取出，晾干，置紫外光灯(365 nm)下检视。供试品色谱中，在与对照品色谱相应的位置上，显相同颜色的荧光斑点；置氨蒸气中熏10 min，与对照品色谱相应的斑点变为黄绿色。

品质标志 《中华人民共和国药典》2005年版规定：照高效液相色谱法测定，本品含异秦皮啶($C_{11}H_{10}O_5$)不得少于0.020%。

【成分】 全株含左旋类没药素甲(istanbulin A)[1]，异秦皮定(isofraxidin)[2]，延胡索酸(fumaric acid)，琥珀酸(succinic acid)[3]，总黄酮[4]，挥发油[5]。

地上部分含金粟兰内酯(chloranthalatone) A、G[6]。

【药理】 1. 抗肿瘤作用 肿节风挥发油、浸膏对白血病L_{615}细胞、TM_{755}、肺腺癌SPC_{615}、自发乳腺癌615、自发腹水型AL_{771}、艾氏腹水癌EAC、肉瘤S_{180}、肉瘤S_{37}、瓦克癌肉瘤W_{256}均有一定抑制作用[1～3]。浓度1∶7的肿节风总黄酮苷，在体外对艾氏腹水癌细胞有较强的杀灭作用，孵育60 min蓝染率达81%，腹腔给药8 d，对癌细胞的抑制率可达70.8%[4]。肿节风抗肿瘤作用的机制研究表明，本品是细胞呼吸抑制剂，对瘤细胞和荷瘤动物肝脏的耗氧能力均有直接的抑制作用[5]。艾氏腹水癌小鼠腹腔注射肿节风总黄酮，可使癌细胞中RNA和DNA含量有一定程度减少，并可抑制癌细胞对^{14}C-甘氨酸摄取和^{14}C-甘氨酸掺入RNA和DNA合成[6]。

2. 抗菌作用 肿节风对金黄色葡萄球菌及其耐药菌株、甲型链球菌、肺炎链球菌、卡他球菌、流感杆菌、痢疾杆菌、伤寒杆菌、副伤寒杆菌、大肠杆菌、铜绿假单胞菌等都有不同程度的抑制作用[7,8]。对动物烧伤创面接种的铜绿假单胞菌，外敷由肿节风提取的晶甲软膏，有一定疗效。初步认为，抑菌有效成分为延胡索酸、琥珀酸[8]。

3. 抗病毒作用 鸡胚内病毒抑制试验初步表明，10%除去鞣质的草珊瑚(肿节风)浸膏液对流感病毒A/京科/1/68(H_3N_2)15倍病毒鸡胚半数感染量($15EID_{50}$)具有灭活作用，对$30EID_{50}$也具有抑制作用。与感冒灵、金刚烷胺、吗啉双胍等3种对照药物相比，草珊瑚有强于或等于3种对照药物对流感病毒的抑制或灭活效果[9]。

4. 促进骨折愈合作用 对家兔实验性骨折，肿节风有促进愈合作用[10]。治疗组早期骨外膜、骨内膜的成骨细胞增生出现早且较活跃；骨断端连接及骨髓腔再通较早。肿节风的上述作用以水提取液较显著，乙醇提取物及挥发油作用不明显[11]。进一步分析本品促进骨折愈合的有效成分，观察了所含琥珀酸、延胡索酸(Ⅱ组)及其提取后的水溶液(Ⅲ组)对骨痂中氨基酸的影响。发现对骨折家兔，Ⅱ组和Ⅲ组骨痂中含量最高的3种氨基酸甘氨酸、精氨酸和赖氨酸出现较早，含量较高，不给药的对照组完全不含有这3种氨基酸或含量较低[12]。

5. 对血小板的影响 肿节风60%醇提物能十分显著地缩短小鼠断尾出血时间及凝血时间，加强血小板的收缩功能，对正常血小板数量无明显影响。它对阿糖胞苷引起的血小板及白细胞下降有显著的抑制作用[13]。

6. 体内过程 艾氏癌实体瘤小鼠灌喂^3H-肿节风总黄酮10 g/kg，相当于40～50 μCi。结果，口服后2 h，胃肠含量最高，其次是胆汁、肾、肝、血、瘤、肺、脾、心、胰、胸腺和网膜。5 h胃肠含量下降，胆汁含量升高。至24 h胆汁仍保留较高放射性。2 h胃肠内容物放射性仅潴留43.3%，提示吸收较快，24 h粪尿排泄量为48.5%[14]。

毒性 肿节风浸膏粉1次灌胃，小鼠LD_{50}为24.75±8.5 g/kg；注射液给小鼠静注LD_{50}为7.78 g/kg[7]。

【炮制】 取原药材，除去杂质，洗净，润透，切段，干燥。

饮片性状 为不规则小段，根、茎、叶混合。根暗褐色，断面淡棕色，有髓或中空，叶片皱缩，绿褐色，边缘有粗锯齿。花序穗状。气微香，味微辛。

贮干燥容器内，密闭，置通风干燥处。防霉。

【药性】 辛、苦，平。

1. 《生草药性备要》："味劫，性平。"

2. 广州部队《常用中草药手册》："苦，平。"

3. 《全国中草药汇编》："辛、苦，平，有小毒。"

【功用主治】 祛风活血，清热解毒。主治风湿痹痛，肢体

【药性】 辛、苦,凉。
1.《青海常用中草药手册》:"辛、苦,寒。"
2.《甘肃中草药手册》:"甘、辛,平。"
【功用主治】 解表,清热,止咳,止血。主治感冒头痛,肺热咳嗽,外伤出血。
1.《青海常用中草药手册》:"活血散瘀,平肝潜阳,祛痰,外用止血。"
2.《甘肃中草药手册》:"解表,健胃。"
【用法用量】 内服:煎汤,10～15 g;研末,每次 3～5 g。外用:适量,研末撒。
【选方】 1. 治感冒头痛,身重乏力,关节疼痛,不思饮食,吐酸水　乳白香青适量。研末,每服 3 g,每日 2 次。(《甘肃中草药手册》)
2. 治肺热咳嗽　大矛香艾 15 g,沙参 12 g,川贝母 6 g。水煎服。
3. 治血瘀包块　大矛香艾 15 g,水红花子 9 g,青木香 6 g。水煎服。(2、3 方出自《青海常用中草药手册》)

2970 肺形草 fèi xíng cǎo (《药用植物图说》)

【异名】 蝴蝶草、金丝蝴蝶、玉瑚蝶、花蝴蝶、石板青、山蝴蝶、金交杯、铜交杯(《浙江民间常用草药》),胡地莲、乌云盖月(江西《草药手册》),天青地红、甜痧药、缠竹青(《湖南药物志》)。
【基原】 为龙胆科双蝴蝶属植物双蝴蝶的幼嫩全草。
【原植物】 双蝴蝶 *Tripterospermum chinense* (Migo) H. Smith [*Crawfurdia chinensis* Migo; *C. coerulea* Hand.-Mazz.]
多年生缠绕草本。根茎短,黄褐色或深褐色,细圆柱形。茎绿色或紫红色,近圆形,具细条棱,上部螺旋状扭转,节间长 7～17 cm。基生叶通常 2 对,紧贴地面,呈双蝴蝶状,叶片卵形、倒卵形或椭圆形,长3～12 cm,宽 2～6 cm,先端急尖或呈圆形,基部圆形,全缘,上面绿色,有白色或黄绿色斑纹或无,下面淡绿色或紫红色;茎生叶对生,具短柄;叶片卵状披针形,稀为卵形,上部叶呈披针形,长 5～12 cm,宽 2～5 cm,先端渐尖或呈尾状,基部心形或圆形,全缘,叶脉 3 条。聚伞花序,稀单花,腋生;花梗长通常不及 1 cm,有苞片或无;花萼钟形,先端 5 裂,裂片线状披针形;花冠蓝紫色或淡紫色,褶较裂片短;雄蕊 5,着生于花冠筒下部,不整齐;子房长椭圆形,两端渐狭,柱头线形,2 裂,反卷。蒴果椭圆形,扁平。种子近圆形,淡褐色,具盘状双翅。花、果期 10～12 月。

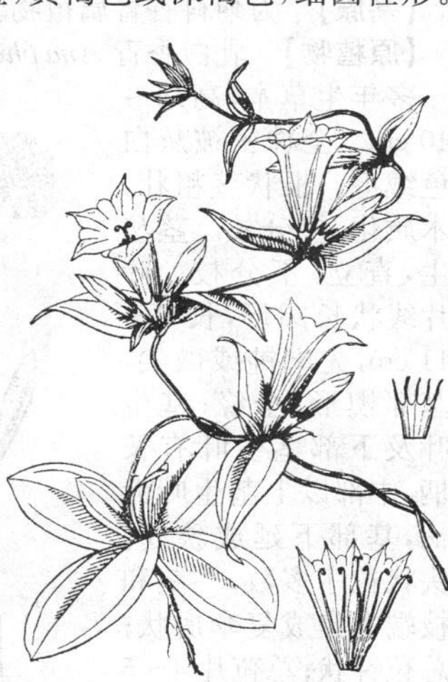
双 蝴 蝶

生于海拔 300～1 100 m 的山坡林下、林缘、灌木丛或草丛中。分布于江苏、浙江、安徽、福建、江西、湖南、广西等地。
【采收加工】 7～8 月采收,晒干或鲜用。
【药材】 肺形草 *Herba Tripterospermi Chinensis*　产于浙江、安徽、江西、福建等地。
性状　全草多折褶皱缩,通常具叶 4 片,有时脱落而仅有 2 片。完整的经水浸后展开,叶 2 大 2 小,十字形对生,卵圆形或椭圆形,长 3～7.5 cm,宽 1.5～3.5 cm,上面绿色,有斑块,主脉 3 条,2 条靠近边缘,下面紫绿色。基部具短根,棕褐色。气微,味微苦。
【炮制】 取原药材,除去杂质,抢水洗净,切段,干燥,筛去灰屑。
饮片性状　参见"药材"项。
贮干燥容器内,置通风干燥处。
【药性】 辛、甘,寒。
1.《浙江民间常用草药》:"性寒,味辛。"
2.《全国中草药汇编》:"甘、辛,寒。"
【功用主治】 清肺止咳,利水解毒。主治肺热咳嗽,肺痨咯血,肺痈,肾炎,乳痈,疮痈疔肿,创伤出血,毒蛇咬伤。
1.《植物名实图考》:"捣敷诸毒。"
2.《药用植物图说》:"治咯血。"
3.《浙江民间常用草药》:"清热解毒。治肺痈,肺热咳嗽,疮疖,木蛇头(瘭疽)。"
4.《全国中草药汇编》:"止咳止血。主治支气管炎,肺结核咯血,肺炎,肺脓疡,肾炎,泌尿系感染;外用治疗疮疖肿,乳腺炎,外伤出血。"
【用法用量】 内服:煎汤,9～15 g,鲜品 30～60 g。外用:鲜品捣敷;或研末撒。
【选方】 1. 治肺脓疡　肺形草 12 g,薤白、海金沙藤各 6 g。水煎服,每日 1 剂,连服半月。(《全国中草药汇编》)
2. 治肾炎　肺形草 12 g,灯心草 15 g,玉米根 30 g。水煎服,每日 1 剂。(《江西草药》)
3. 治疮疖,木蛇头(瘭疽)　(肺形草)鲜全草加食盐少许捣烂外敷,每日 1 换;另取鲜全草适量捣汁备用,等外敷草药干燥时,把备用的汁液滴入,以保持患处湿润;再取全草 9～15 g,水煎服,连服数日。(《浙江民间常用草药》)
4. 治蝮蛇咬伤,外伤出血　(肺形草)鲜全草适量。洗净,捣烂外敷。(《浙江药用植物志》)

2971 肿节风 zhǒng jié fēng (《中华人民共和国药典》)

【异名】 观音茶(《生草药性备要》),九节风(《分类草药性》),驳节茶(《岭南采药录》),鸭脚节、山牛膝(《福建中草药》),珍珠兰、九节草(《云南种子植物名录》),接骨丹、接骨草、接骨金粟兰(《福建药物志》),铜脚灵仙(《四川中药志》),九节兰、节骨茶(《中药志》),接骨莲、竹节茶(《中国植物志》)。
【基原】 为金粟兰科草珊瑚属植物草珊瑚的全株或根。
【原植物】 草珊瑚 *Sarcandra glabra* (Thunb.) Nakai [*Chloranthus glaber* (Thunb.) Makino]
常绿半灌木,高 50～150 cm。茎数枝丛生,绿色,节部明显膨大。叶对生;叶柄长 0.5～1.5 cm,基部合生成鞘状;托叶钻形;叶片革质,椭圆形、卵形至卵状披针形,长 6～17 cm,宽 2～6 cm,先端渐尖,基部楔形,边缘具粗锐锯齿,齿尖有一腺体,两面无毛。穗状花序顶生;苞片三角形;花黄绿色;雄蕊 1,肉质,棒状至圆柱状,花药 2 室,生于药隔上部之两侧,侧向或有时内向;雌蕊 1,由 1 心皮组成;子房球形或卵形,无花柱,柱头近头状。核果球形,熟时亮红色。花期

两。上二味，合研极细。每服一钱匕，新水调下，水不可多，要药在胸膈上也。(《圣济总录》托里汤)

6. 治疮，止痛，生肌肉　乳香、麒麟竭、没药(并细研)各半分。上三味，再同研令细匀，以狗胆和成膏，捏作饼子，如榆荚大。每用时，看疮大小，以饼按疮上，外用膏药贴之。(《圣济总录》乳香饼子)

7. 治甲疽，胬肉裹甲，脓血疼痛不瘥　乳香末、胆矾，烧研等分。敷之。(《灵苑方》)

8. 治窦道、瘘管、褥疮疼痛及创面感染　乳香(制)、没药(制)、穿山甲(炙)各 40 g，红参 20 g。研末，每用适量，撒于患处，外用创伤膏帖敷，纱布衬垫，胶布固定。(《全国医药产品大全》拔脓净)

9. 治妇人吹乳　乳香(研)一钱，瓜蒌根末一两。上研匀，温酒调服二钱。(《证治准绳》)

10. 治寒疝气上冲，中脘筑痛　乳香末二钱，生姜自然汁二钱。水一大盏，同煮三五沸，通口服。(《赤水玄珠》乳姜汤)

11. 治阴寒呃忒不止　乳香、硫黄各二钱。为细末。用好酒一钟，煎数沸，乘热气，使病人鼻嗅之。外用捣生姜擦胸前。(《伤寒全生集》乳香硫黄散)

12. 治赤白带下　草果一个(去皮)，入乳香一小块，用面并裹，火炮焦黄留性，取出和面用之。上为细末。每服二钱，陈米饮调下，重者三钱。(《妇人良方》乳香散)

【临床报道】　治疗急性阑尾炎　将生乳香、没药各等量研细末，用陈醋与 75% 乙醇各半，调上药为药泥，敷压痛点处，范围应大于病灶，约 0.9 cm 厚，用油纸纱布固定，每日换药 1 次，一般贴敷 1～3 次。观察 30 例，治愈 22 例，好转 6 例，无效 2 例，总有效率 93.3%[1]。

【各家论述】　1.《纲目》："乳香香窜，能入心经，活血定痛，故为痈疽疮疡、心腹痛要药。《素问》云：诸痛痒疮疡，皆属心火是矣。产科诸方多用之，亦取其活血之功尔。杨清叟云：凡人筋不伸者，敷药宜加乳香，其性能伸筋。"

2.《本草汇言》："乳香，活血去风，舒筋止痛之药也。陈氏发明云，香烈走窜，故入疡科，方用极多。又跌扑斗打，折伤筋骨，又产后气血攻刺，心腹疼痛，恒用此，咸取其香辛走散，散血排脓，通气化滞，为专功也。故痈疡可理，折伤可续，产后瘀血留滞可行，癥块痞积、伏血冷瘕可去矣。性燥气烈，去风活血，追毒定痛，除痈疡、产后及折伤筋骨之外，皆不须用。"

3.《得配本草》："乳香功专活血而定痛，没药散血而消肿。"

4.《本草求真》："血因气逆，则血凝而不通，以至心腹绞痛，毒因气滞，则血聚而不散，以至痛楚异常。乳香香窜入心，既能使血宣通而筋自伸，复能入肾温补，使气与血互相通活，俾气不令血阻，血亦不被气碍，故云功能生血，究皆行气活血之品耳。非如没药气味苦平，功专破血散瘀，止有推陈之功，而无致新之妙。"

5.《衷中参西录》："乳香气香窜，味淡，故善透窍以理气。没药气则淡薄，味则辛而微酸，故善化瘀以理血。其性皆微温，二药并用为宣通脏腑流通经络之要药。故凡心胃、胁腹、肢体、关节诸疼痛皆能治之。又善治女子行经腹疼，产后瘀血作疼，月事不以时下。其通气活血之力，又善治风寒湿痹，周身麻木，四肢不遂及一切疮疡肿疼，或其疮硬不疼。外用为粉以敷疮疡，能解毒、消肿、生肌、止疼，虽为开通之品，不至耗伤气血，诚良药也。""乳香、没药不但流通经络之气血，诸凡脏腑中，有气血凝滞，二药皆能流通之。医者但知其善入经络，用之以消疮疡，或外敷疮疡，而不知用之以调脏腑之气血，斯岂知乳香、没药者哉。"

2968 乳腐 rǔ fǔ (《嘉祐本草》)

【异名】　乳饼(《本草蒙筌》)

【基原】　为牛乳等乳类的加工制成品。

【制法】　《纲目》："诸乳皆可造之，惟以牛乳者为胜。《臞仙神隐书》云：造乳饼法，以牛乳一斗，绢滤入釜，煎五沸水解之，用醋点入，如豆腐法，渐结成，漉出，以帛裹之，用石压成，入盐瓮底收之。又造乳团法：用酪五升，煎滚，入冷浆水半升，必自成块，未成，更入浆一盏，至成，以帛包搦如乳饼样收之。又造乳线法：以牛乳盆盛，晒至四边清水出，煎热以酸浆点成。漉出，揉擦数次，扯成块，又入釜盪之，取出，捻成薄皮，竹签卷扯数次，掤定晒干，以油煠熟食。"

【药性】　1.《嘉祐本草》："微寒。"

2.《品汇精要》："味甘，微寒，无毒。"

【功用主治】　1. 孟诜："润五脏，利大小便，益十二经脉，微动气。"

2.《四声本草》："治赤白痢。切如豆大，面拌，酸浆水煮二十沸，顿服。小儿服之弥佳。"

【用法用量】　内服：煎汤，30 g。

【选方】　治血痢，不问远近　乳腐一两。切，以浆水一中盏，煎至半盏，去滓温服之。(《普济方》)

2969 乳白香青 rǔ bái xiāng qīng (《青海常用中草药》)

【异名】　大矛香艾、大白矛香(《青海常用中草药手册》)。

【基原】　为菊科香青属植物乳白香青的全草。

【原植物】　乳白香青 *Anaphalis lactea* Maxim.

多年生草本，高15～40 cm。全株密被灰白色绒毛。根状茎粗壮，木质化，多分枝。茎丛生，直立，不分枝。叶片线状长圆形，长 2～11 cm，先端钝或微尖，基部楔形，全缘；基生叶及下部茎生叶有长柄，中部以上茎生叶无柄，基部下延成狭翅。头状花序多数，在茎和枝端密集成复伞房状；总苞钟状；总苞片 4～5 层，外层卵圆形，被蛛丝状毛，内层卵状长圆形，乳白色，最内层狭长圆形，有长约全长 2/3 的爪部；雌株头状花序有多层雌花，中央有 2～3 个雄花；雄株头状花序全部为雄花；花冠长 3～4 mm，冠毛比花冠稍长，雄花冠毛上部宽扁。瘦果圆柱形，近无毛。花、果期7～9月。

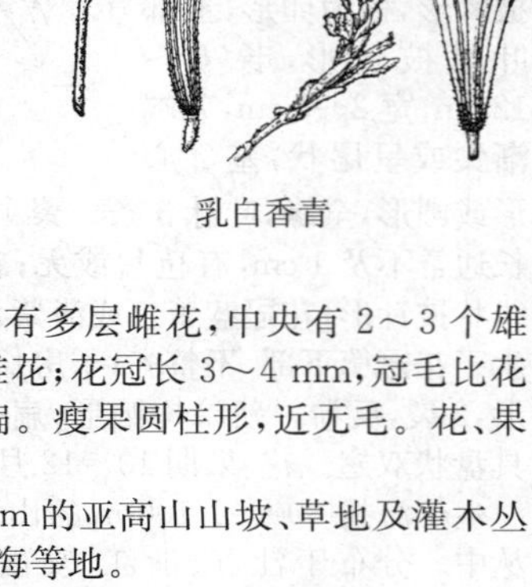

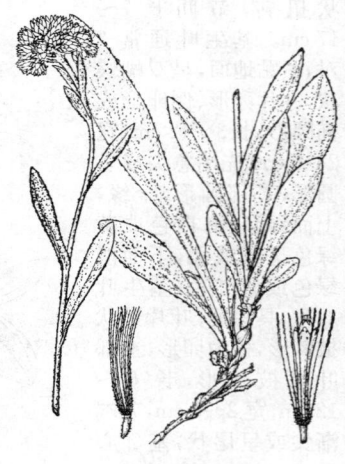

乳白香青

生于海拔 2 000～3 400 m 的亚高山山坡、草地及灌木丛中。分布于四川、甘肃、青海等地。

【采收加工】　5～6 月花未开放时，割取全草，晒干。

(O-acetyl-β-boswellic acid)[2]，O-乙酰-α-乳香酯酸，3，4-断-乌苏-12-烯-3-羧酸(dihydroroburic acid)[3]，表羽扇豆醇乙酸酯(epilupeol acetate)，表羽扇豆醇及甘遂醇(tirucallol)[4]；树胶：阿拉伯杂多糖酸(arabic acid)，西黄芪胶黏素(bassorin)；挥发油：蒎烯(pinene)，消旋-柠檬烯(limonene)，α，β-水芹烯(α，β-phellandrene)[1]，α-樟脑烯醛(α-campholenaldehyde)，枯醛(cuminaldehyde，cumaldehyde)，莳罗艾菊酮(carvotanacetone)，水芹醛(phellandral)，邻甲基苯乙酮(o-methylacetophenone)，葛缕酮(carvone)，紫苏醛(perilla-aldehyde)，优葛缕酮(eucarvone)，1-乙酰基-4-异丙烯基环戊烯(1-acetyl-4-isopropenyl cyclopentene)，辣薄荷酮(piperitone)，诺蒎酮(nopinone)，隐品酮(cryptone)，马鞭草烯酮(verbenone)，γ-樟脑烯醛(γ-campholenaldehyde)，侧柏酮(thujone)，桃金娘酸(myrtenic acid)，4-对蓋烯-3-酮(p-menth-4-en-3-one)，3，6，6-三甲基降-2-蒎酮(3，6，6-trimethylnorpinan-2-one)，桃金娘醛(myrtenal)，2，4-二甲基苯乙酮(2，4-dimethylacetophenone)，松樟酮(pinocamphone)，异亚丙基环己烷(isopropylidenecyclohexane)，α-香树脂酮(α-amyrenone)，11-氧代-α-香树脂酮(11-keto-α-amyrenone)[5]，5-羟基-6-对蓋烯-2-酮(5-hydroxy-p-menth-6-en-2-one)，10-羟基-4-荜澄茄烯-3-酮(10-hydroxy-4-cadin-en-3-one)[6]。

【药理】 1. 抗炎作用　乳香树同属植物齿叶乳香树(*B. serrata*)树胶树脂渗出物 salai guggal (AESG)有抗炎作用，其有效成分为乳香脂酸，大鼠灌服乳香脂酸，其皮肤、肝、肾和脾脏的葡萄糖胺聚糖合成减少，此与其抗炎作用有关[1]。AESG 树胶树脂的乙醇提取物对大鼠与小鼠角叉菜胶所致水肿和大鼠右旋糖酐所致炎性水肿有明显的对抗作用，肾上腺摘除大鼠也有同等效果，说明其抗炎作用与肾上腺类固醇无密切关系。对甲醛与佐剂实验性关节炎 AESG 也可产生显著的抗关节炎作用，但对棉球所致实验性肉芽肿则无明显作用。AESG 抑制炎症反应引起的血清氨基转移酶与白细胞增加，但未见镇痛或解热作用[2]。AESG 对佐剂引起的大鼠关节炎，能降低关节炎动物升高的血清糖水解酶(glycohydrolases)和糖蛋白的浓度[3]。对牛血清白蛋白(BSA)诱发的家兔关节炎，每日灌服乳香脂酸(25.50 mg/kg 和 100 mg/kg)可使注入 BSA 的膝关节内的白细胞总数减少。如在注入 BSA 前 15 min，先局部注入乳香脂酸 5 mg/kg、10 mg/kg 和 20 mg/kg，也可减少膝关节内的白细胞浸润，在体外并能抑制中性白细胞游走[4]。

2. 对细胞与体液免疫的影响　AESG 树胶树脂的乙醇提取物给小鼠口服(灌胃)，可明显抑制其对绵羊红细胞抗体的产生与细胞反应，抑制多核细胞的浸润，降低角叉菜胶所致实验性大鼠胸膜的渗出[5]。AESG 并能抑制大鼠腹腔中性白三烯 B_4(leukotrienes B_4，LTB_4)的形成[6]。

3. 降胆固醇作用　大鼠灌服 AESG 100 mg/kg 可降低肝脏胆固醇合成，但 25～50 mg/kg 则无效[7]。

4. 镇痛作用　用醋酸扭体法实验证明，小鼠灌服乳香有明显镇痛作用[8]。

【炮制】 1. 乳香　取原药材，除去杂质，捣碎。

2. 炒乳香　取净乳香置锅内，用文火加热，炒至冒烟，表面黑褐色显油亮光泽，取出放凉。炒乳香偏于活血。

3. 醋乳香　取净乳香置锅内，用文火加热，炒至冒烟，表面微熔，喷淋米醋，再炒至表面显油亮光泽，取出放凉。每乳香 100 kg，用米醋 5 kg。醋乳香偏于理气散瘀止痛。

4. 灯心制乳香　取净乳香用文火炒至表面微烊化，加入灯心草，拌炒至质酥松，取出，簸去灯心草，用时敲碎。每乳香 100 kg，用灯心草 6.25 kg。

5. 煮乳香　取乳香加水烊化，滤去木屑、沙石，用文火煮至滴水成珠而下沉，取出放凉，切小方块。

饮片性状　乳香参见“药材”项。炒乳香表面油黄色，略透明，质坚脆。有特异香气。醋乳香表面深黄色，显油亮，略有醋气。灯心制乳香表面油黄色，略透明，质酥松，气特异。煮乳香略呈圆球状，表面深黄色，质脆，有特异香气。

贮干燥容器内。炒乳香、醋乳香、灯心制乳香、煮乳香密闭，置阴凉干燥处，防蛀，防霉。

【药性】 辛、苦，温。归心、肝、脾经。

1.《别录》：“微温。”

2.《日华子》：“味辛，热，微毒。”

3. 张元素：“苦、辛，纯阳。”(引自《纲目》)

4. 朱丹溪：“善窜，入手少阴经。”(引自《纲目》)

5.《本草经疏》：“入足太阴、手少阴，兼入足厥阴经。”

6.《本草新编》：“入脾肺心肝肾五脏。”

7.《医林纂要》：“苦、咸、辛，温。”

【功用主治】 活血，行气，止痛。主治心腹疼痛，经闭，痛经，产后瘀滞腹痛，跌打瘀痛，痈疽肿毒，疮溃不敛。

1.《别录》：“疗风水毒肿，去恶气。疗气瘾疹痒毒。”

2.《本草拾遗》：“疗耳聋，中风口噤，妇人血气，能发酒，理风冷，止大肠泄澼，疗诸疮令内消。”

3.《日华子》：“下气益精，补腰膝，治肾气，止霍乱，冲恶中邪气，心腹痛疰气。煎膏，止痛长肉。”

4.《饮膳正要》：“去邪恶气，温中利膈，顺气止痛，生津解渴，令人口香。”

5.《珍珠囊》：“定诸经之痛。”

6.《纲目》：“消痈疽诸毒，托里护心，活血定痛伸筋，治妇人产难，折伤。”

7.《本草正》：“通血脉，止大肠血痢疼痛及妇人气逆血滞，心腹作痛。”

8.《本草备要》：“治癫狂。”

【用法用量】 内服：煎汤，3～10 g；或入丸、散。外用：研末调敷。

【宜忌】 胃弱者慎服，孕妇及无瘀滞者禁服。

1.《本草经疏》：“痈疽已溃不宜服，诸疮脓多时，未宜遽用。”

2.《本经逢原》：“胃弱勿用。”

【选方】 1. 治急心痛　胡椒四十九粒，乳香一钱。为末。男用姜汤下，女用当归汤下。(《摄生众妙方》抽刀散)

2. 治气血凝滞，痃癖癥瘕，心腹疼痛，腿疼臂疼，内外疮疡，一切脏腑积聚，经络湮淤　当归五钱，丹参五钱，生明乳香五钱，生明没药五钱。上药四味作汤服，若为散，一剂分作四次服，温酒送下。(《衷中参西录》活络效灵丹)

3. 治急性腰腿扭伤　取乳香、没药各等量，研末，用 30% 乙醇调成糊状。用时将糊剂摊纱布上，敷于患处，纱布固定，每日 1～2 次，一般 3～5 d 即愈。〔《河南中医学院学报》1980，(3)：38〕

4. 治偏头痛不可忍　乳香(如皂子大)、高良姜(如指头大)。上二味，于上烧，迎烟熏鼻，随痛左右用之。(《圣济总录》乳香散)

5. 治发背脑疽，和一切恶疮内溃及诸恶毒冲心呕痛　乳香一两(通明者，用水外浸，以乳钵研细)，真绿豆粉(研)四

teris oligophlebia (Bak.) Ching]

植株高 80～150 cm。根茎短而横卧或斜升，顶部与叶柄基部疏被褐色、有缘毛的披针形鳞片。叶簇生；叶柄长 40～70 cm，禾秆色，向上光滑；叶片草质，两面无毛，或沿叶轴、羽轴上面略有短柔毛，三角状卵形，长 35～50 cm，宽 20～25 cm，先端渐尖并为羽裂，基部不缩狭，三回羽状；羽片约 15 对，略斜向上，下部的有短柄，长圆状披针形或阔披针形，基部 1 对较大；末回小羽片或裂片狭长圆形，先端钝，基部以狭翅相连，全缘或偶有锐裂；叶脉羽状，小脉单一或偶有分叉，不达叶边。孢子囊群小，圆形，背生于小脉近顶处；囊群盖微小，圆肾形，无毛，易脱落。

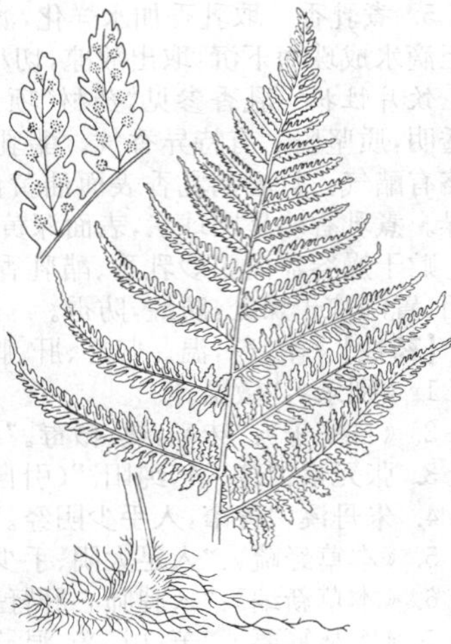

针毛蕨

生于海拔 800 m 左右的林下、沟边。分布于华东(山东除外)、中南及贵州、云南等地。

本品入药者尚有其变种雅致针毛蕨 *M. oligophlebia* (Bak.) Ching var. *elegans* (Koidz.) Ching 又名：疏毛针毛蕨(《江苏植物志》)。分布于陕西、甘肃及长江中下游以南各地。

【采收加工】 6～10 月采收，晒干或鲜用。

【成分】 根茎含麦芽醇(maltol)，麦芽醇-3-O-β-D 葡萄糖苷(maltol-3-O-β-D-glucoside)。黄酮类：山柰酚(kaempferol)，山柰酚-3-芸香糖苷(kaempferol-3-rutinoside)，芸香苷(rutin)，7-羟基 4-异丙基-6-甲基香豆素(7-hydroxy-4-isopropyl-6-methycoumarin)，7-羟基-4-异丙基-3-甲氧基-6-甲基香豆素(7-hydroxy-4-ispropyl-3-methoxy-6-methylcoumarin)[1]。还含双多糖：digobiose[2]。

【药性】《中国药用孢子植物》："苦，寒。"

【功用主治】《中国药用孢子植物》："清热，解毒，止血，消肿，杀虫。用于烫火伤，外伤出血，疖肿，驱蛔虫等。"

【用法用量】 内服：煎汤，15～30 g。外用：研末或捣敷。

【选方】 1. 治外伤出血　针毛蕨适量，晒干，研末敷患处。

2. 驱蛔虫　针毛蕨 15 g，苦楝皮 15 g，煎服。(1、2 方出自《中国药用孢子植物》)

2967 乳香 rǔ xiāng 《别录》

【异名】 乳头香(《海药本草》)，塌香(《梦溪笔谈》)，马思答吉(《饮膳正要》)，天泽香、摩勒香、杜噜香、多伽罗香、浴香(《纲目》)。

【基原】 为橄榄科乳香属植物乳香树、鲍达乳香树、野乳香树等皮部渗出的油胶树脂。

【原植物】 1. 乳香树 *Boswellia carterii* Birdw.

矮小灌木，高4～5 m，稀达 6 m。树干粗壮，树皮光滑，淡棕黄色，纸状，粗枝的树皮鳞片状，逐渐剥落。奇数羽状复叶互生，长 15～25 cm；小叶 15～21，基部者最小，向上渐大，长卵形，长达 3.5 cm，顶端者长达 7.5 cm，宽 1.5 cm，先端钝，基部圆形、近心形或截形；边缘有不规则的圆锯齿或近全缘，两面均被白毛，或上面无毛。花小，排列成稀疏的总状花序；花萼杯状，5 裂，裂片三角状卵形；花瓣 5，淡黄色，卵形，长约为萼片的 2 倍，先端急尖；雄蕊 10，着生于花盘外侧，花丝短；子房上位，3～4 室，柱头头状，略 3 裂。核果倒卵形，具 3 棱，钝头，果皮肉质，肥厚，每室具种子 1 颗。花期 4 月。

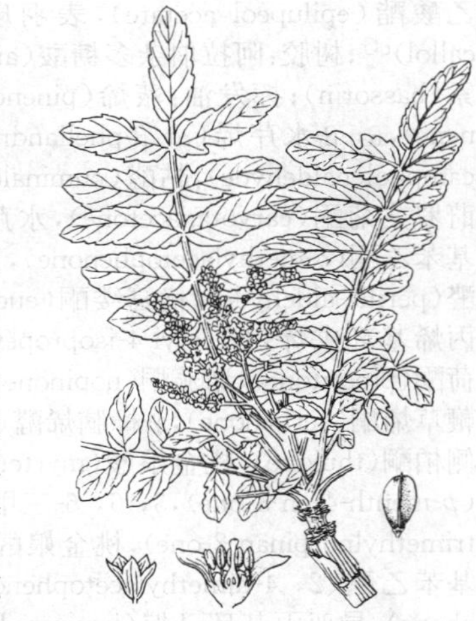

乳香树

生于热带沿海山地，分布于红海沿岸至利比亚、苏丹、土耳其等地。

2. 鲍达乳香树 *B. bhaw-dajiana* Birdw.　又名：药胶香树(《全国中草药汇编》)。

小乔木，枝条被白毛或无毛。小叶 15～21，长方披针形至长方形，长 2～4 cm，宽 1～1.8 cm，基部圆形或截形，全缘或有锯齿，两面均具白毛，或仅下面呈灰色毡状。总状花序；花白色或绿色，具浅钟状被密毛的花盘，半包围子房。果实未成熟时近锤形，基部变成窄柄状。

3. 野乳香树 *B. neglecta* M. Moore

小乔木，高 5～6 m。树皮灰色。小叶 17～21，革质，长方形，长 1.5～4 cm，钝头，具粗毛。圆锥花序；花甚小，淡血色，外面具毛；花丝下半部突然变宽呈鳞片状。

以上两种均生长于索马里及红海沿海的山地及石灰岩山地。分布于索马里、埃塞俄比亚及阿拉伯半岛南部以及土耳其、利比亚及苏丹等地。

【采收加工】 春、夏季均可采收，以春季为盛产期。采收时，于树干的皮部由下向上顺序切伤，并开一狭沟，使树脂从伤口渗出，流入沟中，数日后汇成干硬的固体，即可采取。落于地面者常黏附砂土杂质，品质较次。

【药材】 乳香 *Olibanum* 主产于索马里、埃塞俄比亚及阿拉伯半岛南部。

性状　本品呈类球形或泪滴状颗粒，或不规则小块状，长 0.5～2 cm，有的粘连成团块，淡黄色，微带蓝绿色或棕红色，半透明。质坚脆，断面蜡样。气芳香，味微苦，嚼之软化成胶块。

鉴别　(1) 本品遇水变白，与水共研成乳状液。

(2) 取本品 1 g，研碎，加甲醇 10 ml，振摇并放置 24 h，滤过，取滤液 5 ml，蒸干，残渣加稀硫酸 10 ml 转移至分液漏斗中，有三氯甲烷 20 ml 振摇提取 2 次，每次 10 ml。三氯甲烷提取液蒸干溶剂，残渣加 1 ml 乙酸酐溶解，再加乙酸酐-浓硫酸(19∶1)试剂 1 ml，溶液很快变成紫色(检查乳香酸)。

【成分】 乳香树含树脂：α，β-乳香脂酸(α，β-boswellic acid)，乳香树脂烃(olibanoresene)[1]，O-乙酰基-β-乳香脂酸

【原动物】 银环蛇 *Bungarus multicinctus multicinctus* Blyth 又名:银蛇、银角带、手巾蛇、寸白蛇(《广西药用动物》)。

成蛇全长1 m左右。头椭圆形,与颈略可区分。体较细长,尾末端尖细。头部黑色或黑褐色,躯干及尾背面黑色或黑褐色,有白色横纹(20～50)+(7～17)个,腹面乳白色,或缀以黑褐色细斑。无颊鳞,眶前鳞1,眶后鳞2;颞鳞1+2,上唇鳞2-2-3式。背鳞平滑,通身15行,脊鳞特大呈六角形;腹鳞203～231;肛鳞完整,尾下鳞单行,37～55。

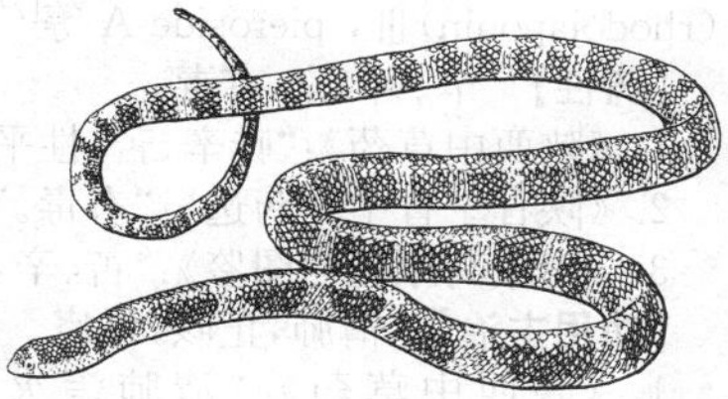

银环蛇

生活于平原、丘陵地区水稻田、塘边等近水处。白天潜伏,黄昏外出活动,喜吃鳝鱼、泥鳅,也吃其他鱼类及蛇类。分布于浙江、安徽、福建、江西、湖北、湖南、广东、广西、海南、四川、贵州、云南、台湾等地。

金钱白花蛇过去作为白花蛇(蕲蛇)的1个品种,《中华人民共和国药典》1977年版已将两者分别立出。

【采收加工】 7～10月捕捉,剖腹去内脏,抹净血,用乙醇浸泡处理后,以头为中心,盘成盘形,用竹签撑开后烘干。

【药材】 金钱白花蛇 *Bungarus Parvus* 主产于广东、广西。

性状 本品呈圆盘状,盘径3～6 cm,蛇体直径0.2～0.4 cm。头盘在中间,尾细,常纳口内,口腔内上颌骨前端有毒沟牙1对,鼻间鳞2片,无颊鳞,上下唇鳞通常各为7片。背部黑色或赤黑色,有白色环纹45～58个,黑白相间,白环纹在背部宽1～2行鳞片,向腹面渐增宽,黑环纹宽3～5行鳞片,背正中明显突起一条脊棱,脊鳞扩大呈六角形,背鳞细密,通身15行,尾下鳞单行。气微腥,味微咸。

鉴别 粉末特征:浅黄色。鳞片碎片表面具有极细密的点状突起及纵列的短点纹,有的碎片具有小孔。电镜下:鳞片表面刺状突起大小均匀,排列整齐,背鳞表面具有网眼状纹饰。在整个鳞片的近游离端1/3处有1列作横向排列的圆形小孔3～6个。骨碎片透明,骨质纹理明显,疏密不一,骨陷窝以椭圆形多,尚有圆形或不规则形,骨小管不明显。

品质标志 《中华人民共和国药典》2005年版规定:照醇溶性浸出物测定法热浸法测定,用稀乙醇作溶剂,本品含醇溶性浸出物不得少于15.0%。

【成分】 蛇体含顺-17-三十四烷-4,31-二酮(*cis*-17-tetratriacontene-4,31-dione),6,21-三十五烷二酮-1-醇(6,21-pentatriacontadien-1-ol),2-二十烷醇(2-eicosyloxyethanol),胆固醇(cholesterol)[1],还含蛋白质、脂肪、氨基酸及钙、磷、镁、铁、铝、锌、锶、钛、锰、钒、铜等21种元素[2]。胆汁中含胆酸[3]。

银环蛇蛇毒:α-环蛇毒素(α-bungarotoxin)[4],β-环蛇毒素(β-bungarotoxin)[3],$β_1$-环蛇毒素[5],K_2-环蛇毒素、K_3-环蛇毒素[6]。此外,尚含有鸟嘌呤核糖苷(guanosine)[7]及磷脂酶(phospholipase)A_2[8]。

【药理】 1. 神经肌肉阻断作用 毒液中所含α-环蛇毒素(α-bungatotoxin)或乙酰α-环蛇毒素1×10^{-5} g,在体外对大鼠离体膈神经膈肌有完全阻断作用[1],α-环蛇毒素也能有效地阻断蛙腹直肌对乙酰胆碱(Ach)的反应[2]。α-环蛇毒素对大鼠膈神经膈肌、鸡颈二腹肌及蛙坐骨神经缝匠肌的神经肌肉阻断作用均为不可逆性的[3]。从银环蛇毒液中分离出11种致死性蛋白质组分,其中3种为突触后拟箭毒神经毒素,其余为突触前神经毒素[4]。银环蛇毒液中能阻断大鼠膈神经膈肌突触前传递的β-神经毒素,作用机制主要是影响神经递质的贮存[5]。全部突触前神经毒素均具有Ca^{2+}依赖性磷脂酶A(phospholipase A)活性,这种活性在这类毒素的神经肌肉阻断作用中起重要的作用[4,6]。

2. 神经节阻断作用 银环蛇毒液中两种α-毒素(Bgt3.1和3.3)能降低细胞培养中的睫状神经节神经细胞对Ach的感受性[7]。从银环蛇毒液中分离的K_2和K_3-环蛇毒素为两种新型的鸡睫状神经节神经细胞烟碱型受体阻断剂,其中较弱的K_3-环蛇毒素在250 nmol/L时可完全阻断烟碱型传递60 min[8]。毒素F也可阻断培养的新生大鼠颈上神经节交感神经元的烟碱型突触电位[9]。

3. 呼吸酶抑制作用 具有高磷脂酶A活性的银环蛇毒液组分,在小鼠心脏匀浆中,是琥珀酸氧化酶和琥珀酸细胞色素C还原酶的极强抑制剂,而琥珀酸脱氢酶和细胞色素氧化酶对这些毒液较不敏感[10]。

4. 其他作用 银环蛇毒液中所含心脏毒样蛋白质,在10 μg/ml浓度,可引起鸡和小鼠骨骼肌收缩,使小鼠膈肌去极化,抑制大鼠心房自发性收缩和心室肌条的电传导,并可使豚鼠红细胞直接溶血,这些作用与眼睛蛇毒液的心脏毒作用相似[11]。银环蛇毒液中所含磷脂酶A_2,能显著抑制大鼠脑膜与P物质的结合,其IC_{50}为10^{-8}mol/L[12]。

毒性 银环蛇毒为剧烈的神经毒,典型的神经毒症状是咬伤部位不痛、不痒、不红肿,数小时后病发时即神志不清,全身瘫痪,呼吸困难,最后呼吸麻痹致死[13]。有大鼠膈神经膈肌突触前神经肌肉阻断作用的β-神经毒素对小鼠的LD_{50}为0.1 mg/kg[5]。小鼠腹腔注射银环蛇毒液中的心脏毒样蛋白质的LD_{50}为2.5(1.9～3.2)mg/kg[11]。

【药性】《广西药用动物》:"性温,味甘、咸,有毒。"

【功用主治】 驱风通络,止痉,攻毒。主治风湿痹痛,筋脉拘急,中风口眼㖞斜,半身不遂,小儿惊风,破伤风,麻风,疥癣,梅毒,恶疮。

1.《饮片新参》:"治麻风,瘫痪,疥癞。"

2.《广西药用动物》:"祛风湿,疗瘫痪,镇痉,攻毒。主治风湿关节酸痛,四肢筋脉拘急,半身不遂,口眼㖞斜,恶疮和破伤风。"

【用法用量】 内服:水煎,3～4.5 g;或研末,0.5～1 g;或浸酒,3～9 g。

【宜忌】 阴虚血少及内热生风者禁服。

1.《广西药用动物》:"血虚及风热的人忌用。"

2.《全国中草药汇编》:"阴虚血少,内热生风者慎用。"

【选方】 1. 治小儿麻痹恢复期 金钱白花蛇研粉,每服3 g,日服2次,黄酒送服。(《中国动物药》)

2. 治破伤风 金钱白花蛇1条,蜈蚣10 g,共为细末。每服1 g,日服2次,黄酒送下。(《常见药用动物》)

2966 金鸡尾巴草根 jīn jī wěi bā cǎo gēn (《天目山药用植物》)

【异名】 光叶金星蕨(《浙江药用植物志》)。

【基原】 为金星蕨科针毛蕨属植物针毛蕨的根茎。

【原植物】 针毛蕨 *Macrothelypteris oligophlebia* (Bak.) Ching [*Nephrodium oligophlebia* Bak.; *Thelyp-*

水煎服。或用茎叶 6～9 g，开水泡服，并可预防。（《湖北中草药志》）

2. 治疖肿，外伤感染，急性乳腺炎，蜂窝组织炎，深部脓肿　野荞麦鲜叶捣烂外敷或干叶研粉用水调敷；重者，另取鲜叶 30～60 g，水煎服，或干粉 9～15 g，开水冲服。（《全国中草药汇编》）

3. 治毒蛇咬伤　鲜金荞麦茎叶一把，洗净，捣烂，加红糖少许或酌加白酒和匀敷患处。敷药前必须先用麻绳刮出毒牙，继用三角形针刺伤口周围，放出毒血，再用冷开水洗伤口，使毒血出尽，再将药做成厚饼（中间留一小孔），敷在伤口上，每日 1 换。（《湖北中草药志》）

4. 治闭经　野荞麦鲜叶 90 g（干叶 30 g），捣烂，调鸡蛋 4 个，用茶油煎熟，加米酒共煮服。（《全国中草药汇编》）

5. 治鼻咽癌　鲜野荞麦全草、鲜土牛膝、鲜木防己各 30 g，水煎服。另取灯心草捣烂口含，同时用覆盆草捣烂外敷。（《青岛中草药手册》）

2962 金背枇杷叶 jīn bèi pí pá yè（《陕西草药》）

【基原】　为杜鹃花科杜鹃花属植物陇蜀杜鹃的叶。

【原植物】　陇蜀杜鹃 *Rhododendron przewalskii* Maxim.　又名：光背杜鹃、野枇杷（《防治老年慢性气管炎药用植物资料》），达米（《高原中草药治疗手册》），青海杜鹃（《中国高等植物图鉴》），金背杜鹃（《陕甘宁青中草药选》），达玛（《中国民族药志》）。

常绿灌木，高 1～3 m。幼枝粗壮，黄色，有短柔毛，老枝灰白色至棕褐色，纵裂。叶簇生于枝顶，近轮生；叶柄淡黄色，长 1～2 cm；叶片革质，椭圆形至矩圆形，长 7～10 cm，宽 3～5 cm，先端钝，有短尖头，基部圆形或近心形，有时呈宽楔形，表面光滑无毛，绿色，背面黄绿色，密被黄棕色绒毛和朱红色腺鳞，以后逐渐脱落。伞房状总状花序顶生，有花 10～15 朵，花梗长 1～2.5 cm；花萼短，有半圆形齿；花冠钟形，白色至粉红色，5 裂，裂片圆形，顶端有微缺刻；雄蕊 10，花丝下半部略有粗短毛；雌蕊 1，子房卵圆形，通常光滑无毛，有时有粉状毛，花柱略长于雄蕊，柱头头状。蒴果圆柱形，具 6 个槽，花柱宿存。花期 5～6 月，果期 7～8 月。

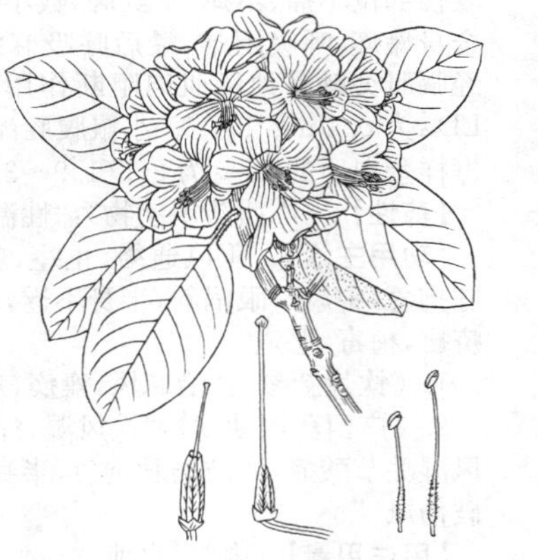

陇蜀杜鹃

生于海拔 2 900～4 000 m 的高山阴坡混交林中，也有单独成林的。分布于四川、陕西、甘肃、青海。

同属植物中功效相似的尚有太白杜鹃 *R. purdomii* Rehd. et Wils. 分布于河南、陕西（太白山）、甘肃等地。

本品的花（金背枇杷花）、果实（金背枇杷果）亦供药用，另设专条。

【采收加工】　全年均可采，采后刷去叶背面的绒毛，切丝生用或蜜炙用。

【成分】　叶含黄酮：杜鹃花毒素（rhodotoxin）及鞣质[1]。

地上部分含三萜类：熊果酸（ursolic acid），松脂酚-4-O-β-D-吡喃葡萄糖苷（pinoresinol-4-O-β-D-glucopyranoside），白桦苷（betuloside），betuligenol，杜鹃花毒素，日本杜鹃素（rhodojaponin）Ⅲ，pieroside A 等[2]。

【药性】　辛、苦，凉，有毒。

1.《陕西中草药》："味辛、苦，性平。"

2.《陕甘宁青中草药选》："有毒。"

3.《青藏高原药物图鉴》："苦、辛，寒。"

【功用主治】　清肺，止咳，化痰。主治肺热咳喘。

1.《陕西中草药》："清肺泻火，止咳化痰。治咳嗽，痰喘。"

2.《青藏高原药物图鉴》："清凉镇咳。治梅毒性炎症，肺脓肿，内脏脓肿，皮肤发痒（外用）。"

3.《全国中草药汇编》："降血压。主治老年慢性支气管炎，高血压病。"

【用法用量】　内服：煎汤，1～6 g；或代茶饮。外用：煎水洗。

【宜忌】　本品有毒，内服宜慎。

1.《陕西中草药》："反升儿七。叶背绒毛有毒，可引起头晕目眩，内服时要刷去。"

2.《陕甘宁青中草药选》："本品有毒，内服宜慎。"

【选方】　治支气管炎　痰喘　金背杜鹃（叶）6 g，蒲公英、黄芪各 9 g。煎成 100 ml，每日 3 次分服，10 d 为 1 个疗程。（《陕甘宁青中草药选》）

2963 金背枇杷花 jīn bèi pí pá huā（《陕西中草药》）

【基原】　为杜鹃花科杜鹃花属植物陇蜀杜鹃 *Rhododendron przewalskii* Maxim. 的花。

【原植物】　参见"金背枇杷叶"条。

【采收加工】　5～6 月花开时采收，阴干或烘干。

【药性】　苦、甘，凉。

《陕西中草药》："味甘、苦，性平。"

【功用主治】　清肺，止咳。主治肺热咳嗽。

1.《陕西中草药》："清肺泻火，止咳化痰。治咳嗽，肺痈，白带，头晕痛。"

2.《青藏高原药物图鉴》："清凉镇咳，治梅毒性炎症，肺脓肿，内脏脓肿，皮肤瘙痒（外用）。"

【用法用量】　内服：煎汤，3～6 g。

2964 金背枇杷果 jīn bèi pí pá guǒ（《陕西中草药》）

【基原】　为杜鹃花科杜鹃花属植物陇蜀杜鹃 *Rhododendron przewalskii* Maxim. 的果实。

【原植物】　参见"金背枇杷叶"条。

【采收加工】　8～9 月果熟后采收，晒干。

【功用主治】　镇咳祛痰，清肺和胃，降气消暑。主治肺热咳嗽，呕吐，口渴。

【用法用量】　内服：煎汤，6～9 g。

2965 金钱白花蛇 jīn qián bái huā shé（《饮片新参》）

【异名】　金钱蛇、小白花蛇（《中药材手册》）。

【基原】　为眼镜蛇科金环蛇属动物银环蛇幼蛇或成蛇除去内脏的全体。

1.《民间常用草药汇编》:“化痰定喘,治咳嗽吐血。”

2.《全国中草药汇编》:“润肺止咳,平喘,透疹,祛瘀生新。主治肺燥咳嗽,阴虚喘咳,麻疹不透,疮毒。”

3.《四川中药志》1982 年版:“清热解毒,凉血止血。用于疮痈肿毒,烫火伤,咳嗽吐血。”

【用法用量】 内服:煎汤,10～15 g,鲜品 30～60 g;或绞汁。外用:捣敷。

【选方】 1. 治肺热咳嗽吐血　金边莲 15 g,白及 15 g,水煎服。或鲜金边莲 120 g,炖肉服。(《四川中药志》1982 年版)

2. 治肺结核咯血　金边莲 60 g,青蒿、白及各 9 g,水煎服。

3. 治多发性脓肿,痈疽,疔　黄边龙舌兰鲜叶 15～30 g。捣烂绞汁服,渣敷患处。(2、3 方出自《福建药物志》)

2960 金丝矮陀陀 jīn sī ǎi tuó tuó (《云南中草药选》)

【异名】 腋花三角咪(《中草药学》),粉蕊黄杨、黄岑矮陀陀(《云南药用植物名录》),千年矮、三角咪(《全国中草药汇编》)。

【基原】 为黄杨科三角咪属植物板凳果或光叶板凳果的全株。

【原植物】 1. 板凳果 *Pachysandra axillaris* Franch. [*P. axillaris* Franch. var. *tricarpa* Hayata]

常绿亚灌木,高 30～50 cm。下部匍匐,生须状不定根,上部直立,上半部生叶,下半部裸出,仅有稀疏、脱落性小鳞片。根状茎长,枝上被极匀细短柔毛。叶互生;叶柄长 2～4 cm,被细毛;叶形状不一,卵形、椭圆状卵形,较阔,基部浅心形、截形,或为长圆形、卵状长圆形,较狭,基部圆形,一般长 5～8 cm,宽 3～5 cm,先端急尖,边缘中部以上有粗齿,中脉在叶面平坦,叶背凸出,叶背有极细的乳头,密被细短柔毛。花单性,雌雄同序,穗状花序腋生,长 1～2 cm,直立,未开放前往往下垂,花轴及苞片均被短柔毛;花白色或蔷薇色;雄花 5～10,无花梗,几占花序轴全部;雌花 1～3,生花序轴基部;雄花:苞片卵形;萼片椭圆形或长圆形;花药长椭圆形,受粉后向下弓曲,不育雌蕊短柱状,先端膨大;雌花:萼片覆瓦状排列,卵状披针形或长圆状披针形;花柱受粉后伸出花外甚长,上端旋卷。蒴果近球形,成熟时黄色或红色,和宿存花柱各长 1 cm。花期 2～5 月,果期 9～10 月。

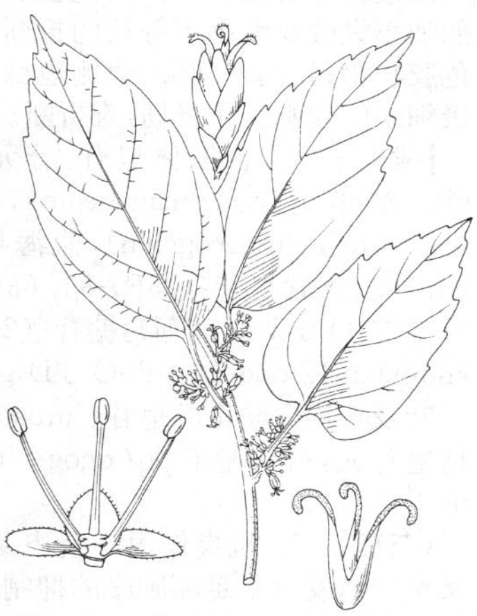

板凳果

生于海拔 1 800～2 500 m 的岩脚、沟边、林下或灌木丛中湿润处。分布于广西、四川、贵州、云南、台湾等地。

2. 光叶板凳果 *P. axillaris* Franch. var. *glaberrima* (Hand. -Mazz.) C. Y. Wu.　又名:三叉果、香炉脚、野靛(《西昌中草药》)。

本变种与板凳果的区别在于:茎叶全部无毛。

生于山地林下阴湿地。分布于四川、贵州、云南等地。

【采收加工】 全年均可采,切段,阴干或晒干。

【成分】 板凳果全株含矮陀陀苷(pachyaxioside)A、B[1]。生物碱:矮陀陀碱(axillarine) A～F[2,3],矮陀陀酯碱(pachysanaximine) A[4],矮陀陀胺碱(pachyaximine) A、B[5],矮陀陀酰胺碱(axillaridine) A[6],粉蕊黄杨胺(pachysamine)A、B、G、H[4],螺粉蕊黄杨碱(spiropachysine)A、B[2,7],异螺粉蕊黄杨碱(isospiropachysine)[7],表粉蕊黄杨胺(epipachysamine)B[8]。

【药性】 辛、苦,温,小毒。

1.《云南中草药》:“甘、苦,热,小毒。”

2.《全国中草药汇编》:“辛、苦,温。有小毒。”

【功用主治】 祛风除湿,活络止痛。主治风湿痹痛,肢体麻木,劳伤腰痛,跌打损伤。

《云南中草药》:“祛风除湿,舒筋活络。主治跌打损伤,风湿麻木。”

【用法用量】 内服:煎汤,3～9 g;或浸酒。外用:捣烂酒炒敷。

【宜忌】 孕妇慎服。

《云南中草药》:“忌豆类。”

2961 金荞麦茎叶 jīn qiáo mài jīng yè (《湖北中草药志》)

【基原】 为蓼科荞麦属植物金荞麦 *Fagopyrum dibotrys* (D. Don) Hara 的茎叶。

【原植物】 参见“金荞麦”条。

【采收加工】 6～8 月采集茎叶,鲜用或晒干。

【成分】 茎、叶均含原花色苷(proanthocyanidins)[1]。

茎还含黄酮类:3′, 4′-亚甲二氧基-7-羟基-6-异戊烯基黄酮(3′, 4′-methylenedioxy-7-hydroxy-6-isopentenyl flavone)[2]。

叶含槲皮素-3-O-(2″-O-对羟基香豆醇)-β-D-吡喃葡萄糖苷[quercetin-3-O-(2″-O-*p*-hydroxy-coumaroyl)-β-D-glucopyranoside][3]和阿魏酸(ferulic acid),咖啡酸(caffeic acid),绿原酸(chlorogenic acid)[4]。

全草含 3,4-二羟基苯甲酸,没食子酸,表儿茶素,表儿茶素-3-O-没食子酸酯,原矢车菊素 B_2,原矢车菊素 C_1 等[5]。

【药性】 苦、辛,凉。

《本草拾遗》:“酸,平,无毒。”

【功用主治】 清热解毒,消肿散结。主治咽喉肿痛,肺痈,肝炎腹胀,痢疾,乳痈,痈疽疖肿,瘰疬,毒蛇咬伤。

1.《本草拾遗》:“根主痈疽恶疮肿毒,赤白游疹,虫、蚕、蛇、犬咬,并醋摩敷疮上,亦捣茎叶敷之。恐毒入腹,亦煮服之。”

2. 汪连仕《采药书》:“能软坚化痞,合米醋捣汁盥口,能开锁缠喉风。”

3.《青岛中草药手册》:“清热解毒,行气活血,消肿止痛。主治咽喉肿痛,筋骨疼痛,小儿惊风,痛经,痢疾,无名肿毒,产后瘀血腹痛,乳腺炎。”

4.《福建药物志》:“祛风利湿,消肿解毒。主治头风痛,感冒咳嗽,肺脓疡,肺炎,痔疮,深部脓肿。”

【用法用量】 内服:煎汤,9～15 g,鲜品 30～60 g。外用:捣敷或研末调敷。

【选方】 1. 治肝炎腹胀　金荞麦茎叶、连钱草各 15 g,

有3节,下2节摘去叶片。插穗速蘸500 mg/L的萘乙酸溶液2s,待插。做1.2 m宽、15 cm高、10~20 m长的苗床,床上铺6~7 cm厚河砂,四边用横立砖埋实。将插穗按穗距4~5 cm直立插入砂中,上节高出砂面0.5 cm。床架上高于床面0.5 m覆透光度为40%~50%的遮阳网。

田间管理　播种育苗,每隔2~3 d喷1次水,使床面保持适当湿度,15~20 d出齐苗后,撤出覆盖物,保持床面不过干。及时铲除杂草,后期也保持无草害。7月上旬如苗势弱,可向床面撒磷酸二铵,入冬前一般不需埋土防寒。扦插后每日上午9时到下午4时,每40 min喷1次水,持续1~2 d。25~30 d插穗生根,长出5~6条根且冬芽萌发的新梢长度达到5 cm左右时,撤去遮阳网,保持床面适当湿度。撤网后,及时除杂草。扦插苗一般不必土壤追肥,在8月叶面喷施1~2次0.5%的KH_2PO_4。11月初向床面埋压5~6 cm厚的砂及土,防冬旱抽条。

【采收加工】　5~6月采花,7~10月采茎叶,鲜用或切段晒干。

【成分】　叶含黄酮类成分:六羟基穗花杉双黄酮(hexahydroxyamentoflavone),5,7,4′-三羟基黄酮(5,7,4′-trihydroxyflavone),柚皮素(naringenin),单-O-甲基穗花杉双黄酮(mono-O-methylamentoflavone),二-O-甲基穗花杉双黄酮(di-O-methylamentoflavone),三-O-甲基穗花杉双黄酮(tri-O-methylamentoflavone)[1]。

【药理】　1. 抗菌作用　金银忍冬叶对变形杆菌有明显的抑制作用,其抗菌效价为1∶256以上;此外对三种痢疾杆菌也有较强的抑制作用,其效价与黄连相似[1]。本植物的花(北金银花)的抗菌作用也较强,对铜绿假单胞菌、4种痢疾杆菌、大肠杆菌、枯草杆菌、伤寒和鼠伤寒杆菌、金黄色和白色葡萄球菌、甲型和乙型溶血性链球菌、肺炎链球菌和八叠球菌的抑制作用与正品金银花相似[2]。

2. 对免疫功能的影响　北金银花能明显提高小鼠腹腔巨噬细胞的吞噬百分率和吞噬指数,并能显著提高血清抗体水平,其治疗感染性疾病也与其调节机体免疫功能有关[2]。

3. 其他作用　北金银花水煎液、口服液和注射液对角叉菜胶、三联菌苗致热的动物有不同程度的解热作用,对蛋清、角叉菜胶、二甲苯所致足肿胀有不同程度的抑制作用[2]。

【药性】　甘、淡,寒。

1.《湖南药物志》:"平、淡,无毒。"

2.《青岛中草药手册》:"性寒,味甘。"

【功用主治】　祛风,清热,解毒。主治感冒,咳嗽,咽喉肿痛,目赤肿痛,肺痈,乳痈,湿疮。

1.《湖南药物志》:"祛风,解百毒,消肿止痛。"

2.《青岛中草药手册》:"清热解毒,散风明目,祛湿利水。主治口渴,咽喉肿痛,风湿瘙痒,暑湿等。"

【用法用量】　内服:煎汤,9~15 g。外用:捣敷;或煎水洗。

【选方】　1. 治梅毒　金银木60 g,土茯苓30 g,煎水洗服。

2. 治跌打损伤　(金银木)全草煎水,洗伤口。(1、2方出自《湖南药物志》)

2959 金边龙舌兰 jīn biān lóng shé lán (《南宁市药物志》)

【异名】　金边莲(《民间常用草药汇编》),金边假菠萝(《南宁市药物志》),龙舌兰(《成都中草药》),黄边龙舌兰(《福建药物志》)。

【基原】　为龙舌兰科龙舌兰属植物金边龙舌兰的叶。

【原植物】　金边龙舌兰 *Agave americana* L. var. *marginata* Trel. [*A. americana* L. var. *variegata* Nichols]

多年生常绿草本。茎短,稍木质。叶丛生,呈莲座状排列;叶片肉质,长椭圆形,小者长15~25 cm,宽5~7 cm,大者长达1 m,宽至20 cm,质厚,绿色,边缘有黄白色条带,并有紫褐色刺状锯齿。花葶粗壮,高5~6 m,多分枝;圆锥花序;花黄绿色;花被裂片6枚;雄蕊6个,着生于花被管上,长约为花被裂片的2倍,花药丁字形着生;子房3室,花柱线形,柱头头状,3裂。蒴果长圆形,胞间开裂。种子多数。花期夏季。

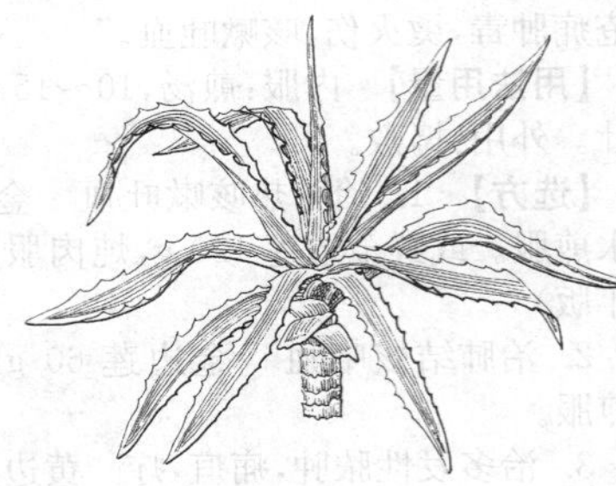

金边龙舌兰

我国长江流域及以南地区温室及庭园有栽培。原产于美洲。

【采收加工】　全年均可采,鲜用或烫后晒干。

【药材】　金边龙舌兰 *Folium Agaves Marginatae*　主产于广东。

性状　叶片皱缩折曲,展平后完整者呈剑形或长带状,最宽处在中部,长20~40 cm,宽1.5~5 cm。从基部到顶端两面边缘金黄色,约为叶片宽的1/3,中间暗绿色,具密集的细小纵纹及大小不等长的折断痕,有的断痕处可见黄棕色胶状物;先端细刺尖,两侧边缘显浅波状,其突起处均具极细小的硬刺。质坚韧,难折断。气稍臭,味酸、涩。

【成分】　叶含甾体皂苷,苷元为海柯皂苷元(hecogenin),曼诺皂苷元(manogenin),9(11)-去氢海柯皂苷元[$\Delta^{9(11)}$-dehydrohecogenin],假海柯皂苷元(pseudohecogenin)[1]。又含皂苷:(25R)-3β,6α-二羟基-5α-螺甾烷-12-酮-3,6-二-O-β-D-吡喃葡萄糖苷[(25R)-3β,6α-dihydroxy-5α-spirostan-12-one-3,6-di-O-β-D-glucopyranoside][2]。

叶及根均含呋甾醇皂苷(furostanol glycoside),苷元为海柯皂苷元,替告皂苷元(tigogenin)和芰脱皂苷元(gitogenin)[3]。

【药理】　1. 抗炎作用　金边龙舌兰40 g/kg灌胃,对角叉菜胶诱发大鼠足跖肿胀的抑制率大于31%;对巴豆油诱发小鼠耳郭水肿的抑制率为45%;对小鼠腹腔毛细血管通透性和大鼠白细胞趋化性游走也均有抑制作用[1]。

2. 抗缺氧作用　金边龙舌兰鲜叶煎剂20 g/kg灌胃,连续6 d,能明显延长小鼠在常压缺氧下的存活时间[2]。

毒性　金边龙舌兰叶含辛辣挥发油,有局部刺激性,新鲜叶片折断直接涂搽皮肤,无论首用或复用,均于搽后1~4 h局部出现红斑、水肿、丘疹、丘疱疹、水疱,有瘙痒、灼热刺痛感,其中1例伴张力性大疱,内含淡黄液体,无全身发疹及系统症状[3]。

【药性】　苦、辛,凉。

1.《全国中草药汇编》:"辛,平。"

2.《四川中药志》1982年版:"苦、凉。"

【功用主治】　润肺止咳,清热解毒。主治肺热咳嗽,咯血,阴虚咳喘,痈肿疮毒,烫火伤。

清，洗面三四次，其斑自消。(《纲目拾遗》引《朱子和方》)

2954 金钱松叶 jīn qián sōng yè (《安徽中草药》)

【异名】 金钱松枝叶(《安徽中草药》)。

【基原】 为松科金钱松属植物金钱松 *Pseudolarix amabilis*(Nelson) Rehd. 的枝叶。

【原植物】 参见"土荆皮"条。

【采收加工】 四季均可采，随采随用。

【功用主治】 祛风，除湿，止痒。主治风湿痹痛，湿疹瘙痒。

【用法用量】 外用：捣敷；或煎水洗。

【选方】 1. 治风湿性关节痛　鲜金钱松叶、鲜山鸡椒叶等量，红糖少许，捣烂涂布上，微火烘热敷患处，冷则加温，干则更换。

2. 治湿疹作痒　金钱松叶煎浓汁，温洗患处。(1、2 方出自《安徽中草药》)

2955 金钱橘饼 jīn qián jú bǐng (《纲目拾遗》)

【异名】 金橘饼(《中国医学大辞典》)。

【基原】 为芸香科金橘属植物金橘 *Fortunella margarita* (Lour.) Swingle或金弹 *F. crassifolia* Swingle 的果实用蜜糖渍制而成。

【原植物】 参见"金橘"条。

【功用主治】 《纲目拾遗》："消食，下气，开膈。又可醒酒。"

2956 金银花子 jīn yín huā zǐ (《饮片新参》)

【异名】 银花子《饮片新参》。

【基原】 为忍冬科忍冬属植物忍冬 *Lonicera japonica* Thunb. 及同属植物的果实。

【原植物】 参见"金银花"条。

【采收加工】 10～11 月采收，晒干。

【药材】 金银花子 *Fructus Lonicerae*　主产于河南、山东。

性状　干燥果实圆球形，紫黑色或为黄棕色，径约 2 cm。外皮皱缩，质重而结实。内含多数扁小棕褐色的种子。味微甘。

【药性】 味苦、涩，凉。

【功用主治】 清血，化湿热。治肠风，赤痢。

【用法用量】 内服：煎汤，3～9 g。

【宜忌】 形寒痢下腹痛者忌用。

2957 金银花露 jīn yín huā lù (《中国药学大辞典》)

【异名】 金银露(《金氏药帖》)，忍冬花露(《中国医学大辞典》)，银花露(《中国药学大辞典》)。

【基原】 为忍冬科忍冬属植物忍冬 *Lonicera japonica* Thunb. 及其同属植物花蕾的蒸馏液。

【原植物】 参见"金银花"条。

【制法】 以金银花 500 g 计，加水 1 000 ml，浸泡 1～2 h，放入蒸馏锅内，同时加适量水进行蒸馏，收集初蒸馏液 1 600 ml，再继续将初蒸馏液重蒸馏 1 次收集第二次蒸馏液 800 ml，过滤分装，灭菌。

【药性】 《纲目拾遗》："气芬郁而味甘。"

【功用主治】 清热，祛暑，解毒。主治暑热烦渴，恶心呕吐，热毒疮疖，痱子，胎毒。

1.《金氏药帖》："专治胎毒，及诸疮痘毒热毒。"

2.《广和帖》："清火解毒，又能稀痘。"(1、2 方引自《纲目拾遗》)

3.《纲目拾遗》："能开胃宽中，解毒消火，暑月以之代茶，饲小儿无疮毒。尤能散暑。"

4.《中国医学大辞典》："养血，止渴。治湿热痧痘，痈疽，梅毒，血痢。"

【用法用量】 内服：隔水炖温饮，60～120 g；或冲水代茶。外用：涂擦。

2958 金银忍冬 jīn yín rěn dōng (《长白山植物药志》)

【异名】 木金银、树金银、木银花、金银藤(《湖南药物志》)，千层皮、鸡骨头(《长白山植物药志》)。

【基原】 为忍冬科忍冬属植物金银忍冬的茎叶及花。

【原植物】 金银忍冬 *Lonicera maackii* (Rupr.) Maxim. [*Xylosteum maackii* Rupr.]　又名：马氏忍冬(《华北经济植物志要》)，金银木(《中国植物志》)。

落叶灌木，高达 6 m；树皮灰白色至灰褐色，不规则纵裂；小枝中空，稍具短柔毛。单叶对生；叶柄长 3～5 mm，有腺毛及柔毛；叶纸质，叶片卵状椭圆形至卵状披针形，长 5～8 cm，宽 2.5～4 cm，先端长渐尖，基部阔楔形，全缘，两面脉上有毛。花芳香，腋生；总花梗具腺毛；苞片条形；小苞片合生成对；花萼钟形，萼檐具裂达中部之齿；花冠先白后黄色，长达 2 cm，花冠筒长约为唇瓣的 1/2；雄蕊与花柱均短于花冠。浆果暗红色，球形。种子椭圆形，具细凹点。花期 5～6 月，果期 7～9 月。

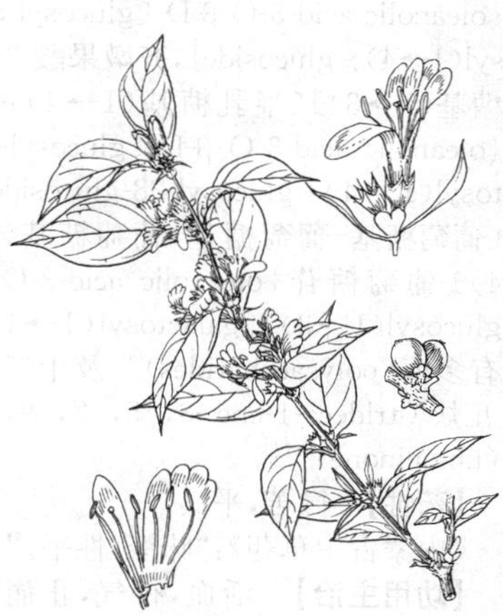

金银忍冬

生于海拔 1 300～2 800 m 的林下、林缘、山坡、河岸及路旁。亦有栽培。分布于河北、山西、辽宁、吉林、黑龙江、江苏、浙江、安徽、山东、河南、湖北、湖南、四川、贵州、云南、西藏、陕西、甘肃等地。

【栽培】 生物学特性　喜光，略耐阴，耐寒性强，生于林缘及灌木丛中。

繁殖方法　种子繁殖或扦插繁殖。种子繁殖：9～12 月采摘浆果，搓取种子，将种子兑加 5 倍河砂拌匀，存于窖温 −1～6 ℃的冷窖中。翌年 4 月中、下旬，按宽 1.5 m、高 0.2 m、长 10～20 m 做苗床，床面撒农家肥，翻动床面15 cm深，使土粪与床面土混匀。当砂藏种子有 10% 左右裂口发芽即播种，按 15 cm 沟距开 2～3 cm 深沟，播种，覆土厚度 2 cm，踩实土。向床面覆 0.5 cm 厚的草苫，并喷水使床面浸湿。扦插繁殖：6 月下旬至 7 月上旬，从四年以上生大树剪取粗度 0.2 cm 以上的营养枝或结果新梢，插穗长度 5～7 cm，带

河北、江苏、福建等地。

性状　本品根茎粗短，顶端有多数茎基及叶柄残痕，质稍硬。根茎簇生多数细根，表面棕褐色，有纵皱纹，质较柔韧。气微香，味微苦。

【成分】　根含萜及苷类：金盏菊苷(calenduloside)A[1]、B[2]、C、D[3]、E[4]、F[5]、G、H[6]，半日花三醇(heliantriol)B_0、B_1、B_2、A_1(Ⅰ～Ⅳ)，马尼拉二醇(manilladiol)，龙吉苷元(longispinoge-nin)[7]，齐墩果酸(oleanolic acid)，齐墩果酸-3-O-β-D-葡萄糖苷(oleanolic acid-3-O-β-D-glucoside)，齐墩果酸-3-O-β-D-〔半乳糖基(1→4)〕葡萄糖苷{oleanolic acid-3-O-β-D-〔galactosyl(1→4)〕glucoside}，齐墩果酸-3-O-β-D-〔半乳糖基-半乳糖基(1→4)〕葡萄糖苷{oleanolic acid-3-O-β-D-〔galactosyl-galactosyl(1→4)〕glucoside}，齐墩果酸-3-O-β-D-〔葡萄糖基-葡萄糖基(1→3)〕〔半乳糖基-半乳糖基(1→4)〕葡萄糖苷{oleanolic acid-3-O-β-D-〔glucosyl-glucosyl(1→3)〕〔galactosyl-galactosyl(1→4)〕-glucoside}，齐墩果酸-3-O-β-D-〔葡萄糖基(1→3)〕〔半乳糖基(1→4)〕葡萄糖苷{oleanolic acid-3-O-β-D-〔glucosyl(1→3)〕〔galactosyl(1→4)〕-glucoside}，齐墩果酸-3-O-β-D-〔葡萄糖基-葡萄糖基(1→3)〕〔半乳糖基(1→4)〕-葡萄糖苷{oleanolic acid-3-O-β-D-〔glucosyl-glucosyl(1→3)〕galactosyl(1→4)}-glucoside}，齐墩果酸-3-O-β-D-〔葡萄糖基-葡萄糖基(1→3)〕〔半乳糖基(1→4)〕-葡萄糖基-28-葡萄糖苷{oleanolic acid-3-O-β-D-〔glucosyl-glucosyl(1→3)〕〔galactosyl(1→4)〕-glucosyl-28-glucoside}，齐墩果酸-3-O-β-D-〔葡萄糖基-葡萄糖基-葡萄糖基(1→3)〕〔半乳糖基(1→4)〕-葡萄糖苷{oleanolic acid-3-O-β-D-〔glucosyl-glucosyl-glucosyl(1→3)〕〔galactosyl(1→4)〕-glucoside}[8]，另外含有多糖(polysaccharides)[9]及十三碳-1-烯-3，5，7，9，11-五炔(trideca-1-ene-3，5，7，9，11-pentayne)[10]，泛醌(ubiquinone)[11]。

【药性】　微苦，平。

《内蒙古中草药》："味淡，性平。"

【功用主治】　活血，行气，止痛。主治癥瘕，疝气，胃寒疼痛。

1.《内蒙古中草药》："行气活血。主治胃寒痛，疝痛。"

2.《全国中草药汇编》："活血散瘀，行气利尿。主治癥瘕疝气，胃寒疼痛。"

【用法用量】　内服：煎汤，30～60 g，鲜品可用至 120 g。

2953 金盏银盘 jīn zhǎn yín pán (《广东中药》)

【异名】　铁筅帚(《百草镜》)，千条针(《纲目拾遗》)，金盘银盏(《岭南大学校园植物名录》)。

【基原】　为菊科鬼针属植物金盏银盘的全草。

【原植物】　金盏银盘 *Bidens biternata* (Lour.) Merr. et Scherff [*Coreopsis biternata* Lour.；*B. chinensis* Willd.]

一年生草本，高 30～150 cm。茎略具四棱，无毛或被稀疏卷曲短柔毛。叶对生；一回羽状复叶，顶生小叶卵形至长圆状卵形或卵状披针形，长 2～7 cm，宽 1～2.5 cm，先端渐尖，基部楔形，边缘具稍密的锯齿，两面均被柔毛，侧生小叶 1～2 对，通常不分裂，基部下延，无柄或具短柄，或为三出复叶状分裂或仅一侧具 1 裂片，边缘有锯齿；总叶柄长 1.5～5 cm。头状花序单生，花序梗长 1.5～5.5 cm，果时长 4.5～11 cm；总苞基部有短柔毛，外层苞片 8～10 枚，线形，先端渐尖，背面密被短柔毛，内层苞片长圆状披针形，背面褐色，有深色条纹，被短柔毛；舌状花通常 3～5 朵，不育，舌片淡黄色，先端 3 齿裂，或有时无舌状花；盘花筒状，两性，冠檐 5 齿裂。瘦果线形，黑色，具四棱，两端稍狭，多少被小刚毛，顶端芒刺 3～4 枚，具倒刺毛。

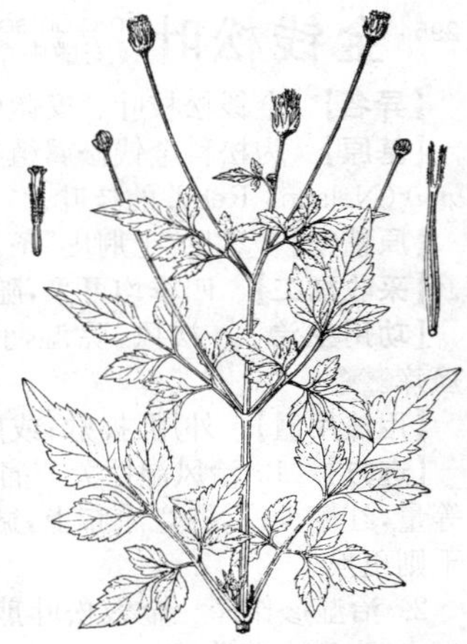

金盏银盘

生于村旁、路边及旷野处。分布于华东、中南、西南及河北、山西、辽宁等地。

【采收加工】　5～8 月采收，鲜用或切段晒干。

【药材】　金盏银盘 *Herba Bidentis Biternatae*　产于广东、广西、河北、山西、辽宁等地。

性状　茎略具四棱，表面淡棕褐色，基部直径 1～9 mm，长 30～150 cm。叶对生；一或二回三出复叶，卵形或卵状披针形，长 2～7 cm，宽 1～2.5 cm，叶缘具细齿。头状花序干枯，具长梗。瘦果易脱落，残存花托近圆形。气微，味淡。

鉴别　茎横切面：表皮细胞 1 列，呈长方形或方形，外被角质层。皮层数列薄壁细胞，在四棱处为厚角细胞；内皮层细胞长椭圆形。韧皮纤维分布于韧皮部外，断续成环状，韧皮部狭窄，筛管多角形。木质部导管单个或 2 个并列径向排列。髓部宽广，占茎大部分；髓射线较宽，靠近皮层外有厚角组织。

叶横切面：上下表皮细胞长方形或类方形，外被角质层；表皮细胞较大，下表皮细胞较小，表皮细胞有毛茸分布，茸毛为多细胞组成。栅栏细胞为 1 列，细胞短圆柱形，海绵组织较厚，细胞间隙较大，细胞形状不规则。主脉维管束外韧型；木质部导管 2～4 个排列成行，韧皮部较小；上、下表皮内侧有多列厚角组织。

【药性】　甘、微苦，凉。

《广东中药》："味甘、淡，性平。"

【功用主治】　清热，解毒，凉血。主治感冒暑热，黄疸，泻痢，吐血，血崩，跌打损伤，痈肿，鹤膝风，疥疮。

1.《纲目拾遗》："治风痹，血崩，黄疸，吐血，跌扑，鬼箭风如神。捣敷肩痈、鹤膝风，鲜者连根、叶，如秋冬根老，取叶汁加飞面调匀包扎。煎汤浴疥疮。"

2.《广东中药》："透解暑热，消肿散毒。治感暑发热，痧痧，痔疮(外洗)，肠痈及内外科炎肿。"

【用法用量】　内服：煎汤，10～30 g；或浸酒饮。外用：捣敷；或煎水洗。

【选方】　1. 治黄疸　(铁筅帚)干者一两。白酒煎服，四五剂即愈。(《纲目拾遗》)

2. 治风痹、鹤膝等风　①铁筅帚三两，龙眼肉半斤。酒煮饮。(《纲目拾遗》引《茅昆来效方》)　②铁筅帚、白毛藤、地苏木、龙芽草、苍耳草各一两。酒煎服五剂。(《纲目拾遗》)

3. 治跌打伤　铁筅帚三两。酒煎服。(《纲目拾遗》引金居士《选要方》)

4. 治面上斑靥　取铁筅帚地上自落下叶并子，煎汤澄

diene-3β-ol〕，甲基甾醇（methyl sterol），燕麦甾醇（avenasterol）[1]。三萜类：α-香树脂醇（α-amyrin），β-香树脂醇，蒲公英甾醇（taraxasterol），φ-蒲公英甾醇（φ-taraxasterol），羽扇豆醇（lupeol）[2]，榄香树脂醇（brein），金盏菊二醇（calenduladiol），山金车二醇（arnidiol），款冬二醇（faradiol）[2, 3]，乌苏烯二醇（ursadiol）[3, 4]，古柯二醇（erythrodiol）[3]，马尼拉二醇（manilladiol）[4]，羽扇烯三醇（lupenetriol），半日花三醇（heliantriol）F、C，乌苏烯三醇（ursatriol），龙吉苷元（longispinogenine）[5]。酚酸类：对羟基苯甲酸（p-hydroxybenzoic acid），对香豆酸（p-coumaric acid），龙胆酸（gentisic acid），香草酸（vanillic acid），丁香酸（syringic acid），咖啡酸（caffeic acid），邻羟基苯乙酸（o-hydroxyphenyl acetic acid），水杨酸（salicylic acid），原儿茶酸（protocatechuic acid）[6]。苯丙素：伞形花内酯（umbelliferone），马粟树皮苷（esculetin），东莨菪素（scopo -letin）[7]，金盏菊花素（calendin）[8]。黄酮类：金盏菊黄酮双鼠李糖苷（calendoflaside），金盏菊黄酮苷（calendoflavoside），去甲基金盏菊黄酮苷（calendoflavobioside），水仙苷（narcissoside, narcissin），槲皮素（quercetin），异槲皮苷（isoquercetin）[9]，芸香糖苷（rutinoside），异鼠李素（isorhamnetin），异鼠李素-3-O-葡萄糖苷（isorhamnetin-3-O-glucoside），异鼠李素-3-O-新陈皮苷（isorhamnetin-3-O -neohesperidoside），异鼠李素-2G-鼠李糖基芸香糖苷（isorhamnetin-2G -rhamnosylrutinoside），槲皮素葡萄糖苷（quercetin glucoside），槲皮素-2G-鼠李糖基芸香糖苷（quercetin-2G-rhamnosylrutinoside），槲皮素-3-O-新陈皮苷（quercetin-3-O-neohesperidoside）[10]，异鼠李素-3-O-α-L-吡喃鼠李糖基(1→2)-O-〔α-L-吡喃鼠李糖基(1→6)〕-β-D-吡喃葡萄糖苷{isorhamnetin-3-O-α-L-rhamnopyranosyl(1→2)-O-〔α-L-rhamnopyranosyl(1→6)〕-β-D-glucopyranoside}，异鼠李素-3-O-β-D-吡喃葡萄糖苷（isorhamnetin-3-O-β-D-glucopyranoside）[11]。皂苷类：齐墩果酸-3-半乳糖基-葡萄糖苷（oleanolic acid-3-galactosyl-glucoside），齐墩果酸-3-半乳糖基-葡萄糖醛酸苷（oleanolic acid-3-galactosyl-glucuronide），齐墩果酸-3-(半乳糖基-葡萄糖醛酸苷)-17-葡萄糖苷〔oleanolic acid-3-(galactosyl-glucuronide)-17-glucoside〕，齐墩果酸-3-(半乳糖基-葡萄糖基)-葡萄糖醛酸苷〔oleanolic acid-3-(galactosyl-glucosyl)-glucuronide〕，齐墩果酸-3-(半乳糖基-葡萄糖基-葡萄糖醛酸苷)-17-葡萄糖苷〔oleanolic acid-3-(galactosyl-glucosyl-glucuronide)-17-glucoside〕[12]，3-O-〔β-D-吡喃半乳糖基(1→3)[β-D-吡喃葡萄糖基(1→2)]-β-D-吡喃葡萄糖醛酸基〕齐墩果酸-28-O-β-D-吡喃葡萄糖苷{3-O-〔β-D-galactopyranosyl(1→3)-[β-D-glucopyranosyl(1→2)]-β-D-glucuronopyranosyl〕oleanolic acid-28-O-β-D-glucopyranoside}，3-O-〔β-D-吡喃半乳糖基(1→3)-[β-D-吡喃葡萄糖基(1→2)]-β-D-吡喃葡萄糖醛酸基〕齐墩果酸{3-O-〔β-D-galactopyranosyl(1→3)[β-D-glucopyranosyl(1→2)]-β-D-glucuronopyranosyl〕oleanolic acid}，3-O-〔β-D-吡喃半乳糖基(1→3)β-D-吡喃葡萄糖醛酸基〕齐墩果酸-28-O-β-D-吡喃葡萄糖苷{3-O-〔β-D-galactopyranosyl(1→3)-β-D-glucuronopyranosyl〕oleanolic acid-28-O-β-D-glucopyrano-side}，3-O-〔β-D-吡喃半乳糖基(1→3)-β-D-吡喃葡萄糖醛酸基〕齐墩果酸{3-O-〔β-D-galactopyranosyl(1→3)-β-D-glucuronopyranosyl〕oleanolicacid}，3-O-β-D-吡喃葡萄糖醛酸基齐墩果酸-28-O-β-D-吡喃葡萄糖苷(3-O-β-D-glucuronopyranosyl oleanolic acid-28-O-β-D-glucopyranoside)，3-O-β-D-吡喃葡萄糖醛酸基齐墩果酸(3-O-β-D-glucuronopyranosyl oleanolic acid)[13]，3, 16, 21-三羟基-12-乌苏烯（3, 16, 21-trihydroxy-12-ursaene）[14]。又含多糖类（polysaccharides）[15]，绿原酸（chlorogenic acid），焦性没食子鞣质（pyrogallol tannin）和焦性儿茶酚鞣质（pyrocatechol tannin）等[16]。

【药理】 1. 抗微生物作用　花的80％乙醇提取物有抗菌活性，特别是对金黄色葡萄球菌、粪链球菌。鲜花水-丙酮（10∶90）提取物也有抗菌活性。丙酮提取物分离出一种成分，10 mg/ml或25 mg/ml对金黄色葡萄球菌即有效[1]。花中分出的黄酮苷对金黄色葡萄球菌、肺炎杆菌、大肠杆菌，一种酵母菌及藤黄八叠球菌均有抗菌作用。分出的皂苷无此作用[2]。金盏菊花提取物有杀毛滴虫的活性，这与花精油中的含氧萜类有关，当其稀释到1∶50 000时，仍有杀虫活性[3]。

2. 降血脂作用　金盏菊中的皂苷给实验性高脂血症大鼠口服15～50 mg/kg，共12星期，可降低血清胆固醇、游离脂肪酸、磷脂、β-脂蛋白、总脂质和三酰甘油（TG），对肝脏总脂质、胆固醇和TG也有降低作用。对正常大鼠脂质无明显影响[4]。皂苷也可降低动脉粥样硬化大鼠总脂质、胆固醇和TG的含量[5]。皂苷 S_3 给小鼠静脉注射，降低血中胆固醇含量的作用比安妥明强[6]。

3. 对免疫系统的影响　金盏菊花非皂苷部分腹腔注射，可促进接种大肠杆菌的小鼠网状内皮系统的吞噬作用[7]。金盏菊中的多糖成分在人粒细胞或动物碳廓清试验中，均表现出较强的免疫刺激作用[8]。人粒细胞试验中，多糖PS-Ⅲ 10^{-5}～10^{-6} mg/ml可使吞噬率提高54％～100％[9]。

4. 其他作用　金盏菊的皂苷也有中枢神经系统作用，减少大鼠自发活动，延长戊巴比妥钠睡眠时间[5]。金盏菊花提取物calephlone对大鼠有明显利胆作用，每日0.05 g/kg对四氯化碳引起的肝损伤有保护作用[10]。金盏菊有抗炎活性，其活性物质不仅仅存在于亲水性提取物中。小鼠耳巴豆油试验中，稀乙醇提取物每耳1 200 μg剂量，抑制耳肿胀率为20％。二氧化碳提取物每耳75 μg剂量即有显著抑制作用；作用呈剂量依赖性，每耳1 200 μg时产生70.7％抑制率[11]。

【药性】 淡，平。

【功用主治】 凉血止血。主治肠风便血，目赤肿痛。

1.《内蒙古中草药》："凉血止血。主治肠风便血。"

2.《福建药物志》："治目赤肿痛。""欧洲民间外用于皮肤、黏膜的各种炎症。内服可治胃及十二指肠溃疡、胃炎、胆肝疾患等。用于消化道癌肿可减轻中毒症状，改善食欲、睡眠。"

【用法用量】 内服：煎汤，5～10朵。外用：捣敷；或煎水洗。

【选方】 治肠风便血　鲜金盏菊花10朵，酌加冰糖，水煎服。（《内蒙古中草药》）

2952 金盏菊根 jīn zhǎn jú gēn（《福建中草药》）

【基原】 为菊科金盏花属植物金盏菊 *Calendula officinalis* L. 的根。

【原植物】 参见"金盏菊"条。

【采收加工】 6～8月开花期采挖。割去地上部分，烘干或置通风处干燥。亦可鲜用。

【药材】 金盏菊根 *Radix Calendulae Officinalis*　产于

种子黑色。花期7～8月，果期8～10月。

同属植物腺毛阴行草 *S. laeta* S. Moore 全草亦同等入药。分布于安徽、福建、江西、湖南、广东。

【采收加工】 8～9月割取全草，鲜用或晒干。

【成分】 全草含黄酮类：芹菜素(apigenin)，木犀草素(luteolin)。还含：3-羟基-16-甲基-十七烷酸(3-hydroxy-16-methylheptadecanoic acid)，β-谷甾醇(β-sitosterol)，三十四烷(tetratriacontane)，三十五烷(pentatriacontane)[1]。

地上部分含阴行草醇(siphonostegiol)[2]，异茶茱萸碱(isocantleyine)，黑麦草内酯(loliolide)[3]。精油中成分有α-柠檬烯(α-limonene)，1，8-桉叶素(1，8-cineole)，3-甲基-二环[2.2.2]辛酮(3-methyl-bicyclo [2.2.2] octan one)，1,顺-2-反-4-三甲基环戊烷(1，*cis*-2，*trans*-4-trimethylcyclopentane)，1-己醇(1-hexanol)，3-辛醇(3-octanol)，癸醛(decanal)，1-辛烯-3-醇(1-octen-3-ol)，薄荷酮(menthone)，异薄荷酮(isomenthone)，苯甲醛(benzaldehyde)，芳樟醇(linalool)，戊基环丙烷(pentylcyclopropane)，6-甲基-(E)-3，5-庚二烯-2-酮〔6-methyl-(E)-3，5-heptadien-2-one〕，反-丁香烯(*trans*-caryophyllene)，左旋薄荷醇(menthol)，胡薄荷酮(pulegone)，α-松油醇(α-terpineol)，己酸(hexanoic acid)，牻牛儿醇(geraniol)，苄醇(benzyl alcohol)，苯乙醇(phenethyl alcohol)，1-苯氧基-2，3-丙二醇(1-phenoxy-2，3-propanediol)，茴香醛(methoxy benaldehyde)，γ-壬内酯(γ-nonalactone)，柏木醇(cedrol)，6，10-二甲基十一烷-2-酮(6，10-dimethy-2-undecanone)，丁香油酚(eugenol)，愈创薁醇(guaiol)，桉叶醇(eudesmol)，4-叔丁基 1，2-苯二酚〔4-(*tert*-butyl) benzenediol-1，2〕，二氢猕猴桃内酯(dihydroactinidiolide)，努特卡花柏酮(nootkatone)，2，3-二氢苯并呋喃(2，3-dihydrobenzofuran)，驱蛔素(ascaridole)[4]。

【药理】 1. 保肝利胆作用　阴行草水煎液按10 g/kg、5 g/kg给小鼠灌胃，用四氯化碳(CCl_4)造成肝损伤，阴行草两个剂量组均可降低血清丙氨酸氨基转移酶(ALT)，与对照组比较具有明显差异[1]。灌服阴行草煎剂(6 g/kg)或灌服从阴行草中提取的总碱(350 mg/kg)和总黄酮(2 g/kg)均能明显降低醋酸棉酚引起的大鼠高血清 ALT，但对 CCl_4 致肝损伤无明显影响。灌服阴行草浓缩煎液对麻醉犬和大鼠有明显的利胆作用[2，3]。

2. 降低血清胆固醇　阴行草水煎液按10 g/kg灌胃给药，具有明显的降低正常小鼠血清胆固醇的作用[1]。

3. 抗菌作用　阴行草水煎剂在试管内对金黄色葡萄球菌、炭疽杆菌、乙型链球菌、白喉杆菌、伤寒杆菌、铜绿假单胞菌和痢疾杆菌有不同程度的抑制作用[4]。

毒性　阴行草水煎液一次性灌胃给药130 g/kg，2 d后有少数小鼠出现轻度腹泻，观察7 d，小鼠无死亡现象，其最大耐受量为成人临床用量的216.6倍[1]。阴行草总生物碱和总黄酮灌胃，对小鼠的 LD_{50} 分别为 1.54±0.23 g/kg 和 17.25±1.3 g/kg[2]。

【炮制】 取原药材，除去杂质及残根，抢水洗净，稍润，切成中段，干燥，筛去灰屑。

饮片性状　茎、叶、花混合的段片状。全体灰褐色，密被锈色或黄白色短柔毛。茎圆形，具对生的分枝痕或叶柄痕，质硬，断面有黄白色髓。叶片皱缩卷曲，破碎，黑绿色或黑褐色。

花萼筒状，宿存，黄棕色或黑棕色，有明显的10条纵棱，先端5裂。气微，味淡。

贮干燥容器内，置通风干燥处，防蛀。

【药性】 苦，凉。

1.《滇南本草》："味苦，性寒。"

2.《贵州草药》："性凉，味苦、辛。"

【功用主治】 清热利湿，凉血，祛瘀。主治湿热黄疸，泄泻痢疾，淋浊，痈疽丹毒，尿血，便血，外伤出血，痛经，经闭，跌打损伤。

1.《滇南本草》："利小便，疗胃中湿热，痰发黄，或眼仁发黄，或周身黄肿，消水肿。"

2.《植物名实图考》："治饱胀，顺气化痰，发诸毒。"

3.《中国药用植物图鉴》："主治刀伤出血，出血性下痢。"

4.《山东中草药手册》："破血通经，止血。治妇女痛经，瘀血经闭，尿血，跌打损伤，瘀血肿痛。"

【用法用量】 内服：煎汤，9～15 g，鲜品30～60 g；或研末。外用：研末调敷。

【选方】 1. 治急性黄疸型肝炎　阴行草30 g，煎服。

2. 治肠炎、痢疾　阴行草30 g，委陵菜15 g，煎服。(1、2方出自《安徽中草药》)

3. 治淋浊　刘寄奴15 g，白茯苓12 g，水煎。(《吉林中草药》)

4. 治创伤疼痛　刘寄奴、骨碎补、延胡索各9 g，水煎服。(《内蒙古中草药》)

5. 治烧烫伤肿泡流水、局部皮肤灼焦　刘寄奴、生地榆、大黄各等分。共研细末，香油调敷患处。(《吉林中草药》)

2950 金盏草根 jīn zhǎn cǎo gēn (《福建民间草药》)

【基原】 为菊科金盏花属植物小金盏花 *Calendula arvensis* L. 的根。

【原植物】 参见"金盏草"条。

【采收加工】 6～10月采挖，鲜用或切片晒干。

【功用主治】 解毒散结。主治睾丸炎。

【用法用量】 内服：煎汤，30～60 g，鲜品60～120 g。

【选方】 治疝气(睾丸炎)　鲜的(金盏草)根60～120 g(干的30～60 g)，公鸡1只(洗净，去肠杂)，红酒120 g。酌加开水炖3 h，分2～3次服(鸡肉亦可服用)。(《福建民间草药》)

2951 金盏菊花 jīn zhǎn jú huā (《福建中草药》)

【基原】 为菊科　金盏花属植物金盏菊 *Calendula officinalis* L. 的花。

【原植物】 参见"金盏菊"条。

【采收加工】 6～8月采收，鲜用或阴干。

【药材】 金盏菊花 *Flos Calendulae Officinalis*　产于河北、江苏、福建等地。

性状　本品呈扁球形或不规则球形，直径1.5～4 cm。总苞1～2层苞片组成，苞片长卵形，边缘膜质。舌状花1～2列，类白色或黄色；花瓣紧缩或松散，有的散离。体轻，质柔润，有的松软。气清香，味甘、微苦。

【成分】 花含甾醇类：豆甾醇(stigmasterol)，β-谷甾醇(β-sitosterol)，菜油甾醇(campesterol)，胆甾醇(cholesterol)，24-亚甲基胆甾醇(24-methylenecholesterol)，异岩藻糖甾醇(isofucosterol)，4β-甲基-7，24(28)-二烯豆甾-3β-醇〔4β-methylstigmasta-7，24(28)-diene-3β-ol〕，4β-甲基麦角甾-7，24(28)-二烯-3β-醇〔4β-methylergasta-7，24(28)-

filiforme (Nakai) Hara 的根茎。

【原植物】 参见"金线草"条。

【采收加工】 6～10 月采挖，晒干或鲜用。

【成分】 短毛金线草根茎含黄酮类：左旋儿茶素(catechin)，左旋表儿茶素(epicatechin)，左旋表儿茶素-3-O-没食子酸酯(epicatechin-3-O-gallate)，原矢车菊素(procyanidin) B_2，原矢车菊素 B_2-3′-O-没食子酸酯(procyanidin B_2-3′-O-gallate)[1]。

【药理】 抗菌作用 短毛金线草的根在试管内对金黄色葡萄球菌有较强的抑制作用，对变形杆菌、痢疾杆菌、伤寒杆菌、副伤寒杆菌、白色葡萄球菌、大肠杆菌和铜绿假单胞菌等也有不同程度的抑制作用[1]。

【药性】 苦、辛，凉。

1.《本草拾遗》："味苦，小温。无毒。"

2.《天目山药用植物志》："性寒，味苦。"

3.《四川中药志》1982 年版："苦、辛，凉。"

【功用主治】 凉血，散瘀，止痛，解毒。主治咳嗽咯血，吐血，崩漏，月经不调，痛经，泄泻，痢疾，跌打损伤，骨折，瘰疬，痈疽肿毒，烫火伤，毒蛇咬伤。

1.《本草拾遗》："主霍乱中恶，心腹痛，喉痹，蛊毒，痈疽恶肿，赤白游胗，蛇咬犬毒。酒及水磨服，敷之亦佳。"

2.《花镜》："治汤火疮。"

3.《天目山药用植物志》："止血，解毒。治各种出血，解诸药毒。"

4.《全国中草药汇编》："凉血止血，祛瘀止痛。主治吐血，肺结核咯血，子宫出血，淋巴结结核，胃痛，痢疾，跌打损伤，骨折，风湿痹痛，腰痛。"

【用法用量】 内服：煎汤，15～30 g；亦可泡酒或炖肉服。外用：捣敷；或磨汁涂。

【宜忌】 孕妇慎服。

【选方】 1. 治初期肺痨咯血 金线草根 30 g，水煎服。(江西《草药手册》)

2. 治久咳 蓼子七 30 g，胡颓叶 9 g，水煎服。咳嗽咯血加苎麻根 15 g，水煎服。

3. 治血热崩漏 蓼子七 30 g，荠菜 30 g，水煎服。(2、3 方出自《四川中药志》1982 年版)

4. 治月经不调，经来腹胀，腹中有块 金线草根 30 g，益母草 90 g。水煎，冲黄酒服。(《天目山药用植物志》)

5. 治胃痛 金线草根 30 g，首乌 15 g，青木香 9 g，水煎服。(《湖北中草药志》)

6. 治红白痢疾 生水线花根 90 g，红、白糖各 15 g，煎水服。

7. 治白带 水线花根 30 g，炖肉吃。(6、7 方出自《贵州民间药物》)

8. 治跌打损伤 鲜金线草根 30 g，鲜杜衡 15 g。共捣烂，敷患处。(《湖北中草药志》)

9. 治淋巴结核 鲜金线草根 30～45 g，玄参 9～12 g，芫花根 3 g。水煎，以鸡蛋 2 个煮服。(江西《草药手册》)

2948 金挖耳根 jīn wā ěr gēn (《分类草药性》)

【异名】 野烟头(《重庆草药》)。

【基原】 为菊科天明精属植物金挖耳 *Carpesium divaricatum* Sieb. et Zucc. 的根。

【原植物】 参见"金挖耳"条。

【采收加工】 8～10 月采收，鲜用或切片晒干。

【药性】 微苦、辛，平。

1.《重庆草药》："微苦、辛，性平，无毒。"

2.《湖南药物志》："苦，有小毒。一说无毒。"

【功用主治】 散瘀止痛，解毒。主治产后腹痛，水泻腹痛，牙痛，乳蛾。

1.《分类草药性》："治一切小腹痛。血分通用。熬酒服。"

2.《重庆草药》："治牙齿痛，蛾子。"

3.《湖南药物志》："清热解毒，祛风杀虫。治水泻腹痛，产后血气痛。"

【用法用量】 内服：煎汤，6～15 g；或捣烂冲酒。外用：捣敷。

【选方】 1. 治产后血气痛 金挖耳根 9 g，捣烂，兑甜酒服。(《湖南药物志》)

2. 治牙齿痛(大牙痛) (金挖耳)根捣如泥，调合甜酒(苏糟汁)，外敷腮上(在药外面涂少许稀泥)。

3. 治蛾子(扁桃生小泡) (金挖耳)根 7 个，泡茶饮。

4. 治疟疾 ①野烟头 3 个，野棉花头 3 个，水煎，早一个时间服。②野烟头 7 个，鱼鳅串 1 把。水煎服。(2～4 方出自《重庆草药》)

2949 金钟茵陈 jīn zhōng yīn chén (《滇南本草》)

【异名】 黄花茵陈(《植物名实图考》)，吊钟草(《南京民间药草》)，灵茵陈(《江苏省植物药材志》)，五毒草、徐毒草(《东北药用植物志》)，刘寄奴(《中国药用植物图鉴》)，铃茵陈、土茵陈、角茵陈(《中药志》)，山茵陈、金花屏(《闽东本草》)，黑茵陈、铁杆茵陈、山芝麻(《上海常用中草药》)，北刘寄奴、草茵陈、野油麻(《浙江民间常用草药》)，山芝麻秧(《沙漠地区药用植物》)，山油麻、黄头翁、蜈蚣草(《福建药物志》)。

【基原】 为玄参科阴行草属植物阴行草的全草。

【原植物】 阴行草 *Siphonostegia chinensis* Benth.

一年生草本，高 30～70 cm。全株密被锈色短毛。根有分枝。茎单一，直立，上部多分枝，稍具棱角，茎上部带淡红色。叶对生；无柄或具短柄；叶片二回羽状全裂，条形或条状披针形，长约 8 mm，宽 1～2 mm。花对生于茎枝上部，成疏总状花序；花梗极短，有 1 对小苞片，线形；萼筒有 10 条显著的主脉，萼齿 5，长为筒部的 1/4～1/3；花冠上唇红紫色，下唇黄色，筒部伸直，上唇镰状弯曲，额稍圆，背部密被长纤毛，下唇先端 3 裂，褶襞高拢成瓣状，外被短柔毛；雄蕊 4，二强，花丝下部与花冠筒合生；花柱长，先端稍粗而弯曲。蒴果宽卵圆形，先端稍扁斜，包于宿存萼内。

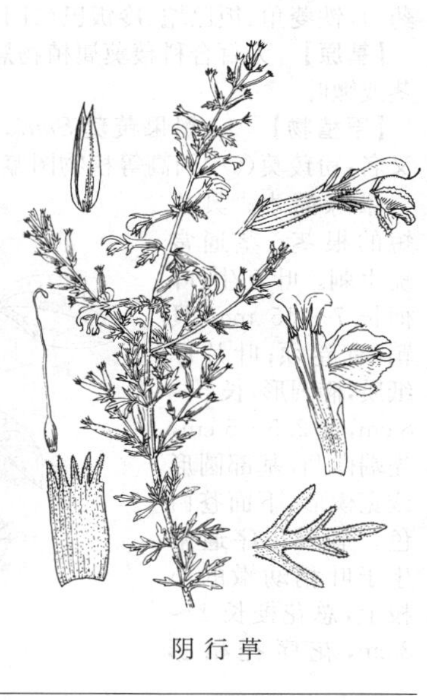

阴行草

ticosa L. 的花。

【原植物】 参见“金老梅叶”条。

【采收加工】 花盛开时采摘，晾干。

【药性】 苦，凉。

【功用主治】 健脾化湿。主治消化不良，浮肿，赤白带下，乳痈。

1.《内蒙古中草药》：“健脾化湿。治消化不良，乳腺炎。”

2.《沙漠地区药用植物》：“藏医用花治赤白带下。”

3.《长白山植物药志》：“治浮肿。浸剂和煮剂对肺结核有效。”

【用法用量】 内服：煎汤，6～9 g；研末，每次 0.5 g。

【选方】 治各种浮肿 鹿角、芒硝、细叶铁线莲、金老梅花（炒炭）各等分。共为细末，每日 2 次，每次 1.5 g。开水送服。（《内蒙古中草药》）

2944 金老梅枝 jīn lǎo méi zhī （《长白山植物药志》）

【基原】 为蔷薇科委陵菜属植物金露梅 *Potentilla fruticosa* L. 的枝条。

【原植物】 参见“金老梅叶”条。

【采收加工】 5～7 月采收，切段晒干。

【功用主治】 《长白山植物药志》：“枝做收敛剂，用于治疗腹泻和痢疾。”

【用法用量】 内服：煎汤，6～9 g。

2945 金老梅根 jīn lǎo méi gēn （《长白山植物药志》）

【基原】 为蔷薇科委陵菜属植物金露梅 *Potentilla fruticosa* L. 的根。

【原植物】 参见“金老梅叶”条。

【采收加工】 6～8 月采根，切段晒干。

【功用主治】 《长白山植物药志》：“浸剂治子宫出血；为含漱剂治疗口腔炎及喉炎。浸剂和煮剂对肺结核有效。”

【用法用量】 内服：煎汤，6～9 g。

2946 金刚藤头 jīn gāng téng tóu （《四川常用中草药》）

【异名】 粘鱼须、龙须菜（《救荒本草》），金岗藤（《简易草药》），铁菱角、饭巴坨、冷饭巴（《四川常用中草药》）。

【基原】 为百合科菝葜属植物黑果菝葜及粉背菝葜的根茎或嫩叶。

【原植物】 1. 黑果菝葜 *Smilax glauco-china* Warb. 又名：粉菝葜（《中国高等植物图鉴》）。

攀缘灌木。具粗短的根茎。茎通常疏生刺。叶互生；叶柄长 7～15 mm，具鞘，有卷须；叶片厚纸质，椭圆形，长 5～8 cm，宽 2.5～5 cm，先端微凸，基部圆形或宽楔形，下面苍白色。伞形花序通常生于叶稍幼嫩的小枝上，总花梗长 1～3 cm，花序托稍膨大；花单性，雌雄异株；雄花花被片长 5～6 mm，宽 2.5～3 mm，内花被片较窄，仅为外花被片之半，绿黄色，雄蕊 6，花药比花丝宽 2～3 倍；雌花与雄花大小相似，具 3 枚退化雄蕊，子房 3 室，柱头 3 裂。浆果球形，熟时紫黑色，具粉霜。花期 3～5 月，果期 10～11 月。

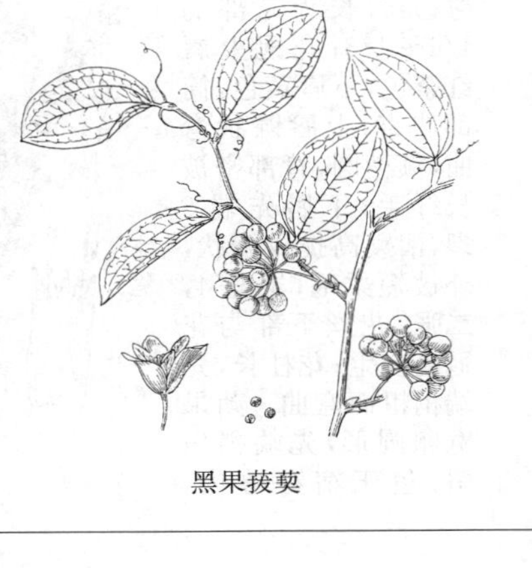

黑果菝葜

生于海拔 1 600 m 以下的林下、灌木丛中或山坡上。分布于中南及山西、江苏、浙江、安徽、江西、四川、贵州、陕西、甘肃等地。

2. 粉背菝葜 *S. hypoglauca* Benth. [*S. corbularia* Kunth var. *hypoglauca* (Benth.) Koyama]

本种与黑果菝葜的区别为：叶柄基部（或中部以下）两侧边缘鞘向前伸长为一对离生的披针形耳，叶背苍白色；总花梗短，长 1～5 mm，通常不及叶柄长度的一半。果实熟时暗红色。

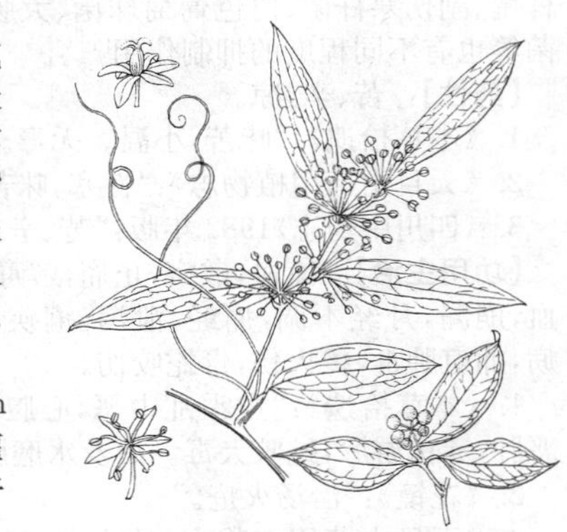

粉背菝葜

生于海拔 1 300 m 以下的疏林中或灌木丛边缘。分布于福建、江西、广东、贵州。

【采收加工】 全年均可采根茎，切片晒干；5～8 月采叶，鲜用。

【药材】 金刚藤头 *Rhizoma seu Folium Smilacis* 黑果菝葜产于山西、陕西、甘肃及华东、中南地区；粉背菝葜产于广东等地。

性状 黑果菝葜 根茎结节状，横向延长，有分枝，表面凹凸不平，灰褐色至深褐色。质硬，断面红棕色，纤维性。根多折断，残基长 6～20 mm，直径 1～1.5 mm，表面深褐色，着生处微隆起。质硬，断面中央红棕色。气微，味淡。

粉背菝葜 根茎横向延长，结节状，表面灰棕色，有茎痕或短的茎基，茎基直径 1 cm。质硬，断面黄棕色。须根多已折断，直径 1～2 mm。质硬，断面黄白色。气微，味淡。

【成分】 黑果菝葜根茎含 β-谷甾醇（β-sitosterol）[1]。

【药性】 甘，平。

1.《救荒本草》：“味甘。”

2.《植物名实图考》：“温，平，无毒。”

【功用主治】 祛风，利湿，活血，解毒。主治风湿痹证，腰腿疼痛，跌打损伤，小便淋涩，瘰疬，痈肿疮毒，臁疮。

1.《植物名实图考》：“能通筋血，去死血，消肿痛。”

2.《四川常用中草药》：“清热，除风毒。治崩带，血淋，瘰疬，跌打损伤。嫩叶治臁疮。”

【用法用量】 内服：煎汤，15～30 g；或浸酒。外用：捣敷。

2947 金线草根 jīn xiàn cǎo gēn （《四川中药志》）

【异名】 海根（《本草拾遗》），铁棱角三七、铁箍散（《天目山药用植物志》），毛药、水线花根（《贵州民间药物》），蓼子七（《四川中药志》），土三七、铁拳头（江西《草药手册》）

【基原】 为蓼科金线草属植物金线草 *Antenoron filiforme* (Thunb.) Roberty et Vautier 和短毛金线草 *A. neo-*

5～6条，疏离。阔圆锥状聚伞花序顶生和腋生，长5～14 cm，宽5～16 cm，被微毛；苞片小，披针形；花萼5裂，内面基部有腺体，外面被微毛；花冠淡红色，后变白色，花冠筒外面被微毛，内面有5条肋，花冠裂片5，宽卵形或近圆形，向左覆盖，无毛；雄蕊着生于花冠筒基部，花丝短，花药箭头状；花盘由5枚鳞片组成；子房具心皮2，离生，花柱丝状，柱头圆锥状，先端2裂。蓇葖果双生，长节链珠状，下垂，无毛，长30～45 cm。种子长圆形，种皮被微毛，先端具白黄色绢质种毛，种毛长约3 cm。花期6～10月，果期10月至翌年春季。

生于海拔800～1 500 m的山地疏林中或密林山谷潮湿处，攀缘大树上。分布于云南南部。

【采收加工】 全年均可采，剥取茎皮和根皮，切片，晒干或鲜用。

【功用主治】 《全国中草药汇编》："祛风活血，散瘀止痛，消炎。主治风湿骨痛，跌打损伤，肾下垂，肾炎。"

【用法用量】 内服：煎汤，10～15 g；或浸酒。外用：捣敷或研末撒。

【选方】 1. 治风湿骨痛，跌打损伤　金丝藤仲30～45 g。泡酒服。

2. 治外伤出血，骨折　金丝藤仲捣烂外敷或研粉敷。

3. 治肾下垂，肾炎　金丝藤仲15～30 g。水煎服。（1～3方出自《云南思茅中草药选》）

4. 治吹风蛇咬伤　长节珠茎15 g，水煎服；同时用其叶捣烂敷囟门及伤口周围。（《广西民族药简编》）

2942 金老梅叶 jīn lǎo méi yè（《内蒙古中草药》）

【基原】 为蔷薇科委陵菜属植物金露梅的叶。

【原植物】 金露梅 *Potentilla fruticosa* L.［*Dasiphora fruticosa*（L.）Rydb.］　又名：木本委陵菜、棍儿茶（《中国经济植物志》），金腊梅、扁麻（《沙漠地区药用植物》），金老梅（《全国中草药汇编》）。

灌木，高0.5～2 m。多分枝。小枝红褐色，幼时被长柔毛。羽状复叶，小叶2对，稀3小叶，上面一对小叶基部下延，与叶轴汇合；叶柄被绢毛或疏柔毛；托叶薄膜质，宽大，外被长柔毛或脱落；小叶片长圆形、倒卵长圆形或卵状披针形，长0.7～2 cm，宽0.4～1 cm，先端急尖或圆钝，基部楔形，全缘。花两性；单花或数朵生于枝顶，花梗密被长柔毛或绢毛；萼片5，卵圆形，先端急尖至短渐尖；副萼片5，披针形至倒卵状披针形，与萼片近等长，外面疏被绢毛；花瓣5，宽倒卵形，先端圆钝，比萼片长，黄色；花柱近基生，顶部缢缩，柱头扩大。瘦果近卵形，外被长柔毛，褐棕色。花、果期6～9月。

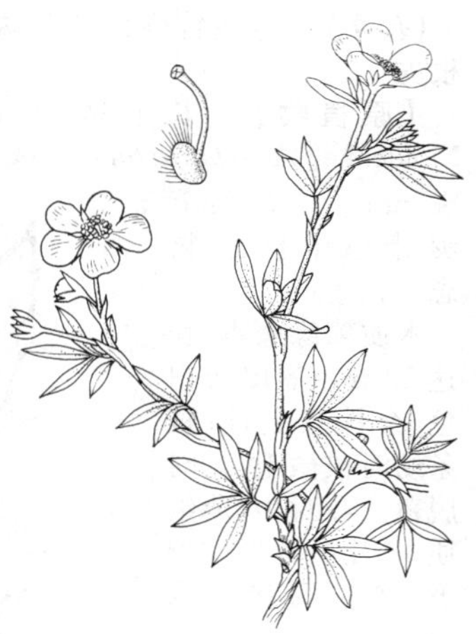

金露梅

生于海拔1 000～4 000 m的山坡草地、砾石坡、灌木丛及林缘。分布于华北、东北及四川、云南、西藏、陕西、甘肃、新疆等地。

本植物的花（金老梅花）、枝条（金老梅枝）、根（金老梅根）亦供药用，另设专条。

【栽培】 生物学特性　喜光，耐寒性强，耐干旱，对土壤要求不严，中性与微酸性土壤均能生长，但喜湿润环境。

繁殖方法　种子繁殖、分株繁殖或扦插繁殖。种子繁殖：每年9～10月（花期结束后25 d左右）采集成熟果实，晾干后搓揉，取纯净种子，低温下袋装贮藏半年。立春前深翻土地，除尽杂草，施腐熟有机肥，耕细耧平后作低床，床面宽1 m左右，床面要求平整，土块均匀。采用春播。春分前后播种，条播或撒播。选无风天播种，密播，覆土，播后5～7 d开始发芽，20 d左右出齐苗，一年生苗高30～60 cm即可出圃。选择光照充足、土壤湿润地方，挖大坑，移栽后浇足水和施足肥。分株繁殖：在春季或秋季进行，分株时带土坨。秋季分株，当年可以发芽，第二年生长旺盛；春季分株，当年成活，且能开花。扦插繁殖：塑料大棚内作长6 m、宽2 m的低床，基质河沙或砾石，厚20 cm，灌足底水。4月中旬，选择生长良好、无病虫危害的灌木丛，采集二至三年生枝条，采条后即时剪穗，插穗长20 cm，上部剪平，下部剪成马蹄形，插深18 cm，床面留2 cm，株行距5 cm×10 cm。

田间管理　播种或扦插后，每日喷水1～2次，保持土壤含水量30%左右。苗齐后，及时除草、间苗、补苗、移植等，移植时选光照充足、土壤湿润的地方，栽植后浇足水和施足肥。每年冬季施足人粪尿或复合肥做基肥，春季追肥，适时灌水、除草。扦插25 d左右大部分的插穗已生根，此时减少洒水次数。

病虫害防治　间隔10～15 d喷1 500倍多菌灵或托布津，预防病虫害。病害有根腐病，注意排水，发现病根及时挖出；叶斑病，等量波尔多液喷洒；苗期立枯病，多菌灵200倍液防治。虫害有白粉虱、蚜虫、红蜘蛛等，地下害虫有蛴螬、蝼蛄等，诱杀。

【采收加工】 6～8月采叶，晒干。

【成分】 地上部分含酚、酸类：外消旋-儿茶酚（catechol），左旋-表儿茶酚（epicatechol），左旋-表没食子酰儿茶酚（epigallocate-chol），咖啡酸（caffeic acid），对香豆酸（*p*-coumaric acid），芥子酸（sinapic acid），阿魏酸（ferulic acid），并没食子酸（ellagic acid）等。黄酮类：槲皮素（quercetin），槲皮苷（quercitrin）[1]，槲皮素-3-β-D-吡喃半乳糖基-6″-没食子酸酯（quercetin-3-β-D-galactopyranosyl-6″-gallate），7，3′，4′-三甲基槲皮素（7，3′，4′-trimethylquercetin）。还含甾醇类：β-谷甾醇，豆甾醇，菠菜甾醇等[2]。

【药性】 微甘，平。

【功用主治】 清暑，健胃，调经。主治暑热眩晕，食滞纳呆，月经不调。

1.《内蒙古中草药》："清暑，健胃，调经。主治中暑，食滞，月经不调。"

2.《沙漠地区药用植物》："清暑热，益胸清心，调经，健胃。主治暑热眩晕，两目不清，胃气不和，滞食，月经不调。"

3.《长白山植物药志》："叶浸剂和煮剂对肺结核有效。"

【用法用量】 内服：煎汤，6～9 g；或长期代茶饮。

2943 金老梅花 jīn lǎo méi huā（《内蒙古中草药》）

【基原】 为蔷薇科委陵菜属植物金露梅 *Potentilla fru-*

rol)，β-谷甾醇-D-葡萄糖苷(β-sitosterol-D-glucoside)[1]。

地上部分含倍半萜内酯：8α-羟基-11α，13-二氢中美菊素C(8α-hydroxy-11α，13-dihydrozaluzanin C)，11α，13-二氢中美菊素C(11α，13-dihydrozaluzanin C)，中美菊素(zaluzanin)C。又含丁香烯(caryophyllene)，豆甾醇(stigmasterol)[2]。

【炮制】 取原药材，除去杂质，清水喷湿，稍润，切中段，干燥，筛去灰屑。

饮片性状　根、茎、叶、花混合的段状。根茎棕褐色，须根多数。茎圆柱形紫红色，常有棕色长毛。叶多皱缩或破碎，黄绿色，被有较密的土黄毛。头状花序细长。白色。瘦果长椭圆形，冠毛羽状，黄棕色。气微，味淡。

贮干燥容器内，置通风干燥处。

【药性】 甘、微苦，凉，归肺、肝经。

1.《纲目拾遗》："金边兔耳：味甘，淡。""兔耳一枝箭：性寒，味苦，入肺经。"

2.《福建药物志》："辛、微苦，平。"

【功用主治】 清热，凉血，利湿，解毒。主治虚劳骨蒸，肺痨咳血，崩漏，湿热黄疸，水肿，肺痈，肠痈，痈疽肿毒，瘰疬结核，跌打损伤，毒蛇咬伤。

1. 汪连仕《采药书》："入血分，止吐血，治肺痈。"

2.《纲目拾遗》："金边兔耳：治虚劳吐血。""兔耳一枝箭：行血凉血，清肺火。治吐血，劳伤，肺痈，肺痿，黄疸，心疼，跌打，风气，伤力，咳嗽咯血，肿毒。"

3.《全国中草药汇编》："清热解毒，消积散结，止咳，止血。主治上呼吸道感染，肺脓疡，肺结核咯血，黄疸，小儿疳积，消化不良，乳腺炎；外用治中耳炎，毒蛇咬伤。"

【用法用量】 内服：煎汤(包煎)，10～15 g；或研粉。外用：捣敷；或绞汁滴耳。

【选方】 1. 治骨蒸劳怯　兔耳一枝箭，蒸鸡服。(《纲目拾遗》)

2. 治咳嗽吐血　杏香兔耳风，煮猪肺食。(《湖南药物志》)

3. 治血崩　鲜杏香兔耳风 120 g，水煎，冲百草霜 3 g 服。(《福建药物志》)

4. 治肠痈、肺痈　白石南叶嫩脑 12 个，兔耳草 60 g。好酒煎服。(《纲目拾遗》引《慈航活人书》)

5. 治急性骨髓炎　杏香兔耳风 60 g，朱砂根、雪见草各 30 g。水煎服，渣外敷；慢性者加黄堇、筋骨草、蒲公英各 30 g。同煎服。(《浙江药用植物志》)

2939 金丝杜仲 jīn sī dù zhòng (《植物名实图考》)

【异名】 石小豆(《植物名实图考》)，棉杜仲(《云南中草药选》)，黄皮杜仲(《云南中草药》)，大叶金丝杜仲(《新华本草纲要》)。

【基原】 为卫矛科卫矛属植物云南卫矛的根及茎。

【原植物】 云南卫矛 *Euonymus yunnanensis* Franch.

常绿灌木，植株高可达 4 m。根圆柱形，橙黄色，根皮断面有弹性白丝。小枝圆柱形，灰绿色，折断后亦具弹性白丝；幼枝绿色，具棱。单叶对生，革质；叶片倒卵状长圆形至长椭圆形，长 4～13 cm，宽 3～6 cm，先端渐尖或短尖，边缘有细锯齿，基部宽楔形。聚伞花序腋生，花稀疏，总花梗长 1～3 cm，花大，绿白色，径约 2 cm；花盘扁平。蒴果红色，具 4 棱。种子黑色，有橙黄色假种皮。花期夏季。生于山坡疏林中或河谷石坡上。分布于云南。

【采收加工】 6～10 月采茎，鲜用或切段晒干；10～11 月采根，鲜用或切片晒干。

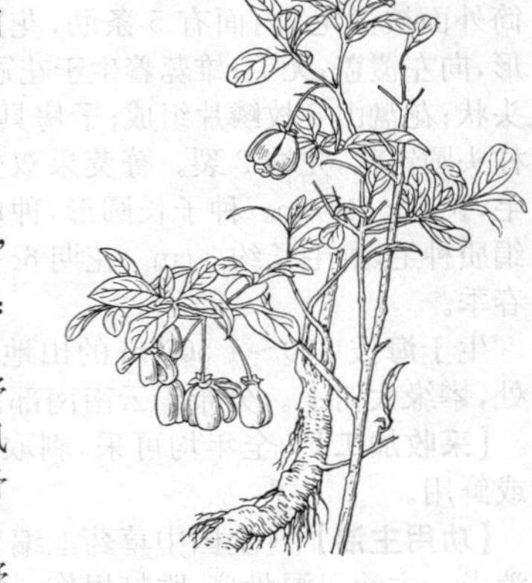

云南卫矛

【药性】 微苦、涩，温，有毒。

1.《云南中草药》："甘、淡、微涩，温，有毒。"

2.《全国中草药汇编》："微苦、涩，温。有毒。"

【功用主治】 活血舒筋，接骨止血。主治风湿痹痛，腰腿痛，跌打骨折，外伤出血。

1.《云南中草药》："舒筋活血，接骨止血。治风湿痛，刀枪伤。"

2.《全国中草药汇编》："祛风湿，散瘀消肿。主治跌打损伤，腰腿痛，风湿疼痛。"

【用法用量】 内服：煎汤，9～15 g；或浸酒。外用：研末撒或调敷。

2940 金丝桃果 jīn sī táo guǒ (《湖南药物志》)

【基原】 为藤黄科金丝桃属植物金丝桃 *Hypericum monogynum* L. 的果实。

【原植物】 参见"金丝桃"条。

【采收加工】 8～10 月果熟时采摘，鲜用或晒干。

【功用主治】 润肺止咳。主治虚热咳嗽，百日咳。

【用法用量】 内服：煎汤，6～10 g。

2941 金丝藤仲 jīn sī téng zhòng (《云南思茅中草药选》)

【异名】 银丝杜仲(《云南思茅中草药选》)，银光杜仲(《全国中草药汇编》)。

【基原】 为夹竹桃科长节珠属植物长节珠的茎皮或根皮。

【原植物】 长节珠 *Parameria laevigata* (Juss.) Moldenke [*Aegiphila laevigata* Juss.；*P. barbata* (Bl.) K. Schum.]　又名：节荚藤(《中国植物志》)。

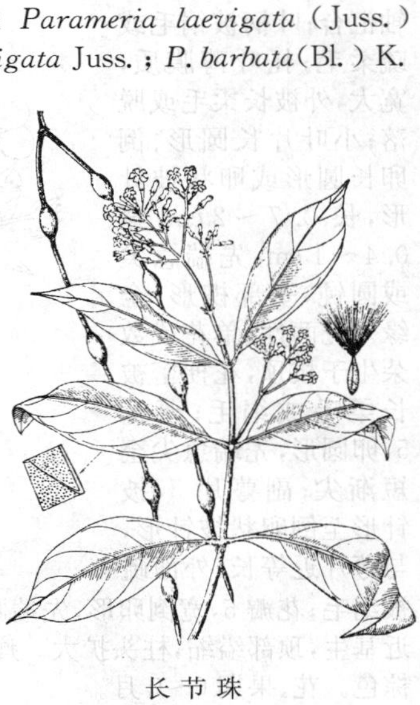

长节珠

木质攀缘藤本，长达 10 m。茎皮灰白色；全株具乳汁；枝条幼时被微毛，老时脱落。叶对生，薄纸质；叶片椭圆形或卵形，稀长圆状椭圆形，长 5～13 cm，宽 2～5 cm，无毛，先端钝或渐尖，基部阔楔形或圆形，有透明腺点；叶柄间及叶腋内具小腺体；侧脉每边

2935 **金橘根** jīn jú gēn（《闽东本草》）

【异名】 寿星柑根（《四川中药志》）。

【基原】 为芸香科金橘属植物金橘 *Fortunella margarita*（Lour.）Swingle、金弹 *F. crassifolia* Swingle、金柑 *F. japonica*（Thunb.）Swingle 的根。

【原植物】 参见"金橘"条。

【采收加工】 7～10 月采挖，鲜用或切片晒干。

【成分】 根含挥发油[1]。

【药性】 酸、苦，温。

1.《四川中药志》1960 年版："酸、甘，温，无毒。"

2.《全国中草药汇编》："辛、苦，温。"

【功用主治】 行气止痛，化痰散结。主治胃脘胀痛，疝气，产后腹痛，子宫下垂，瘰疬初起。

1.《四川中药志》1960 年版："行血，散瘰疬，顺气化痰。治胃痛，九子疡初起未溃由于气滞者。"

2.《全国中草药汇编》："健脾，理气。主治水肿，胃气痛，疝气，脱肛，产后气滞腹痛，子宫脱垂。"

【用法用量】 内服：煎汤，3～9 g，鲜品 15～30 g。

【宜忌】 气虚火旺者慎服。

【选方】 1. 治胃痛　金橘根 18 g，猪肚一个。以汤、红酒各半炖服（小儿减半）。忌韭菜。

2. 治疝气　金橘根 60 g，枳壳 15 g，小茴根 30 g。酒适量，炖服。外用马鞭草适量捣烂敷患部。或用金橘根 15 g，小樟根 30 g，猪小肠 90 g，用醋炒后，水煎服。或用金橘根 15 g，蕺菜根、樟根各 9 g，炖汤加白烧酒适量冲服。

3. 治产后小腹痛　金橘根 12 g，炖红酒服。

4. 治子宫下垂　金橘根 90 g，生黄精 30 g，小茴根 60 g，猪小肚一个。水、酒各半炖，分二次服。

5. 治下消　取（金橘）鲜根 30 g，猪赤肉 90 g。开水 250 ml，冲炖服。（1～5 方出自《闽东本草》）

2936 **金橘露** jīn jú lù（《纲目拾遗》）

【基原】 为芸香科金橘属植物金橘 *Fortunella margarita*（Lour.）Swingle、金弹 *F. crassifolia* Swingle、金柑 *F. japonica*（Thunb.）Swingle 的果实蒸馏液。

【原植物】 参见"金橘"条。

【药性】《中国医学大辞典》："甘苦。"

【功用主治】《中国医学大辞典》："舒肝，和中，理肝气，解郁结，和脾胃，进饮食，止呕吐，除痰水。"

【用法用量】 内服：炖温，20～60 ml。

2937 **金礞石** jīn méng shí（《中药志》）

【异名】 烂石、酥酥石（《中药志》）。

【基原】 为变质岩类云母片岩的风化物蛭石片岩或水黑云母片岩。

【原矿物】 1. 蛭石片岩 Vermiculite Schist

主要由鳞片状矿物蛭石组成，次要矿物为水黑云母，含有少量普通角闪石、石英。鳞片细小，断面可见到层状，显微镜下薄片具明显定向排列。为鳞片变晶结构；片状构造。片岩颜色较淡，呈淡棕色或棕黄色。金黄色光泽。质较软，易碎，碎片主呈小鳞片状。

2. 水黑云母片岩 Hydrobiotite Schist

主要由鳞片状矿物水黑云母组成，次要矿物为蛭石，含有少量普通角闪石、石英。为鳞片变晶结构；片状构造。片岩颜色较深，呈黄褐色或深铁黄色。金黄色或银白色光泽。体轻，质软，易碎，碎后如麦麸。

分布于河北、山西、河南、陕西等地。

【采收加工】 全年可采，挖出后去掉杂石。

【药材】 金礞石 *Lapis Micae Aureus*　主产于河南、山西、河北。

【炮制】 参见"青礞石"条。

饮片性状　金礞石为不规则块状或粉末，棕黄色，带有耀眼的金黄色光泽，质脆，易碎，气微，味淡。煅金礞石为粉末状，黄褐色，闪金星更明显，无臭，无味。

贮干燥容器内，置干燥处，防尘。

【药性】 甘、咸，平。归肺、心、肝经。

【功用主治】 坠痰下气，平肝镇惊。主治顽痰咳喘，癫痫发狂，烦躁胸闷，惊风抽搐。

【用法用量】 内服：入丸、散，3～6 g；煎汤，10～15 g，布包。

【宜忌】 虚弱之人及孕妇禁服。

2938 **金边兔耳** jīn biān tù ěr（《纲目拾遗》）

【异名】 兔耳草（《慈航活人书》），兔耳箭、金茶匙（汪连仕《采药书》），小鹿衔、银茶匙、忍冬草、月下红（《百草镜》），兔耳一枝箭、一枝箭（《纲目拾遗》），天青地白、毛马香、牛眼珠草（《湖南药物志》），一枝香、猪心草、兔耳金边草（《浙江民间常用草药》），朝天一柱香、大种巴地香（《贵州草药》），兔耳一支香、四叶一支香（《全国中草药汇编》），兔儿风（《湖北中草药志》）。

【基原】 为菊科兔儿风属植物杏香兔耳风的全草。

【原植物】 杏香兔耳风 *Ainsliaea fragrans* Champ. 又名：白走马胎、金边兔耳草（《中国高等植物图鉴》）。

多年生草本，高 30～60 cm。具匍匐状短根茎。茎直立，被棕色长毛，不分枝。叶 5～10 枚，基生；叶柄长 3～10 cm，有毛；叶片卵状长椭圆形，长 3～10 cm，宽 2～5 cm，先端圆钝，基部心形，全缘或呈波状，有时疏生刺状齿，上面绿色，下面有时紫红色，被棕色长毛。头状花序多数，排成总状；总苞细管状，长约 15 mm；总苞片数层，外层较短，卵状狭椭圆形，内层披针形，先端尖锐；花筒状，白色，稍有杏仁气味。瘦果倒披针状长圆形，栗褐色，扁平，有纵条纹及细毛；冠毛羽毛状，棕黄色。花期 9～10 月。

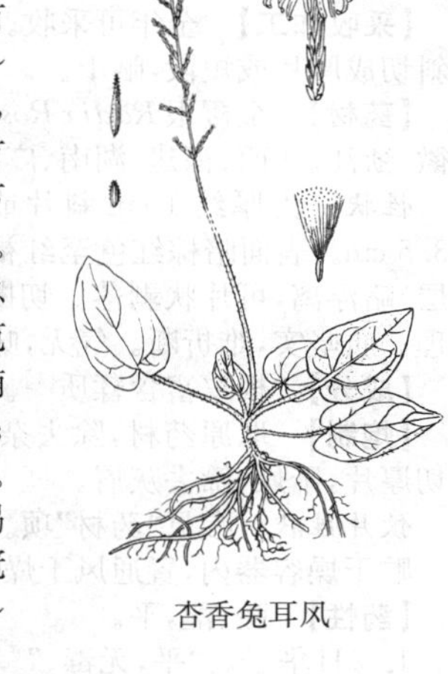

杏香兔耳风

生于山坡灌木林下、沟边草丛等处。分布于江苏、浙江、福建、江西、湖南、广东、台湾等地。

【采收加工】 5～8 月采收，鲜用或切段晒干。

【成分】 全草含无羁萜酮（friedelin），表无羁萜醇（epi-friedelinol），羊齿烯醇（fernenol），三十二烷酸（dotriacontanoic acid），二十六醇（hexacosanol），β-谷甾醇（β-sitoste-

4. 治金疮出血　金樱叶三两，桑叶一两，嫩苎叶一两。上捣烂敷。若欲致远，阴干作末，敷上帛缚，止血口合。(《永类钤方》军中一捻金散)

5. 治汤火伤　金樱叶焙干为末，调麻油涂患处，欲愈时加入鳖甲末。(《闽东本草》)

2931 金樱花 jīn yīng huā (《日华子》)

【基原】 为蔷薇科蔷薇属植物金樱子 *Rosa laevigata* Michx. 的花。

【原植物】 参见“金樱子”条。

【采收加工】 4～6月采收将开放的花蕾，干燥。

【药材】 金樱花 *Flos Rosae Laevigatae* 　产于江苏、安徽、浙江、江西、福建、湖南、广东、广西等地。

性状　花蕾呈球形或卵形，花托倒卵形与花萼基部相连，表面绿色具直刺。萼片5，卵状披针形，黄绿色，伸展。花瓣5，白色或淡棕色，倒卵形。雄蕊多数，雌蕊多数。气微香，味微苦涩。

【药性】 酸、涩，平。

1.《日华子》：“平。”

2.《本草药性大全》：“无毒。”

【功用主治】 涩肠，固精，缩尿，止带。主治久泻，久痢，遗精，尿频，遗尿，带下。

1.《日华子》：“止冷热痢，杀寸白、蛔虫。和铁粉研，拔白发敷之，再出黑者。”

2.《现代实用中药》：“治遗精，遗尿，小便频数，慢性肠卡他久泄泻，慢性衰弱性虚汗出，及妇人子宫内膜炎分泌带下。”

【用法用量】 内服：煎汤，3～9 g。

2932 金樱根 jīn yīng gēn (《日华子》)

【异名】 金樱蔃、脱骨丹(《生草药性备要》)。

【基原】 为蔷薇科蔷薇属植物金樱子 *Rosa laevigata* Michx. 的根或根皮。

【原植物】 参见“金樱子”条。

【采收加工】 全年可采收。挖取根部，除去幼根，趁新鲜斜切成厚片或短段，晒干。

【药材】 金樱根 *Radix Rosae Laevigatae* 　产于江苏、安徽、浙江、江西、福建、湖南、广东、广西等地。

性状　为厚约1 cm斜片或长3～4 cm短段，直径1～3.5 cm。表面暗棕红色至红褐色，有细纵条纹，外皮(木栓层)略浮离，可片状剥落。切断面棕色，具明显的放射状纹理。质坚实，难折断。气无，味涩微甘。

【成分】 根皮富含鞣质[1]。

【炮制】 取原药材，除去杂质，放水中略泡，洗净，润透，切厚片，干燥，筛去灰屑。

饮片性状　参见“药材”项。

贮干燥容器内，置通风干燥处。

【药性】 酸、涩，平。

1.《日华子》：“平，无毒。”

2.《纲目》：“酸，涩，平。”

【功用主治】 固精，涩肠，止血，活血。主治遗精，遗尿，久泻，久痢，吐血，便血，崩漏，带下，白浊，脱肛，子宫下垂，跌打损伤。

1.《日华子》：“治寸白虫。”

2.《纲目》：“止滑痢，化骨鲠。”

3.《生草药性备要》：“洗疳疔、痔疮。”

4.《本草求原》：“治阳虚脱肛。”

5.《分类草药性》：“治月经不调，遗精。”

6.《岭南采药录》：“(治)内伤吐血，止牙痛。”

7.《浙江药用植物志》：“活血止血，收涩解毒。主治跌打损伤，腰腿酸痛，慢性腹泻，子宫脱垂，乳糜尿。”

【用法用量】 内服：煎汤，15～60 g。外用：捣敷；或煎水洗。

【选方】 1. 治遗精　金樱子根60 g，五味子9 g。和猪精肉煮服之。(《岭南采药录》)

2. 治小儿遗尿　金樱子根15～30 g，鸡蛋1枚。同煮，去渣。连蛋带汤服。(《湖南药物志》)

3. 治妇女崩漏　金樱根60 g，龙芽草30 g。水煎，每日分2次服。(《广西民间常用中草药手册》)

4. 治久痢，久泻　鲜金樱根及枸骨根各30 g。红、白糖各少量，水煎服，每日1剂。服后如有头昏、气喘等副作用，可服用盐水解除。(《江西草药》)

5. 治大便下血　①金樱根60 g，同猪胃或猪瘦肉煮服。(《战备草药手册》)　②金樱根、荔枝草各30 g，炒槐角15 g。煎服。(《安徽中草药》)

2933 金橘叶 jīn jú yè (《本草再新》)

【基原】 为芸香科金橘属植物金橘 *Fortunella margarita* (Lour.) Swingle、金弹 *F. crassifolia* Swingle、金柑 *F. japonica* (Thunb.) Swingle 的叶。

【原植物】 参见“金橘”条。

【采收加工】 5～10月采叶，除去叶柄，晒干。

【成分】 叶含维生素C[1]。

【功用主治】 舒肝解郁，理气散结。主治噎膈，瘰疬，乳房结块。

1.《本草再新》：“舒肝郁肝气，开胃气，散肺气。治瘟噎瘰疬。”

2.《浙江药用植物志》：“舒肝解郁，理气散结。治噎膈瘰疬。”

【用法用量】 内服：煎汤，3～9 g。

【宜忌】 气虚者慎用。不宜多服、久服。

《本草再新》：“多用散气。”

2934 金橘核 jīn jú hé (《本草再新》)

【异名】 金橘子(《闽东本草》)。

【基原】 为芸香科金橘属植物金橘 *Fortunella margarita* (Lour.) Swingle、金弹 *F. crassifolia* Swingle、金柑 *F. japonica* (Thunb.) Swingle 的种子。

【原植物】 参见“金橘”条。

【采收加工】 9～10月果实成熟时采摘，除去果皮、果瓤，留取种子晒干。

【药性】 《本草再新》：“味酸、辛，性平，无毒。入肝、肺二经。”

【功用主治】 化痰，理气，散结，止痛。主治喉痹，瘰疬结核，疝气，睾丸肿痛，乳房结块。

《本草再新》：“治目疾、喉痹，消瘰疬结核。”

【用法用量】 内服：煎汤，6～9 g。

【选方】 治睾丸垂大　金橘子6 g，碧朴草9 g。炖白酒，日服2次。(《闽东本草》)

型57-4株、乙型Lee株、丙型1233株和丁型仙台株也有作用[3]

4. 抗氧化作用　金樱子多糖能显著清除超氧阴离子自由基，抑制羟自由基对细胞膜的破坏而引起的溶血和脂质过氧化产物的形成，具有显著的抗氧化作用[4]。

【炮制】 1. 金樱子　取原药材，除去杂质，洗净，略浸，润透，纵切成两瓣，除去毛、核，干燥。

2. 蜜金樱子　取炼蜜，用适量开水稀释后，加入金樱子拌匀，闷透，置锅内，用文火加热，炒至表面红棕色，不粘手为度，取出放凉。每金樱子100 kg，用炼蜜20 kg。

3. 炒金樱子　取金樱子肉，置锅内，用中火炒至微黑，取出放凉。炒后可避免服后腹痛。

4. 麸炒金樱子　取金樱子用麸炒法炒至黄色为度，取出放凉。麸炒金樱子涩肠止泻作用较佳。

5. 烫金樱子　先将沙炒热，加入金樱子炒至皮臌胀，呈紫红色，去沙洗净，晒干。

6. 盐金樱子　取金樱子肉，加入盐水拌匀，闷润，待吸尽盐水后，蒸2～3 h，取出干燥。盐金樱子缩尿、固精之力较强。

饮片性状　金樱子参见“药材”项。蜜金樱子形如金樱子，表面暗棕色，味甜，有蜜香气。炒金樱子形如金樱子，表面棕褐色微黑。麸炒金樱子形如金樱子，表面深黄色。烫金樱子形如金樱子，表面红紫色，皮微胀。盐金樱子形如金樱子，表面暗红棕色，味兼微咸。

贮干燥容器内，蜜金樱子、炒金樱子、麸炒金樱子、烫金樱子、盐金樱子密闭，置通风干燥处。

【药性】 酸、涩，平。归脾、肾、膀胱经。

1.《开宝本草》：“味酸涩，平温，无毒。”

2.《滇南本草》：“入脾、肾二经。”

3.《纲目》：“味酸、涩，平。”

4.《雷公炮制药性解》：“入脾、肺、肾三经。”

5.《本草经疏》：“入足太阳、手阳明，兼入足少阴经。”

6.《本草求原》：“入肝、肺、大肠经。”

【功用主治】 固精，缩尿，涩肠，止带。主治遗精，滑精，遗尿，尿频，久泻，久痢，白浊，带下，崩漏。

1.《别录》：“止遗泄。”

2.《蜀本草》：“疗脾泄下痢，止小便利，涩精气。久服，令人耐寒轻身。”

3.《本草元命苞》：“补虚劳，益气。”

4.《滇南本草》：“治日久下痢，血崩带下，涩精遗泄。”

5.《本草药性大全》：“善止咳嗽。”

6.《医学入门》：“久服养精益肾，调和五脏。”

7.《本草正》：“止吐血、衄血，生津液，收虚汗，敛虚火，益精髓，壮筋骨，补五脏，养血气，平咳嗽，定喘急，疗怔忡惊悸，止脾泄、血痢及小水不禁。”

8.《本草新编》：“涩精滑，止梦遗、遗尿、杀寸白虫。”

【用法用量】 内服：煎汤，9～15 g；或入丸、散，或熬膏。

【宜忌】 有实火、邪热者慎服。

1.《医学入门》：“中寒有痞者禁服。”

2.《本草经疏》：“泄泻因于火热暴注者不宜用；小便不禁及精气滑脱因于阴虚火炽而得者不宜用。”

【选方】 1. 治梦遗，精不固　金樱子十斤，剖开去子毛，于木臼内杵碎，水二斗，煎成膏子服。（《明医指掌》金樱子膏）

2. 治精滑梦遗、小便后遗沥　金樱子、鸡头肉各一两，白莲花蕊、煅龙骨各半两。上为末，糊丸梧桐子大，每服七十丸，空心盐汤下。（《古今医统》金樱子丸）

3. 治脾泄下利，止小便利，涩精气　金樱子经霜后，以竹夹子摘取，劈为两片，去其子，以水淘洗过，烂捣，入大锅以水煎，不得绝火，煎约水耗半，取出澄滤过，仍重煎似稀饧。每服取一匙，再暖酒一盏，调服。（《寿亲养老新书》金樱子煎）

4. 治久虚泄泻下痢　金樱子（去外刺和内瓤）30 g，党参9 g。水煎服。（《泉州本草》）

5. 治白浊　金樱子（去子，洗净，捣碎，入瓶中蒸令熟，用汤淋之，取汁慢火熬成膏）、芡实肉（研为粉）各等分。上以前膏同酒糊和芡粉为丸，如梧桐子大。每服三十丸酒吞，食前服。一方用妇人乳汁丸为妙。一方盐汤下。（《仁存堂经验方》水陆二仙丹）

6. 治久咳　鲜金樱子90～120 g，水煎，早、晚饭前各服1次。（《天目山药用植物志》）

【各家论述】 1.《本草经疏》：“十剂云，涩可去脱，脾虚滑泄不禁，非涩剂无以固之，膀胱虚寒则小便不禁，肾与膀胱为表里，肾虚则精滑，时从小便出。此药气温味酸涩，入三经而收敛虚脱之气，故能主诸证也。”

2.《本草新编》：“金樱子，世人竞采以涩精，谁知精滑非止涩之药可止也。遗精梦遗之症，皆尿窍闭而精窍开，不兼用利水之药以开尿窍，而仅用涩精之味以固精门，故愈涩而愈遗也。所以用金樱子，必须兼用芡实、山药、莲子、薏仁之类，不单止遗精而精滑反涩，用涩于利之中，用补于遗之内，此用药之秘，而实知药之深也。”

2930 金樱叶 jīn yīng yè（《纲目》）

【异名】 塘莺蘯（《生草药性备要》）。

【基原】 为蔷薇科蔷薇属植物金樱子 *Rosa laevigata* Michx. 的叶。

【原植物】 参见“金樱子”条。

【采收加工】 全年均可采收，多鲜用。

【成分】 含鞣质：原矢车菊素（procyanidin）B-3，长梗马兜铃素（pedunculagin），蛇含鞣质（potentillin），仙鹤草酸（agrimonic acid）A，仙鹤草素（agrimoniin），金樱子鞣质（laevigatin）C，右儿茶素（catechin），木麻黄鞣亭（casuarictin）[1]。

【药性】 苦、涩，平。

1.《生草药性备要》：“味辣，性平。”

2.《四川中药志》1979年版：“苦、涩，平。”

【功用主治】 清热，解毒，生肌，止血。主治痈肿疔疮，溃疡，烫伤，创伤出血。

1.《纲目》：“主治痈肿，金疮出血。”

2.《生草药性备要》：“去热消毒，洗疳疮。”

3.《湖南药物志》：“通经活血，消肿利水，生肌止痛。主治痢疾，妇女崩漏，赤白带，月经闭滞，恶露不绝。”

4.《浙江药用植物志》：“外治疮疖，烫伤。”

【用法用量】 外用：捣敷；或研末撒。内服：煎汤，9 g。

【选方】 1. 治痈肿　（金樱子）嫩叶研烂，入少盐涂之，留头泄气。（《纲目》）

2. 治疔，鱼口　金樱叶、野花椒叶，共捣烂，敷患处。（江西《草药手册》）

3. 治溃疡久不愈合　鲜金樱叶适量，捣烂敷于患处，日换一二次。（《江西民间草药验方》）

生于海拔 100～1 600 m 的向阳的山野、田边、溪畔灌木丛中。分布于江苏、浙江、安徽、福建、江西、河南、湖北、湖南、广东、广西、海南、四川、贵州、云南、陕西、台湾等地。

本植物的叶（金樱叶）、花（金樱花）、根或根皮（金樱根）亦供药用，另设专条。

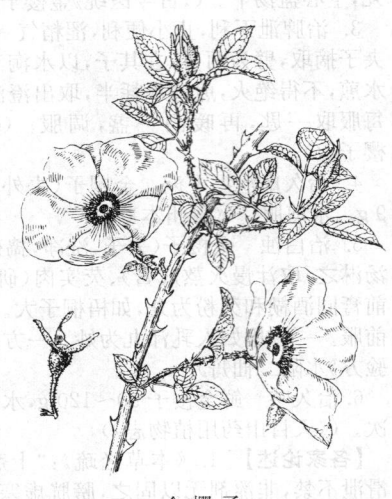

金樱子

【栽培】 生物学特性 喜温暖干燥的气候。以排水良好、疏松、肥沃的砂质壤土栽培为宜。

繁殖方法 种子繁殖或扦插繁殖，以扦插繁殖为主。种子繁殖：冬季用新鲜的种子播种，按 30 cm 行距开浅沟，种子均匀撒入沟里，覆土 1.5 cm。第二年春季出苗，出苗后注意管理，一般苗期每年锄草 3～4 次，追肥 2 次，育苗 2～3 年后，春季移栽。扦插繁殖：在春季发芽前，选健壮的母株，剪取一至二年生枝条作为插条，长 12～15 cm，斜插于砂床中，压紧，浇水，保持经常湿润，盖以芦帘遮荫。约经 2 个月即可生根发芽。至翌年 2～3 月或 9～10 月间移栽。按行、株距各 40～60 cm 开穴，每穴栽种 1 株，覆土压实，浇水。

田间管理 苗床内需浇水保持经常湿润，注意遮荫。移植后需浇水，成活后还需浇水 2～3 次。每年松土、除草 3～4 次，并结合培土。春、秋各施肥 1～2 次。

【采收加工】 10～11 月间，果实红熟时采摘，晾晒后放入桶内搅拌，擦去毛刺，再晒至全干。

【药材】 金樱子 *Fructus Rosae Laevigatae* 主产于江苏、浙江、湖北、安徽、江西、福建、湖南、广东、广西等地。

性状 本品为花托发育而成的假果，呈倒卵形，长 2～3.5 cm，直径 1～2 cm。表面红黄色或红棕色，有突起的棕色小点，系毛刺脱落的残基。顶端有盘状花萼残基，中央有黄色柱基，下部渐尖。质硬。切开后，花托壁厚 1～2 mm，内有多数坚硬的小瘦果，内壁及瘦果均有淡黄色绒毛。无臭，味甘、微涩。

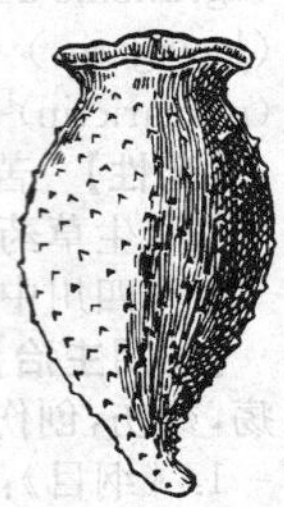

金樱子（果实）外形

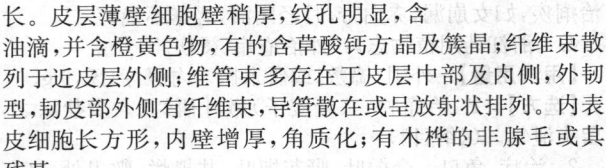

鉴别 （1）花托壁横切面：外表皮细胞类方形或略径向延长，外壁及侧壁增厚，角质化；表皮上的刺痕纵切面细胞径向延长。皮层薄壁细胞壁稍厚，纹孔明显，含油滴，并含橙黄色物，有的含草酸钙方晶及簇晶；纤维束散列于近皮层外侧；维管束多存在于皮层中部及内侧，外韧型，韧皮部外侧有纤维束，导管散在或呈放射状排列。内表皮细胞长方形，内壁增厚，角质化；有木栓的非腺毛或其残基。

花托粉末特征：淡肉红色。非腺毛单或多细胞，长 505～1 836 μm，直径 16～31 μm，壁木化或微木化，表面常有略弯曲的斜条纹，胞腔内含黄棕色物。表皮细胞多角形，壁厚，内含黄棕色物。草酸钙方晶多见，长方形或不规则形，直径 16～39 μm；簇晶少见，直径 27～66 μm。螺纹、网纹、环纹及具缘纹孔导管直径 8～20 μm。薄壁细胞多角形，木化，具纹孔，含黄棕色物。纤维梭形或条形，黄色，长至 1 071 μm，直径 16～20 μm，壁木化。树脂块不规则形，黄棕色，半透明。

（2）取本品粉末 5 g，加水 50 ml，置 60 ℃水浴上加热 15 min，立即滤过。取滤液 1 ml，加碱性酒石酸铜试液 4～5 滴，在水浴中加热 5 min，生成红棕色沉淀；另取滤液 1 ml，加 1%三氯化铁溶液 1～2 滴，即显暗紫色。

（3）取（2）项下剩余的滤液 2 ml，置具塞试管中，用力振摇 1 min，产生大量蜂窝状泡沫，放置 10 min，泡沫无明显消失（检查皂苷）。

品质标志 《中华人民共和国药典》2005 年版规定：照分光光度法测定，本品金樱子肉含金樱子多糖以葡萄糖（$C_6H_{12}O_6$）计，不得少于 25.0%。

【成分】 果实含枸橼酸（citric acid），苹果酸（malic acid）[1]，laevigatanoside A[2]，齐墩果酸（oleanolic acid），熊果酸（ursolic acid），β-谷甾醇（β-sitosterol），胡萝卜苷（daucosterol），23-hydroxytormentic acid，23-hydroxytormentic acid，tormentic acid，山柰酚-3-O-β-D-〔6″-O-(E)-对香豆酰基〕吡喃葡萄糖苷｛kaempferol-3-O-β-D-〔6″-O-(E)-*p*-coumaroyl〕glucopyranoside｝等[2,3]。

果皮含多种水解型鞣质：金樱子鞣质（laevigatin）A、B、C、D、E、F、G，仙鹤草素（agrimoniin），前矢车菊素（procyanidin）B-3，地榆素（sanguiin）H-4，长梗马兜铃素（pedunculagin），蛇含鞣质（potentillin），仙鹤草酸（agrimonic acid）A 和 B[4,5]。

地上部分含三萜化合物：常春藤皂苷元（hederagenin），熊果酸，齐墩果酸，2α-羟基熊果酸甲酯（methyl 2α-hydroxyursolate），2α-甲氧基熊果酸甲酯（methyl 2α-methoxyursolate），委陵菜酸甲酯（methyl tormentate），11α-羟基委陵菜酸甲酯（methyl 11α-hydroxytormentate），野鸦椿酸甲酯（methyl euscaphate），委陵菜酸-β-D-吡喃葡萄糖酯苷（tormentic acid β-D-glucopyranosyl ester），委陵菜酸-6-甲氧基-β-D-吡喃葡萄糖酯苷（tormentic acid-6-methoxy-β-D-glucopyranosyl ester），野鸦椿酸-β-D-葡萄糖酯苷（euscaphic acid-β-D-glucopyranosy lester）。甾醇类：谷甾醇-β-D-吡喃葡萄糖苷（sitosteryl-β-D-glucopyranoside），7-氧谷甾醇-β-D-吡喃葡萄糖苷（7-oxysitosteryl-β-D-glucopyranoside），7-羟基谷甾醇-3-O-β-D-吡喃葡萄糖苷（7-hydro xysitosteryl-3-O-β-D-glucopyranoside），豆甾-3α，5α-二醇-3-O-β-D-吡喃葡萄糖苷（stigmasta-3α，5α-diol-3-O-β-D-glucopyranoside）[6]。

【药理】 1. 对泌尿系统的影响 金樱子水提物 6 g/kg 灌胃，能使腹下神经制备尿频模型大鼠排尿次数减少，排尿间隔时间延长，每次排尿增多[1]。

2. 对平滑肌的作用 金樱子水提取物能抑制家兔离体空肠平滑肌的自主收缩，拮抗乙酰胆碱、氯化钡引起的家兔空肠平滑肌、大鼠离体膀胱平滑肌的痉挛性收缩，拮抗去甲肾上腺素引起的家兔离体胸主动脉条收缩反应，对上述 3 种平滑肌的抑制作用均呈显著性的量效关系[1]。

3. 抗病原体作用 金樱子含鞣质，用平碟法作抑菌试验，25%根煎剂对金黄色葡萄球菌、大肠杆菌有很强的抑制作用，对铜绿假单胞菌也有效[2]。鸡胚试验证明，金樱子煎剂对流感病毒 PR_8 株抑制作用很强，而且对亚洲甲

【选方】 1. 治白带 金丝带15 g,豆腐500 g,白糖200 g。炖热食。

2. 治外伤出血 金丝带、天蓬草、石霜各等量。共研细粉,撒敷伤处。(1、2方出自《陕西中草药》)

2928 金精石 jīn jīng shí (《纲目》)

【异名】 金星石(《嘉祐本草》),金晶石(《中药志》)。

【基原】 为硅酸盐类水云母-蛭石族矿物水金云母-水黑云母,或蛭石。

【原矿物】 1. 水金云母-水黑云母 Hydrophlogopite Hydrobiotite

晶体结构属单斜晶系。单体呈板柱状、板片状、片状(为云母之假象),集合体呈粒块状或鳞片状;嵌生于岩石中,或经破碎而散布于岩石风化壳和山麓堆积物中。褐黄、黄褐、金黄、青铜等色,有时带绿、黑、红等色调。条痕无色、灰白或淡黄灰色。油脂状或珍珠状光泽。一组解理完全,可依之折成碎片;薄片微具弹性或无弹性而具挠性。硬度1～1.5。相对密度2.4～2.7。未变化的金云母-黑云母则呈玻璃-珍珠状光泽。解理片具弹性,硬度2～3,相对密度2.8～3.4,它可局部残留在水金云母-水黑云母中,甚至残留在蚀变形成的大块蛭石的内部。

2. 蛭石 Vermiculite 又名:猫金。

受热具有独特的体积膨胀性能;层间水分子受热至气化,使层片迅速撑开,片裂并弯曲呈水蛭状;灼烧后呈现银白色调的金属光泽,体积增大15～25倍不等,相对密度降到0.6～0.9,水化程度越高,阳离子交换能力越强,可溶物的溶出性也随之增大,更易被酸溶解。

水金云母-水黑云母及蛭石,广泛分布于全国各地含蚀变云母或风化云母的岩石中。古代产地为山西、安徽、福建、山东、湖北、陕西等地,今仍有产出。近年主产区为河北、山西、内蒙古、山东、河南、湖南、四川等地。

【采收加工】 全年可采。

【药材】 金精石 *Vermiculitum* 主产于河南、山东、山西、四川、湖南、河北、内蒙古。

性状 本品为片状集合体,多呈不规则扁块状,有的呈六角形板状。厚0.2～1.2 cm,褐黄色或褐色。表面光滑,有网状纹理。似金属光泽。质软,用指甲可刻划成痕,切开后,断面呈明显层片状,可层层剥离,薄片光滑,不透明。无弹性,具挠性。气微,味淡。

鉴别 (1) 透射偏光镜下:薄片中从无色至浅褐黄色;低正突起;具多色性和吸收性,$NgNm$为浅褐黄色;Np近于无色;$NgNm > Np$;解理完全。干涉色达到Ⅲ级黄,但常受矿物本身的颜色干扰;近于平行消光;正延长符号。二轴晶;正光性。

(2) 取本品2～3块碎片,置于灼热铁片上,即发生急速膨胀而层裂,有的卷曲,色泽变淡,密度迅速下降,可浮于水面上(检查蛭石)。

(3) 取本品粗粉0.2 g,加稀盐酸5 ml,振摇,滤过。取滤液1 ml,加硫氰酸铵试液2滴,即显血红色(检查铁盐)。取滤液2 ml,加亚铁氰化钾试液1～3滴,即生成蓝色沉淀,分离;取上清液,加氯化铵试液6滴,再滴加氨试液,边加边搅拌,直至溶液混浊时为止,再加热近沸立即通入硫化氢至生成沉淀,分离。取上清液加硝酸5滴,煮沸,加氢氧化钠试剂,生成白色沉淀,分离;沉淀分成两份:一份加过量氢氧化钠试液,沉淀不溶;另一份加碘试液,沉淀转成红棕色(检查镁盐)。取上述蓝色沉淀,加硝酸8～10滴,加热使溶解,加水6滴,加氢氧化钠试液,即生成白色胶状沉淀,分离,沉淀在过量的氢氧化钠试液中溶解(检查铝盐)。

【成分】 金精石的化学组成变化很大,主要有氧化硅(SiO_2)、氧化镁(MgO)、氧化铝(Al_2O_3)、氧化铁(Fe_2O_3)、氧化亚铁(FeO)以及水。另外还含有钛、钡等杂质[1]。

【炮制】 1. 金精石 取原药材,去净泥土和杂质,洗净,干燥。砸成碎片或碾成粉末。

2. 煅金精石 取净金精石,置适宜容器内,用无烟武火加热煅至红透,取出,放凉。碾成粉末。

3. 醋淬金精石 取净金精石,装入罐中,置武火上煅至红透,趁热倾入醋中淬透,冷后研碎。每净金精石100 kg,用醋25 kg。

饮片性状 金精石参见"药材"项。煅金精石呈粉末状,表面有黄色无光的斑点,体轻,质酥松,无光泽。醋淬金精石形如煅金精石,具有酸醋气味。

贮干燥容器内,置干燥处,防尘。

【药性】 咸,寒。归心、肝、肾经。

1.《嘉祐本草》:"寒,无毒。"

2.《纲目》:"甘寒。"

3.《四川中药志》1960年版:"性寒,味咸,有小毒。入心、肝、肾三经。"

【功用主治】 镇心安神,止血,退翳。主治心悸怔忡,失眠多梦,吐血,嗽血,目翳。

1.《嘉祐本草》:"主肺脾壅毒及主肺损吐血嗽血,下热涎,解众毒。"

2.《本草衍义》:"治大风疾。"

3.《纲目》:"水磨少许服,镇心神不宁,亦治骨哽。"

4.《纲目拾遗》:"去翳明目。"

【用法用量】 内服:入丸、散,每日3～6 g。外用:水飞点眼。

【宜忌】 《四川中药志》1960年版:"心气虚,无惊邪者忌用。"

【选方】 1. 治心神不宁,心跳失眠 金精石,水磨少许服之。

2. 治眼疾翳障 金精石1.5 g,石决明2.4 g,蒺藜12 g,水煎服。(1、2方出自《山西中草药》)

2929 金樱子 jīn yīng zǐ (《雷公炮炙论》)

【异名】 刺榆子(《蜀本草》),刺梨子(《开宝本草》),金罂子(《梦溪笔谈》),山石榴(《奇效良方》),山鸡头子(《纲目》),糖罐(《植物名实图考长编》),灯笼果(《药材学》),蜂糖罐、槟榔果(《贵州民间方药集》),螳螂果、糖刺果(《广西中药志》)。

【基原】 为蔷薇科蔷薇属植物金樱子的果实。

【原植物】 金樱子 *Rosa laevigata* Michx.

常绿攀缘灌木,高约5 m。茎无毛,有钩状皮刺和刺毛。羽状复叶,叶柄和叶轴具小皮刺和刺毛;托叶披针形,与叶柄分离,早落。小叶革质,通常3,稀5,椭圆状卵形或披针状卵形,长2.5～7 cm,宽1.5～4.5 cm,先端急尖或渐尖,基部近圆形,边缘具细齿状锯齿,无毛,有光泽。花单生于侧枝顶端,花梗和萼筒外面均密被刺毛;萼片5;花瓣5,白色;雄蕊多数;心皮多数,柱头聚生于花托口。果实倒卵形,紫褐色,外面密被刺毛。花期4～6月,果期7～11月。

可治之。盖此药为纯补之味，而又善消火毒，无奈世人以其消毒去火而不肯多用，遂至无功，而且轻变重而重变死也。若能多用，何不可夺命于须臾，起死于顷刻哉？诚以金银花少用则力单，多用则力厚而功臣也。故疮疡一门，舍此味无第二品也。所以疮疡初起，必用金银花，可以止痛；疮疡溃脓，必用金银花，可以去眩；疮疡收口，必用金银花，可以起陷。然此犹补阳症之疮疡也。若阴症初生，背必如山之重，服金银花而背轻矣；阴症溃脓，心如火焚，必服金银花而心凉矣；阴症收口，疮如刀割，必服金银花而皮痒矣。然此犹症而无大变也。苟痛痒之未知，昏溃之罔察，内可调其肺肝，外可窥其皮骨，饮而不欲，食之而不知，惟金银花与人参大剂治之，亦可以夺命而返魂也。谁谓金银花岂小补之物哉？而世人弃之者，因识其小而忘其大。是以他物可以少用，而银花必须多用也。知金银花之功力若此，又何患哉！”

3.《本经逢原》：“芳香而甘，入脾通肺。主下痢脓血，为内外痈肿之要药；解毒祛脓，泻中有补，痈疽溃后之圣药。今世但知其消肿之功，昧其能利风虚也。但气虚脓清，食少便泻者勿用。”

4.《药性通考》：“味甘寒气香，入肺散热，化毒解毒，补虚疗风，养血止渴。治痈疽疥癣，杨梅恶疮，肠澼血痢。花叶同功，花香尤佳，酿酒、代茶，蒸膏尤妙。花每收一斤，泡酒吃之，永不生疮。凡有肠痈、背痈，将金银花大剂，每日当茶服之，自然消矣。此药无经不达，多服将周身之毒气，化为黄水从大小便而出矣。毒既化，疮又从何而生哉！”

5.《本草求真》：“金银花，诸书皆言补虚养血，又言入肺散热，能治恶疮、肠澼、痈疽、痔漏，为外科治毒通行要剂。按此似属两歧。殊不知书言能补虚者，因其芳香味甘，性虽入内逐热，而气不甚迅利伤损之意也；书言能养血者，因其毒结血凝，服此毒气顿解，而血自尔克养之谓也。究之止属清热解毒之品耳，是以一切痈疽等病，无不藉此内入，取其气寒解热，力主通利。如谓久服轻身延年益寿，不无过谀。凡古人表著药功，类多如是，但在用药者审认明确，不尽为药治效所惑也。”

6.《药义明辨》：“金银花，味甘微寒。凡肝家血虚有热以为病者，或脏腑、经脉，或肉里，皆可用以撤其壅热，散其聚毒，不但为诸疮要药而已。”

2926 金蛤蟆 jīn há mā（《陕西中草药》）

【基原】 为雨蛙科雨蛙属动物中国雨蛙的全体。

【原动物】 中国雨蛙 *Hyla chinensis* Guenther

雄蛙体长 28 mm，雌蛙 39 mm 左右；前者头长略大于宽，后者相反，或几相等；吻宽圆而高，吻端平直，吻棱明显，颊部几近垂直，微向外侧倾斜；鼻孔在吻端上方，眼间距大于鼻间距或上眼睑之宽；鼓膜圆而清晰；舌大，较圆厚，后端微有缺刻；犁骨齿两小团。前臂几乎为体长之半，指端均有吸盘及横沟，第三指吸盘略大于鼓膜；第二、第四指几等长，指扁，有缘膜，基部微具蹼，第四指的关节下瘤成对或成凹形，掌部小疣粒多。后肢长，胫跗关节前达鼓膜，左右跟部重叠，足比胫短，趾端与指端同，但吸盘略小，掌部和跖部有小疣粒，内跖突卵圆形，无外跖突。背面皮肤光滑；颞褶斜直，腕部有横肤沟；内跗褶棱状，胸腹及股腹面密布扁平疣，咽部略光滑，雄蛙咽部皮肤极松薄。生活时背部绿色，体侧及腹面白色，1 条清晰的深棕细线纹，自两眼前角沿吻棱绕至吻端相连。细线纹的下方为棕色宽纹，与后端颞褶部的棕色斜宽纹相续。自眼后角至肩上方为深棕细线纹所包绕，极为清晰，体侧有黑斑点，或相连成粗黑线，或断续排列成行，前端与肩上方的细线纹相比邻；胁部、股的前后缘、胫内侧延至跗跖部都有分散的黑色圆斑点，数量变异大，胫部以下的斑点显然细小；前臂及颈外侧有深色细线纹，手及跗跖为棕色，以细线纹为界，与背部的颜色显然不相同，内侧的指趾近白色。雄性体较小，有单咽外声囊，咽部色深，鸣时膨胀成球状，第一指基部有浅棕色婚垫。

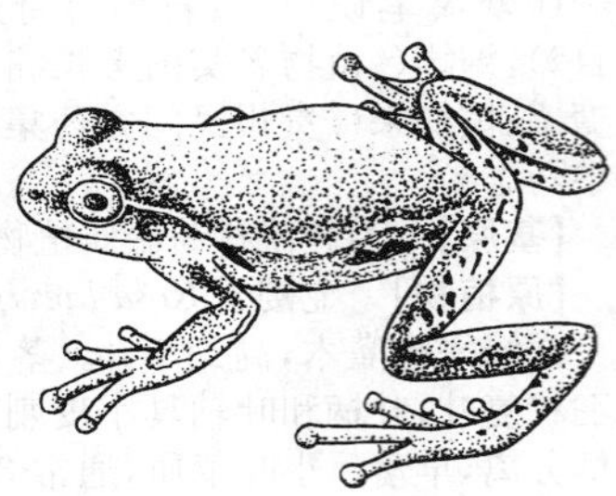

中国雨蛙

栖息于灌木丛、路旁、石隙或洞穴内。分布于江苏、浙江、福建、江西、河南、湖北、湖南、广东、广西、台湾等地。

【采收加工】 夏季三伏天捕捉(切勿损伤)，捕得后，焙黄。

【药性】 淡，平。

【功用主治】 《陕西中草药》：“生肌，止血，止痛。主治跌打损伤，骨折，外伤出血。”

【用法用量】 内服：焙研，3～6 g。外用：研末撒敷。

2927 金腰带 jīn yāo dài（《陕西中草药》）

【异名】 金丝带(《陕西中草药》)。

【基原】 为梅衣科金丝属植物金丝带的地衣体。

【原植物】 金丝带 *Lethariella zahlbruckneri* (Du Rietz) Krog [*Usnea zahlbruckneri* Du Rietz]

地衣体枝状，较柔软，悬垂，长 10～20 cm 或超过。表面金黄色、橘红色。几乎等二叉式分枝，主枝和分枝呈曲线形卷曲，分枝明显扁平，呈狭带片状，无光泽。主枝表面有棱脊呈纵向排列。无粉芽和裂芽。

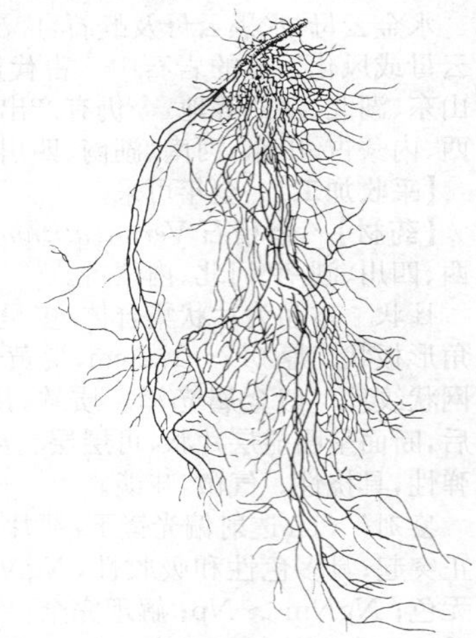

金丝带

多生于高山带的针、阔叶树种的枝干上及枯木上。分布于四川、陕西。

【采收加工】 四季可采，晒干。

【成分】 地衣体含黑茶渍素(atranorin)，橘黄色素(canarionic acid)，赤星衣酸乙酯(ethyl haematommate)，β-苔黑酚酸甲酯(methyl β-orcinolcarboxylate)[1]。

【药性】 《陕西中草药》：“甘、苦，平。”

【功用主治】 祛风活络，调经止血。主治劳伤腰腿痛，月经不调，白带，金疮出血。

1.《陕西中草药》：“除风湿，止血止痛，调经活血，镇惊安神，健脾胃。主治劳伤腰腿痛，外伤出血，月经不调，子宫脱垂，白带，精神病，痫症，半身不遂，阳痿，头晕目眩。”

2.《全国中草药汇编》：“祛风活络，补肾壮阳。”

【用法用量】 内服：煎汤，6～12 g；或泡酒。外用：研末敷。

3.《本草正》:"味甘,气平。其性微寒。"

4.《玉楸药解》:"味辛,微凉,入手太阴肺、足厥阴肝经。"

5.《得配本草》:"入足阳明、太阴经。"

6.《本草便读》:"入脾,味甘寒。"

【功用主治】 清热解毒。主治外感风热或温病发热,中暑,热毒血痢,痈肿疔疮,喉痹,多种感染性疾病。

1.《滇南本草》:"清热,解诸疮、痈疽发背,无名肿毒,丹瘤、瘰疬。"

2.《医学入门》:"止消渴要药也。"

3.《雷公炮制药性解》:"主热毒血痢,消痈散毒,补虚疗风,久服延年。"

4.《本草汇言》:"驱风除湿,散热疗痹,消痈止痢。"

5.《医林纂要》:"缓肝、补肺、降逆、散热、养血、祛风、止渴、清暑。疮家主药。"

6.《重庆堂随笔》:"清络中风火湿热,解温疫秽恶浊邪,熄肝胆浮越风阳,治痉厥癫痫诸证。"

7.《福建药物志》:"主治感冒、中暑、肺炎、扁桃体炎、淋巴腺炎、痢疾、乳腺炎、阑尾炎、丹毒、疔、疖。"

【用法用量】 内服:煎汤,10~20 g;或入丸、散。外用:捣敷。

【宜忌】 脾胃虚寒及疮疡属阴证者慎服。

【选方】 1. 治太阴温病初起,邪在肺卫,但发热而不恶寒,且口渴者　连翘一两,银花一两,苦桔梗六钱,薄荷六钱,竹叶四钱,生甘草五钱,芥穗四钱,淡豆豉五钱,牛蒡子六钱。上杵为散,每服六钱,鲜苇根汤煎服。(《温病条辨》银翘散)

2. 治太阴暑温,汗后余邪未尽,头感微胀,视物不清　鲜荷叶边二钱,鲜银花二钱,西瓜翠衣二钱,鲜扁豆花一枝,丝瓜皮二钱,鲜竹叶心二钱。上药用水二杯,煮取一杯,一日二次分服。(《温病条辨》清络饮)

3. 治疮疡痛甚,色紫变黑者　金银花连枝、叶(锉)二两,黄芪四两,甘草一两。上细切,用酒一升,同入壶瓶内闭口,重汤内煮三二时辰,取出去滓,顿服。(《活法机要》回疮金银花散)

4. 治发背,恶疮,托里,止痛,排脓　金银花四两,甘草一两(炒)。上为粗末,每服四钱,水、酒各一盏,煎至一盏,去渣,稍热服之。(《卫生宝鉴》)

5. 治痈疽发背初起　金银花半斤,水十碗,煎至二碗,入当归二两,同煎至一碗,一气服之。(《洞天奥旨》归花汤)

6. 治消渴愈后,预防发痈疽,宜先服此　忍冬草根、茎、花、叶皆可,不拘多少,入瓶内,以无灰好酒浸,以糠火煨一宿,取出晒干。入甘草少许,碾为细末,以浸药酒,打面糊丸梧子大。每服五十丸至百丸,汤酒任下。此药不特治痈疽,大能止渴。(《纲目》引《外科精要》)

7. 治乳岩积久渐大,色赤出水,内溃深洞　金银花、黄芪(生)各五钱,当归八钱,甘草一钱八分,枸橘叶(即臭橘叶)五十片。水酒各半煎服。(《竹林女科》银花汤)

8. 治杨梅结毒　金银花一两,甘草二钱,黑料豆二两,土茯苓四两。水煎,每日一剂,须尽饮。(《外科十法》忍冬汤)

【临床报道】 1. 预防儿童上呼吸道感染　用金银花、贯众各 60 g,甘草 20 g,水煎后,浓缩至 120 ml。每日上午用喷雾器喷入或滴入咽喉部,每日 1 次,每次 1.2 ml。疗程 3 个月,星期日停药。在 3 个月疗程中,用药组(393 名)上感发病率为 12.29%,而对照组(391 名)发病率为 44.49%,为用药组的 3.6 倍[1]。

2. 治疗咽喉炎　用金银花 15 g,甘草 3 g,煮汤冷却后,作口咽含漱,每日 3 次,作辅助治疗。观察 58 例,一般含漱 2 次后,疼痛明显减轻;另在抗生素的协同下,炎症可迅速得到控制,红肿消退[2]。

3. 治疗钩端螺旋体病　用金银花、九里光制成每毫升含金银花 1 g,九里光 2 g 的注射液,每日静滴 250 ml(日用量最小 100 ml,最大 750 ml),并口服金银花 30 g,九里光 40 g(干品)煎剂,住院期间,根据不同病情,配合应用西医的支持和对症处理,如补液、止血等,均不用青霉素及其他抗生素、磺胺药。共治疗 55 例,经治疗 3~12 d 后,全部痊愈。主要症状及体征一般治疗后 4 d 内大部分消失,5~6 d 内全部消失[3]。

4. 治疗外科化脓性疾病　用金银花、野菊花各 500 g,以蒸馏法制成注射剂 1 000 ml,分装灭菌,供肌内注射;1~3 岁 3 ml,3~12 岁 5 ml,12 岁以上 10 ml,每日 3~4 次。治疗胆囊炎、阑尾脓肿、深部脓肿、疖、痈、蜂窝组织炎、外伤感染、手术后感染、烫伤感染、骨髓炎及败血症等计 185 例,有效率平均在 90%左右[4]。

5. 治疗急性炎症　采用二花离子透入法。离子透入前,先作 6~8 min 无热超短波治疗,使药液易于透入病灶。然后按直流电导入疗法的操作常规,将二花液导入局部病灶。每日 1 次,每次 30 min,10~20 次为 1 个疗程。急性阑尾炎、阑尾脓肿患者,一般 10 次左右即可痊愈,其他急性炎症(乳腺炎、淋巴结炎等),一般 4~5 次即可治愈。具体结果:159 例急性炎症中,急性阑尾脓肿 70 例,痊愈 49 例,显效 13 例,有效 6 例,无效 2 例;急性阑尾炎 34 例,痊愈 19 例,显效 10 例,有效 4 例,无效 1 例;其他急性炎症 55 例,痊愈 19 例,显效 21 例,有效 12 例,无效 3 例[5]。

6. 治疗皮肤病　用没药 50 g,金银花 50 g,加入 1 000 ml 水中,煎至 500~700 ml,即为没银煎液,冷却备用。用软布或 6~8 层纱布浸没药液,平敷于患部,每次 30 min,每日 3 次。小面积棉签蘸液涂擦,手足部可以浸泡。治疗 192 例(其中急性湿疹 67 例,慢性湿疹急性发作 42 例,接触性皮炎 52 例,脚癣合并感染 26 例,其他 5 例)。结果:全部治愈,其中 184 例用药 1~2 d 后即愈,仅 8 例用药 5 d 左右,皮损渗出减少,创面干燥结痂。无副作用[6]。

7. 治疗红眼病　用双花眼药水(每毫升相当于原生药金银花 0.1 g,七叶一枝花 0.06 g,板蓝根 0.1 g)每小时滴眼 1 次,治疗 128 例 243 只病眼,3 d 后复查,显效病眼数为 102 只,有效数为 128 只,总有效率为 94.56%[7]。

8. 治疗肿瘤放疗、化疗后口干　金银花露每次 100 ml,日服 3 次,天冷炖温服,必要时可增加服用次数。少数患者日服 1 000 ml,未见毒副作用。2 星期为 1 个疗程。共治疗 978 例,服用 2 个疗程后,放疗后口干的有效率为 87%,化疗有效率为 74%,同时有近半数患者纳呆改善,白细胞回升[8]。

【各家论述】 1.《本草正》:"其性微寒,善于化毒。故治痈疽肿毒,疮癣,杨梅,风湿诸毒,诚为要药。毒未成者能散,毒已成者能溃。但其性缓,用须倍加或用酒煮服,或捣汁掺酒顿饮,或研烂拌酒厚敷。若治瘰疬上部气分诸毒,用一两许,时常煎服极效。"

2.《洞天奥旨》:"疮疡必用金银花者,以金银花可以消火毒也。然毒实不同,有阴毒、阳毒之分。其毒之至者,皆火热之极也。金银花最能消火热之毒,而又不耗气血,故消火毒之药,必用金银花也。以金银花可以夺命,不分阴阳,皆

色谱相应的位置上，显相同颜色的荧光斑点。

品质标志　《中华人民共和国药典》2005年版规定：照高效液相色谱法测定，本品含绿原酸（$C_{16}H_{18}O_9$）不得少于1.5%；含木犀草苷（$C_{21}H_{20}O_{11}$）不得少于0.10%。

【成分】　忍冬花含酚酸：绿原酸（chlorogenic acid），异绿原酸（isochlorogenic acid）[1]；甾醇：β-谷甾醇（β-sitosterol），豆甾醇（stigmasterol），β-谷甾醇-D-葡萄糖苷（β-sitosteryl-D-glucoside），豆甾醇-D-葡萄糖苷（stigmasteryl-D-glucoside）[2]；挥发油：芳樟醇（linalool），左旋-顺-2，6，6-三甲基-2-乙烯基-5-羟基-四氢吡喃（*cis*-2，6，6-trimethyl-2-vinyl-5-hydroxytetrahydropyran），棕榈酸乙酯（ethyl palmitate），1，1′-联二环己烷（1，1′-bicyclohexyl），亚油酸甲酯（methylinoleate），3-甲基-2-（2-戊烯基）-2-环戊烯-1-酮〔3-methyl-2-（2-pentenyl）-2-cyclopenten-1-one〕，反-反金合欢醇（*trans-trans*-farnesol），亚麻酸乙酯（ethyllinolenate），β-荜澄茄油烯（β-cubebene），顺-3-己烯-1-醇（*cis*-3-hexen-1-ol），α-松油醇（α-terpineol），牻牛儿醇（geraniol），苯甲酸苄酯（benzylbenzoate），2-甲基-1-丁醇（2-methyl-1-butanol），苯甲醇（benzylalcohol），苯乙醇（phenethylalcohol），顺-芳樟醇氧化物（*cis*-linalool oxide），丁香油酚（eugenol）及香荆芥酚（carvacrol）等数十种[3，4]，黄酮类：木犀草苷（galuteolin）[5]，忍冬苷（lonicerin），木犀草素7-O-α-D-葡萄酸苷（luteolin 7-O-α-D-glucoside），木犀草素7-O-β-D-半乳糖苷（luteolin 7-O-β-D-glucoside），槲皮素3-O-α-D-葡萄糖苷（quercetin 3-O-α-D-glucoside），金丝桃苷（hypcroside）[6]。

菰腺忍冬花含绿原酸[7]。

黄褐毛忍冬花蕾含黄褐毛忍冬皂苷（fulvotomentoside）A，α-常春藤皂苷（α-hederin），无患子皂苷（sapindoside）B[8]，绿原酸，咖啡酸（caffeic acid），木犀草素（lute olin）及挥发油，挥发油的主要成分有芳樟醇，左旋-顺-2，6，6-三甲基-2-乙烯基-5-羟基-四氢吡喃，α-松油醇，香叶醇，苯乙醇，丁香油酚，顺-芳樟醇氧化物及反-芳樟醇氧化物等[9，10]。

【药理】 1. 抗病原微生物作用　体外实验表明，金银花煎剂及醇浸液对金黄色葡萄球菌、白色葡萄球菌、溶血性链球菌、肺炎杆菌、脑膜炎双球菌、伤寒杆菌、副伤寒杆菌、大肠杆菌、痢疾杆菌、变形杆菌、百日咳杆菌、铜绿假单胞菌、结核杆菌、霍乱弧菌等多种革兰阳性和阴性菌均有一定的抑制作用[1～7]。金银花的水煎剂、水浸液和提纯液，用平板打洞法，对致龋齿的变形链球菌，具有较好的杀灭和抑制作用，抑菌效果随浓度增大而明显增强[8]。金银花在体外对人型结核菌有某些抑制作用[9]。在对小鼠接种人型（H_{37}RV）结核杆菌后的实验治疗中，也能较显著地减轻肺脏病变[10]。有人认为绿原酸和异绿原酸是金银花主要的抗菌成分[11，12]。但另有报道，金银花经加热炮制后，其绿原酸含量有所下降，但其抑菌作用未见相应下降，相反对痢疾杆菌、变形杆菌的抑制作用还有所加强，说明绿原酸并非金银花惟一抑菌成分[13]。水浸剂在体外对铁锈色小芽胞癣菌、星形奴卡菌等皮肤真菌有不同程度的抑制作用[14]。金银花水煎剂（1∶20）在人胚肾原代单层上皮细胞组织培养上，对流感病毒、孤儿病毒、疱疹病毒均有抑制作用，能抑制病毒的复制、延缓病毒所致细胞病变的发生[15]。金银花在细胞外抑制柯萨奇及艾柯病毒的作用很明显[16]。金银花煎剂对钩端螺旋体有抑制作用[17]。

2. 抗毒作用　腹腔注射金银花注射液7.5 g/kg能使接受LD_{90}的铜绿假单胞菌内毒素或铜绿假单胞菌的小鼠存活率达半数以上。静注金银花蒸馏液6 g/kg，对铜绿假单胞菌内毒素中毒的家兔有治疗作用，能改善其所引起的白细胞减少和体温降低[18]。从黄褐毛忍冬中分离出的黄褐毛忍冬总皂苷，给小鼠皮下注射200 mg/kg，能显著降低四氯化碳、D-半乳糖胺，对乙酰氨基酚（扑热息痛）中毒小鼠的丙氨酸氨基转移酶（ALT）活性及肝脏三酰甘油（甘油三酯）含量，并明显减轻肝脏的病理损害[19，20]。

3. 抗炎作用　腹腔注射金银花提取液0.25 g/kg，能抑制角叉莱胶所致的大鼠足肿胀[21]，对蛋清所致的足肿胀也有抑制作用[22]。大鼠腹腔注射金银花提取液8 g/kg，每日2次，连续6 d，对巴豆油肉芽囊肿的炎性渗出和肉芽组织形成有明显的抑制作用[21]。

4. 对免疫系统的作用　体外实验金银花煎剂稀释至1∶1 280的浓度仍能促进白细胞的吞噬功能[23]，小鼠腹腔注射金银花注射液也有明显促进炎性细胞吞噬功能的作用[22]。金银花水煎剂250 mg/kg能降低豚鼠T细胞α-醋酸萘酯酶（ANAE）阳性百分率，提示对细胞免疫可能有抑制作用[24]。

5. 降血脂作用　大鼠灌服金银花2.5 g/kg能减少肠内胆固醇吸收，降低血浆中胆固醇的含量[25]。体外实验金银花可与胆固醇相结合[26]。

6. 中枢兴奋作用　经电休克、转笼等实验方法证明，口服绿原酸后，可引起大鼠、小鼠等动物中枢神经系统兴奋，其作用强度为咖啡因的1/6[27，28]。

7. 抗生育作用　金银花经乙醇提取后，以水煎浸膏对小鼠、犬、猴进行试验，结果表明，小鼠腹腔注射及对孕期20～22 d的犬静滴，均有较好的抗早孕作用，且随剂量增加而增强。对孕期3个月的猴，羊膜腔给药也有抗早孕作用[29]。腹腔注射金银花提取物（660 mg/kg）有终止小鼠的早、中、晚期妊娠作用。注射24 h后的早孕大鼠外周血孕酮浓度可降至给药前的30%，表明有抗黄体激素的作用[30]。金银花抗生育作用既涉及前列腺素机制，又与其对性激素的影响密切相关[31]。

8. 其他作用　体外试验金银花的水及醇浸液对小鼠肉瘤S_{180}和艾氏腹水癌有明显的细胞毒作用[32]。

毒性　小鼠皮下注射本品浸膏的LD_{50}为53 g/kg[25]。绿原酸有致敏原作用，可引起变态反应，但口服无此反应，因绿原酸可被小肠分泌物转化成无致敏活性的物质[33]。

【炮制】 1. 金银花　取原药材，拣去残留梗叶及杂质，筛去灰屑。生品用于清热解毒，疏风解表。

2. 炒金银花　取净金银花，置热锅内，用文火拌炒，至黄色为度，取出摊开晾凉。炒金银花用于清热解表，和胃止呕。

3. 金银花炭　取拣净的金银花，置锅内，用中火炒至表面焦褐色，喷淋清水少许，灭火星，炒干，取出晾透。银花炭用于清热解毒，凉血止痢。

饮片性状　金银花呈棒状而弯曲，长20～30 mm，上粗下细，黄白色，绿白色或淡黄色，有短柔毛。花萼绿色。气清香，味淡微苦。炒金银花形如金银花，显黄色。金银花炭形如金银花，焦褐色，略具焦香气。

贮干燥容器内，置阴凉干燥处，防潮防蛀。金银炭散热防复燃。

【药性】　甘，寒。归肺、胃经。

1.《滇南本草》："性寒，味苦。"

2.《雷公炮制药性解》："入肺经。"

地也作忍冬药用。

【栽培】 生物学特性 喜温和湿润气候，喜阳光充足，耐寒、怕涝，适宜生长的温度为20～30℃，在－17℃以上的气温可以露地安全越冬。对土壤要求不严，耐盐碱。但以土层深厚疏松的腐殖土栽培为宜，低洼易积水地不宜种植。

繁殖方法 种子繁殖或扦插繁殖，以扦插繁殖为主。种子繁殖：4月播种，将种子在35～40℃温水中浸泡24 h，取出拌2～3倍湿砂催芽，等裂口达30%左右时播种。在畦上按行距21～22 cm开沟播种，覆土1 cm，隔日喷水1次，10余日即可出苗，秋后或第二年春季移栽。扦插繁殖：可扦插育苗或直接扦插，一般在雨季进行。直接扦插，在夏秋阴雨天气，选健壮无病虫害的一至二年生枝条截成30～35 cm，摘去下部叶子作插条，随剪随用，插前可用800～1 000 ppm吲哚乙酸快速浸蘸插条下端，稍晾后扦插。在选好的土地上，按行距1.6 m、株距1.5 m挖穴，穴深16～18 cm，每穴5～6根插条，分散开斜立着埋土内，地上露出7～10 cm，填土压实。扦插育苗，在7～8月间，按行距23～26 cm开沟，深16 cm左右，株距2 cm，把插条斜立着放到沟里，填土压实，栽后喷一遍水，以后干旱时，每隔2日要浇水1次，半月左右即能生根，第二年春季或秋季移栽。

田间管理 每年春季2～3月和秋后封冻前，要进行松土、培土工作。每年施肥1～2次，与培土同时进行，可用土杂肥和化肥混合使用。每次采花后追肥1次，以尿素为主，以增加采花次数。合理修剪整形，是提高金银花产量的有效措施，可根据品种，墩龄、枝条类型等进行，如鸡爪花，主干明显，枝多不着地，冠幅80～120 cm，剪枝要去顶，清脚丛，打内膛，修剪过长枝、病弱枝、枯枝、向下延伸枝，使枝条成丛直立，主干粗壮，分枝疏密均匀，花墩呈伞形，通风透光好，新枝多，花蕾多。剪枝：一是冬剪，从12月～翌年2月下旬均可进行。二是生长期剪，是在每次采花后进行。头茬花后第一次剪春梢于6月上旬进行；第二次7月下旬二茬花后剪夏梢；第三次9月上旬三茬花后剪秋梢。以轻剪为主。在寒冷地区种植金银花，要保护老枝条越冬。一般在地封冻前，将老枝平卧于地上，上盖蒿草6～7 cm，草上再盖泥土越冬，次年春萌发前去掉覆盖物。

病虫害防治 病害有褐斑病，除减少病源、加强管理外，在发病初期可用3%井冈霉素5×10^{-5}(50 ppm)液连续喷治2～3次。虫害有圆尾蚜，可用化学药剂防治；咖啡虎天牛，可在7～8月，气温在25℃以上晴天，在田间释放天牛肿腿蜂防治，效果良好；尺蠖可在幼龄期用化学药剂防治。

【采收加工】 移栽后3～4年开花，且开花时间集中，应及时分批采摘，一般在5月中、下旬采第一次花，6月中、下旬采第二次花。当花蕾上部膨大、由绿变白、尚未开放时采收最适宜。金银花采后应立即晾干或烘干，防止沤花发霉变质。晾干时不宜任意翻动，以防花发黑。烘干温度应控制，初烘30～35℃，2 h后升至40℃，烘5～10 h，而后控制室温保持45～50℃烘10 h后，升温至55～60℃，使花迅速干燥。烘时亦不宜任意翻动或未干时停烘。烘干比晾干产量高、质量好。

【药材】 金银花 *Flos Lonicerae* 忍冬主产于河南、山东；红腺忍冬（菰腺忍冬）主产于广西、四川、云南；山银花（华南忍冬）主产于广东、广西；毛花柱忍冬主产于贵州。

商品规格 商品按产区分为密银花（南银花），主产于河南密县一带；济银花（东银花），主产于山东济南一带；山银花（土银花），为其他各地所产。除山银花分一、二等外，其他均分为一至四等。以河南的密银花品质最优，山东的济银花产量最大。

性状 忍冬 花蕾呈细棒槌状，上粗下细，略弯曲，长2～3 cm，上部直径约3 mm，下部直径约1.5 mm。表面黄白色或绿白色（贮久色渐深），密被短柔毛。偶见叶状苞片。花萼绿色，先端5裂，裂片有毛，长约2 mm。开放者花冠筒状，先端二唇形，雄蕊5个，附于筒壁，黄色；雌蕊1个，子房无毛。气清香，味淡、微苦。

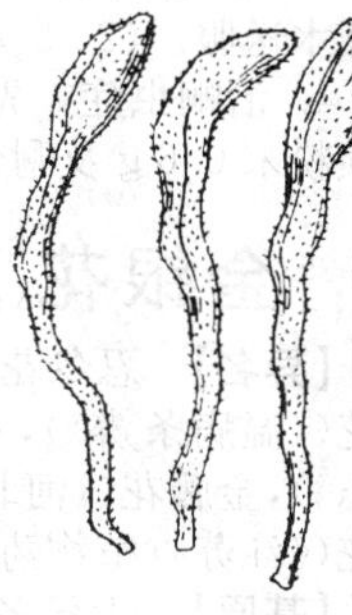

金银花（花蕾）外形

红腺忍冬 长2.5～4.5 cm，直径0.8～2 mm。表面黄白色至黄棕色，无毛或疏被毛。萼筒无毛，先端5裂，裂片长三角形，被毛。开放者花冠下唇反转，花柱无毛。

山银花 长1.6～3.5 cm，直径0.5～2 mm。萼筒和花冠密被灰白色毛，子房有毛。

毛花柱忍冬 长2.5～4 cm，直径1～2.5 mm。表面淡黄色微带紫色，无毛。花萼裂片短三角形。开放者花冠上唇常不整齐，花柱下部多密被长柔毛。

鉴别 (1) 花蕾表面制片：忍冬 腺毛有两种，一种头部倒圆锥形，先端平坦，侧面观10～33细胞，排成2～4层，直径48～108 μm，柄部1～5细胞，长70～700 μm；另一种头部类圆形或略扁圆形，4～20细胞，直径30～64 μm；柄2～4细胞，长24～80 μm。厚壁非腺毛单细胞，长45～90 μm，直径14～37 μm，壁厚5～10 μm，表面有微细疣状或泡状突起，有的具角质螺纹。薄壁非腺毛单细胞，甚长，弯曲或皱缩，表面具微细疣状突起。草酸钙簇晶直径6～45 μm。花粉粒类圆形或三角形，3孔沟；表面具细密短刺及细颗粒状雕纹。

红腺忍冬 腺毛头部盾形而大，顶面8～40细胞，直径60～176 μm，侧面观约7～10细胞，排成1～2层，顶端略凹陷；柄1～4细胞，长5～48 μm，直径22～40 μm。厚壁非腺毛单细胞，平直，少数弯曲呈钩状，长38～1 408 μm，表面有细疣状突起，少数具螺纹。

山银花 腺毛头部倒圆锥形或坛形，先端凹陷或较平坦，侧面观20～100细胞，排成3～5层，直径32～150 μm；柄部2～5细胞，与头部相接处的细胞甚短，有的2细胞并列，基部细胞大多粗而长，直径16～60 μm。厚壁非腺毛单细胞，长32～848 μm，表面具细疣状突起，有的具双或半螺纹，毛茸足部周围的表皮细胞隆起。

毛花柱忍冬 腺毛似腺鳞，头部帽形，顶端稍隆起，侧面观10～18细胞，排成2层，顶面观类圆形，约20～50细胞，直径65～160 μm，柄部甚短，4～9细胞；偶见小形腺毛。厚壁非腺毛单细胞，长400～745 μm，直径8～24 μm，壁厚4～11 μm，表面具较细密的疣状突起。

(2) 薄层色谱：取本品粉末0.2 g，加甲醇5 ml，放置12 h，滤过，滤液作为供试品溶液。另取绿原酸对照品，加甲醇制成每1 ml含1 mg的溶液，作为对照品溶液。吸取供试品溶液10～20 μl、对照品溶液10 μl，分别点于同一以羧甲基纤维素钠为黏合剂的硅胶H薄层板上，以醋酸丁酯-甲酸-水(7∶2.5∶2.5)的上层溶液为展开剂，展开，取出，晾干，置紫外光灯(365 nm)下检视。供试品色谱中，在与对照品

2. 治胃痛　（小马桑）根 1.5 g，青藤香 3 g。为末，开水送服。

3. 治慢性咳、喘　（小马桑）根 1.5 g，金盆 3 g。为末，温开水送服。（2、3 方出自《西昌中草药》）

4. 治蛔虫症　先服半个油煎鸡蛋，隔半小时，再服金铁锁粉末 0.6 g 及剩余的半个油煎鸡蛋。（《云南中草药》）

2925 金银花 jīn yín huā（《履巉岩本草》）

【异名】　忍冬花（《新修本草》），鹭鸶花（《曲洧旧闻》），银花（《温病条辨》），双花（《中药材手册》），二花（《陕西中药志》），金藤花（《河北药材》），双苞花（《浙江民间草药》），金花（《江苏省植物药材志》），二宝花（《江苏验方草药选编》）。

【基原】　为忍冬科忍冬属植物忍冬、华南忍冬、菰腺忍冬、黄褐毛忍冬的花蕾。

【原植物】　1. 忍冬 *Lonicera japonica* Thunb.

多年生半常绿缠绕木质藤本，长达 9 m。茎中空，多分枝，幼枝密被短柔毛和腺毛。叶对生；叶柄长4～10 mm，密被短柔毛；叶纸质，卵形、长圆状卵形或卵状披针形，长2.5～8 cm，宽1～5.5 cm，先端短尖、渐尖或钝圆，基部圆形或近心形，全缘，两面和边缘均被短柔毛。花成对腋生，芳香，花梗密被短柔毛和腺毛；总花梗通常单生于小枝上部叶腋，与叶柄等长或稍短；苞片 2 枚，叶状，广卵形或椭圆形；小苞片长约 1 mm，被短毛及腺毛；花萼短小，萼筒长约 2 mm，5 齿裂，裂片卵状三角形或长三角形，先端尖，外面和边缘密被毛；花冠唇形，花冠筒细长，外面被短毛和腺毛，上唇 4 裂片先端钝形，下唇带状而反曲，花初开时为白色，2～3 日后变金黄色；雄蕊 5，着生于花冠内面筒口附近，伸出花冠外；雌蕊 1，子房下位，花柱细长，伸出。浆果球形，成熟时蓝黑色，有光泽。花期 4～7 月，果期 6～11 月。

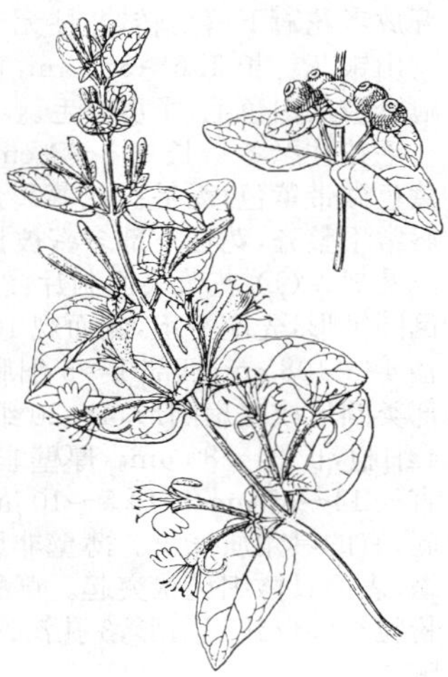

忍　冬

生于山坡疏林中、灌木丛中、村寨旁、路边等处，亦有栽培。分布于华东、中南、西南及河北、山西、辽宁、陕西、甘肃等地。

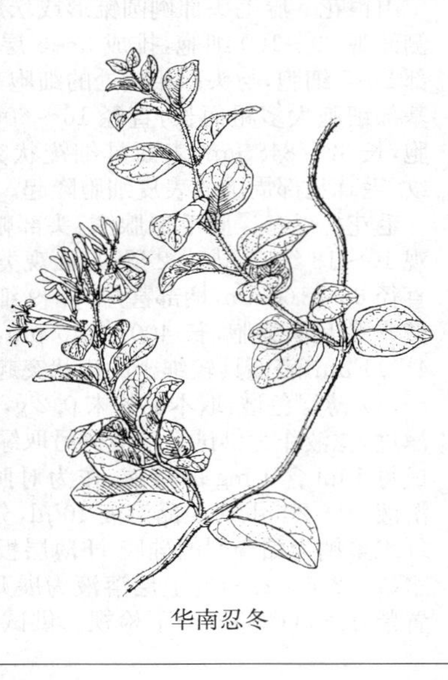

华南忍冬

2. 华南忍冬 *L. confusa*（Sweet）DC.［*L. multiflora* Champ.］　又名：土银花、左缠藤（《岭南草药志》），山银花（《拉汉种子植物名称》）。

本种与忍冬的区别在于：幼枝、叶柄、总花梗、苞片、小苞片均被灰黄色卷曲短柔毛，并疏被微腺毛；小枝淡红褐色或近褐色。叶片卵形至卵状长圆形，幼时两面被短糙毛，老时上面无毛。苞片披针形，长1～2 mm；小苞片先端具缘毛；萼筒被柔毛。果实黑色。花期 4～5 月，果熟期 10 月。

生于丘陵、山坡、杂木灌木丛及平原旷野、路旁或河岸边。分布于广东、广西、海南。

3. 菰腺忍冬 *L. hypoglauca* Miq.　又名：腺叶忍冬（《全国中草药汇编》），红腺忍冬（《中国高等植物图鉴》），盾腺忍冬（《浙江药用植物志》）。

本种与前两种的区别在于：叶下面有时粉绿色，有柄或具极短柄的黄色至橘红色蘑菇形腺体。苞片线状披针形，与萼筒近等长，外面具短糙毛和缘毛；花冠白色，有时有淡红晕，后变金黄色，外面疏被倒生微伏毛，并常具无柄或有短柄的腺。果实有时具白粉。花期 4～6 月，果熟期10～11 月。

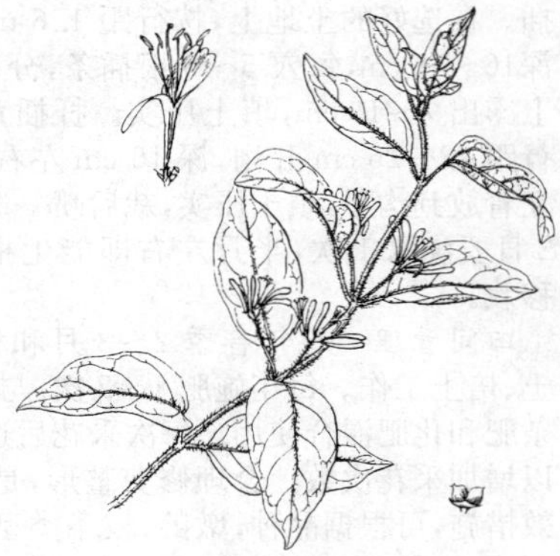

菰腺忍冬

生于海拔 200～700(～1 500) m 的灌木丛或疏林中。分布于浙江、安徽、福建、江西、湖北、湖南、广东、广西、四川、贵州、云南、台湾等地。

4. 黄褐毛忍冬 *L. fulvotomentosa* Hsu et S. C. Cheng

本种与前三种的区别在于：幼枝、叶柄、叶下面、总花梗、苞片、小苞片和萼齿均密被开展或弯伏的黄褐色毡毛状糙毛，毛长不超过 2 mm，幼枝和叶两面散生橘红色短腺毛。叶片纸质，卵状长圆形至长圆状披针形。苞片钻形；小苞片卵形至线状披针形；双花下面不具苞状叶；花冠和苞片均较短，花冠外面密被黄褐色倒伏毛和开展的短腺毛。花期 6～7 月。

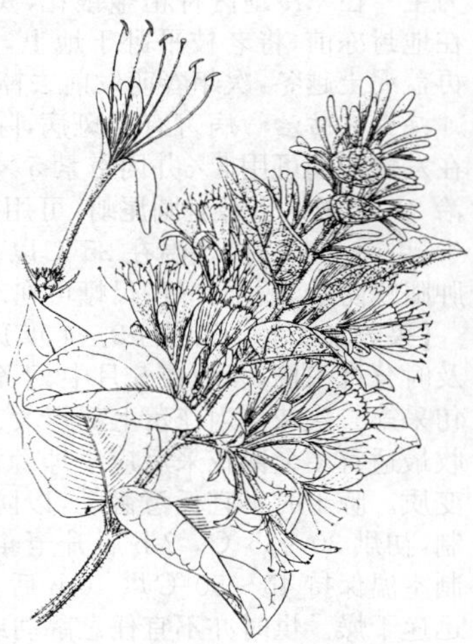

黄褐毛忍冬

生于海拔 850～1 300 m 的山坡岩旁灌木林或疏林中。分布于广西、贵州、云南。

以上 4 种植物的果实（金银花子）、花蕾的蒸馏液（金银花露）、茎枝（忍冬藤）亦供药用，另设专条。

此外，同属植物毛花柱忍冬 L. dasystyla Rehd. 花蕾在产

及维生素C 0.1 g、维生素B_1 0.01 g，每日3次。有感染的加用相应抗生素；无明确感染病灶，白细胞在15×10^9/L以上者按常规予以青霉素。治疗41例，结果治愈38例，无效3例。长期使用未见任何毒副作用[1]。

2. 治疗非细菌性胆道感染　有低热伴有明显症状者，用金钱草每日30 g；无低热但有明显症状者每日20 g；无低热、症状较轻者每日10 g，均以开水冲饮，晨起顿服或随意饮服。30 d为1个疗程，一般服药2～3个月，最少亦需1个月。共观察52例，结果：明显好转5例，好转25例，减轻10例，无效12例，总有效率为76.9%。无副作用[2]。

3. 治疗肝胆结石症　金钱草50～60 g，水煎3次，每次加水1 000 ml以上，先用武火煮开，再用文火煮20～25 min，每日早、中、晚饭后0.5～1 h各服1煎，30 d为1个疗程。治疗期间，每日饮水量要大于2 000 ml。治疗50例患者，显效30例，有效8例，无效12例，总有效率为76%[3]。

4. 治疗泌尿系结石症　金钱草300 g，每日煎服1剂，除上午11:30至下午1:00不服外，其他时间均可服用(每日不少于1 500 ml药液)。腰痛剧烈、血尿者，加石韦30 g、木香20 g、赤芍30 g(属气滞型)；腰痛、血尿、小便短赤灼热者，加石韦30 g、甘草梢30 g、蒲公英60 g(湿热型)。共治44例，结果痊愈38例，好转5例，无效1例，总有效率97.7%。排石最快4 d，最慢35 d[4]。

5. 治疗瘢痕疙瘩　金钱草300 g、紫草2 g，加适量水浸泡30 min后，煎煮3遍。第一和第二遍各煎1 h，第三遍煎煮30 min，过滤并合并3次滤液，浓缩至1 000 ml。以煎液用直流电阴极导入法治疗患处。治疗电流，成人0.05～0.2 mA/cm²，儿童0.02～0.05 mA/cm²。每日1次，每次30 min，30次为1个疗程。治疗46例，有效率达93.5%。未发现副作用[5]。

2924 金铁锁 jīn tiě suǒ (《滇南本草》)

【异名】　昆明沙参(《植物名实图考》)，独丁子(《昆明药用植物调查报告》)，金丝矮陀陀、蜈蚣七、对叶七、麻参(《云南中草药》)，独根、白暗消、小麻药、独脚暗消(《红河中草药》)，小马桑、巴地蜈蚣(《西昌中草药》)。

【基原】　为石竹科金铁锁属植物金铁锁的根。

【原植物】　金铁锁 *Psammosilene tunicoides* W. C. Wu et C. Y. Wu

多年生匍匐草本，长30～50 cm。根粗壮，多单生，长圆锥形，肉质，外皮棕黄色。茎柔弱，绿色或带紫绿色，有毛。单叶对生；几无柄；叶片卵形，长1.5～2.5 cm，宽0.5～1.2 cm，先端渐尖，基部宽楔形至圆形，全缘，上面疏生细柔毛，下面仅沿中脉有柔毛。三歧聚伞花序顶生，有头状腺毛；萼筒窄漏斗形，有15条棱线及头状腺毛，萼齿5；花瓣5，狭匙形，先端截形至近圆形，紫堇色；雄蕊5，与萼片对生，伸出花外；子房上位，花柱2，丝形。蒴果长棒状，有种子1颗。种子长倒卵形，褐色，扁平。花期8～9月，果期9～10月。

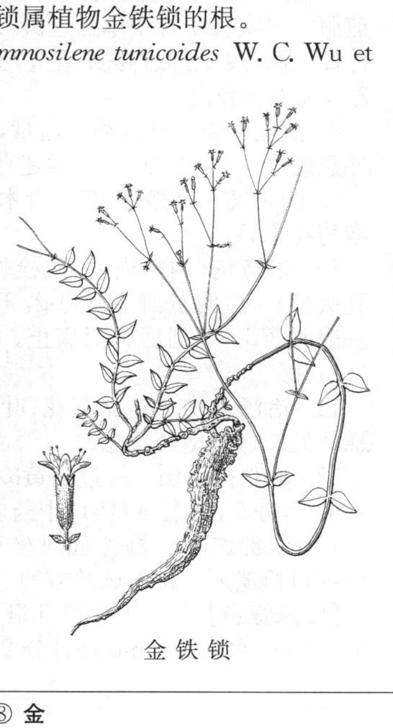

金铁锁

生于海拔2 000～3 100 m的向阳岩石坡地或石缝中。分布于四川、贵州、云南、西藏等地。

【采收加工】　秋后或春初发芽前采挖根部，除去栓皮或不除，晒干。

【药材】　金铁锁 *Radix Psammosilenis Tunicoidei*　主产于云南、贵州、四川等地。

性状　根长圆锥形，挺直或略扭曲，长8～15 cm，直径0.5～1.5 cm。表面黄棕色，有多数纵皱纹及横皮孔纹，除去栓皮后内面黄白色，易折断，断面粉性，具黄色密集的放射状纹理。气微，味辛辣，有刺喉感。

鉴别　(1) 粉末特征：黄棕色。导管多为网纹，亦可见螺纹或孔纹，直径15～40 μm，其内有时见黄棕色块状物。淀粉粒扁卵形，单粒或复粒；单粒的直径6～12 μm。有油滴而无草酸钙簇晶。

(2) 取本品粉末5 g于烧瓶中，加入20 ml水，煮沸10 min，放冷，滤过，取滤液4 ml于试管中，再加0.5 ml冰醋酸，振摇呈黄色冻状物，在紫外光下显乳蓝色荧光。

【成分】　根含三萜皂苷元：刺叶丝石竹酸(gypsogenic acid)，棉根皂苷元(gypsogenin)，表棉根皂苷元(epigypsogenin)，16-表皂皮酸(16-epiquillaic acid)，16-表皂皮酸甲酯(methyl-16-epiquillate)，3β-羟基-28-去甲齐墩果-12，17-二烯-23-醛(3β-hydroxy-28-nor-olea-12，17-dien-23-al)[1]，3β-羟基-27-去甲齐墩果-12，14-二烯-28-酸(3β-hydroxy-27-norolean-12，14-dien-28-oic acid)[2]；三萜皂苷：3α，16α-二羟基-12-齐墩果烯-23，28-二酸-28-O-β-D-吡喃葡萄糖基(1→3)-β-D-吡喃葡萄糖基(1→6)-β-D-吡喃葡萄糖苷〔3α，16α-dihydroxy-12-oleanen-23，28-dioic acid-28-O-β-D-glucopyranosyl(1→3)-β-D-glucopyranosyl-(1→6)-β-D-glucopyranoside〕，3α，16α-二羟基-12-齐墩果烯-23，28-二酸-28-O-β-D-吡喃葡萄糖基(1→6)-〔β-D-吡喃葡萄糖基(1→3)〕-β-D-吡喃葡萄糖苷{3α，16α-dihydroxy-12-oleanen-23，28-dioic acid-28-O-β-D-glucopyranosyl(1→6)-〔β-D-glucopyranosyl(1→3)〕-β-glucopyranoside}[3]。还含环八肽：金铁锁肽(psammosilene) A、B[4]，环二肽等[5]。

【炮制】　取原药材蒸5 h左右，再露放1夜，切片晒干，或采后浸入淘米水中1 h后，去皮切片晒干备用。

【药性】　苦、辛，温，小毒。

1.《滇南本草》："味辛辣，性大温。有小毒。"

2.《四川常用中草药》："性温，味甘、苦、辛。"

【功用主治】　散瘀，定痛，排脓，止血。主治跌打损伤，风湿痛，胃痛，痈疽脓肿，创伤出血。

1.《滇南本草》："专治面寒疼，胃气、心气疼，攻疮痈，排脓。"

2.《云南中草药》："止血止痛，活血祛瘀，除风湿。主治跌打损伤，创伤出血，风湿疼痛，胃痛，蛔虫。"

3.《四川常用中草药》："治肺痈吐脓，痈疡疼痛。"

【用法用量】　内服：煎汤，0.6～1.5 g；或研末；或浸酒。外用：研末撒。

【宜忌】　本品有毒，内服宜慎，孕妇禁服。

1.《滇南本草》："食之令人多吐。"

2.《云南中草药》："孕妇忌服。忌酸、冷、豆类、鱼腥。"

【选方】　1. 治跌打损伤，风湿疼痛，胃痛　每次用金铁锁0.9～1.5 g，水煎服，或泡酒服。(《云南中草药》)

O-葡萄糖苷(kaempferol-3-O-glucoside),鼠李柠檬素-3,4′-二葡萄糖(rhamnocitrin-3,4′-diglucoside),山柰酚-3-O-芸香糖苷(kaempferol-3-O-rutinoside),山柰酚-3-O-鼠李糖苷-7-O-鼠李糖基(1→3)-鼠李糖苷〔kaempferol-3-O-rhamnoside-7-O-rhamnosyl(1→3)-rhamnoside〕[3],杨梅树皮素3-鼠李糖苷(myricetin 3-rhamnoside),山柰酚 3-(2,6-芸香糖)苷〔kaempferol 3-(2,6-dirhamnopyranosylglucopyranoside)〕,6,8-二-碳-葡萄糖芹菜素苷(6,8-di-C-glucosylapigenin)[4]。还含对羟基苯甲酸(*p*-hydroxy benzoic acid),尿嘧啶(uridine)[3],环腺苷酸(cAMP),环鸟苷酸(cGMP)样物质[5],多糖等[6]。

【药理】1. 排石作用　金钱草有利胆排石和利尿排石的功效[1]。用蝌蚪实验性草酸钙肾结石模型试验表明,金钱草煎汁对于预防和治疗蝌蚪实验性肾结石是有效的[2,3]。麻醉犬半开放式记录系统实验结果表明,金钱草可引起输尿管上段腔内压力增高,输尿管蠕动增强,尿量增加,对输尿管结石有挤压和冲击作用,促使输尿管结石排出[4,5]。一水草酸钙为尿路结石的主要成分,金钱草的醇不溶物中的多糖成分,对一水草酸钙的结晶生长有抑制作用,且抑制作用随浓度的增加而增加[6]。采用导电法,发现精制多糖抑制一水草酸钙结晶生长百分率高于水煎液醇沉部分[7]。

2. 抗炎作用　金钱草 50 g/kg 及其总黄酮及酚酸物 3.75 g/kg 腹腔注射,对组胺引起的小鼠血管通透性增加有显著的抑制作用,对巴豆油所致的小鼠耳部炎症具有非常显著的抑制作用,对注射蛋清引起的大鼠踝关节肿胀和大鼠棉球肉芽肿均有显著的抑制作用[8]。

3. 对免疫系统作用　金钱草对细胞免疫有抑制作用。金钱草组小鼠脾细胞与绵羊红细胞形成玫瑰花的百分率,明显低于对照组,即便在停药后 10 d 仍受抑制,其程度与环磷酰胺相似。金钱草与环磷酰胺合用抑制更明显。金钱草组和环磷酰胺组小鼠皮肤移植排斥反应出现的时间,均比对照组晚,两药并用组尤甚[9]。金钱草对体液免疫亦有抑制作用。免疫的小鼠,服金钱草组溶血素生成受抑,血清中含量约为对照组的 1/2;金钱草组小鼠生成钩端螺旋体凝溶抗体受抑,血清中滴度一般低于对照组;金钱草与环磷酰胺并用,作用尤为显著[9]。金钱草能增强小鼠巨噬细胞的吞噬功能,其吞噬功能百分率为对照组的两倍;给小鼠注射葡萄球菌后不同时间检查嗜中性白细胞的吞噬功能,可见金钱草组具有吞噬功能的细胞数均高于对照组,注射后 4 h、6 h、8 h 最明显[9]。

4. 对血管平滑肌及人血小板的作用　金钱草对血管平滑肌有松弛作用,对试管内 ADP 及花生四烯酸诱导的人血小板聚集也有一定的抑制作用[10]。

毒性　临床报告金钱草能引起接触性皮炎和过敏反应[11]。

【炮制】取原药材,除去杂质,抢水洗净,沥去水,切段,干燥。

饮片性状　本品为不规则的小段,根、茎、叶、花混合。根纤细,淡黄色。茎细扭曲,有纵纹,表面棕色或暗棕红色。叶多皱缩,完整叶片宽卵形或心形,叶上表面灰绿色或棕褐色,下表面色较浅。主脉明显突起。花黄色或棕色,蒴果球形。气微、味淡。

贮干燥容器内,置通风干燥处。

【药性】甘、微苦,凉。归肝、胆、肾、膀胱经。

1.《草木便方》:"淡。"

2.《重庆草药》:"味苦,性平,无毒。"

3.《四川中药志》1982 年版:"微苦、咸,凉。"

【功用主治】清热,利湿,通淋,排石,解毒。主治湿热黄疸,热淋,肾炎水肿,肝、胆及泌尿系结石,热毒痈肿,毒蛇咬伤。

1. 王安卿《采药志》:"治反胃噎膈,水肿臌胀,黄白火疸,疝气,阴症伤寒。"

2.《草木便方》:"除风毒。癫狗咬伤,捣酒服;痨风、丹毒,生服、涂。"

3.《重庆草药》:"治痨伤咳嗽带血。"

4.《湖南药物志》:"解百药毒,利尿,消炎。主治腹泻,虫牙痛,跌打损伤,小儿高热昏迷,腮腺炎,丹毒,黄泡疮。"

5.《陕西中草药》:"清热解毒,活血散瘀,消肿止痛,利尿排石。主治胆囊炎,胆石症,黄疸,肝炎,泌尿系结石,水肿,疖疮疔痈,毒蛇咬伤,跌打损伤,风湿肿痛。"

6.《陕甘宁青中草药选》:"治带状疱疹,烫火伤,痢疾。"

7.《广西民族药简编》:"水煎服治内伤咯血,子宫脱垂,脱肛,角膜炎,角膜云翳;捣烂敷患处治骨折。"

【用法用量】内服:煎汤,15～60 g,鲜品加倍;或捣汁饮。外用:鲜品捣敷。

【宜忌】据报道〔《四川中医》1983,(3):40〕,外用本品引起接触性皮炎 12 例,均系风湿性关节炎、肩周炎患者,用鲜品煎水熏洗所致。

【选方】1. 治急性黄疸型肝炎　过路黄 90 g,茵陈 45 g,板蓝根 15 g。水煎加糖适量,每日分 3 次服,连服 10～15 剂。(《浙南本草新编》)

2. 治胆囊炎　金钱草 45 g,虎杖根 15 g,水煎服。如有疼痛加郁金 15 g。(《全国中草药汇编》)

3. 治胆石症　过路黄 60 g,鸡内金 18 g。共研细粉,分 3 次开水冲服。(《福建药物志》)

4. 治石淋　大金钱草、车前草各 9～15 g,煎水服。(《贵州草药》)

5. 治肾盂肾炎　金钱草 60 g,海金沙 30 g,青鱼胆草 15 g。每日 1 剂,水煎分 3 次服。(贵州《中草药资料》)

6. 治痢疾　鲜过路黄 60 g,鲜马齿苋 30 g,枳壳 9 g。水煎服。(《陕甘宁青中草药选》)

7. 治疟疾　鲜过路黄适量,搓成 2 小丸,于发作前 1～2 h,塞入鼻腔内。

8. 治乳腺炎　鲜过路黄适量,红糟、红糖各少许,同捣烂外敷患处。(7、8 方出自《福建药物志》)

9. 治疝气　过路黄 15 g,青木香 6 g,捣汁冲酒服。(《湖南药物志》)

10. 治痔疮(内痔嵌顿、血栓外痔、炎性外痔、肛窦炎、肛乳头炎)　过路黄鲜者 100 g,干品减半,水煎服,日 1 剂。一般服药 1～3 剂后肿消痛止。〔《中国肛肠病杂志》1986,(2):48〕

11. 治汤火伤　过路黄花、叶捣汁,加石灰和桐油搅匀,搽伤处。(《湖南药物志》)

12. 治跌打损伤　鲜过路黄冷开水洗净,捣汁 1 小杯(约 50 ml),分 2 次服。(《四川中药志》1982 年版)

13. 治毒蛇咬　捣神仙对坐草汁饮,以渣罨伤口立愈。(《纲目拾遗》引《祝穆试效方》)

【临床报道】1. 治疗婴儿肝炎综合征　用单味金钱草 30～60 g,水煎 100 ml,每日分 2 次口服,配合肝泰乐 0.1 g

效较好，其临控率为58.06%。两组的喘息型病例，显效率比较 $P<0.01$，气雾剂加片剂组为高，有合并症的疗效较差，无合并症者疗较好。部分患者出现口干、头晕、恶心等症状，别无其他副作用[1]。②另报道用金莲花黄酮膜剂（每小块含精黄酮粉20 mg，相当于金莲花3 g）每次1小块，每日服3次，连服2星期停药1星期，查肝功能无变化者，续服2星期。共治疗93例慢性支气管炎，总有效率80.6%，与两个对照组比较，有显著性差异，$P<0.05$[2]。

2. 治疗尿路感染　金莲花制成冲剂，每袋10 g，日服3次，每次1袋。共治疗30例下尿路感染患者，服用5～7 d，治愈26例，无效4例，有效率为86.6%[3]。

2923 金钱草 jīn qián cǎo（《四川中药志》）

【异名】 神仙对坐草（《百草镜》），地蜈蚣（王安卿《采药志》），蜈蚣草（《纲目拾遗》），铜钱草（《草木便方》），仙人对坐草（《岭南采药录》），大金钱草（《四川中药志》），对坐草（《江苏省植物药材志》），一串钱（《民间常用草药汇编》），黄疸草（《本草推陈》），一面锣、金钱肺筋草、藤藤侧耳根（《重庆草药》），大连钱草（《中国药用植物图鉴》），遍地黄（《湖南药物志》），黄花过路草、龙鳞片（《福建药物志》）。

【基原】 为报春花科珍珠菜属植物过路黄的全草。

【原植物】 过路黄 *Lysimachia christinae* Hance

多年生蔓生草本。茎柔弱，平卧延伸，长20～60 cm，表面灰绿色或带红紫色，幼嫩部分密被褐色无柄腺体，下部节间较短，常发出不定根。叶对生；叶柄长1～3 cm，无毛；叶片卵圆形、近圆形以至肾圆形，长2～6 cm，宽1～4 cm，先端锐尖或圆钝以至圆形，基部截形至浅心形，稍肉质，透光可见密布的透明腺条，干时腺条变黑色，两面无毛，有腺毛。花单生于叶腋；花梗长1～5 cm，通常不超过叶长，花梗幼嫩时稍有毛，多少具褐色无柄腺体；花萼5深裂，分裂近达基部，裂片披针形、椭圆状披针形以至线形或上部稍扩大而近匙形，先端锐尖或稍钝，被柔毛或仅边缘具缘毛；花冠黄色，辐状钟形，5深裂，基部合生部分长2～4 mm，裂片狭卵形以至近披针形，先端锐尖或钝，具黑色长腺条；雄蕊5，花丝下半部合生成筒，花药卵圆形；子房卵球形，花柱长6～8 mm。蒴果球形，有稀疏黑色腺条，瓣裂。花期5～7月，果期7～10月。

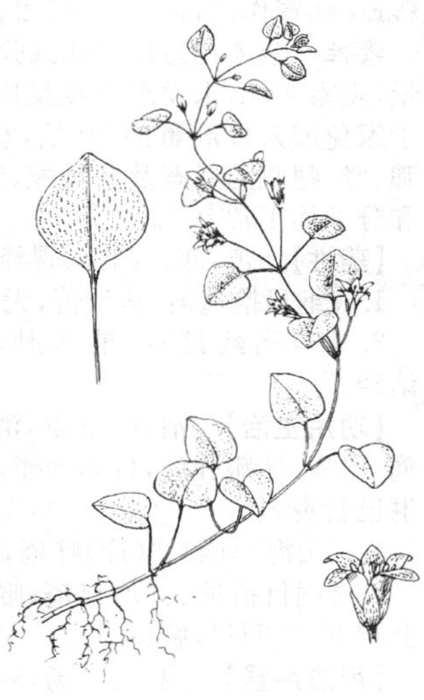

过路黄

生于土坡路边、沟边及林缘较阴湿处，垂直分布可达海拔2 300 m处。分布于中南、西南及山西、江苏、浙江、安徽、福建、江西、陕西、甘肃等地。

【栽培】 生物学特性　喜温暖、阴凉、湿润环境，不耐寒。适宜肥沃疏松、腐殖质较多的砂质壤土。

繁殖方法　扦插繁殖或种子繁殖，因种子很小，苗期生长缓慢，生产上一般多采用扦插繁殖。扦插繁殖：南方在5～6月，北方在7～8月植株生长茂盛时，将匍匐茎剪下，每3～4节剪成一段，作为插条。在整好的畦上，按行株距各约20 cm开浅窝，每穴栽插2根，入土2～3节，露出地面1～2节，用土压紧，然后盖拌有人畜粪尿的重土1层，约1.5 cm厚。扦插后，如天旱无雨，要浇水保苗，以利成活。

田间管理　在发出新叶时，要施清淡人畜粪水1次，如有缺苗，要及时剪取较长插条补苗。蔓长20 cm左右时，中耕除草1次，培土1次，并追肥1次。每亩每次施清淡人畜粪尿1 000 kg左右。在秋季收获后，也要中耕除草和追肥1次。以后每年3～4月及每次收获后，都进行中耕除草和追人畜粪尿1次。

病虫害防治　虫害有蛞蝓及蜗牛，可在早晨撒生石灰粉防治。

【采收加工】 栽种当年9～10月收获。以后每年收获两次，第一次在6月，第二次在9月。用镰刀割取，留茬10 cm左右，以利萌发，晒干或烘干。

【药材】 金钱草 *Herba Lysimachiae*　主产于四川及长江流域各省区。

性状　全草多皱缩成团，无毛或被疏柔毛。茎扭曲，表面棕色或暗棕红色，有纵纹，下部茎节上有时具须根，断面实心。叶对生，多皱缩，展平后呈宽卵形或心形，长1～4 cm，宽1～5 cm，基部微凹，全缘；上表面灰绿色或棕褐色，下表面色较浅，主脉明显突起，用水浸后，对光透视可见黑色或褐色条纹；叶柄长1～4 cm。有的带花，花黄色，单生叶腋，具长梗。蒴果球形。气微，味淡。

鉴别　茎横切面：表皮细胞外被角质层，有时可见腺毛，头部单细胞，柄1～2细胞。皮层宽广，细胞中有的含红棕色分泌物；分泌道散在，周围分泌细胞5～10个，内含红棕色块状分泌物；内皮层明显。中柱鞘纤维断续排列成环，壁微木化。韧皮部狭窄。形成层不明显。木质部连接成环。髓常成空腔。薄壁细胞含淀粉粒。

叶横切面：上下表皮为1列切向延长的薄壁细胞，类长方形，具角质层，有单细胞头和单细胞柄的腺毛，偶见非腺毛，常5～8个细胞，上表皮无气孔，下表皮气孔较多。叶肉栅栏组织常1列，稀2列。海绵组织细胞4～6列，偶含红棕色色素块，分泌道散列，直径45 μm。主脉1条，于下面明显凸出。近表皮细胞处及韧皮部外面有厚角组织，维管束被维管束鞘包围。侧脉小，不发达。

叶表面观：腺毛红棕色，头部单细胞，类圆形，直径约25 μm，柄单细胞。分泌道散在于叶肉组织内，直径约45 μm，含红棕色分泌物。被疏毛者茎、叶表面可见非腺毛，1～17细胞，平直或弯曲，有的细胞呈缢缩状，长59～1 070 μm，基部直径13～53 μm，表面可见细条纹，胞腔内含黄棕色物。

品质标志　《中华人民共和国药典》2005年版规定：照高效液相色谱法测定，本品含槲皮素（$C_{15}H_{11}O_7$）和山柰素（$C_{15}H_{10}O_6$）的总量不得少于0.10%。

【成分】 全草含黄酮类成分：槲皮素（quercetin），异槲皮苷即槲皮素-3-O-葡萄糖苷（isoquercitrin，quercetin-3-O-glucoside），山柰酚（kaempferol），三叶豆苷即山柰酚-3-O-半乳糖苷（trifolin，kaempferol-3-O-galactoside），3，2′，4′，6′-四羟基-4，3′-二甲氧基查尔酮（3，2′，4′，6′-tetrahydroxy-4，3′-dimethoxy chalcone），山柰酚-3-O-珍珠菜三糖苷（kaempferol-3-O-lysimachia trioside）[1，2]，山柰酚-3-

达4.5 cm，宽达8.5 cm，3全裂，中央全裂片菱形，顶端急尖，3裂达中部，边缘有缺刻状尖牙齿；侧全裂片不等2裂近基部；茎生叶互生，2～3枚，叶形与基生叶相似，但较小，有短柄或无柄。花两性，单朵生茎顶或生分枝顶端；萼片通常10～15，金黄色，宽椭圆形或倒卵形，全缘或先端有不整齐小齿；花瓣（蜜叶）匙状线形，较萼片稍短，蜜槽着生于距基部约2 mm处；雄蕊多数，螺旋状排列，花丝线形，花药在侧面开裂；心皮约30。蓇葖果，喙短。花期6月，果期7～8月。

生于湿草甸、林间草地或林下。分布于黑龙江（尚志县）、新疆（哈密市郊）。

3. 矮金莲花 *T. farreri* Stapf

多年生草本，高5～17 cm。根茎短。茎直立，不分枝。叶全部基生或近基生，3～4枚，有长柄；柄长1～4 cm，基部具宽鞘；叶片五角形，长0.8～1.1 cm，宽1.4～2.6 cm，3全裂达或几达基部，中央全裂片菱状倒卵形或楔形，3浅裂，小裂片具2～3不规则三角形牙齿；侧全裂片不等2裂，稍超过中部，二回裂片具稀疏小裂片及三角形牙齿。花两性，单朵顶生；萼片5～6，宽倒卵形，先端圆形或近截形，黄色，外面常带暗紫色，宿存，偶尔脱落；花瓣（蜜叶）匙状线形，比雄蕊稍短，先端稍加宽，圆形，近基部有蜜槽；雄蕊多数，螺旋状排列；心皮通常6～9。蓇葖果，长9～12 mm，喙长约2 mm。花期6～7月，果期8～9月。

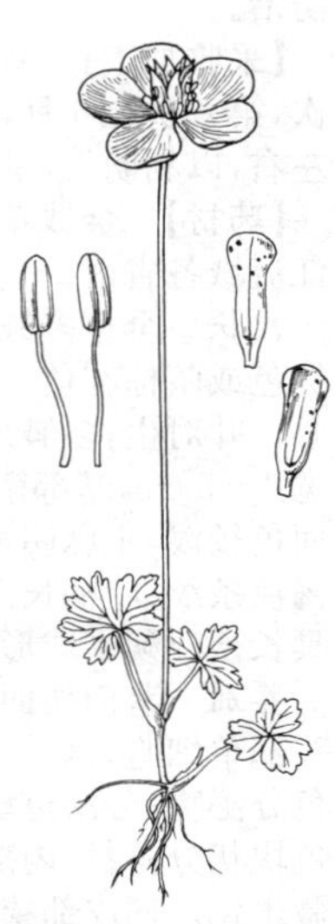

矮金莲花

生于海拔2 000～4 700 m的山地草坡。分布于四川西部、云南西北部、西藏东北部、陕西南部、甘肃南部、青海南部和东部、新疆。

【栽培】 生物学特点　金莲花野生于海拔1 000～2 200 m的山地、草坡或疏林下，耐寒，忌湿热。平地栽培存在越夏问题，荫蔽有利植株越夏。土壤湿热是主要致死因子，宜选荫蔽处排水良好的砂质壤土栽培，根系浅，需较厚的土层。

繁殖方法　种子繁殖或分株繁殖。种子繁殖：秋播为宜。种子采收后贮藏至8～9月播种，10 d左右出苗，可生长至11月，露地宿根越冬，幼苗生长1～2年后移栽，宜早春幼芽萌动前移栽，成活率最高。分株繁殖：10月或5～6月上山采挖野生种苗，或将已引种成活的植株，分株移栽，每株留1～2个幼芽，行株距30 cm左右，深度以将根埋没即可。

田间管理　3～6月植株返青至开花，宜勤灌溉，7～8月雨季时，需注意排涝遮荫，降低土温，避免湿热，冬灌可浇人粪尿，移栽时结合整地施入底肥。

病虫害防治　蛴螬、蝼蛄为害根部，造成断苗。

【采收加工】 6～7月花盛开时采收，晾干。

【药材】 金莲花 *Flos Trollii Chinensis*　主产于山西、河南、河北、辽宁、吉林；宽瓣金莲花 *Flos Trollii Asiatici*　产于黑龙江、新疆；矮金莲花 *Flos Trollii Farreri*　产于云南、四川、西藏、青海、甘肃、陕西。

性状　金莲花　花皱缩，展开后直径2～5.2 cm；萼片8～19片，金黄色，倒卵形或椭圆状卵形，外层先端疏生三角形齿；花瓣13～22，棕色，线形，约与萼片等长；雄蕊多数；子房20多个聚合，花柱芒尖状。气微，味苦。

宽瓣金莲花　花皱缩，湿润展平后，直径2.5～4.8 cm；萼片10～20，橙黄色，宽椭圆形或倒卵形，长1～2.2 cm，宽0.6～1.7 cm，全缘或先端有不整齐小齿；花瓣18～22，棕色，匙状线形，与萼片等长或稍短；雄蕊多数；子房多数，聚合，花柱短尖。气微，味苦。

矮金莲花　花单生，花梗长；萼片5，黄色，宽倒卵形；花瓣匙状线形，棕色；雄蕊多数。气微，味苦。

【成分】 花含藜芦酸（veratric acid）[1]，荭草苷（orientin），牡荆苷（vitexin），藜芦酰胺（veratramide），棕榈酸（palmitic acid）[2]。

【药理】 1. 抗菌作用　本品提取物在体外对革兰阳性和阴性菌均有抗菌作用，尤以对铜绿假单胞菌作用为强[1]。但对小鼠实验性金黄色葡萄球菌或肺炎链球菌感染无明显保护效果[2]。金莲花含黄酮类及生物碱，黄酮类主要有牡荆苷及荭草苷，它们对金黄色葡萄球菌、铜绿假单胞菌、志贺痢疾杆菌、大肠杆菌均有抑制作用。所含生物碱部分对溶血性链球菌、肺炎链球菌等也有明显抑制作用[3]。

2. 抗病毒作用　金莲花对 $CoxB_3$ 病毒有抑制作用，且作用与浓度正相关[4]。金莲花总黄酮抗 $Para_3$ 的 IC_{50} 为74.9 μg/ml，但牡荆苷、荭草苷抗 $Para_3$ 病毒作用很强，IC_{50} 为20.8 μg/ml和11.7 μg/ml，原金莲酸显示了较弱的抗 $Para_3$ 病毒作用，IC_{50} 为184.2 μg/ml[5]。

毒性　金莲花急性毒性试验，给予小鼠成人每日80倍剂量，观察48 h，未发现不良反应。亚急性毒性试验，每日给予家兔成人日剂量的20倍，动态观察3星期，各阶段肝、脾、肾、腿肌的形态及肝功能、肾功能，以及红、白细胞计数和分类均正常[6,7]。

【药性】 苦，寒。归肺、胃经。

1.《纲目拾遗》："味滑苦，无毒，性寒。"

2.《咽病药谱》："能入肺、胃二经，并能入心、肝、肾诸经。"

【功用主治】 清热，解毒，消肿。主治感冒发热，咽喉肿痛，口疮，牙龈肿痛，目赤肿痛，疔疮肿毒，急性鼓膜炎，急性淋巴管炎。

1.《山海草函》："（疗）疔疮，大毒诸风。"

2.《纲目拾遗》："治口疮，喉肿，浮热牙宣，耳疼目痛，煎此代茗。""明目，解岚瘴。"

【用法用量】 内服：煎汤，3～6 g，或泡水当茶饮。外用：煎水含漱。

【选方】 1. 治急慢性扁桃体炎　金莲花6 g，蒲公英15 g。开水沏，当茶饮，并可含漱。（《全国中草药汇编》）

2. 治慢性扁桃体炎　金莲花3 g，开水沏，当茶常喝；并含漱。如是急性，加量1倍用，或再加鸭跖草等量用。

3. 治急性中耳炎，急性鼓膜炎，急性结膜炎（火眼），急性淋巴管炎（红丝疔）　金莲花、菊花各9 g，生甘草3 g，水煎服。（2、3方出自《河北中药手册》）

【临床报道】 1. 治疗慢性支气管炎　①金莲花气雾剂，每1 ml含总黄酮60 mg，每日3次喷雾吸入，每次喷5下（0.23 ml，约含总黄酮13.8 mg）。金莲花5片（约含总黄酮250 mg）含服或吞服，每日3次。10 d无效者停药。共治疗102例，其中一组用金莲花气雾剂加金莲花片含服，治疗62例。疗程50 d。另一组单用气雾剂治疗40例，疗程为40 d。对主要症状和体征的哮鸣音哮喘、湿啰音及咳痰疗

草地上部分提得的皂苷成分金盏草三萜苷具有溶血作用[3]。新鲜植株提取物给小鼠腹腔注射的急性毒性均大于干草[3]。

【药性】 酸，寒。

1.《救荒本草》："味酸。"

2.《现代实用中药》："酸，寒，无毒。"

【功用主治】 凉血止血。主治肠风下血，痔疮出血。

《现代实用中药》："利尿发汗，兴奋及缓下药，并有通经作用。""(又治)肠痔，下血不止。"

【用法用量】 内服：煎汤，全草 1.8～4.5 g，花 5～10 朵。外用：捣汁涂。

【选方】 治肠风下血 取(金盏草)花 10 余朵，酌加冰糖，冲开水炖，日服 2 次。(《福建民间草药》)

2921 金盏菊 jīn zhǎn jú (《云南中草药》)

【异名】 大金盏花(《广西药用植物名录》)，水涨菊、山金菊(《福建中草药》)，金盏花(《拉汉种子植物名称》)。

【基原】 为菊科金盏花属植物金盏菊的全草。

【原植物】 金盏菊 *Calendula officinalis* L.

一年或越年生草本，高 30～60 cm，全株有短毛。茎直立，有纵棱，上部有分枝。单叶互生；下部叶匙形，全缘；上部叶长椭圆形至长椭圆状倒卵形，长 5～9 cm，宽 1～2 cm，先端钝或尖，基部略带心脏形，稍抱茎，边缘全缘或具稀疏的细齿。头状花序单生于枝端，直径 2.5～5 cm，有梗；总苞具苞片 1～2 层，苞片线形，先端渐尖，边缘膜质；舌状花黄色或橘黄色，雌性，1～2 层，孕育，舌片全缘或先端 3 齿裂；管状花两性，不孕育，裂片 5，花柱不裂。瘦果较苞片长，向内钩曲，背部具鳞片状横褶皱，两侧具窄翼；无冠毛。花期 4～7 月。

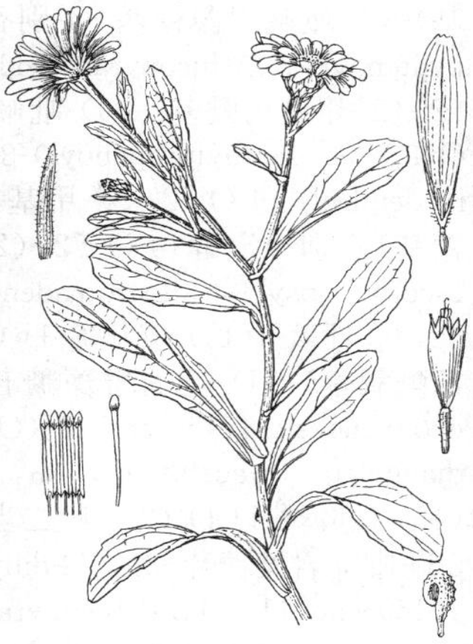

金盏菊

全国各地多有栽培。分布于福建、广东、广西、四川、贵州及云南等地。

本植物的花(金盏菊花)、根(金盏菊根)亦供药用，另设专条。

【采收加工】 5～8 月采收，鲜用或切段晒干。

【成分】 全草含三萜苷：calendasaponins A、B、C、D；又含黄酮苷，倍半萜苷等[1]。

花含 calendasaponins A、B、C、D，officinosides A、B、C、D 等[2]。

【药理】 1. 抗炎作用 金盏菊稀醇提取物局部用药，对巴豆油致小鼠耳炎有抗炎作用，1 200 μg/耳的剂量抑制率为 20%，金盏菊的超临界的二氧化碳提取物抗炎作用较强，75 μg/耳即有抗炎作用，1 200 μg/耳，其抑制率达 70.7%[1]。

2. 抗菌作用 抗菌成分溶于醇而不溶于水[2]。

【药性】《云南中草药》："苦，寒。"

【功用主治】 清热解毒，调经。主治中耳炎，月经不调。

《云南中草药》："清热解毒，活血调经。"

【用法用量】 内服：煎汤，5～15 g。外用：鲜品取汁滴耳。

【选方】 1. 治中耳炎 鲜(金盏菊)叶取汁滴入耳内。

2. 治月经不调 (金盏菊全草)9 g，煎服。(1、2 方出自《云南中草药》)

2922 金莲花 jīn lián huā (《纲目拾遗》)

【异名】 旱地莲、金芙蓉(《纲目拾遗》)，旱金莲(《五台山志》)，金疙瘩(《山西中药志》)。

【基原】 为毛茛科金莲花属植物金莲花和宽瓣金莲花、矮金莲花的花。

【原植物】 1. 金莲花 *Trollius chinensis* Bunge [*T. asiaticus* L. var. *chinensis* (Bunge) Maxim.]

多年生草本，高 30～70 cm。茎直立，不分枝。基生叶1～4，有长柄，柄长 12～30 cm，基部具狭鞘；叶片五角形，长 3.8～6.8 cm，宽 6.8～12.5 cm，3 全裂，中央裂片菱形，先端急尖，3 裂达中部或稍超过中部，边缘具不等大的三角形锐锯齿；侧全裂片斜扇形，2 深裂近基部，上方深裂片与中央全裂片相似，下方深裂片较小，斜菱形；茎生叶互生，叶形与基生叶相似，上部叶较小，具短柄或无柄。花两性，单朵顶生或 2～3 朵排列成稀疏的聚伞花序；花梗长 5～9 cm；苞片 3 裂；萼片通常 10～15，金黄色，椭圆状卵形或倒卵形，先端疏生三角形牙齿；花瓣(蜜叶)18～21，狭线形，稍长于萼片或与萼片等长，先端渐狭，近基部有蜜槽；雄蕊多数，螺旋状排列，花丝线形，花药在侧面开裂；心皮 20～30。蓇葖果，具脉网，喙长约 1 mm。花期 6～7 月，果期 8～9 月。

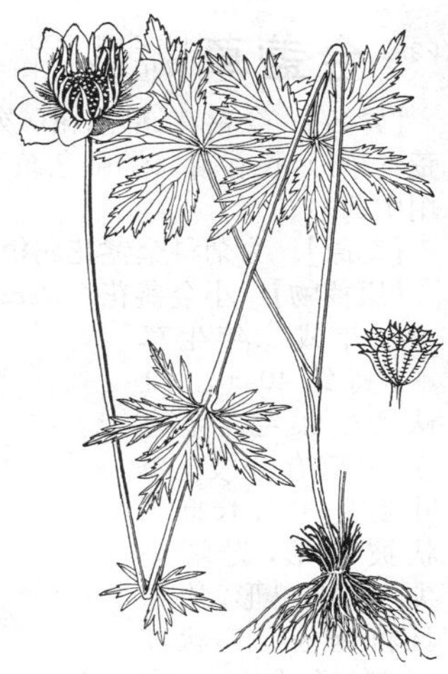

金莲花

生于海拔 1 000～2 200 m 的山地草坡、疏林下或湿草甸。分布于河北、山西、内蒙古东部、辽宁、吉林西部、河南北部。

2. 宽瓣金莲花 *T. asiaticus* L. 又名：重瓣金莲花(《东北植物检索表》)，亚洲金莲花(《经济植物手册》)。

多年生草本，高 25～50 cm。茎直立，不分枝或上部分枝。基生叶约 3，具长柄，柄长约 20 cm，基部具狭鞘；叶片五角形，长约

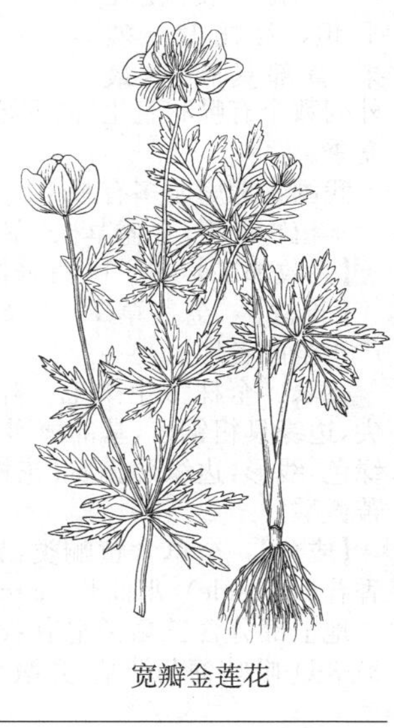

宽瓣金莲花

【药性】 苦、辛，微寒。

1.《全国中草药汇编》:“苦、辛，微温。”

2.《浙江药用植物志》:“苦，寒。”

【功用主治】 行气止痛，清热解毒。主治气滞脘胀，胃痛，腹痛，风湿关节痛，暑湿下痢，痈疽疖肿，毒蛇咬伤。

1.《全国中草药汇编》:“清热解毒，收敛镇痛。主治中暑腹痛，胃痛，腹痛下痢，风湿性关节痛，毒蛇咬伤，高血压病，皮肤湿疹。”

2.《浙江药用植物志》:“清热解毒，活血，健脾利湿。主治消化不良，腹痛痢疾，败血症，毒蛇咬伤，骨髓炎，痈疖，湿疹。”

3.《台湾药用植物志》:“调经。治腹痛，眩晕，解热，镇咳，祛痰。”

【用法用量】 内服：煎汤，6～15 g；或研末，每次 0.3～0.5 g，每日 3 次。外用：捣敷。

【宜忌】 体虚者慎服。

2920 金盏草 jīn zhǎn cǎo 《植物名实图考》

【异名】 金盏花、醒酒花(《宛陵集》诗注)，金盏儿花(《救荒本草》)，长春菊(《学圃杂疏》)，金仙花、长春草(《现代实用中药》)。

【基原】 为菊科金盏花属植物小金盏花的全草或花。

【原植物】 小金盏花 *Calendula arvensis* L.

一年或二年生草本，高约 40 cm。全株散生柔毛。茎直立，上部有分枝。单叶互生；叶片长椭圆状披针形，先端渐尖，基部楔形，边缘具粗锯齿。头状花序，直径约 2 cm，顶生，有梗；总苞片绿色，线形，边缘膜质；边缘舌状花，雌性，硫黄色，舌片先端有 3 齿；中央管状花，两性，先端 5 裂；花托平坦，无托片。瘦果，背部具软刺，最外列数个有嘴状直生，内列数个内曲如环状，无冠毛。花期夏季。

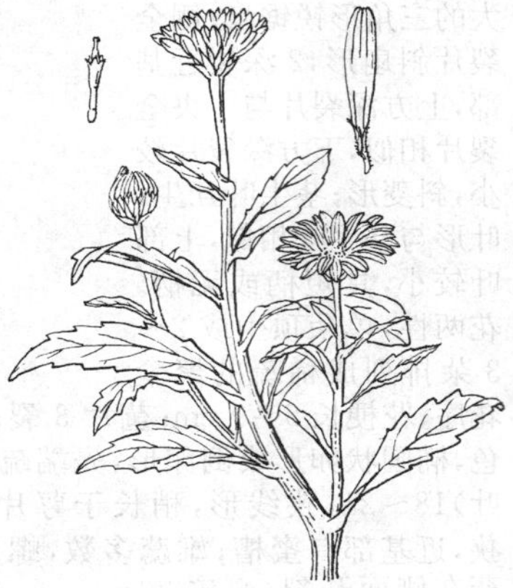

小金盏花

我国各地庭园多有栽培。

本植物的根(金盏草根)亦供药用，另设专条。

【采收加工】 6～10 月采挖，鲜用或切片晒干。

【药材】 金盏草 *Herba Seu Flos Calendulae Arvensis* 产于全国各地。

性状 全株散生柔毛。叶互生，长椭圆披针形，先端渐尖，边缘具粗锯齿，基部楔形。花序顶生干缩，有梗；总苞片绿色，线形，边缘干膜质；花托平坦，无托片。花疏黄色，味苦微酸。

【成分】 全草含黄酮类：异槲皮苷(isoquercitroside)，芸香苷(rutoside)，水仙苷(narcissoside)[1]。

地上部分含三萜类皂苷：3-O-〔β-D-吡喃葡萄糖基-(1→3)-β-D-吡喃葡萄糖基〕齐墩果酸-28-O-β-吡喃葡萄糖苷{3-O-〔β-D-glucopyranosyl-(1→3)-β-D-glucopyranosyl〕oleanolic acid-28-O-β-glucopyranoside}，3β-O-〔β-D-吡喃半乳糖基-(1→3)-β-D-吡喃葡萄糖基〕齐墩果酸{3β-O-〔β-D-galactopyranosyl-(1→3)-β-D-glucopyranosyl〕oleanolic acid}，3β-O-〔β-D-吡喃半乳糖基-(1→3)-β-D-吡喃葡萄糖醛酸〕齐墩果酸-28-O-β-吡喃葡萄糖苷{3β-O-〔β-D-galactopyranosyl-(1→3)-β-D-glucopyranosyluronic acid〕oleanolic acid-28-O-β-glucopyranoside}，3β-O-〔β-D-吡喃半乳糖基-(1→3)-β-D-吡喃葡萄糖醛酸〕齐墩果酸{3β-O-〔β-D-galactopyranosyl-(1→3)-β-D-glucopyranosyluronic acid〕oleanolic acid}[2]；三萜类及倍半萜类糖苷：金盏草三萜苷(arvensoside)A、B[3]，3-O-〔β-D-吡喃半乳糖基-(1→3)-[β-D-吡喃葡萄糖基-(1→4)]-β-D-吡喃葡萄糖基〕-齐墩果酸(28→1)-β-D-吡喃葡萄糖酯{3-O-〔β-D-galactopyranosyl(1→3)-[β-D-glucopyranosyl-(1→4)]-β-D-glucopyranosyl〕-oleanolic acid(28→1)-β-D-glucopyranosylester}[4]，金盏草倍半萜苷(arvoside)A、B，4-O-(2′-乙酰氧基-β-D-吡喃岩藻糖基)-4-别香橙醇〔4-O-(2′-acetoxy-β-D-fucopyranosyl)-4-alloaromadendrol〕，4-O-〔2′-(5″-甲基-丁酰基)-β-D-吡喃岩藻糖基〕-4-别香橙醇{4-O-〔2′-(5″-methyl-butyryl)-β-D-fucopyranosyl〕-4-alloaromadendrol}，4-O-〔2′-(6″-甲基-戊烯酰基)-β-D-吡喃岩藻糖基〕-4-别香橙醇{4-O-〔2′-(6″-methylpentenoyl)-β-D-fucopyranosyl〕-4-alloaromadendrol}，4-O-〔2′-(2″-甲基丙酰基)-β-D-吡喃岩藻糖基〕-4-别香橙醇{4-O-〔2′-(2″-methylpropanoyl)-β-D-fucopyranosyl〕-4-alloaromadendrol}，4-O-〔2′-(2″-甲基-2″-丁烯酰基)-β-D-吡喃岩藻糖基〕-4-别香橙醇{4-O-〔2′-(2″-methyl-2″-crotonoyl)-β-D-fucopyranosyl〕-4-alloaromadendrol}[5,6]，3α，7β-二羟基-5β，6β-环氧-4(15)-桉叶烯-11-O-(2′，4′-二当归酰氧基-3′-乙酰氧基)-β-D-吡喃岩藻糖苷〔3α，7β-dihydroxy-5β，6β-epoxyeudesm-4(15)-ene-11-(O-β-D-fucopyranoside-2′，4′-diangelate-3′-acetate)〕，3α，7β-二羟基-5β，6β-环氧-4(15)-桉叶烯-11-O-(2′，4′-二当归酰氧基-3′-异丁酰氧基)-β-D-吡喃岩藻糖苷〔3α，7β-dihydroxy-5β，6β-epoxyeudesm-4(15)-ene-11-(O-β-D-fucopyranoside-2′，4′-diangelate-3′-isobutyrate)〕，3α，7β-二羟基-5β，6β-环氧-4(15)-桉叶烯-11-O-(2′，4′-二当归酰氧基-3′-甲基丁酰氧基)-β-D-吡喃岩藻糖苷〔3α，7β-dihydroxy-5β，6β-epoxyeudesm-4(15)-ene-11-(O-β-D-fucopyranoside-2′，4′-diangelate-3′-methylbutyrate)〕，3α，7β-二羟基-15-乙酰氧基-4(15)桉叶烯-11-O-(2′，4′-二当归酰氧基-3′-乙酰基)-β-D-吡喃岩藻糖苷〔3α，7β-dihydroxy-15-acetoxyeudesm-4(15)-ene-11-(O-β-D-fucopyranoside-2′，4′-diangelate-3′-acetate)〕，7β-羟基-3β-乙酰氧基-5β，6β-环氧-5(15)-桉叶烯-11-O-(2′，4′-二当归酰氧基-3′-乙酰氧基)-β-D-吡喃岩藻糖苷〔7β-hydroxy-3β-acetoxy-5β，6β-epoxyeudesm-5(15)-ene-11-(O-β-D-fucopyranoside-2′，4′-diangelate-3′-acetate)〕[7]等。

花含 15 种氨基酸[8]。

【药理】 1. 抗病毒作用 金盏草地上部分的糖苷 1～5 和水解产物 5a 均可抑制培养于鸡胚细胞的疱疹性口炎病毒，仅一种化合物 3 可显著抑制培养于 HeLa 细胞的鼻病毒(HRV)1b，可见皂苷对膜病毒作用更强[1,2]。

2. 其他作用 金盏草对角叉莱胶诱导的大鼠足肿胀有抑制作用[3]。金盏草 4 种皂苷对 1 μg 苯并芘和吸烟者具有致突变性尿液均有剂量反应关系的抗突变活性[4]。金盏

【采收加工】 全年均可采,鲜用或晒干。

【成分】 金钮扣全株含甾类:β-谷甾醇(β-sitosterol),β-谷甾醇葡萄糖苷(β-sitosterol glucoside),薯蓣皂苷(dioscin),原薯蓣皂苷(protodioscin),甲基原薯蓣皂苷(methylprotodioscin),薯蓣皂苷甲基原前皂苷元A(methylprotoprosapogenin A of dioscin)[1],薯蓣皂苷元(diosgenin),羊毛甾醇(lanosterol)。生物碱类:澳洲茄碱(solasonine),澳洲茄边碱(solamargine),澳洲茄胺(solasodine)[2],茄碱(solanine)[3],东莨菪碱(scoporamine), solafuranone等[4]。还含黄酮类:5,7,4'-三羟基黄烷酮,5,7,4'-三羟基黄酮醇等[5]。

果实含黄果茄甾醇(carpesterol),3β-(对羟基)-苯甲酰氧基-22α-羟基-4α-甲基-5α-豆甾-7-烯-6-酮〔3β-(*p*-hydroxy)-benzoyloxy-22α-hydroxy-4α-methyl-5α-stigmast-7-en-6-one〕,刺天茄苷(indioside) A[6]、B[7]。

根含刺天茄苷(indioside) C、D、E[7]。

种子含脂肪油:月桂酸(lauric acid),棕榈酸(palmitic acid),硬脂酸(stearic acid),花生酸(arachidic acid),油酸(oleic acid),亚油酸(linoleic acid)[8]。

【药理】 抗肿瘤作用 金钮扣全株乙醇提取物的氯仿溶解成分和氯仿不溶成分对结肠癌Colo-205细胞、鼻咽癌KB细胞、子宫颈癌HeLa细胞、肝细胞瘤HA_{22}T细胞、喉表皮瘤Hep-2细胞、神经胶质瘤GBM_{8401}/TSGH细胞和黑素瘤H_{1477}细胞有一定的细胞毒性。分离得到的薯蓣皂苷、甲基原薯蓣皂苷细胞毒性更强。薯蓣皂苷、薯蓣皂苷甲基原前皂苷元A、甲基原薯蓣皂苷和原薯蓣皂苷在C_6神经胶质瘤细胞培养试验中也表现出细胞毒性。薯蓣皂苷甲基原前皂苷元A、甲基原薯蓣皂苷和原薯蓣皂苷在体内试验中可以抑制C_6神经胶质瘤细胞生长,并且10 μg/ml的薯蓣皂苷可以抑制C_6神经胶质瘤细胞DNA的合成[1]。

【药性】 苦,凉,有毒。

1.《滇南本草》:"性寒,味苦。"

2.《全国中草药汇编》:"微苦,凉,有小毒。"

【功用主治】 祛风,解毒,散瘀,止痛。主治头痛,鼻渊,牙痛,咽喉肿痛,风湿关节痛,跌打损伤,痈疮肿毒。

1.《滇南本草》:"治齿疼,为末搽之即愈。疗脑漏鼻渊;祛风止头疼,除风邪。"

2.《生草药性备要》:"其根治跌打将死,煲酒服回生。其子治牙痛。"

3.《全国中草药汇编》:"解毒消肿,散瘀止痛。主治咽喉炎,淋巴结炎,牙痛,跌打损伤。"

4.《福建药物志》:"祛风燥湿,消肿解毒。主治头风痛,风湿关节痛,腹痛腹泻,乳腺癌,丝虫病象皮腿,狂犬咬伤,痈疽疔疮。"

【用法用量】 内服:煎汤,9~15 g;或研末,1.5~3 g。外用:捣敷。

【宜忌】 本品有毒,不宜过量。

1.《生草药性备要》:"不可多服,多服则迷闷人。"

2.《全国中草药汇编》:"本品有毒,过量服用,可致口干,口渴,吞咽困难,体温升高,皮肤干燥发红,瞳孔扩大,视力模糊等中毒症状。重者可出现呼吸、循环抑制,甚至呼吸衰竭而致死。"

【选方】 1. 治牙痛 (天茄子)果研末,放于痛处。

2. 治消化不良,腹胀 (天茄子)鲜果10个。稀饭送服。(1、2方出自《云南中草药》)

3. 治风湿关节痛 紫花茄根30~60 g,蘡薁根、土牛膝根各15 g,猪脚1个。水炖服。

4. 治丝虫病象皮腿 紫花茄根60 g,种子60 g,酒125~155 ml。水炖服,每日1剂,连服10 d为1个疗程。局部用杠板归250 g,紫花茄叶、一枝黄花叶、茶枯(油茶饼)各125 g,糯米250 g,共研细末,作糊包于患脚。(3、4方出自《福建药物志》)

2919 金狮藤 jīn shī téng (《全国中草药汇编》)

【异名】 香藤(《浙江药用植物志》),藤薯、痧药草(《台湾药用植物志》),南木香(《中国植物志》),熏鼓藤(《新华本草纲要》)。

【基原】 为马兜铃科马兜铃属植物大叶马兜铃的根茎及根。

【原植物】 大叶马兜铃 *Aristolochia kaempferi* Willd. [*A. mollis* Dunn] 又名:柔毛马兜铃(《全国中草药汇编》)。

草质藤本。根茎棕色,细长圆柱形。嫩枝密被倒生长柔毛,老枝无毛,明显具纵槽纹。叶互生;叶柄长1.5~6 cm,密生长柔毛;叶片卵形、卵状心形、卵状披针形或戟状耳形,长5~18 cm,中部宽2~5 cm,先端短尖或渐尖,基部浅心形或耳形。花单生,稀2朵聚生于叶腋;花梗长2~7 cm,常向下弯垂;小苞片卵形或披针形,下面密被短柔毛;花被管中部急剧弯曲,弯曲处至檐部较下部狭而稍短,花被管外密被白色长柔毛,檐部盘状,边缘3浅裂,裂片平展,近等大,黄绿色,基部具紫色短线条,喉部黄色;花药成对贴生于合蕊柱近基部;子房圆柱形,密被长柔毛;合蕊柱先端3裂,稀有时再二裂,具疣状突起。蒴果长圆状或卵形。种子倒卵形,背面平凸状。花期4~5月,果期6~8月。

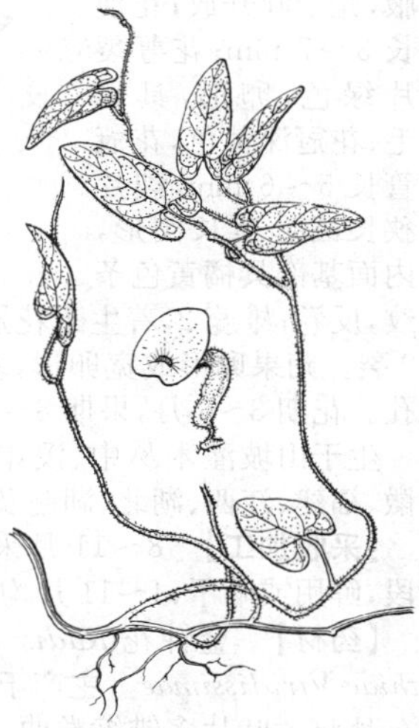

大叶马兜铃

生于山坡灌木丛中。分布于江苏、浙江、福建、江西、广东、广西、海南、贵州、云南、台湾等地。

【采收加工】 全年均可采挖,鲜用或晒干。

【药材】 金狮藤 *Rhizoma Aristolochiae Kaempferi* 产于福建、江苏、广东等地。

性状 根茎细长圆柱形,直径1~3 mm,表面淡黄棕色,有纵向沟纹,节间长3~5 cm。质柔韧。味辛凉。

鉴别 根茎横切面:表皮细胞外壁增厚,淡棕色,有时可见多细胞毛茸残基。皮层有厚壁细胞,有纹孔。中柱鞘部位有3~7列木化纤维排列成环。维管束外韧型,环列,导管多单个散在,周围有木纤维围绕。中央有髓。薄壁细胞含草酸钙簇晶。

【成分】 根茎和根含木兰花碱(agnoflorine),马兜铃酸(aristolochic acid)A[1],马兜铃酸Ⅰa甲酯(aristolochic acid-Ⅰa methyl ester),aristofolin C、E,倍半萜成分madolin P[2]。

2917 **金钟花** jīn zhōng huā（《浙江药用植物志》）

【异名】 土连翘（《新华本草纲要》）。

【基原】 为木犀科连翘属植物金钟花的果壳、根或叶。

【原植物】 金钟花 *Forsythia viridissima* Lindl. 又名：迎春柳、迎春条、金梅花、金铃花（《中国植物志》），单叶连翘（《贵州中草药名录》）。

落叶灌木，高可达3 m。全株除花萼裂片边缘具睫毛外，其余均无毛。小枝绿色或黄绿色，呈四棱形，皮孔明显，具片状髓。单叶对生；叶柄长6～12 mm；叶片长椭圆形至披针形，或倒卵状长椭圆形，长3.5～15 cm，宽1～4 cm，先端锐尖，基部楔形，通常上半部具不规则锐锯齿或粗锯齿，稀近全缘。花1～3朵着生于叶腋，先于叶开放；花梗长3～7 mm；花萼裂片绿色，卵形，具睫毛；花冠深黄色，花冠管长5～6 mm，裂片狭长圆形至长圆形，内面基部具橘黄色条纹，反卷；雄蕊2，着生于花冠筒基部；子房上位，2室，柱头2裂。蒴果卵形或宽卵形，基部稍圆，先端喙状渐尖，具皮孔。花期3～4月，果期8～11月。

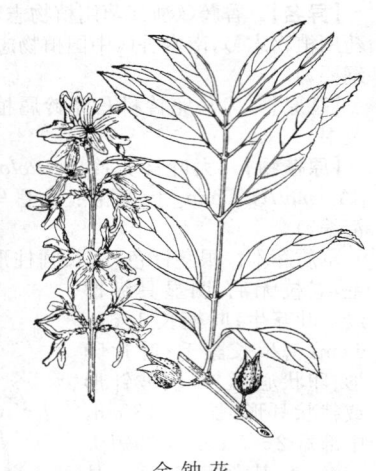

金钟花

生于山坡灌木丛中、溪岸、林缘。分布于江苏、浙江、安徽、福建、江西、湖北、湖南及云南。

【采收加工】 8～11月采收果实，晒干；全年可挖根，切段，鲜用或晒干；4～11月均可采叶，鲜用或晒干。

【药材】 金钟花 *Radix seu Folium seu Fructus Forsythiae Viridissimae* 主产于江苏、山东、安徽、浙江等地。

性状 叶片多皱缩卷曲，展平后呈椭圆状矩圆形至披针形，先端锐尖，基部楔形，边缘上部有锯齿，上表面暗绿色，下表面淡绿色；具叶柄。气微，味苦。

果实呈卵球形，长1～1.5 cm，直径约1 cm，多开裂成两分离的果瓣，每瓣中间有残留的膜质中隔，先端向外反卷，基部钝圆。表面黄棕色至黄褐色，有不规则的纵横细脉纹，中部至顶部的纵沟两侧分布多数小瘤点，基部有果梗或果梗痕。质硬脆。气微，味苦。

鉴别 (1) 果皮横切面：外果皮为1列细胞，切向延长，外被角质层。瘤点处可见薄壁组织隆起，外果皮于此处断裂消失。中果皮为多列薄壁细胞，类圆形或长圆形，排列不规则；散有外韧型维管束。内果皮为多列厚壁细胞，约占果皮厚度的1/2，细胞类方形、类长圆形，切向镶嵌排列，孔沟明显。内表皮为1列细胞，切向延长。

(2) 薄层色谱：取本品粗粉0.5 g，加95%乙醇5 ml，冷浸数小时，滤液浓缩至0.5 ml，作供试液；另以齐墩果酸乙醇液为对照。分别点样于同一硅胶G-CMCNa薄层板上，用石油醚-苯-乙酸乙酯-乙酸（10∶20∶6∶0.5）展开13 cm，取出晾干，置碘蒸气中熏，供试品色谱在与对照品色谱的相应位置，显相同颜色的斑点。

【成分】 叶中含牛蒡苷(arctiin)，牛蒡苷元(arctigenin)，穗罗汉松脂酚(matairesinol)，穗罗汉松脂酚苷(matairesinoside)[1,2]，异槲皮苷(isoquercitrin)，紫云英苷(astragalin)[1]，洋丁香酚苷(acteoside)，β-羟基洋丁香酚苷(β-hydroxyacteoside)[3]，芦丁(rutin)[4]。

果实中含有牛蒡苷[5,6]，牛蒡苷元，穗罗汉松脂酚，穗罗汉松脂酚苷，芸香苷(rutoside)，白桦脂酸(betulinic acid)，熊果酸(ursolic acid)，齐墩果酸(oleanolic acid)[6]，洋丁香酚苷及β-羟基洋丁香酚苷[7]。还含苯乙醇糖苷：forsythiaside, suspessaside, acetoside, β-hydroxyacetoside[8]。

【药理】 一般药理 本品叶中含有牛蒡苷，能引起血管扩张，血压下降；能使蛙、小鼠和家兔等动物产生惊厥，大剂量引起呼吸衰竭，并使小鼠皮肤发红、腹泻；对离体兔肠及子宫则抑制之。对运动神经及骨骼肌呈麻痹作用，并能引起小鼠的高度举尾反应[1]。

【功用主治】《浙江药用植物志》："清热解毒，祛湿泻火。主治流行性感冒，颈淋巴结结核，目赤肿痛，筋骨酸痛，肠痈，丹毒，疥疮。"

【用法用量】 内服：煎汤，10～15 g；鲜品加倍。外用：煎水洗。

2918 **金钮扣** jīn niǔ kòu（《全国中草药汇编》）

【异名】 天茄子（《滇南本草》），小颠茄（《生草药性备要》），金钮头、巴山虎（《岭南采药录》），金扣钮、细黄茄（《陆川本草》），勒矮瓜、细颠茄、假茄子（《广西药用植物名录》），苦果、苦子（《文山中草药》），刺茄（《福建中草药》），猫眼睛、野辣子（《云南药用植物名录》），金吊钮、金扣头（《福建药物志》）。

【基原】 为茄科茄属植物刺天茄的根及全草或果实。

【原植物】 刺天茄 *Solanum indicum* L.［*S. chinense* Dunal］ 又名：苦葛（《中国高等植物图鉴》），紫花茄（《广州植物志》）。

多年生小灌木，高0.5～1.5 m。被灰色星状绒毛。小枝圆柱形，褐色，密被星状绒毛及倒钩刺。叶互生；叶柄长2～4 cm，密被星状毛；叶片卵形，长2～5 cm，宽1.5～3.5 cm，先端钝，基部心形或不相等，边缘深裂或成波状浅圆裂，两面均被星状柔毛，尤以下面为密。蝎尾状花序腋外生，长3.5～6 cm；小花梗长约1.5 cm，密被星状绒毛及钻形皮刺；花萼杯状，5裂，裂片卵形，端尖；花冠蓝紫色，浅钟状，开放前折叠，裂片5，卵形；雄蕊5，着生于花冠喉上，花药黄色，顶孔向上；子房2室，柱头截形。浆果球形，光亮，成熟时橙红色，宿存萼反卷。种子淡黄色，近盘状。全年开花结果。

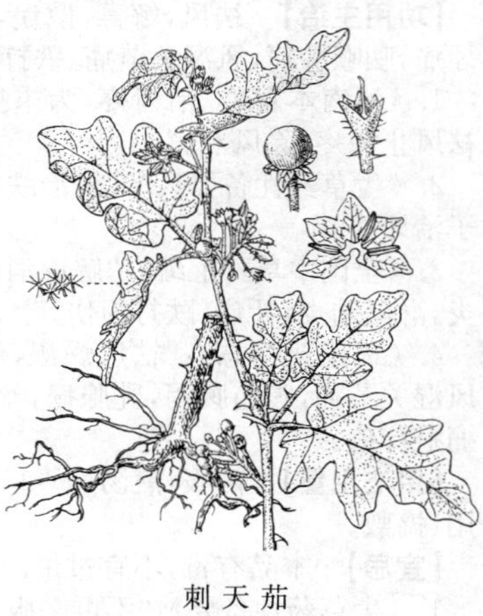

刺天茄

生于林下、路边、荒地。分布于福建、广东、四川、云南、台湾等地。

生于山坡路旁和草丛中。分布于华北、东北及福建、湖南、广东、四川、贵州、台湾等地。

本植物的根(金挖耳根)亦供药用,另设专条。

【采收加工】 8～10月花期时采收,鲜用或切段晒干。

【成分】 全草含金挖耳素(divaricin) A、B、C[1]。

地上部分含倍半萜内酯:金挖耳内酯(cardivins) A、B、C、D[2],2β, 5-环氧-5, 10-二羟基-6α-当归酰氧基-9β-异丁酰氧基-大牻牛儿素-8α, 12-内酯(2β, 5-epoxy-5, 10-dihydroxy-6α-angeloyloxy-9β-isobutyryloxy-germacran-8α,12-olide), 2α, 5-环氧-5, 10-二羟基-6α-当归酰氧基-9β-异丁酰氧基-大牻牛儿素-8α, 12-内酯(2α, 5-epoxy-5, 10-dihydroxy-6α-angeloyloxy-9β-isobutyryloxy-germacran-8α,12-olide)[3]。还含酚及酯类:2, 5-二甲氧基丁香酚(2, 5-dimethoxythymol), 2-甲氧基丁香酚异丁酯(2-methoxythymol isobutyrate), 10-异丁氧基-8, 9-环氧丁香酚异丁酯(10-isobutyloxy-8, 9-epoxythymolisobutyrate), 10-(2-甲丁氧基)-8, 9-环氧丁香酚异丁酯〔10-(2-methylbutyloxy)-8, 9-epoxythymolisobutyrate〕[4]。二萜类:12(S)-羟基牻牛儿基牻牛儿醇〔12(S)-hydroxygeranylgiraniol〕, (2E, 10E)-1, 12-二羟基 8-乙酰氧基-3, 7, 15-三甲基十六烷-2, 10, 14-三烯〔(2E, 10E)-1, 12-dihydroxy-18-acetoxy-3, 7, 15-trimethylhexadeca-2, 10, 14-triene〕[5]。

【药性】 苦、辛,寒。

1.《植物名实图考》:"性凉。"

2.《重庆草药》:"微苦辛,性平,无毒。"

3.《全国中草药汇编》:"苦、辛,寒,有小毒。"

【功用主治】 清热解毒,消肿止痛。主治感冒发热,咽喉肿痛,痄腮,赤眼,泄泻,痔疾出血,乳痈,疮疖肿毒。

1.《植物名实图考》:"除瘴气。"

2.《重庆草药》:"洗疮、包疮。"

3.《全国中草药汇编》:"清热解毒,消肿止痛。主治感冒发热,咽喉肿痛,牙痛,急性肠炎,痢疾,尿路感染,淋巴结结核;外用治疮疖肿毒,乳腺炎,腮腺炎,带状疱疹,毒蛇咬伤。"

【用法用量】 内服:煎汤,6～15 g;或捣汁。外用:鲜品捣敷;或煎水洗。

【宜忌】《重庆草药》:"气虚者忌用。"

【选方】 1. 治腮腺炎 ①金挖耳叶 250 g,大葱头 4 个,合酒糟捣烂,炒熟外敷。并用挖耳草根头 7 个,捣烂泡开水饮汁。②金挖耳草 10 g,白头翁 10 g,赤芍 10 g。水煎点酒服。(《东北药用植物》)

2. 治背痈 鲜金挖耳适量。捣烂调鸡蛋清敷患处。(《福建药物志》)

3. 治寒毒疮初起或未溃者 (挖耳草)叶子捣绒,包,能散者散,不散者穿。(《重庆草药》)

4. 治劳伤目黄,肌肉消瘦 (金挖耳)鲜全草 60 g。合猪肉炖服,连服三五次可愈。(《泉州本草》)

5. 治小儿急惊,角弓反张,发搐,手足蹬摇 挖耳草水煎,点水酒服;或加朱砂 0.5 g,蚯蚓 2 条,点水酒服。(《东北药用植物》)

2916 金星草 jīn xīng cǎo (《嘉祐本草》)

【异名】 金钏草(《本草图经》),大金星凤尾(《履巉岩本草》),凤尾草(《纲目》),石韦(《广西药用植物名录》)。

【基原】 为水龙骨科假瘤蕨属植物大果假瘤蕨的全草。

【原植物】 大果假瘤蕨 *Phymatopsis griffithiana* (Hook.) J. Smith [*Polypodium griffithianum* Hook.] 又名:大果假茀蕨(《植物分类学报》),大果假密网蕨(《中国高等植物图鉴》)。

植株高 15～45 cm。根茎细长,横生,密被基部卵形上部呈长钻形鳞片。叶远生;叶柄长 6～20 cm,禾秆色;叶片近革质,长披针形,长 8～25 cm,宽 2.5～4 cm,先端渐尖,基部宽楔形,边缘软骨质波状;羽状脉,两面均明显。孢子囊群大,圆形,沿中脉两侧各成 1 行,着生于侧脉之间靠近中脉。

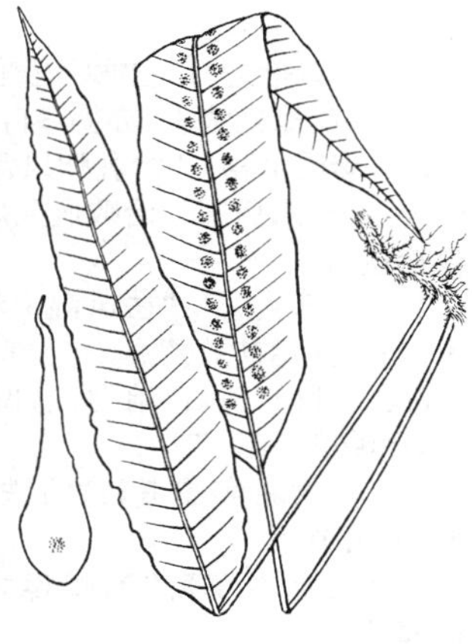
大果假瘤蕨

附生于海拔 1 300～3 200 m 的山坡树干或岩石上。分布于西南及浙江、安徽、湖南、广西等地。

【采收加工】 全年均可采收,鲜用或晒干。

【药性】 苦,寒。

1.《嘉祐本草》:"味苦,寒,无毒。"

2.《本草图经》:"味微酸,性至冷。"

3.《本草再新》:"入脾经。"

4.《饮片新参》:"苦,香,凉。"

【功用主治】 清热,凉血,解毒,通淋。主治痈疽,肿毒,瘰疬,恶疮,暴赤火眼,肺热咳嗽,淋证,肠风下血。

1.《嘉祐本草》:"主痈疽疮毒,大解硫黄及丹石毒,发背痈肿结核。""根碎之浸油涂头,大生毛发。"

2.《滇南本草》:"洗暴赤火眼,老年昏花,退翳膜遮睛。煎汤候温,或洗或用笔管吹。"

3.《本草蒙筌》:"解毒消肿,专理外科。凡百初起恶疮,但诸未溃阳毒,沿颈瘰疬,发背痈疽,立能获效。"

4.《纲目》:"解热,通五淋,凉血。"

5.《中国药用孢子植物》:"清热治咳,凉血解毒。治肺热咳嗽、肿毒、瘰疬、恶疮、暴赤火眼、肠风等。"

【用法用量】 内服:煎汤,5～10 g;或研末。外用:煎汁洗;或捣敷。

【宜忌】 老年及中寒泄泻者慎服。

1.《本草图经》:"性至冷,服后下利,须补治乃平复,老年不可辄服。"

2.《纲目》:"忧郁气血凝滞而发毒者,非所宜也。"

3.《饮片新参》:"中寒泄泻者忌用。"

【选方】 1. 治五毒发背 金星草和根净洗,慢火焙干,称四两,入生甘草一钱,捣末,分作四服。每服用酒一升已来,煎三二沸后,更以冷酒三二升相和,入瓶器内封却。时时饮服。忌生冷油腻毒物。(《经验方》)

2. 治丹石毒发于背及一切痈肿 以(金星草)根、叶一分,用酒一大盏,煎汁服。如不欲酒,将(金星草)末一二钱,新汲水调服,以知为度。(《本草衍义》)

3. 治肠风 金星草三两,陈干姜三两。上为细末,每服一钱,新汲水调下,空心。(《续本事方》)

4. 南药《中草药学》:"入肺、肝经。"

【功用主治】 清热解毒,祛痰利咽,活血消痈。主治肺痈,肺热咳喘,咽喉肿痛,痢疾,跌打损伤,痈肿疮毒,蛇虫咬伤。

1.《新修本草》:"主赤白冷热诸痢,断血破血,带下赤白,生肌肉。"

2.《本草拾遗》:"主痈疽恶疮毒肿,赤白游疹,虫、蚕、蛇、犬咬,并醋摩敷疮上,亦捣茎叶敷之;恐毒入腹,亦煮服之。"

3.《李氏草秘》:"治乳痈风毒,入诸散毒药内,取根二分,生姜一分,水煎服。治败血久病不痊,又洗痔血。"(引自《纲目拾遗》)

4.《本草从新》:"祛风湿。治手足不遂,筋骨疼痛,与苍术、当归同用甚效。"

5.《纲目拾遗》:"治白浊,捣汁冲酒服。治喉闭,喉风喉毒,用醋磨漱喉。"

6.《植物名实图考》:"治跌打要药。""治损伤,活血,止痛,通关节。"

7.《天宝本草》:"治腰疼背痛,瘰疬,杨梅结毒,头风疼痛。"

8.《分类草药性》:"治气瘰,补中气,养脾胃。治疯犬咬伤。"

9.《全国中草药汇编》:"清热解毒,活血散瘀,健脾利湿。主治咽喉肿痛,肺脓疡,脓胸,肺炎,胃痛,肝炎,痢疾,消化不良,盗汗,痛经,闭经,白带;外用治淋巴结结核,痈疖肿毒,跌打损伤。"

【用法用量】 内服:煎汤,15～30 g;或研末。外用:捣汁或磨汁涂敷。

【选方】 1. 治肺脓疡 金荞麦 250 g,切碎,装入瓦罐中,加水或黄酒 1 250 ml,罐口密封,隔水小火蒸煮 3 h,煎成约 1 000 ml,每次 20～40 ml,每日服 3 次。(《湖北中草药志》)

2. 治肺痈,咯吐脓痰 苦荞头 30 g,鱼腥草 30 g,甘草 6 g,水煎服。(《四川中药志》1982 年版)

3. 治喉风喉毒 金锁银开,用醋磨,漱喉,涎痰去而喉闭自开。(《纲目拾遗》)

4. 治细菌性痢疾,阿米巴痢疾 金荞麦 15 g,焦山楂9 g,生甘草 6 g。煎服,每日 1 剂,分 2 次服。(《湖北中草药志》)

5. 治湿热黄疸 苦荞头 60 g,马蹄金 15 g,凤尾草 15 g,蔊菜 15 g,水煎服。(《四川中药志》1982 年版)

6. 治流火 鲜野荞麦根 250 g,水煎服。

7. 治脱肛 鲜野荞麦根 300 g,苦参 300 g。水煎,趁热熏。(6、7 方出自《天目山药用植物志》)

8. 治狂犬病、蛇虫咬伤 野荞麦根 15～30 g,水煎服;或鲜根、叶捣烂外敷。(《青岛中草药手册》)

9. 治痰核瘰疬,不拘何等疬痈结核初起者 用金锁银开(须鲜者),将根捣汁冲酒服;其茎叶用白水煮烂,和米粉作饼饵食之,不过二三服立消。(《纲目拾遗》)

10. 治跌打损伤 荞麦三七根 60 g,算盘子根 30 g,菊叶三七 15 g,水、酒各半煎服。(《湖南药物志》)

【临床报道】 1. 治疗肺脓肿 金荞麦根,洗净切片晒干,每 250 g 加水 1 250 ml,置瓦罐内,用竹箬封口,隔水文火蒸煮 3 h,得棕色液体约 1 000 ml,加防腐剂。亦可用黄酒代水制成酒剂。每次 40 ml,儿童减量,每日服 3 次。据 506 例观察,痊愈 462 例,好转 44 例。多数患者在服药 1 星期左右退热。服药后可排出大量臭脓痰,一般 2 星期左右排尽。服药期间未发现不良副作用[1]。另据 539 例观察,除 144 例治疗好转但总的观察时间不足 2 个月即中断复查外,在经过复查的 395 例中,痊愈 288 例,好转 33 例。平均退热时间为 9 d,脓腔内液平面消失时间为 14.7 d,住院日数为 22.8d[2]。

2. 治疗喘息性慢性气管炎,肺气肿,肺心病 用金荞麦糖衣片口服,成人每次 3～4 片,每日 3 次,小儿酌减,10 d 为 1 个疗程。共治喘息性慢性支气管炎 50 例,结果近控者 6 例,显效 14 例,好转 17 例,无效 13 例,有效率为 74.0%。起效时间最快在 15～29 min 间,约 3/4 的患者在 1.5 h 内起效,药效维持时间在 2 h 以上者 35 例。常见的副作用以口干、头胀痛较多,但继续服药可逐渐缓解[3]。

3. 治疗细菌性痢疾 用金荞麦水剂或片剂口服,水剂每次 50 ml(儿童 40 ml),片剂每次 10 片,均日服 3 次(每 8h 服 1 次)。共治疗菌痢 80 例,其中急性菌痢 79 例,慢性菌痢 1 例,结果,服用水剂者 39 例,治愈 38 例,无效 1 例,治愈率 97.4%;服片剂者 41 例,治愈 38 例,无效 3 例,治愈率 92.68%。总治愈率 95%[4]。

4. 治疗原发性痛经 金荞麦根 50 g(鲜品 70 g)为 1 剂,煎服 2 次,于正常月经来潮前 3～5 d 用药。每次连服 2 剂,连服 2 个月经周期为 1 个疗程。据 30 例观察,服药 2 个疗程后,痊愈 19 例,好转 9 例,总有效率为 93%[5]。

2915 金挖耳 jīn wā ěr (《植物名实图考》)

【异名】 挖耳草(《重庆草药》),朴地菊、劳伤草(《泉州本草》),野向日葵、铁骨消、翻天印(《湖南药物志》),倒盖菊、山烟筒头(广州空军《常用中草药手册》),耳瓢草(《贵州草药》)。

【基原】 为菊科天明精属植物金挖耳的全草。

【原植物】 金挖耳 *Carpesium divaricatum* Sieb. et Zucc.

多年生草本,高 40～100 cm。茎细弱,直立,中部有分枝,被短柔毛。单叶互生;全部叶两面有贴生的短毛和腺点;茎下部叶卵形或卵状长圆形,长 7～15 cm,宽 3～5 cm,基部圆形、截形或微心形,边缘有不规则的锯齿;叶柄长 2～2.5 cm,无翅;茎上部叶渐小,卵状长圆形或长圆状披针形,基部楔形,有不明显的细锯齿或全缘。头状花序较小,直径 6～8 (～10)mm,下垂,在茎和枝顶单生,少有近总状,基部有 2～4 个长圆状披针形的苞片;总苞卵状球形,长 5～6 mm;总苞片 4 层,外层宽卵形,先端急尖,中层和内层长圆形或条状长圆形;花黄色,外围的雌花圆柱形,中央的两性花筒状,有 5 个裂片。瘦果条形,先端有短喙和腺点。花期秋季。

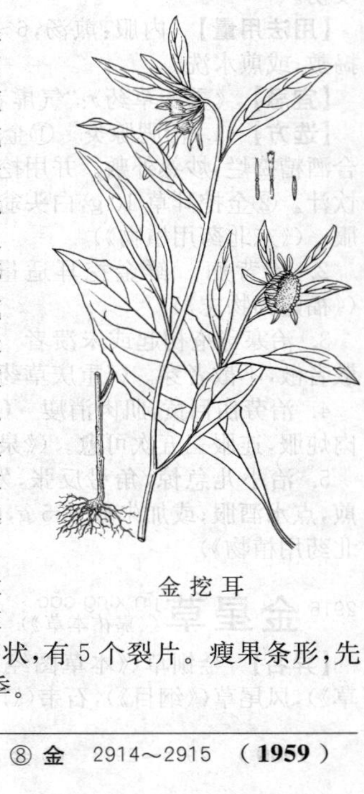

金挖耳

白色柔毛。单叶互生，具柄，柄上有白色短柔毛；叶片为戟状三角形，长宽约相等，但顶部叶长大于宽，一般长 4～10 cm，宽 4～9 cm，先端长渐尖或尾尖状，基部心状戟形，顶端叶狭窄，无柄抱茎，全缘成微波状，下面脉上有白色细柔毛；托叶鞘抱茎。秋季开白色小花，为顶生或腋生、稍有分枝的聚伞花序；花被片 5；雄蕊 8，2 轮；雌蕊 1，花柱 3。瘦果呈卵状三棱形，红棕色。花期 7～8 月，果期 10 月。

生于路边、沟旁较阴湿地。分布于华东、中南、西南及陕西、甘肃等地。

本植物的茎叶（金荞麦茎叶）亦供药用，另设专条。

【栽培】 生物学特性　适应性较强，喜温暖气候，适宜生长的温度为 15～30 ℃，在 −10 ℃左右地区栽培可以安全越冬。土壤以肥沃疏松的砂质壤土生长较好，黏土及排水不良的低洼地不宜种植。

繁殖方法　种子繁殖、根茎繁殖或扦插繁殖。种子繁殖：春播或秋播，春播在 4 月，秋播在 10 月。根茎繁殖：在春季将根茎挖出，选取健康根茎切成小段，以根茎幼嫩部分及根茎芽胞作繁殖材料。扦插繁殖：在夏季剪取组织充实的枝条，长 15～20 cm，具节 2～3 个，插条深 2/3，行距 12 cm×9 cm。

田间管理　在苗期要勤除杂草，松土 2～3 次，追肥可在苗高 50～60 cm 或开花前施 1 次化肥，每亩 15～20 kg。雨季注意排水，干旱时应适当浇水。

病虫害防治　桃蚜在发生期喷药液，冬季清园，将枯枝和落叶深埋或烧毁。病毒病可选无病株留种，注意防治虫害。

【采收加工】 8～10 月地上部分枯萎后采收，先割去茎叶，将根刨出，选出作种用根茎后，晒干或阴干，或 50 ℃内炕干也可。

【药材】 金荞麦 *Rhizoma Fagopyri Dibotryis* 主产于江苏、浙江等地。

性状　根茎呈不规则团块或圆柱状，常有瘤状分枝，顶端有的有茎残基，长 3～15 cm，直径 1～4 cm。表面棕褐色，有横向环节及纵皱纹，密布点状皮孔，并有凹陷的圆形根痕及残存须根。质坚硬，不易折断，断面淡黄白色或淡棕红色，有放射状纹理，中央髓部色较深。气微，味微涩。

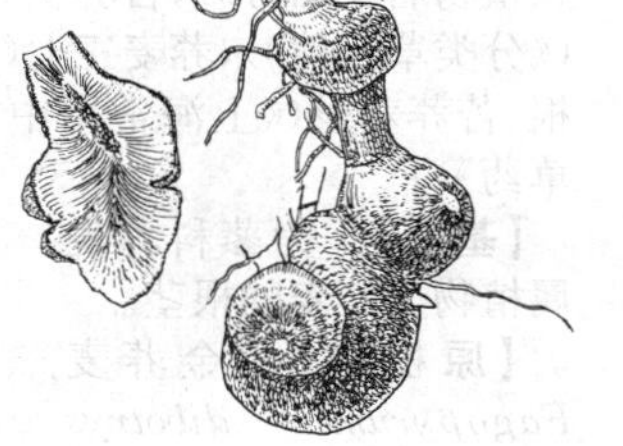

金荞麦（根茎）外形

鉴别　(1) 粉末特征：淡红色。淀粉粒甚多，单粒类球形、椭圆形或卵圆形，直径 5～48 μm，脐点点状、星状、裂缝状或飞鸟状，位于中央或偏于一端，大粒可见层纹；复粒由 2～4 粒组成；半复粒可见。木纤维成束，直径 10～38 μm，纹孔呈单斜纹孔或十字形纹孔。草酸钙簇晶直径 10～62 μm。木薄壁细胞类方形、椭圆形，直径 28～37 μm，长约至 100 μm，壁厚约 5 μm，胞腔可见稀疏的纹孔。具缘纹孔及网纹导管直径 21～83 μm。

(2) 取本品粗粉 1 g，加乙醇 50 ml 回流提取 2 h，取乙醇提取液 1～2 滴，置试管中，加花色素试剂（正丁醇 60 ml 与 40%盐酸 40 ml 混合，再加入 $FeSO_4 \cdot 7H_2O$ 77 mg 溶解）2 ml，在沸水浴上加热 5 min，溶液呈樱红色（检查还原花色苷元二聚物）。

(3) 电泳：取醇提液点在新华 1 号滤纸条上（5 cm×30 cm），用硼酸-硼砂缓冲液（pH8.8），电压 200 V，电流 0.3 mA，电泳 7 h，晾干，观察荧光后，喷对甲苯磺酸试剂（20%乙醇液），100 ℃烤 5 min，约在离原点 17 cm 处有红棕色斑点。

【成分】 根茎含黄酮类：双聚原矢车菊素（dimeric procyanidin）[1]，海柯皂苷元（hecogenin），β-谷甾醇（β-sitosterol），鞣质（tannin）及对香豆酸（*p*-coumaric acid），阿魏酸（ferulic acid）的糖苷。还含有左旋表儿茶素（epicatechin），3-没食子酰表儿茶素（3-galloyl epicatechin），原矢车菊素（procyanidin）B-2、B-4 和原矢车菊素 B-2 的 3，3′-双没食子酸酯（3，3′-digalloylprocyanidin）[2]。

【药理】 1. 抗癌作用　金荞麦根水煎剂灌胃，对小鼠 Lewis 肺癌和宫颈癌 U_{14} 均有显著的抑制作用，雌性小鼠的疗效较雄性小鼠为好[1]。金荞麦根素（FCR）是从金荞麦根中提出的一类综合性单宁混合物，浓度为 125 μg/ml 时，对肺腺癌（GLC）、宫颈鳞癌（HeLa）、鼻咽鳞癌（KB）细胞生长的抑制率分别为 84.5%、78.9%、100%，使癌细胞的膜、RNA、DNA 代谢、核分裂受损伤[2]。还发现 FCR 有显著抑制 GLC、HeLa、KB 及胃腺癌（SGC）细胞克隆形成的作用，抑制率与浓度呈正比关系[3]。金荞麦根的有效化学提取物能明显抑制癌细胞内的核酸代谢，其抑制作用与同浓度的阳性对照氟尿嘧啶近似[4, 5]。金荞麦提取物在 200 mg/kg 剂量下能有效抑制 B_{16}、BL_6 黑色素瘤细胞在 C_{57}/BL_6 小鼠体内自发性肺转移[6]。

2. 促进免疫功能作用　口服金荞麦 E 不仅能显著提高正常小鼠网状内皮系统的吞噬指数 K 及吞噬指数 α，而且能对抗化疗药物氟尿嘧啶和环磷酰胺诱导的小鼠网状内皮系统吞噬功能低下的副作用，同时还能提高荷瘤小鼠网状内皮系统的吞噬指数 α[7～9]。

3. 解热抗炎作用　本品浸膏 2.6 g/kg 连续灌服 2 次，对伤寒菌苗所致家兔发热有明显解热作用，小鼠静脉注射黄烷醇 50 mg/kg 可显著抑制巴豆油所致鼠耳肿胀，切除肾上腺后抗炎作用消失，表明其抗炎机制与肾上腺密切有关。黄烷醇还可抑制皮下注射酵母所致大鼠的足爪水肿。此外本品还能抑制大鼠皮肤被动过敏反应，表明有抗过敏作用[10]。

4. 其他作用　金荞麦浸膏 83 mg/kg 腹腔注射，能增强小鼠腹腔巨噬细胞的吞噬功能，但巨噬细胞总数未见增多。三联菌苗致热家兔口服金荞麦浸膏有解热作用，给小鼠口服金荞麦浸膏有轻微的镇咳作用[11]。

毒性　本品毒性甚小，但非口给药则有一定毒性，如部位 A 对小鼠灌胃的 LD_{50} 为 7.48 g/kg，腹腔注射的 LD_{50} 为 158 mg/kg[10]。

【炮制】 取原药材，除去杂质，洗净，润软，切厚片，干燥，筛去灰屑。

饮片性状　为不规则的片状。切面木部黄白色或淡棕红色，有放射状纹理。外表皮棕褐色，密布点状皮孔，可见横向环节，有凹陷的圆形根痕及残留须根。气微，味微涩。

贮干燥容器内，置通风干燥处。

【药性】 酸、苦，寒。归肺、胃、肝经。

1.《本草拾遗》："味酸，平。无毒。"

2.《本草从新》："苦，平。"

3.《浙江民间常用草药》："性寒，味辛。"

叉菜胶后 4 h 开始显示迟延性抗炎活性[1]。有人对三种不同来源的金线兰(野生、人工栽培、组织培养的金线兰)进行抗炎作用比较,结果三种不同来源的金线兰水煎液均显示有一定的抗炎作用[2]。

3. 镇静、镇痛作用　金线兰能减少小鼠的自发活动;降低小鼠醋酸扭体反应的发生率[2]。

毒性　野生、人工栽培及组织培养的三种金线兰对小鼠口服的最大耐受量分别为 100 g(生药)/kg、85 g(生药)/kg、42.5 g(生药)/kg[2]。

【药性】 甘,凉。

1.《全国中草药汇编》:"甘、平。"

2.《浙江药用植物志》:"淡,微温,有小毒。"

【功用主治】 凉血祛风,除湿解毒。主治肺热咳嗽,咯血,尿血,小儿惊风,破伤风,水肿,风湿痹痛。

1.《全国中草药汇编》:"清热凉血,除湿解毒。主治肺结核咯血,糖尿病,肾炎,膀胱炎,重症肌无力,风湿性及类风湿性关节炎,毒蛇咬伤。"

2.《浙江药用植物志》:"祛风湿,舒筋络。"

3.《福建药物志》:"主治咯血,支气管炎,结核性脑膜炎,乳糜尿,血尿,泌尿道结石,小儿急惊风,小儿破伤风。"

【用法用量】 内服:煎汤,9～15 g。外用:鲜品捣敷。

【选方】 1. 治风湿及类风湿性关节炎　金线兰 30 g,同猪肉(切勿带骨)120 g 炖熟,冲入黄酒适量。每日服 1～2 次。分 2 d 服完。(《全国中草药汇编》)

2. 治小儿急惊风　金线莲 3～9 g,八角莲 3 g,水煎服。(《福建药物志》)

2913 金线草 jīn xiàn cǎo (江西《草药手册》)

【异名】 重阳柳、蟹壳草(《花镜》),毛蓼、白马鞭(《植物名实图考》),人字草、九盘龙(《广西中药志》),毛血草(《贵州民间药物》),野蓼、一串红(江西《草药手册》),蓼子七、化血七、大蓼子(《万县中草药》)。

【基原】 为蓼科金线草属植物金线草、短毛金线草的全草。

【原植物】 1. 金线草 *Antenoron filiforme* (Thunb.) Roberty et Vautier [*Polygonum filiforme* Thunb.]

多年生直立草本,高 50～100 cm。根茎横走,粗壮,扭曲。茎节膨大。叶互生;有短柄;托叶鞘筒状,抱茎,膜质;叶片椭圆形或长圆形,长 6～15 cm,宽3～6 cm,先端短渐尖或急尖,基部楔形,全缘,两面有长糙伏毛,散布棕色斑点。穗状花序顶生或腋生;花小,红色;苞片有睫毛;花被 4 裂;雄蕊 5;柱头 2 歧,先端钩状。瘦果卵圆形,棕色,表面光滑。花期秋季,果期冬季。

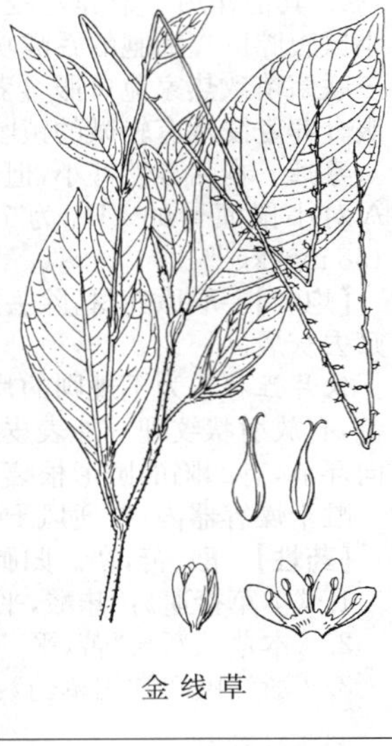
金线草

生于山地林缘、路旁阴湿地。分布于山西、江苏、浙江、安徽、江西、山东、河南、湖北、广东、广西、四川、贵州、陕西等地。

2. 短毛金线草 *A. neofiliforme* (Nakai) Hara

本种与金线草的主要区别为:叶先端长渐尖,两面有短糙伏毛。分布于西南及江苏、浙江、安徽、江西、山东、河南、湖北、陕西、甘肃等地。

本植物的根(金线草根)亦供药用,另设专条。

【采收加工】 7～10 月采收,晒干或鲜用。

【药性】 辛、苦,凉,小毒。

1.《广西中药志》:"辛、涩,温,有小毒。入脾经。"

2. 南药《中草药学》:"辛、苦,微寒。"

【功用主治】 止血,除湿,散瘀,止痛。主治咳血,吐血,便血,血崩,泄泻,痢疾,胃痛,痛经,产后血瘀腹痛,跌打损伤,风湿痹痛,瘰疬,痈肿。

1.《广西中药志》:"祛风止痛,健脾燥湿,散瘀消肿。治霍乱吐泻,风湿痛,痈肿,瘰疬。"

2.《广西本草选编》:"行气止痛,活血调经。主治胃脘痛,月经不调,白带,痢疾,腹痛泄泻,外伤出血。"

3. 南药《中草药学》:"止血,解毒,散瘀。治肺结核咳血,经期、产后瘀阻腹痛,胃痛。"

4.《广西民族药简编》:"捣烂敷伤口周围,治毒蛇咬伤。"

【用法用量】 内服:煎汤,9～30 g。外用:煎水洗或捣敷。

【宜忌】《广西本草选编》:"孕妇忌服。"

【选方】 1. 治初期肺痨咯血　金线草茎叶 30 g,水煎服。(江西《草药手册》)

2. 治痢疾　鲜金线草、龙芽草各 30 g,水煎服。(《福建药物志》)

3. 治经期腹痛,产后瘀血腹痛　金线草 30 g,甜酒50 ml。加水同煎,红糖冲服。(江西《草药手册》)

4. 治风湿骨痛　人字草、白九里明各适量,煎水洗浴。(《广西中药志》)

2914 金荞麦 jīn qiáo mài (《植物名实图考》)

【异名】 赤地利(《新修本草》),赤薜荔(《纲目》),金锁银开、天荞麦根(《李氏草秘》),开金锁(《本草从新》),透骨消(《植物名实图考》),苦荞头、铁石子(《天宝本草》),野荞子(《分类草药性》),荞麦三七(《浙江民间常用草药》),野荞麦根、苦荞麦根(《上海常用中草药手册》),荞当归(《陕西中草药》)。

【基原】 为蓼科荞麦属植物金荞麦的根茎。

【原植物】 金荞麦 *Fagopyrum dibotrys* (D. Don) Hara [*F. cymosum* (Trev.) Meisn.]

又名:五毒草、五蕺、蛇罔(《本草拾遗》),天荞麦(《李氏草秘》),野荞麦(《南京地区常用中草药》),苦荞麦(《广西药用植物名录》)。

多年生宿根草本,高 0.5～1.5 m。主根粗大,呈结节状,横走,红棕色。茎直立,多分枝,具棱槽,淡绿微带红色,全株微被

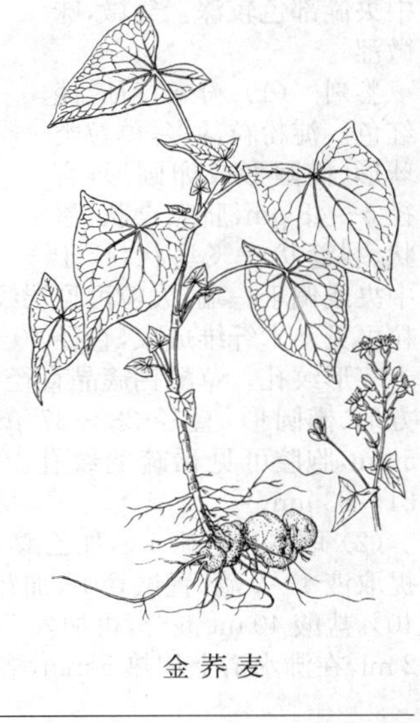
金荞麦

酰氧基异土木香内酯(3β-hydroxy-2α-senecioyloxylisoalantolactone)，15-去氧-顺，顺-蒿叶内酯[9]；萜类及黄酮类：3β，16β-二羟基羽扇豆醇-3-棕榈酸酯(3β，16β-dihydroxylupeol-3-palmitate)，3β，16β-二羟基羽扇豆醇-3-肉豆蔻酸酯(3β，16β-dihydroxylupeol-3-myristate)，6-羟基山柰酚-3-硫酸酯(6-hydroxykaempferol-3-sulphate)，表无羁萜醇(epifriedelinol)，β-香树脂醇棕榈酸酯(β-amyrin palmitate)，13(18)-齐墩果烯-3-乙酸酯〔olean-13(18)-en-3-acetate〕，谷甾醇-3-葡萄糖苷(sitosteryl-3-glucoside)，槲皮素-3-磺酸酯(quercetin-3-sulphate)，槲皮素-3-葡萄糖苷(quercetin-3-glucoside)，6-甲氧基槲皮素-7-葡萄糖苷(6-methoxyquercetin-7-glucoside)，槲皮素-7-葡萄糖苷(quercetin-7-glucoside)，6-甲氧基木犀草素-7-葡萄糖苷(6-methoxyluteolin-7-glucoside)[10]；还含二萜苷：17-O-β-D-吡喃葡萄糖-16β-H-贝壳杉-19-酸(17-O-β-D-glucopyranosy-16β-H-ent-kauran-19-oic acid)，17-O-β-D-吡喃葡萄糖-16β-H-贝壳杉-19-酸-19-O-β-D-葡萄糖苷(17-O-β-D-glucopyranosy-16β-H-*ent*-kauran-19-oic acid-19-β-D-glucopyranoside)[11]；倍半萜内酯：4α，5β-环氧泽兰内酯(4α，5β-epoxyeupatolide)，4α，5β-环氧去乙酰基卵南美菊素(4α，5β-epoxydesacetylovatifolin)，5α-hydroxydehydroleucodin，14-hydroxy-2-oxoguaia-1(10)，3-dien-5α，11βH-12，6α-olide，2-oxo-8α，10β，dihydroxyguai-3-en-1α，6β，11βH-12，6-olide[12]。

【药理】 抗病原微生物作用　金沸草煎剂5 mg/ml用原代人胚肌皮单层细胞培养法，表明对单纯疱疹病毒(Ⅰ型)有抑制作用[1]。100%全草煎剂用平板纸片法，对金黄色葡萄球菌、肺炎链球菌、铜绿假单胞菌、大肠杆菌有抑制作用[2]。

【药性】 咸，温。归肺、大肠经。

1.《药性能毒》："咸、甘，微温。"

2.《明医指掌》："寒。"

3.《四川中药志》1960年版："性温，味咸，有小毒。入肺、大肠二经。"

【功用主治】 散风寒，化痰，止咳，消肿。主治风寒咳嗽，痰喘，疔疮肿毒，风湿疼痛。

1.《日华子》："止金疮血。"

2.《纲目》："治疔疮肿毒。"

3.《药性能毒》："消胸上痰结唾如胶漆，去头目风，治噫气，除风湿痹。"

4.《明医指掌》："消痰止嗽，明目祛风。"

5.《天宝本草》："清肺除热，散寒去火。治呕喘咳嗽，吐衄，开窍通淋。"

6.《分类草药性》："治小儿盐咳，盐吼，并冲米汁服。"

【用法用量】 内服：煎汤，3～9 g；或鲜用捣汁。外用：捣敷；或煎水洗。

【宜忌】《四川中药志》1960年版："阴虚劳咳及温热燥嗽者忌用。"

【选方】 1. 治咳嗽痰喘胸闷　金佛草、前胡、制半夏、枳壳各9 g。水煎服。(《宁夏中草药手册》)

2. 治风湿骨痛　金沸草、络石藤各15 g，煎服。另用鲜蓖麻叶适量，煨热敷患处，干则更换。(《安徽中草药》)

2912 金线兰 jīn xiàn lán
(《全国中草药汇编》)

【异名】 金丝线、金耳环(《广西药用植物名录》)，鸟人参、金线虎头蕉、金线入骨消(《浙南本草新编》)，金线莲、金钱草、金线石松(《福建药物志》)。

【基原】 为兰科开唇兰属植物花叶开唇兰和金线兰的全草。

【原植物】 1. 花叶开唇兰 *Anoectochilus roxburghii* (Wall.) Lindl. [*Chrysobaphus roxburghii* Wall.]

陆生植物，高10～18 cm。根茎匍匐，伸长。叶互生，茎下部具2～4叶；叶柄长4～10 mm，基部扩展呈鞘状抱茎；叶片卵状椭圆形，长1.5～3.5 cm，宽1～3 cm，先端急尖，基部圆形，上面黑紫色有金黄色脉网，下面带淡紫红色，弧形脉5～7条。总状花序，疏生2～6朵花，花序轴被柔毛；苞片卵状披针形，淡紫色，先端尾尖；花淡紫色，外面被短柔毛；中萼片卵形，向内凹陷，先端钝；侧萼片长圆状椭圆形，稍偏斜，较长而稍狭，先端稍尖；花瓣近镰刀形，短于萼片并和中萼片靠合成兜；唇瓣2裂，呈"丫"字形，裂片舌状条形，爪长5 mm，两侧各具6条流苏状细条，基部具距，距末端指向唇瓣，中部生有胼胝体。花期9～10月。

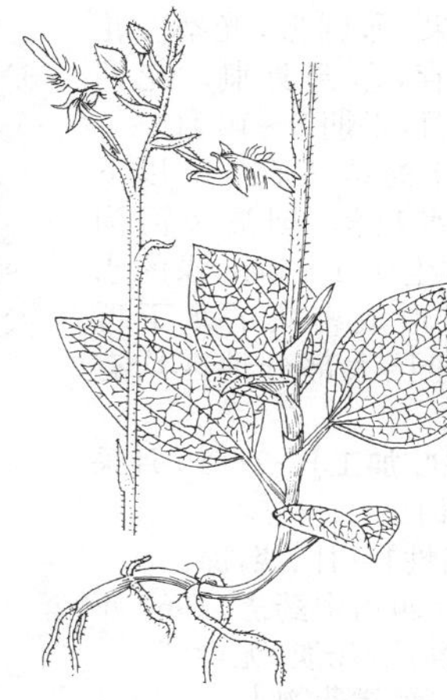

花叶开唇兰

生于阔叶林下或竹林下阴湿处。分布于西南及浙江、福建、广东、广西、海南等地。

2. 金线兰 *A. formosanus* Hayata

与上种主要区别：叶片卵形，长2～5 cm，宽1～3 cm，上面有细小鳞片状脉网，有光泽，下面暗红色，幼叶叶脉为金黄色，老叶叶脉呈橙红色。总状花序，具2～3朵花；花淡红色，中萼片圆形，先端急尖，外面被长硬毛，内面无毛，极凹，与花瓣粘合成盔；侧萼片卵状长圆形，极偏斜，先端急尖，外面被长硬毛，内面无毛；花瓣半卵圆形，极偏斜；唇瓣深2裂，呈"丫"字形，裂片狭长圆形，先端钝，两侧具流苏状细条，距长约4 mm，基部前方生有2个胼胝体。花期8～9月，果期9～10月。

生于海拔200～1 400 m的常绿阔叶林或竹林下枯枝落叶阴湿处。分布于福建、台湾等地。

【采收加工】 6～10月采收，鲜用或晒干。

【成分】 金线兰全草含：3-吡喃葡萄糖基-4-羟基丁酸糖苷及其衍生物：3-吡喃葡萄糖基-4-异丙氧基丁酸(3-glcopyranosyloxy-4-isopropoxybutyric acid)，3-吡喃葡萄糖基-4-羟基丁酸甲酯(3-glcopyranosyloxy-4-hydroxybutyric acid methyl ester)，3-吡喃葡萄糖基-4-丁酸内酯(3-glcopyranosyloxy-4-butyrolactone)[1]。还含较多量的脂肪与维生素C。另含矿物元素钙、磷、钾、钠、镁、铁、锰、锌、铜[2]。

【药理】 1. 保肝作用　金线兰水提取物大鼠腹腔注射可明显降低由四氯化碳(CCl_4)引起的血清丙氨酸氨基转移酶和天冬氨酸氨基转移酶的急性升高，金线兰治疗能同时改善肝脏组织学改变，诸如坏死、脂肪变性、气球样变性、淋巴细胞及枯否细胞在中心脉周围的炎性渗出[1]。

2. 抗炎作用　大鼠腹腔注射金线兰水提取物在给予角

歧或细裂，裂片线状，长 1.5～2.5 cm，具刺状小齿。花小，单性，雌雄同株或异株，腋生，无花被；总苞片 8～12，钻状；雄花具多数雄蕊；雌花具雌蕊 1 枚，子房上位，长卵形，1 室，花柱呈钻形。小坚果，卵圆形，光滑。花柱宿存，基部具刺。花期 6～7 月，果期 8～10 月。

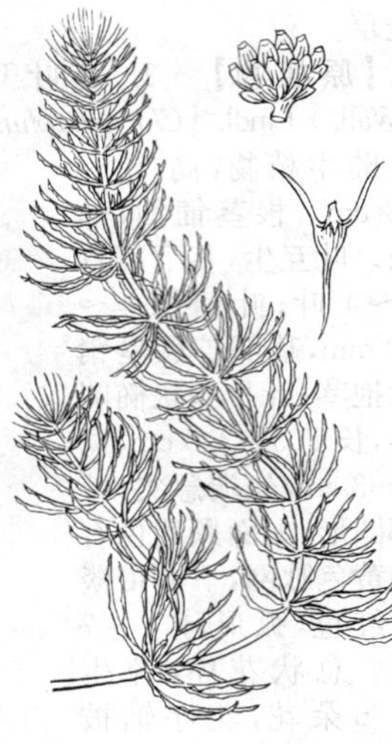

金鱼藻

生于海拔 2 700 m 以下的淡水池沼、湖泊及河沟中，常生于 1～3 m 深的水域中，形成密集的水下群落。全国大部分地区均有分布。

【采收加工】 7～10 月采收，晒干。

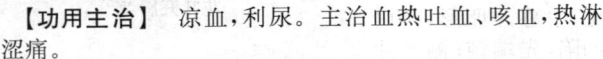

【药性】 甘，淡，凉。

1.《四川中药志》1960 年版：“性凉，味淡，无毒。”

2.《福建药物志》：“甘，凉。”

【功用主治】 凉血，利尿。主治血热吐血、咳血，热淋涩痛。

1.《四川中药志》1960 年版：“治内伤出血。”

2.《福建药物志》：“凉血止血，清热利尿。主治吐血，咳血，淋病，咳嗽，大便秘结。”

【用法用量】 内服：煎汤，3～6 g；或入散剂。

【宜忌】 虚寒性出血，以及大便溏泄者禁服。

【选方】 1. 治内伤吐血　①细草、仙桃草、见血清各等分。烘干打粉，每服 9 g，童便送服。（《重庆草药》）　②金鱼藻、龙牙菜等量。为末，用童便下，每服 9 g。（江西药科学校《草药手册》）

2. 治慢性气管炎　金鱼藻从水中捞出以后，立即洗净，阴干或烘干。可制成散剂、水丸或蜜丸，每次服 1.5～2 g，每日 2～3 次。用量过大，有口干、腹泻等副作用，减量以后会自行缓解，不必治疗。（《全国中草药汇编》）

2911 金沸草 jīn fèi cǎo（《本经》）

【异名】 金佛草、白芷胡（《分类草药性》），旋覆梗、黄花草（《苏州本产药材》），毛柴胡、黄柴胡（《重庆草药》）。

【基原】 为菊科旋覆花属植物旋覆花、欧亚旋覆花和线叶旋覆花的全草。

【原植物】 1. 旋覆花 *Inula japonica* Thunb.

2. 欧亚旋覆花 *I. britanica* L.

以上两种参见“旋覆花”条。

3. 线叶旋覆花 *I. linariifolia* Turcz.　又名：条叶旋覆花。

本种与上两种的区别为：叶线状披针形，边缘反卷，基部渐狭，无小耳。头状花序直径 1.5～2.5 cm；总苞片外面有腺，被柔毛。

生于海拔 150～500 m 的山坡、荒地、路旁、河岸等处。分布于辽宁、吉林、黑龙江等地。

【采收加工】 9～10 月采收，晒干。

【炮制】 1. 金沸草　取原药材，除去杂质，喷清水，闷润至软，切中段，干燥，过筛除去灰屑。

2. 蜜制金沸草　取炼蜜用适量开水稀释后，加入金沸草拌匀，闷透，置锅内，用文火加热，炒至不粘手时，取出放凉。每金沸草 100 kg，用炼蜜 20 kg。

饮片性状　茎、叶、花混合呈不规则的段片状。茎呈圆柱形，表面绿褐色或棕褐色，疏被短柔毛，有多数细纵纹，质脆，切面黄白色，中部有白色的髓或中空。叶全缘，边缘多反卷，黑绿色或暗绿色，上表面近无毛，下表面被短柔毛，质脆。花扁球形，舌状花冠黄白色，气微，味微苦。炙后呈黑色，显光亮。

贮干燥容器内，置通风干燥处。

【药材】 金沸草 *Herba Inulae*　主产于河南、江苏、河北、浙江、安徽等地。

性状　条叶旋覆花　茎呈圆柱形，上部分枝，长 30～70 cm，直径 0.2～0.5 cm；表面绿褐色或棕褐色，疏被短柔毛，有多数细纵纹；质脆，断面黄白色，髓部中空。叶互生，叶片条形或条状披针形，长 5～10 cm，宽 0.5～1 cm，先端尖，基部抱茎，全缘，边缘反卷，上表面近无毛，下表面被短柔毛。头状花序顶生，直径 0.5～1 cm，冠毛白色，长约 0.2 cm。气微，味微苦。

旋覆花　叶片椭圆状披针形，宽 1～2.5 cm，边缘不反卷。头状花序较大，直径 1～2 cm，冠毛长约 0.5 cm。

鉴别　茎横切面：旋覆花　表皮细胞 1 列，外被角质层。皮层细胞 5～10 列，胞间隙大而明显；内皮层细胞 1 列，扁平长方形，径向壁有时可见凯氏点。维管束外韧型，13～20 个排列成环，韧皮部狭。初生韧皮纤维束新月形，位于韧皮部外侧；木质部由导管、木薄壁细胞、木纤维组成，细胞均木化，木射线细胞数列，常木化。髓周常有数列细胞木化，中心细胞破碎成空洞。

叶表面观：上下表皮细胞多角形，垂周壁强烈波状弯曲。气孔不定式，少数不等式。非腺毛多分布于叶片下表面，由 4～7 个细胞组成，顶部细胞较长，常断折；腺毛棒槌形，只存在于叶片下表面，单列或双列，5～18 个细胞组成，外面有膨大的角质囊。

【成分】 1. 旋覆花　地上部分含内酯类：旋覆花次内酯（inulicin）[1]，蒲公英甾醇（taraxasterol）[2]，旋覆花内酯（inuchinenolide）A、B、C，欧亚旋覆花内酯（britanin），银胶菊素（tomentosin），4-表异黏性旋覆花内酯（4-epiisoinuviscolide），豚草素（ivalin），天人菊内酯（gaillardin），15-去氧-顺，顺-蒿叶内酯（15-deoxy-*cis*，*cis*-artemisifolin）[3，4]，secoeudesmanolide A、B[5]。

2. 欧亚旋覆花　地上部分含欧亚旋覆花内酯[6]；黄酮类：槲皮素（quercetin），槲皮黄苷（quercimeritrin），异槲皮苷（isoquercitrin），槲皮万寿菊苷（quercetagitrin），万寿菊苷（patulitrin），尼泊尔黄酮苷（nepitrin）[7]，木犀草素（luteolin），6-羟基木犀草素-7-葡萄糖苷（6-hydroxyluteolin-7-glucoside），槲皮素-7-葡萄糖醛酸基葡萄糖苷（quercetin-7-glucuronoglucoside），6-羟基木犀草素-7-二葡萄糖苷（6-hydroxyluteolin-7-diglucoside），马栗树皮素（esculetin），东莨菪素（scopoletin）；还含有机酸：绿原酸（chlorogenic acid），异绿原酸（isochlorogenic acid），水杨酸（salicylic acid），对羟基苯甲酸（*p*-hydroxybenzoic acid），原儿茶酸（protocatechuic acid），香草酸（vanillic acid），丁香酸（syringic acid），对羟基苯乙酸（*p*-hydroxyphenylacetic acid），对香豆酸（*p*-coumaric acid），咖啡酸（caffeic acid），阿魏酸（ferulic acid）[8]，10-羟基-8，9-环氧百里香酚异丁酸酯（10-hydroxy-8，9-epoxythymolisobutyrate），3β-羟基-2α-千里光

同属植物在产地作金果榄药用的尚有：①毛柄青牛胆 *T. capillipes* Gagnep. 分布于湖北、湖南、广东、广西、贵州。②云南青牛胆 *T. sagittata*（Oliv.）Gagnep. var. *yunnanensis*（S. Y. Hu）H. S. Lo 分布于广西、云南。

【采收加工】 9～11月间挖取块根，切片，烘干或晒干。

【药材】 金果榄 *Radix Tinosporae* 产于广西、湖南、贵州、四川等地。

性状 块根呈不规则圆块状，长 5～10 cm，直径 3～6 cm。表面棕黄色或淡褐色，粗糙不平，有深皱纹。质坚硬，不易击碎、破开，横断面淡黄白色，导管束略呈放射状排列，色较深。无臭，味苦。

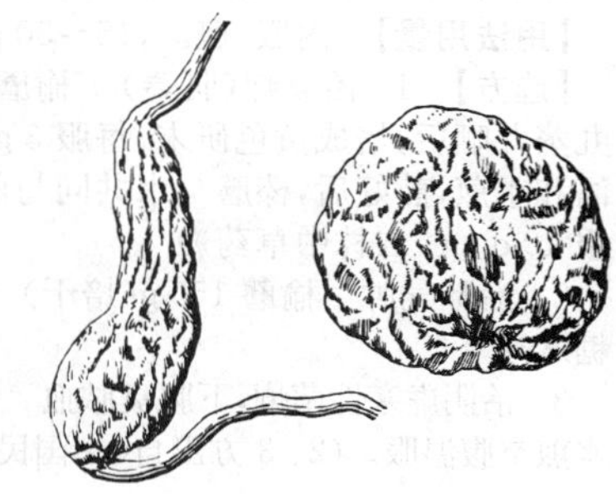

金果榄(块根)外形

鉴别 (1) 块根横切面：木栓层为数至10余列细胞。皮层狭窄。中柱鞘为由2～4列石细胞组成的环带，石细胞含草酸钙方晶。韧皮部较窄。木质部导管径向断续排列，四周被木纤维包围。射线宽阔。本品薄壁细胞含淀粉粒。

(2) 薄层色谱：取本品粉末 1 g，加甲醇 40 ml，回流提取 1 h，滤过，作为供试品溶液；另取盐酸巴马汀、盐酸药根碱对照品，分别加甲醇制成每 1 ml 含 0.5 mg 的溶液，作为对照品溶液。吸取供试品溶液及对照品溶液各 4 μl，分别点于同一硅胶 G 薄层板上，以苯-醋酸乙酯-甲醇-异丙醇-浓氨试液（12∶6∶3∶3∶1）为展开剂，置氨蒸气预饱和的展开缸内，展开，取出，晾干，置紫外光灯（365 nm）下检视。供试品色谱中，在与对照品色谱相应的位置上，显相同颜色的荧光斑点。

品质标志 《中华人民共和国药典》2005 年版规定：照薄层扫描法测定，本品含盐酸巴马汀（$C_{21}H_{22}NO_4 \cdot HCl$）不得少于 0.030%。

【成分】 根含掌叶防己碱，药根碱，非洲防己碱（columbamine），千金藤宁碱（stepharanine），去氢分离木瓣树胺（dehydrodiscretamine），蝙蝠葛任碱（menisperine），木兰花碱（magnoflorine）[1]；还含甾类：2-去氧-甲壳甾酮（2-deoxycrustecdysone），2-去氧-3-表-甲壳甾酮（2-deoxy-3-epicrustecdysone），2-去氧-甲壳甾酮-3-O-β-吡喃葡萄糖苷（2-deoxycrustecdysone-3-O-β-glucopyranoside）[2]。

【药理】 1. 抗炎镇痛作用 金果榄乙醇提取物对小鼠二甲苯致耳肿胀、醋酸致小鼠腹腔毛细血管通透性增加、鸡蛋清致大鼠足趾肿胀及棉球肉芽增生均有明显的抑制效果[1]。

2. 抑菌作用 金果榄有较广的抗菌效应，包括金黄色葡萄球菌、表皮葡萄球菌、八叠球菌、洛菲化不动杆菌等[2]。

3. 抗应激作用 金果榄提取物对束缚法所致大鼠肾上腺增生有抑制作用，对大鼠应激性外周皮质酮升高有显著抑制作用，表明金果榄可提高抗应激能力[3]。

毒性 煎剂给小鼠灌胃 LD_{50} 为 18.14±0.04 g/kg，腹腔注射 LD_{50} 为 9.49±0.023 g/kg[4]。

【炮制】 取原药材，除去杂质，浸泡至七成透，切厚片，干燥。

饮片性状 本品为不规则的类圆形或椭圆形厚片。表面淡黄白色，维管束淡棕色呈放射状排列，粉性。周边棕黄色或淡褐色，质硬，气淡，味苦。

贮干燥容器内，密闭，置干燥处，防霉，防蛀。

【药性】 苦，寒。归肺、胃经。

1.《药性考》："苦，大寒。"

2.《纲目拾遗》："性凉。"

3.《本草再新》："味甘、酸，性寒，无毒。入脾、肾二经。"

4. 南药《药材学》："入心、肺、胃经。"

5.《安徽中草药》："有小毒。"

【功用主治】 清热，解毒，利咽，消痈。主治咽喉肿痛，白喉，口舌糜烂，热毒下痢，痄腮，乳痈，痈疽疔毒。

1.《药性考》："解毒。咽喉痹急，口烂宜服。痈疽发背，焮赤疔疾，蛇蝎虫伤，磨涂痛伏。治目痛耳胀，热嗽，岚瘴，吐衄，一切外症效。"

2.《柑园小识》："祛内外结热，遍身恶毒，消瘴疠，双单蛾及齿痛，切薄片含之，极神效，磨涂疔疮肿毒，立消。"

3.《百草镜》："凡肿毒初起，好醋磨傅，露出患头，初起者消，已成者溃。咽喉一切症，煎服一二钱即效。如喉中疼烂，用三钱为末，加冰片一分吹之。"

4. 广州部队《常用中草药手册》："清热解毒，利咽止痛。治急性咽喉炎，扁桃体炎，热咳失音，菌痢，疔毒，跌打，蛇伤。"

5.《中国民族药志》："主治胆囊炎，肝炎，肾炎，盆腔炎，胃热痛，铜钱癣。"

【用法用量】 内服：煎汤，3～9 g；研末，每次 1～2 g。外用：捣敷或研末吹喉。

【宜忌】 脾胃虚弱以及无热毒结滞者慎服。

【选方】 1. 治急性扁桃体炎 鲜青牛胆 6 g，连翘、牛蒡子各 9 g，煎服。另取青牛胆研极细末，吹喉，每日 2 次。（《安徽中草药》）

2. 治胃痛 金果榄块根 3 g，两面针根 1.5 g，香附块茎 3 g。共研末，开水冲服，每日 1 剂，分 3 次服。

3. 治痈疖 金果榄磨水，加冰片少量，调匀搽患处。（2、3 方出自《中国民族药志》）

4. 治水火烫伤 青牛胆、土大黄、生地榆各等量。研细末，麻油调，涂患处。（《安徽中草药》）

【临床报道】 1. 治疗咽喉炎等 将金果榄水煎提取浓缩，制成胶囊剂服用，每 1 g 相当生药 20 g，每粒胶囊 0.3 g，成人每次服 4 粒，每日 3 次。治疗咽喉炎 78 例、急性扁桃体炎 10 例、上呼吸道感染 76 例、肺炎 40 例、气管炎 42 例、急性胃肠炎 24 例等共 270 例，总有效率为 94.8%，其中治愈率 50.4%[1]。

2. 治疗静脉炎 将九牛胆的阴干块根，于盛有 75%乙醇的粗容器内磨糊，以之涂于患处。治疗静脉炎（7 例为因输液所致之无菌性静脉炎，1 例为血栓性静脉炎）8 例 57 次，效果满意[2]。

2910 金鱼藻 jīn yú zǎo（《全国中草药汇编》）

【异名】 藻（《植物名实图考》），细草、软草（《四川中药志》1960 年版），鱼草（《重庆药物》）。

【基原】 为金鱼藻科金鱼藻属植物金鱼藻的全草。

【原植物】 金鱼藻 *Ceratophyllum demersum* L. 又名：聚藻（《植物学大辞典》），松藻（《中国高等植物图鉴》）。

多年生沉水草本，全株暗绿色。茎细柔，长 20～60 cm，有分枝。叶轮生，每轮 6～8 叶；无柄；叶片长5～25 mm，2

22～26 ℃最适，但不耐高温，40 ℃以上迅速死亡。子实体形成与生长以 20～24 ℃最适。

繁殖方法　春播 3 月接种，4～5 月长菇；秋播 9 月接种，10～11 月长菇。选择无霉烂棉籽壳或杂木屑为原料，培养料含水量掌握 60%～70%，搅拌匀，整堆发酵 3～5 d，料温达到 60 ～ 70 ℃，pH7 ～ 7. 5 即可。袋栽：选用(20 ～ 22 cm)×55 cm 的聚乙烯塑料袋装培养料，采取两头接种，并在中间按等距离撒播 2 层菌种，然后针刺通气孔，每袋装干料1 kg，湿重 2. 3 kg，每瓶 750 g 的菌种可接种 4 袋。床栽：选择地势高燥，近水源的场地。搭好荫棚，整理宽 1～1. 3 m 的畦床，开好排水沟。堆料时在畦面上先铺 1 层 5 cm 厚的培养料，然后播 1 层菌种，依层堆料播种 3～4 层，并将剩余菌种撒于料面，用木板拍平，稍加压实，再用报纸盖面，薄膜覆盖床面。整个堆料厚度 20 cm，每平方米用干料 25 kg、菌种 4 瓶。菌种使用量一般占培养料的 15%左右。接种后，袋装的可重叠排放在事先经过消毒的干燥室内，头 3～4 d 温度控制在 23～28 ℃发菌，但不可超过 32 ℃，5 d 之后以 22～26 ℃为适。春季气温低时应加温培养，但要注意通风；秋季气温高时应开窗通风降温。发菌培育阶段每日上午进行通风换气，袋装的注意翻袋。床栽的发菌期每 2 d 揭膜通风 30 min，当部分菌丝爬上土面时，将盖面报纸取出，进行覆土 2～3 cm 厚，并将盖膜拱起以利通风。

田间管理　袋栽的经过 20～25 d 的培养，把菌袋搬到出菇房或野外荫棚内长菇。采取层架卧排或露地立放。当袋内瘤状菌丝突起、并呈灰白色时，用刀片将薄膜割 2～3 个出菇口，开口后 2 d 即可现蕾，菇蕾初现时切忌喷水，待菇蕾大部分变成金黄时，进行喷雾增湿，空间相对湿度 85% 即可。菇体发育期每日喷水 1 次，空间相对湿度保持 90%～95%，温度 22～24 ℃，气温高时要喷水降温。出菇期注意通风增气。收获 2 茬后，应浸水补充水分，收获 3 茬后，也可采取脱袋野外埋筒覆土，还可长 1 茬菇。床栽的经 25 d 培养，菌丝体布满料面，应喷冷水，并拉大温差，5～10 d 即可现蕾。出菇期按袋栽法掌握温度、湿度、通风。夏季出菇气温高，可喷水降温，并加厚遮阴物，减少阳光辐射热能。采收后松动覆土，让氧气透入菌丝。上述两种栽培法，采收后均需停止喷水，生息养菌 5～6 d 后，再喷水增湿诱蕾。

【采收加工】　4～5 月或 10～11 月采收子实体，晒干。

【药材】　金顶蘑 *Fructificatio Pleuroti Citrinopileati* 产于吉林、河北等地。

性状　菌盖漏斗形，直径 3～10 cm，橙黄色或草黄色，表面光滑，边缘内卷。菌肉类白色。菌褶稍密，不等长，白色或淡黄色。菌柄偏生，长 2～5 cm，直径 4～9 mm，常基部相连，白色。气香，味淡。

【成分】　子实体含糖脂及糖基磷鞘脂类[1, 2]，多糖[3]，蛋白质，氨基酸，以及钾、磷、铁、钙、钠、镁、锰、铜和锌等元素[4]。

【药理】　1. 对免疫功能的影响　金顶蘑液体摇瓶培养菌球提取液，对小鼠体液免疫功能和细胞免疫功能，均有明显增强作用[1]。对小鼠每日口服 1.1×10^{-4} ml(培养液)/kg，连续服 15 d，能明显增强免疫功能，显示滋补强壮功效[1]。

2. 抗肿瘤作用　金顶侧耳多糖 PC-4 为金顶侧耳子实中分离纯化的水溶性多糖，给小鼠腹腔注射，对移植性肿瘤 S_{180} 有一定的抑制作用，抑瘤率为 67%，离体条件下，PC-4 与肿瘤细胞 S_{180} 共同培养，则未显示抑瘤作用[2]。

毒性　进行 LD_{50} 测定，毒性甚小。用至人剂量的 800 倍，未见不良反应[3]。

【药性】《中国药用孢子植物》："甘，温。"

【功用主治】　滋补强壮，止痢。主治痿症，体虚多汗，肺气肿，痢疾。

1.《吉林中草药》："滋补强壮。治虚弱萎症。"

2.《秦岭巴山天然药物志》："主治体虚多汗。"

3.《中国中药资源志要》："用于虚弱，阳痿，痢疾。"

【用法用量】　内服：煎汤，15～30 g；或研末，泡酒。

【选方】　1. 治萎症(肌萎)　榆蘑 500 g，用黄酒泡 9 d，九蒸九晒后，焙成黄色研末，每服 3 g。再用榛蘑 30 g，以黄酒和水煎，煎好后，榛蘑与水共同与前药服下，每日 1 次，连服 10 d。(《吉林中草药》)

2. 治肺气肿　榆蘑 150 g(焙干)，每次 6 g，每日 3 次，冰糖水送下。

3. 治阴虚寒性菌痢，下腥臭脓血　榆蘑 20 g，大蒜头 30 g，水煎空腹温服。(2、3 方出自《中国民间生草药原色图谱》)

2909 金果榄 jīn guǒ lǎn
(《百草镜》)

【异名】　金榃榄(《药性考》)，金苦榄(《柑园小识》)，地胆、天鹅蛋(《分类草药性》)，金榄(《陆川本草》)，山慈姑、九龙胆(《广西植物名录》)，金牛胆(《恩施中草药手册》)，金线吊葫芦(《云南中草药选》)，地苦胆(《四川常用中草药》)，九牛子(江西《草药手册》)，苦地胆(《广西本草选编》)，金狮藤、九莲子(《全国中草药汇编》)，地蚕、破石珠、九牛胆(《湖南药物志》)。

【基原】　为防己科青牛胆属植物青牛胆的块根。

【原植物】　青牛胆 *Tinospora sagittata* (Oliv.) Gagnep. [*Limaria sagittata* Oliv.]

多年生常绿缠绕藤本。根细长，达 1 m 左右，串生数个块根，块根卵圆形、球形或团块状，外皮黄棕色，内面浅黄色，味苦。分枝纤细，圆柱形，有纵条纹。叶纸质至薄革质，披针形、长圆状披针形或卵状披针形，长 6～16 cm，宽 2～8 cm，先端渐尖或急尖，基部箭形或戟形，弯曲常很深，后裂片圆、钝或短尖，有时 2 裂片彼此重叠，通常仅脉上被短硬毛。花单性异株，黄白色，组成总状花序或圆锥花序，腋生，疏散；雄花序常几个簇生，雌花序常单生；雄花萼片 6，2 轮；花瓣 6，短于萼片；雄蕊 6，离生。核果近球形，白色，熟时红色，秋季成熟；内果皮近半球形，宽 6～9 mm。

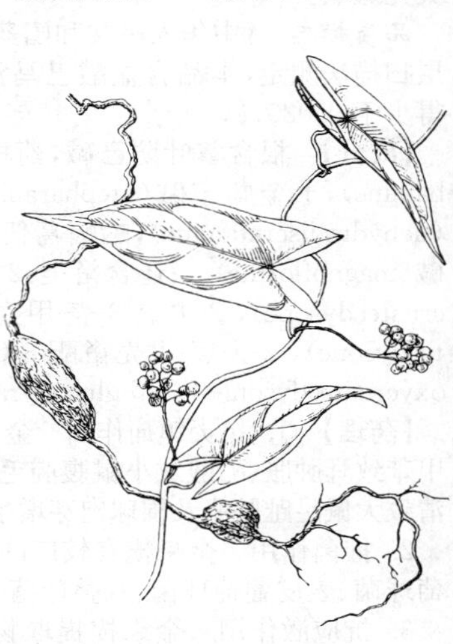

青牛胆

生于山谷溪边疏林下或石缝间。分布于江西、湖北、湖南、广东、广西、四川、贵州、陕西等地。

处鳞片扩大呈六边形，有孔30～34个，不规则分布于鳞片上半部，也无中肋，无端窝。质韧，不易折断。气微，味淡。

鉴别　粉末特征：浅黄色。角质鳞片多成小块片状，透明无色，鳞片碎片多具黄褐色点、小条状物，有些碎片上具有小孔。尚可见到具有长棱形纹理的碎片。横纹肌纤维较多，近无色，柱状或呈碎片状，具有细密的横纹。骨碎片近无色，呈不规则碎块，骨板纹理较明显，疏密不一。骨陷窝以椭圆形比较多，尚有圆形、不规则形。骨小管较不明显。表皮碎片黄棕色或黑褐色，表面观细胞界限不清，由棕色或黑褐色色素颗粒聚集成不规则网状。

【成分】　肉含蛋白质、氨基酸、脂肪及铁、铝、锌、锶、钛、锰、钒、铜、钡等21种微量元素。血清中含假胆碱酯酶(pseudocholinesterase)[1]。

另含蛇毒蛋白及肽：蓝环蛇毒素(caeruleotoxin)[2]，金环蛇毒素(bungarus fasciatus toxin)A、B[3]。蛇油中含有脂肪酸和甾醇，脂肪酸主要有油酸(oleic acid)、棕榈酸(palmitic acid)、亚油酸(linoleic acid)、硬脂酸(stearic acid)等，甾醇主要有胆甾醇(cholesterol)、菜油甾醇(campesterol)和β-谷甾醇(β-sitosterol)[4]。

【药理】　1. 对外周神经的作用　从金环蛇毒中分离出17个蛋白组分，其中5个组分是毒性较大的致死成分(4 mg/kg腹腔注射可致小鼠死亡)。在这5个组分中，XIII、XIV是神经毒，XI、XII、X、V是心脏毒。神经毒组分XIII能阻断大鼠、小鸡、蛙神经肌肉标本的突触传递，标本对乙醇胆碱的反应消失，使蛙腹直肌乙酰胆碱量效曲线平行右移，溴新斯的明可以对抗这种作用。组分IX、XIV的作用与组分XIII相似，为突触后膜的神经毒[1,2]。但组分IX与通常的蛇毒突触后神经毒不同，是通过乙酰胆碱受体以外的作用方式产生阻断作用的，作用部位可能在终板离子通道[3]。

2. 对心脏的作用　大鼠离体心脏加入金环蛇全毒，组分XII或XV均使心脏挛缩，心脏停止于收缩期，组分XI对心脏作用较弱，加入心脏1 mg后，使心挛缩，心脏收缩幅度降低，心律失常[1]。金环蛇毒对心肌的毒性与眼镜蛇毒相似。惟对心肌损害出现较迟。中毒停跳的心脏虽经生理盐水多次冲洗也难以使之恢复跳动。抗蛇毒血清对已结合于心肌的心脏毒也难起解毒作用。故有人认为心脏毒素对心肌作用是不可逆的[4]。

3. 对血小板聚集功能的影响　采用羧甲基纤维素-交联葡聚糖C-50柱色谱分离金环蛇原毒得16个峰，其中组分I有促进血小板聚集的作用，原毒及组分VII～XIV对腺苷二磷酸(ADP)诱导的血小板聚集有抑制作用，组分XI对ADP、花生四烯酸、A_{23187}及凝血酶诱导的血小板聚集均有抑制作用，其IC_{50}分别为68.8 μg/ml、10.0 μg/ml、10.1 μg/ml和6.3 μg/ml，但对血小板5-羟色胺的释放无明显影响[5]。

4. 抗肿瘤作用　金环蛇毒心脏毒对肿瘤细胞的杀伤作用随作用时间延长而增强，首先，心脏毒与肿瘤细胞接触，然后细胞生长受到抑制。不久，肿瘤细胞膜及核膜破裂，消失，核固缩，并开始有少量细胞坏死，作用时间增加，细胞死亡越多[6]。

5. 其他作用　金环蛇全毒、组分XI、XII及XV在5×10^{-5} g/ml浓度时，对小鸡颈二腹肌均表现有兴奋作用，肌肉挛缩，最后痉挛性麻痹[1]。

毒性　小鼠腹腔注射全毒的LD_{50}为1.49 mg/kg，组分XIII的LD_{50}为0.40 mg/kg。注射全毒后，小鼠最初表现为活动及摄食减少，继而呼吸深慢，腹式呼吸明显，最后呼吸更慢且浅弱，嘴唇及尾部显著紫绀，大多在5～10 h内死亡。组分XIII的主要中毒症状与全毒相同，大多在2～5 h内死亡[1]。另有报道小鼠腹腔注射金环蛇原毒的LD_{50}为1.5 ± 0.2 mg/kg，组分XI则为8.0 ± 1.3 mg/kg，其毒性比原毒小得多[5]。

【药性】　《广西中药志》："味咸，性温。入肝经。"

【功用主治】　祛风，除湿，通络，止痛。主治风湿顽痹，肢体麻木，挛急疼痛，中风瘫痪，半身不遂。

1.《广西中药志》："通关透节，泄湿祛风。治风湿痹痛，手足瘫痪，肿痛。"

2.《中国动物药》："活血通络，祛风镇痛。主治风湿痹痛，半身不遂，伤湿浮肿。"

【用法用量】　内服：煎汤，3～10 g；或浸酒饮。

【宜忌】　《广西中药志》："如属血燥筋枯之痹忌用。"

【选方】　1. 治风湿性关节炎　①金环蛇1条(去头、皮、内脏)，白胡椒25 g，炖服。每隔2～3 d服1次。(《常见药用动物》)　②金环蛇1条，去头、皮和内脏，根据不同病变部位，加中药炖服。如头部风湿，可加天麻或川芎9～15 g；上身风湿，可加桂枝9～15 g；腰部风湿，可加杜仲9～15 g；产后风湿，可加姜30 g，甜酒500 ml，蒸熟分3次服。5～7 d为1个疗程。有反应者暂停服，3～5 d后减半量服，重症或耐受量大的，可增加药量。(《广西药用动物》)

2. 治风湿痹痛，半身不遂　金环蛇、银环蛇、灰鼠蛇各1条，去头和内脏，洗净，擦干，50度以上白酒(蛇与酒比例为1∶4)浸泡，密封2～3个月。每饮20 ml，每日3次。(《中国动物药》三蛇酒)

2908 金顶蘑 jīn dǐng mó (《中国药用孢子植物》)

【异名】　榆蘑(《吉林中草药》)，黄树窝(《云南中药资源名录》)。

【基原】　为白蘑科侧耳属真菌金顶侧耳的子实体。

【原植物】　金顶侧耳 *Pleurotus citrinopileatus* Sing.

菌盖宽3～11 cm。初期扁平球形，佛手黄色至蜜黄色，展开后因菌柄的位置不同，形态上有差异，有漏斗形、偏漏斗形或扇形；盖面光滑，为鲜艳的黄色。菌肉白色，表皮下带黄色，脆。菌褶延生，稍密，不等长，白色或淡黄色，往往在柄上成沟条纹。菌柄偏生，长2～5 cm，粗4～9 mm，常弯曲，白色或淡黄色，中实，基部常相连。孢子印烟灰色或淡紫色。孢子圆柱形，光滑，无色，(7.5～9.5) μm×(3～4) μm。

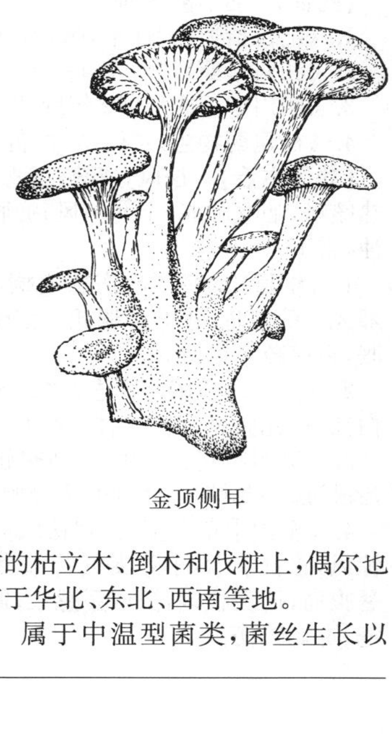

金顶侧耳

生于榆树及其他阔叶树的枯立木、倒木和伐桩上，偶尔也生于弱的活立木上。分布于华北、东北、西南等地。

【栽培】　生物学特性　属于中温型菌类，菌丝生长以

5～15 cm，宽 4～10 cm，基部圆楔形或圆形；裂片披针形，中间 1 片最长，先端渐尖，全缘或略呈波状，有软骨质狭边，两面光滑；中脉与侧脉两面均明显，小脉网状，有内藏小脉。孢子囊群圆形，沿中脉两侧各成 1 行，位于中脉与叶边之间。

生于海拔 200～2 300 m 的林下或湿地。分布于长江流域以南及河南、陕西、甘肃、台湾等地。

【采收加工】 全年均可采收，鲜用或晒干。

【药材】 金鸡脚 *Herba Phymatopsis Hastatae* 产于云南、四川、江西、福建等地。

性状 根茎圆柱形，细长，多折断，长短不一，直径 2～3 mm，密生鳞片，棕红色或棕褐色。叶片多皱缩，润湿展平后，多呈掌状 3 裂，也有 5 裂的，裂片或叶片披针形，长 5～10 cm。上表面棕绿色，下表面灰绿色，叶缘内卷，叶片厚纸质，易破碎；叶柄长 2～18 cm。孢子囊群圆形，红棕色，稍近主脉，或有的已脱落。气微，味淡。

鉴别 (1) 叶横切面：上表皮细胞 1 列呈长方形，具有气孔；栅栏组织 1 列，细胞矩圆形，海绵组织细胞类圆形或卵圆形，和栅栏细胞区分不很明显，但排列疏松；下表皮细胞较小，气孔较多。主脉处表皮细胞内方均有厚角组织，维管束 1 个，周韧型，木质部呈“T”形，由管胞和纤维组成，内皮层明显，其外方有一棕色环。

粉末特征：棕褐色。气孔为不定式，副卫细胞 2～4。孢子囊呈椭圆形，孢子囊细胞作环状排列，外壁及侧壁呈马蹄形增厚，棕黄色或红棕色，孢子囊柄由 1～2 列长方形薄壁细胞组成。孢子类圆形，直径 30～40 μm。分泌块大小不等，红棕色或褐色，有不明显的纹孔。

(2) 取粗粉 1 g，加乙醇 10 ml，置水浴上回流 15 min，滤过。取滤液 1 ml，加盐酸数滴及镁粉少许，显樱红色；取滤液 1 ml，加 3% 碳酸钠水溶液 1 ml，在水浴中煮沸 3～5 min，放冷，加重氮化试液数滴，显红色。

(3) 取粗粉 1 g，加水 10 ml，置 60 ℃水浴上加热 20 min，滤过。取滤液 1 ml，加 1% 三氯化铁乙醇溶液 1～2 滴，显蓝绿色；取滤液 1 ml，加碱性酒石酸铜试液 1 ml，置水浴上加热数分钟，发生红色沉淀。

【成分】 叶含香豆素(coumarin)[1]。

【药性】 苦、微辛，凉。

1.《纲目拾遗》：“性平，味苦，气香。”

2.《江西草药》：“性寒，味苦。”

3.《四川中药志》1979 年版：“苦、微辛，凉，无毒。”

4.《福建药物志》：“微辛、微苦，凉。”

【功用主治】 祛风，清热，解毒，利湿。主治外感热病，肺热咳嗽，咽喉肿痛，小儿惊风，痈肿疮毒，痢疾，泄泻，小便淋浊，带下。

1.《纲目拾遗》：“治伤寒疟痢，风气肿毒，时气恶气。散邪风乳痈热疮，小儿痘眼疳，喉闭生蛾，同金锁匙汁醋漱痧胀，香窜疏经络，治痔。”

2.《天目山药用植物志》：“清热凉血，消肿止痛。治五淋白浊，小儿脐风，痈肿结核，产妇恶露不清，腹痛，痢疾。”

3.《贵州民间方药集》：“清热解毒，驱风镇惊，利水通淋。治淋证、小儿惊风、小儿吐乳及呕吐、尿结、毒蛇咬伤。”

4.《全国中草药汇编》：“祛风清热，利湿解毒。主治小儿惊风，感冒咳嗽，小儿支气管肺炎，咽喉肿痛，扁桃体炎，中暑腹痛，痢疾腹泻，泌尿系感染，筋骨疼痛。外用治痈疖、疔疮、毒蛇咬伤。

【用法用量】 内服：煎汤，15～30 g，大剂量可用至 60 g，鲜品加倍。外用：研末撒；或鲜品捣敷。

【选方】 1. 治小儿风热咳嗽 金鸡脚 10 g，枇杷叶 10 g，鼠曲草 15 g。水煎服。(《四川中药志》1979 年版)

2. 治白喉，急性扁桃体炎 金鸡脚 30 g，鲜土牛膝 60 g，玄参 15 g。煎服。(《安徽中草药》)

3. 治骨髓炎 金鸡脚适量，水煎冲冰糖服；另用鲜根茎适量，捣烂，加几滴桐油，敷患处；亦可用鲜金鸡脚适量，加蛋捣烂，油煎成饼，敷患处。(《福建药物志》)

4. 治急性肝炎 金鸡脚、茵陈各 15 g，栀子 9 g。水煎服。(《湖北中草药志》)

5. 治热痢 鲜金鸡脚 60～90 g(干品减半)，车前草 30 g。酌加水煎成半碗，饭前服，每日 2 次。(《福建民间草药》)

6. 治尿路感染，尿血 金鸡脚 30 g，白茅根 60 g，黄柏 27 g。煎服。(《安徽中草药》)

7. 治尿路结石 鹅掌金星草、石韦各 30 g。煨水服。

8. 治毒蛇咬伤 鹅掌金星草 15 g，苎麻根 15 g。煨水服，并取渣捣绒，敷伤口。(7、8 方出自《贵州草药》)

2907 金环蛇 jīn huán shé (《广西中药志》)

【异名】 手巾蛇(《脊椎动物分类学》)，金蛇、金包铁、金角带(《广西中药志》)，金脚带、黄金甲、金极应、黄节蛇(《中国动物药志》)。

【基原】 为眼镜蛇科金环蛇属动物金环蛇除去内脏的全体。

【原动物】 金环蛇 *Bungarus fasciatus* (Schneider)

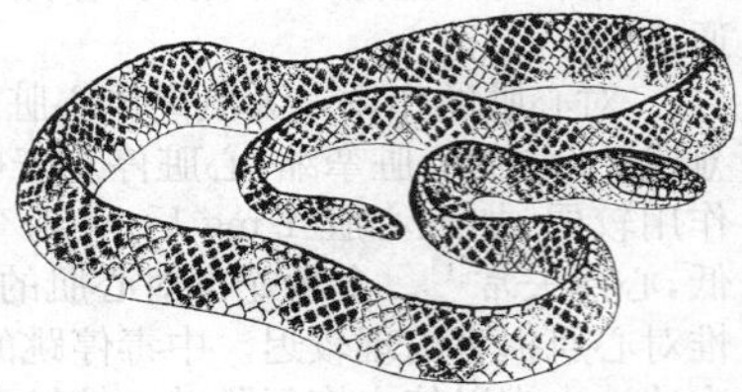
金环蛇

体较粗壮。头椭圆形，与颈部略可区分。背脊棱起，尾末端钝圆，全长 1～1.5 m。头部黑色或黑褐色，自额鳞后缘至颈部有一黄色“∧”形纹，上颌缘色浅，镶以深色边，通身有黑黄相间环纹 23～33 个，有的个体黄色环纹中央出现黑色点。无颊鳞，眶前鳞 1(2)，眶后鳞 2 或 1；颞鳞 1+2，上唇鳞 2-2-3 式。背鳞平滑，15(17)-15-15 行，脊鳞扩大呈六角形；腹鳞 214～230；肛鳞完整，尾下鳞单行，29～39。

生活于丘陵或平原，常见于潮湿地区或水边。夜间活动，主要捕食其他蛇类及鼠、蛙等。分布于福建、江西、广东、广西、海南、云南。

本动物的胆囊(蛇胆)亦供药用，另设专条。

【采收加工】 6～9 月多在夜间捕捉，白天大多进洞隐蔽，可挖洞捕捉。捕捉后剖腹去内脏，盘起烘干。

【药材】 金环蛇 *Bungaus Fasciatus* 主产于广西、广东。

性状 本品呈圆盘形，盘径 14～20 cm，头居中，椭圆形，黑褐色，鼻尖向前不上翘，通体具 23～33 对黄黑相间的色环，黄黑等宽，体背有明显脊，脊棱鳞片扩大呈六边形，尾短，末端钝圆。质坚韧。气腥，味咸。背鳞鳞片椭圆形，长 6.5～7.0 mm，宽 4.5～5.0 mm，黄褐色，上半部边缘整齐，具 8～13 个小孔，无中肋，无端窝，表面平滑，透明。背棱脊

性。奎宁抗疟作用与氯喹相似，但较弱，能杀灭各种疟原虫红内期的裂殖体，较快控制症状。以对间日疟作用较好，对恶性疟、三日疟作用较差[1]。体外试验中，奎宁、奎尼丁对氯喹敏感性恶性疟原虫D-6株的IC_{50}分别为29.3±9.5 nmol/L、13.4±4.6 nmol/L；对抗氯喹的恶性疟原虫W-2株的IC_{50}分别为103.2±23.9 nmol/L、43.7±11.5 nmol/L[2]。奎宁、奎尼丁、金鸡宁对恶性疟原虫UPAS×2株的ED_{50}分别为100 ng/ml、22 ng/ml及60 ng/ml。上述三药的等混合物对UPAS×2株、UPAS×3株的ED_{50}分别为36 ng/ml及25 ng/ml。混合物对抗奎宁疟原虫株的作用，远强于奎宁，也强于其他单用的成分[3]。奎宁抗疟作用比氯喹弱，但近年由于耐氯喹虫株增多，奎宁用于耐氯喹虫株感染又受重视[4,5]。

2. 对心脏的作用　奎尼丁作为抗心律失常药，能与细胞膜脂蛋白结合发生构型变化，阻止Na^+、Ca^{2+}内流[1]。奎尼丁6 mg/kg静注，可使肾上腺素诱发的家兔心律失常的发生率及持续时间显著降低，并显著抑制血浆及组织匀浆中丙二醛的生成[6,7]。奎尼丁在结扎冠脉左前降支3～5 d的犬心室外壁和内壁实验中，0.2 μmol/L～0.2 mmol/L可降低非梗死区和梗死区浦氏纤维和心外膜下心室肌细胞动作电位幅度和0相最大除极速度，延缓浦氏纤维传导时间，减慢心室肌传导速度，延长各区细胞有效不应期。奎尼丁延长浦氏纤维0相至复极95%的时程(APD_{95})，却缩短心室肌0相至复极50%时程(APD_{50})或APD_{95}[8]。奎尼丁可能抑制M型受体的钾通道和(或)G蛋白[9,10]。奎尼丁2～40 mg/kg静脉注射，可使麻醉大鼠心电图中P-R、Q-T间期均延长，QRS波群增宽，并呈剂量依赖性[11]。在整体动物和临床实验中，奎尼丁可引起α受体阻滞和抑制迷走神经作用[12]。

3. 对肌肉的作用　奎尼丁可使豚鼠膀胱平滑肌条收缩，增加其自发动作电位频率，延长锋电位下降相，这皆与奎尼丁减少K^+摄取有关[13]。奎宁可增强骨骼肌对单个最大刺激通过神经或直接刺激肌肉所致的张力反应；但也能延长肌肉的不应期，从而减少了对强直性刺激的反应。奎宁一方面可拮抗毒扁豆碱对骨骼肌的作用，缓解先天性肌强直症状；但另一方面，奎宁可加重重症肌无力症状，产生严重的呼吸窘迫症和吞咽困难[14]。

4. 对神经系统的影响　大鼠及小鼠腹腔注射奎宁10 mg/kg、20 mg/kg后，产生"致焦虑"作用[15]。大鼠脑纹状体切片，单独使用奎宁可使刺激引起的多巴胺外流增加17%。奎宁可阻断纹状体突触前和突触后D_2受体激活[16]。奎宁0.01～5 mg/kg对旋转运动有双相作用。奎宁0.5～25 mg/kg可抑制D-苯丙胺引起的空间旋转运动[17]。

5. 其他作用　奎宁和奎尼丁均有阻断α_1和α_2肾上腺素受体的作用[18]。犬静注奎尼丁20 mg/kg可显著降低收缩压、舒张压[19]。大鼠肝脏和心脏试验中，奎尼丁可以抑制单胺氧化酶(MAO-A和MAO-B)的活性[20]。奎尼丁可抑制血小板激活因子诱导的人血聚集，IC_{50}为70 μmol/L[21]。奎尼丁对大鼠红细胞溶血抑制率为32%。1 mmol/L奎尼丁对钙调蛋白激活的Ca^{2+}，Mg^{2+}-ATP酶活性抑制作用为47.9%[22]。

6. 与其他药物的相互作用　奎尼丁是一种P450 206的强抑制剂，这会引起P450 206介导代谢的药物作用改变[23]。奎尼丁可以减少阿霉素等抗癌药物耐药性[24]。人髓性慢性白血病(CML)细胞以奎尼丁预处理1 h，对阿霉素抗DNA合成作用有协同效果[25]。

7. 药代动力学　金鸡勒中的生物碱口服可在小肠上部迅速吸收；单次口服奎宁，血药浓度高峰在1～3 h内出现[26]。在一般疟疾中，这些生物碱口服生物利用度都超过80%[27]。奎宁代谢迅速，24 h基本完成。在一般状况下，半衰期5～10 h；多重感染时，半衰期延长至平均18 h。这类生物碱主要在肝脏代谢。大约20%以原型排出，主要是通过尿排泄。提高尿液酸度可增加奎宁排泄[14,28]。

毒性　奎宁、奎尼丁和其他金鸡勒碱常见有金鸡纳反应：恶心、呕吐、耳鸣、视力及听力下降、头晕、头痛，停药后一般可恢复。奎宁剂量过大尚可损害神经，引起复视或弱视[1]。静脉注射奎宁也可引起低血糖，这可能与其刺激胰岛细胞释放胰岛素有关[4]。奎尼丁除有金鸡纳反应外，腹泻是治疗时最常见的副作用，尚可见恶心、呕吐等消化道反应。奎尼丁也可引起皮疹、药热、血小板减少性紫癜等过敏反应[1,12]。

【药性】 苦，寒。

1.《纲目拾遗》："味微辛，性热。"

2.《广西中药志》："味辛、苦，性寒，有小毒。"

3.《全国中草药汇编》："苦，寒。"

【功用主治】 截疟，退热。主治疟疾，外感高热。

1.《纲目拾遗》："治疟，解酒。"

2.《广西中药志》："镇痛解热，健胃。治疗疟疾。"

3.《全国中草药汇编》："抗疟，退热。治疟疾，高热。"

【用法用量】 内服：煎汤，3～6 g；或研末。

【宜忌】 《广西中药志》："孕妇忌服。"

【选方】 治疟疾　金鸡勒一钱，肉桂五分。同煎服。壮实人金鸡勒可用二钱。(《纲目拾遗》)

2906 金鸡脚 jīn jī jiǎo (《四川中药志》)

【异名】 辟瘟草、鸭脚金星草(《百草镜》)，独脚金鸡(《纲目拾遗》)，鸡脚叉、乌毛丁(《贵州民间方药集》)，鸭脚掌、三叉剑、鹅掌金星草(《江西民间草药》)，鸭脚伸筋、三叉风(《湖南药物志》)，鸭掌香、鸭掌星、鸭胶草(《闽东本草》)，双凤尾草(《四川中药志》)，鸟见飞、金星鸡脚草(《福建药物志》)，三滴血、三叉虎(《广西药用植物名录》)。

【基原】 为水龙骨科假瘤蕨属植物金鸡脚的全草。

【原植物】 金鸡脚 *Phymatopsis hastata* (Thunb.) Kitag. [*Polypodium hastatum* Thunb.] 又名：金鸡脚假茀蕨(《植物分类学报》)，三叶茀蕨(《台湾植物志》)。

植株高10～35 cm。根茎细长，横生，与叶柄基部密被红棕色、狭披针形鳞片，先端长渐尖，基部近圆形，盾状着生，边缘略有齿。叶疏生；叶柄长5～20 cm，禾秆色，基部有关节，向上光滑；叶片厚纸质，通常3裂，偶有5裂或2裂，长

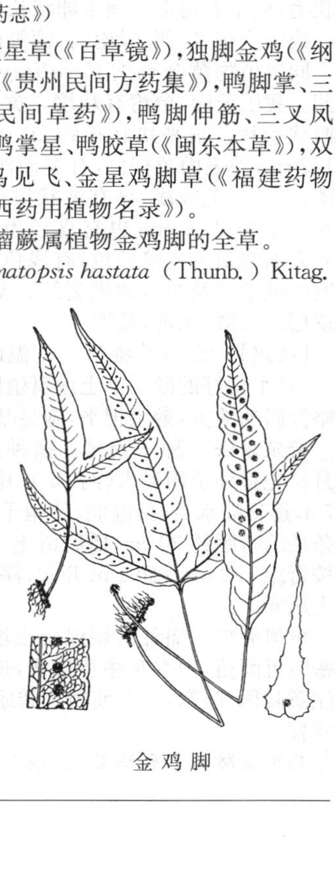

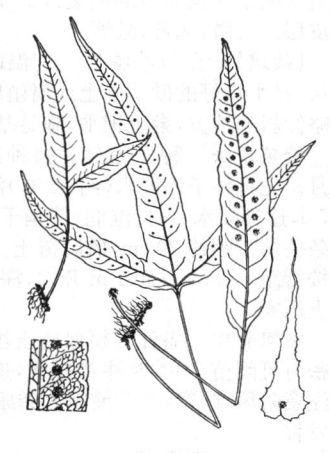

金鸡脚

落，具条形痕迹；叶片披针形或长椭圆形，长 7～12 cm，先端钝或短尖，基部楔尖，光滑无毛或下面沿叶脉被短柔毛。聚伞花序腋生或顶生，常为圆锥式排列；花有极烈臭气；花梗长约 0.9 cm，被褐色短柔毛；萼筒陀螺形，5 裂，裂片三角形；花冠白色，筒状，先端 5 裂，裂片披针形，边缘被白色长柔毛；雄蕊 5，着生于花冠筒上，不伸出；子房 2 室。蒴果卵状披针形，室间开裂。种子具翅。花期 7～8 月（栽培地区不同花期亦异）。

我国广东、广西、云南、台湾等地有栽培。原产于南美洲。

2. 鸡纳树 *C. succirubra* Pav.　又名：红色金鸡纳（《广西中药志》），红色奎宁树、红色规那树（《中国药用植物图鉴》）。

本种与金鸡纳树的区别是：树皮赤褐色。叶片广椭圆形或卵形，长达 30 cm，常带红色，多毛。花萼、花冠带红色。花期 7～8 月。

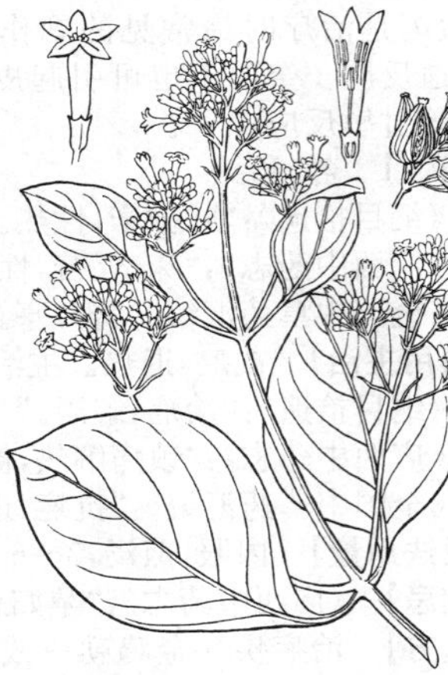

鸡纳树

我国广东、广西、云南、台湾等地有栽培。原产于南美洲。

3. 正鸡纳树 *C. officinalis* L.　又名：棕色金鸡纳树（《中国药用植物图鉴》）。

本种与金鸡纳树的区别是：灌木。叶披针形或卵状披针形。聚伞花序呈伞房花序状，顶生或腋生；花红色；花冠筒密生白绢状毛，稍呈五角形。蒴果卵状长椭圆形。

我国广东、广西、云南、台湾等地有栽培。原产于南美洲。

同属植物黄金鸡纳 *C. calisaya* Wedd.　亦作金鸡勒入药。我国云南、台湾有栽培。黄金鸡纳树皮呈扁平块状或筒状卷片。扁平块状长约 20 cm，宽 5～10 cm，厚 0.6～1.2 cm，外表面黄棕色，有宽而浅的纵槽纹，并时有外皮脱落；内表面色较浅，显有波状纹理。筒状卷片长约 30 cm，直径 1.2～2.5 cm，也有直径为 5～8 cm，长至 60 cm 的。外表面暗灰色或暗棕色，有浅色斑块，并凹凸不平，具浅而宽的纵槽纹及明显的横裂纹。木栓时有脱落，露出黄棕色皮层。气微，味苦，微涩。

【栽培】 生物学特性　宜温暖潮湿的气候，以疏松、肥沃、排水良好的砂质壤土或腐殖质壤土为佳。选光线充足、略倾斜的地方，翻土耙平，施足基肥，作畦。

繁殖方法　种子繁殖。播种期，海南在 2 月，云南在 6 月。先将种子用温水（约 45 ℃）浸 10 min，放置砂床上催芽 7 d，逐日喷水，保持湿润，待稍干燥后播种，播前须搭荫棚。条播的行距约 30 cm，播后覆土。苗高 30～40 cm 时定植，按行距 1.3 m，株距 1 m 开穴，深 30 cm，宽 40 cm，栽植后填土压实。

田间管理　播种后须保持土壤湿润，经常除草、松土，过密时可间苗，雨季时注意排水，追肥 2～3 次。移栽后冬季注意防风、防寒，开花前施人粪尿、豆饼，以促进植株的生长发育。

病虫害防治　有枯萎病、根腐病、立枯病等，宜用石灰波尔多液 1∶1∶140 喷射防治；将病株拔除烧毁。

【采收加工】 采收加工的方法有多种：在南美，通常于雨季将树砍倒，剥取树皮，晒干或烘干，并压成扁平的片状。树皮干燥时卷成筒状。在爪哇及印度用掘根法和截枝法。掘根法系将生长约 12 年的金鸡纳树连根挖出，剥取树皮或根皮；截枝法系自地面上将树砍倒，剥取树皮，使残留的树干基部发生不定枝条，并留 1～2 枝任其生长，待树枝长大后，再将树皮剥下，晒干或烘干。我国采用的主要为截枝法。

【药材】 金鸡勒 *Cortex Cinchonae*　金鸡纳树主产于云南、台湾；鸡纳树主产于广东、广西、云南、台湾；正鸡纳树主产于广东、云南、台湾。

性状　金鸡纳树　树皮呈筒状卷片。外表面暗灰色或暗棕色，较粗糙；横裂纹较多且较不明显，时有明显的纵脊纹及红色疣状突起。气微，味苦、不甚涩。

鸡纳树　树皮呈扁平块片或筒状卷片。扁平块片厚至 2 cm，外表面凹凸不平，铁锈红色，有纵脊状的木栓隆起，并有红色疣状突起；内表面砖红色。筒状卷片直径约 2.5 cm，外表面暗棕灰色或红棕色，具灰色地衣斑块，并有纵直皱纹，较老的树皮，有红色疣状突起，间有细小横裂纹；内表面棕红色。质坚硬，断面纤维性。气微，味苦、涩。

正鸡纳树　树皮呈筒状或双筒状卷片。直径约 1.2 cm 以下，较薄，外表面暗棕色，有无数细小横裂纹及无数较不明显的纵裂纹，裂纹边缘均反曲，尤以横裂纹者为显著，因而表面粗糙；内表面黄棕色。气微，味苦、甚涩。

鉴别　(1) 粉末特征：金鸡纳树皮棕色。纤维粗大，常单个散在，梭形，末端钝圆、稍尖或几近平截，长 294～1 030 μm，直径 24～96 μm，壁厚 30～40 μm，木化，层纹细密，孔沟有时可见，少数纤维有纵长裂纹，几达至两端，宛如将壁分成内外两部分。草酸钙砂晶极微细，三角形或类方形。木栓细胞红棕色或棕色，胞腔内常含色素。

(2) 薄层色谱：取粉末适量，置三角烧瓶中，加 0.05 mol/L 硫酸溶液 20～30 ml，移至沸水浴加热 1 h，冷却，澄清后倾上清液，用浓氨水碱化后，用乙醚提取数次，合并乙醚液，浓缩后作供试品液。另取奎宁、奎宁丁、辛可宁和辛可尼丁作对照品，分别点样于同一硅胶 HF_{254} 板上，以氯仿-丙酮-二乙胺（50∶40∶10）展开后，置紫外灯下检视，供试品色谱中在与对照品色谱相应位置显相同的颜色斑点。

【成分】 1. 金鸡纳树　含生物碱：奎宁，奎尼丁，金鸡尼丁，金鸡宁，二氢金鸡宁（dihydrocinchonine），二氢金鸡尼丁（dihydrocinchonidine），二氢奎宁、二氢奎尼丁、奎胺、金鸡尼酮（cinchoninone）[1]等。另含氨基酸、维生素等[2]。

2. 鸡纳树　含生物碱：奎宁，奎尼丁，金鸡尼丁，金鸡宁。还含铜色树碱，红金鸡勒碱（succirubin），甲基红金鸡勒碱（methylsuccirubin）[3]，金鸡尼西醇（cinchonicinol），金鸡勒米酮（cinchonaminone）[4]，杷日素（paricine），金鸡尼辛，二金鸡宁（dicinchonine）[5]等。又含苯丙烷取代黄烷醇类的鞣质和苯丙烷取代前花色素的二聚物及三聚物所成的鞣质：金鸡勒鞣质（cinchonain）Ⅰa、Ⅰb、Ⅰc、Ⅰd[6]、Ⅱa、A-2、Ⅱb、B-2、B-5、C-1 以及左旋表儿茶素（epicatechin）和咖啡酸（caffeic acid）[7]。

3. 正金鸡纳树　含生物碱：奎宁 3%，奎尼丁，金鸡尼丁，金鸡宁[1]，还含鞣质（tannin）[8]。

【药理】 1. 抗疟作用　金鸡纳树皮中含有生物碱奎宁、奎尼丁、金鸡宁、金鸡尼丁，均具有不同程度的抗疟活

黄花菜 *H. minor* Mill 等植物的花蕾亦可作"金针菜"入药。

【采收加工】 5～8月花将要开放时采收，蒸后晒干。

【药理】 镇静作用 花浸膏及提取物给小鼠灌胃，可使其自发活动显著减少，提示金针花有明显的镇静作用[1]。

【炮制】 取原药材，除去杂质，切段，筛去灰屑。

饮片性状 呈弯曲和皱缩的扁长段状。淡黄棕色或棕黄色，具纵脉纹。质软。气微香，味微甜，微酸。

贮干燥容器内，置阴凉干燥处，防霉、防蛀。

【药性】 甘，凉。归心、肝、脾经。

1.《救荒本草》："味甘，无毒。"

2.《滇南本草》："味甘，平。"

3.《纲目》："甘，凉，无毒。"

4. 柴裔《食鉴本草》："寒。入脾、肺二经。"

【功用主治】 利湿热，解郁，凉血。主治小便短赤，黄疸，胸膈烦热，夜少安寐，痔疮出血，疮痈。

1.《本草图经》："安五脏，利心志，明目。作俎利胸膈。"

2.《滇南本草》："治妇人虚烧血干，久服大生气血。"

3.《纲目》："消食，利湿热。"

4. 姚可成《食物本草》："主利肠胃，滑二便，去火除热。"

5. 柴裔《食鉴本草》："利心气，好欢乐，令人忘忧，轻身明目，利胸膈。"

6.《本草求原》："最解毒，散郁结之烦热，治白浊，长乳（同猪肉），止赤痢（同猪肠）。"

7.《岭南采药录》："煎水饮之，治牙痛。"

【用法用量】 内服：煎汤，15～30 g；或煮汤，炒菜。外用：捣敷；或研末调蜜涂敷。

【选方】 1. 治咯血、吐血、衄血，发热口渴 鲜金针菜或全草 15 g，茅根 15 g。水煎服。（《食物中药与便方》）

2. 治痔疮出血 黄花菜 30 g，红糖适量。煮熟，早饭前 1 h 服，连服 3～4 d。（《福建药物志》）

3. 治乳痈 金针菜、皂荚子、射干各三钱。共炙研末，分三服，砂仁汤下。（《鲟溪单方选》）

4. 治面粉皶痞瘤 萱草花暴干七两，白蜜二两。捣罗萱草花极细，与蜜调研令匀，入瓷合中，每旦，洗面后，看多少涂面上。（《圣济总录》萱草膏方）

【各家论述】《本草正义》："萱草花，今为恒食之品，亦禀凉降之性，《日华子》谓治小便赤涩，身体烦热；苏颂谓利胸膈，安五脏；濒湖谓消食利湿热，其旨皆同。又今人恒以治气火上升，夜少安寐，其效颇著。"

2904 金鸡尾 jīn jī wěi （《贵州民间药物》）

【异名】 凤尾草（《贵州民间药物》），掌叶凤尾（《全国中草药汇编》）。

【基原】 为凤尾蕨科凤尾蕨属植物掌羽凤尾蕨的全草或根茎。

【原植物】 掌羽凤尾蕨 *Pteris dactylina* Hook. 又名：掌凤尾蕨（《中国蕨类植物图谱》），指叶凤尾蕨（《蕨类名词及名称》），掌叶凤尾蕨（《全国中草药汇编》）。

陆生多年生蕨类植物，植株高 15～40 cm。根茎长而横走，疏生棕色披针形鳞片。叶革质，密生，二型；营养叶柄长 15～30 cm，细弱，禾秆色，有时基部红棕色；叶片倒卵形或卵形，长 14～20 cm，宽 10～15 cm，指状复叶；羽片 5～7 枚，稀为 3 枚，中间 1 片最长，线形，长 10～20 cm，宽 4～8 mm，边缘软骨质并密生小尖齿；叶脉羽状；侧脉二叉状或不分叉；孢子叶柄较营养叶柄长，叶片与营养叶同形，裂片较狭，宽 3～4 mm，仅在营养部分具尖齿。孢子囊群线形，生于羽片边缘的边脉上；囊群盖线形，膜质，全缘，灰白色。

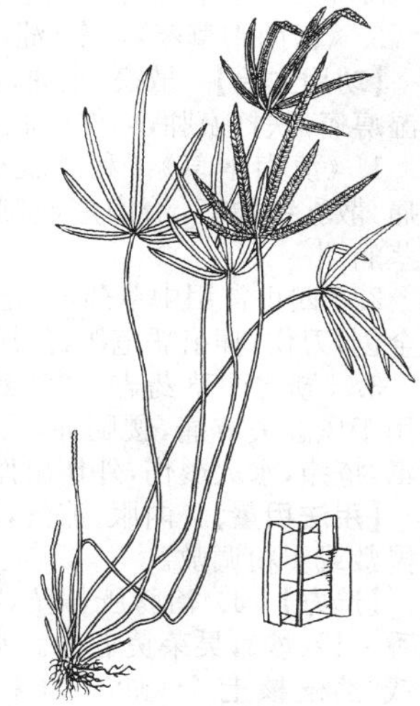

掌羽凤尾蕨

生于海拔 1 200～4 000 m 的岩壁上或灌木丛下。分布于西南及台湾等地。

【采收加工】 全年均可采收，鲜用或晒干。

【成分】 地上部分含萜类：蕨素（pterosin）B、F、O、Q，2β，15α-二羟基-对映-16-贝壳杉烯（2β，15α-dihydroxy-*ent*-kaur-16-ene），2β，16α-二羟基对映贝壳杉烷（2β，16α-dihydroxy-*ent*-kurane），大叶凤尾蕨苷（creticoside）A、B[1]。

【药性】 苦、微涩，凉。

《贵州民间药物》："性平，味淡、微涩。"

【功用主治】 解毒，除湿，利尿。主治痢疾，肠炎，腮腺炎，淋巴结炎，白带，水肿，小儿惊风。

1.《贵州民间药物》："解热，利尿。治狂狗咬伤，水肿，小儿急惊风。"

2.《中国药用孢子植物》："治痢疾，肠炎，腮腺炎，淋巴结炎，白带。"

【用法用量】 内服：煎汤，9～15 g。

【选方】 1. 治水肿 金鸡尾、水菖蒲、萝卜子、臭草根各 6 g。煮石膏豆腐，早晚各服 1 次。

2. 治狂犬咬伤 金鸡尾、杨梅皮、化稿皮（均系干品）各 6 g。煎水兑酒服，每日 3 次，每次半杯。（1、2 方出自《贵州民间药物》）

2905 金鸡勒 jīn jī lè （《纲目拾遗》）

【异名】 金鸡纳（李承祜《药用植物学》），金鸡纳皮（《广西中药志》）。

【基原】 为茜草科金鸡纳属植物金鸡纳树、鸡纳树及正鸡纳树的树皮、枝皮和根皮。

【原植物】 1. 金鸡纳树 *Cinchona ledgeriana* Moens

常绿乔木，高约 10 m，成年植株可达 30 m。幼枝四棱形，被褐色短柔毛；树皮褐色，较薄，裂纹多而浅。叶对生；叶柄长 1～1.5 cm；托叶早

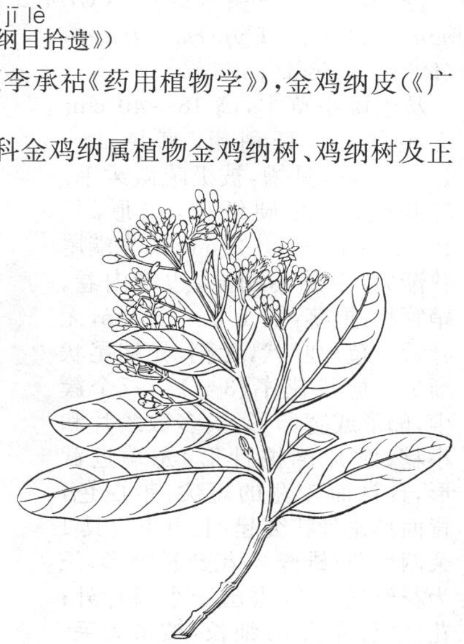

金鸡纳树

1.《滇南本草》:"味酸、苦,性寒。"

2.《陕西中草药》:"味辛,性平。"

3.《云南中草药》:"辛、涩,温。"

【功用主治】 散瘀,止痛,止血,解毒。主治疝气偏坠,风湿痹痛,跌打瘀肿,创伤出血,淋证,白浊,烫伤,疮痈。

1.《滇南本草》:"利膀胱积热,消偏坠下气,走经络,定痛,散乳结肿痛,治痈疮,排脓,通利五淋,赤白便浊,止玉茎痛。"

2.《四川常用中草药》:"止血,消痈,解毒。治跌打损伤,金创,刀伤,痈疽恶疮肿毒,风毒游丹。"

3.《湖北中草药志》:"清热解毒,舒筋活络,排脓,通乳。用于风湿关节痛,腰腿痛,乳汁不足,慢性骨髓炎,脓肿疔毒,疮疖,水火烫伤,外伤出血等。"

【用法用量】 内服:煎汤,10~15 g;或浸酒。外用:鲜品捣敷或干粉调敷。

【选方】 1. 治膀胱偏坠,疝气疼痛 赤木通三钱,小茴香一钱(炒),吴茱萸五分。水煎点水酒服。疝气加橘核一钱,荔枝核七个(炒),为末,亦照前点水酒服。(《滇南本草》)

2. 治外伤肿痛,风湿性腰腿痛,胃痛,痢疾,肠炎 绿葡萄根 9~15 g,煎服。或用 60 g 加酒 500 g,浸泡 5~7 d 后备用。每服 10 ml,每日服 3 次。(《云南中草药选》)

3. 治烧烫伤 三裂叶蛇葡萄鲜根捣烂,兑少量麻油外敷。(《湖南药物志》)

4. 治慢性骨髓炎,脓肿疔毒 野葡萄根 500 g(去粗皮和木心),研为细末,与鸡蛋清 4 个,麻油 30 g,95% 乙醇或白酒 25 ml,调匀,外敷患处。

5. 治疮疖 野葡萄根 1 000 g,虎杖 500 g,凡士林适量。将野葡萄根刮去外层皮抽去木质心后,切片晒干,与虎杖片共研粉末,过 100 目筛,用凡士林调成软膏,外敷患处,每日 1~2 次。(4、5 方出自《湖北中草药志》)

2902 金扭子 jīn niǔ zǐ (《广西民间常用中草药手册》)

【异名】 护心草(《广西民间常用中草药手册》)。

【基原】 莎草科水蜈蚣属植物三头水蜈蚣带根的全草。

【原植物】 三头水蜈蚣 *Kyllinga triceps* Rottb. [*K. nana* Nees; *Cyperus triceps* (Rottb.) Endl.]

丛生矮小草本,高 18~40 cm。无根状茎。秆稍粗,直径 1~1.5 cm,扁,具槽,被极疏微柔毛。叶基生;叶片硬纸质,线形,长 10~20 cm,宽 2~2.5 mm,先端尾状渐尖,中脉不明显,边缘内卷。鞘管状,抱茎,长 1.8~2.5 cm,无叶舌。苞片叶状,无鞘,先端尾状渐尖。穗状花序(3~)4~7 个簇生,卵形或宽卵形,具多数鳞片和小穗;鳞片倒披针形,先端近截形,具直而较宽的短尖,带白色,背面具龙骨状突起,上面 1 片具 1 朵两性花;雄蕊 2,花药长圆形,长为花丝的 1/3,露出于小鳞片外;花柱短,柱头 3,细长,被微柔毛。小坚果,披针状倒卵形,双凸状,先端圆,具微小短尖,长为鳞片的 1/2,褐色,表面有细皱纹。花、果期 5~10 月。

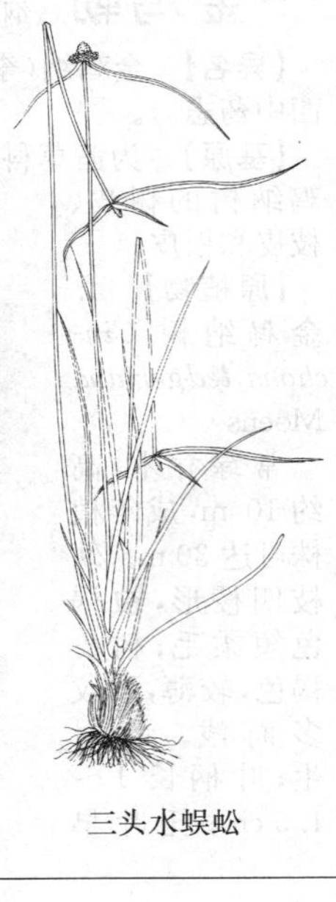

三头水蜈蚣

生于田边、沟边、路旁潮湿处或水边草丛中。分布于福建、广东、广西、海南、云南、台湾等地。

【采收加工】 6~9 月采收,鲜用或晒干。

【药性】《广西民间常用中草药手册》:"味微苦、辛,性平,无毒。"

【功用主治】 活血通经,行气止痛。主治瘀血痛经,气滞腹痛,风湿痹痛,跌打损伤,外伤出血。

1.《广西民间常用中草药手册》:"活血通络,行气止痛,外用消肿止血。治痛经,外伤出血,气滞腹痛及风湿骨痛等。"

2. 南药《中草药学》:"活血通经,行气止痛。治胃痛,月经痛,风湿性关节痛,跌打肿痛,外伤出血。"

【用法用量】 内服:煎汤,30~60 g。外用:捣敷。

【选方】 1. 治痛经 干护心草 9 g,研末,在月经来前 2 d,用温开水送服。

2. 治风湿骨痛 护心草、透骨消、大叶南五味各适量。共捣烂,用酒炒热,敷患处。

3. 治跌打肿痛 护心草 500 g,捣烂,加酒 120 g 搓匀,绞出汁,分 2 次服,渣敷伤处。(1~3 方出自《广西民间常用中草药手册》)

2903 金针菜 jīn zhēn cài (《滇南本草》)

【异名】 萱草花(《圣济总录》),川草花(《救荒本草》),鹿葱花(《纲目》),萱萼(《随息居饮食谱》)。

【基原】 为百合科萱草属植物黄花菜的花蕾。

【原植物】 黄花菜 *Hemerocallis citrina* Baroni 又名:柠檬萱草(《全国中草药汇编》)。

多年生草本,具短的根茎和肉质、肥大的纺锤状块根。叶基生,排成两列;叶片条形,长 50~130 cm,宽 6~25 mm,背面呈龙骨状突起。花葶长短不一,一般稍长于叶,基部三棱形,上部圆柱形,有分枝;蝎尾状聚伞花序组成圆锥形,多花,有时可达 100 朵;花序下部的苞片披针形,自下向上渐短;花柠檬黄色,具淡的清香味;花被管长 3~5 cm,花被裂片 6,长 6~12 cm,具平行脉,外轮倒披针形,内轮长圆形;雄蕊 6,伸出,上弯;雌蕊 1,子房 3 室。蒴果钝三棱状椭圆形,长 3~5 cm,种子约 20 颗,黑色,有棱。花、果期 5~9 月。

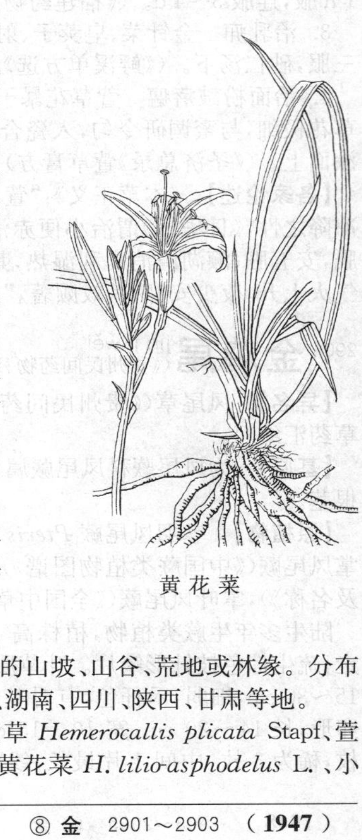

黄花菜

生于海拔 2 000 m 以下的山坡、山谷、荒地或林缘。分布于河北、山东、河南、湖北、湖南、四川、陕西、甘肃等地。

除前种外,尚有折叶萱草 *Hemerocallis plicata* Stapf、萱草 *H. fulva* (L.) L.、北黄花菜 *H. lilio-asphodelus* L.、小

根茎。

【原植物】 黄精叶钩吻 *Croomia japonica* Miq. [*C. kiushiana* Makino]

多年生草本。根茎横生，节多而密。茎直立，不分枝，高14～40 cm，基部有鞘。叶3～5枚，互生于茎上部，叶具柄；叶片卵形或卵状长圆形，长5～11 cm，宽3.5～8 cm，先端近急尖，基部浅心形而略向叶柄延，主脉7～9条，小脉网状和近于横出平行。花小，单生或2～4朵排成总状花序；总花梗丝状，下垂；花梗长8～15 mm；苞片小，丝状；花被片4，黄绿色，宽卵形至卵状长圆形，大小几相等，边缘反卷；雄蕊4，花丝粗、短，花药黄色，椭圆状拱形，斜内向；子房卵形而扁，具胚珠数颗。

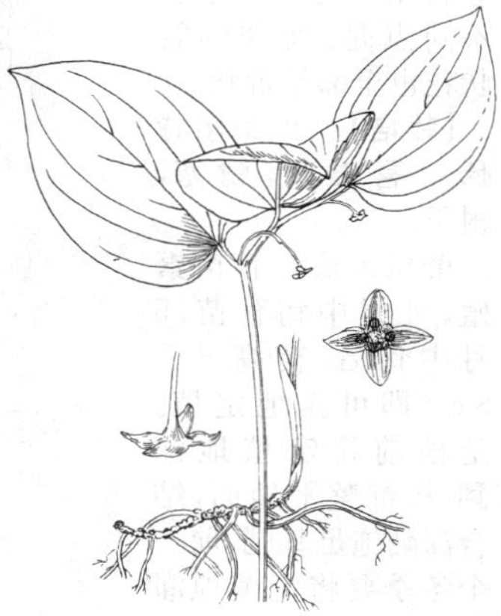

黄精叶钩吻

生于山谷林下。分布于山西、浙江、安徽。

【采收加工】 6～7月采收，晒干或鲜用。

【成分】 根含生物碱：粉蕊黄杨胺(pachysamine) A，异萼金刚大定(croomionidine)，异萼金刚大碱(croomine)，二去氢异萼金刚大碱(didehydrocroomine)，又含β-谷甾醇(β-sitosterol)[1]。

【功用主治】 《全国中草药汇编》："清散风热，解蛇毒。主治咽喉肿痛，银环蛇咬伤。"

【用法用量】 内服：1.5～2.4 g，嚼或磨碎开水冲。外用：鲜品捣敷。

【选方】 1. 治咽喉炎 (金刚大)鲜根1棵，嚼服。

2. 治银环蛇咬伤昏睡 (金刚大)根1棵(1.5～2.4 g)，嚼烂取汁内服，渣外敷。(1、2方出自《全国中草药汇编》)

2901 金刚散 jīn gāng sǎn (《滇南本草》)

【异名】 赤木通、五爪金、野葡萄根(《滇南本草》)，玉葡萄根(《中药志》)，枪花药(《云南思茅中草药选》)，五爪龙(《湖南药物志》)，破石珠、红母猪藤(《全国中草药汇编》)，大接骨丹(《昆明民间常用草药》)，见肿消(《陕西中草药》)，红赤葛、红内消(《四川常用中草药》)，乌血藤(《彝药志》)，三叶藤(《广西药用植物名录》)。

【基原】 为葡萄科蛇葡萄属植物三裂叶蛇葡萄的根或茎藤。

【原植物】 三裂叶蛇葡萄 *Ampelopsis delavayana* (Franch.) Planch. [*Vitis delavayana* Franch.] 又名：绿葡萄、野葡萄(《滇南本草》)，山葡萄(《中药志》)。

木质攀缘藤本。枝红褐色，幼时被红褐色短柔毛或近无毛。卷须与叶对生，二叉状分枝。叶互生；叶柄与叶等长；叶片掌状3全裂，中央小叶长椭圆形或宽卵形，稀菱形，长5～10 cm，先端渐尖，基部楔形或圆形，有短柄或无柄；侧生小叶极偏斜，呈斜卵形；少数成单叶，3浅裂而呈宽卵形，长宽各5～12 cm，先端渐尖，基部心形，边缘有带凸尖的圆齿，上面无毛，或在主脉、侧脉上有毛，下面有微毛。花两性，聚伞花序二歧状；与叶对生；总花梗长约5 cm；花小，淡绿色；花萼盘状，5浅裂；花瓣5，镊合状排列，外有粉状毛；雄蕊5，与花瓣对生；花盘浅杯状。浆果球形或扁球形，熟时蓝紫色。花期6～7月，果期7～9月。

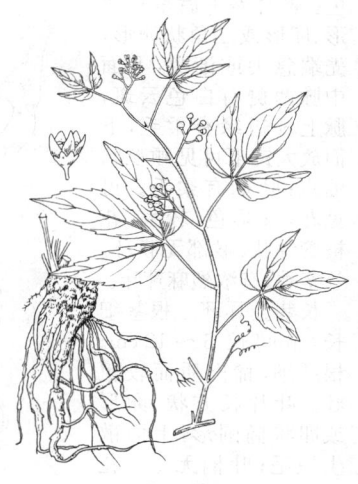

三裂叶蛇葡萄

生于海拔300～1 300 m的山地灌木丛中或林缘。分布于中南、西南及江苏、浙江、福建、江西、陕西、甘肃等地。

【栽培】 生物学特性 喜温暖湿润的气候，植株在气温25～30 ℃时生长较快，当气温低于10 ℃时停滞生长。适宜在深厚、肥沃的夹砂土栽培。

繁殖方法 种子繁殖或压条繁殖。种子繁殖：8～9月采收成熟果实，搓去果皮，将种子晾干，于春季3月播种育苗。开沟条播，沟距30 cm，将种子均匀地播入沟内，盖细土1 cm，最后盖草，至发芽时揭去。当幼苗高25 cm左右时移栽，按行株距各60 cm开穴，每穴种1～2株。压条繁殖：在春季发芽前，选取2～3年生的藤蔓，在基部用刀割断一半，把藤蔓埋在沟里，盖细土7～10 cm，待节上长出新藤和新根后，即可剪成单株移栽。

田间管理 苗高3～5 cm时间苗，浅耕，追肥1次，以后在5、7、10月各中耕除草1次，并在5月、10月各追肥1次。在藤蔓长至35 cm左右时，设立支架，让藤蔓缠绕架上生长。

病虫害防治 有蚜虫、毛虫、黏虫等为害叶片。

【采收加工】 6～10月采收，晒干。

【药材】 金刚散 *Radix Seu Caulis Ampelopsis Delavayanae* 产于四川、贵州、云南、陕西、甘肃等省。

性状 根呈圆柱形，略弯曲，长13～30 cm，直径0.5～1.5 cm。表面暗褐色，有纵皱纹。质硬而脆，易折断。断面皮部较厚，红褐色，粉性，木部色较淡，纤维性，皮部与木部易脱离。气微，味涩。

茎藤圆柱形，表面红褐色，具纵皱纹，可见互生的三出复叶，两侧小叶基部不对称。有的残存与叶对生的茎卷须。气微，味涩。

鉴别 (1) 粉末特征：暗棕色。淀粉粒多为单粒，呈肾形、新月形、卵圆形或圆形，直径3～12～36 μm，脐点点状或裂缝状，有层纹。草酸钙针晶长48～130 μm，成束或散在；并可见草酸钙簇晶，直径18～35 μm。梯纹或网纹导管直径32～130 μm。韧皮纤维壁厚，木化；木纤维有明显的斜孔纹。木栓细胞多角形，含黄棕色物。

(2) 取粗粉2 g，加30%乙醇10 ml，浸渍30 min，过滤。取滤液3 ml，分置3支试管中，一管加醋酸铅试液2滴，发生灰白色沉淀；一管加氯化钠明胶试液1～2滴，发生白色沉淀；另一管加三氯化铁试液2滴，显蓝黑色(检查鞣质)。

【药性】 辛，凉。

性状　金耳环　根茎粗短。根丛生，直径2～3 mm，灰黄色。叶片展平后呈长卵形、卵形或三角状卵形，先端急尖或渐尖，上面中脉两侧有白色云斑，脉上及边缘有柔毛，下面放大镜下可见颗粒状油点；叶柄有柔毛。可见花，紫褐色，较大，花被管钟状，喉部无膜环。气辛香，有浓烈麻辣味。

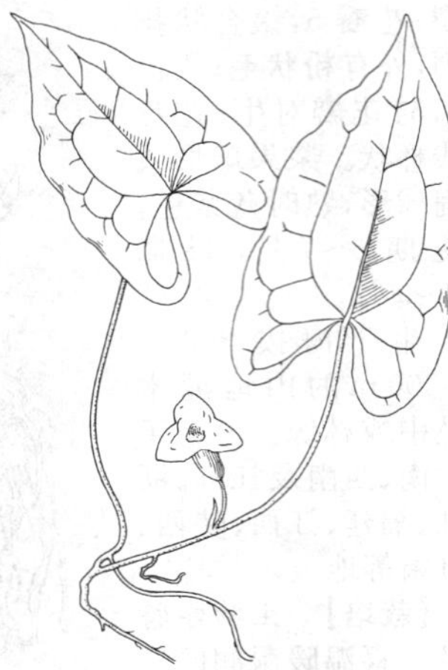
长茎金耳环

长茎金耳环　根茎细长，节间长6～12 cm。根纤细，稀肉质而较粗壮。叶片长方状、卵形或卵状椭圆形，上面散生短毛；叶柄无毛。花紫绿色，花被管圆筒状，喉部膜环宽2 mm，内壁有纵行脊棱。

【成分】　金耳环全草（干品）含挥发油：龙脑（borneol），乙酸龙脑酯（bornyl acetate），3，5-二甲氧基甲苯（3，5-dimethoxytoluene），黄樟醚（safrole），反式-丁香烯（*trans*-caryophyllene），β-古芸烯（β-gurjunene），反式-β-金合欢烯（*trans*-β-farnesene），甲基丁香油酚（methyl eugenol），橙花叔醇（nerolidol），细辛醚（asaricin），榄香脂素（elemicin）[1]，樟脑（camphor），β-蒎烯（β-pinene）[2]。

【药性】　辛、微苦，温，小毒。

《广西中草药》："味辛，性温。"

【功用主治】　散寒，止咳，散瘀，止痛。主治风寒感冒，慢性支气管炎，哮喘，慢性胃炎，风寒痹痛，龋齿痛，跌打损伤。

1.《广西中草药》："祛风散寒，平喘止咳，行气止痛，解毒消肿。主治风寒咳嗽，支气管哮喘，腹寒痛，龋齿痛，毒蛇咬伤，跌打肿痛。"

2.《全国中草药汇编》："主治慢性胃炎，风寒湿痹。"

3.《广西民族药简编》："捣烂敷患处治骨折，跌打肿痛；研粉敷患处，治刀伤出血。"

【用法用量】　内服：煎汤，1.5～3 g；或入丸、散。外用：鲜草捣烂敷；干全草研末吹鼻，或撒；或酒调搽。

【宜忌】　孕妇禁服。

2899 金光菊 jīn guāng jú（《全国中草药汇编》）

【基原】　为菊科金光菊属植物金光菊的叶。

【原植物】　金光菊 *Rudbeckia laciniata* L.　又名：黑眼菊、九江西番莲、金花菊（《北京植物志》），太阳菊（《全国中草药汇编》）。

多年生草本，高1～2 m。茎上部分枝。叶互生，无毛或被疏短毛；下部叶具柄，不裂或5～7深裂，裂片长圆状披针形，先端尖，基部楔形，边缘浅裂或有不等的疏锯齿；中部叶3～5深裂；上部叶不裂，卵形，先端尖，全缘或有少数粗齿，背面边缘被短糙毛。头状花序，单生枝顶；总苞半球形；总苞片2层，被短毛；花托球形；托片先端截形，被毛，与瘦果等长；舌状花金黄色，舌片倒披针形，先端具2短齿；管状花黄色或黄绿色。瘦果，压扁，稍有4棱，先端有4齿的小冠。花、果期7～9月。

我国南北常见栽培。原产于北美。

另有变种重瓣金光菊 *Rudbeckia laciniata* L. var. *hortensia* Bailey　栽培更普遍，其叶也同等药用。与正种主要不同点是：变种的管状花也全部是舌状。

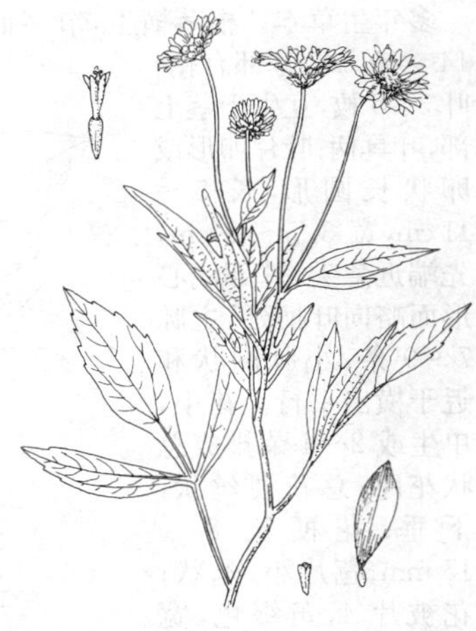
金光菊

【栽培】　生物学特性　喜温暖，耐寒，耐旱。

繁殖方法　育苗繁殖。4月中旬育苗，5月中旬后，苗高6～8 cm即可露地定植。定植前将定植地深翻，精细整平地面，结合深翻施足基肥，前一个冬季要将定植地灌足冬水。定植时以行撮栽，行距30×40 cm，每撮3～5株，栽植不宜过深，栽后即可灌水，3～5 d可成活。

田间管理　定植地基肥每亩施圈粪7 500～10 000 kg。每年春季返青后，在浇水前每亩施入磷酸二胺30～50 kg、尿素20～30 kg，7月上旬第一批花开放后，剪去残败花枝，随后每亩施入尿素20～30 kg，并及时浇水。定植成活后，经常性铲除杂草，每次浇水或下过大雨后，待地潮湿松散时要及时在行间松土，以防土壤板结。在成活后明显缺水时，要及时足量浇水。花期不可过分控水。冬季可不清理枯叶，在地冻前灌足冬水即可，在冬季干旱年份，可在早春灌水防止植株旱死。禁止污水浸泡。

【采收加工】　6～9月采集，鲜用或晒干。

【成分】　全草含挥发性成分：1-甲基-4-(6-甲基-5-庚烯-2-基)苯〔1-methyl-4-(6-methylhept-5-en-2-yl)-benzene〕，5-甲基-2-(6-甲基-5-庚烯-2-基)苯酚〔5-methyl-2-(6-methylhept-5-en-2-yl) phenol〕，1，8，8-三甲基-5-亚甲基-1，6-环十一碳二烯（1，8，8-trimethyl-5-methylene-cyclounda-1，6-diene），大牻牛儿烯（germacrene）D，1-十三碳烯-3，5，7，9，11-五炔（1-tridecen-3，5，7，9，11-pentayne），甜没药烯-1，4-环内桥接过氧化物（bisabolene-1，4-endoperoxide），1-去氧-8-表狭叶依瓦菊素（1-desoxy-8-epiivangustin），1-去羟-4，4a-二氢-5，6-二去氢-8-表狭叶依瓦菊素（1-desoxy-4，4a-dihydro-5，6-didehydro-8-epiivangustin），金光菊酮（rudbeckianone），3，7，11，15-四甲基-2-十六碳烯-1-醇（3，7，11，15-tetramethylhexadec-2-en-1-ol），2，6，10，15，19，23-六甲基二十四碳-2，6，10，14，18，22-六烯（2，6，10，15，19，23-hexamethyl-tetracosane-2，6，10，14，18，22-hexaene）[1～3]。

【功用主治】　《全国中草药汇编》："清热解毒。主治急性胃肠炎，痈疮。"

【用法用量】　内服：煎汤，9～12 g。外用：鲜叶捣敷。

2900 金刚大 jīn gāng dà（《全国中草药汇编》）

【基原】　为百部科金刚大属植物黄精叶钩吻的根及

捣敷。

【选方】 1. 治肝炎　鲜金丝桃根30～60 g,煎水煮鸡蛋服;另与红枣煮饭吃2～3次。(江西《草药手册》)

2. 治风湿性腰痛　金丝桃根30 g,鸡蛋2只。水煎2 h,吃蛋和汤。

3. 治疖肿　鲜金丝桃叶加食盐适量,捣烂外敷患处。

4. 治蝮蛇、银环蛇咬伤　鲜金丝桃根加食盐适量,捣烂外敷伤处,每日换1次。

5. 治漆疮,蜂螯伤　金丝桃根磨粉,用麻油或烧酒调敷局部。(2～5方出自《浙江民间常用草药》)

2897 金丝梅 jīn sī méi (《质问本草》)

【异名】 猪拇柳(《质问本草》),土连翘、芒种花、黄花香(《云南中草药》),大叶黄、大田边黄(《广西药用植物名录》),金香、端午花(《浙江药用植物志》)。

【基原】 为藤黄科金丝桃属植物金丝梅的全株。

【原植物】 金丝梅 *Hypericum patulum* Thunb. ex Murray [*Norysca patula* (Thunb. ex Murray) J. Voigt]

灌木,高0.3～1.5 m。枝条具2或4纵线棱,褐色或红褐色。单叶对生;叶柄短;叶片卵圆形、卵状长圆形或披针状长圆形,长1.5～6 cm,宽0.5～3 cm,上面绿色,下面粉绿色,网脉隐约可见,全面散布透明腺点。花序聚伞状或为单生,具1～15花;萼片宽卵圆形至圆形,先端圆或微凹,通常具小突尖,边缘干膜质,具细齿或缘毛;花瓣黄色或金黄色,宽卵形至长圆状倒卵形或宽倒卵形;雄蕊5束,每束50～70枚,花药淡黄色;子房卵球形,5室,花柱与子房近等长或略短于子房,自基部分离,近先端向下弯曲。蒴果卵球形。种子圆柱形,黑褐色,一侧具细长膜质的狭翅,表面有不明显的细蜂窝纹。花期5～6月,果期7～8月。

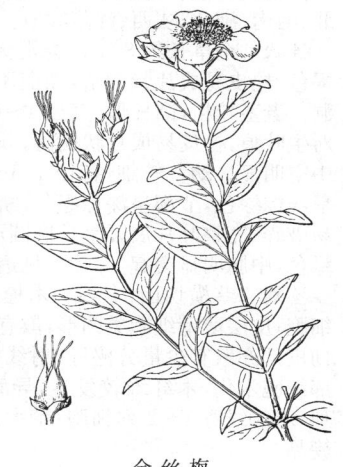

金丝梅

生于海拔2 700 m以下的山坡、草地、林下、灌木丛中或空旷处。分布于江苏、浙江、安徽、福建、江西、湖北、湖南、广西、四川、贵州、陕西、甘肃、台湾等地。

【采收加工】 6～7月采集,切碎,晒干。

【药性】 苦,寒。

1.《滇南本草》:"味苦,性寒。"

2.《湖南药物志》:"甘,叶苦、辛,根涩。"

【功用主治】 清热利尿,疏肝活络。主治热淋,肝炎,感冒,扁桃体炎,疝气偏坠,筋骨疼痛,跌打损伤。

1.《滇南本草》:"行肝气,利小便,治诸淋,利膀胱,止茎中痛。走经络,止筋骨疼。止偏坠气疼,膀胱疝气,良效。"

2.《四川常用中草药》:"能祛瘀,利尿。治便血,牙痛,淋病,催乳。"

3.《云南中草药》:"清热解毒,舒筋活络,舒肝,止血。"

4.《秦岭巴山天然药物志》:"用于肝炎,感冒,跌打损伤。"

【用法用量】 内服:煎汤,6～15 g。外用:捣敷;或炒研末撒。

【选方】 1. 治扁桃体炎　金丝梅、板蓝根各15 g。水煎服。(《秦岭巴山天然药物志》)

2. 治咳嗽　金丝梅全草9 g,生姜1片。捣烂兑开水冲服。(《湖南药物志》)

3. 治跌打损伤　金丝梅、苎麻根适量。捣烂外包。

4. 治烧、烫伤　金丝梅花或叶,和地榆叶各半。炒炭研末,溃者撒患处,未溃者用清油调搽。(3、4方出自《秦岭巴山天然药物志》)

2898 金耳环 jīn ěr huán (《广西中草药》)

【异名】 土细辛(《广西中草药》),一块瓦(《广西实用中草药新选》),大叶细辛、大叶山茨菇(广州空军《常用中草药手册》),龙须草(《广西药用植物名录》)。

【基原】 为马兜铃科细辛属植物金耳环和长茎金耳环的全草。

【原植物】 1. 金耳环 *Asarum insigne* Diels [*A. longipedunculatum* O. C. Schmidt.; *A. gracilipes* C. S. Yang et C. F. Liang] 又名:瑶山金耳环(《植物分类学报》)。

多年生草本。根茎粗短。叶柄长10～20 cm,有柔毛;芽苞叶窄卵形,先端渐尖,边缘有睫毛;叶较大,革质,叶片长卵形、卵形或三角状卵形,长10～15 cm,宽6～11 cm,先端急尖或渐尖,基部耳状深裂,通常外展,上面中脉两旁有白色云斑,偶无,具疏生短毛,下面可见细小颗粒状油点,脉上和叶缘有柔毛。花紫色;花梗常弯曲;花被管钟状,中部以上扩展成一环突,然后缢缩,喉孔窄三角形,无膜环,花被裂片宽卵形至肾状卵形,中部至基部有一半圆形垫状斑块,白色;药隔伸出,锥状或宽舌状,或中央稍下凹;子房下位,外有6棱,花柱6,先端2裂;柱头侧生。花期3～4月。

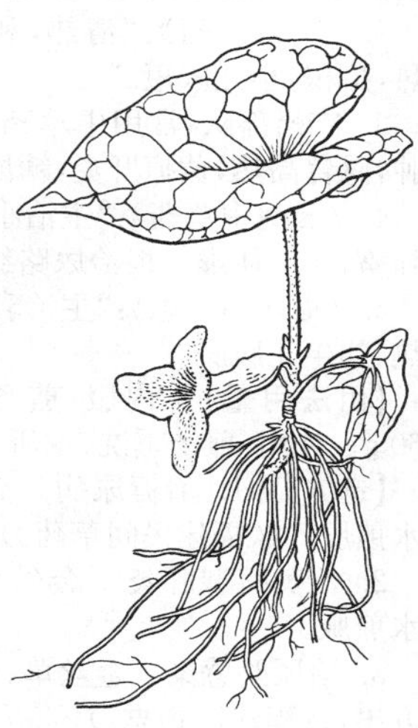

金耳环

生于林下阴湿地或山坡。分布于江西、广东、广西等地。

2. 长茎金耳环 *A. longerhizomatosum* C. F. Liang et C. S. Yang

与上种主要区别:根茎细长,节间长6～12 cm。叶1～2片,叶柄长10～18 cm,无毛;叶片长方状卵形或卵状椭圆形,长8～14 cm,宽5～8 cm,先端渐尖,基部耳形或戟形,两侧裂片略成三角形。花紫绿色;花被管圆筒状,喉部缢缩,膜环宽约2 mm,内壁有纵行脊皱,花被裂片宽卵形,顶部和边缘淡紫绿色,中部紫色。花期7～12月。

生于林下或林间阴湿地。分布于广西。

【采收加工】 6～10月连根采挖,阴干。

【药材】 金耳环 *Herba Asari Insignis*　主产于广东、广西、江西;长茎金耳环 *Herba Asari Longerhizomatosi*　主产于广西。

生于河边、墙隙、山坡和潮湿田圩。分布于浙江、福建、江西、湖南、广东、广西、四川、云南、台湾等地。

【采收加工】 栽后第一年冬季收 1 次，以后每年的 6 月和 10 月各收获 1 次，割取地上部分，捆成小把，晒干或鲜用。

【成分】 本品含黄酮苷，酚类，氨基酸，有机酸和糖类[1]。

【炮制】 取原药材，除去杂质，喷洒清水，稍闷润，切中段，干燥，筛去灰屑。

饮片性状　根、茎、叶、花序的混合段状。根黄白色须状。茎细圆形光滑，节明显膨大。切段面类白色，中空。叶多破碎。总状花序，密生金黄色的柔软长芒，形似猫尾。气微，味微苦。

贮干燥容器内，置通风干燥处，防潮。

【药性】 苦，寒。

1.《纲目》："苦，寒，无毒。"

2. 广州部队《常用中草药手册》："甘，淡，凉。"

【功用主治】 清热凉血，利湿解毒。主治热病烦渴，吐血，衄血，咳血，尿血，血崩，黄疸，水肿，淋浊带下，小儿疳热，疔疮痈肿。

1.《纲目》："主治吐血，咳血，衄血，下血，血崩，瘴气，解诸药毒，疗痈疽疔肿恶疮，凉血散热。"

2.《广东中药》："清热，利水通淋，凉血。主治淋浊，肝热，疳积，小儿尿短。"

3. 广州部队《常用中草药手册》："治尿路感染，肾炎，水肿，感冒高热，黄疸肝炎，糖尿病。"

4.《云南中草药》："主治小儿夏季热，黄疸型肝炎，痢疾，肺痨，病后体虚。根治尿路结石。"

5.《福建药物志》："主治乳糜尿，尿道结石，白带，小儿疳热，初生儿腹胀。"

【用法用量】 内服：煎汤，9～15 g；鲜品可用至 30～60 g。外用：煎汤熏洗，或研末调敷。

【选方】 1. 治糖尿病　金丝草 60 g，白果 12 枚。酌加水煎服。（《福建民间草药》）

2. 治黄疸型肝炎　金丝草 30 g，龙胆草，栀子各 15 g。水煎服。

3. 治尿路感染　金丝草、海金沙各 15 g。水煎服。（2、3 方出自《福建药物志》）

4. 治白带　金丝草 30 g，银杏 14 枚。水酌量煎服。（《闽东本草》）

5. 治痈疽疔肿，一切恶疮　金丝草灰二两，醋拌晒干，贝母五两，去心，白芷二两，为末，以凉水调贴疮上，香油亦可。或加龙骨少许。（《纲目》铁箍散）

2896 金丝桃 jīn sī táo
（《植物名实图考》）

【异名】 土连翘、五心花（《湖南药物志》），金丝海棠、木本黄开口（《浙江民间常用草药》），金丝蝴蝶（《浙江药用植物志》）。

【基原】 为藤黄科金丝桃属植物金丝桃的全株。

【原植物】 金丝桃 *Hypericum monogynum* L.［*H. chinense* L.］

半常绿小灌木，高 0.7～1 m。全株多分枝，小枝圆柱形，红褐色。单叶对生；无叶柄；叶片长椭圆状披针形，长 3～8 cm，宽1～2.5 cm，先端钝尖，基部楔形或渐狭而稍抱茎，全缘，上面绿色，下面粉绿色，中脉稍凸起，密生透明小点。花两性，单生或成聚伞花序生于枝顶；小苞片披针形；萼片 5，卵形至椭圆状卵形；花瓣 5，鲜黄色，宽倒卵形；雄蕊多数，花丝合生成 5 束，与花瓣等长或稍长；子房上位，花柱纤细，柱头 5 裂。蒴果卵圆形，先端室间开裂，花柱和萼片宿存。种子多数，无翅。花期 6～7 月，果期 8 月。

生于山麓、路边及沟旁，现广泛栽培于庭园。分布于河北、江苏、安徽、福建、江西、山东、河南、湖北、湖南、广东、广西、四川、贵州、陕西、台湾等地。

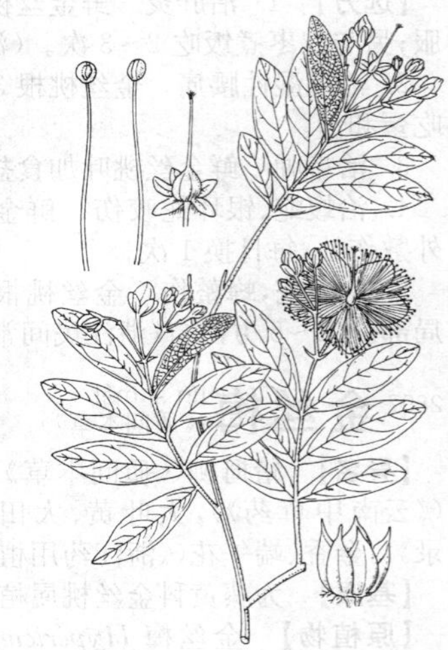

金丝桃

本植物的果实（金丝桃果）亦供药用，另设专条。

【采收加工】 四季均可采收，晒干。

【药材】 金丝桃 *Herba Hyperici Monogyni*　产于河北、河南、湖北、陕西、江苏等地。

性状　全草长约 80 cm，光滑无毛。根呈圆柱形，表面棕褐色，栓皮易成片状剥落，断面不整齐，中心可见极小的空洞。老茎较粗，圆柱形，直径 4～6 mm，表面浅棕褐色，可见对生叶痕，栓皮易成片状脱落。质脆，易折断，断面不整齐，中空明显。幼茎较细，直径 1.5～3 mm，表面较光滑，节间呈浅棕绿色，节部呈深棕绿色，断面中空。叶对生，略皱缩，易破碎；完整叶片展开呈长椭圆形，全缘，上面绿色，下面灰绿色，中脉明显突起，叶片可见透明腺点。气微香，味微苦。

鉴别　茎横切面：老茎　木栓层约 8 列扁长方形的棕色细胞；皮层薄壁细胞类圆形，散有分泌腔，直径 10～16 μm；韧皮部亦散有少量分泌腔，射线不明显；形成层明显；木质部细胞木化，木纤维较发达，导管大多为单列呈放射状排列，木射线宽 1～2 列细胞；髓大。本品薄壁细胞含草酸钙簇晶。

幼茎　表皮细胞长方形，细胞壁略增厚；皮层较宽，散有分泌腔，直径 9～16 μm，并可见微木化的纤维束断续排列呈环带状；韧皮部亦散有少量分泌腔。

叶横切面：上、下表皮均为 1 列切向延长的长方形细胞；栅栏组织为 1 列长柱形细胞；海绵组织散有分泌腔；主脉维管束外韧型，上、下表皮内侧有厚角组织；韧皮部宽，可见分泌腔断续排列成环。本品薄壁细胞含草酸钙簇晶。

【药性】 苦，凉。

1.《全国中草药汇编》："苦，凉。"

2.《四川中药志》1979 年版："苦，辛，涩，平。"

【功用主治】 清热解毒，活血，祛风。主治肝炎，肝脾肿大，咽喉肿痛，疮疖肿毒，跌打损伤，风湿腰痛，蛇咬伤，蜂螫伤。

1.《浙江民间常用草药》："清热解毒，祛风湿，消肿。"

2.《全国中草药汇编》："主治急性咽喉炎，眼结膜炎，肝炎，蛇咬伤。"

3.《四川中药志》1979 年版："清热解毒，活血散瘀，消肿止痛。用于疮疡肿毒，跌打损伤，肝炎，肝脾肿大疼痛。"

【用法用量】 内服：煎汤，15～30 g。外用：鲜根或鲜叶

主治跌打损伤，外伤性昏迷，扭挫伤，腰腿痛，半身不遂，瘫痪，风湿性关节炎，外伤出血，骨折。”

【用法用量】 内服：研末，0.3 g；或煎汤，每次用叶1片。外用：研末敷。

【宜忌】 本品有大毒，用量应严格掌握。孕妇及体弱者禁服。

《云南中草药》：“忌豆类、鱼腥、羊肉、酸冷。孕妇及体弱者忌服。中毒用酸汤解。”

2893 金边桑 jīn biān sāng（《福建药物志》）

【异名】 大本金线莲、金边莲（《福建药物志》）。

【基原】 为大戟科铁苋菜属植物金边桑的叶。

【原植物】 金边桑 *Acalypha wikesiana* Muell.-Arg. var. *marginata* W. Miller 又名：金边红桑（《中国药用植物简编》）。

灌木，多分枝。叶互生；叶柄长1.5～9 cm，被毛；叶片阔卵形至卵形，长7～18 cm，宽5～12 cm，先端渐尖，基部浑圆或阔楔形，边缘有不规则的锯齿，常带红边，两面被疏毛，下面具腺点。穗状花序腋生；花单性，雌雄同株，花小，无花瓣。花、果期5～11月。

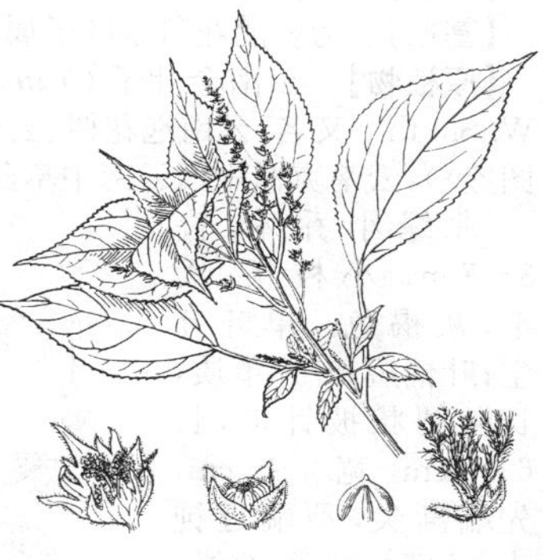
金边桑

多为栽培。分布于福建。

【采收加工】 6～9月采摘，晒干。

【药理】 1. 抗病原微生物作用 用琼脂扩散法发现，金边桑提取物对蜡状芽胞杆菌、枯草芽胞杆菌、大肠埃希杆菌、肺炎杆菌、金黄色葡萄球菌(MCIB)8588等有抑制作用[1]。

2. 抗肿瘤作用 在抗肿瘤植物药筛选中，金边桑A(水提取部分)0.25～0.3 g/kg、金边桑B(醇提取可溶部分)2 g/kg、金边桑X(醇提取未除叶绿素部分)1 g/kg腹腔给药显示不同程度的抗肿瘤作用，其中以对小鼠宫颈癌U_{14}疗效最佳，金边桑B对肿瘤的抑制率达54.57%，对S_{180}实体型肿瘤疗效次之，对艾氏腹水癌EAC和白血病L_{615}小鼠未显示出明显效果[2]。

【药性】 《福建药物志》：“微苦，凉。”

【功用主治】 《福建药物志》：“清热，凉血，止血。主治紫癜，牙龈出血，再生障碍性贫血，咳嗽。”

【用法用量】 内服：煎汤，15～30 g。

【选方】 治血小板减少性紫癜 金边桑7～11片，冰糖适量，水煎服；或炖瘦猪肉服。（《福建药物志》）

2894 金丝刷 jīn sī shuā（《中国药用地衣》）

【异名】 金刷把（《陕西中草药》）。

【基原】 为梅衣科金丝属植物金丝刷的地衣体。

【原植物】 金丝刷 *Lethariella cladonioides* (Nyl.) Krog [*Chlorea cladonioides* Nyl.]

地衣体呈松散的灌木丛状，坚硬，直立或倾斜，高5～7 cm，近末梢处呈橘红色、金锈色，无光泽，基部污白色至土黄色，枝体棱柱状，主枝长0.2～1 cm，基部直径1～1.5 mm，次生小枝长1～1.5 mm，直径1 mm，末梢尖锐，表面具纵向的棱脊，具光泽，多呈二叉分枝式，稠密丛生，纤细的枝端有时具粉芽。子囊盘圆盘状，侧生于分枝上；托缘全缘，常生有小分枝。

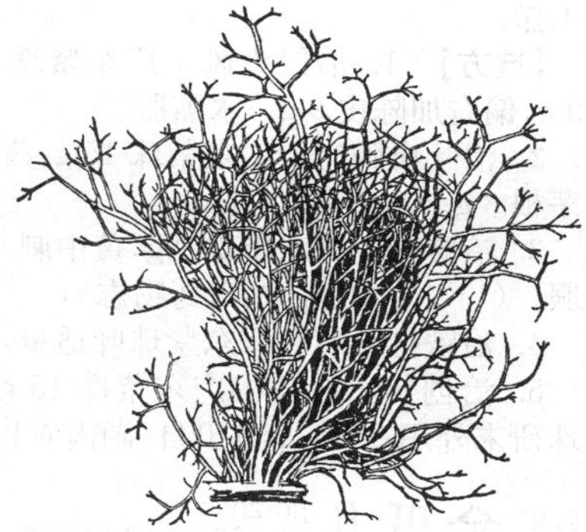
金丝刷

多生于高山树枝和灌木枝干上。分布于四川、云南、西藏、陕西、甘肃等地。

【采收加工】 6～7月采，晒干。

【药性】 《陕西中草药》：“苦，平。”

【功用主治】 《陕西中草药》：“镇静，消炎，止痛。主治癫痫，精神分裂症，神经衰弱，头目眩晕。”

【用法用量】 内服：煎汤，9～12 g。外用：研粉调敷。

【选方】 治癫痫，精神分裂症 金刷把12 g，太白茶15 g。水煎服。（《陕西中草药》）

2895 金丝草 jīn sī cǎo（《纲目》）

【异名】 落苏（《纲目》），黄毛草（《广州植物志》），笔仔草、猫仔草、牛尾草（《福建民间草药》），金丝茅（《中国主要植物图说・禾本科》），笔毛草、猴毛草、眉毛草（《闽东本草》），猫毛草（《广东中药》），牛毛草、竹叶草（《福建中草药》），马鞍草（《云南中草药》）。

【基原】 为禾本科金发草属植物金丝草的全草。

【原植物】 金丝草 *Pogonatherum crinitum* (Thunb.) Kunth

多年生簇生草本，高10～30 cm。秆直立，纤细。叶片扁平，线状披针形，长2～4 cm，宽1～3 mm，先端渐尖，两面和边缘多少被毛；叶鞘壳净，鞘口有毛。穗状花序单生于主秆和分枝的顶端，柔软而微曲，长1.5～3 cm，穗轴纤细，节间甚短，被睫毛，节的顶端粗大呈截头状；小穗成对，一具柄，一无柄；第一颖的先端截头状或浑圆，被睫毛；第二颖较第一颖稍长，脊粗糙，先端被睫毛，2齿裂，具芒，芒直或缺，金黄色；不孕小花的外稃存或缺，线形光滑，内稃缺；结实小花的外稃中间有裂隙，裂片被睫毛，具芒，芒与第二颖的相似，但稍长；雄蕊1，花药有的细小，有的长达1 mm；花柱2，柱头帚刷状。花、果期5～9月。

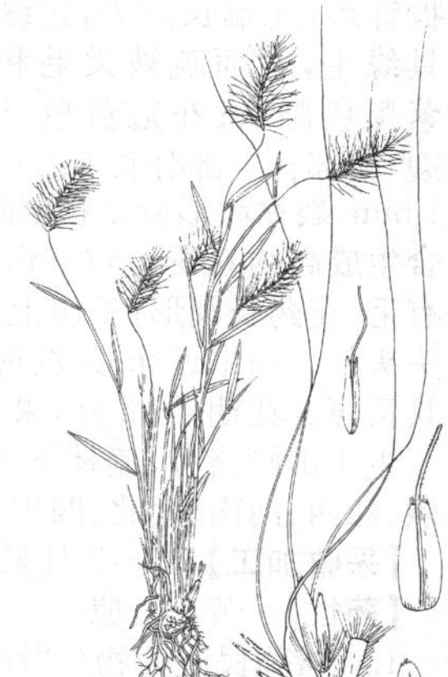
金丝草

《植物名实图考》:"俚医以截疟。"

【用法用量】 内服:煎汤,10～15 g。外用:捣敷;或研末撒。

【选方】 1. 治偏头风 广东紫珠 21 g。偏左加女贞子 9 g,偏右加陈皮 9 g。水煎服。

2. 治吐血胸痛 广东紫珠 15 g,茜草 9 g,仙桃草 9 g,黄茅根 3 g。水煎服。

3. 治麻疹 广东紫珠 9 g,黄中刺 9 g,野高粱 6 g。水煎服。(1～3 方出自《湖南药物志》)

4. 治跌打肿痛 广东紫珠叶适量,捣烂外敷。

5. 治创伤出血 ①广东紫珠 15 g。水煎服。②广东紫珠研末外用。(4、5 方出自《湖南农村常用中草药手册》)

2891 金爪儿 jīn zhuǎ ér (《浙江中药资源名录》)

【异名】 小茄(《浙江中药资源名录》),路边黄、雪公须、五星黄、爬地黄、小苦藤菜、枪伤药(《贵州民间药物》)。

【基原】 为报春花科珍珠菜属植物金爪儿的全草。

【原植物】 金爪儿 *Lysimachia grammica* Hance

多年生草本。茎簇生,柔弱倾斜,圆柱形,高 13～35 cm,基部直径约 1 mm,向上稍增粗,密被多细胞淡黄色多节柔毛,有黑色腺条。叶在茎下部对生,在上部互生;叶柄长 4～15 mm;叶片卵形至三角状卵形,长 1.3～3.5 cm,宽 8～2.5 cm。骤然收缩下延,两面均被多细胞柔毛,密布长短不等的黑色腺条。花两性,单生于茎上部叶腋;花梗纤细,丝状,通常超过叶长,密被柔毛,花后下弯;花萼 5 分裂近达基部,裂片卵状披针形,先端长渐尖,边缘具缘毛,背面疏被柔毛和紫黑色腺条;花冠黄色,5 裂,基部合生部分长 0.5～1 mm,裂片卵形或菱状卵圆形,先端稍钝;雄蕊 5,花丝下部合生成高约 0.5 mm 的环,分离部分长 1.5～2.5 mm,内面有毛,花药长圆形;子房上位,具淡褐色毛,心皮 5,1 室,柱头头状。蒴果近球形,淡褐色,稍具 5 棱,表面具多细胞毛,具宿萼。花期 4～5 月,果期 5～9 月。

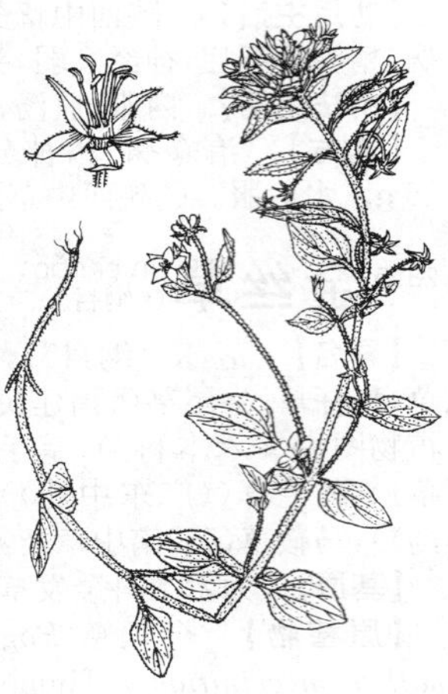

金爪儿

生于山脚路旁、疏林下等阴湿处。分布于江苏、浙江、安徽、江西、河南、湖北、四川、贵州及陕西南部等地。

【采收加工】 5～7 月采收,鲜用或晒干。

【药性】 苦、辛,凉。

1.《贵州民间药物》:"性凉,味酸、苦。"

2.《湖南药物志》:"微苦、辛,寒,无毒。"

【功用主治】 理气活血,解毒,利尿。主治小儿盘肠气痛,小儿惊风,小便不利,无名肿毒,跌打损伤。

1.《贵州民间药物》:"止血解热,理气活血,拔毒消肿,定惊止搐。主治小儿盘肠气脐硬痛,鼻肿痛,跌打损伤,刀斧伤,寸耳癀,小儿急惊,无名肿毒。"

2.《湖南药物志》:"消肿排脓利尿。用于肝炎,痈疮,小便不利。"

【用法用量】 内服:煎汤,15～30 g;或捣汁。外用:鲜品捣敷。

【选方】 1. 治小儿盘肠气脐硬痛 五星黄 30 g。嚼烂装在杯内,不要满,盖在肚脐眼上,如硬部变软缩小,再换小杯,如上法治疗之。(《贵州民间药物》)

2. 治肝炎 金爪儿 30 g,梅花藻叶、天胡荽各 15 g。水煎,加白糖 120 g 服。

3. 治小便不利 金爪儿 30 g,车前草、水灯心各 15 g。水煎服。(2、3 方出自《湖南药物志》)

4. 治小儿急惊 五星黄、五爪金龙各 15 g。捣绒后加少许水,取汁服,每小时 1 次,每次小半汤勺。

5. 治寸耳癀 五星黄加田螺 1 个,捣烂敷患处,随干随换;或用五星黄、小血藤、地黄瓜等量,捣烂包患处,并用葱头 3 个捣烂服。(4、5 方出自《贵州民间药物》)

2892 金叶子 jīn yè zǐ (《云南中草药》)

【异名】 劳伤叶、补骨灵(《云南中草药选》)。

【基原】 为杜鹃花科金叶子属植物云南金叶子的叶。

【原植物】 云南金叶子 *Craibiodendron yunnanense* W. W. Smith 又名:云南泡花树、云南假木荷(《中国高等植物图鉴》),云南克檑木(《云南中草药》)。

常绿小乔木,高 3～7 m。小枝粗,无毛,灰褐色。单叶互生;叶柄短;叶片革质,长椭圆状披针形,长 6～9 cm,宽 2～4 cm,先端渐尖,顶端近钝头,基部宽楔形,全缘,表面亮绿色,背面淡绿色并疏生黑褐色腺点,中脉在表面下陷,背面隆起,侧脉、网脉在两面均可见。圆锥花序顶生或腋生,长 15～25 cm,多花,花梗粗壮,基部有 1 苞片,中部具 1 小苞片;花萼 5 深裂,裂片宽卵形;花冠钟形,淡黄白色,口部缢缩,浅裂为三角形齿状;雄蕊 10,花丝长为花冠的一半,被微毛,中部变曲;花柱长约 1 mm,无毛。蒴果扁球形,具 5 棱。种子小,单侧有翅。花期 4～7 月,果期 7～10 月。

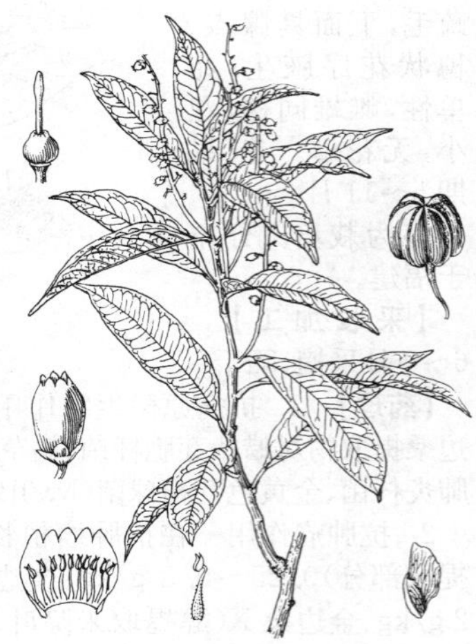

云南金叶子

生于海拔 1 200～3 200 m 的灌木丛中或疏林内。分布于广西、云南、西藏。

【采收加工】 6～12 月采收,晒干。

【药性】 辛,温,大毒。

1.《云南中草药》:"涩、微辛,温。剧毒。"

2.《全国中草药汇编》:"辛、涩,温。有毒。"

【功用主治】 祛风活血,温经通络。主治风湿痹痛,肢体麻木,跌打损伤。

1.《云南中草药》:"发表温经,活络止痛。主治跌打损伤,风湿麻木,外感风寒。"

2.《全国中草药汇编》:"散瘀止痛,祛风除湿,止血通窍。

间作。

繁殖方法　种子繁殖、扦插繁殖、压条繁殖或嫁接繁殖。以嫁接繁殖为主。砧木以枳为优，接穗选优良品种的健壮枝条。用切接或芽接法。嫁接苗栽种：春季为2月下旬至3月中旬；秋季在严寒来临前20 d栽种。平地橘园按行株距2 m×2 m、山地橘园按行株距2 m×1.5 m开穴栽种。

田间管理　金橘1年有3次抽梢，栽植1～3年，主要促使春、夏、秋梢生长，迅速形成树冠，早日进入结果期，又要控制晚秋梢抽生，防冻害。每年可施肥1～2次，以硫酸铵或人粪尿为主，适当增加磷肥。成年树有3次开花结果习性：早伏花（6月上旬），晚伏花（6月下旬至7月上旬），秋花（8月中、下旬）。在开花结果后要施人畜粪肥或硫酸铵、尿素，并施过磷酸钙进行根外追肥。冬季施腐熟厩肥、堆肥或饼肥等。整形修剪：幼树整形，主要形成自然开心形树冠，至第四年修剪形成树形矮小，树冠自然圆头形。结果树修剪：春、夏、秋季都可成为当年结果母枝，以春梢为好，约占80%为当年结果母枝，尤以早伏花为当年最多最好的主要1次结果花，座果率高。修剪以疏删轻剪为主，短截为辅，剪密不剪疏，剪弱不剪强，剪内少剪外，剪阴少剪阳。要剪除枯枝、荫蔽枝、密生枝、衰弱枝、徒长枝、重叠交叉枝、下垂枝。遇雨季要疏沟排水。

病虫害防治　金橘病害有溃疡病、黄龙病等。虫害有柑橘红蜘蛛、蟏象、锈壁虱、天牛、黄蜘蛛、吹棉介壳虫、红腊介壳虫、凤蝶等为害。

【采收加工】　分批采摘成熟果实，鲜用或冷藏。

【药材】　金橘 *Fructus Fortunellae*　金橘产于浙江、江西、台湾、福建、广东、广西、四川等地；金弹产于浙江。

性状　金橘　果实卵圆形或长圆球形，果顶凹入，表面金黄色或橙红色，平滑，油腺密生，皮薄，瓤囊4～5个。种子多数，卵状球形。味酸甜。

金弹　果稍大，倒卵形或广卵形，橙黄色，瓤囊5～7个。果皮厚，种子少。味甜。

【成分】　金橘果实含金柑苷（fortunellin）[1]。果皮含维生素C[2]；果汁含有机酸，主要有枸橼酸（citric acid），异枸橼酸（isocitric acid），苹果酸（malic acid）。还含类胡萝卜素（carotenoid），维生素C、B_1和氨基酸，其中主要有脯氨酸、天冬氨酸、精氨酸。另含钙、镁、钠、钾、磷等无机元素[3]。

金柑果皮含松柏苷（coniferin），丁香苷（syringin），去氢二松柏醇-4-β-葡萄糖苷（dehydrodiconiferyl alcohol-4-β-glucoside），柑属苷（citrusin）A、B、C、D[4]，6，8-二葡萄糖基芹菜素（6，8-di-C-glucosyl apigenin）等[5]。

【药理】　对血压的影响　金柑果皮中的松柏苷、丁香苷给SHR-SP大鼠静注1 mg/100 g，能升高大鼠血压，而去氢二松柏醇4-β-葡萄糖苷及柑属苷B、C、D，以及6，8-二葡萄糖基芹菜素则均能降低血压，其中6，8-二葡萄糖基芹菜素的降压作用特别显著[1,2]。

【药性】　甘、微酸、辛，温。归肝、脾、胃经。

1.《纲目》："酸、甘，温，无毒。"

2.《医林纂要》："金橘：辛、甘，温。"又："金柑：酸、甘、辛，温。"

3. 张秉成《本草便读》："甘、酸而平，辛香不燥。"

4.《本草用法研究》："入肺、胃、肝、脾四经。"

【功用主治】　理气，解郁，化痰，醒酒。主治胸闷郁结，脘腹痞胀，食滞纳呆，咳嗽痰多，伤酒口渴。

1.《纲目》："下气快膈，止渴解酲，辟臭。皮尤佳。"

2.《医林纂要》："开郁，顺气，和脾，醒酒。"

3.《随息居饮食谱》："醒神，下气，辟秽，化痰，止渴，消食。"

4.《岭南采药录》："治胸中痞闷。"

【用法用量】　内服：煎汤，3～9 g，鲜品15～30 g；或捣汁饮；或泡茶；或嚼服。

【选方】　1. 治胸脘痞闷，甚或作痛　鲜金橘每次15～30 g（干者9～12 g）。煎汤服。

2. 治吞酸或食欲不佳　金橘，蜜渍。每于饭后食数个。

3. 治百日咳　鲜金橘15 g（干者9 g），麻黄3 g，紫菀6 g。合清水煎汤，酌加冰糖温服，连服数日。

4. 生津止渴　鲜金橘，绞汁服。（1～4方出自《泉州本草》）

【临床报道】　治疗阑尾切除术后腹胀　制金柑2枚，切成碎薄片，置杯中，冲入开水约100 ml，浸泡10 min后，用汤匙取出药渣，送入口中嚼烂，随即连同汤液一起饮服，每日3次。共观察34例，其中23例第一次服药后腹胀即缓解，其余11例第二次服药后全部治愈[1]。

2890 金刀菜 jīn dāo cài （《湖南药物志》）

【异名】　万年青（《植物名实图考》），珍珠风、臭常山（《湖南药物志》）。

【基原】　为马鞭草科紫珠属植物广东紫珠的茎、叶。

【原植物】　广东紫珠 *Callicarpa kwangtungensis* Chun [*C. brevipes* sensu Hand.-Mazz.；*C. japonica* Thunb. var. *angustata* Rehd.]

灌木，高1～2 m。幼枝常带紫色，略被星状毛，老枝灰黄色，无毛。单叶对生；叶柄长1～1.5 cm；叶片狭椭圆状披针形、披针形或狭披针形，长10～27 cm，宽3～5 cm，先端渐尖，基部楔形，边缘上半部有细齿，两面通常无毛，背面密生细小黄色腺点。聚伞花序宽2～3 cm，3～4次分歧，疏被星状毛，花序梗长5～8 mm；花萼外面疏被星状毛，结果时脱落，萼齿4浅裂，钝三角形；花冠白色或带紫红色，长约4 mm，先端4裂；雄蕊4，花丝与花冠近等长或稍短；子房有黄色腺点。果实球形，紫红色，径约3 mm。花期6～7月，果期8～9月。

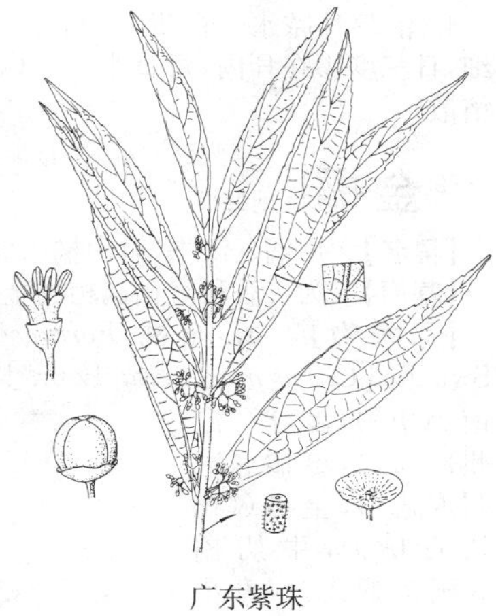

广东紫珠

生于海拔300～1 600 m的山坡灌木丛中或山地路旁。分布于浙江、福建、江西、湖北、湖南、广东、广西、贵州、云南等地。

【采收加工】　6～10月采收，切段，晒干或鲜用。

【药性】　《湖南药物志》："酸、涩，无毒。"

【功用主治】　祛风止痛，散瘀止血。主治偏头风痛，吐血，跌打肿痛，外伤出血。

失志，镇心，安魂魄。”

2.《海药本草》：“主癫痫风热，上气咳嗽，伤寒肺损吐血，骨蒸劳极渴。主利五藏邪气，补心。”

3.《本草蒙筌》：“除邪杀毒，却热驱烦，安魂魄，养心神，坚骨髓，和血脉，禁癫疾狂走，止惊悸风痫。幼科药作锭丸，必资此以为衣饰。”

4.《本草经疏》：“磨细屑，挑开疔疮头上，没入，能拔疔根。”

5.《本草再新》：“舒肝气，定心智，安魂魄，滋肾水，行经络，利关节，破积消疸，治小儿惊痫、痘疮诸毒。”

【用法用量】 内服：入丸、散，一般多作丸药挂衣。外用：研末撒。

【宜忌】 阳虚气陷者禁服。生用有毒。

1. 杨损之：“百炼者堪，生者杀人。”（引自《政和本草》）

2.《本草正》：“若阳虚气陷，滑泄清寒者，俱当避之。”

【选方】 1. 治心脏风邪，恍惚狂言，意志不定 金箔二百片，腻粉半两。用新小铛子，中先布金箔，逐重用粉隔之，然后下牛乳一小盏，用文火煎至乳尽，金箔如泥，即于火上焙干，研为末，蒸饼和丸如小豆大。每服五丸，食后新汲水下。（《证治准绳》金箔丸）

2. 治中风邪发狂，及肝心风热，气虚不足，惊恚掣疭 金箔一百片，腻粉半两，人参（为末）三分。上三味，于银石器内，先将金箔逐重用腻粉渗隔布尽，入黄牛乳五合，于金箔上淋溉，用物密盖定，煮尽乳，取研如膏，以人参末渐渐入同研，丸如赤小豆大。空心日午、临卧，新汲水下三丸，渐加至五丸。（《圣济总录》守神丸）

3. 治小儿食痫，坠痰涎 金箔五片（细研），腻粉三钱，甘遂一分（煨微黄，捣为末）。上药相和研令匀，以枣瓤和作剂子，以五片金箔裹上，更著湿纸裹，煻灰火煨匀热，候冷，取研，丸如绿豆大。每服以人参汤下二丸，量儿大小，以意加减。（《圣惠方》金箔丸）

4. 治聤耳脓水 白矾、胭脂各半两，金箔七片。上同研细，日三度掺在耳内，每日半字。（《补要袖珍小儿方论》金箔散）

2889 金橘 jīn jú （《纲目》）

【异名】 卢橘（《汉书》），山橘（《北户录》）。

【基原】 为芸香科金橘属植物金橘、金弹、金柑的果实。

【原植物】 1. 金橘 *Fortunella margarita* (Lour.) Swingle [*Citrus margarita* Lour.] 又名：牛奶金柑（《汝南圃史》），罗浮（《温州府志》），枣橘（《宣州府志》），金枣（《花历百咏》），牛奶橘（《湖南通志》），寿星柑（《四川中药志》）。

金 橘

常绿灌木或小乔木，高达 3 m。枝密生，通常无刺。单叶互生；箭叶柄甚狭，长0.5～1 cm，顶端有关节；叶片长椭圆形、披针形或长圆形，长4～8 cm，宽 2～3 cm。先端钝，或钝尖，基部楔形，叶缘微波状或具不明显的细锯齿，下面密生腺点，稍革质。花单生，或 2～3 朵簇生于新枝的叶腋，花柄长 3～5 mm，萼片 5，绿色，长约1.5 mm；花瓣 5，白色，狭长圆形，长约7 mm；雄蕊群 20～25，长短不一，不同程度地合生成若干束；子房上位，近圆球形，花盘广而厚。柑果长圆形或卵圆形，金黄色，平滑，油腺密生；瓤囊 4～5 瓣，汁多味酸。种子卵状球形。花期 6 月，果期 12 月。

浙江、福建、江西、湖北、广东、广西、海南、四川、台湾都有栽培。

2. 金弹 *F. crassifolia* Swingle 又名：金弹橘（《遵生八笺》），厚叶金柑（《植物分类学报》）。

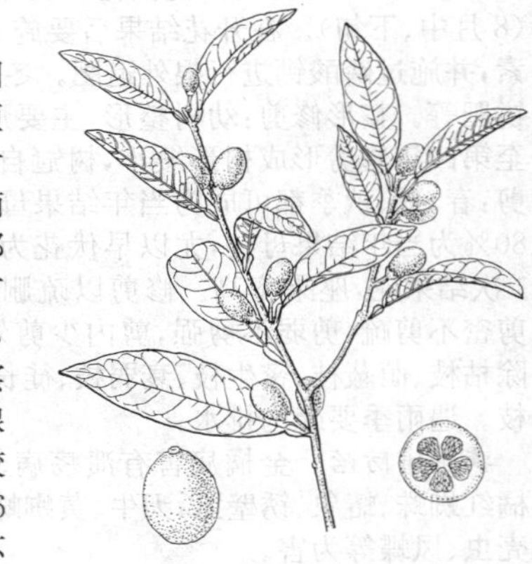

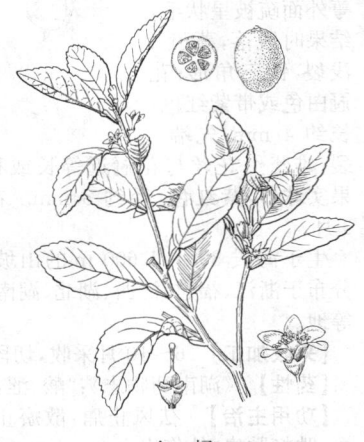

金 弹

本种形态与金橘相似，其特点是：枝具短棘或有时具棘针。叶片卵状披针形或长椭圆形，先端渐尖，基部钝，边缘在中部以上有不明显的锯齿，无毛，密生细小腺点。果实倒卵形，橙黄色，油腺细小而凸起，果皮较薄，有浓香，瓤囊 5～6 瓣，偶有 7 瓣，味甜，不酸。花期 6 月，果期 11 月。

广东北部地区常见栽培。

3. 金柑 *F. japonica* (Thunb.) Swingle [*Citrus japonica* Thunb.] 又名：圆金柑（《中华农学会报》）。

本种形态与金橘相似，其特点是：箭叶柄狭但上部常较宽广，叶长圆状披针形，长2.5～5 cm，宽 10～16 mm，先端钝或有时为急尖，基部楔形至宽楔形，全缘或在中部以下有锯齿较细，上面深绿色，光亮，下面灰青色，中脉凸起。单花或数花自叶腋间生出，花柄长 1.5～3 mm；雄蕊群常 20 或较少。柑果圆球形略长，或为圆球形，长约在 25 mm 以内，果皮厚，橙黄色，瓤囊 5～6。花期 6 月，果期 11 月。

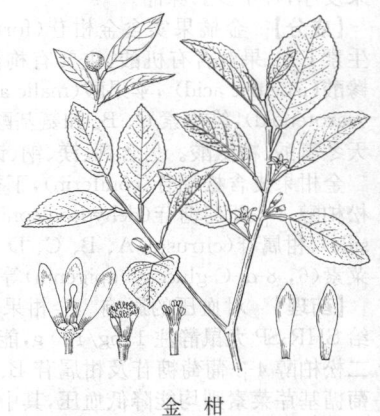

金 柑

多为栽培。分布于浙江、安徽、福建、广东、贵州、台湾。

以上 3 种植物的叶（金橘叶）、核（金橘核）、根（金橘根）、果实蒸馏液（金橘露）、金橘及金弹的果实用蜜糖渍制而成的饼（金钱橘饼）亦供药用，另设专条。

【栽培】 生物学特性 金橘喜温暖湿润气候，喜微酸性土壤，抗寒性强，耐旱、耐瘠。年平均气温在 15 ℃以上适宜生长。可耐 −12 ℃的低温。年降雨量在 1 300～1 700 mm 的地区适宜栽培。以土层深厚、疏松肥沃、排水良好的微酸性砂质壤土或壤土栽培为宜。可与豆类、蔬菜类等植物

形，黄色，长 8～10 mm。荚果斜椭圆形，长约 7 mm，被毛。花期 8～9 月，果期 10～11 月。

生于海拔 300～2 000 m 的山坡林下或草丛中。分布于四川、贵州、云南等地。

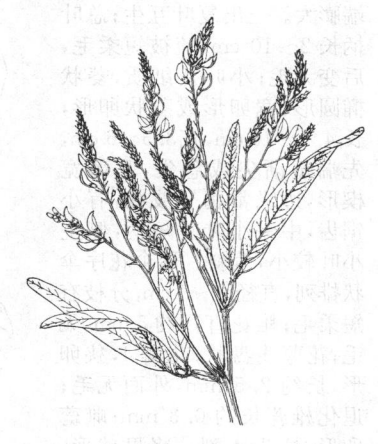
三棱枝萙子梢

【采收加工】 8～10 月采挖根部，切片，晒干。

【药性】 辛、微甘，平。

1.《贵州民间药物》："性平，味涩微甘。"

2.《云南中草药》："辛，涩，平。"

【功用主治】 清热利湿，活血解毒。主治感冒，泄泻，痢疾，黄疸，肠风，风湿痹痛，水肿，跌打损伤，乳痈。

1.《贵州民间药物》："解热，止血，止痢。"

2.《云南中草药》："发散解毒，舒筋活络。主治风寒外感，皮肤病，赤痢，肠炎，肾炎，风湿性关节炎，鼻炎，跌打损伤。"

3.《四川中药志》1979 年版："清热利湿，舒筋活络。用于湿热黄疸，腹泻，痢疾，风热外感和跌打损伤。"

【用法用量】 内服：煎汤，15～30 g。外用：捣敷。

【选方】 1. 治风热感冒 大发表 15 g，坝子花 10 g，银花藤 30 g。水煎服。

2. 治腹泻，痢疾 大发表 30 g，火炭母 30 g，马齿苋 30 g。水煎服。（1、2 方出自《四川中药志》1979 年版）

3. 治肠风下血 爬山豆根 30 g，茜草 9 g。煎甜酒水服。（《贵州民间药物》）

4. 治风湿疼痛，关节屈伸不利 大发表 30 g，千斤拔 30 g，常春藤 30 g。水煎服。（《四川中药志》1979 年版）

5. 治淋病，血尿，腰痛，肾性浮肿 松漏争 30 g，猪棕草 20 g，白茅根 20 g。水煎服。（《彝药志》）

2887 金鱼 jīn yú （《纲目》）

【异名】 朱砂鱼（《纲目拾遗》），锦鱼（《中国药用动物志》）。

【基原】 为鲤科鲫属动物金鱼的肉或全体。

【原动物】 金鱼 *Carassius auratus* (Linnaeus) var. Goldfish

为鲫鱼之变种。人工养殖后，体型变异甚大。体长一般在 6～10 cm。头腹俱大，而显粗短；尾分单尾与双尾。头部变化大，有平头、狮头、鹅头及绒球等多种，除平头外多生有草莓状瘤。眼凸出，眼球膨大，其形状有龙眼、朝天眼、水泡眼等。鳃有正常鳃和反鳃；鳞片除正常鳞外，尚有透明鳞和珍珠鳞，侧线鳞 22～28。鳍大，背鳍有或无；臀鳍有单鳍和双鳍；尾鳍多分为 3 叶或 4 叶而披散。体的颜色变化大，有灰、黑、白、紫、蓝、橙红、古铜、杂斑、五花等色。

金鱼是家养的观赏鱼，全国大部分地区均有饲养。

【药性】《纲目拾遗》："味苦微咸，有小毒。"

【功用主治】 利尿清热，解毒。主治水臌，黄疸，水肿，小便不利，肺炎，咳嗽，百日咳。

1.《纲目拾遗》："解服卤毒。治疯癫，石臌，水臌，黄疸。"

2.《中国动物药》："利尿，解毒。治肺炎，咳嗽，百日咳，肋膜炎，黄疸，水肿，心脏病。"

【用法用量】 内服：煎汤，1～3 条；或捣烂绞汁，或煅存性研末，每次 1 条。

【选方】 1. 治疯癫，石臌，水臌，黄疸 红色金鱼一个（取三尾者），甘蔗大者一枚。同捣烂，绞汁服，吐出痰涎愈。（《慈航活人书》）

2. 治百日咳，肋膜炎 金鱼 5 尾，烧存性，研末，均 5 次服。

3. 治水肿，小便不利 金鱼 3 尾，赤小豆 50 g。煎煮极熟，食鱼、豆，饮汁。（2、3 方出自《中国动物药》）

4. 解服卤毒 金鱼一二枚捣之，灌下，吐出涎水自苏。（《纲目拾遗》）

2888 金箔 jīn bó （《本草蒙筌》）

【异名】 金薄（《药性论》）、金页（《化学药品辞典》）。

【基原】 为自然元素类矿物自然金经加工锤成的薄片。

【原矿物】 自然金 Native Gold 又名：金（《别录》）、生金（《本草经集注》）、太真（《纲目》）、黄牙（《镜源》）。

晶体结构属等轴晶系。晶体呈八面体，菱形十二面体，但少见。常为分散颗粒状或不规则树枝状集合体，偶呈较大的块体。金黄色。条痕与颜色相同，强金属光泽。硬度 2.5～3，断口锯齿状，无解理。相对密度 15.6～18.3（纯金为 19.3）。具强延展性。有高度的传热及导电性。自然金分脉金（山金）和砂金两种。脉金产于石英脉中及硫化物矿脉等热液脉中。沙金系古河床及现代河床涧谷中沙砾堆积夹杂的金沙，为脉金从其母岩中分离后冲淤聚集者。

我国多数地区有产，其中原生矿床以山东等地著称，沙金矿以金沙江、黑龙江和湖南沅水流域分布最多。

【药材】 金箔 *Aurum Foil* 主产于江苏南京和福建福州等地。

商品规格 商品通常切成正方形，按其面积大小不同，分为 6 种规格：第一种为 93.3 mm^2；第二种为 83.3 mm^2；第三种为 55 mm^2；第四种为 44.5 mm^2；第五种为 37 mm^2；第六种为 27.5 mm^2。

性状 本品通常呈正方形薄片状，夹于面积相同的薄纸层中。淡金黄色。表面平坦，但具微细皱纹。不透明。具强金属光泽。质薄，易漂浮，并易皱折而破裂。气、味皆无。

鉴别 (1) 取本品少许，加王水，振摇，溶解后，溶液呈鲜黄色透明液体（检查金）。若有白色沉淀，表明本品含有银。

(2) 取本品少量，加王水，溶解后，溶液加热浓缩成稠厚液，再用水冲淡，加热，加氯化亚锡试液，溶液变为紫色，并有紫色沉淀（检查金）。

【成分】 主要为自然金，常含有少量银、铜等其他金属元素[1]。

【药性】 辛、苦，平。归心、肝经。

1.《海药本草》："性多寒。生者有毒，熟者无毒。"

2.《本草蒙筌》："味甘，气平。"

3.《雷公炮制药性解》："入心、肺二经。"

4.《本草正》："味辛，平，性寒。气沉质重，降也，阴也。"

5.《本草汇言》："味辛，气寒，有毒。入手少阴、足厥阴经。"

【功用主治】 镇心，平肝，安神，解毒。主治惊痫，癫狂，心悸，疮毒。

1.《药性论》："黄金屑、金薄亦同主小儿惊伤，五脏风痫，

肌肉。消渴证非此不能除，胆（‘胆’字当是‘脾’字）瘅必用。”

7.《纲目》：“消痈肿，调月经，解中牛马毒。”

8.《全国中草药汇编》：“醒脾，化湿，清暑。主治夏季伤暑，发热头重，胸闷腹胀，食欲不振，口中发黏，急性胃肠炎，胃腹胀痛。”

【用法用量】 内服：煎汤，6～10 g；鲜品可用 15～30 g。

【宜忌】 阴虚血燥，气虚者慎服。

《得配本草》：“胃气虚者禁用。”

【选方】 1. 治中暑头痛　佩兰、青蒿、菊花各 9 g，绿豆衣 12 g。水煎服。（《青岛中草药手册》）

2. 治温暑初起，身大热，背微恶寒，继则但热无寒，口大渴，汗大出，面垢齿燥，心烦懊侬　藿香叶一钱，薄荷叶一钱，佩兰叶一钱，荷叶一钱。先用枇杷叶一两，水芦根一两，鲜冬瓜二两，煎汤代水。（《重订广温热论》五叶芦根汤）

3. 治唇疮　用兰叶取汁洗之，日三上，瘥。

4. 治风齿疼痛颊肿及治血出不止　用兰草五两，水一斗，煮取五升，热含吐之，一日尽。（3、4 方出自《普济方》）

【临床报道】 1. 治疗暑湿感冒　取佩兰注射液（每 1 ml 含生药 1 g）肌注，每日 2 次，每次 2～4 ml，小儿酌减，共治暑湿感冒 40 例，注射 1～2 次治愈的 25 人，注射 3～4 次治愈的 7 人。其余 8 例注射 2 次后症状未显著好转而改用他药治疗，4 例因故中断治疗[1]。

2. 治疗蛇咬伤　取新鲜佩兰叶 100 g。先用 0.1%高锰酸钾溶液或 1% 煤酚皂溶液冲洗浸泡伤口，再顺牙痕方向切开 1 cm，用拔火罐方法吸出毒汁，并反复冲洗干净后，擦净创面。将洗净捣烂的佩兰叶摊平，敷在创面上，盖敷料后固定。每日换药 2～3 次，每次换药前均需冲洗伤口，至肿消神清即停。如伤口未完全愈合者可按外科常规换药。中毒重者辅以输液及对症治疗。观察 30 例，痊愈 20 例，好转 10 例。其中 2 d 治愈者 8 例，3 d 治愈者 12 例，4 d 以上治愈者 10 例[2]。

【各家论述】 1.《纲目》：“兰草、泽兰，气香而温，味辛而散，阴中之阳，足太阴、厥阴经药也。脾喜芳香，肝宜辛散。脾气舒，则三焦通利而正气和；肝郁散，则营卫流行而病邪解。兰草走气道，故能利水道，除痰癖，杀蛊辟恶，而为消渴良药；泽兰走血分，故能治水肿，涂痈毒，破瘀血，消癥瘕，而为妇人要药。虽是一类，而功用稍殊，正如赤白茯苓、芍药，补泻皆不同也。”

2.《本草便读》：“佩兰，功用相似泽兰，而辛香之气过之，故能解郁散结，杀蛊毒，除陈腐，濯垢腻，辟邪气。至于行水消瘀之效，二物亦相仿耳。但泽兰治水之性为优，佩兰理气之功为胜，又为异也。”

3.《本草正义》：“凡胃有陈腐之物，及湿热蕴结于胸膈，皆能荡涤而使之宣散，故口中时时溢出甜水者，非此不除。”

2885 爬树龙 pá shù lóng（《红河中草药》）

【异名】 三爪龙（《云南中草药》），三角枫、马龙头叶、飞蜈蚣（《红河中草药》）。

【基原】 为葡萄科崖爬藤属植物菱叶崖爬藤和云南崖爬藤的根或藤茎。

【原植物】 1. 菱叶崖爬藤　*Tetrastigma triphyllum* (Gagnep.) W. T. Wang［*T. yunnanense* Gagnep. var. *triphyllum* Gagnep.］　又名：三叶滇崖爬藤（《海南植物志》）。

木质藤本。小枝疏被短柔毛；卷须长达 3～4 cm，约有 10 条分枝，分枝螺旋状弯曲，顶端膨大。三出复叶互生；总叶柄长 2～10 cm，疏被短柔毛，后变无毛；小叶片纸质，菱状椭圆形、宽卵形或菱状卵形，长 4.5～10 cm，宽 3.5～6 cm，先端短渐尖或急尖，基部宽楔形，边缘常稍呈波状，有小锯齿，中央小叶具短柄，侧生小叶较小，偏斜。聚伞花序伞状排列，直径 2～3 cm，分枝有短柔毛；雌花直径约 5 mm，无毛；花萼浅盘状；花瓣 4，狭卵形，长约 2.5 mm，外面无毛；退化雄蕊长约 0.3 mm；雌蕊卵形，柱头 4 裂。浆果球形，直径约 8 mm。

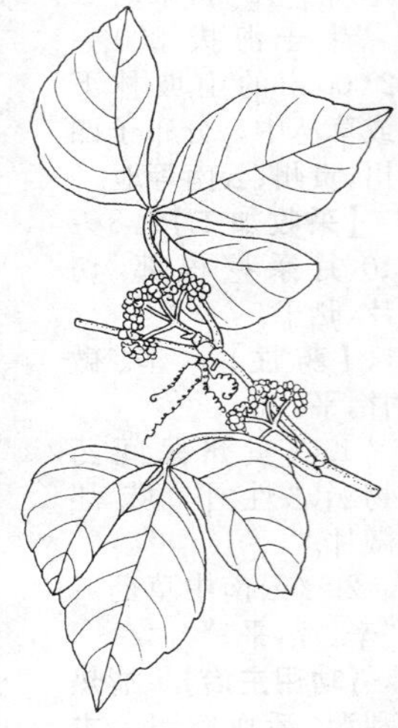

菱叶崖爬藤

生于海拔 1 300～2 700 m 的山地林中。分布于云南。

2. 云南崖爬藤　*T. yunnanensis* Gagnep.

本品与菱叶崖爬藤的区别在于：叶片草质，小枝和叶均无毛。

分布于云南西部。

【采收加工】 全年或 8～11 月采收，切片，鲜用或晒干。

【药性】 辛，温。

《云南中草药》：“微酸、涩，温。”

【功用主治】 祛风湿，散瘀肿，续筋骨。主治风湿关节炎，跌打瘀肿，骨折，烧伤，痈疮红肿。

《云南中草药》：“舒筋活血，消肿止痛。”

【用法用量】 内服：煎汤，10～15 g；或浸酒。外用：捣敷；或研末撒。

【选方】 1. 治跌打肿痛，风湿关节痛　爬树龙 9～15 g，煎服。外用鲜品捣敷。

2. 治骨折　爬树龙鲜品配大麻药、五爪金龙、绿葡萄根各适量。捣敷，3 d 换 1 次。（1、2 方出自《红河中草药》）

3. 治烧伤　爬树龙研末撒患处。（《云南中草药》）

4. 治疮疖红肿　爬树龙鲜品捣敷。（《红河中草药》）

2886 爬山豆根 pá shān dòu gēn（《贵州民间药物》）

【异名】 大发表、野蚕虫根（《云南中草药》），见水消、三楞金刚（《全国中草药汇编》），松漏争（《彝药志》）。

【基原】 为豆科荒子梢属植物三棱枝荒子梢的根。

【原植物】 三棱枝荒子梢 *Campylotropis trigonoclada* (Franch.) Schindl.［*Lespedeza trigonoclada* Franch.］　又名：三楞草、三棱梢爬山豆（《云南中草药》），小落花生、爬山豆、三角西花（《全国中草药汇编》）。

小灌木，高 60～120 cm。小枝三棱，无毛。托叶宿存，膜质，无毛，斜披针形；三出复叶，互生；叶柄有翅，长 1.5～4.5 cm；小叶坚纸质，长椭圆形至卵状椭圆形或长圆状披针形，先端圆形或微缺有细尖，基部近圆形，下面被白色长硬毛，侧面小叶长 3～8.5 cm，宽 0.8～2.5 cm，顶端小叶稍大。圆锥花序顶生或腋生，总花梗细长，有棱，长 10～17 cm，被短柔毛；花梗细长；苞片宿存，线状披针形；花萼宽钟形，被黄色长硬毛，萼齿 5，披针形，急尖，下面 1 个较长；花冠蝶

不同地区作佩兰使用的还有：①白头婆 *E. japonicum* Thunb. 分布于东北、华东、中南及山西、四川、贵州、云南、陕西等地，在北京、上海、江苏、浙江、山东、湖北、湖南、广东、甘肃等地亦作佩兰使用。②林泽兰 *E. lindleyanum* DC. 分布于除新疆以外的全国各地，在山东、湖南、甘肃作佩兰使用。③华泽兰 *E. chinense* L. 分布于浙江、安徽、福建、湖北、湖南、广东、广西、四川、贵州、云南等地，在浙江作佩兰使用。④台湾佩兰 *E. formosanum* Hayata 分布于台湾，在台湾作佩兰用。⑤罗勒 *Ocimum basilicum* L. 为唇形科植物，在江苏、山东部分地区作佩兰使用，其功效与佩兰有别，应予纠正。

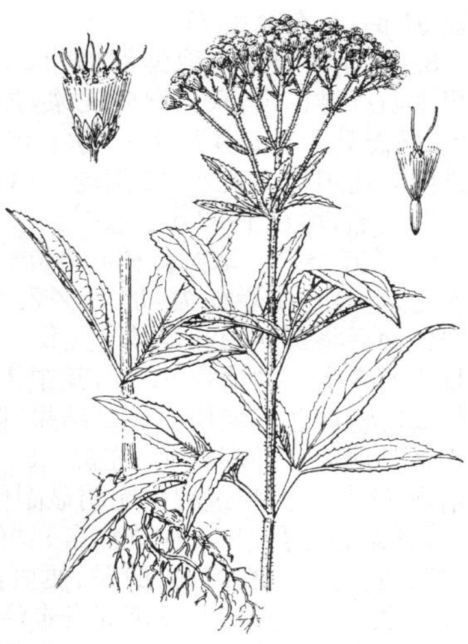

佩　兰

本植物的花（千金花）亦供药用，另设专条。

【栽培】 生物学特性　喜温暖湿润气候，耐寒，怕旱、怕涝。气温低于 19 ℃生长缓慢，高温高湿季节则生长迅速。对土壤要求不严，以疏松肥沃、排水良好的砂质壤土栽培为宜。

繁殖方法　根茎繁殖。11 月至翌年 3 月，挖掘根茎，选取白色、无病虫害、肥大、节密均匀的粗壮新鲜根茎作种。按行距 30 cm 开条沟，沟深 3～6 cm，栽种两排，首尾相隔 3 cm，覆土，稍镇压，约经 15 d 出苗。

田间管理　幼苗高 9 cm 时，选阴天进行间苗、补苗，并结合松土除草，追施人粪尿。封行前及第一次收割后再进行 1 次中耕除草，重施人畜粪肥或硫酸铵，增施过磷酸钙等。雨季应及时排除积水；遇旱浇水，经常保持土壤湿润。

病虫害防治　病害有根腐病，用 5%石灰水浇注根部；虫害有红蜘蛛，菜青虫，叶跳虫等为害。

【采收加工】 每年可收割地上部分 2～3 次，在 7、9 月各收割 1 次，有些地区秋后还可收割 1 次。连续收割 3～4 年。选晴天中午收割，此时植株内含挥发油量最高，收回后立即摊晒至半干，扎成束，放回室内回潮，再晒至全干。亦可晒 12 h 后，切成 10 cm 长小段，晒至全干。

【药材】 佩兰 *Herba Eupatorii*　主产于江苏、河北、安徽、山东及上海。以江苏产量较大。

性状　茎呈圆柱形，长 30～100 cm，直径 0.2～0.5 cm；表面黄棕色或黄绿色，有的带紫色，有明显的节及纵棱线；质脆，断面髓部白色或中空。叶对生，有柄，叶片多皱缩、破碎，绿褐色；完整叶片 3 裂或不分裂，分裂者中间裂片较大，展平后呈披针形或长圆状披针形，基部狭窄，边缘有锯齿；不分裂者展平后呈卵圆形、卵状披针形或椭圆形。气芳香，味微苦。

鉴别　(1) 叶表面观：上表皮细胞垂周壁略弯曲，偶见多细胞非腺毛，叶脉上非腺毛较长，由 7～8 个细胞组成，气孔不定式。下表皮细胞垂周壁波状弯曲，非腺毛比上表皮多，常由 3～6 个细胞组成，部分细胞内常含淡棕色物质；气孔多，不定式。

(2) 薄层色谱：取本品粗粉 100 g，置挥发油测定器中进行蒸馏，得粗挥发油，再用乙醚提取，无水硫酸钠脱水后，回收乙醚，取所得挥发油 0.1 ml 溶于石油醚 1 ml 中，作供试品。另取对-聚伞花素为对照品。分别点样于硅胶 G-CMC 板上，以己烷展开，晾干。在紫外光灯（365 nm）下，斑点均显玫瑰色。用 10%磷钼酸乙醇溶液喷雾，斑点均显蓝色。

【成分】 1. 佩兰　全草含挥发油：对聚伞花素（*p*-cymene），乙酸橙花醇酯（neryl acetate），百里香酚甲醚（methyl thymyl ether）[1,2]。

花及叶中含蒲公英甾醇（taraxasterol），蒲公英甾醇乙酸酯（taraxasteryl acetate），蒲公英甾醇棕榈酸酯（taraxasteryl palmitate）[3]，β-香树脂醇乙酸酯（β-amyrin acetate），β-香树脂醇棕榈酸酯（β-amyrin palmitate），豆甾醇（stigmasterol），β-谷甾醇（β-sitosterol）[4]。

茎、叶含延胡索酸（fumaric acid），琥珀酸（succinic acid），甘露醇（mannitol）[3]。

地上部分含宁德洛菲碱（lindelofine）[5]。

2. 台湾佩兰　含倍半萜类成分：泽兰内酯（eupatolide），台湾泽兰内酯（eupaformonin）[6,7]，4-羟基-2-羟甲基-2-丁烯酰台湾泽兰内酯（eupaformosanin）[8]。

【药理】 1. 祛痰作用　酚红排泌法证明，佩兰挥发油 455 mg/kg 及其有效成分对聚伞花素 425 mg/kg 给小鼠灌胃，具有明显祛痰作用[1]。

2. 抗病毒作用　佩兰挥发油[2]及对聚伞花素、乙酸橙花醇酯[3]对流感病毒有直接抑制作用。

3. 抗癌作用　佩兰生物总碱在体外试验中表现出一定的抗肿瘤活性，在 103.4±9.8 μg/ml 的浓度下，对体外培养的人宫颈癌 HeLa 细胞有 50%的抑制率。体内试验表明腹腔注射佩兰生物总碱 50 mg/kg，连续 7 d，腹水型 S_{180} 肉瘤小鼠的生存期限显著延长，二次实验生命延长率分别为 33.93%及 44.43%。腹腔注射或皮下注射生物总碱与环磷酰胺合用，均可延长小鼠生命，呈协同作用[4]。

【药性】 辛，平。归脾、胃经。

1.《本经》："味辛，平。"
2.《别录》："无毒。"
3. 李东垣："甘，寒。"（引自《纲目》）
4.《纲目》："气香而温，味辛而散，阴中之阳，足太阴、厥阴经药也。"
5.《雷公炮制药性解》："入肺经。"
6.《本草经疏》："入手太阴、足阳明经。"
7.《医林纂要》："苦、辛、甘，寒。"

【功用主治】 解暑化湿，醒脾和中。主治暑湿或湿温初起，发热头重，胸闷腹胀，脘痞不饥，恶心呕吐，口中甜腻，消渴。

1.《本经》："主利水道，杀蛊毒，辟不祥，久服益气，轻身不老，通神明。"
2.《别录》："除胸中痰癖。"
3.《本草拾遗》："外主恶气，香泽可作膏涂发。"
4.《开宝本草》："煮水以浴，疗风。"
5.《本草衍义补遗》："叶能散久积陈郁之气甚有力。"
6.《本草发挥》："东垣云：其气清香，生津止渴，益气，润

调成泥状外敷,每日换药2次。(《草医草药简便验方汇编》)

12. 治鼠瘘肿核,痛,未成脓　以柏叶敷著肿上,熬盐著肿上熨,令热气下,即消。(姚僧垣《集验方》)

13. 治深部脓肿　侧柏叶30 g,白矾15 g,酒30 g。先将侧柏叶捣碎,又将白矾细粉置酒中溶化,再将侧柏叶倒入酒内和匀,调敷患处,每日换药2次。(《江苏省中草药新医疗法展览资料汇编》)

14. 治大人及小儿烫火伤　侧柏叶,入臼中湿捣令极烂如泥,冷水调作膏。涂敷于伤处,用帛子系定,三二日疮当敛,仍灭瘢。(《本草图经》)

15. 治鹅掌风　鲜侧柏叶250 g,放锅内水煮2~3沸,先熏后洗,每日2~3次。(《河北中医药集锦》)

16. 治漆疮,皮炎　侧柏叶、杉皮(均鲜用)各适量,水煎外洗。(南药《中草药学》)

17. 治青盲　柏叶一两(微炙),夜明砂一两(以糯米炒令黄)。上件药。捣罗为末。用牛胆汁拌和,丸如梧桐子大。每夜临卧时,以竹叶汤下二十丸,至五更初,以粥饮下二十丸。(《圣惠方》明目柏叶丸)

【临床报道】 1. 治疗溃疡病并发出血　①煎剂:侧柏叶15 g,加水300 ml,煎成150 ml为1次量,每日3次,多服亦可。②粉剂:以侧柏叶研末焙制而成。每日9 g,分3次服。共治疗胃及十二指肠溃疡出血50例。结果:大便潜血平均3.5 d转阴。对照组(采用胃病饮食、输血、镇静及凝血剂等)大便潜血转阴时间平均4.5 d。观察表明,侧柏叶治疗胃及十二指肠溃疡出血,止血作用快,且对合并动脉硬化或高血压病的患者,止血亦较迅速。除个别服药后有恶心外,一般无不良反应[1]。

2. 治疗出血症　鲜侧柏叶1 000 g,青萝卜2 000 g,鲜荸荠1 500 g,蜂蜜200 g。将前3味洗净切碎,共捣烂挤汁约400~500 ml,加入蜂蜜,搅匀炖热,分4次饮服,1日2次,治疗鼻出血369例,牙龈出血428例,功能性子宫出血216例,均治愈[2]。

3. 治疗百日咳　采用新鲜侧柏叶治疗,每日量:1岁以下,20 g;1~5岁,30~50 g;6~10岁,60~100 g,加水200~400 ml,煎至90~300 ml。每日服6次,每次15~50 ml,7 d为1个疗程。治疗92例,观察1~2个疗程,痊愈80例,有效10例,无效2例。服药期未发现毒副作用[3]。

4. 治疗慢性气管炎　取侧柏叶鲜品30 g,豆豉15 g,水煎,或开水浸泡后再略蒸。每日3次,饭后服。每10 d为1个疗程。治疗80例,连续3个疗程。结果:近期痊愈5例,显效26例,好转40例,无效9例,总有效率88%。一般药后4~5 d症状改善,无副作用[4]。

5. 治疗肺结核　用侧柏浸膏片及注射液治疗浸润性肺结核153例,每日剂量为120 g生药,疗程为3~5个月。结果单用侧柏叶组119例,病灶吸收率为73.95%,空洞闭合率为23.33%,痰菌转阴率为58.14%。大多数病例咳嗽、咯痰、盗汗、咯血、疲乏等症状消失或改善[5]。

6. 治疗急、慢性细菌性痢疾　将侧柏叶晒干或焙干后研成粗粉,置于18%的乙醇中(以浸漫药粉为度),浸泡4昼夜,滤取浸液。每次50 ml(儿童酌减),每日服3次,7~10 d为1个疗程。治疗114例,其中急性菌痢95例,治愈85例,好转10例,治愈率89.5%;慢性菌痢19例,治愈15例,好转4例,治愈率78.9%。临床观察表明,本浸剂有较好的抑菌或杀菌效果[6]。

7. 治疗秃发　新鲜侧柏叶(包括青绿色种子)25~35 g,切碎浸泡于60%~75%乙醇100 ml中,7 d后以滤液涂擦毛发脱落部位,每日3~4次。治疗160例,显效33例,有效91例,总有效率77.5%[7]。

8. 治疗腮腺炎　取鲜侧柏叶200~300 g,洗净捣烂,将粗木质纤维拣出,只用绿叶泥浆,加鸡蛋清适量和匀,摊布上,敷患处。每日换药7~8次。治疗50例,除2例合并感染同时使用抗生素外,48例均未用任何西药,多在1 d左右消肿止痛,均在1~2 d痊愈[8]。

9. 治疗烧伤　取鲜侧柏叶300~500 g(视烧伤面积大小而定),洗净,捣烂如泥,加75%乙醇少许调成糊状。经清洗创面后将鲜侧柏叶膏敷于烧伤部位,以无菌纱布覆盖,每日换药3次。共治疗61例,其中Ⅰ度烧伤6例,浅Ⅱ度烧伤52例,深Ⅱ度烧伤3例。结果:除3例大面积深Ⅱ度烧伤转其他治疗外,58例均痊愈。3~7 d治愈31例,7~10 d治愈27例。治疗过程中无明显副作用及不良反应[9]。

【各家论述】 1.《本草汇言》:"侧柏叶,止流血,祛风湿之药也。凡吐血、衄血、崩漏、便血,血热流溢于经络者,捣汁服之立止。凡历节风痱周身走注,痛极不能转动者,煮汁饮之即定。惟热伤血分与风湿伤筋脉者,两病专司其用。"

2.《药品化义》:"侧柏叶,味苦滋阴,带涩敛血,专清上部逆血。"

3.《本经逢原》:"柏叶,性寒而燥,大能伐胃,虽有止衄之功,而无阳生之力,故亡血虚家不宜擅服。然配合之力,功过悬殊,如《金匮》柏叶汤,同姜、艾止吐血不止,当无此虑矣。若《济急方》同黄连治小便血;《圣济总录》同芍药治月水不断,纵借酒之辛温,以行苦寒之势,但酒力易过,苦寒长留,每致减食作泻,瘀积不散,是岂柏叶之过欤?"

2884 佩兰 pèi lán
(《本草再新》)

【异名】 蕳(《诗经》),兰(《毛诗传》),兰草、水香(《本经》),都梁香(李当之《药录》),大泽兰(《雷公炮炙论》),兰泽(《本草拾遗》),燕尾香、香水兰(《开宝本草》),孩儿菊、千金草(《续古今考》),省头草(《唐瑶经验方》),女兰、香草(《纲目》),醒头草(《得配本草》),石瓣、针尾凤(《广东中药》)。

【基原】 为菊科泽兰属植物佩兰的地上部分。

【原植物】 佩兰 *Eupatorium fortunei* Turcz. [*E. chinense* L. var. *tripartitum* Miq.; *E. japonicum* Thunb. var. *fortunei* (Turcz.) Pamp.]

多年生草本,高40~100 cm。根茎横走。茎直立,绿色或红紫色,下部光滑无毛。叶对生,在下部的叶常枯萎;中部的叶有短柄,叶片较大,通常3全裂或3深裂,中裂片较大,长椭圆形或长椭圆状披针形,长5~10 cm,宽1.5~2.5 cm;上部的叶较小,常不分裂,或全部茎叶不分裂,先端渐尖,边缘有粗齿或不规则细齿,两面光滑或沿脉疏被柔毛,无腺点。头状花序多数在茎顶及枝端排成复伞房花序,花序径3~6 cm;总苞钟状,长6~7 mm;总苞片2~3层,全部苞片紫红色,外面无毛无腺点,先端钝;每个头状花序具花4~6朵,花白色或带微红色,全部为管状花,两性,花冠外面无腺点,先端5齿裂;雄蕊5,聚药;雌蕊1,子房下位,柱头2裂,伸出花冠外。瘦果圆柱形,熟时黑褐色,5棱,长3~4 mm,无毛无腺点;冠毛白色。花、果期7~11月。

生于路边灌木丛或溪边。野生或栽培。分布于河北、江苏、浙江、安徽、江西、山东、湖北、湖南、广东、广西、四川、贵州、云南、陕西等地。

取物对鸡纤毛运行印度墨汁的速度亦无明显影响[12]。

(3) 平喘作用　侧柏叶煎剂醇沉后部分，对小鼠及豚鼠离体气管平滑肌均有松弛作用，并可部分阻断乙酰胆碱的作用。其有效部分主要是存在于醋酸乙酯提取物中[8, 9]，但对豚鼠组胺性哮喘无明显保护作用[8~11]。此外，本品对大鼠气管-肺组织呼吸有降低组织耗氧量的作用[13]。

3. 抗病原微生物作用　侧柏叶煎剂在试管内，对金黄色葡萄球菌、卡他球菌、痢疾杆菌、伤寒杆菌、白喉杆菌、乙型链球菌、炭疽杆菌等均有抑制作用[9, 11]；水浸剂 1∶100 或醇浸剂 1∶180 000 时，对人型结核杆菌有抑制作用，且与异烟肼有协同作用[14, 15]，但另有报告认为无效[16]。侧柏叶煎剂(1∶40)对流感病毒京科 68-1 型、疱疹病毒均有抑制作用[17]。

4. 镇静作用　本品煎剂能显著减少小鼠自发活动和延长戊巴比妥钠的睡眠时间，但对咖啡因所致惊厥无拮抗作用[18]。

5. 体内过程　薄层色谱法检测证明，小鼠灌胃异海松酸 10 g/kg 后 6～8 h 血液和内脏各主要组织药浓度达高峰，小鼠粪及提取物中原型药物较多。药物在肺组织中分布较多，停留时间长，这与临床上对肺结核有较好的疗效相一致[19]。

毒性　小鼠灌胃侧柏叶煎剂 60 g/kg，观察 72 h，未见死亡；小鼠腹腔注射的 LD_{50} 为 15.2 g/kg。水煎剂经醇沉后，毒性就明显降低[9]。侧柏叶的石油醚提取物灌胃对小鼠的 LD_{50} 为 2 964 mg/kg[10]。异海松酸小鼠灌胃 15 g/kg，可引起部分动物中毒[19]。大鼠分别以相当于临床剂量的 20 倍(24 g/kg)与 40 倍剂量(48 g/kg)的煎剂连续灌胃 6 星期，除动物活动减少、摄食较对照组稍减少外，对生长、肝功能、血象及病理检查均无明显影响[8]。

【炮制】 1. 侧柏叶　取原药材，除去杂质、粗梗及果实，筛去灰屑。生品长于凉血止血。

2. 侧柏叶炭　取净侧柏叶，用武火炒至表面焦褐色，内部焦黄色，喷淋清水少许，灭尽火星，取出，凉透。侧柏叶炭偏于收敛止血。

3. 醋侧柏叶　取生侧柏叶，去净枝杆，用武火边炒边洒醋，炒至呈黑色或黑褐色，取出，放凉。每侧柏叶 100 kg，用醋 5 kg。

4. 炒侧柏叶　取侧柏叶，置锅内，用文火加热，炒至黄色，取出放凉。

5. 焦侧柏叶　取侧柏叶，置锅内，用微火炒至焦黄色，喷淋清水少许，灭尽火星，取出放凉。

6. 盐侧柏叶　取侧柏叶，用文火炒至热透，颜色变黑，将盐水喷入，再炒全黑，取出放凉。

7. 蒸侧柏叶　取侧柏叶，蒸约 3 h，呈油光荧绿色，取出，晒干。

饮片性状　侧柏叶参见“药材”项。侧柏叶炭表面呈焦褐色，微有光泽。醋侧柏叶表面呈黑色或黑褐色，微有光泽。炒侧柏叶表面呈黄色。焦侧柏叶表面呈焦黄色，微有光泽。盐侧柏叶表面呈黑色，味微苦咸。蒸侧柏叶呈暗绿色，略显润泽。

贮干燥容器内，炮制品密闭，置阴凉干燥处。侧柏叶炭注意散热防止复燃。

【药性】 苦、涩，微寒。归肺、肝、大肠经。

1.《别录》：“味苦，微温，无毒。”

2.《药性论》：“味苦、辛，性涩。”

3.《本草图经》：“性寒。”

4.《药品化义》：“入肝、心、脾、肺四经。”

5.《本草撮要》：“入手足太阴、阳明。”

【功用主治】 凉血止血，祛痰止咳，祛风解毒。主治吐血、衄血、尿血、血痢、肠风，崩漏，咳嗽痰多，风湿痹痛，脱发，丹毒，痄腮，烫伤。

1.《别录》：“主吐血、衄血、痢血、崩中赤白。轻身益气，令人耐寒暑，去湿痹，止肌(一作‘生肌’)。”

2.《药性论》：“止尿血。能治冷风历节疼痛。”

3.《日华子》：“炙罯冻疮。烧取汁，涂头，黑润鬓发。”

4.《本草图经》：“杀五脏虫。”

5.《本草正》：“善清血凉血，去湿热湿痹，骨节疼痛。捣烂可敷火丹，散痄腮肿痛热毒。”

6.《分部本草妙用》：“伏砒、硝。”

7.《生草药性备要》：“散血敷疮，同片糖捶敷。亦治跌打。”

8.《医林纂要》：“泄肺逆，泻心火，平肝热，清血分之热。”

【用法用量】 内服：煎汤，6～15 g，或入丸、散。外用：煎水洗；捣敷或研末调敷。

【宜忌】 久服、多服，易致胃脘不适及食欲减退。

1.《本草汇言》：“性味苦寒多燥，如血病，系热极妄行者可用，如阴虚肺燥，因咳动血者，勿用也；如痹病，系风湿闭滞者可用，如肝肾两亏、血枯髓败者，勿用也。”

2.《分部本草妙用》：“畏菊花、羊蹄、诸石、麸。”

【选方】 1. 治血热妄行，吐咯不止　生柏叶、生荷叶、生地黄、生艾叶。上药等分，烂研，丸如鸡子大。每服一丸，水三盏，煎至一盏，去滓温服，无时候。(《妇人良方》四生丸)

2. 治吐血不止　柏叶、干姜各三两，艾三把。上三味，以水五升，取马通汁一升合煮，取一升，分温再服。(《金匮要略》柏叶汤)

3. 治血淋　侧柏叶、藕节、车前草各等分。上三味，同捣取其汁，调益元散，神效。(《医学正传》)

4. 治肠风，脏毒酒痢，下血不止　嫩柏叶(九蒸九晒)二两，陈槐花一两(炒半黑色)。上为末，炼蜜丸，梧桐子大。每服四五十丸，空心温酒下。(《普济方》侧柏散)

5. 治久血痢，小肠结痛不可忍　柏叶二两，地榆一两(锉)。上捣筛为散，每服三钱，以水一中盏，煎至六分，去滓，不计时候，温服。(《普济方》柏叶散)

6. 治肠痔肿痛，时有脓血　柏叶、乌梅肉(暴干)各一两，皂荚一挺(去皮并子，水浸透，捣研，取汁)。上三味，除皂荚外，捣为末，将皂荚汁和丸，如梧桐子大。每服十丸，温熟水下，食前服之。(《圣济总录》柏叶丸)

7. 治妇人下血不止，脐下疞痛　柏叶二两，芍药三分。上二味，㕮咀，如麻豆大。每服五钱匕，水一盏半，煎至八分，入酒半盏，再煎至一盏，去滓，温服。(《圣济总录》柏叶汤)

8. 治产后血不止，兼漏下　柏叶(炙干)二两，当归(切，焙)、禹余粮(烧，醋淬七遍)各一两半。上三味，粗捣筛。每服三钱匕，水一盏，入薤白二寸(细切)，同煎至七分，去滓，食前温服，日三。(《圣济总录》柏叶汤)

9. 治百日咳　侧柏叶 15～21 g，百部、沙参各 9 g，冰糖炖服。(《福建药物志》)

10. 治乳痈　用(侧柏)叶同糖糟，捶烂敷乳痈，胜过蒲公英。(《生草药性备要》)

11. 治流行性腮腺炎　扁柏叶适量，洗净捣烂，加鸡蛋白

部两侧，呈龙骨状，叶背中部均有腺槽。雌雄同株；球花单生于短枝顶端；雄球花黄色，卵圆形，长约2 mm。球果当年成熟，卵圆形，长1.5～2 cm，熟前肉质，蓝绿色，被白粉；熟后木质，张开，红褐色；种鳞4对，扁平，背部近先端有反曲的尖头，中部种鳞各有种子1～2颗。种子卵圆形或长卵形，长4～6 mm，灰褐色或紫褐色，无翅或有棱脊，种脐大而明显。花期3～4月，球果9～10月成熟。

生于湿润肥沃地，石灰岩山地也有生长。分布于东北南部，经华北向南达广东、广西北部，西至陕西、甘肃，西南至四川、云南、贵州等地。

本植物的枝条（柏枝节）、去掉栓皮的根皮（柏根白皮）、树干或树枝经燃烧后分泌的树脂（柏脂）、种仁（柏子仁）亦供药用，另设专条。

【栽培】 生物学特性　喜光，幼时较耐荫，排水良好，湿润肥沃土壤中生长良好，适应性强，对土壤要求不严，在干旱贫瘠土壤中也能生存，并能耐紧实土壤，浅根性，侧根发达，萌芽能力强，耐修剪，滞尘能力强，但抗风能力差，对二氧化碳等有害物质抗性强。

繁殖方法　种子繁殖。播种前用60 ℃温水浸种12 h，捞出种子，用干净消毒过的棉纱（或布）将种子包裹置于容器内，保持湿度和温度（18～22 ℃），每日用清水淘洗一遍，进行催芽，直到有1/3以上种皮开裂，即可播种。采用垄播方式，垄距70 cm，垄高12～15 cm，垄面宽30～35 cm，垄面上开2 cm深、5 cm宽的小沟两条，沟间距15 cm，播种后覆土，每亩播种量5～6 kg。播种后垄面用薄膜覆盖，浇水时用侧方灌溉，保持垄面湿润，出苗后要及时在薄膜打洞，保持通风状况，当空气温度迅速升高时要揭掉薄膜，以防苗木发生高温灼伤；苗高5 cm时，间苗，翌年春季即可造林，也可移栽培植大苗。一年生苗木越冬采取埋土防寒措施。于春、夏、秋三季换床移栽，带上原土的苗木换床移栽最宜，每穴坑栽植3～5株，起苗时若土壤干燥须灌水后再带原土挖掘换床。苗木以二至三年生为好，行距1.5 m×1.5 m，栽植时，把苗木放在坑中心，扶正，填土，埋根，提苗，使苗根舒展，再踩实，尽快浇透水。

田间管理　在换床8年内，每年都要进行松土，除草和适当的疏丛和修剪的工作。换床当年至少应该松土、除草3次，做到浅松土，深除草，以后每年春夏期间进行1次松土与除草，改善通气性能，提高土壤肥力。根据需要，对幼树进行修枝抚育，但强度不宜过大，也避免连续修枝。

病虫害防治　苗期注意猝倒病发生，发生时及时喷施代森锰锌或甲基托布津800倍液防治。虫害有侧柏毒蛾。

【采收加工】 全年均可采收，以6～9月采收者为佳。剪下大枝。干燥后取其小枝叶，扎成小把，置通风处风干。不宜暴晒。

【药材】 侧柏叶 *Cacumen Platycladi*　全国大部分地区均产，以江苏、广东、河北、山东等地产量较大。

性状　枝长短不一，多分枝，小枝扁平。叶细小鳞片状，交互对生，贴伏于枝上，深绿色或黄绿色。质脆，易折断。气清香，味苦涩、微辛。

鉴别　(1) 粉末特征：黄绿色。上表皮细胞长方形，壁略厚。下表皮细胞类方形；气孔甚多，凹陷型，保卫细胞较大，侧面观呈哑铃状。薄壁细胞含油滴。纤维细长，直径约18 μm。具缘纹孔管胞有时可见。

鳞叶及小枝横切面：表皮细胞小，呈类方形，外被角质层，气孔内陷；内侧有1～2列下皮纤维间断排列，壁极厚；叶肉薄壁细胞形大，叶脉维管束上部有一圆形树脂道，两侧为转输组织，呈翅状延长，韧皮部细胞形小，木质部细胞多角形。小枝的皮层薄壁组织中有时可见树脂道，内侧可见含棕色物质的扁平细胞；韧皮部薄壁细胞不规则形，纤维椭圆形，单个环状排成数轮；木质部管胞和纤维径向排列整齐，射线1列细胞；髓部纺锤形或十字形。射线、叶肉和皮层薄壁细胞中含有草酸钙砂晶。

(2) 薄层色谱：取本品粗粉3 g，加甲醇30 ml，置水浴上回流30 min，滤过。滤液蒸干，残渣加5%的碳酸钠15 ml溶解，滤过。滤液用水饱和正丁醇提取2次，每次10 ml，再用稀盐酸调pH至3～4，用乙醚提取2次，每次10 ml。合并醚液，挥干，残渣用甲醇2 ml溶解，为供试品溶液。另取槲皮素适量用甲醇2 ml溶解，为对照品溶液。分别取对照品溶液和供试液10 μl点于同一硅胶GF_{254}薄层板上。以甲苯-乙酸乙酯-甲酸（5∶4∶1）为展开剂，展距12 cm，置紫外光灯下观察。供试品色谱中，在与对照品色谱的相应的位置上，显相同的暗斑。

品质标志　《中华人民共和国药典》2005年版规定：照高效液相色谱法测定，本品含槲皮苷（$C_{21}H_{20}O_{11}$）不得少于0.10%。

【成分】 叶含挥发油：α-侧柏酮（α-thujone），侧柏烯（thujene），小茴香酮（fenchone）[1]，蒎烯（pinene），丁香烯（caryophyllene）[2]等。脂肪酸：棕榈酸（palmitic acid），硬脂酸（stearic acid），月桂酸（lauric acid），肉豆蔻酸（myristic acid），油酸（oleic acid），亚油酸（linoleic acid），癸酸（capric acid）[3]。黄酮类成分：柏木双黄酮（cupressuflavone），芹菜素（apigenin），槲皮苷（quercitrin），山柰酚-7-O-葡萄糖苷（kaempferol-7-O-glucoside），槲皮素-7-O-鼠李糖苷（quercetin-7-O-rhamnoside），杨梅树皮素-3-O-鼠李糖苷（myricetin-3-O-α-L-rhamnoside）[4]，杨梅树皮素（myricetin），扁柏双黄酮（hinokiflavone）[5]，穗花杉双黄酮（amentoflavone）[6]等。二萜类：海松酸（pimaric），异海松酸（isopimaric acid）[7, 8]，山达海松酸（sandaracopimaric acid）等[9]。

另含10-二十九烷醇（10-nonacosanol）[3, 10]，β-谷甾醇（β-sitosterol）[3]，缩合鞣质（condensed tannin）[10]，去氧鬼臼毒素（deoxypodophyllotoxin）[11]。

【药理】 1. 止血作用　用小鼠剪尾法测定出血时间及用兔毛细血管法进行凝血试验，证明侧柏叶煎剂对小鼠出血时间及兔凝血时间均有明显缩短。其有效成分为槲皮苷和鞣质[1～5]，两者的混合物能使小鼠出血时间缩短62%[1]。炒侧柏叶炭（炒炭）和焖煅侧柏叶（焖煅炭）的止血作用较生侧柏叶（生品）强[6]，侧柏叶焖煅炭可减少其挥发油的损失，增加钙含量，加强止血作用[5]。烘烤法炮制本品的作用优于蒸制法[7]。

2. 对呼吸系统的影响　(1) 镇咳作用　侧柏叶煎剂的醇沉部分、醇提取液10 g/kg及其提取物黄酮250 mg/kg腹腔注射，对小鼠由SO_2所致的咳嗽，均有镇咳作用[8, 9]，石油醚提取物、乙醚析出物及酚性物对小鼠氨熏法所致咳嗽，亦有明显镇咳作用[10]。电刺激猫喉上神经实验证明，其作用部位可能在中枢[8, 9]。

(2) 祛痰作用　侧柏叶中黄酮1 g/kg给小鼠灌胃及200 mg/kg腹腔注射均有明显祛痰作用（酚红法）[8, 9]。进而分得一种祛痰有效成分为异海松酸（isopimaric acid）[11]。侧柏叶石油醚提取物，能增加家兔呼吸道排泌酚红的作用，切断两侧迷走神经后，祛痰作用仍然存在；此外，石油醚提

2.《别录》:"主痈肿,风痹历节,腰脚疼冷,寒热鼠瘘,又堕胎。"

3.《本草经集注》:"疗脚气多验。"

4.《药性论》:"能治冷风,湿痹,大风,筋骨挛急。"

5.《品汇精要》:"地胆为之使。"

【用法用量】 内服:煎汤,1.5～4.5 g;或入丸、散、酒剂。

【宜忌】 阴虚阳盛者及孕妇禁服。

《吴普本草》:"畏、恶与附子同。"

【选方】 治脚气久不消 侧子一两,切片,童便浸五日,去宿便,再换新便,和黑豆一合同煮,俟豆熟,取侧子片,晒干。每剂用侧子一钱,木瓜五钱,当归、川芎各一钱五分。水煎服。(《本草汇言》)

【各家论述】 《纲目》引汪机:"侧子散生(附子)旁侧,体无定在,其气轻扬,宜其发散四肢,充达皮毛,为治风之药。"

2882 侧耳 cè ěr (刘波《中国药用真菌》)

【异名】 北风菌、蚝菌(刘波《中国药用真菌》),平菇、桐子菌、粗皮侧耳(《中国药用真菌图鉴》),蠔菌(《新华本草纲要》),水风菌、冻菌(《云南中药资源名录》)。

【基原】 为侧耳科侧耳属真菌糙皮侧耳的子实体。

【原植物】 糙皮侧耳 *Pleurotus ostreatus* (Jacq. ex Fr.) Quél. [*Agaricus ostreatus* Jacq. ex Fr.]

菌盖肉质,宽 5～20 cm,扁半球形,后平展,有后缘,呈扇形、肾形,中部下凹,盖面水渍状,有纤毛,初时浅紫色,后为铅灰色、灰白色或污白色;盖缘初时内卷,后平展。菌肉厚,白色,味美,有清香气。菌褶延生,在柄上交织或成纵条纹,稍密至较稀,白色。菌柄侧生,短,一般长 1～2 cm,或无柄,白色,中实,基部有短的白色绒毛。孢子平滑,无色,近圆柱形,(7.5～11)μm×(3～4)μm。孢子印白色。

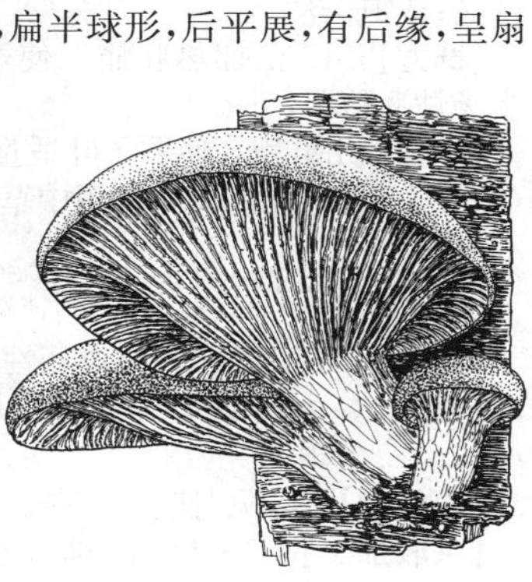

糙皮侧耳

生于阔叶树腐木上,丛生或叠生。分布于华北、东北、西南及江苏、福建、湖北、湖南、广东、西藏、陕西、新疆、台湾等地。

【采收加工】 6～9 月采收子实体,晒干。

【药材】 侧耳 *Fructificatio Pleuroti Ostreati* 产于吉林、辽宁、河北、山西等地。

性状 菌盖扁半球形,或平展,有后沿,直径 5～20 cm,类白色、灰白色或青灰色,表面有细毛。菌肉厚,类白色。菌褶白色,与菌柄连接处有网状条纹。菌柄短或无,长 1～3 cm,直径 1～2 cm,基部常有绒毛。气香,味淡。

【成分】 子实体含氨基酸[1],维生素 B_1、B_2、B_6、C、PP、H[2]。主要脂肪酸有:亚油酸,棕榈酸,油酸[3]。主要芳香成分有:3-辛醇(3-octanol),3-辛酮(3-octanone),1-辛烯-3-醇(1-octen-3-ol)[4]。甾体:麦角甾醇(ergosterol)[5]。胺类成分:甜菜碱(betaine),组胺(histamine),腺嘌呤(adenine),乙醇胺(ethanolamine),乙胺(ethylamine)[6]。游离糖和糖醇类成分有甘油,甘露醇,葡萄糖,海藻糖(trehalose)[7],还含半乳甘露聚糖(galactomannan),糖原(glycogen)[8],多糖[9],侧耳溶血素(pleurotolysin)[10]及三种酚氧化酶(phenol oxidase)[11]。

【药理】 1. 抗癌 在糙皮侧耳中有两种具有抗癌活性的多糖,主要为侧耳酸性多糖,含 β-1,3-葡聚糖 69%,半乳糖 13%,甘露糖 6%,葡萄糖醛酸 13%,后三者均以侧链存在于多糖结构中,热水提取物对小鼠肉瘤 S_{180} 的抑制率为 91%[1,2]。从糙皮侧耳中提取出的一种糖蛋白体外对肉瘤 S_{180}、艾氏腹水瘤、肝癌腹水型及人 B 淋巴瘤细胞 Raji、白血病细胞 K_{562} 有较强的细胞毒作用,且对不同癌细胞有选择性。体内试验表明,该组分有抑制小鼠 S_{180} 瘤细胞增殖和向周围组织侵袭的作用,能使瘤组织坏死,淋巴细胞浸润,并形成较厚的纤维包膜,提示其具有使肿瘤组织纤维化的作用[3,4]。

2. 增强免疫 从糙皮侧耳真菌分离的糖肽组分,具有促进淋巴因子激活杀伤(LAK)细胞和自然杀伤(NK)细胞杀伤肿瘤的作用[4]。

3. 降血脂及防治动脉粥样硬化 侧耳用水及不同浓度乙醇提取浸膏,真空干燥。以 3%醇浸膏加于仓鼠高脂饲料中,6 星期后,水及 30%和 60%乙醇提取的浸膏,可明显减轻血清及肝胆固醇和三酰甘油(甘油三酯)[5]。

【药性】 辛、甘,温。

1. 刘波《中国药用真菌》:"性温,味甘。"

2.《秦岭巴山天然药物志》:"微咸,温。"

【功用主治】 追风散寒,舒筋活络。主治风寒湿痹,腰腿疼痛,手足麻木。

1. 刘波《中国药用真菌》:"追风散寒,舒筋活络。"

2.《长白山植物药志》:"疏风活络,强筋壮骨。主治腰腿疼痛,手足麻木,筋络不舒。"

3.《秦岭巴山天然药物志》:"主治半身不遂。"

【用法用量】 内服:煎汤,6～9 g。

2883 侧柏叶 cè bǎi yè (《药性论》)

【异名】 柏叶(《金匮要略》),扁柏叶(《草医草药简便验方汇编》),丛柏叶(《闽东本草》)。

【基原】 为柏科侧柏属植物侧柏的枝梢及叶。

【原植物】 侧柏 *Platycladus orientalis* (L.) Franco [*Thuja orientalis* L.; *Biota orientalis* (L.) Endl.] 又名:扁柏(《滇南本草》)。

常绿乔木,高达 20 m,胸径可达 1 m。树皮薄,浅灰褐色,纵裂成条片。小枝扁平,直展,排成一平面。叶鳞形,交互对生,长 1～3 mm,先端微钝,位于小枝上下两面之叶的露出部分倒卵状菱形或斜方形,两侧的叶折覆着上下之叶的基

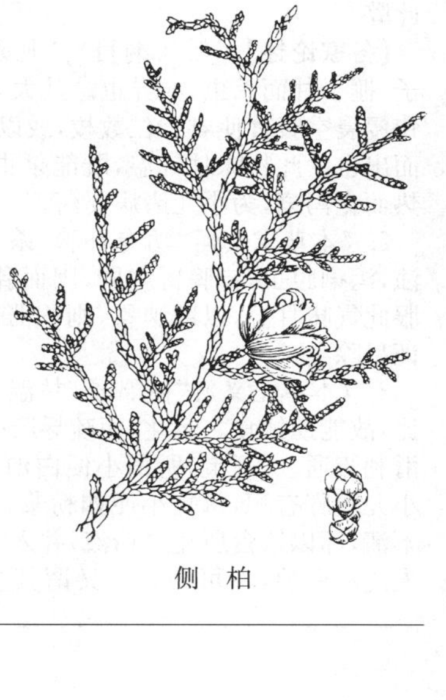

侧 柏

钱，槟榔末一钱，用纸封口，蒸熟食之。虫随大便而出。(《疑难急症简方》)

4. 治钩虫病　使君子 4 g，槟榔 8 g，加水 100 ml，煎成 30 ml。成人全量为 90 ml，儿童 11～15 岁 60 ml，9～10 岁 45 ml，7～8 岁 30 ml。分 3 次口服，每日早晨空腹服 1 次，连续 3 次。〔《江苏中医》1960，(2)：33〕

5. 治小儿五疳，脾胃不和，心腹膨胀，时复疙痛，不进饮食，渐致羸瘦　厚朴(去皮、姜汁炙)、陈皮(去白)、川芎各一分，使君子仁(浸，去黑皮)一两。上为细末，炼蜜丸如皂子大。三岁以上一粒，三岁以下半粒，陈米饮化下。(《局方》使君子丸)

6. 治黄病爱吃生米、茶叶、桴炭、泥土、瓦屑之类　使君子肉二两(切碎，微炒)，槟榔二两，南星三两(俱用姜汁拌炒)。共为末，红曲打糊为丸，如梧桐子大。每服百余丸，乌梅、花椒汤送下。(《万病回春》)

7. 治头疮久不瘥　使君子烧令焦，上捣罗为末，以生油调涂之。(《圣惠方》)

8. 治虫牙疼痛　使君子煎汤，频漱。(《濒湖集简方》)

【临床报道】 1. 治疗蛔虫病　取使君子肉 500 g，焙脆研末，加炼蜜 375 g 制成小蜜丸。每岁 1.75 g，分 2 次服，连服 3 d；或单用炒香的使君子肉，每岁 1 g，分 2 次服，连服 2 d。共观察 194 例。其中用使君子蜜丸治疗 184 例，驱蛔有效率为 80.89%，1～2 星期后复查大便，无 1 例转阴；用使君子肉治疗 10 例，驱蛔有效率达 100%，但 1～2 星期后复查大便，无 1 例转阴，且有头晕、轻度腹痛、呃逆等副作用，而服蜜丸者则无此反应[1]。

2. 治疗中耳炎　取使君子数枚，撬一小孔，分别塞入黄豆大的明矾一块，置于酒精灯上烧灼，待明矾全部熔化为度，加冰片少许，研末备用。先用双氧水或生理盐水洗净患耳的脓液及分泌物，用棉签拭干，再将药粉少许吹于患耳内，每日 1 次，炎症较重者，可配牛黄解毒片等药内服。共观察 132 例，全部治愈。其中 1～2 次愈者 78 例，3～4 次愈者 35 例，5～6 次愈者 19 例[2]。

3. 治疗小儿脱肛　将使君子捣烂后加入适量饴糖，制成丸药，每丸重 3 g。每次 1 丸，用瘦猪肉 100～250 g 炖汤送服，3 d 服药、汤 1 次，3 次为 1 个疗程。治疗 53 例，痊愈 30 例，好转 15 例，无效 8 例，总有效率为 84.9%。一般服药 1～2 个疗程即效，个别患者服药后有恶心、呕吐、食欲不振等反应，这与患儿体质有关，用量减半将会减少或避免此弊[3]。

【各家论述】 1.《纲目》："凡杀虫药多是苦辛，惟使君子、榧子甘而杀虫，亦异也。凡大人、小儿有虫病，但每月上旬侵晨空腹食使君子仁数枚，或以壳煎汤咽下，次日虫皆死而出也。此物味甘气温，既能杀虫，又益脾胃，所以能敛虚热而止泻痢，为小儿诸病要药。"

2.《本草求真》："功专补脾，杀虫除积，凡人证患五疳便浊，泻痢腹虫，皆脾胃虚弱，因而乳停食滞，湿热瘀塞而成。服此气味甘温，以助脾胃，则积滞消，湿热散，水道利，而前证尽除矣。"

3.《本草正义》："使君子，甘温是温和之温，殊非温燥可比，故能助饮食之运化，而疏导肠中积滞，且富有脂液，所以滑利流通。《开宝》所谓小便白浊者，即指疳积证而言。凡小儿腹膨有积，每每小便如粉浆，此盖肾中输尿之路，分泄不清，即以饮食所化之精液，并入小溲而出，所见最多，非大人之赤白浊，不可误认。又谓其主泻痢，亦是疳积中之一症，惟其消化失职，以致大便改常，或为泄泻，或为积滞，此物又能助消化，且去积滞，故并治之，即濒湖所谓能益脾胃，除虚热，治小儿百病之意也。"

2879 使君子叶 shǐ jūn zǐ yè
(《国药的药理学》)

【异名】 水君叶《生草药性备要》。

【基原】 为使君子科使君子属植物使君子 *Quisqualis indica* L. 的叶。

【原植物】 参见"使君子"条。

【采收加工】 随时可采。切碎鲜用。

【成分】 叶含 N-甲基烟酸内盐(nicotinic acid methylbetaine)即胡芦巴碱(trigonelline)，L-脯氨酸，L-天冬酰胺和使君子氨酸钾[1]，芸香苷(rutin)[2]；还含多种鞣质类成分[3]。

【药性】 《生草药性备要》："叶劫性平。"

【功用主治】 消积，杀虫，解毒。主治小儿疳积，虫积，疮疖溃疡。

1.《生草药性备要》："治小儿疳积，杀虫，消五疳，开胃。"

2.《台湾药用植物志》："叶为煎剂治腹部胃肠胀气。叶汁用为疖及溃疡之洗涤剂。叶局部用治养丛热而起之头痛。"

【用法用量】 内服：煎汤，3～10 g。外用：捣烂敷；或捣汁涂；或煎汤洗。

【选方】 1. 治郁热肚痛　使君子叶、番桃叶各适量，与米汤炒后煎服。

2. 治小儿疳积　使君子叶适量，切碎与猪肉、米煲粥服。(1、2 方出自《北海民间常用中草药手册》)

2880 使君子根 shǐ jūn zǐ gēn
(《生草药性备要》)

【异名】 史君根(《分类草药性》)。

【基原】 为使君子科使君子属植物使君子 *Quisqualis indica* L. 的根。

【原植物】 参见"使君子"条。

【采收加工】 9～11 月采收，切片晒干。

【功用主治】 杀虫，健脾，降逆。主治虫积，呃逆，咳嗽。

1.《分类草药性》："杀虫，开胃健脾。水煎服立止咳嗽、呃逆。"

2.《台湾药用植物志》："根抽出物作驱虫剂。"

【用法用量】 内服：煎汤，6～10 g。

2881 侧子 cè zǐ
(《吴普本草》)

【异名】 即子(《本经》)，莿(《说文》)，莿子(《广韵》)。

【基原】 为毛茛科乌头属植物乌头 *Aconitum carmichaeli* Debx. 子根(附子)之小者，或生于附子旁的小颗子根。

【原植物】 参见"川乌头"条。

【采收加工】 采收附子时，取下小子根，晒干。

【药性】 辛，热，有毒。

1.《吴普本草》："神农、岐伯：有大毒；李氏：大寒。"

2.《别录》："味辛，大热，有大毒。"

3.《本草从新》："大燥。"

【功用主治】 祛风，逐寒，除湿，舒筋。主治风寒湿痹，筋骨挛急，脚气，风疹。

1.《雷公炮炙论》："用治风疹。"

具光泽，先端狭尖，基部钝圆，有明显圆形的果梗痕。质坚硬，横切面多呈五角星形，棱角外壳较厚，中间呈类圆形空腔。种子长椭圆形或纺锤形，长约 2 cm，直径约 1 cm；表面棕褐色或黑褐色，有多数纵皱纹；种皮薄，易剥离；子叶 2，黄白色，有油性，断面有裂纹。气微香，味微甜。

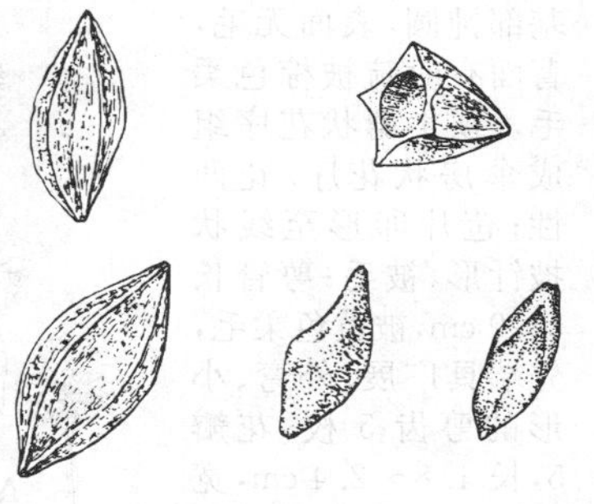
使君子(果实和种子)外形

鉴别 (1) 种子横切面：种皮表皮细胞由大形薄壁细胞组成，内含棕色物质。表皮以下为网纹细胞层，细胞切向延长，有网状纹理，并常散有小形维管束。子叶细胞含脂肪油滴和众多草酸钙簇晶，直径 10～15 μm。

(2) 取本品粗粉 5 g，用石油醚 50 ml，50 ℃浸 1 h 脱脂，滤过。残渣用 40%乙醇 20 ml 温浸 1 h，滤过，滤液减压浓缩至干。取少量浓缩物，用 50%甲醇水溶液溶解，点于滤纸上，喷洒茚三酮试液，在 100 ℃左右烘箱中放置 1～2 min，呈现紫色斑点(检查氨基酸)。

(3) 薄层色谱：取(2)项乙醇提取的浓缩物，用 50%甲醇溶解，以使君子酸钾、α-脯氨酸、α-天冬素为对照。同点于硅胶 G 薄层板上，以正丁醇-醋酸-水(4∶1∶1)展开，展距 13 cm。用茚三酮试剂显色。样品与对照品在相对应的位置处显相同颜色的斑点。

【成分】 果实含鞣质：使君子鞣质(quisqualin) A、B_V，2，3-(S)-HHDP-D-葡萄糖〔2，3-(S)-HHDP-D-glucose〕，2，3-(S)-HHDP-4-O-没食子酰-D-葡萄糖〔2，3-(S)-HHDP-4-O-galloyl-D-glucose〕，2，3-(S)-HHDP-6-O-没食子酰-D-葡萄糖〔2，3-(S)-HHDP-6-O-galloyl-D-glucose〕，2，3-(S)-HHDP-4，6-二-O-没食子酰-D-葡萄糖〔2，3-(S)-HHDP-4，6-二-O-galloyl-D-glucose〕，长梗马兜铃素(pedunculagin)，2，3-O-连二没食子酰石榴皮鞣质(punicalagin)，丁香鞣质(eugeniin)，1-去没食子酰丁香鞣质(1-desgalloyleugeniin)，木麻黄鞣质(casuariin)，5-去没食子酰旌节花素(5-desgalloylstachyurin)，栗木鞣花素(castalagin)；没食子鞣质类：6-O-没食子酰-D-葡萄糖(6-O-galloyl-D-glucose)，1，6-二-O-没食子酰-β-D-葡萄糖(1，6-di-O-galloyl-β-D-glucose)，2，3-二-O-没食子酰-D-葡萄糖(2，3-di-O-galloyl-D-glucose)，3，4-二-O-没食子酰-D-葡萄糖(3，4- di-O-galloyl-D-glucose)，4，6-二-O-没食子酰-D-葡萄糖(4，6- di-O-galloyl-D-glucose)；石榴皮鞣质(punicalin)；还含没食子酸(gallic acid)，鞣花酸(ellagic acid)，黄酮没食子酸(flavogallonic acid)，短叶老鹳草素-1-羧酸(brevifolin carboxylic acid)等[1]。

种子含使君子氨酸(quisqualic acid)[2]，使君子氨酸钾(potassium quisqualate)，D-甘露醇(D-mannitol)[3]；脂肪酸：肉豆蔻酸(myristic acid)，棕榈酸(palmitic acid)，硬脂酸(stearic acid)，油酸(oleic acid)，亚油酸(linoleic acid)；含甾醇：植物甾醇(phytosterol)[4]。

果肉含胡芦巴碱(trigonelline)[5]，枸橼酸(citric acid)，琥珀酸(succinic acid)，苹果酸(malic acid)[6]。

【药理】 1. 驱虫作用 在体外 10%使君子水浸膏在 0.5～2 h 内可使蚯蚓麻痹或死亡，乙醇提取物的水溶液则无效，临床亦有驱蛔效果[1]。使君子仁提取物有较强的麻痹猪蛔头部的作用，麻痹前可见刺激现象，其有效成分为使君子氨酸钾[2,3]，在体外对整体猪蛔有明显的抑制作用[4]。使君子中提得吡啶类及使君子油对人与动物均有明显的驱蛔效果[5,6]。使君子粉有一定的驱蛲虫作用[7]。

2. 抗皮肤真菌作用 使君子水浸剂 1∶3 在体外对堇色毛癣菌、同心性毛癣菌、许兰黄癣菌、奥杜盎小芽胞癣菌、铁锈色小芽胞癣菌、羊毛状小芽胞癣菌、腹股沟表皮癣菌、星形奴卡菌等皮肤真菌，有不同程度的抑制作用[8]。

毒性 使君子毒性不大，其粗制品 26.6 g/kg 犬口服可引起呃逆和呕吐，其树胶于 0.83 g/kg 时也产生相似的反应，而提出的使君子油 0.75 g/kg 无上述毒性反应，但可致轻泻[9]。使君子油 5～10 g/kg 小鼠或家兔灌胃未见毒性反应[6]。使君子水浸膏小鼠皮下注射，数分钟后，即呈抑制状态，呼吸缓慢不齐，1～2 h 后全身发生轻度痉挛，呼吸停止而死亡。其 MLD 为 20 g/kg[10]。

【炮制】 1. 使君子 取原药材，除去残留果柄及杂质。用时捣碎。

2. 使君子仁 取净使君子，除去硬壳及霉坏的果实。用时捣碎。生品擅杀虫。

3. 炒使君子仁 取净使君子仁，置锅内，用文火加热，炒至表面黄色微有焦斑，有香气逸出时，取出，放凉。用时捣碎。

4. 煨使君子 临用时在微火中烧，皮焦仁黄时取出，去壳用。炒煨制品健脾消积疗疳力强，多用于小儿疳积。

饮片性状 使君子、使君子仁参见“药材”项。炒使君子仁形如使君子仁，表面黄色具焦斑，有香气。煨使君子形如使君子，皮焦仁黄。

贮干燥容器内，置通风干燥处。防霉、防蛀。

【药性】 甘，温，小毒。归脾、胃经。

1.《开宝本草》：“味甘，温。无毒。”

2.《雷公炮制药性解》：“入脾，胃二经。”

3.《本草正》：“有小毒。”

4.《本草新编》：“入脾、胃、大肠。”

【功用主治】 杀虫，消积，健脾。主治虫积腹痛，小儿疳积，乳食停滞，泻痢。

1.《开宝本草》：“主小儿五疳，小便白浊，杀虫，疗泻痢。”

2.《纲目》：“健脾胃，除虚热。治小儿百病疮癣。”

3.《医林纂要》：“补脾、润肺。”

【用法用量】 内服：煎汤，6～15 g，捣碎入煎；或入丸、散；去壳炒香嚼服，小儿每岁每日 1 粒至 1 粒半，总量不超过 20 粒。

【宜忌】 服量过大或与热茶同服，可引起呃逆、眩晕、呕吐等反应。

1.《纲目》：“忌饮热茶，犯之即泻。”

2.《本草汇言》：“脾胃虚寒之子，又不宜多用，多食则发呃。”“苟无虫积，服之必致损人。”

【选方】 1. 治小儿腹中蛔虫攻痛，口吐清沫 使君子(去壳)为极细末，用米饮调，五更早空心服。(《补要袖珍小儿方论》使君子散)

2. 治小儿痞块，腹大，肌瘦面黄，渐成疳疾 使君子仁三钱，木鳖子仁五钱。为末，水丸，龙眼大。每以一丸，用鸡子一个破顶，入药在内，饭上蒸熟，空心食之。(《简便单方》)

3. 治寸白虫疾 鸭蛋 1 个，破 1 小孔，入使君子肉末一

【基原】 为天南星科刺芋属植物刺芋的根茎或全草。

【原植物】 刺芋 *Lasia spinosa* (L.) Thwait. [*Dracontium spinosum* L.; *L. heterophylla* Schott; *L. aculeata* Lour.]

多年生有刺常绿草本，高达 1 m。根茎横走，圆柱形，粗可达 4 cm，灰白色，多少具皮刺，节间长 2～5 cm，须根纤维状，多分枝，节部环状，稍膨大。叶柄长 20～50 cm；叶片形状多变，幼株上的戟形，长 6～10 cm，宽 9～10 cm，至成年植株过渡为鸟足状至羽状深裂，长、宽 20～60 cm，表面绿色，背面淡绿且脉上疏生皮刺；基部弯曲宽短；侧裂片 2～3，线状披针形，或长圆状披针形，多少渐尖，向基部渐狭，最下部的裂片再 3 裂，小裂片长 15～20 cm，宽 2～3 cm。花序柄长 20～35 cm；佛焰苞长 15～30 cm，上部螺状旋转；肉穗花序圆柱形，钝，长 2～4 cm，黄绿色。果序长 6～8 cm，粗3～3.5 cm；浆果倒卵圆状，顶部四角形，长达 1 cm，先端通常密生小疣状突起。种子长 5 mm。花期 9 月，果翌年 2 月成熟。

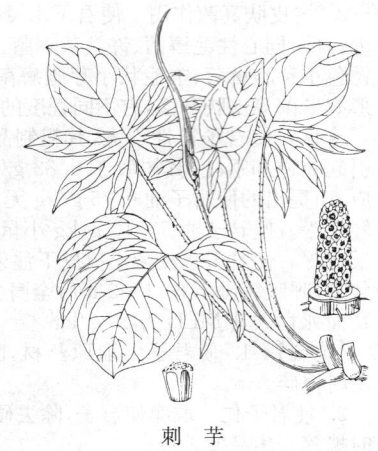

刺 芋

生于海拔 1 530 m 以下的田边、沟旁、阴湿草丛、竹丛中。分布于广东、广西、海南、云南、台湾等地。

【采收加工】 夏、秋季采收，挖取根茎或全草，晒干或切碎晒干。

【药性】 苦、辛，平。

1.《广西本草选编》："味苦、辛，性凉，有小毒。"

2.《全国中草药汇编》："辛、平。"

【功用主治】 清热，利湿，消食，解毒。主治风湿痹痛，白带，消化不良，跌打肿痛，胎毒，痄腮，瘰疬，痈肿疮疖。

1.《岭南采药录》："解毒。治烂头，烂脚，煎水洗之；小儿胎毒、烂肉，煎水洗及为末掺之。"

2.《广西本草选编》："清热除湿，利尿消肿。主治风湿痹痛，跌打损伤，白带，痛经，肾炎，小便混浊，痈肿疮疖，腮腺炎。"

3.《全国中草药汇编》："消炎，止痛，消食，健胃。主治慢性胃炎，消化不良，风湿性关节炎，外治毒蛇咬伤，淋巴腺炎，淋巴结结核。"

【用法用量】 内服：煎汤，9～15 g。外用：煎水洗；或研末调敷。

2878 使君子 shǐ jūn zǐ（《开宝本草》）

【异名】 留求子（《南方草木状》），史君子（侯宁极《药谱》），五棱子（《药材资料汇编》），索子果（《南宁市药物志》），山羊屎（《台湾药用植物志》）。

【基原】 为使君子科使君子属植物使君子的成熟果实。

【原植物】 使君子 *Quisqualis indica* L.

落叶攀缘状灌木，高 2～8 m。幼枝被棕黄色短柔毛。叶对生或近对生；叶柄无关节，在落叶后宿存；叶片膜质，卵形或椭圆形，长 5～11 cm，宽 2.5～5.5 cm，先端短渐尖，基部钝圆，表面无毛，背面有时疏被棕色柔毛。顶生穗状花序组成伞房状花序；花两性；苞片卵形至线状披针形，被毛；萼管长 5～9 cm，被黄色柔毛，先端具广展、外弯、小形的萼齿 5 枚；花瓣 5，长 1.8～2.4 cm，宽 4～10 mm，先端钝圆，初为白色，后转淡红色；雄蕊 10，2 轮，不突出冠外；子房下位。果卵形，短尖，长 2.7～4 cm，径 1.2～2.3 cm，无毛，具明显的锐棱角 5 条，成熟时外果皮脆薄，呈青黑色或栗色。种子 1 颗，白色，圆柱状纺锤形，长 2.5 cm，径约 1 cm。花期 5～9 月，果期秋末。

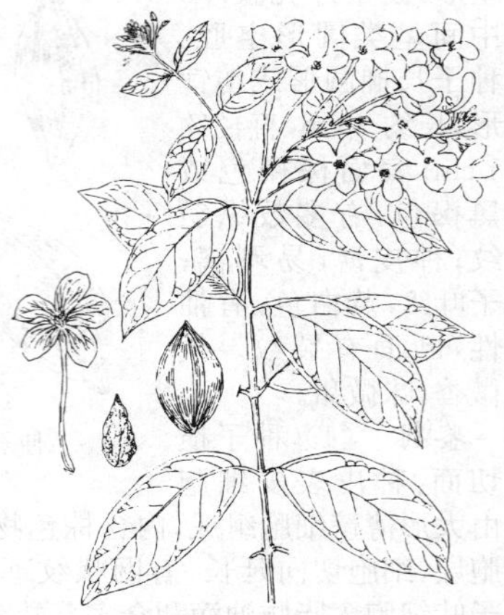

使君子

生于平地、山坡、路旁等向阳灌木丛中，亦有栽培，分布于西南及福建、江西、湖南、广东、广西、台湾等地。

本植物的叶（使君子叶）、根（使君子根）亦供药用，另设专条。

【栽培】 生物学特性 喜温暖湿润气候，不耐寒，怕霜冻，耐荫蔽。宜选向阳避风土层深厚、中等肥力、黄色或黑色的砂壤土栽培。

繁殖方法 种子繁殖、分株繁殖、扦插繁殖或压条繁殖。种子繁殖，育苗移栽：于秋季采成熟饱满果实，随采随播，或混湿砂贮藏春播。实生苗高 30 cm 左右即可定植。分株繁殖：于 3 月，挖取健壮母株的萌蘖移栽。扦插繁殖：有枝插法和根插法。枝插法，2～3 月或 9～10 月，剪取一年至二年生健壮枝条作插条，插条长 20～25 cm，斜插于苗床上，于次年移植。根插法，12 月至次年 1～2 月，将距离主根 30 cm 以外的部分侧根切断挖出，选径粗 1 cm 以上的剪成长约 20 cm 的插条，扦插于苗床，1 年后移植。压条繁殖：2～3 月选健壮长枝，弯曲埋入土中，或波状压条，生根后截取移植。以上方法繁殖的种苗，在 2 月中、下旬或雨季定植。行株距 3.3 m×2.3 m，穴中施厩肥，与土混匀，每穴栽苗 1 株，栽后浇水定根。

田间管理 定植后 1～2 年，经常中耕除草，每年追肥 2～3 次。进入结果期后，每年于萌芽时及采果后各追肥 1 次。冬季要注意培土或覆盖杂草于基部防寒。成片栽种的应搭棚供其攀缘。每年早春或采果后修剪 1 次，使枝条分布均匀，促使开花结果。

病虫害防治 防止诃子瘤蚜为害，防治方法参见"诃子"条。

【采收加工】 栽后 3 年开始结果。8 月以后，当果壳由绿变棕褐或黑褐色时采收，用竹竿击落果实，晒干或烘干。

【药材】 使君子 *Fructus Quisqualis* 主产于四川、福建、广东、广西、台湾、江西等地，以四川产量最大。

性状 果实椭圆形或卵圆形，具 5 条纵棱，偶有 4～9 棱，长 2.5～4 cm，直径约2 cm，表面黑褐色至紫褐色，平滑，微

数羽状复叶，有柄；小叶狭长椭圆形，边缘羽状深裂，下表面及叶柄均密被灰白色柔毛。气微，味涩，微苦。

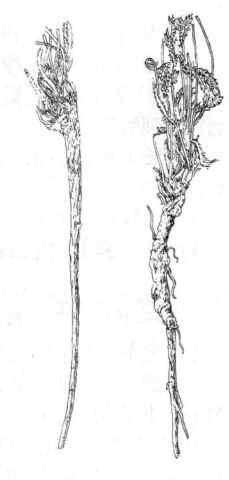
委陵菜(全草)外形

鉴别 (1) 叶横切面：上表皮细胞类方形，下表皮细胞切向延长；上下表皮有多数单细胞非腺毛，以下表皮尤密，且多弯曲。栅栏组织为2～3列细胞，有的含草酸钙簇晶，直径8～37 μm；海绵组织为数列类圆形细胞。主脉极向下凸起，维管束外韧型，木质部半月形，韧皮部呈新月形，外侧有厚角组织，上下表皮内方有2～4列厚角组织。

粉末特征：灰褐色。非腺毛极多，单细胞，平直或弯曲，有的缠结成团，细长，长约至4 000 μm，直径7～37 μm，壁极厚或较厚。草酸钙簇晶存在于叶肉组织中，簇晶直径6～65 μm，偶有方晶。木纤维长梭形，直径7～14 μm，壁稍厚，纹孔明显。木栓细胞类多角形或扁长方形，内含黄棕色物。

(2) 取本品粗粉0.5 g，加乙醇10 ml，回流提取2 h，滤过，取滤液1 ml于试管中，滴加1%三氯化铁乙醇试液1滴，呈墨绿色(检查鞣质)。

【药理】 1. 抗病原体作用 委陵菜中含有的没食子酸、槲皮素具有抗菌活性。另外含有的抗菌成分壬二酸对福氏痢疾杆菌的抑菌直径为21 mm，对志贺痢疾杆菌抑菌直径为14 mm，对宋内痢疾杆菌为12 mm[1]。全草煎剂用平板打洞法，对痢疾杆菌有抑制作用。根煎剂每日以3 g/kg给感染阿米巴的大鼠灌胃，连续6 d，对体内溶组织阿米巴原虫有一定抑制作用，但体外无效[2]。

2. 其他作用 叶及根煎剂1∶5 000～1∶25对离体蛙、兔心脏呈抑制作用，对兔离体及在体肠管亦有抑制作用；还可扩张豚鼠离体支气管，兴奋豚鼠离体子宫[2]。

毒性 根流浸膏小鼠灌胃的LD_{50}为60 g/kg[2]。

【药性】 苦，寒。

1.《救荒本草》："味苦微辣。"

2.《山东中药》："味微苦，性平，无毒。"

3.《安徽中草药》："性寒，味苦，微辛，有小毒。"

【功用主治】 凉血止痢，清热解毒。主治菌痢，休息痢，阿米巴痢，咳嗽，吐血，便血，崩漏，痔疮出血，带下，瘰疬，疮疖肿毒。

1.《中国药用植物志》："治阿米巴痢。"

2.《贵阳民间药草》："清热解毒。治赤白痢下，风湿疼痛，瘫痪，癫痫。"

3.《湖南药物志》："(治)便血，休息痢，小儿抽筋，蜈蚣咬。"

4.《安徽中草药》："主治百日咳，白带，颈淋巴结结核。"

5. 南药《中草药学》："主治咳嗽，咽喉炎，阴道滴虫。"

【用法用量】 内服：煎汤，15～30 g；研末或浸酒。外用：煎水洗、捣敷或研末敷。

【选方】 1. 治赤白痢疾 委陵菜15 g，马齿苋15 g，茶叶6 g。水煎服，每日2次。(《甘肃中草药手册》)

2. 治阿米巴痢疾 ①委陵菜鲜品60 g，人苋30 g。水煎服。(福建晋江《中草药手册》) ②委陵菜30 g，炒槐花12 g。煎服。(《安徽中草药》)

3. 治休息痢 委陵菜根15 g，十大功劳15 g，车前草9 g。水煎服。(《湖南药物志》)

4. 治劳伤咳嗽 白头翁根15 g，棣棠花根9 g。炖肉吃。(《贵州草药》)

5. 治吐血 委陵菜9 g，侧柏炭、仙鹤草各12 g。水煎服。(《陕甘宁青中草药选》)

6. 治便血 委陵菜根15 g，小蓟炭12 g，侧柏炭9 g。煎服。(《安徽中草药》)

7. 治白带 委陵菜、鸡冠花各9 g，银杏6 g。水煎或炖猪蹄食。(《陕西草药》)

8. 治风湿麻木瘫痪，筋骨久痛 天青地白、大风藤、五香血藤、兔耳风各250 g。泡酒连续服用，每日早晚各服30 g。

9. 治母猪疯(癫痫) 天青地白根(去心)30 g，白矾9 g。加酒浸泡。温热内服，连发连服，服后再服白矾粉3 g。(8、9方出自《贵阳民间药草》)

10. 治瘿瘤，瘰疬 委陵菜鲜品30 g，鸡蛋1只，冰糖15 g。开水炖服，渣捣烂外敷患处。(福建晋江《中草药手册》)

【临床报道】 1. 治疗急性细菌性痢疾 委陵菜干根制成20%溶液，每次60 ml，每日口服2次，或制成20%注射液供肌内注射，首次2 ml，以后逐渐增至3.5 ml，每日1～2次，不论口服或肌注，均同时用20%溶液60 ml保留灌肠，每日1～2次。用药2～10 d不等。临床用注射剂治疗52例，治愈49例，好转3例，每例平均总剂量为3.4 g；口服3例，治愈2例，好转1例，每例平均总剂量为82 g；肌注加口服治疗9例，治愈8例，好转1例，每例平均总剂量为59.8 g[1]。

2. 治疗阿米巴痢疾 委陵菜根茎制成煎剂或流浸膏服用。成人每日量为20～30 g(以生药计算)，3次分服。少数患者并用10%煎液100 ml保留灌肠，7～10 d为1个疗程，必要时休息1～2 d再行第二个疗程。临床治疗27例，其中包括急性、慢性和慢性隐伏期急性发作者。服药后，发热病例体温均迅速下降，腹痛、里急后重、腹泻及黏液便大多在1～4 d消失，大便镜检病原体平均转阴时间为3 d。8例经追踪观察，其中1例于1个月后复发[2]。

3. 治疗肠道鞭毛虫病 用委陵菜煎剂(10 ml含委陵菜干品7.5 g)每日3次，成人每次30 ml，小孩每次10～20 ml，治疗212例。结果：服药3 d痊愈168例，好转41例，无变化者3例。在好转41例中，继续投予煎剂3 d量，27例转为痊愈，余14例因未再来复查而进一步疗效不明；在无变化3例中，再给予煎剂2 d量，结果仍然无效[3]。

4. 治疗出血性疾病 取新鲜地区草全草60～120 g(干品15～30 g)，切碎，水煎2次，两次煎液混合，加入少量红糖再煎片刻，分2次服，每日1剂，必要时可续服1～2剂。临床观察子宫功能性出血、月经过多、鼻出血、咯血、血尿和部分癌症出血共112例，结果治愈66例，有效29例。其中对妇科疾病的治疗效最为满意，内科疾病次之。本品的止血作用以根部最强[4]。

2877 竻慈姑 lè cí gū (《岭南采药录》)

【异名】 天河芋(《岭南采药录》)，簕茹菇、水竻钩(《陆川本草》)，勒蒙、竻芋、竻藕(《南宁市药物志》)，簕慈菇、簕芋(《广西本草选编》)，巧南、野茨菇、山茨菇(《全国中草药汇编》)，水簕芋、有簕慈姑(《广西药用植物名录》)，旱慈姑(《云南中药资源名录》)。

细胞大小差异较大，垂周壁均波状弯曲。下表皮密布平轴式气孔，副卫细胞2个；上、下表皮均具非腺毛，下表皮尤多，非腺毛2～3细胞，壁疣明显，顶端细长渐尖，基部多弯曲，有1～2个短细胞，毛痕类圆形。叶脉处可见纵向整齐排列的草酸钙方晶，形成晶鞘纤维。

【药理】 抗早孕作用　本品根皮所含鞣质有抗早孕作用，其对小鼠的ED_{50}为256±44 mg/kg，每日3次，共3 d，其抗早孕作用可被外源性孕酮和人促绒毛膜性腺激素所完全拮抗。但对中期妊娠无明显作用。对于假孕小鼠子宫的蜕膜细胞反应的形成与维持也有显著抑制作用，孕酮对此也有显著拮抗效果，表明本品鞣质的抗早孕作用机制可能是影响了妊娠黄体的正常生理功能，导致孕酮水平下降，胚胎发育受阻，结果使妊娠中止[1]。

【药性】 甘，平。

1.《湖南药物志》："苦，寒。"

2.《浙江药用植物志》："甘，平。"

【功用主治】 解表透疹，止咳，止血。主治外感头痛，痧疹不透，咳嗽咯血，尿血，便血，崩漏，腰痛。

1.《植物名实图考》："破血。"

2.《全国中草药汇编》："宣开毛窍，通经活络。主治疹痧不透，头晕眼花，汗不出，手臂酸麻。"

3.《浙江药用植物志》："清热，止血，镇咳。主治外感头痛，发热，咳嗽，咯血。"

【用法用量】 内服：煎汤，15～30 g。

【选方】 1. 治外感头痛　大叶胡枝子叶或根30 g，紫苏9 g，檵木、白茅根各15 g，煨熟老姜3片。水煎，加红糖服。(《浙江药用植物志》)

2. 治闷痧(头晕目花或头痛沉重、汗不发、上身酸麻)　大叶胡枝子叶或根30 g，檵木叶15～18 g，茅草根12～15 g，紫苏30 g，煨熟去皮的老姜适量。水煎，加红糖，早晚饭前各服1次，并盖被卧床促使发汗，避风。(《天目山药用植物志》)

3. 治痢疾　大叶胡枝子根30～60 g，水煎服。(《湖南药物志》)

2875 穬麦糵 kuàng mài niè (《别录》)

【异名】 麦芽(《纲目》)。

【基原】 为禾本科大麦属植物裸麦的发芽颖果。

【原植物】 裸麦 *Hordeum vulgare* var. *nudum* Hook. f.　又名：穬麦(《别录》)，草麦(《山西通志》)。

一年生草本。秆直立，光滑，高100～120 cm，基部直径4～6 mm，具4～5节。叶鞘光滑，大都短于节间或最基部者长于节间，顶端两侧具有叶耳；叶舌膜质，长1～2 mm；叶片长9～23 cm，宽8～15 mm，微粗糙。穗状花序直立，呈四棱形，成熟后黄棕色或带紫色，长4～8 cm(芒除外)，宽1.8～2 cm；小穗长约1 cm；颖基部菱形，稀被短柔毛，先端狭窄成芒状，芒细弱，长约1 cm；外稃光滑，仅顶部具短梗，先端延伸成芒，芒粗糙，强壮，基部扁，长10～13 cm。成熟后的颖果肥大易脱落，长约7 mm，径约3 mm。

我国西部地区常有栽培。

【采收加工】 全年均可发芽，但以春、秋季为宜，晒干。

【药性】 咸，温。

1.《别录》："温。"

2.《纲目》："咸、温，无毒。"

【功用主治】 消食和中。主治食积胀满，食欲不振，呕吐泄泻。

1.《别录》："消食和中。"

2.《药性论》："破冷气，去心腹胀满。"

3.《日华子》："开胃，止霍乱，除烦闷，消痰饮，破癥结，能催生落胎。"

4. 张元素："补脾胃虚，宽肠下气，腹鸣者用之。"(引自《纲目》)

5.《纲目》："消化一切米、面、诸果食积。"

【用法用量】 内服：煎汤，9～15 g；或入丸、散。

2876 委陵菜 wěi líng cài (《救荒本草》)

【异名】 翻白草、白头翁、黄州白头翁(《本草推陈续编》)，翻白菜、根头菜、野鸠旁花(《中国药用植物志》)，天青地白、小毛药、虎爪菜(《贵州民间方药集》)，老鸦翎、老鸦爪(《山东中药》)，地区草〔内蒙古呼和浩特《医药卫生》1972，(3)：42〕，野鸡膀子、痢疾草(《长白山植物药志》)。

【基原】 为蔷薇科委陵菜属植物委陵菜的带根全草。

【原植物】 委陵菜 *Potentilla chinensis* Ser.

多年生草本，高20～70 cm。根粗壮，圆柱形，稍木质化。基生叶为羽状复叶；总叶柄被短毛及绢状长柔毛；托叶近膜质，褐色，外被白色绢状长柔毛；小叶5～15对，对生或互生，上部小叶较长，向下渐变短，无柄；小叶片长圆形、倒卵形或长圆披针形，长1～5 cm，宽0.5～1.5 cm，先端急尖或圆钝，边缘羽状中裂，裂片三角卵形、三角状披针形或长圆披针形，边缘向下反卷，上面被短柔毛或近无毛，中脉下陷，下面被白色绒毛，沿脉被白色绢状长柔毛；茎生叶与基生叶相似，惟叶片对数较少，托叶草质，边缘通常呈齿牙状分裂。花两性；伞房状聚伞花序，花茎直立或上升，被白色绢状长柔毛，花序基部有披针形苞片，外密被短柔毛；花直径0.8～1 cm，稀达1.3 cm；萼片5，三角卵形，先端急尖，花后不增大，紧贴果实，副萼片5，比萼片短约1倍，且狭窄，外被短柔毛；花瓣5，宽倒卵形，先端微凹，黄色；花柱近顶生，柱头扩大。瘦果卵球形，深褐色，有明显皱纹。花、果期4～10月。

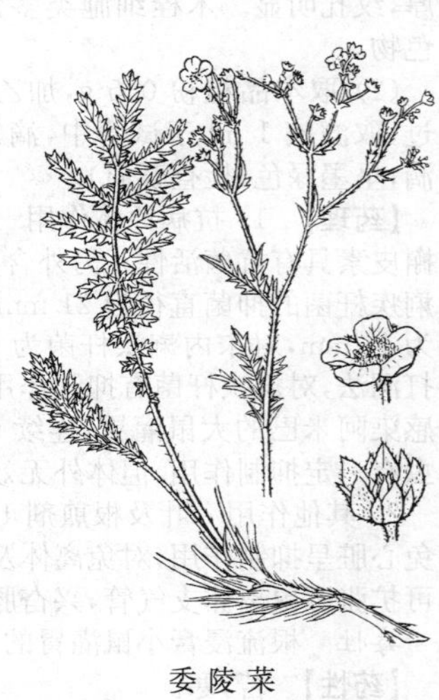

委陵菜

生于海拔400～3 200 m的山坡、草地、沟谷、林缘、灌木丛及疏林下。分布于华北、东北、中南、西南及江苏、浙江、安徽、江西、山东、西藏、陕西、甘肃、台湾等地。

【采收加工】 5～10月采挖带根的全草，晒干。

【药材】 委陵菜 *Herba Potentillae Chinensis*　主产于山东、辽宁、安徽。以山东、辽宁产量大。

性状　根圆柱形或类圆锥形，略扭曲，有的分枝，长5～17 cm，直径0.5～1 cm；表面暗棕色或暗紫红色，有纵纹，粗皮易成片状剥落；根头部稍膨大；质硬，易折断，断面皮部薄，暗棕色，常与木部分离，射线呈放射状排列。叶基生，单

【原植物】 草沉香 *Excoecaria acerifolia* F. Didr. [*E. acerifolia* F. Didr. var. *genuina* Muell.-Arg.] 又名：云南土沉香（《中国树木分类学》），奶奶子（《秦岭植物志》），铁乌梢（《湖北植物志》）。

落叶灌木，高1～2 m或稍矮。全株无毛。小枝灰褐色，有多数疏散的圆形皮孔，新生枝绿色，略有棱，皮层内含乳汁。单叶互生；叶柄红色，柄顶无腺体；叶片纸质，倒卵形、卵状披针形、卵圆形至椭圆形，长4～7 cm，宽1.5～4 cm，先端渐尖，基部狭楔形至近圆形，边缘具内弯的细锯齿，表面深绿色，背面灰青色，两面均无毛。短穗状花序单生于叶腋或顶生，长1～2.5 cm，单性同株；雄花着生于花序上端，甚多；雌花生于花序基部，少数；花细小，黄色；苞片三角状宽卵形，有急尖，具花2～3，基部有杯状腺体；无花梗；无花瓣；萼片3；无花盘；雄花萼片基细小，几离生，雄蕊3，花药卵圆形，光滑，花丝与花药近等长，无退化子房；雌花苞片与雄花的同形而稍大，萼片基部合生，子房3室，每室1胚珠，花柱3，分离，向外卷曲。蒴果近球形而略具3棱，直径约1 cm，无毛，熟时紫红色，3瓣裂，有种子数颗；种子近圆形而端尖。花期4～6月，果期7～9月。

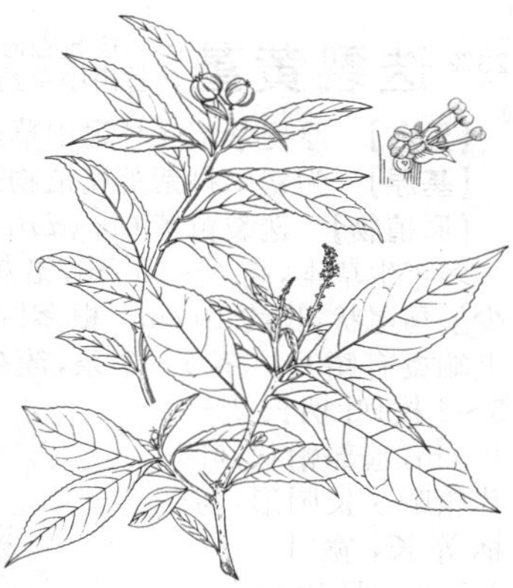

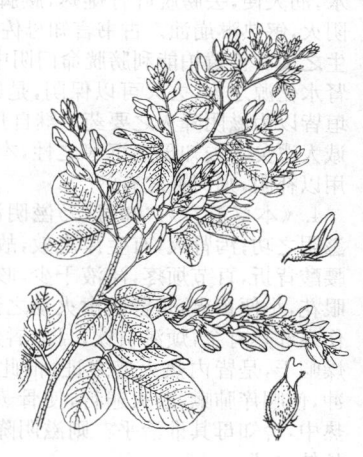

草沉香

生于海拔800～2 700 m的山坡、河谷沿岸或坡地灌木丛中。分布于湖北、湖南、四川、贵州、云南、西藏、陕西等地。

【栽培】 生物学特性 喜温暖，多栽培在房屋前后。以土层深厚、肥沃者为佳。

繁殖方法 分株繁殖。早春进行深翻土地，筑1.5 m的畦，按行、株距各约32 cm开穴，把老蔸挖起，割下根部萌生小苗，剪去部分枝叶和过长的根须，每穴栽苗1株，填土压紧，施稀薄人畜粪水，再盖土与畦面齐平，保持土壤湿润。

田间管理 栽种当年，在5、7、11月各中耕除草、追肥1次。前两次用人畜粪水，第三次施土杂肥。2～3年后，因植株长大，小苗布满畦面，只需拔除杂草。

【采收加工】 栽种2～3年后，于4～5月收取地上部分，晒干。

【药性】 苦、辛，温。

1.《云南中草药》："苦，寒。"

2.《全国中草药汇编》："苦、辛，微温。"

3.《四川中药志》1979年版："有小毒。"

【功用主治】 行气，破血，消积，截疟。主治癥瘕积聚，食积，小儿疳积，鼓胀，疟疾。

1.《天宝本草》："五种之积即消开，饮食诸疾并臌胀，气滞血凝免受灾。"

2.《分类草药性》："治吐血，去风寒痰，消肿，格食症。"

3.《民间常用草药汇编》："破血散瘀，治小儿食积、疳气，杀虫，疗疯狗咬伤。"

4.《云南中草药》："解毒。主治食物中毒，蕈子、草乌中毒。"

5.《四川常用中草药》："祛风痰，消肿胀、食积，化铜钱，散包块，除寒湿，开胃健脾，治吐血、黄疸、狂犬病等症。"

【用法用量】 内服：煎汤，9～15 g。

【宜忌】《全国中草药汇编》："孕妇慎用。"

【选方】 1. 治肝炎、肝脾肿大所致的腹中癥块胀痛 刮筋板6 g，苦荞头12 g，隔山撬12 g，虎杖12 g。水煎服。

2. 治食积不消，胸腹胀满，小儿疳积 刮筋板6 g，隔山撬12 g，鸡屎藤12 g，萝卜头12 g。水煎服。(1、2方出自《四川中药志》1979年版)。

3. 治疟疾 刮筋板鲜叶7～9片。洗净，切细，调鸡蛋1个，用少量菜油混炒至蛋熟为度，发病前2～3 h 1次服完。(《全国中草药汇编》)

2874 和血丹 hé xuè dān (《植物名实图考》)

【异名】 胡枝子（《植物名实图考》），大叶乌梢、大叶马料梢（《天目山药用植物志》），山苜蓿（《浙江药用植物志》），夜关门（《广西药用植物名录》），羊罩机、山豆根（《湖南药物志》）。

【基原】 为豆科胡枝子属植物大叶胡枝子的带根全株。

【原植物】 大叶胡枝子 *Lespedeza davidii* Franch. 又名：粗筋胡枝子、翅茎胡枝子（《浙江药用植物志》）。

落叶灌木，高达2～3 m。枝条密被柔毛，老枝有翅，幼枝具棱。叶互生，三出复叶；顶生小叶较大，侧生小叶较小，长3.5～9 cm，宽2.5～6.5 cm，先端圆形或微凹，基部圆形，两面密被黄色绢毛。花密集成短总状花序，腋生，枝梢部呈圆锥花序；小苞片卵形，每苞腋内着生2朵花；花萼钟形，萼齿5深裂，裂片比萼筒长，披针形，有柔毛；花冠蝶形，紫色，旗瓣多为长形，长约1.2 cm，翼瓣短，暗紫色，龙骨瓣超出翼瓣之外，呈小舟状；雄蕊10，二体；花柱内弯，柱头小。荚果倒卵形，长0.8～1 cm，密生绢毛。种子椭圆形，扁平。花期7～9月，果期9～11月。

大叶胡枝子

生于干旱的向阳山坡、路边草丛。分布于江苏、浙江、江西、湖北、湖南、广东、广西、贵州等地。

【采收加工】 6～10月采收，切段，晒干备用。

【药材】 和血丹 *Herba Lespedezae Davidii* 产于浙江、江西、湖南、广东等地。

性状 茎枝具棱及翅，密被白色绒毛。三出复叶，多皱缩，总叶柄长2～8 cm；完整小叶广倒卵形，卵圆形，侧生小叶较小；叶端圆或微缺，叶基圆形，全缘，上面黄绿色，下面灰绿色，两面及叶柄均密被黄白色绢状毛。总状花序腋生，花枝密被柔毛，花萼阔钟状，花冠暗紫色。荚果倒卵形，密生绢毛。气微，味淡。

鉴别 叶表面观：上、下表皮细胞不规则形或多角形，其

7. 滋肾水，益元气，补下元不足，去膀胱积热　知母一两，黄柏、黄连各等分。上为末，水丸如梧桐子大。食前温水送下五十丸。(《普济方》坎离丸)

8. 治温疟，其脉如平，身无寒，但热，骨节烦疼，时呕　知母六两，甘草二两(炙)，石膏一斤，粳米二合，桂枝(去皮)三两。上锉，每五钱，水一盏半，煎至八分，去滓。温服，汗出愈。(《金匮要略》白虎加桂枝汤)

9. 治梦泄遗精　知母一两，黄柏一两(去皮)，滑石三两。上为末，白水和丸，空心温酒盐汤送下。(《普济方》斩梦丹)

【各家论述】 1.《纲目》引李东垣："知母，其用有四：泻无根之肾火，疗有汗之骨蒸，止虚劳之热，滋化源之阴。仲景用此入白虎汤治不得眠者，烦躁也。烦出于肺，躁出于肾，君以石膏，佐以知母之苦寒，以清肾之源……若热在下焦血分而不渴者，乃真水不足，膀胱干涸，乃无阴则阳无以化，法当用黄柏、知母大苦大寒之药，以补肾与膀胱，使阴气行而阳自化，小便自通。"

2.《纲目》："(知母)乃二经(肺、肾)气分药也，黄柏则是肾经血分药，故二药必相须而行，昔人譬之虾与水母，必相依附。"

3.《本草正》："知母，味苦寒，阴也。其性沉中有浮……在上则清肺止渴，却头痛，润心肺，解虚烦、喘嗽，吐血、衄血，去喉中腥臭；在中则能退胃火，平消瘅；在下则能利小水，润大便，去膀胱肝肾湿热，腰脚肿痛，并治劳瘵内热，退阴火，解热淋崩浊。古书言知母佐黄柏滋阴降火，有金水相生之义。盖黄柏能利膀胱命门阴中之火，知母能清肺金，制肾水化源之火，去火可以保阴，是即所谓滋阴也。洁古、东垣皆以为滋阴降火之要药。继自丹溪而后，则皆用以补阴，诚大谬矣。夫知母之沉寒之性，本无生气，用以清火则可，用以补阴，则何补之有？"

4.《本草汇言》："知母，乃滋阴济水之药也。养肾水，有滋阴之功；泻肾火，有生津之效，故主阴虚不足，发热自汗，腰酸背折，百节烦疼，津液干少，咳嗽无痰，头眩昏倦，耳闭眼花，小便黄赤，是皆阴虚火动之证，惟此可以治之。又如伤寒邪热有余，烦渴引饮，目赤唇焦；若暑疟，热烦闷乱，口燥咽干，是皆内热火盛之证，惟此可以清之。又若阴火攻冲，使咽痒肺嗽，游火遍行，使骨蒸有汗，胃火燔灼，使消渴热中，舍知母其谁治乎？则滋阴降火，泻南补北，是知母之长技也。"

5.《轩岐救正论》："丹溪以黄柏、知母为补阴之用，未免遗议千古……欲资生精血，不外温阳养气，勤培土母，蕃息日昌，至精盈血裕，真阴复盛，而假热虚火，不扑自灭。若概投以黄柏、知母之属，是阴血未生，脾阳先败，假热愈炽，法穷身殆，此非补阴，乃贼阴也。王太仆云，大热而甚，寒之不寒，是无水也，宜用六味地黄丸壮水之主以制阳光。薛立斋云，总论阴阳二症，虽有阴阳气血之分，实则皆因脾胃之阳气不足所致，若用黄柏知母沉阴之物，反泄真阳，多致不起。则凡苦寒之属，委非阴虚所宜，设使阴未虚而实热为患，暂用何害。"

6.《衷中参西录》："(知母)苦寒皆非甚大而又多液，是以能滋阴也。有谓知母但能退热，不能滋阴者，犹浅之乎视知母也。是以愚治热实脉数之证，必用知母；若用黄芪补气之方，恐其有热不受者，亦恒辅以知母。惟有液滑能通大便，其人大便不实者忌之。"

7.《本草正义》："知母寒润，止治实火，泻肺以泄壅热，肺痈燥咳宜之，而虚热咳嗽大忌；清胃以救津液，消中瘅热宜之，而脾气不旺亦忌；通膀胱水道，疗淋浊初起之结热，伐相火之邪，主强阳不痿之标剂；热病在阳明，烦渴大汗，脉洪里热，佐石膏以扫炎熇；疟证之在太阴，湿浊熏蒸，汗多热甚，佐草果以泄脾热。统详主治，不外实热有余四字之范围。而正气不充，或脾土不振，视之当如鸩毒。"

2872 迭裂黄堇 dié liè huáng jǐn（《甘肃中草药手册》）

【异名】 厚翅紫堇(《甘肃中草药手册》)。

【基原】 为罂粟科紫堇属植物迭裂黄堇的全草。

【原植物】 迭裂黄堇 *Corydalis dasyptera* Maxim.

多年生草本，高 5～35 cm，铅灰色，无毛。直根细长，多少呈马尾状，长约 10 cm。根茎圆柱形纤细，长 5～10 cm，上端覆有鳞片。茎 1～2 条，簇生，通常不分枝。基生叶 5～8 枚；叶柄长 2～10 cm，基部鞘状；叶片轮廓狭长圆形，与柄等长，宽 1.7～2.5 cm，羽状全裂，裂片 7～15，无柄，再 2～3 深裂，末回裂片卵形至倒卵形，全缘，近革质，常覆瓦状叠压；茎生叶无或 1 枚，形小，柄短。总状花序顶生，长 2～8 cm，紧密着生花 5～15 朵；苞片下部者羽状深裂，上部者不裂；花梗长 10～15 mm，短于苞片；萼片小，先端具齿；花冠黄棕色至淡黄色，长 16～21 mm，外轮上花瓣的瓣片卵状兜形，背部鸡冠状突起高且延伸至距的中部，距圆筒形，长约为全瓣长的 1/2，外轮下花瓣爪部膨大成卵形，略凹陷；子房长圆形，长为花梗 2 倍，柱头方形至戟形，顶端 2 浅裂。蒴果长圆形，长约 12 mm。种子 2 列，4～6 枚，圆球形，黑色，有光泽。花期 6～8 月。

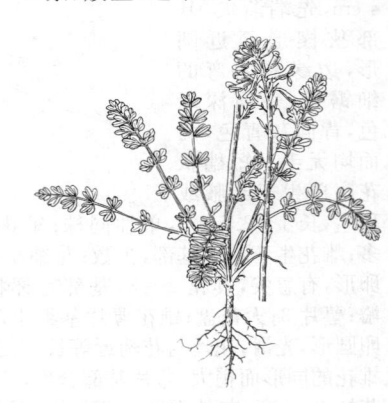

迭裂黄堇

生于海拔 3 500～4 800 m 的高山草地岩石缝中或疏林下。分布于四川、西藏、甘肃、青海等地。

【采收加工】 6～9 月连根采挖，阴干或晒干。

【药性】 苦，寒，有毒。

1.《甘肃中草药手册》："苦、涩，寒。"

2.《青藏高原药物图鉴》："苦，寒。"

【功用主治】 清热解毒，止血敛疮。主治热病高热，黄疸型肝炎，肠炎，外伤出血，疮疡溃后久不收口。

1.《甘肃中草药手册》："止血敛疮。主治外伤出血，痈疽疮疡破溃久不收口等症。"

2.《青藏高原药物图鉴》："治肠胃病，感冒，肉食中毒。"

【用法用量】 内服：研末，2～3 g。外用：研末调敷。

2873 刮筋板 guā jīn bǎn（《四川中药志》）

【异名】 刮金槭、走马胎(《天宝本草》)，刮金板(《常用中草药治疗手册》)，小霸王、岩石榴、水银茶、土沉香、红人太岁(《云南中草药选》)，红刮筋板(《万县中草药》)。

【基原】 为大戟科海漆属植物草沉香的嫩幼全株。

球菌、伤寒杆菌有较强的抑制作用,对痢疾杆菌、副伤寒杆菌、大肠杆菌、枯草杆菌、霍乱弧菌也有抑制作用[11, 12]。知母乙醇浸膏、乙醚浸膏及乙醚浸膏加丙酮处理所得的粗结晶对人型结核杆菌有较强抑制作用[13]。对豚鼠实验性结核病以 3%知母药饵治疗 3～4 个月,有较好疗效[14]。用含 2.5%知母粉的饲料喂饲实验性结核病小鼠,能使其肺部结核病灶减轻[15]。8%～20%浓度知母煎剂在沙氏培养基上对常见致病性皮肤癣菌均有抑制作用[16]。100%知母煎剂对白念珠菌也有抑制作用[17]。杧果苷体外有抗Ⅱ型单纯疱疹病毒(HSV-2)的作用[18]。

7. 抗炎作用　知母杧果苷有显著的抗炎作用,知母总多糖(TPA)对多种致炎剂引起的急性毛细血管通透性增高、炎性渗出增加及组织水肿均有明显的抑制作用,对慢性肉芽肿增生有显著抑制作用。研究认为,TPA 可增强肾上腺功能,减少 ACTH 分泌、释放,并且抑制 PGE 的合成或释放[19]。

8. 抗肿瘤作用　知母根茎部分对人类 5 种肿瘤细胞(A-549, SK-OV-3, SK-MEL-2, XF_{498} 和 HCT_{15})具有细胞毒作用,其活性成分知母皂苷 A-Ⅲ显示出潜在的细胞毒活性[20]。知母抑制胃癌细胞 MKN_{45} 和 KATO-Ⅲ生长并诱导细胞凋亡,其凋亡与细胞色素 C 线粒体中释放有关[21]。

9. 其他作用　从知母中分离出的木脂类化合物被证明是较强的 cAMP 磷酸二酯酶抑制剂,其中的顺-扁柏树脂酚在剂量 100 mg/kg 腹腔注射时能延长环己巴比妥引起的睡眠时间[22]。知母皂苷减少甲胎球蛋白(AFP)的合成[23]。知母中含杧果苷具有明显的利胆作用[24]。在应用体外诱生抗体方法研究中药免疫调节作用实验中,证明杧果苷(0.1 μg/ml)有免疫抑制作用而不影响细胞活力[25]。

【炮制】 1. 知母　取原药材,除去杂质及毛须,洗净,润透,切厚片,干燥,筛去毛屑。

2. 盐知母　取知母片,用盐水拌匀,稍闷,置锅内,用文火炒干;或先将净知母片置锅内,边拌炒边喷洒盐水,炒干,取出放凉。每知母片 100 kg,用食盐 2 kg。盐制能增强益肾滋阴降火作用,多用于肾虚火旺之证。

3. 炒知母　取净知母片置锅内,用文火炒至微焦,取出放凉。

4. 麸炒知母　取麦麸皮撒入热锅内,待烟起时,投入净知母片,炒至微黄,取出,筛去焦麸皮,放凉。每知母片 100 kg,用麸皮 10 kg。麸炒以缓和寒滑之性,适于脾胃虚弱患者。

5. 酒知母　取净知母片用黄酒拌匀,稍润,置锅内,用文火炒至黄色,取出晾干。每知母片 100 kg,用黄酒 10～20 kg。

饮片性状　知母参见"药材"项。炒知母形如知母片,表面黄棕色。盐知母形如知母片,色泽加深,味微咸。麸炒知母形如知母片,表面黄色,略具麸香气。酒知母形如知母片,表面黄色,略具酒气。

贮干燥容器内,炒知母、盐知母、麸炒知母、酒知母密闭,置通风干燥处,防潮。

【药性】 苦,寒。归肺、胃、肾经。

1.《本经》:"味苦,寒。"

2.《吴普本草》:"神农、桐君:无毒。"

3.《药性论》:"性平。"

4.《日华子》:"味苦、甘。"

5.《医学启源》:"气寒,味大辛。《主治秘要》云:性寒味苦;气味俱厚,沉而降,阴也。又云:苦,阴中微阳。肾经本药。"

6.《品汇精要》:"行手太阴经,足阳明经、少阴经。"

7.《本草经解》:"入足少阴肾经,手少阴心经。"

【功用主治】 清热泻火,滋阴润燥。主治温热病高热烦渴,肺热咳嗽,骨蒸潮热,遗精,盗汗,虚烦不眠,消渴。

1.《本经》:"主消渴热中,除邪气,肢体浮肿,下水,补不足,益气。"

2.《别录》:"疗伤寒,久疟,烦热,胁下邪气,膈中恶,及风汗内疸。"

3.《药性论》:"主治心烦躁闷,骨热劳往来,生产后蓐劳,肾气劳,憎寒。虚损患人虚而口干,加而用之。"

4.《日华子》:"治热劳传尸疰病,通小肠,消痰止嗽,润心肺,补虚乏,安心,止惊悸。"

5.《医学启源》:"治足阳明火热,大补益肾水,膀胱之寒。《主治秘要》云:其用有三:泻肾经火一也;作利小便之佐使二也;治痢疾脐下痛三也。"

6. 王好古:"泻肺火,滋肾水,治命门相火有余。"(引自《纲目》)

7.《纲目》:"安胎,止子烦,辟射工、溪毒。"

8.《本草求原》:"治嗽血,喘,淋,口病,尿血,呃逆,盗汗,遗精,痹痿,瘛疭。"

【用法用量】 内服:煎汤 6～12 g,或入丸散。清热泻火,滋阴润燥宜生用;入肾降火滋阴宜盐水炒。

【宜忌】 脾胃虚寒,大便溏泻者禁服。

1.《别录》:"多服令人泄。"

2.《医学入门》:"凡肺中寒嗽,肾气虚脱,无火症而尺脉微弱者禁用。"

3.《本草经疏》:"阳痿及易举易痿,泄泻,脾弱饮食不消化,胃虚不思食,肾虚溏泄等证,法并禁用。"

【选方】 1. 治伤寒脉浮滑,表有热,里有寒;或三阳合病,腹满,身重,难以转侧,口不仁,面垢,谵语,遗尿;发汗则谵语甚,下之则额上生汗,手足逆冷;自汗出者。或伤寒脉滑而厥,里有热　知母六两,石膏一斤(碎),甘草(炙)二两,粳米六合。上四味,以水一斗,煮米熟,汤成去滓,温服一升,日三服。(《伤寒论》白虎汤)

2. 治久嗽气急　知母(去毛,切)五钱(隔纸炒),杏仁(姜水泡,去皮、尖,焙)五钱。以水一钟半,煎一钟,食远温服。次以萝卜子、杏仁等分,为末,米糊丸,服五十丸,姜汤下,以绝病根。(《卫生杂兴》)

3. 治肺劳有热,不能服补气之剂者　知母(炒),贝母(炒),等分。为末服。(《医方集解》二母散)

4. 治阴虚火旺,骨蒸潮热,盗汗,咳嗽,咯血,烦热易饥,足膝疼热,舌红少苔,尺脉数而有力　黄柏(炒)、知母(酒浸炒)各四两,熟地黄(酒蒸)、龟板(酥炙)各六两。上为末,猪脊髓、蜜丸如梧桐子大。每服七十丸,空心盐白汤下。(《丹溪心法》大补阴丸)

5. 治不渴而小便闭,热在下焦血分　黄柏(去皮锉,酒洗焙)、知母(锉,酒洗焙干)各一两,肉桂五分。上为细末,熟水为丸,如梧桐子大。每服一百丸,空心白汤下。如小便利,前阴中如刀刺痛,当有恶物下为验。(《兰室秘藏》通关丸)

6. 治百合病发汗后者　百合七枚(擘),知母三两(切)。上先以水洗百合,渍一宿,当白沫出,去其水,更以泉水二升,煮取一升,去滓,别以泉水二升煎知母,取一升,去滓,后合和,煎取一升五合,分温再服。(《金匮要略》百合知母汤)

30 cm 开沟,株距 10～15 cm 栽种,覆土 5 cm,镇压。

田间管理　每年除草松土 2～3 次,雨季过后秋末要培土,天旱要及时浇水,除留种外应剪除花薹,促进根茎生长,提高产量。每年 4～8 月,每亩应分次追施尿素 20 kg、氯化钾 195 kg,秋末冬初应施复合固体化肥(氮∶磷∶钾＝5∶5∶5)495 kg、可溶性磷肥 99 kg。

病虫害防治　虫害有蛴螬,幼虫咬断苗或咀食根茎,可浇施茶籽饼 6 倍液。

【采收加工】　春、秋两季采挖,除去枯叶和须根,晒干或烘干为"毛知母"。趁鲜剥去外皮,晒干为"知母肉"。

【药材】　知母 *Rhizoma Anemarrhenae*　主产于河北、山西、陕西、内蒙古。以河北易县产者质量最好。

商品规格　商品中因加工方法不同,有毛知母及知母肉之分。出口商品分 3 种:大知母(盖王),长 12 cm 以上;中知母(顶王),长 9～12 cm;小知母,长 6～9 cm。

性状　毛知母　根茎扁圆长条状,微弯曲,偶有分枝,长 3～15 cm,直径 0.8～1.5 cm。一端有浅黄色的茎叶残痕,习称"金包头"。表面黄棕色至棕色,上面有一凹沟,具紧密排列的环状节,节上密生黄棕色的残存叶基,由两侧向根茎上方生长;下面隆起而略皱缩,并有凹陷或突起的点状根痕。质坚硬,易折断。断面黄白色,颗粒状。气微,味微甜、略苦,嚼之带黏性。

知母肉　外皮大部分已除去,表面黄白色,有的残留少数毛须状叶茎及凹点状根痕。

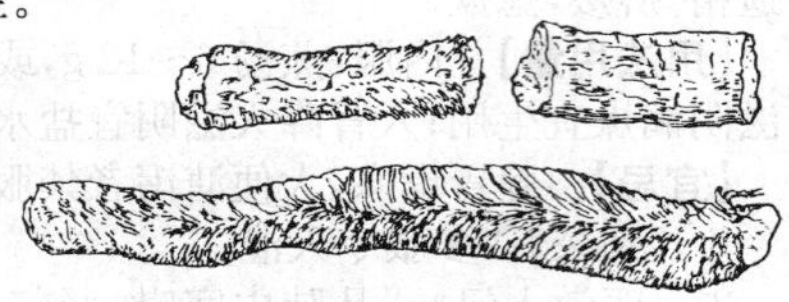

知母(根茎)外形

鉴别　(1) 粉末特征:米黄色。黏液细胞较多,类圆形、椭圆形、长圆形或梭形,内含散在的草酸钙针晶束。纤维(叶基)壁稍厚,木化,纹孔稀疏,有的呈人字形,胞腔宽大。具缘纹孔、网纹及螺纹导管,直径 14～24 μm。木栓细胞表面观形状不一,壁薄,常多层上下重叠。木化厚壁细胞(鳞叶)类长方形、长多角形或延长作短纤维状,孔沟较密,胞腔内含棕黄色物。

(2) 取本品粉末 0.5 g,置试管中,加水 5 ml,用力振摇 1 min,发生持久性泡沫,放置 10 min 不消失(检查皂苷)。

(3) 取本品粉末 2 g,加乙醇 10 ml,振摇后放置 20 min,吸取上清液 1 ml,蒸干,残渣加硫酸 1 滴,初显黄色,继变红色、紫堇色、棕色(检查甾体化合物)。

(4) 薄层色谱:取本品粉末 2 g,加乙醇 20 ml,加热回流 40 min,取上清液 10 ml,加盐酸 1 ml,加热回流 1 h 后浓缩至约 5 ml,加水 10 ml,用苯 20 ml 振摇提取,提取液蒸干,残渣加苯 2 ml 使溶解,作为供试品溶液。另取菝葜皂苷元对照品,加苯制成每 1 ml 含 5 mg 的溶液,作为对照品溶液。吸取上述两种溶液各 7 μl,分别点于同一硅胶 G 薄层板上,以苯-丙酮(9∶1)展开,取出,晾干,喷以 8% 香草醛无水乙醇溶液与硫酸溶液(7→10)的混合液(0.5∶5),于 100 ℃加热至斑点显色清晰。供试品色谱中,在与对照品色谱相应的位置上,显相同颜色的斑点。

品质标志　《中华人民共和国药典》2005 年版规定:照高效液相色谱法测定,本品(干燥品)含菝葜皂苷元($C_{27}H_{44}O_3$)不得少于 1.0%。

【成分】　根茎含知母皂苷(timosaponin)A-Ⅰ、A-Ⅱ、A-Ⅲ、A-Ⅳ、B-Ⅰ、B-Ⅱ[1],知母皂苷 A-Ⅱ、A-Ⅳ结构尚不明,知母皂苷 A-Ⅲ即知母皂苷(zhimusaponin)A[2],又是知母皂苷(anemarsaponin) A_1[3],知母皂苷 B-Ⅱ即原知母皂苷 A-Ⅲ(prototimosaponin A-Ⅲ)[4, 5],还含知母皂苷(anemarsaponin)A_2 即马尔考皂苷元-3-O-β-D-吡喃葡萄糖基(1→2)-β-D-吡喃半乳糖苷 B〔markogenin-3-O-β-D-glucopyranosyl(1→2)-β-D-galactopyranoside B〕[3],去半乳糖替告皂苷(desgalactotigonin),F-芰脱皂苷(F-gitonin)[4],伪原知母皂苷 A-Ⅲ(pseudoprototimosaponin A-Ⅲ)[5],异菝葜皂苷(smilageninoside)[6]。根茎另含知母多糖(anemaran)A、B、C、D[7],顺-扁柏树脂酚(*cis*-hinokiresinol),单甲基-顺-扁柏树脂酚(monomethyl-*cis*-hinokiresinol),氧化-顺-扁柏树脂酚(oxy-*cis*-hinokiresinol),2, 6, 4′-三羟基-4-甲氧基二苯甲酮(2, 6, 4′-trihydroxy-4-methoxy benzophenone),对羟苯基巴豆油酸(*p*-hydroxyphenyl crotonic acid)[8],二十五烷酸乙烯酯(pentacosyl vinyl ester),β-谷甾醇(β-sitosterol)[9],果苷(mangiferin)[10],烟酸(nicotinic acid),烟酰胺(nicotinamide)[11]及泛酸(pantothenic acid) 16 μg/g[12]。

【药理】 1. 抑制 Na^+, K^+, ATP 酶活性　Na^+, K^+, ATP 酶是基础代谢下产生热能最主要的酶。体外实验证明,知母皂苷及其水解产物菝葜皂苷元(sarsapogenin)是 Na^+, K^+, ATP 酶抑制剂,它对提纯的兔肾 Na^+, K^+, ATP 酶有极明显的抑制作用,其活性同专一性 Na^+, K^+, ATP 酶抑制剂毒毛花苷 G 相比,两者在 2×10^{-3} mol/L 时抑制程度相近[1]。大鼠整体实验也表明,知母皂苷元每日 25 mg/只,口服 3 星期可抑制因同时口服甲状腺素引起的肝、肾和小肠黏膜中 Na^+, K^+, ATP 酶活性提高[2]。

2. 对肾上腺素能和胆碱能神经系统的作用　以 50% 知母水煎剂给大鼠口服,每日 4 ml,连续 3 星期,可使心率减慢,血清、肾上腺和脑内多巴胺-β-羟化酶活性降低[3]。以甲状腺激素型及氢化可的松型两种"阴虚"模型为对象,观察到知母有双向调节作用,即知母能使增多的 β-肾上腺素受体最大结合位点数(RT)减少,使减少的 M-胆碱能受体最大结合位点数增多,使细胞功能异常得到纠正[4]。知母对 β-肾上腺素受体向下调节作用机制主要是使异常升高的受体分子生成速率减慢[5]。菝葜皂苷元与知母水煎剂相似[6]。小鼠每日每只连续口服知母水提取物,4 个月后测定脑 M 受体,能明显提高高亲和力受体的数量,但不影响其亲和力[7]。

3. 对激素作用的影响　服用知母皂苷口服液后,因服用糖皮质激素所致外周血淋巴细胞上升的 β 受体明显下降,而血浆皮质醇浓度、细胞糖皮质激素受体及其亲和力并未受到影响。说明知母皂苷能减轻糖皮质激素的副作用[8]。

4. 对血糖的影响　知母根茎水提物花生四烯酸(AA) 90 mg/kg 口服 7 h 后,Ⅱ型糖尿病 KK-Ay 小鼠模型血糖水平从 31.9±1.6 mmol/L 降至 22.5±3.3 mmol/L,并且有降低血清胰岛素水平的趋势。在葡萄糖耐量试验中,预给予 AA 的 KK-Ay 小鼠血糖水平明显降低,其降糖机制可能是降低胰岛素抵抗性[9]。

5. 抗血小板聚集作用　知母总皂苷中分离出的知母皂苷 A-Ⅲ 和马尔考皂苷元-3-O-β-D-吡喃葡萄糖基(1→2)-β-D-吡喃半乳糖苷对由 ADP、5-HT 和 AA 诱导的兔和人血小板聚集均有很强的抑制作用。两种皂苷的 ED_{50} 前者为 2×10^{-4} mol/L,后者为 2×10^{-5} mol/L[10]。

6. 抗病原微生物作用　知母煎剂在琼脂平板上对葡萄

捣敷，或研末调敷。

【宜忌】 孕妇禁服。

【选方】 1. 治虚寒经闭腹痛　垂丝卫矛根皮 9 g，小茴香 4.5 g，炒艾叶 3 g。煎服。(《安徽中草药名录》)

2. 治外伤肿痛　垂丝卫矛根皮 9～15 g。煎水，白酒适量冲服。

3. 治腹水臌胀　垂丝卫矛根皮 15 g，牵牛子 9 g。煎服。(2、3 方出自《安徽中草药》)

4. 治阴囊奇痒，有渗出液　垂丝卫矛茎皮，研末，加桐油调敷患处，或煎汤熏洗。(《天目山药用植物志》)

5. 治漆疮　垂丝卫矛枝叶，煎水洗患处，每日 2 次。(《安徽中草药》)

2869 垂丝海棠 chuí sī hǎi táng (《纲目》)

【基原】 为蔷薇科苹果属植物垂丝海棠的花。

【原植物】 垂丝海棠 *Malus halliana* Koehne

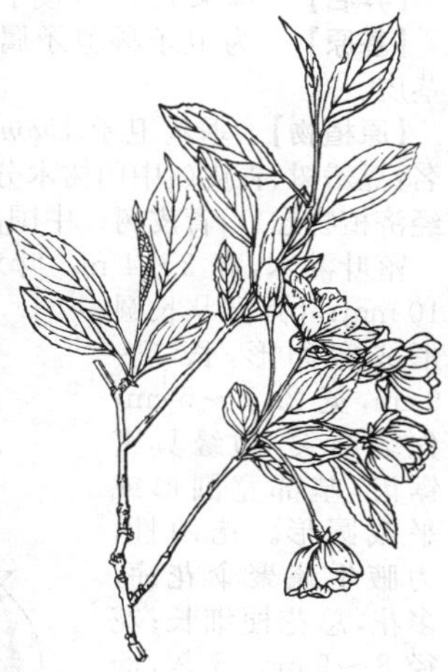

垂丝海棠

乔木，高达 5 m。树冠开展；小枝细弱，微弯曲，最初有毛不久脱落，紫色或紫褐色。单叶互生；叶柄长 5～25 mm；托叶小，膜质，披针形，早落；叶片卵形或椭圆形至长椭卵形，长 3.5～8 cm，宽 2.5～4.5 cm，边缘有圆钝细锯齿，中脉有时具短柔毛，其余部分均无毛，上面深绿色，有光泽并常带紫晕。花两性；伞房花序，具花 4～6 朵；花梗细弱，长 2～4 cm，下垂，有稀疏柔毛，紫色；花粉红色，直径 3～3.5 cm；萼筒外面无毛；萼裂片三角状卵形，内面密被绒毛；花瓣倒卵形，长约 1.5 cm，基部有短爪，常在 5 数以上；雄蕊 20～25，花丝长短不齐，约等于花瓣之半；花柱 4 或 5，较雄蕊为长，基部有长绒毛，顶花有时缺少雌蕊。果实梨形或倒卵形，直径 6～8 mm，略带紫色，成熟很迟，萼片脱落，果梗长 2～5 cm。花期 3～4 月，果期 9～10 月。

生于海拔 50～1 200 m 的山坡丛林中或山溪边。分布于江苏、浙江、安徽、四川、云南、陕西等地。各地常见栽培。有重瓣、白花等变种。

【药性】 《四川中药志》1960 年版："性平，味淡苦，无毒。"

【功用主治】 《民间常用草药汇编》："调经和血，治红崩。"

【用法用量】 内服：煎汤，6～15 g。

【宜忌】 《民间常用草药汇编》："孕妇禁服。"

【选方】 治红崩　垂丝海棠花 9～15 g。水煎或炖肉服。(《民间常用草药汇编》)

2870 垂丝卫矛果 chuí sī wèi máo guǒ (《天目山药用植物志》)

【基原】 为卫矛科卫矛属植物垂丝卫矛 *Euonymus oxyphyllus* Miq. 的果实。

【原植物】 参见"垂丝卫矛"条。

【采收加工】 9 月后果实成熟时采收，晒干。

【功用主治】 治痢疾初起。

【用法用量】 内服：煎汤，10～20 g。

【选方】 治痢疾初起　垂丝卫矛果、六月雪根、大青(马鞭草科)根各 15～21 g。水煎服。(《浙江药用植物志》)

2871 知母 zhī mǔ (《本经》)

【异名】 蕁、荒藩(《尔雅》)，蚳母、连母、野蓼、地参、水参、水浚、货母、蝭母(《本经》)，芪母(《说文》)，提母(《尔雅》郭璞注)，莐母(《玉篇》)，女雷、女理、鹿列、韭逢、儿踵草、东根、苦心、儿草、水须(《别录》)，昌支(《新修本草》)。

【基原】 为百合科知母属植物知母的根茎。

【原植物】 知母 *Anemarrhena asphodeloides* Bunge

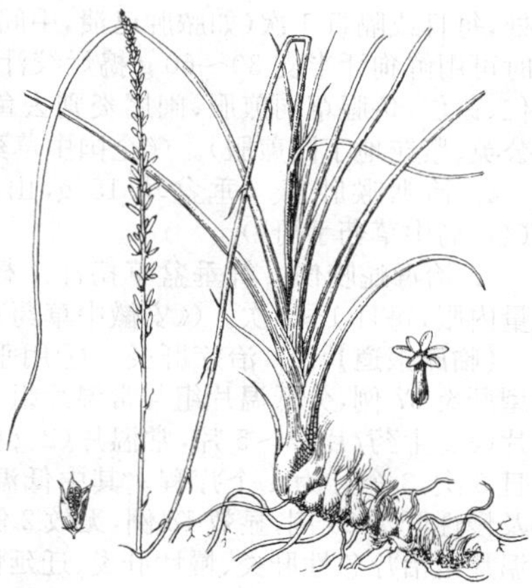

知　母

多年生草本。全株无毛。根茎横生，粗壮，密被许多黄褐色纤维状残叶基，下面生有多数肉质须根。叶基生，丛出，线形，长 20～70 cm，宽 3～7 mm，上面绿色，下面深绿色，无毛，质稍硬，叶基部扩大包着根茎。花葶直立，不分枝，高 50～120 cm，下部具披针形退化叶，上部疏生鳞片状小苞片；花 2～6 朵成一簇，散生在花葶上部呈长总状花序，长 20～40 cm；花黄白色，干后略带紫色，多于夜间开放，具短梗；花被片 6，基部稍连合，2 轮排列，长圆形，长5～8 mm，先端稍内摺，具 3 条淡绿色纵脉纹；发育雄蕊 3，着生于内轮花被片近中部，花药黄色，退化雄蕊 3，着生于外轮花被片近基部，不具花药；雌蕊 1，子房长卵形，3 室，花柱短，柱头 1。蒴果卵圆形，长 10～15 mm，成熟时沿腹缝线上方开裂为 3 裂片，每裂片内通常具 1 颗种子。种子长卵形，具 3 棱，黑色。花期 5～8 月，果期 7～9 月。

生于向阳干燥山坡、丘陵草丛中或草原地带，常成群生长。分布于华北、东北及江苏、山东、陕西、甘肃、宁夏等地。在安徽、江西、河南、新疆等地有引种栽培。

【栽培】 生物学特性　适应性很强，喜温暖湿润气候，耐寒，耐干旱。对土壤要求不严，以土质疏松、肥沃、排水良好的腐殖质壤土和砂质壤土栽培为宜，在阴坡地、黏土及低洼地生长不良，且根茎易腐烂。

繁殖方法　种子繁殖或分株繁殖。种子繁殖：选三年以上生的植株采集成熟种子，置 30～40 ℃温水中浸泡 24 h，捞出稍晾干即可播种。秋播在封冻前，春播在 4 月。条播，行距 10～25 cm，开 1.5 cm 深的浅沟，将种子均匀撒入沟内，覆土 1.5 cm，保持湿润，20 d 左右出苗。苗出齐后间苗，按株距 7～10 cm 定苗。分株繁殖：早春或晚秋，将根茎挖出，切成 3～6 cm 长段，每段带 1～2 个芽，按行距 25～

3.《全国中草药汇编》:"外用治带状疱疹。"

4.《四川中药志》1982 年版:"清热解毒,凉血止血,利湿退黄。用于痈肿疮疖,咽喉肿痛,烫火伤,肺热咯血、衄血、尿血,毒蛇咬伤,肝炎,肠炎,痢疾。"

【用法用量】 内服:煎汤,15～30 g,鲜品 50～100 g;或捣汁。外用:捣敷;或研末调搽;或取汁外涂;或煎水湿敷。

【宜忌】 脾胃虚寒者慎服。

【选方】 1. 治肝炎 ①急性黄疸型肝炎 垂盆草 30 g,茵陈蒿 30 g,板蓝根 15 g。水煎服。(《安徽中草药》) ②慢性迁延型肝炎 鲜垂盆草 30 g,紫金牛 9 g。水煎去渣,加食糖适量,分 2 次服。(《浙江药用植物志》)

2. 治肠炎,痢疾 垂盆草 30 g,马齿苋 30 g。水煎服,每日 1 剂。(《四川中药志》1982 年版)

3. 治蜂窝组织炎,乳腺炎,阑尾炎,肺脓疡,痈疖,蛇、虫咬伤 鲜狗牙半支全草 60～120 g。洗净捣烂,加面粉少许调成糊状(或晒干研末,加凡士林适量调成软膏)。外敷患处,每日或隔日 1 次(如脓肿已溃,中间留一小孔排脓)。同时可用鲜狗牙半支 30～60 g 捣烂绞汁冲服(肺脓疡加冬瓜仁、苡仁、鱼腥草同煎服;阑尾炎则去鱼腥草,再加红藤、蒲公英、紫花地丁同煎服)。(《全国中草药汇编》)

4. 治咽喉肿痛 垂盆草 15 g,山豆根 9 g。水煎服。(《青岛中草药手册》)

5. 治毒蛇咬伤 鲜垂盆草捣汁 1 杯,加雄黄、烧酒各少量内服,每日 1～2 次。(《安徽中草药》)

【临床报道】 1. 治疗肝炎 ①用垂盆草片剂治无黄疸型肝炎 67 例,分低温片组与常温片组 2 组。分别给服低温片(3 g 生药/片)3～5 片,常温片(2 g 生药/片)5～7 片,每日 3 次,3 个月为 1 个疗程。其中低温片组治迁延性肝炎及慢性肝炎 20 例,显效 18 例,无效 2 例,有效率为 90%;常温片组治疗急性肝炎、慢性肝炎、迁延性肝炎共 47 例,显效 27 例,好转 5 例,无效 15 例,有效率为 68%。2 组总有效率为 74.6%。部分病例服药后有饥饿感、胃部隐痛、肠鸣便溏等症,服 33%氢氧化铝乳剂后大部分缓解[1]。②用秋、冬季垂盆草糖浆(2 g 生药/ml)治肝炎 139 例。每次 30 ml,每日 3 次,15 d 为 1 个疗程。其中急性黄疸型肝炎 29 例,显效 14,有效 8 例,无效 7 例;急性无黄疸型肝炎 78 例,显效 58 例,有效 9 例,无效 11 例;迁延性肝炎 29 例,显效 8 例,有效 17 例,无效 4 例;慢性肝炎 3 例,有效 2 例,无效 1 例。总有效率为 83.45%。个别患者在初服药几日有轻微腹泻和胃脘不适感,可能与患者有胃及十二指肠溃疡史、对寒性药物不适应有关[2]。③用复方垂盆草糖浆治疗利福平引起 ALT 增高的肺结核患者 38 例。每次口服 50 ml(含鲜垂盆草 62.5 g,紫金牛 16 g),每日 2 次,15 d 为 1 个疗程。用药后 10 d,ALT 降至正常水平者 32 例,最长时间 31 d,最短者 9 d,6 例无效[3]。

2. 治疗痈疖疮毒 取鲜垂盆草 60～120 g,捣烂,加干面粉少许调成糊状外敷,每日或间日 1 次;另取鲜品 30～60 g 捣汁冲服。用于痈疖、无名肿毒等 50 例,除 3 例无效外,其余均治愈。治愈时间最短的 1 d,最长的 5 d。对化脓性感染疾患早期能消肿止痛,促进吸收;已成脓肿者加速局限,溃破排脓[4]。

3. 治疗静脉炎,肌注局部红肿热痛 将鲜垂盆草洗净捣烂,加 70%～75%乙醇 3～4 ml 调拌后敷于患处,外用塑料薄膜覆盖,绷带绑扎固定,干后更换。治因静脉滴注引起的静脉炎及肌内注射引起的局部硬结肿痛 20 余例,用药 1～3 次后均使红肿疼痛消失[5]。

4. 治疗蜂类螫伤 先清除螫伤处的毒刺和毒囊,再于伤口处挤出毒液。用垂盆草 20 g 左右,去根,洗净。捣烂,在螫伤处反复涂擦半分钟,2 h 后再涂擦 1 次。共治疗 54 例,全部有效[6]。

5. 治疗水火烫伤 鲜垂盆草去根,洗净,吸干水分。取 100 g 加冰片 10 g,捣成糊状。Ⅰ度烧伤,直接用药外敷。一般敷 2 h,必要时加敷 1 次。浅Ⅱ度烧伤用垂盆草 100 g 绞汁(约得 65 g),加入冰片调匀,用消毒棉签蘸汁外涂,剧痛改善后,剪去水泡。第一日可多涂几次,第二、第三日涂 4～5 次。整个治疗过程中充分暴露皮肤。用于 63 例患者,有效率约 94%。其中Ⅰ度烧伤者,一般用药 2～3 d 局部脱屑而愈;浅Ⅱ度烧伤者,用药 1 h 左右,剧痛明显减轻,2～3 d 渗出基本停止,7～8 d 皮肤干燥结痂[7]。

2868 垂丝卫矛 chuí sī wèi máo (《天目山药用植物志》)

【异名】 球果卫矛、五棱子(《天目山药用植物志》)。

【基原】 为卫矛科卫矛属植物垂丝卫矛的根、根皮及茎皮。

【原植物】 垂丝卫矛 *Euonymus oxyphyllus* Miq. 又名:豆瓣树、青皮(《中国树木分类学》),小米饭、暖木(《中国经济植物志》),青皮树(《中国高等植物图鉴》)。

落叶灌木,高 2～4 m。叶对生,偶有互生;叶柄长 2～10 mm;叶片卵状长圆形或宽卵形,长 4～9 cm,宽 2.5～5 cm,先端渐尖,边缘具密锯齿,基部宽圆形或平截圆形。花两性,为腋生疏聚伞花序,多花,总花梗细长;花径 8～9 mm,5 数,淡绿色,花丝短;花盘圆形。蒴果近球形,直径 1～1.5 cm,具 4～5 纵棱,下垂,熟时暗红色,假种皮红色。花期 4～6 月,果期 7～9 月。

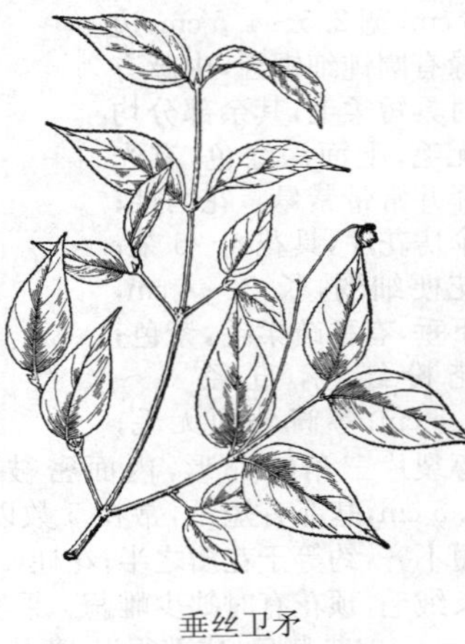

垂丝卫矛

生于山坡、山谷杂木林下及溪谷林边。分布于辽宁、江苏、浙江、安徽、江西、山东、湖南。

本植物的果实(垂丝卫矛果)亦供药用,另设专条。

【采收加工】 6～9 月采茎,剥皮鲜用或晒干。9～10 月采根,鲜用或剥皮晒干。

【成分】 叶含邻-香豆酸(*o*-coumaric acid)[1]。

【药性】 《青岛中草药手册》:"性寒,味苦。"

【功用主治】 祛风,除湿,活血。主治风湿痹痛,闭经,跌打骨折,脚气,水肿,阴囊湿痒。

1.《天目山药用植物志》:"治骨折损伤,阴囊湿痒,关节酸痛。"

2.《青岛中草药手册》:"散风祛湿,舒筋活血,散瘀止痒。治风湿筋骨痛,风湿性皮炎,脚气。"

3.《安徽中草药》:"治漆疮。"

【用法用量】 内服:煎汤,15～30 g。外用:煎水熏洗,或

水马齿苋、野马齿苋(《改订植物名汇》),瓜子莲、土三七、三七仔、鸡舌草(《广西药用植物名录》),石头菜(《秦岭植物志》),爬景天(《北京植物志》)。

多年生肉质草本。全株无毛。根纤维状,不育茎匍匐,长 10～25 cm,接近地面的节处易生根。叶常为3片轮生;叶片倒披针形至长圆形,长 1.5～2.5 cm,宽 3～7 mm,先端近急尖,基部下延,狭而有距,全缘。聚伞花序,顶生,有3～5分枝,花小,无梗;萼片5裂,宽披针形,不等长,长 3.5～5 mm;花瓣5,黄色,披针形至长圆形,长 5～8 mm;雄蕊 10,2 轮,比花瓣短;鳞片5,楔状四方形,先端稍微凹;心皮5,长圆形,略叉开,长 5～6 mm。蓇葖果,内有多数细小的种子。种子卵圆形,表面有细小的乳头状突起。花期5～7月,果期7～8月。

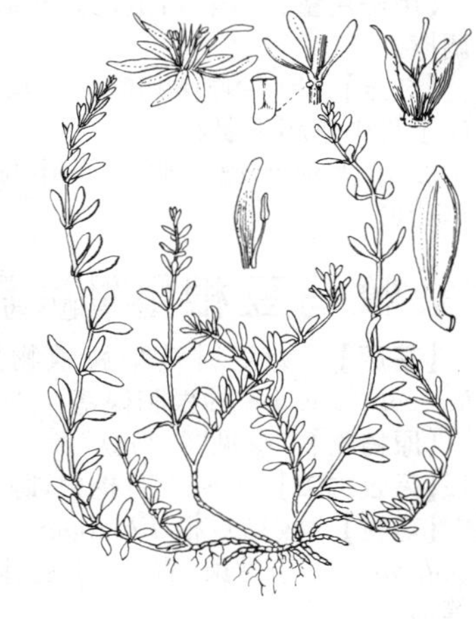

垂盆草

生于海拔 1 600 m 以下的向阳山坡、石隙、沟边及路旁湿润处。分布于河北、山西、辽宁、吉林、江苏、浙江、安徽、福建、江西、山东、河南、湖北、湖南、四川、贵州、陕西、甘肃等地。

【栽培】 生物学特性 阴性植物,喜温和、湿润气候,适应能力强,较耐寒,怕干旱,适宜肥沃的砂质壤土栽培。

繁殖方法 分株繁殖或扦插繁殖。选土壤肥沃、疏松的砂质壤土,施厩肥,将晒冻垡的园地整平,并做成宽 1 m、高 20 cm 的苗床。分株繁殖:4～9月,挖出全株,分株后按行株距 30 cm×15 cm 栽种,每穴1～2株,根朝下,使大部分茎叶露出土面,覆土压实,连浇2次透水保温,7～10 d 成活。扦插繁殖:截取健壮枝条,扦插于苗床中,经常保持床土湿润。10 d 左右即可生根,成活率 90%以上。

田间管理 浇水后,地稍干就及时松土除草,宜浅松土,封畦后停止松土除草。以施基肥为主,栽苗 15～20 d 后,追施腐熟粪肥,后浇清水1次。垂盆草怕干旱,天旱时要及时在傍晚浇水。为了预防高温季节日照过强,可适当间作决明子、望江南或其他中草药遮荫。

【采收加工】 6～9月采收,晒干。

【药材】 垂盆草 *Herba Sedi* 主产于江苏、浙江、安徽。

性状 干燥全草稍卷缩。根细短,茎纤细,长可达 20 cm 以上,部分节上可见纤细的不定根。3叶轮生,叶片倒披针形至矩圆形,绿色,肉质,长 1.5～2.8 cm,宽 0.3～0.7 cm,先端近急尖,基部急狭,有距。气微,味微苦。

鉴别 (1) 茎横切面:表皮细胞长方形,外壁稍厚,内层约为10列薄壁细胞。中柱小,维管束外韧型,导管类圆形。髓部呈三角状,细胞多角形,壁甚厚,非木化。紧靠韧皮部细胞及髓部细胞中含红棕色分泌物。

(2) 取本品粉末 10 g,置于索氏提取器中,用丙酮回流提取 6 h,滤过。滤液减压浓缩至约 2 ml,加等体积的水溶解,再减压抽尽丙酮,得叶绿素状物。加适量水溶解,滤过。水液减压抽干,加甲醇 2 ml 溶解,再加硅胶 1～2 g 拌和,干燥后装入盛有硅胶 10 g 的层析柱上端(内径约 1.5 cm),以氯仿-甲醇(5∶1)冲洗,弃去最初洗脱液约 35 ml,收集以后的洗脱液约 80 ml,蒸干。取残渣少许,加固体二氧化锰约 10 mg,于小试管中混匀,管口覆盖1张滤纸小片,用橡皮筋扎紧密闭,并于纸上加 10%硫酸亚铁溶液1滴,再加 20%氢氧化钠溶液1滴,将试管置火上小心加热,待管内冒烟后移去火源,加浓盐酸1滴于纸片上,即显蓝绿色(检查脂肪族氰基)。

(3) 薄层色谱:取(2)项洗脱液浓缩后为样品液。用垂盆草苷对照品制成对照品溶液。分别点样于同一硅胶 G 薄层板上,以氯仿-甲醇(8∶3)展开,展距 6 cm,喷以 30%～50%硫酸液,于 110 ℃下加热 5～10 min 显色,样品液色谱在与对照品色谱相应位置处,现相同的黑色斑点。

【成分】 全草含有消旋甲基异石榴皮碱(methylisopelletierine),二氢异石榴皮碱(dihydroisopelletierine),3-甲酰-1,4-二羟基二氢吡喃(3-formyl-1,4-dihydroxy-dihydropyran),N-甲基-2β-羟丙基哌啶(N-methyl-2β-hydroxypropylpiperidine)[1],垂盆草苷(sarmentosine),β-谷甾醇(β-sitosterol),甘露醇(mannitol)和氨基酸[2]。

【药理】 1. 护肝作用 垂盆草对动物实验性肝损伤有明显的保护作用。从垂盆草中提取垂盆草苷制成垂盆草片,按 0.5～1.0 mg/只小鼠灌胃给药,对四氯化碳性肝损伤有明显保护作用。可使肝细胞内糖原和葡萄糖-6-磷酸酶、乳酸脱氢酶含量增加,肝细胞内琥珀酸脱氢酶和 ATP 酶活性增强,表明垂盆草苷的保肝作用可能与此有关[1]。垂盆草分离制得的异鼠李素-3,7-二-O-β-D-葡萄糖苷,配成一定浓度的溶液,通过保肝降酶试验(D-氨基半乳糖致小鼠急性肝损伤)发现,该成分具有一定的保肝降酶活性,高剂量组更加明显[2]。将鼠科动物和人体的肝细胞瘤细胞在浓度为 50～150 μg/ml 的垂盆草生物碱粗提物中培养 24～48 h,结果表明其增殖速度依赖于垂盆草生物碱粗提物的浓度,且其抗增殖作用发生在细胞增殖的 G_1 期[3]。

2. 抗病毒作用 利用合成形成抑制模型重组病毒因子 vPE_{16} 和 $CD4^+$ HeLa 细胞发现自然界中抗 HIV 病毒的药物,结果发现,垂盆草甲醇提取物对 gp120-CD4 显示出很强的交互抑制作用。其浓度为 100 μg/ml 时,抑制率为 80%～90%[4]。

3. 免疫抑制作用 垂盆草苷可使小鼠胸腺内胸腺细胞数明显降低,小鼠溶血空斑试验证明,它能抑制 T 细胞依赖抗原-SRBC 的抗体形成细胞数;还能抑制 T 细胞介导的移植物抗宿主反应。实验中还发现,垂盆草苷使外周血中白细胞数和中性粒细胞比例增高。另外,还可见到给药组小鼠骨髓中 T 淋巴细胞比例非常显著地升高,故推测垂盆草苷的作用可能类似于类固醇甾体激素,能使外周 T 细胞转移至骨髓[5]。

4. 抗氧化作用 垂盆草甲醇提取物具有清除自由基的活性,表明其具有抗氧化作用[6]。

【药性】 甘、淡、微酸,凉。归肝、肺、大肠经。

1.《青岛中草药手册》:"性平,味甘、淡。入心、肝经。"

2. 南药《中草药学》:"甘、淡、微酸,凉。"

【功用主治】 清热解毒,利湿。主治湿热黄疸,咽喉肿痛,痈疖肿毒,痢疾,淋证,水火烫伤,湿疹。

1.《纲目拾遗》:"治痈疔,便毒,黄疸,喉癣。"

2.《天宝本草》:"利小便,敷火疮肿痛,汤火症;退湿热,兼治淋症。"

的山坡草地、河边沙砾地。分布于东北及河北、山西、内蒙古、四川、西藏、陕西、甘肃、青海、宁夏、新疆等地。

本植物的根(牧马豆根)亦供药用,另设专条。

【采收加工】 7～9月结果时收割,晒干或风干。

【成分】 全草含生物碱:黄华碱(thermopsine),合模黄华碱(homothermopsine),臭豆碱(anagyrine),甲基金雀花碱(methylcytisine),厚果槐碱(pachycarpine),阿艮亭(argen-tine)[1,2],羽扇豆碱(lupanine)[3],菱叶野决明碱(rhombifoline),黄华胺(thermopsamine),金雀花碱(cytisine)[4]。茎叶含黄酮类化合物[5]。种子主要成分为金雀花碱,其次为黄华碱,鹰爪豆碱,臭豆碱[6],N-甲基金雀花碱[7]。

【药理】 1. 对骨骼肌的作用 本品所含总生物碱有显著的肌肉松弛作用,静注时对家兔的垂头剂量为603±73 mg/kg,呼吸麻痹剂量为862 mg/kg;犬的垂头剂量为416±21 mg/kg。总碱的作用部位在神经-肌肉接头处与筒箭毒一样,属非去极化型[1]。本品叶含横纹肌兴奋作用物质,从中分离得的右旋鹰爪豆碱为有效成分[2],实验表明右旋鹰爪豆碱对家兔、猫的胫前肌及离体大鼠的膈肌均有显著兴奋作用,因其对小鼠血胆碱酯酶活力无明显抑制作用,也不能对抗箭毒碱对兔神经-肌肉传导的完全阻断,表明其肌肉兴奋作用与新斯的明不同,腓总神经变性后其对胫前肌仍有兴奋作用,表明鹰爪豆碱是直接对横纹肌的兴奋[3]。鹰爪豆碱腹腔注射20 mg/kg可显著延长小鼠游泳时间;10～20 mg/kg静脉给药,可使肌肉的兴奋性明显提高,麻醉兔胫前肌收缩力和作功增加,胫前肌诱发电位升高,波幅加大[4,5]。

2. 对呼吸及心血管系统的影响 本品叶的流浸膏静注可使呼吸加深加快,心率变快,血压升高[6]。所含多种生物碱具有烟碱样作用,可反射性地使呼吸增强,如臭豆碱、金雀花碱等[7]。从本品中提得的金雀花碱0.02 mg/kg或1.5 mg/只静注,可使麻醉猫的呼吸强烈兴奋,0.06 mg/kg的呼吸兴奋作用略强于0.3 mg/kg的山梗菜碱。呼吸兴奋的同时伴心跳加快,血压急剧上升,心跳和血压也随呼吸兴奋作用的消失而恢复正常[8]。甲基金雀花碱的作用较金雀花碱弱10～12倍[7]。鹰爪豆碱还具有显著的抗心律失常作用,能降低心肌的应激性和传导性,减慢心率,抑制心收缩力,曾用作抗心律失常药以治疗室性心动过速和功能性心悸[8]。

3. 其他作用 黄华碱、臭豆碱及鹰爪豆碱均能阻断神经节,后者还能降低肾上腺皮质及颈动脉窦的反应性[7]。本品全草浸剂还有祛痰作用,此与其能直接使呕吐和呼吸中枢兴奋,刺激胃感觉神经末梢,反射性地促进支气管分泌等有关[7]。本品总碱于大剂量时则可显著抑制呼吸,此为肌肉松弛的结果,持续人工呼吸或注射甲基硫酸新斯的明为有效的拮抗措施[1]。本品对昆虫还有接触毒性,浸剂尚可驱除肠虫[7]。

毒性 本品所含总生物碱(肌松作用者)小鼠腹腔注射LD_{50}为1 938 mg/kg[1],鹰爪豆碱腹腔注射对小鼠的LD_{50}为89.1±1.9 mg/kg[3,4],鹰爪豆碱每日肌注20 mg/kg,连续4星期,对大鼠无明显毒性[4]。

【药性】 甘,微温,有毒。

1.《宁夏中草药手册》:"苦,微温,有毒。"

2.《新疆中草药》:"酸、苦,温,有小毒。"

【功用主治】 祛痰止咳,润肠通便。主治咳嗽痰喘,大便干结。

1.《宁夏中草药手册》:"祛痰止咳,治咳嗽痰喘。"

2.《新疆中草药》:"润肠通便。"

【用法用量】 内服:煎汤,6～12 g。外用:捣敷;或研末调擦。

【选方】 1. 治咳嗽痰喘 牧马豆、苏子各9 g。水煎服。(《宁夏中草药手册》)

2. 治大便干燥 野决明叶9 g。水煎服。(《新疆中草药》)

2866 牧马豆根 mù mǎ dòu gēn (《沙漠地区药用植物》)

【基原】 为豆科黄华属植物披针叶黄华 *Thermopsis lanceolata* R. Br. 的根和根茎。

【原植物】 参见"牧马豆"条。

【采收加工】 9～10月挖根,晾干。

【药材】 牧马豆根 *Rhizoma et Radix Thermopsis Lanceolatae* 产于甘肃、青海、宁夏、陕西、山西、内蒙古、河北等地。

性状 根和根茎呈圆柱状长条形,弯曲,长13～35 cm,直径3～5 mm。表面棕黄色至棕黑色,有纵皱纹,有的外皮剥落,根茎节上有芽痕或叶基痕。质硬,易折断,断面不平整,淡黄色或淡黄绿色。气微,味微苦、涩,微腥。

鉴别 (1) 根茎横切面:木栓细胞10～14列,部分细胞含棕色或金黄色物质。皮层较宽,多裂隙,有时可见叶迹维管束。中柱鞘纤维束木化,断续环列。韧皮部稍宽,有纤维束。木质部导管伴有纤维束,有的导管含黄色物质,木薄壁细胞不发达。髓部有裂隙,常有纤维束。本品薄壁细胞含淀粉粒。

粉末特征:淡黄棕色。淀粉粒众多,圆形、椭圆形、卵圆形及盔帽形,直径1～6 μm,脐点不明显。纤维成束淡黄色,多断碎,直径19～39 μm,壁厚,平直,少纹孔。导管有螺纹、梯纹和网纹,以网纹为主。

(2) 取本品粉末5 g,加0.5%盐酸乙醇溶液40 ml,水浴回流提取10 min,滤过。滤液用5%氨水溶液调至中性,在水浴上蒸干,残渣用5%硫酸溶解,滤过。取滤液点于滤纸上,稍干后喷碘化铋钾试剂,立即显橘红色;取滤液1 ml,加硅钨酸试剂1～2滴,产生淡黄色沉淀;取滤液1 ml,加碘化汞钾1～2滴,产生淡黄色沉淀(检查生物碱)。

【药性】 《青藏高原药物图鉴》:"微苦,寒,有毒。"

【功用主治】 清热解毒,利咽。主治感冒,肺热咳嗽,咽喉肿痛,鼻疳。

1.《青藏高原药物图鉴》:"治梅毒性鼻疳,虫牙等病。"

2.《沙漠地区药用植物》:"清热解毒。"

【用法用量】 内服:煎汤,3～9 g。

2867 垂盆草 chuí pén cǎo (《安徽中草药》)

【异名】 山护花(《履巉岩本草》),鼠牙半支(《百草镜》),半枝莲(《药镜》),狗牙草、佛指甲、瓜子草(《分类草药性》),三叶佛甲草、白蜈蚣(《浙江药用植物志》),地蜈蚣草、太阳花、枉开口、石指甲、狗牙瓣(《四川中药志》)。

【基原】 为景天科景天属植物垂盆草的全草。

【原植物】 垂盆草 *Sedum sarmentosum* Bunge [*S. sheareri* S. Moore] 又名:匍行景天(《经济植物手册》),卧茎景天(《东北植物检索表》),火连草、豆瓣子菜、金钱挂、

(《质问本草》),金环草、大羊角、老鼠尾(《广西药用植物名录》),肖羊耳兰、圆柱兰(《广西植物名录》),石珊瑚、石鹿角(《广东药用植物简编》),龙须草(《实用中草药》)。

【基原】 为兰科钗子股属植物钗子股的根及全草。

【原植物】 钗子股 *Luisia morsei* Rolfe ex Forbes et Hemsl.

附生草本植物,高 15～30 cm。须根发达,粗壮。茎丛生,坚硬,圆柱形,粗约 5 mm。叶互生,排成 2 列;叶片圆柱形,肉质,长 6～13 cm,粗 3～4 mm,基部具筒状革质鞘。总状花序腋生,长 1～1.5 cm,具 2～4 朵花;小苞片宽卵形,覆瓦状排列。花绿色带暗紫红色;萼片和花瓣长圆形,近相等,长约 6 mm,宽约 3 mm;唇瓣在中部缢缩而分为前、后唇,两者均近三角状半圆形,前唇先端微凹,上面具乳突。蒴果棒状纺锤形。花期 5～7 月。

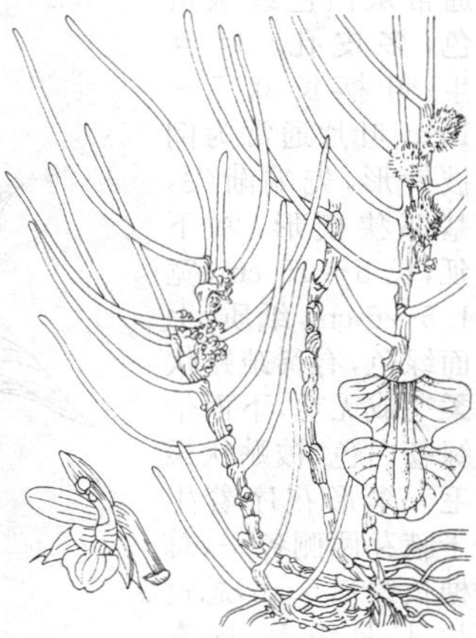

钗子股

生于海拔 200～1 200 m 的林中树上。分布于福建、广东、广西、贵州、云南、台湾等地。

【采收加工】 6～10 月采收,鲜用或晒干。

【药性】 苦、辛,平。

1.《本草拾遗》:"味辛、平,小毒。"

2.《海药本草》:"味苦、辛,无毒。"

【功用主治】 清热解毒,祛风利湿。主治疟疾,痈疽,咽喉肿痛,风湿痹痛,水肿,药物或食物中毒。

1.《本草拾遗》:"解诸药毒。人中毒者,煮汁服之。亦生研,更烈,必大吐下。如无毒,亦吐,去热痰疟瘴,天行蛊毒,喉闭。"

2.《海药本草》:"解毒,治痈疽。"

3.《浙江药用植物志》:"主治痈肿初起,喉头炎,跌打肿痛。"

4.《福建药物志》:"祛风利湿。主治风湿关节痛。"

【用法用量】 内服:煎汤,9～15 g,鲜者 30～60 g;或捣汁。外用:适量,鲜品捣敷。

【选方】 1. 治喉头炎　鲜钗子股全草 30 g。捣烂取汁含漱。(《浙江药用植物志》)

2. 治水肿　鲜(钗子股)的根 24～36 g(干的根 15～24 g),猪脚(21 cm)1 个。酌加水煎 2 h。饭前服,日服 1 次。(《福建民间草药》)

3. 治跌打损伤　钗子股全草,连钱草各 15 g,甘草 1.5 g。水煎服。(《浙江药用植物志》)

4. 解诸药毒　鲜(钗子股)的叶 1～2 握。洗净并捣烂,绞汁 1 杯,服下。毒可由吐下而解。

5. 治梅毒性风疾　鲜(钗子股)根 60 g(干的 30 g)。酌加水煎,饭前服,日服 2 次。(4、5 方出自《福建民间草药》)

2864 牦牛角 máo niú jiǎo (《纲目》)

【基原】 为牛科野牛属动物牦牛的角。

【原动物】 牦牛 *Bos grunniens* Linnaeus　又名:旄牛、犏牛(《山海经》),犛牛、摩牛(《尔雅》),毛犀(《广志》),猫牛(《汉书》颜师古注),竹牛(《昨梦录》),毛牛(《水东日记》)。

状如牛,体粗大,体重 500 kg 以上,头及躯体背面的毛短而光滑。肩部有突起之隆肉。体侧、颈、胸、腹、尾、颌、喉部均被下垂的长毛,尤以尾毛为甚。通体暗褐黑色,吻部、鼻部稍杂白色。四肢短粗;雄兽角大,而雌兽角小,角基略扁,两角分离甚远,角先向上,再向外,近末端复向内向上,角尖略向后弯。

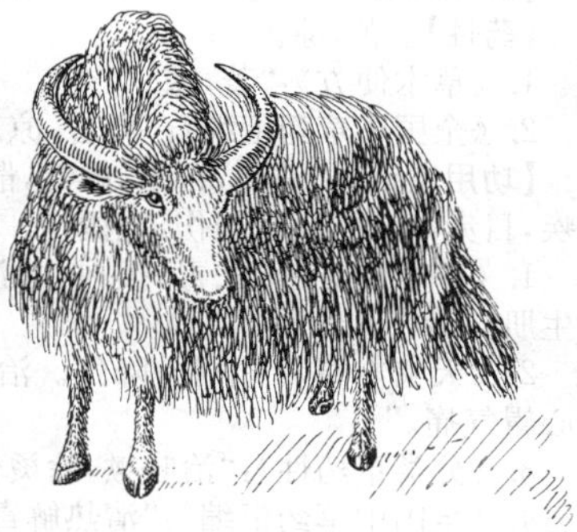

牦　牛

栖息于青藏高原的荒凉之处,怕热而不畏冰雪。喜游荡,常数十成群,以高原山谷的粗草为食。分布于青藏高原,北至昆仑山、阿尔金山和祁连山西段,东至四川西北部,南达西藏境内。在青藏高原地区,牦牛已驯为家畜。

【采收加工】 宰杀牦牛时锯下牛角,阴干或低温烘干。

【药性】 酸、咸,凉。

【功用主治】 清热解毒,凉血熄风。主治高热惊痫,血热出血。

《纲目》:"治惊痫,热毒,诸血病。"

【用法用量】 内服:煎汤,15～30 g。

2865 牧马豆 mù mǎ dòu (《宁夏中草药手册》)

【异名】 黄花苦豆子、蹚豆子、野决明(《宁夏中草药手册》),苦豆(《陕甘宁青中草药选》)。

【基原】 为豆科黄华属植物披针叶黄华的全草。

【原植物】 披针叶黄华 *Thermopsis lanceolata* R. Br.

多年生草本,高 20～100 cm。全株被密生白色长柔毛。根直,淡黄棕色。茎直立,稍有分枝。小叶常为 3,互生;叶片长圆状倒卵形至倒披针形,长 3～8.5 cm,宽 0.7～1.5 cm;先端急尖,基部楔形,背面密生紧贴的短柔毛,全缘;托叶 2,披针形,基部连合。总状花序顶生;苞片 3 个轮生,基部连合;花轮生,长约 3 cm;萼筒状,5 裂,密生平伏短柔毛;花冠蝶形,黄色,旗瓣近圆形,长 2.5～2.7 cm,先端微凹,基部有爪,翼瓣稍短,龙骨瓣半圆形,短于翼瓣;雄蕊 10,分离,稍弯。荚果扁,条形,长 5～9 cm,浅棕色,先端有长喙,密生短柔毛。种子卵状球形或近肾形,黑褐色,有光泽。花期 6～7 月,果期 8～9 月。

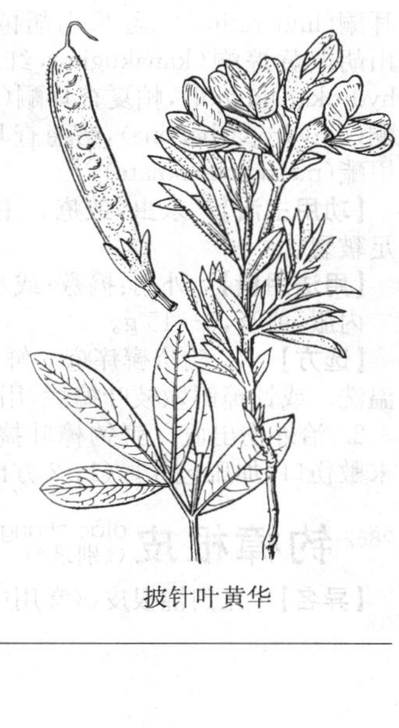

披针叶黄华

生于海拔 3 500～4 700 m

2～8 cm。

生于灌木丛中及林下阴湿处。分布于湖北、湖南、四川、贵州、陕西等地。

【采收加工】 6～7月采收，鲜用或晒干。

【药性】 苦，凉。

1.《草木便方》："苦，寒。"

2.《全国中草药汇编》："微苦，凉。"

【功用主治】 清热，行水，解毒，散瘀。主治肺热咳嗽，痢疾，目赤，水肿，跌打损伤，烧烫伤。

1.《草木便方》："祛毒，搜风，除湿，利筋骨，行气，消瘀，生肌。治小儿惊风。"

2.《天宝本草》："平肝，降气。治火目、云雾遮睛，螬疳，心胃气痛。"

3.《分类草药性》："治咳嗽，涂烫伤，口嚼涂疮生肌。"

4.《全国中草药汇编》："清热解毒，利水消肿，散瘀止痛。主治肺热咳嗽，肝炎，水肿；外用治跌打损伤，毒蛇咬伤，烧烫伤。"

【用法用量】 内服：煎汤，10～15 g。外用：鲜品捣敷。

【宜忌】 《全国中草药汇编》："孕妇忌服。"

【临床报道】 治疗急性菌痢 用钓鱼竿制成片剂（每片相当于生药 3.3g）口服，每次 4～8 片，每日 3～4 次。治疗急性菌痢 300 例，结果：治愈 287 例，好转 10 例，无效 3 例，总有效率为 99%[1]。

2861 钓樟枝叶 diào zhāng zhī yè（《安徽中草药》）

【基原】 为樟科山胡椒属植物红果钓樟 *Lindera erythrocarpa* Makino 的枝叶。

【原植物】 参见"钓樟根皮"条。

【采收加工】 4～10 月均可采收，切碎，鲜用或晒干。

【成分】 叶含挥发油：芳樟醇（linalool），牻牛儿醇（geraniol），1，8-桉叶素（1，8-cineole），松油烯-4-醇（terpinen-4-ol），α-松油烯醇（α-terpineol），乙酸松油醇酯（terpinyl acetate）等[1]。又含乌药环戊烯二酮（linderone），乌药环戊烯二酮甲醚（methyllinderone），亮叶山胡椒环戊烯二酮（lucidone），亮叶山胡椒环戊烯二酮甲醚（methyllucidone）[2]，乌药萜烯黄烷酮（linderatone），北美乔松黄烷酮（pinostrobin），生松黄烷酮（pinocembrin），5，6-去氢卡瓦胡椒素（5，6-dehydrokawain）[3]，乌药萜烯黄烷酮甲醚（methyllinderatone），异乌药萜烯黄烷酮（isolinderatone），乌药萜烯二氢查耳酮（linderatin）[4]，红果山胡椒查耳酮（kanakugiol），红果山胡椒黄烷酮（kanakugin），红果山胡椒二氢查耳酮（dihydrokanakugiol），帕夏查耳酮（pashanone），二氢帕夏查耳酮（dihydropashanone），蜡菊查耳酮（helilandin）B，桂皮酸甲酯（methylcinnamate）[5]。

【功用主治】 杀虫，敛疮。主治疥癣痒疮，外伤出血，手足皲裂。

【用法用量】 外用：捣敷；或水煎洗、研末掺。

内服：煎汤，6～15 g。

【选方】 1. 治疥癣痒疮 鲜钓樟枝叶（连果）适量，煎水温洗。或钓樟鲜嫩枝叶捣烂，用纱布包后烘热搽患处。

2. 治外伤出血 鲜钓樟叶捣烂敷伤口。或钓樟叶研细末敷伤口，加压包扎。（1、2 方出自《安徽中草药》）

2862 钓樟根皮 diào zhāng gēn pí（《别录》）

【异名】 光狗棍根皮（《常用中草药配方》），土官桂、千橿木（《全国中草药汇编》）。

【基原】 为樟科山胡椒属植物红果钓樟的根皮。

【原植物】 红果钓樟 *Lindera erythrocarpa* Makino［*L. umbellate* Bl.］ 又名：豫（《山海经》），枪（《尔雅》），钓樟（《别录》），乌樟（《本草经集注》），枕木（《史记正义》），红果山胡椒（《中国植物志》）。

落叶灌木或小乔木，高可达 5 m。树皮灰褐色。幼枝条通常灰白色或灰黄色，多皮孔。叶互生；叶柄长 0.5～1 cm；叶片通常为倒披针形，先端渐尖，基部狭楔形，常下延，长 5～15 cm，宽 1.5～6 cm，纸质，上面绿色，有稀疏贴伏柔毛或无毛，下面带绿苍白色，被贴伏柔毛。伞形花序着生于腋芽两侧各一，总梗长约 0.5 cm，总苞片 4，具缘毛，内有花 15～17 朵。雄花花被片 6，黄绿色，椭圆形；雄蕊 9，花丝无毛，第 3 轮的近基部着生 2 个具短柄宽肾形腺体，退化雄蕊成"凸"字形。雌花较小，花被片 6；退化雄蕊 9，条形，第三轮中下部外侧着生 2 个椭圆形无柄腺体；雌蕊，子房狭椭圆形，花柱粗，柱头盘状。果球形，熟时红色。花期 4 月，果期 9～10 月。

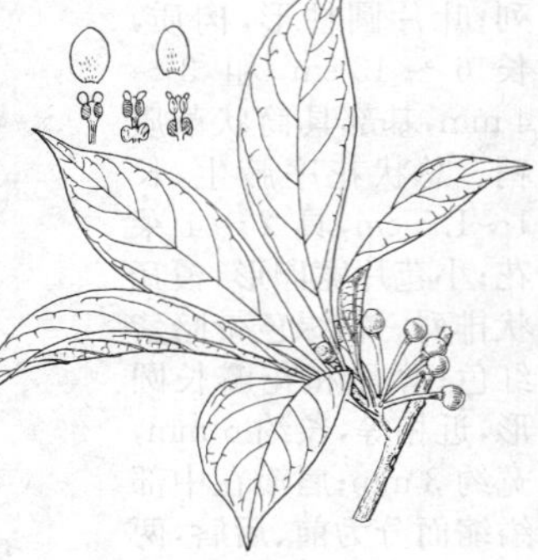

红果钓樟

生于山坡、山谷、溪边、林下等处。分布于江苏、浙江、安徽、福建、江西、河南、湖北、湖南、广东、广西、四川、陕西、台湾等地。

本植物的木材（枕材）、枝叶（钓樟枝叶）、枝叶经煎熬而成的加工品（詹糖香）亦供药用，另设专条。

【采收加工】 全年均可采，晒干。

【成分】 根含无根藤次碱（launobine），木姜子碱（laurolitsine），波尔定碱（boldine），六驳碱（laurotetanine），N-甲基六驳碱（N-methyllaurotetanine）[1，2]；还含北美乔松黄烷酮（pinostrobin），红果山胡椒查耳酮（kanakugiol），红果山胡椒黄烷酮（kanakugin），乌药环戊烯二酮甲醚（methyllinderone），5，6-去氢卡瓦胡椒素（5，6-dehydrokawain）[3]。

【药性】 辛，温。

1.《日华子》："温。无毒。"

2.《品汇精要》："味辛，性温散。无毒。"

【功用主治】 温中，行气，止痛，祛风。主治胃寒吐泻，水肿脚气，风湿痹痛，疥癣湿疮，创伤出血。

1.《别录》："主金疮，止血。"

2.《四声本草》："《别录》云：取根磨服，治霍乱。"

3.《日华子》："治奔豚，脚气，水肿，煎服；并将皮煎汤，洗疮痍，风瘙疥癣。"

4.《全国中草药汇编》："温中，行气，止痛。主治吐泻，寒性胃痛，腹痛，跌打损伤，风湿性关节痛，湿疹，疥癣。"

【用法用量】 内服：煎汤，3～10 g。外用：煎汤洗浴。

2863 钗子股 chāi zǐ gǔ（《海药本草》）

【异名】 金钗股、三十根（《本草拾遗》），松寄生、虫寄生

润,切段,干燥。

2. 败酱炭　取净败酱,置锅内,用中火炒至黑色,喷淋少许清水,灭尽火星,取出,凉透。

饮片性状　败酱参见"药材"项。败酱炭形如败酱,黑色。贮干燥容器内,置阴凉干燥处。败酱炭散热防复燃。

【药性】　苦、辛,微寒。归肺、大肠、肝经。

1.《本经》:"味苦,平。"

2.《别录》:"咸,微寒,无毒。"

3.《药性论》:"味辛、苦,微寒。"

4.《汤液本草》:"入足少阴经,手厥阴经。"

5.《纲目》:"微苦带甜。""手足阳明、厥阴药也。"

【功用主治】　清热解毒,破瘀排脓。主治肠痈,肺痈,痢疾,带下,产后瘀滞腹痛,热毒痈肿。

1.《本经》:"主暴热火疮、赤气,疥瘙疽痔,马鞍热气。"

2.《别录》:"除痈肿,浮肿,结热,风痹不足,产后疾痛。"

3.《药性论》:"治毒风𤸷痹,主破多年凝血,能化脓为水及产后诸病。止腹痛,余(《大观本草》作"除")疹,烦渴。"

4.《日华子》:"治赤眼障膜胬肉,聤耳,血气心腹痛,破癥结,产前后诸疾,催生落胞,血运,排脓,补瘘,鼻洪,吐血,赤白带下,疮痍疥癣,丹毒。"

5.《药性切用》:"泻热解毒,破血排脓,为外科专药。"

【用法用量】　内服:煎汤,10～15 g。外用:鲜品捣敷患处。

【宜忌】　脾胃虚弱及孕妇慎服。

《本草汇言》:"久病胃虚脾弱,泄泻不食之证,一切虚寒下脱之疾,咸忌之。"

【选方】　1. 治肠痈之为病,其身甲错,腹皮急,按之濡,如肿胀,腹无积聚,身无热,脉数,此为肠内有痈脓　薏苡仁十分,附子二分,败酱五分。上三味,杵为末,取方寸匕,以水二升,煎减半,顿服,小便当下。(《金匮要略》薏苡附子败酱散)

2. 治吐血、衄血,因积热妄行者　败酱二两,黑山栀三钱,怀熟地五钱,灯心草一钱。水煎,徐徐服。(《本草汇言》引《硕虎斋医话》)

3. 治产后腹痛如锥刺者　败酱五两。水四升,煮二升,每服二合,日三服。(《卫生易简方》)

4. 治无名肿毒　鲜(败酱)全草 30～60 g。酒水各半煎服;渣捣烂敷患处。(《闽东本草》)

5. 治赤白痢疾　鲜败酱草 60 g,冰糖 15 g。开水炖服。

6. 治蛇咬　败酱草 250 g,煎汤炖服。另用败酱草杵细外敷。(4～6 方出自《闽东本草》)

【临床报道】 1. 治疗流行性感冒　以白花败酱制成的白花败酱冲剂,每次 1 包(每包 17 g,含生药 31 g),每日 3 次,连服 2 d。另以白花败酱制成的白花败酱针剂,每次 1 支(每支 2 ml,含生药 8 g),肌内注射,每日 2 次,连用 2 d。共观察 401 例,结果:有效率达 86.5%,疗效明显优于吗啉双胍对照组。治疗过程中未见明显副作用[1]。

2. 治疗神经衰弱失眠症　用黄花败酱的根茎和根制成的黄花败酱片剂(眠尔静),口服,每日 2～3 次,每次 2～4 片,每片相当于生药 1 g。共治疗以失眠为主要症状的神经衰弱患者 284 例,结果:显效 95 例,有效 132 例,总有效率为 80%[2]。

3. 治疗急性化脓性扁桃体炎、肺炎、急性阑尾炎、胆道感染和急性胰腺炎　用败酱全草制成每 1 ml 含生药 2 g 的败酱草注射液,肌注每次 2～4 ml,每日 2～4 次,共治疗感染性患者 134 例(其中急性化脓性扁桃体炎 29 例,肺炎 47 例,急性阑尾炎 16 例,胆道感染 23 例和急性膀胱炎 19 例),结果:痊愈 80 例,好转 38 例,总有效率为 88.1%[3]。

4. 治疗流行性腮腺炎　用白花败酱草煎剂,每日 1 剂。剂量:1～3 岁,15～20 g;4～15 岁,20～40 g;16 岁以上,40～60 g。治疗 50 例,结果:服药 1 剂痊愈者 44 例;服药 2 剂痊愈者 4 例;服药 3 剂后,全部病例痊愈[4]。

【各家论述】 1.《纲目》:"败酱,善排脓破血,故仲景治痈及古方妇人科皆用之。乃易得之物,而后人不知用,盖未遇识者耳。"

2.《本草正义》:"(败酱)能清热泄结,利水消肿,破瘀排脓。惟宜于实热之体。《本经》、《别录》、《药性论》、《日华子》诸书所载,无一非实热瘀滞之症,惟产后诸痛,当以瘀露作痛者为宜。而濒湖所引《别录》,竟作产后疾痛;《大明本草》又以产后诸病混言之,则流弊良多,不可不知所辨别者也。"

2860 钓鱼秆 diào yú gǎn (《草木便方》)

【异名】　小钓鱼竿(《民间常用草药汇编》),腹水草(《成都中草药》),见毒消(《全国中草药汇编》)。

【基原】　为玄参科腹水草属植物宽叶腹水草或细穗腹水草的全草。

【原植物】　1. 宽叶腹水草 *Veronicastrum latifolium* (Hemsl.) Yamazaki [*Botryopleuron latifolium* Hemsl.]

多年生草本,长达 1 m。根状茎极短而横走。茎细长,弓曲,顶端着地生根或节上生根,仅上部有狭棱,被倒生短卷黄毛。叶互生;具短柄;叶片圆形至卵圆形,长 3～7 cm,宽 2～5 cm,先端短渐尖,基部圆形或截形,边缘具三角形锯齿,两面疏被短硬毛。花序腋生,长 1.5～4 cm;苞片条状披针形,有睫毛;花萼 5 深裂,裂片钻形,不等长,前面 1 枚最长,略短于花冠,有睫毛;花冠筒状,长 5 mm,淡紫色或白色,4 裂,裂片短,正三角形,喉部有一圈毛;雄蕊 2。蒴果卵状,绿色,长 2～3 mm。种子卵球形,具线网纹。花期 8～9 月。

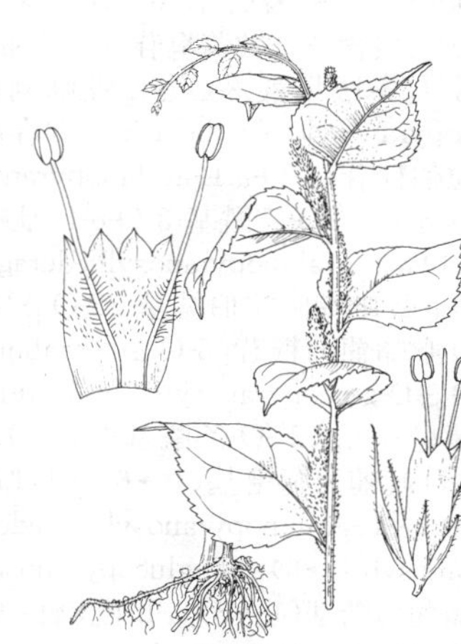

宽叶腹水草

生于林中或灌木丛中,有时倒挂于岩石上。分布于湖北、湖南、四川、贵州等地。

2. 细穗腹水草 *V. stenostachyum* (Hemsl.) Yamazaki

形态与宽叶腹水草相似,惟叶片长卵形至披针形,长 7～20 cm,宽 2～7 cm,上面仅主脉上有短毛。花序长

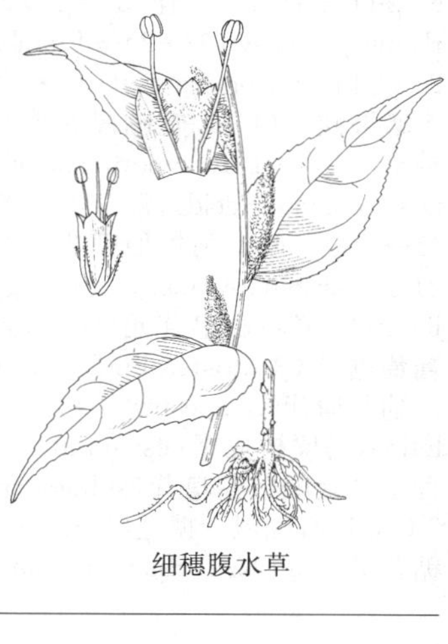

细穗腹水草

胞壁木化，断续排列成环。木栓层为多列木栓细胞。皮层较窄，有裂隙。韧皮部细胞小，壁薄。束间形成层有时不明显。木质部宽广，中部有10余列薄壁细胞组成的环带，细胞排列整齐，内侧或全部环带细胞栓化，含少数簇晶；环带外侧导管2～3成群散在，内侧导管单个散在或2～4成群径向排列，胞腔常含黄棕色物；木射线宽1～2列细胞。髓部薄壁细胞含草酸钙簇晶。老的根茎髓部常成空洞。薄壁细胞含淀粉粒。

白花败酱　木质部中无薄壁细胞环带；髓部大；本品薄壁细胞不含淀粉粒，草酸钙簇晶少见。

(2) 取本品粉末1 g，加蒸馏水10 ml，水浴加热10 min，滤过。滤液置试管中，密塞，强烈振摇1 min。黄花败酱泡沫15 min消失，白花败酱泡沫很快消失(检查皂苷)。

(3) 取本品甲醇提取液1 ml，蒸干，以1 ml冰醋酸溶解残渣，加1 ml醋酐-浓硫酸(19∶1)，混匀，稍加热。黄花败酱由黄变为紫红色，白花败酱由黄绿变为紫红色(检查三萜皂苷)。

(4) 取本品甲醇提取液数滴，点于白磁板上，滴加10%香荚兰醛浓硫酸溶液数滴。黄花败酱显蓝紫色，白花败酱显黄棕色(检查挥发油)。

【成分】　黄花败酱根、根茎含败酱皂苷(patrinoside)[1,2]，败酱皂苷A_1、B_1、C_1、D_1、E、F、G、H、J、K、L[3]；根含黄花败酱皂苷(scabioside)A、B、C[4]、D、E、F、G[5]，齐墩果酸-3-O-α-L-吡喃阿拉伯糖苷(3-O-α-L-arabinopyranosyloleanolic acid)，常春藤皂苷元-3-O-α-L-吡喃阿拉伯糖苷(3-O-α-L-arabinopyranosyl hederagenin)，常春藤皂苷元-2′-O-乙酰基-3-O-α-L-吡喃阿拉伯糖苷(2′-O-acetyl-3-O-α-L-arabinopyranosylhederagenin)[6]，常春藤皂苷元-3-O-α-L-吡喃阿拉伯糖基-28-O-β-D-吡喃葡萄糖基(1→6)-β-D-吡喃葡萄糖苷〔3-O-α-L-arabinopyranosylhederagenin-28-O-β-D-glucopyranosyl(1→6)-β-D-glucopyrano side〕，常春藤皂苷元-(2′-O-乙酰基-3-O-α-L-吡喃阿拉伯糖基)-28-O-β-D-吡喃葡萄糖基(1→6)-β-D-吡喃葡萄糖苷〔2′-O-acetyl-3-O-α-L-arabinopyranosyl hederagenin-28-O-β-D-glucopyranosyl(1→6)-β-D-glucopyranoside〕，齐墩果酸-3-O-β-D-吡喃葡萄糖基(1→3)-α-L-吡喃鼠李糖基(1→2)-α-L-吡喃阿拉伯糖苷〔3-O-β-D-glucopyranosyl(1→3)-α-L-rhamnopyranosyl(1→2) -α-L-arabinopyranosyl oleanolic acid〕，齐墩果酸-3-O-β-D-吡喃葡萄糖基(1→3)-α-L-吡喃鼠李糖基(1→2)-α-L-吡喃阿拉伯糖基-28-O-β-D-吡喃葡萄糖基(1→6)-β-D-吡喃葡萄糖苷〔3-O-β-D-glucopyranosyl(1→3)-α-L-rhamnopyranosyl(1→2)-α-L-arabinopyranosyl oleanolic acid-28-O-β-D-glucopyranosyl(1→6)-β-D-glucopyranoside〕[7]，齐墩果酸-3-O-α-L-吡喃鼠李糖基(1→2)-α-L-吡喃阿拉伯糖苷〔3-O-α-L-rhamnopyranosyl(1→2)-α-L-arabinopyranosyl oleanolic acid〕，常春藤皂苷元-3-O-α-L-吡喃鼠李糖基(1→2)-α-L-吡喃阿拉伯糖苷〔3-O-α-L-rhamnopyranosyl(1→2)-α-L-arabinopyranosyl hederagenin〕[8]，齐墩果酸(oleanolic acid)，常春藤皂苷元(hederage-nin)，β-谷甾醇-β-D-吡喃葡萄糖苷(β-sitosterol-β-D-glucopyranoside)[4]，菜油甾醇-D-葡萄糖苷(campesterol-D-glucoside)[6]，东莨菪素(scopoletin)，马栗树皮素(esculotin)[8]，还含挥发油(约8%)[9]；种子含硫酸败酱皂苷(sulfapatrinoside)Ⅰ、Ⅱ[10]，熊果酸-3-O-α-L-吡喃鼠李糖基(1→2)-α-L-吡喃阿拉伯糖苷即败酱糖苷A-I〔3-O-α-L-rhamnopyranosyl(1→2)-α-L-arabinopyranosylursolic acid，patrinia-glycoside A-I〕，齐墩果酸-3-O-α-L-吡喃鼠李糖基(1→2)-α-L-吡喃阿拉伯糖苷，熊果酸-3-O-β-D-吡喃葡萄糖基(1→3)-α-L-吡喃阿拉伯糖苷〔3-O-β-D-glucopyranosyl(1→3)-α-L-arabinopyranosylursolic acid〕，齐墩果酸-3-O-β-D-吡喃葡萄糖基(1→3)-α-L-吡喃阿拉伯糖苷〔3-O-β-D-glucopyranosyl(1→3)-α-L-arabinopyranosyloleanolic acid〕，熊果酸-3-O-α-L-吡喃鼠李糖基(1→2)-〔β-D-吡喃葡萄糖基(1→3)〕-α-L-吡喃阿拉伯苷{3-O-α-L-rhamnopyranosyl(1→2)-〔β-D-glucopyranosyl(1→3)〕-α-L-arabinopyranosylursolic acid}即败酱糖苷B-I(patrinia-glycoside B-I)，及齐墩果酸-3-O-α-L-吡喃鼠李糖基(1→2)-〔β-D-吡喃葡萄糖基(1→3)〕-α-L-吡喃阿拉伯糖苷{3-O-α-L-rhamnopyranosyl(1→2)-〔β-D-glucopyranosyl(1→3)〕-α-L-arabinopyranosyl olenolic acid}即败酱糖苷B-Ⅱ(patrinia-glycoside B-Ⅱ)[11]。白花败酱根、根茎含白花败酱苷(villoside)，马钱子苷(loganin)，莫罗忍冬苷(morroniside)[12]；全草含白花败酱醇(villosol)，白花败酱醇苷(villosolside)，齐墩果酸，棕榈酸(palmitic acid)[13]，还含肌醇(inositol)[14]。

【药理】　1. 镇静作用　黄花败酱的根和根茎乙醇或甲醇浸出物30 g(生药)/kg或其挥发油(黄花龙芽精)以0.2 g/kg口服，可使小鼠活动减少，呈安静状态，并显著延长戊巴比妥钠或环己巴比妥钠的睡眠时间，甲醇提取物可致血清氨基转移酶升高和肝组织病理改变[1～3]。黄花龙芽精0.133 g/kg口服，可使戊巴比妥钠阈下剂量的小鼠翻正反射消失，说明镇静作用为直接的中枢作用[2]。皂苷和除去挥发油的浸膏在小鼠试验中没有镇静作用，也不能增强黄花龙芽精的镇静作用[2]。黄花败酱中含有的少量挥发油黄花龙芽精是其镇静作用的主要有效部分[4]。

2. 抗菌、抗病毒作用　黄花败酱和白花败酱各自的口服液、煎剂、冲剂(均为10%)进行体外抑菌试验，发现对金黄色葡萄球菌的抑制作用较强，黄花败酱冲剂、口服液的最小抑菌浓度(MIC)均为0.031 3 g/ml，煎剂的效价(该浓度时，细菌不能生长)为1∶64；白花败酱冲剂MIC为0.071 3 g/ml，煎剂的效价为1∶64。对志贺痢疾杆菌、伤寒杆菌、白色葡萄球菌等病菌，上述药物抑制作用较弱[5,6]。以组织培养技术测定，发现败酱草水或醇提取液(均含生药10 mg/kg)对Ⅰ型单纯疱疹病毒有较强的抑制作用[7]。白花败酱全草的水煎液在鸡胚内对流感病毒的抑制作用不明显[8]。

3. 保肝利胆作用　黄花败酱具有促进肝细胞再生、防止肝细胞变性的作用，并可抗肝炎病毒，使肝细胞炎症消失，使毛细胆管疏通，使肝脏功能得以改善[9]。黄花败酱根之煎剂能促进胆汁分泌，分离出的皂苷能提高血清氨基转移酶的活性[10]。

4. 对血液系统作用　黄花败酱能明显对抗环磷酰胺所致的白细胞数降低，对核细胞的测定表明，可刺激骨髓造血功能，其升高白细胞作用与维生素B_4、鲨肝醇相近[10]。

5. 其他　100%败酱液加入10 mg内毒素，可降低其活性，减毒倍数为8.7[11]。

毒性　黄花败酱醇浸膏30 g/kg灌服，对小鼠有轻度呼吸抑制和轻度致泻作用[1]。黄花龙芽精200 mg/kg口服，未观察到呼吸抑制等副作用，但与对照组比较有多尿现象[2]。黄花败酱根的甲醇提取物可使小鼠血清氨基转移酶升高，并有组织病理改变[3]。

【炮制】　1. 败酱　取原药材，除去杂质，抢水洗净，稍

【功用主治】 活血,祛风,杀虫。主治跌打损伤,骨折,风湿痹痛,疥癣。

1. 汪连仕《采药书》:“其皮治一切血,杀虫瘴癣,合芦荟、香油调搽。”

2.《安徽中草药》:“杀虫,止痛。”

3.《福建药物志》:“罗汉松,根皮活血祛瘀,杀虫止痒。主治跌打损伤、癣。”“小罗汉松(根、树皮、叶)活血通络,祛风除湿。主治风湿关节痛,跌打损伤。”

【用法用量】 内服:煎汤,9~15 g。外用:捣烂敷;或水煎熏洗。

【选方】 1. 治跌打损伤 小罗汉松鲜根皮、苦参根等量。加黄酒捣烂敷伤处,每日换1次。(《天目山药用植物志》)

2. 治金钱癣 鲜罗汉松根皮(醋浸半日)、鲜羊蹄各等量,红糖适量。共捣烂敷患处,每日2次。(《安徽中草药》)

3. 治疥、癣,瘙痒 罗汉松根皮、川槿皮各适量。切碎成小块,加醋浸泡半月以上,以醋搽患处。(《四川中药志》1979年版)

【临床报道】 治疗骨折 罗汉松根二重皮,研细粉,用水调成膏状,骨折复位后,敷患处,夹板固定。共治300余例,效果良好[1]。

2859 败酱 bài jiàng (《本经》)

【异名】 鹿肠(《本经》),鹿首、马草、泽败(《别录》),鹿酱(《药性论》),酸益(《日华子》),败酱草(《卫生易简方》),苦菜、苦蓢(《纲目》),野苦菜(《植物名实图考》),苦斋公(《四川中药志》),豆豉草、豆渣草(《重庆草药》),观音菜、白苦爹、苦苴(《闽东本草》),苦叶菜、萌菜(《浙江药用植物志》),女郎花(《新华本草纲要》)。

【基原】 为败酱科败酱属植物黄花败酱和白花败酱的全草。

【原植物】 1. 黄花败酱 *Patrinia scabiosaefolia* Fisch. ex Trev. 又名:黄花龙芽(《植物名实图考》),黄花草、野黄花(南药《中草药学》)。

多年生草本,高70~130 cm。地下根茎细长,横卧或斜生,有特殊臭气。基生叶丛生,有长柄,花时叶枯落;茎生叶对生;柄长1~2 cm,上部叶渐无柄;叶片2~3对羽状深裂,长5~15 cm,中央裂片最大,椭圆形或卵形,两侧裂片窄椭圆形至线形,先端渐尖,叶缘有粗锯齿,两面疏被粗毛或无毛。聚伞状圆锥花序集成疏而大的伞房状花序,腋生或顶生;总花梗常仅相对两侧或仅一侧被粗毛,花序基部有线形总苞片1对,甚小;花直径约3 mm;花萼短,萼齿5,不明显;花冠黄色,上部5裂,冠筒短,内侧具白色长毛;雄蕊4,与花冠近等长;子房3室,1室发育。瘦果长椭圆形,长3~4 mm;边缘稍扁,由背部向两侧延展成窄翅状。花期7~9月,果期9~10月。

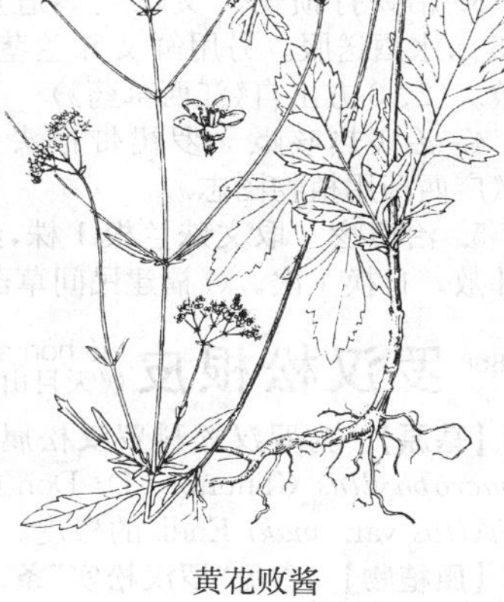

黄花败酱

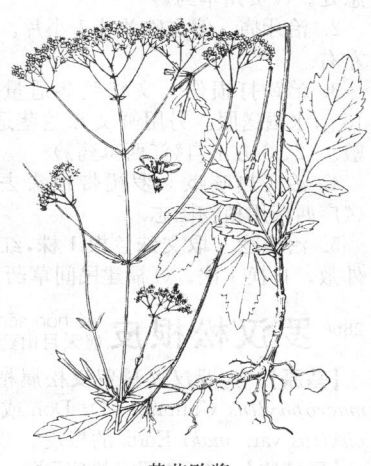

生于山坡沟谷灌木丛边、林缘草地或半湿草地。分布于华北、东北、华东、华南及四川、贵州。

2. 白花败酱 *P. villosa* (Thunb.) Juss. [*Valeriana villosa* Thunb.] 又名:攀倒甑(《本草图经》)。

本种形态与黄花败酱相似,其特点是:茎枝被粗白毛,后毛渐脱落。茎生叶柄长1~3 cm,叶片卵形、菱状卵形或窄椭圆形,长4~11 cm,宽2~5 cm,先端渐尖至窄长渐尖,基部楔形下延;亦有叶的基部具1对小裂片。聚伞圆锥花序,集成疏生大伞房状;总苞叶卵状披针形;花冠白色,直径约5 mm;雄蕊4,伸出;子房下位,花柱稍短于雄蕊。瘦果倒卵形,宿存苞片贴生,苞片近圆形,膜质,网脉明显。

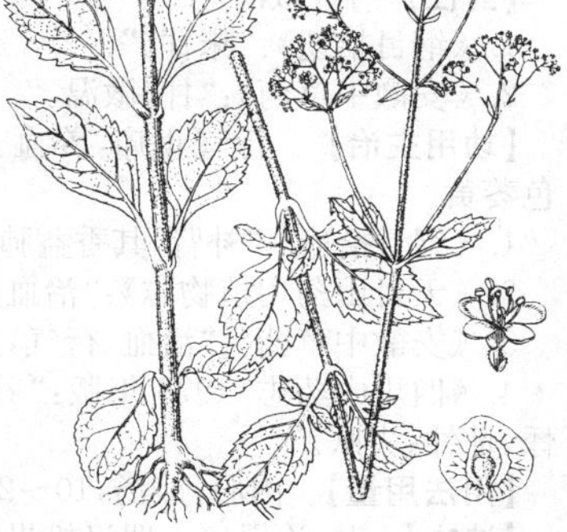

白花败酱

生于海拔500~800 m的荒山草地、林缘灌木丛中。分布于华北、东北、华东、华南和西南等地。

【栽培】 生物学特性 喜稍湿润环境,耐严寒,一般土地均可栽培,但以较肥沃的砂质壤土为佳。

繁殖方法 种子繁殖或分株繁殖。种子繁殖:3~4月在宽1 m的苗床播种,条播,覆土0.5~1 cm,播种后保持土壤湿润,约半个月出苗,出苗后当苗高3~6 cm时可间苗1次,5月或6月初可移植大田。分株繁殖:4~5月挖取老株,或将老株四周自生的幼苗掘起进行移栽。行距为30~40 cm,株距为25~30 cm,每穴栽苗2~3株。亦可用扦插繁殖。

田间管理 生长期间可施粪肥2~3次。

【采收加工】 7~9月采收全株,切段,晒干。

【药材】 败酱 *Herba Patriniae* 黄花败酱主产于辽宁、吉林、黑龙江、内蒙古、河北、山东、江西、河南、湖南及云南;白花败酱主产于河南、四川、福建、江西、湖南。

性状 黄花败酱 全体常折叠成束。根茎圆柱形,弯曲,长5~15 cm,直径2~5 mm,顶端粗达9 mm;表面有栓皮,易脱落,紫棕色或暗棕色,节疏密不等,节上有芽痕及根痕;断面纤维性,中央具棕色“木心”。根长圆锥形或长圆柱形,长达10 cm,直径1~4 mm;表面有纵纹,断面黄白色。茎圆柱形,直径2~8 mm;表面黄绿色或黄棕色,具纵棱及细纹理,有倒生粗毛。茎生叶多卷缩或破碎,两面疏被白毛,完整呈多羽状深裂或全裂,裂片5~11,边缘有锯齿;茎上部叶较小,常3裂。有的枝端有花序或果序;小花黄色。瘦果长椭圆形,无膜质翅状苞片。气特异,味微苦。

白花败酱 根茎短,长约至10 cm,有的具细长的匍匐茎,断面无棕色“木心”;茎光滑,直径可达1.1 cm;完整叶卵形或长椭圆形,不裂或基部具1对小裂片;花白色;苞片膜质,多具2条主脉。

鉴别 (1)根茎横切面:黄花败酱 落皮层可见,厚壁细

折断面种皮厚，中心粉白色。气微，味淡。

【成分】 罗汉松种子含罗汉松内酯（inumakilactone）A、B、C、D、E，罗汉松内酯A葡萄糖苷（inumakilactone A glucoside），竹柏内酯（nagilactone）C、F[1,2]。花粉中含24（ζ）-胆甾-5-烯-3β，26-二醇〔24（ζ）-cholest-5-ene-3β，26-diol〕，24（ζ）-乙基-25（ζ）-胆甾-5-烯-3β，26-二醇〔24（ζ）-ethyl-25（ζ）-cholest-5-ene-3β，26-diol〕，对香豆酸（*p*-coumaric acid），芹菜素（apigenin），穗花杉双黄酮（amentoflavone）[3]。

【药性】 甘，微温。

1.《纲目拾遗》："味甘。"

2.《安徽中草药》："甘，微温。"

【功用主治】 行气止痛，养血。主治胃脘疼痛，血虚面色萎黄。

1.《纲目拾遗》："补肾，其香益肺。治心胃痛，大补元气。"

2.《天目山药用植物志》："治血虚面色萎黄。"

3.《安徽中草药》："活血，行气，止痛。"

4.《四川中药志》1979年版："养血安神。用于血虚的心悸、怔忡、失眠。"

【用法用量】 内服：煎汤，10～20 g。

【选方】 1. 治胃痛 罗汉松果实、南五味子根各9 g，香橼6 g。水煎服。（《福建药物志》）

2. 治血虚面色萎黄 小罗汉松果实18～21 g。煎服，早晚饭前各服1次。（《天目山药用植物志》）

2855 罗汉果叶 luó hàn guǒ yè （《广西药用植物名录》）

【基原】 为葫芦科罗汉果属植物罗汉果 *Siraitia grosvenorii* (Swingle) C. Jeffrey ex Lu et Z. Y. Zhang 的叶。

【原植物】 参见"罗汉果"条。

【采收加工】 6～7月采收，鲜用或晒干。

【功用主治】 解毒，止咳。主治疮毒，痈肿，顽癣，慢性咽炎，慢性支气管炎。

2856 罗汉果根 luó hàn guǒ gēn （《广西药用植物名录》）

【基原】 为葫芦科罗汉果属植物罗汉果 *Siraitia grosvenorii* (Swingle) C. Jeffrey ex Lu et Z. Y. Zhang 的根。

【原植物】 参见"罗汉果"条。

【采收加工】 7～10月采挖，鲜用或晒干。

【药材】 罗汉果根 *Radix Siraitiae Grosvenorii* 产于广西。

性状 块根长圆形、卵圆形至圆锥形，直径5～12 cm或更大。外皮灰黄色至棕褐色，或有暗绿色的斑块，凹凸不平，稍粗糙，有细皱纹和横裂皮孔，并常有大小不等的疣块突起，顶部常有茎的残基，下部多扭曲，有时附有数条细根残基，末端呈结疤状。质硬而实，断面平坦，角质样，黄白色至黄棕色。气微，味苦。

鉴别 根横切面：木栓层较厚，由数十列木栓化细胞组成，其间有少数石细胞群分布。皮层薄壁组织中石细胞常数个至数十个成群，细胞壁厚，层纹及孔沟明显，皮层纤维束散在，较稀少，纤维细胞壁厚，微木化。韧皮部狭窄，木质部中导管较少，由数层薄壁细胞及木纤维所包围。射线宽广。本品薄壁细胞内含众多淀粉粒。

【功用主治】《中国民族药志》："主治腹泻，舌变形增大。脑膜炎后遗症。"

【用法用量】 内服：煎汤，9～15 g；或研末；或与猪脑蒸。

2857 罗裙带根 luó qún dài gēn （《广西药用植物图志》）

【异名】 开喉箭、扁担七（《湖南药物志》），千层皮（《江西草药》）。

【基原】 为石蒜科文殊兰属植物文殊兰 *Crinum asiaticum* L. var. *sinicum* (Roxb. ex Herb.) Baker 的鳞茎。

【原植物】 参见"罗裙带"条。

【采收加工】 全年均可采，鲜用或切片晒干。

【成分】 鳞茎含石蒜碱（lycorine）和多花水仙碱（tazettine）[1～3]。

【药理】 1. 拟胆碱样作用 多花水仙碱对蛙心、猫血压、豚鼠小肠等标本上有拟胆碱样作用；在神经-肌肉标本上，可使刺激神经引起的肌肉收缩幅度有所增加；但上述作用均较加兰他敏为弱[1,2]。

2. 细胞毒作用 文殊兰球茎提取物中的文殊兰定（criasiaticidine）A具有中度细胞毒性作用，抗小鼠肉瘤（Meth-A）和LLC细胞的ED_{50}分别为3.2 μg/ml、4.2 μg/ml；石蒜碱显示强细胞毒性，ED_{50}分别为0.3 μg/ml、0.5 μg/ml；成分pratorimine示中度抗Meth-A活性。体内试验结果，石蒜碱剂量为10 mg/kg时，第十九日肿瘤抑制率为80.5%，与对照组比较体重至多约减轻5%，但停药后体重逐渐增加[3]。

【药性】 辛，凉，有毒。

1.《江西草药》："性平，味苦。"

2.《全国中草药汇编》："辛，凉，有小毒。"

【功用主治】 清热解毒，散瘀止痛。主治痈疽肿毒，咽喉肿痛，牙痛，风湿关节痛，跌打损伤，疥癣，毒蛇咬伤。

1.《湖南药物志》："治喉痛。"

2.《江西草药》："活血通络，消肿解毒。治跌打损伤，牙痛，喉痛。"

3.《贵州草药》："治风湿关节痛，痈疽，无名肿毒，癣。"

【用法用量】 外用：捣敷；或绞汁涂。内服：煎汤，3～9 g；或入散剂。

【宜忌】 内服宜慎。

【选方】 1. 治无名肿毒 生扁担叶鳞茎适量。捣汁，搽患处。（《贵州草药》）

2. 治牙痛 鲜文殊兰茎1小片。置牙痛处，咬含15 min左右。

3. 治跌打损伤 文殊兰茎适量。晒干研末，每次3～15 g，水酒送服。另用鲜文殊兰茎适量，甜酒少许，捣烂外敷。（2、3方出自《江西草药》）

4. 治痰热咳嗽 罗裙带根头去皮切片，同猪肺煲食。（《广西药用植物图志》）

5. 治横痃 取文殊兰根1株，红糖15 g。共捣烂，烤温外敷。日换1次。（《福建民间草药》）

2858 罗汉松根皮 luó hàn sōng gēn pí （《天目山药用植物志》）

【基原】 为罗汉松科罗汉松属植物罗汉松 *Podocarpus macrophyllus* (Thunb.) D. Don 或短叶罗汉松 *P. macrophyllus* var. *maki* Endl. 的根皮。

【原植物】 参见"罗汉松实"条。

【采收加工】 全年或8～9月采挖，鲜用或晒干。

【药性】 甘、微苦，微温。

1.《安徽中草药》："性微温，味甘。"

2.《福建药物志》："小罗汉松微苦、辛，微温。"

1.《生草药性备要》:“消热毒,敷疮,用酒糟或蜜糖捶叶敷患处。煲水洗外痔。”

2.《纲目拾遗》:“治折伤损手足者,取叶火煨微热,贴之即愈。”

3.《分类草药性》:“治一切恶毒痈疮,包鱼口。”

4.《湖南药物志》:“消肿解毒,散风痰。治乳癌,心气痛。”

【用法用量】 外用:捣敷;绞汁涂;炒热罨;或煎水洗。内服:煎汤,3～10 g。

【宜忌】 内服宜慎,寒疽禁用。

1.《广西中药志》:“寒疽忌用。”

2.《广西民族药简编》:“单用外敷易引起皮肤起泡,须配落地生根共用。”

【选方】 1. 治痈疽 生扁担叶捣烂加蜂糖少许,包患处。(《贵州草药》)

2. 治头风痛 罗裙带叶 1 张。用火烤软,趁热包扎头部。(《广西药用植物图志》)

3. 治跌扭伤筋,瘀血凝肿作痛 取鲜文殊兰叶放在铁锅内先炒软,然后用红酒淬入,趁微热包扎在伤肿处,每日换 1 次。(《福建民间草药》)

4. 治跌伤、骨折 生扁担叶 120 g,水冬瓜、圆麻根各 60 g。捣烂包患处。(《贵州草药》)

5. 治带状疱疹 罗裙带叶先用开水烫过,再用醋浸,敷患处 15～20 min,每日 3～4 次。(《广西实用中草药新选》)

2853 罗汉松叶 luó hàn sōng yè(《广东中药》)

【异名】 江南柏叶、江南侧柏叶。

【基原】 为罗汉松科罗汉松属植物罗汉松 *Podocarpus macrophyllus* (Thunb.) D. Don 或短叶罗汉松 *P. macrophyllus* var. *maki* Endl. 的枝叶。

【原植物】 参见“罗汉松实”条。

【采收加工】 全年或 6～9 月采收,鲜用或晒干。

【药材】 罗汉松叶 *Folium Podocarpi* 产于广东、广西、福建、四川等地。

性状 商品药材除叶外,有的还具带叶小枝。枝条粗 2～5 mm,表面淡黄褐色,粗糙,具似三角形的叶基脱落痕。叶条状披针形,长 7～12 cm,宽 4～7 mm。先端短尖或钝,上面灰绿色至暗褐色,下面黄绿色至淡棕色。质脆,易折断。气微,味淡。

【成分】 罗汉松叶含蜕皮甾酮(ecdysterone),尖叶土杉甾酮(ponasterone) A[1],罗汉松甾酮(makisterone) A、B、C、D[2],扁柏双黄酮(hinokiflavone),新柳杉双黄酮(neo-cryptome-rin),金松双黄酮(sciaclopitysin),竹柏双黄酮(podocarpusflavone) A,竹柏双黄酮(podocarpusflavone) B[3～5],榧双黄酮(kayafla- vone)[6],挥发油[7]。

【药理】 1. 抗病毒作用 使用 ELISA 技术对中草药水提取物进行抗 HBeAg 的实验研究,罗汉松叶显示一定抗乙肝病毒作用[1]。

2. 自由基清除作用 鲜叶的 80%甲醇提取物,在浓度为 0.5 mg/ml,于 37 ℃下孵育 20 min 时的自由基清除率可达 61.1%,活性很强[2]。

【药性】 性平,味淡。

【功用主治】 止血。主治吐血,咳血。

【用法用量】 内服:煎汤,10～30 g。

【选方】 治吐血,咯血(罗汉松叶)30 g,加蜜枣 2 枚。煎服。

2854 罗汉松实 luó hàn sōng shí《纲目拾遗》

【基原】 为罗汉松科罗汉松属植物罗汉松和短叶罗汉松的种子及花托。

【原植物】 1. 罗汉松 *Podocarpus macrophyllus* (Thunb.) D. Don [*Taxus macrophylla* Thunb.] 又名:长青(《纲目拾遗》),罗汉杉(《中山传信录》)。

常绿乔木,高达 20 m。树皮灰色或灰褐色,浅纵裂,呈薄片状脱落;枝开展或斜展,枝叶稠密。叶螺旋状排列,条状披针形,微弯,长 7～12 cm,宽 7～10 mm,先端渐尖或钝尖,基部楔形,有短柄,上面深绿色,有光泽,中脉显著突起,下面带白色、淡绿色,中脉微突起。雌雄异株;雄球花穗状,常 3～5 簇生于极短的总梗上,长 3～5 cm;雌球花单生叶腋,有梗。种子卵圆球形,径长 1～1.2 cm,熟时肉质假种皮紫色或紫红色,有白粉,着生于肥厚肉质的种托上,种托红色或紫红色,梗长 1～1.5 cm。花期 4～5 月,种子 8～9 月成熟。

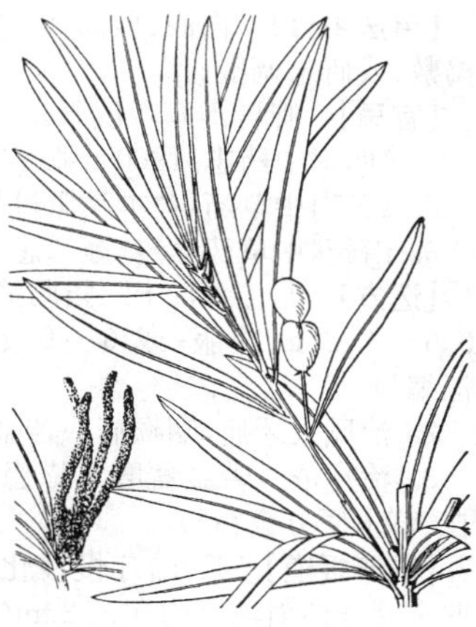

罗汉松

多栽培于庭园,野生者极少。分布于西南及江苏、浙江、安徽、福建、江西、湖南、广东、广西等地。

2. 短叶罗汉松 *P. macrophyllus* (Thunb.) D. Don var. *maki* Endl. 又名:短青(《纲目拾遗》),小罗汉松(《中国树木分类学》),小叶罗汉松(《中国裸子植物志》),短叶土杉(《中国高等植物图鉴》)。

本种与罗汉松的区别为:小乔木或呈灌木状,枝条向上斜展。叶短而密生,长 2.5～7 cm,宽 3～7 mm,先端钝或圆。

我国西南及江苏、浙江、福建、江西、湖北、湖南、广东、广西、陕西等地均有栽培,作庭园树;北京有盆栽。原产于日本。

本植物的枝叶(罗汉松叶)、根皮(罗汉松根皮)亦供药用,另设专条。

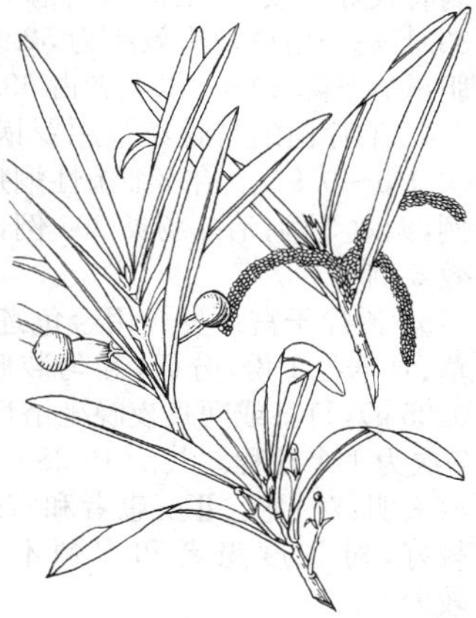

短叶罗汉松

【采收加工】 8～9 月种子成熟时连同花托一起摘下,晒干。

【药材】 罗汉松实 *Semen Podocarpi* 产于四川、广东、广西、福建等地。

性状 种子椭圆形、类圆形或斜卵圆形,长 8～11 mm,直径 7～9 mm。外表灰白色或棕褐色,多数被白霜,具突起的网纹,基部着生于倒钟形的肉质花托上。质硬,不易破碎,

1.《草木便方》:“主祛风,治火眼热毒,痔,肠胃热结气痛。”

2.《分类草药性》:“治咽喉痛,风寒火牙,涂恶疮。”

3.《云南中草药》:“健胃止痛,止血消炎,止痢。主治痢疾,胃痛,消化不良,肺炎,肝炎,尿路感染,前列腺炎。”

4.《全国中草药汇编》:“主治溃疡病,上呼吸道感染,支气管炎,败血症及其他多种感染。”

5. 南药《中草药学》:“主治子宫颈炎,外伤痛。”

【用法用量】 内服:煎汤,6～9 g;研末,0.5～1 g。外用:捣敷;或研末调敷。

【宜忌】 脾胃虚寒者慎服。

1.《四川中药志》1960 年版:“脾胃虚寒者勿用。”

2.《云南中草药》:“本品服过量有呕吐、腹泻反应。”

3. 南药《中草药学》:“虚寒患者及心脏病患者慎用。”

【选方】 1. 治胃、十二指肠溃疡,胃痛 雪胆研粉,每次 0.6～1.2 g,冲服;或 6～9 g,水煎服。(《全国中草药汇编》)

2. 治风火牙痛,咽喉痛 苦金盆 1 g。含咽,每日 2 次。

3. 治疗疮 苦金盆磨水搽患处,每日 2 次。(2、3 方出自《草木便方今释》)

【临床报道】 1. 治疗慢性化脓性上颌窦炎 用金盆提取金盆苷注射液窦内注入 2 ml(含金盆苷 30 mg),每星期 1 次,3 次为 1 个疗程,治疗穿刺有脓的上颌窦炎共 114 只窦,近期治愈率为 30.7%,有效率为 91.3%[1]。

2. 治疗慢性气管炎 用罗锅底粉末内服,每日 3 次,每次 0.6～0.9 g。治疗 120 例,痊愈 74 例,好转 34 例,无效 12 例[2]。

3. 治疗冠状动脉粥样硬化性心脏病 金槐冠心片(每片含金龟莲提取物 20 mg,穿龙薯蓣提取物 20 mg,槐米提取物 30 mg),每日 3 次,每次 2 片,口服,小部分患者用加倍剂量,也有少数患者服药 4～8 星期后改服加倍剂量,以 1 个月为 1 个疗程。治疗 276 例,经 2 个月以上观察,对冠心病有较好疗效:心绞痛缓解总有效率为 88.4%,显效率为 33.1%;心电图总有效率为 52.9%,显效率为 22.8%,血清胆甾醇下降 20 mg 以上者占 69.3%[3]。

4. 治疗菌痢与肠炎 用罗锅底粉末内服,每日 3 次,每次 0.6～0.9 g。治疗细菌性痢疾 64 例,治愈 59 例,好转 2 例,无效 3 例;治疗肠炎 294 例,治愈 246 例,好转 42 例,无效 6 例[2]。

5. 治疗子宫颈炎 用金龟莲胶丸或片(金龟莲 2 份,紫草、甘草各 1 份,分研,和匀装胶囊或压片,每丸或片重约 0.25 g),每日或间日夜晚坐浴后,塞入阴道深处 1 丸(片),7 次为 1 个疗程。共治 16 386 人,有效率为 96%。临床观察表明:对Ⅰ度、Ⅱ度患者和宫颈红肿、浅表糜烂患者疗效较好,对Ⅲ度患者和宫颈不充血、深部糜烂患者疗效较差[4]。

6. 止痛 用金腰莲块茎,碾细粉,治外伤痛、牙痛、喉痛、腹痛等 60 余例,痛时服 0.3～0.5 g,一般服药 2～5 min 痛止,药效持续 40 min 至 6 h[5]。

2852 罗裙带 luó qún dài (《纲目拾遗》)

【异名】 万年青(《生草药性备要》),扁担叶(《分类草药性》),郁蕉(《福建民间草药》),水笑草、裙带草(《广西中兽医药用植物》),水蕉(《陆川本草》),郁金叶(《四川中药志》),引水蕉(《泉州本草》),海带七、腰带七、斩蛇剑、破龙刀、金武剑、玉带风(《湖南药物志》),海蕉(《南方主要有毒植物》),九筋草(《江西草药》),朱兰叶(《全国中草药汇编》)。

【基原】 为石蒜科文殊兰属植物文殊兰的叶。

【原植物】 文殊兰 *Crinum asiaticum* L. var. *sinicum* (Roxb. ex Herb.) Baker [*C. sinicum* Roxb. ex Herb.]

又名:文兰树、牛黄伞、千层喜、秦琼剑(《植物名实图考》),十八学士(《广州植物志》),白花石蒜(《全国中草药汇编》)。

多年生草本,植株粗壮。鳞茎长柱形,直径 10～15 cm。叶 20～30 枚,多列,带状披针形,长可达 1 m,宽 7～12 cm,先端渐尖,边缘波状,暗绿色。花茎直立,粗壮,几与叶等长;伞形花序通常有花 10～24 朵;佛焰苞状总苞片 2,披针形,外折,长 6～10 cm,白色,膜质;苞片多数,狭条形,长 7～10 cm;花梗长 0.5～2 cm;花被高脚碟状,芳香,筒部纤细,长 4～10 cm。花被裂片 6,条形,白色,长 4.5～9 cm,向顶端渐狭;雄蕊 6,花丝比花被裂片短,上部淡紫红色,花药黄色,狭条形;雌蕊 1,柱头 3 浅裂或头状,子房下位,3 室,纺锤形,长不及 2 cm。蒴果近球形,浅黄色,直径 3～5 cm;通常种子 1 颗。花期 6～8 月,果期 11～12 月。

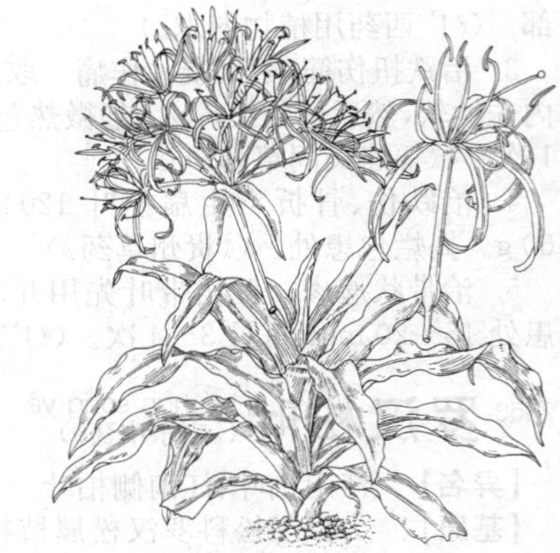

文殊兰

常生于海滨地区或河旁沙地,亦栽植于庭园。分布于福建、湖南、广东、广西、海南、四川、贵州、云南、台湾等地。

本植物的果实(文殊兰果)、鳞茎(罗裙带根)亦供药用,另设专条。

【栽培】 生物学特性 喜温暖湿润、光照充足的环境,但幼嫩时期宜有适度荫蔽,夏季怕烈日暴晒,耐盐碱土,不耐严寒。生长适温为 13～19 ℃,冬季鳞茎休眠期适温为 7～10 ℃。

繁殖方法 种子繁殖或分株繁殖,以分株繁殖为主。分株繁殖:早春或晚秋将植株挖出,分为 3～4 株,穴栽,栽植不宜过浅。栽后浇水和适当遮荫。种子繁殖:以 3～4 月为宜,点播,覆土深度 2 cm,播后土壤不宜太湿,约 2 星期发芽,幼苗具 2～3 片真叶时移栽。

田间管理 生长期应逐渐增加浇水次数,并进行多次追肥,夏季遮荫,雨后注意排水,不使土壤过湿,入秋后应减少浇水,休眠期则停止施肥,严格控制浇水。

【采收加工】 全年均可采,多用鲜品或晒干。

【成分】 茎含生物碱:文殊兰碱(crinine),文殊兰星碱(crinsine),石蒜碱(ycorine),鲍威文殊兰碱(powelline)[1]。

【药性】 辛,凉,有毒。

1.《湖南药物志》:“平,无毒。”

2.《广西本草选编》:“味辛,有小毒。”

3.《四川中药志》1980 年版:“辛、苦,凉,有毒。”

【功用主治】 清热解毒,散瘀止痛。主治热疮肿毒,头痛,痹痛麻木,跌打瘀肿,骨折,毒蛇咬伤。

12 cm，花梗发状，长 6～10 mm，花萼裂片 5，反折，花冠橙红色，由于花瓣反折围住花萼成灯光状，裂片长圆形，内部被白色长柔毛，雄蕊 5，花丝短，花药卵形；雌花组成稀总状花序，花梗纤细，花冠花萼同雄花，但花较大，子房筒状，被短毛，但果时近无毛；花柱 3，柱头 2 裂。果实长圆状椭圆形，单生，长 3～7 cm，径约 2 cm，基部渐狭，果柄略弯曲，长 8～10 mm，上具纵棱 9～10 条，先端近平截。种子黑褐色，近圆形，长 1.1～1.2 cm，周生狭的木栓质翅，边缘微皱，下部近平截，两面边缘密生小瘤突。花期 7～9 月，果期 9～11 月。

生于海拔 1 200～2 100 m 的杂木林下或林缘沟边。分布于江西、湖北、四川等地。

2. 曲莲 *H. amabilis* Diels　又名：小蛇莲(《中国高等植物图鉴》)。

本种与中华雪胆的区别为：花开放后，花冠裂片具乳突。果实近球形，直径 1～1.5 cm，基部钝圆，果柄丝状，直，长4～5 mm，花柱宿存，不明显。花期 6～10 月，果期 7～11 月。

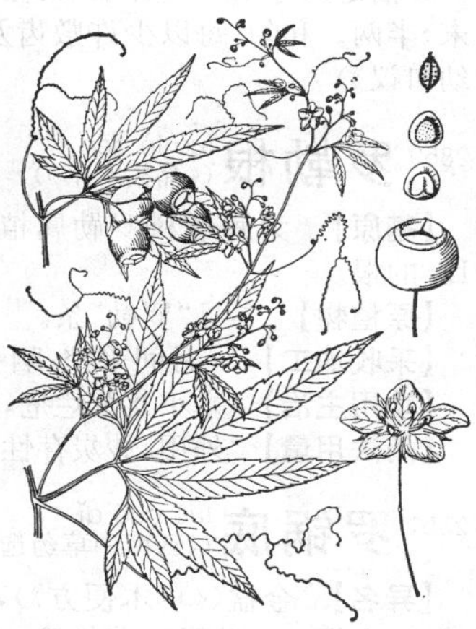

曲　莲

生于海拔 1 800～2 400 m 的杂木林下或灌木丛中。分布于云南等地。

3. 大籽雪胆 *H. macrosperma* C. Y. Wu ex C. Y. Wu et C. L. Chen

本种与上两种的区别为：花萼裂片向后反折；花冠橙红色，盘状，裂片 5，基部两侧具紫色斑；雌花，花冠通常盘状，子房椭圆形或近球形。果实卵圆形或宽卵形，径 3.5～4 cm，上有 10 条纵棱，基部钝圆，果柄直。种子卵圆形，暗棕色，具不规则皱褶，背面较平。花期 7～9 月，果期 9～11 月。

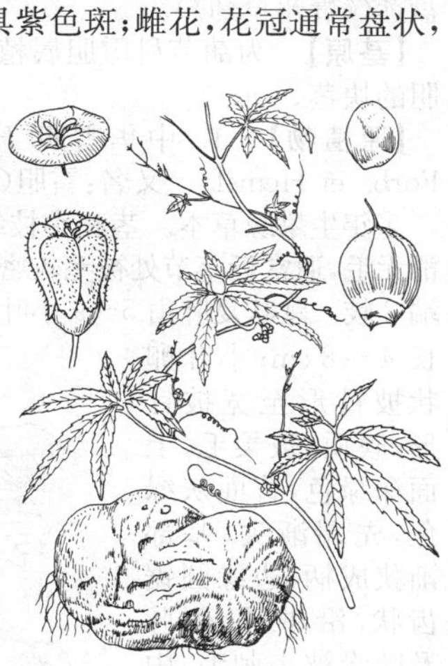

大籽雪胆

生于海拔 1 800～2 900 m 的疏林下或灌木丛中。分布于云南等地。

【栽培】 生物学特性　喜温暖气候和阴湿环境。宜选土层深厚的砂质壤土或腐殖质壤土栽培。

繁殖方法　种子繁殖或块茎繁殖。种子繁殖，育苗移栽：秋季采收成熟果实，贮存于湿砂中备种。3～4 月，按行株距 30 cm 开沟条播，覆土 3～4 cm，培育 2 年按行株距 40 cm×30 cm 开穴移栽。块茎繁殖法：春季挖出母株，将块茎切成长宽各 5 cm 小块，每块必须带有皮层，按上法种植。

田间管理　栽植后经常松土除草、追肥。苗高 30 cm 左右，应设架或支柱以供藤蔓攀缘。

【采收加工】 9～11 月采挖，晒干。

【药材】 罗锅底 *Rhizoma Hemsleyae*　中华雪胆主产于四川；曲莲和大籽雪胆主产于云南。

性状　药材多切成块片出售；块片呈不规则形或类圆形，稍卷曲，直径 3～10 cm，厚 4～8 mm，表面棕褐色或灰褐色，有的有凹陷的茎基痕，切面淡黄色或灰白色，质坚实，粉性。气微，味极苦。

鉴别　(1) 粉末特征：黄色。淀粉粒众多，单粒大多类圆形，直径 2～8 μm，脐点点状；复粒少，由 2～4 分粒组成。石细胞淡黄色，类三角形、方形、类圆形或多角形，壁厚 8～16 μm，孔沟明显。网纹导管多见，偶见环纹导管。木栓细胞淡黄棕色，多角形。

(2) 取本品细粉 2 g，加无水乙醇 20 ml 浸泡过夜，滤过。取滤液 2 ml，加新配制的对-二甲氨基苯甲醛硫酸试液 2 ml，置水浴中加热，溶液呈暗红色；取滤液 5 ml，蒸干后，加香草醛-磷酸-乙醇溶液(1∶5∶15)2 ml，置水浴中加热，溶液呈橘黄色(检查雪胆素)。

(3) 薄层色谱：取本品细粉 2 g，加乙酸乙酯 10 ml，浸泡过夜，滤过，作供试品溶液；另取雪胆素甲、雪胆素乙制成对照品溶液。吸取二溶液点于同一硅胶 G 板上(120 ℃活化 2 h)，用氯仿-丙酮-乙酸乙酯(4∶3∶1)展开，展距 16 cm，取出晾干后，喷 10%磷钼酸乙醇液显色，在 120 ℃加热数分钟，供试品色谱中在与对照品色谱相应位置上，均显蓝色斑点。

【成分】 1. 中华雪胆　块茎含雪胆甲素，雪胆乙素，竹节人参皂苷Ⅳa(chikuset susaponin-Ⅳa)，齐墩果酸-β-葡萄糖酯(β-glucosyl oleanolate)，雪胆苷(hemsloside) Ma_1、Ma_3[1]、H_1[2]。

2. 曲莲　块茎含三萜和皂苷：双氢葫芦苦素 F(dihydrocucurbitacin F)又称雪胆乙素，双氢葫芦苦素 F-25-乙酸酯(dihydrocucurbitacin F-25-acetate)又称雪胆甲素[3]，雪胆甲素苷(hemsamabilinin A)即葫芦苦素Ⅱa-2-O-β-D-吡喃葡萄糖苷(cucurbitacin Ⅱa-2-O-β-D-glucopyranoside)[4]，雪胆乙素苷(hemsamabilinin B)即葫芦苦素Ⅱb-2-O-β-D-吡喃葡萄糖苷(cucurbitacin Ⅱb-2-O-β-D-glucopyranoside)[5]。

3. 大籽雪胆　块茎含雪胆甲素，雪胆乙素，齐墩果酸葡萄糖酯，雪胆苷 Ma_1、Ma_2、Ma_3[1]。

【药理】 对血管的影响　曲莲总皂苷能增加小鼠冠脉流量(400 mg/kg 灌胃，第三日同量腹腔注射，用 ^{86}Rb 示踪法测定)，对抗脑垂体后叶素引起的冠脉收缩(^{86}Rb 法及心电图描记法)，并能降低心肌耗氧量。其扩张冠脉的作用无快速耐受性。对实验性动脉粥样硬化家兔，无明显的降血胆甾醇作用，但动脉斑块或肝脏脂肪病变似较对照组为轻。麻醉犬静注总皂苷 70 mg/kg 有降压作用，并有快速耐受性，十二指肠给药则不引起降压[1]。

毒性　曲莲总皂苷给小鼠静注的 LD_{50} 为 2.14±0.113 g/kg[1]。

【药性】 苦，寒，小毒。归胃、大肠经。

1.《草木便方》："苦，寒。"

2.《四川中药志》1960 年版："无毒。入胃、大肠二经。"

3.《云南中草药》："有毒。"

【功用主治】 清热，解毒，消肿，止痛。主治咽喉肿痛，牙痛，目赤肿痛，胃痛，菌痢，肠炎，尿路感染，痈肿疔疮。

披针形，长 8～16 cm，宽 2～4 cm，先端渐尖，基部楔形，全缘，背面多少被鳞片，中脉明显，侧脉连成近边缘的边缘脉。聚伞花序或亚伞形花序，腋生；花梗长 5～8 mm，多少被鳞片；花长约 3 mm 或略短；萼片三角状卵形，先端急尖，具疏微缘毛及腺点；花瓣白色，广椭圆状卵形，具腺点；雄蕊与花瓣几等长，花药卵形至肾形，背部多少具腺点；雌蕊常超出花瓣。果扁球形，具钝 5 棱，直径 5～7 mm，无腺点。花期 5～6 月，果期 12 月或 2～4 月。

生于海拔 200～1 000 m 的林下或沟边阴湿处。分布于福建、广东、广西、海南、云南、台湾等地。

【采收加工】 全年均可采，切段，鲜用或晒干。

【药材】 罗伞树 *Herba Ardisiae Quinquegonae* 主产于广东、广西。

性状 茎圆柱形，无毛。完整叶片披针形，先端渐尖，基部楔形，全缘，侧脉多。有时可见聚伞形花序。气弱，味苦、涩。

鉴别 茎横切面：表皮细胞 1 列，外被角质层。皮层组织中散有分泌腔；内皮层细胞凯氏带明显。维管束鞘纤维成环，并夹有石细胞。韧皮部狭窄，形成层成环，木质部导管单列。髓部发达。薄壁细胞含淀粉粒及草酸钙簇晶。

叶横切面：上、下表皮细胞各 1 列。栅栏细胞 1 列，通过中脉。中脉上方平坦，下方突出。维管束外韧型，多束，环状排列，外围具纤维，环状排列，近下表皮部位有分泌腔。薄壁细胞中含草酸钙簇晶。

【成分】 罗伞树含紫金牛醌(ardisianone)和紫金牛酚(ardisianol)[1]。

【药性】 苦、辛，凉。

1.《全国中草药汇编》："苦、辛，平。"

2.《福建药物志》："苦、辛，凉。"

【功用主治】 《全国中草药汇编》："清咽消肿，散瘀止痛。主治咽喉肿痛，风湿关节痛，跌打损伤，疖肿。"

【用法用量】 内服：煎汤，15～30 g。外用：鲜品捣敷。

【选方】 治咽喉炎 罗伞树根 30 g，荆芥 9 g。水煎服。(《福建药物志》)

2849 罗勒子 luó lè zǐ (《嘉祐本草》)

【异名】 兰香子(《海上名方》)，光明子(《饮片新参》)。

【基原】 为唇形科罗勒属植物罗勒 *Ocimum basilicum* L. 和毛罗勒 *O. basilicum* L. var. *pilosum*(Willd.)Benth. 的果实。

【原植物】 参见"罗勒"和"毛罗勒"条。

【采收加工】 9 月间采收成熟的果实，晒干。

【药材】 罗勒子 *Fructus Ocimi* 罗勒子主产于江苏；毛罗勒子全国大部分地区均产。

性状 小坚果卵形，长约 2 mm，基部具果柄痕，表面灰棕色至黑色，微带光泽，于放大镜下可见细密小点。质坚硬。横切面呈三角形，子叶肥厚，乳白色，富油质。气弱，味淡，有黏液感；浸水中果实膨胀，表面产生白色黏液质层。

【成分】 种子含脂肪酸：棕榈酸(palmitic acid)，硬脂酸(stearic acid)，油酸(oleic acid)，亚油酸(linoleic acid)和亚麻酸(linolenic acid)[1]。还含 β-谷甾醇(β-sitosterol)[2]。

【药性】 甘、辛，凉。

1.《饮片新参》："甘、辛，凉，平。"

2.《福建药物志》："甘，辛，平。"

【功用主治】 清肝，明目，退翳。主治目赤肿痛，拳毛倒睫，目翳，走马牙疳。

1.《嘉祐本草》："主目翳及物入目。又疗风赤眵泪。"

2.《饮片新参》："目赤，拳毛倒睫。"

3.《现代实用中药》："治目昏浮翳。"

【用法用量】 内服：煎汤，3～5 g。外用：研末点目。

【宜忌】 《江苏药材志》："凡风寒头目作痛者忌用。"

【选方】 1. 治目昏浮翳 兰香子每用七个，睡时水煎服之，久久有效。(《海上名方》)

2. 治赤眼后生翳膜 兰香子洗净晒干，每用一粒，以筯点眼眦头，闭目，须臾自随泪出，翳膜在上，如鱼眼然。再易一粒，以病退为度。或香兰子为细末，以黍米大，点眼眦头。(《普济方》)

3. 治走马牙疳 兰香子末、轻粉各一钱，密陀僧(醋淬，研末)半两。和匀，每以少许敷齿及龈上，内服甘露饮。(《活幼口议》)

2850 罗勒根 luó lè gēn (《嘉祐本草》)

【基原】 为唇形科罗勒属植物罗勒 *Ocimum basilicum* L. 的根。

【原植物】 参见"罗勒"条。

【采收加工】 9 月间采挖，晒干。

【功用主治】 主小儿黄烂疮，烧灰敷之。

【用法用量】 外用：炒炭存性，研末敷。

2851 罗锅底 luó guō dǐ (《云南中草药选》)

【异名】 金盆(《草木便方》)，金龟莲(《修订增补天宝本草》)，金银盆(《分类草药性》)，土马兜铃(《四川中药志》)，小金瓜、野黄瓜、金吊嫩黄瓜、金茨菇、土瓜内消(《云南曲靖中草药》)，苦金盆(《云南中草药选》)，金腰莲金盆、苦丁板、盘莲(《贵州草药》)。

【基原】 为葫芦科雪胆属植物中华雪胆、曲莲和大籽雪胆的块茎。

【原植物】 1. 中华雪胆 *Hemsleya chinensis* Cogn. ex Forb. et Hemsl. 又名：雪胆(《中国植物志》)。

多年生攀缘草本。茎和小枝纤细，疏被短柔毛，老枝近平滑无毛，通常近茎节处被毛较密。卷须线形，疏被短柔毛，先端 2 歧。趾状复叶由 5～9 小叶组成，多数为 7 小叶，复叶柄长 4～8 cm；小叶卵状披针形至宽披针形，膜质，被柔毛，上面深绿色，背面灰绿色，先端渐尖，基部渐狭成柄，边缘圆锯齿状，沿中脉、侧脉及叶缘被小刺毛，中央小叶长 5～12 cm，宽 2～2.5 cm，两侧的较小，外侧的略歪斜。雌雄异株；雄花组成疏散聚伞总状花序或圆锥花序，花序轴及小枝线形，曲折，被短柔毛，长 5～

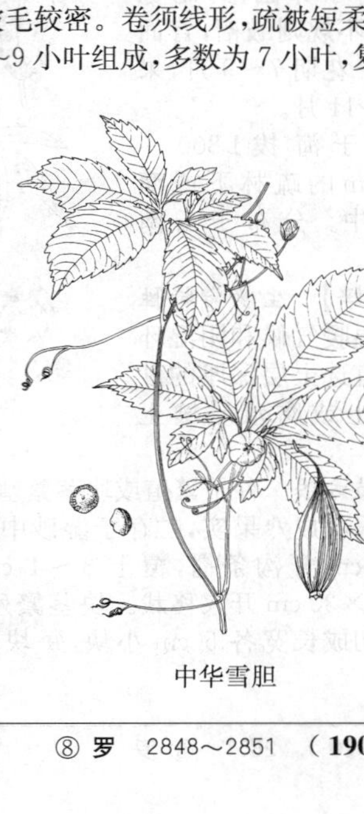

中华雪胆

萼裂片5,三角形,先端钻状尾尖,具3脉,花冠黄色,被黑色腺点,裂片5,长圆形,常具5脉,雄蕊5,插生于筒下近基部,两基部靠合,而1枚分离,花丝基部膨大;雌花单生或2～5朵集生在6～8 cm的总花梗顶端,花萼、花梗均比雄花大,退化雄蕊5,子房长圆形,长10～12 mm,密生黄褐色茸毛,花柱粗短,柱头3,膨大,镰形,2裂。果实球形或长圆形,长6～11 cm,径4～8 cm,初密被黄褐色的茸毛和混生的黑色腺鳞,老后渐脱落,或仅在果梗着生处残存一圈茸毛,果皮较薄,干后易脆。种子多数,近圆形或阔卵形,扁压状,长15～18 mm,宽10～12 mm,两面中央稍凹陷,周围有放射状的沟纹,边缘微波状,幼时深红棕色,成熟时青色。花期2～5月,果期7～9月。

常生长于海拔400～1 400 m以上的山坡林下及河边湿地、灌木丛。分布于江西、湖南、广东、广西、贵州等地,广西部分地区已作为重要的经济作物。

本植物的叶(罗汉果叶)、根(罗汉果根)亦供药用,另设专条。

【采收加工】 9～10月间果熟时采摘,置地板上,使其后熟;8～10 d果皮由青绿转黄,用火烘炕;经5～6 d,叩之有声时,即成干燥果实,然后刷毛,包纸,装箱,存放干燥处。

【药材】 罗汉果 *Fructus Momordicae* 主产于广西。

性状 果实呈卵形、椭圆形或球形,长4.4～8.5 cm,直径3.5～6 cm。表面褐色、黄褐色或绿褐色,有深色斑块及黄色柔毛,有的有6～11条纵纹。顶端有花柱残痕,基部有果梗痕。体轻,质脆,果皮薄,易破。果瓤(中、内果皮)海绵状,浅棕色。种子扁圆形,多数,长约1.5 cm,宽约1.2 cm;浅红色至棕红色,两面中间微凹陷,四周有放射状沟纹,边缘有槽。气微,味甜。

鉴别 粉末特征:棕褐色。果皮石细胞大多成群,黄色,方形或卵圆形,直径7～38 μm,壁厚,孔沟明显。种皮石细胞类长方形或不规则形,壁薄,具纹孔。纤维长梭形,直径16～42 μm,胞腔较大,壁孔明显。可见梯纹和螺纹导管。薄壁细胞不规则形,具纹孔。

【成分】 果中含三萜苷类:罗汉果苷(mogroside)Ⅴ及Ⅵ[1～3](苷Ⅴ的甜度是蔗糖的256～344倍),罗汉果酸甲、乙、丙、戊(siraiticacid A、B、C、E)[4],罗汉果新苷(neomogroside),罗汉果苷E及罗汉果苷 Ⅱ、Ⅲ[5]。种仁含油脂41.07%,其中脂肪酸有:亚油酸(linoleic acid),油酸(oleic acid),棕榈酸(palmitic acid),硬脂酸(stearic acid),棕榈油酸(palmitoleic acid),肉豆蔻酸(myristic acid),月桂酸(lauric acid),癸酸(decanoic acid)[6]。

【药理】 1. 镇咳祛痰作用 罗汉果水提物25 g/kg灌胃,可延长由浓氨水喷雾诱发的半数小鼠咳嗽喷雾的时间。用罗汉果水提物25 g/kg灌胃,还可增加小鼠气管酚红排泌量,增加大鼠气管排痰量,进一步的研究显示:罗汉果提取物罗汉果甜苷(mogorosidess, Mog,罗汉果的甜味成分)能明显延长由氨水喷雾引起的半数小鼠咳嗽喷雾时间、增加小鼠气管酚红分泌量及促进青蛙食管黏液的移动速度[1～3]。

2. 促进排便及双向调节肠的运动功能 罗汉果水提物可增加正常小鼠或禁水所致燥结型便秘小鼠的排便粒数及排稀便动物数。另一方面,罗汉果水提物剂量对乙酰胆碱或氯化钡诱发的家兔或小鼠离体回肠的痉挛收缩均有拮抗作用。上述结果表明罗汉果水提物具有促进正常小鼠或便秘小鼠排便及双向调节肠运动功能的作用[1,2,4]。

3. 提高免疫功能、保护肝脏及抑菌作用 罗汉果水提物可增强正常大鼠的细胞免疫及体液免疫,能增强小鼠低下的非特异性免疫功能。分别给大鼠灌服罗汉果提取液25 g/kg、50 g/kg,每日1次,连续10 d,均能较显著地提高外周血酸性α-醋酸萘酯酶阳性淋巴细胞的百分率,提示可增强机体的细胞免疫功能;大剂量的罗汉果能提高脾特异性玫瑰花环形成细胞的比率,而小剂量则无此作用;两种剂量的罗汉果对外周血中性粒细胞吞噬率均无明显影响[5]。

4. 降血糖作用 罗汉果提取物对四氧嘧啶糖尿病鼠具有明显的降血糖作用,且罗汉果提取物低剂量组的降血糖效果优于高剂量组,表明罗汉果提取物可能减弱四氧嘧啶对胰岛β细胞的损伤或改善受损伤细胞的功能[6]。

5. 对致龋作用的影响 变形链球菌在罗汉果试验液中的生长及酵解明显低于其他糖类实验组,变链菌对玻棒的黏附在罗汉果组中最低,说明罗汉果可能作为无致龋性甜味剂来应用[7]。

【药性】 甘,凉。归肺、脾经。

1.《岭南采药录》:"味甘。"

2.《广西中药志》:"性凉,无毒。入肺、脾二经。"

【功用主治】 清肺,化痰,止咳,润肠。主治痰火咳嗽,百日咳,咽喉炎,扁桃体炎,急性胃炎,便秘。

1.《岭南采药录》:"理痰火咳嗽。"

2.《广西本草选编》:"清肺止咳,润肠通便。治急、慢性支气管炎,急、慢性扁桃体炎,咽喉炎,急性胃炎,便秘。"

3.《食物中药与便方》:"消暑,止渴,清肺化痰,润喉。"

【用法用量】 内服:煎汤,15～30 g,或炖肉;或开水泡。

【宜忌】《广西中药志》:"肺寒及外感咳嗽者忌用。"

【选方】 1. 治喉痛失音 罗汉果1个,切片,水煎,待冷后,频频饮服。(《食物中药与便方》)

2. 治肺燥咳嗽痰多,咽干口燥 罗汉果半个,陈皮6 g,瘦猪肉100 g。先将陈皮浸,刮去白,然后与罗汉果、瘦肉共煮汤,熟后去罗汉果、陈皮,饮汤食肉。〔《新中医》1982,(11):45〕

3. 治急、慢性支气管炎,扁桃体炎,咽喉炎,便秘 罗汉果15～30 g,开水泡,当茶饮。(《全国中草药汇编》)

2848 罗伞树 luó sǎn shù (《广西药用植物名》)

【异名】 铁罗伞(《福建药物志》),筷子根、高脚凉伞(《广西药用植物名录》),火屎炭树、火泡树、鸡眼树、火炭树(《新华本草纲要》)。

【基原】 为紫金牛科紫金牛属植物罗伞树的茎叶或根。

【原植物】 罗伞树 *Ardisia quinquegona* Bl.

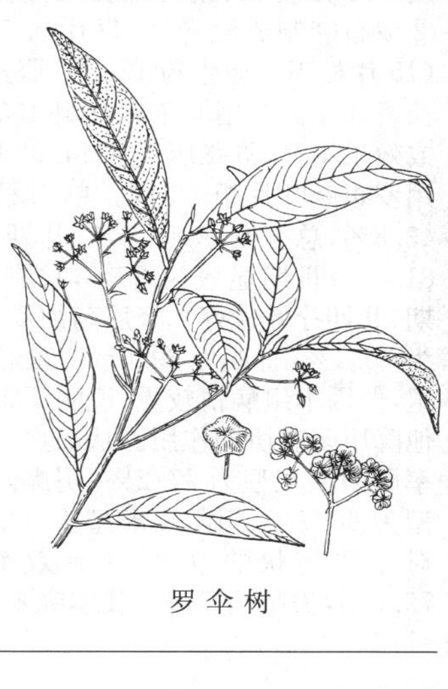

罗伞树

灌木或灌木状小乔木,高约2 m,可达6 m以上。小枝细,有纵纹,嫩时被锈色鳞片。叶互生;叶柄长5～10 mm,幼时被鳞片;叶片坚纸质,长圆状披针形、椭圆状披针形至倒

有利的方向变化。在巨噬细胞培养系统中，罗布麻提取物组的 MDA、总胆固醇和胆固醇酯的水平均显著低于对照组。形态学的数据表明，罗布麻提取物可抑制掺入氧化 LDL 所致的泡沫细胞的形成[11]。

6. 对中枢神经的作用　其醚溶部分可明显协同戊巴比妥钠所致小鼠睡眠[12]，从中分得的异秦皮定及金丝桃苷可能是镇静成分[13]。罗布麻叶提取物在大鼠强迫游泳试验中具有特异的抗抑郁作用，这可能与提取物中的主要黄酮类化合物金丝桃苷和异槲皮素有关[14]。

7. 利尿作用　本品浸膏 1 g/kg(每 1 g 相当于生药 7.7 g) 灌服，对水负荷大鼠于药后 6～24 h 可明显增加尿量，尿钠及尿钾排量均明显增加，但尿钠、钾浓度无明显改变；0.1 g/kg 静注于水负荷家兔或犬也均见明显利尿作用，由于本品浸膏的炽灼残渣仍有利尿作用，表明浸膏的利尿作用与所含无机盐有关[15]。

毒性　罗布麻叶煎剂小鼠腹腔注射 LD_{50} 为 10.6 g/kg，口服的 LD_{50} 为 66.9 g/kg[16, 17]。所含黄酮苷小鼠腹腔注射 LD_{50} 为 398 mg/kg[16, 18]。

【药性】　甘、微苦，凉。

1.《陕西中草药》："味淡、涩，性凉，有小毒。"

2.《陕甘宁青中草药选》："味甘、苦，性平。"

【功用主治】　清热，平肝，安神，利水。主治高血压病，眩晕，头痛，心悸，失眠，水肿尿少。

1.《江苏省植物药材志》："乳汁可愈合伤口。"

2.《陕甘宁青中草药选》："清热泻火，平肝熄风，养心安神，利水消肿。主治高血压病，神经衰弱，眩晕，脑震荡后遗症，心悸，失眠，浮肿。"

3.《全国中草药汇编》："治惊痫抽搐，防治感冒。"

【用法用量】　内服：煎汤，5～10 g；或泡茶。

【选方】　治高血压病，头痛失眠　①罗布麻、钩藤各 3～6 g，红枣 4 个。水煎服，每日 2 次。(《食物中药与便方》) ②罗布麻 9 g(开水浸泡)，玉竹 9 g。煎汁兑服，日服 3 次。(《内蒙古中草药》)

【临床报道】　1. 治疗高血压病　①每日用罗布麻叶 3～6 g，开水泡当茶喝；或早、晚定时煎服。共治 596 例。结果症状消失或显著减轻者 254 例，减轻 212 例，总有效者 528 例，占 88.6%。服药时间越长则疗效越高，超过半年的可达 93.3%；但罗布麻的疗效与病程长短无明显关系。对头痛、眩晕、脑胀、失眠多梦和浮肿有较好的缓解作用。副作用较多为肠鸣、腹泻，偶有胃痛、胃口不好、口干、口苦[1]。②罗布麻制成浸膏片，每片 0.5 g，每次 3 片，每日服 3 次(15 片相当于原生药 12 g)。服药时间最短者为 1 个月，最长者 3 年。单用罗布麻叶组 130 例，原用降压药治疗无效或效果不显、舒张压仍在 14.63 kPa(110 mmHg)以上而加用罗布麻叶片组 50 例。单用罗布麻叶片组，Ⅰ期显效为 43.8%，总有效率 84.4%；Ⅱ期显效为 40%，总有效率为 81.4%；Ⅲ期显效为 25%，总有效率为 67.9%，可见对Ⅰ期、Ⅱ期疗效较好。降压药加罗布麻叶片组，总有效率Ⅱ期为 70.4%，Ⅲ期为 69.6%。虽然从统计资料看疗效低于前组，但因本组病情较重，说明罗布麻叶仍有降压作用或与其他降压药有协同作用。从高血压病的中医分型看，总有效率肝阳上亢型为 77.2%，阴虚阳亢型为 77.1%，肝肾阴虚型为 66.7%，阴阳两虚型为 50.0%，对前两型疗效较好。对主要症状的改善，总有效率头晕为 82.4%，头痛为 79.5%，失眠为 74%，肢体麻木为 34.4%，耳鸣未见起效。从降压时间看，罗布麻叶降压作用缓和[2]。

2. 治疗高脂血症　用罗布麻冲剂(每包 12 g，含黄酮苷按芸香苷计 100 mg)每次 1 包，每日 3 次，开水冲服；或罗布麻胶囊(每粒含黄酮苷按芸香苷计 25 mg)每次 4 粒，日服 3 次，均连服 3 个月。经治 83 例，显效 46 例，有效 17 例，无效 20 例，总有效率 75.9%。未发现有明显不良反应，对肝、肾功能无损害[3]。

3. 治疗感冒　用泽漆麻 500 g，加水 5 000 ml，煎至 2 500 ml，加防腐剂。每日服 2 次，每次 50～100 ml。或制成 50%注射液，每日 2～3 次，每次 2 ml，肌注。共治 120 例，治愈 107 例，占 89.2%。风寒型疗效优于风热型[4]。

4. 治疗慢性气管炎　吸罗布麻雪茄烟(内含罗布麻 30%，晒烟叶 70%，少量冰片，甲级香料)每日吸量不超过 5 支，每次不超过半支，平时吸烟量大者，可酌情增加。观察时间一般为 1～1.5 个月。结果 106 例中显效 34 例，好转 67 例，无效 5 例，有效率为 95.3%。认为罗布麻烟对镇咳、定喘、祛痰、改善症状均有一定效果[5]。

5. 治疗心力衰竭　取罗布麻根 15 g，制成 80%煎剂。凡Ⅱ度或Ⅲ度充血性心力衰竭患者入院后给煎剂每次 100 ml，日服 2 次；心率减至 70～80 次/min 时改为维持量，每日 1 次，约 50 ml。于用药后 3～5 d 开始分析强心效果，结果显效 31 例，有效 16 例，无效 3 例。多数患者服药后 3 d 内心率逐渐降至 80 次以下，降至正常后即改用维持量。副作用和毒性反应：主要是消化道症状，如能及时减量，反应可减轻或消失；反之，则继续发展而出现呕吐。心脏方面，主要是心动过缓和期前收缩，及时停药后可消失[6]。

2847 罗汉果 luó hàn guǒ (《岭南采药录》)

【异名】　拉汉果、假苦瓜(《广西药用植物名录》)，光果木鳖(《中国高等植物图鉴》)。

【基原】　为葫芦科罗汉果属植物罗汉果的果实。

【原植物】　罗汉果 *Siraitia grosvenorii* (Swingle) C. Jeffrey ex Lu et Z. Y. Zhang [*Momordica grosvenorii* Swingle]

多年生攀缘草本。具肥大的块根，纺锤形或近球形。茎有棱沟，初被黄褐色柔毛和黑色疣状腺鳞，后毛渐脱落或变近无毛。叶柄长 3～10 cm，被同枝条一样的毛被和腺鳞；叶片膜质，卵状心形、三角状卵形或阔卵状心形，长 12～23 cm，宽 5～17 cm，先端渐尖或长渐尖，边缘微波状，由于小脉伸出而具小齿，有缘毛，上面绿色，被稀疏柔毛和黑色疣状腺鳞，老后逐渐脱落变近无毛，下面淡绿色，被短毛和混生黑色疣状腺鳞，老后渐脱落。卷须初时被短柔毛，后渐变无毛，2 歧，在分叉点上下同时旋卷。雌雄异株；雄花序总状，6～10 朵花生于花序轴上部，也具有短柔毛和黑色疣状腺鳞，花梗细，花萼筒宽钟状，喉部常具有 3 枚长圆形的膜质鳞片，花

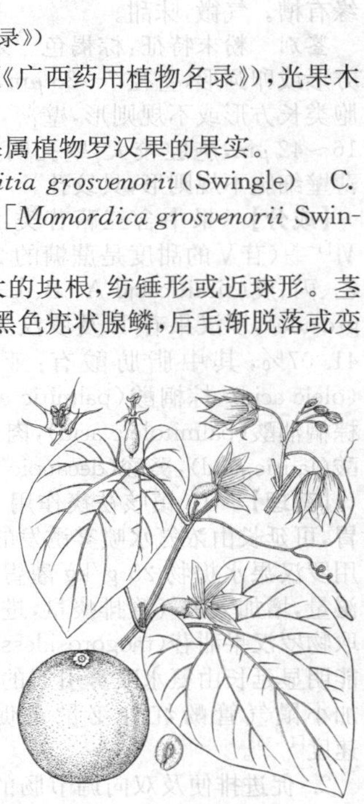

罗汉果

肉质，着生在花托上。蓇葖果2枚，平行或叉生，下垂，长8～20 cm。种子多数，卵圆状长圆形，黄褐色，长2～3 mm，先端有一簇白色绢质种毛，长1.5～2.5 cm。花期4～9月，果期7～12月。

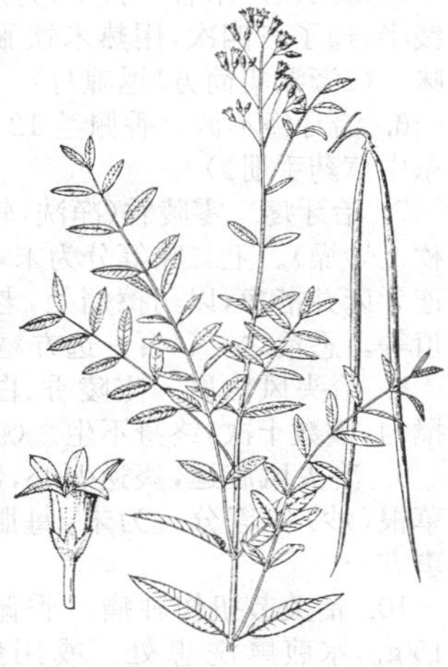

罗布麻

生于盐碱荒地、沙漠边缘及河流两岸、冲积平原、湖泊周围、戈壁荒滩上。分布于华北、西北及辽宁、吉林、江苏、安徽、山东、河南等地。

与罗布麻功用基本相同的同科植物尚有：①大叶白麻（大花罗布麻）*Poacynum hendersonii* (Hook. f.) Woodson 分布于甘肃、青海、新疆等地。②白麻 *P. pictum* (Schrenk) Baill. 分布于甘肃、青海、新疆等地。

【栽培】 生物学特性 对环境条件要求不严，适于多种气候和土质，自然分布于盐碱、沙荒地区，耐寒、耐旱、耐碱又耐风。

繁殖方法 种子繁殖、根茎切段繁殖和分株繁殖。种子繁殖：宜在含盐碱较少的砂壤土上直播，4月上旬做畦，将其与湿砂拌匀播下，幼苗出土后，锄草松土，加强管理，可留苗15万余株，其余幼苗可移栽别处，风沙大的地区宜育苗移栽。根茎切段繁殖：将直根和横走根，切成10～15 cm的小段，每段上带有不定芽，按行株距60 cm×30 cm挖穴，每穴1～2条，以早春或冬季栽植最好。分株繁殖：在春、秋两季进行，将近地面根茎处发生的株丛铲下，带少量须根，进行分株移栽。

田间管理 出苗后，要及早除草间苗，追施硫酸铵1次，5对真叶后即可移栽定植。生长过程中其横走根能不断发出新苗，使植株增多。过多时要移出，以利通风透光，使麻苗正常生长。

病虫害防治 病害有茎斑病，在发生初期可喷洒波尔多液；锈病在8月起流行，可喷25%粉锈宁1 000倍液防治。

【采收加工】 5～9月采收，晒干。

【药材】 罗布麻 *Folium Apocyni Veneti* 产于辽宁、吉林、内蒙古、安徽、陕西等地。

性状 叶多皱缩卷曲，有的破碎，完整叶片展平后呈椭圆状披针形或卵圆状披针形，长2～5 cm，宽0.5～2 cm，淡绿色或灰绿色，先端钝，具小芒尖，基部钝圆或楔形，边缘具细齿，常反卷，两面无毛，下表面叶脉突起；叶柄细，长约4 mm。质脆。气微，味淡。

鉴别 (1) 叶表面观：上下表皮细胞多角形，垂周壁平直，表面有颗粒状角质纹理；气孔平轴式。

叶横切面：表皮细胞扁平，外壁凸起；叶肉两面均具栅栏组织，上表皮内栅栏细胞多为2列，下表皮内多为1列，细胞极短，海绵组织细胞2～4列，含棕色物；主脉维管束双韧型，维管束周围及韧皮部散有乳汁管。

(2) 薄层色谱：取本品粉末0.5 g，用5%盐酸1 ml湿润后，加乙酸乙酯15 ml，置水浴上加热回流1 h，滤过，滤液蒸干，加甲醇1 ml溶解残渣，作供试品液，另以槲皮素甲醇液作对照品。分别点样于同一硅胶G-0.5%CMC薄层板上，用甲苯-氯仿-丙酮-甲酸（5：8：7：2）展开，置紫外光灯(365 nm)下检视，供试品色谱中，在与对照品色谱的相应位置上显相同颜色的荧光斑点。

品质标志 《中华人民共和国药典》2005年版规定：照高效液相色谱法测定，本品（干燥品）含槲皮素（$C_{15}H_{11}O_7$）不得少于0.60%。

【成分】 叶含槲皮素（quercetin），异槲皮苷（isoquercitrin）[1]，金丝桃苷（hyperoside）[2]，三叶豆苷（irifolin），紫云英苷（astragalin）[3]，芸香苷（rutin），右旋儿茶素（catechin），蒽醌（anthraquinone），以及谷氨酸、丙氨酸、缬氨酸等多种氨基酸[4]，二十九烷（nonacosane），三十烷醇（1-triacontanol），三十一烷（hentriacontane），羽扇豆醇棕榈酸酯（lupenyl palmitate），棕榈酸蜂花醇酯（myricyl palmitate），棕榈酸十六醇酯（hexadecyl palmitate），内消旋肌醇（meso-inositol），β-谷甾醇（β-sitosterol），氯化钾[5,6]，鞣质[7]及多糖[8]，羽扇豆醇（lupeol），异秦皮定（isofraxidin）和东莨菪素（scopoletin）[9]等。

【药理】 1. 对心脏的影响 罗布麻叶浸膏0.2 g（生药）/kg恒速注射，可见麻醉犬在血压下降同时伴有心率减慢，心输出量（CO）、心脏指数（CI）、心搏指数（SI）及冠状动脉左回旋支血流量（LCF）减少，但对心脏前、后负荷无影响，且心肌耗氧量减少[1]。

2. 降血脂作用 对Triton诱发的大鼠内源性高脂血症，罗布麻叶水提取浸膏17 g/kg灌服可降低其三酰甘油和胆固醇含量，但对高脂膳食小鼠形成的外源性高胆固醇血症则无影响[2,3]。

3. 抗辐射和抗化疗药作用 罗布麻叶水浸膏可保护辐射所致小鼠造血功能损害[3]，口服或腹腔注射均可改善^{60}Co γ射线所致白细胞数下降，并延长小鼠存活日数；若口服并用腹腔注射则存活天数更长。由于从罗布麻叶中提得的槲皮素口服对小鼠仍可延长^{60}Co γ射线照射的存活日数，明显增加白细胞计数，提示槲皮素可能是罗布麻叶抗辐射的有效成分之一[4]。罗布麻叶对小鼠骨髓无致微核作用，而具抗环磷酰胺致微核作用，且有剂量效应关系[5,6]；罗布麻所含肌醇能对抗环磷酰胺引起的幼鼠脾脏萎缩及生长阻滞作用，并可减轻环磷酰胺对染色体的损伤，降低环磷酰胺诱发的微核[7]。罗布麻叶中的三十烷醇肌注也可明显降低环磷酰胺引起的小鼠微核率升高，对抗环磷酰胺所致小鼠脾脏、胸腺的萎缩[8]。

4. 抗氧化作用 加速衰老小鼠肝肾组织还原型谷胱甘肽含量减少而氧化型谷胱甘肽增加，罗布麻处理能使其趋于正常；肝肾酶活性测定结果表明，加速衰老小鼠其参与谷胱甘肽氧化还原循环的酶活性降低，罗布麻处理能使肝脏中超氧化物歧化酶（SOD）、GSH-Px和谷胱甘肽还原酶以及肾脏中SOD活性明显升高；加速衰老小鼠脂质过氧化物（LPO）增多，而罗布麻处理具有抑制脂质过氧化作用的趋势。说明罗布麻能抑制H_2O_2的产生和还原氧化型谷胱甘肽，增强机体的抗氧化能力[9]。

5. 抗动脉硬化作用 高胆固醇血症大鼠经罗布麻处理后，血清中TC、LDL-C浓度、动脉硬化指数，以及肝脏中TC浓度均明显降低，仅血清中的HDL-C浓度增加[10]。血管内皮细胞在含有Cu^{2+}和低密度脂蛋白（LDL）的培养基中培养，MDA和乳酸脱氢酶（LDH）释放增加，细胞生存力降低。而在培养基中加入罗布麻提取物后，这些参数向较

【药理】 1. 抗胃溃疡作用 罗勒叶水提取物、甲醇提取物、水/甲醇提取物、黄酮苷类化合物分别以相当于4 g(生药)/kg剂量口服对阿司匹林诱导的溃疡大鼠有显著降低其溃疡指数的作用;对束缚应激性溃疡大鼠的溃疡指数无影响。水提取物、水/甲醇提取物对醋酸诱导的大鼠的溃疡指数也有显著降低作用。各种物质对正常大鼠的胃酸、胃蛋白酶均无影响,只有水提物可显著增加正常大鼠己糖胺含量。甲醇提取物、黄酮苷可显著降低阿司匹林模型大鼠胃酸度和胃蛋白酶含量,水/甲醇提取物、水提物和黄酮苷均可增加阿司匹林模型大鼠的己糖胺含量。各种提取物和黄酮苷均可增加束缚应激溃疡大鼠己糖胺含量。挥发油对应激性溃疡没有作用。上述结果表明罗勒抗溃疡成分可能包括黄酮苷;水和甲醇提取物有抗溃疡活性。它们可能增强胃屏障作用[1]。

2. 对补体的作用 罗勒水粗提取物有抗补体活性。但该补体抑制剂体外无细胞毒反应,也未见小鼠全身毒性[2]。

毒性 罗勒水煎剂1 ml/只(4 g/ml)给小鼠灌胃,观察7 d,未见死亡[3]。

【药性】 辛,温。归肺、脾、胃经。

1.《别录》:"味甘,平,无毒。"

2.《千金方》:"味苦、辛、涩,温平,无毒。"

3.《海药本草》:"味辛,温。"

4.《嘉祐本草》:"微毒。"

5.《本草汇言》:"入手、足太阴,手、足阳明经。"

【功用主治】 疏风行气,化湿和中,活血,解毒。主治感冒头痛,发热咳嗽,中暑,食欲不振,脘腹胀痛,呕吐泄泻,风湿痹痛,遗精,月经不调,牙痛口臭,胬肉遮睛,湿疮,瘾疹瘙痒,跌打损伤。

1.《别录》:"主明目止泪,疗泄精,去臭恶气,伤寒头痛,上气,腰痛。"

2.《药性论》:"能治鼻中息肉,鼻齆。"

3.《千金方》:"消停水,散毒气。"

4.《海药本草》:"主风邪冲心,牙车肿痛,虚劳痟𧏾。凡是齿痛,煎含良。"

5.《日华子》:"治血气腹胀,酒煎服。"

6.《嘉祐本草》:"调中消食,去恶气,消水气,宜生食。又疗齿根烂疮,为灰用甚良。又动风,发脚气,患啘,取汁,服半合定,冬月用干者煮之。"

7.《生草药性备要》:"专散风湿热,亦治小儿乳咳。"

8.《岭南采药录》:"治毒蛇伤,又可作跌打伤敷药。"

【用法用量】 内服:煎汤,5～15 g,大剂量可用至30 g;或捣汁;或入丸、散。外用:捣敷;或烧存性研末调敷;亦可煎汤洗或含漱。

【宜忌】 气虚血燥者慎服。

1.《千金方》:"不可久食,涩荣卫诸气。"

2.《嘉祐本草》:"不中过多食,壅关节,涩荣卫,令血脉不行。"

【选方】 1. 治感冒风寒,头痛胸闷 罗勒、生姜。煎水,红糖为引。(江西《中草药学》)

2. 治夏季伤暑 香佩兰9 g,滑石18 g,甘草3 g。水煎服。(《山东中草药手册》)

3. 治胃痛腹胀 罗勒、延胡索、制香附各9 g,生姜6 g。水煎服。(《青岛中草药手册》)

4. 治呕吐反胃 罗勒鲜草适量,捣汁1匙,甘蔗汁2匙。加温服,每日2次。(《食物中药与便方》)

5. 治五色诸痢 零陵香草(去根,以盐、酒浸半月,炒干),每两入广木香一钱半,为末。里急腹痛者,用冷水服一钱半,通了三四次,用热米饮服一钱半,止痢。只忌生梨一味。(《濒湖集简方》返魂丹)

6. 治月经不调 香佩兰12 g,丹参15 g。水煎服。(《山东中草药手册》)

7. 治牙疼 零陵香(净洗,软火炙燥),荜拨(洗,锉碎,火枚上炒燥)。上二味等分为末,先以炭一块为细末,揩痛处,连牙床并揩净,以药擦痛处,老人风蚛牙疼,小儿疳牙走马疳等。悉治之。(《百一选方》立效散)

8. 治头风白屑 零陵香、白芷等分。水煎汁,入鸡子白搅匀,敷数十次,终身不生。(《圣惠方》)

9. 治头风旋运,痰逆恶心,懒食 真零陵香、藿香叶、莎草根(炒)各等分。为末,每服二钱,茶下,日三服。(《本事方》)

10. 治关节扭伤肿痛 香佩兰30 g,威灵仙30 g,赤芍15 g。水煎熏洗患处。或用鲜香佩兰捣烂,外敷患处。(《山东中草药手册》)

【临床报道】 治疗女性排卵功能障碍性不孕症 用罗勒胶囊(由山东烟台中药厂生产,每粒含水溶性提取物和脂溶性提取物共0.25 g),自月经来潮第三日服药,每次3粒,每日2次,连服5 d,服完3个月经周期为1个疗程。共治91例,以基础体温的改变作为判断疗效的依据,结果:有效83例,无效8例,总有效率为91.2%,其中治疗后妊娠23例,占25.3%[1]。

【各家论述】《纲目》:"熏草芳馨,其气辛散上达,故心腹恶气、齿痛、鼻寒皆用之。脾胃喜芳香,芳香可以养鼻是也。""按罗天益云:兰香味辛气温,能和血润燥,而掌禹锡言多食涩营卫,血脉不行,何耶? 又东垣李氏治牙疼口臭,神功丸中用兰香,云无则以藿香代之,此但取其去恶气而已,故《饮膳正要》云与诸菜同食,味辛香,能辟腥气,皆此意也。"

2846 罗布麻 luó bù má 《陕西中草药》

【异名】 吉吉麻(《江苏省植物药材志》),羊肚拉角(《陕西草药》),红花草、野茶、泽漆麻(《陕西中草药》),茶叶花、红麻(《内蒙古中草药》),披针叶茶叶花、小花野麻(《甘肃中草药手册》),野茶叶、草本夹竹桃、小花罗布麻(《沙漠地区药用植物》),红柳子(《全国中草药汇编》)。

【基原】 为夹竹桃科罗布麻属植物罗布麻的叶。

【原植物】 罗布麻 *Apocynum venetum* L.[*Trachomitum venetum* (L.) Woodson; *A. lancifolicum* Russan.]又名:泽漆、漆茎(《救荒本草》)。

直立亚灌木,高1.5～3 m。全株具乳汁;枝条圆筒形,光滑无毛,紫红色或淡红色。叶对生;叶柄长3～6 mm;叶片椭圆状披针形至卵圆状长圆形,长1～5 cm,宽0.5～1.5 cm,先端急尖至钝,具短尖头,基部急尖至钝,叶缘具细牙齿,两面无毛。圆锥状聚伞花序一至多歧,通常顶生,有时腋生;苞片膜质,披针形,长约4 mm,宽约1 mm;花5数;花萼裂片披针形或卵圆状披针形,两面被柔毛;花冠筒钟形,紫红色或粉红色,花冠筒长6～8 mm,花冠裂片卵圆状长圆形,与冠筒几乎等长;雄蕊着生于花冠筒基部,花药箭头状,隐藏在花冠喉内,背部隆起,腹部粘生在柱头基部,花丝短;雌蕊长2～2.5 mm,花柱短,上部膨大,下部缩小,柱头基部盘状,先端2裂;子房由2枚离生心皮组成;花盘环状,

2.《重庆草药》:“行气活血,破瘀生新。治跌打损伤,吐血,气血不和,筋骨疼痛。”

3.《贵州民间药物》:“和血,解热。治红白痢,痨伤疼痛,贫血。”

4.《湖南药物志》:“祛风除湿,行气和血,舒筋活络。主治风湿关节痛,虚弱四肢无力,外伤出血。”

【用法用量】 内服:煎汤,9～30 g;或浸酒。外用:捣敷。

【宜忌】《重庆草药》:“孕妇忌用。”

【选方】 1. 治贫血　岩豆藤根 30 g,五香血藤 15 g。泡酒服或炖肉吃。

2. 治红白痢　岩豆藤根 15 g,石榴皮 6 g。煎水服。(1、2 方出自《贵州民间药物》)

2845 罗勒 luó lè (《嘉祐本草》)

【异名】 熏草(《山海经》),燕草(《南越志》),蕙草(《别录》),西王母菜(陶弘景),兰香(《齐民要术》),零陵香(《本草拾遗》),香草(《开宝本草》),香菜(《嘉祐本草》),铃铃香、铃子香(《梦溪笔谈》),翳子草(《纲目》),矮糠(《植物名实图考》),千层塔、九层塔、香花子(《岭南采药录》),家佩兰(《中国药用植物志》),苏薄荷、紫苏薄荷(《广西中药志》),鱼香、薄荷树(《广东中药》),省头草(《江苏药材志》),香佩兰(《山东中草药手册》)。

【基原】 为唇形科罗勒属植物罗勒的全草。

【原植物】 罗勒 *Ocimum basilicum* L.

一年生草本,高 20～80 cm。全株芳香。茎直立,四棱形,上部被倒向微柔毛,常带红或紫色。叶对生;叶柄长 0.7～1.5 cm,被微柔毛;叶片卵形或卵状披针形,长 2.5～6 cm,宽 1～3.5 cm,全缘或具疏锯齿,两面近无毛,下面具腺点。轮伞花序有 6,组成有间断的顶生总状花序,通常长 10～20 cm,各部均被微柔毛;苞片细小,倒披针形,长 5～8 mm,边缘有缘毛,早落;花萼钟形,长 4 mm,外面被短柔毛,萼齿 5,上唇 3 齿,中齿最大,近圆形,具短尖头,侧齿卵圆形,先端锐尖,下唇 2 齿,三角形具刺尖,萼齿边缘具缘毛,果时花萼增大、宿存;花冠淡紫色或白色,长约 6 mm,伸出花萼,唇片外面被微柔毛,上唇宽大,4 裂,裂片近圆形,下唇长圆形,下倾;雄蕊 4,二强,均伸出花冠外,后对雄蕊花丝基部具齿状附属物并且被微柔毛;子房 4 裂,花柱与雄蕊近等长,柱头 2 裂;花盘具 4 浅齿。小坚果长圆状卵形,褐色。花期 6～9 月,果期 7～10 月。

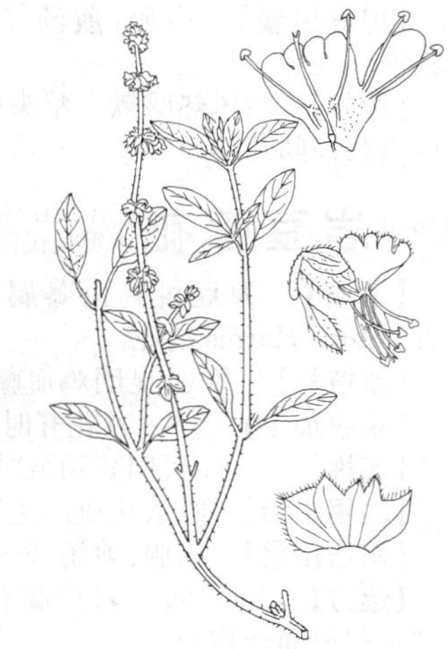

罗　勒

全国各地多有栽培。在长江以南地区有逸为野生者。

本植物的果实(罗勒子)、根(罗勒根)亦供药用,另设专条。

【栽培】 生物学特性　喜温暖潮湿的气候。以排水良好、肥沃的砂质壤土或腐殖质壤土栽培为宜。

繁殖方法　种子繁殖。直播:4～5 月上旬播种,条播,按行距 30～45 cm,开浅沟将种子均匀播入,覆薄土 1 层,以盖没种子为宜,播后浇水,约 15 d 出苗。苗高 10 cm 左右时,间苗 1 次,按 10～16 cm 留苗。育苗:2～3 月于温床育苗,苗床宽 1 m 左右,长可随意,铺 1 层厚 10～13 cm 的马粪作酿热物,上覆土 15 cm,耙平。临播前浇 1 次大水,待水渗下后,撒播种子,覆以薄土,播后要经常保持土壤湿润,上罩玻璃窗或其他透光材料,晚间加盖蒲席防寒,约 10 d 出苗。苗高 10～16 cm 时,选阴天或下午带土团移入大田,栽后浇水。

田间管理　注意经常浇水、松土、除草、施肥等。

【采收加工】 6～9 月开花后割取地上部分,鲜用或阴干。

【药材】 罗勒 *Herba Ocimi Basilici*　产于全国大部分地区。

性状　茎呈方柱形,长短不等,直径 1～4 mm,表面紫色或黄紫色,有纵沟纹,具柔毛;质坚硬,折断面纤维性,黄白色,中央有白色的髓。叶多脱落或破碎,完整者展平后呈卵圆形或卵状披针形,先端钝或尖,基部渐狭,边缘有不规则牙齿或近全缘,两面近无毛,下面有腺点;叶柄被微柔毛。假总状花序微被毛,花冠脱落;苞片倒针形,宿萼钟状,黄棕色,膜质,有网纹,外被柔毛,内面喉部被柔毛。宿萼内含小坚果。搓碎后有强烈香气,味辛,有清凉感。

鉴别　茎横切面:表皮细胞 1 列,外具角质层,并见表皮或其残基。棱角处表皮下具厚角组织;皮层薄壁细胞数列。维管束排列成环。韧皮部外侧具韧皮纤维束,断续环列,纤维细胞壁木化。形成层连续成环。棱角处木质部较宽厚;次生木质部细胞均木化。髓宽大。

叶表面观:上下表皮细胞垂周壁波状弯曲,两面均有气孔,多为直轴式。非腺毛直生或弯曲,长 38～1 560 μm,先端尖,壁具疣点。腺毛有两种,其一柄部单细胞,头部并生 2(或 1)细胞;另一为鳞状腺毛,柄部单细胞,头部常为 4 细胞。

【成分】 全草含挥发油:丁香油酚(eugenol),牻牛儿醇(geraniol),芳樟醇(linalool),甲基胡椒酚(methylchavicol),罗勒烯(ocimene),1,8-桉叶素(1,8-cineol),柠檬烯(limonene),3-蒈烯(Δ^3-carene),α-蒎烯(α-pine-ne)[1],二环倍半水芹烯(bicyclosesquiphellandrene),1-表二环倍半水芹烯(1-epibicyclosesquiphellandrene)[2],丁香油酚甲醚(eugenol methyl ether),肉桂皮酸甲酯(methyl cinnamate),3-己烯-1-醇(3-hexen-1-ol),3-辛酮(3-octanone),茴香脑(anethole)和糠醛(furfural)[3];总黄酮:槲皮素(quercetin)和山柰酚(kaempferol),咖啡酸(caffeic acid),绿原酸(chlorogenic acid)[4],芸香苷(rutin),异槲皮苷(isoquercitrin),迷迭香酸(rosmarinic acid)[5]。叶含多类成分:①黄酮类:槲皮素,异槲皮素,槲皮素-3-O-二葡萄糖苷(quercetin-3-O-diglucoside),芸香苷,山柰酚,山柰酚-3-O-芸香糖苷(kaempferol-3-O-rutinoside)[6],圣草素(eriodictyol),圣草素-7-葡萄糖苷(eriodictyol-7-glucoside)和 6,8-二-C-葡萄糖基芹菜素(vicenin-2)[7]。②香豆素类:马栗树皮苷(esculin)[6]和马栗树皮素(esculetin)[7]。③其他成分:咖啡酸[6]和对香豆酸(coumaric acid)[7],熊果酸(ursolic acid)及 β-谷甾醇(β-sitosterol)[8]。花含熊果酸,齐墩果酸(oleanolic acid)和 β-谷甾醇[8],(17R)-3β-羟基-22,23,24,25,26,27-六去甲达玛烷-20-酮〔17(R)-3β-hydroxyhexanordammaran-20-one〕[9]。

作用，可使心肌张力增加，每分钟输出量增多；对离体兔耳血管有明显的收缩作用[2]。

2. 解痉作用　所含另一成分花椒内酯，有一定的解痉作用[3]。

3. 其他作用　白鲜碱有一定的抗菌作用[2]；香柑内酯也有抗微生物活性[1]。白鲜碱对家兔和豚鼠子宫平滑肌具有强力收缩作用[2]。花椒内酯在体外对人宫颈癌传代 HeLa 细胞培养有抑制作用，ID_{50} 为 10 μg/ml[3]。

【药性】　辛、苦，凉。

1.《生草药性备要》："味苦，性寒。"

2.《中国药用植物志》："辛、淡，寒。"

【功用主治】　解表，截疟，活血，解毒。主治感冒发热，支气管炎，疟疾，胃肠炎，跌打损伤，痈疽疮肿，烫伤。

1.《生草药性备要》："消百毒肿，散大疮，理蛇伤，撞酒服效。"

2.《中国药用植物志》："煎服治肚痛，叶捣烂外敷治烫伤。"

3.《全国中草药汇编》："解表截疟，活血散瘀，解毒。治疟疾，感冒发热，支气管炎。外用治外伤出血，痈疽疮疡。"

4.《浙江药用植物志》："治急性胃肠炎。"

【用法用量】　内服：煎汤，9～15 g；或研末、泡酒。外用：捣烂敷。

【选方】　1. 治疟疾　臭节草、柴胡、青蒿、艾叶各 9 g。水煎，于发作前 4 h 服，或用单味鲜品于发作前 2 h，捣烂敷大椎穴。(《全国中草药汇编》)

2. 治急性胃肠炎　松风草 15 g，厚朴、仙鹤草各 9 g。水煎服。

3. 治跌打损伤　松风草 60 g，浸酒 500 ml，每日 2 次，每次 30 ml，饭前服。(2、3 方出自《浙江药用植物志》)

【临床报道】　治疗慢性支气管炎及支气管哮喘　用臭节草油剂胶囊(每粒含 0.5 ml)每日 3 次，每次服 2 粒；流浸膏每日 3 次，每次服 10 ml；煎汤每日 3 次，每次 20 ml，连续服 10～15 d 为 1 个疗程，有效者可继续服用。三种剂型共治疗 141 例，其中慢性支气管炎 110 例，总有效率 87.3%；支气管哮喘 31 例，总有效率 93.5%。临床观察表明，油剂平喘作用较好，有祛痰作用，但较弱；浸膏剂祛痰作用较油剂强，但平喘作用较差；煎汤亦有平喘及祛痰作用，但平喘作用不如油剂强。三种剂型作用均较缓慢，一般 4 d 后才见效，少数病例(多系儿童)在 2 d 后见效。但平喘作用较氨茶碱持久，一般能维持 2～3 d[1]。

2842 岩藿香 yán huò xiāng (《全国中草药汇编》)

【异名】　犁头草(《贵州民间药物》)，方茎犁头草(《全国中草药汇编》)。

【基原】　为唇形科黄芩属植物岩藿香的全草。

【原植物】　岩藿香 *Scutellaria franchetiana* Lévl.

多年生上升草本。根状茎横走，密生须根，节上生匍匐枝。茎高 30～70 cm，锐四棱形，被上曲微柔毛，棱上较密。茎叶具柄，柄长 3～10 mm；叶片草质，卵圆形至卵圆状披针形，长1.5～3 cm，宽 1～2 cm，先端渐尖，基部宽楔形至心形，边缘每侧具 3～4 个大牙齿，两面略被微柔毛。总状花序在茎中部以上叶腋内腋生，长 2～9 cm，向茎端渐变短；苞片均叶状，细小；小苞片条形；花萼长约 2.5 mm，果时长约 4 mm，盾片高约 3 mm，果时增大；花冠紫色，长达 2.5 cm，花冠筒基部膝曲，微囊状增大，下唇中裂片三角状卵圆形；雄蕊 4，前对较长；花柱细长，先端锐尖，微裂；花盘前方稍隆起。小坚果黑色，卵球形，具瘤，腹面基部有果脐。花期 6～7月。

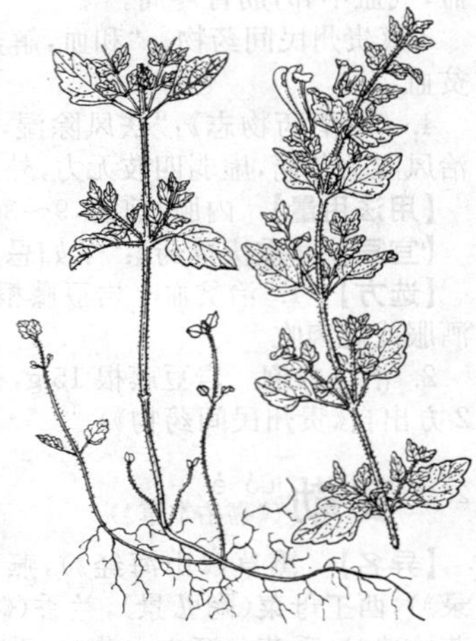

岩藿香

生于海拔 830～1 500(～2 300)m 的山坡湿地上。分布于湖北、四川、贵州、陕西。

【采收加工】　6～7 月采收，鲜用或晒干。

【药性】　辛、苦，凉。

1.《贵州民间药物》："性凉，味苦。"

2.《万县中草药》："微温，辛，气香。"

【功用主治】　祛暑清热，活血解毒。主治感冒暑湿，风热咳嗽，痱子，跌打损伤，蜂螫伤。

1.《贵州民间药物》："清热凉血，治跌打，止热咳。"

2.《贵州草药》："化瘀消肿。"

3.《万县中草药》："解表清暑，解毒消肿。治夏天感冒暑湿，蜂螫伤，痱子。"

4.《秦岭巴山天然药物志》："治风湿性关节炎。"

【用法用量】　内服：煎汤，3～15 g。外用：捣敷；或煎汤洗。

【选方】　治风热咳嗽　犁头草、折耳根各 15 g。煎水服。(《贵州民间药物》)

2843 岩豆藤花 yán dòu téng huā (《贵州民间药物》)

【基原】　为豆科鸡血藤属植物香花崖豆藤 *Millettia dielsiana* Harms 的花。

【原植物】　参见"昆明鸡血藤"条。

【采收加工】　5～8 月花开时采收，晒干。

【药性】　《贵州民间药物》："性平，味甘、微涩。"

【功用主治】　收敛止血。主治鼻衄。

【用法用量】　内服：煎汤，6～9 g。

【选方】　治鼻衄　岩豆藤花、白茅根各 6 g。煎水服。(《贵州民间药物》)

2844 岩豆藤根 yán dòu téng gēn (《贵州民间药物》)

【异名】　鸡血藤根《福建中草药》。

【基原】　为豆科鸡血藤属植物香花崖豆藤 *Millettia dielsiana* Harms 的根。

【原植物】　参见"昆明鸡血藤"条。

【采收加工】　7～10 月采挖，切片鲜用或晒干备用。

【药性】　苦、微甘，平。

1.《四川中药志》1960 年版："性温，味苦，无毒。"

2.《贵州民间药物》："性平，味甘、微涩。"

【功用主治】　补血活血，祛风活络。主治贫血，痢疾，风湿痹痛，跌打损伤，外伤出血。

1.《分类草药性》："行气和血。治风湿筋骨疼痛。"

作供试液；另以岩白菜素甲醇溶液为对照品溶液，分别点样于同一硅胶G薄层板上，以氯仿-醋酸乙酯-甲酸（5∶4∶2）展开，展距17 cm，在紫外灯（254 nm）下检视。供试液色谱中，在与对照品色谱相应的位置上，显相同的亮蓝色荧光斑点。

【药理】 抗食管上皮重度增生　岩白菜根茎粉对于食管上皮重度增生者上皮细胞转为正常或轻度增生与对照组相比有显著意义，同时对与重度增生共存的炎细胞转阴率与对照组相比也有显著意义。另外，其对亚硝胺诱发的小鼠前胃癌有一定的阻断作用[1,2]。

【药性】《云南中草药》："苦、涩，平。"

【功用主治】 健胃消食，止血生肌。主治胃痛，食积，泄泻，便血，跌打损伤，外伤出血。

1.《云南中草药》："止血生肌，健胃止泻。"

2.《中国民族药志》："理气消炎止痛，消食健胃。用于肾炎水肿。""退热，收敛，解肝、胃毒。用于肺炎。"

【用法用量】 内服：研末，3～6 g；或浸酒。外用：研末撒；或调敷。

【选方】 1. 治胃痛，消化不良，腹泻，大便下血，头痛，胸痛，腰痛，痛经　岩菖蒲3～6 g。研末，开水送服。

2. 治跌打损伤，风湿疼痛　岩菖蒲6 g。泡酒内服。

3. 治外伤出血　岩菖蒲研末外撒，或用鸡蛋清调匀敷患处。（1～3方出自《云南中草药》）

【临床报道】 1. 治疗食管上皮细胞重度增生　岩参（为虎耳草科植物岩白菜的根茎，去黑皮晒干研细）治疗组46例。每次服岩参1.5 g，每日3次，连续服药6个月，总量为675 g。维生素A治疗组33例。对照组35例。共114例。治疗结果：岩参组进食哽噎感、冒酸、上腹疼痛症状的消失较明显，分别为89.5%、70.0%、58.6%，与维生素A治疗组和对照组比较，前两个症状的消失分别呈非常显著性差异和显著性差异。食管上皮细胞学变化，治疗6个月后转为轻增及正常者，岩参组80.4%，与维生素A组63.6%相比，经统计学处理无显著差异（$P > 0.05$），与对照组37.1%比较，有非常显著差异。炎细胞变化，治疗后岩参组炎细胞完全消失者为76.2%，与维生素A组23.1%及对照组34.4%相比，有非常显著差异（$P < 0.01$）[1]。

2. 治疗慢性食管炎　105例分为治疗组（53例）和对照组（52例）。治疗组每日口服岩参片5.0 g，对照组服用安慰剂。疗程为90 d。结果：接受复查的100例，治疗组的治愈率为68.63%，对照组的治愈率为4.08%，治疗组明显高于对照组（$\chi^2 = 44.66$，$P < 0.05$）。治疗后治疗组病情明显减轻（$P < 0.01$），51例中有35例痊愈。而对照组的病情，未见有统计学意义的改变（$P > 0.15$）。治疗中，未发现不良反应[2]。

2841 岩椒草 yán jiāo cǎo

（《四川中药志》）

【异名】 臭节草（《植物名实图考》），松风草（《植物学大辞典》），石胡椒、臭沙子（《四川中药志》），臭草、苦黄草、大羊不食草（《中国药用植物志》），臭花草、葱草花（《天目山药用植物志》），草见血飞（《贵州民间药物》），山羊草、铜脚一枝蒿（《云南中草药选》），鹞子钻山（《江西药用植物名录》），地通花（《浙江药用植物志》），大退癀、野椒、蛇皮草（《台湾药用植物志》）。

【基原】 为芸香科石椒草属植物岩椒草的茎叶。

【原植物】 岩椒草 *Boenninghausenia albiflora*（Hook.）Reichb. ex Meissn.　又名：松风草（《中国高等植物图鉴》）。

多年生草本，高50～80 cm。紫红色，光滑无毛，嫩枝灰绿色，常中空。全株有强烈的臭味。主根不明显，具多数须根，棕黄色。二至三回三出复叶互生；总叶柄长4.5～5.5 cm，至上部趋短；顶生小叶柄长4～7 mm，侧生小叶柄短或几无柄；小叶片倒卵形或椭圆形，大小不等，长1～2.5 cm，宽0.7～1.5 cm，先端钝圆或微凹，基部楔形，全缘，上面深绿色，下面灰绿色，秃净，有透明的小腺点。花两性；顶生聚伞花序，花枝基部有小叶；花具短花梗；花萼深4裂，有小腺点；花瓣4，白色，分离，长圆形或倒卵状长圆形，长4～6 mm，先端钝圆，有透明的小腺点；雄蕊8，花丝长短不等，花药长圆形，黄色，纵裂；子房上位，心皮4，基部分离，具子房柄，果熟时子房柄可延至4～7 mm，花柱4，上部联合，基部分离。蓇果，卵形，成熟时从顶部起沿腹缝线开裂，4瓣，具腺点。种子数粒，肾形，黑褐色，表面有瘤状凸起。花期4～10月，果期6～11月。

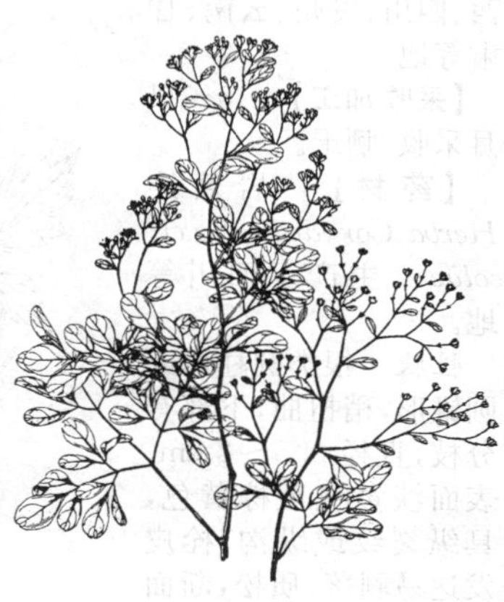

岩椒草

生于山坡、林下及灌木丛中。分布于西南及浙江、安徽、福建、江西、湖北、湖南、广东、广西、台湾等地。

本植物的根（臭节草根）亦供药用，另设专条。

【采收加工】 6～7月采收，鲜用或切碎，晒干备用。

【成分】 茎和叶含香豆素花椒内酯（xanthyletin），香柑内酯（bergapten），异茴芹香豆素（isopimpinellin），左旋紫花前胡苷元乙酸酯（nodakenetin acetate），花椒毒素（xanthotoxin），瑞香素-8-甲醚（daphnetin-8-methyl ether）[1]，白芷醛（angelical），6-（反式-1-丁烯-3-酮基）-7-甲氧基香豆素〔6-(*trans*-1-buten-3-onyl)-7-methoxycoumarin〕，西瑞香素（daphnoretin），对香豆酸甲酯（methyl-coumarate）[2]，3-（1，1-二甲基烯丙基）花椒内酯〔3-(1，1-dimethylallyl)-xanthyletin〕[3]，白鲜碱（dictam-nine）[4]；双香豆素：岩椒草双香豆素（jayantinin），长叶九里香醛（murralongin）[5]，去氢吉枝素（dehydrogeijerin），伞形花内酯（umbelliferone），岩椒草素甲（albiflorin-1）[6]。全草含生物碱，芸香吖啶酮（rutacridone），去甲降真香碱（noracronycine），1-羟基吖啶酮（1-hydroxyacridone），1-羟基-7-甲氧基吖啶酮（1-hydroxy-7-methoxyacridone），1-羟基-3-甲氧基-N-甲基吖啶酮（1-hydroxy-3-methoxy-N-methylacridone），1-羟基-N-甲基吖啶酮（1-hydroxy-N-methylacridone），还含木脂素爵床脂定（justicidin）B[7]，萜类化合物。茎叶中含β-月桂烯（β-myrcene），α-水芹烯（α-phellandrene），β-丁香烯（β-caryophyllene），荜澄茄烯（cadinene），卡达烯（cadalene），丁香烯氧化物（caryophyllene oxide）和匙叶桉油烯醇（spathulenol）[8]；叶还含臭节草内酯（matsukazelactone）[9]。

【药理】 1. 心血管作用　香柑内酯对兔有一过性的降血压作用[1]。另一成分白鲜碱，小剂量对离体蛙心呈兴奋

柱状，略弯曲。种子多数，圆形，种阜杯状，包住种子一半。

生于山地林缘岩石隙缝中。分布于湖北、广西、四川、贵州、云南、甘肃等地。

【采收加工】 10～11月采收，晒干。

【药材】 岩黄连 *Herba Corydalis Saxicolae* 主产于四川等地。

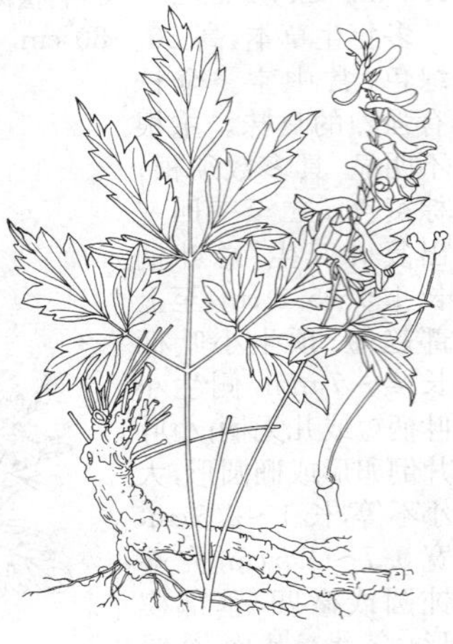

石生黄堇

性状 根类圆柱形或圆锥形，稍扭曲，下部有分枝，直径0.5～2 cm。表面淡黄色至棕黄色，具纵裂纹或纵沟，栓皮发达易剥落；质松，断面不整齐，似朽木状，皮部与木部界限不明显。叶具长柄，柔软卷曲，长10～15 cm；叶片多皱缩破碎，淡黄色，完整者二回羽状分裂，一回裂片5枚，奇数对生，末回裂片菱形或卵形。气微，味苦涩。

【成分】 全草含小檗碱(berberine)，消旋卡文定碱(cavidine)，去氢卡文定碱(dehydrocavidine)，消旋岩黄连碱(thalictrifoline)，左旋-13β-羟基金罂粟碱(13β-hydroxystylopine)，右旋四氢掌叶防己碱(tetrahydropalmatine)，左旋四氢非洲防己碱(tetrahydrocolumbamine)，原阿片碱(protop ine)，斯氏紫堇碱(scoulerine)，白屈菜红碱(chelerythrine)[1]等生物碱。

【药理】 1. 抗肿瘤作用 岩黄连总生物碱在1∶300浓度下，对小鼠肉瘤S_{180}、大鼠Walker癌肉瘤(W_{256})均有较显著的抑制作用，抑制率分别达99.4%、100%；对S_{180}、小鼠艾氏腹水瘤(EAC)与HAC腹水型也均有较显著的抑制作用，生命延长率分别达389.0%、216.9%、133.6%。岩黄连总生物碱腹腔注射或口服对W_{256}、S_{180}及EAC实体瘤均有一定的抑制作用，但抗瘤作用不及半体内法显著[1]。

2. 对免疫功能的作用 岩黄连总生物碱在体内增强溶血空斑值和增强小鼠的迟发型超敏反应，在体外增强同种异型小鼠脾细胞的混合培养反应和增强有丝分裂原刺激脾细胞的增殖反应，另外岩黄连总生物碱增强T细胞产生IL-2和IFN-γ的水平，提示其在免疫调节中是一种增强剂[2]。

3. 对脑内神经递质的影响 岩黄连总碱50 mg/kg、100 mg/kg皮下注射能显著降低纹状体二羟苯乙酸(DOPAC)、高香草酸(HVA)、5-羟色胺(5-HT)和5-羟吲哚乙酸(5-HIAA)含量，对多巴胺(DA)水平无明显影响。但使DA与DOPAC、DA与HVA比值升高，亦使边缘系统5-HT与5-HIAA比值升高，提示岩黄连总碱对这些脑区DA和5-HT代谢有一定抑制作用[3]。

4. 镇痛作用 岩黄连总生物碱能提高哌替啶的镇痛率[4]。去氢卡文定碱肌内注射32 mg/kg能抑制小鼠扭体反应，其作用机制，除因本身具有镇痛作用外，可能还与其对肠道平滑肌的解痉作用有关[5]。

5. 抗菌作用 去氢卡文定碱体外抗菌试验证明，对革兰阳性菌株有一定的抑制作用，最低浓度为0.078 mg/ml，而对革兰阴性菌无抑制作用[6]。小鼠体内感染乙型链球菌后，腹腔注射去氢卡文定碱能减少小鼠死亡率而肌内注射未见明显治疗效果[5]。

毒性 岩黄连总生物碱小鼠皮下注射，LD_{50}为223 mg/kg[4]。去氢卡文定碱小鼠肌内注射，LD_{50}为71.6±2.92 mg/kg。以每日5 mg/kg和10 mg/kg的剂量小鼠肌内注射，连续15 d，动物食欲及体重正常，血象及肝、肾功能与对照组相比，无明显差异，各主要脏器未见异常[5]。

【药性】《贵州民间药物》："性凉，味苦。"

【功用主治】 清热解毒，利湿，止血。主治肝炎，口舌糜烂，火眼，目翳，血痢，痔疮出血。

《贵州民间药物》："清热解毒，止痛止血。"

【用法用量】 内服：煎汤，3～15 g。外用：研末点患处。

【选方】 1. 治朦皮火眼翳子 岩黄连3 g，龙胆草3 g，上梅片1.5 g。共研末，装瓷杯内蒸透后，用灯草蘸药点入眼内。

2. 治痔疮出血及红痢 岩黄连15 g，蒸酒60 g服。(1、2方出自《贵州民间药物》)

【临床报道】 治疗肝炎 用岩黄连注射液(每支2 ml，含总生物碱20 mg)治疗各种类型肝炎464例，肌内注射，每日1～2次，每次2 ml，20 d为1个疗程，连用2～3个疗程。结果，临床基本治愈146例，好转232例，总有效率81.5%。其中对急性黄疸型肝炎有效率93.9%；急性无黄疸型肝炎有效率87.5%；慢性活动性肝炎有效率87.1%；迁延性肝炎有效率69.2%；慢性肝炎肝硬化有效率81.0%；乙肝表面抗原(HBsAg)转阴率17.9%；本品对减轻肝区疼痛，乏力，纳差，失眠，腹胀，齿龈出血等有较突出的效果[1]。

2840 岩菖蒲 yán chāng pú (《云南中草药》)

【异名】 蓝花岩陀、岩七(《云南中草药》)，红岩七、芦山红岩七(《云南思茅中草药选》)，岩参〔《四川医学》1982，3(1)：6〕。

【基原】 为虎耳草科岩白菜属植物岩白菜 *Bergenia purpurascens* (Hook. f. et Thoms.) Engl. 的根茎。

【原植物】 参见"岩白菜"条。

【采收加工】 全年均可采挖，晒干。

【药材】 岩菖蒲 *Rhizoma Bergeniae Purpurascentis* 主产于四川、贵州、云南等地。

性状 根茎圆柱形，有时可见分枝，长约17 cm，直径0.5～1.5 cm。表面黑褐色，具密集而隆起的环节，节上残存褐色鳞片，并有皱缩条纹和凹点状或突起的根痕，除去外皮者浅棕色至棕褐色。质坚而脆，易折断，断面灰白色，粉性，近边缘有类白色点状维管束环列。气微，味苦、涩。

鉴别 (1) 根茎横切面：木栓层较厚。根茎背部皮层稍宽，维管束较大，外韧型，其外侧有中柱鞘纤维束，束间形成层明显，木质部导管微木化；根茎腹部皮层较窄，维管束较小，其外侧无中柱鞘纤维束，亦无束间形成层。髓部宽大。本品薄壁细胞含淀粉粒、草酸钙簇晶及棕色物。

(2) 取本品粉末1 g，加甲醇10 ml，置水浴上加热浸渍10 min，滤过。取滤液1 ml，加三氯化铁试液1滴，溶液显蓝绿色至蓝黑色(检查鞣质)。

(3) 薄层色谱：取本品粉末1 g，加乙醚10 ml，回流10 min，滤过。取滤液5 ml，挥去乙醚，加甲醇0.5 ml溶解，

2837 岩姜七 yán jiān qī（《四川中药志》）

【异名】 大风草（《植物名实图考》），爬山姜、断骨粘、宝剑草、大瓦韦膜叶星蕨（《云南药用植物名录》），光石韦、大石韦（《西昌中草药》），鸡足莲（《四川中药志》），大叶包针（《广西药用植物名录》）。

【基原】 为水龙骨科星蕨属植物膜叶星蕨带根茎的全草。

【原植物】 膜叶星蕨 *Microsorium membranaceum* (Don) Ching [*Polypodium membranaceum* Don]

植株高 50～80 cm。根茎粗壮，横生，被阔披针形鳞片，渐尖头，近全缘。叶近生；叶柄长 1～2 cm，淡棕色；叶片膜质或薄纸质，阔披针形至椭圆披针形，长 50～80 cm，中部最宽可达14 cm，先端渐尖，基部下延成狭翅，几达叶柄基部，全缘或略呈波状；侧脉明显，两面均隆起，近平展，横脉在每对侧脉之间有 4～6 条。孢子囊群小，背生于小脉连结处，不规则地满布于各侧脉之间。

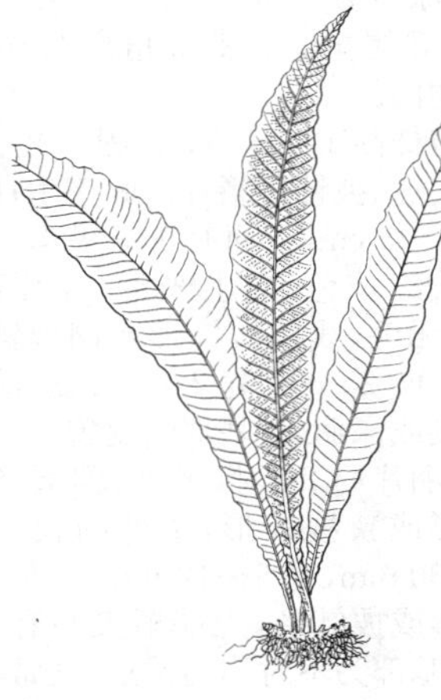
膜叶星蕨

生于海拔 2 000 m 左右的山谷溪旁阴湿地或岩石上。分布于华南、西南及西藏、台湾等地。

【采收加工】 5～10 月采收，鲜用或晒干。

【药性】 苦、寒。

【功用主治】 清热利尿，散瘀消肿，止血。主治膀胱炎，尿道炎，跌打损伤，外伤出血，疔疮痈肿。

《云南中草药》："清热利尿，散瘀消肿。主治膀胱炎，尿道炎，水肿，跌打损伤，疔疮，痈肿，热结便秘。"

【用法用量】 内服：煎汤，9～15 g，鲜品加倍。外用：鲜品捣敷。

【选方】 1. 治膀胱炎 岩姜七 15 g，金钱草 15 g，左转藤 15 g。水煎服。

2. 治外伤出血 岩姜七适量，研细末。撒患处。

3. 治骨折 岩姜七 60 g，虎杖 90 g。共研细末，兑甜酒，煎热调敷患处。（1～3 方出自《四川中药志》1982 年版）

2838 岩豇豆 yán jiāng dòu（《贵州草药》）

【异名】 岩泽兰（《贵州草药》）。

【基原】 为苦苣苔科吊石苣苔属植物肉叶吊石苣苔的全草。

【原植物】 肉叶吊石苣苔 *Lysionotus carnosus* Hemsl. 又名：蒙自吊石苣苔（《植物分类学报》）。

小灌木，高 4～30 cm。幼枝常具短毛。叶 3，轮生或对生；叶柄粗，长 1～4 mm，无毛或上面有疏柔毛；叶片革质，卵形或椭圆状卵形，长 1～5 cm，宽 1～2.4 cm，先端急尖，基部圆形或宽楔形，边缘有少数牙齿。花序腋生，有 1～2 花；花梗长 5～12 mm；苞片对生，披针形，疏被短毛或近无毛；花萼 5 深裂至基部，裂片三角形；花冠白色带淡紫色或紫色，长约 3 cm，檐部二唇形，上唇 2 裂，下唇 3 裂近中部；能育雄蕊 2，无毛，花丝线形，花药相连，退化雄蕊 3；花盘杯状，边缘有牙齿；雌蕊长约 2 cm，无毛。蒴果线形，长约 6 cm。种子纺锤形，有柄，先端有 1 长毛。花期 7～9 月，果期 9～11 月。

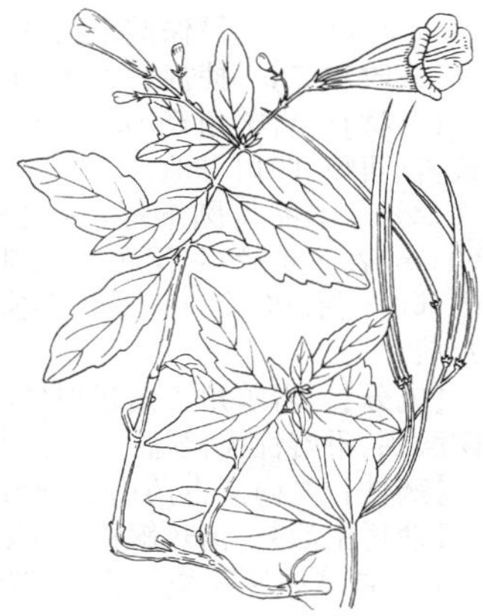
肉叶吊石苣苔

生于海拔 1 000～1 500 m 的山地林中树上或石上。分布于贵州、云南。

【采收加工】 全年均可采，鲜用或晒干。

【药理】 1. 抗菌作用 岩豇豆煎剂在试管内对金黄色葡萄球菌、白色葡萄球菌、草绿色链球菌、卡他球菌、肺炎链球菌、铜绿假单胞菌和伤寒杆菌均有一定抑制作用[1]。

2. 祛痰、平喘和止咳作用 本品尚有止咳、祛痰、平喘和消炎作用[2]，其所含黄酮类化合物也有祛痰、平喘和镇咳作用[3]。

【药性】 辛、微甘，平。

1.《贵州草药》："性平，味辛、微甘。"

2.《广西本草选编》："味微苦、涩。"

【功用主治】 祛风止咳，健脾消积。主治风寒感冒，咳嗽，小儿疳积，外伤出血。

1.《贵州草药》："驱风，止咳，生肌，止血，补虚，软坚。"

2.《广西本草选编》："宣肺止咳，止血生肌。主治感冒风寒，慢性气管炎，劳伤吐血，产后腹痛，小儿疳积，外伤出血。"

【用法用量】 内服：煎汤，15～30 g。外用：研末敷。

【选方】 1. 治小儿疳积 岩豇豆、小夜关门各 9 g，鸭公头叶 3 g，瓷瓦灰 1 g。调水蒸猪肝吃。

2. 治九子疡（瘰疬） 岩豇豆 30 g，天南星 15 g。研末，用甜酒糟炒后敷患处。（1、2 方出自《贵州草药》）

【临床报道】 治疗慢性气管炎 鲜岩豇豆 90 g，水煎 2 次，过滤，浓缩至 60 ml，分 2 次饭后服，10 d 为 1 个疗程，疗程间隔 1～7 d。共治疗 784 例，经治 2 个疗程，近期控制 215 例，显效 287 例，有效率为 64%[1]。

2839 岩黄连 yán huáng lián（《贵州民间药物》）

【异名】 岩胡（《贵州民间药物》）。

【基原】 为罂粟科紫堇属植物石生黄堇的全草。

【原植物】 石生黄堇 *Corydalis saxicola* Bunting [*C. thalictrifolia* Franch.]

多年生草本，高 15～40 cm。主根发达。茎 1～3 条，丛生，软弱。叶具长柄；叶片轮廓三角状卵形，二回羽状全裂，一回裂片 5 枚，具短柄，二回裂片常 3 枚，菱形或卵形，长2～5 cm，宽 1～3 cm，先端尖，边缘具粗齿。总状花序顶生或与叶对生，长7～14 cm；苞片椭圆形至披针形；花梗与苞片等长或略短；花冠金黄色，长 16～25 mm，距短，仅及外轮上瓣全长的 1/4～1/3，末端微向下弯；柱头 2 裂。蒴果圆

枝叶为食。群居。分布于内蒙古、四川、西藏、陕西、甘肃、青海、宁夏等地。

岩羊为国家二级保护动物，禁止滥捕。

【采收加工】 捕捉后锯角，干燥。

【药材】 岩羊角 *Cornu Pseudoidis Nayauris* 主产于内蒙古、西藏、四川等地。

性状 本品呈圆锥形，角尖稍弯曲。粗大，最大者长达60 cm，表面光滑，灰褐色。角基部有横向环形沟纹。角尖端部内侧有极微的小棱，但不形成环棱。质坚硬，气微，味淡。

【成分】 岩羊角含角蛋白(keratin)、肽类、氨基酸、脂类、磷酸钙、不溶性无机盐[1]。

【药性】 《内蒙古药用动物》："味苦，性凉。"

【功用主治】 清热解毒。主治发热，肠胃脓肿，胃肠炎。

1.《青藏高原药物图鉴》："解热。治发烧，肠胃脓肿。"

2.《内蒙古药用动物》："消肿，杀虫。主治胃肠炎。"

【用法用量】 内服：烧灰研末水煎，9～15 g。

2835 岩败酱 yán bài jiàng（《内蒙古中草药》）

【基原】 为败酱科败酱属植物岩败酱的全草。

【原植物】 岩败酱 *Patrinia rupestris* (Pall.) Juss. [*Valeriana rupestris* Pall.]

多年生草本，高20～60 cm。根状茎稍斜升，长达10 cm以上，顶端不分枝，有浓烈臭酱气味。茎多数丛生，连同花序梗被短糙毛。基生叶有柄，长2～4 cm；茎生叶对生；叶柄短，上部叶渐无柄；叶长圆形或椭圆形，长3～7 cm，羽状深裂至全裂，通常具3～6对侧生裂片，裂片条形，有稀的缺刻状牙齿，无毛或有糙毛。密花聚伞花序顶生，3～7枝在枝端排成伞房状，宽4～15 cm，轴、梗均被粗白毛和腺毛；小苞片腺形，对生；花萼小，萼齿5；花冠黄色，漏斗状，径3～5 mm，基部成短细筒，筒基部一侧有偏突，上部5裂，裂片近圆形；雄蕊4，长于花冠；子房下位，圆柱状。瘦果小，倒卵圆柱状，背部贴生有椭圆形的大膜质苞片。花期7～9月，果期8～9月。

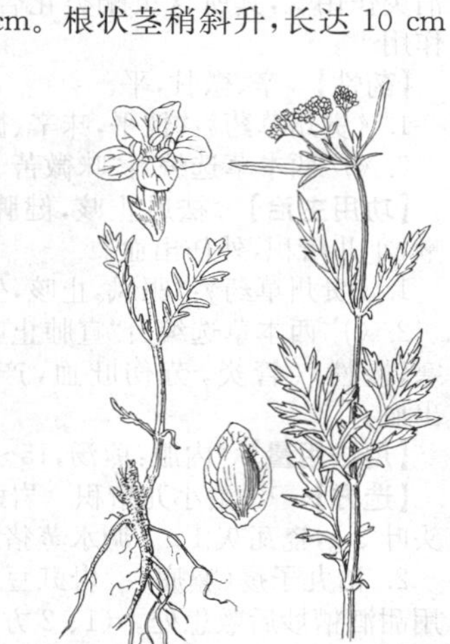

岩败酱

喜生于海拔400～1 800 m，光线充足、干燥的山坡。分布于东北及河北、山西、内蒙古等地。

【采收加工】 6～7月采收，切段，晒干。

【成分】 全草含咖啡酸(caffeic acid)，绿原酸(chlorogenic acid)，山柰酚(kaempferol)，槲皮素(quercetin)和芸香苷(rutin)[1]。挥发油中主要为反式石竹烯[2]。

【药理】 抑菌作用 岩败酱煎剂在试管内对金黄色葡萄球菌和白色葡萄球菌有不同程度的抑制作用，而对大肠杆菌、铜绿假单胞菌和痢疾杆菌无抑制作用[1]。

【功用主治】 清热解毒，活血，排脓。主治肠炎，痢疾，阑尾炎，肝炎。

【用法用量】 内服：煎汤，9～15 g。

【选方】 1. 治黄疸 岩败酱、茵陈各15 g。水煎服。

2. 治慢性阑尾炎 蒲公英60 g，甘草6 g，岩败酱30 g，青木香15 g。水煎服。(1、2方出自《内蒙古中草药》)

2836 岩春草 yán chūn cǎo（《浙江民间常用草药》）

【异名】 地柏枝、野柏树(《民间常用草药汇编》)，铁脚洞里仙、丹雪凤尾、伤寒草、止血草、止血丹、石蜈蚣、小雉鸡尾、墙锦(《浙江民间常用草药》)，万年柏(《全国中草药汇编》)。

【基原】 为铁角蕨科铁角蕨属植物虎尾铁角蕨的全草。

【原植物】 虎尾铁角蕨 *Asplenium incisum* Thunb. 又名：虎尾蕨、深裂铁角蕨(《中国主要植物图说·蕨类植物门》)。

植株高10～30 cm。根茎短而直立，顶部和叶柄基部被黑褐色、披针形鳞片。叶簇生；叶柄长1～3 cm，上面有1条纵沟，亮栗色或红棕色，向上光滑；叶片薄草质，无毛，线状披针形或倒披针形，长10～25 cm，宽2～4.5 cm，先端渐尖或深羽裂，基部渐变狭，二回羽状；羽片约20对，平展，卵圆形、长圆形或狭披针形，中部的较大，长8～30 mm，宽6～12 mm，三角状披针形或披针形，先端渐尖并有粗牙齿，基部为不对称的截形，通常羽裂或全裂成1～2对小羽片，或全裂为近二回羽状，边缘有粗齿，下部羽片逐渐缩短成卵形，长宽不到5 mm，最下一至数对常缩成卵圆形或耳形；叶脉羽状，侧脉分叉，不达叶边。孢子囊群长圆形，背生于小脉中部，靠近中脉；囊群盖长圆形，膜质，全缘。

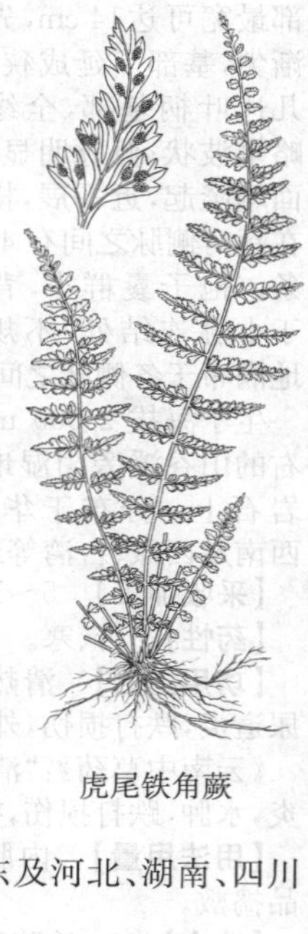

虎尾铁角蕨

生于海拔200～1 600 m的田埂边或林下湿岩石上。分布于东北、华东及河北、湖南、四川等地。

【采收加工】 6～9月采收，晒干或鲜用。

【药性】 苦，甘，凉。

1.《浙江民间常用草药》："性凉，味淡。"

2.《全国中草药汇编》："苦，甘，凉。"

【功用主治】 清热解毒，平肝，利尿。主治湿热黄疸，肺热咳嗽，小儿惊风，小便不利，指头炎。

1.《民间常用草药汇编》："治咳嗽。炒焦治吐血，去肺热。"

2.《浙江民间常用草药》："清热解毒，平肝镇惊。治疗急性黄疸型传染性肝炎，小儿惊风，指头炎。"

3.《全国中草药汇编》："主治肝炎，牙痛，毒蛇咬伤。"

4.《浙江药用植物志》："利尿。主治小便不利。"

【用法用量】 内服：煎汤，15～30 g。外用：捣敷。清热生用；止血炒用。

【选方】 1. 治小儿惊风 (虎尾蕨)全草15 g，或加半边莲、高粱泡根各15 g。水煎服。

2. 治指头炎 鲜(虎尾蕨)全草加食盐捣烂外敷。(1、2方出自《浙江民间常用草药》)

草地。分布于福建、江西、湖北、湖南、广东、广西、四川、贵州、西藏等地。

【采收加工】 6～9月采收，鲜用或晒干。

【药性】 辛、微苦，寒。

《湖南药物志》："微苦，凉。"

【功用主治】 疏风清热，活络，解毒。主治风热感冒，风湿骨痛，跌打损伤，疮疖肿毒。

《湖南药物志》："清热解表。治风热感冒，疮疖肿毒。"

【用法用量】 内服：煎汤，9～15 g。外用：鲜品捣敷；或煎汤熏洗。

【宜忌】 脾胃虚寒者慎服。

【选方】 1. 治刀伤　海椒七、迎春花叶各适量。共研末，撒布伤处。（《万县中草药》）

2. 治疮疖肿毒　四子马蓝全草配九里光煎水洗，或以鲜四子马蓝草配蒸熟的鱼腥草捣烂敷。（《湖南药物志》）

2833 岩扫把 yán sǎo bǎ（《贵州草药》）

【异名】 水香草、连钱草（《广西药用植物名录》），龙眼草（《贵州草药》），倒地掐、倒地抽（《峨眉山药用植物研究》）。

【基原】 为毛茛科唐松草属植物盾叶唐松草的全草或根。

【原植物】 盾叶唐松草 *Thalictrum ichangense* Lecoy. ex Oliv. ［*T. tripeltatum* Maxim.；*T. multipeltatum* Pamp.］ 又名：盾叶白蓬草（《东北草本植物志》）。

多年生草本，高 14～32 cm。全株无毛。根状茎斜，密生须根，须根上有纺锤形小块根。茎直立，不分枝或上部分枝。叶互生；叶柄长 5～12 cm。叶为一至三回三出复叶；叶片长 4～14 cm；小叶草质，卵形、宽卵形、宽椭圆形或近圆形，长 2～4 cm，宽 1.5～4 cm，先端微钝或圆形，基部圆形或近截形，3浅裂，边缘有疏齿，小叶柄盾状着生，长 1.5～2.5 cm。复单歧聚伞花序有稀疏分枝；花两性，花梗丝状；萼片 4～5，花瓣状，卵形，长约 3 mm，白色，早落；花瓣无；雄蕊多数，长 4～6 mm，花丝上部宽，下部丝状，花药椭圆形；心皮 5～16，有柄，柱头近球形。瘦果近椭圆形，长约 4.5 mm，有约 8 条纵肋。花期 6 月，果期 7～8 月。

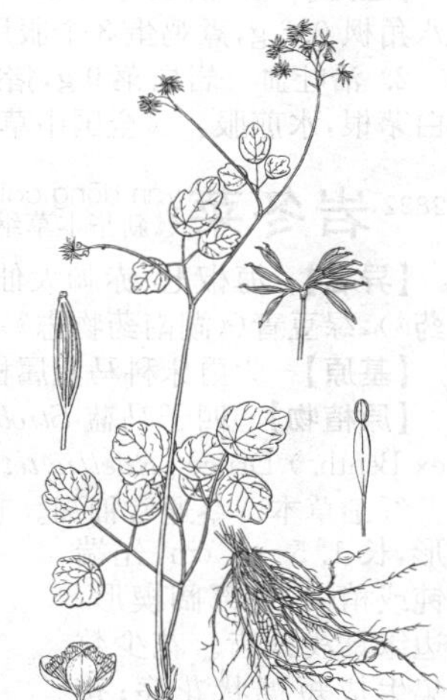

盾叶唐松草

生于海拔 600～1 900 m 的山地。分布于辽宁、浙江、湖北、湖南、广西、四川、贵州、云南、陕西等地。

【采收加工】 9～11 月采根和全草，分别晒干。

【药材】 岩扫把 *Herba seu Radix Thalictri Ichangensis* 产于辽宁、湖北、湖南、四川、贵州、云南、广西、浙江。

性状　须根细如发丝，表面棕褐色；质脆，易折断；味微涩。茎紫褐色，有细皱纹。羽状复叶，多皱缩，展平后小叶片宽椭圆形至近圆，盾状着生；叶面绿色，叶背暗红或淡绿色。花序梗细长，无花瓣。气微，味微苦。

鉴别　根横切面：表皮细胞壁褐色。皮层细胞 3～4 列，壁厚，棕黄色；内皮层凯氏带不明显。初生木质部 5～7 原型。

【成分】 含生物碱：海罂粟碱（glaucine），去氢海罂粟碱（dehydroglaucine），箭头唐松草米定碱（thalicsimidine），去氢箭头唐松草米定碱（ehydrothalicsimidine），唐松草坡芬碱（thaliporphine）[1]。

【药性】 《湖南药物志》："苦，寒。"

【功用主治】 清热解毒，祛风利湿。主治黄疸，痢疾，目赤，丹毒游风，鹅口疮，跌打损伤。

1.《中国药用植物志》："全草，散寒除风，去目雾，消浮肿。治耳聋，身发黄。亦作健胃驱蛔药。"

2.《药物学报》1965，(2)：748："根，治跌打损伤。"

3.《贵州草药》："根，清热解毒，驱风，解痉。"

4.《四川中药志》1979 年版："根或全草清热利湿，祛风明目。用于湿热黄疸，肠炎，痢疾，风热头昏，目赤肿痛，小儿鹅口疮，风丹。"

【用法用量】 内服：煎汤，10～15 g；或研末，1.5～2 g。外用：煎汤洗。

【宜忌】 虚寒证慎服。

【选方】 1. 治黄疸肝炎　倒地掐 15 g，虎杖 15 g。水煎服。（《四川中药志》1979 年版）

2. 治小儿角弓反张　岩扫把研末，每次 1.5～1.8 g，开水冲服。（《贵州草药》）

3. 治鹅口疮　倒地掐 30 g。水煎浓汁，洗口疮。

4. 治风热型荨麻疹　岩扫把全草或根适量，煎汤洗患处。（3、4 方出自《湖南药物志》）

2834 岩羊角 yán yáng jiǎo（《青藏高原药物图鉴》）

【基原】 为牛科岩羊属动物岩羊的角。

【原动物】 岩羊 *Pseudois nayaur*（Hodgson）　又名：石山羊（《中国动物药志》）。

身体大小似绵羊，体重约 50 kg。头狭长，耳小，颏小无髯。尾较长。无眶下腺，但该部毛稀疏近乎裸露。足腺及鼠蹊腺不发达或仅小兽有之。乳头 2，位于鼠蹊部。雌雄均有角；雄羊角甚粗大，由基部向外侧伸展，角尖略上翘，角鞘表面有间隔较宽的棱；雌羊角小，长仅 10 cm 左右，角形细直。全身颜色趋向青灰，背部棕黄或灰褐色，腹部和四肢内侧白色，头部灰白色与黑色相混，上下唇、耳内侧、颌及脸侧白色，喉及胸部黑褐色，四肢前面均具一道直达蹄部的明显黑纹，臀部后面及尾基部为白色，尾尖和近尾尖处黑色。

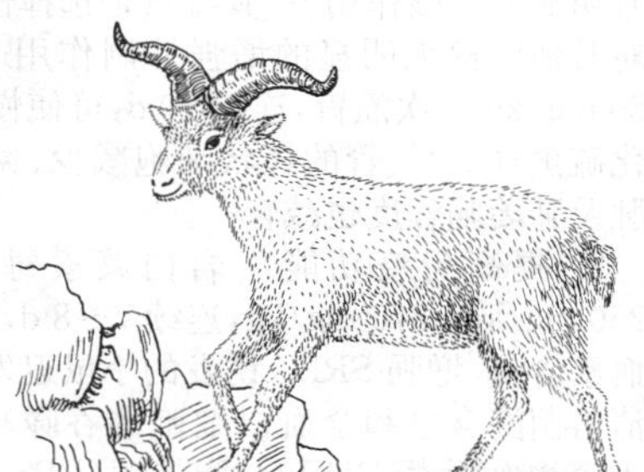

岩　羊

栖息于高原地区的丘陵、山谷，善于攀登。以草类和灌木

宿存,干后呈黑褐色。叶基生,革质而厚;叶柄长2～8 cm,基部具托叶鞘;叶片倒卵形或长椭圆形,长 7～15 cm,宽 3.5～10 cm,先端钝圆,基部楔形,全缘或有小齿,上面红绿色有光泽,下面淡赤红色,有褐色绵毛,两面均具小腺窝。蝎尾状聚伞花序,花序分枝、花梗被长柄腺毛;花6～7朵,常下垂;托杯外面被长柄之腺毛;花萼宽钟状,在中部以上5裂,裂片长椭圆形,先端钝,表面和边缘无毛,背面密被长柄之腺毛;花瓣5,紫红色或暗紫色,宽倒卵形,长1.5～1.8 cm,先端钝或微凹,基部变狭成爪;雄蕊10;雌蕊由2心皮组成,离生,花柱长,柱头头状,2浅裂。蒴果直立。种子多数。花期4～5月,果期5～6月。

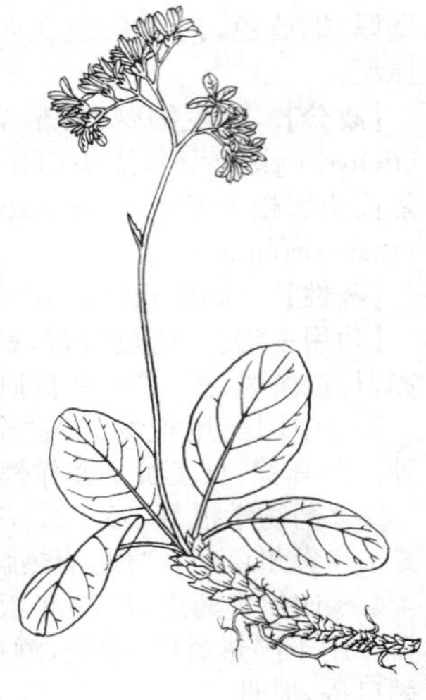
岩白菜

生于海拔2 700～4 800 m的杂木林内阴湿处或有岩石的草坡上或石缝中。分布于四川、云南、西藏等地。

本植物的根茎(岩菖蒲)亦供药用,另设专条。

【采收加工】 栽后2年采收,挖大留小,晒干或鲜用。

【成分】 全草含岩白菜素(bergenin)[1]。另含6-O-没食子酰熊果酚苷(6-O-galloylarbutin),4,6-二-O-没食子酰熊果酚苷(4,6-di-O-galloylarbutin),2,4,6-三-O-没食子酰熊果酚苷(2,4,6-tri-O-galloylarbutin),2,3,4,6-四-O-没食子酰熊果酚苷(2,3,4,6-tetra-O-galloylarbutin)[2],(－)儿茶素〔(－)catechin〕,4-O-没食子酰熊果酚苷(4-O-galloylarbutin)[3]。

【药理】 1. 止咳、祛痰作用　岩白菜素腹腔注射和灌胃对小鼠(氢氧化铵喷雾法)和猫(电刺激喉上神经引咳法)都有明显的止咳作用[1],其特点是选择性地抑制咳嗽中枢,而对其他中枢无明显的增强抑制作用[2]。岩白菜素每日按80 mg/kg一次灌胃,连续10 d,可使慢性气管炎大鼠(二氧化硫熏气法)气管的杯状细胞减少、炎细胞浸润减轻、肺气肿及肺萎陷程度也减轻[3]。

2. 提高免疫功能　岩白菜素每日口服125 mg/kg、250 mg/kg、375 mg/kg,连续7～8 d,均可提高小鼠血清溶血素含量,增强SRBC诱发的小鼠迟发型超敏反应,提高血清溶菌酶含量和全血白细胞的吞噬功能,提高^{3}H-TdR掺入植物血凝素(PHA)与脂多糖(LPS)诱导的T、B淋巴细胞转化,提高小鼠脾细胞产生白介素-2,尚可逆转环磷酰胺对血清溶血素形成的抑制[4]。

3. 抗微生物作用　岩白菜素有较好的广谱抗菌作用,能抑制痢疾杆菌、金黄色葡萄球菌和铜绿假单胞菌,并有抗病毒作用[5]。

毒性　小鼠腹腔注射岩白菜素,最小致死量(MLD)为10 g/kg,将岩白菜素按2.5 g/kg给幼大鼠连续服用60 d,对幼大鼠的生长、发育及肝功能、心电图无影响,心、肝、肾、肺、脾、胃、肠、脑等脏器病理切片检查无中毒表现[1]。按相当于成人每日剂量的3.125倍、31.25倍和312.5倍口服岩白菜粉,对于诱发NIH小鼠骨髓微核均呈阴性结果;对于人外周血细胞染色体数目和结构畸变无影响;对于不加S_9磷酸缓冲液诱发姐妹染色体交换频率的分析与阴性对照组无显著差异。提示岩白菜是一种安全、无毒、无诱变作用的药物[6]。

【药性】 甘、涩,凉。归肺、肝、脾经。

1.《四川中药志》1960年版:"性平,味甘,无毒。入肝、脾经。"

2.《全国中草药汇编》:"甘、微涩,凉。"

3.《云南中药志》:"苦,涩,平。"

【功用主治】 化痰止咳,止血,补虚。主治肺虚咳喘,劳伤咯血,吐血,淋浊,白带,虚劳头晕。

1.《植物名实图考》:"治吐血。"

2.《分类草药性》:"化痰止咳。治一切内伤吐血,气喘,淋症。"

3.《四川中药志》1960年版:"滋补强壮,止血,止咳。治肝脾虚弱,内伤咯血,肺病咳喘,妇女白带及男子淋浊;外敷无名肿毒。"

4.《全国中草药汇编》:"清热解毒,调经。主治肺结核咳嗽,衄血,肠炎,痢疾,功能性子宫出血,白带,月经不调,外用治黄水疮。"

【用法用量】 内服:煎汤,6～12 g。外用:鲜品捣敷;或研末调敷。

【宜忌】《四川中药志》1960年版:"虚弱人有外感发热者慎用。"

【选方】 1. 治虚痨咳嗽　鲜岩白菜60 g,四块瓦10 g,八角枫0.6 g,煮鸡蛋3个服用。(《中国民族药志》)

2. 治吐血　岩白菜9 g,猪瘦肉适量,炖服;或配旱莲草、白茅根,水煎服。(《全国中草药汇编》)

2832 岩冬菜 yán dōng cài (《新华本草纲要》)

【异名】 海椒七、赤脚大仙、拐脚草、枪花药(《万县中草药》),绿豆青(《湖南药物志》)。

【基原】 为爵床科马蓝属植物四子马蓝的全草。

【原植物】 四子马蓝 *Strobilanthes tetraspermus* (Champ. ex Benth.) Druce [*Ruellia tetrasperma* Champ. ex Benth.]

纤细草本。茎通常匍匐。叶对生;具柄;叶片卵形至椭圆形,长1.5～5 cm,先端钝或稍尖,基部阔楔形,边缘具浅锯齿。花少数集生成短穗状花序;苞片叶状至倒卵形或匙形,被短柔毛;小苞片条形;花萼5深裂,裂片条形,长5～7 mm;花冠淡紫色,长12～23 mm,花冠筒稍弯曲,外面被毛,内有长曲柔毛,冠檐5裂,裂片近圆形,先端微凹;雄蕊4,二强,花丝基部有膜相连,有1退化雄蕊残迹。蒴果棒状,长7～10 mm,近顶端有微毛。种子4颗,具微毛。

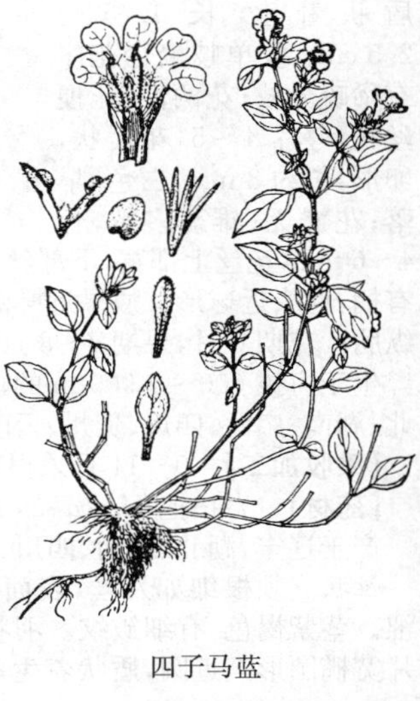
四子马蓝

生于林下石上或阴湿

【选方】 1. 治月经不调　野黄姜、益母草各15 g。煨水服。(《贵州草药》)

2. 治刀伤出血　岩陀，研细粉，撒伤口。(《云南中草药选》)

2829 岩笋 yán sǔn (《云南中草药选》)

【异名】 风兰(《植物名实图考》)，石笋、岩竹(《云南思茅中草药选》)，岩角、石竹子、接骨丹(《云南中草药》)，通兰(《云南中草药资源名录》)。

【基原】 为兰科笋兰属植物笋兰的全草。

【原植物】 笋兰 *Thunia alba* (Lindl.) Reichb. f. [*Phaius albus* Lindl.; *T. marshallina* Reichb. f.]

陆生植物。高30～50 cm，具粗短的根状茎。茎粗壮，圆柱形，具节，形如竹笋。叶互生；叶片长椭圆形，基部具关节，长12～20 cm，宽2.5～5 cm，渐尖，基部呈鞘抱茎，秋季落叶，叶基膜质，鞘残存。总状花序顶生，具3～7朵花；花苞片大，卵圆状椭圆形，短于花；花大，花瓣和萼片白色，萼片舌状，钝尖，长约4 cm；花瓣和萼片等长，但较狭，唇瓣淡黄色，长圆形，急尖或近截平，前面具细锯齿，内面具5条宽的赭黄色的褶片，距大，栟胝体半月形。夏季开花。

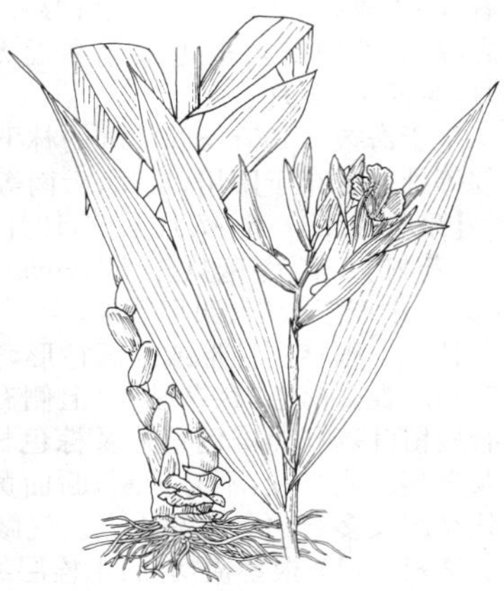

笋　兰

生于海拔1 500～2 300 m的阔叶林下岩石上或沟边。分布于四川、云南。

【采收加工】 全年均可采，鲜用或开水烫后晒干。

【药性】 甘，平。

1.《贵州草药》："性平，味甘。"

2.《云南中草药》："微苦，温。有小毒。"

【功用主治】 止咳平喘，活血祛瘀。主治肺热喘咳，胃脘痛，跌打损伤，骨折。

1.《贵州草药》："止咳平喘，接骨。治刀伤，咳喘。"

2.《云南中草药》："活血祛瘀，接骨。主治骨折。"

3.《云南中药志》："用于肺热咳喘，胃脘痛，跌打损伤。"

【用法用量】 内服：煎汤，9～15 g。外用：研末调敷；或鲜品捣敷。

【选方】 1. 治骨折　(岩角)鲜品加酒适量捣绒，炒热加入鸡蛋清调匀外敷。

2. 治跌打损伤，刀枪伤　岩角9～15 g。水煎服或泡酒服。外用鲜品捣烂敷患处。(1、2方出自《云南中草药》)

2830 岩葱 yán cōng (《云南中草药选》)

【异名】 树葱(《云南中草药》)。

【基原】 为兰科鸢尾兰属植物棒叶鸢尾兰的全草。

【原植物】 棒叶鸢尾兰 *Oberonia myosurus* (Forst. f.) Lindl.　又名：鼠尾莪白兰(《云南中草药选》)。

多年生附生草本，高15～16 cm。茎很短，具4～5片叶。叶两侧排列，线状圆柱形，肉质，长7～20 cm，粗5～7 mm，常稍弧曲，基部具关节。穗状花序常短于叶，具多数密集的小花；小苞片披针形，边缘啮蚀状，常比花长；花白色或浅绿白色；萼片卵形，近等大，长约1.2 mm；花瓣线状长圆形，比萼片窄得多；唇瓣长约2 mm，3裂，中裂片远大于侧裂片，边缘流苏状丝裂。花期夏季。

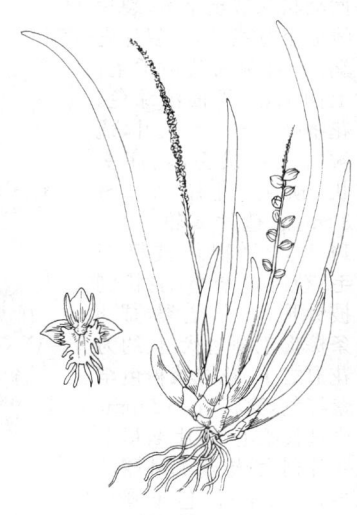

棒叶鸢尾兰

附生于海拔1 200～1 500 m的林中树上或岩石上。分布于江西、贵州、云南。

【采收加工】 全年均可采，鲜用或切段晒干。

【药性】 辛、微苦，凉。

1.《云南中草药》："辛、微苦，凉。"

2.《全国中草药汇编》："辛、微苦，温。"

【功用主治】 清热解毒，散瘀止血。主治支气管炎，肺炎，肝炎，尿路感染，中耳炎，疮痈，骨折，外伤出血。

1.《云南中草药》："解毒，清热，接骨。主治锌、野荸荠、菌子、野皂角等中毒，肺炎，支气管炎，肝炎，尿路感染，中耳炎，外伤出血，疮痈，疯狗咬伤。"

2.《全国中草药汇编》："散瘀止血，外用治骨折，外伤出血。"

【用法用量】 内服：煎汤，9～15 g。外用：捣敷；或研末撒。

【宜忌】《云南中草药》："孕妇忌用。"

【选方】 1. 治中耳炎　(岩葱)鲜品，捣汁滴耳。

2. 治外伤出血，疮痈　(岩葱)鲜品捣烂，加酒炒热，敷患处。

3. 治锌、野荸荠、菌子、野皂角中毒　(岩葱)30 g。加水500 g，煎至300 ml，每4 h服1次，每次100 ml。(1～3方出自《云南中草药》)

2831 岩白菜 yán bái cài (《分类草药性》)

【异名】 呆白菜、矮白菜(《植物名实图考》)，岩壁菜(《中国药用植物志》)，岩菖蒲、红缎子、观音莲、紫梗(《云南中草药》)。

【基原】 为虎耳草科岩白菜属植物岩白菜的全草。

【原植物】 岩白菜 *Bergenia purpurascens* (Hook. f. et Thoms.) Engl. [*Saxifraga purpurascens* Hook. f. et Thoms.; *B. delavayi* (Franch.) Engl.; *B. purpurascens* (Hook. f. et Thoms.) Engl. var. *delavayi* (Franch.) Engl. et Irmsch.]

多年生草本，高20～52 cm。根茎粗如手指，长20～30 cm，紫红色，节间短，每节有扩大成鞘的叶柄基部残余物

12 cm；叶长圆状披针形或倒披针形，长 5～20 cm，一至二回羽状深裂至全裂，裂片线形至宽线形，小裂片先端急尖，两面疏被柔毛，上面绿色，下面淡绿色。花茎高约 30 cm，无叶，疏被白色卷伏毛，花序头状，顶生，直径 2.5～3 cm；总苞片 2 轮，10～14 片，宽线形，被极短毛；苞片极窄小，线状倒披针形；花萼全裂，成 8 条棕褐色刚毛状，长约为花冠之半；花冠淡粉色至紫红色，筒状，长 12 mm，密被长柔毛，裂片 4，最上一片稍大；雄蕊 4，外露甚多；子房下位，包于篮状长毛小总苞内，柱头头状。瘦果椭圆形，长 4 mm，先端渐狭成喙状，具 8 条脉纹，宿萼刚毛状。花期 7～8 月，果期 9～10 月。

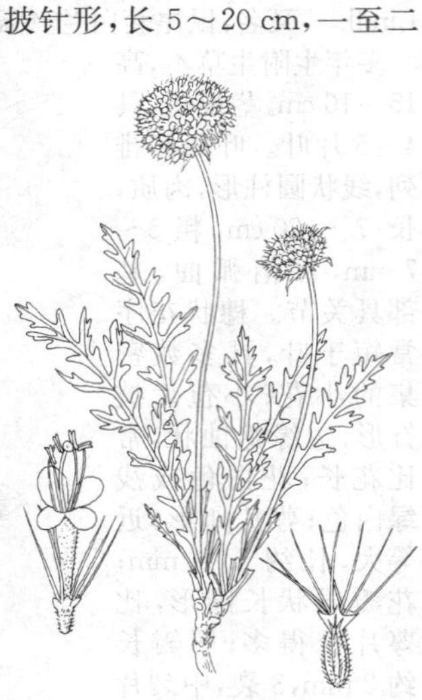

裂叶翼首花

生于 1 600～3 400 m 的山地岩石缝中或林下草坡上。分布于四川、云南、西藏等地。

【采收加工】 7～10 月采收，晒干或鲜用。

【功用主治】 疏风清热，活血止痛。主治外感风热，发热头痛，咽喉肿痛，跌打损伤，骨折。

《全国中草药汇编》："祛风除湿，活血祛瘀，止痛。"

【用法用量】 内服：煎汤，6～15 g；或泡酒。外用：捣敷。

【宜忌】《全国中草药汇编》："身体虚弱者和孕妇忌服。"

【选方】 1. 治跌打损伤，风湿疼痛，瘫痪 岩七根茎 30 g。泡酒 500 g，每日服 15 g。

2. 治骨折疼痛 岩七全草适量捣烂兑甜酒炒热包敷。

（1、2 方出自《西昌中草药》）

2828 岩陀 yán tuó（《云南中草药选》）

【异名】 毛青红、九月岩陀、红姜（《云南中草药选》），野黄姜（《贵州草药》），蛇疙瘩（《全国中草药汇编》），血三七、毛头七、毛七、毛头三七（《中药志》），毛青杠（《贵州中草药名录》）。

【基原】 为虎耳草科鬼灯檠属植物西南鬼灯檠、羽叶鬼灯檠的根茎。

【原植物】 1. 西南鬼灯檠 *Rodgersia sambucifolia* Hemsl.

多年生草本，高 80～120 cm。根茎粗大呈块状，折断面白色。茎直立，略带紫红色，无毛。奇数羽状复叶，互生；叶柄长 10～28 cm，仅基部与叶着生处具褐色长柔毛；基生叶较大，1～4 片；小叶 5～9 片，侧生小叶对生或 3～4 小叶呈轮生状，小叶倒卵形、长圆形至披针形，长 5.6～20 cm，宽 1.7～9 cm，先端短渐尖，基部楔形，边缘有重锯齿，上面被糙伏毛，背面沿脉被柔毛。聚伞花序圆锥状，顶生，长13～38 cm；花序分枝长 5.3～12 cm；花序轴与花梗密被膜片状毛；萼片 5，卵状三角形，白色，腹面无毛，背面疏生黄褐色膜片状毛；无花瓣；雄蕊 10；心皮 2，下部合生，子房半下位，花柱 2。花期 6～8 月，果期 9～10 月。

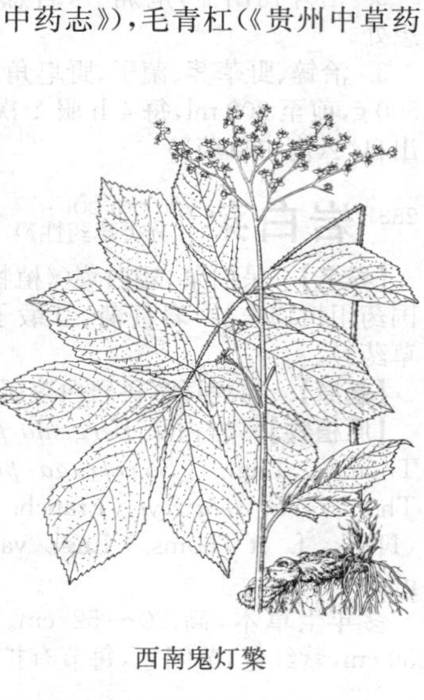

西南鬼灯檠

生于海拔 1 800～3 600 m 的山坡林下、灌木丛、草甸或石隙中。分布于西南及湖北等地。

2. 羽叶鬼灯檠 *R. pinnata* Franch. 又名：大红袍（《中国药用植物志》），九叶岩陀（《云南种子植物名录》）。

本种与西南鬼灯檠的区别为：近羽状复叶；基生叶和下部茎生叶通常具 6～9 枚小叶，上有顶生者 3～5 枚，下有轮生者 3～4 枚；小叶片腹部无毛；萼片腹面仅基部疏生近无柄之腺毛，背面被黄褐色柔毛和近无柄之腺毛。花期 6～7 月，果期 7～8 月。

生于海拔 2 400～3 800 m 的林下、林缘、灌木丛及高山草甸等处。分布于四川、贵州、云南等地。

【采收加工】 6～7 月采挖，切片，晒干。

【药材】 西南鬼灯檠 *Rhizoma Rodgersiae Sambucifoliae* 主产于云南、四川等地。

性状 根茎圆柱形或扁圆柱形，长 8～25 cm，直径 1.5～6 cm。表面褐色，有纵皱纹，上侧有数个黄褐色茎痕，一端有残留叶基和黑褐色苞片及棕色长绒毛，下侧有残存细根及根痕。质坚硬，不易折断，断面黄白色或粉红色，有纤维状突起及多数白色亮晶小点。气微，味苦、涩，微甘。

鉴别 （1）根茎横切面：木栓层细胞 15～25 列。皮层中偶有根迹维管束。维管束外韧型，大小不一，断续环列，有的韧皮部外侧有纤维束，木质部内侧的导管中常含黄棕色物质，束内形成层明显。射线宽窄不一。髓部宽大，髓周有维管束散在，其韧皮部位于内侧，木质部位于外侧。薄壁细胞中含淀粉粒及草酸钙针晶束。

（2）根茎横切面加钌红试液，木质部内侧导管中所含黄棕色物质变为红色。

（3）薄层色谱：取本品粉末 1 g，置带塞锥形瓶中，加甲醇 10 ml 浸泡过夜，滤过，滤液作供试液，另以岩白菜素为对照品，分别点样于同一硅胶 G 薄层板上，用氯仿-乙酸乙酯-甲酸（5∶4∶2）展开，喷以 50％硫酸乙醇液，在 105 ℃烤 10 min。供试液色谱中，在与对照品色谱相应位置上，显相同的暗绿色斑点。

【药性】 苦、涩，温。

1.《云南中草药》："苦、微涩，微温。"

2.《全国中草药汇编》："苦、涩，凉。"

【功用主治】 活血调经，祛风除湿。主治跌打损伤，骨折，月经不调，痛经，劳伤咳嗽，风湿疼痛，外伤出血。

1.《贵州草药》："行气，活血调经，止痛。治劳伤咳嗽，劳伤疼痛，跌打疼痛，月经不调。"

2.《云南中草药》："通经活血，消食止泻。治骨折，风湿痛，消化不良。"

3.《全国中草药汇编》："治肠炎，痢疾，痛经，月经过多，风湿关节炎。外用治外伤出血，阴囊湿疹。"

【用法用量】 内服：煎汤，15～30 g；或浸酒。外用：研末撒或调敷。

【宜忌】《云南中草药》："孕妇忌服。"

南、云南等地。

性状　小果咖啡　种子已除去种皮，呈椭圆形或卵形，长8～10 mm，直径5～7 mm，中间部厚3～4 mm，背面隆起，腹面平坦，有稍弯曲的纵沟及纸样种皮痕迹。生品类黄色或暗绿色；焙焦品暗棕色。有特异香气，味微苦、涩。

中果咖啡　种子稍大，卵球形，长9～11 mm，直径7～9 mm，背面隆起，腹面平坦。

大果咖啡　种子长圆形，长约15 mm，直径约10 mm，平滑。

鉴别　(1) 粉末特征：生品为淡黄绿色，焙焦品为棕色。棕色块状物众多，大小不一。纤维细长。石细胞类长方形、类圆形，长可达200 μm，直径20～40 μm，孔沟明显。胚乳细胞壁厚，纹孔可见，含蛋白质粒及脂肪。

(2) 取本品粉末少许，置载玻片上，加水少许，加热，待水分蒸干后，加苯2滴，干后，可见沿载玻片边缘有淡黄色众多针晶(检查咖啡因)。

【成分】　1. 小果咖啡　果实含生物碱：咖啡碱(caffeine)，可可豆碱(theobromine)，茶碱(theophylline)[1]。种子含甾醇成分：β-谷甾醇(β-sitosterol)，豆甾醇(stigmasterol)，菜油甾醇(campesterol)，胆甾醇(cholesterol)，5-燕麦甾烯醇(Δ^5-avenasterol)，7-燕麦甾烯醇(Δ^7-avenasterol)，7-豆甾烯醇(Δ^7-stigmasterol)[2, 3]；脂肪酸成分：肉豆蔻酸(myristic acid)，棕榈酸(palmitic acid)，硬脂酸，油酸，亚油酸，花生酸(arachidic acid)[4]。根、茎、叶、苗中含咖啡碱、可可豆碱、茶碱、1，7-二甲基黄嘌呤(paraxanthine)，东莨菪素(scopoletin)，对羟基苯甲酸(*p*-hydroxybenzoic acid)，香草酸(vanillic acid)，对香豆酸(*p*-coumaric acid)，阿魏酸(ferulic acid)，绿原酸(chlorogenic acid)，咖啡酸(caffeic acid)[5, 6]。叶中还含熊果酸(ursolic acid)[7]。

2. 中果咖啡　果实含生物碱：咖啡碱，可可豆碱，茶碱[1]。甾醇成分：β-谷甾醇，24-亚甲基环木菠萝烷醇(24-methylenecycloartanol)，5-燕麦甾-烯醇[8]等。种子还含咖啡酸，阿魏酸，3-O-4-O和5-O-咖啡酰奎宁酸(caffeoylquinic acid)，3，4-O-3，5-O-和4，5-O-二咖啡酰奎宁酸(dicaffeoylquinic acid)，3-O-阿魏酰奎宁酸(3-O-feruloylquinic acid)，3-O-阿魏酰-4-O-咖啡酰奎宁酸(3-O-feruloyl-4-O-caffeoylquinic acid)，3-O-咖啡酰-4-O-阿魏酰奎宁酸(3-O-caffeoyl-4-O-feruloylquinic acid)[9]。

3. 大果咖啡　果实含咖啡酸。叶中还含1，3，7，9-四甲基尿酸(theacrine或1，3，7，9-tetramethyluric acid)，大果咖啡碱(liberine)即O(2)，1，9-三甲基尿酸〔O(2)，1，9-trimethyluric acid〕，甲基大果咖啡碱(methylliberine)即O(2)，1，7，9-四甲基尿酸〔O(2)，1，7，9-tetramethyluric acid〕[10, 11]。

【药理】　1. 对中枢神经系统的作用　咖啡主要有效成分咖啡因和其结构类似物茶碱有很强的中枢兴奋作用。但茶碱较咖啡因作用更强，维持时间更长。咖啡因、茶碱等甲基黄嘌呤类化合物能增加呼吸中枢对CO_2的敏感性。对呼吸中枢也有兴奋作用，这类化合物尚可导致恶心和呕吐，这部分与其中枢作用有关[1]。人服用85～250 mg咖啡因可使长时间脑力劳动工作能力增强，反应时间缩短，但涉及精巧肌肉协调和准确计时或计算的工作能力有所下降[2]。另有资料表明这类化合物可特异性地对抗包括镇痛在内的阿片类制剂的作用。小鼠鞘内注射不产生痛觉过敏(hyperalgesia)剂量的咖啡因即可提高吗啡止痛的ED_{50}[3]。研究表明，长期服用咖啡因可产生耐受性和药物依赖性[4]。

2. 对心血管系统的作用　从未用过这类药物者服用咖啡因250～350 mg可使心率稍有增加，同时收缩压和舒张压也有所上升。但上述剂量对长期服用咖啡因者常无任何作用[5]。在高剂量下，咖啡因和茶碱都可造成心动过速。敏感患者可能出现期前收缩等心律失常[6]。咖啡酸静脉注射能降低内皮素(ET-1)引起的正常大鼠血压上升，咖啡酸长期口服给药能降低DOCA高血压模型大鼠的血压，对心脏和血管组织增生有明显的抑制作用，可降低血浆中ET-1的浓度，并可减少ET-1引起的*c-fos*、热休克蛋白(HSP)70 mRNA基因表达的增加[7]。

3. 对平滑肌的作用　甲基黄嘌呤类化合物可舒张各种平滑肌，其中最重要的是对气管平滑肌的舒张，尤其是在临床哮喘和实验中使用药物使气管平滑肌收缩的情况下作用尤为明显[1]。此外，该类化合物尚能特异性地对抗阿片类药物对胃肠道的作用[8]。

4. 其他作用　咖啡因有增强人骨骼肌工作能力的作用[9]，也能增加猫间接刺激四头肌的抽搐张力[10]。长期饮用咖啡可使血浆胆固醇浓度升高，但这并非由于咖啡因所致，而与咖啡所含其他成分有关[11]。谷氨酸可诱导小脑颗粒神经元凋亡，咖啡因能拮抗谷氨酸的这一效应，其IC_{50}为50 mmol/L[12]。

5. 体内过程　甲基黄嘌呤类口服、直肠或注射给药均易吸收。该类化合物广泛分布于机体各处，并可透过胎盘屏障，也可由乳汁分泌。咖啡因和茶碱的表观分布容积相似，通常为0.4～0.6 L/kg。该类化合物主要在肝中代谢。茶碱和咖啡因各只有15%和5%以原型从尿中排出。咖啡因的血浆半衰期为3～7 h，怀孕晚期或长期使用甾醇类口服避孕药妇女的半衰期要两倍于以上时间。未成熟婴儿对甲基黄嘌呤类化合物消除很慢，对咖啡因的平均半衰期超过50 h。咖啡因主要通过去甲基化(demethylation)和8位氧化的方式代谢，尿中主要代谢产物为1-甲基黄嘌呤(1-methylxanthine)、1-甲基尿酸(1-methyluric acid)等，少量也可形成茶碱和可可豆碱等其他黄嘌呤类化合物[1]。

毒性　成人短时服用咖啡因的致死量为5～10 g，服用1 g即可出现不良反应，多见中枢神经和循环系统症状。以失眠、不安和激动等早期症状发展到轻度昏迷、呕吐、痉挛，肌肉紧张和震颤，心动过速和期外收缩也常见。此外，还可见呼吸加快[1]。

【药性】　《广西中药志》："芳香，味苦。"

【功用主治】　《广西中药志》："有兴奋利尿作用，经炒焙过的咖啡可助消化。"

【用法用量】　内服：研末煎汤，6～10 g。

2827 岩七 yán qī
(《新华本草纲要》)

【异名】　爬岩夕、小铜锤(《西昌中草药》)，大树小黑牛(《新华本草纲要》)，石莲青(《云南中药资源名录》)。

【基原】　为川续断科翼首花属植物裂叶翼首花的根及全草。

【原植物】　裂叶翼首花 *Pterocephalus bretschneideri* (Batal.) Pritz. [*Scabiosa bretschneideri* Batal.]

多年生草本，高30 cm。疏被卷伏毛；根圆柱状，顶端多头，每头生一叶丛。叶密集丛生成莲座状，对生；叶柄长3～

【用法用量】 内服，煎汤，6～12 g；或熬膏。

【宜忌】 脾虚泄泻、梦遗滑精者以及孕妇禁服。

1.《本草从新》："脾虚下陷、滑精梦遗俱禁用，以其下行而滑窍也；孕妇亦忌。"

2.《饮片新参》："阴虚肝旺，内热烦渴者忌用。"

【选方】 1. 治脱力劳伤，贫血头晕 明党参 30 g（切细），鸡蛋 2 只，打碎和匀，饭锅上蒸熟食。

2. 治高血压病 明党参 15 g，怀牛膝 15 g。水煎服。（1、2 方出自《食物中药与便方》）

3. 治白带初起 土人参（切片）三两，用陈绍酒饭上蒸熟，分作三服。（《百草镜》）

4. 治疔疮肿毒 明党参 9 g，蒲公英、紫花地丁各 15 g。水煎服。（《安徽中草药》）

【各家论述】《本草从新》："土人参，性善下降，能伸肺经治节，使清肃下行。凡有升无降之证，每见奇效。"

2825 **明萼草** míng è cǎo （《浙江药用植物志》）

【基原】 为爵床科孩儿草属植物中华孩儿草的全草。

【原植物】 中华孩儿草 *Rungia chinensis* Benth.

草本，高达 70 cm。茎上部直立，具棱，棱上具短柔毛，基部斜卧，节上生不定根。叶对生；叶柄长 5～10 mm；叶片椭圆形至椭圆状长圆形，长 2.5～8 cm，先端渐尖，基部楔形，全缘，两面均被刚毛。穗状花序疏松，顶生或生于上部叶腋，长 1～3 cm，果期可长达 5 cm；苞片椭圆形至匙形，长约 8 mm，疏被短柔毛，具膜质边缘；萼 5 深裂，裂片线状披针形，长约 4 mm；花冠淡紫蓝色，长约 1.5 cm，花冠 2 唇形，上唇直立，微裂或全缘，下唇 3 浅裂；雄蕊 2，花药 2 室，下部一室有距。蒴果短，长约 6 mm，开裂时胎座由基部弹起，射出种子。种子 4 颗，有毛。花期 9～10 月。

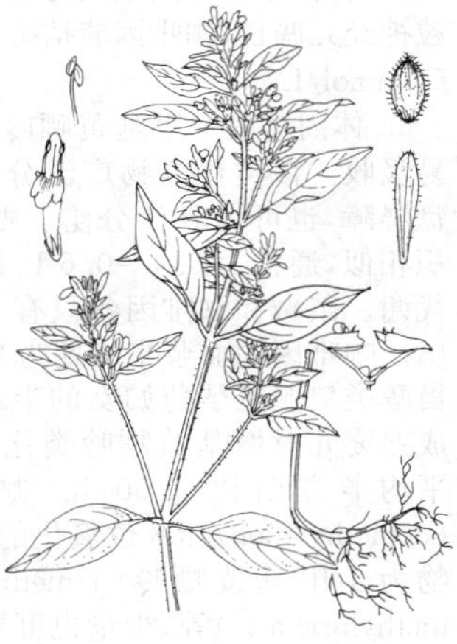

中华孩儿草

生于较潮湿的山坡、林缘、路边、溪旁。分布于浙江、安徽、福建、江西、广东等地。

【采收加工】 6～9 月采收，鲜用或晒干。

【功用主治】 清热解毒，利尿消肿。治感冒，咽喉痛，咳嗽，疟疾，疳积，痢疾，肾炎水肿，疔疮痈肿。

【用法用量】 内服：煎汤，9～15 g。外用：鲜品，捣敷。

【选方】 1. 治流行性感冒 中华孩儿草、白英、一枝黄花各 30 g。水煎服。

2. 治痢疾 中华孩儿草、秀丽野海棠、金鸡脚各 30 g。水煎服。（1、2 方出自《浙江药用植物志》）

【宜忌】 孕妇慎服。

2826 **咖啡** kā fēi （《广西中药志》）

【异名】 咖啡豆（《广西中药志》）。

【基原】 为茜草科咖啡属植物小果咖啡、中果咖啡及大果咖啡的种子。

【原植物】 1. 小果咖啡 *Coffea arabica* L. 又名：荷兰咖啡（《中国树木分类学》），小粒咖啡、小粒种咖啡（《海南植物志》）。

灌木或小乔木，高 4～7 m。老枝灰白色，节膨大；枝对生，稀 3 枝轮生。叶对生；叶柄长 8～15 mm；托叶阔三角形，生于幼枝上部的顶端钻状长尖，生于老枝上的顶端突尖，长 3～6 mm；叶片薄革质，卵状披针形或披针形，长 6～14 cm，宽 3.5～5 cm，先端长渐尖，基部楔形或略尖，边缘波状或浅波状，两面无毛。聚伞花序数个簇生于叶腋；苞片基部合生；萼筒管形，长 2.5～3 mm，先端截平或 5 小齿；花冠白色，长度因品种而异，常为 10～18 mm，先端 5 裂，裂片长于花冠筒；花药长 6～8 mm，外露；花柱长 12～14 mm，柱头 2 裂。浆果椭圆形，长 12～16 mm。种子背面突起，长 8～10 mm。花期 3～4 月，果熟期 9～11 月。

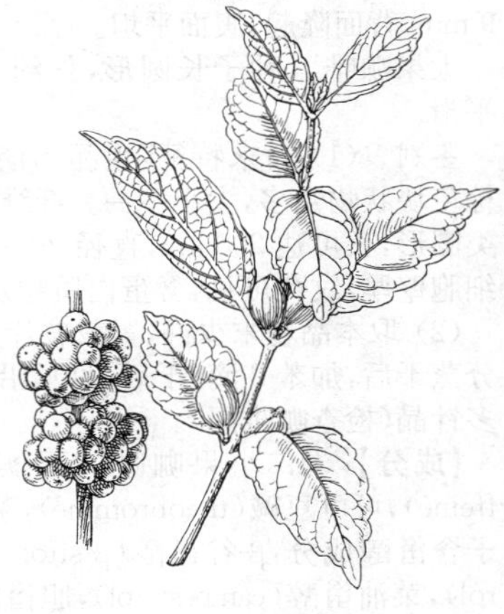

小果咖啡

我国华南、西南有引种栽培。原产于热带非洲。

2. 中果咖啡 *C. canephora* Pierre ex Froehn. 又名：中粒咖啡、中粒种咖啡（《海南植物志》）。

本种与小果咖啡的区别是：叶长 15～30 cm，宽 6～12 cm，先端急尖或阔急尖。果卵状球形，长和宽近相等，均为 10～12 mm。

我国广东、海南等地有栽培。原产于非洲。

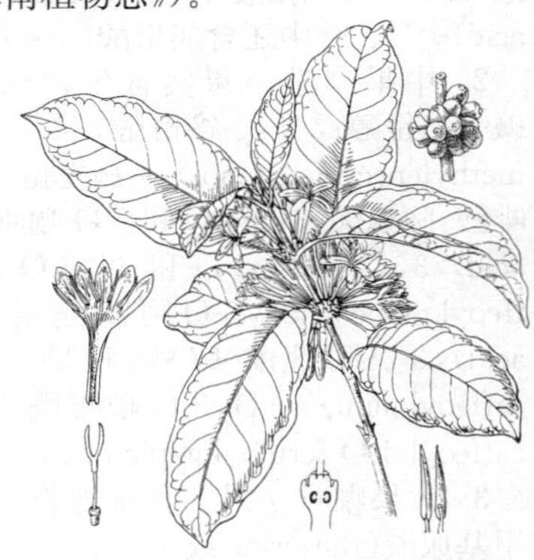

中果咖啡

3. 大果咖啡 *C. liberica* Bull. ex Hien 又名：大粒咖啡、大粒种咖啡（《海南植物志》）。

本种与小果咖啡的区别是：叶较大，长 15～30 cm，宽 6～12 cm，先端阔急尖，叶背面脉腋内的窝孔常具短丛毛。果阔椭圆形，长 19～21 mm，直径 15～17 mm。

我国广东、海南、云南等地有栽培。原产于非洲。

【采收加工】 果皮开始变红即可采收。采果期因种类而异，小粒种 9～11 月采，9～10 月为盛果期；中粒种 11 月至次年 6 月采，2～4 月为盛果期。加工方法有两种：①干制法：鲜果晒干或烘干后，用脱壳机脱去果皮和种皮，筛去杂质即成。②湿制法：此法用于大规模生产。将鲜果用脱皮机脱皮，分开豆粒与果皮，再将脱去皮的豆粒在水中浸泡脱胶，洗净，干燥，再脱去种皮即得商品咖啡豆。

【药材】 咖啡 *Semen Coffeae* 小果咖啡产于广东、海南、广西、云南等地；中果咖啡产于海南；大果咖啡产于海

苗补缺。

田间管理　出苗后及时拔除杂草。4 月中旬，结合除草、松土，施入少量稀粪水。苗期注意防旱和排水，可适当在畦面或行间种植高秆植物遮荫，或与农作物间作，定植或移栽出苗后，每次结合除草、松土适当追施人畜粪水，冬季清沟保墒，追施腊肥。移栽 2～3 年为生长速度最快时期，施肥次数和数量均需增多，并配合施用磷、钾肥。

病虫害防治　病害有裂根病、灼热病、猝倒病；虫害有胡萝卜微管蚜、黄凤蝶。黄凤蝶防治方法参见“白芷”条。

【采收加工】　移栽后的第三年 5 月中、下旬收获，晴天割去地上部分，将根挖出，按大小分级，而后分别放入沸水中煮 10～15 min，煮至内无白心，捞出放清水中漂洗数次，刮去外皮，晒干。如不经汤煮，直接刮去外皮晒干称粉沙参。

【药材】　明党参 *Radix Changii*　主产于江苏、安徽、浙江等地。

商品规格　商品分 4 个等级。一等（银牙）：长条形，长 7.5～15 cm，直径不超过 1 cm，色明亮，淡黄色，质坚实。二等（匀条）：条较粗大，长不到 15 cm，直径 1～1.5 cm，淡黄色或黄棕色，质坚实。三等（粗枝）：条粗完整无碎，直径约 2 cm，色稍深，中心较疏松。四等（大头）：粗条，大头空心或破裂劈枝，有的充满棕色块状物。

性状　根呈细长圆柱形、长纺锤形或不规则条块，长 6～20 cm，直径 0.5～2 cm。表面黄白色或淡棕色，光滑或有纵沟纹及须根痕，有的具红棕色斑点。质硬而脆，断面角质样，皮部较薄，黄白色，有的易与木部剥离，木部类白色。气微，味淡。

鉴别　根横切面：木栓层为多列木栓细胞。皮层 6～8 列细胞，切向延长，有少数分泌道。韧皮部较宽，筛管群呈放射状排列，近形成层处较明显；分泌道较多，由 5～7 个分泌细胞围绕而成，内含黄棕色物；韧皮射线宽 3 列细胞。形成层成环状。木质部导管单个或数个成群，放射状排列；木射线宽 3 列细胞；初生木质部二原型。本品薄壁细胞含淀粉粒。

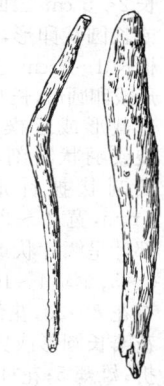

明党参（根）外形

品质标志　《中华人民共和国药典》2005 年版规定：照水溶性浸出物冷浸法测定，本品含水溶性浸出物不得少于 20.0%。

【成分】　根含挥发油：6，9-十八碳二炔酸甲酯（methyl-6，9-octadecadiynoate），β-蒎烯（β-pinene），橙花叔醇（nerolidol），丙酸橙花醇酯（nerylpropionate），乙酸十二醇酯（dodecylacetate），乙酸十四醇酯（1-tetradecanolacetate），1，7，7-三甲基-二环[2.2.1]-2-庚烯〔1，7，7-trimethyl-bicyclo[2.2.1]hept-2-ene〕，1，2，4a，5，6，8a-六氢-4，7-二甲基-1-异丙基萘〔1，2，4a，5，6，8a-hexahydro-4，7-dimethyl-1-(1-methylethyl) naphthalene〕，十氢-1，6-双（亚甲基）-4-异丙基萘〔decahydro-1，6-bis-(methylene)-4-(1-methylethyl) naphthalene〕，2，3，4，5，6，7-六氢-1H-2-茚醇（2，3，4，5，6，7-hexahydro-1H-inden-2-ol）等[1]。9，11-十八碳二烯酸（9，11-octadecadienoic acid），6-苯基壬酸（6-phenylnonanoic acid），棕榈酸（palmitic acid），2-羟基-1-羟甲基-9，12-十八碳二烯（2-hydroxy-1-hydroxymethyl-9，10-octadecadienoic acid），2-甲基十六酸（2-methylhexadecanoic acid），十六碳烯酸（hexadecenoic acid），5-苯并环辛烯醇（5-benzocyclooctenol），硬脂酸（stearic acid），亚油酸（linoleic acid），棕榈酸等[2]。磷脂：磷脂酸（phosphatidic acid），磷脂酰胆碱（phosphatidylcholine）；磷脂中结合的脂肪酸为棕榈酸，9，11-十八碳二烯酸（9，11-octadecadienoic acid），10-十八碳烯酸（10-octadecenoic acid），15-甲基十六酸（15-methylhexadecanoic acid），辛酸（octanoic acid）等[3]。另含明党参多糖（changium smyrnioides polysaccharide，CSP）[4]；γ-氨基丁酸，天冬氨酸，精氨酸，苏氨酸，赖氨酸，甲硫氨酸，缬氨酸，亮氨酸，异亮氨酸，丙氨酸，鸟氨酸，谷氨酸，丝氨酸等共 20 种氨基酸[5]；人体必需或有益的微量元素钙、钴、铜、铬、铁、锗、钾、锂、镁、锰、钼、钠、镍、磷、硒、锌、钒等 18 种[6]。

【药理】　1. 对机体免疫功能的影响　小鼠分别灌服明党参煎液 15 g/kg，明党参多糖 30 mg/kg，重复给药 4 次，结果表明，明党参煎液及多糖均能显著提高正常小鼠腹腔巨噬细胞 YC-玫瑰花环形成率[1]。灌服明党参 5 g/kg 和多糖 0.08 g/kg，每日 1 次，共 8 d，能显著增加正常小鼠脾和胸腺重量、白细胞总数及淋巴细胞数，增加外周血淋巴酸性 α-醋酸萘酯酶（ANAE）阳性百分率和小鼠静注碳粒廓清速率，促进网状内皮系统的吞噬功能；另一方面，对二硝基氯苯所致的小鼠迟发性变态反应又显示显著的抑制作用[2]。

2. 抗氧化作用　明党参的乙酸乙酯、丙酮、甲醇提取物对体外大鼠肝匀浆上清液中 LPO 生成具有明显的抑制作用，其中以甲醇提取物作用最强[3]。

3. 降血脂作用　明党参醇提物（CSM）和水提物（CSD）分别喂养实验性高脂血症大鼠 4 星期，结果 CSM 和 CSD 均能显著降低血清胆固醇（TC）的水平，亦能降低血清三酰甘油（TG），不同程度提高高密度脂蛋白胆固醇（HDL-C）的比率[4]。

4. 抗凝作用　明党参炮制品提取物能延长家兔血浆凝血酶原时间、凝血酶时间，延长小鼠凝血时间，显著抑制腺苷二磷酸诱导的家兔血小板聚集[5]。

5. 改善微循环作用　采用微循环生物显微镜观察发现，明党参提取物有扩张小鼠耳郭细动静脉、加速血流速度的作用[6]。

6. 对呼吸系统的作用　明党参水提液与提纯的一个结晶物对雾化氨水刺激引起小鼠咳嗽有显著抑制作用，而且随剂量增加，作用增强；并能增加小鼠呼吸道酚红排出量，使气管分泌液增多，又可加速纤毛运动，这有利于排痰，达到祛痰作用；对乙酰胆碱和组胺引起豚鼠哮喘有显著的抑制作用[7]。

【药性】　甘、微苦，凉。

1.《本草从新》：“甘，微寒。气香，味淡。性善下降。”

2.《饮片新参》：“苦，燥，微甘。”

【功用主治】　润肺化痰，和胃，解毒。主治咳嗽痰喘，呕吐反胃，头晕，白带，疔毒疮疡。

1.《本草从新》：“补肺气，通下行。”“补气生津。治咳嗽喘逆，痰壅火升，久疟，淋沥，难产，经闭，泻痢由于肺热，反胃噎膈由于燥涩。”

2.《本草求原》：“养血生津，清热解毒。姜汁炒则补气、生肌、托散疮疡。”

3.《饮片新参》：“温脾，化痰湿，平肝风。治头晕泛恶，中风昏仆。”

4.《安徽中草药》：“滋补，润肺化痰，和胃止呕，解毒消肿。”

性状　茎呈圆柱形，直径1.5～2.0 cm。表面灰褐色，粗糙，栓皮鳞状，皮孔椭圆形，纵向开裂。商品呈长椭圆形斜切片，皮部约占横切面半径1/4～1/3，外侧淡黄色，内侧分泌物呈黑褐色；木部淡黄色，导管孔洞状，放射状排列呈轮状；髓小居中。气微，味微涩。

鉴别　(1) 茎横切面：木栓层为数列木栓细胞，草酸钙方晶有时可见。皮层10余列细胞，密布小型含晶厚壁细胞，分泌细胞可见，壁薄，切向延长，充满棕色分泌物；偶见石细胞。中柱鞘主为石细胞及少数纤维组成的厚壁细胞环带，环带内外两侧多数细胞含草酸钙方晶形成晶鞘，含晶细胞壁木化增厚。韧皮射线明显，稍弯曲，宽1～5列细胞；外侧散在较多石细胞群，其周围多数细胞含草酸钙方晶，形成晶鞘石细胞，韧皮纤维为晶纤维，外侧散在，内侧与软韧部相间排列成层。形成层明显，成环。木质部射线宽1～7列细胞，细胞壁较厚，纹孔、孔沟明显；大型导管多单个，少数2个并列排列成近轮状，小型导管数个相聚；外侧木薄壁细胞多含棕色块状物，其间有分泌细胞，内侧木薄壁细胞无棕色物；木纤维多为晶纤维，众多，与木薄壁细胞相间排列成近层状。髓部由大型薄壁细胞组成，纹孔可见，环髓有众多草酸钙方晶及较多分泌细胞。

(2) 取本品粉末约2 g，加乙醇25 ml，加热回流1 h，滤过。①取滤液2 ml，加镁粉少许，滴加盐酸数滴，置沸水浴中加热1～3 min，即显红色（检查黄酮）；②取滤液2 ml，滴加茚三酮试液3～4滴，在沸水浴中加热2 min，即显紫色（检查氨基酸）。

【成分】　香花崖豆藤的藤茎含有黄酮类化合物[1,2]：刺芒柄花素（formononetin），阿弗洛莫生（afrormosin），飞机草素（odoratin），毛蕊异黄酮（calycosin），大豆素（daidzein），8-邻甲基巴拿马黄檀异黄酮（8-*o*-methylretusin），异紫苜蓿异黄烷（isosativan），异木可马妥醇（isomucromatol），垂崖豆藤异黄烷醌（pendulone），驴食草酚（vestitol），伪赝靛苷元（pseudobaptigenin），鹰嘴豆芽素（biochanin）A，异甘草苷元（isoliguiritigenin）和染料木素（genistein）。甾体化合物：菜油甾醇（campesterol），豆甾醇（stigmasterol），谷甾醇（sitosterol），蒲公英赛酮（taraxerone）[3]。又含鸡血藤醇（milletol）[4]。种子含植物凝集素（lectin）[5]。

【药性】　苦、涩、微甘，温。

1.《云南中草药》："苦、涩，微甘，微温。"

2.《湖北中草药志》："甘，微涩。"

【功用主治】　养血祛风，活血通经。主治血虚体弱，月经不调，闭经，产后瘀滞腹痛，各种出血，风湿痹痛，跌打损伤。

1.《植物名实图考》："主和血络。"

2.《云南中草药》："调气补血，舒筋活络。主治胃痛，月经不调，闭经，产后腹痛，恶露不尽，遗精，贫血，肠风下血。"

3.《广西民族药简编》："治急性痢疾。"

4.《福建药物志》："主治血小板减少症。"

【用法用量】　内服：煎汤，9～30 g；或浸酒；或熬膏。外用：煎水洗；或鲜根、叶捣烂敷。

【选方】　1. 治贫血　香花崖豆藤、土党参、黄花稔各30 g。水煎服。（《福建药物志》）

2. 治再生障碍性贫血　鸡血藤60～125 g，鸡蛋2～4个，红枣10个。加水8碗，煎至大半碗（鸡蛋熟后，去壳，放入再煎）。鸡蛋与药汁同服，每日1剂。（《浙江药用植物志》）

3. 治痨伤　山鸡血藤30 g，白酒500 ml。浸泡3 d。每日服2次，每次10 ml。

4. 治赤白带下　山鸡血藤250 g，猪腿筋肉适量。炖服去药渣，汤肉同服。（3、4方出自《湖北中草药志》）

2824 明党参 míng dǎng shēn（《饮片新参》）

【异名】　土人参、百丈光、天瓠（《证治准绳》），粉沙参、红党参（《本草从新》），金鸡爪（《本草求原》），山萝卜（《浙江中药手册》），明沙参（《中药志》）。

【基原】　为伞形科明党参属植物明党参的根。

【原植物】　明党参 *Changium smyrnioides* Wolff

多年生草本，高50～100 cm。全株被白霜，无毛。根有两种形状：一种是圆柱形，细长；另一种是纺锤形或椭圆形，表面均呈淡黄色或黄褐色，断面白色。茎直立，圆柱形，表面具细纵条纹，中空，上部分枝，灰绿色。基生叶有长柄，柄长3～15 cm；叶片三出或二至三回羽状全裂，一回羽片广卵形，长4～10 cm，柄长2～5 cm，二回羽片卵形或长圆状卵形，长2～4 cm，柄长1～2 cm，三回羽片卵形或卵圆形，长1～2 cm，基部截形或近楔形，边缘3裂或羽状缺刻，末回裂片长圆状披针形，长2～4 mm，宽1～2 mm；茎上部叶呈鳞片状或鞘状。复伞形花序顶生或侧生，总苞片0～3；伞辐4～10，长2.5～10 cm；小总苞片数个；小伞花序有花8～20，花蕾时略呈淡紫红色，开放后呈白色；萼齿小；花瓣长圆形或卵状披针形，长1.2～2 mm，先端渐尖而内折；雄蕊5；花柱基隆起，花柱幼时直立，果熟时向外反曲。双悬果卵圆形至卵状长圆形，长3～4 mm，分生果两端稍窄，背部向外隆起，表面有8～12条具节的棱。分生果横剖面呈椭圆形或不显著的五边形，每棱槽内分布油管3～5，合生面4～6，胚乳腹面深凹，呈马蹄形。花期4～5月，果期5～6月。

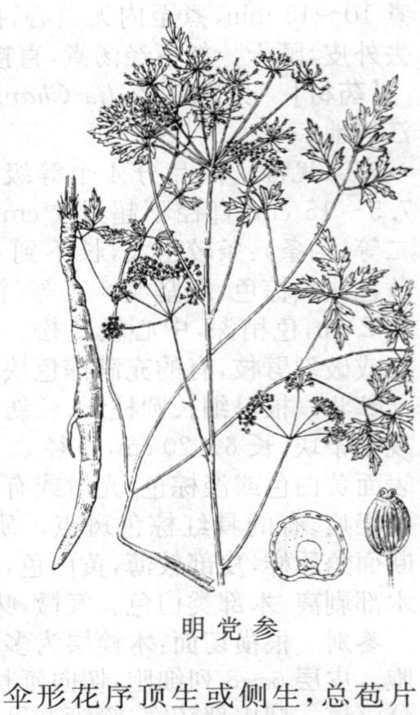

明党参

生于山地稀疏灌林下土壤肥厚处或山坡岩石缝隙中。分布于江苏、浙江、安徽、江西及湖北等地。

【栽培】　生物学特性　喜温暖湿润气候，耐荫、耐寒，怕强光直射，喜疏光。怕涝。宜选土层深厚、排水良好、疏松肥沃的砂质壤土或腐殖质土栽培。种子有胚后熟特性，种胚分化发育要求温度在5～10 ℃，经30～40 d完成胚后熟，种子才能萌发。

繁殖方法　种子繁殖。从4～5年生留种田的植株上于6～7月上旬，果实呈褐色时，分批采集种子，湿砂贮藏。将已处理备播的种子当年10月至翌年2月进行播种。条播，行距约30 cm，沟深约5 cm，播后盖土层以不见种子为度。苗床可采用撒播或条播。播种后要保持土壤湿度，以提高出苗率。种苗一般于9月下旬至10月上旬移栽，移栽苗以当年生为好，随挖随栽，按行株距20 cm×10 cm开穴栽种，将参苗斜放沟中，芽头以上盖土6 cm左右。定苗可于第二年出苗后进行，除去病、弱、小和过密株，留足苗数，及时查

次，每次 10～30 ml，1 个月为 1 个疗程。或口服“751”片（每片含六方藤乙醇提取物 0.3 g），每日 3 次，每次 2～6 片，总量 120～200 片。个别病例服至 500～600 片。20～30 d 为 1 个疗程。或用“754”片（每片含内脂部分提出物 50 mg），每日 3 次，每次 4～6 片，总量 100～300 片。共治疗 42 例肿瘤病者，其中 8 例失访，2 例为脂肪瘤均不计入。属恶性者 32 例，分别为鼻咽癌 10 例，肺癌 10 例，淋巴肉瘤 7 例，肠癌 5 例。结果：缓解 16 例，有效 1 例，无效 15 例[9]。

8. 治疗甲状腺功能亢进症　甲组服昆明山海棠片，每日 6 片，每片 0.25 g，相当于生药 2.6 g；乙组每日服昆明山海棠片 6 片（1.5 g）、他巴唑 15 mg。治疗前后两组均分别用放射免疫法测定血清甲状腺激素 T_3 和 T_4、抗甲状腺球蛋白抗体（TGA）、抗甲状腺微粒抗体（MSA）1 次。结果：甲组 20 例，治疗 8 星期内获缓解 19 例，缓解率为 95%；乙组 36 例，治疗 8 星期内全获缓解，缓解率为 100%。两组疗后的血清 T_3、T_4 及 TGA、MSA 值，均较疗前明显降低，经统计学处理均有显著或非常显著性差异（$P < 0.05$；$P < 0.01$）[10]。

9. 治疗银屑病　用昆明山海棠浸膏片（每片 0.3 g，相当于生药 3 g），每次口服 1～3 片，每日 3 次，3 个月为 1 个疗程。共治疗银屑病 123 例，其中 1 例脓疱型银屑病另用昆明山海棠酒浸剂（每 200 g 加白酒 1 kg，浸泡 1 星期后服用）每日 3 次，每次 15～20 ml，并用昆明山海棠煎剂局部外洗及湿敷。结果：痊愈 15 例，显效 56 例，进步 40 例，无效 12 例。有效率 90.2%，一般见效多在 1～2 星期内，显效多在 2～4 星期内[11]。

2822 昆明水金凤 kūn míng shuǐ jīn fèng（《全国中草药汇编》）

【异名】 水金凤（《滇南本草》），黄凤仙、凤仙花（《云南药用植物名录》），湿凤仙（《新华本草纲要》）。

【基原】 为凤仙花科凤仙花属植物滇水金凤的全草。

【原植物】 滇水金凤 *Impatiens uliginosa* Franch.

一年生草本，高 35～70 cm。茎淡绿色，密生细红点。叶互生；叶柄基部有淡红色托叶状的疣状腺体 2 枚；叶片膜质，长椭圆形或椭圆状披针形，长 5～12 cm，宽 1.5～3 cm，先端长尖，基部楔形，边缘有粗锯齿，齿端有疣状刺，上面绿色，下面淡绿色，有时红色。总状花序腋生，总花梗短于叶，具 3～5 朵花；花淡紫色，径约 2.2 cm；萼片 2，淡紫色，斜卵圆形，长不超过 5 mm，旗瓣近圆形，背面中肋有龙骨状突起，翼瓣 2 裂，唇瓣囊状，具紫红色条纹及小点，基部延长成略弯的距；雄蕊 5，花丝扁；雌蕊 1，花柱短。蒴果肉质，圆柱形，两端尖。花期夏秋间。

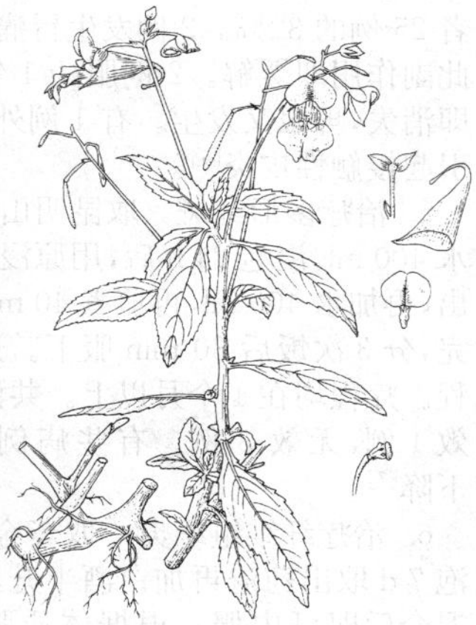
滇水金凤

生于山野溪边等处湿地。分布于云南等地。

【采收加工】 6～9 月采收，鲜用或晒干。

【药性】 辛、微苦，寒，小毒。

1.《滇南本草》：“味辛，性寒。”

2.《云南中草药》：“辛、微苦，寒，有毒。”

【功用主治】 清热除湿，活血解毒。主治风湿热痹，跌打损伤，闭经，痛经，阴囊湿疹，疥癞疮癣。

1.《滇南本草》：“洗湿热筋骨疼痛，疥癞癣疮。”

2.《云南中草药》：“软坚消积，活血通经，催生，解毒。主治闭经，难产，积块，噎膈，鸡骨、鱼刺哽喉，筋骨疼痛，跌打瘀积肿痛，痈疮，毒蛇咬伤。”

【用法用量】 内服：煎汤，9～15 g。外用：煎汤洗；或鲜品捣敷。

【宜忌】《云南中草药》：“孕妇忌服。”

【选方】 1. 治阴囊湿疹　水金凤冲烂滤汁外搽。（《昆明民间常用草药》）

2. 治鸡骨、鱼刺哽喉　每用水金凤种子或根 3～6 g，嚼烂咽下后，用温开水漱口。

3. 治毒蛇咬伤　水金凤 15 g。泡酒分服，或外搽患处。（2、3 方出自《云南中草药》）

2823 昆明鸡血藤 kūn míng jī xuè téng（《植物名实图考》）

【异名】 山鸡血藤（《湖北中草药志》），血藤（《广西药用植物名录》），鸡血藤、岩豆藤（《云南药用植物名录》）。

【基原】 为豆科鸡血藤属植物香花崖豆藤的藤茎。

【原植物】 香花崖豆藤 *Millettia dielsiana* Harms［*M. champutongensis* Hu］

木质藤本，长 2～5 m。枝被褐色短毛。叶互生，奇数羽状复叶，长 15～30 cm；叶柄长 5～12 cm；托叶线形，长约 3 mm；小叶片 5，革质，具短柄；叶片长椭圆形至披针形，有时为卵形，长 4～15 cm，宽 2～3 cm，先端钝渐尖，基部钝或圆形，上面无毛，下面略被短柔毛或无毛，网脉密集而明显。总状花序顶生或腋生，组成圆锥花序，长达 15 cm，密被黄褐色茸毛；苞片小，卵形，小花梗长约 5 mm；花密集；萼钟状，5 裂；花外面白色，内面深紫色，花冠蝶形；雄蕊 10，二体；子房线形，花柱内弯。荚果狭长椭圆形，略扁平，长 7～12 cm，近木质，密被锈色茸毛。种子 1～5 颗，扁长圆形。花期 5～8 月，果期 10～11 月。

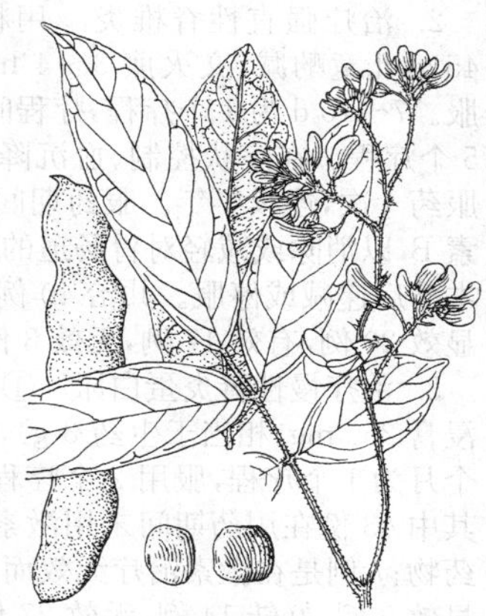
香花崖豆藤

生于海拔 2 500 m 以下的山坡杂木林与灌木丛中，或阴处岩边。分布于中南、西南及浙江、福建、江西、陕西、甘肃等地。

本植物的花（岩豆藤花）、根（岩豆藤根）亦供药用，另设专条。

【采收加工】 6～10 月采收，切片晒干。

【药材】 香花崖豆藤 *Caulis Millettiae Dielsianae*　产于浙江、江西、福建、广东、广西、湖南、湖北、四川、贵州、云南等地。

2.《中国民族药志》:“忌食牛、羊肉、蛋类。”

【选方】 1. 治风湿性关节炎，跌打劳伤　雷公藤 30 g，加酒 500 g，浸泡 5～7 d 后服。每次 5 ml，每日 2 次。(《云南中草药选》)

2. 治骨折　掉毛草根皮，加糯米稀饭，捣绒，敷患处。(《云南中草药》)

【临床报道】 1. 治疗类风湿性关节炎　①用粉背雷公藤干茎枝 25～45 g，儿童酌减，文火水煎 3～4 h，早晚饭后分服。患胃病不能口服者，用本品 20～30 g，按上法煎取药汁 100～150 ml，每睡前作保留灌肠。一般连服至症状消失。全部病例均治疗 15 d 以上，一般治疗 1～2 个月。共治 200 例，结果：缓解 94 例，显效 60 例，好转 40 例，无效 6 例，总有效率 97%。200 例中发生不良反应者 76 例，主要为消化道反应和皮肤黏膜反应。长期服药未见心、肾功能异常[1]。②用粉背雷公藤 30 g，鸡血藤 10 g，文火水煎 3～4 h，取药汁 200 ml，早晚饭后分服。同时服用胃舒平和复合维生素 B 各 2 片，每日 3 次。一般连服至临床治愈。部分关节功能改善不理想者，加用电热药透理疗。治疗 120 例，均治疗 15 d 以上，一般治疗 1～2 个月。结果：临床近期痊期 54 例，显效 49 例，好转 14 例，无效 3 例，总有效率 97.5%，其中以风寒湿痹疗效为好。本组 120 例中，发生服药反应者 14 例，其中胃脘不适、纳差 8 例，恶心便溏 2 例，药疹 5 例。病症较轻，患者可忍受，经对症处理大多可消失。住院中未见月经紊乱，但出院后 2 名患者来信反映有闭经现象。疗后有 2 例丙氨酸氨基转移酶(ALT)升高，经对症处理复常。疗前 ALT 高的有 16 例，疗后 14 例复常。未发现白细胞减少和肾功能异常病例[2]。

2. 治疗强直性脊椎炎　用粉背雷公藤茎枝干品 25～45 g，儿童酌减，文火煎 3～4 h，取汁 200 ml，早晚饭后分服。7～10 d 为 1 个疗程，疗程间隔 1～2 d。一般服药 3～5 个疗程。在症状控制、血沉降至正常后，改为隔日或 3 d 服药 1 次，连续半年。服药期间可加服胃舒平及复合维生素 B，以消除或减轻对胃肠道的刺激。长期服用激素者，用本药后递减或停服。共治 40 例，均治疗 20 d 以上。结果：显效 20 例，有效 17 例，无效 3 例，总有效率为 92.5%[3]。

3. 治疗慢性肾炎蛋白尿　①昆明山海棠片(每片含本品浸膏 250 mg，相当于生药 3 g)，每日 9 片，分 3 次服。以 1 个月为 1 个疗程，服用 2 个疗程后统计疗效。共治 50 例，其中 43 例在用药期间未用激素、免疫抑制剂、吲哚美辛等药物；7 例是在激素治疗无效而撤激素时加用本品。结果：显效 9 例，好转 14 例，无效 27 例，总有效率为 46%。肾病型与普通型疗效接近，有效率分别为 43.5%(10/23 例)和 45.8%(11/24 例)。经激素治疗无效病例较未用激素者疗效为差，有效率分别为 33.3%(8/24 例)，57.7%(15/26 例)。观察表明，对减少尿蛋白排出有一定疗效[4]。②治疗组：火把花片，每日 9～15 片，分 3 次饭后服，2 个月为 1 个疗程，部分患者用 2 个疗程，较少患者用 3 个疗程。24 h 尿蛋白定量达完全缓解后，采取逐渐减量，门诊随访给药，逐渐停药。对照组：单用泼尼松，每日 30～60 mg，分 3 次或 1 次顿服，或泼尼松加环磷酰胺 200 mg，静脉滴注，间日 1 次，用泼尼松加塞替派、吲哚美辛各 1 例，疗程相同。结果：治疗组 136 例，完全缓解 45 例，基本缓解 37 例，部分缓解 37 例，无效 17 例，总有效率为 87.5%。对照组 55 例，完全缓解 22 例，基本缓解 11 例，部分缓解 12 例，无效 10 例，总有效率为 81.81%。两组对比无显著差异。临床观察表明，每日分别服 6、9、15 片，少数每日服 18 片，均有效果，但以每日服 9～15 片者效果较好，每日 15 片者最好，少数每日须用 18 片才有效。显效时间，治疗组平均 26.6 d 即能达到完全缓解，而对照组平均 66.1 d 才能达到完全缓解。本药既无激素样副作用，亦无免疫抑制副作用。用激素及环磷酰胺无效者，用本品可取效。对肾病型、普通型疗效较好。对肾功能轻度受损者，多数有效，肾功能亦复常，但个别患者无效，肾功能有加重趋向。对肾功能中度损害者慎用，重度者不宜用。孕妇禁用。对青年男性患者，以每日 9～12 片为宜，以免引起睾丸萎缩或不育症。疗后进行随访，3 个月后随访 20 例，完全缓解 11 例，基本缓解 6 例，部分缓解 3 例；半年后随访 15 例，完全缓解 10 例，基本缓解 2 例，部分缓解 1 例，复发 2 例；1 年后随访 8 例，完全缓解 7 例，部分缓解 1 例。说明远期疗效较好。少数病例可见胃肠道反应。饭后可减轻或消失，勿须停药。极少数患者外周白细胞下降，色素沉着。妇女偶见月经失调，个别患者闭经，减量或停药可自行消失[5]。

4. 治疗红斑性狼疮　将昆明山海棠根块制成昆明山海棠片(每片 0.18 g，含生药 3 g)，每次 2 片，每日 3 次。盘状红斑性狼疮均单服本品，不加任何中西药，少数患者在皮损局部同时外搽 10%昆明山海棠软膏。全身性红斑性狼疮患者，如有发热、一般情况差，内脏损害明显者，用本品与类固醇激素联合治疗；如不发热，一般情况好，内脏损害不严重者只单用本品。本组 19 例全身性红斑性狼疮者中，5 例单用本品，14 例以本品合泼尼松治疗，泼尼松最初使用时的最大剂量为 30～40 mg/d。盘状红斑狼疮患者基本治愈后，再继续服药 3 个月，以巩固疗效。全身性红斑狼疮患者，则须连续长期服药。共治盘状红斑性狼疮 10 例，结果基本痊愈 3 例，显效 6 例，好转 1 例，总有效率为 100%。共治全身性红斑性狼疮 19 例，结果显效 10 例，好转 5 例，无效 4 例，总有效率为 78.9%。其中单纯使用昆明山海棠的 5 例，4 例显效，1 例好转。观察表明，本品对皮肤损害及关节疼痛效果较好，对血沉亦有明显效果。疗效较好，副作用较激素小。19 例中发生闭经的 8 例，占 15～25 岁女性患者 25 例的 32%。2 例发生胃痛，减量并同时给予胃舒平后此副作用即缓解。2 例服药 1 年后自觉肝区疼痛，停药后即消失，再服又发生。有 1 例外涂昆明山海棠软膏 14 d 后引起接触性皮炎[6]。

5. 治疗多形红斑　取昆明山海棠根(木心，去皮)20 g，用水 400 ml，浸泡 24 h 后，用原浸泡水煎煮 40 min；将煮液倒出，再加水 400 ml，再煎煮 40 min。将 2 次煮液在 1 d 内服完，分 3 次饭后 30 min 服下。连续 6 d 休息 1 d 为 1 个疗程。疗程均在 1 个月以上。共治 10 人，结果：显效 6 例，有效 1 例，无效 3 例。有些病例出现胃肠道反应，白细胞下降[7]。

6. 治疗纤维组织炎　取紫金藤 30 g，加白酒 500 g。浸泡 7 d 取出药渣再加白酒半升，浸泡 7 d。2 次浸泡之药酒混合后即可内服。根据体质强弱及病变轻重，每次 5～15 ml，每日 3 次。共治 21 例，结果：痊愈 14 例，显效 4 例，好转 3 例。治疗过程中仅 1 例肝大 2 cm，但质地与肝功能正常，及时停药后即恢复。一般药后 1 星期即收效，药后 2～4 d 有蚁走感，7 d 左右逐渐减轻，上肢效果似高于下肢[8]。

7. 治疗恶性肿瘤　用六方藤药酒，取六方藤 100 g，加白酒 2 000 g，浸泡 10 d，至酒呈橘红色即可服用，每日 1～3

粒复合而成。木纤维淡黄色，呈长梭形，多已碎断，直径15～30 μm。草酸钙棱晶及方晶直径10～50 μm。石细胞淡黄色，呈类圆形、类方形、椭圆形，具纹孔及层纹。导管主为具缘纹孔，壁木化。可见不规则形橘红色块状物质。

(2) 取根皮粗粉3 g，以5 ml氨试液润湿，加乙醚50 ml浸渍数小时，滤过，取滤液挥去乙醚，残渣用稀盐酸溶解，滤过。取滤液1 ml，加碘化汞钾试液1滴，发生白色沉淀（检查生物碱）；取滤液1 ml，加苦味酸试液1滴，产生黄色沉淀（检查生物碱）。

【成分】 根含生物碱：雷公藤碱（wilfordine），雷公藤次碱（wilforine），雷公藤晋碱（wilforgine），雷公藤春碱（wilfortrine），卫矛碱（euonymine）[1]；萜类：雷公藤甲素（triptolide）[2]，雷公藤丙素（tripterolide），山海棠素（hypolide）[3]，山海棠内酯（hypoglaulide），黑蔓酮酯甲（regelin），雷公藤三萜酸（triptotriterpenic acid）C[4]、A，山海棠萜酸（hypoglauterpenic acid），齐墩果酸（oleanolic acid），3β-羟基-12-齐墩果烯-29-羧酸（3-epikatonic acid），齐墩果酸乙酸酯（oleanolic acid acetate），雷公藤内酯（wilforlide）A、B[5]，雷酚萜醇（triptonoterpenol），雷酚萜甲醚（triptonoterpene methylether），山海棠酸（hypoglic acid）[6]，山海棠二萜内酯（hypodiolide）A，雷公藤二萜酸（triptoditerpenic acid），雷公藤二萜酸B（triptoditerpenic acid B）[7]，3-氧代-无羁萜烷-29-羧酸（3-oxofriedelan-29-oic acid），3β，22α-二羟基-12-齐墩果烯-29-羧酸（3β，22α-dihydroxy-olean-12-en-29-oic acid），3β，22α-二羟基-12-熊果烯-30-羧酸（3β，22α-dihydroxy-ursan-12-en-30-oic acid），β-谷甾醇（β-sitosterol）[8]，还含十六酸（hexadecanoic acid），8，9-十八碳二烯酸（8，9-octadecadienoic acid），9-十八碳烯酸（9-octadecenoic acid）及9，12，15-十八碳三烯酸（9，12，15-octadecatrienoic acid）[9]，L-表儿茶素（L-epicatechin）[10]

【药理】 1. 抗炎作用　根的去皮木心的水煎剂灌胃，对二甲苯、组胺或鸡蛋清所致小鼠皮肤毛细血管通透性增高均有明显抑制作用，并能抑制腹腔注射醋酸所引起的染料从血管内向腹腔渗出。对于大鼠的蛋清性及甲醛性脚肿也有显著的对抗作用。在大鼠巴豆油性肉芽囊试验中，昆明山海棠不但能明显减少巴豆油所致炎性渗出量，还能减轻其所致血管壁损害的程度[1]。昆明山海棠总提取物腹腔注射对松节油所致大鼠脚肿及注射组胺所致耳部毛细血管通透性增高，以及昆明山海棠醇提取物对卵蛋白诱发后肢足跖水肿均有明显的抑制作用，总碱对小鼠耳郭由巴豆油诱发的炎症及肉芽组织增生也有明显的抑制作用[2,3]。研究证明，昆明山海棠可通过抑制ICAM-1的表达，降低白细胞与内皮细胞黏附来实现其抗炎机制[4]。

2. 对免疫功能的影响　昆明山海棠水提取物片剂具有较强的免疫抑制效果。本品分别每日灌服5 g/kg、10 g/kg，连续5 d，能抑制小鼠网状内皮系统对炭粒的吞噬能力，抑制小鼠对绵羊红细胞免疫所致溶血抗体的生成，给药时间越久，作用越明显[5,6]。研究认为昆明山海棠的免疫调节作用是双向的或多方面的，能直接或通过增加自然杀伤细胞毒因子（NKCF）的释放促进自然杀伤细胞活性[7,8]。

3. 抗生育作用　本品50%乙醇提取物给雄性大鼠灌胃2.0 g/kg，每星期6次，共5星期后均丧失生育能力[9]。从根皮中分离出的L-表儿茶素给雄性小鼠灌胃，随用药剂量的增加，时间的延长，使交配后的雌鼠受孕率明显下降至完全不孕[10]。本品对精子细胞和精子变态有明显影响，用药鼠附睾精子乳酸脱氢酶（LDH）、琥珀酸脱氢酶（SDH）活性明显下降，可导致精子糖代谢障碍[11]。低剂量的昆明山海棠长期（22星期）给药所致雄性大鼠不育，在停药5星期后生育力及附睾精子完全恢复，所测的其他各项指标均与对照组无显著性差异，结果表明，本品所致不育是完全可逆的，且不遗留任何明显的毒副作用[12]。昆明山海棠提取物灌胃，对小鼠抗着床、抗早孕有非常显著的作用[13]。

4. 抗癌作用　昆明山海棠对Jurkat、CHE和NIH 3T3细胞均有较强的致凋亡作用，但Jurkat淋巴瘤细胞更为敏感[14]。昆明山海棠醇提取物对小鼠宫颈癌U_{14}的抑制率为40%，本品粗制品对小鼠肉瘤S_{180}及S_{37}的抑制率在33%～52%[15]。实验证明，本品有效成分雷公藤甲素于0.25 mg/kg及0.2 mg/kg时对白血病L_{615}有显著治疗作用，生存期延长率分别在159.8%及87.8%以上，并可使部分动物长期存活[16]。

毒性　昆明山海棠提取物4批药物给小鼠灌服的LD_{50}分别为3 976±392 mg/kg、6 612±889 mg/kg、4 808±976 mg/kg（半成品）及6 213±892 mg/kg（成品）。蓄积毒性试验结果，大鼠灌服蓄积总剂量已达51 288 mg/kg，仍未发生死亡现象，显示本品无蓄积性[17]。昆明山海棠根部水提物和乙醇提取物对人外周血淋巴细胞染色体无致畸变作用[18]。

【药性】 苦、辛，温，大毒。归肝、脾、肾经。

1.《云南中草药》："苦、涩，温，剧毒。"

2.《云南抗癌中草药》："归肝、脾。"

【功用主治】 祛风除湿，活血舒筋。主治风湿痹痛，半身不遂，疝气痛，跌打骨折，慢性肾炎，红斑狼疮，癌肿，骨髓炎，骨结核，副睾结核，银屑病，神经性皮炎。

1.《全国中草药汇编》："祛风除湿，活血散瘀，续筋接骨。主治风湿性关节炎，跌打损伤，半身不遂，腰肌劳损，外用治骨折，外伤出血。"

2.《云南抗癌中草药》："治白血病，骨肉瘤，淋巴肉瘤，甲状腺癌，肺癌，胃癌，类风湿，骨髓炎。"

3.《中国民族药志》："治急性传染性肝炎，骨结核，睾丸及副睾结核，无名肿毒，神经性皮炎，银屑病，黄痧病（钩虫病），红斑狼疮，慢性肾炎蛋白尿，疟疾。"

【用法用量】 内服：煎汤，6～15 g，先煎；或浸酒。外用：研末敷；或煎水涂；或鲜品捣敷。

【宜忌】 孕妇禁服。小儿及育龄期妇女慎服。不宜过量或久服。

少数患者久服本品可引起闭经、精子减少或缺如、胃部疼痛等。超量服用，可致中毒。中毒症状可在数小时或3～5 d内出现，神经系统的症状有头痛、头晕、四肢发麻、乏力、烦躁不安、精神亢进、幻觉，严重者可有阵发强直性惊厥；消化系统症状有口唇、食道和肠胃等黏膜散在性出血糜烂和坏死，恶心、呕吐、强烈腹痛、腹泻，大便中有血和黏膜的坏死组织，胃部烧灼感，后期可有肝脏肿大；心血管系统症状有脉弱而慢、心律失常、早搏，中毒初期血压下降，后期有暂时性升高，心电图可见T波倒置、ST波转移和心肌劳损等异常现象，严重者可出现混合型循环衰竭而死亡；呼吸系统症状有呼吸急促，肺下部有湿性啰音，急性期可见肺水肿，严重者可因呼吸突然停止而死亡。此外，还可出现尿闭、血红蛋白尿、体温升高、毛发脱落及皮肤糠状脱屑等。

1.《云南中草药》："本品有剧毒，不可多服。忌酸、冷、鱼腥、豆类。中毒可用茶叶煎水服解救。"

腹腔注射为 2.98～3.57 g/kg[18]。褐藻酸钠小鼠腹腔注射的 LD_{50} 为 1 013 mg/kg[7]。褐藻淀粉小鼠腹腔注射的 LD_{50} 为 980 mg/kg[13]。

【药性】 咸，寒。归肝、胃、肾经。

1.《吴普本草》："酸、咸，寒。无毒。"

2.《药性论》："温，有小毒。"

3.《要药分剂》："入胃经。"

4.《本草再新》："味苦，性寒。入脾经。"

【功用主治】 软坚化痰，利水消肿。主治瘿瘤，瘰疬，癞疝，噎膈，脚气水肿。

1.《别录》："主十二种水肿，瘿瘤聚结气，瘘疮。"

2.《药性论》："利水道，去面肿，治恶疮鼠瘘。"

3.《本草拾遗》："主癞卵肿。"

4.《本草通玄》："主噎膈。"

5.《玉楸药解》："泄水去湿，破积软坚。""清热利水，治气臌水胀，瘰疬，瘿瘤，癞疝，恶疮，与海藻、海带同功。"

【用法用量】 内服：煎汤，5～15 g；或入丸、散。

【宜忌】 脾胃虚寒者慎服。

1.《医学入门》："胃虚者慎服。"

2.《食鉴本草》："忌同甘草食。"

3.《本草省常》："服半夏、甘草者忌之。"

【选方】 1. 治瘿气结核，瘟瘟肿硬　昆布一两(洗去咸味)。上件药，捣罗为散。每用一钱，以绵裹于好醋中浸过，含咽津，觉药味尽，即再含之。

2. 治瘿气初结，咽喉中壅闷，不治即渐渐肿大　槟榔三两，海藻二两(洗去咸)，昆布三两(洗去咸水)。上药，捣罗为末，炼蜜和丸，如小弹子大。常含一丸咽津。(1、2 方出自《圣惠方》)

3. 治膈气噎塞不下食　昆布(洗净，焙末)一两，杵杵头细糠一合，共研。用老牛涎一合，生百合汁一合，慢煎入蜜搅成膏，与末杵丸，如芡实大。每服一丸，含化咽下。(《圣济总录》昆布方)

4. 治高血压病　海带 30 g，决明子 15 g。水煎服。

5. 治气管炎，咳嗽，肺结核　昆布 500 g，百部 500 g，知母(蜜炙)1 000 g，用 50%乙醇浸泡 1 星期，回收乙醇，加蒸馏水至 5 000 ml。每次 10 ml，每日 3 次。(4、5 方出自《中国药用海洋生物》)

【临床报道】 1. 治疗便秘　昆布 60 g，温水泡后煮熟，取出拌少许葱、姜末及盐、醋、酱油调食，1 次吃完，每日 1 次。观察 35 例，结果 8 例痊愈，24 例有效[1]。

2. 治疗视网膜震荡　用 2%昆布液行离子导入疗法，每日 1 次，每次 20 min，10 次为 1 个疗程。2 个疗程间隔 3～5 d。配以 1%昆布液点眼，日 4 次，常规口服维生素 B_1 及 C。治疗 48 例，52 只眼，有效率 92.2%，治愈率 71.1%。另设对照组，以维生素 B_1 及 C 口服，并配以路丁、烟酸、地塞米松等。治疗 37 例，40 只眼，有效率 82.5%，治愈率 55%。两组相比有非常显著差异($P<0.01$)[2]。

3. 治疗玻璃体混浊　用 1%昆布液点眼，日 4 次，并以 2%昆布液滴入一纱布垫置眼睑上，行离子导入疗法，每次 20 min，15 次为 1 个疗程。2 个疗程间隔 5 d(点眼可不停)。治疗 100 例，140 只眼，治愈 41 只，好转 72 只，无效 24 只，总有效率 80.7%。另用高压氧治疗 35 例，50 只眼，辅用维生素 B_1、维生素 C 及安妥碘等，治愈 7 只，好转 16 只，无效 27 只。两组对比差异非常显著($P<0.001$)。但不同病因引起之玻璃体混浊疗效无显著差异($P>0.05$)。昆布组治疗前后平均视力对比有非常显著性差异($P<0.001$)。昆布组与高压氧对照组治疗前视力无显著差异，治疗后则差异非常显著($P<0.001$)[3]。

4. 治疗老年性白内障　以昆布眼药水配合三维眼药水(维生素 B_1、B_2、C)，每日各点眼 2 次。临床观察 100 例，199 只眼，结果视力改善者达 62.3%。无副作用。仅少数有过敏性结膜炎反应。治疗前视力在 0.1 以下者改善率为 34.5%，而 0.2～0.5 及 0.6 以上者则达 67.1%，故认为早期治疗效果好[4]。

2821 昆明山海棠 kūn míng shān hǎi táng

(《植物名实图考》)

【异名】 火把花、断肠草(《纲目》)，紫金皮、紫金藤、雷公藤、掉毛草(《云南中草药选》)，胖关藤(《云南中草药》)，红毛山藤(《全国中草药汇编》)，六方藤(云南)。

【基原】 为卫矛科雷公藤属植物昆明山海棠的根。

【原动物】 昆明山海棠 *Tripterygium hypoglaucum* (Lévl.) Hutch.　又名：火荞子、大叶黄藤(《中国经济植物志》)，粉背雷公藤〔《广西中医药》1989，13(5)：18〕。

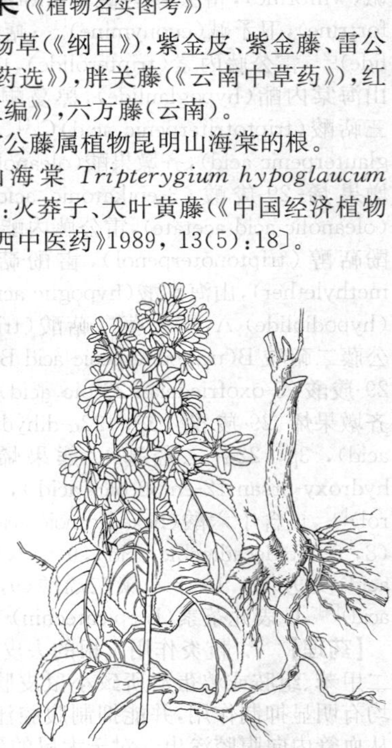

昆明山海棠

落叶蔓生或攀缘状灌木，植株高 2～3 m。根圆柱状，红褐色。小枝有棱，红褐色，有圆形疣状突起，疏被短柔毛或近无毛。单叶互生；叶柄长约 1 cm；叶片卵形或宽椭圆形，长 6～12 cm，宽 3～6 cm，先端渐尖，边缘有细锯齿，基部近圆形或宽楔形，上面绿色，下面粉白色。圆锥花序顶生，总花梗长 10～15 cm；花小，白色，花萼 5；花瓣 5；雄蕊 5，着生于花盘的边缘；子房上位，三棱形。翅果赤红色，具膜质的 3 翅。花期夏季。

生于山野向阳的灌木丛中或疏林下。分布于浙江、江西、湖南、四川、贵州、云南等地。

【采收加工】 9～10 月采挖，切片晒干。

【药材】 昆明山海棠 *Radix Tripterygii Hypoglauci* 产于云南、贵州、四川、湖南、江西等地。

性状　根圆柱形，有分枝，略弯曲，粗细不等。栓皮橙黄色至棕褐色，有细纵纹及横裂隙，易剥落。质坚韧不易折断。断面皮部棕灰色或淡棕黄色，木部淡棕色或淡黄白色。气微，味涩、苦。

鉴别　(1) 根横切面：木栓层由数十列类长方形细胞组成，内含橘红色物质。皮层狭窄，薄壁细胞中含众多淀粉粒及散在的橘红色物质。韧皮部宽阔，有石细胞单个散在。形成层由 1～3 层细胞组成，排列成环。木质部由导管、木纤维、木薄壁细胞、木射线组成；导管大型，多呈类圆形，常单个或 2～4 个，排列较稀疏，木射线 1～7 列，有的木薄壁细胞及木射线具纹孔，薄壁细胞中含有草酸钙方晶及棱晶。

粉末特征：浅黄棕色。淀粉粒较多单粒，为类球形、椭圆形、多角形、脐点点状、人字形，直径 5～20 μm，复粒由 2～3

少于0.20%。

【成分】1. 昆布 含多糖化合物，主要有三种：一种是褐藻酸盐(alginate)，系褐藻酸(alginic acid)及其钠、钾、铵、钙盐等，其次为岩藻依多糖(fucoidan)，再者是海带淀粉(laminarin)[1]；还含脂多糖[2]和3个水溶性含砷糖[3]。氨基酸成分：海带氨酸[4]，谷氨酸，天冬氨酸，脯氨酸，丙氨酸，组氨酸，色氨酸，甲硫氨酸[5,6]等。脂肪酸：牛磺酸(taurine)[7]，二十碳五烯酸(eicosapentaenoic acid)，棕榈酸(palmitic acid)，油酸(oleic acid)，亚油酸(linoleic acid)，γ-亚麻酸(γ-linolenic acid)，十八碳四烯酸(octadecatetraenoic acid)，花生四烯酸(arachidonic acid)，岩藻甾醇(fucosterol)[8]等。挥发油：荜澄茄油烯醇(cubenol)，还含己醛(hexanal)，(E)-2-己烯醛〔(E)-2-hexenal〕，(E)-2-己烯醇〔(E)-2-hexenol〕，已醇(hexanol)，二甲苯(xylene)，1-辛烯-3-醇(1-octen-3-ol)，(E，E)-2，4-庚二烯醛〔(E，E)-2，4-heptadienal〕，丁基苯(butylbenzene)，(E)-2-辛烯醛〔(E)-2-octenal〕，(E)-2-辛烯醇〔(E)-2-octenol〕，(E，E)-2，4-辛二烯醛〔(E，E)-2，4-octadienal〕，(E，Z)-2，6-壬二烯醛〔(E,Z)-2，6-nonadienal〕，(E)-2-壬烯醛〔(E)-2-nonenal〕，α-松油醇(α-terpineol)，β-环柠檬醛(β-cyclocitral)，β-高环柠檬醛(β-homocyclocitral)，(E)-2-癸烯醇〔(E)-decenol〕，(E，E)-2，4-癸二烯醛〔(E，E)-2，4-decadienal〕，β-紫罗兰酮(β-ionone)，十五烷(pentadecane)，表荜澄茄油烯醇(epicubenol)，以及肉豆蔻酸(myristic acid)，ω-十六碳烯酸(ω-hexadecenoic acid)，植物醇(phytol)，二丁基-2-苯并[C]呋喃酮(dibutylphthalide)[9]。又含胡萝卜素，维生素B_1、B_2、C、P[4]，以及硫、钾、镁、钙、磷、铁、锰、钼、碘、铝及磷酸根、碳酸根、硫酸根[10,11]等。

2. 黑昆布 含褐藻酸及其钠盐，海带淀粉，甘露醇，维生素，卤化物，硫酸盐，磷酸盐，碘和其他微量元素[12]。还含多糖类成分：聚硫酸岩藻多糖(fucan sulfate)B-Ⅰ、B-Ⅱ、C-Ⅰ、C-Ⅱ[13~16]。又含抗纤溶酶的二苯双竘(dibenzo-1，4-dioxin)衍生物：鹅掌菜酚(eckol)，6，6′-双鹅掌菜酚(6，6′-bieckol)，8，8′-双鹅掌菜酚(8，8′-bieckol)，二鹅掌菜酚(dieckol)，间苯三酚岩藻鹅掌菜酚(phlorofucoeckol)A，2-O-间苯三酚基鹅掌菜酚(2-O-phloroeckol)，2-O-间苯三酚基二鹅掌菜酚(2-O-phlorodieckol)，2-O-间苯三酚基-6，6′-双鹅掌菜酚(2-O-phloro-6，6′-bieckol)[17~21]。

3. 裙带菜 全藻含多糖化合物，主要是褐藻酸，海带淀粉[22]及脂多糖[2]。还含挥发油，其主成分为荜澄茄油烯醇以及β-紫罗兰酮[9]。又含类脂，其中磷脂占80%，磷脂中的40.6%～42.9%为磷脂酰胆碱(phosphatidylcholine)[23]；另含具吞噬细胞刺激剂作用的二半乳糖基二酰基甘油(di-galactosyldiacylglycerol)，单半乳糖基二酰基甘油(monogalactosyldiacylglycerol)，磺酸基异鼠李糖基二脂酰基甘油(sulfoquinovosyldiacylglycerol)[24,25]和含砷的类脂[26]。还含甾醇类成分，主要是24-亚甲基胆甾醇(24-methylenecholesterol)，胆甾醇(cholesterol)，岩藻甾醇(fucosterol)[27]，大褐马尾藻甾醇(saringost erol)[22]。又含氨基酸：眼晶体酸(ophthalmic acid)，去甲眼晶体酸(norophthalmic acid)[28]。还含地芰普内酯(digiprolactone)[22]，N′-甲基烟酰胺(N′-methylnicotinamide)[29]，维生素B_{12} 3.2 μg/100 g[30]。又含亚麻酸(linolenic acid)，花生四烯酸[27,31,32]等不饱和脂肪酸[22]。

【药理】1. 对心血管系统的影响 昆布基部所含肉豆蔻酸、棕榈酸和油酸的混合物对离体蛙心有兴奋作用，昆布基部所含二氢碘酸组胺可增强豚鼠离体心房的收缩作用[1]。低剂量海带氨酸静脉注射，对麻醉大鼠有轻度降压作用；中剂量时，在迅速短暂降压后引起血压明显上升；高剂量时，引起持久的降压作用[2]。

2. 降血脂作用 昆布能明显提高实验性高脂血症大鼠血清卵磷脂胆固醇酰基转移酶(LCAT)活性，使血清高密度脂蛋白胆固醇(HDL-C)尤其HDL_2-C水平提高，总胆固醇(Tch)水平降低。同时，并能降低实验性高脂血症大鼠血脂质过氧化物(LPO)含量[3]。

3. 抗凝血作用 三种昆布及其所含多糖成分均有明显抗凝血作用。昆布多糖抗凝活性每1 mg相当肝素7 u[4]。黑昆布所含鹅掌菜酚、6，6′-双鹅掌菜酚、8，8′-双鹅掌菜酚及间苯三酚岩藻鹅掌菜酚A对纤维蛋白溶酶抑制物均有强力拮抗作用[5]。此外，黑昆布中所含岩藻依多糖也具强抗凝作用[6]。

4. 对机体免疫功能的影响 昆布中提取的褐藻酸钠每日100 mg/kg腹腔注射，连续7～8 d，能明显增强小鼠腹腔巨噬细胞的吞噬功能，促进小鼠溶血素的生成，对腹腔注射环磷酰胺所致小鼠白细胞的减少有明显对抗作用。体外试验，褐藻酸钠能促进^{3}H-TdR和^{3}H-UR掺入淋巴细胞，但较植物血凝素(PHA)弱。这些试验表明褐藻酸钠有增强机体免疫功能的作用[7]。渤海湾产昆布中所含岩藻依多糖在体内外均有较强的免疫增强作用。在体外能使巨噬细胞分泌白介素-1(IL-1)样活性物质明显增加，并有激活自然杀伤(NK)细胞和诱生干扰素(IFN)效应[8]。

5. 抗肿瘤作用 几种昆布的热水提取物100 mg/kg腹腔注射，隔日1次，共5次，对小鼠皮下移植的小鼠肉瘤S_{180}有抗癌作用[9]。海带提取物在体外对人肺癌细胞有抗癌作用[10]。裙带菜提取物对AKRT细胞白血病有抗癌作用[11]。

6. 降血糖作用 昆布中所含褐藻淀粉30 mg/kg灌胃对正常小鼠有明显降血糖作用，剂量达100 mg/kg时，7h后血糖降低49%。对四氧嘧啶性高血糖，褐藻淀粉300 mg/kg灌胃，24 h后血糖降低61%；褐藻酸钠300 mg/kg腹腔注射，血糖降低39%，而灌胃无效[12]。

7. 抗放射作用 褐藻酸钠每日100 mg/kg腹腔注射，连续8 d[7]，或褐藻淀粉每日100 mg/kg腹腔注射，连续7 d[13]，对^{60}Co γ射线照射所致损伤均有一定的保护作用。海带多糖12～70 mg/kg，于照射前30 min腹腔注射，可提高9 Gy照射小鼠30 d存活率20%～49%，其保护作用之强弱与剂量有相关性[14]。

8. 对中枢神经系统作用 小鼠腹腔注射鲜海带甲醇提取物能降低直肠温度，在100 mg/kg的剂量下给药90 min，最大降温值达1.7 ℃；在以50 mg/kg剂量给药60 min后，提取物显著减少热板反应时间，表明其提取物有镇痛作用。小鼠腹腔注射鲜海带甲醇提取物，能显著降低小鼠自主运动量和探究行为，并有剂量依赖关系。提取物能显著抑制右旋安非太明诱导的运动过强作用，增加戊巴比妥诱导的睡眠时间，减少小鼠在棒停留时间，降低共济协调性[15]。

9. 其他作用 昆布多糖5 mg/kg腹腔注射，能明显增加大鼠外周血中白细胞数，可能有兴奋造血的作用[14]。裙带菜类脂提取物，能抑制亚油酸氧化，有较强的抗氧化作用[16,17]。

毒性 海带氨酸对小鼠的LD_{50}，静脉注射为394 mg/kg，

沃海区。人工养殖已推广到浙江、福建、广东等地沿海。为冷温带性种类。

本植物的固着器(海带根)亦供药用,另设专条。

2. 黑昆布 *Ecklonia kurome* Okam. 又名:鹅掌菜、黑菜(《中药材品种论述》)。

藻体暗褐色至深褐色,革质,高 30～100 cm 或更高。叶状体扁平宽大,中部稍厚,自其两侧一至二回羽状深裂,裂片长舌状或更长一些,略有皱,边缘一般均具粗锯齿。叶柄茎状,呈圆柱形或略扁,长 4～12 cm,直径 3～8 mm。藻体的皮层细胞中有黏液腔道作环状排列,为 1～2 层。髓部由不定走向的喇叭管丝组成。游孢子囊群于成熟的叶状体中央部分和侧生的裂片表面形成。固着器由二叉式分枝的假根组成。孢子囊初夏形成,孢子秋季成熟。

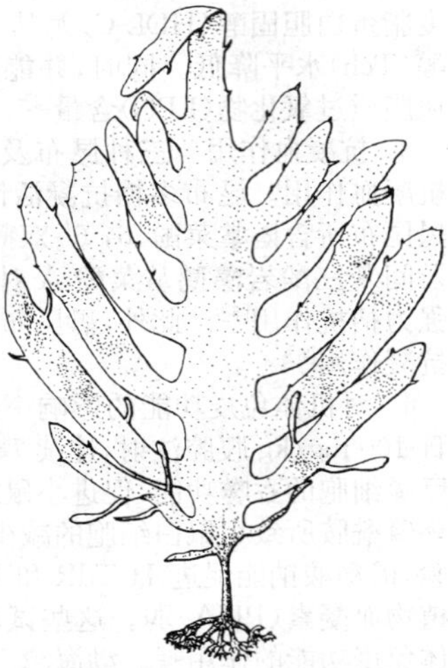
黑昆布

生长于水肥、流急的低潮线附近或自大干潮线至 7～8 m 深处的岩礁上。我国分布于浙江、福建沿海。为暖温带性种类。

3. 裙带菜 *Undaria pinnatifida* (Harv.) Sur.

藻体黄褐色,软革质,高 1～2 m,宽 50～100 cm,叶状体扁平,中部有明显隆起的中肋,两侧渐薄柔软,形成多数羽状裂片,或呈大小不齐的缺刻,但无锯齿。叶面上散布许多黑色小斑点,为黏液细胞向表皮的开口处。成熟时,在下面叶柄两侧生有木耳状重叠褶皱的孢子叶,黏滑肉厚,其上密生孢子囊。叶柄下端为叉状分枝的假根所组成的固着器。

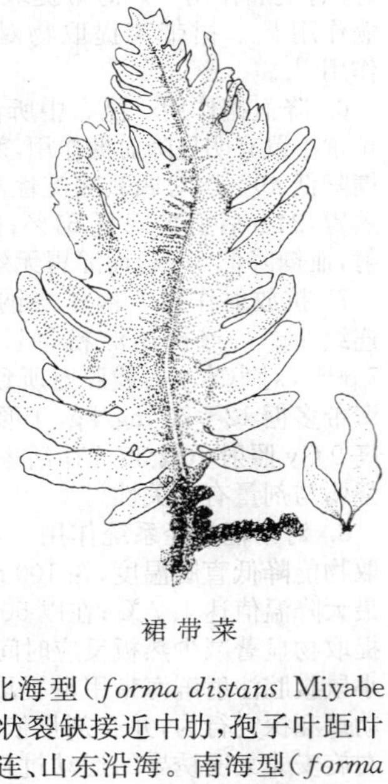
裙带菜

生长于风浪不太大、水质肥沃的海湾内,大干潮线下 1～5 m 处的岩礁上。

我国裙带菜可分为两型:北海型(*forma distans* Miyabe et Okam.)藻体较为细长,羽状裂缺接近中肋,孢子叶距叶部有相当的距离。生长在大连、山东沿海。南海型(*forma typica* Yendo)体型较短,羽状裂缺较浅,孢子叶接近叶部。浙江嵊泗列岛海域自然生长,即属此型。

【养殖】 生物学特性 昆布原为冷水性海藻。其生长温度为 0～13 ℃,以 2～7 ℃为最适温度。昆布进行光合作用需有足够的光能,适宜生长的水层有深浅之别,深者在大干潮线下 2～3 m,浅者在水面下 1 m 处。流速大的海区生长良好;反之,生长很慢且易染病害。一般流速在 50～80 cm/s 较适宜。昆布是一种有明显世代交替的植物,藻体孢子囊释放游动孢子,萌发后形成配子体,配子体的卵囊和精囊结合形成合子,合子萌发产生幼孢子体,幼孢子体经无性繁殖形成藻体。

繁殖方法 6～7 月培育的夏苗,是我国昆布养殖的主要苗源。在昆布养殖海区选择岩礁底、无污染的海区修建有制冷系统、从大海抽水净化的供水系统,和能调节光照的玻璃房结构的育苗室。在 6～8 月,水温升至 23 ℃以前采好孢子。从海上选择叶片平直、宽大、厚实、健壮、深褐色、孢子囊多而成熟度适中、没有腐烂的个体作种昆布,搬到室内水中继续培育。水温保持在 13～18 ℃间,自然光照,追施氮 400 mg/m^3、磷 520 mg/m^3 等,经 14 d 叶表面产生孢子囊群。为了使其大量放散游孢子,可将种昆布悬挂在阴凉处阴干 2～4 h,投入水池,水温 20～22 ℃,刺激其放散出游孢子,并能附着在用竹或棕绳制作的生长基上,然后进行培育。培育水温在10 ℃以下,每日保持 10 h 以上光照时间,根据不同生长阶段通过遮光设备调节光量,由 500 lx 提高到 3 000 lx。育苗期施肥量:初期氮 3×10^{-6}、磷 0.15×10^{-6},中期氮 4×10^{-6}、磷 0.2×10^{-6},后期氮 5×10^{-6}、磷 0.15×10^{-6}。定期更换一部分海水,并保持一定的流速,使每小时更换水量能达到 1/6～1/3,保持水质清洁。经 100 d 左右,幼苗长到1～2 cm 长时,移到海上暂养,应及时遮帘、施肥和调节水层,使苗长到 10～15 cm 时即可夹苗,采用"大把摇拔"的方法剔苗后,将苗夹于 1.5～2 m 长的夹苗绳上。单棵夹苗棵距 2.5～3 cm,簇夹 2～3 棵苗为一簇,簇距 5～7 cm,然后将苗绳挂在筏子上,可采用垂养、平养、斜面养三种形式。

病虫害防治 苗期主要有绿烂病、白烂病等病害,通过掌握适当的孢子附着的密度(不能过大),提高光照,加强洗刷,用 0.05%或 0.01%硫酸铵浸泡,都能起到防治效果。在养育期间,初期注意密养,长到 1 m 左右时进行稀疏,并根据昆布不同生长期,采用调节光强度,冲洗浮泥,泼洒硝酸铵、硫酸铵等化肥,调节水层等措施,防治绿烂、白烂、点状白烂病。

【采收加工】 6 月初至 7 月中、下旬,将苗绳自吊绳上解下,铺晒晾干即可。

【药材】 海带 *Thallus Laminariae* 主产于辽宁、山东等地;昆布 *Thallus Eckloniae* 主产于浙江、福建。

性状 海带 卷曲折叠成团状,或缠结成把。全体呈黑褐色或绿褐色,表面附有白霜。用水浸软则膨胀成扁平长带状,长 50～150 cm,宽 10～40 cm,中部较厚,边缘较薄而呈波状。类革质,残存柄部扁圆柱状。气腥,味咸。

昆布 卷曲皱缩成不规则团状。全体呈黑色,较薄。用水浸软则膨胀呈扁平的叶状,长宽为 16～26 cm,厚约 1.6 mm;两侧呈羽状深裂,裂片呈长舌状,边缘有小齿或全缘。质柔滑。

鉴别 (1) 本品体厚,以水浸泡即膨胀,表面黏滑,附着透明黏液质。手捻不分层者为海带,分层者为昆布。

(2) 取本品约 10 g,剪碎,加水 200 ml,浸泡数小时,滤过,滤液浓缩至约 100 ml。取浓缩液 2～3 ml,加硝酸 1 滴与硝酸银试液数滴,即生成黄色乳状沉淀,在氨试液中微溶解,在硝酸中不溶解(检查碘)。

品质标志 《中华人民共和国药典》2005 年版规定:以干燥品计算,海带含碘(I)不得少于 0.35%;昆布含碘(I)不得

长；花瓣卵圆形，长约 1.2 mm，先端钝，唇瓣肉质，近舌状，比花瓣长，中央略凹陷，边缘具细齿；合蕊柱齿牙齿状，蕊柱脚短，其离生部分不明显。蒴果卵形，长约 1 cm。

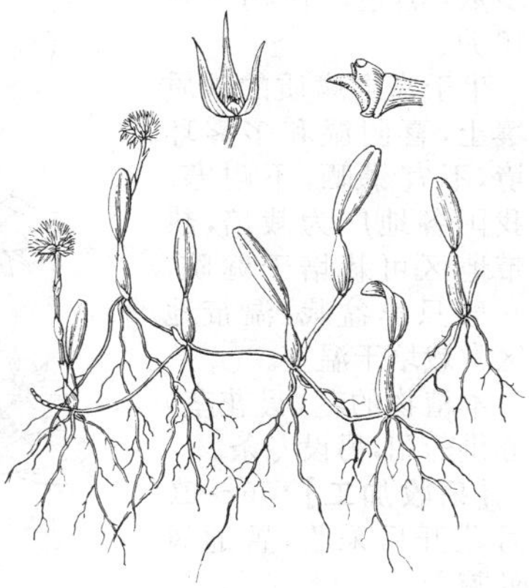
密花石豆兰

附生于山林树上或山沟岩石上。分布于福建、广东、广西、四川、云南、西藏等地。

【采收加工】 全年均可采，鲜用或蒸后晒干。

【成分】 全草含石豆兰菲醌（bulbophyllanthrone），白杨素（chrysin），短叶松黄烷酮（inobanksin）[1]。

【药性】 甘、淡，凉。

1.《云南中草药选》："甘、淡，凉"

2.《全国中草药汇编》："甘、淡，平。"

【功用主治】 润肺化痰，活络止痛。主治肺结核咯血，慢性气管炎，慢性咽炎，疝气疼痛，月经不调，风湿痹痛，跌打损伤，骨折。

1.《昆明民间常用草药》："祛风湿，活络，行气，止痛。"

2.《全国中草药汇编》："润肺化痰，舒筋活络，消炎。主治肺结核咯血，慢性气管炎，慢性咽炎，风湿筋骨疼痛，骨折，跌打挫伤，刀伤。"

【用法用量】 内服：煎汤，6～12 g。外用：捣敷。

【选方】 1. 治肺结核 小果上叶 30 g，小白及 30 g，七星草 15 g。水煎，兑红糖内服。

2. 治疝气疼痛 小果上叶 9 g，姜味草 3 g，小楠木香 6 g。红糖水煎服。（1、2 方出自《昆明民间常用草药》）

3. 治骨折 （果上叶）干粉加酒调成糊状外敷，每日换药 1 次。（《云南中草药选》）

2819 味牛膝 wèi niú qī （《全国中草药汇编》）

【异名】 未膝马蓝（《中药志》）。

【基原】 为爵床科马蓝属植物腺毛马蓝的根。

【原植物】 腺毛马蓝 *Strobilanthes forrestii* Diels [*Pteracanthus forrestii* (Dieis) C. Y. Wu]

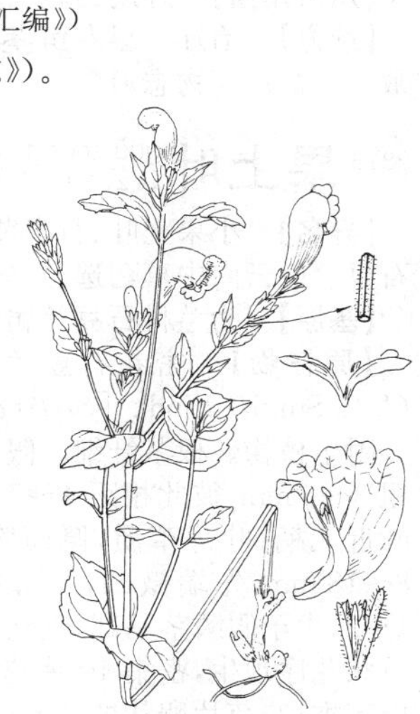
腺毛马蓝

多年生草本，高 50～100 cm。根茎粗大，呈不规则的块状，多分枝，顶端有圆形凹陷的茎痕；细根丛生如马尾状，呈圆柱形，长约 40 cm。植株遍被柔毛和腺毛，后渐脱落。叶对生；叶片椭圆形，卵形至卵状长圆形，长 5～18 cm，宽 2～9 cm，先端渐尖至钝，基部楔形并下延成柄，边缘有锯齿，两面疏被白色短伏毛和明显的短棒状钟乳体。穗状花序，长 5～15 cm，基部有分枝，每节对生两花；苞片叶状，长约2 cm；小苞片条形，与花萼裂片等长或稍短；萼 5 裂，裂片条形，长 8～12 mm，其中 1 片稍长；花冠紫色或白色，长约3.5 cm，花冠筒基部细狭，上部扩大并弯曲，外面疏被微毛，内面有 2 行柔毛，冠檐裂片 5；雄蕊 4，二强，花丝基部有膜相连；子房细长圆形，先端有腺毛。蒴果长约 1.2 cm。种子 4 颗，有微毛。

生于林下或草坡。分布于湖北、四川、贵州、云南等地。

与本品功效相近的尚有同属植物牛膝马蓝 *S. nemorosus* R. Ben [*S. grossus* C. B. Clarke] 又名：大紫云菜、尾膝、窝牛膝（《云南中药资源名录》）。分布于湖北、四川、云南等地。

【采收加工】 7～10 月采挖，晒干。

【药材】 味牛膝 *Radix Strobilanthis Forrestii* 产于湖北、四川等地。

性状 根茎粗大，多分枝，盘曲结节，有多数茎基残留。须根丛生，细长圆柱形。长可达 50 cm，直径 1～6 mm，有时可达 8 mm。表面暗灰色，平滑无皱纹，常有环形的断节裂缝，有时剥落而露出木心。木心质坚韧，不易折断。无臭，味淡。

【药性】《全国中草药汇编》："酸、苦，平。"

【功用主治】《全国中草药汇编》："行瘀血，消肿痛，强筋骨。治经闭，癥瘕，淋痛，难产，腰膝痹痛。"

【用法用量】 内服：煎汤，6～15 g。

2820 昆布 kūn bù （《吴普本草》）

【异名】 纶布（《吴普本草》），海昆布（《辽宁药材》）。

【基原】 为海带科（昆布科）海带属植物昆布及翅藻科昆布属植物黑昆布、裙带菜属植物裙带菜的叶状体。

【原植物】 1. 昆布 *Laminaria japonica* Aresch. [*L. ochotensis* Miyabe] 又名：海带（《植物名实图考》），海带菜（《南海海洋药用生物》）。

藻体橄榄褐色，干后为暗褐色。成熟后革质呈带状，一般长2～6 m，宽 20～50 cm，在叶片中央有两条平行纵走的浅沟，两沟中间较厚的部分为"中带部"，厚度 2～5 mm，两侧边缘渐薄，且有波状皱褶，叶片基部楔形，厚成阶段则为扁圆形，下有一圆柱形或扁圆形的短柄，长 5～15 cm，柄和叶片内部均由髓部、皮层及表皮层组成。在外皮层内有黏液腔，腔内有分泌细胞，可分泌黏液至叶体表面，构成胶质层，使藻体黏滑而起保护作用。髓部由许多藻丝组成，藻丝细胞一端膨大呈喇叭管状。藻体幼龄期叶面光滑，小海带期叶片出现凹凸现象。一年生的藻体叶片下部，通常即能见到孢子囊群生长，呈近圆形斑块状；二年生的藻体几乎在全部叶片上都长出孢子囊群。固着器为叉状分枝的假根所组成。孢子成熟期在秋季。

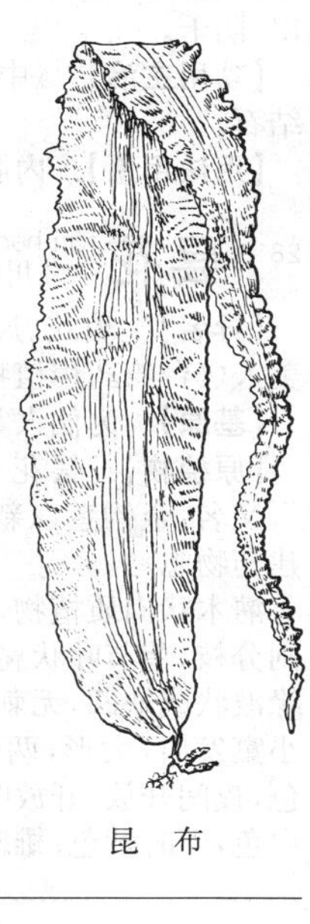
昆 布

一般生长于大干潮线以下 1～3 m 的岩礁上。自然生长的分布范围，我国限于辽东和山东两个半岛的肥

草、双肾草、地夫子(《中国中药资源志要》)。

【基原】 为兰科玉凤花属植物毛葶玉凤花的块茎。

【原植物】 毛葶玉凤花 *Habenaria ciliolaris* Kranzl.

多年生草本,高 25～50 cm。块茎长圆形或圆柱形,肉质。叶密生于茎中部以下,4～6 枚;叶片长 8～15 cm,宽 2.5～4 cm。总状花序长 5～20 cm,疏生 6～10 余朵花;花葶棱上有长柔毛,先端具星状毛;花淡绿色,直径约 1 cm;苞片卵形,具缘毛;中萼片卵形,兜状,长约 7 mm;侧萼片卵形,稍偏斜,反折;花瓣不裂,三角形,长约 6 mm,先端具尾;唇瓣 3 裂,裂片条状丝形,中裂片较侧裂片短,下弯;距悬垂,棒状,前弯,与子房等长,长约 2 cm;柱头 2 裂,突起物直而平行;子房具喙,先端明显弯曲,被单生的星状毛。

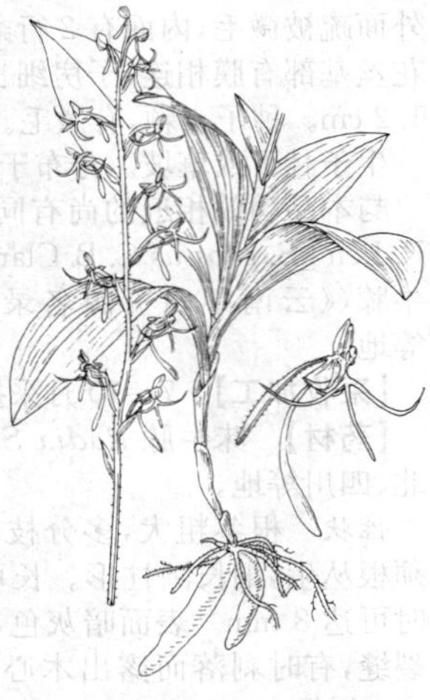

毛葶玉凤花

生于山坡林下和沟边。分布于长江流域及台湾等地。

【采收加工】 春、秋季采挖,晒干。

【药性】 《湖南药物志》:"甘、淡,平。"

【功用主治】 《湖南药物志》:"清热生津,滋阴补肾。主治肾虚遗精,阳痿早泄,疮疖肿毒。"

【用法用量】 内服:煎汤,9～15 g。外用:适量,鲜品捣敷。

2815 肾精子 shèn jīng zǐ (《中国动物药》)

【基原】 为牛科牛属动物黄牛 *Bos taurus domesticus* Gmelin、水牛属动物水牛 *Bubalus bubalis* Linnaeus 或猪科猪属动物猪 *Sus scrofa domestica* Brisson 的膀胱结石。

【原植物】 参见"牛肉"和"猪胆"条。

【采收加工】 宰牛或猪时检查膀胱,若发现内有结石,取出,阴干。

【功用主治】 《中国药用动物志》:"利尿通淋。主治尿路结石。"

【用法用量】 内服:煎汤,1～3 g。

2816 昙花 tán huā (《陆川本草》)

【异名】 琼花、风花〔《新中医药》1958, 9(6): 50〕,月来美人(《台湾药用植物志》),昙华(《花卉栽培与药用》)。

【基原】 为仙人掌科昙花属植物昙花的花。

【原植物】 昙花 *Epiphyllum oxypetalum* (DC.) Haw.

又名:金钩莲〔《新中医药》1958, 9(6): 50〕,叶下莲(《福建药物志》)。

灌木状肉质植物,高 1～2 m。主枝直立,圆柱形,茎不规则分枝,茎节叶状扁平,长 15～60 cm,宽约 6 cm,绿色,边缘波状或缺凹,无刺,中肋粗厚,无叶片。花自茎节边缘的小窠发出,大形,两侧对称,长 25～30 cm,宽约 10 cm,白色,夜间开放,开放时间仅几小时;花被管比裂片长,花被片白色,干时黄色;雄蕊细长,多数;花柱白色,长于雄蕊,柱头线状,16～18 裂。浆果长圆形,红色,具纵棱,有汁。种子多数,黑色。花期 6～10 月。

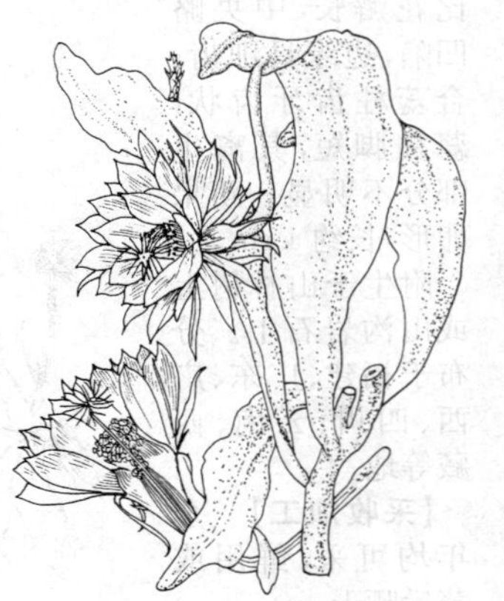

昙　花

生于富含腐质的砂质壤土,喜阴湿和多雾环境,不宜暴晒,不耐寒。我国各地广为栽培,热带地区可栽培于庭院,一般只作盆栽,温带地区常栽培于温室。

本植物的茎(昙花茎)亦供药用,另设专条。

【采收加工】 6～10 月花开后采收,置通风处晾干。

【药性】 甘,平。

1.《福建药物志》:"甘,平。"

2.《云南中药志》:"淡,平。"

【功用主治】 清肺止咳,凉血,安神。主治肺热咳嗽,肺痨,咯血,崩漏,心悸,失眠。

1.《台湾药用植物志》:"清肺热,止哮喘。"

2.《福建药物志》:"凉血止血。"

3.《云南中药志》:"清肺,止咳,化痰,用于心胃气痛,吐血,肺劳。"

【用法用量】 内服:煎汤,9～18 g。

【选方】 1. 治肺结核咳嗽、咯血 昙花 3～5 朵,冰糖 15 g。水炖服。

2. 治子宫出血 昙花 2～3 朵,猪瘦肉少许。炖服。(1、2 方出自《福建药物志》)

2817 昙花茎 tán huā jīn (《福建药物志》)

【基原】 为仙人掌科昙花属植物昙花 *Epiphyllum oxypetalum* (DC.) Haw. 的茎。

【原植物】 参见"昙花"条。

【采收加工】 全年均可采,鲜用。

【功用主治】 《福建药物志》:"清热解毒。治疗。"

【用法用量】 外用:捣敷。

【选方】 治疗 昙花鲜茎,和米饭、食盐各少许,捣烂外敷。(《福建药物志》)

2818 果上叶 guǒ shàng yè (《云南中草药选》)

【异名】 小果上叶、石串莲(《昆明民间常用草药》),极香石豆兰(《云南中草药选》),羊奶果(《云南药用植物名录》)。

【基原】 为兰科石豆兰属植物密花石豆兰的全草。

【原植物】 密花石豆兰 *Bulbophyllum odoratissimum* (J. E. Smith) Lindl. [*Stelis odoratissimum* J. E. Smith]

附生植物。根茎纤细。假鳞茎近圆柱形,长 2.5～4 cm,粗 3～6 mm,彼此相距 4～7 cm,基部生多数须根。顶生 1 叶近无柄;叶片革质,厚而脆,狭长圆形,长 4～11 cm,宽 8～18 mm,先端微凹,基部楔形,全缘;中脉明显。花葶 1～2,生于假鳞茎基部,直立,通常高出叶,被有 3～4 枚鞘。总状花序顶生,密集 10 朵花以上呈伞状球形;花小,黄色,极芳香;花苞片卵状披针形;萼片披针形,向先端渐尖,中上部边缘上卷呈圆筒状,中萼片长 6～8 mm,侧萼片比中萼片

【宜忌】《广西民族药简编》:"忌吃酸、辣、萝卜等食物。"

【选方】 1. 治淋浊 凉水果(干的)15 g,杉树尖 21 个,夏枯草 15 g,野萝卜菜 12 g。煎水兑白糖服。(《贵州民间药物》)

2. 治痢疾 凤凰蛋浸醋。每日服 2 次,每次服 10 个。

3. 治淋巴结炎 凤凰蛋 60 g,黄糖少许。捣烂,敷患处。(2、3 方出自《湖南药物志》)

4. 治中耳炎 鲜肾蕨块茎适量。捣烂绞汁,取汁滴耳内。

5. 治睾丸炎 肾蕨鲜块茎 30 g,广木香、南五味子根各 9 g。水煎服。或用肾蕨块茎、薜荔果各 15 g,水煎服。(4、5 方出自《福建药物志》)

2812 肾子草 shèn zǐ cǎo (《贵州民间药物》)

【异名】 灯笼草(《贵州民间药物》),灯笼婆婆纳(《全国中草药汇编》)。

【基原】 为玄参科婆婆纳属植物阿拉伯婆婆纳的全草。

【原植物】 阿拉伯婆婆纳 *Veronica persica* Poir. 又名:波斯婆婆纳(《江苏南部种子植物手册》)。

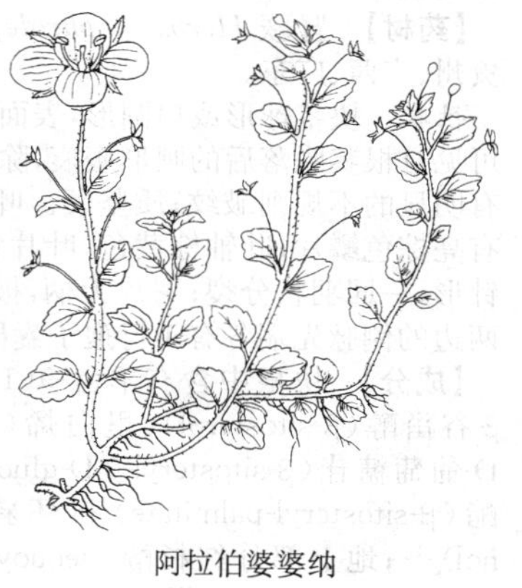
阿拉伯婆婆纳

二年生草本,高 10~50 cm。茎铺散多分枝,密生两列多细胞柔毛。基部叶对生,上部叶互生;无柄或具短柄;叶片卵形或圆形,长 0.6~2 cm,宽 0.5~1.8 cm,先端钝圆,基部浅心形,平截或浑圆,边缘具钝齿,两面疏生柔毛。总状花序;苞片互生,与叶同形且几等大;花梗长于苞片;花萼 4 裂,裂片卵状披针形,有睫毛,三出脉;花冠蓝色、紫色或蓝紫色,长 4~6 mm,喉部疏被毛;雄蕊 2,短于花冠;子房上位,柱头头状。蒴果肾形,被腺毛,成熟后几无毛,网脉明显,凹口角度超过 90°,宿存的花柱长,超出凹口。种子背面具深横纹。花期 3~5 月。

生于路边及荒野杂草中。分布于华东、华中及贵州、云南、西藏东部、新疆。

【采收加工】 6~7 月采收,鲜用或晒干。

【成分】 全草含环烯醚萜:桃叶珊瑚苷(aucubin),梓醇(catalpol),婆婆纳苷(veronicoside),毛子草苷(amphicoside),梓果苷(catalposide),3′-羟基梓果苷(verproside),6-O-藜芦酰梓醇(6-O-veratroylcatalpol)[1];黄酮类:4′-甲氧基高山黄芩素-7-O-D-葡萄糖苷(4′-methoxyscutellarein-7-O-D-glucoside),6-羟基木犀草素-7-O-D-葡萄糖苷(6-hydroxyluteolin-7-O-D-glucoside),6-羟基木犀草素-7-O-二葡萄糖苷(6-hydroxyluteolin-7-O-diglucoside),大波斯菊苷(cosmosiin)和木犀草素-7-O-吡喃葡萄糖苷(cynaroside)[2]。此外,尚含生物碱[3]。

【药理】 1. 抗癌作用 阿拉伯婆婆纳地上部分甲醇提取物,在 50 μg/ml 浓度时,对人表皮样瘤 KB(鼻咽)癌细胞有明显细胞生长抑制作用,其抑制率为 45.3%[1]。

2. 其他作用 从本植物分离得到一种环烯醚萜苷——桃叶珊瑚苷(Ⅰ),水解桃叶珊瑚苷 β-葡萄糖苷得桃叶珊瑚苷元(aucubigenin,Ⅱ)。Ⅰ和Ⅱ对稻和白三叶草秧苗有抑制作用,其抑制浓度分别为 1×10^{-4} mol/L 和 6×10^{-3} mol/L。Ⅱ对莴苣和大马唐秧苗的抑制作用比葡萄糖苷更强。Ⅰ对莴苣种子发芽无抑制作用,而Ⅱ则有抑制作用。Ⅱ的抗微生物作用也比Ⅰ强。Ⅱ的半缩醛结构与其抗微生物作用和对植物的抑制作用有关[2]。

【药性】《贵州民间药物》:"性平,味辛、苦、咸。"

【功用主治】 祛风湿,强腰膝,截疟。主治风湿痹痛,肾虚腰痛,久疟。

1.《贵州民间药物》:"解热毒。治肾虚腰痛,疥疮,风湿疼痛,久疟,小儿阴囊肿大。"

2.《贵州草药》:"截疟。"

【用法用量】 内服:煎汤,15~30 g。外用:煎水熏洗。

【选方】 1. 治久疟 灯笼草 30 g,臭常山 3 g。煎水服。

2. 治风湿疼痛 灯笼草 30 g。煮酒温服。

3. 治肾虚腰痛 灯笼草 30 g。炖肉吃。

4. 治小儿阴囊肿大 灯笼草 90 g。煎水熏洗。(1~4 方出自《贵州民间药物》)

2813 肾炎草 shèn yán cǎo (《云南思茅中草药》)

【异名】 杏叶兔耳风、皱叶子(《全国中草药汇编》),马蹄草(《彝药志》)。

【基原】 为菊科兔儿风属植物倒卵叶兔耳风的全草。

【原植物】 倒卵叶兔耳风 *Ainsliaea latifolia* (D. Don) Sch.-Bip. var. *obovata* (Franch.) Griers. et Lauener

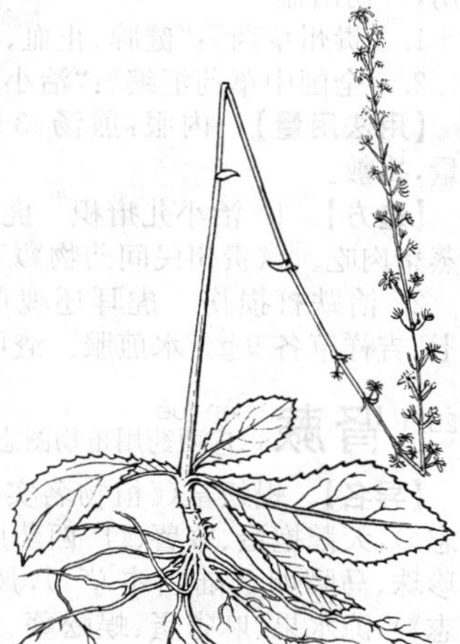
倒卵叶兔耳风

一年生草本,高 50~80 cm。叶基生,倒卵状椭圆形,长 6~10 cm,宽 2~4 cm,边缘有锯齿,基部下延,两面被灰黄色绒毛。头状花序排成穗状,有管状的两性花 3~4 朵;总苞圆柱形,苞片硬,极不相等;花托秃裸。瘦果有线条。种子有翅状冠毛。

生于山坡、草地、路旁。分布于云南。

【采收加工】 6~10 月采收,切段晒干。

【药性】《全国中草药汇编》:"微苦,凉。"

【功用主治】《全国中草药汇编》:"清热利尿,润肺止咳,解毒。主治急慢性肾炎,肾盂肾炎,膀胱炎,肺结核,感冒咳嗽,支气管炎,痢疾。"

【用法用量】 内服:煎汤,30~60 g。外用:研末撒。

2814 肾经草 shèn jīng cǎo (《湖南药物志》)

【异名】 玉峰花、睫毛兰(《云南药用植物名录》),土天麻(《湖南药物志》),银兰(《贵州中草药名录》),鸡肾草、鸡儿

多年生草本。叶基生，莲座状；外层的叶具长柄，内层叶无柄；叶片革质，长圆形或卵形，长 1～3 cm，宽 1～2.2 cm，先端微钝，基部楔形，边缘具细圆齿，上面平展，疏被淡褐色长柔毛，老叶上面无毛，下面沿叶脉密被锈色绒毛。聚伞花序 2～3 次分枝，每花序具 3～10 朵花；花序梗长 4～14 cm，疏被淡褐色长柔毛至无毛；花萼 5 裂至近基部，裂片狭卵形，外面被疏毛至无毛；花冠筒状，淡紫色或紫蓝色，长 9～11 mm，檐部二唇形，上唇短，2 浅裂，下唇 3 裂，内面下唇一侧具髯毛和斑纹；能育雄蕊 4，内藏，花药成对连着，基部极叉开；子房长圆形，花柱与子房等长或稍短于子房，柱头头状，微凹。蒴果线形，长约 2 cm，无毛。花期 5～8 月，果期 8～10 月。

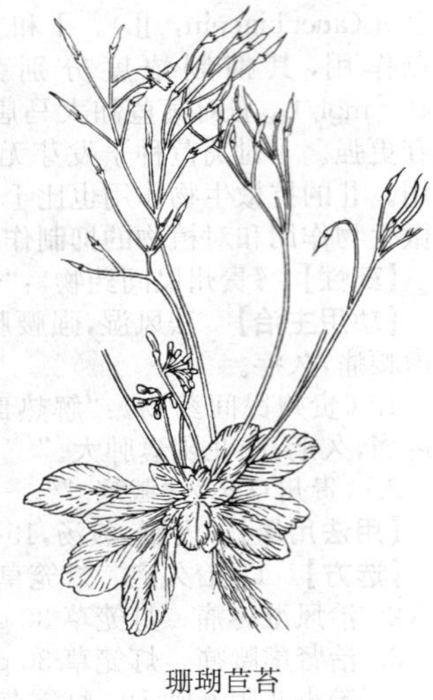
珊瑚苣苔

生于海拔 700～2 100 m 的山地阴处岩石上。分布于山西、湖北、湖南、广东、广西、四川、贵州、云南、陕西等地。

【采收加工】 6～10 月采收，鲜用或晒干。

【药性】 《贵州民间药物》："性平，味淡。"

【功用主治】 健脾，化瘀，止血。主治小儿疳积，跌打损伤，刀伤出血。

1.《贵州草药》："健脾、止血、化瘀。"

2.《全国中草药汇编》："治小儿疳积，跌打损伤及刀伤。"

【用法用量】 内服：煎汤，3～9 g；或浸酒服。外用：适量，捣敷。

【选方】 1. 治小儿疳积　虎耳还魂草叶 3 g，胡椒 5 粒。蒸猪肉吃。(《贵州民间药物》)

2. 治跌打损伤　虎耳还魂草 3～5 蔸，石吊兰、菊叶三七、吉祥草各 9 g。水煎服。渣可外敷。(《湖南药物志》)

2811 肾蕨 shèn jué (《广西药用植物图志》)

【异名】 蜈蚣草(《植物名实图考》)，圆羊齿(《广州植物志》)，天鹅抱蛋、蕨薯(《广西药用植物图志》)，凤凰蛋、落地珍珠、马骝卵(《陆川本草》)，凤凰草、圆蕨(《南宁市药物志》)，凉水果、麻雀蛋、蜈蚣蕨、水槟榔、冰果草(《贵州民间药物》)，篦子草、梳篦草、凤凰卵(《四川中药志》)，飞天蜈蚣、金鸡孵蛋、神仙对坐草(《泉州本草》)，石黄皮、石上丸(广州部队《常用中草药手册》)，凤凰蕨(《广西中草药》)，石窝蛋、猫蛋果、何汗蕨、蛇蛋参(《云南中草药》)，金鸡尾、雉鸡蛋(《福建中草药》)，圆牙齿(《湖南药物志》)，芒蛋、狗睾丸、雉鸡尾、乌脚蕨(《福建药物志》)。

【基原】 为肾蕨科肾蕨属植物肾蕨的块茎、叶或全草。

【原植物】 肾蕨 *Nephrolepis auriculata* (L.) Trimen [*N. cordifolia* (L.) Presl]

植株高达 70 cm。根茎近直立，有直立的主轴及从主轴向四面生长的长匍匐茎，并从匍匐茎的短枝上生出圆形肉质块茎，主轴与根茎上密被钻状披针形鳞片，匍匐茎、叶柄和叶轴疏生钻形鳞片。叶簇生；叶柄长 5～10 cm；叶片革质，光滑无毛，披针形，长 30～70 cm，宽 3～5 cm，基部渐变狭，一回羽状；羽片无柄，互生，以关节着生于叶轴，似镰状而钝，基部下侧呈心形，上侧呈耳形，常覆盖于叶轴上，边缘有浅齿；叶脉羽状分叉。孢子囊群生于每组侧脉的上侧小脉先端；囊群盖肾形。

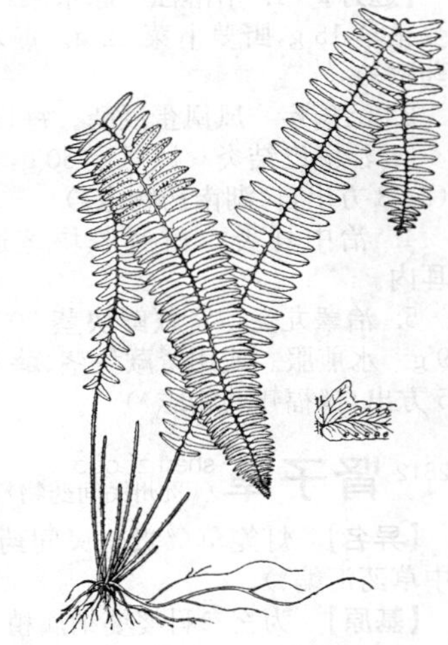
肾　蕨

土生或附生于海拔 300 m 左右的林下、溪边、树干或石缝中。常栽培作观赏。分布于华南、西南及浙江、福建、江西、湖南、台湾等地。

【采收加工】 全年均可挖取块茎，刮去鳞片，鲜用或晒干。或 6～9 月采取叶或全草，鲜用或晒干。

【药材】 肾蕨 *Herba Nephrolepis* 主产于四川、云南、贵州、广西、广东。

性状　块茎球形或扁圆形，表面密生黄棕色绒毛状鳞片，可见自根茎脱落后的圆形瘢痕，除去鳞片后表面显亮黄色，有明显的不规则皱纹；质坚硬。叶簇生；叶柄略扭曲，下部有亮棕色鳞片；叶轴棕黄色，叶片常皱缩，展平后呈线状披针形，一回羽状分裂；羽片无柄，披针形，边缘有疏浅钝齿；两边的侧脉先端各有 1 行孢子囊群。气微，味苦。

【成分】 块根中含有羊齿-9(11)-烯〔fern-9(11)-ene〕，β-谷甾醇(β-sitosterol)，里白烯(diploptene)，β-谷甾醇-β-D-葡萄糖苷(β-sitosteryl-β-D-glucoside)，β-谷甾醇棕榈酸酯(β-sitosteryl-palmitate)和环鸦片甾烯醇(cyclolaudenol)[1]；地上部分红杉醇(sequoyitol)[2]。全草还含有甾体成分：24-乙基胆甾醇〔24(α)-ethyl-cholesterol〕，24-甲基胆甾醇(24-methylcholesterol)，24-乙基胆甾-5，22-二烯醇(24-ethylcholest-5，22-dienol)和胆甾醇(cholesterol)及痕量 24-甲基 22-二烯醇(24-methylcholest-5，22-dienol)[3]。黄酮类：山柰酚-3-O-β-葡萄糖苷(astrafgalin)，槲皮素-3-O-β-鼠李糖苷(quercitrim)[4]。

【药性】 甘，淡，凉。

1.《四川中药志》1962 年版："性温，味淡辛，无毒。"

2.《贵州民间药物》："性平，味甘。"

3. 广州部队《常用中草药手册》："甘淡、微涩，微凉。"

【功用主治】 清热利湿，止咳，解毒。主治感冒发热，肺热咳嗽，黄疸，淋浊，泄泻，痢疾，带下，乳痈，瘰疬。

1.《四川中药志》1962 年版："温补解毒。治乳痈及产后乳肿。"

2.《贵州民间药物》："清热。治刀伤，吐血，淋浊，不孕。"

3. 广州部队《常用中草药手册》："清热利湿，宁肺止咳。主治感冒发热，慢性咳嗽，肠炎腹泻，小儿疳积。"

4.《浙江药用植物志》："清热利湿，补气固表。主治感冒发热，支气管炎，子宫脱垂，疝气，肠炎，痢疾，尿路感染，淋巴结炎。"

【用法用量】 内服：煎汤，6～15 g，鲜品 30～60 g。外用：鲜全草或根茎捣敷。

一定抑制作用[1,2]。

【药性】 苦、辛，平，小毒。

1.《滇南本草》："味苦、辣，性寒，有小毒。"

2.《贵阳民间药草》："苦，平。"

【功用主治】 清热解毒，活血止痛。主治咽喉肿痛，痄腮，瘰疬结核，痈疽肿毒，疟疾，风湿痛，牙痛，跌打损伤。

1.《滇南本草》："行经络，攻热毒，攻胃中痰毒，胃有痰毒，饮食呕吐。消疽疖诸疮红肿，血风疥癞癣疮。治瘰疬核疮、结核、痰核、气瘰，或有溃烂，痰入经络，红肿疼痛，走注痰火症，外乳蛾痄腮肿疼，内乳蛾咽喉肿疼，牙根肿疼。""根煎汤点酒，截疟神效。"

2.《贵阳民间药草》："治疟疾，咳嗽，风湿痛；外包治疮肿。"

3.《贵州草药》："清热解毒，化瘀镇痛。"

【用法用量】 内服：煎汤，9～15 g；或浸酒。外用：研末调敷；或鲜品捣敷；或煎汤含漱。

【宜忌】 本品对皮肤刺激性大，接触时间过长，可致发泡。

【选方】 1. 治扁桃体炎、喉炎　虎掌草根 3 g，捣烂含于口内，同时含一口酒，15 min 后吐出，每日含 2 次，小儿酌减。(《全国中草药汇编》)

2. 治痰咳、结气，瘰核肿硬如桃李，未破，绕项生者　虎掌草二两，小九牯牛一两，紫夏枯草一两，威灵仙五钱，白头翁一两。好酒 2 斤泡。每晚炖热服三杯，二十一日愈，核自消散。(《滇南本草》五虎汤)

3. 治疟疾　虎掌草 9 g，斑庄 6 g，搜山虎 3 g。水酒各半煎服。(《昆明民间常用草药》)

4. 治体虚盗汗、咳嗽　见风青 15 g，蘘荷根 15 g，炖猪肉 120 g。内服，连用 3 剂。(《贵阳民间药草》)

5. 治黄疸型肝炎　虎掌草根 9 g，青叶胆、黄鳝藤各12 g。水煎服。(《全国中草药汇编》)

6. 治风湿关节痛　虎掌草根、贯众、大鹅儿肠根、臭山羊根各 15 g。泡酒 500 g。每日 2 次，每次服 30 g。(《贵州草药》)

7. 治胃痛　虎掌草根 60 g。泡酒 500 g，浸泡 1 星期。每次服 5 ml，每日 3 次。或用根 9 g，煎汤服。(《云南中草药选》)

8. 治眼翳　用虎掌草根烧灰点之，胬肉并点亦妙。(《审视瑶函》烂翳方)

2807 虎尾兰根 hǔ wěi lán gēn (《西双版纳傣药志》)

【基原】 为龙舌兰科虎尾兰属植物虎尾兰 *Sansevieria trifasciata* Prain 的根茎。

【原植物】 参见"虎尾兰"条。

【采收加工】 全年均可采挖，切片鲜用。

【功用主治】 《西双版纳傣药志》："治风湿关节痛，四肢麻木，跌打损伤。"

【用法用量】 外用：鲜品捣敷。

2808 虎尾轮根 hǔ wěi lún gēn (《闽南民间草药》)

【基原】 为豆科兔尾草属植物猫尾射 *Uraria crinita* (L.) Desv. 的根。

【原植物】 参见"虎尾轮"条。

【采收加工】 9～10 月挖根，鲜用或晒干。

【药材】 虎尾轮根 *Radix Urariae Crinitae*　主产于广西、福建、云南等地。

性状　根细长，圆柱形，有分枝，表面棕黄色，具细皱纹，支根纤细，皮部易剥离。质稍硬，折断面不平整，断面皮部棕黄色，木部淡黄色，于放大镜下观察，木部具众多小孔(导管)，射线明显，呈放射状。气微，味淡。

【药性】 甘，温。归肺、胃、肾经。

1.《广西中药志》："味甘，性温，无毒。入肺、胃二经。"

2.《泉州本草》："味苦微辛，性涩而平。入肝、肾、心、肺诸经。"

【功用主治】 行气，止痛，化痰，益肾。主治气滞胃痛，痰饮咳喘，腰背酸痛，遗精。

1.《广西中药志》："行气止痛，逐饮化痰。治心胃气痛，痰饮咳嗽。"

2.《泉州本草》："益肾滋肝。治肾虚遗精。"

【宜忌】 《广西中药志》："肺热咳嗽者忌用。"

【用法用量】 内服：煎汤，9～15 g；或研末。

【选方】 1. 治胃痛不吐酸　虎尾轮根 30～60 g(干的酌减，洗净，切碎)，鸡 1 只(去肠杂)。水、酒各半炖服，可续服，时间不拘。(《闽南民间草药》)

2. 治胃及十二指肠溃疡　猫尾射根、马兰各 9 g，南五味子根 12 g。水煎服，每日 1 剂，连服 5 d。

3. 治肺结核　先用猫尾射鲜根 125 g，水煎服；再用薜荔不育枝 125 g，炖猪排骨服。两方交替服，3 d 服 1 剂，各服 6～7 剂。

4. 治腰脊酸痛　鲜猫尾射根 30～60 g。酒、水各半炖服。(2～4 方出自《福建药物志》)

5. 治肾虚遗精　猫尾射根晒干研末。每次 6～9 g，开水送服。(《泉州本草》)

2809 虎掌草叶 hǔ zhǎng cǎo yè (《滇南本草》)

【异名】 虎掌叶(《滇南本草》)。

【基原】 为毛茛科银莲花属植物虎掌草 *Anemone rivularis* Buch.-Ham. ex DC. 和小花虎掌草 *A. rivularis* Buch.-Ham. ex DC. var. *floreminore* Maxim. 的叶。

【原植物】 参见"虎掌草"条。

【采收加工】 6～8 月采收，多鲜用。

【药性】 辛、微苦，温，小毒。

【功用主治】 截疟，止痛。主治疟疾，牙痛。

【用法用量】 外用：适量，捣烂敷贴发泡；或搐鼻。

【宜忌】 本品外用对皮肤刺激性大，用时局部隔凡士林或纱布。

《贵州民间方药集》："叶可引泡。"

【选方】 1. 治疟疾　虎掌草鲜叶捣绒。在疟发前 2 h 包脉门处或囟门，包至局部发痒时除去。男左女右。

2. 治牙痛　虎掌草叶揉烂搐鼻。(1、2 方出自《昆明民间常用草药》)

2810 虎耳还魂草 hǔ ěr huán hún cǎo (《贵州民间药物》)

【异名】 还魂草、九倒生(《贵州民间药物》)，滴滴花(《全国中草药汇编》)。

【基原】 为苦苣苔科珊瑚苣苔属植物珊瑚苣苔的全草。

【原植物】 珊瑚苣苔 *Corallodiscus cordatulus* (Craib) Burtt [*Didissandra cordatula* Craib]

缩无明显影响[2]。

【药性】《贵州民间药物》:"性温,味苦、辛。"

【功用主治】 祛风除湿,解毒杀虫。主治感冒头痛,风湿痹痛,泻痢腹痛,脚气,痈疮肿毒。

《贵州民间药物》:"叶除湿,杀虫。治香港脚。"

【用法用量】 内服:煎汤,3～9 g。外用:捣绒敷。

2805 虎骨胶 hǔ gǔ jiāo (《四川中药志》)

【异名】 虎胶(《医林纂要》)。

【基原】 为猫科豹属动物虎 *Panthera tigris* L. 的骨骼煎熬而成的胶。

【原动物】 参见"虎骨"条。

【药性】 咸,温。

1.《医林纂要》:"辛、咸,热。"

2.《四川中药志》1960 年版:"性温,味淡,无毒。入肝、肾二经。"

【功用主治】 1.《医林纂要》:"功同骨而滋益从容。"

2.《四川中药志》1960 年版:"补益气血,强健筋骨。治中风瘫痪,筋骨受风拘挛,四肢麻木,不能屈伸及痿躄。"

【用法用量】 内服:用黄酒炖化,冲入药汁中,3～6 g;或入丸剂。

【宜忌】 血虚火盛者慎服。

【选方】 治顽固性中风瘫痪、半身不遂及手足痿废 老鹳草、血通(五花大血藤)煎汁,以黄酒熬化虎骨胶冲入药汁中,再加适量曲酒,每日 2 次,每次服半盅。(《四川中药志》1960 年版)

2806 虎掌草 hǔ zhǎng cǎo (《滇南本草》)

【异名】 见风青、见风蓝、乌骨鸡(《贵州民间方药集》),羊九、狗脚迹(《贵阳民间药草》),土黄芩(《中国药用植物图鉴》)。

【基原】 为毛茛科银莲花属植物虎掌草和小花虎掌草的根茎。

【原植物】 1. 虎掌草 *Anemone rivularis* Buch. -Ham. ex DC. 又名:溪畔银莲花(《经济植物手册》),五朵云(《中国高等植物图鉴》)。

多年生草本,高 15～65 cm。根茎稍斜生,直径 0.8～1.4 cm,外皮褐黑色。基生叶 3～5;叶柄长 5～22 cm,有白色柔毛,基部有短鞘;叶片轮廓肾状五角形,长 2.5～7.5 cm,宽 4.5～14 cm,3 全裂,中央全裂片宽菱形或菱状卵形,宽 2.2～7 cm,3 深裂,深裂片上部有少数小裂片和牙齿,侧生全裂片不等 2 深裂,两面有糙伏毛。花葶 1～3,聚伞花序一至三回分枝;苞片 3～4,轮生,有柄,叶状,但裂片较狭,一回裂片多少细裂。花两性,直径 2～3 cm;萼片 7～8,花瓣状,白色,倒卵形或椭圆状倒卵形,长 0.9～1.4 cm,宽 5～10 mm,外面有疏柔毛,先端密被短柔毛;花瓣无;雄蕊多数,长约为萼片长之半;心皮 30～60,无毛,花柱拳卷。瘦果狭卵形,长 7～8 mm,宿存花柱钩状弯曲。花期 5～8 月,果期 6～9 月。

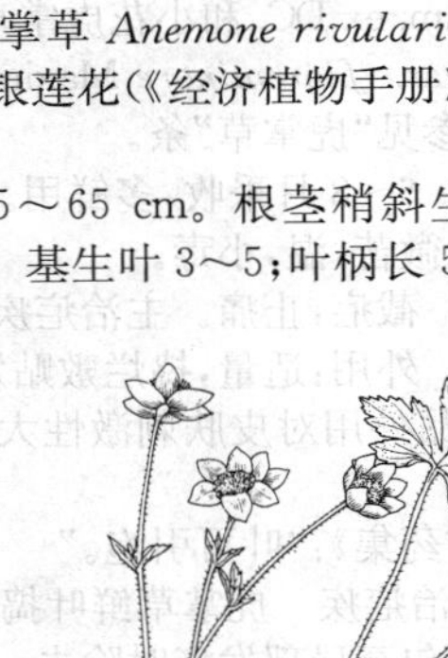

虎 掌 草

生于海拔 850～4 900 m 的山地草坡、小溪边或湖旁。分布于湖北西南部、广西西部、四川、贵州、云南、西藏南部及东部、甘肃西南部、青海东南部。

2. 小花虎掌草 *A. rivularis* Buch. -Ham. ex DC. var. *floreminore* Maxim. [*A. barbulata* Turcz.; *A. rivularis* Buch. -Ham. ex DC. var. *barbulata* Turcz. ex Fedts.] 又名:破牛膝(《宁夏中草药手册》)。

本种植物形态与虎掌草相近,主要区别在于:植株较粗壮,高 42～125 cm。苞片的深裂片通常不分裂,为披针形或线状披针形;花较小,直径 1～1.8 cm;萼片 5,狭椭圆形或倒卵状狭椭圆形,长 6～9 mm,宽 2.5～4 mm。

生于海拔 900～3 000 m 的山地林边或草坡地。分布于河北西部和北部、山西、内蒙古南部、辽宁西部、河南、四川西北部和北部、陕西、甘肃南部、青海东部、宁夏、新疆。

本植物的叶(虎掌草叶)亦供药用,另设专条。

【采收加工】 全年均可采收,鲜用或晒干。

【药材】 虎掌草 *Radix Anemones Rivularis* 虎掌草产于西藏、云南、贵州、四川、湖北、甘肃、青海;小花虎掌草产于四川、青海、新疆、甘肃、宁夏、陕西、河南、山西、河北、内蒙、辽宁。

性状 虎掌草 根长圆柱形或类长圆锥形,稍弯曲,有的扭曲或分枝。表面黑褐色或棕褐色,粗糙,具不规则的裂纹及皱纹。根头部略膨大,有残留的叶基、茎痕及灰白色绒毛,并有许多呈纤维状的叶迹维管束及纤维束。质硬而脆,易折断,断面不整齐,黄绿色。气微,味微苦。

小花虎掌草 根较粗壮,圆锥形,近尾端有分枝。

鉴别 (1) 根横切面:后生皮层为数列细胞,黄绿色。皮层较窄,细胞含黄棕色物。韧皮部宽广,筛管群径向排列。形成层成环。木质部导管散列;射线宽广,含黄棕色物。本品薄壁细胞含淀粉粒。

(2) 取本品粉末 4 g,加水 20 ml,置热水浴中浸渍 20～30 min,滤过。取滤液 5 ml,置试管中,振摇 1 min,发生持久性的蜂窝状泡沫,再加碱或醋酸铅试液 2～3 滴,有类白色沉淀生成(检查中性皂苷)。

(3) 取本品粉末 2 g,加 70%乙醇 5 ml,温浸 10～20 min,滤过。取滤液 2 ml,加 7%盐酸羟胺的甲醇溶液 4～5 滴,再加 10%氢氧化钾的甲醇溶液 2～3 滴,置水浴上加热数分钟,冷却后加稀盐酸调节至 pH 3～4,再加 1%三氯化铁的乙醇溶液 2～4 滴,显橙红色至紫红色(检查内酯、香豆素)。

【成分】 虎掌草根含白桦脂酸(betulinic acid)[1],草玉梅皂苷(rivularinin)[2],虎掌草皂苷(huzhangoside) A、B、C、D 及皂苷(saponins) AR-1、AR-3[3],草玉梅苷(anemoside)[4]。

【药理】 1. 镇咳、祛痰作用 二氧化硫引咳法证明小鼠灌服虎掌草粗提物有明显镇咳作用,酚红排泌法还有明显祛痰作用,但对离体豚鼠气管不能使之松弛[1,2]。

2. 抗菌作用 总皂苷在体外对金黄色葡萄球菌、草绿色链球菌、卡他球菌、大肠杆菌、福氏痢疾杆菌和伤寒杆菌有

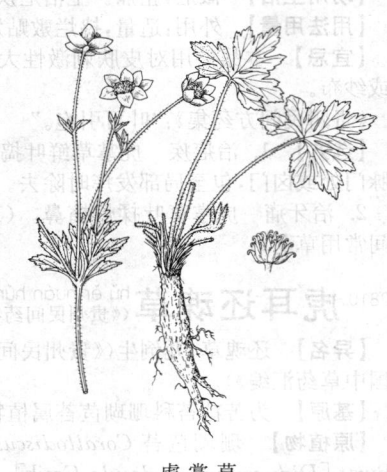

钱窗草、铁金铜(《泉州本草》),狗尾射(《福建中草药》)。

【基原】 为豆科兔尾草属植物猫尾射的全草。

【原植物】 猫尾射 *Uraria crinita* (L.) Desv. [*Hedysarum crinitum* L.] 又名:千斤笔(《中国主要植物图说·豆科》)。

亚灌木状草本,高 1～1.5 m。茎枝较粗,被短粗毛。奇数羽状复叶;叶柄长 5～10 cm;托叶长三角形,基部宽阔;小叶3～5,少有7枚;小叶片长椭圆形或卵状披针形,长 5～10 cm,宽 2～4 cm,顶端1片较大,先端尖,基部圆或微心形,上面无毛或在中脉处被毛,背面被短毛,网状脉凸出。总状花序顶生,花密集,长达 30 cm;苞片披针形,基部宽阔,边缘被长睫毛,下部苞片宿存,上部的伸出于花之上,花开放时即脱落;每苞片有花2朵;花萼浅杯状,5齿裂,上面2裂片较短,下面3裂延长,均被白色长硬毛,毛的基部鼓槌状;花冠紫色,长 7～8 mm;雄蕊 10,二体;子房上位,花柱线形,内弯。荚果 3～7 节,荚节膨胀,略透明。花期 5～6 月,果期 7～10 月。

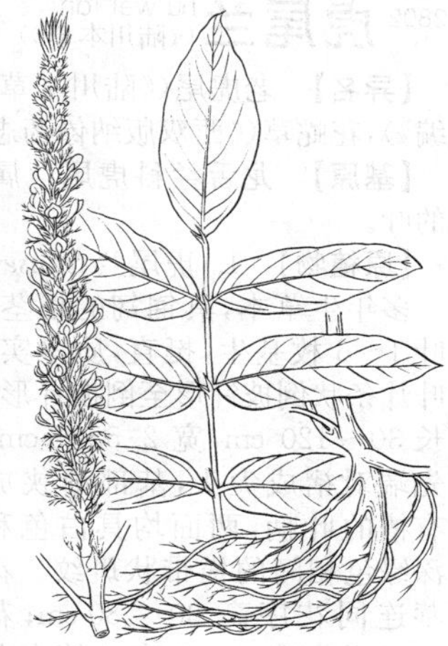

猫尾射

生于山坡、荒地、灌木林边或杂草丛中。分布于福建、广东、广西、海南、云南。

本植物的根(虎尾轮根)亦供药用,另设专条。

【采收加工】 8～10 月采收全草,切段,晒干或鲜用。

【药材】 虎尾轮 *Herba Urariae Crinitae* 主产于福建、广西、云南等地。

性状 全草长 40～80 cm。茎多分枝,有细纵纹及短柔毛。羽状复叶,叶柄长 5～10 cm,托叶长三角形。小叶 3～5,多皱缩或脱落,完整者展平后呈长圆形或卵状披针形,下面有短柔毛及明显凸起的网脉。有时可见顶生的猫尾状花序,花密集或脱落,花萼有长毛,花瓣暗紫色。有时可见荚果,表面有短毛。气微,味淡。

【药性】 甘、微苦,平。

1.《闽南民间草药》:"甘、微苦,平。"

2.《广西中草药》:"味淡,性凉。"

【功用主治】 清热化痰,散瘀止血。主治肺热咳嗽,肺痈,吐血,尿血,外伤出血,脱肛,子宫脱垂。

1.《广西中草药》:"散瘀止血,清热止咳。治吐血,咯血,尿血,刀伤出血,肺热咳嗽,子宫脱垂,脱肛。"

2.《福建药物志》:"活血通络,消痈解毒。主治胃及十二指肠溃疡,胃炎,肺结核,肺痈,气管炎,小儿疳积,白带,腰脊酸痛,风湿痛,丝虫病。"

【用法用量】 内服:煎汤,9～30 g,鲜品 30～90 g。

【宜忌】 《广西中草药》:"孕妇慎服。"

【选方】 1. 治肺痈吐痰腥臭 鲜虎尾轮 30～45 g。洗净,切碎,水适量煎服。

2. 治横痃 虎尾轮 30～90 g。洗净,切碎,水、酒各半炖服。

3. 治乳吹,乳癌 猫尾射鲜叶每次 30～60 g,合牛肉炖服。(1～3 方出自《闽南民间草药》)

2804 虎尾草 hǔ wěi cǎo (《丽江中草药》)

【异名】 水苏麻、沙虫药(《贵州民间药物》),荷麻根(《中国植物志》),大马鞭梢、大麻根(《新华本草纲要》)。

【基原】 为唇形科香茶菜属植物毛萼香茶菜的叶或根。

【原植物】 毛萼香茶菜 *Rabdosia eriocalyx* (Dunn) Hara [*Plectranthus eriocalyx* Dunn] 又名:黑头草、火把花(《中国植物志》)。

多年生草本或灌木,高 0.5～3 m。具匍匐茎。茎钝四棱形,具浅槽,常带紫红色,密被贴生微柔毛。叶对生;叶柄长 0.6～5 cm;叶片卵状椭圆形或卵状披针形,长 2.5～18 cm,宽 0.8～6.5 cm,先端渐尖,基部阔楔形或近圆形骤然变狭、下延至叶柄上部,边缘具圆齿状锯齿或牙齿,有时全缘,两面脉上及叶柄上被微柔毛。穗状圆锥花序顶生及腋生,长 2.5～35 cm,到处密被白色卷曲短柔毛,由密集多花的聚伞花序组成,花序梗长约 2 mm;萼齿 5,卵形,果时花萼直立,增大,长约4 mm;花冠淡紫或紫色,长 6～7 mm,冠筒基部具浅囊状突起;雄蕊 4,内藏;花柱有时略伸出。小坚果卵形,极小,污黄色。花期 7～11 月,果期 11～12 月。

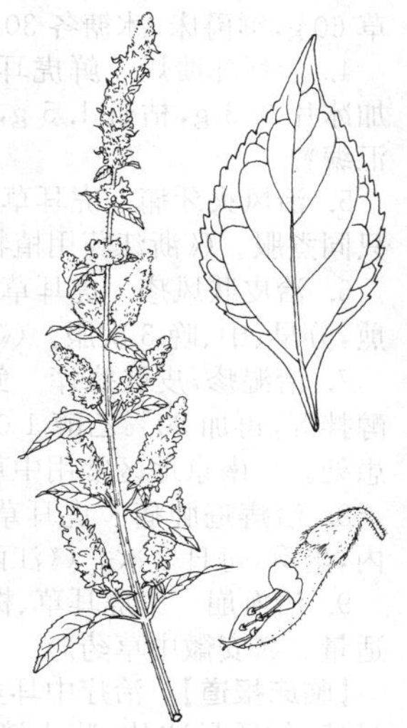

毛萼香茶菜

生于山坡、阳处、灌木丛中。分布于广西西部、四川西部、贵州南部及云南等地。

【采收加工】 6～10 月采收,鲜用或晒干。

【成分】 茎叶含毛萼甲素、乙素(eriocalyxin A、B)[1],毛萼晶(maoecrystal) A、B、C、D、E、F、G[2],棕榈酸(palmitic acid),β-谷甾醇(β-sitosterol),熊果酸(ursolic acid),2α-羟基熊果酸(2α-hydroxy ursolic acid)[3],毛萼晶(maoecrystal)I、J、K[4,5],香茶菜苷(rabdoside)1、2[5]。

【药理】 对血管、平滑肌的影响 虎尾草总提取物以 2 mg/kg给家兔静脉注射,有明显而短暂的降压作用。总提取物能抑制去甲肾上腺素、高钾所致离体兔主动脉条收缩,半数抑制浓度(IC_{50})分别为 112.2±13.6 μg/ml、82.15±13.2 μg/ml,并表现明显的量效关系;3×10^{-4} g/ml 总提取物使去甲肾上腺素对兔主动脉条的量效曲线非平行右移,且最大反应受到抑制。总提取物对去甲肾上腺素及高钾所致的肺动脉及肠系膜动脉条收缩均有解痉作用。总提取物能拮抗 5-羟色胺及高钾所致牛脑基底动脉条收缩,IC_{50}分别为51.08±8.5 μg/ml、40.05±10.6 μg/ml[1]。毛萼香茶菜混悬液对组胺或高钾去极化后 Ca^{2+} 诱发的豚鼠结肠带收缩有明显抑制作用,量效曲线表明该提取物呈非竞争性拮抗作用。在无 Ca^{2+} 液中,该提取物类似罂粟碱,能抑制组胺诱发的结肠收缩。说明毛萼香茶菜对结肠细胞内 Ca^{2+} 所致收缩有明显抑制作用,对细胞外 Ca^{2+} 所致收

4.《医林纂要》:"凉血渗湿。"

5.《植物名实图考》:"喉闭无音,用以代茶。亦治吐血。"

6.《分类草药性》:"清肺热,治咳嗽,疗风疹、丹毒。"

【用法用量】 内服:煎汤,10～15 g。外用:煎水洗;鲜品捣敷;或绞汁滴耳及涂布。

【宜忌】 孕妇慎服。

【选方】 1. 治肺痈吐臭脓 虎耳草 12 g,忍冬叶 30 g。水煎 2 次,分服。

2. 治吐血 虎耳草 9 g,猪瘦肉 120 g。混同剁烂,做成肉饼,加水蒸熟食。(1、2 方出自《江西民间草药》)

3. 治耳内肿痛,流脓出水 ①虎耳草捣取汁,多灌入耳中,常常用之。略加枯矾更妙。(《幼幼集成》) ②鲜虎耳草 60 g,鲜爵床、冰糖各 30 g。水煎服。(《福建药物志》)

4. 治耳郭溃烂 鲜虎耳草适量,捣烂调茶油涂患处,或加冰片 0.3 g,枯矾 1.5 g,共捣烂敷患处。(《全国中草药汇编》)

5. 治风火牙痛 虎耳草 30～60 g。水煎,去渣,加鸡蛋 1 只同煮服。(《浙江药用植物志》)

6. 治皮肤风疹 虎耳草、苍耳子、紫草、芦根各 15 g。水煎,分早、中、晚 3 次服。(《广西本草选编》)

7. 治湿疹,皮肤瘙痒 鲜虎耳草 500 g,切碎,加 95%乙醇拌湿,再加 30%乙醇 1 000 ml 浸泡 1 星期,去渣。外涂患处。(《南京地区常用中草药》)

8. 治痔疮肿痛 虎耳草 30 g。水煎,加食盐少许,放罐内,坐熏,每日 2 次。(《江西民间草药》)

9. 治血崩 鲜虎耳草、棕榈炭各 30 g,煎水,服时兑黄酒适量。(《安徽中草药》)

【临床报道】 治疗中耳炎 ①取虎耳草鲜叶捣汁,纱布过滤,加适量冰片,装入滴眼瓶内备用。用时先用 3%过氧化氢溶液(双氧水)洗涤外耳道,将脓性分泌物清除干净,然后取虎耳草液滴耳,每次 1～2 滴,每日 3 次。治疗化脓性中耳炎 31 例,急性 25 例,平均 3 d 治愈,慢性 6 例平均 7 d 治愈[1]。②用中耳炎药水(每 100 ml 鲜虎耳草汁加 75%乙醇 20 ml 制成)滴耳,治疗急慢性中耳炎,治愈率为 93.56%,有效率为 100%[2]。

【各家论述】《本草汇言》:"虎耳草,解瘟疫、吐蛊毒之药也。宜生取捣汁。温饮之,能作吐利;如煎汤冷饮之,又能止吐利。故治暑月热痧霍乱者,煎汤冷饮之,立止。又治痔疮肿痛,阴干烧烟,桶中熏之,立收。盖寒凉能散能利之物,有损胃气。"

2801 虎杖叶 hǔ zhàng yè (《本草拾遗》)

【基原】 为蓼科蓼属植物虎杖 *Polygonum cuspidatum* Sieb. et Zucc. 的叶。

【原植物】 参见"虎杖"条。

【采收加工】 4～9 月均可采收,鲜用或晒干。

【成分】 茎叶含羟基蒽醌类化合物,枸橼酸(citric acid),酒石酸(tartaric acid),苹果酸(malic acid)等。叶中尚含槲皮苷(quercitrin),异槲皮苷(isoquercitrin),瑞诺苷(reynoutrin),萹蓄苷(avicularin),金丝桃苷(hyperin),芸香苷(rutin)[1,2],叶绿醌(plastoquinone)C 和 B[3],鞣质约 17%[4]。

【功用主治】 祛风湿,解毒。主治风湿关节疼痛,蛇咬伤。

1.《本草拾遗》:"捣敷蛇咬。"

2.《本草推陈》:"治风湿痛。""采其嫩芽,干燥后煎汤为解热剂。"

【用法用量】 内服:煎汤,9～15 g。外用:捣敷;或煎水浸渍。

【选方】 治漆疮 (虎杖)叶捣烂,取汁搽。(《湖南药物志》)

2802 虎尾兰 hǔ wěi lán (《陆川本草》)

【异名】 老虎尾(《陆川本草》),弓弦麻(《全国中草药汇编》),花蛇草(《西双版纳傣药志》)。

【基原】 龙舌兰科虎尾兰属植物虎尾兰或金边虎尾兰的叶。

【原植物】 1. 虎尾兰 *Sansevieria trifasciata* Prain

多年生草本,具匍匐的根茎。叶 1～6 枚基生,挺直,质厚实;叶片条状倒披针形至倒披针形,长 30～120 cm,宽 2.5～8 cm,先端对褶成尖头,基部渐狭成有槽的叶柄,两面均具白色和深绿色相间的横带状斑纹。花葶连同花序高 30～80 cm;花 3～8 朵 1 束,1～3 束 1 簇在花序轴上疏离地散生;花梗长 6～8 mm,近中部具节;花被片 6,白色至淡绿色,长 10～12 mm,花被筒长 6～8 mm;雄蕊与花被近等长;花柱伸出花被。花期 11～12 月。

我国各地有栽培。原产于非洲西部。

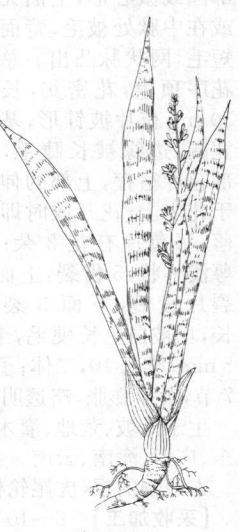

虎尾兰

2. 金边虎尾兰 *S. trifasciata* Prain var. *laurentii* (De Wildem.) N. E. Brown 形态特征与虎尾兰相似,惟叶边缘为金黄色。

我国各地有栽培。

本植物的根茎(虎尾兰根)亦供药用,另设专条。

【采收加工】 全年可采,鲜用。

【药材】 虎尾兰 *Folium Sansevieriae Trifasciatae* 主产于广东、广西等地。

性状 叶片皱缩折曲,展平后完整者呈长条形或长倒披针形,长 30～60 cm,宽 2.8～5 cm,两面灰绿色或浅绿色,具相间的暗绿色横斑纹,先端刺尖,基部渐窄,全缘。质稍韧而脆,易折断,断面整齐。气微,味淡、微涩。

【成分】 叶含甾体皂苷元:罗斯考皂苷元(ruscogenin),(25S)-罗斯考皂苷元[(25S)-ruscogenin],新罗斯考皂苷元(neoruscogenin),虎尾兰皂苷元(sansevierigenin),阿巴马皂苷元(abamagenin)[2]。

【药性】《广西中草药》:"味酸,性凉。"

【功用主治】《广西中草药》:"清热解毒,去腐生肌。治感冒咳嗽,支气管炎,跌打损伤,痈疮肿毒,毒蛇咬伤。"

【用法用量】 内服:煎汤,15～30 g。外用:捣敷。

2803 虎尾轮 hǔ wěi lún (《闽南民间草药》)

【异名】 狐狸尾、猫尾草(《广西中药志》),老虎尾(《广西药用植物名录》),统天草(《闽南民间草药》),大本山菁、古

喘，臁疮，烫火伤。

1.《陕西中草药》："清热解毒，生肌收敛。主治臁疮，烫火伤。"

2.《湖北中草药志》："止咳止带。用于头晕，耳鸣，咳嗽，浮肿，腰痛，白带，无名肿毒等症。"

3.《浙江药用植物志》："治小儿惊风。"

【用法用量】 内服：煎汤，30～60 g。外用：捣敷；捣汁或熬膏涂。

【选方】 1. 治小儿惊风　马耳朵草全草 60 g。加金饰 1 具，水煎，空腹服。(《天目山药用植物志》)

2. 治肺结核咯血　(大叶金腰)全草 15～60 g。煮豆腐或猪瘦肉吃。

3. 治支气管扩张，哮喘　(大叶金腰)全草 15～30 g，研粉。白茅根 60～90 g 煎水，分次送服。(2、3 方出自《湖南药物志》)

4. 治臁疮　(虎皮草)鲜品适量，捣烂取汁，加雄黄或冰片少许调匀，涂搽患处。

5. 治烫火伤　虎皮草、刺黄连根各等量。水煎熬膏。涂搽患处。(4、5 方出自《陕西中草药》)

2800 虎耳草 hǔ ěr cǎo (《履巉岩本草》)

【异名】 石荷叶(《纲目》)，金线吊芙蓉、老虎耳(《生草药性备要》)，倒垂莲(《幼幼集成》)，系系叶(《简易草药》)，金丝荷叶(《现代实用中药》)，丝绵吊梅(《中国药用植物志》)，耳聋草、猪耳草、狮子草(《福建民间草药》)，金钱荷叶(《民间常用草药汇编》)，金线莲(《江西民间草药》)，石丹药(《四川中药志》)，丝丝草、蟹壳草、搽耳草、猫耳朵(《湖南药物志》)，耳朵草(《闽东本草》)，红丝络、红线草、月下红、金丝草、耳朵红、铜钱草(《浙江民间常用草药》)。

【基原】 为虎耳草科虎耳草属植物虎耳草的全草。

【原植物】 虎耳草 *Saxifraga stolonifera* Curt. [*S. sarmentosa* L.]

多年生小草本，冬不枯萎。根纤细；匍匐茎细长，红紫色，有时生出叶与不定根。叶基生，通常数片；叶柄长 3～10 cm；叶片肉质，圆形或肾形，直径 4～6 cm，有时较大，基部心形或平截，边缘有浅裂片和不规则细锯齿，上面绿色，常有白色斑纹，下面紫红色，两面被柔毛。花茎高达 25 cm，直立或稍倾斜，有分枝；圆锥状花序，轴与分枝、花梗被腺毛及绒毛；苞片披针形，被柔毛；萼片卵形，先端尖，向外伸展；花多数，花瓣 5，白色或粉红色下方 2 瓣特长，椭圆状披针形，长 1～1.5 cm，上方 3 瓣较小，卵形，基部有黄色斑点；雄蕊 10，花丝棒状，比萼片长约 1 倍，花药紫红色；子房球形，花柱纤细，柱头细小。蒴果卵圆形，先端 2 深裂，呈喙状。花期 5～8 月，果期 7～11 月。

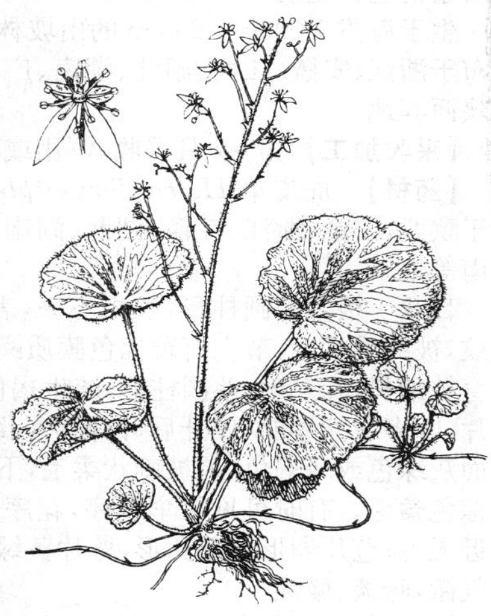

虎耳草

生于海拔 400～4 500 m 的林下、灌木丛、草甸和阴湿岩石旁。分布于华东、中南、西南及河北、陕西、甘肃。台湾也有栽培。

【栽培】 生物学特性　喜阴凉潮湿，土壤要求肥沃、湿润，以栽培在密茂多湿的林下和阴凉潮湿的环境较好。

繁殖方法　种子繁殖或分株繁殖。种子繁殖：可在春季 3、4 月播种，撒播，覆土 1～2 cm，经常保持土壤湿润，约 2 星期出苗。分株繁殖：全年均可，选择根系发达，生长健壮的植株，高 7～10 cm，由匍匐枝长出的幼苗剪下作为种苗，株行距 17 cm×17 cm，浅栽，把须根压在土里；若在阴湿的石坎或石壁上栽培，可把苗栽在石缝里，用湿润的腐殖土把须根压紧，浇水。

【采收加工】 6～10 月采收，鲜用或晒干。

【药材】 虎耳草 *Herba Saxifragae Stoloniferae*　产于华东以及西南各地。

性状　全体被毛。单叶，基部丛生，叶柄长，密生长柔毛；叶片圆形至肾形，肉质，边缘浅裂，疏生尖锐齿牙；下面紫赤色，无毛，密生小球形的细点。花白色，上面 3 瓣较小，卵形，有黄色斑点，下面 2 瓣较大，披针形，倒垂，形似虎耳。蒴果卵圆形。气微，味微苦。

鉴别　叶表面观：上表皮细胞多角形，垂周壁较平直，有的壁孔明显，或具角质纹理；下表皮细胞垂周壁波状弯曲，气孔不定式，副卫细胞 4～8 个。腺毛头部 1～8 细胞；柄部有多列和单列两种，多列者长 1 300～5 600 μm，其上部单列向下逐渐增至 7 列；单列者 1～4 细胞，长 70～110 μm。草酸钙簇晶直径 25～56 μm。

【成分】 虎耳草叶中含岩白菜素(bergenin)，槲皮苷(quercitrin)，槲皮素(quercetin)，没食子酸(gallic acid)，原儿茶酸(protocatechuic acid)，琥珀酸(succinic acid)和甲基延胡索酸(mesaconic acid)[1]。茎含儿茶酚(catechol)[2]。根含挥发油[3]。全草含熊果酚苷(arbutin)[4]，绿原酸(chlorogenic acid)[5]，槲皮素-5-O-葡萄糖苷(quercetin-5-O-β-D-glucoside)[6]，去甲岩白菜素(norbergenin)[7]。

【药理】 1. 强心作用　离体蛙心滴加虎耳草压榨的鲜汁滤液或 1∶1 乙醇提取液 0.01 ml，均显示一定强心作用。提取液去钙后对心脏仍有兴奋作用，但较去钙前弱。本品强心作用较氯化钙发生慢，持续时间较长[1]。

2. 利尿作用　麻醉犬及清醒兔静脉注射虎耳草乙醇提取液 1 ml/kg，呈现明显利尿作用。将提取液中所含苷类破坏后，仍有一定利尿作用[1]。

毒性　家兔 35 ml/kg 鲜汁灌胃，24 h 后未见任何不良反应；第二日重复给 60 ml/kg，观察 3 d，也未见任何不良反应[1]。

【药性】 苦、辛，寒，小毒。

1.《履巉岩本草》："性凉，有毒。"

2.《纲目》："微苦、辛，寒，有小毒。"

【功用主治】 疏风，清热，凉血，解毒。主治风热咳嗽，肺痈，吐血，聤耳流脓，风疹，丹毒，痔疮肿痛，外伤出血。

1.《履巉岩本草》："治痔疾肿毒，用少些晒干烧熏。"

2.《纲目》："治瘟疫，擂酒服。生用吐利人，熟用则止吐利。又治聤耳，捣汁滴之。"

3.《生草药性备要》："治耳内暴热毒，红肿流脓疼痛，捶汁滴入耳，或加冰片消散而愈。"

2. 孟诜："纳下部。治五痔出血。"

3.《纲目》："服之治反胃，煎消涂小儿头疮白秃。"

4.《物理小识》："治大麻疯。"

【用法用量】 内服：和酒炖温。外用：涂。

【选方】 1. 治一切反胃 虎脂半斤(切)，清油一斤。瓦瓶浸一月，密封勿令泄气。每以油一两，入无灰酒一盏温服，以瘥为度，油尽再添。(《寿域神方》)

2. 治疮秃 虎膏涂之。(《普济方》)

2798 虎头兰 hǔ tóu lán (《植物名实图考》)

【异名】 树茇瓜(《云南思茅中草药选》)，树蕉瓜、折鹤兰(《文山中草药》)，野芭蕉、牛屎别草(《云南中草药》)，大甩头、黄壳鱼子兰(《新华本草纲要》)。

【基原】 为兰科兰属植物虎头兰的假鳞茎、全草或种子。

【原植物】 虎头兰 *Cymbidium hookerianum* Reichb. f. [*C. grandiflorum* Griff.]

附生植物。假鳞茎粗壮，长椭圆形，稍扁。叶 7～8 枚丛生，宽带状，薄革质，长达 90 cm，通常宽 2～3 cm，先端渐尖，基部对合而互抱，全缘。花葶近直立，常短于叶，疏生 6～12 朵或更多朵花；花苞片长约 5 mm；花梗连子房长约 4 cm；花浅黄绿色，稍有桂花香气；中萼片近长圆形，长 4.5～6 cm，宽 1.2～1.8 cm，黄绿色，背面基部有紫褐色晕；侧萼片斜圆形，稍窄；花瓣比萼片窄，宽 5～12 mm，浅黄绿色，基部有紫红色小斑点；唇瓣略有短爪，3 裂，侧裂片直立，具紫红色条纹，中裂片略反折，边缘波状，唇盘上表面被短柔毛，2 条褶片平行，生长毛；合蕊柱很长，长3～4.2 cm。花期 2～3 月。

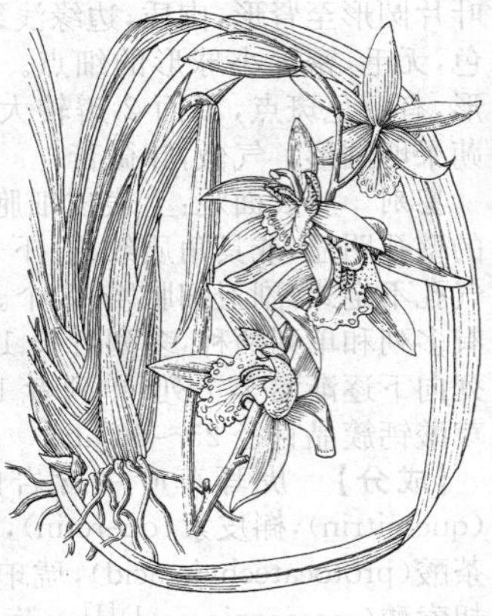

虎头兰

生于山坡林下石上或附生于树上。我国分布于西南及西藏。各地有栽培。

【采收加工】 全年均可采收，全草切段鲜用或晒干；假鳞茎和种子均晒干。

【药性】 《云南中草药》："甘、淡，平。"

【功用主治】 《云南中草药》："止咳化痰，散瘀消肿，止血消炎。主治肺结核，肺炎，气管炎，喘咳，风湿关节炎，烧伤，烫伤，外伤出血。"

【用法用量】 内服：煎汤，6～15 g。外用：适量，鲜品捣敷。

【选方】 1. 治肺结核 树茇瓜、石仙桃、白及，水煎服或加糯米 30 g 煮稀饭服用。(《云南思茅中草药选》)

2. 治气管炎咳喘，痰多 (树蕉瓜)干品 6～9 g。水煎服，日 2 次。

3. 治骨折(复位后，小夹板固定) (树蕉瓜)鲜品适量。捣烂敷患处。

4. 治烧伤 (树蕉瓜)鲜根适量。捣烂敷患处。(2～4 方出自《文山中草药》)

2799 虎皮草 hǔ pí cǎo (《陕西中草药》)

【异名】 马耳朵草、龙舌草(《天目山药用植物志》)，猪耳朵、大脚片、牛耳朵(《陕西中草药》)，龙香草、马耳朵、大叶猫眼睛、虎草(《湖北中草药志》)，坑菜(《浙江药用植物志》)，闷鸡头、毛白菜(《湖南药物志》)，大虎耳草(《贵州中草药名录》)。

【基原】 为虎耳草科金腰属植物大叶金腰的全草。

【原植物】 大叶金腰 *Chrysosplenium macrophyllum* Oliv.

多年生草本，高 8～16 cm。有伸长的匍匐茎和发达的棕色须根。茎肉质多汁，紫红色，疏生有棕色柔毛或近无毛。基生叶数枚；叶柄长 0.8～1 cm，具褐色柔毛；叶片革质，倒卵状匙形，长 3～20 cm，宽 2～11 cm，先端钝圆，基部渐狭成柄，近全缘或有波状齿，上面深绿色，有棕色毛；茎生叶小，匙形。不育枝长达 45 cm；叶互生，匙形，顶部的叶稍密集。花茎自基生叶间抽出，茎生叶通常 1 片。多歧聚伞花序顶生；苞片卵形或阔卵形，长 0.5～1.7 cm；花两性，单花被；萼片 4，白色或淡黄色，花后变绿色，直立，卵形；雄蕊 8，长 6～8 mm，较萼片长；雌蕊心皮 2，子房半下位，与萼筒相结合。蒴果水平开展，中央凹入，喙各具 1 针状毛。种子卵形，微小，有乳头状突起，暗紫褐色。花期 3～4 月，果期 5～6 月。

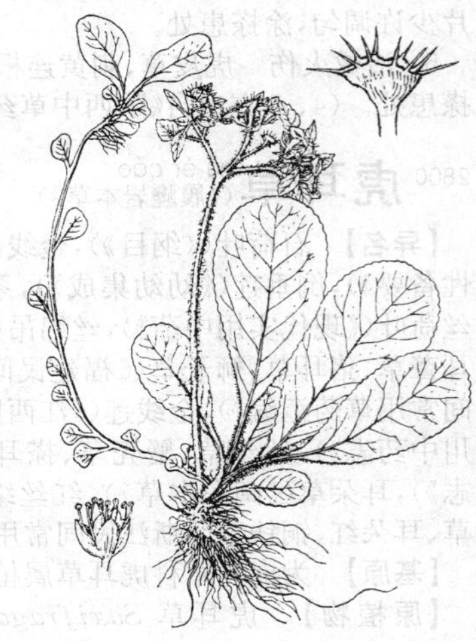

大叶金腰

生于海拔 1 000～2 200 m 的山坡林下或沟边阴湿处。分布于浙江、安徽、江西、湖北、湖南、广东、四川、贵州、云南、陕西等地。

【采收加工】 6～7 月采收，鲜用或晒干。

【药材】 虎皮草 *Herba Chrysosplenii Macrophylli* 产于陕西、安徽、浙江、江西、湖北、湖南、广东、四川、贵州、云南等地。

性状 根茎长圆柱形，长短不一，表面淡棕褐色，具纵皱纹，被纤维状毛，节上有黄棕色膜质鳞片及多数不定根。不育枝细长，叶互生，茎圆柱形，疏生褐色长柔毛，通常具 1 叶片，叶多皱缩卷曲，展开后叶片多呈倒卵形或宽倒卵形，上面灰绿色或绿褐色，疏被刺状柔毛，下面棕色，叶柄较长，有棕色柔毛。有时可见聚伞花序，花序分枝疏生褐色柔毛或近无毛；苞片卵形或狭卵形，萼片黄绿色，卵形。或已结果。气微，味淡、微涩。

【成分】 叶含槲皮素(quercetin)，叶甜素(phyllodulcin)等[1]。

【药性】 苦、涩，寒。

1.《陕西中草药》："味苦、涩，性寒。"

2.《湖北中草药志》："甘、涩，平。"

【功用主治】 清热解毒，收敛生肌。主治小儿惊风，咳

膝盖骨(即虎胫)呈长圆形,内面光滑,厚而坚重,常带有舌状筋。下节主骨粗大,呈三棱柱形,另一根很细,习称"邦骨"。前足5趾,后足4趾,趾端均具短爪钩。虎骨的表面均呈黄白色或灰白色,细腻而油润。体较重,质坚实。断面可见中间空隙约占三分之一,其内骨髓形成丝络网状,为灰黄色。气腥。以个大、体重、坚实、黄白色、无残肉者为佳。个小、体较轻、灰白色、带残肉者质次。如用毒药杀死,其骨发黑者,不可入药。

【炮制】 1. 虎骨 去净筋肉,洗净,阴干,临用时敲碎。

2. 油虎骨 取净虎骨,置锅内用麻油炸酥,或抹麻油后用火烤酥。

3. 醋虎骨 取沙子,置锅内炒至轻松,加入净虎骨,炒至黄色,筛去沙子,将虎骨趁热倒入醋内淬酥,取出晾干。每净虎骨100 kg,用醋20～30 kg。

【药性】 辛,温。归肝、肾经。

1.《别录》:"平。"

2.《药性论》:"味辛,微热,无毒。"

3.《雷公炮制药性解》:"入肾经。"

4.《本草汇言》:"入手少阴、足厥阴经。"

5.《玉楸药解》:"味辛、咸,气平。"

【功用主治】 追风定痛,健骨,镇惊。治历节风痛,四肢拘挛,腰脚不随,惊悸癫痫,痔瘘,脱肛。

1.《别录》:"止惊悸,疗恶疮鼠瘘,头骨尤良。"

2.《药性论》:"杀犬咬毒。治筋骨毒风挛急,屈伸不得,走疰疼痛,温疟。疗伤寒温气。"

3.《千金方》:"头骨治风邪。"

4.《食疗本草》:"主腰膝急痛,煮作汤浴之,或和醋浸亦良,主筋骨风急痛,胫骨尤妙。"

5.《本草拾遗》:"煮汁浴小儿,去疮疥。(治)惊痫。"

6.《纲目》:"追风定痛,健骨,止久痢脱肛,兽骨骾咽。"

7.《玉楸药解》:"疗关节气冷,治膝胫肿痛。逐痹通关,强筋健骨,平历节肿痛,愈腰膝痿软。"

【用法用量】 内服:煎汤,9～15 g;浸酒或入、散。

【宜忌】 血虚火盛者慎服。

1.《本草蒙筌》:"畏蜀漆、蜀椒、磁石。"

2.《本草经疏》:"凡血不足以养筋,以致筋骨疼痛者宜少用。"

3.《得配本草》:"肝肾虚败,腰腿疼痛如风者禁用。"

【选方】 1. 治白虎风走注疼痛,两膝热肿 虎胫骨(涂酥炙)、黑附子(炮裂去皮脐)各一两。上为末,每服温酒调下二钱匕,日再服。(《经验后方》)

2. 治历节风百骨节疼痛,昼夜不可忍 没药(研)半两,虎胫骨(酒炙)三两。上二味捣研为末,每服二钱匕,温酒调下,日三服,不计时候。(《圣济总录》没药散)

3. 治腰脚不随 虎腰脊骨一具,前两脚全骨,细捶之,于铁床上,以文炭火匀炙,翻转候待脂出甚,则投浓美无灰酒中密封,春夏一七日,秋冬三七日。每日空腹随饮,性多则多饮,性少则少饮,未饭前三度温饮之。(《海上集验方》)

4. 治健忘惊悸 虎骨(酥炙),白龙骨,远志肉等分。为末,生姜汤服,日三服。(《永类钤方》预知散)

5. 治大肠痔漏并脱肛 虎胫骨二节,蜜二两。炙令赤,捣末,蒸饼丸如桐子大。每服凌晨温酒下二十丸。(《胜金方》)

6. 治倒扑蹴损,筋骨疼痛 虎骨(炙酥别为末)一两,酒一升,生地黄汁一升。上三味,将地黄汁并酒煎沸,入虎骨末同煎数沸。每服一盏,温服,不拘时候。(《圣济总录》虎骨散)

【各家论述】 1.《纲目》:"虎骨通可用,凡治惊痫,温疟,疮疽,头风,当用头骨;治手足诸风,当用胫骨;腰背诸风,当用脊骨。"

2.《药品化义》:"《本草》言虎头骨之功与胫同,合养精补血之药,主治精血衰少,腰腿足膝软弱无力,不能行动,或筋骨疼痛,难以屈伸。若伤于湿者,筋骨弛长而软,或肿痛,若过于酒色劳碌,肾肝血热者,腰膝酸疼腿痛,相似虎骨证候,不宜误用。"

2795 虎胆 hǔ dǎn (《本草拾遗》)

【基原】 为猫科豹属动物虎 *Panthera tigris* L. 的胆囊。

【原动物】 参见"虎骨"条。

【功用主治】 治小儿惊痫,疳痢,跌打损伤。

1. 孟诜:"主小儿疳痢,惊神不安,研,水服之。"

2.《本草拾遗》:"主小儿惊痫。"

【用法用量】 内服:烘干研末,0.9～1.5 g。

【选方】 治打伤垂死,饮食不进,前后不通,乃瘀血在心,命在旦夕 虎胆五分,去外皮,用老黄酒,在碗内研细为末,白茯苓二钱为末,用热陈酒调灌下。(《纲目拾遗》)

2796 虎睛 hǔ jīng (《雷公炮炙论》)

【异名】 虎眼睛(《别录》)。

【基原】 为猫科豹属动物虎 *Panthera tigris* L. 的眼睛。

【原动物】 参见"虎骨"条。

【炮制】《雷公炮炙论》:"用虎睛,先于生羊血中浸一宿,漉出,微微火上焙之干,捣成粉,候众药出,取合用之。"

【功用主治】 镇惊,明目。治惊悸,癫痫,目翳。

1.《别录》:"疗癫。"

2.《千金方》:"主惊痫。"

3. 孟诜:"主疟病,小儿热,惊悸。"

4.《纲目》:"明目,去翳。"

【用法用量】 内服:入丸、散。

【选方】 1. 治痫疾潮搐,精神恍惚,烦乱不宁,口干喜水,或时谵语 虎睛一对(微炒),犀角屑、远志(去心)、栀子仁、大黄各一两。上件为细末,炼蜜为丸,如绿豆大。每服二十丸,温酒送下,食后。

2. 治小儿惊痫掣疭 虎睛细研,水调灌之良。(1、2方出自《经验后方》)

3. 治小儿夜啼 大虫眼睛一只,为散,以竹沥调少许与吃。(姚和众)

4. 治疟,发作时节不定,寒热甚者 虎睛一枚(生捣细末),腊月猪血少许,朱砂一分(细研),阿魏一分(研末)。上件药,都研令匀,用粽子尖七枚,和丸如黍粒大。以绵裹一丸,纳鼻中。(《圣惠方》)

【各家论述】《本草述》:"大抵虎睛所治之痫,属于肝心二脏居多。然小儿诸痫,如地龙散,亦有用之者。"

2797 虎膏 hǔ gāo (《别录》)

【基原】 为猫科豹属动物虎 *Panthera tigris* L. 的脂肪油。

【原动物】 参见"虎骨"条。

【功用主治】 治反胃,头疮白秃,痔疮下血。

1.《别录》:"疗狗啮疮。"

草酸钙棱晶。韧皮部筛管群散列，薄壁细胞含草酸钙针晶束，其排列与茎长轴平行。形成层成环状。木质部由导管、木射线、木薄壁细胞、管胞纤维组成。中央有髓。

【成分】 虎刺根含蒽醌类成分：5-羟基-1，2-亚甲二氧基蒽醌(5-hydroxy-1，2-methylene dioxyanthraquinone)，虎刺醛（damna-canthal），羟基虎刺醇（juzunol），虎刺醇(damnacanthol)[1]，1-羟基-2-羟甲基蒽醌(1-hydroxy-2-hydroxymethylanthraquinone)，1，4-二甲氧基-2α-羟基蒽醌(1，4-dimethoxy-2α-hydroxyanthraquinone)，1，3-二羟基-2-甲氧基蒽醌(1，3-dihydroxy-2-methoxyan thraquinone)，甲基异茜草素(rubiadin)，甲基异茜草素-1-甲醚(rubiadin-1-methylether)，1-甲氧基-2-羟基蒽醌(1-methoxy-2-hydroxyanthraquinone)，1，4-二羟基-2-甲基蒽醌(1，4-dihydroxy-2-methylanthraquinone)[2]。

【药性】 苦、甘，平。

1.《湖南药物志》："温平无毒。一说苦寒无毒。"

2.《浙江民间常用草药》："性平，味甘、苦。"

【功用主治】 祛风利湿，活血消肿。主治风湿痹痛，痰饮咳嗽，肺痈，黄疸，水肿，痞块，妇女经闭，小儿疳积，荨麻疹，跌打损伤，烫伤。

1.《湖南药物志》："祛风散寒，行血活血，清热解毒，退骨蒸热，壮筋骨。主治骨中冷痛，痛痹，瘫痪，手足不举，风湿寒痰作痛，石疸，妇人闭经，骨蒸牙痛。"

2.《江西草药》："祛风利湿，散瘀消肿。"

3.《福建药物志》："根：健脾益肾，化痰止咳。主治咳嗽，肺痈，肺结核潮热，百日咳，眩晕，黄疸，肝脾肿大，胃脘痛，水肿，劳倦乏力，风湿关节痛，遗精，小儿疳积，产后风痛，白带，月经不调。"

【用法用量】 内服：煎汤，10～15 g，鲜品 30～60 g。外用：捣敷；或捣汁外涂；或研末调敷。

【选方】 1. 治肺痈　虎刺 90 g。猪胃炖汤，以汤煎药服，每日1剂。(《江西民间草药》)

2. 治黄疸　虎刺鲜根 30 g，茵陈 10 g。水煎服。(《江西民间草药验方》)

3. 治脾虚浮肿　绣花针干根 30 g，毛天仙果干根 60 g，陈皮 10 g。水煎服。(《福建中草药》)

4. 治黄肿　虎刺根 30 g(或连茎叶用 45 g)，野南瓜根 30 g，猪腰子1对。水炖去渣，兑黄酒服。(《江西民间草药验方》)

5. 治痞块(肝脾肿大)　绣花针根 30 g，甘蔗根 21 g。水煎，2次分服。(《江西民间草药》)

6. 治月经不调，闭经　虎刺根 9 g，天青地白、长梗南五味子藤各 6 g，梵天花根 15 g。水煎服。(《浙江民间常用草药》)

7. 治小儿疳积　绣花针鲜根、茅莓干根、醉鱼草干根各 6～9 g。水煎或加瘦猪肉同煎服。(《福建中草药》)

8. 治荨麻疹　虎刺鲜根 60～90 g。水煎，冲黄酒服。(《浙江民间常用草药》)

9. 治火眼红痛　虎刺根浸水加冰片少许，用新毛笔蘸点。

10. 治牙痛　虎刺根或全草 9～15 g。水煎 30 min 入鸡蛋2枚，待蛋熟，食蛋与汤。(9、10方出自《湖南药物志》)

2793 虎肾 hǔ shèn (《纲目》)

【基原】 为猫科豹属动物虎 *Panthera tigris* L. 的肾脏。

【原动物】 参见"虎骨"条。

【功用主治】 治瘰疬。

2794 虎骨 hǔ gǔ (《本草经集注》)

【基原】 为猫科豹属动物虎的骨骼。

【原动物】 虎 *Panthera tigris* L.　又名：於菟(《左传》)，大虫(《肘后方》)。

体形似猫而大，身长 1.6～2.9 m，尾长约 1 m，体重 180～320 kg，雌者较小。头圆而宽，颈部较短。眼圆。耳短小。口旁列生长须，犬齿粗大而锐利。四肢粗大有力。身躯雄伟，毛色鲜丽，夏季色深，呈棕黄色或橙黄色。冬季色浅，呈黄色或浅黄色。有许多黑横纹，横纹每2条靠拢在一起，体后的黑纹多而密。腹毛白色，亦有黑色条纹。头部黑纹较密，眼上方有一白色区，故有"白额虎"之称。鼻部棕色无斑纹。耳背黑色，中间有一圆形白斑。颏部白色。四肢外侧棕黄色，内侧白色，都有黑色斑纹。尾基部棕黄色，中部有黑白相间，形成环状，尾端黑色。我国东北地区的虎体型较大，纹窄而色浅，称"东北虎"或"北虎"；华南地区的虎体型较小，毛短色深，纹多而宽，称"华南虎"或"南虎"。

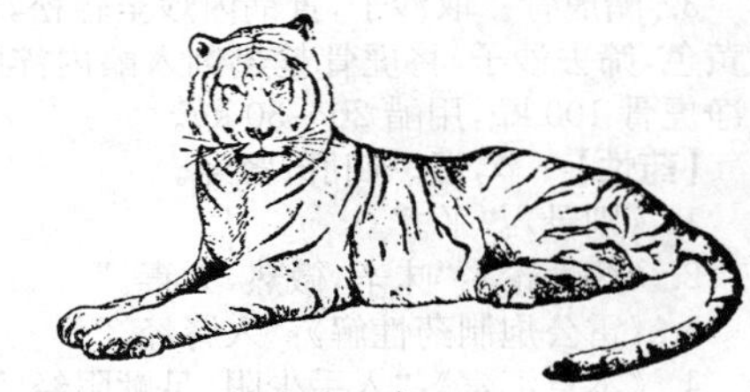

虎

栖息于森林、灌木丛、高山草莽处。独居，无固定巢穴，昼伏夜出，尤以晨昏时最为活跃，行动敏捷，善游泳，性凶猛，以其他兽类为食。分布于东北、华南等地。虎为世界濒危物种，严禁捕杀。

虎的牙齿(虎牙)、肉(虎肉)、胃(虎肚)、肾脏(虎肾)、胆囊(虎胆)、眼球(虎睛)、脂肪油(虎膏)、骨骼煎熬而成的胶(虎骨胶)亦供药用，另设专条。

【药材】 虎骨 *Os Panthera Tigris*　现已禁用。

性状　有整架和零骨之分，整架虎骨稍带肌肉和结缔组织，并富油性。头骨较圆，背腹面侧扁，吻部短，额骨平，前额上部有一浅槽，顶骨后面常有一脊棱，颧骨粗大，向外展出，眼眶下面各有一椭圆形透孔，孔面斜向。上颚骨生有门齿3对，犬齿1对，臼齿4对，下颚骨生有门齿3对，犬齿1对，臼齿3对，共有牙齿30个。门齿较小，犬齿呈圆锥形，强大而锐利，并略向内弯曲，臼齿呈"山"字形，锯齿状，上颚最后1对臼齿幼虎常不显著，均呈白色或浅黄白色，有光泽，齿基深入颚骨内部，故习称"坐骨生牙"。颈椎7节，第一颈椎呈蝶形，第三至第七颈椎呈马鞍形。胸椎13节，每节上面有一较长的棘状突起，两侧联结有肋骨13对，肋骨近脊处呈圆形，近胸部呈扁形，作弓背状，向内弯曲，另一端与胸骨衔接。腰椎7节，两侧有较长的棘状突起。荐椎3节常愈合成为一块，上面可见3个棘状突起。尾椎22～28节，多为双数，节中间稍突出。坐骨1具，呈长方形，左右对称。肩胛骨两块，呈扇状半圆形，近中央部很薄，在外面有一条脊状突起。虎的腿骨有明显的棱，上节均为一根独骨，下节两骨合成。前肢上节下端靠近骨环处侧面有一扁长孔，习称"凤眼"；下节两骨相似并立，形略扁，略呈扭曲状，但一根较长。后肢上节圆柱形，能四侧放平而不晃动，上端内侧有一圆轴，下端有长圆形的凹槽，为膝盖骨的所在处。

外,其余 137 例均获治愈[5]。②虎杖粉 1 000 g 浸入 70%乙醇 5 000 ml 中,24～48 h 后喷雾烧伤创面,治疗 103 例,均愈。无肝肾损害及不良反应[6]。

5. 治疗上消化道出血　①从虎杖中提取大黄素及大黄酚各 20 mg,乌贼骨粉 1 g 混匀组成复方虎杖止血粉(1包),为 1 次量,每日 3～4 次,重症病例每次 2 包,每日 3～4 次,直至大便转黄或隐血转阴停服,除呕血者外均不禁食,给予流汁饮食,卧床休息。腹痛或恶心者给予针灸或中西药对症处理。全组病例均未用西药止血。治疗上消化道出血 80 例,结果 77 例均达止血效果,有效率为 96.2%,止血时间最短为 1 d,最长为 6 d,平均 2.3 d。无效 3 例[7]。②用虎杖粉内服,每次 4 g,每日 3～4 次,治疗 29 例胃出血,全部有效,有效率为 100%,止血时间最短为 1 d,最长为 4 d,平均 2 d。部分患者有腹部不规则隐痛,大便溏薄但不水泻,每日 3～4 次,因该药含有蒽醌类衍生物刺激大肠所致[8]。

6. 治疗高脂血症　虎杖根干燥制成片(每片重 0.5 g),每日内服 3 次,每次 3 片(1 日剂量相当于生药 15 g),试治 26 例,其中三酰甘油治疗前后平均下降绝对值 2.404 mmol/L (218.5 mg%),显效 33.3%,有效 50%,无效 16.7%;胆固醇治疗前后平均下降绝对值 2.769 mmol/L(106.5 mg%),显效 56.7%,所有患者服药期未发现不良反应[9]。

7. 治疗关节炎　用虎杖生药 500 g、白酒 1 500 g 的比例浸泡、封缸,半月后启用,并可加少量赤砂糖着色。成人每服 15 g,每日服 2 次,儿童酌减,一般早晚服,亦可在进餐时服。治疗风湿性关节炎 60 例,类风湿性关节炎 9 例,腰椎肥大 9 例,骨关节炎 10 例。结果:显效,风湿性关节炎 18 例,类风湿性关节炎 4 例,腰椎肥大 2 例,骨关节炎 3 例;好转,依次为 37 例、5 例、7 例;无效者仅风湿性关节炎 5 例、腰椎肥大 1 例[10]。

8. 治疗银屑病　将虎杖提取虎杖苷制成片内服。第一组开始 60 mg/d 共 3 次,1～2 星期后增为 100～120 mg/d 共 3 次;第二组 180 mg/d 共 3 次,均为 30 d 为 1 个疗程。结果第一组 27 例中显效以上 8 例,有效率 70.3%;第二组 18 例中显效以上 1 例,有效率 38.9%。平均见效日数第一组 17 d,第二组 24 d。虎杖苷片对点滴状银屑病效果较好,还可应用于有肝、肾损害者及对乙亚胺、羟基脲氨甲蝶呤等有反应不能耐受的患者[11]。

9. 治疗真菌性阴道炎　虎杖根 100 g,加水 1 500 ml,煎取 1 000 ml,过滤,待温,坐浴 10～15 min,每日 1 次,7 d 为 1 个疗程,治疗 30 例,全部临床治愈[12]。

10. 治疗放射性皮炎　虎杖 50 g,加水 200 ml,煎成约 50 ml 药液,用纱布块蘸药液温洗患部,每日 4～6 次。共治疗 90 例,结果:3 d 症状消失者 15 例,5 d 症状消失者 49 例,其余 26 例经 6～10 d 治愈[13]。

2791 虎肚 hǔ dǔ (《纲目》)

【基原】 为猫科豹属动物虎 *Panthera tigris* L. 的胃。

【原动物】 参见"虎骨"条。

【功用主治】 治反胃吐食。

【用法用量】 内服:煅存性研末入丸、散。

【选方】 1. 治反胃吐食　虎肚生者勿洗,存滓秽,新瓦固煅存性,入平胃散末一两和匀,每白汤服三钱。(《保寿堂经验方》)

2. 治翻胃,危笃之极　虎肚一具(泥裹煅过),母丁香三钱,沉香八钱,狗宝二钱五分。上为末。老生姜取汁为细丸。每服八分,酒下。(《丹台玉案》虎肚回生丹)

2792 虎刺 hǔ cì (《植物名实图考》)

【异名】 伏牛花(《植物名实图考》),绣花针(《浙江民间草药》),黄脚鸡、千金刺、鹅嘴花根、黄鸡兰、千口针、针上叶、土鸡爪黄连、猫儿刺、小黄连(《湖南药物志》),倒翻针、老鼠刺(《福建药物志》),两面针、细花针(《广西药用植物名录》),鸟不踏(《江西草药》),泥串珠(《浙江药用植物志》),牛角刺(《云南药用植物名录》)。

【基原】 为茜草科虎刺属植物虎刺的全草或根。

【原植物】 虎刺 *Damnacanthus indicus* (L.) Gaertn. f.

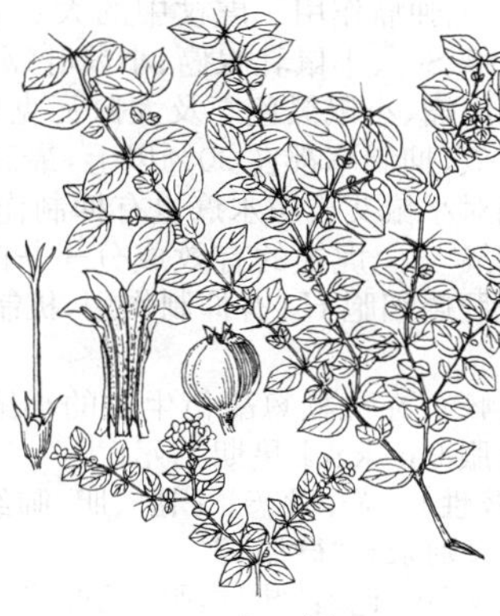

虎　刺

常绿有刺灌木,高 30～70 cm。根粗大分枝,或缢缩成念珠状,根皮淡黄色。茎二杈分枝,枝条细,灰白色,被短硬毛;有硬直刺,长 1～2 cm,常对生于叶柄间。叶对生;有短柄;托叶生于叶柄间,小而有三突尖,早落;叶卵形或阔椭圆形,长 1～2.5 cm,常一对较大,而邻节一对较小,先端锐尖,基部圆形,表面有光泽,下面有时有毛;革质;全缘。花小,白色,1～2 朵生于叶腋;萼筒倒卵形,宿存,裂片小;花冠漏斗状,长约 10 mm,喉部有长毛,先端 4 裂;雄蕊 4,花药稍伸出;柱头 4 裂。核果近球形,直径约 5 mm,鲜红色,有 4 个坚硬的分核。花期 4～5 月,果期 11～12 月。

生于阴山坡竹林下或溪谷两旁的灌木丛中。分布于长江流域及其以南各地。

【采收加工】 全年均可采,切碎,晒干。

【药材】 虎刺 *Herba seu Radix Ramulus Damnacanthi Indici*　产于浙江、江西、福建、广东、广西、湖南、云南等地。

性状　商品多已切成短段。根较粗大,有的缢缩成连珠状,肉质,长短不一,侧根较细;表面棕褐色、灰褐色或灰白色,有细纵皱纹,皮部常断裂,露出木部,木部细小,有细纵纹,断面类白色。茎圆柱形,表面灰褐色,有纵皱纹;质硬,不易折断,断面不整齐,皮部薄,木部灰白色,有髓。小枝叶腋有成对坚硬的细针刺。叶对生,革质,多卷曲,展平后呈卵形或椭圆形,先端短尖,基部圆形,全缘,有时可见背脉具疏毛;叶柄短。花黄白色。气微,味微苦、甘。

鉴别　根横切面:木栓层为 10 余列木栓细胞,壁黄棕色或红棕色,内含黄色小晶体。皮层宽广,薄壁细胞含草酸钙针晶束,其排列与根长轴相平行或垂直;内侧石细胞长方形或不规则形,单个或 2～3 个成群,稀疏排列。韧皮部较窄,薄壁细胞含草酸钙针晶束。形成层呈环状。木质部由导管、木薄壁细胞、木射线、管胞纤维组成。

茎横切面:表皮细胞 1 列,外被角质层;可见非腺毛。皮层外侧 4～7 列薄壁细胞的壁强木化,其内侧有 1 列纤维排成带状,木化;薄壁组织中散有纤维束;有的薄壁细胞含有

和抗坏血酸为自由基发生系统,硫代巴比妥酸显色,采用丙二醛(MDA)法测定白藜芦醇苷对自由基发生系统引起的脂质过氧化,结果证明,有很强的抑制作用。认为白藜芦醇苷有保护肝脏作用,即抑制 LPO 在肝脏的堆积[10]。

5. 抗菌、抗病毒作用　虎杖对铜绿假单胞菌、福氏痢疾杆菌和雷极-普罗维登菌有良好的抑制作用,而对金黄色葡萄球菌、克柔念珠菌、B 群链球菌、大肠杆菌、摩根菌、表皮葡萄球菌无抑制作用[11]。虎杖提取液对柯萨奇病毒 B_3(CVB_3)有一定的直接杀灭作用,但不能阻断 CVB_3 吸附敏感细胞,认为虎杖是通过直接杀灭病毒和抑制病毒生物合成 2 个环节发挥其抗 CVB_3 作用的[12]。虎杖蒽醌化合物对疱疹病毒(HSV_1)F 株有增殖抑制、感染阻断、直接杀灭作用[13]。

6. 抗肿瘤作用　虎杖中的大黄素灌服或皮下注射对小鼠肉瘤 S_{180}、小鼠乳腺癌、小鼠肝癌、小鼠艾氏腹水瘤、小鼠淋巴肉瘤、小鼠黑色瘤及大鼠瓦克癌等 7 个瘤株的治疗均显疗效,抑制率都在 30%以上,最高可达 52.0%[14]。虎杖煎剂对小鼠艾氏腹水癌也有抑制作用,抑癌率为 35.3%和 37.2%[15]。虎杖的有效成分——白藜芦醇对体外培养的小鼠肝癌细胞 H_{22} 有抑制作用,机制可能是诱导 H_{22} 细胞凋亡[16]。

毒性　在虎杖蒽醌衍生物的小鼠最大耐受量实验中,小鼠口服 9 g/kg,1 星期无死亡[17]。

【药性】　苦,微寒。归肝、胆、肺经。

1.《别录》:"微温。"
2.《药性论》:"味甘,平,无毒。"
3.《滇南本草》:"苦微涩,微寒。"
4.《医林纂要》:"甘、苦、辛,温。"
5.《萃金裘本草述录》:"入手足厥阴经。"

【功用主治】　活血祛瘀,利湿退黄,清热解毒。主治妇女经闭,痛经,产后恶露不下,癥瘕积聚,风湿痹痛,湿热黄疸,淋浊带下,跌扑损伤,疮疡肿毒,水火烫伤。

1.《别录》:"主通利月水,破留血癥结。"
2.《本草经集注》:"主暴瘕,酒渍根服之。"
3.《药性论》:"治大热烦躁,止渴,利小便,压一切热毒。"
4.《本草拾遗》:"主风在骨节间及血瘀。煮汁作酒服之。"
5.《日华子》:"治产后恶血不下,心腹胀满,排脓,主疮疖痈毒,妇人血晕,扑损瘀血,破风毒结气。"
6.《滇南本草》:"攻诸肿毒,止咽喉疼痛,利小便,走经络。治五淋白浊,痔漏,疮痈,妇人赤白带下。"
7.《医林纂要》:"敷跌伤折损处,可续筋接骨。"
8.《岭南采药录》:"治蛇伤,脓疱疮,止损伤痛。"

【用法用量】　内服:煎汤,10～15 g;或浸酒;或入丸、散。外用:研末调敷;或煎浓汁湿敷;或熬膏涂擦。

【宜忌】　《药性论》:"有孕人勿服。"

【选方】　1. 治月经闭不通,结瘕,腹大如瓮,短气欲死　虎杖根百斤(去头去土,曝干,切)、土瓜根、牛膝各取汁二斗。上三味,以水一斛,浸虎杖根一宿,明日煎取二斗,内土瓜、牛膝汁,搅令调匀,煎令如饧。每以酒服一合,日再夜一,宿血当下,若病去,止服。(《千金方》)

2. 治腹内积聚,虚胀雷鸣,四肢沉重,月经不通　虎杖根(切细)二斛。以水二石五斗,煮取一大斗半,去滓,澄滤令净,取好淳酒五升和煎,令如饧。每服一合,消息为度,不知,则加之。(《千金方》虎杖煎)

3. 治风湿痹痛,四肢麻木　活血龙 500 g,白酒 1 000 ml,浸 1～4 星期,分次随量饮;或活血龙、西河柳、鸡血藤各 30 g,水煎服。(《浙江药用植物志》)

4. 治湿热黄疸　虎杖、金钱草、板蓝根各 30 g。水煎服。(《四川中药志》1982 年版)

5. 治妇人诸般淋　苦杖根,多取洗净,碎之,以一合用水五盏,煎至一盏,去滓。用麝香、乳香少许研调下。(《本事方》)

6. 治念珠菌阴道炎　虎杖 60 g,加水 500 ml,煎成 300 ml。待温,冲洗阴道,后用鹅不食草干粉装胶囊(含 0.3 g)放入阴道,每日 1 次,7 d 为 1 个疗程。〔《新医学》1971,(6,7):16〕

7. 治伤折,血瘀不散　虎杖(锉)二两,赤芍药(锉)一两。上二味,捣罗为散。每服三钱匕,温酒调下,不拘时候。(《圣济总录》虎杖散)

8. 治痔疮出血　虎杖、银花、槐花各 9 g。水煎服。(《四川中药志》1982 年版)

9. 治痈肿疼痛　酸汤杆、土大黄为末,调浓茶外敷。(《贵阳民间药草》)

10. 治放疗所致的白细胞下降　虎杖、鸡血藤各 30 g,当归、甘草各 9 g。水煎服,每日 2 次。〔《新医药资料》1972,(3)〕

11. 治胃癌　虎杖 30 g,制成糖浆 60 ml。每服 20～30 ml,每日服 2～3 次。(《实用肿瘤学》)

【临床报道】　1. 治疗急性黄疸型传染性肝炎　①用虎杖 90 g,加水浓煎至 300 ml,每日分 3 次服,小儿依次减量。一般连续服用 2～3 星期,甚至数月,直至症状消失,肝功能恢复正常,再巩固治疗数星期。共治疗 325 例,结果 280 例基本痊愈,45 例好转。80%的病例均在 2～3 星期内肝功能恢复正常,其中以儿童恢复为快。对 50 例治愈患者进行半年以上随访,除 2 例因饮酒过量复发外,其余未见复发[1]。②每日用虎杖 30 g(或鲜品 60 g)水煎分 3 次服,或用虎杖浸膏片 2.4～3 g(每 0.2 g 相当于原生药 1 g),每日服 3 次,平均用药 38 d。共治疗 251 例,治愈 213 例,好转 31 例,无效 7 例[2]。

2. 治疗乙型肝炎表面抗原(HBsAg)阳性慢性活动性肝炎　用虎杖浸膏片每日 3 次,每次 6 片内服,另用生山楂 30 g 代茶饮,维生素类药作辅助治疗,3 个月为 1 个疗程。治 HBsAg 阳性慢性活动性肝炎 32 例,结果显效者 18 例,有效 11 例,无效 3 例,总有效率达 90.63%。HBsAg 转阴的 18 例中,有 2 例分别于 3 个月和 4 个月后复发,重复治疗 2 个月后 1 例转阴,1 例持续阳性[3]。

3. 治疗新生儿黄疸　用 50%大叶蛇总管糖浆,每次 5 ml,每日 2 次喂服,共观察 175 例,经 7 d 皮肤及巩膜黄染完全消失者 151 例,占 86.8%[4]。

4. 治疗烧伤　①用虎杖 100 g 加水 5 L 煎煮 2 h,过滤去渣,浓缩至 500 ml,加苯甲酸、尼泊金等防腐剂备用。患者局部用 0.1%苯扎溴铵溶液洗净后外涂虎杖液,不用敷料,一般不做水泡刺破排液。治疗 142 例,绝大部分为Ⅰ、Ⅱ度烧伤,烧伤面积最大 53%,最小 4.1%。轻度一般涂药 2～7 次,经 7～9 d 药痂脱落,创面即愈合不留瘢痕,感染较重的部分可剪作药痂,用依沙吖啶(利凡诺)纱布覆盖创面。Ⅲ度创面用药经 2～3 星期,待痂皮与健康组织分离后再做切痂植皮手术处理。治疗结果,除 2 例大面积烧伤休克,2 例感染引起败血症,1 例呼吸道烧伤,因抢救治疗无效死亡

圆形或楔形，全缘，无毛。花单性，雌雄异株，成腋生的圆锥花序；花梗细长，中部有关节，上部有翅；花被 5 深裂，裂片 2 轮，外轮 3 片在果时增大，背部生翅；雄花雄蕊 8；雌花花柱 3，柱头头状。瘦果椭圆形，有 3 棱，黑褐色。花期 6～8 月，果期 9～10 月。

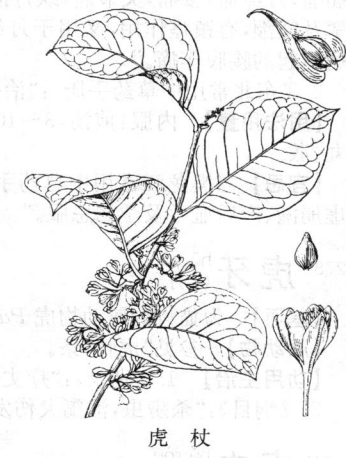

虎 杖

生于山谷溪边。分布于华东、中南、西南及河北、陕西、甘肃等地。

本植物的叶（虎杖叶）亦供药用，另设专条。

【采收加工】 4～9 月均可采收，鲜用或晒干。

【药材】 虎杖 *Rhizoma et Radix Polygoni Cuspidati* 主产于江苏、安徽、浙江、广东、广西、四川、贵州、云南等地。

性状　根茎多为圆柱形短段或不规则厚片，长 1～7 cm，直径 0.5～2.5 cm。外皮棕褐色，有纵皱纹及须根痕，切面皮部较薄，木部宽广，棕黄色，射线放射状，皮部与木部较易分离。根茎髓中有隔或呈空洞状。质坚硬。气微，味微苦、涩。

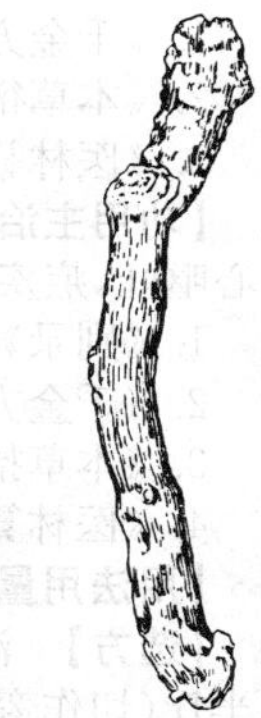

虎杖（根茎）外形

鉴别　(1) 粉末特征：棕黄色或棕色。草酸钙簇晶较大，直径 21～110 μm，棱角较钝。韧皮纤维成束，细长，较平直，木化，纹孔细点状，人字形或十字形，胞腔内含淀粉粒，有的纤维具横隔。分枝状石细胞多 2～3 个相连，纺锤形、类长方形或延长作纤维状。孔沟疏密不一，胞腔内含淀粉粒。有的石细胞具横隔。皮层纤维梭形或长纺锤形，边缘不整齐，长 180～335 μm，壁稍厚木化，纹孔稀疏，有的具横隔。木射线细胞壁较厚木化，纹孔较密。淀粉粒众多，单粒类圆形，直径 3～13 μm，脐点点状，复粒大多由 2～4 分粒组成。

(2) 取本品粉末 5 g，加乙醇 25 ml，浸渍 2 h，滤过，滤液蒸干，残渣加水约 5 ml，充分搅拌，取上清液，加氯仿 10 ml，振摇提取，分取氯仿液，蒸干，加氯氧化钠试液 2 滴，呈缨红色（检查蒽醌类）。

(3) 取(2)项下氯仿提取后的水液，加醋酸乙酯 10 ml，振摇提取，分取醋酸乙酯液，蒸干，残渣加水约 5 ml，再用乙醚 5 ml 提取。分取乙醚液，挥干，残渣加乙醇 1 ml 使溶解，取少量点于滤纸上，晾干，置紫外光灯（365 nm）下观察，显亮蓝色荧光；取水层，加三氯化铁试液 2 滴，显污绿色（检查鞣质）。

(4) 薄层色谱：取本品粉末 0.1 g，加甲醇 10 ml，超声处理 15 min，滤过，滤液蒸干，残渣加 2.5 mol/L 硫酸溶液 5 ml，加热水解 30 min，放冷，用氯仿提取 2 次，每次 5 ml，合并氯仿液，蒸干，残渣加氯仿 1 ml 使溶解，作为供试品溶液。另取大黄素和大黄素甲醚对照品，分别加甲醇制成每 1 ml 含 1 mg 的溶液，作为对照品溶液。吸取供试品溶液 4 μl、对照品溶液各 1 μl，分别点于同一硅胶 G 薄层板上，以石油醚（30～60 ℃）-甲酸乙酯-甲酸（15∶5∶1）的上层溶液为展开剂，展开，取出，晾干，置紫外光灯（365 nm）下检视。供试品色谱中，在与对照品色谱相应的位置上，显相同的橙黄色荧光斑点；置氨蒸气中熏后，日光下检视，斑点变为红色。

品质标志　《中华人民共和国药典》2005 年版规定：本品含大黄素（$C_{15}H_{10}O_5$）计，不得少于 0.60%；含虎杖苷（$C_{20}H_{22}O_8$）不得少于 0.15%。

【成分】 根和根茎含游离蒽醌及蒽醌苷：大黄素（emodin），大黄素甲醚（physcion）[1~3]，大黄酚（chrysophanol）[1,2]。蒽苷（anthraglycoside）A 即大黄素甲醚 8-O-β-D-葡萄糖苷（physcion-8-O-β-D-glucoside）[4]，蒽苷（anthraglycoside）B 即大黄素 8-O-β-D-葡萄糖苷（emodin-8-O-β-D-glucoside）[3,4]，迷人醇（fallacinol），6-羟基芦荟大黄素（citreorosein），大黄素-8-甲醚（questin），6-羟基芦荟大黄素-8-甲醚（questinol）[5] 等。还含芪类化合物：白藜芦醇（resveratrol）即是 3，4′，5-三羟基芪（3，4′，5-trihydroxystilbene），虎杖苷（polydatin）即白藜芦醇 3-O-β-D-葡萄糖苷（resveratrol-3-O-β-D-glucoside）[3,6]。又含原儿茶酸（protocatechuic acid），右旋儿茶素（catechin），2，5-二-甲基-7-羟基色酮（2，5-dimethyl-7-hydroxychromone），7-羟基-4-甲氧基-5-甲基香豆素（7-hydroxyl-4-methoxy-5-methyl coumarin），2-甲氧基-6-乙酰基-7-甲基胡桃醌（2-methoxy-6-acetyl-7-methyljuglone），决明蒽酮-8-葡萄糖苷（torachrysone-8-O-D-glucoside）[5]，β-谷甾醇葡萄糖苷（β-sitosterol glucoside）[3]，5，7-二羟基-1-(3H)-异苯并呋喃酮〔5，7-dihydroxy-1(3H)-isobenzofuranone〕[7] 等。

【药理】 1. 对心血管系统的作用　虎杖苷（PD）能通过直接降低白细胞对血管内皮的黏附性而改善微循环[1]。PD 具有激活 ATP 敏感钾通道的作用，可能通过使细动脉平滑肌超极化而扩张细动脉，从而改善休克动物微循环[2]。PD（0.02～2.0 mmol/L）可使大鼠血管平滑肌细胞（VSMC）内游离钙浓度升高，提高正常 VSMC 的收缩性，增加正常血管的张力[3]。PD 对细胞内钙、pH 有双向调节作用，正常情况下 PD 增加细胞内游离钙，升高 pH，以提高血管张力，休克时 PD 降低细胞内钙浓度，降低细胞内 pH，以降低血管张力，使血管扩张，此外，PD 还可通过促进细胞外钠离子内流使细胞去极化来调节血管[4]。PD 可通过增加心肌游离钙浓度而增强心肌收缩性，其作用可能与钙、钠通道开放有关[5]。

2. 降血脂作用　对虎杖中的白藜芦醇苷和白藜芦醇用喂过氧化玉米油的大鼠做降血脂的实验，发现可部分制止大鼠肝中过氧化类脂化合物的堆积；降低大鼠血清中天冬氨酸氨基转移酶（AST）和丙氨酸氨基转移酶（ALT）的水平，降低脂质过氧化物（LPO）和减少血清游离脂肪酸（FFA）；阻止 LPO 被鼠肝内微粒体 ADP 和 NADPH 所诱导[6]。

3. 对血小板聚集的影响　通过透射电镜观察兔血小板，发现 PD 不仅对血小板的变形反应和释放反应有明显的抑制作用，而且存在着量效关系[7]。白藜芦醇苷抑制 AA 诱导的血小板聚集和血栓烷 B_2（TXB_2）产生的 ID_{50} 是 11.2 mg 和 11.4 mg；而对 ADP 诱导的血小板聚集和 TXB_2 产生的是 23.3 mg 和 23.0 mg[8]。体内实验表明，白藜芦醇苷 5 mg/kg 可明显地抑制 AA、ADP 诱导的血小板聚集作用，而对 Ca^{2+} 诱导的血小板聚集作用也有一定的抑制，以给药后 60 min 时抑制作用更为显著[9]。

4. 抗氧化作用　以卵磷脂脂质体为人工细胞模型，Fe^{2+}

持湿润，到翌年3月出苗时除去盖草。种子宜湿砂贮藏，不宜干藏。

田间管理　出苗前不宜松土、除草，立春后勤拔草，一般4次左右。干旱地区注意灌水，全年灌水5～7次，注意不能漫过畦面。多雨季节注意排水。

病虫害防治　病害有霜霉病，潮湿多雨季节发生，主要为害叶部，须清除病株，用50%代森锌可湿性粉剂500～600倍液叶面喷雾；锈病，为害叶、茎，可增施磷、钾肥，及时排水，发病初期喷波美0.2度石硫合剂；菌核病，生长中期发生，宜及时清除病土，菌核病区撒石灰消毒，农药防治同霜霉病。

【采收加工】　5月上、中旬茎叶枯萎时采挖，搓去浮皮，按大、中、小分成三档，分别放入80～90 ℃的水中煮4～5 min，小块茎3 min，随时翻动，至内无白心，呈黄色时捞出摊晒，勤翻动，晒3～4 d收回堆放3～4 d发汗，再晒干。

【药材】　齿瓣延胡索 Rhizoma Corydalis Remotae　主产于东北及河北。

性状　块茎扁球形、宽锥形或细锥形，单一或少数呈“分瓣”状，直径0.5～2.5 cm。表面鲜黄色或黄色，外皮全脱落；底部有不定根痕，上部有少数疙瘩状侧块茎，主、侧块茎上部凹陷处有茎痕及芽。质坚硬，断面鲜黄色，角质，有蜡样光泽。气微、味苦。

鉴别　(1) 粉末特征：黄色。淀粉粒单粒圆形，直径3～20 μm，脐点隐约可见，点状、短缝状、星状或人字形，大粒层纹明显；复粒由2～5(～6)分粒组成，以2分粒为多见，有的复粒的一分粒较大或较小，3分粒者有的并列，大分粒层纹可见。下皮厚壁细胞黄绿色，长条形，一端稍弯曲，木化，呈连珠状，纹孔横裂缝状，较稀疏。石细胞(块茎凹陷部位)大多单个散在，少数成群，黄绿色，类方形、类多角形或纺锤形，有的一端平截或有突起，有的一边较薄，木化，纹孔点状或小椭圆形，较密，沟孔较长而密。

(2) 薄层色谱：取本品约1.0 g，甲醇回流提取2 h，回收甲醇，用甲醇定容成1 ml，用作供试品溶液，另取对照品延胡索乙素加甲醇制成1 mg/1 ml对照品溶液。分别吸取二溶液各3 μl，点于同一硅胶G-CMC薄层板上，以正己烷-氯仿-甲醇-二乙胺(5∶3∶0.5∶1)为展开剂，展开15 cm，取出，晾干，喷以改良碘化铋钾试剂，供试品色谱在与对照品色谱相应的位置，应显相同橘红色斑点。

【成分】　齿瓣延胡索块茎含生物碱：小檗碱(berberine)，左旋紫堇碱(corydaline)，原阿片碱(protopine)，α-别隐品碱(α-allocryptopine)，四氢黄连碱(tetrahydrocoptisine)[1,2]，左旋四氢小檗碱(canadine)，左旋紫堇定(corydine)，异紫堇定，左旋海罂粟碱(glaucine)[1]，黄连碱，掌叶防已碱(palmatine)，消旋四氢掌叶防已碱[2]等。还含脂肪酸，豆甾醇(stigmasterol)等[1]。

【药理】　1. 镇痛作用　齿瓣延胡索粗提取物9 g/kg灌胃对小鼠甩尾法、热板法均有镇痛作用，痛阈提高率为66.5%、41%[1]。

2. 镇静作用　粗提取物9 g/kg灌胃，对小鼠自发活动有明显抑制作用[1]。

毒性　齿瓣延胡索有一定毒性，小鼠灌服粗提物的LD_{50}为27.5 g/kg[1]。

【药性】　辛、苦，温。

【功用主治】　活血，行气，止痛。主治心腹腰膝诸痛，痛经，产后瘀阻腹痛，跌打肿痛。

1.《黑龙江常用中草药手册》：“治各种神经痛，胃痛，肠疝痛，月经痛，腰痛，关节痛，跌打损伤痛及疮疡肿痛。对痉挛及震颤，有镇痉作用，又用于月经不调，子宫及其附件疾病引起的腰腹作痛。”

2.《东北常用中草药手册》：“治头痛，泻痢腹痛。”

【用法用量】　内服：煎汤，3～10 g；研末，1.5～3 g；或入丸、散。

【宜忌】　《黑龙江常用中草药手册》：“经水先期慎用，体虚崩漏、产后血亏及孕妇忌服。”

2788 虎牙 hǔ yá
(《别录》)

【基原】　为猫科豹属动物虎 *Panthera tigris* L. 的牙齿。

【原动物】　参见“虎骨”条。

【功用主治】　1.《别录》：“疗丈夫阴头疮及疽瘘。”

2.《纲目》：“杀痨虫，治猘犬伤发狂，刮末，酒服方寸匕。”

2789 虎肉 hǔ ròu
(《别录》)

【基原】　为猫科豹属动物虎 *Panthera tigris* L. 的肉。

【原动物】　参见“虎骨”条。

【药性】　甘、酸，温。

1.《千金方》：“味酸，温，无毒。”

2.《本草衍义》：“微咸。”

3.《医林纂要》：“甘、酸，热。”

【功用主治】　补脾胃，益气力，壮筋骨。治脾胃虚弱，恶心呕吐，疟疾。

1.《别录》：“疗恶心欲呕，益气力。”

2.《千金方》：“止多唾。”

3.《本草拾遗》：“肉及皮主疟。”

4.《医林纂要》：“壮筋骨，消食积，化骨哽。”

【用法用量】　内服：煮食。

【选方】　治老人脾胃虚弱，恶心不欲饮食，常呕吐　虎肉半斤(切作脔)，葱白半握(细切)。上件以椒酱五味调炙之，空心冷食为佳。(《寿亲养老新书》虎肉炙方)

2790 虎杖 hǔ zhàng
(《雷公炮炙论》)

【异名】　蒤(《尔雅》)，大虫杖(《药性论》)，苦杖(《本草拾遗》)，酸杖、斑杖(《日华子》)，苦杖根、杜牛膝(《本事方》)，酸桶笋(《救荒本草》)，斑庄根(《滇南本草》)，酸杆、斑根、黄药子(《植物名实图考》)，土地榆(《分类草药性》)，酸通、雄黄连(《天宝本草》)，蛇总管(《岭南采药录》)，大活血、紫金龙(《南京民间草药》)，酸汤杆、黄地榆、号筒草(《贵州民间方药集》)，斑龙紫(《中医药实验研究》)，红贯脚(《陆川本草》)，阴阳莲(《南宁市药物志》)，活血龙、猴竹根、金锁王(《浙江民间草药》)，大叶蛇总管(《广东中草药》)，九龙根(苏医《中草药手册》)，山茄子、斑草、搬倒甑(《陕西中草药》)，九股牛、大接骨(《云南中草药名录》)，老君丹(《云南思茅中草药选》)。

【基原】　为蓼科蓼属植物虎杖的根茎及根。

【原植物】　虎杖 *Polygonum cuspidatum* Sieb. et Zucc. [*P. reynoutria* Makino; *Reynoutria japonica* Houtt.]

多年生灌木状草本，高达1 m以上。根茎横卧地下，木质，黄褐色，节明显。茎直立，丛生，无毛，中空，散生紫红色斑点。叶互生；叶柄短；托叶鞘膜质，褐色，早落；叶片宽卵形或卵状椭圆形，长6～12 cm，宽5～9 cm，先端急尖，基部

甲醛性足肿胀及棉球肉芽组织增生也均有明显的抑制作用[1]。所含鸢尾黄酮苷和鸢尾黄酮，在试管中有抗透明质酸酶的作用，且不为半胱氨酸阻断，还能抑制大鼠的透明质酸酶性浮肿，而不抑制角叉菜胶性浮肿。对大鼠因腹腔注射氮芥引起的腹水渗出亦有抑制作用[2]。

2. 解热作用　乙醇提取物 8 g/kg 灌胃，对皮下注射 15%啤酒酵母所致的大鼠发热具有一定的解热作用[1]。

3. 抗过敏作用　鸢尾黄酮对大鼠因卵清蛋白诱导的皮肤被动过敏的抑制率为 40%[3]。

4. 其他作用　鸢根有明显祛痰作用，乙醇提取物 25 g/kg 灌胃，能显著增加小鼠呼吸道排痰量[4]。体外试验，对金黄色葡萄球菌、炭疽杆菌、白喉杆菌、乙型链球菌有一定的抑制作用[5]。10%鸢尾对京防 86-1(甲 1 型)流感病毒无抑制作用[1]。

毒性　乙醇提取物小鼠灌胃的 LD_{50} 为 39 g/kg[1]，也有报道认为大于 50 g/kg[6]。

【药性】 辛、苦，寒，有毒。

1.《本经》："味苦，平。"

2.《别录》："有毒。"

3.《贵阳民间药草》："辛，寒。微毒。"

4.《青岛中草药手册》："入脾、胃、大肠经。"

【功用主治】 消积，破瘀，行水，解毒，杀虫。主治食积胀满，癥瘕，鼓胀，咽喉肿痛，痔瘘，肿毒，跌打伤肿，蛔虫腹痛。

1.《本经》："主蛊毒，邪气，鬼疰诸毒，破癥瘕积聚，大(一作'去')水，下三虫。"

2.《别录》："疗头眩，杀鬼魅。"

3.《本草拾遗》："主飞尸游蛊著喉中，气欲绝者，以根削去皮，纳喉中摩病处，令血出。"

4.《本草药性大全》："宣通积滞，吐锁喉风痰。砒毒逢之，服用立效。"

5.《贵州民间方药集》："健胃，消食积，顺气，缓下。治臌胀病。"

6.《民间常用草药汇编》："疗痔疮，眩晕及狂犬病。"

【用法用量】 内服：煎汤，1～3 g；磨汁或研末。外用：捣敷。

【宜忌】 体虚便溏及孕妇忌服。

1.《新修本草》："嚼之，戟人咽喉。"

2.《陕西中草药》："反长春七。中毒服甘草水解。"

3.《湖南中医杂志》〔1988，(6)：41〕："心、肺、肝、肾、脑功能不全者禁用。"

【选方】 1. 治食积，气积，血积　鸢尾根茎 9 g，薏苡仁根 15 g，刘寄奴 9 g。水煎，以酒为引服。或研末，以酒调服。(《青岛中草药手册》)

2. 治痞块　土知母(去皮，酒浸透，晒干)研末。第一次用 9 g，合猪油煎鸡蛋吃；第二次用 9 g，配隔山消 9 g，煎鸡蛋吃；第三次用 9 g，配隔山消、巴岩姜末各 6 g，煎鸡蛋吃。(《贵州草药》)

3. 治肝硬化腹水　鸢尾根茎 3 g，生用切片，煎鸡蛋吃。吃后 1 h 可泻。(《万县中草药》)

4. 治肾炎水肿，便秘　鲜鸢尾根茎 15 g，水煎服；或用鲜根茎 12～30 g，捣烂敷脐部，每日换药 1 次。(《浙江药用植物志》)

5. 治一切咽喉肿痛　鸢尾根茎 9 g，山豆根 9 g，僵蚕 3 g，薄荷 12 g(后下)。水煎服。(《青岛中草药手册》)

6. 治赤白下痢，里急后重　蛤蟆跳缺根 15 g，取冷开水半碗擂汁，去渣，分 2 次服，日服 1 剂。

7. 治跌打损伤　蛤蟆跳缺根适量，置男子尿中浸 10 d，取出，刮去粗皮，焙干，研细末。每次 1～1.5 g，每日 2 次，于饭前用冬酒送服。(6、7 方出自《吉水草药汇编》)

8. 治蛔虫腹痛　鲜鸢尾(根)12 g，捣绒，炒鸡蛋服，服后常致强烈腹泻。(《四川中药志》1982 年版)

2787 齿瓣延胡索 chǐ bàn yán hú suǒ (《长白山植物药志》)

【异名】 蓝雀花、蓝花菜(《东北常用中草药手册》)。

【基原】 为罂粟科紫堇属植物齿瓣延胡索及其各变型的块茎。

【原植物】 齿瓣延胡索 *Corydalis remota* Fisch. ex Maxim. [*C. turtschaninovii* Bess.]

多年生草本，无毛，高 10～30 cm。块茎球形，外被多层浅棕色栓皮，直径 15～20 mm，有时瓣裂。茎直立或倾斜，茎基部有鳞片 1 枚，节部有时膨大成小块茎。叶 2～3 枚，具长柄；叶片第一回五出羽状，第二回三出全裂，末回裂片披针形，窄卵形或窄倒卵形，长 1～5 cm，全缘，先端具 3 粗齿。总状花序顶生，密集花 20～30 朵；苞片椭圆形，先端深裂，裂片细而长尖；花蓝紫色，长 15～25 mm，4 瓣，2 轮，外轮上瓣最大，瓣片先端 2 浅裂，具明显短尖，边缘具波状小圆齿，下部延伸成圆筒状距；雄蕊 6，花丝每 3 枚成束；雌蕊子房扁圆柱形，花柱细长。蒴果条形，长 10～25 mm，种子细小，黑色，扁肾形。花期4～5 月，果期 5～6 月。

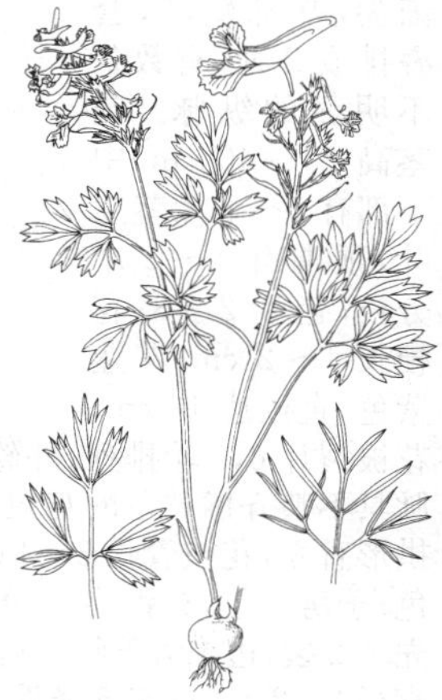
齿瓣延胡索

生于林缘、杂木疏林下、河漫滩及溪沟边。分布于东北及河北、山西、内蒙古、山东等地。

本种有变型多个，分布、生境、用途同原种，其中以线裂和栉裂两者分布广，产量大。①线裂齿瓣延胡索 *C. remota* Fisch. ex Maxim. f. *lineariloba* (Maxim.) C. Y. Wu et Z. Y. Su　植株较粗壮，叶末回裂片长圆状线形或线形，多少渐尖，先端全缘，2 裂或具缺刻。②栉裂齿瓣延胡索 *C. remota* Fisch. ex Maxim. f. *pectinata* Kom. 叶末回裂片较宽，先端栉齿状分裂。

【栽培】 生物学特性　喜温暖、湿润环境，耐寒。前茬以禾本科作物为宜，避免病害的发生。宜选背风向阳、地势较高、排灌方便、土层疏松肥沃、富含腐质、近中性的砂质壤土。忌连作。

繁殖方法　块茎繁殖或种子繁殖，生产上多采用块茎繁殖，种子繁殖周期长。块茎繁殖：于 9～10 月栽种；选直径在 1 cm 以上无病虫害健康种茎。高畦栽种，畦面开 3～5 cm 浅沟，行距 9～15 cm，株距 3～5 cm，将块茎播于沟内，芽眼向上。进行合理密植，每亩种栽量为 60～70 kg，保持土壤湿润，栽后 15 d 萌芽，但不出苗。北方上冻前应浇 1 次冻水，以保护块茎越冬。种子繁殖：施足基肥，畦宽 60～70 cm，高 12 cm；畦沟宽 25 cm；畦面呈瓦背形，整细畦面后将种子撒播，覆土以不见种子为度，畦面覆盖树叶或稻草保

中草药》)，九把刀、燕子花、扁竹兰(《云南中草药》)，扁竹、蒲扇风、老君扇、扁柄草(《湖南药物志》)，铁扁担(《安徽中草药》)，交剪七、鲤鱼尾(《梧州地区中草药》)。

【基原】 为鸢尾科鸢尾属植物鸢尾的叶或全草。

【原植物】 鸢尾 *Iris tectorum* Maxim. [*I. chinensis* Bunge] 又名:屋顶鸢尾(《中国植物志》)。

多年生草本，高 35～80 cm。植株基部围有老叶残留的膜质叶鞘及纤维。根茎较短，肥厚，常呈蛇头状，少为不规则的块状，环纹较密。叶基生;叶片剑形，长 15～50 cm，宽 1.5～3.5 cm，先端渐尖，基部鞘状，套叠排成 2 列，有数条不明显的纵脉。花茎高 20～40 cm，中下部有 1～2 片茎生叶，顶端有 1～2 个分枝;苞片 2～3;花梗长 1～2 cm;花蓝紫色，直径达 10 cm，花被裂片 6，2 轮排列，外轮裂片倒卵形或近圆形，外折，中脉具不整齐橘黄色的鸡冠状突起，内轮裂片较小，倒卵形，拱形直立，花被管长 3～4 cm，雄蕊 3，长 2.5～3 cm，花药黄色;子房下位，3 室，花柱分枝 3，花瓣状，蓝色，覆盖着雄蕊，先端 2 裂，边缘流苏状。蒴果，椭圆状至倒卵状，长 4～6 cm，直径 2～2.5 cm，有 6 条明显的肋;种子梨形，黑褐色，种皮皱褶。花期 4～5 月，果期 6～7 月。

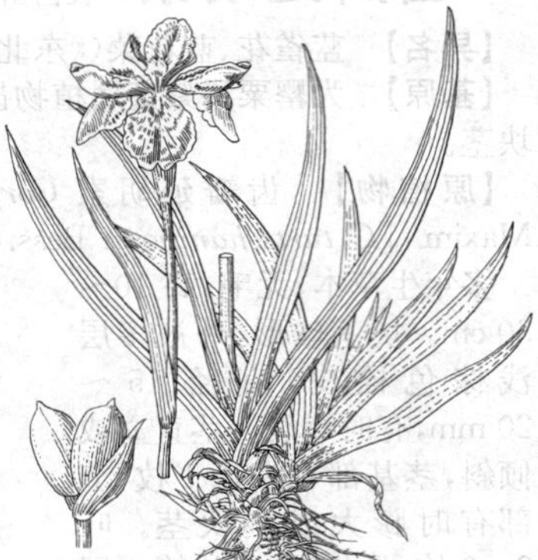

鸢 尾

生于林缘、水边湿地及向阳坡地。分布于西南及山西、江苏、浙江、安徽、福建、江西、湖北、湖南、广西、陕西、甘肃等地。

本植物的根茎(鸢根)亦供药用，另设专条。

【栽培】 生物学特性 喜向阳，耐半荫，对湿润而排水良好的各种土壤均能适应。春季旺盛期需湿润。

繁殖方法 分株繁殖为主，也可用种子繁殖。分株繁殖:宜于花后休眠期内即新根萌发前进行，于 9 月初将一、二年生根茎横切成段，每段带 2～3 个芽，株距 25～30 cm，栽时根要压紧，不宜过深，根茎的上部宜暴露于土表以获得充足的阳光。生育期要注意供应充足的水分，4 月开花前和 6 月花凋后各施 1 次追肥，但花凋后地下部休眠时应暂停浇水。种子繁殖:春、秋均可，于露地冷床中播种，4～6 星期出苗，种子发芽不整齐，需细致管理。幼苗 4～5 片叶带土移栽。

【采收加工】 6～10 月采收，切碎鲜用。

【成分】 叶含维生素 C[1]，花含恩比宁(embinin)[2]。种子含鸢尾醌(irisquinone)，射干醌(belamcandaquinone)，鸢尾烯(iristectorene)A～H，鸢尾酮(iristectorone)A～H 及单环三萜酯类化合物[3]。挥发油含十四酸甲酯(tetradecanoic acid methyl ester)，十四酸(tetradecanoic acid)，5-庚基二氢-2(3H)-呋喃酮[5-heptyldihydro-2(3H)-furanone]，6-庚基四氢-2H-吡喃-2-酮(6-heptyltetrahydro-2H-pyran-2-one)，二十一烷(heneicosane)，3-羟-苯甲醛肟(3-hydroxyl-benfromoxine)[4]。

【药理】 诱导病毒抗原作用 全草含有诱导 Raji 细胞 Epstein Barr(EB)病毒早期抗原(EA)的物质，提取液在 10 μg/ml 时 EA 阳性率为 16.2%，2 μg/ml 时 EA 阳性率为 6.1%[1]。

【药性】 辛、苦，平，有毒。

《云南中草药》:"苦、辛，平。"

【功用主治】 清热解毒，祛风活血。主治咽喉肿痛，肝炎，膀胱炎，风湿骨痛，无名肿毒，跌打肿痛。

1.《云南中草药》:"活血祛瘀，消炎止血，解毒。治跌打损伤，风湿，膀胱炎，药物中毒，骨折。"

2.《广西民族药简编》:"叶捣烂外敷患处，治无名肿毒。"

3.《中国民族药志》:"治皮肤瘙痒，小儿疳积。"

【用法用量】 内服:煎汤，6～15 g;或绞汁，或研末。外用:捣敷;或煎汤洗。

【宜忌】 体虚便溏及孕妇禁服。

【选方】 1. 治镇喉风(类似白喉) 鲜鸢尾全草若干，洗净，捣烂，加 1 倍量冷开水调匀，挤滤液服用，每 3～5 min，含服 1～2 匙(约 15 ml)。(《中国民族药志》)

2. 治膀胱炎 燕子花叶 3 g，红糖为引。水煎服。(《云南中草药》)

3. 治风湿 鸢尾叶舂烂，兑酒焙热敷。并泡酒服。(《彝医植物药》)

4. 治跌打肿痛 鲜交剪七 30 g，鲜香蓼、鲜红鸭脚莱各 60 g。共捣烂，酒炒热敷。(《梧州地区中草药》)

5. 治骨折 燕子花鲜全草适量，捣烂，胡椒为引，调匀敷患处。(《云南中草药》)

2786 鸢根 yuān gēn (《蜀本草》)

【异名】 鸢头(《本草经集注》)，扁竹根(《普济方》)，赤利麻(《广西中兽医药用植物》)，土知母(《四川中药志》)，冷水丹、蛤蟆跳缺(江西《中草药学》)，搜山虎、下搜山、蓝七、天蜈蚣(《湖南中草药选》)，下山虎、摇痕七、勒马回阳、中搜山(《湖南药物志》)，土田七(《广西药用植物名录》)，乌七(《广西本草选编》)。

【基原】 为鸢尾科鸢尾属植物鸢尾 *Iris tectorum* Maxim. 的根茎。

【原植物】 参见"鸢尾"条。

【采收加工】 全年均可采，挖出根茎，鲜用或切片晒干。

【药材】 鸢根 *Rhizoma Iris Tectori* 产于陕西、甘肃、贵州等地。

性状 干燥根茎呈扁圆柱形，表面灰棕色，有节，节上常有分歧，节间部分一端膨大，另一端缩小，膨大部分密生同心环纹，愈近顶端愈密。质坚硬，断面可见散在的小点(维管束)。气微，味苦辛。

【成分】 根茎含异黄酮糖苷:盾叶夹竹桃苷(androsin)[1]，鸢尾黄酮新苷(iristectorin)A[1,2]、B，鸢尾黄酮新苷元(iristectorigenin)A、B，去甲基鸢尾黄酮新苷元(demethyliristectorigenin)A、B，鸢尾酮苷(tectoruside)[2]，鸢尾苷(tectoridin)，鸢尾苷元(tectorigenin)，野鸢尾苷元(irigenin)[3]。

【药理】 1. 抗炎作用 鸢根对炎症早期和晚期均有显著的抑制作用。乙醇提取物 13 g/kg 灌胃，对组胺、醋酸所致的小鼠皮肤或腹腔毛细血管通透性增高、巴豆油所致耳肿胀均有抑制作用。8 g/kg 灌胃，对大鼠的透明质酸酶或

植株高 2～12 cm。根茎细长，横生，密被中部深棕色边缘淡棕色、近圆形至卵形细小鳞片，盾状着生，边缘有睫毛。叶远生或疏生，二型；营养叶肉质，近圆形或为宽椭圆形，长 5～6 cm，宽约 2 cm，先端阔圆形，基部渐狭，疏被贴生的星芒状毛；中脉仅下部可见；孢子叶有长达 1 cm 的短柄；叶片线形，长 3～12 cm，宽 5～8 mm，先端阔圆形，基部渐狭，背面贴生星芒状毛；叶脉隐没于叶肉中，连结成网眼，有内藏小脉。孢子囊群贴近叶缘延长成狭带状，宽约 2.5 mm，孢子叶宽圆的先端也能育，向下几达基部；孢子两面型，有粗疣突或刺状突起，隔丝星芒状。

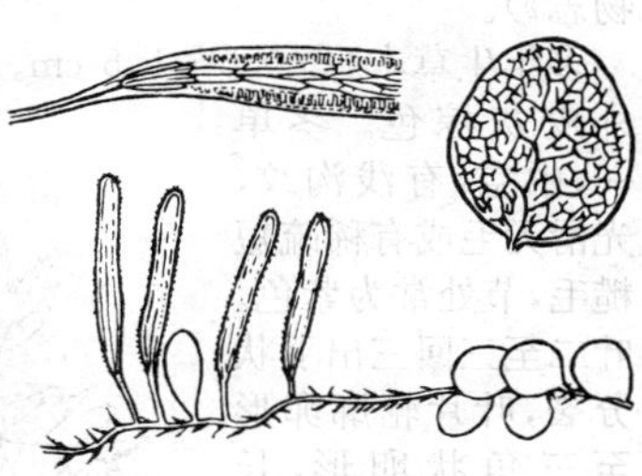

抱树莲

生于疏林中的树干上。分布于广东、海南、云南等地。

【采收加工】 全年均可采收，晒干或鲜用。

【药材】 抱树莲 *Herba Drymoglossi Piloselloidis* 产于海南、广东、云南等地。

性状　根茎圆柱形，细长，直径约 1 mm，棕色或深棕色；密被细小鳞片，鳞片近圆形至卵形，边缘生众多长睫毛。叶二型，营养叶近圆形或阔椭圆形，全缘，厚肉质，对光视之可见网状脉，表面疏被星状毛；孢子叶线形，全缘，厚肉质，孢子囊群长线形，生于下表面叶缘处，孢子两面型。气微，味淡。

【药性】《海南岛常用中草药手册》："甘、淡，微凉。"

【功用主治】 清热，利湿，解毒，止血。主治湿热黄疸，目赤肿痛，化脓性中耳炎，腮腺炎，淋巴结结核，疥癞，咯血，崩漏，跌打肿痛。

1.《生草药性备要》："治疥癞，杀虫。"

2.《岭南采药录》："治眼热，跌打损伤瘀痛。"

3.《海南岛常用中草药手册》："主治化脓性中耳炎，淋巴结炎，腮腺炎，跌打损伤，风湿骨痛。"

4.《全国中草药汇编》："清热解毒，止血消肿。主治黄疸，肺结核咯血，血崩，乳腺癌。"

【用法用量】 内服：煎汤，15～30 g。外用：适量，煎水洗；或捣敷。

【选方】 1. 治声音嘶哑　抱树莲 60 g，岗梅根 30 g。水煎服。

2. 治胃出血　抱树莲、扁柏叶、红铁树叶各 30 g。水煎服。（1、2 方出自《中国药用孢子植物》）

2783 披麻草 pí má cǎo （《昆明民间常用草药》）

【基原】 为百合科藜芦属植物大理藜芦 *Veratrum taliense* Loes. f. 的全草。

【原植物】 参见"披麻草根"条。

【药性】 辛，温，有大毒。

【功用主治】 内服催吐，撑骨，祛瘀。外用止血，止痛，通窍。治跌打损伤过重，研末，酒送服；鼻塞不通，神经性牙痛，研末吹鼻；外伤出血，研末外掺。

【用法用量】 内服：生用不超过 0.6 g。

【宜忌】 服药后不能再饮酒。

2784 披麻草根 pī má cǎo gēn （《云南中草药选》）

【异名】 小棕包、天蒜、千张纸、大力王（《云南中草药》）。

【基原】 为百合科藜芦属植物狭叶藜芦和大理藜芦的根。

【原植物】 1. 狭叶藜芦　*Veratrum stenophyllum* Diels

多年生草本，高 50～120 cm。鳞茎不明显膨大。植株基部残存叶鞘撕裂成黑褐色网状纤维。下部叶带状、狭长圆形、倒披针形，长 25～40 cm，宽 2～6（～8）cm，先端锐尖，基部收窄为鞘，抱茎，两面无毛。圆锥花序长 20～80 cm，侧生总状花序轴纤弱，通常着生雄性花，顶生总状花序生两性花，下部苞片长于或短于分枝；具密集或稍稀疏的花，花梗极短，约 8 mm；花被片 6，黄绿色，少有绿色，通常上升，长圆形或卵状长圆形，长 5～7（～8）mm，背面基部稍具毛。蒴果直立，长 1.5～2 cm。花、果期 7～10 月。

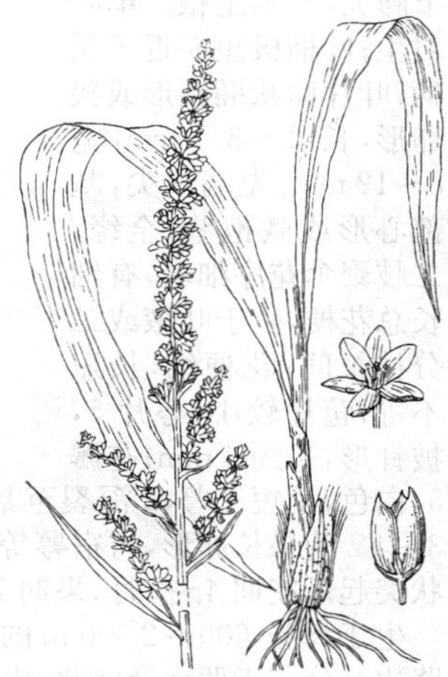

狭叶藜芦

生于海拔 2 000～4 100 m 的林下或草坡。分布于四川、云南等地。

2. 大理藜芦　*V. taliense* Loes. f.　又名：翻天印、人头发、小蛆药（《昆明民间常用草药》）。

本种与狭叶藜芦的主要区别为：圆锥花序扩展；侧生总状花序细长，稍曲折而下弯，其上的花梗长 7～15 mm，比小苞片长。花期秋季。

生于海拔 2 400 m 左右的山坡草地、灌木丛或疏林下湿润肥沃处。分布于四川、云南等地。

本植物的全草（披麻草）亦供药用，另设专条。

【药性】《云南中草药》："麻、苦，凉，剧毒。"

【功用主治】 散瘀，止痛，催吐。主治跌打损伤，骨折，风湿痹痛，癫痫。

【用法用量】 内服：研末，每次 0.03～0.06 g；或浸酒。外用：捣敷。

【宜忌】 气虚体弱患者及孕妇禁服。服用过量易引起中毒。

《云南中草药》："忌辛辣、莱蔬（减低药性）食物。中毒症状为头昏、呕吐、血压下降、心跳减慢等。"

【选方】 1. 治跌打损伤　大理藜芦须根 15 g，泡白酒 500 g。每次服 5 ml，同时服酒浸须根 1 条（约 1 寸长）。（《云南中草药选》）

2. 治跌打损伤，风湿疼痛　小棕包每用 50 mg，日服 3 次，开水送服。（《云南中草药》）

3. 治骨折，截瘫，癫痫　大理藜芦根干粉 0.06 g。酒或开水送服，日服 2 次。（《云南中草药选》）

2785 鸢尾 yuān wěi （《本经》）

【异名】 乌园（《别录》），乌鸢（《纲目》），紫蝴蝶（《植物名实图考》），蓝蝴蝶（《广州植物志》），老鸦扇、扁竹叶（《陕西

【原植物】 石生繁缕 *Stellaria saxatilis* Buch. -Ham. [*S. vestita* Kurz] 又名:星毛繁缕(《云南种子植物名录》)。

多年生匍匐蔓生草本,长60～90 cm。全株密被白色星状柔毛。茎基部匍匐,上部半直立,灰绿色,质脆易断,分枝稀疏,节膨大,有不定根。单叶对生;叶柄极短而近于无柄;叶片卵状椭圆形或狭卵形,长2～3.5 cm,宽8～12 mm,先端渐尖,基部心形或微抱茎,全缘。二歧聚伞花序细弱,有细长总花梗,生于叶腋或二分枝杈间;花梗细,长短不等;苞片较小;萼片5,披针形,长约4 mm;花瓣5,白色,稍短于萼,2深裂至基部;雄蕊10;子房上位,花柱3～4。蒴果长卵形,与宿萼等长。种子多数,近黑色,有瘤状突起。花期4～7月,果期7～8月。

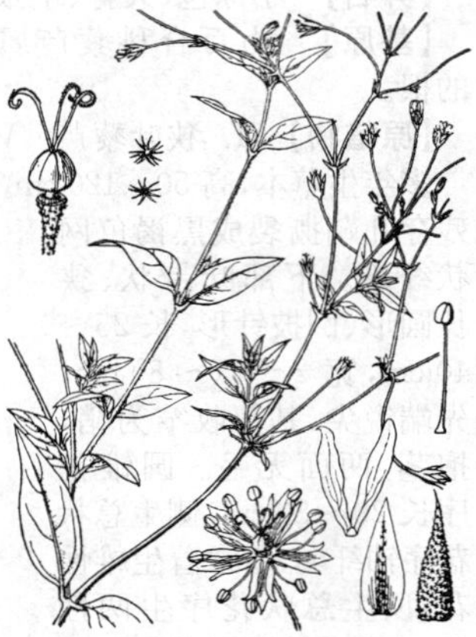

石生繁缕

生于海拔600～2 300 m的河谷草丛及旷野山地、田间、路边。分布于西南及河北、山西、浙江、河南、湖北、陕西、甘肃、台湾等地。

【采收加工】 6～10月采集全草,鲜用或晒干。

【药材】 抽筋草 *Herba Stellariae Saxatilis* 产于四川、云南、湖北等地。

性状 全草长60～90 cm。茎圆柱形,脆而易断,中具维管束一缕似筋,故名"抽筋草",上部密生短柔毛,稀分枝。叶对生,完整叶片卵状椭圆形或狭卵形,两面有星状毛;近无柄。聚伞花序,生于叶腋或两分枝间,全部密生星状绒毛;萼片5,披针形;花瓣5,比萼稍短,先端2深裂;雄蕊10;花柱3～4。蒴果,与宿萼几等长。种子多数,黑色,表面有瘤状突起。气微,味淡。

【药性】 辛,凉,小毒。归肝、脾经。

1.《滇南本草》:"味微苦,性凉。入肝、脾二经。"

2.《全国中草药汇编》:"辛,凉,有小毒。"

【功用主治】 祛风活络,利湿解毒。主治风湿痹痛,肢体麻木,跌打损伤,黄疸,白带,疮疖。

1.《滇南本草》:"消水肿,治风湿筋骨疼,水煎服。外敷疮毒,效。"

2.《云南中草药》:"清肝息风,接骨。主治肝风头痛,中风不语,风热,骨折。"

3.《陕西中草药》:"舒筋活血。主治跌打损伤,肢体麻木、疼痛,黄疸型肝炎。"

【用法用量】 内服:煎汤,6～15 g;或泡酒。外用:捣敷。

【选方】 1. 治肢体麻木抽筋 接筋草120 g,猪肉500 g。加水共炖,分2次吃肉喝汤。(《陕西中草药》)

2. 治脾虚浮肿 被单草9～15 g。水煎服或煮小肠吃。(《昆明民间常用草药》)

2781 拐芹 guǎi qín (《新华本草纲要》)

【异名】 紫金砂(《湖北中草药志》)。

【基原】 为伞形科当归属植物拐芹的根。

【原植物】 拐芹 *Angelica polymorpha* Maxim. 又名:白根独活(《东北植物检索表》),拐芹当归(《东北草本植物志》)。

多年生草本,高0.5～1.5 cm。根圆锥形,径达0.8 cm,外皮灰棕色。茎单一,中空,有浅沟纹,光滑无毛或有稀疏短糙毛,节处常为紫色。叶二至三回三出羽状分裂,叶片轮廓卵形至三角状卵形,长15～30 cm,宽15～25 cm;第一回和第二回裂片有长叶柄,小叶柄通常膝曲或弧形弯曲;末回裂片有短柄或近无柄,卵形或菱状长圆形,纸质,长3～5 cm,宽2.5～3.5 cm,3裂,两侧裂片又多为不等的2深裂,基部截形至心形,先端具长尖,边缘有大小不等的缺刻状深齿;齿端有锐尖头。复伞形花序直径4～10 cm,花序梗、伞辐及花梗具短糙毛,伞辐11～20,开展,上举;总苞片3或无,狭披针形,有缘毛;小总苞片7～10,狭线形,紫色,有缘毛;萼齿退化;花瓣匙形至倒卵形,白色,渐尖,先端内曲。果实长圆形,基部凹入,长6～7 mm,背棱短翅状,侧棱膨大成膜质翅,棱槽内有油管1,合生面有油管2。花期8～9月,果期9～10月。

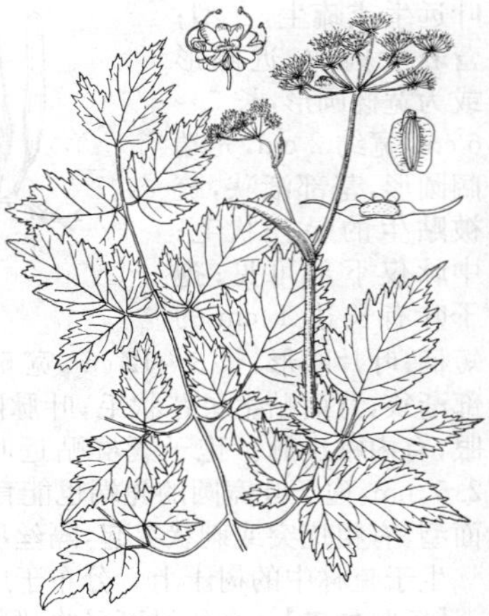

拐 芹

生于山沟溪流旁、杂木林下、灌木丛间及阴湿草丛中。分布于东北及河北、江苏、山东等地。

【采收加工】 6～8月未开花前采挖,晒干。

【成分】 根含香豆素类:氧化前胡素(oxypeucedanin),欧芹酚甲醚(osthol),欧前胡内酯(imperatorin),补骨脂素(psoralen),香柑内酯(bergapten),水合氧化前胡素(oxypeucedanin hydrate),白当归素(byakangelicin),亥茅酚-3′-乙酸酯(hamaudol-3′-acetate)[1]。另含挥发油,α-蒎烯(α-pinene),月桂烯(myrcene),对聚伞花素(*p*-cymene)等20多种化合物[2]。又含拐芹色原酮(angeliticin)A,石当素(saxalin)[3]。

【药性】 《湖北中草药志》:"辛,温。"

【功用主治】 《湖北中草药志》:"温中散寒,理气止痛。用于感冒鼻塞,胃痛,胃及十二指肠溃疡,腹痛,胸胁痛,痨伤,风湿性关节炎,跌打损伤,毒蛇咬伤等症。"

【用法用量】 内服:煎汤,3～9 g;或研末。外用:捣敷。

2782 抱树莲 bào shù lián (《生草药性备要》)

【异名】 巧根藤、飞连草(《岭南采药录》),抱石莲(广州空军《常用中草药手册》),猫龙草(《海南岛常用中草药手册》),瓜子菜(《全国中草药汇编》),飞蓬草(《云南中药资源名录》)。

【基原】 为水龙骨科抱树莲属植物抱树莲的全草。

【原植物】 抱树莲 *Drymoglossum piloselloides* (L.) Presl [*Pteris piloselloides* L.] 又名:星毛抱树莲(《广州植物志》)。

生苞片包围；果期苞片膨大，木质，表面具多数不规则的刺状突起，顶缘牙齿状，基部楔形。胞果卵形或近圆形，果皮膜质，白色，与种子贴伏。种子直立，红褐色或淡黄褐色，长2～2.5 mm。花期8～9月，果期10月。

生于盐碱滩、湖边、河岸和固定沙丘上或见于草地和路边。分布于东北、华北、西北及山东等地。

2. 中亚滨藜 *A. centralasiatica* Iljin　与前种的区别为：中部茎生叶叶缘具疏锯齿；花簇全部腋生，不构成顶生穗状花序；苞片果时扇形至扁钟形，附属物刺状、软棘状或疣状，上部边缘草质，有不等大的三角形牙齿。

生于戈壁、荒地、河岸和盐碱化土上。分布于华北、西北及辽宁、吉林。

【采收加工】 10月果实成熟后割取地上部分，晒干，打下果实。

【药材】 软蒺藜 *Fructus Atriplicis*　产于山东、河北、吉林及天津等地。

性状　中亚滨藜　胞果外被2片宿存苞片，土黄色或浅绿色。苞片为扁平扇形，有3条放射状隆起的主脉及网状细脉，无棘状突起，上部扇形，边缘波状或稍成5浅裂，基部渐细成短果柄。剥开两苞片露出扁圆形胞果1枚，呈棕色，直径约3 mm。表面光滑，一侧有喙状突起。果皮与种皮均薄，剥开后呈淡黄色，富油质。气微弱，味微酸咸。

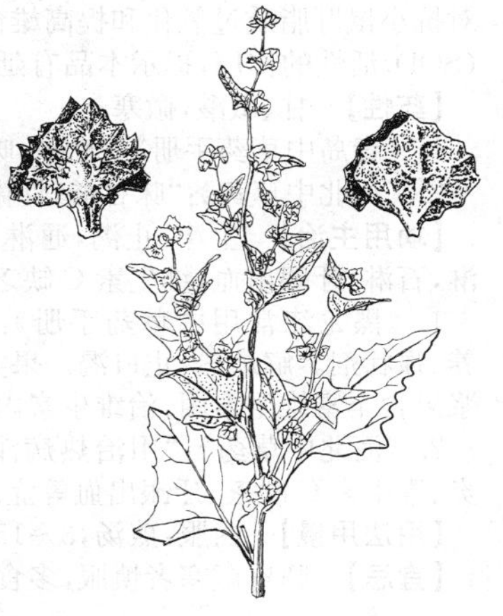

中亚滨藜

西伯利亚滨藜　苞片基部具棘状、软棘状或疣状突起，但不刺手。

【药理】 具抗病毒作用及抗血吸虫作用[1]。

【药性】 苦，平。

1.《山东中草药手册》："苦，温。"

2.《内蒙古中草药》："味苦、微酸、咸，性平。"

【功用主治】 祛风，清肝，明目，活血。主治目赤肿痛，头痛，头晕，风疹，皮肤瘙痒，肿毒，乳汁不通。

1.《山东中草药手册》："散风，明目。治结合膜炎，风疹瘙痒，白癜风，湿疹。"

2.《内蒙古中草药》："清肝明目，祛风活血，消肿。主治头痛，皮肤瘙痒，肿毒，乳汁不通。"

【用法用量】 内服：煎汤，3～9 g。外用：煎水洗。

【选方】 1. 治头风，皮肤瘙痒，疮痒　藜9 g，菊花9 g，防风9 g，蝉退4.5 g。水煎服。(《青海常用中草药手册》)

2. 治皮肤瘙痒，荨麻疹　软蒺藜、地肤子各适量。煎汤外洗。(《内蒙古中草药》)

3. 治无名肿毒　藜9 g，赤芍9 g，蒲公英15 g，瓜蒌9 g。水煎服。(《青海常用中草药手册》)

2779 软水黄连 ruǎn shuǐ huáng lián (《四川中药志》)

【异名】 水黄连(《四川中药志》1979年版)。

【基原】 为毛茛科唐松草属植物多枝唐松草的全草。

【原植物】 多枝唐松草 *Thalictrum ramosum* Boivin

多年生草本，高12～45 cm。全株无毛。茎直立，基部以上有分枝。叶互生；叶柄长7～9 cm，基部有膜质短鞘；基生叶与茎下部叶为二至三回三出复叶；叶片长7～15 cm；小叶草质，宽卵形、近圆形或倒卵形，长0.7～2 cm，宽0.5～1.5 cm，先端钝有短尖，基部圆或浅心形，不明显3浅裂，边缘有疏钝齿；小叶柄长0.6～1.5 cm。复单歧聚伞花序圆锥状；花两性，花梗丝状，长5～10 mm；萼片4，花瓣状，卵形，长约2 mm，淡堇色或白色，早落；花瓣无；雄蕊16～24，花丝丝状，花药长圆形，先端圆，无小尖头；心皮6～16，花柱向外弯，柱头生腹面。瘦果狭卵形或纺锤形，长3.5～4.5 mm，无柄，有8条纵肋，宿存花柱拳卷。花期4月，果期5～6月。

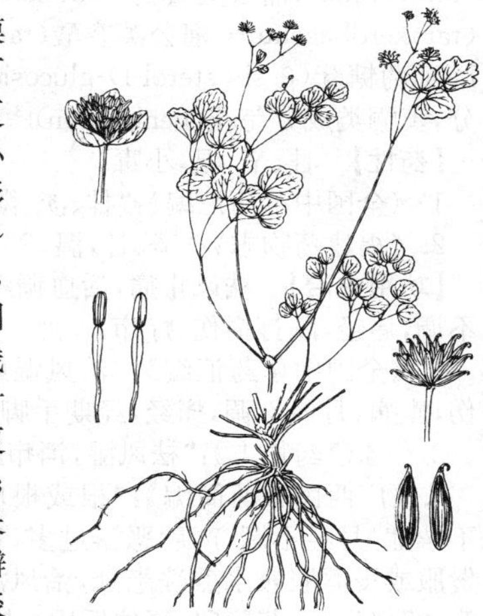

多枝唐松草

生于海拔540～950 m的丘陵或低山灌木丛中。分布于湖南、广东、广西、四川。

【采收加工】 6～7月采收，晒干，扎把。

【药材】 软水黄连 *Herba Thalictri Ramosi*　产于四川、湖南、广东及广西等地。

性状　根状茎极短。细根数十条生于根茎下，长6～10 cm，直径1～3 mm；表面灰褐色；质脆，易折断，断面可见浅黄色木心。茎多分枝，纤细柔软。叶质薄，边缘具圆齿。

【药性】 苦，寒。

1. 广州部队《常用中草药手册》："微苦，凉。"

2.《四川中药志》1979年版："苦，寒。"

【功用主治】 清热，燥湿，解毒。主治痢疾，黄疸，目赤，痈肿疮疖。

1. 广州部队《常用中草药手册》："清肝明目。治急性结膜炎、痢疾、传染性肝炎、化脓感染。"

2.《四川中药志》1979年版："清热燥湿，泻火解毒。用于湿热泻痢(细菌性痢疾、急性胃肠炎)，黄疸，目赤肿痛，疮疖肿毒。"

【用法用量】 内服：煎汤，9～15 g。外用：捣敷；或煎水熏洗。

【宜忌】 脾胃虚寒者慎服。

2780 抽筋草 chōu jīn cǎo (《滇南本草》)

【异名】 虫儿被单(《滇南本草》)，筋骨菜(《峨眉山药用植物研究调查报告》)，单背叶、青姑草、金缠菜(《昆明药用植物调查报告》)，大娥嫦菜(《文山中草药》)，被单草(《昆明民间常用草药》)，石灰草、接筋草、小伸筋草(《陕西中草药》)，背单草、滇繁缕(《云南中草药》)，白筋骨草、鸡骨草、唐根草(《四川常用中草药》)，石繁缕(《红河中草药》)。

【基原】 为石竹科繁缕属植物石生繁缕的全草。

【成分】 根含香豆素类：瑞香因子(daphnefactor) P_1、P_2[1]，瑞香素(daphnetin)，瑞香素-8-β-葡萄糖苷(daphnetin-8-β-glucoside)[2]。地上部分含甾体化合物：蒲公英赛酮(taraxerone)，蒲公英赛醇(taraxerol)，蒲公英赛醇乙酸酯(taraxerol acetate)，蒲公英赛酸(taraxeric acid)，β-谷甾醇-D-葡萄糖苷(β-sitosterol-D-glucoside)；又含4种三萜类成分，黄酮类成分芫花(genkwanin)[3]。

【药性】 甘、辛，温，小毒。

1.《全国中草药汇编》："甘、淡、微辛，微温，有小毒。"

2.《福建药物志》："辛、甘，温。"

【功用主治】 祛风止痛，活血调经。主治风湿痹痛，月经不调，痛经，跌打损伤，疔疖。

1.《全国中草药汇编》："治风湿麻木，筋骨疼痛，跌打损伤，癫痫，月经不调，痛经，经期手脚冷痛。"

2.《福建药物志》："祛风湿，消疖肿。"

3.《广西民族药简编》："根或根皮、叶与猪脚煲饭服，治不孕症，月经不调，产后恶露过多，贫血。根或全株与猪骨煲服或浸酒服兼水煎洗患处，治风湿疼痛，跌打肿痛，神经痛，扭挫伤，关节脱臼(复位后用)，胃痛。"

【用法用量】 内服：煎汤，3～6 g；或浸酒。外用：捣敷。

【选方】 治疗疖 白瑞香花、叶，用茶油浸渍，取油涂患处。或白瑞香鲜叶5～6片，捣烂调蜜敷患处。(《福建药物志》)

2777 软枣子 ruǎn zǎo zǐ (《黑龙江中药》)

【异名】 软枣(《盛京通志》)，猿枣(《凤城志》)，圆枣(《安图志》)，藤瓜、藤梨果(《河北中草药》)。

【基原】 为猕猴桃科猕猴桃属植物软枣猕猴桃的果实。

【原植物】 软枣猕猴桃 *Actinidia arguta* (Sieb. et Zucc.) Planch. et Miq. 又名：洋桃藤(《贵州药用植物目录》)。

大型藤本，长可达30 m以上。嫩枝有时被灰白色疏柔毛，老枝光滑；髓褐色，片状。单叶互生；叶柄及叶脉干后常带黑色；叶片膜质或纸质，卵圆形、椭圆状卵形或长圆形，长6～13 cm，宽5～9 cm，先端突尖或短尾尖，基部圆形或心形，少有近楔形，边缘有锐锯齿，下面脉腋有淡棕色或灰白色柔毛，其余无毛。聚伞花序腋生，有花3～6朵；花单性，雌雄异株或单性花与两性花共存；花白色，直径1.2～2 cm；花被5数；萼片仅边缘有毛；雄蕊多数；花柱丝状，多数。浆果球形至长圆形，光滑。花期6～7月，果期9月。

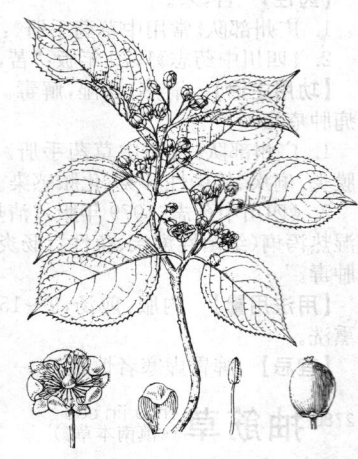

软枣猕猴桃

生于海拔1 900 m的山地灌木丛中或林内。分布于东北地区及河北、山西、安徽、江西、山东、河南、湖北、云南、陕西等地。

本植物的叶(猕猴梨叶)、根(猕猴梨根)亦供药用，另设专条。

【采收加工】 8～9月果实成熟时采摘，鲜用或晒干。

【药材】 软枣子 *Fructus Actinidiae Argutae* 产于东北、西北各地。

性状 浆果圆球形、椭圆形或柱状长圆形，长2～3 cm，直径1.5～2.5 cm。表面皱缩，暗褐色或紫红色，光滑或有浅棱，先端有喙，基部果柄长1～1.5 cm；果肉淡黄色。种子细小，椭圆形，长2.5 mm。气微，味酸、甘、微涩。

【成分】 本品含猕猴桃碱(actinidine)，草苁蓉醛碱(boschniakine)[1]。另含维生素A、C，烟酸[2]。

【药理】 延缓衰老作用 以本品浓缩果汁(用常水稀释成4%)喂饲黑腹果蝇，能显著延长果蝇的平均寿命，对雌、雄果蝇的延寿幅度分别为25.96%和20.97%。喂饲小鼠对小鼠全脑B型单胺氧化酶(MAO-B)的活性有显著抑制作用，对雌、雄鼠的抑制率分别为76.25%和75.17%；并有对抗小鼠肝脂质过氧化和提高雄性小鼠肝超氧化物歧化酶(SOD)活性的作用，提示本品有延缓衰老作用[1]。

【药性】 甘、微酸，微寒。

1.《青岛中草药手册》："性平，味甘、微酸。"

2.《河北中草药》："味甘酸，性微寒。"

【功用主治】 生津，止渴，通淋。主治热病津伤烦渴，砂淋，石淋，牙龈出血，维生素C缺乏症。

1.《黑龙江常用中草药手册》："多作滋补营养剂，为滋养、强壮剂。解烦热，止口渴。果实及茎叶汁，治砂石淋症。浆果含丰富维生素丙，治维生素丙缺乏症。"

2.《河北中草药》："用治热病津伤、烦渴引饮，石淋及肝炎、维生素C缺乏、牙龈出血等症。"

【用法用量】 内服：煎汤，3～15 g。

【宜忌】 脾胃虚寒者慎服，多食易致腹泻。

2778 软蒺藜 ruǎn jí lí (《山东中草药手册》)

【异名】 藜(《青海常用中草药手册》)。

【基原】 为藜科滨藜属植物西伯利亚滨藜和中亚滨藜的果实。

【原植物】 1. 西伯利亚滨藜 *Atriplex sibirica* L. [*Obione sibirica* Fisch.] 又名：白蒺藜(《山东中草药手册》)，刺果粉藜(《青海常用中草药手册》)，大灰条、灰菜(《沙漠地区药用植物》)。

一年生草本，高20～50 cm。茎直立，钝四棱形，通常自基部分枝，有白粉粒；枝斜升，有条纹。叶互生；叶柄长3～6 mm；叶片卵状三角形至菱状卵形，长3～5 cm，宽1.5～3 cm，先端微钝，基部宽楔形，边缘有疏锯齿，近基部的1对齿较大，成裂片状，下面灰白色，密生粉粒。团伞花序，几遍布叶腋；花单性；雄花花被片5，雄蕊5，花丝基部连合；雌花无花被，为2个合

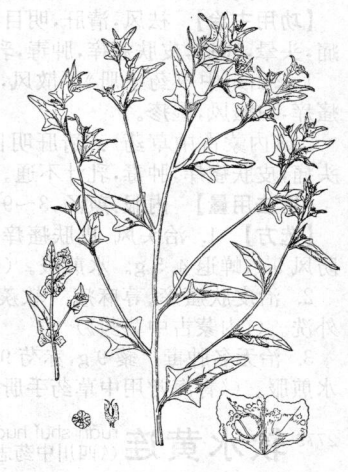

西伯利亚滨藜

端急尖，基部楔形，边缘有整齐的疏牙齿，叶下面常带苍白色。聚伞状伞房花序，顶生；花密生，形成半圆球形；苞片卵形；萼片5，三角状卵形，基部稍合生；花瓣5，淡绿色至黄白色，长圆状椭圆形，长3.5～5 mm，先端急尖，基部渐狭，分离；雄蕊10，2轮，与花萼对生的稍长于花瓣，与花瓣对生的稍短；鳞片5，线状楔形，先端微缺；心皮5，倒卵形至长圆形，花柱短。蓇葖果。种子狭长圆形，淡褐色。花期7～8月，果期9月。

生于山坡草丛中或沟边阴湿处。分布于河北、山西、辽宁、吉林、江苏、浙江、安徽、山东、河南、湖北、四川、陕西、甘肃等地。

【采收加工】 6～9月采收，鲜用或晒干。

【药性】《陕西草药》："味苦、涩，性平。"

【功用主治】 解毒，消肿，止血。主治无名肿痛，蛇虫咬伤，金创出血。

1.《陕西草药》："解毒消肿止血，治创伤，无名肿毒，蛇咬及蝎螫等症。"

2.《全国中草药汇编》："治劳伤，全草泡酒；外用治鸡眼，以叶去表皮贴敷足趾患处。"

【用法用量】 内服：煎汤，6～12 g；或泡酒服。外用：捣敷；或绞汁涂。

【选方】 1. 治无名肿毒、创伤　鲜轮叶景天适量，捣成泥状。外敷用；或绞汁涂患处。（《秦岭巴山天然药物志》）

2. 治蛇咬伤　鲜还魂草、土大黄、仙茅参、明矾各适量。捣成泥状，敷伤处。（《陕西草药》）

2775 轮伞五加 lún sǎn wǔ jiā

【异名】 五加皮、刺五加（《西藏常用中草药》）。

【基原】 为五加科五加属植物轮伞五加的根皮。

【原植物】 轮伞五加 *Acanthopanax verticillatus* Hoo

灌木；小枝紫色，有短刺，基部下延，先端钩状。叶有小叶3～5；叶柄长3～12 cm，无毛，有细刺；小叶片倒卵形至阔椭圆形，长7～11 cm，宽3～4.5 cm，先端渐尖至短渐尖，基部楔形至阔楔形，上面绿色，沿脉疏生刚毛，下面淡绿色至灰绿色，无毛，边缘有不整齐的重锯齿，齿有刺尖。圆锥花序顶生，主轴长5 cm，有细毛；伞形花序在主轴轮生，除顶生者外无总花梗，有花10～20数；花梗长1～1.4 cm，有细柔毛；萼齿5，三角形，边缘有纤毛；花瓣5，三角形，里面有柔毛；雄蕊5；子房5室；花柱5，几离生。果实球形，直径5 mm，具5棱。花期6～7月，果期7～8月。

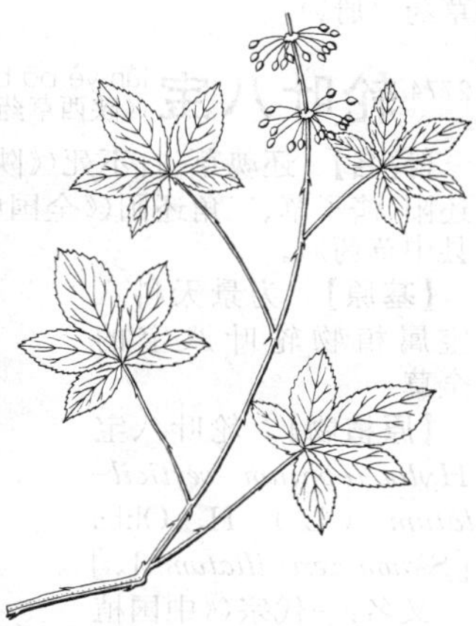
轮伞五加

生于海拔2 900～3 200 m的山坡或丛林中。分布于西藏。

【采收加工】 7～8月挖根，趁鲜剥取根皮，切段，晒干。

【药性】《西藏常用中草药》："性温，味辛。"

【功用主治】《西藏常用中草药》："散风湿，强筋骨，逐瘀活血。治风湿性关节痛，小儿筋骨痿软，跌打损伤，阳痿。"

【用法用量】 内服：煎汤，9～15 g；或泡酒。外用：捣敷；或煎汤洗浴。

【宜忌】 阴虚火旺者慎服。

2776 软皮树 ruǎn pí shù（《云南药用植物名录》）

【异名】 雪花皮（《广西药用植物名录》），雪花构（《中国高等植物图鉴》补编），小构皮（《全国中草药汇编》）。

【基原】 为瑞香科瑞香属植物白瑞香的根皮、茎皮或全株。

【原植物】 白瑞香 *Daphne papyracea* Wall. ex Steud.

常绿灌木，高1～1.5 m。枝灰色至灰褐色，无毛。叶互生，纸质；长圆形至披针形，长6～16 cm，宽1.2～4 cm，先端渐尖，基部楔形，两面均无毛。花白色，无芳香，数朵集生枝顶，近于头状，苞片外侧有绢状毛；总花梗短，密被短柔毛；花被筒状，长约16 mm，被淡黄色短柔毛，裂片4，卵形或长圆形，长约5 mm；雄蕊8，2轮排列，分别着生花被筒上部及中部；花盘环状，边缘波状；子房长圆状，无毛。核果卵状球形。

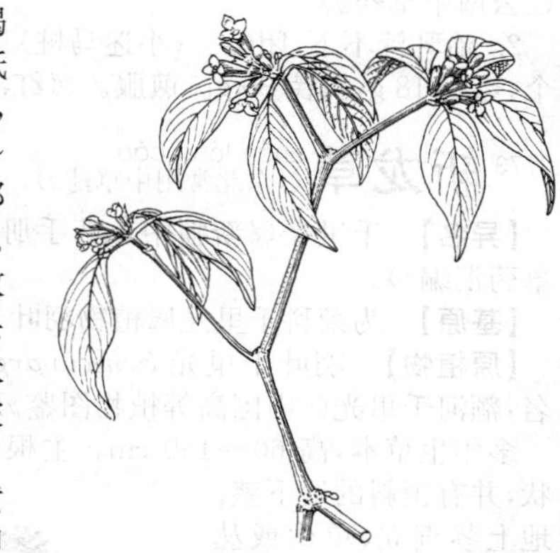
白瑞香

生于中低山地。分布于四川、贵州、云南等地。

【栽培】 生物学特性　喜温和凉爽气候。生于海拔400～1 000 m的山区山坡上。引种在低海拔地区栽培，生长缓慢，稍耐旱，忌积水。喜生长在石砾土上，以排水良好、疏松、腐殖质丰富的壤土栽培为宜。

繁殖方法　种子繁殖。条播，按行距25 cm开横沟，沟深3 cm，按株距3 cm下种1粒，覆土2 cm，播后浇水保湿。当苗高15～20 cm时定植，按行株距35 cm×35 cm开穴，每穴栽1株。

田间管理　定植后，第一年中耕除草3～4次，肥料以人粪尿或氮肥为主。第二年之后，每年中耕除草2～3次，除追施氮肥外，适当增施磷钾肥。冬季适当修剪过长的侧枝、密枝或下垂枝。

【采收加工】 7～10月挖取全株，分别剥取根皮和茎皮，晒干。冬季采收花，晒干。

【药材】 软皮树 *Cortex seu Herba Daphnes Papyraceae*

主产于广东、广西、云南、贵州、四川、湖南等地。

性状　花外面墨绿色，内面浅黄色，多枯萎破碎，通常数花成顶生头状花序，具总苞；苞片边缘有睫毛，长卵形或卵状披针形；花被筒状，无毛，裂片4，卵形或卵状披针形，先端钝，环状花盘边缘有不规则浅裂。核果卵状，表皮显棕红色，表面皱缩，柄有毛。果实顶端有棕色或棕黄色未脱落的花萼，或有脱落痕。果皮不易破碎。

【药性】 苦，寒。

1.《滇南本草》："味苦，性寒。"

2.《滇南本草图说》："气味苦，平，无毒。"

【功用主治】 清热，解毒，活血。主治乳痈，乳蛾，痈肿，泄泻，痢疾，闭经，跌打骨折。

1.《滇南本草》："治妇人乳汁不通，乳痈、乳结红肿，消诸疮肿毒；治小儿尿血，血淋，祛皮肤瘙痒，消风解热。梗叶，细末，醋调敷痈疽疮毒溃散。"

2.《滇南本草图说》："主治金疮，止血，逐痛，出刺，除风痹，内塞，止心烦、鼻衄，解痈疽毒，通乳窍，散血，利小便，其功最良。"

【用法用量】 内服：煎汤，9～15 g。外用：捣敷。

【宜忌】 孕妇禁服。

【选方】 1. 治乳汁不通 拔毒散 9～15 g，炖猪脚服。(《云南中草药》)

2. 治乳汁不下，闭经 (小迷马桩)15～30 g，配猪蹄壳 2 个，当归 18 g，黄芪 30 g。煎服。(《红河中草药》)

2773 斩龙草 zhǎn lóng cǎo (《东北常用中草药》)

【异名】 千里光(《新疆中草药手册》)，大蓬蒿(《全国中草药汇编》)。

【基原】 为菊科千里光属植物羽叶千里光的根及全草。

【原植物】 羽叶千里光 *Senecio argunensis* Turcz. 又名：额河千里光(《中国高等植物图鉴》)。

多年生草本，高 60～150 cm。主根缩短，须根多呈细索状，并有歪斜的地下茎。地上茎直立，单生或丛生，有纵细纹，无毛或于先端有白色细毛，上部多分枝，向外展开。基生叶成莲座状，花后脱落，有柄，卵状椭圆形，边缘具圆钝或尖锐锯齿，无毛或仅沿叶脉处有毛；中部叶无柄，椭圆形，长 6～10 cm，宽 3～6 cm，羽状深裂，裂片约 6 对，条形，全缘或有 1～2 小裂片或齿，先端尖或钝，上面近无毛，下面色浅而被疏蛛丝状毛；上部叶小，椭圆状披针形至条形，边缘作不规则的羽裂或不裂。头状花序，多数，排列成复伞房状；梗细长，有细条形苞叶；总苞近钟状，长 5～6 mm，外面有条形苞片；总苞片 1 层，约 13 个，条形，先端尖，边缘膜质，背面被蛛丝状毛；舌状花 10 余个，黄色，舌片条形，雌性，长 7～10 mm，先端具不明显齿裂；盘花管状，多层，两性，长约 6 mm，先端 5 裂。瘦果，椭圆形，有纵沟；冠毛白色。

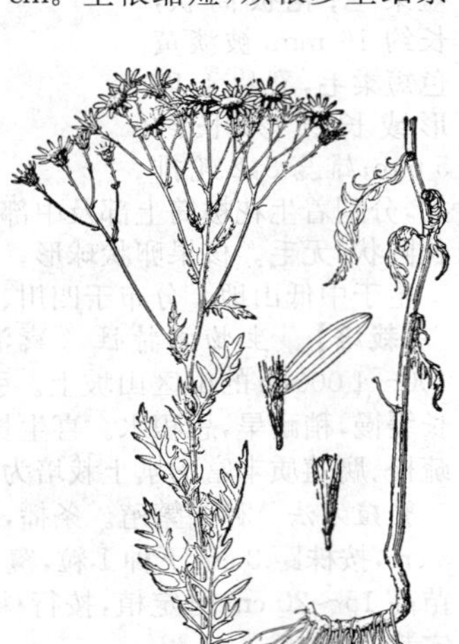

羽叶千里光

生于草地、山坡、林缘、溪岸，喜阴湿地。分布于全国大部分地区。

【采收加工】 6～7 月采收，鲜用或扎成把晒干。

【药材】 斩龙草 *Herba Senecionis Argunensis* 我国大部地区均产。

性状 根茎两侧和下面生多数黄棕色或红棕色细根，质脆易断。茎圆柱形。上部多分枝；表面绿黄色，具明显纵条纹，密被蛛丝状毛；质硬而脆，折断面见髓部大，白色。叶片多皱缩破碎，完整者展平后呈椭圆形，羽状分裂，背面具短毛或蛛丝状毛。头状花序呈伞状排列，总序梗细长，花黄色或黄棕色。瘦果圆柱形，冠毛污白色。气微，味微苦。

【成分】 地上部分含生物碱：千里光宁碱(senecionine)，全缘千里光碱(integerrimine)，千里光菲灵碱(seneciphylline)，奥氏千里光碱(otosenine)，芝麻菜叶千里光碱(erucifoline)，21-羟基全缘千里光碱(21-hydroxyintegerrimine)[1]，千里光宁碱 N-氧化物(senecionine N-oxide)，千里光菲灵碱 N-氧化物(seneciphylline N-oxide)[2] 等生物碱。

【药性】 苦，寒，有毒。

1.《东北常用中草药手册》："微苦，寒。"

2.《北方常用中草药手册》："无毒。"

【功用主治】 清热，解毒，消肿。主治痢疾，咽喉肿痛，目赤，疮肿，湿疹，疥癣，蛇咬伤，蝎蜂螫伤。

1.《东北常用中草药手册》："清热解毒。治蛇、蝎、蜂咬螫伤。"

2.《北方常用中草药手册》："主治疮肿。"

3.《内蒙古中草药》："去腐生肌，清肝明目。主治疮痈肿毒，急性结膜炎，湿疹，皮炎，咽喉肿痛。"

4.《沙漠地区药用植物》："主治皮肤瘙痒、疥癣。"

【用法用量】 内服：煎汤，15～30 g，鲜品 30～60 g，大剂可用至 90 g。外用：鲜品捣敷；或煎汤熏洗。

【选方】 1. 治痈疮红肿，淋巴结核 羽叶千里光配薄荷、小毛茛捣敷。(《高原中草药治疗手册》)

2. 治目赤 鲜斩龙草全草捣成泥状，贴太阳穴。

3. 治顽固性溃疡 斩龙草开花前割取全草，煎熬成膏。贴敷。(2、3 方出自《沙漠地区药用植物》)

4. 治蛇、蝎、蜂咬螫伤 斩龙草茎、根 60～90 g，水煎服；另以鲜斩龙草嫩枝叶 60～120 g，捣敷患处。(《东北常用中草药手册》)

2774 轮叶八宝 lún yè bā bǎo (《陕西草药》)

【异名】 还魂草、打不死(《陕西草药》)，轮叶景天、楼台还阳、酱子草、三角还阳(《全国中草药汇编》)，鸡眼睛(《万县中草药》)。

【基原】 为景天科八宝属植物轮叶八宝的全草。

【原植物】 轮叶八宝 *Hylotelephium verticillatum* (L.) H. Ohba [*Sedum verticillatum* L.]

又名：一代宗(《中国植物志》)。

多年生草本，高 40～100 cm。须根细。茎直立，不分枝。4 叶轮生，下部常为 3 叶轮生或对生；有柄；叶片长圆状披针形至卵状披针形，长 4～8 cm，宽 2.5～3.5 cm，先

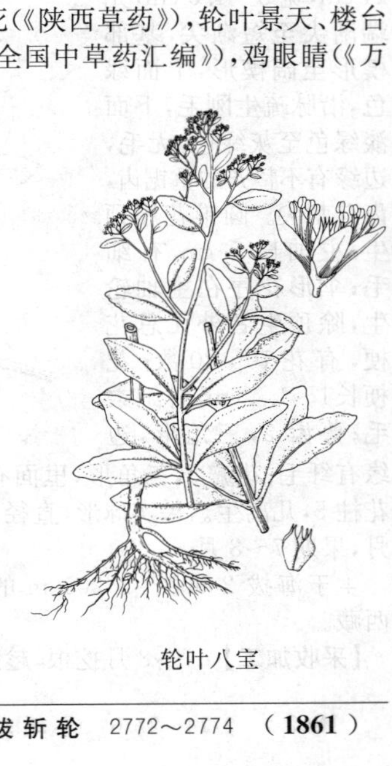

轮叶八宝

2771 欧绵马 ōu mián mǎ（《东北药用植物原色图志》）

【异名】 贯众（《新疆中草药手册》），鳞毛蕨（《中国药用孢子植物》）。

【基原】 为鳞毛蕨科鳞毛蕨属植物欧洲鳞毛蕨的根茎。

【原植物】 欧洲鳞毛蕨 *Dryopteris filix-mas*（L.）Schott［*Polypodium filix-mas* L.］

植株高 60～100 cm。根茎粗壮，直立或斜生，坚硬，连同叶柄基部密被灰褐色、阔披针形鳞片。叶簇生；叶柄长 15～30 cm，上部的鳞片狭披针形；叶片厚纸质，卵状披针形，长 40～70 cm，宽 20～30 cm，短渐尖，羽片两面及叶轴被黑褐色、披针形膜质鳞片，二回羽状全裂或深裂；羽片披针形，先端渐尖，宽 2～4 cm，深裂至叶轴；裂片密集，纯头，全缘或有锯齿；下部的羽片为二回羽状；小羽片稍延长；叶脉分叉。孢子囊群大，背生于中脉两侧排成 1～3 行；囊群盖圆肾形，凹部较深。

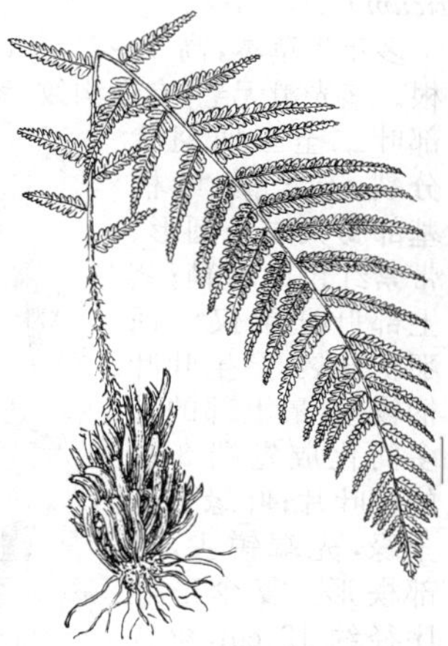
欧洲鳞毛蕨

生于林下阴湿处。分布于新疆北部地区。

同科植物矛状耳蕨 *Polystichum lonchitis*（L.）Roth. 其特征是：为单数羽状复叶，小叶片 40 对以上，基部有耳，边缘有尖刺。其余同欧洲鳞毛蕨。分布于新疆天山、阿尔泰山地区。根茎（名耳蕨）与欧绵马同等入药。

【采收加工】 全年均可采收，晒干。

【成分】 根茎含副绵马素（paraaspidin），白绵马素（albaspidin），绵马酸（filixic acid），黄绵马酸（flavaspidic acid）即黄绵马酸（flavaspidic acid）BB[1]，低绵马素（desaspidin）BB，绵马酚（aspidinol）[2]，十三烷（tridecane），十四烷（tetradecane），十五烷（pentadecane），十六烷（hexadecane），1-十七烯（1-heptadecene），2，6-二正丁烷基对甲苯酚（2，6-di-*n*-butyl-*p*-cresol），肉豆蔻酸（myristic acid），棕榈酸（palmitic acid），亚油酸（linoleic acid），山萮酸（behenic acid），角鲨烯（squalene）[3]。

【药理】 1. 驱虫作用 欧绵马能使绦虫虫体麻痹，脱离肠壁而显驱虫效果，作为对绦虫及十二指肠钩虫驱除药历史悠久。其有效成分绵马酸镁盐比粗提取物油树脂的驱虫效果强 5～7 倍，毒性也增大 2 倍[1]。

2. 抗微生物作用 水煎剂有抗单纯疮疡病毒作用[2]。乙醇提取物有抗疱疹性口炎病毒作用[3]。欧绵马所含间苯三酚衍生物对乳酸杆菌有较强的抗菌活性，尤以绵马酸作用最强，对酵母菌仅绵马酸具有抑制作用[4,5]。

毒性 欧绵马毒性较大，现已少用。它在胃肠道不易吸收，但如肠中有过多脂肪，则可促进吸收而致中毒。它能麻痹随意肌、心肌，对胃肠道有刺激性，严重时导致呕吐、下泻，还能引起视力障碍，甚至失明（视网膜血管痉挛及伤害视神经）。中毒时引起中枢神经系统障碍，出现震颤、惊厥乃至延脑麻痹。绵马酸镁盐 40 mg/kg 灌服，即可引起犬精母细胞变异、腹泻、消瘦，剂量增大至 40～80 mg/kg，给药 10～15 d，可损害视神经，引起失明，也可损害大脑白质。小鼠灌胃的 LD_{50} 为 298 mg/kg，大鼠为 1 076 mg/kg[4]。

【药性】 苦，微寒，有毒。

【功用主治】 《新疆中草药》："清热解毒，杀虫，止血。预防流感、腮腺炎、麻疹，治流感发烧，功能性子宫出血，热毒过盛，食物中毒，肾虚浮肿，驱绦虫。"

【用法用量】 内服：煎汤，3～9 g；或研末，2～4 g。

【宜忌】 本品有毒，宜慎用。孕妇禁服。

【选方】 1. 预防流感，腮腺炎，麻疹 贯众 9 g。水煎服，连服数日。或将贯众 1～2 个放入水缸中。

2. 治流感发烧 贯众、板蓝根各 9 g，甘草 6 g。水煎服。

3. 治功能性子宫出血 贯众炭、丹皮、藕节各 9 g。水煎服。

4. 驱绦虫 贯众 15 g，槟榔 9 g，大黄 6 g。水煎，晚睡前服，连服 3 日。（1～4 方出自《新疆中草药》）

2772 拔毒散 bā dú sǎn（《滇南本草》）

【异名】 王不留行（《滇南本草》），小尼马庄柯、巴掌叶（《中国经济植物志》），小拔毒、尼马庄柯（《云南中草药选》），妈妈多、肯麻头（《曲靖专区中草药手册》），小迷马桩、白背黄花稔（《红河中草药》），小黄药、迷马桩棵、小克麻（《云南中草药》），小路边站（《贵州中草药名录》）。

【基原】 为锦葵科黄花稔属植物拔毒散的枝叶。

【原植物】 拔毒散 *Sida szechuensis* Matsuda

直立亚灌木，高约 1 m。小枝、叶柄、叶片、花梗、花萼、果实均被星状长柔毛。叶二型；叶柄长 5～10 mm；托叶钻形，较短于叶柄；下部的叶宽菱形至扇形，长 2.5～5 cm，宽近似，先端短尖至浑圆，基部楔形，边缘具 2 齿，上部的叶长圆状椭圆形至长圆形，长 2～3 cm，两端钝至浑圆。花单生或簇生于小枝端，花梗长约 1 cm，中部以上具节；萼杯状，长约 7 mm，裂片三角形；花黄色，花瓣倒卵形，长约 8 mm；雄蕊柱长约 5 mm，被长硬毛。果近圆球形，直径约 6 mm，分果爿 8～9，具短芒。种子黑褐色，平滑，种脐被白色柔毛。花期 6～11 月。

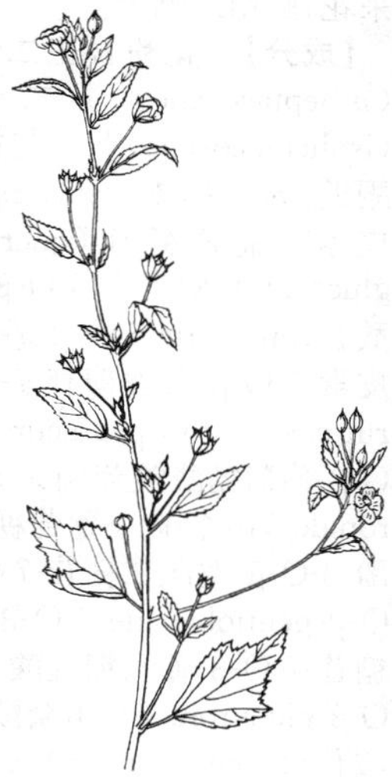
拔毒散

生于荒坡灌木丛、松林边、路旁和沟谷边。分布于西南及广西等地。

【采收加工】 8～10 月采收，鲜用或晒干。

【成分】 植物蜕皮激素（phytoecdyones），水龙骨素（polypodine）B[1]。

【药理】 促凝血和对平滑肌的作用 拔毒散水提取液在 10 g/kg 剂量灌胃小鼠，可缩短小鼠出血时间及加快血液的凝固，还有一定镇痛作用；其醇提取物在 1 mg/ml 浓度下可以增强离体豚鼠回肠的收缩，可被一定浓度的阿托品、扑尔敏或苯海拉明所对抗[1]。

【选方】 1. 治牙齿风䘌 郁李根皮（切）四两，细辛一两，盐一合。上三味切，以水四升，煮取二升半，去渣内盐，含之取差。（《外台》）

2. 治䘌齿虫腐 取郁李根一握，切。以水一大盏，煎至六分。去滓。热含之。（《圣惠方》）

2769 郁金香 yù jīn xiāng （《本草拾遗》）

【异名】 郁香（《御览》），红蓝花、紫述香（《纲目》）。

【基原】 为百合科郁金香属植物郁金香的花。

【原植物】 郁金香 *Tulipa gesneriana* L. 又名：郁草（郑玄），郁金（《南州异物志》）。

多年生草本。鳞茎卵形，直径约 2 cm，外层皮纸质，内面顶端和基部有少数伏毛。叶 3～5 枚，条状披针形至卵状披针形。花单朵顶生，大型而艳丽，无苞片；花被片 6，离生，易脱落，外轮披针形至椭圆形，内轮倒卵形，长 5～7 cm，宽 2～4 cm，红色或杂有白色和黄色，有时为白色或黄色；雄蕊 6，等长，花丝无毛；子房长圆形，3 室，无花柱，柱头增大呈鸡冠状。蒴果室背开裂。种子多数，扁平。花期 4～5 月。

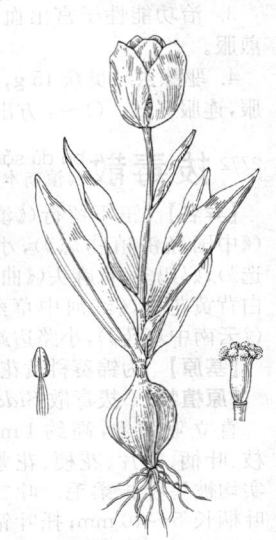

郁金香

我国引种栽培。原产于欧洲。

【采收加工】 4～5 月开花期采花，鲜用或晒干。

【成分】 花粉含正二十七烷（*n*-heptacosane），异二十七烷（isoheptacosane）[1]。花被含黄酮类：异牡荆素（isovitexin），槲皮素-3-葡萄糖苷（quercetin-3-glucoside），槲皮素-3-O-β-D-龙胆二糖苷-7-O-β-葡萄糖醛酸苷（quercetin-3-O-β-gentiobioside-7-O-β-glucuronide），槲皮素-3-O-β-芸香糖苷-7-O-β-葡萄糖醛酸苷（qutin-3-O-β-rutinoside-7-O-β-glucuronide），槲皮素-3-O-β-葡萄糖苷-7-O-β-葡萄糖醛酸苷（quercetin-3-O-β-glucoside-7-O-β-glucuronide），山奈酚-3-葡萄糖苷（kaempferol-3-glucoside），山奈酚-3-O-β-龙胆二糖苷-7-O-β-葡萄糖醛酸苷（kaempferol-3-O-β-gentiobioside-7-O-β-glucuronide），山奈酚-3-O-β-芸香糖苷-7-O-β-葡萄糖醛酸苷（kaempferol-3-O-β-rutinoside-7-O-β-glucuronide），山奈酚-3-O-β-葡萄糖苷-7-O-β-葡萄糖醛酸苷（kaempferol-3-O-β-glucoside-7-O-β-glucuronide）[2]。花含矢车菊双苷（cyanin），水杨酸（salicylic acid），精氨酸[3]。

【药理】 微血管保护作用 郁金香提取物 25 mg/kg 对氯仿和组胺引起的家兔皮肤毛细血管通透性增高有抑制作用，其抑制率为 59%，而阳性药物曲克芦丁的抑制率仅为 45%。研究提示，其提取物对血管的保护作用可能与其结构中含有葡糖醛酸以及葡糖醛酸与糖苷配基 C-7 位置连接有关[1]。

【药性】 苦、辛，平。

1.《本草拾遗》："味苦，平，无毒。"

2.《开宝本草》："味苦，温。"

【功用主治】 化湿辟秽。主治胸脘满闷，腹胀痛，口臭。

1.《本草拾遗》："主一切臭，除心腹间恶气鬼疰，入诸香药用之。"

2.《开宝本草》："主蛊野诸毒，心气鬼疰，鸦鹘等臭。"

【用法用量】 内服：煎汤，3～5 g。外用：泡水漱口。

2770 欧当归 ōu dāng guī （《新疆药用植物志》）

【基原】 为伞形科欧当归属植物欧当归的根。

【原植物】 欧当归 *Levisticum officinale* Koch［*Ligusticum levisticum* L.］

多年生草本，高 1～2.5 m。全株有香气；根肥大，有支根。茎光滑无毛，有纵沟纹，紫红色，中空。基生叶和茎下部叶二至三回羽状分裂，有长柄，叶柄基部膨大成长圆形、带紫红色的叶鞘；茎上部叶通常仅一回羽状分裂；茎生叶叶柄较短，最上部的叶多简化成先端 3 裂的小叶片；叶缘下部全缘，先端锐尖，基部楔形。复伞形花序径约 12 cm，伞辐 12～20；总苞片 7～11，小总苞片 8～12，均为宽披针形至线状披针形，先端反曲，边缘白色，膜质；小伞形花序近圆球形，萼齿不明显；花黄绿色，花瓣基部有短爪。分生果椭圆形，背部稍扁压，长 5～7 cm，侧棱和背棱呈阔翅状，每棱槽内有油管 1，合生面油管 2。花期 6～8 月，果期 8～9 月。

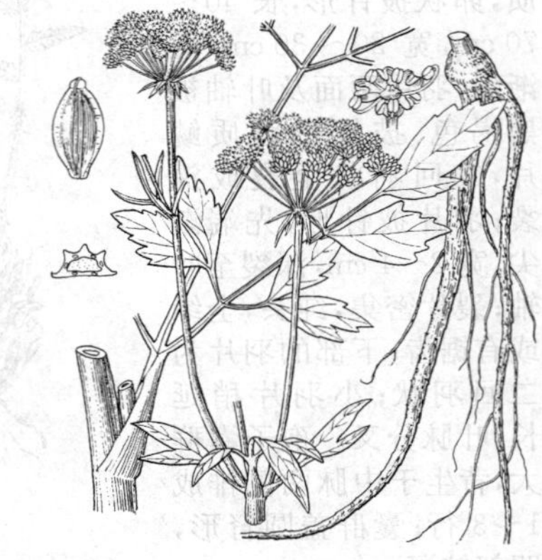

欧当归

我国华北及辽宁、江苏、山东、河南、陕西、新疆等地有栽培。原产于亚洲西部，欧洲及北美各国亦多有栽培。

【采收加工】 春、秋季采挖其根，晒干或烘干。

【成分】 含挥发油成分；主要为藁本内酯（ligustilide）[1～4]，β-水芹烯（β-phellandrene），香茅醛（citronellal）[1]，亚丁基苯酞（butylidene phthalide）[4]，正丁基苯酞（butylphthalide），伞形花内酯（umbelliferone），补骨脂素（psoralen），香柑内酯（bergapten）[5]，镰叶芹二醇（falcarindiol），当归二内酯（angeolide）[6]，洋川芎内酯（senkyunolide）[7]。黄酮类：芸香苷（rutin），山柰酚-3-O-芸香苷（kaempferol-3-O-rutoside），异槲皮素（isoquercetin），紫云英苷（astragalin）[8]。又含阿魏酸（ferulic acid），苯甲酸（benzonic acid），丁二酸（succinic acid），腺嘌呤（adenine）[9]。此外，尚含 5 种新的藁本内酯二聚体（ligustilidedimer）[6]。

【功用主治】 活血调经，利尿。主治经闭，痛经，头晕，头痛，水肿。

《新疆药用植物志》："活血调经，利尿。用根煎剂治水肿病、神经病和妇科病。用根作为治肺及尿道脓性卡他药，并治慢性心脏病。"

【用法用量】 内服：煎汤，6～15 g；或入丸、散。

【选方】 治闭经，月经涩少，痛经 欧当归 30 g。水煎服。（《中药志》）

硅胶G薄层板上，先以氯仿-甲醇-甲酸(2：1：0.4)展开，展距9 cm，挥干溶剂后，二次以氯仿-甲醇(20：1)展开，展距18 cm，挥干溶剂，以碘蒸气显色，供试品色谱在与对照品色谱相应位置上显相同的色斑。

品质标志 《中华人民共和国药典》2005年版规定：本品含苦杏仁苷($C_{20}H_{27}NO_{11}$)不得少于1.5%。

【成分】 1. 郁李 种子含苦杏仁苷(amygdalin)，郁李仁苷(prunuside)A、B[1]；2种蛋白质成分：IR-A和IR-B[2]。新鲜果实含蔷薇苷(multiflonin)A、B，即是郁李仁苷A、B；还含熊果酸(ursolic acid)，香草酸(vanillic acid)，原儿茶酸(protocatechuic acid)，阿福豆苷(afzelin)，山柰苷(kaempferitrin)，野蔷薇苷(multinoside)A[3]。

2. 欧李 种子含苦杏仁苷，郁李仁苷A、B[1]。

3. 长梗郁李 种子含苦杏仁苷，郁李仁苷A、B[1]。

4. 毛叶欧李 种子含苦杏仁苷，郁李仁苷A、B[1]。

【药理】 1. 泻下作用 郁李仁所含郁李仁苷对实验动物有强烈泻下作用[1]。其泻下作用机制类似番泻苷，均属大肠性泻剂[2]。但亦有实验证明，郁李仁水提取物及其脂肪油给小鼠灌胃有极显著的促进小肠运动作用[3]。郁李仁种子的50%水煎剂能明显缩短燥结型便秘模型小鼠排便时间，排便次数明显增加[4]。

2. 抗炎和镇痛作用 从郁李仁中提得的蛋白质成分IR-A和IR-B静脉给药有抗炎和镇痛作用。对角叉菜胶性足跖肿胀，IR-A的抑制作用ED_{50}为14.8 mg/kg；IR-B为0.7 mg/kg[5]。此外，小鼠扭体法表明IR-A和IR-B在5 mg/kg静脉注射时都具有明显镇痛作用[5]。IR-A和IR-B从郁李仁中提取的得率分别为3%和0.4%[5]。

【炮制】 1. 郁李仁 取原药材，除去杂质，用时捣碎。生品行气通便力较强，常用于气滞肠燥的便秘。

2. 炒郁李仁 取净郁李仁置锅中，用文火加热，炒至深黄色并有香气逸出时，取出放凉。炒郁李仁常用于利小便，消水肿。

3. 郁李仁霜 取郁李仁净肉，研成粗粉，用吸油纸包好，置榨床内榨去油，每隔1 d换纸1次，换纸时须将郁李仁研成粉后，再压榨，如此反复压榨几次，至油几净，手捏松散成粉，取出研细。郁李仁霜滑肠作用极弱，可用于行气散结、活血破瘀。

4. 朱砂拌郁李仁 取净郁李仁，喷少许清水使外表稍湿，撒入朱砂粉簸动至均匀为度，取出风干。每郁李仁1 kg，用朱砂18 g。朱砂拌郁李仁多用于焦虑失眠。

5. 蜜郁李仁 取净郁李仁，按一般蜜炙法进行操作。每郁李仁100 kg，用蜜12 kg。蜜郁李仁润肠作用增强，常用于肠燥便秘。

饮片性状 郁李仁参见“药材”项。炒郁李仁形如郁李仁，表面深黄色，有香气。郁李仁霜呈乳白色粉末状。朱砂拌郁李仁形如郁李仁，表面黏附有暗红色的朱砂粉。蜜郁李仁形如郁李仁，表面深黄色，微有光泽，气微香，味微甜而稍苦。

贮干燥容器内，密闭，置阴凉干燥处，防蛀。

【药性】 辛、苦、甘，平。归脾、大肠、小肠经。

1.《本经》：“味酸，平。”

2.《别录》：“无毒。”

3.《药性论》：“味苦，辛。”

4. 张元素：“阴中之阳，脾经气分药也。”(引自《纲目》)

5.《雷公炮制药性解》：“入大肠经。”

6.《本草经疏》：“入足太阴、手阳明、手太阳经。”

【功用主治】 润肠通便，下气利水。主治肠燥便秘，小便不利，水肿腹满，脚气。

1.《本经》：“主大腹水肿，面目、四肢浮肿，利小便水道。”

2.《药性论》：“治肠中结气，关格不通。”

3.《日华子》：“通泄五脏、膀胱急痛，宣腰胯冷脓，消宿食，下气。”

4.《珍珠囊》：“破血，润燥。”

5. 李东垣：“专治大肠气滞，燥涩不通。”(引自《纲目》)

【用法用量】 内服：煎汤，3～10 g；或入丸、散。

【宜忌】 孕妇慎服。

1.《得配本草》：“大便不实者禁用。”

2.《山西中草药》：“孕妇慎用。”

【选方】 1. 治风热气秘 郁李仁(去皮、尖，炒)、陈橘皮(去白，酒一盏煮干)、京三棱(炮制)各一两。上三味，捣罗为散。每服三钱匕，空心煎熟水调下。(《圣济总录》郁李仁散)

2. 治产后肠胃燥热，大便秘涩 郁李仁(研如膏)、朴硝(研)各一两，当归(切、焙)、生干地黄(焙)各二两。上四味，将二味粗捣筛，与别研者二味和匀。每服三钱匕，水一盏，煎至七分，去滓温服，未通更服。(《圣济总录》郁李仁饮)

3. 治水气，四肢浮肿，上气喘急，大小便不通 用郁李仁、杏仁(炮，去皮、尖)、薏苡仁各一两。为末，米糊丸，如桐子大。每服四十丸，不拘时，米饮下。(《卫生易简方》)

4. 治脚气肿满喘促，大小便涩 郁李仁半两(去皮，研)，粳米三合，蜜一合，生姜汁一蚬壳。上先煮粥临欲熟，入三味搅令匀，更煮令熟。空心食之。(《圣惠方》郁李仁粥)

5. 治积年上气，咳嗽不得卧 郁李仁一两。用水一升，研如杏酪，去滓，煮令无辛气，次下酥一枣许，放温顿服之。(《圣济总录》郁李仁煎)

【各家论述】 1.《本草经疏》：“(郁李仁)性专降下，善导大肠燥结，利周身水气，下后多令人津液亏损，燥结愈甚，乃治标救急之药也，津液不足者，慎勿轻用。”

2.《本草新编》：“郁李仁虽非常施之品，实为解急之需，关膈之症最难开关。郁李仁善入肝以调逆气，故能通达上下。”

3.《药义明辨》：“郁李仁，入脾经，散结气。夫脾固为胃行其津液者也，结气既散，则津液流通。此所以收行水化血润燥之功。”

2768 郁李根 yù lǐ gēn (《本经》)

【基原】 为蔷薇科郁李属植物郁李 *Cerasus japonica* (Thunb.) Lois的根。

【原植物】 参见“郁李仁”条。

【采收加工】 9～12月采挖，切段，晒干。

【药性】 苦，酸，凉。

1.《日华子》：“凉，无毒。”

2.《纲目》：“酸，凉。”

【功用主治】 杀虫，破积。主治龋齿疼痛，气滞积聚。

1.《本经》：“主齿断，龋齿，坚齿。”

2.《别录》：“去白虫。”

3.《药性论》：“治齿痛，宣结气，破积聚。”

4.《日华子》：“治小儿热发作汤浴。风蚛牙，浓煎含之。”

【用法用量】 内服：煎汤，3～10 g。外用：煎水含漱；或洗浴。

开裂；核近球形，具厚硬壳，两侧几不压扁，先端圆钝，表面具不整齐的网纹。花期 4～5 月，果期 5～7 月。

生于山坡、沟旁灌木林中或林缘。分布于华北、东北及江苏、浙江、江西、山东、陕西、甘肃等地。

4. 长梗扁桃 *A. pedunculata* Pall. [*Prunus pedunculata* (Pall.) Maxim.] 又名：长柄扁桃（《中国果树分类学》）。

本种与上种形态相似，但较矮小，高仅 1～2 m；叶片先端常不分裂，边缘具不整齐粗锯齿；核宽卵形，先端具小突尖头，表面平滑或稍有皱纹。花期 5 月，果期 7～8 月。

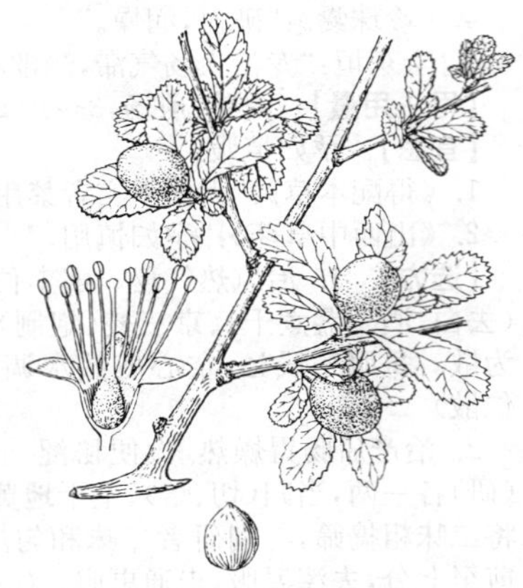

长梗扁桃

生于向阳坡地及草原。分布于内蒙古、宁夏。

郁李的根（郁李根）亦供药用，另设专条。

尚有同科多种植物的种仁在各地作郁李仁使用，主要有：①长梗郁李 *C. japonica* (Thunb.) Lois. var. *nakaii* Yü et Li 主产于辽宁、黑龙江，销往全国各地。②毛叶欧李 *C. dictyoneura* (Diels) Yü 主产于陕西，地方习用。③毛樱桃 *C. tomentosa* (Thunb.) Wall. 主产于河北、辽宁、黑龙江，销往全国各地。④蒙古扁桃 *A. mongolica* (Maxim.) Ricker 主产于内蒙古，地方习用。⑤李 *Prunus salicina* Lindl. 主产于四川，销往全国各地。

【栽培】 生物学特性　性喜光，对气候条件要求不严，在冬季 −15 ℃下能自然越冬；夏季 40 ℃时，若水分充足，也能安全度过高温。耐旱，喜湿润，忌涝。对土壤适应性较强，砂质壤土、黏质壤土、黏土、黄土均可，因吸收根系分布较浅，故以保水保肥力较强的黏质壤土为佳。

繁殖方法　种子繁殖或分株繁殖。种子繁殖：春播在 2 月下旬至 3 月中下旬，秋播在 9 月至 12 月中旬。以秋播为好，播后，可借助冬季低温，使核壳破裂，利于发芽，并减少层积手续。播种时，在整好的苗床上，按 15 cm 开沟，深 4～5 cm，每隔 5 cm 点播 1 粒种子，播后覆盖细土，厚为种子直径的 3～4 倍，保持土壤湿润。苗高 6 cm 时，按行距 15 cm、株距 10 cm 间苗。当年冬前或翌年春皆可移栽。分株繁殖：掘取母株，于春季将根蘖分开，每一母株可分苗 3～5 株，然后按行距 1.2 m、株距 1 m 开穴栽种，栽后填土、压实、浇水，保持土壤湿润。

田间管理　幼苗生长期间，注意中耕除草，并在 5 月中旬、7 月下旬和 9 月下旬，在中耕后施用稀薄粪水 1 次。成年树在生长周期中，中耕除草 2 次，分别在 5 月下旬和 11 月进行，中耕除草宜浅不宜深，以免损伤土壤表层的吸收根系，每年在花芽将萌芽时、采果后、落叶后各追施 1 次人粪尿或磷钾肥。

病虫害防治　病害有缩叶病，以波美 5 度石硫合剂在萌芽展叶前喷施 1 次，秋季落叶后喷 30～50 倍硫酸铜液 1 次，翌年早春再喷波美 5 度石硫合剂 1 次，及时摘除病叶，集中烧毁。虫害有梨小食心虫为害，及时修剪受害虫梢，去除落地虫果。此外，在建立郁李园时，尽可能远离桃、李、梨等果园。

【采收加工】 当果实呈鲜红色后采收。将果实堆放在阴湿处，待果肉腐烂后，取其果核，稍晒干，将果核压碎去壳，即得种仁。

【药材】 郁李仁 *Semen Cerasi* 欧李仁主产于河北、内蒙古东部、辽宁、山东；郁李仁主产于山东、辽宁、河北；榆叶梅仁主产于东北及河北；长梗扁桃仁主产于内蒙古、宁夏。前两种称“小李仁”，后两种称“大李仁”。习惯上认为小李仁品质为好。

性状　小李仁　呈卵形，长 5～8 mm，直径 3～5 mm。表面黄白色或浅棕色，一端尖，另端钝圆。尖端一侧有线形种脐，圆端中央有深色合点，自合点处向上具多条纵向维管束脉纹。种皮薄，子叶 2，乳白色，富油性。气微，味微苦。

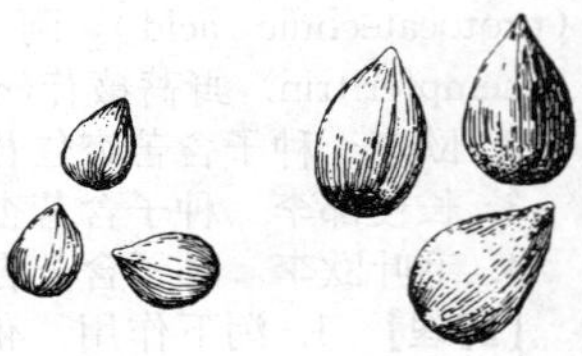

(1)　　(2)

郁李仁（种子）外形

(1) 小李仁　(2) 大李仁

大李仁　长 6～10 mm，直径 5～7 mm。表面黄棕色。

鉴别　(1) 种皮表面观：郁李仁　种子中部种皮表皮细胞圆形、长多角形、椭圆形，具细胞间隙；石细胞单个散在或 2～4 个相连，类圆形、长圆形，侧壁边缘略呈波浪状弯曲，均匀增厚，侧壁孔沟较稀疏，形成大小不整齐的齿状壁，底壁纹孔不明显。近尖端处石细胞排列较紧密，椭圆形、类圆形、多角形、长多角形，孔沟较密，有的可见纹孔。合点处表皮细胞多角形；石细胞较小，单个散在或 2～6 个聚集，多角形、类圆形，孔沟明显，胞腔类多角形、椭圆形。

欧李仁　种子中部种皮表皮细胞类长方形、椭圆形，细胞间隙细小；石细胞单个散在或 2～4 个相连，椭圆形、圆形、长卵圆形，焦距上调可见到石细胞上部形成的环状圈，层纹明显，焦距下调，可见侧壁，孔沟较稀疏，分布不均匀，形成大小不整齐的齿状壁，底壁近无纹孔。近尖端处石细胞排列较紧密，多角形、类多角形、类圆形、类长圆形、类三角形，有的一端狭尖，孔沟较密，有的可见纹孔。合点处表皮细胞较小，多角形；石细胞较小，单个散在或 2～4 个聚集，分布均匀，多角形、类圆形，侧壁厚，孔沟多不明显，纹孔近无，有的胞腔较小，圆形、椭圆形。种子中部及尖端处种皮薄壁细胞中多含草酸钙簇晶。

长梗扁桃仁　种子中部种皮表皮细胞类圆形、长圆形，具细胞间隙；石细胞单个散在或 2～6 个相连，圆形、长圆形，孔沟较细密，形成整齐的齿状壁，底壁纹孔较少。近尖端处石细胞排列较紧密，类长方形、椭圆形、类圆形、类三角形，侧壁均匀增厚，孔沟深而密，呈整齐的齿状缺刻。合点处表皮细胞较大，类长方形、类圆形；石细胞 2～8 个相连，排列较疏松，类圆形，侧壁厚，孔沟明显，胞腔较小，多角形、圆形。种子中部及尖端处种皮薄壁细胞中多含草酸钙簇晶。

(2) 取本品粉末 0.5 g，置具塞试管中，加 5% 硫酸溶液 3 ml，充分混合。试管中悬挂一条三硝基苯酚试纸（勿使滤纸条与溶液接触），塞紧，将试管置 40～50 ℃水浴中，10 min 后试纸条由黄色变为红色（检查氢氰酸）。

(3) 薄层色谱：取样品粉末，加甲醇制成 0.3 g/ml 溶液，于 45 ℃水浴中温浸 30 min 后离心，上清液供点样，以苦杏仁苷、郁李仁苷 A、郁李仁苷 B 为对照品。分别点样于同一

是火降，而其性又入血分，故能降下火气，则血不妄行，丹溪不达此理，乃谓其上行治血则误矣。”

3.《本草汇言》：“郁金，清气、化痰、散瘀血之药也。其性轻扬，能散郁滞，顺逆气，上达高巅，善行下焦，心肺肝胃气血火痰郁遏不行者最验。故治胸胃膈痛，两胁胀满，肚腹攻疼，饮食不思等证，又治经脉逆行，吐血衄血，唾血血腥。此药能降气，气降则火降，而痰与血亦各循其所安之处而归原矣。”

4.《本草新编》：“郁金，又能开郁通滞气，故治郁需之，然而终不可轻用也。因其气味寒凉，有损胃中生气，郁未必开而胃气先弱，殊失养生之道矣。或问郁金解郁，自然不宜多用，但入之补剂之内，不知可常服乎？夫郁金开郁，全恃补剂，无补剂则郁不能开，多补剂则郁且使闭。故郁金可暂用于补之中，而不可久用于补之内。”

5.《药义明辨》：“姜黄本于卫之阳以入血，宣血中结滞之邪而利之也；郁金本于营之阴以入血，畅血中精微之化而行之也。如止以为相近而辨之弗明，不几失其真乎！”

6.《本草思辨录》：“《唐本草》于郁金曰辛苦寒，甚是。于姜黄曰辛苦大寒，其实温而非寒。邹氏不察，亦言其误。并以姜黄主心腹结积，为治在上；郁金主血淋、尿血，为治在下。意在求精求切，而不知其实非也。姜黄辛苦温而色黄，故入脾治腹胀，片子姜兼治臂痛，是为脾家血中之气药。郁金苦寒而外黄内赤，性复轻扬，故入心去恶血，解心包络之热。其治淋血、尿血与妇人经脉逆行，皆相因而致之效，是为心家之血药。此皆历试不爽者，《唐本草》可不必过执矣。”

2767 郁李仁 yù lǐ rén （《本经》）

【异名】 郁子（《医心方》），郁里仁（《珍珠囊》），李仁肉（《药材学》），小李仁（《全国中草药汇编》）。

【基原】 为蔷薇科郁李属植物郁李、欧李及榆叶梅属植物榆叶梅、长梗扁桃等的种仁。

【原植物】 1. 郁李 *Cerasus japonica* (Thunb.) Lois [*Prunus japonica* Thunb.] 又名：常棣（《尔雅》），白棣（《说文》），爵李（《本经》），雀李、车下李（《吴普本草》），山李、爵梅、郁（《广雅》），雀梅（《本草经集注》），奥李（《毛诗草木鸟兽虫鱼疏》），棣梨（《滇南本草》），秧李、穿心梅（《植物名实图考》）。

落叶灌木，高1～1.5 m。树皮灰褐色，有不规则纵条纹；幼枝黄棕色，光滑。叶互生；叶柄长2～3 mm，被短柔毛，托叶2枚，线形，早落；叶片通常为长卵形或卵圆形，长3～7 cm，宽1.5～2.5 cm，先端渐尖，基部圆形，边缘有缺刻状尖锐重锯齿，上面深绿色，无毛，下面淡绿色，脉上无毛或有稀疏柔毛。花先叶开放或花叶同开，1～3朵簇生，花梗长5～10 mm，有棱；萼筒陀螺形，无毛，萼片椭圆形，先端圆钝，边有细齿；花瓣白色或粉红色，倒卵状椭圆形；雄蕊约32；花柱与雄蕊近等长，无毛。核果近球形，深红色，直径约1 cm；核表面光滑。花期5月，果期7～8月。

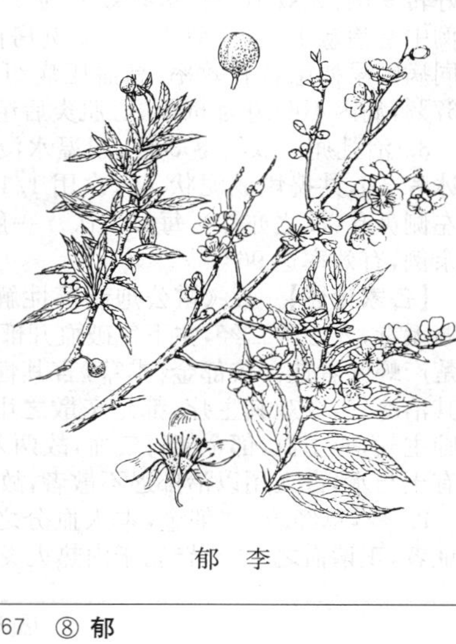

郁　李

生于向阳山坡、路旁或小灌木丛中。分布于东北及河北、浙江、山东等地。

2. 欧李 *C. humilis* (Bge.) Sok. [*Prunus humilis* Bge.]

落叶灌木，高0.4～1.5 m。小枝灰褐色或棕褐色，被短柔毛。叶互生；叶柄长2～4 mm，无毛或被稀疏短柔毛；托叶线形，长5～6 mm，边缘有腺体；叶片倒卵状长椭圆形或倒卵状披针形，长2.5～5 cm，宽1～2 cm，中部以上最宽，先端急尖或短渐尖，基部楔形，边缘有单锯齿或重锯齿，上面深绿色，下面淡绿色，无毛或被稀疏短柔毛。花与叶同时开放，单生或2～3朵簇生；花梗长5～10 mm，被稀疏短柔毛；萼筒长宽近相等，外面被稀疏柔毛，萼片三角卵圆形，先端急尖或圆钝；花瓣白色或粉红色，长圆形或倒卵形；雄蕊30～35；花柱与雄蕊近等长，无毛。核果成熟后近球形，红色或紫红色，直径1.5～1.8 cm；核表面除背部两侧外无棱纹。花期4～5月，果期6～10月。

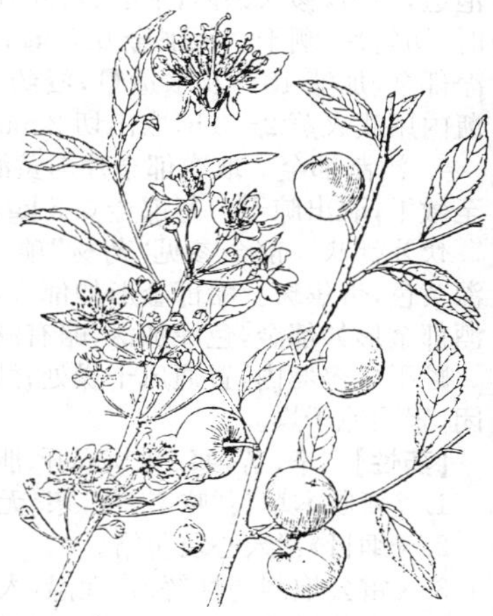

欧　李

生于海拔100～1 800 m的向阳山坡沙地、山地灌木丛中或庭园栽培。分布于东北及河北、内蒙古、山东、河南。

3. 榆叶梅 *Amygdalus triloba* (Lindl.) Ricker [*Prunus triloba* Lindl.] 又名：山樱桃、赤棣（《尔雅义疏》）。

落叶灌木，高2～3 m。幼枝无毛或微被短柔毛。叶互生；叶柄长5～10 mm，被短柔毛；叶片宽椭圆形至倒卵形，长2～6 cm，宽1.5～3 cm，先端短渐尖，常3裂，基部宽楔形，上面被疏柔毛或无毛，下面被短柔毛，边缘具粗锯齿或重锯齿。花1～2朵，腋生，先于叶开放，直径2～3 cm；花梗长4～8 mm；萼筒宽钟形，无毛或幼时微被毛；萼片5，卵形或卵状披针形，近先端疏生小锯齿；花瓣5，粉红色，近圆形或宽倒卵形，长6～10 mm，先端圆钝，有时微凹；雄蕊25～30，短于花瓣；子房密被短柔毛，花柱稍长于雄蕊。果实近球形，直径1～1.8 cm，先端具小尖头，红色，外被短柔毛；果肉薄，成熟时

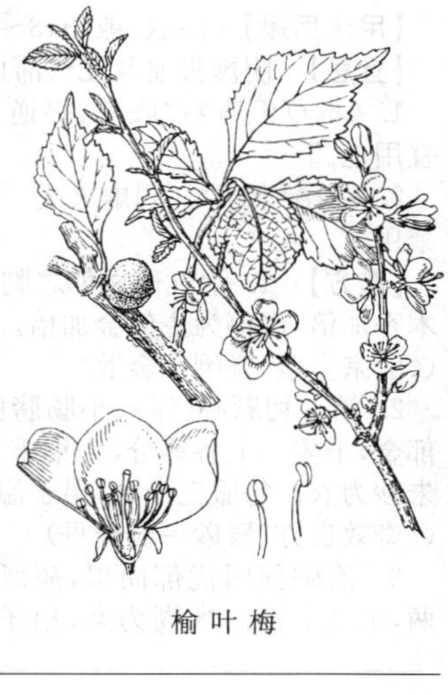

榆叶梅

而加强[8]。

【炮制】 1. 郁金　取原药材，除去杂质，大小分开，洗净，润透，切斜或横薄片，干燥。

2. 炒郁金　取净郁金片，置锅内用文火加热，炒至深黄色。

3. 醋郁金　醋炒：取净郁金片加米醋拌匀，闷透，至米醋被吸尽，置锅内用文火加热炒至带火色时，取出放凉。每郁金片 100 kg，用米醋 10 kg。醋煮：取净郁金，用清水洗净，泡透，捞出，移入锅内，加醋、水同煮至水尽，取出，晾至半干时，切斜片，晒干。每郁金 0.5 kg，用醋 0.12 kg。醋蒸：取净郁金，加醋 10%及水适量，浸约 2 d，常翻拌，吸透后，入甑内用武火蒸 2～3 h，取出切 2 mm 厚顺片，干燥。

4. 酒制郁金　取净郁金片与黄酒拌匀，置锅内用文火炒至微干，取出晾干。每郁金 0.5 kg，用黄酒 0.06 kg。

饮片性状　郁金参见"药材"项。炒郁金形如郁金，表面深黄色，带焦斑。醋郁金形如郁金，表面黄褐色，略有醋气。酒郁金形如郁金，色泽加深，略有酒气。

贮干燥容器内，置通风干燥处；炒郁金、醋郁金、酒郁金密闭，置阴凉干燥。

【药性】 辛、苦，寒。归心、肝、胆经。

1.《新修本草》："味辛、苦，寒，无毒。"

2.《纲目》："入心及包络。"

3.《雷公炮制药性解》："性温，入心、肺二经。"

4.《本草经疏》："入手少阴、足厥阴，兼通足阳明经。"

【功用主治】 活血止痛，行气解郁，清心凉血，利胆。主治胸腹胁肋诸痛，痛经，癥瘕，热病神昏，癫狂，吐血，衄血，血淋，砂淋，黄疸。

1.《药性论》："治女人宿血气心痛，冷气结聚。"

2.《新修本草》："主血积，下气，生肌，止血，破恶血，血淋，尿血，金疮。"

3.《本草衍义补遗》："治郁遏不能散。"

4.《纲目》："治血气心腹痛，产后败血冲心欲死，失心颠狂，蛊毒。"

5.《本草正》："止吐血、衄血，单用治妇人冷气血积，结聚气滞，心腹作痛。"

6.《本草述》："治发热，郁，咳嗽，齿衄，咳嗽血，溲血，头痛眩晕，狂痫，带下，淋，并眼目鼻舌咽喉等证。"

7.《本草备要》："行气，解郁，泄血，破瘀。凉心热，散肝郁。治妇人经脉逆行。"

8.《要药分剂》："凉血。"

【用法用量】 内服：煎汤，3～10 g；或入丸、散。

【宜忌】 阴虚失血及无气滞血瘀者禁服，孕妇慎服。

1.《本草汇言》："胀满、膈逆、疼痛，关乎胃虚血虚者，不宜用也。"

2.《得配本草》："阴虚火炎，气虚胀滞，吐血不关气郁者，禁用。"

【选方】 1. 治气郁血郁之胸痛　木香、郁金。气郁为主木香加倍，血郁为主郁金加倍。为末，每服二钱，老酒调下。(《医宗金鉴》颠倒木金散)

2. 治一切厥心(痛)、小肠膀胱痛不可忍者　附子(炮)，郁金，干姜。上各等分，为细末，醋煮糊和丸，如梧桐子大，朱砂为衣。每服三十丸，男子温酒下，妇人醋汤下，食远服。(《奇效良方》辰砂一粒金丹)

3. 治癫狂因忧郁而得，痰涎阻塞包络心窍者　白矾三两，郁金七两。米糊为丸，梧子大。每服五十丸，水送下。(《续本事方》白金丸)

4. 治呕血　郁金(锉)、甘草(炙)各一两。上二味，捣罗为散。每服二钱匕，井华水调下，不拘时。(《圣济总录》郁金散)

5. 治血淋，心头烦，水道中涩痛，及治小肠积热，尿血出者　生干地黄、郁金、蒲黄等分，为细末。每于食前煎车前子叶汤，调下一钱，酒调下亦得。(《普济方》郁金散)

6. 治石淋疼痛难忍　郁金，海金砂，滑石，甘草。为末。每服一至二钱，灯心、木通汤下。(《婴童类萃》金砂散)

7. 治一切热毒痢，下血不止　川郁金、槐花、甘草(炒)各一分。上为细末。每服三钱，豆豉汤调下，食前服。(《普济方》郁金散)

8. 治杖疮、金疮、颠扑皮破，汤火伤，久年恶疮，止血定疼，且无瘢痕，治冻疮尤妙　川郁金三两，生地黄二两，粉草一两，腊猪板脂一斤。上锉细，入脂内煎焦黑色，滤去滓，入明净黄蜡四两熬化，搅匀，以瓷器贮之，水浸久，去水收。用时先以冷水洗疮，拭干，却敷药在疮上，外以白纸贴之。若汤烫火烧，不须水洗。(《证治准绳》灵异膏)

9. 治急性化脓性皮肤疾患初期，皮肤炎症，化脓肿胀　郁金 40 g，黄柏 20 g。取胡麻油 1 000 ml，炼至无泡沫后加黄蜡 380 g 熔化，滤过，稍冷后加入郁金、黄柏细粉混匀，即得。外用，涂敷患处。〔《辽宁中医》1979，(2)：封三中黄膏〕

10. 治自汗证　广郁金 30 g，五倍子 9 g。以上二味，共研细粉，过筛。取 10～15 g，用蜂蜜调成药饼，贴两乳头上，用纱布固定，每日换药 1 次。〔《中医杂志》1983，(11)：52 五郁散〕

【临床报道】 1. 治疗病毒性肝炎　取郁金粉每次 5 g，每日服 3 次。共用 6～52 d，疗程平均 31 d；用药总量 90～780 g，平均 462 g。共治疗 33 例(急性 22 例，慢性 11 例)，结果自觉症状消失者 21 例，减轻者 11 例，1 例无改变；有明显体征的 26 例中，14 例完全消失，9 例减轻，3 例无改变。据本组病例观察，郁金对止痛、退黄、使肝脾缩小等方面都有较好的效果。但用药时间应当不少于 1 个月，因肝功能的改善多见于第二、第三星期[1]。

2. 治疗早搏　将川郁金研粉，或制成片剂，初服每次 5～10 g，每日 3 次；如无不适反应加量至 10～15 g，每日 3 次。3 个月为 1 个疗程。共治疗过早搏动 56 例，均经心电图和心电示波证实，其中室性早搏 52 例，房性和交界区性早搏各 2 例。结果：室性早搏者中基本治愈 14 例，显效 11 例，好转 9 例，无效 18 例，总有效率为 65%。交界区性早搏 2 例中基治愈 1 例，无效 1 例。2 例房性早搏均无效。对不同病因早搏患者有效率：高血压病组为 77%，冠心病组为 67%，病因不明组为 60%，心肌炎后组为 40%[2]。

3. 治乳痈　取红枣 3 枚，用温水浸泡去核，与郁金 9 g、冰片 3 g，共捣烂成泥状。每次用 1/4 量塞鼻(左侧乳痈塞左侧鼻孔，反之亦然)，每日 1 次。一般 2 次即愈。经治 70 余例，有效率达 96%[3]。

【各家论述】 1.《雷公炮制药性解》："郁金，味辛苦，性温无毒，入心肺二经，主下气破血开郁，疗尿血、淋血、金疮。楚产蝉肚者佳。按郁金《本草》言其性寒，自《药性论》始言其治冷气，今观其主疗，都是辛散之用，性寒而能之乎？夫肺主气，心主血，郁金能行气血，故两入之。丹溪云，属火而有土与水，古人用以治郁遏不散者，故名。"

2.《本草经疏》："郁金，本入血分之气药，其治已上诸血证者，正谓血之上行，皆属于内热火炎，此药能降气，气降即

【采收加工】 在栽种当年12月中、下旬，茎叶逐渐枯萎，选晴天干燥时，将地上叶苗割去，挖出地下部分，摘下块根，蒸或煮约15 min，晒干或烘干，撞去须根即成。

【药材】 郁金 *Radix Curcumae* 温郁金主产于浙江瑞安；姜黄主产于四川温江及乐山地区；广西莪术主产于广西；蓬莪术主产于四川温江及乐山地区。前两者分别习称“温郁金”和“黄丝郁金”，其余按性状不同习称“桂郁金”和“绿丝郁金”。

商品规格 商品按产地分为川郁金、温郁金和桂郁金。川郁金根据性状分有黄丝和绿丝两种规格，平均以每千克600粒以内为一等，600粒以外、直径不少于0.5 cm为二等。温郁金有绿丝规格，每千克280粒以内为一等，280粒以外、直径不少于0.5 cm为二等。桂郁金不分规格和等级。

性状 温郁金 块根呈长圆形或卵圆形，稍扁，有的微弯曲，两端渐尖，长3.5～7 cm，直径1.2～2.5 cm。表面灰褐色或灰棕色，具不规则的纵皱纹，纵纹隆起处色较浅。质坚实，断面灰棕色，角质样；内皮层环明显。气微香，味微苦。

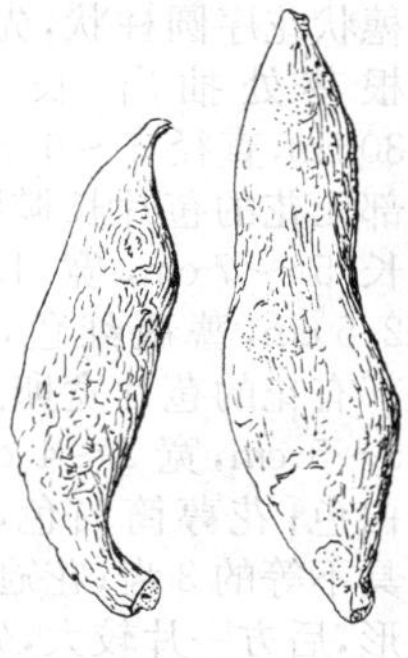

温郁金(块根)外形

黄丝郁金 又名：广郁金。块根呈纺锤形，有的一端细长，长2.5～4.5 cm，直径1～1.5 cm。表面棕灰色或灰黄色，具细皱纹。断面橙黄色，外周棕黄色至棕红色。气芳香，味辛辣。

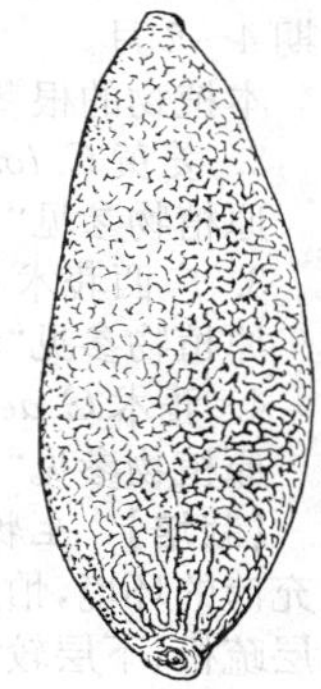

黄丝郁金
(块根)外形

桂郁金 块根呈长锥形或长圆形，长2～6.5 cm，直径1～1.8 cm。表面暗棕色或土黄色，具疏浅纵纹或较粗糙网状皱纹。气微，味微辛苦。

绿丝郁金 块根呈长椭圆形，较粗壮，长1.5～3.5 cm，直径1～1.2 cm。气微，味淡。

鉴别 (1) 块根横切面：温郁金 表皮细胞有时残存，外壁稍厚。根被狭窄，为4～8列细胞，壁薄，略呈波状，排列整齐。皮层宽约为根直径的1/2，油细胞难察见，内皮层明显。中柱韧皮部束与木质束各40～55个，间隔排列，木质部束导管2～4个，并有微木化的纤维，导管多角形，壁薄，直径20～90 μm。薄壁细胞中的淀粉粒均糊化。

黄丝郁金 根被最内层细胞壁增厚。有的木质部导管与纤维连接成环。油细胞众多。薄壁组织中随处散有色素细胞。

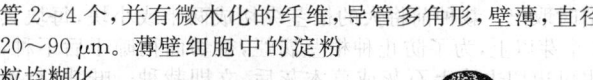

桂郁金 根被细胞偶有增厚，根被内方有1～2列厚壁细胞，成环，层纹明显。导管类圆形，直径可达160 μm。

绿丝郁金 根被细胞无增厚。中柱外侧的皮层外常有色素细胞。韧皮部皱缩，木质部束较多，64～72个，导管扁平。

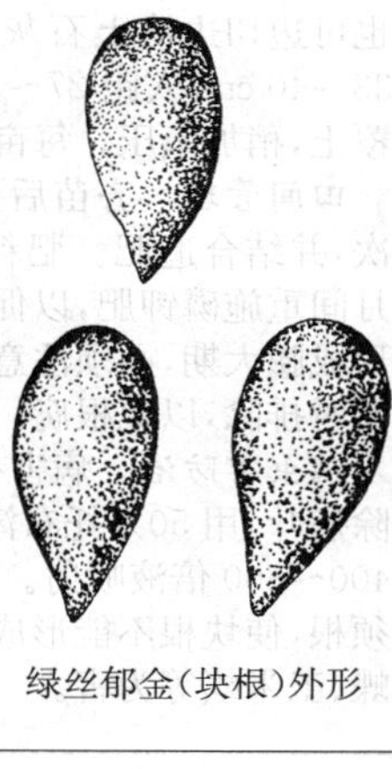

绿丝郁金(块根)外形

(2) 薄层色谱：取本品粉末100 g，用水蒸气蒸馏，取微量挥发油点样于硅胶薄层板上，以莪术醇、姜黄酮为对照品，己烷-乙酸乙酯(85：15)展开，10%磷钼酸乙醇溶液显色，供试品色谱在与对照品色谱的相应位置上，有相同的斑点。

【成分】 1. 温郁金 块根含姜黄素衍生物：姜黄素(curcumin)，去甲氧基姜黄素(demethoxycurcumin)，双去甲氧基姜黄素(bisdemethoxycurcumin)[1]。

2. 姜黄 块根含姜黄素衍生物：姜黄素、去甲氧基姜黄素、双去甲氧基姜黄素[1]；挥发油姜黄酮(turmerone)，芳香-姜黄酮(ar-turmerone)，大牻牛儿酮(germacrone)，松油烯(terpinene)，姜黄烯(curcumene)，芳香-姜黄烯(ar-curcumene)，莪术二酮(curdiene)，莪术醇(curcumol)，桉叶素(cineole)，丁香烯(caryophyllene)，柠檬烯(limonene)，芳樟醇(linalool)，α-蒎烯(α-pinene)，β-蒎烯(β-pinene)，莰烯(camphene)及异龙脑(isoborneol)[2]等。

3. 广西莪术 挥发油：β-蒎烯，桉叶素，龙脑(borneol)，异龙脑，丁香烯，樟脑(camphor)，β-榄香烯(β-elemene)，δ-榄香烯(δ-elemene)，葎草烯(humulene)，α-松油烯，芳樟醇[3]，乌药烯(linderazulene)，异莪术烯醇(isocurcumenol)[4]，桂莪术内酯(gweicurculactone)[5]等。还含β-谷甾醇(β-sitosterol)，胡萝卜苷(daucosterol)及棕榈酸(palmitic acid)[5]。

4. 莪术 块根含姜黄素，去甲氧基姜黄素，双去甲氧基姜黄素[1]。

【药理】 1. 对免疫功能的影响 郁金1号注射液(内含0.5%郁金挥发油)对正常小鼠溶血素产生有明显抑制作用，对溶血空斑形成细胞(PFC)也有明显影响，郁金1号注射液对小鼠脾淋巴细胞体外转化也有明显的抑制作用[1]。

2. 对中枢神经系统的影响 姜黄二酮1：1注射针剂(用1 g郁金生药制备1 ml姜黄二酮)腹腔注射(1 ml/kg)，能明显延长家猫的各期睡眠，包括慢波睡眠Ⅰ期(SWSⅠ)、慢波睡眠Ⅱ期(SWSⅡ)和快动眼睡眠(REM)。提示姜黄二酮具有明显的中枢神经抑制效应[2]。另有实验表明，姜黄二酮能对离体海马脑片CA1区锥体细胞群诱发场电位产生明显的抑制效应[3]。

3. 对肝损伤的保护作用 温郁金1号注射液能降低四氯化碳(CCl_4)中毒大鼠血清丙氨酸氨基转移酶，增加血清总蛋白和白蛋白的含量[4]。温郁金1号注射液腹腔注射20 ml/kg，连续7 d，能明显升高正常小鼠和CCl_4中毒小鼠肝微粒体细胞色素P450的含量，明显增加肝脏还原型谷胱甘肽含量，对半胱氨酸、硫酸亚铁激发小鼠肝匀浆脂质过氧化有非常明显的抑制作用，抑制率为48.5%[5]。

4. 改善血液流变性作用 郁金能降低红细胞的聚集性，提高红细胞的变形能力及抗氧化、免疫黏附能力，减少自由基对红细胞膜的损伤，延长其寿命，维护正常的血液黏度，从而改善血液流变性[6]。

5. 抗自由基损伤 辐射可导致过氧化脂质(LPO)含量增高，CuZn-SOD、Mn-SOD活力降低，而温郁金提取液可使增高的LPO明显降低，CuZn-SOD活力明显升高，GSH-PX活力应激性亦明显升高[7]。

6. 抗孕作用 温郁金水煎剂和煎剂乙醇沉淀物水溶液，无论腹腔或皮下注射，对小鼠早、中、晚期妊娠和家兔早期妊娠均有显著的终止作用，口服无效，黄体酮对温郁金所致的小鼠早期流产有明显的拮抗作用。温郁金对未孕或早孕小鼠及家兔离体子宫有明显兴奋作用，其作用随剂量增加

【药性】《沙漠地区药用植物》:"味甘,性寒。"
【功用主治】 清热,利湿,解毒。主治小儿高热咳喘,湿热黄疸,丹毒,疮疖。
1. 汪连仕《草药方》:"去湿之功同茵陈。"(引自《纲目拾遗》)
2.《纲目拾遗》:"散一切疖肿,消痔漏,明目。"
3.《吉林中草药》:"清热定喘,解毒消肿。治高热,小儿丹毒。"
【用法用量】 内服:煎汤,3~10 g。外用:捣敷。

2765 雨蛙 yǔ wā
(《动植物民间药》)

【异名】 青蛙(《彝医动物药》)。
【基原】 为雨蛙科雨蛙属动物无斑雨蛙或东北雨蛙的全体。
【原动物】 1. 无斑雨蛙 *Hyla arborea immaculata* Boettger
体长 30~40 mm,头宽大于头长,吻圆而高,眼间距大于鼻间距;鼓膜圆,舌圆厚;指扁,基部有极不显的蹼迹,掌部小,疣粒颇多。后肢短,胫跗关节前达肩部。足比胫长,指端与趾端同,趾间无蹼。背部皮肤光滑,胸腹部及股的腹面密布扁平疣。背部绿色,体侧及腹面为白色,体侧及前后肢上都有黑色斑点,颞褶明显隆起,在眼、鼓膜和体侧处无棕色线纹。雄性第一指上的婚垫乳白色。

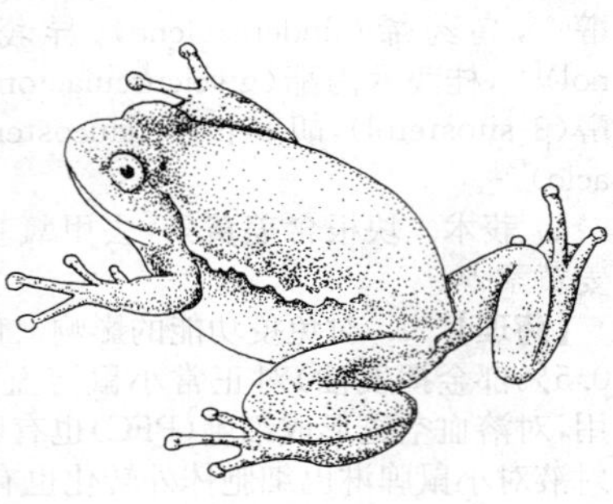
无斑雨蛙

多栖于近水草丛、灌木林间或潮湿地上,经常停于草叶或树叶上,以昆虫为食。分布于河北、内蒙古、江苏、浙江、安徽、福建、江西、河南、湖北、陕西等地。
2. 东北雨蛙 *H. japonica* Güenther
与上种的区别是:背部有斑纹,四肢有横斑。
分布于内蒙古、吉林、黑龙江。
【采收加工】 7~10 月捕捉,鲜用或焙干。
【成分】 无斑雨蛙含 9 种同功酶(isoenzyme)[1]。
【药性】《彝医动物药》:"性平,味甘咸,入心、肾二经。"
【功用主治】 解毒杀虫。主治湿癣。
1.《中国动物药》:"解毒杀虫。治湿癣。"
2.《彝医动物药》:"治心脏衰弱,解烟毒,祛风湿,止痛。"
【用法用量】 外用:贴敷。
【选方】 1. 治湿癣 取腹部带赤色之生蛙,将其腹部紧贴患处,连蛙包扎之,每日 3 次。(《动植物民间药》)
2. 治大烟中毒 将活青蛙缚于心口部位,待青蛙死后,即可解毒,或将青蛙舂烂捣绒,贴于心口位置。(《彝医动物药》)

2766 郁金 yù jīn
(《药性论》)

【异名】 马蒁(《新修本草》),五帝足、黄郁、乌头(《石药尔雅》)。
【基原】 为姜科姜黄属植物温郁金、姜黄、广西莪术、莪术或川郁金的块根。
【原植物】 1. 温郁金 *Curcuma wenyujin* Y. H. Chen et C. Ling 又名:温州蓬莪茂(《本草图经》)。
多年生草本,高 80~160 cm。主根茎陀罗状,侧根茎指状,内面柠檬色。须根细长,末端常膨大成纺锤形块根,内面白色。叶片 4~7,2 列,叶柄短,长不及叶片的一半;叶片宽椭圆形,长 35~75 cm,宽 14~22 cm,先端渐尖或短尾状渐尖,基部楔形,下延至叶柄,下面无毛。穗状花序圆柱状,先叶于根茎处抽出,长 20~30 cm,直径 4~6 cm,上部无花的苞片长椭圆形,长 5~7 cm,宽 1.5~2.5 cm,蔷薇红色,中下部有花的苞片宽卵形,长 3~5 cm,宽 2~4 cm,绿白色;花萼筒白色,先端具不等的 3 齿;花冠管漏斗状,白色,裂片 3,膜质,长椭圆形,后方一片较大,先端略呈兜状,近先端处有粗糙毛;侧生退化雄蕊花瓣状,黄色;唇瓣倒卵形,外折,黄色,先端微凹;能育雄蕊 1,花药基部有距;子房被长柔毛,花柱细长。花期 4~6 月。

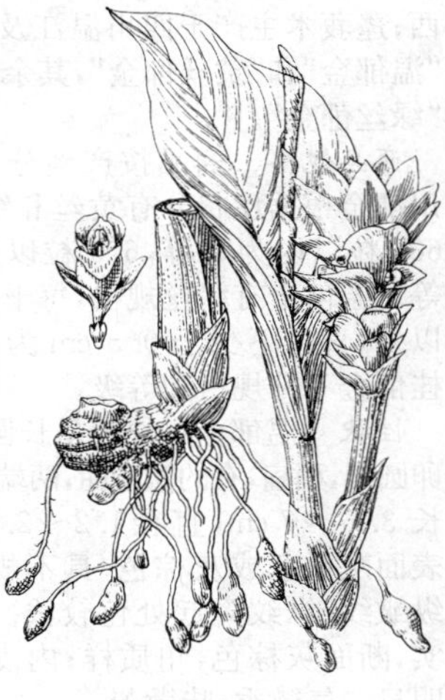
温郁金

本植物的根茎(莪术)亦供药用,另设专条。
2. 姜黄 *C. longa* L.
原植物参见"姜黄"条。
3. 广西莪术 *C. kwangsiensis* S. G. Lee et C. F. Liang
原植物参见"莪术"条。
4. 莪术 *C. aeruginosa* Roxb.
原植物参见"莪术"条。
【栽培】 生物学特性 喜温暖湿润气候、阳光充足、雨量充沛的环境,怕严寒霜冻,怕干旱积水。宜在土层深厚、上层疏松、下层较紧密的砂质壤土栽培。忌连作,栽培多与高秆作物套种。
繁殖方法 根茎繁殖。收获时,选无病虫害、无损伤的根茎作种。种根茎置室内干燥通风处堆放贮藏过冬,春季栽培时取出。栽种前将大的根茎纵切成两半或小块,每块具 2 个芽以上,为了防止种根茎腐烂,待切面稍晾干后下种,也可边切边沾上石灰或草木灰后,立即栽种。畦栽,行距 33~40 cm,穴距 27~33 cm,每穴栽根茎 3~5 块,芽朝上,覆土,稍加镇压。每亩用种量 150~200 kg。
田间管理 齐苗后要及时进行中耕除草,常年进行 3~4 次,并结合追肥。肥料以人粪尿或硫酸铵等氨肥为主。9 月间重施磷钾肥,以促进块根生长。干旱时,特别是在块根形成膨大期,必须注意灌溉,当水分过多、四周积水时,必须及时排除,以免根腐。
病虫害防治 病害有黑斑病,为害叶片,发病初期及时摘除病叶,用 50%托布津 500 倍液或 65%代森锌可湿性粉剂 400~800 倍液喷射。虫害有地老虎和蛴螬,在幼苗期咬食须根,使块根不能形成,可人工捕捉或毒饵诱杀。还有姜弄蝶、玉米螟等为害。

【选方】 1. 治腹泻 枣树皮一束，炒焦为末。车前子9 g，煎汤送下，早晚各服1.5 g，饭前服。

2. 治刀伤 枣树皮9 g，当归3 g。各炒为极细末，瓶装备用。如遇刀伤，流血不止，以此药粉干撒患处，结痂牢固，不易感染。〔1、2方出自《中药通报》1956，2(3)：122〕

3. 治目昏不明 枣树皮、老桑树皮等分。烧研。每用一合，井水煎，澄，取清洗目，一日三洗。昏者复明。忌荤、酒、房事。（《纲目》）

【临床报道】 1. 治疗腹泻 枣树皮，炒成炭灰状，压成细粉。成人每次6 g，每日3次，连服3 d为1个疗程，可连服1～2个疗程。共治2 843例，痊愈者1 657例，治愈率达58%。无毒副作用。对各种腹泻均有疗效，对饮食失调所致者效果尤好[1]。

2. 治疗慢性气管炎 用枣树皮制成提纯枣树片（每片150 mg，相当于生药3 g），每次1片，每日服2次；或用枣树皮研粉制成生药片，每次1 g，每日服3次。观察686例，近期总有效率为84.6%，其中提纯枣树片组253例，总有效率达92.4%。服药后一般痰量减少，由浓变稀，咳嗽减轻，多数患者睡眠好，食欲增加。服生药片患者，多数有口干，少数有胃脘胀闷，鼻衄，便秘等不良反应[2]。另外，曾用枣树皮提取物与猪胆汁配伍制成复方枣树片，于发病高峰的秋冬季治疗老年性慢性气管炎127例，结果有效率为73.2%[3]。

3. 治疗烧伤 取枣树皮（不含木质之粗皮），碎为粗粉，加95%乙醇5 000 ml浸渍1 d，再加蒸馏水至10 000 ml浸渍3～5 d。过滤制成枣树皮酊。用时每100 ml加利多卡因注射液0.2 g，以喷雾器喷于创面，每日数次，结痂后酌减。治疗Ⅱ度烧伤257例，当日即可形成痂膜，平均3 d硬痂形成；Ⅲ度烧伤21例，平均7 d焦痂脱落；另15例Ⅱ度烧伤感染者，4 d硬痂形成，感染控制。共治293例，未发现毒副作用[4]。

2762 枣树根 zǎo shù gēn（《纲目》）

【异名】 枣根（《本草经集注》），枣子根（《四川中药志》）。

【基原】 为鼠李科枣属植物枣 *Ziziphus jujuba* Mill. 的根。

【原植物】 参见"大枣"条。

【采收加工】 10～12月采挖，鲜用或切片晒干。

【药性】 甘，温。

1.《四川中药志》1960年版："性平，味甘。无毒。"

2.《重庆草药》："味甜，性温。"

【功用主治】 调经止血，祛风健脾。主治月经不调，不孕，崩漏，胃痛，痹痛，脾虚泄泻，风疹，丹毒。

1.《分类草药性》："治吐血，崩症。调经种子。"

2.《四川中药志》1960年版："治湿气及小儿风丹。"

3.《重庆草药》："行气活血，调经助孕，为妇科用药。治月经不调，多用于月经提前或不孕，红崩白带，兼配合用于吐血。"

【用法用量】 内服：煎汤，10～30 g。外用：适量，煎水洗。

【选方】 1. 治胃痛 鲜枣树根60 g，猪舌头1个。炖熟吃。

2. 治关节酸痛 枣树根30 g，五加皮15 g。水煎服。（1、2方出自江西《草药手册》）

3. 治乳痈 枣树根60 g。炖猪肺食。（《湖南药物志》）

4. 治荨麻疹（风丹） 枣子根同樟树皮煎水洗浴，日2次。（《四川中药志》1960年版）

2763 枣槟榔 zǎo bīng láng（《饮片新参》）

【异名】 枣儿槟榔（《随息居饮食谱》），槟榔干（《中药志》），枣儿槟、壳槟榔（《药材学》）。

【基原】 为棕榈科槟榔属植物槟榔 *Areca catechu* L. 的未成熟果实。

【原植物】 参见"槟榔"条。

【药性】《饮片新参》："甘，微苦、涩。"

【功用主治】 1.《饮片新参》："消食，醒酒，宽胸腹，止呕恶。"

2.《药材学》："消痰止咳。治胸膈闷滞，呕吐。作通经药、收敛药。"

【用法用量】 内服：煎汤，4.5～9 g；或研末作散剂。

【宜忌】 中虚气弱者忌服。

2764 雨韭 yǔ jiǔ（汪连仕《草药方》）

【异名】 浮蔷（《救荒本草》），青茨菇花（汪连仕《草药方》），水白菜（《全国中草药汇编》）。

【基原】 为雨久花科雨久花属植物雨久花的全草。

【原植物】 雨久花 *Monochoria korsakowii* Regel et Maack. 又名：蓝鸟花（《植物名汇》）。

水生草本，高50～90 cm。全株无毛。根茎粗壮，纤维根发达。基生叶纸质；叶柄长约30 cm；叶片卵形至卵状心形，长3～13 cm，宽3～12 cm，先端急尖或渐尖，基部心形，全缘；茎生叶柄较短，基部扩大成鞘，抱茎。总状花序顶生，有花10多朵；花梗长5～10 mm；花直径约2 cm；花被裂片6，蓝色，椭圆形，长约1 cm，先端圆钝。蒴果卵形。花、果期7～10月。

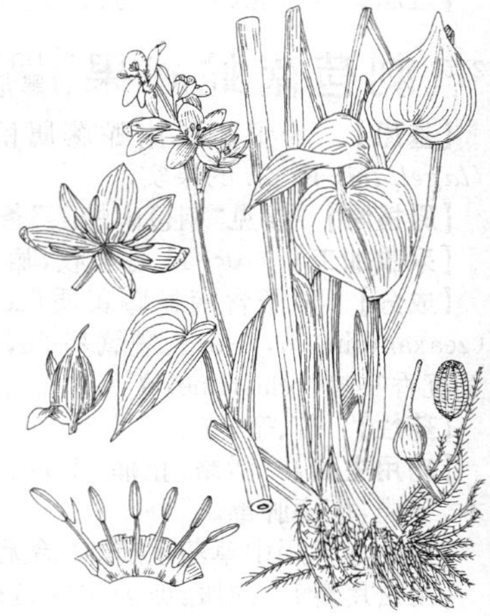

雨久花

生于池塘、湖边或稻田。分布于华北、东北、华东及河南等地。

【采收加工】 7～10月采收，鲜用或切段晒干。

【药材】 雨韭 *Herba Monochoriae Korsakowii* 主产于东北、华北。

性状 参见"原植物"项。

鉴别 茎横切面：表皮细胞1列，外被角质层。表皮下可见2～4列色素细胞层（细胞内含叶绿体）。通气薄壁组织宽厚，细胞圈链状排列，气腔内可见内生腺毛及其亮棕色分泌物，有的薄壁细胞内含草酸钙针晶束。维管束散在，韧皮部外侧有厚角组织，木质部内侧各有一气道。中心为一大型髓腔呈片状，由一层多角形薄壁细胞组成，散在有草酸钙针晶束。

基-15-氧代-贝壳杉-16-烯-19-羧酸(*ent*-11α-hydroxy-15-oxo-kaur-16-en-19-carboxylic acid),对映-11α-羟基-15-氧代-16S-贝壳杉烷-19-羧酸(*ent*-11α-hydroxy-15-oxo-16S-kaurane-19-carboxylic acid),对映-11α-羟基-15-氧代-16R-贝壳杉烷-19-羧酸(*ent*-11α-hydroxy-15-oxo-16R-kaurane-19-carboxylic acid),对映-7α,9-二羟基-15-氧代-16S-贝壳杉烷-19-,6β-内酯(*ent*-7α,9-dihydroxy-15-oxo-16S-laurane-19,6β-olide),对映-7α,9-二羟基-15-氧代-贝壳杉-16-烯-19,6β-内酯(*ent*-7α,9-dihydroxy-15-oxo-kaur-16-en-19-,6β-olide)[2],还含刺齿凤尾蕨苷(pteris dispar)A、B、C[3]。

【药性】《中国药用孢子植物》:"苦、涩,凉。"

【功用主治】《中国药用孢子植物》:"清热解毒,止血祛瘀。治肠炎,痢疾,流行性腮腺炎,疮毒,跌打损伤等。"

【用法用量】 内服:煎汤,15～30 g。外用:捣敷。

【选方】 治流行性腮腺炎 刺齿凤尾蕨 15 g,大青叶 15 g。煎服。(《中国药用孢子植物》)

2757 刺苞南蛇藤叶 cì bāo nán shé téng yè(《东北药用植物》)

【基原】 为卫矛科南蛇藤属植物刺南蛇藤 *Celastrus flagellaris* Rupr. 的叶。

【原植物】 参见"刺苞南蛇藤"条。

【采收加工】 4～7 月采收,鲜用或晒干。

【药性】 苦,平。

【功用主治】《东北药用植物》:"解毒,散瘀。主治跌打损伤,多发性疖肿,毒蛇咬伤。"

【用法用量】 内服:适量,捣汁冲酒服。外用:捣敷。

【宜忌】《东北药用植物》:"孕妇忌用。"

2758 刺苞南蛇藤果 cì bāo nán shé téng guǒ(《黑龙江常用中草药手册》)

【基原】 为卫矛科南蛇藤属植物刺南蛇藤 *Celastrus flagellaris* Rupr. 的果实。

【原植物】 参见"刺苞南蛇藤"条。

【采收加工】 10～11 月采收,晒干。

【成分】 种子含南蛇藤黄质(celaxanthin),玉蜀黍黄质(zeaxanthin)[1],1-α-乙酰氧基-2α,9β-二桂皮酰氧基-β-二氢沉香呋喃(celastrine)B[2]。

【药性】 苦、辛,平。

【功用主治】 活络,止痛,解毒。主治筋骨疼痛,腰腿麻木,牙痛,疮疡肿毒。

《黑龙江常用中草药手册》:"治无名肿毒,蛇咬伤。"

【用法用量】 内服:煎汤,6～25 g。

2759 枣叶 zǎo yè(《本经》)

【基原】 为鼠李科枣属植物枣 *Ziziphus jujuba* Mill. 的叶。

【原植物】 参见"大枣"条。

【药性】 甘,温。

1.《日华子》:"温,无毒。"

2.《纲目》:"甘,温,微毒。"

【采收加工】 4～7 月采收,鲜用或晒干。

【功用主治】 清热解毒。主治小儿发热,疮疖,热痱,烫火伤。

1.《本经》:"覆麻黄,能令出汗。"

2.《别录》:"枣叶散服使人瘦,久即呕吐,揩热痱疮良。"

3.《日华子》:"治小儿壮热,煎汤浴。和葛粉裛痱子佳及治热瘤。"

4.《药性考》:"止反胃。"

5.《本草求原》:"洗疳、痔、疔、烂脚、结毒。"

【用法用量】 内服:煎汤,3～10 g。外用:煎水洗。

【选方】 1. 治小儿天行五日以后,热不歇者 枣叶一握,麻黄一两(去根、节),葱白(切)一合,豉一合。上四味切,以童子小便二升煮煎,取九合,去滓。分服之。(《外台秘要》)

2. 治火灼疮 枣叶、菊花。上煎汤,用猪胆水汤和浴。(《普济方》)

3. 治伏热遍身痱痒 枣叶一升,好滑石二两。用水数碗,共合一处,熬三炷香。趁热浴洗,二三次即愈。(《鲁府禁方》)

4. 治反胃,呕吐食,数日不定 干枣叶一两,藿香半两,丁香二(一)分。上件药,捣细罗为散。每服二钱,以水一小盏,入生姜半分,煎至六分,即去生姜。不计时候,和滓热服。(《圣惠方》)

2760 枣核 zǎo hé(《别录》)

【基原】 为鼠李科枣属植物枣 *Ziziphus jujuba* Mill. 的果核。

【原植物】 参见"大枣"条。

【采收加工】 加工枣肉食品时,收集枣核。

【药性】 苦,平。

1.《别录》:"味苦。"

2.《纲目》:"苦,平,无毒。"

【功用主治】 解毒,敛疮。主治臁疮,牙疳。

1.《别录》:"主腹痛邪气。"

2.《纲目》:"核,烧,研,掺胫疮良。"

【用法用量】 外用:适量,烧后研末敷。

【选方】 1. 治内外臁疮 用北枣核烧灰,干敷之。(《普济方》)

2. 治走马牙疳 陈年南枣核烧灰研末撒之。(《不药良方》)

3. 治红线锁目(眼疾) 南枣核二十一粒。将核截两断,去仁净,以铜绿塞孔中,仍将枣核合上,以纸贴封,一起放炉中烧红以碗盖,存性。每日只用七个,研极细末,调生男乳,水抹三日立效。(《纲目拾遗》)

2761 枣树皮 zǎo shù pí(《纲目》)

【基原】 为鼠李科枣属植物枣 *Ziziphus jujuba* Mill. 的树皮。

【原植物】 参见"大枣"条。

【采收加工】 全年皆可采收,春季最佳,用月牙形镰刀,从枣树主干上将老皮刮下,晒干。

【药性】《青岛中草药手册》:"性温,味涩。"

【功用主治】 止泻,祛痰,镇咳,止血。主治泄泻,痢疾,咳嗽,崩漏,外伤出血,烧烫伤。

1.《青岛中草药手册》:"止泻,止血。治腹泻,痢疾,崩漏,外伤出血等。"

2.《全国中草药汇编》:"消炎。治气管炎,肠炎。"

【用法用量】 内服:煎汤,6～9 g;研末,1.5～3 g。外用:煎水洗;或研末撒。

疼痛。”

2.《纲目拾遗》:“下虫。”“追风定痛,有透骨之妙。治风毒流注风痹,跌打劳怯,合保生丸,治虚劳如神,下胎催生。”

3.《民间常用草药汇编》:“治痔疮,清热解毒。”

4.《四川中药志》1960年版:“散血清热,除风湿,治肠风下血,跌打损伤及风湿痛。”

5.《重庆草药》:“治小儿脱肛,瘰疬,痒子。”

【用法用量】 内服:煎汤,9~15 g;或泡酒。外用:捣敷;或煎水洗。

【宜忌】 脾胃虚寒及孕妇慎服。

1.《民间常用草药汇编》:“孕妇忌服。”

2.《重庆草药》:“血虚气弱者慎用。”

【选方】 1. 治肠风下血 刺楸根125 g,漏芦根30 g。炖猪大肠头服。(《四川中药志》1960年版)

2. 治筋骨痛 鲜刺楸根60 g,杜衡3 g,鸡血藤30 g。水煎服。(江西《草药手册》)

3. 治跌打损伤 刺楸根125 g,活土鳖30 g。酒煎内服、外搽,每日服1~2次,每次服1杯。

4. 治痒子 刺楸根、骚羊牯、天葵子各60 g。炖五花肉服。

5. 治小儿脱肛 刺楸根、五倍子各15~30 g。熬水,待温熏洗。(3~5方出自《重庆草药》)

2754 刺山茶根皮 cì shān chá gēn pí (《万县中草药》)

【基原】 为卫矛科美登木属植物刺茶 *Maytenus variabilis*(Loes.) C. Y. Cheng 的根皮。

【原植物】 参见“刺山茶果”条。

【采收加工】 四季均可采,挖取根部,剥取外皮,晒干。

【功用主治】 祛风,除湿,散瘀。主治风湿骨痛,跌打损伤。

【用法用量】 内服:煎汤,9~12 g;或浸酒。

【选方】 治跌打损伤 刺山茶根皮、倒莲花根各9 g。泡酒服。(《万县中草药》)

2755 刺苞南蛇藤 cì bāo nán shé téng (《黑龙江常用中草手册》)

【异名】 爬山虎(《东北常用中草药手册》)。

【基原】 为卫矛科南蛇藤属植物刺南蛇藤的根、茎。

【原植物】 刺南蛇藤 *Celastrus flagellaris* Rupr.

藤状灌木,长达8 m。茎枝常有随生根。最外1对芽鳞宿存,呈尖硬钩状刺,常钩附于树上。单叶互生,近膜质,宽卵形或近圆形,长3~5.5 cm,宽2~5 cm,先端短渐尖,基部近圆形或阔楔形,叶缘具硬毛状细齿。聚伞花序腋生1~3花或多花成簇;花单性,淡黄色,5数,萼钟形,5裂;花瓣匙状长圆形;雄花的花丝着生于花盘的边缘,子房退化;雌花的花丝极短,子房3室,花柱柱状,柱头3裂,裂端再深2裂,反折。蒴果球形,黄绿色,3瓣裂。种子3~6颗,暗红色,被橙红色假种皮。花期6月,果期10月。

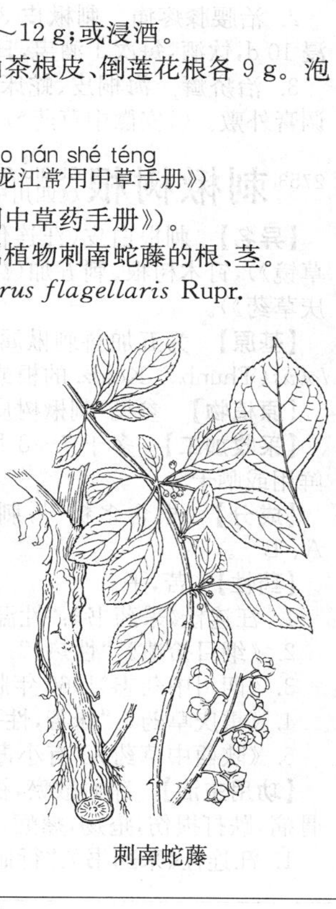

刺南蛇藤

生于旷野、林下、河边及石坡上。分布于东北及河北、浙江、山东。

本植物的叶(刺苞南蛇藤叶)、果实(刺苞南蛇藤果)亦供药用,另设专条。

【采收加工】 春秋季采收,晒干。

【药性】《东北常用中草药手册》:“甘,平。”

【功用主治】《黑龙江常用中草药手册》:“祛风湿,强筋骨,消肿止痛,活血。主治风湿痛,关节炎,跌打损伤肿痛,无名肿毒,蛇咬伤。”

【用法用量】 内服:煎汤,15~30 g。外用:研末调涂。

【宜忌】 孕妇禁服。

【选方】 1. 治风湿关节炎 刺苞南蛇藤根50 g,猪蹄1个,合酒、水各半炖食;或刺苞南蛇藤50 g,穿山龙25 g,白酒500 g,浸泡7 d。每服10 ml,每日3次。

2. 治跌打损伤 刺苞南蛇藤200 g,研末。每服10 g,白开水送服,每日2次;如伤处未破,并用烧酒调刺苞南蛇藤末,外敷伤处。(1、2方出自《东北药用植物》)

2756 刺齿凤尾蕨 cǐ chǐ fèng wěi jué (《中国药用孢子植物》)

【异名】 半边双、半边旗(《广西药用植物名录》)。

【基原】 为凤尾蕨科凤尾蕨属植物刺齿凤尾蕨的全草。

【原植物】 刺齿凤尾蕨 *Pteris dispar* Kunze 又名:半凤尾蕨(《广西药用植物名录》)。

陆生多年生蕨类植物,植株高30~80 cm。根茎短而横生,密生棕色披针形鳞片。叶草质,密生,二型;营养叶柄栗色至栗褐色,长8~12 cm,3~4棱,光滑,仅在基部有棕色线形鳞片,叶轴及羽轴两侧隆起的狭边上有短刺;叶片长圆形至长圆状披针形,长15~40 cm,宽6~15 cm,先端尾状,二回单数深羽裂或二回半边深羽裂;侧生羽片4~6对,柄极短,羽片三角状披针形或三角形,基部偏斜,先端尾状,羽裂几达羽轴,第一对最大,长5~8 cm,宽2~3 cm;裂片4~9枚,长圆形或狭长圆形,仅顶部有刺尖锯齿;侧脉分叉,小脉伸于锯齿内。孢子叶与营养叶相似而较长,叶片狭卵形;侧生羽片5~7对,裂片先端渐尖。孢子囊群线形,生于羽片边缘的小脉上,仅顶部不育;囊群盖线形,膜质,灰绿色,全缘。

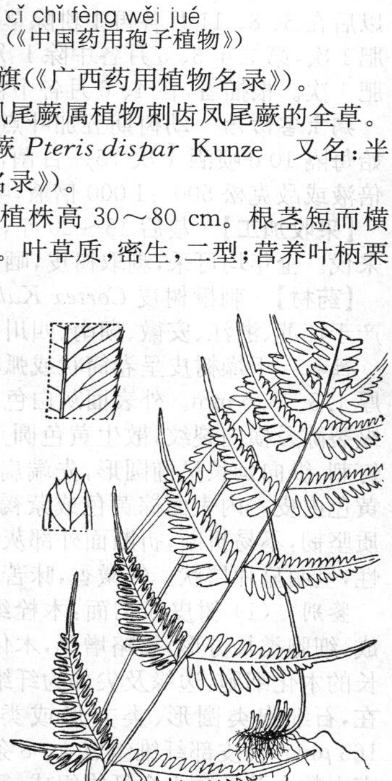

刺齿凤尾蕨

生于海拔400~950 m的阔叶林中或疏林下。分布于江苏、浙江、安徽、福建、江西、湖南、广西、四川、贵州、台湾等地。

【采收加工】 全年均可采收,鲜用或晒干。

【成分】 含萜类:异蕨苷(isopteroside)C[1],对映-11α-羟

生于海拔 200～1 400 m 的山坡稀疏灌木丛中。分布于华北、东北、华东、中南、西南及陕西、西藏等地。

本植物的茎枝(刺楸茎)、叶(刺楸树叶)、根(刺楸树根)亦供药用,另设专条。

作刺楸树皮用的原植物尚有:①深裂刺楸 *K. septemlobus* (Thunb.) Koidz. var. *maximowiczii* (V. Houtte) Hand.-Mazz. 分布于辽宁、上海、江苏、浙江、山东、河南。②毛叶刺楸 *K. septemlobus* (Thunb.) Koidz. var. *magnificus* (Zabel) Hand.-Mazz. 分布于浙江、湖北、四川、云南。

【栽培】 生物学特性 适应性强,抗性好,在阳光充足、土质肥沃地段生长良好,不耐干旱也不耐低湿水涝,在湿润肥沃的酸性或中性土壤中生长迅速。

繁殖方法 种子繁殖或根插繁殖。种子繁殖:春季将种子用 50 ℃温水浸 3～4 d,捞出与湿砂层积催芽 10 d 左右,有 30%的种子破胸裂口,即可播种,培育 2 年,高 1 m 左右时移栽。根插繁殖:11 月从母株周围挖取 1～2 cm 粗的根,剪成 15～20 cm 长的小段,层积贮藏在阴凉处,第二年 2 月扦插,当苗高 66～100 cm 时,于冬季落叶后至第二年发芽前移栽,按行株距各约 3 m 开穴,每穴栽苗 1 株。

田间管理 种子繁殖的,当苗出齐后,要浅薅,追肥 1 次,以后在 6、8、11 月各再中耕除草 1 次,11 月中耕除草后追肥 1 次,第二年 3、5 月各中除 1 次,并在 3 月中耕除草后追肥 1 次。根插者,在 4、6 月各中耕除草追肥 1 次。

病虫害防治 幼树期五加叶点霉易发生,从 5 月中旬开始每隔 10 d 喷洒 1 次 75%百菌清 300 倍液或退菌特 600 倍液或敌克松 500～1 000 倍液,喷洒叶面防治。

【采收加工】 栽后 15～20 年,胸围达 20 cm 以上,才能采伐。全年均可采,剥取树皮,晒干。

【药材】 刺楸树皮 *Cortex Kalopanacis Septemlobi* 主产于江苏、浙江、安徽、湖南、四川、贵州。

性状 干燥树皮呈卷筒状或弧状弯曲条块状,长宽不一,厚 1.3～3.5 mm。外表面灰白色至灰褐色,粗糙,有灰黑色纵裂隙及横向裂纹,散生黄色圆点状皮孔,不明显;皮上有钉刺,纵向延长呈椭圆形,先端扁平尖锐,钉刺脱落可露出黄色内皮。内表面棕黄色或紫褐色,光滑,有明显细纵纹。质坚韧,不易折断,折断面外部灰棕色,内部灰黄色,强纤维性,呈明显片层状。气微香,味苦。

鉴别 (1) 树皮横切面:木栓组织由数至十数列细胞组成,细胞类长方形,壁略增厚,木化;钉刺部位基部为径向延长的木化细胞,边缘及尖部为纤维。皮层较窄,有石细胞散在,石细胞类圆形、类方形或类多角形,簇晶直径 11～168 μm。韧皮部纤维组成 4～8 条切向延长的长方形束,每束由数个及至数十个纤维组成;筛管颓废;韧皮薄壁细胞亦含众多的草酸钙结晶,射线宽 1～3 细胞。较老的树皮外侧为落皮层,皮层由数层至十数层木栓细胞环带组成;皮层与较薄树皮类同;韧皮部较宽,纤维束环带可达十数列。

粉末特征:灰棕色。草酸钙簇晶极多,直径 12～120 μm,以 50 μm 以上的为多见,有的棱角宽大或带方形,也有簇晶与方晶合生。草酸钙方晶大小不一,直径 16～85 μm。韧皮纤维较多,成束或单个散在,甚长,平直或稍弯曲,末端钝圆,壁甚厚,木化,孔沟明显,胞腔狭细。钉刺中纤维大多成束,淡黄色或黄棕色,呈长梭形,末端斜尖或钝圆,壁厚,木化,斜纹孔稀少,孔沟一般不明显。石细胞呈类长圆形、类长方形或纺锤形。分泌道多破碎,分泌细胞含有细小油滴。木栓细胞无色或淡棕色。表面观呈类多角形,壁薄或稍厚,纹孔有的可见。筛管分子端壁极倾斜,复筛板易察见,筛域十数个,呈梯状排列。淀粉粒稀少,类圆形,直径 2～3 μm。此外,落皮层组织碎片甚多,黄棕色或红棕色,纹孔及孔沟明显。

(2) 取本品粉末 0.5 g,置试管中,加蒸馏水 10 ml,于水浴中加热 10 min,放冷,取上清液,置带塞试管中,用力振摇,产生持久性泡沫(检查皂苷)。

(3) 取本品粉末 1 g,加 70%乙醇 10 ml 热浸,浸出液滤过,水浴上蒸干,加浓硫酸-乙酸酐试液 2 滴,颜色由黄变至红、紫色,后为蓝色(检查萜类皂苷)。

【药理】 抗炎作用 茎皮提取物刺楸皂苷 A 和 pictoside A 具有显著的抗炎活性,口服剂量为 50 mg/kg 时,明显抑制小鼠血管透性[1]。

【药性】 辛、苦,平。

1.《四川中药志》1960 年版:"性平,味甘、苦。无毒。入脾、胃二经。"

2.《陕西中草药》:"味辛,微苦,性平。"

【功用主治】 祛风,除湿,活血,杀虫。主治风湿痹痛,跌打损伤,疮癣。

1.《江苏省植物药材志》:"治霍乱,赤白痢,并用于风湿痹痛,脚气,腰膝痛,有收敛镇痛作用。外用于皮肤疥癣及牙痛等。"

2.《四川中药志》1960 年版:"祛风行血,除湿杀虫。"

3.《长白山植物药志》:"化痰止嗽。治慢性气管炎咳嗽。"

【用法用量】 内服:煎汤,9～15 g;或泡酒。外用:煎水洗;或捣敷;或研末调敷。

【宜忌】 孕妇慎服。

《四川中药志》1960 年版:"非风湿者忌用。"

【选方】 1. 治风湿腰腿筋骨痛 鲜刺楸茎皮 9 g,桑寄生 30 g,鸡血藤 12 g。水煎服。(《河北中草药》)

2. 治腰膝疼痛 刺楸皮 30 g,五加皮 15 g。白酒适量,浸 10 d,饮酒,每次 1 酒盅,日服 3 次。(《吉林中草药》)

3. 治疥癣 海桐皮、蛇床子等量。研末,凡士林或猪油调膏外敷。(《安徽中草药》)

2753 刺楸树根 cì qiū shù gēn (《四川中药志》)

【异名】 刺根白皮(汪连仕《采药书》),鸟不宿根皮(《百草镜》),钉木树根、刺五加(《贵州民间药物》),刺楸根(《重庆草药》)。

【基原】 为五加科刺楸属植物刺楸 *Kalopanax septemlobus* (Thunb.) Koidz. 的根或根皮。

【原植物】 参见"刺楸树皮"条。

【采收加工】 多于 7～8 月采挖,切片或剥取根皮切片,鲜用或晒干。

【成分】 根含多糖[1],刺楸根皂苷(kalopanaxsaponin) A、B[2]。

【药性】 苦,平。

1. 汪连仕《采药书》:"性温。"

2.《纲目拾遗》:"性热。"

3.《四川中药志》1960 年版:"性凉,味苦,无毒。"

4.《重庆草药》:"味苦,性平。"

5.《陕西中草药》:"有小毒。"

【功用主治】 凉血散瘀,祛风除湿。主治肠风下血,风湿骨痛,跌打损伤,疮疡,瘰疬,痔疮。

1. 汪连仕《采药书》:"行血追风,治紫云风,大麻风,筋骨

盆栽。

【采收加工】 全年可采根，10月采收成熟种子，晒干。

【成分】 含一系列挥发的醇类、酮类与酯类[1]。

【功用主治】《台湾药用植物志》："种子治创伤，湿疹肤痒及其他皮肤病。"

【用法用量】 内服：煎汤，根 10～15 g；种子 6～9 g。外用：研末调涂。

2749 刺黄柏叶 cì huáng bò yè（《新疆中草药》）

【基原】 为小檗科小檗属植物黑果小檗 *Berberis heteropoda* Schneid. 的叶。

【原植物】 参见"黑果小檗"条。

【采收加工】 4～7月采收，晒干。

【功用主治】 主治肺结核。

【用法用量】 内服：煎汤，10～15 g。

2750 刺葡萄根 cì pú táo gēn（《天目山药用植物志》）

【基原】 为葡萄科葡萄属植物刺葡萄的根。

【原植物】 刺葡萄 *Vitis davidii*（Roman.）Foex.［*V. armata* Diels et Gilg］ 又名：山葡萄（《全国中草药汇编》），野葡萄（《秦岭巴山天然药物志》），小葡萄（《贵州中草药名录》）。

木质藤本。枝条粗壮，老枝树皮呈长片状剥落，幼枝密生皮刺，刺直立或先端稍弯曲；卷须分枝。单叶互生；叶柄长 6～13 cm，通常疏生小皮刺；叶片宽卵形至卵圆形，长 5～15 cm，宽6.5～14 cm，先端短渐尖，有时有不明显的 3 浅裂，基部心形，边缘具深波状的锯齿，除下面叶脉和脉腋有短柔毛外，余均无毛。花杂性异株，圆锥花序与叶对生，长 5～15 cm；花小，直径约 2 mm；花萼为不明显的 5 浅裂，无毛；花瓣 5，上部互相合生，早落；雄蕊 5，与花瓣对生，子房埋于花盘中。浆果球形，熟时蓝紫色，直径 1～1.5 cm。花期 5～7月，果期 8～10月。

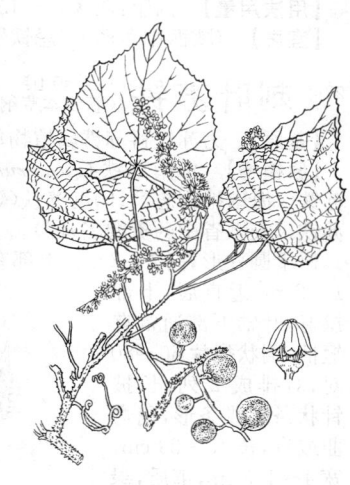

刺葡萄

生于海拔 1 400 m以下的山坡灌木丛中。分布于华中、西南及江苏、浙江、安徽、福建、江西、陕西、甘肃等地。

【采收加工】 9～12月采挖，切片，鲜用或晒干。

【药性】《重庆草药》："味甘，性平，无毒。"

【功用主治】 行气消积，活络止痛。主治吐血，腹胀癥积，久痹，筋骨伤痛。

1.《重庆草药》："行气，活血，消积。治吐血，消肿胀。"

2.《全国中草药汇编》："祛风湿，利小便。治慢性关节炎，跌打损伤。"

【用法用量】 内服：煎汤，30～60 g，鲜品倍量；或浸酒。

2751 刺楸树叶 cì qiū shù yè（《救荒本草》）

【异名】 鸟不宿叶（《周益生家宝方》），刺楸叶（《广西本草选编》）。

【基原】 为五加科刺楸属植物刺楸 *Kalopanax septemlobus*（Thunb.）Koidz. 的叶。

【原植物】 参见"刺楸树皮"条。

【采收加工】 6～10月采收，多鲜用。

【药性】《救荒本草》："味甘。"

【功用主治】 解毒，祛风，活血。主治疮疡肿痛或溃破，风疹，风湿骨痛，跌打肿痛。

1.《广西本草选编》："治跌打肿痛，骨折。"

2.《广西民族药简编》："水煎洗患处，治风湿骨痛，洗身治感冒。"

3.《长白山植物药志》："治皮肤感染或溃疡。"

【用法用量】 外用：煎水洗；或捣烂炒热敷。

【选方】 治难产 鸟不宿叶一两，甘草五钱。好酒二碗，煎一碗，一次或分二次服。（《纲目拾遗》引《周益生家宝方》）

2752 刺楸树皮 cì qiū shù pí（《四川中药志》）

【异名】 丁桐皮、钉皮（《四川中药志》），刺楸皮、山上虎、狼牙棒（《陕西中草药》），海桐皮（《安徽中草药》），野海桐皮（《浙江药用植物志》），刺五加（《贵州中草药名录》）。

【基原】 为五加科刺楸属植物刺楸的树皮。

【原植物】 刺楸 *Kalopanax septemlobus*（Thunb.）Koidz.［*Acer septemlobum* Thunb.；*K. pictum* Nakai］ 又名：刺楸树（《救荒本草》），鸟不宿、鸟不踏（汪连仕《采药书》），老虎草、昏树、晚娘棒（《纲目拾遗》），钉皮树、丁桐树（《陕西中草药》），五叶刺枫（《浙江药用植物志》），勤枫树、刺枫树、刺大木（《湖南药物志》）。

落叶大乔木，高约 10 m。树皮暗灰棕色，小枝圆柱形，淡黄棕色或灰棕色，具鼓钉状皮刺，刺长 5～6 mm，基部宽 6～7 mm。叶在长枝上互生，在短枝上簇生，叶柄细长，长 8～50 cm，无毛；叶片近圆形或扁圆形，掌状 5～7 浅裂，茁壮枝上的叶片分裂较深，裂片先端渐尖，基部心形，边缘有细锯齿，上面深绿色，无毛，下面淡绿色，仅脉上具淡棕色软毛或除基部脉腋外无毛。伞形花序聚生为顶生圆锥花序，长 15～25 cm，直径 20～30 cm；伞形花序直径 1～2.5 cm，有花数朵；花萼无毛，边缘有 5 齿；花瓣 5，三角状卵形，长约 1.5 mm，白色或淡黄绿色；雄蕊 5，长约 2.5 mm，内曲；子房下位，2 室；花盘隆起，花柱 2，合生成柱状，柱头离生。核果近球形，成熟时蓝黑色，直径约 5 mm；花柱宿存。种子 2，扁平。花期 7～10月，果期 9～12月。

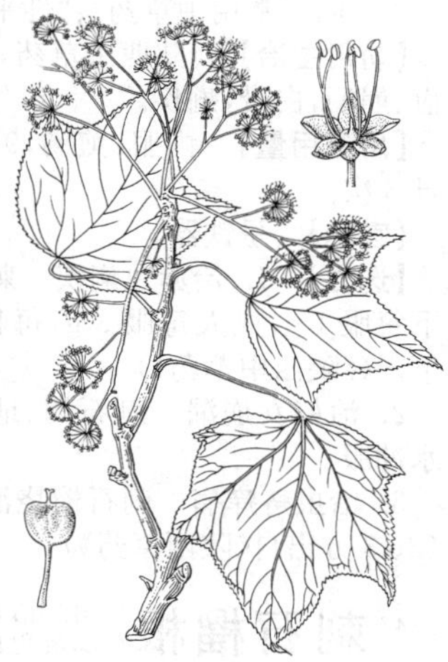

刺楸

约 1 cm,先端二歧分枝,分枝上各有 1 个一至二回分枝的小聚伞;花黄白色,直径达 5 mm,5 数;花盘稍肥厚;雄蕊着生花盘之下;子房 3 室,花柱短,柱头 3 裂。蒴果紫棕色,倒圆锥形,直径 1～1.5 cm,果梗长约 1 cm。种子每室 1～2 颗,紫棕色,基部有细小假种皮。

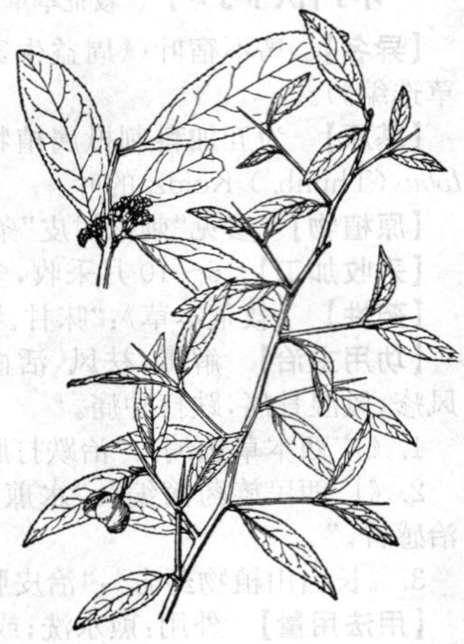

刺茶

生于山坡、河岸。分布于湖北、四川、贵州。

本植物的根皮(刺山茶根皮)亦供药用,另设专条。

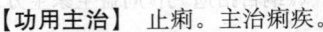

【**采收加工**】 8～9 月,果熟时采集,晒干。

【**功用主治**】 止痢。主治痢疾。

【**用法用量**】 内服:煎汤,9～12 g。

【**选方**】 治痢疾 刺山茶果、马齿苋、地锦草各 9 g,刺黄芩 15 g。水煎服。(《万县中草药》)

2746 刺石榴果 cì shí liú guǒ (《陕西中草药》)

【**异名**】 山石榴(《陕西中草药》)。

【**基原**】 为蔷薇科蔷薇属植物峨眉蔷薇 *Rosa omeiensis* Rolfe 的果实。

【**原植物**】 参见"刺石榴根"条。

【**采收加工**】 7～9 月果实成熟时采摘,除去萼片及果柄,晒干。

【**药性**】 酸,涩,平。

1.《陕西中草药》:"味苦、涩,性平。"

2.《四川常用中草药》:"性平,味酸、涩。"

【**功用主治**】 《陕西中草药》:"止血,止痢。主治吐血、衄血、崩漏,白带,痢疾。"

【**用法用量**】 内服:煎汤,9～15 g;或研末,每次 3 g,每日 3 次。

【**宜忌**】 忌铁器。

【**选方**】 1. 治赤白痢疾 刺石榴 9 g,炒黄研粉。5 岁以下每服 1 g;成人每服 3 g,每日 3 次,红白糖为引,开水送下。(《陕西中草药》)

2. 治妇女崩漏 刺石榴、地榆。共为细末,用蝎子七煎水冲服。

3. 治虫痔痒痛 刺石榴烧酒烟熏,其痒自止,3 次即愈。(2、3 方出自《陕西草药》)

2747 刺石榴根 cì shí liú gēn (《秦岭巴山天然药物志》)

【**异名**】 山石榴(《四川常用中草药》)。

【**基原**】 为蔷薇科蔷薇属植物峨眉蔷薇的根。

【**原植物**】 峨眉蔷薇 *Rosa omeiensis* Rolfe

灌木,高 3～4 m。小枝红褐色,常有扁而基部膨大的皮刺。羽状复叶,小叶 9～17;连叶柄长 3～6 cm;叶柄和叶轴散生小皮刺;托叶大部分贴生于叶柄;小叶片长圆形或椭圆状长圆形,长 8～30 mm,宽 4～10 mm,先端急尖或圆钝,基部圆钝或宽楔形,边缘有锐锯齿,上面无毛或在下面中肋上有短柔毛。花单生,无苞片,花梗和花托均无毛;花白色,直径 2.5～3.5 cm;萼裂片 4,披针形,宿存;花瓣 4,倒卵形,先端微凹;花柱离生,被长柔毛。果梨形,长 8～15 mm,鲜红色,有黄色肉质果梗,萼片直立宿存。花期 5～6 月,果期 7～9 月。

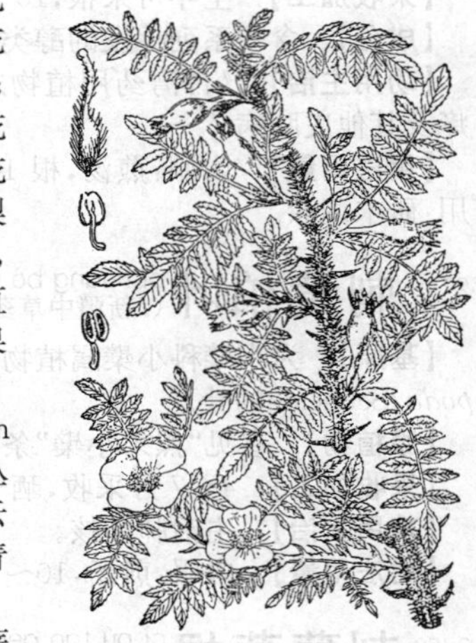

峨眉蔷薇

生于海拔 750～4 000 m 的山坡、山脚下或灌木丛中。分布于湖北、四川、云南、西藏、陕西、甘肃、青海、宁夏等地。

本植物的花瓣(峨眉蔷薇花)、果实(刺石榴果)亦供药用,另设专条。

【**采收加工**】 全年均可采,挖根,切片,晒干。

【**药性**】 《四川常用中草药》:"性平,味酸、涩。"

【**功用主治**】 止血,止痢,杀虫。主治吐血,崩漏,白带,痢疾,蛔虫症。

《四川常用中草药》:"治吐血、崩带。"

【**用法用量**】 内服:煎汤,6～15 g。

【**宜忌**】 《陕西中草药》:"忌铁器。"

2748 刺叶苏铁 cì yè sū tiě (《新华本草纲要》)

【**基原**】 为苏铁科苏铁属植物华南苏铁的根或种子。

【**原植物**】 华南苏铁 *Cycas rumphii* Miq. 又名:龙尾苏铁(《海南植物志》),印度苏铁(《台湾药用植物志》),华东苏铁(《安徽省中药资源名录》)。

树干圆柱形,高 4～8 m。上部有残存的叶柄。羽状叶长 1～2 m,近直展,上部拱弯,叶轴下部通常有短柄;羽状裂片 50～80 对,对排成 2 列,长披针状条形或条形,稍弯曲或直,长 15～30 cm,宽 1～1.5 cm,革质,绿色,有光泽,两面中脉微凹,或微反曲。雄球花有短梗,椭圆状长圆形,长 12～25 cm;小孢子叶楔形,长 2.5～5 cm,密被红色或褐红色绒毛;大孢子叶长 20～30 cm,羽状分裂,初被绒毛,后渐脱落,柄长,胚珠 1～3。种子扁球形或卵圆形,先端有时微凹,中央微有凸尖,径 3～4.5 cm。花期 5～6 月,种子 10 月成熟。

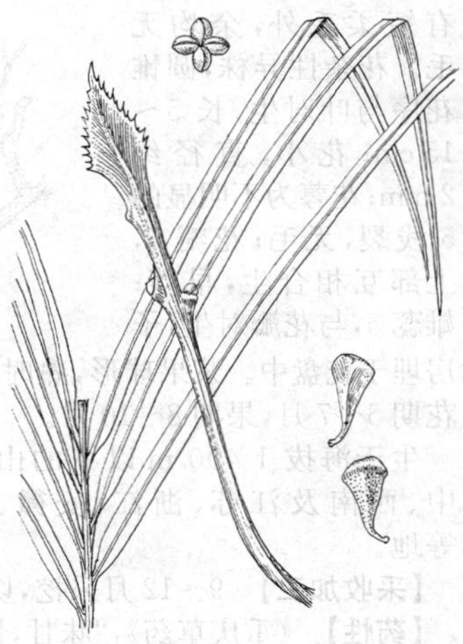

华南苏铁

原产于印度尼西亚、澳大利亚北部、越南、缅甸、印度及非洲马达加斯加等地。我国华南各地广为栽培,长江流域有

鉴别　粉末特征：淡黄绿色。花瓣破片上表皮细胞垂周壁波状弯曲、略弯曲或平直，爪部细胞纵向伸长，细胞外壁具明显的角质层纹理，下表皮细胞形似上表皮。花萼上表皮细胞多角形，花萼基部细胞纵向伸长，有时可见非腺毛；下表皮细胞形同上表皮，但非腺毛密生，且见气孔。非腺毛随处可见，直生或稍弯曲，多为2细胞，基部细胞短小，顶细胞长。花萼内薄壁细胞可察见，有的细胞内含黄棕色或浅红紫色物质。花丝内、外表皮细胞狭长方形。子房外表皮破片有时可见，细胞狭小。花粉粒直径30～35 μm，壁平滑。导管细小，常为螺纹。草酸钙方晶长4～10 μm。

【成分】　含洋槐苷(robinin)等，黄酮类[1]。

【药性】　甘，平。

【功用主治】　平肝，止血。主治头痛，肠风下血，咯血，吐血，血崩。

1.《贵州民间方药集》："治大肠下血，咯血，吐血，血崩。"

2.《沙漠地区药用植物》："泡茶治高血压病。"

【用法用量】　内服：煎汤，9～15 g；或泡茶饮。

2742 刺槐根 cì huái gēn（《天目山药用植物志》）

【基原】　为豆科洋槐属植物刺槐 *Robinia pseudoacacia* L. 的根。

【原植物】　参见"刺槐花"条。

【采收加工】　8～10月挖根，切片，晒干。

【药性】　苦，微寒。

【功用主治】　凉血止血，舒筋活络。主治便血，咯血，吐血，崩漏，劳伤乏力，风湿骨痛，跌打损伤。

1.《天目山药用植物志》："治劳伤乏力，面黄肌瘦。"

2.《内蒙古中草药》："凉血止血。主治便血，咯血，吐血，子宫出血。"

【用法用量】　内服：煎汤，9～30 g。

【选方】　治劳伤乏力，面黄肌瘦　(刺槐)根30 g，九节萝卜(百部)21～24 g。水煎，冲黄酒、红糖，早晚空腹各服1次，忌食酸辣。(《天目山药用植物志》)

2743 刺榆叶 cì yú yè（《天目山药用植物志》）

【基原】　为榆科刺榆属植物刺榆 *Hemiptelea davidii* (Hance) Planch. 的叶。

【原植物】　参见"刺榆皮"条。

【采收加工】　4～7月采摘，鲜用或晒干。

【药材】　刺榆叶 *Folium Hemipteleae*　产于吉林、辽宁、内蒙古、河北、山西、河南、安徽、江苏、浙江、江西、湖南等地。

性状　本品为椭圆形或椭圆状长圆形，长2～6 cm，宽1～3 cm；叶柄长1～4 mm；先端微钝，基部圆形或广楔形，边缘有粗锯齿；上面深绿色，疏生柔毛或具黑色圆形凹痕，下面黄绿色，具疏柔毛或无毛。气微，味淡。

【药性】　淡，微寒。

【功用主治】　利水，解毒。主治水肿，疮疡肿毒，毒蛇咬伤。

1.《天目山药用植物志》："治水肿，嫩叶作羹食。"

2.《广西本草选编》："解毒消肿。"

3.《全国中草药汇编》："主治痈肿。"

【用法用量】　内服：煎汤，3～6 g。外用：鲜叶捣敷。

【选方】　治毒蛇咬伤　(刺榆)鲜叶，捣烂，敷伤口周围。(《广西本草选编》)

2744 刺榆皮 cì yú pí（《本草拾遗》）

【基原】　为榆科刺榆属植物刺榆的树皮、根皮。

【原植物】　刺榆 *Hemiptelea davidii* (Hance) Planch. [*Planera davidii* Hance; *Zelkova davidii* Bean]　又名：枢(《诗经》)，荎(《尔雅》)，柘榆、梗榆(《广雅》)，钉枝榆(《中国树木分类学》)，刺榔(《天目山药用植物志》)，骚夹菜(《广西药用植物名录》)，骚夹紫(《广西本草选编》)，刺叶子(《新华本草纲要》)。

落叶乔木，高达10 m。树皮灰色，粗糙而深沟裂；一年生枝密生短毛；小枝具粗而长的枝刺，刺长1.5～8 cm，刺上有淡褐色的皮孔。叶互生；叶柄长1～4 mm，密被短茸毛；托叶早落；叶片椭圆形或椭圆状长圆形，长2～6 cm，宽1～3 cm，两端渐尖而略圆，边缘具粗锯齿，上面被脱落性柔毛，毛落后留有圆形黑色的凹痕，下面沿叶脉初具疏生柔毛，后渐脱落；花叶同时开放。花杂性(两性花和单性花同株)，1～4朵生于小枝的苞腋和下部的叶腋；花被合生，上部4～5裂；雄蕊4(偶5)，花药2室；雌蕊歪生，花柱2。翅果黄绿色，扁平，具歪形的翅，顶部2裂成鸡头张喙状，基部有宿存花萼。花期4～5月，果期7～9月。

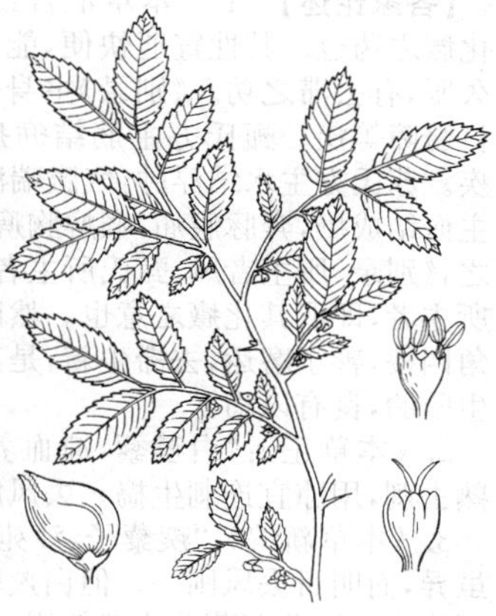

刺　榆

生于山麓、山坡路旁，通常栽植于村落附近。分布于华北、东北、华东、华中、西北各地。

本植物的叶(刺榆叶)亦供药用，另设专条。

【采收加工】　全年均可采收，刮去外层粗皮，鲜用。

【药材】　刺榆皮 *Cortex Hemipteleae*　产于吉林、辽宁、内蒙古、河北、山西、河南、江苏、浙江、江西、湖南等地。

性状　本品为扁平的板块状或两边稍向内卷的块片，厚2～7 mm。外表面暗灰色，粗糙且具条状深沟裂；内表面灰褐色，光滑。易折断，断面纤维性。气微，味淡、微涩。

【药性】　苦、辛，微寒。

【功用主治】　解毒消肿。主治疮痈肿毒，毒蛇咬伤。

《广西本草选编》："解毒消肿。"

【用法用量】　内服：煎汤，3～6 g。外用：鲜者捣敷。

2745 刺山茶果 cì shān chá guǒ（《万县中草药》）

【基原】　为卫矛科美登木属植物刺茶的果实。

【原植物】　刺茶 *Maytenus variabilis* (Loes.) C. Y. Cheng [*Gymnosporia variablis* Loes.]　又名：刺茶裸实、牛王刺(《中国高等植物图鉴》)，寡母刺、大布母(《万县中草药》)。

灌木，高达3 m。1～2年小枝刺状。叶柄长5～10 mm；叶片窄椭圆形或椭圆状披针形，长3～8 cm，宽1～3.5 cm，先端钝或圆，边缘有细密浅锯齿。聚伞花序腋生，总花梗长

5. 治疗冠心病心绞痛 蒺藜皂苷胶囊(即心舒通胶囊)或片。分为两个剂量组,一组口服0.1 g(2粒或2片),另一组口服0.15 g(3粒或3片),饭后服用,连服2星期为1个疗程,疗程间不间断。共治疗406例,其中合并高血压病患者72例,高血脂(三项值增高)者27例,糖尿病者2例。经1~2个疗程的治疗后缓解心绞痛症状334例,总有效率为82.3%,显著高于对照组疗效(67.2%)[5]。

6. 治疗高血压病 由白蒺藜提取的有效成分和银杏叶中的黄酮苷,按11:4的比例,制成复合制剂"银蒺胶囊",每粒22.5 mg,用于高血压病属血瘀证患者。口服,每次45 mg,每日3次,2个月为1个疗程。共治疗32例,结果显效11例,有效18例,无效3例,总有效率90.6%[6]。

【各家论述】 1.《本草汇言》:"刺蒺藜,去风下气,行水化癥之药也。其性宣通快便,能运能消,行肝脾滞气,多服久服,有去滞之功。《别录》主身体风痒,燥涩顽痹,一切眼目翳障等疾。甄氏方主筋结疬疡,肺痈肺痿,咳逆脓血等疾。苏氏方主水结浮肿,气臌喘满,黄疸脚气等疾。李氏方主血结成癥,奔豚瘕疝,喉痹胸痹,乳难、乳岩等疾。总而论之,《别录》所主者风,甄氏所主者气,苏氏所主者水,而李氏所主者,即取其化癥之意也。然四家之说虽有不同,究其三角四棱,善于磨运,去滞生新,是其专成,故妇科方中以此催生堕胎,良有以焉。"

2.《本草正》:"白蒺藜,凉血养血,亦善补阴。用补宜炒熟去刺,用凉宜连刺生捣。去风解毒,白者良。"

3.《本草新编》:"蒺藜子,沙苑者为上,白蒺藜次之,种类虽异,而明目去风则一。但白蒺藜善破癥结,而沙苑蒺藜则不能也。沙苑蒺藜善止遗精溺,治白带,喉痹,消阴汗,而白蒺藜则不能也。"

4.《本经逢原》:"白蒺藜,为治风明目要药,风入少阴,厥阴经者为向导。目病为风木之邪,风盛则目病,风去则目明矣。《本经》专破恶血积聚,治喉痹、乳难,以苦能泄,温能宣,辛能润也,此言刺蒺藜之功用耳。久服长肌肉,明目轻身,以其入肾益精气也,此则专指沙苑蒺藜而言。其治痰消痈肿,搜肾脏风气,又须刺者为破敌之先锋。"

5.《植物名实图考》:"蒺藜,近时《临证指南》一书,用以开郁,凡胁上、乳间,横闷滞气,痛胀难忍者,炒香入气药,服之极效。余屡试之,兼以治人,皆愈。盖其气香,可以通郁,故能横行排荡,非他药直达不留者可比。"

6.《本草便读》:"白蒺藜,善行善破,专入肺、肝,宣肺之滞,疏肝之瘀,故能治风痹、目疾、乳痈、积聚等症,温苦辛散之品,以祛逐为用,无补药之功也。"

2740 刺楸茎 cì qiū jīng (《湖南药物志》)

【基原】 为五加科刺楸属植物刺楸 *Kalopanax septemlobus*(Thunb.) Koidz. 的茎枝。

【原植物】 参见"刺楸树皮"条。

【采收加工】 全年均可采收,切片,鲜用或晒干。

【药材】 刺楸茎 *Ramulus Kalopanacis Septemlobi* 产于江苏、浙江、安徽、湖南、四川、贵州。

性状 枝条呈圆柱形,长10~20 cm,直径1 cm。表面灰色至灰棕色,有黄棕色圆点状皮孔和淡棕色的角状刺,刺尖锐,侧扁,基部扁而宽阔,呈长椭圆形,微有光泽。质坚硬,折断面木部纤维性或裂片状,中央可见白色髓部。气微,味淡。

【成分】 茎中含刺楸根皂苷(kalopanaxsaponin)Ⅰ和Ⅱ[1]。威灵仙苷元-3-O-α-L-吡喃鼠李糖(1→2)-α-L-吡喃阿糖苷(pictoside)A,威灵仙苷元-3-O-α-L-吡喃阿糖苷(pictoside)B[2]。

【炮制】 取原药材,除去杂质,刮去刺,润透,切薄片,干燥。

饮片性状 为类圆形薄片,切面表皮及韧皮部甚薄,中央具有白色柔软的髓部,嫩茎髓部宽广,木部狭窄;老茎髓部较小,木部宽广,质轻松,气微,味微苦、微辛。

贮干燥容器内,置通风干燥处。

【药性】 辛,平。

【功用主治】 祛风,除湿,止痛。主治风湿痹痛,胃脘痛。

【用法用量】 内服:煎汤,9~15 g。外用:煎水洗。

【宜忌】 孕妇慎服。

2741 刺槐花 cì huái huā (《贵州民间方药集》)

【基原】 为豆科洋槐属植物刺槐的花。

【原植物】 刺槐 *Robinia pseudoacacia L.* 又名:洋槐(《内蒙古中草药》)。

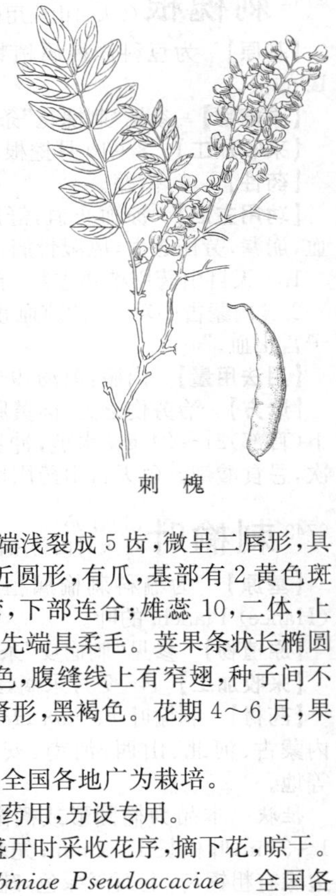

刺 槐

落叶乔木,通常高约15 m。树皮灰褐色,深纵裂;小枝暗褐色,具刺针,无毛;冬芽小,在落叶前藏于叶柄基部内。奇数羽状复叶,叶轴具浅沟,基部膨大;小叶7~19,椭圆形、长圆形或卵圆形,长2~5.5 cm,宽1~2 cm,先端圆形或微凹,时有小尖刺,基部圆或宽楔形,全缘,上面无毛或幼时背面微有细毛;小叶柄长约2 mm,具刺状小托叶。总状花序腋生,下垂,长10~20 cm,花轴有毛,花梗长7 mm,有密毛;花萼钟状,先端浅裂成5齿,微呈二唇形,具柔毛;花冠白色,芳香,旗瓣近圆形,有爪,基部有2黄色斑点,翼瓣弯曲,龙骨瓣向内弯,下部连合;雄蕊10,二体,上部分离或半分离;花柱头状,先端具柔毛。荚果条状长椭圆形,扁平,长5~10 cm,赤褐色,腹缝线上有窄翅,种子间不具横隔膜。种子3~10颗,肾形,黑褐色。花期4~6月,果期7~8月。

生于公路旁及村舍附近。全国各地广为栽培。

本植物的根(刺槐根)亦供药用,另设专用。

【采收加工】 5~7月花盛开时采收花序,摘下花,晾干。

【药材】 刺槐花 *Flos Robiniae Pseudoacaciae* 全国各地广为栽培。

性状 本品略呈飞鸟状或未开放者为钩镰状,长1.3~1.6 cm。下部为钟状花萼,棕色,被亮白色短柔毛,先端5齿裂,基部有花柄,其近上端有1关节,节上略粗,节下狭细。上部为花冠,花瓣5,皱缩,有时残破或脱落,其中旗瓣1枚,宽大,常反折,翼瓣2枚,两侧生,较狭,龙骨瓣2枚,上部合生,钩镰状,雄蕊10枚,9枚花丝合生,1枚花丝下部参与连合,子房线形棕色,花柱弯生,先端有短柔毛。质软,体轻。气微,味微甘。

藜皂苷尚具明显的抗心肌缺血作用[2]。

2. 延缓衰老作用　蒺藜总皂苷口服 100 mg/kg，240 mg/kg，连续 35 d，对 D-半乳糖所致的小鼠亚急性衰老模型动物的体重减轻、脾脏及胸腺萎缩有抑制作用，并降低其血胆固醇及血糖水平，延长大鼠的游泳时间，增加幼年小鼠肝及胸腺重量，对老年小鼠脾内色素颗粒的沉着和聚积呈明显改善趋势[3]。

3. 性强壮作用　刺蒺藜所含主要为呋甾醇二糖苷类，给雄性大鼠灌服，可促进其精子形成，兴奋赛托利细胞活性，增强性反射和性欲；雌性大鼠服用后，可促进发情，提高生殖能力。此种制剂毒性很小，不致畸[4]。男性患者应用上述制剂可增加性欲，改善和延长勃起时间，增加精子的数目和运动。对女性可改善卵巢功能，对性欲缺乏和不孕症有效。还可预防更年期综合征[5]。

4. 其他作用　刺蒺藜果实的生物碱部分对离体大鼠小肠和蛙腹直肌可抑制乙酰胆碱产生的收缩，并有中等利尿作用；水提取部分对大鼠小肠也有抗乙酰胆碱作用，其利尿作用不显著。本品的利尿作用是由于所含的钾盐和生物碱引起，轻度腹水和水肿患者应用生物碱部分也有轻度利尿作用[6]。

【炮制】 1. 蒺藜　取原药材，除去杂质。

2. 炒蒺藜　取净蒺藜置锅内，用文火炒至微黄色，取出放凉，去刺。

3. 盐蒺藜　取净蒺藜用盐水拌匀，闷透，置锅内，用文火炒至表面黄色，取出放凉。每蒺藜 100 kg，用食盐 2 kg。

饮片性状　蒺藜为放射状五棱形，直径 6～10 mm，表面绿白色或灰白色，背部隆起，有许多网纹及小刺。质坚硬，剖面可见白色而有油性的种仁。无臭，味苦、辛。炒蒺藜为不规则的三棱形颗粒，表面微黄色。盐蒺藜形如蒺藜，表面浅黄色，味微咸。

贮干燥容器内，炒蒺藜、盐蒺藜密闭，置阴凉干燥处。

【药性】 苦、辛，平。归肝、肺经。

1.《本经》："味苦，温。"

2.《别录》："辛，微寒，无毒。"

3.《药性论》："味甘，有小毒。"

4.《雷公炮制药性解》："入肺、肝、肾三经。"

5.《本草经解》："入足厥阴肝、手少阴心经。"

【功用主治】 平肝，解郁，明目，祛风。主治头痛，眩晕，胸胁胀痛，乳房胀痛，癥瘕，目赤翳障，风疹瘙痒，白癜风，痈疽，瘰疬。

1.《本经》："主恶血，破癥结积聚，喉痹，乳难。久服长肌肉，明目，轻身。"

2.《别录》："主身体风痒，头痛，咳逆伤肺，肺痿，止烦，下气，小儿头疮，痈肿，阴㿉。"

3.《药性论》："治诸风疬疡，破宿血，疗吐脓，主难产，去躁热。"

4.《日华子》："治风，明目最良。""治奔豚肾气，肺气胸膈满，催生并堕胎。益精，疗肿毒，及水脏冷，小便多，止遗沥、泄精、溺血。"

5.《本草蒙筌》："疗双目赤疼，翳生不已。治遍身白癜，瘙痒难当。"

6.《纲目》："治风秘，及蛔虫心腹痛。"

7.《本草正》："除喉痹，癣疥，痔瘘，癜风，通身湿烂，恶疮，乳岩，带下。""凉血养血，亦善补阴。"

8.《本草备要》："泻肺气而散肝风。"

【用法用量】 内服：煎汤，6～9 g，或入丸、散。外用：水煎洗；或研末调敷。

【宜忌】 血虚气弱及孕妇慎服。

1.《本草汇言》："阴虚不足，精髓血津枯燥致疾者，俱禁用之。"

2.《得配本草》："肝虚、受孕，二者禁用。"

【选方】 1. 治伤寒头痛，身热，百节疼痛　蒺藜子（炒，去刺）、白芷、附子（炮）、白僵蚕（炒）等分。上四味捣罗为散，每服二钱匕。茶清或酒调下，不拘时候。（《圣济总录》四白散）

2. 治肝肾风毒上攻，目赤痛痒，昏花羞明，多泪　黄芪、独活、白蒺藜各等分为末。每服二钱，薄荷酒调服。（《医学入门》四生散）

3. 治胸痹，膈中胀闷不通或作痛　刺蒺藜一斤（带刺炒），磨为细末。每早、午、晚各服四钱，白汤调服。

4. 治乳胀不行，或乳岩作块作痛　刺蒺藜二三斤（带刺炒），为末。每早、午、晚不拘时，白汤作糊调服。

5. 治恶血积聚或成癥瘕　刺蒺藜一斤（带刺炒），干漆二两（炒）。俱为末，水发为丸，绿豆大。每晚饭后、临睡服二钱，酒下。

6. 治一切脚气，不问虚实寒热　刺蒺藜八两（带刺炒），木瓜五两（炒）。共为末。每早服五钱，白汤调服。

7. 治黄疸　刺蒺藜五两（带刺炒），茵陈草四两（炒），俱为末。每早晚各取五钱，水二碗煎汤饮。（3～7 方出自《本草汇言》引《方龙潭家秘》）

8. 治阴疝牵引小腹痛　蒺藜（去角炒）、附子（炮，去皮、脐）、栀（子）各等分。上为末。每服三钱，水一盏半，煎至六分，去滓，食前温服。（《宣明论方》蒺藜汤）

9. 行经　当归、杜蒺藜各等分。上为末，米饮汤调服，食前。（《儒门事亲》当归散）

10. 治瘰疬脓溃不干　刺蒺藜八两（带刺炒），牡丹皮三两（炒），当归身四两（炒）。共为末，蜜丸早晚用。（《本草汇言》引《方龙潭家秘》）

【临床报道】 1. 治疗白癜风　取白蒺藜浸膏（10∶1），加糖粉（1∶4）制成冲剂。每包重 30 g，每服半包，每日 2 次，温开水冲服。共治 27 例，结果痊愈 4 例，显效 7 例，好转 11 例，无效 5 例，总有效率 81.5%。观察还表明，病程短者见效快。血压偏低及孕妇慎用[1]。

2. 治疗手部脱屑发痒症　白蒺藜、生甘草各 100 g，浸于 75% 乙醇 300 ml 内，过滤备用。先将患部洗净，再用棉球蘸药液擦患部，每日 2～3 次。共治 40 例，除 1 例因故中断治疗外，余 39 例均获愈。半年后随访 30 例，仅 1 例复发，症状较前轻而不痒，再用本法治愈[2]。

3. 治疗疖痈　取鲜蒺藜果或干蒺藜去刺，粉碎为面，加红糖等量，醋调成糊状敷患处，盖以塑料布或油纸，包扎固定，药糊干后再敷，至炎症消失为止。治疗疖肿 21 例，乳腺炎 7 例，痈 3 例，除 1 例加服中药外，其余均单用该方外敷而获效。一般用药 3～7 d 痊愈[3]。

4. 治疗小儿秋季腹泻　2 岁以内者用刺蒺藜 30～40 g，2 岁以上者 40～60 g，加水煎至 500 ml 左右，温洗双下肢膝以下部位（水温以能耐受为度），并不断搓揉足底、足背及腓肠肌，每次温洗 15～20 min，每日早晚各 1 次。用治 30 例，除有脱水现象补液外，未用其他药物。结果：止泻时间平均为 3.11 d，退烧和腹胀消失时间平均分别为 2.31 d 和 3.51 d[4]。

上三味，治下筛。饮服方寸匕，日一服。（《千金方》）

8. 治遗精，梦而后遗，不梦而遗，虚实皆效　刺猬皮一个。瓦上焙为末，黄酒调，早服。（《医林改错》刺猬皮散）

9. 治小儿阴癞，日夜疼痛　猬皮一个，烧存性，研细。临卧，热酒调下一钱五分。（《普济方》）

10. 治臁疮　刺猬皮烧灰存性，入轻粉，生油调涂。（《普济方》）

【各家论述】《本草经疏》："猬皮，味苦兼辛，能治大肠湿热、血热为病，及五痔阴蚀下血，赤白五色血汁不止也。阴肿痛引腰背，腹痛疝积，皆下焦湿热邪气留结所致，辛以散之，苦以泄之，故主之也。"

2739 刺蒺藜 cì jí lí（《本草衍义》）

【异名】　茨（《诗经》），蒺藜（《毛诗传》），蒺藜子、旁通、屈人、止行、豺羽、升推（《本经》），即藜（《别录》），白蒺藜子（《药性论》），杜蒺藜（《圣惠方》），土蒺藜（《御药院方》），白蒺藜（《医学入门》），旱草（《本草经解》），三角蒺藜（《本草求真》），三角刺（《中国药用植物志》），八角刺（《青海药材》），蒺骨子、野菱角、地菱（《江苏省植物药材志》），硬蒺藜（《中药材品种论述》），蒺藜蓇葖（《山东中药》）。

【基原】　为蒺藜科蒺藜属植物蒺藜和大花蒺藜的果实。

【原植物】　1. 蒺藜 *Tribulus terrestris* L.

一年生草本。茎通常由基部分枝，平卧地面，具棱条，长可达1 m左右；全株被绢丝状柔毛。托叶披针形，形小而尖，长约3 mm；叶为偶数羽状复叶，对生，一长一短；长叶长3～5 cm，宽1.5～2 cm，通常具6～8对小叶；短叶长1～2 cm，具3～5对小叶；小叶对生，长圆形，长4～15 mm，先端尖或钝，表面无毛或仅沿中脉有丝状毛，背面被以白色伏生的丝状毛。花淡黄色，小型，整齐，单生于短叶的叶腋；花梗长4～10 mm；萼5，卵状披针形，渐尖，长约4 mm，背面有毛，宿存；花瓣5，倒卵形，先端略呈截形，与萼片互生；雄蕊10，着生于花盘基部，基部有鳞片状腺体；子房5心皮。果实为离果，五角形或球形，由5个呈星状排列的果瓣组成，每个果瓣具长短棘刺各1对，背面有短硬毛及瘤状突起。花期5～8月，果期6～9月。

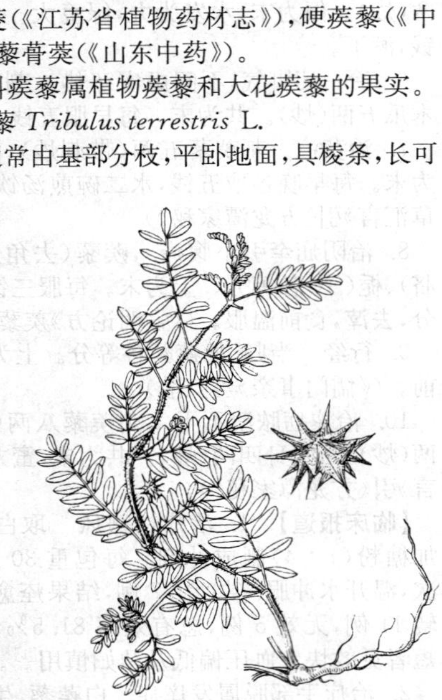

蒺　藜

生于荒丘、田边及田间。分布于全国各地。

本植物的花（蒺藜花）、茎叶（蒺藜苗）、根（蒺藜根）亦供药用，另设专条。

2. 大花蒺藜 *T. cistoides* L.

多年生草本。枝匍匐或上升，密被柔毛。叶对生，长2.5～4.5 cm，有小叶4～7对；小叶近无柄或具短柄，纸质，长圆形或倒卵状长圆形，先端近圆形而急尖，基部偏斜；托叶对生，披针形或近镰刀状，长约6 mm。花大，单生叶腋，直径约3 cm，花梗约与叶等长；萼片披针形，长约8 mm，外面被长柔毛；花瓣倒卵状长圆形，长约20 mm；子房被淡黄色硬毛，花柱粗壮，柱头裂片小。分果瓣长8～12 mm，有小瘤体和锐刺2～4条。花期5月。

生于海滨沙滩或荒地上。分布于海南、云南。

【栽培】　生物学特性　喜温暖湿润气候，耐干旱，怕涝。以阳光充足、疏松肥沃、排水良好的砂质壤土适宜栽培，多雨地区及黏土、洼地均不宜栽种。

繁殖方法　种子繁殖：因果壳坚硬，在播种前要碾磨果实，使果瓣分离，再磨去果刺，进行播种。作高畦，按行株距50 cm×40 cm开穴，穴深10 cm，每穴播种子5～6颗，覆土，稍加镇压。

田间管理　幼苗高6～8 cm时间苗，除去密苗和弱苗，遇缺株补苗，并及时松土除草。5月开花前施氮肥1次，以人粪尿为主，增施过磷酸钙。要经常清理墒沟，以免田间积水。若久旱需及时灌溉。

【采收加工】　8～9月果实由绿色变成黄白色，大部分已成熟时，割取全株，晒几天，脱粒，再晒干。

【药材】　刺蒺藜 *Fructus Tribuli*　蒺藜主产于河南、河北、山东、安徽、江苏、四川、陕西等地；大花蒺藜产于云南。

性状　蒺藜　复果多由5分果瓣组成，放射状排列呈五棱状球形，直径7～12 mm。商品常裂为单一的分果瓣，斧状三角形，长3～6 mm，淡黄绿色，背面隆起，有纵棱及多数小刺，并有对称的长刺和短刺各1对，成八字形分开，两侧面粗糙，有网纹，灰白色；果皮坚硬，木质，内含种子3～4粒。种子卵圆形，稍扁，有油性。气微，味苦。

大花蒺藜　分果瓣背部只有1对强大针刺；分果含种子4～6粒。

鉴别　（1）粉末特征：蒺藜　灰黄色或黄绿色。内果皮石细胞椭圆形、类三角形、长条形或不规则形，有的纹孔较密，壁厚者胞腔不明显。内果皮纤维常上下数层纵横交错排列；纤维长短不一，壁厚，木化。中果皮薄壁细胞含草酸钙方晶。种皮细胞表面观类多角形，垂周壁连珠状增厚，内平周壁具条状增厚，木化；断面观类方形，垂周壁条状增厚，向内向外约至细胞的1/2。另可见内胚乳细胞及导管。

（2）取本品粉末5 g，加水20 ml，水浴锅上加热15 min，滤过。取滤液5 ml，置具塞试管中，强烈振摇后，放置15 min，泡沫无明显消失；取本品粉末5 g，加70%乙醇20 ml，浸泡3 h，滤过。取滤液5ml，置蒸发皿中蒸干，残渣加少量醋酐溶解，再加浓硫酸数滴，呈红紫色（检查皂苷）。

【成分】　果实含黄酮类：刺蒺藜苷（tribuloside）即银椴苷（tiliroside），山柰酚（kaempferol），山柰酚-3-葡萄糖苷（kaempferol-3-glucoside），山柰酚-3-芸香糖苷（kaempferol-3-rutinoside）[1]，槲皮素（quercetin）[2]，维生素C[3]。还含薯蓣皂苷元（diosgenin）[4]。种子油中的主要脂肪酸有棕榈酸（palmitic acid），硬脂酸（stearic acid），油酸（oleic acid），亚油酸（linoleic acid）及亚麻酸（linolenic acid）等[5]。另含哈尔满（harman）[6]，大黄素甲醚（physcion），蒺藜酰胺（terrestriamide），N-反式对羟基苯乙基咖啡酰胺（N-*trans*-caffeoyltyramine）[7]。

【药理】　1. 降压及抗心肌缺血作用　麻醉犬服用水提取物有轻度降压作用，醇提物20 mg/kg，可使血压迅速下降，生物碱部分对犬血压无影响。因刺蒺藜提取物有抗胆碱酯酶活性，其降压作用乃由胆碱能神经功能加强所致。内服阿托品或切断两侧迷走神经，能阻断降压作用[1]。蒺

目》)，偷瓜蝛(姚可成《食物本草》)，刺鼠(《随息居饮食谱》)。

体型肥短，体长 16～27 cm，体重 400～900 g。头宽而吻尖、眼小，耳短，其长度不超过周围的刺长。体背面及两侧密生尖刺，刺粗而硬，四肢短小，爪较发达，尾短。刺猬脸部色较深为褐色。全身的尖刺颜色变异较大，大致可分为：一为纯白色，为数较少。一为基部白色或土黄色，中间棕色或黑褐色，尖端又为白色，因而整个体背呈土棕色。腹面及四肢有细而硬的白毛。四足浅褐色，尾上也覆有白毛。

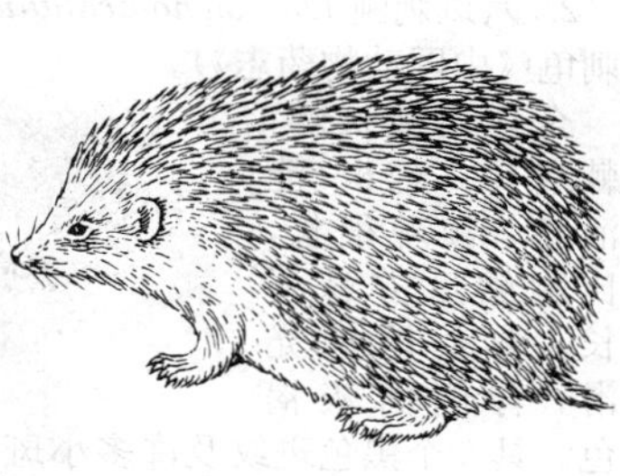

刺 猬

栖息于山地森林、平地草原、开垦地及荒地、灌木或草丛等各种类型的环境中，但以平原丘陵、灌木丛中为多。广泛分布于东北及河北、山西、江苏、浙江、安徽、山东、河南、湖北、湖南、陕西等地。

2. 达乌尔刺猬 *Hemiechinus dauricus* Sundevall

体型较刺猬略小，体长 17.5～25 cm。耳较长，超过其周围尖刺之长。刺短而细，棕褐色与白色相间，无纯白色尖刺。体背为浅棕褐色，体侧及腹面长有粗硬的污白色毛。

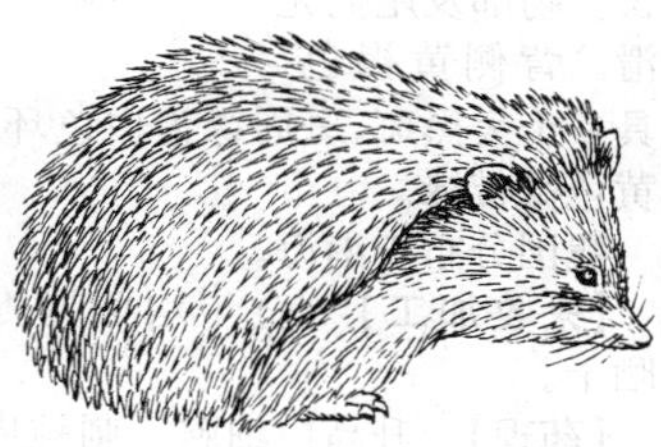

达乌尔刺猬

栖息于干旱地区草原地带的低洼地及半荒漠地区的灌木丛中。分布于东北及山西、陕西、宁夏等地。

3. 大耳猬 *H. auritus* Gmelin

体型较小，体长 17～23 cm。吻部甚尖，耳大，耳长为 37～50 mm，耳尖钝圆，显然超过其周围的尖刺。躯体背面覆有硬刺构成的甲胄，由头部耳后方开始，往后一直伸展到尾基部之前。体背部的尖刺为暗褐色与白色相间，也有少数全白色的刺。尾极短为棕褐色。为荒漠、半荒漠地带典型的种类。

栖息于农田、庄园，砾石荒漠也能见到。分布于内蒙古、陕西、甘肃、宁夏、新疆等地。

本动物的肌肉(猬肉)、脂肪油(猬脂)、脑髓(猬脑)、胆汁(猬胆)、心脏和肝脏(猬心肝)亦供药用，另设专条。

【采收加工】 多在春、秋季捕捉，捕后杀死，剥皮，刺毛向内，除去油脂、残肉等，用竹片将皮撑开悬放在通风处，阴干。

【药材】 刺猬皮 *Corium Erinacei Seu Hemiechini* 主产于河北、山东、江苏、河南、陕西、甘肃、内蒙古、浙江、安徽等地。

性状 干燥的皮呈多角形板刷状或直条状，有的边缘卷曲呈筒状或盘状，长 3～4 cm。外表面密生错综交叉的棘刺，刺长 1.5～2 cm，坚硬如针，灰白色、黄色、灰褐色不一。腹部的皮上有灰褐色软毛。皮内面灰白色或棕褐色。具特殊腥臭气。

【成分】 刺猬皮上层刺主要含角蛋白(keratin)；下层真皮层主要含胶原(collagen)，弹性硬蛋白(elastin)，脂肪等[1]。

【炮制】 1. 刺猬皮 取原药材，稍浸，刷去杂质，剁成小块，干燥。

2. 制刺猬皮 取滑石粉置锅内，用文火炒热后，加入净刺猬块，拌炒至黄色，鼓起，刺尖秃时取出，筛去滑石粉，放凉。

3. 炒刺猬皮 取净刺猬皮，烫去刺毛，用热水(加碱少许)洗去灰屑污垢，再换清水洗净，干燥，去头足，切小方块，置锅内，用文火加热，炒至微焦。

饮片性状 刺猬皮参见“药材”项。制刺猬皮形如刺猬皮，表面黄色，鼓起，刺枯焦，皮部边缘向内卷曲，黄枯易折断，微有腥臭气。炒刺猬皮，形如刺猬皮，刺枯焦、弯曲，显焦黄色。

贮干燥容器内，密闭，置通风干燥处，防蛀。

【药性】 苦，平。归胃、大肠、肾经。

1.《本经》：“味苦，平。”

2.《别录》：“无毒。”

3.《药性论》：“味甘，有小毒。”

4.《本草经疏》：“味苦兼辛。”

5.《本草求真》：“专入肠、胃经。”

6.《本草撮要》：“入手足太阴、阳明经。”

【功用主治】 散瘀，止痛，止血，涩精。主治胃脘疼痛，反胃吐食，疝气腹痛，肠风，痔漏，遗精，遗尿，脱肛，烧烫伤。

1.《本经》：“主五痔阴蚀下血，赤白五色血汁不止，阴肿痛引腰背，酒煮杀之。”

2.《别录》：“疗腹痛疝积，烧为灰，酒服之。”

3.《药性论》：“主肠风泻血，痔病有头，多年不瘥者，炙末白饮下方寸匕；烧末吹主鼻衄。”

4.《食疗本草》：“烧灰酒服治胃逆，又煮汁服止反胃。”

5.《医学入门》：“兼治小儿卒惊啼。”

6.《本草备要》：“凉血。”

7.《医林改错》：“治遗精。”

【用法用量】 内服，煎汤，3～10 g；研末，1.5～3 g；或入丸剂。外用：研末调敷。

【宜忌】 孕妇慎服。

1.《本草经集注》：“畏桔梗、麦门冬。”

2.《四川中药志》1960 年版：“无湿瘀者忌用。”

【选方】 1. 治反胃 猬皮烧作灰，煮绿豆粥半升和一匕服，差为度。(《龙门石窟药方》)

2. 治虚劳吐血 猬皮一两(烧灰)，硫黄一分。上件药，都研令匀细。每服空心，以温酒调下一钱。(《圣惠方》猬皮散)

3. 治鼻衄 猬皮一枚，烧为灰，细研。每用半钱，绵裹纳鼻中，数易之。(《圣惠方》塞鼻散)

4. 治肠风下血 ①白刺猬皮一枚(于铫子内燸针焦，去皮，只用针)，木贼半两(炒黄)。上为细末。每服二钱，热酒调下，空心食前。(《杨氏家藏方》猬皮散) ②猬皮一枚(炙令焦黄)，皂荚三挺(去黑皮，涂酥炙黄焦，去子)。上药捣罗为末，以软粟米饭和丸，如梧桐子大。每于食前以粥饮下十五丸。(《圣惠方》)

5. 治五色痢并血痢 刺猬皮烧灰，为末。每服一钱，温酒调下。(《卫生易简方》)

6. 治痔漏 刺猬皮三四个(酒浸，焙)，经霜槐角子一斤，当归三两。共为末，炼蜜丸，桐子大。每服一二百丸，温酒送下。(《疡医大全》猬皮丸)

7. 治肛门脱出不收 猬皮一枚，磁石四两，桂心一尺。

具孔沟。晶鞘纤维结晶长方形或多角形。木纤维直径约 18 μm,胞腔狭窄。导管多为网纹,直径 50～80 μm。草酸钙结晶方形、短柱形或规则形。

【炮制】 取原药材,除去杂质。产地未切片者,洗净,润透,切薄片,干燥。

饮片性状　为不规则薄片。表面黄白色,粗糙。周边灰黑色或棕褐色。参见"药材"项。

贮干燥容器内,置通风干燥处。

【药性】 甘、酸,平。

1.《草木便方》:"甘、酸、涩。"

2.《分类草药性》:"味苦。"

3.《贵阳民间药草》:"酸、涩,平。无毒。"

【功用主治】 健胃,消食,收涩,止血。主治胃胀痛,泻痢,遗精,崩漏,带下,痔疮出血。

1.《草木便方》:"止痢。治牙痛,崩带。"

2.《分类草药性》:"止泻,止吼,治喉痛,吐血。"

3.《贵阳民间药草》:"健胃止痛,消食去胀。治久咳、久痢。"

4.《四川中药志》1960 年版:"治痔疮,赤白痢疾。牙龈肿痛,并能发乳,止遗精。"

5.《湖南药物志》:"止血。""治月经过多,崩漏,痔血。"

【用法用量】 内服:煎汤,9～15 g;或研末,每次 0.15 g。

【选方】 1. 治胃痛　刺梨根、苦荞头各 250 g,切片晒干研末。每次 0.3 g,开水吞服,每日 3 次。

2. 治红白痢　刺梨根 30 g,委陵菜根 15 g。煨水服。(1、2 方出自《贵州草药》)

3. 治赤白崩症　刺梨根 250 g,金毛狗脊 120 g。泡酒,早晚各服 1 酒杯。(《重庆草药》)

2737 刺鲀皮 cì tún pí (《中国动物药志》)

【异名】 龟鱼皮(《中国动物药物》)。

【基原】 为刺鲀科短刺鲀属动物刺额短刺鲀及刺鲀属动物、六斑刺鲀、九斑刺鲀的皮。

【原动物】 1. 刺额短刺鲀 *Chilomycterus echinatus* (Gronow)　又名:辣乖、刺抱(《中国药用海洋生物》),刺乖、刺臼、辣龟、抱鲀(《中国药用动物志》)。

体长卵圆形,一般长 10～26 cm。头宽大,平扁。吻宽短,圆钝。眼稍大,上侧位,眼间隔宽,中央略凹,周缘眼皮发达。口小,前位,上颌较下颌稍长,两颌各具 1 个愈合成的牙板,无中央缝。唇发达,在口缘具绒状突起。鳃孔小,直立。体无鳞,具粗短小棘,各具 3 棘根,不能活动。前额鼻突起之间有 1 棘,眼间隔有 2 棘。自前额起至背鳍前方具棘约 11 横行。吻部及尾柄后部较光滑。无侧线。背鳍始于肛门前上方,略圆形。臀鳍与背鳍同形。胸鳍宽短。尾鳍后端圆形。体背侧灰褐色,侧下方渐淡,微带灰绿色,腹侧白色。体背侧各棘基部大多具一白斑;头体侧下方各棘基部大多具一小黑斑。各鳍淡灰色,微带蓝绿色。胸鳍及尾鳍微带黄色。

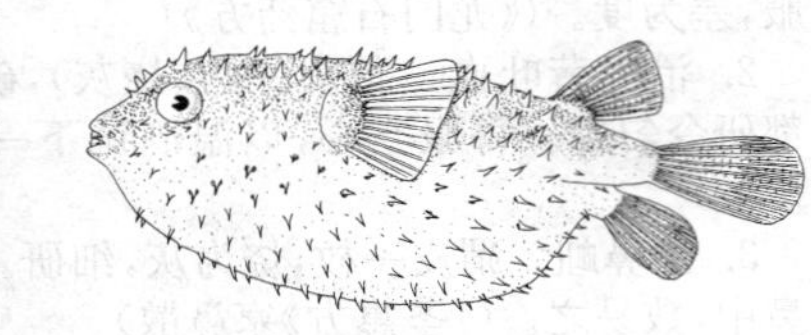

刺额短刺鲀

为热带近海底层鱼类。主食虾、蟹、幼鱼等。胃中大,前腹侧扩大成气囊,能使头体腹侧非常膨大以作自卫。我国分布于南海。

2. 六斑刺鲀 *Diodon holacanthus* Linnaeus　又名:刺乖、刺龟(《中国动物药志》)。

全体均被长棘,棘基具 2 棘根,能活动。额棘很长,比胸鳍后方棘还长。吻及尾柄光滑。背侧面灰褐色。具 6 个黑色斑纹及许多小斑点。腹面白色,有时也有稀疏小黑斑点。各鳍灰白色。

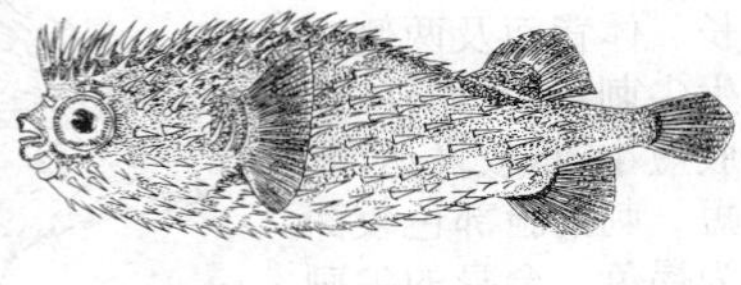

六斑刺鲀

我国分布于黄海、东海、南海。

3. 九斑刺鲀 *D. novemaculatus* Bleeker

全体被长棘,前方诸棘各具 2 棘根,能活动;后方诸棘各具 3 棘根,不能活动。额棘短,胸鳍后上方棘较长。吻部及尾柄光滑。背侧黄褐色,具 9 个大黑斑,斑周缘为白色环纹状。腹面黄白色。各鳍黄色微带绿。

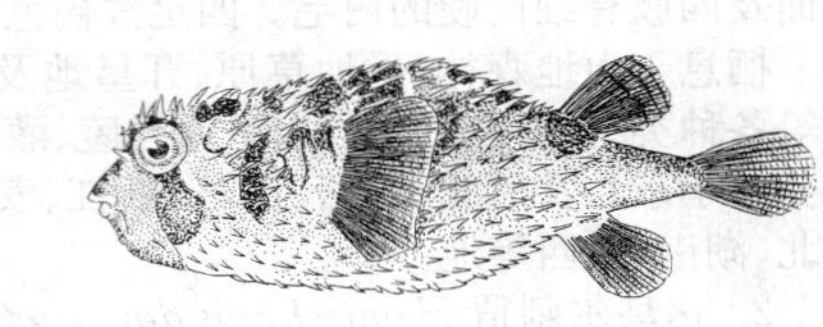

九斑刺鲀

我国分布于南海。

【采收加工】 全年均可捕捉,捕后将鱼皮整张剥出,晒干。

【药理】 升高白细胞　刺鲀皮 1∶1 的提取液对环磷酰胺所致小鼠的白细胞减少有对抗作用,其外周白细胞数给药组为 7 141±465/mm³,而对照组为 5 008±304/mm³[1]。

毒性　刺鲀皮 1∶1 提取液小鼠腹腔注射的 LD_{50} 为 15 mg/kg[1]。

【药性】 《中国海洋药用生物》:"咸,平。"

【功用主治】 补肾,益肺,养肝。主治老年寒咳,哮喘,遗精,遗尿,神经衰弱,浮肿。

1.《中国海洋药用生物》:"补肾益肝,润肺。治老年寒咳,哮喘,体弱多梦,遗精,遗尿,神经衰弱,浮肿,血尿,肝炎等。"

2.《中国动物药》:"主治产妇乳汁不足。"

【用法用量】 内服:适量,干皮水煮软后去刺,加冰糖炖;或与猪脚、猪肉炖。

【宜忌】《中国动物药》:"(刺鲀)内脏及生殖腺有毒!渔人认为六斑刺鲀的肉也有毒!均不可食用。"

【选方】 1. 治老人虚寒咳喘　刺鲀皮适量,煮软去刺,加冰糖炖食(九斑刺鲀的皮较好)。

2. 治肝炎　刺鲀皮适量,煮软去刺,加红糖、糯米煮粥食(九斑刺鲀的皮较好)。(1、2 方出自《中国动物药》)

2738 刺猬皮 cì wèi pí (《本草原始》)

【异名】 猬皮(《本经》),仙人衣(《山东中药》)。

【基原】 为猬科普通刺猬属动物刺猬及刺猬属动物、达乌尔猬、大耳猬的皮。

【原动物】 1. 刺猬 *Erinaceus europaeus* Linnaeus　又名:猬、毛刺(《尔雅》),白刺猬(《杨氏家藏方》),猬鼠(《纲

花序长 5～7 cm，常 3 个簇生；花序苞片长 1 cm；花梗长 4 mm；外萼片长圆状卵形，中萼片卵形，内萼片椭圆形；花瓣倒卵形，长 6 mm，基部有 2 枚蜜腺；雄蕊 6；子房有 2 个胚珠。浆果椭圆形，长约 1.5 cm，被粉，无宿存花柱。花期 7～8 月，果期 9～11 月。

生于海拔约 2 500 m 的山地杂木林中。分布于湖北。

【采收加工】 4～7 月采收，晒干。

【成分】 密叶十大功劳含小檗碱(berberine)[1]。细梗十大功劳含氧化小檗碱(oxyberberine)，巴马汀(palmatine)，非洲防己胺(columbamine)，药根碱(jatrorrhizine)[2]。

【药性】 苦，寒。

1.《草木便方》："苦，凉。"

2.《四川中药志》1960 年版："性寒，味苦，无毒。"

【功用主治】 清热燥湿，泻火解毒。主治湿热黄疸，腹泻，痢疾，目赤肿痛，热毒疮疡，风湿热痹。

1.《草木便方》："通利二便，清利头目，除风热。治疯狗咬伤，杀虫。"

2.《天宝本草》："清火退热。治目内翳症，癫狂。"

3.《四川中药志》1960 年版："清热解毒。治湿热痢疾，目赤肿痛，痈肿疮毒及风湿红肿等症。"

【用法用量】 内服：煎汤，10～15 g，鲜品 30～60 g。外用：研末调敷。

2733 刺萆薢 cì bēi xiè (《昆明民间常用草药》)

【异名】 红萆薢、美人扇、龙须叶(《昆明民间常用草药》)。

【基原】 为百合科菝葜属植物长托菝葜的根茎。

【原植物】 长托菝葜 *Smilax ferox* Wall. ex Kunth 又名：大菝葜(《中国高等植物图鉴》)，刺菝葜(《中国植物志》)。

攀缘灌木。茎与枝条多少具纵条纹，疏生刺。叶互生；叶柄长 5～25 cm，占全长的 1/2～3/4 具鞘，通常只有少数叶柄具卷须，脱落点位于鞘上方；叶片厚革质至坚纸质，椭圆形、卵状椭圆形至长圆形，长 3～16 cm，宽 1.5～9 cm，下面通常苍白色，极少绿色。伞形花序生于叶尚幼嫩的小枝上；总花梗长1～2.5 cm，花序托常延长而使花序多少呈总状；花单性，雌雄异株；花被片 6，黄绿色或白色；雄花具雄蕊 6；雌花比雄花小，具 6 枚退化雄蕊，子房 3 室，柱头 3 裂。浆果球形，直径 8～15 mm，熟时红色。花期 3～4 月，果期 10～11 月。

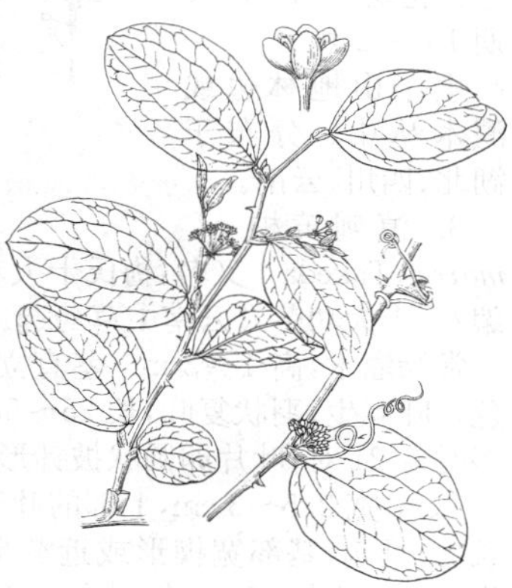

长托菝葜

生于林下、灌木丛中或山坡荫蔽处。分布于西南及湖北、广东、广西等地。

【采收加工】 8～12 月及春季采挖，切片晒干。

【药性】《全国中草药汇编》："苦，平。"

【功用主治】 《全国中草药汇编》："祛风利湿，解毒。主治风湿筋骨疼痛，小便浑浊，臁疮，皮肤过敏，湿疹。"

【用法用量】 内服：煎汤，9～15 g。外用：煎水洗。

2734 刺梨叶 cì lí yè (《草木便方》)

【异名】 茨藜叶(《贵阳民间药草》)。

【基原】 为蔷薇科蔷薇属植物缫丝花 *Rosa roxburghii* Tratt. 和单瓣缫丝花 *R. roxburghii* Tratt. f. *normalis* Rehd. et Wils. 的叶。

【原植物】 参见"刺梨"条。

【采收加工】 6～10 月采叶，鲜用或晒干。

【药性】 酸、涩，微寒。

1.《贵阳民间药草》："酸、涩，平，无毒。"

2.《湖南药物志》："酸、涩，微寒。"

【功用主治】 清热，解毒，消肿。主治热毒痈疖，痔疮，暑热倦怠，外伤出血。

1.《草木便方》："疔疥、痈、金疮。"

2.《贵阳民间药草》："清热解毒，疗痔。"

3.《湖南药物志》："解暑，止血。治暑热倦怠，外伤出血。"

【用法用量】 内服：煎汤，3～9 g。外用：研末，麻油调；或鲜品捣敷。

2735 刺梨花 cì lí huā (《草木便方》)

【基原】 蔷薇科蔷薇属植物缫丝花 *Rosa roxburghii* Tratt. 和单瓣缫丝花 *R. roxburghii* Tratt. f. *normalis* Rehd. et Wils. 的花。

【原植物】 参见"刺梨"条。

【采收加工】 5～7 月开花时采收，鲜用或烘干。

【功用主治】 1.《草木便方》："疔疥、痈、金疮。"

2.《贵阳民间药草》："治小儿热疮，捣敷；外痔，焙干，研末，麻油调敷。亦可煎服。"

2736 刺梨根 cì lí gēn (《草木便方》)

【异名】 茨藜子根(《天宝本草》)，茨藜根(《贵阳民间药草》)。

【基原】 为蔷薇科蔷薇属植物缫丝花 *Rosa roxburghii* Tratt. 和单瓣缫丝花 *R. roxburghii* Tratt. f. *normalis* Rehd. et Wils. 的根。

【原植物】 参见"刺梨"条。

【采收加工】 全年均可采，挖根，切片，晒干。

【药材】 刺梨根 *Radix et Rhizoma Rosae Roxburghii* 产于贵州、四川、陕西、甘肃、湖南、湖北、广西、江西等地。

性状　根和根茎呈圆柱形，表面棕褐色，具细纵纹及侧根痕，少数有细须根残存。皮部薄，易剥离，皮脱落处表面呈棕红色。质坚硬，不易折断，断面纤维性，木部呈浅红棕色与黄白色间杂的放射状纹理。气微，味涩。

鉴别　根茎横切面：木栓细胞数列，外侧有落皮层，有的可见 1～2 列木栓形成层和数列栓内层细胞，其内散有单个或数个成束的纤维。无限外韧型维管束排列成环，韧皮部纤维束排成断续的 1～2 层，木化或微木化，有的纤维鞘薄壁细胞中含草酸钙方晶。木质部导管多单个散在，周围有木纤维，壁木化。射线细胞类方形或长方形，5～11(～16)列，有的细胞孔沟明显。年轮清晰可见。髓部细胞壁木化。

粉末特征：棕黄色。韧皮纤维成束或单个散在，胞腔窄，

【用法用量】 外用：研末敷。

2731 刺黄芩 cì huáng qín（《贵州草药》）

【异名】 十大功劳、老鼠刺、刺黄连（《贵州草药》）。

【基原】 为小檗科十大功劳属植物大叶刺黄柏的全株。

【原植物】 大叶刺黄柏 *Mahonia fargesii* Takeda

常绿灌木，高1.5～2 m。茎直立，粗壮。羽状复叶，通常有小叶9～15，或更多；小叶片革质，卵形或长圆形，长约7 cm，宽约4.5 cm，先端渐尖，边缘反卷，有2～7个大刺状锯齿，无小叶柄。总状花序丛生于茎顶，近于直立；花黄色，微下垂；花梗细短。浆果卵圆形，先端柱头宿存，熟时暗蓝色，外有白粉。

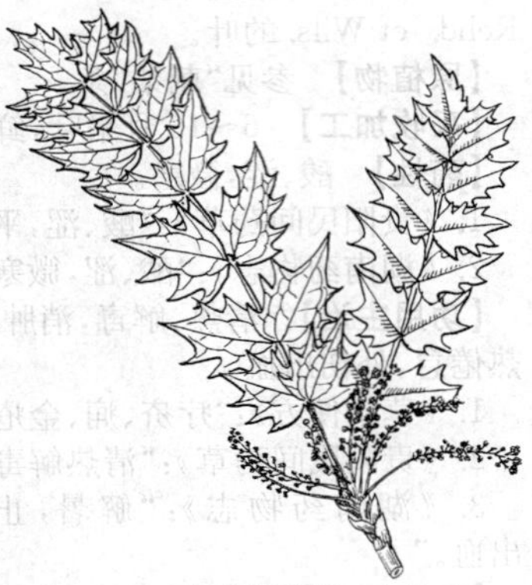

大叶刺黄柏

生于路旁或丛林中。分布于贵州。

【采收加工】 四季均可采收，晒干。

【药性】 《贵州草药》："性寒，味苦。"

【功用主治】 清热，利湿，解毒。主治风热感冒，黄疸，腹泻，痢疾，目赤肿痛，湿疹。

《贵州草药》："清热解毒。"

【用法用量】 内服：煎汤，9～15 g。外用：适量，研末调敷，或煎水洗患处。

【选方】 1. 治风热感冒　刺黄芩叶、六月雪枝叶各15 g。煨水服。

2. 治黄疸病　刺黄芩、虎杖、鬼针草各15 g。煨水服。

3. 治肠炎，痢疾　刺黄芩根、虎杖根各15 g。煨水服。

4. 治火眼或头晕耳鸣　刺黄芩30 g，夏枯草15 g。煨水服。

5. 治湿疹　刺黄芩、苦参各15 g。煨水洗患处。（1～5方出自《贵州草药》）

2732 刺黄柏 cì huáng bò（《四川中药志》）

【异名】 老鼠刺、木黄连（《草木便方》），刺黄芩（《天宝本草》），山黄芩、野黄芩（《民间常用草药汇编》）。

【基原】 为小檗科十大功劳属植物密叶十大功劳、细梗十大功劳、滇刺黄柏和长阳十大功劳的根和茎。

【原植物】 1. 密叶十大功劳 *Mahonia ganpinensis* (Lévl.) Fedde　又名：甘平十大功劳（《四川中药志》），山黄连（《中国药用植物志》）。

常绿灌木，高达2 m。老茎灰色，断面呈淡黄绿色。叶为奇数羽状复叶；叶柄短，扁阔；托叶线形，长约1 cm；叶革质，小叶4～7对，叶片卵状椭圆形至长椭圆形，长4～7 cm，宽1～1.5 cm，先端长尖，基部楔形或稍偏斜，上面绿色，有光泽，下面淡绿色，边缘具刺状齿2～7对，叶脉在下面不明显。总状花序长6～12 cm，3～7个簇生茎顶，花梗长约3 mm，小苞片卵形；萼片9，排成3轮，呈花瓣状；花瓣6，卵状长椭圆形，较花萼为短；雄蕊6；雌蕊1，几无花柱，柱头头状；子房1室，内含2粒胚珠。浆果卵圆形，长约7 mm，蓝色，有白粉。花期8～9月，果期10～12月。

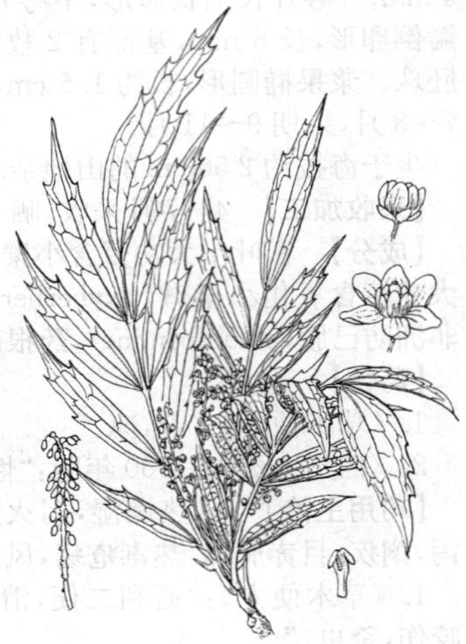

密叶十大功劳

生于山坡林下灌木丛中。分布于湖北、四川、贵州。

2. 细梗十大功劳 *M. gracilipes* (Oliv.) Fedde

常绿灌木，高1～2 m。茎直立，断面呈黄色。叶互生；羽状复叶，小叶5～7片，厚革质；叶片椭圆形、椭圆状倒卵形，基部小叶较小，向上渐大，长4～15 cm，宽1.5～5 cm，先端渐尖，呈刺状，基部楔形，每边有2～5个疏锯齿，齿端呈刺状，上面深绿色，有光泽，下面黄绿色，被蜡状白粉，侧生小叶无柄，顶生小叶有柄，长3～7 cm。总状花序长约20 cm，2～3个簇生，由芽鳞的腋内抽出；花梗细，丝状，长约1 cm，小苞片1；萼片9，排成3轮，卵形；花深紫色，较稀疏，花瓣6，椭圆形，基部有1对蜜腺；雄蕊6，离生；子房卵形，柱头扁平，中间微凹，无花柱。浆果卵形，暗蓝色。花期8～9月，果期10～12月。

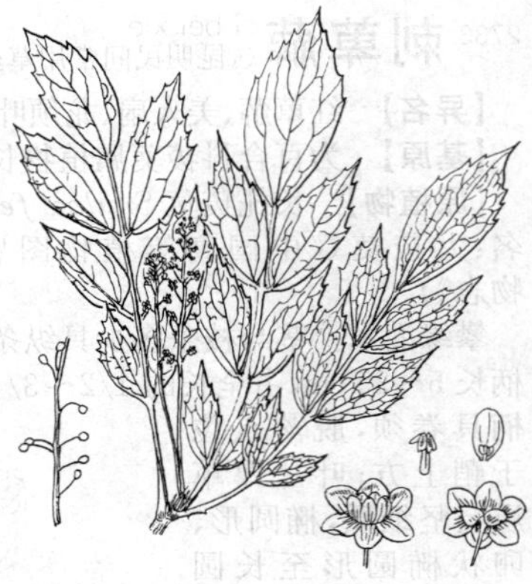

细梗十大功劳

生于山地林边或灌木丛中。分布于湖北、四川、云南。

3. 滇刺黄柏 *M. mairei* Takeda　又名：梅氏十大功劳（《常用中草药植物简编》），十大功劳（《云南中草药选》）。

常绿灌木，高1～2 m。茎直立，树皮粗糙，褐色，断面黄色。叶互生；羽状复叶，长25～50 cm，小叶通常9～16对，多时有21对；叶片卵圆状披针形，基部的叶较小，长3.5～4.5 cm，宽2.5～3 cm，上部的叶逐渐增长，长达8 cm，先端长尖，具刺，基部宽楔形或近截形，边缘有2～3个刺状锯齿，上面绿色，下面黄绿色，网脉不显。总状花序长达20 cm，3～5枝簇生于茎顶；萼片9，每轮3片；花黄色，直径约5 mm，花瓣6，基部有1对蜜腺。浆果圆球形，熟时蓝黑色，被白粉。花期3～4月，果期6～8月。

生于向阳山地、山区村寨附近，偶有栽培。分布于云南。

4. 长阳十大功劳 *M. sheridaniana* Schneid.

常绿灌木，高约1 m。叶互生；羽状复叶，小叶7～11片；叶片卵形，长1.5～5 cm，宽1～3 cm，先端短渐尖，基部宽圆形或近楔形，边缘有针刺齿3～4；顶生小叶柄长1.5～2.5 cm，椭圆状披针形，长可达10 cm，宽3～3.5 cm。总状

动脉条，降低大鼠血压及脑血管阻力，明显增加猫冠脉血流量，减少冠脉阻力的作用。抑制兔心房的收缩，减慢心率，对抗家兔垂体后叶素引起的心肌缺血时ST段上升，对抗小鼠常压缺氧及异丙肾上腺素引起的缺氧作用，并能抑制兔血小板聚集及大鼠血栓形成[11,12]。

5. 保肝作用　能降低实验性四氯化碳、乙醇、亚硝胺等对肝脏的损伤，改变人体血清丙氨酸氨基转移酶(ALT)和浊度异常，减轻和消除肝细胞的变性和坏死，减轻组织炎性反应和纤维化过程，其保肝作用与其含有丰富的齐墩果酸有关[13]。给予亚硝酸钠和氨基比林的大鼠血清ALT和山梨醇脱氢酶(SDH)活力比正常组增高1倍，并引起肝细胞变性和坏死，在同样条件下，同时给刺玫果汁大鼠的ALT和SDH活力保持正常水平，肝细胞也未受损伤[14]。

6. 抗疲劳、耐缺氧作用　刺玫果干燥粉经乙醇回流提取，回收乙醇后再经乙酸乙酯萃取，回收乙酸乙酯后将残渣制成1%的混悬液，小鼠腹腔注射药液0.5 ml，2 h后，小鼠耐缺氧试验的生存时间显著高于对照组，并在小鼠荷重游泳试验中，游泳时间显著高于对照组[15]。

7. 其他　刺玫果灌胃能明显地促进小鼠骨髓细胞核酸和蛋白质代谢[16]。刺玫果中提取分离的纯品银椴苷，对培养条件下的人胚肺成纤维细胞(2BS-C)DNA损伤有修复作用，能明显阻断二甲基亚硝胺(DMN)的合成，其阻断率为98.49%[17]。

毒性　刺玫果水提取物和醇提取物小鼠静脉注射，其LD_{50}分别为4.5 g/kg和5.0 g/kg，刺玫果总黄酮小鼠静注的LD_{50}为956 mg/kg[12]。亚急性毒性试验表明，对心、肝、肾重要脏器无毒性反应[11]。

【药性】 酸、苦，温。

1.《东北常用中草药手册》："酸，温。"

2.《北方常用中草药手册》："味微苦，性温，无毒。"

【功用主治】 健脾消食，理气活血。主治消化不良，脘腹胀痛，腹泻，月经不调，痛经。

1.《东北常用中草药手册》："健脾理气，养血调经。主治消化不良，气滞腹泻，食欲不振，胃痛，月经不调。"

2.《北方常用中草药手册》："主治腹胀，痛经。"

3.《长白山植物药志》："助消化。主治小儿食积。预防出血，可用于动脉粥样硬化，维生素C缺乏症，肺结核咳嗽。"

【用法用量】 内服：煎汤，6～10 g。

2728 刺玫根 cì méi gēn（《黑龙江常用中草药》）

【异名】 野玫瑰根(《吉林医药资料》)。

【基原】 为蔷薇科蔷薇属植物山刺玫 *Rosa davurica* Pall. 的根。

【原植物】 参见"刺玫果"条。

【采收加工】 6～10月采挖，切段，晒干。

【成分】 山刺玫的根含酚性化合物：右旋-花旗松素-3-O-β-D-呋喃芹菜糖苷(taxifolin-3-O-β-D-apifuranoside)，仙鹤草素(agrimoniin)，刺莓果素(davuriciin) M_1、D_1、D_2、T_1，木麻黄鞣亭(casuaricitin)，1，2，3，6-四-O-没食子酰-β-D-葡萄糖(1，2，3，6-tetra-O-galloyl-β-D-glucose)，1，2，3，4，6-五-O-没食子酰-β-D-葡萄糖(1，2，3，4，6-penta-O-galloyl-β-D-glucose)[1,2]。

【药理】 1. 对免疫功能的影响　刺玫根煎剂，每1 ml含生药1 g，给小鼠25 g/kg灌胃给药，连续2星期，能够提高或增强成年与老年小鼠血清溶菌酶活性，腹腔巨噬细胞吞噬功能，血清抗绵羊红细胞特异性抗体效价，脾脏抗体生成细胞百分率，外周血乙酸萘酯酶(ANAE)阳性率与淋巴细胞绝对值以及胸腺重量，而对老龄小鼠免疫功能增强更为明显。刺玫根煎剂增强免疫功能可能与其促进淋巴细胞绝对值、核酸含量的增加有关。提示刺玫根可作为一种有效的免疫增强剂[1]。

2. 抗炎作用　刺玫根1 g/ml，每日25 g/kg给小鼠灌胃，对小鼠急慢性炎症、小鼠耳郭肿胀和足跖肿胀有明显的抑制作用；与地塞米松合用，能增强其抗炎效果而减轻其副作用[2]。

3. 镇咳、祛痰和平喘作用　刺玫根水煎液5～25 g/kg给小鼠腹腔注射，有一定的镇咳作用(氨雾刺激法)。200%刺玫根水煎液、甲醇提取液、乙酸乙酯提取液10 ml/kg分别给小鼠腹腔注射，均有祛痰作用(酚红法)，刺玫根水剂20 g/kg有一定平喘作用(豚鼠组胺喷雾法)[3]。

【药性】《长白山植物药志》："苦、涩，平。"

【功用主治】《长白山植物药志》："止咳祛痰、止痢，止血。主治慢性支气管炎、肠炎、细菌性痢疾、胃功能失调、膀胱炎、功能性子宫出血、跌打损伤。"

【用法用量】 内服：煎汤，5～15 g。外用：捣敷。

2729 刺桐叶 cì tóng yè（广州部队《常用中草药手册》）

【异名】 鹦哥叶(《贵州草药》)。

【基原】 为豆科刺桐属植物刺桐 *Erythrina variegata* L. 及乔木刺桐 *E. arborescens* Roxb. 的叶。

【原植物】 参见"海桐皮"条。

【采收加工】 8～10月采收，晒干。

【药性】 苦，平。

1. 广州部队《常用中草药手册》："苦平。"

2.《贵州草药》："性平，味苦、辛。"

【功用主治】 消积驱蛔。主治小儿疳积，蛔虫症。

1. 广州部队《常用中草药手册》："治小儿疳积，蛔虫症。"

2.《台湾药用植物志》："治溃疡，解热，催眠，为泻剂。"

【用法用量】 内服：研末，2～3 g。外用：捣敷。

【选方】 1. 治蛔虫症　刺桐叶3 g，猪脚疳、鹅不食草各6 g。同瘦肉煲服。(《梧州地区中草药》)

2. 治头胀痛　鹦哥叶适量。捣绒，在火上烤热，包两太阳穴。(《贵州草药》)

2730 刺桐花 cì tóng huā（《本草图经》）

【基原】 为豆科刺桐属植物刺桐 *Erythrina variegata* L. 及乔木刺桐 *E. arborescens* Roxb. 的花。

【原植物】 参见"海桐皮"条。

【采收加工】 3月花开时采集，晒干。

【成分】 种子含生物碱：刺桐定碱(erysodine)，刺桐文碱(erysovine)，刺桐平碱(erysopine)，下箴刺桐碱(hypaphorine)，刺桐星碱(erythrascine)，近东罂粟灵碱(orientaline)，刺桐福林碱(erysophorine)[1,2]，异刺桐匹诺福林碱(isoerysopinophorine)[3]。果荚中含有刺桐定碱，近东罂粟灵碱，下箴刺桐碱，刺桐狄诺福林碱(erysodinophorine)[4]，刺桐匹诺福林碱(erysopinophorine)[5]。

【功用主治】 主金疮，止血。

【选方】 治原发性高血压病　猪毛菜15～30 g，水煎服。或经沸水烫后当菜吃。连服5～6个月。（《青海常用中草药手册》）

2726 刺玫花 cì méi huā
（《东北常用中草药手册》）

【基原】 为蔷薇科蔷薇属植物山刺玫 *Rosa davurica* Pall. 的花。

【原植物】 参见“刺玫果”条。

【采收加工】 6～7月花将开放时采摘，晾干或晒干。

【药材】 刺玫花 *Flos Rosae Davuricae*　主产于吉林、辽宁、黑龙江等地。

性状　花蕾略呈类球形，直径1～2 cm，偶有苞片2枚。花托类球形与花萼合生，花梗具短腺毛；萼片5，卵状披针形，边缘具短柔毛和腺毛，萼筒无毛；花瓣深玫瑰红色，久贮呈棕褐色，倒卵形；花柱短于雄蕊，柱头圆形密被绒毛。气微，味涩微苦。

鉴别　粉末特征：红棕色。腺毛长84～255 μm，多着生于花萼表面，头部为多细胞，扁球形，直径61～150 μm，柄部细胞多列性。非腺毛长130～680 μm，密生于花萼内表面，外表面较少，单细胞多弯曲，表面光滑。草酸钙簇晶多分布于花萼及花冠表面。花粉粒极面观类三角形，大小为23(21～27)μm×25(22～30)μm，赤道面观类圆形，大小为25(22～30)μm×26(22～30.4)μm；具3孔沟；表面有点状雕纹。气孔多为不定式。

【药性】 微苦、酸，温。

1.《东北常用中草药手册》：“酸，温。”

2.《北方常用中草药手册》：“味微苦，性温，无毒。”

【功用主治】 行气，活血，止血。主治气滞胃痛，月经不调，痛经，崩漏，吐血，肋间神经痛。

1.《东北常用中草药手册》：“养血调经。主治月经过多。”

2.《河北中草药》：“与果实同功，但偏于理气活血，多用于行经不畅，经闭，痛经之症。”

3.《长白山植物药志》：“止血，理气，解郁，调经。主治吐血，血崩，肋间神经痛，肺结核咳嗽，腹泻。”

【用法用量】 内服：煎汤，3～6 g。

【选方】 1. 治肝胃气痛　山刺玫花10 g。水煎，每日服2次；或加香附15 g。

2. 治吐血　山刺玫花100朵（去心蒂），用水两碗，煎成半碗，去渣加白糖250 g。分6次，空腹服，每日2次。（1、2方出自《长白山植物药志》）

2727 刺玫果 cì méi guǒ
（《东北常用中草药》）

【异名】 刺莓果（《黑龙江中药》），刺木果（南药《中草药学》）。

【基原】 为蔷薇科蔷薇属植物山刺玫、光叶山刺玫的果实。

【原植物】 1. 山刺玫 *Rosa davurica* Pall.

直立灌木，高1～2 m。枝无毛，小枝及叶柄基部常有成对的黄色皮刺，刺弯曲，基部大。羽状复叶，小叶7～9，连叶柄长4～10 cm；叶柄和叶轴有柔毛、腺毛和稀疏皮刺；托叶大部贴生于叶柄，边缘有带腺锯齿，下面被柔毛；小叶片长圆形或宽披针圆形，长1.5～3 cm，宽0.8～1.5 cm，先端急尖或圆钝，基部宽楔形，边缘近中部以上有锐锯齿，上面无毛，下面灰绿色，有白霜、柔毛或腺点。花单生或数朵簇生；花瓣粉红色，直径约4 cm；花梗具腺毛；花柱离生，柱头稍伸出花托口部。果球形或卵球形，直径1～1.5 cm，红色。萼片宿存，直立。花期6～7月，果期8～9月。

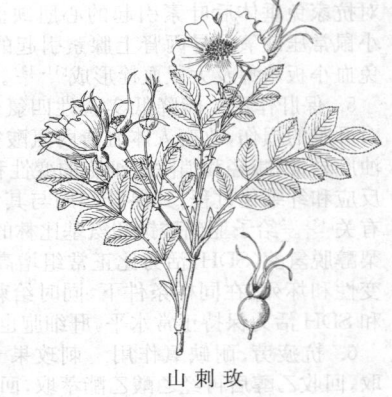
山刺玫

生于海拔430～2 500 m的山坡阳处或杂木林边、丘陵草地。分布于华北、东北等地。

2. 光叶山刺玫 *R. davurica* Pall. var. *glabra* Liou

本变种与山刺玫的区别为：小叶长达4 cm，下面无粒状腺体，通常无毛，仅沿脉有短柔毛。

生于山坡阳处。分布于东北地区。

本植物的花（刺玫花）、根（刺玫根）亦供药用，另设专条。

【采收加工】 8～9月果实近成熟时摘下，晒干，除去宿存萼片，或将新鲜果实切成两半，除去果核，晒干。

【成分】 山刺玫的果实含酚性化合物：花白素（leucoanthocyanindin），花色素（anthocyanindin），儿茶素（catechin），微量元素（钙、氟、镁等）[1]，银椴苷（tiliroside）[2]，木麻黄鞣亭（casuarictin），1，2，3，6-四-O-没食子酰-β-D-葡萄糖（1，2，3，6-tetra-O-galloyl-β-D-glucose），1，2，3，4，6-五-O-没食子酰-β-D-葡萄糖（1，2，3，4，6-penta-O-galloyl-β-D-glucose），仙鹤草素（agrimoniin），金樱子鞣质（laevigatin）D、F，刺玫果素（davuriciin）M_1、D_1、D_2、T_1[3]及齐墩果酸（oleanolic acid）[4]。

【药理】 1. 延缓衰老作用　刺玫果冲剂能够提高培养的人淋巴细胞和绵羊红细胞的超氧化物歧化酶（SOD）活性[1]。在培养基中加入1%的刺玫果粉时，可使果蝇的平均寿命和最高寿命显著延长，大鼠血清过氧化脂质（LPO）含量下降，红细胞中SOD活性增强[1，2]。2%刺玫果浸膏的浓汁灌服可提高小鼠肝脏SOD活性，抑制小鼠肝脏LPO和心肌脂褐素形成，并能极显著地降低小鼠尾腱的羟脯氨酸的含量[3]。刺玫果浸膏胶囊对于中老年人主观感觉变化、睡眠、食欲、精力、体力有明显改善，并能提高智力，尤其以提高思维记忆能力与锥体外系功能为明显，而对心肺功能亦有不同程度的改善[4]。

2. 对免疫系统的作用　刺玫果对噪声引起的免疫功能低下有良好的扶正作用[5]。可增强带瘤小鼠的细胞免疫功能[6]。并能使小鼠血清半数溶血值（HC_{50}）明显升高，表明它有增强体液免疫的作用[7]。

3. 抗癌作用　刺玫果乙醇提取物，能明显阻断二甲基亚硝胺（DMN）的合成，其阻断率与刺玫果汁量有正相关关系[8]。能提高机体自由基清除能力、免疫能力而对抗乌拉坦诱发的小鼠肺腺瘤，且使诱癌小鼠外周血中SOD活性、谷胱甘肽过氧化物酶（GSH-Px）活性升高、血清溶血素水平升高。而使LPO含量下降[9]。刺玫果水提浓浸膏有提高^{60}Co辐射后大鼠红细胞中SOD含量及全血中GSH-Px活力的作用，证明其有一定的抗辐射损伤的作用[10]。

4. 对心血管系统的作用　刺玫果水提物具有松弛兔主

有栽培。

本植物的叶(刺竹叶)、茎秆除去外皮后刮下的中间层(刺竹茹)亦供药用,另设专条。

【采收加工】 5～6月采收,鲜用或晒干。

【药性】 甘、苦,凉。

1. 赞宁《竹谱》:"甘、苦,有小毒。"(引自《纲目》)

2.《岭南采药录》:"味苦。"

3.《全国中草药汇编》:"甘、酸,平。"

【功用主治】 消积,止痢。主治消化不良,痢疾。

1.《岭南采药录》:"治竹木刺入肉。"

2.《全国中草药汇编》:"凉血止痢,清热生津。主治消化不良,痢疾。"

【用法用量】 内服:煎汤,30～60 g。外用:捣敷。

【宜忌】 赞宁《竹谱》:"食之落人发。"(引自《纲目》)

【选方】 1. 治消化不良,痢疾　竹笋30～60 g,水煎服;或用竹笋水30～60 g,内服。(《全国中草药汇编》)

2. 治竹木刺入肉　笋竹笋、酒糟、车前子、盐。四味同捣敷患处。(《岭南采药录》)

2724 刺血红 cì xuè hóng (广州空军《常用中草药手册》)

【异名】 七星剑、血路草(广州空军《常用中草药手册》)。

【基原】 为爵床科假杜鹃属植物花叶假杜鹃的全株。

【原植物】 花叶假杜鹃 *Barleria lupulina* Lindl.

灌木,高约2 m。茎直立,多分枝。叶对生;有短柄;叶片披针形,长4～8 cm,先端渐尖,基部楔形,两面均被白色柔毛;在叶柄基部有一对向下的针刺,紫红色。穗状花序顶生或腋生;具多数大苞片;萼片4,成对,外面一对较大;花黄色,花冠管状,5裂,裂片近相等;发育雄蕊2～3,退化雄蕊1～2;子房上位,2室,花柱长。蒴果卵形,中部以下有种子4颗。花期5～7月。

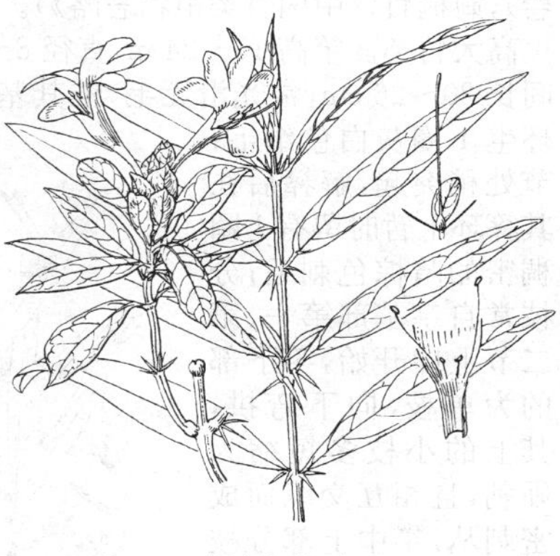

花叶假杜鹃

生于山谷湿地、村旁或路边,也有栽培。分布于广东。

【采收加工】 全年可采,切段,鲜用或晒干。

【成分】 地上部分含环烯醚萜苷类化合物:山栀苷甲酯(shanzhiside methyl ester),假杜鹃素(barlerin),乙酰基假杜鹃素(acetylbarlerin)[1],6-O-乙酰基山栀苷甲酯(6-O-acetylshanzhiside methyl ester),7-乙酰基野芝麻新苷(ipolamiidoside)[2]。另含甜菜碱(etaine)[3]。

【药性】 辛、苦,平。

1.《全国中草药汇编》:"辛、苦,温。"

2.《西双版纳傣药志》:"凉。"

【功用主治】 活血,续筋,解毒。主治跌打肿痛,骨折,外伤出血,痈肿,毒蛇咬伤。

1.《全国中草药汇编》:"通经活络,解毒消肿。主治毒蛇咬伤,犬咬伤,跌打损伤,痈肿,外伤出血。"

2.《西双版纳傣药志》:"续筋接骨。治鸡眼。"

【用法用量】 内服:煎汤,6～10 g。外用:鲜品捣敷。

【宜忌】《全国中草药汇编》:"孕妇忌服。"

2725 刺沙蓬 cì shā péng (《中国药用植物图志》)

【异名】 猪毛菜、大翅猪毛菜(《东北植物药图志》),扎蓬棵(《中国药用植物图鉴》),风滚草(《吉林中草药》)。

【基原】 为藜科猪毛菜属植物刺沙蓬的全草。

【原植物】 刺沙蓬 *Salsola ruthenica* Iljin[*S. kali auct.* non L.; *S. pestifer* auct. non A. Nelson]

一年生草本,高20～100 cm。茎直立,自基部分枝,小枝硬,平散,通常有白绿色或紫红色条纹,无毛或有极短的乳头状刚毛。叶互生;无柄;叶片半圆柱形或圆柱形,肉质,长1.5～4 cm,宽1～2 mm,近基部处扩展,先端刺状尖锐,绿色。花两性,腋生,通常在各枝上端形成穗状花序;苞片2枚,锥形或卵形,先端具细尖;花被片5,锥形或尖卵形,直立,覆瓦状排列,果时变硬,自背面中部生翅;翅3个较大,2个较狭窄,花被及果实(包括翅)直径7～10 mm;雄蕊5;柱头长丝状,2歧。胞果球形,粉红色,先端截形,包于带翅的花被片内。种子横生。花期7～9月,果期9～10月。

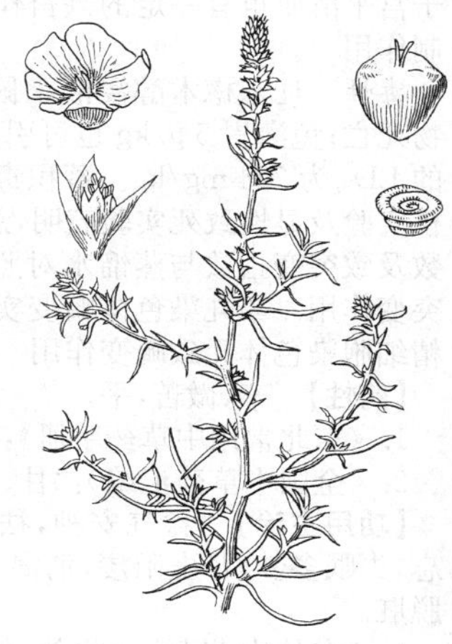

刺沙蓬

生于砂质土、沙丘、草原、石质山坡及海边。分布于华北、东北、西北及江苏、山东、西藏等地。

【采收加工】 7～8月开花时拔取全草,切段晒干。

【成分】 全草含甜菜碱(betaine),琥珀酸,草酸,以及由阿拉伯糖、半乳糖、鼠李糖、木糖、半乳糖醛酸及氨基糖构成的多糖[1]。果实期的叶、茎、种子、根均含右旋猪毛菜碱(salsoline)和左旋猪毛菜定(salsolidine)[2]。从花粉分得2个糖蛋白RT_1和RT_2[3]。

【药理】 降压作用　刺沙蓬(夏季开花时割取地上部分)之水浸液与醇浸液(1∶0.66)给麻醉猫静脉注射均使血压明显降低,醇浸液较水浸液的降压持续时间长。刺沙蓬所含甜菜碱对麻醉动物有轻度降压作用,但对高血压犬无效;其皂苷成分能使麻醉犬和高血压大鼠血压降低[1]。

刺沙蓬与猪毛菜为同属植物,含猪毛菜碱及猪毛菜定碱,其作用可参见"猪毛菜"条[2,3]。

毒性　刺沙蓬水浸液37.5～57 g/kg给予豚鼠,75～114 g/kg给予家兔灌胃,连续1星期未发现任何中毒现象[1]。

【药性】 苦,凉。

1.《青海常用中草药手册》:"淡,凉。"

2. 南药《中草药学》:"酸,寒。"

【功用主治】 平肝降压。主治高血压病,头痛,眩晕。《青海常用中草药手册》:"降压。"

【用法用量】 内服:煎汤,15～30 g;或用水烫作菜吃。

氧化物歧化酶的活性[1]。

2. 对缺氧耐力的影响　小鼠灌胃辽东楤木总皂苷可明显提高缺氧耐力，降低氧耗速率；对由氰化钾或亚硝酸钠所致的小鼠组织中毒性缺氧和结扎两侧颈总动脉所致脑循环障碍性缺氧有保护作用，对动物大脑缺氧有改善作用。总皂苷还可使氧分压显著升高，加大动静脉氧分压差。证明了总皂苷可增加血液中氧的输送，改善组织对氧的利用，同时对缺氧引起的碱中毒亦有改善作用[2]。

3. 其他作用　辽东楤木总皂苷的生理盐水给小鼠腹腔注射，连续 7 d，能显著刺激前列腺素 E_2 和 $E_{2\alpha}$ 的合成，使 cAMP 含量明显增加，cGMP 含量明显下降，对组胺释放无影响[3]。辽东楤木对肠管有兴奋作用，使收缩加强；对离体子宫平滑肌也有一定的兴奋作用，而对在体子宫则表现抑制作用[4]。

毒性　辽东楤木醇浸液小鼠灌胃 2 g/kg 可使大部分动物死亡；兔灌胃 5 g/kg 也可引起死亡[5]。总皂苷小鼠灌胃的 LD_{50} 为 724 mg/kg。蓄积毒性实验，未见毒副作用。微核实验及显性致死实验表明，总苷对生存胎仔数、死亡胎仔数及致突变指数与蒸馏水对照组比较均无显著差异，无致突变作用。睾丸染色体畸变实验表明，总皂苷对小鼠睾丸精细胞染色体无致畸变作用。辽东楤木有腹泻作用[6]。

【药性】　辛、微苦，平。

1.《东北常用中草药手册》："辛，平。有小毒。"

2.《全国中草药汇编》："甘、苦，平。"

【功用主治】　益气安神，祛风活血。主治气虚乏力，健忘，失眠多梦，肾虚阳痿，消渴，风湿骨痹，跌打损伤，水肿，脱肛。

1.《吉林中草药》："收敛，健胃，治糖尿病，胃溃疡。利尿，治水肿。"

2.《黑龙江常用中草药手册》："祛风湿，强筋骨。治风湿痹痛，脚腿无力，性神经衰弱。"

3.《东北常用中草药手册》："祛风除湿，活血止痛。治肝炎，糖尿病，胃痉挛，便秘，风湿性关节炎，外伤出血。"

4.《辽宁常用中草药手册》："治跌打损伤，骨折，肾炎，肝硬化腹水。"

5.《青岛中草药手册》："祛风除湿，清热解毒，散瘀消肿。治风湿性关节痛，腰酸痛，跌打损伤，脱肛，疥癣，糖尿病，胃癌，肺癌。"

【用法用量】　内服：煎汤，15～30 g，鲜品加倍；或泡酒。外用：适量，捣敷；或煎汤熏洗；或浸酒涂。

【宜忌】　肝阳上亢者慎服。

【选方】　1. 治胃、十二指肠溃疡，慢性胃炎　龙牙楤木根皮 5 kg。加水 25 kg，熬成膏。每服 3～5 ml，每日 3 次。(《全国中草药汇编》)

2. 治风湿性腰腿痛　龙牙楤木根皮 15 g。水 1 碗，黄酒半碗，煎为 1 碗，早晚各服 1 剂。(《长白山植物药志》)

3. 治跌打损伤　鲜楤木根 18 g，土鳖虫 9 g。酒煎内服，亦可外洗。(《青岛中草药手册》)

4. 治肝硬化腹水　刺老牙根皮、猪瘦肉各 125 g。加水炖熟后喝汤食肉。(《辽宁常用中草药手册》)

5. 治脱肛　楤木根、五倍子各 15～30 g。煎水熏洗。(《青岛中草药手册》)

2721 刺竹叶 cì zhú yè (《全国中草药汇编》)

【基原】　为禾本科簕竹属植物车筒竹 *Bambusa sinospinosa* Mc Clure 的叶。

【原植物】　参见"刺竹笋"条。

【采收加工】　全年均可采，随采随用。

【功用主治】　凉血，清热。主治小儿高热，感冒风热，尿路感染，鼻衄。

【用法用量】　内服：煎汤，6～15 g。

2722 刺竹茹 cì zhú rú (《全国中草药汇编》)

【基原】　为禾本科簕竹属植物车筒竹 *Bambusa sinospinosa* Mc Clure 的茎秆除去外皮后刮下的中间层。

【原植物】　参见"刺竹笋"条。

【采收加工】　全年均可采，砍取茎竿，刮去外层皮，然后将中间层刮成丝状，晒干。

【功用主治】　清热。主治胃热呕吐，呃逆。

【用法用量】　内服：煎汤，3～9 g。

2723 刺竹笋 cì zhú sǔn (《纲目》)

【异名】　簕竹笋(赞宁《笋谱》)，竻竹笋(《岭南采药录》)，竹笋(《全国中草药汇编》)。

【基原】　为禾本科簕竹属植物车筒竹的嫩茎、芽。

【原植物】　车筒竹 *Bambusa sinospinosa* Mc Clure 又名：竻竹、蓛竹、笞黎竹、槁竹、莒竹(《竹谱详录》)，芭竹(《纲目》)，大竹、水簕竹、大簕竹、簝竹、刺竹(《岭南科学杂志》11卷)，簕楠竹(《中国竹类植物志略》)。

高大竹类。竿高 15～24 m，直径 8～15 cm，尾梢略弯；节间长 20～26 cm，常光滑无毛，惟其基部 1～2 节常于节下环生 1 圈灰白色绢毛；节处稍突起，解箨后在其箨环上暂时留有 1 圈稠密的暗棕色刺毛；分枝常自竿基部第一、第二节上即开始，竿下部的为单枝，向下弯拱，其上的小枝多短缩为硬刺，且相互交织而成密刺丛，竿中上部分枝为 3 至数枚丛生。箨鞘迟落，革质，近底缘处密生暗棕色刺毛，先端近截形；箨耳近相等，长圆形至倒卵形，有波状皱褶；箨舌边缘齿裂并被流苏状毛；箨片直立或外展，卵形。叶鞘近无毛，边缘一侧被短纤毛；耳叶不甚发达；叶舌先端斜截形，全缘；叶片线状披针形，长 7～17 cm，宽 12～16 mm，先端渐尖，基部近圆形。假小穗线状披针形，长达4 cm，单生或数枚簇生于花枝各节；小穗含两性小花 6～12 朵；小穗轴节间长 2～4 mm；颖常缺；外稃卵状长圆形，内稃通常稍长于外稃，具 2 脊；鳞被 3，不相等，倒卵形，边缘密生纤毛；花丝分离，花药先端钝；子房狭窄，先端增厚而被短硬毛，花柱细长，被短硬毛，柱头 3 分，羽毛状。笋期 5～6 月，花期 8～12 月。

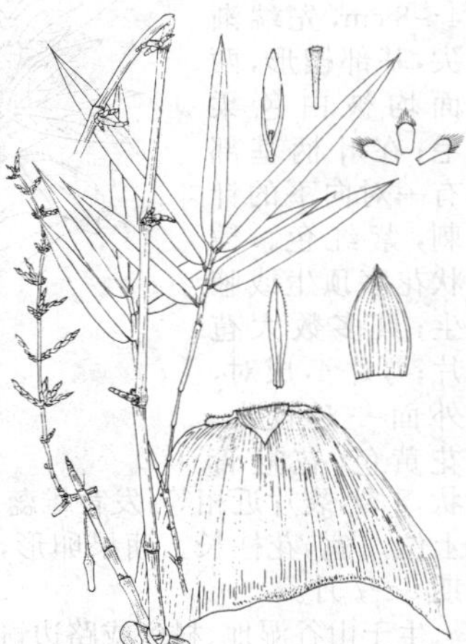

车筒竹

生于河流两岸或村落附近。分布于华南、西南诸地。亦

为1个疗程。如局部感染重，溃疡面积较大者，两组均加用抗生素治疗。刺五加组观察67例，对照组20例。结果：刺五加组临床治愈38例，显效16例，好转5例，无效8例，治愈率为56.7%，总有效率为89.1%。而对照组治愈率仅20%，总有效率65%。两组治愈率与总有效率差异均非常显著（$P<0.001$）[11]。

9. 治疗雷诺病　取刺五加注射液60 ml（每支20 ml，所有患者均按每日1 ml/kg，粗算即此量），加入5%葡萄糖盐水300 ml内，以每分钟30滴静脉滴注，每日1次，连用2星期为1个疗程。其中用药1个疗程6例，2个疗程者11例。结果显效15例，有效2例，全部有效。13例随访6个月以上无复发。未见明显毒副作用[12]。

10. 治疗消化道溃疡病　入院后按溃疡病常规药物治疗2星期，症状改善不明显者，即作为观察对象。治疗组45例加用刺五加40 mg，加入10%葡萄糖500 ml中静滴，每日1次，10～14 d为1个疗程，停药3 d，可再重复疗程，出院后继服刺五加胶囊或刺五加冲剂；对照组30例，加用氯氮䓬（利眠宁）10 mg、谷维素20 mg，每日3次，14 d为1个疗程，可重复疗程。结果：治疗组显效14例，有效26例，无效5例，总有效率达88.9%；对照组显效3例，有效15例，无效12例，总有效率仅60%。两组疗效对比，差异非常显著（$P<0.005$）。治疗组起效平均15 d，而对照组为25 d。未见副作用[13]。

11. 治疗慢性气管炎　口服刺五加片剂或酊剂，每日8～22 g，分3次服。共治180例，结果患者自觉体力增强，食量显增，有一定平喘祛痰作用，肺活量增加50%（对照组仅28.6%）[14～16]。

12. 治疗黄褐斑　每次口服刺五加片5片，每日4次，30 d为1个疗程，治疗多为3～6个疗程。观察30例，结果痊愈11例，显效8例，有效7例，无效4例，总有效率为86.6%。服药期间未见不良反应[17]。

2720 刺龙牙 cì lóng yá
（《东北常用中草药手册》）

【异名】　刺老牙、鹊不踏（《黑龙江中药》），刺老鸦（《黑龙江常用中草药手册》），虎阳刺（《东北常用中草药手册》）。

【基原】　为五加科楤木属植物辽东楤木的根皮和树皮。

【原植物】　辽东楤木 *Aralia elata* (Miq.) Seem.［*Dimorphanthus elatus* Miq.; *Aralia mandshurica* Maxim.］又名：龙牙楤木（《植物检索表》），楤木（《青岛中草药手册》）。

灌木或小乔木，高1.5～6 m。小枝疏生多数细刺，刺长1～3 mm，基部膨大；幼枝上常有细长直刺，长达1.5 cm。叶为二至三回羽状复叶，长40～80 cm；叶柄长20～40 cm；托叶和叶柄基部合生，分离部分线形，长约3 mm，边缘有毛；羽片有小叶7～11，基部有1对小叶，叶片卵形至卵状椭圆形，长5～15 cm，宽2.5～8 cm，先端渐尖，基部圆形至心形，上面绿色，下面灰绿色。伞形花序聚生为顶生圆锥花序，长30～45 cm，伞形花序直径1～1.5 cm；苞片和小苞片披针形，膜质；花黄白色；萼无毛，长约1.5 mm，先端5齿裂，裂片卵状三角形；花瓣与萼等长，卵状三角形，花时反曲；雄蕊5；子房下位，5室，花柱5，离生或基部合生。核果圆球形，浆果状，黑色，直径4 mm，有5棱。花期6～8月，果期9～10月。

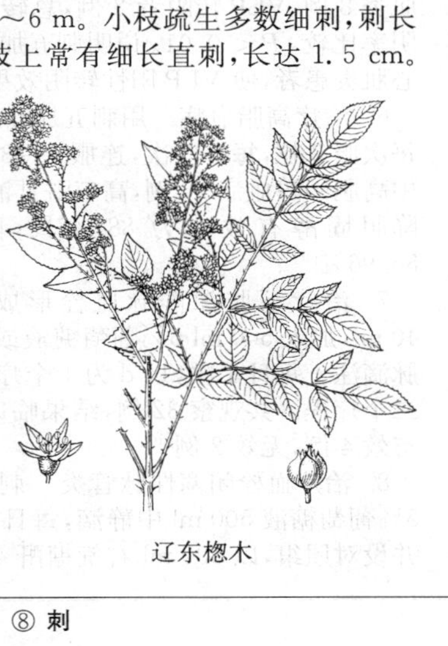

辽东楤木

生于海拔约1 000 m的山地森林中。分布于辽宁、吉林、黑龙江等地。

本植物的嫩叶及芽（龙牙楤木叶）、果实（龙牙楤木果）亦供药用，另设专条。

【采收加工】　春、秋季挖取根部，剥取根皮或剥取树皮，切段或片，鲜用或晒干。

【药材】　刺龙牙 *Cortex Araliae Elatae*　主产于吉林、辽宁、黑龙江等地。

性状　根皮呈筒状、单卷或双卷筒状，微弯曲或不规则扭曲，长15～36 cm，厚1.5～3.0 mm；外表面浅棕色或暗灰棕色，有的栓皮呈鳞片状剥落，剥落处有纵皱纹，内表面暗棕黄色或黄白色；皮孔圆形或椭圆形，突起或横生。质脆，易折断，断面不平坦，浅黄白色或类白色，置紫外灯下显浅蓝色荧光。气微，味微涩而后苦，咀嚼之无纤维渣感。

干皮多呈卷曲不紧的单卷或双卷筒状，较直，少数弯曲；外表面呈叠积状皱裂，粗糙，内表面与根皮相似。质硬脆，易折断，断面纤维性。气微，味微涩而后苦，咀嚼之有粗糙感。

鉴别　根皮横切面：木栓层为数列至十数列细胞。皮层狭窄。韧皮射线宽2～4列细胞，外侧常波状弯曲，内侧较平直，分泌道多数，切向环列，直径46～127 μm。本品薄壁细胞含细小淀粉粒，有的含草酸钙结晶。

【成分】　根皮及根茎含齐墩果酸-28-O-β-D-吡喃葡萄糖苷（oleanolic acid-28-O-β-D-glucopyranoside），胡萝卜苷（daucosterol），齐墩果酸（oleanolic acid），胡萝卜苷-6′-棕榈酸酯［(6′-O-palmitoyl)-β-sitosterol-3-O-β-D-glucoside］，楤木皂苷（araloside）A、C、G，楤木皂苷A甲酯（araloside A methylester），罗盘草苷（silphioside）A，竹节人参皂苷（chikusetsusaponin）Ⅰb，屏边三七皂苷（stipuleanosides）R_1和R_2，无梗五加苷（acanthoside）D，二十四碳酸（tetracosanoic acid），α-曲二糖（α-kojibiose）[1～3]，辽东楤木皂苷（elatosides）A、C、E、F[4]，齐墩果酸3-O-β-D-葡萄糖醛酸苷（oleanolic acid-3-O-β-D-glucuronopyranoside）[5]，龙牙楤木皂苷（tarasaponin）Ⅰ、Ⅱ、Ⅲ、Ⅳ、Ⅴ、Ⅵ、Ⅶ，龙牙楤木皂苷Ⅲ甲酯（tarasaponin Ⅲ methyl ester），竹节人参皂苷Ⅳ甲酯（chiku se tsusaponin Ⅳ methyl ester），假人参皂苷（pseudoginsenoside）RT_1[6,7]，辽东楤木皂苷（congmunoside）Ⅻ～ⅩⅣ[8]。又含十五酸甲酯（methyl pentadecanoate），十六酸甲酯（methyl hexadecanoate），辽东楤木皂苷（congmunoside）A、B[9]，十八酸甲酯（methyl octadecanoate），二十酸甲酯（methyl eicosanoate），二十六烷（hexacosan），二十六醇（1-hexacosanol）[10]，豆甾醇（stigmasterol），谷甾醇（sitosterol）[11]和挥发油[12]。

【药理】　1. 对心血管作用　辽东楤木总皂苷对异丙肾上腺素诱发心肌缺血损伤和结扎冠脉所致大鼠心肌梗死，均有良好的保护作用。总皂苷5 mg/kg腹腔注射，能显著改善异丙肾上腺素所致心肌缺血时的心电图变化；显著减少缺血心肌组织肌酸磷酸激酶（CPK）的释放，降低缺血动物心肌组织和血浆中游离脂肪酸，并有保护心肌组织中超

5.《长白山植物药志》:"补气益精，祛风湿，强筋骨。主治神经衰弱，气虚乏力，高血压症，低血压症，冠心病，心绞痛，高血脂症，糖尿病，风湿症，慢性支气管炎，慢性中毒，肿瘤切除后辅助治疗。"

【用法用量】 内服：煎汤，6～15 g；或入丸、散；泡酒。外用：适量，研末调敷；或鲜品捣敷。

【宜忌】 阴虚火旺者慎服。

【选方】 1. 治小儿筋骨痿软，行走较迟　五加皮 9 g，茜草、木瓜、牛膝各 6 g。水煎服。

2. 治脚气浮肿　五加皮 12 g，黄芪 30 g。水煎服。（1、2 方出自《宁夏中草药手册》）

3. 治水肿，小便不利　五加皮、陈皮，生姜皮、茯苓皮、大腹皮各 9 g。水煎服。（《陕甘宁青中草药选》）

【临床报道】 1. 治疗白细胞减少症　①每日服刺五加片或胶囊（每片或每胶囊含生药 0.3 g）3.62 g，平均服药 2 星期。共观察 27 例，因多种原因白细胞均下降至 4 000/mm³（4×10^9/L）以下。经服 3～15 d 后，因化疗、放疗减少者，白细胞回升到正常水平，能继续接受化疗或放疗，疗效非常显著（$P<0.1$），其余均不同程度上升。又，16 例为原发性肝癌患者，用喜树碱混悬剂治疗，平均每人剂量为 50 mg ± 20 mg，同时给予刺五加片或胶囊，剂量与用法同上，结果仅 1 例出现白细胞减少，发生率为 6.3%。另治 42 例早期原发性肝癌患者，单用喜树碱混悬治疗，剂量与用法同上，结果有 16 例出现白细胞减少，发生率 38%。证明刺五加片或胶囊确有防止化疗致白细胞减少的作用[1]。②口服刺五加片，每次 4 片，日 3 次，视病情持续治疗 1～3 个月，定期复查白细胞计数及分类。共治 22 例，其中 3 例曾接触过放射线，1 例有肝炎史，3 例曾服用过氯霉素及地巴唑等，15 例原因不明。白细胞计数为 2 400～3 600/mm³（2.4×10^9 ～3.6×10^9/L），低于 3 000/mm³（3×10^9/L）者有 6 例。部分病例骨髓穿刺未见异常，所有患者疗前曾用他药治疗效果不满意。经用药 30～45 d 后，19 例临床症状显著改善，白细胞上升至 4 000/mm³（4×10^9/L）以上，其中 2 例升至5 000/mm³（5×10^9/L）以上。另外 3 例，1 例用药时上升，停药后又下降；1 例用药半年白细胞不上升；1 例服药 14 d 出现牙龈出血、鼻衄，自行停药[2]。

2. 治疗缺血性脑血管病　取刺五加注射液（每支 20 ml）40 ml，加入 5%葡萄糖液 500 ml 中，每日静滴 1 次，疗程 28 d；对照组取丹参注射液（每支 2 ml）16 ml，加入 5%葡萄糖液 500 ml 中，每日静滴 1 次，疗程 28 d。两组治疗前后均查血、尿常规，肝功能、肾功能，血糖及血钾、钠、氯，并做心电图检查。治疗中每星期测血压 1～2 次。共观察 80 例，刺五加组与丹参组各 40 例，诊断均符合 1978 年全国第二届神经精神科学术会议制定的标准，均经 CT 检查证实。入院时刺五加组血栓形成轻中型 24 例，脑梗死轻中型 14 例、重型 2 例。丹参组脑血栓形成轻中型 25 例，脑梗死轻中型 14 例，重型 1 例。两组性别、年龄及病程病情等方面差无显著性差别。结果：近期疗效：刺五加组对头痛、头晕、血压及肢体活动的有效率分别为 87.5%、92.5%、62.5%、95%，总有效率 84%；丹参组分别为 62.5%、70%、82.5%、77.5%，总有效率 73%（$P<0.05$）；但对血压的疗效，丹参组有效率（82.5%）优于刺五加组（62.5%），$P<0.05$。头部 CT 观察：刺五加组轻中型 38 例中 34 例病灶区消失，患者生活基本自理；丹参组轻中型 39 例，其中 20 例病灶区消失，9 例变小，病灶边缘清晰，生活基本自理。观察表明，刺五加注射液对脑组织缺氧有保护作用，对心、肝、肾、骨髓造血功能无损害，对血糖、电解质无影响，其他不良反应亦未见[3]。

3. 治疗神经衰弱　口服复方刺五加糖浆（每 100 ml 中含刺五加 40 g，五味子 20 g，糖 50 g，尼泊金 0.05 g），每次 10 ml，每日 3 次。经治 120 例，结果显效 116 例，疗效不显 3 例，无效 1 例，总有效率为 96.7%[4]。

4. 治疗冠心病心绞痛　①刺五加注射液（每支 20 ml），每日剂量 60～100 ml 加入 5%葡萄糖液或生理盐水 250～500 ml 静脉滴注，2 星期为 1 个疗程，2 个疗程间休息 7 d，发作期间含服硝酸甘油类药物控制症状，停用其他抗心绞痛及 β 受体阻滞剂。共观察 83 例，按心绞痛疗效评定标准，结果：劳累型 79 例，显效 42 例，改善 36 例，无效 1 例，总有效率 98.73%；自发型 3 例，改善 2 例，无效 1 例；不稳定型 1 例无效[5]。②刺五加注射液，每支 20 ml，取 40～60 ml 加入 5%葡萄糖盐水或 10%葡萄糖液 500 ml 内，每分钟 30～50 滴，静脉滴注，每日 1 次，2 星期为 1 个疗程。其中用药 1 个疗程者 7 例，2 个疗程者 23 例，3 个疗程者 2 例。共观察 32 例，结果显效 21 例，有效 8 例，无效 3 例，总有效率 90.6%。其中 1 个疗程有效率为 21.8%，2 个疗程为68.8%。对冠心病不稳定型心绞痛疗效不佳，无效 3 例。对冠心病合并植物神经功能紊乱或妇女更年期综合征者疗效较明显。治疗过程中有 2 例出现头晕、头胀，停药或减慢滴速后可消失，未发现其他副作用。对有效病例中的 22 例随访 3 个月，疗效稳定，效果满意[6]。③用刺五加制剂治疗近 200 例冠心病心绞痛患者，观察 1～3 个月，结果总有效率约为 80%，心电图改善有效率为 53%。在治疗过程中，观察到该药具有益气、安神、活血三方面功能，并起到互相协同作用。对缓解心绞痛、心悸、胸闷、气短等症状有较好疗效[7]。

5. 治疗心室晚电位（VLP）阳性症　鉴于现有的抗心律失常药物均不能使 VLP 阳性转阴，试以刺五加多苷治冠心病、心肌炎 VLP 阳性者。方法：治疗组以刺五加注射液 40 ml，加入 5%葡萄糖液 300 ml 中静脉滴注，每日 1 次；对照组给予葡萄糖液 500 ml，加入 10%氯化钾注射液 10 ml，胰岛素 8 u，每日 1 次。2 组均以 15 次为 1 个疗程。在观察期不用他药，1 个疗程后复查 VLP。结果：治疗组冠心病 24 例，VLP 转阴者 18 例；心肌炎 7 例，VLP 转阴者 5 例，总转阴率 74.2%。对照组冠心病 18 例，VLP 转阴者 7 例；心肌炎 8 例，VLP 转阴者 2 例，总转阴率 34.6%。两组总转阴率比较，$P<0.01$。说明刺五加多苷注射液治疗冠心病、心肌炎患者，使 VLP 阳性转阴效果满意[8]。

6. 治疗高脂血症　用刺五加叶总黄酮制成冠心宁胶囊，每次服 3 粒，每日 3 次，连服 1～3 个月。共观察 53 例，其中高胆固醇血症 26 例，高三酰甘油血症 46 例。经用药后，降胆固醇有效率为 88.47%；降三酰甘油有效率为 86.96%[9]。

7. 治疗下肢深静脉血栓形成恶脉　刺五加注射液 40 ml，加入 500 ml 5%葡萄糖液或右旋糖酐 40 中，缓慢静脉滴注。每日 1 次，14 d 为 1 个疗程，休息 4～6 d，进行第二个疗程。共观察 32 例，结果临床治愈 21 例，显效 5 例，有效 4 例，无效 2 例[10]。

8. 治疗血栓闭塞性脉管炎　刺五加注射液 80 ml，加入 5%葡萄糖液 500 ml 中静滴，每日 1 次，14 次为 1 个疗程。并设对照组，以 500 ml 右旋糖酐 40 静滴，每日 1 次，14 次

下降有保护作用[22]。对环磷酰胺引起骨髓有核细胞减少有明显保护作用，对注射牛奶引起的白细胞增多反应有抑制作用[15, 21]。

5. 抗肿瘤作用　刺五加提取物对动物实验性移植瘤、药物诱发瘤、癌的转移和小鼠自发白血病都有一定的抑制作用，还能减轻抗癌药物的毒性[16]。PES可明显抑制小鼠胸腺瘤(EL-4)生长，延长荷瘤小鼠存活时间[26]。PES对小鼠肉瘤S_{180}细胞，人白血病K_{562}细胞体外增殖均有强烈抑制作用，其抗肿瘤机制与细胞膜生化特性改变有关，其中对膜磷脂含量、脂肪酸组成和作为膜磷脂组分之一的肌醇磷脂代谢的影响是重要环节[33]。刺五加提取物对某些化学物质所致的动物肿瘤和自发性肿瘤亦有抑制作用。能减少乌拉坦诱发的肺腺瘤数目[1, 34]。能抑制6-甲基硫氧嘧啶所致的大鼠甲状腺肿瘤[35]。对抗吲哚诱发的小鼠骨髓白血病[36]和减少小鼠自发性白血病等[37]。刺五加根或根茎的醇提取物加入饮水中还能抑制大鼠的SSK肉瘤及克氏癌瘤的转移性扩散[38]。刺五加根水提取物与阿糖胞苷联用对小鼠白血病L_{1210}有相加作用[39]。

6. 抗炎作用　可明显抑制二甲苯所致耳部炎症。明显抑制甲醛性及角叉菜胶性足肿胀；抑制棉球肉芽肿。对佐剂所致大鼠足部早期渗出性炎症及后期迟发变态反应性炎症均有显著的抑制作用[4, 40]。可抑制蛋清所致毛细血管渗透性增加[41]。对切除肾上腺的大鼠，均能阻止甲醛性脚肿的发展，可减轻烫伤性水肿[42]。

7. 对心血管系统的作用　颈静脉注入金丝桃苷能降低或恢复垂体后叶素引起的ST段上移，减少T波增高，加快心率，对抗心律失常[11, 12]。增加小鼠心脏^{86}Rb摄取率[43]。能显著缩小心肌梗死范围，降低血清磷酸肌酸激酶和乳酸脱氢酶(LDH)活性，明显降低LAD急性阻断3 h和6 h血清游离脂肪酸(FFA)水平[44]。增加心肌血流量，降低冠脉阻力；亦可明显减慢心率，降低血压，同时减少心肌耗氧量及心肌耗氧指数，降低心肌氧利用率[45]。能扩张脑血管，改善大脑供血量[4, 46]。使猫的低血压恢复正常，使肾上腺素引起的高血压降至正常范围[2]。能缓和结扎颈动脉或脑动脉引起的犬急性脑缺血的病理过程，减轻缺血代偿反应引起的低血压、低血红蛋白、低红细胞数和心电图的变化[47]。能明显延长小鼠双侧颈总动脉结扎后的存活时间，也能延长亚硝酸钠组织中毒的存活时间，对异丙肾上腺素所致心肌耗氧量增加，其增强耐缺氧作用尤为明显[48]。显著提高钙调素含量和肾上腺素激活的腺苷酸环化酶(AC)活性，提示刺五加通过环核苷酸系统途径改善心脏功能[49]。

8. 对血小板聚集的作用　对花生四烯酸(AA)、腺苷二磷酸(ADP)诱导的血小板聚集有明显的抑制作用，并能抑制AA诱发的血小板血栓烷B_2(TXB_2)的生成[50~52]。对胶原、肾上腺素诱导的小鼠血栓形成具有减少动物死亡和麻痹的作用[48]。刺五加叶总黄酮抑制实验性血栓的形成[12]。

9. 对内分泌系统的作用　刺五加根提取物能降低肾上腺素引起的家兔高血糖及人的营养性高血糖[53]。刺五加能调节内分泌功能紊乱[53, 54]。刺五加苷在去势雄性动物身上有预防精囊和前列腺萎缩的作用[55]。含有刺五加根的干粉量为0.3%的饲料能明显促进成年尤其是老龄鼠的生殖能力[56]。刺五加叶的制剂能防止家兔进食氧化的向日葵籽油所造成的性功能降低，精子的浓度和活动能力降低以及减少雌兔的自然流产和死胎。防止由于氧化脂肪引起的毛发脱落和口周坏死以及肝、心肌的病理变化[57]。

10. 对代谢的影响　(1) 对能量代谢和糖代谢的影响　刺五加在肌肉负载时能更有效地利用能量储备。它的兴奋作用可能与加强骨骼肌无氧氧化，增加氧化底物有关[58]。提高血糖、肌糖原和肝糖原以及血清中无机磷，降低肝中和血清中的乳酸盐和提高肌肉中的乳酸盐[59]。提高肝糖原异生作用和钾、钙的新陈代谢[60]。可以部分地预防肌肉内腺苷三磷酸(ATP)和糖原或肌肉内磷酸盐的减少以及乳酸、丙酮酸增加[8]。能提高小鼠骨骼肌的氧化酶活性，并增加其有氧途径的代谢率[61]。

(2) 对蛋白质和核酸的影响　刺五加提取物则可使肌内NH_3、残余N和氨基N减少，组织蛋白水解活性也减少，肌内谷氨酰胺含量增加，更加有效地利用了能量储备[62]。能预防蛋白质和核酸合成的减少[63]。促进脑内DNA、RNA和蛋白质的生物合成[64]。PES和总苷可促进核酸与蛋白质合成，提高有丝分裂的细胞数，强化DNA合成[65]。刺激组织再生，减少肝脏双倍体细胞数目，促进mRNA修复与葡萄糖-6-磷酸的合成[66]。

(3) 对脂质代谢的影响　刺五加能提高机体的无氧氧化反应，机体较早地利用脂类氧化作为能源[67]。对豚鼠血清总胆固醇及高密度脂蛋白胆固醇的浓度无明显的影响[68]。能降低胆甾醇引起的肝脏胆甾醇生物合成的抑制作用[69]。对蛋黄乳剂快速形成的小鼠高胆固醇血症有明显的改善作用[11]。

(4) 对无机盐代谢的影响　给实验性的前胃张力障碍的牛皮下注射阿托品，使血清中钙、钾、磷、胡萝卜素含量低于正常，而刺五加提取物肌注可使之趋向正常[70]。

11. 抗菌抗病毒作用　对白色葡萄球菌、奈瑟氏菌、大肠杆菌有一定抑制效果[71]。明显提高对李司忒菌感染的抵抗力[72]。PES对结核菌感染有一定的抵御作用[73]。对豚鼠或小鼠的蜱媒脑炎，皮下注射或口服刺五加提取物可兴奋其特异性抗病毒免疫力[74]。

12. 对呼吸系统的作用　小鼠氨雾引咳法测定半数动物咳嗽时间(EDT_{50})表明，口服刺五加根醇浸水溶液10 g/kg、20 g/kg及40 g/kg与对照组比较有显著的止咳作用。小鼠酚红法表明10 g/kg、15 g/kg及20 g/kg剂量与对照组比较均呈明显祛痰作用[4]。

毒性　小鼠皮下注射刺五加总苷的LD_{50}为4.75 g/kg[1]。

【炮制】 取原药材，除去杂质，洗净，润透，切薄片，干燥。

饮片性状　为不规则形的薄片。切面黄白色，显纤维性，周边灰褐色或黑褐色。参见“药材”项。

贮干燥容器内，置通风干燥处，防潮。

【药性】《陕西中药志》：“辛，温，入肝、肾二经。”

【功用主治】 益气，补肾，安神，活血。主治脾虚乏力，气虚浮肿，失眠多梦，健忘，腰膝酸软，小儿行迟，胸痹疼痛，久咳，风湿痹痛。

1.《东北药用植物志》：“为强壮剂。有驱风、化湿、利尿、健胃之效，治阴痿、筋骨疼痛、四肢不遂及疝气腹痛等症。”

2.《黑龙江常用中药手册》：“治慢性关节炎，风湿痛，腰痛，足膝痛，遗尿，水肿，囊湿，小便余沥，女子阴痒。有祛风湿、壮筋骨、逐瘀、活血作用。”

3.《宁夏中草药手册》：“利尿。治小儿筋骨痿软，行走较迟，气虚浮肿。”

4.《全国中草药汇编》：“治跌打损伤。”

喃半乳糖基-(1→4)-[O-α-L-吡喃鼠李糖基-(1→2)]-O-β-D-吡喃葡萄糖醛酸基]-16α-羟基-13β, 28-环氧齐墩果烷{3β-[O-β-D-glucopyranosyl-(1→3)-O-β-D-galactopyranosyl-(1→4)-[O-α-L-rhamnopyranosyl-(1→2)]-O-β-D-glucoronopyranosyl]-16α-hydroxy-13β, 28-epoxyoleanane}, 3β-[O-α-L-吡喃鼠李糖基(1→4)-O-α-L-吡喃鼠李糖基(1→4)-[O-α-L-吡喃鼠李糖基-(1→2)]-β-D-吡喃葡萄糖基-(1→x)-O-β-D-吡喃葡萄糖醛酸基]-16α-羟基-13β, 28-环氧齐墩果烷{3β-[O-α-L-rhamnopyranosyl-(1→4)-O-α-L-rhamnopyranosyl(1→4)[O-α-L-rhamnopyranosyl (1→2)]-O-β-D-glucopyranosyl(1→x)-O-β-D-glucoronopyranosyl]-16α-hydroxy-13β, 28-epoxyoleanane}[5],芝麻素(sesamin)[4],松柏醛(coniferylaldehyde),香草醛(vanillin),异秦皮定(isofraxidin),丁香树脂酚(syringaresinol),丁香酸(syringic acid),香草酸(vanillic acid),羟基苯甲酸(hydroxybenzoic acid),对香豆酸(*p*-coumaric acid),阿魏酸(ferulic acid),绿原酸(chlorogenic acid),咖啡酸(caffeic acid)[6],1, 5-二-O-咖啡酰奎宁酸(1, 5-di-O-caffeoylquinic acid)[3],油酸甲酯(methyloleate),油酸乙酯(ethyloleate),10, 13-十八碳二烯酸甲酯(10, 13-octadecadienoic acid methylester),10, 13-十八碳二烯酸乙酯(10, 13-octadecadienoic acid ethyl ester),9, 11-十八碳二烯酸(9, 11-octadecadienoic acid),十六碳三烯酸(hexadecatrienoic acid),肉豆蔻酸(myristic acid),棕榈酸(palmitic acid)[7],硬脂酸(stearic acid),白桦脂酸(betulic acid)及β-谷甾醇(β-sitosterol)[4]。根含刺五加多糖AS-Ⅱ、AS-Ⅲ[8]及水溶性刺五加多糖PES-A、PES-B[9]。茎皮含异秦皮定-7-O-β-D-葡萄糖苷(isofraxidin-7-O-β-D-glucoside)即刺五加苷B_1,丁香苷,右旋丁香树脂酚-二-O-β-D-葡萄糖苷(syringaresinol-di-O-β-D-glucoside),右旋丁香树脂酚-O-β-D-葡萄糖苷(syringaresinol-O-β-D-glucoside),右旋松脂酚-二-O-β-D-葡萄糖苷(pinoresinol-di-O-β-D-glucoside),右旋松脂酚-O-β-D-葡萄糖苷(pinoresinol-O-β-D-glucoside),右旋杜仲松脂酚-二-O-β-D-葡萄糖苷(medioresinol-di-O-β-D-glucoside),绿原酸及2, 6-二甲氧基苯醌(2, 6-dimethoxybenzoquinone)[10]。叶含三萜皂苷:刺五加苷I、K、L、M[11],刺五加叶苷(ciwujianoside)A_1、A_2、A_3、A_4、B、C_1、C_2、C_3、C_4、D_1、D_2、D_3、E,常春藤皂苷B(hederasaponin B),齐墩果酸-3-α-吡喃鼠李糖基(1→2)-O-α-吡喃阿拉伯糖苷[3-O-α-rhamnopyranosyl(1→2)-arabinopyranosyl oleanolic acid]及30-去甲-12, 20(29)-齐墩果二烯-28-酸-3-O-α-吡喃阿拉伯糖苷[3-O-α-arabinopyranosyl-30-norolean-12, 20(29)-dien-28-oic acid][12,13]。叶还含金丝桃苷(hyperin)[14,15],酚苷类化合物刺五加酮(ciwujiatong),新木脂素类化合物新刺五加酚(neociwujiaphenol)[16]。树皮含3, 4-二羟基苯甲酸(3, 4-dihydroxy benzoic acid)[17]。

【药理】 1. 对中枢神经系统的作用 刺五加对家兔脑电图有轻度激活作用,可减弱水合氯醛、巴比妥钠和氯丙嗪的抑制作用[1]。本品有镇静作用,减少环己巴比妥睡眠潜伏期,延长其睡眠时间[2,3]。能明显抑制苯甲酸钠咖啡因引起的小鼠自发活动增加。能显著延长印防己毒素引起的小鼠惊厥的潜伏期[4]。可能是通过改变某些脑区MAO及其同工酶活性,影响单胺类介质水平而改善神经系统的功能[5]。

2. 对非特异性刺激的作用 (1) 抗疲劳作用 刺五加根的提取物及刺五加总苷对多种疲劳动物模型均有抗疲劳作用[1,4~9]。刺五加水提取物和丁香苷对应激小鼠性行为减少及肛温降低有保护作用[10]。

(2) 耐缺氧作用 刺五加叶总黄酮[11]、茎水提取物、金丝桃苷[12]有显著的耐低压缺氧作用。刺五加花果醇提取物、挥发油显著延长常压缺氧小鼠生存时间,但水提取物作用不明显[3]。

(3) 抗应激作用 刺五加1 mg/kg能显著降低抓握颈背部悬吊24 h应激法所致大鼠组织中过氧化脂质的含量,并使几乎耗竭的生育酚含量恢复[13]。腹腔注射刺五加苷5 mg/kg,由于其抗氧化及对胆固醇代谢的作用,亦可使此应激效果减弱[14]。刺五加能改变机体应激反应的病理过程,使此过程中产生的肾上腺肥大、肾上腺中胆固醇含量降低、胸腺萎缩及胃出血等情况减少,有明显的抗应激作用。刺五加还能延长应激反应的抵抗期,可阻止肾上腺缩小,胆固醇降低,以及胸腺、脾脏、肝脏、肾脏及心脏的重量相对降低[15,16]。刺五加提取液灌服9 d,能够拮抗游泳应激所致的小鼠T、B淋巴细胞协作功能,以及自然杀伤细胞(NK细胞)活性和非特异性抑制细胞功能变化[17]。

(4) 解毒作用 刺五加可提高机体对磷酸三甲苯酚酯和吉他林的解毒能力[15]。刺五加多糖(PES)对四氯化碳与硫代乙酰胺所致鼠肝中毒有明显改善[18]。

3. 延缓衰老作用 刺五加喂饲22月龄大鼠2个月后,红细胞脂质过氧化物降低,Na^+, K^+-ATP酶活性升高,提示有延缓衰老作用[19]。刺五加中的金丝桃苷和绿原酸对大鼠肝微粒体中的脂质过氧化有抑制作用[20]。

4. 对免疫功能的影响 (1) 对细胞吞噬功能的影响 刺五加醇提水溶液明显增加单核-吞噬细胞和腹腔巨噬细胞吞噬能力[21,22]。刺五加花果醇提取物显著提高小鼠腹腔巨噬细胞吞噬鸡红细胞的吞噬百分率和吞噬指数,水提取物显著提高其吞噬百分率,挥发油则相反,降低其吞噬指数[3]。刺五加水溶性多糖(PES-W)及其分离的单体PES-A、PES-B 100 mg/kg能促进巨噬细胞吞噬功能[23],能阻止由氯喹引起的小鼠腹腔巨噬细胞及单核-巨噬细胞系统吞噬功能的下降[24]。

(2) 对淋巴细胞功能的影响 刺五加提取物明显阻止因游泳疲劳所致的T、B淋巴细胞及NK细胞、非特异性免疫功能下降[17]。刺五加粗多糖(ASPS)明显加强小鼠由牛血清白蛋白(BSA)引起的迟发型超敏反应[25,26]。PES能明显增强细胞毒T淋巴细胞(CTL)杀伤靶细胞的活性,同时对小鼠全脾细胞以及去T细胞后的脾细胞都有强的促有丝分裂作用,并能促进Con A刺激小鼠脾细胞分泌白介素-2[27]。刺五加乙醇提取物,在体外具有诱导和激活鼻咽癌患者外周血T调节细胞亚群(T_4和T_8)的作用[28],能使EB病毒感染B细胞的^{3}H-TdR掺入量、EB病毒核抗原(EBNA)阳性细胞百分率及3种Ig分泌量明显减少,提示自体T淋巴细胞经刺五加诱导后,能抑制EB病毒感染B细胞的活化、增殖与分化过程[29]。

(3) 对抗体形成的影响 PES明显增加小鼠分泌IgG和IgM的抗体分泌细胞(PFC),提示有增强特异性体液免疫功能[26]。刺五加促进抗体生成[22]。

(4) 对干扰素的影响 PES显著提高细胞产生干扰素的能力[30~32]。

(5) 升白细胞作用 本品对苯引起小鼠及家兔白细胞减少症有显著的预防作用,对皮下注射环磷酰胺所致白细胞

2.《长白山植物药志》:"辛、苦,温。"

【功用主治】 补气助阳,止咳,通络。主治气虚体弱,神经衰弱,精神抑郁,阳痿,体虚久咳,风寒久痹。

1.《吉林中草药》:"解热,镇咳。"

2.《全国中草药汇编》:"滋补强壮,调整血压。治体虚咳嗽,高血压症。"

3.《长白山植物药志》:"补气助阳,兴奋中枢神经。治神经衰弱,精神抑郁,阳痿,精神分裂症及糖尿病。"

【用法用量】 内服:煎汤,3～15 g;或制为酊剂,每次30～40滴,每日2～3次,饭前服。

【临床报道】 治慢性风湿性关节炎 口服刺人参茎浸膏胶囊,每次2粒(每粒25 mg),每日2次,1个月为1个疗程。对照组口服以赋型剂制成的胶囊(每粒25 mg),用量、服法及疗程同上。刺人参组观察123例,结果痊愈35例,显效44例,有效23例,无效21例,总有效率为82.92%;对照组52例,结果痊愈2例,显效3例,有效6例,无效41例,总有效率21.15%。两组对比差异显著[1]。

2719 刺五加 cì wǔ jiā (《东北药用植物志》)

【异名】 刺拐棒、老虎镣子(《长白山植物药志》)。

【基原】 为五加科五加属植物刺五加的根、根茎或茎叶。

【原植物】 刺五加 *Acanthopanax senticosus* (Rupr. et Maxim.) Harms [*Eleutherococcus senticosus* (Rupr. et Maxim.) Maxim.]

落叶灌木,高达2 m。茎通常密生细长倒刺。掌状复叶,互生;叶柄长3.5～12 cm,有细刺或无刺;小叶5,稀4或3,小叶柄长0.5～2 cm,被褐色毛;叶片椭圆状倒卵形至长圆形,长7～13 cm,宽2～6 cm,先端渐尖或突尖,基部楔形,上面暗绿色,下面淡绿色,沿脉上密生淡褐色毛,边缘具重锯齿或锯齿。伞形花序顶生,单个或2～4聚生成稀疏的圆锥花序,总花梗长达8 cm;花梗1～2 cm;萼筒绿色,与子房合生,萼齿5;花瓣5,卵形,黄色带紫;雄蕊5;子房5室,花柱细柱状。核果浆果状,紫黑色,近球形,花柱宿存。种子4～6,扁平,新月形。花期6～7月,果期7～9月。

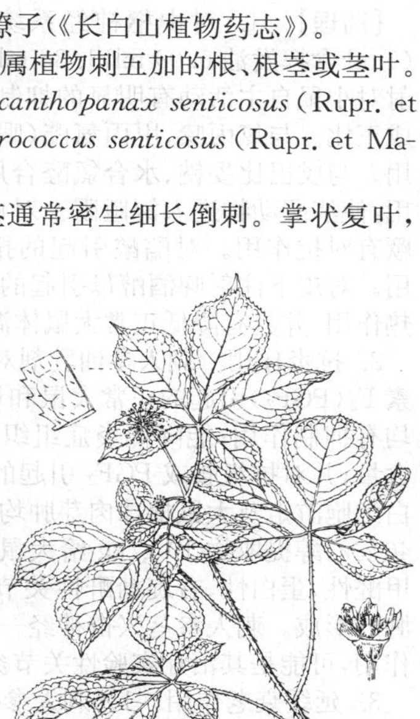

刺五加

生于海拔500～2 000 m的落叶阔叶林、针阔混交林的林下或林缘。分布于东北及河北、山西等地。

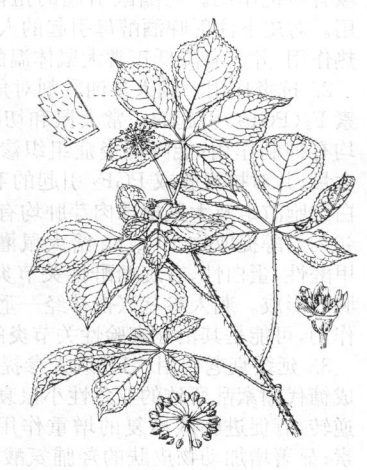

【栽培】 生物学特性 喜温暖湿润气候,耐寒、耐微荫蔽。宜选向阳、腐殖质层深厚、土壤微酸性的砂质壤土。种子有胚后熟特性,种胚要经过形态后熟和生理后熟之后才能萌发。

繁殖方法 种子繁殖、扦插繁殖或分株繁殖。种子繁殖:9～10月采收成熟果实,浸泡1～2 d,搓去果皮,混拌2倍湿砂,在20 ℃左右温度下催芽,每隔7～10 d翻动1次,约3个月。待种子有50%左右裂口时,放在3 ℃以下低温处贮藏,于第二年4月中旬,按8 cm×8 cm等距播种,每穴2～3颗种子,覆土2 cm左右,盖3～5 cm厚树叶。5月出苗,除去覆盖物,浇水保持湿润,生长2年后移栽。扦插繁殖:在6月中、下旬剪取半木质化嫩枝,留一片掌状复叶或将叶片剪去一半,将插条在吲哚丁酸稀释液中蘸一下,促进生根。插床上覆盖薄膜或搭帘遮荫,每日浇水1～2次,约20 d生根,去掉薄膜,生长1年后移栽,按行株距2 m×2 m挖穴定植。分株繁殖:早春将分蘖株剪下,挖穴定植。

田间管理 苗高6 cm时,间除过密的苗,适当松土除草,秋末培土约3 cm。

【采收加工】 人工栽培的分蘖株要生长3～4年后采收,实生苗需要更长的时间才能采收。9月下旬至10月中旬或春季树液流动前采收根、根茎及茎,去掉泥土,切成30～40 cm长,晒干后捆成小捆,或切成5 cm长小段,晒干后装袋保存。叶可在8月采摘,干燥后保存。

【药材】 刺五加 *Radix et Rhizoma seu Caulis Acanthopanacis Senticosi* 产于辽宁、吉林、黑龙江、河北、陕西等地。

性状 根茎呈结节状不规则圆柱形,直径1.4～4.2 cm。根呈圆柱形,多扭曲,长3.5～12 cm,直径0.3～1.5 cm;表面灰褐色或黑褐色,粗糙,有细纵沟及皱纹,皮较薄,有的剥落,剥落处呈灰黄色。质硬,断面黄白色,纤维性。有特异香气,味微辛、稍苦、涩。

茎呈长圆柱形,多分枝,长短不一,直径0.5～20 cm。表面浅灰色,老枝灰褐色,具纵裂沟,无刺;幼枝黄褐色,密生细刺。质坚硬,不易折断,断面皮部薄,黄白色,木部宽广,淡黄色,中心有髓。气微,味微辛。

鉴别 (1)根横切面:木栓细胞数十列。皮层菲薄,散分分泌道;薄壁细胞大多含草酸钙簇晶,直径11～64 μm。韧皮部外侧有较多纤维束,向内渐稀少;分泌道类圆形或椭圆形,径向25～51 μm,切向48～97 μm;薄壁细胞含簇晶。形成层成环。木质部占大部分,射线宽1～3列细胞;导管壁较薄,多数个相聚;木纤维发达。

根茎横切面:韧皮部纤维束较根为多;有髓。

茎横切面:髓部较发达。

(2)薄层色谱:取本品粉末约5 g,加75%乙醇50 ml,加热回流1 h,滤过,滤液蒸干,残渣加水10 ml使溶解,置分液漏斗中,用氯仿提取2次,每次5 ml,合并氯仿液,蒸干,残渣加甲醇1 ml使溶解,作为供试品溶液。另取异秦皮啶对照品,加甲醇制成每1 ml含1 mg的溶液,作为对照品溶液。吸取上述两种溶液各10 μl,分别点于同一以羧甲基纤维素钠为黏合剂的硅胶G薄层板上,以氯仿-甲醇(19∶1)为展开剂,展开,取出,晾干,置紫外光灯(254 nm)下检视。供试品色谱中,在与对照品色谱相应的位置上,显相同的蓝色斑点。

品质标志 《中华人民共和国药典》2005年版规定:照高效液相色谱法测定,本品(干燥品)含紫丁香苷($C_{17}H_{24}O_9$)不得少于0.050%。

【成分】 根含刺五加苷(eleutheroside)A、B、B_1、C、D、E,刺五加苷A即胡萝卜苷(daucosterol),刺五加苷B即丁香苷(syringin)[1,2];根还含芥子醛葡萄糖苷(sinapaldehyde glucoside),松柏醛葡萄糖苷(coniferaldehyde glucoside),松柏苷(coniferin)[3],鹅掌楸苷(liriodemdrin),苦杏仁苷(amygdalin)[4],3β-〔O-β-D-吡喃葡萄糖基(1→3)-O-β-D-吡

Whatman No. 1 色谱滤纸上，用正丁醇-冰醋酸-水(4∶1∶5)，取上层15 ml，加甲醇3 ml作为展开剂，展距15 cm，用2.5%α-萘酚硫酸乙醇试液显色，显3个蓝色斑点，其中上方1个斑点与果糖相对应。

【药性】 甘、酸，平。

1.《本草拾遗》："味甘，无毒。"

2.《纲目》："甘，平，无毒。"

3.《新疆中草药手册》："甘、酸，温。"

【功用主治】 涩肠，止痛。主治痢疾，腹泻，脘腹胀痛，头痛，牙痛。

1.《本草拾遗》："主骨热，痰嗽，痢暴下血，开胃，止渴除烦。"

2.《全国中草药汇编》："涩肠，止痛。主腹痛、腹泻、痢疾。"

【用法用量】 内服：煎汤，10～15 g。

【选方】 1. 治痢疾，腹泻，腹痛 刺糖、土木香各等分，共研细末。每服9～15 g，开水冲服。

2. 治胃脘胀痛 刺糖、阿里红、五灵脂(炒)各等分，共研细末。每服15 g，温开水冲服，早晚服。(1、2方出自《新疆中草药》)

3. 治顽固性头痛 刺糖2 g，骆驼蓬草1 g，骆驼蹄草2 g。共研末，每日服3次，每次1～2 g。(《新疆中草药单方验方选编》)

2718 刺人参 cì rén shēn (《吉林中草药》)

【异名】 东北刺人参(《长白山植物药志》)。

【基原】 为五加科刺参属植物刺参的根及茎。

【原植物】 刺参 *Oplopanax elatus* Nakai[*Echinopanax elatum* Nakai]

多刺落叶灌木，高约1 m。根粗大而长，呈棒状，侧根少。茎直立，少分枝，有刺，节部刺多。树皮淡灰黄色，髓部大，呈白色；芽鳞褐色，密生刺毛。单叶互生；叶柄长4～18 cm，密生针刺，基部膨大抱茎；叶片掌状3～5裂，长8～20 cm，宽12～32 cm，裂片三角形或阔三角形，上面无毛或疏生刚毛，下面沿脉有短柔毛，基部心形，边缘有不整齐的锯齿或牙齿，生有刺毛，上面暗绿色，主脉凸起，疏生刺毛，下面淡灰绿色，沿脉密被刺毛，侧脉和网脉均明显。圆锥花序近顶生，长8～18 cm，主轴密生短刺和刺毛；伞形花序直径9～13 mm，有花6～10朵，棕黄褐色；花萼5，无毛，边缘有5小齿；花瓣5，长圆状三角形，白绿色；雄蕊5；子房下位，2室，花柱2，基部合生或合生至中部，长约3 mm。果实为浆果状核果，略呈扁球形，直径7～12 mm，黄红色，宿存花柱长4～4.5 mm。花期6～7月，果期8～9月。

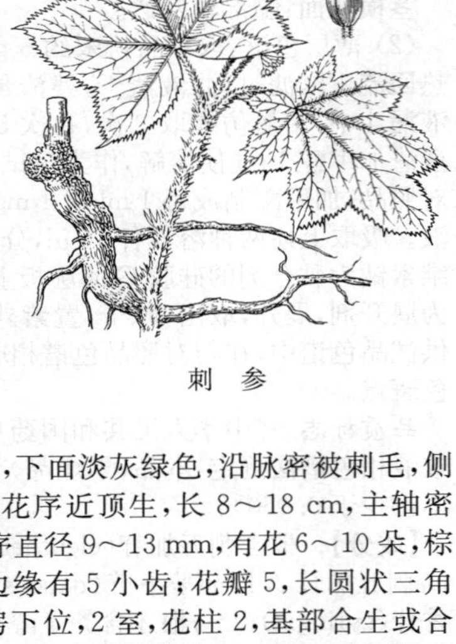

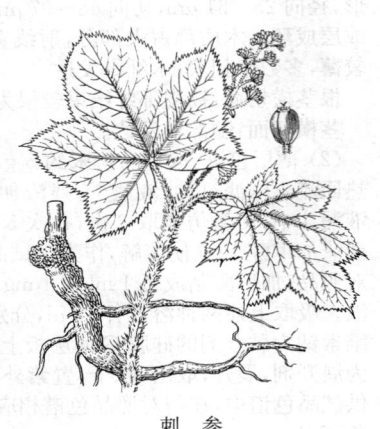

刺 参

生于海拔1 400～1 550 m的针叶林、针阔叶混交林、落叶阔叶林带。分布于东北地区。

【采收加工】 6～9月采茎或挖取根部，切片，晒干。

【成分】 根含左旋芝麻素(sesamin)[1]，齐墩果酸(oleanolic acid)[2]，丁香苷(syringin)，丁香树脂酚双葡萄糖苷(syringaresinol di-O-glucoside)[3]，刺五加苷(eleutheroside)A、B、B_1、C、D、E、F、G[4,5]，β-谷甾醇(β-sitosterol)，胡萝卜苷(daucosterin)，正二十七烷醇(*n*-heptacosanol)，异油酸(isooleic acid)，壬二酸(azelaic acid)，3-羟基十六烷酸(3-hydroxyhexadecanoic acid)[6]。根茎含挥发油，橙花叔醇(nerolidol)，香榧醇(torreyol)，布藜醇(bulnesol)，α-十二碳烯醛(α-dodecenal)，3，7，11-三甲基-2，6，10-十二碳三烯-1-醇(3，7，11-trimethyl-2，6，10-dodecatrien-1-ol)，δ及γ-荜澄茄烯(cadinene)，愈创薁醇(guaiol)，柏木醇(cedrol)，α及β-蒎烯(pinene)，正辛醛(*n*-octanal)，罗勒烯(ocimene)，紫苏烯(perillene)，2，6-二甲基庚醛烯(2，6-dimethylheptalene)，龙脑(borneol)，乙酸龙脑酯(bornyl acetate)，十四烷醛(tetradecanal)，长叶烯(longifolene)，金合欢醇(farnesol)等成分[7,8]。

【药理】 1. 对中枢神经系统的作用 刺人参油乳剂(1 ml含挥发油0.09 ml)1.38 ml/kg、2.76 ml/kg，腹腔注射对小鼠自主活动有明显的抑制作用，其作用与剂量大小成正比。与氯丙嗪、甲丙氨酯(眠尔通)合用可增强抑制作用。与戊巴比妥钠、水合氯醛合用可显著增强中枢抑制作用，使清醒动物进入深睡眠。对戊四唑引起的惊厥或电惊厥有对抗作用。对醋酸引起的扭体反应有明显的抑制作用。对皮下注射啤酒酵母引起的人工发热大鼠有明显的解热作用，并具有降低正常大鼠体温的作用[1]。

2. 抗炎作用 刺人参油乳剂对角叉菜胶、组胺或前列腺素F_2(PGF_2)引起的正常大鼠和切除肾上腺大鼠的足肿胀均有抑制作用；能降低炎症组织渗出液中组胺或PGF_2的含量；并对抗组胺或PGF_2引起的毛细血管通透性增加；对白细胞游走及大鼠棉球肉芽肿均有抑制作用[2]。刺人参茎40%乙醇提取物10 g/kg给大鼠灌胃，能够明显地抑制其甲醛性、蛋白性、右旋糖酐性关节炎的产生，以及炎性肉芽肿的形成。刺人参茎兴奋神经—垂体—肾上腺皮质功能的作用，可能是其治疗实验性关节炎的机制之一[3]。

3. 延缓衰老作用 1%刺人参提取物可使右旋半乳糖形成糖代谢紊乱所致的亚急性小鼠衰老病理模型的衰老症状逆转，有促进胸腺恢复的增重作用；清除心、肝、脑中脂褐素；显著增加动物皮肤的羟脯氨酸含量；降低血糖含量，并有非常显著的降血脂作用。提高小鼠耐缺氧能力达64.08%。耐低温能力延长80.63%[4,5]。

4. 其他作用 刺人参根的挥发油对小孢子癣菌及发癣菌有抑杀作用[6]。

毒性 刺人参挥发油小鼠腹腔1次注射的LD_{50}为1.02±0.11 ml/kg。刺人参油乳剂静脉注射的LD_{50}为10.54 ml/kg。小鼠注射刺人参油乳剂0.5 ml/kg(1 ml乳剂含0.09 ml挥发油)30 min内动物安静、活动减少，1 ml/kg小鼠眼睑下垂，静卧、活动明显减少；4 ml/kg动物安静不动，保持对外界刺激的反应，6～8 ml/kg可出现呼吸深而慢、共济失调、翻正反射消失，多数小鼠呈麻痹性抑制，最后因呼吸停止而死亡[1]。

【药性】 甘、微苦，温。

1.《全国中草药汇编》："甘，温。"

微甜。

【成分】 1. 缫丝花果肉中含维生素 A、B_2、C、E、K[1~4]；还含 β-谷甾醇（β-sitosterol），委陵菜酸（tormentic acid），野雅春酸（euscaphic acid），原儿茶酸（procatechuic acid），以硬脂酸及二十一烷酸为主的脂肪酸[5]，刺梨酸（roxburic acid）又称 2β，3α，7β，19α-四羟基-12-乌苏烯-28-羧酸（2β，3α，7β，19α-tetrahydroxyursolu-12-ene-28-carboxylic acid）[6]。未成熟果实含刺梨素（roxbin）A、B，蔷薇素（rogosin）F，长梗马兜铃素（pedunculagin），木麻黄素（casuaricin），恺木素（alnusiin），旌节花素（stachyurin），新唢呐草素（tellimagrandin），2，3-O-(S)-六羟基联苯二甲酰-D-葡萄糖〔2，3-O-(S)-hexahydroxydiphenoyl-D-glucose〕，(＋)-儿茶酚〔(＋)catechol〕[7]；含人体 8 种必需氨基酸，其中含量较高的有缬氨酸、组氨酸、异亮氨酸、亮氨酸、赖氨酸等；又含 9 种脂肪酸，以亚麻酸（linolenic acid）、肉豆蔻酸（myristic acid）、棕榈酸（palmitic acid）为主，而油酸（oleic acid）与亚油酸（linoleic acid）含量较高（11.58%，6.25%）；含 24 种矿质元素，有常量元素钙、钾、钠、镁和微量元素铁、锰、钼、钴。含鞣质，胡萝卜素（carotene）[8]。果实含维生素 E 及胡萝卜素[9]。

2. 单瓣缫丝花成熟鲜果肉含维生素 C 及其他多种维生素，如烟酸、维生素 A、维生素 B_2、维生素 K 和维生素 E 等[10]。

【药理】 1. 对消化系统功能的影响 （1）对胃肠道平滑肌的作用 刺梨 95%乙醇提取物（R_7）及 R_7 的乙醚提取物（B 部分），对大鼠或兔的离体回肠的自发活动都有明显的抑制作用，R_7 和 B 部分均能明显地对抗乙酰胆碱（Ach）和组胺回缩肠肌的效应，但对氯化钡引起的肠痉挛无拮抗作用[1]。在灌服刺梨汁后，大鼠胃或小肠平滑肌基本电节律几乎无改变，但是能促进胃肠平滑肌峰电活动，尤其以小肠平滑肌为显著。大鼠灌服 1∶2 稀释的刺梨汁可加速胃肠的排推作用。给刺梨汁后 1 h 内有增加家兔胆道压力的作用[2]。

（2）对消化液分泌的影响 ①胰液分泌：刺梨汁有促进胰液及胰酶（除胰淀粉酶外）分泌的作用[2]。②胃液分泌：果汁 40 g/kg 灌胃，可使结扎幽门大鼠胃液量、总酸度、总酸排出量和胃蛋白酶活性均升高。而 R_7 和 B 部分则除使胃蛋白酶活性有所升高外，使上述这些指标均明显降低，B 部分对毛果芸香碱及组胺有拮抗作用，可使其对胃液量，总酸排出量和胃蛋白酶分泌的作用活性降低，而对五肽胃泌素的拮抗作用则不明显。③胆汁分泌：胆汁分泌量增加的同时，胆汁内固体物的含量也明显增加[1]。

2. 降血脂及抗动脉粥样硬化 能使血脂水平显著降低，尤其是降低低密度脂蛋白胆固醇（LDL-C）更为明显。能降脂，延缓或阻断动脉粥样硬化（AS）斑块的形成和发展[3，4]。

3. 抗氧化作用 刺梨果汁可使体内脂质过氧化速率降低，抗氧化能力增强，有利于自由基清除[5]。

4. 抗肿瘤作用 能有效地阻断脯氨酸和亚硝酸钠在大鼠体内合成 N-亚硝基脯氨酸[6]。能阻断孕鼠体内 N-亚硝基乙基脲的合成，使对照组仔鼠 100%发生神经系统为主的肿瘤下降为 14%[7]。刺梨汁能阻断正常人体内 N-亚硝基化合物合成[8]，并且对内源性 N-亚硝基脯氨酸的合成有很好的抑制效果[9]。

5. 保肝作用 经刺梨汁预处理的大鼠血清丙氨酸氨基转移酶（ALT）和天冬氨酸氨基转移酶（AST）活性，肝组织谷胱甘肽（GSH）和丙二醛（MAD）含量与四氯化碳（CCl_4）对照组均有显著差异；肝脏组织学检查表明刺梨汁预处理大鼠肝损害明显轻于四氯化碳对照组，对 CCl_4 的肝损害具有一定的保肝作用[10]。

6. 对免疫功能的影响 刺梨多糖（PRR_7）对免疫功能，尤其非特异性免疫和体液免疫有明显的增强作用[11]。刺梨 3 种主要成分 R-5（野雅春酸）、R-5-1 以及一种刺梨多糖（EPS），R-5 体内试验有作用，R-5-1 只有体外试验有作用，而 EPS 无作用。对于植物凝集素（PHA）及刀豆球蛋白 A（Con A）诱导的 T 细胞增殖反应，R-5 无论体内、体外给药均有显著的作用，而其他成分无作用。对于 B 细胞的增殖反应，R-5，R-5-1 仅体外试验能增强脂多糖（LPS）诱导的 B 细胞增殖反应[12]。

7. 其他 刺梨汁可明显改善慢性氟中毒的一般状况，可拮抗慢性氟中毒对胶原组织的损害，增强慢性氟中毒机体和组织抗氧化能力，降低脂质过氧化程度，从而拮抗慢性氟中毒对机体和组织的损害，这与刺梨含有大量抗氧化物质维生素 C 和维生素 E 和 SOD 有关[13]。

毒性 刺梨果汁灌胃最大浓度最大容量每日 3 次，未见小鼠死亡。小鼠静注刺梨果汁的 LD_{50} 为 13.34±0.009 g/kg，刺梨总提取物静注的 LD_{50} 为 5.36±0.002 g/kg[1]。

【药性】 甘、酸、涩，平。

1.《宦游笔记》："味甘而酸涩。"

2.《四川中药志》1960 年版："味甘、酸、涩，性平，无毒。"

【功用主治】 健胃，消食，止泻。主治食积饱胀，泄泻。

1.《四川中药志》1960 年版："解暑，消食。治维生素 C 缺乏病。"

2.《贵州民间方药集》："健胃，消食积饱胀，并滋补强壮。"

3.《湖南药物志》："止泄。"

【用法用量】 内服：煎汤，9～15 g；或生食。

【选方】 治婴幼儿秋季腹泻 鲜刺梨子 3 000 g，加水 3 000 ml，文火煎煮，浓缩至 1 500 ml。1 岁以内每次服 10 ml，1～2 岁 15 ml，2 岁以上 20 ml。每日 3 次，空腹，温开水送服。〔《中医杂志》1985，(6)：71〕

2717 刺蜜 cì mì （《本草拾遗》）

【异名】 羊刺蜜（《北史》），草蜜、给勃罗（《本草拾遗》），刺糖、骆驼刺糖（《新疆药材》）。

【基原】 为豆科骆驼刺属植物骆驼刺 *Alhagi pseudalhagi* Desv. 叶中分泌液凝结而成的糖粒。

【原植物】 参见"骆驼刺"条。

【采收加工】 6～7 月有糖粒时，在植株下铺布，敲打植株，糖颗粒即落下，收集糖粒除去杂质。

【药材】 刺蜜 *Saccharum Alhagi Pseudalhagi* 主产于内蒙古、甘肃、新疆等地。

性状 本品呈颗粒状，直径 1～5 mm，外表淡黄色至棕黄色，略具黏性，气微，味甜。常混有原植物的小刺及倒卵形革质的小叶片。

鉴别 （1）取本品 1 g，加水 10 ml，振摇 5 min，滤过。取滤液 1 ml，加碱性酒石酸铜试液 4～5 滴，在沸水浴上加热 3～5 min，溶液产生橙红色沉淀。

（2）纸色谱：取上述滤液点样，以果糖作对照。分别点于

展，长15～25 cm，分枝腋间具长柔毛，小穗成熟后，暗绿色或带紫黑色，长3～10 mm，有4～14朵小花；颖披针形，先端钝或第二颖稍尖；外稃侧脉不明显，第一外稃广卵形先端尖，具3脉，内稃作弓形弯曲，脊上有纤毛，迟落或宿存；雄蕊3。颖果长圆形，长约0.8 mm。花、果期8～11月。

生于荒芜田野草地上。分布几遍全国。

【采收加工】 6～10月采收，晒干。

【药性】《全国中草药汇编》："甘、淡，凉。"

【功用主治】 清热，利尿，活血。主治热淋，石淋，目赤，跌打损伤。

1.《植物名实图考》："治跌打损伤。"

2.《全国中草药汇编》："疏风清热，利尿。主治膀胱结石，肾结石，肾炎，肾盂肾炎，膀胱炎，结膜炎，角膜炎。"

【用法用量】 内服：煎汤，9～15 g。外用：烧存性研末调搽或煎水洗。

2715 刺瓜 cì guā（《全国中草药汇编》）

【异名】 土人参（《云南药用植物名录》），野苦瓜、乳蚕（《全国中草药汇编》），山苦瓜（《福建药物志》），小刺瓜、乳汁藤（《广西药用植物名录Ⅱ》）。

【基原】 为萝藦科鹅绒藤属植物刺瓜的全草或果实。

【原植物】 刺瓜 *Cynanchum corymbosum* Wight［*Cynoctonum corymbosum* Decne.］

多年生草质藤本。块根粗壮。茎的幼嫩部分被2列柔毛。叶对生；叶柄长1～2 cm；叶片薄纸质；卵形或卵状长圆形，长4.5～8 cm，宽3.5～6（～10）cm，先端短尖，基部心形，上面深绿色；侧脉约5对。伞房状或总状聚伞花序腋外生，有花约20朵；花萼被柔毛，5深裂；花冠绿白色，近辐状；副花冠大型，杯状或高钟状，先端5个圆形齿与5个锐尖的齿互生；花粉块每室1个，下垂。膏葖果大，纺锤状，长9～12 cm，先端渐尖，中部膨胀，外果皮具弯刺。种子卵形，先端具白色绢质长3 cm的种毛。花期5～10月，果期8月至翌年1月。

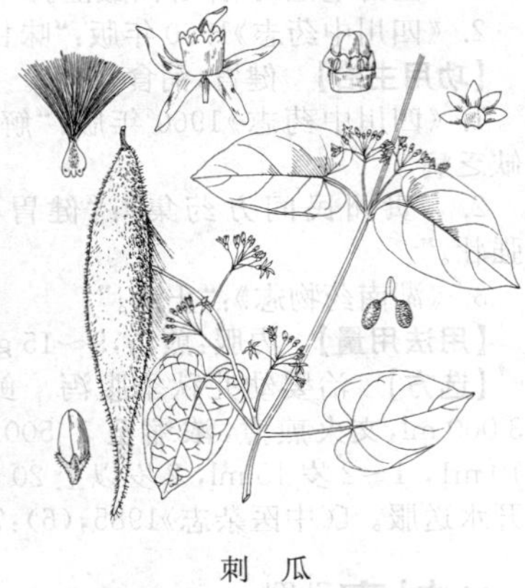

刺　瓜

生于海拔100～2 100 m的山地溪边、河边灌木丛中及疏林潮湿处。分布于福建、广东、广西、四川、云南等地。

【采收加工】 8～12月采收，鲜用或晒干。

【药性】《全国中草药汇编》："甘、淡，平。"

【功用主治】 益气，下乳，解毒。主治神经衰弱，慢性胃炎，慢性肾炎，乳汁不足，疮疖。

1.《全国中草药汇编》："益气，催乳，解毒。主治乳汁不足，神经衰弱，慢性肾炎。有谓对睾丸炎，血尿，闭经，肺结核，肝炎，也可应用。"

2.《福建药物志》："主治慢性胃炎。"

【用法用量】 内服：煎汤，15～30 g。

【选方】 治乳汁不足　刺瓜果2枚，炖猪脚，服汤食肉。（《香港中草药》）

2716 刺梨 cì lí（《纲目拾遗》）

【异名】 茨梨（《分类草药性》），文光果（《四川中药志》），团糖二（《四川常用中草药》），油刺果（《湖南药物志》）。

【基原】 为蔷薇科蔷薇属植物缫丝花和单瓣缫丝花的果实。

【原植物】 1. 缫丝花 *Rosa roxburghii* Tratt.

灌木，高1～2.5 m；树皮灰褐色，成片状剥落；小枝常有成对皮刺。羽状复叶；小叶9～15，连叶柄长5～11 cm；叶柄和叶轴疏生小皮刺；托叶大部贴生于叶柄；小叶片椭圆形或长圆形，长1～2 cm，宽0.5～1 cm，先端急尖或钝，基部宽楔形，边缘有细锐锯齿，两面无毛。花两性；花1～3朵生于短枝顶端；萼裂片5，通常宽卵形，两面有绒毛，密生针刺；花直径5～6 cm；重瓣至半重瓣，外轮花瓣大，内轮较小，淡红色或粉红色，微芳香；雄蕊多数，着生在杯状萼筒边缘；心皮多数，花柱离生。果扁球形，直径3～4 cm，绿色，外面密生针刺，宿存的萼裂片直立。花期5～7月，果期8～10月。

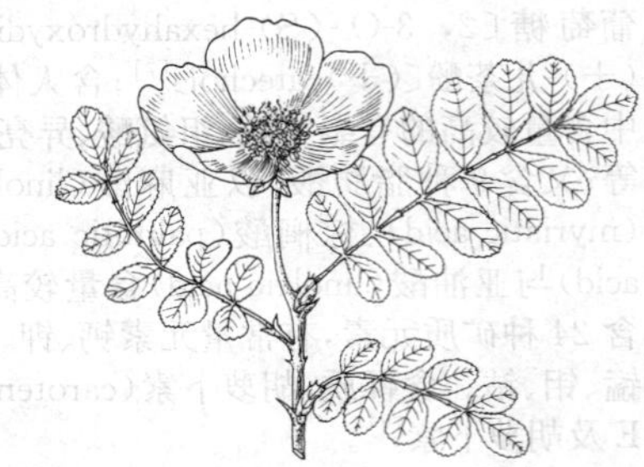

缫 丝 花

分布于西南及浙江、安徽、福建、江西、湖北、湖南、西藏、陕西、甘肃等地。野生或栽培。

2. 单瓣缫丝花 *R. roxburghii* Tratt. f. *normalis* Rehd. et Wils.　又名：野刺梨（《广西植物名录》）。

本变型花为单瓣，粉红色，直径4～6 cm。

生于海拔500～2 500 m的向阳山坡、沟谷、路旁及灌木丛中。分布于西南及福建、江西、湖北、广西、陕西、甘肃等地。

本植物的花（刺梨花）、叶（刺梨叶）、根（刺梨根）亦供药用，另设专条。

【采收加工】 8～11月采收，晒干。

【药材】 刺梨 *Fructus Rosae Roxburghii* 主产于贵州。

性状　果实呈扁球形或圆锥形，稀纺锤形，直径2～4 cm。表面黄褐色或黄绿色，密被针刺，有的并具褐色斑点；先端常有黄褐色宿存的花萼5瓣，亦被披针刺。纵剖面观：果肉黄白色；种子多数，着生于萼筒基部凸起的花托上，卵圆形，浅黄色，直径1.5～3 mm，骨质。气微香，味酸、涩、

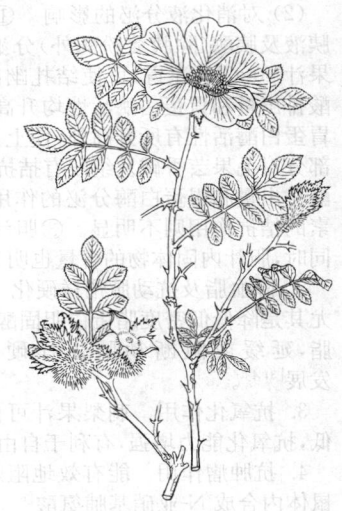

单瓣缫丝花

4.《全国中草药汇编》:“舒筋活血。”

【用法用量】 内服:煎汤,10～15 g;炖肉,30～60 g;或浸酒。外用:煎水洗或研末调敷。

【宜忌】 孕妇慎服。

《广西本草选编》:“孕妇忌服。”

【选方】 1. 治跌打疼痛 螃蟹夹、巴岩姜各 30 g,煎汤兑酒适量服。

2. 治骨折 螃蟹夹 60 g,硫黄 12 g。研末混匀,用布包好,酒 1 000 g 浸泡,每次服 30 g;另用药渣包患处。(1、2 方出自《贵州草药》)

3. 治慢性支气管炎 扁枝槲寄生 60 g,晒干或焙干,研为细末,每次用 9 g。每日服 3 次,温开水调蜂蜜适量和匀送服,10 d 为 1 个疗程。

4. 治内伤咳嗽,痰中带血 扁枝槲寄生、松树寄生各 15 g,猪肺 150 g。加水 500 ml,文火煎至 200 ml,喝汤吃猪肺,分 3 次服,每次 60 ml,每日 1 剂。(3、4 方出自《药用寄生》)

5. 治牛皮癣 扁枝槲寄生研末,用鸡蛋油调匀搽患处。(《云南中草药》)

2712 构皮麻 gòu pí má (《贵州民间方药集》)

【异名】 九得藤、狗额藤、谷沙藤、斑沙藤(《广西药用植物名录》),藤葡蟠、黄皮藤(《浙南本草新编》),剥皮藤、杉皮藤、乳藤草(《福建药物志》),皮藤、楮皮、纸皮、细叶构皮柴、谷皮藤(《浙江药用植物志》)。

【基原】 为桑科构树属植物小构树的全株或根、根皮。

【原植物】 小构树 *Broussonetia kazinoki* Sieb. et Zucc. 又名:葡蟠(《海南植物志》)。

落叶灌木。枝显著地伸长而呈蔓生,有乳汁。单叶互生;叶柄长 1～2 cm;叶片卵形或卵状椭圆形,长 3～13 cm,宽 2～5 cm,先端渐尖,基部心形或近心形,有 2～3 个乳头状腺体,不裂或 2～3 深裂,上面绿色,被伏毛或近无毛,下面淡绿色,被细柔毛,边缘有细锯齿;基出脉 3 条。花单性,雌雄同株;雄花序为圆柱状葇荑花序,长 1～1.5 cm;雄花花被 4 裂;雄蕊 4;雌花序为头状,直径 4～6 mm;雌花具短梗或近无梗;花被管先端有 2～3 锐齿;子房倒卵形,花柱近侧生,柱头线形。聚花果球形,直径 0.7～1 cm,肉质,成熟时红色。小核果椭圆形,表面有疣。花期 4～5 月,果期 5～6 月。

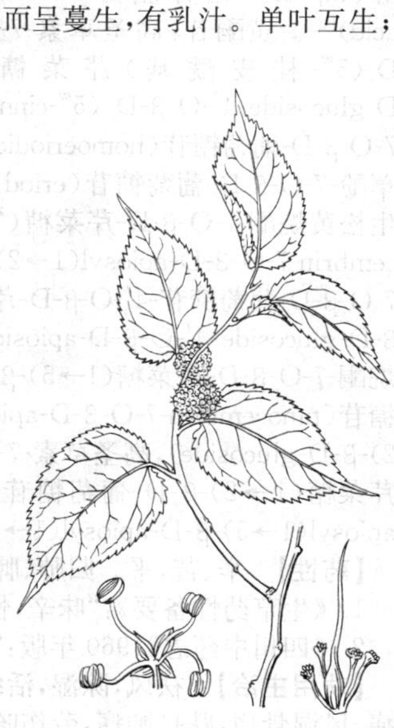
小构树

生于海拔 200～1 700 m 的山坡灌木丛、溪边路旁或次生杂木林中。分布于长江中下游以南各地及陕西。

本植物的叶(小构树叶)、树汁(小构树汁)亦供药用,另设专条。

【采收加工】 全年均可采剥,晒干。

【成分】 根皮含小构树醇(kazinol)C、D、E、F、G、H、K[1]、J、L、M、N[2]、P[3] 及楮树黄酮醇(broussoflavonol)[4]。

【药性】 甘、淡,平。

1.《湖南药物志》:“平,淡,无毒。”

2.《全国中草药汇编》:“甘、淡,平。”

【功用主治】 祛风除湿,活血止痛。主治风湿痹痛,泄泻,痢疾,黄疸,浮肿,痈疖,跌打损伤。

1.《湖南药物志》:“利尿消肿,强壮筋骨,祛风解毒,健胃止痢。”

2.《全国中草药汇编》:“散瘀止痛。治跌打损伤,腰痛。”

3.《浙江药用植物志》:“主治痢疾,急性胃肠炎,黄疸型肝炎,水肿,扁桃体炎,痈疖,外伤感染。”

【用法用量】 内服:煎汤,30～60 g。

【选方】 1. 治黄疸型肝炎 小构树全株 125 g,猪肚半只。水煮服,连服 3～7 剂。(《浙江药用植物志》)

2. 治虚弱浮肿 构皮麻嫩尖 30 g,同煮稀饭 1 碗吃,每日 1 次,连用 7 d。(《贵州民间方药集》)

3. 治腰痛 葡蟠根 60 g,圆叶猪屎豆根 30 g,棉毛旋覆花根 30 g。均鲜品加鸡蛋煮,服汤食蛋。(江西《草药手册》)

4. 治跌打损伤 葡蟠根皮、苦参根各 30 g。水煎冲酒,每日早、晚饭前各服 1 次。(《天目山药用植物志》)

2713 枕材 zhěn cái (《本草拾遗》)

【基原】 为樟科山胡椒属植物红果钓樟 *Lindera erythrocarpa* Makino 的木材。

【原植物】 参见“钓樟根皮”条。

【药性】 味辛,小温,无毒。

【功用主治】 主咳嗽痰饮,积聚胀满,煮汁服之。亦可作浴汤浸脚气及小儿疮疥。

【用法用量】 内服:煎汤,9～15 g。

2714 画眉草 huà méi cǎo (《植物名实图考》)

【异名】 榧子草(《植物名实图考》),星星草(《植物名汇》),蚊子草(《种子植物名称》)。

【基原】 为禾本科画眉草属植物画眉草的全草。

【原植物】 画眉草 *Eragrostis pilosa* (L.) Beauv.

一年生草本。秆直立,或斜上升,高 20～60 cm,通常具 4 节,光滑。叶鞘稍压扁,鞘口常具长柔毛;叶舌退化为 1 圈纤毛;叶片线形,长 6～20 cm,宽 2～3 mm,扁平或内卷,背面光滑;表面粗糙。圆锥花序较开

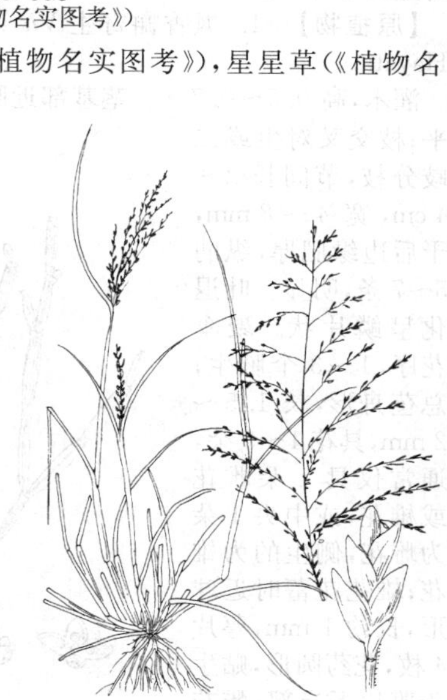
画眉草

《浙江药用植物志》:"苦,温。"

【功用主治】 祛风止痛,解毒消肿。主治风湿痹痛,牙痛,泄泻,痢疾,痈疽疔疮。

1.《纲目》:"治痈疽已成。"

2.《浙江药用植物志》:"祛风止痛。治风湿性关节炎,牙痛。"

【用法用量】 内服:煎汤,15~30 g;或捣汁。外用:适量,捣敷。

【选方】 1. 治痢疾,胃肠炎,腹泻 枫香树根、野麻草(铁苋)各15 g,凤尾蕨24 g。水煎服。(《福建药物志》)

2. 治痈疽已成 枫香树根,擂酒饮,以滓贴之。(《纲目》)

3. 治乳痈 枫香树根30 g,犁头草9 g。酒水各半煎服。初起者可使内消;已成脓者,可使易溃。(《江西民间草药验方》)

4. 治痈疔 鲜枫果根60 g,红糖30 g,酒糟15 g。共捣烂,敷患处。(《福建民间实用草药》)

【临床报道】 治疗急性胃肠炎及小儿消化不良 取鲜枫香树根5 kg,洗净切碎,加水7.5 kg,煮沸1 h,过滤去渣,将滤液小火浓缩至5 kg左右,制成100%煎剂5 000 ml。成人每次口服枫香树根煎剂50 ml,每日2~3次,用温开水冲稀后服用;疗效不理想时,每次口服量可加大到100 ml。小儿每次口服10~20 ml,每日3~4次。治疗急性胃肠炎87例,1 d治愈的80例,2 d治愈的5例,3 d治愈的2例,有效率为100%。治疗小儿消化不良13例,1 d治愈的6例,2 d治愈的5例,好转1例,无效1例,有效率为92%[1]。

2711 枫香寄生 fēng xiāng jì shēng (《生草药性备要》)

【异名】 吊杀猢狲、上树猢狲、铁角狲儿(汪连仕《采药书》),枫上寄生(《纲目拾遗》),虾蚶草(《本草求原》),百子痰梗(《岭南采药录》),路路通寄生、风饭寄生(《常用中草药彩色图谱》),大叶枫寄生(《台湾药用植物志》),枫香槲寄生(《广西药用植物名录》)。

【基原】 为桑寄生科槲寄生属植物枫香槲寄生或扁枝槲寄生的带叶茎枝。

【原植物】 1. 枫香槲寄生 *Viscum liquidambaricolum* Hayata

灌木,高0.5~0.7 m。茎基部近圆柱状,枝和小枝均扁平;枝交叉对生或二歧分枝,节间长2~4 cm,宽4~8 mm,干后边缘肥厚,纵肋5~7条,明显。叶退化呈鳞片状。聚伞花序,1~3个腋生;总苞舟形,长1.5~2 mm,具花1~3朵,通常仅具1朵雌花或雄花,或中央1朵为雌花,侧生的为雄花;雄花花蕾时近球形,长约1 mm,萼片4枚,花药圆形,贴生于萼片下半部;雌花花蕾时椭圆形,长2~2.5 mm;花托长卵球形,萼片4枚,三角形,柱头乳头状。浆果椭圆形,长5~7 mm,有时卵球形,成熟时橙红色或黄色,果皮平滑。花期4~12月。

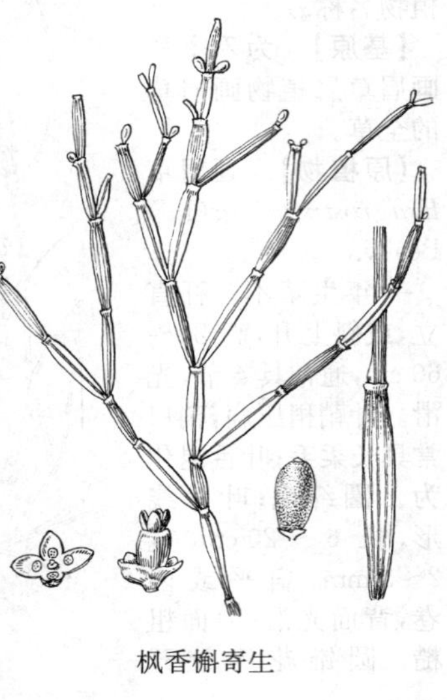

枫香槲寄生

生于海拔200~2 500 m的山地阔叶林中或常绿阔叶林中,寄生于枫香、油桐、柿树或壳斗科等多种植物上。分布于西南及浙江、福建、江西、湖北、湖南、广东、广西、西藏、陕西、甘肃、台湾等地。

2. 扁枝槲寄生 *V. articulatum* Burm. f. 又名:螃蟹夹、栗寄生(《四川中药志》),无叶槲寄生、枫木寄生(《广西药用植物名录》),柿寄生(《云南中草药》),麻栎寄生(《云南药用植物名录》)。

本种与枫香槲寄生的区别为:茎枝扁平,枝的节间宽2~3.5 mm,干后边缘薄,纵肋3条。浆果球形,直径3~4 mm,白色或青白色。

生于海拔50~1 700 m的沿海平原或山地南亚热带季雨林中。分布于华南及云南等地。

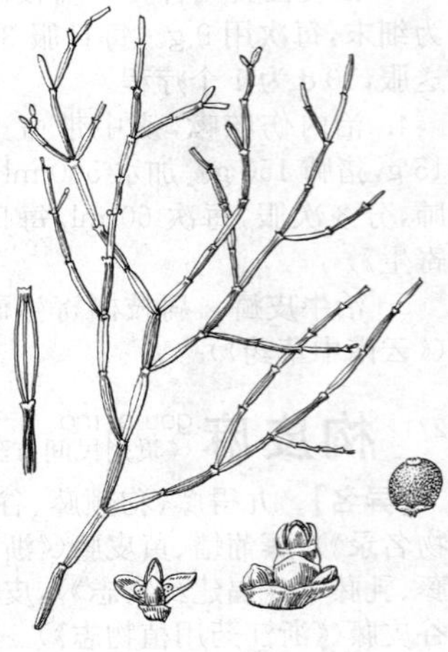

扁枝槲寄生

【采收加工】 6~10月间采,扎成束,晾干。

【成分】 扁枝槲寄生全株含三萜类:齐墩果酸(oleanolic acid),古柯二醇(erythrodiol)[1],α-香树脂醇(α-amyrin),羽扇豆醇(lupeol),白桦脂醇(betulin)和白桦脂酸(betulinic acid)[2]。黄酮苷:高圣草素-7-O-β-D-葡萄糖苷-4′-O-β-D-(5‴-桂皮酰基)-芹菜糖苷〔homoeridictyol-7-O-β-D-glucoside-4′-O-β-D-(5‴-cinnamoyl)-apioside〕,高圣草素-7-O-β-D-葡萄糖苷(homoeriodictyol-7-O-β-D-glucoside),圣草酚-7-O-β-D-葡萄糖苷(eriod ictyol-7-O-β-D-glucoside),生松黄烷酮-7-O-β-D-芹菜糖(1→2)-β-D-葡萄糖苷〔pinocembrin-7-O-β-D-apiosyl(1→2)-β-D-glucoside〕,高圣草素-7-O-β-D-葡萄糖苷-4′-O-β-D-芹菜苷(homoeriodictyol-7-O-β-D-glucoside-4′-O-β-D-apioside)即槲寄生新苷Ⅰ,生松黄烷酮-7-O-β-D-芹菜糖(1→5)-β-D-芹菜糖(1→2)-β-D-葡萄糖苷〔pinocembrin-7-O-β-D-apiosyl(1→5)-β-D-apiosyl(1→2)-β-D-glucoside〕,高圣草素-7-O-β-D-芹菜糖(1→5)-β-D-芹菜糖(1→2)-β-D-葡萄糖苷〔homoeriodictyol-7-O-β-D-apiosyl(1→5)-β-D-apiosyl(1→2)-β-D-glucoside〕[3,4]。

【药性】 辛、苦,平。归肺、脾、肾经。

1.《生草药性备要》:"味辛,性平。"

2.《四川中药志》1960年版:"性温,味苦、涩,无毒。"

【功用主治】 祛风,除湿,活络,止咳,化痰。主治腰膝酸痛,风湿骨痛,跌打肿痛,劳伤咳嗽,赤白痢,崩漏带下,产后血气痛,疮疥。

1.《生草药性备要》:"祛风去湿。洗疮疥,癞风,毒烂,酒风。"

2.《岭南采药录》:"脚弱,以之浸酒服。又治红白痢,水煎服。"

3.《四川中药志》1960年版:"治虚损劳伤咳嗽,红崩白带,产后血气痛及小儿惊风。"

30 g，用猪瘦肉 125 g 煮汤，以汤煎药服。（《战备草药手册》）

2708 枫香树叶 fēng xiāng shù yè（《纲目》）

【基原】 为金缕梅科枫香树属植物枫香树 *Liquidambar formosana* Hance 的叶。

【原植物】 参见"枫香脂"条。

【采收加工】 4～7 月采摘，鲜用或晒干。

【药材】 枫香树叶 *Folium Liquidambaris* 产于江苏、浙江、江西、湖北、四川等地。

性状 叶多破碎，完整叶片阔卵形，掌状 3 裂，长 5～12 cm，宽 7～17 cm；中央裂片较长且先端尾状渐尖，基部心形，边缘有细锯齿；上面灰绿色，下面浅棕色，掌状脉 3～5 条，在叶下面明显突起；叶柄长 7～11 cm，基部鞘状。质脆，易破碎。揉之有清香气，味辛、微苦涩。

【成分】 枫香树叶含黄酮类：杨梅树皮素-3-O-(6″-O-没食子酰)葡萄糖苷〔myricetin-3-O-(6″-O-galloyl)-glucoside〕，槲皮素-3-O-(6″-O-没食子酰)葡萄糖苷〔quercetin-3-O-(6″-O-galloyl)-glucoside〕，紫云英苷(astragalin)，三叶豆苷(trifolin)，异槲皮苷(isoquercitrin)，金丝桃苷(hyperin)，杨梅树皮素-3-葡萄糖苷(myricetin-3-O-glucoside)，芸香苷(rutin)，水晶兰苷(monotropein)[1]。鞣质：新唢呐草素(tellimagrandin)Ⅰ及Ⅱ，长梗马兜铃素(pedunculagin)，木麻黄鞣宁(casuarinin)，木麻黄鞣质(casuariin)，木麻黄鞣亭(casuarictin)，1，2，6-三没食子酰葡萄糖(1，2，6-tri-O-galloyl-β-D-glucose)，1，2，4，6-四没食子酰葡萄糖(1，2，4，6-tetra-O-galloyl-β-D-glucose)，五没食子酰葡萄糖(penta-O-galloyl-glucose)[2]，枫香鞣质(liquidambin)[3]，异皱褶菌素(isorugosin)A、B、D[4,5]。

【药理】 止血作用 枫香叶醇提取物制成 10%止血粉，对犬股动脉、肝、脾切口的止血，有效率达 90%以上，药物的吸水性、黏合性强，与血液接触后在适当压力下即形成富有弹性的膜状物附着在创面。但药物受潮后止血效果明显降低[1]。枫香叶提取物(5%水溶液)兔腹腔注射 0.5 g/kg，在注药前后分别取心血测定，表明能增加血小板黏附和聚集功能，缩短血液凝固时间和增大血栓弹力度作用。又将兔耳浸于枫香叶 5%的水溶液中，浸药后能明显缩短耳出血时间。此外，枫香叶提取物可使红细胞发生聚集，其程度提取物浓度有关[2]。

【药性】 辛、苦，平。

1.《闽南民间草药》："辛、平，有小毒。"

2.《泉州本草》："辛苦，性平，无毒。入脾、肾、肝三经。"

【功用主治】 祛风除湿，行气止痛。主治胃脘疼痛，痢疾，泄泻，痈肿发背，湿疹，创伤出血。

1.《纲目》："治痈疽已成，擂酒饮，以滓贴之。"

2.《岭南采药录》："取叶，连细枝煎水洗浴，治产后风，风瘫，风肿等症。"

3.《浙江药用植物志》："祛风除湿，行气止痛。治痢疾，肠炎，消化不良，胃痛。"

【用法用量】 内服：煎汤，15～30 g；或鲜品捣汁。外用：捣烂敷。

【选方】 1. 治伤风感冒 枫香干嫩叶芽 15 g，茶叶 6 g。煎服。（《安徽中草药》）

2. 治痢疾，肠炎，腹泻 鲜枫香树叶 30 g，鲜辣蓼叶 15 g。共捣烂绞汁服。（《江西民间草药验方》）

3. 治中暑 枫香树叶、野木瓜各 15 g。水煎服。（《福建药物志》）

4. 治小儿脐风 枫香树嫩尖，捣烂取汁内服。（《湖南药物志》）

【临床报道】 治疗出血症 取枫香树叶干粉 75 g，明胶 200 g，盐酸小檗碱 2 g，甲醛 12 ml，制成止血粉(庐山止血粉)。外用治疗出血症 880 例，其中创伤出血 328 例，手术创面出血 536 例，其他原因出血 16 例；共 172 个伤、病种。显效占 90.8%，有效占 5.9%，无效占 3.3%，总有效率达 96.7%。未发现副作用和其他不良反应。且有一定抗菌作用[1]。

2709 枫香树皮 fēng xiāng shù pí（《新修本草》）

【异名】 枫皮(《本草拾遗》)，枫香木皮(《纲目》)。

【基原】 为金缕梅科枫香树属植物枫香树 *Liquidambar formosana* Hance 的树皮。

【原植物】 参见"枫香脂"条。

【采收加工】 四季均可剥去树皮，晒干或烘干。

【药材】 枫香树皮 *Cortex Liquidambaris* 产于河南、江苏、浙江、江西、湖北等地。

性状 干皮呈板片状，长 20～40 cm，厚 0.3～1 cm。外表面灰黑色，栓皮易呈长方块状剥落，有纵槽及横裂纹；内表面浅黄棕色，较平滑。质硬脆，易折断，断面纤维性。气清香，味辛、微苦涩。

【成分】 枫香树皮含 β-谷甾醇(β-sitosterol)与水晶兰苷(monotropein)[1]。3-α 乙酰基-25-羟基-12-烯-28-齐墩果酸(3α-acetoxyl-25-hydroxy olean-12-en-28-oiacid)[2]。

【药性】 辛、微涩，平。

1.《新修本草》："辛，平，有小毒。"

2.《本草拾遗》："性涩。"

【功用主治】 祛风，止泻，止痢。主治痢疾，泄泻，大风癞疮。

1.《新修本草》："主水肿，下水气，煮汁用之。"

2.《本草拾遗》："止水痢。"

3.《日华子》："止霍乱。刺风、冷风，煎汤浴之。"

【用法用量】 内服：煎汤，鲜品 30～60 g。外用：煎水洗；或研末调敷。

【选方】 治大风癞疮 枫香木皮，烧存性，和轻粉各等分。为细末，麻油调搽。（《世医得效方》）

【各家论述】《本草拾遗》："枫皮，本功外，性涩，止水痢。苏云下水肿，水肿非涩药所疗，苏为误尔。又云有毒，转明其谬。水煎，止下痢为最。"

2710 枫香树根 fēng xiāng shù gēn（《纲目》）

【异名】 枫果根、杜东根(《福建民间实用草药》)。

【基原】 为金缕梅科枫香树属植物枫香树 *Liquidambar formosana* Hance 的根。

【原植物】 参见"枫香脂"条。

【采收加工】 8～12 月采挖，去粗皮，晒干。

【药材】 枫香树根 *Radix Liquidambaris* 产于江苏、浙江、福建等地。

性状 根圆锥形，稍弯曲，直径 2～6 cm，长 20～30 cm。表面灰黑色或灰棕色，外皮剥落处显黄白色。质坚硬，不易折断，断面纤维性，皮部黑棕色，木部黄白色。气清香，味辛、微苦涩。

【药性】 辛、苦，温。

6. 治虚劳咯血不止　枫香脂不计多少，细研为散。每服一钱匕，煎人参糯米饮调下，不计时候。（《圣济总录》独圣散）

7. 治衄血　蛤粉、白胶香等分。以好松烟墨汁调服。（《百一选方》）

8. 治舌上出血如泉　五倍、胶香、牡蛎粉末掺之。（《普济方》）

【各家论述】《本草经疏》："枫香脂，为活血凉血之药。凡热则生风，又血热则壅而发瘾疹，风火相搏则为浮肿，苦平能凉血热，兼辛又能散风，故主血热生风之证。风火既散，则肌肉和而浮肿自消。齿痛亦因风热上攻，风热既散，则痛自止矣。"

2707 枫荷梨 fēng hé lí（《江西草药》）

【基原】　为五加科树参属植物树参或变叶树参的根、茎或树皮。

【原植物】　1. 树参 *Dendropanax dentiger*（Harms ex Diels）Merr.［*Gilibertia dentiger* Harms ex Diels；*D. chevalieri*（Vig.）Merr.；*D. chevalieri*（Vig.）Merr. var. *dentigerus*（Harms ex Diels）Li］　又名：铁椒树（《贵州民间药物》），半枫荷、梨荷枫、鸭掌柴、白山鸡骨、金鸡趾（《浙江民间常用草药》），偏荷枫、鸭脚木、半荷枫（《江西草药》），枫荷桂（《广西药用植物名录》），木荷枫、风气树、半边枫（《浙江药用植物志》），白半枫荷（《广东植物志》）。

乔木或灌木，高 2～8 m。树皮灰褐色，枝条具细纵纹。叶互生；叶柄长 0.5～5 cm，无毛；叶片厚纸质或革质，密生粗大半透明红棕色腺点；叶形变异大，不分裂叶通常为椭圆形、长椭圆形、椭圆状披针形至披针形，长 7～10 cm，宽 1.5～4.5 cm；分裂叶生于枝顶，为倒三角形，有 2～3 掌状深裂；叶先端渐尖，基部钝形或楔形，边缘全缘或有锯齿；三出脉，侧脉 4～6 对。伞形花序单个顶生或 2～5 个组成复伞形花序，有花 20 朵以上；萼缘有 5 齿，长 2 mm；花瓣 5，三角形或卵状三角形，长 2～2.5 mm；雄蕊 5 枚；子房下位，5 室；花柱 5，基部合生。果近球形，直径 5～6 mm，有 5 棱，宿存花柱长 1.5～2 mm。花期 8～10 月，果期 10～12 月。

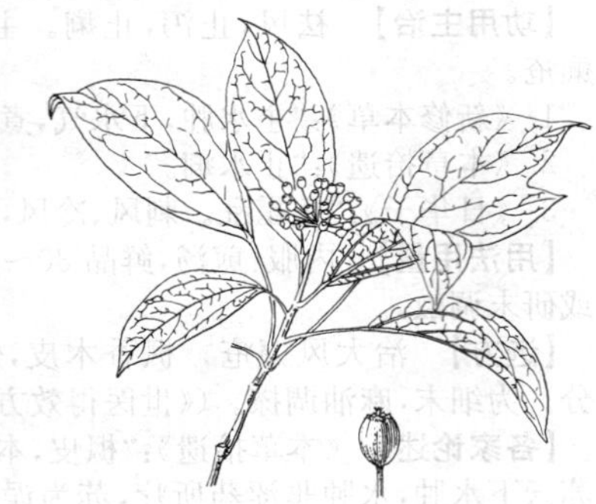
树　参

生于海拔 1 800 m 以下的常绿阔叶林或灌木丛中。分布于西南及浙江、安徽、福建、江西、湖北、湖南、广东、广西、台湾等地。

2. 变叶树参 *D. proteus*（Champ. ex Benth.）Benth.［*Hedera protea* Champ. ex Benth.；*D. parviflorus* Benth.；*D. acuminatissimus* Merr.］　又名：三层楼（《广西药用植物名录》）。

本种与树参的区别为：叶革质或纸质，无腺点，叶形变化大，不分裂叶椭圆形、椭圆状披针形至线状披针形，分裂叶为倒三角形，2～3 深裂，全缘或有少数不明显的细锯齿，羽状脉或三出脉，侧脉 5～20 对。伞形花序单生或 2～3 枚聚生；花柱合生为柱状。果核果状，无棱，宿存花柱短，长不及 1 mm。花期 8～9 月，果期 9～11 月。

生于山谷溪边较阴湿的密林下或山坡路旁。分布于福建、江西、湖南、广东、广西、云南等地。

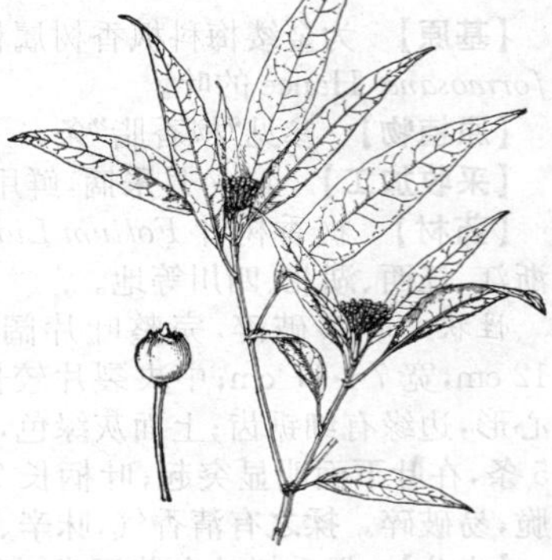
变叶树参

【采收加工】　8～11 月采挖根部，砍取茎枝或剥取树皮，切片，鲜用或晒用。

【药材】　枫荷梨 *Radix Dendropanacis*　树参主产于江西、浙江、福建、广东；变叶树参主产于广东、广西。

性状　树参　根呈圆柱形，稍弯曲或扭曲，多分枝，长 15～30 cm，直径 0.5～2.5 cm。表面浅棕黄色或浅灰棕色，有细纵皱纹，皮孔横向延长或类圆形。质坚脆，易折断，断面不平坦，皮部灰黄色，木部浅黄白色。气微香，味淡。

鉴别　根横切面：树参　木栓细胞 4～5 列，壁厚，木化，木栓形成层 1～3 列细胞，栓内层 2～4 列细胞。皮层薄壁细胞含草酸钙簇晶，偶见分泌道。韧皮薄壁细胞含草酸钙簇晶，韧皮射线细胞含较多的淀粉粒；韧皮部无分泌道，老根中偶见单个纤维或纤维束。形成层成环。木质部导管 2～4 个切向排列，木射线细胞含淀粉粒，木纤维发达，胞腔内含大量淀粉粒及众多细小的草酸钙簇晶。

【成分】　树参根茎含鹅掌楸苷（liriodendrin），丁香苷（syringin），β-谷甾醇（β-sitosterol）和硬脂酸（stearic acid）[1]。

【药性】　甘、微辛，温。

1.《贵州民间药物》："性温，味甘、微涩。"

2.《广西本草选编》："味甘、微辛。"

【功用主治】　祛风除湿，活血止痛。主治风湿痹痛，头痛，月经不调，跌打损伤，疮肿。

1.《贵州民间药物》："治红肿，疮毒，外伤。"

2.《江西草药》："祛风利湿，调经活血。"

3.《浙江民间常用草药》："止痛。"

4.《广西本草选编》："主治风湿痹痛，腰肌劳损，小儿麻痹后遗症，半身不遂，跌打损伤，月经不调。"

5.《全国中草药汇编》："治偏头痛和臂丛神经炎。"

【用法用量】　内服：煎汤，15～30 g，大剂量可至 45 g；或浸酒。外用：捣敷；或煎水洗。

【宜忌】　孕妇慎服。

【选方】　1. 治风湿痹痛　树参根、大血藤各 30 g；或树参根、忍冬藤各 30 g。水煎服。（《福建药物志》）

2. 治偏头痛　枫荷梨茎 60 g，水煎去渣，煮鸡蛋 1 个，服汤食蛋。

3. 治月经不调　枫荷梨根 15 g，酒炒。水煎空腹服，每日 1 剂。（2、3 方出自《江西草药》）

4. 治偏坠（睾丸一侧肿痛）　半荷枫根、野南瓜根各 21～

2.《草木便方》:“(治)头颅伤痛,断痢。”

3.《东北药用植物志》:“洗疥疮等皮肤病。”

4.《民间常用草药汇编》:“止痒杀虫,加盐可以治癣。”

5.《四川中药志》1960年版:“涂汤火伤及久疮,止牙痛。”

【用法用量】 外用:煎水含漱或熏洗;或乙醇浸搽。

【宜忌】 有毒,不宜内服。

《民间常用草药汇编》:“禁口服。”

【选方】 1. 治牙痛 麻柳皮捣绒,塞患处,或噙用。(《四川中药志》1960年版)

2. 治疥癣 枫杨皮、藜辣根、羊蹄根,用乙醇浸,搽。(《湖南药物志》)

3. 治黐黐头 枫杨鲜树皮120 g,皂荚子60 g(捣碎)。水煎,洗患处。(《福建中草药》)

4. 治灼伤 枫杨树二层皮1 kg,乌桕叶、地榆根各250 g。水煎浓缩成500 ml,pH 7.0,加适量防腐剂,装瓶供喷雾用。每日喷雾数次,每次15 min。(《福建药物志》枫榆雾剂)

2706 枫香脂 fēng xiāng zhī (《新修本草》)

【异名】 白胶香(《新修本草》),枫脂(《通典》),白胶(《儒门事亲》),芸香(《本草原始》),胶香(《国药的药理学》)。

【基原】 为金缕梅科枫香树属植物枫香树的树脂。

【原植物】 枫香树 *Liquidambar formosana* Hance 又名:欇欇(《尔雅》),枫木(《说文》),枫香树(《尔雅》郭璞注),香枫、枫人(《纲目》),枫仔树(《植物名汇》),三角枫、三角尖(《岭南采药录》)。

落叶乔木,高20～40 m。树皮灰褐色,方块状剥落。叶互生;叶柄长3～7 cm;托叶线形,早落;叶片心形,常3裂,幼时及萌发枝上的叶多为掌状5裂,长6～12 cm,宽8～15 cm,裂片卵状三角形或卵形,先端尾状渐尖,基部心形,边缘有细锯齿,齿尖有腺状突。花单性,雌雄同株,无花被;雄花淡黄绿色,成葇荑花序再排成总状,生于枝顶;雄蕊多数,花丝不等长;雌花排成圆球形的头状花序;萼齿5,钻形;子房半下位,2室,花柱2,柱头弯曲。头状果序圆球形,直径2.5～4.5 cm,表面有刺,蒴果有宿存花萼和花柱,两瓣裂开,每瓣2浅裂。种子多数,细小,扁平。花期3～4月,果期9～10月。

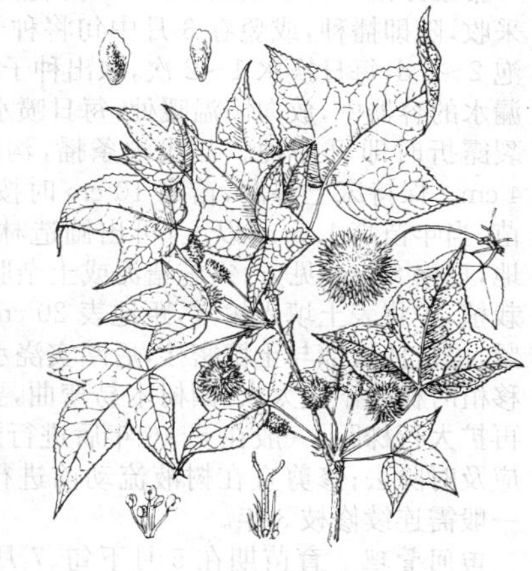

枫 香 树

生于山地常绿阔叶林中。分布于秦岭及淮河以南各地。

本植物的叶(枫香树叶)、树皮(枫香树皮)、根(枫香树根)、果实(路路通)亦供药用,另设专条。

【采收加工】 选择生长20年以上的粗壮大树,于7～8月间凿开树皮,从树根起每隔15～20 cm交错凿开一洞。到11月至次年3月间采收流出的树脂。晒干或自然干燥。

【药材】 枫香脂*Resina Liquidambaris* 产于浙江庆元、龙泉及江西、福建、云南等地。

性状 本品呈不规则块状,或呈类圆形颗粒状,大小不等,直径多在0.5～1 cm之间,少数可达3 cm。表面淡黄色至黄棕色,半透明或不透明。质脆易碎,破碎面具玻璃样光泽。气清香,燃烧时香气更浓,味淡。

鉴别 (1) 取本品少量,用微火灼烧,有浓烟及火焰,具特异香气。

(2) 取本品约50 mg,置试管中,加四氯化碳5 ml,振摇使溶解,沿管壁加硫酸2 ml,两液接界处显红色环。

(3) 取本品约0.2 g,加四氯化碳5 ml,振摇使成混悬液,加硝酸3 ml,轻轻摇匀,待分层,上层液显淡红色至红橙色。

【成分】 枫香树脂含有机酸:阿姆布酮酸(ambronic acid)即模绕酮酸(moronic acid),阿姆布醇酸(ambrolic acid)即模绕酸(morolic acid),阿姆布二醇酸(ambradiolic acid)[1],路路通酮酸(liquidambronic acid),路路通二醇酸(liquidambrodiolic acid),枫香脂熊果酸(forucosolic acid)[2],枫香脂诺维酸(liquidambronovicacid)[3]。

【药理】 抗血栓作用 枫香脂及其挥发油体外实验可使兔血栓长度缩短和重量(湿重和干重)减轻,在体实验显示可明显抑制大鼠血栓形成;试管法实验表明可明显提高纤溶酶活性,显著提高血小板内cAMP含量。表明枫香脂及其挥发油抗血栓作用与促进纤溶活性和提高血小板cAMP有关[1]。

【药性】 辛、苦,平。归脾、肺、肝经。

1.《新修本草》:“味辛、苦,平,无毒。”

2.《雷公炮制药性解》:“入脾、肝经。”

3.《医林纂要》:“苦、咸、辛,平。”

4.《得配本草》:“入脾、肺二经。”

【功用主治】 活血,解毒,止痛,凉血。主治痈疽,疮疹,跌扑损伤,骨折肿痛,瘰疬,齿痛,痹痛,吐血,衄血,咯血,外伤出血。

1.《新修本草》:“主瘾疹风痒浮肿,齿痛。”

2.《纲目》:“治一切痈疽疮疥,金疮,吐、衄、咯血,活血,生肌,止痛,解毒。烧过揩牙,永无牙疾。”

3.《本草求原》:“治中风,腰痛,行痹,痿厥,脚气,脾虚久泻。”

4. 南药《中草药学》:“祛痰。”

【用法用量】 外用:适量,研末撒或调敷或制膏摊贴,亦可制成熏烟药。内服:煎汤,3～6 g;一般入丸、散剂。

【宜忌】 孕妇禁服。

《得配本草》:“内服多不宜。”

【选方】 1. 治瘰疬,一切恶疮软疖 白胶香一两,瓷器内溶开,去滓,再予溶开后,以蓖麻子六十四个,作泥,入胶内搅匀,入小油半匙头,柱点水中,试硬软添减胶油,如得所,量疮大小,以绯帛摊膏药贴之,一膏药可治三五疖。(《儒门事亲》玉饼子)

2. 治一切恶疮疼痛不可忍者 枫香脂一分(纸衬干地上须令脆细研),腻粉一分。上两味同细研,合匀。每有患者,令洗后以药末敷疼痛立止,贴至瘥为度。(《安老怀幼书》白香散)

3. 治下疳 透明白胶香为末,入轻粉、麝香少许,用油调敷。(《袖珍方》)

4. 治小儿疥癣杂疮 白胶香、黄柏、轻粉。上药研为细末,羊骨髓调涂癣上。(《儒门事亲》)

5. 治瘰疬未破 白胶香、海螵蛸、降真香取心各等分。上为末掺患处,外以湿纸掩之,一夕而退。(《疡科选粹》破坚散)

[*Justicia triflora* Forssk.]　又名：大青草、小九头(《西昌中草药》)。

多年生草本，高达 1.5 m。叶对生；有柄；叶片椭圆形至椭圆状长圆形，长 3～10 cm，先端渐尖，基部楔形，两面疏被短柔毛，边缘具浅锯齿。聚伞花序，1～5 枝，花序生于枝端或上部叶腋，近无总梗；总苞 2，叶状，长 10～14 mm；花萼 4 裂，裂片条状披针形，长约 5 mm；花冠蓝紫色，长约 15 mm，外生短柔毛，冠檐二唇形，上唇线状披针形，下唇阔，3 浅裂；雄蕊 2，花药 1 室。蒴果长约 9 mm，上部有种子 4 颗，下部实心。种子有小疣状点。

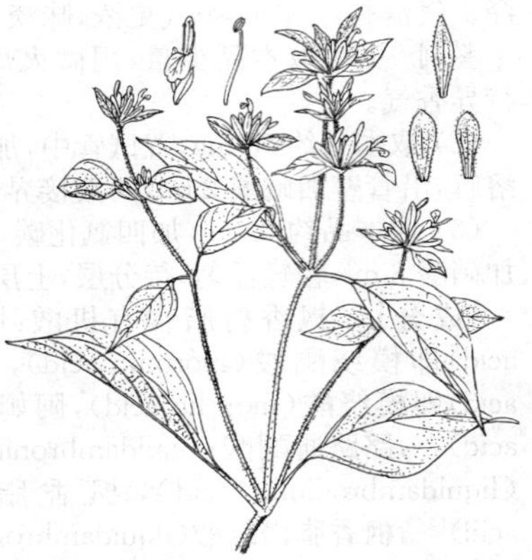

三花枪刀药

生于路边或林下。分布于四川、云南等地。

本植物的根(三花枪刀药根)亦供药用，另设专条。

【采收加工】 6～10 月采收，鲜用或晒干。

【药性】《全国中草药汇编》："微涩，凉。"

【功用主治】《全国中草药汇编》："枪刀药：主治支气管炎，吐血，外伤出血。三花枪刀药：清热解毒，止咳化痰，止血生肌。"

【用法用量】 内服：煎汤，9～15 g，鲜品 15～30 g。外用：捣敷。

【宜忌】 孕妇慎服。

【选方】 1. 治热咳痰多　大青草、青蛙草各 30 g。煎水服。

2. 治燥咳痰血、小便带血　大青草、茜草、地榆各 30 g。煎水服。

3. 治黄疸型肝炎　大青草、小马蹄草各 30 g，马鞭草 15 g。煎水服。

4. 治热性腹泻　大青草 30 g，地蜂子 15 g。煎水服。(1～4 方出自《西昌中草药》)

2705 枫柳皮 fēng liǔ pí (《新修本草》)

【异名】 枫杨皮(《湖南药物志》)。

【基原】 为胡桃科枫杨属植物枫杨的树皮。

【原植物】 枫杨 *Pterocarya stenoptera* C. DC. [*P. stenoptera* C. DC. var. *sinensis* Graebn.]　又名：柜柳(《尔雅》郭璞注)，枫柳(《新修本草》)，榉柳、鬼柳(《广群芳谱》)，麻柳(《草木便方》)，大叶柳、鬼杨柳、鬼柳树(《湖南药物志》)，鬼叶柳(《贵州植物志》)

落叶乔木，高 18～30 m。树皮黑灰色，深纵裂，幼树具长柔毛和支孔，叶痕明显。冬芽细长有柄，裸露，被锈褐色毛。髓部薄片状。叶互生，多为偶数羽状复叶，长 8～16 cm，叶轴两侧有狭翅，小叶 10～28 枚，长圆形至长椭圆状披针形，长 8～12 cm，宽 2～3 cm，先端钝圆或短尖，基部偏斜，边缘有细锯齿，表面有细小的疣状突起，中脉和侧脉腋内有 1 簇极短的星状毛。柔荑花序，与叶同时开放，花单性，雌雄同株，雄花序单生于去年生的枝腋内，长 6～10 cm，下垂，雄花有 1 苞片和 2 小苞片，并有 1～2 枚发育的花被片，雄蕊 6～18；雌花序单生新枝顶端，长 10～20 cm，雌花单生苞腋内，左右各有 1 小苞片，花被片 4，贴生于子房，子房下位，2 枚心皮组成，花柱短。果序长 20～45 cm，小坚果长椭圆形，长 6～7 mm，常有纵脊，两侧由小苞片发育增大的果翅。花期4～5 月，果期 8～9 月。

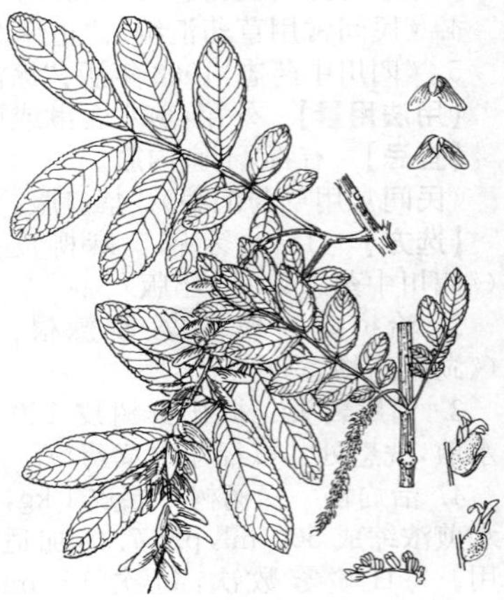

枫　杨

生于海拔 1 500 m 以下的平原溪涧河滩、阴湿山地杂木林中，喜光，现已广泛栽培于庭园或道旁。分布于华东、中南、西南及陕西、台湾，华北和东北仅有栽培。

本植物的叶(麻柳叶)、果实(麻柳果)、根或根皮(麻柳树根)亦供药用，另设专条。

【栽培】 生物学特性　喜温暖湿润气候，较耐寒、怕霜冻，耐旱又耐湿，喜光，稍耐荫。对土壤要求不严，在酸性和微酸性土壤上均能生长。

繁殖方法　种子繁殖。9～10 月待翅果由绿变黄褐色时采收，随即播种，或翌春 3 月中旬将种子用 45 ℃的温水浸泡 2～3 d，每日换水 1～2 次，取出种子后用湿布盖住，置于漏水的容器中，放向阳温暖处，每日喷水 1～2 次，待种皮开裂露折时即可播种。开浅沟条播，沟距 30 cm，覆土 3～4 cm。保持床土湿润，苗高 10 cm 时按 30～40 cm 株距间苗，当年苗高 1.5 m 以上，可出圃造林。冬末春初穴状整地，规格 80 cm 见方，穴施塘泥或土杂肥 50 kg，3 月中下旬栽植，先将表土填入树穴，距地表 20 cm，放入苗木，培土踏紧，提苗使根部与土壤密接，后踏实浇水，封堆。栽后截干。移植时株距不应太大，因树木易弯曲，要待株高 3～4 m 时再扩大行株距，一般在 5～6 年后进行隔株间伐；幼树萌蘖应及时除去；修剪宜在树液流动前进行，保留树冠的 2/3，一般需连续修枝 3 年。

田间管理　育苗期在 5 月下旬、7 月中下旬各追施尿素或复合肥 1 次，每亩每次 15 kg。

病虫害防治　病害有丛枝病、枫杨白粉病，虫害有枫杨跳象、牯岭腹露蝗、桑白蚧、刺蛾、蚜虫、白蚁、核桃扁叶甲、桑粒肩天牛等。

【采收加工】 6～9 月剥取树皮，鲜用或晒干。

【药理】 抑菌作用　小构树叶子的丙酮提取物有抑制葡萄球菌生长的活性作用[1]。

【药性】 辛、苦，温，小毒。

1.《新修本草》："味辛，大热，有毒。"

2.《草木便方》："苦，寒。"

【功用主治】 祛风，止痛，杀虫。主治风湿骨痛，龋齿痛，疥癣，烫伤。

1.《新修本草》："主风、龋齿痛。"

【用法用量】 内服：煎汤，9～15 g；或浸酒。外用：捣敷；或研末调敷。

【选方】 治淋巴结结核(瘰疬) 松寄生、猫爪草、疬子草各 30 g。共晒干研末。每次用 6～9 g，米汤送服，连服 10 d 为 1 个疗程。(《药用寄生》)

2701 松橄榄 sōng gǎn lǎn(《滇南本草》)

【异名】 树疙瘩、荷包菌、木鱼菌、香木菌(《中国药用孢子植物》)，香木兰(《新华本草纲要》)。

【基原】 为多孔菌科隐孔菌属真菌隐孔菌的子实体。

【原植物】 隐孔菌 *Cryptoporus volvatus* (Peck) Hubb. [*Polyporus volvatus* Peck]

子实体无柄或有柄状基部，球形至扁半球形，(1.5～6)cm×(2～5)cm。盖面平滑，有粉褐色至淡红褐色的皮壳，具油漆光泽，无环纹；盖缘钝圆，淡色，向腹面扩展与菌幕相连。菌幕白色至淡粉红色，初期将菌管全部覆盖，孢子成熟时在近基部开一小孔，直径 2～4 mm。菌肉白色至淡色，软木栓质，厚约 2～8 mm。菌管单层，长 2～5 mm；管口圆形至多角形，每 1 mm间 4～5 个；管口面初期白色，渐呈淡黄褐色至淡褐色。孢子椭圆形至长椭圆形，有喙，光滑，无色，(10～13)μm×(4～6)μm。

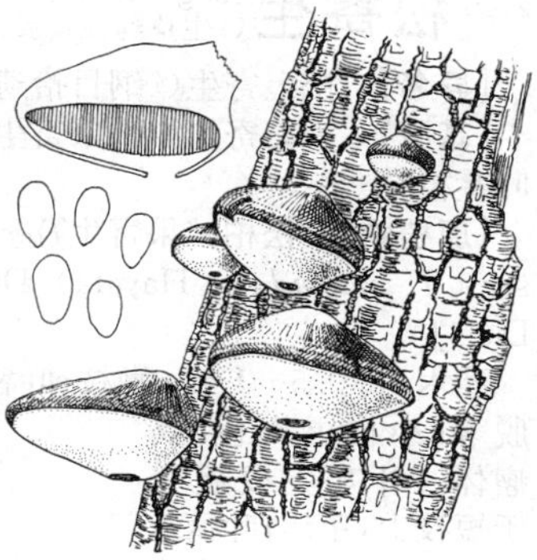
隐孔菌

生于针叶树树干上，也生于阔叶树上。分布于西南及河北、吉林、黑龙江、福建、湖北、广东、广西等地。

【采收加工】 全年可采收，去菌柄，晒干。

【药材】 松橄榄 *Fructificatio Cryptopori Volvati* 产于吉林、河北、福建等地。

性状 菌盖类球形或扁球形，直径 1.5～4.5 cm，表面光滑，栗色、浅红褐色或粉褐色，边缘与菌幕相连。管口面浅粉灰色，管口圆形，每毫米间 3～4 个。气微，味淡。

【成分】 含松橄榄酸(cryptoporic acid)A、B[1]、C、D、E[2]、F、G、H[3]。还含麦角甾醇(ergosterol)[4]，蛋白质多糖[5]。

【药性】 微苦，平。

1.《滇南本草》："味苦、甘，性微寒。"

2.《中国药用孢子植物》："微苦，平。"

【功用主治】 止咳，平喘，解毒。主治支气管炎，哮喘，痔疮。

1.《滇南本草》："治大肠下血，积热之毒。疗内外九种痔疮。"

2.《中国药用孢子植物》："止咳，平喘。治气管炎和哮喘，也可用于小儿断奶。"

【用法用量】 内服：煎汤，6～10 g。

【选方】 1. 治气管炎 隐孔菌 6 g，金荞麦 15 g，蔊菜 12 g。煎服。

2. 治哮喘 隐孔菌 6 g，千日红 12 g，旋覆花 9 g。煎服。(1、2 方出自《中国药用孢子植物》)

3. 治牙疼 将松橄榄于疼牙上咬住，疼即止。(《滇南本草》)

2702 松叶防风叶 sōng yè fáng fēng yè(《云南中药资源名录》)

【基原】 为伞形科西风芹属植物松叶西风芹 *Seseli yunnanensis* Franch. 的叶。

【原植物】 参见"云防风"条。

【采收加工】 6～7 月采收，晒干。

【功用主治】 疏风清热。主治风热感冒。

【用法用量】 内服：煎汤，3～9 g。

2703 松叶防风花 sōng yè fáng fēng huā(《云南中药资源名录》)

【基原】 为伞形科西风芹属植物松叶西风芹 *Seseli yunnanensis* Franch. 的花。

【原植物】 参见"云防风"条。

【采收加工】 8～9 月花开时采摘，晒干。

【功用主治】 祛风理气止痛。主治头痛，脘腹痛，骨节痛。

【用法用量】 内服：煎汤，3～9 g。

2704 枪刀药 qiāng dāo yào(《广西药用植物名录》)

【异名】 青丝线(广州空军《常用中草药手册》)，红丝绒(《广东省惠阳地区中草药》)。

【基原】 为爵床科枪刀药属植物枪刀药和三花枪刀药的全草。

【原植物】 1. 枪刀药 *Hypoestes purpurea* (L.) Soland. [*Justicia purpurea* L.；*H. sinica* Miq.]

多年生草本或亚灌木，高 1～1.5 m。茎直立或外倾，下部常膝状弯拐，上部具棱，被微柔毛。叶对生；柄长 5～20 mm；叶片纸质；卵形或卵状披针形，长 4～8 cm，宽 1.5～3 cm，先端渐尖，基部楔形下延，全缘，两面被微柔毛或近于无毛。花序腋生，穗状，由数个头状花序组成，长 1～2 cm；总苞片 4，2 轮，对生，在外的一对合生成管，有 2 枚苞片为钻形，被柔毛，在内的一对较小，披针形，其内通常仅有花 1 朵；萼小，藏于总苞内，5 裂，裂片线状披针形；花冠紫蓝色，长 2～2.5 cm，被柔毛，花冠管细长，喉部稍扩大，冠檐 2 唇形，上唇全缘，下唇阔，3 浅裂；雄蕊 2，着生于花冠喉部，花药 1 室；子房每室有 2 胚珠，柱头 2 裂。蒴果长圆形，长约10 mm，下部藏于宿存的总苞内。种子近圆形，两侧呈压扁状，表面有小疣点。花期 10～11 月。

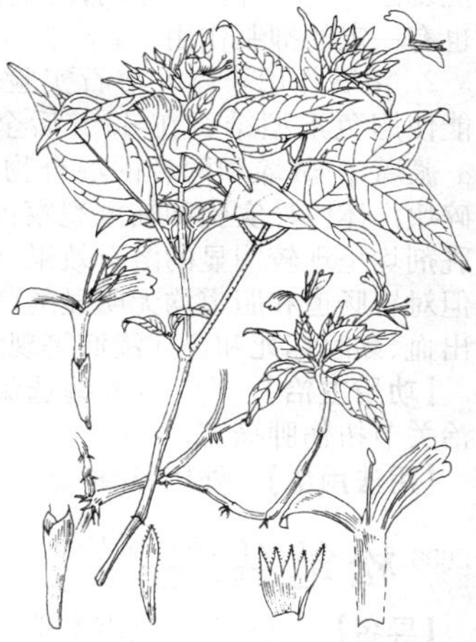
枪刀药

生于近村庄的灌木丛中。分布于广东、广西、海南、台湾等地。

2. 三花枪刀药 *H. triflora* (Forssk.) Roem. et Schult.

服之,日三,差即止。(《千金方》)

3. 治汤烫,火烧,痛不可忍,或溃烂成恶疮　松树皮剥下,阴干,为细末,入轻粉少许,生油调稀敷。如敷不住,纱绢裹缚定,即生痂,神效不可言。然宜预先合下,以备急,自剥落而薄者尤妙。(《百一选方》)紫雪

4. 治臁疮　马尾松老树皮(研末)、冰片、茶油各适量,调涂。(《福建药物志》)

2698 松节油 sōng jié yóu (《广西本草选编》)

【基原】　为松科松属若干植物中渗出的油树脂,经蒸馏或提取得到的挥发油。

【原植物】　参见"松花"条。

【采收加工】　参见"松油"条。

将收集的松油脂与水共热,滤去杂质,通水蒸气蒸馏,所得的馏出物分离除去水分,即为松节油。蒸馏后所余物质,放冷凝固,即是松香。

【药材】　松节油 *Oleum Terebinthinae*　主产于广东。

性状　本品为无色至黄色澄清液体;臭特异;久贮或暴露空气中,臭渐增强,色渐变黄。本品易燃,燃烧时产生浓烟。本品在乙醇中易溶,与氯仿、乙醚或冰醋酸能任意混合,在水中不溶。

品质标志　《中华人民共和国药典》2000年版规定:本品相对密度应为0.850~0.870;其馏程在154~165 ℃馏出的数量不得少于90.0%;折光率应为1.466~1.477;本品1 ml加90%乙醇7 ml振摇使溶解,溶液应澄清;照气相色谱法测定,本品含α-蒎烯($C_{10}H_{16}$)不得少于70.0%。

【成分】　含脂肪酸、单萜、倍半萜类[1]等。

【药理】　1. 抗菌作用　松根提取物松根油体外抑菌实验及对动物实验性体癣、癣菌病治疗观察表明具有较强的抗真菌(白念珠菌等)作用;对金黄色葡萄球菌、大肠杆菌等也有一定的抑制作用[1]。

2. 溶石作用　体外溶石实验表明:5%医用松节油乳剂能使胆色素型结石在60 h后全溶;松节油中的主要成分α-蒎烯、β-蒎烯和两者的混合物也能使胆色素型结石溶为碎块。体内外实验和临床观察证明,α-蒎烯和β-蒎烯混合乳剂均呈现较明显的溶石效果,作用虽不及医用松节油强,但对胃肠道和胆道均无明显的刺激作用,局部组织无充血、出血、黏膜坏死和炎症浸润等现象,毒副作用较弱[2]。

【功用主治】　《广西本编选编》:"舒筋活络,消肿止痛。治关节扭伤肿痛。"

【用法用量】　外用:涂擦。

2699 松笔头 sōng bí tóu (《滇南本草》)

【异名】　松树蕊(《滇南本草》),松尖(《云南中草药》),松树梢(《全国中草药汇编》)。

【基原】　为松科松属植物云南松 *Pinus yunnanensis* Franch.、思茅松 *P. kesiya* Royle ex Gord. var. *langbianensis* (A. Chev.) Gaussen、马尾松 *P. massoniana* Lamb. 等的嫩枝尖端。

【原植物】　参见"松节"、"松花"、"松木皮"条。

【采收加工】　4~6月松树嫩梢长出时采,鲜用或晒干。

【药性】　苦、涩,凉。

1.《滇南本草》:"味苦,微涩,性微寒。"

2.《全国中草药汇编》:"苦、涩,温。"

【功用主治】　祛风利湿,活血止痛。主治风湿痹痛,淋证,尿浊,跌打损伤,乳痈。

1.《滇南本草》:"行经络,止茎中痛,止便浊。治膏淋疼痛不可忍,磨水酒服之,五淋俱可服。"

2.《浙江民间常用草药》:"活血镇痛,涩精。"

【用法用量】　内服:煎汤,10~30 g。外用:捣敷。

【选方】　1. 治夜盲症,视幻觉　马尾松嫩枝5~6条。水煎,取汁煮饭或煮粥吃。(《浙江药用植物志》)

2. 治遗精　松树嫩梢二两,金樱子根、金灯藤各一两。水煎服。(《浙江民间常用草药》)

3. 解木薯、钩吻(断肠草)中毒　松树梢8条(去叶),韭菜(全草)1把,铺地蜈蚣(马鹿角)15~30 g。共捣烂,冲水半碗,去渣取水服。(《全国中草药汇编》)

2700 松寄生 sōng jì shēng (《生草药性备要》)

【异名】　松上寄生(《纲目拾遗》)。

【基原】　为桑寄生科钝果寄生属植物松柏钝果寄生的带叶茎枝。

【原植物】　松柏钝果寄生 *Taxillus caloreas* (Diels) Danser [*T. matsudai* (Hayata) Danser; *Loranthus caloreas* Diels]

灌木,高0.5~1 m。嫩枝、叶密被褐色星状毛,稍后毛全脱落;小枝黑褐色,具瘤体。叶互生或簇生于短枝上,革质;叶柄长1~2.5 mm;叶片近匙形或线形,长2~3 cm,宽3~7 mm,先端圆钝,基部楔形,干后暗褐色,中脉明显。伞形花序,1~2个腋生,具花2~3朵,花梗长1~2 mm;苞片阔三角形或阔卵形,顶端急尖;花鲜红色;花托卵球形,被褐色绒毛;副萼环状;花冠花蕾时管状,长2~2.7 cm,无毛,稍弯,下半部稍膨胀,顶部椭圆状,裂片4枚,披针形,长7~8 mm,反折;花柱线状,柱头头状。浆果近球形,直径3~5 mm,紫红色,果皮具颗粒状体。花期7~8月,果期翌年4~5月。

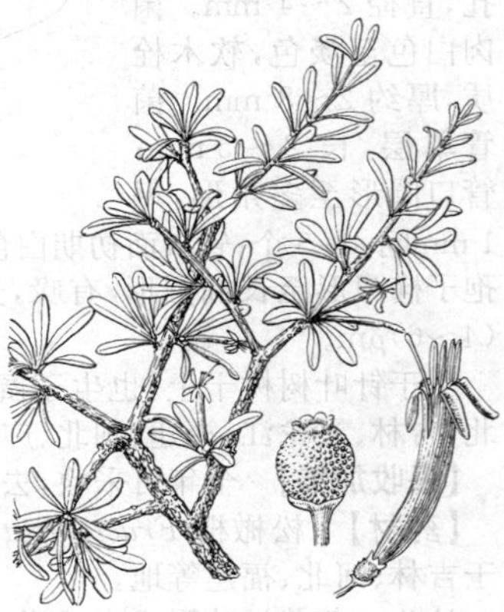

松柏钝果寄生

生于海拔900~2 800(~3 100)m的山地针叶林或针叶阔叶混交林中,寄生于松属、油杉属、铁杉属、云杉属或雪松属植物上。分布于西南及福建、湖北、广东、广西、台湾等地。

【采收加工】　全年均可采,扎成束,晾干。

【药性】　辛,平。

1.《生草药性备要》:"味香,性平。"

2.《本草求原》:"辛,温。"

【功用主治】　祛风除湿,化痰止咳。主治风湿痹痛,胃痛,咳嗽,疥癞,湿疹。

1.《生草药性备要》:"洗蠔癞,止痒,其节浸酒祛风湿。"

2.《中国中药资源志要》:"用于风湿关节痛,哮喘,肺痨,胃痛。"

2.《滇南本草》："专治小便不通或不禁，可以分利水道，亦治五淋白浊，食之最良。"

3. 刘波《中国药用真菌》："强身，益肠胃，止痛，化痰理气。"

4.《全国中草药汇编》："主治腰腿疼痛，手足麻木，筋络不舒，痰多气短，大便干燥。"

【用法用量】 内服：煎汤，9～15 g；或研末。

2696 松蘑 sōng mó（刘波《中国药用真菌》）

【基原】 为牛肝菌科黏盖牛肝菌属真菌褐环乳牛肝菌、点柄乳牛肝菌的子实体。

【原植物】 1. 褐环乳牛肝菌 *Suillus luteus* （L. ex Fr.） Gray ［*Boletus luteus* L. ex Fr.］ 又名：褐环粘盖牛肝菌、土色牛肝菌、蘑菇（刘波《中国药用真菌》）。

菌盖宽 3～12 cm，扁平球形至平展。盖表黏而光滑。淡褐色、黄褐色、红褐色。菌肉淡黄色，受伤不变色。菌管芥黄色，管口有腺点。菌柄近柱状，基部稍膨大，草黄色，有散生的褐黑色小点，柄长 3～8 cm，径1～2.5 cm。菌环膜质，生柄之上部。孢子浅黄色，近梭形至长方形，(14～27)μm×(4～7)μm。

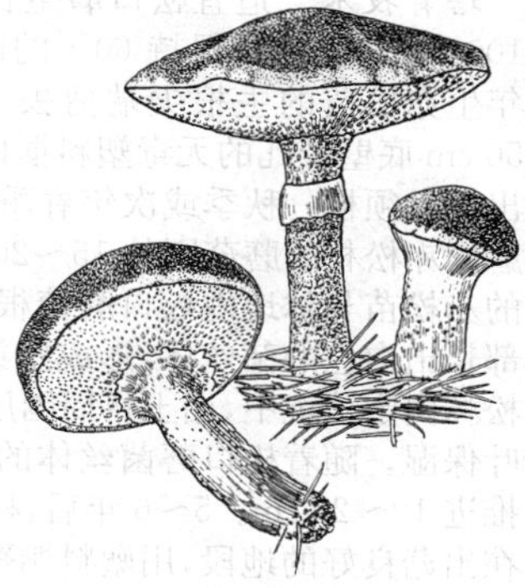
褐环乳牛肝菌

生于松林或针阔叶混交林地。夏、秋季常见。分布于东北及江苏、福建、山东、湖南、云南、西藏等地。

2. 点柄乳牛肝菌 *S. granulatus* （L. ex Fr.） Kuntze ［*Boletus granulatus* Fr.］ 又名：栗壳牛肝菌、点柄粘盖牛肝菌（刘波《中国药用真菌》）。

菌盖宽 4.5～11 cm。近扁平。表面平滑。有光泽，淡黄色、黄褐色。菌肉淡黄色，伤后不变色。菌管直生至微延生，淡黄色。管孔处具淡褐色腺点，幼时管口并具小乳滴。柄圆柱形，上部具明显腺点，柄淡黄色。孢子淡黄色，长方形、椭圆形，(6.5～9.1)μm×(2.5～3.5)μm。

生于松林下，与三针松类具外生菌根关系。夏、秋季常见。分布于东北、华东、西南及广东、西藏、陕西、台湾等地。

【采收加工】 6～9 月采收，采后切去菌柄基部泥沙部分，晒干。

【药材】 松蘑 *Fructificatio Suilli* 褐环乳牛肝菌产于东北及山东、江苏、湖南、云南、西藏等地；点柄乳牛肝菌产于吉林、黑龙江、山东、陕西、四川等地。

性状 褐环乳牛肝菌 菌盖半球形或扁平，直径 3～12 cm，表面褐色或红褐色。菌肉淡黄色。菌管朱黄色。管口近多角形，有腺点。菌柄圆柱形，长 3～8 cm，直径约 2 cm，中实，散有小腺点，顶端网纹，上部有菌环，膜质，黑褐色，有时只残留环痕。气微，味淡。

点柄乳牛肝菌 菌盖有时中央稍下凹，黄褐色。菌肉淡黄色。管口近多角形，有腺点。菌柄上部有腺点，顶端偶有网纹，无菌环。

【成分】 1. 褐环乳牛肝菌 含厚环乳牛肝菌素(grevillin) D[1]，蛋白质[2]；氨基酸有谷氨酸，缬氨酸，脯氨酸，丙氨酸，亮氨酸，赖氨酸，鸟氨酸及精氨酸[3,4]；B 族维生素含有维生素 B_1，烟酸及泛酸(pantothenic acid)[5]。

2. 点柄乳牛肝菌 含吲哚-3-乙酸(indol-3-acetic acid)；硒、锌等微量元素；氨基酸有谷氨酸，亮氨酸，赖氨酸，鸟氨酸，精氨酸，丙氨酸[6]；维生素 B_1，烟酸，泛酸[7]。

【药理】 抗癌作用 本品提取物对肉瘤 S_{180} 抑制率为 80%，对艾氏腹水癌抑制率为 70%[1]。

【功用主治】 散寒止痛，消食。主治大骨节病，消化不良。

1.《全国中草药汇编》："治疗大骨节病。"

2.《秦岭巴山天然药物志》："治消化不良，关节疼痛。"

【用法用量】 内服，煎汤，9～12 g；或研末。

【选方】 治大骨节病 土色牛肝菌 750 g，松节 7 500 g，红花 500 g。加水 50 kg，煮沸至 25 kg，过滤后加白酒 5 000 g，制成酊剂，每次服 20 ml，日服 2 次。（刘波《中国药用真菌》）

2697 松木皮 sōng mù pí（《纲目》）

【异名】 赤松皮（《千金方》），赤龙鳞、松皮（《永类钤方》），松树皮（《普济方》），赤龙皮（《纲目》）。

【基原】 为松科松属植物思茅松、马尾松或同属植物的树皮。

【原植物】 1. 思茅松 *Pinus kesiya* Royle ex Gord var. *langbianensis* (A. Chev.) Gaussen

乔木，高达 30 m。树皮褐色，裂成龟甲状薄块脱落。树枝每年生长 2 至数轮，一年生枝淡褐色或黄色，有光泽。针叶 3 针一束，长 10～22 cm，细柔，边缘有细齿，树脂道 3～6，边生。球果成熟后宿存树上多年不落，卵圆形，长 5～6 cm，基部稍偏斜；鳞盾斜方形，显著隆起呈锥状，横脊显著，鳞脐小，稍凸起，有短刺。种子椭圆形，连翅长 1.7～2 cm。

生于海拔 600～1 600 m 的山地、宽谷、盆地等处。分布于四川、云南等地。

本植物的嫩枝尖端（松笔头）亦供药用，另设专条。

2. 马尾松 *P. massoniana* Lamb.

原植物参见"松花"条。

【采收加工】 全年均可采剥，切段，晒干。

【成分】 含左旋海松酸(pimaric acid)[1]。

【药性】 苦，温。

《四川中药志》1979 年版："苦、涩，温。"

【功用主治】 祛风，胜湿，活血，敛疮。主治风湿骨痛，跌打扭伤，肠风下血，久痢，痈疽久不收口，湿疹，金疮，烧烫伤。

1.《纲目》："主治痈疽疮口不合，生肌止血，治白秃，杖疮，汤火疮。"

2.《草药新纂》："通小便，治淋浊。"

3. 广州部队《常用中草药手册》："治风湿骨痛，跌打瘀痛。"

【用法用量】 内服：煎汤，9～15 g；或研末。外用：研末调敷；或煎水洗。

【选方】 1. 治肠风下血过多 松木皮（先刮去粗浮者，取贴木嫩皮）锉细，焙令半干，再入铫子内，慢火炒干，为细末。每服一钱，入腊茶一钱，白汤点服，食前。（《杨氏家藏方》松皮散）

2. 治久痢 赤松皮（去上苍皮）切一斗为散，面粥和一升

2.《四川中药志》1982年版："微辛，凉。"

【功用主治】 清热利湿，解毒。主治黄疸，水肿，风热感冒，口疮，疮疖肿毒。

1.《贵州草药》："清热，利湿。治黄疸病，水肿，风热感冒，鼻䘌，口䘌，牙䘌。"

2.《四川中药志》1982年版："外用治疮肿。"

【用法用量】 内服：煎汤，15～30 g。外用：煎水洗；或研末调敷。

2694 松鼠 sōng shǔ（《医林纂要》）

【异名】 栗鼠（《医林纂要》），灰鼠（《中国动物药》）。

【基原】 为松鼠科 松鼠属动物松鼠除去内脏的全体。

【原动物】 松鼠 *Sciurus vulgaris* Linnaeus

为树栖啮齿动物，身体细长，体长18～26 cm，尾长而大，超过体长之半。前肢较后肢短。前足掌裸露，掌垫2，指垫3。后足跖被毛，有4指垫，无跖垫。4足具钩状爪。全身为褐灰色，腹毛全白，尾呈棕黑色，耳郭灰黑色。个体毛色差异较大，有青灰色、灰色、深灰褐色、黑褐色等。

栖息于针叶林或针阔叶混交林中，居树洞中或筑巢于树枝间。食松子和其他核果、蘑菇及嫩枝、嫩芽等。分布于东北大小兴安岭、长白山及河北、山西、新疆北部阿尔泰山、河南等地。

【药性】《医林纂要》："甘、咸，平。"

【功用主治】 理气调经，杀虫消积。主治妇女月经不调，痛经，肺结核，胸膜炎，疳积，痔瘘。

1.《医林纂要》："杀疳，治瘘，消瓜果积。"

2.《中国动物药》："理气调经。治肺结核，肋膜炎，月经不调，痔疮等。"

3.《常见药用动物》："有理气，调经，消积，止痛的功能。"

【用法用量】 内服：焙焦研末，5～10 g。外用：焙焦研末，撒布。

【选方】 1. 治月经不调 松鼠1只，烧黑研末。每服5 g，日服2次。（《中国动物药》）

2. 治肺结核，肋膜炎 松鼠，烧黑，研末。每日2～9 g，3次分服。

3. 治痔疾 松鼠烧黑，研细粉。撒布之。（2、3方出自《动植物民间药》）

2695 松蕈 sōng xùn（《纲目》）

【异名】 松菌（《滇南本草》），松蘑（《全国中草药汇编》），松茸（刘波《中国药用真菌》），鸡丝菌（《中国药用真菌图鉴》），大花菌、大脚菇（《云南中药资源名录》）。

【基原】 为口蘑科口蘑属真菌松口蘑的子实体。

【原植物】 松口蘑 *Tricholoma matsutake*（S. Ito et Imai）Sing.［*Armillaria matsutake* S. Ito et Imai］

菌盖宽5～20 cm。扁半球形至近平展，污白色，具黄褐色至栗褐色平伏的丝毛状鳞片，表面干燥。菌肉白色，厚。菌褶白色或稍带乳黄色，密、弯生，不等长。菌柄较粗壮，长6～13.5 cm，粗2～3 cm，菌环以上污白色，并有粉粒，菌环以下具栗褐色纤毛状鳞片，中实，基部有时稍膨大，菌环以上较平滑。菌环生于柄的上部，膜质，上面白色，下面与柄同色。孢子无色，光滑，宽椭圆形至近球形，(6.5～7.5) μm × (4.5～6.2) μm。

生于松林或针阔叶混交林中地上，秋季单生或形成蘑菇圈。分布于东北及西藏、台湾等地。

【栽培】 生物学特性

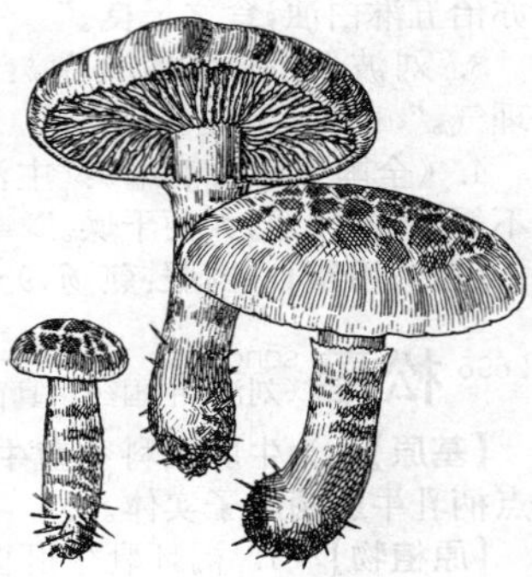
松口蘑

菌丝在8 ℃开始生长，适温为20～24 ℃，在32 ℃停止生长。出菇时空气相对湿度约85%。土壤主要为棕色林土、山地红壤、山地黄壤。土壤pH一般在4.5～5.5之间。腐殖质层较薄，通常不超过3 cm。我国东北地区松口蘑多发生在坡度20°～40°，坡向西、西南或西北，地势高燥、排水良好的地段。产菇的林龄一般不低于50年。

培育技术 适宜松口蘑生长的赤松成林的密度为每亩100～200株。要保持60%的荫蔽度。春节前后，将3～5年生赤松苗的主根尖端剪去一部分，栽在直径30 cm、高50 cm底壁带孔的无毒塑料框内，假植半年或1年，使其长出大量须根。秋季或次年春季，将赤松苗框埋在盛产松口蘑的赤松林的蘑菇圈外15～20 cm处。经1～2年后，移植的赤松苗与林地内松口蘑菌根、菌丝密切接触，被感染，根部长出白色的菌丝体，形成感染苗。将感染苗连框移入赤松林内定植坑中，用土将周围压实，上面再覆盖少许枯枝落叶保湿。随着松口蘑菌丝体的不断生长，蘑菇圈每年向外推进10～20 cm。5～6年后，松口蘑子实体就会逐渐发生。在出菇良好的地段，用塑料棚覆盖蘑菇圈，并加强管理。在棚内人工调节温、湿度的情况下，一般可以提前1星期采收，产量也显著提高。

【采收加工】 8～11月采收，采后切去菌柄基部泥沙部分，晒干。

【药材】 松蕈 *Fructificatio Tricholomatis Matsutakis* 产于辽宁、吉林、安徽、台湾、四川、贵州、云南、西藏等地。

性状 菌盖扁半球形或稍平展，直径5～20 cm，污白色，表面有栗褐色或黄褐色纤毛状鳞片，边缘内卷。菌肉厚，致密，白色或淡褐色。菌褶密，弯生，不等长，白色或浅乳黄色。菌柄长6～13.5 cm，直径1.5～3 cm，基部膨大，菌环以上污白色，被白粉，菌环以下土黄色，有栗褐色纤毛状鳞片，中实。菌环生于菌柄上部，白色或栗褐色，膜质或蛛丝状。气香，味淡。

【成分】 松蕈含松茸醇（matsutakeol）即1-辛烯-3-醇（1-octen-3-ol），异松茸醇（isomatsutakeol）即2-辛烯醇（2-octenol），麦角甾醇（ergosterol），维生素B_2、C、D_2，抗毒嘧啶（antoxopyrimidine）[1]，桂皮酸甲酯（methyl cinnamate）等十几种挥发性芳香化合物[2,3]。另外还含羧基蛋白酶（carboxyl proteinase）[4]及蛋白质[5]。

【药理】 抑制肿瘤作用 给皮下植入肉瘤S_{180}小鼠腹腔注射松蘑去蛋白粗提取物20 mg/kg，连续11 d，可显著增加脾脏重量，提高组织cAMP水平，此作用与抑瘤率呈正相关[1]。

【药性】 甘，平。

1.《滇南本草》："味苦、涩而淡，性平。"

2.《纲目》："甘，平，无毒。"

【功用主治】 利尿别浊。主治小便淋浊。

1.《菌谱》："治溲浊不禁。"

1.《本经》:“味苦,平。”
2.《别录》:“味甘,无毒。”
3.《药性论》:“味苦、辛,微热。”
4.《本草汇言》:“味苦、微甘。”

【功用主治】 祛痰,清肝,解毒,止血。主治咳嗽痰多,肺痨,痰疟,头痛,目赤,目翳,痈肿疮毒,瘰疬,乳痈,外伤出血,崩漏,白带,风湿痹痛,烫火伤。

1.《本经》:“主瞋怒邪气,止虚汗,头风,女子阴寒肿痛。”
2.《别录》:“疗痰热温疟,可为吐汤,利水道。”
3.《药性论》:“治寒热,能吐胸中客痰涎,去头疮,主项上瘤瘿。”
4.《日华子》:“令人得眠。”
5.《纲目》:“平肝邪,去寒热。”
6.《本草汇言》:“散头风头痛,风痰风癣之药也。”
7.《纲目拾遗》:“治蛇虎伤、汤火烙伤及顽疮等症。”

【用法用量】 内服:煎汤,6~9 g。外用:煎汤洗;或研末敷。

【宜忌】 《陕西中草药》:“忌生姜。”

【选方】 1. 治慢性气管炎 松萝 30 g,贝母 3 g,乙醇 100 ml。制成酊剂,每服 10~15 ml,日 3 次。(《辽宁常用中草药手册》)

2. 治小儿疟,胸膈间痰涎,发歇寒热 松萝三分,恒山一两,甘草三分(炙微赤,锉)。上件药,捣粗罗为散,每服一钱,以水一小盏,煎至五分,去滓温服。量儿大小,以意加减,以吐为效,不吐更服。(《圣惠方》松萝散)

3. 降血压 松萝 9 g,苦丁茶 6 g,夏枯草 9 g。水煎服。(《青海常用中草药手册》)

4. 治结膜炎,角膜云翳 云雾草(环裂松萝)15 g,鹿衔草 12 g,海金砂 6 g。水煎服。

5. 治痈肿,无名肿毒 天蓬草 9 g,楤木根皮 15 g,细辛 6 g。共研细粉,水或酒调敷。(4、5 方出自《陕西中草药》)

【临床报道】 1. 镇咳,祛痰,平喘 长松萝干燥全草煎水,弃植物蛋白浓缩到糖浆而制成片剂(每片含相当生药量 500 mg),一般每次服 4~6 片,日服 3 次。最短服数月,最长服 2 年以上。共治疗 711 例(其中肺气肿 213 例,肺癌 345 例,矽肺 16 例,气管炎 85 例,哮喘 35 例和肺结核 13 例),结果表明松萝片有明显的平喘止咳,镇咳祛痰疗效,总有效率 76.23%。其中显效 179 例,有效 199 例,好转 170 例,无效 168 例。对肺气肿合并咳喘者疗效更为满意。长期服药后,除个别病例略有胃肠不适外,未见任何毒副作用[1]。

2. 治疗肺结核 用松萝中提取的松萝酸钠制成片剂或粉剂内服,成人每次 30 mg,每日 3 次;或按每日 1.5 mg/kg 计算,用药 3 个月左右,需停药 1 星期,再继续使用。共治疗肺结核 30 例,治愈 24 例,显效 1 例,好转 5 例,疗程平均 71.1 d。以对浸润灶及薄壁空洞者疗效为佳。在用松萝酸钠口服液治疗时,常见副作用为胃不适、食欲降低、咽干,严重者可见血清 ALT 上升、视力不佳,也可引起全身广泛皮疹,并伴发热。上述副作用有时可高达 20%。如出现上述副作用,可用健胃药及鱼肝油解除,不影响继续服药。如仅 ALT 上升,经停药行保肝治疗 15~30 d 后恢复正常[2]。

3. 治疗慢性气管炎 采用松萝煎剂和 3 种化学提出物片剂,共观察 91 例,有效率 60%左右,平均生效时间为 5~7 d。其中以松萝酸粗晶(Ⅰ、Ⅱ号混合物)疗效较好,治疗的 56 例中,8 例显效,26 例好转。其主要作用为镇咳祛痰,平喘较差。对单纯型比喘息型或有合并症者疗效较好。制剂及用法:①煎剂:松萝 50 g,加水煎至 200 ml,每日 2 次分服。②松萝酸粗晶(Ⅰ、Ⅱ号混合物):制成片剂,每片 30 mg。日服 3 次,每次 1 片。③松萝酸钠片:每片 15 mg,日服 3 次,每次 2 片。上述药均以 10 d 为 1 个疗程。其副作用为口干、头昏、胃部嘈杂感,停药后能行自消失[3]。

【各家论述】 1.《纲目》:“松萝,同瓜蒂诸药则能吐痰,非松萝能吐人也。”

2.《本经逢原》:“《别录》疗痰热温疟,可为吐汤,利水道。故《肘后方》同瓜蒂、杜衡酒浸再宿,量饮一合,取吐胸中痰热;《千金方》同瓜蒂、恒山、甘草、水酒和煎,取吐胸膈痰瘀,以其清轻上涌,故吐药用之。”

2693 松蒿 sōng hāo (《贵州草药》)

【异名】 糯蒿、细绒蒿、土茵陈(《贵州草药》),小盐灶菜(《全国中草药汇编》),大叶蓬蒿、红壶瓶、草茵陈、铃茵陈(《浙江药用植物志》),鸡冠草(《广西药用植物名录》)。

【基原】 为玄参科松蒿属植物松蒿的全草。

【原植物】 松蒿 *Phtheirospermum japonicum* (Thunb.) Kanitz[*Geradia japonica* Thunb.]

一年生草本,高可达 100 cm。全株被腺毛,有黏性。茎直立,或弯曲而后上升,多分枝。叶对生;具有带狭翅的柄;叶片长三角状卵形,长 1~7 cm,下端羽状全裂,向上渐变深裂至浅裂,裂片长卵形,边缘具细齿。花单生于叶腋;花梗长 2~7 mm;萼钟状,5 裂,果期增大;花冠紫红色或淡紫红色,筒状,长 1.5~2 cm,2 唇形,外被柔毛,上唇裂片三角状卵形,稍盔状,下唇有两条横的大皱褶;雄蕊 4,药室基部延长成短芒。蒴果卵状圆锥形,长约 1 cm,室背 2 裂。种子卵圆形,扁平。花期 7~8 月,果期 8~10 月。

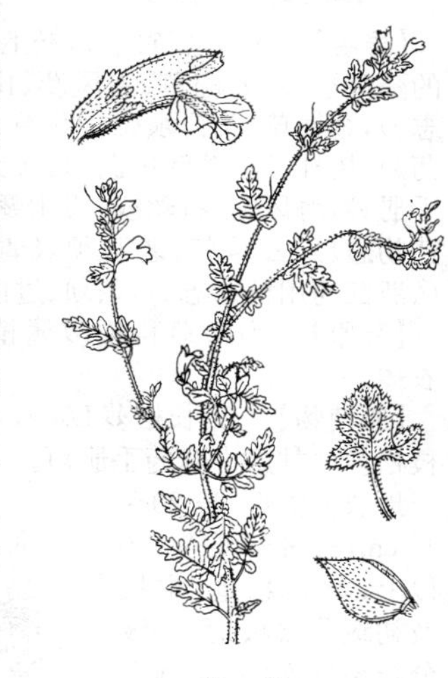

松 蒿

生于山坡、砂质地、草地。分布于除青海、新疆以外的各地。

【采收加工】 6~9 月采收,鲜用或晒干。

【药材】 松蒿 *Herba Phtheirospermi Japonici* 产于四川、云南、贵州等地。

性状 全草长 30~60 cm,茎直立,上部多分枝,具腺毛,有黏性。叶对生,多皱缩而破碎;完整叶片三角卵形,羽状深裂,两侧裂片长圆形,顶端裂片较大,卵圆形,边缘具细锯齿,叶两面均有腺毛。穗状花序顶生,花萼钟状,5 裂;花冠淡红紫色。味微辛。

【成分】 松蒿地上部分含糖苷:松蒿苷(phtheirospermoside),洋丁香酚苷(acteoside),天人草苷(leucosceptoside)A,角胡麻苷(martynoside),桃叶珊瑚苷(aucubin),都桷子苷酸(geniposidic acid),车前醚苷(plantarenaloside),连翘脂苷(forsythoside)B[1]。

【药性】 微辛,凉。

1.《贵州草药》:“性平,味微辛。”

【用法用量】 内服：煎汤，9～15 g；或入丸、散。外用：适量，鲜果捣汁搽或水煎洗。

【选方】 1. 治慢性腰腿痛 松球 60 g，泡酒 500 g，浸酒七日即可服。每次服 10 ml，每日 3 次。(《云南中草药选》)

2. 治支气管炎 马尾松果实 95 g，紫苏、陈皮各 15 g。水煎服。(《福建药物志》)

3. 治白癜风 先以葱、花椒、甘草三味煎汤洗，再以青嫩松球，蘸鸡子白、硫黄同磨如粉，搽上，八九次除根。(《纲目拾遗》引《家宝方》)

4. 治糖尿病 马尾松鲜果实(以盐腌 4 个月备用)、莲子各 30 g，放在猪肚内炖服。(《福建药物志》)

【临床报道】 治疗慢性气管炎，哮喘性支气管炎 松塔 90 g，洗净后水煎服，每剂煎 4 次，日服 2 次。共治疗 578 例，有效率 92.7%。一般服药后立即感到咳嗽减轻，止喘效果明显，睡眠好转，食欲增加，精神状况改善。个别病例偶有面部浮肿、潮红发痒，停药 2～3 d 后即自愈[1]。

【各家论述】《本草经疏》："松实味甘气温性和而无毒。《本经》言苦者，误也。以其属阳，故亦主风痹寒气，其主虚羸少气补不足者，精不足补之以味，甘能益血，是以形不足温之以气。温能和气，是以服饵延年轻身不饥。"

2692 松萝 sōng luó (《本经》)

【异名】 女萝(《诗经》)，松上寄生(《纲目》)，松落(《国药的药理学》)，天棚草、雪风藤、山挂面、龙须草(《四川中药志》)，金钱草、关公须(江西《草药手册》)，天蓬草(《陕西草药》)，树挂(《黑龙江中药》)，飞天蜈蚣、松毛(《甘肃中草药手册》)，海风藤、石丝线、飞山翅、仙人头发、金丝藤(《湖南药物志》)，云雾草、老君须(《青岛中草药手册》)，胡须草(《浙江药用植物志》)，茶须、过山龙、石须(《福建药物志》)。

【基原】 为松萝科松萝属植物长松萝、环裂松萝的地衣体。

【原植物】 1. 长松萝 *Usnea longissima* Ach. 又名：长枝松萝(《甘肃中草药手册》)。

地衣体大型，长 20～40 cm，有时长可达 1 m 以上，丝状悬垂，主枝及初级分枝极短，二级分枝柔软而细长，其上密生垂直的小枝，无三级分枝。表面灰绿色、草绿色，老枝灰草黄色。主枝具有皮层，二级分枝缺乏皮层。

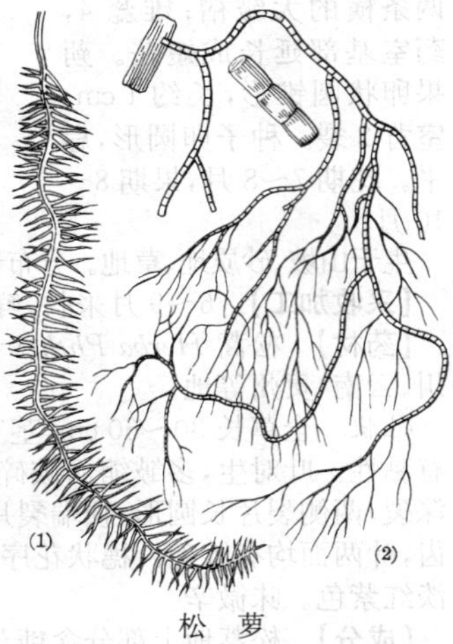

松 萝

(1) 长松萝 (2) 环裂松萝

生于树干和树枝上。分布于内蒙古、吉林、黑龙江、浙江、福建、四川、云南、西藏、陕西、甘肃、台湾等地。

2. 环裂松萝 *U. diffracta* Vain 又名：破茎松萝(《陕西中草药》)。

地衣体枝状，悬垂型，长达 15～50 cm。淡灰绿色至淡黄绿色。枝体基部直径约 3 mm，主枝粗 3～4 mm，次生分枝整齐或不整齐多回二叉分枝，枝圆柱形，少数末端稍扁平或有棱角。枝干具环状裂隙，如脊椎状。

生于树干上、枝干上。分布于东北及山西、内蒙古、浙江、安徽、福建、江西、陕西、甘肃、台湾等地。

【采收加工】 6～9 月采收，切段，晒干。

【药材】 松萝 *Usnea* 长松萝产于东北及西南等地；环裂松萝产于东北等地。

性状 长松萝 地衣体丝状，柔软，浅黄绿色。主枝短，具皮层，有环裂；次生分枝极长，无皮层，有稠密的小纤毛，表面常有颗粒状小疣。

环裂松萝 地衣体丝状，较粗壮，淡灰绿色或淡黄棕色。枝体表面有多数环状裂沟。横断面可见中央有线状强韧性的中轴，具弹性，由菌丝组成；其外为藻环，常由环状沟纹分离成短筒状。

【成分】 长松萝的地衣丝状体含有机酸巴尔巴地衣酸(barbatic acid)，松萝酸(usnic acid)，地弗地衣酸(diffractaic acid)[1,2]，拉马酸(ramalic acid)，多糖：地衣聚糖(lichenin)[2]，长松萝多糖[3]，扁枝衣酸乙酯(ethyl everninate)[4]。环裂松萝的地衣丝状体含巴尔巴地衣酸，松萝酸，地弗地衣酸[1,2]。

【药理】 1. 抗菌作用 松萝的抗菌主要有效成分为松萝酸，具有很强的抗菌作用，以结核杆菌及革兰阳性细菌为敏感，在试管中对肺炎链球菌、溶血性链球菌、白喉杆菌的抑制浓度为 1～5 μg/ml 至 50 μg/ml，可完全抑制细菌的生长。对结核杆菌、金黄色葡萄球菌及革兰阴性的百日咳、枯草、肺炎、大肠和变形杆菌亦有效。松萝酸对毛发芽胞菌、尖镰孢菌、白念珠菌、阴道滴虫、草履虫等有一定抑制作用[1]。

2. 对免疫功能的影响 松萝酸钠 12 mg/kg 灌胃，连续 7 d，可刺激小鼠网状内皮系统的吞噬功能；但剂量增至 36 mg/kg 时，对网状内皮系统吞噬功能的刺激作用完全消失。松萝酸钠每日 9 mg/kg，连续 7 d，对抗体生成有刺激作用；对溶血素产生无明显影响[2]。

3. 抗炎作用 大鼠灌服松萝酸，对于棉球肉芽组织增生有明显抑制作用[1]。但松萝酸钠对角叉菜胶引起的大鼠足肿胀无明显影响[2]。

4. 其他作用 d-松萝酸钠能抑制豚鼠、蛙的离体心脏。当以 10 mg/kg 松萝酸钠静注于麻醉猫，可引起呼吸加深加快、过度换气、氧耗增加、体温明显上升。松萝酸能降低离体大鼠横膈对葡萄糖的利用及其糖原含量[1]。松萝提取物尚能显著增强小鼠气管的排泌而显示祛痰作用[3]。对于部分切除肝脏之大鼠及部分切除肝脏后在剩留的尾叶移种瓦克氏癌细胞的大鼠，松萝酸均可促进动物肝组织再生[1]。

毒性 松萝酸钠给小鼠灌胃的 LD_{50} 为 180 ± 27 mg/kg[2]。小鼠静注的 LD_{50} 为 23.2 ± 0.71 mg/kg，皮下注射为 67.8 mg/kg[1]。分别给犬灌服松萝酸钠 36 mg/kg、18.9 mg/kg，连续给药 21 d，结果表明：在所用剂量下，对犬外周血象及肝肾功能均无明显影响；高剂量组中的一只犬丙氨酸氨基转移酶(ALT)略有升高，病检发现肝细胞轻度肿胀，体重略有减轻，但对其他脏器均无明显影响[2]。

【炮制】 取原药材，除去杂质，洗净，切段，干燥，筛去灰屑。

饮片性状 长松萝为乱丝状小段，灰绿色外表粗松，切断面中心质地坚密，气特异，嚼之有弹性而酸。环裂松萝外表有明显的环状裂口。

贮干燥容器内，密闭，置阴凉干燥处。

【药性】 苦、甘，平。

垣润肤膏）

9. 治灸疮及汤火伤　松脂、羊脂、猪脂、黄蜡各等分。切细，放在含油脂之松柴上烧之，诸物皆消，以杯盛汁。敷之。（《证治准绳》止痛膏）

10. 治肩周关节炎　松香 2.5 kg，铅丹 1 kg，研细和匀。取油纸一方（塑料布亦可），根据疼痛部位大小，将药末均匀摊在油纸上，再用白酒喷湿，敷于患处，外用棉花、绷带包扎，3 d 换 1 次，连敷 4 次即可。〔《四川医学》1982，3(3)：162〕

11. 治金疮初伤出血不止　枯矾七钱，松香三钱。各为细末，和匀。掺伤处。（《疡医大全》黄龙散）

12. 治耳久聋　松脂三两（炼），巴豆一两。相和熟捣可丸。以薄棉裹入耳孔中塞之，日一度易。（《梅师集验方》）

13. 治虫蛀牙痛　炼过松脂一两，菜油三钱，火上熬化，将冷凝，加入真蟾酥五分，用箸搅匀。取米粒大，内入牙痛隙处。（《梅师集验方》）

【临床报道】 1. 治疗银屑病　用纯净松香粗粉，口服，每次 3～4 g，早晚各 1 次，饭后凉开水冲服。服药后，若有消化道反应明显者，可减量、增次或粗粉装入胶囊服用（一次有效量不低于 3 g）。共治疗 71 例，近期疗效：治愈 46 例，显效 22 例。远期疗效：经对治愈 46 例随访，其中 1～3 年复发者 23 例，3 年以上复发者 4 例，复发率 58.7%，所有复发病例再用本剂治疗仍然有效，可获得与初发使用本剂同样的效果[1]。

2. 治疗黄水疮　将松香 20 g 碾碎成粉，将粉末装进鲜大葱叶，用线将葱叶扎紧，放入锅中加水煮沸 10 min，再把葱叶取出放入冷水中，待松香凝固后，将葱叶壳去掉，碾碎成粉，将制松香粉撒在黄水疮面，每日 1～2 次。共治疗 50 例，治愈率达 90%以上。此法还可用于各种化脓性皮肤感染[2]。

3. 治疗血栓性脉管炎　用炮制好的松香散（亦可装入胶囊）口服，每次 3～5 g，每日 3 次，先从小剂量开始，最大剂量不超过每次 5 g，以避免胃肠道反应，30～60 d 为 1 个疗程。共治疗 80 例，结果：治愈 72 例，好转 6 例，无效 2 例，总有效率达 97.5%。共随访 62 例，治愈患者中获随访 57 例，复发 9 例，其中 6 例再经服用松香散治愈；好转患者中获随访 5 例，其中 1 例治愈，2 例病情稳定，2 例恶化[3]。

4. 治疗慢性气管炎　取松香粉与等量甘草粉混合调匀成散剂，日服 3 次，每次 1.5 g，10 d 为 1 个疗程。治疗 256 例，1 个疗程后近期控制 38 例，显效 53 例，好转 117 例，无效 48 例；有效率为 81.2%。其中单纯型疗效高于喘息型[4]。

【各家论述】 1.《本草经疏》："松香，味苦而兼甘，性燥。燥则除湿散风寒；苦而燥则能杀虫；甘能除热，胃中伏热散，则咽干消渴自止。痹者，风寒湿合而为病也。地之湿气感则害人皮肉筋脉，此死肌之所由来也。湿热之邪散，则血不瘀败，荣气通调而无壅滞，故主疽恶疮；荣和热散，则头疡（癣）、白秃、疥瘙、风气自愈矣。热消则荣血和，风湿去则卫气安，脾胃健五脏无病，可知。"

2.《本草汇言》："如入疡科敷贴料中，可去脓拔毒，腐秽初作，或初溃者可用，如久溃疡脓血已尽，气虚血寒，肉泛而不敛者，用此不惟不能生新肌，反增溃烂，延流及肉，损人筋脉，不可胜言，用者当细审之。"

3.《本经逢原》："松脂得风木坚劲之气。其津液流行皮干之中，积岁结成，芳香燥烈，允为方士辟谷延龄之药。然必蒸炼，始堪服食。《本经》所主诸病，皆取风燥，以祛湿热之患耳。今生肌药中用之者，取其涩以敛之也。"

4.《本草求真》："（松香）属松木津液，流于皮干之中，经久结成，其液如脂。芳香燥结，内可祛风除湿去痹，外可贴疮长肉杀虫。"

2690 松根 sōng gēn（《别录》）

【基原】 为松科松属植物马尾松 *Pinus massoniana* Lamb. 或其同属植物的幼根或根皮。

【原植物】 参见"松花"条。

【采收加工】 四季均可采挖，或剥取根皮，切段或片，晒干。

【药性】《日华子本草》："味苦，温，无毒。"

【功用主治】 祛风，活络，止血。主治风湿骨痛，风疹，白带，跌打吐血，牙痛。

1.《别录》："主辟谷不饥。"

2.《日华子》："补五劳，益气。"

3. 广州部队《常用中草药手册》："祛风通络，益胃安神，止血生肌。"

【用法用量】 内服：煎汤，30～60 g；或研末，3 g。外用：鲜品捣敷；或煎水洗。

【选方】 1. 治白带　马尾松鲜根 30～45 g，煎水冲鸡蛋服。（江西《草药手册》）

2. 治呕血，打伤吐血　马尾松根去粗皮，焙干炒黑研成极细末，每次服 3 g，每日 2 次，用温甜酒送下。（《江西民间草药验方》）

3. 治风虫牙痛　马尾松幼树根 30 g，切片，猪瘦肉120 g。水煎，于晚上临睡前服下。（江西《草药手册》）

2691 松球 sōng qiú（《纲目拾遗》）

【异名】 松实（《别录》），松元、松果（《重庆草药》），小松球（《云南中草药选》），松塔（《河北中草药》）。

【基原】 为松科松属植物马尾松 *Pinus massoniana* Lamb.、油松 *P. tabulaeformis* Carr.、云南松 *P. yunnanensis* Franch. 等的球果。

【原植物】 参见"松花"、"松节"条。

【采收加工】 5～6 月采集，鲜用或干燥备用。

【炮制】 取原药材，除去杂质，用时捣碎。

饮片性状　为类球形或卵圆形，由木质化螺旋状排列的种鳞组成。直径 4～6 cm，多已破碎。表面棕色或棕褐色。种鳞背面先端宽厚隆起，鳞脐钝尖。基部有残存的果柄或果柄痕，质硬，有松脂特异香气，味微苦涩。

贮干燥容器内，置通风干燥处。

【药性】 甘、苦，温。

1.《别录》："味苦，温，无毒。"

2.《滇南本草》："性走足太阳经。"

3.《本草药性大全》："味甘、苦，气温。"

【功用主治】 祛风，除湿，止咳，润肠。主治久痹，咳喘，白癜风，便秘，痔疮。

1.《别录》："主风痹寒气，虚羸少气，补不足。"

2.《纲目拾遗》："治白点风。"

3.《本草求原》："补气，散风寒。"

4.《河北中草药》："宣肺通气，止咳祛痰。用于风寒咳嗽，痰喘，胸中满闷，慢性支气管炎等症。"

(2)取本品粉末 0.1 g,加醋酐 5 ml,稍加热使溶解,冷后,加浓硫酸 1 滴,初显紫红色,后变蓝紫色。

【成分】 主要成分为松香酸酐(abietic anhydride)及游离的松香酸(abietic acid),并含树脂烃、挥发油,主要为 α 及β-蒎烯(pinene)及小量左旋莰烯,二戊烯,还含黄酮类:槲皮素(quercetin),山柰酚(kaempferol)的苷及苦味物质[1]。

【药理】 1. 对胃肠平滑肌的作用 从松香内提取的松香酸 5×10^{-4} g/ml 浓度时对小鼠离体肠肌自发性收缩有明显的抑制作用。小鼠灌服 100 倍成人用药量能明显抑制空肠蠕动。2×10^{-3} g/ml 浓度对大鼠离体胃肌自发活动收缩幅度有抑制作用;对毛果芸香碱或氯化钡所致的大鼠胃肌痉挛有抑制作用和解痉作用。松香酸 5×10^{-3} g/ml 和银屑平(松香粗提取物) 2.5×10^{-3} g/ml 对毛果芸香碱或氯化钡所致的家兔肠痉挛也有相似的作用。这些可能是其治疗腹痛的基础[1]。

2. 镇咳祛痰作用 药理实验证实松香中 α-蒎烯、β-蒎烯具有镇咳祛痰作用[2]。

3. 其他 15%~30%松香乙醇溶液涂于家兔皮肤,能防止血吸虫尾蚴感染[3]。单味松香炮制的松香散具有抗凝作用[4]。松香提取物银屑平对白细胞具有双向调节作用,可使治疗前低于或高于正常值的白细胞,服药后均恢复正常;并有免疫增强作用[5]。马尾松脂对麻醉大鼠、猫有降压作用[6]。

4. 药动学 ^{3}H 松香酸小鼠一次灌胃的药动学符合开放型两室模型,T_{max} 为 0.48 h;分布半衰期($t_{1/2}\alpha$)为 0.712 4 h;消除半衰期($t_{1/2}\beta$)为 37.66 h。口服吸收迅速,分布广泛,排泄缓慢。脂溶性部分可通过皮肤脂层吸收,主要在肝脏代谢。松香酸主要从粪、尿排泄,排泄速度较慢[7]。

毒性 松香的粗提取物银屑平,急性毒性试验小鼠灌胃 LD_{50} 为 1.725 ± 0.166 g/kg。亚急性毒性试验,分别用 0.28 g/kg 和 0.3 g/kg,每日 1 次,连续 30 d 和 3 个月后,观察大鼠和犬的肝、肾功能,结果均无明显影响。组织形态学观察心、肝、脾、肺、肾也未见明显毒性,无致畸作用[8]。主要副作用表现为食欲减退、恶心、呕吐,少数患者有腹泻等胃肠道反应;精神症状表现为头昏、精神委靡、嗜睡,个别患者出现梦游样活动。一般不需停药。经适当对症处理 1~2 d 即可消失[4, 5]。

【炮制】 1. 松香 取原药材,拣去杂质,置锅内,用文火加热熔化,除去木屑等杂质后倾入水中,放凉,取出,晾干,用时捣碎。

2. 炒松香 取净松香,加热熔化后,取出澄清部分,放冷,用微火炒后研细。

3. 制松香 取鲜葱加约 20 倍量水煎汁,滤过,滤液煮沸,加入净松香粉,文火加热煮至松香完全熔化,趁热倒入冷水中,待凝固后,取出,阴干即得。每生松香 100 kg,用鲜葱 10 kg。

饮片性状 松香为不规则半透明块状,大小不一。表面淡黄色,似琥珀,常有一层黄白色霜粉。常温时质坚而脆,易碎,断面光亮而透明,似玻璃状。具有松节油香气,味苦。加热则软化或熔化,燃烧时产生棕色浓烟。炒松香形如松香,表面光亮。制松香形如松香,颜色加深,味微苦。

贮干燥容器内,密闭,置阴凉干燥处,防火,防热。

【药性】 苦、甘,温。归肝、脾经。

1.《本经》:"味苦,温。"

2.《别录》:"甘。无毒。"

3.《药性论》:"味甘,平。"

4.《雷公炮制药性解》:"入脾、肺二经。"

5.《本草正》:"味苦、辛,温。"

6.《本草汇》:"入手太阴、足阳明经。"

7.《本草求真》:"入肝、脾。"

8.《全国中草药汇编》:"有小毒。"

【功用主治】 燥湿,拔毒,生肌,止痛。主治痈疽,恶疮,痔瘘,瘰疬,疥癣湿疮,臁疮,白秃,疠风,金疮,风湿痹痛,脱疽。

1.《本经》:"主疽恶疮,头疡白秃,疥瘙风气,安五藏,除热。久服轻身,不老延年。"

2.《别录》:"(主)胃中伏热,咽干消渴及风痹死肌。"

3.《药性论》:"杀虫用之,主耳聋,牙有蚛孔,少许咬之不落,虫自死。能贴诸疮脓血,煎膏生肌止痛,抽(祛)风。"

4.《滇南本草》:"疗赤白癜风,疠风等症。"

5.《医学入门》:"除历节酸痛,生津止渴,固齿,聪耳明目;入滋补药和服,壮阳,实阴茎,令人有子。"

6.《纲目》:"治崩带。"

7.《本草正》:"傅刺入肉中自出,加铜末研掺入治金疮折伤。"

8.《本草备要》:"祛风去湿,化毒杀虫。"

【用法用量】 外用:研末干掺;或调敷。内服:煎汤,3~5 g;或入丸、散,亦可浸酒服。

【宜忌】 血虚者、内热实火者禁服。不可久服。未经严格炮制不可服。

1.《本草经疏》:"病人血虚有火,及病不关风寒湿所伤而成者,咸不宜服。"

2.《本草求真》:"火实有热者勿服。"

【选方】 1. 治一切肿毒 松香八两,铜青二钱,蓖麻仁五钱。同捣作膏,摊贴甚妙。(《怪症奇方》)

2. 治痈疽肿毒溃破,脓水淋漓,脓头不出 炼过松脂一两,滴明乳香、真没药(俱放瓦上,焙出油)各五钱,樟脑一钱。共为细末。掺入毒内,拔脓散毒。(《外科全书》)

3. 治一切瘘 炼成松脂末,填疮孔令满,日三四度。(《圣惠方》)

4. 治瘰疬已溃,腐肉不去,疮口不合者 白矾(煅)三钱,松香(净)一两。上为末。掺少许于疮口上,外贴膏药。(《证治准绳》如神散)

5. 治阴囊湿痒欲溃者 板儿松香为末,纸卷作筒,每根入花椒三粒,浸灯盏内三宿,取出点烧,淋下油搽之;先以米泔洗过。(《简便单方》)

6. 治臁疮(损伤性下肢溃疡,静脉曲张性下肢溃疡,麻风病所致之神经营养性溃疡,褥疮等) 松香 250 g,樟丹 120 g,银朱 60 g,铜绿 30 g。各研极细末,和匀。临用以香油调成稀糊状,摊于纱布上,于摊药一面再加一层纱布,然后贴于溃疡面上,每日或隔日换药 1 次。(《疮疡外用本草》)

7. 治小儿白秃疮 炼过松脂、黄丹各五钱,轻粉三钱。共为细末,茶油调搽;先用米泔汤洗净搽药,每日 1 次。(《简集方》)

8. 治手足皱涩,皮肤裂开疼痛,不能见风 珠子沥青四两,白黄蜡八钱,乳香二钱。先用火熬沥青,随下黄蜡、乳香,次入麻油一二匙,至软硬适度,以新棉滤净,入水中拔扯之,以白为度。每用先于火上将药制软,同时将皲裂处烤热用手捻合,即用此药涂于患处,裂口即合。(《证治准绳》东

防治，幼苗越冬期可用1 000～1 500倍50%马拉松乳剂或50%杀螟松乳剂喷杀。

2. 油松　松苗猝倒病，苗床可用多菌灵消毒，或淋洒敌克松，出苗后每隔7～10 d喷0.5%～1.0%等量式波尔多液或0.5%～1.5%硫酸亚铁溶液。虫害有油松毛虫为害，幼虫可冬季捕杀，也可采用白僵菌和赤眼蜂进行生物防治。

【采收加工】 4～6月开花期间采收雄花穗，晾干，搓下花粉，过筛，收取细粉，再晒。

【药材】 松花 *Pollen Pini*　马尾松主产于江苏、浙江、安徽、江西、福建、湖北；油松主产于辽宁、河北、山东、河南、山西、陕西、甘肃；赤松主产于黑龙江、吉林、辽宁、山东及江苏；黑松主产于辽宁、山东。

性状　本品为淡黄色的细粉，质轻，易飞扬，手捻有滑润感，不沉于水。气微香，味有油腻感。

鉴别　显微特征：花粉粒椭圆形，长45～55 μm，直径29～40 μm，表面光滑，两侧各有一膨大的气囊，气囊外壁有明显的网状纹理，网眼多角形。

【成分】 马尾松花粉中含油脂，蛋白质、核酸等营养成分；并含丰富的微量元素，其中以钾、镁、硫、锰、锌、铁的含量较多[1]。赤松花粉中含去氢分支酸（dehydrochoismic acid）[2]和多种酶：苹果酸合成酶（malate synthase）[3]，酸性磷酸酶（acid phosphatase）[4]，异枸橼酸裂合酶（isocitrate lyase）[5]，羟基苯甲酸酯葡萄糖基转移酶（hydroxybenzoate glucosyl transferase）[6]。

【药理】 1. 对免疫功能的影响　松花粉富含蛋白质、核酸、磷脂、维生素、游离氨基酸、矿物质和微量元素等多种营养物质，松花粉破壁后氨基酸含量高于天然松花粉，能增强体液免疫功能[1]，并增加锌的利用度[2]。

2. 降血脂作用　松花粉能够有效降低高脂血症血清中的血脂[3]。

3. 对细胞生长的作用　松花粉作用于人肺成纤维细胞能够明显促进细胞群体倍增水平，降低死亡细胞数目，且呈剂量依赖关系，通过促进细胞生长而影响细胞增殖[4]。

【药性】 甘，平。归肝、脾经。

1.《纲目》："甘，温，无毒。"

2.《本草经解》："入足厥阴肝经，足太阴脾经。"

【功用主治】 益气，燥湿，止血。主治久泻久痢，胃脘疼痛，湿疹湿疮，创伤出血。

1.《新修本草》："酒服，轻身疗病。"

2.《纲目》："润心肺，益气，除风止血。"

3.《本草汇言》："疗久痢，解酒毒，清血热。"

4.《本经逢原》："除风湿，治痘疮湿烂。"

5.《随息居饮食谱》："酿酒主养血息风。"

6.《陕西中药志》："治心肺热，头晕，吐血，衄血，皮肤风疹湿疮。"

【用法用量】 内服：煎汤，3～9 g；或冲服。外用：干撒或调敷。

【宜忌】 血虚、内热者慎服。

1.《本草衍义补遗》："多食能发上焦热。"

2.《四川中药志》1960年版："体弱便结，溺黄者忌用。"

【选方】 1. 治风旋头旋肿痹，皮肤顽急　松树始抽花心（状如鼠尾者佳，蒸，细切）二升，用绢囊裹，入酒五升，浸五日。空腹饮三合，再服大妙。（《元和纪用经》松花酒）

2. 治小儿久泻身热　炒黑松花一钱，炒红曲二钱。共研，白糖调下。（《鲟溪单方选》）

3. 治疫毒下痢　松花二钱，薄荷叶煎汤，入蜜一匙调服。（《惠直堂经验方》）

4. 治酒毒发作，头痛目眩，或咽喉闭闷，或下利清水，日数十行，形神委顿　松花一两（焙），陈皮五钱，川黄连三钱，甘草二钱。俱微炒，磨为末，与松花和匀。每早晚各服二钱，白汤调服，二日即愈。（《本草汇言》）

5. 治新生儿红臀，小儿夏季汗疹　松花粉外扑，并保持局部干燥。（《浙江药用植物志》）

6. 治心经蕴热，舌上血出，及诸失血　熟艾（以糯米半合同炒）、松黄、柏叶（炙）各半两。每服三钱匕，水一盏，煎七分，去渣，不拘时温服。（《证治准绳》引《奇效良方》）

【各家论述】《本草经解》："松花，其主润心肺者，饮食入胃，脾气散精，输于心肺。松花味甘益脾，气温能行，脾为胃行其津液，输于心肺，所以能润心肺也。益气者，气温益肝之阳气，味甘益脾气之阴气也。风气通肝，气温散肝，所以除风。脾统血，味甘和脾，所以止血也。可以酿酒者，清香芳烈，宜于酒也。"

2688 松油 sōng yóu（《纲目拾遗》）

【异名】 松湍（《新修本草》），沥油（《纲目拾遗》）。

【基原】 为松科松属植物马尾松 *Pinus massoniana* Lamb.、油松 *P. tabulaeformis* Carr. 或其同属植物木材中的油树脂。

【原植物】 参见"松花"条。

【采收加工】 采集树脂有上升式（即V形法）、下降式（即Y形法）采脂法及化学药剂处理法。我国现以采用下降式采脂法为主。选直径20～50 cm的松树，在距地面2 m高的树干处开割口。在开割割口前先要刮去粗皮，但不要损伤木质部，刮面长度50～60 cm，宽25～40 cm；在刮面中央开割长35～50 cm，宽1～1.3 cm，深入木质部1～1.2 cm的中沟，中沟基部装一受脂器，再自中沟开割另一对侧沟，可将油树脂不断收集起来。以在30～35 ℃采收为宜，即长江以南在5～10月，华北及东北在6～9月。

【功用主治】《纲目拾遗》："治疮疥久远不愈，百药不效，以此油新浴后擦之，或加白矾末少许和擦，更妙。"

【用法用量】 外用：涂擦。

2689 松香 sōng xiāng（《滇南本草》）

【异名】 松脂、松膏、松肪（《本经》），松胶香（《刘涓子鬼遗方》），沥青（《卫生宝鉴》），白松香（《滇南本草》），松胶（《纲目》），黄香（《本草原始》），松脂香（《草木便方》）。

【基原】 为松科松属若干种植物中渗出的油树脂，经蒸馏或提取除去挥发油后所余固体树脂。

【原植物】 参见"松花"条。

【采收加工】 参见"松油""松节油"条。

【药材】 松香 *Colophonum*　主产于广东。其他各地亦产。

性状　本品呈透明或半透明不规则块状物，大小不等，颜色由浅黄到深棕色。常温时质地较脆，破碎面平滑，有玻璃样光泽，气微弱。遇热先变软，而后融化，经燃烧产生黄棕色浓烟。本品不溶于水，部分溶于石油醚，易溶于乙醇、乙醚、苯、氯仿及乙酸乙酯等溶剂中。

鉴别　(1)取本品粉末0.1 g，加乙醚2 ml溶解后，加10%醋酸铜溶液1 ml，振摇后，醚层呈绿色（检查松香酸）。

形，长7 mm，紫色，着生于当年新枝上。球果卵形或圆卵形，长4～9 cm，有短梗，向下弯垂，熟时淡黄色或淡褐黄色，宿存数年之久；中部种鳞近长圆状倒卵形，长 1.6～2 cm，鳞盾肥厚，隆起或微隆起，扁菱形或菱状多角形，横脊显著，鳞脐凸起有尖刺。种子卵圆形或长卵圆形，淡褐色，有斑纹，连翅长 1.5～1.8 cm。花期 4～5 月，果熟期翌年 10 月。

生于海拔 100～2 600 m 的山地。分布于华北、东北、西北及江苏、山东、河南等地。

3. 赤松 *P. densiflora* Sieb. et Zucc. 又名：日本赤松(《中国树木分类学》)、灰果赤松、短叶赤松、辽东赤松(《东北木本植物志》)。

乔木，高达 30 m，胸围达 1.5 m。树皮橘红色，不规则鳞片状脱落。一年生枝淡黄色或红黄色，微有白粉；冬芽长圆状卵圆形，暗红褐色。针叶 2 针一束，长5～12 cm，先端微尖，两面有气孔线，边缘有细锯齿，横切面半圆形，树脂道 4～6 个，边生。雄球花淡红黄色，圆筒形，长 5～12 mm，聚生于新枝下部呈短穗状；雌球花淡红紫色，单生或 2～3 个聚生，一年生小球果的种鳞先端有短刺。球果熟时暗黄褐色或淡褐黄色；种鳞张开，易脱落，有微隆起的横脊，鳞脐平或微凸起，有短刺。种子倒卵状椭圆形或卵圆形，连翅长 1.5～2 cm，种翅宽 5～7 mm。花期 4 月，果熟期翌年 9～10 月。

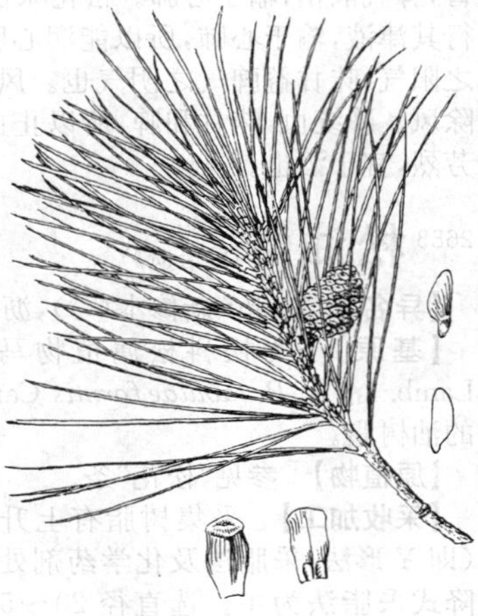

赤松

生于温带沿海山地和平原。分布于辽宁、吉林、黑龙江、江苏、山东等地；南京一带有栽培。

4. 黑松 *P. thunbergii* Parl. 又名：日本黑松(《中国树木分类学》)。

乔木，高达 30 m，胸围可达 2 m。幼树皮暗灰色，老时灰黑色，粗厚，不规则块裂。一年生枝淡褐黄色，无毛；冬芽银白色，圆柱状椭圆形或圆柱形，顶尖，芽鳞披针形，边缘白色丝状。针叶 2 针一束，深绿色，有光泽，粗硬，长 6～12 cm，边缘有细锯齿，两面均有气孔线，横切面有树脂道 6～11 个，中生。雄球花淡红褐色，圆柱形，长 1.5～2 cm；雌球花单生或 2～3 个聚生新枝近顶端，直立，卵圆形，淡紫红色。球果熟时褐色，圆锥状卵圆形或卵圆形，长4～6 cm，有短梗，向下弯垂，中部种鳞卵状椭圆形，鳞盾稍肥厚，横脊显著，鳞脐有短刺。种子倒卵状椭圆形，连翅长 1.5～1.8 cm，种翅灰褐色。花期 4～5 月，果熟期翌年 10 月。

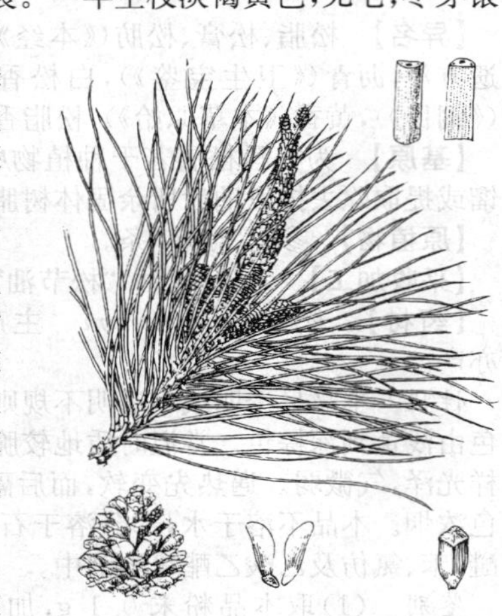

黑松

生于东部沿海山地。分布于辽宁、江苏、山东等地；南京、上海、杭州、武汉等地多有栽培。

以上 4 种植物的枝干的结节（松节）、针叶（松叶）、油树脂（松油）、除去挥发油的固体树脂（松香）、幼根和根皮（松根）、球果（松球）、树皮（松木皮）、挥发油（松节油）、嫩枝尖端（松笔头）亦供药用，另设专条。

同属植物高山松 *P. densata* Mast. 分布于四川、云南、西藏、青海等地；思茅松 *P. kesiya* Royle ex Gord. var. *langbianensis*(A. Chev.) Gaussen 分布于四川、云南等地；华山松 *P. armandi* Franch. 分布于山西、河南、湖北、四川、贵州、云南、西藏、陕西、甘肃等地。其花粉在产区亦作松花药用。

【栽培】 生物学特性 1. 马尾松 属亚热带植物，要求温暖湿润气候，年平均温度 13～22 ℃，年降雨量 800 mm 以上的地区生长良好，温度过低的地区不适宜生长，能耐干旱、瘠薄的土壤，怕水涝，不耐盐碱，喜阳光和酸性土壤，在 pH4.5～6.5 的山地生长最好。

2. 油松 属温带植物，适应性强，耐旱、喜光、耐寒，可耐受 −25 ℃低温。适生于森林棕壤、褐色土及黑垆土，喜微酸性及中性土壤，不耐盐碱。

繁殖方法 1. 马尾松 种子繁殖，育苗移栽。10 月中旬至 12 月上旬成熟，选冠形匀称、干直、健壮、无病害、生于向阳地段的母树采种，采下的球果经堆积或加热干燥处理，使种子脱落。2～3 月上旬播种育苗。苗圃地选地势平坦、阳光充足的砂质壤土，早春进行多次犁耙，施足底肥，开沟作高畦，畦高 15～21 cm，宽 100～115 cm，畦面垫一层由距地面 0.3 cm 以下采挖的过筛黄心土，厚度为 0.5～1.0 cm。播种前用 30 ℃温水或冷水浸种 12～24 h，捞去浮子。为预防病害，种子用 0.5% 硫酸铜溶液浸种 4～6 h 消毒，或用 0.3% 的甲醛溶液喷洒种子后闷 30 min，选阴天播种，畦面开横沟条播，沟距 17～20 cm，深 0.5～0.8 cm，播后覆土，稍行镇压随即盖草，以保持床面湿润。移栽：苗床培育 1 年后，于 1 月中、下旬至 2 月下旬移栽，株行距 1.7 m×1.7 m 或 1 m×1.7 m，每亩栽 240～400 株苗。应随起苗随栽植，严防苗木失水。

2. 油松 种子繁殖，育苗移栽：春、秋季播种，以春播为好。播前应进行催芽和消毒。育苗，苗床长 10 m，宽 1 m，高 15～20 cm。开沟条播，条距约 20 cm，播幅 3～7 cm，覆土 1～1.5 cm，稍加镇压。

田间管理 1. 马尾松 幼苗出土后分批揭去盖草，并注意鸟害，经常松土除草，5 月中、下旬间苗，7 月上、中旬定苗，苗距 4～5 cm，雨天排涝防止立枯病，移栽成林后应修枝间伐，保持合理的密度。

2. 油松 油松幼苗期耐旱怕涝，要勤松土除草，追肥前期以氮肥为主，后期追磷钾肥。春秋选二年生苗移栽，穴距为 0.7～1.5 m 或 1.0 m×1.5 m，每亩栽苗 240～400 株。

病虫害防治 1. 马尾松 主要病害有松苗猝倒病，可选择排水良好、疏松肥沃的土壤育苗，并可用敌克松 1～1.5 kg/亩，或用硫酸亚铁 15～20 kg/亩配制药土撒施。发病期可喷洒敌克松 500～800 倍液或苯扎溴铵 5 000 倍液。虫害主要是松毛虫，可用白僵蚕、苏云金杆菌等微生物制剂

【功用主治】 祛风燥湿，杀虫止痒。主治风湿痿痹，历节风痛，湿疮，疥癣，风疹瘙痒。预防流脑、流感。

1.《别录》："主风湿疮，生毛发，安五脏。守中，不饥，延年。"

2.《日华子》："炙署冻疮、风湿疮佳。"

3.《纲目》："去风痛脚痹，杀米虫。"

4.《本草汇言》："炒黑善去风湿，顽癣湿烂，浸渍不干；并敷冬月冻疮。生取捣烂作丸，能治大风癞疾，或历节风痛，或脚气痿痹，或头风头痛等证。"

5.《生草药性备要》："杀螆，干水，止痒，埋口（合疮口），洗疳疮，治螆疥。"

6. 广州部队《常用中草药手册》："治神经衰弱，维生素丙缺乏，营养性水肿，防治流脑、流感。"

7.《全国中草药汇编》："治夜盲症，高血压病。"

【用法用量】 内服：煎汤，6～15 g，鲜品 30～60 g；或浸酒。外用：鲜品捣敷或煎水洗。

【宜忌】 血虚、阴虚及内燥者慎服。

《本草汇言》："凡关风湿致患者相宜，倘因血虚风燥致病者，禁用之。"

【选方】 1. 治脚弱十二风痹不能行　松叶六十斤，细切之，以水四石，煮取四斗九升，以酿五斗米，如常法；别煮松叶汁以渍米并饭，泥酿封头，七日发。澄饮之即醉。（《千金方》松叶酒）

2. 治头风头痛　生鲜松毛四两，捣烂，焙燥，浸酒。时时饮之，其渣取出，贴顶门，用布裹头三日，乃愈。（《本草汇言》引《方脉正宗》）

3. 治大风癞疮，并历节风痛，脚弱痿痹　松毛取生新者捣烂焙燥。每用松毛二两，枸杞子二两，浸酒饮，时时服，不得大醉，久服效。（《外科正宗》）

4. 治风湿顽癣，并治冻疮　用松毛（炒黑）一两，轻粉、樟脑各二钱。湿则干掺，燥则用油调搽；如痒极者，以米醋调敷。（《本草汇言》）

5. 治带状疱疹　鲜松叶不拘多少，放石臼内捣烂，用生鸡蛋清调成糊状，涂抹患处，干后揭掉复涂。一般用药 1 h 后痛止，10 d 内即可痊愈。〔《中国乡村医生》1992，(1)：36〕

6. 治血小板减少性紫癜症　鲜松针 60 g，鲜茅根 15 g，藕节 15 g，仙鹤草 15 g。水煎，2 次分服，每日 1 剂。

7. 治夜盲症　松针 30 g，苍术 15 g，黑芝麻 30 g。研末，每服 9 g。（6、7 方出自《四川中药志》1979 年版）

8. 治齿根肿　以松叶一撮，盐一合，好酒三升，含之。（《普济方》）

9. 治跌打损伤　松毛（要寻孤松树四周围无树倚靠者）十两，清水洗净带潮切碎，石臼内捶碎作饼，先以葱汤洗患处，敷贴处以皮纸包裹，至重者一日一换。九日拔出青伤自愈。（《疡医大全》）

10. 治肋间神经痛　鲜松针 15 g，鸡蛋 2 只。水煮熟喝汤吃蛋。（《浙江药用植物志》）

【临床报道】 1. 治疗慢性气管炎　取松针、扁柏各 90 g（鲜用 250 g），洗净切碎，加水适量煮沸 1 h，过滤，滤渣再加水煎煮；两次滤液合并浓缩至 200 ml，加糖浆 100 ml 或蜂糖 60 g，共成 300 ml（每 1 ml 含生药 1.5 g）。日服 3 次，每次 100 ml，10 d 为 1 个疗程。临床试治 80 例，近期有效率达 91.25%[1]。

2. 治创伤性肌腱炎　鲜松针 500 g，食盐 30 g。将松针切碎或研磨后，加入少量食盐拌炒 10～15 min，取出，然后加入白酒拌匀即可。治疗 30 例创伤性肌腱炎，1～2 d 后，多数患者局部疼痛消失，行动自如[2]。

2687 松花 sōng huā （《新修本草》）

【异名】 松黄（《新修本草》），松粉（《玄英先生集》）。

【基原】 为松科松属植物马尾松、油松、赤松、黑松等的花粉。

【原植物】 1. 马尾松 *Pinus massoniana* Lamb.

乔木，高达 45 m，胸围 1.5 m。树皮红褐色，下部灰褐色，呈不规则长块状裂。小枝常轮生，淡黄褐色；冬芽卵状圆柱形，褐色，先端尖，芽鳞边缘丝状，先端尖或有长尖头。叶针形，2 针一束，长 12～30 cm，细长而柔软，叶缘有细锯齿，树脂道 4～8 个，在背面边生，或腹面也有 2 个边生；叶鞘初呈褐色，后渐变成灰黑色，宿存。雄球花淡红褐色，圆柱形，弯垂，长 1～1.5 cm，聚生于新枝下部苞腋，穗状；雌球花单生或 2～4 个聚生于新枝顶端，淡紫红色。球果卵圆形或圆锥状卵形，长 4～7 cm，径 2.5～4 cm，有短梗，下垂，熟时栗褐色；中部种鳞近长圆状倒卵形，长约 3 cm；鳞盾菱形，微隆起或平，鳞脐微凹，无刺。种子长卵圆形，长 4～6 mm，连翅长 2～2.7 cm。花期 4～5 月，果熟期翌年 10～12 月。

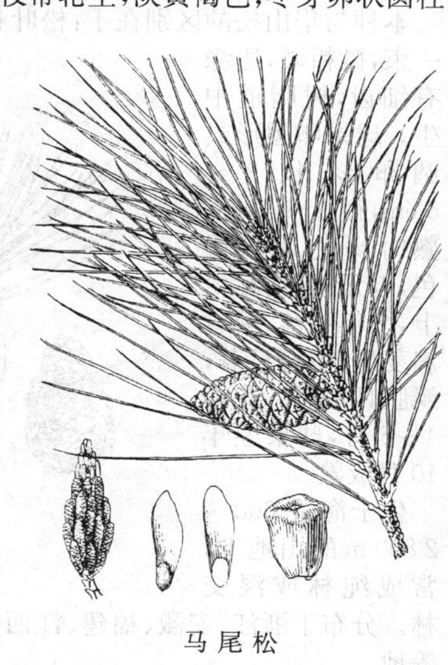
马尾松

生于海拔 1 500 m 以下山地。分布于江苏、浙江、安徽、福建、江西、河南、湖北、湖南、广东、广西、四川、贵州、云南、陕西、台湾等地。

2. 油松 *P. tabulaeformis* Carr.　又名：短叶松、红皮松、短叶马尾松、东北黑松、紫翅油松、巨果油松（《新华本草纲要》）。

乔木，高达 25 m，胸围可达 1 m 以上。树皮灰褐色，呈不规则鳞甲状裂，裂隙红褐色。枝轮生，小枝粗壮，淡橙黄色或灰黄色；冬芽宽椭圆形，先端尖，红褐色。叶针形，2 针一束，深绿色，粗硬，长 10～15 cm，边缘有细齿，两面有气孔线；叶鞘初时淡褐色，渐变成暗灰色。雄球花圆柱形，长 1.2～1.8 cm，在新枝上聚生成穗状；雌球花序阔卵

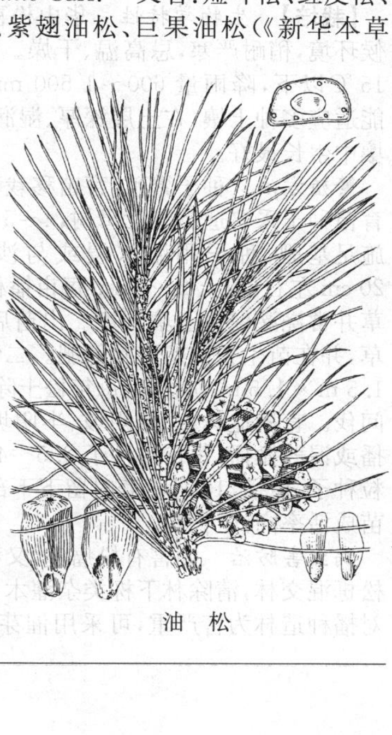
油　松

或褐黄色，果梗长 2～3 cm，熟时种鳞张开，种子脱落；中部种鳞斜方状倒卵形，长 3～4 cm，鳞盾近斜方形或宽三角状斜方形，鳞脐不明显。种子倒卵形，黄褐色、暗褐色或黑色，长 1～1.5 cm，无翅有棱。花期 4～5 月，球果翌年 9～10 月成熟。

生于海拔 1 000～3 300 m 针阔叶混交林中。分布于山西、河南、湖北、四川、贵州、云南、西藏、陕西、甘肃等地。

2. 黄山松 *P. taiwanensis* Hayata［*P. hwangshanensis* Hsia］ 又名：台湾松（《经济植物手册》），长穗松（《中国裸子植物志》），台湾二叶松（《植物分类学报》）。

本种与华山松的区别在于：松叶长 7～10(～13)cm，2 针一束，微粗硬，边缘有细齿，树脂道中生。球果卵圆形或圆卵形，长 3～5 cm，径 3～4 cm，熟时褐色或暗褐色，近无梗，宿存树上，多年不落；鳞盾扁菱形，横脊显著，鳞脐具短刺。花期 4～5 月，球果翌年 10 月成熟。

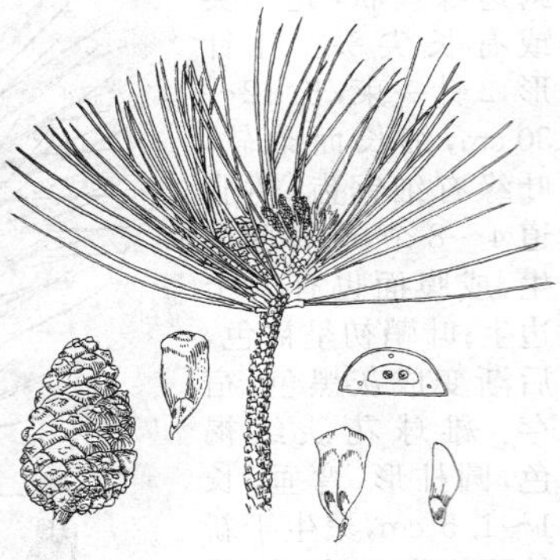
黄 山 松

生于海拔 600～2 800 m 的山地上，常成纯林或混交林。分布于浙江、安徽、福建、江西、河南、湖北、湖南、台湾等地。

3. 马尾松 *P. massoniana* Lamb.

4. 黑松 *P. thunbergii* Parl.

5. 油松 *P. tabulaeformis* Carr.

以上 3 种原植物参见“松花”条。

6. 云南松 *P. yunnanensis* Franch.

原植物参见“松节”条。

7. 红松 *P. koraiensis* Sieb. et Zucc.

原植物参见“海松子”条。

【栽培】 生物学特性　华山松喜凉爽、湿润及向阳的气候环境，稍耐严寒，忌高温、干燥。分布地区年平均温度在 15 ℃以下，降雨量 600～1 500 mm，相对湿度大于 70%。能适应多种土壤，在土层深厚、湿润、疏松、微酸性的森林棕壤中生长最好。

繁殖方法　种子繁殖，育苗移栽和直播造林。育苗移栽：育苗种子采自适龄健壮母树，4～5 月上旬播种，播前整地，施足基肥，种子用温水浸或与沙层积催芽，条播，条距 20 cm 左右，覆土 2～3 cm，每亩播种子 50～75 kg。播后盖草并常浇灌保持土壤湿度。出苗后及时撤除盖草，松土除草，并在苗生长前期追施氮肥。二年生苗即可定植，株行距 1.5 m×1.5 m，成活后每年松土除草 1～2 次，并及时修枝间伐。直播造林：选择阴坡、半阴坡，土壤湿润的山坡。穴播或混荞撒播，每亩播种子 2.5～4 kg。穴播，每穴播 4～6 粒种子，撒播，10 月收荞时留下下部荞杆以保护松苗，使松苗成活率高，生长快。

病虫害防治　病害有松瘤病，又称松栎锈病，应避免营造松栎混交林，清除林下栎类杂灌木，砍除病树或病枝。鸟兽对播种造林为害严重，可采用催芽以缩短发芽期、拌药、人工看守等措施防护。

【采收加工】 5～10 月采收，鲜用或晒干。

【药材】 松叶*Folium Pini*　全国有松树分布的地区均产。

性状　叶呈针状，长 6～18 cm，直径约 0.1 cm。华山松叶 5 针一束，黄山松、马尾松及油松叶均 2 针一束，基部有长约 0.5 cm 的鞘，叶片深绿色或枯绿色，表面光滑，中央有一细沟。质脆。气微香，味微苦涩。

鉴别　叶横切面：呈半圆形。表皮细胞壁厚，外被厚角质层，气孔下陷至表皮下的厚壁组织中。表皮内方有数列厚壁细胞。叶肉细胞的壁向内突起，伸入到细胞腔内，叶绿体沿伸入的突起表面分布，叶肉组织内散有树脂道。内皮层环明显，内有 2 个维管束，中间有薄壁细胞。

【药理】 1. 对中枢神经系统的作用　(1) 镇静作用　红松叶挥发油 0.217 ml/kg 和 0.109 ml/kg 分别给小鼠腹腔注射，可明显减少小鼠自主活动次数并协同阈下剂量的戊巴比妥钠的睡眠[1]。

(2) 对体温的影响　小鼠腹腔注射红松叶油后，能使正常体温降低，随着时间的延长，其降温作用逐渐减弱。腹腔注射红松叶油 0.109 ml/kg 对干啤酒酵母粉引起的发热大鼠体温有非常显著的解热作用[1]。

(3) 镇痛作用　红松叶挥发油 0.217 ml/kg 腹腔注射可明显延长小鼠的痛反应时间（热板法），0.217 ml/kg 腹腔注射及 4.34 ml/kg 灌胃，对醋酸引起的小鼠扭体反应均有明显的抑制作用[1,2]。

2. 抗炎作用　红松叶油 0.217 ml/kg 和 0.109 ml/kg 腹腔注射，4.34 ml/kg 灌胃，对角叉菜胶致大鼠足肿胀及二甲苯引起的小鼠耳肿胀均有明显的抑制作用[1,2]。

3. 降血脂作用　松针水提液 5 g/kg、10 g/kg 灌胃对蛋黄乳诱发的小鼠高脂血症和高脂饲料诱发的大鼠高脂血症均有显著的调血脂作用，明显降低总胆固醇和低密度脂蛋白胆固醇，相对升高高密度脂蛋白胆固醇[3]。

4. 延缓衰老作用　采用果蝇生存试验法证明，松针水提取液在浓度为 1.0%～4.0% 范围内，能使果蝇成虫的寿命极显著地延长，还有抗基因突变及抗 DNA 损伤的作用，并能提高小鼠红细胞超氧化物歧化酶（SOD）活性，还能抑制小鼠脑组织的 B 型单胺氧化酶（MAO-B）活性，这些作用都与延缓衰老有关[4]。此外，松叶还具有溶解人体内老化物，调整和促进身体、组织功能，增进人体健康的作用[5,6]。

5. 抗病毒作用　用组织培养技术观察，马尾松水与乙醇提取物（含生药 10 g/ml）有抗Ⅰ型单纯疱疹病毒的作用[7]，马尾松水提取液（300 μg/50 μl）有抗乙型肝炎病毒表面抗原的作用[8]。

6. 其他作用　红松、偃松中的 α-蒎烯、月桂烯和柠檬烯含量较高，而且具有明显的镇咳、祛痰作用，亦有极强的抗菌作用[9]。松针煎剂和氨基酸提取部分给小鼠灌胃，每日 5.34 g 生药/10 g，连续 1 星期，结果表明，鼠食欲均明显增强，活动增加，毛色光亮[10]。

毒性　红松叶油小鼠腹腔注射的 LD_{50} 为 2.17 ± 0.028 ml/kg[1]。

【药性】 苦，温。归心、脾经。

1.《别录》：“味苦，温。”

2.《日华子》：“暖，无毒。”

3.《本草再新》：“入心、脾二经。”

本植物的针叶(松叶)、球果(松球)、嫩枝尖端(松笔头)亦供药用,另设专条。

在产地以枝干的结节入药者,还有同属植物华山松 *P. armandi* Franch. 分布于山西、河南、湖北、四川、贵州、云南、西藏、陕西及甘肃等地;思茅松 *P. kesiya* Royle ex Gord. var. *langbianensis*(A. Chev.) Gaussen 分布于四川、云南等地。

【采收加工】 多于采伐时或木器厂加工时锯取之,经过选择整修,晒干或阴干。

【药材】 松节 *Lignum Pini Nodi* 油松主产于辽宁、河北、山东、河南、山西、陕西、甘肃等地;马尾松主产于江苏、浙江、安徽、江西、福建、湖北;赤松主产于黑龙江、吉林、辽宁、山东及江苏;云南松主产于云南、四川、贵州等地。

性状 油松 呈扁圆节段状或呈不规则的片状或块状,长短粗细不一。表面黄棕色、灰棕色或红棕色,稍粗糙,有时带有棕色至黑棕色油脂斑,或有残存的栓皮。质坚硬而重。横断面木部淡棕色,心材色稍深,可见有同心环纹,有时可见散在棕色小孔状树脂道,显油性;髓部小,淡黄棕色,纵断面纹理直或斜,不均匀。有松节油香气,味微苦辛。

马尾松 表面黄棕色、浅黄棕色或红棕色,纵断面纹理直或斜,较均匀。

鉴别 本品横切面:油松 年轮宽 0.4～0.5 mm。早材管胞直径 20～40 μm,壁厚约 1.7 μm;晚材管胞直径 9～27 μm,壁厚约 3.5 μm。树脂道直径 60～146 μm。径向切面交叉场纹孔窗格状,1～3 个,多为 1 个,木射线管胞内壁具锐锯齿。切向切面射线高 1～13 个细胞。

马尾松 年轮宽 1.5～6 mm。早材管胞直径30～95 μm,壁厚约 3 μm;晚材管胞直径 15～36 μm,壁厚约7 μm。树脂道直径可达 200 μm。径向切面交叉场纹孔窗格状,稀松木型,多 1～2 个,射线管胞内壁多为钝浅锯齿。切向切面射线细胞 1～24 个。

【成分】 含树脂酸、脂肪酸、单萜、倍半萜类[1]等。

【药性】 苦,温。归肝、肾经。

1.《别录》:"温。"

2.《日华子》:"无毒。"

3.《滇南本草》:"味酸,性平。"

4.《本草药性大全》:"味苦,气温。"

5.《医林纂要》:"苦、辛,温。"

6.《本草再新》:"入心、脾二经。"

7.《本草用法研究》:"入肝、脾、肾三经。"

【功用主治】 祛风,燥湿,舒筋,活络,止痛。主治风寒湿痹,历节风痛,转筋挛急,脚痹痿软,鹤膝风,跌打伤痛。

1.《别录》:"主百节久风,风虚,脚痹疼痛。"

2.《日华子》:"治脚软,骨节风。"

3.《宝庆本草折衷》:"主转筋挛急。亦宜酿酒,主历节风。"

4.《本草通玄》:"搜风舒筋。"

5.《分类草药性》:"治鹤膝风,通气和血。"

【用法用量】 内服:煎汤,10～15 g;或浸酒、醋等。外用:适量,浸酒涂擦;或炒研末调敷。

【宜忌】 阴虚血燥者慎服。

1.《本草汇言》:"倘情欲斫丧之人,阴虚髓乏,血燥有火者,宜斟酌用之。"

2.《本草从新》:"燥性过于松脂,血虚尤忌。"

【选方】 1. 治百节风虚,脚痹疼痛 松节十斤(捶碎,以水一石煮取汁五斗,去滓),糯米五斗(炊熟),细曲五斤(捣碎)。上三味拌和,入瓮密封,三七日开,取酒。可温饮一盏,日三。(《圣惠方》松节酒)

2. 治大骨节病 松节 7.5 kg,蘑菇 0.75 kg,红花 0.5 kg,加水 50 kg,煮沸至 25 kg,滤过加白酒 5 kg。每次服 20 ml,每日 2 次。(《陕甘宁青中草药选》)

3. 治脚转筋疼痛挛急 松节一两(细锉如米粒),乳香一钱。上件药用银石器内,慢火炒令焦,只留一二分性,出火毒,研细。每服一钱至二钱,热木瓜酒调下。(《孙尚药方》)

4. 治从高坠损,恶血攻心,胸膈烦闷 黄松木节五两,细锉。用童子小便五合,醋五合,于砂盆内以慢火炒,旋滴小便并醋,以尽为度,炒令干,捣细罗为散。每服以童子热小便调下二钱,日三四服。(《圣惠方》松节散)

5. 治齿风,疼痛不止 槐白皮、地骨皮各一两,松节一两(剉)。上药,捣筛为散,每用五钱,以浆一(二)中盏,煎五七沸,热含冷吐。(《圣惠方》槐白皮散)

6. 治水田皮炎 松节、艾叶各适量,制成松艾酒精,涂擦患处。(《陕甘宁青中草药选》)

【各家论述】 1.《纲目》:"松节,松之骨也。质坚气劲,故筋骨间风湿诸病宜之。"

2.《本草汇言》:"松节,气温性燥,如足膝筋骨,有风有湿,作痛作酸,痿弱无力者,用之立痊。"

3.《本草述》:"(松脂)有用治历节风者,而松节亦用之,讵知其所用有殊,不可不审。松脂治血中之风,松节则纯乎阳,乃治血中之湿,丹溪言之矣。血中之风,阳中之阴不足,血中之湿,阴中之阳不足也。然(松节)既燥湿矣,何以又云治风,盖血中之湿不化,则风生焉,是为阳虚之风也,《别录》言(疗)虚风者,其有确见哉。"

2686 松叶 sōng yè (《别录》)

【异名】 猪鬃松叶(《圣惠方》),松毛(《简便单方》),山松须(《生草药性备要》),松针(广州部队《常用中草药手册》)。

【基原】 为松科松属植物华山松、黄山松、马尾松、黑松、油松、云南松、红松等的针叶。

【原植物】 1. 华山松 *Pinus armandi* Franch. 又名:五叶松(《中国裸子植物》)。

乔木,高达 35 m,胸围达 1 m。幼树树皮灰绿色或淡灰色,平滑,老树呈灰色。一年生枝绿色或灰绿色,无毛。冬芽近圆柱形,褐色,微有树脂。5 针一束,长 8～15 cm,边缘有细锯齿,仅腹面两侧各具 4～8 条白色气孔线;横切面三角形,树脂道通常 3 个,中生或背面 2 个边生,腹面 1 个中生,中央有 1 个维管束。雄球花黄色,卵状圆柱形,长约 1.4 cm,基部围有 10 枚卵状匙形的鳞片。球果圆锥状长卵圆形,长 10～22 cm,径 5～9 cm,幼时绿色,熟时黄色

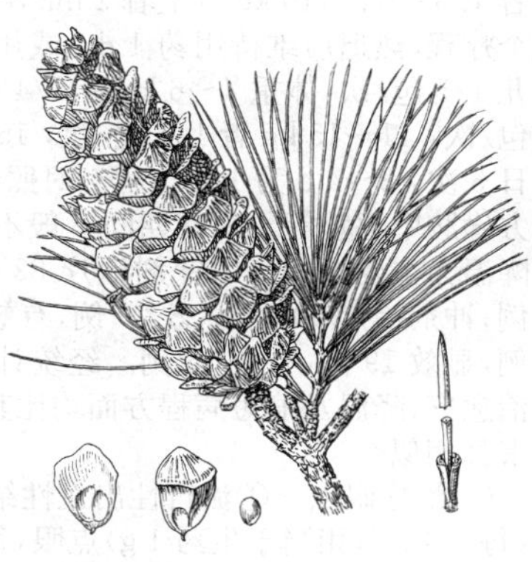

华 山 松

次。10 d为1个疗程。对照组口服吗啉胍、复方新诺明、无味红霉素。两组发热者均给肌注阿尼利定(安痛定)、柴胡注射液,对部分化脓性扁桃体炎症状较重者适当应用青霉素。结果治疗组80例,1个疗程治愈26例,2个疗程治愈30例,好转20例,无效4例,总有效率95%。对照组40例,治愈6例,好转13例,无效21例,总有效率47.5%。两组疗效经统计学处理差异非常显著($P<0.01$)[3]。

3. 治疗水痘　取板蓝根,每日30～50 g。水煎,分次代茶饮服。对照组口服吗啉胍、溶菌酶。两组瘙痒者均给予1%薄荷炉甘石洗剂外用,感染时适当配服复方新诺明内服。共治184例,均在2～5 d内治愈。较对照组(62例)治愈日数明显缩短,且无副作用。认为板蓝根为治疗小儿水痘的较理想药物[4]。

4. 治疗肝炎　①乙肝表面抗原(HBsAg)阳性:每日用干板蓝根30 g,制成30 ml糖浆。每次10 ml,分3次,饭后服。3个月为1个疗程。每月复查1次。观察52例,阴转32例,占62%。明显高于自然阴转率(30%)。用药期间出现头晕、便溏、口干等轻微反应各1例。停药10个月后随访阴转者中的29例,复转阳性者仅3例,26例仍保持阴性,肝功能各项检查均正常。可见板蓝根治疗HBsAg携带者的近、远期疗效均显著[5]。②迁延性、慢性病毒性肝炎:取板蓝根25 kg、甘草10 kg,粉碎过100目筛,留粗渣与茵陈25 kg共煎2次,取浓缩成膏状,再加适量炼蜜与板蓝根、甘草细粉混合制丸,每丸9 g,含生药55 g。每日服2丸。共观察59例,其中迁肝43例,降ALT总有效率为74.4%;慢肝16例,降ALT总有效率为43.75%,经统计学处理有显著性差异($P<0.01$)。对HBsAg阳性者降ALT总有效率为40.9%;HBsAg阴性者降ALT总有效率为72.4%;另有9例为未查。对降TTT疗效不好,HBsAg阴转疗效也不佳[6]。③急性黄疸型传染性肝炎:以肝宁注射液2 ml(板蓝根、茵陈、栀子,比例为2∶2∶1)肌注,每日1次;儿童5岁以下1 ml。14～20 d为1个疗程,多数病例治疗1～2个疗程,个别严重者配合输液及激素治疗。共观察80例。结果:显效68例,有效10例,无效2例。仅1例注射后5 min有头昏外,余均无全身反应。多数感到局部疼痛,但能耐受,并很快消失[7]。

5. 治疗小儿病毒性上呼吸道感染　取板蓝根注射液肌注。新生儿0.5 ml/次,体重4～6 kg者1 ml/次,7～10 kg者1.5 ml/次,10 kg以上者2 ml/次,每日2次,2～4 d为1个疗程,热退后维持用药1 d。或用板蓝根冲剂口服,新生儿1/5包/次,体重4～6 kg者1/4包/次,7～10 kg者1/3包/次,11～15 kg者1/2包/次,15 kg以上者1包/次。每日3次,3～4 d为1个疗程。对照组口服依托红霉素与复方磺胺甲噁唑等。观察期间一般不用退热药,以药后自然降温为主要指标。用针剂治疗82例,显效60例,有效12例;冲剂治疗50例,显效20例,有效16例。对照组共治50例,显效19例,有效15例。经统计学处理,针剂治疗组在治愈率、降温及缩短病程方面均比其他两组效果好,与利巴韦林相似[8]。

6. 治疗眼疾　①流行性出血性结膜炎:取板蓝根注射液(每支2 ml,相当于生药1 g)点眼,每日4次,每次2～4滴。对照组以0.25%氯霉素眼药水点眼。板蓝根组共治75例,141只眼,全部治愈,平均治愈日数为3 d。而对照组治73例,120只眼,虽全部治愈,但平均治愈天数却为7 d。经统计学处理差异显著($P<0.01$)[9]。或取板蓝根、菊花、决明子各50 g,制成至1 000 ml滴眼剂(有效期1星期)。治疗急性结膜炎128例,每日点4次,每次每眼1～2滴。大多在3～5 d内治愈;少数1星期后渐愈[10]。②沙眼:以板蓝根注射液(每支2 ml,相当于生药1 g)点眼,每只眼各点2滴,每日4次。亦可用10%～30%板蓝根液点眼。共治30例,痊愈22例,好转8例,随访1年,3例复发。对进行期效佳,退行期效较差[11]。③泪囊炎:取净板蓝根制成40%溶液,每次以注射器抽取药液5 ml,换上6号无尖针头,按常规泪道冲洗法冲洗泪道,至泪道无脓血性分泌物为止。冲洗完后,结膜内滴板蓝根液2～3滴。如鼻泪管不通时,先行常规探通,再行冲洗。每日1次,1星期为1个疗程。共治100例,其中急性者22例,显效17例,有效4例,无效1例;慢性者78例,显效65例,有效11例,无效2例。总有效率97%。对照组以0.9%生理盐水冲洗后,再加四环素软膏点眼,观察100例,总有效率仅87%[11]。

7. 治疗扁平疣　取板蓝根注射液4 ml,每日肌注1次,连用30次为1个疗程,未愈者再加10次。共治扁平疣患者30例,痊愈11人,好转12人,无效7人。未发现明显副作用[12]。

【各家论述】《本草便读》:"板蓝根即靛青根,其功用性味与靛叶相同,能入肝胃血分,不过清热、解毒、辟疫、杀虫四者而已。但叶主散,根主降,此又同中之异耳。"

2685 松节 sōng jié
(《别录》)

【异名】 黄松木节(《圣惠方》),油松节(《药材资料汇编》),松郎头(《药材学》)。

【基原】 为松科松属植物油松、马尾松、赤松、云南松等枝干的结节。

【原植物】 1. 油松 *Pinus tabulaeformis* Carr.

2. 马尾松 *P. massoniana* Lamb.

3. 赤松 *P. densiflora* Sieb. et Zucc.

以上3种原植物参见"松花"条。

4. 云南松 *P. yunnanensis* Franch.　又名:长毛松、青松、飞松(《云南种子植物名录》)。

乔木,高达30 m,胸围1 m。树皮灰褐色,不规则鳞片状深裂,易脱落。一年生枝粗壮,红褐色,二三年生小枝上苞片状鳞叶易脱落,露出褐色内皮;冬芽圆锥状卵形,红褐色,芽鳞披针形,先端散开,有白色丝状毛。针叶3针一束,长10～30 cm,径约1.2 mm,柔软,稍下垂,横切面扇状三角形,树脂道4～5个,中生与边生并存,叶鞘宿存。球果圆锥状卵圆形,长5～11 cm,梗长约5 mm,熟时栗褐色或黄褐色;鳞盾肥厚隆起,有横脊;鳞脐微凹或微隆起,有短刺。种子近卵圆状倒卵形,边翅长1.6～1.9 cm。花期4～5月,果熟期翌年10～11月。

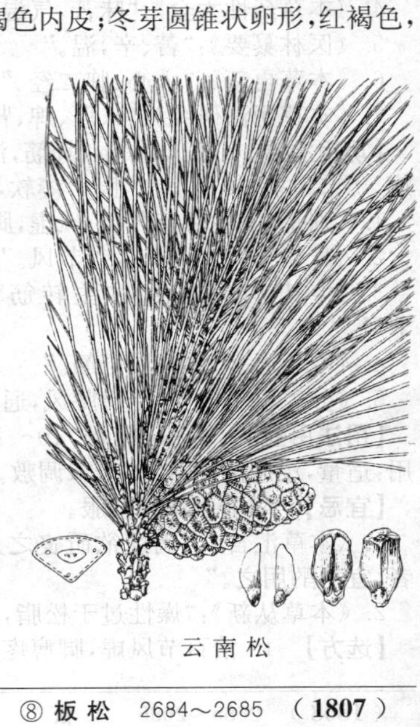
云南松

蓝根抽提物能抑制甲型流感病毒、乙型脑炎病毒、腮腺炎病毒、流感病毒侵染并有抑制增殖作用,对出血热病毒、单疱病毒有明显的杀灭作用[3~5]。

2. 抗内毒素作用　经鲎试验法、家兔热原检查法及电子显微镜观察内毒素结构形态变化等实验研究证实板蓝根有抗大肠杆菌 O_3B_4 内毒素作用[6~9]。10 kGy 及以下剂量的 γ 射线辐照板蓝根药材不会影响其抗内毒素作用[9]。1%板蓝根氯仿提取物溶液有抗大肠杆菌 O_3B_4 内毒素作用。用电子显微镜观察内毒素结构形态,发现经药液作用后的内毒素由链状变为片状。当实验法证实,该药液稀释 32 倍仍有抗内毒素作用[10]。

3. 抗癌作用　在体外细胞培养时,50%板蓝根注射液对小鼠 Friend 红白血病 3CL-8 细胞有强大的直接杀伤作用,皮下注射对实体瘤有一定治疗作用,但腹腔注射本品对 3CL-8 瘤细胞无杀伤作用[11]。板蓝根二酮 B 具有抑制肝癌 BEL-7402 细胞、卵巢癌 A_{278} 细胞增殖的能力,且具有诱导分化作用,可降低端粒酶活性的表达,具有体外抗肿瘤活性[12]。

4. 对免疫调节作用　板蓝根多糖 25 mg/kg、50 mg/kg、100 mg/kg 腹腔注射可明显增强小鼠对二硝基氯苯(DNCB)的迟发型变态反应,诱导体内淋巴细胞转化和增强脾细胞的自然杀伤(NK)细胞活性[13]。腹腔注射板蓝根多糖 50 mg/kg 可显著促进小鼠免疫功能,其表现为:能明显增加正常小鼠脾重,白细胞总数及淋巴细胞数,对氢化可的松所致免疫功能抑制小鼠脾指数,白细胞总数和淋巴细胞数的降低有明显对抗作用,显著增强 DNCB 所致正常及环磷酰胺所致免疫抑制小鼠的迟发型过敏反应;此外,还能增强抗体形成细胞功能,增加小鼠静注炭廓清速率[14]。

【炮制】 取原药材,除去杂质,洗净,润透,切薄片,干燥。

饮片性状　为圆形薄片,切面黄白色,木部黄色,周边淡灰黄色或淡棕黄色。气微,味微甜后苦涩。

贮干燥容器内,密闭,置通风干燥处,防霉,防蛀。

【药性】 苦,寒。归心、肺、肝、胃经。

1. 李东垣:"苦,寒。"(引自《东垣试效方》)

2.《本草述》:"无毒。"

3. 张秉成《本草便读》:"入肝、胃血分。"

【功用主治】 清热,解毒,凉血,利咽。主治风热感冒,流感,流脑,乙脑,大头瘟疫,烂喉丹痧,丹毒,痄腮,咽喉肿痛,黄疸,水痘,麻疹。

1.《日华子》:"治天行热毒。"(引自《本草述》)

2. 阎孝忠:"治疮(一作痘)疹出不快及倒靥。"(引自《阎氏小儿方论》)

3. 张秉成《本草便读》:"凉血,清热,解毒,辟疫,杀虫。"

4.《现代汉医实用药物学》:"消肿止痛。主治温疫邪热,丹毒,赤肿,咽痛。"

5.《中药志》:"凉血止血。治热病发斑,吐血衄血。"

6.《北京中草药手册》:"治猩红热,流感,麻疹,病毒感染。"

7.《东北常用中草药手册》:"治急慢性肝炎,痢疾,肠炎,口舌生疮。"

8.《浙江药用植物志》:"治钩端螺旋体病。"

【用法用量】 内服:煎汤,15~30 g,大剂量可用 60~120 g;或入丸、散。外用:煎汤熏洗。

【宜忌】 脾胃虚寒、无实火热毒者慎服。

【选方】 1. 治流行性感冒初起,高烧头痛,口干咽痛　①板蓝根 30 g,羌活 15 g。煎汤,每日 2 次分服,连服 2~3 d。(《江苏验方草药选编》)　②板蓝根、大青叶各 15 g,荆芥 9 g。水煎服。(《甘肃中草药手册》)

2. 预防流感,猩红热,流脑,乙脑　板蓝根、贯众各 9 g。水煎服,连服 3 d。(《河北中草药》)

3. 治乙型脑炎轻型或中型　板蓝根 30 g,大青叶 15 g,银花 15 g,连翘 15 g,玄参 15 g,生地 30 g,生石膏 30 g(先煎),黄芩 12 g,干地龙 9 g。水煎服。(中山医学院《中药临床应用》板蓝大青汤)

4. 治流行性脑脊髓膜炎　板蓝根 125 g。水煎服。每 2 h 服 1 次。(《山西中草药》)

5. 治大头天行,初觉憎寒体重,次传头面肿盛,目不能开,上喘,咽喉不利,舌干口燥　黄芩、黄连各半两,人参三钱,橘红(去白)、玄参、生甘草、柴胡、桔梗各二钱,连翘、黍黏子、板蓝根、马勃各一钱,白僵蚕(炒)、升麻各七分。上件为细末,半用汤调,时时服之;半蜜为丸,噙化之。或加防风、薄荷、川芎、当归身。㕮咀如麻豆大。每服称五钱,水二盏,煎至一盏,去滓,稍热,时时服之。食后如大便硬,加酒煨大黄一钱或二钱,以利之。肿势甚者,宜砭刺之。(《东垣试效方》普济消毒饮子)

6. 治猩红热　板蓝根 9 g,马勃 6 g,金银花 9 g。共为细末。1 日 3 次,白开水送服,须连服四五日。1~2 岁,每次 0.3 至 0.9 g;3~4 岁,每次 0.9~1.5 g;年长儿童酌加量。(《常见病验方研究参考资料》)

7. 治丹毒　板蓝根 18 g,金银花、甘草各 9 g。水煎服。(《内蒙古中草药》)

8. 治腮腺炎　板蓝根 30 g,夏枯草 12 g。水煎服。(《常见病验方研究参考资料》)

9. 治肝炎　板蓝根、茵陈各 15 g,赤芍 9 g,甘草 3 g。水煎服。氨基转移酶高者加夏枯草 6 g。(《新疆中草药》)

10. 治疮(一作痘)疹出不快及倒靥　板蓝根一两,甘草三分(锉,炒)。共为细末。每服半钱或一钱,取雄鸡冠血三两点,同温酒少许,食后同调下。(《阎氏小儿方论》蓝根散)

11. 治鹅口疮　板蓝根 9 g。水煎汁,反复涂擦患处,每日 5~6 次。〔《新中医》1974,(3):21〕

12. 解砒毒及巴豆毒　用板蓝根、砂糖二味相和,擂水服之。更入薄荷汁尤妙。(楼英《医学纲目》)

【临床报道】 1. 治疗流行性乙型脑炎　取净板蓝根,5 岁以下每日 62 g,5~14 岁每日 93 g,成人每日 125 g。每 31 g 加水 500 ml,煎成 100 ml。每日 2 次分服。或以 50%板蓝根注射液(按上述原生药用量折算用量)与 5%~10%葡萄糖注射液静脉滴注。症轻者连用 7~10 d,重者连用 14 d。并配合西药降温、镇痉、抗呼吸衰竭等对症治疗。共治 106 例,痊愈 101 例,好转 2 例,死亡 3 例,治愈率 95.28%。大多患者 7 d 内退热,静脉点滴者疗效更著,一般高热用药 1~2 d 即降至 38 ℃以下;头痛、呕吐、嗜睡等症状大多在 1~2 d 内消失或减轻,抽搐、呼吸衰竭等症状被迅速控制。静脉用药的个别患者见畏寒、皮疹等反应[1]。

2. 治疗慢性咽炎　①取板蓝根注射液,用注射器(采用口腔 5 号针头)注入咽后壁两侧黏膜下,每侧黏膜上下两点各注 1 ml。每星期 3 次,2 星期为 1 个疗程。对照组口服清音丸、哦喉宁片,疗程同上。连续治疗 3 个疗程。观察 62 例,显效 47 例,好转 12 例,无效 3 例,总有效率为 95.2%。对照组 62 例,总有效率仅为 66%[2]。②治疗组单纯用板蓝根冲剂,成人每日 2 次,每次 2 袋;儿童 1/2 袋至 1 袋,每日 2

色，具短横纹及少数须根。基生叶莲座状，叶片长圆形至宽倒披针形，长 5～15 cm，宽1.5～4 cm，先端钝尖，边缘全缘，或稍具浅波齿，有圆形叶耳或不明显；茎顶部叶宽条形，全缘，无柄。总状花序顶生或腋生，在枝顶组成圆锥状；萼片 4，宽卵形或宽披针形，长 2～3 mm；花瓣 4，黄色，宽楔形，长 3～4 mm，先端近平截，边缘全缘，基部具不明显短爪；雄蕊 6，4 长 2 短；雌蕊 1，子房近圆柱形，花柱界限不明显，柱头平截。短角果近长圆形，扁平，无毛，边缘具膜质翅，尤以两端的翅较宽，果瓣具中脉。种子 1 颗，长圆形，淡褐色。花期 4～5 月，果期 5～6 月。

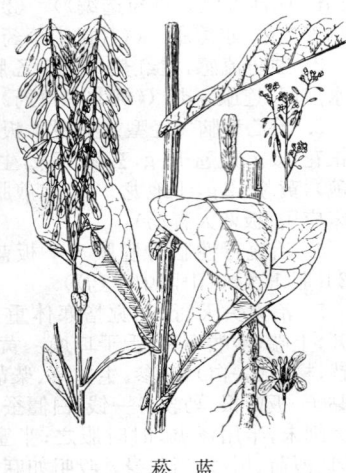
菘　蓝

原产于我国，现各地均有栽培。

本植物的叶或茎叶经加工制得的干燥粉末或团块（青黛）、制造青黛时的沉淀物（蓝靛）亦供药用，另设专条。

【栽培】 生物学特性　适应性较强，对环境和土壤要求不严。喜温暖环境，耐寒、怕涝，宜选土层深厚、排水良好、疏松肥沃的砂质壤土。

繁殖方法　种子繁殖。留种，在收获时选无病残健壮根条按行、株距 50 cm×25 cm，移栽到留种田内，栽后浇水，11 月底防寒过冬。翌年返青及时浇水、松土、施肥。5～6 月种子成熟，采下晒干。春播在 4 月上旬清明前后，秋播一般在 8 月中、下旬。条播，行距 20～25 cm 开 1.5 cm 浅沟，将浸过的种子用细沙拌和后，均匀撒入沟内，播后再施一层薄粪和细土 2～3 cm。播后 7 d 左右出苗。当苗高 6～10 cm 时，间苗和补苗；苗高 15 cm 时，结合中耕除草，按株距 7～8 cm 定苗。近年研究以高平畦栽种可提高产量 20%左右，做宽 50 cm，高 1.5～20 cm 高平畦，按行距 15 cm 开沟，深 2～3 cm，下种后盖平、稍压，沟内浇水，以畦面湿润为度。可避免因雨季积水造成烂根。

田间管理　定苗后在 5 月下旬至 6 月上旬，按每亩追施人粪尿 750～1 000 kg，或饼肥 45～55 kg，或硫酸铵 75 kg，过磷酸钙 11～15 kg，混合深施行间，6 月下旬、8 月中下旬采收叶后随即追肥补水，培土。

病虫害防治　病害有霜霉病，注意排水通风透光，在发病前和发病初期用 50%退菌特 1 000 倍液或 65%代森锌 500 倍液喷雾防治；菌核病，增施磷钾肥，雨季注意排水，施石硫合剂于植株茎部，或用 70%甲基托布津可湿性粉剂 1 500～2 000 倍喷雾；白锈病，发病初期喷洒 1∶2∶20 的波尔多液；根腐病，用 70%甲基托布津 WP 溶液淋穴，并拔出病株烧毁；黑斑病，发病初期可喷 1∶1∶100 波尔多液、65%代森锌 600 倍液、50%代森锰锌 600 倍液、50%扑海因 800 倍液。虫害有菜粉蝶和小菜蛾，用 90%敌百虫晶体 800 倍液或 Bt 乳液100～150 g 兑水 60 kg 喷雾或用每克含孢子 100 亿的青虫菌粉 500 倍液喷雾。

【采收加工】 8～9 月挖根，晒干，或切片后晒干或烘干，存放阴凉干燥处，以防受潮和虫蛀。

【药材】 板蓝根 *Radix Isatidis*　主产于河北安国及江苏如皋、南通等地。

性状　根圆柱形，稍扭曲，长 10～20 cm，直径 0.5～1 cm。表面淡灰黄色或淡棕黄色，有纵皱纹及横生皮孔，并有支根或支根痕。根头略膨大，可见轮状排列的暗绿色或暗棕色叶柄残基、叶柄痕及密集的疣状突起。体实，质略软，折断面略平坦，皮部黄白色，木部黄色。气微，味微甜后苦涩。

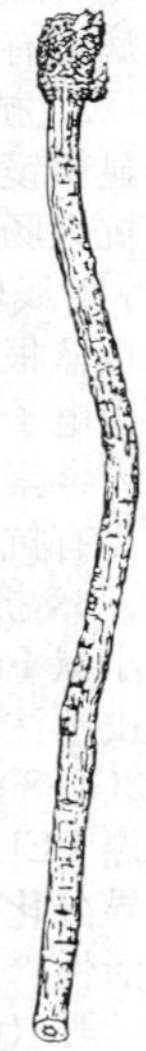
板蓝根外形

鉴别　(1) 根横切面：木栓层为 2～8 列木栓细胞。皮层狭窄。韧皮部宽广，射线明显。形成层成环。木质部导管 1～3 列，黄色，类圆形，直径约至 80 μm；有纤维束。薄壁细胞含淀粉粒。

(2) 取本品水煎液，置紫外光灯（365 nm）下观察，显蓝色荧光。

(3) 薄层色谱：①取本品粉末 0.5 g，加稀乙醇 20 ml，超声处理 20 min，滤过，滤液蒸干，残渣加稀乙醇 1 ml 使溶解，作为供试品溶液。另取精氨酸对照品，加稀乙醇制成每1 ml 含 0.5 mg 的溶液，作为对照品溶液。吸取上述两种溶液各 1～2 μl，分别点于同一以羧甲基纤维素钠为黏合剂的硅胶 G 薄层板上（自然干燥），以正丁醇-冰醋酸-水（19∶5∶5）为展开剂，展开，取出，热风吹干，喷以茚三酮试液，在 105 ℃加热至斑点显色清晰。供试品色谱中，在与对照品色谱相应的位置上，显相同颜色的斑点。②取本品粗粉 1 g，加氯仿 20 ml，水浴上回流 2 h，滤过，滤液浓缩至 2 ml 作供试品溶液。另取靛蓝、靛玉红加氯仿制成 1 ml 各含 1 mg 的溶液作对照品溶液。吸取二溶液各 5～10 μl，分别点于同一硅胶 G 薄层板上，以氯仿-乙酸乙酯（4∶1）、氯仿-丙酮（9∶1）、石油醚-乙酸乙酯-氯仿（1∶1∶8）3 种溶剂系统展开，展距 12 cm，取出，晾干。供试品色谱中在与对照品色谱相应的位置上，分别显相同的蓝色斑点和紫色斑点。

品质标志　《中华人民共和国药典》2005 年版规定：照醇溶性浸出物测定法热浸法测定，本品含 45%乙醇浸出物不得少于 25.0%。

【成分】 菘蓝根含靛蓝（indigotin, indigo），靛玉红（indirubin），β-谷甾醇（β-sitosterol），γ-谷甾醇（γ-sitosterol），以及多种氨基酸：精氨酸，谷氨酸，酪氨酸，脯氨酸，缬氨酸，γ-氨基丁酸。还含黑芥子苷（sinigrin），靛苷（indoxyl-β-glucoside）[1]，色胺酮（tryptanthrin）[2]，1-硫氰酸-2-羟基丁-3-烯（1-thiocyano-2-hydroxy-3-butene），表告伊春（epigoitrin），腺苷（adenosine），棕榈酸（palmitic acid）[3]，蛋白多糖[4]，(+)-异落叶松树脂醇〔(+)-isolariciresinol〕，5-羟甲基糠醛（5-hydroxymethy furaldehyde），5-羟甲基糠酸（5-hydroxymethyl furoic acid）[5]，3-羟苯基喹唑酮〔3-(2′-hydroxypheny1)-4(3H)-quinazolinone〕，依靛蓝酮（isaindigodione）[6]，依靛蓝双酮（isaindigotidione），(E)-二甲氧羟苄吲哚酮〔(E)-3-(3′, 5′-dimethoxy-4′-hydroxy-benzylidene)-2-indolinone〕[7]，板蓝根二酮（tryptanthrin B）[8]。

【药理】 1. 抗细菌、病毒作用　体外试验，100%板蓝根水煎液对金黄色葡萄球菌、表皮葡萄球菌有抑菌作用[1]。单层 Vero-E6 的细胞用 50%组织细胞感染量（$TCID_{50}$）出血热病毒吸附，板蓝根注射液做抗病毒实验，结果，1∶100 板蓝根对肾病综合征出血热病毒有明显的杀灭作用[2]。板

2680 枇杷核 pí pá hé（《本经逢原》）

【基原】 为蔷薇科枇杷属植物枇杷 *Eriobotrya japonica*（Thunb.）Lindl. 的种子。

【原植物】 参见"枇杷叶"条。

【采收加工】 5～6 月果实成熟时，鲜用，捡拾果核，晒干。

【药材】 枇杷核 *Semen Eriobotryae* 主产于四川。

性状 种子呈圆形或偏圆形，直径 1～1.5 cm，表面棕褐色，有光泽。种皮纸质，子叶 2 片，外表为淡绿色或类白色，内面为白色，富油性。气微香，味涩。

鉴别 种子横切面：种皮细胞数列，外被角质层，外侧种皮细胞内含棕褐色物质。胚乳细胞 2～3 列，排列紧密。子叶发达，细胞较大类圆形，有的细胞内含油滴，并可见子叶维管束。

【成分】 核中含 4-亚甲基脯氨酸（4-methylene-DL-proline）[1]，二十六烷醇（ceryl alcohol），棕榈酸二十六醇酯（ceryl palmitate）和苦杏仁苷（amygdalin）[2]，有机卤化合物[3]反式-4-羟甲基-D-脯氨酸（*trans*-4-hydroxymethyl-D-proline）[4]；种子油含脂肪酸由饱和 C_{12}～C_{20} 脂肪酸及 C_{14}～C_{20} 不饱和脂肪酸组成，不皂化物中含高级醛类、酮类及甾醇[5]。

【药性】 苦，平，小毒。归肺、肝经。

1.《本经逢原》："大寒。"

2.《本草再新》："入肾经。"

3.《现代实用中药》："微苦。"

【功用主治】 化痰止咳，疏肝行气。主治咳嗽痰多，疝气，瘰疬，水肿。

1.《纲目拾遗》："治肝有余诸症，气实者可用。化痰。"

2.《本草再新》："治疝气，消水肿，利骨节；治瘰疬。"

【用法用量】 内服：煎汤，6～15 g。外用：研末调敷。

【宜忌】 内服不宜过量。过量内服易中毒，甚则死亡。

1.《上海常用中草药》："有毒，只能煎汁服，不可炒熟吃。"

2.《青岛中草药手册》："误食未炒熟去皮的枇杷核能引起中毒。"

2681 枇杷根 pí pá gēn（《四川中药志》）

【基原】 为蔷薇科枇杷属植物枇杷 *Eriobotrya japonica*（Thunb.）Lindl. 的根。

【原植物】 参见"枇杷叶"条。

【采收加工】 全年均可采挖，切片，晒干。

【药材】 枇杷根 *Radix Eriobotryae* 主产于四川。

性状 根表面棕褐色，较平，无纵沟纹。质坚韧，不易折断，断面不平整，类白色。气清香，味苦、涩。

【药性】《四川中药志》1960 年版："性平，味苦，无毒。"

【功用主治】 止咳，下乳，止痛。主治虚劳咳嗽，乳汁不通，风湿痹痛。

1.《民间常用草药汇编》："镇痛，下乳。"

2.《四川中药志》1960 年版："治久年咳嗽，疗虚劳咳嗽。"

3.《全国中草药汇编》："清肺止咳。主治肺结核咳嗽，风湿筋骨疼痛，乳汁不通。"

【用法用量】 内服：煎汤，6～30 g，鲜者用至 120 g。外用：适量，捣敷。

【选方】 1. 治关节疼痛 鲜枇杷根 120 g，猪脚节 1 只，黄酒酌量，水煎服。

2. 治遗精 鲜枇杷根 30～120 g，猪脚节 1 只，炖服，连服 3 次。（1、2 方出自福建晋江《中草药手册》）

3. 治传染性肝炎 取鲜枇杷根 120～160 g，切碎，加水与童雌鸡 1 只或瘦猪肉 240～360 g，共煮 1～2 h，浓缩至 1 小碗，除去表面油腻，喝汤，也可吃鸡肉。〔《武汉医学院学报》1959，(2)：211〕

2682 枇杷叶露 pí pá yè lù（《纲目拾遗》）

【异名】 枇杷露（《生草药性备要》）。

【基原】 为蔷薇科枇杷属植物枇杷 *Eriobotrya japonica*（Thunb.）Lindl. 叶的蒸馏液。

【原植物】 参见"枇杷叶"条。

【药性】 淡，平。

1.《生草药性备要》："味淡，性平。"

2.《中国医学大辞典》："苦，平，无毒。"

【功用主治】 清肺止咳，和胃下气。主治肺热咳嗽，呕逆，口渴。

1.《生草药性备要》："解热和气，止咳下痰。治呃逆。"

2.《金氏药帖》："清肺宁嗽，润燥解渴。"

3.《中国医学大辞典》："清肺和胃，下气降火，消痰止嗽。治肺有伏热，久嗽不止，呕逆口渴。"

【用法用量】 内服：隔水炖温，30～60 ml。

2683 枇杷木白皮 pí pá mù bái pí（《本草图经》）

【异名】 枇杷树二层皮（《恩施中草药手册》）。

【基原】 为蔷薇科枇杷属植物枇杷 *Eriobotrya japonica*（Thunb.）Lindl. 树干的韧皮部。

【原植物】 参见"枇杷叶"条。

【采收加工】 全年均可采，剥取树皮，去除外层粗皮，晒干或鲜用。

【药材】 枇杷木白皮 *Cortex Eriobotryae* 主产于四川。

性状 本品表面类白色，易被氧化成淡棕色，外表面较粗糙，内表面光滑，带有黏性分泌物。质柔韧。气清香，味苦。

【药性】 苦，平。

【功用主治】 降逆和胃，止咳，解毒。主治呕吐，呃逆，久咳，久泻，痈疡肿痛。

1.《千金方》："主啘不止，下气。"

2.《本草图经》："止吐逆不下食。"

3.《贵州民间方药集》："治咳。"

【用法用量】 内服：煎汤，3～9 g；或研末 3～6 g。外用：研末调敷。

【选方】 1. 治啘不止 削取（枇杷）生树皮嚼之，少少咽汁，亦可煮汁冷服之。（《千金方》）

2. 治慢性腹泻 枇杷树二层皮，研粉，每用 6 g，煎鸡蛋吃。

3. 治慢性溃疡 枇杷树二层皮，焙干，研粉，以鸡蛋黄熬油，调膏，外敷。（2、3 方出自《恩施中草药手册》）

2684 板蓝根 bǎn lán gēn（《纲目》）

【异名】 靛青根（《本草便读》），蓝靛根（《分类草药性》）。

【基原】 为十字花科菘蓝属植物菘蓝的根。

【原植物】 菘蓝 *Isatis indigotica* Fort.

二年生草本，植株高 50～100 cm。光滑无毛，常被粉霜。根肥厚，近圆锥形，直径 2～3 cm，长 20～30 cm，表面土黄

或瘟疫暑暍而热渴不解，凉心气也。能使五脏成调，六腑清畅。他如《圣惠方》治衄血不止，《本事方》之治酒齄赤鼻诸证，总不外润养气道，清解热血之疾也。”

4.《重庆堂随笔》：“枇杷叶，凡风温、温热、暑、燥诸邪在肺者，皆可用以保柔金而肃治节；香而不燥，凡湿温、疫疠、秽毒之邪在胃者，皆可用以澄浊气而廓中州。《本草》但云其下气治嗽啘，则伟绩未彰，故发明之。”

5.《本草求原》：“气平清肺，味甘和胃，苦降下气。凡肺胃阴微阳亢概用之，盖气下则火降痰消。其治呕哕、反胃、噎膈者，胃阳和也；治热嗽劳嗽、失血、消渴、产妇口干、伤暑气逆、利水者，心肺之阳降也。”

2678 枇杷芋 pí pá yù（《陕西中草药》）

【异名】 草苁蓉、枇杷玉（《陕西中药志》），千斤重（《全国中草药新医疗法展览会资料选编》），千斤坠、一支腊、蒙茯苓、西域丁座草（《云南中草药》），半夏（《西宁中草药》）。

【基原】 为列当科草苁蓉属植物丁座草的根茎。

【原植物】 丁座草 *Boschniakia himalaica* Hook. f. et Thomas［*Xylanche himalaica*（Hook. f. et Thomas）G. Beck］

寄生草本。高 15～45 cm，近无毛。根茎球形或近球形，直径 2～5 cm，常仅有一条直立的茎。茎不分枝，肉质，圆柱状，褐色。叶宽三角形、三角状卵形至卵形，长 1～2 cm，宽 0.6～1.2 cm。总状花序，长 8～20 cm，花多密集；苞片 1 枚，三角状卵形；小苞片无或 2 枚，早落或宿存，线状披针形；花梗长 6～10 mm，花序上部渐变短；花萼浅杯状，先端 5 裂，裂片不等长；花冠唇形，黄褐色或淡紫色，筒部稍膨大，上唇盔状，下唇 3 浅裂，裂片常反折；雄蕊 4，常伸出于花冠之外，花药卵状长圆形；雌蕊由 2（稀 3）心皮组成；子房长圆形，花柱长约1 cm，柱头盘状，常 3 浅裂。蒴果近圆球形或卵状长圆形，长 1.5～2.2 cm，常 3 瓣开裂。种子不规则球形。花期 4～6 月，果期 6～9 月。

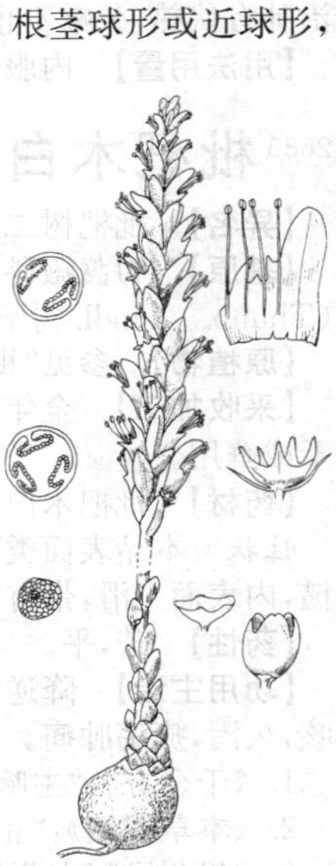

丁座草

生于海拔 2 500～4 400 m 的高山林下或灌木丛中，常寄生于杜鹃花属（Rhododendron）植物的根上。分布于四川、云南、西藏、陕西、甘肃、青海等地。

【采收加工】 3～4 月发苗时采，晒干。

【成分】 块茎中含三萜类：3-表-乙酰氧基-12-乌苏烯-28-醛（3-epi-acetoxyurs-12-en-28-al），熊果酸（ursolic acid），3-表-熊果酸（3-epi-ursoli acid）；木脂素类：右旋松脂素（pinoresinol），右旋松脂素单葡萄糖苷（pinoresinol monoglucoside）[1]。

【药理】 抑制内皮素作用　从本植物全草分离提取的熊果酸类成分，能用于治疗高血压病、心脑血管疾病、肾脏疾病及哮喘。此类成分是内皮素受体抑制剂，能抑制内皮素与从大鼠胚胎胸动脉衍生的 A_{10} 细胞上的受体结合[1]。

【药性】 辛、微苦，温，小毒。

1.《云南中草药》：“淡，平，有小毒。”

2.《陕西中草药》：“味涩、微苦，性温。”

3.《全国中草药汇编》：“辛，平，有小毒。”

【功用主治】 理气止痛，利湿活络。主治脘腹胀痛，疝气，风湿痹痛，跌打损伤，血吸虫病，咽喉肿痛，痄腮。

1.《陕西中药志》：“治胃痛，咳嗽。”

2.《云南中草药》：“杀菌解毒，利湿活络。治血吸虫病，跌打，月经不调，风湿，草乌中毒，腮腺炎。”

3.《陕西中草药》：“理气止痛，止咳祛痰，消胀健胃。治腹胀胃痛，疝气，劳伤咳嗽。”

【用法用量】 内服：煎汤，3～6 g；或泡酒；入散剂，0.3～0.6 g。外用：研末调敷；或干掺。

【宜忌】 内服不可过量，阴虚火旺及燥热咳嗽者禁服。

《陕西中草药》：“反芋儿七，此药性猛烈，不可多用。多用则头昏。”

【选方】 1. 治头风痛　千斤坠块茎、双参、杏叶、防风各 5 g。研细粉，配猪脑蒸吃，白糖为引。

2. 治跌打损伤，劳伤筋骨痛　千斤坠块茎 6 g，用酒浸泡 4～5 d，每晚睡前服 5～10 ml；或配伍叶下花 15 g，珠子参 30 g，杜仲 15 g。水煎服，点酒为引。

3. 治功能性不孕，月经不调，淋沥不尽　千斤坠块茎 5 g，佛掌（手掌）参 15 g，酒 200 ml。浸泡，睡前服 5 ml。（1～3 方出自《大理中药资源志》）

4. 治小儿虫疾（积）　千斤坠 0.6～0.9 g。为末，肉汤冲服，或蒸鸡蛋服。

5. 治肾盂肾炎，淋症　千斤坠 1.5 g，松树寄生 15 g。水煎服。（4、5 方出自《丽江中草药》）

2679 枇杷花 pí pá huā（《纲目》）

【异名】 土冬花（《民间常用草药汇编》）。

【基原】 为蔷薇科枇杷属植物枇杷 *Eriobotrya japonica*（Thunb.）Lindl. 的花。

【原植物】 参见“枇杷叶”条。

【采收加工】 冬、春季采花，晒干。

【药材】 枇杷花 *Flos Eriobotryae*　主产于四川。

性状　圆锥花序，密被绒毛。苞片凿状，有褐色绒毛。花萼 5 浅裂，萼管短，密被绒毛。花瓣 5，黄白色，倒卵形，内面近基部有毛。雄蕊 20～25；子房下位，5 室，每室有胚珠 2 枚，花柱 5，柱头头状。气微清香，味微甘、涩。

【成分】 三萜类：齐墩果酸（oleanolic acid），熊果酸（ursoli cacid），2α，3α，19α-三羟基-5，12-乌苏烯二烯-28-酸（2α，3α，19α-trihydroxyurs-5，12-dien-28-acid），2β，3β，23α-三羟基-12-齐墩果烯-28-酸（2β，3β，23α-trihydroxy-olean-12-en-28-acid）[1]。

【药性】 淡，平。

《重庆草药》：“味淡，微温。”

【功用主治】 疏风止咳。主治头风，鼻塞流涕，虚劳久嗽，痰中带血。

1. 姚可成《食物本草》：“治头风，鼻流清涕。”

2.《重庆草药》：“治枯痨咳嗽，痰中带黑血。”

【用法用量】 内服：煎汤，6～12 g；研末，每次 3～6 g，吞服；或入丸、散。外用：捣敷。

【选方】 治头风，鼻流清涕　枇杷花、辛夷等分，研末，酒服二钱，日二服。（《纲目》）

叉莱胶性浮肿有强大抑制作用，抑制率达52%（角叉莱胶注射后2 h），其活性成分经分离已证明为熊果酸和2α-羟基-亚油酸甲酯，后者与马斯里酸的甲酯化物相当[5]。枇杷叶中熊果酸有抗肿瘤作用[6]。此外，枇杷叶的甲醇提取物中的倍半萜葡萄糖苷和多羟基三萜烯苷可显著降低遗传糖尿病小鼠的尿糖，并且后者还可降低正常小鼠的血糖[7]。主要成分三萜酸具有抗炎、降血糖、抗病毒作用[8]。

【炮制】 1. 枇杷叶　取原药材，除去杂质及绒毛，用水喷润，切丝，干燥。生品常用于肺热咳嗽。

2. 蜜枇杷叶　取炼蜜，用适量开水稀释后，加入枇杷叶丝中拌匀，闷透，置锅内，用文火加热，炒至微黄色、不粘手时，取出放凉。每枇杷叶100 kg，加炼蜜20 kg。蜜枇杷叶多用于肺燥咳嗽。

3. 炒枇杷叶　取净枇杷叶，置锅内，用文火加热，炒至微焦，有香气，取出放凉。炒枇杷叶常用于和胃止呕。

饮片性状　枇杷叶呈丝条状，表面灰绿色、黄棕色或红棕色，背面无绒毛，革质而脆。无臭，味微苦。

贮干燥容器内，蜜枇杷叶、炒枇杷叶密闭，置通风干燥处。

【药性】 苦，凉。归肺、胃经。

1.《别录》："味苦、平。无毒。"

2.《药性论》："味甘。"

3.《滇南本草》："性微寒，味苦、辛。入肺。"

4.《本草经疏》："入手太阴、足阳明经。"

5.《本草经解》："入手太阴肺经、手少阴心经。"

【功用主治】 清肺，和胃，降气，止渴。主治肺热咳嗽，阴虚劳嗽，胃热呕哕，妊娠恶阻，消渴，肺风面疮，酒齇鼻赤。

1.《别录》："主卒啘不止，下气。"

2.《新修本草》："主咳逆，不下食。"

3.《食疗本草》："煮汁饮之，止渴。治肺气热嗽及肺风疮，胸、面上疮。"

4.《日华子》："疗妇人产后口干。"

5.《滇南本草》："止咳嗽，消痰定喘，能断痰丝，化顽痰，散吼喘，止气促。"

6.《医学入门》："清肺止渴，治肺咳嗽气逆，消渴及久嗽身热肌瘦，将成痨者。"

7.《药性切用》："煎汁收膏，润燥止咳。"

8.《本草再新》："止吐血、呛血，治痈痿热毒。"

【用法用量】 内服：煎汤，9～15 g，大剂量可用至30 g；鲜品15～30 g；或熬膏，或入丸、散。

润肺下气止咳逆，宜蜜汁炒用；和胃下气止呕哕，宜姜汁炒用。

【宜忌】 入汤剂，需包煎。胃寒呕吐及风寒咳嗽证禁服。

1.《新修本草》："须火炙，布拭去毛，不尔，射人肺，令咳不已。"

2.《本草经疏》："胃寒呕吐及肺感风寒咳嗽者，法并忌之。"

3.《药性通考》："止可用以治阴虚之咳，他嗽不可用也。"

【选方】 1. 治肺热咳嗽　枇杷叶9 g，桑白皮12 g，黄芩6 g，水煎服。或蜜炙枇杷叶12 g，蜜炙桑白皮15 g，水煎服。（《陕西中草药》）

2. 治肺燥咳嗽　干枇杷叶（去毛）9 g，干桑叶9 g，茅根15 g，水煎服。（《广西民间常用中草药手册》）

3. 治呕吐　枇杷叶15 g，鲜竹茹15 g，灶心土60 g。水煎服。（《恩施中草药手册》）

4. 治老幼暴吐，服药不止者　枇杷叶（净刷去叶后毛，锉碎）二两重，半夏（㕮咀，净者）四两重。上件用生姜四两重，切作绿豆大，拌匀，酿一宿，慢火炒令微焦色，以皮纸盛于地上候冷，每服二两，水一盏，煎七分，去渣，空心少与，缓投，可入诸药内同煎服亦效。（《活幼心书》至圣散）

5. 治小儿吐乳不定　枇杷叶一分（拭去毛，微炙黄），母丁香一分。上件药，捣，细罗，为散，乳头上涂一字，令儿咂便止。（《圣惠方》枇杷叶散）

6. 治热病烦渴、饮水过多，时有呕逆方　枇杷叶二两（拭去毛，炙微黄），茅根一两（锉），葛根一两（锉）。上件药，捣筛为散，以水三大盏，煎至一盏半，去滓，不计时候，分温三服。（《圣惠方》）

7. 治五噎　枇杷叶一两（拭去毛，炙微黄），陈橘皮一两（汤浸，去白瓤，焙），生姜半两。上件药，都以水二盏半，煎至一盏半，去滓，不计时候，分温三服。（《圣惠方》治五噎立效方）

8. 治霍乱心烦懊不得安卧　枇杷叶（拭去毛）一分，芦根（洗，焙）三分，人参一分。上三味，粗捣筛。每服五钱匕，水一盏，入薤白五寸，煎至一盏，去滓，温服，有顷再服。（《圣济总录》枇杷叶饮）

9. 治鼻赤　枇杷叶（去毛）、大山栀、苦参、苍术（米泔浸炒），各等分为末，每服一钱半，酒调白滚汤咽下。（《证治准绳》）

10. 治肺风、粉刺、鼻齇，初起红色，久则肉皰发肿者　枇杷叶（去毛刺）八两，黄芩（酒炒）四两，甘草一两，天花粉四两。共为末，新安酒跌丸，桐子大。每服一钱五分，食后并临睡白滚汤、茶汤俱可送下，忌火酒、煎炒。（《外科正宗》枇杷叶丸）

11. 治翻花痔　枇杷叶（蜜涂炙燥）为末，乌梅肉（焙燥）为末，和匀，先以痔洗净，次以药敷之。（《古今医统》）

【临床报道】 1. 治疗慢性气管炎　取枇杷叶90 g，茄梗150 g，加水3 000 ml煎成2 000 ml，再加单糖浆240 ml。日服3次，每次10 ml，20 d为1个疗程。共治疗167例，结果近期控制42例，显效60例，好转35例，无效30例，总有效率为81%。观察结果表明，止咳作用强，祛痰作用差；对单纯型气管炎较好，对哮喘无效[1]。

2. 治疗蛲虫病　用鲜枇杷叶刷去背毛，洗净，加水煮沸1 h，将煎液浓缩过滤，每200 ml药液含生药100 g。服药对象为5～7岁儿童。治疗122例，每人于睡前及次晨空腹时，各服药液100 ml，15 d后复查虫卵，结果：阴转率67.21%，肛周成虫阴转率为78.85%，肛周虫减少率为88.14%。服药后副作用一般无需处理即可渐消，部分服药前胃肠功能较差者，服香砂六君丸、姜汤或654-2片剂，可使反应缓解[2]。

【各家论述】 1.《纲目》："治肺胃之病，大都取其下气之功耳，气下则火降痰顺，而逆者不逆，呕者不呕，渴者不渴，咳者不咳矣。"

2.《本草经疏》："《经》曰：诸逆冲上，皆属于火。火气上炎，则为卒啘不止。枇杷叶性凉，善下气，气下则火不上升，而胃自安，故卒啘止也。其治呕吐不止、妇人产后口干、男子消渴、肺热咳嗽、喘息气急、脚气上冲，皆取其下气之功。又治妇人发热咳嗽，经事先期，佐补阴清热之药服之，可使经期正而受孕。"

3.《本草汇言》："枇杷叶安胃气、润心肺、养肝肾之药也。沈孔庭曰：主呕哕、反胃而吐食不止，安胃气也；或气逆痰滞而咳嗽靡宁，润肺气也；或虚火烦灼而舌干口燥，养肾气也；

常绿小乔木，高约10 m。小枝粗壮，黄褐色，密生锈色或灰棕色绒毛。叶片革质；叶柄短或几无柄，长6～10 mm，有灰棕色绒毛；托叶钻形，有毛；叶片披针形、倒披针形、倒卵形或长椭圆形，长12～30 cm，宽3～9 cm，先端急尖或渐尖，基部楔形或渐狭成叶柄，上部边缘有疏锯齿，上面光亮、多皱，下面及叶柄密生灰棕色绒毛，侧脉11～21对。圆锥花序顶生，总花梗和花梗密生锈色绒毛；花直径1.2～2 cm；萼筒浅杯状，萼片三角卵形，外面有锈色绒毛；花瓣白色，长圆形或卵形，长5～9 mm，宽4～6 mm，基部具爪，有锈色绒毛；雄蕊20，花柱5，离生，柱头头状，无毛。果实球形或长圆形，直径3～5 cm，黄色或橘红色；种子1～5颗，球形或扁球形，直径1～1.5 cm，褐色，光亮，种皮纸质。花期10～12月，果期5～6月。

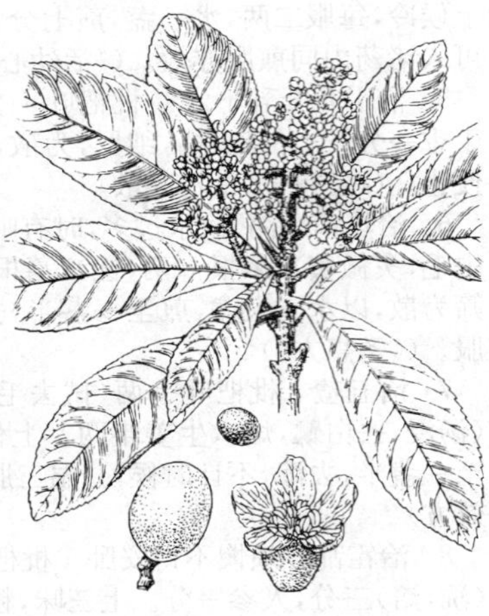

枇 杷

常栽种于村边、平地或坡边。分布于中南及江苏、浙江、安徽、福建、江西、四川、贵州、云南、陕西、甘肃、台湾等地。

本植物的果实（枇杷）、花（枇杷花）、种子（枇杷核）、根（枇杷根）、叶的蒸馏液（枇杷叶露）及树干的韧皮部（枇杷木白皮）亦供药用，另设专条。

【栽培】 生物学特性　喜温暖湿润环境。年均温度12～15 ℃以上，年降水量在1 000 mm以上地区均能生长。对土壤要求不严，但以土层深厚、排水良好、富含腐殖质的砂质土为好。

繁殖方法　种子繁殖或嫁接繁殖。种子繁殖：5～6月种子成熟后，随采随播，条播或点播。播后覆土，盖草，浇水，保持湿润，1个月后发芽。培育1年后，于第二年春季移栽。嫁接繁殖：用台湾枇杷、石楠苗等作砧木。多采用枝接，小砧木一般用切接或腹接，大砧木采用劈接或皮接，于3～6月嫁接。培育1～2年即可移栽定植。

田间管理　每年施肥4次，第一次在2～3月春梢抽生前；第二次在3月底至4月上旬果实膨大期；第三次在6月采果后至夏梢抽生前；第四次在10月开花前施用。肥料氮、磷、钾比例是4∶2.5∶3。春、夏季还须注意修剪。

病虫害防治　灰斑病，为害叶和果实，要及时清除被害叶及果实并烧毁，注意通风透光。枇杷黄毛虫幼虫为害枝梢嫩叶，发生期用90%敌百虫1 000倍液喷杀。

【采收加工】 全年皆可采收，以6～7月采收者为多。采下后晒至七八成干，扎成小把，再晒至足干。此法所得成品不易破碎，质量较好。亦有拾取自然落叶晒干者，其色较紫。

【药材】 枇杷叶 *Folium Eriobotryae*　产于华东、中南、西南及陕西、甘肃等地，广东及江苏产量较大。多为栽培品。

性状　叶呈长椭圆形或倒卵形，长12～30 cm，宽4～9 cm。先端尖，基部楔形，边缘上部有疏锯齿，基部全缘。上表面灰绿色、黄棕色或红棕色，较光滑；下表面淡灰色或棕绿色，密被黄色茸毛，主脉于下表面显著突起，侧脉羽状；叶柄极短，被棕黄色茸毛。革质而脆，易折断。气微，味微苦。

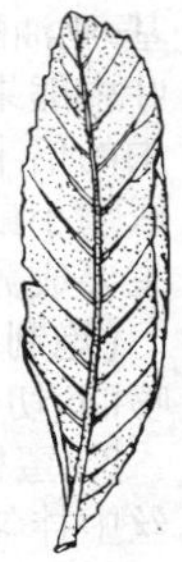

枇杷叶外形

鉴别　叶横切面：上表皮细胞扁方形，外被厚的角质层；下表皮有多数单细胞非腺毛，近主脉处多弯曲呈人字形；气孔不定式。栅栏组织3～4列细胞。海绵组织疏松，均含草酸钙方晶及簇晶。主脉维管束外韧型，近环状；中柱鞘纤维束排列成不连续的环，壁木化，周围薄壁细胞含草酸钙方晶，形成晶纤维；薄壁组织中散有黏液细胞，并有草酸钙方晶。

品质标志　《中华人民共和国药典》2005年版规定：照水溶性浸出物测定法热浸法测定，本品含水溶性浸出物不得少于10.0%。

【成分】 新鲜叶含挥发油0.045%～0.108%，其主要成分为橙花叔醇（nerolidol）和金合欢醇（farnesol）[1]。叶中含苦杏仁苷（amygdalin）；有机酸：酒石酸（tartaric acid），枸橼酸（citric acid），苹果酸（malic acid）；三萜：齐墩果酸（oleanolic acid）[2]，熊果酸（ursolic acid）[3]，2α-羟基熊果酸（2α-hydroxyursolic acid），6α，19α-二羟基熊果酸（6α，19α-dihydroxyursolic acid）[4]，马斯里酸（maslinic acid），马斯里酸甲酯（methyl maslinate），野鸦椿酸（euscaphic acid）[3]，枇杷呋喃（eriobofuran）[5]，枇杷佛林（loguatifolin）A[6]，金丝桃苷（hyperoside）[7]，以及4个倍半萜苷：橙花叔醇-3-O-α-L-吡喃鼠李糖基-(1→2)-β-D-吡喃葡萄糖苷〔nerolidol-3-O-α-L-rhamnopyranosyl-(1→2)-β-D-glucopyranoside〕，橙花叔醇-3-O-α-L-吡喃鼠李糖基-(1→4)-α-L-吡喃鼠李糖基-(1→2)-β-D-吡喃葡萄糖苷〔nerolidol-3-O-α-L-rhamnopyranosyl-(1→4)-α-L-rhamnopyranosyl-(1→2)-β-D-glucopyranoside〕，橙花叔醇-3-O-α-L-吡喃鼠李糖基-(1→4)-α-L-吡喃鼠李糖基-(1→6)-β-D-吡喃葡萄糖苷〔nerolidol-3-O-α-L-rhmnopyranosyl-(1→4)-α-L-rhamnopyranosyl-(1→6)-β-D-glucopyranoside〕，橙花叔醇-3-O-〔α-L-吡喃鼠李糖基(1→4)-α-L-吡喃鼠李糖基(1→2)-〔α-L-吡喃鼠李糖基(1→6)〕-β-D-吡喃葡萄糖苷〕{nerolidol-3-O-〔α-L-rhamnopyranosyl(1→4)-α-L-rhamnopyranosyl(1→2)-〔α-L-rhamnopyranosyl(1→6)〕-β-D-glucopyranoside〕}[8]；还含23-反-对香豆酰委陵菜酸（23-*trans*-*p*-coumaroyltormentic acid），23-顺-对香豆酰委陵菜酸（23-*cis*-*p*-coumaroyltormentic acid），3-O-反-咖啡酰委陵菜酸（3-O-*trans*-caffeoyltormentic acid），3-O-反-对香豆酰救必应酸（3-O-*trans*-*p*-coumaroylrotundic acid）[9]，坡模酸（pomolic acid）[10]。

【药理】 1. 祛痰，镇咳，平喘作用　所含苦杏仁苷在下消化道被微生物酶分解出微量氢氰酸，后者对呼吸中枢有镇静作用，故有平喘镇咳作用[1]。有效成分总三萜酸和熊果酸等均具有良好的抗炎、止咳效果[2]。良园枇杷叶膏口服给药能增加小鼠支气管酚红的排泌量及促进鸽气管纤毛黏液流运动；推迟小鼠对浓氨水刺激的咳嗽潜伏期及减少咳嗽次数；对抗乙酰胆碱致豚鼠哮喘作用；具有较好的祛痰，镇咳，平喘作用[3]。成年的枇杷叶比幼年的枇杷叶对止咳、祛痰效果要明显。在对止咳、祛痰作用上，灌胃要比腹腔注射效果好[4]。

2. 其他作用　枇杷叶的乙醚冷浸提取物局部应用对角

消渴好睡。”

【用法用量】 内服：煎汤，15～30 g。

2674 **杯苋** bēi xiàn（《海南岛常用中草药手册》）

【异名】 蛇见怕（《海南植物志》），镜面草、蛇惊慌、细叶蛇总管、拔子弹草（《海南岛常用中草药手册》），小马鞭草（《广西本草选编》），细样倒扣草（《全国中草药汇编》）。

【基原】 为苋科杯苋属植物杯苋的地上部分。

【原植物】 杯苋 *Cyathula prostrata*（L.）Bl.［*Achyranthes prostrata* L.］

多年生草本，高 30～50 cm。根细长。茎上升或直立，钝四棱形，具分枝，有灰色长柔毛，节部带红色，加粗，基部数节生不定根。叶对生；叶柄长 1～7 mm，有长柔毛；叶片菱状倒卵形或菱状长圆形，长 1.5～6 cm，宽 6～30 mm，先端圆钝，微凸，中部以下骤然变细，基部圆形，上面绿色，幼时带红色，下面苍白色，两面有长柔毛，具缘毛。总状花序由多数花丛集成，顶生和最上部叶腋生，直立，长 4～35 cm；总梗延伸，不分枝，密生灰色柔毛；花丛初直立，后开展，最后反折，下部花丛由 2～3 朵两性花及数朵不育花而成，愈向花序上部，花丛内的不育花数目愈减少，最上部花丛仅有 1 朵两性花，而无不育花，果实成熟时，整个花丛脱落；苞片长 1～2 mm，先端长渐尖，授粉后反折；两性花花被片卵状长圆形，长 2～3 mm，淡绿色，先端渐尖，具凸尖，外面有白色长柔毛，具 3～5 脉；雄蕊花丝长 3～4 mm，基部连合；退化雄蕊长方形，长0.5 mm。胞果球形，直径约 0.5 mm，无毛，带绿色；不育花的花被片及苞片黄色，长约 1.5 mm，花后稍延长，先端钩状，基部有长柔毛。种子卵状长圆形，极小，褐色，光亮。花、果期 6～11 月。

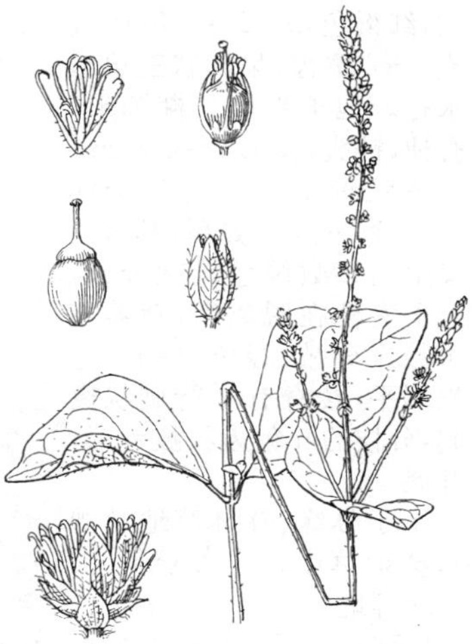

杯 苋

生于山坡灌木丛或小河边。分布于华南及云南、台湾等地。

本植物的根（杯苋根）亦供药用，另设专条。

【采收加工】 6～7 月植株生长盛期采收，鲜用或晒干用。

【成分】 全草中含蜕皮甾酮（ecdysterone）[1]。

【药性】 苦，凉。

1.《海南岛常用中草药手册》：“苦、涩，微凉。”

2.《广西本草选编》：“味淡，性凉。”

【功用主治】 清热，解毒，散瘀。主治痈疮肿毒，跌打瘀肿，毒蛇咬伤。

1.《广西本草选编》：“散瘀消肿。治跌打瘀肿，疮疡肿毒。”

2.《全国中草药汇编》：“消积除痰，消肿止痛。治小儿疳积，肺结核，蛇咬伤。”

【用法用量】 内服：煎汤，30～60 g。外用：捣敷。

2675 **杯苋根** bēi xiàn gēn（《广西本草选编》）

【基原】 为苋科杯苋属植物杯苋 *Cyathula prostrata*（L.）Bl. 的根。

【原植物】 参见“杯苋”条。

【采收加工】 全年采收，鲜用或晒干用。

【药性】 苦，凉。

《广西本草选编》：“味淡，性凉。”

【功用主治】《全国中草药汇编》：“清热解毒，主治细菌性痢疾。”

【用法用量】 内服：煎汤，9～15 g。

2676 **枇杷** pí pá（《别录》）

【基原】 为蔷薇科枇杷属植物枇杷 *Eriobotrya japonica*（Thunb.）Lindl. 的果实。

【原植物】 参见“枇杷叶”条。

【采收加工】 枇杷果实因成熟期不一致，宜分次采收，采黄留青，采熟留生。

【药材】 枇杷 *Fructus Eriobotryae* 产于四川。

性状 果实圆形或椭圆形，直径 2～5 cm，外果皮黄色或橙黄色，具柔毛，顶部具黑色宿存萼齿，除去萼齿可见一小空室。基部有短果柄，具糙毛。外果皮薄，中果皮肉质，厚 3～7 mm，内果皮纸膜质，棕色，内有一至多颗种子。气微清香，味甘、酸。

【药性】 甘、酸，凉。归肺、脾经。

1.《食疗本草》：“温。”

2.《蜀本草》：“味甘、酸。”

3.《开宝本草》：“味甘，寒。无毒。”

4.《本草求真》：“入脾、肺，兼入肝。”

【功用主治】 润肺，下气，止渴。主治肺燥咳嗽，吐逆，烦渴。

1.《食疗本草》：“利五脏。”

2.《本草元命苞》：“除肺热在上焦，止吐逆于胸膈。”

3.《滇南本草》：“治肺痿、痨伤吐血、咳嗽吐痰、哮吼。又治小儿惊风发热。”

4. 姚可成《食物本草》：“止渴下气，利肺气，凉上焦热，润五脏。”

5.《药性切用》：“润肺定咳，止渴除烦。”

【用法用量】 内服：生食；或煎汤，30～60 g。

【宜忌】 不宜多食。

1.《绍兴本草》：“多食发痰热。”

2.《随息居饮食谱》：“多食助湿生痰，脾虚滑泄者忌之。”

【选方】 治肺热咳嗽 鲜枇杷肉 60 g，冰糖 30 g。水煎服。（《福建药物志》）

【各家论述】《本经逢原》：“必极熟，乃有止渴、下气、润五脏之功；若带生味酸，力能助肝伐脾，食之令人中满泄泻。”

2677 **枇杷叶** pí pá yè（《别录》）

【异名】 巴叶、芦桔叶（《中药材手册》）。

【基原】 为蔷薇科枇杷属植物枇杷的叶。

【原植物】 枇杷 *Eriobotrya japonica*（Thunb.）Lindl.［*Mespilus japonica* Thunb.］

面有短柔毛，逐渐脱落，下面密被短柔毛。花两性；伞房花序，具花4～7朵，集生于小枝顶端；花梗长1.5～2 cm，密被柔毛；花直径3～4 cm；萼筒钟状，外面密被柔毛；萼片5，三角披针形，长4～5 mm，先端渐尖，全缘，内外两面密被柔毛；花瓣5，倒卵形或长圆倒卵形，长8～13 mm，基部有短爪，淡粉红色，雄蕊17～20，花丝长短不等，比花瓣短；花柱4(5)，比雄蕊稍长。梨果卵形或近球形，直径4～5 cm，黄色或红色，宿存萼肥厚隆起。花期4～5月，果期8～9月。

生于海拔50～2 800 m的山坡阳处、平原沙地。分布于华北、西南及辽宁、山东、河南、湖北、陕西、甘肃、新疆等地。

本种因长期栽培，品种颇多，果实形状、颜色、香味、成熟期都相差很大。河北的沙果（包括冷沙果、热沙果、花脸沙果、净面沙果）、花红、槟子、槟楸、果楸、柰子，山东的冬果、秋果、夏果、半夏，陕西的白果、槟果均属于本种。

本植物的叶（花红叶）、根（林檎根）亦供药用，另设专条。

【采收加工】 8～9月果实将成熟时采摘，鲜用或切片晒干。

【药材】 林檎 *Fructus Mali Asiaticae* 产于长江黄河一带。

性状 本品梨果扁球形，直径2.5～4 cm，表面黄色至深红色，有点状黄色皮孔。顶端凹而有竖起的残存萼片，底部深陷。气清香，味微甜、酸。

【药理】 1. 抑菌作用 将林檎叶用水、乙醇、石油醚浸泡，以上述提取物质对小鼠进行动物体内抗菌试验，结果表明林檎叶提取液所含的鞣质和皂苷具有明显的体内抑菌作用[1,2]。

2. 抗氧化作用 高质量浓度的林檎叶水和乙醇提取液对羟自由基的清除和对动物肝匀浆脂质过氧化的抑制有反作用，但乙醇提取进一步分离的氢氧化钠溶解组和乙酸乙酯溶解组对羟自由基的清除和对动物肝匀浆脂质过氧化的抑制有明显的促进作用，这可能是由于多酚类化合物特别是黄酮类化合物以及苷类化合物是其主要的活性物质有关[3]。

3. 提高免疫功能 林檎叶的水提取物和乙醇提取物能明显提高小鼠的免疫功能[4]。

【药性】 酸，甘，平。归胃、大肠经。

1.《千金方》："味酸、苦，平，涩。无毒。"

2.《开宝本草》："味酸、甘，温。"

3.《滇南本草》："走足阳明、厥阴二经。"

4.《本草撮要》："入手足太阴、阳明经。"

【功用主治】 生津止渴，消积止痢。主治消渴，痰饮积食，霍乱，泻痢腹痛。

1.《千金方》："止渴、好唾。"

2.《食疗本草》："主谷痢，泄精。"

3.《日华子》："下气，治霍乱肚痛，消痰。"

4.《滇南本草》："治一切冷积痞块，中气不足，似疟非疟，化一切风痰气滞。熬食令人延年。"

5.《纲目》："主治小儿闪癖。"

【用法用量】 内服：煎汤，30～90 g；或捣汁。外用：研末调敷。

【宜忌】 不宜多食。

《开宝本草》："不可多食，发热涩气，令人好睡，发冷痰，生疮疖，脉闭不行。"

【选方】 1. 治水痢 林檎十枚半熟者，以水二升，煎取一升，和林檎空心食。（《食医心镜》）

2. 治小儿痢 林檎、构子同杵汁，任意服之。

3. 治小儿闪癖，头发竖黄，瘰疬羸瘦 杵林檎末，以和醋敷上。（2、3方出自《子母秘录》）

2672 林问荆 lín wèn jīng（《长白山植物药志》）

【基原】 为木贼科木贼属植物林问荆的全草。

【原植物】 林问荆 *Equisetum sylvaticum* L. 又名：林下木贼（《蕨类名词及名称》）。

多年生草本，高20～60 cm。根茎细，黑褐色。春季孢子囊穗的茎褐色，不分枝，有轮生钟形叶鞘。叶鞘齿膜质，红褐色，每2～3齿连接成3～4宽齿，呈卵状三角形永存。孢子囊穗长椭圆形，有梗，钝头，长1.2～2.8 cm；每盾状孢子叶下有孢子囊6～9个；孢子成熟后，其茎上又生出多数绿色轮状分枝，孢子囊穗在脱离后，营养茎再数次分枝，绿色，展开，茎先端平，棱脊有2行刺状突起，分枝的叶鞘齿狭披针形，开展。

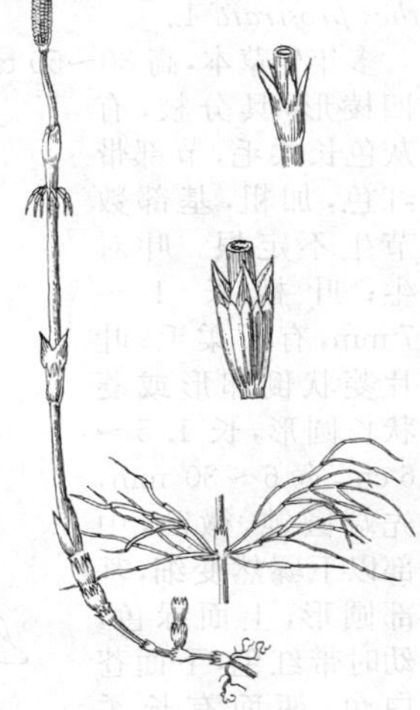

林问荆

生于林缘、森林草地及灌木丛杂草中。分布于华北、东北等地。

【采收加工】 7～9月采挖，鲜用或晒干。

【成分】 全草含黄酮苷：紫云英苷（astragalin），杨属苷（populnin），山柰酚-3-双葡萄糖苷（kaempferol-3-diglucoside），山柰酚-3，7-双葡萄糖苷（kaempferol-3，7-diglucoside），山柰酚-3-芸香糖-7-鼠李糖苷（kaempferol-3-rutinoside-7-rhamnoside），异槲皮素（isoquercetin），槲皮素-3-双葡萄糖苷（quercetin-3-diglucoside），槲皮素-3-双葡萄糖-7-葡萄糖（quercetin-3-diglucoside-7-glucoside），槲皮素-3-芸香糖-7-鼠李糖苷（quercetin-3-rutinoside-7-rhamnoside），草棉苷（herbacetrin）[1]。又含4，5-二去氢茉莉酮酸（4，5-didehy-drojasmonic acid），止杈酸（abscisic acid）[2]，β-谷甾醇（β-sitisterol），正十八烷及壬醇[3]。

【药理】 具有收敛止血、利尿镇痛、降血压、降血脂、保肝及抗肿瘤等多方面生物活性[1]。

【功用主治】《长白山植物药志》："可用于咯血、风湿症、痛风、淋病、血尿等，具有止血、镇痛和收敛作用；作为利尿剂，用于肾病和膀胱炎；地上部分煎剂可治疗癫痫、子痫等；加强子宫收缩，可作为流产药。"

【用法用量】 内服：煎汤，5～10 g。外用：捣敷；或研末调敷。

2673 林檎根 lín qín gēn（《食疗本草》）

【基原】 为蔷薇科苹果属植物花红 *Malus asiatica* Nakai 的根。

【原植物】 参见"林檎"条。

【采收加工】 全年可采，挖根，切片，晒干。

【功用主治】《食疗本草》："（林檎）东行根治白虫、蛔虫、

粗糙，先端可见凹点状茎痕；质轻，断面粉性，黄色至棕黄色，可见排列不规则的维管束小点。茎圆形，表面棕黑色，具纵棱，多中空。叶片半月形，边缘有多数棕色的丝毛状物；叶柄细长。茎顶常具花或小蒴果。气微，味甘。

鉴别 (1) 茎横切面：表皮细胞类方形，少数向外突起；外被角质层。皮层较窄，内侧为约3列厚壁细胞环带，壁木化。维管束周木型；导管壁木化，韧皮部压缩状，有单个或成束的纤维，壁厚木化，胞腔内多含棕黑色物。髓周薄壁细胞类圆形或多边形，中央多已中空。

粉末特征：灰褐色。淀粉粒甚多，单粒椭圆形或类三角形，少数具点状脐点，直径5～33 μm。纤维碎片多见，侧壁平滑，端壁平钝，胞腔内含棕黑色物，直径6～20 μm，壁木化。具缘纹孔导管多见，梯纹、螺纹和环纹导管较少，直径13～37 μm。花瓣表皮碎片可见多数气孔。花粉粒常数个相聚，表面有刺状突起，萌发孔不明显，直径30～33 μm。腺毛的头部和柄部均为多细胞，棕黄色，直径100～115 μm。

(2) 取本品3 g，切成小段，加水200 ml浸渍过夜，再加热蒸馏，收集黄色蒸馏液约80 ml。取蒸馏液两份各2 ml，一份加1%硫酸铜溶液1滴，显红色，用稀盐酸酸化后红色消失，再用10%氢氧化钠溶液碱化至pH12，溶液又转为红色；另一份加1%醋酸镍乙醇液2滴，溶液呈红色(检查矶松素)。

(3) 薄层色谱：取上述蒸馏液约70 ml，用乙醚20 ml振摇提取，分取乙醚溶液，蒸干，残渣用0.5 ml乙醇溶解作为供试液，以矶松素乙醇液作对照液，点样于同一硅胶G薄层板上，用苯-无水乙醇(8∶2)或环乙烷-氯仿-乙醇(20∶2.5∶1)展开，在日光下供试品色谱在与对照品色谱相应的位置上显相同的黄色斑点，喷5%氢氧化钠溶液后则在与对照品相应的位置上出现相同的红色斑点。

【成分】 全草含矶松素(plumbagin)，茅膏醌(droserone)等萘醌类成分[1]。

【药理】 1. 抗菌作用 茅膏醌在体外有抑制$H_{37}RV$人型结核杆菌作用，最低抑菌浓度(MIC)为25 μg/ml[1,2]。所含矶松素(白花丹醌)对葡萄球菌等多种细菌有抗菌作用。对结核杆菌的MIC为7.8 μg/ml，与双氢链霉素的强度相近。在体外对流感病毒也有杀灭作用[3,4]。矶松素萘醌类除对革兰阳性及阴性菌有效外，对白念珠菌、溶组织阿米巴原虫及阴道滴虫均有效[4]。对酵母菌也有特殊抗菌活性[5]。

2. 心血管作用 矶松素抑制心脏并扩张血管引起血压下降[6]。大鼠口服1 mg/100 g可增加凝血酶原时间[7]。

3. 抗生育作用 大鼠口服矶松素有抗着床和堕胎作用，对兔并有抑制排卵作用[8]。

毒性 小鼠口服矶松素LD_{50}为40 mg/kg，大鼠为65 mg/kg，用0.1%溶液给豚鼠皮下试验，72 h后出现大的红斑[9]。

【药性】 甘、辛，平，有毒。

1.《本草拾遗》："味甘，平，无毒。"

2.《四川中药志》1960年版："性温，味辛。"

3.《天目山药用植物志》："有毒。"

【功用主治】 活血行气，除湿解毒。主治胃痛，痢疾，小儿疳积，风湿痹痛，跌打损伤，瘰疬，湿疹，疥疮。

1.《本草拾遗》："主赤白久痢。"

2.《分类草药性》："下气。治跌打损伤。"

3.《全国中草药汇编》："治腰肌劳损，疟疾，角膜云翳，湿疹，神经性皮炎。"

【用法用量】 内服：煎汤，3～9 g；或浸酒服。外用：捣敷；或研末撒敷，或敷贴有关穴位。

【宜忌】 本品有毒，内服宜慎。孕妇禁服。叶的水浸液接触皮肤可引起灼痛、发炎。

【选方】 1. 治食积腹胀，胃痛，跌打损伤，腰肌劳伤，风湿性关节炎，淋巴结核 茅膏菜5～15 g。煎服，或泡酒(1∶10)，1次25 ml，1日3次。

2. 治小儿疳积，神经衰弱 茅膏菜(干品)2.5～5 g，研末炖肉吃。(1、2方出自《中国民族药志》)

3. 治风湿关节痛 茅膏菜9 g，桑寄生15 g，水煎服。(《福建药物志》)

4. 治神经性皮炎 茅膏菜洗净，去球茎后，用75%乙醇制成10%酊剂，外搽患处。(《江西省中草药新医疗法展览资料汇编》)

5. 治疥疮 茅膏菜茎、叶研粉与猪油调匀配成约5%油膏外涂，30 min后洗去。或用茎、叶适量，水煎外洗。(《广西本草选编》)

【临床报道】 1. 治疗结核病 采集新鲜地下明珠(茅膏菜)1 000 g，阴干后(不洗)，经蒸馏得药液2 000 ml，再蒸馏成1 000 ml，加普鲁卡因20 ml，供深部肌内注射，每次2 ml，每日2次。16岁以下每日1次，40～60 d为1个疗程，疗程间歇期1个月。用以治疗结核病31例(其中肺门淋巴结核5例，颈淋巴结核4例，慢性纤维空洞型肺结核1例，浸润型肺结核21例)。治愈26例，好转4例，无效1例。除4例注射后发生局部暂时性肿胀和硬结外，其余均无不良反应[1]。

2. 治疗神经性皮炎 用鲜茅膏菜全草(包括块根)适量，捣烂外擦患处，擦至皮肤有灼热感、轻度疼痛时为止，每日1次，7 d为1个疗程。如无鲜草时，可用干草加黄酒捣烂外擦。外擦后保留24 h后方可洗去药汁。用于神经性皮炎32例，在治疗1个疗程后，痊愈27例，进步2例，无效3例[2]。

2671 林檎 lín qín (《千金方》)

【异名】 文林郎果(《本草拾遗》)，来禽(《本草图经》)，花红果(《滇南本草》)，沙果(《品汇精要》)，五色林檎、金林檎、红林檎、水林檎、蜜林檎、黑林檎(《纲目》)，蜜果(《群芳谱》)，联珠果、频婆果(《植物名实图考长编》)。

【基原】 为蔷薇科苹果属植物花红的果实。

【原植物】 花红 *Malus asiatica* Nakai

小乔木，高4～6 m。小枝粗壮，幼时密生柔毛，老枝暗紫褐色，无毛。叶互生；叶柄长1.5～5 cm，有短柔毛；叶片卵形或椭圆形，长5～11 cm，宽4～5.5 cm，先端急尖或渐尖，基部圆形或宽楔形，边缘有细锐锯齿，上

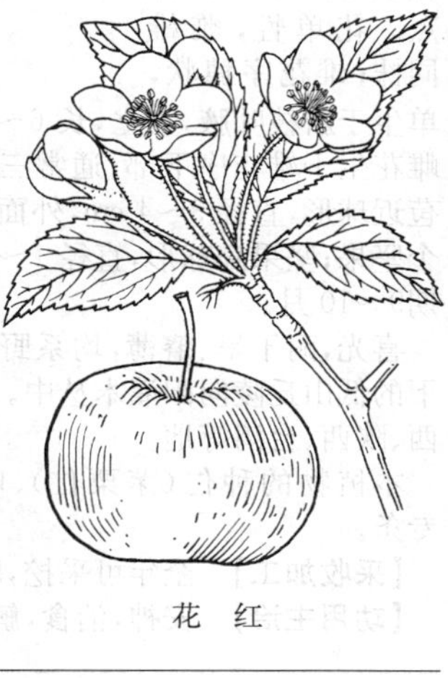

花 红

的种仁。

【原植物】 参见“茅栗根”条。

【采收加工】 8～9月，总苞由青转黄，微裂时采收，剥出种子，晒干。

【药材】 茅栗仁 *Semen Castaneae Seguinii* 主产于云南、贵州、广东、江西、福建、浙江、湖南、河南、陕西等地。

性状 种仁扁球形，直径 0.8～1.3 cm，黄白色，粉质。气微，味微甜。

【药性】《甘肃中草药手册》：“甘，微温。”

【功用主治】 安神。主治失眠。

【用法用量】 内服：炖服，15～30 g。

【选方】 治失眠 （茅栗）种仁 30 g，莲子（去心）30 g，红枣 5～7 个，白糖 60～120 g，炖服。忌食酸辣、芹菜、萝卜菜。（《天目山药用植物志》）

2668 茅栗叶 máo lì yè （《浙江药用植物志》）

【基原】 为壳斗科栗属植物茅栗 *Castanea seguinii* Dode 的叶。

【原植物】 参见“茅栗根”条。

【采收加工】 6～9月采摘，鲜用或晒干。

【功用主治】 消食健胃。主治消化不良。

【用法用量】 内服：煎汤，15～30 g。

2669 茅栗根 máo lì gēn （江西《草药手册》）

【基原】 为壳斗科栗属植物茅栗的根。

【原植物】 茅栗 *Castanea seguinii* Dode 又名：栵、栭（《尔雅》），栭栗（《尔雅》郭璞注），栵栗（《纲目》），金栗、野茅栗、毛栗（江西《草药手册》）。

落叶灌木或小乔木。幼枝被柔毛。叶互生；叶柄长0.6～1 cm，有短毛；叶片薄革质，长椭圆形或倒卵状长椭圆形，长 6～14 cm，宽 3～7 cm，先端渐尖，基部楔形、圆钝或略近心形，常一侧偏斜，边缘具短刺状小锯齿，上面光亮，脉上有毛，下面褐黄色，具鳞状腺点。花单性，雌雄同株；雄花序穗状，单生于新枝叶腋，直立，长 6～7 cm，单被花，雄蕊 10～14；雌花生于雄花序下部，通常三花聚生，子房下位，6 室。总苞近球形，直径 3～4 cm，外面生细长尖刺，每壳斗有 3～7 个坚果；坚果扁球形，直径 1～1.5 cm，褐色。花期 5 月，果期9～10月。

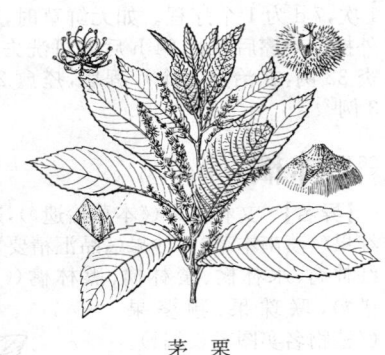

茅 栗

喜光，耐干旱、瘠薄，均系野生。常生于海拔 2 000 m 以下的低山丘陵向阳灌木丛中。分布于华东、中南、西南及山西、陕西、台湾等地。

本植物的种仁（茅栗仁）、叶（茅栗叶）亦供药用，另设专条。

【采收加工】 全年可采挖，晒干。

【功用主治】 安神，消食，解毒。主治失眠，消化不良，肺炎，肺结核，丝虫病。

《全国中草药汇编》：“根治失眠，消食化气，肺结核，肺炎。”

【用法用量】 内服：煎汤，15～30 g。外用：煎水洗。

【选方】 治丝虫病 茅栗幼树根 45 g，淡墨鱼 1 个（不去骨头）。水煎服，每日 1 次，发作时服。（《浙江药用植物志》）

2670 茅膏菜 máo gāo cài （《本草拾遗》）

【异名】 石龙芽草（《植物名实图考》），山胡椒（《分类草药性》），胡椒草（《四川中药志》），夏无踪、白花叶（《湖南药物志》），黄金丝、滴水不干（《江苏药材志》），山地皮（《贵州中草药名录》），捕虫草、食虫草、柔鱼草（《福建中草药》），苍蝇草、捕蝇草、苍蝇网、珍珠草（《云南中草药》），露珠草、无风自动草（《广西本草选编》），地下明珠〔《中草药通讯》1977，(6)：41〕。

【基原】 为茅膏菜科茅膏菜属植物茅膏菜或光萼茅膏菜的全草。

【原植物】 1. 茅膏菜 *Drosera peltata* Smith var. *multisepala* Y. Z. Ruan［*D. peltata* Smith var. *lunata* auct. non Clarke］ 又名：盾叶茅膏菜（《中国植物志》）。

多年生草本。直立或有时呈攀缘状，高 9～32 cm，有紫红色汁液。鳞茎状球茎紫色，直径约 6 mm。基生叶密集成近一轮或最上几片着生于节间伸长的茎上；退化基生叶线状钻形，长约 2 mm；不退化基生叶圆形或扁圆形，花时枯凋；茎生叶互生，盾状，半月形或半圆形，长 2～3 mm，边缘或叶上面有多数头状腺毛，分泌黏液，形成露珠状。螺状聚伞花序生于枝顶和茎顶；苞片楔形或倒披针形，具花 3～22 朵；花萼 5～7，背面疏或密被长腺毛，边缘具长腺毛；花瓣 5，楔形，白色、淡红色或红色并具有色纵纹；雄蕊 5；雌蕊单一，子房上位，1 室，花柱 3～5。蒴果长 2～4 mm，2～4 室背开裂。种子细小，椭圆形，种皮脉纹加厚成蜂房格状。花、果期 6～9 月。

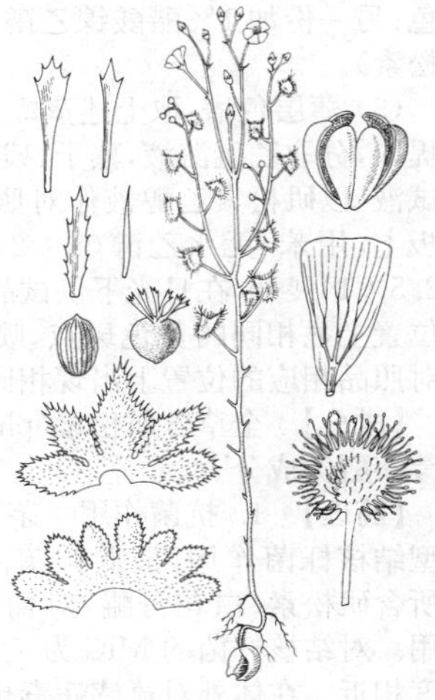

茅 膏 菜

生于海拔 1 200～3 650 m 的山坡潮湿地的松林下、草丛中或溪沟边。分布于四川、贵州、云南和西藏。

2. 光萼茅膏菜 *D. peltata Smith* var. *glabrata* Y. Z. Ruan 本变种与前变种主要不同之处在于萼背无毛，稀基部具短腺毛；花白色，花柱 2～4，稀 5；果瓣 2～4，稀 5。

生于山坡、溪边草丛、灌木丛和疏林下。分布于江苏、浙江、安徽、福建、江西、湖北、湖南、广东、广西、海南、台湾等地。

以上植物的球茎（地下明珠）亦供药用，另设专条。

【采收加工】 5～6 月采，鲜用或晒干。

【药材】 茅膏菜 *Herba Droserae Multisepalae* 产于福建、广东、云南等地。

性状 全草纤细，长 5～25 cm。块茎球形，表面灰黑色，

8～25列木纤维及木薄壁细胞，中央可见近星状的初生木质部。薄壁细胞中有多数淀粉粒。

【成分】 块根含脂肪酸：二十四烷酸(lignoceric acid)，二十三烷酸(tricosanoic acid)和山萮酸(behenic acid)[1]。又含7-豆甾烯醇(Δ^7-stigmastenol)，葫芦箭毒素(calebassine)，瓜氨酸，精氨酸，赖氨酸，γ-氨基丁酸，天冬氨酸，谷氨酸等，还含钾、镁、钙、磷、钡、钛、锰、钴、铬、铜、镍、锶、锌等无机元素[2]。

【药理】 块根水冷浸液给小鼠单次口服LD_{50}为10.8 g(生药)/kg。加热后毒性未见明显减弱，LD_{50}为11.5 g(生药)/kg[1]。

【药性】 苦，寒。

1.《滇南本草》："味苦，性寒。"

2.《生草药性备要》："味甘，性寒。"

【功用主治】 清热解毒，利湿活血。主治肺痈，疮痈肿毒，痢疾，酒疸，风湿痹痛，跌打损伤。

1.《滇南本草》："治肺痈，排脓，消烦渴，止肺热，消跌打损伤瘀血，清化日久老痰黄痰，下气，解疮毒，治痈疮肿毒，并止咳嗽带血。"

2.《滇南本草图说》："治梅疮攻鼻，红肿陷落，一切疮证。"

3.《生草药性备要》："治瘫痪四肢无力，浸酒。补血，产后炖鸡食。""治酒顶，消小肠气发，敷恶疮，理蛇口闭。"

4.《云南中草药》："主治热病口渴，毒蛇咬伤，痢疾等。"

【用法用量】 内服：煎汤，15～30 g，或研末；或浸酒。外用：鲜品捣敷。

【宜忌】 虚寒证及孕妇慎服。

1.《贵州民间药物》："忌盐，孕妇忌服。"

2.《云南中草药》："虚寒甚者忌用。"

【选方】 1. 治肺痈　茅瓜45 g，玉叶金花15 g。糖适量，水煎服。

2. 治背痈　茅瓜、一枝黄花各30 g。酒水各半炖服。(1、2出自《福建药物志》)

3. 治痔漏　茅瓜鲜块根30 g。酌加猪大肠，水煎服。(《福建中草药》)

4. 治水肿　茅瓜、厚朴花各6 g，煎甜酒服；或以茅瓜根3 g，研末，开水吞服。

5. 治眼红，蛊毒　金丝瓜3 g，雄黄1.5 g。研末，冷开水吞服。如系蛊毒，其头顶有肿的症状，可在头线上刺破，将金丝瓜粉敷患处，并用烟油搽。(4、5方出自《贵州民间药物》)

【临床报道】 治疗感染性炎症　茅瓜根晒干，去粗皮，研细粉，每次3～6 g(小儿酌减)口服，每日1～3次；或以冷开水调药粉外搽患处，每日1～3次。治疗急性肠炎、胆道蛔虫并发感染、烫伤并发感染、牙龈炎、扁桃体炎、泌尿道感染、毒蛇咬伤等患者计140例。结果治愈130例，无效10例。治疗中未发现明显副作用。对于辨证属热证者疗效较好，属寒证者疗效较差[1]。

2664 茅瓜叶 máo guā yè (《福建药物志》)

【基原】 为葫芦科茅瓜属植物茅瓜 *Solena amplexicaulis*(Lam.) Gandhi 的叶。

【原植物】 参见"茅瓜"条。

【采收加工】 6～9月采收，鲜用或晒干。

【功用主治】 止血。主治外伤出血。

【选方】 治外伤出血　经霜的茅瓜叶浸童便7 d，漂露7 d，阴干，研成粉末，撒于出血处。(《福建药物志》)

2665 茅草叶 máo cǎo yè (《重庆草药》)

【基原】 为禾本科白茅属植物白茅 *Imperata cylindrica*(L.) Beauv. var. *major*(Nees) C. E. Hubb. 的叶。

【原植物】 参见"白茅根"条。

【采收加工】 全年可采。

【成分】 叶和茎中得到无羁萜(friedelin)，山柑子萜醇(arborinol)及其甲醚，羊齿烯醇(fernenol)及其甲醚，山柑子萜酮(arborinone)，芦竹素(arundoin)等三萜化合物[1]。

【功用主治】 祛风除湿。主治风湿痹痛，皮肤风疹。

【用法用量】 内服：煎汤，15～30 g。外用：煎水洗。

【选方】 1. 治妇女产后风湿痛　老茅草叶、石菖蒲、陈艾各适量。煎水外洗。

2. 治发风丹　茅草叶、南木叶、糠壳(炒)各30 g。以水煎服。(1、2方出自《重庆草药》)

2666 茅香根 máo xiāng gēn (《沙漠地区药用植物》)

【基原】 为禾本科茅香属植物茅香的根茎。

【原植物】 茅香 *Hierochloe odorata*(L.) Beauv.　又名：香草(《种子植物名称》)。

多年生草本，有香气。根茎细长。秆高50～60 cm，具3～4节，上部长裸露。叶鞘无毛，长于节间；叶舌透明膜质，长2～5 mm，先端啮蚀状；叶片披针形，质较厚，上面被微毛，长达5 cm，宽约7 mm，分蘖上者可长达40 cm。圆锥花序长约10 cm，卵形或金字塔形；小穗淡黄褐色，有光泽，长约5 mm，含3小花，下方2枚为雄性，顶生者两性；小穗轴脱节于颖上，但不在小花间折断，3小花同时脱落；颖几等长，薄膜质，宽卵形，先端尖，具1～3脉；雄性小花含3雄蕊，外稃略短于颖，上部被微毛；两性小花含2雄蕊，外稃长约3.5 mm，上部被短毛。花、果期6～9月。

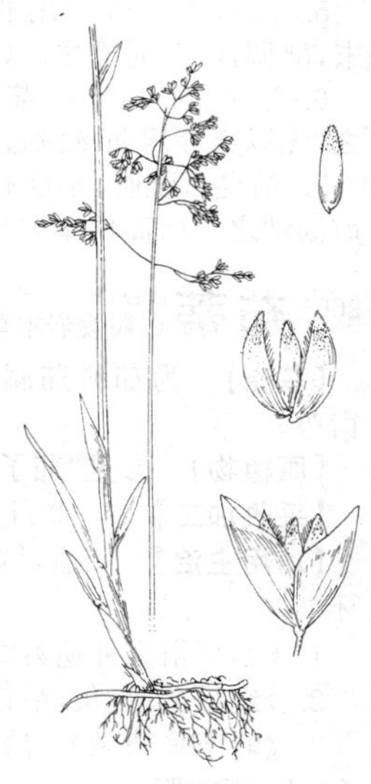

茅　香

生于海拔2 500～3 000 m的山谷草丛或林缘。分布于华北、西北及云南等地。

【采收加工】 春、秋季采挖，切段，鲜用或晒干。

【成分】 含香豆素类化合物(coumarin compounds)[1]。

【功用主治】 凉血，止血，利尿。主治吐血，尿血，肾炎浮肿，热淋。

1.《沙漠地区药用植物》："凉血，止血，清热利尿。"

2.《全国中草药汇编》："主治吐血，尿血，急、慢性肾炎浮肿，热淋。"

【用法用量】 内服：煎汤，30～60 g。

2667 茅栗仁 máo lì rén (《天目山药用植物》)

【基原】 为壳斗科栗属植物茅栗 *Castanea seguinii* Dode

1.《滇南本草》:"性寒,味甘、微苦。"

2.《医林纂要》:"辛、咸,寒。"

【功用主治】 祛风利湿,止血散瘀。主治久痢,便血,痔血,风湿痹痛,脚气,妇女阴痒,皮肤瘙痒,冻疮。

1.《开宝本草》:"主冻疮,可煮作汤,渍之良。"

2.《滇南本草》:"行肝气,洗皮肤瘙痒之风,洗游面走诸风,祛妇人下阴湿痒,阴浊疮。""根、叶熬汤治瘫痪。"

3.《纲目》:"散血消肿。治血淋,下血,血痢,阴挺,齿䘌,口蕈。"

4.《天宝本草》:"(治)脚气。"

5.《分类草药性》:"洗痔疮。"

【用法用量】 内服:煎汤,9～18 g;或入散剂。外用:煎水洗;捣汁或烧存性研末调敷。

【选方】 1. 治慢性风湿性关节炎 茄子根 15 g,水煎服;或茄子根 90 g,浸白酒 500 ml,浸泡 7 d 后取服,每服药酒 15 ml,每日 2 次。(《全国中草药汇编》)

2. 治久痢不止 茄根(烧灰)、石榴皮等分。为末,以砂糖水服之。(《纲目》引《简便单方》)

3. 治女阴挺出 茄根烧存性,为末,油调在纸上,卷筒安入内,一日一上。(《纲目》引《乾坤秘蕴》)

4. 治痔肿肛垂 茄根 60 g,苦参 15 g。煎水熏洗,并温罨托上,纳入之。(《食物中药与便方》)

5. 治口中生蕈 用醋漱口,以茄母(烧灰)、飞盐等分,末,醋调稀,时时擦之。(《纲目》引《摘元方》)

6. 治牙齿䘌痛 ①茄根捣汁,频涂之。②陈茄根烧灰敷之,先以露蜂房煎汤漱过。(《海上名方》)

7. 治夏月趾肿,不能行走者 九月收茄根悬檐下,逐日煎汤洗之。(《简便单方》)

2661 茄蒂 qié dì(《履巉岩本草》)

【基原】 为茄科茄属植物茄 *Solanum melongena* L. 的宿萼。

【原植物】 参见"茄子"条。

【采收加工】 6～9 月采收,鲜用或晒干。

【功用主治】 凉血,解毒。主治肠风下血,痈肿,对口疮,牙痛。

1.《本草衍义补遗》:"治口疮。"

2.《纲目》:"烧灰,治口齿疮䘌。生切,擦癜风。"

3.《岭南采药录》:"治发背及痈毒初起,用十四至二十一个,水、酒煎服。"

【用法用量】 内服:煎汤,6～9 g,或研末。外用:适量,研末掺或生擦。

【选方】 1. 治肠风下血不止 茄蒂,烧存性为末,每服三钱,米饮下。(《履巉岩本草》)

2. 治风蛀牙痛 茄蒂烧灰掺之,或加细辛末等分,日用之。(《仁存堂经验方》)

3. 治对口疮 鲜茄蒂、鲜何首乌等分煮饮。(《本草经疏》)

4. 治癜风 用茄蒂蘸硫、附末掺之。(《纲目》)

2662 茄稞虫 qié kē chóng(《纲目拾遗》)

【基原】 为寄居于茄科茄属植物茄子茎中的一种昆虫的幼虫。

【功用主治】《纲目拾遗》:"治男女童痨。"

【选方】 治男女童痨,其症不必如大人咳嗽、吐血、泄精,只是身体瘦弱,皮毛焦枯,肌肤微热,急宜早治 用野茄稞内虫,取数十条,私和在食物之内,与病者吃数次。(《刘羽仪经验方》)

2663 茅瓜 máo guā(《贵州民间药物》)

【异名】 解毒草(《滇南本草》),老鼠瓜(《陆川本草》),山熊胆、金丝瓜(《南宁市药物志》),老鼠黄瓜、老鼠香瓜(《云南中草药选》),狗黄瓜、银丝莲、野黄瓜(《昆明民间常用草药》),老鼠拉冬瓜(《疟疾防治中草药选》),大种老鼠拉冬瓜(广州部队《常用中草药手册》),天瓜(《云南中草药》),耗子瓜、小苦瓜蒌(《贵州中草药》),王瓜、土瓜、野甜瓜(《福州中草药》)。

【基原】 为葫芦科茅瓜属植物茅瓜的块根。

【原植物】 茅瓜 *Solena amplexicaulis*(Lam.) Gandhi [*Bryonia amplexicaulis* Lam.; *S. heterophylla* Lour.; *Melothria heterophylla*(Lour.) Cogn.] 又名:异叶马瓞儿。

攀缘草本。块根呈纺锤状,径粗 1.5～2 cm。茎枝柔弱,无毛,具沟纹。叶柄纤细而短,初时被黄色的短柔毛,后渐脱落。叶片薄纸质,多型,变化大,卵形,长圆形,卵状三角形或戟形,不分裂或3～5 浅裂到深裂,裂片长圆状披针形或三角形,长 8～12 cm,宽 1～5 cm,上面深绿色,稍粗糙,脉上有微柔毛,下面灰绿色,叶脉突起,几无毛。卷须纤细,不分歧。雌雄异株;雄花 10～20 朵生于 2～5 mm长的花序梗的顶端,呈伞房状花序,花极小,花梗纤细,花萼筒钟状,基部圆,花冠黄色,外面被短柔毛,裂片开展,三角形,雄蕊 3,分离,着生于花丝基部;雌花单生于叶腋,被微柔毛,子房卵形,长 2.5～3.5 mm,无毛或被黄褐色茸毛,柱头 3。果实红褐色,长圆状或近球形,长 2～6 cm,表面近平滑。种子数枚,灰白色,近圆球形或倒卵形,长 5～7 mm,边缘不拱起。花期 5～8 月,果期 8～11 月。

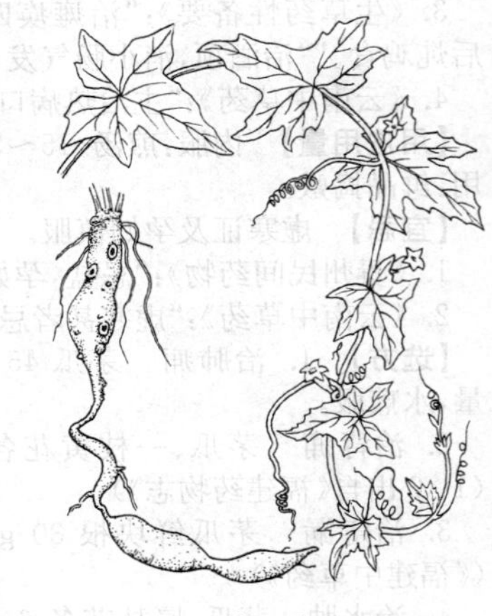

茅 瓜

常生长于海拔 600～2 600 m 的山坡路旁、林下、杂木林中或灌木丛中。分布于福建、江西、广东、广西、四川、贵州、云南、台湾等地。

本植物的叶(茅瓜叶)亦供药用,另设专条。

【采收加工】 全年或 8～11 月采挖,刮去粗皮,切片,鲜用或晒干。

【药材】 茅瓜 *Radix Solenae Amplexicaulis* 主产于云南、贵州、四川、广东、广西、福建、台湾等地。

性状 块根纺锤形或纺锤状圆柱形,长 10～15 cm,直径 0.8～2 cm,下部有时分枝。表面黄棕色或红棕色,较平滑,有多数近椭圆形的横长突起。断面粉性或稍纤维状。气微,味淡微苦。

鉴别 根横切面:木栓层为 5～18 列细胞,石细胞层 1～4 列细胞断续排列成环;木质部导管 5～25 个成群;周围有

也。(《政和本草》引《胜金方》)

4. 治热疮　生茄子一枚,割去二分,令口小,去瓤三分,似一罐子,将合于肿上角。如已出脓,再用,取瘥为主。(《圣济总录》茄子角方)

5. 治妇人乳裂　秋月冷茄子裂开者,阴干,烧存性,研末,水调涂。(《妇人良方》补遗)

6. 治寻常疣　取经霜茄子1只,用刀切去蒂部,切面在火上烘热使其汁流出即搽疣部,以局部发热为宜,日搽2～3次,连续使用7～10 d,逐渐脱落而愈。治疗扁平疣亦有效。〔《中医杂志》1986,27(9):39〕

7. 治年久咳嗽　生白茄子30～60 g。煮后去渣,加蜂蜜适量,每日2次分服。

8. 治蜈蚣咬、蜂螫　生茄子切开,擦搽患处。或加白糖适量,一并捣烂涂敷。(7、8方出自《食物中药与便方》)

2658 茄叶 qié yè (《开宝本草》)

【基原】　为茄科茄属植物茄 *Solanum melongena* L. 的叶。

【原植物】　参见"茄子"条。

【采收加工】　6～7月采收,鲜用或晒干。

【药性】　甘、辛,平。

【功用主治】　散血消肿。主治血淋,血痢,肠风下血,痈肿,冻伤。

1.《开宝本草》:"枯茎叶主冻脚疮,煮汤渍之良。"

2.《纲目》:"散血消肿。治血淋,下血,血痢,阴挺,齿䘌,口蕈。"

【用法用量】　内服:研末,6～9 g。外用:适量,煎水浸洗;捣敷;或烧存性研末调敷。

【选方】　1. 治血淋疼痛　茄叶熏干为末。每服二钱,温酒或盐汤下。隔年者尤佳。(《经验良方》)

2. 治肠风下血　茄叶熏干为末。每服二钱,米饮下。(《纲目》)

3. 治钩虫初感染　茄茎叶煎浓洗。(《陆川本草》)

4. 治背痈未溃　白茄叶捣烂,和黑醋煮敷。(《岭南采药录》)

5. 治冻伤　①茄秧适量,花椒少许,水煎,睡前熏洗患处。(《内蒙古中草药》)　②茄秧1 000 g,辣椒500 g。上药放铁锅内水熬5 h,取3次滤液合并浓缩成膏,涂患处;或将膏溶于水中熏洗,每日1次。(内蒙古《中草药新医疗法资料选编》)

【临床报道】 1. 治疗慢性气管炎　每日取经霜茄棵(去根,切碎)125 g,加水浓煎至100 ml,分2次,饭后服。观察119例,临控28例,显效44例,好转41例,无效6例,总有效率为94.93%。在119例患者中,有102例并发肺气肿,药后,其病情、病变均有不同程度的改善[1]。

2. 治疗乳癌溃烂恶臭　取鲜茄叶晒干,研细。用时先将疮面洗净,然后将药粉撒在腐肉最多处(不要撒在新鲜肉芽或正常皮肤上),覆盖2层消毒纱布。每日用药1～2次。当恶臭已除、渗液停止、疮口腐肉脱落或清除干净,即停止上药。临床用于不同类型乳癌溃烂患者50例,上药后均见效果。但本药对乳癌溃烂恶臭无根治作用,仍需配合其他治癌方法[2]。

2659 茄花 qié huā (《纲目》)

【异名】　紫茄子花(《内蒙古中草药》)。

【基原】　为茄科茄属植物茄 *Solanum melongena* L. 的花。

【原植物】　参见"茄子"条。

【采收加工】　6～9月采收,晒干。

【药性】　甘,平。

【功用主治】　《纲目》:"主治金疮,牙痛。"

【用法用量】　内服:烘干研末,2～3 g。外用:适量,研末涂敷。

【选方】　1. 治牙痛　秋茄花干之,旋烧研涂痛处。(《海上名方》)

2. 治妇女白带如崩　白茄花15 g,土茯苓30 g。水煎服。(《食物中药与便方》)

2660 茄根 qié gēn (《开宝本草》)

【异名】　茄母(《摘玄方》),茄子根(《全国中草药汇编》)。

【基原】　为茄科茄属植物茄 *Solanum melongena* L. 的根。

【原植物】　参见"茄子"条。

【采收加工】　9～10月间,全植物枯萎时连根拔起,晒干。

【药材】　茄根 *Radix Solani Melongenae*　全国各地均产。

性状　商品多切成小段。主根通常不明显,有的略呈短圆锥形,具侧根及多数错综弯曲须根,表面浅灰黄色。质坚实,不易折断,断面黄白色。茎近圆柱形,直径1～2 cm,有分枝,表面黄白色至浅灰黄色,有细密纵皱纹和点状皮孔;叶痕半月形,并有枝条残基或枝痕。体轻,质坚硬,断面不平坦,纤维性,黄白色,中央有淡灰绿色髓部或呈空洞状。气微,味微咸。

鉴别　根横切面:木栓层2～3列木栓细胞。皮层薄壁细胞含草酸钙砂晶,偶见方晶。韧皮部狭窄,韧皮纤维断续成环。形成层成环。木质部占大部分,木射线宽1～3列细胞。

粉末特征:黄白色。草酸钙砂晶细胞众多,内充满草酸钙砂晶。韧皮纤维多断碎,完整者长1 768～3 536 μm,直径40～57 μm,壁厚约16 μm,或更厚,胞腔大的有的含草酸钙小方晶,纤维一侧壁可见波状弯曲。草酸钙方晶直径7～17 μm。导管为具缘纹孔,常与木纤维并存。

【成分】　根皮中含薯蓣皂苷元(diosgenin)[1]。根含苯丙素类:香草醛(vanillin),异东莨菪素(isoscopoletin),对氨基苯甲醛(*p*-aminobenzaldehyde),咖啡酸乙酯(ethyl caffeate),N-反式阿魏酰基酪胺(N-*trans*-feruloyltyramine),N-反式阿魏酰基去甲辛弗林(N-*trans*-feruloyloctopamin),N-反式对香豆酰基酪胺(N-*trans*-*p*-coumaroyltyramine),N-反式对香豆酰基去甲辛弗林(N-*trans*-*p*-coumaroyloctopamine),反式阿魏酸(*tran*-serulic acid)[2]。

【炮制】　取原药材,除去杂质及须根,洗净,闷润,切厚片,干燥,筛去灰屑。

饮片性状　为不规则的椭圆形或圆形厚片。根细小而弯曲,质坚实,易折断,断面黄白色。茎表面棕灰色,光滑,具细密的纵皱纹和黄白色点状皮孔,有的可见微隆起的半月形叶痕;质轻而坚硬;切面黄白色,纤维性,可见膜状的髓或中空。气微,味淡。

贮干燥容器内,置通风干燥处,防蛀。

【药性】　甘、辛,寒。

甲(《养生主论》),酪酥(《五代贻子录》),白茄、青水茄、紫茄、黄茄(《本草图经》),东风草(《滇南本草》),银茄(《纲目》),黄水茄、酱茄、糟茄(《纲目拾遗》),昆仑紫瓜(《植物名实图考》),矮瓜、吊菜子(《广州植物志》),鸡蛋茄(《广西药用植物名录》),卵茄(《广西植物名录》)。

【基原】 为茄科茄属植物茄的果实。

【原植物】 茄 *Solanum melongena* L. [*S. esculentum* Dunal; *S. melongena* L. var. *esculentum*(Dunal) Nees]

一年生草本至亚灌木,高 60～100 cm。茎直立、粗壮,上部分枝,绿色或紫色,无刺或有疏刺,全体被星状柔毛。单叶互生;叶柄长 2～4.5 cm;叶片卵状椭圆形,长 8～18 cm,宽 5～11 cm,先端钝尖,基部不相等,叶缘常波状浅裂,表面暗绿色,两面具星状柔毛。能孕花单生,不孕花蝎尾状与能孕花并出;花萼钟形,顶端 5 裂,裂片披针形,具星状柔毛;花冠紫蓝色,直径约 3 cm,裂片三角形,长约 1 cm;雄蕊 5,花丝短,着生于花冠喉部,花药黄色,分离,先端孔裂;雌蕊 1,子房 2 室,花柱圆球形,柱头小。浆果长椭圆形、球形或长柱形,深紫色、淡绿色或黄白色,光滑,基部有宿存萼。花期 6～8 月,花后结实。

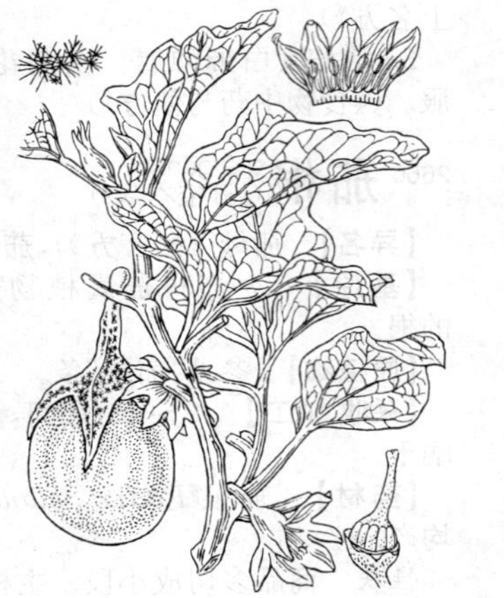

茄

原产于亚洲热带,Sendtner 认为原产于阿拉伯。我国各地均有栽培。

本植物的叶(茄叶)、花(茄花)、根(茄根)、宿萼(茄蒂)亦供药用,另设专条。

【采收加工】 8～9 月采收,多鲜用。

【药材】 茄子 *Fructus Solani Melongenae* 全国各地均产。

性状 果实呈不规则圆形或长圆形,大小不等。表面棕黄色,极皱缩,先端略凹陷,基部有宿萼和果梗。宿萼灰黑色,具不明显的 5 齿,果梗具纵直纹理,果皮革质,有光泽。种子多数,近肾形,稍扁,淡棕色,长 2～4 mm,宽 2～3 mm。气微,味苦。

【成分】 果实含生物碱:胡芦巴碱(trigonelline),水苏碱(stachydrine)[1],茄碱(solanine)[2];飞燕草苷(delphin),对香豆酸(*p*-caumaric acid),飞燕草素-3-葡萄糖苷(delphinidin-3-monoglucoside)[3],飞燕草素-3-〔4-(对香豆酰)-鼠李糖基(1→6)葡萄糖苷〕-5-葡萄糖苷{delphinidin-3-〔4-(*p*-coumaroyl)-rhamnosyl(1→6)glucoside〕-5-glucoside},紫苏宁(shisonin)[4],罗必明(lubimin)[5],δ-羟基谷氨酸(δ-hydroxyglutamic acid)[6],甲羟戊酸(mevalonic acid 即 hiochic acid)[7],倍半萜[8];β-谷甾醇(β-sitosterol),豆甾醇(stigmasterol)[9],绿原酸(chlorogenic acid)[10]。种子中含甾体皂苷:替告皂苷元(tigogenin),薯蓣皂苷元(diosgenin)[11];三萜类化合物:8-羊毛甾烯-3β-醇(lanost-8-en-3β-ol),羊毛甾醇(lanosterol),24-亚甲基-8-羊毛甾烯-3β-醇(24-methylenelanost-8-en-3β-ol),环木菠萝烷醇(cycloartanol),环木菠萝烯醇(cycloartenol),24-亚甲基环木菠萝烷醇(24-methylenecycloartanol),羽扇豆醇(lupeol),β-香树脂醇(β-amyrin)[12]。

【药理】 1. 对血中胆甾醇水平和生长的影响 从茄子种子中分离出的甾体皂苷,可使实验性高胆甾醇血症家兔肝细胞线粒体和胞浆脂酶活性部分正常化;使升高的碱性磷酸酶活性升高更为明显,特别是线粒体;皂苷也可提高降低的胞浆胆碱酯酶活性[1]。绞碎的茄子在 95%乙醇中浸泡,可产生褐色物质。以含该物质的浸液(0.5 ml/只或 1.0 ml/只)给雄性大鼠每日食用,可使其生长受到抑制。该物质还可引起血清胆甾醇水平升高。新鲜茄子冻干粉(含 20%的饲料)喂饲,也可抑制大鼠生长[2]。

2. 对某些酶的抑制作用 茄子外果皮中有 4 种以上蛋白酶抑制成分。其主要的抑制成分和某种较少量的抑制成分对胰蛋白酶抑制作用强于糜蛋白酶,其余少量抑制成分对糜蛋白酶作用更强些[3]。茄子外果皮一种不能透析的蛋白酶抑制剂 1 μg 可完全抑制 3.6～3.7 μg 胰蛋白酶活性[4]。从茄子乙醇提取物中得到的褐色物质,以酪蛋白作底物,对胰蛋白酶有不可逆的非竞争性抑制作用[5]。

3. 其他作用 茄子叶 80%乙醇提取物在足肿胀和棉球肉芽肿试验中表现抗炎活性[6]。茄子水溶性透析液可以抑制苯并芘等物质的致突变性[7]。茄子汁预先静注,可促进小鼠肿瘤坏死因子产生[8]。实验表明茄子根生物碱对物理、化学刺激引起的疼痛均有明显的镇痛作用,并且有良好的抗凝血作用,对脑垂体后叶素引起的急性心肌缺血有较强的缓解作用[9]。

【药性】 甘,凉。归脾、胃、大肠经。

1.《本草拾遗》:"味甘,平,无毒。"

2.《开宝本草》:"味甘,寒。"

3.《本草求真》:"入肠、胃。"

4.《本草再新》:"入肝、脾二经。"

5.《随息居饮食谱》:"凉。"

【功用主治】 清热,活血,消肿。主治肠风下血,跌打损伤,热毒疮痈,乳痈,皮肤溃疡。

1.《本草拾遗》:"醋摩傅痈肿。亦主瘴。"

2.《食疗本草》:"主寒热,五藏劳。又醋摩之。敷肿毒。"

3.《日华子》:"治温疾,传尸劳气。"

4.《滇南本草》:"散血,止乳疼,消肿宽肠,烧灰米汤饮。治肠风下血不止及血痔。"

5.《随息居饮食谱》:"活血,止痛,消痈,杀虫,已疟,瘕疝诸病。"

【用法用量】 内服:煎汤,15～30 g;或入丸、散。外用:适量,焙干研末调涂;或鲜品捣敷、切片擦。

【宜忌】《食疗本草》:"不可多食,动气,亦发痼疾。熟者少食之,无畏。患冷人不可食,发痼疾。"

【选方】 1. 治大风热痰 大黄老茄子不计多少。以新瓶盛贮,埋之土中。经一年尽化为水,取出,入苦参末同丸,如梧子。食已及欲卧时,酒下三十粒。(《本草图经》)

2. 治久患肠风泻血 茄子大者三枚,上一味,先将一枚湿纸裹,于煻火煨熟,取出入磁罐子,趁热以无灰酒一升半沃之,便以蜡纸封闭,经三宿,去茄子,暖酒空心分服。录是更作,不过三度。(《圣济总录》茄子酒)

3. 治磕扑损肌肤青肿 茄子通黄极大者,切作片如一指厚,新瓦上焙干为末,欲卧酒调二钱匕,一夜消尽,无痕迹

常绿灌木，高2～5 m。茎蔓生或平卧，茎枝有弯曲的皮刺；小枝有柔毛，并混生针刺和腺毛。羽状复叶；小叶5～9，连叶柄长5～9 cm；托叶大部分离生，呈篦齿状深裂，边缘有腺毛；小叶片椭圆形或倒卵形，长1.5～2.5 cm，宽0.6～1.4 cm，先端钝或带突尖，基部宽楔形或近圆形，边缘具细圆齿，上面有光泽，下面沿叶脉有柔毛。花两性；单生或2～3朵集生，直径5～7 cm，基部有大而细裂的苞片数枚；萼裂片5，开展，三角状卵形，密被黄褐色柔毛和腺毛；花瓣5，倒心形，白色，先端微凹；雄蕊多数。果球形，直径2～3.5 cm，橙红色，密被黄褐色柔毛；萼裂片宿存。花期5～7月，果期8～11月。

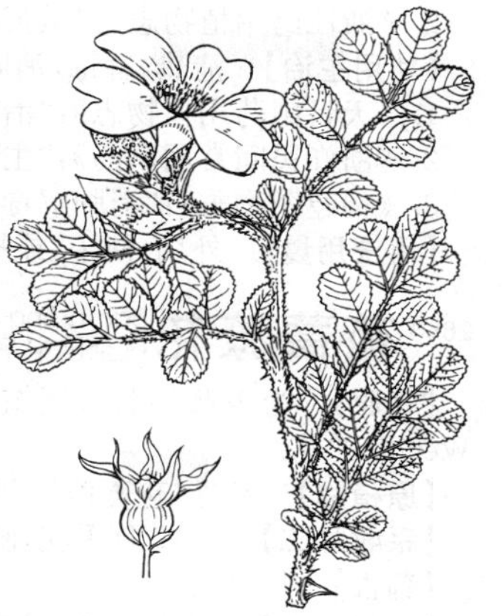

硕苞蔷薇

生于海拔100～300 m的溪边、路旁和灌木丛中。分布于江苏、浙江、福建、江西、湖南、贵州、云南、台湾等地。

本植物的叶(苞蔷薇叶)、花(苞蔷薇花)、果实(苞蔷薇果)亦供药用，另设专条。

【采收加工】 全年均可采，挖根，鲜用或晒干。

【炮制】 取原药材，除去杂质，洗净，润透，切厚片，干燥。

饮片性状　为类圆形或椭圆形厚片。表面棕黄色。周边棕褐色。质硬。无臭，味淡。

贮干燥容器内，置通风干燥处。

【药性】 苦、涩，温。

1.《福建民间草药》："甘，温。"

2.《闽东本草》："入脾肾二经。"

3.《福建药物志》："苦、涩，温。"

【功用主治】 补肾，固涩，活血，消肿。主治遗精，久泻，盗汗，脱肛，阴挺，疝气，睾丸肿痛，脚气，月经不调，闭经，风湿痹痛。

1.《浙江中药资源名录》："祛风活血，通经补肾。"

2.《天目山药用植物志》："治咳嗽气喘，疝气睾丸偏坠，梦遗。"

3.《浙江民间常用草药》："主治阑尾炎，阑尾脓肿，子宫脱垂。"

4.《全国中草药汇编》："益气健脾，固涩。主治盗汗，久泻，脱肛，白带。"

5.《福建药物志》："治脚气，胃溃疡，闭经，睾丸炎，风湿关节痛。"

【用法用量】 内服：煎汤，15～30 g。外用：适量，捣敷。

【选方】 1. 治遗精　苞蔷薇根60 g，酸枣仁15 g，猪小肚1个，酒水各半炖服。(《福建药物志》)

2. 治脱肛　苞蔷薇鲜根60 g，猪大肠1段。水炖，早晚空腹服。(《福建中草药》)

3. 治疝气　苞蔷薇鲜根60 g，橘核30 g，荔枝核15 g。水煎，冲黄酒服。(《浙江民间常用草药》)

4. 治月经不多　大红袍9 g，地苏木9 g，桃仁4.5 g。煎服。(《杭州药用植物志》)

5. 治风湿痛　苞蔷薇根120 g，猪蹄250 g；或鲫鱼2条，黄酒60 g。水煎服。(《福建民间草药》)

【临床报道】 治疗脚气病　取苞蔷薇根90 g，大蒜梗120 g(或大蒜瓣60 g)，水两碗半，文火煎1碗，早晚分服。5～7 d为1个疗程，连服1～2个疗程或更长。治疗5 000多例，90%以上有效。轻度病例5～7剂即愈，较重病例应服2～3个疗程。水肿型者服药后尿量增多，水肿迅速消退，下肢沉重感减轻，麻木和酸软无力逐步改善，膝反射在症状改善后1～2星期亦见恢复。部分患者服药后出现口干、便秘现象，停药后可自行消失[1]。

2656 直萼黄芩 zhí è huáng qín (《云南中草药》)

【异名】 半枝莲、滇紫花地丁(《云南中草药》)，屏风草(《云南中草药选》)，小黄芩、兰花地丁(《全国中草药汇编》)。

【基原】 为唇形科黄芩属植物直萼黄芩的全草。

【原植物】 直萼黄芩 *Scutellaria orthocalyx* Hand.-Mazz.

多年生直立草本。根状茎横行或斜向，纤细而匍匐；茎高6～25 cm，被向上紧贴的短柔毛。叶具极短的柄；茎下部叶片卵状披针形至卵形，茎上部者呈条形，长1～2.1 cm，宽2.2～5.5(7) mm，全缘而稍内卷，两面均被稀疏的微柔毛，下面密生凹腺点。花序总状，顶生，常占枝长之半；苞片条形，小苞片针形，极微小；花萼长1.5～2.5 mm，盾片高1 mm，果时均增大；花冠紫至蓝紫色，长1.2～1.7 cm，冠筒近基部前方膝曲，下唇中裂片卵圆形；雄蕊4，二强；花盘环状，前方隆起。小坚果黑褐色，近球形。花期6～8月，果期8～10月。

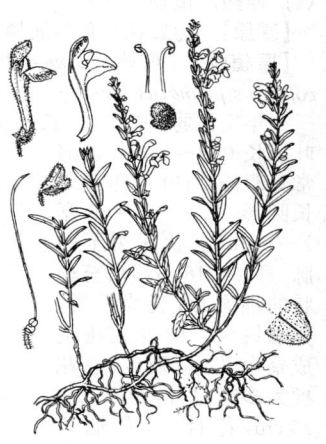

直萼黄芩

生于草丛或林下。分布于四川、云南。

【采收加工】 4～7月采收，鲜用或晒干。

【药性】《云南中草药》："苦、微辛，凉。"

【功用主治】 泻火，解毒，消肿。主治肺热咳喘，热毒泻痢，肠痈，痈疽肿毒，咽喉肿痛，走马牙疳，毒蛇咬伤。

《云南中草药》："解毒消肿。主治痈疽肿毒，疥癞癣疮，小儿走马牙疳。"

【用法用量】 内服：煎汤，6～15 g；或研末。外用：捣敷；或研末撒。

【选方】 1. 治小儿肺炎　屏风草4.5 g，一棵松3 g，牛至(香薷)6 g，生姜1片，红糖1.5 g。水煎服。

2. 治慢性胃炎　屏风草、搜山虎、重楼各等分。研细，开水送服，每服3 g，日服3次。(1、2方出自《曲靖专区中草药手册》)

2657 茄子 qié zǐ (《本草拾遗》)

【异名】 落苏(《本草拾遗》)，昆仑瓜(《大业杂记》)，草鳖

Medic. 的根。

【原植物】 参见"苘麻"条。

【采收加工】 立冬后挖取,晒干。

【成分】 黏液质中含戊糖,戊聚糖,甲基戊聚糖,糖醛酸,甲基戊糖及痕量己糖[1]。

【功用主治】 利湿解毒。主治小便淋痛,痢疾,急性中耳炎,睾丸炎。

1.《本草图经》:"治痢。"

2.《福建药物志》:"清热利湿。主治中耳炎,睾丸炎。"

【用法用量】 内服:煎汤,30~60 g。

【选方】 1. 治急性中耳炎 苘麻根 30 g,夏枯草 9 g,小毛毡苔 15 g。水煎服。

2. 治睾丸炎 苘麻根、苦萌根、苍耳草根各 15 g,鸭蛋 1 个。酒水煎服。(1、2 方出自《福建药物志》)

2651 茑萝松 niǎo luó sōng (《植物名实图考》)

【异名】 翠翎草(汪连仕《采药书》),金凤毛(《纲目拾遗》),女罗(《汉英韵府》),锦屏封(《广州植物志》),金丝线(《广西药用植物名录》)。

【基原】 为旋花科茑萝属植物茑萝的全草或根。

【原植物】 茑萝 *Quamoclit pennata* (Desr.) Boj. [*Convolvulus pennatus* Desr.]

一年生柔弱缠绕草本,长可达 4 m。全株无毛。叶互生;叶柄长 0.8~4 cm,基部常具假托叶;叶片卵形或长圆形,长 2~10 cm,宽 1~6 cm,羽状深裂至中脉,具10~18 对线形至丝状的细裂片,裂片平展,先端锐尖。由少数花组成聚伞花序,腋生;总花梗大多超过叶,长 1.5~10 cm,花直立,花柄长 0.9~2 cm,在果时增粗呈棒状;萼片绿色,5 枚,稍不等长,椭圆形至长圆状匙形;花冠高脚碟状,深红色,花冠管上部稍膨大,冠檐开展,5 浅裂;雄蕊 5,伸出花冠外;柱头头状。蒴果卵圆形,4 室,4 瓣裂,隔膜宿存,透明。种子 4 颗,卵状长圆形,长5~6 mm,黑褐色。花、果期春季至秋季。

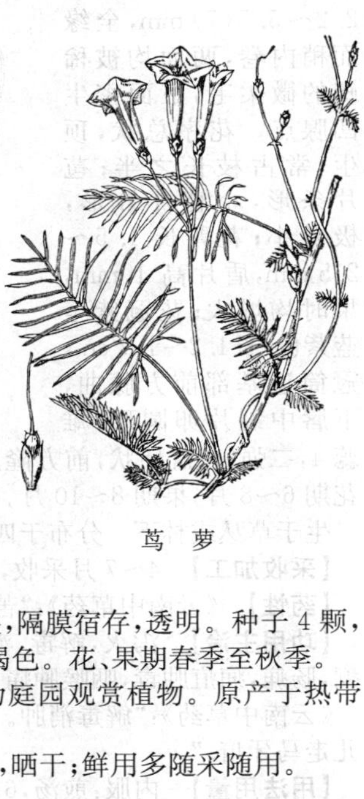

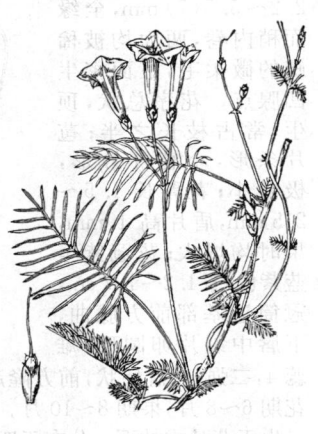

茑 萝

我国南北各地均有栽培,为庭园观赏植物。原产于热带美洲。

【采收加工】 6~9 月采收,晒干;鲜用多随采随用。

【药性】 甘,寒。

【功用主治】 解毒,凉血。主治耳疔,痔漏,蛇咬伤。

【用法用量】 内服:煎汤,6~9 g。外用:鲜品捣敷;或煎水洗。

2652 苞蔷薇叶 bāo qiáng wēi yè (《浙江民间常用草药》)

【基原】 为蔷薇科蔷薇属植物硕苞蔷薇 *Rosa bracteata* Wendl. 的叶。

【原植物】 参见"苞蔷薇根"条。

【采收加工】 全年均可采,鲜用或晒干。

【药性】 微苦,凉。

1.《福建药物志》:"苦,温。"

2.《浙江药用植物志》:"微苦,凉。"

【功用主治】 清热,解毒,消肿。主治疔疮肿毒,烧烫伤。

1.《天目山药用植物志》:"治肿毒。"

2.《浙江民间常用草药》:"主治烧伤,烫伤。"

3.《福建药物志》:"消肿解毒。治疔、对口疮。"

【用法用量】 外用:研末;或捣敷。

2653 苞蔷薇花 bāo qiáng wēi huā (《全国中草药汇编》)

【基原】 为蔷薇科蔷薇属植物硕苞蔷薇 *Rosa bracteata* Wendl. 的花。

【原植物】 参见"苞蔷薇根"条。

【采收加工】 5~7 月采花,晾干。

【药性】 甘,平。

【功用主治】 润肺止咳。主治肺痨咳嗽。

1.《全国中草药汇编》:"润肺止咳。主治肺结核咳嗽。"

2.《福建药物志》:"治久咳。"

【用法用量】 内服:煎汤,6~15 g。

2654 苞蔷薇果 bāo qiáng wēi guǒ (《天目山药用植物》)

【异名】 猴柿刺(《福建药物志》),糖钵(《浙江药用植物志》)。

【基原】 为蔷薇科蔷薇属植物硕苞蔷薇 *Rosa bracteata* Wendl. 的果实。

【原植物】 参见"苞蔷薇根"条。

【采收加工】 8~9 月果实成熟时采摘,鲜用或晒干。

【成分】 果实含脂肪酸酯:枸橼酸三甲酯(trimethyl citrate),3-羧基-3-羟基戊酸(dimethyl-3-carboxyl-3-hydroxy-pentanedioate),3-羟基-3-甲氧基羰基戊二酸(3-hydroxy-3-methoxycarbonyl-pentanedioic acid)[1];黄酮类:槲皮素(quercetin);又含齐墩果酸(oleanolic acid),β-谷甾醇(β-sitisterol)[2],3-O-β-D-葡萄糖(6-O-对羟基反式香豆酰基)山柰素苷(tiliroside)和山柰素(kaempferol)。

【药性】 甘、酸,平。

1.《全国中草药汇编》:"甘,酸,温。"

2.《浙江药用植物志》:"甘,平。"

【功用主治】 健脾,利湿,祛风,调经。主治腹泻,痢疾,风湿痹痛,月经不调。

1.《天目山药用植物志》:"治关节风痛及月经不调。"

2.《全国中草药汇编》:"健脾利湿。主治痢疾,脚气病。"

3.《福建药物志》:"补脾益肾。治腹泻。"

【用法用量】 内服:煎汤,30~60 g。

【选方】 1. 治关节风痛,月经不调 苞蔷薇果(去毛,不去子)60~90 g。水煎,加红糖、黄酒。早晚空腹服,连服 3~5 剂。(《天目山药用植物志》)

2. 治急、慢性菌痢,阿米巴痢疾 苞蔷薇鲜果 90 g,地锦草 60 g,人苋 30 g。水煎服。(福建晋江《中草药手册》)

2655 苞蔷薇根 bāo qiáng wēi gēn (《福建民间草药》)

【异名】 猴局根、大红袍(《杭州药用植物志》),金柿根(《闽东本草》)。

【基原】 为蔷薇科蔷薇属植物硕苞蔷薇的根。

【原植物】 硕苞蔷薇 *Rosa bracteata* Wendl.

【用法用量】 内服:煎汤,15～30 g;或捣汁。

【选方】 治夜盲证 鲜苜蓿根 30 g。切碎,水煎服。(《浙江药用植物志》)

2648 苘麻 qǐng má (《新修本草》)

【异名】 萘(《诗经》),蘏(《汉书》郑玄注),白麻(《古今录验方》),青麻(《中国药用植物志》),野棉花、叶生毛(《湖南药物志》),磨盘草、车轮草(江西《草药手册》),点圆子草、馒头姆、孔麻(《上海常用中草药》),磨仔盾、毛盾草、野火麻(《福建药物志》),野芝麻、紫青、绿箐、野苘、野麻、鬼馒头草、金盘银盏(《新华本草纲要》)。

【基原】 为锦葵科苘麻属植物苘麻的全草或叶。

【原植物】 苘麻 *Abutilon theophrasti* Medic. [*A. avicennae* Gaertn.]

一年生亚灌木状草本,高达 1～2 m。茎枝被柔毛。叶互生;叶柄长 3～12 cm,被星状细柔毛;托叶早落;叶片圆心形,长 5～10 cm,先端长渐尖,基部心形,两面均被星状柔毛,边缘具细圆锯齿。花单生于叶腋,花梗长 1～3 cm,被柔毛,近顶端具节;花萼杯状,密被短绒毛,裂片 5,卵形,长约 6 mm;花黄色,花瓣倒卵形,长约 1 cm;雄蕊柱平滑无毛;心皮 15～20,长 1～1.5 cm,先端平截,具扩展、被毛的长芒 2,排列成轮状,密被软毛。蒴果半球形,直径约 2 cm,分果爿 15～20,被粗毛,顶端具长芒 2。种子肾形,褐色,被星状柔毛。花期 7～8月。

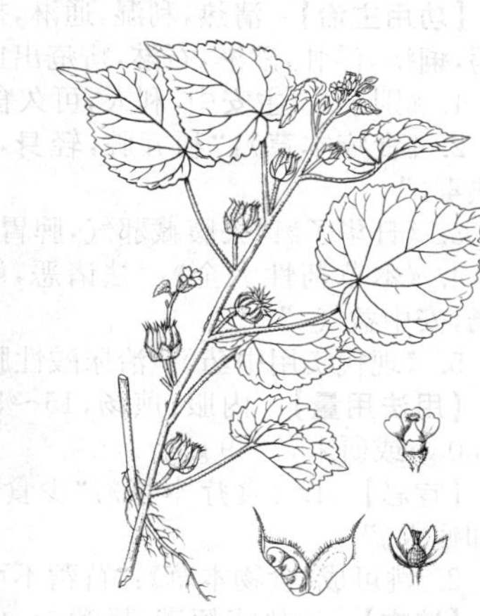

苘 麻

常见于路旁、荒地和田野间。我国除青藏高原不产外,其他各地均产,东北各地也有栽培。

本植物的种子(苘麻子)、根(苘麻根)亦供药用,另设专条。

【采收加工】 夏季采收,鲜用或晒干。

【成分】 叶含芸香苷(rutin)[1]。

【药性】 苦,平。

1.《上海常用中草药》:"苦,平。"

2.《福建药物志》:"甘、淡,凉。"

【功用主治】 清热,利湿,解毒。主治痢疾,中耳炎,睾丸炎,化脓性扁桃体炎,痈疽肿毒。

1.《上海常用中草药》:"解毒,祛风。治痢疾,中耳炎,耳鸣,耳聋,关节酸痛。"

2.《福建药物志》:"清热利湿。主治中耳炎、睾丸炎、痢疾、化脓性扁桃体炎。"

【用法用量】 内服:煎汤,10～30 g。外用:适量,捣敷。

【选方】 1. 治慢性中耳炎 苘麻鲜全草 60 g,猪耳适量,水煎服;或苘麻 15 g,糯米 30 g,毛蚶 20 粒,水煎服。(《福建药物志》)

2. 治小儿聤耳有疮及恶肉 白麻秸(取皮)一合,花燕脂十颗(雄黄少许)。上捣筛,细研,敷耳中令满,一两度愈。(《外台秘要》引《古今录验方》雄黄散)

3. 治化脓性扁桃体炎 苘麻、一枝花各 15 g,天胡荽9 g。水煎服或捣烂绞汁服。(《福建药物志》)

4. 治痈疽肿毒 苘麻鲜叶和蜜捣敷。如漫肿无头者,取鲜叶和红糖捣敷,内服子实 1 枚,日服 2 次。(《福建民间草药》)

5. 治小便不通 萘麻烧灰,黄酒调服。(《鲁府禁方》)

2649 苘麻子 qǐng má zǐ (《圣济总录》)

【异名】 苘实(《新修本草》),蘏麻子(《杨氏产乳方》),萘实(《圣济总录》),萘麻子(《鲁府禁方》),空麻子、野苎麻子、冬葵子(《江苏省植物药材志》),青麻子、苘麻种子(《北京中草药手册》),蘏子、野棉花子、白麻子(《全国中草药汇编》)。

【基原】 为锦葵科苘麻属植物苘麻 *Abutilon theophrasti* Medic. 的种子。

【原植物】 参见"苘麻"条。

【采收加工】 8～9 月果实成熟时采收,晒干后,打下种子。

【药材】 苘麻子 *Semen Abutili* 主产于四川、河南、江苏、湖北。

性状 种子呈三角状肾形,长 3.5～6 mm,宽 2.5～4.5 mm,厚 1～2 mm。表面灰黑色或暗褐色,有白色稀疏绒毛,凹陷处有类椭圆状种脐,淡棕色,四周有放射状细纹。种皮坚硬,子叶 2,重叠折曲,富油性。气微,味淡。

鉴别 种子横切面:表皮细胞 1 列,扁长方形,有的分化成单细胞非腺毛,壁稍厚,微木化;下皮细胞 1 列,略径向延长。栅状细胞 1 列,长柱形,长约至 88 μm,壁极厚,上部可见线形胞腔,其末端膨大,内含细小球状结晶。色素层 4～5 列细胞,含黄棕色或红棕色物。胚乳及子叶细胞含脂肪油和糊粉粒,子叶细胞并含少数细小草酸钙簇晶。

【成分】 含油 15%～17%,其中 58%为亚油酸(linoleic acid)[1]。

【药性】 苦,平。

1.《新修本草》:"味苦,平,无毒。"

2.《四川常用中草药》:"入肝、大肠二经。"

【功用主治】 清热利湿,解毒散结。主治赤白痢疾,小便淋痛,乳痈,痈疽肿毒,瘰疬,目翳。

1.《新修本草》:"主赤白冷热痢,散服饮之;吞一枚,破痈肿。"

2.《纲目》:"主眼翳瘀肉,起倒睫拳毛。"

【用法用量】 内服:煎汤,6～12 g;或入散剂。

【选方】 1. 治赤白痢 蘏麻子一两。炒令香熟,为末,以蜜浆下一钱,不过再服。(《杨氏产乳方》)

2. 治乳汁不通 苘麻子 12 g,王不留行 15 g,穿山甲6 g。水煎服。(《长白山植物药志》)

3. 治一切眼疾 苘麻子一升(拣去土,杵为末)。上一味,以猿猪肝一片如手大,薄批作五七片,于药末中,蘸匀炙干,再蘸再炙,末尽为度,捣为散,每服一字,空心,临卧,陈米饮调下,服五七服半字,又五七服,加至半钱止。(《圣济总录》炙肝散方)

4. 治瘰疬 苘麻果实连壳研末,每星期 6～9 g(小儿减量),以豆腐干 1 块切开,将药末夹置豆腐干内,水煎,以汤内服,以豆腐干贴患处。(《江西民间草药》)

2650 苘麻根 qǐng má gēn (《蜀本草》)

【基原】 为锦葵科苘麻属植物苘麻 *Abutilon theophrasti*

下部全缘，上面无毛或近无毛，下面疏生柔毛。短总状花序腋生，具 5～20 多朵花，花通常较密集；苞片小，条状锥形；花萼筒状钟形，有毛，萼齿锥形或狭披针形；花紫色或蓝紫色。荚果螺旋形，通常卷曲 1～2.5 圈，密被毛，无刺。种子小，肾形，1～10 颗。花期 6～7 月，果期 7～8 月。

生于旷野和田间，我国大部分地区有栽培。分布于黄河中下游及西北地区。

本植物的根（苜蓿根）亦供药用，另设专条。

【采收加工】 6～10 月收割，鲜用或切段晒干备用。

【成分】 1. 南苜蓿种子含胡萝卜素（carotene）[1]。全草含皂苷：南苜蓿三萜皂苷（hispidacin）[2]，大豆皂苷（soyasaponin）Ⅰ[3]。甾醇类：植物甾醇（phytosterol），植物甾醇酯（phytosterol esters）[4]。

2. 紫苜蓿全草含皂苷（saponin），卢瑟醇（lucernol），苜蓿二酚（sativol），香豆雌酚（coumestrol），刺芒柄花素（formononetin），大豆素（daidzein）等异黄酮衍生物，小麦黄素（tricin），瓜氨酸（citrulline），刀豆酸（canaline）。腐草含双香豆酚（dicoumarol）。叶含 β-甲基-D-葡萄糖苷（β-methyl-D-glucoside），4-O-甲基内消旋肌醇（ononitol），1-半乳庚酮糖（1-galactoheptulose）。花含花色苷：本种的蓝色和紫色花主要含飞燕草素-3，5-二葡萄糖苷（delphi nicin-3，5-diglucoside），矮牵牛素（petunidin）和锦葵花素（malvi-din）。花中挥发油成分有：芳樟醇（linalool），月桂烯（myrcene）及柠檬烯（limonene）。种子含高水苏碱（homostachydrine），水苏碱（stachy drine）及唾液酸（sialic acid）。叶茎含果胶酸（pectic acid）[5]。此外，本品还含 4 种苜蓿苷（medicoside）[6]。

【药理】 1. 抗动脉粥样硬化作用　本品地上部分制得的总皂苷有显著的降血脂、抗动脉粥样硬化作用，对于兔[1]、大鼠[2]及猴[3,4]的实验性高脂血症和动脉粥样硬化均有明显防治效果，还可使猴冠脉和主动脉病变明显消退[4]。对于高胆固醇饲料家兔血清脂质，喂饲苜蓿皂苷 1.2 g/只及 2.4 g/只可使血清总胆固醇（Tch）明显降低，对高密度脂蛋白胆固醇（HDL-C）无明显影响而 HDL-C/Tch 明显增高，主动脉内膜粥样斑块面积明显缩小，主动脉壁中 Tch 及胆固醇酯（CE）沉积明显减少[5,6]，但对三酰甘油（TG）及肝内 Tch 无明显影响，2.4 g/只还可显著抑制高脂血症家兔冠状动脉内膜下平滑肌细胞的增生反应，改善右冠脉主干及大支的阻塞程度[6]。苜蓿皂苷 1 g/kg 能使高胆固醇血症大鼠血清 Tch 及低密度脂蛋白胆固醇（LDL-C）均明显下降，也不影响 HDL-C 水平[7]。苜蓿皂苷降脂作用机制可能与其能防止内、外源性胆固醇在肠中的吸收，促进胆固醇降解成胆酸排出[2,3,8,9]，以及增强网状内皮系统（RES）功能从而加速 LDL 的非受体途径清除[7]等有关。所含皂苷用酸处理可使其预防高胆固醇血症的能力至少增强 5 倍，于大鼠及猴均可抑制其对肠内胆固醇吸收的能力[10]。用苜蓿蛋白饲料喂饲 1.5 个月的大鼠血清 Tch 和 HDL 水平显著高于其他豆类蛋白饲料组，粪便中胆固醇的排出量也较高[11]。

2. 对免疫功能的影响　苜蓿皂苷 1 g/kg 饲服，可显著增强大鼠 RES 对血中炭粒的吞噬廓清，使吞噬系数 α 明显增高，$t_{1/2}$时间明显缩短[7]。从本品根中提得的苜蓿多糖具有显著的免疫增强效果，完全拮抗环磷酰胺对脂多糖（LPS）刺激所致抗体生成的抑制[12]。本品皂苷所含苜蓿酸钠盐及其苷均可抑制淋巴细胞的分裂指数、存活率、生长率及生存时间[13]。

3. 其他作用　分得的槲皮素也有抗氧化活性[14]。从本品中分得的 4 个苜蓿苷每日 10 mg/kg 灌服，可增强大鼠体力，延长游泳时间[15]。从本品根中分得一种化合物对 10 种酵母菌的最低抑菌浓度（MIC）为 3～15 μg/ml，最低杀菌浓度（MBC）为 6～24 μg/ml[16,17]。本品种子和地上部分胰蛋白酶有较强抑制作用[18]。

毒性　苜蓿皂苷 2.4 g/只喂饲家兔 3～5 个月未见对体重、肝、肾、造血功能等有明显毒性，小鼠灌服的 LD_{50} 为 26.6±3.6 g/kg，相当于生药 90.3±12.4 g/kg，胃内过度膨胀使膈肌上抬可能是死因之一[6]。

【药性】 苦、甘，凉。

1.《别录》："味苦、平，无毒。"

2.《千金方》："味苦、平，涩。"

3.《日华子》："凉。"

4.《本草衍义》："微甘、淡。"

【功用主治】 清热，利湿，通淋，排石。主治湿热黄疸，泄泻，痢疾，浮肿，砂淋，石淋，痔疮出血。

1.《别录》："主安中，利人，可久食。"

2.《食疗本草》："利五脏，轻身，洗去脾胃间邪气、诸恶热毒。"

3.《日华子》："去腹藏邪气，脾胃间热气，通小肠。"

4.《本草药性大全》："祛诸恶，解热毒，退酒疸，利通小肠，安中益气。"

5.《现代实用中药》："治尿酸性膀胱结石。"

【用法用量】 内服：煎汤，15～30 g；或捣汁，鲜品 90～150 g；或研末，3～9 g。

【宜忌】 1.《食疗本草》："少食好，多食当冷气入筋中，即瘦人。"

2. 姚可成《食物本草》："苜蓿不可同蜜食，令人下利。"

【选方】 治热病烦满，目黄赤，小便黄，酒疸　（苜蓿）捣汁，服一升，令人吐利即愈。（《新修本草》）

2647 苜蓿根 mù xù gēn（《新修本草》）

【基原】 为豆科苜蓿属植物南苜蓿 *Medicago hispida* Gaertn. 和紫苜蓿 *M. sativa* L. 的根。

【原植物】 参见"苜蓿"条。

【采收加工】 6～7 月采挖，鲜用或晒干。

【药材】 苜蓿根 *Radix Medicaginis Sativae*　产于我国大部分地区。

性状　根圆柱细长，直径 0.5～2 cm，分枝较多。根头部较粗大，有时具地上茎残基。表面灰棕色至红棕色，皮孔少且不明显。质坚而脆，断面刺状。气微弱，略具刺激性，味微苦。

【成分】 紫苜蓿的根含糖类，2-氨基己二酸（2-aminoadipic acid）等[1]。

【药性】 苦，寒。

1.《新修本草》："寒。"

2. 宁源《食鉴本草》："无毒。"

3.《全国中草药汇编》："苦、微涩，寒。"

【功用主治】 清热，利湿，通淋。主治热病烦满，湿热黄疸，砂淋，石淋。

1.《新修本草》："主热病烦满，目黄赤，小便黄，酒疸。"

2.《纲目》："治砂石淋痛。"

3.《药性考》："通淋泻热，除烦。"

钡盐引起过度兴奋或过度抑制)正常化[1]。

2. 抗癌作用　苹果果胶具有抑癌作用与活性氧抑制作用[2]。

【药性】 甘、酸，凉。

1.《别录》:"味苦，寒。"

2.《千金方》:"味酸、苦，寒，涩，无毒。"

3.《滇南本草》:"气味甘，微酸。"

4.《随息居饮食谱》:"甘，凉。"

【功用主治】 生津，除烦，益胃，醒酒。主治津少口渴，脾虚泄泻，食后腹胀，饮酒过度。

1.《千金方》:"益心气，耐饥。"

2.《食疗本草》:"主补中焦诸不足气，和脾，卒患食后气不通，生捣汁服之。"

3.《饮膳正要》:"止渴生津。"

4.《滇南本草图说》:"搽疮红晕可散，烧灰存性治水中之毒。"

5.《随息居饮食谱》:"润肠悦心，生津开胃，醒酒。"

【用法用量】 内服：适量，生食；或捣汁；或熬膏。外用：捣汁涂。

【宜忌】 不宜多食，过量易致腹胀。

1.《别录》:"多食令人胪胀，病人尤甚。"

2.《滇南本草》:"小儿不可多食，多食发疳积。"

【选方】 1. 治消化不良，少食腹泻，或久泻而脾阴不足　苹果 30 g，山药 30 g，共研细末，每次 15～20 g，加白糖适量，用温开水送服。(《食疗本草学》苹果山药散)

2. 治轻度腹泻　苹果 1 000 g，洗净、去皮、去核、捣烂如泥食用，每次 100 g，每日 4 次。

3. 治高血压病　将苹果洗净挤汁服，每次 100 g，每日 3 次，10 d 为 1 个疗程；或每次吃 250 g，每日 3 次，连续食用。(2、3 方出自《果蔬食疗》)

4. 治胃阴不足，咽干口渴　鲜苹果 1 000 g，捣烂取汁，熬成稠膏，加蜂蜜适量混匀，每次 1 汤匙。(《食疗本草学》)

5. 治妊娠呕吐　取鲜苹果 60 g，大米 30 g 炒黄，与水同煎代茶饮用。(《果蔬食疗》)

2644 苹果叶 píng guǒ yè (《滇南本草》)

【基原】 为蔷薇科苹果属植物苹果 *Malus pumila* Mill. 的叶。

【原植物】 参见"苹果"条。

【采收加工】 6～10 月采摘，晒干。

【成分】 叶含 β-吲哚乙酸(β-indolylacetic acid)[1]。

【功用主治】 凉血解毒。主治产后血晕，月经不调，热毒疮疡，烫伤。

1.《滇南本草》:"敷脐上治阴症。又治产后血迷，经水不调，蒸热发烧，服之效。"

2.《滇南本草图说》:"贴火毒疮，烧灰调油搽之。"

【用法用量】 内服：煎汤，30～60 g。外用：鲜叶贴敷；烧灰存性，调搽。

2645 苹果皮 píng guǒ pí (《滇南本草图说》)

【基原】 为蔷薇科苹果属植物苹果 *Malus pumila* Mill. 的果皮。

【原植物】 参见"苹果"条。

【采收加工】 采收成熟果实，取皮，晒干。

【成分】 果皮含类胡萝卜素：胡萝卜素(carotenes)，叶黄质(xanthophylls)。黄酮素：槲皮素(quercetin)，槲皮苷(quercitrin)[1]，矢车菊素-3-半乳糖苷，矢车菊素-3-葡萄糖苷(cyanidin-3-glucoside)，矢车菊素-3-阿拉伯糖苷，矢车菊素-3-木糖苷(cyanidin-3-xyloside)[2]，4-(5′-羟基根皮苷-2′-基)根皮苷〔4-(5′-hydroxyphlorizin-2′-yl) phlorizin〕[3]，芸香苷(rutin)，金丝桃苷(hyperin)，槲皮苷(quercitrin)，槲皮素葡萄糖苷(quercetin glucoside)[4]，花色苷(anthocyanin)[5]。三萜类：20-β-羟基熊果酸(20-β-hydroxy ursolic acid)，2ε′，20β-二羟基熊果酸(2ε′，20β-dihydroxyursolic acid)[6]。

【功用主治】 《滇南本草图说》:"治反胃吐痰。"

【用法用量】 内服：煎汤，15～30 g；或沸汤泡饮。

2646 苜蓿 mù xù (《别录》)

【异名】 荍蓿(《尔雅》郭璞注)，木粟(《尔雅翼》)，怀风、光风、连枝草(《西京杂记》)，光风草(《纲目》)。

【基原】 为豆科苜蓿属植物南苜蓿和紫苜蓿的全草。

【原植物】 1. 南苜蓿　*Medicago hispida* Gaertn.〔*M. denticulate* Willd. non L.〕

一年或多年生草本。茎匍匐或稍直立，高约 30 cm，基部多分枝。三出复叶；小叶柄长约 5 mm，有柔毛；托叶卵形，边缘有细裂锯齿。叶片阔倒卵形或倒心形，长 1～1.5 cm，宽 0.7～1 cm，先端钝圆或微凹，有细锯齿，基部楔形，上面无毛，下面被疏柔毛，两侧小叶略小。总状花序腋生，有花2～6 朵；花萼钟状，深裂，萼齿披针形，有疏柔毛；蝶形花冠，黄色，旗瓣倒卵形，翼瓣椭圆形，龙骨瓣直立；雄蕊 10，二体。荚果螺旋形，直径约 0.6 cm，边缘具有钩的刺。种子 3～7 颗，肾形，黄褐色。花期 4～5 月，果期 5～6 月。

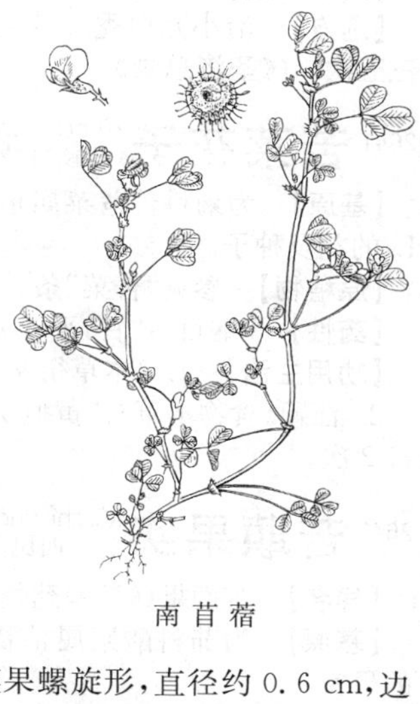

南苜蓿

栽培或生于排水良好的土壤。分布于江苏、浙江、安徽、江西等地。

2. 紫苜蓿　*M. sativa* L.

多年生草本，高 30～100 cm。根粗而长。茎直立或有时斜升，多分枝，无毛或疏生柔毛。三出复叶；托叶狭披针形或锥形，全缘或稍有齿，下部与叶柄合生；小叶长圆状倒卵形、倒卵形或倒披针形，长 7～30 mm，宽 3.5～13 mm，先端钝或圆，具小刺尖，基部楔形，叶缘上部有锯齿，中

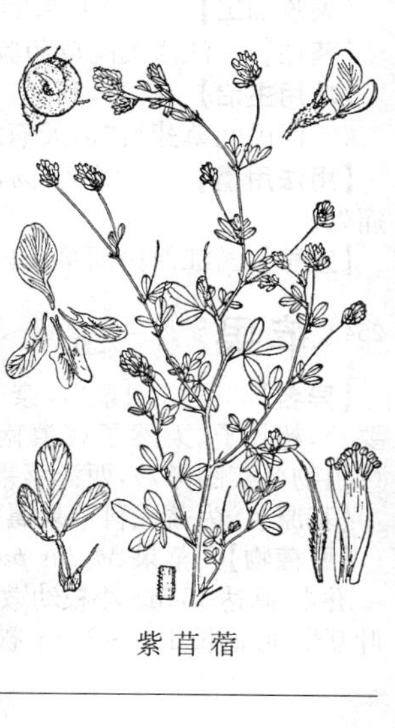

紫苜蓿

2639 **苦壶卢花** kǔ hú lú huā（《纲目》）

【基原】 为葫芦科葫芦属植物小葫芦 *Lagenaria siceraria*（Molina）Standl. var. *microcarpa*（Naud.）Hara 的花。

【原植物】 参见“苦壶卢”条。

【采收加工】 7～8 月花开时采，晒干。

【功用主治】《纲目》：“治一切鼠瘘。”

【用法用量】 外用：研末撒敷。

【选方】 治鼠瘘 苦壶卢花曝干，捣罗为末，敷之。（《圣惠方》）

2640 **苦壶卢蔓** kǔ hú lú màn（《纲目》）

【基原】 为葫芦科葫芦属植物小葫芦 *Lagenaria siceraria*（Molina）Standl. var. *microcarpa*（Naud.）Hara 的茎藤。

【原植物】 参见“苦壶卢”条。

【采收加工】 8～9 月采收，切段，晒干。

【功用主治】《仇远稗史》：“麻疮，煎汤浴之。”

【用法用量】 外用：煎水洗浴。

【选方】 治小儿白秃 苦壶卢蔓同裹盐荷叶，煎浓汁洗三五次。（《圣济总录》）

2641 **苦菜花子** kǔ cài huā zǐ（汪颖《食物本草》）

【基原】 为菊科苦苣菜属植物苦苣菜 *Sonchus oleraceus* L. 的花及种子。

【原植物】 参见“苦菜”条。

【药性】《纲目》：“甘，平。无毒。”

【功用主治】 1.《本草衍义》：“花，去中热，安心神。”

2. 汪颖《食物本草》：“黄疸疾，连花子研细二钱，水煎服，日 2 次。”

2642 **苦蘵果实** kǔ zhí guǒ shí（《江西民间草药》）

【异名】 苦蘵果（《湖南药物志》）。

【基原】 为茄科酸浆属植物苦蘵 *Physalis angulata* L. 的果实。

【原植物】 参见“苦蘵”条。

【采收加工】 8～9 月果实成熟时采收，鲜用或晒干。

【药性】《江西民间草药验方》：“性平，味酸，无毒。”

【功用主治】 解毒，利湿。主治牙痛，天疱疮，疔疮。《江西民间草药》：“治天疱疮。”

【用法用量】 内服：煎汤，6～9 g。外用：捣汁涂，或含痛处。

【宜忌】《江西民间草药》：“孕妇忌服。”

2643 **苹果** píng guǒ（《滇南本草》）

【异名】 柰（《别录》），柰子（《千金方》），平波（《饮膳正要》），超凡子、天然子（《滇南本草》），频婆（《纲目》），频果（《植物名实图考》），西洋苹果（《中国树木分类学》）。

【基原】 为蔷薇科苹果属植物苹果的果实。

【原植物】 苹果 *Malus pumila* Mill.

乔木，高达 15 m。小枝幼嫩时密被绒毛，老枝紫褐色，无毛。叶互生；叶柄长 1.5～3 cm，被短柔毛；托叶披针形，全缘，早落；叶片椭圆形、卵形至宽椭圆形，长 4.5～10 cm，宽 3～5.5 cm，边缘有圆钝锯齿，幼时两面有短柔毛。花两性；伞房花序，具花 3～7 朵，集生于小枝顶端；花梗长 1～2.5 cm，密被绒毛；花白色或带粉红色，直径 3～4 cm；雄蕊 20；花柱 5。果实扁球形，直径在 2 cm 以上，先端常有隆起，萼洼下陷，萼裂片宿存，果梗粗短。花期 5 月，果期 7～10 月。

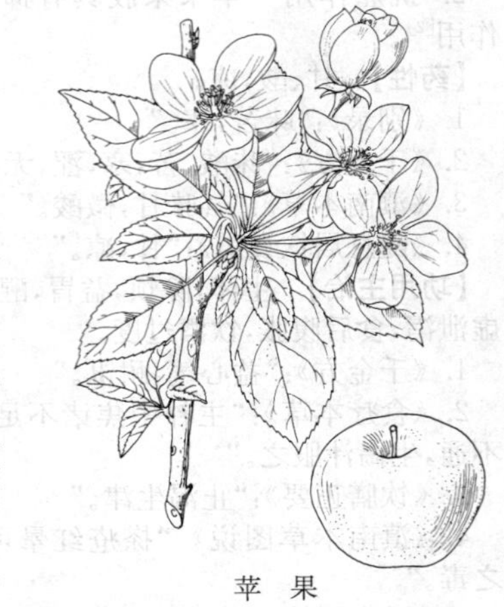

苹 果

生于海拔 50～2 500 m 的山坡、平原旷野以及黄土丘陵等处。原产于欧洲及亚洲中部。我国河北、山西、辽宁、江苏、山东、四川、云南、西藏、陕西、甘肃等地有栽培。

本植物的叶（苹果叶）、果皮（苹果皮）亦供药用，另设专条。

【采收加工】 早熟品种 7～8 月采收，晚熟品种 9～10 月采收。保鲜，包装贮藏，及时调运。

【药材】 苹果 *Fructus Mali Pumilae* 主产于东北、华北、华东。

性状 果实呈梨形或扁球形，青色、黄色或红色，直径 5～10 cm，或更大，顶部及基部均凹陷；外皮薄，革质，果肉肉质，内果皮坚韧，分为 5 室，每室有种子 2 枚。气清香，味甜、微酸。

【成分】 含小分子脂肪酸：L-苹果酸（L-malic acid），延胡索酸（fumaric acid），琥珀酸（succinic acid），丙酮酸（pyruvic acid），二羟乙酸（glyoxyli acid），草乙酸（oxalacetic acid），2-酮戊二酸（2-ketoglutaric acid）[1]，酒石酸（tartaric acid），草酸（oxalic acid），枸橼酸（citric acid）[2]，糖醛酸（uronic acid），异枸橼酸（isocitric acid），3-吲哚乙酸（3-indole acetic acid）[3]；氨基酸：谷氨酸，多酚氧化酶（polyphenoloxidase）[4]，缬氨酸，鸟氨酸，赖氨酸，半胱氨酸，去甲缬氨酸，天冬氨酸，β-苯基-β-丙氨酸（β-phenyl-β-alanine），组氨酸，色氨酸，甘氨酸[5]；维生素 C[6]；醇类：乙醇（ethylalcohol），正丙醇（*n*-propylalchol），正丁醇（*n*-butyl alcohol），异丁醇（isobutyl alcohol），正戊醇（*n*-amyl alcohol），正己醇（*n*-hexyl acohol），（—）-2-甲基-2-丁醇〔（—）-2-methyl-2-butanol〕，3-己烯醛（3-hexenal）；酯类：乙酸丙酯（*n*-propyl acetate），乙酸丁酯（*n*-butyl acetate），醋酸戊酯（*n*-amyl acetate），乙酸己酯（*n*-hexyl acetate）；醛类：甲醛（formaldehyde），乙醛（acetaldehyde），正丙醛（*n*-propional-dehyde），正丁醛（*n*-butylaldehyde），2-己烯醛（2-hexenal），壬醛（nonylaldehyde），异戊酸（isovaleric acid），已酸（caproic acid），苯甲酸（benzoic acid）[7]；黄酮类：金丝桃苷（hyperin），越桔花青苷（idaein）[8]，果胶酸，阿拉伯聚糖，半乳聚糖[9]，矢车菊素-7-阿拉伯糖苷（cyanidin-7-arabinoside），矢车菊素-3-半乳糖苷（cyanidin-3-galactoside），矢车菊素-3-阿拉伯糖苷（cyanidin-3-arabinoside）[10]。

【药理】 1. 对胃肠运动的影响 除去果胶之苹果注射液能使离体兔肠之异常运动（以阿托品、乙酰胆碱、镁盐或

【采收加工】 6～7月采，鲜用。

【成分】 地上部分含黄酮类：5，7，4′-三羟基-6，8-二异戊二烯基异黄酮（5，7，4′-trihydroxy-6，8-diprenylisoflavone），5，7，4′-三羟基-6，3′-二异戊二烯基异黄酮（5，7，4′-trihydroxy-6，3′-diprenylisofla-vone），5，7，3′，4′-四羟基-6，8-二异戊二烯基异黄酮（5，7，3′，4′-tetrahydroxy-6，8-diprenylisoflavone），（2R，3R）-5，4′-二羟基-8-异戊二烯基-6″，6″-二甲基吡喃酮［2″，3″：7，6］-二氢黄酮醇〔（2R，3R）-5，4′-dihydroxy-8-prenyl-6″，6″-dimethylpyrano［2″，3″：7，6］dihydroflavonol〕[1]，苦檀子异戊二烯基异黄酮a、b[2]。茎叶中含萜类：无羁萜（friedlin），无羁萜-3β-醇（friendelan-3β-ol）；甾醇类：菜油甾醇（campesterol），豆甾醇（stigmasterol），谷甾醇（sitosterol）[3]。

【药理】 抗病毒作用 苦檀叶的提取物对鼠逆病毒转录酶有很强的抑制作用，其半数抑制浓度 IC_{50} 为 0.4 μg/ml，对 DNA 聚合酶也有抑制作用，IC_{50} 为 0.9 μg/ml[1]。

【功用主治】 祛风，杀虫，消肿。主治皮肤麻木，癣疥，脓肿。

1.《草木便方》："（治）一切皮风，叶煎洗。"

2.《贵州民间药物》："治癣疥，煎水洗或捣烂敷。"

3.《贵州民间方药集》："煎汤洗，治皮肤麻木。"

4.《福建药物志》："消肿散结，治小腿腓肠肌脓肿。"

【用法用量】 外用：煎水洗或捣敷。

2635 苦檀根 kǔ tán gēn（《全国中草药汇编》）

【基原】 为豆科鸡血藤属植物厚果崖豆藤 *Millettia pachycarpa* Benth. 的根。

【原植物】 参见"苦檀子"条。

【采收加工】 6～9月采挖，鲜用或切片晒干。

【成分】 含β-谷甾醇（sitosterol），齐墩果酸（oleanolic acid），水黄批素（karanjin），厚果鸡血藤甲素（pachycarin A）[1]，厚果鸡血藤乙素（pachycarin B）[2]，厚果鸡血藤丙素（pachycarin C），厚果鸡血藤丁素（pachycarin D）和厚果鸡血藤戊素（pachycarin E）[3]。

【功用主治】《全国中草药汇编》："外用治跌打损伤，骨折。"

【用法用量】 外用：捣敷。

【宜忌】 本品有毒，不宜内服。

2636 苦马豆根 kǔ mǎ dòu gēn（《沙漠地区药用植物》）

【基原】 为豆科苦马豆属植物苦马豆 *Swainsonia salsula* Taub. 的根。

【原植物】 参见"苦马豆"条。

【采收加工】 8～9月挖取根，切段，晒干。

【成分】 含苦马豆素（spherosin），苦马豆宁（sphe-rosinin），β-谷甾醇（β-sitosterol）及香豆素（coumarin）[1]。又含黄酮类：3′，7-二羟基2′，4′-二甲氧基异黄烷（glyasperin H），4′，7-二甲氧基异黄酮（4′，7-dimethoxyisoflavone），3′，7-二羟基-4′-甲氧基异黄酮（3′，7-dihydroxy-4′-methoxyisoflavone）[2]。

【药性】《沙漠地区药用植物》："味苦性平，有小毒。"

【功用主治】 固肾，止血。主治尿崩证，遗精，各种出血。《沙漠地区药用植物》："补肾，利尿，消肿，固精，止血。"

【用法用量】 内服：煎汤，9～15 g。

2637 苦地胆根 kǔ dì dǎn gēn（《生草药性备要》）

【异名】 草鞋根（《广西民间用药选编》）。

【基原】 为菊科地胆草属植物地胆草 *Elephantopus scaber* L. 的根。

【原植物】 参见"苦地胆"条。

【采收加工】 全年均可采收，鲜用或晒干。

【药性】 苦，寒。

【功用主治】 清热，除湿，解毒。主治中暑发热，头痛，牙痛，咳嗽，肾炎水肿，菌痢，肠炎，月经不调，白带，乳痈，痈肿。

1.《本草求原》："解暑热。治牙痛。"

2.《云南中草药》："清热祛风，止咳除痰，止痢。主治感冒发热，虚热咳嗽，小儿咳嗽，百日咳，风湿痛。"

3.《广西本草选编》："治月经不调，白带。"

【用法用量】 内服：煎汤，9～15 g，或泡酒。外用：捣敷；或煎水含漱。

【选方】 1. 治暑热 苦地胆根，同白豆、片糖煲水饮。（《生草药性备要》）

2. 治头风 鲜苦地胆根 60 g，鸡1只。酌加开水炖熟后，再加少许红酒，分2～3次服。（《福建民间草药》）

3. 治牙痛 （草鞋根）、食盐少许。共捣烂，用鲜菜叶包住，放入火炭中煨热，放到牙痛处轻轻咬住。（《广西民间用药选编》）

4. 治咳嗽 （地胆草）鲜根 60 g，白茅鲜根 60 g，鲜百合 30 g。同煎代茶饮。（《常用青草药选编》）

5. 治肾炎，脚气水肿 （地胆草）鲜根头7个。洗净，捣烂，调鸡蛋2枚，共煎成饼吃，连吃3～4 d。（《福州中草药临床手册》）

2638 苦壶卢子 kǔ hú lú zǐ（《纲目》）

【异名】 苦瓠子、苦葫芦子（《圣惠方》）。

【基原】 为葫芦科葫芦属植物小葫芦 *Lagenaria siceraria*（Molina）Standl. var. *microcarpa*（Naud.）Hara 的种子。

【原植物】 参见"苦壶卢"条。

【采收加工】 8～9月果实成熟时采收，剖开果实，取出种子，晒干。

【药性】《纲目》："苦，寒，有毒。"

【功用主治】 利水，杀虫，解毒。主治水肿，小便不利，鼻塞，鼻息肉，龋齿，聤耳，疥癣。

1.《纲目》："治痈疽恶疮，疥癣，龋齿有虫䘌者。"

2.《本草求真》："治诸般齿病或目翳、鼻塞。"

【用法用量】 内服：3～6 g，入丸、散。外用：煮汁涂；煎水含漱；或研末撒。

【选方】 1. 治大腹水肿，诸药无效 苦葫芦子二两，微炒。上件药，捣细罗为散。不计时候，以粥饮调下二钱。

2. 治小便不通，腹胀气急闷 蝼蛄三枚，微炒，苦瓠子三十粒，微炒。上件药，捣细罗为散。每服，以冷水调下一钱。

3. 治鼻塞，眼昏头疼，胸闷 苦葫芦子一两，以童子小便一盏浸之，夏一日，冬七日。取汁少许，滴入鼻中。（脑泻散）

4. 治鼻内息肉 苦葫芦子、苦丁香等分。入麝香少许，为末。纸拈点之。

5. 治聤耳出脓 干苦葫芦子一分，黄连半钱。为末。以绵先缴净，吹入半字，日二次。（1～5方出自《圣惠方》）

毒性　苦碟子注射液小鼠静注的 LD_{50} 为 44.3±8.1 g/kg。大鼠每日以苦碟子浸膏 4.2 g/kg(相当于生药 32 g/kg)连续灌胃 20 d,结果给药组动物体重比对照组增长略快,非蛋白氮比对照组略低,给药后凝血时间比给药前有所延长,其他白细胞和红细胞总数、氨基转移酶、尿常规等给药前后和给药组与对照组之间均无明显差异,各脏器肉眼检查和组织切片检查无明显病理变化[9]。

【药性】 苦、辛,寒。

1.《全国中草药汇编》:"苦、辛,平。"

2.《长白山植物药志》:"苦、辛,微寒。"

【功用主治】 止痛,清热,解毒,消肿。主治头痛,牙痛,胃脘痛,手术后疼痛,跌打伤痛,肠痈,泄泻,肺脓肿,咽喉肿痛,痈肿疮疖。

1.《全国中草药汇编》:"止痛。主治头痛、牙痛、胃肠痛及外伤、中小手术后疼痛。"

2.《长白山植物药志》:"镇痛,清热,解毒,消肿。治阑尾炎,肠炎,肺脓肿,痈肿疮疖。"

3.《秦岭巴山天然药物志》:"主治痢疾,疮疖痈肿,吐血,衄血。"

【用法用量】 内服:煎汤,9～15 g;或研末。外用:水煎熏洗;或研末调敷;或捣敷。

【选方】 1. 治阑尾炎　抱茎苦荬菜 15 g,薏苡仁 30 g,附子 6 g。水煎,日服 2 次。(《秦岭巴山天然药物志》)

2. 治实热嗓子嘶哑,咽喉肿痛　(苦碟子)、麦冬、甘草、薄荷各等量。共为细粉。每次 3～4.5 g,每日 1～3 次,水煎温服。(《中国民族药志》)

3. 治黄水疮　抱茎苦荬菜,研末,香油调敷。

4. 治痔疮　抱茎苦荬菜,切碎,煎水熏洗。(3、4 方出自《秦岭巴山天然药物志》)

【临床报道】 治疗冠心病　苦碟子全草制成碟脉灵注射液。用碟脉灵注射液 10～20 ml(相当于生药 20～40 g)加入 5%葡萄糖液 250 ml 中静滴,每日 1 次,28 d 为 1 个疗程,一般 1～2 个疗程。收治 107 例,72 例有明显心绞痛,治疗后显效 64 例,改善 4 例,无效 4 例,总有效率 94.4%,心绞痛消失在 1 星期左右。有胸闷、心悸、气短等症状者 103 例,治疗后除 9 例无效外,其余 94 例症状全部消失,一般消失时间在 3～4 星期。107 例冠心病患者心电图均见阳性改变,治疗后显效 45 例,好转 28 例,无效 34 例,心电图总有效率 68.2%。临床发现对胃痛、头痛等有一定止痛作用;对心肌梗死所致的疼痛也有明显止痛作用。个别患者用药初期有腹部隐痛,大便次数略增(1～3 次/d),继续用药自行消失,一般无明显副作用[1]。

2633 苦檀子 kǔ tán zǐ (《草木便方》)

【异名】 土大风子(《草木便方》),冲天子(《中国主要植物图说》),苦蚕子、猪腰子(《贵州民间药物》),日头鸡(《四川中药志》)。

【基原】 为豆科鸡血藤属植物厚果崖豆藤的种子。

【原植物】 厚果崖豆藤 *Millettia pachycarpa* Benth. 又名:厚果鸡血藤(《广西药用植物名录》)。

多年生攀缘灌木,茎粗大。枝干圆柱形,幼枝时有疏绒毛。叶互生,具长柄,奇数羽状复叶,长 30～50 cm;小叶 13～17,叶片长圆状披针形,长 14～16 cm,宽 3～4 cm,先端钝,基部略圆形,上面无毛,有光泽,下面被锈黄色绢毛。圆锥花序腋生,长 15～30 cm,总花梗较叶柄长;花 2～5 朵簇生于序轴的节上;苞片卵圆形,少毛;萼钟形,5 齿裂,裂片三角形,浅绿色,有短茸毛;花冠蝶形,花 5 瓣,紫红色;雄蕊 10,单体,上部分离;雌蕊 1,线形,花柱弯曲,柱头圆形。荚果厚,木质,卵球形或矩圆形,长至 23 cm,黄灰绿色,并有斑点,膨胀。种子 1～5 颗,肾形,长 4 cm,红棕色至黑褐色。花期 3～4 月,果期10～11月。

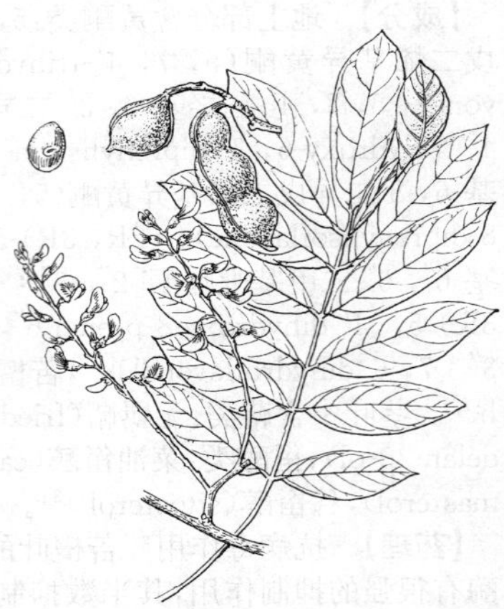

厚果崖豆藤

生于溪边、疏林下及灌木丛中。分布于福建、广西、四川、贵州、云南等地。

本植物的叶(苦檀叶)、根(苦檀根)亦供药用,另设专条。

【采收加工】 10～11 月果实成熟后采收。除去果皮,将种子晒干。

【药材】 苦檀子 *Semen Millettiae Pachycarpae*　产于云南、广西等地。

性状　种子扁圆而略呈肾形,着生在荚果两端的种子,一面圆形,另一面平截;居于荚果中间的种子,两面均平截;长约 4 cm,厚约 3 cm。表面红棕色至黑褐色,有光泽,或带有灰白色的薄膜,脐点位于中腰陷凹处。子叶 2 片,肥厚,角质样,易纵裂;近脐点周围有不规则的突起,使子叶纵裂而不平。气微,味淡而后带窜透性的麻感。

【成分】 种子含鱼藤酮(rotenone)和类鱼藤酮(rotenoids)[1]。

【药性】 苦、辛,热,大毒。

1.《草木便方》:"苦辛,有毒。"

2.《广西中药志》:"味苦,性寒,有剧毒。"

3.《贵州民间药物》:"性热,味苦、辛。"

【功用主治】 攻毒,消积,杀虫。主治疥癣疮癞,痧气腹痛,小儿疳积。

1.《草木便方》:"杀虫,攻毒。涂久蜃,洗搽疥、癣、疳、癞。"

2.《贵州草药》:"止痛,消积,杀虫。治小儿疳积,腹痛时症,痧气痛。"

【用法用量】 外用:研末调敷。内服:研末或煅存性研末,0.9～1.5 g;或磨汁。

【宜忌】 内服宜慎。过量服用可引起中毒,出现呕吐、腹痛、眩晕、黏膜干燥、呼吸迫促、神志不清等症状。对神经先兴奋后麻痹。

1.《广西中药志》:"有剧毒,严禁内服。"

2.《全国中草药汇编》:"毒性较大,常作外用,口服宜慎。"

2634 苦檀叶 kǔ tán yè (《草木便方》)

【基原】 为豆科鸡血藤属植物厚果崖豆藤 *Millettia pachycarpa* Benth. 的叶。

【原植物】 参见"苦檀子"条。

形抱茎，全缘或羽状分裂。头状花序密集成伞房状，有细梗；总苞长5～6 mm，外层总苞片5，极小，内层总苞片8，披针形；舌状花黄色，长7～8 mm，先端截形，5齿裂。瘦果黑色，纺锤形，长2～3 mm，有细条纹及粒状小刺，喙长约0.5 mm，冠毛白色。花、果期4～7月。

生于荒野、山坡、路旁、河流旁及疏林下。分布于华北、东北和华东。

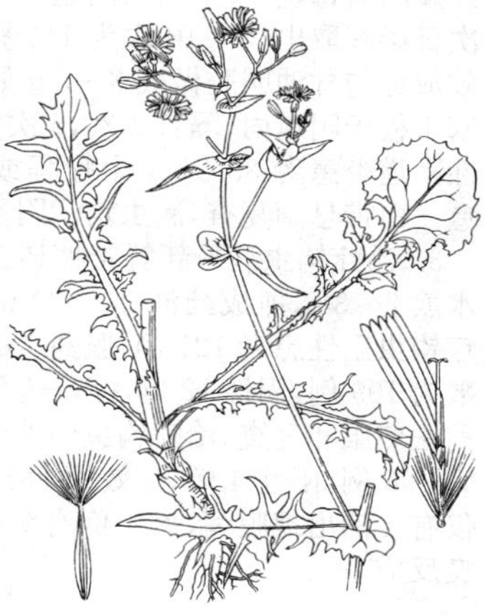

抱茎苦荬菜

本种的变种秋抱茎苦荬菜 *I. sonchifolia* (Bunge) Hance var. *serotina* (Maxim.) Kitag. 在民间常与苦碟子同等入药。

【采收加工】 5～7月间采收，晒干或鲜用。

【药材】 苦碟子 *Herba Ixeritis Sonchifoliae* 主产于东北、华北等地。

性状 本品长短不一。根呈倒圆锥形，具少数分枝。茎呈细长圆柱形，上部具分枝，直径1.5～4 mm，表面绿色、深绿色至黄棕色，有纵棱，无毛，节明显；质轻脆，易折断，折断时有粉尘飞出，断面略呈纤维性，外圈黄绿色，髓部呈白色。叶互生，多皱缩、破碎，完整叶展平后呈卵状长圆形，先端急尖，基部耳状抱茎。头状花序，密集成伞房状，有细梗，总苞片2层。舌状花，黄色，雄蕊5，雌蕊1枚，柱头2裂，子房上端具多数丝状白色冠毛。瘦果，黑色，类纺锤形。气微，味微甘苦。

鉴别 (1) 粉末特征：呈灰绿色。冠毛断片甚多，直径约10 μm，呈疏锯齿分枝状。花粉粒随处可见，类圆形，萌发孔5～6，表面具刺状凸起，直径16.8～22.4 μm。木纤维碎片易见，单个散在或2至多个成束，直径为14～23 μm。花冠碎片易见，表皮细胞呈乳头状突起。丁字毛多见，但多不完整。叶表皮气孔不等式。茎表皮气孔可见，保卫细胞类扁长方形。梯纹导管或螺纹导管碎片多见，单个或2～3列存在，直径16～30 μm。

(2) 取本品粉末5 g，加70%乙醇液35 ml，浸渍30 min，回流加热30 min，趁热滤过，滤液在水浴上蒸干，残渣加水10 ml煮沸，趁热滤过，滤液用石油醚(60～90 ℃)适量除去色素，水液再用乙酸乙酯10 ml提取，提取液置水浴上蒸干，残渣用95%乙醇6 ml溶解。取乙醇提取液1 ml，加少量镁粉，加浓盐酸5滴，沸水浴上加热3 min，溶液由黄变到橙色。取乙醇提取液，用毛细管点于滤纸上，在紫外灯下观察显灰蓝色荧光，点加3%碳酸钠溶液后，斑点显黄色，在紫外灯下观察，显亮黄色荧光(检查黄酮类)。

【成分】 全草含香豆素类腺嘌呤核苷(adenosine)[1]，东莨菪素(scopoletin)；黄酮类：木犀草素(luteolin)，木犀草素-7-O-β-D-吡喃葡萄糖醛酸苷乙酯(luteolin-7-O-β-D-glucuronideethylester)，木犀草素-7-O-β-D-吡喃葡萄糖醛酸苷甲酯(luteolin-7-O-β-D-glucuronide methylester)[2,3]，芹菜素(apigenin)；有机酸酯：(E)-2，5-二羟基桂皮酸〔(E)-2，5-dihydroxycinnamic acid〕，邻苯二甲酸双-(2-乙基)己酯〔bis-(2-ethylhexyl)phthalate〕。又含(+)-丁香脂素〔(+)-syringarensinol〕，对羟基苯甲醛(*p*-hydroxybenzaldehyde)，1，4-苯二甲醇(1，4-benzenedimethanol)[4]，蒲公英烷-20-烯-3β，16α-二羟基-3-乙酯(taraxaster-20-en-3β，16α-diol-3-acetate)，蒲公英甾醇乙酯(taraxasterylacetate)，棕榈酸(palmitic acid)和β-谷甾醇(β-sitosterol)[5]。

【药理】 1. 对心脑血管功能的影响 (1) 增加冠脉流量 苦碟子注射液可使离体豚鼠、麻醉犬冠脉流量增加并降低心肌耗氧量；可对抗垂体后叶素引起的兔心肌缺血；腹腔注射可增加小鼠心肌摄取^{86}Rb的能力，增加心肌营养血流量[1]。

(2) 降低氧代谢、提高耐缺氧能力 苦碟子注射液19.5 g/kg腹腔注射，对正常及皮下注射肾上腺素小鼠均能提高对减压缺氧的耐受力[1]；25 g/kg腹腔注射，明显降低小鼠的氧代谢，小鼠死亡时平均临界氧分压降低，而存活时间显著延长[2]。显著抑制心肌细胞的氧代谢，均使心肌的乳酸含量显著降低[3]。

(3) 抗心肌梗死作用 家兔前降支高位双道结扎法形成实验心肌梗死后，以苦碟子注射液及其有效成分腺苷注射液治疗，结果证明两者能明显降低心肌梗死范围。苦碟子及腺苷明显抑制心肌梗死后血清肌酸磷酸激酶(CPK)活性升高，能减轻或恢复心肌梗死引起的红细胞电泳速度减慢。家兔静注苦碟子注射液2 g/kg能明显对抗垂体后叶素引起的心肌缺血，但对垂体后叶素引起的部分动物ST段升高和心律紊乱等未见明显影响[3]。碟脉灵注射液(苦碟子)舌下静脉注射对大鼠既有抗急性心肌缺血作用，又能防治急性心肌缺血时的高黏综合征[4]。苦碟子及其腺苷能扩张心肌血管，降低整体犬的心肌代谢，增加侧支循环，改善心肌缺氧，使心肌供血有明显改善[5]。

(4) 增加脑血流量、改善微循环 家兔静注苦碟子注射液4 g/kg后，使脑血管阻力显著降低，降低范围为15%～37%，表明该药能增加脑血流量，改善脑循环[2]。苦碟子对腹静脉注射细菌毒素引起蟾蜍肠系膜微循环障碍有明显的治疗作用，能使毛细血管血流速度加快，使已接近停滞的血流重新恢复流动[6]。

2. 对血液系统的影响 (1) 对血小板聚集的抑制作用 苦碟子注射液在试管内对ADP和胶原诱导的血小板聚集有显著抑制作用，家兔体内实验，对ADP诱导的血小板聚集，仅有轻度抑制，但无统计学意义[7]。

(2) 增强纤维蛋白溶解酶的活性 家兔、豚鼠、犬一次静脉注射苦碟子注射液4 g/kg后，20 min、50 min纤维蛋白溶解时间显著缩短，90 min后作用明显减弱或恢复正常。家兔连续静脉给药7 d(每日4 g/kg)，末次给药后20 min，纤维蛋白溶解酶活性显著增强，停药24 h后已没有明显作用。犬连续给药27 d(每日4 g/kg、8 g/kg)，结果无论大小剂量，凡在前次给药后24 h，测纤维蛋白酶活性均无明显增强作用。说明苦碟子有效作用时间较短[7]。

3. 镇痛镇静作用 苦碟子注射液19.5 g/kg腹腔注射，小鼠热板法试验表明有镇痛作用。并可降低小鼠自主活动；7.5 g/kg、15 g/kg、30 g/kg腹腔注射，可协同戊巴比妥钠的催眠作用，增加小鼠入睡率[1]。

4. 抗肿瘤作用 不同剂量的苦碟子对小鼠肉瘤S_{180}的抑制率分别为39.86 %、38.14%和35.73%，苦碟子也延长荷艾氏腹水瘤小鼠的存活期，生命的延长率分别为41.27%、29.78%和17.88%[8]。

吐，还可引起犬、兔、猴肝细胞肿胀变性、肝窦极度狭窄，小鼠血浆 ALT 升高。灌服大剂量川楝素，可引起动物急性中毒致死，死亡原因是由于血管通透性增加，引起内脏出血，血压下降而形成急性循环衰竭[17]。小鼠蓄积性毒性的 LD_{50} 为 18.7 mg/kg，蓄积系数为 1.13，属强蓄积性药物。猴亚急性中毒最明显的表现是 ALT 升高，其次是肌无力。大体解剖发现，各剂量组的动物均有不同程度的内脏淤血[12]。

【药性】 苦，寒，有毒。归脾、胃、肝经。

1.《别录》："微寒。"

2.《日华子》："苦，微毒。"

3. 南药《中草药学》："入肝、脾、胃经。"

【功用主治】 杀虫，清热，燥湿。主治蛔虫病，钩虫病，蛲虫病，阴道滴虫病，疥疮，头癣，风疹瘙痒，湿疮。

1.《别录》："疗蛔虫，利大肠。"

2.《本草经集注》："根，以苦酒摩涂疥甚良。"

3.《日华子》："治游风热毒，风疹，恶疮疥癞，小儿壮热，并煎汤浸洗。"

4.《滇南本草》："根皮，杀小儿寸白虫。"

5.《生草药性备要》："治虫积肚痛，消热毒。"

【用法用量】 内服：煎汤，6～15 g，鲜品 15～30 g；或入丸、散。外用：煎水洗或研末调敷。

【宜忌】 体弱及肝肾功能障碍者、孕妇及脾胃虚寒者均慎服。亦不宜持续和过量服用。苦楝皮过量服用轻者出现头痛、头晕、恶心、呕吐、腹痛等症状，重者可出现内脏出血、中毒性肝炎、精神失常、呼吸中枢麻痹，甚至休克、昏迷死亡。

《新修本草》："此有两种，有雄有雌。雄者根赤无子有毒，服之多使人吐不能止，时有至死者。雌者根白有子微毒，用当取雌者。"

【选方】 1. 治小儿蛔虫　楝根白皮，去粗，二斤，切。水一斗，煮取三升，砂锅（熬）成膏，五更初温酒服一匙，以虫下为度。（《简便单方》）

2. 治小儿虫痛不可忍者　苦楝根白皮二两，白芜荑半两。为末，每服一钱，水一小盏，煎取半盏，放冷，待发时服，量大小加减，无时。（《小儿卫生总微论方》抵圣散）

3. 治钩虫病　苦楝皮（去粗皮）5 000 g，加水 25 000 g，熬成 5 000 g；另用石榴皮 240 g，加水 2 500 g，熬成 1 000 g。再把两种药水混合搅匀，成人每次服 30 g。（《湖南药物志》）

4. 杀蛲虫　楝根皮二钱，苦参二钱，蛇床子一钱，皂角五分。共为末，以蜜炼成丸，如枣大，纳入肛门或阴道内。（《药物图考》楝皮杀虫丸）

5. 治浸淫疮　苦楝根，晒干，烧存性，为末。猪脂调敷。湿则干掺。先用苦参、大腹皮煎汤洗。（《外科集验方》苦楝散）

6. 治瘘疮　楝树白皮、鼠肉、当归各二两。熬成膏，敷之孔上，令生肉。（《刘涓子鬼遗方》坐肉膏）

7. 治疥疮风虫　楝根皮、皂角（去皮、子）各等分。为末，猪脂调涂。（《奇效良方》）

【临床报道】 1. 治疗胆道蛔虫病　复方苦楝皮煎剂，取苦楝皮 60 g，使君子 30 g，茵陈 20 g，加水 500 ml，煎煮至 250 ml。胆道蛔虫病单纯型患者，用该煎剂每日 2 剂，每剂煎 2 次分服；感染型患者，用该煎剂加大黄、芒硝各 15 g，用法同上。共治疗 86 例，结果 3 d 内全部治愈[1]。

2. 治疗阴道滴虫　新鲜的楝树根皮 200 g，放入 1 000～1 500 ml 的普通水中煮沸 20 min 过滤得棕色味苦的液体，经窥阴器每晚 5 ml 注入阴道，再放入浸有该液的纱布球，次日晨起取出，5～10 次为 1 个疗程。或将楝根皮用其有效成分与甘油明胶做成 3～5 g 如指头大的栓剂，每晚睡前塞 1 枚于阴道内，隔日 1 次，5 次为 1 个疗程。共治疗滴虫性阴道炎患者 33 例，1 个疗程或不到 1 个疗程后全部治愈。白带悬滴复查，滴虫均示阴性[2]。

3. 治疗钩虫病　新鲜苦楝树二层皮 60 g（成人每日量）水煎 2～3 h，煎成药液 20～30 ml 作 1 次服，连服 3 d。治疗钩虫阳性患者 121 例，服药 7 d 后进行复检，钩虫转阴人数为 109 例，阳性 12 例，疗效达 90%。另以本药材 90 g，如前法煎服和复查，治疗钩虫阳性患者 200 例，结果转阴人数为 196 例，阳性 4 例，疗效达 98%。在 321 例服药过程中，仅有 1 例出现腹泻，另 1 例有头晕、腹痛现象，余无任何不良反应[3]。

2630 苦楝花 kǔ liàn huā（《纲目》）

【基原】 为楝科楝属植物楝 *Melia azedarach* L. 和川楝 *M. toosendan* Sieb. et Zucc. 的花。

【原植物】 参见"苦楝皮"、"川楝子"条。

【采收加工】 4～5 月采收，晒干、阴干或烘干。

【功用主治】 清热，杀虫。主治热痱，头癣。

1.《纲目》："热痱，焙末撒之。铺席下，杀蚤、虱。"

2.《本经逢原》："烧烟辟蚊虫。"

【用法用量】 外用：研末撒或调涂。

【选方】 治痱子瘙痒　苦楝花不拘多少，焙干，捣罗为细末，入蚌粉、滑石末各少许，研匀。日频敷之。（《圣济总录》）

2631 苦蘵根 kǔ zhí gēn（《江西民间草药》）

【基原】 为茄科酸浆属植物苦蘵 *Physalis angulata* L. 的根。

【原植物】 参见"苦蘵"条。

【采收加工】 6～9 月采挖，鲜用或晒干。

【药性】《江西民间草药验方》："性寒，味苦，无毒。"

【功用主治】 清热，利水，通淋。主治水肿腹胀，黄疸，热淋。

1.《江西民间草药》："治水肿腹胀。"

2.《江西民间草药验方》："除湿清热，利尿通淋，止咳化痰。"

【用法用量】 内服：煎汤，15～30 g；或鲜品捣汁冲服。

【宜忌】《江西民间草药》："孕妇忌服。"

【选方】 治唇疔　苦蘵根捣烂取汁，冲米泔水服。（《湖南药物志》）

2632 苦碟子 kǔ dié zǐ（《全国中草药汇编》）

【异名】 满天星（《黑龙江省主要野生药用植物的鉴别及中草药新制剂》），苦荬菜（《全国中草药汇编》）。

【基原】 为菊科苦荬菜属植物抱茎苦荬菜的全草。

【原植物】 抱茎苦荬菜 *Ixeris sonchifolia* (Bunge) Hance [*I. denticulata* Stebb. subsp. *sonchifolia* Stebb.]

多年生草本，高 30～80 cm。全株无毛。根粗壮而垂直。茎直立。基生叶多数，长圆形，长 3.5～8 cm，宽 1～2 cm，先端急尖或圆钝，基部下延成柄，边缘具锯齿或不整齐的羽状深裂；茎生叶较小，卵状长圆形，先端急尖，基部耳形或戟

瘠薄。适应性较强。以土层深厚、疏松肥沃、排水良好、富含腐殖质的砂质壤土栽培为宜。

繁殖方法　种子繁殖。育苗移栽：10～11月选择20年以上的老树，进行采种。春季4月播种前用温水浸种4～5 d，按行距30～45 cm开条沟，沟深6 cm，将种子播入，覆土压实。培育1年，翌年春季移栽。按行株距5 m×5 m开穴，穴径1.2 m，深80 cm，底层施厩肥，上覆细土10 cm，每穴栽种1株，栽种时要使根部舒展，土壤与根部密接，覆土压实，浇水。

田间管理　幼树栽种后，每年要松土除草、施肥2～3次，冬季进行培土，遇雨季要及时开沟排除积水。

病虫害防治　病害有溃疡病、褐斑病、丛枝病、花叶病、叶斑病；虫害有黄刺蛾、扁刺蛾、斑衣蜡蝉、星天牛等。

【采收加工】　4～5月剥取茎皮，全年可采收根皮，切段晒干。

【药材】　苦楝皮 *Cortex Meliae*　主产于四川、湖北、安徽、江苏、河南、贵州。

性状　干皮呈不规则块片状、槽状或半卷筒状，长宽不一，厚2～6 mm。外表面灰棕色或灰褐色，粗糙，有交织的纵皱纹及点状灰棕色皮孔。除去粗皮者淡黄色；内表面类白色或淡黄色。质韧，不易折断，断面纤维性，呈层片状，易剥离成薄片，层层黄白相间，每层薄片均可见极细的网纹。无臭，味苦。

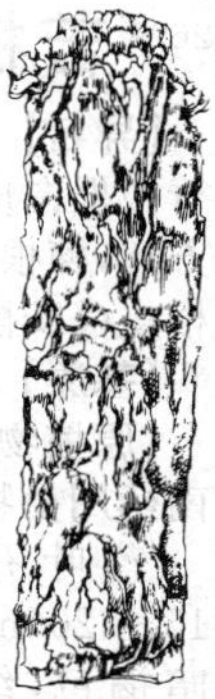

苦楝皮（根皮）外形

根皮呈不规则片状或卷曲，厚1～5 mm。外表面灰棕色或棕紫色，微有光泽，粗糙，多裂纹。

鉴别　(1) 干皮横切面：外侧有3～4条木栓组织层带。木栓层常深入到韧皮部。老皮多不见皮层。韧皮部有切向延长的纤维束与薄壁组织相间排列成层；纤维束周围的薄壁细胞中含草酸钙方晶形成晶鞘纤维；方晶直径6～31 μm，纤维壁厚，木化。初生射线喇叭形，开口处的细胞常含有草酸钙簇晶。薄壁细胞中含淀粉粒，圆形、类圆形或卵圆形，单粒或由2～5个分粒组成的复粒。

粉末特征：红棕色。纤维甚长，直径15～27 μm，壁极厚，木化；纤维束周围的细胞常含草酸钙方晶，形成晶纤维；含晶细胞壁不均匀木化增厚，厚约至14 μm，方晶正立方形或多面形，直径13～29 μm。木化韧皮薄壁细胞常紧附纤维束旁，类长方形、长条形或类圆形，长43～130 μm，直径15～37 μm，壁稍厚，微木化，具稀疏纹孔。此外，有木栓组织碎片，有的含红棕色物；淀粉粒单粒，直径约至13 μm；稀有簇晶。

(2) 取本品粉末约1 g，加乙醚10 ml，浸渍2 h，时时振摇，滤过。取滤液1 ml，挥干后，滴加对二甲氨基苯甲醛试液数滴，显红色；另取滤液1 ml，置试管中，挥干后，加醋酐1 ml，搅拌，沿管壁加硫酸数滴，醋酐层显绿色，硫酸层显红色至紫红色（检查三萜类）。

【成分】　1. 楝树皮中含有萜类：川楝素（toosendanin）[1]，苦楝酮（kulinone），苦楝萜酮内酯（kulactone），苦楝萜醇内酯（kulolactone），苦楝萜酸甲酯（methylkulonate）[2, 3]，苦楝子三醇（melianotriol）[4]，7α-乙酰基-14β，15β-环氧-1-葛杜宁烯-3-O-β-D-吡喃葡萄糖苷（7α-acetoxy-14β，15β-epoxy-gedunan-1-ene-3-O-β-D-glucopyranoside）[5]，异川楝素（isotoosendanin）[6～8]，蒽醌类：1，8-二羟基-2-甲基蒽醌-3-O-β-D-吡喃半乳糖苷（1，8-dihydroxy-2-methylanthraquinone-3-O-β-D-galactopyranoside），1，5-二羟基-8-甲氧基-2-甲基蒽醌-3-O-α-L-吡喃鼠李糖苷（1，5-dihydroxy-8-metho -xy-2-methylanthraquinone-3-O-α-L-rhamnopyranoside）[7]，4′，5-二羟基黄酮-7-O-α-L-吡喃鼠李糖基-(1→4)-β-D-吡喃葡萄糖苷〔4′，5-dihydroxyflavone-7-O-α-L-rhamnopyranosyl-(1→4)-β-D-glucopyranoside〕[7]。另有β-谷甾醇（β-sitosterol），正十三烷及水溶性成分[9]。楝树木材中含印楝波灵（nimbolin）A及B，秦皮酮（fraxinellone），葛杜宁（gedunin）[10]。楝树根中含芹菜素-5-O-β-D-吡喃半乳糖苷（apigenin-5-O-β-D-galactopyranoside）[11]。

2. 川楝树皮含川楝素、异川楝素[8]，新楝皮素（A-dneoazedarachin）A～D[12]。

【药理】　1. 驱虫作用　该药煎剂或醇提取物均对猪蛔虫有抑制以致麻痹作用[1, 2]。驱蛔作用的有效成分为川楝素，比乙醇提取物的作用强[3]。川楝素能直接作用于蛔虫肌肉，扰乱其能量代谢，导致收缩性疲劳而痉挛。对蛔虫神经-肌肉的兴奋作用不被阿托品所阻断，提示川楝素并非拟胆碱药[4]，在体外对小鼠蛲虫也有麻痹作用[5]。

2. 对呼吸中枢的影响　大剂量的川楝素（每只大鼠，静脉或肌内注射2 mg）能引起大鼠呼吸衰竭。主要是由于该成分对中枢的抑制作用。中枢兴奋药尼可刹米对川楝素引起的呼吸抑制有轻微的对抗作用[6]。

3. 对神经肌肉传递功能的影响　川楝素对大鼠能不可逆地阻遏间接刺激引起的肌肉收缩，刺激神经诱发的乙酰胆碱释放[7, 8]。电子显微镜观察表明川楝素对小鼠神经肌肉接头的亚显微结构有明显的作用，表现在突触间隙宽度增加和突触囊泡数目减少。这两种变化不同时出现在同一个接头[9]。

4. 抗肉毒中毒　川楝素对肉毒中毒动物具有治疗保护作用。此外川楝素能明显增强抗毒血清对肉毒中毒小鼠和家兔的治疗作用[10]。

5. 对心乳头肌电和机械特性的影响　川楝素浓度依赖性地使快反应电位复极至90%的时程（APD_{90}）延长，用氯化钡阻断Ik_1，可取消川楝素延长APD_{90}的作用，川楝素使慢反应电位的APD延长和收缩力（FC）增强，用氯化钡后，可取消川楝素的上述作用，提示川楝素抑制Ik_1，其正性肌力作用是继发于APD的延长及钙通道的失活减慢[11]。川楝素可使离体蛙心收缩节律异常，持续1 h左右可自动恢复[12]。

6. 其他作用　川楝素（200 mg/kg）家兔灌胃以及浓度为0.2×10^{-4} mg的川楝素均对在位兔及离体兔肠的张力和收缩力有显著增加。浓度为0.2×10^{-3} mg的川楝素能使肠肌呈现痉挛性收缩。此兴奋作用能被苯海拉明所对抗，而不被阿托品所阻断[13]。10%苦楝皮水浸液对多种致病性真菌有抑制作用[14]。苦楝根皮提取物治疗小鼠实验性曼氏血吸虫病，从动物体内存活虫数及孵化试验等方面证实，有一定疗效[15]。

7. 体内过程　恒河猴身上作药代动力学研究表明，其在体内分布迅速而广泛，在组织中贮存量较大，分布浓度由高到低依次为胆、肝、十二指肠、脾、肾、胃、延脑，4次重复给药后组织中药物有蓄积[16]。

毒性　川楝素对胃有刺激性，其程度因动物种类而异，口服川楝素后，大鼠胃黏膜发生水肿、炎症及溃疡，部分犬呕

3. 治乳疬溃烂经年，将穿膜者　土楝实一两(经霜者佳)，雄鼠粪七钱，露蜂房五钱。俱炒微焦，研细末。每用三钱，食后酒调服，间日一服。服药完，痛即止，不数日，脓血收敛。(《本草汇言》)

4. 治肾消膏淋，病在下焦　苦楝子、茴香等分。为末，每温酒服一钱。(《圣惠方》)

5. 治痔　苦楝子二十枚，白矾一两。上二味，炒焦为散，入麝香研末。临卧贴之。(《圣济总录》苦楝散)

【临床报道】 1. 治疗急性乳腺炎　将苦楝子连皮和仁，捣碎晒干炒黄，研细末。每次以苦楝子末 9 g，红糖 60 g，用黄酒或开水 100～200 ml 冲服，每日 1～2 次，连服 2～5 d。共治 43 例，其中初诊时未化脓者 34 例，服药 2～4 次，均在 3 d 内治愈。已化脓之 9 例，在切开排脓或抽脓后服药 6～12 次，一般 4～8 d 后亦愈[1]。

2. 治疗头癣　苦楝子烤黄研成细末，用熟猪油或植物油调成 50%油膏。将患者头发剃光或剪短，用清水洗净，再用 5%～10%明矾水洗一遍，擦干，涂油膏(厚 2～3 mm)，每日 1 次，连续 10 d 为 1 个疗程。上法共治头癣 150 例，一般 2～3 个疗程即愈。有效率 98%[2]。

2628 苦楝叶 kǔ liàn yè (《纲目》)

【基原】 为楝科楝属植物楝 *Melia azedarach* L. 和川楝 *M. toosendan* Sieb. et Zucc. 的叶。

【原植物】 参见"苦楝皮"、"川楝子"条。

【采收加工】 全年均可采收，鲜用或晒干。

【成分】 1. 楝叶　含黄酮类：芸香苷(rutin)，山柰酚-3-芸香糖苷(kaempferol-3-O-β-rutinoside)[1]。

2. 川楝叶　含川楝子甾醇(toosendansterol)A 及 B，黑麦草内酯(loliolide)[2]，川楝子苷(toosendanoside)[3]，苦楝子紫罗醇苷(meliaionoside)A 及 B[4, 5]。

【药理】 抗病毒作用　苦楝叶的不完全纯化物能抑制病毒对哺乳类动物细胞的感染，其抑制高峰出现在作用后的 2 h，且能维持 15 h 以上，随后下降，但如再次加入苦楝叶提取物，又能出现抑制高峰。与苦楝叶提取物一起培养的细胞的上清液中未测到干扰素，细胞提取物中双链 RNA 依赖蛋白激酶也未增加。苦楝叶提取物作用后细胞的抗病毒的状态不能通过细胞间的流动物传递也不能通过细胞之间的直接接触传递。苦楝叶提取物的作用依赖于细胞活跃的新陈代谢，而放线菌素 D 可部分逆转之。以上说明苦楝叶的该提取物非干扰素样物质，其抗病毒的活性机制尚待进一步研究[1]。

【功用主治】 燥湿，行气，止痛，杀虫。主治湿疹瘙痒，疮癣疥癞，疝气疼痛，跌打肿痛，蛇虫咬伤。

1.《医学入门》："皮、叶治游风疹疮疥癞，小儿壮热，煎汤浸洗。"

2.《纲目》："疝入囊痛，临发时煎酒饮。"

【用法用量】 外用：煎水洗、捣敷或绞汁涂。内服：煎汤，5～10 g。

【选方】 1. 治干癣、湿癣、风癣，不拘年月　楝实半升(如无实，以根皮代之)，楝叶及嫩枝(细锉)、凌霄花及藤(锉细)各一升，枳壳(去穰)、蛇床子、地榆、丹参、皂荚(并细锉)各三两。煎水淋洗。(《证治准绳》)

2. 治疝气走入肾囊痛　苦楝树叶，碎切。临发时，酒煎下。(《急救良方》)

3. 治肿毒　苦楝树叶、乌桕树蕊二味酌量。捣烂敷患处。(《岭南草药志》)

4. 治蜈蚣蜂伤　楝树枝、叶汁，涂之良。(《纲目》引《简便单方》)

5. 治疟疾　苦楝树叶、亚婆子叶各 9 g。清水煎服，不拘时。孕妇忌用。(《岭南草药志》)

【临床报道】 治疗化脓性皮肤病　取苦楝树叶洗净切碎，每 500 g 加水 3 000 ml，煎沸 40～60 min，冷却过滤，装入消毒玻璃瓶中备用。每 1 000 ml 溶液内加入 10%石炭酸溶液 5 ml 防腐。用法：先用苦楝树叶溶液洗涤创口表面脓痂，然后用消毒纱布浸透药液作创面湿敷，每 3～4 h 在纱布上加滴该药液以保持湿润。如创面广泛或患部不宜湿敷时，可每日用该药液洗涤创面 3 次。一般用药后第一日即见创面干燥、红晕消退、瘙痒显著减轻，续治 2～4 d 后即结痂落屑。共治疗脓疱疮、湿疹样皮炎、慢性湿疹等疾患 34 例，痊愈 25 例[1]。

2629 苦楝皮 kǔ liàn pí (《证类本草》)

【异名】 楝木皮、楝树枝皮(《千金方》)，苦楝树白皮、东行楝根白皮(《圣惠方》)，楝皮(《斗门方》)，楝根皮(《奇效良方》)，楝根木皮(《纲目》)，苦楝树皮(《湖南药物志》)，苦楝根皮(《安徽中草药》)。

【基原】 为楝科楝属植物楝和川楝的树皮及根皮。

【原植物】 1. 楝 *Melia azedarach* L.　又名：苦楝(《云南药用植物名录》)，楝树(《广西药用植物名录》)。

落叶乔木，高 15～20 m。树皮暗褐色，纵裂，老枝紫色，有多数细小皮孔。二至三回奇数羽状复叶互生；小叶卵形至椭圆形，长 3～7 cm，宽 2～3 cm，先端长尖，基部宽楔形或圆形，边缘有钝尖锯齿，上面深绿色，下面淡绿色，幼时有星状毛，稍后除叶脉上有白毛外，余均无毛。圆锥花序腋生或顶生；花淡紫色，长约 1 cm；花萼 5 裂，裂片披针形，两面均有毛；花瓣 5，平展或反曲，倒披针形；雄蕊管通常暗紫色，长约 7 mm；子房上位。核果圆卵形或近球形，长1.5～2 cm，淡黄色，4～5 室，每室具 1 颗种子。花期 4～5 月，果熟期 10～11 月。

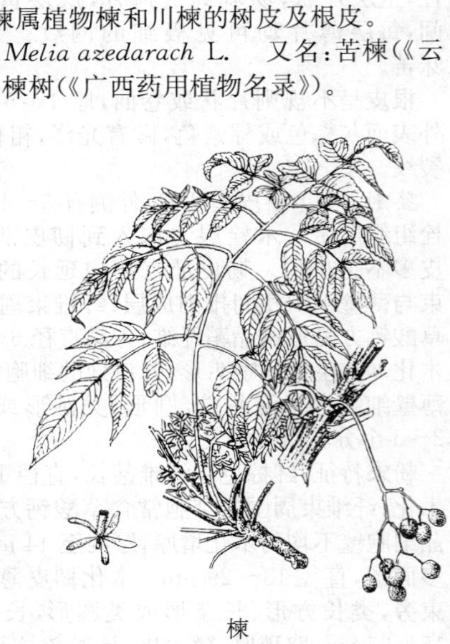

楝

生于旷野或路旁，常栽培于屋前房后。分布北至河北，南至广西、云南，西至四川等地。

2. 川楝 *M. toosendan* Sieb. et Zucc.

参见"川楝子"条。

本植物的果实(苦楝子)、叶(苦楝叶)及花(苦楝花)亦供药用，另设专条。

【栽培】 生物学特性　喜温暖湿润气候，耐寒、耐碱、耐

《新修本草》:“服之过分,令人吐利不止。”

【选方】 1. 治水通身肿 ①苦瓠膜二分,葶苈子五分。上二味合捣为丸。服如小豆大五丸,日三。②大枣七枚,苦瓠膜如枣核大。一服三丸,如十五里,又服三丸,水出更服一丸。(《千金方》)

2. 治水肿 苦瓠一枚。以水一石煮一炊久,去滓,煎汁令堪丸,如胡豆。一服二丸,当小便下,后作小豆羹饭,慎勿饮水。(《外台》引《必效方》)

3. 治石水,四肢瘦,腹肿 杏仁(汤浸,去皮、尖,炒)、苦瓠(取膜微炒)各一两。上二味,捣罗为末,煮面糊为丸,如小豆大。每服十丸,米饮下,日三服,水出为度。(《圣济总录》杏仁丸)

4. 治黄疸 苦胡芦瓤如大枣许,以童子小便二合浸之,三两食顷。取两酸枣许汁,分纳两鼻孔中。(《外台》引崔氏方)

5. 治诸疮癣疥,小儿疥癣浸淫疮,渐展不止 苦瓠二两,蛇蜕皮半两(烧灰),露蜂房半两(微炒)。为细末。生油调涂故帛上贴。(《幼科证治大全》苦瓠散)

6. 治腋下瘿瘤 长柄茶壶卢(烧存性),研末搽之,以消为度。(《濒湖集简方》)

7. 治胬肉血翳 秋间取小柄壶卢,或小药壶卢,阴干,于紧小处锯断,内挖一小孔如眼孔大。遇有此病,将眼皮上下用手挣开,将壶卢孔合定。初虽甚痛苦,然瘀肉、血翳皆渐下,不伤睛也。(《保寿堂经验方》)

8. 治头风 苦瓠搅碎取汁,苇管之属搐入鼻。其药上冲脑门,须臾恶涎流下稠脓,勿以昏晕为疑。(《圣惠方》)

9. 治痔疮肿痛 苦壶卢、苦荬菜。煎汤,先熏后洗,乃贴熊胆、密陀僧、胆矾、片脑末。(《摘元方》)

【临床报道】 治疗糖尿病 取亚腰葫芦(苦壶卢)每日30 g,煎服,每日2次;片剂每片0.3 g(含生药0.2 g),每次3～5片,每日2次;针剂(浓度为50%)每次2 ml,每日2次肌注。治疗前及刚开始用药时,服用西药量及主食定量均不变。用药观察期限平均为3个月。共治原发性糖尿病患者26例,结果显效5例,进步16例,无效5例,总有效率为80.8%[1, 2]。

【各家论述】 1.《本草汇言》:“苦壶卢,行水之劫剂也。张龙泉曰前古治大水溃肌肉中,面目四肢浮肿,以此煎水饮之消,故时贤诸方书,用治黄疸脚气及水胀不行之证,捷如桴鼓。如胃家实而能食者,投之确当,倘胃虚不能食、脾气亏损易水胀者;久病脾阳不运而成肿满者,误服立见危败。”

2.《本经逢原》:“苦瓠,本经治大小浮肿,又云下水令人吐,大伤中气,今人治黄疸水气,大小便不通,或浸火酒饭上蒸,或实糖霜煅存性,必暴病实证,庶可劫之。若久病胃虚误服,必致吐利不止,往往致毙,可不慎欤!其子煎汁或酒浸,治鼻窒气塞,少少滴入,又目疾胬肉血翳药中,亦有用者,取苦寒以降火也。”

2626 苦菜根 kǔ cài gēn (《纲目》)

【基原】 为菊科苦苣菜属植物苦苣菜 *Sonchus oleraceus* L. 的根。

【原植物】 参见“苦菜”条。

【功用主治】 治血淋,利小便。

【用法用量】 内服:煎汤,30～45 g。

2627 苦楝子 kǔ liàn zǐ (《本草图经》)

【异名】 土楝实(《本草汇言》),苦心子(《福建药物志》)。

【基原】 为楝科楝属植物楝 *Melia azedarach* L. 的果实。

【原植物】 参见“苦楝皮”条。

【采收加工】 秋、冬两季果实成熟呈黄色时采收,或收集落下的果实,晒干、阴干或烘干。

【药材】 苦楝子 *Fructus Meliae Azedarach* 产于山西、甘肃、山东、江苏、浙江、湖南、广东、广西、云南、湖北、贵州等地。

性状 核果长圆形至近球形,长1.2～2 cm,直径1.2～1.5 cm。外表面棕黄色至灰棕色,微有光泽,干皱。先端偶见花柱残痕,基部有果梗痕。果肉较松软,淡黄色,遇水浸润显黏性。果核卵圆形,坚硬,具4～5棱,内分4～5室,每室含种子1颗。气特异,味酸、苦。

【成分】 果实中含有苦楝子酮(melianone)[1, 2],苦楝子醇(melianol)[2],苦楝子内酯(melialactone)[3],7-二十三醇(7-tricosanol)[4],儿茶素(catechin),羽扇豆醇(lupeol),β-谷甾醇(β-sitosterol),β-谷甾醇-3-O-葡萄糖苷(β-sitosteryl-3-O-glucoside),香草醛(vanillin),桂皮酸(cinnamic acid)[5],印楝子素(azadirachtin),1-桂皮酰苦楝子醇酮(1-cinnamoylmelianolone)[6],苦楝子二醇(melianodiol),苦楝新醇(melianoninol)[7]。种子中含萜类:6-乙酰氧基-11α-羟基-7-酮基-14β, 15β-环氧苦楝子新素-1, 5-二烯-3-O-α-L-吡喃鼠李糖苷(6-acetoxy-11α-hydroxy-7-oxo-14β, 15β-epoxymeliacin-1, 5-diene-3-O-α-L-rhamnopyranoside),印楝沙兰林(salannin),印楝德林(meldenin)[8],6-乙酰氧基-7-酮基-14β,15β-环氧苦楝子新素-1, 5-二烯-3-O-β-D-吡喃木糖苷(6-acetoxy-7-oxo-14β, 15β-epoxymeliacin-1, 5-diene-3-O-β-D-xylopyranoside)[9],6, 11-二乙酰氧基-7-酮基-14β, 15β-环氧苦楝子新素-1, 5-二烯-3-O-β-吡喃葡萄糖苷(6, 11-diacetoxy-7-oxo-14β, 15β-epoxymeliacin-1, 5-diene-3-O-β-glucopyranoside)[10]。种子油含多种脂肪酸,其中不饱和酸约占85%,主要成分为亚油酸(linoleic acid),油酸(oleic acid)[11];果实油含肉豆蔻酸(myristic acid),亚油酸,油酸,棕榈酸(palmitic acid),棕榈油酸(palmitoleic acid)[12],1, 4-苯二甲酸-二甲酯(1, 4-benzendicarboxylic acid dimethyl ester)[13]。

【药性】 苦,寒,小毒。

《得配本草》:“微苦,寒。”

【功用主治】 行气止痛,杀虫。主治脘腹胁肋疼痛,疝痛,虫积腹痛,乳痈,头癣,冻疮。

1.《得配本草》:“泄阳明、厥阴之邪热,专主中焦乳病。”

2.《岭南采药录》:“煎水洗,能治手足爆坼及冻疮等。”

3.《现代实用中药》:“果实有收敛作用。治心腹疝痛,蛔虫腹痛。”

【用法用量】 内服:煎汤,3～10 g。外用:研末调涂。行气止痛炒用,杀虫生用。

【宜忌】 脾胃虚寒者禁服。不宜过量及长期服用。

【选方】 1. 治胃痛,肝气不舒的胸胁痛、疝痛 苦楝子、延胡索各9 g,水煎服。(《北方常用中草药手册》)

2. 治头疮 苦楝子十四枚,杏仁七枚。上件药炒令烟尽,捣罗为末。入腻粉半钱,更研令匀,以生油调涂。(《圣惠方》)

【采收加工】 全年均可采，剥取树皮，切段晒干。

【药材】 苦树皮 *Cortex Picrasmae Quassioidis* 主产于广东、广西等地。

性状 树皮呈单卷状、槽状或长片状，长 20～55 cm，宽 2～10 cm，大多数已除去栓皮。未去栓皮的幼皮表面棕绿色，皮孔细小，淡棕色，稍突起；去栓皮的老皮表面棕褐色，圆形皮孔纵向排列，中央下凹，四周突起，常附有白色地衣斑纹。内表面黄白色，平滑。质脆，易折断，折断面略粗糙，可见微细的纤维。气微，味苦。

鉴别 (1) 树皮横切面：木栓层由 10 多层细胞组成，壁木栓化，内含黄棕色物质；木栓形成层不明显；栓内层薄壁组织中散布草酸钙簇晶及单晶，较老的树皮中尤多，并含少量淀粉粒。中柱鞘纤维束稀疏散列，由 20～60 个纤维细胞组成，壁木化，胞壁厚 6～8 μm。韧皮部纤维束很发达，幼皮约 8 层，老皮可达 30～40 层，与筛管群和韧皮薄壁细胞相间排列成长条形，胞壁薄，不木化；筛管群由 1～2 列皱缩的细胞组成；在纤维束之间常有 1 种长方形的多壁孔薄壁细胞，在薄壁细胞中有淀粉粒及草酸钙单晶或簇晶散在，有些薄壁组织中充满着排列成行的草酸钙簇晶，包围着纤维束形成结晶鞘。射线细胞宽 1～5 列，径向延长。

粉末特征：黄棕色。中柱鞘纤维碎片，胞壁厚，木化，有倾斜的单纹孔，并常有含草酸钙簇晶的薄壁细胞(结晶鞘)伴在。韧皮纤维胞壁薄，不木化，有倾斜的单纹孔。草酸钙簇晶及单晶随处可见，单晶直径 6～25 μm，簇晶直径 8～20 μm。淀粉粒细小，圆形或类圆形，直径 1～4 μm，层纹、脐点均不明显。多壁孔的韧皮薄壁细胞长方形，有时一端倾斜，长 120～230 μm，宽 20～25 μm。

(2) 参见“苦木”条鉴别(2)、(3)、(4)。

【成分】 含苦木西碱(picrasidine)I、J、K[1]、T[2]。

【药性】《四川中药志》1960 年版：“性寒，味苦，有毒。”

【功用主治】 清热燥湿，解毒杀虫。主治湿疹，疮毒，蛔虫病，疥癣。

1.《中国药用植物志》：“能泻湿热，杀蛔虫及治疥癣。”

2.《四川中药志》1960 年版：“洗疮毒，治虫疮。”

3.《四川常用中草药》：“治湿疹痒疮。”

【用法用量】 内服：煎汤，3～9 g；研末，每次 1.5～3 g；或泡酒。外用：煎水洗；或研末撒。

【宜忌】《广西本草选编》：“(苦)树皮有毒，食过量引起咽痛、胃痛、呕吐、下泻、眩晕、抽搐，严重者休克。”

【选方】 1. 治一切疮毒 (苦皮子)配千里光、大蒜梗、野花椒熬水洗。(《四川中药志》1960 年版)

2. 治蛔虫腹痛 (苦木)树皮 30 g。水煎，冲黄酒、红糖服。(《天目山药用植物志》)

3. 治急性胃肠炎 (熊胆树茎皮)适量，研末。每次 1.5 g，开水送服。

4. 治麻风 (熊胆树茎皮)适量。泡酒服。(3、4 方出自《云南中草药》)

5. 治风湿关节痛 土苦楝茎皮 9 g，煎水兑酒服。另用土苦楝根、叶熬水熏洗患处。(《贵州草药》)

【临床报道】 治疗毒蛇咬伤 用苦木(茎皮醇提物)注射液(每支 2 ml，含生药 8 g)肌内注射，每次 2～4 ml，每日 3 次；再对症治疗局部伤口及全身。共治 63 例，其中金环蛇咬伤 3 例，蝰蛇咬伤 11 例，眼镜蛇咬伤 27 例，竹叶青蛇咬伤 18 例，不明蛇咬伤 4 例。结果：除 1 例入院时合并肾功能衰竭死亡外，其余 62 例全部治愈。一般 1～8 d 可愈，无后遗症。早期应用效果显著，后期较差，对溶血素所致的组织坏死、急性肾功能衰竭疗效尤差[1]。

2625 苦壶卢 kǔ hú lú (《纲目》)

【异名】 苦匏(《国语》)，蒲卢(《礼记》)，苦瓠(《本经》)，约壶、约腹壶(《广志》)，苦瓠瓤(《新修本草》)，亚腰壶卢(《简便单方》)，长柄茶壶卢(《濒湖集简方》)，药壶卢(《纲目》)，细颈葫芦、长柄葫芦(《本经逢原》)，金葫芦(《药材资料汇编》)，京葫芦(《江苏植物药材志》)。

【基原】 为葫芦科葫芦属植物小葫芦的果实。

【原植物】 小葫芦 *Lagenaria siceraria* (Molina) Standl. var. *microcarpa* (Naud.) Hara

一年生攀缘草本。茎、枝具沟纹，被软柔毛。叶互生；叶柄长 10～20 cm，顶端有 2 腺体，被毛；卷须纤细，上部分 2 歧，初时被微柔毛；叶片卵状心形或肾状卵形，长、宽均 10～30 cm，不分裂或 3～5 裂，先端锐尖，基部心形，弯缺开张，边缘有不规则的齿；掌状脉 5～7。雌雄花均单生；雄花花梗细，比叶柄稍长；花萼筒漏斗状，裂片披针形；花冠白色，裂片皱波状；雄蕊 3，药室折曲。雌花花梗比叶柄稍短或近等长；花萼和花冠似雄花；子房中间缢缩，花柱粗短，柱头 3，2 裂。植株结实较多；果实哑铃状，下部大于上部，长不足 10 cm。花期 7～8 月，果期 8～9 月。

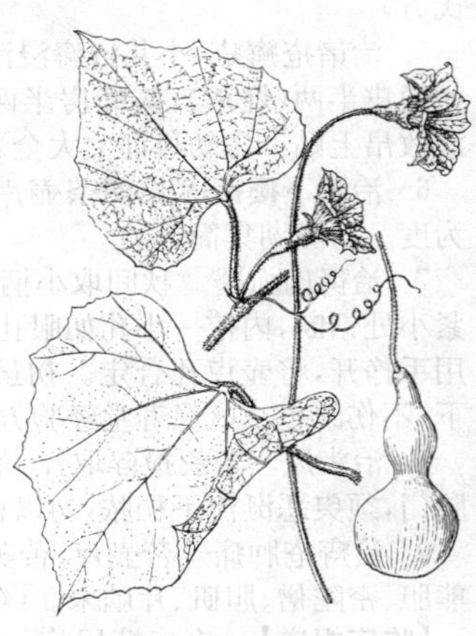

小 葫芦

我国各地均有栽培。

本植物的种子(苦壶卢子)、花(苦壶卢花)、茎藤(苦壶卢蔓)、老熟果实或果壳(陈壶卢瓢)亦供药用，另设专条。

【采收加工】 8～9 月果实成熟时采收，剖开果实，除去种子，晒干。

【药性】 苦，寒。

1.《本经》：“味苦，寒。”

2.《别录》：“有毒。”

3.《宝庆本草折衷》：“微毒。”

【功用主治】 利水，消肿，清热，散结。主治水肿，鼓胀，湿热黄疸，癃闭，痈疽恶疮，疥癣。

1.《本经》：“主大水，面目、四肢浮肿。下水，令人吐。”

2.《药性论》：“治气疾。”

3.《新修本草》：“主水肿、石淋，吐呼(‘呼’一作‘呀’)嗽，囊结，疰蛊，痰饮。又煮汁，渍阴，疗小便不通。”

4.《本草拾遗》：“煎取汁滴鼻中，出黄水，去伤寒鼻塞，黄疸。主急黄又取未破者(《医心方》作‘未硬者’)，煮令热，解开，熨小儿闪癖。”

5.《纲目》：“治痈疽恶疮，疥癣，龋齿有虫䘌者。”

【用法用量】 内服：煎汤，6～9 g；或入丸、散。外用：煎水熏洗、煮汁涂或滴鼻。

【宜忌】 虚寒体弱者禁服。

样硬化面积小于对照组；3个月末血细胞比容较对照组低，与安妥明结果相近[2]。本品抑制和减轻动脉粥样硬化的形成不如绞股蓝明显[3]。

【药性】 《贵州民间药物》："性凉，味苦、微甘。"

【功用主治】 清热，平肝，解毒，敛疮。主治头目眩晕，火眼，口疳，齿䘌，乳痈，肿毒，汤火伤。

1.《贵州民间药物》："清热解毒。"

2.《贵州草药》："平肝。治高血压头目眩晕。"

【用法用量】 内服：煎汤，10～15 g；代茶饮；熬膏。外用：熬膏贴、煎水洗、研末撒或调敷。

【选方】 1. 治火眼初起 苦茶叶 2.5～3 kg，熬浓汁过滤，再继续熬成膏，摊纸上，做成膏药，外贴两眼，每晚1次，贴3～4次。又治一切无名肿毒，湿疮烂疡，膏布摊外贴。又治小儿口中发热腐烂，膏调温开水，日服3次，并治腹中热痛。

2. 治乳痈已溃烂，流黄水者 苦茶叶、糯叶各30 g，晒干研末，另用苦茶叶煎水洗，又用此药水调药末，外敷患处，但须留头，1日1换。（1、2方出自《贵州民间药物》）

2623 苦荬菜 kǔ mǎi cài（《救荒本草》）

【异名】 苦荬（《嘉祐本草》），老鹳菜（《救荒本草》），盘儿草（《陕西中草药》），鸭舌草、苦球菜（《湖南药物志》），兔仔草、牛舌草、土蒲公英（《福建药物志》），黄花菜（《广西药用植物名录》），苦碟子、苦丁菜（《烟台中草药》）。

【基原】 为菊科苦荬菜属植物苦荬菜的全草。

【原植物】 苦荬菜 *Ixeris denticulata*（Houtt.）Stebb. [*Lactuca denticulata*（Houtt.）Maxim.] 又名：秋苦荬菜（《江苏植物志》）。

多年生草本，高30～80 cm。全株无毛。茎直立，多分枝，紫红色。基生叶丛生，花期枯萎，卵形、长圆形或披针形，长5～10 cm，宽2～4 cm，先端急尖，基部渐窄成柄，边缘波状齿裂或羽状分裂，裂片边缘具细锯齿；茎生叶互生，舌状卵形，无柄，长4～8 cm，宽1～4 cm，先端急尖，基部微抱茎，耳状，边缘具不规则锯齿。头状花序排成伞房状，具细梗；总苞长约7 mm，外层总苞片小，内层总苞片8，条状披针形；花全为舌状花，黄色，舌片长4～6 mm，先端5齿裂。瘦果黑褐色，纺锤形，稍扁平，长1～2 mm，喙长约0.8 mm，冠毛白色。花期4～6月，果期7～10月。

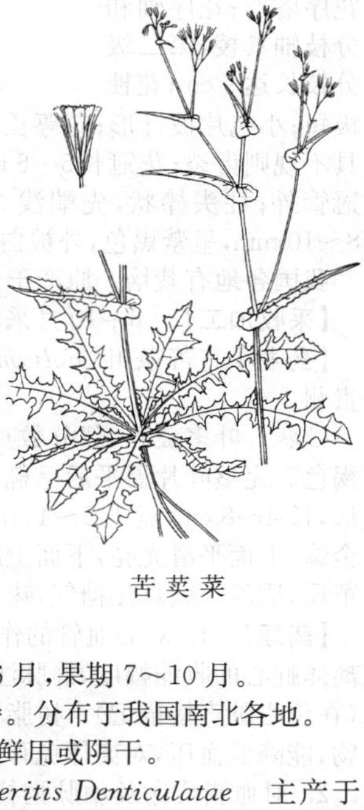

苦 荬 菜

生于低山的山坡、田野、路旁。分布于我国南北各地。

【采收加工】 3～5月采收，鲜用或阴干。

【药材】 苦荬菜 *Herba Ixeritis Denticulatae* 主产于江苏、四川、浙江、安徽、湖南、陕西等地。

性状 本品长约50 cm。茎呈圆柱形，直径1～4 mm，多分枝，光滑无毛，有纵棱；表面紫红色至青紫色；质硬而脆，断面髓部呈白色。叶皱缩，完整者展开后呈舌状卵形，长8～16 cm，宽1.5～2.5 cm，先端尖，基部耳状，微抱茎，边缘具不规则锯齿，无毛，表面黄绿色。头状花序着生枝顶，黄色，冠毛白色；总苞圆筒形。果实纺锤形或圆形，稍扁平。气微，味淡、微咸。

鉴别 （1）茎横切面：表皮细胞1列。皮层薄壁细胞类圆形，3～5列，内含叶绿体，棱脊处有厚角组织；内皮层明显。维管束外韧型，环状排列，束间形成层明显，每个维管束的木质部间有纤维束相连，纤维多角形，壁厚，木化；木质部导管2～5个呈半径向排列，木薄壁细胞和木纤维均木化。髓部由大形薄壁细胞组成，中央呈空洞。

叶表面观：上表皮细胞垂周壁稍呈波状弯曲，无气孔或罕见不定式气孔；下表皮细胞多边形，垂周壁较平直，气孔不定式，众多。上下表皮均无毛茸。

（2）取本品粉末1 g，加乙醇10 ml，加热回流，滤过，滤液用石油醚20 ml萃取，得乙醇液及石油醚液。取乙醇液1 ml，加镁粉少许，再滴入浓盐酸数滴，呈红色（检查黄酮类）。取乙醇液1 ml，加盐酸羟胺醇液5滴及氢氧化钠醇液10滴，水浴加温数分钟，冷后用盐酸使成弱酸性，加1%三氯化铁试液，呈红褐色（检查内酯）。取石油醚液，加2%氢氧化钠50 ml，回流1 h，分取石油醚层蒸干，加1 ml冰乙酸使其溶解，再加1 ml醋酐，沿试管壁渐渐滴入5～10滴浓硫酸，两液交界面呈红棕色，混匀后呈深红棕色（检查甾萜）。

【药性】 苦，凉。

1.《嘉祐本草》："冷，无毒。"

2.《陕西中草药》："味苦，性凉。"

【功用主治】 清热，解毒，消肿。主治黄疸，血淋，疔疖，乳痈，咽喉肿痛。

1.《嘉祐本草》："治面目黄，强力止困，敷蛇虫咬；又汁敷疔肿，即根出。"

2.《陕西中草药》："清热解毒，消肿。主治无名肿毒，乳痈，疖肿。"

3.《全国中草药汇编》："清热解毒，散瘀止痛，止血，止带。主治子宫颈糜烂，白带过多，子宫出血，下腿淋巴管炎，跌打损伤，烧、烫伤，阴道滴虫病。"

【用法用量】 内服：煎汤，9～15 g，鲜品30～60 g。外用：适量，捣敷；或捣汁涂；或研末调搽；煎水洗或漱。

【选方】 1. 治痢疾 苦荬菜30 g，枫香树叶15 g。水煎服。（《浙江药用植物志》）

2. 治血淋尿血 苦荬菜1把。酒、水各半煎服。（《针灸资生经》）

3. 治乳痈，淋巴腺炎 苦荬菜9～15 g，青壳鸭蛋1个，水煎服；另取鲜苦荬菜叶捣烂敷患处。（《福建药物志》）

4. 治急性扁桃体炎 苦荬菜、土牛膝各15 g，薄荷6 g（后下）。煎水嗽咽。

5. 治急性眼结膜炎 鲜苦荬菜、鲜菊花茎叶各60 g。煎服，药渣煎水熏洗。（4、5方出自《安徽中草药》）

2624 苦树皮 kǔ shù pí（《中国药用植物志》）

【异名】 苦皮子（《四川中药志》），熊胆树茎皮（《云南中草药》），土苦楝茎皮（《贵州草药》）。

【基原】 为苦木科苦木属植物苦木 *Picrasma quassioides*（D. Don）Benn. 的茎皮。

【原植物】 参见"苦木"条。

一年生草本，高50～90 cm。茎直立，分枝，绿色或带绿色，有细条纹。叶互生；有长柄；托叶鞘膜质，黄褐色；叶片宽三角形，长2～7 cm，宽2.5～8 cm，先端急尖，基部心形，全缘。总状花序；花梗细长；花排列稀疏，白色或淡红色；花被5深裂，裂片椭圆形，长约2 mm；雄蕊8，短于花被；花柱3，较短，柱头头状。瘦果锥状卵形，有3棱，棱上部锐利，下部圆钝，黑褐色，有3条深沟。花、果期6～9月。

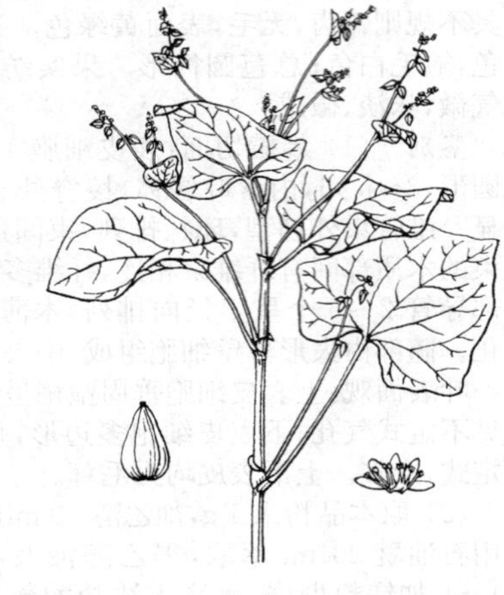

苦荞麦

生于湿润的沟谷、村边、草地。我国东北、西南、西北山区有栽培。亦有野生。

【采收加工】 8～10月采收，晒干。

【药理】 1. 抗乙肝表面抗原作用 用酶联免疫吸附检测(ELISA)技术测定抗乙肝病毒表面抗原(HBsAg)试验表明，苦荞头水煎剂对HBsAg有明显灭活作用[1]。

2. 降血糖、血脂作用 给糖尿病患者服用苦荞麦面条200 g/d，连用3个月，空腹血糖、糖化血红蛋白和糖化血清蛋白均有明显降低，血三酰甘油和胆固醇也有下降，并能明显减少降糖药物的用量[2]。给四氧嘧啶性高血糖大鼠，每日服用苦荞麦粉10 g，连续6星期，有显著降血糖作用；连续5星期，对高脂饲料所致高血脂大鼠，有明显降低血胆固醇和三酰甘油的作用[3]。苦荞麦的黄酮提取物(150 g/kg)连续灌胃15 d，可提高正常小鼠糖耐量水平，使糖负荷后1 h血糖值明显降低[4]。

3. 抗氧化、促进生长作用 从苦荞中提取蛋白复合物(TBPc)，通过对小鼠饲喂TBPc期间体重的变化观察，小鼠体重增重，得出TBPc可作为小鼠生长所需的蛋白源。饲喂TBPc后实验小鼠血液、肝脏和心脏中，丙二醛(MDA)含量与对照组相比均有明显降低。其中心脏中MDA降低的程度最为显著，这说明TBPc对机体内的脂质过氧化物有一定的清除作用[5]。苦荞叶片中含有高活力的SOD等抗氧化酶，苦荞叶提取物对模型小鼠灌胃实验表明小鼠体内MDA含量随灌胃的苦荞叶提取物浓度的增加而明显下降，这表明：苦荞叶提取物具有增强抗氧化酶活性，抗脂质过氧化的作用[6]。

【药性】 苦，甘，平，小毒。

1.《纲目》："甘，苦，温，有小毒。"

2.《医林纂要》："苦，寒。"

3.《食物考》："有毒。"

【功用主治】 理气止痛，解毒消肿。主治胃脘胀痛，痢疾，腰腿痛，跌打损伤，恶疮肿毒。

1.《贵州民间方药集》："健胃顺气，祛风除痰。治狂犬咬伤；外治恶疮，虫、蛇咬伤。"

2.《内蒙古中草药》："除湿止痛，解毒消肿，健胃。治跌打损伤，腰腿疼痛，疮痈肿毒，消化不良。"

【用法用量】 内服：煎汤，10～15 g；研末或浸酒。外用：捣敷。

【宜忌】 不宜多食。脾胃虚弱者慎服。

《纲目》："多食伤胃，发风动气，能发诸病，黄疾人尤当禁之。"

【选方】 1. 治胃痛 苦荞头18 g，香樟根皮9 g，共研末和匀。每服3 g，日3服，饭前开水送服。

2. 治小儿疳积 苦荞头、鸡屎藤、臭牡丹各120 g。研末，调面粉作粑吃。

3. 治痢疾 苦荞头15 g，朱砂莲6 g。煎水服。(1～3方出自《贵阳民间药草》)

4. 治劳伤发损 苦荞头30 g，算盘子根15 g，血当归15 g。泡酒或煎水服。(《贵州草药》)

2622 苦茶叶 kǔ chá yè (《贵州民间方药集》)

【异名】 小白蜡、苦味散、苦丁茶(《贵州民间药物》)。

【基原】 为木犀科女贞属植物日本女贞的叶。

【原植物】 日本女贞 *Ligustrum japonicum* Thunb.

大型常绿灌木，高3～5 m。幼枝圆柱形，稍具棱，节处稍压扁。单叶，对生；叶柄长0.5～1.3 cm，上面具深而窄的沟；叶片厚革质，椭圆形或宽卵状椭圆形，长5～8 cm，宽2.5～5 cm，先端锐尖或渐尖，基部楔形至圆形，叶缘平或微反卷，下面具不明显腺点。圆锥花序塔形；花序轴和分枝轴具棱，第二级分枝长达9 cm；花梗极短；小苞片披针形；花萼长1.5～1.8 mm，先端近截形或具不规则齿裂；花冠长5～6 mm；花药长圆形，稍伸出于花冠管外；柱头棒状，先端浅2裂。果长圆形或椭圆形，长8～10 mm，呈紫黑色，外被白粉。花期6月，果期11月。

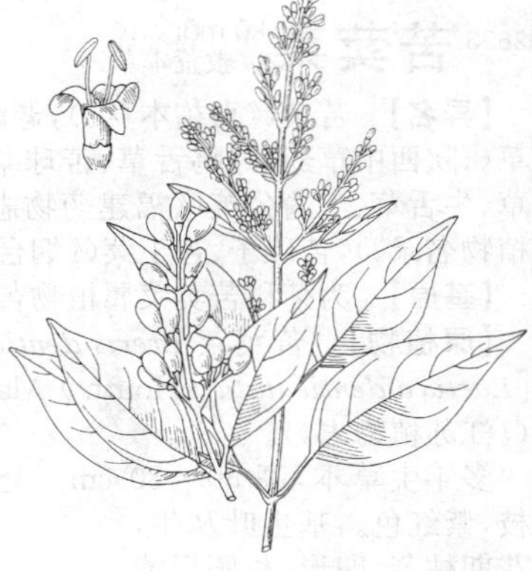

日本女贞

我国各地有栽培。原产于日本。

【采收加工】 6～10月采收，鲜用或晒干。

【药材】 苦茶叶 *Folium Ligustri Pubescentis* 产于贵州。

性状 叶多破碎，部分数片黏合，呈绿褐色、茶褐色或棕褐色。完整叶片展平后呈椭圆形、卵状椭圆形至卵状披针形，长4～8 cm，宽1.5～4 cm，先端渐尖，基部楔形或圆形，全缘，上面平滑光亮，下面主脉突起；叶柄长0.3～1.2 cm。革质，质脆。微具焦糖气，味苦、甜。

【药理】 1. 对心血管的作用 本品的醇提取物，能提高离体蛙心的收缩幅度，静脉注射于猫，也可见心肌收缩增强(在位心脏直接描记)。树脂样物质的醇溶液或叶的醇提取物，能降低血压，对离体兔耳血管呈收缩作用[1]。

2. 对血脂代谢及动脉粥样硬化的影响 用苦茶叶浸膏粉2 g/d〔相当20 g(生药)/d〕喂养1、2、3个月后使高血脂兔的血总脂、总胆固醇较对照组低；用药后1、2个月测血过氧化脂质也较对照组低；3个月末剖杀动物见主动脉粥

甲氧西林耐药的金黄色葡萄球菌有抑制作用[1]。

苦豆根中所含生物碱药理作用参见“苦豆子”条。

【药性】《内蒙古中草药》:“味苦,性寒。”

【功用主治】《内蒙古中草药》:“清热解毒。主治痢疾,湿疹,牙痛,咳嗽。”

【用法用量】 内服:煎汤,3～6 g。外用:煎水洗;或研末调敷。

【选方】 1. 治痢疾,黄疸热病,狂躁 苦豆子根 6～9 g,煎汤服。(《沙漠地区药用植物》)

2. 治湿疹,皮肤瘙痒 苦豆子根 15～30 g。水煎服或熏洗患处。

3. 治烫伤 苦豆子根适量。研末,油调外敷。(2、3 方出自《内蒙古中草药》)

【临床报道】 治疗恶性葡萄胎 从苦豆子的根茎中提取西豆根总碱(粗制剂)治疗恶性葡萄胎 12 例,提取西豆根甲碱(单体)治疗 100 例。治疗方法有全身给药和局部用药两种。全身用药:以西豆根总碱 10 ml(含生药 5 g/ml)或西豆根甲碱 200～400 mg(常用量为 400 mg)加入 5%葡萄糖液 500 ml,静脉点滴,4～6 h 滴完,每日 1 次,10 d 为 1 个疗程,每 1 个疗程间隔 5～7 d;少数患者采用西豆根甲碱肌内注射,每日 200 mg,每日 2～3 次,疗程同前。局部用药:适用于阴道转移者。以西豆根总碱 10 ml 或西豆根甲碱 200～400 mg,从肿瘤结节与健康组织交界处进针,在肿瘤结节之基底部作放射状注射,注射 2～3 次后,可同时从瘤体中心注入,每日或隔日 1 次,至转移结节干枯、脱落。结果:近期疗效,112 例中获临床治愈者 97 例,无效 15 例。对获临床治愈的 97 例进行随访,出院后生存时间最短 3 个月,最长达 6 年,计 1 年以下 2 例,1～2 年 31 例,2～3 年 33 例,3 年以上 22 例。出院后复发 9 例,其中 2 例再次入院,经化疗治愈,其余 7 例死亡。临床结果表明,大部分患者在西豆根治疗后食欲增进,体重增加,个别患者食欲减退,2 例患者出现恶心、呕吐,或偶有腹痛、腹泻等。对 6 例患者在注射西豆根前后作心电图检查,均无异常发现。8 例患者在注射西豆根前后测血压、心率及呼吸,其中 3 例注射后血压有轻度下降,5 例心率平均增加 2～4 次/min,另有 5 例患者呼吸增加 2～4 次/min;自觉症状有面红、稍感胸闷、心悸,注射完后很快消失。在不加用放疗的 105 例患者中,有 18 例患者白细胞下降至(4～3)$\times 10^9$/L,7 例下降至(3～2)$\times 10^9$/L,均未给予对症治疗,但未影响治疗的继续进行[1]。

2619 苦良姜 kǔ liáng jiāng (《云南中药资源名录》)

【基原】 为薯蓣科薯蓣属植物小花盾叶薯蓣的根茎。

【原植物】 小花盾叶薯蓣 *Dioscorea parviflora* C. T. Ting

缠绕草质藤本。根茎横生,圆柱形,指状或不规则分枝,干后除去须根常留有白色点状痕迹。茎左旋,无毛,有时在分枝或叶柄基部两侧微凸起,或具短刺。单叶互生;叶片近革质,绿色,干后灰褐色,三角状卵形、长卵形或卵圆形,有时 3～5 浅裂,中间裂片三角状卵形,两侧裂片圆耳状,边缘浅波状,有时边缘膜质,先端渐尖,基部宽心形、心形或近于截形,两面无毛。雄花序单生或 2～3 个簇生于叶腋;雄花无梗,常 2～3 簇生,再排列成穗状,每簇花常仅 1～2 朵发育,基部常有膜质苞片 3～4 枚,苞片卵形或三角状卵形;花被 6 裂,裂片卵形,紫红色,干后黑色;雄蕊 6,着生于花托的边缘,花丝极短,药内向。雌花序与雄花序相似;退化雄蕊成丝状。蒴果三棱形,每棱翅状,半月形,干后蓝黑色,表面常有白粉;每室种子 2 颗,四周围有薄膜状翅。花期 3～8 月,果期 8～12 月。

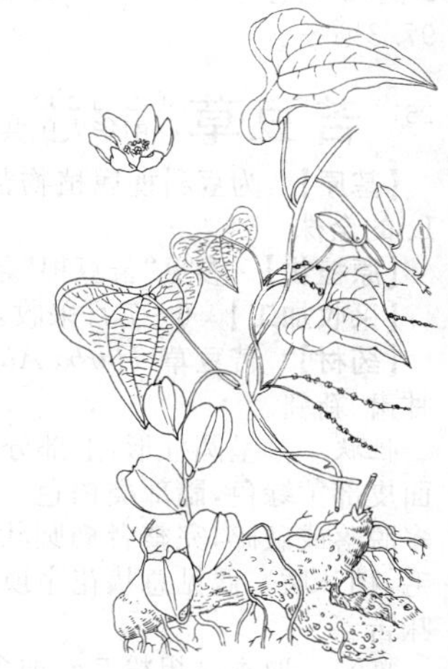

小花盾叶薯蓣

生于海拔 400～2 000 m 的山坡石灰岩干热河谷地区的稀疏灌木丛或竹林中。分布于云南泸水、永胜、禄劝、开远及弥勒。

【采收加工】 6～7 月采挖,切段鲜用。

【成分】 根含薯蓣皂苷元(diosgenin),雅姆皂苷元(gamogenin)[1],甾体皂苷及苷元:纤细薯蓣皂苷(gracillin),原纤细薯蓣皂苷(protogracillin),三角叶薯蓣皂苷(deltonin),三角叶薯蓣混苷(deltoside)[2～4],盾叶薯蓣根皂苷(zingiberenin)A,原盾叶蓣根皂苷(protozingiberenin)A[5]。

【功用主治】 清热,解毒,活血。主治痈疖肿毒,挫伤,蜂螫虫咬。

【用法用量】 外用:鲜品捣敷。

2620 苦参实 kǔ shēn shí (《新修本草》)

【异名】 苦参子(《纲目》),苦豆(《全国中草药新医疗法展览会资料选编》)。

【基原】 为豆科槐属植物苦参 *Sophora flavescens* Ait. 的种子。

【原植物】 参见“苦参”条。

【采收加工】 7～8 月果实成熟时采收,晒干,打下种子。

【成分】 种子中含生物碱:左旋 5α-羟基槐根碱(5α-hydroxysophocarpine),左旋槐根碱(sophocarpine),左旋 N-甲基金雀花碱(N-methylcytisine),右旋 9α-羟基苦参碱(9α-hydroxymatrine),左旋 5α, 9α-二羟基苦参碱(5α, 9α-dihydroxymatrine),右旋苦参碱-N-氧化物(matrine-N-oxide),右旋槐根碱-N-氧化物(sophocarpine N-oxide)和右旋槐花醇-N-氧化物(ophoranol-N-oxide)[1]。

【药性】《纲目》:“苦,寒。”

【功用主治】 清热解毒,通便,杀虫。主治急性菌痢,便秘,蛔虫症。

《新修本草》:“久服轻身不老,明目。”

【用法用量】 内服:研末,0.6～1.5 g,每日 4 次。

2621 苦荞头 kǔ qiáo tóu (《贵州民间方药集》)

【异名】 荞叶七(《陕西草药》)。

【基原】 为蓼科荞麦属植物苦荞麦的根及根茎。

【原植物】 苦荞麦 *Fagopyrum tataricum* (L.) Gaertn. [*Polygonum tataricum* L.] 又名:苦荞(《纲目》),鞑靼荞麦(《中国种子植物分类学》),鞑靼蓼(《中国北部植物》),万年荞、野南荞(《贵阳民间药草》),野荞麦(《内蒙古中草药》)。

定疗效。治疗宫颈糜烂 75 例，痊愈 70 例，有效 3 例，无效 2 例(1 例患糖尿病)，1 个疗程治愈率为 93.3%，总有效率 97.3%[3]。

2617 苦豆草 kǔ dòu cǎo (《中华人民共和国药典》)

【基原】 为豆科槐属植物苦豆子 *Sophora alopecuroides* L. 的全株。

【原植物】 参见"苦豆根"条。

【采收加工】 6～7 月采收，切段晒干。

【药材】 苦豆草 *Herba Alopecuroidis* 主产于内蒙古、甘肃、新疆。

性状 茎呈圆柱形，上部分枝，密被白色柔毛；质硬，折断面皮部黄绿色，髓部类白色。叶互生，奇数羽状复叶；小叶多脱落或破碎，完整者椭圆状矩形，灰绿色，两面被白色柔毛，稍革质。偶见总状花序顶生，花冠蝶形，黄白色。气微，味苦。

鉴别 取本品粗粉 5 g，加含 0.5% 硫酸的乙醇 50 ml，水浴上回流 10 min，趁热过滤。取滤液 15 ml，加氨试液使成中性，置水浴上蒸干，加 5% 硫酸溶液 3 ml 使溶解，滤过。取滤液 1 ml，加碘化汞钾试液 1～2 滴，即发生白色沉淀(检查生物碱类)。

【成分】 地上部分含生物碱：槐根碱(sophocarpine)，槐定碱(sophoridine)，槐胺(sophoramine)，新槐胺(neosophoramine)，苦豆碱(aloperine)[1]，金雀花碱(cytisine)，N-羟乙基金雀花碱[N-(2-hydroxyethyl)cytisine]，3α-羟基槐定碱(3α-hydro-xysophoridine)，赝靛叶碱(baptifolin)[2]，莱曼碱(lehmannine)[3]，13，14-去氢槐定碱(13，14-dehydrosophoridine)，槐定碱 N-氧化物(sophoridine N-oxide)[4]，N-甲基苦豆碱(N-methylaloperine)，N-羟基-13，14-去氢槐定碱(N-hydroxy-13，14-dehydrosophoridine)，N-羟基槐定碱(N-hydroxysophoridine)[5]，苦参碱(matrine)，氧化苦参碱(oxymatrine)，N-甲基金雀花碱(N-methylcytisine)[6]，11-去氢苦豆碱(Δ^{11}-dehydroaloperine)[7]和槐根碱 N-氧化物(sophocarpine N-oxide)[8]等。含黄酮类成分：苦豆根酮(alopecurone)A、B、C、D、E、F[10]，砂生槐黄烷酮(sophoraflavanone)I、H，勒奇黄烷醇(leachianols)A、B、C、D、E、F、G[10]。

叶中还含苍白粉藤醇(pallidol)，hopeaphenol[10]，葡萄糖，果糖和赖氨酸，甘氨酸，苏氨酸，丝氨酸，丙氨酸，酪氨酸，缬氨酸，亮氨酸[9]。

【药理】 1. 抗炎作用 苦豆草生物总碱(SAA)腹腔注射，能抑制二甲苯诱发的小鼠耳肿或蛋清诱发的大鼠后足炎肿，使蛋清或酵母致大鼠后足炎症渗出液中 PGE_2 含量降低。SAA 使蛋清诱导的小鼠炎足中的丙二醛生成减少；花生四烯酸则使之增加，此作用可被 SAA 完全取消，提示 SAA 抑制 PG 环加氧酶[1]。

2. 其他作用 SAA 有拮抗组胺、5-羟色胺和过敏慢反应物质收缩豚鼠回肠的作用[1]。苦豆碱、槐定碱、槐果碱及苦豆草生物总碱对抗去甲肾上腺素所致兔主动脉条收缩，但不影响高钾去极化引起的兔主动脉条收缩。苦豆碱也不抑制钙离子载体诱导的大鼠中性白细胞内游离钙离子浓度，提示此类药抑制细胞内钙离子动员而不影响细胞外钙离子流入。苦豆碱对活化白细胞氧自由基形成有抑制作用[2]。苦豆子(全株)乙醇提取物有一定的抗氧化性能[3]。

毒性 苦豆草煎剂给小鼠灌胃的 LD_{50} 为 167.30 g/kg，病理变化可见各脏器组织充血、出血和水肿，组织细胞不同程度变性坏死[4]。

苦豆草中所含生物碱药理作用参见"苦豆子"条。

【药性】 《河北中草药》："苦，寒。有毒。"

【功用主治】 《河北中草药》："清肠燥湿，止痛，杀虫。"

【用法用量】 内服：煎汤，1.5～3 g。

【选方】 治急慢性痢疾、阿米巴痢疾 苦豆子草 500 g，加水 1 000 ml，煎煮，滤取药液，浓缩至 500 ml。每次服 2 ml，每日 3～4 次。(《新疆中草药手册》)

【临床报道】 治疗急性菌痢 治疗组用苦豆草片治疗 194 例，成人每次 2～6 片，每日 2～3 次，小儿剂量按成人量折算。7 d 为 1 个疗程。对照组治疗 79 例，用呋喃唑酮(痢特灵)，成人每次 0.1 g，每日 3 次，黄连素 0.3 g，每日 3 次，7 d 为 1 个疗程。治疗结果：苦豆草片组临床治愈 186 例，好转 8 例；对照组临床治愈 72 例，好转 7 例。两组对比治愈率无显著性差异，但临床治愈时间，苦豆草片组为 4.8 d，对照组为 8.2 d，$P<0.001$。治疗组全部病例均未发现有肝、肾功能损害，极少数病例出现轻度胃肠反应，如恶心呕吐，上腹部不适等，停药后即可消失[1]。

2618 苦豆根 kǔ dòu gēn (《中药志》)

【异名】 西豆根、粉豆根、苦甘草(《内蒙古中草药》)。

【基原】 为豆科槐属植物苦豆子的根。

【原植物】 苦豆子 *Sophora alopecuroides* L.

灌木。枝多成帚状，密被灰色平伏的绢毛。奇数羽状复叶，互生，长 6～15 cm；小叶 15～25，灰绿色，长圆形，长 1.5～2.5 cm，宽 7～10 mm，叶两面及叶轴均被绢毛，顶端小叶较小，带革质，先端钝，基部近圆，托叶小，钻形，宿存。总状花序顶生，长 12～15 cm；花密生；萼钟状，长约 8 mm，萼齿短三角状，密生平贴绢毛；花冠蝶形，黄色，较萼长 2～3 倍，旗瓣先端微凹，基部渐窄或具爪，翼瓣具耳；雄蕊 10，1/2～1/4 合生。荚果串珠状，长 3～7 cm，密生短细而伏的绢毛。种子多数，淡黄色，卵形。花期 6 月，果期7～8 月。

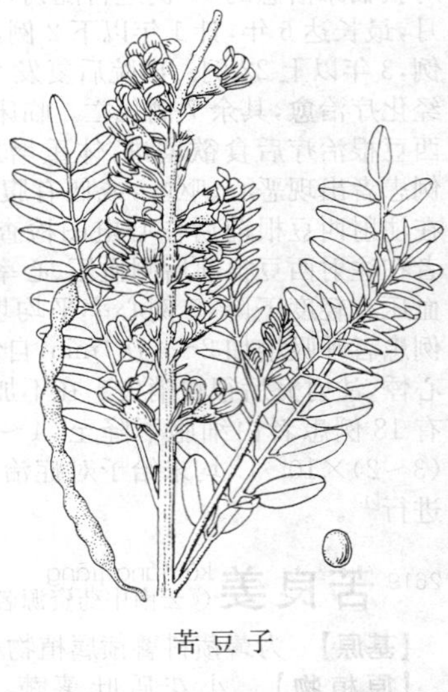

苦豆子

生于阳光充足、排水良好的石灰性土壤上。分布于华北、西北及河南、西藏。

本植物的种子(苦豆子)与全株(苦豆草)亦供药用，另设专条。

【采收加工】 春秋季采挖，晒干。

【成分】 根含黄酮类成分：苦豆根酮(alopecurone)A、B、C、D、E、F、G[1]。

【药理】 抗菌作用 苦豆根中的苦豆根酮 A-C 对 21 种

【采收加工】 6～7月采收，切段晒干。

【成分】 种子含生物碱：槐根碱(sophocarpine)，氧化槐根碱(oxysophocarpine)，苦参碱(matrine)，槐定碱(sophoridine)，槐胺(sophoramine)，氧化苦参碱(oxymatrine)，金雀花碱(cytisine)，N-甲基金雀花碱(N-methylcytisine)，槐定碱N-氧化物(sophoridineN-oxide)，苦豆碱(aloperine)[1,2]。还含有胡萝卜素(carotene)，生育酚(tocophenol)。油中的脂肪酸有：油酸(oleic acid)，亚油酸(linoleic acid)，棕榈酸(palmitic acid)[3]。又含苦豆子胶12.8%，苦豆双黄酮苷〔6-β-D -glucopyranosyl-5, 7-dihydro -xy-2-(4-hydroxyphenyl)-8-7-hydroxy-2-(4-hydroxyphenyl)-5-methoxy-6-β-D-xylopyranosyl-4-oxo-4H-1-benzopyran-8-yl-4H-1-benzopyran-4-one〕[4]。

【药理】 1. 抗微生物作用　苦豆子总碱体外有广谱抗菌作用，但抗菌活性较弱[1]。苦豆碱体外抑制淋球菌、大肠杆菌及伤寒沙门菌等[2]。苦豆总碱和苦参碱、氧化苦参碱、苦豆碱、槐定碱、氧化槐定碱、槐果碱体外能抗柯萨奇B组3型病毒(CVB_3)[3]。苦豆碱还抑制脊髓灰质炎病毒Ⅲ型等[4]。苦豆子干馏油抑制石膏样毛癣菌等生长[5]。

2. 抗炎作用　苦豆子干馏油外涂对角叉菜胶引起的小鼠足趾炎症和巴豆油引起的小鼠耳部炎症有抗炎作用[5]。苦豆碱灌胃抑制角叉菜胶、制霉菌素等所致大鼠足肿胀，抑制组胺所致毛细血管通透性亢进及白细胞游走[6]。小鼠腹腔注射苦豆碱，促进前列腺素环加氧酶的活力[7]。

3. 对免疫功能的影响　苦豆碱抑制小鼠巨噬细胞产生白介素-1、刀豆蛋白A诱导的T细胞增殖反应及脂多糖诱导的B淋巴细胞增殖反应等[8]。苦豆碱还抑制大鼠Arthus反应、被动皮肤过敏反应及结核菌素所致迟发型超敏反应等[6]。槐果碱灌胃升高正常小鼠NK活性，增加CVB_3性心肌炎模型小鼠脾脏白介素-2诱生量[9]。槐果碱皮下注射可提高正常小鼠血清肿瘤坏死因子(TNF)含量；灌胃升高CVB_3感染小鼠血清和脾细胞诱生α-干扰素活性；皮下注射、灌胃均降低感染小鼠血清中TNF活性[10]。但有报告苦豆子总碱能提高小鼠细胞免疫功能[11]。

4. 中枢抑制作用　苦豆子总生物碱抑制小鼠自发活动，扭体法及烫尾法实验表明对小鼠有镇痛作用，还降低正常大鼠体温。但总碱增强士的宁的致惊厥作用[12]。所含生物碱的中枢作用可能与它们对脑内单胺介质的合成、贮存和释放的影响有关[13]。

5. 对心血管系统的作用　苦豆子总黄酮减慢离体豚鼠右心房肌的收缩频率，抑制肾上腺素诱发的左心房肌的自动节律[14]。静脉注射苦豆碱，降低猫心率、动脉压等，对大鼠乌头碱或结扎冠状动脉诱发的心律失常有保护作用[15]。静脉注射苦参碱，抑制犬急性心肌缺血室颤发生[16]。低浓度的氧化苦参碱经α受体介导减慢乳鼠心肌细胞搏动频率，高浓度则可经β受体介导产生正性频率作用[17]。静脉注射苦豆碱对异丙肾上腺素诱发的大鼠心肌损伤有保护作用[18]。苦参碱体外对豚鼠左心房、大鼠输精管有正性肌力作用[19]。槐胺松弛前列腺素$F_{2\alpha}$致收缩的冠状动脉条，扩张犬动脉与静脉[20]。

6. 其他作用　腹腔注射苦豆子总碱可促进$^{60}Co\gamma$照射致辐射损伤小鼠血相指标等恢复，提高免疫器官脏器指数，降低骨髓嗜多染红细胞微核率，抗脂质过氧化[21,22]。苦豆子水煎剂可增高离体豚鼠胆囊肌条的张力[23]。种子提取物B、C体外对肺癌细胞系H69/P等有抑制作用[24]。腹腔注射总生物碱，延长小鼠对多种耐缺氧模型的耐受时间[25]。苦豆碱灌胃，降低小鼠肝匀浆中过氧化脂质产物含量、提高肝匀浆中过氧化氢酶活力[26]。苦豆碱抑制低浓度花生四烯酸和胶原诱导的兔血小板聚集及兔血小板形成血栓烷B_2[27]。苦参碱灌胃，对四氯化碳诱导的大鼠肝纤维化有防治作用[28]。槐定碱抑制精子，但不抑制阴道正常菌群乳酸杆菌的生长繁殖[29]。

毒性　小鼠腹腔注射总生物碱的LD_{50}为130.66±22.64 mg/kg[25]。苦豆子籽渣煎剂给小鼠灌胃的LD_{50}大于167 g/kg[30]。

【药性】《新疆中草药》："苦，寒，有毒。"

【功用主治】 清热燥湿，解毒杀虫。主治急性痢疾，肠炎，带下，胃痛，胃癌，顽癣，前列腺炎。

《新疆中草药》："清热燥湿，止痛，杀虫。"

【用法用量】 内服：炒黑研末，每次5粒。外用：研末，煎水洗；或用其干馏油制成软膏搽。

【宜忌】 本品毒性较大，注意控制剂量。炒黑可减轻毒性。中毒现象有头晕、头痛、恶心、呕吐、烦躁、腹痛、腹泻、胸闷、心慌、面色苍白、血压下降、呼吸困难等，宜及时救治。有心脏病或肾脏病患者慎服。

【选方】 1. 治胃痛，微吐酸水　苦豆子5粒，生姜3 g，蒲公英6 g，氢氧化铝0.6 g。共研细粉，开水冲服。亦可单用苦豆子5粒，研末冲服。

2. 治胃癌　苦豆子5粒，生姜3 g，蒲公英6 g。共研细粉，开水送服。

3. 治疹、顽癣　苦豆子干馏油，配10%软膏外擦。(1～3方出自《新疆中草药手册》)

4. 治滴虫性肠炎　苦豆子种子5～7粒。研粉，装胶囊口服。

5. 治白带过多　苦豆子籽10～15粒。生服(服时不咬破，籽破服后则有头晕、头疼之感)，每日服1次。(4～5方出自《沙漠地区药用植物》)

【临床报道】 1. 治疗急性菌痢　用苦豆子炒至冒烟，呈黑色，研粉过筛。成人每次1 g，每日3次，白开水冲服。小儿按年龄和体重递减。治疗200例，有效率达95%。其中服药总量9 g以下，3 d治愈142例；服药总量9～15 g之间，3～5 d内治愈48例；无效6例；出现头晕、恶心、呕吐、烦躁、心慌、面色苍白等副作用4例，其原因可能与剂量过大(一次服药2 g)及药物炒制减毒不合要求有关。此外，原有风湿性心脏病或肾脏病的患者亦易出现副作用。本品使用时，必须经过炒制减毒合格后方可应用[1]。

2. 治疗慢性前列腺炎　苦豆子总碱7 g，羊毛脂、蒸馏水各适量，半合成脂肪酸甘油酯加至205 g，共制100枚直肠栓，每枚2 g，含苦豆子总生物碱70 mg。使用方法：每次1枚，每晚1次，嘱患者睡前排便后，温水坐浴20 min后塞肛，20 d为1个疗程，所有患者均治疗2个疗程，治疗慢性前列腺炎82例。结果：临床治愈11例，显效48例，有效15例，无效8例[2]。

3. 治疗宫颈糜烂　苦豆子片剂、散剂均系自采自制，片剂每片0.25 g，每2片相当原生药3.0 g，散剂每0.5 g相当原生药2.5 g。月经干净3～5 d开始治疗，将苦豆子片剂2片或散剂的0.5 g，在直视下放到宫颈外口糜烂面处，以无菌棉球阻塞防其脱落，每日1次，5～7次为1个疗程，合并阴道炎者可同时治疗，治疗1个疗程至3个月评

甚；叶柄长2～7 mm。花枝基部有苞片，花序分枝与小穗柄略扁平，常呈波状曲折，小穗绿色，小穗有8～12小花，长4～6 cm，绿色或淡紫色；颖3～5，有锐尖头，边缘有纤毛；外稃披针形，近革质，有横脉，边缘粗糙，内稃背部2脊间有沟纹，鳞被3；雄蕊3，有细长而互相分离的花丝，花药黄色，药隔不伸出；花柱1，柱头3，羽毛状。颖果长圆形。花期4～5月。

生于向阳山坡或平原，多为栽培。分布于江苏、浙江、安徽、福建、江西、湖北、湖南、四川、贵州、云南等地。

本植物的茎竿经火烤后流出的液汁（苦竹沥）与茎竿除去外皮后刮下的中间层（苦竹茹）、根茎（苦竹根）、嫩苗（苦竹笋）、枯死的幼竹茎秆（仙人杖）亦供药用，另设专条。

【采收加工】 6～10月采摘，鲜用或晒干。

【药材】 苦竹叶 *Folium Pleioblasti Amari* 产于江苏、安徽、浙江、江西等地。

性状 干燥叶多呈细长卷筒状。展开后叶片为披针形，长6～12 cm，宽10～15 mm。先端尖锐，基部圆形，叶柄长6～10 mm，上面灰绿色，光滑，下面粗糙有毛，主脉较粗，两侧脉8～16条。边缘的一侧有细锯齿。质脆而有弹性。气弱，味微苦。

【药性】 苦，寒。归心、肝经。

1.《日华子》："味苦、冷、无毒。"

2.《全国中草药汇编》："甘、淡、寒。"

【功用主治】 清心，利尿，明目，解毒。主治热病烦渴，失眠，小便短赤，口疮，目痛，失音，烫伤。

1.《别录》："疗口疮，目痛，明目，利九窍。"

2.《日华子》："治不睡，止消渴，解酒毒，除烦热发汗，治中风失音。"

3.《纲目》："杀虫。"

4.《分类草药性》："治烦热，解毒，退小儿潮热，煅（末敷）汤火伤。"

5.《全国中草药汇编》："解渴利尿。主治口渴，尿少色黄。"

【用法用量】 内服：煎汤，6～12 g。外用：烧存性研末调敷。

【选方】 1. 治卒失声，声噎不出 浓煮苦竹叶服之。（《补缺肘后方》）

2. 治小儿头疮，耳上生疮 竹叶烧末和猪脂涂上。又以鸡子白敷之亦妙。（《子母秘录》）

2612 苦竹沥 kǔ zhú lì （《别录》）

【基原】 为禾本科苦竹属植物苦竹 *Pleioblastus amarus* (Keng) Keng f. 的茎竿经火烤后流出的液汁。

【原植物】 参见"苦竹叶"条。

【采收加工】 参见"竹沥"条。

【药性】 苦，寒。

【功用主治】 清火，解毒，利窍。主治目赤，牙痛，口疮。

1.《别录》："疗口疮目痛，明目，利九窍。"

2.《药性论》："治眼赤。"

3.《日华子》："苦竹作沥，功用与淡竹同。"

4.《纲目》："治牙疼。"

【用法用量】 内服：冲服，30～60 g；或入丸剂。外用：点眼或揩牙。

【选方】 1. 治目赤眦痛如刺，不得开，肝经实热所致，或生障翳 苦竹沥五合，黄连二分（绵裹入竹沥内，浸一宿）。以点目中，数度令热泪出。（《梅师集验方》）

2. 治卒齿痛 苦竹烧一头，一头得汁，多揩齿上瘥。（《姚僧坦集验方》）

2613 苦竹茹 kǔ zhú rú （《食疗本草》）

【基原】 为禾本科苦竹属植物苦竹 *Pleioblastus amarus* (Keng) Keng f. 的茎竿除去外皮后刮下的中间层。

【原植物】 参见"苦竹叶"条。

【采收加工】 参见"竹茹"条。

【药性】 苦，凉。

【功用主治】 清热，化痰，凉血。主治烦热呕逆，痰热咳喘，小便涩痛，尿血。

《食疗本草》："主下热壅。"

【用法用量】 内服：煎汤，5～10 g。

2614 苦竹根 kǔ zhú gēn （《食疗本草》）

【基原】 为禾本科苦竹属植物苦竹 *Pleioblastus amarus* (Keng) Keng f. 的根茎。

【原植物】 参见"苦竹叶"条。

【采收加工】 全年均可采挖，切段，鲜用或晒干。

【药性】 苦，寒。

【功用主治】 清热，除烦，祛痰。主治发热，烦闷，咳嗽痰黄。

《食疗本草》："大下心肺五脏毒气。细锉一斤，水五升，煮取汁一升，分三服。"

【用法用量】 内服：煎汤，10～15 g，鲜品30～60 g。

2615 苦竹笋 kǔ zhú sǔn （《本草拾遗》）

【异名】 苦笋（《食疗本草》）。

【基原】 为禾本科苦竹属植物苦竹 *Pleioblastus amarus* (Keng) Keng f. 的嫩苗。

【原植物】 参见"苦竹叶"条。

【采收加工】 5～6月笋期采收。

【药性】 苦，寒。

1.《纲目》："苦，甘，寒。"

2.《本草求原》："苦，寒，无毒。"

【功用主治】 清热除烦，除湿，利水。主治热病烦渴，湿热黄疸，小便不利，脚气。

1.《本草拾遗》："主不睡，去面目并舌上热黄，消渴，明目，解酒毒，除热气，健人。"

2.《食疗本草》："主逆气。"

3.《食医心镜》："理心烦闷，益气力，止渴，主消渴，利水道，下气，理风热，脚气，蒸煮食之。"

4. 汪颖《食物本草》："治出汗，中风失音。"

5.《纲目》："干者烧研入盐，擦牙疳。"

【用法用量】 内服：煎汤，60～70 g；或煮食。

【宜忌】《品汇精要》："动气发，不可多食。"

2616 苦豆子 kǔ dòu zǐ （《新疆中草药》）

【基原】 为豆科槐属植物苦豆子 *Sophora alopecuroides* L. 的种子。

【原植物】 参见"苦豆根"条。

2. 白花地胆草含内脂类成分：二氢地胆草内酯(dihydro-elephantopin)[7]，白花地胆草内酯(tomenphantopin) A、B[8]，地胆草内酯及地胆草新内酯(elephantin)[9]。

【药理】 1. 抗菌作用　地胆草水提物对突变链球菌血清型 c、d 有抗菌作用[1]。

2. 镇痛、抗炎作用　苦地胆煎剂给大鼠灌胃，对大鼠蛋清性关节炎有抑制作用；乙醇制剂灌胃，对甲醛性关节炎亦有抑制作用。白花地胆草煎剂灌胃，抑制大鼠蛋白性关节炎[2]。地胆草浸提液在小鼠醋酸扭体和伊文氏蓝试验中有镇痛和抗炎作用[3]。地胆草对大鼠角叉菜胶诱导的急性关节炎和完全弗氏佐剂诱导的慢性关节炎都有抗炎作用[4]。

3. 保肝作用　地胆草可保护四氯化碳诱导的大鼠慢性肝损伤[5]。水提物对 D-氨基半乳糖和对乙酰氨基诱导的大鼠急性肝损伤也有保护作用[6]。

4. 抗肿瘤作用　苦地胆全草所含的去氧地胆草内酯抑制大鼠 W_{256} 肉瘤。白花地胆草内酯及地胆草新内酯体内外对鼻咽癌(KB)细胞有细胞毒活性。地胆草内酯抑制小鼠白血病 P_{388}[7]。白花地胆草中白花地胆草内酯有细胞毒性[8]。

5. 其他作用　地胆草水提物和水醇提取物腹腔注射可使小鼠出现扭体、肌张力下降、运动失调、卧倒和死亡。提取物腹腔注射对酵母菌引起的大鼠发热有退热作用，而灌胃无效。提取物静注均降低大鼠血压与心率。阿托品可阻断以上作用[9]。

【药性】 苦、辛，寒。归肺、肝、肾经。

1.《滇南本草》："味苦，性大寒。"

2.《生草药性备要》："味辛，性平。"

3.《北海民间常用中草药手册》："味苦，性微寒，无毒。"

4.《云南中草药》："苦，凉，小毒。"

【功用主治】 清热，凉血，解毒，利湿。主治感冒，百日咳，扁桃体炎，咽喉炎，眼结膜炎，黄疸，痉疾，肾炎水肿，月经不调，白带，疮疖，乳痈，腋痈，湿疹，虫蛇咬伤。

1.《滇南本草》："治咽喉疼痛，洗疥疮肿毒。"

2.《生草药性备要》："散疮，凉血解毒，去痰，理鼠咬、蛇伤，亦能止血。"

3.《纲目拾遗》："叶，可贴热毒疮。"

4.《广西中药志》："清热解毒。治痧气热病，捣烂敷热疮，煎汤熏洗兼内服治眼睛上膜。"

5.《浙江民间常用草药》："逐水消肿，清肺止咳。治慢性肾炎，急慢性气管炎，肺脓疡。"

6.《海南岛常用中草药手册》："清热凉血，去湿消肿。主治感冒，头痛发热，急慢性肝炎，黄疸，菌痢，咽喉炎，扁桃体炎，风湿骨痛，疖肿，湿疹，毒蛇咬伤。"

7.《云南中草药》："清热祛风，止咳除痰，止痢。"

8.《广西本草选编》："主治阑尾炎，月经不调，白带，小儿阴茎水肿。"

9.《广西民族药简编》："治胃热痛，牙龈肿痛，肝炎，肾炎，消化不良，痧病，小儿高热惊风。"

【用法用量】 内服：煎汤，6～15 g，鲜品 30～60 g；或捣汁。外用：捣敷；或煎水熏洗。

【宜忌】 1.《广西中药志》："寒症勿用。"

2.《云南中草药》："中毒解救，用红糖煮鸡蛋服。"

【选方】 1. 治阳黄疸　地胆头连根叶洗净，鲜者 120～180 g。煮猪肉食，连服 4～5 d。

2. 治糖尿病　地胆头 10 株(连根叶)，生姜 15 g。水煎代茶饮。(1、2 方出自《岭南草药志》)

3. 治百日咳　儿童草、天胡荽、马蹄金各 9 g，三叶青3 g。水煎服。(《浙江药用植物志》)

4. 治肝硬化腹水　(地胆草)鲜草 60 g，同瘦猪肉或墨鱼 1 只炖服。或用本品 30 g 研末，鸡蛋 1 个调匀煎熟，分 2 次，以党参、茯苓各 15 g，当归 9 g 煎汤送服。(《浙南本草新编》)

5. 治眼结膜炎　地胆草、小叶榕树叶各 30 g。水煎服，每日 1 剂。(《全国中草药汇编》)

【临床报道】 1. 治疗急性扁桃体炎　用鲜地胆草(紫花、白花均可)150～250 g，洗净捣烂取汁，加适量蜂蜜先含服，后慢慢咽下，每日 5～6 次。治疗 30 例，观察 2～5 d，全部有效[1]。

2. 治疗多种急性炎症　将地胆头制成注射液，每 2 ml 含生药 6 g，每日肌内注射 2～3 次，每次 2～4 ml。共观察 112 例，其中肺炎 29 例，上呼吸道感染 24 例，淋巴腺炎 18 例，肠伤寒 12 例，肺气肿合并感染 10 例，急性肝炎 9 例，支气管炎 8 例，皮肤感染 2 例。结果治愈 68 例，好转 38 例，无效 6 例。未发现明显副作用[2]。

3. 治疗口腔溃疡　地胆头干品 30 g，水煎服，每日 1 剂。经治 22 例，18 例治愈，平均治愈时间 3 d。观察 3 个月无复发。副作用：个别患者服后腹部不适，老人及小儿宜慎用[3]。

4. 治疗水肿　地胆草 30 g(生品 60 g)，生姜 30 g，水煎两遍，取药液 150 ml，加入红糖 60 g 溶化。每剂分为 2 d 服，于每日早晚空腹各服 1 次。观察 156 例，不论患者全身或局部浮肿、患病时间久暂，除肝硬化恶液质、心肾器质病变者外，用药 2～4 h 后，尿量即能激增至 2～3 倍。浮肿迅速消退，特别是下肢浮肿消退更速，无其他不良反应。服药 2 剂后，有 70%以上患者全身浮肿消退，治愈率达 98%[4]。

2611 苦竹叶 kǔ zhú yè (《本草经集注》)

【异名】 伞柄竹(《中国树木分类学补编》)。

【基原】 为禾本科苦竹属植物苦竹的嫩叶。

【原植物】 苦竹 *Pleioblastus amarus* (Keng) Keng f. (*Arundinaria amara* Keng)

植株呈小乔木或灌木状。竿直立，高 3～5 m，粗 1.5～2 cm，竿壁厚约 6 mm。幼竿淡绿色，具白粉，老时绿黄色，被灰白色粉斑；竿散生或丛生，圆筒形，竿环很隆起；每节有 3～7 分枝，鞘环有 1 圈褐色箨鞘基部残留物，箨鞘厚纸质和革质，绿色，无或有细小的紫色斑点，有棕色或白色小刺毛，基部与竿相连处较密，内面光滑而有光泽，边缘密被金黄色的纤毛；箨耳很小；箨舌截平；箨叶细长披针形；叶鞘无毛，有横脉；叶舌质坚硬，截平，长 0.5～2 mm；叶片披针形，质坚韧，表面深绿色，背面淡绿色，有微毛，尤以基部为

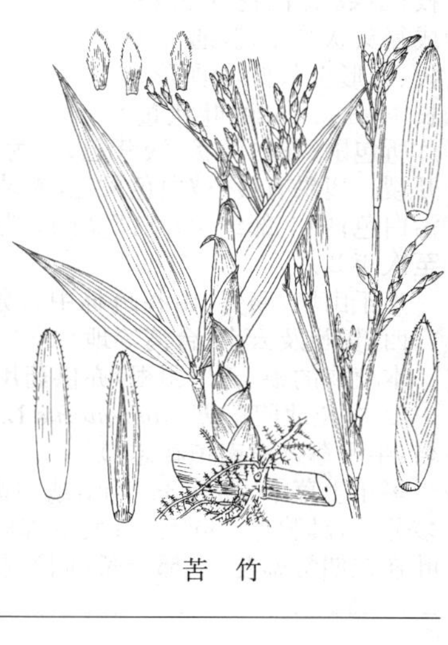

苦　竹

液，每 2 ml 相当于生药 2 g。每次 2～4 ml 肌内注射。小儿酌减。每日 2 次，或根据病情增减。治疗流感，上感，支气管炎，支气管肺炎，扁桃体炎，急性肾炎，急、慢性肾盂肾炎等共 297 例，治愈 184 例(62.3%)，有效 70 例(23.3%)，无效 43 例(14.4%)，平均治疗日数为 5.2 d[1]。

2. 治疗痔疮　口服苦地丁细粉胶囊，每日 3 次，每次4 g。3 d 为 1 个疗程，连服 3 个疗程、详细记录治疗期间和治疗前后的症状和体征的变化。治疗结果：湿热壅滞型痔疮总有效率为 95%；痊愈和显效率为 73.4%，痔核消失和变小率为 73.3%，临床主要症状和体征消除和缓解率为 89.3%～97.2%[2]。

2610 苦地胆 kǔ dì dǎn (《生草药性备要》)

【异名】　苦龙胆草(《滇南本草》)，天芥菜、鸡疴粘(《纲目》)，土柴胡、马驾百兴(《生草药性备要》)，草鞋底(《岭南采药录》)，牛插鼻、铁灯台、披地挂、地枇杷、牛托鼻(《福建民间草药》)，土蒲公英、吹火根、毛兜细辛(《广西中兽医药用植物》)，铺地娘(《南宁市药物志》)，铁扫帚、铁丁镜、一针刺(《闽东本草》)，兔耳风(《贵州草药》)，草鞋根(《北海民间常用中草药手册》)，牛吃埔、铁灯盏(《全国中草药汇编》)，儿童草(《浙江药用植物志》)。

【基原】　为菊科地胆草属植物地胆草或白花地胆草的全草。

【原植物】　1. 地胆草 *Elephantopus scaber* L.　又名：地胆头、磨地胆(《广州植物志》)，鹿耳草(《海南植物志》)。

多年生草本，高 30～60 cm。根状茎平卧或斜升；茎直立，粗壮，二歧分枝，茎枝被白色粗硬毛。单叶，大都为基生；叶片匙形、长圆状匙形或长圆状披针形，长 5～18 cm，宽达 2～4 cm，先端钝圆，基部渐狭，边缘有圆齿状锯齿，两面被白色长粗毛，下面沿脉及叶缘的毛较密；茎生叶少而小。头状花序约有小花 4 个；总苞片 8 枚；多数头状花序密集成复头状花序，被通常 3 枚、卵形至长圆状卵形、长 1～1.5 cm 的叶状苞片所包围；花冠筒状，淡紫色；全为两性花，先端 4 裂，一边开裂。瘦果有棱，被白色柔毛，先端具长硬刺毛；冠毛 1 层，污白色；中上部细长，基部宽阔。花期7～11 月，果期 11 月至次年 2 月。

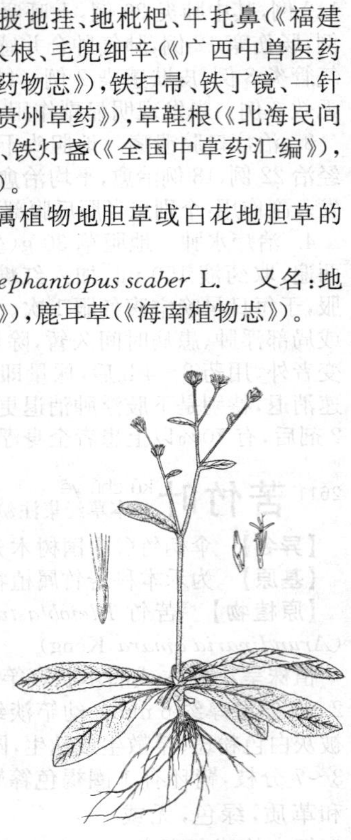

地 胆 草

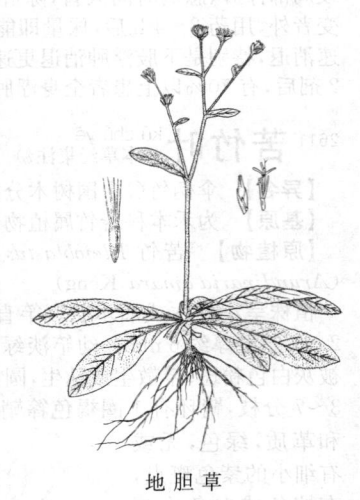

生于山坡、路旁、山谷疏林中。分布于福建、江西、广东、广西、贵州及云南、台湾等地。

本植物的根(苦地胆根)亦供药用，另设专条。

2. 白花地胆草 *E. tomentosus* L. [*E. elatus* Bertol.] 又名：牛舌草(《海南植物志》)。

多年生草本，高 0.8～1 m，或更高。根茎粗壮。茎直立，多分枝，具腺点。叶互生；最下部叶常密集呈莲座状；基部叶在花期常凋萎；下部叶长圆状倒卵形，先端尖，基部渐狭成具翅的柄，稍抱茎；上部叶椭圆形或长圆状椭圆形，近无柄或具短柄，最上部叶极小，全部具有小尖的锯齿，稀近全缘，上面皱而具疣状突起，被疏或较密短柔毛，下面密被长柔毛和腺点。头状花序 12～20 个在茎枝顶端密集成团球状复头状花序，复头状花序基部有 3 个卵状心形的叶状苞片，具细长的花序梗，排成疏伞房状；总苞长圆形，长 8～10 mm，宽 1.5～2 mm；总苞片绿色，或有时先端紫红色。花 4 个，花冠白色，漏斗状，裂片披针形，无毛。瘦果长圆状线形，具 10 条肋，被短柔毛；冠毛污白色，具 5 条硬刚毛，基部急宽成三角形。花期 8 月至翌年 5 月。

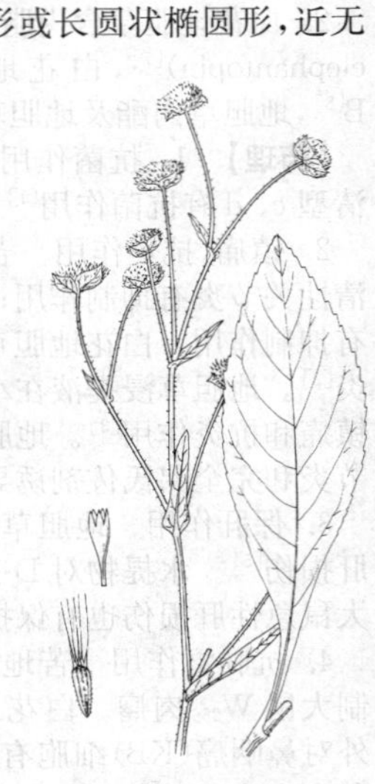

白花地胆草

生于山坡旷野、路边或灌丛中。分布于福建、广东、海南、台湾的沿海地区。

【采收加工】　8～9 月采收，鲜用或晒干。

【药材】　地胆草 *Herba Elephantopi*　产于广东、广西、福建、江西等地。

性状　本品全长 15～40 cm。根茎具环节，密被紧贴的灰白色茸毛，质坚，不易折断，断面黄白色，根茎下簇生多数皱缩须根，棕褐色，具不规则的纵皱纹。茎圆柱形，常二歧分枝，密被紧贴的灰白色粗毛。叶多基生，展平后完整叶呈匙形或倒披针形，黄绿色至绿褐色，具较多腺点，先端钝或急尖，基部渐狭，边缘稍具钝齿；两面均被紧贴的灰白色粗毛，幼叶尤甚，叶柄短，稍呈鞘状，抱茎；茎生叶少而小。气微，味微苦。

鉴别　根茎横切面：表皮细胞 1 列，切向延长，外被较密的多细胞非腺毛残基。皮层较宽，较老的根茎皮层可见少量石细胞单个散在，微木化。内皮层细胞 1 列，凯氏点明显，细胞内含有油滴。维管束外韧型，韧皮部狭窄，薄壁细胞多压缩，可见少量单个或成束的纤维存在。形成层不明显，木质部导管较小，多径向断续相连。射线 2～10 数列。髓较大，可见少量微木化壁薄的石细胞单个散在。在薄壁组织中可见众多草酸钙簇晶、方晶及大量的菊糖。

粉末特征：灰绿色。非腺毛众多，有两种，一种单细胞非腺毛，壁较厚，可见纵细线纹，不木化；另一种非腺毛，由 2～3 个细胞组成，顶端细胞较长，基部细胞较短小，微木化。导管较小，有螺纹及网纹导管。纤维长梭状。叶表皮碎片，气孔不等式。可见草酸钙簇晶、方晶及菊糖。

【成分】　1. 地胆草全草含表无羁萜醇(epifriedelinol)，羽扇豆醇(lupeol)[1]，羽扇豆醇乙酸酯(lupeol acetate)，去氧地胆草内酯(deoxyelephantopin)[2]，地胆草内酯(elephantopin)，异去氧地胆草内酯(isodeoxyelephantopin)[3]，豆甾醇(stigmasterol)[1]，豆甾醇-3-β-吡喃葡萄糖苷(stigmasteryl-3-β-glucopyranoside)，去酰洋蓟苦素(deacylcynaropicrin)，葡萄糖中美菊素(glucozaluzanin)C，还阳参属苷(crepiside)E[4]，4，5-二咖啡酰奎宁酸(4，5-dicaffeoyl quinic acid)，3，5-二咖啡酰奎宁酸(3，5-dicaffeoyl quinic acid)[5]，11，13-二氢去氧地胆草内酯(11，13-dihydrodeoxyelephantopin)[6]。

距，距长 4.5～6.5 mm，内轮 2 瓣形小；雄蕊 6，每 3 枚花丝合生，形成 2 束；子房狭椭圆形，外被柔毛。蒴果狭扁椭圆形，长1.2～2 cm，花柱宿存，内含种子7～12 枚。种子扁球形，直径 1.5～2 mm，黑色，表面光滑，具白色膜质种阜。花期4～5月，果期 5～6 月。

生于旷野、宅旁草丛中或丘陵、山坡疏林下。分布于河北、山西、内蒙古、辽宁、山东、河南、陕西、甘肃、宁夏等地。

【采收加工】 6～7 月采收，晒干，切段。

【药材】 苦地丁 *Herba Corydalis Bungeanae* 主产于内蒙古、辽宁、甘肃、陕西、山西、山东、河北等地。

性状 全草皱缩成团，伸展后长 5～30 cm。主根扁圆柱形；表面棕黄色或黄白色，较粗糙，有纵沟及皱纹，常呈二股扭曲状，有支根和须根；质较硬，易折断，断面平坦，黄白色，中心棕色。根茎较短，有节，可见叶痕；质硬，断面黄白色，中心有白色髓或中空。茎丛生，纤细，有 5 个棱脊及纵纹，灰绿色或黄绿色，节间较长；质柔软，易压扁，断面中空，略呈纤维性。叶多皱缩破碎，暗绿色或灰绿色，有长柄；叶片二至三回羽状全裂，裂片纤细；柔软。花淡紫色，少见或已皱缩破碎。蒴果灰绿色或黄绿色，扁长椭圆形；果皮质脆，常破碎或裂成 2 片，留有两条棕黄色的种框。种子扁心形，黑色，有光泽。气青草样，味苦而持久。

鉴别 (1) 茎横切面：略呈五角形。表皮细胞 1 列，外被较厚的角质层；气孔有的略下陷。皮层薄壁细胞形状不规则，棱脊处有厚角细胞 7～10 列，中柱鞘纤维环有 1～2 列纤维，棱脊处为 4～5 列；纤维胞腔较大，壁非木化。外韧型维管束位于棱脊处。韧皮部狭窄。木质部由导管、管胞、木纤维和木薄壁细胞组成，壁均非木化。髓部中央有大空腔。

叶表面观：上表皮细胞垂周壁稍平直；气孔少数，不定式。下表皮细胞垂周壁呈波状弯曲；气孔较多，副卫细胞 3～6 个。

(2) 取本品粉末 1 g，加甲醇 10 ml，在水浴上回流 10 min，滤过。滤液稍浓缩后，取 1 ml，加浓盐酸 4～5 滴及镁粉(或锌粉)少许，在沸水浴中加热 3 min，溶液呈粉红色(检查黄酮类)。

(3) 薄层色谱：取本品粉末约 1 g，酸性乙醇回流提取，滤过。滤液回收乙醇，残渣加 2%盐酸约 5 ml 溶解，用氨水碱化，氯仿提取 3 次，合并提取液，用无水硫酸钠脱水，滤过。滤液浓缩至 1 ml，作为供试品液。以普罗托品、紫堇灵为对照品。分别点样于同一碱性硅胶 G 薄层板上，以氯仿-乙醚-乙醇-氨水(18∶2∶1∶0.05)展开 10 cm。取出，晾干，喷以改良碘化铋钾试剂，供试品色谱中，在与对照品色谱相应位置处，显相同的橘红色斑点。

【成分】 全草含多种生物碱：消旋的和右旋的紫堇醇灵碱(corynoline)，乙酰紫堇醇灵碱 (acetylcorynoline)，四氢黄连碱(tetrahydrocoptisine)，原阿片碱(protopine)[1]，右旋异紫堇醇灵碱(isocorynoline)，四氢刻叶紫堇明碱(tetrahydrocorysamine)[2]，二氢血根碱(dihydrosanguinarine)，乙酰异紫堇醇灵碱(acetylisocorynoline)，11-表紫堇醇灵碱(11-epicorynoline)，紫堇文碱(corycavine)，比枯枯灵碱(bicuculline)，12-羟基紫堇醇灵碱(12-hydroxycorynoline)，斯氏紫堇碱(scoulerine)，碎叶紫堇碱(cheila nthifoline)，大枣碱(yuziphine)，去甲大枣碱(noryuziphine)，异波尔定碱(isoboldine)，右旋地丁紫堇碱(bungeanine)[3]，右旋 13-表紫堇醇灵碱(13-epicorynoline)[4]。

【药理】 1. 抗菌作用 苦地丁全草注射液体外对甲型链球菌、卡他球菌、痢疾杆菌、铜绿假单胞菌、葡萄球菌、八叠球菌等有抑制作用。苦地丁注射液还抑制副流感病毒仙台株[1]。

2. 抗炎、镇痛作用 苦地丁粗粉混悬液及水煎液灌胃，对大鼠蛋清所致的足跖急性炎症和小鼠二甲苯所致耳郭急性炎症均有抗炎作用，在小鼠热板法和醋酸扭体实验中有镇痛作用[2]。

3. 对中枢系统的影响 地丁紫堇总生物碱(总碱)给小鼠腹腔注射小剂量呈现镇静作用，大剂量翻正反射能消失。小鼠皮下注射总碱，抑制自主活动，协同阈下催眠剂量的戊巴比妥钠和水合氯醛的中枢抑制作用，拮抗去氧麻黄碱诱发的小鼠运动亢进作用。单独静注总碱，对小鼠也有催眠作用。总碱给小鼠腹腔注射，有易化士的宁惊厥的作用。但大剂量总碱能对抗戊四唑所致惊厥[3]。

4. 保肝作用 小鼠灌胃紫堇灵、乙酰紫堇灵或原鸦片碱，对四氯化碳(CCl_4)、硫代乙酰胺、对乙酰氨基酚所致的肝损伤均有保护作用，在体外均能抑制 CCl_4 引起的肝微粒体脂质过氧化及 CCl_4 转化为 CO，对肝药酶有先抑制后诱导作用[4]。乙酰紫堇灵灌胃对小鼠由对乙酰氨基酚所致的肝损伤也有保护作用，选择性调节 P450 同工酶，诱导谷胱甘肽巯基转移酶活性[5]。

5. 其他作用 小鼠灌胃苦地丁水煎剂，抑制小鼠免疫功能，可使脾和胸腺萎缩，巨噬细胞吞噬功能降低，淋巴细胞增殖反应受到抑制，IL-2 活性减弱[6]。苦地丁注射液对麻醉猫与犬静脉注射，可见暂时性血压下降；给离体蛙心灌注，有抑制心脏的作用[1]。

毒性 小鼠腹腔注射的 LD_{50} 为 281.00±27.82 mg/kg[3]。孕鼠连续经口给予苦地丁生物碱，引起胎鼠脑露、小头畸形等外观畸形和顶骨、顶间骨、枕骨、胸骨骨化不全和缺失及胸骨错位等骨骼畸形[7]。

【药性】 苦，寒。归心、肝、大肠经。

1.《辽宁常用中草药手册》:“苦、辛，寒。”

2.《青岛中草药手册》:“入心、肝经。”

【功用主治】 清热毒，消痈肿。主治流行性感冒，上呼吸道感染，扁桃体炎，传染性肝炎，肠炎，痢疾，肾炎，腮腺炎，结膜炎，急性阑尾炎，指疔，痈肿，丹毒，瘰疬。

1.《辽宁常用中草药手册》:“清热解毒。治痈疽疔肿，淋巴结核。”

2.《河北中药手册》:“治急性传染性肝炎。”

3.《全国中草药汇编》:“清热解毒，活血消肿。主治流行性感冒，上呼吸道感染，支气管炎，急性肾炎，黄疸，肠炎，疔疮肿毒，淋巴结结核，眼结膜炎，角膜溃疡。”

【用法用量】 内服：煎汤，9～15 g，鲜品 30～60 g；或捣汁。外用：捣敷。

【选方】 1. 治麻疹热毒 地丁 9 g，连翘 12 g，菊花 9 g。煎服。(《青海常用中草药手册》)

2. 治水痘 苦地丁 6 g，甘草 3 g。水煎服。(南药《中草药学》)

3. 治急性黄疸型肝炎 地丁、茵陈各 15 g。水煎服。(《山西中草药》)

4. 治痢疾 地丁草配火线草、地榆。煎汤服。(《高原中草药治疗手册》)

5. 治湿热疮疡 地丁、金银花、蒲公英各 30 g，大青叶 9 g。水煎服。(《辽宁常用中草药手册》)

【临床报道】 1. 治疗感染性疾病 用苦地丁制成注射

【药性】《纲目》:"苦、甘,无毒。"

【功用主治】 温补肾阳。主治肾阳不足,小便频数,遗尿,遗精,阳痿。

1.《纲目》:"益气壮阳。"

2.《本草求原》:"解误食疗牛中毒,擂水灌。"

【用法用量】 内服:煎汤,9~15 g。

2605 苦瓜叶 kǔ guā yè
(《滇南本草》)

【基原】 为葫芦科苦瓜属植物苦瓜 *Momordica charantia* L. 的叶。

【原植物】 参见"苦瓜"条。

【采收加工】 7~10 月采收,鲜用或晒干。

【药性】 苦,凉。

【功用主治】 清热解毒。主治疮痈肿毒,梅毒,痢疾。

1.《滇南本草》:"治一切丹火毒气,疗恶疮结毒,或遍身已成芝麻疔、大疔疮,疼难忍者,取叶晒干为末,每服三钱,无灰酒下神效;又治杨梅疮。"

2. 李承祜《药用植物学》:"治胃痛,下痢,驱虫。"

【用法用量】 内服:煎汤,10~15 g,鲜品 30~60 g;或研末。外用:煎水洗、捣敷或捣汁涂。

【选方】 1. 治疔毒痛不可忍 苦瓜叶晒干研末,酒送服 9 g,极效。

2. 治热毒疮痈 苦瓜鲜叶捣绞汁抹患处。(1、2 方出自《泉州本草》)

3. 治杨梅疮 取苦瓜叶,晒干为末,每服三钱,无灰酒下。(《滇南本草》)

4. 治痢疾 苦瓜鲜叶 60~90 g,地莶 30 g,毛茎紫金牛 60 g。捣烂取汁,炖温服。(《福建药物志》)

5. 治鹅掌风 先用苦瓜叶煎汤洗,后以米糠油涂之。(《福州台江验方汇集》)

2606 苦瓜花 kǔ guā huā
(《闽南民间草药》)

【基原】 为葫芦科苦瓜属植物苦瓜 *Momordica charantia* L. 的花。

【原植物】 参见"苦瓜"条。

【采收加工】 6~7 月开花时采收,鲜用或烘干。

【药性】 苦,寒。

【功用主治】 《滇南本草》:"煅为末,治胃气疼,开水下;治眼疼,灯草汤下。"

【用法用量】 内服:煎汤,6~9 g;或焙焦研末入散。

【选方】 治痢疾 取鲜苦瓜花 12 个,捣烂取汁,和蜜适量;赤痢加入红曲 3 g,白痢加入六一散 9 g,开水冲服。(《闽南民间草药》)

2607 苦瓜根 kǔ guā gēn
(《民间常用草药汇编》)

【基原】 为葫芦科苦瓜属植物苦瓜 *Momordica charantia* L. 的根。

【原植物】 参见"苦瓜"条。

【采收加工】 8~10 月采挖根部,切段,鲜用或晒干。

【药性】 《四川中药志》1960 年版:"性凉,味苦,无毒。"

【功用主治】 清热解毒。主治湿热泻痢,便血,疔疮肿毒,风火牙痛。

1.《民间常用草药汇编》:"退热解毒,治火牙痛。外洗治疮毒。"

2.《浙江药用植物志》:"健脾止泻。主治肠炎、阿米巴痢疾、结肠炎、消化不良。"

3.《福建药物志》:"治胎衣不下。"

【用法用量】 内服:煎汤,10~15 g,鲜品 30~60 g。外用:煎水洗;或捣敷。

【选方】 1. 治肠炎,阿米巴痢疾,结肠炎,消化不良(苦瓜)根 30 g,白糖适量。水煎服。(《浙江药用植物志》)

2. 治白喉 苦瓜根 30 g,苋菜根 30 g。捣烂,冲二道淘米水服。(《湖南药物志》)

3. 治疔疮 苦瓜根研末调蜂糖敷。

4. 治风火牙痛 苦瓜根捣烂敷下关穴。(3、4 方出自江西《草药手册》)

2608 苦瓜藤 kǔ guā téng
(《民间常用草药汇编》)

【异名】 苦瓜茎(《陆川本草》)。

【基原】 为葫芦科苦瓜属植物苦瓜 *Momordica charantia* L. 的茎。

【原植物】 参见"苦瓜"条。

【采收加工】 7~10 月采收,切段,鲜用或晒干。

【药性】 苦,寒。

【功用主治】 清热解毒。主治痢疾,疮痈肿毒,胎毒,牙痛。

1.《民间常用草药汇编》:"退热解毒。治火牙痛,外洗疮毒。"

2.《四川中药志》1979 年版:"清肺止咳。治肺热咳嗽。"

【用法用量】 内服:煎汤,3~12 g。外用:煎水洗或捣敷。

【选方】 1. 治红白痢疾 苦瓜藤一握。红痢煎水服,白痢煎酒服。(江西《草药手册》)

2. 治疮毒 苦瓜藤适量捣敷疮毒或煎水洗。(《梧州草药及常见病多发病处方选》)

3. 治小儿胎毒 用苦瓜茎适量煎水洗。(《陆川本草》)

2609 苦地丁 kǔ dì dīng
(《中药志》)

【异名】 地丁(《辽宁常用中草药手册》),地丁草(《中国高等植物图鉴》),小根地丁(《辽宁经济植物志》),紫堇(《中华人民共和国药典》)。

【基原】 为罂粟科紫堇属植物地丁紫堇的全草。

【原植物】 地丁紫堇 *Corydalis bungeana* Turcz.

多年生草本,高 10~30 cm,基本无毛。根细直,长 3~10 cm,少分枝,淡黄棕色。茎 3~4 条,丛生。茎生叶互生;叶柄长 0.4~4 cm;2 至 3 回羽状全裂,末裂片倒卵形,上部常 2 浅裂成 3 齿。总状花序顶生,长 1~6.5 cm,果期可达 12 cm;苞片叶状,羽状深裂;花梗长 1~3 mm;萼片 2 枚,小,早落;花淡紫色,长 10~12 mm;花瓣 4,外轮 2 瓣,先端兜状,中下部狭细成

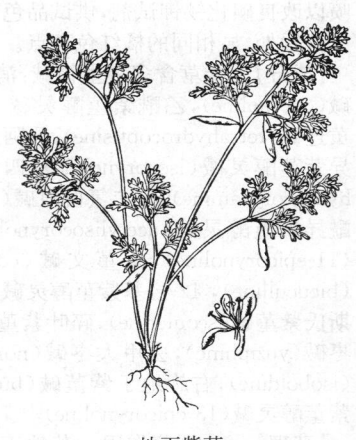

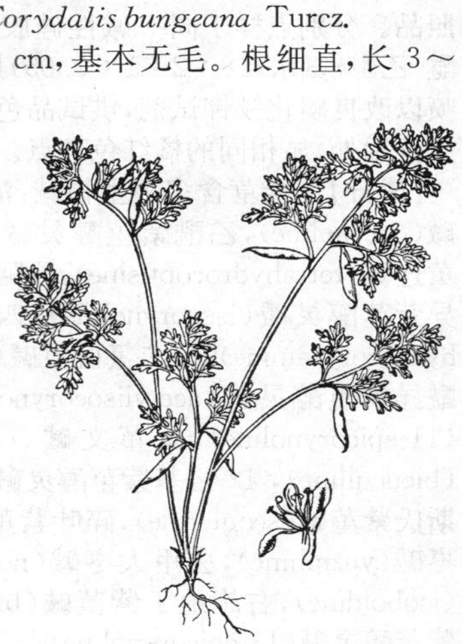

地丁紫堇

等地。

性状　子实体多呈马蹄形，或不规则瘤状。表面淡黄色或灰棕色，较粗糙，有时可见同心环纹或不规则裂隙，边缘钝。管口面类白色或淡黄色，管口圆形，每 1 mm 间 3～4 个。纵剖面可见菌管多层。质轻，疏松，易碎，并有粉尘飞出。气微，味苦、微甘。

鉴别　(1) 粉末特征：灰黄色。菌丝无色、无隔，有分枝，直径 3～4 μm。孢子圆形或卵圆形，直径 3.5～5 μm。

(2) 本品粉末易溶于氨水或碱液，遇水呈黏稠状。

(3) 取本品粗粉 1 g，加乙醇 10 ml，浸渍 30 min，滤过。取滤液点于滤纸上，干后，喷溴酚蓝试液，在蓝色背景下显黄色斑点(检查有机酸)。另取滤液 1 ml 于蒸发皿中蒸干，残渣加冰醋酸及醋酐各 1 ml 溶解，加硫酸 1～2 滴，溶液由棕黄色渐变棕红色，并有污绿色荧光(检查三萜类)。

【成分】　全草含羊毛甾醇(lanosterol)，硫色多孔菌酸(sulphurenic acid)，齿孔酸(eburicoic acid)，去氢齿孔酸(dehydroeburicoic acid)，齿孔醛(eburical)，齿孔醇(eb uricol)，齿孔二醇(eburicodiol)，16α-羟基齿孔酸(tumulosic acid)，去氢齿孔酮酸(dehydroeburiconic acid)[1～3]，苦白蹄酸(officinalic acid)[4]。

【药理】　收缩血管等作用　齿孔酸使动物汗腺周围血管收缩而止汗，但不影响汗腺分泌，亦不扩瞳。内服齿孔酸，对胃有刺激作用[1]。

【药性】　甘、苦，温。

1.《新疆中草药手册》："甘、苦，温。无毒。"

2. 刘波《中国药用真菌》："性温，味苦。"

【功用主治】　止咳喘，祛风湿，利尿。主治咳喘，痹证，胃痛，胃酸过多，咽喉肿痛，牙龈肿痛，尿路结石，水肿，毒蛇咬伤。

1.《新疆中草药手册》："温肺化痰，降气平喘，祛风除湿，解毒。主治咳嗽，哮喘，胃痛，胃酸过多，尿路结石，肾炎，慢性风湿性关节炎，毒蛇咬伤，咽喉炎，牙周炎。"

2. 刘波《中国药用真菌》："清肺化痰，健胃，泻下，通便。主治腹痛，感冒，慢性气管炎，盗汗。"

【用法用量】　内服：煎汤，3～6 g；或研末。外用：研末醋调敷。

【宜忌】　不宜过量服用。过量可引起伞菌酸中毒。

【选方】　1. 治咳嗽，哮喘　阿里红 3 g，甘草 6 g。水煎服。或阿里红 3 g，八角茴香 4.5 g。水煎服。

2. 治尿路结石，肾炎　阿里红、缬草各 4.5 g。水煎取汁，加蜂蜜服。

3. 治风湿性关节炎　阿里红、刺糖各 3 g。温开水冲服。(1～3 方出自《新疆中草药手册》)

4. 治腹痛，感冒，肺结核患者盗汗，毒蛇咬伤　苦白蹄 0.6 g。水煎服，每日 2 次。(刘波《中国药用真菌》)

【临床报道】　治疗慢性支气管炎　阿里红 4.5～9 g。煎服，每日 2 次，10 d 为 1 个疗程。共治 105 例，均为 5 个疗程，结果：近期控制 13 例，显效 49 例，好转 36 例。总有效率 93.9%。经观察，镇咳平喘效果较祛痰为好，单纯型疗效高于喘息型，中、轻型疗效高于重型[1]。

2604 苦瓜子 kǔ guā zǐ (《纲目》)

【基原】　为葫芦科苦瓜属植物苦瓜 *Momordica charantia* L. 的种子。

【原植物】　参见"苦瓜"条。

【采收加工】　9～10 月采收成熟果实，收取种子，晒干。

【成分】　种子中含巢菜碱苷(vicine)，24β-乙基-5α-胆甾-7，反式-22E，25(27)-三烯-3β-羟基-3-O-β-D-吡喃葡萄糖苷〔3-O-β-D-glucopyranosyl-24β-ethyl-5α-chole sta-7，*trans*-22E，25(27)-trien-3β-ol〕，苦瓜子苷(momorcharaside)A、B[1]，苦瓜脑苷(momor-cerebroside)，大豆脑苷(soya-cerebroside)，苦瓜亭(charantin)，尿嘧啶(uracil)，β-谷甾醇(β-sitosterol)[3]。种仁中含蛋白 α 和 β-苦瓜素 (momorcharin)[2]。

【药理】　1. 堕胎作用　从苦瓜种子分离所得的 α 与 β-苦瓜素均能引起小鼠早期和中期流产，对培养的小鼠胚胎早期器官发生阶段有致畸作用，从而导致流产[1]。α 和 β-苦瓜素在较低浓度时可抑制无需完整细胞的蛋白质合成。从苦瓜种子中提取的核糖体失活蛋白质(RIP)也有堕胎作用[2]。在体外，RIPs 对人滋养细胞和绒毛膜癌细胞(BeWo)的蛋白质合成的抑制作用比对其他细胞抑制强[3]。

2. 对免疫功能的影响　给小鼠一次注射无毒微克量苦瓜素，可明显抑制迟发型超敏反应以及对绵羊红细胞抗体的形成。同样，巯基乙酸酯诱发的巨噬细胞移行也被抑制，而整体试验中对 NK 细胞的激活则不受明显影响[4]。

3. 对物质代谢的影响　苦瓜种子中分离的皂苷对促皮质素、胰高血糖素和肾上腺素促进离体大鼠脂肪细胞的脂肪分解作用具有非竞争性抑制作用，对双丁酰 cAMP 诱导的脂肪分解也有拮抗作用。该皂苷对[^{3}H]葡萄糖掺入脂肪组织也有抑制作用，但脂肪细胞活力及其 ATP 含量则不受影响。提示其对脂肪生成的抑制作用并非由于其对细胞活力的不良影响所引起[5]。从种子的酸性乙醇提取物中进一步分离得 P、F_1 和 F_2 三部分，含皂苷的 F_1 部分可抑制脂肪分解和[^{3}H]葡萄糖掺入脂质，F_2 部分则增加葡萄糖掺入脂质。提示苦瓜种子中存在拟示胰岛素作用的化合物[6]。去皮种子有些部分对大鼠离体脂肪细胞有抗脂肪分解和脂肪生成作用[7]。

4. 抗癌作用　苦瓜种子的抗白血病作用与其激活鼠淋巴细胞有关[8]。从苦瓜种子提纯的一种植物凝血素(lectin)和另一种蛋白质(苦瓜抑制蛋白)，对正常人外周血淋巴细胞由丝裂原刺激的蛋白质和 DNA 合成有抑制作用，对白血病患者的外周血淋巴细胞的蛋白质和 DNA 合成也有抑制作用。植物凝血素的作用比苦瓜抑制蛋白更快、更显著，可能由于前者更易穿透入细胞所致[9]。苦瓜种子中所含苦瓜子苷 A 在 100 μg/ml 时对移植性肿瘤细胞肉瘤 S_{180} 的 DNA 和 RNA 生物合成的抑制率分别为 58% 和 55%[10]。

5. 抗病毒作用　从苦瓜种子中分离得到一种人类免疫缺陷病毒(HIV)的新抑制剂，定名为 MAP_{30}，具有明显的抗 HIV1 作用，对 HIN1 P_{24} 抗原的 50% 抑制浓度(IC_{50})为 0.9 μmol/L，对 HIV1 的致细胞病变效应也有抑制作用[11]。

6. 其他作用　苦瓜未成熟果实阴干后取出种子，磨粉用苯、甲醇和 50% 乙醇提取，只有甲醇提取物有明显镇痛作用，小鼠扭体试验时，其 ED_{50} 为皮下注射 5 mg/kg，小鼠夹尾试验的 ED_{50} 为皮下注射 6.7 mg/kg，纳洛酮不能逆转其镇痛作用。对大鼠的镇痛作用则小得多[12]。苦瓜子蛋白 SOD 活性为 16.7IU/mg 蛋白，具有抗氧化作用[13]。苦瓜子蛋白质具Ⅰ型 DNA 拓扑异构酶的生物学活性，能使超盘旋双链 DNA 发生解旋，单链 DNA 发生断链，极微量的蛋白质即表现出很强的作用[14]。

形或长圆形，先端钝圆或急尖，基部圆形，微偏斜，两面沿中脉被短柔毛，小叶柄甚短，其下有1枚小倒钩刺。总状花序或圆锥花序顶生，苞片卵状披针形，先端短渐尖；萼片5，长约13 mm，密生黄色绒毛；花冠蝶形，白色，有紫色斑点，最上1枚倒卵形，长约18 mm，先端圆钝，基部靠合，外面和边缘有毛；雄蕊10，离生，2轮排列，花丝下部密被长柔毛；子房密生细刺，花柱稍超出于雄蕊，无毛。荚果长圆形，长7.5～13 cm，宽4～4.5 cm，先端圆钝而有喙，果瓣外面密生针状刺。种子4～8颗，长椭圆形，长约18 mm，宽约10 mm，一侧稍洼，有环状纹。花期4～5月，果期7月。

生于海拔400～1 500 m的山沟、溪旁或灌丛中。分布于福建、广东、广西、四川、贵州、云南。

本植物的嫩茎叶（南蛇簕苗）、根（南蛇簕根）亦供药用，另设专条。

【采收加工】 7～8月间采收成熟果实，取出种子，晒干。

【药材】 苦石莲 *Semen Caesalpiniae Minacis* 主产于广东、广西、云南、四川、贵州等地。

性状 种子呈椭圆形，两端钝圆，长1.2～2.2 cm，直径0.7～1.2 cm。表面乌黑色，有光泽，有时可见横环纹或横裂纹。基部有珠柄残基，其旁为小圆形的合点。质坚硬，极难破开。种皮厚约1 mm，内表面灰黄色，平滑而有光泽，除去种皮后，内为2片棕色肥厚的子叶，富油质，中央有空隙。气微弱，味极苦。

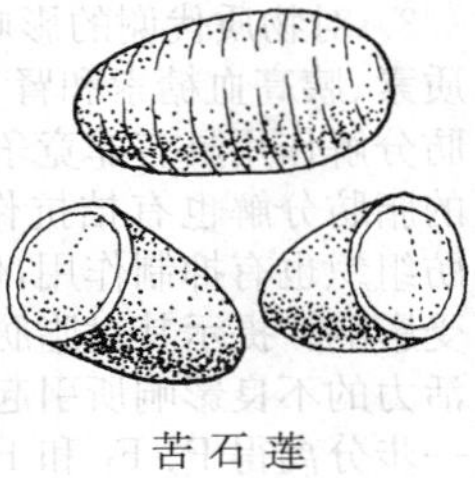

苦石莲

鉴别 （1）种子横切面：外种皮薄，外具角质层，内层种皮细胞栅状，镶嵌状排列，最内侧的数层细胞较致密，细胞内有小方晶。子叶外具一层细小的表皮细胞，基本薄壁组织外侧有分泌腔散在，薄壁细胞充满细小的淀粉粒。

粉末特征：灰黑色。种皮栅状细胞多见，横断面观栅状，外被角质层，细胞狭长，壁厚，胞腔狭细，近中部有一条明显的光辉带；表面观呈类圆形，壁厚，胞腔裂隙状，孔沟明显。种皮中层细胞不规则类圆形，胞壁不均匀增厚，内含红棕色物。种皮内侧细胞呈多角形或长多角形，细胞内含草酸钙方晶。子叶细胞类圆形，壁稍厚，细胞间有时可见串珠状空隙，细胞内含淀粉粒。草酸钙方晶呈多面体形、正方形、双锥形或长方形。淀粉粒较多，单粒呈类圆形，脐点点状、裂缝状或星状，层纹不明显；复粒由2～3分粒组成。

（2）取本品粉末1 g，加水10 ml，振摇提取，滤过。取滤液1 ml，加5% α-萘酚乙醇溶液2～3滴，沿管壁滴加浓硫酸0.5 ml，两液界面出现深红色环，上层液显淡红色，下层液显绿色（检查糖类）；另取滤液点于滤纸上，加茚三酮试剂，1滴，于105 ℃烘烤，显紫红色斑点（检查氨基酸类）。

【成分】 种子含呋喃二萜型内酯：caesalmic A、B[1]、C[2]。

【药理】 抗病毒作用 苦石莲中的caesalmin C等体外有抗Para3病毒活性[1]。

【药性】 苦，凉。

1.《增订伪药条辨》："味极苦涩。"

2.《广西中药志》："味苦，性寒无毒。"

3.《广东中药》："有小毒。"

4.《云南中草药》："苦，凉。"

5.《广东中药志》："归大肠、脾经。"

【功用主治】 清热化湿，散瘀止痛。主治风热感冒，痢疾，淋浊，哕逆，痈肿，疮癣，跌打损伤，毒蛇咬伤。

1.《生草药性备要》："治跌打伤，止痛。"

2.《广西中药志》："清心火，除湿热。治噤口痢，梦遗，淋浊等症，民间用治流行性感冒。"

3.《广东中药》："治瘀痧症；并治夹色伤寒，煎水洗头癞。""清热，治瘀痧大热症，流感。"

4.《广西本草选编》："清热解毒，祛瘀消肿，杀虫止痒。治外感风热，膀胱炎，小便淋沥，急性胃肠炎，痢疾，瘰疬，痈肿。"

5.《云南中草药》："疏风解表，清热解毒。治毒蛇咬伤。"

6.《四川中药志》1979年版："清热解毒。外用于疮肿及毒蛇咬伤；内服有利尿和泻下作用。"

【用法用量】 内服：煎汤，6～9 g。外用：煎水洗，或捣敷。

【宜忌】 脾肾虚寒者慎服。

1.《广西中药志》："虚寒无火者忌用。"

2.《广西本草选编》："孕妇忌服。"

【选方】 1. 治水肿实证 苦石莲子3 g（研碎），玉米须30 g，苡仁30 g，接骨木花6 g。水煎服。

2. 治疮肿，毒蛇咬伤 苦石莲子适量研末，醋调敷患处。

（1、2方出自《四川中药志》1979年版）

2603 苦白蹄 kǔ bái tí （刘波《中国药用真菌》）

【异名】 阿里红、落叶松茸（《新疆中草药手册》），药用层孔菌（刘波《中国药用真菌》）。

【基原】 为多孔菌科拟层孔菌属真菌药用拟层孔菌的子实体。

【原植物】 药用拟层孔菌 *Fomitopsis officinalis*（Vill. ex Fr.）Bond. et Sing. [*Fomes officinalis*（Vill. ex Fr.）Ames]

子实体多年生。木质，蹄形、球形至钟形，侧生无柄，（5～13）cm×（4～19）cm，厚5～18 cm。盖面白色至灰白色，常有一层薄薄的绒毡层，后渐脱落至光滑，有污白色至土黄色的污斑，老熟后呈淡灰黑色，表面变粗糙，出现不规则的龟裂；盖缘钝，全缘。管口面白色；管口圆形，管壁较厚，每1 mm间4个，老熟后或干后管口面呈污灰色至淡灰黑色；菌管多层，每层厚约1 cm，初期白色，后期渐成淡黄色。菌肉灰白色，幼时近肉质，软而脆，老熟后成白垩质或干酪质，易碎，味甚苦。孢子卵圆形，光滑，无色，（4～5）μm×（3.5～4）μm。生于海拔3 500 m左右的衰老的落叶松树干基部或伐桩上，也生于其他针叶树上，偶见生于栎等阔叶树树干上。分布于华北及吉林、黑龙江、四川、云南、西藏等地。

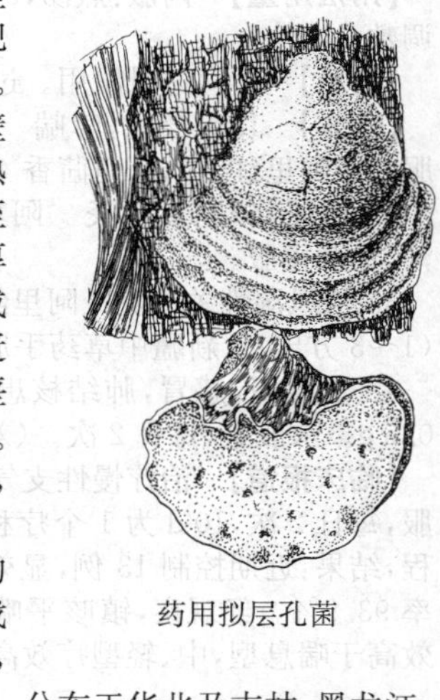

药用拟层孔菌

【采收加工】 7～10月采收，切去粗糙外皮，晒干，磨碎。

【药材】 苦白蹄 *Fructificatio Fomitopsis Officinalis* 产于黑龙江、吉林、河北、内蒙古、山西、新疆、四川、云南

2600 # 苦木叶 kǔ mù yè
（《贵州草药》）

【基原】 为苦木科苦木属植物苦木 *Picrasma quassioides* (D. Don) Benn. 的叶。

【原植物】 参见“苦木”条。

【采收加工】 7～10月采收，切碎，鲜用或晒干。

【药材】 苦木叶 *Folium Picrasmae Quassioidis* 主产于广东、广西等地。

性状 叶为单数羽状复叶，易脱落；小叶卵状长圆形或卵状披针形，长4～16 cm，宽1.5～6 cm；先端锐尖，基部偏斜或稍圆，近无柄，柄上具柔毛；边缘具钝齿，叶面通常绿色，有的为淡紫红色，沿中脉有柔毛。气微，味极苦。

鉴别 (1) 表面制片：上表皮由1列扁平多角形细胞组成，外被角质层，表面观垂周壁近平直，具细密角质纹理。下表皮细胞表面观垂周壁略波状弯曲，气孔密集，不定式，副卫细胞3～7个，具细密角质纹理。

(2) 取本品粗粉2 g，加乙醇20 ml，置水浴上回流1 h，趁热过滤，滤液加少量活性炭，温热脱色，滤过。取滤液2滴滴于滤纸上，挥干乙醇，置紫外灯下观察，显蓝色荧光，遇碱液呈蓝绿色荧光；另取滤液2滴滴于滤纸上，滴加10%氢氧化钾乙醇溶液1～2滴，即显棕红色，稍放置，棕红色逐渐消失而呈黄色(检查内酯)。

(3) 取(2)滤液15 ml，置蒸发皿中，水浴上蒸干，残渣加5%盐酸溶液2 ml溶解，滤过。取1 ml滤液分置2支试管中，一管滴加碘化铋钾试液2～3滴，即产生棕红色沉淀；另一管滴加碘化汞钾试液2～3滴，即产生淡黄色沉淀(检查生物碱)。

【药理】 抗蛇毒作用 苦木枝叶制成的注射液皮下注射，对银环蛇毒中毒的小鼠和犬有保护作用[1]。

【药性】 苦，寒，小毒。

1.《贵州草药》：“性平，味苦、涩。”

2.《湖南药物志》：“苦，寒，无毒。”

3.《广西本草选编》：“有小毒。”

4.《湖北中草药志》：“有毒。”

【功用主治】 清热解毒，燥湿杀虫。主治疮疖痈肿，无名肿毒，体癣，烫伤，外伤出血。

1.《贵州草药》：“祛风除湿。治风湿关节痛。”

2.《湖南药物志》：“清热燥湿，健胃杀虫，消炎抗菌。主治无名肿毒，烫火伤，水田皮炎，烂疮发臭。”

3.《广西本草选编》：“清热解毒，祛湿杀虫。主治疮疖，体癣，湿疹，外伤出血。”

4.《湖北中草药志》：“解毒杀虫。用于大叶性肺炎，支气管肺炎，上呼吸道感染，消化道感染，痈疖肿毒，疥癣等症。”

【用法用量】 外用：煎水洗；研末撒；或调敷；或鲜品捣敷。

【宜忌】《广西本草选编》：“苦树叶有毒，食过量引起咽痛、胃痛、呕吐、下泻、眩晕、抽搐，严重者休克。”

【选方】 1. 治烫火伤 (苦树)叶研末，麻油调敷。

2. 治烂疮发臭 (苦树)叶研末，加少量冰片混匀，撒患处。可除恶臭气。(1、2方出自《湖南药物志》)

2601 # 苦木根 kǔ mù gēn
（《天目山药用植物志》）

【基原】 为苦木科苦木属植物苦木 *Picrasma quassioides* (D. Don) Benn. 的根或根皮。

【原植物】 参见“苦木”条。

【采收加工】 全年均可采挖，切片，晒干；或剥取根皮，切段晒干。

【成分】 根含生物碱：1-乙酰-β-咔啉(1-acetyl-β-carboline)，4，8-二甲氧基-1-乙基-β-咔啉(4，8-dimethoxy-1-ethyl-β-carboline)，3-甲基铁屎米-2，6-二酮(3-methylcanthin-2，6-dione)[1]，苦木西碱(picrasidine)A、B[2]，苦木西碱(picrasidine)M、P、N、O、Q、V[3,4]，1，2，3，4-四氢-1，3，4-三氧代-β-咔啉(1，2，3，4-tetrahydro-1，3，4-trioxo-β-carboline)[5]。

【药性】 苦，寒，小毒。

1.《天目山药用植物志》：“性寒，味苦。根的皮有毒。”

2.《贵州草药》：“性平，味苦、涩。”

3.《湖南药物志》：“无毒。”

【功用主治】 清热解毒，燥湿杀虫。主治感冒发热，急性胃肠炎，痢疾，胆道感染，毒蛇咬伤，蛔虫病，疮疖，疥癣，湿疹，烫伤。

1.《天目山药用植物志》：“清热燥湿，健胃杀虫。内服能驱蛔，外用治疗疥癣。”

2.《贵州草药》：“祛风除湿。治风湿关节痛。”

3.《湖南药物志》：“根皮消炎抗菌。”

4.《广西本草选编》：“清热解毒，祛湿杀虫。主治感冒高热，急性胃肠炎，眼镜蛇、青竹蛇咬伤。”

5.《浙江药用植物志》：“主治痢疾，胆道感染；外治痈疖疮毒，疥癣，烫伤。”

【用法用量】 内服：煎汤，6～15 g，大剂量30 g；或研末。外用：煎水洗；或研末涂敷；或浸酒搽。

【宜忌】 本品有一定毒性，内服不宜过量，孕妇慎服。《广西本草选编》：“(苦树)根皮有毒，食过量引起咽痛、胃痛、呕吐、下泻、眩晕、抽搐，严重者休克。”

【选方】 1. 治阿米巴痢疾 (苦木)根15 g，石榴皮15 g，竹叶椒根9 g。水煎，分2次服。

2. 治菌痢 (苦木)根9～12 g。研粉，分3～4次吞服。(1、2方出自《浙江药用植物志》)

3. 治蛔虫腹痛 (苦木)根30 g。水煎，冲黄酒、红糖服。(《天目山药用植物志》)

2602 # 苦石莲 kǔ shí lián
（《增订伪药条辨》）

【异名】 石莲子(《生草药性备要》)，老鸦枕头(《药材资料汇编》)，土石莲子、青蛇子(《南宁市药物志》)，猫儿核(《广西中药志》)，广石莲子、苦石莲子(《四川中药志》)，石花生(《广西药用植物名录》)，盐棒头果(《云南药用植物名录》)。

【基原】 为豆科云实属植物喙荚云实的种子。

【原植物】 喙荚云实 *Caesalpinia minax* Hance

有刺藤本，高约4 m。各部均被短柔毛。根圆柱形，浅黄色。二回羽状复叶，互生，长达45 cm，托叶锥状而硬；羽片5～8对，小叶6～12对，椭圆

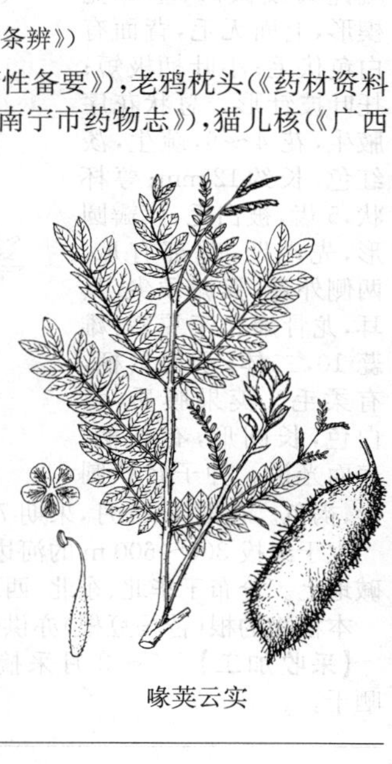
喙荚云实

【功用主治】 疏风清热，明目生津。主治风热头痛，齿痛，目赤，聤耳，口疮，热病烦渴，泄泻，痢疾。

1.《本经逢原》："止痢。"

2.《医林纂要》："治天行狂热。"

3.《纲目拾遗》："逐风、活血、绝孕。"

4.《本草再新》："消食化痰，除烦止渴，利二便，去油腻，清头目。"

5.《本草求原》："清肺脾。"

6.《四川中药志》1960年版："能清热散风，除烦解渴。治头痛、齿痛、耳鸣、目赤及食滞有痰。"

7.《广西本草选编》："清暑解毒。主治伤暑高烧，急性胃肠炎，疟疾，乳腺炎。"

8.《浙江药用植物志》："清热解毒，平肝。主治风热头痛，目赤肿痛，鼻炎，口腔炎；外治乳腺炎初起，烫伤，黄水疮，骨折肿痛。"

【用法用量】 内服：煎汤，3～9 g；或入丸剂。外用：煎水熏洗，或涂搽。

【选方】 1. 治口腔炎　大叶冬青叶 30 g，水煎咽下。

2. 治烫伤　大叶冬青叶适量。水煎外洗，并用叶研粉，茶油调涂。（1、2方出自《浙江药用植物志》）

3. 治外伤出血　鲜苦丁茶捣烂绞汁涂搽；或干叶研细末，麻油调搽。（《安徽中草药》）

2599 苦马豆 kǔ mǎ dòu（《救荒本草》）

【异名】 羊尿泡（《救荒本草》），马尿泡（《植物名实图考》），羊卵泡、尿泡草（《陕甘宁青中草药选》）。

【基原】 为豆科苦马豆属植物苦马豆的果实或枝叶。

【原植物】 苦马豆 *Swainsonia salsula* Taub.［*Sphaerophysa salsula*（Pall.）DC.］

矮小灌木，高 20～100 cm。全株疏生短伏毛。奇数羽状复叶，互生，小叶 13～21，小叶片倒卵状椭圆形或长椭圆形，长 5～15 mm，宽 3～6 mm，先端钝圆或微凹，基部宽楔形，上面无毛，背面有白色伏毛；小叶柄极短；托叶披针形。总状花序腋生，花 4～9，疏生，淡红色，长约12 mm；萼杯状，5齿，被白毛；旗瓣圆形，先端凹，基部有爪，两侧外卷，翼瓣顶尖，具耳，龙骨瓣长于翼瓣；雄蕊 10，二体；子房具柄，有柔毛。荚果膜质，黄白色，长圆形，有长柄，表面光滑。种子肾状圆形，褐色。花期 4～5月，果期 7～8月。

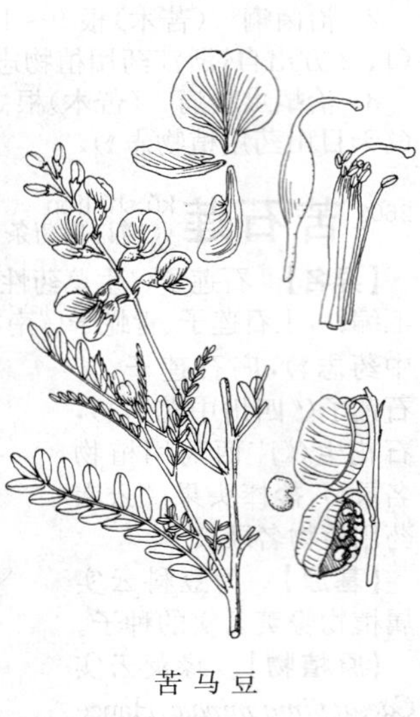

苦马豆

生于海拔 300～600 m 的河边、沟旁、地埂、砂质土地和盐碱地上。分布于华北、东北、西北及河南等地。

本植物的根（苦马豆根）亦供药用，另设专条。

【采收加工】 7～8月采摘果实，7～10月采收枝叶，晒干。

【药材】 苦马豆 *Fructus seu Ramulus et Folium Swainsoniae Salsulae*　主产于陕西、甘肃、河北等地。

性状　果实呈卵球形或长圆球形，长 1.5～3 cm，直径 1.5～2 cm，果柄较长。表面黄白色，较光滑。果皮膜质而脆，内有多数种子。种子肾状圆形，表面棕褐色，长约 1.5 mm。小枝圆柱形，羽状复叶，小叶多脱落，小叶片长椭圆形，先端钝或微凹，全缘。气微，味苦。

【成分】 全株含异鼠李素-3-芸香糖苷（isorhamnetin-3-rutinoside）等黄酮苷类成分[1,2]。又含苦马豆素（spherosin），β-谷甾醇（β-sitosterol），6-甲氧基-7-羟基香豆素（6-methoxy-7-hydroxycoumarin）[1]，总黄酮苷（total flavonoidal glycosides）[2]。地上部分含生物碱：苦马豆碱（sphaerophysine），麦角碱（ergotine）[3]。

【药理】 1. 中枢抑制作用　苦马豆全草水提物抑制实验动物的自发活动，对抗氯胺酮的中枢兴奋副作用，延长戊巴比妥钠的睡眠时间，抑制电刺激诱发的激怒反应[1]。

2. 降压作用　苦马豆浸膏能降低麻醉犬的动脉血压和外周阻力，升高心输出量、心脏指数及心搏指数，对心肌收缩力和心率无明显影响[2]。静脉注射苦马豆总黄酮苷对麻醉犬、猫、大鼠、清醒兔和自发性高血压大鼠均有降压作用。降压特点是起效快、持续时间短。降压机制与交感神经节阻断作用和直接扩张血管作用有关[3]。

3. 其他作用　浸膏提高小鼠对缺氧的耐受力，延长存活时间[2]。苦马豆总黄酮苷灌胃，抑制小鼠二甲苯所致耳部炎症和蛋清性足肿胀，还对抗醋酸所致毛细血管通透性的增高[4]。苦马豆中的苦马豆素是甘露糖苷酶Ⅱ抑制剂，抑制蛋白质的糖基化过程。其具有免疫双向调节作用并抑制糖酯的合成。苦马豆素能减轻环磷酰胺对 C_{57} BL/6 荷瘤鼠骨髓细胞的毒性，且不会影响环磷酰胺抑制肿瘤生长的作用。苦马豆素对癌细胞有潜在的杀伤作用，能阻止癌细胞的转移[5]。

毒性　小鼠静脉注射苦马豆总黄酮苷的 LD_{50} 为 186 mg/kg[3]。绵羊长期采食苦马豆，出现以神经症状为主征的临床表现以及脑神经细胞病变、心肌、肝、肾小管上皮变性等为主的病理变化，主要有毒成分为苦马豆素[6]。

【药性】 微苦，平，小毒。

1.《陕甘宁青中草药选》："味微苦，性平。"

2.《青海常用中草药手册》："苦，平，微寒。"

3.《沙漠地区药用植物》："有小毒。"

【功用主治】 利尿，消肿。主治水肿，小便不利，鼓胀。

1.《陕甘宁青中草药选》："利尿。主治肝硬化腹水，血管神经性水肿，慢性肝炎浮肿。"

2.《沙漠地区药用植物》："补肾，利尿，消肿，固精，止血。"

【用法用量】 内服：煎汤，全草 9～15 g，果实 20～30 枚；或浸酒。

【选方】 1. 治心性、肾性水肿　苦马豆干全草 1.5～9 g（鲜品 15～60 g）。水煎，分2次服，每日1剂。也可取苦马豆的果实 20 g，浸泡在 40 度的小麦酒 100 ml 中，每次服 10～20 ml。（《全国中草药汇编》）

2. 治肾炎　苦马豆全草（鲜）30 g，艾叶、荆芥各 12 g。水煎服。

3. 治肝硬化腹水，慢性肝炎浮肿　苦马豆果实 30 个。加水 600 ml，煎至 300 ml，每日2次，每次 100 ml。（2、3方出自《沙漠地区药用植物》）

鉴别　叶横切面：枸骨叶　参见“功劳叶”条。

大叶冬青叶　表皮细胞类方形，外壁厚，外被厚角质层，下表皮可见气孔。栅栏细胞 2 列，可见 3 列，占叶肉组织 1/4～1/6，通过主脉，海绵组织疏松。主脉于下表面凸出，上表面略凹，主脉下表皮内侧具 4～5 列厚角细胞，主脉维管束外韧型，其下方具纤维群，上方可见纤维单个或 2～3 个成束散列。薄壁细胞含草酸钙簇晶，尤以主脉处多见，草酸钙方晶可见。

苦丁茶冬青叶　表皮细胞长方形，外被角质层。栅栏组织由 2 列细胞组成，约占叶肉的 1/4。主脉维管束外韧型，束鞘纤维 10 数列，位于韧皮部的外侧，木质部发达，导管 3～9 个排列成行，射线 1～2 列。薄壁细胞含草酸钙簇晶。

【成分】 大叶冬青叶含三萜类：熊果酸（ursolic acid），熊果醇（uvaol），β-香树脂醇（β-amyrin），羽扇豆醇（lupeol）；甾醇类：蒲公英赛醇（taraxerol）和 β-谷甾醇（β-sitosterol）。

果实含熊果酸和蹄纹天竺素-3-木糖葡萄糖苷（pelargonidin-3-xylosylglucoside）[1]。

叶含内酯类成分：3-O-β-D-吡喃葡萄糖基-(1→2)-β-D-吡喃葡萄糖基-(1→3)-[α-L-吡喃鼠李糖基-(1→2)]-α-L-吡喃阿糖基-β-苦丁内酯〔3-O-β-D-glucopyranosyl-(1→2)-β-D-glucopyranosyl-(1→3)-[α-L-rhamnopyranosyl-(1→2)]-α-L-arabinopyranosyl-β-kudinlactone〕，3-O-β-D-吡喃葡萄糖基-(1→3)-[α-L-吡喃鼠李糖基-(1→2)]-α-L-吡喃阿糖基-β-苦丁内酯〔3-O-β-D-glucopyranosyl-(1→3)-[α-L-rhamnopyranosyl-(1→2)]-α-L-arabinopyranosyl-β-kudinlactone〕，3-O-β-D-吡喃葡萄糖基-(1→2)-β-D-吡喃葡萄糖基-(1→3)-α-L-吡喃阿糖基-β-苦丁内酯〔3-O-β-D-glucopyranosyl-(1→2)-β-D-glucopyranosyl-(1→3)-α-L-arabinopyranosyl-β-kudinlactone〕[2]，α-苦丁内酯（α-kudinlactone），β-苦丁内酯（β-kudinlactone）[3]。含三萜皂苷类成分：苦丁苷（kudinoside）D、E、F、G、I、J[3]，latifoloside A、B、C、D、E[4]、L、K[6]，3-O-〔α-L-吡喃鼠李糖基-(1→2)〕-〔β-D-吡喃葡萄糖基-(1→2)〕-β-D-吡喃葡萄糖基毛冬青皂苷元 B 28-O-〔α-L-吡喃鼠李糖基-(1→2)〕-β-D-吡喃葡萄糖苷{3-O-〔α-L-rhamnopyranosyl(1→2)〕-〔β-D-glucopyranosyl-(1→2)〕-β-D-glucopyranosyl ilexgenin B 28-O-〔α-L-rhamnopyranosyl-(1→2)〕-β-D-glucopyranoside}，3-O-〔α-L-吡喃鼠李糖基-(1→2)〕-〔β-D-吡喃葡萄糖基-(1→3)〕-α-L-吡喃阿糖基 熊果酸 28-O-〔α-L-吡喃鼠李糖基-(1→2)〕-β-D-吡喃葡萄糖苷{3-O-〔α-L-rhamnopyranosyl(1→2)〕-〔β-D-glucopyranosyl-(1→3)〕-α-L-arabinopyranosyl pomolic acid 28-O-〔α-L-rhamnopyranosyl-(1→2)〕-β-D-glucopyranoside}，3-O-〔α-L-吡喃鼠李糖基-(1→2)〕-〔β-D-吡喃葡萄糖基-(1→3)〕-α-L-吡喃阿糖基 斯阿树酯醇酸 28-O-〔α-L-吡喃鼠李糖基-(1→2)〕-β-D-吡喃葡萄糖苷{3-O-〔α-L-rhamnopyranosyl(1→2)〕-〔β-D-glucopyranosyl-(1→3)〕-α-L-arabinopyranosyl siaresinolic acid 28-O-〔α-L-rhamnopyranosyl-(1→2)〕-β-D-glucopyranoside}[5]。还含齐墩果酸（oleanolic acid），古柯二醇（erythrodiol），白桦酯酸（betulinic acid），熊果酸-3-O-乙酸酯（uvanol-3-O-acetate）[7]。

【药理】 1. 抗菌作用　苦丁茶浸液对变形杆菌、铜绿假单胞菌、白念珠菌等有抑制作用[1]。苦丁茶汤液体外能完全抑制痢疾杆菌的生长，但无杀灭作用[2]。苦丁茶煎液（大叶冬青）对金黄色葡萄球菌、脆弱类杆菌、伤寒杆菌、乙型溶血性链球菌的抑制作用较强[3]。苦丁茶（大叶冬青）提取液灌服能提高大肠杆菌、痢疾杆菌、肺炎球菌及乙链球菌感染小鼠的存活率[4]。

2. 对心血管系统的作用　苦丁茶冬青叶的水提取液增加离体豚鼠心脏冠脉流量。腹腔注射水提取液提高小鼠耐缺氧能力。水提取液静注对垂体后叶素所致大鼠急性心肌缺血有保护作用，并增加麻醉兔的脑血流量，降低脑血管阻力和血压[5]。苦丁茶冬青叶提取物静注，使麻醉犬血压下降，灌胃给药可使清醒二肾-夹型高血压大鼠和自发性高血压大鼠的血压下降[6]。大叶冬青叶水提物增加大鼠离体心脏收缩力，降低收缩频率。水提物抑制大鼠心肌膜、大鼠微粒体和猪纯化的 Na^+，K^+-ATP 酶，也抑制 Ca^{2+} 依赖性的 ATP 酶[7]。苦丁茶（苦丁茶冬青）皂苷类物质可对抗去甲肾上腺素、氯化钙（$CaCl_2$）所致离体兔胸主动脉血管收缩，但对氯化钾所致的收缩无明显影响[8]。

3. 降血脂、减肥作用　苦丁茶煎液灌胃，改善正常大鼠脂蛋白代谢，提高高密度脂蛋白（HDL）及载脂蛋白 A 水平[9]。苦丁茶冬青沸水泡煮后灌胃，降低高脂血症大鼠的血清总胆固醇（TC）、三酰甘油（TG）及低密度脂蛋白（LDL），提高 HDL/LDL 比值[10]。苦丁茶冬青叶提取物灌胃，减少正常和肥胖大鼠腹部皮下脂肪组织指数[6]。苦丁茶水（大叶冬青）灌胃，降低实验性高脂血症小鼠的血清总 TC、TG、LDL 及降低密度脂蛋白含量，提高 HDL 含量和卵磷脂胆固醇酰基转移酶活性[11]。苦丁茶煎液（大叶冬青）灌胃还降低高脂饮食大鼠肝组织三酰甘油和腹部脂肪重量[12]。

4. 抗生育、兴奋子宫作用　大叶冬青煎剂给大鼠皮下或腹腔注射，均有抗早孕、抗着床作用，但灌胃给药无效[13]。大叶冬青煎剂可兴奋大鼠、小鼠、豚鼠、家兔的离体子宫平滑肌条[14]。

5. 提高适应能力　苦丁茶煎液（大叶冬青）灌胃，提高小鼠耐缺氧、耐低温与运动耐受能力[15]。苦丁茶提取液喂养有显著提高果蝇热耐力作用，促进热适应能力[16]。

6. 其他作用　苦丁茶（大叶冬青）能舒张豚鼠离体气管平滑肌，对抗 $CaCl_2$、组胺和乙酰胆碱的收缩功能[17]。苦丁茶煎液（大叶冬青）灌胃，抑制肾上腺素所致大鼠血糖升高[18]。苦丁茶煎液（大叶冬青）灌胃，增强小鼠腹腔巨噬细胞的吞噬功能，提高脾细胞溶血空斑数目，增强和调节机体免疫功能[19]。苦丁茶（苦丁茶冬青）对大鼠离体肝组织有抗氧化作用，抑制脂质过氧化产物丙二醛（MDA）的含量[20]。人红白血病 K_{562} 细胞经苦丁茶苷处理前后差异表达基因 48 条，有 41 条与诱导分化药物羟基脲处理相同[21]。

毒性　小鼠腹腔注射苦丁茶冬青叶提取物的 LD_{50} 为 3.6±0.6 g/kg[6]。苦丁茶（大叶冬青）水提液给小鼠灌胃，最大耐受量为 168 g/kg，属于无毒性级。大鼠长期毒性试验中，苦丁茶对大鼠的生长发育、造血功能、血液生化指标等均无不良影响[22]。

苦丁茶中有关枸骨叶的药理作用参见“功劳叶”。

【药性】 甘、苦，寒。归肝、肺、胃经。

1.《医林纂要》：“苦、甘，大寒。”
2.《纲目拾遗》：“甘、苦。”
3.《本草再新》：“入脾、肺二经。”
4.《四川中药志》1960 年版：“入肝、胆、胃经。”
5.《广西本草选编》：“味苦、甘，性凉。”
6.《安徽中草药》：“性寒，味苦、涩。”

疮，疔疮。

1.《江西民间草药》："治天疱疮，大头风，指疔，牙龈肿痛，湿热黄疸，咽喉红肿疼痛，肺热咳嗽，热淋。"

2.《上海常用中草药》："清热解毒，利尿止血，消肿散结。治咽喉肿痛，肺痈，腮腺炎；小便不利，血尿；牙龈肿痛，天疱疮。"

3.《福建药物志》："主治高血压病，急性气管炎，肺脓疡，急性肋膜炎，淋浊，急性肾盂肾炎，糖尿病，肠炎，菌痢，乳腺炎，白带，睾丸炎，疔疮疖肿。"

【用法用量】 内服：煎汤，15～30 g；或捣汁。外用：捣敷；煎水含漱或熏洗。

【宜忌】 孕妇禁服。

【选方】 1. 治百日咳 苦蓢 15 g。水煎，加适量白糖调服。（《江西民间草药验方》）

2. 治湿热黄疸，咽喉红肿疼痛，肺热咳嗽，热淋 苦蓢 5～24 g。水煎服。（《江西民间草药》）

3. 治小儿菌痢 鲜苦蓢 15 g，车前草 6 g，狗肝菜、马齿苋、海金砂各 9 g。水煎服。

4. 治睾丸炎 鲜苦蓢、截叶铁扫帚各 15 g。水煎服。（3、4 方出自《福建药物志》）

5. 治大头风，头面浮肿放亮，起疙瘩块，作痒 苦蓢茎叶 60 g。煎水，放面盆内，用布围住熏之。鲜草更好。（《江西民间草药》）

2598 苦丁茶 kǔ dīng chá （《纲目拾遗》）

【基原】 为冬青科冬青属植物枸骨、大叶冬青、苦丁茶冬青的嫩叶。

【原植物】 1. 枸骨 *Ilex cornuta* Lindl. ex Paxt.（参见"功劳叶"条）。

2. 大叶冬青 *I. latifolia* Thunb. 又名：宽叶冬青（《云南种子植物名录》）。

常绿大乔木，高达 20 m，胸径约 60 cm。树皮赭黑色或灰黑色，粗糙有浅裂。叶片厚革质，长圆形或卵状长圆形，长 8～28 cm，宽 4.5～9 cm，先端短渐尖或钝，基部宽楔形或圆形，边缘有疏锯齿，中脉上面凹入，下面隆起。花序簇生叶腋，圆锥状；花 4 数；雄花序每枝有 3～9 花，花萼裂片圆形，花冠反曲，花瓣卵状长圆形，基部稍结合，雄蕊与花冠等长；雌花序每枝有 1～3 花，花瓣卵形，子房卵形。果球形，直径约 7 mm，红色，外果皮厚，平滑，宿存柱头盘状；分核 4 颗，长圆状椭圆形，背部有 3 条纵脊，内果皮骨质。花期 4～5 月，果期 6～11 月。

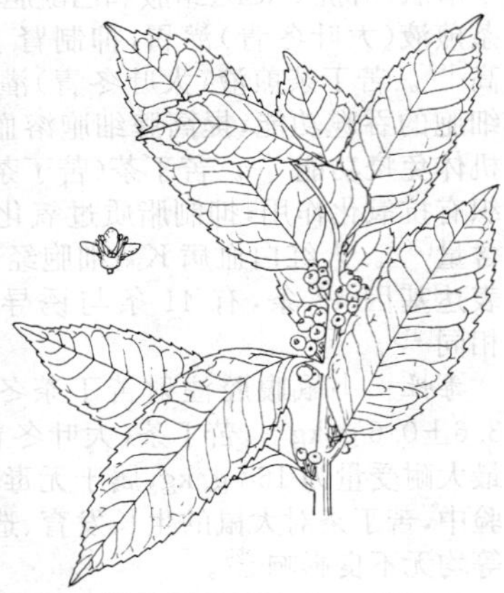
大叶冬青

常生长于海拔 400～800 m 的山谷、溪边杂木林或灌丛中。分布于长江以南各地。

3. 苦丁茶冬青 *I. kudingcha* C. J. Tseng.

形态与大叶冬青相似。主要区别为：幼枝无小凸点，无毛；叶片长圆状椭圆形，基部楔形；花萼直径只有 2.5 mm，裂片无缘毛，花瓣长圆形至倒卵形，雄蕊比花瓣短；果实较大，直径 1～1.2 cm。

生于沟谷或山坡疏林中，也有栽培。分布于湖北、湖南、广东、广西。

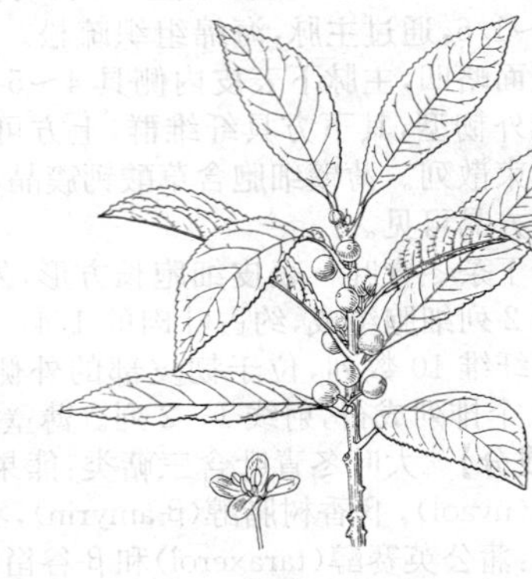
苦丁茶冬青

【栽培】 生物学特性 苦丁茶冬青属偏阴树种，喜温喜湿，喜阳怕渍，适合在土层深厚、肥沃、湿润、排灌良好、略呈酸性的砂质壤土上种植，忌低洼地和黏土地。最适于亚热带温暖的生态环境条件。北方种植时冬季须加盖大棚保护。

繁殖方法 用播种育苗和扦插育苗。播种育苗：11 月左右果实成熟时，摘下堆沤发热数日，在水中搓洗掉果皮和果肉，种子捞出阴干，用湿砂贮藏。选取大粒饱满的种子，播前用 60 ℃温水浸泡 24 h 后，再与小砂粒混合，用手摩擦，使种皮变薄，而后按行株距 20 cm×15 cm 点播，覆土，浇水，保持土壤湿润。扦插育苗：在母树上采集一年生木质化的枝条，插条剪成 12～15 cm 长，扦插前用 5×10^{-5} IBA 溶液浸 12 h 后，扦插在砂床上，插条行株距仍为 20 cm×15 cm。待苗高 40～80 cm 时选择阴雨天移植。坡地株距 4～6 m，缓坡地及平地株距 6 m，品字形开穴定植。

田间管理 茶园地表铺草减少土壤水分蒸发，保持土壤疏松，合理施肥，茶苗萌芽期，应薄施氮、磷、钾肥（用清水按 1：2：2 稀释），隔 50～60 d 施肥 1 次，追肥用沼气肥或速效化肥，宜在芽前及采摘过后进行，迟效肥重施农家有机肥。同时查苗补苗。

病虫害防治 病害有茶芽枯病、云纹叶枯病、轮斑病、炭疽病及茶饼病等，用甲基托布津 500 倍液喷治，平时可选配波尔多液进行防治。虫害有红蜘蛛、蚜虫、绿叶蝉、小卷叶蛾和钻心虫等。

【采收加工】 成林苦丁茶树在清明前后摘取嫩叶，头轮多采，次轮少采，长梢多采，短梢少采。叶采摘后，放在竹筛上通风，晾干或晒干。

【药材】 苦丁茶 *Folium Ilicis Immaturi* 枸骨叶主产于江苏、河南等地；大叶冬青叶产于浙江、福建、广西等地；苦丁茶冬青叶产于广东、广西、湖南、湖北等地。

性状 枸骨叶 参见"功劳叶"条。

大叶冬青叶 叶片卵状长椭圆形或长椭圆形，有的破碎或纵向微卷曲，长 8～17 cm，宽 4.5～7.5 cm；先端锐尖或稍圆，基部钝，边缘具疏齿；上面黄绿色或灰绿色，有光泽，下表面黄绿色；叶柄粗短，长 15～20 mm；革质而厚；气微，味微苦。

苦丁茶冬青叶 叶片长圆状椭圆形，长 10～16 cm，宽 4～8 cm，边缘有锯齿，主脉于上表面凹下，于下表面凸起，侧脉每边 10～14 条，叶柄直径 2～3 mm。表面橄榄绿色或淡棕色。叶片厚硬、革质。气微，味苦、微甘。

10.《医林纂要》:"泻心解暑,去热除烦,通乳。"

【用法用量】 内服:煎汤,15～30 g。外用:鲜品捣敷;或煎汤熏洗;或取汁涂搽。

【宜忌】 1.《本草经疏》:"脾胃虚寒者忌之。"

2.《随息居饮食谱》:"不可共蜜食。"

【选方】 1. 治暴热身黄,大便闭塞 苦莱煮汁服之。(《普济方》)

2. 治肝硬化 苦苣菜、酢酱草各 30 g。用猪肉炖服。(《长白山植物药志》)

3. 治对口恶疮 野苦荚擂汁一钟,入姜汁一匙。和酒服,以渣敷。(《纲目》引《唐瑶经验方》)

4. 治吐血,鼻衄,咳血 苦马莱、韭莱各等量。榨取自然汁 20 ml,陈石灰烧后浸水,取 20 ml,兑入上药剂中服用。

5. 治大肠下血 苦马莱根 15 g,草血竭 15 g,五叶草根 15 g。水煎服。(4、5 方出自云南《曲靖中草药手册》)

2596 苦蒿 kǔ hāo
(《新疆中草药》)

【基原】 为菊科顶羽菊属植物顶羽菊的地上部分。

【原植物】 顶羽菊 *Acroptilon repens* (L.) DC.

多年生草本,高约 60 cm。叶互生;无柄;叶片披针形至条形,长 2～10 cm,先端锐尖,边缘有稀锐齿或裂片,或全缘,两面生灰色绒毛,有腺点,有时边缘有糙毛。头状花序单生枝端,直径 1～1.5 cm;总苞卵形或宽卵圆形;苞片数层,覆瓦状排列,外层宽卵形,长约 5 mm,上半部透明,膜质,有柔毛,下半部绿色,质厚,内层披针形或宽披针形,长约 1 cm,先端狭尖,密生长柔毛;花冠淡红紫色,长 15～20 mm。瘦果宽卵圆形,长约 4 mm,略扁平;冠毛白色,长 8～10 mm。

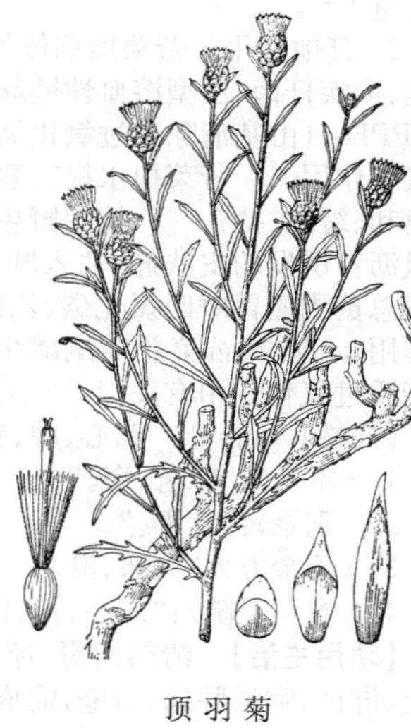

顶 羽 菊

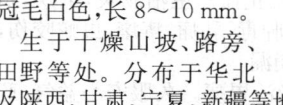

生于干燥山坡、路旁、田野等处。分布于华北及陕西、甘肃、宁夏、新疆等地。

【采收加工】 7～11 月采收,切段晒干。

【成分】 地上部分含倍半萜内酯成分顶羽菊素(repin)[1]。

【药理】 毒性 马食入顶羽菊,可引起黑质中性细胞坏死。所含的顶羽菊素对鸡胚感觉神经有较高的毒性[1]。

【药性】 《新疆中草药》:"辛、苦,寒。"

【功用主治】 祛风湿,解热毒。主治风湿痹痛,痈肿疮毒。

1.《新疆中草药》:"清热解毒,活血消肿。"

2.《全国中草药汇编》:"主治痈疽疖疮,无名肿毒,关节炎。"

【用法用量】 内服:煎汤,5～10 g。外用:煎水熏洗。

【选方】 1. 治关节炎 苦蒿、独活、防风、秦艽、车前草各 9 g,水煎服。并以苦蒿、骆驼蓬等量,煎水洗患部。

2. 治痈肿疮疖 苦蒿、板蓝根、牛蒡子各 9 g,水煎服。并以苦蒿煎水熏洗患处。(1、2 方出自《新疆中草药》)

2597 苦蘵 kǔ zhí
(《本草拾遗》)

【异名】 蘵、黄蒢(《尔雅》),蘵草(《尔雅》郭璞注),小苦耽(《本草拾遗》),灯笼草、鬼灯笼、天泡草、爆竹草、劈柏草(《江西民间草药》),响铃草、响泡子(《湖南药物志》)。

【基原】 为茄科酸浆属植物苦蘵的全草。

【原植物】 苦蘵 *Physalis angulata* L. [*P. esquirolii* Lévl. et Vant.; *P. bodinieri* Lévl. et Vant.]

一年生草本,高 30～50 cm。茎多分枝,分枝纤细。叶柄长 1～5 cm;叶片卵形至卵状椭圆形,先端渐尖,基部楔形,全缘或有不等大牙齿,两面近无毛。花单生于叶腋,花梗纤细;花萼钟状,5 中裂,裂片披针形,花冠淡黄色,5 浅裂,喉部常有紫斑;雄蕊 5,花药蓝紫色或有时黄色。浆果球形,直径 1.2 cm,包藏于宿萼之内。宿萼膀胱状,绿色,具棱,棱脊上疏被短柔毛,网脉明显。种子圆盘状,长约 2 mm。花、果期 5～12 月。

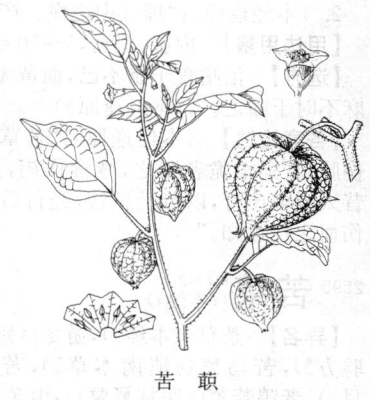

苦 蘵

生长于山谷林下及村边路旁。分布于我国华东、华中、华南及西南。

本植物的果实(苦蘵果实)与根(苦蘵根)亦供药用,另设专条。

【成分】 苦蘵全草含魏察苦蘵素(withangulatin)[1],14α-羟基黏果酸浆内酯(14α-hydroxyixocarpanolide),24,25-环氧维他内酯 D(24,25-epoxyvitanolide D)[2],酸浆双古豆碱(phygrine)[3]。

茎、叶含酸浆苦味素(physalin)B[4]、D[5]、E[6]、F[6,7]、G、H[6]、I[6,8]、J[7]、K[8],5,6-二羟基二氢酸浆苦味素 B(5,6-dihydroxydihydrophysalin B)[4],苦蘵内酯(physagulin)A、B[9]、C[10]、D[9]、E、F、G[11],叶中还含 14α-羟基-20-去羟基黏果酸浆内酯(vamonolide)[12]及炮仔草内酯(physangulide)[13]。

【药理】 抗癌作用 苦蘵全株乙醇提取物中分离得到酸浆苦味素 F(Ⅰ)和 D(Ⅱ)。化合物Ⅰ在体外试验中对 5 种人肿瘤细胞株(肝癌 HA-22T、宫颈癌 HeLa、鼻咽癌 KB、直肠癌 Colo-205、肺癌 Calu-1)和 3 种动物肿瘤细胞株(黑素瘤 H_{1477}、喉表皮癌 Hep2、神经胶质瘤 8401)有效,其中抗肝癌作用最强,对 HeLa 细胞作用次之。在小鼠白血病 P_{388} 体内试验中,Ⅰ也表现出抗癌活性。而化合物Ⅱ体内、体外皆无效[1]。

【药性】 苦、酸,寒。

1.《上海常用中草药》:"酸,平。"

2.《福建药物志》:"微甘,寒。"

【功用主治】 清热,解毒,利尿,消肿。主治感冒,肺热咳嗽,咽喉肿痛,牙龈肿痛,湿热黄疸,痢疾,水肿,热淋,天疱

渣腐叶。

【采收加工】 4～5月采收，鲜用或晒干。

【成分】 全草含粉苞苣甾醇(chondrillasterol)，β-谷甾醇(β-sitosterol)，二十(烷)醇(eicosanol)[1]，磷脂酰胆碱(phosphatidylcholine)，磷脂酰乙醇胺(phosphatidylethanolamine)，磷脂酰甘油(phosphatidylglycerol)，磷脂酰肌醇(phosphatidylinositol)[2]。

【药性】《本经逢原》："苦，温，无毒。入足厥阴肝经。"

【功用主治】 燥湿止带，行气活血。主治带下色白，产后恶露不尽。

1.《纲目》："妇人白带，煎汤服。"

2.《本经逢原》："理气中之血。产后煎服，能逐恶露。"

【用法用量】 内服：煎汤，6～10 g。

【选方】 治嗜食干茶不已，面黄无力 苦草为末，和炒脂麻不时干嚼之。(《本经逢原》)

【各家论述】《本经逢原》："苦草，香窜，味苦伐胃，气窜伤脑，膏粱柔脆者服之，减食作泻，过服则晚年多患头风。昔人畏多产育，以苗子三钱，经行后，曲淋酒服，则不受妊，伤血之性可知。"

2595 苦菜 kǔ cài (《本经》)

【异名】 荼草(《本经》)，游冬(《别录》)，野苦荬(《唐瑶经验方》)，苦马菜(《滇南本草》)，苦苣、苦荬、天香菜(《纲目》)，老鸦苦荬(《医林纂要》)，滇苦菜(《植物名实图考》)。

【基原】 为菊科苦苣菜属植物苦苣菜的全草。

【原植物】 苦苣菜 *Sonchus oleraceus* L.

一或二年生草本，高30～100 cm。根纺锤状。叶互生；下部叶叶柄有翅，基部扩大抱茎，中上部无柄，基部宽大戟耳形，叶柔软无毛，大头状羽状全裂或羽状半裂，顶裂片大或先端裂片与侧生裂片等大，少有不分裂叶，边缘有刺状尖齿。头状花序，顶生，数枚，排列成伞房状；梗或总苞下部初期有蛛丝状毛，有时有疏腺毛；总苞钟状，暗绿色，总苞片2～3列；舌状花黄色，两性结实；雄蕊5；子房下位，花柱细长，柱头2深裂。瘦果，长椭圆状倒卵形，压扁，成熟后红褐色，冠毛白色，毛状，细软。花期4～6月。

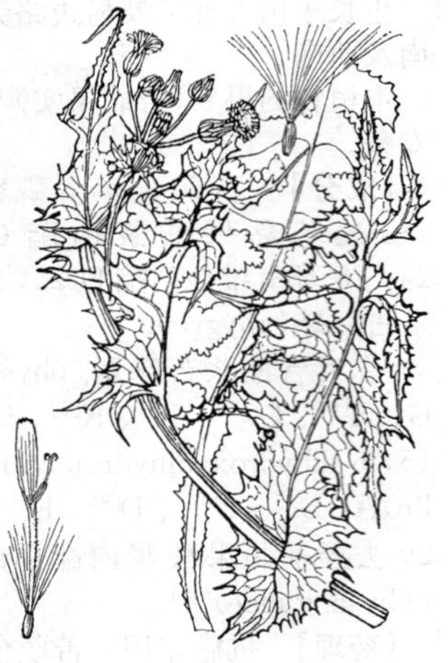

苦苣菜

生于田边、山野、路旁。分布于全国各地。

本植物的根(苦菜根)亦供药用，另设专条。

【采收加工】 夏季开花前采收，鲜用或晒干。

【药材】 苦菜 *Herba Sonchi Oleracei* 全国各地均产。

性状 根呈纺锤形，灰褐色，有多数须根。茎呈圆柱形，上部呈压扁状，表面黄绿色，茎基部略带淡紫色，具纵棱，上部有暗褐色腺毛；质脆，易折断，断面中空。叶互生，皱缩破碎，完整叶展平后呈椭圆状广披针形，琴状羽裂，裂片边缘有不整齐的短刺状齿。有的在茎顶可见头状花序，舌状花淡黄色，或有的已结果。气微，味微咸。

【成分】 本品地上部分含一新二糖类化合物[1]，含苦苣菜苷(sonchuside)A、B、C、D，葡萄糖中美菊素(glucozaluzanin)C，9-羟基葡萄糖中美菊素(macroliniside)A，假还阳参苷(crepidiaside)A及毛连菜苷(picriside)B、C[2]。还含木犀草素-7-O-吡喃葡萄糖苷(cinaroside)，金丝桃苷(hyperoside)，蒙花苷(linarin)，芹菜素(apigenin)，槲皮素(quercetin)，山柰酚(kaempferol)[3]等黄酮类化合物。

花含黄酮类：木犀草素(luteolin)，槲皮素，槲皮黄苷(quercimeritrin)，木犀草素-7-O-吡喃葡萄糖苷，木犀草素-7-O-呋喃葡萄糖苷(isocynaroside)及木犀草素-7-β-D-吡喃葡萄糖醛酸苷(luteolin 7-β-D-glucuronopyranoside)[4]。

种子油中含斑鸠菊酸(vernolic acid)13.7%[5]。

叶中还含维生素C[6]，α-香树素(α-amyrin)，β-谷甾醇(β-sitosterol)[7]。

【药理】 1. 提高应激和适应能力 苦菜水提液腹腔注射延长小鼠常压缺氧和结扎动脉耐缺氧的存活时间，对小鼠脑和心肌缺氧保护作用，对垂体后叶素致兔急性心肌缺血具有保护作用。灌服水提物，延长饥饿小鼠的存活时间和小鼠游泳时间，增加幼龄鼠、成年鼠的脾脏重量及胸腺重量[1,2]。

2. 其他作用 苦菜煎剂体外对金黄色葡萄球菌、伤寒杆菌、痢疾杆菌、乙型溶血性链球菌等有抑制作用[3]。苦菜在DPPH自由基清除和过氧化氢等试验中有清除自由基等抗氧化作用[4]。苦菜根水提物灌服，增加小鼠尿量，利尿作用温和、缓和、持久[5]。饮用野生苦菜提取物水溶液，抑制小鼠沥青诱发的皮肤癌，注入肿物能治疗小鼠皮肤癌[6]。苦菜总黄酮灌胃对四氯化碳、乙醇所致的小鼠肝损伤有保护作用，可能与苦菜总黄酮减少肝脏谷胱甘肽耗竭、抑制肝脂质过氧化作用有关[7]。

【药性】 苦，寒。归心、脾、胃、大肠经。

1.《本经》："味苦，寒。"

2.《别录》："无毒。"

3.《千金方》："大寒、滑。"

4.《本草经疏》："入心、脾、胃三经。"

【功用主治】 清热解毒，凉血止血。主治肠炎，痢疾，黄疸，淋证，咽喉肿痛，口疮，痈疮肿毒，乳痈，痔瘘，虫蛇咬伤，吐血，衄血，咯血，尿血，便血，崩漏。

1.《本经》："主五脏邪气，厌谷，胃痹。久服安心益气，聪察少卧，轻身耐老。"

2.《别录》："(疗)肠道，渴，热中疾，恶疮。耐饥寒，高气不老。"

3.《本草拾遗》："捣叶敷小儿闪癖；煮汁服，去暴热目黄、秘塞。"

4.《日华子》："敷蛇咬。"

5.《本草衍义》："(叶)折之白乳汁出，常常点瘊子自落。(花)去中热，安心神。"

6.《珍珠囊补遗药性赋》："主头疼。痢生(疾)腹痛，除痰下气消宿食。"

7.《滇南本草》："凉血。治血热妄行，止一切血症：吐血，呕血，咯血，咳血，衄血，大肠下血，女子逆经倒血，消痰，消瘿瘤，消咽喉结气，化痰毒，洗疮毒。"

8.《本草会编》："明目。主诸痢。"

9.《纲目》："治血淋，痔瘘。"

组有轻度以上疼痛者161例，完全缓解48例，占29.8%，部分缓解64例，占39.8%，无效49例，占30.4%，总缓解率69.6%；体力状态观察结果：治疗前KS评分30～70分，治疗后提高20分以上者44例，提高10分以上者187例；其他症状和体征的疗效：治疗前300例患者均纳呆，治疗后食欲明显增加者240例，无改善者60例。肺癌咯血者17例，14例治疗后完全得到缓解[7]。

6. 治疗失眠　用50%苦参糖浆，成人20 ml，小儿5～15 ml，1次口服或鼻饲，以代替镇静催眠药。观察101人次，有效率达95%，速效51例，占50.5%，显效31例，占30.7%；良效者14例，占13.8%；无效(服药后60 min以上入睡或未睡)者5例，占5.0%。入睡最快者为3 min，睡眠维持时间3～12 h。对感染性患者的催眠作用尤佳，未见明显副作用[8]。

7. 治疗心律失常　①以30%苦参煎剂每日上下午各服50 ml；或以苦参片剂(每片含生药1.5 g)每日服4次，每次5片，均连服2～8星期。用于频发性室性早搏32例，结果显效13例，进步16例，无效3例，总有效率90.6%[9]。②以苦参片剂(每片含生药2 g)每次服3～10片(平均5片左右)，每日3次(个别患者以苦参注射液肌内注射，每次2～4 ml，每日2次。4～8星期后改服苦参片)。疗程最短8星期，最长9个月，平均11星期。治快速心律失常167例，均有一定疗效，其中期前收缩者150例。显效39例，有效54例，有效率为62%[10]。

8. 治疗白细胞减少症　以苦参结晶碱注射液肌注，每次200～400 mg，每日1～2次，3～7 d查白细胞总数1次。共观察251例，总有效率72.5%，其中放疗引起的30例，显效22例，总有效28例，白细胞升高率72.6%；化疗引起的20例，显效8例，总有效13例，白细胞升高率52.2%。可见对放疗引起的白细胞降低较化疗引起的白细胞降低者效果为好[11]。

9. 治疗老年急性非淋巴细胞白血病　苦参注射液500 mg加入5%葡萄糖500 ml静滴，每日1次，共治26例。设对照组32例，予阿糖胞苷10 mg，每日2次皮下注射；维生素D330万u肌注，每日或隔日1次。苦参组与对照组均4星期为1个疗程。结果两组分别为完全缓解4例、7例，部分缓解为8例、10例，未缓解为14例、15例，总缓解率为46.2%、53.1%。两组疗效比较无显著性差异($P>0.05$)。治疗过程中无明显毒副作用，仅1例出现皮肤散在皮疹[12]。

10. 治疗宫颈炎　以苦参总碱为主要原料制成“妇得康”泡沫气雾剂，宫颈上药，每星期2次，5次为1个疗程。治疗宫颈炎748例，总有效率达98.9%，治愈率69.6%，基本治愈16.5%，好转12.8%，无效1.1%[13]。

【各家论述】　1.《本草衍义补遗》：“苦参，能峻补阴气，或得之而致腰重者，因其气降而不升也，非伤肾之谓也。”

2.《神农本草经百种录》：“苦参以味为治，苦入心，寒除火，故苦参专治心经之火，与黄连功用相近。但黄连似去心脏之火为最多，苦参似去心腑小肠之火为多，则以黄连之气味清，而苦参之气味浊也。”

3.《本草求真》：“古书有云：虽在五参之外，云(苦)参亦属有补。然究止属除湿导热之品，于补奚济乎？凡味惟甘为正，惟温为补，苦参味等黄柏，寒类大黄，阴似朴硝，号为极苦极寒，用此杀虫除风，治水去疸，扫疥治癞，开窍通道，清痢解疲，或云有益。若谓于肾有补，纵书立有是说，亦不过以湿除热祛之后而言，岂真补阴益肾之谓哉。”

4.《本草求原》：“苦寒之性，少用则去湿热，以助阴明目；多用倍用则伤肾，每致腰重脚弱。”

5.《本草正义》：“苦参亦苦寒燥湿之品。主心腹结气、癥瘕积聚，皆湿热蕴结之证也。黄疸为胃中之湿热，溺有余沥、小溲黄赤，则膀胱之湿热也。逐水者，以蕴热而水道不利，非通治虚寒之蓄水。痈肿，则湿热凝结之肿疡也。目泪乃肝经湿热之病，泄湿退热则目自明而泪自止。”“苦参，大苦大寒，退热泄降，荡涤湿火，其功效与芩、连、龙胆皆相近，而苦参之苦愈甚，其燥尤烈，故能杀湿热所生之虫，较之芩、连力量益烈。近人乃不敢以入煎剂，盖不特畏其苦味难服，亦嫌其峻厉而避之也。然毒风恶癞，非此不除。今人但以为洗疮之用，恐未免因噎而废食耳。”

2594 苦草 kǔ cǎo (《纲目》)

【异名】　带脚小草、小节草(《江苏植物志》)。

【基原】　为水鳖科苦草属植物苦草的全草。

【原植物】　苦草 *Vallisneria natans* (Lour.) Hara. [*Physkium natans* Lour.]

多年生沉水草本。匍匐枝纤细。叶基生；无柄；叶片长条形，随水深浅而长短不一，长可达2 m，短不及15 cm，宽5～20 mm，绿色或略带紫红色，质薄，半透明，全缘或有尖锐锯齿。花单性，雌雄异株；雄花佛焰苞长1.5～2 cm，每佛焰苞内含雄花200余朵或更多，开放时雄花从苞中脱出，浮于水面上，萼片3，大小不等，成舟形；雌花佛焰苞绿色或暗紫色，长1.5～2 cm，梗纤细，长30～50 cm，开花时伸出水面，受精后花序柄旋卷，将子房带入水中，萼片3，绿紫色，花瓣白色。果实圆柱形，长5～30 cm。种子倒长卵形，有腺毛状凸起。花期8～9月。

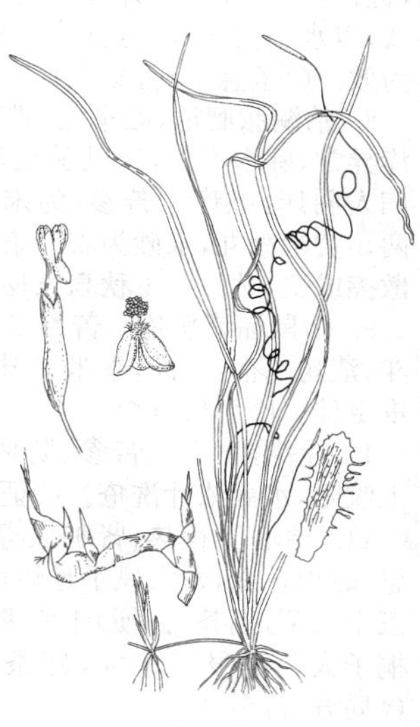

苦　草

生于池沼、溪流中。分布于华东、中南及河北、吉林、四川、贵州、云南、陕西、台湾等地。

【栽培】　生物学特性　生长水域较浅，沿岸浅滩地带，底质有淤泥者较好。

繁殖方法　种子繁殖。将苦草籽用水浸泡1 d，再把泡软的果实揉碎，把果实里细小的种子搓出来，加入约10倍的细沙壤土，拌匀后均匀撒开。播种时水位控制在15 cm左右，水温15 ℃以上，10 d左右绝大部分可发新芽，同时新植株可萌发匍匐茎，进行无性繁殖，故夏至之前的水位控制在30 cm以内。

田间管理　及时清除水体中的槐叶萍、喜旱莲子草等杂草，不能用化学除草剂。播种当年尽量减少草食性鱼的放养，第二年开始可以投放草食性鱼，但在上半年应投喂颗粒饲料或草料。以放养河蟹为主的水域，在苦草发芽期应投喂饲料，在河蟹摄食旺季，及时捞除水面上被河蟹吃剩的残

4.《本草用法研究》:"凡恶寒腹泻,体温低,尿多而清白者,皆当禁服。孕妇亦忌。"

【选方】 1. 治血痢不止 苦参炒焦为末,水丸梧子大。每服十五丸,米饮下。(《仁存堂经验方》)

2. 治痔漏出血,肠风下血,酒毒下血 苦参(切片,酒浸湿,蒸晒九次为度,炒黄为末,净)一斤,地黄(酒浸一宿,蒸熟,捣烂)四两,加蜂蜜为丸。每服二钱,白滚汤或酒送下,日服二次。(《外科大成》苦参地黄丸)

3. 治谷胆,食毕头旋,心怫郁不安而发黄,由失饥大食,胃气冲熏所致 苦参三两,龙胆一合。为末,牛胆丸如梧子大。以生麦汁服五丸,日三服。(《肘后方》)

4. 治妊娠小便难,饮食如故 当归、贝母、苦参各四两。上三味,末之,炼蜜丸如小豆大。饮服三丸,加至十丸。(《金匮要略》当归贝母苦参丸)

5. 治赤白带下 苦参二两,牡蛎一两五钱。为末,以雄猪肚一个,水三碗煮烂,捣泥和丸,梧子大。每服百丸,温酒下。(《积善堂经验方》)

6. 治疥疮 苦参、蛇床子、白矾、荆芥穗各等分。上四味煎汤,放温洗。(《济生方》苦参汤)

7. 治时气壮热不解,心神烦闷,毒气在胸膈 苦参二两(锉),黄芩一两,川升麻二两。上件药,捣筛为散。每服五钱,以水一大盏,煎至五分,去滓。不计时温服,频服,当吐为效。(《圣惠方》苦参散)

8. 治漏脓肥疮,脓窠疮,腊梨头,遍身风癞,瘾疹疥癣,瘙痒异常,麻木不仁,诸风手足酸痛,皮肤破烂,阴囊痒极,并妇人阴痒,湿痒 苦参(为末)一斤,鹅毛(香油炒存性)六两。黄米糊丸,朱砂为衣。茶汤送下,日进二次。或随病作散擦或洗、贴。(《王秋泉家秘》神功至宝丹)

9. 治鼠漏诸恶疮 苦参二斤,露蜂房二两,曲二斤,水三斗,渍药二宿,去滓,黍米二升,酿熟稍饮,日三。一方加猬皮更佳。(《肘后方》)

10. 治阴蚀疮 苦参、防风、露蜂房、甘草(炙)各等分。上㕮咀,水煎浓汁洗疮。(《证治准绳》洗毒汤)

11. 治心肺积热,肾脏风毒攻于皮肤,时生疥癣,瘙痒难忍,时出黄水,及大风手足烂坏,眉毛脱落,一切风疾 苦参三十二两,荆芥(去梗)十六两。上为细末,水糊为丸,如梧桐子大。每服三十丸,好茶吞下,或荆芥汤下,食后服。(《局方》苦参丸)

12. 治酒皶鼻 苦参净末四两,当归身末二两。用酒糊丸,如梧桐子大,每服七八十丸,食后热茶下。(《古今医鉴》参归丸)

13. 治白癞风 苦参五斤,露蜂房五两,刺猬皮一个。上药咀片,水三斗煮一斗去渣用汁,细酒曲五斤,炊黍米三斗作饭,拌曲同药汁,如酿酒法,酒成榨去糟,食前温服一二杯。(《疡医大全》白癞风酒)

14. 治瘰疬结核 苦参四两捣末,牛膝汁丸如绿豆大。每暖水下二十丸,日三服。(张文仲《备急方》)

15. 治中耳炎 苦参1.5 g,冰片0.3 g,麻油(或用菜油)9 g。将麻油煎沸,加入苦参,炸焦变黑捞出,稍冷加入冰片细粉,冷后使用。用时用药棉蘸尽耳内脓液,再用药油滴耳,每日2～3次。(南药《中草药学》)

16. 治小儿口疮 苦参、黄丹、五倍子、青黛各等分,研为末,敷。(《外科理例》)

17. 治嗜睡眠 苦参三两,白术二两,大黄一两。捣末蜜丸如梧子大。每食后服三十丸。(《医心方》)

18. 治梦遗食减 苦参三两,白术五两,牡蛎粉四两。为末,用雄猪肚一具,洗净,砂罐煮烂,石臼捣和药,干则入汁,丸小豆大。每服四十丸,米汤下,日三服。(《保寿堂方》)

19. 治卒头痛如破,非中冷,又非中风 苦参、桂、半夏等分。捣,下筛,苦酒和以涂痛则瘥。(《肘后方》)

【临床报道】 1. 治疗细菌性痢疾 ①将苦参制成50%的煎剂、注射剂及含生药0.5 g的片剂,煎剂每次20～30 ml,每日服3次;注射剂每次2～4 ml,每日2次,肌内或静脉注射,或4～8 ml加入10%葡萄糖液500 ml内静脉滴注;片剂每次2～4片,每日服4次。均7～10 d为1个疗程。系统观察129例,结果全部治愈。大便次数恢复正常时间:最长者10 d,最短者1 d,平均4 d。粪便色泽与形状恢复正常时间:最长者10 d,最短者1 d,平均4.4 d[1]。②用无味苦参碱片(每片0.3 g),成人每次0.6 g,每日服3次,饭后服用;儿童按每日40～50 mg/kg,总量分3次口服,5～7 d为1个疗程。用于治疗菌痢、肠炎200多例,平均有效率达95%。一般无不良副作用,极少数患者可出现轻微而短暂的头昏、恶心[2]。③用100%苦参注射剂行双侧天枢、止泻穴穴位注射,每穴1 ml,每日1次,连续5～19 d。用于菌痢40例,其中急性菌痢37例,慢性菌痢急性发作者3例。结果:治愈38例,好转1例,总有效率为97.5%,无效1例。平均治疗时间为5.55 d。1个月内无复发病例[3]。

2. 治疗急性肾炎 两组同时采用常规疗法,治疗组在常规疗法的基础上加苦参丸,15岁以上者每次10 g,一日3次,15岁以下者每次服6 g,一日3次,治疗急性肾炎25例。治疗结果,治疗组各项临床指标恢复时间均短于对照组[4]。

3. 治疗滴虫性肾盂肾炎 用苦参胶囊丸(每丸含生药5 g),每次4丸,每日服3次,连服15 d;对照组用甲硝唑,每次600 mg,每日服3次,疗程15 d。苦参组治91例,甲硝唑组治83例。结果:苦参组治愈87人,好转2人,无效2人,复发6人,总有效率为97.8%;甲硝唑组治愈76人,好转3人,无效4人,复发9人,总有效率为95.2%。两组疗效相近,但临床症状、体征消失,尿常规恢复正常所需的平均日数苦参组均较甲硝唑组短,其副作用也少于甲硝唑组[5]。

4. 治疗放射性食管炎 取苦参100 g,加水600 ml,浸泡20 min后文火水煎至约200 ml,过滤后取该水煎剂每次10 ml频频口服,不拘时间,治疗放射性食管炎60例;对照组给予强的松60 mg口服或地塞米松10 mg静脉点滴,吞咽疼痛较重者分次吞食适量局麻药。1星期为1个疗程,两组均治疗2个疗程后进行疗效评定。治疗结果:①临床症状体征疗效比较:在吞咽不利、口吐黏液、胸骨后疼痛等症状上,治疗组和对照组的疗效无显著差异($P>0.05$);治疗组烧灼感、吞咽疼痛消失率分别为55.6%、69.1%,显著高于对照组的34.8%、51.8%,差异有显著性($P<0.05$);②两组X线表现疗效比较:治疗组、对照组组内比较,放疗时间和病程愈短,X线表现消失率和有效率愈高,治疗组总消失率为35.7%,有效率为83.1%;对照组总消失率为35.9%,治疗组和对照组比较差异无显著性($P>0.05$)[6]。

5. 治疗晚期肿瘤 取0.9%氯化钠250 ml,加复方苦参注射液(每支2 ml,含苦参碱不少于30 mg)20～30 ml,以每分钟40～60滴的速度滴入,10～12 d为1个疗程,每例患者均治疗1个疗程以上,在治疗期间未用任何其他药物,分别于治疗前后记录患者生存质量变化及对治疗的反应情况,治疗晚期肿瘤300例。结果,对癌性疼痛的疗效:本

痰作用[15]。氧化苦参碱可以减轻二硝基氯苯诱发的变应性接触性皮炎反应,抑制同系种细胞介导的肥大细胞脱颗粒,抑制率46%～63%[16]。槐根碱对乙酰胆碱和组胺所致的豚鼠哮喘有显著的对抗作用,其肌注平喘的 ED_{50} 为1.8±0.9 mg/kg[17～19]。

4. 对免疫系统的影响　苦参碱、氧化苦参碱和槐根碱等苦参碱型生物碱在1/5 LD_{50} 剂量下对小鼠免疫功能都有抑制作用,即抑制巨噬细胞的吞噬功能,减少空斑形成细胞数和抗体几何平均滴度,但对溶菌酶含量无影响[20]。氧化苦参碱尚能抑制机体排异反应,明显延长小鼠异体游离移植心肌存活期[21]。苦参碱强烈抑制活化T细胞的增殖及辅助T细胞产生IL-2的能力,但不明显抑制脾细胞增殖,显著抑制2,4-二硝基氟苯所致小鼠迟发型超敏反应[22]。苦参碱还有明显降低巨噬细胞抑制 P_{185} 肿瘤细胞增殖效应,表明苦参碱对巨噬细胞有直接细胞毒作用[23]。

5. 对血液系统的作用　静注或肌注30 mg/kg苦参总碱和100 mg/kg氧化苦参碱对正常家兔外周白细胞有明显的升高作用,对家兔经X线全身照射所致的白细胞减少症有显著治疗作用。氧化苦参碱尚能防止因丝裂霉素C(MMC)所致的白细胞减少症[24]。

6. 抗肿瘤作用　苦参碱可抑制人肝癌SMMC-7721[25]、人胃腺癌SGC-7901[26]细胞的增殖,可使细胞聚集于S期,起到诱导分化作用。苦参碱5 mg/L可明显抑制肿瘤细胞与内皮细胞的黏附,抑制黏附因子CD44、CD49的表达,减轻内皮细胞的通透性,减少肿瘤的转移[27]。苦参碱不仅可诱导药物敏感细胞 K_{562} 凋亡,同样对多药耐药细胞株 K_{562}/vin、K_{562}/dox也有诱导凋亡作用,凋亡在24 h内即可发生[28]。苦参碱和氧化苦参碱对小鼠肉瘤 S_{180} 均有明显抑制活性,以氧化苦参碱的作用更为明显。脱氢苦参碱对某些动物移植性肿瘤,如艾氏腹水癌等有抑制作用[29]。氧化苦参碱可提高环磷酰胺的代谢激活,并使其剂量减少一半,而抑瘤作用仍相当于原剂量,与环磷酰胺合用对艾氏腹水癌有协同抑制作用,并可使环磷酰胺引起白细胞降低的毒性明显减轻[30]。苦参尚可促进 K_{562} 人类红白血病细胞系的诱导分化,使细胞增殖能力明显下降[31]。

7. 抗肝炎和肝纤维化作用　苦参碱可降低血清TNF和ALT水平及小鼠对致死毒性的敏感性,并可在体外抑制经痤疮丙酸杆菌预刺激的小鼠腹腔巨噬细胞释放TNF,能够抑制乙型肝炎病毒的复制[32]。苦参碱50～100 mg/kg均能显著减轻肝细胞变性坏死及纤维组织增生,降低不同实验阶段血清丙氨酸氨基转移酶、透明质酸、肝组织羟脯氨酸含量,具有抗四氯化碳诱发的实验大鼠肝纤维化作用[33]。对其作用机制的研究发现,苦参碱在5～0.31 μmol/L浓度范围内,浓度越高,对大鼠贮脂细胞株 $HSCT_6$ 增殖、胶原和HA合成的抑制作用越强,表明苦参碱是通过抑制贮脂细胞的增殖及细胞外基质的合成,发挥抗肝纤维化作用[34]。

8. 体内过程　家兔静注苦参碱,血药浓度-时间曲线呈双指数型,符合开放式二室模型,大鼠灌胃苦参碱后组织含量依次为肾、肝、肺、脑、心、血,48 h尿,24 h粪及12 h胆汁的原形药累积排出量分别为给药量的53.7%、0.36%和0.27%[35]。

毒性　苦参总碱小鼠灌服的 LD_{50} 为1.18±0.1 g/kg。小鼠肌注和静注氧化苦参碱的 LD_{50} 为256.74±57.36 mg/kg和144.2±22.8 mg/kg[8,36]。另有报道槐胺碱、苦参碱和氧化苦参碱腹腔注射小鼠的 LD_{50} 分别为142.63 mg/kg,150 mg/kg和750 mg/kg。槐根碱和槐定碱灌胃小鼠的 LD_{50} 为241.5 mg/kg和243 mg/kg[20]。苦参生物碱对冷血和温血动物均有引起痉挛和麻痹呼吸中枢的作用,较大剂量可使小鼠出现躁跳、痉挛性抽搐等兴奋现象,家兔静注可因呼吸困难而死亡[37]。

【炮制】　取原药材,除去残留芦头及杂质,大小个分开,洗净,略浸,润透,切厚片,干燥。

1. 苦参　取原药材,除去残留芦头及杂质,大小个分开,洗净,略浸,润透,切厚片,干燥。

2. 苦参炭　取苦参片,置热锅中,用武火炒至表面焦黑色,内部焦黄色,喷淋清水少许,灭尽火星,取出,凉透。苦参炭止血治痢,常用于热痢、便血。

3. 麸苦参　取麸皮撒在热锅中,加热至冒烟时,投入苦参片,迅速翻动,炒至表面现黄色,取出,筛去麸皮,放凉。每苦参片100 kg,用麸皮18 kg。

饮片性状　苦参参见"药材"项。气微,味极苦。苦参炭形如苦参,表面焦黑色,内部焦黄色,气微,味微苦。麸苦参形如苦参,表面黄色,气微,味苦。

贮干燥容器内,置通风干燥处。苦参炭散热防复燃。

【药性】　苦,寒。归心、肺、肾、大肠经。

1.《本经》:"味苦,寒。"

2.《别录》:"无毒。"

3.《本草经集注》:"味至苦恶。"

4.《滇南本草》:"味苦,性大寒。"

5.《本草新编》:"入心、肺、肾、大肠经。"

6.《本草求真》:"专入肾,兼入脾胃。"

【功用主治】　清热燥湿,祛风杀虫。主治湿热泻痢,肠风便血,黄疸,小便不利,水肿,带下,阴痒,疥癣,麻风,皮肤瘙痒,湿毒疮疡。

1.《本经》:"主心腹结气,癥瘕积聚,黄疸,溺有余沥,逐水,除痈肿,补中,明目止泪。"

2.《别录》:"养肝胆气,安五脏,定志益精,利九窍,除伏热肠澼,止渴,醒酒,小便黄赤,疗恶疮下部䘌,平胃气,令人嗜食轻身。"

3.《本草经集注》:"病人酒渍饮之多差,患疥者一两服亦除,盖能杀虫。"

4.《药性论》:"治热毒风,皮肤烦燥生疮,赤癞眉脱,主除大热嗜唾(《纲目》作"睡"),治腹中冷痛,中恶腹痛,除体闷,治心腹积聚。"

5.《新修本草》:"治胫酸,疗恶虫。"

6.《日华子》:"杀疳虫。炒带烟出为末,饭饮下,治肠风泻血并热痢。"

7.《本草图经》:"古今方用治疮疹最多,亦可治癞疾。"

8.《珍珠囊》:"祛湿。"

9.《滇南本草》:"凉血,解热毒,疥癞,脓窠疮毒最良。疗皮肤瘙痒,血风癣疮,顽皮白屑,肠风下血,便血。消风,消肿毒,消痰毒。"

10.《本草从新》:"治梦遗滑精。"

【用法用量】　内服:煎汤,3～10 g;或入丸、散。外用:煎水熏洗;或研末敷;或浸酒搽。

【宜忌】　脾胃虚寒者禁服。反藜芦。

1.《本草经集注》:"恶贝母、漏芦、菟丝子。"

2.《医学入门》:"胃弱者慎用。"

3.《本草经疏》:"久服能损肾气,肝肾虚而无大热者勿服。"

断，折断面纤维性；切片厚3～6 mm，切面黄白色，具放射状纹理及裂隙，有的可见同心性环纹。气微，味极苦。

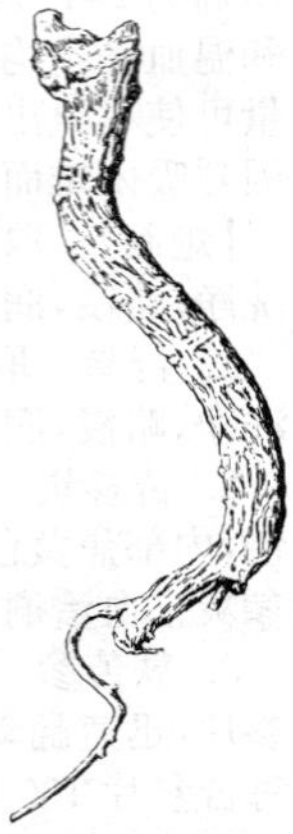
苦参(根)外形

鉴别　(1) 根横切面：木栓层为8～12列细胞，有时栓皮剥落。韧皮部有多数纤维常数个至数十个成束。束间形成层有的不明显。木质部自中央向外分叉为2～4束，木质部束导管1～2列，木纤维常沿切向排列。射线宽5～15列细胞，中央有少数细小导管及纤维束散在。薄壁细胞中含众多淀粉粒及草酸钙方晶。

粉末特征：淡黄色。纤维众多，成束，非木化，平直或稍弯曲，纤维周围的细胞中含草酸钙方晶，形成晶纤维。导管主为具缘纹孔导管，淡黄色或黄色，具缘纹孔椭圆形，排列紧密，有的数个纹孔口连成线状。木栓细胞表面观多角形，多层重叠，平周壁表面有不规则细裂纹。薄壁细胞类圆形或类长方形，有的垂周壁呈不均匀连珠状，胞腔内含细小草酸钙针晶。此外，有众多淀粉粒及少数石细胞。

(2) 取本品横切片，加氢氧化钠试液数滴，栓皮即呈橙红色，渐变血红色，久置不消失。木质部不呈现颜色反应(检查色素)。

(3) 取本品粗粉1 g，加含0.5%盐酸乙醇溶液20 ml，加热回流1 h，滤过，滤液加氨试液使呈中性，蒸干，残渣加1%盐酸溶液10 ml使溶解，滤过，取滤液分置三支试管中，一管中加碘化铋钾试液，生成红棕色沉淀；一管中加碘化汞钾试液，生面黄白色沉淀；另一管中加碘化钾碘试液，生成棕褐色沉淀(检查生物碱)。

(4) 取本品粉末0.5 g，加甲醇10 ml，加热回流10 min，滤过。取滤液1 ml，置试管中，加镁粉少量与盐酸3～4滴，加热，显红色；另取滤液点于滤纸上，喷以5%三氯化铝乙醇溶液，晾干，置紫外光灯(254 nm)下观察，显黄绿色荧光(检查黄酮)。

(5) 薄层色谱：取本品粉末0.5 g，加氯仿25 ml、浓氨试液0.3 ml，放置过夜，滤过，滤液蒸干，残渣加氯仿0.5 ml，使溶解，作为供试品溶液。另取氧化苦参碱和槐定碱对照品，加乙醇制成每1 ml含0.2 mg混合溶液，作为对照品溶液。吸取上述两种溶液各4 μl，分别点于同一用2%氢氧化钠溶液制备的硅胶G薄层板上，以苯-丙酮-甲醇(8∶3∶0.5)为展开剂，展开，展距约8 cm，取出，晾干，再以甲苯-醋酸乙酯-甲醇-水(2∶4∶2∶1)10 ℃以下放置后的上层溶液为展开剂，展开，展距同上，取出，晾干，依次喷以碘化铋钾试液和亚硝酸钠乙醇试液。供试品色谱中，在与对照品色谱相应的位置上，显相同的两个橙色斑点。

品质标志　《中华人民共和国药典》2005年版规定：本品含苦参碱($C_{15}H_{24}N_2O$)和氧化苦参碱($C_{15}H_{24}N_2O_2$)的总量不得少于1.2%。

【成分】 根中含生物碱：苦参碱(matrine)，氧化苦参碱(oxymatrine)，N-氧化槐根碱(N-oxysophocarpine)，槐定碱(sophoridine)[1]，右旋别苦参碱(allomatrine)，右旋异苦参碱(isomatrine)，右旋槐花醇(sophoranol)，(+)槐花醇N-氧化物(sophoranol N-oxide)，左旋槐根碱(sophocarpine)，左旋槐胺碱(sophoramine)，右旋-N-甲基金雀花碱(N-methylcytisine)，左旋臭豆碱(anagyrine)，赝靛叶碱(baptifoline)[2]。黄酮类化合物：苦参新醇(kushenol) A、B、C、D[3]、E、F、G、H、I[4]、J、K、L、M[5]、N、O[6]，苦参查耳酮(kuraridin)[7]，苦参查耳酮醇(kuraridinol)，苦参醇(kurarinol)，新苦参醇(neokurarinol)，降苦参醇(norkurarinol)，异苦参酮(isokurarinone)，刺芒柄花素(formononetin)[8]，苦参酮(kurarinone)，降苦参酮(norkurarinone)，甲基苦参新醇C(methylkushenol C)，1-山槐素(1-maackiain)，三叶豆紫檀苷(trifolirhizin)[9]及三叶豆紫檀苷丙二酸酯(trifolirhizin-6″-O-malonate)[10]，苦参素(kushenin)[3]，异脱水淫羊藿素(isoanhydroicaritin)，降脱水淫羊藿素(noranhydroicaritin)，黄腐醇(xanthohumol)，异黄腐醇(isoxanthohumol)[11]，高丽槐素(maackiain)，4-甲氧基高丽槐素(4-methoxy maackiain)，砂生槐黄烷酮(sophoraflavanone) B(6-isopentenyl-5，7，4′-trihydroxy flavanone)，木犀草素-7-葡萄糖苷(luteolin-7-glucoside)[12]，(2R，3R)-5，7，2′，4′-四羟基-6-(3-羟基-3-甲基丁基)-8-熏衣草黄酮〔(2R，3R)-5，7，2′，4′-tetrahydroxy-6-(3-hydroxy-3-methylbutyl)-8-lavanduly flavanonol〕，(2R，3R)-5，7，2′，4′-四羟基-6-异戊烯-8-熏衣草黄烷醇〔(2R，3R)-5，7，2′，4′-tetrahydroxy-6-isopentenyl-8-lavanduly flavanol〕[12]。三萜皂苷：苦参皂苷(sophoraflavoside) Ⅰ[13]、Ⅱ、Ⅲ、Ⅳ[14]，大豆皂苷(soyasaponin) Ⅰ。[15]醌类化合物：苦参醌(kushequinone) A[6]。

【药理】 1. 对心血管系统的作用　①对心脏的作用：苦参中所含的苦参碱、槐根碱、氧化苦参碱、槐定碱、槐胺碱等生物碱对离体豚鼠乳头肌标本均呈剂量依赖的正性肌力作用，过量时，出现自发性收缩或兴奋性降低[1]。给麻醉大鼠静注苦参总黄酮30 g/kg和60 g/kg，呈现明显的负性频率作用和负性传导作用[2]。苦参碱200 μmol/L能显著减慢离体大鼠右心房自发频率，拮抗异丙肾上腺素诱发的心率加快，认为苦参碱有抗β-肾上腺受体作用[3]。②抗心律失常作用：苦参碱和氧化苦参碱能显著对抗氯化钡、乌头碱和氯仿-肾上腺素诱发的大鼠心律失常，氯仿诱发的小鼠心室纤颤，提高乌头碱诱发大鼠心律失常所需的量，还可对抗结扎冠脉前降支所致的大鼠心律失常[4～8]。③抗心肌缺血作用：大鼠急性失血性心脏停搏和兔静注垂体后叶素所致急性心肌缺血，预先腹腔注射200%苦参注射液2 ml/kg可显著延缓大鼠心脏停搏时间，对心肌缺血造成的心电图病理变化也有一定改善作用[9]。④对血管及血压的影响：苦参碱(1 mmol/L)能明显对抗血管紧张素Ⅱ引起的血管中层平滑肌细胞增殖及肥大，其作用机制是苦参碱可抑制血管紧张素Ⅱ引起的血管中层平滑肌细胞内钙超载，从而对抗血管中层平滑肌细胞增殖[10]。50 mg/kg苦参碱能显著降低大鼠实验性高脂血症的血清三酰甘油，降低血液黏度，改善血液流变学各项指标。另一方面，苦参碱能抑制纤维蛋白纤维蛋白原降解产物的作用，表现在能显著抑制大鼠主动脉内皮细胞释放乳酸脱氢酶及平滑肌细胞的增殖，减少小鼠腹腔巨噬细胞分泌白介素-1[11]。

2. 对中枢神经系统的作用　苦参碱、氧化苦参碱能明显抑制小鼠的自主活动，拮抗苯丙胺和咖啡因的中枢兴奋作用。增强戊巴比妥钠及水合氯醛的中枢抑制作用，扭体法与热刺激法测痛试验显示苦参碱具有显著的镇痛作用，苦参碱、氧化苦参碱尚有降低大鼠正常体温的作用[12～14]。

3. 平喘及抗过敏作用　苦参流浸膏、苦参煎剂、苦参总碱和苦参结晶碱对组胺引起的豚鼠哮喘具有明显的对抗作用，且可维持2 h以上。苦参总黄酮0.8 g/kg有明显的祛

山柰酚-3-葡萄糖苷(kaempfenrol-3-glucoside),山柰酚-3-鼠李糖葡萄糖苷(kaempfenrol-3-rhamnoglucoside),槲皮素(quercethin),槲皮素-3-葡萄糖苷(quercethin-3-glucoside),槲皮素-3-鼠李糖葡萄糖苷(quercethin-3-rhamnoglucoside)[1],3-O-α-L-吡喃鼠李糖基-(1→2)-β-D-吡喃葡萄糖基薯蓣皂苷元芸香苷(3-O-α-L-rhamnopyranosyl-(1→2)-β-D-glucopyranosyl diosgenin rutin)[6];生物碱类成分:soladulcine AB,trigogenin-3-O-β-solatrioside[2],蜀羊泉次碱葡萄糖苷 solalyrantines A、B[3],3α,7β-二羟基去甲基托品(3α,7β-dihydroxy nortropane),2α,7β-二羟基去甲基托品(2α,7β-dihydroxy nortropane),2α,3β-二羟基托品(2α,3β-dihydroxy tropane)[4];乌苏烷类皂苷成分:latifoloside I[5];还含β-谷甾醇-β-D-葡萄糖苷(β-sitosterol-β-D-glucoside),二十四烷酸(tetracosanoic acid),十六碳二烯酸(hexadecanoic acid),二十二烷二酸(docosanoic acid),二十烷(eicosane),二十二烷(docosane),二十三烷(tricosane),二十四烷(te-tracosane),二十五烷(pentacosane),二十六烷(hexacosane),三十一烷(hentricontane),三十五烷(pentatriacotane),三十六烷(hexatriacontane),8-己基-十五烷(8-hexyl pentaclecane),2,6,10,15-四甲基十七烷(2,6,10,15-tetramethyl heptadecane),豆甾烷-5,23-二烯-3-β-醇(stigmasta-5,23-dien-3-β-ol)[6]。

【药理】 1. 抗菌作用 苦茄(欧白英)抑制血小板活化因子导致的胞吐作用。欧白英所含的甾体皂苷有抗真菌作用,对金黄色葡萄球菌、痢疾杆菌、铜绿假单胞菌和伤寒杆菌也有抑制作用[1]。

2. 增强免疫功能 欧白英能促进抗体形成以及蛋白合成,可以增强机体非特异性免疫功能[1]。

毒性 欧白英全草大剂量服用可引起喉头灼烧感及呕吐、恶心、眩晕、瞳孔散大,出现惊厥性肌肉运动,同时表现全身衰弱。服用未成熟果实后呈现茄碱毒性反应。未成熟果实还能引起小猪先天颅面畸形[1]。

【药性】 苦、辛,寒。

1.《贵州草药》:“性寒,味苦、辛。”

2.《全国中草药汇编》:“甘,寒。”

【功用主治】 驱风除湿,清热解毒。主治风湿疼痛,破伤风,痈肿,恶疮,疥疮,外伤出血。

1.《贵州草药》:“驱风,除湿,解热,熄风,解毒。”

2.《全国中草药汇编》:“清热解毒。主治恶疮,疥疮,食管癌,子宫癌,乳腺癌,外伤出血。”

【用法用量】 内服:煎汤,15~30 g。外用:鲜叶捣敷;或全草研末,撒敷。

【选方】 1. 治风湿劳伤 排风藤 90 g,泡酒 500 g 服。

2. 治半边风 排风藤 60~120 g,熬水洗全身;又可用排风藤叶研末,每次 3 g,用酒吞服。

3. 治小儿破伤风 排风藤、五皮风、地星宿草、小马蹄草各 9 g。煎水服,每日 3 次。

4. 治小儿病癀耳心(中耳炎) 排风藤叶捣绒泡水,滴入耳内。

5. 治小儿惊风 排风藤嫩尖 7 个,阎王刺、车前草各9 g,生姜 3 片。煎水服。(1~5 方出自《贵州草药》)

2593 苦参 kǔ shēn (《本经》)

【异名】 苦骨(《纲目》),川参(《贵州民间方药集》),凤凰爪(《广西中兽医药用植物》),牛参(《湖南药物志》),地骨(《全国中草药汇编》),野槐根、山槐根(南药《中草药学》),地参(《新华本草纲要》)。

【基原】 为豆科槐属植物苦参的根。

【原植物】 苦参 *Sophora flavescens* Ait. [*S. angustifolia* Sieb. et Zucc.]

落叶半灌木,高 1.5~3 m。根圆柱状,外皮黄白色。奇数羽状复叶,长 20~25 cm,互生;小叶 15~29,叶片披针形至线状披针形,长 3~4 cm,宽 1.2~2 cm,先端渐尖,基部圆,有短柄,全缘,背面密生平贴柔毛;托叶线形。总状花序顶生,长 15~20 cm,被短毛,苞片线形;萼钟状,扁平,长6~7 mm,5 浅裂;花冠蝶形,淡黄白色;旗瓣匙形,翼瓣无耳,与龙骨瓣等长;雄蕊 10,花丝分离;子房柄被细毛,柱头圆形。荚果线形,先端具长喙,成熟时不开裂,长 5~8 cm。种子间微缢缩,呈不明显的串珠状,疏生短柔毛。种子 3~7 颗,近球形,黑色。花期 5~7 月,果期7~9 月。

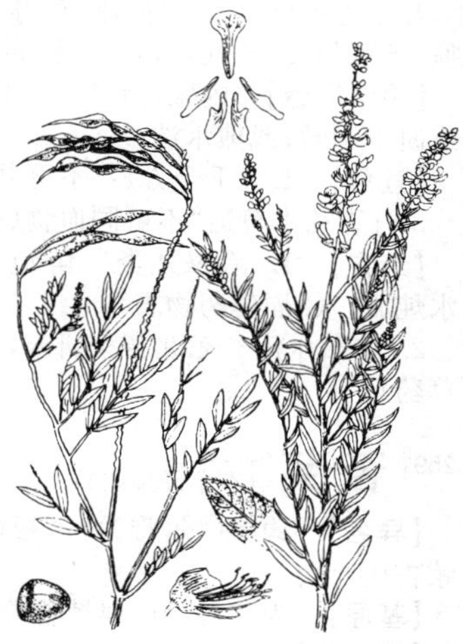

苦 参

生于砂地或向阳山坡草丛中及溪沟边。分布于全国各地。

本植物的种子(苦参实)亦供药用,另设专条。

【栽培】 生物学特性 喜温和或凉爽气候,对土壤要求不严,以土层深厚、肥沃、排水良好的砂质壤土为佳。

繁殖方法 种子繁殖和分根繁殖。种子繁殖:播种前温水浸种 10~12 h,或进行沙藏,1∶3 混合放在 0~10 ℃条件下处理 20~30 d,3~4 月播种,按行距 65 cm,株距 30 cm 穴播,每穴播种 8~10 粒,细土拌草木灰覆盖 2~3 cm。苗高 15~16 cm 时,匀苗、补苗,每穴留苗 3~4 株。分根繁殖:采用采挖的鲜活根作种,择选新鲜、肥厚的中、上部根块,截成 15 cm 左右长的小段,并将其下端削成马耳形备用。深翻土地,除杂草,耙细平整泥土,打坑,坑距 30~40 cm,行距 50 cm,坑深 20~30 cm,底肥施于坑中。将选择好的种根植于坑中,每坑植 1~2 段,削成马耳形的一端朝下,覆盖 8~10 cm 厚的细泥土。120 d 左右冒芽出土。

田间管理 及时除草、浇水、培土,第一次中耕除草在播种后次年 6 月,后追施复合肥,第二次在 12 月,清除干枯的倒苗和杂草,并中耕培土。第三次在播种后的第三年 3 月,疏松表土,除杂草,并追施复合肥和农家肥。第四次在第三年 6 月。开花期,除留种子外,摘除带花蕾的整个花序。

【采收加工】 9~10 月挖取全株,用刀分割成单根,晒干或烘干。

【药材】 苦参 *Radix Sophorae Flavescentis* 全国各地均产。

性状 根呈长圆柱形,下部常分枝,长 10~30 cm,直径 1~2.5 cm。表面棕黄色至灰棕色,具纵皱纹及横生皮孔。栓皮薄,常破裂反卷,易剥落,露出黄色内皮。质硬,不易折

2.《嘉祐本草》:"除面目及舌下黄,强力不睡;折取茎中白汁,傅丁肿出根;又取汁滴痈上立溃;碎茎、叶傅蛇咬;根主赤白痢及骨蒸,并煮服之。今人种为菜,生食之,久食轻身少睡,调十二经脉,利五脏。霍乱后胃气逆烦,生捣汁饮之,虽冷,甚益人。"

3.《河北中草药》:"治肠痈,跌打损伤,肺热咳嗽,肺结核,痔疮,黄水疮。"

4.《湖南药物志》:"清热,解毒,散结。全草主治胃炎,黄疸,子宫颈炎,睾丸炎,乳腺炎,痈,疔;根治痢疾。"

【用法用量】 内服:煎汤,9～15 g;或捣汁。外用:捣敷;或研末调敷;或煎水洗。

【宜忌】 1.《千金方》:"不可共蜜食之。"

2.《嘉祐本草》:"不可同血食(一本作蜜),食作痔疾。"

【选方】 1. 治睾丸炎　鲜兔仔菜 30 g,猪瘦肉 125 g。水炖服。(《福建药物志》)

2. 治黄水疮　东北苦菜研末,香油调敷患处。(《河北中草药》)

2591 苦芙 kǔ ǎo (《本草经集注》)

【异名】 钩芙(《尔雅》),苦板(《纲目》),苦菜、败酱(《内蒙古中草药》)。

【基原】 为菊科莴苣属植物蒙山莴苣的全草。

【原植物】 蒙山莴苣 *Lactuca tatarica* (L.)C. A. Mey. [*Sonchus tataricus* L.]

多年生草本,高 30～100 cm。茎分枝。叶互生;下部叶长圆形,灰绿色,基部收窄,半抱茎,羽状或倒向羽状深裂或浅裂,质厚,稍肉质;茎中部叶披针形或狭披针形,不分裂,全缘;上部叶全缘,抱茎;有时全部叶全缘而不分裂。头状花序多数,有 20 个小花,在茎枝顶端排成开展圆锥状花序;舌状花紫色或淡紫色。瘦果长圆状条形,灰色至黑色,有 5～7 条纵肋,果颈渐窄,较长,灰白色,冠毛白色。

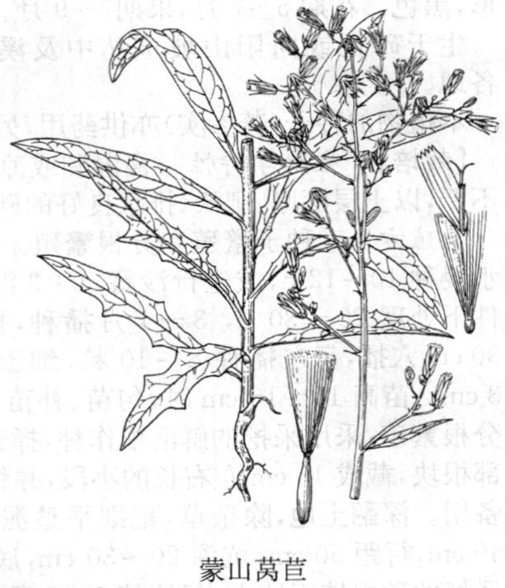

蒙山莴苣

生黏土或砂质土壤上,常见于河边、湖边。分布于华北、东北及西北等地。

【采收加工】 7～9 月采收,晒干。

【成分】 开花的地上部分含山莴苣苦素(lactupicrin),山莴苣素(lactucin),α-香树脂醇(α-amyrin)[1];含黄酮类成分:芹菜素(apigenin),芹菜素-7-O-β-吡喃葡萄糖苷(apigenin-7-O-β-glucopyranoside),木犀草素(luteolin),木犀草素-7-O-β-吡喃葡萄糖苷(luteolin-7-O-β-glucopyranoside),山柰素-3-O-β-吡喃葡萄糖苷(kaempferol-3-O-β-glucopyranoside),槲皮素-3-O-β-吡喃葡萄糖苷(quercetin-3-O-β-glucopyranoside)[2];含 3β,11β,14-三羟基-11,13-二氢闭鞘姜酯-3-β-吡喃葡萄糖苷(3β, 11β, 14-trihydro-11, 13-dilydrocostunolide-3-β-glucopyranoside)[3],11βH,13-二氢山莴苣素-8-O-对-甲氧基苯乙酸(11βH, 13-dihydrolactucin-8-O-*p*-methoxyphenylacetate)[4]。

【药性】 苦,微寒。

1.《别录》:"微寒。"

2.《药性论》:"味苦,无毒。"

【功用主治】 清热解毒,凉血止血。主治暑热烦闷,漆疮,丹毒,痈肿,痔疮,外伤出血,跌打伤痛。

1.《别录》:"主面目通身漆疮。"

2.《本草经集注》:"烧作灰以疗金疮甚验。"

3.《日华子》:"治丹毒。"

4. 汪颖《食物本草》:"煎汤洗痔。"

5.《纲目》:"下气解热。"

6.《医林纂要》:"解暑去热。"

【用法用量】 内服:煎汤,15～30 g;或生嚼。外用:捣敷;或烧灰敷;或煎汤洗。

【宜忌】 《食疗本草》:"不堪多食尔。"

2592 苦茄 kǔ qié (《国药的药理学》)

【异名】 千年不烂心、天泡草、毛和尚草、蜀羊泉(《中国药用植物图鉴》),排风藤、毛秀才、白毛藤(《贵州草药》),六甲草(《全国中草药汇编》),毛藤子(《云南中药资源名录》)。

【基原】 为茄科茄属植物欧白英的全草。

【原植物】 欧白英 *Solanum dulcamara* L.

多年生无刺草质藤本。叶互生;叶片卵圆状椭圆形或提琴形,先端渐尖,基部戟形,齿裂或 3～5 羽状深裂,中裂片较长,两面均疏被短柔毛。聚伞花序腋外生,多花;总花梗长约 1.5 cm;萼杯状,5 裂,裂片三角形;花冠紫色或白色,5 裂,裂片椭圆状披针形;雄蕊 5,着生于花冠管口,花丝极短而扁;雌蕊 1,子房卵形,2 室,花柱纤细,丝状,柱头小,头状。浆果球状或卵状,成熟后红色;种子扁平,近卵形,直径 1.5～2 mm。花期夏季,果熟期秋季。

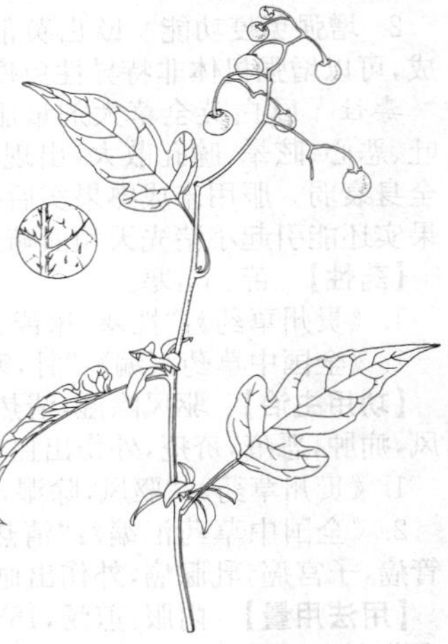

欧 白 英

生长于林边坡地。分布于四川、云南。

【采收加工】 7～10 月采收,鲜用或晒干。

【药材】 苦茄 *Herba Solani Dulcamarae* 主产于四川、云南等地。

性状　茎呈圆柱形,外表黄绿色或棕绿色,被稀疏短柔毛,质硬脆,易折断,断面纤维性,中上部常中空。叶互生,叶片皱缩卷曲,展平后呈卵圆状椭圆形或提琴形,齿裂或 3～5 羽状深裂或不裂,裂片有波状齿或浅裂,两面疏被短柔毛。果实黄绿色或暗红色,内藏多数种子。气微,味苦。

【成分】 全草中含黄酮类成分:山柰酚 (kaempfenrol),

抑制作用[16]。苦瓜提取物对革兰阳性球菌(金葡菌、表皮葡萄球菌)、革兰阳性杆菌(枯草杆菌)和革兰阴性杆菌(大肠杆菌、铜绿假单胞菌、痢疾杆菌、伤寒杆菌等)都有抑制作用[17]。苦瓜提取液(5 g/ml)对11种165株革兰阳性球菌,革兰阳性杆菌和革兰阴性杆菌具有抑制作用,对肉类食品具有抑菌防腐作用[18]。

4. 其他作用　犬每日服苦瓜果实醇提物 1.75 g,共60 d,可使睾丸重量明显减轻,副睾重量未有改变,75%细精管完全缺乏1～8步精细胞,睾丸中RNA、蛋白质、唾液酸和酸性磷酸酶均减少,而胆固醇含量却升高,可产生不育[19]。用微核试验证明苦瓜绿色果实含有抗突变有效成分[20]。苦瓜皂苷能显著降低剧烈运动后各组织MDA升高幅度,能显著升高各组织SOD活力,还能明显升高血清、肝脏中GSH-Px活力[21]。苦瓜提取液10 g/kg, 5 g/kg均能抑制小鼠耳郭及腹腔毛细血管通透性,对大鼠角叉莱胶所致足肿胀1 h、3 h、5 h、8 h、24 h各个时间均有明显抑制作用,并能抑制大鼠棉球肉芽肿[22]。

毒性　正常成年大鼠喂饲含0.02%、0.1%和0.5%苦瓜(干重)饲料8星期,对动物进食、生长和器官重量无不良影响,血常规也正常[23]。犬服苦瓜果实醇提取物每日1.75 g,共60 d,对体重无明显影响,血清丙氨酸氨基转移酶、碱性和酸性磷酸酶,血清蛋白、胆固醇、胆红素、磷脂、三酰甘油、游离胆固醇、磷酸肌酸、血糖、血中尿素均在正常范围,非酯化脂肪酸升高,除白细胞轻度上升外,血常规无异常[19]。

【药性】 苦,寒。归心、脾、肺经。

1.《滇南本草》:“味苦,性寒。入心、脾、肺三经。”

2.《纲目》:“无毒。”

3.《本经逢原》:“生则性寒,熟则性温。”

4.《本草求真》:“入心、肝、肺。”

【功用主治】 祛暑涤热,明目,解毒。主治暑热烦渴,消渴,赤眼疼痛,痢疾,疮痈肿毒。

1.《滇南本草》:“泻六经实火,清暑益气,止烦渴。”

2.《生生编》:“除邪热,解劳乏,清心明目。”(引自《纲目》)

3.《湖南药物志》:“止痛消肿。民间应用蚊虫咬。”

4.《全国中草药汇编》:“主治肠炎,便血;外用治痱子。”

5.《浙江药用植物志》:“主治消化不良。”

【用法用量】 内服:煎汤,6～15 g,鲜品30～60 g;或煅存性研末。外用:鲜品捣敷;或取汁涂。

【宜忌】 脾胃虚寒者慎服。

1.《滇南本草》:“脾胃虚弱吃之,令人作泄腹痛。”

2.《本草求原》:“火盛翳胀及噎膈病愈后均忌。”

3.《随息居饮食谱》:“中寒者勿食。”

【选方】 1.治中暑暑热　鲜苦瓜截断去瓤,纳好茶叶再合起,悬挂阴干。用时取6～9 g煎汤,或切片泡开水代茶服。

2. 治烦热消渴引饮　苦瓜绞汁调蜜冷服。

3. 治痢疾　鲜苦瓜捣绞汁1小杯泡蜂蜜服。

4. 治痈肿　鲜苦瓜捣烂敷患处。(1～4方出自《泉州本草》)

5. 治汗斑　鲜苦瓜去瓤及种子,用砒霜0.6 g,研末,纳入瓜内,以物盖口,用火烤出汁,取汁涂患处。(《福建药物志》)

【临床报道】 治疗糖尿病　用苦瓜片剂(每片含生药0.5 g),每次口服15～25片,每日3次,餐前1 h服,2个月为1个疗程。治疗糖尿病29例,其中轻型12例,中型12例,重型3例,危型2例。服药1～2个疗程后,显效19例,好转4例,无效2例,4例加重;显效率65.5%,有效率为79.3%;主要副作用为腹痛、肠鸣、腹泻等消化道反应[1]。

【各家论述】 1.《本经逢原》:“锦荔枝,有长短二种。生青熟赤,生则性寒,熟则性温。闽、粤人以长者去子,但取青皮煮肉充蔬,为除热解烦,清心明目之品。短者性温,其子苦甘,内藏真火,故能壮阳益气,然须熟赤,方有殊功。”

2.《随息居饮食谱》:“苦瓜青则苦寒,涤热,明目,清心。可酱可腌,鲜时烧肉,先瀹去苦味,虽盛夏而肉汁能凝,中寒者勿食。熟则色赤,味甘性平,养血滋肝,润脾补肾。”

2590 苦苣 kǔ jù (《嘉祐本草》)

【异名】 野苣(《千金方》),褊苣(《嘉祐本草》),东北苦菜(《东北植物检索表》),兔仔菜(《广州植物志》)。

【基原】 为菊科苦荬菜属植物苦苣的全草或根。

【原植物】 苦苣 *Ixeris chinensis* (Thunb.) Nakai subsp. *versicolor* (Fisch. ex Link) Kitam. [*Lactuca versicolor* (Fisch.) Sch.-Bip.]

多年生草本,高15～30 cm。全株无毛。根茎柔弱,平生。叶大部分基生,具柄;叶片线形或线状长圆形,长7～10 cm,全缘或间有疏离的锯齿;茎叶少,无柄,有时略抱茎。头状花序小,组成一疏松、柔弱、伞房花序式的圆锥花序;总苞长约6 mm,约有等长的苞片8枚,最外的数枚极小;花舌状,黄色;雄蕊5,着生花冠管上;子房下位,柱头2裂。瘦果略扁平,有棱起的脉,稍有极小的突点,喙约与果身等长,冠毛白色。花期春末至秋初。

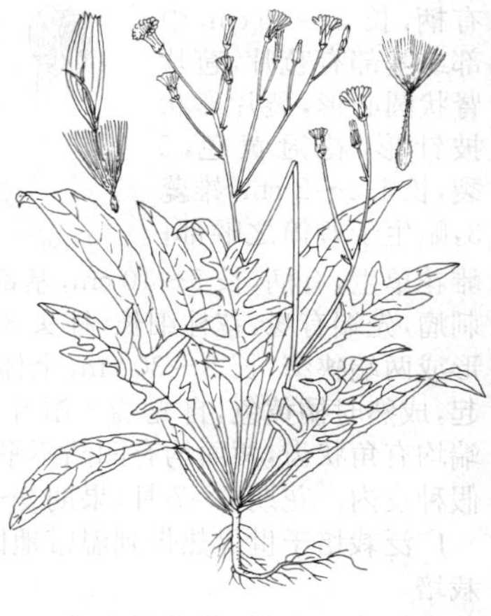

苦　苣

生于荒地上。分布于我国东北及南部各地。

【采收加工】 5～7月采收,鲜用或晒干。

【药理】 1. 保肝作用　苦苣全草提取物腹腔注射,对大鼠四氯化碳诱导的肝损伤有降低丙氨酸氨基转移酶和天冬氨酸氨基转移酶的作用,抑制肝脏脂肪变性与中央小叶的坏死[1]。苦苣提取物还对小鼠四氯化碳或对乙酰氨基酚诱导的急性肝损伤及β-D-氨基半乳糖诱导的大鼠肝损伤有保护作用[2]。

2. 其他作用　苦苣甲醇粗提物体外抑制白介素-1β和白介素-6激活的人肾小球系膜细胞增殖,并抑制白介素-1β和肿瘤坏死因子α产生[3]。

【药性】 苦,寒。

1.《千金方》:“味苦,平,无毒。”

2.《嘉祐本草》:“味苦,平。一云寒。”

3.《湖南药物志》:“苦、甘,寒。”

【功用主治】 清热解毒。主治黄疸,胃炎,痢疾,肺热咳嗽,肠痈,睾丸炎,疔疮,痈肿,黄水疮。

1.《千金方》:“久服轻身少睡。”

中草药》)

2589 **苦瓜** kǔ guā (《滇南本草》)

【异名】 锦荔枝、癞葡萄(《救荒本草》),红姑娘(《群芳谱》),凉瓜(《广州植物志》),癞瓜(《民间常用草药汇编》),红羊(《泉州本草》)。

【基原】 为葫芦科苦瓜属植物苦瓜的果实。

【原植物】 苦瓜 *Momordica charantia* L.

一年生攀缘草本。多分枝,茎枝被细柔毛。卷须不分枝,纤细,被柔毛。叶柄细,初时被白色柔毛,后变近无毛;叶片轮廓为卵状椭圆状肾形或近圆形,膜质,长宽均为4～12 cm,两面被柔毛,5～7深裂,裂片卵状长圆形,叶脉掌状。雌雄同株;雄花单生,有柄,长5～15 cm,中部或基部有苞片,苞片肾状圆心形,裂片卵状披针形,花冠黄色,5裂,长1.5～2 cm,雄蕊3,贴生于萼筒之喉部;雌花单生,有柄,长5～10 cm,基部有苞片,子房纺锤形,具刺瘤,先端有喙,花柱细长,柱头3枚。果实为长椭圆形、卵形或两端狭窄,长8～30 cm,全体具钝圆不整齐的瘤状突起,成熟时橘黄色,自先端3瓣开裂。种子椭圆形扁平,两端均有角状齿,两面均有凹凸不平的条纹,包于红色肉质的假种皮内。花期6～7月,果期9～10月。

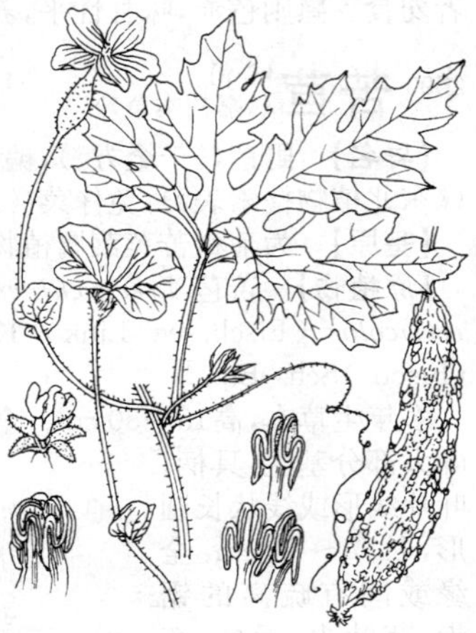
苦 瓜

广泛栽培于世界热带到温带地区。我国南北各地均普遍栽培。

本植物的种子(苦瓜子)、叶(苦瓜叶)、花(苦瓜花)、根(苦瓜根)、茎(苦瓜藤)亦供药用,另设专条。

【栽培】 *生物学特性* 喜温暖气候。较耐热、耐低温,喜湿,但不耐渍。宜选土层深厚、肥沃、排水便利的砂质壤土,pH5.5～6.5。忌连栽,适于与水稻、豆类作物轮栽。

繁殖方法 用种子繁殖,直播或育苗移栽法。直播,3～4月播种,播前种子经浸种、催芽,后按行株距1 m×0.4 m开穴点播,每穴下种2～3粒,覆土2～3 cm。育苗移栽,春播,于2～3月,用营养钵育苗,幼苗长2～3片真叶时,按上法移栽定植。

田间管理 苗期勤施淡肥,当进入旺盛生长期前,应施以充足的肥料。夏季高温干旱时,宜适时灌水和加强追肥。幼苗开始抽蔓时,及时插人字形支架或搭棚架,人工引蔓上架或上棚。适当剪除基部细弱的侧枝及过密的衰老黄叶,以利通风透光。

病虫害防治 病害为炭疽病,在初果期每隔7～10 d喷1次波尔多液。虫害有瓜实蝇、蚜虫、白粉虱等。

【采收加工】 9～10月采收果实,切片晒干或鲜用。

【药材】 苦瓜 *Fructus Momordicae Charantiae* 产于全国各地。

性状 干燥的苦瓜片呈椭圆形或矩圆形,厚约2～8 mm,长3～15 cm,宽0.4～2 cm,全体皱缩,弯曲,果皮浅灰棕色,粗糙,有纵皱或瘤状突起,中间有时夹有种子或种子脱落后留下的孔洞,质脆,易断。气微,味苦。

【成分】 果实含苦瓜混苷(charantin)[1],是β-谷甾醇-β-D-葡萄糖苷(β-sitosterol-β-D-glucoside)和5,25-豆甾二烯醇-3-葡萄糖苷(5,25-stigmastadien-3β-ol-β-D-glucoside)等分子混合物[2]。还含5-羟色胺和谷氨酸,丙氨酸(alanine),β-丙氨酸,苯丙氨酸,脯氨酸,α-氨基丁酸[3],瓜氨酸[4]等多种氨基酸以及半乳糖醛酸[5],果胶[6]。又含类脂,其中脂肪酸为棕榈酸(palmitic acid),硬脂酸(stearic acid),油酸(oleic acid),亚油酸(linoleic acid),亚麻酸(linolenic acid),桐酸(elaeostearic acid)[7]。

【药理】 1. 降血糖作用 正常饥饿小鼠口服苦瓜水提物4 g/kg可改善对葡萄糖的耐受性,明显降低口服和腹腔注射葡萄糖后的小鼠血糖[1]。苦瓜水提物在体外能促进离体胰岛的胰岛素释放[2]。苦瓜冻干粉(生药量20 g/kg和40 g/kg)对药物性高血糖小鼠具有显著的降血糖作用,同时对正常小鼠血糖没有影响。苦瓜冻干粉的小鼠口服LD_{50}为生药量704.8 g/kg,其产生降糖药效的剂量仅为其LD_{50}的1/35～1/17[3]。苦瓜未成熟果实水提取物可强力刺激肥胖高血糖小鼠离体胰岛β-细胞胰岛素的释放,这种刺激作用部分可逆[4]。苦瓜果汁在体外可增加大鼠组织对葡萄糖的摄取,并不增加组织呼吸。葡萄糖负荷前口服苦瓜汁可增加大鼠肝脏和肌肉肝糖原含量[5]。苦瓜的未被加热的直接压榨的果汁较其他方法提取的有效部位的降血糖效果好,推断其降血糖的活性成分可能为水溶性的受热易被破坏的成分[6]。从苦瓜果实的酸性乙醇提取物中进一步分离得P、F_1和F_2三部分,果实的P部分对仓鼠脂肪细胞有抗脂肪分解和刺激[^{3}H]葡萄糖参入脂质的作用,含皂苷的F_1部分可抑制脂肪分解和[^{3}H]葡萄糖参入脂质,F_2部分则增加[^{3}H]葡萄糖参入脂质。提示苦瓜果实中存在拟似胰岛素作用的化合物[7]。从苦瓜果实中分离到一种降血糖肽,最小分子量约11 000(166个残基),皮下注射对动物和人均有显著降血糖作用[8]。

2. 抗癌作用 苦瓜粗提物能剂量依赖性杀死人白血病性淋巴细胞,而同样剂量并不影响正常人淋巴细胞活力[9]。含有鸟苷酸环化酶抑制成分的苦瓜水提物在体外可阻断大鼠前列腺腺癌的生长,也可阻断[^{3}H]胸腺嘧啶脱氧核苷掺入DNA,可抑制细胞周期G_2+M相,肿瘤内升高的鸟苷酸环化酶活性受抑制,肿瘤内cGMP水平也降低[10]。从苦瓜提纯的一种细胞抑制因子,对人白血病淋巴细胞IM_9具有细胞抑制作用,对正常组织培养细胞优先抑制RNA合成,对蛋白质合成也有一定抑制作用[11]。α-苦瓜素和β-苦瓜素对小鼠S_{180}实体瘤均有显著的抑制作用,抑瘤率分别为71.2%和68.6%。两种苦瓜素对人胃癌NKM细胞株的DNA、RNA和蛋白质的合成也均有明显的抑制作用[12]。

3. 抗病毒、抗菌作用 从果实中分离得一种人类免疫缺陷病毒(HIV)的新抑制剂,定名为MAP_{30},有较强的HIV的抗活性,且对未感染细胞无毒,以后研究表明,它还能加强弱HIV拮抗剂地塞米松的作用,且不伴随细胞毒作用[13]。MAP_{30}在体外实验中还可抑制单纯疱疹病毒(HSV),并且无明显细胞毒作用[14]。苦瓜提取物可抑制艾滋病毒,有选择性地杀死被HIV感染的淋巴细胞和巨噬细胞[15]。苦瓜素在体内外对CVB_3的RNA复制均有明显的

1.《天目山药用植物志》:“为杀虫剂。”

2.《广西本草选编》:“清热解毒,祛湿杀虫。主治眼镜蛇、青竹蛇咬伤,疮疖,体癣,湿疹。”

3.《浙江药用植物志》:“清热燥湿,健胃杀虫。主治痢疾,胆道感染;外治痈疖疮毒,疥癣,烫伤。”

4.《湖北中草药志》:“解毒杀虫。用于大叶性肺炎,支气管肺炎,上呼吸道感染,消化道感染。”

【用法用量】 内服:煎汤,6～15 g,大剂量 30 g;或入丸、散。外用:煎水洗;研末撒或调敷;或浸酒搽。

【宜忌】 本品有一定毒性,内服不宜过量。孕妇慎服。

【选方】 1. 治菌痢 苦木茎枝 9～15 g。研粉,分 3～4 次吞服。(《浙江药用植物志》)

2. 治局部化脓性感染和预防外伤感染 苦木 500 g,粉碎过 120 目筛,与凡士林 500 g 制成软膏。化脓处先用苦木水洗净,外敷,每日 1～2 次。〔《中草药通讯》1977,(9):28〕

3. 治阿米巴痢疾 苦木茎枝 15 g,石榴皮 15 g,竹叶椒根 9 g。水煎,分 2 次服。

4. 治疮疖,体癣,湿疹 (苦树)茎适量,水煎外洗。(3、4 方出自《广西本草选编》)

【临床报道】 治疗高血压病 ①口服苦木乙醇浸膏片(每片含生药 1.5 g),每日 3 次,每次 1～2 片,个别患者服至 3 片,总疗程为 4 星期。治疗 52 例原发性高血压病患者,结果,显效 33 例,有效 10 例,总有效率为 82.69%。疗效与降压灵相似。治疗期间除 3 例耳鸣,2 例口干,2 例视物模糊外,未见其他副作用。部分患者于治疗前后作肝、肾功能对比检查,未发现异常改变[1]。②用苦木片(每片含总生物碱 3 mg)口服,每日 3 次,每次 1 片。第一个疗程 10 d,第二个疗程 20 d,第三个疗程 30 d,共 60 d。第二个疗程时如疗效不显著,可增至每次 2～3 片。结果:城市点苦木组高血压病患者 52 例,治疗 10 d 后有效率 65.4%,与复降片组 49 例(有效率 67.4%)对比,疗效基本相同;治疗 60 d 后,有效率为 65.4%,而复降片组则高达 83.7%,两者有显著差异。农村点苦木组与复降片组各 74 例,治疗 10 d 后有效率分别为 44.6%及 60.8%,60 d 后为 81.1%及 85.1%,两组疗效无明显差异。本品降压疗效与高血压病分期关系不大。个别患者有口干、恶心或腹胀的副作用。治疗前后胸透、心电图、眼底及血糖、血脂、肝功能、血、尿常规检查均未发现明显改变[2]。③用苦木内酯甲片,每次 0.03～0.06 mg,每日 3 次,口服,连服 5 星期,治疗高血压病 136 例,其中Ⅰ期 45 例,Ⅱ期 91 例。结果,显效 76 例,有效 39 例,总有效率 84.5%,与用降压灵片治疗的对照组无显著差异。观察表明,本品对不同期高血压的降压疗效相似;随着疗程延长,疗效相应提高。服药期间有 5 例出现面部发热感,不停药自行消失。对心、肝、肾、血象无明显不良影响[3]。

2588 苦艾 kǔ ài
(《新疆中草药》)

【异名】 洋艾(《江苏南部种子植物手册》)。

【基原】 为菊科蒿属植物中亚苦蒿的叶和花枝。

【原植物】 中亚苦蒿 *Artemisia absinthum* L.

多年生草本,高 60～150 cm。主根单一,垂直。根状茎稍粗短,垂直。茎单一或 2～3 个,直立,密被灰白色短柔毛,上部斜上分枝。茎下部叶二至三回羽状全裂;中部叶长卵形或卵形,二回羽状全裂;上部叶羽状全裂或 5 全裂;苞片叶 3 深裂或不分裂。头状花序球形或近球形,下垂,于茎端或分枝上排成穗状花序式的总状花序;总苞片 3～4 层,中、外层总苞片有白色柔毛,内层者近膜质,几无毛;花序托密生白毛;雌花 1 层,15～25 朵,花冠狭圆锥状,花冠檐部有 2 裂齿,花柱线形,伸出花冠外,先端分叉;两性花 4～6 层,30～90 朵,花冠管状,花药披针形,花柱与花冠等长,先端 2 叉,柱头有睫毛。瘦果长圆形。花、果期 8～11 月。

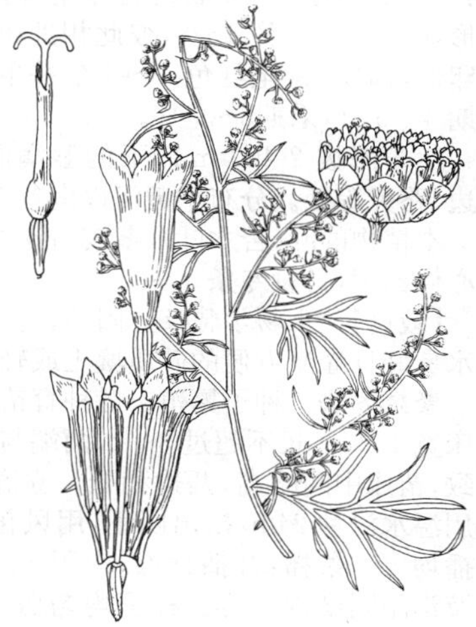

中亚苦蒿

生于海拔 1 100～1 500 m 的山坡、草原、林缘及灌丛中。分布于新疆;我国南京等地有栽培。

【采收加工】 6～7 月开花前割取花枝或采叶,晒干。

【成分】 地上部分含有洋艾双内酯(artenolide)[1],帕氏万带兰素(parishin)B、C[2],1-〔(E)-8-异丙基-1,5-二甲基-4,8-壬二烯〕-4-甲基-2,3-二氧-双环[2.2.2]-5-辛烯{1-〔(E)-8-isopropyl-1,5-dimethyl-nona-4,8-dienyl〕-4-methyl-2,3-dioxa-bicyclo [2.2.2] oct-5-ene},异-1-〔(E)-8-异丙基-1,5-二甲基-4,8-壬二烯〕-4-甲基-2,3-二氧-双环[2.2.2]-5-辛烯{iso-1-〔(E)-8-isopropyl-dimethyl-nona-4,8-dienyl〕-4-methyl-2,3-dioxa-bicyclo[2.2.2]oct-5-ene}[3],素馨苦苷(jasminin)[4]。

全草中含香豆素类:东莨菪素(scopoletin),伞形花内酯(umbelliferone);酚酸类:咖啡酰奎宁酸(caffeoylquinic acid),绿原酸(chlorogenic acid)[5];内脂化合物:洋艾种双内酯(absintholide)[6],客多佩楞内酯-A(ketopelenolide-A)[7],洋艾素(absinthin),洋艾内酯(artabsin)[7];24ζ-乙基胆甾-7,22-二烯-3β-醇(24ζ-ethylcholesta-7,22-dien-3β-ol)[8],α-山道年(α-santonin),2-丙烯基-O-松柏醛(2-propenal-O-coniferaldehyde),2-甘油基-邻-松柏醛(2-glyceryl-*o*-coniferaldehyde),(−)-balanophonin[9]。全草挥发油中含有 β-侧柏酮(β-thujone)[10]。

【药理】 对中枢神经的作用 洋艾所含挥发油主要成分为 β-侧柏酮,能产生与樟脑相似的中枢兴奋作用。若猫或兔静脉注射洋艾油,能引起知觉消失和惊厥等症状[1]。洋艾乙醇提取物中的 24ξ-乙基胆甾-7,22-二烯-3β-醇,对酵母菌所致家兔发热有解热作用[2]。

【药性】 《新疆中草药》:“苦,寒,有毒。”

【功用主治】 清热燥湿,杀虫止痒。主治关节肿痛,湿疹瘙痒,疖肿疮毒,蛔虫病,食欲不振。

【用法用量】 内服:煎汤,3～6 g。外用:煎水洗;或熬膏敷。

【选方】 1. 治关节炎 苦艾 90～150 g。煎汤熏洗患部,或熬膏外敷。

2. 治湿疹,疮疖 苦艾、刺黄柏等分。煎水洗患部。

3. 治蛔虫 苦艾 3～5 g。水煎服。(1～3 方出自《新疆

4～5,卵形,被毛;花瓣4～5,倒卵形,比萼片长约2倍;雄蕊4～5,着生于4～5裂的花盘基部;雌花较雄花小,子房卵形,4～5室,花柱4～5,彼此相拥扭转,基部连合。核果倒卵形,肉质,蓝至红色,3～4个并生,基部具宿存花萼。花期4～5月,果期8～9月。

生于海拔2 400 m以下的湿润而肥沃的山地、林缘、溪边、路旁等处。分布于黄河以南各地。

本植物的叶(苦木叶)、茎皮(苦树皮)、根或根皮(苦木根)亦供药用,另设专条。

【栽培】 生物学特性　阳性,耐干旱,忌水涝,以向阳、排水良好且灌溉方便的砂质壤土或轻黏壤土为好。

繁殖方法　种子繁殖。播种育苗:种前圃地开沟作床,苗床宽1.3 m,长不超过30 m,两端与周围排水沟流水方向一致,苗床中间略高,两边稍低。立春前后2～3 d播种。先用温水浸种24 h,捞出阴干,用风化石灰粉拌种。条播、撒播均可。条播:开播种沟,沟距15～20 cm,纵沟、沟宽、深及沟距同横沟一样。种子均匀撒于条沟内,边播边覆盖。撒播:播后立即用本土没种,厚2～2.5 cm。

田间管理　雨季注意排水,防止渍水,做到床面不积水,步道不停水。幼苗期勤除草、追肥,以稀薄人粪尿或尿素为主,少量多次施。

病虫害防治　长期阴雨低温,出现枝叶卷缩并有脱落现象时,用400倍代森锰锌或600倍瑞枯霉液全株喷射1～2次。

【采收加工】 全年均可采,除去茎皮,切片,晒干。

【药材】 苦木 *Ramulus et Folium Picrasmae* 主产于湖南、广东、广西等地。

性状　本品枝呈圆柱形,长短不一,直径0.5～2 cm;表面灰绿色或棕绿色,有细密的纵纹及多数点状皮孔;质脆,易折断,断面不平整,淡黄色,嫩枝色较浅且髓部较大。叶为单数羽状复叶,易脱落;小叶卵状长椭圆形或卵状披针形,近无柄,长4～16 cm,宽1.5～6 cm;先端锐尖,基部偏斜或稍圆,边缘具钝齿;两面通常绿色,有的下表面淡紫红色,沿中脉有柔毛。气微,味极苦。

鉴别　(1) 粉末特征:黄绿色。叶的上表皮细胞多边形;下表皮细胞气孔甚多,气孔不定式。叶肉细胞中含众多草酸钙簇晶。纤维成束,细长,周围薄壁细胞含草酸钙簇晶,偶见方晶,形成晶纤维。

(2) 取本品粗粉2 g,加乙醇提取,蒸去乙醇后,加适量蒸馏水溶解,再以氯仿提取,蒸干,加蒸馏水2 ml溶解。取1 ml溶液置紫外光灯下观察,显天蓝色荧光,滴加氢氧化铵试液后,显淡黄绿色荧光(检查内酯)。

(3) 取上述溶液1 ml,加异羟肟酸铁试液2～3滴,溶液呈紫红色(检查内酯)。

(4) 薄层色谱:取本品粉末1 g,加甲醇10 ml冷浸过夜,滤过,滤液作为供试品溶液,以苦木碱B、C、D、F为对照品,分别点样于同一硅胶G薄层板上,用氯仿为展开剂,展距18 cm。以改良Dragendorff-Wagner(1∶1)试剂为显色剂显色,置紫外光灯(365 nm)下观察,供试品色谱中,在与对照品色谱相对应的位置处显相同颜色的荧光斑点。

【成分】 茎含生物碱:苦木碱(kumujian)A、B、C、D、E、F、G[1,2]〔苦木碱A即1-乙氧甲酰基-β-咔啉(1-carboethoxy-β-carboline),苦木碱B即1-甲氧甲酰基-β-咔啉(1-carbomethoxy-β-carboline),苦木碱C即1-甲酰基-β-咔啉(1-formyl-β-carboline),苦木碱D即4,5-二甲氧基铁屎米酮(4,5-dimethoxy-canthin-6-one),苦木碱E即铁屎米酮(canthin-6-one),苦木碱F即4-甲氧基铁屎米酮(4-methoxy-canthin-6-one),苦木碱G即1-乙烯基-4,8-二甲氧基-β-咔啉(1-vinyl-4,8-dimethoxy-β-carboline)[1,2]〕,苦木西碱(pricrasidine)C、D、E[3]、X、Y、W[4],4-羟基-5-甲氧基铁屎米酮(4-hydroxy-5-methoxycanthin-6-one)[5]。

树干含苦木素(quassin),异苦木素(picrasmin),苦树素(picrasin)A、B、C、D、E、F、G[4,5],苦木半缩醛(nigakihemiacetal)A、B、C,苦木内酯(nigakilactone)A、B、C、D、E、F、G、H、I、J、K、L、M[6～9]。

嫩枝含四环三萜类化合物:(24Z)-27-羟基-3-氧代-7,24-甘遂二烯-21-醛〔(24Z)-27-hydroxy-3-oxo-7,24-tirucalladien-21-al〕,(24Z)-27-羟基-7,24-甘遂二烯-3-酮〔(24z)-27-hydroxy-7,24-tirucalldien-3-one〕,(24Z)-3α-氧代-3α-高-27-羟基-7,24-甘遂二烯-3-酮〔(24Z)-3α-oxo-3α-homo-27-hydroxy-7,24-tirucalldien-3-one〕,(24Z)-27-羟基-3-氧代-7,24-甘遂二烯-21-酸甲酯〔methyl(24Z)-27-hydroxy-3-oxo-7,24-tirucalladien-21-oate〕,(24Z)-7,24-甘遂二烯-3β,27-二醇〔(24Z)-7,24-tirucalladiene-3β,27-diol〕,(24Z)-3β,27-二羟基-7,24-甘遂二烯-21-醛〔(24Z)-3β,27-dihydroxy-7,24-tirucalladien-21-al〕[10];生物碱类:1-乙烯基-4,9-二甲氧基-β-咔啉(1-vinyl-4,9-dimethoxy-β-carboline),β-咔啉基-〔3-(4,8-二甲氧基-β-咔啉基)-1-甲氧基丙基〕甲酮〔β-carbolin-1-yl-3-(4,8-dimethoxy-β-carbolin-1-yl)-1-methoxypropylketone〕,1-乙基-4-甲氧基-β-咔啉(1-ethyl-4-methoxy-β-carboline),5-甲氧基铁屎米酮(5-methoxy canthin-6-one),铁屎米酮(canthin-6-one),1-乙烯基-4-甲氧基咔啉,1-乙烯基-4,8-二甲氧基-β-咔啉[11],1-甲酰基-β-咔巴啉,1-羟甲基-β-咔啉(1-hydroxymethyl-β-carboline)[12],1-甲氧甲酰基-β-咔啉,苦木酮碱[13],甲基苦木酮碱,3-甲基铁屎米-5,6-二酮[13],含苦目碱H、I[14]。此外,还含有苦树素苷(picrasinoside)A、B[15]。

【药理】 1. 抗微生物作用　苦木总碱对溶血性乙型链球菌、金黄色葡萄球菌、宋内痢疾杆菌和八叠球菌等有抑制作用[1]。苦木中的苦味素体外可抗肺结核[2]。苦木中的β-咔啉在体外有抗单纯性疱疹病毒的活性[3]。

2. 对心血管系统及血流量的影响　苦木总碱降低大鼠心输出量,减少左心室作功,降低心肌耗氧量;尚能减慢心率,改善心肌营养性血流量,延长P-R间期及减慢房室传导[1]。苦木总生物碱对麻醉犬、兔静脉注射和对正常大鼠、肾型高血压大鼠灌胃均有降压作用[1]。苦木中的铁屎米酮给兔静注,能增加兔肠和胃的血流率。而苦木碱D、B等仅增加兔肠的血流率[4]。苦木基部分离到的1-甲氧基羰基-β-咔啉等对牛心cAMP磷酸二酯酶有抑制作用[5]。

3. 其他作用　苦木中的苦树素苷B在体外对小鼠淋巴细胞性白血病P_{388}细胞株的生长有抑制作用[6]。苦木总碱可降低四氯化碳严重中毒性肝炎家兔血清的丙氨酸氨基转移酶[1]。苦木能抑制二甲苯所致的小鼠耳部炎症和蛋清性足肿[1]。

【药性】 苦,寒,小毒。

1.《天目山药用植物志》:"苦,有毒。"

2.《广西本草选编》:"味苦,性寒,有小毒。"

【功用主治】 清热解毒,燥湿杀虫。主治上呼吸道感染,肺炎,急性胃肠炎,痢疾,胆道感染,疮疖,疥癣,毒蛇咬伤,湿疹,水火烫伤。

《湖南药物志》

2585 茉莉花露 mò lì huā lù (《纲目拾遗》)

【基原】 为木犀科茉莉属植物茉莉 *Jasminum sambac* (L.) Ait. 的花之蒸馏液。

【原植物】 参见"茉莉花"条。

【药性】 《纲目拾遗》:"气香味淡。"

【功用主治】 辟秽,理气,美容,泽肌。主治胸膈陈腐之气,并作香体、护肤品。

1.《纲目》:"蒸油取液作面脂,头泽长发,润燥香肌。亦入茗汤。"

2.《纲目拾遗》:"其气上能透顶,下至小腹,解胸中一切陈腐之气。"

3.《江苏省植物药材志》:"健脾理气。"

【用法用量】 内服:点茶。外用:涂搽;或兑水烧汤沐浴。

【宜忌】 《纲目拾遗》:"止可点茶,不宜久服,令人脑漏。"

2586 苦丁 kǔ dīng (《四川中药志》)

【异名】 小山萝卜、龙喳口(《草木便方》),叉头草(《四川中药志》),蛾子草〔《中草药通讯》1972,(3):58〕,大叶蜈蚣草、杨梅蒜、羊奶草(《湖南药物志》),野苦麻、高脚蒲公英(《浙江余江草药验方》),丁萝卜(《全国中草药汇编》),双股金钗(《浙江药用植物志》),台湾山苦荬(《台湾植物志》)。

【基原】 为菊科莴苣属植物台湾莴苣的根或全草。

【原植物】 台湾莴苣 *Lactuca formosana* Maxim.

一年或二年生草本,高 80～120 cm。全株均有白色乳汁。主根数个,圆锥形。茎单一,直立,上部多分枝。叶互生;通常无柄;叶片披针形或长圆状披针形,长 6～14 cm,羽状分裂,先端裂片较大,两侧裂片略下倾,先端尖锐或渐尖、或钝,基部呈耳状抱茎,边缘复作齿牙状,上面绿色,下面浅绿色,主脉上具长毛。头状花序顶生,排成圆锥花丛;总苞圆筒状,苞片覆瓦状排列;花淡黄色,全部舌状;雄蕊 5,着生花冠管上;子房下位,花柱纤细,柱头 2 裂。瘦果卵圆形,扁平,黑色,先端具喙,冠毛白色,细软。花期 5～9 月。

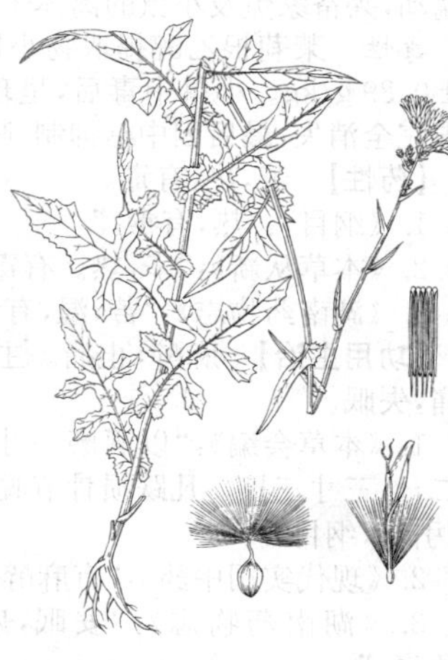

台湾莴苣

生于路边及荒野。分布于河北、山西、江苏、浙江、安徽、福建、江西、河南、湖北、四川、贵州、陕西、甘肃、台湾等地。

【采收加工】 5～6 月采收,鲜用或晒干。

【药性】 苦,寒。

1.《草木便方》:"苦。"

2.《四川中药志》1960 年版:"性寒,味苦,无毒。"

3.《浙江药用植物志》:"有小毒。"

【功用主治】 清热解毒,祛风湿,活血。主治疔疮痈肿,乳痈,肠痈,咽喉肿痛,疥癣,痔疮,蛇咬伤,风湿痹痛,跌打损伤。

1.《草木便方》:"解毒,散热,清火,利筋骨。治中恶,羊疔,同菖用。蛇伤起皰,捣涂。"

2.《四川中药志》1960 年版:"调经种子。"

3.《浙江药用植物志》:"清热解毒,祛风湿。治扁桃体炎,乳腺炎,风湿性关节炎,疥癣,痔疮,毒蛇咬伤。"

4.《食物中药与便方》:"清热解毒,消肿散结。适用于一切疮疖痈疽、无名肿毒等各种感染化脓性炎症。也有用治阑尾炎者。"

【用法用量】 内服:煎汤,15～30 g;或泡酒。外用:捣敷;或煎水洗。

【选方】 1. 治指疔 苦丁鲜根适量。洗净捣烂,略加轻粉少许,研匀,涂敷患处,每日换药 2 次。

2. 治慢性阑尾炎及阑尾周围脓肿 台湾莴苣全草 60 g,红花 3 g,桃仁 9 g,大血藤 30 g。黄酒与水合煎服,每日 2 次。

3. 治毒蛇咬伤 苦丁鲜根捣烂,加入少量雄黄搅和,敷于伤口周围。另用根或全草 30～60 g。水煎服(或用鲜草捣烂,以开水冲服)。

4. 治跌打损伤,吐血 苦丁全草 30 g(鲜草 90 g),瘦猪肉 30 g。煮汤服。(1～4 方出自《食物中药与便方》)

【临床报道】 1. 治疗高血压病 用苦丁茶原生茶叶,每天 5～10 g,水煎或焗泡当茶喝,观察 2 个月后评定疗效。治疗高血压病患者 35 例,明显降压者 2 例,中度降压者 18 例,轻度降压者 10 例,无变化者 5 例,总有效率 85.7%[1]。

2. 治疗扁桃体炎 用蛾子草未抽薹幼苗的主根,鲜者 9～15 g,干者 3～9 g,水煎 2 次,混合,分 3 次服。或制成丸、散剂服用,每次 1.5～3 g。据 100 例的随访,一般服药 1～2d 即获痊愈[2]。

2587 苦木 kǔ mù (《中国药用植物志》)

【异名】 黄楝瓣树(《四川中药志》),山熊胆〔《新医学》1972,(3):26〕,熊胆树、苦胆树(《云南中草药》),黄楝树、苦皮树、臭辣子、苦树(《湖南药物志》),苦木霜(《浙江药用植物志》),鱼胆树、青鱼胆、狗胆木。

【基原】 为苦木科苦木属植物苦木的木材。

【原植物】 苦木 *Picrasma quassioides* (D. Don) Benn. [*Rhus ailanthoides* Bunge; *P. ailanthoides*(Bunge) Planch.]

落叶灌木或小乔木,高 7～10 m。树皮灰黑色,幼枝灰绿色,无毛,具明显的黄色皮孔。奇数羽状复叶互生,常集生于枝端,长 20～30 cm;小叶 9～15,卵状披针形至阔卵形,长 4～10 cm,宽 2～4 cm,先端渐尖,基部阔楔形,两侧不对称,边缘具不整齐锯齿。二歧聚伞花序腋生,总花梗长达 12 cm,密被柔毛;花杂性,黄绿色;萼片

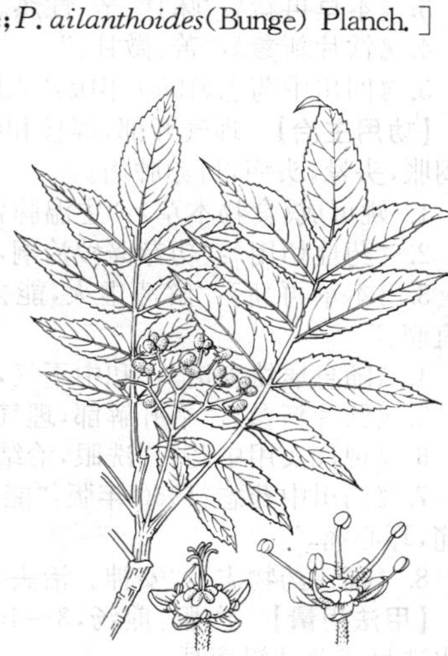

苦　木

【栽培】 生物学特性 喜温暖、湿润。以富含腐殖质和排水良好的砂质壤土为好。

繁殖方法 扦插繁殖。7～8月栽种，截取长15～20 cm带有2～3个芽的枝条，斜插于苗床，保持苗床湿润，温度在25 ℃～35 ℃，约1个月生根。按行、株距1 m×1 m定植。

【采收加工】 6～7月花初开时采收，立即晒干或烘干。

【药材】 茉莉花 *Flos Jasmini Sambac* 主产于江苏、四川、广东等地。

性状 花多呈扁缩团状，长1.5～2 cm，直径约1 cm。花萼管状，有细长的裂齿8～10个。花瓣展平后呈椭圆形，长约1 cm，宽约5 mm，黄棕色至棕褐色，表面光滑无毛，基部连合成管状；质脆。气芳香，味涩。

【成分】 花香成分主要有芳樟醇(linalool)，乙酸苯甲酯(benzyl acetate)，顺式丁香烯(*cis*-caryophyllene)[1, 2]，乙酸3-己烯酯(3-hyexenyl acetate)，苯甲酸甲酯(methyl benzoate)[1]，顺-3-苯甲酸己烯酯(*cis*-3-hexenyl benzoate)，邻氨基苯甲酸甲酯(methyl anthranilate)，吲哚(indole)[2]，顺式茉莉酮(*cis*-jasmone)，素馨内酯(jasminelactone)及茉莉酮酸甲酯(methyl jasmonate)[3]等数十种。从花的乙醇提取物中分得9′-去氧迎春花苷元(9′-deoxyjasminigenin)，迎春花苷(jasminin)和8，9-二氢迎春花苷(8, 9-dihydrojasminin)[4]。花中还含糖苷类：芳樟醇-β-D-吡喃葡萄糖苷(Linalyl-β-D-glucopyranoside)[5]，6-O-β-D-吡喃木糖基-β-D-吡喃葡萄糖苷(6-O-β-D-xylopyranosyl-β-D-glucopyranoside)，2-苯乙基-6-O-β-L-吡喃鼠李糖基-β-D-吡喃葡萄糖苷(2-phenylethyl-6-O-β-L-rhamopyranosyl-β-D-glucopyranoside)[6]。花中含 molihuasides A、B、C、D、E[7]。

【药理】 1. 抑癌作用 腹腔注射茉莉花粗多糖，延长接种腹水肝癌细胞的小鼠生命期，抑制癌细胞，提高脾指数、巨噬细胞吞噬功能和T淋巴细胞转化[1]。

2. 抑乳作用 茉莉花减少血清泌乳素水平，抑制乳汁分泌[2]。

毒性 小鼠腹腔注射茉莉花粗多糖的LD_{50}为1.936±0.3 g/kg，毒性很低[1]。

【药性】 辛、微甘，温。归脾、胃、肝经。

1.《纲目》："辛，热，无毒。"

2.《药性切用》："性味辛温，入肺、脾。"

3.《本草再新》："味甘、辛，性热。"

4.《饮片新参》："苦、微甘。"

5.《四川中药志》1960年版："入脾、胃二经。"

【功用主治】 理气开郁，辟秽和中。主治泻痢腹痛，胸脘闷胀，头晕，头痛，目赤肿痛。

1. 姚可成《食物本草》："主温脾胃，利胸膈。"

2.《药性切用》："功专辟秽治痢，虚人宜之。"

3.《本草再新》："解清虚火，能去积寒。并能治疮毒，消疽瘤。"

4.《随息居饮食谱》："和中下气，辟秽浊。治下痢腹痛。"

5.《饮片新参》："平肝解郁，理气止痛。"

6.《现代实用中药》："洗眼，治结膜炎。"

7.《四川中药志》1960年版："能避瘟疫，醒脑。治目赤肿痛，耳心痛。"

8.《福建药物志》："安神。治头痛、头晕。"

【用法用量】 内服：煎汤，3～10 g；或代茶饮。外用：煎水洗目或菜油浸滴耳。

【选方】 1. 治湿浊中阻，脘腹闷胀，泄泻腹痛 茉莉花6 g(后下)，青茶10 g，石菖蒲6 g。水煎温服。(《四川中药志》1979年版)

2. 治头晕头痛 茉莉花15 g，鲢鱼头1个。水炖服。(《福建药物志》)

3. 治目赤肿痛，迎风流泪 茉莉花、菊花各6 g，金银花9 g。水煎服。(《中国药用花卉》)

4. 治耳心痛 茉莉花用菜油浸泡，滴入耳内。(《四川中药志》1960年版)

5. 治妇人难产 用茉莉花7朵，泡汤，连花吞下，即产。(柴裔《食鉴本草》)

【各家论述】《本经逢原》："茉莉花，古方罕用，近世白痢药中用之，取其芳香散陈气也。"

2584 茉莉根 mò lì gēn (《纲目》)

【基原】 为木犀科茉莉属植物茉莉 *Jasminum sambac* (L.) Ait. 的根。

【原植物】 参见"茉莉花"条。

【采收加工】 9～12月挖根，切片，鲜用或晒干。

【药理】 1. 中枢抑制作用 茉莉根醇浸膏灌胃，减少小鼠醋酸引起的扭体次数，抑制小鼠的自主活动，对戊巴比妥钠阈上剂量催眠有协同作用，可用于对抗毒品依赖者戒毒过程中出现的戒断症状[1]。小鼠腹腔注射茉莉根乙醇提取物，还使小鼠被动活动能力降低(滚棒法实验)[2]。其水浸液腹腔注射，对蛙、大鼠、豚鼠、兔和犬等均有不同程度的镇静和催眠作用；根的氯仿提取物能使小鼠翻正反射消失[3]。

2. 其他作用 茉莉根较大剂量对离体蛙心、兔心呈现抑制作用，使离体兔耳和青蛙后肢血管扩张，抑制离体兔肠的蠕动，兴奋家兔及小鼠的离体子宫[3]。

毒性 茉莉根乙醇提取物小鼠腹腔注射的LD_{50}为8.37±0.89 g/kg。小鼠中毒后，呈现昏睡状态，但反射活动并未完全消失，最后因中枢抑制、呼吸麻痹而死亡[3]。

【药性】 苦，热，有毒。

1.《纲目》："热，有毒。"

2.《本草从新》："辛，热。有毒。"

3.《湖南药物志》："苦，温，有毒。"

【功用主治】 麻醉，止痛。主治跌打损伤，龋齿疼痛，头痛，失眠。

1.《本草会编》："以酒磨一寸服，则昏迷一日乃醒，二寸二日，三寸三日。凡跌损骨节脱臼接骨者用此，则不知痛。"(引自《纲目》)

2.《现代实用中药》："有麻醉作用。"

3.《湖南药物志》："安眠，麻醉。治失眠，龋齿痛，头顶痛。"

【用法用量】 内服：研末，1～1.5 g；或磨汁。外用：捣敷；或塞龋洞。

【宜忌】 1.《湖南药物志》："本品有麻醉性，宜慎用。"

2.《四川中药志》1960年版："孕妇和体虚者忌内服。"

【选方】 1. 续筋接骨止痛 茉莉根捣绒，酒炒包患处。(《四川中药志》1960年版)

2. 治骨折、脱臼、跌打损伤引起的剧烈疼痛 茉莉根1 g，川芎3 g。研细末，酒冲服。(《四川中药志》1979年版)

3. 治头顶痛 茉莉根、蚤休根，捣烂敷痛处；并先以磁针轻扎头部。

4. 治龋齿 茉莉根研末，熟鸡蛋黄，调匀，塞入龋齿。

5. 治失眠 茉莉根0.9～1.5 g。磨水服。(3～5方出自

服。(《百草镜》)

10. 治乳痈　玫瑰花7朵,母丁香7粒。无灰酒煎煮。(《纲目拾遗》)

【各家论述】《本草正义》:"玫瑰花,香气最浓,清而不浊,和而不猛,柔肝醒胃,流气活血,宣通窒滞而绝无辛温刚燥之弊,推断气分药之中,最有捷效而最为驯良者,芳香诸品,殆无其匹。"

2580 玫瑰根 méi guī gēn(江西《草药手册》)

【异名】三白草根(江西《草药手册》)

【基原】为蔷薇科蔷薇属植物玫瑰 *Rosa rugosa* Thunb. 的根。

【原植物】参见"玫瑰花"条。

【采收加工】9～10月采挖,切片,晒干。

【成分】根含槲皮素[1],儿茶素(catechin),胡萝卜苷(daucosterol),菜油甾醇葡萄糖苷(campesterol glucoside)[2],委陵菜酸-28-O-葡萄糖酯苷(tormentic acid 28-O-glucoside),野雅椿酸-28-O-葡萄糖酯苷(euscaphic acid 28-O-glucoside),异阿江榄仁酸-28-O-葡萄糖酯苷(arjunic acid 28-O-glucoside)[3]。

【药理】降脂作用　大鼠喂饲玫瑰根甲醇提取物减少肝脏三酰甘油含量,对血清三酰甘油无影响[1]。玫瑰地下部分甲醇提取物腹腔注射,降低正常大鼠、链脲佐菌素诱发的高血糖大鼠及高血脂大鼠血清胆固醇含量。有效成分为儿茶素[2]。

【药性】甘、微苦,微温。

【功用主治】活血,调经,止带。主治月经不调,带下,跌打损伤,风湿痹痛。

【用法用量】内服:煎汤,9～15 g;或浸酒。

【选方】1. 治月经过多　玫瑰根9 g,三白草根15 g,精肉90 g。水煎服,每日1剂。(江西《草药手册》)

2. 治赤白带下　玫瑰根15 g,鸡冠花9 g,益母草9 g,地锦草9 g。煎水,服时加红糖少许。(《安徽中草药》)

3. 治跌打损伤,风湿麻痹,腰腿疼痛　玫瑰根30～60 g。泡酒服。(《恩施中草药手册》)

2581 玫瑰露 méi guī lù(《纲目拾遗》)

【基原】为蔷薇科蔷薇属植物玫瑰 *Rosa rugosa* Thunb. 花的蒸馏液。

【原植物】参见"玫瑰花"条。

【药性】《纲目拾遗》:"味淡。"

【功用主治】抑肝和胃,养颜泽发。主治肝气犯胃,脘腹胀痛,肤发枯槁。

1.《金氏药帖》:"专治肝气胃气。"

2.《纲目拾遗》:"能和血,平肝养胃,宽胸散郁。"

3.《随息居饮食谱》:"蒸落熏茶,糖收作馅,浸油泽发,烘粉悦颜。"

4.《眼科锦囊》:"治风眼疫眼,其他外翳有脓气者。"

【用法用量】内服:温饮,30～60 g。

2582 茉莉叶 mò lì yè(广州部队《常用中草药手册》)

【异名】末利花叶(《龙门石窟药方》)。

【基原】为木犀科茉莉属植物茉莉 *Jasminum sambac* (L.) Ait. 的叶。

【原植物】参见"茉莉花"条。

【采收加工】7～10月采收,鲜用或晒干。

【成分】叶中含有无羁萜(friedelin),羽扇豆醇(lupeol),白桦脂醇(betulin),白桦脂酸(betulinic acid),熊果酸(ursolic acid),齐墩果酸(oleanolic acid),α-香树脂醇(α-amyrin),β-谷甾醇(β-sitosterol)[1],茉莉苷(sambawside)A、E、F[2],茉莉木脂素苷(sambacolignoside)[3]。

【药材】茉莉叶 *Folium Jasmini Sambac*　主产于江苏、四川、广东等地。

性状　叶多卷曲皱缩,展平后呈阔卵形或椭圆形,长4～12 cm,宽2～7 cm,两端较钝,下面脉腋有黄色簇生毛;叶柄短,长2～6 mm,微有柔毛。气微香,味微涩。

【药性】辛、微苦,温。

1. 广州部队《常用中草药手册》:"辛,凉。"

2.《福建药物志》:"微苦,温,有小毒。"

【功用主治】解表,消肿,解毒。主治外感发热,泄泻,痢疾,脚气,毒虫螫伤。

1. 广州部队《常用中草药手册》:"清热解表。治外感发热,腹胀腹泻。"

2.《福建药物志》:"消肿止痛。治脚气痛,蜈蚣及蜂螫伤。"

【用法用量】内服:煎汤,6～10 g。外用:煎水洗或捣敷。

【选方】治赤白痢　末利花叶捣车前草汁,和蜜一匙,顿服一升,日三。(《龙门石窟药方》)

2583 茉莉花 mò lì huā(《纲目》)

【异名】白末利(《北户录》),小南强(《清异录》),柰花(《铅丹杂录》),鬘华(《群芳谱》),末梨花(《中国树木分类学》)。

【基原】为木犀科茉莉属植物茉莉的花。

【原植物】茉莉 *Jasminum sambac* (L.) Ait.　又名:末利(《南方草木状》),抹历(《洛阳名园记》),没利(《梅溪诗集》),末丽(洪迈)。

直立或攀缘灌木,高达3 m。小枝圆柱形或稍压扁状,有时中空,疏被柔毛。单叶对生;叶柄长2～6 mm,被短柔毛,具关节。叶片纸质,圆形、卵状椭圆形或倒卵形,两端圆或钝,基部有时微心形,除下面脉腋间常具簇毛外,其余无毛。聚伞花序顶生,通常有花3朵,有时单花或多达5朵;花序梗长1～4.5 cm,被短柔毛;苞片微小,锥形;花梗长0.3～2 cm;花极芳香;花萼无毛或疏被短柔毛,裂片线形;花冠白色,花冠管裂片长圆形至近圆形。果球形,呈紫黑色。花期5～8月,果期7～9月。

我国南方各地广为栽培。原产印度。

本植物的叶(茉莉叶)、根(茉莉根)及茉莉花的蒸馏液(茉莉花露)亦供药用,另设专条。

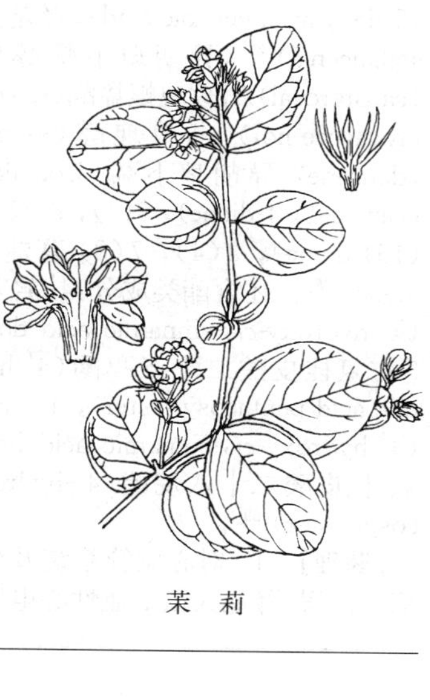

茉　莉

ten-2-one)，橙花醛(neral)，牻牛儿醛(geranial)，香茅醇乙酸酯，乙酸橙花醇酯(nerylacetate)，牻牛儿基丙酮(geranyl acetone)，十五烷，2-十一烷酮(2-undecanone)，2-十三烷酮，2-十五烷酮(2-pentadecanone)，十四烷醛(tetradecanal)，十六烷醛(hexadecanal)，乙酸十四烷醇酯(tetradecyl acetate)，β-苯乙醇，丁香油酚，甲基丁香油酚，乙酸-β-苯乙醇酯(β-phenylethyl acetate)[3]。对玫瑰香气起重要作用的微量成分为：β-突厥酮(β-damascone)，玫瑰醚(roseoxide)，α-白苏烯(α-naginatene)[4]。花还含槲皮素(quercetin)，矢车菊双苷(cyanin)，有机酸，β-胡萝卜素(β-carotene)，脂肪油等[5,6]。花托含鞣质成分：玫瑰鞣质(rugosin)A、B、C、D、E、F、G，小木麻黄素(strictinin)，异小木麻黄素(isostrictinin)，长梗马兜铃素(pedunculagin)，木麻黄鞣亭(casuarictin)，新唢呐素(tellimagrandin)Ⅰ及Ⅱ，1，2，3-三-O-没食子酰葡萄糖(1，2，3-tri-O-galloyl-β-D-glucose)，1，2，6-三-O-没食子酰葡萄糖(1，2，6-tri-O-galloyl-β-D-glucose)[7~9]。

果含有机酸类：枸橼酸(citric acid)，苹果酸(malic acid)，奎宁酸(quinic acid)，抗坏血酸(ascorbic acid)[10]；黄酮类：槲皮素，异槲皮素(isoquercetin)[11]；植物黄质(phytoxanthin)，玉红黄质(rubixan-thin)，番茄烃(lycopene)，γ-胡萝卜素(γ-carotene)[12]，葡萄糖，果糖，木糖，蔗糖[13]等。

种子油中含多量的不饱和脂肪酸，并含β-谷甾醇(β-sitosterol)[14]。种子含维生素E及F[15]。

茎叶含槲皮素，芸香苷(rutin)等黄酮类化合物[16~18]。

叶含异槲皮素[19]，芹菜素(apigenin)[21]等黄酮类成分和6-去甲氧基-4′-O-甲基茵陈色原酮(6-demethoxy-4′-O-methylcapillarisin)，6-去甲氧基茵陈色原酮(6-demethoxycapillarisin)[20]等色原酮类成分。又含多种倍半萜类成分：玫瑰萜醛(rugosal)A[21]、D，表玫瑰萜醛(epirugosal)D[22]，玫瑰酸(rugosic acid)A、B、C、D[23]，1，4-胡萝卜二烯醛(carota-1，4-dienal)，1，4-胡萝卜二烯酸(carota-1，4-dienoic acid)[24]，玫瑰没药萜醇(bisaborosaol)A[25]、B_1、B_2、C_1、C_2、D[27]、E_1、E_2、F[22]，哈曼拉希酸(hamanasic acid)A[25]，胡萝卜烯醛(daucenal)，环氧胡萝卜烯醛(epoxydaucenal)A、B，异胡萝卜烯醛(isodaucenal)，异胡萝卜烯酸(isodaucenoic acid)，11-羟基-12-氢化异胡萝卜烯醛(11-hydroxy-12-hydroisodaucenal)，11，12-去氢胡萝卜烯醛(11，12-dehydrodaucenal)，11，12-去氢胡萝卜烯酸(11，12-dehydrodaucenoic acid)，羟基异胡萝卜烯醛(hydroxyisodaucenal)[26]，异胡萝卜烯醇(isodaucenol)[22]，玫瑰醛(carotarosal)A，玫瑰螺烯酮(rosacorenone)[27]，玫瑰螺烯醇(rosacore-nol)，断玫瑰醛(secocarotanal)[22]，胡萝卜烯(daucene)，异胡萝卜烯(isodaucene)，1，4-胡萝卜二烯(carota-1，4-diene)，3(4)，8(15)-菖蒲二烯〔acora-3(4)，8(15)-diene〕，3(4)，7(8)-菖蒲二烯〔acora-3(4)，7(8)-diene〕[28]。还含酯类成分：4′-羟基-顺-桂皮酸二十二醇酯(4′-hydroxy-*cis*-cinnamic acid docosyl ester)，4′-羟基-2，3-二氢桂皮酸二十五醇酯(4′-hydroxy-2，3-dihydrocinnamic acid pentacosyl ester)，4′-羟基-顺-桂皮酸二十六醇酯(4′-hydroxy-*cis*-cinnamic acid hexacosyl ester)，4′-羟基-顺-桂皮酸二十八烷酯(4′-hydroxy-*cis*-cinnamic acid octacosyl ester)[29]。

【药理】 1. 对心血管系统及微循环的影响　玫瑰花水煎液灌胃，降低大鼠缺血性心电图ST段抬高的幅度，对抗异丙肾上腺素所致大鼠心肌缺血性改变，提高缺血心肌的超氧化物歧化酶活性，抑制肌酸激酶的释放[1]。酸性和中性玫瑰花水煎剂扩张去甲肾上腺素预收缩离体兔主动脉平滑肌条，此作用有内皮依赖性，与NO有关[2]。玫瑰花总提取物局部滴加可增加小鼠肠系膜微动脉的血流速度，加快肾上腺素导致微循环障碍的恢复[3]。玫瑰鞣质E诱导兔和人血小板聚集，玫瑰鞣质E对兔血小板可能是ADP受体激动剂[4]。

2. 其他作用　玫瑰花提取物对人免疫缺陷病病毒(艾滋病病毒)、白血病病毒和T细胞白血病病毒均有抗病毒作用。其所含长梗马兜铃素和新唢呐素Ⅰ对感染小鼠白血病病毒细胞的逆转录酶有抑制作用[5]。玫瑰能抗氧化，清除DPPH自由基[6]。玫瑰果汁对白血病HL-60细胞有诱导分化作用，还抑制多种肿瘤细胞株，但对正常人细胞毒性甚低[7,8]。

【药性】 甘、微苦，温。归肝、脾经。

1. 姚可成《食物本草》："味甘、微苦，温。无毒。"
2. 《纲目拾遗》："入脾、肝经。"
3. 《随息居饮食谱》："甘、辛，温。"

【功用主治】 理气解郁，和血调经。主治肝气郁结，脘胁胀痛，乳房作胀，月经不调，痢疾，泄泻，带下，跌打损伤，痈肿。

1. 姚可成《食物本草》："主利肺脾，益肝胆，辟邪恶之气，食之芳香甘美，令人神爽。"
2. 《药性考》："行血破积，损伤瘀痛。"
3. 《纲目拾遗》："和血行血，理气，治风痹。"
4. 《本草再新》："舒肝胆之郁气，健脾降火。治腹中冷痛，胃脘积寒，兼能破血。"
5. 《随息居饮食谱》："调中，活血，舒郁结，辟秽，和肝。酿酒可消乳癖。"
6. 《现代实用中药》："用于妇人月经过多，赤白带下及一般肠炎下痢等。"
7. 《河北中草药》："治消化不良，上部食道痉挛，咽喉有异物感。"

【用法用量】 内服：煎汤，3～10 g；浸酒或泡茶饮。

【宜忌】 《本草用法研究》："阴虚有火者勿用。"

【选方】 1. 治肝胃气痛　玫瑰花阴干，冲汤，代茶服。(《纲目拾遗》)

2. 治肝风头痛　玫瑰花4～5朵，合蚕豆花9～12 g。泡开水，代茶频饮。

3. 治肺病咳嗽吐血　鲜玫瑰花捣汁，炖冰糖服。(2～3方出自《泉州本草》)

4. 治上部食管痉挛，咽中有异物感　玫瑰花、白梅花各3 g。沏水代茶饮。(《天津中草药》)

5. 治痢疾　玫瑰花、黄连各6 g，莲子9 g。煎服。(《安徽中草药》)

6. 治白带　玫瑰花9 g，乌贼骨12 g，白鸡冠花9 g。水煎服。(《山东中草药手册》)

7. 治肝郁吐血，月汛不调　玫瑰花蕊三百朵，初开者，去心蒂，新汲水砂铫内煎取浓汁，滤去渣，再煎，白冰糖一斤收膏，早晚开水冲服。如专调经，可用糖收膏。(《饲鹤亭集方》玫瑰膏)

8. 治新久风痹　玫瑰花(去净蕊蒂，阴干)三钱，红花、全当归各一钱。水煎去渣，好酒和服，七剂。(《百草镜》)

9. 治肿毒初起　玫瑰花(去心蒂，焙为末)一钱，好酒和

册》)，刺玫花(《河北药材》)，刺玫菊(《山东中草药手册》)。

【基原】 为蔷薇科蔷薇属植物玫瑰和重瓣玫瑰的花。

【原植物】 1. 玫瑰 *Rosa rugosa* Thunb.

直立灌木，高约2 m。枝干粗壮，有皮刺和刺毛，小枝密生绒毛。羽状复叶；叶柄及叶轴上有绒毛及疏生小皮刺和刺毛；托叶大部附着于叶柄上；小叶5～9，椭圆形或椭圆状倒卵形，长2～5 cm，宽1～2 cm，边缘有钝锯齿，质厚，上面光亮，多皱，无毛，下面苍白色，有柔毛及腺体，网脉显著。花单生或3～6朵聚生；花梗有绒毛和刺毛；花瓣5或多数；紫红色或白色，芳香；花柱离生，被柔毛，柱头稍突出。果扁球形，红色，平滑，萼片宿存。花期5～6月，果期8～9月。

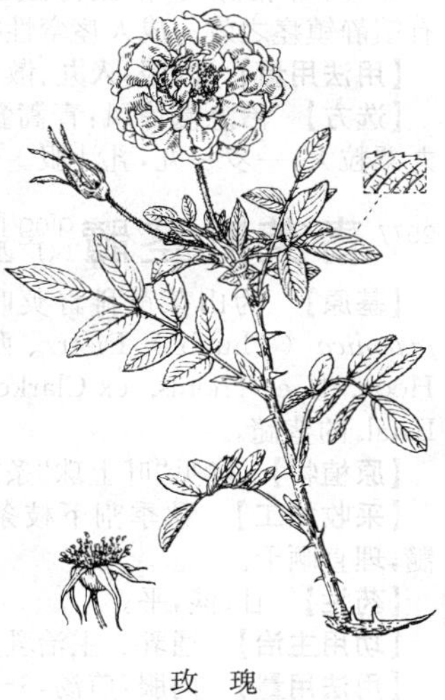

玫 瑰

原产中国北部。全国各地均有栽培。以山东、江苏、浙江及广东最多。

2. 重瓣玫瑰 *R. rugosa* Thunb. f. plena (Regel) Byhouwer [*R. rugosa* Thunb. var. *plena* Regel]

本变型花紫红色，重瓣，区别于上种。

本植物的根(玫瑰根)及玫瑰花的蒸馏液(玫瑰露)亦供药用，另设专条。

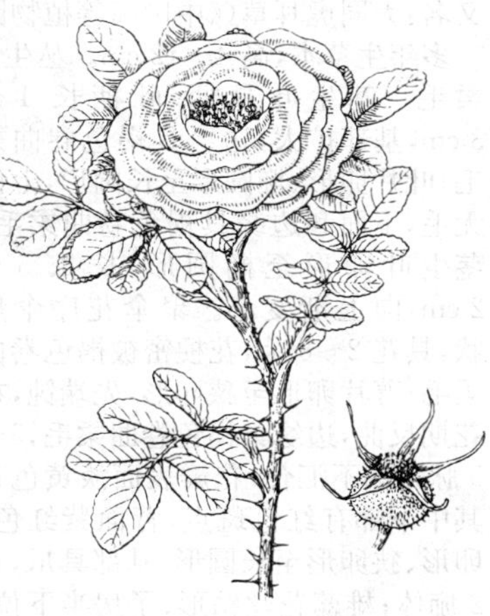

重瓣玫瑰

【栽培】 生物学特性 玫瑰是喜阳植物，对气候、土壤适应性强，耐寒、耐旱，怕涝。常选阳光充足、通风良好、地势较高燥平整的地块栽种。低洼积水地不宜种植。

繁殖方法 分株繁殖、压条繁殖扦插繁殖法。分株繁殖：在3月中下旬未发芽前，将母株周围萌蘖芽长成的新株挖出，连根带土移植。压条繁殖：7～9月间，选当年生健壮的新枝，将枝条弯曲牵引压入土穴内，覆土压紧，让枝梢露出地面。待长出新根后，至10月中旬或次年春季与母株分离移植。扦插繁殖：在早春发芽前，剪取1年生枝条，剪成15～20 cm长的插条，插入苗床中，待生根发芽后移植。大田定植时，按行株距50 cm×30 cm开穴栽种。

田间管理 植株萌动时施1次人粪尿，花苞露红至采花前夕施1次人粪或硫酸铵等。入冬施1次以厩肥为主的越冬肥，肥源不足时，可酌施开花肥及越冬肥。开花后，对病枝、虫咬枝、衰老枝进行修除工作，使植株不断复壮。生长4～5年后的植株，花产量逐年下降，趋于老化。此时在腊月里，进行翻挖分切重新栽种，又可更新复壮。用此法栽种后翌年无花，以后连续3年花较多。若安排较多地块，逐年分栽，产量可稳定上升。入冬后将玫瑰地普遍翻一下，在近根部施越冬肥后，即行培土，一则防冻，二则将叉枝扶正。培土厚薄视花墩枝条疏密情况而定。疏者多培，促进枝条萌发；反之则少培。

病虫害防治 病害有锈病，可于早春发芽前喷波美3～4度石硫合剂，生长季节根据病情用25%粉锈宁1 000倍液喷雾防治。虫害有黄多带天牛和蔷薇三节叶蜂。黄多带天牛为害应抓住化蛹、羽化及爬出蛹室的时期及时防治，进行根际培土、除草和更新修剪，增加抵抗力，并注意保护天敌广喙蝽、蚂蚁和蟋蟀；冬季翻动植株周围的土，可灭部分越冬蔷薇三节叶蜂虫源，8月上旬，叶蜂幼虫幼龄期可喷2.5%敌杀死2 000倍液防治。

【采收加工】 5～6月盛花期前，采摘已充分膨大但未开放的花蕾。文火烘干或阴干；或采后装入纸袋，贮石灰缸内，封盖，每年梅雨期更换新石灰。

【药材】 玫瑰花 *Flos Rosae Rugosae* 主产于浙江、江苏，以浙江长兴产者质量最佳。销全国。

性状 花蕾略呈半球形或不规则团块，直径1～2.5 cm。花托半球形，与花萼基部合生；萼片5，披针形，黄绿色或棕绿色，被有细柔毛；花瓣多皱缩，展平后宽卵形，呈覆瓦状排列，紫红色，有的黄棕色；雄蕊多数，黄褐色。体轻，质脆。气芳香浓郁，味微苦涩。

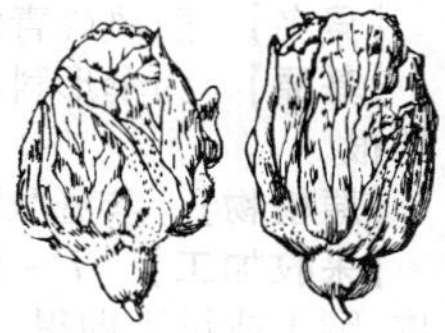

玫瑰花
(花蕾)外形

鉴别 (1) 萼片表面观：上表面非腺毛较密，单细胞，多弯曲，长136～680 μm，壁厚，木化。下表面具多细胞腺毛，头部多细胞，扁球形，直径64～180 μm，柄部多列性，长50～340 μm，基部有时可见单细胞分枝。气孔不定式。草酸钙簇晶直径9～25 μm。

花粉粒：极面观略呈三角形，直径25～30 μm，赤道面观椭圆形，长轴22～30 μm，短轴20～25 μm。具3孔沟，内孔类圆形，直径4～6.2 μm。表面具条状雕纹。

(2) 取本品粗粉2 g，加乙醚20 ml，振摇浸泡1 h，滤过。滤液2 ml置蒸发皿中，挥干乙醚，滴加数滴5%香草醛浓硫酸液，即显紫红色(检查挥发油)。

(3) 紫外光谱：取本品醇浸液，用95%乙醇配成0.05%的溶液，测定紫外光谱，本品在210 nm、264 nm、354 nm处有最大吸收峰。

【成分】 花含挥发油，内主含芳樟醇(linalool)，芳樟醇甲酸酯(linalyl formate)，β-香茅醇(β-citronellol)，香茅醇甲酸酯(citronellyl formate)，香茅醇乙酸酯(citronellyl acetate)，牻牛儿醇(geraniol)，牻牛儿醇甲酸酯(geranyl formate)，牻牛儿醇乙酸酯(geranyl acetate)，苯乙醇(phenylethanol)[1,2]，橙花醇(nerol)以及3-甲基-1-丁醇(3-methyl-1-butanol)，反式-β-罗勒烯(*trans*-β-ocimene)，十五烷(pentadecane)，2-十三烷酮(2-tridecanone)，1-戊醇(1-pentanol)，1-己醇(1-hexanol)，3-己烯醇(3-hexenol)，乙酸己酯(hexyl acetate)，乙酸-3-己烯酯(3-hexenyl acetate)，苯甲醇(benzyl alcohol)，丁香油酚(eugenol)，甲基丁香油酚(methyl eugenol)[3]，6-甲基-5-庚烯-2-酮(6-methyl-5-hep-

【临床报道】 治疗胃痛 农历六月上旬采青皮核桃3 kg,打碎瓶装,加60度烧酒5 kg,曝晒20～30 d。待酒变为黑色后用纱布过滤,加入单糖浆1 350 ml即制成核桃酒。用于胃、十二指肠溃疡及胃炎之疼痛2 020人次,每次服10 ml,每日1～2次,10 min内止痛者98.2%。若用治妇女痛经,可用黄酒5 kg浸泡本品。生品对皮肤有轻度刺激,酒浸后服未发现副作用[1]。

2574 青盐陈皮 qīng yán chén pí (《百草镜》)

【基原】 芸香科柑橘属植物橘 *Citrus reticulata* Blanco [*C. nobilis* Lour.; *C. deliciosa* Ten]及其栽培变种的成熟果皮用甘草、乌梅、川贝、青盐等加工制成。

【制法】 制青盐陈皮:陈皮二斤,河水浸一日,竹刀轻刮去浮白,储竹筐内,沸汤淋三四次,用冷水洗净,不苦为度,晒至半干,可得净皮一斤。初次用甘草、乌梅肉各四两,煎浓汁,拌晒夜露,俟酥捻碎如豆大。再用川贝母去心四两,青盐三两,研为细末,拌匀晒露,干收储。

【功用主治】 消痰降气,生津开郁,运脾调胃,解毒安神。

2575 青海防风 qīng hǎi fáng fēng (《青海药材》)

【异名】 防风(《青海常用中草药手册》)。

【基原】 为伞形科葛缕子属植物葛缕子 *Carum carvi* L.的根。

【原植物】 参见"藏茴香"条。

【采收加工】 7～10月挖根,稍晾,置沸水中烫后去外皮,晒干或烘干即得。

【药材】 青海防风 *Radix Cari Carvi* 产于华北、东北、西北等地。

性状 根呈圆柱形或纵剖成条形,略弯曲或呈扭曲状,单一,罕见分歧者。顶端根头部宽大,有明显的凹陷茎基痕。表面稍粗糙,有纵皱纹或沟纹。质坚脆,易折断,断面粗糙,皮层呈土黄色,木质部呈鲜明的黄色。气弱,味微甘而略苦。

鉴别 (1) 根横切面:木栓层易脱落,剩余为3～6列细胞组成,多呈切向延长,皮层窄。韧皮部宽广,散布有众多分泌道。形成层成环状。木质部呈放射状排列,射线宽窄不一。根茎中央有髓,髓部薄壁细胞较大,略呈类长圆形。

粉末特征:类白色。分泌道中含有树脂样分泌物。木栓细胞类长方形,壁增厚。导管多为网纹或环纹。纤维长梭形,壁薄有纹孔。含草酸钙柱晶、方晶及不规则结晶。

(2) 紫外光谱:取本品粗粉以氯仿浸渍1 h,滤过,滤液用氯仿稀释至10 mg/ml,测定紫外光谱,本品在285 nm、242 nm有最大吸收。

【药理】 抗肿瘤作用 青海防风抑制肿瘤细胞株MK-1、HeLa和B16F10的增殖[1]。

【药性】 《青海常用中草药手册》:"辛、甘,微温。"

【功用主治】 《甘肃中草药手册》:"发表祛风,除湿止痛。治外感风寒,头痛身痛,关节疼痛,脊痛项强,四肢挛痛,破伤风,目赤疮疡。"

【用法用量】 内服:煎汤,3～10 g。

【宜忌】 体虚多汗者慎服。

2576 青蒿蠹虫 qīng hāo dù chóng (《纲目》)

【异名】 青蒿蛀虫(《品汇精要续集》),青蒿虫(《本草推陈》)。

【基原】 为寄居于菊科蒿属植物黄花蒿茎节中的一种昆虫的幼虫。

【功用主治】 1.《纲目》:"治急慢惊风。"

2.《本草推陈》:"治流行性乙型脑炎、脑膜炎痉挛抽搐,有镇静镇痉之效。成人痉挛性疾患,亦可应用。"

【用法用量】 内服:入丸、散。

【选方】 治急慢惊风:青蒿蠹虫捣和朱砂、汞粉各五分,丸粟粒大,一岁一丸,乳汁服。(《纲目》)

2577 青荚叶茎髓 qīng jiá yè jīng suǐ (《广西药用植物名录》)

【基原】 为山茱萸科青荚叶属植物青荚叶 *Helwingia japonica* (Thunb.) Dietr.、西域青荚叶 *H. himalaica* Hook. f. et Thoms. ex Clarke和中华青荚叶 *H. chinensis* Batal.的茎髓。

【原植物】 参见"叶上珠"条。

【采收加工】 秋季割下枝条,截断,趁鲜用木棍顶出茎髓,理直晒干。

【药性】 甘、淡,平。

【功用主治】 通乳。主治乳少,乳汁不畅。

【用法用量】 内服:煎汤,3～9 g。

2578 青藏虎耳草 qīng zàng hǔ ěr cǎo (《陕甘宁青中草药选》)

【异名】 松吉斗(《青藏高原药物图鉴》),松吉蒂(《中国民族药志》)。

【基原】 为虎耳草科虎耳草属植物青藏虎耳草的全草。

【原植物】 青藏虎耳草 *Saxifraga przewalskii* Engl.又名:大同虎耳草(《中国高等植物图鉴》补编)。

多年生草本,高4～12 cm。丛生;茎不分枝,具褐色卷曲柔毛。基生叶具柄;叶柄长1～3 cm,基部扩大,边缘具褐色卷曲柔毛;叶片卵形、椭圆形至长圆形,上面无毛,下面和边缘具褐色卷曲柔毛;茎生叶卵形至椭圆形,长1.5～2 cm,向上渐变小。聚伞花序伞房状,具花2～6朵,花梗密被褐色卷曲柔毛;萼片卵形至狭卵形,先端钝,在花期反曲,边缘具褐色卷曲柔毛,3～5脉先端不汇合;花瓣表面淡黄色且其中下部有红色斑点,背面紫红色,卵形、狭卵形至长圆形,基部具爪,具2痂体;雄蕊花丝钻形;子房半下位,周围具环状花盘。花期7～8月。

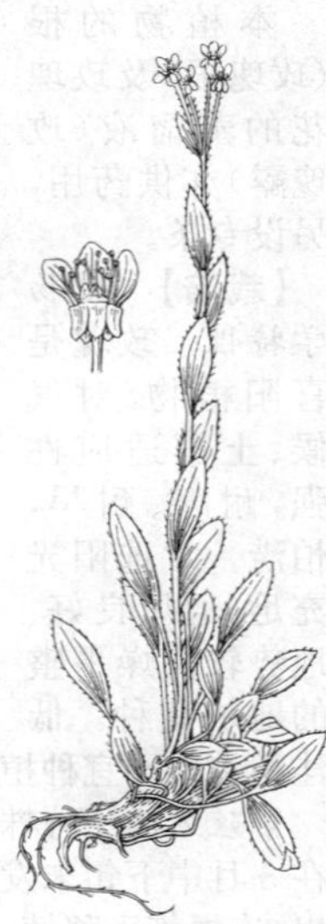

青藏虎耳草

生于海拔3 700～4 250 m的林下、高山草甸和碎石隙。分布于西藏、甘肃、青海等地。

【采收加工】 6～7月采收,晾干。

【药性】 《青藏高原药物图鉴》:"微苦、辛,寒。"

【功用主治】 《陕甘宁青中草药选》:"清肝胆之热,健胃。主治肝炎,胆囊炎,流感发烧,消化不良。"

【用法用量】 内服:煎汤,6～9 g。

2579 玫瑰花 méi guī huā (姚可成《食物本草》)

【异名】 徘徊花(《群芳谱》),笔头花、湖花(《浙江中药手

多年生缠绕草本。具根茎，根细，黄褐色。茎通常黄绿色，螺旋状扭转，下部粗壮，节间短，长4～5 cm，上部节间长10～17 cm。叶对生；叶柄长1～4.5 cm；叶片心形、卵形或卵状披针形，长1.5～12 cm，宽1～5 cm，先端渐尖或急尖，常具短尾，基部心形或圆形，边缘膜质，细波状，叶脉3～5条，叶片下面淡绿色或带紫色。花单生或成对着生于叶腋，有时2～6朵呈聚伞花序；花梗较短，具1～4对披针形的小苞片；花萼钟形，不开裂，稀一侧开裂，明显具翅，裂片基部下延呈翅；花冠紫色，钟形，裂片卵状三角形，褶宽三角形，先端微波状；雄蕊5，着生于冠筒下部，不整齐，花丝线形，花药长圆形；子房椭圆形，基部具5浅裂的环状花盘，花柱细长，柱头线形，2裂。浆果紫红色，内藏，长椭圆形，稍扁，近无柄。种子暗紫色，椭圆形或卵形，三棱状，边缘具棱，无翅。花、果期8～10月。

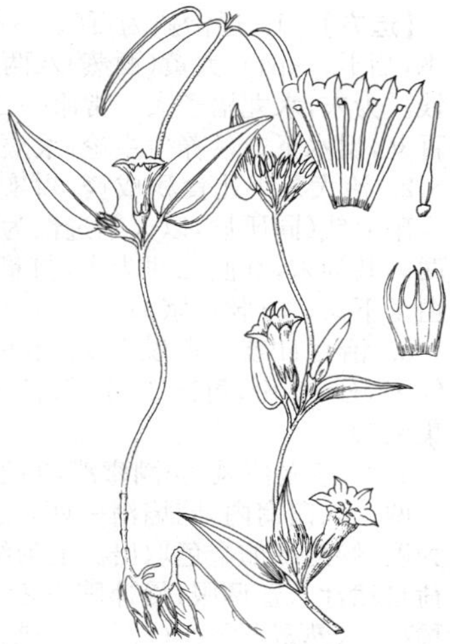

峨眉双蝴蝶

生于海拔700～3 200 m的山坡林下、林缘灌木丛中及低山河谷。分布于西南及湖北、湖南、陕西等地。

【采收加工】 9～10月采收，晒干或鲜用。

【药材】 青鱼胆草 *Herba Tripterospermi Cordati* 主产贵州。

性状 全草缠绕。茎细近圆形，表面黄绿色或带有紫色，具细条棱，叶对生，多皱缩。完整者展平后呈卵状披针形或长卵圆形，先端渐尖，基部心形或圆形，全缘，叶脉3出。有时可见叶腋具花或残留花萼。花淡紫色，萼筒有翅。气微，味微苦。

【药性】《贵州民间药物》："性凉，味苦。"

【功用主治】《贵州草药》："清热，利湿，健脾，止咳，疏风，杀虫。治倒胆，风热咳嗽，蛔虫，风湿。"

【用法用量】 内服：煎汤，15～30 g；或泡酒；或煮粥食。外用：煎水熏洗。

【选方】 1. 治风热咳嗽 鲜青鱼胆草30～60 g，炖猪肉吃。

2. 治风湿 青鱼胆草根150 g，泡酒服；亦可用藤煎水熏洗。

3. 治蛐虫(蛔虫) 青鱼胆草15 g，玉竹9 g，大米1把。煮成稀饭，分2次吃完。(1～3方出自《贵州民间药物》)

2572 青兔耳风 qīng tù ěr fēng (《四川中药志》)

【异名】 走马丹(《峨嵋药用植物》)，紫背金牛、紫背草(《民间常用草药汇编》)，走马胎、土兔耳风、血筋草、罗汉草(《四川中药志》)。

【基原】 为菊科兔耳风属植物红脉兔耳风的全草。

【原植物】 红脉兔耳风 *Ainsliaea rubrinervis* Chang

多年生草本，高为20～60 cm。根茎匍匐，须根多数，稍长。叶基生；叶柄长3～11 cm，具棕色绒毛；叶片卵状长椭圆形，长3～10 cm，宽2～5 cm，先端钝尖，全缘或呈疏波状，基部浅心形，上面绿色，下面苍白，仅具紫红色的脉，两面及边缘皆具棕色绒毛。头状花序排列成长穗状花序；总苞圆筒状；苞片质硬，呈覆瓦状排列；管状花两性，3或4朵；花冠5裂，裂片线形；雄蕊5，花药基部箭形。瘦果倒披针形，冠毛羽状，白色。花期秋季。果期翌年3～4月。

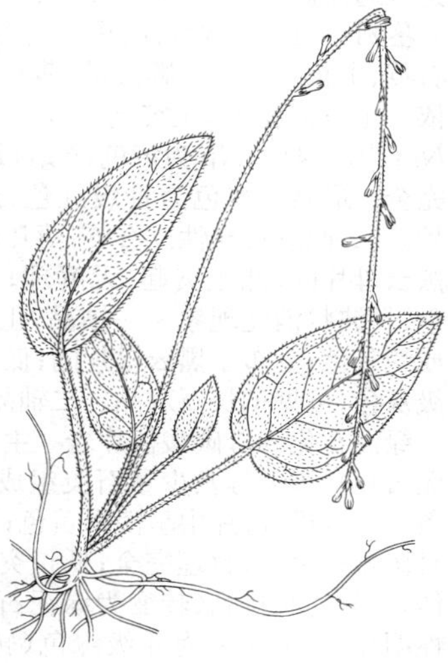

红脉兔耳风

生于山区悬崖陡壁上或林边岩石上。分布于四川等地。

【采收加工】 5～7月采收，鲜用或切段晒干。

【药性】 辛、苦，温。

1.《四川中药志》1979年版："辛、苦，凉。"

2.《全国中草药汇编》："苦、辛，温。"

【功用主治】《全国中草药汇编》："祛风散寒，止咳，止痛。主治风寒咳嗽，头痛，风湿疼痛，跌打损伤；外用治淋巴结结核，毒蛇咬伤。"

【用法用量】 内服：煎汤，9～15 g。外用：捣敷；或研末调敷。

【宜忌】《全国中草药汇编》："孕妇及热症咳嗽忌用。"

【选方】 1. 治风寒咳嗽，哮喘 青兔耳风、紫苏子、杏仁各9 g。水煎服。

2. 治牙痛，跌打损伤 青兔耳风15 g。煎水服。

3. 治深部脓肿，淋巴结核 鲜青兔耳风90 g。加少量白酒，捣绒敷患处。(1～3方出自《万县中草药》)

4. 治毒蛇咬伤 青兔耳风、瓜子金各等量。研末，醋调敷患处。(《四川中药志》1979年版)

2573 青胡桃果 qīng hú táo guǒ (《纲目》)

【基原】 为胡桃科胡桃属植物胡桃 *Juglans regia* L. 未成熟的果实。

【原植物】 参见“胡桃仁”条。

【采收加工】 夏季采收未成熟的果实，洗净，鲜用或晒干。

【药理】 抗炎镇痛作用 青胡桃果外果皮醇提取液灌胃对巴豆油所致的小鼠耳壳肿胀、大鼠角叉菜胶性足肿胀、醋酸引起的小鼠腹腔毛细血管通透性增高均有抑制作用，对小鼠热传导及化学刺激引起的拟痛反应有镇痛作用。胡桃青皮药液给小鼠灌胃的最大耐受量为304 g(生药)/kg[1]。

【药性】 苦、涩，平。

【功用主治】 止痛，乌发。主治胃脘痛，须发早白。

【用法用量】 内服：煎汤，9～15 g；或浸酒。外用：研、搽。

【选方】 乌髭发 青胡桃三枚，和皮捣细，入乳汁三盏，于银石器内调匀，搽须发三五次，每日用胡桃油润之，良。(《圣济总录》)

云母片)和类白色颗粒(主为碳酸盐),片状者具星点样闪光。遇稀盐酸发生气泡,加热后泡沸激烈。气微,味淡。

鉴别 (1) 显微特征:黑云母片岩 主为黑云母及少量石英、中长石组成。黑云母:薄片中呈黄褐色至褐色;片状依一定方向排列;正突起中度;多色性和吸收性很强,*Ng*、*Nm* 为深褐色,*Np* 为黄色;*Ng*≥*Nm*>*Np*;解理沿{001}极完全。最高干涉色为Ⅲ级红色;近于平行消光;正延长符号。二轴晶;负光性。石英:薄片中无色透明;粒状;分布于黑云母片间;低正突起;无解理。最高干涉色为Ⅰ级黄白色;具波状消光现象。一轴晶;正光性。中长石:薄片无色或淡灰色;分布于黑云母片间;低正突起。最高干涉色为Ⅰ级灰色;可见钠长石双晶。二轴晶;正光性。

绿泥石化云母碳酸盐片岩 主为碳酸盐、金云母(部分绿泥石化)、绢云母及少量石英组成。方解石:参见"方解石"条。金云母:薄片中呈淡褐黄色;片状,沿方解石边缘分布,具微弱多色性;解理完全;低正突起;含有黑褐色针状包裹体,呈放射状排列(转变为绿泥石者薄片中呈淡绿色,多色性明显)。干涉色为Ⅱ级绿色(转变为绿泥石者为Ⅰ级灰色);近于平行消光;正延长符号。二轴晶;负光性;光轴角很小。绢云母:薄片中无色,有时带有很弱的绿色;小鳞片状;低正突起。干涉色似织锦缎,绚烂五彩。

(2) X射线衍射:黑云母片岩 黑云母 10.05(>10)、3.18(5);透闪石 3.14(1);石英 4.22(1)、3.35(>10)。

绿泥石化云母碳酸盐片岩 绿泥石 4.94(1);石英 4.23(1)、3.33(>10)。说明黑云片岩母以黑云母为主,并含少量石英、透闪石等;绿泥石化云母碳酸盐片岩以绿泥石为主,含少量石英、透闪石。

【成分】 黑云母片岩主要含钾、镁、铁、铝的硅酸盐〔$K(Mg\cdot Fe)_2(AlSi_3O_{10})(OH,F)_2$〕,尚含有钛、钙、锰等杂质[1]。

【炮制】 1. 青礞石 取原药材,除去杂质及泥土,砸碎或碾成粉末。

2. 煅青礞石 取净青礞石,置适宜耐火容器内,用无烟武火加热,煅至红透,取出放凉,碾细。

饮片性状 青礞石参见"药材"项。煅青礞石呈粉末状,青黄绿色,质软,略有光泽。

贮干燥容器内,置干燥处,防尘。

【药性】 甘、咸,平。归肺、心、肝、胃经。

1.《医学入门》:"味淡,无毒。"

2.《纲目》:"甘、咸,平,无毒。""其性下行,阴也,沉也,乃厥阴之药。"

3.《雷公炮制药性解》:"入肺、大肠、胃三经。"

4.《本草经疏》:"辛、咸,平。"

5.《本草从新》:"甘、咸,有毒,体重沉坠。"

【功用主治】 坠痰下气,平肝定惊,消食攻积。主治顽痰咳喘,癫痫发狂,烦躁胸闷,惊风抽搐,宿食癖积,癥瘕。

1.《嘉祐本草》:"治食积不消,留滞在脏腑,宿食块久不瘥,及小儿食积羸瘦,妇人积年食,攻刺心腹。"

2.《品汇精要》:"坠痰,消食。"

3.《纲目》:"治积痰惊痫,咳嗽喘急。"

4.《本草从新》:"能平肝下气,为治顽痰癖结之神药。"

【用法用量】 内服:入丸、散,3～6 g;煎汤,10～15 g,布包。

【宜忌】 脾胃虚弱及孕妇禁服。

1.《嘉祐本草》:"得硇砂、巴豆、大黄、京三棱良。"

2.《纲目》:"气弱脾虚者,不宜久服。"

3.《本草从新》:"气弱血虚者大忌。"

【选方】 1. 通治痰为百病 礞石、焰硝各二两(煅过,研飞,晒干,一两),大黄(酒蒸)八两,黄芩(酒洗)八两,沉香五钱。为末,水丸梧子大。常服一二十丸,欲利大便则服一二百丸,温水下。(《养生主论》滚痰丸)

2. 治大人小儿食积成痰,胃实多眩晕者 青礞石七钱,火硝七钱(同研炒,以火硝过性为度),枳实、木香、白术各二两。共为末,红曲二两为末,打糊丸梧子大。每早服三钱,白汤下。(《方脉正宗》)

3. 治百日咳 青礞石 27 g,白矾 9 g,芒硝 18 g。共为细末,分 30 份,每次 1 份,每日 3 次。(《河南省秘验单方集锦》)

4. 治急慢惊风,痰潮壅滞,塞于喉间,命在须臾 青礞石一两。入臼窝内,同焰消一两,用白炭火煅令通红,须消尽为度,候药冷如金色取出。上为细末。急惊风痰发热者,薄荷自然汁入蜜调服;慢惊脾虚者,有以青州白丸子再碾,煎稀糊,入熟蜜调下。(《医方大成》引汤氏方夺命散)

5. 治诸积癖块,攻刺心腹,下利赤白,及妇人崩中漏下,一切虚冷之疾,尤治饮食过多,脏腑滑泄,久积久痢 青礞石半斤,捣罗过,用消石二两,细研,于坩埚内,铺头盖底,按实,用圆瓦覆口,用炭二十斤煅之,取出,入赤石脂二两,同研极细,滴水为丸,如小鸡头大。候干,再入坩埚内,用少火煅红收之。每有虚冷病,服一丸至二三丸,空心温水送下,以少食压之,久病泄泻,加至五七丸或十丸亦不妨。(《杨氏家藏方》金宝神丹)

6. 治一切积,不问虚实冷热酒食,远年日久 青礞石二两(研),滑石一两(研),青黛半两,轻粉三钱。上同研匀。每服一钱,面汤调下,急以水漱口。未服药前一日,先吃淡粥,至晚服药;候次日晚未动,再服半钱,取下恶物,更以汤粥将息三二日,如是无积,药随大便下,并无所损忌,次日将息。(《普济方》礞石散)

【临床报道】 治疗食管、贲门癌梗阻 取青礞石、鼠妇各等量,研细末,每次 1～2 g,每日 4～6 次,放舌根部含服。共治 48 例,其中食管癌 29 例,贲门癌 19 例,结果明显缓解食管癌 37 例;部分缓解 6 例;无效 5 例[1]。

【各家论述】 《本草经疏》:"礞石禀石中刚猛之性,体重而降,能消一切积聚痰结,消积滞,坠痰涎,诚为要药。然而攻击太过,性复沉坠,凡积滞结脾胃壮实者可用,如虚弱者忌之;小儿惊痰食积实热,初发者可用,虚寒久病者忌之。如王隐君制滚痰丸,谓百病皆生于痰,不论虚实寒热概用,殊为未妥。不知痰有二因,因于脾胃不能运化积滞生痰,或多食酒面湿热之物,以致胶固稠黏,咯唾难出者用之,豁痰利窍,除热泄结,应如桴鼓;因于阴虚火炎,煎熬津液,凝结为痰,或发热声哑,痰血杂出者,如误投之,则阴气愈虚,阳火反炽,痰热未退而脾胃已为败矣,可见前人立方不能无弊,是在后人善于简择耳。"

2571 青鱼胆草 qīng yú dǎn cǎo (《贵州民间药物》)

【异名】 蔓龙胆(《贵州民间药物》),鱼胆草、对叶林、抽筋草、喷七(《贵州药用植物目录》),鱼鳅藤(《贵州中草药名录》)。

【基原】 为龙胆科双蝴蝶属植物峨眉双蝴蝶的全草。

【原植物】 峨眉双蝴蝶 *Tripterospermum cordatum* (Marq.) H. Smith [*Gentiana cordata* Marq.]

嫩枝；雄花 9～12 朵，花身及花梗均较短；两性花 15～30 朵；萼片 5，椭圆形；花瓣 5，倒卵形，与萼片等长；雄蕊 8，无毛；花盘在雌蕊内侧；子房有红褐色短柔毛，花柱无毛。翅果嫩时淡绿色，老时黄褐色，小坚果椭圆形，脉纹显著，翅宽在中部，裂开成钝角或近水平。花期 4～5 月，果期 8～9 月。

生于海拔 500～1 800 m 的疏林或山脚湿润处稀林中。分布于华北、华东、中南、西南各地。

【采收加工】 7～10 月采收根和树皮，切片晒干。

【成分】 根含杨梅树皮素(myricetin)，无色飞燕草素(leucodelphinidin)，没食子酸(gallic cd)[1]。

【药性】《彝药志》："性凉，味苦辛，有小毒。"

【功用主治】《彝药志》："祛风除湿，活血化瘀。主治风湿骨痛，跌打扭伤。"

【用法用量】 内服：煎汤，6～15 g；研末，3～6 g；或浸酒。外用：研末调敷。

【选方】 1. 治风湿麻木，手足不能活动，卧床不起　青榨槭根研末。每用 6 g，用白酒少许和温开水送服，每日 2 次。(《彝药志》)

2. 治风湿腰痛　青榨槭根皮或树皮 9～15 g，大伸筋、石南藤、木瓜、牛膝各 9 g。水煎或浸酒服。(《湖南药物志》)

2569 青藤子 qīng téng zǐ (《广西本草选编》)

【异名】 牛腿虱(《广西本草选编》)，千里藤(《广西药用植物名录》)，金丝藤、牛腿风、鸡骨香、香花藤、大素馨花(《新华本草纲要》)。

【基原】 为木犀科茉莉属青藤仔的茎、叶或花。

【原植物】 青藤仔 *Jasminum nervosum* Lour. [*J. cinnamomifolium* Kobuski var. *axillare* Kobuski]　又名：侧鱼胆、蟹角胆藤(《中国植物志》)。

攀缘灌木，高 1～5 m。小枝圆柱形，光滑无毛或微被短柔毛。叶对生，单叶；叶柄长 2～10 mm，具关节；叶片纸质，卵形或卵状披针形，长2.5～13 cm，宽 0.7～6 cm，先端急尖、钝、短渐尖至渐尖，基部宽楔形、圆形或截形，稀微心形。聚伞花序顶生或腋生，有花 1～5 朵；花序梗长 0.2～1.2 cm 或缺；苞片线形；花梗无毛或微被短柔毛；花萼常呈白色，无毛或微被短柔毛，裂片 7～8 枚，线形，果时常增大；花冠白色，高脚碟状，花冠管裂片 8～10 枚，披针形，先端锐尖至渐尖。果球形或长圆形，成熟时由红变黑。花期 3～7 月，果期 4～10 月。

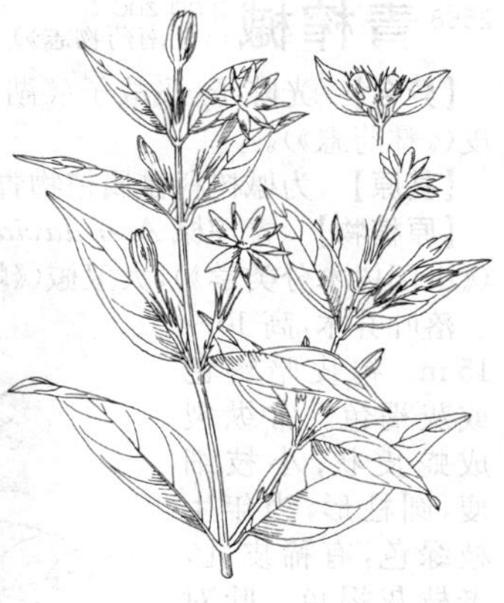

青藤仔

生于山坡灌丛、沙地或混交林中。分布于广东、广西、海南、贵州、云南、西藏、台湾。

【采收加工】 7～10 月采收茎、叶，鲜用或切碎晒干；3～7 月采花，鲜用或晒干。

【药材】 青藤子 *Herba Jasmini Nervosi*　产于广西、广东、云南、贵州等地。

性状　茎略呈圆柱形，直径约 5 mm，表面光滑无毛，质硬，断面有明显的髓；叶对生或脱落，多卷曲皱缩，叶片展平后呈椭圆状披针形，先端略呈尾状，三出脉明显，叶柄有节。花常顶生、腋生或脱落，多揉缩成团，浅黄白色，有较长的花萼筒。气香，味淡。

【药性】《广西本草选编》："味微苦，性凉。"

【功用主治】 清利湿热，拔毒敛疮。主治痢疾，疟疾，疮疡肿毒，外伤，劳伤腰痛。

1.《广西本草选编》："清湿热，拔脓生肌。主治痢疾，劳伤腰痛，疮疡脓肿，疮疡溃烂。"

2.《广西民族药简编》："治疟疾，伤寒夹经，小儿咳嗽；外敷，治骨折，伤口溃疡。"

【用法用量】 内服：煎汤，10～15 g，鲜品加倍。外用：水煎洗、捣敷或研末撒。

【选方】 1. 治痢疾　青藤仔花 9～15 g。水煎，冲蜜糖 30 g 服。

2. 治疮疡溃烂　青藤子茎叶或花适量，水煎外洗；并用茎叶研粉撒患处。

3. 治劳伤腰痛　青藤子茎 30 g。水煎，冲米酒 30 g 服。

(1～3 方出自《广西本草选编》)

2570 青礞石 qīng méng shí (《嘉祐本草》)

【异名】 礞石(《嘉祐本草》)。

【基原】 为变质岩类黑云母片岩、绿泥石化云母碳酸盐片岩。

【原矿物】 1. 黑云母片岩 Biotite　Schist

主要由黑云母及少量石英、中长石、绿帘石等矿物组成的集合体。呈不规则扁块状，无明显棱角，其中有鳞片状矿物具定向排列，彼此相连。断面可见明显的片状构造，鳞片状变晶结构。岩石呈黑色，有的带暗绿色调，珍珠光泽，质软而脆，易剥碎。

产于接触变质区域变质基中酸碱性浸入岩及火成岩、伟晶岩中，是中酸性火成岩的主要造岩矿物之一。

2. 绿泥石化云母碳酸盐片岩 Mica　Carbonate Schist by Chloritization

主要由方解石、白云石、金云母(部分转变为绿泥石，即绿泥石化)、绢云母、石英等矿物组成的集合体。呈不规则块体。其中粒状矿物和鳞片状矿物定向排列为片状结构，鳞片花岗变晶结构，但不甚明显。岩石呈灰绿色，夹于其中的鳞片状矿物显珍珠光泽。质较疏松，易剥碎。遇稀盐酸即有气泡发生。

以上两类青礞石分布于江苏、浙江、河南、湖北、湖南、四川等地。

【采收加工】 常年可采，采得后除净杂石、泥土即可。

【药材】 青礞石 *Lapis Chloriti*　黑云母片岩主产河南省新乡地区；绿泥石化云母碳酸盐片岩主产浙江省淳安地区。

性状　黑云母片岩　主为鳞片状或片状集合体。呈不规则扁块状或长斜块状，无明显棱角。褐黑色或绿黑色。具玻璃样光泽。质软，易碎，断面呈较明显层片状。碎粉主为黑色或绿黑色鳞片(黑云母)，有似星点样闪光。气微，味淡。

绿泥石化云母碳酸盐片岩　为鳞片状或粒状集合体，呈不规则块状。灰色或绿灰色，夹有银色或淡黄色鳞片，具珍珠样光泽。质松软，易碎，碎粉为灰绿色小鳞片(绿泥石化

【用法用量】 内服：吞服，1～2个。外用：胆汁涂患处。

【选方】 1. 治麻疹并发肺炎 青蛙胆1个，白矾少许。日服2次。（《吉林中草药》）

2. 治咽部糜烂，轻症咽白喉 青蛙胆2个，吞服，每日1次，连用3 d。并外用青蛙胆汁涂患处，每日2次。（《山西中草药》）

2565 青蒿子 qīng hāo zǐ （《食疗本草》）

【基原】 为菊科蒿属植物黄花蒿 *Artemisia annua* L. 的果实。

【原植物】 参见"青蒿"条。

【采收加工】 秋季果实成熟时，割取果枝，打下果实晒干。

【药性】 《日华子本草》："味甘，冷，无毒。"

【功用主治】 清热明目，杀虫。主治劳热骨蒸，目涩目糊，痢疾，恶疮，疥癣，风疹。

1.《本草拾遗》："主妇人血气腹内满，及冷热久痢。秋冬用子，春夏用苗，并捣绞汁服，或暴干为末，小便冲服，如觉冷用酒煮。"

2.《日华子》："明目，开胃，炒用；治劳，壮健人小便浸用；治恶疮、疥癣、风疹，杀虱，煎洗。"

【用法用量】 内服：煎汤，3～6 g；或研末。外用：煎水洗。

【选方】 治积热眼涩 采青蒿花或子，阴干为末，每井华水空心服二钱。（《十便良方》青金散）

2566 青蒿根 qīng hāo gēn （《滇南本草》）

【基原】 为菊科蒿属植物黄花蒿 *Artemisia annua* L. 的根。

【原植物】 参见"青蒿"条。

【采收加工】 9～12月采挖，切段，晒干。

【成分】 根中含铁屎米酮(canthin-6-one)，10-羟基铁屎米酮(10-hydroxy canthin-6-one)，8-羟基铁屎米酮(8-hydroxy canthin-6-one)，1-羟基铁屎米酮(1-hydroxy canthin-6-one)，1-甲氧基铁屎米酮(1-methoxy canthin-6-one)，1-乙烯基-β-咔啉(1-vinyl-β-carboline)，4-甲氧基-1-乙烯基-β-咔啉(4-methoxy-1-vinyl-β-carboline)，1-O-丙酰乙基-β-咔啉(1-O-propionylethyl-β-carboline)[1]。

【功用主治】 主治劳热骨蒸，关节酸疼，便血。

【用法用量】 内服：煎汤，3～15 g。

【选方】 1. 治虚痨发热 青蒿根一钱，地骨皮一钱，柴胡根一钱(炒)，鳖甲一钱(炙)，石斛一钱。引用清明柳一钱，煨，点童便服。（《滇南本草》）

2. 治风湿性关节炎 青蒿根15～30 g，牛尾或猪脚7寸。炖2 h许，饭前服。（《闽东本草》）

2567 青粱米 qīng liáng mǐ （《别录》）

【基原】 为禾本科狗尾草属植物粱 *Setaria italica* (L.) Beauv. 或粟 *Setaria italica* (L.) Beauv. var. *germanica* (Mill.) Schred. 品种之一的种仁。

【原植物】 参见"粟米"条。

【采收加工】 9～10月果实成熟时收割，打下种仁，晒干。

【成分】 种仁含4-丙烯醇香豆素(4-proenoxycoumarin)[1]，4，14，24-destrimethyl-7(8)，20(21)-diencycloeuphordane-3α，14α-26-triol[2]；含甾体类成分：9β，19-环胆甾烷-7，20(21)-二烯-3β，14α，18-三醇〔9β，19-cyclocholesta-7，20(21)-dien-3β-14α，18-triol〕[3]，24ξ-乙基-5α-胆甾基-7-烯-3-酮(24ξ-ethyl-5α-cholest-7-en-3-one)，24ξ-乙烯-5α-胆甾基-7，22ξ-二烯-3-酮(24ξ-ethyl-5α-cholest-7，22ξ-dien-3-one)，24ξ-乙烯-5α-胆甾基-24(28)-烯-3-酮〔24ξ-ethyl-5α-cholest-24(28)-en-3-one〕[4]。

【药性】 甘，微寒。

1.《别录》："甘、微寒，无毒。"

2.《绍兴本草》："味甘，平。"

【功用主治】 健脾养胃，固精，利尿。主治脾虚食少，消渴，遗精，淋证。

1.《别录》："主胃痹，热中消渴，止泄痢，利小便，益气补中，轻身长年。"

2.《日华子》："健脾，治泄精。"

3.《普济方》："主骨痹热中。"

4.《本草药性大全》："涩精，调胃和脾。"

5.《食物考》："青粱补气，泻痢食良，通淋利便，疏理膀胱。"

【用法用量】 内服：煎汤，30～90 g；或煮粥。

【选方】 1. 治老人脾虚气弱，食不消化，泄痢无定 神曲二两(炙，捣罗为末)，青粱末四合(淘净)。上相和煮粥，空心食之。（《寿亲养老书》曲米粥）

2. 治消渴 青粱米半升，淘净，以水三升，煮稀粥饮之，以瘥为度。（《圣济总录》）

3. 治老人五淋病，身体烦热，小便痛不利 浆水三升(酸美者)，青粱米三合(研)。上煮作饮，空心渐饮之，日二三服。（《寿亲养老书》浆水饮）

2568 青榨槭 qīng zhà qī （《湖南药物志》）

【异名】 光陈子、飞故子(《湖南药物志》)，鸡脚手、五龙皮(《彝药志》)。

【基原】 为槭树科槭属植物青榨槭的根、树皮。

【原植物】 青榨槭 *Acer davidii* Franch. 又名：青虾蟆(《中国树木分类学》)，大卫槭(《峨眉植物图志》)。

落叶乔木，高10～15 m。树皮暗褐色或灰褐色。常纵裂成蛇皮状；小枝细瘦，圆柱形，当年生枝绿色，有稀皮孔，老枝灰褐色。叶对生；叶柄细瘦，长2～8 cm；叶片纸质，卵形或长圆状卵形，长6～11 cm，宽4～9 cm，先端渐尖或锐尖，常有尖尾，基部近心形或圆形，边缘具不整齐钝圆齿，上面深绿色，无毛，下面淡绿色，嫩时沿叶脉有褐色短柔毛，后渐无毛，羽状脉；中脉上面凹下，侧脉11～12对。花黄绿色，杂性，雄花与两性花同株，成下垂总状花序，顶生于着叶

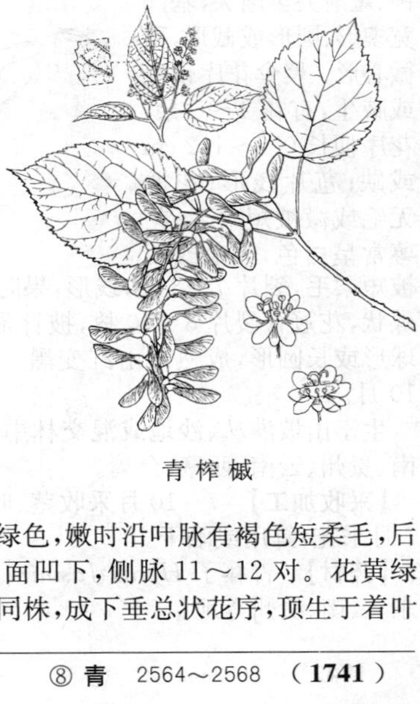

青榨槭

导的γ干扰素产生[9]。

4. 其他作用　青葙子乙醇提取物降低四氧嘧啶性糖尿病大鼠血糖，防止其体重下降[10]。动物实验证明青葙子有降血压作用[3]。

【炮制】 1. 青葙子　取原药材，除去杂质，筛去灰屑。

2. 炒青葙子　取净青葙子置锅内，用文火加热，炒至有爆声，并有香气逸出时，取出放凉。

饮片性状　青葙子参见"药材"项。炒青葙子表面焦黑色，有香气。

贮干燥容器内，置通风干燥处。

【药性】 苦，寒。归肝经。

1.《药性论》："味苦，平。无毒。"

2.《宝庆本草折衷》："微寒。"

3.《滇南本草》："性寒，味甘、微苦。入肝经。"

4.《雷公炮制药性解》："入心、肝二经。"

【功用主治】 散风热，清肝火，明目退翳。主治目赤肿痛，眼生翳膜，视物昏花，高血压病，鼻衄，皮肤瘙痒，疮癣。

1.《本经》："疗唇口青。"

2.《药性论》："治肝脏热毒冲眼，赤障，青盲，翳肿。主恶疮疥瘙，治下部虫䘌疮。"

3.《日华子》："治五脏邪气，益脑髓，明耳目，镇肝，坚筋骨，去风寒湿痹。"

4.《宝庆本草折衷》："主皮肤热风。"

5.《滇南本草》："明目。治泪涩难开，白翳遮睛，花凌青翳。"

6.《本草蒙筌》："除心经火邪。聪耳。"

7.《医林纂要》："坚肾水，去妄火。"

8.《药性考》："入肝祛风，(治)疮疥痔漏，退障启聋，坚筋益脑，寒痹堪攻，除湿清脏，止衄有功。"

【用法用量】 内服：煎汤，3～15 g。外用：研末调敷；捣汁灌鼻。

【宜忌】 瞳孔散大、青光眼患者禁服。

1.《本草备要》："瞳子散大者忌服。"

2.《四川中药志》1960年版："虚寒火衰者勿用。"

3.《全国中草药汇编》："青光眼患者禁服。"

4.《浙江药用植物志》："肝虚者勿用。"

【选方】 1. 治目生黑花，渐成内障及开睛偏视，风毒攻眼，肿痛涩痒，短视，倒睫，雀目　羌活(去芦)、独活(去芦)、青葙子、菊花各一两。上为细末。每服三钱匕，羊肝子一叶(锉细)，淡竹叶数片同裹，如粽子大；别用黑豆四十九粒，米泔一碗，银石器内同煮，豆烂泔干为度，取肝细嚼，温酒下，又将豆食，空心日午夜卧服。(《银海精微》煮肝散)

2. 治夜盲目翳　青葙子 15 g，乌枣 30 g。开水冲炖，饭前服。(《闽东本草》)

3. 治视物不清　青葙子 6 g，夜明砂 60 g。蒸鸡肝或猪肝服。(《四川中药志》1960年版)

4. 治虹膜睫状体炎(瞳孔缩小)　青葙子 12 g，柴胡、寒水石各 9 g，刺黄柏 6 g，生地 15 g。水煎服。(《新疆中草药》)

5. 治头昏痛伴有眼、眉棱骨痛　青葙子 9 g，平顶莲蓬 5 个。水煎服。(江西《草药手册》)

6. 治妇人血崩　青葙子、夏蚕蛹灰、棕皮灰。上为末，用霹雳酒调下二钱，空心服。(《普济方》)

7. 治白带，月经过多　青葙子 18 g，响铃草 15 g。配猪瘦肉炖服。(《西昌中草药》)

8. 治鼻衄血不止　青葙子汁灌鼻中。(《广利方》)

9. 治疳湿䘌蚀口齿及下部　青葙子、苦参、甘草(生，锉)各一两。上三味，捣罗为散，每服一钱匕，食前暖生地黄汁调下。(《圣济总录》青葙子散)

10. 治干癣积年生痂，搔之黄水出，每逢阴雨即痒　取青葙子末以口脂调，先用浆水净洗后，敷之。(《普济方》)

【各家论述】 1.《纲目》："青葙子治眼，与决明子、苋实同功。《本经》虽不言治眼，而云一名草决明，主唇口青，则其明目之功可知矣。目者肝之窍，唇口青者足厥阴经之证，古方除热亦多用之，青葙子之为厥阴药，又可知矣。况用之治目，往往有验，尤可征。"

2.《本草求真》："凡人一身风痒，虫疥得蚀，口唇色青，青盲翳肿，多缘热盛风炽所致，书言服此目疾皆愈，唇青即散，三虫皆杀，风痒即绝，无非因其血热除，血脉和，而病自可愈耳，无他义也。"

2563 青葙花 qīng xiāng huā (《草药新纂》)

【异名】 笔头花(《草药新纂》)。

【基原】 为苋科青葙属植物青葙 *Celosia argentea* L. 的花序。

【原植物】 参见"青葙子"条。

【采收加工】 7～8月采收，晒干。

【药性】 《江西草药》："性微寒，味苦。"

【功用主治】 凉血，清肝，利湿，明目。主治吐血，衄血，崩漏，赤痢，血淋，热淋，白带，目赤肿痛，目生翳障。

1.《草药新纂》："治目痛。"

2.《江西草药》："清肝凉血，明目退翳。"

【用法用量】 内服：煎汤，15～30 g；或炖猪肉等服。外用：煎水洗。

【选方】 1. 治吐血、血崩、赤痢　红青葙花 15 g，水煎服；或与猪瘦肉炖服。

2. 治月经过多、白带　白青葙花 60 g，猪瘦肉 90 g，水煎，服汤食肉。

3. 治鼻衄　青葙花 60 g，卷柏 30 g，红糖少许，水煎服。(1～3方出自《江西草药》)

4. 治视网膜出血　青葙花适量，水煎洗眼。(《江西草药》)

5. 治吐泻　青葙花、杏仁、樟树皮，泡水服。(江西《草药手册》)

6. 治肝热泪眼　青葙干花序 15～30 g，水煎服。

7. 治头风痛　青葙干花序 15～30 g，水煎服。(6、7方出自《福建中草药》)

8. 治失眠　青葙花 15 g，铁扫帚根 30 g，煮汁炖猪蹄食。(江西《草药手册》)

2564 青蛙胆 qīng wā dǎn (《吉林中草药》)

【基原】 为蛙科蛙属动物黑斑蛙 *Rana nigromaculata* Hallowell 或金线蛙 *R. plancyi* Lataste 的胆汁。

【原动物】 参见"青蛙"条。

【采收加工】 捕得青蛙后，剖腹取胆，鲜用。

【药性】 《山西中草药》："苦，寒。"

【功用主治】 清热解毒。主治麻疹咳喘，咽喉糜烂，白喉。

1.《山西中草药》："清热解毒。主治咽部糜烂或轻症咽白喉。"

2.《山东药用动物》："治麻疹并发肺炎、咽部糜烂。"

3.《新修本草》(唐本余):"味甘。"

【功用主治】 杀虫,解毒,行瘀。主治皮肤瘙痒,白秃,痈疡,产后瘀血内停,石淋。

1.《本经》:"主身痒,火疮,痈伤("伤",《纲目》引作"疡"),疥瘙死肌。"

2.《别录》:"(主)白秃,侵淫在皮肤中。煮炼服之,起阴气,可化为丹。"

3.《本草经集注》:"杀锡毒。""疗手足逆胪(音闾)。"

4.《本草拾遗》:"主石淋,破血,产后恶血。磨服,亦煮汁服,亦火烧投酒中服。"

5.《品汇精要》:"主火疮,止痒。"

【用法用量】 内服:研末,0.3～0.6 g;或煎汤,15～30 g。外用:研末调涂。

【宜忌】 《本草经集注》:"畏鸡骨。""得水银良。"

2562 青葙子 qīng xiāng zǐ (《本经》)

【异名】 草决明(《本经》),野鸡冠花子(《医学入门》),狗尾巴子(《四川中药志》),牛尾巴花子(《中药材手册》)

【基原】 为苋科青葙属植物青葙的种子。

【原植物】 青葙 *Celosia argentea* L.

一年生草本,高 30～90 cm。茎直立,通常上部分枝,绿色或红紫色,具条纹。单叶互生;叶柄长 2～15 mm,或无柄;叶片纸质,披针形或长圆状披针形,长 5～9 cm,宽 1～3 cm,先端尖或长尖,基部渐狭且稍下延,全缘。花着生甚密,初为淡红色,后变为银白色,穗状花序单生于茎顶或分枝顶,呈圆柱形或圆锥形,长 3～10 cm;苞片、小苞片和花被片干膜质,白色光亮;花被片 5,白色或粉红色,披针形;雄蕊 5,下部合生成杯状,花药紫色。胞果卵状椭圆形,盖裂,上部作帽状脱落,顶端有宿存花柱,包在宿存花被片内。种子扁圆形,黑色,光亮。花期 5～8 月,果期6～10 月。

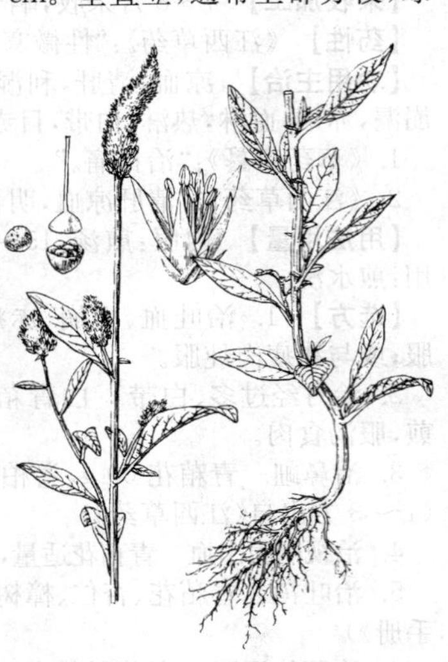

青 葙

生于坡地、路边、平原较干燥的向阳处。全国大部分地区均有野生或栽培。

本植物的茎叶或根(青葙)、花序(青葙花)亦供药用,另设专条。

【栽培】 生物学特性 喜温暖湿润气候。对土壤要求不严,以肥沃、排水良好的砂质壤土栽培为宜。忌积水,低洼地不宜种植。

繁殖方法 种子繁殖。应选穗长、分枝多、产量高的植株采种子作种用。青葙与鸡冠花易杂交,显著影响产量,故留种应注意与鸡冠花隔离种植,以保证纯种。春播,3～4 月,开 1.3 m 的畦,条播,按行距 30 cm 开浅沟,把种子均匀撒在沟内,覆土 0.5 cm,稍加镇压,浇水。穴播,按行株距各约 25 cm 开穴,深 5～6 cm,做到穴浅底平,施人畜粪水后,拌少量火灰,作成种子灰,匀撒穴里,再盖火灰一层。

田间管理 出苗后,中耕除草 3 次,第一次在苗高 4～7 cm 时,松土除草;第二次在苗高 17 cm 左右时,浅薅除草,并进行匀苗、补苗,每穴苗 3～4 株;第三次在初现花时进行,结合培土,防止倒伏。在每次中耕除草后,结合追肥,施人粪尿、硫酸铵、过磷酸钙。

病虫害防治 虫害有蚜虫等。

【采收加工】 7～9 月种子成熟时,割取地上部分或摘取果穗晒干,搓出种子,过筛或簸净果壳等杂质即可。

【药材】 青葙子 *Semen Celosiae* 全国大部分地区均产。

性状 种子呈扁圆形,少数呈圆肾形,直径 1～1.5 mm。表面黑色或红黑色,光亮,于放大镜下观察,可见网状纹理,中央微隆起,侧边微凹处为种脐。种子易粘手,种皮薄而脆,胚乳类白色。气无,味淡。

鉴别 粉末特征:黑灰色。种皮表皮细胞暗棕红色。侧面观类多角形或长多角形,具致密网状增厚纹理。种皮内表皮细胞多角形,具细密平行的角质纹理。另有色素层细胞、胚乳细胞及草酸钙方晶。

【成分】 青葙子含脂肪油约 15%、淀粉 30.8%、烟酸约 14 μg/g 及丰富的硝酸钾[1～4]。所含脂肪油称为青葙子油脂(celosia oil)[5]。含 β-谷甾醇(β-sitosterol),3,4-二羟基苯甲酸(3,4-dihydroxy benzoic acid),4-羟基苯甲酸(4-hydroxy benzoic acid),3,5-二羟基苯甲醛(3,5-dihydroxy benzaldehyde),胆甾醇棕榈酸酯(cholesteryl palmitate),β-D-果糖正丁苷(*n*-butyl-β-D-fructoside)[6],1-(4-O-β-吡喃葡萄糖基-3-甲氧基苯基)-2-丙烯〔1-(4-O-β-glucopyranosyl-3-methoxypheny)propane-2-ene〕,(3Z)-己烯基 1-O-β-吡喃葡萄糖苷〔(3Z)-hexenyl-1-O-β-glucopyranoside〕,(3Z)-己烯基-1-O-(6-O-α-吡喃鼠李糖-β-吡喃葡萄糖苷)〔(3Z)-hexenyl-1-O-(6-O-α-rhamnopyranosyl-β-glucopyranoside)〕,3-O-β-吡喃葡萄糖基-1H-吲哚(3-O-β-glucopyranosyl-1H-indole)[7],5-甲基-6,7-亚甲二氧基-2′-羟基异黄酮(5-methoxy-6,7-methylenedioxy-2′-hydroxyiso flavone)[8],celogentinA、B、C[9],moroidi[10]。

【药理】 1. 对眼睛的作用 青葙子煎剂灌胃,眼压轻度下降,作用温和而慢,且不能阻止水负荷所致兔眼压升高[1]。青葙子水提液对芬顿反应所致的兔晶状体氧化损伤模型有防护作用,能提高超氧化物歧化酶、谷胱甘肽、谷胱甘肽过氧化物酶含量[2]。青葙子油脂有扩瞳作用[3]。

2. 保肝作用 青葙子中的 Celosian 抑制大鼠四氯化碳性肝损伤、小鼠 D-半乳糖胺/脂多糖或痤疮杆菌/脂多糖诱发的暴发性肝炎,体外抑制过氧化脂质产生,对由人重组肿瘤坏死因子 α 诱发的 D-半乳糖胺敏感性小鼠肝损伤也有保护作用[4]。

3. 对肿瘤及免疫功能的影响 青葙子提取物腹腔注射,抑制结肠癌 26-L5 接种引起的肝脏转移,这与其诱生细胞因子白介素-12、白介素-2 和 γ 干扰素,激活巨噬细胞至杀肿瘤状态有关[5]。青葙子中的 celogentins A、B、C 及 moroidi 有抗有丝分裂的作用,抑制微管蛋白聚合[6,7]。青葙提取物腹腔注射,抑制小鼠抗二硝基苯酚 IgE 产生,但 IgG 应答不受影响[8]。Celosian 诱导小鼠肿瘤坏死因子 α 产生,在巨噬细胞系 J774 也诱导白介素 1β 和 NO 产生,诱导人单核细胞白介素 1β 分泌,提高小鼠脾细胞刀豆蛋白诱

者立消。散结核，嚼细用酒服。”

2.《云南中草药》：“活血祛瘀，接骨消肿，补虚，主治骨折，枪伤，贫血。”

3.《全国中草药汇编》：“清热解毒，活血消肿。主治淋巴腺炎，腮腺炎，乳腺炎，风湿性关节炎，痔疮，跌打损伤，月经不调，贫血，牙龈出血。”

【用法用量】 内服：煎汤，9～15 g。外用：捣敷。

【选方】 1. 治骨折，枪伤 青刺尖叶适量，捣烂敷患处或配伍内服。

2. 治贫血 青刺尖叶 15 g，炖猪脚吃。（1、2 方出自《云南中草药》）

3. 治牙痛 青刺尖嫩尖 15 g，水煎当茶饮。（《全国中草药汇编》）

2559 青鱼枕 qīng yú zhěn（《食疗本草》）

【基原】 为鲤科青鱼属动物青鱼 *Mylopharyngodon piceus* (Richardson)头中的枕骨。

【原动物】 参见“青鱼”条。

【采收加工】 捕得后，取出头中的枕骨（鱼脑石），晒干。

【功用主治】 散瘀止痛，利水。主治心腹疼痛，水气浮肿。

1.《食疗本草》：“疗卒心痛，平水气。以水研服之。”

2.《日华子》：“用醋磨，治水气，血气心痛。”

3.《开宝本草》：“蒸取干，代琥珀用之，摩服主心腹痛。”

4.《药性考》：“石淋必用，砒菌蛊毒，消解却疢。”

【用法用量】 内服，水研磨。

2560 青鱼胆 qīng yú dǎn（《食疗本草》）

【基原】 为鲤科青鱼属动物青鱼 *Mylopharyngodon piceus* (Richardson)的胆囊。

【原动物】 参见“青鱼”条。

【采收加工】 捕得后，剖腹，取出胆囊，取胆汁鲜用或晾干。

【药性】 苦，寒，有毒。归肝、胆经。

1.《纲目》：“苦，寒，无毒。”

2.《本草求真》：“入肝、胆。”

3.《本草再新》：“入肝、肾二经。”

4.《中国有毒鱼类和药用鱼类》：“有毒。”

【功用主治】 清热解毒，明目退翳。主治目赤肿痛，翳障，喉痹，热疮。

1.《食疗本草》：“益人眼。主目暗，亦涂热疮。”

2.《日用本草》：“治喉痹，疗目疾。”

3.《纲目》：“消赤目肿痛，吐喉痹痰涎及鱼骨鲠。”

4.《本经逢原》：“点痔疮，与熊胆同功。”

5.《医林纂要》：“泻肝胆相火，明目。”

6.《本草求原》：“凉血，明目退翳，去风热。”

7.《中国有毒鱼类和药用鱼类》：“消炎。主治结膜炎，扁桃体炎，暴聋。”

【用法用量】 外用：鲜汁或研末，点眼、吹喉，或涂搽。内服：入丸、散，1.5～2 g。

【宜忌】《本草经疏》：“目病非风热盛而由于血虚昏暗者，不宜用。”

【选方】 1. 治目赤障翳 青鱼胆频频点之。一方，加黄连、海螵蛸末等分。（《纲目》）

2. 治恶疮白秃 青鱼胆、木鳖子、牛耳大黄（各适量），共研细，调匀涂。（《四川中药志》1960 年版）

2561 青琅玕 qīng láng gān（《本经》）

【异名】 石珠（《本经》），青珠（《别录》），石栏干（《本草拾遗》）。

【基原】 为鹿角珊瑚科鹿角珊瑚属动物鹿角珊瑚群体的骨骼及其共肉（软体部分）。

【原动物】 1. 佳丽鹿角珊瑚 *Acropora pulchra* (Brook)

珊瑚骨骼树枝状，分枝短粗，由于分枝顶端渐尖，使轴珊瑚体显得更大，为显著特征。轴珊瑚体圆柱形，直径 2.5～3 mm，少数径 2 mm，杯孔 1.5～2 mm，突出 2～3 mm，第一轮隔片 6 个发育良好，第二轮发育不全，较狭，壁沟槽状。辐射珊瑚体半管唇状，于分枝基部为唇状突起或少数隐埋，第一轮隔片发育不全，2 个直接隔片显著较大，其余均为刺状或大小不等，壁沟槽刺状或刺网状。生活时为咖啡色，有时为青绿色；基部为咖啡色。

2. 鹿角珊瑚 *Acropora sp.*

鹿角珊瑚绝大部分呈分枝状，在分枝或小枝顶端有一个“轴珊瑚体”和众多的“辐射珊瑚体”，其形状、大小以及颜色和隔片的轮数为分类的主要特征。该属由于变异太大，是石珊瑚鉴定中最困难的一属，目前分类极为混乱。有些种名暂难统一和确定。

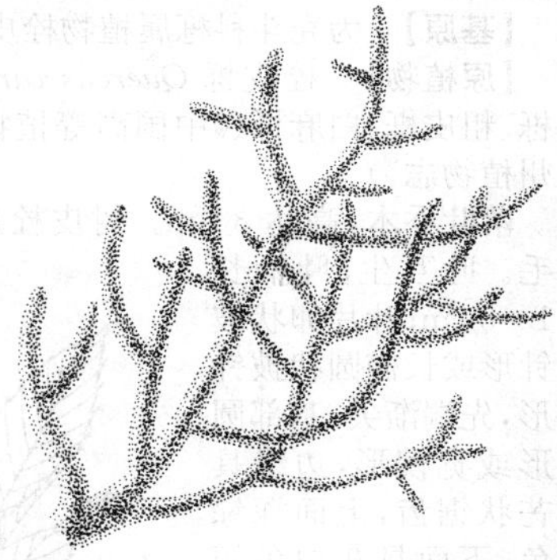

鹿角珊瑚

鹿角珊瑚是浅水造礁石珊瑚中的主要成员。我国西沙群岛及海南岛的珊瑚礁平台和向海斜坡上，在水质清洁、底质坚硬及浪小较稳定的环境均有分布。

【采收加工】 用网采收，或用锥子、凿子等工具进行潜水采集，一般采后洗净，晾干，击碎即可。不能用淡水浸泡，以免共肉腐烂脱落。也可根据化学提取要求，用有机溶剂浸泡，或快速冷冻。

【药理】 1. 对心血管系统的作用 腹腔注射柳珊瑚甾醇(Gs)对清醒和麻醉大鼠均有明显降压作用，对氯化钾引起的离体主动脉条收缩有拮抗作用，但对离体兔耳血管则有收缩作用；对离体兔心则可减少冠脉流量，减慢心率和抑制心肌收缩力；小鼠腹腔注射 Gs，对乌头碱引起的心律失常有明显拮抗作用；对垂体后叶素引起的大鼠心肌缺血也有明显拮抗作用。Gs 尚可延长小鼠常压耐缺氧的时间[1]。

2. 促进骨缺损部位修复 珊瑚具有良好的生物相容性和降解性，骨传导作用良好，促进骨缺损愈合，不干扰骨愈合过程，同时珊瑚骨本身的微细结构具有载体作用，吸附抗生素后的缓释作用可抑制局部感染，是一种理想的人体骨替代材料[2]。

【药性】 辛，平。

1.《本经》：“味辛，平。”

2.《别录》：“无毒。”

2.《全国中草药汇编》:"甘、辛,温,有小毒。"

【功用主治】 祛风湿,强筋骨,健脾胃。主治风湿痹痛,肾虚腰痛,跌打损伤,食积腹胀,小儿疳积,蛇、犬咬伤。

1.《云南中草药》:"益肾强筋,健脾和胃,驱虫。治虚咳,食积,胃痛,腹胀满,小儿疳积,惊风,蛔虫,风湿关节炎,经期腰痛,贫血,头晕,白带,狂犬病,癫痫,毒蛇咬伤,中气不足,肾虚,虚肿,刀伤。"

2.《全国中草药汇编》:"祛风除湿,解毒镇痉。"

3.《彝药志》:"强筋接骨,活血散瘀。治骨折及腰肌劳损,跌仆闪挫。"

【用法用量】 内服:煎汤,15~25 g;或炖肉服。

【宜忌】 1.《云南中草药》:"忌酸、冷。本品对动物有毒性作用。"

2.《彝药志》:"忌食豆类。"

【选方】 治跌仆闪挫,肌肉扭伤 青羊参50 g,加酒泡服。也可用青羊参100 g,炖肉吃。(《彝药志》)

2557 青杠碗 qīng gāng wǎn(《贵州草药》)

【异名】 青桐转、毛猴儿、虫波罗(《四川常用中草药》),橡子肉(《河北中草药》),青㭎碗(《万县中草药》)。

【基原】 为壳斗科栎属植物栓皮栎的果壳或果实。

【原植物】 栓皮栎 *Quercus variabilis* Bl. 又名:软木栎、粗皮栎、白麻栎(《中国高等植物图鉴》),厚皮青冈(《贵州植物志》)。

落叶乔木,高达30 m。树皮栓皮发达;小枝灰棕色,无毛。叶互生;叶柄长1~5 cm;叶片卵状披针形或长椭圆状披针形,先端渐尖,基部圆形或宽楔形,边缘具芒状锯齿,上面深绿色,下面具灰白色短绒毛,侧脉13~18对,直达齿端。花单性,雌雄同株;雄花序长达14 cm,花序轴被褐色绒毛,花被2~4裂;雄蕊通常5;雌花生于新枝叶腋,有短梗。壳斗杯形,包坚果约2/3,连小苞片径2.5~4 cm,小苞片钻形,反曲,有短毛;坚果近球形或宽卵形,先端平圆。花期3~4月,果期翌年9~10月。

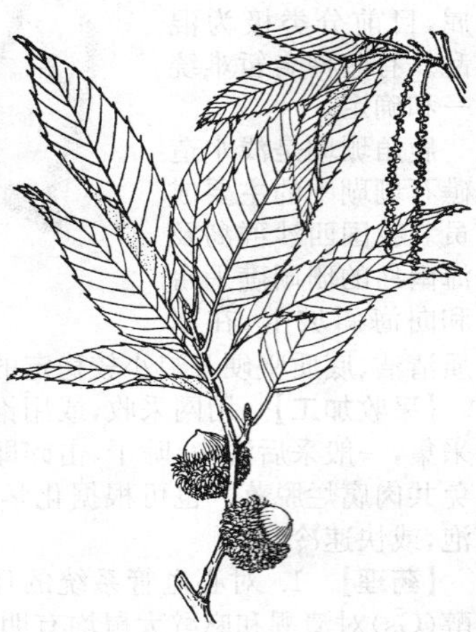

栓皮栎

生于海拔3 000 m以下的阳坡灌木丛中。分布于华东、中南、西南及河北、山西、辽宁、陕西、甘肃、台湾等地。

【采收加工】 9~10月采收,晒干。

【药性】《贵州草药》:"性平,味苦、涩。"

【功用主治】 收敛,解毒。主治咳嗽,久泻,久痢,痔漏出血,头癣。

1.《贵州草药》:"止咳,涩肠。"

2.《四川常用中草药》:"消肿,涩肠,止泻。治乳房红肿,哮喘,腹泻,痢疾。"

3.《河北中草药》:"涩肠止痢。用于慢性腹泻,久痢,尤对胃肠有寒滞者为佳。用治痔漏出血、脱肛,亦有收敛、止血之效。"

4.《全国中草药汇编》:"主治咳嗽,水泻。"

【用法用量】 内服:煎汤,10~15 g。外用:研末调敷。

【选方】 1. 治慢性肠炎,久痢,大便带血或脱肛 橡子肉30 g,水浸泡1 d,捞了煮烂,加红糖内服。(《河北中草药》)

2. 治头癣 青杠碗适量,研末,调菜油搽患处。(《贵州草药》)

3. 治急性乳腺炎 青㭎碗、蒲公英、瓜蒌壳各15 g。水煎服。(《万县中草药》)

2558 青刺尖 qīng cì jiān(《滇南本草》)

【基原】 为蔷薇科扁核木属植物扁核木的叶。

【原植物】 扁核木 *Prinsepia utilis* Royle 又名:蒙自扁核木(《全国中草药汇编》),悬状扁核木(《贵州中草药名录》)。

常绿或落叶灌木,高1~5 m。老枝粗状,灰绿色;小枝被黄褐色短柔毛,常为粗刺状,枝刺长达3.5 cm,刺上生叶,近无毛。单叶互生;叶柄长约5 mm;叶片卵形至狭长椭圆形,先端急尖或渐尖,基部宽楔形或近圆形,边缘有锯齿或全缘。花两性;总状花序顶生或腋生;萼筒杯状,上部5裂,裂片半圆形或宽卵形,边缘有齿;花瓣5,白色,基部有短爪;雄蕊多数,2~3轮着生于花盘上;心皮1,子房上位。核果长倒卵形或椭圆形,暗紫红色,有粉霜,宿萼反折,核平滑,紫红色。花期4~5月,果期8~9月。

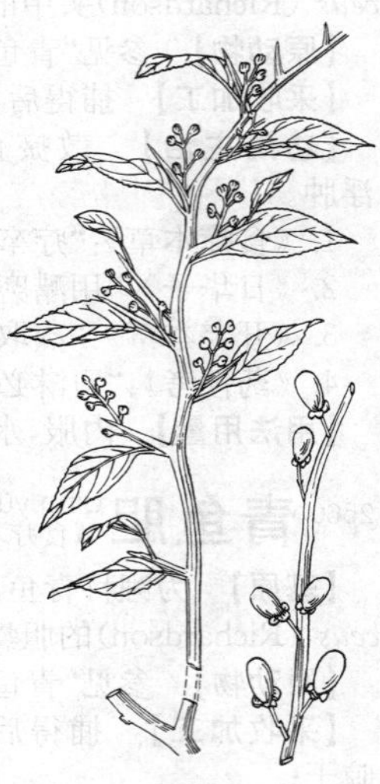

扁核木

生于海拔1 000~2 560 m的山坡溪边或灌木丛中。分布于西南、台湾等地。

本植物的果实(梅花刺果)、根(梅花刺根)亦供药用,另设专条。

【采收加工】 7~10月采叶,晒干或鲜用。

【药材】 青刺尖 *Folium Prinsepiae Utilis* 产于四川、贵州、云南、台湾等地。

性状 叶多皱缩、破裂,完整叶片呈狭卵形至披针形,长3~6 cm,宽1~2.5 cm,先端渐尖。边缘具细锯齿或全缘,基部钝圆或楔尖。外表暗绿色,两面无毛。叶柄长5~10 mm,上有宿存细小托叶。质脆易碎。气微,味微苦。

【成分】 茎含左旋-表儿茶素(epicatechin),β-谷甾醇-β-葡萄糖苷(β-sitosteryl-β-glucoside),青刺尖木脂醇(prinsepiol)[1]。

【药性】 苦、微辛,凉。

1.《滇南本草》:"性微寒,味苦。"

2.《云南中草药》:"淡、微辛,平。"

【功用主治】 活血散结,消肿拔毒。主治乳痈,痄腮,痰核,痔疮,跌打损伤,月经不调。

1.《滇南本草》:"主攻一切痈疽毒疮,有脓者出头,无脓

附生于林下树干或岩石上。分布于浙江、安徽、福建、江西、湖南等地。

【采收加工】 7～10月采收，晒干或鲜用。

【药性】 苦，寒。

【功用主治】 清热破血，消肿止痛。主治泄泻，头痛，高热，咳嗽，肿毒，头虱。

【用法用量】 内服：煎汤，5～15 g。外用：捣敷。

【宜忌】 根多食易引起反胃。

【选方】 1. 治高热　哈氏石松 15 g，水箭 9 g，乌泡叶(芽)9 枚，老鼠黄 9 g，千年灰 6 g。水煎服，每日服 3 次。

2. 治咳嗽　哈氏石松根 6 g，茶石红 9 g，丝毛花 9 g。水煎服。

3. 治肿毒　哈氏石松、蜈蚣七、山乌龟、草乌、铁马线。共捣烂，敷患处。

2556 青羊参 qīng yáng shēn (《植物名实图考》)

【异名】 白石参、毒狗药(《云南中医验方》)，青阳参、地藕、小白蔹、白药、白芪、青洋参(《云南中草药选》)，闹狗药、牛尾参(《昆明民间常用草药》)，牛尾七(《贵州中草药名录》)。

【基原】 为萝藦科鹅绒属植物青羊参的根。

【原植物】 青羊参 *Cynanchum otophyllum* Schneid. 又名：小绿牛角藤(《全国中草药汇编》)。

多年生草质藤本，长 2～5 m。根单一或数条，圆柱形，肥大，外皮灰黑色或黄褐色，直径约 8 mm，内面白色，折断有乳汁。茎纤细坚韧，圆柱形，绿色，被 2 列毛。叶对生；具长柄，叶柄内有 2 枚小形叶片；叶片三角状卵圆形或卵状披针形，长 7～10 cm，宽 4～8 cm，先端长渐尖，基部深耳状心形，叶耳圆形，下垂，全缘，两面均被柔毛。伞形聚伞花序腋生，着花 20 余朵；花萼 5，外面被微毛，基部内面有腺体 5 个；花圆形，白色，花冠裂片 5，内被微毛；副花冠杯状，比合蕊柱略长，裂片中间有 1 小齿，或有褶皱或缺；花粉块每室 1 个，下垂；柱头先端略为 2 裂。蓇葖双生或仅 1 枚发育，短披针形，向端部渐尖，基部较狭，外果皮有直条纹。种子卵形；种毛白色绢质。花期 6～10 月，果期8～10 月。

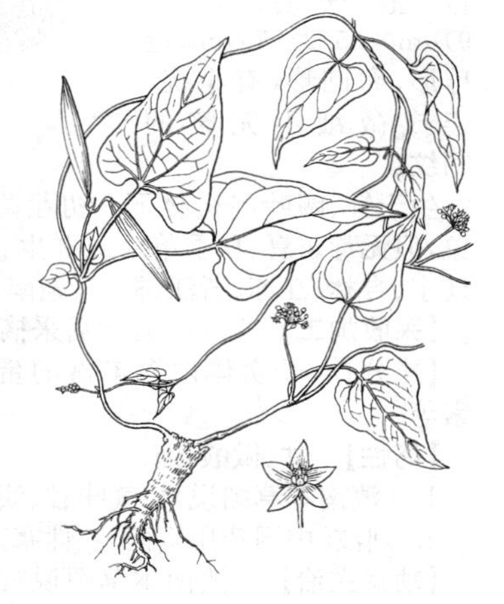

青 羊 参

生于海拔 1 500～2 800 m 的山坡、溪谷疏林中或山坡路边。分布于西南及湖南、广西、西藏等地。

【采收加工】 9～10月采挖，切片，晒干。

【药材】 青羊参 *Radix Cynanchi Otophylli*　主产于云南等地。

性状　根头疙瘩状，长 2.5 cm，上有茎痕或残茎。根呈圆柱状，长 20～40 cm，直径 1.5～3 cm，表面黄褐色至棕褐色，有纵皱纹和纵沟槽，具横向气孔；外皮脱落处显黄褐色。质硬，易折断，折断时有粉尘，断面类白色，可见淡黄色小孔(导管)散列。气辛香，味苦、微甜。

鉴别　(1) 根横切面：木栓细胞数列。皮层较狭窄，外侧的石细胞群断续环列。韧皮部较宽广，筛管群明显。形成层不明显。木质部由导管、木纤维、木射线组成，导管群排列不规则，木射线宽广。本品薄壁细胞含淀粉及草酸钙簇晶。

粉末特征：淡黄色。石细胞黄色，类方形、椭圆形、多边形，孔沟明显并可见增厚的层纹。草酸钙簇晶棱角尖或钝尖。淀粉粒类圆形、多边形，可见点状、裂隙状、飞鸟状的脐点，层纹不明显。具缘纹孔导管易见。木纤维黄绿色，木化，纹孔明显。木栓细胞多角形，淡棕色。

(2) 取本品粗粉 2 g，加入乙醇 20 ml，置水浴上加热回流 20 min，滤过，取滤液 2 ml，置白色蒸发皿中，水浴上蒸干，冷后，加醋酐 2 ml，溶解残渣，再加硫酸 2 滴，溶液显紫红色，速转为绿色，最后显蓝绿色(检查甾醇类)。

【成分】 根含棕榈酸甲酯(palmitic acid methyl ester)，β-谷甾醇(β-sitosterol)，香草酸(vanillic alid)，喙牛奶菜碱(rostratamine)[1]，青阳参苷元(qingyangshengenin)，牛皮消素(caudatin)，洋地黄毒糖(digitoxose)[2]，青阳参苷(otophylloside) A、B[3]。

【药理】 1. 抗惊厥作用　青羊参氯仿提取物腹腔注射较大剂量可引起惊厥，一定剂量又有抗惊厥作用[1, 2]。氯仿提取物抑制大鼠听源性惊厥发作；单用对小鼠最大电休克无效，但增强苯巴比妥钠和苯妥因钠的作用[2]。青阳参总苷有对抗硫代氨基脲所致小鼠惊厥作用，这可能是增高脑抑制性氨基酸 γ-氨基丁酸，降低兴奋性氨基酸谷氨酸和天冬氨酸[3, 4]，还与其能保护脑内谷氨酸脱羧酶活性有关[5]。

2. 抗癫痫作用　氯仿提取物抑制慢性实验性癫痫大鼠的点燃效应。连续腹腔注射，最初加强多数动物点燃效应，过后始有较多大鼠呈抗点燃效果[6, 7]。青阳参腹腔注射，阻断大鼠杏仁核快速点燃癫痫模型脑内增强的 *c-fos*、*c-jun* 基因表达，减少阳性细胞数量[8]。氯仿提取物静注对硫酸亚铁所致家兔慢性癫痫模型有治疗效果[2]。青阳参苷 A、B 抑制大鼠听源性癫痫发作[9]。

3. 其他中枢作用　总苷减少小鼠自发活动，灌服提高热板所致小鼠痛阈，镇痛部位主要在脊髓以上中枢[10]。氯仿提取物腹腔注射抑制小鼠电击回避条件和非条件反射。家兔大剂量静注氯仿提取物，少数可产生典型的阵挛性惊厥，大脑皮质电图(ECoG)呈持续性棘波和棘慢波，多数动物外观安静而 ECoG 异常[2]。

4. 对免疫功能的影响　本品提取物肌注对环磷酰胺所致小鼠 α-酸性萘酯酶(ANAE)阳性淋巴细胞数的下降有保护作用，对淋巴细胞 DNA 也有保护效果[11]。

毒性　青羊参片口服对小鼠的 LD_{50} 为 217.5 mg/kg，对雄大鼠为 183.3 mg/kg，雌大鼠为 123.2 mg/kg[10]。氯仿提取物腹腔注射对小鼠的 LD_{50} 为 252±4 mg/kg，氯仿提取物 150～250 mg/kg 腹腔注射后可引起步态不稳、摇晃、震颤以至强直性惊厥。犬静注 25～30 mg/kg 后可引起呕吐、排便、流涎、共济失调、强直性瘫痪[1]。氯仿提取物 6 mg/kg 对大鼠多次注射也可引起死亡[1, 7]。苯巴比妥钠对本品所致惊厥有拮抗效果，丙戊酸钠、三唑氯安定作用较差，苯妥因钠无效[10]。

【药性】 甘、辛，温，小毒。

1.《云南中草药》："甘、微苦，温。"

(17：3)为展开剂，展开，取出，晾干，置紫外光灯(254 nm)下检视。供试品色谱中，在与对照品色谱相应的位置上，显相同颜色的斑点。

【成分】 青叶胆全草含齐墩果酸(oleanolic acid)，日本当药素(swertia-japonin)即木犀草素-7-甲醚 6-C-β-葡萄糖苷(7-O-methyl luteolin-6-C-β-D-glucoside)，当药素(swertisin)即 6-C-β -葡萄糖芫花素(6-C-β -glucose-genkwanin)[1,2]。五种呫吨酮成分：即 1，8-二羟基-3，5-二甲氧基呫吨酮(1，8-dihydroxy-3，5-dimethoxy xanthone)，1，8-二羟基-3，7-二甲氧基呫吨酮(1，8-dihydroxy-3，7-dimethoxy xanthone)，1-羟基-3，7，8-三甲氧基呫吨酮(1-hydroxy-3，7，8-trimethoxy xanthone)[3]，1-羟基-2，3，4，5-四甲氧基呫吨酮(1-hydroxy-2，3，4，5-tetramethoxy xanthone)，1-羟基-2，3，5-三甲氧基呫吨酮(1-hydroxy-2，3，5-trimethoxy xanthone)[4]。含萜类成分：当药苷(sweroside)[5]，红白金花内酯(erythrocentaurin)，青叶胆内酯(swermirin)[6]，当药苦苷(swertiamarin)，2′-O-乙酰基当药苦苷(2′-O-acetylswertiamarin)[7]，狭叶獐牙菜苦苷(angustiamarin)，狭叶獐牙菜苷(angustioside)，表优士特莫苷(epi eustomoside)[8]，4′-O-反式对香豆酰当药苦苷(4′-O-*trans-p*-coumaroyl swertiamatin)，2′-O-乙酰基-4′-O-顺式对香豆酰当药苦苷(2′-O -acetyl-4′-O -*cis-p*-coumaroyl swertiamarin)，2′-O-乙酰基-O-反式对香豆酰当药苦苷(2′-O-acetyl-O-*trans-p*-coumaroyl swertiamarin)，2′-O-乙酰基-4′-O-顺式阿魏酰当药苦苷(2′-O-acetyl-4′-O-*cis*-feruloyl swertiamarin)，2′-O-乙其基-4′-O-顺式阿魏酰当药苦苷(2′-O-acetyl-4′-O-*trans*-feruloyl swertiamarin)，2′-O-乙酰基当药苦苷(2′-O-acetyl swertiamarin)[9]，thysanolactone。全草还含 1，7，8-三羟基-3-甲氧基呫酮(swertianin)，1，8-二羟基-3，5-二甲氧呫酮(methylbellidifolin)[10]。

【药理】 1. 保肝作用 齐墩果酸、青叶胆黄酮，苦味质给大鼠皮下注射，对四氯化碳引起的丙氨酸氨基转移酶(ALT)的升高有降低作用[1]。

2. 其他作用 青叶胆中的植物配糖体对人肠道厌氧菌群生长有促进作用[2]。

【药性】 苦，寒。

1.《云南中草药》："苦，寒。"

2.《湖南药物志》："大苦，大寒。有如黄连。"

【功用主治】 清热解毒，利湿退黄。主治湿热黄疸，热淋，急性胃炎，痢疾。

1.《云南中草药》："清肝胆湿热，除胃中伏火。主治肝炎，泌尿系感染。"

2.《湖南药物志》："清热解毒，利胆健胃。治急性胃炎，急性菌痢。"

【用法用量】 内服：煎汤，10～15 g。外用：鲜品捣敷或煎水洗。

【宜忌】 虚寒者慎服。

【临床报道】 治疗急性肝炎 用青叶胆浸膏片(每片含生药 0.3 g)，每次 6 片，日服 3 次；或青叶胆注射液(每 1 ml 含生药 1 g)，每次 2 ml，每日 2 次，肌内注射。小儿酌减。凡发热、深度黄疸，同时给予适当补液，内服维生素 B 和 C 等。用于急性病毒性黄疸型肝炎 422 例，治愈 392 例，好转 18 例，无效 12 例，总有效率 97.2%，平均治愈日数 28.36 d。多数患者用药后尿量增加，恶心、厌油、腹胀等症状消失较快，6 d 左右食欲恢复正常；黄疸消失时间平均 11.83 d，肝肿大平均 15.31 d 回缩至正常；丙氨酸氨基转移酶平均 28 d 以内恢复正常。两种制剂对肝功全项恢复正常无显著差别[1]。个别患者服青叶胆片引起胃痛、腹泻、纳差等副作用[2]。

2554 **青头菌** qīng tóu jūn (《滇南本草》)

【异名】 青面子菌、青面子、飑面子(《吴蕈谱》)。

【基原】 为红菇科红菇属真菌绿红菇的子实体。

【原植物】 绿红菇 *Russula virescens* (Schaeff.) Fr. [*Agaricus virescens* Schaeff.] 又名：变绿红菇、青冈菌、绿菇(刘波《中国药用真菌》)，青蛙菌、青汤菌、青盖子、绿豆菌(《中国药用真菌图鉴》)。

菌盖宽 3～10 cm，扁半球形，后平展。成熟后中央下凹，浅绿色、灰绿色，表皮往往具深绿色斑块，且多龟裂，盖缘条纹放射状，极明显。菌肉白色。菌褶白色，直生。褶间近盖处有横脉相连。菌柄长 2～10 cm，粗 0.5～2 cm，白色。孢子透明，(6.1～9)μm×(5.2～7)μm，近球形、卵圆形，有小疣，连成微细不完整的网纹。

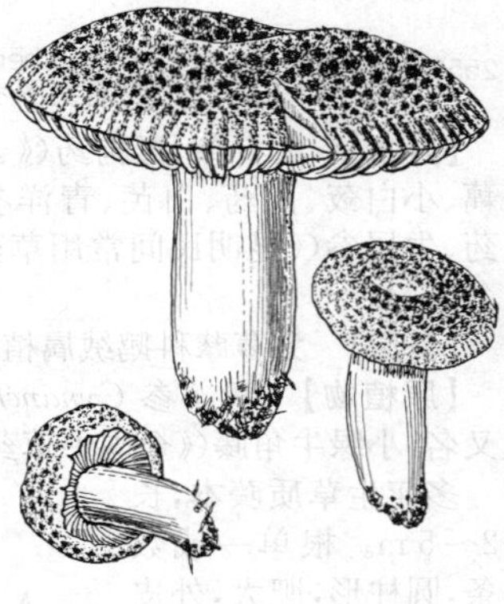

绿红菇

生于针、阔叶混交林下。初茬菌，部分人食后有幻觉现象，但无毒。夏、秋季单生或群生。分布于西南及内蒙古、辽宁、吉林、江苏、浙江、福建、湖南、广东、西藏、台湾等地。

【采收加工】 7～10 月雨后采摘，晒干备用。

【成分】 子实体内含丰富的蛋白质、磷、钙、铁和硫胺素等[1]。

【药性】 甘，微酸，寒。

1.《滇南本草图说》："气味甘、淡、微酸，无毒。"

2. 刘波《中国药用真菌》："性寒。"

【功用主治】《滇南本草图说》："主治眼目不明，能泻肝经之火，散热舒气，妇人气郁服之最良。"

【用法用量】 内服：煎汤，10～30 g；或人丸、散。

【宜忌】《滇南本草图说》："不可多食。""食之宜以姜为使。"

2555 **青丝龙** qīng sī lóng (《湖南药物志》)

【异名】 阳痧草、阴痧草、晒不死、地松杉。

【基原】 为石杉科马尾杉属植物闽浙马尾杉的全草。

【原植物】 闽浙马尾杉 *Phlegmariurus mingcheensis* Ching [*Lycopodium mincheense* Ching] 又名：哈氏石松。

常绿多年生附生植物，高 25～35 cm。茎直立或上部略下弯，单一或一至多回二叉分枝。叶互生，螺旋状排列，线状披针形，长约 2 cm，宽约 1.8 mm，先端渐尖，基部渐狭略成短柄，全缘，有光泽；孢子叶与营养叶同形。孢子囊肾形，单生于叶腋，不集生成孢子囊穗，散布于整个茎枝上，成熟时 2 瓣裂。

丽獐牙菜的全草。

【原植物】 1. 青叶胆 *Swertia mileensis* T. N. Ho et W. L. Shi　又名：胆炎草(《云南药用植物名录》)。

一年生草本，高15～45 cm。主根棕黄色。茎直立，四棱形，具窄翅。叶对生；无柄；叶片狭长圆形、披针形至线形，长 2～5 cm，宽 1.5～10 mm，先端急尖，基部楔形，具 3 脉。圆锥状聚伞花序顶生或腋生，开展，侧枝生单花，花梗细，长 0.4～3 cm，基部有 2 个苞片；花萼绿色，4 裂，裂片线状披针形；花冠淡蓝色，4 裂，裂片长圆形或卵状披针形，先端急尖具小尖头，花瓣基部具 2 个蜜腺，蜜腺杯状，先端具柔毛状流苏；雄蕊 4，着生于花冠基部，花丝扁平，花药蓝色；子房卵状长圆形，花柱明显，柱头小。蒴果椭圆状卵形或长椭圆形。种子棕褐色，卵球形。花期 9～10 月，果期10～11 月。

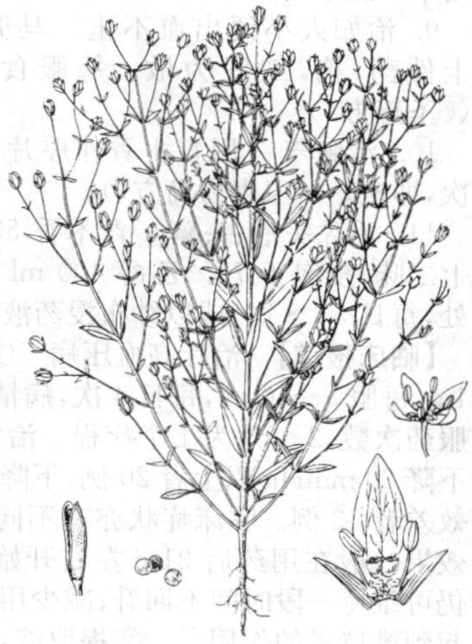
青叶胆

生于海拔1 300～1 650 m的山坡草丛中。分布于云南。

2. 滇獐牙菜 *S. yunnanensis* Burk. 又名：走胆草、青鱼胆(《云南中草药选》)，云南獐牙菜(《植物分类学报》)，紫花胆草、小龙胆獐(《云南药用植物名录》)。

与青叶胆不同点在于：其特征为茎具 4 棱。茎中上部叶片线状披针形或线形。花大，5 数，花萼长达花冠的 2/3，裂片线形；花冠裂片长 7～12 mm，腺窝具少数裂片状流苏；柱头 2 裂。

滇獐牙菜

生于海拔 1 100～3 800 m 的草坡林下或灌丛中。分布于四川、贵州、云南等地。

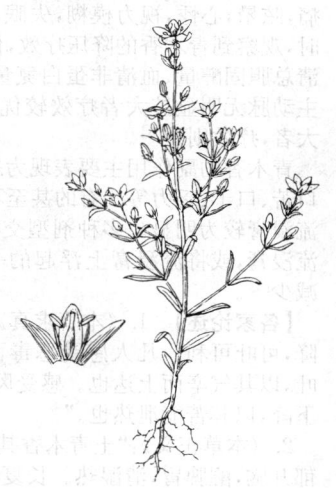

3. 美丽獐牙菜 *S. angustifolia* Buch. -Ham. ex D. Don var. *pulchella* (D. Don) Burk. [*S. pulchella* Buch. -Ham.; *Ophelia pulchella* D. Don; *S. vacillans* Maxim.]　又名：青叶丹、思茅獐牙菜(《云南思茅中草药选》)，青鱼草、水黄连(《湖南药物志》)。

与青叶胆不同点：茎直立，上部多分枝。叶片披针形或披针状椭圆形，两端渐狭，具 1～3 脉。圆锥状聚伞花序有多花，花萼 4 裂，裂片线状披针形，背面有突起的 3 脉；花冠黄色或淡黄绿色，4 裂，裂片卵状长圆形，先端钝圆，有小尖头，中上部具紫色斑点，基部具 1 个蜜腺，蜜腺圆形，深陷，上半部边缘具短流苏，基部有 1 个膜片，盖在腺窝上；雄蕊 4，花丝线形；子房狭卵形，花柱短，明显，柱头 2 裂。蒴果宽卵形。种子长圆形，褐色。花、果期 8～9 月，在广东可至翌年 1 月。

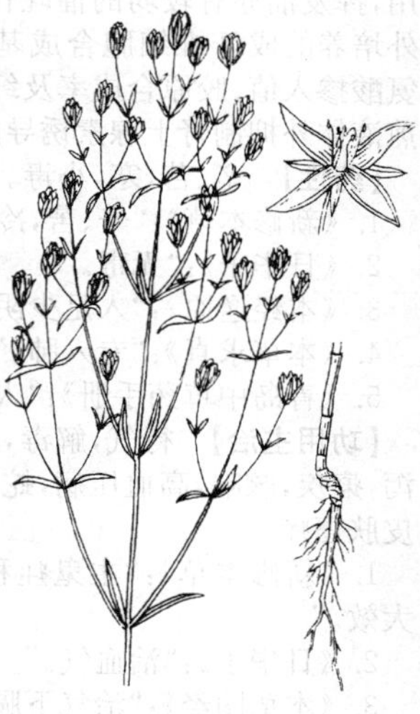
美丽獐牙菜

生于海拔 150～3 300 m 的田边、草坡荒地。分布于福建、江西、湖北、湖南、广东、广西、海南、贵州、云南等地。

【采收加工】 4～7 月采集，晒干或鲜用。

【药材】 青叶胆 *Herba Swertiae Mileensis* 产于云南等地。

性状　本品长 15～45 cm。根长圆锥形，长 2～7 cm，直径约 0.2 cm，有的有分枝；表面黄色或黄棕色。茎四棱形，棱角具极狭的翅，直径 0.1～0.2 cm；表面黄绿色或黄棕色，下部常显红紫色，断面中空。叶对生，无柄；叶片多皱缩或破碎，完整者展平后呈条形或狭披针形，长 1～4 cm，宽 0.2～0.7 cm。圆锥状聚伞花序，萼片 4，条形，黄绿色；花冠 4，深裂，黄色，裂片卵状披针形，内侧基部具 2 腺窝；雄蕊 4。蒴果狭卵形，种子多数，细小，棕褐色。气微，味苦。

鉴别　(1) 粉末特征：绿色或黄绿色。石细胞类圆形、类长方形、长条形或长梭形，有的有突起或一端延长，长100～120 μm，直径 40～50 μm，木化，壁厚 5～10 μm，孔沟明显。纤维长梭形，长 180～220 μm，直径 8～10 μm，木化，壁厚约 2.5 μm，孔沟明显。叶上表皮细胞壁波状；下表皮细胞角质纹理不甚明显，气孔多数，不等式或不定式。草酸钙结晶呈杆状、针状或片状，多存在于叶肉细胞中。花粉粒圆形，直径 30～37 μm，具 3 孔沟，表面有细网状纹理。

(2) 取本品粉末 5 g，加甲醇 45 ml，加热回流 30 min，滤过，取滤液 1 滴，点于滤纸上，烘干，加三氯化铝试液 1 滴，待干后，置紫外光灯(365 nm)下观察，显绿黄色荧光(检查 5-羟基黄酮类，1-羟基呫吨酮类)。

(3) 取(2)项下的滤液 2 ml，加 7% 盐酸羟胺甲醇溶液 2～3 滴，再加 10% 氢氧化钾甲醇溶液 2～3 滴，置水浴上微热，冷却后，加稀盐酸调节 pH 至 3～4，滤过，滤液加三氯化铁试液 1～2 滴，显紫色。

(4) 薄层色谱：取(2)项下的剩余滤液浓缩至约 10 ml，作为供试品溶液。另取齐墩果酸对照品，加甲醇制成每 1 ml 含 2 mg 的溶液，作为对照品溶液。吸取上述两种溶液各 2 μl，分别点于同一硅胶 G 薄层板上，以甲苯-醋酸乙酯-冰醋酸(12∶4∶0.5)为展开剂，展开，取出，晾干，喷以 10% 硫酸乙醇溶液，在 105 ℃加热至斑点显色清晰。供试品色谱中，在与对照品色谱相应的位置上，显相同的紫红色斑点。

(5) 取上述供试品溶液 1 ml，加于中性氧化铝柱上，用甲醇约 2 ml 洗脱，洗脱液蒸干，残渣加甲醇 2 ml 使溶解，作为供试品溶液。另取獐牙菜苦苷对照品，加甲醇制成每 1 ml 含 8 mg 的溶液，作为对照品溶液。吸取上述两种溶液各 1～2 μl，分别点于同一硅胶 GF_{254} 薄层板上，以氯仿-甲醇

呈镇静作用[8]。青木香醚溶液酸性部分对鸽和犬有催吐作用，挥发油亦有较弱的催吐作用[9]。青木香注射液抑制体外培养的成纤维细胞合成基质的作用，降低细胞^{3}H-羟脯氨酸掺入值、胶原合成率及纤维连结素产量[11]。青木香水煎液体外抑制肾上腺素诱导的人血小板聚集[12]。

【药性】 辛、苦，寒，小毒。归肺、胃、肝经。

1.《新修本草》："辛、苦，冷，有毒。"

2.《日华子》："无毒。"

3.《本经逢原》："入足少阴。"

4.《本草求真》："专入肺。"

5.《青岛中草药手册》："入肝、胃经。"

【功用主治】 行气，解毒，消肿。主治脘腹胀痛，疝气，泄泻，痢疾，咳喘，高血压病，蛇虫咬伤，痈肿疔疮，秃疮，湿疹，皮肤瘙痒。

1.《新修本草》："主鬼疰积聚，诸毒热肿，蛇毒。疗疔肿大效。"

2.《日华子》："治血气。"

3.《本草图经》："治气下膈，止刺痛。"

4.《履巉岩本草》："主肺热咳嗽，痰结喘促，血痔瘘疮，生肌。治五种蛊毒。"

5.《纲目》："利大肠。治头风，瘙痒，秃疮。"

6.《本经逢原》："治痈肿，痰结，气凝诸痛。"

7.《会约医镜》："能散气，故疝家必需。"

8.《草木便方》："发表，除风。治风湿瘫痪，腰脚疼痛，跌打损伤。"

9.《草药新纂》："为行气药，能清血毒，调经。"

10.《南京民间药草》："治腹痛，胃气痛。"

【用法用量】 内服：煎汤，3～9 g；研末，1.5～2 g，每日2～3次。外用：研末调敷；或磨汁涂。

【宜忌】 脾胃虚寒者慎服。

1.《新修本草》："不可多服，吐利不止。"

2.《本经逢原》："肺寒咳嗽，寒痰作喘，胃虚畏食人勿服，以其辛香走窜也。"

3.《本草汇纂》："惟虚寒切禁，以味辛与苦，恐泄人真气也。"

【选方】 1. 治肠炎，腹痛下痢　土青木香 9 g，槟榔 4.5 g，黄连 4.5 g。共研细末，温开水冲服。(《现代实用中药》)

2. 治中暑腹痛　青木香根(鲜)9～15 g，捣汁，温开水送服；亦可用青木香根 3～6 g，研末，温开水送服。(《江西草药》)

3. 治上气喘急　马兜铃根一两，木香、楝实(微炮)各三分。上三味捣罗为散。每服二钱匕，浓煎乌梅蜜汤调下，食后临卧服。(《圣济总录》)

4. 治疔疮、蛇伤、犬咬、鼠咬　青木香(土者，根、梗均可用)，上末，每服一钱，蜜水调下。(《证治准绳》)

5. 治蜘蛛疮(单纯疱疹)　土青木香，研极细末，柿漆(即柿油)调搽。(《中医药实验研究》)

6. 治因剥割瘴死牛马猪羊，不避其气，以中其毒，或因食瘴死牛马猪羊之肉，或手足各处发疔毒，或起紫泡，或起堆核，初则创人，渐次肿大，疼痛不可忍，昏闷发热，口渴心烦，四肢强痛，头目昏花，一切瘴毒　苦花子(又名毛连子、小叶金鸡舌，梗叶俱用)、土木香、仙人薯(用根、新鲜生者为妙，干者次之)各二两，晚蚕砂一两。上铡碎，擂水和煮粽汁冷服。热极加芭蕉心，小便不利加琉璃草(又名耳环尻)，擂，和前药服之。先服此药，次服劫瘴消毒散。(《证治准绳》四神丹)

7. 治咽喉内卒肿痛　马兜铃根一两，甘草一分(生，锉)。上件药，捣，粗罗为散。每服二钱，以水一中盏，煎至六分，去滓，不计时候，温服。(《圣惠方》)

8. 治牙痛　青木香鲜品一块，放牙痛处咬之。(《东北常用中草药手册》)

9. 治妇人小便出血不止　马兜铃根、刺蓟根各一两。上件药，捣，细罗为散。每服食前，当归酒调下二钱。(《圣惠方》)

10. 治腋气　用青木香作厚片，好醋浸一宿，夹腋下数次，即愈。(《卫生易简方》)

11. 治秃头疮、头癣　青木香 50 g，苦楝子(打碎)50 g。上二味，浸泡于 75%乙醇 400 ml 中，7 d 后可用。涂搽患处，每日 5～8 次，或以纱布浸药液湿敷。(《中药精华》)

【临床报道】 治疗高血压病　①流浸膏：每 1 ml 含生药 1 g，每服 5～10 ml，每日 4 次，病情好转后逐渐减少剂量及服药次数，2 个月为 1 个疗程。治疗 50 例。治疗后舒张压下降 20 mmHg 以上者 20 例，下降 10～19 mmHg 者 17 例，效差者 13 例。临床症状亦有不同程度的改善。本品降压效果一般在用药后 21 d 左右开始显效；血压降低后停药，仍可维持一段时间不回升；减少用药量或减少服药次数，可起到维持量的作用[1]。②提取液：每 1 ml 相当于生药 1 g。饭后服，每日 3 次，第一星期每次 3 ml，第二星期每次 4 ml，第三星期及以后每次 6 ml。治疗Ⅱ、Ⅲ期高血压病患者 40 例，经用药，收缩压、舒张压下降 10 mmHg 以上者 18 例，不足10 mmHg 者 17 例。用药 6 星期以上者有效率较高。对临床症状的改善不理想[2]。③多种剂型交替使用：以青木香粉剂，流浸膏、片剂等交替使用，治疗 84 例，服药时间在 28 d 以上，总有效率 78.6%。舒张压下降 20 mmHg 以上者 19 例，下降 10 mmHg 以上者 47 例。对临床症状的头痛，眩晕，心悸，视力模糊，失眠，气急等均有一定改善。同时，观察到青木香的降压疗效，似乎不受年龄、眼底病变、血清总胆固醇量、血清非蛋白氮量、尿蛋白的影响；对心脏及主动脉无明显扩大者疗效较优，有效率为 81.6%，已见扩大者，疗效则差[3]。

青木香的副作用主要表现为恶心、呕吐、胸闷、腹胀腹痛、口苦、口干、乏力等。有的甚至不能坚持用药。其中似乎以流浸膏较为明显。多种剂型交替使用，或加入健胃镇呕的流浸膏，或将流浸膏上浮起的一层油质除去，副作用大为减少[2]。

【各家论述】 1.《本草求真》："青木香，诸书皆言可升可降，可吐可利。凡人感受恶毒而致胸膈不快，则可用此上吐，以其气辛而上达也。感受风湿而见阴气上逆，则可用此下降，以其苦能泄热也。"

2.《本草正义》："土青木香其味甚苦而气极青芬，力能舒郁开胸，醒脾胃，清湿热。长夏郁蒸之令，脾胃清阳之气受其蒙蔽，而恒觉无气以动，倦怠纳呆者，以少许细嚼吞之，即觉神情为之一振，去湿化浊，具有捷效。盖香本天地之正气，自能扫荡阴霾，而苦味泄降，更能导去蕴积之浊垢，而恢复其胸中太和之元气，功不在广木香、茅术、藿香之下，而又能久藏不腐，且气味亦不以年久改变。坚质之性，草药中尤不易得。"

2553 青叶胆 qīng yè dǎn (《云南中草药》)

【异名】 肝炎草、小青鱼胆、土疸药(《云南中草药》)。

【基原】 为龙胆科獐牙菜属植物青叶胆、滇獐牙菜和美

皱缩,灰绿色或黄绿色,膜质柔韧,展平后呈卵圆形或卵状心形,先端钝或微尖,基部心形,边缘微波状,基出弧形脉约20条,呈膜翅状突起;叶柄稍扁,灰黄色或黄白色,有细纵纹,基部有时残留管状叶鞘及从两侧伸出的纤细不定根。气微有草菇香,味微甘。

鉴别　叶横切面:上、下表皮细胞各1列,长方形或方形,上表皮细胞较小。气孔在下表皮多见。叶肉组织未分化,均为类圆形或类多角形的薄壁细胞,内含叶绿体。维管束为外韧型。两粗脉维管束间有1~2细脉维管束,在叶中部的较粗脉维管束小。叶肉组织中散有黏液细胞,含针晶束。在粗脉突起处亦有针晶束分布。

球茎横切面:最外层为表皮及2~4列厚壁细胞。基本组织为薄壁细胞,呈类多角形,内含颗粒状多糖类物质。靠外缘有黏液细胞,内含草酸钙针晶束。维管束外韧型,散生,纵横走向。中部的薄壁细胞无黏液细胞,无多糖物质。

【药性】　甘,凉。

1.《岭南采药录》:"味甘,性和。"

2.《广西中药志》:"味甘凉,性寒,无毒。"

【功用主治】　清热润肺,解毒消肿。主治肺痨咯血,肺热咳嗽,口疮,咽喉肿痛,瘰疬,疮疡肿毒,跌打损伤。

1.《岭南采药录》:"治瘰疬,和肉煎汤服或炒食;理痰火咳血,消火疮,水煎服;浸酒服,治内伤。"

2.《广西本草选编》:"润肺止咳,清热解毒。主治肺结核咳嗽,支气管炎,小儿肺炎,疮疖肿痛。"

3.《全国中草药汇编》:"清肺止咳,健脾消积,镇静止痛,清热解毒,散瘀消肿。主治肺结核咳嗽咯血,支气管炎,小儿疳积,小儿肺炎,精神病,跌打肿痛,口腔炎,急性喉头炎,疮毒。"

【用法用量】　内服:煎汤,9~15 g。外用:捣敷。

【选方】　1. 治口腔炎,急性喉头炎　青天葵鲜全草1株。生嚼含。(《全国中草药汇编》)

2. 治疮疖肿痛　青天葵鲜叶捣烂,调红糖外敷。(《广西本草选编》)

3. 治小儿疳积,疝气痛　青天葵鲜块茎6~12 g。炖瘦猪肉或鸡蛋吃。(《全国中草药汇编》)

2552 青木香 qīng mù xiāng (《本草蒙筌》)

【异名】　马兜铃根、兜铃根(《肘后方》),土青木香、独行根(《新修本草》),云南根(《本草图经》),土木香(《本草正》),青藤香(《草木便方》),蛇参根(《分类草药性》),铁扁担(《陕西中药志》),痧药(江西《草药手册》),野木香根、水木香根、白青木香(《中药材品种论述》)。

【基原】　为马兜铃科马兜铃属植物马兜铃 *Aristolochia debilis* Seib. et Zucc. 和北马兜铃 *A. contorta* Bunge 的根。

【原植物】　参见"马兜铃"条。

【采收加工】　10~12月采收,切片晒干。

【药材】　青木香 *Radix Aristolochiae*　主产于江苏、安徽、浙江、山东、江西、河南、湖北、湖南、广东、广西等地。

性状　根呈圆柱形或扁圆柱形,略弯曲,长3~15 cm,直径0.5~1.5 cm。表面黄褐色或灰棕色,粗糙不平,有纵皱纹及须根痕。质脆,易折断,断面不平坦,皮部淡黄色,木部宽广,射线乳白色,木质部束淡黄色,呈放射状,导管孔明显,形成层环明显。香气特异,味苦。

鉴别　(1) 根横切面:木栓层为数列棕色木栓细胞。皮层中散有油细胞,内含黄棕色油滴。韧皮部较宽,亦散有油细胞。形成层成环。木质部薄壁组织发达,木射线宽广;木质部导管束有两束自根的中央向外分叉放射状排列,其余导管束较短。本品薄壁细胞内含淀粉粒。

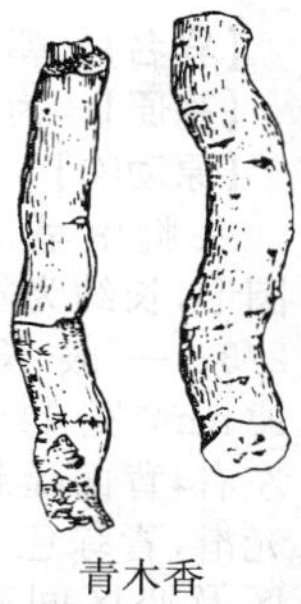

青木香
(根)外形

(2) 取本品粉末1 g,加0.5%盐酸乙醇溶液7 ml,冷浸过夜,滤过。滤液用氨水调至中性,蒸干,残渣加5%盐酸2 ml溶解,1份滴加改良碘化铋钾溶液,产生橙红色沉淀;另1份滴加碘化汞钾试液,产生灰白色沉淀(检查生物碱)。

(3) 薄层色谱:取本品细粉3 g,加乙醇50 ml,加热回流1 h,滤过,滤液蒸干,残渣加乙醇5 ml使溶解,作为供试品液。另取马兜铃酸对照品,加乙醇制成每1 ml含0.5 mg的溶液,作为对照品溶液。吸取上述两种溶液各5 μl,分别点于同一硅胶H板上,以苯-甲醇-冰醋酸(5∶0.8∶0.1)为展开剂,展开,取出,晾干,分别置日光及紫外光灯(365 nm)下检视。供试品色谱中,在与对照品色谱相应的位置上,显相同颜色的斑点或荧光斑点。

【成分】　1. 马兜铃　根含倍半萜类成分:马兜铃酸(aristolochic acid) A、B、C,7-羟基马兜铃酸(7-hydroxyaristolochic acid)A,7-甲氧基马兜铃酸(7-methoxyaristolochic acid)A,马兜铃酸C-6-甲醚(aristolochic acid C-6-methyl ether),马兜铃酸A甲酯(aristolochic acid A methyl ester),马兜铃酸D-6-甲醚(aristolochic acid D-6-methyl ether),马兜铃内酰胺的N-六碳糖苷,青木香酸(debilic acid)和尿囊素(allantoin)等[1,2]。

地下部分(即块根)含9个马兜铃烷型倍半萜(aristolane type sesguiterpenes)成分及3-氧代马兜铃烷(3-oxoishwarane)[3];含生物碱类:粉防己碱(tetrandrine)[4],轮环藤酚碱(cyclanoline)[5]。

2. 北马兜铃　根含尿囊素,马兜铃酸A、E,木兰花碱(magnoflorine),β-谷甾醇(β-sitosterol)和胡萝卜苷(daucosterol)[6,7]。此外,还含有4,5-二氧代去氢巴婆碱(4,5-dioxodehydroasimilobine)和观音莲明(lysicamine)[8]。

【药理】　1. 镇痛抗炎作用　马兜铃根、家种及野生北马兜铃根煎剂灌胃皆可抑制小鼠的冰醋酸所致疼痛和二甲苯所致耳郭肿胀作用[1]。

2. 对肌肉的作用　青木香提取液静脉注射抑制在位肠管及慢性肠瘘犬的肠道运动[2]。青木香成分轮环藤酚碱对横纹肌有松弛作用[3]。

3. 抗微生物作用　青木香水提取物可抑制Ⅰ型单纯疱疹病毒[4]。青木香总生物碱体外抑制金黄色葡萄球菌、铜绿假单胞菌、大肠杆菌及变形杆菌[5]。北马兜铃根中的-糖苷成分能抗革兰阳性菌[6]。青木香挥发油对猪蛔虫有杀灭作用[7]。

4. 降压作用　青木香粗制剂对多种动物均有降压效果。静脉注射常引起血压骤降,肌内注射血压下降较慢,口服更慢[8]。静脉注射青木香精制浸膏,使麻醉犬、切断减压神经或封闭颈动脉窦的高血压犬的血压下降[9]。青木香中的木兰花碱静脉注射或口服,对麻醉犬、不麻醉大鼠和肾性高血压犬,均有降压作用,对舒张压的作用尤为明显。降压作用主要与神经节阻断作用相关[10]。

5. 其他作用　青木香煎剂、流浸膏和盐酸浸出液对小鼠

2550 **青蟹** qīng xiè（《中国药用海洋生物》）

【异名】 朝蟹（《中国药用海洋生物》）。

【基原】 为梭子蟹科青蟹属动物锯缘青蟹的全体。

【原动物】 锯缘青蟹 *Scylla serrata*（Forskal）

头胸甲呈横椭圆形，长约为宽的2/3，一般长约98 mm，宽142 mm左右，背面隆起而光滑，青绿色。胃区及心区间有明显的"H"形凹痕。胃区、鳃区各具一微细的横行颗粒线。额分4个突出的三角形齿，前侧缘各有等大的三角齿9个。螯足不对称，右螯较大，长节前缘具3刺，腕节外末缘具2钝齿；内末角具1壮刺。掌节在雄体很强大，两指间空隙明显，内缘具粗大的钝齿。前3对步足指节的前、后缘具刷状短毛，第四对的前节与指节均扁平，呈桨状，边缘有短毛。雄性腹部呈宽三角形，雌性腹部呈宽圆形。

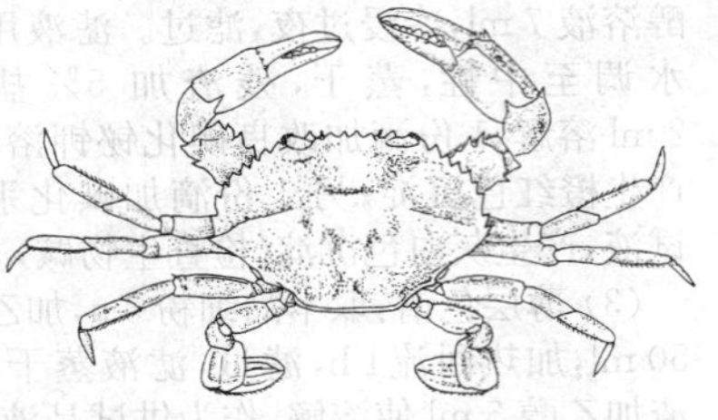

锯缘青蟹

生活于温暖和盐度较低的浅海中，杂食性，全年产卵，盛产期5～7月，母蟹常到近海中去产卵，孵出的幼蟹常随潮流返回近岸或河口觅食而成长。分布于浙江、福建、广东、广西、台湾等沿海。现已进行人工养殖。

【采收加工】 随时可捕，鲜用或腌制。

【成分】 全体含 Na^+，K^+，Mg^{2+}-ATP酶，Na^+，K^+-ATP酶[1]，神经组织含5-羟色胺（serotonin）和5-羟吲哚乙酸（5-hydroxyinololylacetic acid）[2]。肌肉、鳃、中肠腺含游离氨基酸，丙氨酸转移酶，天冬氨酸转移酶[3]；肌肉及肝含二十二碳六烯酸（docosahexaenoic acid），二十碳五烯酸（eicosapentaenoic acid）[4]；鳃和肝胰腺含微量元素铜，汞，钙，锌，锰，钴，镍，铁[5]。全血含葡萄糖124 mg/100 ml[6]，血淋巴含蛋白质与结合钙和少量游离钙[7]。此外，还含蛋白质，脂质，糖原，组氨酸，亮氨酸，苯丙氨酸，胱氨酸，苏氨酸[8]，角质蛋白[9]。

【药性】 《中国药用海洋生物》："咸，寒。"

【功用主治】 化瘀，利尿，补虚。主治产后腹痛，乳汁不足，体虚水肿。

1.《中国药用海洋生物》："全体：滋补，消肿；壳：活血化瘀。"

2.《中国药用动物志》："治产后腹痛，水肿，乳汁不足等。"

【用法用量】 内服：蟹肉煮食，每次1只；壳研末。

【选方】 1. 治产后宫缩痛及恶露多　青蟹壳晒干，研粉，冲服。

2. 治水肿　青蟹全体1只，同糯米煮食。

3. 治食虾过敏　青蟹壳煮水服和洗身。（1～3方出自《中国药用海洋生物》）

2551 **青天葵** qīng tiān kuí（《岭南采药录》）

【异名】 独叶莲（《陆川本草》），珍珠草、独脚莲（《南宁市药物志》），珍珠叶（《广西中药志》），坠千斤、铁帽子、山米子（《云南思茅中草药选》），天葵（《广西本草选编》），入地珍珠、假天麻（《广西药用植物名录》）。

【基原】 为兰科芋兰属植物毛唇芋兰的块茎和全草。

【原植物】 毛唇芋兰 *Nervilia fordii*（Hance）Schltr.

多年生宿根小草本。块茎球形或扁球形，肉质，白色，直径5～15 mm。叶基生，常1片，稀2片；叶柄长5～20 cm，下部为管状、紫红色的叶鞘包围；叶片膜质，卵状心形，长5～10 cm，宽8～12 cm，先端急尖，边缘波状，约具20条明显的叶脉，小脉纵横交错成网状。总状花序从块茎抽出，高15～30 cm，有花4～9朵。花先于叶开放，常下垂，淡绿色，具反折的线形小苞片；萼片与花瓣几相等，线状披针形，仅上部略张开；唇瓣白色带紫，合抱蕊柱，上部3裂，先端和中部密被白色长柔毛。花期4～5月。

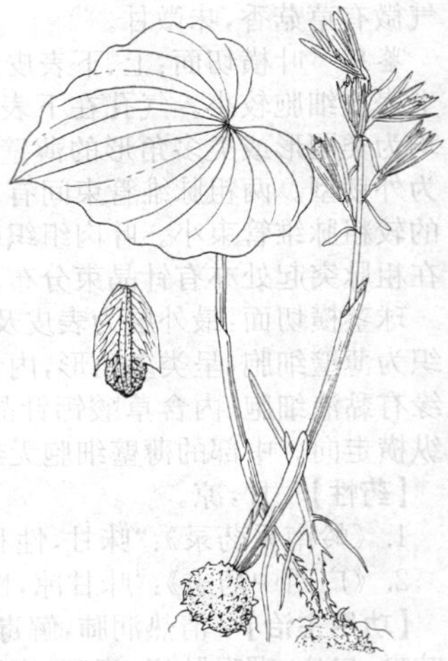

毛唇芋兰

多生于海拔400～600 m的石山疏林下、石山山脚或密林阴湿处，田边或肥沃的地方也有生长。分布于广东、广西、四川、云南等地。

【栽培】 生物学特性　喜生长在背阴的石缝、草丛或林下潮湿的腐殖土中，土壤偏酸性，年均温度19～22 ℃。休眠的球茎4月初萌动，4月底至5月中旬出土，5～9月份叶片生长，9月下旬枯萎，全生育期6个月左右。一般每株1年只长1张叶片，少数2～3片。

繁殖方法　球茎繁殖。4～5月到野外采挖刚出叶的青天葵苗，选较荫凉的地方集中栽培，行株距为10 cm×10 cm，培育供第二年生产用的球茎，当年形成的新球茎留在地里越冬，次年春挖起作种。3～4月份球茎萌芽前，提前4～5 d将培育的球茎挖起，按大小分别放在室内通风处晾1～2 d，然后选晴天播种，按行株距17 cm×12 cm开行点播，播深5～6 cm，覆土后畦面盖一层落叶保湿。

田间管理　较大的球茎先抽薹开花，后出叶，如不是留种者应将花薹摘去，让球茎抽新叶。5～6月份是青天葵叶片生长最快阶段，在此期间要加强管理，及时拔除杂草，经常保持湿润，防止太阳直射，最好施稀薄粪水1～2次。

病虫害防治　斑点病，为害叶片，发现后及时用1∶1∶200波尔多液喷洒，隔2～3 d喷1次。蜗牛，早晚舔食叶片，于早晨和黄昏蜗牛活动时捕捉，或用90%敌百虫1 000倍液定期喷洒畦边、畦沟，以驱除蜗牛。

【采收加工】 7～8月用刀齐地面割取叶片，洗净后生晒或用热水烫。用热水（80 ℃）烫过的叶片放在竹席上，置于阳光下曝晒，晒至半干时用手将每片叶搓成粒状，搓后再晒干。

【药材】 青天葵 *Herba seu Rhizoma Nerviliae Fordii* 主产于广东、广西等地。

性状　全草卷缩成团粒状或缠绕成团。块茎肉质，皱缩成不规则的扁平状，类白色或黄白色，多已与茎叶脱落。叶

脂多糖的状态，间接反映青藤碱对环氧化酶-2的抑制作用较强。RT-PCR结果表明青藤碱对人环氧化酶-1及环氧化酶-2的基因表达无明显影响[6]。

3. 抗过敏作用　青藤水提物抑制化合物48/80和抗二硝基酚IgE诱导的大鼠腹腔肥大细胞释放组胺，还抑制抗二硝基酚IgE诱导的α肿瘤坏死因子的产生，对化合物48/80诱导的全身过敏反应和抗二硝基酚IgE诱导的局部过敏反应有抑制作用[7]。

4. 免疫抑制作用　青藤碱25 mg/kg、50 mg/kg、100 mg/kg腹腔注射或肌内注射明显降低小鼠炭廓清率及脾脏和胸腺的重量，并显著抑制小鼠腹腔巨噬细胞的吞噬功能及引起血浆中cGMP/cAMP比值的下降，对肿瘤相伴免疫与移植物抗宿主反应有较强的抑制作用[8]。

5. 对心肌的作用　离体豚鼠心房实验，青藤碱能降低心肌的收缩性，抑制肾上腺素诱发的自律性[9]。在整体及离体实验中均观察到青藤碱的负性频率作用，并可拮抗异丙肾上腺素的正性变时作用[10]。青藤碱可以降低豚鼠心房肌兴奋性，延长功能不应期[9]，青藤碱对快钠内流有抑制作用[11]，对慢钙内向电流有抑制作用，对Mg^{2+}引起的Mg^{2+}/Ca^{2+}混合电位有非选择性抑制作用[12]，这些结果表明青藤碱直接阻断了钙通道。青藤碱10～40 mg/kg静脉注射对不同类型的心律失常均有一定程度的拮抗作用[10]，青藤碱对酶解分离的豚鼠单个心室肌细胞膜钠离子电流具浓度和频率依赖性阻滞作用，可能作用于其失活状态，青藤碱对L型钙电流具浓度依赖性阻滞作用。这可能为其抗心律失常的重要机制[13]。

6. 降压作用　麻醉犬静脉注射青藤碱0.5～2.0 mg/kg后，立即出现心输出量、心率、收缩压、舒张压、左心收缩期压力、左心室压力最大变化速率、心指数及外周阻力显著降低[14]。青藤碱降压作用系外周阻力降低、心肌收缩力降低、心输出量减少所致。青藤碱明显抑制血管平滑肌细胞增殖反应及DNA合成，呈剂量依赖关系[15]。

7. 阻断神经节及神经肌肉传递作用　青藤碱对神经节动作电位具有浓度依赖性抑制作用，其ID_{50}为1.2 mmol/L，对节前纤维的兴奋和传导无明显影响，表明其作用部位在神经节[16]。青藤碱能可逆性阻滞神经肌肉的传递，呈浓度依赖性抑制作用，对神经干的兴奋性和传导性无明显影响，新斯的明不能拮抗青藤碱对神经肌肉传递的阻滞作用，且有加强作用，提示青藤碱具有去极化型肌松药的某些作用特点[17]。

8. 释放组胺作用　给犬静脉注射青藤碱，血浆中组胺含量上升，血压下降，门脉压上升，促进淋巴生成[18]。

9. 对受体的作用　从青风藤中分离出的生物碱，初步筛选证实其对多巴胺受体、脑啡肽受体、肾上腺素受体、血管紧张素Ⅱ受体等均有较显著的作用[19]。

10. 对药物戒断症状的作用　青藤碱可剂量依赖性地缩短小鼠在吗啡伴药箱的时间，对吗啡慢性作用引起的小鼠脑内cAMP含量增加具有抑制作用[20]。青藤碱对吗啡身体依赖性大鼠、小鼠的戒断症状及豚鼠离体回肠的戒断性收缩具有抑制作用，能显著抑制纳洛酮催促后30 min内小鼠的跳台次数，降低纳洛酮催促后1 h内大鼠的戒断症状分值及抑制体重下降[21]。

11. 抗氧化作用　从青藤中分离的某化合物在黄嘌呤/黄嘌呤氧化酶反应系统中有清除超氧阴离子的作用[22]。

毒性　青藤碱小鼠口服LD_{50}为580±51 mg/kg[23]，皮下注射为535±41.9 mg/kg[3]。猫腹腔注射青藤碱的致死量为75 mg/kg[24]。犬和猴分别口服青藤碱45 mg/kg及95 mg/kg，呈现镇静及轻度胃肠反应，但静脉给药（5～13.5 mg/kg）立即出现高度衰竭，血压下降、呼吸困难，此种严重反应于1 h后恢复[23]。静脉注射或亚急性毒性试验中皆未发现肝肾功能之改变[23,25]。

【药性】　苦、辛，平。有毒。

1.《药性考》："辛、微甘，气温。"

2. 张秉成《本草便读》："苦，平。"

3.《中国药用植物志》："苦，凉。"

4.《北方常用中草药手册》："辛、苦，温。有毒。"

【功用主治】　祛风除湿，利尿消肿。主治风湿痹痛，历节风，鹤膝风，脚气肿痛，水肿。

1.《纲目》："治风湿流注，历节鹤膝，麻痹瘙痒，损伤疮肿。入药酒中用。"

2.《药性考》："湿痹骨痛，脚腿转筋，鹤膝风痿，麻木肤疼，熬膏浸酒，治风有灵。"

3.《中国药用植物图鉴》："本品有祛风行水，泻下焦血分湿热的功能。主作利尿剂，用治水肿，风肿，脚气湿肿，风湿关节疼痛，痈肿，恶疮等症。"

4.《甘肃中草药手册》："祛风湿，治劳伤，止痛，利尿，主治风湿骨痛，劳伤骨痛，感冒，咳嗽，胃气疼痛，皮肤痒疹，水肿等症。"

【用法用量】　内服：煎汤，9～15 g；或泡酒或熬膏。外用：煎水洗。

【宜忌】　服药后可出现皮肤发红、瘙痒、皮疹、头昏头痛、腹痛、畏寒发热、过敏性紫癜、血小板减少、白细胞减少等副作用，应予注意。

【选方】　1. 治风湿痹痛　青藤根三两，防己一两㕮咀，入酒一瓶，煮饮。（《纲目》引《普济方》）

2. 治关节疼痛　青藤15 g，红藤15 g。水煎服，每日1次，酒为引。（《陕西中草药》）

【临床报道】　1. 治疗类风湿关节炎　①用青风藤（青藤）的根或茎制成针剂、汤剂及片剂，黄酒为引，治疗311例，总有效率93.4%，其中显效率13.1%。汤剂常规剂量为青风藤96 g，加麻黄6 g，首次服用半剂或1/3剂，随后加至常规剂量。本药的副作用：服药后开始普遍出现全身瘙痒，颜面充血，眼睑浮肿及关节灼热感，部分患者有恶心，心慌不适等。1～2 h后自行减轻或消失。服药至显效时，部分患者可再次出现上述反应。311例中发生过敏性紫癜者7例，血小板减少6例，严重皮疹14例，全血下降尚未出血者3例（0.9%）。15例作骨髓检查，有细胞中毒颗粒及空泡变性，一般增生良好，唯全血下降者中1例骨髓呈增生抑制，停药后血象均恢复至正常。对肝肾无明显毒副作用[1]。②用毛青藤总碱治疗172例，剂量由120 mg/d开始，于2星期内渐增至300 mg/d，维持此量，共用3月，总有效率90.3%，显效时间为10 d至1月。统计165例，出现皮疹59例，白细胞减少14例，血小板减少4例。用药后血清IgG、IgM下降明显，认为能促进细胞免疫，纠正T抑制细胞功能低下，增强对抗体过量产生的监视作用，使体液免疫恢复正常[2]。

2. 治疗心律失常　临床观察60例，用其片剂由每次20～40 mg开始，逐渐增至60～80 mg，每日3次，疗程2星期，表明对部分由器质性原因引起的房性或室性早搏有一定疗效[3]。

产生口涎过多，腹泻，恶心，但未经处理，3～4 d后症状会自行消失[4]。

【各家论述】 1.《本草汇言》："青黛清脏腑郁火，化膈间热痰，为大人之圣剂。定惊痫，杀虫气，消癖积，乃童稚之灵丹。其味咸寒，主一切热毒疮肿，并蛇虺虫螫、毒物及鼠犬所伤，敷贴立奏效也。既禀水土阴寒之气以成，解毒除热，固其所长，古方多有用之。"

2.《本草求真》："青黛色青，大泻肝经实火及散肝经火郁，故凡小儿风热惊痫，疳毒、丹热、痈疮、蛇犬等毒，金疮血出，噎膈虫食，并天行头痛，瘟疫热毒，发斑，吐血，咯血，痢血等证，或应作丸为衣，或用为末干掺，或同水调敷，或入汤同服，或作饼子投治，皆取苦寒之性，以散风郁燥结之义。"

2549 青藤 qīng téng（《纲目》）

【异名】 寻风藤、清风藤（《纲目》），滇防己（《植物名实图考》），大青木香、大青藤、排风藤（《贵州民间药物》），过山龙、追骨风、爬地枫、毛防己（《陕西中草药》），青防己（《全国中草药汇编》），风龙（《广西植物志》），青风藤、苦藤（《浙江药用植物志》）。

【基原】 为防已科防已属植物青藤或毛青藤的藤茎。

【原植物】 1. 青藤*Sinomenium acutum* (Thunb.) Rehd. et Wils. [*Menispermum acutum* Thunb.]

木质大藤本，长可达20 m多。茎灰褐色，有不规则裂纹；小枝圆柱状，有直线纹，被柔毛或近无毛。叶纸质至革质，心状圆形或卵圆形，长7～15 cm，宽5～10 cm，先端渐尖或急尖，基部心形或近截形，全缘或3～7角状浅裂，上面绿色，下面灰绿色，嫩叶被绒毛，老叶无毛或仅下面被柔毛，掌状脉通常5条；叶柄长5～15 cm。圆锥花序腋生，大型，有毛；花小，单性异株；萼片6，2轮，背面被柔毛；花瓣6，淡黄绿色；雄花雄蕊9～12；雌花的不育雄蕊丝状，心皮3。核果扁球形，稍歪斜，红色至暗红色。花期夏季，果期秋季。

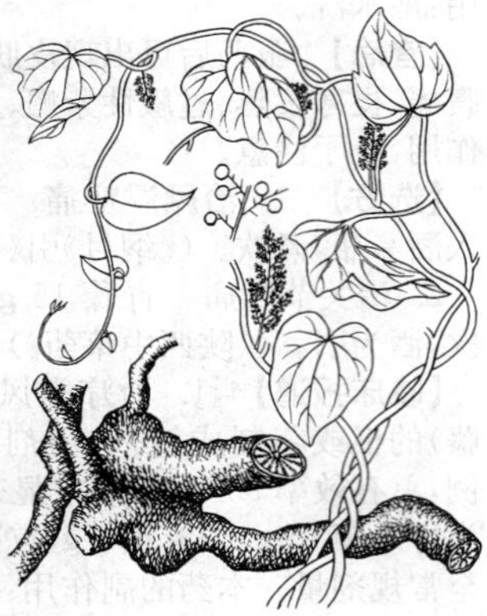

青藤

生于林中、林缘、沟边或灌丛中，攀缘于树上或石山上。分布于长江流域及其以南各地，南至广东北部。

2. 毛青藤 *S. acutum* (Thunb.) Rehd. et Wils. var. *cinereum* (Diels) Rehd. et Wlis.

本变种与正种青藤形态极相似。主要区别在于：毛青藤的叶表面被短绒毛，下表面灰白色，绒毛更密；花序及幼茎也具短绒毛。

【采收加工】 6～7月割取藤茎，除去细茎枝和叶，晒干，或用水润透，切段，晒干。

【药材】 青藤 *Caulis Sinomenii* 主产于西南、中南和华东等地。

性状 茎呈长圆柱形，常微弯曲，长20～70 cm或更长，直径0.5～2 cm。表面绿褐色至棕褐色，有的灰褐色，有细纵纹及皮孔。节部稍膨大，有分枝。体轻，质硬而脆，易折断，断面不平坦，灰黄色或淡灰棕色，皮部窄，木部射线呈放射状排列，髓部淡黄白色或黄棕色。气微，味苦。

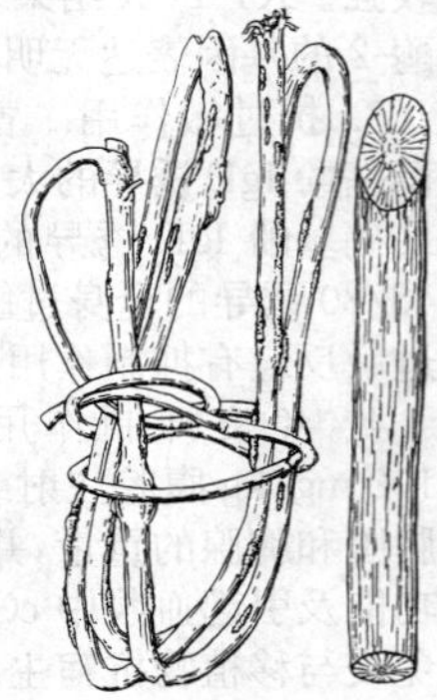

青藤药材外形

鉴别 (1) 茎横切面：表皮细胞1列，被厚角质层，有的具木细胞。皮层散有纤维及石细胞。中柱鞘纤维群新月形，其内侧常为2～5列石细胞，并切向延伸与射线中的石细胞群连接成环。维管束外韧型。韧皮射线向外渐宽，可见锥形或分枝状石细胞；韧皮部细胞大多颓废，有的外侧散有1～3个纤维，内侧有数列薄壁细胞。木质部导管单个散在或数个切向连接。环髓细胞壁稍厚，纹孔明显。薄壁细胞含淀粉粒及草酸钙针晶。

粉末特征：黄褐色或灰褐色。表皮细胞黄色或黄棕色，断面观类圆形或矩圆形，直径24～78 μm，被有角质层。石细胞淡黄色或黄色，类方形、梭形、椭圆形或不规则形，壁较厚，孔沟明显。皮层纤维微黄色或黄色，直径27～70 μm，壁极厚，胞腔狭窄。草酸钙针晶细小，存在于薄壁细胞中。

(2) 薄层色谱：取本品粉末2 g，加乙醇25 ml，加热回流1 h，滤过，滤液蒸干，残渣加乙醇1 ml使溶解，作为供试品溶液。另取青藤碱对照品，加乙醇制成每1 ml含1 mg的溶液，作为对照品溶液。吸取上述两种溶液各5 μl，分别点于同一用2%氢氧化钠溶液制备的硅胶G薄层板上，以甲苯-醋酸乙酯-甲醇-水(2∶4∶2∶1)10 ℃以下放置的上层溶液为展开剂，展开，取出，晾干，依次喷以碘化铋试液和亚硝酸钠乙醇试液。供试品色谱中，在与对照品色谱相应的位置上，显相同颜色的斑点。

品质标志 《中华人民共和国药典》2005年版规定：照高效液相色谱法测定，本品含青藤碱($C_{19}H_{23}NO_4$)不得少于0.50%。

【成分】 青藤茎、根含生物碱类：青风藤碱(sinoacutine)[1]，尖防己碱(acutumine)，N-去甲尖防己碱(N-acutumidine)[2]，白兰花碱(michelalbine)，光千金藤碱(stepharine)[3]，青藤碱(sinomerine)，双青藤碱(disinomenine)，木兰花碱(magnoflorine)，四氢表小檗碱(sinactine)，异青藤碱(isosinomenine)，土藤碱(tuduranine)[4, 5]。含内酯类成分：(4R, 6R)-2-双氢蝙蝠葛内酯〔(4R, 6R)-2-dihydromenisdaurilide〕，(4R, 6S)-2-双氢异蝙蝠葛内酯〔(4R, 6S)-2-dihydroaquilegiolide〕[6]，消旋丁香树脂酚(syringaresinol)以及十六烷酸甲酯(methyl palmitate)[7]。

【药理】 1. 镇痛、镇定作用 青藤碱有镇痛作用，其镇痛作用部位在中枢神经系统[1, 2]。青藤碱能明显减少小鼠自发活动和被动活动，能降低士的宁对小鼠的惊厥阈[3]。

2. 抗炎作用 青藤碱对实验性关节炎有显著的消退作用，其机制可能是通过下丘脑影响垂体-肾上腺系统，而与组胺释放无关[4]。佐剂性关节炎后滑膜细胞内TNF-αmRNA、IL-1βmRNA、IL-10mRNA的表达均显著升高，青藤碱在一定的浓度范围内呈浓度依赖性抑制TNF-αmRNA、IL-1βmRNA的表达，而对IL-10mRNA的抑制效应与浓度无关[5]。青藤碱对脂多糖刺激状态下正常人外周血单个核细胞前列腺素E_2合成的抑制作用明显高于不加

【药性】 咸，寒。归肝、肺、胃经。

1.《药性论》："味甘，平。"

2.《开宝本草》："味咸，寒，无毒。"

3.《雷公炮制药性解》："入肝、脾二经。"

4.《医林纂要》："辛、咸，寒。"

5. 张秉成《本草便读》："入肝、肺、胃。"

【功用主治】 清热，凉血，解毒。主治温毒斑疹，吐血，衄血，咯血，小儿惊痫，肝火犯肺咳嗽，咽喉肿痛，丹毒，痄腮，疮肿，蛇虫咬伤。

1.《药性论》："解小儿疳热消瘦，杀虫。"

2.《本草拾遗》："解毒。小儿丹热，和水服之。"

3.《开宝本草》："主解诸药毒，小儿诸热，惊痫发热，天行头痛寒热，并水研服之。亦摩敷热疮、恶肿、金疮、下血、蛇犬等毒。"

4.《本草衍义补遗》："能收五脏之火，解热毒，泻肝，消食积。"

5.《本草蒙筌》："泻肝，止暴注，清上膈痰火，驱时疫头痛，敛伤寒赤斑。"

6.《纲目》："去热烦，吐血、咯血，斑疮，阴疮，杀恶虫。"

7.《本草述》："治中风，头风，胁痛，瘛疭，颤振，眩晕，咳嗽，久嗽，呕吐，舌衄，咳嗽血，疝。"

8.《本草新编》："杀虫除热。消赤肿疔毒，实火喉痹。"

9.《本经逢原》："治温毒发斑及产后热痢下重。"

10.《要药分剂》："除热解毒，兼能凉血。"

11.《岭南采药录》："可涂疮及痄腮。又治眼热有膜及吐血。"

【用法用量】 内服：研末，1.5～6 g；或入丸剂。外用：干撒或调敷。

【宜忌】 虚寒及阴虚内热者禁服。

1.《本草经疏》："非血分实热而病生于阴虚内热，阳无所附，火气因虚上炎，发为吐衄等证，用之非宜。"

2.《本草新编》："能败胃气，久服则饮食不能消。"

3.《本草从新》："中寒者勿使。"

【选方】 1. 治小儿斑疮及疹豆疮，心神烦躁，眠卧不安　青黛半两，细研为散。每服，暖磨刀水调下半钱，日三服。(《圣惠方》青黛散)

2. 治久疟　青黛(澄去灰土)、雄黄(水飞)各等分。为末。每岁一分，空心及夜，淡醋汤下，块消其病即止。(《仙拈集》久疟饮)

3. 治咳血　青黛、瓜蒌仁、诃子、海粉、山栀。上为末，以蜜同姜汁丸。噙化。(《丹溪心法》)

4. 治急惊身热，面红唇赤引颈，手足抽掣，大小便黄　青黛、轻粉各一钱，天竺黄二钱(如无，以天花粉代)，牵牛(生，末)半两。上为末，炼蜜丸樱桃大。每服一丸，薄荷汤化下。(《活幼全书》利惊丸)

5. 治膈上凝结老痰　青黛不拘多少。为细末，每用五分，甚者一钱，凉水调化下。(《众妙仙方》青黛散)

6. 治肺痿咳吐脓血，或自汗，呕吐，消渴，大小便不利等症　青黛(末)二钱，川蜜三钱，红枣九枚。共入猪肺一具(不用吹的，洗净血臊)内扎定，下锅煮熟食之，二三次，以尽为度。至重不过一二具肺自安。(《外科启玄》千金煮肺汤)

7. 治胃脘痛，病久成郁，郁则成热　青黛以姜汁入汤调服。(《医学正传》)

8. 治走马牙疳　青黛、黄柏末、枯白矾、五倍子(炒)各一钱。上为末。先用米泔水漱口，掺患处。(《古今医鉴》立效散)

9. 治热毒上攻，咽喉肿痛　寒水石、石膏各四两，研，青黛二两。上为细末，拌和，青黛水浸，蒸饼研糊，丸龙眼大。每一丸，食后井花水化下。(《直指方》青黛解毒丸)

10. 治大头瘟，项肿腮大，形如虾蟆　靛青花三钱，鸡子清一个，烧酒一碗。共打匀，吃下即愈。(《惠直堂经验方》福靛散)

11. 治面疮有黄水者　青黛三钱，松香三钱，硫黄一钱。上为末，香油调搽，如湿干搽。(《众妙仙方》三金散)

12. 治诸疳泻痢，毛焦羸瘦　青黛研为细散，水调服之，量大小与。(《小儿卫生总微论方》青黛散)

13. 治中毒及蛇虫咬伤　好青黛、雄黄等分为末。新汲水调二钱服。(《卫生易简方》)

14. 治疗黄疸型肝炎　青黛 40 g，血余炭 40 g，枯矾20 g。取枯矾、青黛分别置乳钵内研成细粉，过筛；再取人发，除去杂质，用碱水洗去油垢，清水漂净，晒干，焖煅成炭，放凉，研细。过筛，混匀。口服，每次 1.5 g，每日 2 次。(《宁夏回族自治区医院制剂》退黄散)

【临床报道】 1. 治疗拔牙后干槽症　取青黛粉、氧化锌粉等量，用丁香油调成稍有流动性的糊剂。拔牙窝先用3%双氧水或生理盐水洗清，拭干，用水门汀充填器将糊剂轻轻放入拔牙窝内，操作下颌时应使糊剂自动流入拔牙窝内，避免加压，以防疼痛。在操作上颌时，应让患者头部尽量向后倾斜，俟糊剂稍凝后再闭口，次日洗清，再封糊剂直至有新生肉芽组织形成，共治疗 45 例，平均愈合时间为 5.6 d[1]。

2. 治疗银屑病　将 207 例观察病例分为 2 组，第一组 104 例，单纯用靛玉红(青黛中提取的有效成分)150 mg/d，分 3 次口服；第二组 103 例，靛玉红 75～150 mg/d，分 3 次口服，外搽 4%靛玉红软膏。每日搽药前尽可能用热水清洗，搽药比一般软膏略厚，皮损密集或是地图状大片部位处，搽药后用绷带包扎，结果第一组基本治愈 38 例，显著好转 41 例，好转 17 例，无效 8 例，总有效率 92.3%。第二组基本治愈 57 例，显著好转 27 例，好转 13 例，无效 6 例，总有效率为 94.17%。另设对照组 44 例，每次口服乙亚胺 100 mg，每日 3 次，总有效率 86.36%。两组比较有显著差异。但靛玉红出现消化道副作用，个别患者呈痢疾样血便，停药或对症处理即可缓解[2]。

3. 治疗慢性粒细胞性白血病　用全合成靛玉红口服，每日 100～200 mg，分 3 次服，少数每日达 500 mg，连续服药，最短 3 星期，最长 11 个月，平均 4 个月。共治疗 86 例，完全缓解 22 例，部分缓解 27 例，进步 22 例，无效 15 例，总有效率 82.6%。副作用主要为消化道反应，血小板减少[3]。

4. 治疗恶性肿瘤　用青黛配合放疗、化疗，治疗恶性肿瘤 213 例，结果发现：放疗、化疗同时加用青黛，可减轻甚至消除放疗和化疗的毒性反应；放疗过程中加用青黛，可减少放射剂量，缩短疗程；加用青黛局部外敷，可以镇痛并促进肿块变软、变小甚则消散，特别对鼻咽癌颈淋巴结转移效果较好；合并使用青黛，可使放疗、化疗效果更加显著，常能改善患者全身状况，增强抵抗力。用法：青黛片(提取靛玉红后的副产品，每片 110 mg)，每日 3 次，每次 1～2 片，或每日 2 次，每次 2～3 片。亦可日服青黛粉 2～3 次，每次 9 g，用稀饭或蜂蜜调服。部分病例配合外敷，用稀米汤先调匀，然后涂于包块表面，范围大小与肿块相等，不宜涂抹过厚，以免产生疼痛。口服者个别患者

长圆形，外面有毛，翼瓣卵圆形，微与龙骨瓣相连，龙骨瓣匙形，爪上有距；雄蕊10，两体；子房无柄，花柱短，内弯，柱头头状。荚果线状圆柱形，直或稍弯，棕黑色。种子长圆形，5～12颗。花期5～6月，果期7～8月。

野生于山坡草丛中，南方各地时有栽培。分布于华东及湖北、湖南、广东、广西、四川、贵州、云南、台湾等地。

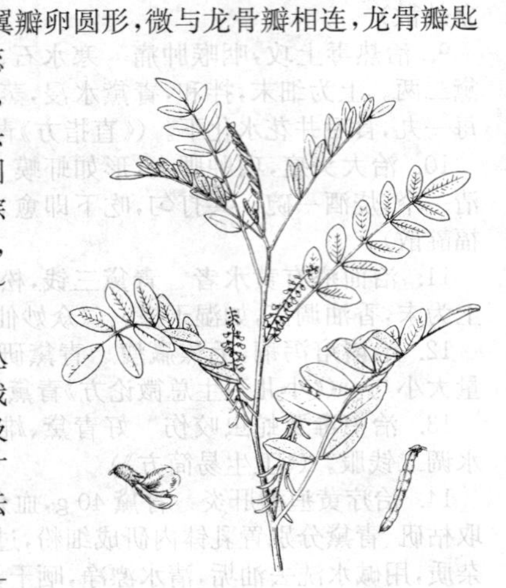

木 蓝

4. 菘蓝 *Isatis indigotica* Fort.

原植物参见"板蓝根"条。

【采收加工】 7～10月采收茎叶，置缸中，加清水浸2～3 d，至叶腐烂、茎脱皮时，将茎枝捞出，加入石灰（每100 kg加石灰8～10 kg），充分搅拌，至浸液由深绿色转为紫红色时，捞出液面泡沫，于烈日下晒干，即得。

【药材】 青黛 *Indigo Naturalis* 主产于福建、河北、云南、江苏、安徽等地。

性状　本品为深蓝色的粉末，体轻，易飞扬；或呈不规则多孔性的团块，用手搓捻即成细末。微有草腥气，味淡。

鉴别　(1) 取本品少量，用微火灼烧，有紫红色的烟雾发生。

(2) 取本品少量，滴加硝酸，产生气泡并显棕红色或黄棕色。

(3) 薄层色谱：取本品50 mg，加氯仿5 ml充分搅拌，滤过，滤液作为供试液。另取靛蓝及靛玉红对照品，加氯仿制成每1 ml各含1 mg的混合溶液，作为对照品溶液。吸取上述两种溶液各5～10 μl，分别点于同一硅胶G薄层板上，以苯-氯仿-丙酮（5∶4∶1）展开，取出，晾干。供试品色谱中，在与对照品色谱相应的位置上，显相同的蓝色和浅紫红色的斑点。

品质标志　《中华人民共和国药典》2005年版规定：本品含靛蓝（$C_{16}H_{10}N_2O_2$）不得少于2.0%。靛玉红（$C_{16}H_{10}N_2O_2$）不得少于0.13%。

【成分】 马蓝制得的青黛含靛玉红（indirubin），靛蓝（indigo），异靛蓝（isoindigo）[1,2]。

蓼蓝制得的青黛含靛玉红，靛蓝，N-苯基-2-萘胺（N-phenyl-2-naphthylamine），β-谷甾醇（β-sitosterol），虫漆蜡醇（laccerol）[1]，靛苷（indican），松蓝苷（isatan）B，色氨酮（tryptan thrine），青黛酮（qingdainone）[3]。

木蓝制得的青黛含靛玉红[4]。

菘蓝制得的青黛含靛玉红，靛蓝，色氨酮，青黛酮，靛红（isatin），正二十九烷（*n*-nonacosane）[5]。

【药理】 1. 抗肿瘤作用　青黛中成分靛玉红具有抗肿瘤活性。靛玉红吐温混悬剂每日以200 mg/kg给荷瘤大鼠皮下注射、腹腔注射或灌胃，连续6～10 d，对大鼠W_{256}实体瘤抑制率可分别达47%～52%、50%～58%及55.7%。靛玉红200 mg/kg皮下注射2次，也可延长腹水型W_{256}大鼠的生存时间。靛玉红每日500 mg/kg灌胃，连续9～10 d，对小鼠Lewis肺癌抑制率达43%，对小鼠乳腺癌、小鼠肉瘤S_{180}亦有一定抑制作用。但对小鼠淋巴细胞白血病L_{7212}、P_{338}、L_{1210}等无显著抑制作用[1～4]。用核素标记前体分别掺入肿瘤组织的DNA、RNA及蛋白质的方法研究表明，靛玉红可以抑制慢粒和急粒患者白血病细胞、大鼠W_{256}实体瘤、小鼠腹水肝癌及艾氏腹水癌细胞的DNA合成代谢，对RNA合成轻微抑制，对蛋白质合成则无明显影响[5～7]。靛玉红可降低大鼠白细胞膜流动性。靛玉红分子还可以直接降低人工膜脂质体的流动性。经其治疗的慢粒患者外周白细胞的DNA聚合酶Ⅰ活性有显著降低。用体外试验测定靛玉红丙酮溶液和靛玉红-脂质体分别对慢粒细胞和E. coli DNA聚合酶Ⅰ的影响，也表现出明显的抑制作用[8]。

2. 对免疫系统的作用　青黛对胸腺T淋巴细胞和脾脏T淋巴细胞有促进增殖的作用，且在检测范围内药量与药效有较明显的剂量关系[9]。每日给W_{256}实体瘤大鼠皮下注射靛玉红200 mg/kg，连续6 d，可使荷瘤大鼠腹腔渗出液巨噬细胞吞噬鸡红细胞百分率上升，使之恢复到正常大鼠水平[1]。

3. 抗炎镇痛作用　青黛颗粒给药，明显降低小鼠扭体次数，对大鼠棉球肉芽肿和大鼠足肿胀有显著的抑制作用[10]。

4. 抗溃疡作用　给大鼠溃疡性结肠炎模型SD大鼠连续给予青黛颗粒2星期，大鼠的溃疡数和充血指数显著低于模型组，结肠重量和肠重指数都有显著增加，血清乳酸脱氢酶水平较模型对照组有降低趋势，有使动物降低之血清淀粉酶明显恢复的作用[11]。

5. 抗菌作用　体外试验证明青黛煎剂对金黄色葡萄球菌、炭疽杆菌、志贺痢疾杆菌、霍乱弧菌等具有抑制作用[12,13]。从蓼蓝、菘蓝叶中及所制青黛中分离得到色胺酮，对羊毛状小孢子菌、断发癣菌、石膏样小孢子菌、紫色癣菌、石膏样癣菌、红色癣菌、絮状表皮癣菌等7个皮肤病真菌有较强的抑制作用[14～16]。

6. 体内过程　^{3}H-靛玉红给小鼠灌胃，可经消化道缓慢吸收，10 min后血液可测得放射性，12 h达高峰，72 h血中仍存在。在消化系统组织中分布较高，骨髓亦有分布，并能通过血脑屏障。所有组织消除均较缓慢，与血液中药物变化相似。本品生物利用度为6.48%，静脉或灌胃给药均在肝胆代谢，主要随粪便排泄。尿和肝的氯仿提取物中，除有少量靛玉红原形外，大部分为其代谢产物[4,17]。小鼠单次灌胃靛玉红的药代动力学参数为：半吸收期（$t_{1/2Ka}$）为5.9 h；消除半衰期（$t_{1/2Ke}$）为21.0 h；理论峰值达到时间（T_{max}）为15.1 h；生物利用度（F）为46.5%。靛玉红小鼠静脉注射半衰期为17.5 h[18]。

毒性　小鼠一次灌胃靛蓝32 g/kg、靛玉红25 g/kg，均不引起动物死亡；而靛蓝和靛玉红1次腹腔注射的LD_{50}分别为2.20±0.23 g/kg和1.11±0.14 g/kg[3]。大鼠每日灌胃靛玉红500 mg/kg、1 000 mg/kg，连续1个月，未见体重、血象、骨髓象、肝肾功能、心电图改变[1,3,4]。家犬灌服靛玉红20～40 mg/kg（小剂量组）、80～100 mg/kg（中剂量组）、200 mg/kg（大剂量组），每日1次，连续2～6个月，在小剂量组未发生任何毒性反应；中剂量组体重稍有下降，均出现稀便，个别便血，血清丙氨酸氨基转移酶上升，切片可见个别肝脏灶性肝细胞坏死；大剂量组普遍出现食欲下降，体重减轻，反复出现稀便和便血，血清丙氨酸氨基转移酶普遍升高，病理切片均可出现严重中毒性肝炎病变[2,4,19]。

生于疏林或灌丛内。分布于广东、广西、海南、云南等地。

【采收加工】 7～10月采收，切段，鲜用或晒干。

【成分】 根茎含三萜类：羽扇豆醇（lupeol），白桦脂醇（betulin）[1]；黄酮类：牡荆素（vitexin），异牡荆素（isovitexin），荭草素（orientin），异荭草素（isoorientin），异粟米草素-7-O-β-D-吡喃葡萄糖苷（isomollupentin7-O-β-D-glucopyranoside），shaftoside[2]。

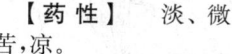

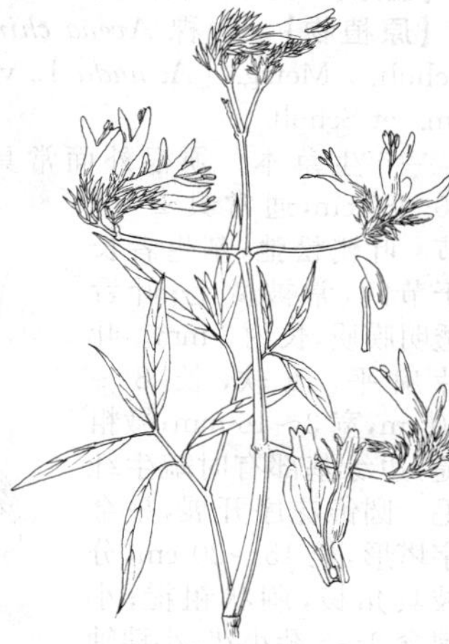
扭序花

【药性】 淡、微苦，凉。

1.《广西本草选编》：“味微涩，性凉。”

2.《西双版纳傣药志》：“性微温，味微甜。”

【功用主治】 清热除湿，活血消肿。主治湿热黄疸，痹证，月经不调，跌打肿痛，骨折。

1.《广西本草选编》：“清热除湿，散瘀拔弹。主治黄疸，风湿痹痛，月经不调，跌打，骨折，刀伤，弹片入肉。”

2.《西双版纳傣药志》：“续筋接骨，强壮补肾。”

【用法用量】 内服：煎汤，15～30 g。外用：捣敷或捣汁涂。

【选方】 1. 治急慢性肝炎 竹叶青30 g，水煎服。或竹叶青、野菠萝各15 g，梧桐根30 g，水煎服。（《广东省惠阳地区中草药》）

2. 治腰骨痛 竹节王60 g。水煎冲鸡蛋，睡前服。（《广西民族药简编》）

3. 治风湿，跌打肿痛 竹叶青根30～60 g。捣烂，加酒适量，蒸热，内服少许，外擦患处。

4. 治骨折 竹叶青适量，捣敷患处；或竹叶青、透骨消、落地生根、大驳骨、寄生各等量，加酒适量，捣烂，取汁内服少许，余药外擦患处。（3、4方出自《广东省惠阳地区中草药》）

5. 治钩端螺旋体病初期 竹儿王30 g，茅根60 g，栀子15 g，紫珠草30 g。水煎服。（《梧州地区中草药》）

2548 青黛 qīng dài（《药性论》）

【异名】 靛花（《简便单方》），青蛤粉（《纲目》），青缸花（《外科正宗》），靛青花（《惠直堂经验方》）、蓝露、淀花（《手板发蒙》），靛沫花（《中药形性经验鉴别法》）。

【基原】 为爵床科马蓝属植物马蓝、蓼科蓼属植物蓼蓝、豆科木蓝属植物木蓝、十字花科菘蓝属植物菘蓝的叶或茎叶经加工制得的干燥粉末或团块。

【原植物】 1. 马蓝 *Baphicacanthus cusia*（Nees）Bremek.［*Goldfussia cusia* Nees；*Strobilanthes cusia*（Nees）O. Kuntze］

又名：葴（《尔雅》），大叶冬蓝（《尔雅》郭璞注），大蓝（刘禹锡《传信方》），青蓝（《履巉岩本草》），板蓝（《纲目》）。

多年生草本，高30～70 cm。干时茎叶呈蓝色或墨绿色。根茎粗壮，断面呈蓝色。地上茎基部稍木质化，略带方形，稍分枝，节膨大，幼时被褐色微毛。叶对生；叶柄长1～4 cm；叶片倒卵状椭圆形或卵状椭圆形；先端急尖，微钝头，基部渐狭细，边缘有浅锯齿或波状齿或全缘，上面无毛，有稠密狭细的钟乳线条，下面幼时脉上稍生褐色微软毛，侧脉5～6对。花无梗，成疏生的穗状花序，顶生或腋生；苞片叶状，狭倒卵形，早落；花萼裂片5，条形，通常一片较大，呈匙形；花冠漏斗状，淡紫色，5裂近相等，先端微凹；雄蕊4，二强，花粉椭圆形，有带条，带条上具两条波形的脊；子房上位，花柱细长。蒴果为稍狭的匙形。种子4颗，有微毛。花期6～10月，果期7～11月。

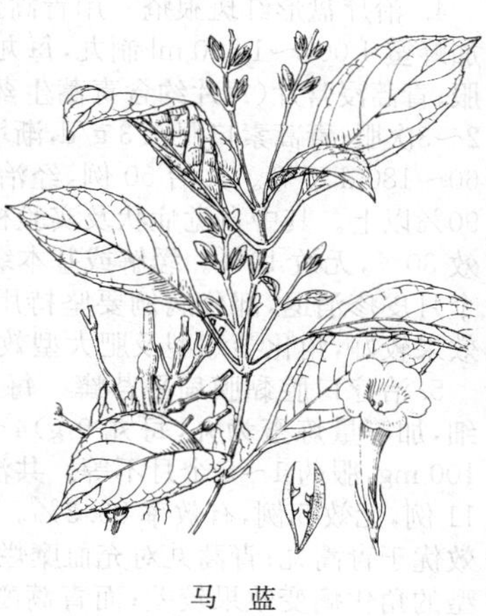
马 蓝

生于山地、林缘潮湿的地方，野生或栽培。分布于江苏、浙江、福建、湖北、广东、广西、四川、贵州、云南等地。

本植物的茎叶（南板蓝叶）、根和根茎（南板蓝根）亦供药用，另设专条。

2. 蓼蓝 *Polygonum tinctorium* Ait.

一年生草本，高50～80 cm。茎圆柱形，分枝或不分枝，无毛，具明显的节。单叶互生；叶柄长5～10 mm；基部有鞘状膜质托叶，淡褐色，先端截形，边缘有长睫毛；叶片卵形或卵状披针形，先端钝，基部圆形或楔形，全缘，有缘毛，干后两面均蓝绿色。穗状花序顶生或腋生，排列紧密；苞片钟形，近革质，有睫毛；花小，红色，花被5裂，裂片倒卵形，淡红色；雄蕊6～8；雌蕊1，花柱不伸出，柱头3叉。瘦果椭圆状三棱形或两凸形，有光泽，包于宿存花被内。花期7～9月，果期8～10月。

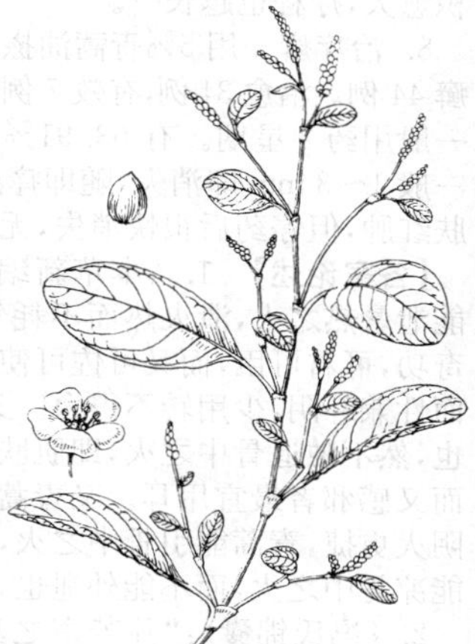
蓼 蓝

野生于旷野或水沟边。多为栽培或为半野生状态。分布于河北、辽宁、山东、陕西等地。现东北至广东均有野生或少有种植。

3. 木蓝 *Indigofera tinctoria* L.

小灌木，高50～80 cm，罕更高。茎直立，小枝被银白色短毛。叶互生；奇数羽状复叶，长2.5～5 cm，小叶对生；托叶小，锥形；小叶9～13，叶片卵状长圆形或倒卵状椭圆形，先端钝圆，有小尖，基部楔形，全缘，两面被丁字毛，叶干时常带蓝色。总状花序疏松，通常腋生，有花约20朵；萼钟形，被银白色毛，上部5齿裂；花冠蝶形，红黄色，旗瓣宽卵形至

患者服药后有胃部不适或咽干，无需处理，可自行消失[3]。

4. 治疗盘形红斑狼疮　用青蒿蜜丸(将青蒿 500 g 研末，加蜂蜜 1 000～1 500 ml 制丸，每丸 10 g)每日 4～6 丸，饭后服；青蒿浸膏片(每片约含青蒿生药 1 g)每日 30～45 片，分 2～3次服；青蒿素口服 0.3 g/d，渐增至 0.4～0.9 g/d。疗程 60～180 d 不等。共治 50 例，经治后获缓解或基本缓解达 90%以上。其中自觉症状及实验检查明显改善者 60%，有效 30%，无效 10%。缓解或基本缓解病例，一般治疗 2～3 个月皮疹消退，部分病例要坚持用药半年以上。以红斑型效果较好，角化萎缩型及肥大型效果较差[4]。

5. 治疗口腔黏膜扁平苔癣　每日口服青蒿蜜丸(青蒿研细，加等量炼蜜为丸，每丸 9 g)4～6 丸，或青蒿醚片 75～100 mg，服药 1～5 个月不等。共治 30 例，显效 14 例，好转 11 例，无效 5 例，有效率 83.3%。临床观察表明，青蒿醚疗效优于青蒿丸；青蒿丸对充血糜烂病变有一定效果，对普通型的角化病变效果较差；而青蒿醚对普通型及糜烂型病变均有一定疗效。但这两种制剂对病程长、顽固的糜烂型扁平苔癣疗效均不理想[5]。

6. 治疗尿潴留　取鲜青蒿 200～300 g，捣碎(注意勿让汁水流掉)敷于脐部，上面覆盖 25 cm×30 cm 塑料薄膜及棉垫，胶布固定，排尿后即可去药。治 45 例，一般多在敷药后 30～60 min 内排尿。但对前列腺肥大所致的尿潴留无效[6]。

7. 治疗神经性皮炎　用青蒿油外搽治 30 例，痊愈 28 例，无效 2 例(均为播散型神经性皮炎)。病史越长、皮损面积愈大，疗程也越长[7]。

8. 治疗癣　用 5%青蒿油搽剂外用治疗体癣、股癣、手足癣 44 例。治愈 34 例，有效 7 例，无效 3 例。有效率 93.18%。一般用药 2 星期。有 63.91%患者涂药后局部有灼热感，一般 1～3 min 即消失，随即痒感也减轻。个别患者出现皮肤红肿，但停药后很快消失，无需特殊处理[8]。

【各家论述】 1.《本草新编》："青蒿，专解骨蒸劳热，尤能泄暑热之火，泄火热而不耗气血，用之以佐气血药，大建奇功，可君可臣，而又可佐可使。但必须多用，因其体既轻，而性兼补阴，少用转不得力。又青蒿之退阴火，退骨中之火也，然不独退骨中之火，即肌肤之火，未尝不共泻也，故阴虚而又感邪者最宜用耳。又青蒿最宜沙参、地骨皮共用，则泻阴火更捷，青蒿能引骨中之火，行于肌表，而沙参、地骨皮只能凉骨中之火，而不能外泄也。"

2.《冯氏锦囊》："凡苦寒之药，多伤胃气，惟青蒿芬芳入脾，独宜于血虚有热之人，宜其不伤胃气故也。但无补益之功，必兼气血药而用之，方有济也。"

3.《本经逢原》："青蒿亦有两种，一种发于早春，叶青如绵茵陈，专泻丙丁之火，能利水道，与绵茵陈之性不甚相远；一种盛于夏秋，微黄似地肤子，为少阳、厥阴血分之药，茎紫者为良。"

4.《重庆堂随笔》："青蒿，专解湿热，故为湿温疫疠要药。又清肝胆血分之伏热，故为女子淋带、小儿痉痫疳䘌神剂，《本草》未言，特为发之。"

5.《读医随笔》："青蒿，苦微辛，微寒，清而能散，入肝胆，清湿热，开结气，宣气之滞于血分者。凡芳香而寒者，皆能疏化湿盛气壅之浊热及血滞气虚之郁热。"

2546 青稞 qīng kē (《本草拾遗》)

【异名】 青稞麦(《齐民要术》)，油麦(《山西志》)，莜麦(《植物名实图考》)。

【基原】 为禾本科燕麦属植物青稞的种仁。

【原植物】 青稞 *Avena chinensis* (Fisch. ex Roem. et Schult.) Metzg. [*A. nuda* L. var. *chinensis* Fisch. ex Roem. et Schult.]

一年生草本。须根外面常具沙套。秆直立，丛生，高 60～80 cm，通常具 2～4 节。叶鞘松弛，基生者长于节间，常被微毛；叶舌透明膜质，长约 3 mm。叶片扁平，质软，长 8～40 cm，宽 3～16 mm；微粗糙，边缘基部有时疏生纤毛。圆锥花序开展，呈金字塔形，长 15～20 cm，分枝具角棱，刺状粗糙；小穗含 3～6 朵小花，小穗轴坚韧，无毛，常弯曲；颖草质，近相等，具 7～11 脉；外稃无毛，草质而较柔软，具9～11 脉，先端通常 2 裂，第一外稃长 20～25 mm，无芒，或在第一外稃上部 1/4 以上处具有一长 1～2 cm 的芒，其芒细弱，直立或反曲，内稃甚短于外稃，具 2 脊，先端延伸成芒尖，脊上具纤毛；雄蕊 3，花药长约 2 mm。颖果与内外稃分离。花、果期 6～8 月。

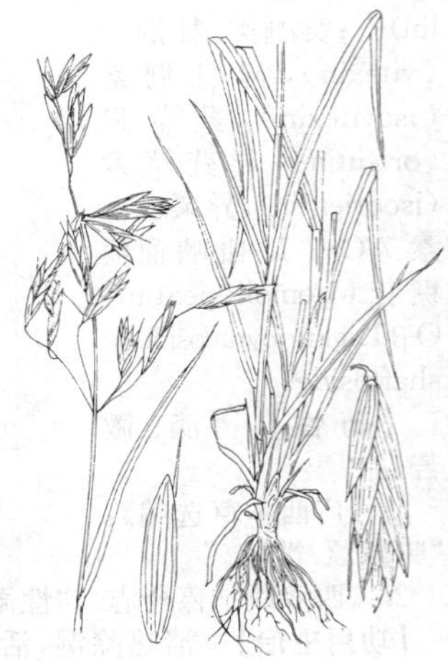

青　稞

我国西北、西南、华北和湖北等地有栽培。亦有野生于山坡路旁、高山草甸及潮湿处。

【采收加工】 9 月采收，晒干。

【药性】 《纲目拾遗》："味咸，性平凉。"

【功用主治】 《纲目拾遗》："下气宽中，壮筋益力，除湿，发汗，止泄。"

【用法用量】 内服：煎汤，30～60 g；或制成食品、酒等服用。

【宜忌】 《纲目拾遗》："多食脱发，损颜色。"

2547 青箭 qīng jiàn (《广西药用植物名录》)

【异名】 竹叶青(《广东省惠阳地区中草药》)，竹儿王(《梧州地区中草药》)，竹节王、拔弹藤(《广西本草选编》)，柔枝节骨草、鳄嘴花(《云南中药资源名录》)。

【基原】 为爵床科扭序花属植物扭序花的全草。

【原植物】 扭序花 *Clinacanthus nutans* (Burm. f.) Lindau [*Justicia nutans* Burm. f.]

高大草本。直立或有时攀缘状；茎圆柱形，干时黄色，有细密的纵条纹。叶对生；叶柄长约 6 mm；叶片披针形或卵状披针形，长 5～11 cm，宽1～4 cm，先端弯尾状渐尖，基部稍偏斜，近全缘；侧脉每边5～6 条。花序紧缩成头状，生于分枝顶端，被腺毛；苞片线形，先端急尖；萼 5 深裂，裂片线状披针形，被腺毛；花冠深红色，花冠管基部较狭而稍弯曲，向上渐大，冠檐二唇形，上唇直立，披针形，2 浅裂，下唇长圆状三角形，3 浅裂；雄蕊 2，着生近花冠管喉部，花药 1 室；花盘环状，子房，每室有 2 个胚珠，花柱细线状，柱头单一。蒴果。花期 4～5 月。

2. 炒青蒿　取净青蒿段置锅内，用文火炒至微黄色，或褐黄色微焦时，取出放凉。

3. 鳖血青蒿　取净青蒿段，置大盆内，淋入用温水少许稀释的鳖血，拌匀，稍闷，置锅内，用文火炒干，取出放凉。每青蒿 100 kg，用鳖血 12.5 kg。

4. 醋青蒿　取净青蒿段，放入锅内，用武火炒，再加 10% 醋边洒边炒，炒至黄褐色时，取出放凉，筛去灰屑。每青蒿段 100 kg，用醋 10 kg。

饮片性状　青蒿为不规则小段，茎、叶、花蕾混合，性状参见“药材”项。炒青蒿形如青蒿，微黄色或褐黄色略有焦斑。鳖血青蒿形如青蒿，色泽加深，具血腥气。醋青蒿形如炒青蒿，黄褐色，略具醋气。

贮干燥容器内，鳖血青蒿、醋青蒿密闭。置阴凉干燥处，防蛀。

【药性】　苦、微辛，寒。归肝、胆经。

1.《本经》：“味苦，寒。”

2.《别录》：“无毒。”

3.《滇南本草》：“入脾、胃。”

4.《纲目》：“黄花蒿，辛、苦，凉，无毒。”“青蒿，少阳、厥阴血分。”

5.《雷公炮制药性解》：“入心经。”

6.《本草正》：“味苦、微辛，性寒。”

【功用主治】　清热，解暑，除蒸，截疟。主治暑热、暑湿、湿温，阴虚发热，疟疾，黄疸。

1.《本经》：“主疥瘙痂痒，恶疮，杀虱，留热在骨节间，明目。”

2.《新修本草》：“生挼傅金疮，大止血，生肉，止疼痛良。”

3.《食疗本草》：“益气长发，能轻身补中，不老明目，煞风毒。捣敷疮上，止血生肉，自然香醋淹为菹，益人。治骨蒸，以小便渍一、两宿，干，末为丸，甚去热劳。烧灰淋汁，和石灰煎，治恶疮瘢黡。”

4.《本草拾遗》：“主鬼气尸疰伏连，妇人血气，腹内满，及冷热久痢。秋冬用子，春夏用苗，并捣绞汁服；亦曝干为末，小便冲服；如觉冷，用酒煮。”

5.《日华子》：“补中益气，轻身补劳，驻颜色，长毛发，发黑不老，兼去蒜发，心痛热黄，生捣汁服并傅之。泻痢，饭饮调末五钱匕(服)。”

6.《履巉岩本草》：“绞汁服，血衄极验。”

7.《纲目》：“青蒿，治疟疾寒热。”又“黄花蒿，治小儿风寒惊热。”

8.《本草新编》：“退暑热。”

9.《玉楸药解》：“清肝退热，泄湿，除蒸。”

10.《医林纂要》：“清血中湿热，治黄疸及郁火不舒之证。”

【用法用量】　内服：煎汤，6～15 g，治疟疾可用 20～40 g，不宜久煎；鲜品用量加倍，水浸绞汁饮；或入丸、散。外用：研末调敷；或鲜品捣敷；或煎水洗。

【宜忌】　1.《滇南本草》：“体虚者忌之。”

2.《本草经疏》：“产后血虚，内寒作泻，及饮食停滞泄泻者勿用。凡产后脾胃薄弱，忌与当归、地黄同用。”

【选方】　1. 治中暑　用青蒿嫩叶捣烂，手捻成丸，黄豆大。新汲水吞下，数丸立愈。(《本草汇言》)

2. 治暑毒热痢　青蒿叶一两，甘草一钱。水煎服。(《圣济总录》)

3. 治劳瘦　青蒿嫩者(细锉)一升。以水三升，童子小便五升，同煎成膏，丸如梧桐子大。每服十丸，温酒下，不以时。(《鸡峰普济方》青蒿煎)

4. 治急劳，骨蒸烦热　青蒿一握(细研)，猪胆一枚(取汁)，杏仁二十七粒(大者，汤浸，去皮、尖、双仁，麸炒微黄)。上件药一处，以童子小便一大盏，煎至五分，去滓，空心温服。(《圣惠方》)

5. 治虚劳，盗汗、烦热、口干　青蒿一斤。取汁熬膏，入人参末、麦冬末各一两，熬至可丸，丸如梧桐子大。每食后米饮下二十丸。(《圣济总录》青蒿丸)

6. 治温病夜热早凉，热退无汗，热自阴来者　青蒿二钱，鳖甲五钱，细生地四钱，知母二钱，丹皮三钱。水五杯，煮取二杯，日再服。(《温病条辨》青蒿鳖甲汤)

7. 治温疟痰甚，但热不寒　青蒿二两(童子小便浸，焙)，黄丹半两。为末。每服二钱，白汤调下。(《仁存堂经验方》)

8. 治少阳三焦湿遏热郁，气机不畅，胸痞作呕，寒热如疟者　青蒿脑钱半至二钱，淡竹茹三钱，仙半夏钱半，赤茯苓三钱，青子芩钱半至三钱，生枳壳钱半，广陈皮钱半，碧玉散(包)三钱。水煎服。(《通俗伤寒论》蒿芩清胆汤)

9. 治酒痔便血　青蒿(用叶不用茎，用茎不用叶)为末，粪前(便血用)冷水、粪后(便血用)水酒调服。(《永类钤方》)

10. 治鼻中衄血　青蒿捣汁服之，并塞鼻中。(《卫生易简方》)

11. 治聤耳脓血出不止　青蒿捣末，绵裹纳耳中。(《圣惠方》)

12. 治牙齿肿痛　青蒿一握，煎水漱之，(《济急仙方》)

13. 治日晒疮　青蒿(捣碎)一两，以冷水冲之，取汁饮之；将渣敷疮上。如不愈，另用柏黛散(黄柏、青黛各二钱，各研末，以麻油调搽)敷之。(《洞天奥旨》青蒿饮)

14. 治痱子　新汲水挼青蒿汁，调蛤粉敷之。(《百一选方》)

15. 治蜂螫人　嚼青蒿敷之。(《肘后方》)

【临床报道】　1. 治疗疟疾　用青蒿素(青蒿非挥发性成分)制成的片剂、油剂、油混悬剂与水混悬剂治疗疟疾，疗程均为 3 d，总剂量分别为 2.5～3.2 g、0.5～0.8 g、0.8～1.2 g、1.2 g。片剂口服，每日 2～4 次；其余制剂均肌注给药。治间日疟 1 511 例，恶性疟 588 例和抗氯喹株恶性疟 143 例，全部临床治愈。治脑型疟 141 例，治愈 131 例。青蒿素各种制剂与氯喹相比，退热和原虫转阴均较快，但近期复燃率较高，一般在 10%～30% 之间，青蒿素片甚至高达 85%～100%，加大剂量肌注可减少复燃。青蒿各种制剂治疗的所有病例均未见明显毒副作用。其中 139 例治疗前后进行 ALT 和心电图检查，72 例进行非蛋白氮测定，均未见异常。对心、肝、肾疾患或怀孕的患者，亦未见不良影响[1]。

2. 治疗登革热　成人每剂用青蒿 25～30 g，每日 3 剂，加水煎煮，煎沸时间不得超过 3 min，每剂仅煮 1 次，连服 5～6 d。治疗 21 例，全部治愈。其中 5 d 内治愈者占 66.7%；6～7 d 内治愈者占 33.3%，平均治愈时间 5.1 d。服药期间，除个别患者有恶心外，未发现其他毒副作用[2]。

3. 治疗慢性气管炎　用青蒿油丸(由鲜青蒿加水蒸馏而得的挥发油；每丸含原油 30 mg)每日服 3 次，每次 2 丸，10 d 为 1 个疗程。治慢性迁延期气管炎 302 例，经治 2 个疗程观察，临床控制 43 例，显效 88 例，好转 146 例，无效 25 例，有效率 91.72%，显效以上者占 43.37%。镇咳、祛痰、平喘显控率分别为 42.14%、46.26%、47.72%。单纯型比喘息型疗效为高，病程越长疗效越差。服药过程中，少数

苷酶(β-glycosidase)Ⅰ、Ⅱ[24]等。

【药理】 1. 抗菌抗病毒作用 0.25%青蒿挥发油对所有皮肤真菌有抑制作用,1%有杀灭作用[1]。青蒿水煎液对表皮葡萄球菌、卡他球菌、炭疽杆菌、白喉杆菌有较强的抑制作用,对金黄色葡萄球菌、铜绿假单胞菌、痢疾杆菌等也有一定的抑制作用[2]。青蒿乙醇提取物在试管内对钩端螺旋体的抗菌浓度为 7.8 mg/ml,效力与连翘、黄柏、蚤休相似,而弱于黄连、荔枝草、黄芩与金银花[3]。青蒿素对流感病毒 A3 型京科 79-2 株有抗病毒作用[4]。青蒿中的谷甾醇和豆甾醇有抗病毒作用[5]。

2. 抗寄生虫作用 (1) 抗疟作用 小鼠腹腔接种伯氏鼠疟后 3～4 d,一次口服青蒿素 200～400 mg/kg,经 6～10 h 后可明显抑制疟原虫的发育,其半数转阴量为 138.8(±20)mg/kg[6]。应用猴疟模型,血液转种,于接种 8 d 后寄生率达 10%以上时,服用青蒿素 200 mg/kg 连续 3 d,治疗子孢子诱发初次感染的猴,于用药后 2～3 d 原虫全部转阴。用青蒿素喂感染鸡疟原虫的阳性蚊,电镜观察蚊体内卵囊发育不良[7]。青蒿乙醚提取物、稀乙醇浸膏及青蒿素对鼠疟、猴疟、人疟均呈显著抗疟作用[8]。体外青蒿素可明显抑制恶性疟原虫无性体的生长,有直接杀伤作用[9],且其作用可被增加氧分压所提高[10]。青蒿素及其衍生物抗疟的机制一致被认为与疟原虫的膜系结构被损坏有关[11～14],用药后原虫的食物泡膜、限制膜、线粒体膜和核膜均出现肿胀且膜间隙增宽[6]。有人证实,在恶性疟原虫的体外培养中,青蒿素对原虫的作用有赖于氧压[10],而抗氧化剂则降低青蒿素的抗疟效果[15],因而氧化作用被认为是青蒿素抗疟作用的机制。研究发现,氯化高铁血红素(hemin)是青蒿素类化合物抗疟作用中的重要因子。疟原虫进行蛋白生物合成所需的氨基酸主要来自 3 个途径,其中之一就是利用宿主血红蛋白分解后释放的氨基酸,而血红蛋白被水解的同时,也产生大量的 hemin。青蒿素与 hemin 反应生成一个分子量为 914 的加合物,同时产生副产物活性氧,而活性氧的产生及氧的损害是其抗疟作用的关键[16]。青蒿素类药物的抑制蛋白合成作用是直接的而不是通过抑制核苷酸代谢而继发的[17]。

(2) 抗其他类寄生虫的作用 采用体外蚀斑形式试验,对青蒿素及其衍生物双氢青蒿素与蒿甲醚的抗弓形虫作用进行研究,发现青蒿素有抑制弓形虫在成纤维细胞中形成蚀斑的作用[18]。青蒿素对小鼠体内血吸虫成虫有明显杀灭作用,对雌虫作用更明显[19]。青蒿酯和蒿甲醚治疗感染血吸虫的兔及小鼠,疗效达 90%左右,但在治疗剂量时蒿甲醚可引起宿主肝脏较明显的损害,使小鼠肝细胞水样变性,肝糖原、碱性磷酸酶及 RNA 明显减少甚至消失[20～22]。给大鼠口饲青蒿素及衍生物 200 mg/kg 连续 7 d 以上,减虫率为 100%,其衍生物亦有很好的杀虫抑虫效果[23]。青蒿素、青蒿酯还有抗环形泰勒焦虫及双芽巴贝斯焦虫的作用[24, 25]。

3. 对免疫系统的作用 青蒿素类药物在低浓度(<50 μmol/L)时能增强 T 细胞产生 IL-2,促进淋巴细胞增殖,因此能增强免疫应答,但在高浓度时表现出中等程度的免疫抑制作用,并观察到青蒿素对分裂旺盛细胞具有抑制作用[26]。

4. 解热作用 青蒿全草水提物不仅可以明显降低大鼠正常体温,而且降低高温环境中的大鼠皮肤温度,还对酵母致热大鼠有非常明显的解热作用;同时乙酸乙酯和正丁醇提取物也有相似作用[27]。

5. 抗肿瘤作用 青蒿素及其诸多衍生物在体外对多种肿瘤细胞如小鼠艾氏腹水瘤、人鼻咽癌细胞、人宫颈癌细胞具有抑制作用[28]。水溶性衍生物青蒿琥酯在体内实验中显示出较好的抗肿瘤作用。对鼠移植性肝癌及 S_{180} 实体瘤均有明显抑制作用。给药的剂量和抑瘤率没有正相关关系,中剂量抑瘤率反而比低剂量抑瘤率低[29, 30]。对 55 种癌细胞株的研究发现,青蒿琥酯对白血病细胞和结肠癌细胞显示出最强的抗癌活性,但对小细胞性肺癌细胞的活性最低[31]。青蒿素类抑制细胞增殖的机制可能是该类化合物产生自由基,自由基作用于对氧化损伤敏感的蛋白质(尤其是巯基蛋白质),而这些蛋白质对肿瘤细胞的过度增殖起关键作用。不同的肿瘤细胞有不同的靶蛋白,这与实验中该类化合物对不同肿瘤细胞活性不同的结果相一致。另外自由基亦可能作用于调节肿瘤细胞生长的某种信号系统[32, 33]。

6. 抗心律失常作用 青蒿素 40 mg/kg、80 mg/kg、160 mg/kg能分别明显对抗大鼠乌头碱、冠脉结扎和电刺激所诱发的心律失常。青蒿素 80 mg/kg 和 160 mg/kg 能明显对抗垂体后叶素引起的大鼠 ST 段和 T 波的变化[34]。

7. 其他作用 蒿甲醚对小鼠有辐射防护作用[35],青蒿素对实验性矽肺有明显疗效[36]。用鲜青蒿采取蒸馏法制备的滴鼻剂,对局部创伤、鼻黏膜干燥和溃疡性鼻出血疗效显著[37]。

8. 体内过程 青蒿素口服给药吸收快但不完全。平均吸收时间为 0.78 h,大鼠静注 150 mg/kg 所测定的组织分布结果表明,肺部浓度最高,肾脏浓度也相当高,其次为心、脑、肝、肌肉、脂肪、脾和胚胎等组织中分布很少。但口服给药 900 mg/kg,最高浓度是在肝脏,分布速率非常快,分布相在 20 min 完成。脑组织中高浓度的结果表明青蒿素能通过大鼠的血脑屏障。青蒿素也能透过大鼠胎组织,但比起其他组织的分布要慢。肝脏是青蒿素的主要代谢部位,肾脏与肺部也代谢很少部分的药物。青蒿素体内消除半衰期非常短,口服后仅 1～2 h。肌注后消除半衰期可能由于改善了吸收速率而较长。此外,不论何种给药途径,都有极少量药物原形经尿和粪便排除[38]。

毒性 青蒿油乳剂小鼠灌胃 LD_{50} 为 2.10±0.08 g/kg[39],小鼠口服青蒿素的 LD_{50} 为 5 105 mg/kg,治疗指数为 36.8[40]。采用多种动物,多种途径连续给予青蒿素,给药 3～7 d(100～1 600 mg/kg),当剂量相当于临床用量 70 倍时,未见犬、猫、兔、豚鼠、大鼠等心血管系统及肝肾功能有异常变化,仅小鼠口服青蒿素 800 mg/kg 连续 3 d 组给药 4 d 出现丙氨酸氨基转移酶(ALT)的一过性升高,病理组织检查有肝细胞浊肿[41]。对恒河猴心肌超微结构研究表明,每日肌注大剂量青蒿素 96 mg/kg,早期可引起心肌超微结构损伤,然而可逆,恢复较快[42]。中毒的最敏感指标为外周血网织红细胞减少[43]以及骨髓中幼红细胞成熟障碍[44]。青蒿琥酯可以抑制骨髓红系造血细胞线粒体中亚铁螯合酶活性,使原卟啉区和 Fe^{2+} 不能经该酶催化生成血红素,导致血红蛋白合成受阻和骨髓幼红细胞成熟障碍[44, 45]。青蒿琥酯的该毒性作用是由于其结构中的过氧桥在体内形成自由基,造成膜的脂质过氧化,引起线粒体膜蛋白和酶蛋白结构变性造成的[46]。

【炮制】 1. 青蒿 取原药材,除去杂质,喷淋清水,稍润,切段,阴干。

3～4月将种子与细沙混合后，按行株距30 cm×20 cm开穴播种。分株繁殖：3～4月挖掘老株，分株移栽，每穴1～2株，覆土压实，浇水。亦可用自繁方法。

田间管理　幼苗期要及时除草，施稀人粪尿，采收嫩梢后，加强田间管理。一般每年中耕除草2～3次，并结合施人粪尿2～3次。

病虫害防治　病害有菌核病、根腐病。虫害有蚜虫、蚂蚁、地老虎等为害。

【采收加工】　花蕾期采收，切碎，晒干。

【药材】　青蒿 *Herba Artemisiae Annuae*　全国各地均产。

性状　茎呈圆柱形，上部多分枝，长30～80 cm，直径0.2～0.6 cm；表面黄绿色或棕黄色，具纵棱线；质略硬，易折断，断面中部有髓。叶互生，暗绿色或棕绿色，卷缩易碎，完整者展平后为三回羽状深裂，裂片及小裂片矩圆形或长椭圆形，两面被短毛。气香特异，味微苦。

鉴别　(1) 叶表面观：上下表皮细胞形状不规则，垂周壁波状弯曲，脉脊上的表皮细胞呈窄长方形。气孔椭圆形，不定式。表面布满非腺毛和腺毛。非腺毛于中脉附近多见，为T字形毛，臂细胞横向延伸或在柄处折成V字形，柄由3～8细胞组成，单列，基部柄细胞较大，臂细胞常脱落。腺毛椭圆形，无柄，两个半圆形分泌细胞相对排列，常充满淡黄色挥发油。

(2) 取本品叶粉末1 g，加甲醇50 ml浸泡。取甲醇提取液，挥去溶剂，加7%盐酸羟胺的甲醇溶液与10%氢氧化钾的甲醇溶液(1∶1)1 ml，在水浴中微热，冷却后用10%盐酸调pH至3～4，加1%三氯化铁的乙醇溶液1～2滴，即显紫色(检查内酯类)。

(3) 薄层色谱：取本品粉末3 g，加石油醚(60～90 ℃)50 ml，加热回流1 h，滤过，滤液蒸干，残渣加正已烷30 ml使溶解，用20%乙腈溶液提取3次，每次10 ml，合并乙腈液，蒸干，残渣加乙醇0.5 ml使溶解，作为供试品溶液。另取青蒿素对照品，加乙醇制成每1 ml含1 mg的溶液，作为对照品溶液，吸取上述两种溶液各5 μl，分别点于同一硅胶G薄层板上，以石油醚(60～90 ℃)-乙醚(3∶2)为展开剂，展开，取出，晾干，喷以10%硫酸乙醇溶液，在105 ℃加热至斑点显色清晰，置紫外光灯(365 nm)下检视。供试品色谱中，在与对照品色谱相应的位置上，显相同颜色的荧光斑点。

【成分】　地上部分含萜类：青蒿素(qinghaosu, artemisinin, arteannuin)，青蒿素Ⅰ(qinghaosu Ⅰ, artemisinin A, arteannuin A)，青蒿素Ⅱ(qinghaosu Ⅱ, artemisinin B, arteannuin B)，青蒿素Ⅲ即氢化青蒿素，去氧青蒿素(qinghaosu Ⅲ, hydroartemisinin, deoxyartemisinin)[1～3]，青蒿素Ⅳ(qinghaosu Ⅳ)，青蒿素Ⅴ(qinghaosu Ⅴ)[4, 5]，青蒿素Ⅵ(qinghaosu Ⅵ)[5]，青蒿素C(artemisinin C, arteannuin C)[5, 6]，青蒿素G(arteannuin G)[7]，去氧异青蒿素B(deoxyisoartemisinin B, epideoxyarteannuin B)，去氧异青蒿素C(deoxyisoartemisinin C)，青蒿烯(artemisi tene)[5]，青蒿酸(qinghao acid, artemisic acid, artemisinic acid, arteannuic acid)[8]，去氢青蒿酸(dehydroartemisinic acid)[5, 9]，环氧青蒿酸(epoxyartemisinic acid)[10]，11R-左旋二氢青蒿酸(11R-dihydroartemisinic acid)[11]，青蒿酸甲酯(methyl artemisinate)，青蒿醇(artemisinol)[2]，去甲黄花蒿酸(norannuic acid)[12]，二氢去氧异青蒿素B(dihydroepideoxyarteannuin B)[13]，黄花蒿内酯(annulide)[14]，无羁萜(friedelin)及3β-无羁萜醇(friedelan 3β-ol)[15]等；黄酮类：槲皮万寿菊素-6, 7, 3′, 4′-四甲醚(quercetagetin-6, 7, 3′, 4′-tetramethylether)[1]，猫眼草酚(chrysosplenol, chrysosplenol D)[4]，蒿黄素(artemetin)，3′-甲氧基猫眼草酚即猫眼草黄素(3′-methoxychrysosplenol, chrysosplenetin)，3, 5, 3′-三羟基-6, 7, 4′-三甲氧基黄酮(3, 5, 3′-trihydroxy-6, 7, 4′-trimethoxyflavone)[6]，5-羟基-3, 6, 7, 4′-四甲氧基黄酮(5-hydroxy-3, 6, 7, 4′-tetramethoxyflavone)[16]，紫花牡荆素(casticin)[17]，中国蓟醇(cirsili-neol)，5, 3′-二羟基-6, 7, 4′-三甲氧基黄酮(eupatorin)，5, 4′-二羟基-3, 6, 7-三甲氧基黄酮(penduletin)，5, 7, 3′, 4′-四羟基-3, 6-二甲氧基黄酮(axillarin)，去甲中国蓟醇(cirsiliol)，柽柳黄素(tamarixetin)，鼠李素(rhamnetin)，槲皮素-3-甲醚(quercetin-3-methylether)，滨蓟黄素(cirsimaritin)，鼠李柠檬素(rhamnocitrin)，金圣草素(chrysoeriol)，5, 2, 4′-三羟基-6, 7, 5′-三甲氧基黄酮(5, 2′, 4′-trihydroxy- 6, 7, 5′-trimethoxyflavone)，5, 7, 8, 3′-四羟基-3, 4′-二甲氧基黄酮(5, 7, 8, 3′-tetrahydroxy-3, 4′-dimethoxyflavone)，槲皮万寿菊素-3, 4′-二甲醚(quercetagetin-3, 4′-dimethylether)[18]，山柰酚(kaempferol)，槲皮素(quercetin)，木犀草素(luteolin)，万寿菊素(patuletin)，槲皮素-3-芸香糖苷(quercetin-3-rutinoside)，木犀草素-7-O-糖苷(luteolin-7-O-glycoside)，山柰酚-3-O-糖苷(kaempferol-3-O-glycoside)，槲皮素-3-O-糖苷(quercetin-3-O-glycoside)，万寿菊素-3-O-糖苷(patuletin-3-O-glycoside)及6-甲氧基山柰酚-3-O-糖苷(6-methoxykaempferol-3-O-glycoside)[19]等；香豆素类：东莨菪素(scopoletin)[1]，6, 8-二甲氧基-7-羟基香豆素(6, 8-dimethoxy-7-hydroxycoumarin)，5, 6-二甲氧基-7-羟基香豆素(5, 6-dimethoxy-7-hydroxycoumarin)及蒿属香豆素(scoparon)[18]等；挥发油：其成分有左旋-樟脑(camphor)，β-丁香烯(β-caryophellene)，异蒿属酮(isoartemisia ketone)，β-蒎烯(β-pinene)[1]，乙酸乙脑酯(bornyl acetate)，1, 8-桉叶素(1, 8-cineole)，香芹醇(carveol)，苄基异戊酸(benzylisovalerate)，β-金合欢烯(β-farnesene)，玷玶烯(copaene)，γ-衣兰油烯(γ-muurolene)[8]，三环烯(tricyclene)，α-蒎烯(α-pinene)，小茴香酮(fenchone)，蒿属酮(artemisia ketone)，芳樟醇(linalool)，异龙脑(isoborneol)，α-松油醇(α-terpineol)，龙脑(borneol)[6]，莰烯(camphene)，月桂烯(myrcene)，柠檬烯(limonene)，γ-松油醇(γ-terpineol)，异戊酸龙脑酯(bornyl isovalerate)，γ-荜澄茄烯(γ-cadinene)，δ-荜澄茄烯，α-榄香烯(α-elemene)，β-榄香烯，γ-榄香烯[20]，水杨酸(salicylic acid)，β-松油烯(β-terpinene)，α-侧柏烯(α-thujene)，4-蒈烯(4-carene)，乙酸异龙脑酯(isobornyl acetate)，4-松油醇(4-terpineol)，4-乙酸松油醇酯(4-terpinyl acetate)及乙酸芳樟醇酯(linalyl acetate)[21]等；其他：棕榈酸(palmitic acid)[2]，豆甾醇(stigmasterol)，β-谷甾醇(β-sitosterol)，石南藤酰胺乙酸酯(aurantiamide acetate)[16]，5-十九烷基间苯二酚-3-O-甲醚(5-nonadecylresorcinol-3-O-methylether)[13]，二十九醇(nonacosanol)，2-甲基三十烷-8-酮-23-醇(2-methyltriacosan-8-one-23-ol)，三十烷酸三十一醇酯(hentriacontanyl triacontanoate)，2, 29-二甲基三十烷(2, 29-dimethyltriacontane)[22]，黄花蒿双环氧化物(annuadiepoxide)，本都山蒿环氧化物(ponticaepoxide)[23]及相对分子质量分别为150 000、100 000的β-糖

thyopterin)[14]，蛙色素4也称白蝶呤(leucopterin)B即异黄蝶呤(isoxanthopterin)[15]。

舌黏膜含三磷酸腺苷酶 (ATP酶) 和碱性磷酸酶(alkaline phosphatase)[16]。

卵含外源凝集素(lectin)[17]，胚总脂中含葡萄糖和半乳糖[18]。

【药性】 甘，凉。归肺、脾、膀胱经。

1.《别录》："味甘，寒，无毒。"

2.《本草衍义》："性平。"

3.《日用本草》："味甘，微凉，无毒。"

4.《本草求真》："入膀胱、肠、胃。"

5.《本草撮要》："入手、足太阴经。"

【功用主治】 利水消肿，清热解毒，补虚。主治水肿，臌胀，黄疸，虾蟆瘟，小儿热疮，痢疾，疳疾，劳热，产后体弱。

1.《别录》："主小儿赤气肌疮，脐疮，止痛，气不足。"

2.《日华子》："治小儿热疮。杀尸疰病虫，去痨劣，解热毒。"

3.《本草图经》："补虚损，尤宜产妇。"

4.《本草衍义》："解劳热。"

5.《日用本草》："治小儿赤毒热疮，脐肠腹痛，疳瘦肚大，虚劳烦热，胃气虚弱诸症。"

6.《纲目》："利水消肿。烧灰，涂月蚀疮。"

7.《医林纂要》："助阳道。"

8.《食物考》："疗痢噤口。"

9.《本草求原》："解酒毒。"

10.《中国动物药》："清热解毒，补虚止嗽。治水肿，臌胀，咳嗽，喘息，麻疹，毒痢，黄疸，月经过多等症。"

【用法用量】 内服：煎汤或煮食，1～3只；或入丸、散。外用：捣敷或调敷。

【宜忌】 不宜多服。

1.《纲目》："蛙骨热食之，小便苦淋。妊娠食蛙，令子寿夭。小蛙多食令人尿闭，脐下酸痛，有至死者，擂车前草水饮可解。"

2.《随息居饮食谱》："多食助湿、生热。"

3.《广西民族药简编》："用于治疗蛇头疮时忌吃鸡肉、牛肉。"

【选方】 1. 治浮肿，咳嗽痰中带血　青蛙1个，砂仁、莱菔子各9 g。置于青蛙腹中，缝好，外用黄泥包裹，烧存性，去泥研末。分作3次。黄酒冲服，每日1次。(《吉林中草药》)

2. 治水臌腹大(包括肾病浮肿，肝病腹水)　黑斑蛙2只(砂炒)，蝼蛄10只(焙干)，陈葫芦31 g。共研细末或为丸。每服6 g，每日服2次，空腹时以温黄酒送下。(《山东药用动物》)

3. 治心脏性或肾脏性水肿　青蛙2只，韭菜根3～5棵。将青蛙2只，不剖肚不洗水，与韭菜根、叶共煮水半碗服。也可将煮熟之青蛙蘸醋嚼食。(江西《草药手册》)

4. 治湿热黄疸，小便不利　青蛙1只，生藕25 g。合炖服，每日服2次。(《中国动物药》)

5. 治毒痢噤口　水蛙一个。并肠肚捣碎，瓦上烘热，入麝香五分，作饼贴脐上。气通即能进食。(《纲目》)

6. 治诸痔　青色蛙长脚者，取一个，烧存性，为末，雪糕丸桐子大。每服十五丸，空心先吃饭二匙，次以胡桃肉切细煎汤，调枳壳散送下。若产妇发痔，里急作疼，用黑豆一百粒，陈米一合，夹(胡桃夹)煎汤下，亦先吃饭二匙。(《直指方》青蛙丸)

7. 治小儿疳瘦　青蛙剥去皮，每日2只，煮食。(《山东药用动物》)

8. 治骨结核　青蛙1个，红糖60 g，白酒60 g，百部9 g。煮熟后1次食之，每日1次。(内蒙古《中草药新医疗法资料选编》)

9. 治噎膈反胃　青蛙7个，泥封，火烧存性，研末，1次服，连服3 d。(《吉林中草药》)

10. 治哮喘　大青蛙1只，白鸡产的蛋1个，将鸡蛋置于青蛙腹内，然后以纸包青蛙，再用瓦2片，反复盖好，外涂泥15 cm厚，置于火炉烤干。候蛋熟时，取下将瓦打开，取出鸡蛋食之，后饮黄酒60 g，发汗即愈。(江西《草药手册》)

2544 青蒜 qīng suàn (《滇南本草》)

【基原】 为百合科葱属植物大蒜 *Allium sativum* L.的叶。

【原植物】 参见"大蒜"条。

【药性】 辛，温。

【功用主治】 醒脾气，消谷食。

【宜忌】 青蒜多吃令人胃中痰动，心胃嘈杂，伤肝，昏眼目。咳嗽忌食。

2545 青蒿 qīng hāo (《本经》)

【异名】 蒿(《诗经》)，菣(《毛诗传》)，草蒿、方溃(《本经》)，犼蒿(《蜀本草》)，臭蒿(《日华子》)，香蒿(《本草衍义》)，三庚草(《履巉岩本草》)，蒿子、草青蒿、草蒿子(《全国中草药汇编》)。

【基原】 为菊科蒿属植物黄花蒿的全草。

【原植物】 黄花蒿 *Artemisia annua* L.

一年生草本，高40～150 cm。全株具较强挥发油气味。茎直立，具纵条纹，多分枝，光滑无毛。基生叶平铺地面，开花时凋谢；茎生叶互生，幼时绿色，老时变为黄褐色，无毛，有短柄，向上渐无柄；叶片通常为三回羽状全裂，裂片短细，有极小粉末状短柔毛，上面深绿色，下面淡绿色，具细小的毛或粉末状腺状斑点；叶轴两侧具窄翅；茎上部的叶向上逐渐细小呈条形。头状花序细小，球形，具细软短梗，多数组成圆锥状；总苞小，球状；花全为管状花，黄色，外围为雌花，中央为两性花。瘦果椭圆形。花期8～10月，果期10～11月。

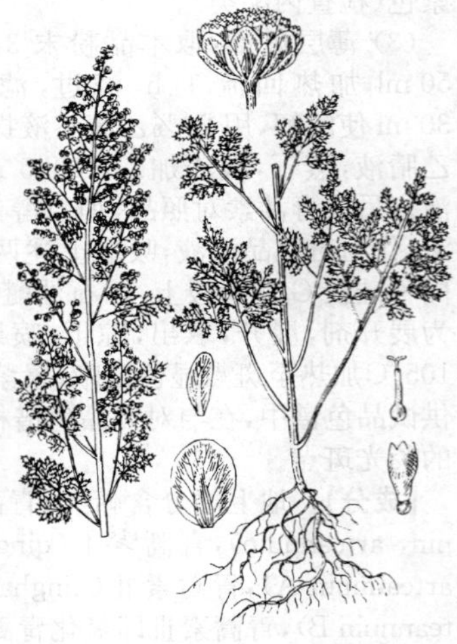

黄花蒿

生于旷野、山坡、路边、河岸等处。分布于我国南北各地。

本植物的根(青蒿根)、果实(青蒿子)亦供药用，另设专条。

【栽培】 生物学特性　喜温暖湿润气候，不耐荫蔽，忌涝。种子发芽温度8～25 ℃。以阳光充足，疏松肥沃，富含腐殖质，排水良好的砂质壤土栽培为宜。

繁殖方法　种子繁殖或分株繁殖。种子繁殖：直播，于

便不利，尿浊，泄泻，阴痒，疮疥，风瘙身痒，痔疮，衄血，创伤出血。

1.《本经》："主邪气，皮肤中热，风瘙身痒，杀三虫。"

2.《别录》："治恶疮疥虱，痔蚀，下部䘌疮。"

3.《新修本草》："捣汁单服，大疗温疠、甘䘌。"

4.《日华子》："止金疮血。"

5.《本草蒙筌》："塞鼻衄来红。"

6.《本草汇言》："清解风热之药也。""厥阴风药。"

7.《福建药物志》："全草治痢疾，小便浑浊，尿道感染。"

【用法用量】 内服：煎汤，10～15 g。外用：捣敷；或煎汤熏洗。

【选方】 1. 治痧气　青葙全草、腐婢、仙鹤草各 15 g。水煎，早、晚饭前服。（江西《草药手册》）

2. 治小儿小便浑浊　（青葙）鲜全草 15～30 g，青蛙（田鸡）1 只。水炖服。（《福建中草药》）

3. 治风湿身疼痛　青葙子根 30 g。猪脚节或鸡鸭炖服（《泉州本草》）

4. 治妇女阴痒　青葙茎叶 90～120 g。加水煎汁，熏洗患处。

5. 治皮肤风热疮疹瘙痒　青葙茎叶，水煎洗患处，洗时须避风。（4、5 方出自江西《草药手册》）

6. 治支气管炎、胃肠炎　青葙茎叶 3～10 g。水煎服。

7. 治痈疮疖肿　青葙鲜茎叶，捣烂外敷。（6、7 方出自《广西本草选编》）

2543 青蛙 qīng wā（《日华子》）

【异名】 蛙、长股（《别录》），蛤鱼（《南齐书》），田鸡、青鸡、坐鱼（《纲目》）。

【基原】 为蛙科蛙属动物黑斑蛙或金线蛙除去内脏的全体。

【原动物】 1. 黑斑蛙 *Rana nigromaculata* Hallowell

体长 70～80 mm，雄蛙略小，头长略大于头宽，吻钝圆，吻棱不显；鼻孔距眼较距吻端为近，眼间距窄，为上眼睑宽之 1/2；鼓膜大，为眼径的 2/3～4/5，犁骨齿两小团，左右不相遇。前肢短，指趾端钝尖，指长顺序 3，1，2，4，指侧有窄的缘膜，第二指的最显著。关节下瘤明显。后肢较短而肥硕，胫跗关节前达眼部，左右跟部仅相遇或不相遇，趾间几为全蹼，第五趾外侧缘膜发达；关节下瘤小而明显；外跖突小，内跖突窄长，有游离的刃状突出。皮肤不光滑，背面有 1 对较粗的背侧褶，二脊侧褶间有四行至六行不规则的短肤褶，若断若续，长短不一，变异颇大，侧褶到体侧的皮肤也不光滑，腹面皮肤光滑。雄蛙有 1 对颈侧外声囊，第一指基部有粗肥的灰色婚垫，满布细小白疣。生活时颜色变异颇大，背面的基色为黄绿色或深绿色或带灰棕色，具有不规则的黑斑，背中央常有 1 条宽窄不一的浅色的纵脊线，由吻端直到肛部；北方的雌性蛙多有深酱色或黑色者；背侧褶处色较浅，为金黄或黄或浅棕色，四肢背面有黑色横斑。

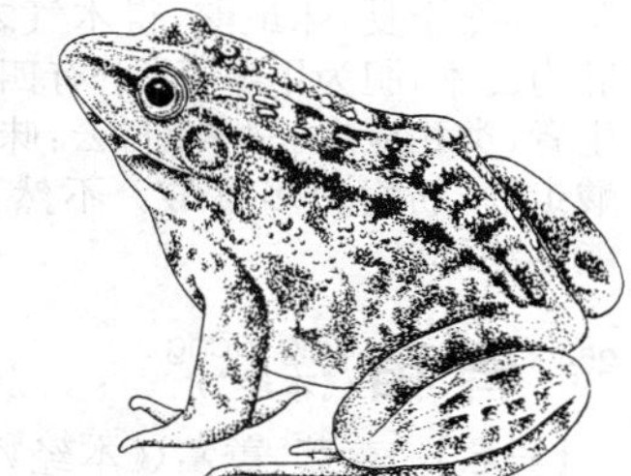

黑斑蛙

常栖于池塘、水沟或小河内。产卵季节 3～6 月；蝌蚪体形大，灰绿色；尾较细弱，有斑纹，尾端尖；角质颌适中。全国大部分地区均有分布。

2. 金线蛙 *R. plancyi* Lataste

体长 50 mm 左右，雄蛙略小，头略扁，头长宽几相等，吻钝圆，吻棱不显，眼间距小于鼻间距或上眼睑之宽，鼻孔在吻与眼之间；鼓膜大而明显，几与眼径等大，紧接在眼后；犁骨齿两小团。指趾端尖圆，指长顺序 3，1，4，2，第一、第三指几等长，关节下瘤小而明显。后肢粗短，胫跗关节前达眼与鼓膜之间，左右跟部仅相遇，趾间几全蹼，第四、第五跖间之蹼达跖基部，关节下瘤小而明显，内跖突发达成刃状，外跖突小。背面及体侧的皮肤有分散的疣，背侧有 1 对宽厚的背侧褶自眼后至胯部，有时在后端不连续，褶的最宽部分几与上眼睑等宽，颞褶不显；腹面光滑，肛部有疣。生活时背面色绿或橄榄绿；背侧褶及鼓膜棕黄色；后肢背面棕色横纹不显，股后方有 1 条黄色纵纹，这纵纹下面有 1 条较宽的酱色纵纹，腹鲜黄色或带有棕色点，尤以咽及胸部更为明显。雄性有 1 对咽侧内声囊，第一指有婚垫。

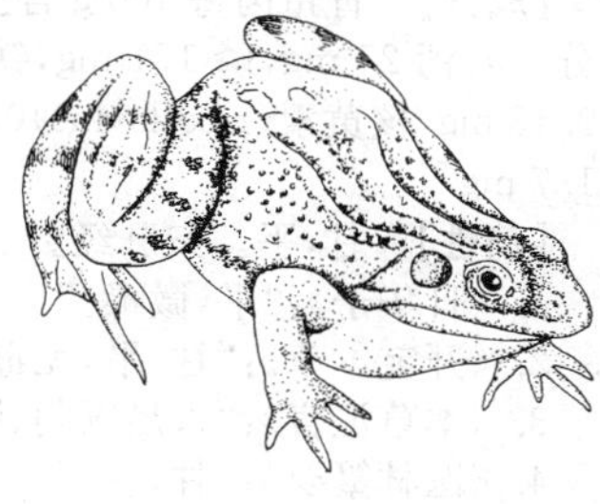

金线蛙

习居于有莲花的池塘内，平时多匍匐在荷叶上或居于较大的池塘内或湖边。产卵季节 4～6 月；蝌蚪后肢发育良好时，全长 38～45 mm；尾端尖细，口角及下唇有唇乳突。分布于河北、山西、江苏、浙江、安徽、山东、河南、湖北、湖南等地。

本动物的胆汁（青蛙胆）、幼体（蝌蚪）亦供药用，另设专条。

【采收加工】 春、夏、秋三季均可捕捉，采得后去皮及内脏，鲜用或炙干。

【成分】 黑斑蛙躯体含脂质（lipid）[1]，新鲜肌肉含维生素 B_1[2]。骨骼肌含磷肌酸（phosphocreatine），三磷酸腺苷（ATP），肌酸（creatine），肌肽（carnosine），氨基酸（amino acid），蛋白质（protein），糖原（glucogen）等[3]。肉中可能含邻多酚酶（*o*-polyphenolase）[4]。皮肤含 3 种肽类，其一组成为苯丙氨酸-丝氨酰-脯氨酰-苯丙氨酰-精氨酸（Phe-Ser-Pro-Phe-Arg），其一为缓激肽（bradykinin），还有一为 9-去精氨酸缓激肽（9-dearginine-bradykinin）[5]。皮肤组织尚含脂肪酸（fatty acid）[6]。

脑中含 3 种神经节苷脂，分别为二唾液酰基神经节四糖神经酰胺（disialosylgangliotetraosylceramide），三唾液酰基神经节四糖神经酰胺（trisialosylgangliotetraosylceramide），四唾液酰基神经节四糖神经酰胺（tetrasialosylgangliotetraosylceramide）[7]。脑、神经组织还含 N-乙酰基-L-天冬氨酸（N-acetyl-L-aspartic acid），N-乙酰基-α-天冬酰谷氨酸（N-acetyl-α-aspartyl glutamic acid），β-枸橼酰-L-谷氨酸（β-citryl-L-glutamic acid）[8]，亚油酸（linoleic acid）[9]。脑和肾上腺含微量哌啶（piperidine）[10]。肝细胞含鸟嘌呤（guanine）和胞嘧啶（cytosine）[11]，还含尿囊素酶（allantoinase）和尿囊酸酶（allantoicase）[12]。

视网膜含乙酰胆碱酯酶（acetylcholinesterase）[13]，眼球中分离出 7 种荧光色素，称蛙色素（ranachromes），其中蛙色素 1 是荧光青（fluorescyanine）或称鱼鳞蝶呤（ich-

主要以软体动物为食，也食虾和昆虫幼体。

广泛分布于长江流域，上至金沙江，下至河口及长江以南的平原地区，华北比较稀少。

本动物的枕骨(青鱼枕)、胆(青鱼胆)亦供药用，另设专条。

【采收加工】 常年均可捕捞，捕得后，除去鳞片及内脏，洗净，鲜用。

【成分】 青鱼肉每100 g含蛋白质19.5 g，脂肪5.2 g，灰分1 g；钙25 mg，磷171 mg，铁0.8 mg，硫胺素(thiamine)0.13 mg，核黄素(riboflavine)0.12 mg，烟酸(nicotinic acid)1.7 mg[1]。

【药性】 甘，平。归肝经。

1.《日华子》："平，微毒。"

2.《开宝本草》："甘，平，无毒。"

3.《本草汇言》："入足厥阴、阳明经。"

4.《医林纂要》："甘，温。"

5.《本草求真》："入肝，兼入脾。"

【功用主治】 化湿除痹，益气和中。主治脚气湿痹，腰脚软弱，胃脘痛，痢疾。

1. 崔禹锡《食经》："主血利，补中，安肾气。"

2.《食疗本草》："主脚气烦闷，又和韭白煮食之，治脚气脚弱，烦闷，益心力。"

3.《日华子》："益气力。"

4.《开宝本草》："主脚气湿痹。"

5.《四声本草》："疗卒气，止腹痛。治脚气、脚弱、气心痛。"

6.《医林纂要》："滋阴平肝，逐水，截疟，治痢。"

7.《随息居饮食谱》："补气养胃，化湿，祛风。"

8.《中国药用动物志》："主治疟疾，血淋。"

【用法用量】 内服：煮食，100～200 g。

【宜忌】 1.《日华子》："服术人忌之。""不可同葵、蒜食之。"

2.《药性纂要》："不可合生胡荽、豆藿同食。"

3.《本草求原》："忌豆酱。"

2541 青梅 qīng méi (《宝庆本草折衷》)

【异名】 生梅子(《本草经集注》)，梅实(《本草拾遗》)，梅子(《日华子》)。

【基原】 为蔷薇科杏属植物梅 *Armeniaca mume* Sieb. 的未成熟果实。

【原植物】 参见"乌梅"条。

【采收加工】 果实未成熟时采摘，鲜用。

【药材】 参见"白梅"条。

性状 果实类球形，直径2～3 cm。表面青黄至黄棕色，可见柔毛。果肉稍厚肉质。果核椭圆形。气清香，味酸甜。

【药性】 酸，平。

1.《千金方》："味酸、平、涩，无毒。"

2.《日华子》："暖。"

3.《绍兴本草》："酸，温。"

4.《滇南本草》："酸，寒。"

【功用主治】 利咽，生津，涩肠止泻，利筋脉。主治咽喉肿痛，喉痹，津伤口渴，泻痢，筋骨疼痛。

1.《本草拾遗》："止渴。"

2.《日用本草》："生津液，止焦渴。"

3.《滇南本草》："治一切瘟疫，暑热，头痛发热。"

4.《医林纂要》："能泻木敛肺，去瘀。"

5.《本草省常》："涩肠，敛肺，消肿解毒，醒酒，杀虫。"

【用法用量】 内服：煎汤，6～9 g，或噙咽津液；或入丸剂。外用：浸酒擦；或熬膏点眼。

【宜忌】 不宜多食久食。

1.《千金方》："多食坏人齿。"

2.《本草拾遗》："令人膈上热。"

3.《日华子》："多啖伤骨，蚀脾胃，令人发热。""服黄精人忌食之。"

4.《日用本草》："小儿、产妇忌食。"

5.《医林纂要》："多食发疮。"

6.《随息居饮食谱》："梅，多食损齿，生痰助热，凡痰嗽、疳膨、痞积、胀满、外感未清、女子天癸未行，及妇女汛期、产前、产后、痧痘后并忌之。"

【选方】 1. 治喉痹 生梅子百枚，蛐蜒百条。同入瓦罐内，蛐蜒化为水，浸透梅子，每取梅子晒而又浸，浸而又晒，以汁干为度。喉患则取梅子一枚，噙咽吐涎，多病自减。(《喉科金钥》蛐蜒丹)

2. 治胃肠炎 鲜梅适量，去核，捣烂取汁，文火煎成胶状。每次3 g，每日3次，饭前服。(《福建药物志》)

3. 治夏季痧气，腹痛呕吐，泻痢(包括肠炎、食物中毒性胃肠病) 未熟青梅若干，放置瓶中，用高粱烧酒浸泡，以浸没青梅，高出3～6 cm为度，密封1个月后即可食用，此酒以越陈越好。每次饮用适量，或吃酒浸的青梅1个。(《食物中药与便方》青梅酒)

4. 治痢疾 木香、木通、黄芩、紫苏、砂仁、薄荷各一斤，青梅十斤，火酒十斤。端午日入瓶内，封固，一月可用，只吃两个即愈。(《串雅外编》药梅)

5. 治风湿筋骨痛，坐骨神经痛，扭挫伤，腰肌劳损，腰痛 青梅酒擦拭患部。(《食物中药与便方》)

【各家论述】 《药性纂要》："梅实，味酸气平。花开于冬，实熟于夏，味最酸，得木气之全，为肝之果，肝病宜食。肝为乙木，胆为甲木，舌下有四窍，两窍通胆液，食梅则津生者，类相应也。《素问》云：味过于酸，肝气已津。又云：酸走筋，筋病勿多食酸。不然，物之味酸者多矣，何独梅能生津耶？"

2542 青葙 qīng xiāng (《本经》)

【异名】 草蒿、萋蒿(《本经》)，昆仑草(《新修本草》)，野鸡冠、鸡冠苋(《纲目》)，鸡冠菜、土鸡冠(《江苏植物药材志》)，狐狸尾、指天笔(《南宁市药物志》)，犬尾鸡冠花(《闽东本草》)。

【基原】 为苋科青葙属植物青葙 *Celosia argentea* L. 的茎叶或根。

【原植物】 参见"青葙子"条。

【采收加工】 6～7月采收，鲜用或晒干。

【成分】 全草含多量草酸(oxalic acid)[1]等。

【药理】 抗菌作用 青葙叶乙醇粗提物体外能抑制从烧伤感染患者分离出的病菌[1]。

【药性】 苦，寒。归肝、膀胱经。

1.《本经》："味苦，微寒。"

2.《别录》："无毒。"

3.《本草汇言》："入足厥阴肝经。"

【功用主治】 燥湿，清热，杀虫，凉血。主治湿热带下，小

1.《直指方》:“有汗者不可服。”

2.《本草蒙筌》:“切勿过服,恐损真气;老弱虚羸,尤当全戒。”

3.《医学入门》:“气虚弱者少用,气短者全禁。”

【选方】 1. 治肝气不和,胁肋刺痛如击如裂者　青橘皮八两(酒炒),白芥子、苏子各四两,龙胆草、当归尾各三两。共为末。每早晚各服三钱,韭菜煎汤调下。(《本草汇言》引《方脉正宗》)

2. 治因久积忧郁,乳房内有核如指头,不痛不痒,五七年成痈,名乳癌　青皮四钱。水一盏半,煎一盏,徐徐服之,日一服,或用酒服。(《纲目》引丹溪方)

3. 治乳痈初发　青皮(去瓤)、穿山甲(炒)、白芷、甘草、贝母各八分。上为细末。温酒调服。(《疡科选粹》青皮散)

4. 治疝气　青皮(炒黄色)、小茴香(炒黄)。上为末,空心酒调服。(《众妙仙方》偏气方)

5. 治妇人无故经水不行,腹胀如膨,非病,非孕,饮食如常,精神亦平者,此名气分　青皮四两,白术六两,砂仁一两。共为末,饴糖为丸,梧桐子大。每早空心服五钱,酒送。(《本草汇言》)

6. 治伏梁　青皮(白马尿浸三日令软透,切)三十个,巴豆(去皮)十五个(与青皮同炒干,去巴豆不用),羌活半两。上为末,白面糊为丸,如绿豆大。饮下五粒,未知,渐加至十粒。(《全生指迷方》伏梁丸)

7. 安神调气,消食解酒益胃,不拘老人小儿　用青皮一斤(浸去苦味,去穰拣尽),白盐花五两,炙甘草六两,舶茴香四两。甜水一斗煮之,不时搅,勿令着底,候水尽,慢火焙干,勿令焦。去甘草、茴香,只取青皮密收用。(《纲目》引《易简方》)

8. 治心胃久痛不愈,得饮食米汤即痛极者　青皮五钱,玄胡索三钱(俱醋拌炒),甘草一钱,大枣三个。水煎服。(《本草汇言》引《方脉正宗》)

9. 治腹肿大腹　陈皮一两,巴豆十粒,青皮一两(去瓤),甘遂三钱。上药同炒,去巴豆、甘遂,只以二皮为末。用萝卜子煎汤,候冷,临卧时调一钱匕,至中夜亦调服半钱匕。(《普济方》)

10. 治小儿食积　青皮(炒黄)、干姜(炮存性)、五灵脂、莪术各一两。为末和匀,药末一两,肥巴豆去油一钱,研拌和,粳米饭糊丸麻子大,每服三五丸,饥时米饮下。(《古今医统》五珍丸)

11. 治伤寒呃逆　四花青皮(全者)。研末。每服二钱,白汤下。(《纲目》引《医林集要》)

12. 治脚气久肿不消,或胀坠疼痛　青皮一二两,红枣肉二两。同煮,每日空心食枣肉十余枚,渐消。(《本草汇言》)

【临床报道】 1. 治疗阵发性室上性心动过速　将青皮注射液 4 ml(相当于生药 4 g),加入 25%葡萄糖注射液 40 ml 中,静脉缓慢注射,速度一般掌握在 5 ml/min 左右。结果:青皮组 49 例,有效 42 例,无效 7 例。青皮注射液对阵发性室上性心动过速的即刻转律作用有效率达 85.7%,与对照组苯福林比较,青皮注射液的转律时间短,一般在 3～5 min 内即可见效,用药量少,一般只需 1～2 g 生药。49 例中,除 2 例有短暂偶发早搏外,未见其他副作用。有 36.7%的病例虽同时伴有其他心血管系统的疾病,但均有效。并可反复应用,无耐药性。青皮注射液中主要含有新福林样成分,也有少量降压成分,故大部分患者的血压(包括收缩压及舒张压)有所升高,但血压升高的绝对值不如新福林对照组高,而且时间短暂,不经任何处理,停药后很快就恢复正常。还有少数患者用药后血压有不同程度下降[1]。

2. 治疗休克　用青皮注射液治疗出血热低血压休克期 32 例。方法:发热及低血压两期重叠者,清热解毒中药与青皮注射液同时应用;低血压、少尿两期重叠者,先以本品抗休克治疗,休克逆转后再利尿或导泻。低血压者用青皮注射液 10～15 ml(每 1 ml 含生药 4 g)加 10%葡萄糖液 250 ml 静脉滴注,视血压变动情况调整滴速。凡收缩压低于 6.65 kPa(50 mmHg)时,先用本品 2 ml 加 10%葡萄糖液20 ml 静脉缓慢注射,当血压回升至正常后静脉滴注维持。经观察,本品有明显的升压效果,治疗组 30 例有效,2 例无效,有效率为 93.7%,明显高于对照组(多巴胺或加阿拉明)($P<0.01$)。治疗组血压复常平均时间为 8.19(±1.78)h;药后休克反复者 3 例,为 9.37%;死亡 2 例,病死率为 6.25%;均明显低于对照组($P<0.05$),且无毒副作用[2]。青皮注射液对感染性休克、心源性休克、过敏性休克、神经源性休克也有效。先将青皮注射液 0.1～0.5 ml(每 1 ml 含生药 1 g)稀释在 25%葡萄糖溶液 20 ml 中,作静脉缓慢注射,继将本品 5～10 ml 加入 500 ml 的补液中,作连续静脉滴注。个别病例可重复推注,药量视病情而定。不再使用其他血管活性药物及激素等。青皮注射液对休克患者的脉象和血压影响敏感。长期连续使用,易产生快速耐受现象,但经停药后重新使用,作用仍可恢复。可改善末梢循环和四肢厥冷症状,但对心率、呼吸、尿量等基本上无明显影响[3]。

【各家论述】 1.《纲目》:“青橘皮,其色青气烈,味苦而辛,治之以醋,所谓肝欲散,急食辛以散之,以酸泄之,以苦降之也。陈皮浮而升,入脾肺气分;青皮沉而降,入肝胆气分,一体二用,物理自然也。小儿消积,多用青皮,最能发汗,有汗者不可用。说出杨仁斋《直指方》,人罕知之。”

2.《本草经疏》:“青皮,性最酷烈,削坚破滞是其所长,然误服之,立损人真气,为害不浅。凡欲施用,必与人参、术、芍药等补脾药同用,庶免遗患,必不可单行也。”

2540 青鱼 qīng yú(《本草经集注》)

【异名】 鲭(《日华子》),乌青、乌鲻、螺蛳青(《随息居饮食谱》),青鲩、乌鲩、青棒、铜青(《中国经济动物志》)。

【基原】 为鲤科青鱼属动物青鱼的肉。

【原动物】 青鱼 *Mylopharyngodon piceus* (Richardson) 体延长,前部略呈圆筒形,向后渐侧扁,腹部圆,无腹棱。头顶部宽平。吻钝尖,口端位,呈弧形,下颌稍短。下咽齿 1 行,呈臼齿状,齿面光滑。圆鳞,侧线完整,侧线鳞 $39\frac{6\sim7}{4\sim5-V}45$。

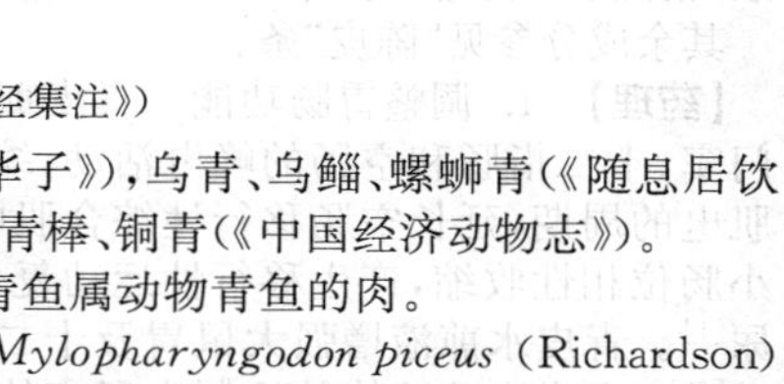

青　鱼

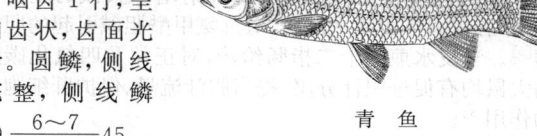

背鳍 3,7～8,无硬刺,起点与腹鳍相对。臀鳍 3,8～9,无硬刺。胸鳍下侧位,不达腹鳍。腹鳍起点在背鳍第二分支鳍条下方,末端不达肛门。尾鳍深叉,上、下叶约等长。体背及体侧上半部青黑色,腹部灰白,各鳍均呈黑灰色。属中下层淡水鱼类,栖息于江河港道,沿江湖泊及附属水体中,

有细密凹下的油点，顶端有稍突起的柱基，基部有圆形果梗痕。质硬，断面果皮黄白色或淡黄棕色，厚1～2 mm，外缘有油点1～2列。瓤囊8～10瓣，淡棕色。气清香，味酸、苦、辛。

鉴别 (1) 粉末特征：四化青皮 灰绿色或淡灰棕色。中果皮薄壁组织众多，细胞形状不规则，壁稍增厚，有的作连珠状。果皮表皮细胞表面观多角形或类方形，垂周壁增厚，气孔长圆形，直径20～28 μm，副卫细胞5～7个；侧面观外被角质层，靠外方的径向壁稍增厚。草酸钙方晶存在于近表皮的薄壁细胞中，呈多面形、菱形或方形，直径8～28 μm，长24～32 μm。橙皮苷结晶棕黄色，呈半圆形、类圆形或无定形团块。螺纹、网纹导管细小。

个青皮 瓤囊表皮细胞狭长，壁薄，有的呈微波状，细胞中含有草酸钙方晶，并含橙皮苷结晶。

(2) 取粉末0.3 g，加甲醇10 ml，加热回流20 min，滤过。取滤液1 ml，加镁粉少量与盐酸数滴，溶液渐呈樱红色(检查黄酮类)。

(3) 薄层色谱：取本品粉末0.3 g，加甲醇10 ml，加热回流20 min，滤过，取滤液5 ml，浓缩至约1 ml，作为供试品溶液。另取橙皮苷对照品，加甲醇制成饱和溶液，作为对照品溶液。吸取上述两种溶液各2 μl，分别点于同一用0.5%氢氧化钠溶液制备的硅胶G薄层板上，以醋酸乙酯-甲醇-水(100∶17∶13)为展开剂，展至约3 cm，取出，晾干，再以甲苯-醋酸乙酯-甲酸-水(20∶10∶1∶1)的上层溶液为展开剂，展至约8 cm，取出，晾干，喷以三氯化铝试液，置紫外光灯(365 nm)下检视。供试品色谱中，在与对照品色谱相应的位置上，显相同颜色的荧光斑点。

品质标志 《中华人民共和国药典》2005年版规定：照高效液相色谱法测定，本品含橙皮苷($C_{28}H_{34}O_{15}$)不得少于5.0%。

【成分】 青皮含升压有效成分：左旋辛弗林乙酸盐(synephrine acetate)；还含天冬氨酸，谷氨酸，脯氨酸，甘氨酸，丙氨酸，胱氨酸，缬氨酸，亮氨酸，异亮氨酸，苯丙氨酸，组氨酸，精氨酸，酪氨酸等氨基酸[1]。

其余成分参见"陈皮"条。

【药理】 1. 调整胃肠功能 青皮煎剂增强绵羊皱胃幽门窦、十二指肠和空肠的峰电活动，缩短小肠移行性综合肌电的周期，延长空肠移行性综合肌电Ⅲ相的时程，触发小肠位相性收缩，产生移行性运动复合波，促进排便和排尿[1]。青皮水煎液增强大鼠胃及十二指肠平滑肌峰电活动[2]。青皮水煎液体外抑制大鼠离体结肠平滑肌肌条的收缩活动，对大鼠离体小肠纵行肌条的抑制作用比陈皮强。这可能是对平滑肌的直接作用或部分经由肾上腺素能α受体介导[3,4]。

2. 利胆作用 青皮注射液静脉注射增加大鼠的胆汁排出，舒张豚鼠离体胆囊平滑肌，对抗氨甲酰胆碱引起的胆囊收缩[5]。青皮水煎剂十二指肠给药，对正常及四氯化碳肝损伤大鼠均有促进胆汁分泌、提高胆汁流量、保护肝细胞功能的作用[6]。

3. 平喘作用 麻醉猫静脉注射青皮醇提取物，对抗组胺引起的支气管收缩，舒张豚鼠离体气管[7]。青皮注射液能拮抗组胺引起的离体支气管痉挛性收缩，并能减轻组胺引起的豚鼠支气管肺灌流量减少[5]。

4. 对心脑血管系统的作用 静脉注射青皮注射液可使麻醉猫、兔、大鼠产生升压效应。静脉注射青皮注射液对犬、猫、兔、大鼠等的创伤性休克、内毒素性休克、失血性休克、输血性休克及戊巴比妥钠中毒性休克均有疗效，对豚鼠和家兔急性过敏性休克和组胺引起的休克也有一定的保护和预防作用[8,9,10]。青皮注射液对蟾蜍心肌的兴奋性、传导性、收缩性和自律性，均有正性作用，缩短蟾蜍在体心脏的心动周期、窦-室兴奋传导时间等以及有效不应期，使心肌收缩力加强[11]。青皮注射液腹腔滴注对大鼠局灶性脑缺血再灌注损伤有保护作用[12]。青皮提取液体外有抗血栓形成作用[13]。青皮水煎液抑制体外肾上腺素诱导的人血小板聚集[14]。

5. 其他作用 小鼠灌胃青皮水提取液或大鼠骨骼肌细胞体外实验，均降低骨骼肌细胞能荷值[15]。给慢性缺氧诱导能量代谢障碍模型小鼠灌胃青皮水提取液，也提高耗氧速度、呼吸控制率与肌酸激酶活力，降低肝细胞能荷值[16]。青皮水煎剂对人工动情期大鼠离体子宫平滑肌条有抑制作用，可能是通过作用于平滑肌细胞膜的肾上腺素能β受体而实现[17]。青皮不同炮制品灌胃，在小鼠扭体法、热板法显示青皮经醋制后镇痛作用较强而持久[18]。

辛弗林和川陈皮素的药理参见"枳实"条。

【炮制】 1. 青皮 取原药材，除去杂质，洗净，闷润，切丝或薄片，晒干。

2. 醋青皮 取青皮丝或片，用醋拌匀，闷透，置锅内，用文火加热，炒干，取出放凉。青皮丝或片每100 kg，用醋20 kg。

3. 麸炒青皮 取麸皮撒入热锅内，用中火加热，俟冒烟时，投入青皮丝或片，迅速拌炒至黄色，取出，筛去麸皮，放凉。青皮丝或片每100 kg，用麸皮10 kg。

饮片性状 青皮为类圆形薄片或不规则的丝状。外表面灰绿色或墨绿色，内表面黄白色，气清香，味苦、辛。醋青皮表面色泽加深，略有醋气。麸青皮表面色泽加深。

贮干燥容器内，密闭，置阴凉干燥处。

【药性】 苦、辛，温。归肝、胆、胃经。

1.《本草图经》："味苦。"

2.《珍珠囊》："苦、辛、咸。阴中之阳。"

3.《医学启源》："气温，味辛。《主治秘要》云，性寒，味苦。"

4. 张洁古："入厥阴、少阳经。"(引自《纲目》)

5.《雷公炮制药性解》："入肝、脾二经。"

6.《本草正》："味苦、辛、微酸。"

7.《本草经解》："入足厥阴肝经、手太阴肺经、手少阴心经。"

【功用主治】 疏肝破气，消积化滞。主治胁肋、乳房、胃脘胀痛，乳核，乳痈，疝气，食积，癥瘕积聚，久疟癖块。

1.《本草图经》："主气滞，下食，破积结及膈气。"

2.《医学启源》："《主治秘要》云，其用有五：厥阴、少阳之分有病则用之，一也。破坚癖，二也。散滞气，三也。去下焦诸湿，四也。治左胁有积气，五也。"("有积气"，《纲目》作"肝经积气")

3.《纲目》："治胸膈气逆，胁痛，小腹疝气，消乳肿，疏肝胆，泻肺气。"

4.《本草备要》："除痰消痞。治肝气郁结，胁痛多怒，久疟结癖。"

5.《增订治疗汇要》："解疔毒。"

【用法用量】 内服：煎汤，3～10 g；或入丸、散。

【宜忌】 气虚者慎服。

八　　画

2538 武靴藤 wǔ xuē téng（《实用中草药》）

【异名】 断肠苦蔓、小羊角扭、小羊角木（《广西药用植物名录》），羊角藤（《广西本草选编》），金刚藤、蛇天角、饭杓藤（《全国中草药汇编》），武也藤（《福建药物志》）。

【基原】 为萝藦科匙羹藤属植物匙羹藤的根或嫩枝叶。

【原植物】 匙羹藤 *Gymnema sylvestre*（Retz.）Schult.［*Periploca sylvestris* Retz.；*G. alterniflorum* Merr.］

木质藤本，长达4 m。全株具乳汁；茎皮灰褐色，具皮孔，幼枝被微毛。叶对生；叶柄长3～10 mm，被短柔毛，先端具丛生腺体；叶片倒卵形或卵状长圆形，长3～8 cm，宽1.5～4 cm，仅叶脉被微毛；侧脉4～5对，弯拱上升。聚伞花序伞形状，腋生；花序梗和花梗被短柔毛；花萼片5，裂片被缘毛，内面基部有5个腺体；花冠略向右覆盖；副花冠着生于花冠裂片弯缺下，厚而成硬条带；雄蕊5，着生于花冠筒的基部；花药先端具膜片；花粉块每室1个，长圆形，直立；柱头伸出花药之外。蓇葖果羊角状，先端渐尖，基部膨大。种子卵圆形，先端轮生白色绢质种毛。花期5～9月，果期10月至翌年1月。

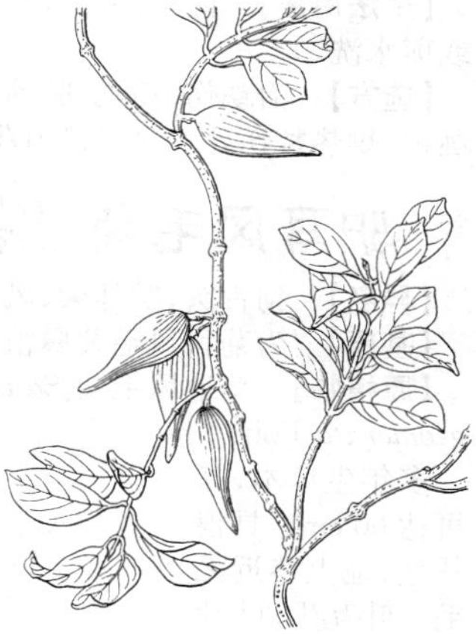
匙羹藤

生于山坡林中或灌木丛中。分布于浙江、福建、广东、广西、海南、云南、台湾等地。

【成分】 叶中含多种三萜皂苷成分：武靴叶属酸（gymnemic acid）Ⅰ、Ⅱ、Ⅲ、Ⅳ、Ⅴ、Ⅵ、Ⅶ[1]、Ⅷ、Ⅸ[2]、Ⅹ、Ⅺ、Ⅻ[3]、ⅩⅤ、ⅩⅥ、ⅩⅦ、ⅩⅧ[4]，匙羹藤皂苷（gymnenasaponin）Ⅰ、Ⅱ、Ⅲ、Ⅳ、Ⅴ[5, 6]，武靴藤皂苷（gymnemaside）Ⅰ、Ⅱ、Ⅲ、Ⅳ、Ⅴ、Ⅵ、Ⅶ和绞股蓝苷（gypenoside）Ⅹ、ⅩⅧ、ⅩⅩⅩⅦ、LⅤ、LⅫ[7]、L等；还含3-O-〔β-D-glucopyranosyl（1→3）-β-D-glucuronopyranosyl〕-22-O-tigloylgymnemanol，3-O-〔β-D-glucopyranosyl（1→3）-β-D-glucuronopyranosyl〕gymnemanol，3-O-β-D-glucopyranosyl 22-O-tigloylgymnemanol，3-O-β-D-glucopyranosyl gymnemanol，3β，16β，22α，23，28-pentadroxyolean-12-one[12]，longispinogenin-3-O-β-D-glucuronopyranoside，21β-benzoylsitakisogenin-3-O-β-D-glucuronipyranoside，3-O-β-D-glucopyranosyl（16）-β-D-glucopyranosyl oleanolic acid 28-O-β-D-glucopyranosyl ester，oleandic acid 3-O-β-D-xylopyranosyl（16）-β-D-glucopyranosyl（16）-β-D-glucopyranoside，3-O-β-D-xylopyranosyl（16）-β-D-glucopyranosyl oleanolic acid 28-O-β-D-glucopyranosyl ester，3-O-β-D-glucopyranosyl（16）-β-D-glucopyranosyl oleanolic acid 28-O-β-D-glucopyranosyl（16）-β-D-glucopyranosyl ester[13]；生物碱：武靴叶胺（gymnamine）[10]；还含牛奶菜醇（conduritol）A[8, 9]。

叶另含多肽，命名为武靴藤多肽（gurmarin）[11]。

【药性】 微苦，凉，有毒。

1.《广西本草选编》："味微苦，性凉，有毒。"

2.《全国中草药汇编》："苦，平。"

【功用主治】 祛风除湿，解毒消肿。主治风湿痹痛，湿疹，乳蛾，瘰疬，乳痈，痈疽疔疮，跌打损伤，毒蛇咬伤。

1.《广西本草选编》："消肿止痛。主治跌打肿痛，骨折。"

2.《全国中草药汇编》："清热解毒，祛风止痛。主治风湿关节痛，痈疖肿毒，毒蛇咬伤。"

3.《福建药物志》："清热解毒，消肿止痛。主治扁桃体炎，风湿关节痛，瘰疬，乳腺炎，外伤感染，痈，疽，疔，湿疹，无名肿毒，跌打损伤。"

【用法用量】 内服：煎汤，15～30 g。外用：鲜品捣敷。

【宜忌】 《福建药物志》："孕妇慎用。"

【选方】 1. 治痈，疽，疔　匙羹藤根30 g，银花15 g。水煎服。

2. 治无名肿毒、湿疹　匙羹藤根30 g，土茯苓15 g。水煎服。（1、2方出自《福建药物志》）

2539 青皮 qīng pí（《珍珠囊》）

【异名】 青橘皮（《品汇精要》），青柑皮（《本草求原》）。

【基原】 为芸香科柑橘属植物橘 *Citrus reticulata* Blanco及其栽培变种的幼果或未成熟果实的果皮。

【原植物】 参见"橘"条。

【采收加工】 5～6月收集自落的幼果，晒干，习称"个青皮"；7～8月采收未成熟的果实，在果皮上纵剖成四瓣至基部，除尽瓤瓣，晒干，习称"四化青皮"，又称"四花青皮。"

【药材】 四化青皮 *Pericarpium Citri Reticulatae Viride*　主产于福建、四川、广西、贵州、广东、云南；个青皮 *Fructus Citri Immaturus*　主产于福建、江西、四川、湖南、浙江、广西、广东。

性状　四化青皮　果皮剖成四裂片，裂片长椭圆形，长4～6 cm，厚0.1～0.2 cm。外表面灰绿色或黑绿色，密生多数油点（油室）；内表面类白色或黄白色，粗糙，附黄白色或黄棕色小筋络。质稍硬，易折断，断面外缘有油点1～2列。气香，味苦、辛。

个青皮　幼果类球形，直径0.5～2 cm。表面灰绿色或黑绿色，微粗糙，

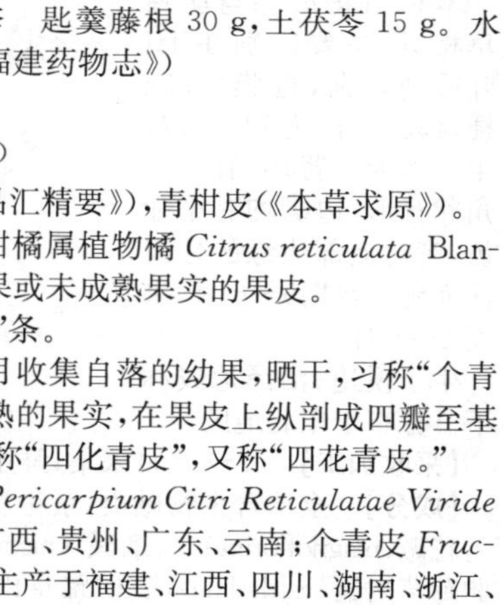
(1)　(2)

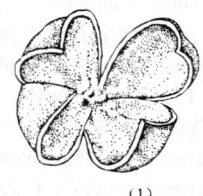

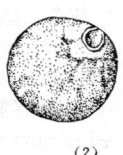

青皮（果皮或果实）外形
（1）四化青皮　（2）个青皮

生于海拔 600～4 000 m 的山地溪谷边、湿草甸或草坡、林下较阴湿处。分布于河北、山西、内蒙古、浙江、河南、四川、云南、西藏、陕西、甘肃、新疆。

2. 三角叶驴蹄草 *C. palustris* L. var. *sibirica* Regel [*C. sibirica* (Regel) Tolm.]

本种与驴蹄草的主要区别在于：叶多为宽三角状肾形，基部宽心形，边缘只在下部有小牙齿，其他部分微波状或近全缘。花期 5～6 月，果期 6～8 月。

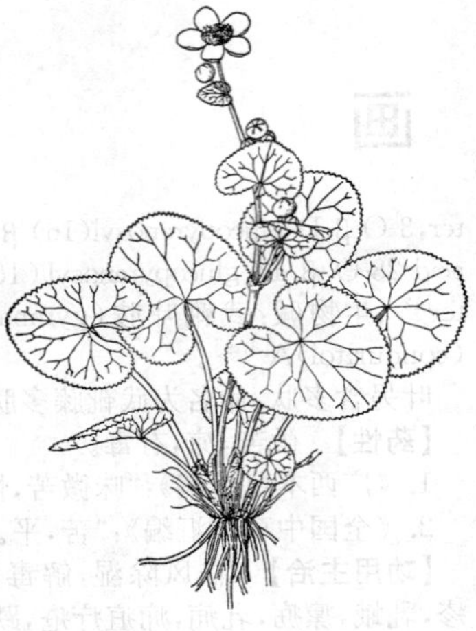

驴蹄草

生于沼泽地、河边草地、山谷边或浅水中。分布于东北、内蒙古、山东东部。

3. 薄叶驴蹄草 *C. palustris* L. var. *membranacea* Tur-cz. [*C. membranacea* (Turcz.) Schipcz.]

又名：膜叶驴蹄草（《中国植物志》）。

本种植物形态与驴蹄草相近，主要区别在于：叶质地较薄，近膜质；花梗常较长，长达 14 cm；基生叶多为圆肾形，有时三角状肾形，边缘均有小牙齿，有时上部边缘的牙齿浅而钝。花期5～6月，果期 6～8 月。

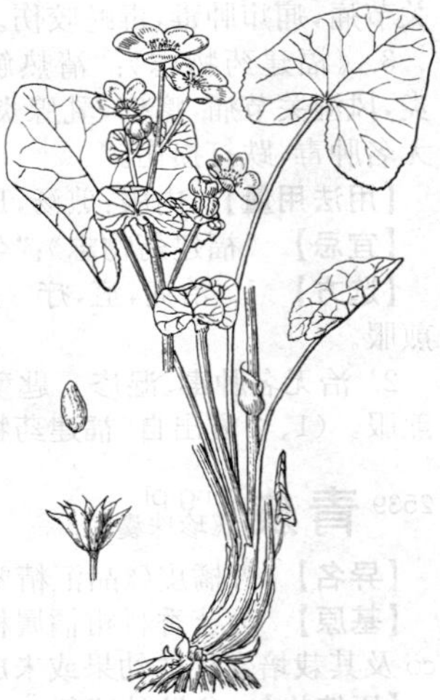

三角叶驴蹄草

生于溪边、沼泽地或林下。分布于东北地区。

【采收加工】 7～10 月采集，鲜用或晒干。

【成分】 全草含生物碱类：紫堇块茎碱(corytuberine)，木兰花碱(magnoflorine)[1]，烟碱 (nicotine)[2]；内酯类化合物：驴蹄草内酯(caltholide)，表驴蹄草内酯(epicaltholide)[3]，4α-羟甲基驴蹄草内酯(palustrolide)；三萜类：常春藤皂苷元(heteragenin)，常春藤酸(hederagenic acid)，16，17-二羟基贝壳杉烷-19-酸(16, 17-dihydroxykauran-19-oic acid)，β-谷甾醇(β-sitosterol)，胡萝卜苷(daucosterol)[4]，东莨菪素 (scopoletin)，伞形花内酯(umbelliferone)[5]等。

花含三萜皂苷：常春藤皂苷元-3-阿拉伯糖苷(hederagenin-3-O-α-L-arabinopyranoside)，齐墩果酸-3-鼠李糖阿拉伯糖苷(oleanolic acid-3-O-α-L-rhamnopyranosyl-α-L-arabinop yranoside)，常春藤皂苷元-3-鼠李糖阿拉伯糖苷(hederagenin-3-O-α-L-rhamnopyranosyl-α-L-arabinopyranoside)[6]，3′-O-二去氢叶黄素(3′-O-didehydrolutein)，3′-表叶黄素 (3′-epilutein)，α-隐黄质(α-cryptoxanthin)[7]。叶含原白头翁素(protoanemonin)[8, 9]，原阿片碱(protopine)[10]。

根含嚏根草碱 (veratrin)，嚏根草毒素(helleborin)[11]。

【药性】 辛、微苦，凉。

1.《四川中药志》1960 年版："性微温，味辛，无毒。"

2.《全国中草药汇编》："辛、微苦，凉。"

3.《长白山植物药志》："微苦，寒。"

【功用主治】 解表清暑，活血消肿。主治伤风感冒，中暑发痧，跌打损伤，烧伤。

1.《四川中药志》1960 年版："除风散寒。治头目昏眩及周身疼痛。"

2.《天目山药用植物志》："治发痧，跌伤，扭伤。"

3.《全国中草药汇编》："清热利湿，解暑。治中暑，尿路感染；外用治烧烫伤，毒蛇咬伤。"

4.《长白山植物药志》："清热消炎，止咳。主治气管炎，烫火伤，皮肤病。"

【用法用量】 内服：煎汤，9～15 g；或泡酒。外用：捣敷；或煎水洗。

【选方】 治跌伤、扭伤 驴蹄草鲜根加蛇葡萄根捣烂，拌酒糟，烘热敷伤处。(《天目山药用植物志》)

2537 驴耳风毛菊 lǘ ěr fēng máo jú
(《内蒙古中草药》)

【异名】 狗舌头、驴耳朵、风毛菊(《内蒙古中草药》)。

【基原】 为菊科风毛菊属植物草地风毛菊的全草。

【原植物】 草地风毛菊 *Saussurea amara* (L.) DC. [*S. glomerata* Poir.]

多年生草本，高可达 60 cm。具根状茎；地上茎近无毛。叶互生；叶片椭圆形或长椭圆形，先端渐尖，基部楔形，全缘或有波状齿；上部叶渐小，全缘，下面有腺点；基生叶与下部叶有 1～2.5 cm 的叶柄，上部叶无柄。头状花序排成伞房状，直径 1～1.5 cm；总苞钟状，总苞片 4 层，外面具蛛丝状毛及短微毛，外层先端有细齿或 3 裂，中层有膜质粉红色具锯齿的附片；管状小花，花冠粉红色，有腺点。瘦果长圆形；冠毛白色。

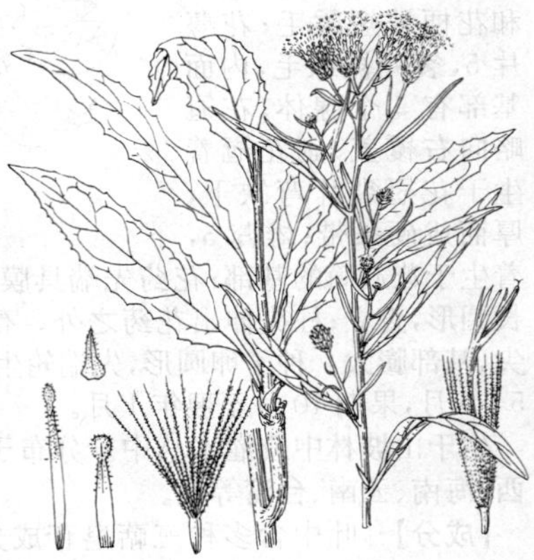

草地风毛菊

生于荒地或森林草地。分布于华北、东北、西北等地。

【采收加工】 7～10 月采收，鲜用或晒干。

【药性】 苦，寒。

【功用主治】 消肿解毒。主治瘰疬，痄腮，疖肿。

【用法用量】 外用：捣敷；或熬膏敷。

【选方】 1. 治颈淋巴结结核 鲜风毛菊叶、猫眼草等量。熬膏外敷。

2. 治腮腺炎，疖肿 风毛菊熬膏或加入樟丹少许，调膏外敷。

以绵乳子点少许于所患耳内，良久，即倾耳侧卧候药行。其髓不得多用。重者不过一两度，如新患，点一上便有效。其髓带赤色者，此是乏髓，不堪，白色者为上也。（《圣惠方》）

2533 驴脂 lǘ zhī（《食疗本草》）

【异名】 驴膏（《外台》引张文仲方）。

【基原】 为马科驴属动物驴 *Equus asinus* Linnaeus 的脂肪。

【原动物】 参见"阿胶"条。

【采收加工】 将驴宰杀后，剖腹，取出脂肪，生用或熬成脂肪油。

【功用主治】 主治咳嗽，疟疾，水肿，耳聋，疮癣。

1.《食疗本草》："生脂和生椒熟捣，绵裹塞耳中，治积年耳聋。狂癫不能语，不识者，和酒服三升良。"

2.《日华子》："敷恶疮，疥及风肿。"

3.《青藏高原药物图鉴》："外用治皮肤痒，皮癣。"

【用法用量】 内服：酒调，3～6 g，或为丸剂。外用：涂敷。

【选方】 1. 治卒咳，亦疗上气　温清酒一升，驴膏一升。上服之。（《外台》引张文仲方）

2. 治多年疟　驴脂和乌梅为丸。未发时服三十丸。（《食疗本草》）

3. 治耳聋　鲫鱼胆一枚，乌驴脂一分，生油半两。上件药，相和令匀，纳蒌葱管中，一七日后倾出。每用少许，滴于耳中。

4. 治身体手足卒风肿　驴脂四两，盐二两。上都捣令熟，用敷肿上，日三易之。（3、4 方出自《圣惠方》）

2534 驴蹄 lǘ tí（《纲目》）

【基原】 为马科驴属动物驴 *Equus asinus* Linnaeus 的蹄甲。

【原动物】 参见"阿胶"条。

【采收加工】 将驴宰杀后，剁下蹄甲，晾干或烘干。

【药理】 抗溃疡作用　驴蹄粉对消化性溃疡的疗效优于甲氰咪胍或丙谷胺。用五肽胃泌素测定胃酸分泌功能，证明驴蹄粉对胃酸分泌无明显影响，其抗溃疡机制有待进一步研究[1]。

【功用主治】 《纲目》："烧灰敷痈疽，散脓水；和油敷小儿解颅。"

【用法用量】 内服：煎汤，15～30 g；或入丸剂。外用：烧灰调敷或干掺。

【选方】 1. 治肾脏风毒，下注生疮　驴蹄二十片（烧灰），密陀僧（研）一分，轻粉一钱匕，麝香半钱匕。上四味，再同研匀。先拭去脓汁，次用药干掺，日三四次。（《圣济总录》驴蹄散）

2. 治天柱疮生脊大椎上，如钱大，赤色出黄汁不止　驴蹄（削，烧灰）二十片，胡粉（熬）一分，麝香（研）少许。上三味合研。未破，以醋煮面糊，和成膏涂入；已破干掺。（《圣济总录》败蹄散）

3. 治诸般肿毒　驴蹄（细切，炒）一两，荞麦面一两，白盐半两，草乌四钱（去皮）。上为末，水调作饼子，慢火炙黄，出火毒，研。米醋调成膏，用白纸摊贴患处，毒自毛窍而出，其肿自退。（《证治准绳·疡医》）

4. 治疟　白驴蹄二分（蒸），大黄四分，绿豆三分（末），砒霜二分，光明砂半分，雄黄二分。捣，蜜丸如梧子。发日平旦冷水服二丸。七日内忌油。（《肘后方》）

2535 驴阴茎 lǘ yīn jīng（《纲目》）

【异名】 驴鞭（《本草新编》），驴三件（《河北药材》），驴肾（《山西中药志》）。

【基原】 为马科驴属动物驴 *Equus asinus* Linnaeus 的雄性外生殖器。

【原动物】 参见"阿胶"条。

【采收加工】 将雄驴宰杀后，取其阴茎及睾丸，剔除残肉及油脂，悬挂于通风处阴干或晾干。

【药材】 驴阴茎 *Penis et Testis Asini*　主产于山东等地。

性状　本品为圆柱形长条或稍弯曲，长约 30 cm，直径 3～4 cm，前端圆形，较大，黑色；基部两侧各有一大型睾丸，肉质，坚硬。气腥。

【炮制】 1. 驴阴茎　取原药材，洗净，润软，或置沸水中略煮，切片，干燥。

2. 炒驴阴茎　取驴阴茎片，用细沙或滑石粉炒烫至微鼓起，外表呈现黄色，取出晾凉。

饮片性状　驴阴茎呈不规则块片状。表面淡黄白色，质坚韧，切面海绵状。有腥气。炒驴阴茎形似生品驴阴茎，表面为焦黄色，微鼓起，有焦香气。

贮干燥容器内，密闭。置通风阴凉处，防蛀。

【药性】 甘、咸，温。

1.《纲目》："甘，温，无毒。"

2.《四川中药志》1960 年版："性温，味甘、咸。"

【功用主治】 补肾壮阳，强筋壮骨。主治阳痿阴冷，筋骨酸软，骨结核，骨髓炎，妇女乳汁不足。

1.《纲目》："强阴壮筋。"

2.《四川中药志》1960 年版："补肾壮阳。治阳痿不举，筋骨酸软及肾囊现冷等症。"

3.《吉林中草药》："强筋，壮骨，滋阴补虚。治骨结核，骨髓炎，血虚气弱，妇女乳汁不足。"

【用法用量】 内服：煎汤，9～15 g；或入丸、散。

【选方】 1. 治妇女乳汁不足　生黄芪 30 g，王不留行 15 g。水 3 kg，煎至 2 kg，去药。用此汤煮驴肾，熟烂后，吃驴肾，饮汤。（《吉林中草药》）

2. 治习惯性流产　驴肾 1 个，阿胶 90 g。驴肾阴干如法炮制，阿胶炒珠，共研细末混匀。早、晚各服 9 g。（《内蒙古药用动物》）

2536 驴蹄草 lǘ tí cǎo（《天目山药用植物志》）

【异名】 马蹄叶（《四川中药志》），马蹄草（《天目山药用植物志》）。

【基原】 为毛茛科驴蹄草属植物驴蹄草、三角叶驴蹄草、薄叶驴蹄草的全草。

【原植物】 1. 驴蹄草 *Caltha palustris* L.

多年生草本，高20～48 cm，无毛。须根肉质。茎直立，实心，具细纵沟，中部或中部以上分枝，稀不分枝。基生叶3～7，草质，有长柄；柄长7～24 cm；叶片圆形、圆肾形或心形，先端圆，基部深心形，边缘密生小牙齿；茎生叶较小，具短柄或无柄。单歧聚伞花序生于茎或分枝顶端，通常有 2 朵花；花梗长 2～10 cm；花两性；萼片 5，花瓣状，黄色，倒卵形或狭倒卵形，先端圆；花瓣无；雄蕊多数，花丝狭线形，花药长圆形；心皮 7～12，与雄蕊近等长，无柄，花柱短。蓇葖果，有横脉纹，喙长约 1 mm。种子多数，狭卵球形，黑色，有光泽，具少数纵皱纹。花期 5～9 月，果期 6～10 月。

拔取如手拇指大一把），麝香二豆大。上以乳汁和，铜器中微火煎令焦熟出，末之。小儿不能饮，以乳汁和之，苇筒贮，泻著咽中，然后饮乳，令入腹。（《千金方》二物驴毛散）

2529 **驴头** lǘ tóu （《千金方》）

【基原】 为马科驴属动物驴 *Equus asinus* Linnaeus 的头。

【原动物】 参见"阿胶"条。

【采收加工】 将驴宰杀后，割下头颅，去毛，鲜用。

【药性】 甘，平。

【功用主治】 祛风止痉，解毒生津。主治中风头眩，风瘫，消渴，黄疸。

1.《千金方》："头烧却毛，煮取汁，以浸曲酿酒，甚治大风动摇不休者。"

2.《食疗本草》："煮头汁，令服三二升，治多年消渴。"

3.《日华子》："头汁，洗头风，风屑。"

【用法用量】 内服：适量，煮食。

【选方】 1. 治中风头眩，心肺浮热，手足无力，筋骨烦疼，言语似涩，一身动摇 乌驴头一枚，洗如法，蒸令极熟，细切，更于豉汁内煮，着五味调，点少酥食。

2. 治大风手足瘫缓，一身动摇 乌驴头一枚。上燖洗如法，煮熟，和汁浸曲，如常家酝酒法，候熟，任性饮之。（1、2 方出自《食医心镜》）

3. 治黄疸百药不差者 驴头一枚。煮熟，以姜齑啖之，并随多少饮汁。（《外台》引《集验方》）

2530 **驴肉** lǘ ròu （《千金方》）

【基原】 为马科驴属动物驴 *Equus asinus* Linnaeus 的肉。

【原动物】 参见"阿胶"条。

【采收加工】 将驴宰杀后，取肉，鲜用或冷藏。

【药性】 甘、酸，平。

1.《千金方》："味酸，平，无毒。"

2.《日华子》："凉。"

3.《饮膳正要》："味甘，寒。"

4.《随息居饮食谱》："有毒。"

【功用主治】 补益血气。主治劳损，风眩，心烦。

1.《千金方》："主风狂，愁忧不乐，能安心气。"

2.《日华子》："解心烦，止风狂，酿酒治一切风。"

3.《饮膳正要》："野驴，食之能治风眩。"

4.《纲目》："补血益气，治远年劳损；煮汁空心饮，疗痔引虫。"

5.《青藏高原药物图鉴》："治寒气。"

6.《内蒙古药用动物》："饮驴肉汤有驱蛔虫的作用。"

【用法用量】 内服：适量，煮食。

【宜忌】 1.《饮食须知》："与荆芥茶相反，同食杀人。同凫茈食，令人筋急。多食动风，脂肥尤甚，屡试屡验。凡驴无故自死者，疫死者，力乏病者，并有毒，忌食。疥癞及破烂瘦损者，食之生疔肿。妊妇食之，令子难产。勿同猪肉食，伤气。"

2.《本草省常》："动风发痼疾，多食泄泻，同猪肉食成霍乱，同荸荠食成筋急病。孕妇忌之。"

【选方】 治风狂，忧愁不乐，安心气 乌驴肉不以多少。切，于豆豉中烂煮熟，入五味，空心食之。（《饮膳正要》驴肉汤）

2531 **驴乳** lǘ rǔ （《千金方》）

【基原】 为马科驴属动物驴 *Equus asinus* Linnaeus 的乳汁。

【原动物】 参见"阿胶"条。

【采收加工】 雌性驴生产后，挤出乳汁，鲜用或冷藏。

【成分】 驴的乳汁含水分 90.12%，酪蛋白（casein）0.79%，清蛋白（albumin）1.06%，脂肪 1.37%，乳糖（lactose）6.19%，灰分 0.47%[1]。

【药性】 甘，寒。

1.《千金方》："味酸，寒。一云大寒，无毒。"

2.《蜀本草》："味甘，性冷利。"

【功用主治】 清热解毒，润燥止渴。主治黄疸，小儿惊痫，风热赤眼，消渴。

1.《千金方》："主大热，黄疸，止渴。"

2.《新修本草》："主小儿热，急黄。"

3.《本草拾遗》："主蜘蛛咬，以物盛浸之。蚰蜒入耳，取驴乳灌耳中，当消成水。"

4.《四声本草》："主热黄，小儿热惊邪，赤痢。"

5.《蜀本草》："疗消渴。"

6.《日华子》："治小儿痫，客忤，天吊，风疾。"

7.《纲目》："频热饮之，治气郁，解小儿热毒，不生痘疹，浸黄连取汁，点风热赤眼。"

【用法用量】 内服：煮沸，200～600 ml。外用：点眼；或浸泡或涂搽。

【宜忌】 《新修本草》："多服使痢。"

【选方】 1. 治婴小热黄胎疸 取驴乳汁，少少与服。（《小儿卫生总微论方》）

2. 治心热风痫 黑驴乳，食上暖服三大合，日再服。（《广利方》）

3. 治小儿口噤 驴乳、猪乳各一升。上二味合煎，得一升五合，服如杏仁许，三四服差。（《千金方》）

4. 治重舌口中涎出 驴乳一升，猪乳一升。上二味相和，煎至半升，不计时候，服半匙。（《圣惠方》）

5. 治久耳聋 乌驴乳一合，皂荚半挺（为末），蜡一两。上三味相和，于铫子内熔成膏，堪丸即丸如枣核大。用针穿透，安耳中一宿，至来日看之，有物下来在耳门中，即便取却，再用一两度，即差。（《圣济总录》）

6. 治卒心痛，绞结连腰脐 驴乳三升。热服之。（《食疗本草》）

2532 **驴骨** lǘ gǔ （《食疗本草》）

【基原】 为马科驴属动物驴 *Equus asinus* Linnaeus 的骨骼。

【原动物】 参见"阿胶"条。

【采收加工】 将驴宰杀后，剖开，剔取骨骼，晾干。

【药性】 甘，平。

【功用主治】 补肾，壮骨。主治耳聋，消渴，历节风。小儿解颅。

1.《食疗本草》："煮作汤，浴渍身，治历节风。"

2.《纲目》："牝驴骨煮汁服，治多年消渴。""头骨烧灰和油涂小儿解颅。""髓主治耳聋。"

【用法用量】 内服：煎汤。外用：烧灰调涂；或煎汤浸洗。

【选方】 治耳聋，无问年月及老少 取驴前蹄胫骨，打破，于日阳中，以瓷盆子盛，沥取髓，候尽，收贮。每用时，

的，小枝也可能再分枝。叶鞘常为管状或漏斗状，紧贴，顶部常为棕色，鞘齿狭三角形，上部膜质，淡棕色，早落，留下截形基部，因而使鞘之顶端近全缘，叶鞘的脊部扁平。孢子囊穗顶生，先端短尖或小凸尖。

生于河边或山涧旁的卵石缝隙中或湿地上。分布于华南、西南及江西、湖南等地。

【采收加工】 9～10月选择身老体大者采挖，鲜用或晒干。

【药材】 驳骨草 *Herba Hippochaetes Debilis* 主产于云南、广东、广西等地。

性状 茎淡绿色至黄绿色，长约50 cm，有细长分枝，表面粗糙，有纵沟，中空。叶鞘呈短筒状，紧贴于茎，鞘肋背面平坦，鞘齿膜质，先端钝头，基部平截，有一黑色细圈。气微，味淡。

【成分】 茎含生物碱类：烟碱（nicotine）[1]；黄酮类：山柰酚-3-槐糖苷（kaempferol-3-sophoroside），山柰酚-3-槐糖-7-葡萄糖苷（kaempfe-rol-3-sophoroside-7-glucoside）[2]，还含硅化合物[3]。

【药性】 甘，微苦，凉。

1.《滇南本草》："味辛、酸，性微寒。"

2.《广西中药志》："味甘、微苦，性凉，无毒。"

3.《广西本草选编》："味甘、苦，性平。"

【功用主治】 清热，明目，利湿，止血。主治目赤肿痛，翳膜遮睛，湿热黄疸，五淋，崩漏带下。

1.《滇南本草》："散肝家流结成翳，治暴赤火眼珠胀痛，退翳膜，消胬肉遮睛，兼治五淋，玉茎疼痛，小便赤白浊症。根治妇人白带淋沥，破血积，通妇人经闭，止大肠下血。"

2.《广西中药志》："疏表，利湿，退翳。治浮肿，去翳膜，疗砂淋。"

3.《广西本草选编》："治肠炎腹泻，黄疸型肝炎，崩漏，铅中毒，顽固性荨麻疹，药物疹。"

【用法用量】 内服：煎汤，9～15 g，鲜品15～30 g。

【宜忌】《广西中药志》："体寒多尿者忌用。"

【选方】 1. 治迎风流泪（急慢性泪囊炎） 干木贼草15 g，木耳30 g（烧存性）。共为细末。每服3 g，每日2次。

2. 治目赤肿痛 干木贼草30 g，干野菊花9 g。水煎服。

3. 治砂淋 干木贼草30 g，金钱草30 g，白茅根30 g。水煎，每日分2次服。（1～3方出自《广西民间常用中草药手册》）

4. 治顽固性荨麻疹、药物疹 驳骨草鲜茎30 g，洗净，切碎，加水过药面，煎成半量。冲红糖，早晚分服。（《广西本草选编》）

2527 纵条肌海葵 zòng tiáo jī hǎi kuí （《中国药用海洋生物》）

【异名】 海菊花、石奶（《中国药用海洋生物》），纵条海葵（《拉汉海洋生物名称》），西瓜海葵、金线海葵、滨玫瑰〔《海洋药物杂志》1982，1(2)：54〕。

【基原】 为银冠海葵科纵条肌海葵属动物纵条肌海葵的全体。

【原动物】 纵条肌海葵 *Haliplanella luciae* (Verrill)

体长筒形，完全伸展时，上部呈喇叭形，躯干部呈柱状，稍狭，基部略宽。体高一般为10～50 mm（包括触手），口盘绿色，间有黄色的辐射纹，口唇淡红色，触手较纤细，为灰白色、粉红色或淡黄色，排列成12，16，24，48，共4列。体壁光滑，仅在躯干部均匀地分布着许多小壁孔；受到刺激时从壁孔中射出白色或淡黄色枪丝。体壁为褐绿色、墨绿色或橄榄绿色等，并分布为数不定的橙黄色纵条（也有不明显的）。

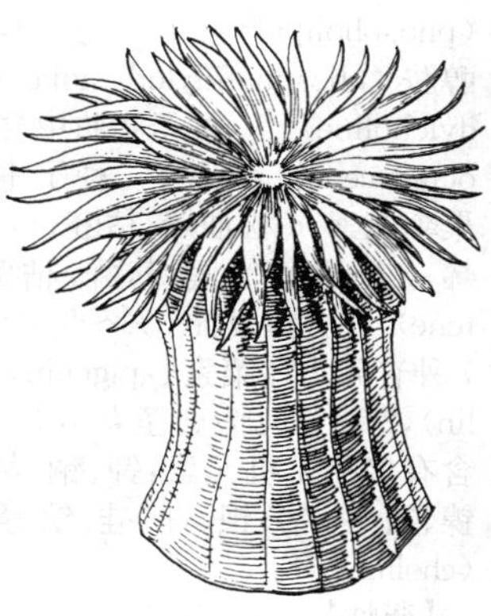

纵条肌海葵

生长于海区沿岸潮间带岩石上和养殖场的贝壳等附着物上。我国沿海均有分布。

【采收加工】 春季至冬季均可采收，鲜用。

【成分】 组织含L-精氨酸，L-丙氨酸，章鱼肉碱（octopine），阿兰碱脱氢酶（alanopine dehydrogenase）[1]。

【药理】 1. 镇静、镇痛、镇咳作用 纵条肌海葵乙醇提取物给小鼠腹腔注射，减少自发活动；在电刺激法、热板法和化学刺激法实验中均有镇痛作用；小鼠氨水引咳法也显示有止咳作用[1]。

2. 降压作用 海葵醇提取物给兔和犬静脉注射，均呈降压效应，这可能是抑制交感中枢，亦可能与本品抑制离体兔心有关[2]。乙醇提取物静脉注射，对正常大鼠及高血压大鼠均有降压作用，降压时不伴有反射性增快心率，降压效应与直接扩张血管有关[3]。

3. 其他作用 海葵提取液减少离体兔心、兔耳和豚鼠气管的灌流量；家兔静脉注射，减少尿量并对抗呋塞米的利尿作用；其对家兔离体十二指肠和子宫的自主活动均有兴奋作用[1,4]。海葵降低小鼠在负压缺氧环境下的死亡率。海葵水煎醇沉液给小鼠腹腔注射，延长凝血时间[1]。

毒性 海葵50%醇提取物给小鼠腹腔注射的LD_{50}为113±12.5 g/kg[1]。

【药性】《中国药用海洋生物》："辛，温。"

【功用主治】《中国药用海洋生物》："滋阴壮阳，止泻，驱虫。用于痔疮，白带过多，腹泻，蛲虫病，体癣等。"

【用法用量】 内服：煎汤，15～30 g。外用：捣敷。

【选方】 1. 治痔疮，脱肛 鲜海葵1个。撒冰片少许，化水后敷于肛门。

2. 治体癣 鲜海葵捣碎，外敷患处。

3. 治蛲虫病 将鲜海葵剪1块塞入肛门，每晚1次，连用1星期。（1～3方出自《中国药用海洋生物》）

2528 驴毛 lǘ máo （《食疗本草》）

【基原】 为马科驴属动物驴 *Equus asinus* Linnaeus 的毛。

【原动物】 参见"阿胶"条。

【采收加工】 取驴毛，晾干。

【功用主治】 主治头风，小儿中风。

【用法用量】 内服：炒焦研末，每次3～6 g；或浸酒。

【选方】 1. 治头中一切风 （驴）毛一片，炒令黄，投一斗酒中，渍三日。空心细细饮，使醉。衣覆卧取汗。明日更依前服。忌陈仓米、麦面等。（《食疗本草》）

2. 治少小新生中风 驴毛一把（取背前交脊上会中，

甜没药烯(β-bisabolene)[3]。种子脂类成分含中性脂类(neutral lipids)84.8%，糖脂(glycolipids)10.1%，磷脂(phospholipids)5.1%。其中，磷脂的主要成分为磷脂酰乙醇胺(phosphatidylethanolamine)和磷脂酰胆碱(phosphatidylcholine)[4]。种子脂肪中含少量5，6-十八碳烯酸($\Delta^{5,6}$-octadecenoic acid)[5]。种子中有五种主要成分：β-蒎烯，对聚伞花素，α-松油烯，枯醛，1，3-盖二烯-7-醛和少量的α-蒎烯，α-松油醇[6]，紫苏醛，枯醇，β-水芹烯，二戊烯(dipentene)，共含挥发油3%～5%[7]。还含有14种黄酮苷，其中7种苷元为芹菜素(apigenin)，5种苷元为木犀草素(luteolin)，2种苷元为金圣草素(chrysoeriol)[8]。孜然芹种子尚含有多种无机元素：钾、钠、氯、铁、锰、锌、铬、铷、溴[9]、铜、镍、钴[10]，铝，钡、锂、硅、钛等[11]。此外，孜然芹还含胆碱(choline)[12]。

【药性】 辛，温。

【功用主治】 散寒止痛，理气调中。主治脘腹冷痛，消化不良，寒疝坠痛，月经不调。

1.《新疆中草药》："祛寒除湿，理气开胃止痛。治消化不良，胃寒腹痛。"

2.《新疆药用植物志》："理气止痛，调中和胃，行瘀血，散风寒。治寒疝，睾丸肿痛下坠，月经不调，胃寒腹痛。"

3.《台湾药用植物志》："健胃祛风。治腹泻，淋病。外用治蝎螫伤。"

【用法用量】 内服：煎汤，3～9 g；或研末。外用：研末调敷。

【宜忌】 阴虚火旺者慎服。

2525 驳骨丹 bó gǔ dān (《生草药性备要》)

【异名】 接骨草(《群芳谱》)，小还魂(《岭南采药录》)，百节芒(《广州植物志》)，小叶金不换、小驳骨、小接骨草(《南宁市药物志》)，驳骨消、驳骨草、骨碎草、大力王(《广西药用植物名录》)，尖尾峰、接骨筒(《台湾植物药材志》)，细骨风(广州部队《常用中草药手册》)。

【基原】 为爵床科接骨草属植物驳骨丹的茎叶或全株。

【原植物】 驳骨丹 *Gendarussa vulgaris* Nees [*Justicia gendarssa* Burm.f.] 又名：裹篱樵。

亚灌木，直立无毛，高约1 m。茎圆柱形，节膨大，分枝多，嫩枝常深紫色。叶对生；纸质；叶柄长不及1 cm；叶片狭披针形至披针状线形，长5～10 cm，宽5～10 mm，先端渐尖，基部渐狭，全缘；侧脉每边6～8条，呈深紫色。穗状花序顶生，上部密生，下部间断；苞片对生，每苞片中有花2至数朵；萼近相等的5裂，裂片三角状披针形；花冠管圆筒状，喉部稍扩大，冠檐二唇形，白色或粉红色，上唇长圆状卵形，下唇浅3裂；雄蕊2，花丝稍扁，花药具阔而斜的药隔，药室2；子房上位，花柱线形。蒴果棒状。花期春季。

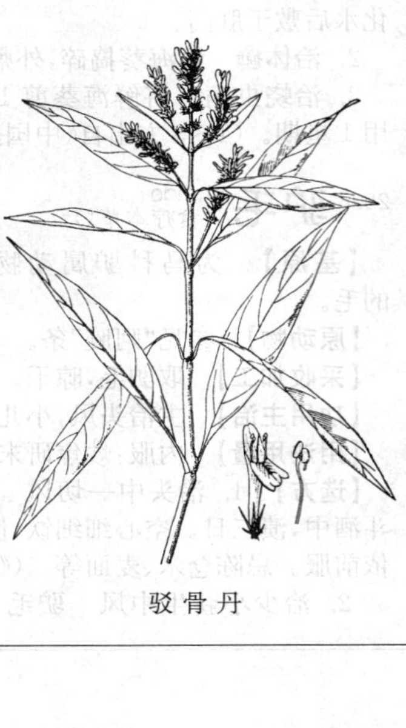

驳骨丹

【采收加工】 7～10月采收，切段，晒干或鲜用。

【药材】 驳骨丹 *Herba Gendarussae* 主产于广东、广西。

性状 茎圆柱形，多分枝，小枝有四棱线，节处膨大，嫩枝绿色。叶多皱缩，完整叶片狭披针形或披针状线形，先端渐尖，基部楔形，全缘，上面青绿色，下面黄绿色，光亮；中脉粗大，与侧脉均呈深紫色，或有时侧脉半透明。气微，味淡。

【成分】 叶含β-谷甾醇(β-sitosterol)[1]。根含生物碱爵床脂素(justicin)和挥发油[2]。

【药性】 辛，苦，平。

1.《生草药性备要》："味辛，性温。"

2.《本草拾遗》："性平。"

3.《广西民间常用草药》："味微酸，性平。无毒。"

【功用主治】 祛风湿，散瘀血，续筋骨。主治风湿痹痛，痛经，跌打损伤，骨折。

1.《生草药性备要》："治风邪，理跌打，调酒服。"

2.《纲目拾遗》："跌打骨节，捣烂敷之，可以接骨。"

3.《岭南采药录》："内服能祛瘀生新。"

4. 广州部队《常用中草药手册》："祛风湿。主治风湿性关节炎。"

5.《广西民族药简编》："叶水煎洗眼，治结膜炎；全草水煎洗身，治新生儿软骨病(壮族)。"

6.《香港中草药》："治疮疡肿毒。"

【用法用量】 内服：煎汤，15～30 g；或研末；或泡酒。外用：鲜品捣敷；或煎汤熏洗。

【宜忌】 孕妇慎服。

【选方】 1. 治月经不调 尖峰尾、益母草、鸭舌癀各40 g。半酒水炖赤内服。

2. 治痛经 接骨筒40 g。水煎服。

3. 治跌打伤 接骨筒茎及根40～75 g，水煎服；或全草捣烂，酒炒后，趁热推跌打骨折。(1～3方出自《台湾植物药材志》)

4. 治无名肿毒 鲜小驳骨全草，捣烂敷患处。(广州部队《常用中草药手册》)

2526 驳骨草 bó gǔ cǎo (《新华本草纲要》)

【异名】 木贼、节节草、豆根草(《滇南本草》)，接骨蕨、笔塔草(《广西野生资源植物》)，笔头草、塔草、毛筒草、博节草(《广西中药志》)，土木贼(《广东中药》)，木贼草(《广西民间常用中草药手册》)。

【基原】 为木贼科木贼属植物笔管草的全草。

【原植物】 笔管草 *Hippochaete debilis* (Roxb.) Ching [*Equisetum debile* Roxb] 又名：纤弱木贼(云南)。

多年生草本，根茎横走，黑褐色。茎一型，不分枝或不规则的分枝，通常高可达1 m，直径2～15 mm，中空，表面有脊和沟，脊6～30条，近平滑，沟中有2组分离的气孔；小枝1条，或2～3条一组，很少4～5条

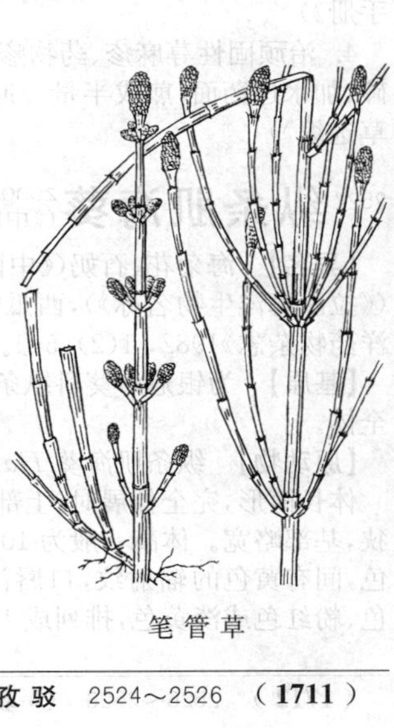

笔管草

等地。

【采收加工】 秋季果实成熟时采收，除去杂质，晒干。

【成分】 果实含挥发油，主要为丁香烯(caryophyllene)43.08%，β-蒎烯(β-pinene)21.66%，其次为乙基丁基醚(ethylbutylether)6.4%，冰片烯(bornylene)2.87%，4-蒈烯(4-carene)2.67%及芹子烯(silinene)3.57%等[1]。

种子含黄酮类成分：斑鸠菊黄烷苷-对羟基苯甲酯(*p*-hydroxybenzoyl-vernovan)，斑鸠菊黄烷苷(vernovan)，斑鸠菊醇(vernodalol)，斑鸠菊大苦素(vernodalin)，紫铆花素(butein)，3，4，2′，4′，5′-五羟基-6′-甲氧基-2-甲基查耳酮(3，4，2′，4′，5′-pentahydroxy-6′-methoxy-2-methylchaltone)，斑鸠菊酸(vernolic acid)。含甾醇类：β-香树脂醇(β-amyrin)，胡萝卜苷(daucosterol)，豆甾醇(stigmasterol)[2]，α-香树脂醇(α-amyrin)，羊齿烯醇(fernenol)，蒲公英赛醇(taraxerol，D-friedoolean-14-enol)，环木菠萝烯醇(cycloartenol，9β，19-cyclolanost-24-enol)，羽扇豆醇(lupeol)，24-亚甲基环木菠萝烯醇〔24-methylenecycloartanol，24-methyl-9β，19-cyclolanost-24(24′)-enol〕，甘遂-7，24-二烯醇(tirucalla-7，24-dienol)，4α-甲基麦角甾-7，24(24′)-二烯醇〔4α-methylergosta-7，24(24′)-dienol，gramiserol〕，柠檬甾二烯醇〔citrostadienol，4α-methylstigmata-7，24(24′)-Z-dienol〕，4α-甲基豆甾-8，14，24(24′)-Z-三烯醇〔4α-methylstigmata-8，14，24(24′)-Z-trienol，4α-methylvernosterol〕，24-甲基-31-去甲羊毛甾-8，24(24′)-二烯醇〔24-methyl-31-norlanosta-8，24(24′)-dienol，obtusitoliol〕，环桉烯醇〔cycloeucalenol，24-methyl-9β，19-cyclo-31-norlanost-24(24′)-dienol〕，豆甾-7，24(24′)-Z-二烯醇〔stigmasta-7，24(24′)-Z-dienol，avenasterol〕，豆甾-8，14，24(24′)三烯醇〔stigmasta-8，14，24(24′)-Z-trienol，vernosterol〕，豆甾烷醇(stigmastanol)，胆甾醇(cholesterol)，菜油甾醇(campesterol)，22-二氢菜油甾醇(22-dihydrobrassicasterol)，谷甾醇(sitosterol)，豆甾-5，24(24′)-Z-二烯醇〔stigmasta-5，24(24′)-Z-dienol，isofucosterol〕，24-亚甲基胆甾醇(24-methylenecholesterol)，24α/R-麦角甾-7-烯醇(24α/R-ergost-7-enol)，24β/S-麦角甾-7-烯醇(24β/S-ergost-7-enol，fungisterol)，24α/R-豆甾-7-烯醇(24α/R-stigmast-7-enol，schottenol)，菠菜甾醇(spinasterol)，麦角甾-7，24(24′)-二烯醇〔ergosta-7，24(24′)-dienol，episterol〕，24α/S-麦角甾-5，22-二烯醇(24α/S-ergosta-5，22-dienol，crinosterol)，24β/R-麦角甾-5，22-二烯醇(24β/R-ergosta-5，22-dienol，brassicasterol)[3]。

【药性】《中国民族药志》："苦，凉。"

【功用主治】《中国民族药志》："清热消炎，活血化瘀，杀虫去斑。用于白癜风，蛔虫，蛲虫，疮疖肿痛。"

【用法用量】 内服：入丸、散，2～4 g。外用：研细粉调敷。

【选方】 1. 治白癜风 驱虫斑鸠菊220 g，除虫菊42 g，白鲜皮44 g，姜黄44 g。共研细粉，加蜂蜜适量制丸，丸重3 g。每服1丸，每日2～3次。并辅以日光浴或紫外线照射。(《中国民族药志》复方艾特力拉力丸)

2. 治蛔虫、蛲虫 驱虫斑鸠菊研末。温开水冲服，每次2 g，每日2次。

3. 治疮疖肿痛 驱虫斑鸠菊细粉，温开水调敷患处。(2、3方出自《中国民族药志》)

【临床报道】 治疗白癜风 以野茴香注射液Ⅰ号或Ⅱ号(每1 ml含生药1 g)3 ml，每日1次或隔日1次，肌内注射，个别病例每3d 1次。于注射后的当日或每日在日光或紫外线灯下对白斑部位进行照射，逐日增加照射剂量，日光开始照射1 min，根据耐受情况逐次增加照射时间；紫外线则先测定个体的生物剂量，初次可照1个生物剂量，以后可酌情逐渐增加。共治疗31例，可供统计者15例，12例有效，3例无效，有效率为80%。12例中疗效出现最早者于注射6针后，最晚者在34针后，平均见效针数为15.8针。所有病例均无不良反应，仅于注射部位出现暂时疼痛，一般次日即可消失[1]。另用复方艾特力拉力(维吾尔族语，即驱虫斑鸠菊)丸等治疗1 033例白癜风患者，佐以日光浴，亦有一定疗效[2]。

2524 孜然 zī rán
(《新疆中草药》)

【异名】 马芹子(《台湾药用植物志》)。

【基原】 为伞形科孜然芹属植物孜然芹的果实。

【原植物】 孜然芹 *Cuminum cyminum* L. 又名：香旱芹(《藏药标准》)，马芹、罗马香旱芹菜(《台湾药用植物志》)。

一年生或二年生草本，高20～40 cm。全株(除果实外)光滑无毛。叶柄长1～2 cm，有狭披针形的鞘；叶片三出式二回羽状全裂，末回裂片狭线形，长1.5～5 cm，宽0.3～0.5 mm。复伞形花序多数，顶生或腋生，多呈二歧式分枝；总苞片3～6，线形或线状披针形，边缘膜质，白色，顶端有长芒状的刺，有时3深裂，反折；伞辐3～5，不等长，小伞形花序通常有7花；小总苞片3～5，与总苞片相似，先端针芒状，反折；花瓣粉红色或白色，长圆形，先端微缺，有内折小舌片；萼齿钻形，长超过花柱；花柱基圆锥状，花柱短，叉开，柱头头状。分生果长圆形，两端狭窄，密被白色刚毛；每棱槽内有油管2，合生面油管，胚乳腹面微凹。花期4月，果期5月。

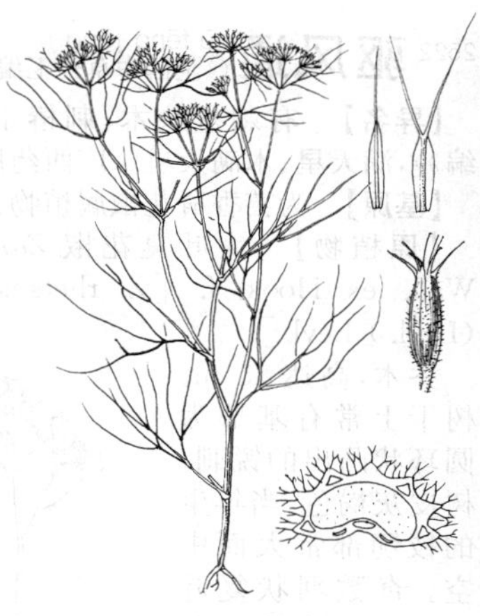

孜然芹

原产埃及、埃塞俄比亚。我国新疆、台湾有栽培。

【采收加工】 5月果熟时采收，晒干。

【成分】 果实中含黄酮类：芹菜素-5-O-吡喃葡萄糖苷(apigenin-5-O-glucopyranoside)[1]，芹菜素-7-O-吡喃葡萄糖苷(apigenin-7-O-glucopyranoside)，木犀草素-7-O-吡喃葡萄糖苷(luteolin-7-O-glucopyranoside)[1,2]。果实中还含挥发油2%～5%；对聚伞花素(*p*-cymol)，α、β-蒎烯(α、β-pinene)，枯醇(cuminalcohol)，枯醛(cuminaldehyde)，α、β-水芹烯(α、β-phellandrene)，紫苏醛(perillaldehyde)，α-松油醇(α-terpineol)，丁香酚(syringol)，月桂烯(myrcene)，α、γ-松油烯(α、γ-terpinene)，柠檬烯(limonene)，桉叶素(cineole)，对-3-盖烯-7-醛(*p*-menth-3-en-7-al)，1，3-对盖二烯-7-醛(1，3-*p*-menthadien-7-al)，1，4-对盖二烯-7-醛(1，4-*p*-menthadien-7-al)，香叶醛(geranial)，水芹醛(phellandral)，丁香烯(caryophyllene)，β-金合欢烯(β-farnesene)，β-

服。(《四川中药志》1979 年版)

3. 治肝炎,腹水　鸡嗉子果 9～15 g。水煎服。(《全国中草药汇编》)

2521 鸡嗉子根 jī sù zǐ gēn(《四川中药志》)

【异名】　野荔枝根。

【基原】　为山茱萸科山茱萸属植物头状四照花 *Dendrobenthamia capitata*(Wall.)Hutch. 的根。

【原植物】　参见"鸡嗉子果"条。

【采收加工】　9～11 月采收,晒干。

【药理】　抗氧化作用 鸡嗉子不定根乙酸乙酯提取物在超氧阴离子等试验中有清除自由基的抗氧化作用[1]。

【药性】　甘、涩、微苦,凉。

【功用主治】　清热解毒,止泻,驱虫。用于湿热泻痢,肺热咳嗽,虫积腹痛,烧伤。

【用法用量】　内服:煎汤,10～15 g,大剂量 30 g。

【选方】　治里急后重,赤白泻痢　野荔枝根皮 30 g,委陵菜 30 g。水煎服。

2522 驱风通 qū fēng tōng(《全国中草药汇编》)

【异名】　有刺盐肤木、刺椿木、天星木(《广西本草选编》),满天星、木满天星(《广西药用植物名录》)。

【基原】　为芸香科花椒属植物大叶臭花椒的茎、枝叶。

【原植物】　大叶臭花椒 *Zanthoxylum myriacanthum* Wall. ex Hook. f. [Z. rhetsoides Drake; Z. odoratum (Lévl.) Lévl.]

乔木,高达 15 m。树干上常有基部为圆环状凸出的锐刺,树皮灰褐色,当年生的枝髓部常大而中空。奇数羽状复叶互生,坚纸质至革质;小叶柄长 2～4 mm;小叶片 9～15,卵形、广卵形或为卵状长圆形,长 7～15 cm,宽 3.5～7 cm,先端急尖或为短尾状尖,钝头而微凹,生于叶轴上部的小叶片通常基部为圆形而不等,生于叶轴下部的小叶片狭楔形而相等,且较细小,边缘具浅的圆锯齿,齿缝处有透明腺点,上面深绿色,有光泽,下面青绿色,干后两面为棕红色,中脉稍下陷,在下面凸出。伞房圆锥花序顶生,花轴略被短毛,长 10～30 cm,花枝斜出,白色,芳香,花轴及花枝上着生短刺;苞片细小,卵形;萼片 5,广卵形;花瓣 5,长圆形;雄花的雄蕊 5,花丝线形,花药广椭圆形,药隔先端有半透明的腺点 1 颗,退化心皮细小,先端 2～3 叉裂;雌花的退化雄蕊极短,心皮 3,花柱极短,柱头头状。蓇葖果棕红色,分果爿的表面有粗大的腺点。种子卵球形,棕黑色,有光泽。花期 7～8 月,果期 9～10 月。

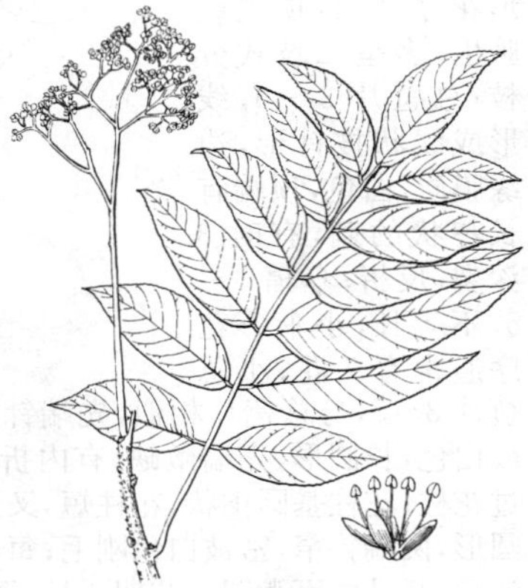

大叶臭花椒

生于疏林、路旁湿润处。分布于浙江、福建、湖南、广东、广西、海南、贵州、云南等地。

【采收加工】　7～10 月采收,茎、枝切片晒干;叶鲜用或晒干研粉。

【成分】　含生物碱类成分:N-nornitidine, 7, 9-dimethoxy regioisomer[1]。

【药性】　《广西本草选编》:"味辛、微苦,性温。"

【功用主治】　祛除风湿,消肿解毒。主治风寒感冒,风湿痹痛,跌打骨折,外伤出血,烧伤,毒蛇咬伤。

1.《广西本草选编》:"祛风除湿,活血散瘀,消肿止痛。主治风湿骨痛,感冒风寒,小儿麻痹后遗症,跌打骨折,外伤出血,烧烫伤。"

2.《全国中草药汇编》:"主治毒蛇咬伤。"

【用法用量】　内服:煎汤,茎枝 10～25 g;叶 6～15 g。外用:适量,茎枝水煎外洗;干叶研粉撒布;或鲜叶捣烂,加酒调敷。

【选方】　1. 治烧烫伤　驱风通茎枝适量,水煎外洗;并用叶研粉撒布患处。(《广西本草选编》)

2. 治毒蛇咬伤　驱风通干叶或鲜叶捣烂,加酒或酒糟热敷患处;或用干粉同鲜薄荷叶加酒少许,捣烂外敷。(《全国中草药汇编》)

2523 驱虫斑鸠菊 qū chóng bān jiū jú(《中国民族药志》)

【异名】　野茴香[《中草药通讯》1997,(3):35]。

【基原】　为菊科斑鸠菊属植物驱虫斑鸠菊的果实。

【原植物】　驱虫斑鸠菊 *Vernonia anthelmintica* (L.) Willd.　又名:印度山茴香(《中国植物志》)。

一年生高大草本。茎直立,粗壮,高达 60 cm,上部多分枝,具明显的沟槽,被腺状柔毛。叶互生;叶基部渐狭成 1 cm 的叶柄;叶片膜质卵形,卵状披针形或披针形,长 6～15 cm,宽 1.5～4.5 cm,顶端尖或渐尖,边缘具粗或锐锯齿,侧脉 8 对或更多,网状,两面被短柔毛,在下面脉上毛较密,具腺点。头状花序较多数,较大,直径 15～20 mm,在茎和枝端排列成疏伞房状;花序梗长 5～15 mm,先端较增粗,被短柔毛及腺点;总苞半球形,总苞片约 3 层,近等长,外层线形,稍展开,绿色,叶质,中层长圆状线形,先端尖,上面常缩狭,内层长圆形,从基部向先端渐膜质,先端尖;总苞片在结果后全部反折;花托平或稍凹,有蜂窝状突起;小花 40～50 个,淡紫色,全部结实,花冠管状,管部细长,檐部狭钟状,有 5 个披针形裂片。瘦果近圆柱形,黑色,具 10 条纵肋,被微毛;冠毛 2 层,淡红色,外层极短,近膜状,宿存;内层糙毛状,短于瘦果的 2 倍,易脱落。花期 7～9 月,果期 8～10 月。

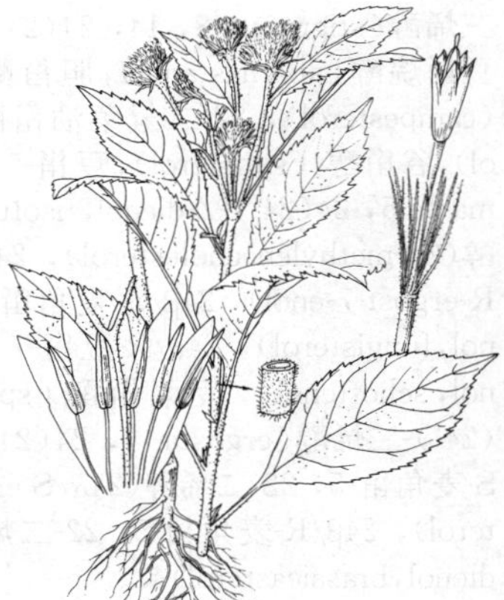

驱虫斑鸠菊

生于宅旁荒地或路旁,有引种栽培。分布于云南、新疆

【药材】 鸡脚草乌 *Radix Delphinii* 产于云南、四川、贵州。

性状 滇川翠雀花 根多呈结节状，有的两端膨大成哑铃状，长1.5～5 cm，直径4～12 mm。表面灰褐色，具纵纹，有的表皮脱落，可见棕色纤维，具较多的不规则突起和须根痕；顶端残留叶柄残基及中空的茎基，下部丛生须根。质韧，不易折断，断面纤维状，黄色。气微，味辛、苦。

云南翠雀花 根圆柱形，长2～6 cm，直径1～6 mm。表面棕褐色，具弯曲纵纹及须根痕；根头处残留叶柄残基及中空的茎基。质脆，易折断，断面黄白色，较平坦。气微，味辛、苦。

【成分】 云南翠雀花根含生物碱：硬飞燕草碱（delsoline），云南翠雀碱（yunadelphinine）及二种待定的微量成分[1]。

【药性】 辛、苦，温，有毒。

1.《滇南本草》："味苦，平，性温热。"

2.《全国中草药汇编》："苦、微辛，温，有毒。"

【功用主治】 祛风湿，止痛，定惊。主治风寒湿痹，胃痛，癫痫，小儿惊风，跌打损伤。

1.《滇南本草》："治九种胃气疼痛，能开胃健脾，消宿食，止面寒背寒，胸膈噎食，宽中调胃，痞满肝积，左右胁痛，呕吐作酸。"

2.《云南中草药》："祛风燥湿，止痛定惊。治风湿疼痛，小儿惊风，小儿肺炎，癫痫，蛔虫，胃痛，外伤疼痛。"

【用法用量】 内服：煎汤，3～6 g；研末，0.3～0.6 g。外用：研末调敷；或泡酒搽。

【宜忌】 本品毒性与草乌头相似，内服宜慎。

【选方】 1. 治风湿关节痛 倒提壶30 g。泡酒服。（《贵州草药》）

2. 治胃寒痛 小草乌30 g，小楠木香15 g。研末，酒送服，每服0.9 g。（《昆明民间常用草药》）

3. 治噎食病，饮食不下，胸膈胀满，胁肋疼痛，肩背胀痛 月下参（小草乌）三两，檀香三钱，白豆蔻二钱，木香一钱。共为细末，每服二钱，开水点酒服。（《滇南本草》）

2519 鸡嗉子叶 jī sù zǐ yè （《云南中草药》）

【异名】 野荔枝叶（《四川中药志》）。

【基原】 为山茱萸科山茱萸属植物头状四照花 *Dendrobenthamia capitata*（Wall.）Hutch. 的叶。

【原植物】 参见"鸡嗉子果"条。

【采收加工】 5～6月采收，鲜用或晒干。

【药性】 苦、涩，平。

1.《云南中草药》："苦、涩，凉。"

2.《全国中草药汇编》："苦、涩，平。"

【功用主治】 消积，杀虫，解毒，利尿。主治食积，小儿疳积，虫积腹痛，黄疸，臌胀，烫伤，外伤出血，疮疡。

1.《云南中草药》："清热解毒，杀虫。主治烧伤，伤外出血，蛔虫，胎盘不下。"

2.《全国中草药汇编》："清热解毒，利胆行水，消积杀虫。主治食积气胀，小儿疳积，肝炎，蛔虫病。"

【用法用量】 内服：煎汤，6～15 g；或研末。外用：研末撒或调搽；或煎水洗；或捣敷。

【选方】 1. 治食积，气胀 鸡嗉子叶研末，每次3 g，开水送服，每日2～3次。

2. 治小儿疳积 鸡嗉子叶研末，每用3 g，蒸鸡蛋或猪肝服。（1、2方出自《全国中草药汇编》）

3. 治蛔虫症 （鸡嗉子）叶9 g。煎服。

4. 治烧烫伤 （鸡嗉子）干叶适量。研粉外撒伤处。（3、4方出自《云南中草药选》）

5. 治外伤出血 （鸡嗉子）叶研末外撒。（《云南中草药》）

2520 鸡嗉子果 jī sù zǐ guǒ （《云南中草药》）

【异名】 鸡嗉果（《云南中草药》），山覆盆（《昆明民间常用草药》），野荔枝果（《四川中药志》），一枝箭、云母树、节节枝（《新华本草纲要》）。

【基原】 为山茱萸科山茱萸属植物头状四照花的果实。

【原植物】 头状四照花 *Dendrobenthamia capitata*（Wall.）Hutch.［*Cornus capitata* Wall.］ 又名：野荔枝、山荔枝（《中国高等植物图鉴》），鸡嗉子（《中国植物志》）。

常绿小乔木，高3～15 m。嫩枝密被白色贴生短柔毛。叶对生；叶柄长1～1.4 cm，密被白色贴生短柔毛，上面有浅沟，下面圆形；叶革质或薄革质，长圆形或长圆状披针形，长5.5～10 cm，宽2～3.4 cm，先端锐尖，基部楔形，两面均被贴生白色短柔毛，下面极为稠密，中脉在上面稍明显，下面凸出，脉腋常有凹穴。头状花序近球形，约为100朵花聚集而成，直径约1.2 cm，具4枚白色花瓣状总苞片，总苞片倒卵形，先端尖；花萼筒状，4裂，裂片圆而钝；花瓣4，黄色；雄蕊4；花盘环状，略有4浅裂；子房下位，2室。果序扁球形，成熟时紫红色；总果柄粗壮。花期5～6月，果期9～10月。

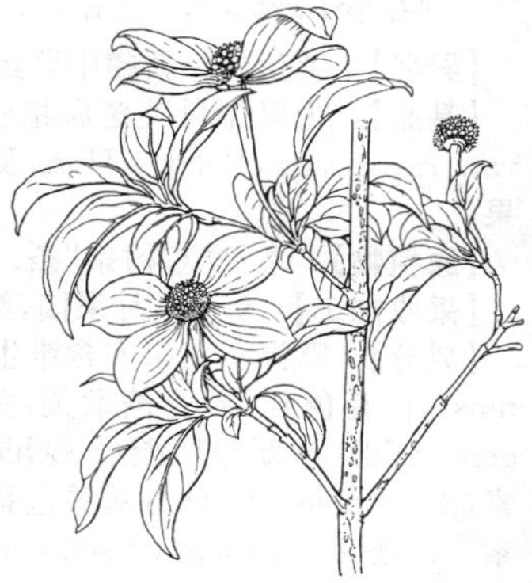

头状四照花

生于海拔1 300～3 150 m的中山混交林中。分布于西南及浙江、湖北、广西、西藏等地。

本植物的叶（鸡嗉子叶）、根（鸡嗉子根）亦供药用，另设专条。

【采收加工】 9～10月采摘，去果柄，晒干。

【药性】 甘、苦，平。

1.《四川常用中草药》："性温，味辛、甘。"

2.《全国中草药汇编》："甘、苦，平。"

【功用主治】 杀虫消积，理气止痛，利尿。主治蛔虫病，食积，乳痛，牙痛，疝气，肺热咳嗽，肝炎，臌胀。

1.《四川常用中草药》："消胀，定痛。治乳痛，风寒牙痛，疝气，咳嗽恶寒等症。"

2.《全国中草药汇编》："清热解毒，利胆行水，消积杀虫。主治食积气胀，小儿疳积，肝炎，蛔虫病。"

【用法用量】 内服：煎汤，6～15 g。

【选方】 1. 治蛔虫症 鸡嗉子果9 g。煎服。（《云南中草药选》）

2. 治肺热咳嗽 野荔枝果10 g，金丝桃根15 g。水煎

1.《浙江民间常用草药》:"抗菌消炎。治牙痈、疖肿、乳腺炎。"

2.《全国中草药汇编》:"解毒祛瘀,清热利尿,下乳。主治痔疮肿痛,阑尾炎,热淋,尿路感染。"

【用法用量】 内服:煎汤,15～30 g;鲜品捣汁。外用:捣敷;或烧灰研末撒;或煎水洗。

【选方】 1. 治中暑呕吐 繁缕全草 18～21 g,加坚漆柴叶、观音柴叶、白牛膝各 9～12 g。水煎饭前服。(《天目山药用植物志》)

2. 治痔疮肿疼 繁缕 120 g。水煎取浓汁,加食盐少许溶化,熏洗患处。

3. 治肠痈 繁缕 90 g,金银花 30 g,大血藤 21 g,黄酒 60 g。水煎,兑黄酒服,每日 2～3 次。(2、3 方出自《河南中草药手册》)

4. 治乳腺炎 鸡肚肠草 30 g。水煎服。(《浙江民间常用草药》)

2516 鸡树条果 jī shù tiáo guǒ (《吉林中草药》)

【异名】 荚蒾果(《新疆中草药手册》)。

【基原】 为忍冬科荚蒾属植物鸡树条 *Viburnum opulus* var. *calvescens* (Rehd.) Hara 及欧洲荚蒾 *V. opulus* L. 的果实。

【原植物】 参见"鸡树条"条。

【采收加工】 9～10 月采摘,鲜用或晒干。

【成分】 欧洲荚蒾果实含维生素 C,花色苷类(anthocyanins),白花色苷类,儿茶素类,黄酮醇类,绿原酸(chlorogenic acid)[1],新绿原酸(neochlorogenic acid)[3],β-胡萝卜素(β-carotene),16 种氨基酸包括 7 种必需氨基酸,微量元素[2]。还含 β-谷甾醇(β-sitosterol),熊果酸(ursolic acid)。又含大量多不饱和三酰甘油(甘油三酯)类,亚油酸(linoleic acid)和油酸(oleic acid)等脂肪酸[4]。

【药性】 《东北常用中草药手册》:"味甘、苦,平。"

【功用主治】 《吉林中草药》:"止咳。治咳嗽。"

【用法用量】 内服:煎汤,6～15 g;鲜品 15～30 g;或捣汁。

【选方】 治肺热咳嗽 荚蒾果 9 g,贝母 3 g。水煎加白糖服。(《新疆中草药》)

2517 鸡屎藤果 jī shǐ téng guǒ (《中国药用植物》)

【基原】 为茜草科鸡矢藤属植物鸡矢藤 *Paederia scandens* (Lour.) Merr. 的果实。

【原植物】 参见"鸡屎藤"条。

【采收加工】 9～10 月采摘,鲜用或晒干。

【成分】 果实含熊果苷(arbutin)0.69%,齐墩果酸(oleanolic acid)1.5%,三十烷(triacontane),氢醌(hydroquinone)以及酚、萜醛、丁醛、乙酸、丙酸等挥发性成分。种子含油约 9%,其中棕榈酸(palmitic acid),油酸(oleic acid),亚油酸(linoleic acid)含量都在 10%以上;非皂化部分含甾醇(sterol)约 20%[1]。果实中含挥发油成分:乙氧基戊烷(1-ethoxyl pentane),乙酸异戊酯(isopentyl acetate),苯甲醛(benzaldethde),已酸乙酯(ethyl hexanoate),甲酸苯甲酯(phenylmethyl formate),乙酸苯甲酯(phenylmethyl acetate),乙酯-α-苯乙酯(α-phenylethyl acetate),5,6,7,7a-四氢-4,4,7a-三甲基-2(4H)-苯并呋喃酮[5,6,7,7a-tetrahydro-4,4,7a-trimethyl-2(4H)-benzofuranone],十五碳酸乙酯(pentadecanoic acid ethyl ester),十六碳酸(hexadecenoic acid),癸酸异戊酯(isopentyl decanoate)[2]。

【功用主治】 解毒生肌。主治毒虫螫伤,冻疮。

【用法用量】 外用:捣敷。

2518 鸡脚草乌 jī jiǎo cǎo wū (《全国中草药汇编》)

【基原】 为毛茛科翠雀花属植物滇川翠雀花和云南翠雀花的根。

【原植物】 1. 滇川翠雀花 *Delphinium delavayi* Franch. [*D. delavayi* Franch. f. aurea W. T. Wang] 又名:细草乌(云南)。

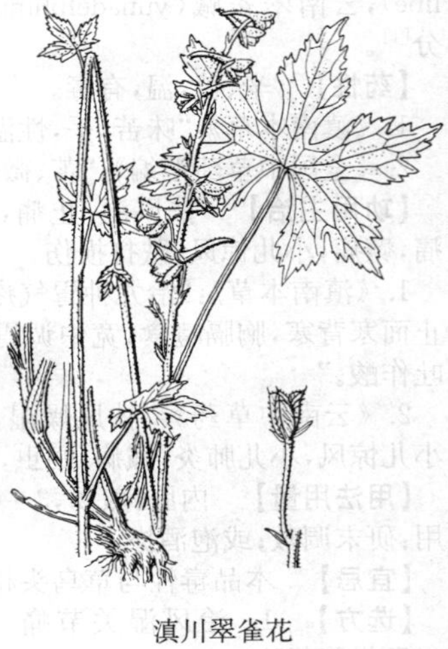

滇川翠雀花

多年生草本。茎高 60～100 cm,密被反曲短糙毛。茎下部叶具长柄;叶柄长于叶片 2～3 倍,基部有鞘;叶片五角形,长 4.5～6 cm,宽 7.5～11 cm,3 深裂,中央深裂片菱形,3 浅裂,浅裂片有缺刻状小裂片和牙齿,侧深裂片斜扇形,不等 2 深裂,两面被糙伏毛。总状花序狭长,有多数花;苞片叶状或线状披针形,密被糙毛;轴和花梗密被白色短糙毛和黄色短腺毛;花梗长 1.2～3.5 cm;小苞片生花梗顶端或花下,狭披针形;花两性,两侧对称;萼片 5,宽椭圆形,蓝紫色,外面有短柔毛,距长1.6～2.1 cm,末端稍向下弯;花瓣 2,蓝色,无毛;退化雄蕊 2,蓝色,瓣片长方形,2 浅裂,腹面有白色或黄色髯毛;雄蕊多数,无毛;心皮 3,密被柔毛。蓇葖果长 1.6～2.4 cm。种子倒卵球形,密生鳞状横翅。花期 7～11 月,果期8～12 月。

生于海拔 2 600～3 600 m 的山地草坡或疏林中。分布于四川、云南。

2. 云南翠雀花 *D. yunnanense* Franch. [*D. denudatum* Wall. var. *yunnanense* Franch.] 又名:月下参(《植物名实图考》),小草乌(云南),倒提壶(贵州)。

与上种主要区别:茎自中下部有分枝,疏生 4～6 叶。最下部叶在开花时枯萎,下部叶有长柄;叶片五角形,3 深裂至近基部,中央深裂片菱状楔形,3 深裂,二回裂片狭三角形或狭披针形,全缘或有 1～2 个小裂片,总状花序疏生3～10 朵花;苞片叶状或披针状线形;小苞片生花梗上部;花两性,两侧对称;萼片 5,椭圆状倒卵形,蓝紫色,外面疏被短柔毛,距稍向下弯曲;花瓣 2,紫色;退化雄蕊 2,紫色,瓣片倒卵形,2 裂至中部,腹面有黄色髯毛;雄蕊多数,花丝无毛或有短毛;心皮 3,密被短伏毛。蓇葖果长约 1.8 cm。种子小,沿棱有狭翅。花期 8～10 月,果期 9～11 月。

生于海拔 1 000～2 400 m 的山地草坡或灌木林边。分布于四川、贵州、云南。

【采收加工】 9～10 月采挖,取根放入石灰水中浸泡 1～2 d 取出,洗净石灰,晒干。

鸡蛋黄放在锅内煎取蛋油。患处作常规消毒后，将蛋油涂在疮面，每日 1～2 次。(2、3 方出自《广西药用动物》)

4. 治骨结核、冻疮　蛋黄油涂患处。(《山东药用动物》)

5. 治下肢溃疡，痔瘘漏管　清洁患部后，涂以鸡蛋黄油，可促使愈合。(《食物中药与便方》)

【临床报道】 1. 治疗烧伤　鸡子黄 10 枚(约 150 g)，生大黄 30 g，生地榆 30 g，冰片 5 g，芝麻油适量。将鸡子黄加工成鸡子黄油，加入其他药物细粉，再加入麻油调匀，制成复方鸡子黄油。经过清创后，用羽毛或干净的毛笔蘸取复方鸡子黄油涂搽创面，用药次数不限，以保持创面湿润为度。治疗浅深Ⅱ度烧伤 300 例。结果：治疗前已感染的 31 例，均以本油剂外用为主。配合抗炎、支持等疗法，所有的感染创面都及时地得到控制。其余病例无 1 例出现再感染化脓现象[1]。

2. 治疗乳头皲裂　冰枯鸡子油(明矾 10 g，冰片 2 g，鸡子油 6 ml)。将乳头用温淡盐开水洗净后用冰枯鸡子油均匀涂抹患部。每日 3～5 次，7 d 为 1 个疗程。治疗妇女乳头皲裂 100 例，痊愈 65 例，显效 20 例，有效 10 例，无效 5 例，总有效率为 95%[2]。

3. 治疗痔疮　将浸透鸡蛋黄油的药棉或纱布敷于患处。每日睡前敷用，晨起取出。治疗痔疮 24 例，治愈 23 例[3]。

4. 治疗新生儿硬肿症　在采用保温箱保暖、抗感染、纠正酸中毒、支持疗法及合理的护理措施及护理的基础上，加用鸡蛋黄油除擦皮肤硬肿处，每日 3～4 次，直至硬肿消退。治疗新生儿硬肿症 220 例，显效 128 例，有效 85 例，无效 7 例，总有效率 96.8%[4]。

2514 鸡爪枝皮 jī zhǎo zhī pí (《陆川本草》)

【基原】 为番荔枝科假鹰爪属植物假鹰爪 *Desmos chinensis* Lour. 的枝皮。

【原植物】 参见"酒饼叶"条。

【采收加工】 7～10 月采收，鲜用或晒干。

【药材】 鸡爪枝皮 *Cortex Desmoris Chinensis* 产于海南、广东、广西、云南、贵州等地。

性状　枝皮半筒状或条片状，直径约 1 cm，厚约 2 mm。外表面浅棕色，具细纵皱纹和横裂纹，并有众多黄棕色点状皮孔，栓皮脱落处显暗黄棕色，有明显弯曲的纵向棱线；内表面黄棕色，具细密纵皱纹。质稍脆，易折断，断面纤维性。气微香，味微辣。

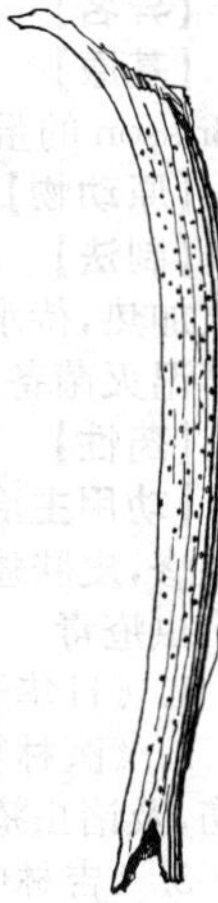

鸡爪枝皮外形

鉴别　(1) 枝皮横切面：木栓层为数列木栓细胞。皮层狭窄，有棕黄色分泌细胞散在，老茎树皮的皮层有石细胞分布。韧皮部宽厚，韧皮纤维束与薄壁组织相间排列达 10 余层，韧皮束两侧有草酸钙方晶伴存。本品韧皮射线及皮层细胞含淀粉粒。

(2) 取本品粗粉 5 g，加乙醇适量，置水浴中温浸 1 h，滤过。取滤液 1 ml，加入数滴浓盐酸及少量镁粉，溶液显红色(检查黄酮类)；另取滤液 1 ml，滴加碘化铋钾试液 2 滴，即产生橘红色沉淀(检查生物碱)。

【成分】 枝皮中含黄酮类化合物：5-羟基-6-甲酰基-7-甲氧基-8-甲基双氢黄酮(5-hydroxy-6-formyl-7-methody-8-methyl-dihydroflavone)又称假鹰爪素(cochinine)A[1]，4，7-二羟基-5-甲氧基-6-甲基-8-甲酰基黄酮(4，7-dihydroxy-5-methoxy-6-methyl-8-formyl flavane)，5，7-二羟基-6，8-二甲基-双氢黄酮(5，7-dihydroxy-6，8-dimethyl-dihydroflavone)[2]，5，7-二羟基-8-甲酰基-6-甲基黄酮(unonal)[3]，去甲氧基杜鹃花素(desmethoxy-matteucinol)，去甲氧基杜鹃花素-7-甲醚(desmethoxy-matteucinol 7-methyl ether)，黄芩素-7-甲醚(negletenin)，desmosal[3]，letein，lawinal[1]。还含豆甾醇(stigmasterol)，苯甲酸(benzoic acid)[3]。

【药性】 辛，温。

【功用主治】 止痛，截疟，杀疥癣虫。主治跌打损伤，风湿骨痛，寒疟，汗斑，疥癣。

【用法用量】 内服：煎汤，9～15 g。外用：酒炒敷；或捣烂加酒擦；或加醋煎浓汁洗。

【选方】 治脱鱼鳞癣　鸡爪枝皮 120 g，醋 500 g。煲浓汁洗 1～2 次可脱。

2515 鸡肚肠草 jī dù cháng cǎo (《浙江民间常用草药》)

【异名】 繁缕、细叶辣椒草(《天目山药用植物志》)，永草、满天星、小鸡草、鱼肚肠草(《浙江民间常用中草药》)，鸡儿肠(《河南中草药手册》)，鹅儿肠(《全国中草药汇编》)。

【基原】 为石竹科繁缕属植物赛繁缕的全草。

【原植物】 赛繁缕 *Stellaria neglecta* Weihe　又名：易忽繁缕(《云南种子植物名录》)。

一或二年生小草本，高 15～20 cm。全株淡绿色，稍分枝，被一列毛。根纤细，茎由基部丛生，疏具柔毛，有纵纹，节间长于叶。单叶对生；下部叶柄长 3～5 mm，上部叶无柄；叶片卵形或卵状披针形，叶长 7～10 mm，宽 4～7 mm，先端急尖，基部圆形或钝圆，两面无毛，中脉较明显，边缘基部具柔毛。二歧聚伞花序顶生，花序的分枝较长，被一列毛；苞片较小，叶状；萼片 5，卵状披针形或卵状长圆形，长 3～4 mm，先端较钝，边缘膜质，背面被腺柔毛；花瓣白色，2 深裂，短于萼片；雄蕊通常 8～10，花丝扁线形，基部稍宽；子房卵圆形，具 3 花柱。蒴果卵形，长于萼片，6 瓣裂。种子多数，近扁圆形，褐色，具稍尖的疣状突起。花期 6～7 月，果期 7～8 月。

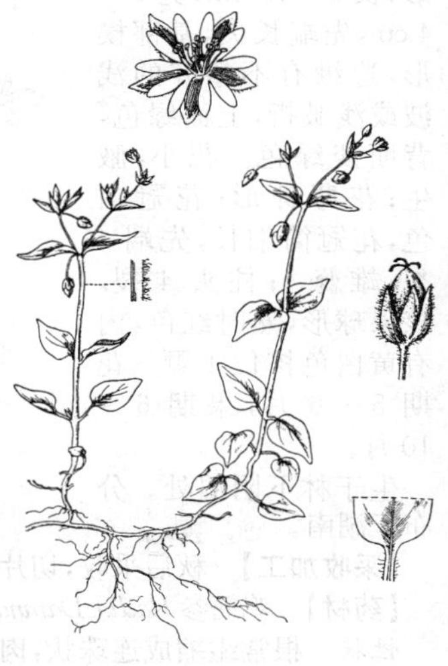

赛繁缕

生于向阳的山坡路边、山麓、田埂边及庭园草丛中。分布于东北、华东、西南及河南等地。

【采收加工】 7～10 月采集，鲜用或晒干。

【药性】 《天目山药用植物志》："性平，味酸。"

【功用主治】 清热解毒，通淋化瘀。主治痈疮肿毒，癣疹，乳痈，痔疮，痢疾，牙痛，热淋，产后腹痛。

1.《植物名实图考》:"根磨醋,敷乳吹。"
2.《云南中草药》:"补气血,润肺生津。主治贫血,体虚自汗,肺虚咳嗽。"
3.《全国中草药汇编》:"主治肺阴虚咳嗽,神经衰弱。"
【用法用量】 内服:煎汤,15~30 g;或炖肉服。
【选方】 1. 治贫血、体虚自汗 鸡嗉子 120 g,黄芪、党参各 30 g。炖肉服。
2. 治乳少 鸡嗉子 60 g。炖猪蹄服。
3. 治子宫脱垂 鸡嗉子、黄芪各 15 g,老茄子根、八月瓜根各 9 g。炖肉服。
4. 治疝气 鸡嗉子 15 g,鸡肾草、阴桃子各 9 g。煎水服。(1~4 方出自《西昌中草药》)

2511 鸡筋参 jī jīn shēn (《湖南药物志》)

【异名】 黄鸡胖、黄鸡郎。
【基原】 为茜草科虎刺属植物长叶数珠树的根。
【原植物】 长叶数珠树 *Damnacanthus indicus* Gaertn. var. *giganteus* Makino [*D. macrophyllus* Sieb. ex Miq. var. *giganteus* (Makino) Koidz.]
多年生常绿小灌木,高 0.5~1.5 m。根粗壮,侧根有多数不规则的断续膨大部分,肉质,黄褐色,有透明感,中心木质。叶对生;叶柄长 0.3~0.5 cm;叶片披针形,长 8~15 cm,宽 2~4 cm,先端长尖,基部楔形,边缘有不整齐的浅波或浅皱折,上面绿色,背面淡绿色。花小,腋生;花萼钟形;花冠白色,花冠筒细长,先端 4 裂;雄蕊 4;柱头 4 裂。核果球形,熟时红色,内有黄白色核仁 1 颗。花期 5~6 月,果期 6~10 月。

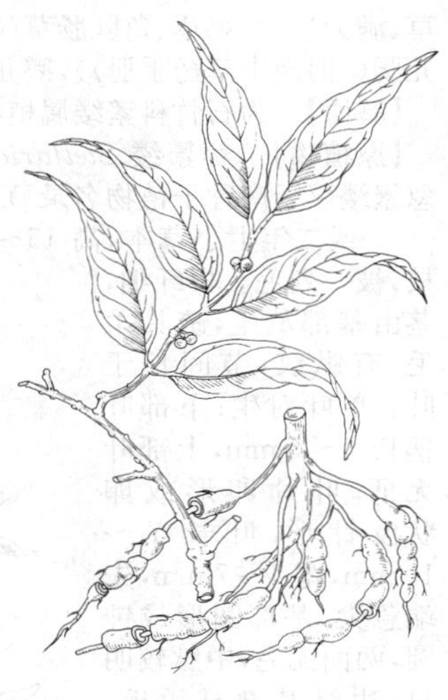
长叶数珠树

生于林下阴湿处。分布于湖南。
【采收加工】 秋后采收,切片,晒干。
【药材】 鸡筋参 *Radix Damnacanthi Gigantei* 产于湖南。
性状 根常缢缩成连珠状,肉质,长短不一,直径约1 cm。表面黄褐色,有透明感,皮部断裂处露出木部,木部细小,有细纵纹。气微,味微苦、涩。
【成分】 根中含蒽醌类化合物:5-甲氧基-1, 2-亚甲基二蒽醌(5-methoxy-1, 2-methylenedioxyanthraquinone)[1],1, 6-二羟基-2, 4-二甲氧基蒽醌(1, 6-dihydroxy-2, 4-dimethoxyanthraquinone),1, 6-二羟基-2-甲氧基蒽醌(1, 6-dihydroxy-2-methoxyanthraquinone),1-羟基-2-甲氧基蒽醌(1-hydroxy-2-methoxyanthraquinone),大黄素甲醚(physcione)[2]。
【药性】 微苦、甘,平。
【功用主治】 补养气血,收敛止血。主治妇女血崩,肠风下血,体弱血虚。
【用法用量】 内服:煎汤,鲜品 30~240 g;或干品研末,10~15 g。
【选方】 1. 治妇女血崩,肠风下血 鲜鸡筋参(去木心)250~500 g。炖鸡 1 只,内服。
2. 治体弱血虚 用法同上,或将鸡筋参晒干研末,每日服 1~2 次,每次 15 g,米汤调服。

2512 鸡翮羽 jī hé yǔ (《本经》)

【异名】 鸡翅(《肘后方》),鸡翮翎(《纲目》)。
【基原】 为雉科雉属动物家鸡 *Gallus gallus domesticus* Brisson 的翅羽。
【原动物】 参见"鸡肉"条。
【功用主治】 破瘀,消肿,祛风。主治血闭,痈疽,阴癞,骨鲠,产后小便不禁,小儿遗尿,皮肤瘙痒。
1.《本经》:"主下血闭。"
2.《别录》:"左翅毛起阴。"
3.《纲目》:"治妇人小便不禁,消阴癞,疗骨鲠,蚀痈疽,止小儿夜啼。"
【用法用量】 内服:烧研,0.3~0.9 g。外用:烧灰调敷;或煎水熏洗。
【选方】 1. 治产后小便不禁 鸡毛烧灰,细研。以温酒调下二钱,日三四服。(《圣惠方》)
2. 治少小睡中遗尿不自觉 赤鸡翅烧末,酒服三指撮,日三。(《肘后方》)
3. 治小儿痈有脓,令溃 取鸡羽毛七根,烧末,服之。即溃。(《圣济总录》)
4. 治男子阴卒肿痛 鸡翅六枚(烧),蛇床子(末)等分,合服。少随卵左右,敷卵。(《肘后方》)
5. 治阴疝肿缩 鸡翅(左右俱用)不限多少(烧灰)。上一味,细研为末。每服二钱匕,温酒调下,不拘时。(《圣济总录》鸡翅灰散)

2513 鸡子黄油 jī zǐ huáng yóu (《日华子》)

【异名】 蛋黄油、卵黄油(通称)。
【基原】 为雉科雉属动物家鸡 *Gallus gallus domesticus* Brisson 的蛋黄油。
【原动物】 参见"鸡肉"条。
【制法】 将煮熟的鸡蛋,去蛋白留下蛋黄,置铜锅内以文火加热,待水分蒸发后再用大火,即熬出蛋黄油,过滤装瓶,高温灭菌备用。
【药性】 甘,平。归脾经。
【功用主治】 消肿解毒,敛疮生肌。主治烫火伤,耳脓,湿疹,皮肤瘙痒,溃疡久不收口,疮痔疖癣,手足皲裂,外伤,诸虫疮毒。
1.《日华子》:"黄,炒取油和粉,敷头疮。"
2.《医林纂要》:"卵黄煎出油,同发灰治痢血,又外敷击伤,及诸虫疮毒。"
3.《吉林中草药》:"解毒,消炎。治烧伤,湿疹,耳脓。"
【用法用量】 内服:0.5~5 ml;或装入胶囊吞服。外用:涂搽或滴耳。
【选方】 1. 治汤火烧疮 熟鸡子一十个,取黄炒取油,入十文腻粉搅匀,用鸡翎扫疮上。(《集验方》)
2. 治中耳炎流脓 蛋黄油,加冰片少许,滴入耳内,每日滴 3 次左右。
3. 治褥疮,慢性皮肤溃疡,慢性湿疹 鸡蛋 1~2 个,将

hydronaphthalene)，β-紫罗兰酮（β-ionone）[2]，4-羟基-β-紫罗兰醇（4-hydroxy-β-ionol），4-氧代-β-紫罗兰醇（4-oxo-β-ionol），4-羟基-7，8-二氢-β-紫罗兰醇（4-hydroxy-7，8-dihydro-β-ionol），4-氧代-7，8-二氢-β-紫罗兰醇（4-oxo-7，8-dihydro-β-ionol），3-氧代-α-紫罗兰醇（3-oxo-α-ionol），3-氧代-7，8-二氢-α-紫罗兰醇（3-oxo-7，8-dihydro-α-ionol），3-羟基-1，1，6-三甲基-1，2，3，4-四氢萘（3-hydroxy-1，1，6-trimethyl-1，2，3，4-tetrahydronaphthalene），催吐萝芙木醇（vomifoliol），去氢催吐萝芙木醇（dehydrovomifoliol）[7]，3-(2′-羟丙基)-4，4-二甲基-1，3，4，5，6，7-六氢-2-苯并呋喃〔3-(2′-hydroxypropyl)-4，4-dimethyl-1，3，4，5，6，7-hexahydro-2-benzofuran〕，3-(2′-氧代丙基)-4，4-二甲基-1，3，4，5，6，7-六氢-2-苯并呋喃〔3-(2′-oxopropyl)-4，4-dimethyl-1，3，4，5，6，7-hexahydro-2-benzofuran〕[8]，以及鸡蛋果素（edulan）Ⅰ、Ⅱ，后两者分别是3，5，6，8a-四氢-2，5，5，8a-四甲基-2H-1-苯并吡喃〔3，5，6，8a-tetrahydro-2，5，5，8a-tetramethyl-2H-1-benzopyran〕的反式体和顺式体[9~11]；内酯类成分有：γ-己内酯（γ-hexalactone），γ-庚内酯（γ-heptalactone），γ-辛内酯（γ-octalactone），γ-壬内酯（γ-nonalatone），γ-癸内酯（γ-decalactone），γ-十二碳内酯（γ-dodecalactone）[12]，以及2-羟基-2，6，6-三甲基环亚己烯基乙酸内酯（of 2-hydroxy-2，6，6-trimethylcyclohexylidene acetic acid lactone）[2]；香味成分有：(Z，E)和(E，E)的6-(2-亚丁烯基)-1，5，5-三甲基-1-环己烯〔6-(but-2-enylidene)-1，5，5-trimethyl cyclohex-1-ene〕[13]，(2R，4S，4aS，8aS)-4，4a-环氧-4，4a-二氢鸡蛋果素〔(2R，4S，4aS，8aS)-4，4a-epoxy-4，4a-dihydroedulan〕，(2R，3S，8aS)-3-羟基鸡蛋果素〔(2R，3S，8aS)-3-hydroxyedulan〕[14]。还含苷类成分，其中有氰苷：野樱苷（prunasin）[15]；甾苷：鸡蛋果苷（passiflarine），其结构为(22R)，(24S)-22，31-环氧-24-甲基-1α，3β，24，31-四羟基-9β，19-羊毛甾烷-28-酸-β-D-葡萄糖酯〔(22R)，(24S)-22，31-epoxy-24-methyl-1α，3β，24，31-tetrahydroxy-9β，19-lanostan-28-oicacid β-D-glucosyl ester〕[16]。又含隐黄质（cryptoxanthin），硫胺（thiamine），烟酸（niacin），核黄素（riboflavin），α及β-胡萝卜素（carotene），维生素C以及钾、钠、钙、镁、铁、锌等元素[5]。种子含脂类（lipid）29.4%，内有亚油酸（linoleic acid）约70%[17]。

【药理】 抑制蛋白酶作用　鸡蛋果水提物抑制白明胶酶MMP-2、MMP-9，这两种金属-蛋白酶与肿瘤入侵、代谢和血管生成有关[1]。

【药性】《全国中草药汇编》："味甘、酸，性平。"

【功用主治】 清肺润燥，镇痛，安神。主治咳嗽，咽干，声嘶，大便秘结，失眠，痛经，关节痛，痢疾。

1.《全国中草药汇编》："清热解毒，镇痛安神。主治痢疾、痛经、失眠。"

2.《台湾药用植物志》："主治关节炎、骨膜炎。"

3.《福建药物志》："清肺润燥。主治咳嗽、咽干、声嘶、大便秘结。"

【用法用量】 内服：煎汤，10～15 g。

2510 鸡蛋参 jī dàn shēn（《昆明药用植物调查报告》）

【异名】 金线吊壶芦（《植物名实图考》），山鸡蛋（《云南思茅中草药选》），牛尾参、补血草（《云南中草药》），鸡嗉子、鸡腰子（《西昌中草药》）。

【基原】 为桔梗科党参属植物鸡蛋参和松叶鸡蛋参的根。

【原植物】 1. 鸡蛋参 *Codonopsis convolvulacea* Kurz［*C. convolvulacea* Kurz var. *typica* Anthony］

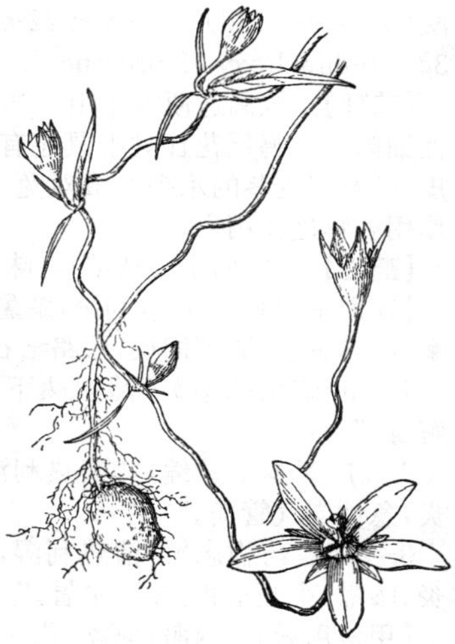
鸡蛋参

多年生缠绕草本。具乳汁，长在1 m以上，无毛。根肉质，近球状，直径1～2 cm，表面灰黄色。单叶互生或有时对生；叶柄长2～12 mm；叶片纸质，卵形至条状披针形，长2～7 cm，宽0.4～1.5 cm，叶基圆钝或楔形，通常全缘，极少波状。花单生于主茎及侧枝顶端；花梗长2～12 cm；花萼贴生于子房顶端，筒部倒长圆锥状，裂片狭三角状披针形，全缘；花冠辐状而近于5全裂，裂片淡蓝色或蓝紫色，先端急尖；花丝基部扩大，内密被长柔毛。蒴果上位部分短圆锥状，下位部分倒圆锥状，有10条脉棱。种子极多，长圆状，无翼，棕黄色，有光泽。花、果期7～10月。

生于海拔1 000～3 020 m的草坡或灌丛中。分布于四川、云南。

2. 松叶鸡蛋参 *Codonopsis convolvulacea* Kurz var. *pinifolia*（Hand.-Mazz.）Nannf.［*C. limprichtii* Lingel et Borza var. *pinifolia* Hand.-Mazz.］　又名：野萝卜花（《植物名实图考》），松叶党参（《中国高等植物图鉴》）。

本变种与鸡蛋参的不同处在于：茎短，长60 cm以下，少较长的；叶常集中于茎中下部，密集，它处几乎无叶，叶片极狭长，通常条形或近于针状，长可达10 cm，宽不过0.5 cm。

生于海拔3 000 m以下的草地及松林下。分布于四川、贵州、云南等地。

【采收加工】 9～11月采挖，鲜用或切片晒干。

【成分】 根中含蒽醌类化合物：1，3-二羟基-2-乙酰氧基-9，10-蒽醌（1，3-dihydroxy-2-carboethoxy-9，10-anthraquinone），1，3，5-三羟基-2-乙酰氧基-9，10-蒽醌（1，3，5-trihydroxy-2-carboethoxy-9，10-anthraquinone），1，5-二羟基-2-甲氧基-9，10-蒽醌（1，5-dihydroxy-2-methoxy-9，10-anthraquinone）[1]。还含(2E)-2-乙基-二十九-2-烯醛〔(2E)-2-ethyl-2-nonacosenal〕，1，2-丙二醇双十七酸酯（methyl-1，2-ethyl-diheptaecanotate），豆甾烷醇（stigmastanol），α-菠甾醇（α-spinasterot），α-菠甾酮（α-spinasterone），二十五烷（pentacosane），木栓酮（friedelin），β-香树脂醇乙醇酯（β-amyrin acetate），羽扇豆醇乙酯（lupeol acetate）[2]。

【药性】 甘、微苦，微温。

1.《云南中草药》："甘、微苦，微温。"

2.《西藏常用中草药》："性平，味甘涩。"

【功用主治】 补气养血，润肺生津。主治贫血，自汗，乳汁稀少，肺虚咳嗽，神经衰弱，疝气。

花苷(1α-plumieride),原鸡蛋花素(1α-protoplumericin)A,8-异鸡蛋花苷(8-isoplumieride)[2]。还含有6α-羟基-3-表石竹素酸(6α-hydroxy-3-epioleanolic acid),3α,27-二羟基-12-齐墩果烯(3α,27-dihydroxy-olean-12-ene)[3],taraxasteryl acetate,羽扇醇(lupeol),豆甾醇(stigmasterol),石竹素酸(oleanolic acid),cycloart-22-ene-3α,25-diol,rubrinol,3β,30-dihydroxy-12-urusene[4]。

【药理】 抗菌通便等作用 鸡蛋花苷抑制革兰阴性和阳性细菌[1]。鸡蛋花苷对小鼠还有通便作用。红鸡蛋花茎、皮、叶及带皮茎的水提取液对兔、豚鼠、猫和小鼠均有局麻作用和解痉作用[2]。

【药性】 《广西本草选编》:"味甘,气香,性凉。"

【功用主治】 清热,利湿,解暑。主治感冒发热,肺热咳嗽,湿热黄疸,泄泻痢疾,尿路结石,预防中暑。

1.《岭南采药录》:"治湿热下痢,里急后重。又能润肺解毒。"

2.《广西本草选编》:"清热利湿,化痰止咳。治痢疾,肠炎,急性支气管炎。"

3.《福建药物志》:"清热利湿,祛暑止咳。主治腹泻,肝炎,咳嗽,小儿疳积,预防中暑。"

【用法用量】 内服:煎汤,花5～10 g;茎皮10～15 g。外用:捣敷。

【选方】 1. 治感冒发热 鸡蛋花叶15～30 g。水煎服。(《广西本草选编》)

2. 治百日咳,气管炎 鸡蛋花或茎皮3～9 g,配灯台树叶。水煎服。

3. 治传染性肝炎 鸡蛋花或茎皮3～9 g。水煎服。(2、3方出自《云南思茅中草药选》)

4. 治细菌性痢疾 鸡蛋花、土棉花、金银花各9 g。水煎服。

5. 治泌尿道结石 鸡蛋花茎皮25 g(或配长管假茉莉)。水煎服。(4、5方出自《全国中草药汇编》)

2509 鸡蛋果 jī dàn guǒ
(《福建药物志》)

【异名】 土罗汉果、芒葛萨(《福建药物志》),洋石榴(云南)。

【基原】 为西番莲科西番莲属植物鸡蛋果的果实。

【原植物】 鸡蛋果 *Passiflora edulis* Sims

多年生草质藤本,长约6 m。茎圆柱形或嫩茎有时近四棱形,全株无毛。叶互生;叶柄长1.5～2 cm,近顶端有2个杯状腺体;叶纸质,黄绿色,掌状三深裂,长6～13 cm,宽8～14 cm,先端短渐尖,基部宽楔形或心形,中裂片卵形,侧裂片卵状长圆形,边缘具细锯齿;近裂片基部有1～2个杯状小腺体。聚伞花序退化仅存1花,生于叶腋,白色,芳香;苞片绿色,宽卵形或菱形,边缘有不规则细齿;萼片近海绵质,长圆形,背面近顶端有一角状附属物;花

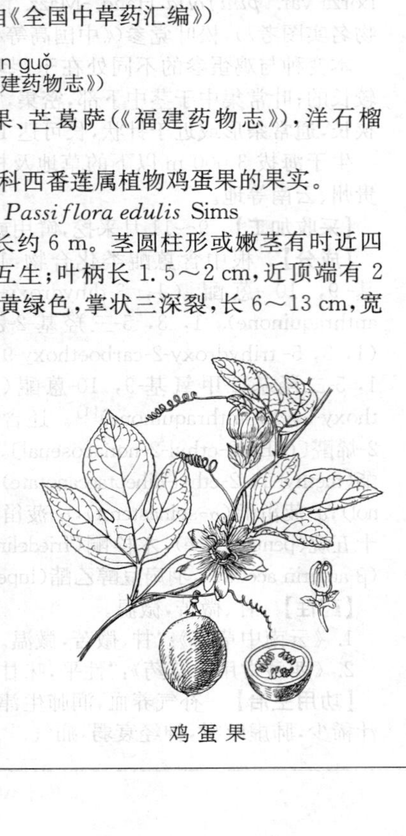
鸡蛋果

瓣披针形,约与萼片等长;副花冠裂片4～5轮,外面2轮丝状,基部淡绿色,中部白紫色,上部白色;雄蕊5,花丝基部合生;子房倒卵形,花柱3,扁棒状。浆果卵形,果皮坚硬,熟时紫色。种子极多,具淡黄色黏质假种皮。花期6～7月,果期9～10月。

江苏、福建、台湾、湖南、广东、海南、广西、贵州、云南等地有栽培,原产巴西。

【栽培】 生物学特性 喜温暖湿润气候。春末至夏末高温多雨季节,在阳光充足条件下生长最迅速,茎藤增长最快,枝叶繁茂。鸡蛋果是喜肥植物,在土质稍差、肥料不足时,叶子黄化,茎藤短弱。以土质肥沃疏松、排水良好的砂质壤土栽培为宜。

繁殖方法 种子繁殖或分株繁殖。种子繁殖:8～11月分期分批采收个大、饱满的果实留种,去掉果皮和果肉,取出种子,洗净晾干贮藏。翌年春季3月播种。将种子均匀撒播于苗床上,覆盖细土2 cm,浇水保湿,育苗1年可定植。分株繁殖:利用植株根部萌发的分蘖苗挖出来定植。按行株距30 cm×20 cm开穴,每穴栽种1株。

田间管理 育苗者苗高8 cm左右定苗,间去过密弱苗,株距4～5 cm留苗1株。定植后,每年中耕除草4次,在秋季收果和春季返青时分别施肥1次,以厩肥、磷、钾肥为主。茎藤长30 cm以上搭架引藤攀缘。孕蕾至结果期间,遇干旱天气,应及时灌溉。

【采收加工】 用实生苗栽培2年后结果,分株苗定植的当年能结果。8～11月当果皮紫色时即成熟,应分批采收。鲜用或晒干。

【成分】 果实含果胶(pectin)1%,果胶中的主成分为82.02%的半乳糖醛酸(galacturonic acid)和7.9%的甲基硝类化合物[1]。果实中含有的醇和酸类成分有:甲醇(methyl alcohol),乙醇(ethyl alcohol),丁醇(butanol),己醇(hexanol),辛醇(octanol),2-戊醇(2-pentanol),2-庚醇(2-heptanol)[2],2-壬醇(2-nonanol)[3],顺式和反式的3-己烯-1-醇(hex-3-en-1-ol),顺式-4-己烯-1-醇(*cis*-hex-4-en-1-ol)[2],顺式-3-辛烯醇(*cis*-3-octenol),顺式-3-癸烯醇(*cis*-3-decenol)[3],苯甲醇(benzylalcohol)[2],3,7-二甲基-1,5-辛二烯-3,7-二醇(3,7-dimethylocta-1,5-diene-3,7-diol),3,7-二甲基-1,7-辛二烯-3,6-二醇(3,7-dimethylocta-1,7-diene-3,6-diol),3,7-二甲基-1-辛烯-3,7-二醇(3,7-dimethyloct-1-ene-3,7-diol),3,7-二甲基-1-辛烯-3,6,7-三醇(3,7-dimethyloct-1-ene-3,6,7-triol)[4],乙酸(acetic acid),丁酸(butanoic acid),己酸(hexanoic acid),辛酸(octanoic acid)[2],苹果酸(malic acid),枸橼酸(citric acid),草酸(oxalic acid),琥珀酸(succinic acid),奎宁酸(quinic acid)[5],3-己烯酸(hex-3-enoic acid),3-辛烯酸(oct-3-enoic acid),3-羟基己酸(3-hydroxyhexanoic acid)[2];羰基化合物成分有乙醛(acetaldehyde),丙酮(acetone),2-戊酮(2-pentanone),2-庚酮(2-heptanone),2-壬酮(2-nonanone),2-十一碳酮(2-undecanone)[2];酯类成分有:顺式的4,7-辛二烯酸乙酯〔ethyl(*cis*)-4,7-octadienoate〕,顺式-3,5-己二烯醇丁酸酯(*cis*-3,5-hexadienyl butyrate)[6];单萜及其相关成分有(E)-β-罗勒烯〔(E)-β-ocimene〕,1,8-桉叶素(1,8-cineole),芳香醇(linalool),α-松油醇(α-terpineol),香茅醇(citronellol),乙酸香茅醇酯(citronellyl acetate),牻牛儿醇(geraniol),顺式的和反式的芳樟醇氧化物(linalool oxide),1,1,6-三甲基-1,2-二氢萘(1,1,6-trimethyl-1,2-di-

鼠刺、山黄连、三甲刺、黄荆刺(《湖北植物志》)。

常绿灌木,高2～3 m。多分枝,幼枝淡黄色,具显著的棱,老枝灰黄色,表面散布黑色细小疣点,刺粗壮,3分叉,长1～4 cm。叶常5片簇生,革质;叶柄长1～4 mm;叶片椭圆形或广倒披针形,长3～8 cm,宽2～3 cm,先端急尖,基部楔形,边缘具10～20个细长的针状锯齿,上面深绿色,有光泽,下面灰白色。花约15朵簇生于叶腋,花梗长8～15 mm;小苞片3,卵圆形或披针形;萼片6,花瓣状,排成2轮;花黄色,花瓣6,先端微缺,近基部具2个长圆形腺体;雄蕊6,熟时瓣裂;雌蕊1,内含1～2个胚珠,柱头头状,扁平。浆果椭圆形,熟时蓝黑色,表面被淡蓝色粉,柱头宿存,具明显的短花柱。种子通常1颗。花期5～6月,果期8～10月。

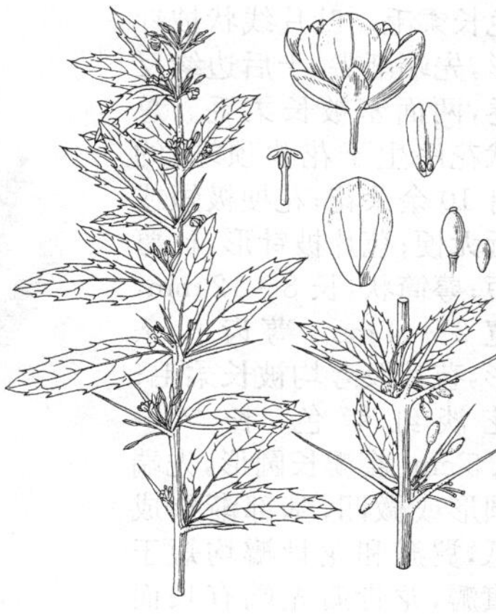

豪猪刺

生于海拔1 100～1 700 m的向阳杂木林中。分布于江西、湖北、四川、陕西。

【栽培】 生物学特性 野生于山坡丘陵地带,生长环境为草坡、杂木林林缘及林下灌木丛中。能耐旱、耐寒。适宜肥沃土层深厚、排水良好的土壤。

繁殖方法 种子繁殖,育苗移栽。8～10月采收成熟果实,用湿沙混合贮藏,至次年2～3月播种。播前适当翻耕土地,耙细整平,开约1.3 m的高畦,按行距25 cm开横沟,沟深约6 cm,播幅10～13 cm,每沟播种子100～150粒,施人畜粪水后盖细土约1 cm厚。培苗2年后在春天雨季移栽。先深耕整平,按行株距各66 cm开穴,每穴栽苗1株,填土压紧,盖土至与地面平齐,浇水定根。

田间管理 种子出苗后要勤除杂草、浅松土并适当间苗,每年春、夏、秋季各追施人畜粪水或氮肥1次。在春季中耕除草后追施人畜粪水,冬季追施土杂肥,中除时翻入土中。移栽后1～2年内植株较小,行间可间种蔬菜或豆类作物。

【采收加工】 栽后5～6年即可收获,秋季采收为佳。全株挖起,砍下茎干,鲜用或干用。干用时先把新鲜粗根或茎干斜切成约0.5 cm厚的薄片,细根则切成约3 cm长的短节,炕干、烤干或太阳下晒干,但不宜于烈日下曝晒。干品用篾包包装运输或贮藏,放置于干燥处,防止受潮而发霉变质。

【成分】 根含生物碱类:小檗碱(berberine)3%,小檗胺(berbamine)2.13%,掌叶防己碱(palmatine)0.6%,药根碱(jatrorrhizine)0.1%[1,2],九莲碱(julianine),海罂粟碱(glaucine)[3]。

【药性】 《贵州民间草药》:"苦,寒,无毒。"

【功用主治】 《四川常用中草药》:"清热解毒,消炎抗菌。治目赤,赤痢,劳伤吐血,咽喉肿痛,腹泻,齿痛,耳心痛,跌打损伤红肿。"

【用法用量】 内服:煎汤,6～9 g。外用:乳汁泡点眼;或研末调敷。

【选方】 1. 治急性胃肠炎,口腔、咽喉炎,眼结膜炎 三颗针茎叶60 g,煎水代茶饮。

2. 治无名肿毒,丹毒,湿疹,烫伤,跌打瘀肿 三颗针根、茎适量,刮去粗皮,切片焙干,研细末,水调敷;或用麻油、凡士林调成30%软膏,涂一薄层于纱布上,敷贴患处。(1、2方出自江西《草药手册》)

2508 鸡蛋花 jī dàn huā (《岭南采药录》)

【异名】 缅栀子(《植物名实图考》),蛋黄花、擂捶花(《广东中药》),鸭脚木、大季花(《广西药用植物名录》),番缅花(华南),蕃花、蕃花仔(台湾)。

【基原】 为夹竹桃科鸡蛋花属植物鸡蛋花的花朵或茎皮。

【原植物】 鸡蛋花 *Plumeria rubra* L. cv. *acutifolia*

落叶小乔木,高达5 m。枝条粗壮肥厚肉质,全株具丰富乳汁。叶互生;叶柄长4～7.5 cm,上面基部具腺体;叶片厚纸质,常聚集于枝上部,长圆状倒披针形或长椭圆形,长20～40 cm,宽7～11 cm,先端短渐尖,基部狭楔形,两面无毛;侧脉每边30～40条,未达叶缘网结成边脉。聚伞花序顶生,长16～25 cm,宽约15 cm;总花梗三歧,肉质,绿色;花梗淡红色;花萼5裂,裂片小,卵圆形,不张开而压紧花冠筒;花冠外面白色,内面黄色,裂片狭倒卵形,向左覆盖,比花冠筒长1倍,花冠筒圆筒形,内面密被柔毛,喉部无鳞片;雄蕊5,着生于花冠筒基部,花丝极短,花药长圆形;心皮2,离生,花柱短,柱头长圆形,中间缢缩,先端2裂。蓇葖果双生,广歧,圆筒形,向端部渐尖。种子斜长圆形,扁平,先端具长圆形膜质翅。花期5～10月,果期一般为7～12月。栽培者极少结果。

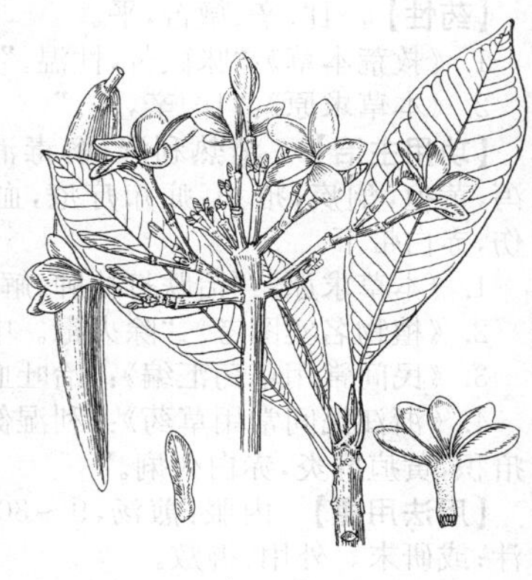

鸡蛋花

我国福建、台湾、广东、海南、广西、云南等地有栽培。原产墨西哥。

【采收加工】 7～10月采剥茎皮,花开时采花,晒干或鲜用。

【药材】 鸡蛋花 *Flos seu Cortex Plumeriae* 产于福建、广东、广西、云南等地。

性状 花多皱缩成条状,或扁平三角状,淡棕黄或黄褐色。湿润展平后,花萼较小。花冠裂片5,倒卵形,呈旋转排列,下部合生成细管。雄蕊5,花丝极短。有时可见卵状子房。气香,味微苦。

【成分】 树皮含萜类:α-香树脂醇(α-amyrin),β-香树脂醇(β-amyrin),β-谷甾醇(β-sitosterol),东莨菪素(scopoletin)等[1]。含环烯醚萜类化合物:鸡蛋花苷(plumieride)[1],13-O-咖啡酰鸡蛋花苷(13-O-caffeoylplumieride),13-去氧鸡蛋花苷(13-deoxyplumieride),β-二氢鸡蛋花新酸葡萄糖酯苷(β-dihydroplumericinic acid glucosyl ester),1α-鸡蛋

【成分】 鸡眼草茎叶含黄酮类：染料木素（genistein），异荭草素（isoorientin），异槲皮苷（isoquercitrin），异牡荆素（isovitexin），山柰酚（kaempferol），木犀草素-7-O-葡萄糖苷（luteolin-7-O-glucoside），槲皮素（quercetin），芸香苷（rutin）[1]，芹菜素（apigenin），山柰酚-3-O-β-D-吡喃葡萄糖苷（kaempferol-3-O-β-D-glucopyranoside）[2]，芹菜素-7-O-β-D-吡喃葡萄糖苷（apigenin-7-O-β-D-glucopyranoside），芹菜素-7-O-新橙皮苷（apigenin-7-O-neohesperidoside）[3]，白杨素（chrysin）[4]。

种子中含有黎豆胺（stizolamine）[5]。

【药理】 1. 抗菌、抗病毒作用　鸡眼草煎剂抑制金黄色葡萄球菌[1]。竖毛鸡眼草水浸液体外对弗氏、舒氏、志贺痢疾杆菌均有一定的抗菌作用[2]。鸡眼草中的白杨素和芹菜素-7-O-β-D-吡喃葡萄糖苷有抗艾滋病病毒的作用[2]。

2. 其他作用　鸡眼草中的木犀草素-4′-O-葡萄糖苷剂量依赖性地抑制白介素-5 的生物活性[3]。

【药性】 甘、辛、微苦，平。

1.《救荒本草》："味微苦，性温。"

2.《本草求原》："甘、辛，平。"

【功用主治】 清热利湿，解毒消肿。主治感冒，暑湿吐泻，黄疸，痢疾，疳积，痈疖疔疮，血淋，咯血，衄血，跌打损伤，赤白带下。

1.《本草求原》："治跌打扑肿，解毒。"

2.《植物名实图考》："除火毒。中暑捣取汁，凉水饮之。"

3.《民间常用草药汇编》："治吐血，下痢及小儿疳疾。"

4.《浙江民间常用草药》："利湿健脾，解热止痢。治小儿疳积，黄疸肝炎，赤白久痢。"

【用法用量】 内服：煎汤，9～30 g，鲜品 30～60 g 或捣汁；或研末。外用：捣敷。

【选方】 1. 治腹泻、痢疾　鸡眼草、马齿苋、地锦草各 30 g（均鲜品）。水煎服。

2. 治黄疸型肝炎　鲜鸡眼草、鲜车前草各 60 g。水煎服。（1～2 方出自《安徽中草药》）

3. 治小儿疳积　鸡眼草全草 15 g。水煎服，连服 3 d。（《浙江民间常用草药》）

4. 治跌打损伤　鲜鸡眼草 60 g。酒、水各半煎，白糖调服。或鲜叶捣烂外敷。（《内蒙古中草药》）

【临床报道】 1. 治疗婴幼儿腹泻　鸡眼草 20 g，加水 100 ml，制成煎剂。口服 10～20 ml/次，每日 3 次，连服 3 日。治疗婴幼儿腹泻 257 例，显效 69 例，有效 123 例，无效 47 例，总有效率 89.1%[1]。

2. 治疗过敏性紫癜　鲜鸡眼草 60 g（10 岁以下儿童15～30 g），每日 1 剂，水煎早晚各服 1 次，7 d 为 1 个疗程，服用 1 个疗程未痊愈者，可继服第二个疗程。共治疗 33 例，服药1～2 个疗程后，痊愈 19 例，显效 9 例，有效 3 例，无效 2 例。总有效率为 93.90%[2]。

2506 鸡翎草 jī líng cǎo（《内蒙古中草药》）

【异名】 长肉芽草（《内蒙古中草药》）。

【基原】 为豆科棘豆属植物多叶棘豆的全草。

【原植物】 多叶棘豆 *Oxytropis myriophylla*（Pall.）DC.［*Phaca myriophylla* Pall.］　又名：狐尾藻棘豆（《中国主要植物图说·豆科》）。

多年生草本，高 20～30 cm。根长而粗壮。无地上茎或茎极缩短。叶为轮生小叶的复叶，长 10～20 cm，通常有 25～32 轮，每轮有小叶（6）4～8（10）片；托叶卵状披针形，膜质，下部与叶柄合生，密被黄色长柔毛。叶片线状披针形，先端渐尖，干后边缘反卷，两面密被长柔毛。总状花序生于花葶顶端，约有 10 余朵花；花梗极短或近无梗；苞片披针形，比萼短；萼筒状，长 8～12 mm，宽 3～4 mm，萼齿 5，条形，苞片及萼均被长柔毛；花淡红紫色，长 2～2.5 cm，旗瓣长圆形，先端圆形或微凹，基部渐狭成爪，翼瓣和龙骨瓣均短于旗瓣，龙骨瓣先端有长而尖的喙；雄蕊 10，二体，（9）＋1；子房圆形，被毛。荚果披针状长圆形，先端具喙，表面密被长柔毛，内具较厚的假隔膜。花期 5～6 月，果期 7～8 月。

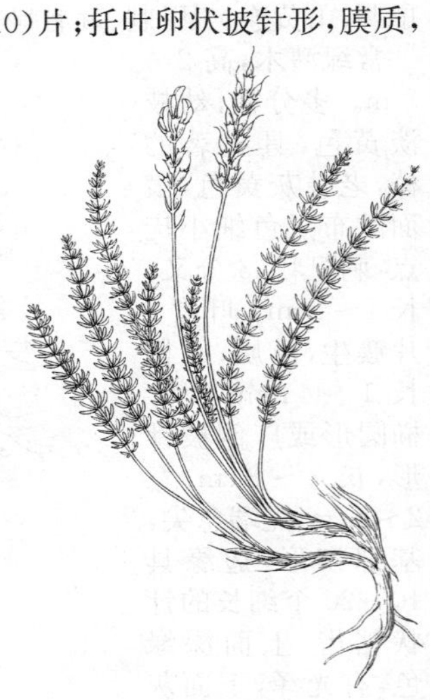

多叶棘豆

生于海拔 1 700 m 的山坡、平缓草原、丘陵、干河沟、沙丘上。分布于华北、东北。

【采收加工】 7～9 月采收全草，晒干。

【药材】 鸡翎草 *Herba Oxytropis Myriophyllae*　产于河北、内蒙古等地。

性状　皱缩成团，全株密被长柔毛。主根粗壮，长 6～10 cm，有分枝。湿润展平后，羽状复叶丛生在根茎上，小叶对生或数片轮生，25～30 轮；小叶片线形或披针形。总状花序，花排列紧密，淡紫色，总花梗长于叶。荚果椭圆形，被长柔毛，先端具 10 mm 长的喙。气微，味微苦、甘。

【成分】 含黄酮类：山柰酚-3-O-〔β-L-吡喃鼠李糖基（1→6）-β-D-吡喃葡萄糖基〕-7-O-α-L-吡喃鼠李糖苷｛oxytroside，kaempferol-3-O-〔β-L-rhamnopyranosyl（1→6）-β-D-glucopyranosyl〕-7-O-α-L-rhamnoside｝[1]。

花含三种黄酮苷：乙酰狐尾藻苷（acetyloxymyrioside），狐尾藻苷（oxymyrioside）和香豆酰异狐尾藻苷（coumaroylisooxymyrioside）[2]。

【药理】 抗氧化作用　鸡翎草（多叶棘豆）体外有一定的清除和抑制超氧阴离子、羟自由基和脂质过氧化物生成的能力[1]。

【药性】 甘，寒。

【功用主治】 清热解毒，消肿止血。主治流感，咽喉肿痛，痈疮肿毒，跌扑损伤，瘀血肿胀，各种出血。

【用法用量】 内服：煎汤，6～9 g；或研末，2～3 g。外用：研末敷；或煎水洗。

【选方】 治咽喉肿痛　瞿麦、草乌叶、多叶棘豆各等分。共为细末。每服 2.4～3 g，水煎，连渣温服或开水送服，每日 2 次。

2507 鸡脚刺 jī jiǎo cì（江西《草药手册》）

【异名】 三颗针（《四川常用中草药》），九莲小檗（《经济植物手册》），鸡足黄连（云南）。

【基原】 为小檗科小檗属植物豪猪刺的根或茎。

【原植物】 豪猪刺 *Berberis julianae* Schneid.　又名：老

至卵状披针形，先端急尖至渐尖，基部由无耳（最下部的叶）至有耳抱茎而沿棱下延，叶缘具不整齐的小刺。穗状花序短或成头状；苞片卵形，膜质；萼筒状，有腺毛，长于花冠，花后膨大，有5棱，棱间非膜质，先端5齿裂，裂片两侧有具柄的腺毛，结果时萼筒的棱脊上生出鸡冠状突起；花冠狭钟状，5裂，粉红色或淡蓝紫色；雄蕊5，花丝基部扩大，花药淡红色，花丝白色；子房1室。蒴果环裂，暗红褐色，有5条淡色条纹。种子红褐色。花期7～8月，果期7～9月。

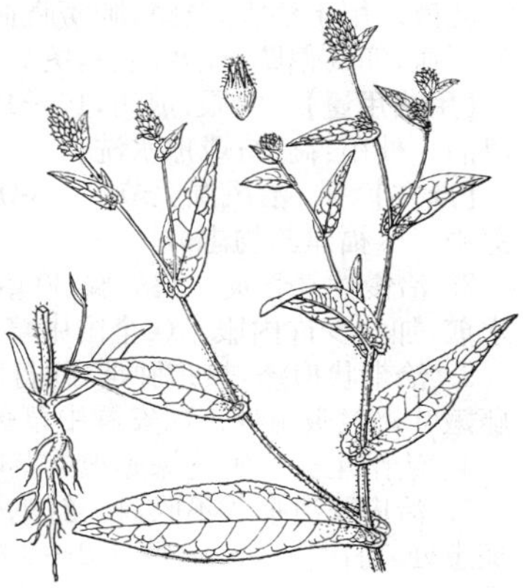

鸡娃草

生于海拔2 000～3 500 m的山坡、路边、沟渠旁、田间。分布于西北及四川、西藏等地。

【采收加工】 7～8月采收，鲜用或晒干研粉。

【成分】 叶含白花丹素（plumbagin）[1]。

【药性】 《青海常用中草药手册》："苦，寒。"

【功用主治】 杀虫止痒，腐蚀疣痣。主治体癣，头癣，手足癣，神经性皮炎，疣痣。

1.《青海常用中草药手册》："解毒，杀虫。主治足癣，头癣，体癣，手癣。"

2.《陕甘宁青中草药选》："杀虫止痒。主治神经性皮炎，牛皮癣。"

【用法用量】 外用：鲜草捣糊，湿敷局部；浸酒涂；研末制成油膏涂敷。

【选方】 1. 治足癣、头癣、体癣、手癣　鸡娃草60 g，加95%乙醇适量。浸泡5 d，外涂患处。（《青海常用中草药手册》）

2. 治神经性皮炎，牛皮癣　鲜鸡娃草，捣烂成糊状，湿敷局部，每日2次，3～7 d为1个疗程。（《陕甘宁青中草药选》）

3. 治疣痣，恶肉　蓝雪草茎叶，晒干碾末，调制成油膏涂敷。（《高原中草药治疗手册》）

2505 鸡眼草 jī yǎn cǎo （《救荒本草》）

【异名】 掐不齐（《救荒本草》），人字草（《本草求原》），小蓄片（《南京民间草药》），妹子草、红花草、地兰花（《中医药实验研究》），满路金鸡、细花草（《贵州民间药物》），鸳鸯草、夜关门、铺地龙（《湖南药物志》），蚂蚁草（《上海常用中草药》），花花草、夏闭草、白萹蓄（《浙江民间常用草药》），红骨丹（《福建中草药》）。

【基原】 为豆科鸡眼草属植物鸡眼草和竖毛鸡眼草的全草。

【原植物】 1. 鸡眼草 *Kummerowia striata*（Thunb.）Schneidl.［*Hedysarum striata* Thunb.］　又名：公母草（《植物名实图考》），三叶人字草（《广西本草选编》）。

一年生草本，高10～30 cm。茎直立，斜升或平卧，基部多分枝，茎及枝上疏被向下倒生的毛。叶互生；托叶膜质；三出复叶，小叶被缘毛；叶片倒卵形或长圆形，长5～20 mm，宽3～7 mm，先端圆形，有时凹入，基部近圆形或宽楔形，两面中脉及边缘有白色长硬毛。花通常1～2朵腋生，稀3～5朵；花梗基部有2苞片，不等大；萼基部具4枚卵状披针形小苞片；花萼钟形，萼齿5，宽卵形，带紫色；花冠淡红紫色，长5～7 mm，旗瓣椭圆形，先端微凹；雄蕊10，二体。子房椭圆形，花柱细长，柱头小。荚果宽卵形或椭圆形，稍扁，长3.5～5 mm，顶端锐尖，成熟时与萼筒近等长或长达1倍，表面具网纹及毛。种子1颗。花期7～8月，果期8～9月。

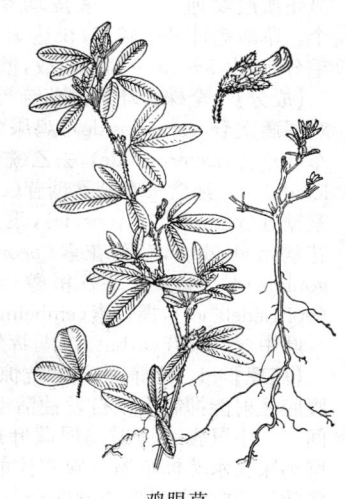

鸡眼草

生于林下、田边、路旁，为习见杂草。分布于东北、华北、华东、中南、西南各地。

2. 竖毛鸡眼草 *K. stipulacea*（Maxim.）Makino　又名：长萼鸡眼草（《中国高等植物图鉴》）。

与上种主要区别：枝和茎常有稀疏向上的柔毛；托叶有短缘毛；花梗有毛；萼较成熟的荚果短3～4倍；成熟的种子平滑黑色。

生于山地、丘陵、田野，为常见杂草。分布于华北、东北、华东、中南、西南、西北等地。

【采收加工】 7～8月采收，鲜用或晒干。

【药材】 鸡眼草 *Herba Kummerowiae*　产于东北、河北、山东、江苏、浙江、江西、湖北、湖南、福建、广东、云南、贵州、四川等地。

性状　鸡眼草　茎枝圆柱形，多分枝，长5～30 cm，被白色向下的细毛。三出复叶互生，叶多皱缩，完整小叶长椭圆形或倒卵状长椭圆形，叶端钝圆，有小突刺，叶基楔形；沿中脉及叶缘疏生白色长毛，托叶2片。花腋生，花萼钟状，深紫褐色，蝶形花冠浅玫瑰色，较萼长2～3倍。荚果卵状矩圆形，顶端稍急尖，有小喙，长达4 mm。种子1粒，黑色，具不规则褐色斑点，气微，味淡。

竖毛鸡眼草　茎多分枝，较粗壮，长10～25 cm，疏被向上生长的硬毛。三小叶，完整小叶倒卵形或椭圆形，叶端圆或微凹，具短尖，叶基楔形；上面无毛，下面中脉及叶缘有白色长硬毛。花簇生于叶腋，花梗有白色硬毛，花萼钟状，花冠暗紫色。荚果卵形，长约3 mm。种子黑色，平滑。

鉴别　茎横切面：表皮细胞1列，细胞多为椭圆形，外被角质层，尚有非腺毛或其残基。表皮下可见1～3列细胞组成的厚角组织，常连续成环。韧皮部外侧具帽状纤维束，其周围可见草酸钙方晶，纤维壁微木化。形成层成波状环。木质部纤维众多，其束间形成层内方几全为纤维束，细胞壁木化。髓部宽大。

叶表面制片：上表皮细胞垂周壁浅波状弯曲。下表皮细胞垂周壁波状弯曲。上下表皮均有平轴式气孔。非腺毛常为2(1～3)个细胞，基部细胞甚短，顶细胞长，先端渐尖，壁密生壁疣。

叶表面观：表皮细胞多角形，垂周壁较平直，平周壁有明显角质层纹理。上、下表皮均有平轴式气孔，副卫细胞2个。草酸钙针晶束较多，长达150 μm。叶脉部分常有非腺毛分布，由3～15个细胞组成，壁具角质层纹理。

【成分】 全株含环烯醚萜苷类：鸡屎藤苷(paederoside)，鸡屎藤次苷(scandoside)，鸡屎藤苷酸(paederoside acid)，车叶草苷(asperuloside)，去乙酰车叶草苷(deacetyl asperuloside)[1]。还含矢车菊素糖苷(cyanidin glycoside)，矮牵牛素糖苷(petunidin glycoside)，飞燕草素(delphinidin)，锦葵花素(malvidin)，芍药花素(peonidin)，蹄纹天竺素(pelargonidin)[2]，含β及γ-谷甾醇(sitosterol)[3]，表无羁萜醇(epifriedelanol)，摁贝素(embelin)及一饱和羰基混合物[4]。

叶中含熊果苷(arbutin)[5]，挥发油[6]。

【药理】 1. 镇静、镇痛和抗惊厥作用　鸡屎藤总生物碱腹腔注射能抑制小鼠自发性活动，延长戊巴比妥钠睡眠时间[1]。小鼠腹腔注射鸡屎藤叶或根，提高热板法痛阈[2]。鲜鸡屎藤水蒸馏浓缩液腹腔注射，对电刺激小鼠法也有镇痛效果，并对戊四唑诱发的小鼠惊厥有保护作用[3]。总挥发油经过精馏后获得的主要成分之一——二甲基二硫化物对家兔腘神经电位发放具有兴奋-抑制双相效应，阻滞蟾蜍外周神经干兴奋传导，抑制心率和脑电活动，易化青霉素所致大鼠大脑皮层癫痫放电，这可以导致动物产生惊厥。部分动物用药后出现呼吸抑制、心率减慢、心电图波形改变以及一过性脑波等电位现象，提示其有中枢神经毒作用。因此，鸡屎藤抗惊厥作用可能是阻滞外周神经干的肌肉松弛，而非中枢抗惊厥作用[4,5]。

2. 抗菌作用　鸡屎藤煎剂体外抑制金黄色葡萄球菌和福氏痢疾杆菌，浸膏对金黄色葡萄球菌及肺炎链球菌也有抑菌作用。小鼠腹腔注射鲜鸡屎藤注射液，对腹腔感染大肠杆菌、福氏痢疾杆菌均有保护作用[6]。

3. 对平滑肌作用　鸡屎藤总生物碱能抑制肠肌收缩，拮抗乙酰胆碱所致的肠肌挛缩[1]。注射液能拮抗组胺所致的肠肌挛缩，但对氯化钡引起的肠肌挛缩无效[7]。

4. 其他作用　鸡屎藤注射液和乙醚提取物对蟾蜍坐骨神经腓肠肌标本，均有传导阻滞的局麻作用[7]。体外EB病毒激活实验中，鸡屎藤酒精提取物与鸡屎藤苷有抗肿瘤促进作用[8]。鸡矢藤(鸡屎藤)粉或其浸膏口服液口服，对小鼠四氯化碳肝损伤仅有轻微保护作用[9]。

【药性】 甘、微苦，平。

1.《本草求原》："苦、辛，温。"

2.《岭南采药录》："味辛、苦，平。"

3.《岭南草药志》："味微甘、微涩，性平。根涩性较大而微苦，性微温。"

【功用主治】 祛暑利湿，消积，解毒。主治中暑，风湿痹痛，食积，小儿疳积，痢疾，黄疸，肝脾肿大，瘰疬，肠痈，脚气，烫伤，湿疹，皮炎，跌打损伤，蛇咬蝎螫。

1.《生草药性备要》："其头治新内伤，煲肉食，补虚益肾，除火补血；洗疮止痛，消热散毒。其叶擂末加糖煎食，止痢。"

2.《李氏草秘》："煎洗腿足诸风，寒湿痛，拘挛不能转舒。"(引自《纲目拾遗》)

3.《纲目拾遗》："中暑者以根、叶作粉食之。虚损者杂猪胃煮服。""治瘰疬用根煎酒，未破者消，已溃者敛。"

4.《本草求原》："理脚湿肿烂，蛇伤。根解洋烟积。"

5.《植物名实图考》："为洗药，解毒，去风，清热，散寒。""敷无名肿毒，并补筋骨。"

6.《岭南草药志》："预防暑毒，消肠胃积滞，化五淋；固阴气耗散。用于痢疾，黄疸，肺痨咯血，咳嗽，百日咳，胃痛，大便下血，疝气偏坠，风寒湿痹，烫火伤，毒蛇咬伤。"

【用法用量】 内服：煎汤，10～15 g，大剂量30～60 g；或浸酒。外用：捣敷；或煎水洗。

【选方】 1. 治风湿关节痛　鸡屎藤、络石藤各30 g。水煎服。(《福建药物志》)

2. 治慢性气管炎　鸡矢藤30 g，百部15 g，枇杷叶10 g。水煎，加盐少许内服。(《全国中草药汇编》)

3. 治带状疱疹，热疖肿毒，跌打肿痛，毒蛇咬伤　鲜鸡矢藤嫩叶捣烂敷患处。(《安徽中草药》)

4. 治阑尾炎　鲜鸡屎藤根或茎叶30～60 g。水煎服。

5. 治皮肤溃疡久不收口　鲜鸡矢藤叶或嫩芽适量，捣烂搽患处，每次搽5 min，每日2～3次，连用7 d。(1、2方出自《全国中草药汇编》)

6. 治神经性皮炎　鲜鸡矢藤叶揉烂擦患处。(《安徽中草药》)

【临床报道】 1. 治疗慢性骨髓炎　用鸡屎藤30 g，红孩儿15 g，加蔗糖为引制成的鸡红汤内服，每日2～3次。有脓者用鸡荞粉外敷疮口，每日1次；有死骨者用樟蜣散外敷疮口，每日1次。有窦道或瘘管者，加用红升丹药线插窦道及瘘管中。治疗198例，结果痊愈63例，显效87例，有效31例，无效17例。临床治愈时间最短58 d，最长370 d，平均90 d[1]。

2. 减轻急性肾衰竭肾功能损伤　鸡矢藤注射液30 ml，加5%葡萄糖注射液250 ml静脉滴注，苄胺唑啉10 mg加5%葡萄糖注射液250 ml静脉滴注，每日1次，共用14 d。对照组单用苄胺唑啉静脉滴注，用法同观察组。两组均配合利尿及纠正水电解质失衡对症处理，但不用HD治疗。确诊ARF住院患者(非少尿型ARF除外)共30例，其中因鱼胆中毒14例，毒蕈中毒12例，流行性出血热4例。随机分为观察组与对照组各15例。结果观察组血尿素氮、血清肌酐的升高明显低于对照组，说明鸡矢藤注射液对减轻肾功能损害、促进肾功能恢复有一定作用[2]。

3. 治疗电光性结膜炎　用鸡屎藤2000 ml蒸馏液(每1 ml含生药5 g)，加入黄连素2 g，梅片1 g，氯化钠适量，配制成等渗液，调节pH为7～7.4，制成复方鸡屎藤眼药水。每眼点2～3滴，频频滴眼。治疗100例，眼痛、羞明等症状均于当日消失，检查结膜充血明显减轻以至消失，未见不良反应[3]。

2504 鸡娃草 jī wá cǎo
(《陕甘宁青中草药选》)

【异名】 蓝雪草、小蓝雪草(《高原中草药治疗手册》)，刺矶松(《青海常用中草药手册》)。

【基原】 为白花丹科小蓝雪花属植物鸡娃草的全草。

【原植物】 鸡娃草 *Plumbagella micrantha* (Ledeb.) Spach [*Plumbago micrantha* Ledeb.]　又名：小蓝雪花(《中国种子植物科属辞典》)。

一年生草本，高20～40 cm。茎直立或斜上，通常有6～9节，基节以上均可分枝，有条棱，紫红色或绿色，沿棱有稀疏小皮刺。单叶互生；茎下部的叶片披针形，长2～10 cm，宽1～3 cm，先端渐尖，基部箭形或耳形而抱茎，全缘或近全缘；中部叶最大，下部叶片上部最宽，匙形至倒卵状披针形，愈向茎的上部叶片渐变为中部最宽至基部最宽，狭披针形

9. 治黄疸　鸡矢白、小豆、秫米各二分。捣筛为末，分为三服，黄汁当出，此通治面目黄。(《补阙肘后方》)

10. 治反胃吐食　乌骨鸡一只，与水饮四五日，勿与食，将五蒲蛇二条，竹刀切与食，待鸡下粪，取阴干，为末，水丸米粟大，每服一分，桃仁汤下五七服。(《证治发明》)

11. 治耳聋　鸡矢白半升(熬令黄色)，乌豆一升(熬令爆声绝)。上二味，先取无灰酒二升，及热以沃之，良久，滤去滓，分温服，厚取汗，其耳如鼓鞞，勿讶。(孟诜《必效方》)

12. 治产后小便不禁　鸡屎烧作灰研细，空腹，酒服方寸匕。(《广济方》)

13. 治小儿腹胀黄瘦　干鸡矢一两，丁香一钱。为末，蒸饼丸，小豆大，每米汤下十丸，日三服。(《活幼全书》)

【临床报道】 1. 治疗肩关节周围炎　取鸡屎、麦麸各半斤，放锅内用慢火炒热时加乙醇，混匀后用布包好敷于患处，热散后取下。次日可再炒热后加酒精使用，连用 4～5 次后弃去。每日 1 次，7～10 d 为 1 个疗程。治疗肩关节周围炎 15 例，有的病程近 3 年，经治 7 次即愈，观察 2 年未再复发。此外，亦用于治疗腰肌劳损，急性腰扭伤及其他关节炎[1]。

2. 治疗角膜瘢痕　将公鸡粪焙干，取白色部分研末，按 0.1 g 与人乳 2 ml 的比例混合制成白色乳剂，装入滴眼瓶内滴眼(人乳易变性，最好用时配制)，每日 4～6 次。用时必须摇匀。同时配用蝉衣或蚕衣冲茶服。治疗 42 例，疗效尚好。有 1 例双目角膜斑翳，治疗 40 d，视力由半尺指数上升到 1.0，观察半年，未见退步，且白斑已大部吸收成为很薄的云翳；有的角膜白斑很厚，经治 54 d 角膜大部分透明，只留下轻度浑浊，视力由 0.03 进步到 0.1[2]。

【各家论述】 1.《纲目》："蛊胀生于湿热，亦有积滞成者，鸡屎能下气消积，通利大小便，故治臌胀有殊功，此岐伯方也。"

2.《长沙药解》："鸡屎白，性微寒，利水而泄热，达木而舒筋。《金匮》鸡屎白散治转筋为病，臂脚直，脉上下为弦，转筋入腹。筋司于肝，水寒土湿，肝木不舒，筋木挛急，则病转筋。鸡屎白利水道而泄湿寒，则木达而筋舒也。"

3.《医林纂要》："鸡屎用雄者。《内经》以鸡矢醴治蛊胀，取其降浊气，燥脾湿，软坚去积，又能下达以去太阴之结，且能杀百蛊毒。凡小儿食癖皆可随所嗜作引以治之。打跌伤，酒和鸡屎白饮之，瘀即散而筋骨续矣。"

2503 鸡屎藤 jī shǐ téng (《生草药性备要》)

【异名】 女青、主屎藤(《质问本草》)，却节(《李氏草秘》)，皆治藤、臭藤根(《纲目拾遗》)，牛皮冻(《植物名实图考》)，臭藤(《天宝本草》)，毛葫芦(《岭南采药录》)，五香藤、臭狗藤(《民间常用草药汇编》)，香藤、母狗藤(《四川中药志》)，狗屁藤(《中国药用植物图鉴》)，清风藤(《福建中草药》)，臭屎藤(《云南文山中草药》)，鸡脚藤(《云南中草药选》)，解暑藤(《全国中草药汇编》)，大鸡屎藤、鸭屎藤(《万县中草药》)，苦藤、玉明砂(《福建药物志》)，鸡屙藤(《浙江药用植物志》)，雀儿藤(《广西药用植物名录》)。

【基原】 为茜草科鸡矢藤属植物鸡矢藤的全草或根。

【原植物】 鸡矢藤 *Paederia scandens* (Lour.) Merr.

多年生草质藤本，长 3～5 m。基部木质，多分枝。叶对生；叶柄长 1.5～7 cm；托叶三角形，长 2～3 mm，早落；叶片卵形、椭圆形、长圆形至披针形，长 5～15 cm，宽 1～6 cm，先端急尖至渐尖，基部宽楔形，两面无毛或下面稍被短柔毛；叶纸质，新鲜揉之有臭气。聚伞花序排成顶生的带叶的大圆锥花序或腋生而疏散少花；花紫色，几无梗；萼狭钟状；花冠筒长 7～10 mm，先端 5 裂，镊合状排列，内面红紫色，被粉状柔毛；雄蕊 5；子房下位，2 室。浆果球形，成熟时光亮，草黄色。花期 7～8 月，果期 9～10 月。

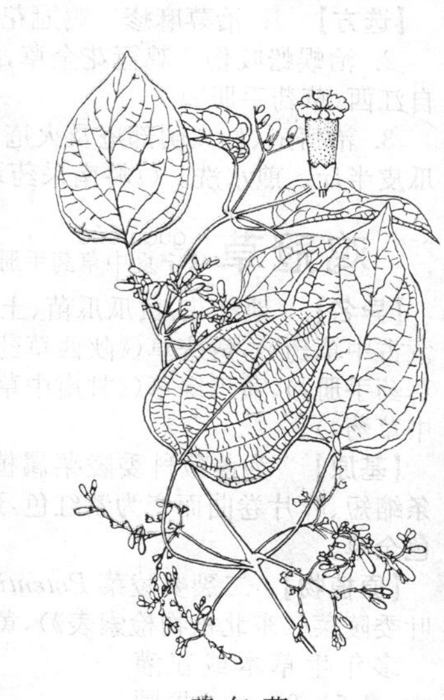

鸡矢藤

生于溪边、河边、路边及灌木林中，常攀缘于其他植物或岩石上。广布于长江流域及其以南各地。

本植物果实(鸡屎藤果)亦供药用，另设专条。

【栽培】 生物学特性　喜温暖湿润条件。土壤以肥沃、深厚、湿润的砂质壤土为好。

繁殖方法　种子繁殖或扦插繁殖。种子繁殖：在 10～11 月采成熟果实，堆积腐烂，搓去果皮，用湿沙贮藏备用。3～4 月播种，整地开 1.3 m 宽的畦，按行窝距各约 33 cm 挖窝，点播种子 10 粒左右。扦插繁殖：在 2～3 月，选二年生老藤，剪成 25～30 cm 长有 3 节以上的插条，在 1.3 m 畦上按行窝距各 33 cm 挖窝，每窝栽 3 根插条，填土压紧。注意淋水，保持土壤湿润。

田间管理　苗高 5 cm 时匀苗、补苗，每窝留苗 2～3 株，并中耕除草、追肥，藤长 30 cm 左右时，再中耕除草、追肥 1 次，同时要插支柱，以供攀缘，9～10 月收割后，再行中耕除草，追肥 1 次过冬，以后每年管理与第一年相同，肥料春夏可用人畜粪水，冬季可用堆肥。

【采收加工】 9～10 月，割取地上部分，晒干或晾干；或挖根，切片，晒干。

【药材】 鸡矢藤 *Herba Paederiae Scandentis*　产于长江流域及其以南各地。

性状　茎呈扁圆柱形，稍扭曲，无毛或近无毛，老茎灰棕色，直径 3～12 mm，栓皮常脱落，有纵皱纹及叶柄断痕，易折断，断面平坦，灰黄色；嫩茎黑褐色，直径 1～3 mm，质韧，不易折断，断面纤维性，灰白色或浅绿色。叶对生，多皱缩或破碎，完整者展平后呈宽卵形或披针形，先端尖，基部楔形、圆形或浅心形，全缘，绿褐色，两面无柔毛或近无毛；叶柄无毛或有毛。聚伞花序顶生或腋生，前者多带叶，后者疏散少花，花序轴及花均被疏柔毛，花淡紫色。气特异，味微苦、涩。

鉴别　幼茎横切面：表皮细胞 1 列，外壁稍增厚，被角质层；有的可见非腺毛残基。皮层 7～8 列细胞，外侧 1～2 列为厚角细胞，维管束外韧型。韧皮部有油细胞，韧皮部外侧有纤维，单个或数个成群断续排列成环，壁非木化。木质部导管常数个至十数个相聚成 12～14 个导管群，木纤维发达，木薄壁细胞稀少。髓部较大，呈长圆形。本品薄壁细胞含草酸钙针晶。

老茎横切面：韧皮部外侧可见木栓层，木质部呈圆形环，髓部扁圆形，略偏心形。

水洗。

【选方】 1. 治荨麻疹　鸡冠花全草，水煎，内服外洗。

2. 治蜈蚣咬伤　鸡冠花全草，捣烂敷患处。(1、2方出自江西《草药手册》)

3. 治痔疮、妇人阴部疮及火疮　鸡冠花茎叶一二斤，冬瓜皮半斤。煎水洗。(《岭南采药录》)

2501 鸡冠草 jī guān cǎo (《宁夏中草药手册》)

【异名】 地红花、黄瓜瓜苗、土地榆、二裂叶委陵菜(《内蒙古中草药》)，痔疮草(《陕西草药》)，二裂翻白草(《宁夏中草药手册》)，黄瓜绿草(《甘肃中草药手册》)，花椒草(《西宁中草药》)。

【基原】 为蔷薇科委陵菜属植物二裂委陵菜因病态枝条缩短、叶片卷曲而变为紫红色，形如鸡冠花样疣状物的红色全草。

【原植物】 二裂委陵菜 *Potentilla bifurca* L.　又名：叉叶委陵菜(《东北植物检索表》)，黄丝瓜草、老虎蹄(陕西)。

多年生草本或亚灌木，高5～20 cm。根圆柱形，纤细，木质。花茎直立或上升，密披疏柔毛或微硬毛。羽状复叶，小叶5～8对，常对生，稀互生，最上面2～3对小叶基部下延与叶轴汇合；叶柄被疏柔毛或微硬毛，小叶片无柄；基生叶托叶膜质，褐色，外被微硬毛，茎生叶托叶草质，卵状椭圆形，常全缘稀有齿；小叶片椭圆形或倒卵椭圆形，长0.5～1.5 cm，宽0.4～0.8 cm，先端常2裂，稀3裂或不裂，基部楔形或宽楔形，两面被伏生疏柔毛。聚伞花序近伞房状，顶生；花两性；萼片5，卵圆形，先端急尖；副萼片5，椭圆形，先端急尖或钝，比萼片短或近等长，外被疏柔毛；花瓣5，倒卵形，先端圆钝，黄色；雄蕊通常20；雌蕊多数，心皮沿腹部有稀疏柔毛，花柱侧生，棒形，柱头扩大。瘦果表面光滑。花、果期5～9月。

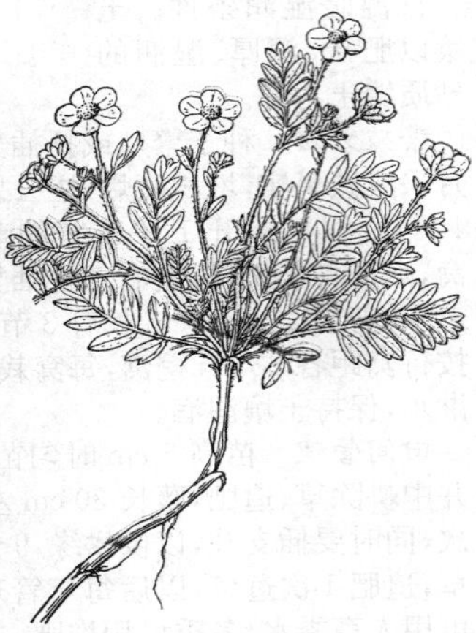

二裂委陵菜

生于海拔800～3 600 m的地边、道旁、沙滩、山坡草地、黄土坡上、半干旱荒漠草原及疏林下。分布于华北、东北、西北及四川等地。

【采收加工】 7～10月采病态枝叶，扎成把晒干。

【药性】 甘、微苦，微寒。

1.《宁夏中草药手册》："甘，凉。"

2.《甘肃中草药手册》："苦，微寒。"

【功用主治】 凉血，止血，解毒。主治崩漏，产后出血，痢疾，痔疮。

1.《宁夏中草药手册》："凉血，止血。主治子宫出血。"

2.《陕西草药》："治痔。"

3.《陕甘宁青中草药选》："治痢疾。"

【用法用量】 内服：煎汤，15～30 g。外用：鲜叶捣敷。

【选方】 1. 治妇女崩漏　黄瓜绿草6～9 g。水煎调红糖服。(《甘肃中草药手册》)

2. 治产后出血　地红花15～30 g，水煎。黄酒为引，温服。(《内蒙古中草药》)

3. 治痔疮　痔疮草酌量，捣烂敷于肛门，用手指多次揉捻。(《陕西草药》)

2502 鸡屎白 jī shǐ bái (《本经》)

【异名】 鸡矢(《素问》)，鸡子粪(《本草经集注》)，鸡粪(《千金方》)。

【基原】 雉科雉属动物家鸡 *Gallus gallus domesticus* Brisson 粪便上的白色部分。

【药性】 苦、咸，凉。归膀胱经。

1.《别录》："微寒。"

2.《纲目》："微寒，无毒。"

3.《医林纂要》："苦、咸，寒。"

4.《长沙药解》："入膀胱经。"

【功用主治】 利水，泄热，祛风，解毒。治臌胀积聚，黄疸，淋证，风痹，破伤中风，筋脉挛急。

1.《本经》："主消渴，伤寒，寒热。"

2.《别录》："破石淋及转筋，利小便，止遗溺，灭瘢痕。"

3.《本草拾遗》："和黑豆炒浸酒，主贼风、风痹，破血。"又："炒服之，主虫咬毒。"

4.《日华子》："治中风失音，淡(痰)逆，消渴，破石淋，利小便余沥，敷疮痍，灭瘢痕。炒服，治小儿客忤，朱雄鸡粪治白虎风，并敷痛风。"

5.《品汇精要》："丹雄鸡屎白敷蚰蜒咬良，又烧研水服方寸匕，疗食药中毒，发狂、闷、吐下欲死，及疗妒乳并乳头破裂及痈肿。"

6.《纲目》："下气，通利大小便，治心腹臌胀，消癥瘕。以水淋汁服，解金银毒。以醋和涂蜈蚣、蚯蚓咬毒。"

【用法用量】 内服：晒干，文火焙炒，炒时洒入白酒少许，研末为丸散，3～6 g，或浸酒。

【选方】 1. 治臌胀心腹满，旦食则不能暮食　腊月干鸡矢白半斤。袋盛，以酒醅一斗，渍七日。温服三杯，日三；或为末服二钱亦可。(《素问》鸡矢醴。用量、制法、服法据《纲目》引何大英补)

2. 治茎中有石　取鸡矢白半斤，暴干，熬之令香，捣筛为散。以酪浆饮方寸匕，日三服，到一二日当下石。(《范汪方》)

3. 治小儿血淋　鸡矢尖白如粉者，炒研，糊丸绿豆大。每服三五丸，酒下四五次。(《纲目》)

4. 治身体角弓反张，四肢不随，烦乱欲死者　清酒五升，鸡矢白一升(捣、筛)。合和扬之千遍，乃饮之，大人服一升，日三，少小五合。(《补缺肘后方》)

5. 治产后中风及百病，并男子中一切风　鸡粪一升(熬令黄)，乌豆一升(熬令声绝不焦)。上二味，以清酒三升半，先淋鸡粪，次淋豆取汁，一服一升，温服取汗，病重者凡四五日服之。(《千金方》鸡粪酒)

6. 治转筋之为病，其人臂脚直，脉上下行，微弦，转筋入腹者　鸡屎白，为散，取方寸匕，以水六合，和温服。(《金匮要略》鸡屎白散)

7. 治妒乳及痈　鸡屎为末，服方寸匕，须臾，三服。(《经效产宝》)

8. 治瘰疬瘘横阔作头状，若杏仁形　雄鸡屎灰，腊月猪脂和封之。(《千金方》)

病虫害防治　虫害有蛞蝓、跳蚲，可在清晨撒生石灰粉防治。

【采收加工】　当年8～9月采收。把花序连一部分茎秆割下，捆成小把晒或晾干后，剪去茎秆即成。

【药材】　鸡冠花 *Flos Celosiae Cristatae*　全国大部分地区均产。

性状　穗状花序多扁平而肥厚，似鸡冠状。长8～25 cm，宽5～20 cm。上缘宽，具皱褶，密生线状鳞片，下端渐狭小，常残留扁平的茎。表面红色、紫红色或黄白色。中部以下密生多数小花，各小花宿存的苞片及花被片均呈膜质。果实盖裂，种子圆肾形，黑色，有光泽。体轻，质柔韧。气无，味淡。

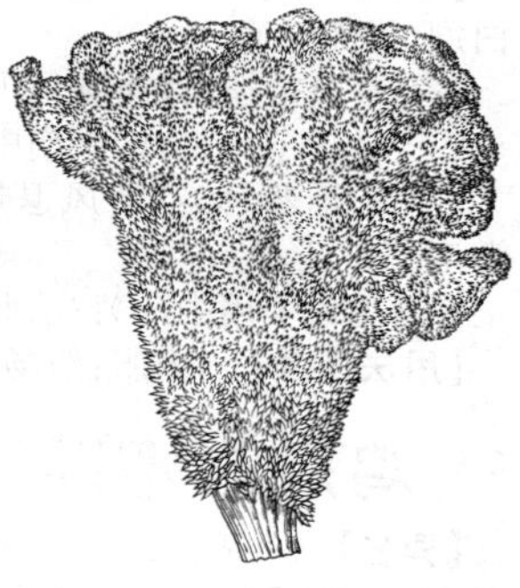

鸡冠花药材

鉴别　粉末特征：苞片细胞排列整齐，壁薄，微作波状弯曲。花被下表皮细胞作波状突起，细胞形状模糊，几不可辨，有时在花被的基部，可见散在的气孔。非腺毛由数个细胞组成，壁薄，顶端细胞微有皱缩。花粉粒极少，圆球形，外壁微有纵直纹理。

【成分】　花含山柰苷(kaempferitrin)，苋菜红苷(amaranthin)，松醇(pinite)及多量硝酸钾[1]。黄色花序中含微量苋菜红素，红色花序中主要含苋菜红素[1]。

【药理】　1. 对生殖系统的作用　鸡冠花注射液宫腔内给药，对已孕小鼠、豚鼠和家兔等有中期引产作用[1]。鸡冠花水浸液增强兔与豚鼠子宫肌收缩力[2]。试管法证明鸡冠花煎剂对人阴道毛滴虫有杀灭作用[3]。

2. 降脂作用　鸡冠花乙醇提取物灌胃，降低高脂模型大鼠血清总胆固醇(TC)，升高血清高密度脂蛋白胆固醇，预防脂肪肝；并使模型大鼠血清和肝脏铜下降、锌升高，血清钙、铁无显著变化，但肝脏铁升高、钙下降[4, 5]。鸡冠花提取物灌胃，还增加高脂大鼠红细胞超氧化物歧化酶(SOD)水平，降低动脉壁TC、丙二醛(MDA)及血清LDH、钙含量[6]。

3. 抗凝作用　鸡冠花液灌胃，缩短家兔凝血时间，增高血中维生素C和钙质量浓度[7]。小鼠灌胃鸡冠花水煎剂，缩短出血时间。家兔给以鸡冠花水煎剂，凝血酶原时间、血浆复钙时间等缩短，优球蛋白溶解时间延长[8]。

4. 对骨代谢的影响　鸡冠花提取物乙醇喂饲，提高氟中毒大鼠体重，降低肝MDA、尿羟脯氨酸、尿氟含量，减少饮食高氟对大鼠骨代谢影响[9]。鸡冠花黄酮类化合物促进体外培养新生大鼠颅骨成骨细胞的增殖、分化及矿化结节形成，并有促进转化生长因子-β_1的分泌和胰岛素生长因子-1的阳性表达的功能，预防骨质疏松症的发生[10, 11]。

5. 抗肿瘤、增强免疫作用　鸡冠花水煎液、搅拌液灌胃，降低肉瘤S_{180}荷瘤小鼠的瘤重，提高胸腺和脾脏重量[12]。鸡冠花水提液灌胃，增强小鼠特异和非特异性免疫功能，对环磷酰胺所致的免疫损伤有恢复和保护作用[13]。

6. 其他作用　鸡冠花提取液灌胃，提高D-半乳糖致衰老小鼠血清SOD、谷胱甘肽过氧化物酶活性及总抗氧化能力，降低MDA和肝脏脂褐质含量[14]。鸡冠花提取液灌胃，增强小鼠耐缺氧、耐高温、游泳实验时间，增加小鼠肌糖原、肝糖原储备[15]。

【药性】　甘、涩，凉。归肝、大肠经。

1.《滇南本草》："味苦、微辛，性寒。"

2.《纲目》："甘，凉，无毒。"

3.《玉楸药解》："入足厥阴肝经。"

4.《药性考》："入肠。"

【功用主治】　凉血止血，止带，止泻。主治诸出血证，带下，泄泻，痢疾。

1.《滇南本草》："止肠风血热，妇人红崩带下。赤痢下血，用红花效；白痢下血，用白花效。"

2.《纲目》："治痔漏下血，赤白下痢，崩中，赤白带下。"

3.《玉楸药解》："清风退热，止衄敛营。治吐血，血崩，血淋诸失血证。"

4.《药性考》："泻肝热，疗痔疮。"

【用法用量】　内服：煎汤，9～15 g；或入丸、散。外用：煎汤熏洗；或研末调敷。

【宜忌】　1.《集效方》："忌鱼腥猪肉。"

2.《本草用法研究》："湿滞未尽者，不宜早用。"

3.《生草药性备要》："白者可同冬瓜皮洗痔疮，最效。"

【选方】　1. 治小儿痔疮下血不止及肠风下血　鸡冠花(焙令香)一两，棕榈(烧灰)二两，羌活一两。上件药捣细罗为散，每服以粥调下半钱，日三四服。(《圣惠方》鸡冠花散)

2. 治五痔肛边肿痛，或生鼠乳，或穿穴，或生疮，久而不愈，变成漏疮　鸡冠花、凤眼草各一两。上为粗末。每用药半两，水一碗半，煎三五沸，热淋渫患处。(《御药院方》鸡冠散)

3. 治经水不止　红鸡冠花一味，晒干为末。每服二钱，空心酒调下。忌鱼腥猪肉。(《集效方》)

4. 治赤白带下　鸡冠花、椿根皮各15 g。水煎服。(《河北中草药》)

5. 治伤寒鼻衄不止　鸡冠花一两，麝香一分(细研)。上件药，捣细罗为散。与麝香同研令匀。以生地黄汁一合，冷水半盏，搅令匀，不计时候，调下二钱，频服，以瘥为度。(《圣惠方》鸡冠花散)

6. 治肠炎、痢疾　鸡冠花15 g，石榴果皮9 g，刺黄柏6 g。水煎服。(《新疆中草药》)

2500 鸡冠苗 jī guān miáo (《纲目》)

【基原】　为苋科青葙属植物鸡冠花 *Celosia cristata* L. 的茎叶或全草。

【原植物】　参见"鸡冠花"条。

【采收加工】　6～7月采收，鲜用或晒干。

【药理】　对核酸的作用　鸡冠苗中的抗病毒蛋白对酵母菌的核糖体RNA有去嘌呤作用，在兔网织红细胞试验中抑制雀麦草花叶病毒等的转译[1]。

毒性　鸡冠花叶对大鼠灌胃的LD_{50}大于15 000 mg/kg，属无毒类物质[2]。

【药性】　《纲目》："甘，凉，无毒。"

【功用主治】　清热凉血，解毒。主治吐血，衄血，妇人阴疮，崩漏，痔疮，痢疾，荨麻疹。

1.《纲目》："治痔疮及血病。"

2.《岭南采药录》："煎水洗妇人阴部疮及火疮。取叶煎服治痢疾。"

【用法用量】　内服：煎汤，9～15 g。外用：捣敷；或煎

短，边缘被绵状毛；雄蕊约20枚，花丝被微柔毛；雌花萼片5，卵状披针形，外被星状绒毛，边缘有疏离具柄的小腺体；无花瓣；子房球形，直径约3 mm，3室，花柱4深裂，花柱枝12或稀有不完全分裂而仅有10枚。蒴果球形，被锈色星状粗毛。种子阔椭圆形，腹区压扁，褐色。花期2～4月，果期6月。

生于山坡灌丛或空旷荒地上。分布于广东、广西、海南、云南等地。

【采收加工】 5～11月挖根，切片，晒干。

【药材】 鸡骨香 *Radix Crotonis Crassifolii* 产于西南地区。

性状 本品根细长条状，直径2～10 mm，表面黄色或淡黄色，有纵纹及突起，有时栓皮脱落。质脆易断，断面不平坦，纤维性。皮部占半径的1/4～1/3，呈淡黄色。木部黄色。气微香，味苦涩。

【药性】 微苦、辛，温，小毒。

1.《生草药性备要》："味辛、苦，性温。"

2.《广西本草选编》："味微苦，气香，性温，有小毒。"

【功用主治】 理气止痛，祛风除湿。主治脘腹胀痛，风湿痹痛，疝气痛，痛经，咽喉肿痛及跌打肿痛。

1.《生草药性备要》："治咽喉肿痛，心气痛。"

2.《本草求原》："祛风，壮筋骨，消疬。"

3. 广州部队《常用中草药手册》："行气止痛，舒筋活络。治风湿性关节炎，胃及十二指肠溃疡，胃肠功能紊乱，胃肠胀气。外治毒蛇咬伤。"

4.《全国中草药汇编》："治痛经。"

【用法用量】 内服：煎汤，6～15 g；研末0.9～1.5 g；或浸酒。外用：研末调敷。

【宜忌】《广西本草选编》："本品中毒症状似巴豆。"

2498 鸡冠子 jī guān zǐ (《本草拾遗》)

【基原】 为苋科青葙属植物鸡冠花 *Celosia cristata* L. 的种子。

【原植物】 参见"鸡冠花"条。

【采收加工】 7～10月种子成熟时割取果序，日晒，取种子，晒干。

【药材】 鸡冠子 *Semen Celosiae Cristatae* 全国各地均有栽培。

性状 种子呈扁圆形，直径约1.5 mm。表面棕红色至黑色，有光泽。置放大镜下观察，见有细密纹理及凹点状种脐。种皮脆，易破裂。偶见胞果上残留的花柱，长2～3 mm。气微，味淡。

【成分】 种子油含脂肪酸类：月桂酸(lauric acid)，肉豆蔻酸(myristic acid)，棕榈酸(palmitic acid)，硬脂酸(stearic acid)，油酸(oleic acid)，亚油酸(linoleic acid)，亚麻酸(linolenic acid)[1]。种子蛋白质含有：白蛋白，球蛋白，醇溶蛋白和谷蛋白[2]。还含β-胡萝卜素(β-carotene)，视黄醇(retinal)，维生素B_1、B_2、C、E，18种氨基酸和22种无机元素[3]。

种皮中含(3z)-己烯基-1-O-(6-O-a-吡喃葡萄糖基-对吡喃葡萄糖苷〔(3z)-hexenyl-1-O-(6-O-a-rhamnopyranosyl-*p*-glucopymnoside)〕，(3z)-己烯基-1-O-对吡喃葡萄糖苷〔(3z)-hexenyl-1-O-*p*-glucopymnoside)〕，(7E)-6，9-dihydromegastigma-7-ene-3-one-9-O-*o*-glucopyranside，反阿魏酸(*trans*-ferulic acid)[4]。

【药理】 鸡冠子对大鼠灌胃的LD_{50}大于15 000 mg/kg，属无毒类物质[1]。

【药性】 甘，凉。归肝、大肠经。

1.《纲目》："甘，凉。"

2.《玉楸药解》："味苦，微凉。入足厥阴肝经。"

【功用主治】 凉血止血，清肝明目。主治便血，崩漏，赤白痢，目赤肿痛。

1.《本草拾遗》："止肠风泻血，赤白痢。"

2.《日华子》："治妇人崩中带下。"

3.《玉楸药解》："清风退热，止衄敛营，治吐血、血崩、血淋诸失血证。"

4.《现代实用中药》："治肝脏病及眼病。"

【用法用量】 内服：煎汤，4.5～9 g；或入丸、散。

2499 鸡冠花 jī guān huā (《滇南本草》)

【异名】 鸡髻花、鸡公花(《闽东本草》)，鸡角枪(《福建中草药》)，鸡冠头(《全国中草药汇编》)，鸡骨子花、老来少(《新华本草纲要》)。

【基原】 为苋科青葙属植物鸡冠花的花序。

【原植物】 鸡冠花 *Celosia cristata* L.［*C. argentea* L. var. *cristata* (L.) O. Kuntze］

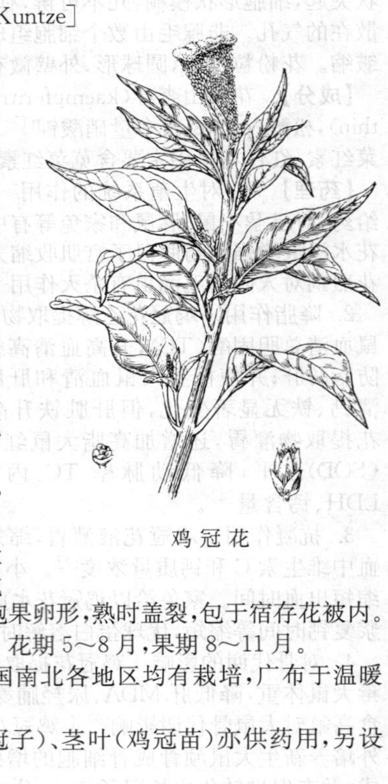

鸡冠花

一年生直立草本，高30～80 cm。全株无毛，粗壮，分枝少，近上部扁平，绿色或带红色，有棱纹凸起。单叶互生，具柄；叶片长椭圆形至卵状披针形，长5～13 cm，宽2～6 cm，先端渐尖或长尖，基部渐窄成柄，全缘。穗状花序顶生，成扁平肉质鸡冠状、卷冠状或羽毛状，中部以下多花；花被片淡红色至紫红色、黄白或黄色；苞片、小苞片和花被片干膜质，宿存；花被片5，椭圆状卵形，端尖；雄蕊5，花丝下部合生成杯状。胞果卵形，熟时盖裂，包于宿存花被内。种子肾形，黑色，光泽。花期5～8月，果期8～11月。

原产亚洲热带。我国南北各地区均有栽培，广布于温暖地区。

本植物的种子(鸡冠子)、茎叶(鸡冠苗)亦供药用，另设专条。

【栽培】 生物学特性 喜温暖湿润气候。对土壤要求不严。以排水良好的砂质壤土栽培为宜。

繁殖方法 种子繁殖，直播或育苗移栽。8～9月，采收种子，晒干备用。直播，3月播种，将种子与拌有人畜粪水的火灰混匀，使成种子灰。播时，在畦上按行株距各约33 cm开穴，深约3 cm，先施人畜粪水，再播入种子灰。

田间管理 苗高6～10 cm时，匀苗、补苗，每穴留壮苗4～5株。除草、追肥2次，第一次在匀苗后，第二次在5月，可施人畜粪水，遇干旱要浇水。

细胞黄棕色。草酸钙方晶直径5～11 μm。

(2)取本品粗粉约10 g,加70%乙醇100 ml,加热回流30 min,滤过,滤液分为二份,蒸干。其中一份残渣加水10 ml使溶解,滤过,取滤液2 ml,加0.1%三氯化铁冰醋酸溶液2 ml,摇匀,沿管壁缓缓加入硫酸2 ml,接界面即显红棕色。

(3)取(2)项下另一份残渣,加1%盐酸溶液10 ml使溶解,滤过,残渣加10%氢氧化钠溶液10 ml,加热回流30 min,放冷,移至分液漏斗中,加乙醚20 ml振摇提取,分取乙醚液,蒸干,残渣加冰醋酸使溶解,加醋酐19份与硫酸1份的混合液1 ml,即显黄色,渐变为污绿色(检查甾类)。

【成分】 全草粗皂苷水解产物含多种三萜类皂苷元:相思子皂醇(abrisapogenol)A、C[1]、B、D、E、F、G[2],相思子皂醇(abrisapogenol)L[5],3-O-β-fabatriosyl abrisapogenol A、D, 3-O-β-fabatiosyl cantonien-sistriol[5],大豆皂醇(soyasapogenol)A、B,葛根皂醇(kudzusapogenol)A,槐花二醇(sophoradiol),广东相思子三醇(cantoniensistriol)[2],甘草次酸(glycyrrhetinic acid),光果甘草内酯(glabrolide)[1]。含三萜皂苷类化合物:3-O-α-L-rhanopyranosyl-(1→2)-[O-β-D-glucopyranosyl-(1→3)]-β-D-galactopyranosyl-(1→2)-β-D-glucuronopyranosyl sophoradiol, 3-O-β-abritetraosyl sophoradiol 22-O-β-D-xylopyranoside, 3-O-β-abritetraosyl abrisapogenol D, 3-O-β-abritetraosyl abrisapogenol D 22-O-β-D-glucopyranoside, 3-O-β-abritetraosyl abrisapogenol F, 3-O-β-abritetraosyl abrisapogenol B[6], soyasaponin Ⅰ和kaikasaponin Ⅲ[7]。还含相思子皂苷(abrisaponin)1[1],胆碱(choline)和相思子碱(abrine)[3]。

根中含大黄酚(chrysophanol)和大黄素甲醚(physcion)[4]。

【药理】 1. 保肝作用 鸡骨草粗皂苷对四氯化碳(CCl_4)所致肝损伤有保护效果[1]。全株中的三萜皂苷soyasaponin Ⅰ和kaikasaponin Ⅲ降低大鼠肝细胞CCl_4造成的异常升高的丙氨酸氨基转移酶和天冬氨酸氨基转移酶[2]。

2. 对肠平滑肌的影响 鸡骨草根煎剂增强正常离体家兔回肠收缩幅度,麻醉兔灌胃或肌注煎剂也提高在位肠管张力,蠕动略增强。高浓度煎剂抑制乙酰胆碱所致离体豚鼠回肠的收缩,但对组胺所致仅有轻度抑制,对氯化钡所致者无影响[3]。

3. 其他作用 鸡骨草根煎剂灌服增强小鼠游泳耐力[3]。鸡骨草乙醇提取物体外有抗氧化能力,抑制亚油酸空气自动氧化[4]。鸡骨草中的相思子碱腹腔注射,降低小鼠肩部炎症反应。高浓度时抑制羊血球的溶解[5]。

毒性 鸡骨草根煎剂腹腔注射526 g/kg、630 g/kg,或灌服420 g/kg,3 d内均不引起死亡[3]。

【药性】 甘、微苦,凉。

1.《岭南草药志》:"味微甘,性凉。"

2.《广西本草选编》:"甘、苦。"

3.《全国中草药汇编》:"甘、淡,凉。"

【功用主治】 清热利湿,散瘀止痛。主治黄疸,胃痛,风湿骨痛,跌打瘀痛,乳痛。

1.《中国药用植物图鉴》:"治风湿骨痛,跌打瘀血内伤,并作清凉解热药。"

2.《岭南草药志》:"清郁热,舒肝和脾,续折伤。"

3. 广州部队《常用中草药手册》:"清热利湿,舒肝止痛。治急慢性肝炎,肝硬化腹水,胃痛,小便刺痛,蛇咬伤。"

4.《广西本草选编》:"活血散瘀。"

【用法用量】 内服:煎汤,15～30 g;或入丸、散。外用:鲜品捣敷。

【宜忌】 本品种子有毒,用时须将豆荚摘除,以防中毒。

【选方】 1. 治黄疸 鸡骨草60 g,红枣七八枚。水煎服。(《岭南草药志》)

2. 治外感风热 鸡骨草60 g。水煎,每日分2次服。(《广西民间常用中草药手册》)

3. 治瘰疬 鸡骨草3 000 g,豨莶草2 000 g。研末,蜜丸,每丸重3 g。每次2丸,每日服3次,连服2～4星期。(广西《中草药新医疗法处方集》)

4. 治蛇咬伤 鸡骨草(去骨)30 g。煎水饮。(《岭南草药志》)

【临床报道】 治疗急性传染性肝炎 取鸡骨草全草60～90 g(儿童30～60 g),瘦猪肉60 g,加水1 000 ml同煎,沸后文火煎至300 ml,每日分3次服,直至痊愈为止。治疗急性传染性肝炎44例,治愈42例,治愈时间平均21 d,黄疸消失平均15 d,肝功能一般18～21 d恢复,肝肿大也随之恢复。治疗中未见不良反应[1]。另据报道,成人每日取鲜鸡骨草120 g(干品60 g),加红糖60 g,分2次煎服,儿童减半,至症状消失为止。治疗70例各型肝炎,均取得较好疗效,儿童疗效尤佳,对慢性者似无效[2]。

2497 鸡骨香 jī gǔ xiāng (《生草药性备要》)

【异名】 山豆根、水沉香(《生草药性备要》),土沉香、驳骨消(《岭南采药录》),滚地龙、黄牛香(广州部队《常用中草药手册》),鸡脚香(《广西本草选编》),矮脚猪、滚地龙、透地龙(《全国中草药汇编》),金锦枫(《香港中草药》),过山香(福建)。

【基原】 为大戟科巴豆属植物鸡骨香的根。

【原植物】 鸡骨香 *Croton crassifolius* Geisel.

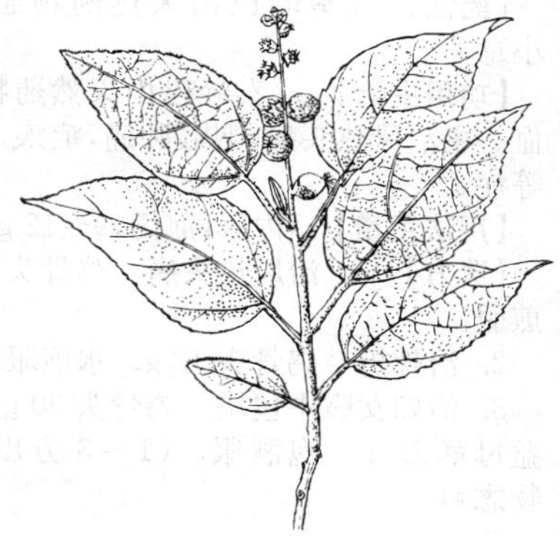

鸡骨香

小灌木,高30～50 cm,有时可达1 m。枝、叶和花序密被星状茸毛或粗毛。叶互生;叶柄长1.5～4 cm,顶端两侧各有杯状腺体1,有柄;托叶钻状,脱落,长2～3 mm;叶卵形、卵状披针形或长圆形,长4～13 cm,宽2～6.5 cm,先端钝,基部圆或稍呈心形,有具短柄的杯状腺体,全缘或有细齿,齿间有时具小的杯状腺体,叶上面被星状粗毛,下面密被星状绒毛;基出脉3～5条。总状花序顶生,长5～11 cm;花单性,雌雄同株;雄花在花序轴上部,雌花在下部,花淡黄色;雄花小,簇生,花梗比雌花梗短;苞片分裂,线形,边缘疏生具长柄的杯状腺体而似撕裂状;花萼5片,卵形,外面被星状绒毛;花瓣5,长圆形,约与花萼等长或稍

落叶灌木或小乔木，高 2～5 m。小枝四棱形，疏被褐色糙伏毛，有时具褐色长柔毛。叶对生；叶柄长 4～20 cm，密被毛；叶片阔卵形至近圆形，长 10～35 cm，宽 6～20 cm，先端渐尖或骤尖，基部通常圆形、截形至截平，上面疏被而背面密被糙伏毛，边缘具小齿牙，齿尖有硬尖。大型复伞房花序，长 10～19 cm，多花；花序梗与花梗均被小伏毛；不育花萼片 4，白色，花瓣状，倒阔卵形、阔椭圆形至圆形，边缘有锯齿，基部具短爪，两面和边缘具褐色偃毛、网脉明显，花梗长达 4 cm；能育花小；萼筒基部被长柔毛，裂片 5，三角形，无毛；花瓣白色，近椭圆形，腹面凹陷，通常连合成一冠盖花冠；雄蕊 10，蓝色；子房下位，半球形，花柱 2，叉开。蒴果半球形，上部平截，不露出萼筒外，先端孔裂。种子近椭圆形，两端具短翅。花期 7 月，果期 8～9 月。

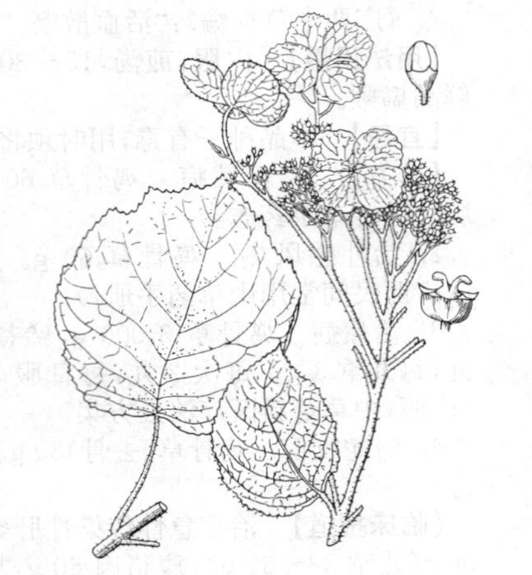

大枝绣球

生于海拔 600～2 500 m的林下或灌丛中。分布于西南及河南、湖北、广西、陕西、台湾。

【采收加工】 7～10 月采叶，鲜用或晒干。

【药材】 鸡骨头 *Folium Hydrangeae Rosthornii* 产于河南、陕西、湖北、广西、四川、贵州、云南、西藏等地。

性状 叶片多皱缩破碎。完整者展平后呈阔卵形或矩圆状卵形，先端渐尖，基部圆形或截形，边缘有小齿牙，上面黑褐色，叶脉明显，疏生糙伏毛，下面浅黄褐色，密生糙伏毛。叶柄具疏毛。质脆，易碎。气微，味苦。

【药性】 《秦岭巴山天然药物志》："苦、辛，微寒。有小毒。"

【功用主治】 《秦岭巴山天然药物志》："清热，抗疟，活血。主治风热头痛，咽喉肿痛，疟疾，骨折及妇人腹中包块等症。"

【用法用量】 内服：煎汤，9～12 g；或泡酒。外用：捣敷。

【选方】 1. 治风热头痛 鸡骨头、薄荷、菊花各 9 g。水煎服。

2. 治骨折 鸡骨头 12 g。水煎服或适量捣敷患处。

3. 治妇女腹中包块 鸡骨头 30 g，血当归、白芍各 18 g，益母草 25 g。泡酒服。（1～3 方出自《秦岭巴山天然药物志》）

2496 鸡骨草 jī gǔ cǎo （《岭南采药录》）

【异名】 黄头草、黄仔蓝、大黄草（《岭南采药录》），假牛甘子、红母鸡草（《南宁市药物志》），猪腰草（《广东中药》），黄食草、小叶龙鳞草（广州部队《常用中草药手册》）。

【基原】 为豆科相思子属植物广东相思子的全草。

【原植物】 广东相思子 *Abrus cantoniensis* Hance［*A. fruticulosus* Wall. ex Wight et Arn.］。

攀缘灌木，长达 1 m；小枝及叶柄被粗毛。主根粗壮，长达 60 cm。茎细，深红紫色，幼嫩部分密被黄褐色毛。偶数羽状复叶；小叶 7～12 对，倒卵形或长圆形，先端截形而有小芒尖，基部浅心形，上面疏生粗毛，下面被紧贴的粗毛，小脉两面均突起；托叶成对着生。总状花序短，腋生；花长约 6 mm；萼钟状；花冠突出，淡红色；雄蕊 9，合生成管状，与旗瓣紧贴，上部分离；子房近于无柄，花柱短。荚果长圆形，扁平，被疏毛，有种子 4～5 颗。种子长圆形，扁平，褐黑色，种阜明显，蜡黄色，中间有孔，边缘为 1 长圆形的环，脐褐色针刺状，紧靠荚缘。花期 8 月，果期 9～10 月。

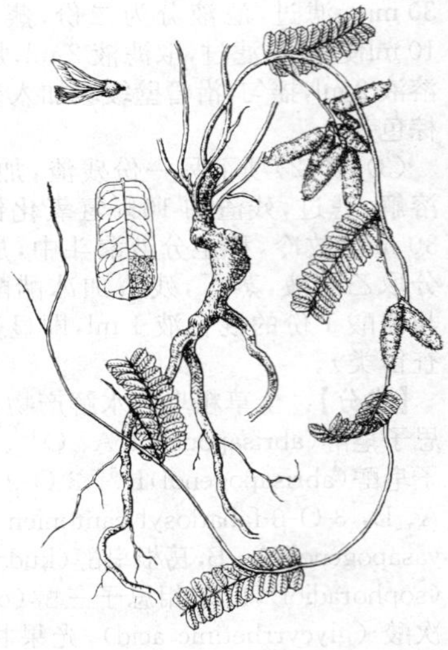

广东相思子

生于山地或旷野灌木林边。分布广东、广西等地。

【栽培】 生物学特性 喜温暖、潮湿，怕寒冷，耐旱，忌涝。以疏松、肥沃的壤土、砂质壤土、轻黏土、pH 5～6.5 的环境为适宜。

繁殖方法 种子繁殖，育苗移栽：2～5 月播种，点播或撒播。点播株行距 2 cm × 3 cm，播后盖 1 cm 厚的砂土或火灰，喷水保湿，并盖稻草一层。播后 4～7 d 出苗，出齐后 10 d 施 1 次人畜粪水（每 1 kg 兑水 20 kg），或施用少量的复合化肥，30～45 d 当苗高 10～12 cm 时即可移植至大田。行株距为 30 cm × 40 cm 或 30 cm × 30 cm，栽后及时淋水。

田间管理 生长期间，每月除草、松土 1～2 次。4～9 月，每月施肥 1 次。当茎藤蔓高 30 cm 时（4～6 月），在株间插好支架以利蔓茎攀缘。

病虫害防治 ①根腐病：注意雨季排水，撒施草木灰，喷施 1∶1∶100 波尔多液或 1 000 倍多菌灵防治。②炭疽病：雨天注意排水，发病时用 1∶3∶300 波尔多液喷洒，或用 1 500 倍甲基托布津防治。③蚜虫：可用化学药剂防治。

【采收加工】 11～12 月或清明后连根挖出，除去荚果（种子有毒），去净根部泥土，将茎藤扎成束，晒至八成干，发汗再晒足干即成。

【药材】 鸡骨草 *Herba Abri* 产于广西、广东。

性状 本品根多呈圆锥形，上粗下细，有分枝，长短不一，直径 0.5～1.5 cm；表面灰棕色，粗糙，有细纵纹，支根极细，有的断落或留有残基；质硬。茎丛生，长 50～100 cm，直径约 0.2 cm；灰棕色至紫褐色，小枝纤细，疏被短柔毛。羽状复叶互生，小叶 8～11 对，多脱落，小叶矩圆形，长 0.8～1.2 cm，先端平截，有小突尖，下表面被伏毛。气微香，味微苦。

鉴别 （1）粉末特征：灰绿色。非腺毛单细胞，先端尖或长尖，长 60～970 μm，直径 12～22 μm，壁厚 3～6 μm，层纹明显，有疣状突起。气孔平轴式。纤维束周围细胞含草酸钙方晶，形成晶纤维，含晶细胞壁不均匀增厚。石细胞类圆形、类方形或长圆形，直径 16～40 μm，有的壁稍厚。木栓

布于河北、内蒙古、吉林、黑龙江、江苏、浙江、安徽、福建、湖南、四川、云南、西藏、陕西、甘肃等地。

【采收加工】 9～10月采收，晒干。

【成分】 含尿素(urea)[1]，甜菜碱(betaine)[2]，1-辛烯-3-醇(1-octen-3-ol)[6]，阿糖醇(arabitol)[7]，麦角甾醇(ergosterol)，麦角甾醇过氧化物(ergosterol peroxide)，啤酒甾醇(cerevisterol)[3]。还含脂质：油酸(oleic acid)，亚油酸(linoleic acid)，棕榈酸(palmitic acid)[4]。子实体含脂肪酸[5]。

【药性】 甘，平。

1.《滇南本草》："味甘，性温、平。"

2.《全国中草药汇编》："甘，寒。"

【功用主治】 明目，润燥，益肠胃。主治夜盲症，结膜炎，皮肤干燥。

1.《滇南本草》："温中健胃。"

2.《全国中草药汇编》："清目，利肺，益肠胃。经常食用此菌可以预防视力失常，眼结膜炎，夜盲，皮肤干燥，黏膜失去分泌能力。可抵御某些呼吸道及消化道感染的疾病。"

【用法用量】 内服：煎汤，30～60 g。

【各家论述】《滇南本草》："黄菌虽能温中健胃，但湿气居多，食之往往令人气胀。欲食者，须以姜同炙之，方能解其湿气。世人多以大蒜同煮，以为有毒蒜黑，不知蒜见毒未必即黑，姜见毒则必黑，何若以姜验之为愈也。"

2494 鸡树条 jī shù tiáo (《东北常用中草药手册》)

【异名】 鸡树条子(《吉林中草药》)，山竹子(《新华本草纲要》)。

【基原】 为忍冬科荚蒾属植物鸡树条或欧洲荚蒾的枝、叶。

【原植物】 1. 鸡树条 *Viburnum opulus* L. var. *calvescens* (Rehd.) Hara [*V. sargentii* Koehne] 又名：天目琼花(《中国树木分类学》)，糯米条(《中国经济植物志》)，鸡树条荚蒾(《中国高等植物图鉴》)，春花子、少毛鸡条树(《浙江药用植物志》)。

落叶灌木，高2～3 m。当年小枝有棱；树皮厚而多少呈木栓质。叶对生；叶柄粗壮，长1～2 cm，近端处有腺点，基部有2钻形托叶；叶圆卵形至广卵形或倒卵形，长6～12 cm，宽5～10 cm，通常3裂，具掌状三出脉，基部圆形、截形或浅心形，裂片先端渐尖，边缘具不整齐粗牙齿，中裂片伸长，侧裂片略向外开展，叶下面脉腋集聚簇生毛，或有时脉上有少数长伏毛。复伞形式聚伞花序顶生，大多周围有大型不孕的花；总花梗粗壮，长2～5 cm，无毛；能育花在中央，花萼筒倒圆锥形，萼檐5齿裂；花冠白色，辐状，裂片近圆形；雄蕊的花药紫红色；柱头2裂；不孕花白色。核果近球形。种子圆形。

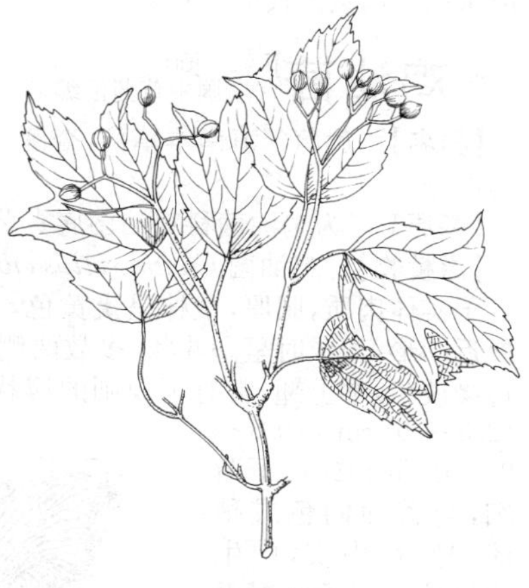

鸡树条

生于海拔1 000～1 650 m的溪谷边、疏林下或灌丛中。分布于华北、东北及浙江、安徽、江西、山东、河南、湖北、四川、陕西、甘肃等地。

2. 欧洲荚蒾 *V. opulus* L. 又名：荚蒾(《新疆中草药手册》)。

本种与鸡树条的区别是：树皮薄而非木栓质；花药黄白色。生于海拔1 000～1 600 m的河谷云杉林下。分布于新疆。

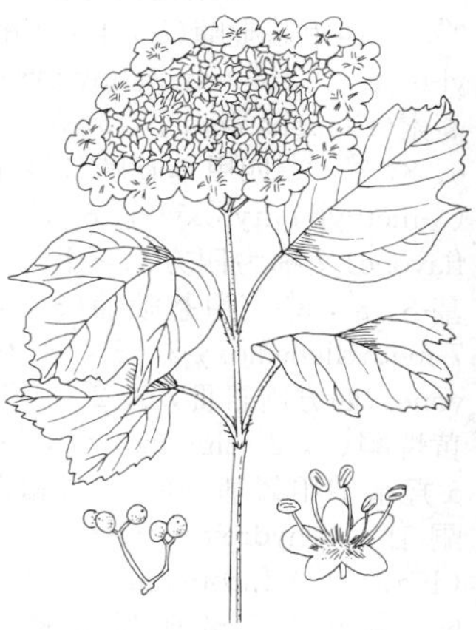

欧洲荚蒾

本植物的果实(鸡树条果)亦供药用，另设专条。

【采收加工】 7～9月采收嫩枝叶，鲜用或切段晒干。

【成分】 欧洲荚蒾叶含酚酸类：绿原酸(chlorogenic acid)，新绿原酸(neochlorogenic acid)，咖啡酸(caffeic acid)[1]。又含熊果苷(arbutin)，折伤木环烯醚萜苷酯(opulus iridoid) Ⅰ～Ⅷ[2]，以丙氨酸(alanine)为主的15种氨基酸[3]，鞣质(tannin)[4]，多糖等[5]。

欧洲荚蒾含齐墩果酸-D-葡萄糖苷(oleanolic acid-D-glucoside)，熊果酸-D-葡萄糖苷(ursolic acid-D-glucoside)[6]，东莨菪素(scopoletin)[7]，折伤木二醛(viopudial)[8]。

【药性】 甘、苦，平。

1.《东北常用中草药手册》："甘、苦，平。"

2.《新疆中草药》："苦、涩，平。"

【功用主治】 通经活络，解毒止痒。主治腰腿疼痛，腰扭伤，疮疖，疥癣，皮肤瘙痒。

1.《吉林中草药》："通经活络，止血，镇痛。治腰酸腿疼。"

2.《全国中草药汇编》："解毒止痒。"

【用法用量】 内服：煎汤，9～15 g；鲜品加倍；或研末。外用：捣敷；或煎水洗。

【选方】 1. 治腰酸腿痛 鸡树条子适量，水煎，常洗。(《吉林中草药》)

2. 治闪腰岔气，关节疼痛 (鸡树条)嫩枝叶干品9～12 g，鲜品15～30 g。水煎服。(《东北常用中草药手册》)

3. 治子宫出血及其他出血 荚蒾树皮9 g，槐米6 g。水煎服。

4. 治赤白痢，肠胃炎 荚蒾叶15 g，土木香6 g，唇香草3 g。水煎服。(3、4方出自《新疆中草药》)

5. 治疮疖，疥癣，瘙痒 单用鸡树条枝、叶、果实(适量)煎水洗患处。(《东北常用中草药手册》)

2495 鸡骨头 jī gǔ tóu (《秦岭巴山天然药物志》)

【异名】 合骨韦(《广西药用植物名录》)。

【基原】 为虎耳草科绣球属植物大枝绣球的叶。

【原植物】 大枝绣球 *Hydrangea longipes* Franch. var. *rosthornii* (Diels) W. T. Wang [*H. rosthornii* Diels; *H. robusta* Hook. f. et Thoms.] 又名：粗壮绣球(《西藏植物志》)，南川绣球(《云南种子植物名录》)。

(tricyclane)，香桧烯(sabinene)，β-蒎烯(β-pinene)，α-松油烯(α-terpinene)，4-松油烯醇(terpinen-4-ol)，α-松油醇(α-terpineol)，龙脑甲酸酯 (bornyl formate)，波旁烯(bourbonene)，葎草烯(humulene)等30个成分[2]。

全草中含有黄酮类化合物：5，5′-二羟基-7-乙酰基-6，8，3″，3″-四甲基吡喃(3′，4′)黄酮〔5，5′-dihydroxy-7-acetoxyl-6，8，3″，3″-tetramethylpyran(3′，4′) flavone〕称为四方蒿素(sifanghaoine)Ⅰ、5，5′-二羟基-7-(α-甲基)丁酰氧基-6，8，3″，3″-四甲基吡喃(3′，4′)黄酮〔5，5′-dihydroxy-7-(α-methyl)butyroxyl-6，8，3″，3″-tetramethylpyran(3′，4′) flavone〕又称为四方蒿素Ⅱ、5，5′-二羟基-6，7-二氧亚甲基-8，3″，3″-三甲基吡喃(3′，4′)黄酮〔5，5′-dihydroxy-6，7-methyllenedioxy-8，3″，3″-trimethylpyran (3′，4′) flavone〕，四方蒿素Ⅲ，5，2′-二甲氧基-6，7-亚甲二氧基二氢黄烷酮(5，2′-dimethoxy-6，7-methylene dioxyflavanone)，5-羟基-7-甲氧基-6-O-〔α-L-鼠李糖(1→2)-β-D-岩藻糖〕黄酮苷{5-hydroxy-7-methoxy-6-O -〔α-L-rhamnopyranosyl (1→2)-β-D-fucopyranosyl〕flavone glycoside}。还含有5，6-二氢-6-苯乙烯吡喃-2-酮 (5，6-dihydro-6-styry-2-pyrone)，木栓酮(fridelin)，4-羟基-3-甲氧基苯乙烯 (4-hydroxy-3-methoxystyrene)[3]。

【药性】 苦、辛，平。

1.《贵州草药》："性温，味苦。"

2.《云南中草药》："微苦、辛，平。"

【功用主治】 清热，利湿，解毒。主治湿热泻痢，黄疸，小便不利，脚癣，烧伤，感冒。

1.《贵州草药》："除湿，杀虫。治脚丫溃烂、痒，白壳癞及疮疥。"

2.《云南中草药》："健脾利湿，消炎止痛。主治夜盲症，痢疾，感冒，腹痛，腋臭，火烧伤，肾盂肾炎。"

【用法用量】 内服：煎汤，3～10 g；或捣汁。外用：捣汁涂；或研末调敷。

【选方】 1. 治痢疾　鸡肝散鲜叶30～60 g。捣汁内服。(《红河中草药》)

2. 治肾盂肾炎　四方蒿用全草研末，每次6 g，日服2次，开水送服。(《云南中草药》)

3. 治脚丫溃烂、痒　鲜沙虫药少许。搓绒塞脚丫，或用干的研末，调油敷患处。(《贵州草药》)

4. 治火烧伤　四方蒿用全草研末，捣鸡蛋清搽患处，每日3次。(《云南中草药》)

2492 鸡肫草 jī zhūn cǎo (《重庆草药》)

【异名】 白侧耳(《贵阳民间药草》)，水侧耳(《四川中药志》)，韦氏苍耳七(《南川常用中草药手册》)，鸡眉草(《四川常用中草药》)，肥猪草、鸡眼草(《湖北中药资源名录》)，铜钱草、黄梅花草、白侧耳草(《湖北中草药志》)，荞麦叶、疔疮草(《秦岭巴山天然药物志》)。

【基原】 为虎耳草科梅花草属植物鸡眼梅花草的全草。

【原植物】 鸡眼梅花草 *Parnassia wightiana* Wall. ex Wight et Arn.　又名：鸡肫梅花草(《西藏植物志》)。

多年生草本，高20～50 cm。根茎短粗，须根多。茎具棱脊，无毛。基生叶丛生；叶柄长3～15 cm；叶片肾脏形或圆卵形，肥厚，长3～5 cm，宽为4～7 cm，先端圆形或稍凸尖，基部心形，全缘；茎中部以上具一无柄叶片，抱茎，与基生叶同形。单花顶生，径约1 cm；萼片5，基部多少连合，倒卵形，宿存；花瓣5，白色或淡黄色，脉纹明显，呈倒卵状匙形至倒葫芦形，边缘中部以下具流苏状细裂；雄蕊5，与退化雄蕊间生，退化雄蕊5，具3～5裂，先端头状；子房近上位，卵状椭圆形，三心皮合生，1室，花柱短，先端3裂，微钝圆形。蒴果扁圆形。种子多数，椭圆形。花期7～8月，果期8～9月。

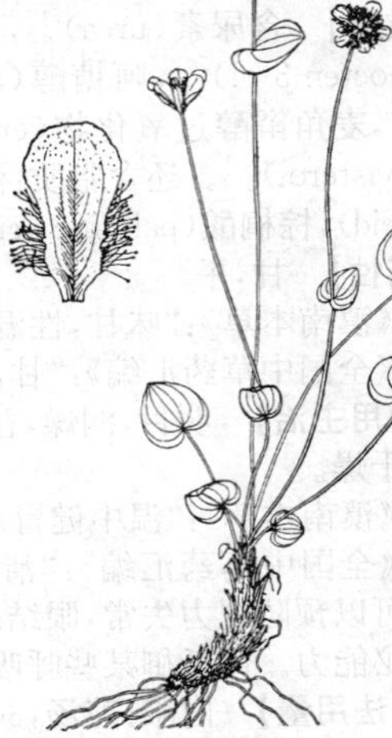

鸡眼梅花草

生于海拔1 600～2 600 m的大山地土坎上和沟边阴湿处。分布于西南及福建、湖北、广东、广西、西藏、陕西、甘肃等地。

【采收加工】 8～9月采收全草，晒干或鲜用。

【药性】 淡，凉。

1.《全国中草药汇编》："淡，平。"

2.《四川中药志》1982年版："苦、涩，凉。"

【功用主治】 清肺止咳，化石通淋。主治肺热咳嗽，咯血，吐血，肾结石，胆结石，白带，湿热疮毒。

1.《全国中草药汇编》："清肺止咳。治疟疾，肾结石，胆石症。"

2.《四川中药志》1982年版："清热利湿，止咳，止血。"

【用法用量】 内服：煎汤，15～30 g。外用：捣敷。

【选方】 1. 治肺结核咯血，崩漏下血　鸡肫草15 g，鹿衔草9 g，卷柏9 g。水煎服。(《四川中药志》1982年版)

2. 治妇女白带　白侧耳60 g，白木槿花15 g。炖猪肉或煎水服。(《贵阳民间药草》)

2493 鸡油菌 jī yóu jūn (《全国中草药汇编》)

【异名】 黄菌(《滇南本草》)，杏菌、鸡蛋黄菌(《全国中草药汇编》)。

【基原】 为鸡油菌科鸡油菌属真菌鸡油菌的子实体。

【原植物】 鸡油菌 *Cantharellus cibarius* Fr.

子实体肉质，肥厚，全株呈蛋黄色。菌盖幼时上凸，渐平展近圆形，长成时呈漏斗状，多数两侧不对称，宽3～9 cm；边缘波状，常上翘，常有不规则的瓣状浅裂。菌柄圆柱形，(2.5～9) cm×(0.5～2) cm，同粗或向下渐细，与盖面同色或稍淡，光滑，中实，中生或稍偏生。子实层下延，有狭窄、稀疏、分叉的或相互交织的棱纹(褶棱)。孢子椭圆形，光滑，无色，(7～10) μm×(5～8) μm。

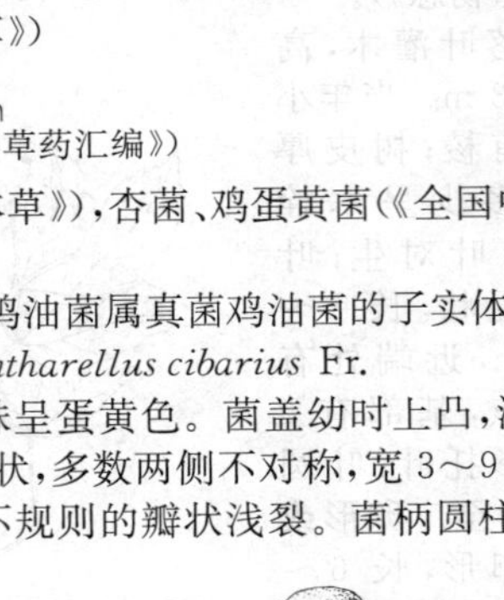

鸡 油 菌

生于针叶林或针阔叶混交林中地上。分

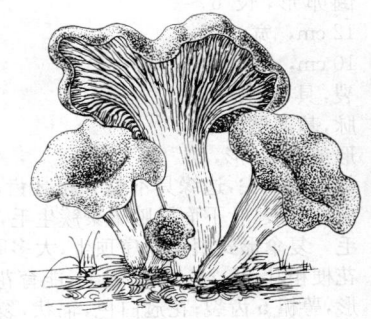

著差异[2]。

3. 治疗急性泄泻 鸡血藤 60 g，加清水 600 ml，煎到 200 ml，分 2～3 次服，每日 1 剂。治疗急性腹泻 18 例，结果痊愈 16 例，好转 1 例，无效 1 例，总有效率 94%[3]。

2490 鸡谷草 jī gǔ cǎo（《广西民间常用草药》）

【异名】 竹节草、紫穗茅香（《岭南科学杂志》第七卷），粘人草（《广州常见经济植物》），草子花（《广州植物志》），粘身草、蜈蚣草、过路蜈蚣草、鬼谷草（《广西民间常用草药》）。

【基原】 为禾本科金须矛属植物鸡谷草的全草或根。

【原植物】 鸡谷草 *Chrysopogon aciculatus*（Retz.）Trin.

多年生草本。具根茎及匍匐茎。秆直立，高约 50 cm。叶鞘无毛或鞘口疏生柔毛，多聚集跨生于匍匐茎上，茎生者短于节间；叶舌短小，长约 0.5 mm；叶片生于匍匐茎和秆基者，长达 8 cm，宽 3～6 mm，茎生者甚退化，基部圆形，先端钝，两面无毛或基部疏被柔毛，边缘小刺状粗糙。圆锥花序直立，线状长圆形，长 5～9 cm，带紫色；分枝细弱，向上直升，数枚轮生于 1 节；无柄小穗线形，从中部以上渐狭窄，先端钝，具有 4～6 mm 而被锈色短柔毛之基盘；第一颖具 2 脊，脊部微隆起，脊之上部具刺状小纤毛，第二颖舟形，先端渐尖并有小短芒，其脊上部具有刺状小柔毛；第一外稃稍短于颖，第二外稃等长而较窄于第一小花者，先端全缘，具 4～7 mm 的直芒；雄蕊 3，花药长 0.8 mm；雌蕊具分离花柱；有柄小穗长约 6 mm，具长 2～3 mm之柄，颖纸质，披针形，具 3 脉。花、果期 6～10 月。

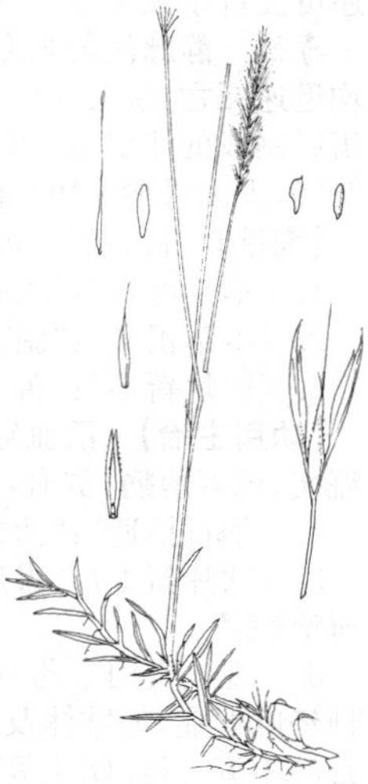

鸡 谷 草

生于山坡草地或荒野。分布于广东、广西、海南、云南、台湾等地。

【药性】 《广西民间常用草药手册》："微苦、甘，凉，无毒。"

【功用主治】 清暑，利湿，解毒。主治暑热小便赤涩，暑湿泄泻，风火牙痛，跌打肿痛，毒蛇咬伤。

1.《广西民间常用草药手册》："清热利水，清肿止痛。治金创肿痛，湿热腹痛。"

2.《全国中草药汇编》："主治急性胃肠炎，暑热小便短赤。"

【用法用量】 内服：煎汤，9～15 g；鲜品 30～60 g。

【选方】 1. 治小儿风热 鸡谷草 30 g，淡竹叶 15 g，葫芦茶 9 g。水煎，日分 3 次服。（《广西中草药》）

2. 治湿热腹痛 鸡谷草根 30 g，香附 9 g，番桃木叶30 g，鬼画符 15 g。煎汤服。

3. 治痧症泄泻腹痛 鸡谷草 60 g，蚯蚓 4～6 条（捣烂）。先将鸡谷草用水适量，煎成 1 碗，冲蚯蚓，待澄清时去滓，1 次服。

4. 治暑热小便赤涩 鸡谷草根 30 g，淡竹叶 18 g，坡芝麻 15 g。煎汤服。（2～4 方出自《广西民间常用草药手册》）

5. 治毒蛇咬伤 鸡谷草根与酒等量煎服。（《广州植物志》）

2491 鸡肝散 jī gān sǎn（《云南中草药》）

【异名】 白香薷（《中国经济植物志》），沙虫药（《贵州草药》），黑头草（《云南思茅中草药选》），四棱蒿、滇香薷（《云南中草药选》），细野菝子（《红河中草药》）。

【基原】 为唇形科香薷属植物四方蒿的全草。

【原植物】 四方蒿 *Elsholtzia blanda*（Benth.）Benth.［*Aphanochilus blandus* Benth；*Mentha blanda* Wall. ex Hook.］

亚灌木，高 1～1.7 m。茎直立，基部木质，上部多分枝，四棱形，密被短柔毛。叶对生；叶柄长 3～15 mm，密被柔毛；叶片椭圆形或椭圆状披针形，长 3～16 cm，宽 8～45 mm，边缘具锯齿，上面被微柔毛及腺点，下面叶脉被平伏毛。轮伞花序 7～10 花，密集排列近偏向一侧，长 4～8 cm，最长可达20 cm的顶生或腋生假穗状花序；苞片钻形或披针状钻形，长 1.5～3 mm，外被短柔毛；花萼近筒状，外被平伏毛，萼齿 5，后齿较前齿稍长，果时花萼基部略膨大呈卵球形；花冠白色，上唇直立，先端微缺，下唇 3 裂，中裂片近圆形，稍内凹，侧裂片半圆形，全缘；雄蕊 4，前对较长，伸出，花丝近无毛，花药 2 室；子房 4 裂，花柱长于雄蕊，柱头 2 浅裂。小坚果长圆形，黄褐色。花期 6～10 月，果期 7～12 月。

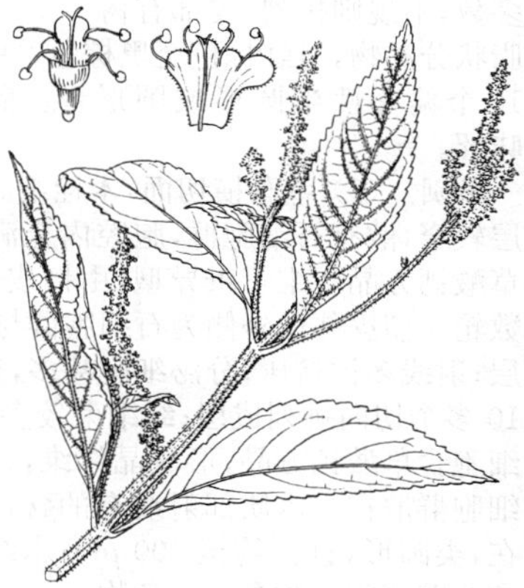

四 方 蒿

生于海拔 700～2 500 m 的林缘、沟边、路旁草地或林中旷处。分布于广西西部、贵州东南部、云南西南部及西藏南部和东南部。

【采收加工】 7～11 月采收，鲜用或阴干。

【药材】 鸡肝散 *Herba Elsholtziae Blandae* 主产于云南、广西、贵州等地。

性状 茎呈方柱形，长 50～150 cm，密被柔毛；质脆，断面有髓，叶卷曲皱缩，展平后呈椭圆状披针形，边缘有锯齿；上面暗绿色，有黄色发亮的腺点，下面灰绿色，叶脉上有平伏毛，具叶柄。通常可见顶生或腋生的轮伞花序，花冠多存在，淡棕色或黄白色。有特异清香。味辛、凉。

【成分】 茎、叶、花序、果序均含挥发油。鲜茎出油率为 0.095%，鲜叶为 0.45%，鲜果为 0.81%[1]。

全草含挥发油，其主要成分有：牻牛儿醇乙酸酯（geranyl acetate）7.1%，E-β-罗勒烯（E-β-ocimene）2.96%，β-丁香烯（β-caryophyllene）1.75%，α-香柑油烯（α-bergamotene）1.7%，芳樟醇乙酸酯（linalyl acetate）1.13%等 28 种成分[1]，芳樟醇（linalool），苯乙酮（phenyl alcohone），反氧化芳樟醇（*trans*-linalool oxide），龙脑（borneol），牻牛儿醇（geraniol），δ-荜澄茄醇（δ-cadinol），顺氧化芳樟醇（*cis*-linalool oxide），樟脑（camphor），橙花醛（neral），还含少量的三环烷

【药材】 鸡血藤 *Caulis Spatholobi* 主产于广西、福建。

性状 茎藤呈扁圆柱形，稍弯曲，直径 2～7 cm。表面灰棕色，有时可见灰白色斑，栓皮脱落处显红棕色，有明显的纵沟及小形点状皮孔。质坚硬，难折断，折断面呈不整齐的裂片状。血藤片为椭圆形、长矩圆形或不规则的斜切片，厚 3～10 mm。切面木部红棕色或棕色，导管孔多数，不规则排列，皮部有树脂状分泌物，呈红棕色至黑棕色，并与木部相间排列成 3～10 个偏心性半圆形或圆形环。髓小，偏于一侧。气微，味涩。

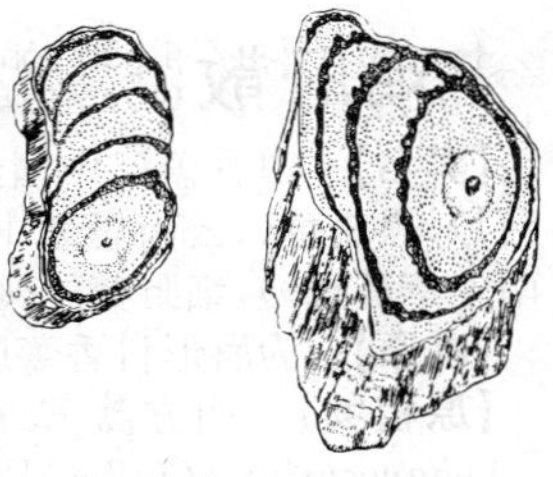

鸡血藤(茎)外形

鉴别 (1) 茎藤横切面：木栓细胞数列，含棕红色物。皮层较窄，散有石细胞群，胞腔内充满棕红色物；薄壁细胞含草酸钙方晶。维管束异型，由韧皮部与木质部相间排列成数轮。韧皮部最外侧为石细胞群与纤维束组成的厚壁细胞层；射线多被挤压；分泌细胞甚多，充满棕红色物，常数个至10 多个切向排列成层；纤维束较多，非木化至微木化，周围细胞含草酸钙方晶，形成晶纤维，含晶细胞壁木化增厚；石细胞群散在。木质部射线有的含棕红色物；导管多单个散在，类圆形，直径约至 400 μm；木纤维束亦均形成晶纤维；木薄壁细胞少数含棕红色物。

(2) 薄层色谱：取本品细粉 2 g，用乙醇回流提取，提取液减压，浓缩至浸膏状，加入浸膏重 3 倍量的硅胶拌匀后室温晾干(或烤干)，装入短柱中用氯仿洗脱至洗脱液几乎无色，后改用氯仿-甲醇(8∶2)洗脱。两种洗脱液分别浓缩后，作供试品液，以芒柄花素和原儿茶酸为对照品。同点于硅胶G 高效薄层预制板上，以氯仿-甲醇(9∶1)为展开剂。展距10 cm。在紫外光灯(254 nm)下观察。供试品色谱中，在与对照品色谱相应的位置上显暗紫色荧光斑点。

【成分】 藤茎含黄酮类成分：刺芒柄花素(formononetin)，芒柄花苷(ononin)，樱黄素(prunetin)，3，7-二羟基-6-甲氧基二氢黄酮醇(3，7-dihydroxy-6-methoxy-dihydroflavonol)，3，4，2′，4′-四羟基查耳酮(3，4，2′，4′-tetrahydroxy chalcone)，甘草查耳酮(licochalcone)A，木豆异黄酮(cajanin)，异甘草苷元(isoliquiriti genin)[1]；含谷甾醇类成分：胡萝卜苷(daucosterol)，β-谷甾醇(β-sitosterol)，7-酮基-β-谷甾醇(7-oxo-β-sitosterol)。又含阿佛洛莫生(afrormosin)，大豆素(daidzein)，另含表无羁萜醇(friedelan-3β-ol)，表儿茶素(epicatechin)[1]，苜蓿酚(medicagol)，原儿茶酸(protocatechuic acid)，9-甲氧基香豆雌酚(9-methoxycoumestrol)[1]。

【药理】 1. 扩血管作用 电磁流量计记录犬股动脉血流量和血管阻力，鸡血藤水提醇沉制剂 20 mg/kg 直接注入股动脉，注射后 10 min 内股动脉血流量增加值为 42.7%；峰值时增加值达 133%；血管阻力减少 45.3%[1,2]。鸡血藤乙醇提取物使苯肾上腺素(Phe)、氯化钾和氯化钙收缩大鼠血管环的量-效曲线均右移，并抑制最大效应，明显减弱 Phe 收缩反应中 Ca^{2+} 内流依赖性部分，但对 Phe 所引起的依内 Ca^{2+} 释放收缩部分没有明显的松弛作用，提示鸡血藤乙醇提取物扩血管的作用机制可能与细胞膜上的电压依赖性 Ca^{2+} 通道或受体操纵性 Ca^{2+} 通道的抑制有关[3]。

2. 抗血小板聚集作用 鸡血藤生药水煎醇沉制剂在100 mg/kg浓度时，在试管内对二磷酸腺苷诱导的大鼠血小板聚集有明显抑制作用，此作用较同时检查的当归和赤芍为强[2]。

3. 刺激造血系统的作用 鸡血藤单体成分 SS8 可显著刺激骨髓抑制小鼠造血祖细胞 CFU-GM，CFU-E，BFU-E，CFU-Meg 生长，随时间延长、剂量增加，刺激作用逐渐加强[4]。鸡血藤灌胃组对放、化疗引起的贫血小鼠外周血白细胞数、骨髓有核细胞数与粒系细胞分裂指数下降均有升高作用[5]。

4. 促进磷代谢 给小鼠注射 ^{32}P 后，测组织之总 ^{32}P“相对比放射性”，表明鸡血藤对小鼠肾总磷代谢有促进作用。还可促进小鼠子宫 24 h 总磷代谢[6]。

毒性 静脉注射鸡血藤水提醇沉制剂 2 g/kg，实验两犬均迅速死亡，说明注射给药有一定毒性。丹参和鸡血藤配伍后制成的注射液，用含等剂量的鸡血藤注射，则死亡率为20%，提示丹参配伍可降低鸡血藤的毒性[2]。

【药性】 苦、微甘，温。归肝、肾经。

1.《本草再新》：“入心、脾二经。”

2.《本草正义》：“温。”

3.《饮片新参》：“苦、涩、香、微甘。”

【功用主治】 活血舒筋，养血调经。主治手足麻木，肢体瘫痪，风湿痹痛，贫血，月经不调，痛经，闭经。

1.《纲目拾遗》：“活血，暖腰膝，已风瘫。”

2.《饮片新参》：“去瘀血，生新血，流利经脉。治暑痧，风血痹症。”

3.《现代实用中药》：“为强壮性之补血药，适用于贫血性神经麻痹症，如肢体及腰膝酸痛，麻木不仁等。又用于妇女月经不调，月经闭止等，有活血镇痛之效。”

【用法用量】 内服：煎汤，10～15 g，大剂量可用至 30 g；或浸酒。

【选方】 1. 治风湿痹痛、月经不调 鸡血藤 500 g，蔗糖830 g，苯甲酸钠 3 g。口服，每日 3 次，每次 10 ml。(《安徽省药品标准》1987 年鸡血藤糖液)

2. 治老人血管硬化、腰背神经痛 鸡血藤 20 g，杜仲15 g，五加皮 10 g，生地 15 g。水 500 ml，煎至 200 ml，去渣。每日分 3 次服用。(《现代实用中药》)

3. 治经闭 鸡血藤、穿破石各 30 g。水煎服，每日 1 剂。(《益寿中草药选解》)

4. 治疗再生障碍性贫血 鸡血藤 60～120 g，鸡蛋 2～4个，红枣 10 个。加水 8 碗，煎至大半碗(鸡蛋熟后去壳放入再煎)。鸡蛋与药汁同服，每日 1 剂。(《全国中草药汇编》)

5. 治疗白细胞减少症 鸡血藤 15 g，黄芪 12 g，白术、茜草根各 9 g。水煎服，每日 1 剂。(《益寿中草药选解》)

【临床报道】 1. 治疗坐骨神经痛 鸡血藤 250 g，川牛膝 100 g，桑寄生 100 g，老母鸡 1 只。药物布包与鸡同煮，至肉脱骨为度。食肉喝汤，连服 3～7 只鸡。共治疗单纯性坐骨神经痛 33 例，结果痊愈 23 例，显效 4 例，好转 4 例，无效 2 例，总有效率 93.9%[1]。

2. 防治肿瘤化疗后白细胞减少 鸡血藤 100 g，加以600 ml，煎成 200 ml。口服，每日早晚 2 次，每次 100 ml。由化疗当日起至第三星期末(即第一到第二十一日)。对30 例恶性肿瘤患者在化疗同时辅以鸡血藤煎剂口服，结果治疗组白细胞下降比对照组轻，而两组在白细胞平均最低值及白细胞低于 4.0×10^9 /L 的平均持续时间有显

枝紫红色；树皮常有裂痕；小枝浅红色，粗壮，节间短，无毛。叶互生；叶柄长 1～1.3 cm，通常在先端两侧各有1～2 腺体；托叶膜质，线形，边缘有腺，早落；叶片长圆倒卵形或长圆披针形，长 7～10 cm，宽 3～5 cm，先端渐尖或急尖，基部楔形或宽楔形，边缘有细密圆钝锯齿，两面无毛；侧脉直出呈弧形，基部与主脉呈锐角。花两性；花 1～3 朵簇生；萼筒钟状，萼片 5，长圆形，边缘有腺细齿；花瓣白色，先端圆钝，基部有爪，着生在萼筒边缘；雄蕊多数，花丝长短不等，排成 2 轮；雌蕊 1，心皮无毛。核果扁球形，红色，果肉淡黄色，有浓香味，黏核；核小，扁球形，有纵沟。花期 6～7 月。

产我国华北地区。广泛栽培为果树。

【采收加工】 9～10 月挖根，切段，晒干。6～7 月采叶，鲜用或晒干。

【药性】 苦，寒。

1.《四川中药志》1960 年版："性寒，味甘、微苦，无毒。"

2.《贵州草药》："性寒，味苦、涩。"

【功用主治】 清热除烦，利水通淋，止血散瘀。主治消渴，心烦，白浊，水肿，吐血，崩漏，闭经，跌打损伤。

1.《分类草药性》："散血，消气。治跌打，血气痛，男子吐血。"

2.《民间常用草药汇编》："治消渴，心烦，吐血，妇女赤白带下，小儿暴热。"

3.《贵州草药》："和血通经，利水通淋，治经闭，白浊，水肿，刀伤。"

【用法用量】 内服：煎汤，9～60 g。外用：捣敷。

【选方】 1. 治白浊　鸡血李根 60 g，木贼 30 g。煨水服。

2. 治水肿　鸡血李叶 60 g，车前草 30 g。煨水服。

3. 治刀伤　鸡血李叶适量，捣绒敷伤口。（1～4 方出自《贵州草药》）

2488 鸡血莲 jī xuè lián（《四川常用中草药》）

【异名】 地苏木、过山龙、蕨萁钻石黄（《四川常用中草药》），土当归、活血莲、散血莲（《湖南药物志》），凤尾七（《贵州药用植物目录》），铁板金、铁蕨鸡（《贵州中草药名录》）。

【基原】 为金星蕨科新月蕨属植物披针新月蕨的根茎或叶。

【原植物】 披针新月蕨 *Pronephrium penangianum*（Hook.）Holtt.［*P. penangianum* Hook.；*Abacopteris penangiana*（Hook.）Ching］　又名：潘南新月蕨（《中国主要植物图说·蕨类植物门》），光株新月蕨（《中国药用孢子植物》）。

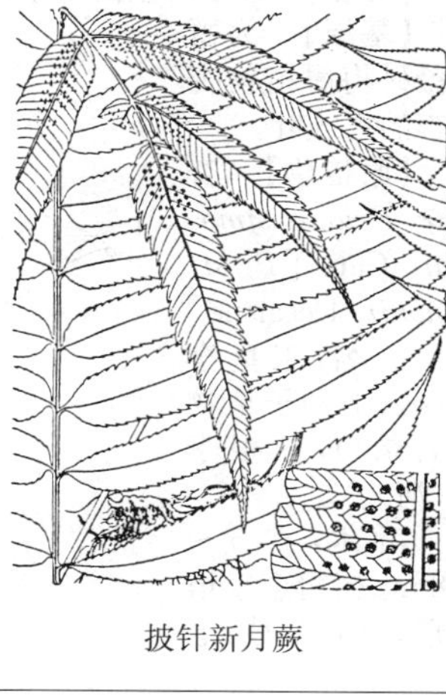

披针新月蕨

植株高 120～200 cm。根茎长而横生，偶有披针形鳞片。叶近生；叶柄长达100 cm，淡红棕色；叶片纸质，干后多呈浅紫色，长 40～80 cm，无毛，一回羽状；羽片近对生，稍斜上，中部以下的羽片长 20～30 cm，宽 2～2.7 cm，基部圆楔形，边缘具软骨质尖齿或大锯齿，顶生羽片同形，有长柄；侧脉羽状，小脉除顶部 2～3 对分离外，均连接成 2 行长方形网眼。孢子囊群圆形，背生于小脉中部或中部稍下处；无囊群盖。

生于海拔 200～3 600 m 的疏林下或路边。分布于中南、西南及江西、陕西、甘肃等地。

【采收加工】 7～10 月采收，晒干或鲜用。

【药性】 1.《四川常用中草药》："性凉，味苦、涩。"

2.《湖南药物志》："微苦、涩，平。"

【功用主治】 散瘀，调经，除湿。主治月经不调，崩漏，跌打伤痛，风湿痹痛，痢疾，水肿。

1.《四川常用中草药》："能散瘀血，除湿。治跌打腰痛，血凝，气滞。"

2.《湖南药物志》："活血调经，散瘀止痛。"

【用法用量】 内服：煎汤，9～18 g；或浸酒。外用：捣敷；或浸酒搽。

【选方】 1. 治跌打损伤　地苏木 30 g。泡白酒半日后即可饮，每次 10～20 ml。外用搽伤处。

2. 治风湿肌肉酸痛　地苏木 18 g，石楠藤、五加皮、威灵仙各 12 g。水煎服。（1、2 方出自《万县中草药》）

3. 治痢疾　光株新月蕨 15 g，翻白草 15 g。煎服。（《中国药用孢子植物》）

2489 鸡血藤 jī xuè téng（《纲目拾遗》）

【异名】 血风藤（《中药志》），马鹿藤、紫梗藤（《云南思茅中草药选》），猪血藤、九层风（《广西植物名录》），红藤、活血藤（《云南药用植物名录》）。

【基原】 为豆科密花豆属植物密花豆的藤茎。

【原植物】 密花豆 *Spatholobus suberectus* Dunn［*Butea suberecta*（Dunn）Blatter］　又名：小豆花（《云南思茅中草药选》），三叶鸡血藤（《广西植物名录》）。

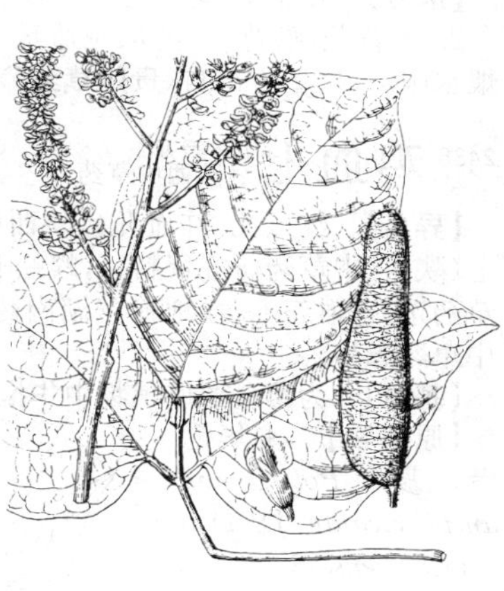

密 花 豆

木质藤本，长达数十米。老茎砍断时可见数圈偏心环，鸡血状汁液从环处渗出。三出复叶互生；顶生小叶阔椭圆形，长 12～20 cm，宽 7～15 cm，先端锐尖，基部圆形或近心形，上面疏被短硬毛，背面脉间具黄色短髯毛，侧生小叶基部偏斜，小叶柄长约 6 mm；小托叶针状。圆锥花序腋生，大型，花多而密，花序轴、花梗被黄色柔毛；花长约 10 mm；花萼肉质筒状，5 齿，上面 2 齿合生，两面具黄色柔毛；花冠白色，肉质，旗瓣近圆形，具爪，翼瓣与龙骨瓣均长约 7 mm，具爪及耳；雄蕊 10，2 组，花药 5 大 5 小；子房具白色硬毛。荚果舌形，有黄色柔毛；种子 1 颗，生荚果先端。花期 6～7 月，果期 8～12 月。

生于山谷林间、溪边及灌丛中。分布于福建、广东、广西、云南。

【采收加工】 9～11 月采收茎藤，锯成段，晒干；或鲜时切片，晒干。

雄蕊8,无毛;花盘微裂,位于雄蕊外侧;子房无毛,花柱长,2裂,柱头扁平,花梗细瘦,无毛。翅果嫩时紫红色,成熟时淡棕黄色;小坚果球形,脉纹显著;翅与小坚果张开成钝角。花期5月,果期9月。

生于海拔200~1 200 m的林边或疏林中。分布于江苏、浙江、安徽、江西、山东、河南、湖北、湖南、贵州等地。

【栽培】 生物学特性 喜疏荫的环境,夏日怕日光曝晒,抗寒性强,能忍受较干旱的气候条件。多生于阴坡湿润山谷,耐酸碱,不耐水涝,凡日晒及潮风所到地方,生长不良。要求湿润和富含腐殖质的土壤。

繁殖方法 种子繁殖和嫁接繁殖。种子繁殖:10月采收种子后即可播种,或用湿砂层积至翌年春播种,播后覆土1~2 cm,浇透水,盖稻草,出苗后揭去覆草。嫁接繁殖:在砧木生长最旺盛时嫁接。小苗须经过2~3次移植。移植在落叶后至萌动前进行,需带宿土。

【采收加工】 6~7月采收枝叶,晒干,切段。

【成分】 叶含黄酮类:杜荆素(vitexin)[1],肥皂草苷(saponaretin),荭草素(orientin),合模荭草素(homoorientin)[2],矢车菊素单糖苷(cyanidin monoglycoside),飞燕草素单糖苷(delphindin monoglycoside),芍药素单糖苷(peonidin monoglycoside)[3]。

【药性】 辛、微苦,平。

1.《贵州草药》:"性温,味辛微苦。"

2.《全国中草药汇编》:"辛、微苦,平。"

【功用主治】 行气止痛,解毒消痈。主治气滞腹痛,痈肿发背。

1.《贵州草药》:"清热解毒,行气止痛。"

2.《全国中草药汇编》:"主治腹痛,外用治痈疖肿毒。"

【用法用量】 内服:煎汤,5~10 g。外用:煎水洗。

【选方】 1. 治腹痛 鸡爪槭6~9 g。煨水服,每日3次。

2. 治背花(瘩背) 鸡爪槭适量,煨水洗患处;并用15 g煨水服。(1、2方出自《贵州草药》)

2486 鸡血七 jī xuè qī (《陕西中草药》)

【异名】 红孩儿、红血儿(《陕西中草药》),鸡心七、荞麦七(陕西《中草药研究资料》),蜈蚣七、倒生莲(《陕甘宁青中草药选》),血三七、血地榆(《湖南药物志》),倒丝莲(《湖北中草药志》)。

【基原】 为蓼科蓼属植物中华抱茎蓼的根茎。

【原植物】 中华抱茎蓼 *Polygonum amplexicaule* D. Don var. *sinense* Oliv.

又名:华抱茎蓼(《湖北植物志》),中华蓼(《云南种子植物名录》)。

多年生草本,高30~60 cm。茎直立或斜生,上部常分枝。根茎圆柱状,肥厚,外面紫褐色,断面淡紫红色。叶互生,具细梗;托叶鞘膜质,管状,褐色,易破裂;叶心状卵形,长6~13 cm,宽4~8 cm,先端渐尖,基部心形,表面绿色,背面淡绿色,边缘具乳头状突起。顶生或腋生总状花序,总花梗细,苞片膜质,内含花1~3朵;花梗顶端有关节;花小,花被红色,5深裂;雄蕊8;花柱3,柱头头状。瘦果椭圆形,黑褐色,有光泽。花期7~8月,果期8~10月。

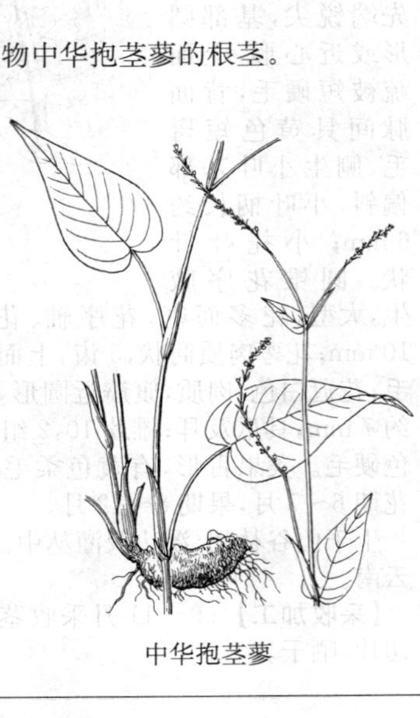

中华抱茎蓼

生于阴湿、水边沙地,林下或草丛中。分布于湖北、湖南、四川、云南、陕西等地。

【采收加工】 9~10月采挖,去粗皮,鲜用或晒干。

【药理】 1. 抗病毒 本品除鞣质处理的煎剂在鸡胚外试验对亚洲甲型流感病毒(京科68-1株)和Ⅰ型副流感病毒(仙台株)有明显抑制作用。鸡胚内试验对仙台株,在感染前、同时或后,用本品10.25% 0.1 ml尿囊腔注入有抗病毒作用,对京科68-1,仅在感染前或同时注入有效[1, 2]。

2. 抗菌作用 本品煎剂在试管内对金黄色葡萄球菌、奈瑟球菌、福氏痢疾杆菌、大肠杆菌、甲型和乙型链球菌等有明显抑制作用,除鞣质后则作用降低[1, 2]。此外对白念珠菌、热带念珠菌有一定的抗真菌作用[2]。

【药性】 酸、苦,平,有毒。

1.《陕西中草药》:"味涩、微苦,性平,有小毒。"

2.《陕甘宁青中草药选》:"味酸、微苦,性平。"

【功用主治】 行气活血,止血生肌,清热解毒。主治胃脘痛,痛经,崩漏,跌打损伤,外伤出血,泄泻,痢疾。

1.《陕西中草药》:"活血舒筋,行气止痛,抗菌消炎,止血生肌,收敛止泻。主治跌打损伤,外伤出血,劳伤,菌痢,胃肠炎。"

2.《陕甘宁青中草药选》:"清热解毒,收敛止泻,活血止痛。"

【用法用量】 内服:煎汤,3~10 g;或浸酒;或研末。外用:捣烂敷或研末撒。

【宜忌】 《陕西中草药》:"反鸡冠花、钩藤。"

【选方】 1. 治胃痛 中华抱茎蓼根状茎3 g。磨水服。

2. 治血崩,痛经 中华抱茎蓼根状茎1.5~3 g。研末服。

3. 治跌打损伤 中华抱茎蓼根状茎15~30 g。酒浸分多次服。

4. 治外伤出血 中华抱茎蓼鲜根状茎捣烂敷或干品研粉撒布。(1~4方出自《湖南药物志》)

2487 鸡血李 jī xuè lǐ (《分类草药性》)

【异名】 红李(《全国中草药汇编》)。

【基原】 为蔷薇科梅属植物杏李的根或叶。

【原植物】 杏李 *Prunus simonii* Carr [*P. simonii* Decaisne]

又名:玉皇李(《云南种子植物名录》),秋根李(河北)。

乔木,高5~8 m。树冠金字塔形,直立分枝;老

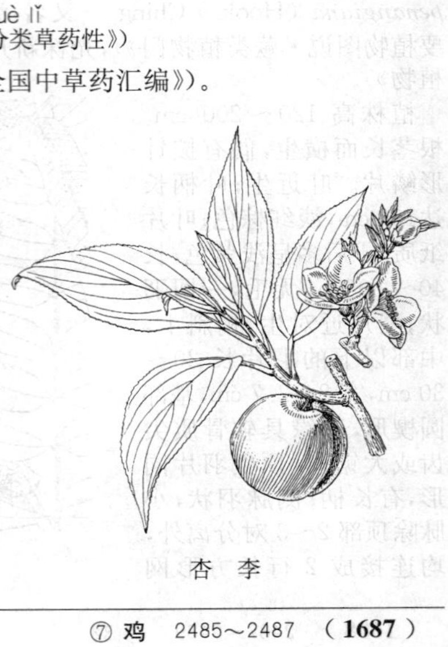

杏 李

tysine)[7~9]，翠雀拉亭（delelatine）[10]。

【药性】 辛、微苦，热，有毒。

【功用主治】 温中止痛。主治腹中冷痛，劳伤筋骨疼痛。

【用法用量】 内服：研末，0.3~0.6 g，开水送服。

2483 鸡爪芋 jī zhǎo yù （《新华本草纲要》）

【异名】 鞋板芋、南星头、南芋（广东）。

【基原】 为天南星科磨芋属植物疣柄磨芋的块茎。

【原植物】 疣柄磨芋 *Amorphophallus virosus* N. E. Brown

块茎扁球形，直径约 20 cm，高约 10 cm。叶单一（稀 2 枚）；叶柄长 50~80 cm，深绿色，具苍白色斑块；叶片 3 全裂，裂片二歧分裂或羽状分裂，小裂片长圆形、三角形或卵状三角形，骤尖，下延；侧脉近平行，近边缘连接成集合脉。花序柄粗短，圆柱形，长 3~5 cm，粗 2~3 cm。佛焰苞长约 20 cm 以上，喉部宽 25 cm，卵形，外面绿色，饰以紫色条纹和绿白色斑块，内面具疣，深紫色，漏斗状；檐部广展，绿色，边缘波状。肉穗花序极臭；花单性，无花被；雌花序长 5~7 cm，圆柱形，紫褐色；雄花序倒圆锥形，黄绿色，长 3~5 cm，基部粗 2 cm，上部粗 4~5 cm；附属器圆锥形，钝圆，青紫色，长 7~12 cm，海绵质；雄花花丝长 5 mm；子房球形，柱头 2 裂。果序柄亮褐色，圆柱形，具不明显的三棱，表面具同色疣状突起；果序长 16~20 cm，圆柱形，粗达 7 cm。浆果椭圆形，橘红色，有圆形黑色残存花柱，2 室，每室种子 1 颗。种子长圆形，光滑，外种皮肉质，褐色，内种皮薄，白色。花期 4~5 月，果期 10~11 月。

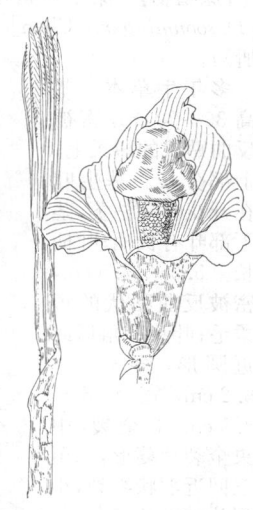

疣柄魔芋

生于海拔 750 m 以下的热带地区，江边草坡、灌丛或荒地常见。分布于广东、广西、云南等地。

【采收加工】 9~10 月采挖，切片，晒干。

【药性】 辛、甘，微温。

【功用主治】 疏肝健脾，解毒散结。主治慢性迁延性肝炎。

【用法用量】 内服：水提取物制成颗粒剂，每次 1 包（相当于生药 75 g），每日 2 次；或入丸剂。

【选方】 治慢性迁延性肝炎 鸡爪芋 150 g，甘草 3 g。将鸡爪芋、甘草加水煎煮 2 次，合并煎液，滤过，浓缩为稠膏。按每克药丸含干膏 0.5 g 计，加适量淀粉混匀，干燥，磨成细粉，过筛，水泛为丸，干燥，包衣，得“益肝丸”。口服，每次 3 g，每日 2 次。功能益气养肝，健脾开胃，祛湿解毒。（《广东省药品标准》1987 年版）

2484 鸡爪花 jī zhǎo huā （《植物名实图考》）

【异名】 鸡爪藤（《贵州民间药物》），黑骨头（《贵州中草药名录》）。

【基原】 为木犀科茉莉花属植物丛林素馨的根。

【原植物】 丛林素馨 *Jasminum duclouxii* (Lévl.) Rehd. 又名：杜氏素馨、夹竹桃素馨（《中国植物志》），花内草（贵州）。

攀援灌木，高 2.5~5 m。小枝暗紫红色，具不明显棱角或呈圆柱状。单叶对生；叶柄粗壮，长 2~10 mm，具沟，扭转；叶片革质，披针形、椭圆形或长椭圆形，稀卵形，长 5.5~18.5 cm，宽 2~5 cm，先端尾状渐尖或锐尖，基部圆形。通常为伞房状聚伞花序，稀总状聚伞花序，对生于叶腋或 4 枚花序簇生于枝顶；花序梗短，长不超过 2 cm；苞片微小，鳞片状；花萼钟形，萼齿 5 枚；花冠粉红色、紫色或白色，近漏斗状，花冠管长 1.1~2 cm，基部直径 1~3 mm，裂片 4~5 枚，长圆形或卵形，先端截形、钝圆或具短尖头。果球形，呈黑色。花期 12 月至翌年 5 月，果期 5~12 月。

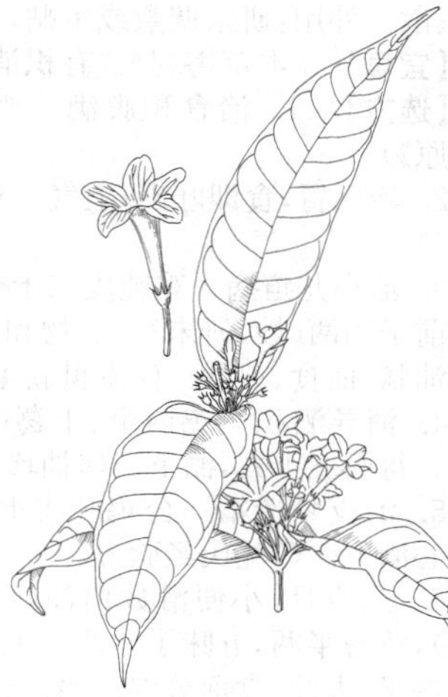

丛林素馨

生于石灰岩灌木林或河谷常绿阔叶林中。分布于广西、云南。

【采收加工】 9~10 月挖取根部，切片，晒干。

【药性】 《贵州民间药物》：“味辛，性温。”

【功用主治】 《贵州民间药物》：“清热，散郁。治眼睑肿，腹痛。”

【用法用量】 内服：煎汤，6~12 g。

2485 鸡爪槭 jī zhǎo qì （《天目山药用植物志》）

【异名】 小叶五角鸦枫（《天目山药用植物志》），阿斗先、柳叶枫（《贵州中药资源》）。

【基原】 为槭树科槭属植物鸡爪槭的枝、叶。

【原植物】 鸡爪槭 *Acer palmatum* Thunb.

落叶小乔木。树皮深灰色；小枝细瘦，当年生枝紫色或紫绿色，多年生枝淡灰紫色或深紫色。叶对生；叶柄长 4~6 cm，细瘦，无毛；叶纸质，外貌近圆形，直径 7~10 cm，基部心形或近心形，5~9 掌状分裂，通常 7 裂，裂片长圆卵形或披针形，先端锐尖或长锐尖，边缘具紧贴的尖锐锯齿，裂片间的凹缺钝尖或锐尖，深达叶片直径的 1/2 或 1/3，上面深绿色，无毛，下面淡绿色，在叶脉的叶腋被有白色丛毛。伞房花序，花紫色，杂性，雄花与两性花同株；花萼与花瓣均为 5；

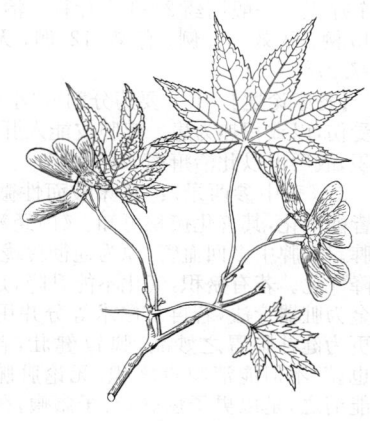

鸡爪槭

7.《本草再新》:"健脾开胃,消食化痰,理气利湿。"

8.《衷中参西录》:"善化瘀积,治痃癖癥瘕,通经闭。"

【用法用量】 内服:煎汤,3～10 g;研末,1.5～3 g;或入丸、散。外用:研末调敷或生贴。

【宜忌】《本草害利》:"有积消积,无积消人元气,堕胎。"

【选方】 1. 治食积腹满 鸡内金研末,乳服。(《本草求原》)

2. 治反胃,食即吐出,上气 鸡肶胵烧灰,酒服。(《千金方》)

3. 治小儿疳病 鸡肫皮二十个(勿落水,瓦焙干,研末),车前子四两(炒,研末)。二物和匀,以米汤溶化,拌入与食。忌油腻、面食、煎炒。(《寿世新编》)

4. 消导酒积 鸡内金、干葛(为末)等分。面糊丸,梧子大。每服五十丸,酒下。(《袖珍方》)

5. 治夜梦遗精 公鸡肫皮七个。焙干为末,每服一钱,空心酒下。(《沈氏经验方》)

6. 治痟肾,小便滑数白浊,令人羸瘦 鸡肶胵一两(微炙),黄耆半两,五味子半两。上药,粗捣,以水三大盏,煎至一盏半,去滓,食前分温三服。(《圣惠方》)

7. 治喉闭乳蛾 鸡肫黄皮勿洗,阴干烧末,用竹管吹之。(《青囊杂纂》)

8. 治一切口疮 鸡内金烧灰,敷之。(《活幼新书》)

9. 治走马牙疳 鸡肫黄皮(不落水者)五枚,枯矾五钱。研搽。(《经验方》)

【临床报道】 1. 治疗婴幼儿腹泻 车前子 150 g(包煎),车前草 350 g,鸡内金 20 g,上药加水 1 000 ml,煎取 500 ml,和米汤 250 ml,加少量食盐,即成车前饮。每次服 30～50 ml。治疗轻中型腹泻 315 例,治愈 289 例,有效 7 例,平均治愈时间 2 d,不拘时服;重型腹泻 23 例,治愈 18 例,有效 5 例平均治愈时间 5.5 d[1]。

2. 治疗扁平疣 生鸡内金 100 g,黑龙江白米醋 300 ml,装广口瓶内,浸泡 30 h 后即得"金醋消疣液"。用镊子夹消毒棉球蘸药液,涂擦患处。每日 3 次,10 d 为 1 个疗程。共治疗 126 例,痊愈 80 例,好转 20 例,无效 26 例[2]。

3. 治疗泌尿系结石 琥珀、生鸡内金、滑石以 1∶4∶6 比例共研细末。早晚两次空腹服用,每次 6 g,同时用金钱草适量备茶送服。治疗泌尿系结石 53 例,临床治愈 48 例,无效 5 例,总有效率 90.5%[3]。

4. 治疗胆石症 鸡内金,鱼脑石,广郁金,生大黄按 6∶15∶2∶1 加工成粉末,装入胶囊,每粒含生药 0.4 g。口服,每日 3 次,每次 6～8 粒,饭后温开水送服,1 个月为 1 个疗程。一般用药 2～4 个疗程。治疗胆石症 114 例,治愈 45 例,显效 54 例,有效 12 例,无效 3 例,总有效率 97.37%[4]。

【各家论述】 1.《要药分剂》:"小儿疳积病,乃肝脾二经受伤,以致积热为患。鸡肫皮能入肝而除肝热,入脾而消脾积,故后世以此治疳病如神也。"

2.《衷中参西录》:"其味酸而性微温,中有瓷、石、铜、铁皆能消化,其善化瘀积可知。《内经》谓:'诸湿肿满,皆属于脾。'盖脾中多回血管,原为通彻玲珑之体,是以居中焦以升降气化。若有瘀积,气化不能升降,是以易致胀满。用鸡内金为脏器疗法,若再与白术等分并用,为消化瘀积之要药,更为健补脾胃之妙品,脾胃健壮,益能运化药力以消积也。""不但能消脾胃之积,无论脏腑何处有积,鸡内金皆能消之,是以男子痃癖,女子癥瘕,久久服之皆能治愈。又凡虚劳之证,其经络多瘀滞,加鸡内金于滋补药中,以化其经络之瘀滞而病始可愈。至以治室女月信一次未见者,尤为要药,盖以其能助归、芍以通经,又能助健补脾胃之药,多进饮食以生血也。""盖鸡内金善化瘀血,即能催月信速于下行也。然月信通者服之,或至过通;而月信之不通者服之,即不难下通。"

2482 鸡爪乌 jī zhǎo wū (《中国药用植物简编》)

【异名】 细草乌(云南)。

【基原】 为毛茛科翠雀属植物康定翠雀花的根。

【原植物】 康定翠雀花 *Delphinium tatsienense* Franch. [*D. soonmingense* Chen] 又名:箭炉飞燕草(《经济植物手册》)。

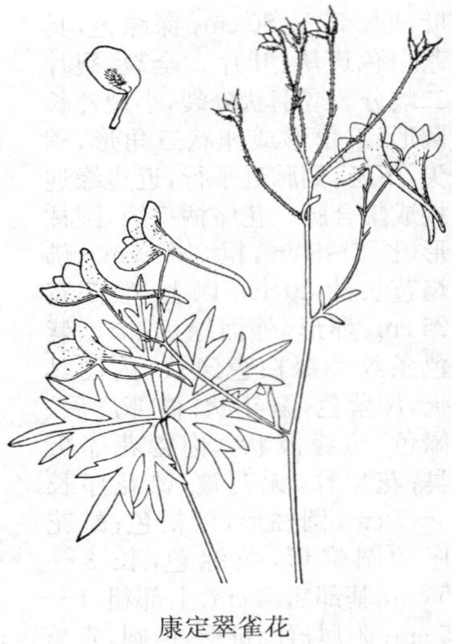

康定翠雀花

多年生草本。茎高 30～80 cm,密被反曲贴伏的短柔毛,上部分枝。基生叶在开花时常枯萎,茎下部叶有长柄;叶柄长 5.5～17.5 cm,密被反曲贴伏的短柔毛;叶片五角形或近圆形,长 3.2～6.2 cm,宽 4.5～8.5 cm,3 全裂,中央全裂片菱形,二至三回近羽状细裂,小裂片披针状三角形,或披针状线形,侧全裂片斜扇形,2 深裂至近基部,上面被短伏毛,下面被长柔毛。总状花序有花 3～12 朵,呈伞房状排列;苞片线形;花梗密被反曲短柔毛,常混生腺毛;小苞片生于花梗近中部;花两性,两侧对称;萼片 5,椭圆状倒卵形或宽椭圆形,深紫蓝色,外面有短柔毛,内面无毛,距长 2～2.5 cm;花瓣 2,蓝色,无毛,先端圆形;退化雄蕊 2,蓝色,瓣片宽倒卵形,先端不裂或微凹,腹面有黄色髯毛;雄蕊多数,被短毛或无毛;心皮 3,密被短柔毛。蓇葖果长约 1.2 cm。种子倒卵状四面体形,沿棱有狭翅。花期 7～9 月,果期 8～10 月。

生于海拔 2 300～3 250 m 的山地草坡。分布于四川、云南。

【采收加工】 9～11 月采挖,晒干。

【药材】 鸡爪乌 *Radix Delphinii Tatsienensis* 主产于云南、四川。

性状 根圆锥形或长圆锥形,长 1～7.5 cm,直径 1～5 mm。表面黑褐色,有纵纹及须根痕,有的表皮脱落,露出棕黄色纤维;根头残留纤维状叶柄残基及中空的茎基。质韧,不易折断,断面纤维性,黄色。气微,味苦。

【成分】 康定翠雀花根含生物碱:康丁翠雀碱(tatsiensine),去乙酰多态飞燕草碱(deacetylambiguine),布氏翠雀花碱(browniine),硬飞燕草次碱(delcosine),核替生酮(hetisinone),核替生(hetisine),狼毒乌头碱(lycoctonine),洋翠雀康宁(ajaconine)[1],康定翠雀宁(tatsinine)[2,3],翠雀它星(deltatsine)[4],康定翠雀定(tatsidine)[5],康定翠雀任(tatsirine)[6],网果翠雀碱(dic-

蛋黄粉，对促进大鼠的生长发育有特殊良好作用。蛋黄粉对婴幼儿的营养价值不低于人奶和牛奶粉[4]。

【药性】 甘，平。归心、肾、脾经。

1.《纲目》："甘，温，无毒。"

2.《长沙药解》："微温，入足太阴脾、足阳明胃经。"

3.《本草再新》："味甘，性平，无毒。入心、肺、肾三经。"

【功用主治】 滋阴润燥，养血息风。主治心烦失眠，热病痉厥，虚劳吐血，呕逆，下痢，烫伤，热疮，肝炎，小儿消化不良。

1.《药性论》："和常山末为丸，竹叶煎汤下，治久疟不差。治漆疮，涂之。醋煮，治产后虚及痢，主小儿发热。煎服，主痢，除烦热。炼之，主呕逆。"

2.《千金方》："主除热，火灼，烂疮，痓。"

3.《纲目》："补阴血，解热毒，治下痢。"

4.《本草再新》："补中益气，养肾益阴，润肺止咳，能使心肾交，能教肺肾还。虚劳吐血，均有功焉。"

【用法用量】 内服：煮食，1～3枚；或生服。外用：涂敷。

【宜忌】《本草求真》："多食则滞。"

【选方】 1. 治少阴病，得之二三日以上，心中烦，不得眠　黄连四两，黄芩二两，芍药二两，鸡子黄二枚，阿胶三两。上五味，以水六升，先煮三物，取二升，去滓，纳胶烊尽，小冷，纳鸡子黄，搅令相得，温服七合，日三服。(《伤寒论》黄连阿胶汤)

2. 治温邪久踞下焦，既厥且哕，脉细而劲　鸡子黄一枚(生用)，真阿胶二钱，生龟版六钱，童便一杯，淡菜三钱。水五杯，先煮龟版、淡菜，约二杯，去滓入阿胶，上火烊化，纳鸡子黄，搅令相得，再冲童便，顿服之。(《温病条辨》小定风珠)

3. 治小儿惊痫　鸡子黄和乳汁，量儿大小，服之。(《普济方》)

4. 治卒腹痛，下赤白痢，数日不绝　鸡卵一枚，取出黄，去白，纳胡粉令满，壳烧成屑，以酒服一钱匕。(《肘后方》)

5. 治妊娠血下不止，名曰漏胎，血尽子死　鸡子十四枚，取黄，以好酒二升煮，使如饧，一服之未瘥，更作服之，以瘥为度。(《普济方》)

6. 治孩子热疮　鸡子五枚(去白取黄)，乱发如鸡子许大，二味相和于铁铫子中，炭火熬，初甚干，少顷即发焦，遂有液出，旋取置一瓷碗中，以液尽为度，取涂热疮上，即以苦参末粉之。(刘禹锡《传信方》乱发鸡子膏)

【各家论述】 1.《纲目》："鸡子黄，气味俱厚，阴中之阴，故能补形，昔人谓其与阿胶同功，正此意也。其治呕逆诸疮，则取其除热引虫而已。"

2.《长沙药解》："补脾精而益胃液，止泄利而断呕吐。《伤寒》黄连阿胶汤，用之治少阴病，心中烦，不得卧者，以其补脾而润燥也。《金匮》百合鸡子汤，用之治百合病吐之后者，以其涤胃而降逆也。排脓散用之，以其补中脘而生血肉也。""鸡子黄温润淳浓，体备土德，滋脾胃之精液，泽中脘之枯槁，降浊阴而止呕吐，升清阳而断泄利，补中之良药。"

2481 鸡内金 jī nèi jīn (《本草蒙筌》)

【异名】 鸡肶胵里黄皮(《本经》)，鸡肶胵(《千金方》)，鸡肫内黄皮(《日华子》)，鸡肫皮(《滇南本草》)，鸡黄皮(《现代实用中药》)，鸡食皮(《河南中药手册》)，鸡合子(《山东中药》)，鸡中金、化石胆、化骨胆(《山西中药志》)。

【基原】 为雉科雉属动物家鸡 *Gallus gallus domesticus* Brisson 的砂囊内膜。

【原动物】 参见"鸡肉"条。

【采收加工】 宰杀时，取出砂囊，立即剥下内壁，洗净，晒干。

【药材】 鸡内金 *Endothelium Corneum Gigeriae galli* 全国各地均产。

性状　本品为不规则卷片，厚约 2 mm。表面黄色、黄绿色或黄褐色，薄而半透明，具明显的条状皱纹。质脆，易碎，断面角质样，有光泽。气微腥，味微苦。

【成分】 鸡内金含胃液素(胃激素 ventriculin)，角蛋白(keratin)，微量胃蛋白酶(pepsin)，淀粉酶(diastase)，多种维生素[1~4]。出生 4～8 星期的小鸡砂囊内膜还含有胆汁三烯 (bilatriene)和胆绿素的黄色衍生物[5]，并含赖氨酸，组氨酸，精氨酸，谷氨酸，天冬氨酸，亮氨酸，苏氨酸，丝氨酸，甘氨酸，丙氨酸，半胱氨酸，缬氨酸，甲硫氨酸，异亮氨酸，酪氨酸，苯丙氨酸，脯氨酸，色氨酸等 18 种氨基酸及铝、钙、铬、钴、铜、铁、镁、锰、钼、铅、锌等微量元素[4]。

【药理】 1. 对动物胃肠功能的影响　鸡内金生品以及清炒品、砂烫品、醋炒品和烘品分别以 15% 的混悬液给小鼠按 0.2 ml/10 g 剂量灌服，60 min 后，各组游离酸、胃蛋白酶均显著提高，其中烘品组和砂烫品组总酸度也明显提高，与生品组比较，烘品组和砂烫组的游离酸、胃蛋白酶含量的升高更加显著，其他两种与生品比较也有增加，但不显著。各炮制品灌胃 60 min 组与灌胃 30 min 组比较，游离酸显著提高，其中烘品组和砂烫品组的胃蛋白酶和总酸度也有显著提高[1]。上述各炮制品分别以 15% 的混悬液或 100% 煎液按 0.2 ml/10 g 剂量灌服，小鼠胃肠推进功能虽有增强趋势，但不显著。提示鸡内金的消食作用并不是药物在胃内的局部作用或直接刺激胃肠运动引起的[2]。但是也有动物实验显示，鸡内金对小鼠胃肠运动呈抑制作用，对胃液、胆汁分泌无明显影响，对胰液分泌有促进作用，体外实验能增强胃蛋白酶、胰脂肪酶活性[3]。

2. 加速放射性锶的排泄　鸡内金水煎剂对加速排除放射性锶有一定作用。其酸提取物效果较煎剂好，尿中排出的锶比对照组高 2～3 倍。从鸡内金中提得的氯化铵为促进锶排泄的有效成分之一[4]。

3. 抗动脉粥样硬化作用　高脂饲料喂养家兔复制动脉粥样硬化模型，同时每日灌服鸡内金提取冻干粉，鸡内金有抗凝及改善血液流变学的作用，动脉血管壁病理检查表明鸡内金能减轻动脉粥样硬化程度[5]。

【药性】 甘、涩，平。归脾、胃、膀胱经。

1.《日华子》："平，无毒。"

2.《纲目》："甘，平。"

3.《本草备要》："甘，平，性涩。"

4.《要药分剂》："入肝、脾、大肠、膀胱四经。"

5.《本草再新》："入脾、胃二经。"

【功用主治】 健脾胃，消食积，化石。主治食积，泄泻，小儿疳积，胆石症，石淋，砂淋，癥瘕经闭，喉痹乳蛾，牙疳口疮。

1.《本经》："主泄利。"

2.《别录》："主小便利，遗溺，除热止烦。"

3.《日华子》："止泄精，并尿血、崩中、带下、肠风、泻痢。"

4.《滇南本草》："宽中健脾，消食磨胃。治小儿乳食结滞，肚大筋青，痞积疳积。"

5.《纲目》："治小儿食疟，疗大人(小便)淋漓、反胃，消酒积，主喉闭、乳蛾，一切口疮、牙疳诸疮。"

6.《本经逢原》："治眼目障翳。"

橡布膏或布兜固定。每日换1次。治疗腮腺炎73例，痊愈63例，好转8例，无效2例，总有效率为97%。治疗颌下淋巴结炎56例，痊愈45例，好转10例，无效1例，总有效率为98%。治疗痈疮初期39例，痊愈30例，好转8例，无效1例，总有效率为97%[2]。

3. 防治鼻咽癌放疗后口咽黏膜反应　鸡蛋清20 ml，维生素E 1 500 mg，葡萄糖酸锌60 mg制成试验液。患者口含10 ml试验液10～15 min，再缓慢吞服，每日早、中、晚及睡前，共4次。用于45例鼻咽癌放化疗患者，结果治疗组Ⅰ度口咽黏膜反应发生率为27%，Ⅱ度口咽黏膜反应发生率为49%，Ⅲ度口咽黏膜反应发生率为22%，Ⅳ度口咽黏膜反应发生率为2%。治疗组重度口咽黏膜反应显著低于0.2%呋喃西林溶液漱口的对照组[3]。

4. 治疗化疗药物渗漏引起局部坏死　清除局部坏死组织后，用生理盐水冲洗，再用0.5%碘伏消毒局部，最后用消毒的压舌板将蛋清涂于整个创面，每日6～8次，随着创面逐渐新鲜干燥，可改为每日4～6次，7～10 d即可治愈。治疗因化疗药物渗漏引起组织坏死20例，疗效显著[4]。

【各家论述】《本草求原》："卵白象天，甘，微寒，无毒。得巽木清阳上浮之气，以包举浮火下降，为从治之法。"

2479 鸡子壳 jī zǐ ké（《日华子》）

【异名】 鸡卵壳（《医学入门》），混沌池、凤凰蜕（《纲目》），混沌皮（《医林纂要》），鸡子蜕（《中国医学大辞典》），鸡蛋壳（通称）。

【基原】 为雉科雉属动物家鸡 *Gallus gallus domesticus* Brisson 卵的硬外壳。

【原动物】 参见"鸡肉"条。

【采收加工】 食用鸡蛋时收集蛋壳，烘干。

【药材】 鸡子壳 *Chorion Ovi Galli*　全国各地均产。

性状　本品呈坚硬薄片，大小不等，外表面微红色或类白色，内表面纯白色。质坚而脆。气微腥，味微甘。

【成分】 壳含碳酸钙（calcium carbonate）91.96%～95.76%，有机物3.55%～6.45%，碳酸镁，磷酸钙及胶质等。壳的色素有卟啉（porphyrin）[1]。

【药理】 补充钙质作用　将鸡蛋壳及蛋皮用10%醋酸浸泡烘干，使不溶性碳酸钙转化为可溶性醋酸钙，加入AOAC配方的纯合成饲料中喂养雄性大鼠，28 d后检查表明加醋蛋皮组动物的增重和饲料利用率与碳酸钙和奶粉组无明显差异；从动物钠代谢和股骨钙存留率看，除低钙组外，其他各组也无显著差异。因此，醋蛋皮中的活性钙在动物体内的吸收率与全脂奶粉碳酸钙一致，能够维持动物血清Ca，Ca/P及碱性磷酸酶在正常范围内。总之，以醋蛋蛋壳作为活性钙的来源，其在体内的吸收和利用良好，能有效地补充钙质[1,2]，并且对降低血压也是有益的[2]。

【药性】《全国中草药汇编》："淡、平。"

【功用主治】 制酸，止痛，壮骨，明目。主治胃脘痛，反胃，吐酸，小儿佝偻病，目生翳膜，疳疮痘毒。

1.《日华子》："研摩障翳。"

2.《纲目》："烧灰油调，涂癣及小儿头身诸疮，酒服二钱，治反胃。"

3.《本草求原》："治目翳、痘毒、癣及白秃、头身诸疮。"

4.《全国中草药汇编》："收敛制酸，补钙。"

【用法用量】 内服：焙研1～9 g。外用：煅研，撒敷；或油调敷。

【选方】 1. 治胃酸过多，胃、十二指肠溃疡疼痛　①鸡蛋壳焙燥研极细末，每次3 g，饭前以温开水送服，每日2～3次。（《食物中药与便方》）　②鸡蛋壳（炒）50 g，天花粉1 g。以上二味，磨成细粉，过筛，混合均匀，分装即得。口服，每次4.5～13.5 g，每日2～3次。（《广东省药品标准》1987年天风胃痛散）

2. 治小儿佝偻病　鸡蛋壳烤干，研极细。6个月～1岁每次0.5 g，1～2岁每次1 g，每日2次。〔《大众中医药》1990，(4)：23〕

3. 治眼卒生翳膜　鸡子壳（抱子者，去膜，取白壳皮研）一分，贝齿三枚（烧灰）。上药同研令细，入瓷盒子盛，每取少许，日三五度点之。（《圣惠方》鸡子壳散）

4. 治头上软疖　抱出鸡卵壳，烧存性，研末，入轻粉少许，清油调敷。（《世医得效方》）

5. 治耳疳出脓　抱出鸡卵壳，炒黄为末，油调灌之。（《杏林摘要》）

【临床报道】 治疗胃、十二指肠溃疡　用鸡蛋壳炭3份，生鸡内金2份，丁香1份，共研细粉。口服，每日3次，每次4 g，7 d为1个疗程。治疗158例，结果治愈103例，好转47例，无效8例，总有效率94.9%[1]。

2480 鸡子黄 jī zǐ huáng（《别录》）

【异名】 鸡卵黄（《纲目》），鸡蛋黄（通称）。

【基原】 为雉科雉属动物家鸡 *Gallus gallus domesticus* Brisson 的蛋黄。

【原动物】 参见"鸡肉"条。

【成分】 每100 g卵黄约含蛋白质13.6 g，脂类30 g，碳水化合物1 g，灰分1.6 g，钙134 mg，磷532 mg，铁7 mg；维生素A 3 500 u，硫胺素0.27 mg，核黄素0.35 mg，烟酸微量[1]，对氨基苯甲酸（*p*-aminobenzoic acid）（干燥卵黄）0.8 μg/g[2]。蛋白质有卵黄磷蛋白（vitellin），卵黄球蛋白（livetin），其含率比约为3.6∶1[3]。还含至少5种唾液酸糖蛋白（sialoglyco-protein）[4]。

鸡子黄含大量脂肪性物质（鸡子白只含约0.1%），其中约10%是磷脂（phospholipids），而磷脂中又以卵磷脂（lecithin）为主；上述卵黄磷蛋白，在鸡子黄中是与卵磷脂相结合的。脂肪性物质中的脂肪酸（fatty acid），主要是油酸（oleic acid）（占脂肪酸46.7%），亚油酸（linoleic acid）19%，亚麻酸（linolenic acid）2.9%，饱和脂肪酸（saturated fatty acid）31.4%。鸡子黄含胆甾醇（cholesterol）约1.3%，葡萄糖（化合及游离）约0.3%。还含叶黄素（lutein）和叶黄素的多种异构物，也含少量胡萝卜素（不超过0.02 mg/100 g）[3]。

【药理】 1. 调血脂作用　卵黄可用来制取卵磷脂（磷脂酰胆碱，lecithin）[1]。卵磷脂是保持体内胶体溶液稳定的必需物质，它可促进胆固醇和蛋白质结合而降低血浆胆固醇，减轻脂质对血管壁的浸润。血中卵磷脂浓度越高，胆固醇/卵磷脂的比值越小，胆固醇及其他脂质越不易在组织中沉积[2]。但应注意蛋黄是一种高胆固醇食物，用大鼠实验证明，对幼年鼠和成年鼠均可引起血清总胆固醇（TC）显著升高，但在幼年鼠血清TC升高的速度和幅度不及成年鼠。成年鼠摄取胆固醇或蛋黄后血清载脂蛋白A-I（apo A-I）降低，高密度脂蛋白胆固醇（HDL-Ch）明显低于基础饲料组，而幼年鼠则无明显变化。实验表明成年鼠和幼年鼠对高胆固醇（如蛋黄）摄入的反应性有年龄差异[3]。

2. 强身健脑作用　实验证明，在标准饲料中加入5%的

5 g。水煎服。(《中国民族药志》)

2. 治肺结核　鲜黄花远志根 60 g,猪肺 120 g。水煎,服汤食肺。(《江西草药》)

3. 治营养不良,水肿　鸡根 10～15 g,煎服或炖肉服。(《中国民族药志》)

4. 治失眠　黄花远志根 15～30 g,茯神 15 g。水煎服。(《江西草药》)

5. 治跌打损伤　鲜黄花远志根 60 g,杜衡根 3 g。水煎服。(《江西草药》)

2476 鸡脑 jī nǎo (《新修本草》)

【基原】 为雉科雉属动物家鸡 *Gallus gallus domesticus* Brisson 的脑髓。

【原动物】 参见"鸡肉"条。

【采收加工】 宰杀时,除净头部羽毛,取脑髓鲜用或烘干备用。

【成分】 鸡脑含组氨酸,鹅肌肽(anserine);又有以下氨基酸:天冬氨酸,谷氨酸,丝氨酸,苏氨酸,脯氨酸,甘氨酸,丙氨酸,β-丙氨酸,γ-氨基丁酸,缬氨酸,苯丙氨酸,酪氨酸,赖氨酸,精氨酸[1]。

【药理】 抑制神经生长作用　成年鸡脑膜提取物具有导致背根神经节生长冠萎缩的活性,随纯度的增加,活性也增加。100 kD 的蛋白质与致萎缩活性紧密相关[1]。

【功用主治】 《新修本草》:"主产难,烧灰,酒服之。""主小儿惊痫。"

【用法用量】 内服:烧灰,3～6 g,酒调。

【选方】 1. 治小儿惊痫　以鸡脑烧灰,酒服之。(《普济方》)

2. 治少小痫候,夜啼不止　雄鸡脑、丹砂各二分,片黄、当归各一分。上为末,以鸡脑和杵七百下,丸如麻子大。百日儿服一丸,日二服。量儿大小,加减服。(《普济方》鸡脑丸)

2477 鸡嗉 jī sù (《纲目》)

【异名】 鸡喉咙(《卫生易简方》)。

【基原】 为雉科雉属动物家鸡 *Gallus gallus domesticus* Brisson 的嗉囊。

【原动物】 参见"鸡肉"条。

【采收加工】 宰鸡时取下嗉囊,鲜用或烘干。

【功用主治】 《纲目》:"治小便不禁,及气噎食不消。"

【用法用量】 内服:煮食;或研末。外用:焙研撒或调搽。

【选方】 1. 治气噎不通　鸡嗉两枚连食,以湿纸包,黄泥固,煅存性为末,入木香、沉香、丁香末各一钱,枣肉和,丸梧子大,每汁下三丸。(《纲目》)

2. 治小便不禁　雄鸡喉咙,及肚胵,并屎白,等分为末。麦粥清服之。(《卫生易简方》)

3. 治发背肿毒　鸡嗉及肫内黄皮焙研。湿则干掺,干则油调搽之。(《医林正宗》)

2478 鸡子白 jī zǐ bái (《本草经集注》)

【异名】 鸡卵白(《别录》),鸡子清(《食疗本草》),鸡蛋白(通称)。

【基原】 为雉科雉属动物家鸡 *Gallus gallus domesticus* Brisson 的蛋清。

【原动物】 参见"鸡肉"条。

【采收加工】 敲碎蛋壳的一端,使蛋清流出,收集生用,或将蛋煮熟,取蛋白用。

【成分】 每 100 g 鸡子白约含蛋白质 10 g,脂肪 0.1 g,碳水化合物 1 g,灰分 0.6 g,钙 19 mg,磷 16 mg,铁 0.3 mg,核黄素 0.26 mg,烟酸 0.1 mg,硫胺素 0.216 μg/g,泛酸,对氨基苯甲酸(*p*-aminobenzoic acid)0.055(干卵白)μg/g,按水分和固形物所占比重,则含水分 87%,固形物 13%,固形物中大约 90%是蛋白质,其中:卵白蛋白 75%,卵类黏蛋白 15%,卵黏蛋白 7%,伴白蛋白 3%。卵白蛋白是一种含磷的蛋白质,含 1.7%的甘露糖,卵类黏蛋白含 9.2%的混合糖类,由 3 份甘露糖与 1 份半乳糖组成。卵黏蛋白含 14.9%的混合糖类,其中甘露糖与半乳糖含量相等。伴白蛋白含 2.8%的混合糖类,其中甘露糖 3 份,半乳糖 1 份。全鸡子白还含约 0.4%的游离葡萄糖[1,2]。卵类黏蛋白是一个混合物,其中含有溶菌酶(lysozyme),卵抑制剂(ovo-inhibitor),卵类黏蛋白,卵糖蛋白(ovoglycoprotein),卵黄素蛋白(ovoflavoprotein)[3～5]。鸡子白含脂类(lipid)甚少,但也有微量的脂肪,痕迹的卵磷脂,胆甾醇及脂溶性色素叶黄素(lutein)[6]。

【药性】 甘,凉。

1.《别录》:"微寒。"

2.《纲目》:"甘,微寒,无毒。"

【功用主治】 润肺利咽,清热解毒。主治伏热咽痛,失音,目赤,烦满咳逆,下痢,黄疸,疮痈肿毒,烧烫伤。

1.《别录》:"疗目热赤痛,除心下伏热,止烦满咳逆,小儿下泄,妇人产难,胞衣不出。醯渍之一宿,疗黄疸,破大烦热。"

2.《食疗本草》:"(治)人热毒发。"

3.《本草拾遗》:"解热烦。"

4.《纲目》:"和赤小豆末,涂一切热毒、丹肿,腮痛。"

【用法用量】 内服:煮食,1～3 枚;或生服。外用:涂敷。

【宜忌】 《食疗本草》:"动心气,不宜多食。""鸡子白共鳖同食损人。"

【选方】 1. 治少阴病,咽中伤生疮,不能言语,声不出者　半夏(洗,破如枣核)十四枚,鸡子一枚(开孔去黄)。纳半夏著苦酒中,以鸡子壳安火上,令三沸,去滓。少少含咽之,不瘥,更作三剂。(《伤寒论》苦酒汤)

2. 治目暴赤热毒　蕤仁一分(捣成膏),吴黄连一分,鸡子白一枚。上三味,以棉裹二味内鸡子白中,渍一宿,涂眼四五度,厚则洗之。(《必效方》)

3. 治小儿(一岁以上,二岁以下)赤白痢久不瘥　鸡子二枚(取白),胡粉二钱,蜡一两。上三味,熬蜡消,下鸡子、胡粉,候成饼。平时空腹与吃,可三顿。(《必效方》鸡子饼)

4. 治汤火烧、浇,皮肉溃烂疼痛　鸡蛋清、好酒淋洗之。(《海上方》)

5. 治吐血衄血　鸡子白三个,好香墨二两。上件药,捣墨细罗为末,以鸡子白和丸,如梧桐子大。不计时候。以生地黄汁下十丸。(《圣惠方》)

【临床报道】 1. 治疗复发性口腔溃疡　鸡蛋内膜用清水冲洗去腥味,用以贴敷患处,每日 3～5 次,直至溃疡面愈合,最多用 14 日。鸡蛋清每次 1 个口服,每日 2 次,服用 7～14 d。治疗期间停用其他中西药物。治疗复发性口腔溃疡 161 例,结果痊愈 84 例,有效 72 例,无效 5 例,总有效率 96.89%[1]。

2. 治疗流行性腮腺炎、急性颌下淋巴结炎(未溃)、痈疮初期(未溃)　取地下深层新鲜黄土适量,用鲜鸡蛋清搅拌成糊状(黄蛋膏),现制现用。温水清洗患部后做常规消毒。取不同大小的消毒纱布块,涂上黄蛋膏,敷于患处,然后用

【原植物】 荷包山桂花 *Polygala arillata* Buch. -Ham. 又名：黄花远志《中国高等植物图鉴》。

灌木或小乔木，高 1～5 m。根木质，皮肉质，淡褐色，内面淡黄色。茎直立。小枝圆柱形，有时具纵棱，密被短柔毛。单叶互生；叶柄长约 1 cm，被短柔毛；叶纸质，椭圆形或长圆状椭圆形至长圆状披针形，长 6.5～14 cm，宽 2～2.5 cm，先端渐尖，基部楔形或钝圆，全缘，具缘毛，幼时两面均疏被短柔毛；主脉在上表面微凹，在背面隆起，侧脉每边 5～6 条。花两性，总状花序单一，与叶对生，下垂，长 7～10 cm，具纵棱及槽，密被短柔毛，果时延长达 25～30 cm；花被短柔毛，具三角状苞片 1 枚；萼片 5 枚，外面 2 枚小，中间 1 枚深兜状，里面 2 枚大，呈小卵形，花瓣状，红紫色，长圆状倒卵形，与花瓣成直角着生；花瓣 3 枚，肥厚，黄色，侧生花瓣 2/3 以下与龙骨瓣合生，龙骨瓣盔形，具丰富的条裂鸡冠状附属物；雄蕊 8，2/3 以下合生成鞘，与花瓣贴生，花药卵形，顶孔开裂；子房圆形，具缘毛，基部具 1 肉质花盘，花柱细，先端喇叭状 2 裂，柱头藏于下裂片内。蒴果阔肾形至略心形，浆果状，幼果绿色，熟时紫红色，具缘毛，基部具花盘和花被脱落后的环状瘢痕，果爿具同心环状棱。种子球形，红棕色，疏被白色短柔毛。花期 5～10 月，果期 6～11 月。

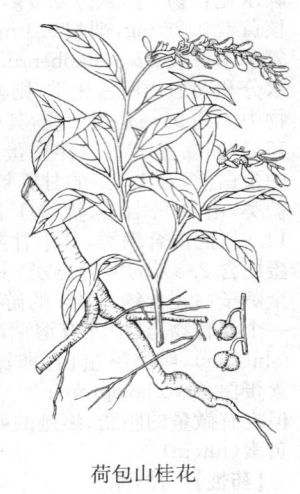

荷包山桂花

生于海拔 1 000～2 800 m 的沟边或石山杂木林下。分布于西南及浙江、安徽、福建、江西、湖北、广东、广西、陕西、等地。

【采收加工】 9～12 月采收，鲜用或切片晒干。

【药材】 鸡根 *Radix Polygalae Arillatae* 产于陕西、江西、湖北、四川、云南等地。

性状 本品多切成不规则的块片或长短不一的段。表面淡黄褐色至棕褐色，有明显皱纹和沟纹。质坚韧。断面木部淡黄色，有数个环纹。气微，味淡、微麻。

鉴别 (1) 根横切面：木栓层细胞数列。其近处可见石细胞带。皮层薄壁细胞数 10 列，细胞长椭圆形或类圆形，部分细胞内含油滴。维管束外韧型，韧皮部有筛管群。形成层为 2～3 列扁平的薄壁细胞。木质部发达，由导管及木纤维组成，射线细胞 1～3 列，木纤维及木射线细胞壁皆木化，部分射线细胞内含有油滴。

(2) 本品粗粉在紫外灯下观察显蓝色荧光（检查香醇）。

(3) 取本品粗粉约 0.5 g，加水 10 ml，振摇 1 min，放置 10 min，蜂窝状泡沫不退（检查皂苷）。

(4) 取本品粗粉 2 g，加甲醇 10 ml，水浴回流，滤过。取滤液 1 ml，加盐酸羟胺甲醇液 2～3 滴，加氢氧化钾甲醇液 2～3 滴，水浴微沸，放冷，用稀盐酸调 pH 至 3～4，加三氯化铁乙醇液 1～2 滴，振摇，溶液显紫红色（检查香醇）。

【成分】 根中含呫吨酮类化合物：1，7-二羟基-2，3-亚甲基二氧基呫吨酮（1，7-dihydroxy-2，3-methylenedioxyxanthone），1，6，7-三羟基-2，3-亚甲基二氧基呫吨酮（1，6，7-trihydroxy-2，3-methylenedioxyxanthone），1-甲氧基-2，3-亚甲基二氧基呫吨酮（1-methoxy-2，3-methylenedioxyxanthone）[1]，1，3-二羟基-2，3-亚甲基二氧基呫吨酮（1，3-dihydroxy-2，3-methylenedioxyxanthone），7-羟-1-甲氧基-2，3-亚甲基二氧基呫吨酮（7-hydroxy-1-methoxy-2，3-methylenedioxyxanthone）[2]，1，3-二羟基-2-甲氧基呫吨酮（1，3-dihydroxy-2-methoxyxanthone），1-羟基-2，3-二甲基呫吨酮（1-hydroxy-2，3-dimethoxyxanthone）[3]。呫吨酮苷：黄花远志素 D{2-O-〔α-L-arabinopyranosyl-(1→6)〕-β-D-glucopyranosyl-3，4-dimethoxyxanthone}，黄花远志素 E{3-O-〔α-L-arabinopyranosyl-(1→6)〕-β-D-glucopyranosyl-1-hydroxyl-2-methoxyxanthone}[5]。三萜皂苷：黄花远志皂苷（arillatanoside）A〔28-O-α-L-arabinopyranosyl-(1→3)-β-D-xylopyranosyl-(1→4)-α-L-rhamnopyranosyl-(1→2)-β-D-fucopyranosyl presenedenin-3-O-β-D-glucopyranoside〕，黄花远志皂苷 B{28-O-β-D-galactopyranosyl-(1→4)-〔α-L-arabinopyranosyl-(1→3)〕-β-D-xylopyranosyl-(1→4)-α-L-rhamnopyranosyl-(1→2)-〔4-O-acetyl〕-β-D-fucopyranosyl presenedenin-3-O-β-D-glucopyranoside}，黄花远志皂苷 C{28-O-β-D-galactopyranosyl-(1→4)-〔α-L-arabinopyranosyl-(1→3)〕-β-D-xylopyranosyl-(1→4)-α-L-rhamnopyranosyl-(1→2)-β-D-fucopyranosyl presenedenin-3-O-β-D-glucopyranoside}，黄花远志皂苷 D{28-O-β-D-galactopyranosyl-(1→4)-〔α-L-arabinopyranosyl-(1→3)〕-β-D-xylopyranosyl-(1→4)-〔β-D-apiofuranosyl-(1→3)〕-α-L-rhamnopyranosyl-(1→2)-β-D-fucopyranosyl presenedenin-3-O-β-D-glucopyranoside}，远志苷（polygalasponin）[4]，arilloside A、B、C、D、E、F[6]。蔗糖酯类：黄花远志素（arillanin）A{α-D-(6-O-sinapoyl)-glucopyranosyl(1→2)-β-D-〔3-O-feruloyl〕-fructofuranose}，黄花远志素 B{α-D-glucopyranosyl (1→2)-β-D-〔3-O-feruloyl〕-fructofuranose}，黄花远志素 C〔α-D-(6-O-sinapoyl)-glucopyranosyl (1→2)-β-D-fructofuranose〕[5]。酚苷类：黄花远志素 F{3，4，5-trimethoxyphenyl-1-O-〔α-L-arabinopyranosyl(1→6)〕-β-D-glucopyranoside}，黄花远志素 G(3，5-di-C-β-D-glucopyranosyl-2，4，6-trihydroxyl-benzophenone)[5]。还含有对羟基苯甲酸（*p*-hydroxy-benzoic acid），远志醇（polygalitol），豆甾醇（stigmasterol），豆甾醇-β-D-吡喃葡萄糖苷（stigmasterol-3-O-β-D-glucopyranoside）[1]，1-O-α-L-阿拉伯吡喃糖基(1→6)-β-D-葡萄吡喃糖基-水杨酸甲酯{methyl-1-O-〔α-L-arabinopyranosyl(1→6)〕-β-D-glucopyranosyl salicylate}[5]。

【药性】 甘、微苦，平。

1.《江西草药》："甘，微温。"

2.《云南中草药》："甘、辛，平。"

【功用主治】 祛痰除湿，安神益智。主治咳嗽痰多，风湿痹痛，失眠，小便淋痛，水肿，脚气，黄疸，食欲不振，小儿疳积。

1.《江西草药》："祛痰利窍，安神益智。"

2.《云南中草药》："清热解毒，祛风除湿，补虚消肿。治风湿疼痛，跌打损伤，肺痨，水肿，产后虚弱，泌尿道感染，早期乳腺炎，肝炎，上呼吸道感染，肺炎。"

3.《西双版纳傣药志》："治消化不良，食欲不振，失眠多梦，月经不调，腰痛。"

【用法用量】 内服：煎汤，10～15 g，鲜品加倍。

【选方】 1. 治慢性支气管炎 鸡根、青叶胆、臭灵丹各

3.《纲目》:"止遗精,白浊,消渴。"

【用法用量】 内服:焙干研末,3～6 g;或煮食。

【选方】 1. 治遗尿不禁　雄鸡肠一具,炙黄,捣细罗为散。每于食前,以温浆水调下一钱。(《圣惠方》)

2. 治虚冷小便数　鸡肠一具,治如食。上切作臛,和酒饮之。(《食医心镜》)

3. 治痔漏生管　鸡肠子一挂(带粪),棉花子半斤,地龙半斤。后药装入鸡肠内,用阴阳瓦焙金黄色,研为细末,看药面多少,外加槐花若干,合匀。每服三钱,一日三次,白水送下。(《奇效良方》鸡肠散)

2474 鸡胆 jī dǎn (《别录》)

【基原】 为雉科雉属动物家鸡 *Gallus gallus domesticus* Brisson 的胆囊。

【原动物】 参见"鸡肉"条。

【采收加工】 宰鸡时剖腹取内脏,摘下胆囊,烘干备用。

【成分】 鸡胆汁含 4 种胆汁酸:鹅脱氧胆酸(chenodeoxycholic acid)80%,胆酸(cholic acid)17%,别胆酸(allocholic acid)5%,均与牛磺酸(taurine)结合,3β,7α-二羟基-4,5-胆烯酸(3β,7α-dihydroxy-$\Delta^{4,5}$-diene-cholic acid),3α-羟基-7-酮基胆烷酸(3α-hydroxy-7-oxocholanic acid)[1]。

【药理】 1. 利胆作用　给猴每日口服鸡胆汁的主要成分鹅脱氧胆酸(CDCA)150 mg,除增加胆汁及胆酸盐的分泌外,也使磷脂类及胆固醇分泌增加,对具有正常胆汁酸池的恒河猴,使胆固醇在胆汁中的溶解度降低[1];给麻醉犬与胆管瘘犬静注 CDCA,也使胆汁和胆盐分泌增加[2]。

2. 溶胆石作用　CDCA 是一种胆固醇系胆结石溶解剂,能改变胆汁中胆汁酸的构成,增大体内胆汁贮存,减少肝的胆固醇合成和分泌,使胆汁中胆固醇浓度显著降低,使胆石形成率降低,同时又使胆汁中胆固醇去饱和,从而使已形成的胆石逐渐溶解,缩小,以至消失[1,3,4]。

3. 对消化系统的作用　胆汁可乳化不溶于水的脂肪,利于胰脂肪酶对脂肪的消化,促进脂肪消化产物和脂溶性维生素(A、D、K、E)的吸收[2],麻醉犬结肠灌注 CDCA,能减少水和电解质的吸收。人口服 CDCA,能减少食欲,并易致腹泻,从而导致体重减轻[1,3]。

4. 对呼吸系统的作用　鸡胆汁 37.5 ml/kg 灌胃,对氨雾所致小鼠咳嗽有明显镇咳作用,其效强于猪和羊胆汁[5]。鸡胆汁的主要成分 CDCA 的镇咳作用更显著[5,6]。鸡胆汁 50 ml/kg 灌胃,小鼠酚红法试验证明有显著祛痰作用,其效强于羊和猪胆汁;鹅脱氧胆酸钠 0.15 g/kg 灌胃,能抑制组胺喷雾所致豚鼠的哮喘发作,表明鸡胆汁有平喘作用[5,6]。

5. 对心血管系统的作用　鸡胆汁 50 mg/kg 静注,除能极显著地降低大鼠正常血压外,还能极显著地降低大鼠由麻黄碱引起的高血压;鸡胆汁以 $1\,000\times10^{-6}$ 浓度灌注于离体蛙心,可明显地抑制离体蛙心的收缩力,收缩频率和输出量;家兔静注鸡胆汁 50 mg/kg,其心电图未见显著变化[7]。

6. 其他作用　鸡胆汁在试管内对百日咳杆菌有显著抑制作用,其效强于猪和羊胆汁[8]。鹅去氧胆酸(CDCA)和牛磺酸鹅去氧胆酸(TCDCA)是鸡胆汁的主要有效成分,两者对体外培养的革兰阴性菌——大肠杆菌均无抗菌作用,而对体外培养的革兰阳性菌——金黄色葡萄球菌均有明显的抗菌作用,且在相同浓度下 TCDCA 的抗菌作用显著强于 CDCA[9]。鸡胆汁提取的 CDCA,在试管内对四联球菌、白色葡萄球菌、甲型链球菌、奈氏双球菌等也有明显抗菌作用[6,10]。鸡胆汁能显著地抑制角叉菜胶和甲醛致炎后的大鼠足而肿胀和炎性组织中的 PGE_2 含量[11]。胆酸(CA)为鸡胆汁的另一成分,其药理作用见"牛胆汁"。

毒性　急性毒性试验,CDCA 的 LD_{50},小鼠灌胃为 1.005 g/kg,小鼠皮下注射为 961 mg/kg[5];大鼠灌胃为 2.70 g/kg,主要症状有腹泻、便血,剖检可见幽门及肠壁出血[1,12]。亚急性毒性,CDCA 每日 300 mg/kg、450 mg/kg 和 600 mg/kg,给大鼠口服,连续 14 星期,无严重不良反应,仅高剂量组雄鼠生长稍受抑制,中、高剂量组雌鼠血清氨基转移酶升高[1]。慢性毒性,恒河猴每日口服 CDCA 40 mg/kg、80 mg/kg 和 120 mg/kg 连续 6 个月,均引起肝损害,表现为胆小管上皮增生和单核细胞浸润[1,12,13]。鸡胆汁另一成分胆酸(CA)的毒性见"牛胆汁"。

【药性】 苦,寒。

1.《别录》:"微寒。"

2.《纲目》:"苦,微寒,无毒。"

【功用主治】 祛痰,止咳,泻火,明目。主治百日咳,目赤流泪,翳障,耳后湿疮,砂淋,痔疮。

1.《别录》:"主疗目不明,肌疮。"

2.《日华子》:"治疣目,耳瘑疮,日三敷。"

3.《纲目》:"灯心蘸点胎赤眼甚良,水化搽痔疮亦效。"

4.《山东药用动物》:"清热,去火。主治百日咳。"

【用法用量】 内服:1～3 个,鲜鸡胆取汁加糖服;或烘干研粉。外用:取鲜鸡胆汁点眼。

【选方】 1. 治百日咳　鸡苦胆 1 个,白糖适量,用针刺破鸡苦胆,挤出胆汁加入适量白糖,每日 2～3 次。患儿 1 周岁以下 3 d 服 1 个;2 周岁以下 2 d 服 1 个;2 周岁以上每日服 1 个。鲜鸡苦胆存放不便时,也可将鸡苦胆焙干研末,加糖适量调匀,放胶囊内白开水送服。(《天津中草药》)

2. 治目不明,泪出　乌鸡胆临卧敷之。(《千金方》)

3. 治眼热流泪　五倍子、蔓荆子煎汤,洗后,用雄鸡胆点之。(《摘玄方》)

4. 治沙石淋沥　雄鸡胆(干者)半两,鸡屎白(炒)一两。研匀,温酒服一钱,以利为度。(《十便良方》)

5. 治月蚀疮绕耳根　以乌雌鸡胆汁敷之,日三。(《食疗本草》)

【临床报道】 治疗慢性胆囊炎、胆石症　复方鸡胆粉胶囊,鸡胆粉:取新鲜鸡胆汁过滤,浓缩,烘干,研细,过 60 目筛。兔脑粉:取新鲜兔脑制成匀浆,经有机溶剂研磨,过滤,真空干燥.过 60 目筛。将上述两粉按比例(1∶2)混合,每粒胶囊含 0.15 g。治疗慢性胆囊炎 250 例,显效 43 例,有效 79 例,改善 122 例,无效 6 例,总有效率 97.6%。治疗胆石症 52 例,显效 6 例,有效 12 例,改善 24 例,无效 10 例,总有效率 80.7%[1]。

2475 鸡根 jī gēn (《云南中草药选》)

【异名】 黄金卵、吊吊黄、黄花鸡骨(《江西草药》),桂花岩托、金不换、小荷包(《云南中草药》),白糯消、观音倒座(《云南思茅中草药选》),土黄芪(《湖北中草药志》),鸡根远志(《贵州中草药名录》),阳雀花、花岩陀、黄杨参(《新华本草纲要》),小鸡脚花、老母鸡咀、鸡肚子根(《云南植物志》)。

【基原】 为远志科远志属植物荷包山桂花的根。

目》)，蚁夺(《贵州通志》)，鸡㙡菜(《本草求原》)，鸡脚蘑菇、三坛蘑、鸡肉丝菇(刘波《中国药用真菌》)，斗鸡菇(《中国药用真菌图鉴》)。

【基原】 为白蘑科蚁巢伞属真菌鸡㙡菌的子实体。

【原植物】 鸡㙡菌 *Termitomyces albuminosus* (Berk.) Heim [*Collybia albuminosa* (Berk.) Petch]

菌盖宽 3～23.5 cm，幼时圆锥形至钟形，渐伸展，顶部显著凸起呈斗笠状，浅土黄色或灰褐色至黑褐色，老时辐射状开裂，有时边缘翻起。菌褶白色至乳白色，老时带黄色，弯生或近离生，稠密，窄，不等长，边缘波状。菌肉白色，较厚。菌柄较粗壮，长 3～15 cm，粗 0.7～2.4 cm，白色或同盖色，中实，基部膨大，具有褐色或黑褐色的细长假根，长可达 40 cm。孢子印奶油色或带粉红色。孢子椭圆形，光滑，无色。

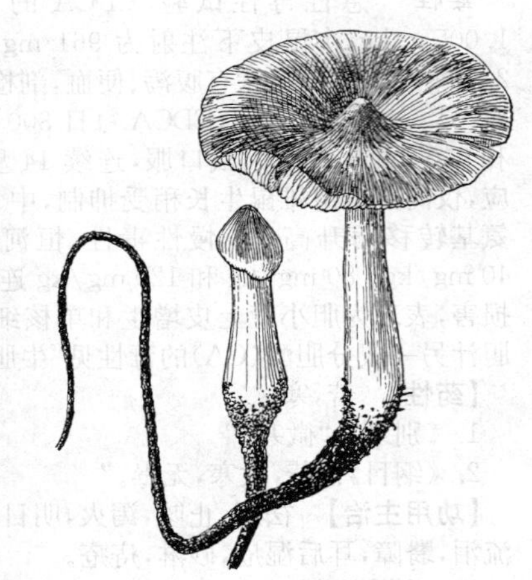

鸡㙡菌

生于山坡、草地、田野及林缘，其假根与地下白蚁窝相连。分布于江苏、福建、广东、广西、贵州、云南、台湾等地。

【采收加工】 7～9月采收，晒干。

【药性】 甘，平。归肺、脾经。

1.《纲目》："味甘，平，无毒。"

2.《本草撮要》："入手、足太阴经。"

3. 刘波《中国药用真菌》："性寒，味甘。"

【功用主治】 《纲目》："益胃，清神，治痔。"

【用法用量】 内服：煎汤，6～9 g。

2472 鸡肝 jī gān (《别录》)

【基原】 为雉科雉属动物家鸡 *Gallus gallus domesticus* Brisson 的肝脏。

【原动物】 参见"鸡肉"条。

【采收加工】 宰鸡时剖腹取内脏，摘下肝脏，鲜用或烘干备用。

【成分】 食部每 100 g 约含蛋白质 18.2 g，脂肪 3.4 g，碳水化合物 2 g，2 灰分 1.4 g，钙 21 mg，磷 260 mg，铁 8.2 mg，维生素 A 50 900 u，硫胺素 0.38 mg，2 核黄素 1.63 mg，烟酸 10.4 mg，抗坏血酸 7 mg[1]。

【药理】 鸡肝可用于提取超氧化物歧化酶(SOD)，鸡雏肝中含有铜锌超氧化物歧化酶(Cu、Zn-SOD)，而在鸡肝的线粒体中含有锰超氧化物歧化酶(Mn-SOD)[1]。SOD 的药理作用详见"牛血"和"猪血。"

【药性】 甘，温。归肝、肾、脾经。

1.《纲目》："甘、苦，温，无毒。"

2.《本草经疏》："味甘，微苦。入足厥阴、少阴经。"

【功用主治】 补肝肾，明目，消疳，杀虫。主治肝虚目暗，目翳，夜盲，小儿疳积，妊娠胎漏，小儿遗尿，妇人阴蚀。

1.《别录》："主起阴。"

2.《食疗本草》："补肾。"

3.《纲目》："疗风虚目暗。治女人阴蚀疮，切片纳入，引虫出尽，良。"

4.《本草经疏》："治小儿疳积，眼目不明。"

5.《医林纂要》："杀虫。"

【用法用量】 内服：煎汤；或入丸、散。外用：鲜品切片用。

【选方】 1. 治老人肝脏风虚，眼暗　乌雄鸡肝一具，切碎，以豉和米作羹粥食之。(《寿亲养老新书》乌鸡肝粥)

2. 治夜盲症和眼目视物模糊　鸡肝 10 个，苍术 6 g。以苍术煎水煮鸡肝食之，日服 2 次。(《山东药用动物》)

3. 治小儿疳膨食积，虫气上攻，至晚不能视物，目生翳障　鸡肝一个(不落水，竹刀切片)，用牡蛎粉七分，加辰砂少许。水飞末，拌匀，掺入肝上，饭锅上蒸熟食之，如此十次。当时忌食余汤油腻。(《良朋汇集》鸡肝散)

4. 治妊娠下血不止　雄鸡肝三个，地榆二钱，酒一碗，煮熟食之。即止。(《丹台玉案》奇圣散)

5. 治睡中遗尿　雄鸡肝、桂心等分，捣丸小豆大，每服一丸，米饮下，日三服；遗精加白龙骨。(《纲目》)

【各家论述】 《本草汇言》："鸡肝，补肾安胎，消疳明目之药也。王嘉生曰，目乃肝窍，疳本肝疾，小儿肝热致虚，故成疳疾，目暗者，以鸡肝和药服，取其导引入肝，气类相感之用也。妇人胎妊虽系胞中，而实厥阴肝藏主之，今胎妊有不安血欲堕者，以鸡肝入养荣诸丸，取其保固胞蒂，养肝以安藏血之脏也。"

2473 鸡肠 jī cháng (《本经》)

【基原】 为雉科雉属动物家鸡 *Gallus gallus domesticus* Brisson 的肠子。

【原动物】 参见"鸡肉"条。

【采收加工】 宰鸡时剖腹取出肠子，洗净，鲜用或干燥。

【成分】 含血管活性肠肽(vasoactiveintestinal peptide, VLP)，胆囊收缩素(cholecystokinin, CCK)，蛙皮素(bombesin)，胰高糖素(glucagon)及 P 物质等[1]。

【药理】 抗遗尿作用　兔离体膀胱括约肌和逼尿肌在 37 ℃的乐氏液中多有自律性收缩。在 40 ml 乐氏液内加入 8%鸡肠生理盐水混悬液(鸡肠液)5 滴，可使 2 种平滑肌兴奋，按肌肉收缩高度超出正常并持续 5 min 以上者为阳性计算，则括约肌为阳性者 14/18，逼尿肌阳性者 6/14，即鸡肠液使括约肌的兴奋性强于逼尿肌。8 mg/kg 鸡肠液灌胃能显著减少兔的尿量。2.4%鸡肠液 0.25 ml/10 g 灌胃，对腹腔注射 0.3%戊巴比妥钠 0.1 mg/10 g 的小鼠在 10 min 内的入睡动物数及睡眠小鼠持续睡眠时间均显著减少。表明有中枢兴奋作用。上述作用能初步说明鸡肠治疗遗尿症的道理。鸡肠上述作用可能与肠内所含多种生物活性物质有关。如 P 物质可兴奋平滑肌，促进抗利尿素释放；蛙皮素对膀胱有强烈收缩作用并刺激肾血管收缩，降低肾小球滤过率，从而有抗利尿作用；血管活性肠肽(VIP)和胆囊收缩素(CCK)有中枢兴奋作用等均可能与鸡肠的抗遗尿作用相关[1]。

【功用主治】 益肾，固精，止遗。主治遗尿，小便频数、失禁，遗精，白浊，痔漏，消渴。

1.《本经》："主遗溺。"

2.《别录》："主小便数不禁。"

2.《别录》:"丹雄鸡:微寒,无毒。白雄鸡:味酸,微温。黄雌鸡:味酸、甘,平。"

3.《食疗本草》:"乌雌鸡:温,味酸。"

4.《饮膳正要》:"乌雄鸡:甘、酸,无毒。"

5.《日用本草》:"白雌鸡:味酸、甘,平。"

6.《纲目》:"泰和老鸡:甘、辛,热,无毒。"

7.《本草求真》:"入肝。"

8.《本草撮要》:"入手足太阴、阳明经。"

【功用主治】 温中,益气,补精,填髓。主治虚劳羸瘦,病后体虚,食少纳呆,反胃,泻痢,消渴,水肿,小便频数,崩漏,带下,产后乳少。

1.《本经》:"丹雄鸡:主女人崩中漏下,赤白沃,补虚,温中止血,杀毒。"

2.《别录》:"丹雄鸡:主久伤乏疮。白雄鸡:主下气,疗狂邪,安五脏,伤中消渴。黄雌鸡:主伤中,消渴,小便数不禁,肠澼泄利,补益五脏,续绝伤,疗劳益气。乌雄鸡:主补中止痛。"

3.《食疗本草》:"黄雌鸡:主腹中水癖,水肿,补丈夫阳气,治冷气。瘦着床者,渐渐食之良。乌雌鸡:主除风寒湿痹,治反胃、安胎及腹痛,踒折骨疼,乳痈。"

4.《纲目》:"泰和老鸡:内托小儿痘疮。"

5.《本草求真》:"补虚温中。"

6.《随息居饮食谱》:"暖胃,强筋骨,续绝伤,活血调经,拓痈疽,止崩带,节小便频数,主娩后虚羸。"

【用法用量】 内服:煮食或炖汁。

【宜忌】 1.《医林纂要》:"肥腻壅滞,有外邪者皆忌食之。"

2.《随息居饮食谱》:"多食生热动风。"

【选方】 1. 治虚损积劳,或大病后不复 乌雌鸡一头,治如食法,以生地黄一斤(切),饴糖一升,纳腹内缚定,铜器贮,于瓶中蒸五升米熟,取出,食肉饮汁,勿用盐。一月一作。(《纲目》引《姚僧坦集验方》)

2. 治产后虚羸 黄雌鸡一只,去毛及肠肚,生百合净洗,择一颗,白粳米饭一盏,上三味,将粳米饭、百合入在鸡腹内,以线缝定。用五味汁煮鸡令熟。开肚取百合粳米饭,和鸡汁调和食之,鸡肉食之亦妙。(《圣济总录》黄雌鸡饭方)

3. 治五噎食饮不下,胸膈妨塞,瘦弱无力 黄雌鸡一只(去毛、肠)炒作臛。面半斤,桂心末一分,赤茯苓一分(末)。上以桂心等末和面,溲作索饼,于豉汁中煮熟,入臛食之。(《圣惠方》黄雌鸡臛索饼)

4. 治脾虚滑痢 黄雌鸡一只,炙,以盐、醋涂,煮熟干燥,空心食之。(《食医心镜》)

5. 治水气浮肿 小豆一升,白雄鸡一只。治如食法,以水三斗煮熟食之,饮汁令尽。(《肘后方》)

【各家论述】《纲目》:"鸡虽属木,分而配之,则丹雄鸡得离火阳明之象,白雄鸡得庚金太白之象,故辟邪恶者宜之;乌雄鸡属木,乌雌鸡属水,故胎产宜之;黄雌鸡属土,故脾胃宜之。""按李鹏飞云:黄鸡宜老人。乌鸡宜产妇,暖血。马益卿云:妊妇宜食牡鸡肉,取阳精之全于天产者。更烂煮牡鸡取汁,作粳米粥与食,自然无恙,乃和气之效也。盖牡鸡汁性滑而濡。不食其肉,恐难消也。""黄雌鸡肉:黄者土色,雌者坤象,味甘归脾,气温益胃,故所治皆脾胃之病也。"

2470 鸡血 jī xuè (《别录》)

【基原】 为雉科雉属动物家鸡 *Gallus gallus domesticus* Brisson 的血液。

【原动物】 参见"鸡肉"条。

【采收加工】 宰杀时收集血液,鲜用。

【成分】 红细胞数及血红蛋白含率,比牛、猪等低,鸡血含血红蛋白(hemoglobin)10.3 g/100 ml,而牛、猪等都在13 g/100 ml左右。鸡的红细胞每1 g干物含维生素K8D.G.u,血浆每1 g干物含20D.G.u[1,2]

【药理】 鸡血可用于提取超氧化物歧化酶(SOD),鸡红细胞的SOD含有金属离子铜和锌,为铜锌超氧化物歧化酶(Cu、Zn-SOD)[1,2]。SOD的药理作用详见"牛血"和"猪血"。

【药性】 咸,平。归肝、心经。

1.《别录》:"平,无毒。"

2.《纲目》:"咸,平。"

3.《本草再新》:"鸡血:味辛,性热,无毒。入心、肝二经。鸡冠血:味甘,性温,无毒。入肝、肺、肾三经。"

【功用主治】 祛风,活血,通络,解毒。主治小儿惊风,口面㖞斜,目赤流泪,木舌舌胀,中恶腹痛,痿痹,跌打骨折,痘疮不起,妇女下血不止,痈疽疮癣,毒虫咬伤。

1.《别录》:"主踒折,骨痛及痿痹,中恶腹痛。鸡冠血主乳难。"

2.《食疗本草》:"目泪不出者,以三年乌雄鸡冠血傅目睛上,日三度。"

3.《痘疹正宗》:"鸡冠血和酒服,发痘最佳。"

4.《纲目》:"疗经络间风热。涂颊治口㖞不正。涂面治中恶。卒饮之治缢死欲绝,及小儿卒惊客忤。涂诸疮癣。"

5.《本草再新》:"鸡血:治心血枯,肝火旺,利关节,通经络。""鸡冠血:专理血分气分,无血可生,血多可破;气弱可补,气逆可舒;补中益肾,利水通经。"

【用法用量】 内服:生血热饮,每次20 ml,每日2次。外用:涂敷;或点眼、滴耳。

【选方】 1. 治中风口面㖞僻不正 雄鸡血煎热涂之,正则止。或新取者血,使涂之亦佳。涂缓处一边为良。(《圣济总录》鸡血涂方)

2. 治磕扑损伤接骨 即将折处凑上绑定,用雄鸡一只取血,以好酒一碗,旋热就刺血在内,搅匀饮之。(《卫生易简方》)

3. 治痘青紫黑陷,血热毒盛 穿山甲,土炒成珠,研细末,每用五六分。刺老雄鸡冠血数滴,调匀热服。(《医方一盘珠》鸡冠酒)

4. 治发背痈疽 雄鸡冠血滴疽上,血尽再换。(《保寿堂经验方》)

5. 治对口毒疮 热鸡血频涂之,取散。(《坦仙皆效方》)

6. 治燥癣作痒 雄鸡冠血频频涂之。(《范旺方》)

【各家论述】《本草汇言》:"鸡冠血,发痘点,解百虫,定惊痫客忤之药。祝多士曰,按李氏方云,鸡为阳禽,冠为阳分,冠血乃诸阳所聚,大能祛风活血,使阳气充溢,反阴为阳,从里出表。凡风中血脉而口角偏㖞,或中恶卒死而惊痫客忤,或痘疮初发而闭逆不出,或毒虫咬伤而疼痛不止,此乃咸能走血,以血治血。如风邪火邪,惊气毒气,壅遏营道而不清者,冠顶之血,至清至高,使风可散痘可拔,中恶惊忤可回,毒虫伤痛可定,或取之敷涂,或和之酒饮,奏效颇奇捷也。如天行痘子,虚寒者用此,可资起发,倘因血热而干枯焦黑者,用之亦无验也。"

2471 鸡坳 jī zōng (《纲目》)

【异名】 鸡㙡《通雅》,鸡坳蕈(《广菌谱》),鸡菌(《纲

空腹食之。(《圣惠方》鸡子索饼)

8. 治蝎、蜘蛛、蛇毒　鸡卵轻敲,小孔合咬处即瘥。(《医垒元戎》)

【临床报道】 1. 治疗痛经　川芎 30 g,当归 20 g,土鸡蛋 1 枚。每次月经干净后 3 日内,煎上方 1 剂,食蛋服汤药。连用 3 个月。如仍有疼痛,继续服上方至 6 个月。治疗痛经 53 例,全部临床治愈[1]。

2. 治疗偏头痛　鸡蛋 1 枚,将较大一端打破成一直径约 2 cm 的小孔,将荆芥研成末,加入鸡蛋中,用筷子将鸡蛋与药调匀,直至荆芥末加满为止。用湿纸糊住鸡蛋小孔,放入火中烧熟,将鸡蛋同药服食,每日 1 枚,连服 3 枚。治疗 21 例,9 例服食荆芥鸡蛋 3 枚后头痛消失,随访 1 年未复发。9 例症状明显缓解,偶有轻微发作。3 例症状无改善[2]。

3. 治疗虚寒性胃脘痛　取鸡蛋一枚打入碗中,黑胡椒大而饱满者 7 粒研细末,入于鸡蛋中搅匀。用沸水将鸡蛋冲熟,饮服,不加其他任何佐料。每日清晨空腹服 1 剂或睡前加服 1 剂。1 个月为 1 个疗程。治疗虚寒性胃脘痛 62 例,治疗 1 个疗程后 39 例症状消失。继用 3～6 个疗程后获愈,随访半年未复发。15 例服 3 个疗程后症状消失,随访半年偶有胃痛发作,但症状较前减轻。8 例症状无改善,或虽有减轻但仍时有发作[3]。

【各家论述】 1.《纲目》:"卵白象天,其气清,其性微寒;卵黄象地,其气浑,其性温;卵则兼黄白而用之,其性平。精不足者,补之以气,故卵白能清气,治伏热、目赤、咽痛诸疾。形不足者,补之以味,故卵黄能补血,治下痢、胎产诸疾。卵则兼理气血,故治上列诸疾也。"

2.《本草经疏》:"鸡子,味甘,气平无毒。凡痫痓皆火热为病,鸡子之甘,能缓火之标,平即兼凉,能除热,故主痫痓及火疮,并治伤寒少阴咽痛。"

3.《本草便读》:"鸡子内黄外白,入心肺,宁神定魄,和合熟食,亦能补益脾胃;生冲服之,可以养心营,可以退虚热。"

2468 鸡头 jī tóu
(《本经》)

【基原】 为雉科雉属动物家鸡 *Gallus gallus domesticus* Brisson 的头部。

【原动物】 参见"鸡肉"条。

【采收加工】 宰杀时,取头部去毛洗净,烘干备用。

【成分】 鸡冠含透明质酸(hyaluronic acid)[1]。

【药理】 1. 对眼睛的作用　从公鸡冠制取的透明质酸(玻璃酸 HA)注入兔眼前房,取代房水,无抗原性和致炎性,眼前部组织反应良好,不会引起组织病理改变,可用于眼前部手术[1~3]。透明质酸是角膜的保护剂,与纤维结合膜素结合形成的复合物,可促进角膜上皮细胞再生,可作为理想的角膜创伤治疗剂[4]。

2. 对皮肤的作用　实验表明 HA 涂后使皮肤光滑,其吸湿和保湿能力远大于山梨醇和甘油[3]。HA 黏度大,保湿力强,使用含 HA 化妆品后在皮肤上可形成一层薄膜,以保持皮肤水分。HA 还可透过皮肤吸收部分,刺激末梢血管,改善血液循环,促进皮肤代谢,保护皮肤健康[5]。

3. 对骨关节的作用　在兔膝关节部分滑液膜切除后注入 HA,对关节软骨的退行性改变有减轻和防止作用[3,6]。HA 是滑膜液的主要成分,有润滑关节和防止炎症的作用,有成功用于马关节治疗的报道。HA 在关节腔内并非均匀分布,在软骨和滑膜表面浓度高,不但起润滑作用,尚可起到分子筛作用,透过营养物,防止细菌侵入[5]。

4. 其他作用　HA 能调节细胞外液和电解质,促进创伤愈合[5]。在胰岛素滴眼剂中加入 HA,可使药物长时间滞留在眼内。给摘除胰脏犬按 10 μg/kg 量滴入眼内,胰岛素能被迅速吸收,使血糖浓度迅速下降,显示其对糖尿病的有效治疗作用[4]。

【药性】 《本草再新》:"味甘,性温,无毒。入肝、肾二经。"

【功用主治】 补益肝肾,宣阳通络。主治小儿痘浆不起,时疹疮毒,蛊毒。

1.《纲目》:"治蛊,禳恶,辟瘟。"

2.《本草再新》:"养肝益肾,宣阳助阴,通经活血。治小儿痘浆不起,时疹毒疮,堕死胎,安生胎。"

【用法用量】 内服:烧灰酒服。

2469 鸡肉 jī ròu
(《本经》)

【基原】 为雉科雉属动物家鸡的肉。

【原动物】 家鸡 *Gallus gallus domesticus* Brisson 又名:烛夜(崔豹《古今注》)。

家禽。嘴短而坚,略呈圆锥状,上嘴稍弯曲。鼻孔裂状,被有鳞状瓣。眼有瞬膜。头上有肉冠,喉部两侧有肉垂,通常呈褐红色;肉冠以雄者为高大,雌者低小;肉垂也以雄者为大。翼短;羽色雌、雄不同,雄者羽色较美,有长而鲜丽的尾羽;雌者尾羽甚短。足健壮,跗、跖及趾均被有鳞板;趾 4,前 3 趾,后 1 趾,后趾短小,位略高。雄者跗趾部后方有距。家鸡因饲养杂交的关系,品种繁多,形体大小及毛色不一。食物主要为植物的种子、果实及昆虫等。雄鸡善啼。全国各地有饲养。

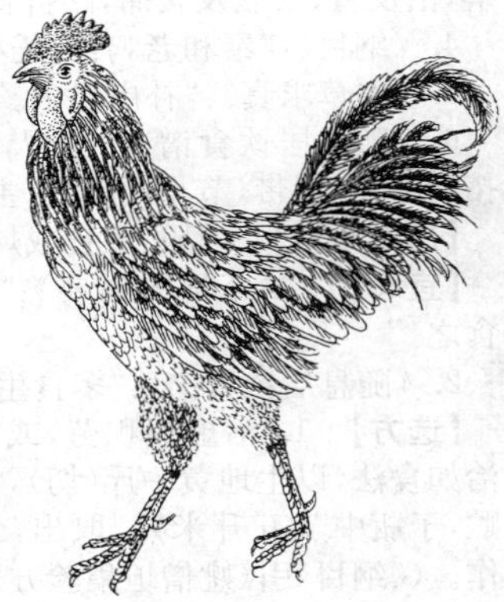
家　鸡

本动物的头(鸡头)、血液(鸡血)、肝脏(鸡肝)、肠子(鸡肠)、胆囊(鸡胆)、脑髓(鸡脑)、嗉囊(鸡嗉)、砂囊内膜(鸡内金)、翅羽(鸡翮羽)、卵(鸡子)、卵的硬外壳(鸡子壳)、孵鸡后蛋壳内的卵膜(凤凰衣)、蛋清(鸡子白)、蛋黄(鸡子黄)、鸡子黄油、雄鸡口涎等亦供药用。另设专条。

【采收加工】 宰杀后除去羽毛及内脏,取肉鲜用。

【成分】 每 100 g 鸡肉约含蛋白质 23.3 g,脂肪 1.2 g,灰分 1.1 g,钙 11 mg,磷 190 mg,铁 1.5 mg,硫胺素 0.03 mg,核黄素(riboflavin)0.09 mg,烟酸(nicotinic acid)8 mg。尚含维生素 A、C 及 E 2.5 ng/g。灰分含氧化铁 0.013%,氧化钙 0.015%,氧化镁 0.061%,钾 0.56%,钠 0.128%,全磷酸 0.58%,氯 0.06%,硫 0.29%。另含胆甾醇(cholesterol) 60～90 mg%[1]。并含 3-甲基组氨酸(3-methylhistidin)。鸡肉含不饱和脂肪酸及 $C_{18:2}$ 脂肪酸[2]。

【药性】 甘,温。归脾、胃经。

1.《本经》:"丹雄鸡:味甘,微温。"

【宜忌】 1. 吴普:"虚寒作泻者忌用。"(引自《要药分剂》)

2.《萃金裘本草述录》:"虚甚及痈疽败疮日久者不可单服。"

【选方】 1. 治痈疽发背、肠痈、奶痈、无名肿毒,焮作疼痛,憎寒壮热,类若伤寒 忍冬草(去梗)、黄芪(去芦)各五两,当归一两二钱,甘草(炙)八两。上为细末,每服二钱,酒一盏半,煎至一盏。若病在上食后服,病在下食前服。少顷再进第二服,留渣外敷。未成脓者内消,已成脓者即溃。(《局方》神效托里散)

2. 治诸般肿痛,金刃伤疮,恶疮 金银藤四两,吸铁石三钱,香油一斤熬枯去滓,入黄丹八两,待熬至滴水不散,如常摊用。(《纲目》引《乾坤秘韫》忍冬膏)

3. 治恶疮不愈 左缠藤一把。捣烂,入雄黄五分,水二升,瓦罐煎之,以纸封七重,穿一孔,待气出,以疮对孔熏之,三时久。大出黄水后,用生肌药取效。亦治轻粉毒痈。(《普济方》引《余居士选奇方》)

4. 治消渴愈后,预防发痈疽,宜先服此 用忍冬草根茎花叶皆可,不拘多少,入瓶内,以无灰好酒浸,以糠火煨一宿,取出晒干,入甘草少许,碾为细末,以浸药酒打面糊,丸梧子大。每服五十至百丸,汤酒任下。此药不特治痈疽,大能止渴。(《外科精要》忍冬丸)

5. 治筋骨疼痛 鹭鸶藤捣为细末,每服二钱,热酒调服。如只锉碎,用木瓜、白芍药、官桂、当归、甘草一处,用酒、水各半盏,煎至八分,去滓,空心食前热服,善治脚气。(《履巉岩本草》)

6. 治野蕈毒 急采鸳鸯藤啖之,即忍冬草也。(《纲目》引《夷坚志》)

【临床报道】 治疗细菌性痢疾及肠炎 单用忍冬藤100 g,切碎,置于瓦罐内,加水200 ml,放置12 h后,用文火煎煮3 h,加入适量蒸馏水,使成100 ml,经纱布滤后,加入少量0.1%安息香酸钠作为防腐剂。每日每1 kg重服1.6~2.4 ml,按病情轻重,酌予增减。一般初服20 ml,每4 h 1次;症状好转后,改为20 ml,每日4次,至泄泻停止后2 d为止。治疗菌痢60例,肠炎90例,除4例服药1~2 d未继续服用外,其余146例均获良好效果。症状平均消失时间为:腹痛3 d,退热2 d,里急后重2.5 d,泄泻停止2 d,大便成形4.4 d,未见不良反应[1]。

【各家论述】 1.《医学真传》:"余每用银花,人多异之,谓非痈毒疮疡,用之何益?夫银花之藤,乃宣通经脉之药也。通经脉而调气血,何病不宜,岂必痈毒而后用之哉?"

2.《本草正义》:"忍冬,《别录》称其甘温,实则主治功效,皆以清热解毒见长,必不可以言温。故陈藏器谓为小寒,且明言其非温;甄权则称其味辛,盖惟辛能散,乃以解除热毒,权说是也。今人多用其花,实则花性轻扬,力量甚薄,不如枝蔓之气味俱厚。古人只称忍冬,不言为花,则并不用花入药,自可于言外得之。观《纲目》所附诸方,尚是藤叶为多,更是明证。《别录》谓主治寒热身肿,盖益指寒热痈肿之疮疡而言,与陈自明《外科精要》之忍冬酒、忍冬丸同意,非能泛治一切肿胀。甄权谓治腹胀满,恐有误会;虽味辛能散,而性本寒凉,必非通治胀满之药。甄权又谓能止气下,则热毒蕴于肠腑之积滞下,此能清之,亦犹陈藏器谓治热毒血痢耳。藏器又谓治水痢,则谓大便自利之水泄,惟热痢或可用之,而脾肾虚惫之自利,非其所宜。濒湖谓治诸肿毒痈疽疥癣,杨梅诸恶疮,散热解毒。则今人多用其花,寿颐已谓不如藤叶之力厚,且不仅煎剂之必须,即外用煎汤洗涤亦大良。随处都有,取之不竭,真所谓简、便、贱三字毕备之良药也。"

2467 鸡子 jī zǐ (《本经》)

【异名】 鸡卵(《食疗本草》),鸡蛋(《随息居饮食谱》)。

【基原】 为雉科雉属动物家鸡 *Gallus gallus domesticus* Brisson 的卵。

【原动物】 参见"鸡肉"条。

【药理】 鸡蛋可用于制取卵磷脂(磷脂酰胆碱,lecithin)[1],其药理作用可参见"猪脑"和"鸡子黄"。鸡蛋各部分的药理作用尚可参见"凤凰衣"、"鸡子白"和"鸡子壳"等。

【药性】 甘,平。

1.《纲目》:"甘,平。"

2.《药性论》:"味甘,微寒,无毒。"

3.《本草便读》:"生凉,熟温。"

【功用主治】 滋阴润燥,养血安胎。主治热病烦闷,燥咳声哑,目赤咽痛,胎动不安,产后口渴,小儿疳痢,疟疾,烫伤,皮肤瘙痒,虚人羸弱。

1.《本经》:"主除热火疮,痫痉。"

2.《药性论》:"治目赤痛。"

3.《食疗本草》:"治产后血不止,大人及小儿发热。"

4.《日用本草》:"去邪热,镇心压惊。治汤火疼痛。"

5.《本草汇言》:"益气养血,清火清毒。"

6.《医林纂要》:"补心安神,活血去瘀,散妄热,定惊悸,止咳嗽,补虚劳骨蒸,利产安胎,去伤杀虫。"

7.《随息居饮食谱》:"补血安胎,濡燥除烦,解毒息风,润下止逆。"

【用法用量】 内服:煮、炒,1~3枚;或生服;或沸水冲;或入丸剂。外用:取黄、白调敷。

【宜忌】 1.《本草汇言》:"但性质凝滞,如胃中有冷痰积饮者,脾脏冷滑,常泄泻者,胸中有宿食,积滞未清者,俱勿宜用。"

2.《随息居饮食谱》:"多食动风、阻气,诸外感及疟、疸、疳、痞、肿满、肝郁、痰饮、脚气、痘疹,皆不可食。"

【选方】 1. 治伤寒时气温病已六七日,热极,心下烦闷,狂言欲起走 鸡子三枚,芒硝方寸匕,酒三合。合搅,散消尽,服之。(《肘后方》)

2. 治水痢,脐腹疞痛 鸡子三枚,打去壳,醋炒熟,入面少许,和作饼子炙熟,空心食之。(《圣济总录》鸡子饼)

3. 治咳嗽不止 鸡蛋1只,打碎去壳,取黄、白,另用白糖1~2匙,水半碗,煮沸,乘热将蛋冲入,搅和,随即加入生姜汁少许,搅匀服之,每日早晚各1次。(《食物中药与便方》)

4. 治妊娠胎不安 鸡子一枚,阿胶(炒令燥)一两。上二味,以清酒一升,微火煎胶令消后,入鸡子一枚,盐一钱,和之,分作三服,相次服。(《圣济总录》鸡子羹)

5. 治妇人产后口干舌缩,渴不止 打鸡子一个,水一盏冲之,楪盖少时服。(《经验后方》)

6. 治神经性皮炎 新鲜鸡蛋3~5个,放入大口瓶内,泡入好浓醋,以浸没鸡蛋为度,密封瓶口,静置10~14 d后,取出蛋打开,将蛋清蛋黄搅和,涂患处皮肤上,经3~5 min,稍干再涂1次,每日2次。(《食物中药与便方》)

7. 治虚损羸瘦 白面四两,鸡子四两,白羊肉四两炒作臛。上以鸡子清,溲作索饼,于豉汁中煮令熟,入五味和臛,

粉冲服 0.9～1.5 g。(《全国中草药汇编》)

2. 止小便利　鸡肠草一斤。于豆豉汁中煮，调和作羹食之，作粥亦得。(《食医心镜》)

3. 治热肿　鸡肠草敷。(《补缺肘后方》)

4. 治气淋，小腹胀，满闷　石韦(去毛)一两，鸡肠草一两。上件药，捣碎，煎取一盏半，去滓，食前分为三服。(《圣惠方》)

5. 治风热牙痛，浮肿发歇，元脏气虚，小儿疳积　鸡肠草、旱莲草、细辛等分。为末，每日擦三次。(《普济方》去痛散)

6. 治手脚麻木　地胡椒 60 g。泡酒服。

7. 治胸肋骨痛　地胡椒 30 g。煎水服。(6、7 方出自《贵州草药》)

2466 忍冬藤 rěn dōng téng (《本草经集注》)

【异名】 老翁须、金钗股、大薜荔、水杨藤、千金藤(《苏沈良方》)，鸳鸯草(《墨庄漫录》)，鹭鸶藤(《履巉岩本草》)，忍寒草(《洪氏集验方》)，通灵草、蜜桶藤(《造化指南》)，金银花藤(《丹溪心法》)，忍冬草(《证治要诀》)，左缠藤(《余居士选奇方》)，金银藤(《乾坤秘韫》)，金银花杆(《滇南本草》)，过冬藤(《本草药性大全》)，甜藤(《本草述》)，右篆藤(《分类草药性》)，右旋藤(《贵州民间方药集》)，二花秧、银花秧(《河南中药手册》)。

【基原】 为忍冬科忍冬属植物忍冬 *Lonicera japonica* Thunb.、华南忍冬 *L. confusa* (Sweet) DC.、菰腺忍冬 *L. hypoglauca* Miq.、黄褐毛忍冬 *L. fulvotomentosa* Hsu et S. C. Cheng 等的茎枝。

【原植物】 参见"金银花"条。

【采收加工】 秋、冬两季割取，捆成束或卷成团，晒干。

【药材】 忍冬藤 *Caulis Lonicerae*　主产于浙江、四川、江苏、河南、山东、广西等地。以浙江产量最大，江苏产的质量最佳。

性状　本品常捆成束或卷成团。茎枝呈长圆柱形，多分枝，常缠绕成束，直径 1.5～6 mm。表面棕红色至暗棕色，有的灰绿色，光滑或被茸毛；外皮易剥落。枝上多节，节间长 6～9 cm，有残叶及叶痕。质脆，易折断，断面黄白色，中空。无臭，老枝味微苦，嫩枝味淡。

鉴别　细枝横切面：表皮细胞 1 列；单细胞非腺毛壁厚，有疣状突起；腺毛柄较长。皮层较宽，纤维成环，内侧皮层细胞较小或已产生木栓层。韧皮部较窄，有的射线细胞含草酸钙簇晶；较粗茎的韧皮部有少数纤维。形成层成环。木质部导管散列，木射线宽 1～2 列细胞，有纹孔。髓周细胞壁木化，中央呈空洞。

【成分】 藤含绿原酸(chlorogenic acid)，异绿原酸(isochlorogenic acid)[1]。

地上部分含环烯醚萜苷类：马钱子苷(loganin)，断马钱子苷二甲基缩醛(secologanin dimethylacetal)，断马钱子苷半缩醛内酯(vogeloside)，表断马钱子苷半缩醛内酯(epivogeloside)[2]；含常春藤皂苷元形成的一糖苷 1 个，双糖苷 2 个，三糖苷 2 个，四糖苷 5 个[1,3]：如常春藤皂苷元-3-O-α-L-吡喃阿拉伯糖苷(hederagenin-3-O-α-L-arabinopyranoside)，常春藤皂苷元-3-O-β-D-吡喃葡萄糖基(1→2)-α-L-吡喃阿拉伯糖苷〔hederagenin-3-O-β-D-glucopyranosyl(1→2)-α-L-arabinopyranoside〕，常春藤皂苷元-3-O-α-L-吡喃阿拉伯糖基-28-O-β-D-吡喃葡萄糖基(1→6)-β-D-吡喃葡萄糖苷〔hederagenin-3-O-α-L-arabinopyranosyl-28-O-β-D-glucopyranosyl(1→6)-β-D-glucopyranoside〕，常春藤皂苷元-3-O-β-D-吡喃葡萄糖基(1→2)-α-L-吡喃阿拉伯糖基-28-O-β-D-吡喃葡萄糖基(1→6)-β-D-吡喃葡萄糖苷〔hederagenin-3-O-β-D-glucopyranosyl(1→2)-α-L-arabinopyranosyl-28-O-β-D-glucopyranosyl(1→6)-β-D-glucopyranoside〕等。含齐墩果酸型皂苷，双糖苷 1 个，三糖苷 1 个，四糖苷 2 个[4]：如齐墩果酸-3-O-β-D-吡喃葡萄糖基(1→2)-α-L-吡喃阿拉伯糖苷〔oleanolic acid-3-O-β-D-glucopyranosyl(1→2)-α-L-arabinopyranoside〕，齐墩果酸-3-O-α-L-吡喃阿拉伯糖基-28-O-β-D-吡喃葡萄糖基(1→6)-β-D-吡喃葡萄糖苷〔oleanolic acid-3-O-α-L-arabinopyranosyl-28-O-β-D-glucopyranosyl (1→6)-β-D-glucopyranoside〕，齐墩果酸-3-O-β-D-吡喃葡萄糖基(1→2)-α-L-吡喃阿拉伯糖基-28-O-β-D-吡喃葡萄糖基(1→6)-β-D-吡喃葡萄糖苷〔oleanolic acid-3-O-β-D-glucopyranosyl(1→2)-α-L-arabinopyranosyl-28-O-β-D-glucopyranosyl(1→6)-β-D-glucopyranoside〕。还含铁、钡、锰、锌、钛、锶、铜等微量元素[5]。

幼枝含断氧化马钱子苷(secoxyloganin)[6]。

叶含酚性成分：木犀草素(luteolin)，忍冬素(loniceraflavone)，3′-甲氧基-5，7，4′-三羟基黄酮(3′-methoxy-5，7，4′-trihydroxyflavone)，木犀草素-7-鼠李葡萄糖苷即忍冬苷(luteolin-7-rhamnoglucoside，lonicerin)，木犀草素-7-O-双半乳糖苷(luteolin-7-O-digalactoside)，忍冬素-6-鼠李葡萄糖苷(loniceraflavone-6-rhamnoglucoside)，异绿原酸及咖啡酸(caffeic acid)[7]，香草酸(vanillic acid)；又含喜树次碱(venoterpine)等[8]。

菰腺忍冬地上部分含左旋-4-羟基-2，6-二-(4′-羟基-3′-甲氧基)苯基-3，7-二氧双环[3.3.0]辛烷〔4-hydroxy-2，6-di-(4′-hydroxy-3′-methoxy) phenyl-3，7-dioxobicyclo [3.3.0] octane〕，正-10-二十九醇(*n*-10-nonaconsanol)，东莨菪素(scopoletin)，丁香酸(syringic acid)，β-谷甾醇(β-sitosterol)及 β-谷甾醇葡萄糖苷(β-sitosterol glucoside)[9]。

【药性】 甘，寒。归心、肺经。

1.《别录》："味甘、温，无毒。"

2.《药性论》："味辛。"

3.《本草拾遗》："小寒。云温非也。"

4.《要药分剂》："味甘，性寒。入肺经。"

5.《本草再新》："味甘、苦，性微寒。入心、肺二经。"

6.《萃金裘本草述录》："入手厥阴经。"

【功用主治】 清热解毒，通络。主治温病发热，痈疽肿毒，肠痈，乳痈，热毒血痢，风湿热痹。

1.《别录》："主寒热身肿。久服轻身，长年益寿。"

2.《本草经集注》："煮汁以酿酒，补虚疗风。"

3.《药性论》："主治腹胀满，能止气下澼。"

4.《本草拾遗》："主热毒血痢，水痢。"

5.《履巉岩本草》："治筋骨疼痛。"

6.《造化指南》："取汁能伏硫制汞。"(引自《纲目》)

7.《滇南本草》："能宽中下气，消痰，祛风热，清咽喉热痛。"

8.《纲目》："一切风湿气及诸肿毒，痈疽疥癣，杨梅恶疮，散热解毒。"

9.《药性切用》："清经活络良药，痹症挟热者宜之。"

【用法用量】 内服：煎汤，10～30 g；或入丸、散；或浸酒。外用：煎水熏洗，或熬膏贴，或研末调敷，亦可用鲜品捣敷。

生服鹿茸附子药，至八十余，康健倍常。宋张杲《医说》载：赵知府耽酒色，每日煎干姜熟附汤吞硫黄金液丹百粒，乃能健啖，否则倦弱不支，寿至九十。他人服一粒即为害。若此数人，皆其脏腑禀赋之偏，服之有益无害，不可以常理概论也。又《琐碎录》言：滑台风土极寒，民啖附子如啖芋栗。此则地气使然尔。"

3.《本草经读》："附子味辛气温，火性迅发，无所不到，故为回阳救逆第一品药。《本经》云：风寒咳逆邪气，是寒邪之逆于上焦也；寒湿踒躄、拘挛、膝痛、不能行步，是寒邪着于下焦筋骨也；癥坚积聚血瘕，是寒气凝结，血滞于中也。考《大观本草》，咳逆邪气句下，有温中金疮四字，以中寒得暖而温，血肉得暖而合也。大意上而心肺，下而肝肾，中而脾胃，以及血肉筋骨营卫，因寒湿而病者，无有不宜。即阳气不足，寒气内生，大汗、大泻、大喘、中风、卒倒等症，亦必仗此大气大力之品，方可挽回。此《本经》言外意也。误药大汗不止为亡阳，仲景用四逆汤、真武汤等法以迎之。吐利厥冷为亡阳，仲景用通脉四逆汤、姜附汤以救之。且太阳之标阳，外呈而发热，附子能使之交于少阴而热已；少阴之神机病，附子能使自下而上而脉生，周行通达而厥愈。合苦甘之芍、草而补虚，合苦淡之苓、芍而温固……仲景用附子之温有二法：杂于苓、芍、甘草中，杂于地黄、泽泻中，如冬日可爱，补虚法也；佐以姜、桂之热，佐以麻、辛之雄，如夏日可畏，救阳法也。用附子之辛，亦有三法：桂枝附子汤、桂枝附子去桂加白术汤、甘草附子汤，辛燥以祛除风湿也；附子汤、芍药甘草附子汤，辛润以温补水脏也；若白通汤、通脉四逆汤加人尿猪胆汁，则取西方秋收之气，保复元阳，则有大封大固之妙矣。"

4.《本草正义》："附子，本是辛温大热，其性善走，故为通行十二经纯阳之要药。外则达皮毛而除表寒，里则达下元而温痼冷，彻内彻外，凡三焦经络，诸脏诸腑，果有真寒，无不可治。但生者尤烈，如其群阴用事，汩没真阳，地加于天，仓猝暴病之肢冷肤清，脉微欲绝，或上吐下泻，澄澈清冷者，非生用不为功。而其他寒症之尚可缓缓图功者，则皆宜用炮制，较为驯良。惟此物善腐，市肆中皆是盐制之药，而又浸之水中，去净咸味，实则辛温气味，既一制于盐之咸，复再制于水之浸，久久炮制，真性几于尽失，故用明附片者，必以干姜、吴萸等相助为理，方有功用，独以钱许，其力甚缓。寿颐尝于临症之余，实地体验，附片二钱，尚不如桂枝三五分之易于桴应，盖真性久已淘汰，所存者寡矣。是以苟遇大症，非用至一二钱，不能有效，甚者必三五钱，非敢孟浪从事，实缘物理之真，自有非此不可之势。若用生附，或兼用乌头、草乌，终嫌毒气太烈，非敢操必胜之券矣。"

5.《衷中参西录》："附子、肉桂，皆气味辛热，能补助元阳，然至元阳将绝，或浮越脱陷之时，则宜用附子而不宜用肉桂。诚以附子但味厚，肉桂则气味俱厚，补益之中实兼有走散之力，非救危扶颠之大药。观仲景《伤寒论》少阴诸方，用附子而不用肉桂可知也。"

2465 附地菜 fù dì cài（《植物名实图考》）

【异名】 鸡肠草（《别录》），鸡肠（《本草经集注》），搓不死、豆瓣子棵（《山东经济植物》），地胡椒（《贵州草药》），伏地菜（《全国中草药汇编》），伏地草、山苦菜（《福建药物志》），地瓜香（《长白山植物药志》）。

【基原】 为紫草科附地菜属植物附地菜的全草。

【原植物】 附地菜 *Trigonotis peduncularis* (Trev.) Benth. [*Myosotis peduncularis* Trev.; *M. chinensis* DC.]

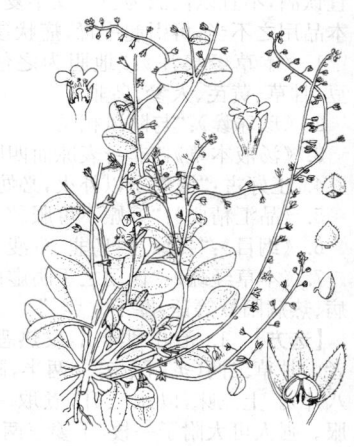

附地菜

一年生草本，高5～30 cm。茎基部略呈淡紫色，通常自基部分枝，纤细，直立或斜升，具平伏细毛。单叶互生；下部叶无柄，上部叶具短柄或长柄；叶片匙形、椭圆形或长圆形，长2～5 cm，宽5～20 mm，先端圆钝或尖锐，基部宽楔形或渐狭，两面均具糙伏毛。聚伞花序成总状，顶生，幼时卷曲，后渐次伸长，长5～20 cm；花小，通常生于花序的一侧；叶状苞片2～3；花梗短，花后延长；花萼5深裂，裂片卵形；花冠蓝色，稀紫色或白色，5裂，裂片倒卵形，平展，喉部具5枚白色或带黄色附属物；花冠筒与花冠裂片等长；雄蕊5，内藏，着生在花冠筒上部，不伸出花冠外；雌蕊1，子房4深裂，花柱基生，柱头头状。小坚果4，斜三棱锥状四面体形，黑色有光泽，表面具细毛，有短柄，背面具3锐棱。花期4～6月，果期7～9月。

生于田野、路旁、荒草地或丘陵林缘、灌木林间。分布于华北、东北、华东、西南及广东、广西、西藏、陕西、新疆等地。

【采收加工】 6月采收，鲜用或晒干。

【成分】 附地菜的花含黄酮类：飞燕草素-3，5-二葡萄糖苷(delphinidin-3，5-diglucoside)[1]。

地上部分含有挥发油，其中含有74种成分，包括：21种脂肪酸，20种醇，14种碳氢化合物，12种羰基化合物等。内有牻牛儿醇(geraniol)，α-松油醇(α-terpineol)，萜类化合物等[2]。

【药性】 苦、辛，平。

1.《别录》："微寒。"
2.《药性论》："苦。"
3.《食疗本草》："温。"
4.《纲目》："微辛苦，平，无毒。"
5.《贵州草药》："性温，味辛。"

【功用主治】 健胃止痛，解毒消肿，摄小便。主治胃痛吐酸，手脚麻木，遗尿，热毒痈肿，湿疮。

1.《别录》："主毒肿，止小便利。"
2.《本草经集注》："疗蠼螋溺。"
3.《药性论》："洗手足水烂，主遗尿。"
4.《食疗本草》："作灰和盐，疗一切疮，及风丹遍身如枣大痒痛者，捣封上，日五六易之。亦可生食，煮作菜食益人，去脂膏毒气。又烧敷痔瘘。亦疗小儿赤白痢，可取汁一合，和蜜服之甚良。"
5.《贵州草药》："驱风，镇痛。"
6.《全国中草药汇编》："温中健胃，消肿止痛，止血。"

【用法用量】 内服：煎汤，15～30 g，或研末服。外用：捣敷；或研末擦。

【选方】 1. 治胃痛吐酸吐血　附地菜3～6 g，煎服；研

穴位上，用艾炷灸之。内服宜制用，宜久煎；外用多用生品。

【宜忌】 阴虚阳盛，真热假寒及孕妇均禁服。服药时不宜饮酒，不宜以白酒为引。反半夏、瓜蒌、白蔹、白及、贝母。本品用之不当，可引起中毒，症状参见"川乌头"条。

1.《本草经集注》："地胆为之使。恶蜈蚣。畏防风、黑豆、甘草、黄芪、人参、乌韭。"

2.《珍珠囊》："与防风相反。"

3.《汤液本草》："非身表凉而四肢厥者不可僭用。"

4. 王好古："服附子以补火，必妨涸水。"（引自《纲目》）

5.《品汇精要》："妊娠不可服。"

6.《纲目》："畏绿豆、乌韭、童溲、犀角。忌豉汁、稷米。"

7.《本草经疏》："误用之于阴虚内热，血液衰少，伤寒、温病、热病阳厥等证，靡不立毙。"

【选方】 1. 治吐利汗出，发热恶寒，四肢拘急，手足厥冷者 甘草二两（炙），干姜一两半，附子一枚（生用，去皮，破八片）。上三味，以水三升，煮取一升二合，去滓。分温再服。强人可大附子一枚，干姜三两。（《伤寒论》四逆汤）

2. 治阴毒伤寒，面青，四肢厥逆，腹痛身冷，一切冷气 大附子三枚（炮制，去皮、脐），为末。每服三钱，姜汁半盏，冷酒半盏，调服。良久脐下如火暖为度。（《济生方》回阳散）

3. 治漏风汗出不止 附子一两半（炮裂，去皮、脐），蜀椒（去目并闭口，炒出汗）半两，杏仁（去皮、尖、双仁，炒出汗）半两，白术二两。上四味，锉如麻豆，以水五升，煮至二升，去滓，分温四服，日三夜一。（《圣济总录》附子汤）

4. 治肾气上攻，项背不能转侧 大附子一枚（六钱以上者。炮，去皮、脐，末之），上每末二大钱，好川椒二十粒，用白面填满，水一盏半，生姜七片，同煎至七分，去椒入盐，空心服。（《本事方》椒附散）

5. 治胸痹，寒气客在胸中，郁结不散，坚满痞急 附子（炮，去皮、脐）、蓬莪术（煨）各一两，胡椒、枳实（麸炒）各半两。上为散。每服三钱，热酒调下。（《普济方》四温汤）

6. 治头痛 附子（炮）、石膏（煅）等分。为末，入脑、麝少许。茶酒下半钱。（《传家秘宝方》）

7. 治脏寒脾泄，及老人中气不足，久泄不止 肉豆蔻二两（煨熟），大附子（去皮、脐）一两五钱。为末，粥丸梧子大。每服八十丸，莲肉煎汤下。（《纲目》）

8. 治霍乱吐泻转筋 附子一枚（生），胡椒一百粒。上为末。每服半钱，浆水一小盏，煎至四分，温服。（《小儿卫生总微论方》斗门散）

9. 治休息痢及赤白痢 附子（炮裂，去皮、脐）半两，鸡子二枚（去黄取白）。上二味，先将附子捣罗为末，以鸡子白和为丸，如梧桐子大。一时倾入沸汤内，煮数沸滤出，分作两服，米饮下，空心，日午各一服。（《圣济总录》附子丸）

10. 治肠风下血久不止，大肠虚冷 附子一两（炮裂，去皮、脐），白矾一两（烧灰）。上药捣细，罗为散。每于食前以粥饮调下二钱。（《圣惠方》）

11. 治风寒流注，偏正头痛，年久不愈 大附子一个（生切片，以姜汁一盏，浸炙，再浸再炙，汁尽乃止），高良姜等分。为末。每服一钱，腊茶清调下。忌热物少时。（《三因方》必效散）

12. 治中风偏痹，经络不通，手足缓弱，臂膝酸疼 附子二枚（炮，去皮、脐），木香二钱。上药为细末。每服三钱，水一盏半，生姜十片，煎至一盏，温服，食前。（《杨氏家藏方》附香散）

13. 治湿伤肾经，腰重冷痛，小便自利 附子（炮，去皮、脐）、白术各一两，杜仲（去皮，炒丝去）半两。每服四钱，水一盏，姜七片，煎七分。空心温服。（《卫生易简方》）

14. 治溃疡气血虚寒，不能收敛 炮附子（去皮、脐），研末，以唾津和为饼。置疮口处，将艾装于饼上灸之。每日灸数次，但令微热，勿令痛。如饼干，再用唾津和做，以疮口活润为度。（《外科发挥》附子饼）

15. 治虚寒阴火之喉痹 生川附切片，涂白蜜，火炙透黑收贮。临用取如细粞一粒，口含咽津。（《外科证治全生集》）

16. 治鼻面酒皶疱及恶疮 附子二两（生，去皮、脐），川椒二合（去目），野葛半两。上件药，细锉，醋浸一宿，滤出。以猪肝半斤同煎。以附子黄为度，去滓，时涂之。（《圣惠方》）

17. 治阴虚牙痛 生附子研末，口津调敷两足心，极效。（《华佗神医秘传》）

【临床报道】 1. 治疗缓慢性心律失常 以附子Ⅰ号（消旋去甲基乌药碱）1支（含 2.5 mg）溶于 2 ml 注射用水中，加入 5%～10%葡萄糖 100～150 ml 中静脉滴注。滴速自 15～25 μg/min 开始，逐渐加大，至出现明显作用或副作用为止，最大滴速一般在 30～60 μg/min。共观察 68 例，包括窦性心动过缓 39 例，窦房阻滞 6 例，交界区心律 3 例，房室传导阻滞 20 例，其中属病窦综合征者 44 例。结果显示：全部病例心率均有不同程度增加，窦性心动过缓平均增加心率 24.6 次/min，Ⅱ度窦房阻滞平均增加心率 18.5 次/min，且用药后阻滞消失[1]。将上药 5 mg 加入 10%葡萄糖液 250 ml 中静脉滴注，2 星期为 1 个疗程。总有效率为 77%。附子Ⅰ号能使病窦综合征患者心率提高，窦房阻滞和房室传导阻滞病变改善或消失。在用药过程中均未发现室性早搏并发症的出现[2]。

2. 治疗冻疮 用小杯倒入白酒 50 g，加入附子 10 g 浸入酒中，半小时后文火慢煎，煎沸 3 min 后趁热用棉球蘸酒液涂于患处。每晚睡前涂搽 5 次，且每晚用后再向杯中加入少许白酒备来晚再用。治疗未溃破之冻疮 32 例，疗程 1～2 星期。痊愈 20 例，好转 10 例，无效 2 例[3]。

【各家论述】 1. 吴绶："附子，乃阴证要药，凡伤寒传变三阴及中寒夹阴，虽身大热而脉沉者必用之，或厥冷腹痛，脉沉细，甚则唇青囊缩者，急须用之，有退阴回阳之力，起死回生之功。近世阴证伤寒，往往疑似不敢用附子，直待阴极阳竭而用之已迟矣。且夹阴伤寒，内外皆阴，阳气顿衰，必须急用人参健脉以益其原，佐以附子温经散寒，舍此不用，将何以救之？"（引自《纲目》）

2.《纲目》："按《王氏究原方》云：附子性重滞，温脾逐寒。川乌头性轻疏，温脾去风。若是寒疾即用附子，风疾即用川乌头。一云：凡人中风，不可先用风药及乌附。若先用气药，后用乌附乃宜也。又凡用乌附药，并宜冷服者，热因寒用也。盖阴寒在下，虚阳上浮。治之以寒，则阴气益甚而病增；治之以热，则拒格而不纳。热药冷饮，下嗌之后，冷体既消，热性便发，而病气随愈。不违其情而致大益，此反治之妙也。昔张仲景治寒疝内结，用蜜煎乌头。《近效方》治喉痹，用蜜炙附子，含之咽汁。朱丹溪治疝气，用乌头、栀子。并热因寒用也。乌附毒药，非危病不用，而补药中少加引导，其功甚捷。有人才服钱匕即发燥不堪，而昔人补剂用为常药，岂古今运气不同耶？荆府都昌王，体瘦而冷，无他病。日以附子煎汤饮，兼嚼硫黄，如此数岁。蕲州卫张百户，平

(LVP)及左心室压力上升最大速率($LVdp/dt_{max}$)的下降程度明显改善，并显著延长休克动物生存时间[15]。

2. 对血液系统的影响　曾有研究表明：在体外附子可促进血小板聚集，促进血凝，静注也见血小板聚集性增强。但另有研究附子煎剂灌服能明显延长凝血酶原消耗时间、白陶土部分凝血活酶时间，还能使血栓形成时间延长，表明有抑制凝血功能和抗血栓形成作用[16]。附子水煎剂能使大鼠在冰水应激状态下内源性儿茶酚胺分泌增加所致血小板聚集造成心肌损伤有一定的保护作用，并能使心肌细胞结合膜的异常变化得到一定的恢复[17]。

3. 抗炎作用　附子有显著的抗炎作用，能抑制蛋清、角叉菜胶、甲醛等所致大鼠足跖肿胀，抑制醋酸所致毛细血管通透性亢进，抑制肉芽肿形成及佐剂性关节炎，不同的附子制剂抗炎作用略有不同[18～21]。附子抗炎作用的主要有效成分被认为是乌头碱类化合物，对于巴豆油所致小鼠耳肿胀，乌头碱的半数抑制剂量(ID_{50})为0.07 mg/kg，较吲哚美辛强得多，0.05 mg/kg腹腔注射对蛋清、角叉菜胶、甲醛等所致大鼠足跖肿胀即有显著抗炎效果[22, 23]。中乌头碱的作用与乌头碱相似，而次乌头碱的抗炎作用强度仅为乌头碱的1/5～1/8[20]。

4. 对中枢神经系统的影响　中乌头碱和乌头碱分别对腹腔注射醋酸所致小鼠及电流刺激尾部所致大鼠的疼痛反应有明显镇痛作用[24, 25]。中乌头碱、次乌头碱也有镇痛作用，前者作用较乌头碱强二倍，后者则弱于乌头碱。此外，3-乙酰乌头碱也有一定的镇痛活性[26]。生附子还有一定中枢镇静作用，可减少小鼠自发活动，延长环己巴比妥钠所致麻醉时间，在附子所含成分中，乌头碱也有镇静作用[27]。

5. 对外周神经的影响　乌头碱、3-乙酰乌头碱等均具有局部麻醉作用[28]。消旋去甲基乌药碱为部分β受体激动剂，并可阻断α_1受体而激动α_2受体[29, 30]。

6. 对免疫功能的影响　附子注射液皮下注射，可明显促进绵羊红细胞免疫所致小鼠脾脏抗体形成细胞数增加及血清抗体的生成，并提高豚鼠血清补体含量，可使玫瑰花结形成细胞数及T淋巴细胞转化率明显增加[31～33]。

7. 抑瘤作用　附子粗多糖和酸性多糖对H_{22}荷瘤小鼠肿瘤有显著的抑瘤作用，灌胃给药的抑瘤率分别为45.30%和59.36%，腹腔给药的抑瘤率分别为49.65%和69.28%。两种多糖对S_{180}荷瘤小鼠肿瘤也有较显著的抑制作用。附子多糖对S_{180}和H_{22}荷瘤小鼠有延长存活时间的作用。两种多糖均明显增大了小鼠脾脏的重量，提高了荷瘤小鼠的淋巴细胞转化能力和NK细胞活性，提高了抑癌基因p_{53}和Fas的表达，并且提高了肿瘤细胞凋亡率[34]。

8. 对肠道平滑肌的影响　附子具有胆碱样、组胺样及抗肾上腺素作用，能显著兴奋离体肠管的自发性收缩，但抑制胃排空[35～37]。乌头碱1.5×10^{-6} mol/L可明显增强离体回肠收缩[38]。中乌头碱在低浓度时能使胆碱能神经末梢释放乙酰胆碱而使肠管收缩[39]。

9. 体内过程　以急性毒性为指标测得腹腔注射附子煎剂的药动学符合二室模型，分布相半衰期为1.15 h，消除相半衰期为17 h，血药浓度-时间曲线下面积(AUC)为每小时142.7 g/kg[40, 41]。

毒性　附子毒性受多种原因的影响而有很大差异，如产地、采收加工、炮制、水煎时间等，凡影响附子乌头碱类生物碱含量的因素均可影响其毒性。乌头碱给小鼠灌服、皮下注射、腹腔注射或静注的LD_{50}为1.8 mg/kg，0.295 mg/kg，0.3～0.38 mg/kg，0.12～0.27 mg/kg，大鼠静注的最小致死量为0.102 mg/kg，蛙、兔、豚鼠的LD_{50}分别为0.075～1.65 mg/kg，0.04～0.05 mg/kg，0.06～0.12 mg/kg。中乌头碱小鼠灌服、皮下注射、腹腔注射和静注的LD_{50}分别为1.9 mg/kg，0.2～0.26 mg/kg，0.21～0.30 mg/kg，0.1～0.13 mg/kg，而次乌头碱则分别为5.8 mg/kg，1.19 mg/kg，1.10 mg/kg和0.47 mg/kg[6, 42, 43]。

【炮制】　黑顺片、白附片均可直接入药。

1. 淡附片　取净盐附子，用清水浸漂，每日换水2～3次，至盐分漂尽，与甘草、黑豆共煮透心，至切开后口尝无麻舌感时取出，除去甘草、黑豆，切薄片，干燥。每盐附子100 kg，用甘草5 kg，黑豆10 kg。淡附片作用缓和，毒性较低。

2. 炮附片　取净河砂置锅内，用武火炒热，加入附片，拌炒至鼓起、微变色时取出，筛去河砂，放凉。炮附片毒性低，质疏脆，可直接供丸散剂配方用。

饮片性状　黑顺片、白附片参见“药材”项。炮附片形如白附片，色泽加深，质疏脆，略鼓起。淡附片为纵切薄片，表面灰白色，质硬脆。气微、味淡，无麻舌感。

贮干燥容器内，置通风干燥处。防潮。

【药性】　辛、甘，热，有毒。归心、肾、脾经。

1.《本经》：“味辛，温。”

2.《吴普本草》：“岐伯、雷公：甘，有毒。李氏：苦，有毒，大温。”

3.《别录》：“味甘，大热，有大毒。”

4.《医学启源》：“气热，味大辛，其性走而不守。通行诸经引用药也。”

5.《汤液本草》：“入手少阳经三焦、命门之剂。”

6.《本草经解》：“入足厥阴肝经、足少阴肾经、手太阴肺经。”

7.《本草再新》：“入心、肝、肾三经。”

【功用主治】　回阳救逆，散寒除湿。主治阴盛格阳，大汗亡阳，吐泻厥逆，心腹冷痛，冷痢，脚气水肿，风寒湿痹，阴疽疮漏及一切沉寒痼冷之疾。

1.《本经》：“主风寒咳逆邪气，温中，金疮，破癥坚积聚，血瘕，寒湿踒躄，拘挛膝痛，不能行步。”

2.《别录》：“脚疼冷弱，腰脊风寒，心腹冷痛，霍乱转筋，下痢赤白，坚肌骨，强阴。又堕胎，为百药长。”

3.《本草拾遗》：“醋浸削如小指，内耳中去聋，去皮炮令坼，以蜜涂上炙之，令蜜入内，含之勿咽其汁，主喉痹。”

4. 张洁古：“温暖脾胃，除脾湿肾寒，补下焦之阳虚。”(引自《纲目》)

5.《医学启源》：“《主治秘要》云，其用有三：去脏腑沉寒一也；补助阳气不足二也；温暖脾胃三也。”

6. 李东垣：“除脏腑沉寒，三阴厥逆，湿淫腹痛，胃寒蛔动；治经闭；补虚散壅。”(引自《纲目》)

7. 王好古：“治督脉为病，脊强而厥。”(引自《纲目》)

8.《纲目》：“治三阴伤寒，阴毒寒疝，中寒中风，痰厥气厥，柔痓癫痫，小儿慢惊，风湿麻痹，肿满脚气，头风，肾厥头痛，暴泻脱阳，久痢脾泄，寒疟瘴气，久病呕哕，反胃噎膈，痈疽不敛，久漏冷疮。合葱涕，塞耳治聋。”

9.《本草正》：“功能除表里沉寒，厥逆，寒噤，温中强阴，暖五脏，回阳气，格阳喉痹，阳虚二便不通及妇人经寒不调，小儿慢惊等证。”

【用法用量】　内服：煎汤，3～9 g，回阳救逆可用18～30 g；或入丸、散。外用：研末调敷，或切成薄片盖在患处或

①选择个大、均匀的泥附子，洗净，浸入食用胆巴的水溶液中，过夜，再加食盐，继续浸泡，每日取出晒晾，并逐渐延长晒晾时间，直到表面出现大量结晶盐粒(盐霜)、质地变硬为止，习称“盐附子”。②取泥附子，洗净，浸入食用胆巴的水溶液中数日，连同浸液煮至透心，捞出，水漂，纵切成约5 mm的厚片，再用水浸漂，用调色液使附片染成浓茶色，取出，蒸到出现油面、光泽后，烘至半干，再晒干或继续烘干，习称“黑顺片”。③选择大小均匀的泥附子，洗净，浸入食用胆巴的水溶液中数日，连同浸液煮至透心，捞出，剥去外皮，纵切成约3 mm的薄片，用水浸漂，取出，蒸透，晒至半干，以硫黄熏后晒干，习称“白附片”。

【药材】 附子 *Radix Aconiti Lateralis Preparata* 主产于四川、陕西。

商品规格 分盐附子、黑顺片、白附片三种规格，各分不同等级。

性状 盐附子 呈圆锥形，长4～7 cm，直径3～5 cm。表面灰黑色，被盐霜，顶端有凹陷的芽痕，周围有瘤状突起的支根或支根痕。体重。横切面灰褐色，可见充满盐霜的小空隙及多角形的形成层环纹，环纹内侧筋脉(导管束)排列不整齐。气微，味咸而麻，刺舌。

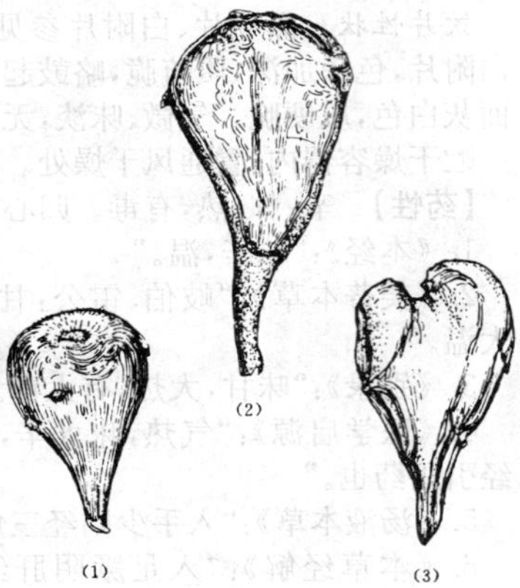

附子(侧根)外形

(1) 盐附子 (2) 黑顺片 (3) 白附片

黑顺片 为纵切片，上宽下窄，长1.7～5 cm，宽0.9～3 cm，厚2～5 mm。外皮黑褐色，切面暗黄色，油润具光泽，半透明状，并有纵向筋脉(导管束)。质硬而脆，断面角质样。气微，味淡。

白附片 为纵切片，无外皮，黄白色，半透明，厚约3 mm。

鉴别 (1) 乌头(侧根)横切面：后生皮层最外为1列黄色木栓化细胞，其余为8～9列扁缩的细胞，壁黄色，木栓化，有少数石细胞散在，内皮层细胞较小。韧皮部占大部分，细胞中含淀粉粒，散有小形筛管群；偶见1至数个异型维管束。形成层环略呈五至七角形。木质部通常位于形成层角隅的内侧，导管略呈“V”形或放射状排列；木薄壁组织较发达。髓部薄壁细胞含淀粉粒。

粉末特征：灰黄白色。淀粉粒极多，单粒类球形或圆多角形，少数长圆形，脐点呈点状、十字状、人字状；复粒由2～7粒或更多复合而成。后生皮层碎片少见，表面观呈多角形，垂周壁不均匀增厚，有的呈瘤状突入细胞腔，胞腔内含棕色物。石细胞少见，散在，纹孔明显。导管具缘纹孔及网纹。制附片主要为含糊化淀粉粒的薄壁组织碎片。

(2) 紫外光谱：取黑顺片或白附片粗粉4 g，加乙醚30 ml与氨试液5 ml，振摇20 min，滤过。滤液置分液漏斗中，加硫酸液(0.25 mol/L)20 ml，振摇提取，分取酸液，用分光光度法测定，在231 nm和274 nm波长处有最大吸收。

品质标志 《中华人民共和国药典》2005年版规定：用薄层色谱法检查乌头碱限量。取黑顺片、白附片粗粉20 g，加乙醚150 ml，振摇10 min，加氨试液10 ml，振摇30 min，放置1～2 h，分取醚层，蒸干，加无水乙醇2 ml使溶解，作为供试品溶液。另取乌头碱对照品，加无水乙醇制成每1 ml含2 mg的溶液，作为对照品溶液。在碱性氧化铝薄层板上点供试品溶液6 μl、对照品溶液5 μl，以正己烷-醋酸乙酯(1∶1)展开，取出，晾干，喷以碘化钾碘、碘化铋钾试液的等容混合液显色，供试品色谱中，在与对照品色谱相应的位置上出现的色斑，应小于对照品的色斑或不出现色斑。

【成分】 附子含生物碱类：乌头碱(aconitine)，中乌头碱(mesaconitine)，次乌头碱(hypaconitine)，塔拉乌头胺(talatisamine)[1]和乌胺(higeramine)即是消旋去甲基衡州乌药碱(demethylcoclaurine)，棍掌碱氯化物(coryneine chloride)[2]，异飞燕草碱(isodelphinine)，苯甲酰中乌头碱(benzoyl mesaconitine)，新乌宁碱(neoline)，附子宁碱(fuziline)[3]，北乌头碱(beiwutine)，多根乌头碱(karakoline)，去氧乌头碱(deoxyaconitine)[4,5]，附子亭碱(fuzitine)，准噶尔乌头碱(songorine)，尿嘧啶(uracil)，江油乌头碱(jiangyouaconitine)，新江油乌头碱(neojiangyouaconitine)[6]，去甲猪毛菜碱(salsolinol)[7]，aldohypaconitine[8]等。

【药理】 1. 对心血管系统的影响 (1) 强心作用 附子煎剂、久煎煎剂、水溶性部分等对蛙、蟾蜍及温血动物心脏，不论是正常状态或处于衰竭状态均有明显强心作用[1,2]。附子的强心成分主要有消旋去甲基乌药碱[3]、棍掌碱氯化物[4]、去甲猪毛菜碱[5]等。消旋去甲基乌药碱在附子中含量甚少，但活性很强，将其稀释至10^{-9}即可使离体蟾蜍心脏收缩增强，10^{-8}～5×10^{-6}则可使其收缩幅度增加22%～98%，心输出量增加15%～80%。对于温血动物心脏，如兔、豚鼠、犬等也有明显强心作用。静注0.5 mg/kg使兔心收缩力增加51.6%，麻醉犬和豚鼠每分钟2 μg/kg静注，可使左心室内压(LVP)增加12%和58%，左室内压最大上升速率($LVdp/dt_{max}$)分别增加73%和26%[6]。血清药理学方法也证明，口服附子粗制剂后动物血清有明显增强心肌收缩力和加快心肌收缩速度的作用，给药2 h后血清作用达高峰[7]。

(2) 对心脏节律的影响 附子正丁醇提取物、乙醇提取物及水提物均对氯仿所致小鼠室颤有预防作用。其中尤以水提物作用最为明显[8]。乌头碱给予达一定剂量均可引起多种温血动物心律失常，随剂量增大，先后出现心动过缓、心动过速、室性期外收缩、室性心动过速、室颤，直至心跳停止[9,10]。不含乌头碱的附子水溶性部分无论灌服或静注均可对抗乌头碱所致大鼠心律失常，并迅速扭转已发生的心律失常[11]。

(3) 抗心肌缺血缺氧作用 附子注射液可显著提高小鼠耐缺氧能力，拮抗垂体后叶素所致大鼠心肌缺血缺氧及心律失常，减少麻醉开胸犬的急性心肌缺血性损伤。附子的这一作用与其能降低心肌耗氧量，增加缺血心肌供血供氧有关[12]。

(4) 对血压和血管的影响 附子对血压的影响报道不一，此可能与实验样品制备方法及动物模型不同有关。对于二肾一夹型高血压大鼠血压，附子可增高之；而对肾上腺皮质再生型高血压大鼠，附桂却降低其血压，并改善胸主动脉内膜的高血压性损害[13,14]。

(5) 抗休克作用 附子对多种休克有明显防治效果。如对猫的内毒素性休克，附子水溶性部分可减慢其血压降低、心率减慢、心收缩力减弱等变化，使血压、左心室收缩压力

2461 陈壶卢瓢 chén hú lú piáo 《纲目》

【异名】 旧壶卢瓢(《海上方》),破瓢(《孙天仁集效方》),败瓢(《纲目》),败瓠(《食物本草会纂》),葫芦壳(《药材学》),葫芦瓢(南药《中草药学》),陈瓠壳(《福建药物志》)。

【基原】 为葫芦科葫芦属植物葫芦 *Lagenaria siceraria* (Molina) Standl.、瓠瓜 *L. siceraria* (Molina) Standl. var. *depressa* (Ser.) Hara 和小葫芦 *L. siceraria* (Molina) Standl. var. *microcarpa* (Naud.) Hara 的老熟果实或果壳。

【原植物】 参见"壶卢"、"苦壶卢"条。

【采收加工】 葫芦和瓠瓜:秋末冬初采取老熟果实,切开,除去瓤心种子,打碎,晒干。小葫芦:秋季采取外壳呈黄色的老熟果实,用瓷片刮去外层薄皮后晒干。

【药材】 陈壶卢瓢 *Fructus Lagenariae* 主产于江苏、浙江、安徽、山东等地。

性状 葫芦 果实呈哑铃状,中部缢细,上部和下部膨大。下部小,卵形,连于果柄;上部大,类球形,顶端有花柱基。表面黄棕色,较光滑。质坚硬。气微,味淡。

瓠瓜 多为破碎的果壳块片,形状不规则,大小不一,厚4～7 mm。外表面淡黄色,较光滑;内表面黄白色。质坚硬。

小葫芦 果实较小,长8～10 cm。

鉴别 (1) 粉末特征:灰黄色。木化薄壁细胞成片,多破碎,完整者呈类多角形、类圆形、长方形或不规则形,有时可见数个纹孔相集成圆形纹孔域。石细胞黄色,多成群,长椭圆形、三角状、不规则形,壁厚,纹孔孔沟明显。螺纹导管木化。

(2) 取本品粉末1 g,加水适量并加热提取,滤过,取滤液1 ml,加入新鲜配制的碱性酒石酸铜试液5滴,在沸水浴中加热,溶液由绿色变为红棕色,静置后有红棕色沉淀产生(检查糖类)。

(3) 取本品粉末1 g,加50%乙醇10 ml,浸约2 h,滤过,滤液滴于滤纸上,喷茚三酮试液,烘后即显紫红色斑点(检查氨基酸)。

(4) 取本品粉末0.5 g,加乙醇20 ml,置水浴上温浸30 min,滤过,滤液置蒸发皿中蒸干,加5%磷钼酸乙醇液2滴,烘烤后显深蓝色(检查葫芦素)。

【成分】 瓢含黄酮类:芹菜素(apigenin),异荭草素(isoorilentin),异牡荆素(isoritexin),肥皂草苷(saponarin),7,4′-二葡萄糖基-6-L-葡萄糖苷(7,4′-diglucosyl-6-L-glucoside)[1]。

【药性】 甘、苦,平。

1.《纲目》:"苦,平,无毒。"

2.《饮片新参》:"淡,平。"

3.《药材学》:"性平、滑,味甘。入心、小肠二经。"

【功用主治】 利水消肿。主治水肿,黄疸,臌胀,便血,崩漏。

1.《纲目》:"消胀杀虫,治痔漏下血,崩中,带下赤白。"

2.《饮片新参》:"利水,消皮肤肿胀。"

3.《陕西中药志》:"主治各种水肿,消渴,小便淋痛,痈肿恶疮等症。"

4.《四川中药志》1982年版:"清热除烦。用于黄疸,口舌生疮,心热烦躁。"

5.《福建药物志》:"润肺止渴。"

【用法用量】 内服:煎汤,10～30 g;或烧存性研末。外用:烧存性研末调敷。

【宜忌】《药材学》:"凡多食令人吐利,虚寒滑泄者禁用。"

【选方】 1. 治水肿 陈瓠壳60 g,红糖30 g。水煎,饭前服。(《福建药物志》)

2. 治中满臌胀 用三五年陈壶卢瓢一个,以糯米一斗作酒,待熟,以瓢于炭火上炙热,入酒浸之,如此三五次,将瓢烧存性,研末。每服三钱,酒下,神效。(《余居士选奇方》)

3. 治热淋,小便短赤 葫芦壳30 g,金钱草12 g,石韦12 g,薏苡根12 g。水煎服。

4. 治口舌生疮,心热烦躁 葫芦壳30 g,水蜡烛根12 g,水灯心12 g。水煎服。(3、4方出自《四川中药志》1982年版)

5. 治大便下血 败瓢(烧存性)、黄连等分研末。每空心温酒服二钱。(《纲目》引《简便方》)

6. 治赤白崩中 旧壶卢瓢(炒存性)、莲房(煅存性)等分。研末。每服二钱,热水调服。三服,有汗为度,即止。甚者五服止,最妙。忌房事、发物、生冷。(《纲目》引《海上方》)

7. 治胎动不安 葫芦瓜壳10 g,益母草10 g。水煎服。(《湖南药物志》)

8. 治汤火伤灼 旧壶卢瓢烧灰,敷之。(《濒湖集简方》)

2462 陈冬菜卤汁 chén dōng cài lǔ zhī 《纲目拾遗》

【基原】 为盐腌十字花科芸薹属植物青菜 *Brassica chinensis* L.的陈年卤汁。

【原植物】 参见"菘菜"条。

【药性】 咸,寒。

【功用主治】 清肺火痰嗽,解咽喉肿痛。

2463 陈芥菜卤汁 chén jiè cài lǔ zhī 《纲目拾遗》

【异名】 腌芥卤(《随息居饮食谱》)。

【基原】 为十字花科芸薹属植物芥菜 *Brassica juncea* (L.) Czern. et Coss. [*Sinapis juncea* L.]的陈年卤汁。

【原植物】 参见"芥菜"条。

【药性】《纲目拾遗》:"味咸,性凉。"

【功用主治】 清肺利咽,祛痰排脓。主治肺痈喘胀,咳痰脓血腥臭,及咽喉肿痛。

1.《纲目拾遗》:"下痰,清热,定嗽。治肺痈喘胀,用陈久色如泉水(者),缓呷之。"

2.《随息居饮食谱》:"为肺痈、喉证神药。"

【用法用量】 内服:炖温,每次30～100 ml,日3～4次。

【各家论述】《本草经疏》:"治肺痈,用百年芥菜卤久窨地中者,饮数匙立效。其义以芥菜辛温,得盐水久窨之气,变为辛寒,辛寒能散痰热,芥菜主通肺气,所以治肺痈,真良法也。"

2464 附子 fù zǐ 《本经》

【基原】 为毛茛科乌头属植物乌头 *Aconitum carmichaeli* Debx.(栽培品)的侧根(子根)。

【原植物】 参见"川乌头"条。

【采收加工】 6月下旬至8月上旬挖出全株,摘取子根(附子),即是泥附子,需立即加工。其加工品有下列几种:

集要》)

【临床报道】 治疗急性乳腺炎 用陈皮 20 g,甘草 6 g,加水 150 ml,文火煎至一半左右,过滤后加水再煎,分两次服。一般每日 1 剂,严重者可每日 2 剂(分 4 次服)。共治 88 例,绝大部分在发病后 1～2 d 内接受治疗。结果除 3 例脓肿者行切开引流术外,余 85 例全部治愈,平均治愈时间为 2 d。服 1～2 剂治愈者 67 例,服 3～5 剂治愈者 18 例,平均为 2 剂[1]。

【各家论述】 1.《日用本草》:"惟广东出者为上,余皆次之,多年者更妙。"

2.《纲目》:"橘皮,苦能泻能燥,辛能散,温能和。其治百病,总是取其理气燥湿之功,同补药则补,同泻药则泻,同升药则升,同降药则降。脾乃元气之母,肺乃摄气之籥,故橘皮为二经气分之药,但随所配而补泻升降也。"洁古张氏云:陈皮、枳壳,利其气而痰自下,盖此义也。同杏仁治大肠气闷,同桃仁治大肠血闷,皆取其通滞也。按方勺《泊宅编》云:橘皮宽膈降气、消痰饮极有殊功。他药贵新,惟此贵陈。

3.《理虚元鉴》:"若杂症之有胸膈气滞,皆由于寒湿侵胃,故用陈皮之辛以利之,诚为至当。乃世医不察虚劳、杂症之分,但见胸口气滞,辄以陈皮理气,不知陈皮味辛而性燥,辛能耗肺气之清纯,燥能动阴虚之相火,本以理气,气反伤矣。惟清金之久,化源初动,脾气未健,胃口渐觉涎多,可少加陈皮以快之,使中宫一清,未为不可。又或时气偶来,脾虚濡泻,亦可暂用数剂,以清理之,然亦须去病则已,不宜常用。"

4.《本草正》:陈皮,气实痰滞必用。留白者微甘而性缓,去白者用辛而性速。

5.《本草崇原》:按上古诸方,止曰橘皮个用不切,并无去白之说,李东垣不参经义,不体物性,承雷敩炮制,谓留白则理脾健胃,去白则消痰止嗽。后人习以为法,每以橘红治虚劳咳嗽……若去其白,其味但辛,止行皮毛,风寒咳嗽,似乎相宜,虚劳不足,益辛散矣。

2460 陈仓米 chén cāng mǐ (《食性本草》)

【异名】 陈廪米(《别录》),陈米(《百一选方》),火米、老米、红粟(《纲目》)。

【基原】 为禾本科稻属植物稻 *Oryza sativa* L. 经加工储存年久的粳米。

【原植物】 参见"粳米"条。

【药性】 甘、淡,平。归脾、胃、大肠经。

1.《别录》:"味咸、酸,温,无毒。"

2.《千金方》:"味咸、酸,微寒。"

3.《宝庆本草折衷》:"味咸、酸、苦,平。"

4.《医学入门》:"咸、酸、涩,温。"

5.《得宜本草》:"入手阳明经。"

6.《本草从新》:"甘、淡,平。"

7.《本草求真》:"入胃,兼入心、脾。"

8.《本草述钩元》:"味淡咸酸,其性多凉,炒食则温。"

【功用主治】 调肠胃,利小便,除烦渴。主治脾胃虚弱,食少吐泻,噤口痢,烦渴。

1.《别录》:"主下气,除烦渴,调胃,止泻。"

2.《食疗本草》:"炊作干饭食之,止痢;又补中益气,坚筋,通血脉,起阳道。北人炊之于瓮中,水浸令酸,食之暖五脏六腑气。久陈者蒸作饭和醋封毒肿。又研服之,去卒心痛,粳米汁主心痛,止渴,断热毒痢。"

3.《食性本草》:"平胃口,止泄泻,暖脾去惫气。"

4.《日华子》:"补五脏,涩肠胃。"

5.《日用本草》:"平胃宽中,下气消食,除烦止痢,多食易饥。"

6.《本草药性大全》:"调脾胃,疏血,易消化,多滋润,竟解渴烦,开胃进食。"

7.《医学入门》:"调胃缓脾,消食涩肠。"

8.《纲目》:"调肠胃,利小便,止渴除热。"

9.《得宜本草》:"治脾虚泄泻,胃反噎塞。"

【用法用量】 内服:煎汤;或入丸、散。

【宜忌】 《本草拾遗》:"和马肉食之发痼疾。"

【选方】 1. 治脾胃虚弱,不进饮食,翻胃不食 陈仓米一升(用黄土炒,米熟去土不用),白豆蔻仁二两,丁香一两,缩砂仁二两。共为细末,用生姜自然汁,为丸,如梧桐子大。每服百丸,食后用淡姜汤送下。(《济生续方》太仓丸)

2. 治暑月吐泻 陈仓米二升,麦芽四两,黄连四两(切)。同蒸熟,焙,研为末,水丸梧子大。每服百丸,白汤送下。(《纲目》)

3. 治吐痢后大渴,饮水不止 陈仓米(水淘净)二合,用水二盏,煎至一盏,去滓,空心温服,晚食前再煎服。(《圣济总录》陈米汤)

4. 治小腹冷气积聚,结成冷痢,日夜三四十行 仓粳米半升(净淘、干漉),薤白一握(去青切细),羊脂一升(熬),豆豉三升(以水一升,煎取五升,澄清)。上四味,先以羊脂煎薤白令黄,并米内豉汁中煎,取四升,旦空腹温服一升,如行十里,更进一升,得快痢止,若痢不止,更服如前,痢后进粳米豉粥。若复作,更服一剂。(《千金方》仓米汤)

5. 治食积、茶积,饮食减少,面黄腹痛 陈仓米半升,用巴豆七粒去壳,同米炒令赤色,去巴豆不用。上为细末,好醋和丸,如豌豆大。每服二十丸,食后,淡姜汤下。(《济生方》脾积丸)

6. 治肺痈 陈仓米半升煮,入陈芥卤半碗,煮数沸,食数顿。(《何氏济生论》)

【各家论述】 1.《纲目》:"陈仓米煮汁不浑,初时气味俱尽,故冲淡可以养胃,古人多以煮汁煎药,亦取其调肠胃,利小便,去湿热之功也。《千金方》治洞注下利,炒此米研末饮服者,亦取此义。《日华子》谓其涩肠胃,寇氏谓其冷利,皆非中论。"

2.《本草述》:"五谷为养,而更取其陈者,谓其气味俱尽,还归于淡。淡乃五味之主,可以养胃气,且淡能渗湿,即化滞热,是又可以裕脾阴。故方书中疗滞下噤口有仓廪汤,因胃气虚而热乘之,故用参、苓,乃以羌、独、柴胡升达胃气,并散其毒气,必入陈米养脾阴,使不为热毒所并。又吐利后大渴不止,独以陈仓米汤疗之。是二者足征其于脾胃之阴气大有裨也。正言其养胃者,殊未亲切,试思下多则亡阴,而兹味之主治,在泻利居多,犹得泛然以养胃为其功乎哉?"

3.《本草求真》:"陈仓米,即米多年陈积于仓而未用者也。凡米存积未久,则性仍旧未革,煮汁则胶粘不爽,食亦壅滞不消。至于热病将愈,胃气未复,犹忌食物恋膈,热与食郁,而烦以生,必得冲淡甘平以为调剂,则胃乃适。陈米津液既枯,气味亦变,服此正能养胃,除湿去烦,是以古人载此,既有煮汁养胃之功,复有祛湿除烦之力。一切恶疮百药不效者,用此作饭成团,火煅存性,麻油腻粉调敷,可知冲淡和平,力虽稍逊,而功则大,未可忽也。"

块，用微火煮去苦辣味，再加水漂 2 h，晒至 6～7 成干，加（Ⅰ）组药物过滤浓汁浸泡至药液浸干，取出晒干；再加（Ⅱ）组药物浓汁同样操作，最后以（Ⅲ）组药料酒上和匀，干燥即可。每广橘皮 5 kg，用甘松 250 g，生姜 500 g，云茯苓皮 180 g，甘草 120 g，煎浓汁（Ⅰ）；党参 180 g，五味子、寸冬、甘草各 120 g，青盐 180 g，煎浓汁（Ⅱ）；川贝母、洋参、甘草各 300 g，沉香 120 g，小茴香、肉桂、檀香粉各 180 g，共研细末与冰糖 250 g（溶化），梨膏 250 g，青盐 180 g（溶化去沫）枇杷露适量混合（Ⅲ）。

8. 制陈皮　取陈皮加酒、醋、盐水拌匀，闷半日吸干后，用大火蒸透至上气为度，晒干。每陈皮 100 kg，用醋 3 kg，黄酒、食盐各 5 kg。或取陈皮加盐、姜汁、醋浸 15 min，蒸至有香味时，停火闷 1 d，使色转黑后晾干。每陈皮 100 kg，用盐 10 kg，生姜 5 kg 捣汁，醋 2.5 kg。

饮片性状　陈皮参见"药材"项。陈皮炭形如陈皮丝，表面黑褐色，内部棕褐色，质松脆易碎。气微，味淡。土炒陈皮形如陈皮丝，表面焦黄色。盐炒陈皮形如陈皮丝，色泽略深。蜜炙陈皮形如陈皮丝，表面黄色。法制陈皮形如陈皮碎块，外表深棕黄色或棕褐色。气香，味甜、微咸。制陈皮形如陈皮，外表深棕褐色或棕黑色，气香，味微咸、酸。

贮干燥容器内，麸炒陈皮、土炒陈皮、盐炒陈皮、蜜炙陈皮、法制陈皮，制陈皮密闭，置阴凉干燥处。陈皮炭散热，防复燃。

【药性】　辛、苦，温。归脾、胃、肺经。

1.《本经》："味辛，温。"

2.《别录》："无毒。"

3.《药性论》："味苦、辛。"

4.《日用本草》："味辛、苦、甘，平。"

5.《品汇精要》："性温散，气厚于味。行手太阴、足太阴经。"

6.《雷公炮制药性解》："入肺、肝、脾、胃四经。"

【功用主治】　理气调中，降逆止呕，燥湿化痰。主治胸膈满闷，脘腹胀痛，不思饮食，呕吐，哕逆；咳嗽痰多。乳痈初起。

1.《本经》："主胸中瘕热、逆气，利水谷。久服去臭，下气，通神。"

2.《别录》："下气，止呕咳，除膀胱留热，停水，五淋，利小便，主脾不能消谷，气冲胸中，吐逆霍乱，止泄，去寸白。"

3.《药性论》："治胸膈间气，开胃，主气痢，消痰涎，治上气咳嗽。"

4.《日华子》："破癥瘕痃癖。"

5.《医学启源》："《主治秘要》：去胸中寒邪一也，破滞气二也，益脾胃三也。"

6.《汤液本草》："解酒毒。"

7.《本草蒙筌》："止脚气冲心。"

8.《纲目》："疗呕哕反胃嘈杂，时吐清水，痰痞，痰疟，大肠闭塞，妇人乳痈。入食料解鱼腥毒。"

9.《医林纂要》："上则泻肺邪，降逆气；中则燥脾湿，和中气；下则舒肝木，润肾命。主于顺气，消痰，去郁。"

10.《随息居饮食谱》："解鱼蟹毒。化痰化气，治咳逆，呕哕，噫噎，胀闷，霍乱，疳，疟，泻痢，便秘，脚气诸病。"

【用法用量】　内服：煎汤，3～10 g；或入丸、散。

【宜忌】　气虚、阴虚者慎服。

1.《汤液本草》："白檀为之使。"

2.《医学启源》："《主治秘要》云：其多及独用则损人。"

3.《本草经疏》："中气虚、气不归原者，忌与耗气药同用；胃虚有火呕吐，不宜与温热香燥药同用；阴虚咳嗽生痰，不宜与半夏、南星等同用；疟非寒甚者，亦勿施。"

4.《本草汇言》："亡液之证不可用，因其辛以散之也；自汗之证不可用，因其辛不能敛也；元虚之人不可用，因其辛不能守也；吐血之证不可用，因其辛散微燥，恐有错经妄行也。"

5.《本草崇原》："阳气外浮者，宜禁用之。"

6.《本草从新》："无滞勿用。"

【选方】　1. 治元气虚弱，饮食不消，或脏腑不调，心下痞闷　橘皮、枳实（麸炒黄色）各一两，白术二两。上为极细末，荷叶裹烧饭为丸，如绿豆一倍大。每服五十丸，白汤下，量所伤加减服之。（《兰室秘藏》橘皮枳术丸）

2. 治反胃吐食　真橘皮，以壁土炒香为末，每服二钱，生姜三片，枣肉一枚，水二钟，煎一钟，温服。（《仁斋直指方》）

3. 治大便秘结　陈皮（不去白，酒浸）煮至软，焙干为末，复以温酒调服二钱。（《普济方》）

4. 治卒食噎　橘皮一两（汤浸去瓤）。焙去末，以水一大盏，煎取半盏，热服。（《食医心镜》）

5. 治小儿脾疳泄泻　陈橘皮一两，青橘皮、诃子肉、甘草（炙）各半两。上为粗末。每服二钱，水一盏，煎至六分，食前温服。（《幼科类萃》益黄散）

6. 治干呕哕逆，手足厥冷　橘皮四两，生姜半斤。二物以水七升，煮取三升，一服一升。（《医心方》引自《小品方》橘皮汤）

7. 治产后大小便不通　陈皮、苏叶、枳壳（麸炒）、木通各等分。上锉散。每服四钱，水煎温服。（《济阴纲目》通气散）

8. 治血淋不可忍　陈皮、香附子、赤茯苓各等分。上锉散。每服三钱，水煎空心服。（《世医得效方》通秘散）

9. 治湿痰因火泛上，停滞胸膈，咳唾稠黏　陈橘皮半斤，入砂锅内，下盐五钱，化水淹过，煮干。粉甘草二两，去皮，蜜炙。各取净末，蒸饼和丸梧桐子大，每服百丸，白汤下。（《纲目》引自丹溪方润下丸）

10. 治感冒咳嗽　陈皮 20 g，榕树叶 30 g，枇杷叶（去毛）20 g。每日 1 剂，水煎，分 2 次服。（《壮族民间用药选编》）

11. 治胸痹，胸中气塞，短气　橘皮一斤，枳实三两，生姜半斤。上三味，以水五升，煮取二升，分温再服。（《金匮要略》橘皮枳实生姜汤）

12. 治妊娠卒心痛欲死不可忍者　橘皮三两，豆豉三两。上为细末，炼蜜为丸，如梧桐子大。温水下二十丸，无时服。（《普济方》）

13. 治卒失声，声噎不出　橘皮五两。水三升，煮取一升，去滓，顿服。（《肘后方》）

14. 治寒湿脚气肿痛　花椒、陈皮各四两。同炒热，用绢袋装在火箱上，以脚底踏袋熏之最效，不可水洗。（《万病回春》）

15. 治断乳后乳房胀痛　陈皮 30～40 g，柴胡 10 g。水煎服，每日 1 剂，连服 2～3 d。〔《江苏中医杂志》1984，(5)：29〕

16. 治寸白虫　橘皮四分，牙子、芜荑各六分。上三味捣筛，蜜丸如梧子。以浆水下三十丸，先食，日再服。（《外台》引自《范汪方》橘皮丸）

17. 治嵌甲作痛，不能行履者　浓煎陈皮汤浸良久，甲肉自离，轻手剪去，以虎骨末敷之，即安。（《纲目》引《医林

nesene),以及苯甲醇(benzyl alcohol),橙花醇(nerol),橙花醛(neral),辛醇(octanol),百里香酚(thymol),香茅醛(citronellal),水化香桧烯(sabinenehydrate)[1,2]。又含黄酮类成分:5,7,4′-三甲氧基黄酮(5,7,4′-trimethoxy flavone),5,7,8,3′,4′-五甲氧基黄酮(5,7,8,3′,4′-pentamethoxy flavone),5,7,8,4′-四甲氧基黄酮(5,7,8,4′-tetramethoxy flavone),5-羟基-7,8,4′-三甲氧基黄酮(5-hydroxy-7,8,4′-trimethoxy flavone),5,4′-二羟基-7,8-二甲氧基黄酮(5,4′-dihydroxy-7,8-dimethoxy flavone),5,6,7,3′,4′-五甲氧基黄酮(5,6,7,3′,4′-pentamethoxy flavone)即是甜橙素(sinensetin),5-羟基-6,7,3′,4′-四甲氧基黄酮(5-hydroxy-6,7,3′,4′-tetramethoxy flavone),5,6,7,8,3′,4′-六甲氧基黄酮(5,6,7,8,3′,4′-hexamethoxy flavone)即是川陈皮素(nobiletin),5-羟基-6,7,8,3′,4′-五甲氧基黄酮(5-hydroxy-6,7,8,3′,4′-pentamethoxy flavone),5,7,4′-三羟基-6,8,3′-三甲氧基黄酮(5,7,4′-trihydroxy-6,8,3′-trimethoxy flavone)即是苏达齐黄酮(sudachi flavone),5,6,7,8,4′-五甲氧基黄酮(5,6,7,8,4′-pentamethoxy flavone)即是福橘素(tangeritin),5-羟基-6,7,8,4-四甲氧基黄酮(5-hydroxy-6,7,8,4′-tetramethoxy flavone),4′-羟基-5,6,7,8-四甲氧基黄酮(4′-hydroxy-5,6,7,8-tetramethoxy flavone),5,4′-二羟基-6,7,8-三甲氧基黄酮(5,4′-dihydroxy-6,7,8-trimethoxy flavone)即是黄姜味草醇(xanthomicrol)[3]以及橙皮苷(hesperidin),新橙皮苷(neohesperidin),米橘素(citromitin),5-O-去甲米橘素(5-O-desmethyl citromitin)[4]。还含β-谷甾醇(β-sitosterol),柠檬苦素(limonin),阿魏酸(ferulic acid),5,5′-氧联二亚甲基-双-(2-呋喃甲醛)〔5,5′-oxydimethylene-bis(2-furalde-hyde)〕[3]。

【药理】 1. 对消化系统的作用　陈皮所含挥发油,对胃肠道有温和的刺激作用,可促进消化液的分泌,排除肠管内积气[1],显示了芳香健胃和驱风下气的效用。陈皮煎剂对离体兔十二指肠有抑制作用,并能对抗乙酰胆碱引起的兔肠收缩,反之,乙酰胆碱也可拮抗陈皮对肠管的抑制,如先用阿托品使其紧张性降低,则陈皮可使之进一步舒张[2]。陈皮也可拮抗毛果芸香碱和氯化钡引起的肠管痉挛性收缩[3]。陈皮能缩短绵羊小肠的移行性综合肌电的周期,改善小肠的消化功能,作用比较缓和,以调理为主[4]。

2. 对心血管系统的作用　陈皮水溶性总生物碱静脉推注可显著增加实验动物的心输出量和收缩幅度,增加脉压差和每搏心排出量,提高心脏指数、心搏指数、左室作功指数,并可短暂地增加心肌耗氧量和外周血管阻力,升高血压。维持升压4 min,心率在给药20 s内明显减少,2 min后则显著增加,9 min后恢复正常[5,6]。麻醉犬或兔静注市售橘皮或柑皮煎剂或醇提取物,可使血压迅速升高。反复给药,不发生快速耐受性[7,8]。橘皮果胶3.6 g/kg(1 d量)喂饲家兔,可显著减少高脂饲料造模的主动脉粥样硬化斑块面积,并能显著减轻肝细胞脂变程度。表明橘皮果胶对高脂饮食引起的动脉硬化有一定的预防作用[9]。

3. 对呼吸系统的作用　①祛痰作用:陈皮所含挥发油有刺激性祛痰作用,使痰液易咯出,发挥此一作用的成分,主要为柠檬烯和蒎烯[10]。②平喘作用:市售鲜橘皮煎剂于家兔气管灌流,流速稍加快,显示它对支气管有微弱的扩张作用[7]。陈皮醇提取物对豚鼠离体气管有较强的松弛作用,对芸香科11种理气药试验结果,发现以橘皮的平喘效价较高。其醇提取物0.02 g(生药)/ml,可完全拮抗组胺所致豚鼠离体气管的收缩[11]。葛缕酮对豚鼠药物性哮喘有保护作用,直接松弛离体气管,并抗氧甲酞胆碱,抑制豚鼠肺组织SRS-A的释放,拮抗SRS-A收缩回肠,抑制致敏离体气管的Schultz-Dale反应[12]。

4. 对生殖系统的作用　橘皮煎剂对小鼠离体子宫有抑制作用,高浓度时可使其完全松弛。煎剂静注时对麻醉兔在位子宫先呈强直性收缩,逾15 min后恢复。对处于静止状态的子宫,反应亦敏感[7,8]。

5. 对免疫功能的影响　橘皮水煎醇沉100%注射液皮下注射,对豚鼠血清溶菌酶含量、血清血凝抗体滴度、心脏血T淋巴细胞E玫瑰花环形成率均有显著增强作用,但对T淋巴细胞转化率却有明显的抑制作用[13]。

6. 抗炎作用　甲基橙皮苷50 mg/kg或100 mg/kg对兔皮下注射,可抑制氯仿引起的血管通透性增加;0.5 g/kg或1 g/kg给小鼠腹腔注射,可抑制蝮蛇毒素引起的血管通透性增加,与维生素C和K并用,能增强其抑制效应[14,15]。

7. 抗氧化作用　陈皮提取物可清除次黄嘌呤氧化酶系统产生的氧自由基和Fenton反应产生的羟自由基,抑制氧自由基发生系统诱导的小鼠心肌匀浆组织脂质过氧化,具抗氧化作用[16]。

8. 其他作用　陈皮溶液给小鼠和兔灌胃,可缩短小鼠出血和家兔凝血时间,炮制成炭后的散剂,较生药作用强[17]。

9. 体内过程　陈皮水溶性总生物碱静脉推注后0.5~5 min,动物体内残余药量呈一级消除[18,19]。

毒性　50%鲜橘皮煎剂3 ml/kg给犬灌胃,或50%干品煎剂给动物多次1 ml/kg静脉给药,均未见急性中毒[20]。

橙皮苷、川陈皮素的药理参见“枳实”条。

【炮制】 1. 陈皮　取原药材,除去杂质,抢水洗净,润透,切丝,晒干或阴干。

2. 陈皮炭　取净陈皮丝,置热锅内,用中火炒至黑褐色,喷淋清水少许,灭尽火星,取出凉透。

3. 土炒陈皮　取灶心土(伏龙肝)粉,置锅内,用中火炒粉,加入净陈皮丝,炒至焦黄色为度,取出,筛去土粉,放凉。每陈皮100 kg,用灶心土50 kg。

4. 麸炒陈皮　取麸皮撒入热锅内,用中火加热,候冒烟时,加入净陈皮丝,拌炒颜色变深为度,取出,筛去麸皮,放凉。

5. 盐炒陈皮　取净陈皮丝,用盐水拌匀,闷至尽,置锅内,用文火炒干,取出放凉。每陈皮100 kg,用食盐2 kg。

6. 蜜炙陈皮　取炼蜜用适量开水稀释,加入净陈皮丝,拌匀闷润至尽,置热锅内,用文火炒至黄色,不粘手为度,取出放凉。每陈皮100 kg,用炼蜜20 kg。

7. 法制陈皮　取陈皮洗净切碎,晒至8成干,加入(Ⅰ)组药汁拌匀润1夜,蒸2 d至熟透为度,取出再加(Ⅱ)组粉末,边筛边拌,再蒸2 h,晒干。每陈皮10 kg,用乌梅0.5 kg,大茴香、薄荷叶、麻黄、杏仁各300 g,共熬汁(Ⅰ);川贝600 g,洋参600 g,砂仁、法夏各300 g,共研细末(Ⅱ)。或取陈皮加水漂2 d,加入洋参、川贝细末,与生蜜糖拌匀蒸透即可。每陈皮1 kg,用洋参、川贝各30 g,生蜜糖60 g。或取广陈皮加水漂去辣味,切成小块晒干,加青盐水拌蒸1 d,晒干,加川贝及洋参末拌匀,蒸1 d晒干,又加冰糖蒸1 d,晒干。每广陈皮5 kg,用青盐120 g,川贝母24 g,洋参末120 g,冰糖0.5 g。或取广橘皮用水浸润,剪成小三角形

状花序顶生或腋生；花萼钟状，具黑色毛；花冠蝶形，黄色，翼瓣和龙骨瓣粘贴；雄蕊10，二体；子房1室，具细长的子房柄。荚果膜质，梭形，稍膨胀。种子小，8～12颗，肾形，黑色。

生于海拔2 000～2 400 m的山地森林带的林缘、林间空地和亚高山草甸的肥沃土壤中。分布于新疆（天山、阿尔泰山）。

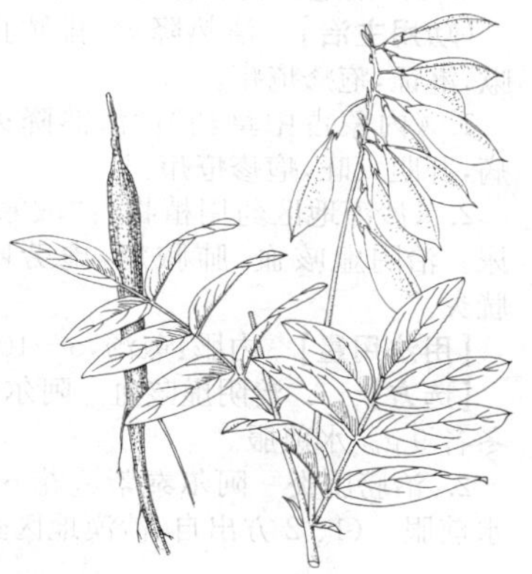

阿克苏黄芪

【采收加工】 春、秋季采挖，晒干。

【成分】 根含胆碱（choline），甜菜碱（betaine），氨基酸，黄酮类等[1]。

【药理】 提高免疫功能 阿克苏黄芪能提高正常及免疫低下小鼠的非特异免疫功能和特异性细胞免疫功能，对免疫低下小鼠的特异性体液免疫功能具有明显对抗作用[1]。

【药性】 甘，温。

【功用主治】 补气固表，利尿，托毒生肌。主治久病体虚，短气乏力，自汗，盗汗，脱肛，子宫脱垂，水肿，气虚闭经，疮溃不敛。

【用法用量】 内服：煎汤，6～15 g；或入丸、散。

【选方】 1. 治久病体弱 黄芪60 g，党参30 g。炖羊肉，吃肉喝汤。

2. 治肾炎水肿 生黄芪30 g，白茅根30 g，西瓜皮60 g，肉苁蓉12 g。水煎服。

3. 治闭经（面黄、头昏、心跳、气短、腰腿酸痛者） 黄芪15 g，当归15 g，牛膝12 g。水煎服。（1～3方出自《新疆中草药手册》）

2459 陈皮 chén pí （《食疗本草》）

【异名】 橘皮（《本经》），贵老（侯宁极《药谱》），黄橘皮（《鸡峰普济方》），红皮（《汤液本草》），橘子皮（《滇南本草》），广橘皮（《得宜本草》）。

【基原】 为芸香科柑橘属植物橘 *Citrus reticulata* Blanco [*C. nobilis* lour.，*C. deliciosa* Ten]及其栽培变种的成熟果皮。

【原植物】 参见“橘”、“柑”条。

【采收加工】 9～12月果实成熟时摘下果实，剥取果皮，阴干或晒干。

【药材】 陈皮 *Pericarpium Citri Reticulatae* 分为陈皮和广陈皮。陈皮为橘、福橘、朱橘、柑等的果皮，产于四川、浙江、福建、江西、湖南等地。广陈皮为茶枝柑、四会柑等的果皮，产于广东新会、四会等地，品质佳。

商品规格 陈皮 一等：呈不规则片状，片张较大。表面橙红色或红黄色，有无数凹入的油点（鬃眼）。对光照视清晰。内面白黄色。质稍硬而脆。易折断。气香，味辛苦。二等：片张较小，间有破块。表面黄褐色或黄红色，暗绿色。内面类白色或灰黄色，较松泡。

广陈皮 一等：剖成3～4瓣，裂瓣多向外反卷。表面橙红色或棕紫色，显皱缩，有无数大而凹入的油点。内面白色，略呈海绵状，质柔。片张较厚。断面不齐。气清香浓郁，味微辛。不甚苦。二等：剖成3～4瓣和不规则片张，片张较薄。三等：皮薄而片小。表面红色或带有青色。

性状 陈皮 常剥成数瓣，基部相连，有的呈不规则的片状，厚1～4 mm。外表面橙红色或红棕色，有细皱纹及凹下的点状油室；内表面浅黄白色，粗糙，附黄白色或黄棕色筋络状维管束。质稍硬而脆。气香，味辛、苦。

广陈皮 常3瓣相连，形状整齐，厚度均匀，约1 mm。点状油室较大，对光照视，透明清晰。质较柔软。

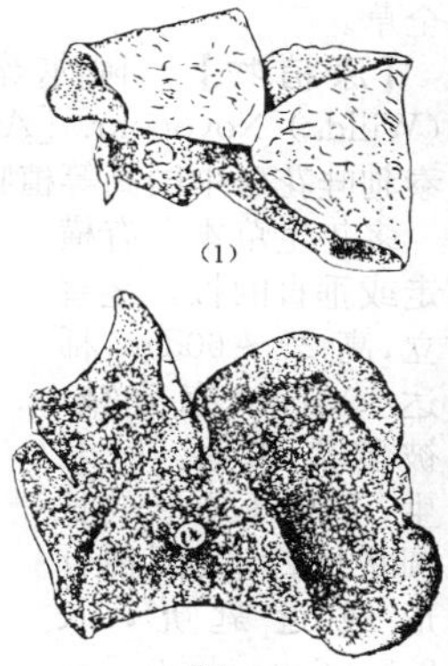

陈皮（果皮）外形
（1）陈皮 （2）广陈皮

鉴别 （1）粉末特征：黄白色至黄棕色。中果皮薄壁组织众多，细胞形状不规则，壁不均匀增厚，有的作连珠状。果皮表皮细胞表面观多角形、类方形或长方形，垂周壁增厚，气孔类圆形，直径18～26 μm，副卫细胞不清晰；侧面观外被角质层，靠外方的径向壁增厚。草酸钙方晶成片存在于中果皮薄壁细胞中，呈多面形、菱形或双锥形，直径3～34 μm，长5～53 μm，有的一个细胞内含有两个多面体构成的平行双晶或3～5个方晶。橙皮苷结晶大多存在于薄壁细胞中，黄色或无色，呈圆形或无定形团块，有的可见放射状条纹。螺纹、孔纹和网纹导管及管胞较小。

（2）取本品粉末0.3 g，加甲醇10 ml，加热回流20 min，滤过，取滤液1 ml，加镁粉少量与盐酸1 ml，溶液渐呈红色（检查橙皮苷）。

（3）薄层色谱：取本品粉末0.3 g，加甲醇10 ml，加热回流20 min，滤过，取滤液5 ml，浓缩至约1 ml，作为供试品溶液。另取橙皮苷对照品，加甲醇制成饱和溶液，作为对照品溶液。吸取上述两种溶液各2 μl，分别点于同一用0.5%氢氧化钠溶液制备的硅胶G薄层板上，以醋酸乙酯-甲醇-水（100：17：13）为展开剂，展至约3 cm，取出，晾干，再以甲苯-醋酸乙酯-甲酸-水（20：10：1：1）的上层溶液为展开剂，展至约8 cm，取出，晾干，喷以三氯化铝试液，置紫外灯（365 nm）下检视。供试品色谱中，在与对照品色谱相应的位置上，显相同颜色的荧光斑点。

品质标志 《中华人民共和国药典》2005年版规定：照高效液相色谱法测定，本品含橙皮苷（$C_{28}H_{34}O_{15}$）不得少于3.5%。

【成分】 橘及其栽培变种的干燥成熟果皮含挥发油1.198%～3.187%，有柠檬烯（limonene），还含β-月桂烯（β-myrcene），α及β-蒎烯（pinene），α-松油烯（α-terpinene），α-侧柏烯（α-thujene），香桧烯（sabinene），辛醛（octanal），α-水芹烯（α-phellandrene），对聚伞花素（p-cymene），α-罗勒烯（α-ocimene），γ-松油烯（γ-terpinene），异松油烯（terpinolene），芳樟醇（linalool），3，7-二甲基-7-辛烯醛（3，7-dimethyl-7-octenal），4-松油醇（4-terpineol），α-松油醇（α-terpineol），癸醛（decanal），香茅醇（citronellol），4-叔丁基苯甲醇〔4-(1，1-dimethylethyl)-benzenemethanol〕，紫苏醛（perillaldehyde），香荆芥酚（carvacrol），α-金合欢烯（α-far-

2456 阿尔泰紫菀 ā ěr tài zǐ wǎn（《内蒙古中草药》）

【异名】 燥原蒿（《沙漠地区药用植物》），铁杆蒿（《全国中草药汇编》）。

【基原】 为菊科狗哇花属植物阿尔泰狗娃花的根、花或全草。

【原植物】 阿尔泰狗娃花 *Heteropappus altaicus* (Willd.) Novopokr. [*Aster altaicus* Willd.] 又名：阿尔泰狗哇花（《中国高等植物图鉴》）。

多年生草本。有横走或垂直的根。茎直立，高 20～60 cm，稀达 100 cm，有分枝，被腺点和毛。叶互生；下部叶条形或长圆状披针形、倒披针形或近匙形，长 2.5～6 cm，宽 0.7～1.5 cm，全缘或有疏浅齿，两面或下面被粗毛或细毛，常有腺点，上部叶渐小，条形。头状花序直径 2～3.5 cm，生于枝端排成伞房状；总苞半球形，径 0.8～1.8 cm，总苞片 2～3 层，近等长或外层稍短，长圆状披针形或条形，草质，被毛，常有腺，边缘膜质；舌状花约 20 个，舌片浅蓝紫色，长圆状条形；管状花，裂片 5，其中 1 裂片较长，被疏毛。瘦果扁，倒卵状长圆形，灰绿色或浅褐色，被绢毛，上部有腺点；冠毛污白色或红褐色，有不等长的微糙毛。花、果期 5～9 月。

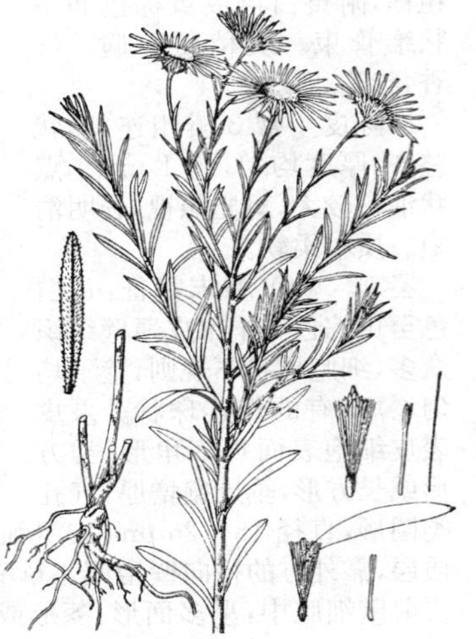

阿尔泰狗娃花

生于草原、荒漠地、沙地及干旱山地。分布于华北、东北、内蒙古、湖北、四川、陕西、甘肃、青海、新疆等地。

本种的根，在新疆地区作"紫菀"入药。

【采收加工】 春、秋季挖根，去地上部分，晒干，切段；7～10 月开花时采收花或全草，阴干或鲜用。

【成分】 地上部分含萜类成分：大牻牛儿烯（germacrene）D，丁香烯环氧化物（caryophyllen-1β，10α-epoide），金合欢醇（farnesol），左旋哈氏豆属酸（hardwickiic acid），车桑子酸（hautriwaic acid），12α-(2-甲基丁酰氧基)哈氏豆属酸甲酯〔12α-(2-methyl butyryloxy)-hardwickiic acid methyl ester〕，12α-羟基车桑子酸-19-内酯（12α-hydroxyhautriwaic acid-19-lactone），7α，12α-二羟基车桑子酸-19-内酯（7α，12α-dihydroxyhautriwaic acid-19-lactone），12α-(2-甲基丁酰氧基)-劲直假莲酸甲酯〔12α-(2-methylbutyryloxy)-strictic acid methyl ester〕，1-乙酰氧基-11-甲酯基-3，7，15-三甲基-十六碳-2E，6E，10E，14-四烯（1-acetoxy-11-carbomethoxy-3，7，15-trime thyl-hexa deca-2E，6E，10E，14-tetraene）[1]。含黄酮类成分：5-O-去甲基川陈皮素（5-O-desmethylnobiletin）[1]，异鼠李素-3-O-芸香糖苷（isorhamnetin-3-O-rutinoside），芸香苷（rutin），烟花苷（nicotiflorin）[2]，狗娃花皂苷（heteropappussaponin）5、7[3]。

【药性】 微苦，凉。

1.《内蒙古中草药》："味微苦，性凉。"

2.《沙漠地区药用植物》："味苦，性温。"

【功用主治】 清热降火，排脓止咳。主治肺痈吐脓，咳嗽，淋证，疱疹疮疖。

1.《内蒙古中草药》："清热降火，排脓。主治传染性热病，肝胆火旺，疱疹疮疖。"

2.《沙漠地区药用植物》："散寒润肺，降气化痰，止咳利尿。治阴虚咳血，肺脓疡，虚劳咳嗽，慢性支气管炎，膀胱炎。"

【用法用量】 内服：煎汤，5～10 g。外用：捣敷。

【选方】 1. 治阴虚咳血 阿尔泰紫菀、五味子、知母、麦冬各 9 g。水煎服。

2. 治膀胱炎 阿尔泰紫菀花 6～9 g，或全草 15～30 g。水煎服。（1、2 方出自《沙漠地区药用植物》）

2457 阿尔泰瑞香 ā ěr tài ruì xiāng（《新疆中草药》）

【基原】 为瑞香科瑞香属植物阿尔泰瑞香的根及全株。

【原植物】 阿尔泰瑞香 *Daphne altaica* Pall.

落叶小灌木，高 40～60 cm。老枝灰褐色，新枝棕红色。叶簇生于新枝上部，倒披针形，全缘，无柄。聚伞花序生于新枝顶端，常具 3～5 朵花；花萼筒圆筒状，纤细；花冠白色，上部 4 裂，窄卵形或宽椭圆形，具小尖头；雄蕊 8，2 轮，贴生于花冠筒上；子房卵球形，柱头头状。浆果状核果，球形，成熟时黑色。花期 5～6 月，果期 7～9 月。

生于山坡、灌木丛中。分布于我国新疆北部。

【采收加工】 6～7 月采收，晒干。

【药材】 阿尔泰瑞香 *Radix seu Herba Daphnes Altaicae* 主产于新疆北部地区。

性状 根弯曲细长，直径 1～5 mm，表面呈褐色，有纵皱纹，主根不明显，支根较粗，偶有须根。质地坚韧，不易折断，断面显黄色，纤维性。茎圆柱形，直径 2～4 mm，表面棕褐色，无毛；有节，断面黄白色，纤维性。叶互生；多破碎，展开后呈披针形，无毛，先端尖锐或钝圆，基部渐狭，棕红色。

【成分】 枝、叶含瑞香芬（daphene）[1]。

【药性】 辛，温，有毒。

【功用主治】 发汗解表，止咳祛痰，止痛。主治风寒感冒，咳嗽，胃痛。

【用法用量】 内服：煎汤，0.6～1.5 g；或研末。

【宜忌】 本品毒性较大，如发现全身无力和头昏，应减少剂量或停药。

【选方】 1. 治风寒感冒、咳嗽 瑞香皮 1.5 g，黄麻 3 g，柴胡 9 g。水煎服。

2. 治气管炎 瑞香皮 0.6 g，贝母、牛蒡子各 6 g。研末，白糖水冲服。

2458 阿克苏黄芪 ā kè sū huáng qí（《新疆中草药》）

【异名】 黄芪（《新疆中草药手册》）。

【基原】 为豆科黄芪属植物阿克苏黄芪的根。

【原植物】 阿克苏黄芪 *Astragalus aksuensis* Bunge

多年生草本，高 50～80 cm。根纺锤形或棒状，上端有环纹。茎直立，中空，具条棱，几无毛或疏生白毛。奇数羽状复叶，互生；叶柄基部有三角状披针形托叶；小叶通常 7 片，长卵形或长卵状披针形，长 3～7 cm，宽 1～2.5 cm，先端钝，具短尖头，基部圆形，两面无毛或仅下面疏被柔毛。总

轻用。”

2.《本草新编》:“宜于外治而不宜于内治也。”

3.《医林纂要》:“多服耗气,昏目。”

4. 南药《中草药学》:“孕妇忌服。”

【选方】 1. 治诸积 鸡子五枚,阿魏五分,黄蜡一两。锅内一处煎。分作十服,温汤空心服。(《赤水玄珠》脾积膏)

2. 治男妇痞块 阿魏一两,生漆(滤过)、苍耳各四两,蜂蜜六两。和匀入锡罐内,密封罐口,置锅内水煮三炷香久,取起候冷。每服二茶匙,食远烧酒调下,日三次。忌油腻发毒物。(《医学入门》生漆膏)

3. 治疟疾 烟脂、阿魏各一大豆许,同研。以大蒜肉研和为膏,用大核桃一枚,劈开去仁,取一片以药膏子填在核内。疟发时,用药核桃覆在手虎口上,男左女右,令药着肉,以绯帛系定,经宿乃去。(《圣济总录》扼虎膏)

4. 治疟母结癖,寒热无已 真阿魏、雄黄各二钱半,朱砂一钱半。上沸汤泡阿魏研散,雄、朱为末和之,稀面糊丸桐子大。每一丸,人参煎汤,候冷,空心服。瘴疟,桃枝煎汤,冷服。临发,磨一丸,敷鼻头、口畔。(《直指方》经效疟丹)

5. 治败精恶物不出,结成疝,痛不可忍 阿魏二两(酢和荞麦面裹,火煨熟),槟榔(大者)二个,刮空,滴乳香满盛,刮下来,用荞麦拌作饼,慢火煨。上细末,入硇砂一钱,赤芍一两,同为末,面糊搜和丸,如梧子大。盐酒下。(《脉因证治》应痛丸)

6. 治白虎风身体疼痛不可忍,转动不得 阿魏半钱匕,地龙十五条(白色少泥者,微炒),乳香(研)、好茶末各一钱匕。上为细散。分两服,空心热酒调下,更吃热豆淋酒、热姜稀粥,以衣被覆取微汗。(《圣济总录》阿魏散)

7. 治牙痛 阿魏、臭豆各一分。上药同研如粉,以面糊和丸,如绿豆大。每用一丸,绵裹,随患处左右插在耳门内。(《圣惠方》)

【各家论述】 1.《本草经疏》:“其气臭烈殊常,故善杀诸虫,专辟恶气;辛则走而不守,温则通而能行,故能消积利诸窍,除秽恶邪鬼蛊毒也。”“阿魏之气臭烈,人之血气闻香则顺,闻臭则逆,故凡脾胃虚弱之人,虽有痞块坚积,不可轻用,当先补养胃气,胃气强则坚积可渐磨而消矣,故古人治大积大聚,消其大半而止,正此谓也。”

2.《本草求真》:“阿魏,味辛气平而温,且极臭烈,故书载能杀虫辟恶;又其味既兼辛与温,则气更活不滞,故书载治痞辟秽,是以温疟鬼魅,蛊毒传尸,恶气痞积等症,服之最为得宜。”

2455 阿育魏实 ā yù wèi shí (《新疆中草药手册》)

【基原】 为伞形科糙果芹属植物阿育魏的果实。

【原植物】 阿育魏 *Trachyspermum ammi* (L.) Sprague 一年生草本,高 30~100 cm。茎从基部开始分枝,有细纵沟纹。叶三回羽状分裂,末回裂片狭线形,长 5~10 mm,近无毛;叶柄扩展成鞘状。复伞形花序顶生和侧生,伞辐通常 8~12,不等长;总苞片 4~6,披针形,长 6~10 mm;小伞形花序具花多数;小总苞片与总苞片同形;花白色;萼齿不明显;花瓣卵圆形,顶端浅 2 裂,有内折的小舌片,边缘具缘毛;花柱基扁圆锥形,花柱向外反折。果实卵形,具极短的乳突状毛,果棱线形,胚乳腹面平直,棱槽内有油管 1,合生面有油管 2。花期 5 月,果期 6 月。

我国新疆和田、喀什地区普遍栽培。

【采收加工】 6 月果实成熟时采收,晒干。

【药材】 阿育魏实 *Fructus Trachyspermi Ammi* 产于新疆。

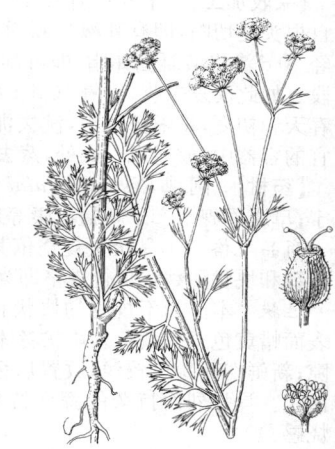

阿育魏

性状 本品为双悬果,卵圆形或广卵形,略扁,长约 2 mm,直径 1.5~2 mm;表面浅灰棕色或灰黄绿色,顶端残留有小突起的花柱基,圆锥形,基部有时带有纤细的果柄。分果呈长卵形,纵肋线 5 条,肋间凹陷处色泽较浓,表面密被乳突状毛,接合面平坦,中部色稍深。横切面略呈钝五角形。具特异香气,味辛。

鉴别 (1) 果实横切面:外果皮细胞 1 列,长方形或多角形,有较多乳突状单细胞腺毛、非腺毛,中果皮细胞 6~7 列,多角形、长圆形、类圆形或不规则形,切线延长,此层有油管 6 条,较大,椭圆形,黄棕色,在棱脊间各 1 条,接合面 2 条,棱脊处有维管束 1 个,接合面有种脊维管束 1 个。内果皮细胞 1 层,长方形,切线向延长;种皮细胞浅黄棕色;胚乳细胞长方形、方形或多角形,内含糊粉粒、油滴和小方晶;中央为胚。

粉末特征:棕绿或黄绿色。单细胞腺毛呈乳突状,长 50~270 μm;单细胞非腺毛,长 50~120 μm;胚乳细胞多角形,含油滴及糊粉粒,有时可见小方晶;木纤维常具缘纹孔,直径9~20 μm;内种皮网纹细胞,壁木化;升华物为黄色针晶。

(2) 取本品粗粉 2 g,加乙醇 10 ml 浸渍 30 min,滤过。取滤液 1 ml,加水 0.3~0.4 ml 稀释,加 5%亚硝酸钠、5%硝酸铝溶液各 3 滴,再加 10%氢氧化钠溶液 4~6 滴。显樱红色。另取滤液 1 ml,加水 0.5 ml 稀释后,加 3%三氯化铁试液 1~2 滴,显蓝褐色。

【成分】 含挥发油(精油),内有百里香酚(thymol)即麝香草酚[1]。

【药性】 《新疆中草药》:“辛、苦,温。”

【功用主治】 散寒止痛,解毒。主治脘腹冷痛,消化不良,痛经,尿路结石,疮疖肿毒。

1.《新疆中草药》:“祛寒除湿,理气开胃,止痛。治瘫痪,抽搐,胃寒腹痛,消化不良,膀胱及尿道结石。”

2.《中国民族药志》:“健脾胃,软坚消炎。用于心阳虚,妇女痛经,疝气,筋骨发紧,肠炎,痢疾,疮疖肿毒及其他皮肤病。”

【用法用量】 内服:煎汤,3~6 g;或研末。外用:煎汤洗。

【宜忌】 阴虚火旺者禁服。

【选方】 1. 治消化不良,胃寒腹痛 阿育魏实炒至鼓起,研成细末,每服 3~6 g,开水冲下。

2. 治膀胱及尿道结石 阿育魏实、黑种子草、车前子各 9 g。水煎服。

3. 治瘫痪,抽搐 阿育魏实 3~6 g。水煎服。(1~3 方出自《新疆中草药》)

4. 治疮疖肿毒 阿育魏实适量。煎水洗患处。(《中国民族药志》)

布于新疆阜康、西泉等地。

【采收加工】 未开花前采收。挖松泥土，露出根部，将茎自根头处切断，即有乳液自断面流出，上面用树叶覆盖，约经10 d渗出液凝固如脂，即可刮下。再将其上端切去一小段。如此反复采收，每隔10 d 1次，直至枯竭为止。也可在春天和初夏，将根部挖出，洗去泥沙，切碎，压取汁液，置适宜的容器中，放通风干燥处，蒸去多余水分即得。

【药材】 阿魏 *Resina Ferulae* 新疆阿魏主产于新疆伊宁；阜康阿魏主产于新疆阜康等地。

商品规格 本品历史规格依其色彩分为五彩阿魏、含沙阿魏和块状阿魏。现行规格即为统货。

性状 本品为不规则的块状和脂膏状。颜色深浅不一，表面蜡黄色至棕黄色。块状者体轻，质地似蜡，断面稍有孔隙；新鲜切面颜色较浅，放置后色渐深。脂膏状者黏稠，灰白色。具强烈而持久的蒜样特异臭气，味辛辣，嚼之有灼烧感。

鉴别 (1) 取本品少量，加硫酸数滴使溶解，显黄棕色至红棕色，再滴加氨试液使呈碱性，置紫外光灯(365 nm)下观察，显亮天蓝色荧光(检查伞形花内酯)。

(2) 取本品少量，加盐酸0.5 ml，煮沸，显淡黄棕色或淡紫红色，再加间苯三酚少量，颜色即变浅，继续煮沸，变为褐色(检查阿魏酸)。

(3) 取本品块状者切断，在新鲜切面上滴加硝酸1滴，由草绿色渐变为黄棕色。

(4) 紫外光谱：取本品0.2 g，置10 ml刻度试管中，加无水乙醇至刻度，用玻璃捣碎，浸渍30 min，滤过，取滤液0.2 ml，置50 ml量瓶中，加无水乙醇至刻度，摇匀，测定其紫外光谱。本品在323 nm的波长处应有最大吸收。

品质标志 《中华人民共和国药典》2005年版规定：本品含挥发油不得少于10.0%ml/g。

【成分】 含挥发油：主成分为(R)-仲丁基1-丙烯基二硫醚〔(R)-2-butyl 1-propenyldisulfide〕，1(1-甲硫基丙基)1-丙烯基二硫醚〔1(1-methylthiopropyl)1-propenyl disulfide〕，仲丁基3-甲硫基烯丙基二硫醚(2-butyl 3-methylthioallyldisulfide)，二甲基三硫醚(dimethyl trisulfide)，仲丁基甲基二硫醚(2-butylmethyl disulfide)，仲丁基甲基三硫醚(2-butylmethyl trisulfide)，二-仲丁基二硫醚(di-2-butyl disulfide)，二-仲丁基三硫醚(di-2-butyltrisulfide)，二-仲丁基四硫醚(di-2-butyltetrasulfide)等多种硫醚化合物，前三种硫醚化合物为本品具特殊臭味的来源，还含α-蒎烯(α-pinene)，水芹烯(phelladrene)及十一烷基磺酰乙酸(undecylsulfonyl acetic acid)等[1,2]；香豆素类化合物：法尼斯淝醇(farnesiferol)A、B、C[3]，巴德拉克明(badrakemin)，柯拉多宁(coladonin, koladonin)，萨玛坎亭乙酸酯(samarcandin acetate)，左旋-波利安替宁(polyanthinin)，卡矛洛醇(kamdonol)，多胶阿魏素(gummosin)[4]，阿魏种素(assafoetidin)及圆锥茎阿魏星(ferocolicin)[5]等。还含酚酸类：阿魏酸酯(ferulic acid ester)和阿魏酸(ferulic acid)[6]。

【药理】 1. 对子宫的作用 阿魏混悬液 4×10^{-3} g(生药)对未孕小鼠和家兔离体子宫的自发性收缩有明显抑制作用，在一定范围内增加阿魏剂量其抑制作用随之增强。对垂体后叶素、麦角新碱引起的子宫痉挛性收缩有拮抗作用，但对孕兔离体子宫则表现兴奋作用。当体内雌激素水平较高时，阿魏对子宫的抑制作用增强，若体内孕酮水平较高时，则对子宫的兴奋作用增强[1]。

2. 终止妊娠作用 阿魏脂溶性成分经硅胶色谱分析，以石油醚和石油醚-乙酸乙酯(9∶1)洗脱后的两种油状物均具有抗生育作用，其中石油醚-乙酸乙酯的洗脱物活性较强。阿魏两种脂溶性成分180 mg/kg灌胃，每日2次，连续3 d，对小鼠妊娠早期(7 d)终止率为100%，对妊娠中期(11 d)终止率分别为92%和93%[2]。

3. 抗过敏、抗炎和免疫抑制作用 阿魏挥发油水乳剂具有抗过敏、抗炎和免疫抑制作用，抑制腹腔巨噬细胞的吞噬功能和对抗抗原、组胺及慢反应物质-A引起的豚鼠支气管哮喘的作用[3]。阿魏水乳剂可使大鼠腹腔巨噬细胞内，小鼠血浆、脾脏及豚鼠气管平滑肌内cAMP含量增加，并降低大鼠腹腔巨噬细胞内和气管平滑肌内cGMP含量，使cAMP/cGMP的比值升高[4]。阿魏挥发油水乳剂10 mg/kg对大鼠角叉菜胶和完全福氏佐剂所致足跖肿胀有明显的抑制作用，亦能明显抑制组胺或5-羟色胺(5-HT)引起的血管通透性增加。它还能明显抑制绵羊红细胞(SRBC)致敏的小鼠迟发性超敏反应(DTH)及降低由植物血凝素(PHA)诱导的淋巴细胞转化反应，使[^{3}H]-TdR的掺入量显著减少[5]。

4. 对心脏的作用 新疆阿魏水煎剂及水-醇提取液能降低离体蛙心的心跳振幅，增加心率[6]。

【炮制】 1. 阿魏 取原药材，除去杂质，切成小块或打碎。或取原药材，加水熔化后，滤去杂质及残渣，干燥，切成小块或打碎。

2. 制阿魏 取净阿魏置锅内，用文火炒净烟，至灰黑色存性，取出放凉。

饮片性状 阿魏参见“药材”项。制阿魏形如阿魏，表面灰黑色，内部棕褐色，质轻，具有蒜样特异臭气。

贮干燥容器内，密闭，置阴凉干燥处。防潮。

【药性】 辛、苦，温。归肝、脾、胃经。

1.《新修本草》：“味辛，平，无毒。”
2.《海药本草》：“味辛，温。”
3.《日华子》：“热。”
4.《雷公炮制药性解》：“入胃经。”
5.《本草正》：“味苦、辛，性热，有毒。”
6.《本草新编》：“入脾、胃、大肠。”
7.《玉楸药解》：“入足太阴脾、足厥阴肝经。”

【功用主治】 化癥消积，杀虫，截疟。主治癥瘕痞块，食积，虫积，小儿疳积，疟疾，痢疾。

1.《新修本草》：“主杀诸小虫，去臭气，破癥积，下恶气，除蛊毒。”
2.《千金方》：“主一切疰恶气。”
3.《海药本草》：“善主于风邪鬼注，并心腹中冷。”
4.《日华子》：“治传尸，破癥癖冷气，辟瘟治疟，兼主霍乱心腹痛，肾气，温瘴，御一切蕈菜毒。”
5. 朱丹溪：“消肉积。”(引自《纲目》)
6. 汪机：“解自死牛、羊、马肉诸毒。”(引自《纲目》)
7.《医学入门》：“兼治小儿疳积。”
8.《本草汇言》：“化积，堕胎，杀虫，疗蛊。”
9.《本草通玄》：“截疟，止痢，解毒，止臭。”
10.《本草求原》：“治癞疝痛，小儿盘肠内吊腹痛，噎膈。”

【用法用量】 内服：入丸、散，1～1.5 g。外用：熬膏或研末入膏药内敷贴。

【宜忌】 脾胃虚弱及孕妇禁服。

1.《本草经疏》：“凡脾胃虚弱之人，虽有痞块坚积，不可

能清肺益阴而治诸证。按陈自明云：补虚用牛皮胶，去风用驴皮胶。成无己云：阴不足者，补之以味，阿胶之甘，以补阴血。杨士瀛云：凡治喘嗽，不论肺虚、肺实，可下可温，须用阿胶以安肺润肺，其性和平，为肺经要药。小儿惊风后瞳人不正者，以阿胶倍人参煎服最良，阿胶育神，人参益气也。又痢疾多因伤暑伏热而成，阿胶乃大肠之要药，有热毒留滞者则能疏导，无热毒留滞者则能平安。数说足以发明阿胶之蕴矣。”

2.《本草述》：“阿胶，其言化痰，即阴气润下，能逐炎上之火所化者，非概治湿滞之痰也。其言治喘，即治炎上之火，属阴气不守之喘，非概治风寒之外束，湿滞之上壅者。其言治血痢，如伤暑热痢之血，非概治湿盛化热之痢也。其言治四肢酸痛，乃血涸血污之痛，非概治外淫所伤之痛也。即治吐衄，可徐徐奏功于虚损，而暴热为患者，或外感抑郁为患者，或怒气初盛为患者，亦当审用。”

3.《本草三家合注》叶注：“阿胶，味甘无毒，入手太阴肺经、足太阴脾经，气味降多于升，色黑质润，阴也。心腹者，太阴行经之地也，内崩劳极者，脾血不统，内崩而劳极也。阴者中之守，阴虚则内气馁而洒洒恶寒，如疟状也，其主之者，味甘可以益脾阴也。腰腹皆藏阴之处，阴虚则空痛，阿胶色黑益阴，所以止痛。四肢，脾主之，酸痛者血不养筋也，味甘益脾，脾统血，四肢之痛自安。女子下血，脾血不统也，味甘以统脾血，血自止也。安胎者，亦养血之功也。久服轻身益气者，气平益肺主气，气足身轻也。”

4.《本草求真》：“阿胶，味甘气平质润，专入肝经养血，何书又言除风化痰，盖以血因热燥，则风自生。阿胶气味俱阴，既入肝经养血，复入肾经滋水，水补而热自制，故风自尔不生。又胶润而不燥，胶性既能润肺，复能趋下降浊，使痰不至上逆耳。”

5.《本草思辨录》：“阿胶为补血圣药，不论何经，悉其所任。味厚为阴，阿胶之味最厚，用必以补，不宜补者勿用。白头翁汤加阿胶，则曰下痢虚极。内补当归汤，则曰去血过多加阿胶。仲景、孙真人皆有明训。然非填补比，不得与熟地、山药同论也。”

2454 阿魏 ā wèi（《新修本草》）

【异名】 熏渠（《新修本草》），魏去疾（侯宁极《药谱》），阿虞、形虞（《酉阳杂俎》），哈昔泥（《纲目》），五彩魏（《中药志》），臭阿魏（《新疆中草药手册》）。

【基原】 为伞形科阿魏属植物阿魏、新疆阿魏、阜康阿魏等分泌的树脂。

【原植物】 1. 阿魏 *Ferula assafoetida* L.

多年生草本，具强烈蒜臭。初时仅有根生叶，至第五年始抽花茎。根生叶近肉质，早落；近基部叶三至四回羽状全裂，长

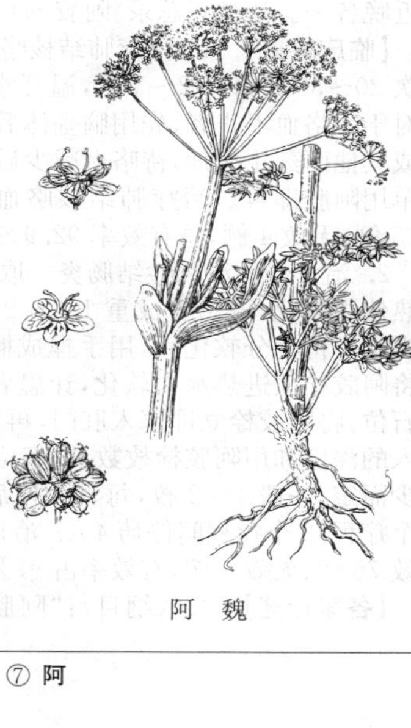

阿　魏

达 50 cm，叶柄基部略膨大；末回裂片长方披针形或椭圆状披针形，灰绿色，下面常有毛；茎上部叶一至二回羽状全裂。花茎粗壮，高达 2 m，具纵纹。花单性或两性；复伞形花序顶生，中央花序有伞梗 20～30 枝，每枝又有小伞梗多枝；两性花和单性花各成单独花序，或两性花序中央着生 1 雌花序；两性花黄色；萼齿 5，小；花瓣 5，椭圆形；雄蕊 5，长于花瓣；雄花与两性花相似；雌花白色，花盘肥大，2 心皮合生，被毛。双悬果卵形、长卵形或近方形，背面无毛，果棱 10 条，丝状，略突起，油管多数，极狭。花期 3～4 月，果期 4～5 月。

生于沙地、荒漠。分布于中亚地区及伊朗和阿富汗。

2. 新疆阿魏 *F. sinkiangensis* K. M. Shen

多年生一次结果草本，高 0.5～1.5 m。全株有强烈的葱、蒜样特殊臭气。根粗大，纺锤形或圆锥形，根头残存枯萎的叶鞘纤维。茎粗壮，通常单一，有柔毛，从基部向上分枝成圆锥状，下部枝互生，上部枝轮生，通常带紫红色。叶柔软，叶三出式三至四回羽状全裂，末回裂片广椭圆形，长 10 mm，基部下延，上部具齿或浅裂；灰绿色，上面有疏毛，下面被密集的短柔毛；基生叶有短柄，柄基部鞘状；茎生叶较小，基部鞘呈卵状披针形，半抱茎。复伞形花序生于茎枝顶端；伞辐 5～20，近等长，密被柔毛；侧生花序 1～4，较小，在枝上对生或轮生；小伞形花序有花 10～20，小总苞片宽披针形，脱落；萼齿小；花瓣椭圆形，黄色，外面有毛；花柱基扁圆锥状，边缘增宽，波状，花柱延长，柱头头状。分生果椭圆形，背腹扁压，有疏毛，果棱突起；每棱槽内有油管 3～4，大小不等，合生面有油管 12～14。花期4～5 月，果期 5～6 月。

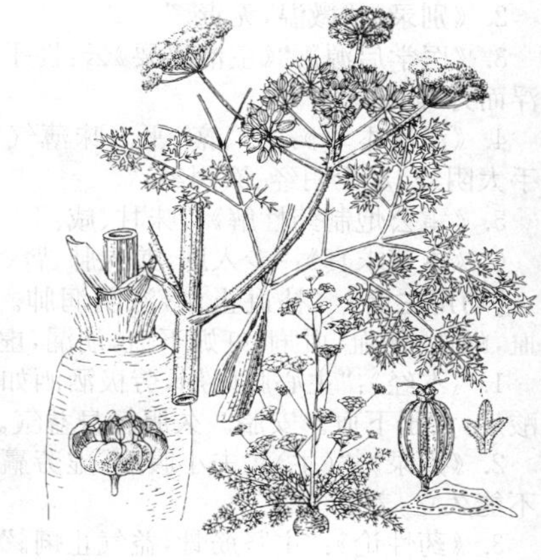

新疆阿魏

生于海拔 850 m 左右的荒漠中和带砾石的黏质山坡上。分布于新疆伊犁等地。

3. 阜康阿魏 *F. fukangensis* K. M. Shen

本种与新疆阿魏的主要区别为：茎近无毛；叶片三出三回羽状全裂，裂片长 2 cm；伞辐近无毛；果实长于果柄。

生于沙漠边缘地区，海拔约 700 m 的黏质土壤的冲沟边。分

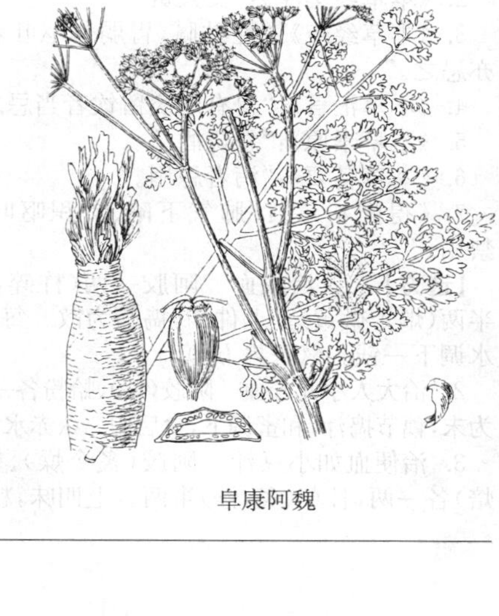

阜康阿魏

【炮制】 1. 阿胶　取原药材，捣成碎块或烘软切成小块（丁）。生用滋阴补血。

2. 阿胶珠　取适量蛤粉或蒲黄置锅内，用文火炒热，放入阿胶丁，拌炒至鼓起面圆形，呈黄白色，内无溏心时，迅速取出，筛去蛤粉或蒲黄，放凉。清肺化痰蛤粉炒，止血蒲黄炒。

饮片性状　阿胶，参见“药材”项。阿胶珠呈小类圆球形，表面灰白色或深土黄色，质脆，中空略成海绵状，不粘连，无枯焦，易碎，味淡。

贮干燥容器内，密闭，置阴凉干燥处，防潮。

【药性】 甘，平。归肝、肺、肾经。

1.《本经》：“味甘，平。”

2.《别录》：“微温，无毒。”

3.《医学启源》：“《主治秘要》云：性平，味淡。气味俱薄，浮而升，阳也。”

4.《汤液本草》：“甘、辛，平。味薄气厚，升也，阳也。入手太阴经，足少阴经，厥阴经。”

5.《雷公炮制药性解》：“味甘、咸。”

6.《本草求真》：“专入肝，兼入肺、肾、心。”

【功用主治】 补血止血，滋阴润肺。主治血虚眩晕，吐血，衄血，便血，血痢，妊娠下血，崩漏，虚烦失眠，肺虚燥咳。

1.《本经》：“主心腹内崩，劳极洒洒如疟状，腰腹痛，四肢酸疼，女子下血。安胎。久服轻身益气。”

2.《别录》：“（主）丈夫小腹痛，虚劳羸瘦，阴气不足，脚酸不能久立，养肝气。”

3.《药性论》：“主坚筋骨，益气止痢。”

4.《千金方》：“治大风。”

5.《食疗本草》：“治一切风毒骨节痛，呻吟不止者，消和酒服。”

6.《日华子》：“治一切风，并鼻洪，吐血，肠风，血痢及崩中带下。”

7.《珍珠囊》：“补肺，补虚。”

8.《本草元命苞》：“咳脓血非此不补，续气止嗽，补血安胎，止女子崩中下血，疗瘫痪。”

9.《本草正》：“实腠理，止虚汗，托补痈疽肿毒。”

10.《医林纂要》：“补心和血，散热滋阴。”

【用法用量】 内服：烊化兑服，5～10 g；炒阿胶可入汤剂或丸、散。

【宜忌】 脾胃虚弱、消化不良者慎服。

1.《药性论》：“薯蓣为之使。”

2.《本草经集注》：“畏大黄。”

3.《本草经疏》：“性黏腻，胃弱作呕吐者勿服，食不消者亦忌之。”

4.《本草汇言》：“胃有寒痰留饮者当忌之。”

5.《本草崇原》：“忌烧酒。”

6.《本草备要》：“泻者忌用。”

7.《得配本草》：“肺气下陷、食积呕吐、脾胃虚弱三者禁用。”

【选方】 1. 治衄血　阿胶一两（杵碎，炒令黄燥），贝母半两（煨令微黄）。上件药，捣筛为散。每服不计时候，以温水调下一钱。（《圣惠方》）

2. 治大人小儿吐血　阿胶（炒）、蛤粉各一两，辰砂少许。上为末，藕节捣汁，和蜜调下，食后服。（《赤水玄珠》辰砂散）

3. 治便血如小豆汁　阿胶（炙令燥）、赤芍药、当归（切，焙）各一两，甘草（炙，锉）半两。上四味，粗捣筛。每服五钱匕，水一盏半，入竹叶二七片，同煎至八分，去滓，食前温服。（《圣济总录》阿胶芍药汤）

4. 治妊娠尿血　阿胶二两（捣碎，炒令黄燥），熟干地黄二两。上件药，捣细罗为散。不计时候，以葱汤调下二钱。（《圣惠方》）

5. 治损动母胎，去血腹痛　阿胶二两（炙），艾叶二两。上二味，以水五升，煮取二升半，分三服。（《小品方》胶艾汤）

6. 治产后恶露不绝　阿胶（炙令燥）、牛角腮（烧灰）、龙骨（煅）各一两。上三味，捣罗为散。每服二钱匕，薄粥饮调服。（《圣济总录》阿胶散）

7. 治产后下痢　粳米一合，蜡（如鸡子）一枚，阿胶、当归各六分，黄连十分。上五味切，以水六升半先煮米，令蟹目沸，去米内药，煮取二升，入阿胶、蜡消烊。温分三二服。（《僧深集方》胶蜡汤）

8. 治肺虚咳嗽　阿胶（粉炒）一钱半，苏叶一钱，乌梅少许。每服四字，水煎服。（《幼科发挥》小阿胶散）

9. 治久嗽　阿胶（炙燥）一两，人参二两。上二味，捣罗为散，每服三钱匕，豉汤一盏，入葱白少许，同煎三沸，放温，遇嗽时呷三五呷；依前温暖，备嗽时再呷之。（《圣济总录》阿胶饮）

10. 治少阴病，得之二三日以上，心中烦，不得卧　黄连四两，黄芩二两，芍药二两，鸡子黄二枚，阿胶三两。上五味，以水五升，先煮三物，取二升，纳胶烊尽，小冷，纳鸡子黄，搅令相得，温服七合，日三服。（《伤寒论》黄连阿胶汤）

11. 治瘫缓风及诸风手脚不遂，腰脚无力者　驴皮胶炙令微起，先煮葱豉粥一升别贮；又以水一升，煮香豉二合，去滓，内胶更煮六七沸，胶烊如饧，顿服之；及暖吃煎葱豉粥任意多少。如冷吃，令人呕逆。（《广济方》）

12. 治老人虚人大便秘涩　阿胶（炒）二钱，连根葱白三片，蜜二匙。新水煎，去葱，入阿胶、蜜溶开，食前温服。（《直指方》胶蜜汤）

13. 治遗尿　阿胶三钱，牡蛎四钱，鹿茸四钱。上锉末。挑三分，水一盏半，煎至一盏，空心服，米饮调亦得。（《普济方》）

14. 治虫蚀下部痒，谷道中生疮　阿胶（炙燥）、当归（切，焙）、青葙子（炒）各一两。上三味，粗捣筛。每服五钱匕，水一盏半，入艾叶十余片，同煎至一盏，去滓，空腹服，午食前、近晚各一。（《圣济总录》阿胶汤）

【临床报道】 1. 治疗肺结核咯血　取阿胶研成细末，每次 20～30 g，每日 2～3 次，温开水送服，或熬成糊状饮服。对于大咯血不止者，先用脑垂体后叶素（每次注射 5～10 u）或其他西药止血剂，待咯血减少后用阿胶口服，中小量咯血单用阿胶即可。治疗肺结核咯血 56 例，显效 37 例，有效 15 例，无效 4 例，总有效率 92.9%。无任何副作用[1]。

2. 治疗慢性溃疡性结肠炎　取阿胶块置茶缸内，隔水加热使之软化，取出剪成重 1.5～2 g 的阿胶小块，然后放进沸水中待充分软化后，用手捏成椭圆形栓剂备用。用时先将阿胶栓放进热水中软化，让患者采取膝胸卧式或膀胱截石位，将阿胶栓立即塞入肛门，再用肛门管（26 号）送入，送入的深度和用阿胶栓枚数，以病位高低和病变范围大小、多少而定，一般 1～2 枚，每日大便后上药 1 次，7～10 d 为 1 个疗程，2 个疗程间停药 4 d。治疗 200 例，显效 118 例；有效 76 例；无效 6 例，有效率占 97%[2]。

【各家论述】 1.《纲目》：“阿胶，大要只是补血与液，故

白捣敷患处。(《江西民间草药》)

【临床报道】 治疗骨折　取陆英根茎洗净、烘干后研成细末,用时掺入少许面粉(4∶1),以白酒调成泥状,平铺在纱布上敷于骨折处,再用夹板固定,每5～10 d换药1次,每隔1 d滴入白酒1次,以加强药性作用。定期作X线检查,一般不同时并用牵引法。早期抬高患肢并作自主性肌肉收缩活动以利消肿,以后适当活动促使功能恢复。共治疗各部位闭合性骨折45例,平均治愈时间33～48 d[1]。

2452 陆英果实 lù yīng guǒ shí

【异名】 蒴藋赤子(《外台》)。

【基原】 为忍冬科接骨木属植物陆英 *Sambucus chinensis* Lindl. 的果实。

【原植物】 参见"陆英"条。

【采收加工】 9～10月采收,鲜用。

【功用主治】 张文仲:"治手足忽生疣目　蒴藋赤子,挼,使坏疣目上,亦令以涂之,即去。"(引自《外台》)

2453 阿胶 ē jiāo (《本经》)

【异名】 傅致胶(《本经》),盆覆胶(《本草经集注》),驴皮胶(《千金方》)。

【基原】 为马科驴属动物驴的去毛之皮经熬制而成的胶。

【原动物】 驴 *Equus asinus* Linnaeus　又名:毛驴(俗称)。

体型比马小,体重一般200 kg左右。驴的头型较长,眼圆,其上生有1对显眼的长耳。颈部长而宽厚,颈背鬃毛短而稀少。躯体匀称,四肢短粗,蹄质坚硬。尾尖端处生有长毛。驴的体色主要以黑、栗、灰三种为主。中国著名的品种关中驴,体型高大,繁殖力强。

驴性情较为温驯,饲养管理方便,饲料粗劣。主要以麦秸、谷草为食,也吃高粱、大麦、豆类。中国北部地区均有饲养。

本动物的头(驴头)、肉(驴肉)、骨(驴骨)、毛(驴毛)、蹄甲(驴蹄)、脂肪(驴脂)、乳汁(驴乳)、雄性的外生殖器(驴阴茎)亦供药用,另设专条。

【采收加工】 一般在10月至翌年5月为阿胶生产季节。先将驴皮放到容器中,用水浸泡软化,除去驴毛,剁成小块,再用水浸泡使之白净,放入沸水中,皮卷缩时捞出,再放入熬胶锅内进行熬炼。熬好后倾入容器内,待胶凝固后取出,切成小块,晾干。

【药材】 阿胶 *Colla Corii Asini*　主产山东、河南、江苏、浙江、河北及上海、北京、天津等地。

性状　本品呈整齐的长方形或方形块。通常长约8.5 cm,宽约3.7 cm,厚约0.7 cm或1.5 cm。表面棕褐色或黑褐色,有光泽。质硬而脆,断面褐棕色,具玻璃样光泽,碎片对光照视呈棕色半透明。气微,味微甘。

鉴别　(1) 取本品粉末1 g,加温水溶化,滤液置两试管中。一管加鞣酸试液1～2滴,即有黄白色絮状沉淀(检查蛋白质);另一管加0.2%茚三酮试剂数滴,置沸水浴上加热数分钟,溶液显紫色(检查氨基酸)。

(2) 圆二色谱:用蒸馏水将本品粉末配成0.3 mg/ml浓度的样品液,调pH至6.8,备用。结果:本品在220～240 nm处有非常明显的负性康顿效应,并且在康顿效应最明显的230 nm附近裂出明显的3个峰形良好的尖峰,形成了三重峰,出现了精细结构,整个峰形变宽,峰面积较大,摩尔椭圆度也就越大,即[θ]较大。

【成分】 阿胶是一类明胶蛋白,水解可产生多种氨基酸,主要有:甘氨酸,脯氨酸,谷氨酸,丙氨酸,精氨酸,天冬氨酸,赖氨酸,苯丙氨酸,丝氨酸,组氨酸,半胱氨酸,缬氨酸,甲硫氨酸,异亮氨酸,亮氨酸,酪氨酸,色氨酸,羟脯氨酸,苏氨酸等[1,2]。并有20种金属元素,为钾、钠、钙、镁、铁、铜、铝、锰、锌、铬、铂、锡、铅、银、溴、钼、锶、钡、钛、锆[2,3]。

【药理】 1. 促进造血功能　阿胶具有提高红细胞数和血红蛋白,促进造血功能的作用。大量抽血造成犬失血性贫血后,用阿胶溶液灌胃10 d,每日30 g,能加快红细胞和血红蛋白增加的速度[1]。对失血性贫血的家兔也有升高血红蛋白、红细胞数和白细胞数的作用[2]。小鼠每日灌胃20%阿胶液0.5 ml/只,连续11 d,亦可明显增加血红蛋白含量[3]。

2. 抗辐射作用　阿胶口服后有抗辐射损伤作用。照射前给药3 d或7 d能提高^{60}Co照射小鼠的存活率,照射前给药7 d比照射前给药3 d的防护效力强。对接受过一次照射的小鼠,阿胶溶液灌胃9 d后,血红蛋白、血细胞比容明显上升[2]。每日灌胃阿胶1.56 g/kg后,可使经^{60}Co照射小鼠血中血红蛋白、白细胞数和骨髓有核细胞数明显增高[4]。

3. 对免疫功能的影响　小鼠灌胃阿胶溶液后,可明显提高腹腔巨噬细胞的吞噬能力[2]。小鼠灌胃阿胶溶液2.5 g/kg和5.0 g/kg,脾脏的免疫特异性玫瑰花结形成细胞和特异性玫瑰花率明显增加。炭廓清实验表明,阿胶对小鼠肝、脾单核吞噬细胞有促进作用。小鼠连续服阿胶7 d后,能使自然杀伤细胞活性显著增强[5]。阿胶有促进健康人淋巴细胞转化作用[6]。

4. 耐缺氧、耐寒冷、抗疲劳作用　小鼠口服阿胶实验表明,阿胶能够显著提高小鼠耐缺氧能力,明显增强动物的耐寒冷能力,非常显著地增强游泳试验中小鼠的抗疲劳作用[2]。

5. 止血作用　实验证明,口服阿胶能非常显著地促进家兔的凝血过程,使凝血时间缩短[2]。其止血机制可能是通过提高血液中血小板含量来阻止因血小板减少引起的出血,也有认为因阿胶含有胶原蛋白,具黏滞性,当被人体吸收后附着在毛细血管表面,缩短了血液的凝固时间,起到止血作用。此作用只用于吐血、衄血等内出血,对外部大出血效果不明显[7]。

6. 对钙代谢的影响　阿胶中钙含量较高,服用后可增加体内钙的摄入量,有效地改善因缺钙而导致的骨钙丢失,钙盐外流,骨质疏松和骨质增生及各类骨折[8]。

7. 抗休克作用　将5%精制阿胶溶液给失血性休克或组胺休克猫静脉输入,可使血压很快恢复[9]。阿胶口服给予灵杆菌复制的肠内毒素休克模型,能使内毒素引起的血压下降,总外周阻力升高,血黏度上升以及球结膜微循环障碍减轻或尽快恢复正常。阿胶具有防血管渗漏作用,这可能是其抗休克作用的机制之一。实验证明,阿胶可使烫伤兔耳的血浆渗出减少,并减轻静脉注射油酸后造成的肺血管渗出性病变[10];又有实验证明阿胶可使注入内毒素后血液黏滞性增加程度有所下降。这都说明阿胶具有对抗病理性血管通透性增高的作用,这种作用可减少血浆渗出,在一定程度上维持了有效循环量,有利于微循环的血流灌注恢复正常,使血液动力学状况得到改善[11]。

扁桃体炎;外伤出血,乳腺炎,骨折。"

【用法用量】 内服:煎汤,9~15 g,鲜品 60~120 g。外用:捣敷;或煎水洗;或研末调敷。

【宜忌】 孕妇禁服。

【选方】 1. 治风湿性关节炎 顺筋枝茎枝 15~30 g。水煎服。(《青岛中草药手册》)

2. 治偏枯冷痹,缓弱疼重,或腰痛挛脚重痹 蒴藋叶火燎,厚安席上,及热眠上,冷复燎之。冬月取根,春取茎熬,卧之佳。其余薄熨不及蒴藋蒸也。诸处风湿,亦用此法。(《千金方》)

3. 治卒患肿满(曾有人忽脚趺肿,渐上至膝,足不得践地,诸疗不瘥) 蒴藋茎叶埋热灰中,令极热,以薄肿上,冷又易。一日夜消尽。(《外台》引《备急方》)

4. 治肾炎水肿 陆英全草 30~60 g。水煎服。(《全国中草药汇编》)

5. 治打扑伤损及闪肭骨节 用接骨草叶捣烂罨患处。(《卫生易简方》)

6. 治产后恶露不行 顺筋枝茎或根 30 g。水煎服。(《青岛中草药手册》)

7. 治慢性支气管炎 鲜陆英茎、叶 120 g。水煎 3 次,浓缩,为 1 d 量,分 3 次服,10 d 为 1 个疗程。(《全国中草药汇编》)

8. 治风瘾疹,百计不差 蒴藋茎叶五斤。细锉,以水五斗,煮至三斗。去滓,看冷热,洗浴。(《圣惠方》)

9. 治小儿五色丹 捣蒴藋叶敷之。(《千金方》)

10. 治疥癞,牛皮癣疮 用陆英叶阴干为末,小油调涂。(《卫生易简方》)

11. 治痈肿恶肉不尽者 蒴藋灰、石灰。上二味各淋取汁,合煎如膏。膏成敷之。食恶肉,亦去黑子。此药过十日后不中用。(《千金方》)

【临床报道】 1. 治疗急性病毒性肝炎 用陆英冲剂(每包相当于陆英干全草 30 g),成人每次 1 包,每日 3 次,温开水冲服,6 岁以下儿童药量减半。7 d 为 1 个疗程,可连续服用。服用 1~4 个疗程。治疗 302 例。治愈 263 例,显效 22 例,好转 13 例,无效 6 例,总有效率 98%。平均治愈日数 17.4 d。不同类型的病毒性肝炎之间,成人与儿童之间疗效无显著差异。未见对心、肾等脏器的损害[1]

2. 治疗急性化脓性扁桃体炎、急性菌痢、多发性疖肿 用陆英注射液(每 1 ml 相当于陆英地上部分 2 g),每次 4 ml,每日 2 次,肌内注射。治疗急性化脓性扁桃体炎 20 例,全部有效;治疗菌痢 57 例,总有效率为 93%;治疗多发性疖肿 4 例,全部治愈[2]。

3. 治疗多种疼痛 八棱麻全草粉末装入胶囊,每粒 0.3 g。痛时服 2 粒。用于各种手术后切口痛,牙痛,腹痛等 100 例,92 例用药后 15~30 min 疼痛明显减轻或消失,有效率达 92%[3]。

2451 陆英根 lù yīng gēn (《全国中草药汇编》)

【异名】 蒴藋根(《别录》)。

【基原】 为忍冬科接骨木属植物陆英 *Sambucus chinensis* Lindl. 的根。

【原植物】 参见"陆英"条。

【采收加工】 10~11 月挖根,鲜用或切片晒干。

【药材】 陆英根 *Radix Sambuci Chinensis* 产于全国大部分地区。

性状 根呈不规则弯曲状,长条形,有分枝,长 15~30 cm,有的长达 50 cm,直径 4~7 mm。表面灰色至灰黄色,有纵向细而略扭曲的纹及横长皮孔;偶留有纤细须根。质硬或稍软而韧,难折断,切断面皮部灰色或土黄色,木部纤维质,黄白色,易与皮部撕裂分离。气微,味淡。

【药性】 甘、酸,平。

1. 《别录》:"味酸,温,有毒。"

2. 《日华子》:"味苦,凉,有毒。"

3. 《草木便方》:"甘,温。"

4. 《分类草药性》:"味淡、苦。"

5. 广州部队《常用中草药手册》:"酸,平。"

6. 《陕西中草药》:"味涩、淡,性平。"

【功用主治】 祛风利湿,活血解毒。主治头风痛,腰腿痛,黄疸,水肿,小便不利,脚气,赤白带下,跌打骨折,风疹瘙痒,疮肿。

1. 《别录》:"主风瘙瘾疹,身痒湿痹,可作浴汤。"

2. 《日华子》:"治痼癞风痹,并煎汤浸,并叶用。"

3. 《草木便方》:"……补形,黄疸肿胀消不停,劳伤脾胃水湿利,清痰快气黄汗灵。"

4. 《分类草药性》:"治筋骨痛,女(并)能消气血,两足疼痛并跌打损伤。"

5. 《民间常用草药汇编》:"利水消肿,除湿,治腰痛。"

6. 《陕西中草药》:"舒筋活血,散瘀消肿,止痛。主治跌打损伤,骨折,劳伤,腰腿疼痛。"

7. 《福建药物志》:"治肝炎、痢疾、扁桃体炎;跌打损伤、风湿痛、流火、遗精、白带、坐骨神经痛、痔疮、丹毒、糖尿病、咯血、肾炎水肿、腰膝酸痛。"

【用法用量】 内服:煎汤,9~15 g,鲜品 30~60 g。外用:捣敷;或煎水洗。

【选方】 1. 治头风 捣蒴藋根一升,酒二升渍服。汗出止。(《千金方》)

2. 治水肿,坐卧不得,头面身体悉肿 蒴藋根刮去皮,捣汁一合,和酒一合,暖空心服,当微吐利。(《梅师集验方》)

3. 治脚气初发,从足起至膝胫骨肿疼者 蒴藋根捣碎,和酒糟三分,根一分,合蒸热,及热封裹肿上,日二。亦治不仁顽痹。(《千金方》)

4. 治肾炎、全身浮肿 陆英根 60 g,金丝草、兖州卷柏各 30 g。水煎服。(《福建药物志》)

5. 治五淋 蒴藋鲜根每次 90~120 g。合猪赤肉炖服。

6. 治妇人赤白带 蒴藋鲜根每次 90 g。合猪小肠炖服,连服 3~5 次。(5、6 方出自《泉州本草》)

7. 治跌打受伤及骨折疼痛 (蒴藋)根 18 g。酒水各半煎滤去渣,加白糖 30 g,搅和服。

8. 治打伤或扭筋肿痛 (蒴藋)鲜根切碎,同连须葱白、酒糟捣烂敷患处,每日换 1 次。(7、8 方出自《江西民间草药》)

9. 治暴得癥 蒴藋根一小束。净洗沥去水,细切,以醇酒浸之,取淹根三宿,服五合,至一升,日三。若欲速得,可与热灰中温令药味出,服之。(《外台》引《古今录验方》)

10. 治咯血 陆英根 60 g,猪瘦肉适量。水炖服。(《福建药物志》)

11. 治风瘾疹,顽痒 杏叶(切)五斤,蒴藋根(切)一斤。上件药,以水一斗半,煮取二升,去滓,用绵浸药汁揩拭所患处,日三两度。(《圣惠方》杏叶煎)

12. 治红肿痈毒 (蒴藋)鲜根或叶切碎捣烂,稍加鸡蛋

20～30 cm，宽 8～16 cm，先端长渐尖或长尾状，有时着地生根，三回羽状分裂，羽片 20～30 对，互生或下部近于对生，有短柄，基部 1 对略短，第二对起长 5～8 cm，宽 1.5～2 cm，披针形或线状披针形，二回羽片 10～14 对，无柄，顶部以下有狭翅汇合，斜卵形，近三角形，长 6～12 mm，宽 4～6 mm；末回裂片 3～4 对，长圆形，先端有时有 1～2 个尖齿；叶脉羽状，侧脉分叉。孢子囊群圆而小，每小羽片有 2～3 个，生于叶背面小脉先端，无囊群盖。

生于海拔 800～1 500 m 的密林下或灌木林下。分布于西南及江西等地。

【采收加工】 7～11 月采收，晒干。

【药材】 尾叶稀子蕨 *Herba Monachosori* 主产于江西、贵州。

性状 根状茎短圆柱形，上方簇生多数叶，下方有众多须根。叶柄禾秆色，下面圆，上面有一纵狭的沟，内密生腺状毛；叶片长圆卵形，顶部成长尾形，膜质，褐色；小羽片无柄，略呈三角形，基部不对称；小裂片三角状，少有锯齿，叶脉不明显，叶下表面疏生细腺状毛；有时可见孢子囊群，生于向顶的一边，每小羽片 2～3 个。气微，味微苦。

【成分】 含蕨根苷（ptaquiloside）[1]，稀子蕨内酯（mukagolactone），稀子蕨素（monachosorin）A、B、C，4′-O-甲基稀子蕨素（4′-O-methylmonachosorin）[2]。

【药性】 微苦，平。

【功用主治】 治痛风。

【用法用量】 内服：煎汤，9～15 g。

2450 陆英 lù yīng （《本经》）

【异名】 蒴藋（《别录》），接骨草（《纲目》），排风藤、铁篱笆（《植物名实图考长编》），臭草（《草木便方》），苛草（《天宝本草》），英雄草（《分类草药性》），走马箭（《岭南采药录》），排风草（《中国药用植物志》），八棱麻（《贵州民间方药集》），大臭草（《民间常用草药汇编》），七叶麻（《江西民间草药》），马鞭三七、落得打、珍珠连（《浙江民间草药》），秧心草（《四川中药志》），乌鸡腿、小接骨丹、水马桑（《陕西中草药》），走马风（广州部队《常用中草药手册》），顺筋枝（《青岛中草药手册》），七叶根、水椿皮、七爪阳姜、屎缸杖、掌落根、散血椒、棱草、七叶莲、七叶黄香（《福建药物志》）。

【基原】 为忍冬科接骨木属植物陆英的茎叶。

【原植物】 陆英 *Sambucus chinensis* Lindl. [*S. javanica* auct. non Reinw. ex Bl.]

高大草本或半灌木，高达 2 m。茎有棱条，髓部白色。奇数羽状复叶对生；托叶小、线形或呈腺状突起；小叶 5～9，最上 1 对小叶片基部相互合生，有时还和顶生小叶相连，小叶片披针形，长 5～15 cm，宽 2～4 cm，先端长而渐尖，基部钝圆，两侧常不对称，边缘具细锯齿，近基部或中部以下边缘常有 1 或数枚腺齿；小叶柄短。大型复伞房花序顶生；具由不孕花变成的黄色杯状腺体；苞片和小苞片线形至线状披针形，长 4～5 mm；花小，萼筒杯状，萼齿三角形；花冠辐状，冠筒长约 1 mm，花冠裂片卵形，反曲；花药黄色或紫色；子房 3 室，花柱极短，柱头 3 裂。浆果红色，近球形；核 2～3 粒，卵形，表面有小疣状突起。花期 4～5 月，果期 8～9 月。

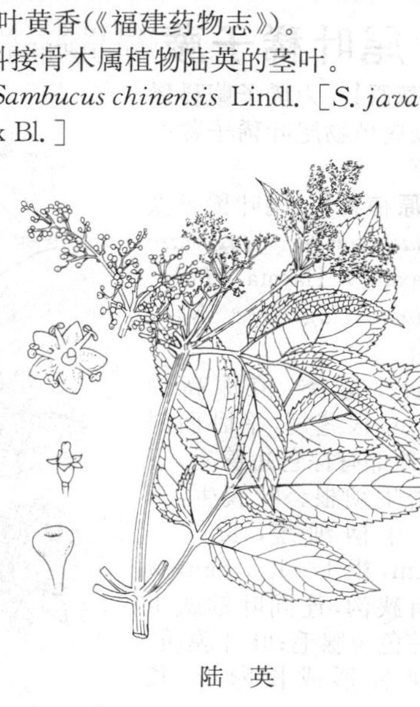

陆 英

生于林下、沟边或山坡草丛，也有栽种。分布于华东及河北、湖北、湖南、广东、广西、四川、贵州、云南、陕西、甘肃、青海、台湾等地。

本植物的根（陆英根）、果实（陆英果实）亦供药用，另设专条。

【栽培】 生物学特性 喜阴湿环境，对土壤要求不严，房前、屋后、边地、山坡等处均可栽种。

繁殖方法 主要用分根繁殖。2 月中旬将地下根茎挖起，选粗壮（径约 5 cm）带芽者，剪成 10～20 cm 长根段备用。按沟距 24～33 cm，沟深 10 cm 开成横沟，然后将根段横向按在沟内，上盖垃圾泥和焦泥灰，再覆土压实。

田间管理 苗出后追施猪粪或人粪肥 1 次，要适当除草和松土。

【采收加工】 7～10 月采收，切段，鲜用或晒干。

【药材】 陆英 *Caulis et Folium Sambuci Chinensis* 产于全国大部分地区。

性状 茎具细纵棱，呈类圆柱形而粗壮，多分枝，直径约 1 cm。表面灰色至灰黑色。幼枝有毛。质脆易断，断面可见淡棕色或白色髓部。羽状复叶，小叶 2～3 对，互生或对生；小叶片纸质，易破碎，多皱缩，展平后呈狭卵形至卵状披针形，先端长渐尖，基部钝圆，两侧不等，边缘有细锯齿。鲜叶片揉之有臭气。气微，味微苦。

【成分】 陆英全草含黄酮类、酚性成分、鞣质、糖类、绿原酸（chlorogenic acid），种子含氰苷类[1]。

【药性】 甘、微苦，平。归肝经。

1.《本经》："味苦，寒。"

2.《别录》："味酸，温。"

3.《药性论》："味苦、辛，有小毒。"

4.《日华子》："味苦，凉，有毒。"

5.《长沙药解》："味酸，微凉。入足厥阴肝经。"

6. 广州部队《常用中草药手册》："酸，平。"

7.《全国中草药汇编》："甘淡、微苦，平。"

【功用主治】 祛风除湿，舒筋活血。主治风湿痹痛，中风偏枯，水肿，黄疸，癥积，痢疾，跌打损伤，产后恶露不行，风疹，丹毒，疥癞，扁桃体炎，乳痈。

1.《本经》："主骨间诸痹，四肢拘挛疼酸，膝寒痛，阴痿，短气不足，脚肿。"

2.《别录》："主风瘙瘾疹，身痒湿痹，可作浴汤。"

3.《药性论》："能捋风毒，脚气上冲，心烦闷绝，主水气虚肿。风瘙皮肌恶痒，煎取汤入少酒，可俗（浴）之。"

4.《长沙药解》："行血通经，消瘀化凝。疗水肿，逐湿痹，下癥块，破瘀血，洗隐疹风瘙，敷脚膝肿痛。"

5.《天宝本草》："洗痣、疮，去毒。"

6. 广州部队《常用中草药手册》："发汗利尿。主治肾炎水肿，脚气水肿。"

7.《浙江药用植物志》："活血祛瘀，消肿止痛。治跌打损伤，烫伤，风湿痹痛，荨麻疹。"

8.《福建药物志》："利水消肿，除湿止痛。治肝炎，痢疾，

1.《本草拾遗》:"辛,温,无毒。"

2.《广西药用动物》:"性温,味辛、苦。"

【功用主治】 辟秽行气,止痛安神。主治心腹卒痛,疝痛,骨折疼痛,梦寐不安。

1.《本草拾遗》:"主中恶,鬼气,飞尸,蛊毒,心腹卒痛,狂邪鬼神,功似麝。"

2.《广西药用动物》:"宣窍,行气,止痛。"

3.《中国动物药》:"治疝痛及骨折疼痛。"

4.《常见药用动物》:"辟秽。"

【用法用量】 内服:入丸、散,每次0.3~1 g。外用:研末调敷。

2448 尾花细辛 wěi huā xì xīn (《贵州中草药名录》)

【异名】 白三百棒、白马蹄香、魂筒草、铁螃蟹(《贵州草药》),花脸细辛、小麻药、土细辛、蜘蛛香、金耳环(《云南中草药》),马蹄香、马蹄金(《福建药物志》),白倒插花(《贵州中草药名录》)。

【基原】 为马兜铃科细辛属植物尾花细辛、花叶尾花细辛的全草。

【原植物】 1. 尾花细辛 *Asarum caudigerum* Hance

多年生草本,全株被散生柔毛。根茎粗壮。叶柄长5~20 cm,有毛;芽胞叶卵形或卵状披针形,背面和边缘密生柔毛;叶片阔卵形、三角状卵形或卵状心形,长4~10 cm,宽3.5~10 cm,先端急尖至长渐尖,基部耳状或心形,上面深绿色,疏被长柔毛,下面毛较密。花被绿色,被紫红色圆点状短毛丛;花梗长1~2 cm,有柔毛;花被裂片直立,喉部稍缢缩,内壁有柔毛和纵纹,先端骤窄成细长尾尖,尾长可达1.2 cm,外面被柔毛;雄蕊比花柱长,花丝比花药长,药隔伸出,锥尖或舌状;子房下位,花柱先端6裂,柱头顶生。蒴果近球形,直径约1.8 cm,具宿存花被。花期4~5月,云南、广西可晚至11月。

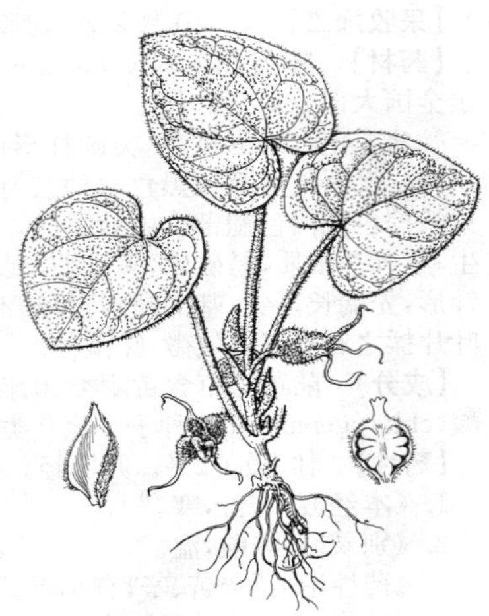

尾花细辛

生于林下阴湿处或溪边。分布于浙江、福建、江西、湖北、湖南、广东、广西、四川、贵州、云南、台湾等地。

2. 花叶尾花细辛 *A. caudigerum* Hance var. *cardiophyllum* (Franch.) C. Y. Cheng et C. S. Yang

与尾花细辛相似,但叶面有白色点状或块状花斑。花期3月。

生于林下阴湿地。分布于四川、贵州、云南等地。

【采收加工】 4月至11月采收,阴干。

【药材】 尾花细辛 *Herba Asari Caudigeri* 尾花细辛主产于广东、广西、云南、四川、湖南、江西、福建、浙江;花叶尾花细辛主产于四川、贵州、云南。

性状 尾花细辛 根茎不规则圆柱形,具短分枝;表面灰棕色,粗糙,有环形的节。根细长,密生节上;表面浅灰色,有纵皱纹。质脆,易折断,断面灰黄色。叶片阔卵形、三角状卵形、卵状心形,上面深绿色,疏生长柔毛,下面毛较密。气芳香,味麻辣,略有麻舌感。

花叶尾花细辛 叶上面有白色点状或块状花斑。

【成分】 尾花细辛全草(干品)含挥发油0.4%,主要成分有:龙脑(borneol),4-松油烯醇(terpinen-4-ol),α-松油醇(α-terpineol),萘(naphthalene),乙酸龙脑酯(bornyl acetate),黄樟醚(safrole),乙酸松油醇酯(terpinyl acetate),甲基丁香油酚(methyl eugenol),甲基异丁香油酚(methyl isoeugenol),肉豆蔻醚(myristicin),榄香脂素(elemicin),异榄香脂素(isoelemicin)[1]。

【药性】 1.《贵州草药》:"辛,温,有小毒。"

2.《云南中草药》:"微辛、涩。"

【功用主治】 温经散寒,化饮,止痛。主治风寒感冒,头痛,咳嗽哮喘,风湿痹痛,跌打损伤,牙痛,口舌生疮,疮疡肿毒。

1.《贵州草药》:"散寒,祛痰止咳,活血。"

2.《云南中草药》:"散瘀消肿,止咳止痛。主治感冒咳嗽,支气管炎,哮喘,口腔炎,喉炎,胃痛,风湿关节痛,小儿疳积,神经衰弱,阳萎,跌打肿痛,骨折。"

3.《福建药物志》:"主治颈淋巴结核,无名肿毒。"

4.《广西民族药简编》:"治大腿骨髓炎(仫佬族),胃寒痛(壮、侗族)。"

【用法用量】 内服:煎汤,3~6 g。外用:鲜草,捣敷。

【宜忌】 阴虚头痛,肺热咳嗽及孕妇禁服。

【选方】 1. 治痰饮咳嗽,喉痒,吐清痰 白三百棒3~6 g。煎水服,每日3次。或用白三百棒6 g,煎酒120 g,分3次服完。

2. 治跌打损伤 白三百棒6 g,土鳖虫9 g,泡酒90 g。每次服15 g,每日3次。亦可搽患处,或将药渣捣烂敷患处。(1、2方出自《贵州草药》)

3. 治神经衰弱,阳萎 尾花细辛9 g。煎服或炖肉吃。(《云南中草药》)

4. 治腿部骨髓炎 尾花细辛叶捣烂敷。(《广西民族药简编》)

5. 治蛀牙痛 土细辛(尾花细辛)鲜叶适量,搓烂塞蛀牙洞内;另用土细辛6 g,石膏60 g,水煎服。(《福建药物志》)

2449 尾叶稀子蕨 wěi yè xī zǐ jué (《中国药用孢子植物》)

【基原】 为稀子蕨科稀子蕨属植物尾叶稀子蕨的全草。

【原植物】 尾叶稀子蕨 *Monachosorum flagellare* (Maxim.) Hayata [*Polypodium flagellare* Maxim.]

陆生蕨类,植株高约40 cm。根茎短,平卧而斜升,顶部有棕色短腺毛,下部密生须根。叶簇生,直立;叶柄细瘦,长7~18 cm,粗1~1.5 mm,腹面有狭沟,连同叶轴疏生淡棕色短腺毛;叶片膜质,宽披针形或长卵形,长

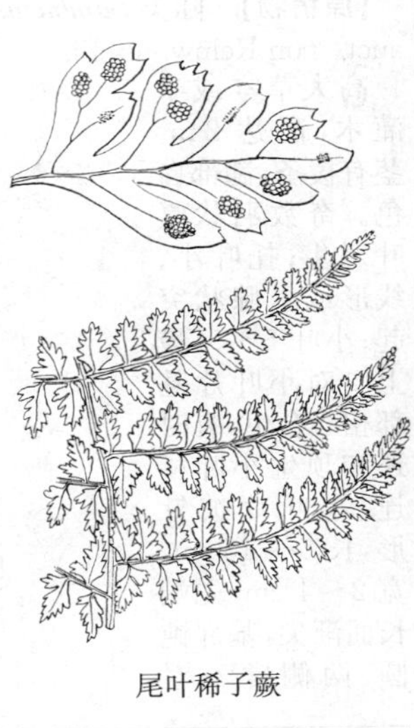

尾叶稀子蕨

生活于丘陵山地的树林或灌木丛地带。夜行性，听觉灵敏，行动敏捷。杂食，但以动物性食料为主。分布于我国秦岭和长江流域以南及西藏等地。

2. 小灵猫 *Viverricula indica* Desmarest [*Veverra indica* Desmarest] 又名：笔猫、斑灵猫、麝猫、七间狸、乌脚狸、包公狸、果子狸(《中国药用动物志》)。

体形小于大灵猫，个体几与家猫相近，体长 40～60 cm，体重 2～4 kg。耳短宽，双耳前缘甚为靠近；前额较窄；尾长约为头及体长的 1/3；背部无黑色鬣毛带纹。香囊不如大灵猫发达，但仍能分泌灵猫香。体毛为深灰棕色。背中与两侧的 5 条棕黑色带纹较为明显，其体两侧带纹下方具有大小不等的黑纵列斑点；尾有 6～8 个黑色环，其间隔有灰白色环；尾尖为灰白色。

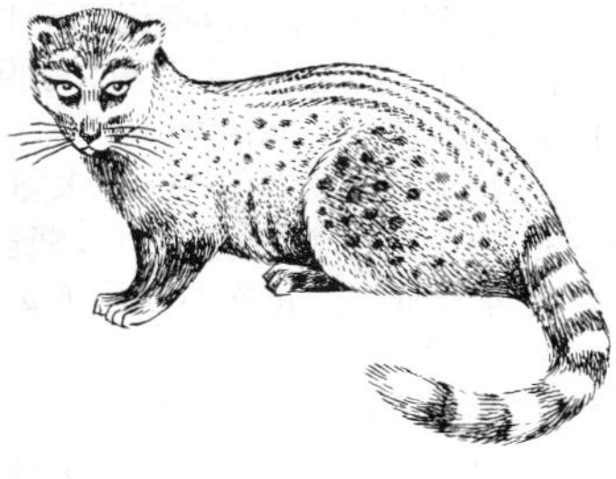

小灵猫

栖息于多树的山地、灌丛、草丛等地。昼伏夜出，杂食。分布于我国淮河流域、长江流域、珠江流域以及福建、湖南、海南、云南、西藏、台湾等地。

大灵猫、小灵猫均为国家二级保护动物，禁止滥捕。

本动物的肉(灵猫肉)亦供药用，另设专条。

【养殖】 生活习性　大灵猫昼伏夜出，营独居生活，行动敏捷，听觉灵敏。以小兽、小鸟、鱼、蛙、蟹为食，也食昆虫、野果及家禽。泌香量大于小灵猫。小灵猫喜独居，夜行性，喜攀树，能游泳，行动灵敏，胆小怕惊。爱干燥和清洁，一般不在洞中排便。主要活动在丘陵地带，栖居于各种洞穴之中。食性广而杂，以小型兽类、鸟、蛇、蜥蜴、蛙、鱼及其卵类、昆虫和野菜、根茎等为食。

养殖技术　在人工养殖条件下，2 岁以上即有繁殖能力。雌兽春、秋季均可发情，发情期 3～5 d。发情时雌兽叫声频繁，这时，选择健壮的雄性灵猫，放对到雌兽笼中，使之求偶、交配。交配时间很短，多在夜间进行。妊娠期为 78～116 d，大多在 90 d 左右。已确定妊娠的母兽应立即与雄兽分开单笼饲养。保持环境安静，多供给动物性饲料。临产前 1 星期即停止打扫笼舍，切勿惊扰雌兽。产仔时严禁外人参观。初生仔猫体长 20～30 cm，体重 75～120 g。每胎 1～5 仔，多为 3 仔。初生仔猫闭眼嗜睡。1 星期后睁眼，35 d 后即可爬行到舍外活动，3 月龄时可断奶分窝。幼猫每日饲喂 2 次。

饲养管理　灵猫为杂食性。人工饲养时可投给蚕蛹、虾壳、杂鱼、畜禽内脏等动物性饲料；玉米饼、糠麸、大麦芽及瓜菜类植物性饲料；并配合以骨粉、微量元素及维生素添加剂等。煮拌成粥状，每日下午 4～5 时饲喂 1 次。一般在前半夜都吃完，后半夜在穴室内静卧。对灵猫的笼舍应每日清洗，保持清洁卫生，防寒保暖。尤其是在冬季或梅雨季节，勿使雪、雨浸袭湿透皮毛而影响健康。

【采收加工】 灵猫经常在笼舍四壁摩擦，分泌出具有香味的油质膏，春季发情时泌香量最大。初泌的香膏为黄白色，经氧化而色泽变深，最后形成褐色。初香带有腥臊味，日渐淡化。

取香有三种方式：一为"刮香"。即是将灵猫隔离，然后用竹刀将抹在木质上的香膏刮下，每隔 2～3 d 取 1 次。二为"挤香"，将灵猫渡入取香笼中，人工予以固定，拉起尾巴，紧握后肢，擦洗外阴部，扳开香囊开口，用手捏住囊后部，轻轻挤压，油质状香膏即可自然泌出，及时收集。取香后要在外阴部涂抹甘油，遇有充血现象可抹抗生素或磺胺软膏，防止发炎。三为"割囊取香"(即杀猫取香)。人工养殖的灵猫有的冬季取皮或意外伤亡，即可割下香囊，而后将香囊阴干或烘干，或将香囊中的香膏挖出，这种香一般称为"死香"。

【药材】 灵猫香 *Zibethum*　主产于浙江、四川、云南等地。销全国。

性状　鲜品为蜂蜜样的稠厚液，白色或黄白色，经久则色泽渐变，由黄色变成褐色，质稠呈软膏状。气香似麝香而浊，味苦。

取本品置于手掌中，搓之成团，染手；取本品少量，用火点之，则燃烧而发明焰；将本品投入水中，不溶。

【成分】 1. 大灵猫分泌物　灵猫香中含多种大分子环酮：灵猫香酮(civetone)，即 9-顺环十七碳烯-1-酮(9-*cis*-cycloheptadecen-1-one)，5-顺-11-顺环十七碳二烯酮(5-*cis*-11-*cis*-cycloheptadecadienone)；环十七碳酮(cycloheptadecanone)；9-顺环十九碳烯酮(9-*cis*-cyclononadecenone)6%；6-顺环十七碳烯酮(6-*cis*-cycloheptadecenone)；环十六碳酮(cyclohexadecanone)以及相应的醇和酯。尚含吲哚(indole)[1]。

2. 小灵猫分泌物　小灵猫分泌物含多个大分子环酮：灵猫香酮(civetone)，环十五酮(cyclopentadicanone)为主[1]。

【药理】 1. 抗炎作用　灵猫香醇提取物对巴豆油所致小鼠耳水肿及醋酸所致小鼠腹膜炎有明显抑制作用，但对琼脂及鲜酵母所致大鼠足底肿与棉球所致大鼠肉芽肿的炎症模型，只有在很大剂量下才显示抗炎作用；灵猫香醇提取物可协同蟾蜍或牛黄的消炎作用[1]。

2. 镇痛作用　灵猫香醇提取物 0.5～2.0 g/kg 及总大环酮 0.16 g/kg，口服经小鼠和大鼠扭体法实验证明有镇痛作用，且有剂量依赖关系。总大环酮小鼠醋酸法的 ED_{50} 为 0.21±0.12 g/kg，醇提取物小鼠醋酸法、小鼠乙酰胆碱法与大鼠醋酸法的 ED_{50} 分别为 1.68±0.86，1.14±0.39，0.51±0.22 g/kg。在小鼠热板法，总大环酮口服的 ED_{50} 为 0.18±0.07 g/kg，醇提取物腹腔给药的 ED_{50} 为 0.36±0.18 g/kg，醇提取物的作用于给药后 30 min 出现，1～2 h 达高峰，4 h 后恢复。总大环酮的作用出现稍迟，但到 4 h 仍显示作用。醇提取物腹腔给药时小鼠电刺激法的 ED_{50} 为 34±0.15 g/kg，其作用持续至 2 h 后已趋恢复[2]。

3. 对中枢神经的作用　灵猫香对大鼠的戊巴比妥钠的催眠实验表明，灵猫香可缩短其睡眠时间，而且可拮抗戊巴比妥的毒性。受试动物血中及全脑中的戊巴比妥含量均显著低于对照组[3]。灵猫香对小鼠抗惊厥实验表明较苯妥英钠抗电惊厥作用强[4]。而对雄性小鼠的硝酸士的宁实验表明有协同作用，对照组抽痉发生率为 60%，灵猫香组为 90%，说明灵猫香对低级中枢有兴奋作用[3]。

4. 对子宫的作用　灵猫香对多数未孕大鼠子宫有兴奋作用。对早孕家兔子宫均呈兴奋作用，但有时出现痉挛现象[4]。对离体子宫具有兴奋作用，不论雄性、雌性的灵猫香，均与麝香具有相同的兴奋作用[3]。

毒性　灵猫香对小鼠口服的半数致死量(LD_{50})为 33.5 ml/kg，其毒性较低[3]。灵猫香与蟾蜍合用可显著增强蟾蜍的毒性，可致受试小鼠发生剧烈抽痉、死亡[1]。

【药性】 辛，温。

第二次在10～11月。同时结合施氮磷钾复合肥2次，可提高产量。

病虫害防治　有细菌性软腐病和排草斑枯病，为害叶片、茎秆等，①田间病叶率达到1%～2%或烂顶率达0.1%，可用农用链霉素加75%百菌清可湿性粉剂500倍液防治，效果可达80%～90%以上。残效期1个月左右。②冬季清园处理和烧毁残体，减少越冬病源。③种植时进行种苗消毒。

【采收加工】　以冬季采收为好，其产量多，质量好。将全株拔起，去净泥沙，烘干或阴干。为了继续生产，只采收地上部分，从根部4～5 cm处割收，不除掉根，以利再生。

【药材】　灵香草 *Herba Lysimachiae Foenumgraeci* 主产于广西、广东、四川、云南、贵州等地。

性状　根须状，棕褐色，茎呈类圆柱形，表面灰绿色或暗绿色，有纵纹及棱翅，棱边多向内卷，茎下部节上生有细根；质脆，易折断，断面类圆形，黄白色。叶互生，叶片多皱缩，展平后呈卵形、椭圆形，先端微尖，基部楔形具翼，纸质，有柄。叶腋有时可见球形蒴果，类白色，果柄细长，具宿萼，果皮薄，内藏多数细小的棕色种子，呈三角形。气浓香，味微辛、苦。

鉴别　(1)茎横切面：类圆形，有5个突出的棱脊。表皮细胞类方形或略切向延长，外壁厚，角质层明显，有少数腺毛。皮层细胞5～7列，类圆形或椭圆形，棱脊处17～19列薄壁细胞，其下方有一维管束。中柱鞘部位纤维束断续排列成环。木质部导管、木薄壁细胞、射线细胞均木化。髓大，细胞多角形，有壁孔。

(2)取本品200 g提取挥发油。将油溶于乙醇2 ml中。取挥发油乙醇液0.5 ml 3份移入3只小试管中。一管加5%香草醛浓硫酸试剂2滴，溶液呈紫色(检查芳樟醇)；二管加5%三氯化铁乙醇溶液2滴，溶液呈褐色(检查酚类)；三管加2，4-二硝基苯肼试剂2滴，溶液析出红色沉淀(检查醛酮类)。

(3)薄层色谱：取本品挥发油的(1∶10)乙醚溶液作供试品液；另取芳樟醇、十六酸、邻甲酚、麝香草酚作对照品，点样于硅胶G(青岛)薄板上，以正己烷-乙酸乙酯(8.5∶1.5)展开，用以下显色剂显色：5%香草醛浓硫酸、0.5%溴酚蓝乙醇溶液、5%三氯化铁乙醇溶液，后于80 ℃烤5 min。供试品色谱中，在与对照品色谱的相应位置上显相同颜色的斑点。

【成分】　全草含挥发油，有机酸，烷烃，萜类，酚类等。主要成分有二十九烷(nonacosane)，三十一烷(hentriacontane)，豆甾醇(stigmasterol)，豆甾醇-3-O-β-D-葡萄糖苷(stigmasterol-3-O-β-D-glucoside)，α-菠菜醇(α-spinasterol)，12-甲基十三烷酸(12-methyl tridecoic acid)，二十二烷酸(docosanoic acid)，16-甲基十七烷酸甲酯(16-methyl heptadecanoic acid methyl ester)[1]，十六酸(hexadecanoic acid)，十七酸(heptadecanoic acid)和六氢金合欢烯酰丙酮(hexahydrofarnesyl acetone)[2]。

【药理】　1. 抗病毒作用　本品水煎剂(75%)在鸡胚内有抑制及灭活流感病毒的作用[1]。

2. 对生殖的影响　本品的乙醇浸出物有抑制大鼠和家兔排卵的作用。小鼠服本品后取其卵巢，切片染色，可观察到黄体显著减少或消失及成熟卵的减少现象。经初步实验，本品的总苷可能有抑制小鼠受精卵着床作用[1]。

【药性】　辛、甘，平。

1.《广西中药志》："味甘，气香，性平，无毒。"

2.《湖南药物志》："甘、微辛，平。无毒。有特异香气。"

【功用主治】　解表，辟秽，镇痛，驱蛔。主治流感、瘟疫头痛，咽喉肿痛，牙痛，胸腹胀满，蛔虫病。

1.《广西中药志》："散风寒，辟瘟疫岚瘴。治时邪感冒头痛。"

2.《广西本草选编》："清热行气，止痛驱虫。主治牙痛，咽喉肿痛，胸腹胀满，蛔虫病。"

3.《湖南药物志》："用于头风旋运，痰逆恶心，懒食。"

【用法用量】　内服：煎汤，9～15 g；或煎水含漱。

【选方】　1. 治感冒头痛，胸腹胀满　灵香草茎、叶9～15 g。水煎服。

2. 治牙痛　灵香草茎、叶水煎含漱，或加升麻、细辛。

3. 治头风眩晕，痰逆恶心，懒食　灵香草茎、叶，配藿香、香附等分研末。每次茶送服6 g，每日3次。(1～3方出自《湖南药物志》)

4. 治蛔虫症　驱蛔虫草9～15 g。水煎，于睡前1次内服；亦可用15～30 g鲜叶，或鲜嫩枝尖切细，炖鸡蛋1次服。小儿用量减半。(《云南中草药选》)

2446 灵猫肉 líng māo ròu (《纲目》)

【基原】　为灵猫科灵猫属动物大灵猫 *Viverra zibetha* Linnaeus 和小灵猫属动物小灵猫 *Viverricula indica* Desmarest 的肉。

【原动物】　参见"灵猫香"条。

【采收加工】　捕得灵猫后杀死，取肉煮食。

【药性】　《纲目》："甘，温，无毒。"

【功用主治】　温中，助阳。主治脘腹冷痛，阳痿。

1.《本草求原》："暖胃。"

2.《广西药用动物》："温补助阳。"

【用法用量】　内服：煮食，125～250 g。

2447 灵猫香 líng māo xiāng (《国药的药理学》)

【异名】　灵猫阴(《本草拾遗》)。

【基原】　为灵猫科灵猫属动物大灵猫、小灵猫属动物小灵猫香腺囊中的分泌物。

【原动物】　1. 大灵猫 *Viverra zibetha* Linnaeus　又名：文狸(《楚辞》)，灵狸(杨孚《异物志》)，灵猫(《本草拾遗》)，香狸(《酉阳杂俎》)，香猫(《丹铅杂录》)，山狸(《坤舆图说》)，九节狸、九江狸、五间狸、七支狸、青鬃、禾狸(《中国动物药志》)。

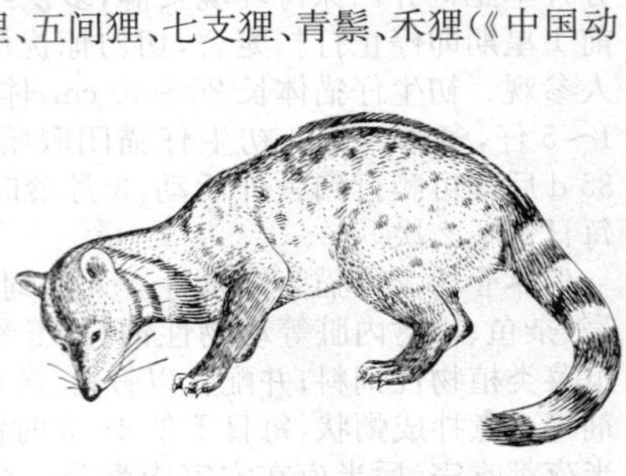

大灵猫

大小与家犬相似，体长60～80 cm，体重6～10 kg。体形细长，吻部略尖，四肢较短，尾长过体长之半。体毛粗硬，尾毛柔软致密。雌雄体于肛门与外生殖器间均有发达的外分泌腺(香腺囊)。腺口有一突出的片状薄瓣，可启闭。体毛浅灰棕色，并点缀有不甚规则的黑褐色斑纹；头、额、唇均为灰白色；沿中央从头后直到尾基部，有一条黑色的鬣毛纵纹；四肢黑褐色；尾有黑白相间的闭锁色环，白窄黑宽。

稀糕糊丸，麻子大。每服二十丸，食前石菖蒲，生姜汤下。(《仁斋直指附遗方》灵砂丹)

4. 治虚人夜不得睡，梦中惊魇，自汗，心悸　灵砂一钱(研)，人参半钱，酸枣仁一钱。为末，红枣去核取肉为丸。临卧时枣汤送下五七丸。(《简易普济良方》)

5. 治精脱自泄　灵砂(水飞)、龙骨(火煅，飞)各一两，缩砂仁、诃子(最小者，热灰略炮，取出捶取肉)各五钱。上为末，糯米糊为丸，如绿豆大。每服十丸、十五丸，至二十丸、三十丸，早晨温酒下，临卧熟水下。(《普济方》秘精丹)

【各家论述】 1.《纲目》：灵砂"升降阴阳，既济水火，为扶危拯急之神丹，但不可久服耳。苏东坡言，此药治久患反胃，及一切吐逆，小儿惊吐，其效如神，有配合阴阳之妙故也。时珍常以阴阳水送之尤妙。"

2.《本草经疏》："灵砂虽称水火既济，阴阳配合，然而硫汞有毒，性亦下坠，止可借其坠阳交阴，却病于一时，安能资其养神益气，通灵于平日哉。"

3.《本草求真》："盖水银性秉最阴，硫黄性秉纯阳，同此煎熬，合为一气，则火与水交，水与火合，而无亢腾飞越之弊矣。故凡阳邪上浮，下不交而至虚烦狂躁、寤寐不安、精神恍惚者，用此坠阳交阴，则精神镇摄，而诸病悉去。"

2444 灵寿茨 líng shòu cí (《陕西中草药》)

【基原】 为清风藤科泡花树属植物泡花树和笔罗子的根皮。

【原植物】 1. 泡花树 *Meliosma cuneifolia* Franch.　又名：黑果木、龙须木(《中国树木分类学》)，降龙木(《陕西中草药》)，山漆槁(《中国植物志》)，降龙树(《四川省中药资源普查名录》)。

落叶灌木或乔木，高3～9 m。树皮黑褐色，小枝暗黑色，无毛。单叶互生；叶柄长1～2 cm；叶片倒卵状楔形或狭倒卵状楔形，长8～12 cm，宽2.5～4 cm，先端短渐尖，中部以下渐狭，约3/4以上具侧脉伸出的锐尖齿，叶面初被短粗毛，叶背被白色平伏毛；侧脉每边16～20条，纸质。花两性，圆锥花序顶生，长15～20 cm，被短柔毛；萼片5，宽卵形，外面2片具缘毛；花瓣5，外面3片近圆形，有缘毛，内面2片较小，2裂达中部，裂片狭卵形，锐尖，外边具缘毛；发育雄蕊2；花盘具5细齿；雌蕊长约1.2 mm，子房高约0.8 mm。核果扁球形，核三角状卵形，顶基扁，腹部近三角形，具不规则的纵条凸起或近平滑，中肋在腹孔一边显著隆起延至另一边，腹孔稍下陷。花期6～7月，果期9～11月。

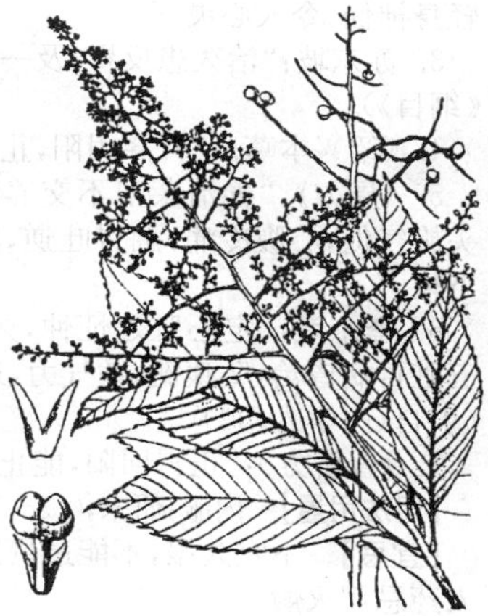

泡花树

生于海拔650～3 300 m的落叶阔叶树种或针叶树种的疏林或密林中。分布于西南及河南、湖北、西藏、陕西、甘肃等地。

2. 笔罗子 *M. rigida* Sieb. et Zucc.　参见"笔罗子"条。

【采收加工】 9～12月采挖根部，剥取根皮，鲜用或晒干。

【药性】 甘、微辛，平。

1.《陕西中草药》："味甘、微辛，性平。"

2.《全国中草药汇编》："酸，平。"

【功用主治】《陕西中草药》："清热解毒，镇痛，利水。主治无名肿毒，毒蛇咬伤，臌胀水肿。"

【用法用量】 内服：煎汤，6～15 g。外用：鲜品捣敷。

【选方】 治无名肿毒　鲜笔罗子根皮、鲜独蒜兰各适量。捣烂外敷患处。(《浙江药用植物志》)

2445 灵香草 líng xiāng cǎo (《广西中药志》)

【异名】 蒙州零陵香(《本草图经》)，排草(《植物名实图考》)，香草、零陵香、广零陵香、熏草(《广西中药志》)，熏衣草(《广西本草选编》)，驱蛔虫草、驱虫草、闹虫草(《云南中草药选》)，尖叶子(云南)。

【基原】 为报春花科珍珠菜属植物灵香草的全草。

【原植物】 灵香草 *Lysimachia foenum-graecum* Hance

多年生草本，高20～60 cm。全株平滑无毛，干后有浓烈香气。越年老茎匍匐，发出多数纤细的须根，当年生茎部为老茎的单轴延伸，上升或近直立，草质，具棱，棱边有时呈狭翅状，绿色。叶互生，位于茎端的通常较下部的大1～2倍；叶柄长5～12 mm，具狭翅；叶片广卵形至椭圆形，长4～11 cm，宽2～6 cm，先端锐尖或稍钝，具短骤尖头，基部渐狭或为阔楔形，边缘微皱呈波状，草质，干时两面密布极不明显的下陷小点和稀疏的褐色无柄腺体，侧脉3～4对，网脉通常不明显。花单出腋生；花梗纤细；花萼淡绿色，5深裂，裂片卵状披针形或披针形，先端渐尖，有时呈钻状，草质，两面多少被褐色无柄腺体；花冠黄色，5深裂，裂片长圆形，先端圆钝；雄蕊5，花丝基部与花冠合生约0.5 mm，分离部分极短，基部心形，顶孔开裂；子房上位，1室，胚珠多数，花柱棒状。蒴果近球形，果皮灰白色，膜质，不开裂或先端浅裂。种子细小，多数，黑褐色，有棱角。花期5月，果期8～9月。

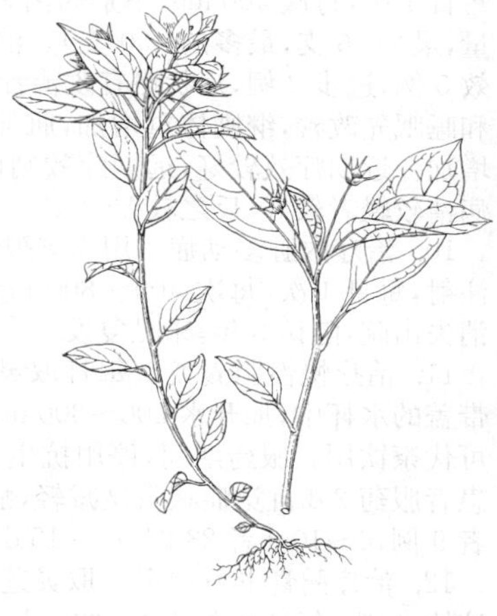

灵香草

生于海拔800～1 700 m的山谷溪边和林下腐殖质土壤中。分布于湖南、广东、广西、四川、贵州、云南等地。

【栽培】 生物学特性　喜阴凉和湿润气候，夏秋高温季节日均温度不超过30 ℃为宜。土壤宜选深山阴凉湿润，具有落叶层而富含腐殖质排水良好的杂木林地。

繁殖方法　扦插繁殖。扦插繁殖：每年4～5月进行，选取粗壮、无病虫害的当年生植株，剪取长4～5 cm的插条，每插条带1～2片叶，按行株距6 cm×5 cm扦插，入土3/4为宜，然后压紧，浇水，保持土壤湿润。

田间管理　每年除草两次，第一次在开花前(2～3月)，

显效 12 例,有效 10 例。13 例乙肝表面抗原阳性者,治疗 2 个月后 3 例转阴。多数患者治疗后食欲增加,肝区疼痛减轻,睡眠改善。肝脾肿大改变不明显。副作用有注射局部疼痛,约1/4病例出现全身或局部荨麻疹[7]。

7. 治疗神经衰弱　服用灵芝粉糖衣片,每片含灵芝粉 0.25 g。每日口服 3 次,每次 4 片,少数患者每日 2 次,每次 4～5 片。据 100 例观察,治疗 1 个月以上,显著好转者 61 例,好转 35 例,无效 4 例,总有效率为 96%。副作用:100 例患者中有 8 例便秘,7 例口干、舌苦,3 例咽干、唇起泡,3 例食欲差,3 例腹泻、腹胀,2 例胃反酸水,1 例胃痛。上述各例中除 1 例食欲差未持续用药外,其他症状在持续用药过程中自行消失[8]。

8. 治疗小儿特发性血小板减少性紫癜　用灵芝露(每 1 ml含生药 0.175 g)口服,每次 10～15 ml,每日 3 次,疗程 2 星期至 2 个月,共治 27 例,慢性型 14 例中显效 7 例,良效 2 例,进步 1 例,无效 4 例;急性型 13 例中显效 12 例,良效 1 例。服本药期间停用激素、免疫抑制剂等药物[9]。

9. 治疗萎缩性肌强直　用赤芝孢子粉注射液肌内注射,每日 1 次,每次 400 mg,个别病例短期每次 800 mg(注射总量,最少 96 支,最多的 450 支)。治疗 10 例,治疗结果:显效 5 例,进步 2 例,症状略有改善者 3 例。患者大多是食欲和睡眠先改善,继则体重增加,肌强直缓解,以后肌力逐渐增加。近期疗效较好,远期疗效则以年龄较小、病程较短、病情较轻者较好;反之较差[10]。

10. 治疗内脏多动症　用赤芝孢子粉制剂(即肌生)肌内注射,每日 1 次,每次 400～800 mg。治疗 2 例,所有症状消失出院,随访 8 年,未见复发[11]。

11. 治疗慢性胆囊炎　每日取灵芝干品 10 g,切片放入带盖的水杯中,加开水 200～300 ml,浸泡 30～40 min 后即可代茶饮用。服药期间,停用抗生素及其他药物。大部分患者服药 2 d 自觉症状明显减轻,症状体征消失时间＜5 d 者 9 例,6～10 d 者 23 例,11～15 d 者 5 例,全部有效[12]。

12. 治疗鹅膏毒蕈中毒　取灵芝 200 g,加水煎成 600 ml 液体,口服,每日 3 次,每次 200 ml。以 7 d 为 1 个疗程,一般用 1～2 个疗程。治疗 25 例,临床症状均全部消失,STB、BA、ALT、AST 检测指标均恢复正常或接近正常[13]。

2443 灵砂 líng shā (《证类本草》)

【异名】 二气砂(《证类本草》),神砂(《增广验方新编》),平口砂、马牙砂、人造朱砂(《中药志》)。

【基原】 以水银和硫黄为原料,经人工加热升华而制成的硫化汞(HgS)。

【药材】 灵砂 *Cinnabar Artificial*　主产黑龙江、广东、四川、贵州。

性状　本品为针柱状集合体,呈扁平块状,完整者呈盆状,上表面平坦,底面圆滑,或一面平坦另面粗糙,有小孔;侧面结晶呈直立针柱状,似栅状排列。红色、暗红色或紫红色;条痕红色,不透明;晶面金刚光泽。体重,质脆而软,易碎。无臭,味淡。

鉴别　(1) 反射偏光镜下:灰色、微黄色。内反射亮红色。偏光颜色常被内反射掩盖。反射率 27%(伏黄)。斜交解理明显,相当强的非均质性。

透射偏光镜下:为红色,透明。具多色性:*Ne* 橙红-红色,*No* 暗红色。平行消光。一轴晶。正光性。

(2) 取本品粉末,用盐酸湿润后,在光洁的铜片上摩擦,铜片表面显银白色光泽。加热烘烤后,银白色即消失(检查汞盐)。

(3) 取本品粉末 2 g,加盐酸与硝酸(3∶1)的混合液2 ml,使溶解,蒸干,加水 2 ml 使溶解,滤过,滤液显汞盐与硫酸盐的鉴别反应。参见“朱砂”条。

(4) X 射线衍射分析:3.61(1),3.38(2),2.88(＞10),2.38(1)。

品质标志　《中华人民共和国卫生部药品标准》规定:本品含硫化汞(HgS)不得少于 98.0%。

【成分】 主要含硫化汞(HgS)[1]。

【药理】 毒性　给大鼠口服给予硫化汞5 mg/kg、50 mg/kg、250 mg/kg 及 500 mg/kg 连续 3 d,肝脏中之谷胱甘肽及 8-羟脱氧鸟苷(8-OH-dG)并未随硫化汞之投予而有降低或升高之现象;肾脏中未发现脂质过氧化现象,但是谷胱甘肽有下降之现象,而且肾脏细胞中之 8-OH-dG 呈剂量关系之上升。肾脏中汞之含量亦随给予汞剂量之增加而升高,电子显微镜镜检则发现肾小管近端细胞内之溶酶体有明显增加之趋势。说明汞对肾细胞上的 DNA 造成氧化性伤害,但其作用机制仍待更进一步之研究[1]。

【药性】 甘,温,有毒。归心、胃经。

1.《证类本草》:“味甘,性温。无毒。”

2.《本草求真》:“入胃。”

【功用主治】 祛痰降逆,安神定惊。主治头晕吐逆,反胃,小儿惊吐噎膈,心悸,怔忡,失眠。

1.《青霞子》:“可疗风冷。”

2.《证类本草》:“主五脏百病,养神,安魂魄,益气明目,通血脉,止烦满,益精神,杀精魅恶鬼气,久服通神明,不老轻身神仙,令人心灵。”

3. 苏东坡:“治久患反胃,及一切吐逆,小儿惊吐。”(引自《纲目》)

4.《绍兴本草》:“升降阴阳,止逆定吐。”

5.《局方》:“善治荣卫不交养,阴阳不升降。上盛下虚,头旋气促,心腹冷痛,翻胃吐逆,霍乱转筋,脏腑滑泄,赤白下痢。”

6. 李东垣:“定心脏之怔忡,久服令人心灵。一切痼冷,五脏百病皆治,坠痰涎,益气力,通血脉,止烦,辟恶,明目。”(引自《医学入门》)

7.《普济方》:“正胃回阳,能止呕吐,温利痰涎。”

【用法用量】 内服:研末,0.3～1 g,每日 1 次;或入丸、散。

【宜忌】 不宜久服,不能过量。虚证者慎服。孕妇禁服。入药忌用火煅。

1.《证类本草》:“恶磁石,畏咸水。”

2.《局方》:“忌猪羊血、绿豆粉、冷滑之物。”

3.《纲目》:“不可久服。”

4.《本草经疏》:“凡胃虚呕吐,伤暑霍乱,肺热生痰,病属于虚,非关骤发者,咸在所忌。”

【选方】 1. 治脾疼翻胃　灵砂一两,蚌粉一两(二味同炒略变色,研细),丁香、胡椒各四十九粒。上为末,生姜自然汁煮半夏糊丸,梧桐子大。每服三十丸,翻胃生姜汤吞,虚人脾痛炒盐汤下,煨汤尤佳。(《普济方》粉灵砂)

2. 治翻胃鬲食肠结呕吐　灵砂一钱,玄明粉三钱。上为末,每服五分,拌豆腐吃下毕,饮酒一杯。(《古今医统》灵砂玄明粉)

3. 治冷气乘心作痛　灵砂三分,五灵脂二分。研极细,

1.《本经》："赤芝主胸中结，益心气，补中，增智慧不忘。久食轻身不老延年神仙。""紫芝主耳聋，利关节，保神，益精气，坚筋骨，好颜色。久服轻身不老延年。"

2.《本草经集注》："紫芝疗痔。"

3.《新修本草》："赤芝安心神。"

4.《纲目》："紫芝疗虚劳。"

5.《中国药用植物图鉴》："治神经衰弱、失眠、消化不良等慢性疾病。"

6.《全国中草药汇编》："滋养强壮。主治头晕，失眠，神经衰弱，高血压病，血胆固醇过高症，肝炎，慢性支气管炎，哮喘，矽肺，风湿性关节炎；外用治鼻炎。"

7.《中国传统补品补药》："养心安神，补肺益肝。适用于血不养心，心悸失眠健忘，肺虚咳喘，日久不愈，以及肝炎恢复期，神疲纳呆等症。"

8.《灵芝》："治老年慢性气管炎咳嗽气喘。"

【用法用量】 内服：煎汤，10～15 g；研末，2～6 g；或浸酒。

【宜忌】《本草经集注》："薯预为之使。得发良。恶恒山。畏扁青、茵陈蒿。"

【选方】 1. 治积年胃病　木灵芝 1.5 g，切碎，用老酒浸泡服用。(《杭州药用植物志》)

2. 治神经衰弱，心悸头晕，夜寐不宁　灵芝 1.5～3 g。水煎服，每日 2 次。

3. 治慢性肝炎，肾盂肾炎，支气管哮喘　灵芝焙干研末，开水冲服，每服 0.9～1.5 g，每日 3 次。

4. 治冠心病　灵芝切片 6 g，加水煎煮 2 h，服用，早晚各 1 次。

5. 治误食毒菌中毒　灵芝 120 g，水煎服。(2～5 方出自刘波《中国药用真菌》)

6. 治鼻炎　灵芝 500 g，切碎，小火水煎 2 次，每次 3～4 h，合并煎液，浓缩后用多层纱布过滤，滤液加蒸馏水至 500 ml，滴鼻，每次 2～6 滴，每日 2～4 次。(《全国中草药汇编》)

7. 治乳腺炎　灵芝 30～60 g。水煎服。

8. 治对口疮　灵芝研碎，桐油调敷患处。(7、8 方出自《湖南药物志》)

9. 治慢性气管炎、支气管炎和支气管哮喘　灵芝 110 g，黄连素 10 g，白色葡萄球菌(灭活)3.75 g，大肠杆菌(灭活)3.75 g。取以上四味，制成 1 000 片，包糖衣。口服，每次 3～4 片，每日 3 次。20～30 d 为 1 个疗程。(《江苏省药品标准》1985 年长白灵咳喘片)

【临床报道】 1. 治疗慢性支气管炎　采用灵芝制剂治疗慢性支气管炎 392 例，其中：①灵芝液，每日口服 2 次，每次 25～50 ml。②20%灵芝酊，每日 3 次，每次 10 ml。③复方灵芝片(灵芝与复方中药片剂同时应用)，灵芝，每日口服 3 次，每次 1 片(含量相当于灵芝生药 0.5 g)；复方中药片剂，每日口服 4 次，每次 4 片(每日总量相当于紫花地丁 30 g，侧柏叶 30 g，葶苈子 9 g)。疗程 1～3 个月。治疗结果：灵芝液组 133 例，近期治愈 8 例，显效 42 例，好转 63 例，无效 20 例；总有效率为 85.0%。灵芝酊组 121 例，近期治愈 9 例，显效 32 例，好转 46 例，无效 34 例；总有效率为 71.9%。复方灵芝片组 138 例，近期治愈 5 例，显效 34 例，好转 71 例，无效 28 例；总有效率为 79.9%。认为灵芝一般在服后 1～2 星期出现疗效，对咳嗽、咯痰、气喘三种症状均有效，对喘息型的疗效优于单纯型，中医分型中的痰湿型优于虚寒型，大多数患者服后食欲增加，睡眠好转，抗寒能力增强，感冒明显减少，并有较好远期疗效。其副作用很少，少数患者出现咽干、腹胀、头晕、便秘，一般不需停药[1]。

2. 治疗支气管哮喘　小儿患者每日注射灵芝注射液 1～2 ml(每 1 ml 含 0.5～1 g 生药)，连续注射 1 个月左右。治疗 27 例，显效 9 例，有效 14 例，无效 4 例。又以灵芝注射液每日 1 次 2 ml，于双侧定喘、丰隆、孔最等穴，交替行穴位注射，10 d 为 1 个疗程。治疗 14 例，显效 4 例，有效 5 例，无效 5 例[2]。

3. 治疗白细胞减少　采用人工培养的固体灵芝菌丝制成片剂，治疗化学因素、慢性疾病等导致的白细胞减少 60 例。每日 2 次，每次 3 片(每片 0.4 g)，饭后服，10 d 为 1 个疗程。结果显效 12 例，总有效率为 81.7%。多数患者自觉症状亦有改善。服药前后白细胞数增加值有非常显著性差异。与服用固体白木耳菌丝组比较亦有非常显著性差异。疗程以 20～30 d 为宜，少数病例服后有轻微腹部不适和恶心，不需停药，可自行消失[3]。另有报道用灵芝片(每片含生药 1 g)治疗白细胞减少，也收到了满意疗效[4]。

4. 治疗冠心病　口服菌灵芝糖浆，每日 2 次，每次 6 ml。共观察冠心病与可疑冠心病患者 92 例。结果：心绞痛及心前区闷胀或紧压感的缓解率为 71.69%，心跳、气短等症状的好转率为 64.57%。半数以上患者服药期间食欲、睡眠好转，精神好。本品无直接降压作用，但对降压药物似有一定辅助作用。对心律失常基本无效，对心电图的变化影响不大。对降低血胆固醇的疗效并不满意，但对降低血三酰甘油有较好疗效。72 例中有 37 例下降，升高者仅 10 例，说明对高脂蛋白血症的Ⅳ型疗效较好。一般无副作用，少数患者头晕、失眠、面潮红、胃部不适、恶心、食欲不振、口干、腹泻，个别出现头痛、心慌；均较轻微，历时短暂，不治自愈[5]。

5. 治疗克山病　用人工培养灵芝(赤芝和薄树芝两种)混合制成的子实体糖浆和孢子糖浆两组药物，前者由子实体 20 g，菌丝体 130 g，白糖 400 g，苯甲酸钠 5 g，香精适量，制成 1 000 ml(含灵芝 15%)。饭前服，每次 15 ml，每日 2 次(含生药 4.5 g)。后者由担孢子 6 g，白糖 400 g，苯甲酸钠 5 g，香精适量，制成 1 000 ml。饭前服，成人每日 2 次，每次 15～17 ml(含生药 0.2 g)，对 100 例潜在型、慢型克山病治疗观察 3 个月，结果：治疗 45 d 后，普遍食欲增进，睡眠改善，其他诸症状可收到 50%的效果。3 个月后，头昏消失及减轻占 89.5%，心悸消失及减轻占 85.8%，气短消失及减轻占 85%，其余症状改善更突出。治疗后血压有所下降，部分患者脉压由偏低恢复正常。心杂音减轻者 40.4%，其中 30 例Ⅱ级以上杂音转为心音不纯。心界扩大消失及减轻者占 86.6%，心音减弱消失及减轻者占 83.3%，肝肿大及下肢浮肿消失和减轻者各占 78.2%。19 例心功能Ⅱ级患者有 8 例恢复至Ⅰ级。43 例心界扩大患者有 16 例恢复正常。46 例异常心电图患者有 10 例恢复正常。孢子组对慢型克山病的疗效高于潜在型；而子实体组对潜在型的疗效高于慢型[6]。

6. 治疗肝炎　用菌灵芝注射液(每支 2 ml，相当于生药 2 g)每日肌注 1 次，每次 2 ml，2 个月为 1 个疗程，治疗慢性迁延性肝炎及慢性活动性肝炎 74 例。结果：单纯血清丙氨酸氨基转移酶升高及合并浊度试验增高者 56 例，显效 46 例，有效 4 例，总有效率为 89.6%；降酶时间为 1～2 个月。单纯浊度试验增高及合并丙氨酸氨基转移酶增高者 44 例，

酮(6β-hydroxyergosta-4, 7, 22-trien-3-one)[34], 24-甲基胆甾-7-烯-3β-醇(24-methylcholesta -7-en -3β -ol), 24-甲基胆甾-7, 22-二烯-3β-醇(24-methylcholesta-7, 22-dien-3β-ol), 24-甲基胆甾-5, 7, 22-三烯-3β-醇(24-methylcholesta-5, 7, 22-trien-3β-ol)[43], β-谷甾醇(β-sitosterol)[2]等。还含腺苷(adenosine)[44]。紫芝含麦角甾醇[45,46], 麦角甾-7, 22-二烯-3β-醇[46], 海藻糖(trehalose)[45], 氯化钾(potassium chloride)[46], 还含顺蓖麻酸(ricinoleic acid), 延胡索酸(fumaric acid)等有机酸, 葡萄糖胺(glucosamine)[47], 甜菜碱, γ-三甲铵基丁内盐(γ-butyrobetaine)等生物碱[48], 树脂[47]及天冬氨酸、苏氨酸、丝氨酸、谷氨酸、甘氨酸、丙氨酸、胱氨酸、缬氨酸、甲硫氨酸、亮氨酸、异亮氨酸(isoleucine)、酪氨酸、苯丙氨酸、赖氨酸、精氨酸、组氨酸、色氨酸等游离氨基酸和水解氨基酸[46]。又含多糖类: 葡聚糖(glucan)G～A[49～51], 灵芝多糖[52]。

【药理】 1. 对中枢神经系统的作用　赤芝酊、赤芝发酵浓缩液、菌丝体醇提取液及孢子粉脱脂后的醇提取物腹腔注射时均可减少小鼠自发活动[1～3]。赤芝热水浸出物灌服亦可明显减少小鼠自发活动, ED_{50} 为 2.65 g/kg, 并可显著加强戊巴比妥钠的镇静作用。小鼠扭体法和热板法均表明其可提高痛阈[4]。赤芝中分离的腺苷亦可减少小鼠自发活动, 提高小鼠痛阈, 延长咖啡因中毒死亡发生时间和松弛小鼠骨骼肌[5]。

2. 对心血管系统的作用　自发性高血压大鼠和 Wistar 大鼠灌服灵芝水浸膏 100～200 mg/kg, 可见血压下降, 子实体伞部分具有较强的降压作用, 降压作用有持续性[6]。此外, 赤芝浸膏能对抗氯化钡引起的室性心律失常, 对烫伤大鼠心肌线粒体有稳定保护作用, 能提高血浆和心肌 cAMP 水平, 降低小鼠耗氧量和提高耐缺氧能力[7]。赤芝甲醇提取物对自发高血压大鼠有降压作用, 有效成分为羊毛甾烷(lanostane)衍生物, 包括灵芝酸 S、丹芝醇 A 和 B、灵芝醛 A 等[8]。甲醇提取物及其有效成分在体外对血管紧张素转变酶(ACE)有抑制作用, 作用最强为灵芝酸 F, 其余从强到弱依次为灵芝酸 H、K、B、C、Y、S, 灵芝醇 A 和 B 及灵芝醛 A 的作用较弱[9]。

3. 抗血小板聚集及抗血栓作用　紫芝注射液在体外对 ADP 和胶原诱导的人血小板聚集有明显抑制作用[10]。赤芝水提取物在体外对凝血酶诱发的牛血小板聚集有抑制作用, 其有效成分为腺苷[11]。大鼠灌服赤芝浸膏对实验血小板血栓形成和纤维蛋白血栓形成均有抑制作用, 并能提高人体老化的红细胞变形能力[12]。

4. 降低血糖的作用　赤芝孢子粉提取物灌胃能对抗正常小鼠因静注葡萄糖或肾上腺素引起的高血糖, 对四氧嘧啶性糖尿病小鼠有预防和治疗作用, 还能改善糖尿病小鼠的糖耐量[13]。灵芝多糖可明显促进胰岛细胞胰岛素的分泌[14]。

5. 保肝作用　小鼠灌服紫芝和赤芝的醇提取物对四氯化碳所致氨基转移酶升高有降低作用, 后者还可明显降低肝中三酰甘油的蓄积, 并能减轻乙硫氨酸引起的脂肪肝, 提高小鼠肝脏代谢戊巴比妥钠的功能, 促进部分切除肝脏小鼠的肝再生, 对洋地黄毒苷和吲哚美辛(消炎痛)中毒, 两种制剂有明显保护作用[15]。灵芝多糖(每只小鼠 0.5～2 mg, 灌胃)显著降低卡介苗免疫肝损伤小鼠一氧化氮(NO)生成, 抑制 iNOS 蛋白表达, 并剂量依赖性地减轻肝损伤时产生的病理组织学改变。减少卡介苗肝损伤小鼠肝脏肉芽肿形成[16]。

6. 抗实验性胃溃疡的作用　野生紫芝醇提取液对应激性和幽门结扎型胃溃疡有明显的保护作用, 对乙酸性慢性胃溃疡有促进愈合的作用, 并可对抗毛果芸香碱的胃液分泌效应, 但对消炎痛型溃疡无效, 对组胺释放胃酸作用也无影响。灵芝防治实验性胃溃疡的作用可能是通过抑制迷走神经兴奋性及抑制胃酸分泌作用而实现的[17]。

7. 抗氧化、延缓衰老作用　赤芝多糖对超氧阴离子自由基的产生和红细胞脂质过氧化均有抑制作用, 并对羟基自由基有清除作用, 具有超氧化物歧化酶样活性。灵芝多糖对人胚肺二倍体细胞 DNA 合成和细胞分裂代数的影响, 显示其有促进 DNA 合成和延缓衰老的作用[18]。

8. 抗肿瘤作用　赤芝热水提出物中分离的多种多糖腹腔注射, 对小鼠 S_{180} 移植性肿瘤有抑制作用[19, 20]。口服则无效[21]。灵芝有延缓细胞增殖周期的作用, 使 M_1 期细胞比例增高, M_3 期细胞比例减少[22]。

9. 抗放射作用　小鼠经致死量 ^{60}Co 照射可致急性放射病引起死亡。如在照射前灌服赤芝子实体醇提取物 20 d, 照射后继续给予 2 星期, 能明显降低小鼠的死亡率; 如果只在照射后腹腔给予灵芝, 虽对 ^{60}Co 的致死作用无影响, 但可使动物平均存活时间延长。表明灵芝对放射损伤有一定防护效应[23]。对雄性小鼠 X 线照射, 灵芝浸膏腹腔注射可预防放射线损伤[24]。

10. 免疫调节作用　赤芝中分离的蛋白多糖腹腔注射可使小鼠腹腔渗出液中的细胞、巨噬细胞、多形核白细胞增加, 表明有免疫加强作用[25], 灵芝多糖在体外均显著增加正常小鼠脾细胞 IL-2 的产生, 可恢复老年小鼠脾细胞产生 IL-2 的能力, 部分对抗氢化可的松或环孢素 A 对小鼠脾细胞 IL-2 产生的抑制[26]。赤芝菌丝体中所含的一种蛋白质对于用牛血清白蛋白作抗原致 CFW 小鼠产生的 Ⅰ 型变态反应, 静注或腹腔注射该蛋白质, 有 100% 的抑制作用; 应用该蛋白处理过的淋巴细胞, Ⅳ 型变态反应也减轻(从 100% 减为 20.4%)[27, 28]。赤芝孢子粉醇提水溶部分(GLSE)腹腔注射, 对 2, 4-二硝基氯苯引起的小鼠皮肤过敏反应、SRBC 引起的小鼠足跖的迟发型过敏反应、注射同种异型脾细胞引起的迟发型过敏反应均有明显的抑制作用[29]。赤芝菌丝体的碱提取物能激活补体 C3, 并能激活小鼠网状内皮系统, 增加碳廓清率, 也能增加脾脏溶血空斑形成细胞, 其有效成分含多糖及蛋白质[30]。在健康人外周血单核细胞或 T 淋巴细胞培养液中加入灵芝子实体多糖的共同培养上清液可明显促进巨噬细胞生成 IL-1β、TNFα 和 IL-6, 并促进 T 淋巴细胞生成 IFNγ[31]。

毒性　灵芝毒性较小, 小鼠腹腔注射赤芝渗漉液 LD_{50} 为 38.3±1.04 g/kg, 赤芝热醇提取液腹腔注射, 小鼠的 LD_{50} 为 6.75 g/kg, 灌胃的 MLD 为 165 g/kg。冷醇提取液毒性更小, 每日给大鼠灌胃 1.2 g/kg 及 12 g/kg, 共 30 d, 对生长发育、肝功能、心电图等均无中毒表现[32]。

【药性】 甘, 平。归肺、心、脾经。

1.《本经》:"赤芝苦, 平。""紫芝甘, 温。"

2.《别录》:"无毒。"

3.《药性论》:"紫芝甘, 平。"

4.《青岛中草药手册》:"性温, 味淡、微辛。入肾、脾经。"

【功用主治】 益气强壮, 养心安神。主治虚劳羸弱, 食欲不振, 心悸, 失眠, 头晕, 神疲乏力, 久咳气喘, 冠心病, 高血压病, 高脂血症, 矽肺。亦用于肿瘤放化疗后体虚。

放入少量木屑菌种后打入菌枝，如用纯木屑菌种，加盖后用蜡封孔。接种后码成"井"字形，高 1 m，用塑料薄膜覆盖，保持 25～28 ℃下发菌，并常翻堆使发菌均匀，20～30 d 发菌结束，将段木横卧地面，用湿砂土覆盖，保持湿度，塑料薄膜覆盖，并搭设荫棚，常浇水保湿，越冬加厚盖木，翌年清明前后取出染菌棒，截成 15～20 cm 长节，垂直埋入砂质酸性壤土中，深度为段木全长的 2/3～3/4，露出地面 3～4 cm，加强遮荫、喷水等措施，保持芝场空气相对湿度 90%左右，2 个月后即可采收。

田间管理　段木栽培灵芝，越冬期间仍应保持沙土湿度，防止菌丝脱水死亡，第二年气温回升至 25 ℃以上时再按上述方法管理，较大段木可产芝 2～3 年。

【采收加工】　子实体开始释放孢子前可套袋收集孢子(子实体放射孢子的时间常维持 1 个月左右)。待菌盖外缘不再生长，菌盖下面管孔开始向外喷射担孢子，表示已成熟，即可采收，从菌柄下端拧下整个子实体，晾干或低温烘干(温度不超过 55 ℃)收藏，并要通风，防止霉变。

【药材】　灵芝 *Ganodermae*　赤芝产于华东、西南及吉林、河北、山西、江西、广东、广西等地；紫芝产于浙江、江西、湖南、四川、福建、广西、广东等地。均有人工栽培。

性状　赤芝　子实体伞形，菌盖(菌帽)坚硬木栓质，半圆形或肾形，直径 10～18 cm，厚约 2 cm。皮壳硬坚，初黄色，渐变为红褐色，有光泽，具环状棱纹及辐射状皱纹，边缘薄而平截，常稍内卷。菌肉近白色至淡褐色；菌盖下表面菌肉白色至浅棕色，由无数细密管状孔洞(菌管)构成，菌管内有担子器及担孢子。菌柄圆柱形，侧生，长 7～15 cm，粗 1～4 cm，红褐色至紫褐色，有漆样光泽。孢子细小，黄褐色。气微香，味苦涩。

紫芝　皮壳呈紫黑色或褐黑色，有漆样光泽。菌肉与菌盖下面的菌管均为锈褐色。菌柄长 17～23 cm。

栽培灵芝　子实体较粗壮、肥厚，直径 12～22 cm，厚 1.5～4 cm。皮壳外常被有大量粉尘样的黄褐色孢子。

鉴别　粉末特征：淡棕色、棕褐色至紫褐色。菌丝散在或粘结成团，无色或淡棕色，细长，微弯曲，有分枝，直径2.5～6.5 μm。孢子褐色，卵形，顶端平截，外壁无色，内壁疣状突起，长 8～12 μm，直径 5～8 μm。

【成分】　灵芝孢子粉含 13 种氨基酸：精氨酸，色氨酸，天冬氨酸，甘氨酸，丙氨酸，苏氨酸，丝氨酸，谷氨酸，脯氨酸和微量的甲硫氨酸，亮氨酸，酪氨酸，苯丙氨酸。又含脂肪酸类：硬脂酸(stearic acid)[1]，棕榈酸(palmitic acid)，二十四烷酸(tetracosanoic acid)，十九烷酸(nonadecanoic acid)，山萮酸(behenic acid)；含生物碱类：胆碱(choline)，甜菜碱(betaine)[2]。还含有机锗[3]及钙、镁、钠、锰、铁、锌、铜[4]、硫[1]等元素。又含类脂，内有磷脂酰乙醇胺(phospha-tidylethanolamine)，磷脂酰胆碱(phosphatidylcholine)[5]。灵芝中含有多种多糖类成分：一种具抗肿瘤活性的水溶性多糖(polysaccharide) GL-1[6]，灵芝多糖(ganoderan) A、B、C[7,8]，多糖 BN_3C[9]。

灵芝的子实体、菌丝体、孢子粉含 100 余种三萜类成分，多数为高度氧化的羊毛甾烷衍生物：灵芝酸(ganoderic acid) A、B[10]、C_1[11]、C_2[12]、E、F[13]、G[14]、H[13]、I[14]、J[15]、K[16]、L[17]、M[12]、Ma、Mb、Mc、Md、Me、Mf[18]、Mg、Mh、Mi、Mj、Mk[19]、N、O[12]、P、Q、R、S、T[20]、U、V、W、X、Y、Z，灵芝-22-烯酸(ganoderenic acid) a、b、c、d[21]，灵芝草酸(ganodermic acid) Ja、Jb、N、O、P1、P2、Q[22]、R、S[23]、T-N、T-O、T-Q[24]，22，23-二亚甲基灵芝草酸(22，23-dimethylene ganodermic acid) R、S[25]，赤芝酸(lucidenic acid) A、B、C[26]、D1[27]、D2[22]、E1[27]、E2[12]、F[22]、G[28]、H、I、J、K、L、M[12]，丹芝酸(ganolucidic acid) A、B[14]、C[15]、D[19]、E[29]，灵芝孢子酸(ganosporeric acid) A[30]，丹芝醇(ganoderiol) A[31]、B[32]、C、D、E、F、G、H、I[29]，灵芝醇(ganoderol) A、B[16]，灵芝萜烯二醇(ganodermadiol)，灵芝萜烯三醇(ganodermatriol)，灵芝萜烯酮醇(ganodermenonol)[32,33]，灵芝萜酮二醇(ganodermanondiol)，灵芝萜酮三醇(ganodermanontriol)[33]，灵芝醛(ganoderal) A[16]、B，环氧灵芝醇(epoxyganoderiol) A、B、C[34]，赤芝萜酮(lucidone) A、B[27]、C[12]，赤芝孢子内酯(ganosporelactone) A、B[35]，灵芝甾酮(ganodosterone)[36]。还含麦角甾醇(ergosterol)[2]，麦角甾醇过氧化物(ergosterolperoxide)[37]，麦角甾醇棕榈酸酯(ergosterolpalmitate)[38]，麦角甾-7，22-二烯-3β-醇(ergosta-7，22-dien-3β-ol)[2]，7，22-麦角甾二烯-3β-醇亚油酸酯(ergosta-7，22-dien-3β-ol-linoleate)[39]，麦角甾-7，22-二烯-3β-醇棕榈酸酯(ergosta-7，22-dien-3β-ol-palmitate)[37]，8，9-环氧麦角甾-5，22-二烯-3β，15-二醇(8，9-epoxyergosta-5，22-dien-3β，15-diol)[40]，5α，8α-表二氧麦角甾-6，9(11)，22-三烯-3β-醇〔5α，8α-epidioxyergosta-6，9(11)，22-trien-3β-ol〕，5α，8α-表二氧麦角甾-6，22-二烯-3β-醇亚油酸酯(5α，8α-epidioxyergosta-6，22-dien-3β-yl-linoleate)，麦角甾-7，22-二烯-3β，5α，6β-三醇(ergosta-7，22-dien-3β，5α，6β-triol)，麦角甾-7，9(11)，22-三烯-3β，5α，6α-三醇〔ergosta-7，9(11)，22-trien-3β，5α，6α-triol〕[38]，22β-乙酰氧基-3α，15α-二羟基羊毛甾-7，9(11)，24-三烯-26-羧酸〔22β-acetoxy-3α，15α-dihydroxylanosta-7，9(11)，24-trien-26-oic acid〕，3β，15α-二乙酰氧基-22α-羟基羊毛甾-7，9(11)，24-三烯-26-羧酸〔3β，15α-diacetoxy-22α-hydroxylanosta-7，9(11)，24-trien-26-oic acid〕[41]，羊毛甾-7，9(11)，24-三烯-3α-乙酰氧基-15α-羟基-23-氧-26-羧酸〔lanosta-7，9(11)，24-trien-3α-acetoxy-15α-hydroxy-23-oxo-26-oic acid〕，羊毛甾-7，9(11)，24-三烯-3α-乙酰氧基-15α，22β-二羟基-26-羧酸〔lanosta-7，9(11)，24-trien-3α-acetoxy-15α，22β-dihydroxy-26-oic acid〕[42]，羊毛甾-7，9(11)，24-三烯-3α-乙酰氧基-26-羧酸〔lanosta-7，9(11)，24-trien-3α-acetoxy-26-oic acid〕[5]，羊毛甾-7，9(11)，24-三烯-3α，15α-二乙酰氧基-23-氧-26-羧酸〔lanosta-7，9(11)，24-trien-3α，15α-diacetoxy-23-oxo-26-oic acid〕[43]，3β，15α，22β-三羟基羊毛甾-7，9(11)，24-三烯-26-羧酸〔3β，15α，22β-trihydroxylanosta-7，9(11)，24-trien-26-oic acid〕，3α，15α，22α-三羟基羊毛甾-7，9(11)，24-三烯-26-羧酸〔3α，15α，22α-trihydroxylanosta-7，9(11)，24-trien-26-oic acid〕，3α，15α-二乙酰氧基-22α-羟基羊毛甾-7，9(11)，24-三烯-26-羧酸〔3α，15α-diacetoxy-22α-hydroxy lanosta-7，9(11)，24-trien-26-oic acid〕，3β，15α-二乙酰氧基羊毛甾-8，24-二烯-26-羧酸(3β，15α-diace toxylanosta-8，24-dien-26-oic acid)[41]，麦角甾-7，22-二烯-3-酮(ergosta-7，22-dien-3-one)[37]，麦角甾-4，7，22-三烯-3，6-二酮(ergosta-4，7，22-trien-3，6-dione)[20]，麦角甾-4，6，8(14)，22-四烯-3-酮〔ergosta-4，6，8(14)，22-tetraen-3-one〕[38]，6α-羟基麦角甾-4，7，22-三烯-3-酮(6α-hydroxyergosta-4，7，22-trien-3-one)[20,34]，6β-羟基麦角甾-4，7，22-三烯-3-

繁殖方法　用种子繁殖。采成熟果实,搓去果肉,取出种子,在小雪节前后,用湿沙层积,第二年春季播种,也可在11月下旬至12月上旬直播田间,越冬前浇次透水,翌春即可出苗。

【采收加工】　10～11月果实成熟时采收,晒干或鲜用。

【成分】　果实含鞣质[1]。

【药理】　抗突变和抗癌变作用　以原植物的叶加工成黑枣叶茶,用该茶的醇提取物10 mg/只灌胃,对由肌氨酸乙酯亚硝胺合成法诱发的小鼠前胃(食管的延伸部分)和食管上皮增生有显著的预防和抑制其发生癌变的作用,小鼠前胃癌变抑制率为70%以上,食管肿瘤抑制率为40%以上[1]。提前14 d让受试小鼠自由饮用5%黑枣叶茶水,能明显降低由环磷酰胺诱发的骨髓嗜多染红细胞(PCE)微核率,差异极为显著,表明黑枣叶有较强的抗诱变能力,具有修复染色体损伤的功能[2]。

【药性】　甘、涩,凉。

1.《千金方》:“味苦、涩,冷,无毒。”

2.《本草拾遗》:“味甘,平。”

3.《海药本草》:“微寒。”

【功用主治】　清热,止渴。主治烦热,消渴。

1.《本草拾遗》:“止渴,去烦热,令人润泽。”

2.《海药本草》:“主消渴,烦热,镇心。久服轻身,亦得悦人颜色也。”

【用法用量】　内服:煎汤,15～30 g。

【宜忌】　脾胃虚寒者慎服。

1.《千金方》:“多食动宿病,益冷气,发咳嗽。”

2.《食物考》:“多餐引痰,忌同蟹食,腹痛吐泻,木香解得。”

2442 灵芝 líng zhī (《本草原始》)

【异名】　三秀(《楚辞》),茵、芝(《尔雅》),灵芝草(《滇南本草》),木灵芝(《杭州药用植物志》),菌灵芝(《全国中草药汇编》)。

【基原】　为多孔菌科灵芝属真菌灵芝、紫芝等的子实体。

【原植物】　1. 灵芝 *Ganoderma lucidum* (Leyss. ex Fr.) Karst.　又名:赤芝、丹芝(《本经》),潮红灵芝(《全国中草药汇编》)。

腐生真菌,子实体,有柄,木栓质。菌盖半圆形或肾形,直径10～20 cm,盖肉厚1.5～2 cm,盖表褐黄色或红褐色,盖边渐趋淡黄,有同心环纹,微皱或平滑,有亮漆状光泽,边缘微钝。菌肉乳白色,近管处淡褐色。菌管长达1 cm,每1 mm间4～5个。管口近圆形,初白色,后呈淡黄色或黄褐色。菌柄圆柱形,侧生或偏生,偶中生。长10～19 cm,粗1.5～4 cm,与菌盖色泽相似。皮壳部菌丝呈棒状,顶端膨大。菌丝系统三体型,生殖菌丝透明,薄壁;骨架菌丝黄褐色,厚壁,近乎实心;缠绕菌丝无色,厚壁弯曲,均分枝。孢子卵形,双层壁,顶端平截,外壁透明,内壁淡褐色,有小刺,大小(9～11)μm×(6～7)μm,担子果多在秋季成熟,华南及西南可延至冬季成熟。

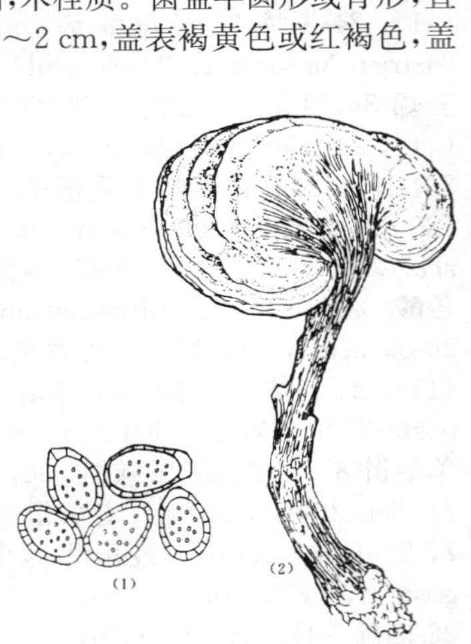

灵　芝

(1) 孢子(放大)　(2) 子实体

生于向阳的壳斗科和松科松属植物等根际或枯树桩上。我国普遍分布,但以长江以南为多。

2. 紫芝 *G.sinense* Zhao, Xu et Zhang [*G.japonicum* (Fr.) Lloyd]　又名:木芝(《本经》)。

与前种不同点是:紫芝的菌盖多呈紫黑色至近褐黑色;菌肉呈均匀的褐色、深褐色至栗褐色;孢子顶端脐突形,内壁突出的小刺明显,孢子较大,大小(9.5～13.8)μm×(6.9～8.5)μm。

生于阔叶树或松科松属的树桩上。引起木材白色腐朽。为我国特有种,分布于长江以南高温多雨地带。

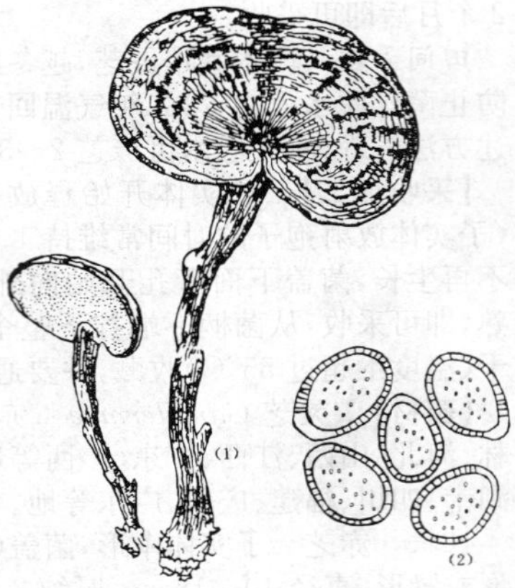

紫　芝

(1) 子实体　(2) 孢大(放大)

【栽培】　生物学特性　灵芝为腐生菌,由于可寄生在活树上,故又称为兼性寄生菌。生长的温度为3～40 ℃范围,以26～28 ℃最佳。在基质含水量接近200%,空气相对湿度90%,pH5～6的条件下生长良好。灵芝为好气菌,子实体培养时应有充足的氧气和散射的光照。

繁殖方法　(1) 菌种分离和培养菌种分离可用PDA培养基(马铃薯200 g去皮后煮水1 000 ml,加入琼脂20 g、葡萄糖20 g),高压灭菌后倒入无菌培养皿内一薄层,采新鲜灵芝用75%乙醇进行表面消毒,切取菌盖与菌柄之间一小块组织,接种于培养基上;也可在无菌条件下采孢子,播种于培养基上,在25～28 ℃下培养3～4 d,菌丝发出后转管即为母种。母种在PDA培养基上转接扩大培养成原种,即可用来接二级菌种。

(2) 栽培方法人工栽培可采用瓶(袋)栽或段木栽培。①瓶栽和袋栽:以瓶栽较普遍,也可用塑料袋栽。二级菌种培养基成分为阔叶树锯木屑70%,麸皮28%,蔗糖2%,调至含水量200%,装瓶或袋。高压灭菌后〔压力147.1 kPa (1.5 kg/cm^2), 2 h〕,接入原种,温度控制在28 ℃左右,15～20 d菌丝即可长好,即为二级菌种。栽培种培养基配方及温度等条件与培养二级种相同,也可用棉子皮75%,麸皮25%,加水后灭菌,接入二级菌种,在室内暗光下培养,约25 d菌丝便可长满瓶或袋。打开瓶盖温度仍控制在26～28 ℃,相对湿度85%～95%,散射光、通气良好的条件下,45～60 d便可完成现蕾、子实体成熟、散撒孢子等过程。②段木栽培:在100 ml水中加蔗糖2 g,麦麸5 g配制成营养液,选硬质树枝截成2 cm长小节,放入液中煮30 min,取出后将树枝4份与麦麸和木屑1份混合,装瓶灭菌后接入原种,菌丝长满后即可接段木。选直径8～15 cm的榆、杨、桦、栎、桉、洋槐等树种,秋冬落叶后砍伐,截成段架晒,次年5月下旬接种,在段木含水量40%～45%时,在其上打孔,

片。二为自皮损周边或一侧发生色素沉着，渐向中央扩大。本药的副作用，表现有明显红肿、水疱者共 11 例，占 40.7%，停用或加用皮质激素软膏即可消退。27 例中 1 例在停药 1 个月后发现肝炎，经治疗后已痊愈[4]。

5. 治疗外阴白斑　用补骨脂浸膏(补骨脂与等量之 95% 乙醇浸泡 1 星期，将浸出液用文火煮沸浓缩而成，一般 500 ml乙醇浸出液浓缩到 50 ml)在外阴部常规消毒后，均匀地涂于患处，隔日 1 次。局部有炎症或兼有白带多者，可配合中药消白饮(蛇床子、紫石英、苍术、黄柏、白鲜皮、荆芥，蒲公英、吴茱萸、赤芍、地肤子、肉桂、灶心土、豨莶草)内服与外洗。治疗 53 例。治愈 50 例(萎缩型 14 例，混合型 17 例，增生型 19 例)，占 94.3%；好转 3 例(混合型 1 例，增生型 2 例)，占 5.7%。有 7 例患者经 3～4 次治疗后发生药物性皮炎，其中 2 例较重，但停药或作一般对症治疗后均可缓解[5]。

6. 治疗秃发　用 50% 补骨脂液肌内注射，每日 1 次 5 ml；同时紫外线照射，由每次 2 min 逐渐增至 10 min，15 次后，休息 2 星期继续治疗。观察 45 例，经 3～6 个月，痊愈(毛发完全恢复)16 例，显效(毛发基本恢复)18 例，有效(毛发部分恢复)4 例，无效 7 例，总有效率 84.4%[6]。

7. 治疗遗尿　补骨脂(盐炒)60 g，益智仁(盐炒)60 g。上药研细末过筛，分成 6 包，每日晨用米汤泡服 1 包(成人倍量)，6 d 为 1 个疗程。共治 60 例，均愈，随访 5 年无 1 例复发[7]。

8. 引起光感型药疹　患者，男，10 岁，因经常夜间尿床煎服中药补骨脂 1 剂，次日被阳光照射，当日晚上于头面、前胸、四肢皮肤暴露部位出现红肿、烧痛。第三日出现大小不等的红斑、水疱。用中药煎洗，肌注盐酸苯海拉明，均未见明显好转入院。患者急性病容，头皮、面部、前胸及四肢远端皮肤可见大片弥漫性鲜红或暗红色斑片，红斑上有大小不等的水疱，部分水疱已溃破，可见潮红糜烂面。触痛瘙痒明显，尼氏征阴性。既往曾口服补骨脂后皮肤暴露部位出现红斑和水疱。诊断：光感型药疹。予地塞米松、维生素 C、10% 葡萄糖酸钙静脉点滴，红霉素、维生素 C、氯苯那敏口服，局部用 3% 硼酸溶液湿敷及对症处理，1 星期后痊愈[8]。

【各家论述】 1.《纲目》："按白飞霞《方外奇方》云：破故纸属火，收敛神明，能使心胞之火与命门之火相通，故元阳坚固，骨髓充实，涩以治脱也。胡桃属木，润燥养血，血属阴恶燥，故油以润之，佐破故纸有木火相生之妙。故语云：破故纸无胡桃，犹水母之无虾也。又破故纸恶甘草而《瑞竹堂方》青娥丸内加之何也？岂甘草能和百药，恶而不恶耶？又许叔微学士《本事方》云：孙真人言补肾不若补脾。予曰补脾不若补肾。肾气虚弱则阳气衰劣，不能熏蒸脾胃，脾胃气寒，令人胸膈痞塞，不进饮食，迟于运化，或腹胁虚胀，或呕吐痰涎，或肠鸣泄泻，用破故纸补肾，肉豆蔻补脾，二药虽兼补，但无斡旋，往往常加木香以顺其气，使之斡旋空虚仓廪，仓廪空虚则受物矣。"

2.《本草经疏》："补骨脂，能暖水脏，阴中生阳，壮火益土之要药也。其主五劳七伤，盖缘劳伤之病，多起于脾肾两虚，以其能暖水脏，补火以生土，则肾中真阳之气得补而上升，则能腐熟水谷，蒸糟粕而化精微，脾气散精上归于肺，以荣养乎五脏，故主五脏之劳、七情之伤所生病。

3.《轩岐救正论》："(补骨脂)亦惟禀阴藏而命火不充，下元虚冷，一切症属沉寒者宜之。若阳藏而肠胃燥热者则反为害耳。是在人之有宜有不宜。若以为燥毒则谬论也。予每用此与参附治元气上脱，脉浮沉无力者，不拘阴阳屡验，可知其为纳气归原，温补真阳之善药也。"

4.《本草经读》："(《开宝》云)堕胎者，言其人素有堕胎之病，以此药治之，非谓此药堕之也。盖胎藉脾气以长，藉肾气以举。此药温补脾肾，所以大有固胎之功。数百年来，误以黄芩为安胎之品，遂以温药碍胎，见《开宝》有堕胎二字，遽以'堕'字不作病情解，另作药功解。或问《本经》牛膝本文，亦有堕胎二字，岂以堕字作药功解乎？曰，彼顶'逐血气'句来，惟其善逐，所以善堕，古文错综变化，难与执一。"

5.《本草正义》："补骨脂，味辛气温而燥，肾家阳药。甄权谓治男子腰疼膝冷，逐诸冷痹顽，止小便，腹中冷，皆以胜寒温肾而言。又谓治囊湿，则肾囊之湿外溢，此物温燥，故能治之，然亦惟偏寒者宜之，而湿火外溢者又当别论。《开宝》谓治风虚冷，骨髓伤冷，肾冷精流，皆是温涩之用。又谓治五劳七伤，则过甚言之。且古之所谓虚劳，固专以虚寒言也。又谓治妇人血气堕胎，则太嫌浑漠，几不可解。盖言血气虚寒之不能固护者耳。《大明》谓兴阳事；濒湖谓治肾泄，通命门，暖丹田，其旨皆同。若《大明》又谓明耳目，濒湖又谓敛精神，则因其固涩而充分以言之矣。"

2441 君迁子 jūn qiān zǐ (《本草拾遗》)

【异名】 梬枣、小柿、梗枣(《广志》)，牛奶柿(崔豹《古今注》)，软枣(《千金方》)，丁香柿(《日用本草》)，红蓝枣(《纲目》)。

【基原】 为柿树科柿树属植物君迁子的果实。

【原植物】 君迁子 *Diospyros lotus* L.　又名：黑枣(《中国高等植物图鉴》)。

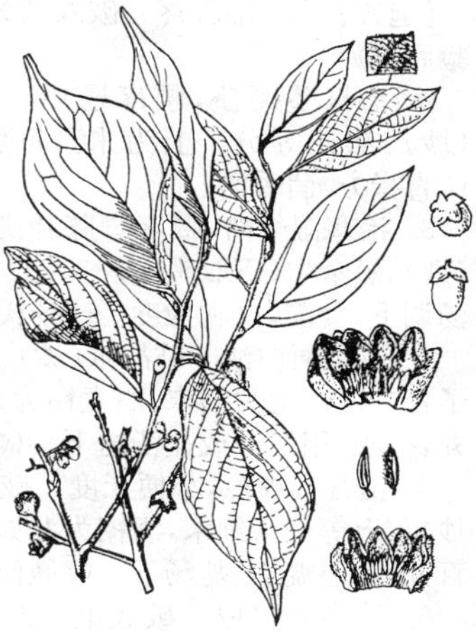
君 迁 子

落叶乔木，高可达 30 m。树皮灰黑色或灰褐色；幼枝灰绿色，有短柔毛。单叶互生；叶柄长 5～25 mm；叶片椭圆形至长圆形，长 5～13 cm，宽 2.5～6 cm，先端渐尖或急尖，基部钝圆或阔楔形，上面深绿色，初时密生柔毛，有光泽，下面近白色。花单性，雌雄异株，簇生于叶腋；花淡黄色至淡红色；雄花 1～3 朵；花萼钟形，4 裂，稀 5 裂，裂片卵形，先端急尖，内面有绢毛；花冠壶形，4 裂，边缘有睫毛；雄蕊 16 枚，每 2 枚连生成对；子房退化；雌花单生，几无梗；花萼 4 裂，裂至中部，两面均有毛，裂片先端急尖；花冠壶形，裂片反曲；退化雄蕊 8；花柱 4。浆果近球形至椭圆形，初熟时淡黄色，后则变为蓝黑色，被白蜡质。花期5～6 月，果期10～11 月。

生于海拔 500～2 300 m 的山坡、山谷或林缘，各地多有栽培。分布于华东、中南、西南及河北、山西、辽宁、陕西、甘肃等地。

【栽培】 生物学特性　喜阳光，耐严寒，根系发达，适应性强。对土壤选择不严。

5.《本草经疏》:"阳中微阴,降多升少。入手厥阴、心包络、命门、足太阴脾经。"

6.《本草经解》:"入足阳明胃经、手太阴肺经、足少阴肾经。"

【功用主治】 补肾助阳,固精缩尿,暖脾止泻。主治虚寒腰痛,阳痿滑精,遗尿,尿频,久泻,虚喘,白癜风,斑秃,银屑病。

1.《药性论》:"主男子腰疼、膝冷、囊湿,逐诸冷痹顽,止小便利,腹中冷。"

2.《日华子》:"兴阳事,治冷劳,明耳目。"

3.《开宝本草》:"主五劳七伤,风虚冷,骨髓伤败,肾冷精流及妇人血气堕胎。"

4.《品汇精要》:"固精气。"

5.《纲目》:"治肾泄,通命门,暖丹田,敛精神。"

6.《玉楸药解》:"温暖水土,消化饮食,升达肝脾,收敛滑泄、遗精、带下、溺多、便滑诸证。"

7.《医林纂要》:"治虚寒喘嗽,能纳气归肾。"

【用法用量】 内服:煎汤,6～15 g;或入丸、散。外用:酒浸涂。

【宜忌】 阴虚内热者禁服。

1.《海药本草》:"恶甘草。"

2.《本草图经》:"禁食芸薹、羊血。"

3.《纲目》:"忌诸血。"

4.《本草经疏》:"凡病阴虚火动,阳道妄举,梦遗,尿血,小便短涩及目赤,口苦、舌干,大便燥结,内热作渴,火升目赤,易饥嘈杂,湿热成痿,以至骨乏无力,皆不宜服。"

5.《得配本草》:"阴虚下陷,内热烦渴,眩晕气虚,怀孕心胞热,二便结者禁用。"

【选方】 1. 治腰疼 破故纸为末,温酒下三钱匕。(《经验后方》)

2. 治打坠凝瘀,腰疼通用 破故纸(炒香,研)、茴香(炒)、辣桂等分。上为末。每服二钱,热酒调,食前进。(《直指方》茴香酒)

3. 治寒湿气滞,腰疼脚膝肿满,行走艰难 破故纸一两(炒),黑牵牛(研取头末)二两。上为细末。每服三钱,橘皮汤调下,食前,以利为度。(《杨氏家藏方》补骨脂散)

4. 治小便白浊 破故纸(炒)、青盐各四两,白茯苓、五倍子各二两。上为细末,酒煮糊为丸,如梧桐子大。每服三十丸,空心,用温酒或盐汤送下。(《奇效良方》锁精丸)

5. 治肾气虚冷,小便无度 破故纸(大者盐炒)、茴香(盐炒)。上等分为细末,酒糊为丸如梧桐子大。每服五十丸或百丸,空心温酒、盐汤下。(《魏氏家藏方》破故纸丸)

6. 治小儿遗尿 破故纸一两(炒)。为末,每服一钱,热汤调下。(《补要袖珍小儿方论》破故纸散)

7. 治脾肾虚弱,全不进食 破故纸四两(炒香)、肉豆蔻二两(生)。上为细末,用大肥枣四十九个,生姜四两切片同煮,枣烂去姜,取枣剥去皮核用肉,研为膏,入药和杵,丸如梧桐子大。每服三十丸,盐汤下。(《本事方》二神丸)

8. 治赤白痢及水泻 破故纸一两(炒香熟),罂粟壳四两(去穰、顶蒂,新瓦上煿燥)。上二味,为细末,炼蜜为丸如弹子大。每服一丸,水一盏化开,姜二片,枣一个,煎取七分,如小儿分作四服。(《百一选方》)

9. 治脾肾虚弱,大便不实,或五更作泻 破故纸四两(炒)、吴茱萸四两(炒)、肉豆蔻二两(生用)、五味子二两(炒),各为末,生姜四两,红枣五十枚。上用水一碗煮姜枣,水干去姜,取枣肉,丸桐子大。每服五七十丸,空心日前服。(《内科摘要》四神丸)

10. 治小儿气卵之疾 破故纸、萝卜子、牵牛子、橘核各等分。炒各令焦以黄色,上为细末,酒糊为丸如绿豆大。每服三十丸,盐汤下。(《普济方》)

11. 治赤白带下 破故纸、石菖蒲等分(并锉,炒)。上为末。每服二钱,用菖蒲浸酒调,温服。(《妇人良方》破故纸散)

12. 治牙痛日久,肾虚也 补骨脂二两,青盐半两。炒,研,擦之。(《御药院方》)

13. 治皮肤白斑、白癜风、斑秃等 补骨脂 60 g,菟丝子 60 g,栀子 60 g。以上三味,粉碎成细粉,用 70% 乙醇适量浸提,取浸出液 1 000 ml。外搽患处,每日 2～3 次。搽药后,患处在日光下照 20 min,疗效更佳。(南京市卫生局《医院制剂规范》1989 年白斑酊)

【临床报道】 1. 治疗子宫出血 用补骨脂浸膏(1∶4)及赤石脂等量轧制成片剂(每片合 3 g),在月经量有增多倾向时,即开始服药,每日 3 次,连服 3 d,必要时可适当延长。观察 300 余例,止血效果在 90% 以上。但对出血时间长或过多的患者,需并用其他止血措施。对其他出血疾病,如血友病,鼻出血,上消化道溃疡出血等,经个别试用,亦见到止血效果[1]。

2. 治疗白细胞减少症 用补骨脂微炒,研为细末,炼蜜为丸,每丸重约 6 g。每服 1～3 丸,每日 3 次,盐开水送下;或将其粉 3 g,盐开水冲服。4 星期为 1 个疗程。如果效果不显者可停药 10 d,再开始第二个疗程。观察 19 例,14 例痊愈,4 例好转,1 例无效[2]。

3. 治疗银屑病 用 100% 补骨脂注射液深部肌内注射,每日 1 次,每次 4 ml。注射 10 次为 1 个疗程。1 个疗程未愈者间歇 3 d,可继续下一疗程的治疗。观察 800 例,治愈(皮损全部消退,自觉症状消失,残留色素沉着斑或色素减退斑)125 例;显效(皮损消退 80% 以上,自觉症状消失或显著减轻)238 例;进步(皮损消失 30% 以上,但不足 80%,自觉症状减轻)381 例;无效(治疗 3 个疗程后,继续观察 1 星期,皮损及自觉症状均无改善或反见增多、扩大、加重)56 例。总有效率为 93%。进行期、静止期、退行期患者的有效率分别为 91.0%、95.5%、86.7%,三者疗效比较,有显著性差异。800 例中,治愈和显效病例的获效时间最短为 15 d,最长为 78 d,平均为 33.5 d;用药剂量最少为 60 ml,最多为 312 ml,平均用药剂量为 134 ml。被治愈的 125 例,经追踪观察 1 年,均未发现有复发者。本组病例用药出现畏寒发热、头晕者各 2 例,心悸者 1 例,食欲不振、恶心者 6 例,肌注部位形成硬结者 7 例。以上副作用均于停药或减量后消失[3]。

4. 治疗白癜风 用祛白素(即补骨脂素及异补骨脂素的混合物,以未经炮制的补骨脂粗粉提取而成)片,每片含量为 5 mg,自每日 15 mg 分 3 次口服开始,无反应者逐渐加量,最高达每日 120 mg,分 3 次口服。大部分患者加用 1% 祛白素药水外涂。有的患者加用紫外线或日光照射。共治疗白癜风患者 31 例。因外出等原因中断治疗 4 例外,总共连续观察 27 例。痊愈 2 例;显效 9 例;有效 14 例;无效 2 例,总有效率为 92.8%。起效时间,最短为 5 d,最长为 50 d,大部分于 7～10 d 开始。部分皮损在色素沉着前有发红、肿胀,个别灼痛起水疱。此后色素沉着以两种形式进行,一为于毛孔口开始发生点状色素沉着,逐渐扩大融合成

结晶(检查香豆素)。

(4) 薄层色谱:取本品粉末0.5 g,加醋酸乙酯20 ml,超声处理15 min,滤过,滤液蒸干,残渣加醋酸乙酯1 ml使溶解,作为供试品溶液。另取补骨脂素、异补骨脂素对照品,加醋酸乙酯制成每1 ml各含2 mg的混合溶液,作为对照品溶液。吸取上述两种溶液各2～4 μl,分别点于同一硅胶G薄层板上,以正己烷-醋酸乙酯(4∶1)为展开剂,展开,取出,晾干,喷以10%氢氧化钾甲醇溶液,置紫外光灯(365 nm)下检视。供试品色谱中,在与对照品色谱相应的位置上,显相同的两个蓝白色荧光斑点。

【成分】 果实、种子含香豆素类:补骨脂素(psoralen),异补骨脂素(isopsoralen)[1]即是白芷素(angelicin)[2],花椒毒素(xanthotoxin)即是8-甲氧基补骨脂素(8-methoxypsoralen)[3],补骨脂定(psoralidin),异补骨脂定(isopsoralidin)[4,5],补骨脂呋喃香豆素(bakuchicin)[6],补骨脂定2′,3′-环氧化物(psoralidin 2′,3′-oxide)[7],双羟异补骨脂定(corylidin)[8],补骨脂香豆雌烷(bavacoumestan)A及B,槐属香豆雌烷(sophoracoumestan)A[9],新补骨脂素(neopsoralen)[26]等。黄酮类:紫云英苷(astragalin)[2]。双氢黄酮类中有:补骨脂双氢黄酮(bavachin)即是补骨脂甲素(corylifolin),异补骨脂双氢黄酮(isobavachin),补骨脂双氢黄酮甲醚(bavachinin)[5,10,11]等;查耳酮类中有:补骨脂乙素(corylifo-linin)[2,11]即是异补骨脂查耳酮(isobavachalcone)[10],补骨脂查耳酮(bavachalcone)[10],补骨脂色烯查耳酮(bavachromene)[12],新补骨脂查耳酮(neobavachalcone)[10,12],异新补骨脂查耳酮(isoneobavachalcone)[13],补骨脂呋喃查耳酮(bakuchalcone)[14],补骨脂色酚酮(bavachromanol)[15]等;异黄酮类中有:补骨脂异黄酮(corylin)[5],新补骨脂异黄酮(neobavaisoflavone)[12,16],补骨脂异黄酮醛(corylinal)[17],补骨脂异黄酮醇(psoralenol)[18],6-羟基-6″,6″-二甲基吡喃-(2″,3″,4″,3′)-异黄酮〔6-hydro-6″,6″-dimethylpyrano-(2″,3″,4″,3′)-isoflarone〕[27]等。单萜酚类有:补骨脂酚(bakuchiol)[2,6,19]。还含苯并呋喃类衍生物:补骨脂苯并呋喃酚(corylifonol),异补骨脂苯并呋喃酚(isocorylifonol)[2]。又含对羟基苯甲酸(*p*-hydroxybenzoic acid)[2],豆甾醇(stigmasterol)[6],β-谷甾醇-D-葡萄糖苷(β-sitosterol-D-glucoside),三十烷(triacontane)[8]等。另含脂类化合物[20];还含补骨脂多糖[21]和一种相对分子质量为55 000、含12个氨基酸的胰蛋白酶抑制剂(trypsin inhibitor)[22]。又含钾、锰、钙、铁、铜、锌、砷、锑、铷、锶、硒等元素[23,24]。油中的脂肪酸,主要有棕榈酸(palmitic acid),油酸(oleic acid)和亚油酸(linoleic acid),还有硬脂酸(stearic acid),亚麻酸(linolenic acid)和二十四酸(lignoceric acid)[25]。

【药理】 1. 对心血管系统的作用　异补骨脂查耳酮能显著扩张冠状动脉,增加冠脉血流量,离体心脏灌流实验中,10^{-5}～10^{-6} mol/L浓度即有显著效果,并能对抗脑垂体后叶素对冠状动脉的收缩,能加强豚鼠、大鼠的心肌收缩力;能兴奋蛙心,并对抗乳酸引起的蛙心心力衰竭。犬静注20 mg/kg时,冠脉血流量增加80%以上,冠脉阻力明显下降,每搏心输出量及作功量均增加,而心肌耗氧量则增加不明显,心肌呼吸商却有所提高[1,2]。异补骨脂查耳酮对家兔实验性缓慢心律还有明显提高作用,其效果可与阿托品相当[3]。

2. 抗肿瘤作用　补骨脂素注射液对小鼠移植性肿瘤的抑制率分别为:小鼠肉瘤S_{180}为40.2%、小鼠艾氏腹水癌(EAC)为68.0%、肺癌H_{22}为20.5%[4]。用白血病L_{615}小鼠脾细胞与补骨脂素20 μg/ml预孵1 h,加紫外光照射10 min后再接种,可使L_{615}小鼠生存期超过100 d[5]。补骨脂素作用于人黏液表皮样癌MEC-1细胞后,细胞发生凋亡[6]。补骨脂素对乳腺癌细胞EMT-6的生长也有明显抑制作用[7]。补骨脂种子能抑制50%以上的实体肿瘤A_{549}细胞粘连[8]。

3. 促黑色素生成作用　补骨脂素和异补骨脂素能促进皮肤黑色素的合成,并使之沉积于皮下[9]。95%乙醇的补骨脂提取物对酪氨酸酶有明显的激活作用。而酪氨酸是人体内黑色素生物合成的关键酶,因此认为补骨脂系通过提高酪氨酸酶的活性使黑色素生成的速度和数量增加[10]。

4. 抗早孕和雌激素样作用　异补骨脂素、补骨脂酚对小鼠有明显的抗着床作用。补骨脂酚对去卵巢雌鼠可引起动情期变化,使子宫重量明显增加,有较强的雌激素样作用[11]。

5. 对平滑肌的作用　补骨脂提取物能使离体和在位肠管兴奋[12]。对支气管平滑肌,补骨脂酒浸膏、补骨脂素有舒张作用,补骨脂定有收缩作用,异补骨脂素无作用[13]。

6. 抗病原体作用　40%补骨脂水煎液对阴道毛滴虫有较强的杀灭作用,体外实验30 min即可使虫体消失,效果强于大黄[14]。补骨脂水煎液对囊尾蚴有杀伤作用,40%浓度作用24 h,能杀死囊尾蚴88.0%;4%浓度时能杀死47.5%[15]。

7. 其他作用　20%补骨脂水煎液浸泡桑叶能延长家蚕幼虫期和家蚕寿命[16]。动物实验表明,补骨脂对粒系祖细胞(CFU-D)的生长有促进作用,并能保护动物在注射环磷酰胺后引起的白细胞下降[17]。补骨脂对大剂量醋酸氢化可的松对肝细胞的损伤有一定保护调节作用[18]。补骨脂素对多种辐射有增敏作用[19]。补骨脂中的异巴库查耳酮、新补骨脂异黄酮能抑制花生四烯酸、血小板活化因子和胶原诱导的血小板凝集作用[20]。

毒性　补骨脂酚、异补骨脂素及补骨脂总油(醚提取物中分得)给小鼠灌胃的LD_{50}分别为2.3±0.18 ml/kg、180±29.6 mg/kg及38.0±3.5 g(生药)/kg;异补骨脂素小鼠腹腔注射的LD_{50}为138.0±10.9 mg/kg,小鼠分别灌服补骨脂酚0.125～1.0 ml/kg连续1～4星期,均可引起肾脏病变,1.0 ml/kg,可引起进行性肾损害,但其他脏器无损伤[11]。

【炮制】 1. 补骨脂　取原药材,除去杂质,洗净,干燥。

2. 炒补骨脂　取净补骨脂,置锅内,用武火炒至发出爆裂声时,取出放凉。

3. 盐补骨脂　取净补骨脂,加入盐水拌匀,闷透,置锅内,用文火炒至微鼓起,有香气逸出时,取出放凉。每补骨脂100 kg,用食盐2 kg。

饮片性状　补骨脂参见"药材"项。炒补骨脂形如补骨脂,具白色裂口。盐补骨脂形如补骨脂,微鼓起。色泽加深,气微香,味微咸。

贮干燥容器内,置通风干燥处,盐补骨脂密闭。

【药性】 辛、苦,温。归肾、脾经。

1.《雷公炮炙论》:"性本大燥,毒。"

2.《药性论》:"味苦、辛。"

3.《开宝本草》:"味辛,大温,无毒。"

4.《雷公炮制药性解》:"入肾经。"

形；雄蕊3，着生外轮花被片基部，与3枚退化雄蕊互生；雌花序为穗状花序，2～3个着生叶腋。蒴果反折，三棱状长方倒卵形。种子着生每室中轴顶部，种翅向蒴果基部伸长。花期10月至翌年2月，果期12月至翌年4月。

生于海拔600～1 430 m的山坡、山谷林下阴湿处。分布于广西、贵州、云南等地。

【采收加工】 9～12月采挖，切片晒干或鲜用。

【药性】 辛、微甘，凉。

1.《广西本草选编》："性凉，味辛、微甘。"

2.《全国中草药汇编》："辛、微甘、苦，凉。"

【功用主治】 《广西本草选编》："凉血止血，消肿止痛。治产后腹痛，痛经，肺结核咳血，跌打损伤。"

【用法用量】 内服：煎汤，6～15 g。外用：捣敷。

【选方】 1. 治产后腹痛，痛经，肺结核咯血　七叶薯块根6～9 g。水煎服或炖猪骨服。

2. 治跌打损伤　七叶薯块根9～15 g。水煎服，并用鲜块根捣烂外敷。(1～2方出自《广西本草选编》)

2440 补骨脂 bǔ gǔ zhī (《雷公炮炙论》)

【异名】 胡韭子(徐表《南州记》)，婆固脂、破故纸(《药性论》)，补骨鸱(《本草图经》)，黑故子、胡故子(《中药志》)，吉固子(《江西中药》)，黑固脂(云南)。

【基原】 为豆科补骨脂属植物补骨脂的果实。

【原植物】 补骨脂 *Psoralea corylifolia* L.

一年生草本，高50～150 cm。枝坚硬，具纵棱；全株被白色柔毛和黑褐色腺点。单叶互生，有时枝端侧生有长约1 cm的小叶；叶柄长2～4 cm，被白色绒毛；托叶成对，三角状披针形，膜质；叶片阔卵形，长4～11 cm，宽3～8 cm，先端钝或圆，基部心形或圆形，边缘具粗锯齿，两面均具显著黑色腺点。花多数密集成穗状的总状花序，腋生；花梗长6～10 cm；花萼钟状，基部连合成管状，先端5裂，被黑色腺毛；花冠蝶形，淡紫色或黄色，旗瓣倒阔卵形，翼瓣阔线形，龙骨瓣长圆形，先端钝，稍内弯；雄蕊10，花药小；雌蕊1，子房上位，倒卵形或线形，花柱丝状。荚果椭圆形，不开裂，果皮黑色，与种子粘贴。种子1颗，有香气。花期7～8月，果期9～10月。

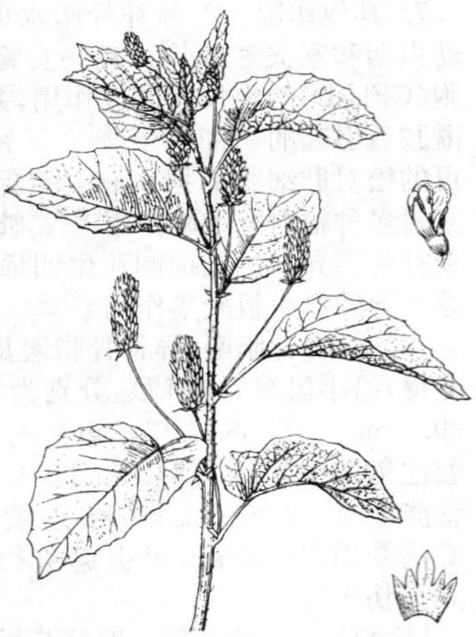

补骨脂

生长于山坡、溪边或田边，或栽培。分布于山西、江苏、安徽、江西、河南、广东、四川、贵州、云南、陕西等地。

【栽培】 生物学特性　喜温暖湿润气候，宜向阳平坦、日照充足的环境。苗期忌水淹。喜肥，基肥充足，土壤肥沃则生长茂盛。对土壤要求不严，一般土地都可种植，但以富含腐殖质的砂质壤土为最好，黏土较差。种子在20 ℃左右，有足够湿度的土壤中，7～10 d出苗。

繁殖方法　种子繁殖：春季播种，播种前，土地于前年秋季结合秋耕，施足底肥，春季耙平后播种，条播，行距30～50 cm，开浅沟，将种子均匀撒入，覆土1～2 cm，稍镇压后浇水。

田间管理　苗期注意管理，及时松土除草，勿使土壤表层板结，植株封垄后可停止松土。如土干时，应及时浇水。苗高10 cm左右，间苗，株距15～20 cm。定苗后，沟施追肥，施后覆土浇水。

病虫害防治　根腐病，应选排水良好的地方种植，发病期间可用多菌灵浇灌病株。虫害有地老虎。

【采收加工】 9月果实开始成熟时，分批采摘已变黑或接近变黑的果实，晒干，打出种子。

【药材】 补骨脂 *Fructus Psoraleae*　主产于四川、河南、安徽等地。商品将主产于四川者称"川故子"，主产于河南者称"怀故子"。

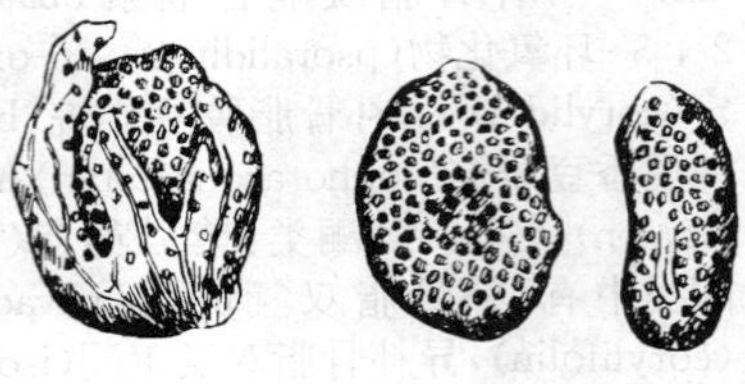

补骨脂外形

性状　果实扁圆状肾形，一端略尖，少有宿萼。怀补骨脂长4～5.5 mm，宽2～4 mm，厚约1 mm；川补骨脂较小。表面黑棕色或棕褐色，具微细网纹，在放大镜下可见点状凹凸纹理。质较硬脆，剖开后可见果皮与外种皮紧密贴生，种子凹侧的上端略下处可见点状种脐，另一端有合点，种脊不明显。外种皮较硬，内种皮膜质，灰白色；子叶2枚，肥厚，淡黄色至淡黄棕色，陈旧者色深，其内外表面常可见白色物质，于放大镜下观察为细小针晶；胚很小。宿萼基部连合，上端5裂，灰黄色，具毛茸，并密布褐色腺点。气芳香特异、味苦微辛。

鉴别　(1) 果实横切面：果皮波状起伏。表皮细胞1列，有时可见小形腺毛；表皮下为薄壁组织，内有众多碗形壁内腺(内生腺体)沿周边排列，内含油滴；并散有维管束。种皮表皮为1列栅状细胞，壁略呈倒"V"字形增厚，其下为1列哑铃状支持细胞，向内为数列薄壁细胞，散有外韧型维管束；色素细胞1列，扁平。种皮内表皮细胞1列。子叶细胞类方形、多角形，充满糊粉粒与油滴。

粉末特征：灰黄色。种皮表皮栅状细胞侧壁上部较厚，下部渐薄，内壁薄，光辉带位于上侧；顶面观多角形，胞腔极小，孔沟细而清晰；底面观类多角形或类圆形，壁薄，胞腔内含红棕色物。种皮支持细胞断面观哑铃状，上端较宽大，侧壁中部厚；表面观类圆形，可见环状增厚壁(侧壁增厚部分)。果皮表皮细胞壁皱缩，细胞界限不清，表面观可见密集的大型内生腺体及少数小腺毛。气孔小，退化。内生腺体自果皮表皮向内着生，形大，常破碎。完整者断面观略呈半球形，由十数个至数十个纵向延长细胞放射状排列而成，表面观类圆形，中央由多数多角形表皮细胞集成类圆形细胞群(腺体基部)。小腺毛头部4～5细胞，有的细胞界限不明显；无柄。草酸钙小柱晶成片存在于中果皮碎片中。

(2) 取本品粉末0.5 g，加乙醇5 ml，水浴温浸30 min，滤过。取滤液1 ml，加新配制的70%盐酸羟胺甲醇溶液2～3滴，20%氢氧化钾甲醇溶液2滴，水浴加热1～2 min，加10%盐酸至酸性，再加入10%三氯化铁乙醇溶液1～2滴，溶液呈红色(检查香豆素)。

(3) 取本品粉末少量，进行微量升华，可见针状、簇针状

桔，则不至过泄而音可开。真人养脏汤治脱肛，是但用其涩矣；协以参术归芍诸药，则不至徒涩而痢止肛可收。凡此皆用药之权衡，不可不知者。”

2436 诃子叶 hē zǐ yè（《纲目》）

【基原】 为使君子科榄仁树属植物诃子 *Terminalia chebula* Retz. 的叶。

【原植物】 参见“诃子”条。

【采收加工】 5～7 月采叶，晒干。

【药性】 苦、微涩，平。归肺、胃、大肠经。

【功用主治】 降气化痰，止泻痢。主治痰咳不止，久泻，久痢。

1.《纲目》：“下气消痰，止渴及泄痢，煎饮服。”

2.《台湾药用植物志》：“治小儿腹泻。”

【用法用量】 内服：煎汤，3～10 g。

【选方】 治小儿腹泻 生树瘿的诃子叶 4～5 g。水煎，每隔 2～3 h 服 1 次。（《台湾药用植物志》）

2437 诃子核 hē zǐ hé（《本草图经》）

【基原】 为使君子科榄仁树属植物诃子 *Terminalia chebula* Retz. 和微毛诃子 *T.chebula* Retz. var. *tomentella* Kurz. 的果核。

【原植物】 参见“诃子”条。

【功用主治】 1. 刘禹锡《传信方》：“取其核入白蜜研注目中，治风赤涩痛。”

2.《纲目》：“止咳及痢。”

2438 补血草 bǔ xuè cǎo（《福建中草药》）

【异名】 匙叶草、海赤芍、海罗卜、海金花、土地榆（《福建中草药》）。

【基原】 为白花丹科补血草属植物补血草的根。

【原植物】 补血草 *Limonium sinense* (Girard) O. Kuntze [*Statice sinensis* Girard] 又名：中华补血草、华矶松、盐云草（《中国高等植物图鉴》）。

多年生草本，高 20～60 cm。根肉质，肥厚。茎下部呈红色。基生叶簇生呈莲座状；叶片倒卵状长圆形、长圆状披针形，长 4～12 cm，宽 1.3～2.5 cm，先端钝，有一突尖，基部渐狭成具翅的柄，叶基同叶脉及花葶下部均呈红色。花序伞房状或圆锥状顶生，花序轴具 4 个棱角或沟棱，多次两歧分枝，分枝处有苞片 2 枚，披针形，淡棕色；花侧生，数朵密集成穗状，被第一内苞包裹的 1～2 花常迟开放或不开放，外苞卵形；萼白色，漏斗形，缘部 5 浅裂，折叠；花瓣 5，淡黄色；雄蕊 5，生于花冠基部；花柱 5，分离。蒴果具 5 棱，包于宿萼内。花期：北方 7 月上旬至 11 月中旬，南方 4～12 月。

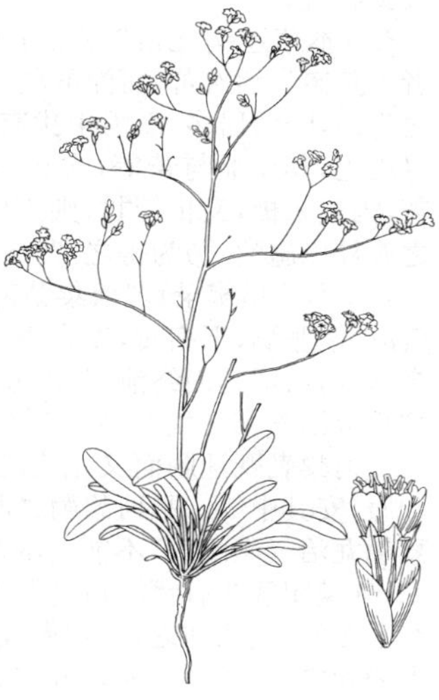

补血草

生于沿海潮湿盐土或砂土地。分布于我国南北沿海地区及台湾等地。

【采收加工】 9～12 月采挖，切片鲜用。

【成分】 根含各种黄酮类化合物：杨梅糖苷（myricetrin）、芸香苷、杨梅树皮素鼠李糖葡萄糖苷、杨梅树皮素、异鼠李素（isorhamnetin）、槲皮素、杨梅素皮素甲醚、四羟基黄酮（tetrahydroxyflavone）。另含花色素缩合鞣质[1]。

【药性】《福建药物志》：“微咸，凉。”

【功用主治】 祛湿，止血。主治湿热便血，血淋，月经过多，白带，脱肛，痈肿疮毒。

1.《福建中草药》：“祛风，清热，止血。”

2.《全国中草药汇编》：“祛湿，清热，止血。用治血淋，湿热便血，痔疮下血，血热，月经过多。”

3.《福建药物志》：“治便血，胃溃疡，月经痛，白带，背痈，魟鱼刺伤。”

【用法用量】 内服：煎汤，15～30 g，鲜品可用至 60 g。外用：捣烂敷；或水煎坐浴。

【选方】 1. 治湿热便血，血淋 鲜匙叶草根 30～60 g。水煎服。

2. 治血热月经过多 鲜匙叶草根 30 g。水煎服。

3. 治湿热带下 鲜匙叶草根 15～21 g，冰糖 15 g。水煎服。

4. 治背痈 鲜匙叶草根 60 g，酒炖服；渣调糯米饭捣烂外敷。

5. 治痔疮下血 鲜匙叶草根 60 g，猪肉水炖服。

6. 治脱肛 鲜匙叶草全草 120 g，水煎坐浴。（1～6 方出自《福建中草药》）

2439 补血薯 bǔ xuè shǔ（《广西本草选编》）

【异名】 七叶薯（《广西本草选编》），血参、七爪金龙（《广西药用植物名录》）。

【基原】 为薯蓣科薯蓣属植物七叶薯蓣的块茎。

【原植物】 七叶薯蓣 *Dioscorea esquirolii* Prain et Burkill

缠绕草质藤本。全株除叶片有较疏的柔毛，老时脱落，或叶脉有柔毛外，其余密被淡褐色绒毛。茎有刺。掌状复叶互生；叶柄长达 15 cm，有时有刺；有 3～5（～7）小叶，叶片长 7～23 cm，宽 3～8.5 cm，先端尾状渐尖，全缘或边缘波状，背面灰绿色；中间小叶片披针状长椭圆形至椭圆形或宽倒披针形，最外侧的小叶片斜披针形至斜卵状长椭圆形。雄花序为总状花序，2～4 个或单个着生在无叶的花枝上；外轮花被片三角状卵形，内轮近长圆

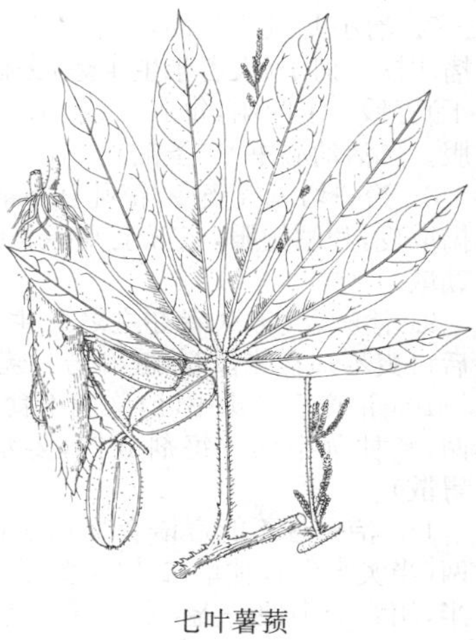

七叶薯蓣

髭发。”
3.《新修本草》:“主冷气心腹胀满,下食。”
4.《四声本草》:“下宿物,止肠澼,久泄赤白痢。”
5.《海药本草》:“主五膈气结,心腹虚痛,赤白诸痢及呕吐、咳嗽,并宜使皮,其主嗽。肉炙,治眼涩痛。”
6.《本草图经》:“治痰嗽咽喉不利,含三数枚殊胜。”
7.《本草通玄》:“生用则能清金行气,煨用则能暖胃固肠。”
8.《雷公炮制药性解》:“生津止咳,治嗽开音。”
9.《本草从新》:“治泻痢脱肛。”
10.《萃金裘本草述录》:“治鱼骨鲠,烧灰调服。”

【用法用量】 内服:煎汤,3～6 g;或入丸、散。敛肺清火宜生用,涩肠止泻宜煨用。

【宜忌】 外邪未解,内有湿热积滞者慎服。
1.《品汇精要》:“气虚人忌多服。”
2.《医学入门》:“气虚及暴嗽初泻,不可轻用。”
3.《本草经疏》:“咳嗽因于肺有实热,泄泻因于湿热所致,气喘因于火逆冲上,带下因于虚热而不因于虚寒,及肠澼初发,湿热正盛,小便不禁因于肾家虚火,法并忌之。”
4.《本草正》:“上焦元气虚陷者,当避其苦降之性。”
5.《医林纂要》:“凡有外邪病初起者,未可猝用。”
6.《本草求真》:“虚人不宜独用。”

【选方】 1. 治腹痛渐已,泄下微少　诃子皮(生熟各半)一两,木香半两,黄连、炙甘草各三分。上为细末,每服二钱,以白术芍药汤调下。(《保命集》诃子皮散)

2. 治气利　诃黎勒(煨)十枚。为散,粥饮和,顿服。(《金匮要略》诃黎勒散)

3. 治老人久泻不止　诃黎勒三分(煨,用皮),白矾一两(烧灰)。上药捣细罗为散。每服不计时候,以粥饮调下二钱。(《圣惠方》诃黎勒散)

4. 治脱肛日久,服药未验,复下赤白脓痢,作里急后重,白多赤少,不任其苦　御米壳(去蒂萼,蜜炒)、橘皮各五分,干姜(炮)六分,诃子(煨,去核)七分。上为细末,都作一服,水二盏,煎至一盏,和渣空心热服。(《兰室秘藏》诃子皮散)

5. 治小儿久痢,肠头脱出　诃子(泡)、赤石脂、龙骨各等分。上为末。腊茶少许,和掺肠头上,绵帛揉入。(《保婴撮要》涩肠散)

6. 治肠风泻血　诃黎勒十个(酒润,草纸裹,煨熟,肉与核共捣细),白芷、防风、秦艽各一两。俱微炒,研为末,米糊丸,梧桐子大。每早晚各服三钱,白汤下。(《本草汇言》)

7. 治小儿风痰壅闭,语音不出,气促喘闷,手足动摇,似搐非搐　诃子(大者半生半炮,去核)十个,大腹皮(洗净,焙干)五钱。上㕮咀,每服二钱,水一盏,煎七分,不拘时候温服。(《活幼心书》二圣散)

8. 治一切风气痰冷,霍乱食不消,大便涩　诃梨勒三颗,捣取皮,和酒顿服,三五度则瘥。(《外台》引《近效方》诃梨勒散)

9. 治嗽,气嗽久者亦主之　生诃黎一枚,含之咽汁。瘥后口爽不知食味,却煎槟榔汤一碗服之。(《经验方》)

10. 治产后胃虚呕吐,胸满不食　诃子肉一两半,人参一两,炙甘草半两。每剂五钱,姜水煎服。(《赤水玄珠》开胃散)

11. 治失音不能言语者　诃子四个(半炮半生),桔梗一两(半炙半生),甘草二寸(半炙半生)。上为细末,每服二钱半,用童子小便一盏,煎至五七沸,温服。(《宣明论方》诃子汤)

12. 治久咳语声不出　诃子(去核)一两,杏仁(泡,去皮、尖)一两,通草二钱五分。上细切,每服四钱,水一盏,煨生姜切五片,煎至八分,去滓,食后温服。(《济生方》诃子饮)

13. 治肺损,吐血不止　诃黎勒(生,为末)、白面(炒)。上二味等分。每服二钱匕,糯米粥调下。(《圣济总录》)

14. 治奔豚气　诃黎勒、槟榔(鸡心者)各五个。上各将两个半,炮过带性,余两个半只生用,并切作㕮咀,分四服,用水二大盏,入新紫苏三十叶,若陈者添十叶,煎至八分,通口,遇发时,半饥半饱服,急时不拘时。(《百一选方》)

15. 治肾虚脱精　诃子、龙骨各一两。上为末,滴水为丸如小指头顶大,朱砂为衣。每服一丸,早晨空心葱汤下。(《普济方》诃子丸)

16. 治臁疮　用诃子不以多少,烧灰为末,香油调搽。(《普济方》)

17. 治嵌甲流脓,经久不瘥　诃子二枚,降真香、青黛各一钱,研,五倍子半两。上为末,次入青黛,一处研匀。先用葱盐汤洗净,剪去指甲,用药干贴缝内,或用麻油调敷。(《证治准绳》诃子散)

18. 治唇紧疼及疮　诃子肉、五倍子各等分。上为末。用少许干粘唇上,立效。(《卫生宝鉴》)

19. 治口疮经久不愈　诃黎勒五个(酒润,草纸裹煨熟,肉与核共捣细),取好冰片一分。共研匀细,不时掺入少许,口含徐徐咽下。(《本草汇言》)

20. 治飞血赤脉疼痛,漠漠昏暗,兼热泪磣涩　诃黎勒(去核)两枚。上一味,细锉,以绢裹,用水半盏,渍一宿。次日,频点。(《圣济总录》)

【各家论述】《本草衍义》:“诃黎勒,气虚人亦宜,缓缓煨熟,少服。此物虽涩肠,而又泄气,盖其味苦涩。”

1.《本草求原》:“苦能泻气消痰,酸能敛肺降火,能收脱止泻,温能开胃调中,下逆气,泻结气,通积聚,利咽喉,开音止渴。历考古方,或用其苦降,或用其收敛,总要主治合宜,不必疑其收涩而谓火嗽、湿热痢之当禁也。但嗽与痢,不论新久,必先除病根,乃可收敛,先后之序,主辅之间,所宜细商也。”

2.《医林纂要》:“生用肉,清金降逆,止渴开音,治气逆喘咳痰嗽;煨熟和胃进食,治寒气腹胀,膈气呕逆,下行以固涩大肠收脱。”

3.《本草述钩元》:“方书于诃子有止用皮者,有止用肉者。其肉先涩次苦,而涩不敌苦,又次酸及甘,乃甚微,是肉之为用,降泻居多,而泻中犹有收义,更合于中土之气而不尽泻也;其皮涩与苦等,次止有甘,亦甚微,是皮之涩能敌苦,泻犹未极,又止带甘,则泻中尤有缓也。二者须索其味之有异以施治,乃为得之。”

4.《本草思辨录》:“诃黎勒苦温能开,酸涩能收。开则化痰涎,消胀满,下宿食,发音声;收则止喘息,已泻痢。然苦多酸少,虽涩肠而终泄气,古方用是物皆极有斟酌。仲圣诃黎勒散治气利。气利者,气与矢俱失也,必有痰涎阻于肠中。诃黎勒既涩肠而又化痰涎,最于是证相得。又以粥饮和服,安其中气。是诃黎勒之泄,亦有功无过矣。《千金》诃黎勒丸治气满闭塞,不能食喘息。不能食喘息由于气满闭塞,气满闭塞非有痰涎宿食不尔。然去其痰涎宿食,而既逆在上之气,岂能即返,诃黎勒能一物而两治之。两治之物,无冲和之性,蜜丸又所以和之也。与仲圣用诃黎勒之意正复无异。若诃子清音汤治中风不语,是但用其泄矣;协以甘

皮由薄壁组织、厚壁细胞环及维管束等组成。薄壁细胞圆形，在外果皮内侧与索状组织之间有2～5层薄壁细胞，色浅黄，壁较厚，细胞内有棕色树脂团块(遇氯化高汞试液呈黑色)及较大油滴。厚壁细胞环由多数纤维状厚壁细胞纵横交错构成，多切向延长。维管束多为不规则走向，有时分枝，近外果皮的导管较小，以孔纹较常见；近果核的导管较大。散布于近导管的薄壁细胞含草酸钙簇晶。

(2) 薄层色谱：①取本品粉末3 g，加水30 ml，浸泡3 h，滤过，取滤液2 ml，加三氯化铁试液1滴，生成深蓝色沉淀；另取滤液2 ml，加氯化钠明胶试液1滴，生成白色沉淀(检查鞣质)。②薄层色谱：取本品去核粉末3 g，加乙醇10 ml，超声处理20 min，滤过，滤液作为供试品溶液。另取没食子酸对照品，加甲醇制成每1 ml含0.5 mg的溶液，作为对照品溶液。吸取上述两种溶液各3 μl，分别点于同一硅胶G薄层板上，以氯仿-乙酸乙酯-甲酸(6∶4∶1)为展开剂，展开，取出，晾干，喷以2%三氯化铁乙醇溶液。供试品色谱中，在与对照品色谱相应的位置上，显相同颜色的斑点。

【成分】 诃子的果实含鞣质23.60%～37.36%[1]，内含：诃子酸(chebulinic acid)，诃黎勒酸(chebulagic acid)，鞣料云实精(corilagin)，诃子鞣质(terchebulin)，2，3-O-连二没食子酰石榴皮鞣质(punicalagin)，榄仁黄素(terflavin) A，原诃子酸(terchebin)，葡萄糖没食子鞣苷(glucogallin)，1，3，6-三没食子酰葡萄糖(1，3，6-trigalloyl-β-glucose)，1，2，3，4，6-五没食子酰葡萄糖(1，2，3，4，6-pentagalloyl-β-glucose)，没食子酸(gallic acid)，并没食子酸(ellagic acid)[2, 3]，1-O-没食子酰基-2，4-诃子酰基-β-D-吡喃葡萄糖苷(1-O-galloyl-2，4-chebuloyl-β-D-glucopyranodose)[9]。又含三萜类成分：榄仁萜酸(terminoic acid)，阿江榄仁苷元(arjugenin)，阿江榄仁酸(arjunolic acid)，诃五醇(chebupentol)[4]。还含莽草酸(shikimic acid)，去氢莽草酸(dehydroshikimic acid)，奎宁酸(quinic acid)[5]，三十烷酸(triacontanoic acid)，棕榈酸(palmitic acid)，没食子酸乙酯(ethyl gallate)，诃子次酸三乙酯(triethyl chebulate)，胡萝卜苷(daucosterol)，β-谷甾醇(β-sitosterol)[6]，番泻苷(sennoside)A[7]，诃子素(chebulin)[8]。

【药理】 1. 抗氧化作用　诃子对活性氧有清除作用。醇提取物作用比水提取物强。诃子醇提取物10～20 μg/ml，水提取物200～400 μg/ml能显著抑制维生素C合并硫酸亚铁诱发的小鼠肝与肺匀浆及线粒体膜脂质过氧化。诃子醇提取物25 μg/ml，水提取物100 μg/ml能明显清除核黄素加光产生的过氧阴离子和对抗H_2O_2引起的溶血。诃子醇提取物20 μg/ml显著抑制十四酰基佛波醇乙酸酯(TPA) 20 ng/ml诱发的人白细胞化学发光，50 μg/ml明显对抗TPA100 ng/ml和香烟烟雾凝集物400 μg/ml引起的人白细胞DNA断链[1]。诃子提取的鞣质亦有抗氧自由基和促癌物的作用。小鼠灌胃诃子鞣质25～50 mg/kg可有效对抗亚硝酸钠和氨基比林引起的小鼠肝脏的急性损伤，减少NO_2^-离子的生成。诃子鞣质2.5 μg/ml即有明显清除氧自由基作用，10～20 μg/ml显著抑制维生素C合并硫酸亚铁诱发的小鼠肝线粒体脂质过氧化，明显抑制H_2O_2和HPD(血卟啉衍生物)加光引起的溶血[2]。

2. 其他作用　诃子、诃子肉煎剂在体外对痢疾杆菌、伤寒杆菌、铜绿假单胞菌、变形杆菌、金黄色葡萄球菌、溶血链球菌、肺炎链球菌及白喉杆菌均有明显抑制作用。对志贺、福氏Ⅱa和Ⅲ以及宋内痢疾杆菌均有显著抑制作用[3, 4]。诃子有较强的抗淋球菌作用，其MIC_{50}和MIC_{90}为0.625 mg/ml和1.25 mg/ml[5]。诃子素对平滑肌有解痉作用，与罂粟碱类似[6]。从中提取的几种鞣质具有明显的抗肿瘤活性[7]及抗艾滋病毒活性[8]。

【炮制】 1. 诃子　取原药材，除去杂质，洗净干燥。用时捣碎。

2. 诃子肉　取净诃子，用清水略浸，捞出，闷润至软，去核取肉，干燥。生品多用于久咳肺虚，咽痛失音。

3. 炒诃子肉　取净诃子肉置锅内，用文火加热，炒至深黄色，取出，放凉。

4. 麸炒诃子肉　取麸皮，撒在锅内，加热至冒烟时，加入净诃子肉，用武火炒至黄褐色时，取出，筛去麸皮，放凉。

5. 诃子炭　取净诃子，置锅中，用武火炒至焦黑色，喷水灭火星，取出，放凉，去核。

6. 烫诃子　先将砂子置锅内炒松，倒入净诃子，用中火炒至表面呈焦黄色，鼓起，取出，筛去砂子，放凉，剥去核。

7. 土炒诃子　先将灶心土置锅内炒松，倒入净诃子，用武火炒至焦黄色，鼓起，取出筛去土，放凉，剥去核。每诃子500 kg，用灶心土25 kg。

8. 煨诃子　用面裹煨法，煨至面皮焦黄，剥去面皮，临用时打碎。

9. 蒸诃子　取净诃子，加水润透，置笼或罐内，蒸至发黑，取出，放凉，剥去核，晒干。

现代对诃子的炮制有去核用肉，面煨、麸炒、土炒等法，认为生用治久咳失音，制熟用于止泻。诃子药材中的鞣质含量与炮制方法有关，据报道鞣质含量：生诃子为15.70%，炒诃子为38.97%，面煨诃子140～160 ℃为17.29%，240～260 ℃为24.59%，砂烫诃子160～180 ℃为33.88%，260～280 ℃为31.97%。带核诃子各炮制品的鞣质含量均有显著性差异($P<0.01$)，以炒诃子含量最高。诃子核各炮制品鞣质含量：生诃子核为4.16%，炒诃子核为7.05%，面煨诃子核为4.66%。诃子核各炮制品间鞣质含量均有显著性差异，以炒诃子核含量最高。诃子核占带核诃子重量的40.7%。古代和现今大多采用去核，是为了除去诃子质次部分以增强疗效。

饮片性状　诃子参见“药材”项。诃子肉为不规则块状，表面黄棕色或黄褐色。炒诃子肉形如诃子肉，表面深黄色，微有焦斑，气微香。煨诃子，形如诃子，表面焦褐色，质松，有焦香气。诃子炭，表面焦黑色。

贮干燥容器内，密闭，置干燥通风处，防蛀。

【药性】 苦、酸、涩，平。归肺、大肠、胃经。

1.《药性论》：“味苦、甘。”

2.《新修本草》：“味苦，温，无毒。”

3.《四声本草》：“苦，酸。”

4.《海药本草》：“味酸、涩，温。”

5.《汤液本草》：“苦而酸，性平。味厚，阴也，降也。苦重酸轻。”

6.《雷公炮制药性解》：“入肺、肝、脾、肾、大肠五经。”

7.《药品化义》：“性寒，能降，性气轻而味重浊。”

8.《本草求真》：“入大肠、胃经。”

【功用主治】 涩肠下气，敛肺利咽。主治久泻久痢，脱肛，喘咳痰嗽，久咳失音。

1.《南方草木状》：“作饮，变白髭发令黑。”

2.《药性论》：“能通利津液，主破胸膈结气，止水道，黑

心肾，须用之一钱为妙，不必水磨，切片为末，调入于心肾补药中同服可也。”

4.《本草从新》：“诸木皆浮，而沉香独沉，故能下气而坠痰涎，能降亦能升，故能理诸气调中。”

5.《药论》：“沉香降逆气而决痰涎，功犹破竹；祛恶气而行积聚，力抵刺犀；借曰温中，未尝助火；虽云决气，亦不伤真；大肠气闭可通，小便气淋可利。”

2434 沉香曲 chén xiāng qū（《饮片新参》）

【基原】 为沉香等多种药末和以神曲糊制成的曲剂

【制法】 沉香、广木香各 60 g，广藿香、檀香、绛香、羌活各 90 g，葛根、前胡、桔梗、枳壳、槟榔、炒谷芽、炒麦芽、白芷、青皮、广皮、防风各 120 g，柴胡、川朴、广郁金、白豆蔻、春砂仁各 30 g，生甘草 45 g，乌药 300 g。将以上各药分别研成细粉，除沉香外，将其他各药混合均匀。另取六神曲 600 g 做成稀薄浆糊，和上列之混合粉末掺合均匀，做成软材，压入已用沉香粉荡过的模型中，然后取出干燥即可应用。（南京）

另方：沉香 300 g，檀香、川朴各 150 g，神曲 1 250 g，面粉适量。取诸药研细，加面粉与水打成糊状，用模子做成方块，晒干。（北京）

【药性】 《饮片新参》：“苦香，温。”

【功用主治】 1.《饮片新参》：“理脾胃气，止痛泻，消胀满。”

2.《药剂学》：“治感冒风寒，食积气滞，胸腹胀痛，呕吐吞酸。”

【用法用量】 内服：煎汤，9 g。

【宜忌】 《饮片新参》：“阴虚内热者慎服。”

2435 诃子 hē zǐ（《本草图经》）

【异名】 诃黎勒（《金匮要略》），诃黎（《千金方》），诃梨（《外台》），随风子（刘禹锡《传信方》）。

【基原】 为使君子科榄仁树属植物诃子和微毛诃子的果实。

【原植物】 1. 诃子 *Terminalia chebula* Retz.

落叶乔木，高 18～30 m。皮孔细长，白色或淡黄色，幼枝黄褐色，被绒毛。叶互生或近对生；叶柄粗壮，长 1.8～2.3 cm，距顶端 1～5 mm处有 2(～4)腺体；叶片卵形或椭圆形，长 7～14 cm，宽 4.5～8.5 cm，先端短尖，基部钝圆或楔形，偏斜，全缘或微波状，两面无毛，密被细瘤点。穗状花序腋生或顶生，有时又组成圆锥花序；花两性；花萼管杯状，淡绿带黄色，5 齿裂，三角形，外面无毛，内面被黄棕色的柔毛；花瓣缺；雄蕊 10，高出花萼之上，花药小，椭圆形；子房下位，1 室，圆柱形，被毛，花柱长而粗，锥尖。核果，卵形或椭圆形，表面粗糙，成熟时变黑褐色，通常有 5 条钝棱。花期 5 月，果期 7～9 月。

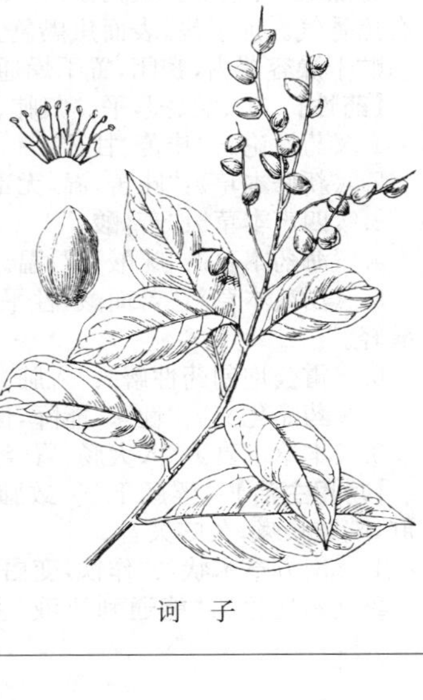

诃 子

生于海拔 800～1 800 m 的疏林中。分布于云南西部和西南部，广东、广西有栽培。

本植物的叶（诃子叶）、幼果（藏青果）、果核（诃子核）亦供药用，另设专条。

2. 微毛诃子 *T. chebula* Retz. var. *tomentella* Kurz.

本变种与诃子的区别在于：幼枝、幼叶全被铜色平伏长柔毛；苞片长过于花；花萼外无毛；核果卵形，长不足 2.5 cm。花期 6～8 月，果期 8～10 月。

生于海拔 800～1 100 m 的阳坡林缘。分布于云南，缅甸也有。

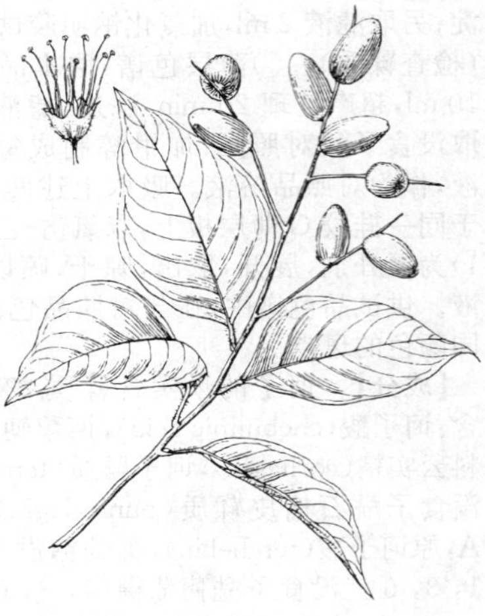

微毛诃子

【栽培】 生物学特性　喜高温湿润气候。耐旱、耐霜。喜阳光充足。多生于海拔 950～1 850 m之间，对土壤要求不甚严格，但宜选疏松肥沃、排水良好的土壤栽培。

繁殖方法　种子繁殖或嫁接繁殖。种子育苗移栽：4～10 月播种。播种前用锤子等器具打破内果皮，取出种仁，用清水浸泡 48 h，在苗床上按行株距 30 cm×15 cm 开沟点播，覆土 3 cm。育苗 1 年，按行株距 6m × 3m 开穴定植。

嫁接繁殖：用芽接法，选株高 1 m 左右的实生苗作砧木，用优良母树的枝条作接穗，在雨季树皮易剥离时进行芽接。育成的苗在秋季落叶后或早春未发芽前移栽。

田间管理　定植后头 3 年，结合中耕除草，分别于春季或秋季追肥各 1 次。进行摘顶、整枝、整形，使树冠均匀生长。结果树在采果后及时追肥 1 次，以促进开花及恢复树势。

病虫害防治　病害有立枯病，用 50%退菌特可湿性粉剂 600 倍液灌注；发病初期用 1∶1∶140 的波尔多液喷雾防治。虫害有褐天牛、诃子瘤蚜。

【采收加工】 秋末冬初果实成熟时，选晴天采摘。采收的成熟果实，晒干或烘干即为药材诃子。采收未木质化的幼果，放入水中烫 2～3 min 后，取出晒干即为藏青果。

【药材】 诃子 *Fructus Chebulae*　主产于云南。

性状　果实呈长圆形或卵圆形，长 2～4 cm，直径 2～2.5 cm，表面黄棕色或暗棕色，略具光泽，有 5～6 条纵棱线及不规则的皱纹，基部有圆形果梗痕。质坚实。果肉厚 0.2～0.4 cm，黄棕色或黄褐色。果核长 1.5～2.5 cm，直径 1～1.5 cm，浅黄色，粗糙，坚硬。种子狭长纺锤形，长约1 cm，直径 0.2～0.4 cm，种皮黄棕色，子叶 2，白色，相互重叠卷旋。气微，味酸涩后甜。

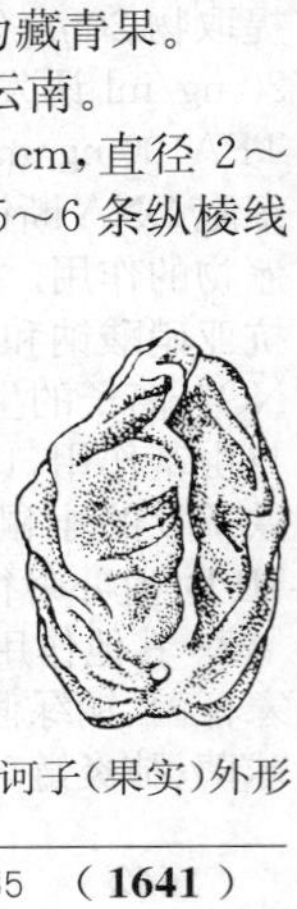

诃子（果实）外形

鉴别　(1) 果皮横切面：外果皮为 5～8 列厚壁细胞，细胞内含棕色物。中果

类成分：6-羟基-2-(2-苯乙基)色酮〔6-hydroxy-2-(2-phenylethyl)chromone〕即是 AH_3，6-甲氧基-2-(2-苯乙基)色酮〔6-methoxy-2-(2-phenylethyl)chromone〕即是 AH_4，6，7-二甲氧基-2-(2-苯乙基)色酮〔6，7-dimethoxy-2-(2-phenylethyl)chromone〕即是 AH_5，6-甲氧基-2-〔2-(3′-甲氧基苯)乙基〕色酮｛6-methoxyl -2-〔2-(3′-methoxyphenyl) ethyl〕chromone｝即是 AH_{b1}，2-(2-苯乙基)色酮〔2-(2-phenylethyl)chromone〕即是 AH_8，6-羟基-2-〔2-(4′-甲氧基苯)乙基〕色酮｛6-hydroxy -2-〔2-(4′-methoxyphenyl) ethyl〕chromone｝[26]，5，8-二羟基-2-(2-对甲氧基苯乙基)色酮｛5，8-dihydroxy -2-〔2-(p-methoxyphenyl) ethyl〕chromone｝，6，7-二甲氧基-2-(2-对甲氧基苯乙基)色酮｛6，7-dimethoxy-2-〔2-(p-methoxyphenyl)ethyl〕chromone｝，5，8-二羟基-2-(2-苯乙基)色酮〔5，8-dihydroxy -2-(2-phenylethyl)chromone〕[27]。又含羟基何帕酮(3-oxo -22-hydroxyhopane)[28]。

【药理】 1. 对消化系统的作用　沉香的水煮液和水煮醇沉液能抑制离体豚鼠回肠的自主收缩，对抗组胺、乙酰胆碱引起的痉挛性收缩；对整体动物腹腔注射沉香水煮醇沉液 0.2 ml〔2 g(生药)/ml〕能使新斯的明引起的小鼠肠推进运动减慢，呈现肠平滑肌解痉作用；使麻醉猫注射乙酰胆碱产生的肠管收缩幅度减少，蠕动减慢[1，2]。沉香能降低胃窦环行肌收缩波平均振幅，对其他肌条无影响[3]。

2. 对中枢神经系统的作用　沉香的苯提取组分给小鼠灌胃能明显延长小鼠环己巴比妥的睡眠时间。此组分经色谱分离得 Ba 组分，Ba 组分给药 10～20 min 后，小鼠自发运动量减少，20～30 min 后也可看到减少的倾向，但 60 min 则没有看到差别。脑内胺的含量中，60 min 后的 5-羟色胺含量高于对照组[4]。

【药性】 辛、苦，温。归肾、脾、胃经。

1.《别录》："微温。"

2.《海药本草》："味苦，温，无毒。"

3.《日华子》："味辛，热。"

4.《纲目》："咀嚼香甜者性平，辛辣者性热。"

5.《雷公炮制药性解》："入肾、命门二经。"

6.《药品化义》："入肺、肾二经。"

7.《本草求原》："辛甘而苦。"

【功用主治】 温中降逆，暖肾纳气。主治脘腹冷痛，呕吐呃逆，气逆喘息，腰膝虚冷，大肠虚秘，小便气淋，精冷早泄。

1.《别录》："疗风水毒肿，去恶气。"

2.《本草经集注》："疗恶核毒肿。"

3.《海药本草》："主心腹痛，霍乱，中恶邪，鬼疰，清人神，并宜酒煮服之；诸疮肿宜入膏用。"

4.《日华子》："调中，补五脏，益精壮阳，暖腰膝，去邪气，止转筋吐泻，冷气，破癥癖，(治)冷风麻痹，骨节不任，湿风皮肤痒，心腹痛，气痢。"

5. 李东垣："补脾胃，及痰涎，血出于痹。"(引自《纲目》)

6.《纲目》："治上热下寒，气逆喘急，大肠虚闭，小便气淋，男子精冷。"

7.《医林纂要》："坚肾，润命门，温中，燥脾湿，泻心，降逆气，凡一切不调之气皆能调之，并治噤口毒痢及邪恶冷风寒痹。"

8.《药性考》："下气辟恶，风痰闭塞，通窍醒神。"

9.《纲目拾遗》："固脾保肾。入汤剂，能闭精固气。"

10.《本草再新》："治肝郁，降肝气，和脾胃，消湿气，利水开窍。"

【用法用量】 内服：煎汤，2～5 g，后下；研末，0.5～1 g；或磨汁服。

【宜忌】 阴虚火旺，气虚下陷者慎服。

1.《本草经疏》："中气虚，气不归元者忌之；心经有实邪者忌之；非命门真火衰者，不宜入下焦药用。"

2.《本草汇言》："阴虚气逆上者切忌。"

3.《本经逢原》："气虚下陷人，不可多服。久服每致失气无度，面黄少食，虚证百出矣。"

4.《本草从新》："阴亏火旺者，切勿沾唇。"

【选方】 1. 治腹胀气喘，坐卧不安　木香、枳壳各五钱，萝卜子炒一两。每服五钱，姜三片，水煎服。(《赤水玄珠》沉香饮)

2. 治久心痛　沉香(锉)、鸡舌香各一两，熏陆香半两(研)，麝香一分(研，去筋膜)。上四味，捣为细末。每服三钱匕，水一中盏，煎至七分，去滓，食后温服。(《圣济总录》沉香汤)

3. 治冷痰虚热，诸劳寒热　沉香、附子(炮)。上㕮咀，煎露一宿，空心服。(《澹寮集验方》冷香汤)

4. 治咳嗽　沉香半两，阿胶半两(槌碎，慢火炒)，人参一两，桑白皮一两(碎，锉)。上件为散。不以大人、小儿、妊妇，每服二钱，水八分盏，入生姜二片，煎至五七沸，和渣食后服，小儿半钱。(《卫生家宝》沉香阿胶散)

5. 治一切哮症　沉香二两，莱菔子(淘净，蒸熟，晒干)五两。上为细末，生姜汁为细丸。每服八分，白滚汤送下。(《丹台玉案》二仙丹)

6. 治胸中痰热，积年痰火，无血者　沉香二两，半夏曲八两(用姜汁一小杯，竹沥一大盏制)，黄连二两(姜汁炒)，木香一两。为细末，甘草汤泛为丸。空心淡姜汤下二钱。(《张氏医通》沉香化痰丸)

7. 治瘴疾上热下寒，腿足寒厥　沉香磨汁、附子(制)各三钱。水盏半，生姜三片。煎八分，去渣，入沉香汁，放冷服。(《古今医统》沉附汤)

8. 治胃冷久呃　沉香、紫苏、白豆蔻各一钱。为末。每服五七分，柿蒂汤下。(《活人心统》)

9. 治产后利下赤白，里急后重，疞刺疼痛　桃胶(瓦上焙干)、沉香、蒲黄(纸隔炒)各等分。上为末。每服二钱，陈米饮调下，空心服。(《产育宝庆集》沉香桃胶散)

10. 治大肠气滞，虚闭不行　沉香磨汁八分，以当归、枳壳、杏仁泥、肉苁蓉各三钱，紫菀一两。水煎，和沉香汁服。(《本草汇言》引《方脉正宗》)

11. 治一切积聚脾湿肿胀，肚大青筋，羸瘦恶证　沉香二钱，海金沙一钱半，轻粉一钱，牵牛头末一两。上同研末，研独料蒜如泥为丸，如梧桐子大。每服三十至五十丸，煎百沸灯心通草汤送下，空腹食前。(《医学发明》沉香海金沙丸)

【各家论述】 1.《雷公炮制药性解》："沉香属阳而性沉，多功于下部，命肾之所由入也。然香剂多燥，未免伤血，必下焦虚寒者宜之。若水脏衰微，相火盛炎者，误用则水益枯而火益烈，祸无极矣。今多以为平和之剂，无损于人，辄用以化气，其不祸人者几希。"

2.《本草通玄》："沉香，温而不燥，行而不泄，扶脾而运行不倦，达肾而导火归元，有降气之功，无破气之害，洵为良品。"

3.《本草新编》："沉香，温肾而又通心，用黄连、肉桂以交心肾者，不若用沉香更为省事，一药两用之也。但用之以交

附属物。花期3～4月，果期5～6月。

野生或栽培于热带地区。国外分布于印度尼西亚、马来西亚、越南、柬埔寨和印度等国。我国热带地区有引种。

2. 白木香 *A. sinensis* (Lour.) Gilg [*Ophispermum sinense* Lour.; *A. grandiflora* Benth.] 又名：土沉香(《桂海虞衡志》)，女儿香(《纲目拾遗》)，六麻树、牙香树、莞香。

常绿乔木，高达15 m。树皮灰褐色；小枝叶柄及花序均被柔毛或夹白色绒毛。叶互生；叶柄长约5 mm；叶片革质，长卵形、倒卵形或椭圆形，长5～14 cm，宽2～6 cm，先端渐尖，基部楔形，全缘。伞形花序顶生和腋生；花黄绿色，被绒毛；花被钟形，5裂，矩圆形，先端钝圆，花被管喉部有鳞片10枚，密被白色绒毛，长约5 mm，基部连合成一环；雄蕊10枚，花丝粗壮；子房卵形，密被绒毛。蒴果倒卵形，木质，扁压状，密被灰白色毛，基部具稍带木质的宿存花被。种子黑棕色，卵形，长约1 cm，先端渐尖，种子基部延长为角状附属物，红棕色。花期4～5月，果期7～8月。

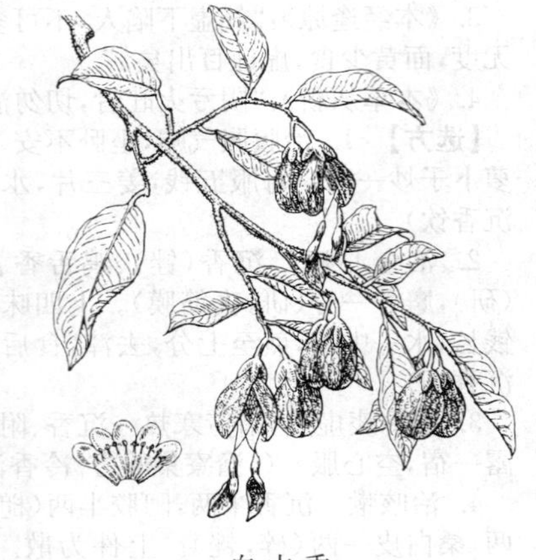

白木香

生于平地、丘陵土岭的疏林酸性黄壤土或荒山中，并有栽培。分布于广东、广西、海南、台湾等地。

【栽培】 生物学特性 喜温暖湿润气候，耐短期霜冻，耐旱。幼龄树耐阴，成龄树喜光，对土壤的适应性较广，可在红壤或山地黄壤上生长，在富含腐殖质、土层深厚的壤土上生长较快，但结香不多。在瘠薄的土壤上生长缓慢，长势差，但利于结香。

繁殖方法 种子繁殖，育苗移栽。在秋季果熟期，采摘果皮开裂的种子，播于苗床上，按行株距15 cm×10 cm下种。幼苗经培育1年，苗高50～80 cm，按行株距2 m×1.5 m挖穴移栽定植。

田间管理 幼龄树期每年除草松土4～5次，并于2～3月和10～11月各追肥1次，以追施人畜粪水和复合肥为主。成龄树施肥量适当增加。

病虫害防治 虫害有卷叶蛾，每年夏、秋间幼虫吐丝将叶片卷起，在内蛀食叶肉。卷叶前或卵初孵期用80%敌敌畏乳油800～1 000倍液，进行喷洒，每5～7 d一次连续2～3次。

【采收加工】 7～10月采收，种植10年以上，树高10 m、胸径15 cm以上者取香质量较好。

结香的方法有：在树干上，凿一至多个宽2 cm、长5～10 cm、深5～10 cm的长方形或圆形洞，用泥土封闭，让其结香；在树干的同一侧，从上到下每隔40～50 cm开一宽为1 cm、长和深度均为树干径1/2的洞，用特别的菌种塞满小洞后，用塑料薄膜包扎封口。当上下伤口都结香而相连接时，整株砍下采香。将采下的香，用刀剔除无脂及腐烂部分，阴干。

【药材】 沉香 *Lignum Aquilariae Resinatum* 白木香产于海南、广西、广东等地。沉香产于印度尼西亚、马来西亚，现进口较少。

性状 白木香 本品呈不规则块状、片状及小碎块状，有的呈盔帽状，大小不一。表面凹凸不平，淡黄白色，有黑褐色树脂与黄白色木部相间的斑纹，并有加工刀痕，偶见孔洞，孔洞及凹窝表面多呈朽木状。质较坚硬，不易折断，断面呈刺状，棕色，有特殊香气，味苦。燃烧时有油渗出，发浓烟。

沉香 本品呈不规则的棒状、片状或盔帽状。表面褐色，常有黑色、黄色交错的纹理，稍具光泽。入水下沉、半沉水或浮水。质坚实，难折断，破开面灰褐色。有特殊香气，味苦。燃烧时有油渗出，香气较白木香浓烈。

鉴别 (1) 白木香横切面：导管近多角形，有的含棕色树脂。木纤维壁稍厚，木化。木间韧皮部常与射线相交，呈扁长椭圆形或带状，细胞壁薄，非木化，腔内充满棕色树脂，其间散有少数纤维，有的薄壁细胞含草酸钙柱晶。射线宽1～2列细胞，内含树脂。

(2) 取本品10 g，加乙醇回流提取，滤过，浓缩至干，进行微量升华，得黄褐色油状物，香气浓郁；于油状物上加盐酸1滴与香草醛颗粒少量，再滴加乙醇1～2滴，渐显樱红色，放置后颜色加深(检查挥发油)。

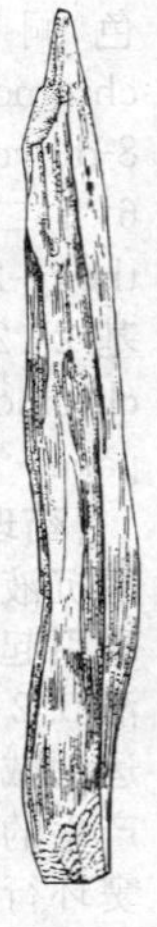

沉香(木材)外形

品质标志 《中华人民共和国药典》2005年版规定：照醇溶性浸出物热浸法测定，本品乙醇浸出物不得少于10.0%。

【成分】 1. 沉香 含挥发油，其中倍半萜成分有：沉香螺醇(agarospirol)[1]，沉香醇(agarol)，石梓呋喃(gmelofuran)[2]，α及β-沉香呋喃(agarofuran)，二氢沉香呋喃(dihydroagarofuran)[3]，去甲沉香呋喃酮(norketoagarofuran)，4-羟基二氢沉香呋喃(4-hydroxydihydroagarofuran)，3, 4-二羟基二氢沉香呋喃(3, 4-dihydroxydihydroagarofuran)[4]，α-愈创木烯(α-guaiene)，α-布藜烯(α-bulnesene)，枯树醇(kusunol)，卡拉酮(karanone)，二氢卡拉酮(dihydrokaranone)，沉香螺醇醛(oxoagarospirol)，1(10)，11-愈创木二烯-15-醛〔guaia-1(10)，11-dien-15-al〕，3，11-芹子二烯-9-酮(seline-3，11-dien-9-one)，3，11-芹子二烯-9-醇(seline-3，11-dien-9-ol)[5]，沉香雅槛蓝醇(jinkoheremol)[6]，苄基丙酮(benzylacetone)，对甲氧基苄基丙酮(*p*-methoxybenzylacetone)，氢化桂皮酸(hydrocinnamic acid)[7]等；又含沉香木质素(aquillochin)[8]，鹅掌楸碱(liriodenine)[9]。另含2-(2-苯乙基)色酮类〔2-(2-phenylethyl) chromone〕及其二聚体、三聚体，成分：AH_1、AH_{1a}、AH_2、AH_{2a}、Ah_{2b}、AH_3、AH_4、AH_5、AH_6、AH_7、AH_8、AH_9、A_{10}、AH_{11}、AH_{12}、AH_{13}、AH_{14}、AH_{15}、AH_{16}、AH_{17}、AH_{18}、AH_{19a}、AH_{19b}、AH_{20}、AH_{23}[10～21]。其中AH_1又称为沉香四醇(agarotetrol)，AH_2又称为异沉香四醇(isoagarotetrol)。

2. 白木香 含挥发油，其中倍半萜成分：沉香螺醇，白木香酸(baimuxinic acid)，白木香醛(baimuxinal)[22]，白木香醇(baimuxinol)，去氢白木香醇(dehydrobaimuxinol)[23]，白木香呋喃醛(sinenofuranal)，白木香呋喃醇(sinenofuranol)，β-沉香呋喃，二氢卡拉酮[24]，异白木香醇(isobaimuxinol)。还含其他挥发成分：苄基丙酮，对甲氧基苄基丙酮，茴香酸(anisic acid)[25]。又含2-(2-苯乙基)色酮

耳其、叙利亚、伊朗及印度等地。

性状　略呈球形,有短柄,直径 1～2.5 cm。外表面灰色或灰褐色,有疣状突起。质坚厚,断面不平坦,呈黄白色或淡黄色,有光泽,常见有幼蜂的尸体。虫已飞出者,则中间有一孔道,与表面的小孔相连,内部并遗有虫壳。无臭,味涩而苦。

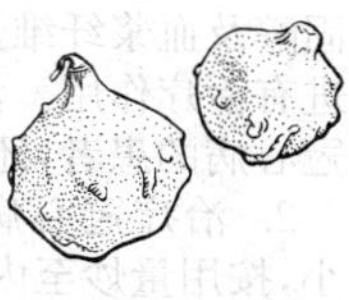
没食子药材

鉴别　(1) 取本品水浸出液,加三氯化铁试液数滴,产生深蓝色沉淀(检查鞣质)。

(2) 取水浸液,加10%氰化钾溶液数滴,显红色。

(3) 取粉末升华后,形成多数针晶束及针晶。

品质标志　照水溶性浸出物热浸法测定,本品水浸出物不得少于60%。

【成分】 没食子虫瘿含土耳其没食子鞣质(turkish gallotannin)50%～70%,没食子酸(gallic acid)2%～4%及并没食子酸(ellagic acid),树脂等[1,2]。又含 β-谷甾醇(β-sitosterol),白桦脂酸甲脂(methyl betulinate),齐墩果酸甲酯(methyl oleanolate)[3]。

【药理】 对神经系统的作用　经丙酮处理的没食子甲醇提取物对大鼠有止痛作用,并可显著降低家兔血糖浓度。氯仿-甲醇提取物对中枢神经系统有抑制作用,踏板实验表明该提取物对运动协调性有影响,睡眠实验表明可显著协同延长巴比妥的睡眠时间。此外,该提取物可延缓震颤素诱导的震颤发作时间并减弱其程度,有中等程度的抗震颤作用。完全阻断离体蛙坐骨神经传导而表现明显局部麻醉作用[1]。

【药性】 苦,温。归肺、脾、肾经。

1.《新修本草》:"味苦,温,无毒。"

2.《海药本草》:"温,平。"

3.《本草求真》:"入肾,兼入脾、胃。"

4.《会约医镜》:"入肺、肾二经。"

【功用主治】 涩肠,固精,敛肺,止血。主治久泻久痢,遗精,盗汗,咳嗽,咯血,便血,创伤出血,疮疡久不收口。

1.《药性论》:"治大人、小儿大腹冷,滑利不禁。"

2.《新修本草》:"主赤白痢,肠滑,生肌肉。"

3.《海药本草》:"主肠虚冷痢,益血生精,乌须发,和气安神。治阴毒、痿,烧灰用。"

4.《开宝本草》:"主小儿疳䘌,能黑须发,治阴疮,阴汗,温中和气。"

5.《本草从新》:"涩精固气,强阴助阳,止遗淋。"

6.《现代实用中药》:"治遗精、滑精、盗汗,以及慢性气管炎,痰多咳嗽,咯血咳血等症;外用于刀伤出血,慢性皮肤病等症。"

【用法用量】 内服:煎汤,5～10 g;或入丸、散。外用:研末撒或调敷。

【宜忌】 泻痢初起或内有湿热或积滞者禁服。

1.《雷公炮炙论》:"凡用勿令犯铜、铁。"

2.《本草经疏》:"赤白痢由于湿热郁于肠胃兼积滞多者不宜用。"

3.《本草从新》:"性偏止涩,不宜多用、独用。"

4.《中国药学大辞典》:"凡有实邪者禁用。"

【选方】 1. 治小儿洞泄下痢,羸困　没石子(微煨)、诃黎勒(煨)用皮各半两。为细散,每服以粥饮调下半钱,日三四服。量儿大小加减。(《普济方》没石子散)

2. 治血痢,不问远近　没石子一两。细研,以软饭和丸,如小豆大。每服于食前以粥饮下十丸。(《普济方》)

3. 治产后痢　没石子一个。烧,为末。和酒服方寸匕,冷即酒服,热即饮下。(《子母秘录》)

4. 治直肠溃疡,或内痔出血　没食子 15 g,地榆 15 g,槐花 10 g。水 500 ml,煎至 200 ml,去渣滤过,待温,用玻璃水节(灌肠器)灌肛门内,每次 60～100 ml。(《现代实用中药》)

5. 治小儿一切口疮,止疼痛　没石子三分(微火炙),甘草一分。上药捣细罗为散。每于疮上薄掺,盖令遍。(《圣惠方》)

6. 治牙齿疼痛　没石子不拘多少,捣罗为散。以绵裹一钱,当痛处咬之即定,有涎吐之。(《圣济总录》没石子散)

7. 治鼻面酒皶　南方没石子有孔者,水磨成膏,夜夜涂之。(《世医得效方》)

8. 治肉刺　无食子三枚,肥皂荚一挺。上烧令烟尽,细研,以酽醋于砂盆内别磨皂荚如糊。和末敷之,立效。(《奇效良方》无食膏)

【各家论述】 《本草求真》:"没食子,功专入肾固气,凡梦遗精滑,阴痿齿痛,腹冷泄泻,疮口不收,阴汗不止,一切虚火上浮,肾气不固者,取其苦以坚肾,温以暖胃健脾,黑以入肾益气补精。俾气按纳丹田,不为走泄,则诸病自能克愈矣。至书所云安神定魄,亦是神气既收,不为外浮之意。他如烧黑灰煎汤以治阴毒,合他药以染须发,为末以擦牙齿,皆是赖其收涩之力,以为保护,无他道也。"

2433 沉香 chén xiāng (《别录》)

【异名】 蜜香、栈香(《南方草木状》),沉水香(《桂海虞衡志》),奇南香(《本草乘雅半偈》),琪璃(《宦游笔记》),伽倆香(《纲目拾遗》)。

【基原】 为瑞香科沉香属植物沉香、白木香含树脂木材。

【原植物】 1. 沉香 *Aquilaria agallocha* Roxb. 又名:沉水香树、落水沉香树、伽罗树(《中药材品种论述》),奇南香木(台湾)。

常绿乔木,高达30 m。幼枝被绢状毛。叶互生,稍带革质;具短柄,长约 3 mm;叶片椭圆状披针形、披针形或倒披针形,长 5.5～9 cm,先端渐尖,全缘,下面叶脉有时被绢状毛。伞形花序,无梗,或有短的总花梗,被绢状毛;花白色,花被钟形,5裂,裂片卵形,喉部密被白色绒毛的鳞片10枚;雄蕊 10,着生于花被管上,其中有 5 枚较长;子房上位,长卵形,密被柔毛,2室,花柱极短,柱头扁球形。蒴果倒卵形,木质,扁压状,密被灰白色绒毛,基部有略为木质的宿存花被。种子通常 1 颗,卵圆形,基部具有角状

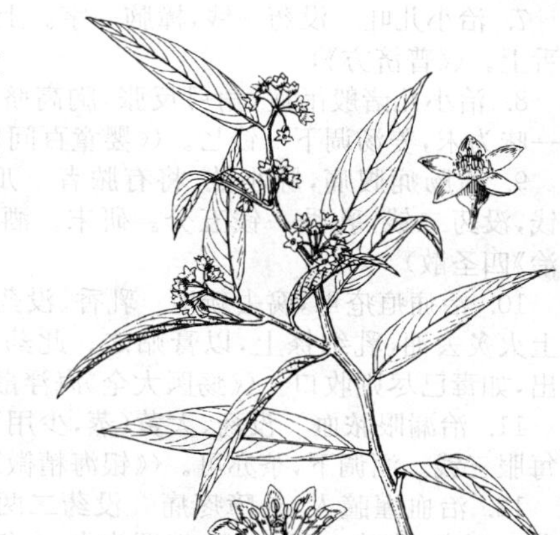
沉　香

5. 王好古："(治)心胆虚，肝血不足。"(引自《纲目》)

6.《纲目》："散血消肿，定痛生肌。"

7.《本草述》："久服舒筋膜，通血脉，固齿牙，长须发。"

8.《冯氏锦囊》："治痘余毒成痈，破血理气。"

9.《药性考》："通散结气，行经活血，清心肝滞。"

10.《现代实用中药》："为健胃驱风药，用于消化不良，大便秘结等症。"

【用法用量】 内服：煎汤，3～10 g；或入丸、散。外用：研末调敷。

【宜忌】 胃弱者慎服，孕妇及虚证无瘀者禁服。部分患者服用后可引起药疹或皮肤过敏。

1.《品汇精要》："妊娠不可服。"

2.《本草经疏》："凡骨节痛与夫胸腹胁肋痛，非瘀血停留而因于血虚者不宜用。产后恶露去多，腹中虚痛者不宜用。痈疽已溃不宜用。目赤肤翳非血热甚者不宜用。"

【选方】 1. 治一切心肚疼痛，不可忍者　没药、乳香各三钱，川山甲(炙)五钱，木鳖子四钱。上为末。每服半钱至一钱，酒大半盏，同煎温服，不计时候。(《宣明论方》没药散)

2. 治脓血杂痢，后重疼痛，日久不瘥　没药(研)、五灵脂(去砂石研)、乳香(研)各一钱，巴豆霜(研)半钱。上同研匀，滴水为丸，如黄米大。每服七丸，食前煎生木瓜汤下，小儿服三丸，随岁加减。(《证治准绳》通神丸)

3. 治中风舌强不语　没药(研)、琥珀(研)各一分，干蝎(全者，炒)七枚。上三味，捣研为末。每服三钱匕，用鹅梨汁半盏，皂荚末一钱匕，浓煎汤一合，与梨汁相和调下，须臾吐出涎毒，便能语。(《圣济总录》三圣散)

4. 治小儿盘肠气痛，腰曲，干啼　没药、乳香等分。为末。木香磨水煎沸，调一钱服。(《鲟溪单方选》)

5. 治筋骨损伤　米粉四两(炒黄)，入没药、乳香末各半两。酒调成膏。摊贴之。(《御药院方》)

6. 治小便浑浊如精之状　没药、木香、当归各等分。上为末，以刺棘心自然汁为丸，如梧桐子丸。每服五七丸，食前盐汤下。(《世传神效名方》)

7. 治小儿吐　没药一钱，樟脑一字。上为末。以药点其舌上。(《普济方》)

8. 治小儿诸般吊症，角弓反张，胸高脐凸　用透明没药一味为末，姜汤调下一钱匕。(《婴童百问》异香散)

9. 治肠痈腹痛，脉小数，将有脓者　瓜蒌一个，甘草四钱，没药二钱，乳香一钱五分。研末。酒调服。(《症因脉治》四圣散)

10. 治痈疽疮毒，腐去新生　乳香、没药各等分。安箬叶上火炙去油，乳细搽上，以膏贴之。此药毒未尽则提脓外出，如毒已尽则收口。(《疡医大全》海浮散)

11. 治漏眼脓血　没药、大黄(蒸，少用)、朴硝。上为末。每服三钱。酒调下，茶亦可。(《银海精微》没药散)

12. 治血灌瞳人，外障疼痛　没药二两，麒麟竭一两，大黄一两半，芒硝一两半。上捣罗为末，令细。食后热茶调下一钱。(《眼科龙木论》没药散)

13. 治产后血晕，语言颠倒，健忘失志　没药、血竭等分。细研为末，产后用童子小便与温酒各半盏，煎一二沸，调下二钱，良久再服，其恶血自下。(《伤寒保命集》夺命散)

【临床报道】 1. 治疗高脂血症　将没药制成胶囊剂(每粒含没药浸膏 0.1 g)，口服，每日 3 次，每次 2～3 粒，疗程 2 个月。观察 52 例，结果降胆固醇有效率为 65.7%，降三酰甘油有效率为 47.8%。治疗前血浆纤维蛋白原增高的 28 例，治疗后明显下降，前后对比有极显著性差异。可使血清纤维蛋白裂解产物含量显著下降。说明没药可明显降低胆固醇及血浆纤维蛋白原，对高凝状态所致的继发性纤溶亢进有治疗作用。治疗中未见严重毒副作用，对一部分合并冠心病的患者，还能减轻心绞痛及胸痛[1]。

2. 治疗冠心病　取纯印度穆库尔没药，打碎成蚕豆大小，按用量炒至内外皆成黑色(没有炭化)，去除部分挥发油(其树脂含量较高，药效较好)。打碎成粉，装空心胶囊(以防药粉黏附于食管壁上)，备用。8.0 g/d，分 4 次口服，连用 3 个月。临床治疗 68 例，其中 50% 的患者心电图 ST 段降低，T 波倒置。结果心前区不适及疼痛消失或减轻 67 例，活动后呼吸困难消失 42 例，临床效果明显[2]。

【各家论述】 1.《本草衍义》："没药，大概通滞血，打扑损疼痛，皆以酒化服。血滞则气壅淤，气壅淤则经络满急，经络满急，故痛且肿。凡打扑着肌肉须肿胀者，经络伤，气血不行，壅淤，故如是。"

2.《医学入门》："此药推陈致新，故能破宿血，消肿止痛，为疮家奇药也。"

3.《得配本草》："然气血之瘀滞，亦有气虚不行，血虚不动者，有邪气入于肌肉，致气血凝滞者。宜审其虚实，或补或散，以乳没为佐。勿专恃散血活血之剂以为功也。"

2432 没食子 mò shí zǐ (《海药本草》)

【异名】 墨石子(《雷公炮炙论》)，无食子(《药性论》)，没石子(《子母秘录》)，无石子(《酉阳杂俎》)，麻荼泽(《方舆志》)，无余子(《玉楸药解》)。

【基原】 为没食子蜂科瘿蜂属昆虫没食子蜂的幼虫寄生于壳斗科栎属植物没食子树幼枝上所产生的虫瘿。

【原植物】 没食子树 *Quercus infectoria* Oliv.

分布于地中海沿岸希腊、土耳其、叙利亚、伊朗及印度等地。我国无分布记载。

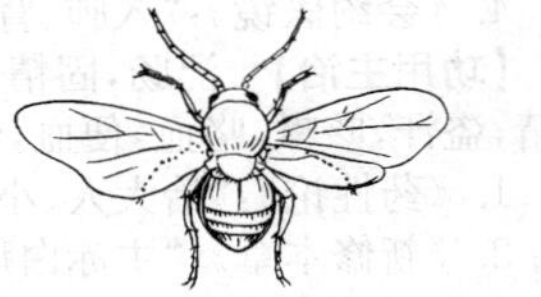

寄生动物没食子蜂 *Cynips gallae-tinctoriae* Oliv. 体小，长约 6 mm，色黑。头部有复眼 1 对，单眼 3 个；触角 1 对，正直而细长。翅 2 对，膜质，透明；前翅无缘纹，翅脉亦少，静止时平叠。足 3 对，发达。腹部呈球形而侧扁；雌虫的腹下有直沟，中藏产卵器。幼虫形如蛆，体极微小。没食子蜂寄生于没食子树幼枝上，当雌虫产卵时，先以产卵器刺伤杆物的幼芽，旋即产卵于伤口中，至孵化成幼虫后，则能分泌含有酶的液体，使植物细胞中的淀粉迅速转变为糖类，从而刺激植物细胞的分生。当幼虫周围细胞的淀粉粒消失，遂收缩而形成虫瘿；幼虫成长后，即穿孔飞出。

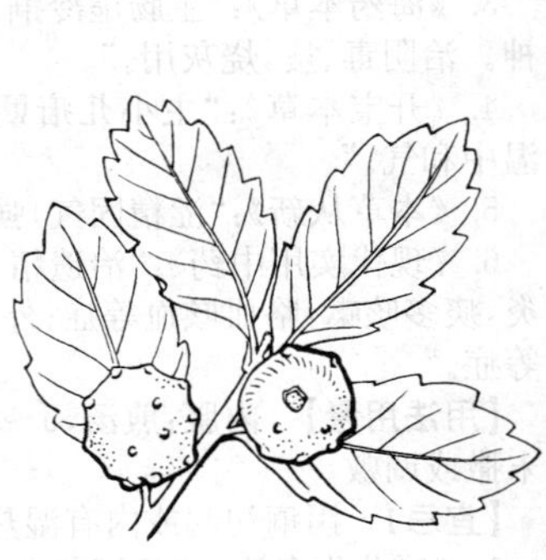

没食子树

【采收加工】 3～9 月间，采集尚未穿孔的虫瘿，晒干。

【药材】 没食子 *Galla Turcica*　主产于地中海沿岸土

熟，其余均萎缩。花期夏季。

生于海拔500～1 500 m的山坡地。分布于热带非洲和亚洲西部。

【采收加工】 11月至翌年2月采收。树脂可由树皮裂缝自然渗出；或将树皮割破，使油胶树脂从伤口渗出。初呈淡黄白色黏稠液，遇空气逐渐凝固成红棕色硬块。采得后去净杂质，置干燥通风处保存。

【药材】 没药 *Myrrha* 主产于索马里、埃塞俄比亚以及阿拉伯半岛南部。以索马里所产质量最佳。我国进口的商品有两种：一种称天然没药，直接由索马里和埃塞俄比亚进口。另有一种称胶质没药，原植物与上种不同，但品种尚不清楚。

性状 本品呈不规则颗粒状或粘结成团块，直径约2.5 cm，有较小或更大的。表面黄棕色至红棕色或黄棕色相间，无光泽或有时无光泽部分与有光泽部分相间。有时夹有树皮、木屑。质坚脆，破碎面颗粒状，有油样光泽，打碎后的薄片有亮光或半透明。气香而特异，味极苦，嚼时粘牙。

鉴别 (1) 本品与水研磨，形成黄棕色乳状液。

(2) 本品乙醚浸出物或挥发油置于蒸发皿中，待乙醚挥发散后，皿底的薄膜状残渣用溴或发烟硝酸蒸气熏后，即显紫红色(检查挥发油)。

(3) 取本品粉末少许，加新鲜配制的香草醛盐酸试液数滴，挥发油含量高者，立即显紫红色，含量低者则初显黄色，渐变成紫红色(检查挥发油)。

【成分】 含树脂25%～35%，挥发油2.5%～9%，树胶57%～65%，树脂含α及β罕没药酸(heerabomyrrholic acid)，α、β及γ没药酸(commiphoric acid)，没药尼酸(commiphorinic acid)，α及β罕没药酚(heerabomyrrhol)，罕没药树脂(heeraboresene)[1]，没药萜醇(commiferin)[2]。挥发油含丁香油酚(eugenol)，间甲苯酚(*m*-cresol)，枯醛(cuminaldehyde)，蒎烯(pinene)，柠檬烯(limonene)，桂皮醛(cinnamic aldehyde)，罕没药烯(heerabolene)等[1]，并含多种呋喃倍半萜类化合物：8α-甲氧基莪术呋喃二烯(8α-methoxyfuranodiene)，8α-乙酰基莪术呋喃二烯(8α-acetylfuranodiene)[3]，莪术呋喃烯(curzerene，isofuranogermacrene)，乌药根烯(lindestrene)，呋喃桉-1，3-二烯(furanoeudesma-1，3-diene)，莪术呋喃二烯(furanodiene)[4]。又含反式和顺式-4，17(20)-孕甾-3，16-二酮(E，Z-guggulsterone)[5]。

【药理】 1. 降血脂作用 同属植物穆库尔没药含油树脂部分能降低饲氢化植物油所致雄兔高胆固醇血症，并能防止动脉壁斑块的形成，也能使家兔体重有所减轻[1]。从该树脂分离出2个固醇类，即反式和顺式-4，17(20)-孕甾-3，16-二酮，在离体和整体试验证明有降血脂和分解脂肪作用，并可抑制肝匀浆胆固醇的合成。反式和顺式-4，17(20)-孕甾-3，16-二酮并能明显抑制ADP、肾上腺素和5-羟色胺诱发的血小板抑制[2]。

2. 甲状腺素样作用 大鼠每日服顺式4，17(20)-孕甾-3，16-二酮10 mg/kg，可使其甲状腺摄碘增加，甲状腺过氧化物酶和蛋白酶活性增加，肝脏和二头肌耗氧量增加[3]。

3. 收敛作用 没药酊剂对黏膜有收敛作用，口腔、咽部溃疡时可用于口腔洗剂中；亦可用于胃肠无力时以兴奋肠蠕动[4]。

4. 抗炎、镇痛与退热作用 没药的多种同属植物均被发现有抗炎等作用。如没药的油树脂石油醚提取物500 mg/kg给大鼠灌胃，可明显抑制角叉菜胶与棉球肉芽肿所致炎症，此提取物在小鼠也有明显的退热作用[5]。没药生品、清炒品与醋制品制成煎剂、散剂和混悬剂，以小鼠足跖的外伤肿胀数为指标，对外伤引起的血瘀肿胀均有显著的消肿作用，各剂型的药效相近，各剂量组之间药效无显著性差异[6]。

5. 抗菌作用 没药水浸剂(1∶2即50%浓度)在试管内对堇色毛癣菌、同心性毛癣菌、许兰黄癣菌等多种致病真菌有不同程度的抑制作用[7]。

【炮制】 1. 没药 取原药材，除去杂质，捣碎或剁碎。

2. 炒没药 取净没药，大小个分开，置锅内，用文火炒至冒烟，表面显油亮光泽时，取出放凉。炒后缓和刺激性，便于服用。

3. 醋没药 取净没药，大小个分开，置锅内，用文火炒至冒烟，表面微熔，喷淋米醋。再炒至表面显油亮光泽时，取出放凉。每没药100 kg，用米醋5 kg。醋制增强活血止痛，收敛生肌作用。

4. 灯心制没药 取净没药碎块，置锅内，用文火炒至出油时，加入灯心同炒，至油被灯心吸尽，没药膨胀呈球状为度，取出簸去灯心，放凉。每没药100 kg，用灯心3 kg。

5. 煮没药 取没药，加水浸1日，连同水倒入锅内，煮至熔化，滤过，残渣加适量水再煮，滤过，弃去残渣，合并滤液，浓缩成膏状，继续加热至黑烟冒尽转冒青烟时，取出，摊放在平面板上，趁热切成方块，晾凉。

现代研究表明，水浴加热溶化没药，滤除杂质，水浴浓缩成膏，60 ℃烘至不粘手，收得率较传统水煮法高。水、醇浸出物及挥发油含量均较高，薄层图谱基本上与原生药一致，同时杂质少、洁净、色泽均匀、无焦化现象，刺激性较小，容易粉碎。

饮片性状 没药参见"药材"项。炒没药为小碎块状或类圆颗粒状，表面黑褐色或棕黑色，有光泽，气微香。醋没药为小碎块状或圆颗粒状，表面黑褐色或棕褐色，油亮，略有醋气。灯心制没药，圆颗粒状，表面棕褐色，油亮有光泽，气特异。煮没药为小方块形，表面黄棕色，油亮光洁，质脆，气特异。

贮干燥容器内，炒没药、醋没药、灯心制没药、煮没药密闭，置阴凉干燥处，防蛀，防霉。

【药性】 苦，平。归心、肝、脾经。

1.《药性论》："味苦、辛。"

2.《海药本草》："味苦、辛，温。无毒。"

3.《开宝本草》："味苦，平。"

4.《本草新编》："入脾、肾二经。"

5.《本草求真》："专入心，兼入肝。"

6.《衷中参西录》："气淡薄，味辛而酸。"

【功用主治】 祛瘀，消肿，定痛。主治胸腹痛，痛经，经闭，癥瘕，跌打肿痛，痈肿疮疡，目赤肿痛。

1.《药性论》："主打磕损，心腹血瘀，伤折踒跌，筋骨瘀痛，金刃所损，痛不可忍，皆以酒投饮之。"

2.《海药本草》："主折伤马坠，推陈置新，能生好血，凡服皆须研烂，以热酒调服。堕胎，心腹俱痛及野鸡漏痔，产后血气痛，并宜丸、散中服。"

3.《日华子》："破癥结宿血，消肿毒。"

4.《开宝本草》："主破血止痛，疗金疮，杖疮，诸恶疮，痔漏卒下血，目中翳晕痛，肤赤。"

hydrothymol)，多梗白莱氏菊内酯(baileyin)等[3]。

【药理】 细胞毒作用 沙旋覆花地上部分所含成分蒲公英甾醇棕榈酸酯和泽兰内酯具有明显的细胞毒作用[1]。

【药性】 苦、辛，寒。

1.《内蒙古中草药》："味苦，性寒。"

2.《沙漠地区药用植物》："味辛，性凉。"

【功用主治】 清热解毒，利湿。主治外感头痛，肠炎，痢疾，浮肿，小便不利，疮痈肿毒，黄水疮，湿疹。

1.《内蒙古中草药》："清热解毒。主治疮痈肿毒，黄水疮，湿疹。"

2.《沙漠地区药用植物》："清热，利尿。主治外感头痛，浮肿，小便不利，预防流感。"

3.《全国中草药汇编》："清热利湿。治急慢性痢疾，急慢性肠炎。"

【用法用量】 内服：煎汤，3～9 g。外用：研末撒或调敷。

【选方】 1. 预防流感 沙旋覆花全草 9 g，或花 6 g。水煎服。(《沙漠地区药用植物》)

2. 治急性细菌性痢疾，急慢性肠炎 沙旋覆花全草 50～100 g。水煎服，每日 1～2 次，连服 2～3 d。对慢性肠炎可酌加麦芽、六曲。(《东北药用植物》)

3. 治黄水疮 沙旋覆花适量。炒黄研末，撒于患处；如不流黄水者，可用麻油调敷患处。(《内蒙古中草药》)

2430 沙生风毛菊 shā shēng fēng máo jú (《甘肃中草药手册》)

【基原】 为菊科风毛菊属植物沙生风毛菊的叶。

【原植物】 沙生风毛菊 *Saussurea arenaria* Maxim.

多年生草本，高 3～5 cm。根茎顶端分枝，颈部被棕色的残存叶柄鞘。茎极短，被白色绒毛。单叶互生；叶柄长 3.5～4 cm，被腺毛；叶片狭长圆形，长 4～7 cm，宽 1.2～1.8 cm，先端急尖或渐尖，基部渐狭成柄，边缘具深波状齿，上面绿色，密被腺毛，下面密被白色绒毛。头状花序单生，直径约 1.5 cm，总苞卵形，长约 2 cm，总苞片 5 层，卵状披针形，绿色，有的带紫色，疏被白色绒毛，内层条形；管状花深紫色，长约 1.5 cm。瘦果长 3 mm，具黑色花纹。果期 7～9 月。

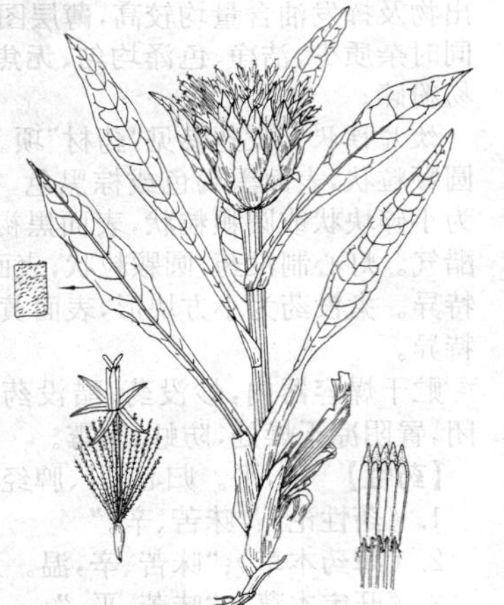

沙生风毛菊

生于海拔 3 300～4 300 m 的山坡、砂地、干河滩地。分布于西藏、甘肃、青海等地。

【采收加工】 6～7 月开花时采收，晾干。

【成分】 全草的挥发油中主含β-芹子烯(β-selinene)，含量达 39.950%，还含二氢去氢木香内酯(dihydrodehydrocostuslactone)，4-甲基-2，6-二叔丁基苯酚(4-methyl-2，6-di-tert-butylphenol)，6，10，14-三甲基-2-十五碳酮(6，10，14-trimethyl-2-pentadecanone)，十八烷(octadecane)，十九烷(nonadecane)，1，1，4，7-四甲基-1a，2，3，4，4a，5，6，7b-八氢-1H-环丙[e]薁〔1，1，4，7-tetramethyl-1a，2，3，4，4a，5，6，7b-octahydro-1H-cycloprop[e]azulene〕，十五烷(pentadecane)，4-甲氧基-1-叔丁氧基苯〔4-methoxy-1-(1,1-dimethylethoxyl) benzene〕，1，3-二甲基环戊烷(1,3-dimethylcyclopentane)，2-甲基十氢萘(2-methyldecahydronaphthalene)，1，8a-二甲基-7-异丙烯基-1，2，3，5，6，7，8，8a-八氢萘(1，8a-dimethyl-7-isopropenyl-1，2，3，5，6，7，8，8a-octahydronaphthalene)，γ-广藿香烯(γ-patchoulene)，7aβ-甲基-3aβ，4，5，6，7，7a-六氢-1β-茚基甲酮(7aβ-methyl-3aβ，4，5，6，7，7a-hexahydro-1β-indenylmethyl ketone)，4，4，7a-三甲基-5，6，7，7a-四氢苯并呋喃-2-酮(4，4，7a-trimethyl-5，6，7，7a-tetrahydrobenzofuran-2-one)，邻苯二甲酸二丁酯(dibutylphthalate)，叔花叔醇(nerolidol)，十七烷(heptade-cane)，苯甲酸苄酯(phenylmethylbenzoate)，7，10-十五碳二炔酸(7，10-pentadecadiynoic acid)，α-松油醇(α-terpineol)，罗汉柏烯(thujopsene)，麦由酮(mayurone)等共 37 种成分[1]。

【药性】 苦，寒。

【功用主治】 清热解毒，止血。主治感冒发烧，疮疡痈肿，食物中毒，外伤出血等症。

【用法用量】 内服：煎汤，3～10 g；或研末。外用：研末调敷。

【选方】 1. 治疮疡，外伤出血 沙生风毛菊适量。研细末，外敷患处。

2. 治食物(肉)中毒 沙生风毛菊适量。研末内服，每次 3 g，每日 2～3 次。

2431 没药 mò yào (《药性论》)

【异名】 末药(《纲目》)。

【基原】 为橄榄科没药属植物没药树及同属植物树干皮部渗出的油胶树脂。

【原植物】 没药树 *Commiphora myrrha* Engl. [*C. molmol* Engl.]

低矮灌木或乔木，高约 3 m。树干粗，具多数不规则尖刺状的粗枝；树皮薄，光滑，小片状剥落，淡橙棕色，后变灰色。叶散生或丛生，单叶或三出复叶；小叶倒长卵形或倒披针形，中央 1 片较大，长 7～18 mm，宽 4～8 mm，钝头，全缘或末端稍具锯齿；叶柄短。花小，丛生于短枝上；萼杯状，宿存，上具 4 钝齿；花冠白色，4 瓣，长圆形或线状长圆形，直立；雄蕊 8 枚，从短杯状花盘边缘伸出，直立，不等长；子房 3 室，花柱短粗，柱头头状。核果卵形，尖头，光滑，棕色，外果皮革质或肉质。种子 1～3 颗，仅 1 颗成

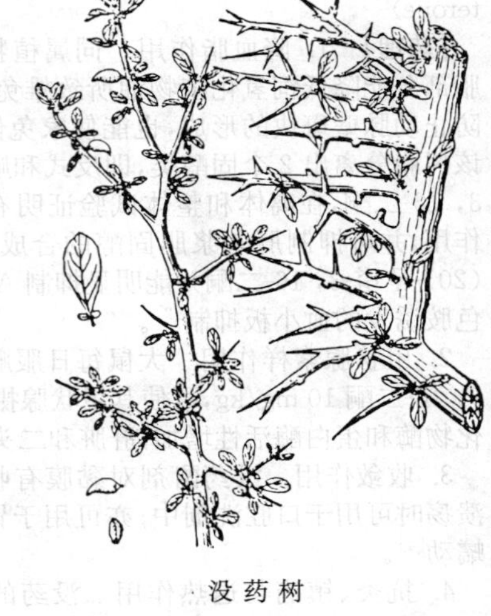

没药树

12 g，水煎服。（《中药临床应用》补肾明目散）

【各家论述】 1.《本草汇言》："沙苑蒺藜，补肾涩精之药也。其气清香，能养肝明目，润泽瞳人。能补肾固精，强阳有子，不烈不燥，兼止小便遗沥，乃和平柔润之剂也。"

2.《本经逢原》："沙苑蒺藜，性降而补，益肾，治腰痛，为泄精虚劳要药，最能固精，故聚精丸用此佐鳔胶，大有殊功。以之点汤代茶，亦甚甘美益人。"

2428 沙枣树皮 shā zǎo shù pí （《陕甘宁青中草药选》）

【基原】 为胡颓子科胡颓子属植物沙枣 *Elaeagnus angustifolia* L. 的树皮和根皮。

【原植物】 参见"沙枣"条。

【成分】 茎皮和枝含生物碱类：胡颓子碱（eleagnine）即四氢哈尔满（tetrahydroharman）[1～4]，四氢哈尔醇（tetrahydroharmol），N-甲基四氢哈尔醇（N-methyltetrahydroharmol）[2，3]，哈尔满（harman）[4]，二氢哈尔满（dihydroharman），2-甲基-1，2，3，4-四氢-β-咔啉（2-methyl-1，2，3，4-tetrahydro-β-carboline）[5]，哈尔明碱（harmine）[6]。还含鞣质（tannin）[3]，右旋儿茶素（catechin），左旋表儿茶素（picatechin）[7]，色素等。

【采收加工】 7～10 月采剥内层树皮，9～11 月挖根，剥取根皮，晒干。

【药性】 《陕甘宁青中草药选》："味涩、微苦，性凉。"

【功用主治】 清热解毒，利湿，止痛，止血。主治慢性气管炎，胃痛，肠炎，急性肾炎，黄疸型肝炎，白带，烧烫伤，外伤出血。

1.《陕甘宁青中草药选》："收敛止痛，清热凉血。主治烧伤，白带，外用止血。"

2.《新疆中草药》："平肝泻火，清湿热。"

3.《全国中草药汇编》："主治慢性气管炎，胃痛，肠炎，白带；外用治烧烫伤，止血。"

【用法用量】 内服：煎汤，9～15 g。外用：煎汁涂；或研末撒。

【选方】 1. 治黄疸型肝炎 沙枣树皮 9 g，龙胆草 6 g，刺黄柏 12 g，茵陈、车前草各 15 g。水煎服。

2. 治急性肾炎 沙枣根皮 3 g（研细），刺黄柏、土黄连粉各 1.5 g。开水送服，第一日服 3 剂，第二日服 2 剂，3 日后每日服 1 剂，忌食鱼、辣。（1、2 方出自《新疆中草药》）

3. 治白带 沙枣树皮（内皮）2 份，锁阳 3 份，研细末。每次服 9 g，每日 2 次。（《沙漠地区药用植物》）

4. 治烧烫伤 沙枣树皮适量，以 75%乙醇制成 1∶1 浸液，涂敷患处。（《新疆中草药》）

2429 沙旋覆花 shā xuán fù huā （《沙漠地区药用植物》）

【异名】 绞蛆爬（《内蒙古中草药》），沙地旋覆花、秃女子草、黄喇嘛、黄花蒿（《沙漠地区药用植物》），黄蓬花（《全国中草药汇编》）。

【基原】 为菊科旋覆花属植物蓼子朴的全草或花序。

【原植物】 蓼子朴 *Inula salsoloides*（Turcz.）Ostenf.［*Conyza salsoloides* Turcz.］

多年生亚灌木，高达45 cm。地下茎分枝长，横走，疏生膜质披针形鳞叶。茎下部木质，基部有密集的长分枝。叶互生；披针形或长圆状线形，长 5～10 mm，宽 1～3 mm，先端钝或稍尖，基部心形或有小耳，半抱茎，全缘，上面无毛，下面具腺毛及短毛，稍肉质。头状花序径 1～5 cm，单生于枝端；总苞片 4～5 层，外层渐小，黄绿色；舌状花雌性，较总苞长半倍，舌片浅黄色，椭圆状线形，长约 6 mm，先端有 3 个细齿，花柱分枝细长；中央为管状花，两性，花冠上部狭漏斗状；冠毛白色。瘦果长约 1.5 mm，有多数细沟，被腺和疏粗毛。花期 5～8 月，果期 7～9 月。

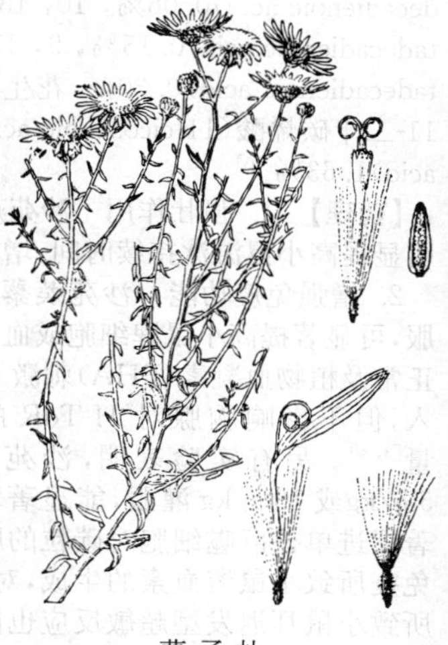

蓼子朴

生于海拔 500～2 000 m 的干旱草原、半荒漠和荒漠地区的戈壁滩地、流沙地、固定沙丘、湖河沿岸冲积地、黄土高原的风沙地和丘陵顶部。在河北、山西、内蒙古、辽宁西部、陕西、甘肃、青海北部和东部、新疆都有广泛分布。

【采收加工】 7～10 月全草采收，5～8 月采收花序，晒干。

【药材】 沙旋覆花 *Herba Inulae Salsoloidis* 主产于华北、东北及西北等地。

性状 全草长 20～40 cm，茎多分枝。叶互生，窄长圆形至条状披针形，先端尖，基部稍成耳状，边缘常向下反卷。质硬，有见头状花序生于枝顶，花黄色。瘦果略呈圆柱形，冠毛白色。

【成分】 全草含 15-去氧沙地旋覆花内酯（inulasal solin），沙地旋覆花内酯（inulasalsolide），泽兰内酯（eupatolide），巴德来因（budlein）B[1]。

地上部分含甾醇类：蒲公英甾醇（taraxasterol），蒲公英甾醇乙酸酯（taraxasteryl acetate），蒲公英甾醇棕榈酸酯（taraxasteryl palmitate），胡萝卜苷（daucosterol），木犀草素（luteolin），豆甾烷醇（stigmastanol），β-谷甾醇（β-sitosterol），蜂花酸（melissic acid）[1]。含内脂类：泽兰内酯（eupatolide）[2]，11β，13-二氢泽兰内酯（11β，13-dihydroeupatolide），卵南美菊素（ovatifolin），桉叶内酯类（eudesmanolides），买兰坡草内酯类（melampolides），光刺苞果菊内酯（glabratolide），5-乙酰氧基-12-羟基金合欢醇（5-acetoxy-12-hydroxyfarnesol），5-羟基-12-氧代金合欢醇（5-hydroxy-12-oxofarnesol），4α，5β-环氧泽兰内酯（4α，5β-epoxyeupatolide），4α，5β-环氧去乙酰卵南美菊素（4α，5β-epoxydesacetylovatifolin），4α，5β-环氧卵南美菊素（4α，5β-epoxyovatifolin），8-表-11β，13-二氢齿叶黄皮素 A（8-epi-11β，13-dihydro-dentatin A），4α，5β-环氧-8β-异缬草酰氧基-14-氧代刺苞菊内酯（4α，5β-epoxy-8β-isovaleroyloxy-14-oxoacanthospermolide），4α，5β-环氧-8β-羟基-14-氧代刺苞菊内酯（4α，5β-epoxy-8β-hydroxy-14-oxoacanthospermolide）及羽扇豆醇（lupeol），角鲨烯（squalene），2，5-二甲氧基-对聚伞花素（2，5-dimethoxy-*p*-cyme-ne），10-异丁酰氧基-8，9-环氧-百里香酚异丁酸酯（10-iso-butyroyloxy-8，9-epoxy-thymol-isobutyrate），含黄酮类：柚皮素（naringenin）[3]，10-羟基-8，9-二氢百里香酚（10-hydroxy-8，9-di-

(linolenic acid) 3.21%，7，10-十八碳二烯酸(7，10-octadecadienoic acid) 0.06%，10，13-十八碳二烯酸(10，13-octadecadienoic acid) 0.15%，9，11-十八碳二烯酸(9，11-octadecadienoic acid) 0.30%，花生酸(arachidic acid) 2.54%，11-二十碳烯酸(11-eicosenoic acid) 0.47%，山萮酸(behenic acid) 1.63%[10]。

【药理】 1. 强壮作用　沙苑蒺藜可显著增加小鼠体重，明显提高小鼠游泳持续时间，增强小鼠耐寒能力[1,2]。

2. 增强免疫功能　沙苑蒺藜煎剂 5 g/kg 或 10 g/kg 灌服，可显著提高小鼠脾细胞或血清溶菌酶的活力，明显促进正常及植物血凝素(PHA)刺激下小鼠脾脏对 ^{3}H-TdR 的掺入，但不影响胸腺对 ^{3}H-TdR 的摄取，也不增加脾脏重量[3,4]。另有实验表明，沙苑子的甲醇或乙醇提取物 5 g/kg或 10 g/kg 灌服，能显著增加胸腺、脾脏湿重，并显著促进单核巨噬细胞对碳粒的廓清，明显增加绵羊红细胞免疫所致小鼠溶血素的生成，对 2，4-二硝基氯苯(DNCB)所致小鼠耳迟发型超敏反应也能显著增强之，表明沙苑子的上述提取物能增强非特异吞噬活性及特异性体液和细胞免疫[5]。

3. 抗炎、解热作用　沙苑蒺藜煎剂具有显著的抗炎作用，5 g/kg、10 g/kg 腹腔注射或 20 g/kg、30 g/kg 灌服对于角叉菜胶、甲醛所致大鼠足跖肿胀，组胺皮内注射所致皮肤毛细血管通透性亢进均有显著的抑制作用，还能显著抑制大鼠棉球肉芽肿的形成[6]。

4. 对血压、脑血流量的影响　沙苑蒺藜水煎醇沉液 0.125 g/kg或 0.25 g/kg 静注，可使麻醉犬血压显著降低，持续 30 min，同时可见心肌张力时间指数也明显降低。沙苑子静注对大鼠也有显著降压效果。可使犬脑血流减少更为显著而且维持时间亦长[7]。沙苑子总黄酮静注 25 mg/kg、50 mg/kg 对麻醉大鼠也有显著降压效果，同时可见心率减慢，此作用随剂量加大而增强[8]。

5. 降脂、抑制血小板聚集和改善血液流变性作用　对于喂饲高脂饲料所致高脂血症大鼠，相当于生药 30 g/kg 剂量的沙苑蒺藜总黄酮有显著的降血脂作用，能使升高的胆固醇和三酰甘油显著降低，高密度脂蛋白胆固醇有所升高[9]。对于实验性高脂血症大鼠血液的浓、聚状态，沙苑子总黄酮可使全血比黏度、全血还原黏度明显下降，血细胞比容升高，红细胞电泳加快，症状改善[10]。沙苑子总黄酮还有显著抗血小板聚集作用，1.25 mg/ml 浓度可显著抑制 ADP 及胶原诱导的大鼠血小板聚集，浓度加大，作用增强，1.25 mg/ml、2.5 mg/ml 及 5.0 mg/ml 浓度对 ADP 诱导的血小板聚集抑制百分率为 43%、65%和 93%；对胶原诱发者抑制的百分率分别为 39%、85%和 97%[8]。

6. 保肝作用　沙苑蒺藜 5 g/kg 的煎剂可使正常小鼠体重增加，肝三酰甘油下降，肝糖原及肝总蛋白显著降低，还可使四氯化碳肝损伤大鼠丙氨酸氨基转移酶(ALT)及肝中胆固醇含量显著降低；沙苑蒺藜水溶性部分也能显著降低肝损伤大鼠 ALT 及血中三酰甘油；黄酮部分不但有降酶降脂作用，并使低下的肝糖原显著升高；氨基酸部分也能降低肝损伤大鼠肝内三酰甘油，升高肝中总蛋白[11]。

7. 镇痛及对中枢神经系统的影响　热板法试验表明，沙苑蒺藜煎剂 20 g/kg、40 g/kg 灌服，可显著延迟小鼠的舔脚反应。10 g/kg、20 g/kg 可显著减少酒石酸锑钾所致小鼠扭体反应，表明沙苑蒺藜有镇痛作用。光电管法试验表明，沙苑蒺藜可显著增加小鼠自发活动，但 20 g/kg、40 g/kg的沙苑蒺藜煎剂灌服却可协同阈下剂量的硫喷妥钠的中枢抑制作用[1~2]。

8. 其他作用　沙苑蒺藜灌服可显著减少小鼠尿量，作用持续 4 h 以上[12]。沙苑蒺藜等中药对酪氨酸酶活性有显著抑制作用，用药后多巴阳性黑素细胞数及含黑素颗粒细胞数较对照组明显减少，对色素沉着具有抑制作用[13]。

毒性　沙苑蒺藜毒性很小，其煎剂灌服 100 g/kg 以上(分 2 次)，LD_{50}不能测得[2]。沙苑蒺藜水煮醇沉制剂腹腔注射对小鼠的 LD_{50} 为 37.8±1.1 g/kg[6]。

【炮制】 1. 沙苑蒺藜　取原药材，除去杂质，洗净，干燥。生品偏于养肝明目。

2. 炒沙苑蒺藜　取净沙苑蒺藜，微炒后研细，或用微火炒至棕褐色，体膨胀有香气为度。炒沙苑蒺藜温涩作用较强。

3. 盐沙苑蒺藜　取净沙苑蒺藜，加入盐水拌匀，稍闷润后，用文火加热，炒至棕黄色，鼓起，有香气逸出，取出放凉。每沙苑蒺藜 100 kg，用食盐 2 kg。盐沙苑蒺藜补肾固精缩尿作用较强。

饮片性状　沙苑蒺藜，参见“药材”项。炒沙苑蒺藜表面棕褐色，体略膨胀，微有香气。盐炒沙苑蒺藜表面鼓起，棕黄色，微有咸味。

贮干燥容器内，密闭，置通风干燥处。

【药性】 甘，温。归肝、肾经。

1.《纲目》：“甘，温，无毒。”

2.《本草通玄》：“善走肝肾二经。”

3.《得宜本草》：“入足少阴、少阳经。”

4.《药义明辨》：“入肺肾两经气分。”

【功用主治】 补肾固精，益肝明目。主治肝肾不足，腰痛膝软，遗精早泄，尿多遗沥，白浊带下，耳鸣眩晕，眼目昏花。

1.《本草衍义》：“补肾。”

2.《纲目》：“补肾，治腰痛泄精，虚损劳乏。”

3.《本草汇言》：“补肾固精，强阳有子，兼止小便遗沥。”

4.《本草从新》：“补肾，强阴，益精，明目。治虚劳腰痛遗精，带下，痔瘘，阴瘭。性能固精。”

5.《医林纂要》：“坚肾水，泻邪湿，去癥瘕痔瘘。”

6.《本草求原》：“能导肺归脾，下行直入于肾。”“补肾，治肺痿，肾冷尿多遗溺，明目，长肌肉，亦治肝肾风毒攻注。”

【用法用量】 内服：煎汤，6～9 g；或入丸、散；或熬膏。益肝明目多生用，补肾固精，缩尿止遗多炒用。

【宜忌】 相火偏旺之遗精、膀胱湿热之淋浊带下慎服。

1.《本经逢源》：“肾与膀胱偏热者禁用。”

2.《本草用法研究》：“命门火炽，湿热淋浊等证仍不可用，以其性温固摄也。”“可治遗尿症，然遗尿而尿管作痛者禁用，遗精而热者忌用之。”

【选方】 1. 治肾虚精关不固，遗精滑泄，腰酸耳鸣，四肢乏力，舌淡苔白，脉细弱　沙苑蒺藜(炒)、芡实(蒸)、莲须各二两，龙骨(酥炙)、牡蛎(盐水煮一日一夜，煅粉)各一两。共为末，莲子粉糊为丸，盐汤下。(《医方集解》金锁固精丸)

2. 治男子精薄无嗣，久患梦遗，妇人滑胎不孕等　黄鱼鳔胶(白净者一斤，切碎，用蛤粉炒成珠，以无声为度)，沙苑蒺藜八两(马乳浸两宿，隔汤煮一炷香久取起，焙干)。上为末，炼蜜丸如梧桐子大。每服八十丸，空心温酒、白汤任下。忌食鱼及牛肉。(《证治准绳》聚精丸)

3. 治翳障(如早期老年性白内障)　沙苑子、石菖蒲、女贞子、生地黄、菟丝子、夜明砂各 30 g。共研细末，每服

【基原】 为豆科黄芪属植物背扁黄芪的种子。

【原植物】 背扁黄芪 *Astragalus complanatus* R. Br. ex Bunge 又名:蔓黄芪《中国高等植物图鉴》。

多年生高大草本,高达 1 m 以上,全株被短硬毛。主根粗长。茎平卧,有角棱,多由基部分歧。奇数羽状复叶,互生;具短柄;托叶狭披针形,长约 3 mm;小叶 9～21 枚,叶片椭圆形,长 6～14 mm,宽 3～7 mm,先端钝或微缺,有细尖,基部钝形至钝圆形,全缘,上面绿色,无毛,下面灰绿色。总状花序腋生,花 3～9 朵;总花梗细长;小花梗基部有 1 线状披针形的小苞片;花萼钟形,绿色,先端 5 裂,萼筒基部有 2 枚卵形的小苞片;花冠蝶形,黄色,旗瓣近圆形,先端微凹,基部有爪,长约 10 mm,翼瓣稍短,龙骨瓣与旗瓣等长;雄蕊 10,二体,(9)+1;雌蕊超出雄蕊之外,子房上位,密被白色柔毛,有子房柄,花柱无毛,柱头画笔状被白色髯毛。荚果纺锤形,长 3～4 cm,先端有较长的尖喙,腹背稍扁,内含种子 20～30 颗。种子圆肾形。花期 8～9 月;果期 9～10 月。

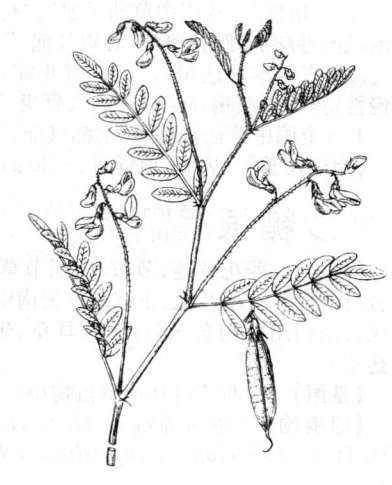

背扁黄芪

生于山野、沟边及荒地。分布于华北、东北及陕西、甘肃等地。

【栽培】 生物学特性 喜温暖气候,耐寒,耐旱,怕高温、怕涝。对土壤要求不严,砂质壤土、黏壤土均可栽培。忌连作。选前茬禾本科作物为好。

繁殖方法 种子繁殖。秋播 8 月,春播 4～5 月。条播按行距 30 cm,开 2 cm 深的沟,将种子均匀撒入沟内,覆土 0.5～1 cm。

田间管理 苗高 6～10 cm 时,按丛距 10～12 cm 定苗,每丛留壮苗 2～3 株。出苗前适当灌水,以利出苗,北方地冻前需浇冻水。翌年返青时施厩肥,促进返青生长。孕蕾期结合松土锄草追施人粪尿或硫酸铵 2 次,以后每年收获后,应追施越冬肥可连续收获 3～4 年。

病虫害防治 病害有白粉病,发病初期用 50%托布津可湿性粉剂 800～1 000 倍液喷雾。

【采收加工】 10 月当荚果 80%以上呈黑色时,离地面 6 cm割下晒干,打出种子,除去杂质,于干燥处保存。

【药材】 沙苑蒺藜 *Semen Astragali Complanati* 主产于陕西。以陕西潼关者为著,称潼蒺藜。

性状 种子略呈肾形而稍扁,长 2～2.5 mm,宽 1.5～2 mm,厚约 1 mm。表面光滑,褐绿色或灰褐色,边缘一侧微凹处具圆形种脐。质坚硬,不易破碎。子叶 2,淡黄色,胚根弯曲,长约 1 mm。无臭,味淡,嚼之有豆腥味。

鉴别 (1) 种子横切面:种皮表皮栅状细胞 1 列,种脐部位 2 列,外被角质层,栅状细胞侧壁自内向外渐厚,外壁厚,有细纵沟纹,靠外侧 1/8～1/5 处有一条光辉带。支持细胞 1 列,短哑铃状,有纵向条状增厚纹理,营养层为数列薄壁细胞,多皱缩。

(2) 取本品 1 g,捣碎,加乙醚 10 ml,置温水浴上回流 10 min,滤过,弃去醚液,药渣挥尽乙醚,加甲醇 5 ml,加热回流 10 min,滤过。取滤液 1 滴,点于色谱滤纸上,置紫外光灯(365 nm)下观察,显紫红色荧光,再加甲醇 2 滴使斑点扩散,紫红色环内有一亮黄色环(检查黄酮类)。

【成分】 沙苑蒺藜含 14 种氨基酸,其中谷氨酸占 68%,天冬氨酸约占 14%,并有赖氨酸,苏氨酸,缬氨酸,甲硫氨酸,苯丙氨酸,亮氨酸,异亮氨酸等 7 种人体必需氨基酸[1]。又含黄酮类成分:沙苑子苷(complanatuside)[2],沙苑子新苷(neocomplanoside),沙苑子杨梅苷(myricomplanoside),鼠李柠檬素-3-O-β-D-葡萄糖苷(rhamnocitrin-3-O-β-D-glucoside),紫云英苷(astragalin),山柰酚(kaempferol),山柰酚-3-O-α-L-阿拉伯糖苷(kaempferol-3-O-α-L-arabinoside),杨梅树皮素(myrice-tin)[3],毛蕊异黄酮-7-葡萄糖苷(calycosin-7-O-glucoside),芒柄花苷(ononin)[4],3-O-β-D-吡喃葡萄糖基-4′-O-(3-O-二氢红花菜豆酰-β-D-吡喃葡萄糖基)鼠李柠檬素〔3-O-β-D-glucopyranosyl-4′-O-(3-O-dihydrophaseoyl-β-D-glucopyranosyl) rhamnocitrin〕,3-O-〔5-O-对香豆酰-β-D-呋喃芹菜糖基(1→2″)-β-D-吡喃葡萄糖基〕鼠李柠檬素{3-O-〔5-O-*p*-coumaroyl-β-D-apiofuranosyl(1→2″)-β-D-glucopyranosyl〕rhamnocitrin},3-O-〔5-O-阿魏酰-β-D-呋喃芹菜糖基(1→2″)-β-D-吡喃葡萄糖基〕鼠李柠檬素{3-O-〔5-O-feruloyl-β-D-apiofuranosyl(1→2″)-β-D-glucopyranosyl〕-rhamnocitrin}[5]。还含齐墩果烯型三萜苷类成分:黄芪苷Ⅷ甲酯(astragaloside Ⅷ methylester),大豆皂苷Ⅰ甲酯(soyasaponin Ⅰ methyl ester),3-O-α-L-吡喃鼠李糖基(1→2)-β-D-吡喃木糖基(1→2)-6-O-甲基-β-D-吡喃葡萄糖醛酸基大豆皂醇 B-22-O-β-D-吡喃葡萄糖苷〔3-O-α-L-rhamnopyranosyl(1→2)-β-D-xylopyranosyl-(1→2)-6-O-methyl-β-D-glucuronopyranosylsoyasapogenolB-22-O-β-D-glucopyranoside〕,3-O-α-L-吡喃鼠李糖基(1→2)-β-D-吡喃半乳糖基(1→2)-6-O-甲基-β-D-吡喃葡萄糖醛酸基-大豆皂醇 B-22-O-β-D-吡喃葡萄糖苷〔3-O-α-L-rhamnopyranosyl(1→2)-β-D-galactopyranosyl(1→2)-6-O-methyl-β-D-glucuronopyranosyl-soyasapogenol B-22-O-β-D-glucopyranoside〕,3-O-α-L-吡喃鼠李糖基(1→2)-β-D-吡喃木糖基(1→2)-6-O-甲基-β-D-吡喃葡萄糖醛酸基-3β, 22β, 24-三羟基-11-氧代-12-齐墩果烯〔3-O-α-L-rhamnopyranosyl(1→2)-β-D-xylopyranosyl(1→2)-6-O-methyl-β-D-glucuronopyranosyl-3β,22β, 24-trihydroxy-11-oxoolean-12-ene〕, 3-O-α-L-吡喃鼠李糖基(1→2)-β-D-吡喃半乳糖基(1→2)-6-O-甲基-β-D-吡喃葡萄糖醛酸基-3β, 22β, 24-三羟基-11-氧代-12-齐墩果烯〔3-O-α-L-rhamnopyranosyl(1→2)-β-D-galactopyranosyl-(1→2)-6-O-methyl-β-D-glucuronopyranosyl-3β, 22β, 24-trihydroxy-11-oxo-olean-12-ene〕[6]。又含沙苑子胍酸(complanatin)[7],N-(3-丙基羧基)-N-(3-甲基-2-丁烯基)胍〔N-(3-carboxypropyl)-N-(3-methyl-2-butenyl) guanidine〕[11],β-谷甾醇(β-sitosterol)[3],铁、硒等 9 种微量元素[8]及沙苑子多糖[9]。种子含油约 5%,内含脂肪酸 3-庚烯酸(3-heptenoic acid) 2.01%,肉豆蔻酸(myristic acid) 2.80%,正十五酸(*n*-pentadecanoic acid) 0.68%,棕榈酸(palmitic acid)22.99%,油酸(oleic acid)28.52%,硬脂酸(stearic acid)7.48%,亚油酸(linoleic acid)7.88%,亚麻酸

花柱细长。核果黄色，平滑，半透明，直径 8～10 mm。种子黑色，有肉质胚乳。花期 4～8 月，果期 8～12 月。

生于低湿丘陵地及阔叶疏林中。分布于广东、广西、海南、云南、台湾等地。

本植物的叶(山油柑叶)、果实(山油柑果实)亦供药用，另设专条。

【采收加工】 8～12 月采收，锯段，劈开或切片，晒干。

【药材】 沙糖木 *Lignum seu Radix Acronychiae Pedunculatae* 主产于广东、广西、云南等地。

性状 本品呈长条形或不规则形，长短不一。表面暗紫红色，较光滑，具刀削痕及纵直细槽纹。质坚硬而重，不易折断，锯断面红紫色。气微香，燃烧时香气更浓，味微苦。

【成分】 根皮含呋喃喹啉生物碱：茵芋碱(skimmianine)，白鲜碱(dictamine)，香草木宁碱(kokusaginine)；根皮中还含酚性成分降真香素(acronylin)，降真香双素(acrovestone)，1-(2′，4′-二羟基-3′，5′-二异戊烯基-6′-甲氧基)-苯乙酮〔1-(2′，4′-dihydroxy-3′，5′-diisopentenyl-6′-methoxy)-phenylethanone〕，1-〔2′，4′-二羟基-3′-(3″-异戊基-2″-烯)-5′-(1‴-乙氧基-3″-异戊基)-6′-甲氧基〕苯乙酮{1-〔2′，4′-dihydroxy-3′-(3″-methylbut-2″-enyl)-5′-(1‴-ethoxy-3″-methylbutyl)-6′-methoxy〕phenylethanone}[1]；香豆素化合物香柑内酯(bergapten)和三萜化合物 β-香树脂醇(β-amyrin)[2]。

心材中含生物碱吴茱萸呋喹碱(evolitrine)[3]及 β-谷甾醇(β-sitosterol)[4]。此外，本品还含山油柑碱(acronycine)[5]。山油柑茎皮含降香萜烯醇(bauerenol)，草酸钾和降真香双素[6,7]。

【药理】 1. 抗肿瘤作用 本品所含山油柑碱有抗肿瘤作用。小鼠皮下接种 L_{615} 白血病脾细胞后，口服山油柑碱 40 mg/kg，生存时间超过 60 d，而对照组仅生存 8.6 d。山油柑碱对接种网织细胞腹水瘤的小鼠也有一定治疗作用，可延长生存期 5～6 d。对小鼠肝癌，口服山油柑碱 20 mg/kg 及 40 mg/kg，抑制率分别为 48%和 57%，有显著治疗作用。对小鼠宫颈癌 U_{14}，口服给药20 mg/kg及 40 mg/kg，也有显著治疗作用，抑制率分别为 59%和 55.2%[1]。本品根茎皮中还含有降真香双素，也有细胞毒作用，体外细胞培养中对 A_{549}，P_{388} 和 L_{1210} 肿瘤细胞抑制的 ED_{50} 为 0.98 μg/ml，3.28 μg/ml 和 2.95 μg/ml[2]。

2. 对小鼠肝脏核酸含量的影响 给 615 系正常小鼠和白血病 L_{615} 小鼠口服山油柑碱 20 mg/kg，连续 5 d，小鼠肝脏重量、肝脏 RNA 和 DNA 含量均无明显变化，仅使白血病 L_{615} 小鼠的脾脏减轻，RNA 含量减少，而 DNA 含量不变。说明山油柑碱抗白血病的机制可能是抑制了白血病发病的主要脏器脾中 RNA 的合成，而对正常动物脾 RNA 合成无影响[1]。

3. 体内分布 山油柑碱给大鼠口服后，在胃肠道的半量消失时间为 2.2 h，吸收后能分布到肝、脾、心、肺、肾、肌肉等组织，也能通过血脑屏障，达到脑中。药物在体内按二室开放式模型处置，消除速度较慢。该生物碱主要由尿排泄，72 h 尿排泄量占 58.7%，由粪便排泄的累计量仅为口服给药量的 4.5%[3]。

【药性】 辛、苦，平。

1. 广州部队《常用中草药手册》："甘，平。"

2.《海南岛常用中草药手册》："微辛、苦，微温。"

【功用主治】 行气活血，化痰止咳。主治风湿性腰腿痛，胃痛，疝气痛，跌打损伤，感冒咳嗽，气管炎。

1.《中国药用植物图鉴》："有行瘀活血，止血，消肿，定痛，辟恶气的功能。主治胃痛，金疮出血，跌扑损伤，瘀血肿痛等。"

2. 广州部队《常用中草药手册》："行气活血，健脾，止咳。治风湿性腰痛，跌打瘀痛，心胃气痛。"

3.《广西本草选编》："根行气止痛，化痰止咳。主治急、慢性胃炎，胃溃疡，感冒咳嗽，气管炎。"

4.《全国中草药汇编》："治疝气痛。"

【用法用量】 内服：煎汤，15～30 g；或浸酒服。

2426 沙糖根 shā táng gēn (《云南中草药》)

【异名】 荞花黄连、节节乌、黑节草、中参、小伸筋草、接骨丹、梵兰花、小兰花、土红参(《云南中草药》)，小头凉喉草(《云南药用植物名录》)，头花耳草、聚花藤(《西双版纳傣药志》)。

【基原】 为茜草科耳草属植物小头凉喉茶的全株。

【原植物】 小头凉喉茶 *Hedyotis capitellata* Wall. ex G. Don［*Oldenlandia capitellata* (Wall. ex G. Don) O. Kuntze］

亚灌木状攀缘藤本，长 1～3 m。单叶对生；叶柄长 3～5 mm；托叶长 3～4 mm；叶片膜质，卵状椭圆形或披针形，长 6～10 cm，宽 1.5～3 cm，先端尖，基部圆，全缘，上面深绿色，下面棕色，叶脉 3～5 对。头状聚伞花序，顶生或腋生；花淡绿色。蒴果小。种子多数，很小。花、果期 3～11 月。

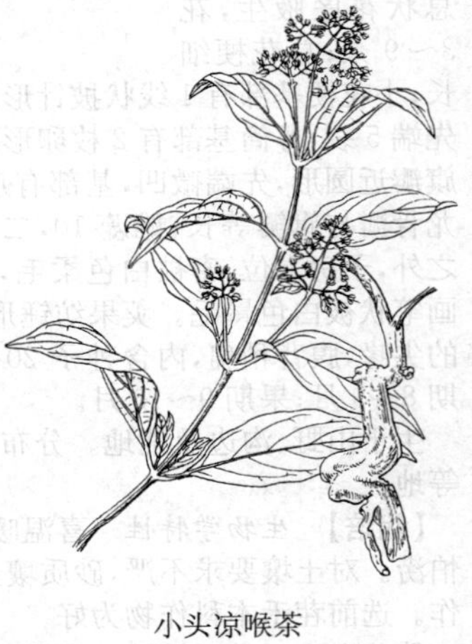

小头凉喉茶

生于山野疏林、灌木丛中。分布于广东、广西、云南。

【采收加工】 3～11 月采收全株，鲜用或切片晒干。

【成分】 全株含有 2 个咔啉类生物碱：hedyocapilelline，hedyocapitine[1]。

【药性】 淡，温。

1.《云南中草药》："淡，温。"

2.《西双版纳傣药志》："性凉，味微苦。"

【功用主治】 散寒截疟，养血通络。主治风寒感冒，疟疾，妇女月经不调，产后乳汁不通，干咳，漆疮，骨折伤损。

1.《云南中草药》："散寒通络，养血，截疟。主治疟疾，感冒，骨折，气血亏损。"

2.《西双版纳傣药志》："治月经不调，乳汁不通，痢疾，干咳，漆树过敏。"

【用法用量】 内服：煎汤，6～15 g。外用：鲜品捣敷；或煎水洗。

2427 沙苑蒺藜 shā yuàn jí lí (《纲目》)

【异名】 白蒺藜(《本草图经》)，沙苑子(《临证指南医案》)，沙苑蒺藜子(《本草求原》)，潼蒺藜(《本草便读》)，沙蒺藜(《增订伪药条辨》)。

伤，慢性风湿性关节痛。”

【用法用量】 外用：煎水洗；或浓缩成膏涂患处。

【宜忌】《全国中草药汇编》：“只作外用，不可内服。”

【选方】 1. 治疗慢性风湿性关节痛　沙冬青枝叶500 g，沙红柳 1 000 g，小白蒿 1 500 g，侧柏叶 500 g。煎水熏洗，每日 1 次，7 d 为 1 个疗程（热型患者忌洗）。

2. 治疗冻伤　沙冬青叶、茄梗各等量，加水煎熬 5 h，取 3 次滤液合并浓缩成膏，涂患处。治疗Ⅰ、Ⅱ、Ⅲ度冻伤，效果良好。（1、2 方出自《全国中草药汇编》）

2422 沙枣花 shā zǎo huā （《沙漠地区药用植物》）

【基原】 为胡颓子科胡颓子属植物沙枣 *Elaeagnus angustifolia* L. 的花。

【原植物】 参见“沙枣”条。

【成分】 含挥发油 0.1%，其中主要成分为反式桂皮酸乙酯（ethyl cinnamate），还有 1，2-苯二甲酸二丁酯（dibutyl 1，2-phthalate），苯乙醇（phenyl ethyl alcohol），6，10，14-三甲基-2-十五烷酮（6，10，14-trimethyl -2-pentadecanone），桂皮酸异丁酯（isobutyl cinnamate），3-羟基-2-丁酮（3-hydroxy-2-butanone），双环［4. 2. 0］-1，2，5-辛三烯［bicyclo［4. 2. 0］-octa-1，2，5-triene］，苯甲酸苯乙酯（phenylethyl benzoate）等共 47 个成分[1]。又含黄酮苷，其苷元为山柰酚（kaempferol）[2]。还含花白苷（leacoanthocyanin）[3]。

【采收加工】 5～6 月采花，晾干。

【药性】《沙漠地区药用植物》：“味甘、涩，性温。”

【功用主治】 止咳，平喘。主治慢性支气管炎。

1.《沙漠地区药用植物》：“止咳，平喘。”

2.《新疆药用植物志》：“果枝、叶及花可治疗烧伤，白带，慢性支气管炎，闭合性骨折，消化不良，神经衰弱，肠炎及心脏病。”

【用法用量】 内服：煎汤，3～6 g；或入丸、散。

【选方】 治慢性支气管炎　沙枣花（蜜炙）干品 6 g（鲜品 9～15 g）。水煎服，每日 2 次。或沙枣花 30 g（蜜炙），白芥子、杏仁（去皮，蜜炙）、前胡各 9 g，甘草 3 g。共研细末。每次服 9 g，每日 2～3 次。（《沙漠地区药用植物》）

2423 沙枣胶 shā zǎo jiāo （《新疆中草药手册》）

【基原】 为胡颓子科胡颓子属植物沙枣 *Elaeagnus angustifolia* L. 的茎枝渗出的胶汁。

【原植物】 参见“沙枣”条。

【采收加工】 将茎枝渗出的汁液，取下晒干备用。

【成分】 沙枣胶含糖酸 11.2%，由 L-鼠李糖（L-rhamnose）7.47%，L-阿拉伯糖（L-arabinose）53.15%，D-甘露糖（D-mannose）2.00%，D-半乳糖（D-galactose）23.28%和糖醛酸（glycuronic acid）11.12%所组成[1]。

【药性】 涩、微苦，平。

【功用主治】《内蒙古中草药》：“强壮，调经活血，续筋骨，治骨折。”

【用法用量】 外用：调敷。

【选方】 治骨折　茜草 10 g，曼陀罗子 15 g，沙枣胶 23 g，硫酸镁 30 g，明矾 10 g。共为细末，每 10 g 加蛋清 1 个调敷患部。（《新疆中草药手册》）

2424 沙拐枣 shā guǎi zǎo （《沙漠地区药用植物》）

【异名】 头发草（《沙漠地区药用植物》）。

【基原】 为蓼科沙拐枣属植物沙拐枣的根或带果全草。

【原植物】 沙拐枣 *Calligonum mongolicum* Turcz.

灌木，高 1～1.5 m。老枝灰白色，开展；一年生枝草质，绿色，有关节，节间长 1～3 cm。叶线形，长 2～4 mm；托叶鞘膜质，极小。花两性，淡红色，通常 2～3 朵簇生叶腋；花梗细弱，下部有关节；花被片 5，卵形，大小不等，果期水平伸展；雄蕊 12～16，与花被近等长；子房椭圆形，有 4 棱，花柱 4，较短，柱头头状。瘦果宽椭圆形，不扭转或稍扭转，先端急尖，基部狭窄，连刺毛直径约 10 mm；肋状突起不明显，每一肋状突起有 3 行刺毛；刺毛稀疏，有分枝，细弱而脆。花、果期 5～7 月。

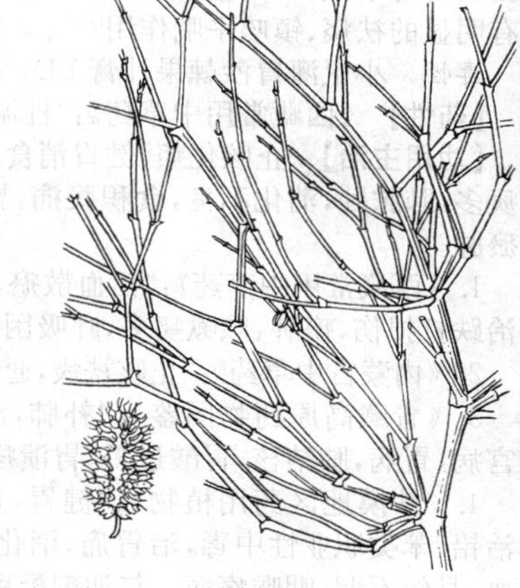
沙拐枣

生于沙丘、沙地。分布于内蒙古、甘肃、宁夏、新疆等地。

【采收加工】 7～10 月挖根，5～7 月果熟期采收全草，晒干。

【药性】《甘肃中草药手册》：“苦，微寒。”

【功用主治】《甘肃中草药手册》：“清热解毒，利尿。主治热淋尿浊，疮疖疔毒，皮肤皲裂等。”

【用法用量】 内服：煎汤，15～30 g。外用：研末调敷或煎水洗。

【选方】 1. 治小便混浊　沙拐枣根 15～30 g。水煎服。

2. 治皮肤皲裂　沙拐枣全草，研末，调油膏外涂或煎水外洗。（1、2 方出自《沙漠地区药用植物》）

2425 沙糖木 shā táng mù （《广西药用植物名录》）

【异名】 沙塘木（广州空军《常用中草药手册》），沙柑木（《广西药用植物名录》），甜饼木（《中国民间生草药原色图谱》）。

【基原】 为芸香科山油柑属植物山油柑的心材或根。

【原植物】 山油柑 *Acronychia pedunculata*（L.）Miq.［*Jambolifera pedunculata* L.］

常绿乔木，高 10～20 m。幼枝及花序被毛茸。单叶对生，叶柄长 1～2 cm，顶端有 1 结节；叶片长圆形至长椭圆形，长 6～15 cm，宽 2.5～6 cm，两端狭尖，有时先端略圆或微凹，基部阔楔形，密生腺点。聚伞花序具长柄，顶生或腋生；花两性；萼片 4；花瓣 4，青白色，狭披针形或线形，长 5～6 mm，两侧边缘内卷；雄蕊 8；子房上位，4 室，

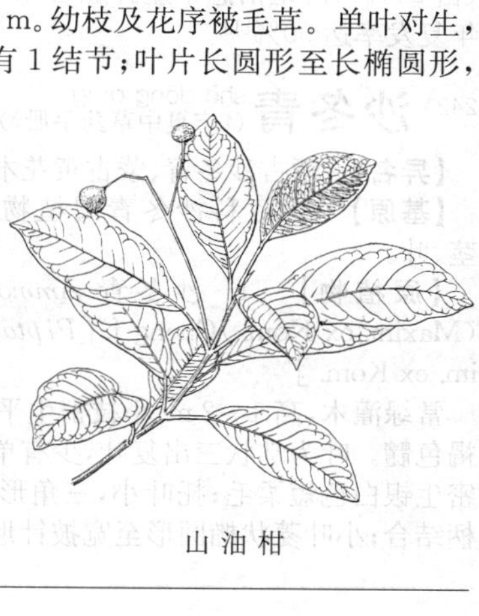
山油柑

用[25]。沙棘粉混悬液可以提高小鼠在低温环境下的耐寒能力,延长小鼠在低温下的游泳时间,提高抗疲劳能力,还可延长小鼠在常压下耐缺氧的时间[26]。沙棘叶乙酸乙酯提出物对小鼠 2.91 g/kg 和 1.46 g/kg 量,以灌胃给药,具有明显的祛痰、镇咳平喘作用[27]。

毒性　小鼠灌胃沙棘果汁膏 LD_{50} 为 20.4±2.6 g/kg[28]。

【药性】《西藏常用中草药》:“性温,味酸、涩。”

【功用主治】　止咳化痰,健胃消食,活血散瘀。主治咳嗽痰多,肺脓肿,消化不良,食积腹痛,胃痛,肠炎,闭经,跌打瘀肿。

1.《西藏常用中草药》:“活血散瘀,化痰宽胸,补脾健胃。治跌打损伤,瘀肿,咳嗽痰多,呼吸困难,消化不良。”

2.《内蒙古中草药》:“止咳祛痰,通经。治肺脓肿,经闭。”

3.《青藏高原药物图鉴》:“补肺,活血。治月经不调,子宫病,胃病,肺结核,胃酸过多,胃溃疡。”

4.《沙漠地区药用植物》:“健胃,止血,消炎解毒。能防治铅、苯类职业性中毒,治胃痛,消化不良,胃溃疡,皮下出血,月经不调,咽喉疼痛。与油剂配用可治烧伤。”

5.《新疆药用植物志》:“滋补肝肾。用于身体虚弱及维生素缺乏症。外用治皮肤放射线损伤。”

【用法用量】　内服:煎汤,3～9 g;或入丸、散。外用:捣敷或研末撒。

【选方】　1. 治咳嗽痰多　沙棘、甘草、白葡萄干、栀子、广木香各等分。为末,加冰片少许。每次 1.5～3 g,温开水送服。(《内蒙古中草药》)

2. 治胃痛,消化不良,胃溃疡,皮下出血,月经不调　沙棘干品 3～9 g,水煎服。或将成熟果实砸烂加水煎煮,药汁溶于水后,滤去渣,取滤液浓缩为膏,适量服用。

3. 治咽疼痛　沙棘鲜果揉烂,用纱布包,挤压其汁液,加白糖,用温开水冲服。(2、3 方出自《沙漠地区药用植物》)

【临床报道】　治疗黄褐斑　对 60 例黄褐斑患者随机分成治疗组 40 例,对照组 20 例。其中男性 8 例,女性 52 例。年龄 25～45 岁,平均 36 岁。两组病例的性别、年龄、病程和皮损面积大致相似。治疗组口服中华沙棘油,早晚各服 10 ml(每支 10 ml),月经不正常者桃红四物汤调经活血。对照组口服维生素 C、E,每次 100 mg,2 次/日,外用 3%氢醌霜,1 日 2 次。1 个月为 1 个疗程。全组病例最多服用 3 个疗程。疗程结束后进行对比。再随访半年。结果:治疗组 38 例痊愈(占 95%),有效 2 例(占 5%),无效 0 例。对照组痊愈 5 例(占 25%),有效 10 例(占 50%),无效 5 例(占 25%),两组治愈率差异显著($P<0.01$),且对照组半年复发率达 90%[1]。

2421 沙冬青 shā dōng qīng
(《宁夏中草药手册》)

【异名】　蒙古沙冬青、蒙古黄花木(《内蒙古中草药》)。

【基原】　为豆科沙冬青属植物沙冬青或小沙冬青的茎、叶。

【原植物】　1. 沙冬青 *Ammopiptanthus mongolicus* (Maxim. ex Kom.) Cheng f. [*Piptanthus mongolicus* Maxim. ex Kom.]

常绿灌木,高 1～2 m。小枝密生平贴短柔毛;木质枝具暗褐色髓。叶为掌状三出复叶,少有单叶;叶柄长 5～10 mm,密生银白色短柔毛;托叶小,三角形或三角状披针形,与叶柄结合;小叶菱状椭圆形至宽披针形,长 1.5～4 cm,宽 6～20 mm,先端锐尖或钝,基部楔形,两面密被银白色绒毛。总状花序顶生或侧生,花 8～12 朵;苞片宽卵形,被白色绒毛;花梗近无毛;萼筒钟形,齿三角形,有时 2 齿结合成 1 大齿;花冠黄色,旗瓣倒卵形,长 20～22 mm,翼瓣长于旗瓣,长圆形,爪长约为瓣片的 1/4,龙骨瓣两片分离;雄蕊分离;子房具柄,无毛。荚果长圆形,扁,长 5～8 cm,先端锐尖,无毛。种子 2～5 颗,圆肾形。花期 4～5 月,果期 5～6 月。

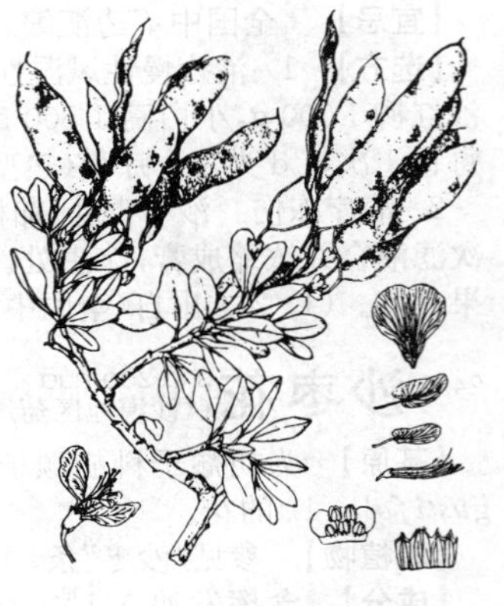

沙冬青

生于沙丘、山坡、河边。分布于内蒙古、甘肃、宁夏。

2. 小沙冬青 *A. nanus* (Popov) Cheng f. [*Piptanthus nanus* Popov]　又名:新疆沙冬青(《中国树木志》)。

本种与上种的区别是:高 40～70 cm。老枝粗达 1.5 cm,草褐色或黄绿色,木质部淡黄色。托叶披针形,被短柔毛;叶为单叶,极少为三出复叶;小叶宽椭圆形、宽倒卵形或倒卵形,长 2～2.5 cm,宽 1～2 cm,先端锐尖,基部宽楔形或稍圆,具 3 主脉,两面密被短柔毛,呈灰绿色。花梗长 6～9 mm,被短柔毛。荚果稍膨胀,有皱纹。种子 1～5 颗。花期 5～6 月,果期 7～8 月。

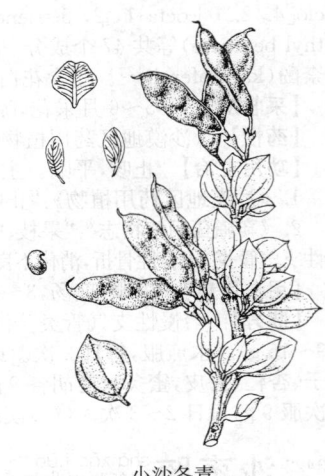

小沙冬青

生于砾石山坡、多砾石河床上。分布于新疆喀什地区。

【采收加工】　7～10 月采收,鲜用或晒干。

【成分】　沙冬青叶含黄酮成分:7,3′-二羟基-4′-甲氧基异黄酮(7,3′-dihydroxy-4′-methoxyisoflavone),4-甲氧基异黄酮-7-β-D-吡喃葡萄糖苷(4′-methoxyisoflavone-7-β-D-glucopyrano-side),7-羟基-4′-甲氧基异黄酮(7-hydroxy-4′-methoxyisoflavone)[1],刺芒柄花素(formononetin),3′-羟基刺芒柄花素(3′-hydroxyformononetin),6,4′-二羟基-7-甲氧基异黄酮(kakkatin),芒柄花苷(ononin)[2]。含生物碱成分:左旋黄花木碱(piptanthine)[3] 右旋羽扇豆碱(lupanine),α-异鹰爪豆碱(α-isosparteine),黄花木碱,黄花木胺(piptamine)[4]。本品还含白藜芦醇(resveratrol)[5],鹰爪豆碱(sparteine),大豆素(daidzein)。

【药性】《内蒙古中草药》:“辛,味苦,微温。有毒。”

【功用主治】　祛风除湿,舒筋活血。主治风湿性关节疼痛,冻伤。

1.《内蒙古中草药》:“舒筋活血,止痛。”

2.《全国中草药汇编》:“祛风除湿,活血散瘀。”“主治冻

排列成栅状。子叶细胞充满糊粉粒及脂肪油。

果皮表面观：果皮表皮细胞多角形，垂周壁稍厚。表皮上鳞毛较多，由100多个单细胞毛毗连而成，末端分离，单个细胞长80～220 μm，直径约5 μm，毛脱落后的瘢痕由7～8个圆形细胞聚集而成，细胞壁稍厚。果肉薄壁细胞含多数橙红色或橙黄色颗粒状物。鲜黄色油滴甚多。

(2) 取本品粉末1 g，加乙醇10 ml，加热回流10 min，滤过。取滤液点于滤纸上，喷以三氯化铝试液，干后，置紫外光灯(365 nm)下观察，显黄绿色荧光；另取滤液1 ml，加镁粉少量及盐酸3～4滴，必要时置水浴上稍加热，显红色(检查黄酮)。

【成分】 沙棘果实含黄酮类成分：异鼠李素(isorhamnetin)，异鼠李素-3-O-β-D-葡萄糖苷(isorhamnetin-3-O-β-D-glucoside)，异鼠李素-3-O-β-芸香糖苷(isorhamnetin-3-O-β-rutinoside)[1]，芸香苷(rutin)，紫云英苷(astragalin)[2]以及槲皮素(quercetin)和山柰酚(kaempferol)为苷元的低糖苷[1]。还含维生素(vitamin)A、B_1、B_2、C、E，去氢抗坏血酸(dehydroascorbic acid)，叶酸(folic acid)，胡萝卜素(carotene)，类胡萝卜素(carotenoid)，儿茶素(catechin)，花色素(anthocyanin)等[3, 4]。

种子含油，其中脂肪酸为：棕榈酸(palmitic acid)，硬脂酸(stearic acid)，油酸(oleic acid)，亚油酸(linoleic acid)，亚麻酸(linolenic acid)；类胡萝卜素：玉蜀黍黄质(zeaxanthin)，隐黄质(cryptoxanthin)，α，γ和δ-胡萝卜素(carotene)。还含谷甾醇(sitosterol)，β-谷甾醇-β-D-葡萄糖苷(β-sitosterol-β-D-glucoside)，以及磷脂(phosphatide)[5, 7]。

皮含5-羟色胺(serotonin)[8]，葡萄糖欧鼠李苷(glucofrangulin)[9]。

【药理】 1. 对免疫功能的影响　小鼠口服沙棘粉10 g/kg，连续7 d，可促进脾淋巴细胞转化；如于服药第二日腹腔注射绵羊红细胞(SRBC)，服药7 d后测血清抗体水平(以半数溶血值HC_{50}表示)，可明显增加HC_{50}；每日服沙棘粉5 mg/kg或10 mg/kg，连续7 d，可明显增强腹腔巨噬细胞对鸡红细胞的吞噬功能[1]。大鼠灌服沙棘油2星期，血清中IgG、IgM、C_3水平均增高[2]。小鼠腹腔注射沙棘总黄酮(TFH)5 mg/kg，连续6 d，可明显增加血清溶菌酶含量；腹腔注射3 mg/kg，连续6 d，可增高豚鼠血清补体水平；腹腔注射2 mg/kg连续8 d，可明显增加正常小鼠抗体水平(以HC_{50}表示)，并能明显保护小鼠因环磷酰胺所致的抗绵羊红细胞溶血素生成的减少，腹腔注射5 mg/kg连续6 d，能提高脾细胞分泌溶血素水平，提高末梢血T淋巴细胞百分率；腹腔注射2 mg/kg连续6 d，可提高正常鼠脾特异玫瑰花形成细胞(SRFC)数，并能对抗环磷酰胺引起的SRFC数量下降。皮下注射TFH 2 mg/kg，连续7 d，可明显增强小鼠腹腔巨噬细胞对鸡红细胞的吞噬功能[3]。荷瘤(S_{180})小鼠腹腔注射沙棘汁60 mg/鼠能明显提高NK细胞和淋巴因子激活的杀伤细胞(LAK)的活性[4]。

2. 抗肿瘤作用　小鼠前腋皮下接种肉瘤S_{180}细胞，口服沙棘汁250 mg/kg，连服8 d，荷瘤重量比对照组显著下降[5]。沙棘汁和沙棘油腹腔注射或灌胃对移植性肿瘤肉瘤S_{180}、黑色素瘤B_{16}和淋巴细胞白血病P_{388}有明显抗肿瘤作用。在体外，沙棘汁能杀伤S_{180}、P_{388}、L_{1210}和人胃癌SGC-9901等癌细胞[4]。沙棘茎皮醇提取物在体外对小鼠移植性肝癌H_{22}有较强的杀伤作用，荷瘤小鼠(H_{22})口服亦有效[6]。从沙棘原种中提取的柚皮苷(naringin)和柚皮素能选择性抑制癌细胞生长，可用于抗化疗和抗放疗的癌症。柚皮苷在体内可强力抑制人癌组织(乳腺、结肠和肝)，但对正常的人组织(骨髓、脾)没有这种作用[7]。沙棘汁能有效阻断N-亚硝基化合物在大鼠体内合成及诱癌，其防癌效果优于等量的抗坏血酸[8]。

3. 对心血管系统的作用　沙棘黄酮可以通过清除活性氧自由基起到抗心律失常、抗心肌缺血、缩小心肌梗死面积、缓解心绞痛、改善心功能的作用[9]。沙棘总黄酮抑制牵张诱导的心肌细胞NF-κB的激活，其抑制作用与沙棘总黄酮存在浓度依赖关系[10]。沙棘总黄酮(TFH)可增加小鼠心肌营养性血流量，改善心肌微循环，降低心肌氧耗等作用。对心绞痛患者的有效率达94%，较好地改善心肌供血状态，增进心功能[11]。TFH对离体大鼠心脏可明显延长缺氧性心律失常出现时间，提高室颤阈值，延缓房室传导，减慢心率，减弱心肌收缩力和对抗由缺氧引起的心率减慢及心肌收缩力减弱的作用。TFH还可轻度延长离体豚鼠左房功能不应期，明显对抗乌头碱诱发离体豚鼠右房节律失常的作用[12]。

4. 对血液系统的作用　在体外，沙棘果原汁对粒系祖细胞(CFU-C)集落细胞培养体系能增加大鼠和成人的集落数，说明沙棘汁对造血细胞有促进作用[13]。沙棘枝醇提物静脉给药能降低大鼠全血黏度，口服给药则无显著作用，静注与口服给药能显著延长小鼠凝血时间，在体外则能显著延长家兔血浆复钙时间和凝血酶原时间[14]。沙棘籽油口服对胶原或ADP诱导的大鼠血小板聚集均有抑制作用，对胶原诱导者抑制作用较强[15]。一次灌胃给药沙棘种油5 g/kg或棘果油5 g/kg对去甲肾上腺素加胶原静注所致小鼠血栓形成，能显著降低动物死亡率，延缓症状出现时间，减轻形态学改变[16]。高脂饲料引起的实验性大鼠高脂血症，同时饲以沙棘油5 ml/kg，共4星期，可明显降低血清总胆固醇，升高血清高密度脂蛋白胆固醇和肝脏总胆固醇[17]。

5. 保肝作用　灌服沙棘籽油能明显对抗小鼠和大鼠化学性肝损伤(四氯化碳、对乙酰氨基酚和乙醇)所致肝脏丙二醛含量的升高，并能降低血清丙氨酸氨基转移酶(ALT)和天冬氨酸氨基转移酶(AST)活性，阻止对乙酰氨基酚中毒小鼠肝脏谷胱甘肽(GSH)的耗竭。光镜和电镜检查均证实沙棘籽油能使大鼠肝损伤明显减轻[18]。从沙棘果肉中提取的沙棘果油对四氯化碳和对乙酰氨基酚所致小鼠肝损伤也有相似效果[19]。

6. 抗胃溃疡　灌服沙棘籽油1.5 ml/kg、3.0 ml/kg，对无水乙醇和阿司匹林引起的大鼠胃黏膜损伤均有保护作用，使黏膜损伤总面积减小，且有剂量依赖性[20]。从去油沙棘种子提得酰化β-谷甾醇-β-D-葡萄糖苷，经碱性水解得多种脂肪酸及β-谷甾醇-β-D-葡萄糖苷，后者对醋酸诱发的小鼠胃溃疡有明显保护作用。认为β-谷甾醇-β-D-葡萄糖苷是沙棘籽油和去油种子的抗溃疡有效成分[21, 22]。

7. 抗氧化作用　沙棘油与维生素E相似，对高脂血清损伤的血管平滑肌细胞有保护作用，能明显降低高脂损伤平滑肌细胞内增高的脂质过氧化物(LPO)的含量，并能明显升高超氧化物歧化酶(SOD)的活性，能减轻高脂血清对细胞膜的损伤，保护并促进细胞的健康生长[23]。沙棘总黄酮对大鼠心肌缺血再灌注损伤的保护作用是由于其有提高自由基清除酶活性及抑制脂质过氧化反应等作用[24]。

8. 其他作用　沙棘籽油对小鼠急性放射病有防护作

【原植物】 乌柳 *Salix cheilophila* Schneid.

灌木或小乔木。枝初被绒毛，后无毛。芽具长柔毛。叶片线形，长 2.5～5 cm，宽 3～7 mm，上面绿色，疏被柔毛，下面灰白色，密被柔毛；叶缘外卷，上部具腺锯齿，下部全缘；叶柄具柔毛。花序与叶同时开放，基部具 2～3 小叶；雄花序长 1.5～2.3 cm，密花；雄蕊 2，完全合生，花药 4 室，黄色；苞片基部具柔毛；腺体 1，腹生；雌花序长 1.3～2 cm，密花，花序轴具柔毛；子房密被短毛；腺体 1。蒴果长约 3 mm。花期 4～5 月，果期 5 月。

乌 柳

生于海拔 750～3 000 m 的山河沟边。分布于河北、山西、江苏、安徽、山东、河南、四川、云南、西藏、陕西、甘肃、青海、宁夏等地。

【采收加工】 5～6 月采收枝叶，7～10 月采收须状根，5～6 月采收树皮，鲜用或晒干。

【药性】 辛、苦，微寒。

1.《沙漠地区药用植物》："味苦，性寒。"

2.《甘肃中草药手册》："苦、辛，微寒。"

【功用主治】 祛风清热，散瘀止痛。主治麻疹初起，斑疹不透，皮肤瘙痒，疮疖痈肿，腰扭伤。

1.《沙漠地区药用植物》："清热消肿。主治疮疖痈肿。"

2.《甘肃中草药手册》："散瘀消肿。主治急性腰扭伤。"

3.《全国中草药汇编》："解表祛风。主治麻疹初起，斑疹不透，皮肤瘙痒，慢性风湿。"

【用法用量】 内服：煎汤，3～9 g。外用：捣敷。

【选方】 1. 治急性腰扭伤 柳须根 30 g，地骨皮 9 g，木香 6 g。水煎服。(《甘肃中草药手册》)

2. 治疮疖痈肿 沙柳树皮捣烂，敷于患处。(《沙漠地区药用植物》)

2420 沙棘 shā jí (《内蒙古中草药》)

【异名】 达尔、沙枣(《高原中草药治疗手册》)，醋柳果、大尔卜兴(《西藏常用中草药》)，醋柳、酸刺子、酸柳柳、其察日嘎纳(《内蒙古中草药》)，酸刺、黑刺(《沙漠地区药用植物》)，黄酸刺、酸刺刺(《新华本草纲要》)。

【基原】 为胡颓子科沙棘属植物中国沙棘和云南沙棘的果实。

【原植物】 1. 中国沙棘 *Hippophae rhamnoides* L. subsp. *sinensis* Rousi [*H. rhamnoides* L. var. *procera* Rehd.]

落叶灌木或乔木，高 1～5 m，可达 10 m 以上。棘刺较多，粗壮，顶生或侧生；嫩枝褐绿色，密被银白色而带褐色鳞片或有时具白色星状毛，老枝灰黑色，粗糙；芽大，金黄色或锈色。单叶通常近对生；叶柄极短；叶片纸质，狭披针形或长圆状披针形，长 3～8 cm，宽约 1 cm，两端钝形或基部近圆形，上面绿色，初被白色盾形毛或星状毛，下面银白色或淡白色，被鳞片。花雌雄异株；短总状花序腋生于头年枝上，花小，淡黄色，花被 2 裂；雄花花序轴常脱落，雄蕊 4；雌花比雄花后开放，花被筒囊状，顶端 2 裂。果实圆球形，直径 4～6 mm，橙黄色或橘红色；果梗长 1～2.5 mm。种子小，黑色或紫黑色，有光泽。花期 4～5 月，果期 9～10 月。

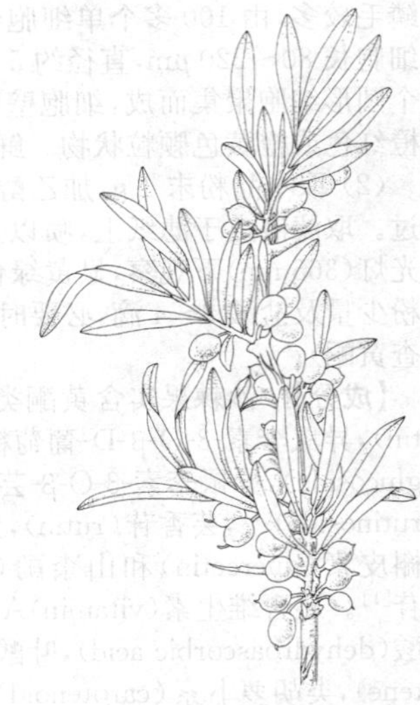

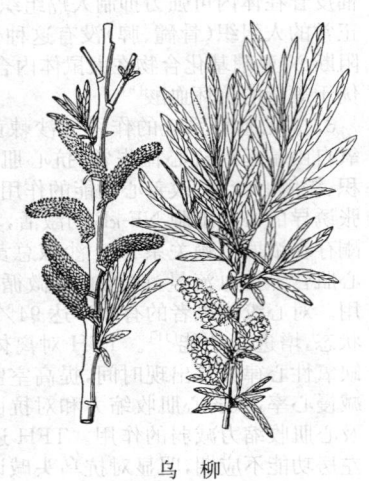

中国沙棘

生于海拔 800～3 600 m 的阳坡、沙漠地区河谷阶地、平坦沙地和砾石质山坡。分布于华北、西北及四川等地。

2. 云南沙棘 *H. rhamnoides* L. subsp. *yunnanensis* Rousi

本亚种与中国沙棘的区别为：叶互生，叶片下面通常被锈色鳞片，稀为带灰白色；果实圆球形，直径 5～6 mm；种子黑色，椭圆形，长约 3.5 mm。

生于海拔 2 200～3 700 m 的干涸河谷沙地、石砾地或山坡密林中至高山草地。分布于四川、云南、西藏等地。

【栽培】 生物学特性 喜光，耐低温，宜栽培在河谷、河滩、小溪和湖泊沿岸、沼泽地边缘以及盐渍草甸。

繁殖方法 种子繁殖或扦插繁殖。种子繁殖：春播前将种子浸胀，按行距 10～15 cm 条播，深度 3 cm。1 星期后出苗，当出现第一对真叶后，开始间苗，出现第四对真叶时，第二次间苗，株距保持 5 cm。秋播宜在晚秋进行，播后畦面覆盖，冬季浇水封冻，翌年出苗。扦插繁殖：插条选择中等成熟的生长枝，插期以 6 月中旬至 8 月末为好，插时行株距为 (10～15)cm×(5～10)cm。第二年春季移植，行、株距为 (30～60)cm×(15～17)cm。用 1～2 年无性繁殖苗造林，种植密度以密植为好，行、株距 4 m×2 m。对果实成熟期不同的类型或品种，可分片栽植，便于管理。栽植时，注意雌雄合理的配比，一般 8 株雌株配植 1 株雄株。

田间管理 为提高土壤肥力，要注意中耕除草，沙棘对磷肥比较敏感，可酌情施过磷酸钙，以利植株生长。

【采收加工】 9～10 月果实成熟时采收，鲜用或晒干。

【药材】 沙棘 *Fructus Hippophae* 产于华北、西北及四川。

性状 果实呈类球形或扁球形，有的数个粘连，单个直径 5～8 mm。表面橙黄色或棕红色，皱缩，顶端有残存花柱，基部具短小果梗或果梗痕。果肉油润，质柔软，种子斜卵形，长约 4 mm，宽约 2 mm；表面褐色，有光泽，中间有一纵沟；种皮较硬，种仁乳白色，有油性。气微，味酸、涩。

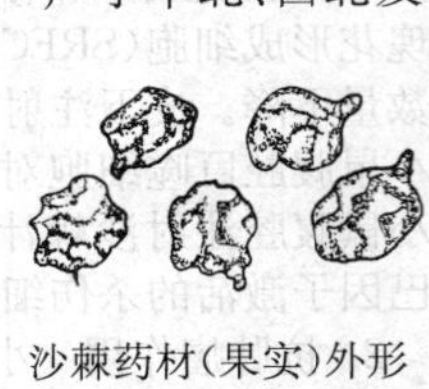

沙棘药材(果实)外形

鉴别 (1) 果实横切面：外果皮细胞一列，壁稍厚，外被白色鳞状毛。中果皮较宽阔，细胞壁薄，内含众多橙黄色或鲜黄色颗粒状物及油滴。维管束外韧型，位于中果皮内侧，排列成环。内果皮为 1 列无色的镶嵌细胞，种皮细胞紧密

参片中拌匀，闷透，置锅内，用文火加热，炒至黄橙色，不粘手为度，取出放凉。每南沙参片 100 kg，用炼蜜 25 kg。

饮片性状　沙参为圆形或类圆形厚片，参见“药材”项。蜜沙参形如南沙参片，表面橙黄色或焦黄色，偶见焦斑，味甜。

【药性】　甘、微苦，微寒。归肺、胃经。

1.《本经》：“味苦，微寒。”

2.《吴普本草》：“神农、黄帝、扁鹊：无毒。岐伯：咸。李当之：大寒。”

3.《别录》：“无毒。”

4. 王好古：“味甘、微苦。厥阴本经之药，又为脾经气分药。”（引自《纲目》）

5.《滇南本草》：“味甘，性平，微寒，入肺经。”

【功用主治】　养阴清热，润肺化痰，益胃生津。主治阴虚久咳，痨嗽痰血，燥咳痰少，虚热喉痹，津伤口渴。

1.《本经》：“主血积惊气，除寒热，补中，益肺气，久服利人。”

2.《别录》：“疗胃痹心腹痛，结热邪气，头痛，皮间邪热，安五脏，补中。”

3.《药性论》：“去皮肌浮风，疝气下坠，治常欲眠，养肝气，宣五脏风气。”

4.《日华子》：“补虚，止惊悸，益心肺，并一切恶疮疥癣及身痒，排脓消肿毒。”

5.《滇南本草》：“补肺气以及六腑之阴气。”

6.《品汇精要》：“清肺热，除惊气。”

7.《纲目》：“清肺火，治久咳肺痿。”

8.《本草正》：“能养肝气，治多眠，除邪热，益五脏阴气，清肺凉肝，滋养血脉，散风热瘙痒，头面肿痛，排脓消肿长肌肉，止惊烦，除疝痛。”

9.《药性通考》：“补阴泻火，专补肺气，清肺养肝，兼益脾胃。”

10.《玉楸药解》：“清肺气，生肾水，涤心胸烦热，凉头目郁蒸，治瘰疬，斑疹，鼻疮，喉痹，疡疮热痛，胸膈燥渴，溲便红涩，膀胱癃闭。”

11.《医林纂要》：“泄上逆之气，润燥清金，布膻中之治令。”

12.《药性考》：“清胃，泻火解毒，止嗽宁肺。”

【用法用量】　内服：煎汤，10～15 g，鲜品 15～30 g，或入丸、散。

【宜忌】　风寒咳嗽禁服。

1.《本草经集注》：“恶防己，反藜芦。”

2.《本草经疏》：“脏腑无实热，肺虚寒客之作嗽者，勿服。”

【选方】 1. 治燥伤肺胃阴分，或热或咳者　沙参三钱，玉竹二钱，生甘草一钱，冬桑叶一钱五分，麦冬三钱，生扁豆一钱五分，花粉一钱五分。水五杯，煮取二杯，日再服。久热久咳者，加地骨皮三钱。（《温病条辨》沙参麦冬汤）

2. 治慢性支气管炎，咳嗽，痰不易吐出，口干　南沙参 9 g，麦冬 9 g，生甘草 6 g，玉竹 9 g。水煎服。（《青岛中草药手册》）

3. 治阳明温病，下后汗出，胃阴受损，身无热，口干咽燥，舌干苔少，脉不数者　沙参三钱，麦门冬五钱，冰糖一钱，生地黄五钱，玉竹一钱五分。水煎服。（《温病条辨》益胃汤）

4. 治虚火牙痛　杏叶沙参根 15～60 g。煮鸡蛋服。（《湖南药物志》）

5. 治诸虚之症　沙参一两，嫩鸡一只去肠，入沙参在鸡腹内，用砂锅水煎烂食之。（《滇南本草》）

6. 治卒得诸疝，小腹及阴中相引痛如绞，自汗出欲死　捣沙参末，筛，服方寸匕，立差。（《肘后方》）

7. 治睾丸肿痛　轮叶沙参 60 g，猪肚一个，炖服，也可加豆腐同煮服。（《福建药物志》）

8. 治赤白带下，皆因七情内伤，或下元虚冷　米饮调沙参末服。（《证治要诀类方》）

9. 治产后无乳　杏叶沙参根 12 g，煮猪肉食。（《湖南药物志》）

10. 治产后关节痛　轮叶沙参 30 g，酒炒蚕豆 45 g，红糖酌量，炖服。（《福建药物志》）

【各家论述】 1. 张洁古：“肺寒者用人参，肺热者用沙参代之，取其味甘也。”（引自《纲目》）

2.《纲目》：“人参甘苦温，其体重实，专补脾胃元气，因而益肺与肾，故内伤元气者宜之。沙参甘淡而寒，其体轻虚，专补肺气，因而益脾与肾，故金能受火克者宜之。一补阳而生阴，一补阴而制阳，不可不辨之也。”

3.《本草新编》：“说者谓其能安五脏，与人参同功，又云人参补五脏之阳，沙参补五脏之阴，皆不知沙参之功用，而私臆之也。夫沙参止入肺肝二经，诸经不能俱入也，既不能俱入，何以本草言其能安五脏，不知人身肺肝病，则五脏不安矣。沙参善温肺气，则上焦宁谧，而中下二焦，安有乱动之理，沙参又善通肝气，肝气通，则中下二焦之气亦通，下气既通，岂有逆而上犯之变哉。此上焦亦安其位，而无浮动之病也，安五脏之义如此，而古今人差会其意，谓沙参能安五脏，用之以代人参误矣。然则沙参非补阴之物乎？沙参不补阴，如何能入肝肺之经？沙参盖补肺肝二脏之阴，而非补心脾肾三经脏之阴也，且阴阳之功用不同。人参补阳，能回阳于顷刻；沙参补阴，则不能回阳于须臾，故人参可以少用成功，而沙参非多用必难取效，是沙参不可以代人参亦明矣。”

4.《本经逢原》：“沙参专泄肺气之热，故喘嗽气壅，小便赤涩不利，金受火剋，阴虚失血，或喘咳寒热及肺痿等疾宜之。”

5.《本草正义》：“沙参之味，虽不甚苦，而寒性独著。体质轻清，气味俱薄，具有轻扬上浮之性，故专主上焦，而走肺家。《本经》称其益肺气者，去其邪热，即所以益其正气，本非补益之正义，而后人竟误认为补肺专药，不知肺有余热，清之固宜，而肺气不足，清之已谬。虽曰沙参轻清，尚不至如蕤、麦、知母之腻滞，然寒性颇盛，肺无热邪，亦足以暗戕生机而酿寒变，缪仲醇仅禁用于肺寒咳嗽，犹嫌其疏而未密耳。李濒湖《纲目》以沙参主肺痿，亦取其补肺也。若申言之，则肺痈、肺痿证情近似，而一实一虚，大相反背。痈者壅塞，本是实热，急须清泄，不嫌寒凉；痿者痿败，已是虚怯，所宜扶持，岂容苦寒！惟肺痿一候，固多咳呛浓痰，虚火犹炽，则沙参清热而不腻，犹为相宜。”“沙参古无南北之别，石顽《逢原》始言沙参有南北二种，北者质坚性寒，南者质松力微，赵氏《纲目拾遗》引《药性考》谓南沙参形粗，似党参而硬，味苦性凉，清胃，泻火解毒，止嗽宁肺。颐按今市肆中北沙参坚实而瘦，南沙参空松而肥，皆微甘微苦，气味轻清，而富脂液，故专主上焦，清肺胃之热，养肺胃之阴，性情功用，无甚区别。”

2419 **沙柳** shā liǔ（《高原中草药治疗手册》）

【异名】　筐柳（《甘肃中草药手册》）。

【基原】　为杨柳科柳属植物乌柳的枝叶、树皮或须状根。

花盘长 1～2 mm，多数无毛。分布于江苏、浙江、安徽、福建、江西。

3. 轮叶沙参 *A. tetraphylla*(Thunb.) Fisch. [*A. verticillata* Fisch.; *Campanula tetraphylla* Thunb.] 又名：四叶沙参(通称)。

本种与前两种的区别在于：叶 3～6 轮生，卵圆形至线状披针形。花序分枝也常轮生；花盘较短，长 2～4 mm，直径不超过 1 mm；花冠细小，近于筒状，口部稍收缢，裂片长约 2 mm。花期 7～9 月。

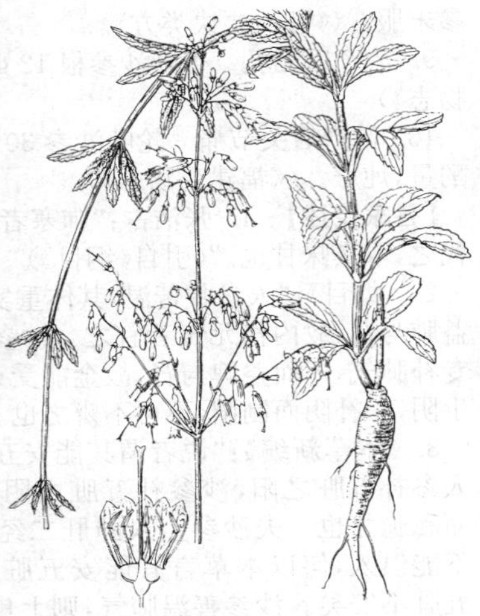
轮叶沙参

生于草地或灌木丛中。分布于东北、华北、华东、西南及华南。

此外，云南沙参 *A. khasiana*(Hook. f. et Thoms.) Coll. et Hemsl.(分布于四川、云南、西藏)、泡沙参 *A. potaninii* Korsh.(分布于山西、四川、陕西、甘肃、青海、宁夏等地)等的根亦作沙参药用。

【栽培】 生物学特性 适应性强，喜温暖或凉爽气候，耐寒，耐干旱。当年播种的沙参，一般不开花结实。以土层深厚肥沃、富含腐殖质、排水良好的砂质壤土栽培为宜。

繁殖方法 用种子繁殖，分春播与冬播，北方春播 4 月，冬播在 11 月上冻以前。整地施足基肥。作畦宽 1 m，按行距 40 cm 开浅沟，把种子均匀撒入沟内，覆土 1～1.5 cm，稍镇压，浇水，并经常保持土壤湿润，春播种子约 2 星期后出苗。冬播种子第二年春季出苗。

田间管理 幼苗出土后要注意除草、松土，苗高 3 cm 左右间苗 1 次，高 10～15 cm 时定苗，每隔 10～15 cm 留壮苗 1 棵。为防止倒伏，在生长期间，可结合施肥进行培土壅根。追肥，苗期需勤施薄肥，保持幼苗健壮，以后除每年植株枯萎后和出苗前，各追肥 1 次外，还需在 5、7、9 月各追肥 1 次，以人畜粪为主。在植株高 45 cm 时，及时打顶，控制植株高度，减少养分消耗，有利根部生长。

病虫害防治 病害有根腐病，可用退菌特 50%可湿性粉剂 500 倍液喷射。褐斑病可用代森锌 65%可湿性粉剂 500 倍液喷射。虫害有蚜虫、地老虎等。

【采收加工】 播种后 2～3 年采收，9～10 月挖取根部，趁新鲜时用竹片刮去外皮，切片，晒干。

【药材】 沙参 *Radix Adenophorae* 沙参主产于安徽、江苏、浙江。轮叶沙参主产于贵州、河南、黑龙江、内蒙古、江苏，以贵州产量大，安徽、江苏、浙江质佳。

性状 根呈圆锥形或圆柱形，略弯曲，长 7～27 cm，直径 0.8～3 cm。表面黄白色或淡棕黄色，凹陷处常有残留粗皮，上部多有深陷横纹，呈断续的环状，下部有纵纹及纵沟。顶端具 1 或 2 个根茎。体轻，质松泡，易折断，断面不平坦，黄白色，多裂隙。无臭，味微甘。

鉴别 (1) 根横切面：沙参 落皮层由木栓石细胞和木栓层组成。木栓石细胞 1～3 环，每环 1 列细胞，细胞长方形，侧壁常增厚成倒“U”字形，有的外壁呈脊状增厚突入胞腔内；木栓细胞 2～4 环，每环 3～7 列细胞。皮层窄，可见狭长的乳汁管。中柱三生构造明显，次生构造略偏心；近中央的三生维管束与次生维管束相嵌排列；形成层和额外形成层呈断续的弧状；三生维管束的木质部束常短宽，单束或分叉；射线明显，常挤压破碎。本品乳汁管常与筛管群伴生；菊糖仅见在少数导管或导管附近薄壁细胞中。

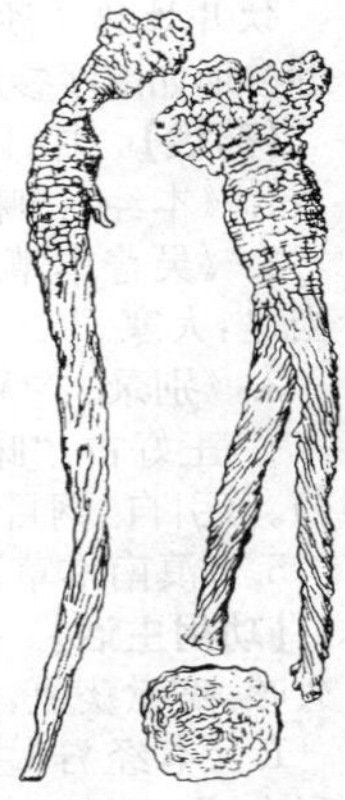
沙参(根)外形

轮叶沙参 木栓石细胞 1～8 环，每环厚 1～2 列细胞。木栓细胞厚 3～7 列细胞。乳汁管稀少，多聚集在筛管群附近。菊糖结晶多，存在于韧皮部。

(2) 取本品粗粉 2 g，加水 20 ml，置水浴中加热 10 min，滤过。取滤液 2 ml，加 5%α-萘酚乙醇溶液 2～3 滴，摇匀，沿管壁缓缓加入硫酸 0.5 ml，两液接界处即显紫红色环。另取滤液 2 ml，加碱性酒石酸铜试液 4～5 滴，置水浴中加热 5 min，生成红棕色氧化亚铜沉淀(检查糖类)。

(3) 薄层色谱：取药材粉末 2 g，置索氏提取器中，加氯仿 60 ml 回流提取 4 h，回收氯仿后，残渣以 1 ml 氯仿溶解作为供试品液。另取 β-谷甾醇及 β-谷甾醇棕榈酸酯各 1 mg，加氯仿 1 ml 溶解作为对照品液。分别吸取上述供试品液和对照品液各 10 μl，点于同一硅胶 G 薄板上。以氯仿-苯(9∶1)展开至 1/2 处，吹干，再以氯仿-苯(7∶3)展开。取出，晾干，喷以 10%硫酸乙醇液，110 ℃加热 5 min。供试品色谱中，在与对照品色谱相应位置上显相同颜色的斑点。

【成分】 沙参根中分离得 4 个化合物：β-谷甾醇(β-sitosterol)，β-谷甾醇-β-D-吡喃葡萄糖苷(β-sitosterol-O-β-D-glucopyranoside)，蒲公英赛酮(taraxerone)及二十八碳酸(octacosanoic acid)[1]。

【药理】 1. 对免疫功能的影响 100%水煎剂对巨噬细胞(MΦ)吞噬功能、血清溶菌酶水平、迟发型超敏反应(DTH)有非常显著的促进作用；对 B 细胞增殖也有显著促进作用，但对 T 细胞增殖有非常显著抑制作用。10%水煎剂对 MΦ 吞噬功能、DTH 有非常显著促进作用。20%醇沉液对 B 细胞增殖有非常显著抑制作用。5%醇沉液对 MΦ 吞噬功能、血清溶菌酶水平、DTH 有非常显著的促进作用，对血清抗体水平有显著的促进作用；对 B 细胞增殖有非常显著的抑制作用。20%多糖对 MΦ 吞噬功能有非常显著的促进作用；对血清抗体水平有显著促进作用；对 T、B 细胞增殖能力均有非常显著抑制作用。5%多糖对 MΦ 吞噬功能有显著促进作用，对 B 细胞增殖有非常显著抑制作用[1, 2]。

2. 祛痰作用 按 1 g/kg 剂量给家兔灌服沙参煎剂表明具有一定的祛痰作用，其作用可持续 4 h 以上，但作用强度不及紫菀等[3]。

3. 抗真菌作用 沙参水浸剂(1∶2)在试管内对奥杜盎小芽胞癣菌、羊毛样小芽胞癣菌等皮肤真菌有不同程度的抑制作用[4]。

【炮制】 1. 沙参 现行，取原药材，除去杂质和芦头，洗净，润透，切厚片，干燥。

2. 蜜沙参 现行，取炼蜜用适量开水稀释后，加入南沙

2417 **沙果** shā guǒ (《云南中草药》)

【异名】 枝热、火炭头果(《云南中草药》)。

【基原】 为杜鹃花科白珠树属植物红粉白珠的根、果或全株。

【原植物】 红粉白珠 *Gaultheria hookeri* C. B. Clarke [*G. fragrantissima* Wall. var. *hirsuta* Franch.; *G. veitchiana* Craib]

常绿灌木，高约50 cm。枝圆柱形，密被褐色刚毛，老枝灰白色，具脱落后的刚毛痕迹。单叶互生；叶柄短，顶端膨大有关节；叶片革质，椭圆形，长4～5(～8)cm，宽2～3 cm，先端浑圆或急尖，基部钝圆或楔形，边缘有锯齿，叶面绿色，背面较淡，被刚毛，中脉在表面下陷，背面明显隆起。总状花序顶生或腋生，花序轴长3～4 cm，被白色柔毛，基部具总苞，苞片大，椭圆形，先端具凸尖；花梗纤细，被微毛；小苞片对生，着生花梗中部以上；花萼5裂，裂片卵形；花冠卵状坛形，粉红色或白色，口部5浅裂，裂片小，圆形，微反折；雄蕊8～10，花丝扁平，中部以下扩大，被白色短柔毛，花药2室，每室先端具2芒，顶孔开裂；子房被柔毛，花盘齿裂，花柱长2 mm。浆果状蒴果，卵球形，紫红色，花柱宿存。花期6～7月，果期7～11月。

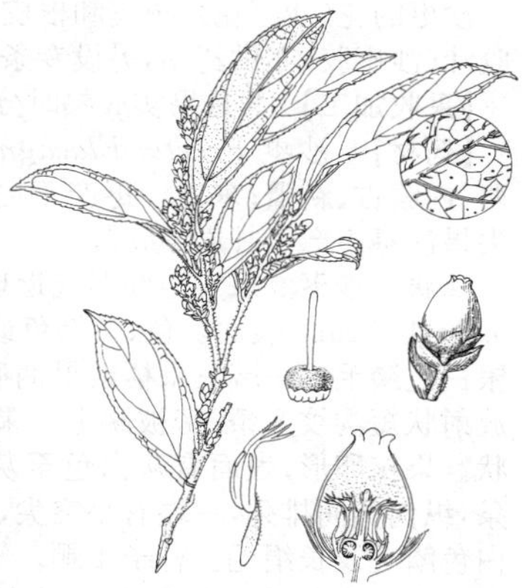
红粉白珠

生于海拔1 600～3 200 m的沟边或岩坡上、向阳山坡处。分布于四川、云南、西藏。

【采收加工】 9月至次年2月挖根，切片；7～11月果熟时采摘果实，晒干；7～10月采收全株，切碎晒干。

【药性】 辛，甘，凉。

1.《云南中草药》："气香，甘，微涩，凉。"

2.《全国中草药汇编》："辛、涩、微甘，平。"

【功用主治】 祛风湿，止咳平喘。主治风湿痹痛，咳嗽气喘，胸膜炎。

1.《云南中草药》："消炎止咳，舒筋活络。主治咳嗽，风湿，胸膜炎。"

2.《全国中草药汇编》："祛风除湿，止咳平喘。主治风湿关节痛，跌打损伤，胸膜炎，咳嗽。"

【用法用量】 内服：煎汤，6～15 g；或泡酒。

2418 **沙参** shā shēn (《本经》)

【异名】 知母(《本经》)，白沙参(《范子计然》)，苦心、虎须、白参、志取、文虎(《吴普本草》)，文希(《别录》)，羊婆奶(《纲目》)，南沙参(《本经逢原》)，铃儿参(《得配本草》)，泡参(《中药形性经验鉴别法》)，桔参(《药材资料汇编》)，山沙参、沙獭子(南药《中草药学》)。

【基原】 为桔梗科沙参属植物沙参、杏叶沙参、轮叶沙参及其同属数种植物的根。

【原植物】 1. 沙参 *Adenophora stricta* Miq.

多年生草本，茎高40～80 cm。不分枝，常被短硬毛或长柔毛。基生叶心形，大而具长柄；茎生叶无柄，或仅下部的叶有极短而带翅的柄；叶片椭圆形、狭卵形，基部楔形，长3～11 cm，宽1.5～5 cm。先端急尖或短渐尖，边缘有不整齐的锯齿，两面疏生短毛或长硬毛，或近于无毛。花序常不分枝而成假总状花序，或有短分枝而成极狭的圆锥花序；花梗长不足5 mm；花萼常被短柔毛或粒状毛，少数无毛，筒部常倒卵状，裂片5，狭长，多为钻形；花冠宽钟状，蓝色或紫色，外面无毛或有硬毛，裂片5，三角状卵形；花盘短筒状，无毛；雄蕊5，花丝下部扩大成片状，花药细长；花柱常略长于花冠，柱头3裂，子房下位，3室。蒴果椭圆状球形，长6～10 mm。种子多数，棕黄色，稍扁，有1条棱。花、果期8～10月。

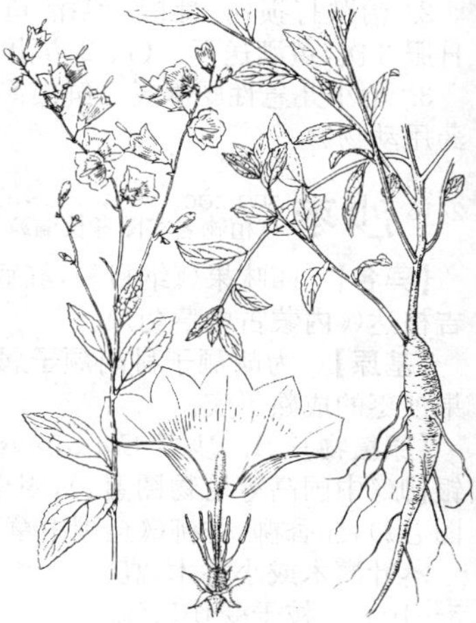
沙参

多生于低山草丛中和岩石缝内，也有生于海拔600～700 m的草地上或1 000～3 200 m的开旷山坡及林内者。分布于江苏、浙江、安徽、江西、湖南等地。

沙参亚种无柄沙参 *A. stricta* Miq. subsp. *sessilifolia* Hong 茎叶被短毛。花萼多被短硬毛或粒状毛，少无毛的；花冠外面无毛或仅顶端脉上有几根硬毛。

生于海拔600～2 000 m的草地或林缘草地中。分布于西南及广西、陕西、甘肃等地。

2. 杏叶沙参 *A. hunanensis* Nannf.

本种与沙参的区别在于：茎生叶在茎上部的无柄或仅有楔状短柄，叶基部常楔状下延，基生叶具长柄。花序分枝粗壮，几乎平展或弓曲向上；花萼裂片卵形至长卵形，最宽处在中下部，通常多少重叠，宽1.5～4 mm；花盘多数有毛，少无毛；花柱与花冠等长。花期7～9月。

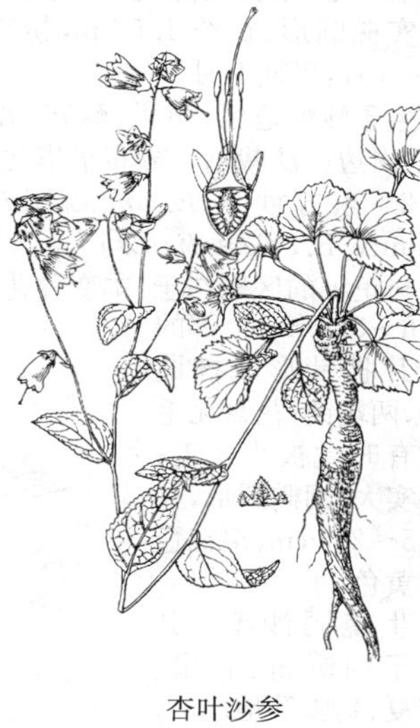
杏叶沙参

生于山地草丛中。分布于河北、山西、江西、河南、湖北、湖南、广东、广西、四川、贵州、陕西等地。

杏叶沙参亚种华东杏叶沙参 *A. hunanensis* subsp. *huadungensis* Hong 茎叶近无柄或仅茎下部的叶有很短的柄，极少叶柄长达1.5 cm。花萼裂片较窄，宽1.5～2.5 mm；

【选方】 1. 治肝胃气痛 羌活鱼2条，红蔻5 g，当归10 g，延胡索10 g，楝实5 g。水煎服，每日服2次。

2. 治跌打损伤，骨折 羌活鱼焙干，研末。每服2 g，每日服3次，黄酒送下。（1、2方出自《中国动物药志》）

3. 治小儿急性腮腺炎 鲜山溪鲵捣烂，敷患处。（《常见药用动物》）

2416 沙枣 shā zǎo

（《植物名实图考长编》）

【异名】 四味果（《纲目》），红豆（《中国高等植物图鉴》），吉格达（《内蒙古中草药》）。

【基原】 为胡颓子科胡颓子属植物沙枣、东方沙枣和尖果沙枣的成熟果实。

【原植物】 1. 沙枣 *Elaeagnus angustifolia* L. 又名：银柳（《中国高等植物图鉴》），银柳胡颓子（《东北木本植物图志》），桂香柳、香柳（《全国中草药汇编》）。

落叶灌木或小乔木，高5～10 m。枝干受伤后流出透明褐色胶汁。常具亮棕红色硬刺，幼枝密被银白色鳞片，老枝鳞片脱落，栗褐色，光滑；皮孔明显，点状横裂。单叶互生，薄纸质；叶柄长0.5～1 cm；叶片椭圆状披针形或披针形，长2.5～8.5 cm，宽0.5～2 cm，先端尖，基部楔形，全缘，上面幼时被银白色鳞片，后部分脱落，下面有光泽，密被银白色鳞片。花1～3朵生于叶腋，两性；花被筒呈钟状或漏斗状，先端4裂，外面银白色，里面黄色，有香味；花盘先端无毛；雄蕊几无花丝；花柱长于雄蕊，先端环状弯曲。果实椭圆形，长约1.5 cm，粉红色，被银白色鳞片。花期5～6月，果期9月。

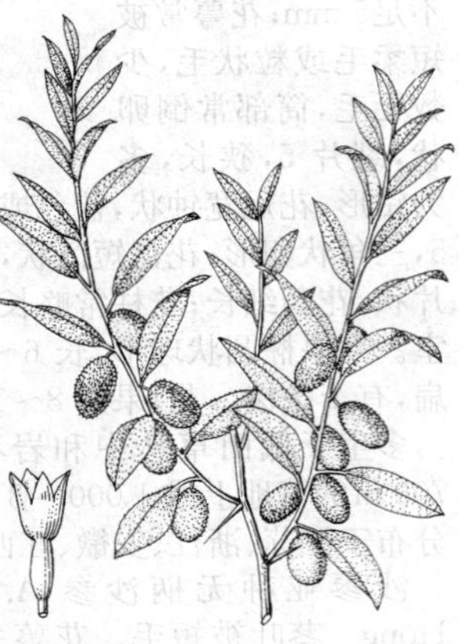

沙 枣

生于沙漠地区，耐旱、耐寒，并在沙地、盐渍化土地和村边、田边广泛栽培。分布于华北、西北及辽宁等地。

2. 东方沙枣 *E. angustifolia* L. var. *orientalis*（L.）Kuntze［*E. orientalis* L.］

与正种的区别在于：本变种花枝下部的叶片阔椭圆形，宽1.8～3.2 cm，上部的叶片披针形或椭圆形，两端钝；花盘无毛或有时微被小柔毛；果实大，阔椭圆形，长1.5～2.5 cm，栗红色或黄色。

生境同沙枣。分布于内蒙古、甘肃、宁夏、新疆等地。

3. 尖果沙枣 *E. oxycarpa* Schlecht. 又名：黄果沙枣（《东北林学院植物研究室汇刊》）。

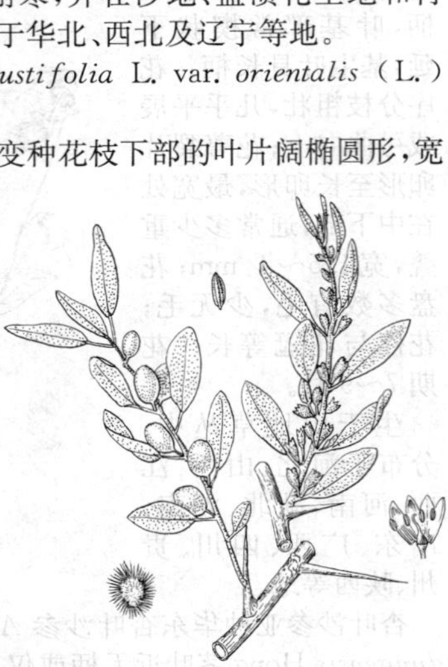

尖果沙枣

本种与前两种的区别在于：叶片窄长圆形至线状披针形；枝具明显的棘针；花盘先端有毛，萼筒漏斗形或钟形；果实较小，长5～10 mm，乳黄色或橙黄色。花期5～6月，果期9～10月。

生于海拔400～660 m的戈壁沙滩或沙丘的低洼潮湿地区和田边、路边，野生或栽培。分布于内蒙古西部、甘肃河西走廊和新疆等地。

沙枣的花（沙枣花）、树皮和根皮（沙枣树皮）、茎枝渗出的胶汁（沙枣胶）亦供药用，另设专条。

【采收加工】 9月果实成熟时分批采摘，鲜用或烘干。

【药材】 沙枣 *Fructus Elaeagni* 沙枣主产于甘肃、陕西、内蒙古、新疆；东方沙枣产于内蒙古、宁夏、甘肃、新疆；尖果沙枣主产于甘肃、新疆。

性状 沙枣 果实矩圆形或近球形，长1～2.5 cm，直径0.7～1.5 cm。表面黄色、黄棕色或红棕色，具光泽，被稀疏银白色鳞毛。一端具果柄或果柄痕，另端略凹陷，两端各有放射状短沟纹8条，密被鳞毛。果肉淡黄色，疏松，细颗粒状。果核卵形，表面有灰白色至灰棕色棱线和褐色条纹8条，纵向相间排列，一端有小突尖，质坚硬，剖开后内面有银白色鳞毛及长绢毛。种子1颗。气微香，味甜、酸、涩。

东方沙枣 果实宽椭圆形，较大。

尖果沙枣 果实卵圆形或近圆形，较小，1～1.3 cm，表面乳黄色或橙黄色。

【成分】 沙枣果实含油，其中脂肪酸成分有：棕榈酸（palmitic acid），棕榈油酸（palmitoleic acid），硬脂酸（stearic acid），油酸（oleic acid），亚油酸（linoleic acid），亚麻酸（linolenic acid），非皂化部分中有：胡萝卜素（carotene），生育酚（tocophenol）[1]。还含黄酮类成分：异鼠李素（isorhamnetin），异鼠李素-3-O-β-D-吡喃半乳糖苷（isorhamnetin-3-O-β-D-galactopyranoside）[2]，另含咖啡酸（caffeic acid）[2]。果汁中含钾、钠、镁、钙、铁、铜、锌、锰[3]。种子及果皮中均含二十九烷（nonacosane）55%以上，种子油中主含亚油酸占59.1%以上[1]。

【药理】 诱变及抗诱变作用 小鼠骨髓微核试验显现出沙枣有诱变作用，但Ames试验、小鼠骨髓微核试验又显现出沙枣具抗诱变作用[1]。

【药性】 酸、微甘，凉。

1. 姚可成《食物本草》："甘、苦、酸、辛，无毒。"

2.《食物中药与便方》："酸，甘，凉。"

【功用主治】 养肝益肾，健脾调经。主治肝虚目眩，肾虚腰痛，脾虚腹泻，消化不良，带下，月经不调。

1.《纲目》："能止饥渴。"

2. 姚可成《食物本草》："主明目养肝，宁神定志，和胃进食，下气止咳。"

3.《食物中药与便方》："健脾止泻。"

4.《内蒙古中草药》："强壮，调经活血，镇静，健胃，止泻。"

5.《沙漠地区药用植物》："止泻，镇静。"

6.《全国中草药汇编》："治消化不良。"

7.《河北中草药》："益气健脾，补虚固精，调经养血。治脾虚腹泻，胃痛，月经不调，带下，小便不利，虚烦，肺热咳嗽。"

【用法用量】 内服：煎汤，15～30 g。

【选方】 治肾虚腰痛，不能反侧 四味果适量，同狗腰子煮食，每日1次。（姚可成《食物本草》）

4. 治头风眩晕，闷起欲倒　川芎、羌活、蔓荆子、防风、白芷、细辛、藁本、石膏各等分。水煎服。（《医学启蒙》川芎羌活散）

5. 治手太阳气郁不行，肩背痛不可回顾；足太阳经不通，脊痛项强，腰似折，项似拔者　羌活、独活各一钱，藁本、防风、甘草（炙）、川芎各五分，蔓荆子三分。上㕮咀，都作一服，水二盏，煎至一盏，去渣。大温服，空心食前。（《内外伤辨惑论》羌活胜湿汤）

6. 治风湿相搏，身体疼烦，掣痛不可屈伸，或身微肿不仁　羌活（去芦）、附子（炮，去皮、脐）、白术、甘草（炙）各等分。上㕮咀，每服四钱，水一盏半，生姜五片，煎至七分，去滓，温服，不拘时候。（《济生方》羌附汤）

7. 治肝脏壅实，目赤昏涩，热泪不止，筋脉拘急，背膊劳倦，及头昏项颈紧急疼痛　羌活、甘菊花、蔓荆子、苎蒡各一分。上为细末，每服二钱，水一中盏，加酸枣仁、鼠粘子各五十粒（研碎）同煎至七分，去滓，不以时。（《鸡峰普济方》羌活散）

8. 治风热毒气结瘰疬　羌活（去芦头）一两半，白僵蚕（炙）一两。上二味，捣罗为散。每日空心，以蜜酒调下四钱匕，夜再服。（《圣济总录》内消羌活散）

9. 治产后恶血不尽，及胎衣不下　羌活、川芎各等分。上为细末，每服二大钱，酒少许，水七分，煎七沸，调服。（《产乳备要》二圣散）

【临床报道】　治疗早搏　用羌活提取物制成脉齐液（每1 ml 相当于羌活生药 1 g）口服，每日 60～105 ml，分 3～4 次服，疗程 7～14 d。服用脉齐液前停服影响心律、心率的药物 5～14 d，早搏数均以 24 h 动态心电图检查为准，服药前及疗程结束后各 1 次，每日 3 次心电示波，每次 5～15 min。共观察 74 例患者，结果：69 例室性早搏中，显效（早搏基本消失 $\geqslant 90\%$）及好转（早搏次数减少 $\geqslant 50\%$）39 例；1 例房性早搏好转；4 例交界性早搏中 3 例显效或好转。总有效率为 58.1%。对冠心病及不明原因引起的室性早搏疗效较好。85%的有效病例在服药后 1 星期内生效，但停药后大多复发，也有可保持疗效 1～3 个月者。服药后心率平均每分钟增加 10 次，并见心功能好转。不良反应发生率为 6.8%，有胃肠反应、头痛头晕、血糖轻度升高等，但反应轻微，减量或停药后消失，血及二便常规、肝肾功能等均无明显变化[1]。

【各家论述】 1.《本草汇言》："羌活，苦辛之剂。功能条达肢体，通畅血脉，攻彻邪气，发散风寒风湿。故疡证以之能排脓托毒，发溃生肌；目证以之治羞明隐涩，肿痛难开；风证以之治痿、痉、癫痫，麻痹厥逆。盖其体轻而不重，气清而不浊，味辛而能散，性行而不止，故上行于头，下行于足，遍达肢体，以清气分之邪也。"

2.《本草新编》："古人谓羌活系君药，以其拨乱反正，有旋转之功也；而余独以为止可充使，而并不可为臣佐。盖其味辛而气温，而性过于散，可用之为引经，通达上下，则风去而湿消。若恃之为君臣，欲其调和气血，燮理阴阳，必至变出非常，祸生反掌矣。故羌活止可加之于当、芎、术、苓之内，以通邪返正，则有神功耳。"

3.《本草述钩元》："凡便秘属风者，方药中类用羌活，即此可悟风血相关之义，盖便秘患于燥，燥者血不足，用羌活举阴以升而裕血之用，原非以燥为功。要知风和则血裕，风淫则血燥。羌活不徒达阳以化湿，亦且畅阴以和风，可漫以风剂例视乎哉。

4.《本草正义》："羌活本含辛温之质，其治疗宜于风寒风湿，而独不宜于湿热。以湿邪化热即为温病，似无再用辛温之理。然此惟内科证治为然，若外疡之属于湿热者，苟肿势延蔓，引及骨节筋肉，伸缩不利，非以羌、独之善走宣通为治，则效力必缓，故虽热病亦不避用。但仅以为向导而任佐使之职，则分量甚轻。"

2415 羌活鱼 qiāng huó yú（《四川中药志》）

【异名】　杉木鱼（《四川中药志》），雪鱼（《常见药用动物》）。

【基原】　为小鲵科山溪鲵属动物山溪鲵的全体。

【原动物】　山溪鲵 *Batrachuperus pinchonii*（David）　又名：秉氏鲵（《四川中药志》）。

体形呈圆柱形而略扁，全长 12～16 cm。头部扁平，头顶较为平坦，头长、宽几相等。吻端圆阔；鼻孔近吻端；眼大；上、下颌有细齿；舌大，长椭圆形。四肢的指、趾扁平，末端钝圆，基部无蹼。尾长为全长之半或略长。周身皮肤光滑，掌指、跖趾底部覆以棕色角质鞘，指、趾末端具棕色的角质爪状物。体侧有肋沟 12 条左右。体色变异较大，一般为橄榄绿色，背面有深色细点纹交织成麻斑。腹面色浅，麻斑少。雄性肛孔小而略成一短横缝；雌性的为一纵裂缝。

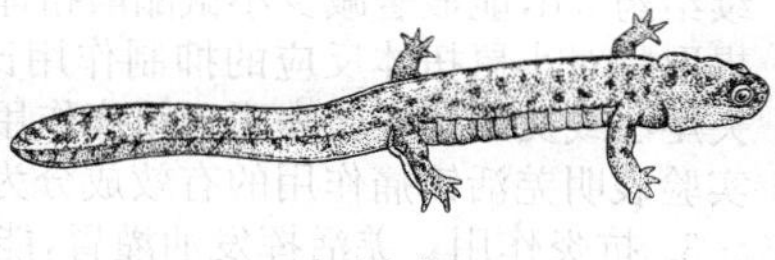

山溪鲵

生活于高山溪中或林下阴湿处，以昆虫、软体动物、蚯蚓等为食。分布于湖北、四川、甘肃、西藏等地。

【采收加工】　7～10 月捕捉，捕得后用酒醉死，晒干或以微火烘干，或鲜用。

【药材】　羌活鱼 *Batrachuperus Pinchonii*　主产于四川、湖北。

性状　全体皮肉皱缩，长 12～15 cm，头部口眼模糊不清，四肢枯瘦，趾尚明显可辨。头圆，尾扁，四肢多完整，脊部可见明显的脊柱骨棱，腹面皱缩。背部棕褐色，腹部黄棕色，气微腥。

【炮制】　1. 羌活鱼　取原药材，除去灰屑及杂质，洗净，切段，干燥。

2. 酒羌活鱼　取净羌活鱼，加酒拌匀，闷透，置锅内用文火微炒，取出，放凉。每羌活鱼 100 kg，用白酒 10 kg。

饮片性状　羌活鱼呈褐色或浅褐色，全体密被黑色的小斑点，胸部灰白色，腹部黄棕色，粉末暗褐色，有腥气。酒羌活鱼，形如羌活鱼，有酒香气。

贮干燥容器内，密闭，置干燥处，防蛀。

【药性】《四川中药志》1960 年版："性平，味辛、咸，无毒，归肝、胃二经。"

【功用主治】　行气止痛。主治肝胃气痛，跌打损伤。

1.《四川中药志》1960 年版："能行气止痛。治肝胃气痛，及血虚脾弱，面色萎黄等症。"

2.《常见药用动物》："续筋接骨，行气止痛。主治跌打损伤，骨折，血虚，脾虚等症。"

【用法用量】　内服：煎汤，90～150 g；或研末，2～3 g。

【宜忌】《四川中药志》1960 年版："无气滞作痛者忌用。"

油主要成分为α-蒎烯(36.30%),β-蒎烯(21.04%),柠檬烯(14.42%);此外,还有己醛(hexanal),庚醛(heptanal),辛醛(octanal),香桧烯(sabinene),莰烯(camphene),月桂烯(myrcene),α-水芹烯(α-phellandrene),3-蒈烯(3-carene),2-蒈烯(2-carene),对聚伞花素(p-cymene),α、γ-松油烯,4-松油烯醇,乙酸龙脑酯及β-芹子烯(β-selinene)等20种[6,7]。

【药理】 1. 解热作用 2%羌活挥发油2 ml/kg腹腔注射,对肌注酵母引起发热的家兔有明显解热作用,但其效不及安乃近[1]。羌活挥发油1.328 ml/kg灌胃或0.133 ml/kg腹腔注射,对皮下注射酵母引起发热的大鼠也均有显著解热作用[2]。

2. 镇痛作用 2%羌活挥发油10 ml/kg腹腔注射,小鼠热板法试验能明显提高痛阈[1]。羌活挥发油1.328 ml/kg灌胃或0.133 ml/kg腹腔注射,均能提高热刺激痛阈;如连续给药3 d,能显著减少小鼠醋酸扭体反应次数[2]。羌活水提取物对小鼠扭体反应的抑制作用比醇提取物强,但小鼠夹尾法或烫尾法实验表明无镇痛作用[3]。小鼠醋酸扭体法实验表明羌活镇痛作用的有效成分为5′-羟基香柑素[4]。

3. 抗炎作用 羌活挥发油灌胃,能抑制二甲苯所致耳壳水肿;灌胃或腹腔注射对大鼠角叉菜胶性足肿,灌胃对大鼠右旋糖酐性足肿,也均有明显抑制作用。如连续给药2 d,对大鼠肾上腺内维生素C含量有降低趋势,表明其抗炎作用可能与垂体-肾上腺皮质系统相关[2]。血管通透性抑制试验,表明5′-羟基香柑素是羌活抗炎作用的有效成分[4]。羌活水提液也有一定的抗炎镇痛作用,其有效单体为紫花前胡苷[5]。

4. 抗过敏作用 羌活醇提取物对豚鼠离体气管有明显的抗组胺作用[6]。羌活挥发油1.328 ml/kg灌胃或0.133 ml/kg腹腔注射,连续10 d,对2,4-二硝基氯苯(DNCB)所致迟发型超敏反应有一定抑制作用[2]。

5. 增加脑血流量的作用 静脉注射羌活对麻醉犬和麻醉猫均有选择性地增加脑血流量的作用,同时不增加外周血流量,不加快心率,不升高血压,此为羌活在心脑血管系统的作用特点[7]。

6. 抗心律失常作用 羌活水提取物10 g/kg灌胃能明显对抗乌头碱所致大鼠心律失常,使潜伏期延长,持续时间缩短;当剂量为5 g/kg时仅能缩短持续时间。剂量为20 g/kg时也能延长氯化钙所致室颤的潜伏期[8]。

7. 抗血栓形成作用 羌活水煎醇沉溶液浓度为0.1 g/ml时可抑制离体兔血小板血栓形成、血小板聚集、纤维蛋白血栓形成和血栓增长速度,使体外血栓形成时间延长[9]。

8. 抗癫痫作用 以电刺激引起小鼠休克为指标,50%羌活煎剂0.5 ml给小鼠灌胃,每日2次,连续6 d,有明显抗电休克作用,使产生休克反应的鼠数及因休克致死的鼠数明显减少。如仅给药2 d或1次大量用药则无效[10]。

9. 抗氧化作用 羌活甲醇提取物能明显抑制因CCl_4所致肝脏组织中丙二醛(MDA)、硫代巴比土酸反应物质(TBA-RS)、共轭键和荧光物质的过高的生成量,表明羌活有抗脂质过氧化作用,此作用羌活提取物强于宽叶羌活提取物[11]。羌活氯仿提取物中的苯乙基阿魏酸酯是高强抗氧化成分,异欧前胡内酯也有一定的抗氧化作用[12]。

10. 抗菌作用 平皿法实验,羌活油0.008 ml/ml和0.004 ml/ml浓度时,对痢疾杆菌、大肠杆菌、伤寒杆菌、铜绿假单胞菌和金黄色葡萄球菌有明显抑制作用[1]。此外,羌活挥发油对布氏杆菌[13],羌活水煎剂对变形杆菌、枯草杆菌、蜡样芽胞杆菌和金黄色葡萄球菌等,也有一定抑制作用[14]。

毒性 羌活水溶部分,以最大浓度和允许体积12 g/kg灌胃,观察72 h,小鼠活动正常,无死亡和异常反应发生[15]。2%羌活注射液10 ml/kg(相当临床剂量125倍)给兔静脉注射,也未见异常反应[1]。羌活挥发油小鼠灌胃的LD_{50}为6.64 ml/kg[2]或2.83 g/kg[16]。

【炮制】 取原药材,除去杂质,大小分开,抢水洗净,润透,切厚片,晒干或低温干燥。

饮片性状 参见"药材"项。

贮干燥容器内,密闭,置阴凉干燥处,防蛀。

【药性】 辛、苦,温。归膀胱、肾经。

1.《药性论》:"味苦、辛,无毒。"

2.《医学启源》:"气微温,味甘、苦。手足太阳经风药也。《主治秘要》云:性温,味辛。气味俱薄,浮而升,阳也。"

3.《珍珠囊补遗药性赋》:"味苦、甘,平。""阴中之阳也。乃手足太阳表里引经药也。"

4.《汤液本草》:"足太阳经、厥阴经药。太阳经本经药也。"

5.《本草蒙筌》:"手、足太阳,足少阴、厥阴经。"

【功用主治】 散表寒,祛风湿,利关节,止痛。主治外感风寒,头痛无汗,风寒湿痹,风水浮肿,疮疡肿毒。

1.《药性论》:"治贼风,失音不语,多痒血癞,手足不遂,口面㖞邪,遍身𤸷痹。"

2.《新修本草》:"疗风宜用独活,兼水宜用羌活。"

3.《日华子》:"治一切风并气,筋骨拳挛,四肢羸劣,头旋,眼目赤疼及伏梁水气,五劳七伤,虚损冷气,骨节酸疼,通利五脏。"

4.《珍珠囊》:"太阳经头痛,去诸骨节疼痛,亦能温胆。"

5.《医学启源》:"《主治秘要》云:其用有五:手足太阳引经,一也;风湿相兼,二也;去肢节疼痛,三也;除痈疽败血,四也;风湿头痛,五也。"

6.《品汇精要》:"主遍身百节疼痛,肌表八风贼邪,除新旧风湿,排腐肉疽疮。"

7.《寿世保元》:"表散风寒,头痛身痛,退热解烦。"

8.《本草备要》:"泻肝气,搜肝风,治风湿相搏,本经头痛,督脉为病,脊强而厥,刚痉柔痉,中风不语,头旋目赤。"

9.《会约医镜》:"治邪闭憎寒,壮热无汗。"

【用法用量】 内服:煎汤,3~10 g;或入丸、散。

【宜忌】 气血亏虚者慎服。

1.《本草约言》:"若血虚不能荣筋,肢节筋骨酸痛者,宜审用。""汗多过膝者,不宜多服。"

2.《药鉴》:"气虚则勿用。"

3.《本草经疏》:"血虚头痛及遍身疼痛骨痛因而带寒热者,此属内证,误用反致作剧。"

【选方】 1. 解利伤寒 羌活一两半,防风一两半,苍术一两半,细辛五分,川芎一两,香白芷一两,生地黄一两,黄芩一两,甘草一两。上㕮咀,水煎服。若急汗,热服,以羹粥投之;若缓汗,温服,而不用汤投之。(《此事难知》九味羌活汤)

2. 治太阳经头痛 防风二分,羌活三分,红豆二个。为末,鼻内嗃之。(《玉机微义》)

3. 治眉骨痛不可忍 炙甘草(夏月生用)、羌活、防风各三钱,酒黄芩一钱(冬月不用此一味,如能食、热痛倍加之)。上㕮咀,每服五钱,水二盏,煎至一盏,去柤,食后服之。(《兰室秘藏》选奇汤)

【栽培】 生物学特性　喜凉爽湿润气候，耐寒，稍耐荫。适宜在土层深厚、疏松、排水良好、富含腐殖质的砂壤土栽培，不宜在低温地区栽种。

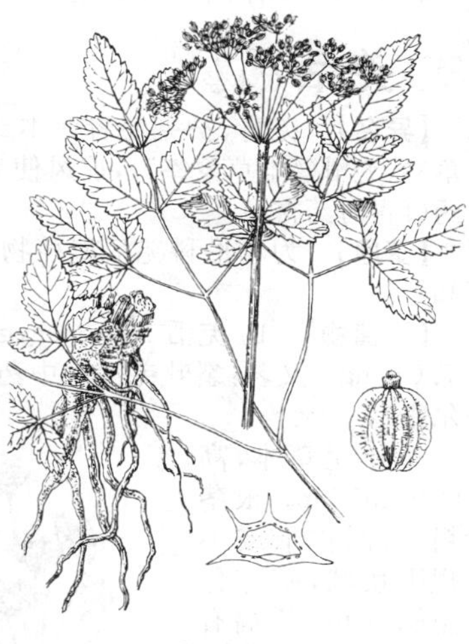

宽叶羌活

繁殖方法　种子繁殖或根茎繁殖。种子繁殖：秋季采收成熟种子，晒干，于春季解冻后直播，按行距 33 cm，穴距 23～27 cm 开穴，深 5～7 cm，每穴播种子 10 多粒，盖堆肥或腐殖质土为 1～2 cm，浇水。根茎繁殖：于秋季或春季收获时进行，选具有芽的根茎，切成小段，每段有 1～2 芽。条栽，按行距 33 cm 开沟，沟深 15～17 cm，宽 15 cm，把根茎横放沟内，每隔 8～10 cm 放 1 段，盖土杂肥或细土 14～16 cm，浇水。

田间管理　种子直播的苗高 8～10 cm 时匀苗、补苗，每穴留苗 2～3 株。生长期中每年中耕除草 3 次，结合追肥。冬季培土越冬，施腐熟厩肥、堆肥、土杂肥、过磷酸钙等。用根茎繁殖的，除无匀苗工作外，其余管理与直播相同。

病虫害防治　虫害主要是蚜虫，春、夏季发生，可用 1∶1∶10烟草石灰水防治。

【采收加工】 栽培 3～4 年秋季倒苗后至早春萌芽前挖取根茎，砍去芦头，切成 10～13 cm 长的短节，晒干或烘干。

【药材】 羌活 *Rhizoma et Radix Notopterygii*　主产于四川、云南、甘肃、青海等地。以四川为主产区者称川羌，川羌中多为蚕羌。西北地区为主产区者称西羌，西羌中多为大头羌、竹节羌和条羌。

商品规格　川羌分蚕羌、条羌二等；西羌分蚕羌、大头羌、条羌三等；出口商品分蚕羌、羌王、副羌三等。

性状　羌活　为圆柱形略弯曲的根茎，长 4～13 cm，直径 0.6～2.5 cm。顶端具茎痕。表面棕褐色至黑褐色，外皮脱落处呈黄色。节间缩短，呈紧密隆起的环状，形似蚕（习称蚕羌）；或节间延长，形如竹节状（习称竹节羌）。节上有多数点状或瘤状突起的根痕及棕色破碎鳞片。体轻，质脆，易折断。断面不平整，有多数裂隙，皮部黄棕色至暗棕色，油润，有棕色油点，木部黄白色，射线明显，髓部黄色至黄棕色。气香，味微苦而辛。

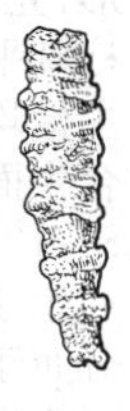

羌活（根茎）外形

宽叶羌活　根茎类圆柱形，顶端具茎及叶鞘残基，根类圆锥形，有纵皱纹及皮孔；表面棕褐色，近根茎处有较密的环纹，长 8～15 cm，直径 1～3 cm（习称条羌）。有的根茎粗大，不规则结节状，顶部具数个茎基，根较细（习称大头羌）。质松脆，易折断。断面较平坦，皮部浅棕色，木部黄白色。气味较淡。

鉴别　(1) 粉末特征：棕黄色。分泌道纵断面分泌细胞多狭长，壁薄或稍厚，内有淡黄色分泌物及淀粉粒溶化后的痕迹；并有金黄色条状分泌物。薄壁细胞纵长条形，常含淡黄色分泌物或油滴。导管为网纹、具缘纹孔。木栓细胞内充满黄棕色或棕色物。

(2) 取粉末 0.5 g，加入乙醚适量，冷浸 1 h，滤过，滤液浓缩至 1 ml，加 7%盐酸羟胺甲醇液 2～3 滴、20%氢氧化钾乙醇液 3 滴，在水浴上微热，冷却后，加稀盐酸调节 pH 至 3～4，再加 1%三氯化铁乙醇溶液 1～2 滴，于醚层界面处显紫红色（检查香豆素和内酯类）。

品质标志　《中华人民共和国药典》2005 年版规定：照醇溶性浸出物热浸法测定，本品乙醇浸出物不得少于15.0%；本品含挥发油不得少于 2.8%(ml/g)。

【成分】 1. 羌活　根茎含香豆素类化合物：异欧前胡内酯(isoimperatorin, 0.38%)，8-甲氧基异欧前胡内酯(cnidilin, 0.34%)，5′-羟基香柑素(notopterol, 1.2%)，香柑内酯(bergapten, 0.009%)，8-(3′, 3′-二甲基烯丙基)-5-去甲基香柑内酯(demethylfuropinnarin)即 5-羟基-8-(3′, 3′-二甲基烯基)-补骨脂内酯〔5-hydroxy-8-(3′, 3′-dimethylallyl)-psoralen, 0.012%〕，5-去甲基香柑醇(bergaptol, 0.088%)，紫花前胡苷元(nodakenetin, 0.04%)，紫花前胡苷(nodakenin，痕量)，香柑醇-O-β-D-吡喃葡萄糖苷(bergaptol-O-β-D-glucopyranoside, 0.075%)，6′-O-反-阿魏酰紫花前胡苷(6′-O-*trans*-feruloylnodakenin, 0.022%)[1]，二氢山芹醇(columbianetin)、二氢山芹醇苷(columbiananine)、欧前胡内酯(imperatorin)、印度素(marmesin)[2]；酚性化合物：花椒毒酚(xanthotoxol)，佛手柑亭(bergamottin)，对羟基间甲氧基苯甲酸(*p*-hydroxy-m-methoxy-benzonic acid)[8]，孕甾烯醇酮(pregnenolone)[9]，对羟基苯乙基茴香酸酯(*p*-hydroxyphenethyl anisate, 0.005%)、阿魏酸(ferulic acid, 0.89%)；甾醇类化合物：β-谷甾醇葡萄糖苷(β-sitosterol glucoside)[1]，β-谷甾醇(β-sitosterol)[2]；挥发油(约 2.7%)，其成分有 α-侧柏烯(α-thujene)、α、β-蒎烯(α, β-pinene)、β-罗勒烯(β-ocimene)，γ-松油烯(γ-terpinene)，柠檬烯(limonene)，4-松油烯醇(4-terpinenol)，乙酸龙脑酯(bornylacetate)，α-玷𤞙烯(α-copaene)，反式-β-金合欢烯(β-farnesene)，欧芹脑(apiol)，愈创并醇(guaiol)及苯甲酸苄酯(benzylbenzoate)等[3]；脂肪酸类：十四碳酸甲酯(methyltetradecanoate)，12-甲基十四碳酸甲酯(12-methyltetradecanoic acid methyl ester)，十六碳酸甲酯(methylhexadecanoate)，4, 8, 12-三甲基十三碳酸甲酯(4, 8, 12-trimethyltridecanoic acid methyl ester)，14-甲基十六碳酸甲酯(14-methylhexadecanoic acid methyl ester)，油酸甲酯(methyl-9-octadecenoate)，硬脂酸甲酯(methyloctadecanoate)，二十碳酸甲酯(methyleicosanoate)，11-二十碳烯酸甲酯(methyl-11-eicosenoate)等 14 种；氨基酸类：天冬氨酸，谷氨酸，精氨酸，亮氨酸，异亮氨酸，缬氨酸，苏氨酸，苯丙氨酸及甲硫氨酸等 19 种；糖类，鼠李糖，果糖，葡萄糖及蔗糖[4]。羌活还含苯乙基阿魏酸酯(phenethylferulate)[5]。

2. 宽叶羌活　地下部分含香豆素类化合物：香柑素(bergamottin, bergaptin)，异欧前胡内酯(0.62%)，8-甲氧基异欧前胡内酯(0.024%)，5′-羟基香柑素(0.083%)，香柑内酯(0.008%)，8-(3′, 3′-二甲基烯丙基)-5-去甲氧基香柑内酯(0.038%)，香柑醇(0.026%)，紫花前胡苷元(0.053%)，紫花前胡苷(1.2%)，香柑醇-O-β-D-吡喃葡萄糖苷(0.21%)，6′-O-反-阿魏酰紫花前胡苷(0.73%)[1]，二氢山芹醇[5]；酚性化合物：对羟基苯乙基茴香酸(0.70%)，阿魏酸(0.83%)。还含 β-谷甾醇葡萄糖苷[1] 及挥发油，挥发

1.《本草经集注》:"芎䓖为之使。恶五石脂,畏菖蒲、蒲黄、黄连、石膏、黄环。"

2.《本草经疏》:"辛香走窜之性,气虚人不宜服,虽偶感内寒,鼻窍不通,亦不得用。头脑痛属血虚火炽者不宜用。齿痛属胃火者不宜用。"

3.《本草求原》:"气虚火盛者忌服。"

【选方】 1. 治鼻渊 辛夷半两,苍耳子二钱半,香白芷一两,薄荷叶半钱。上并晒干,为粗末。每服二钱,用葱、茶清食后调服。(《济生方》苍耳散)

2. 治鼻渊、鼻鼽、鼻窒、鼻疮及痘后鼻疮 用辛夷研末,入麝少许,葱白蘸入(鼻)数次,甚良。(《纲目》)

3. 治鼻尖微赤及鼻中生疮 辛夷碾末,入脑、麝少许。绵裹纳之。(《丹溪心法》)

4. 治鼻内窒塞不通,不得喘息 辛夷、芎䓖各一两,细辛(去苗)七钱半,木通半两。上为细末,每用少许,绵裹塞鼻中,湿则易之。五七日瘥。(《证治准绳》芎䓖散)

5. 治鼻塞不知香臭味 皂角、辛夷、石菖蒲等分。为末,绵裹塞鼻中。(《梅氏验方新编》)

6. 治齿牙作痛,或肿或牙龈浮烂 辛夷一两,蛇床子二两,青盐五钱。共为末掺之。(《本草汇言》)

【临床报道】 治疗鼻炎及鼻窦炎 ①取辛夷花 3 g,偏风寒犯肺者加藿香 10 g,偏风热壅盛者加槐花 10 g。放入杯中,用开水冲,闷 5 min 左右,频饮,每日 1~2 剂。治疗过敏性鼻炎 120 例,痊愈 67 例,显效 29 例,好转 18 例,无效 6 例,总有效率为 95%[1]。②用蒸馏法将辛夷制成 30%辛夷注射液。先以 1%狄卡因麻黄素棉片麻醉收敛双侧下鼻甲前端 3~5 min,于每侧下鼻甲前端黏膜下各注入辛夷注射液 1 ml,放入棉球压迫,30 min 后取出,隔日 1 次,10 次为 1 个疗程。治过敏性鼻炎 202 例,结果暂时治愈 148 例,好转 50 例,无效 4 例,总有效率为 98.1%。鼻腔分泌物涂片镜检,嗜酸粒细胞明显减少或消失,说明本剂能抑制过敏反应[2]。③取辛夷 200 g,加水蒸馏得液 500 ml,用棉片浸湿塞入鼻腔,亦可用辛夷蒸馏液滴鼻。治疗过敏性鼻炎 82 例,慢性鼻炎 18 例。结果:过敏性鼻炎和慢性鼻炎基本治愈率分别为 80.49%和 66.6%;好转率分别为 18.2 和 27.7%。有效病例多数在用药 1~2 次见效。一般第一、第二次用药时鼻腔分泌物增多,待排出后通气立即改善。本药对肥厚性鼻炎通气作用欠佳[3]。④取辛夷花经蒸馏加 0.2%桉叶油配制成 2%溶液,每用 2 ml 行上颌窦穿刺冲洗,每星期 1 次,治疗慢性上颌窦炎 40 例 62 个窦腔,结果 28 个窦腔治愈,22 个窦腔好转,12 个窦腔无效。本法与青霉素疗效相等,且无副作用[4]。

【各家论述】 1.《纲目》:"鼻气通于天,天者,头也、肺也。肺开窍于鼻,而阳明胃脉环鼻而上行。脑为元神之府,而鼻为命门之窍,人之中气不足,清阳不升,则头为之倾,九窍为之不利。辛夷之辛温走气而入肺,其体轻浮,能助胃中清阳上行通于天,所以能温中治头面目鼻九窍之病。"

2.《本草汇言》:"辛夷,温肺气,通鼻窍之药也。故善走三阳,除风寒风湿于头面耳鼻齿牙诸分,若头眩昏冒,兀兀如欲吐;若面肿面痒,隐隐如虫行;若耳闻耳鸣,或痒或痛;若鼻渊鼻塞,或胀或疮;若齿痛齿肿,或牙龈浮烂等证,咸宜用之。此药辛温上达,能解肌散表,芳香清洁,能上窜头目,逐阳分之风邪,疏内窍之寒郁,则诸证自愈矣。"

3.《本草新编》:"辛夷,通窍而上走于脑舍,(治)鼻塞鼻渊之症,无他用,存之以备用可耳。且辛散之物多用,则真气有伤,可暂用而不可久用也。"

2414 羌活 qiāng huó (《本经》)

【异名】 羌青、护羌使者(《本经》),胡王使者(《吴普本草》),羌滑(《本草蒙筌》),退风使者(《国药的药理学》),黑药(《青海药材》)。

【基原】 为伞形科羌活属植物羌活或宽叶羌活的根茎和根。

【原植物】 1. 羌活 *Notopterygium incisum* Ting ex H. T. Chang 又名:裂叶羌活(《中药志》),竹节羌活(四川马尔康)。

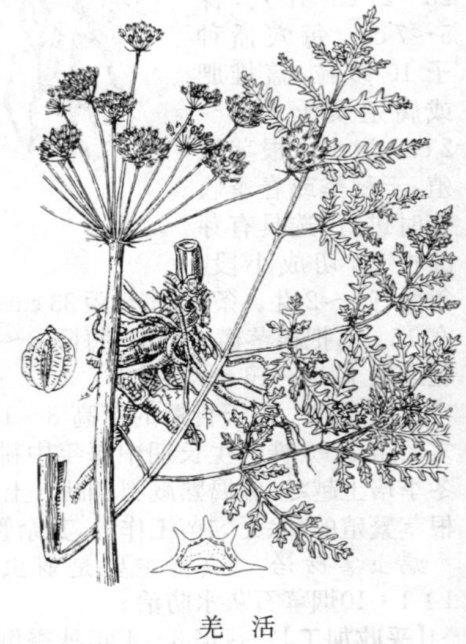
羌 活

多年生草本,高 60~150 cm。根茎粗壮,圆柱形或不规则块状,暗棕色至棕红色,顶端有枯萎叶鞘,有特殊香气。茎直立,圆柱形,中空,表面淡紫色,有纵直细条纹。基生叶及茎下部叶有长柄,叶柄由基部向两侧扩展成膜质叶鞘,抱茎;叶片为三出三回羽状复叶,小叶 3~4 对,末回裂片卵状披针形至长圆卵形,长 2~5 cm,宽 0.5~2 cm,边缘缺刻状浅裂至羽状深裂;茎上部叶简化成鞘状,近无柄,先端有羽状分裂的小叶片。复伞形花序顶生或腋生,直径 3~13 cm,侧生者常不育,总苞片 3~6,线形,早落;伞辐 7~18(~39),长 2~10 cm;小伞形花序直径 1~2 cm,小总苞片 6~10,线形;花多数,萼齿卵状三角形;花瓣 5,白色,倒卵形,先端钝而内凹;雄蕊的花丝内弯,黄色;花柱 2,很短,花柱基平压,稍隆起。分果长圆形,长 4~6 mm,宽约 3 mm,主棱均扩展为宽约 1 mm 的翅;油管明显,每棱槽内 3~4,合生面 5~6;胚乳腹面内凹成沟槽状。花期 7~9 月,果期 8~10 月。

生于海拔 2 000~4 200 m 的林缘、灌丛下、沟谷草丛中。分布于四川、西藏、陕西、甘肃、青海等地。

2. 宽叶羌活 *N. franchetii* de Boiss. [*N. forbesii* de Boiss) 又名:福氏羌活(《中药志》)。

本种与羌活的区别点在于:植株高 80~180 cm。叶片大,三出二至三回羽状复叶,末回裂片长圆状卵形至卵状披针形,长 3~8 cm,宽 1~3 cm,先端钝或渐尖,基部略带楔形,边缘有粗锯齿,脉上及叶缘有微毛;茎上部叶少数,叶片简化,仅有 3 小叶。复伞形花序有伞辐 10~17(~23),花瓣淡黄色。分生果近圆形,长约 5 mm,宽约 4 mm;每棱槽内有油管 3~4,合生面有油管 4。花期 7~8 月,果期 8~9 月。

生于海拔 1 700~4 500 m 的林缘及灌丛内。分布于山西、内蒙古、湖北、四川、陕西、甘肃、青海、宁夏等地。

nesol),反栊金合欢醛(farnesal),芳樟醇(linalool),反式水化香桧烯(*trans*-sabinene hydrate),δ-荜澄茄烯,邻苯二甲酸二乙酯(diethyl phthalate)[2]等。花蕾还含木脂素成分:松脂酚二甲醚(pinoresinol dimethyl ether),望春花素(magnolin),鹅掌楸树脂醇 B 二甲醚(lirioresinol B dimethyl ether),发氏玉兰素(fargesin),刚果荜澄茄脂素(aschantin),去甲氧基刚果荜澄茄脂素(demethoxy aschantin)[3],望春玉兰脂素(biondinin)A[4],玉兰脂素(denuda-tin)B,发氏玉兰脂酮(fargesone)A、B、C[4]。

2. 玉兰　花蕾和花分别含挥发油 0.29%～0.67%和 0.08%～0.09%,其中主成分是 1,8-桉叶素,还含 α 及 β-蒎烯,莰烯,香桧烯,β-月桂烯,柠檬烯,对聚伞花素(*p*-cymene),顺式的 3-己烯-1-醇(3-hexen-1-ol),顺式及反式的芳樟醇氧化物(linalooloxide),正十五烷(*n*-pentadecane),α-玷玾烯(α-copaene),β-旁波烯(β-bourbonene),右旋的 4-松油醇,左旋的乙酸龙脑酯,β-丁香烯,α-松油醇,α-葎草烯,α 及 γ-衣兰油烯(muurolene),大栊牛儿烯(germacrene) D,α-乙酸香茅醇酯(α-citronellyl acetate),β-芹子烯,乙酸栊牛儿醇酯(geranyl acetate),α,γ 及 δ-荜澄茄烯,栊牛儿醇,对聚伞花素-8-醇(*p*-cymen-8-ol),菖蒲烯(calamenene),正十九烷(*n*-nonadecane),丁香烯氧化物(caryophyllene oxide),右旋反式橙花叔醇(*trans*-nerolidol),榄香醇,β-桉叶醇(β-eudesmol)[5]等。花还含黄酮类成分:芸香苷(rutin),槲皮素-7-葡萄苷(quercetin-7-glucoside)[6]。

3. 武当玉兰　花蕾含挥发油,其中主成分是乙酸龙脑酯,反式丁香烯,丁香烯氧化物,β-桉叶醇,还含 α 及 β-蒎烯,莰烯,月桂烯,柠檬烯,桉叶素,γ-松油烯,对聚伞花素,樟脑,芳樟醇,葎草烯,香橙烯(aromadendrene),佛术烯(eremophilene),顺式及反式-β-金合欢烯(β-farnesene),芳-姜黄烯(ar-curcumene),γ-荜澄茄烯,α 及 γ-衣兰油烯,香茅醇,菖蒲烯,甲基丁香油酚,榄香醇,γ-桉叶素,香榧醇等[7]。

【药理】 1. 抗过敏与抗炎作用　大鼠腹腔肥大细胞组胺释放抑制试验及被动皮肤变态反应(PCA)试验表明,辛夷水提取物有抑制组胺释放作用,水和甲醇提取物对 PCA 有抑制作用,其有效成分为腺苷类化合物[1]。辛夷挥发油也有明显抗过敏作用,其对慢性反应物质(SRS-A)、组胺和乙酰胆碱(Ach)所致豚鼠离体回肠收缩的 ID_{50} 分别为 30 μg/ml、18 μg/ml 和 18 μg/ml,对 SRS-A 所致豚鼠肺条收缩,卵蛋白致敏豚鼠回肠的过敏性收缩和过敏性哮喘也有明显拮抗作用[2]。用致敏豚鼠回肠法和小鼠皮肤毛细血管通透性试验观察发现辛夷有明显的抗过敏作用,有明显抑制组胺引起的毛细血管通透性增高的作用[3]。辛夷挥发油能显著抑制磷酸组胺、氯化乙酰胆碱引起的豚鼠离体回肠收缩,对致敏豚鼠离体回肠的过敏性收缩有较强的抑制作用,并能明显阻止大鼠肥大细胞脱颗粒[4]。辛夷挥发油能够降低炎症组织毛细血管的通透性,抑制炎症性肿胀,抑制炎症介质的产生,但不影响肾上腺皮质激素的合成与分泌,其抗炎性肿胀作用也不依赖于肾上腺的存在[5]。

2. 降压作用　辛夷酊剂 0.1～0.2 g(生药)/kg 静脉注射,1.0 g(生药)/kg 腹腔注射或肌内注射对麻醉犬或大鼠均有显著降压作用;0.1～0.2 g(生药)/kg 肌内注射对未麻醉犬也有降压作用,剂量增至 1 g(生药)/kg 时,血压可降低 45%。对原发性肾性高血压犬,辛夷 0.5 g/kg 口服,每日 3 次,2 星期后有显著降压作用。对实验性肾性高血压大鼠 1.0 g(生药)/kg 肌内注射也有显著降压作用,每日1 g(生药)/kg 腹腔注射有明显治疗作用,而口服无效[6]。

3. 子宫兴奋作用　辛夷煎剂和流膏能兴奋子宫,在未明显影响呼吸和血压的剂量时,无论静注和灌胃给药,都呈现这种作用,其中的成分是溶于水及乙醇的非挥发性物质[7]。

4. 抗血小板作用　望春花花蕾所含木质素类成分能对抗血小板活化因子(PAF)的作用,抑制其与兔血小板的结合,其 ED_{50}(μmol/L)分别为发氏玉兰素 1.3,松脂酚二甲醚 1.7,去甲氧基刚果荜澄茄脂素 2.8,望春花素 4.4,鹅掌楸树脂醇 B 二甲醚 5.2 和刚果荜澄茄脂素 10.0[8]。

5. 其他作用　望春花花蕾的酚性生物碱对蛙腹直肌及坐骨神经缝匠肌标本有箭毒样作用,而水煎剂对蛙腹直肌有乙酰胆碱样作用[9]。望春花花蕾的氯仿提取物对豚鼠带结肠(taenia coli)有阻 Ca^{2+} 作用,其有效成分为木脂素类成分发氏玉兰脂酮 A,B,C 和玉兰脂素 B[10]。小鼠耳郭微循环的实验证明,辛夷挥发油溶液局部应用不改变血管管径大小,但可增加血流速度,改善微循环[11]。

毒性　辛夷酊剂(去醇)大鼠腹腔注射 LD_{50} 为 22.5 g(生药)/kg,小鼠为 19.9 g(生药)/kg,中毒症状有不安,呼吸减慢,耳壳及脚掌血管扩张、发绀,最后惊厥致死。1～2 h 不死者可逐渐恢复[6]。亚急性毒性试验,醇浸膏 18 和 9 g(生药)/kg,水浸膏 30 和 15 g(生药)/kg 给大鼠灌胃,连续 1 个月,各项生化指标及病理切片未见异常[12]。

【炮制】 1. 辛夷　取原药材,除去杂质、残留的枝梗及灰屑。

2. 炒辛夷　取辛夷,除去杂质,用清炒法炒至绒毛呈黑色为度,取出,筛去灰屑。

3. 蜜辛夷　先将蜜熬至红黄色,加入碎辛夷花,炒至不粘手为度,取出放凉。每辛夷花 100 kg,用炼蜜 12 kg。

饮片性状　辛夷参见"药材"项。炒辛夷形如辛夷,呈微黑色。蜜辛夷形如辛夷,呈黄色,有蜜香气。

贮干燥容器内,炒辛夷、蜜辛夷密闭,置阴凉干燥处。

【药性】 辛,温。归肺、胃经。

1.《本经》:"味辛,温。"

2.《别录》:"无毒。"

3.《滇南本草》:"味辛、微苦,性温。"

4.《纲目》:"气味俱薄,浮而散,阳也。入手太阴、足阳明经。"

5.《本草新编》:"入肺、胆二经。"

【功用主治】 散风寒,通鼻窍。主治风寒头痛,鼻塞,鼻渊,鼻流浊涕。

1.《本经》:"主五脏身体寒热,风头脑痛,面皯。久服下气,轻身明目,增年耐老。"

2.《别录》:"温中解肌,利九窍,通鼻塞、涕出,治面肿引齿痛,眩冒,身兀兀如在车船之上者。生须发,去白虫。"

3.《药性论》:"能治面生皯皰。面脂用,主光华。"

4.《日华子》:"通关脉,明目。治头痛、憎寒、体噤、瘙痒。"

5.《滇南本草》:"治脑漏鼻渊,祛风,新瓦焙为末。治面寒疼,胃气疼,热酒服。"

6.《玉楸药解》:"泄肺降逆,利气破壅。"

7.《医林纂要》:"快胃气,泻肺邪,通关利窍,去热祛风。亦能解肌发汗。"

【用法用量】 内服:煎汤,3～10 g,宜包煎;或入丸、散。外用:研末搐鼻;或以其蒸馏水滴鼻。

【宜忌】 阴虚火旺者慎服。

西、湖南、广东等地。

3. 武当玉兰 *M. sprengeri* Pamp. [*M. denudata* Desr. var. *purpurascens* (Maxim.) Rehd. et Wils.; *M. denudata* Desr. var. *elongata* Rehd. et Wils.] 又名：湖北木兰（《中国树木分类学》）。

与上两种区别在于：叶先端急尖、急渐尖或具突起的小尖头。花被片 12～14，外面玫瑰红色，里面较淡，有深紫色纵纹。花期 3 月，果期 6～7 月。

生于海拔 1 300～2 000 m 的常绿、落叶阔叶混交林中。分布于河南、湖北、四川、陕西、甘肃等地。

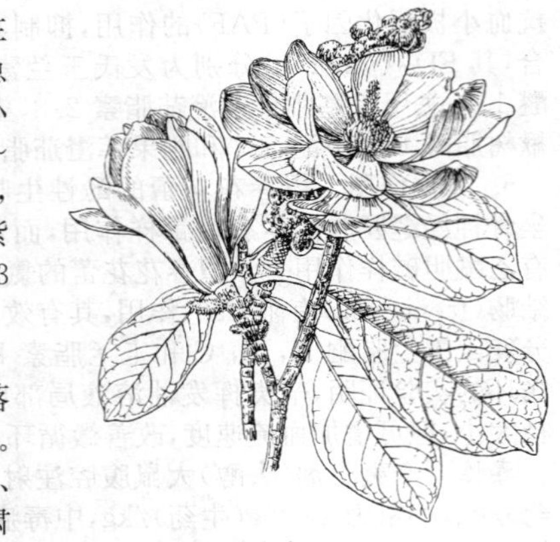

武当玉兰

【栽培】 生物学特性 喜温暖湿润、阳光充足环境，较耐寒、耐旱，忌积水。以选阳光充足、肥沃、酸性或微酸性的砂壤土栽培为宜。

繁殖方法 多用种子繁殖，嫁接繁殖、扦插繁殖或压条繁殖亦可。种子繁殖：应选 15 年生以上健壮母株采种，用层积法贮藏种子，3 月中、下旬，在苗床上按行距 33 cm 开深 3～4 cm 的沟，将种子按株距 3 cm 播入沟内，覆土与沟面平，轻轻压实。幼苗期要遮荫，经常喷水，及时中耕除草，结合浇水适施稀薄人畜粪水或尿素等。培育 2 年，即可定植。嫁接繁殖：芽接、枝接（切接、劈接）均可，但因辛夷砧木髓心大，所以芽接比枝接成活率高。在初春幼芽萌发前和秋季新梢成熟后进行芽接为宜。砧木以 2～3 年生，茎粗 1～1.5 cm木兰实生苗为优，接穗应选一年生粗壮枝条上的饱满芽体，采用削芽腹接法。扦插繁殖：在 5 月初～6 月中旬，选择幼年树的当年生健壮枝条长 10～12 cm，留叶 2 片，下端切口留芽带踵，在 10^{-3} 吲哚丁酸溶液中快速蘸一下，随即扦插。苗床用干净湿砂做成，按行株距 15 cm × 4 cm 插入，使叶片倒向一边，切勿重叠或贴地。插后浇透水，用塑料薄膜覆盖，其上再盖草帘遮荫。插条成活后，要勤除草、追肥。培育 1 年即可定植。一般在秋季落叶和早春萌芽前定植。

田间管理 定植后至成林前，每年在夏、秋两季各中耕除草 1 次，并将杂草覆盖根际。定植时应施足基肥，在冬季适施堆肥，或在春季施人畜粪水，促进苗木迅速成林。始花后，每年应在冬季增施过磷酸钙，使蕾壮花多。为了控制树形高大，矮化树干，主干长至 1 m 高时打去顶芽，促使分枝。在植株基部选留 3 个主枝，向四方发展，各级侧生短、中枝条一般不剪，长枝保留 20～25 cm。每年修剪的原则是，以轻剪长枝为主，重剪为辅，以截枝为主，疏枝为辅，在 8 月中旬还要注意摘心，控制顶端优势，促其翌年多抽新生果枝。

病虫害防治 病害有根腐病，可用 50% 甲基托布津 1 000～1 500 倍液浇注根部。虫害有大蓑蛾，可捕杀。

【采收加工】 2～3 月，齐花梗处剪下未开放的花蕾，白天置阳光下曝晒，晚上堆成垛发汗，使里外干湿一致。晒至五成干时，堆放 1～2 d，再晒至全干。如遇雨天，可烘干。

【药材】 辛夷 *Flos Magnoliae* 望春花主产于河南、四川、陕西、湖北等地；玉兰主产于浙江、安徽、江西；武当玉兰主产于四川、湖北、陕西等地。

性状 望春花 花蕾呈长卵形，似毛笔头，长 1.2 cm～2.5 cm，直径 0.8～1.5 cm。基部常具短梗，长约 5 mm，梗上有类白色点状皮孔。苞片 2～3 层，每层 2 片，两层苞片间有小鳞芽，苞片外表面密被灰白色或灰绿色茸毛，内表面类棕色，无毛。花被片 9，类棕色，外轮花被片 3，条形，约为内两轮长的 1/4，呈萼片状，内两轮花被片 6，每轮 3，轮状排列。雄蕊和雌蕊多数，螺旋状排列。体轻，质脆。气芳香，味辛凉而稍苦。

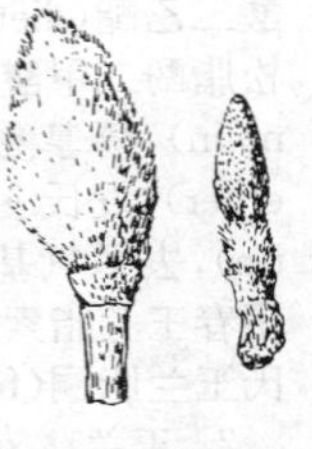

辛夷（望春玉兰花蕾）外形

玉兰 长 1.5～3 cm，直径 1～1.5 cm。基部枝梗较粗壮，皮孔浅棕色。苞片外表面密被灰白色或灰绿色茸毛。花被片 9，内外轮同型。

武当玉兰 长 2～4 cm，直径 1～2 cm。基部枝梗粗壮，皮孔红棕色。苞片外表面密被淡黄色或淡黄绿色茸毛，有的最外层苞片茸毛已脱落而呈黑褐色。花被片 10～12(15)，内外轮无显著差异。

鉴别 (1) 粉末特征：灰绿色或淡黄绿色。非腺毛甚多，散在，多碎断；完整者 2～4 细胞，亦有单细胞，壁厚 4～13 μm，基部细胞短粗膨大，细胞壁极度增厚似石细胞。石细胞多成群，呈椭圆形、不规则形或分枝状，壁厚 4～20 μm，孔沟不甚明显，胞腔中可见棕黄色分泌物。油细胞较多，类圆形，有的可见微小油滴。苞片表皮细胞扁方形，垂周壁连珠状。

(2) 薄层色谱：取本品粗粉 1 g，加氯仿 10 ml，密塞，超声处理 30 min，滤过，滤液蒸干，残渣加氯仿 2 ml 使溶解，作为供试品溶液。另取木兰脂素对照品，加甲醇制成每 1 ml 含 1 mg 的溶液，作为对照品溶液。吸取上述两种溶液各 2～10 μl，分别点于同一以羧甲基纤维素钠为黏合剂的硅胶 H 薄层板上，以氯仿-乙醚（5∶1）为展开剂，展开，取出，晾干，喷以 10% 硫酸乙醇溶液，在 90 ℃加热至斑点显色清晰。供试品色谱中，在与对照品色谱相应的位置上，显相同的紫红色斑点。

品质标志 《中华人民共和国药典》2005 年版规定：本品含挥发油不得少于 1.0%(ml/g)；照高效液相色谱法测定，本品含木兰脂素（$C_{23}H_{28}O_7$）不得少于 0.40%。

【成分】 1. 望春玉兰 花蕾含挥发油 3.4%，其中主成分为 β-蒎烯（β-pinene），1，8-桉叶素（1，8-cineole）及樟脑（camphor），还含：α-蒎烯（α-pinene），α 及 β-水芹烯（phellandrene），香桧烯（sabinene），α 及 γ-松油烯（terpinene），叔丁基苯（*tert*-butylbenzene），水化香桧烯（sabinene hydrate），沉香醇（agarol），α 及 β-松油醇（terpineol），4-松油醇（4-terpineol），β-榄香烯（β-elemene），顺式及反式的丁香烯（caryophyllene），β-芹子烯（β-selinene），β，γ 及 δ-荜澄茄烯（cadinene），香榧醇（torreyol）[1]，4-松油醇，莰烯（camphene），蒈烯（carene），α 及 γ-松油醇（terpineol），水化香桧烯，聚伞花素（cymene），α-松油烯，甲基庚烯酮（methyl heptenone），樟脑，乙酸龙脑酯（bornyl acetate），丁香烯，α-葎草烯（α-humulene），双环榄香烯（bicyc loelemene），檬醛（citral）a、b，香茅醇（citronellol），牻牛儿醇（geraniol），甲基丁香油酚（methyleugenol），榄香醇（elemol），香榧醇，橙花叔醇（nerolidol），荜澄茄油烯（cubebene），金合欢醇（far-

1.《贵州民间药物》:“利湿,清热,退黄。”
2.《全国中草药汇编》:“治黄疸,肺结核。”
3.《福建药物志》:“破结消肿。主治疟母,跌打损伤,外伤感染。”
4.《湖南药物志》:“清热利湿,生津止渴,退黄护肝,和胃补虚。”

【用法用量】 内服:煎汤,15～30 g;或浸酒。外用:捣敷。

【宜忌】《贵州民间药物》:“孕妇忌服。”

【选方】 1. 治急性黄疸型肝炎　冷水花全草 30 g,田基黄 30 g,黄毛耳草 30 g。水煎服。(《湖南药物志》)

2. 治肺痨　水麻叶 30 g。泡酒服。(《贵州草药》)

3. 治小儿夏季热,消化不良,神经衰弱　冷水花全草、淮山药各 30 g。炖猪瘦肉或鸡蛋吃。(《湖南药物志》)

4. 治疟母　冷水花 95 g,鸡 1 只宰净,放鸡腹内,酒炖服。

5. 治跌打损伤　冷水花 30 g。酒水各半,炖服。(4、5 方出自《福建药物志》)

2412 冷杉果 lěng shān guǒ (《四川中药志》)

【基原】 为松科冷杉属植物苍山冷杉的种子。

【原植物】 苍山冷杉 *Abies delavayi* Franch.　又名:高山枞(《中国裸子植物志》),塔杉(《山西中草药》)。

常绿乔木,高达25 m,胸围达1 m。树皮灰褐色,粗糙,纵裂;大枝平展,树冠塔形。小枝无毛,一年生枝红褐色或褐色,二至三年生枝暗褐色。叶密生,辐射伸展,或枝条下面之叶排成 2 列,上面之叶斜上伸展,条形,通常微呈镰状,边缘向下反卷,长 0.8～3.2 cm,宽 1.7～2.5 mm,先端凹缺,上面亮绿色,下面中脉两侧各有 1 条粉白色气孔带,白粉带常被反卷的叶缘遮盖;树脂道 2 个,边生。雌雄同株,球花单生于去年枝上的叶腋,雄球花呈穗状圆柱形,下垂;雌球花直立。球果圆柱形或卵状圆柱形,长 6～10 cm,径 3～4 cm,熟时黑色,被白粉,有短梗;中部种鳞扇状四方形,苞鳞露出,先端有急尖的长尖头,外曲。种子窄三角状卵形,种翅较种子为短。花期 5 月,果熟期 10 月。

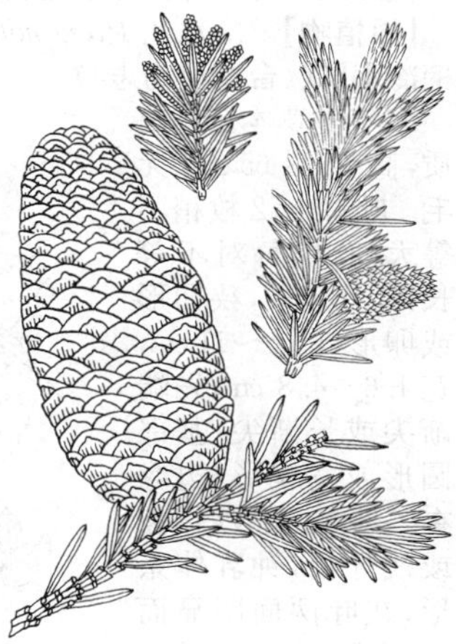
苍山冷杉

生于海拔 2 800～4 400 m 的高山地带,多为纯林。分布于四川、云南、西藏等地。

【采收加工】 9～10 月球果近成熟时采摘,轻轻打下鳞片及种子,然后筛出种子,生用或炒用。

【药性】《四川中药志》1960 年版:“性温,味辛,无毒。”

【功用主治】《四川中药志》1960 年版:“理气散寒,治发痧气痛、胸腹冷痛及小肠疝气等症。”

【用法用量】 内服:煎汤,9～12 g;或浸酒;或煅存性研末。

【选方】 1. 治胃寒、腹痛　冷杉果 6 g,胡椒、吴茱萸各 3 g。研末,兑酒冲服。

2. 治小肠疝气　冷杉果、荔枝核、山茴香、澄茄、橘核各 6 g。水煎服。(1、2 方出自《青岛中草药手册》)

2413 辛夷 xīn yí (《本经》)

【异名】 辛矧、侯桃、房木(《本经》),辛雉(《甘泉赋》),迎春(《本草拾遗》),木笔花(《蜀本草》),毛辛夷(《山西中药志》),姜朴花(《四川中药志》)。

【基原】 为木兰科木兰属植物望春玉兰、玉兰、武当玉兰等的干燥花蕾。

【原植物】 1. 望春玉兰 *Magnolia biondii* Pamp. [*M. fargesii* (Finet et Gagnep.)Cheng]

落叶乔木,高 6～12 m。小枝黄绿色或淡棕黄色,光滑或近梢处有毛;冬芽卵形,苞片密生淡黄色茸毛。单叶互生;叶柄长 1～2 cm,基部有托叶痕;叶片长圆状披针形或卵状披针形,长 10～18 cm,宽 3.5～6.5 cm,先端渐尖,基部圆形或楔形,全缘,表面深绿色,光滑,背面淡绿色,沿脉有疏毛。花先叶开放,单生枝顶,呈钟状,直径 6～8 cm,白色,外面基部带紫红色,芳香;外轮花被 3,萼片状近线形,长约为花瓣的 1/4;中、内轮花被各 3,匙形,长 4～8 cm,宽约 2.5 cm;雄蕊多数,在伸长的花托下部螺旋状排列;雌蕊多数,排列在花托上部。聚合蓇葖果,圆筒形,稍扭曲,木质,长 8～13 cm。种子倒卵形,深红色。花期 2～3 月,果期 9 月。

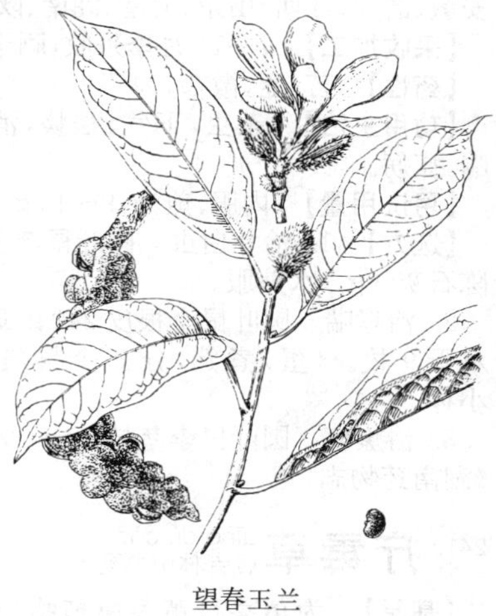
望春玉兰

生于海拔 400～2 400 m 的山坡林中。分布于河南西部、湖北西部及四川、陕西南部、甘肃等地。

2. 玉兰 *M. denudata* Desr. [*M. heptapeta* (Buchoz) Dandy; *M. obovata* Thunb. var. *denudata* (Desr.)DC.]。

本种与望春玉兰的区别在于:小枝粗壮,被柔毛;叶片通常倒卵形、宽倒卵形,先端宽圆、平截或稍凹缺,常具急短尖,基部楔形,叶柄及叶下面有白色细柔毛。花被 9 片,白色,有时外面基部红色,倒卵状长圆形。花期 2～3 月,果期 8～9 月。

生于海拔 1 200 m 以下的常绿阔叶树和落叶阔叶树混交林中,现庭园普遍栽培。分布于浙江、安徽、江

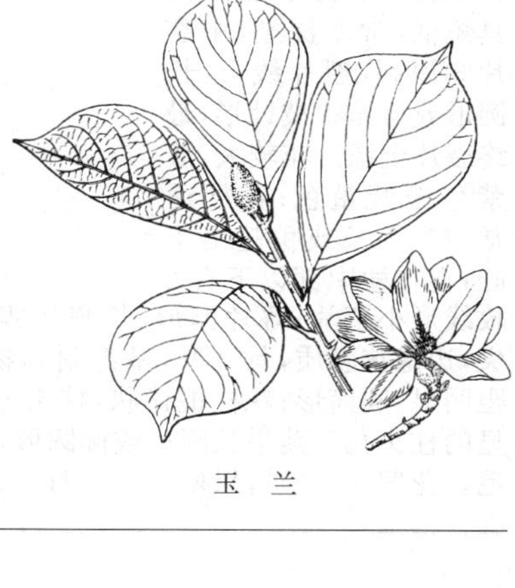
玉　兰

具针刺，当年生幼枝被短柔毛。叶近对生，或簇生于短枝上；叶柄长 4～6 mm，被密柔毛；托叶线状披针形，宿存，被微毛；叶片近圆形、倒卵状圆形或卵圆形，长 2～6 cm，宽 1.2～4 cm，先端突尖或短渐尖，基部宽楔形或近圆形，边缘具锯齿，上面绿色，初时被密柔毛，下面淡绿色，被柔毛。花单性，雌雄异株，聚伞花序腋生；花黄绿色，有短柔毛；花萼 4 裂；花瓣 4，匙形；雄蕊 4，与花瓣几等长；子房圆球形，花柱 2～3 浅裂或半裂。核果球形或倒卵状球形，径约 6 mm，基部有宿存萼筒，具 2 分核，成熟时黑色。种子黑褐色，有光泽，背面基部有纵沟。花期5～6 月，果期 7～10 月。

生于海拔 1 600 m 以下的山坡裸岩旁或灌丛中、山脚乱石堆、沟边，常栽培作绿篱。分布于河北、山西、辽宁、江苏、安徽、浙江、江西、山东、河南、湖南、陕西、甘肃。

【采收加工】 7～11 月季采收，晒干。

【药性】 苦、涩，微寒。

【功用主治】 杀虫，下气，祛痰，消食。主治寸白虫，哮喘，瘰疬。

【用法用量】 内服：煎汤，9～15 g。

【选方】 1. 治寸白虫 圆叶鼠李茎叶 12 g，柿树根 9 g，陈石灰 3 g。水煎服。

2. 治哮喘 圆叶鼠李根皮 240 g，斑鸠石、海金沙各60 g，鸡蛋 9 枚。（蛋）煮熟，分 3 个早晨食完，每次服药汁 1 小杯。

3. 治瘰疬 圆叶鼠李茎枝 30 g。水煎服。（1～3 方出自《湖南药物志》）

2410 疔毒草 dīng dú cǎo（《吉林中草药》）

【基原】 为堇菜科堇菜属植物裂叶堇菜的全草或根、根茎。

【原植物】 裂叶堇菜 *Viola dissecta* Ledeb. 又名：深裂叶堇菜（《拉汉种子植物名称》）。

多年生草本。植株高度变化大，花期高 3～17 cm，果期高 4～34 cm。根茎垂直，缩短，生数条黄白色较粗的须状根。叶基生；叶柄长 1.5～24 cm；托叶披针形，约 2/3 以上与叶柄合生，边缘疏生细齿。叶片圆形、肾形或宽卵形，长 1.2～9 cm，宽 1.5～10 cm，通常掌状 3 全裂，两侧裂片具短柄，常 2 深裂，中裂片 3 深裂，裂片线形、长圆形或狭卵状披针形，最终裂片全缘。花较大，淡紫色至紫堇色；花梗通常与叶等长或稍超出于叶；在花梗中部以下有 2 枚线形小苞片；萼片卵形、长圆状卵形或披针形，先端渐尖，边缘狭膜质，具 3 脉，基部附属物短；花瓣 5，不等大；距明显，圆筒形；花柱棍棒状，柱头前方具短喙，喙端具明显的柱头孔。蒴果长圆形或椭圆形，先端尖，果皮坚硬，无毛。花期 4～9 月，果期 5～10 月。

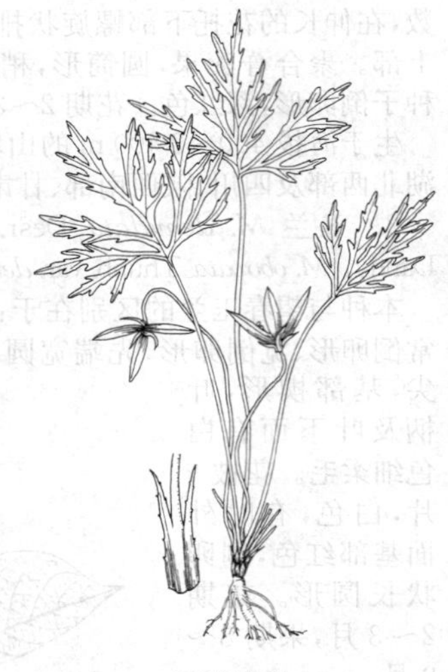
裂叶堇菜

生于山坡草地、林缘、灌丛及田边、路旁。分布于华北、东北及浙江、山东、四川、西藏、陕西、甘肃等地。

【采收加工】 7～10 月采挖，鲜用或晒干。

【药性】《全国中草药汇编》："微苦，凉。"

【功用主治】 清热解毒，利湿消肿。主治疔疮肿毒，麻疹热毒，肺痨，肺炎，胸膜炎，淋浊，白带，肾炎。

1.《吉林中草药》："清热解毒，消痈肿。治无名肿毒，疮疖。"

2.《全国中草药汇编》："治麻疹热毒。"

3.《长白山植物药志》："根及根茎藏医用于治疗肺结核、肺炎及胸膜炎。"

【用法用量】 内服：煎汤，9～15 g；或捣汁。外用：捣敷。

【选方】 1. 治各种疮毒，疖肿 鲜疔毒草适量，白矾少许。共捣如泥，敷患处。

2. 治麻疹热毒 疔毒草 9 g，金银花 9 g。水煎，每日服2 次。

3. 治无名肿毒 鲜疔毒草捣汁，每次 1 酒杯，每日服 2 次。（1～3 方出自《吉林中草药》）

2411 冷水花 lěng shuǐ huā（《贵州民间药物》）

【异名】 水麻叶、土甘草（《贵州民间药物》），山羊血、白山羊（《福建药物志》），甜草（《湖南药物志》）。

【基原】 为荨麻科冷水花属植物冷水花的全草。

【原植物】 冷水花 *Pilea notata* C. H. Wright 又名：长柄冷水麻（《台湾植物志》）。

多年生草本。茎肉质，高 25～65 cm，无毛。叶对生，2 枚稍不等大；叶柄每对不等长；叶片膜质，狭卵形或卵形，长 4～11 cm，宽 1.6～4.8 cm，先端渐尖或长渐尖，基部圆形或宽楔形，边缘在基部之上有浅锯齿或浅牙齿，钟乳体条形，在叶两面明显而密，在脉上也有；基出脉 3 条。雌雄异株；雄花序聚伞状，长达 4 cm；雄花直径约 1.5 mm，花被片 4，雄蕊 4，较花被片长，花药白色；雌花序较短而密，长在 1.2 cm 以下；雌花花被片 3，狭卵形，中间 1 枚较长，外面具钟乳体，柱头画笔头状。瘦果卵形，淡黄色，表面有疣状点。花期 7～9 月，果期 9～11 月。

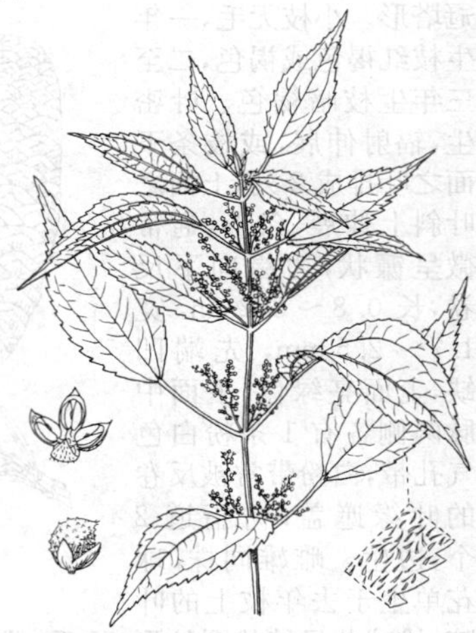
冷水花

生于海拔 350～1 400 m 的林下或沟旁阴湿处。分布于中南及江苏、浙江、安徽、福建、江西、四川、贵州、陕西、甘肃、台湾等地。

【采收加工】 7～10 月采收，鲜用或晒干。

【药性】 淡、微苦，凉。

1.《贵州民间药物》："性凉，味淡、微苦。"

2.《湖南药物志》："微甘、酸，微凉，无毒。"

【功用主治】 清热利湿，消肿散结，健脾和胃。主治湿热黄疸，赤白带下，淋浊，尿血，小儿夏季热，疟母，消化不良，跌打损伤。

【选方】 1. 治热淋,小儿热咳　迎春花3～6 g。水煎服。

2. 治小儿惊风　迎春花根6 g,香油数滴为引,水煎服。(1、2方出自《云南中草药》)

3. 治月经不调　迎春花根30 g,红泽兰根15 g。炖猪肉服。(《四川中药志》1979年版)

4. 治烧伤　迎春花根适量,烧灰,调麻油涂患处;伤面流黄水者,以细粉掺患处。(《万县中草药》)

2406 饭豆 fàn dòu (《日用本草》)

【异名】 白豆(《孙真人食忌》),眉豆、白目豆、甘豆(《广州植物志》),白饭豆(《常见抗癌本草》)。

【基原】 为豆科豇豆属植物饭豇豆的种子。

【原植物】 饭豇豆 *Vigna unguiculata*(L.) Walp. var. *cylindrica*(L.) Ohashi[*Phaseolus cylindricus* L.; *Dolichos catjang* Burm. f.; *V. cylindrica*(L.)Skeels]

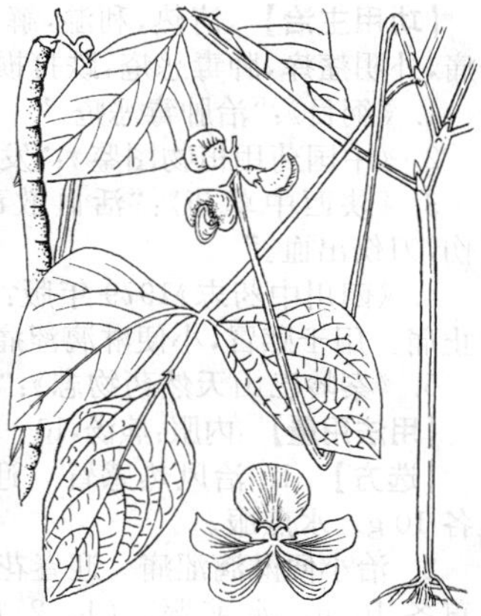

饭豇豆

一年生草本,高20～40 cm,有时顶端缠绕。三出复叶;叶柄长6～11 cm;顶生小叶片卵状菱形,长5～8 cm,宽4～7.5 cm,先端急尖,基部宽楔形或近圆形,全缘,两侧小叶片斜卵形;托叶长椭圆状披针形,基部着生处下延为短距。总状花序腋生,花2～3朵生于序轴上部;总花梗长4～11 cm,在序轴与总花梗间有一肉质蜜腺;花长约2 cm;萼筒状,浅绿色,萼齿披针形,上面2萼齿常合生;花冠蝶形,黄白色,略带紫色,旗瓣圆形,龙骨瓣弯拱;雄蕊2束(9)+1;子房有胚珠数粒,花柱沿腹面有毛。荚果线状圆柱形,略扁,长7～13 cm。种子5～10颗,长椭圆形或近肾形,长7～9 mm,黄白色,或暗红色。花期7～8月,果期9～10月。

我国各地均有栽培。

【采收加工】 9～10月果实成熟时采收,剥取种子,晒干。

【药性】 甘、咸,平。归脾、肾经。

1.《孙真人食忌》:"味咸。"

2.《嘉祐本草》:"平,无毒。"

3.《绍兴本草》:"甘,平。"

4.《本草蒙筌》:"走肾经。"

5.《本草求真》:"入肠、胃、肾。"

【功用主治】 补中益气,健脾益肾。主治脾肾虚损,水肿。

1.《孙真人食忌》:"肾病宜食。"

2.《食疗本草》:"补五脏,调中,助十二经脉。"

3.《日华子》:"暖肠胃。"

4.《食物考》:"调中益肾助脉。"

5.《福建药物志》:"调中益气,健脾益肾。"

【用法用量】 内服:煮食,90～150 g。

【选方】 治水肿　白饭豆140 g,薏米20 g,白糖30 g。水煎服。(《常见抗癌本草》)

【各家论述】 《本草求真》:"白豆,即饭豆中小豆之白者也。气味甘平无毒。按据书载,肾病宜食,并补五脏,暖肠胃,益气和中,兼调经脉。盖缘凡物质大则气浮,质小则气沉,味甘则中守,味咸则入肾。白豆质小味甘,故既能入肾,入血调经,复入大肠与胃,而使中和气益也。然必假以炒熟,则服始见有益,若使仅以生投,保无呕吐泄泻伤中之候乎?须细详之可耳。"

2407 冻青叶 dòng qīng yè (《昆明民间常用草药》)

【异名】 云南冻青叶(《全国中草药汇编》)。

【基原】 为樟科润楠属植物滇润楠 *Machilus yunnanensis* Lec. 的叶。

【原植物】 参见"狗爪樟皮"条。

【采收加工】 冬、春季采收,晒干。

【药性】 苦、涩,凉。

【功用主治】 清热解毒,消肿止痛。主治痄腮,疮毒,水火烫伤,风湿痹痛,跌打骨折。

【用法用量】 外用:研末,以开水、蜂蜜或白酒等调敷。内服:煎汤,10～15 g。

【选方】 1. 治腮腺炎、疮毒　冻青叶、柏枝叶等分,研末,调鸡蛋清外敷。

2. 治水火烫伤　冻青叶研末,紫草皮捣烂,冷开水泡后去渣,二味药混合后外敷。

3. 治风湿,跌打骨折　冻青叶、绿葡萄、升麻、化血丹,研末,用开水、蜂蜜或白酒调敷。(1～3方出自《云南中药志》)

2408 冻绿叶 dòng lǜ yè (《广西民族药简编》)

【异名】 黑午茶(《陕西草药》)。

【基原】 为鼠李科鼠李属植物冻绿 *Rhamnus utilis* Decne. 的叶。

【原植物】 参见"鼠李"条。

【采收加工】 7～8月采收,鲜用或晒干。

【药性】 苦,凉。

【功用主治】 止痛,消食。主治跌打内伤,消化不良。

【用法用量】 内服:捣烂,冲酒,15～30 g;或泡茶。

【选方】 治跌打内伤　冻绿叶30 g,捣烂冲酒服。(《广西民族药简编》)

2409 冻绿刺 dòng lǜ cì (《湖南药物志》)

【异名】 鸭屎树、野苦楝子、洞皮树、老鹳眼《湖南药物志》,山绿柴、黑乌枝刺《浙江药用植物志》,黑旦子、偶栗子《新华本草纲要》,冻绿(浙江),冻绿树(安徽)。

【基原】 为鼠李科鼠李属植物圆叶鼠李的茎、叶或根皮。

【原植物】 圆叶鼠李 *Rhamnus globosa* Bunge[*R. chlorophora* Decne.]

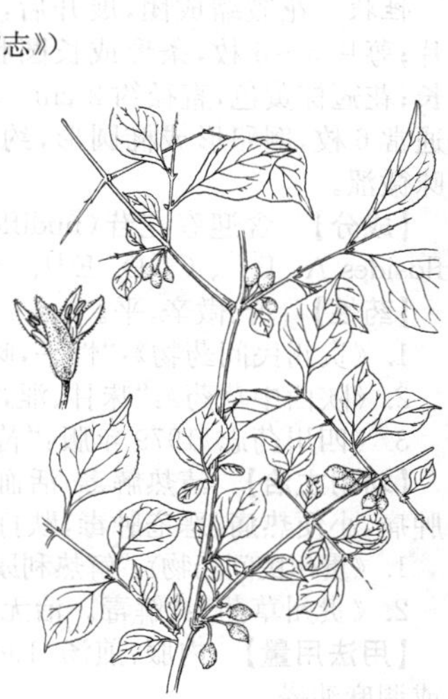

圆叶鼠李

落叶灌木,高2～4 m。小枝对生,灰褐色,顶端

中草药》)，四方消(《陕西中药名录》)。

落叶灌木，直立或匍匐，高0.3～5 m。小枝四棱形，棱上多少具狭翼。叶对生，三出复叶，小枝基部常具单叶；叶轴具狭翼，叶柄长3～10 mm；小叶片卵形、长卵形或椭圆形、狭椭圆形，先端锐尖或钝，具短尖头，基部楔形，叶缘反卷；顶生小叶片较大，长1～3 cm，宽0.3～1.1 cm，无柄或基部延伸成短柄，侧生小叶片较小；单叶为卵形或椭圆形，有时近圆形。花单生于去年生小枝的叶腋，稀生于小枝顶端；苞片小叶状，披针形、卵形或椭圆形；花梗长2～3 mm；花萼绿色，裂片5～6枚，窄披针形，先端锐尖；花冠黄色，径2～2.5 cm，花冠管长0.8～2 cm，向上渐扩大，裂片5～6枚，长圆形或椭圆形，长0.8～1.3 cm，先端锐尖或圆钝；雄蕊2，着生于花冠筒内；子房2室。花期4～5月。

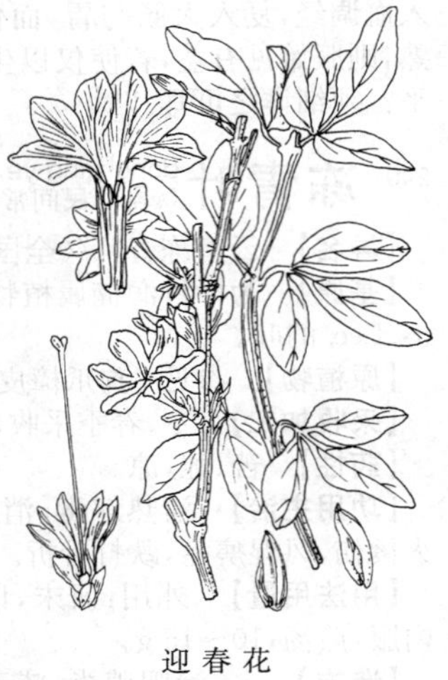
迎春花

生于山坡灌丛。分布于四川、云南、西藏、陕西、甘肃。各地有栽培。

本植物的叶(迎春花叶)、根(迎春花根)亦供药用，另设专条。

【栽培】 生物学特性　喜半阴湿润环境，耐寒，耐旱，耐碱，忌涝。对土壤要求不严，但以肥沃为好。

繁殖方法　扦插繁殖、分株繁殖或压条繁殖。多用扦插繁殖，于春季进行，成活率很高，分株宜在早春萌芽前进行。压条随时都可进行，新根生出后移栽。

【采收加工】 3～4月开花时采收，鲜用或晾干。

【药材】 迎春花 *Flos Jasmini Nudiflori* 　产于我国长江流域一带及山东、河南、山西、陕西、甘肃、云南、四川等地。

性状　花皱缩成团，展开后，可见狭窄的黄绿色叶状苞片；萼片5～6枚，条形或长圆状披针形，与萼筒等长或较长；花冠棕黄色，直径约2 cm。花冠筒长1～1.5 cm，裂片通常6枚，倒卵形或椭圆形，约为冠筒长的1/2。气清香，味微涩。

【成分】 含迎春花苷(nudiflosides)A、B、C[1]，jasnudiflosides A、B[2]、C、D、E[1]。

【药性】 苦、微辛，平。

1.《贵州民间药物》："性平，味苦。"

2.《陕西中草药》："味甘、涩，性平。"

3.《四川药志》1979年版："苦、微辛，平。"

【功用主治】 清热解毒，活血消肿。主治发热头痛，咽喉肿痛，小便热痛，恶疮肿毒，跌打损伤。

1.《贵州民间药物》："解热利尿。治发热头痛，小便热痛。"

2.《贵州草药》："解毒。治无名肿毒，发高烧。"

【用法用量】 内服：煎汤，10～15 g；或研末。外用：捣敷或调麻油搽。

【选方】 1. 治咽喉肿痛　迎春花15 g，点地梅、甘草各3 g。水煎服。(《万县中草药》)

2. 治小便热痛　金腰带花、车前草各15 g。煎水服。(《贵州民间药物》)

3. 治肿毒恶疮　迎春花为末，酒调服，出汗即愈。(《卫生易简方》)

2404 迎春花叶 yíng chūn huā yè (《纲目》)

【基原】 为木犀科茉莉属植物迎春花 *Jasminum nudiflorum* Lindl. 的叶。

【原植物】 参见"迎春花"条。

【采收加工】 7～10月采收，鲜用或晒干。

【成分】 叶中含有毛蕊花苷(verbascoside)，金石蚕苷(poliumoside)，连翘脂苷(forsythoside)B[1]。

【药性】 苦，寒。

1.《纲目》："苦、涩，平，无毒。"

2.《云南中草药》："苦，寒。"

【功用主治】 清热，利湿，解毒。主治感冒发热，小便淋痛，外阴瘙痒，肿毒恶疮，跌打损伤，刀伤出血。

1.《纲目》："治肿毒恶疮。"

2.《中国药用植物图鉴》："发汗，利尿。"

3.《陕西中草药》："活血散毒，消肿止痛。主治跌打损伤，刀伤出血。"

4.《四川中药志》1979年版："清热解毒，活血散瘀，利尿止痛。用于感冒，小便淋漓涩痛。"

5.《秦岭巴山天然药物志》："治口腔炎，外阴瘙痒。"

【用法用量】 内服：煎汤，10～20 g。外用：煎水洗；或捣敷。

【选方】 1. 治风热感冒　迎春花茎叶、水荆芥、车前草各10 g。水煎服。

2. 治小便淋漓涩痛　迎春花茎叶、银花藤、马鞭草、车前草各10 g。水煎服。(1、2方出自《四川中药志》1979年版)

3. 治阴道滴虫病　①迎春花叶尖捣绒消毒后，用纱布包药，晚上塞入阴道，次晨取出。(《云南中草药》) ②迎春花叶、苦参各适量，水煎冲洗阴道。(《四川中药志》1979年版)

4. 治痈疮肿毒　迎春花花或叶30 g。水煎服；或用嫩尖和叶捣烂外敷患处。(《四川中药志》1979年版)

2405 迎春花根 yíng chūn huā gēn (《四川中药志》)

【异名】 金腰带根(《贵州草药》)。

【基原】 为木犀科茉莉属植物迎春花 *Jasminum nudiflorum* Lindl. 的根。

【原植物】 参见"迎春花"条。

【采收加工】 9～10月采挖，切片或切段，晒干。

【药性】 苦，平。

1.《贵州草药》："性平，味苦。"

2.《云南中草药》："苦，寒。"

3.《四川中药志》1979年版："苦、微辛，平。"

【功用主治】 清热息风，活血调经。主治肺热咳嗽，小儿惊风，月经不调。

1.《云南中草药》："清热消炎。"

2.《四川中药志》1979年版："活血散瘀。"

【用法用量】 内服：煎汤，15～30 g。外用：研末撒或调敷。

N-甲基四氢小檗碱(N-methylcanadine)[2],直立角茴香碱(hyperectine)[3],异直立角茴香碱(isohyperectine)[4]。

【药性】 苦、辛,凉。

1.《沙漠地区药用植物》:"味辛,性凉。"

2.《藏药标准》:"有小毒。"

【功用主治】 清热解毒,镇咳止痛。主治感冒发热,咳嗽,咽喉肿痛,肝热目赤,肝炎,胆囊炎,痢疾,关节疼痛。

1.《沙漠地区药用植物》:"泻火,解热,镇咳。""根治菌痢。"

2.《藏药标准》:"清热,解毒,消炎,镇痛。用于感冒发烧,肺炎咳嗽,热性传染病之高烧,关节疼痛,咽喉肿痛,目赤,解食物中毒。"

【用法用量】 内服:煎汤,6~9 g;研末,1~1.5 g。

【选方】 治气管炎咳嗽 细叶角茴香全草 6 g,杏仁 4.5 g,甘草 6 g。水煎服。(《沙漠地区药用植物》)

2400 角果木叶 jiǎo guǒ mù yè (《台湾药用植物志》)

【基原】 为红树科角果木属植物角果木 *Ceriops tagal* (Perr.)C. B. Rob. 的叶。

【原植物】 参见"角果木"条。

【采收加工】 7~10 月采收,鲜用或晒干。

【功用主治】 解毒截疟。主治疟疾。

《海洋药物》1984,(4):45:"叶煎汁,曾作奎宁代用品,治疟疾。"

【用法用量】 内服:煎汤,6~15 g。

2401 角果木子油 jiǎo guǒ mù zǐ yóu [《海洋药物》1984,(4):45]

【基原】 为红树科角果木属植物角果木 *Ceriops tagal* (Perr.)C. B. Rob. 种子的脂肪油。

【原植物】 参见"角果木"条。

【采收加工】 冬季采成熟果实,晒干,压碎,去壳,榨油。

【功用主治】 《海洋药物》1984,(4):45:"种子榨油,可以止痒治疥癣,也可治冻疮。"

【用法用量】 外用:涂敷。

2402 迎山红 yíng shān hóng (《吉林中草药》)

【异名】 满山红、映山红(《吉林中草药》)。

【基原】 为杜鹃花科杜鹃花属植物迎红杜鹃的叶。

【原植物】 迎红杜鹃 *Rhododendron mucronulatum* Turcz. 又名:尖叶杜鹃(《全国中草药汇编》)。

落叶灌木,高 1~2 m。树皮淡灰色或暗灰色,茎多分枝,小枝细长,疏生腺鳞。单叶互生;叶柄长 3~5 mm;叶片较薄,长圆形或卵状披针形,长 3~7 cm,宽 1.5~3.5 cm,先端锐尖,基部楔形,近全缘,表面无毛,散生白色腺鳞,背面色淡,有腺鳞。花 1~3 朵生于去年的枝端,先叶开放,花梗长 5~10 mm,具白色腺鳞;花萼极短,5 裂,有鳞片;花冠宽漏斗状,淡紫红色,长 4~5 cm,5 裂,裂片外面有微毛,边缘呈波状;雄蕊 10,花丝不等长,花药顶孔开裂;子房上位,5 室,被鳞片,花柱比花冠长。蒴果圆柱形,长 1~1.5 cm,暗褐色,密生鳞片,先端开裂。花期 4~5 月,果期 6 月。

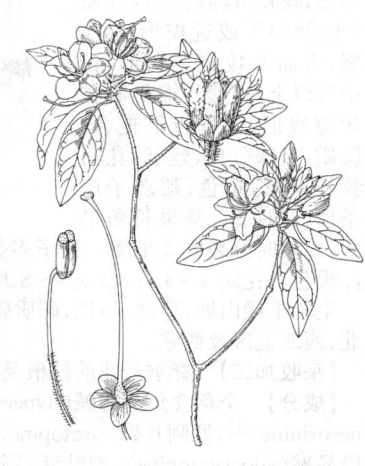

迎红杜鹃

生于山地林下或灌丛中。分布于华北、东北、江苏北部及山东。

【采收加工】 7~10 月采收,鲜用或阴干。

【药材】 迎山红 *Folium Rhododendri Mucronulati* 主产于内蒙古等地。

性状 叶片多反卷,有的皱缩破碎,完整者展平后呈长圆形或卵状披针形,长 2.5~6 cm,宽 1~2 cm,先端钝尖或有短尖头,基部宽楔形或钝圆,边缘有细密圆齿或全缘,上面亮绿色,有散生腺鳞,下面淡绿色,腺鳞稍密。叶柄长 3~5 mm,具鳞斑。革质。气芳香,味涩。

【成分】 叶中黄酮类:有槲皮素(quercetin),棉花皮素(gossypetin),杜鹃黄素(azaleatin),5-甲基山柰酚(5-methylkaempferol)和(或)5-甲基杨梅树皮素(5-methyl myricetin),二氢槲皮素(dihydroquercetin),又含香豆素类(coumarins)[1]。萹蓄苷(avicularin),金丝桃苷(hyperoside)[2]。此外,叶含 4 种酚酸:对羟基苯甲酸(*p*-hydroxybenzoic acid),原儿茶酸(protocatechuic acid),香草酸(vanillic acid)和丁香酸(syringic acid)[1]。叶中还含过氧化物酶异酶(peroxidaseisoenzymes)[3],鞣质[4]及挥发油,挥发油的一元酸主要包括:丁酸(butyricacid),戊酸(valeric acid),己酸(caproic acid),庚酸(enanthic acid),辛酸(caprylicacid),壬酸(pelargonic acid),癸酸(capric acid),十三酸(tridecylic acid)[5]。

【药理】 1. 祛痰、镇咳作用 小鼠灌服煎剂 4 g(生药)/只或迎山红挥发油 0.2 ml/只有明显的祛痰作用(酚红法)。小鼠灌服迎山红挥发油有明显镇咳作用(氨水喷雾引咳法),水煎剂作用不明显[1]。

2. 抑菌作用 煎剂在试管内对金黄色葡萄球菌有抑菌作用,有效浓度为 0.125 g/ml[1]。

毒性 小鼠灌服煎剂 LD_{50} 为 116.5 g/kg[1]。

【药性】 《全国中草药汇编》:"苦,平。"

【功用主治】 解表,止咳化痰。主治感冒,咳嗽气喘,痰多。

1.《吉林中草药》:"解表,清肺,止咳。治感冒,头疼咳嗽,支气管炎等。"

2.《全国中草药汇编》:"解表,化痰,止咳,平喘。主治感冒头痛,咳嗽,哮喘,支气管炎。"

【用法用量】 内服:煎汤,3~15 g;或浸酒。

【选方】 治咳嗽,喘息 映山红 15 g。白酒 500 g,浸 5 h。每次饮酒 1 盅,每日服 2 次。(《吉林中草药》)

2403 迎春花 yíng chūn huā (《纲目》)

【异名】 金腰带(《群芳谱》),清明花(《贵州民间药物》),金梅花(《云南中草药》)。

【基原】 为木犀科茉莉属植物迎春花的花。

【原植物】 迎春花 *Jasminum nudiflorum* Lindl. 又名:金梅(《滇志》),黄梅(《植物学大辞典》),阳春柳(《云南

形，于藻体的一面突出；另一面凹陷。固着器壳状。

生于高潮带至低潮带岩石上或风浪较平静的中潮带石沼中。分布于浙江、福建、山东、广东、海南、台湾等沿海。

【采收加工】 7～10月采收，采后洗净晒干。

【药材】 角叉菜 *Alga Chondri* 产于我国东南沿海。

性状 藻体紫红色，片状，多分枝，呈扇形，长约7cm，软骨质。主枝基部扁圆柱形，有壳状固着器，上部扁平，具有2～7次叉状分枝。囊果椭圆形，在藻体的一面突出，相对面下陷，对着日光观察，可见中央部分较暗，四周呈半透明环状，形似眼球。气微腥，味微咸。

【成分】 含角叉菜胶（carrageenan）[1]，D-红藻酸（D-rhodic acid）[2]。

【药理】 1. 抗病毒作用 从角叉菜中提取的角叉菜胶，是以D-半乳糖为骨架构成的硫酸化多糖。体外试验中，将10 μg/ml角叉菜胶加入单纯疱疹粉病毒Ⅰ型感染不久的人宫颈癌（HeLa）细胞中，有抑制病毒复制的作用。其机制不是因为抑制了病毒进入细胞或附着细胞，而是抑制了病毒进入细胞后的某一复制步骤[1]。角叉菜胶对人类免疫缺陷病毒有抑制作用[2]。

2. 致炎作用 1%浓度的角叉菜胶0.1 ml注射于大鼠右侧后足跖腱膜下，可使大鼠足踝关节肿胀[3]，现已被广泛用于制备炎症动物模型。

3. 降糖作用 角叉菜造模小鼠的血糖水平明显低于空白对照组，是有效的降糖海产中药[4]。

【药性】《海洋药物》1982，(3)：47："味甘、咸，性寒。"

【功用主治】 清热解毒，和胃通便。主治感冒寒热，痄腮，咽喉肿痛，跌打损伤，胃脘疼痛，肠燥便秘。

1.《全国中草药汇编》："胶可作轻泻剂，同时亦用于骨科，可促进结缔组织增生。"

2.《海洋药物》1982，(3)：47："清热解毒，和胃通便。用于胃酸过多引起的胃溃疡。"

【用法用量】 内服：煎汤，5～20 g。外用：捣敷。

2398 角果木 jiǎo guǒ mù 〔《海洋药物》1984，(4)：45〕

【异名】 细蕊红树（《台湾药用植物志》）。

【基原】 为红树科角果木属植物角果木的树皮。

【原植物】 角果木 *Ceriops tagal*（Perr.）C. B. Rob.［*Rhizophora tagal* Perr.］ 又名：剪子树、海枷子、海淀仔（《海南植物志》）。

灌木或小乔木，高2～5 m，树干常弯曲，树皮灰褐色，有细小的裂纹；茎基部有很多小支柱根；枝有明显的环形叶痕。单叶，交互对生；叶柄长1～3 cm；托叶长1～2.5 cm；叶片革质，倒卵形至倒卵状长圆形，长5～12 cm，宽2.5～4.5 cm，先端钝或圆，基部狭长，全缘；中脉两面均凸起，光亮。聚伞花序常腋生于新枝近顶端的节上，具梗，长约2.5 cm；花长约5.5 mm；萼裂片5，花时直立，果时反卷；花瓣5～6，生于肉质花盘基部，白色，长圆状倒卵形，有3～4条微小的棒状附属体；雄蕊10～12，长短相间，生于花盘裂片间；子房半下位，3室，花柱短。果棍棒状，长1～2 cm，有宿存花萼。种子1，于果离母树前发芽，胚轴长棒状，稍柔弱，长15～30 cm，中部以上略粗大。花期秋、冬季，果期冬季。

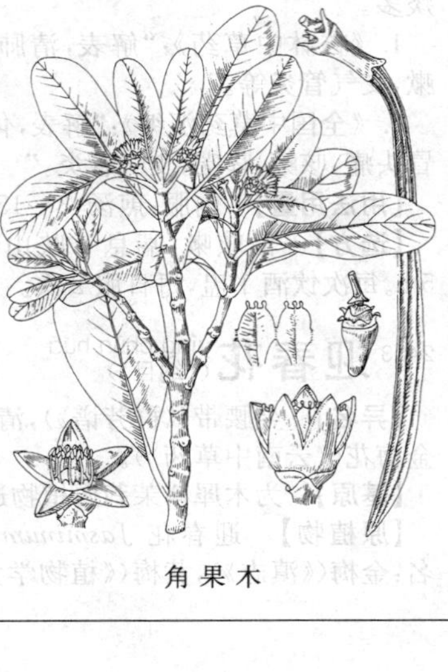
角果木

生于海滩红树林中。分布于广东、海南、台湾等地。

本植物的叶（角果木叶）、种子的脂肪油（角果木子油）亦供药用，另设专条。

【采收加工】 4～11月间采收，鲜用或晒干。

【成分】 角果木树皮中富含鞣质（tannin）[1]。枝中含1D-1-O-甲基-黏肌醇（1D-1-O-methyl-muco-inositol）[2]。

【功用主治】 解毒敛疮，止血。主治疮疡溃烂，外伤出血。

1.《台湾药用植物志》："本树所含之鞣质不宜入药，但产妇以树皮煎水服。树皮煎水洗溃疡。有时将树皮与老叶合用为收敛剂。"

2.《海洋药物》1984："树皮捣碎可以止血、收敛、通便和疗恶疮。"

2399 角茴香 jiǎo huí xiāng （《沙漠地区药用植物》）

【异名】 山黄连（《秦岭巴山天然药物志》），野茴香（《沙漠地区药用植物》）。

【基原】 为罂粟科角茴香属植物直立角茴香的根或全草。

【原植物】 直立角茴香 *Hypecoum erectum* L.［*Chiazospermum erectum*（L.）Bernh.］

一年生草本，高5～30 cm。根圆锥形。茎圆柱形，二歧式分枝。基生叶多数，丛生；叶柄细长，基部扩大成鞘；叶片披针形，长3～8 cm，多回羽状分裂，末回裂片线形，茎生叶与基生叶同形，但较小，裂片丝状，无柄。二歧聚伞花序具多花，花大；苞片钻形；萼片2，狭卵形；花瓣4，淡黄色，外面2枚倒卵形或近楔形，3浅裂，内面2枚倒三角形，自中部以上3分裂；雄蕊4，花丝宽线形，中部以下连合，膜质，上部分离，丝状，花药狭长圆形，黄色；雌蕊子房条形，花柱2。蒴果长角果状，成熟时分裂成2果瓣。种子多数，两面具十字形突起，深褐色。花期5～6月，果期7～8月。

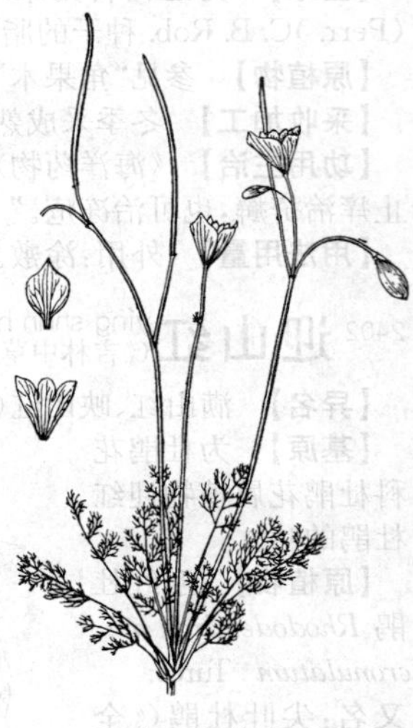
直立角茴香

生于干燥山坡、草地、沙地、砾质碎石地。分布于华北、东北、西北地区及西藏。

【采收加工】 春季开花前挖根及全草，晒干。

【成分】 全草含角茴香碱（hypecorine），角茴香酮碱（hypecorinine）[1]，原阿片碱（protopine），黄连碱（coptisine），别隐品碱（allocryptopine），刻叶紫堇胺（corydamine），左旋的

衄血、肺热咳喘、消渴、烦扰、热汗、惊悸、谵妄、狂躁之要药。然性禀阴寒，善消阳气，凡阳虚假热，及脾胃命门虚寒等证皆切忌之，毋混用也；若误用，久之则必致败脾妨食之患。”

2.《本草求真》：“龟胶，经版煎就，气味益阴，故《本草》载版不如胶之说，以版炙酥煅用，气味尚淡……补阴分之阴，用版不如用胶。然必审属阳脏，于阴果属亏损，凡属微温不敢杂投，得此浓云密雨以为顿解，则阳得随阴化，而阳不致独旺。否则阴虚仍以熟地为要，服之阴既得滋，而阳仍得随阴而不绝也。是以古人滋阴，多以地黄为率，而龟版、龟胶，止以劳热骨蒸为用，其意实基此矣。使不分辨明晰，仅以此属至阴，任意妄投，其不损阳败中者鲜矣。”

2395 龟胆汁 guī dǎn zhī (《纲目》)

【基原】 为龟科乌龟属动物乌龟 *Chinemys reevesii* (Gray)的胆汁。

【原动物】 参见“龟甲”条。

【采收加工】 常年可捕捉，捕捉后杀死取胆汁，鲜用。

【药性】 《纲目》：“苦，寒，无毒。”

【功用主治】 《纲目》：“治痘后目肿，经月不开，取点之。”

【用法用量】 外用：点眼。

2396 角蒿 jiǎo hāo (《雷公炮炙论》)

【异名】 羊角草(《东北植物药图志》)，羊角蒿(《东北常用中草药手册》)，羊羝角棵(《北方常用中草药手册》)，落豆秧、透骨草、草藤(《吉林中草药》)，大力草、野芝麻、老鹳嘴棵、鳖肚草、独角虎(《河南中草药手册》)，羊犄角(《内蒙古中草药》)，鸡嘴儿(《中国沙漠地区药用植物》)，猪牙菜(《云南中药资源名录》)。

【基原】 为紫葳科角蒿属植物角蒿的全草。

【原植物】 角蒿 *Incarvillea sinensis* Lam. [*I. variabilis* Batalin; *I. sinensis* Lam. subsp. *variabilis* (Batalin) Grierson]

又名：莪蒿、萝蒿(《救荒本草》)。

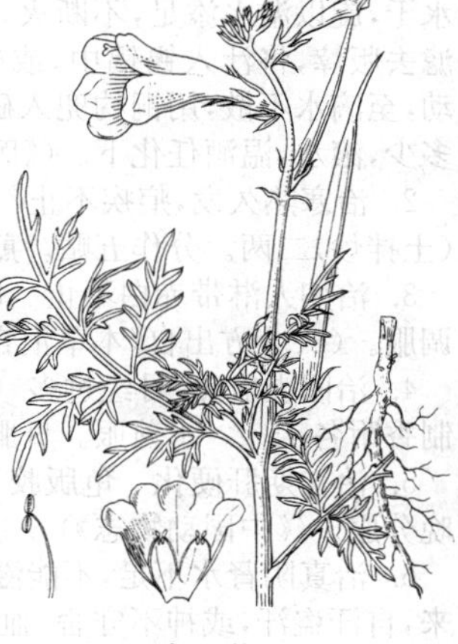

角 蒿

一年生至多年生草本，具分枝的茎，高达 80 cm。根近木质而分枝。叶互生；叶柄长 1～3 cm；叶片二至三回羽状细裂，形态多变异，小叶不规则细裂，末回裂片线状披针形，具细齿或全缘。顶生总状花序，疏散，长达 20 cm；小苞片绿色，线形；花萼钟状，绿色带紫红色，长、宽均约 5 mm，萼齿间皱褶 2 浅裂；花冠淡玫瑰色或粉红色，钟状漏斗形，先端 5 裂，裂片圆形；雄蕊 4，二强，花药成对靠合；子房上位，2 室，柱头 2 裂。蒴果淡绿色，细圆柱形，先端尾状渐尖，长 3.5～5.5(～10)cm。种子扁圆形，细小，四周具透明的膜质翅，先端具缺刻。花期 5～9 月，果期10～11 月。

生于山坡、田野。分布于东北、河北、山西、内蒙古、山东、河南、四川、云南、西藏、陕西、甘肃、青海、宁夏。

【采收加工】 7～10 月采收，切段，晒干。

【药材】 角蒿 *Herba Incarvilleae Sinensis* 主产于辽宁、吉林、黑龙江、内蒙古、河北、山东等地。

性状 全草长 30～100 cm。茎圆柱形，多分枝，表面淡绿色或黄绿色，略具细棱或纵纹，光滑无毛；质脆，易折断，断面黄白色，髓白色。叶多破碎或脱落，茎上部具总状排列的蒴果，呈羊角状，多开裂，内具中隔。种子扁平，具膜质的翅。气微，味淡。

鉴别 取全草粗粉 2 g，加入 95%乙醇 20 ml，水浴回流 10 min，滤过。取滤液 1 ml，加入 1%三氯化铁乙醇液数滴，产生绿色(检查酚类)；取滤液 1 ml，加入浓盐酸 4～5 滴，加少量镁粉，在水浴上加热，产生红色(检查黄酮类)。

【成分】 地上部分含生物碱：角蒿酯碱(incarvine) A[1]、B、C[2]，角蒿原碱(incarvilline)，角蒿特灵酯碱(incarvillateine)[3,4]。含大环精胺类生物碱：角蒿素(incasines) A、A′、B、B′、C[5]。

【药理】 镇痛作用 小鼠随机分组，镇痛实验采用醋酸诱发小鼠腹痛和用热板诱发小鼠足痛。结果角蒿对两种疼痛模型均有镇痛作用，均能对抗醋酸诱发的小鼠腹腔毛细血管通透性增加[1]。

【药性】 辛、苦，寒，小毒。

1.《新修本草》：“味辛、苦，平，有小毒。”

2.《医林纂要》：“辛苦，寒。”

【功用主治】 祛风湿，解毒，杀虫。主治风湿痹痛，跌打损伤，口疮，齿龈溃烂，耳疮，湿疹，疥癣，阴道滴虫病。

1.《新修本草》：“主干湿䘌，诸恶疮有虫者。”

2.《本草衍义》：“治口齿绝胜。”

3.《黑龙江常用中草药手册》：“治干湿皮疹，阴道滴虫病，疥疮，齿龈腐烂及耳疮，烧灰涂擦；治风湿痹痛，筋骨疼痛，煎汤熏洗。”

【用法用量】 外用：烧存性研末掺，或煎汤熏洗。

【选方】 1. 治齿龈宣露 角蒿灰夜敷龈间使满，勿食油。

2. 治口中疮久不瘥，入胸中并生疮 角蒿灰敷之，有汁吐之，不得咽也。(1、2方出自《千金方》)

3. 治月蚀耳疮 (角)蒿灰掺之良。(《濒湖集简方》)

2397 角叉菜 jiǎo chā cài (《全国中草药汇编》)

【异名】 鹿角菜(台湾)。

【基原】 为杉藻科角叉菜属植物角叉菜的藻体。

【原植物】 角叉菜 *Chondrus ocellatus* Holm.

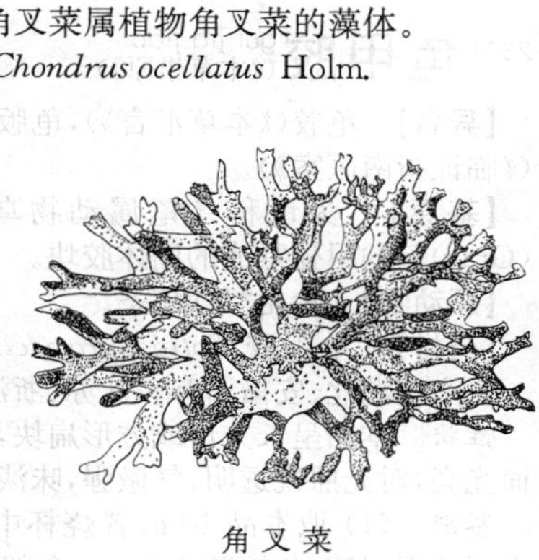

角叉菜

藻体红紫色，软骨质，强韧。丛生，高 5～12 cm，基部亚圆柱形，逐渐向上则扁压成楔形，上部叉状分枝 2～7 次，腋角宽圆，扇形，扁平，顶端舌状或二裂浅凹，钝形，边全缘略厚，或有简单分叉、楔形、舌状、短或长的小育枝。髓部由许多纵走与表皮平行排列的长形藻丝组成。四分孢子囊散布于分枝上部的两面，呈不规则的圆点状。成熟的囊果椭圆

【用法用量】 内服：煮食，0.5～1只；或入丸、散。

【选方】 1. 治虚劳失血咯血，咳嗽寒热，补阴降火 田龟，煮取肉，和葱、椒、酱、油煮食。(《便民食疗》)

2. 治久咳嗽上气 生龟三枚。治如食法，去肠，以水五升，煮取三升，以渍曲，酿秫米四升，如常法，熟。饮二升，令尽。(《补缺肘后方》)

3. 治痢及泻血 乌龟肉，以沙糖水拌，椒和，炙煮食之，多度。(《普济方》)

4. 治肠风痔漏 江湖大乌龟一个，先用柴火烧热地，以罩盖龟，地热逼出臭屁，待屁尽，以秆绳都身包缚，外用黄泥封固，灰火中煨熟捞起，剥净取肉，研如泥。其壳用牛骨髓炙五七次，泌透酥干为末，又用黄连一两，九蒸九晒，归尾三钱三分，为末，和前龟肉捣丸梧子大。每服四五十丸，白汤下，大能扶衰益弱，补阴壮阳。(《医学入门》活龟丸)

5. 治热气湿痹，腹内激热 龟肉同五味煮食之，微泄为效。(《普济方》)

6. 治老人尿多 龟肉500 g，地骨皮1.5 g，小公鸡肉酌量。共炖熟服。

7. 治慢性肾炎，蛋白尿经久不消 活乌龟3只，先在水中放2 d，让它吐出泥土，然后剁成小块，和猪肝1个(洗净切块)，加水用文火炖成糊状，不放或放少量盐。早晚分服。配合服壮腰健肾丸(成药)，每日2次，每次服1丸。孕妇忌服。(6、7方出自《广西药用动物》)

2393 龟血 guī xuè (《药性论》)

【基原】 为龟科乌龟属动物乌龟 *Chinemys reevesii* (Gray)的血液。

【原动物】 参见“龟甲”。

【采收加工】 常年可捕捉，捕捉后取血，鲜用。

【药性】 咸，寒。

《纲目》：“咸，寒，无毒。”

【功用主治】 养血和络。主治闭经，跌打损伤，脱肛。

1.《药性论》：“治脱肛。”

2.《纲目》：“治打扑损伤，和酒饮之。”

【用法用量】 内服：适量，和酒饮或煮食。

【宜忌】 孕妇禁服。

【选方】 治妇女干病 龟血和甜酒煮熟服。孕妇忌服。(《广西药用动物》)

2394 龟甲胶 guī jiǎ jiāo (《本草崇原》)

【异名】 龟胶(《本草汇言》)，龟版膏(《本草正》)，龟版胶(《临证指南医案》)。

【基原】 为龟科乌龟属动物乌龟 *Chinemys reevesii* (Gray)等的甲壳熬成的固体胶块。

【原动物】 参见“龟甲”条。

【药材】 龟甲胶 *Colla Carapacis et Plastri Testudinis* 主产于湖北、安徽、湖南、江苏、浙江等地。

性状 本品呈长方形或方形扁块，深褐色。质硬而脆，断面光亮，对光照视透明，气微腥，味淡。

鉴别 (1) 取本品10 g，置烧杯中加热水(98 ℃)30 ml，在搅拌下观察：龟甲胶于1 min全部溶解，溶液呈浅棕红色混浊，8 min后析出少量白色物，液面有极少的油滴，放置后不凝集。

(2) 取本品4 g，打碎或剪成薄片，置坩埚内，缓缓炽热，至完全炭化，逐渐升高温度至600～700 ℃，灰化6～8 h。灰分呈灰褐色，并有绿色熔融物与坩埚粘结。

【药理】 对血液系统的作用 每日给每只小鼠灌服20%龟甲胶液0.5 ml，连续11 d，尾静脉采血细胞计数表明龟胶能明显升高小鼠白细胞数量[1]。龟甲胶对贫血小鼠有补血作用，增加贫血小鼠的RBC和Hb；缩短小鼠出血时间；对抗强的松对网状内皮系统吞噬功能的抑制作用[2]。龟甲胶还有升血小板的作用[3]。

【药性】 甘、咸，平。归肝、肾经。

1.《医林纂要》：“甘，咸，寒。”

2.《得配本草》：“甘，平，入足少阴经。”

3.《四川中药志》1960年版：“性平，味甘、微咸，无毒。入肝、肾二经。”

【功用主治】 滋阴，补血。主治阴虚血亏，劳热骨蒸，盗汗，心悸，肾虚腰痛，脚膝痿弱，吐血，衄血，崩漏，带下。

1.《本草汇言》：“主阴虚不足，发热口渴，咳咯血痰，骨蒸劳热，腰膝痿弱，筋骨疼痛，寒热久发，疟疾不已，妇人崩带淋漏，赤白频来，凡一切阴虚血虚之证，并皆治之。”

2.《医林纂要》：“滋补养肺。”

3.《得配本草》：“镇肾中之火，收孤阳之汗，安欲脱之阴，伏冲任之气。”

4.《四川中药志》1960年版：“养阴补肾，潜阳止血。治年老衰弱，肾虚腰痛及男女贫血等症。”

【用法用量】 内服：烊化，3～15 g。

【宜忌】 1.《本草备要》：“恶人参。”

2.《本草从新》：“恶沙参。”

3.《得配本草》：“脾胃虚寒，真精冷滑，二者禁用。”

4.《四川中药志》1960年版：“阳虚胃弱及消化不良者忌用。”

【选方】 1. 治诸虚百损，精少髓枯，肾衰，水道竭亡，血液干涸，一切阴不足之证 龟壳十斤或数十斤，水浸五七日，视上黑皮浮起，即取刮净纯白。如灼过，以刀刓去焦迹，再洗净，石臼中捣碎，入磁坛中包固，再坐大锅中，隔水煮。水干，旋以温水添足，不断火。一二昼夜。视版酥烂汁稠，滤去版滓，将汁入锡锅中，或磁锅，桑火缓缓熬收，不住搅动，至滴水不散，用铜杓兜入磁器中，冷即成饼。每服不拘多少，滚水，温酒任化下。(《医灯续焰》)

2. 治寒热久发，疟疾不止 龟胶一两，肉桂五钱，于白术(土拌炒)二两。分作五贴。煎服。

3. 治妇人淋带赤白不止 龟胶三钱。酒溶化，每日清晨调服。(2、3方出自《本草汇言》)

4. 治阴虚血热，月经过多 龟版胶、黄柏、黄芩、生白芍、制香附各15 g。水煎服。日服2次。(《常见药用动物》)

5. 治初期肝硬化 龟版胶30 g。加红糖适量，均2次早晚分服。(《中国动物志》)

6. 治真阴肾水不足，不能滋养营卫，渐至衰弱，或虚热往来，自汗盗汗，或神不守舍，血不归原，或虚损伤阴，或遗淋不禁，或气虚昏运，或眼花耳鸣，或口燥舌干，或腰酸腿软 大淮熟地八两，山药(炒)四两，枸杞四两，山茱萸肉四两，川牛膝(酒洗，蒸熟，精滑者不用)三两，菟丝子(制)四两，鹿胶(敲碎，炒珠)四两，龟胶(切碎，炒珠；无火者不必用)四两。上先将熟地蒸烂杵膏，加炼蜜丸如桐子大。每食前，用滚汤或淡盐汤送下百余丸。(《景岳全书》左归丸)

【各家论述】 1.《本草正》：“龟膏，功用亦同龟版，而性味浓厚，尤属纯阴，能退孤阳。阴虚劳热，阴火上炎，吐血、

2.《别录》:"甘,有毒。"
3.《雷公炮制药性解》:"入心、脾、肝三经。"
4.《本草从新》:"咸,寒,通心入肾。"
5.《本草求真》:"专入肾,兼入心,甘、咸,微寒。"

【功用主治】 滋阴潜阳,补肾健骨,补心安神,固经止血。主治阴虚潮热,骨蒸盗汗,头晕目眩,虚风内动,手足蠕动,筋骨痿弱,小儿囟门不合,惊悸失眠,健忘,月经过多,崩中漏下。

1.《本经》:"主漏下赤白,破癥瘕,痎疟,五痔,阴蚀,湿痹,四肢重弱,小儿囟不合,久服轻身不饥。"
2.《别录》:"主头疮难燥,女子阴疮及惊恚气,心腹痛,不可久立,骨中寒热,伤寒劳复,或肌体寒热欲死。益气资智,亦使人能食。"
3.《药性论》:"(烧)灰亦治脱肛。"
4.《四声本草》:"主风脚弱,炙之,末,酒服。"
5.《日华子》:"治血麻痹。"
6.《本草衍义》:"补心。"
7.《日用本草》:"治腰膝酸软,不能久立。"
8.《本草衍义补遗》:"补阴之功力猛,而兼去瘀血、续筋骨,治劳倦。""治阴血不足,止血,治四肢无力。"
9.《本草蒙筌》:"专补阴衰,善滋肾损。"
10.《纲目》:"治腰脚酸痛。补心肾,益大肠,止久痢久泄,主难产,消痈肿。烧灰敷臁疮。"
11.《医林纂要》:"治骨蒸劳热,吐血衄血,肠风痔血,阴虚血热之证。"
12.《得配本草》:"通血脉,疗蒸热,治腰脚血结及疟邪成癖。"

【用法用量】 内服:煎汤,10～30 g,先煎;或熬膏;或入丸、散。外用:烧灰存性,研末掺或油调敷。

【宜忌】 脾胃虚寒及孕妇禁服。

1.《本草经集注》:"恶沙参、蜚蠊。"
2.《药性论》:"畏狗胆。"
3.《本草经疏》:"妊妇不宜用,病人虚而无热者不宜用。"
4.《本草备要》:"恶人参。"

【选方】 1. 治痿厥,筋骨软,气血俱虚甚者 黄柏(炒)、龟版(酒炙)各一两半,干姜二钱,牛膝一两,陈皮半两。上为末,姜汁和丸,或酒糊丸。每服七十丸,白汤下。(《丹溪心法》补肾丸)

2. 治虚损精极者,梦泄遗精,瘦削少气,目视不明等证 龟版一斤,鹿角三斤,枸杞子六两,人参三两。上将鹿角截碎,龟版打碎,长流水浸三日,刮去垢,用砂锅河水慢火鱼眼汤,柴煮三昼夜,不可断火,当添热水,不可添冷水,三日取出晒干,碾为末,另用河水将末并枸杞、人参又煮一昼夜,滤去渣,再慢火熬成膏。初服一钱五分,渐加至三钱,空心,酒服。(《摄生秘剖》龟鹿二仙膏)

3. 治小儿解颅 龟版五钱,地黄一钱。水煎,分早中晚三服。(《温氏经验良方》解颅煎)

4. 治心失志善忘 龟甲(炙)、木通(锉)、远志(去心)、菖蒲各半两。捣为细散。空心酒服方寸匕,渐加至二钱匕。(《圣济总录》龟甲散)

5. 治崩中漏下,赤白不止,气虚竭 龟甲、牡蛎各三两。上二味治下筛,酒服方寸匕,日三。(《千金方》)

6. 治妇女白带,腹时痛 龟版(酒炙)二两,黄柏(炒)一两,干姜(炒)一钱,栀子二钱半。共为末,酒糊丸,桐子大。每服七十丸,日服二次。(《直指方》)

7. 治无名肿毒,对口疔疮,发背流注,无论初起、将溃、已溃 血龟版一大个,白蜡一两。将龟版安置炉上烘热,将白蜡渐渐掺上,掺完版自炙枯,即移下退火气,研为细末。每服三钱,日服三次,黄酒调下,以醉为度。服后必卧,得大汗一身。(《梅氏验方新编》龟蜡丹)

8. 治乳头破烂 龟版(炙)研末,加冰片研匀,麻油调搽。(《潜斋简效方》)

9. 治臁疮朽臭 生龟一枚取壳,醋炙黄,更煅存性,出火气,入轻粉、麝香,葱汤洗净,搽敷之。(《急救方》)

10. 治五痔,结硬焮痛不止 龟甲二两(涂醋炙令黄),蛇蜕皮一两(烧灰),露蜂房半两(微炒),麝香一分(研入),猪后悬蹄甲一两(炙令微黄)。上药捣细,罗为散,每于食前,以温粥饮调下一钱。(《圣惠方》龟甲散)

【各家论述】 1.《本草经疏》:"龟、鳖二甲,《本经》所主大略相似。今人有喜用鳖甲,恶用龟甲者,皆一偏之见也。二者咸至阴之物,鳖甲走肝益肾以除热,龟甲通心入肾以滋阴,用者不可不详辨也。"

2.《本草通玄》:"龟甲咸平,肾经药也,大有补水制火之功,故能强筋骨,益心智,止咳嗽,截久疟,去瘀血,止新血。大凡滋阴降火之药,多是寒凉损胃,惟龟甲益大肠,止泄泻,使人进食。"

3.《药品化义》:"龟底甲纯阴,气味厚浊,为浊中浊品,专入肾脏。主治咽痛口燥,气喘咳嗽,或劳热骨蒸,四肢发热,产妇阴脱发躁,病系肾水虚,致相火无依,非此气柔贞静者,不能息其炎上之火。又取其汁润滋阴,味咸养脉,主治朝凉夜热,盗汗遗精,神疲力怯,腰痛腿酸,瘫痪拘挛,手足虚弱,久疟血枯,小儿囟颅不合,病由真脏衰,致元阴不生,非此味浊纯阴者,不能补其不足之阴。古云,寒养肾精,职此义耳。"

2392 龟肉 guī ròu 《别录》

【基原】 为龟科乌龟属动物乌龟 *Chinemys reevesii* (Gray)的肉。

【原动物】 参见"龟甲"条。

【采收加工】 常年均可捕捉,但以秋、冬为多,取肉鲜用或烘干。

【药性】 甘,咸,平。

1.《食疗本草》:"温,味酸。"
2.《日用本草》:"味酸,温,有小毒。"
3.《纲目》:"甘,酸,温,无毒。"
4. 姚可成《食物本草》:"味甘、咸,平。"
5.《广西药用动物》:"入心、肝、脾、肾经。"

【功用主治】 益阴补血。主治劳热骨蒸,久嗽咯血,久疟,血痢,肠风下血,筋骨疼痛,老人尿频尿急。

1.《别录》:"肉作羹臛,大补。"
2.《新修本草》:"酿酒,主大风缓急,四肢拘挛,或久瘫缓不收。"
3.《食疗本草》:"主除温瘴气,风痹,身肿,折。"
4.《日用本草》:"大补阴虚,作羹臛,截久疟不愈。"
5.《纲目》:"治筋骨疼痛及一二十年寒嗽,止泻血、血痢。"
6.《医林纂要》:"治骨蒸劳热,吐血,衄血,肠风血痔,阴虚血热之症。"
7.《四川中药志》1960年版:"治女子干病,老人尿多及流血不止。"

【养殖】 生活习性　乌龟为半水栖爬行动物。喜欢栖息于水浅、温度高、水草较多的静水水域，如池塘、沼泽、湖泊水中，有时在稻田里和潮湿的陆地活动。食性较广，吃蠕虫、螺类、虾及小鱼等动物，也吃植物茎叶及粮食。喜群居，耐饥饿。有冬眠习性。

养殖技术　乌龟体重达 250 g 以上性成熟。每年 4～5 月初开始交配，5～8 月为产卵期。产前爬到土质疏松且隐蔽的地方挖穴，产后用土将卵盖好。无护卵习性。产后 30～48 h 将卵收集进行人工孵化，孵化温度控制在 24～28 ℃，孵化土含水 10%～20%，则孵化期为 60～70 d。孵化率可达 70%以上。

饲养管理　乌龟有争饵习性，应分级池养。稚龟饵料要求细、软，以动物性饵料为主。幼、成龟的饵料可用谷芽粉混以鲜蚌肉为主，辅以鱼、虾等饵料。投的饵料放在饵料台上，或浅水岸边。残食要及时清除。越冬期要加深水位，以利越冬。如采用加温饲养法，可大大缩短生长周期。

【采收加工】 常年均可采收。将龟杀死，除去筋骨。龟甲洗净晒干，称“血版”，煮后晒干，称“烫版”。

【药材】 龟甲 *Carapax et Plastrum Testudinis*　主产江苏、浙江、安徽、湖北、湖南等地。

性状　本品背甲及腹甲由甲桥相连，背甲稍长于腹甲，与腹甲常分离。背甲呈长椭圆形拱状，长 7.5～22 cm，宽 6～18 cm；外表面棕褐色或黑褐色，脊棱 3 条；颈盾 1 块，前窄后宽；椎盾 5 块，第一椎盾长大于宽或近相等，第二至第四椎盾宽大于长；肋盾两侧对称，各 4 块；缘盾每侧 11 块；臀盾 2 块。腹甲呈板片状，近长方椭圆形，长 6.4～21 cm，宽 5.5～17 cm；外表面淡黄棕色至棕黑色，盾片 12 块，每块常具紫褐色放射状纹理，腹盾、胸盾和股盾中缝均长，喉盾、肛盾次之，肱盾中缝最短；内表面黄白色至灰白色，有的略带血迹或残肉，除净后可见骨板 9 块，呈锯齿状嵌接；前端钝圆或平截，后端具三角形缺刻，两侧残存呈翼状向斜上方弯曲的甲桥。质坚硬。气微腥，味微咸。

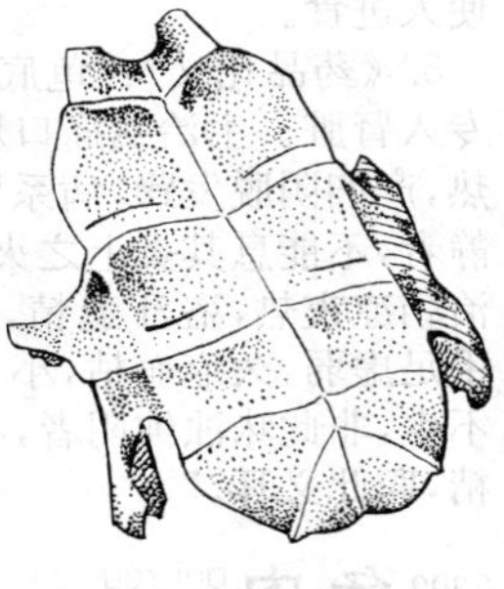

龟甲(腹甲)外形

鉴别　(1) 显微特征：骨碎块形状大小不一，灰白色、灰黄色或黄棕色；表面有纵向或不规则细密纹理及细点状孔隙。骨陷窝类多角形、长多角形或长梭形；骨小管大多隐约，角质板碎片不规则形，灰棕色、黄棕色或灰白色。表面有不整齐波状纹理，有的密布棕色颗粒，断面呈层片状。

(2) 薄层色谱：取样品粗粉 0.5 g，加 70%乙醇 10 ml，沸水浴上加热 30 min，放冷滤过，滤液浓缩至 0.5 ml，作供试品液，以多种氨基酸作对照品。同点于硅胶 G 板上，以正丁醇-乙醇-冰醋酸-水(4：1：1：2)为展开剂展开，展距 14 cm。用 0.5%茚三酮丙酮液，喷雾后，于 105 ℃烤 5 min，可见氨基酸斑点，除脯氨酸为黄色外，赖氨酸、丙氨酸、缬氨酸及其他斑点均为紫色。

【成分】 乌龟的龟甲(腹甲)含胆甾醇(cholesterol)，甾醇-4-烯-3-酮(cholesterol-4-ene-3-one)，十二碳烯酸胆甾醇酯(dodecenoic acid cholesterol ester)[1]，天冬氨酸，苏氨酸，丝氨酸，谷氨酸，脯氨酸，甘氨酸，丙氨酸，胱氨酸，甲硫氨酸，异亮氨酸，亮氨酸，酪氨酸，苯丙氨酸，赖氨酸，组氨酸，精氨酸，γ-氨基丁酸等 18 种氨基酸[2]。另含铬、锰、铜、锌、磷、镁、铁、钾、钙、铝、钠[3]、锶等 10 多种无机元素，其中锶含量较高，其次是锌、铜，并含氧化钙、氧化镁、五氧化二磷、二氧化硅等含氧化合物，其中 SiO_2 的含量较高[4]。又含有骨胶原(collagen)，角蛋白，腹甲的甾体类化合物[5]。

【药理】 1. 对甲状腺功能的影响　用三碘甲状腺氨酸(T_3)造成的甲亢型大鼠每日灌服 100%龟甲煎液(10 ml/kg)，连续 6d，可降低甲亢大鼠血清中 T_3、T_4 的含量，降低红细胞膜 Na^+，K^+-ATP 酶活性、血浆 cAMP 和血浆黏度，使萎缩的甲状腺恢复生长；能降低大鼠的整体耗氧量，升高血糖，提高痛阈，减慢心率，使大鼠的饮水量减少，增加尿量，体重增加。表明龟甲能有效地降低甲亢型大鼠的甲状腺功能[1]。

2. 对免疫功能的影响　每日灌服 20%龟甲胶液 0.5 ml/只，可使小鼠白细胞数量明显升高[2]。每日每只腹腔注射龟甲提取液 85 mg，连续 7 d，能促使小鼠腹腔巨噬细胞数量增加，体积增大，伪足增多[3]。用 T_3 造成的甲亢型大鼠每日灌服 100%龟甲煎液(10 ml/kg)，可使萎缩的胸腺恢复生长，使淋巴细胞转化率提高，血清中 IgG 含量增加，提高细胞免疫及体液免疫功能[1]。

3. 对肾上腺功能的影响　用 T_3 造成的甲亢型大鼠每日灌服 100% 龟甲煎液(10 ml/kg)，连续 6 d，能使肾上腺皮质恢复生长，皮质球状带增厚，束状带单位面积细胞数虽减少，但胞体增大，胞浆丰满，肾上腺重量增加，使血浆皮质醇及尿 17-羟类固醇含量降低，能有效地降低甲亢型大鼠的肾上腺皮质功能[1]。

4. 对子宫的作用　100%龟甲煎剂 10～30 mg/ml 对大鼠、豚鼠、家兔和人的离体子宫均有明显的兴奋作用。将 5 g/kg龟甲煎剂灌胃，对家兔在体子宫也显示兴奋作用[4]。

5. 对微量元素的影响　给用 T_3 造成的甲亢型大鼠每日灌服 100%龟甲胶 2 ml/只，连续 6 d，可使大鼠血清铜和铜/锌比值明显下降[5]。

6. 延缓衰老作用　2 mg/ml 的龟甲提取液能显著促进体外培养第三十五代人胚肺二倍体成纤维细胞(2Bs 细胞)的生长增殖，表明对细胞具有延缓衰老作用[3]。

7. 对骨生长的影响　龟甲在实验不同时期(2、8、12 个月)均可明显降低尿羟脯氨酸排泄量，增加骨密度和骨钙、镁含量，并使血清碱性磷酸酶活性有升高趋势[6]。

8. 对神经干细胞的作用　龟版对局灶性脑缺血后神经干细胞有促进增殖作用，可减轻神经损伤症状[7]。

【炮制】 1. 龟甲　取原药材，用水浸泡，置锅内蒸 45 min，取出，放入热水中，立即用硬刷除净皮肉，洗净，晒干。

2. 醋龟甲　取砂子置锅内，用武火炒热，加入净龟甲片，拌炒表面黄色酥脆时，取出，筛去砂子，立即投入醋中淬之，捞出，干燥。每龟甲片 100 kg，用醋 20 kg。

3. 酒龟甲　取净河沙子置锅内，用武火炒热加入净龟甲，拌炒至深黄色，酥脆时取出，筛去沙子，趁热放入酒内淬酥，捞出晒干。每龟甲 100 kg，用酒 18 kg。

饮片性状　龟甲(腹甲)为不规则的小碎块，表面淡黄色或黄白色，有放射状纹理。边缘呈锯齿状，质坚硬。醋龟甲形如龟甲，表面黄色，质松脆，略有醋气。酒龟甲形如醋龟甲，略有酒气。

贮干燥容器内，置阴凉干燥处，密闭，防潮，防蛀。

【药性】 咸、甘，微寒。归肝、肾、心经。

1.《本经》：“味咸，平。”

【采收加工】 7～8月采挖，鲜用或晒干。

【成分】 根含生物碱、内脂性物质和黄酮苷[1]，根含血红蛋白(hemoglobin)[2]和数种硒类化合物，其中一种为亚硒酸盐(selenite)[3]。

【药理】 1. 止咳、祛痰作用 小鼠灌服根煎剂有明显止咳作用(氨水喷雾法)，但祛痰作用不显著(酚红法)。

2. 对平滑肌的作用 根煎剂对离体兔回肠有明显的抗乙酰胆碱作用，抽提物1号(生物碱)作用也很显著，抽提物3号(黄酮苷)及4号(内酯性物质)抗乙酰胆碱作用均较弱。

3. 抗菌作用 根在试管内对金黄色与白色葡萄球菌、卡他双球菌有较强的抑菌作用，对大肠杆菌亦有作用，但对肺炎链球菌、甲型和乙型链球菌及流感杆菌作用微弱。总生物碱和根煎剂对亚洲甲型流感病毒有明显抑制作用，对鼻病毒17型有抑制，对腺病毒7型不敏感(人胚肾原代单层细胞培养法)。

毒性 小鼠服根煎剂200 g/kg，活动减少，5只中1只腹泻，24 h内无死亡。服250 g/kg，活动减少，腹泻，5只中2只死亡[1]。

【药性】 涩、微苦，温，有毒。

1.《云南中草药》："涩，微苦，温。"

2.《云南中药志》："有毒。"

【功用主治】《云南中草药》："利湿通络，明目，镇静。主治风湿痛，闭经，慢性胃炎，小儿消化不良，头痛失眠，眼花。"

【用法用量】 内服：煎汤，9～15 g，鲜品30～60 g；或浸酒。外用：捣敷。

【宜忌】《云南中草药》："忌酸冷。"

【选方】 1. 治慢性支气管炎 含羞草根(鲜)60 g，红丝线根(鲜)18 g。水煎，每日1剂，分2次服。10 d为1个疗程，连续2个疗程。(《全国中草药汇编》)

2. 治风湿痛 含羞草根15 g。酒泡服。(《云南中草药》)

2390 肝风草 gān fēng cǎo (《福建中草药》)

【异名】 玉帘(《福建中草药》)，惊风草(《福建药物志》)，白花独蒜(《广西药用植物名录》)。

【基原】 为石蒜科葱莲属植物葱莲的全草。

【原植物】 葱莲 *Zephyranthes candida* (Lindl.) Herb. [*Amaryllis candida* Lindl.]

多年生草本。鳞茎卵形，直径约2.5 cm，具有明显的颈部。叶狭线形，肥厚，亮绿色，长20～30 cm，宽2～4 mm。花茎中空；花单生于花茎顶端，下有带褐红色的佛焰苞状总苞，总苞片先端2裂；花梗长约1 cm；花白色，外面常带淡红色，几无花被管，花被片6，长3～5 cm，近喉部常有很小的鳞片；雄蕊6，长约为花被的1/2；花柱细长，柱头不明显3裂。蒴果近球形，直径约1.2 cm，3瓣开裂；种子黑色，扁平。花期秋季。

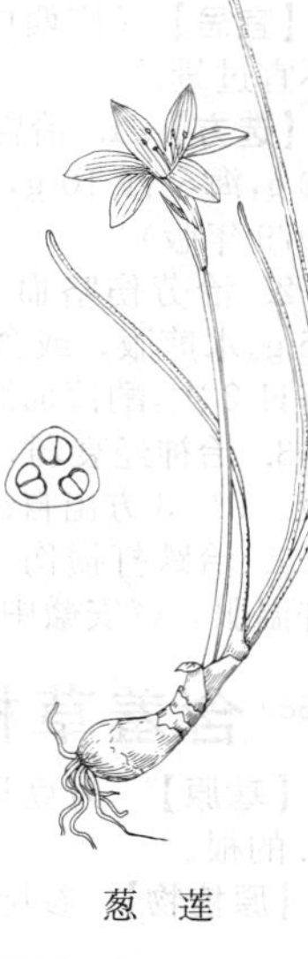

葱 莲

我国南方有引种栽培。原产南美洲。

【采收加工】 7～10月采收，多为鲜用。

【药性】《福建药物志》："苦、甘，平，有毒。"

【功用主治】《福建药物志》："平肝熄风，镇痉解痛。主治小儿惊风，疳热，癫痫，破伤风。"

【用法用量】 内服：煎汤，3～4株；或绞汁饮。外用：捣敷。

【宜忌】《福建药物志》："有催吐作用，不宜多用，以防中毒。"

【选方】 1. 治小儿急惊风 玉帘鲜全草3～4株，水煎调冰糖服。另用鲜全草3～4株，食盐3～6 g，同捣烂，分为2丸，贴于左右额角(太阳穴)，外用纱布覆盖固定。

2. 治小儿癫痫 玉帘鲜全草3株。水煎，调冰糖服。(1、2方出自《福建中草药》)

2391 龟甲 guī jiǎ (《本经》)

【异名】 神屋(《本经》)，龟壳(《淮南子》)，败龟甲(《小品方》)，败龟(《日华子》)，龟筒(《本草衍义》)，龟下甲(朱丹溪)，龟版(《纲目》)，龟底甲(《药品化义》)，龟腹甲(《医林纂要》)，拖泥板、元武版、坎版(《药材学》)，乌龟壳、龟板(俗称)。

【基原】 为龟科乌龟属动物乌龟的甲壳。

【原动物】 乌龟 *Chinemys reevesii* (Gray) 又名：龟(《周礼》)，水龟(《尔雅》)，神龟(《本经》)，元绪(崔豹《古今注》)，泥龟、墨龟(《浙江动物志》)，田龟(《便民食疗》)。

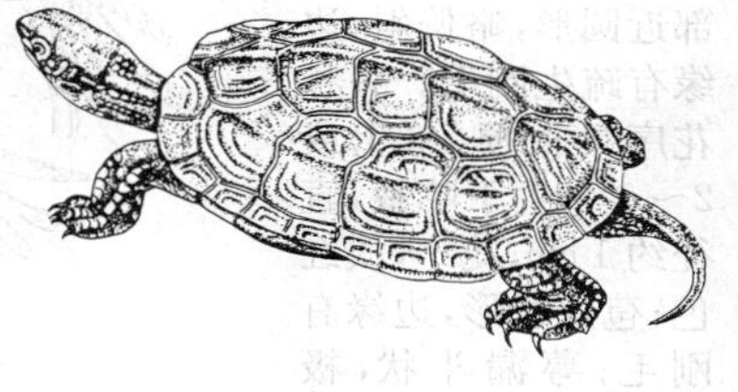

乌 龟

体呈扁椭圆形，背腹均有硬甲，甲的长宽高一般为120 mm×85 mm×55 mm，最长者可达200 mm以上。头顶前端光滑，后部覆被细粒状小鳞；吻端尖圆，颌无齿而具角质硬喙；眼略突出；耳鼓膜明显；颈部细长；周围均被细鳞，颈能伸缩。背、腹甲的上面为表皮形成的角质板；下面为真皮起源的骨板，背脊中央及其两侧有3条较显著的纵棱，但雄龟不太明显。背甲棕褐色或黑色，颈角板前窄后宽，椎角板5块，两侧对称排列肋角板各4块，缘角板每侧11块，臀角板2块近长方形。腹甲与背甲几乎等长，腹甲淡黄色，少数褐色，共有6对；喉角板2块，呈三角形；肱角板2块，外缘宽凸；胸、腹角板各2块，均较大；股角板2块，外缘较宽于中线；肛角板2块，后缘凹陷。背腹甲在体两侧由甲桥相连，形成体腔。四肢较扁平，前肢具5指及爪，后肢具趾，除第五趾无爪外，余皆有爪，指或趾间具蹼；尾中等长度，一般20～30 mm，较细。头侧及喉侧有带黑边的黄绿色纵线，头颈部背面深褐色，腹面稍浅。背甲各角板边缘外呈黄色，角板上的花纹形似金钱，故又有金钱龟之称。腹甲每块角板的外侧下方色较深，四肢背面灰褐色或深棕褐色，腹面色稍浅。尾部背面棕褐色。泄殖孔周围色浅，往后呈棕褐色。

生活于河流、池塘。吃虾、小鱼及植物性食物。分布于河北、江苏、浙江、安徽、江西、山东、河南、湖北、湖南、广东、广西、贵州、云南、陕西、台湾等地。

本动物的肉(龟肉)、血(龟血)、胆汁(龟胆汁)、甲壳所熬之胶(龟甲胶)亦供药用，另设专条。

剂。张洁古先生洵能察物哉。”

3.《本草正义》:“其质轻清,故专行上焦,直达巅顶,能疏散头痛风热,治目疾头风;并疗风气痹痛者,亦以轻清之性,善于外达也。性温味辛,故能上升外散,非其他明目之药以凉降为功之比,则散风火而无寒凉遏抑之虞,尤为良剂。”

2388 含羞草 hán xiū cǎo (《岭南采药录》)

【异名】 知羞草(《南越笔记》),怕羞草(《生草药性备要》),喝呼草(《广西通志》),惧内草(《植物名实图考》),怕丑草(《广州植物志》),感应草(广西)。

【基原】 为豆科含羞草属植物含羞草的全草。

【原植物】 含羞草 *Mimosa pudica* L.

披散半灌木状草本,高可达 1 m。有散生、下弯的钩刺及倒生刚毛。叶对生,羽片通常 4,掌状排列;叶柄长 1.5～4 cm;托叶披针形,长 5～10 mm,有刚毛。小叶 10～20 对,触之即闭合而下垂;小叶片线状长圆形,长 8～13 mm,先端急尖,基部近圆形,略偏斜,边缘有疏生刚毛。头状花序具长梗,单生或 2～3 个生于叶腋,直径约 1 cm;花小,淡红色;苞片线形,边缘有刚毛;萼漏斗状,极小,短齿裂;花冠钟形,上部 4 裂,裂片三角形,外面有短柔毛;雄蕊 4,基部合生,伸出花瓣外;子房有短柄,花柱丝状,柱头小。荚果扁平弯曲,长约 14 mm,先端有喙,有 3～4 节,每节有 1 颗种子,荚缘波状,具刺毛,成熟时荚节脱落。种子阔卵形。花期 3～4 月,果期 5～11 月。

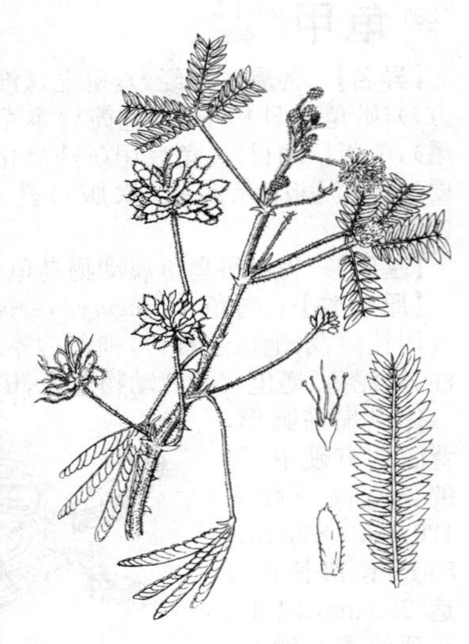

含 羞 草

生于旷野、山溪边、草丛或灌木丛中。长江南北有栽培,主要供观赏。分布于西南及福建、广东、广西、海南、台湾等地。

本植物的根(含羞草根)亦供药用,另设专条。

【栽培】 生物学特性　喜温暖、湿润而向阳的环境。丘陵和平坝的一般土壤都可生长。

繁殖方法　种子繁殖。3～4 月播种。在整好的地上,开 1.3 m 宽的畦,按行株距各约 33 cm 开穴,深约 7 cm,作到穴大、底平、土松。播时先施人畜粪水,然后把种子匀撒穴里,每穴 10～15 粒,上盖草木灰约 1 cm 厚。

田间管理　播后天旱注意浇水,保持土壤湿润。苗高约 7 cm 时匀苗、补苗,每穴留苗 4 或 5 株,并除草、追肥 1 次。在 5～6 月再中耕除草、追肥 1 次。肥料一般都用畜粪水。

病虫害防治　虫害有蛞蝓,可在早晨撒鲜石灰粉防治。

【采收加工】 6～7 月采收,鲜用,或扎成把,晒干。

【成分】 叶含含羞草碱(mimosine)[1],含羞草苷(mimoside)[2],D-松醇(D-pinitol)[3]和硒化合物,其中一种为亚硒酸盐(selenite)[4]。

全草含含羞草碱(mimosine)[5],含羞草苷[6],D-松醇(D-pinitol)[7],硒化合物,其中一种为亚硒酸盐[8],mimopudine[2],鞣质,2″-O-鼠李糖基荭草素(2″-O-rhamnosylorientin)和 2″-O-鼠李糖基异荭草素(2″-O-rhamnosylisoorientin)[3]。

种子含油约 17%,性质似大豆油,油中的脂肪酸组成为:亚麻酸(linolenic acid)0.4%,亚油酸(linoleic acid)51%,油酸(oleic acid)31%,棕榈酸(palmitic acid)8.7%,硬脂酸(stearic acid)8.9%,另含谷甾醇(sitosterol)[9],蟾二烯羟酸内酯(bufadienolide)[10]。亦含山萮酸(behenic acid)5.7%[11],黏液质(mucilage)[12],硒化合物,其中一种为亚硒酸盐[13]。

【药理】 毒性　含羞草碱能轻度抑制碱性磷酸酶,对含金属的酶系统抑制不显著[1,2]。饲料中含 0.5%～1.0%的含羞草碱即可使大鼠或小鼠生长停滞、脱发、白内障[3]。

【药性】 甘、涩、微苦,微寒,小毒。

1.《生草药性备要》:“味甘,性寒。”

2.《广西中药志》:“有小毒。入脾、肾二经。”

3. 广州部队《常用中草药手册》:“甘,涩,微寒。”

【功用主治】 凉血解毒,清热利湿,镇静安神。主治感冒,小儿高热,支气管炎,肝炎,胃炎,肠炎,结膜炎,泌尿系结石,水肿,劳伤咳血,鼻衄,血尿,神经衰弱,失眠,疮疡肿毒,带状疱疹,跌打损伤。

1.《生草药性备要》:“止痛消肿。”

2.《本草求原》:“敷疮。”

3.《岭南采药录》:“治眼热作痛。”

4.《广西中药志》:“止痛,消肿,散瘀。治跌打损伤,痈疮。”

5. 广州部队《常用中草药手册》:“安神镇静。主治神经衰弱,失眠。”

6.《广西本草选编》:“凉血止血。主治急性肝炎,肺结核咯血,鼻衄,血尿,小儿疳积,结膜炎,带状疱疹。”

7.《青岛中草药手册》:“清热利水。主治肠炎,肾炎,疝气,感冒,疟疾。”

8.《全国中草药汇编》:“清热利尿,化痰止咳。主治小儿高热,支气管炎,泌尿系结石。”

【用法用量】 内服:煎汤,15～30 g,鲜品 30～60 g;或炖肉。外用:捣敷。

【宜忌】 《广西中药志》:“孕妇忌服。有麻醉作用,内服不宜过量。”

【选方】 1. 治胃肠炎、泌尿系结石　含羞草 15 g,木通 10 g,海金沙 10 g,车前草 15 g。水煎服。(《四川中药志》1979 年版)

2. 治劳伤咯血　含羞草 9 g,仙鹤草、旱莲草、藕节各 15 g。水煎服。或含羞草、姜黄各等量研末,每次 1.5～3 g,每日 2 次,酌情加酒冲服。

3. 治神经衰弱,失眠　含羞草 9 g,夜交藤 30 g。水煎服。(2、3 方出自《安徽中草药》)

4. 治跌打损伤　含羞草、伸筋草各 15 g。煎水,加酒少许温服。(《安徽中草药》)

2389 含羞草根 hán xiū cǎo gēn (《云南中草药》)

【基原】 为豆科含羞草属植物含羞草 *Mimosa pudica* L. 的根。

【原植物】 参见“含羞草”条。

一年生草本，呈莲座状。须根多数，细软，稠密。无茎。叶基生，线状披针形，长 6～20 cm，中部宽 3～4 mm，基部最宽可达 8 mm，先端稍钝，有纵脉 10 余条，叶片上有纵横脉构成的透明小方格。花葶多数，长短不一，高者达 30 cm；头状花序近球形，直径 4～6 mm，总苞片倒卵形，长 2～2.5 mm；花单性，雌雄花生于同一花序上。雄花较少，外轮花被片合生成倒卵形苞状，先端 3 片裂，钝，有短毛，内轮花被片合生成倒圆锥状筒形；雄蕊 6，花药黑色；雌花多数，生于花序周围；外轮花被片合生成椭圆形苞状，内轮花被片 3，离生，匙形，先端有一黑色腺体，有细长毛；雌蕊 1，子房 3 室，柱头 3 裂。蒴果三棱状球形。种子长椭圆形，有毛茸。花、果期 7～12 月。

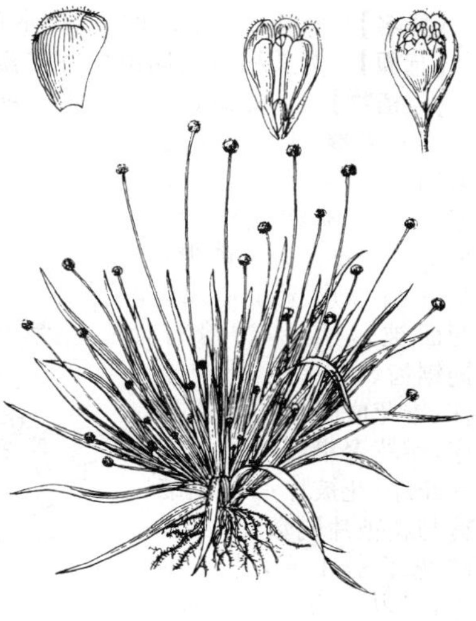

谷 精 草

生于沼泽、溪沟和田边阴湿处。分布于华东、西南及湖南、台湾等地。

此外，同等入药的还有：白药谷精草 *E. cinereum* R. Br.　分布于华东、中南及山西、贵州、陕西、台湾等地；华南谷精草 *E. sexangulare* L.　分布于福建、湖南、广东、广西、海南、台湾等地；毛谷精草 *E. australe* R. Br.　分布于广东、广西、海南、四川、云南等地。

【栽培】 生物学特性　喜温暖潮湿气候，忌干旱，忌严寒。宜选择水田或低湿地栽培。

繁殖方法　种子繁殖：秋季采收成熟花葶，晒干，搓碎后收集种子待播。春季，均匀撒播，播种时放干田水，发芽出苗后灌浅水养护。

田间管理　生长期拔除杂草 3～4 次，追肥 1～2 次；定期灌水，保持土壤湿润。

【采收加工】 9～10 月采收，将花茎拔出，晒干。

【药材】 谷精草 *Flos Eriocauli*　主产于浙江、湖北、江苏。以浙江、江苏产的质量佳。

性状　本品头状花序呈半球形，直径 4～5 mm；底部有苞片层层紧密排列，苞片淡黄绿色，有光泽，上部边缘密生白色短毛；花序顶部灰白色。揉碎花序，可见多数黑色花药及细小黄绿色未成熟的果实。花茎纤细，长短不一，直径不及 1 mm，淡黄绿色，有数条扭曲的棱线。质柔软。无臭，味淡。

鉴别　(1) 粉末特征：黄绿色。腺毛头部长椭圆形，1～4 细胞，表面有细密网状纹理；柄单细胞。非腺毛甚长，2～4 细胞。种皮表皮细胞，表面观扁长六角形，壁上衍生伞形支柱。花茎表皮细胞表面观长条形，表面有纵直角质纹理，气孔类长方形。果皮细胞表面观类多角形，垂周壁豆粒状增厚。花粉粒类圆形，具螺旋状萌发孔。

(2) 取本品醇提液点于滤纸上，置紫外光灯下观察，可见淡蓝色荧光，喷三氯化铝试液后荧光增强。

【药理】 抗菌作用　在试管内水浸剂对须疮癣菌、絮状表皮癣菌、石膏样小芽胞癣菌、羊毛状小芽胞癣菌有抑制作用[1]。水浸剂(1∶6)在试管内对奥杜盎小芽胞癣菌、铁锈色小芽胞癣菌等皮肤真菌均有不同程度的抑制作用[2]。谷精草煎剂在体外对铜绿假单胞菌有抗菌作用[3]。

【炮制】 取原药材，除去根及杂质，切段，筛去灰屑。

饮片性状　本品为不规则段状，参见“药材”项。

贮干燥容器内，置通风干燥处。

【药性】 辛、甘，平。归肝、胃经。

1.《本草拾遗》：“味甘，平。”

2.《日华子》：“凉。”

3.《开宝本草》：“味辛，温。无毒。”

4.《滇南本草》：“味微苦，入肝、脾二经。”

5.《本草汇言》：“味苦，微辛，气寒。入足厥阴、阳明经。”

【功用主治】 祛风散热，明目退翳。主治目赤翳障，羞明流泪，雀目，头痛，鼻渊，喉痹，牙痛，风疹瘙痒。

1.《开宝本草》：“主疗喉痹，齿风痛，及诸疮疥。”

2.《本草元命苞》：“治偏正头痛，主诸疮疥癣。”

3.《滇南本草》：“为清热明目之品。退翳膜，散火热，疗疮疥。”

4.《纲目》：“治大风痛，目盲翳膜，痘后生翳，止血。”

5.《眼科全书》：“治胃热，齿痛，益精。”

【用法用量】 内服：煎汤，9～12 g；或入丸、散。外用：煎汤外洗；或烧存性，研末外撒；或为末吹鼻、烧烟熏鼻。

【宜忌】 血虚目疾慎服；忌用铁器煎药。

1.《医学广笔记》：“土瓜为之使，忌铁，伏汞砂。”

2.《得配本草》“血虚病目者禁用。”

【选方】 1. 治风毒赤眼，无问久新　谷精草去根，一两，井泉石净洗，研，半两，豉焙干，一合，井中苔焙干，半两。上四味，捣罗为细散。每服二钱匕，空心，以井花水调服。(《圣济总录》)

2. 治目中翳膜　谷精草、防风等分。为末，米饮服之。(《纲目》引《明目方》)

3. 治小儿雀目，至夜不见物　谷精草半两，甘草半两，炙微赤，锉，干姜一分，锉。上捣为末，用面一两，作烧饼子样。用药三钱入在中间，安慢火内，煨，令熟，用好茶下之。每日早晨一服，至三日后见物。(《普济方》)

4. 治偏正头痛　谷精草一两。为末，白面调摊纸花上，贴痛处，干又换。(《姚僧坦集验方》)

5. 治脑痛眉痛　谷精草二钱，地龙三钱，乳香一钱。为末，每服半钱，烧烟筒中随左右熏鼻。(《本草述》)

6. 治鼻衄　用谷精草捣罗为末，以热面汤调下二钱。(《圣惠方》)

7. 治小儿中暑吐泻　谷精草全草 30～60 g，鱼首石 9～15 g。水煎内服，每日服 2 次，连服数次可愈。(《泉州本草》)

8. 治一切遗症、白浊白淋难愈者　谷精草、猪骨髓各一两。酒煎服，以好为度。(《文堂集验方》)

【各家论述】 1.《纲目》：“谷精草体轻性浮，能上行阳明分野，凡治目中诸病，加而用之，甚良。明目退翳之功，似在菊花之上也。”

2.《本草述》：“洁古《用药式》，谷精草入肝补气，是固风剂也。有治暗风方，用谷精草为末少许，水噙，时复搐左右鼻。愚于风虚头痛，同诸味用之累效，然则又为风证之补

(2) 取本品粉末 2 g,加水 4 ml 置乳钵中研磨,静置片刻,吸取上层清液,滤过。滤液点于滤纸上,喷洒茚三酮试剂,在 100 ℃左右的烘箱中,放置 1～2 min,呈现紫色斑块(检查氨基酸)。

(3) 取上述的水提取液,点于滤纸上,喷洒苯胺-邻苯二甲酸试剂,在 105 ℃烘 5 min,呈现棕色斑点(检查糖类)。

品质标志 《中华人民共和国药典》2005 年版规定:取本品 5 g,按药材取样法取对角两份样品,检查出芽粒数与总粒数,计算出芽率(%)。本品出芽率不得少于 85%。

【成分】 含蛋白质,脂肪油,淀粉,淀粉酶,麦芽糖(maltose),腺嘌呤(adenine),胆碱(choline)[1]以及天冬氨酸(asparticacid),γ-氨基丁酸(γ-aminobutyricacid)等 18 种氨基酸[2]。还含 6 个 5-*n*-(2′-氧代)烷基间苯二酚类化合物〔5-*n*-(2′-oxo)-alkylresorcinds〕[3]。

【炮制】 1. 谷芽 取谷芽除去杂质即可。生谷芽养胃消食,用于胃阴不足,食欲减退。

2. 炒谷芽 取净谷芽置锅内,用文火炒至表面深黄色,略有焦斑,取出,摊凉。炒谷芽偏于消食,用于不饥食少。

3. 焦谷芽 取净谷芽置锅内,用中火炒至表面焦褐色,取出,摊凉。焦谷芽善化积滞,用于积滞不消。

饮片性状 谷芽参见"药材"项。炒谷芽形如谷芽,表面深黄色,有裂隙,略具香气。焦谷芽形如谷芽,表面焦褐色,有裂隙,具焦香气。

贮干燥容器内,置通风干燥处,防鼠,防蛀。

【药性】 甘,平。归脾、胃经。

1.《别录》:"味苦,无毒。"

2.《纲目》:"甘,温。"

3.《本草汇言》:"通入脾、胃二经。"

4.《本草经解》:"入足厥阴肝经,手少阴心经。"

【功用主治】 消食化积,健脾开胃。主治食积停滞,胀满泄泻,脾虚少食,脚气浮肿。

1.《别录》:"主寒中,下气,除热。"

2.《本草经集注》:"末其米脂和傅面,亦使皮肤悦泽。"

3.《日华子》:"能除烦,消宿食,开胃。"

4.《纲目》:"快脾开胃,下气和中,消食化积。"

5.《本草汇言》:"消宿食,行滞气之药也。"

6.《中药材手册》:"治脾虚,心胃痛,胀满,热毒下痢,烦渴,消瘦。"

7.《四川中药志》1960 年版:"治胃弱食滞胀满,食欲不佳及营养不良之脚气等症。"

【用法用量】 内服:煎汤,10～15 g,大剂量 30 g;或研末。

【宜忌】《四川中药志》1960 年版:"胃下垂者忌用。"

【选方】 1. 启脾进食 谷蘖四两,为末,入姜汁、盐少许,和作饼,焙干。入炙甘草、砂仁、白术(麸炒)各一两。为末,白汤点服之,或丸服。(《澹寮集验方》谷神丸)

2. 治小儿消化不良,面黄肌瘦 谷芽 9 g,甘草 3 g,砂仁 3 g,白术 6 g。水煎服。

3. 治饮食停滞,胸闷胀痛 谷芽 12 g,山楂 6 g,陈皮9 g,红曲 6 g。水煎服。(2、3 方出自《青岛中草药手册》)

【各家论述】 1.《药性纂要》:"(谷芽)能醒运脾胃,助益生气,以消虚胀,而不损真元,汤剂中加而用之,比之麦芽尤纯,而作饮代茶常服,更能启脾进食。"

2.《本经逢原》:"谷芽,启脾进食,宽中消谷,而能补中,不似麦芽之克削也。"

2386 谷皮藤 gǔ pí téng (《浙南本草新编》)

【异名】 藤葡蟠、黄皮藤(《浙南本草新编》)。

【基原】 为桑科构树属植物谷皮藤的全株或根、根皮。

【原植物】 谷皮藤 *Broussonetia kaempferi* Sieb. et Zucc.

落叶攀缘灌木。树皮柔韧,多纤维。叶互生;卵形至长圆状披针形,长 7～12 cm,先端渐尖,基部圆心形至微心形,两面被短柔毛,边缘有钝锯齿。花单性,雌雄异株;雄花成圆柱状葇荑花序,雌花聚集成球形的头状花序;花被片 4;雄花雄蕊与花被片同数而对生;雌花子房 1 室,花柱侧生,丝状。聚花果干燥,直径不逾1 cm。花期 3～4 月,果期 4～5 月。

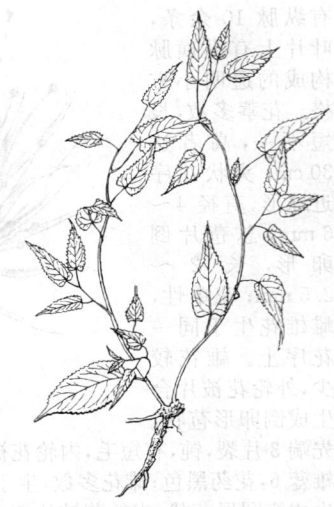

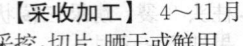

谷皮藤

生于村边、路旁、灌丛中。分布于华中、华南各地。

【采收加工】 4～11月采挖,切片,晒干或鲜用。

【药理】 抑菌作用 谷皮藤对金黄色葡萄球菌、志贺痢疾杆菌有抑菌作用,对铜绿假单胞菌、大肠杆菌、副大肠杆菌、宋内痢疾杆菌、福氏痢疾杆菌、炭疽杆菌均无抑菌作用[1]。

【药性】 微甘,平。

【功用主治】 清热利尿,活血消肿。主治肺热咳嗽,砂石淋,黄疸,跌打损伤。

【用法用量】 内服:煎汤,30～60 g。外用:捣敷。

【选方】 1. 治泌尿系结石 谷皮藤 250 g。先煎去渣,加绿豆 60 g,水煎作茶饮。

2. 治肺热咳嗽 谷皮藤 30～60 g。水煎代茶。(1、2 方出自《全国中草药选编》)

3. 治传染性黄疸型肝炎 藤葡蟠 120 g。切成碎片,加水 1 500 ml,煎至 500 ml,早、晚分服。开始一二剂配猪肚 1 个同煎服。

4. 治跌打损伤 藤葡蟠根皮同糯米饭共捣成糊,供伤科外敷用。(3、4 方出自《浙南本草新编》)

2387 谷精草 gǔ jīng cǎo (《本草拾遗》)

【异名】 戴星草(《开宝本草》),文星草、流星草(《纲目》),移星草(《现代实用中药》),珍珠草(《江苏省植物药材志》),鱼眼草(《陆川本草》),天星草(《南宁市药物志》),佛顶珠、灌耳草(《四川中药志》),翳子草、满天星、羊壳珠、金箍棒(《湖南药物志》),鼓锤草(《湖北中草药志》),谷星草(《植物名释札记》),谷精子(福建),耳朵刷子、挖耳朵草、衣钮草(浙江),癞痢头草(江苏)。

【基原】 为谷精草科谷精草属植物谷精草带花茎的头状花序。

【原植物】 谷精草 *Eriocaulon buergerianum* Koern. 又名:连萼谷精草(《台湾植物志》)。

良品种枝条为接穗，于2～5月间嫁接。成活后按行株距4 m×3 m或4 m×4 m移栽。

田间管理　每年春、夏和秋季各施一次肥，有条件地区应施复合肥或套种绿肥，以改良土壤肥力。平时要勤除杂草、松土和培土。

病虫害防治　虫害有木毒蛾、介壳虫、蚜虫等。

【采收加工】　9～10月果熟时采收，开水烫透或用盐水浸后，晒干。

【药材】　余甘子 *Fructus Phyllanthi*　主产于云南。

性状　果实球形或扁球形，直径1.2～2 cm。表面棕褐色至墨绿色，有淡黄色颗粒状突起，具皱纹及不明显的6棱，果梗长约1 mm，果肉(中果皮)厚1～4 mm，质硬而脆。内果皮黄白色，硬核样，表面略具6棱，背缝线的偏上部有数条维管束，干后裂成6瓣。种子6，近三棱形，棕色。气微，味酸涩，回甜。

鉴别　果皮横切面：外果皮由胞壁增厚的多角形细胞2～7列组成。中果皮较厚，为薄壁细胞组成，有维管束通过，薄壁细胞内常有草酸钙柱晶和方晶等。内果皮为多列较小的石细胞组成，胞腔明显，层纹不甚清楚。

【成分】　果实含鞣质，其中有葡萄糖没食子鞣苷(glucogallin)，没食子酸(gallic acid)，并没食子酸(ellagic acid)，鞣料云实素(corilagin)，原诃子酸(terchebin)，诃黎勒酸(chebulagic acid)，诃子酸(chebulinic acid)，诃子次酸(chebulic acid)，3，6-二没食子酰葡萄糖(3，6-digalloylglucose)[1,2]，干果含黏酸(mucic acid)4%～9%[3]。果皮含没食子酸，油柑酸(phyllemblic acid)，余甘子酚(emblicol)[4]。油柑酸(phyllaemblic acids) B、C、D，2-羧基甲基苯-O-β-D-吡喃葡萄糖苷(2-carboxylmethylphenol-O-β-D-glucopyranoside)，2，6-二甲氧基-4-(2-羟基)甲基苯-O-β-D-吡喃葡萄糖苷〔2，6-dimethoxy-4-(2-hydroxymethyl) phenol-O-β-D-glucopyranoside〕[5]。

种子含油约26%，油中含亚麻酸(linolenic acid)8.8%，亚油酸(linoleic acid)44%，油酸(oleic acid)28.4%，硬脂酸(stearic acid)2.2%，棕榈酸(palmitic acid)3.0%，肉豆蔻酸(myristic acid)1%脂肪酸等[6]。

【药理】　1. 抗炎作用　余甘子能显著抑制大鼠琼脂性足跖肿胀和二甲苯所致小鼠耳壳肿胀，显著抑制组胺所致的毛细血管通透性增强和白细胞游出，而对慢性增生性炎症抑制作用不明显[1]。

2. 抗菌作用　余甘子干燥果实，先以80%甲醇提取，再用醚萃取，经酸化后可得到良好的抗菌活性成分，对葡萄球菌、伤寒杆菌、副伤寒杆菌、大肠杆菌及痢疾杆菌均有抑制作用[2]。

3. 抑制致癌物的合成　体外实验中，余甘果汁能有效阻断N-亚硝基化合物的合成，阻断率高达93%，明显高于同浓度Vc溶液(阻断率49.2%)；在体内实验中，余甘果汁和Vc能使大鼠及人体内亚硝基化合物合成显著减少，同样，余甘果汁较Vc的阻断作用更为明显[3]。

4. 护肝作用　各剂量余甘子可显著降低CCl_4所致肝纤维化小鼠肝脏羟脯氨酸含量及血清ALT、AST的活性，抑制白蛋白的降低，减轻肝组织病理损害程度，其作用呈剂量依赖性[4]。

5. 抑制主动脉粥样硬化　余甘子可以减少食饵性高脂血症家兔实验性颈动脉粥样硬化斑块面积，降低动脉粥样硬化斑块级别，减少动脉粥样硬化斑块内弹力纤维含量，减少动脉粥样硬化斑块内泡漠细胞层数[5]。

毒性　小鼠对余甘子口服液一次灌胃的最大耐受量为66 g/kg，按体重计算，其相当于临床推荐用量的198倍。长期毒性试验采用大鼠灌胃余甘子口服液，分成低、中、高(8、16、32 g/kg)3个剂量组(按体重计算，分别为临床用量的24、48、96倍)，每日灌胃1次，持续2个月，动物未出现任何中毒反应及死亡，血象常规、血液生化指标和重要脏器病理检查及脏器系数均未发现异常[6]。

【药性】　苦、甘、酸，凉。归肝、肺、脾、胃经。

1.《新修本草》："味苦、甘，寒。无毒。"

2.《海药本草》："味苦、酸、甘，微寒。"

3.《四川中药志》1960年版："入脾、胃二经。"

【功用主治】　清热利咽，润肺化痰，生津止渴。主治感冒发热，咳嗽，咽痛，白喉，烦热口渴，高血压病。

1.《新修本草》："主风虚热气。"

2.《本草拾遗》："主补益，强气力。取子压取汁，和油涂头生发，去风痒。初涂发脱，后生如漆。"

3.《海药本草》："主丹石伤肺，上气咳嗽。久服轻身，延年长生。"

4.《本草衍义》："解金石毒，为末作汤点服。"

5.《绍兴本草》："作果实食之，以解酒毒。"

6.《纲目》："解硫黄毒。"

【用法用量】　内服：煎汤，15～30 g；或鲜品取汁。

【宜忌】　脾胃虚寒者慎服。

《本草省常》："同一切辣味食，令人患黄病。"

【选方】　1. 治感冒发热，咳嗽，咽喉痛，口干烦渴，维生素C缺乏症(坏血病)　每用(余甘子)鲜果10～30个，水煎服。(广州部队《常用中草药手册》)

2. 治白喉(滇)橄榄500 g，玄参、甘草各30 g。冷开水泡至起霜花，取霜用棉纸铺开晒干后，加马尾龙胆粉6 g，冰片1.5 g，炒白果仁粉1.5 g，吹喉用。

3. 治哮喘(滇)橄榄21个，先煮猪心肺，去浮沫再加橄榄煮熟连汤吃。(2、3方出自《昆明民间常用草药》)

4. 治食积呕吐，腹痛，泄泻(余甘子)果5～10枚或盐渍果5～8枚嚼食；或盐浸果液1汤匙，开水冲服。(《福建中草药》)

5. 治高血压病　用(余甘子)鲜果5～8枚生食，日服2次。(《福建药物志》)

2385 谷芽 gǔ yá (《纲目》)

【异名】　蘖米(《别录》)，谷蘖(《澹寮集验方》)，稻蘖(《纲目》)，稻芽(《中药材手册》)。

【基原】　为禾本科稻属植物稻 *Oryza sativa* L. 的颖果经发芽而成。

【原植物】　参见"粳米"条。

【药材】　谷芽 *Fructus Setariae Germinatus*　主产于我国北方各地。

性状　本品呈类圆球形，直径约2 mm，顶端钝圆，基部略尖。外壳为革质的稃片，淡黄色，具点状皱纹，下端有初生的细须根，长3～6 mm，剥去稃片，内含淡黄色或黄白色颖果(小米)1粒。无臭，味微甘。

鉴别　(1) 粉末特征：黄白色。胚乳细胞含有淀粉粒，单粒呈不规则的多角形，边缘尖锐，直径2～10 μm，偶见凹形脐点，层纹不明显，复粒由多数单粒组成，全形多呈卵圆形。外稃上可见单细胞非腺毛，长150～250 μm。

100 g。外用：鲜品捣敷；或煎水洗。

【选方】 1. 治咽喉肿，乳蛾疼痛　新鲜瓦松不拘多少，捣烂，加清水搅浊后澄清，去渣不用。能饮酒者，点酒服；不饮酒者，点醋服。

2. 治鼻痔烂通其孔，不收口者　瓦松烧存性，研末搽之。(1、2方出自《滇南本草》)

3. 治风热头昏，眼雾，高血压病　瓦花 3～9 g。水煎服。(《云南中草药》)

2382 佛手柑根 fó shǒu gān gēn (《福建药物志》)

【基原】 为芸香科柑橘属植物佛手 *Citrus medica* L. var. *sarcodactylis* (Noot.) Swingle 的根。

【原植物】 参见"佛手柑"条。

【采收加工】 9～11月采挖根，切片晒干或鲜用。

【药性】 《福建药物志》："辛、苦，平。"

【功用主治】 《福建药物志》："理气宽胸，化痰消胀。治脾肿大，十二指肠溃疡，癫痫。"

【用法用量】 内服：煎汤，15～30 g。

【选方】 1. 治十二指肠溃疡　佛手鲜根 30 g，醋制鳖甲粉 9 g，猪心 1 个。水炖服。

2. 治癫痫　佛手根 30 g，雌白绒鸡 1 只，宰净。炖服。(1、2方出自《福建药物志》)

3. 治男人下消，四肢酸软　鲜佛手根 15～24 g，猪小肚 1 个洗净。水适量煮服。(《闽南民间草药》)

2383 伽蓝菜 qié lán cài (广州部队《常用中草药手册》)

【异名】 青背天葵、鸡爪三七(广州部队《常用中草药手册》)，五爪三七、假川连(广州空军《常用中草药手册》)，五爪田七(《福建药物志》)，小灯笼草、大还魂(《台湾植物志》)。

【基原】 为景天科伽蓝菜属植物伽蓝菜的全草。

【原植物】 伽蓝菜 *Kalanchoe laciniata* (L.) DC. [*Cotyledon laciniata* L.]　又名：裂叶落地生根(《经济植物手册》)。

多年生肉质草本，高 20～100 cm。全株蓝绿色，老枝变红，无毛。叶对生；叶柄长 2.5～4 cm；叶片三角状卵形或长圆状倒卵形，长 8～15 cm；中部叶羽状深裂，叶片条形或条状披针形，边缘有浅锯齿或浅裂；顶生叶较小，披针形。聚伞花序圆锥状或伞房状，顶生，长 10～30 cm；苞片线形；萼片 4 深裂，线状披针形；花冠高脚碟状，黄色或橙红色，长 1.5～2 cm，花冠管伸出花萼外，膜质，裂片急尖；雄蕊 8，2 轮，花丝短，着生在花冠管喉部；鳞片 4，线形；心皮 4，披针形。蓇葖果，长圆形。种子多数。花期 3 月。

伽蓝菜

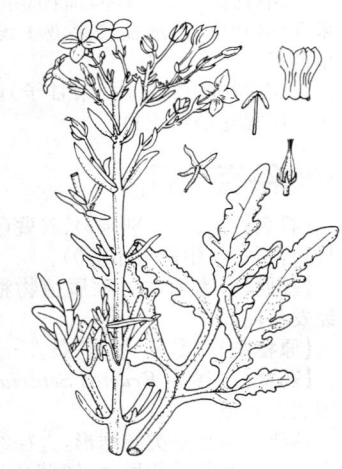

生于湿热的气候条件下，湿润沙质地上，多为栽培。分布于福建、广东、广西、云南、台湾等地。

【采收加工】 7～10月采收，多鲜用。

【药性】 甘、微苦，寒。

【功用主治】 广州部队《常用中草药手册》："清热解毒，散瘀消肿，治毒蛇咬伤，疮疡脓肿，跌打损伤。"

【用法用量】 内服：煎汤，10～15 g。外用：捣敷；或捣汁涂。

【选方】 1. 治跌打损伤，扭伤　伽蓝菜绞汁 30～50 ml，黄酒等量冲服；另取鲜草揉烂蘸酒擦伤部。

2. 治痈肿初起　伽蓝菜、榔榆叶各等量。捣烂敷患处。(1、2方出自《福建药物志》)

3. 治毒蛇咬伤　伽蓝菜鲜叶 30～60 g。捣烂取汁冲酒服，渣敷伤口周围。(《广西本草选编》)

2384 余甘子 yú gān zǐ (《本草图经》)

【异名】 菴摩勒(《南方草木状》)，余甘、庵摩勒(《新修本草》)，庵摩落迦果(《本草拾遗》)，土橄榄(《云南记》)，望果(《中国树木分类学》)，油甘子(《广州植物志》)，牛甘子(《南宁市药物志》)，橄榄子(《四川中药志》)，喉甘子、鱼木果(《广西药用植物名录》)，滇橄榄(《云南中草药选》)。

【基原】 为大戟科叶下珠属植物余甘子的果实。

【原植物】 余甘子 *Phyllanthus emblica* L.　又名：油柑(《岭南采药录》)。

落叶小乔木或灌木，高 3～8 m。树皮灰白色，薄而易脱落，露出大块赤红色内皮。叶互生于细弱的小枝上，2 列，密生，极似羽状复叶；近无柄；落叶时整个小枝脱落；托叶线状披针形；叶片长方线形或线状长圆形，长 1～2 cm，宽 3～5 mm。花簇生于叶腋，花小，黄色；单性，雌雄同株，具短柄；每花簇有 1 朵雌花，花萼 5～6 片，无瓣；雄花花盘成 6 个极小的腺体，雄蕊 3，合生成柱；雌花花盘杯状，边缘撕裂状，子房半藏其中。果实肉质，径约 1.5 cm，圆而略带 6 棱，初为黄绿色，成熟后呈赤红色，味先酸涩而后回甜。花期 4～5 月，果期 9～11 月。

余甘子

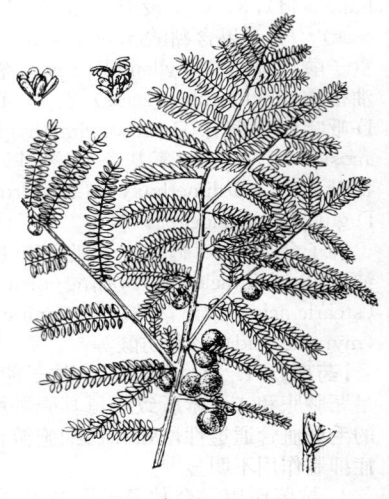

生于海拔 300～1 200 m 的疏林下或山坡向阳处。分布于福建、广东、广西、海南、四川、贵州、云南、台湾等地。

本植物的叶(油柑叶)、树皮(油柑皮)、根(油柑根)亦供药用，另设专条。

【栽培】 生物学特性　喜温暖湿润气候，怕寒冷，遇霜容易落叶、落花，甚至冻坏嫩枝条。对土壤要求不严，南方各类山地均可种植。以向阳山坡、梯田和园地栽培为宜。

繁殖方法　种子繁殖或嫁接繁殖。种子繁殖：春季播种育苗，待苗木生长到 70～100 cm，可和优良品种进行嫁接。嫁接繁殖：选取 2～4 年野生余甘子为砧木，取 2 年生的优

3. 治眼目焮肿，或角膜生斑翳　取(佛甲草)叶汁点之。(《荷兰药镜》)

4. 治乳痈红肿　狗牙瓣、蒲公英、金银花。加甜酒捣烂外敷。(《贵阳民间药草》)

5. 治诸疖毒，火丹，头面肿胀将危者　铁指甲，少入皮硝捣罨之。(《李氏草秘》)

6. 治漆疮　鲜狗牙瓣捣烂外敷。(《贵阳民间药草》)

7. 治痔疮焮痛　以(佛甲草)叶入乳汁，煮如膏贴患处。(《荷兰药镜》)

8. 治汤火伤　用火焰草晒干，为末，冷水调敷患处。(《卫生易简方》)

9. 治黄疸型肝炎，迁延性肝炎　佛甲草 30 g，当归 9 g，红枣 10 枚。水煎服。(《秦岭巴山天然药物志》)

10. 治牙疼　铁指甲煅末，擦之。(王安卿《采药志》)

【临床报道】 治疗扁平疣　鲜佛甲草 20 g，白矾 5 g，磨成糊状。先用汁后用渣，每日外擦 3～5 次，皮疹消失后继续擦药 3～5 d，以巩固疗效。共治疗 42 例，痊愈 35 例，无效 7 例，治愈率 84%[1]。

2380 佛肚花 fó dù huā (《浙江民间常用草药》)

【异名】 华东佛肚苣苔、岩青菜(《全国中草药汇编》)，石燕三七、金丝草、虎皮(《浙江药用植物志》)，岩白菜、小荷草。

【基原】 为苦苣苔科粗筒苣苔属植物浙皖粗筒苣苔的根或全草。

【原植物】 浙皖粗筒苣苔 *Briggsia chienii* Chun

多年生草本。叶全部基生；叶柄长 1.2～4 cm，被锈色绵毛；叶片椭圆状长圆形或狭椭圆形，长 4～10 cm，宽 2～2.5 cm，先端钝，基部宽楔形，稍不对称，边缘有锯齿，上面密被短柔毛，下面沿叶脉密被锈色绵毛，其余部分疏生短柔毛。花葶 2～4 条，高 10～16 cm；聚伞花序 1～2 次分枝，每花序具 1～5 花；花序梗长 11～17 cm，疏被锈色绵毛；苞片 2，狭倒卵形至线状披针形，被毛；花萼长约 1 cm，5 裂至基部，外面密被锈色绵毛；花冠紫红色，长约 4 cm，外面疏被短柔毛，内面具紫色斑点，下方肿胀，上唇 2 裂，裂片圆形，下唇 3 裂，裂片长圆形；雄蕊 4，花药成对连着；花盘环状；子房狭线形，花柱短，被微柔毛。蒴果倒披针形，长 4.5～7 cm，先端具短尖头。种子多数，细小，表面光滑。花期 8～9 月，果期 10～11 月。

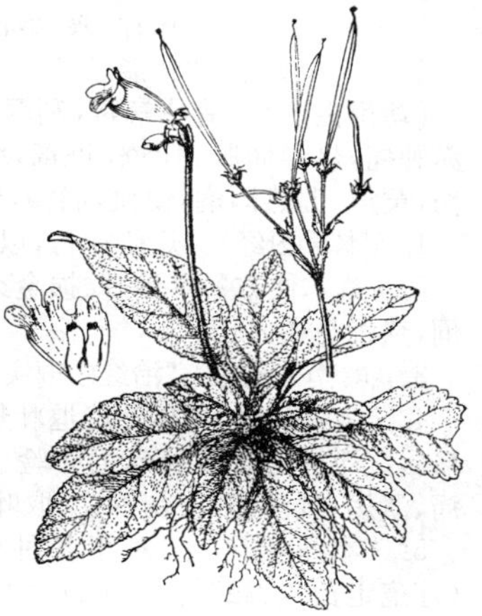

浙皖粗筒苣苔

生于海拔 500～1 000 m 的潮湿岩石上及草丛中。分布于浙江、安徽及江西。

【采收加工】 7～10 月采收，鲜用或晒干。

【药性】 微苦，平。

【功用主治】 祛风解表，活血消痈。主治感冒头痛，劳伤，筋骨酸痛，痈疮、无名肿毒。

【用法用量】 内服：煎汤，10～15 g。外用：捣敷；或取汁敷。

【选方】 1. 治小儿惊风、感冒头痛　佛肚花全草 12～15 g。水煎服。

2. 治劳伤、筋骨酸痛　佛肚花根 12～15 g。水煎，冲黄酒、红糖服。

3. 治外耳道渗出性湿疹　鲜佛肚花全草捣烂，取汁滴敷患处。(1～3 方出自《浙江民间常用草药》)

2381 佛指甲 fó zhǐ jiǎ (《浙江药用植物志》)

【异名】 瓦松(《滇南本草》)，瓦花、滇瓦花、石花、九头狮子草、岩如意(《云南中草药》)。

【基原】 为景天科景天属植物多茎景天的茎叶或根。

【原植物】 多茎景天 *Sedum multicaule* Wall. [*S. mekongense* Praeg.]

多年生草本，高 5～15 cm。全株无毛。茎淡红色，上有突起的紫红色细斑点，上部多分枝，着地部分节节生根。叶互生；叶片线形至狭长圆形，长 10～15 mm，宽 1～2 mm，先端渐尖，基部有短距。蝎尾状聚伞花序，顶生，有数个分枝；花细小，近无梗；萼片 5，不等长，线形至线状披针形，先端渐尖，有细尖头；花瓣 5，黄色，卵状长圆形，长4～6 mm，先端有长锐尖，基部稍合生；雄蕊 10，2 轮，均较花瓣稍短；鳞片 5，细小，匙状四方形，先端微凹；心皮 5，极开展，腹面囊状突起。蓇葖果，星状开裂。种子多数，卵圆形，有乳头状突起。花期 7～8 月，果期 9～10 月。

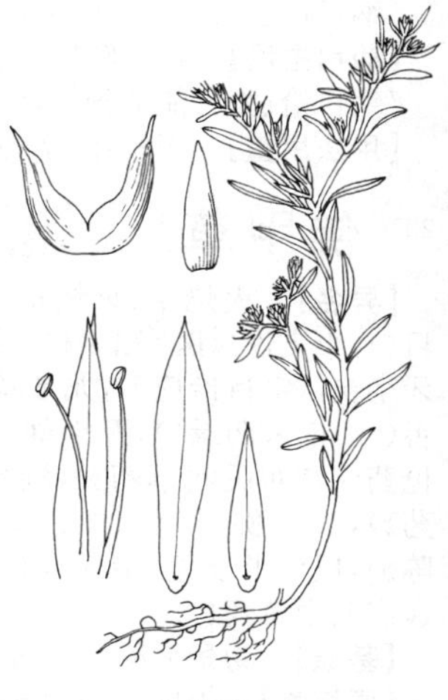

多茎景天

生于海拔 1 300～3 500 m 的山坡岩石上或灌木丛中。分布于四川西部、云南、西藏、陕西、甘肃等地。

【采收加工】 4～6 月采收全草，将茎、叶和根切断分开，鲜用或晒干。

【药性】 甘、微辛，微寒。

1.《滇南本草》："味甘、微辛，性微寒。"

2.《滇南本草图说》："入足少阴；根入足(厥)阴。"

【功用主治】 清热解毒，凉血止血，祛风湿。主治咽喉肿痛，口腔溃疡，湿疹疮毒，鼻衄，咳血，咯血，风湿痹痛，风热头痛，角膜云翳。

1.《滇南本草》："治咽喉肿痛，消乳蛾，行经络风寒湿痹，筋骨疼痛，洗疮湿热毒。"

2.《滇南本草图说》："采根捣敷囟门，止鼻衄不止，包打伤亦良。"

3.《全国中草药汇编》："祛风清热，降血压。治喉炎，扁桃体炎，口腔炎，角膜云翳，高血压，风热头痛，风湿关节痛；外用治湿疹疮毒。"

【用法用量】 内服：煎汤，10～15 g；或捣汁，鲜品 50～

（黄色）。烧酒送下，每服三钱。（《滇南本草》）

2. 治食欲不振　佛手、枳壳、生姜各 3 g，黄连 0.9 g。水煎服，每日 1 剂。

3. 治肝胃气痛　鲜佛手 12～15 g，开水冲泡，代茶饮。或佛手、延胡索各 6 g，水煎服。（2、3 方出自《全国中草药汇编》）

4. 治臌胀发肿　佛手（去瓤）四两，人中白三两。共为末。空腹白汤下。（《岭南采药录》）

5. 治湿痰咳嗽　佛手、姜半夏各 6 g，砂糖等分。水煎服。（《全国中草药汇编》）

2378 佛手露 fó shǒu lù（《纲目拾遗》）

【基原】　为芸香科柑橘属植物佛手 *Citrus medica* L. var. *sarcodactylis*（Noot.）Swingle 的果实蒸馏液。

【原植物】　参见“佛手柑”条。

【药性】　微辛、淡，平。

《纲目拾遗》：“气香，味淡。”

【功用主治】　行气解郁。主治胸膈郁闷不舒。

《纲目拾遗》：“能疏膈气，治气膈，解郁，大能宽胸。”

【用法用量】　内服：隔水炖温，30～60 g。

2379 佛甲草 fó jiǎ cǎo（《本草图经》）

【异名】　火烧草、火焰草（《履巉岩本草》），佛指甲（《纲目》），半支连（《医宗汇编》），铁指甲（王安卿《采药志》），狗牙半支（《纲目拾遗》），龙牙草、回生草（《草木便方》），禾雀舌（《岭南采药录》），万年草、午时花（《福建民间草药》），金枪药（《江西民间草药》），狗牙瓣、小佛指甲（《贵阳民间草药》），尖叶佛甲草（《浙江民间草药》），枉开口（《本草推陈》），鼠牙半枝莲、猪牙齿（《江西草药》），土三七、养鸡草（《广西中草药》）。

【基原】　为景天科景天属植物佛甲草的茎叶。

【原植物】　佛甲草 *Sedum lineare* Thunb.［*S. obtusolineare* Hayata］　又名：禾雀脷（《广州植物志》），狗牙菜（《秦岭植物志》）。

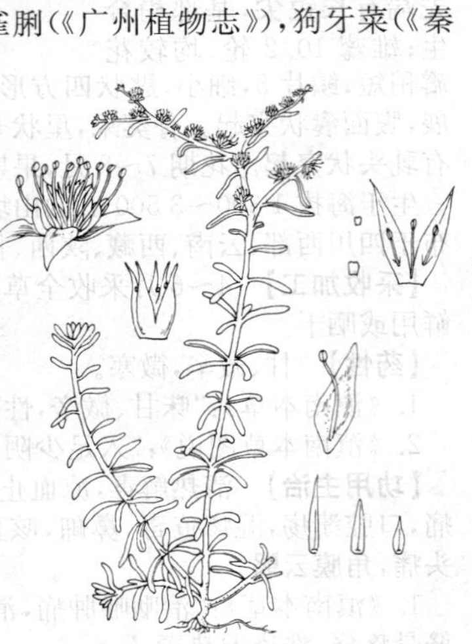

佛甲草

多年生肉质草本，高 10～20 cm。全株无毛。根多分枝，须根状。茎纤细倾卧，着地部分节节生根。叶 3～4 片轮生，少数对生或互生；近无柄；叶片条形至披针形，质肥厚，长 2～2.5 cm，宽约 2 mm，先端钝尖，基部有短距。聚伞花序，顶生，有2～3 分枝；花细小，疏生，无梗；萼片 5，线状披针形，不等长，长 1.5～7 mm；花瓣 5，黄色，长圆状披针形，长 4～6 mm，先端急尖，基部渐狭；雄蕊 10，2 轮，均较花瓣短；鳞片 5，宽楔形至四方形，上端截形或微缺；心皮 5，开展。蓇葖果，成熟时呈五角星状。种子细小，卵圆形，具小乳状突起。花期 5～6 月，果期 7～8 月。

生于低山阴湿处或山坡、山谷岩石缝中。分布于中南及江苏、浙江、安徽、福建、江西、四川、贵州、云南、陕西、甘肃、台湾等地。

【成分】　全草含金圣草素（chrysoeriol），红车轴草素（pratensein），香豌豆苷（oroboside），香豌豆苷-3′-甲醚（oroboside-3′-methylether），三十三烷（tritriacontane）及 δ-谷甾醇（δ-sitosterol）[1]。

【栽培】　生物学特性　喜阴凉、湿润环境，怕严寒。以疏松、肥沃、排水良好的夹沙土较好，过黏或积水的地不宜栽培。

繁殖方法　用扦插繁殖，4、5 月在选好的土地上作畦，按行株距 25 cm×25 cm 栽种。栽时，剪取茎枝，长 10～15 cm，每穴栽 3～4 根，栽深 3～5 cm，浇水保持土壤湿润。由于佛甲草喜阴凉环境，若成畦栽种，畦边可套种 1 行玉米。

【采收加工】　鲜用随采；或夏、秋两季，拔出全株，放开水中烫一下，捞起，晒干或炕干。

【药理】　1. 抗脂质过氧化和延缓衰老作用　佛甲草提取液显著降低小鼠血清、肝组织丙二醛含量，升高超氧化物歧化酶活性，增强小鼠耐寒、耐热功能，延长小鼠游泳时间[1]。

2. 提高缺氧耐受力　佛甲草提取液延长小鼠在常压缺氧、特异性心肌缺氧、亚硝酸钠中毒性缺氧及脑缺血缺氧条件下的存活时间[2]。

3. 对肝损伤的保护作用　佛甲草提取液明显降低四氯化碳中毒小鼠血清、肝组织丙二醛含量，升高超氧化物歧化酶的活性。佛甲草提取液对四氯化碳中毒小鼠肝损伤的保护作用与其抗脂质过氧化有关[3]。

【药性】　甘、淡，寒。

1.《本草图经》：“味甘、寒，微毒。”

2.《草木便方》：“味淡。”

【功用主治】　清热解毒，利湿，止血。主治咽喉肿痛，目赤肿痛，热毒痈肿，疔疮，丹毒，缠腰火丹，烫火伤，毒蛇咬伤，黄疸，湿热泻痢，便血，崩漏，外伤出血，扁平疣。

1.《本草图经》：“烂研如膏，以贴汤火疮毒。”

2.《草木便方》：“（治）跌损金刃，止血崩、肠风下血，除血痢，热毒鼻䘌犬伤。”

3.《岭南采药录》：“治红白痢疾，水煎服。捣烂敷疮散毒。”

4.《荷兰药镜》：“生汁能退壮热，祛焮热，止烦渴，消咽喉口舌之焮肿，治泄泻，赤痢亦验。患鹅口疮、咽喉口舌等焮痛、溃疡、浸淫疮、火伤等症，取叶绞汁含漱，或涂患处。”

5.《本草推陈》：“对于各种化脓病发热烦闷，脓毒病（疔疮走黄），毒蛇伤，血中毒，大量鲜草捣汁饮，有急救解毒之功。”

6.《福建药物志》：“清热解毒，消肿止痛。主治肝炎，胆囊炎，咽喉炎，乳腺炎，烫火伤，带状疱疹，甲沟炎，创伤出血。”

7.《秦岭巴山天然药物志》：“活血止痛，清热消肿，接骨，抗癌。”

【用法用量】　外用：鲜品捣敷；或捣汁含漱、点眼。内服：煎汤，9～15 g，鲜品 20～30 g；或捣汁。

【宜忌】　《得配本草》：“已溃者勿用。”

【选方】　1. 治咽喉肿痛　鲜佛甲草 60 g。捣绞汁，加米醋少许，开水一大杯冲漱喉，日数次。（《闽东本草》）

2. 治喉癣　狗牙半支捣汁，加陈京墨磨汁，和匀。漱喉，日咽四五次。（《救生苦海》）

和广佛手。川佛手主产于四川、云南等地;广佛手主产于广东。习惯认为四川产的佛手品质最优。

性状　果实卵形或长圆形,先端裂瓣如拳或指状,常皱缩或卷曲。外表面橙黄色、黄绿色或棕绿色,密布凹陷的窝点,有时可见细皱纹。内表面类白色,散有黄色点状或纵横交错的维管束。质硬而脆,受潮后柔软。气芳香,果皮外部味辛微辣,内部味甘而后苦。

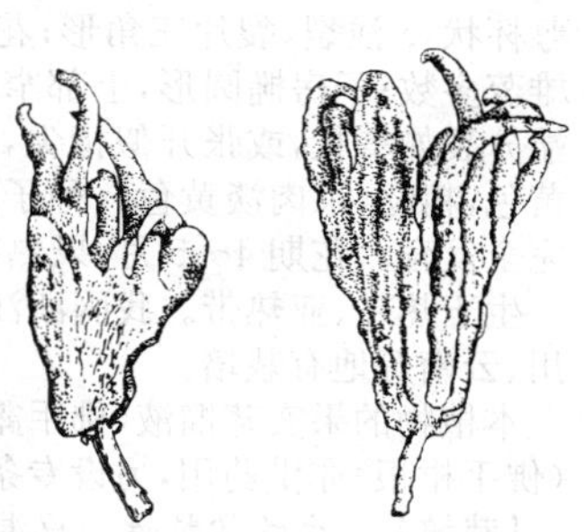
佛手(果实)外形

商品为类椭圆形或卵圆形的薄片,常皱缩或卷曲,长 6～10 cm,宽 3～7 cm,厚 0.2～0.4 cm。顶端稍宽,常有 3～5 个手指状的裂瓣,基部略窄,有的可见果梗痕。外皮黄绿色或橙黄色,有皱纹及油点。果肉浅黄白色,散有凹凸不平的线状或点状维管束。质硬而脆,受潮后柔韧。气香,味微甜后苦。川佛手片片小质厚,不平整。绿边白瓤,稍有黄色花纹。质较坚,易折断。气清香,味甜微苦。广佛手片片大质薄,多抽皱。黄边白瓤,花纹明显,质较柔。气味较淡薄。

鉴别　(1) 粉末特征:淡棕黄色。中果皮薄壁组织众多,细胞呈不规则形或类圆形,壁不均匀增厚。果皮表皮细胞表面观呈不规则多角形,偶见类圆形气孔。草酸钙方晶成片存在于多角形的薄壁细胞中,呈多面形、菱形或双锥形。油室碎片较多。簇针状橙皮苷结晶,黄色。

(2) 取本品粉末少许进行微量升华,可得黄色针状或羽毛状结晶。结晶加 95%乙醇溶解后滴于滤纸上,于紫外光灯下(254 nm)检视有紫色荧光(检查香豆素类)。

(3) 取本品 0.5 g,加乙醇适量浸提,滤过,滤液加镁粉少量,混匀,滴加浓盐酸数滴,溶液呈橙色(检查黄酮类)。

(4) 取本品 0.5 g,加 5%冰醋酸适量浸提,滤过,滤液加溴水数滴,可见溴水褪色(检查内酯类)。

品质标志　《中华人民共和国药典》2005 年版规定:照醇溶性浸出物热浸法测定,本品乙醇浸出物不得少于 10.0%。

【成分】 成熟佛手果实中含黄酮类:3, 5, 8-三羟基-4′, 7-二甲氧基黄酮(3, 5, 8-trihydroxy-4′, 7-dimethoxyflavone)[1],3, 5, 6-三羟基-4′, 7-二甲氧基黄酮(3, 5, 6-trihydroxy-4′, 7-dimethoxyflavone)及 3, 5, 6-三羟基-7, 3′, 4′-三甲氧基黄酮(3, 5, 6-trihydroxy-7, 3′, 4′-trimethoxyflavone)[2],还含痕量的香叶木苷(diosmin)和橙皮苷(hesperidin)[3]还含柠檬油素(citropten, limonin)[4],顺式头-尾-3, 4, 3′, 4′-柠檬油素二聚体(*cis*-head-to-tail-limettin dimer),顺式头-头-3, 4, 3′, 4′-柠檬油素二聚体(*cis*-head-to-head-limettin dimer)[3],闹米林(nomillin),胡萝卜苷(daucosterol),β-谷甾醇(β-sitosterol),对羟基苯丙烯酸(*p*-hydroxyphenylpropenoic acid),棕榈酸(palmitic acid),琥珀酸(succinic acid)[1],7-dimethoxycoumarin。

【药理】 1. 平喘作用　川佛手煎剂可对抗组胺引起的豚鼠离体气管收缩;广佛手的作用较弱。柠檬油素对组胺所致豚鼠离体气管收缩,也有对抗作用;对蛋清致敏的回肠和离体气管,显示抗过敏活性。麻醉猫肺溢流试验,静注柠檬油素 5～10 mg/kg,有一定的抗组胺作用[1]。

2. 对胃、肠平滑肌作用　佛手醇提取物对大鼠、兔离体肠管有明显解痉作用。静脉给药对麻醉猫、兔在体肠管也有抑制效应。对乙酰胆碱引起的兔十二指肠痉挛有显著解痉作用,但对氯化钡引起的肠管痉挛,解痉作用较差。醇提取物 2.25 g/kg 静注,能迅速缓解氨甲酰胆碱所致的麻醉猫胃、肠和胆囊的张力增加[2]。

3. 对中枢的抑制作用　小鼠腹腔注射佛手醇提取物 20 g/kg,自发活动明显减少并维持 2 h。同剂量可显著延长小鼠戊巴比妥钠睡眠时间,并能延长小鼠士的宁惊厥的致死时间和戊四唑或咖啡因引起的惊厥发生时间与致死时间,且降低其死亡率[1]。并能明显抑制酒石酸锑钾和电刺激引起的痛觉反应,可见扭体反应次数减少和嘶叫的痛觉反应时间延长,显示有一定的镇痛作用[3]。

4. 对心血管系统的作用　佛手醇提取物能显著增加豚鼠离体心脏的冠脉流量和提高小鼠的耐缺氧能力,对大鼠因垂体后叶素引起的心肌缺血有保护作用,并使豚鼠因结扎冠状动脉引起的心电图变化有所改善,对氯仿、肾上腺素引起的心律失常也有预防作用[1]。香叶木苷 100～300 mg/kg 腹腔注射具有维生素 P 样作用,降低兔毛细血管渗透性作用较儿茶酚水合物、陈皮苷、槲皮苷和芦丁强。有维生素 C 样作用,能增强豚鼠毛细血管的抵抗力和减少肾上腺抗坏血酸耗竭[4]。

5. 抗炎作用　香叶木苷腹腔注射时,对角叉莱胶引起的大鼠足跖肿有消肿作用,其 ED_{50} 为 100 mg/kg[5]。

毒性　柠檬油素小鼠口服观察 24 h 的 LD_{50} 为 3.95 g/kg[1]。香叶木苷小鼠口服的 LD_{50} 为 10 g/kg,腹腔注射 LD_{50} 为 4 g/kg[6]。

橙皮苷的药理参见"陈皮"条。

【炮制】 取原药材,除去杂质;或喷淋清水,稍润,切碎,晒干。

饮片性状　参见"药材"项。贮干燥容器内,置阴凉干燥处。

【药性】 辛、苦,温。归肝、脾、肺经。

1.《滇南本草》:"味甘、微辛,性温。入肝、胃二经。"

2.《滇南本草图说》:"辛、甘,平,无毒。"

3.《纲目》:"辛、酸。"

4.《药性纂要》:"入足厥阴、太阴经。"

5.《本经逢原》:"辛、苦、甘,温。"

【功用主治】 疏肝理气,和胃化痰。主治肝气郁结之胁痛、胸闷,肝胃不和、脾胃气滞之脘腹胀痛、嗳气、恶心,久咳痰多。

1.《滇南本草》:"补肝暖胃,止呕吐,消胃家寒痰,治胃气疼,止面寒疼,和中行气。"

2.《纲目》:"煮酒饮,治痰气咳嗽。煎汤,治心下气痛。"

3.《本经逢原》:"专破滞气。治痢下后重。"

4.《本草再新》:"治气舒肝,和胃化痰,破积。治噎膈反胃,消癥瘕、瘰疬。"

5.《福建药物志》:"理气宽胸,化痰消胀。治胸腹胀痛,神经性胃痛,呕吐,喘咳。"

6.《广西本草选编》:"治疝气痛。"

【用法用量】 内服:煎汤,3～10 g;或泡茶饮。

【宜忌】 阴虚有火、无气滞者慎服。

1.《本经逢原》:"痢久气虚,非其所宜。"

2. 张秉成《本草便读》:"阴血不足者,亦嫌其燥耳。"

3.《四川中药志》1960 年版:"阴虚有火,无气滞者忌用。"

【选方】 1. 治面寒痛,胃气痛　佛手柑。新瓦焙,为末

2. 治肺风恶疮，皮肤瘙痒　木乳(阴干，炙煮)、蒺藜子(炙，去角)、黄芪(锉)、人参、枳壳(去瓤，麸炒)、甘草(炮)等分。上为散。每服一钱，沸汤点服。(《普济方》木乳散)

3. 治产后子宫脱垂　皂角树皮、川楝树皮各半斤，皂角核一合，石莲一合(炒，去心)。为粗末，煎汤，乘热以物固定，坐熏洗之，挹干，便吃补气丸药一服，仰睡。(《妇人大全良方》皂角散)

2376 佛手花 fó shǒu huā (《随息居饮食谱》)

【异名】 佛柑花(《四川中药志》)。

【基原】 为芸香科柑橘属植物佛手 *Citrus medica* L. var. *sarcodactylis* (Noot.) Swingle 的花朵和花蕾。

【原植物】 参见"佛手柑"条。

【采收加工】 4～5月早晨日出前疏花时采摘，或拾取落花，晒干或炕干。

【药材】 佛手花 *Flos Citri Sarcodactylis*　主产于浙江、四川、广东等地。

性状　本品长约1.5 cm，呈淡棕黄色，基部带有短花梗；花萼杯状，略有皱纹；药瓣四枚，呈线状矩圆形，外表可见众多的凹窝，质厚，二边向内卷曲；雄蕊多数，着生于花盘的周围；子房上部较尖。气微、味微苦。

【药性】 微苦，微温。

1.《本草用法研究》："味苦、酸，性平，气香。"

2.《四川中药志》1979年版："微苦，温。"

【功用主治】 疏肝理气，和胃快膈。主治肝胃气痛，食欲不振。

1.《本草用法研究》："平肝理气，开郁和胃。"

2. 南药《中草药学》："治胃气痛。"

3.《四川中药志》1979年版："醒脾开胃，快膈止呕。"

【用法用量】 内服：煎汤，3～6 g。

【选方】 治夏日伤暑，湿浊中阻，胃纳不佳　佛手花10 g，扁豆花10 g，厚朴花10 g，石菖蒲3 g。水煎温服。(《四川中药志》1979年版)

2377 佛手柑 fó shǒu gān (《滇南本草》)

【异名】 佛手(《中馈录》)，佛手香橼(《闽书》)，蜜筩柑(《黔书》)，蜜罗柑(《古州杂记》)，五指柑(《广西中药志》)，福寿柑(《民间常用中草药汇编》)。

【基原】 为芸香科柑橘属植物佛手的果实。

【原植物】 佛手 *Citrus medica* L. var. *sarcodactylis* (Noot.) Swingle

常绿小乔木或灌木。老枝灰绿色，幼枝略带紫红色，有短而硬的刺。单叶互生；叶柄短，长3～6 mm，无翼叶，无关节；叶片革质，长椭圆形或倒卵状长圆形，长5～16 cm，宽2.5～7 cm，先端钝，有时微凹，基部近圆形或楔形，边缘有浅波状钝锯齿。花单生，簇生或为总状花序；花萼杯状，5浅裂，裂片三角形；花瓣5，内面白色，外面紫色；雄蕊多数；子房椭圆形，上部窄尖。柑果卵形或长圆形，先端分裂如拳状，或张开似指尖，其裂数代表心皮数，表面橙黄色，粗糙，果肉淡黄色。种子数颗，卵形，先端尖，有时不完全发育。花期4～5月，果熟期10～12月。

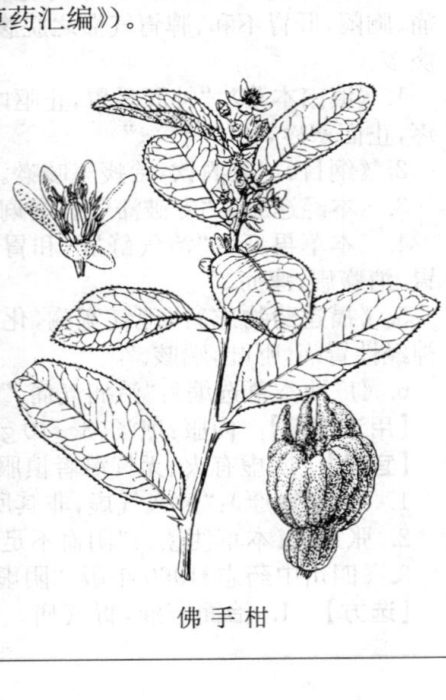

佛手柑

生于热带、亚热带。我国浙江、福建、江西、广东、广西、四川、云南等地有栽培。

本植物的果实蒸馏液(佛手露)、花朵和花蕾(佛手花)、根(佛手柑根)亦供药用，另设专条。

【栽培】 生物学特性　喜温暖湿润气候，怕严霜、干旱，耐荫、耐瘠、耐涝。最适生长温度22～24 ℃，越冬温度5 ℃以上，年降水量以1 000～1 200 mm最适宜。喜阳光，年日照时数1 200～1 800 h，以土层深厚、疏松肥沃、富含腐殖质、排水良好的微酸性砂质壤土栽培为宜。

繁殖方法　扦插、嫁接繁殖。扦插繁殖：春、夏、秋三季均可扦插。选7～8年生植株。4～6月，硬枝扦插或软枝扦插。硬枝扦插，选取成年植株上的1年生枝条，长15 cm，带3～5个芽，除去下部叶片，斜削成马蹄形，上部留叶，可剪去一半，斜插于苗床或盆中，露出地面1/3。露地扦插育苗，按行株距20 cm×6 cm扦插，扦插后要搭荫棚。约培育2个月可成活，待生根发芽后，随即除去荫棚。苗期进行松土除草，浇水，追肥。冬季地面覆草防冻。扦插一年后移栽。嫁接繁殖：用切接法，砧木选用枳、红橘、香橼、柠檬的种子或扦插培育的幼苗。将砧木于早春未萌芽前离地面5～7 cm处剪平，劈一切口，深2～3 cm；接穗具有2～3个芽，下端削成楔形，插入砧木切口内，使两者紧密结合，用绳缚扎牢，涂上黄泥，再用塑料带紧包切口，使接穗顶芽露出，半月后可愈合抽芽生长，45～60 d抽新梢，再除去包扎物。嫁接苗成活后，培育1～3年移栽。定植，春季或秋季，以早春最为适宜。按行株距1 m×1 m开穴，呈三角形排列，穴径50 cm，深30 cm，先施一层堆肥或厩肥，覆土一层，苗可带土团或蘸泥浆后栽种，每穴1株，填土压实，浇水。

田间管理　定植2～3年间，初期遇缺株要补苗，并可与粮食、蔬菜、豆科植物间、套作。每年中耕除草、施肥2～3次。中耕除草前期宜深，后期宜浅。施肥，幼树期宜少施低浓度肥，萌芽和抽枝前各施1次人粪尿，生长旺盛期施人粪尿和饼肥；亦可施尿素加过磷酸钙的混合液进行根外追肥；结果植株在现蕾时可停止施肥，结果后每隔半月施肥1次。采果后要重施饼肥、粪肥、过磷酸钙。整形修剪，树冠修成自然圆头形，先在主干30 cm处摘心，选留3～4个骨干枝，再进行摘心疏芽，经2～3年培育，使形成一定的树冠。成年树修剪，以轻剪为主，春、秋季要剪去枯枝、病枝、弱枝、徒长枝、密枝、刺等。开花时要除去多余的雌花和雄花，每1短枝留1～2朵花。结果太多的枝条要设立支架。

病虫害防治　病害有煤烟病，可摘除病叶，适当修剪，使通风透光良好，增施磷钾肥。炭疽病，可喷1∶1∶150倍波尔多液。另有溃疡病、疮痂病为害。虫害有柑橘金爪螨、潜叶蛾幼虫、吹绵蚧壳虫、柑橘凤蝶、橘锈螨、中华鳃金龟子等。

【采收加工】 栽培4～5年开花结果，分批采收，多于晚秋果皮由绿变浅黄绿色时，用剪刀剪下，选晴天，将果实顺切成4～7 mm的薄片，晒干或烘干。

【药材】 佛手柑 *Fructus Citri Sarcodactylis*　分川佛手

舌下，涎出自效。(《普济方》)

10. 治顽癣　新鲜皂角刺 2 500 g。将皂角刺捣碎，按熬清膏法熬成稠膏，再加入糖醋少许，使稀稠适度。先用细磁片将癣部白皮刮去，然后将药膏抹上一层，少时毒水泌出，应注意拭去。每日 1 次，数次即效，停 2～3 d 再抹第二次。(《天津中草药》)

11. 治乳汁不足　皂角刺、王不留行各 6 g，黄芪 15 g，猪蹄 2 只。煎煮至肉烂，去药渣，吃肉喝汤。(《安徽中草药》)

12. 治鼻咽癌　皂刺和皂角树枝 360 g。煎汤至黄酒色，每日服 3 次，分 2 日服完。(《抗癌本草》)

【各家论述】 1.《医学入门》："皂刺，凡痈疽未破者，能开窍；已破者能引药达疮所，乃诸恶疮癣及疠风要药也。"

2.《纲目》："皂荚刺治风杀虫，功与荚同，但其锐利直达病所为异耳。"

3.《本草汇言》："皂荚刺，拔毒祛风。凡痈疽未成者，能引之以消散，将破者，能引之以出头，已溃者能引之以行脓。于疡毒药中为第一要剂。又泄血中风热风毒，故疠风药中亦推此药为开导先锋也。"

2373 皂荚子 zào jiá zǐ (《雷公炮炙论》)

【异名】 皂角子(《千金方》)，皂子、皂儿(《博济方》)，皂角核(《妇人良方》)。

【基原】 为豆科皂荚属植物皂荚 *Gleditsia sinensis* Lam. 的种子。

【原植物】 参见"皂荚"条。

【采收加工】 秋季果实成熟时采收，剥取种子，晒干。

【药材】 皂荚子 *Semen Gleditsiae* 产于山东、四川、云南、贵州、陕西等地。

性状　干燥种子呈长椭圆形，一端略狭尖，长 1.1～1.3 cm，宽 0.7～0.8 cm，厚约 0.7 cm。表面棕褐色，平滑而带有光泽，较狭尖的一端有微凹的点状种脐，有的不甚明显。种皮剥落后可见 2 片大型鲜黄色的子叶，质极坚硬，气微，味淡。

【成分】 种子含树胶(gum)[1]。种子内胚乳含由半乳糖(galactose)与甘露糖(mannose)，按摩尔比 1∶3.9～1∶4.0 组成的多糖[2]。

【炮制】 取原药材，筛去灰屑，拣去杂质，打碎。

置干燥容器内，防蛀。

【药性】 辛，温。归肺、大肠经。

1.《纲目》："辛，温，无毒。"

2.《本草经疏》："味辛咸，温，有小毒。"

【功用主治】 润肠通便，祛风散热，化痰散结。主治大便燥结，肠风下血，痢疾里急后重，痰喘肿满，疝气疼痛，瘰疬，肿毒，疮癣。

1.《本草图经》："核中白肉，入治肺药。又炮核取中黄心，嚼饵之，治膈痰吞酸。"

2.《本草衍义》："疏导五脏风热壅。"

3. 李东垣："和血润肠。"(引自《纲目》)

4.《纲目》："治风热大肠虚秘，瘰疬，肿毒，疮癣。"

5.《本草崇原》："治疝气并睾丸肿痛。"

6.《医林纂要》："益心润肺，通大肠燥结，杀痔虫。"

7.《天目山药用植物志》："消痰破坚，通窍，搜风，杀虫。治中风口噤、急喉痹、风痫痰喘肿满。"

【用法用量】 内服：煎汤，5～9 g；或入丸、散。外用：研末调敷。

【宜忌】 《广东中药志》："孕妇及体弱、气虚阴亏者禁用。"

【选方】 1. 治大肠风秘　皂荚子三百粒。破作两片，慢火炒燥，入酥一枣大，又炒燥，又入酥，炒至焦黑为度。为细末，蜜丸桐子大。每服三十丸，煎蒺藜、酸枣仁汤，空心下，良久未利，再服，渐加至百丸，以通为度。(《妇人良方》)

2. 治肠风下血　皂荚子、槐实各一两。用黏谷糠炒香，去糠为末。陈粟米饮下一钱。(《圣惠方》神效散)

3. 治痢疾里急后重　枳壳、皂荚子等分。炒令干燥为末，米饮为丸，如梧桐子大。每服三十丸，空心米饮下。(《普济方》)

4. 治腰脚风痛，不能履地　皂角子。洗净，以少酥熬香为末，蜜丸，梧子大。每空心以蒺藜子、酸枣仁汤下三十丸。(《千金方》)

5. 治气毒结成瘰疬，肿硬如石，疼痛　皂荚子一两(烧灰)，槲白皮末一两。同研令细。每于食前以温酒调下二钱。(《圣惠方》)

6. 治一切疔肿　皂荚子取仁，作末敷之。(《千金方》)

【各家论述】 1.《纲目》："皂荚，能通大肠阳明燥金，乃辛以润之之义，非得湿则滑也。"

2.《本经逢原》："皂荚子烧灰存性，能治大肠风秘燥结，祛风逐秽之性可知。"

2374 皂荚叶 zào jiá yè (《纲目》)

【基原】 为豆科皂荚属植物皂荚 *Gleditsia sinensis* Lam. 的叶。

【原植物】 参见"皂荚"条。

【采收加工】 5～6 月春季采叶，晒干。

【成分】 叶含黄酮苷：木犀草素-7-葡萄糖苷(luteolin-7-glucoside)，异槲皮苷(isoquercitrin)，牡荆素(vitexin)，异牡荆素(isovitexin)，荭草素(orientin)，异荭草素(isoorientin)[1]。

【功用主治】 祛风解毒，生发。主治风热疮癣，毛发不生。《纲目》："入洗风疮，渫用。"

【用法用量】 外用：10～20 g，煎水洗。

【选方】 治发不长　皂荚叶适量，揉搓，煎水，洗头。(《普济方》)

2375 皂荚木皮 zào jiá mù pí (《纲目》)

【异名】 木乳(《普济方》)。

【基原】 为豆科皂荚属植物皂荚 *Gleditsia sinensis* Lam. 的茎皮和根皮。

【原植物】 参见"皂荚"条。

【采收加工】 秋、冬季采收，切片晒干。

【药性】 《纲目》："辛，温，无毒。"

【功用主治】 解毒散结，祛风杀虫。主治淋巴结核，无名肿毒，风湿骨痛，疥癣，恶疮。

1.《纲目》："主治风热痰气，杀虫。"

2.《四川中药志》1960 年版："通关利窍，除风解毒。治风湿骨痛，痒子，疮毒及无名肿毒。"

【用法用量】 内服：煎汤，3～15 g；或研末。外用：煎水熏洗。

【选方】 1. 治淋巴结核及疮毒　皂角树根、天葵子、老君须、九子连环草、红土茯苓、刺龙包根、何首乌各 9 g，蒲公英、夏枯草各 30 g。水煎服。(《秦岭巴山天然药物志》)

刺略扁,长 5～10 cm,常有分枝。幼枝淡紫色。一回偶数羽状复叶,长 25～30 cm;小叶 8～12 对,长椭圆形或卵状长椭圆形,长 1～4 cm,全缘或有疏圆齿,上面有光泽,中肋上有短柔毛,下面无毛;长枝上为二回偶数羽状复叶,有 3～6 对羽片;小叶 5～10 对,狭卵形、卵状长圆形或卵状披针形;叶轴有短柔毛。细长总状花序;花有短梗;杂性异株,花黄绿色;雄花花瓣椭圆形,雄蕊 8;两性花的雄蕊较小。荚果长 25～30 cm,宽 2～3.5 cm,扭曲,并有泡状隆起,种子靠近中部;种子卵状椭圆形,稍扁,栗褐色。花、果期 6～11 月。

生于山地林中。分布于河北、辽宁、吉林、江苏、浙江、安徽、山东、河南等地。

【采收加工】 9 月至翌年 3 月间采收,切片晒干。

【药材】 皂角刺 *Spina Gleditsiae* 主产于河南、江苏、湖北、广西等地。

性状 本品为主刺及 1～2 次分枝的棘刺。主刺长 3～15 cm 或更长,直径 0.3～1 cm;分枝刺长 1～6 cm,刺端锐尖。表面紫棕色或棕褐色。体轻,质坚硬,不易折断。切片厚 0.1～0.3 cm,常带有尖细的刺端;木部黄白色,髓部疏松,淡红棕色;质脆,易折断。无臭,味淡。

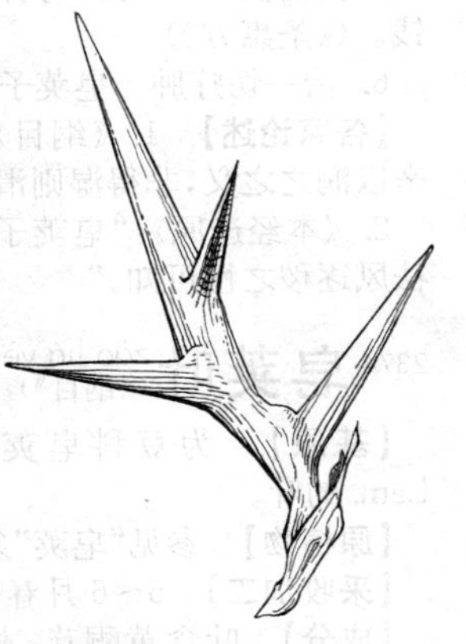

皂荚刺(棘刺)外形

鉴别 本品横切面:表皮细胞 1 列,外被角质层,有时可见单细胞非腺毛。皮层为 2～3 列薄壁细胞,细胞中有的含棕红色物。中柱鞘纤维束断续排列成环,纤维束周围的薄壁细胞有的含草酸钙方晶,偶见簇晶,纤维束旁常有单个或 2～3 个相聚的石细胞,壁薄。韧皮部狭窄。形成层成环。木质部连接成环,木射线宽 1～2 列细胞。髓部宽广,薄壁细胞含少量淀粉粒。

鉴别 (1) 刺横切面:最外一层表皮细胞外被角质层。皮层薄,有的薄壁细胞含少量淀粉粒。中柱鞘处有厚壁纤维和厚壁细胞断续环列。薄壁细胞常含草酸钙方晶或簇晶。韧皮部呈新月形,极小。木质部发达,由木化的木薄壁细胞、纤维和导管组成。髓宽广,占整个断面的一半以上,髓细胞大形,不规则,常含少量棕色物质。

粉末特征:棕褐色,纤维性。表皮细胞有棕色内含物及小颗粒状晶体,表面观可见气孔。中柱鞘纤维多碎断,微黄色,壁厚,胞腔不明显,周围薄壁细胞含草酸钙方晶、簇晶,形成晶鞘纤维。纤维束厚壁性,分隔纤维,薄壁性纤维有的具单纹孔。木薄壁细胞方形或类多角形,具纹孔。螺纹导管及具缘纹孔导管碎片散在。髓细胞大形,具众多单纹孔。

(2) 取本品粉末 1 g,加乙醇 20 ml,置水浴上回流15 min,滤过。取滤液 1 ml,加镁粉少量与盐酸 3～4 滴,显红色(检查黄酮)。

【炮制】 取原药材,除去杂质。未切片者,略泡,润透,切厚片,干燥。已切片者,筛去灰屑。

饮片性状 本品为不规则的厚片。表面木部黄白色,髓呈海绵状淡红棕色,周边棕紫色或棕褐色,质脆,易折断。无臭,味淡。

贮于箱或仓内,置干燥处。

【药性】 辛,温。归肝、肺、胃经。

1.《纲目》:"辛,温,无毒。"

2.《药鉴》:"有小毒。"

3.《医林纂要》:"辛咸,温。"

4. 沈文彬《药论》:"入肺、肝。"

5.《四川中药志》1960 年版:"入肺、大肠二经。"

6. 南药《中草药学》:"入肝、胃经。"

【功用主治】 消肿透脓,搜风,杀虫。主治痈疽肿毒,瘰疬,疠风,疮疹顽癣,产后缺乳,胎衣不下。

1.《本草图经》:"米醋熬嫩刺针作浓煎,以敷疮癣有奇效。"

2. 杨士瀛:"能引诸药上行,治上焦病。"(引自《纲目》)

3.《本草衍义补遗》:"治痈疽已溃,能引至溃处,甚验。"

4.《纲目》:"治痈肿,妒乳,风疠恶疮,胞衣不下,杀虫。"

5.《本草崇原》:"去风化痰,败毒攻毒。定小儿惊风发搐,攻痘疮起发,化毒成浆。"

6.《本草求原》:"能出风毒于血中,治风杀虫,破散痈疽恶疮,腹内肠脏生疮。"

7.《江苏植物药材志》:"搜风杀虫,治瘰疬恶疮。"

8.《四川中药志》1960 年版:"治风热疮、疹疮,并能通乳。"

9.《吉林中草药》:"活血散瘀。治跌扑,疮肿未溃。"

10.《全国中草药汇编》:"活血消肿,排脓通乳。主治痈肿疔毒未溃,急性乳腺炎,产后缺乳。"

【用法用量】 内服:煎汤,3～9 g;或入丸、散。外用:醋煎涂;或研末撒;或调敷。

【宜忌】 疮痈已溃者及孕妇禁服。

1.《本草经疏》:"凡痈疽已溃不宜服,孕妇亦忌之。"

2.《四川中药志》1960 年版:"疮毒已溃及孕妇忌用。"

【选方】 1. 治痈疽,癌,瘰,恶疮 生发(烧,留性)三分,皂荚刺(烧,带生)二分,白及一分。上为细末。干掺或井水调敷。

2. 治乳痈 皂荚刺(半烧带生)半两,真蚌粉三钱。上药研细。每服一钱,酒调下。(1、2 方出自《仁斋直指方》)

3. 治产后乳汁不泄,结毒 皂角刺、蔓荆子各烧存性,等分为末。每温酒服二钱。(《袖珍方》)

4. 治疮肿无头 皂角刺,烧灰阴干为末。每服三钱,酒调,嚼葵花子三五个,煎药送下。(《儒门事亲》)

5. 治痔疾,肛边痒痛不止 皂荚刺二两(烧令烟尽),臭樗皮一两(微炙),防风一两(去芦头),赤芍药一两,枳壳一两(麸炒微黄,去瓤)。上药捣罗为末,用酽醋一斤,熬一半成膏,次下余药,和丸,如小豆大。每于食前,煎防风汤下二十丸。(《圣惠方》皂荚刺丸)

6. 治腹内生疮在肠脏 皂角刺不拘多少,好酒一碗,煎至七分,温服。不饮酒者,水煎亦可。(《纲目》引《蔺氏经验方》)

7. 治大风疠疮,体废肢损,形残貌变者 皂角刺飞尖一斤(微炒,研为极细末),赤链蛇一条(切碎,酒煮,去骨取肉,焙),胡麻仁三两,生半夏二两,真铅粉一两。俱炒燥,研为末,和皂荚刺末,一总水泛为丸,如绿豆大,晒干,入净磁瓶内。每早晚各服三钱,白汤下。(《本草汇言》)

8. 治胎衣不下 皂角刺烧为末。每服一钱,温酒调下。(《纲目》引《熊氏妇人良方补遗》)

9. 治小儿重舌 皂角刺烧灰,入脑子少许。漱口,掺入

钱(生用)，糯米一合为末。上为细末，姜汁调涂。(《普济方》)

11. 治九种喉痹，急喉痹、缠喉风、结喉烂、重舌、木舌、飞丝入口　大皂角四十梃。切碎，用水三斗浸一夜，煎至一斗半；入人参末五钱，甘草末一两，煎至五升，去渣，入无灰酒一升，釜煤二匕，煎如饧，入瓶封埋地中一夜。每温汤送服一匙，或扫入喉内，以恶涎吐尽为度，后含甘草片少许。(《串雅内编》黑龙膏)

12. 治失音　用皂角一梃去皮、子，萝卜三枚，切片。水二盏，煎一盏服之，不过三四服，即声出。(《卫生易简方》)

13. 治大肠风毒，泻血不止　皂荚(长一尺二寸者)五梃(去黑皮，涂酥三两，炙尽为度)，白羊精肉十两。上药，先捣皂荚为末，后与肉同捣令熟，丸如梧桐子大。每于食前以温水下二十丸。(《圣惠方》)

14. 治落眉　皂角(焙)、鹿角(煅灰)，等分为末。用生姜捣匀频擦眉棱骨上，则眉渐生。(《解围元薮》生眉方)

15. 治白癜风　猪牙皂角四两，草乌头半两，硫黄、白芷各一两。上为末。先用生姜揩患处，如面药一般洗之。(《普济方》)

16. 治食诸鱼骨鲠，久不出　以皂荚末少许吹鼻中，使得嚏，鲠出。(《圣惠方》)

17. 治齿痻风䘌　皂荚(不蛀者)二两，升麻一两，二味入瓶子内，固济，留一孔，烧令烟绝，取出细研；杏仁(去皮尖、双仁，研)一两，凝水石(捣末)二两。上四味，共研匀。每用一钱匕，患处贴之。(《圣济总录》皂荚散)

18. 治癣疥疮痒不可忍　皂角三枚(煨，去皮、子)，黄连半两为末，腻粉二钱半。上将皂角为末，用米醋二大盏同煎如稀饧，用绵滤去粗，入黄连末、腻粉调令匀。候癣发时恶水出便可先用构树白皮，搔破后涂药，三两上便愈。(《证治准绳》)

【临床报道】 1. 治疗急性肠梗阻　①猪牙皂 60 g，捣开，放文火上烧烟，对准肛门熏 10～15 min，即有肠鸣声；如未见效，再用前法熏 1～2 次。治疗便秘、肠梗阻、肠扭转 10 例，9 例见效[1]。②用葛根、皂角各 500 g，加水4 000 ml，放于铁锅内熬 40 min，去渣置火炉上，使药液温度适宜；另用 10 层纱布制成 0.33 m×0.33 m 纱垫 4 块，浸药液后稍稍除去水分，即置于腹部热敷，每日 2～3 次，每次反复更换，持续 1 h，并根据病情适当给予抗生素、补液及胃肠减压，治疗 44 例，治愈 37 例，好转 1 例，失败 6 例。一般热敷 1～6 h即有缓解倾向。若热敷后症状加重者，应积极准备手术[2]。

2. 治疗小儿厌食症　用皂角置于铁锅内，先武火，后文火煅存性，剥开荚口，以内无生心为度，研细为末，瓶装备用。每次 1 g，每日 2 次，用糖拌匀吞服。治疗小儿厌食症 110 例，痊愈 86 例，好转 18 例，无效 6 例，有效病例疗程3～10 d，平均 5 d[3]。

3. 治疗产后急性乳腺炎　用皂角研末，75%乙醇或白酒调湿，再以纱布将药末包成大小约 1 cm×0.5 cm×0.5 cm 的小包，塞在患乳同侧鼻孔内，如为双侧乳腺炎，可以交替塞鼻。观察 43 例，治愈 36 例[4]。

4. 治疗呃逆　取干燥皂荚 10 g，放在药臼中，嘱患者自己动手将其反复捶捣。在此过程中，患者鼻孔对准药臼，使因用力捣臼而飞扬起来的皂荚粉末及其辛窜之气吸入鼻腔内，即可引起连续打喷嚏，呃逆也就会随之而立刻停止。用少许新研细的皂荚粉末直接吸入鼻腔内，亦可收到同样的效果。治疗 73 例呃逆患者，经用皂荚粉末鼻腔吸入法后，其中 72 例均能取嚏而呃逆随之控制。但少数顽固型病例呃逆停止后于数小时或 1～2 日内又有复发，用原方治疗仍有效。据统计，经 1 次治愈者 57 例，2 次治愈者 11 例，3 次以上治愈者 4 例，另 1 例用皂荚粉末鼻内吸入法反复试用J次，均不能引起喷嚏，呃逆亦未能控制，故列为无效[5]。

【各家论述】 1.《纲目》：“皂角味辛而性燥，气浮而散。吹之导之，则通上下诸窍；服之则治风湿痰喘肿满，杀虫；涂之则散肿消毒，搜风治疮。”

2.《药品化义》：“皂荚味大辛主升散，气雄窜主利窍，为搜痰快药。凡痰在肠胃间，可下而愈；若蓄于胸膈上，则横入脂膜，胶固稠浊，消之不能行，泻之不能下，以致气壅喘急，甚则闷、胀、痛齐作，或神呆昏愦，或时常吐浊，但能坐而不得眠，以此同海石为丸，每日少用数丸，横胸浊痰，使渐消化，搜出凝结，大有神功。又用为稀涎散，治中风不省，急喉痹塞，即刻宣去顽痰，为救急圣药。”

3.《本草新编》：“凡心疼之病，随愈而随发者，必用皂荚，始可除根，此《本草》所未言也。张夫子曾传余治心疼之方，实有皂荚火炒一两，炒栀子一两，炙甘草五钱，白芍二两，广木香三钱，为细末，老黄米煮粥为丸，如半米大，滚水送下，即愈，永不再发。是皂荚又可以治心疼也。然而皂荚非治心疼之药，借其开窍，引入于心之中，使诸药直攻其邪也。”“皂荚熟用则无益矣，必生用为佳，而生用切不可用蛀者。研为细末，即包在纸包之内，亦必须时常取出经风，以防其再蛀。有一法制之最佳，用麝香同包，断无再蛀之理，且又可借麝香之香气，引入鼻空，而开关更灵也。”

4.《长沙药解》：“皂荚辛烈，开冲通关透窍，搜罗痰涎，洗荡瘀浊，化其粘联胶热之性，失其根据攀附之援，脏腑莫容，自然外去，虽吐败浊，实非涌吐之物也。其诸主治开口噤、通喉痹、吐老痰、消恶疮、熏久痢脱肛、平妇人吹乳，皆其通关行滞之效也。”

5.《本经疏证》：“皂荚之治，始终只在风闭。风闭之因有二端，一者外闭毛窍，如风痹死肌邪气；一者内壅九窍，如风头泪出是已。”

2372 皂角刺 zào jiǎo cì (《本草衍义补遗》)

【异名】 皂荚刺(《圣惠方》)，皂刺(《医学入门》)，天丁明(《纲目》)，皂角针(《江苏植物药材志》)，皂针(《中药材手册》)。

【基原】 为豆科皂荚属植物皂荚和山皂荚的棘刺。

【原植物】 1. 皂荚 *Gleditsia sinensis* Lam.　参见“皂荚”条。

2. 山皂荚 *G. japonica* Miq. [*G. horrida* (Thunb.) Makino]　又名：日本皂荚《中国主要植物图说·豆科》。

乔木，高可达25 m。

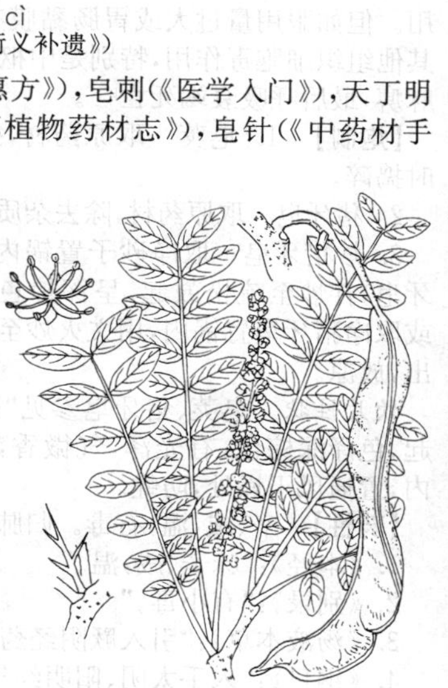

山皂荚

细胞,类方形,排列紧密,外具角质层。中果皮外侧有石细胞组成的断续环带,维管束常斜向排列,纤维束多位于维管束内侧或外侧,草酸钙棱晶常见于石细胞群及维管束旁的薄壁细胞中,并有少数草酸钙簇晶;中果皮内侧有厚壁性孔纹细胞1至数列,类方形或长方形,其内外侧常伴有少量纤维束。内果皮厚,白色,由径向延长的薄壁细胞组成,并可见少数草酸钙小簇晶。

(2) 取本品粉末0.5 g,加乙醇5 ml,煮沸2～3 min,放冷,滤过,取滤液0.5 ml,置小瓷皿中,蒸干,放冷,加醋酐3滴,搅匀,加硫酸2滴,渐呈红紫色(检查三萜类皂苷)。

(3) 取生理盐水稀释的2%新鲜兔血1 ml,沿管壁加入本品生理盐水浸液(1∶0.1 g)若干,迅速发生溶血现象(检查皂苷)。

(4) 薄层色谱:取本品粗粉1 g,加甲醇30 ml,加热回流6 h,滤过,滤液蒸干,残渣溶于20 ml水中,用乙醚提取2～3次,回收醚液,水层再用饱和的正丁醇提取3次,合并正丁醇提取液,减压浓缩至干,残渣用少量甲醇溶解,作供试品液,以皂角苷C作对照品。分别点样于同一硅胶G薄层板,以正丁醇-乙醇-氨水(10∶2∶5)展开,用20%磷钼酸乙醇液喷雾后,于120 ℃烘烤10 min,供试品色谱中在与对照品色谱的相应位置上,显相同的深蓝色斑点。

【成分】 荚果含三萜皂苷:皂荚苷(gledinin),其苷元为皂荚苷元(gledigenin),皂荚皂苷(gleditschia saponin)。尚含蜡醇(ceryl alcohol),二十九烷(nonacosane),正二十七烷(heptacosane),豆甾醇(stigmasterol),谷甾醇(sitosterol),鞣质(tannin)等[1～4]。

【药理】 1. 祛痰作用　本品含皂苷可刺激胃黏膜,反射地引起呼吸道黏膜分泌增加。属恶心性祛痰药。皂荚煎剂1 g/kg给麻痹猫灌胃,呼吸道分泌液较给药前明显增加[1]。

2. 抗菌作用　皂荚浸剂在试管内对堇色毛癣菌、星形奴卡菌和某些皮肤真菌有抑制作用[2]。

3. 其他作用　猪牙皂在体外有杀死丝虫幼虫和溶血作用[3]。

毒性　皂荚有溶血作用[4]。但高等动物一般对其吸收很少,故口服并无溶血毒性,而主要表现为局部黏膜刺激作用。但如服用量过大或胃肠黏膜有损伤,则可产生溶血和其他组织细胞毒作用,特别是中枢神经系统,可致先痉挛后麻痹,最后呼吸衰竭死亡[5]。

【炮制】 1. 皂荚　取原药材,拣去杂质,洗净,干燥,用时捣碎。

2. 猪牙皂　取原药材,除去杂质,洗净,干燥。用时捣碎。

3. 炒猪牙皂　取净砂子置锅内,用中火炒热,加入净猪牙皂,拌炒至疏松鼓起,呈深棕色,取出,筛去砂子,放凉。或取净猪牙皂置锅内,用文火炒至表面色泽加深、发亮时取出,放凉。

饮片性状　皂荚、猪牙皂参见"药材"项。炒猪牙皂微鼓起,色泽深棕色,有光泽,气微香,有刺激性。贮干燥容器内,置通风干燥处,防蛀。

【药性】 辛、咸,温,有毒。归肺、肝、胃、大肠经。

1.《本经》:"味辛、咸,温。"

2.《别录》:"有小毒。"

3.《汤液本草》:"引入厥阴经药。"

4.《纲目》:"入手太阴、阳明经气分。"

5.《药性通考》:"入足厥阴、手少阴、手太阴三经。"

【功用主治】 祛痰止咳,开窍通闭,杀虫散结。主治痰咳喘满,中风口噤,痰涎壅盛,神昏不语,癫痫,喉痹,二便不通,痈肿疥癣。

1.《本经》:"主风痹死肌,邪气,风头泪出,利九窍,杀精物。"

2.《别录》:"疗腹胀满,消谷,除咳嗽囊结,妇人胞不落,明目益精。"

3.《药性论》:"主破坚癥,腹中痛,能堕胎。将皂荚于酒中取尽其精,于火内煎之成膏,涂帛贴一切肿毒,兼能止疼痛。"

4.《日华子》:"通关节,除头风,消痰,杀劳虫,治骨蒸,开胃及中风口噤。"

5. 王好古:"搜肝风,泻肝气。"(引自《纲目》)

6. 汪机:"烧烟,熏久痢脱肛。"(引自《纲目》)

7.《纲目》:"通肺及大肠气,治咽喉痹塞,痰气喘咳,风疠疥癣。"

8.《本草述》:"主治中暑风,喉塞肿痛,风邪痫疾,风涎眩晕,胸膈痞塞,痰逆呕吐反胃,除风湿肿满,利二便关膈。"

9.《得配本草》:"开窍通关,达三焦之气,宣膀胱之滞,搜风逐痰,辟邪化谷。"

【用法用量】 内服:1～3 g,多入丸、散。外用:研末搐鼻;或煎水洗;或研末掺或调敷;或熬膏涂;或烧烟熏。

【宜忌】 体虚及孕妇、咯血者禁服。

1.《别录》:"不入汤。"

2.《本草经集注》:"柏实为之使。恶麦门冬。畏空青、人参、苦参。"

3.《品汇精要》:"妊娠不可服。"

4.《本草备要》:"年老气虚人忌用。"

5.《得配本草》:"阴虚痰盛、热极生风者禁用。"

【选方】 1. 治咳逆上气,时时唾浊,但坐不得眠　皂荚八两(刮去皮,用酥炙)末之,蜜丸梧子大,以枣膏和汤服三丸,日三夜一服。(《金匮要略》皂荚丸)

2. 治卒中风口㖞　大皂荚一两(去皮、子,研末下筛)。以三年大醋和,左㖞涂右,右㖞涂左,干更涂之。(《千金方》)

3. 治急慢惊风,昏迷不醒　猪牙皂角一钱,生半夏一钱,北细辛三分,共碾细末。用灯心蘸药入鼻孔,得嚏为验,不则难疗。用姜汤调少许服之,亦效。(《婴童类萃》通关散)

4. 治风湿手足腰腿疼痛等症　用猪牙皂角(不蛀者)一斤。锉碎为细末,用多年米醋,熬成膏子。夹纸摊贴大效。(《普济方》)

5. 治头风头痛,暴发欲死　长皂荚一梃(去皮、弦、子)。切碎,蜜水拌微炒,研为极细末。每用一二厘吹入鼻内,取嚏;再用一分,以当归、川芎各一钱,煎汤调下。(《余居士选奇方》)

6. 治大小便不通,关格不利　烧皂荚,细研。粥饮下三钱,立通。(《证类本草》引孙真人方)

7. 治发背内疼如刺,脓未溃,发渴狂躁,止内疼　皂角(烧存性)、生甘草。上二味,各四两。为末。每服一钱,无灰酒调下,不拘时。(《刘涓子鬼遗方》调脓散)

8. 治便毒痈疽　皂角(用尺以上者)一条,捶碎,法醋煮烂,研成膏敷之。(《直指方》)

9. 治乳痈　皂荚(烧存性,研细)、蛤粉等分。上研匀。温酒调下半钱,未散稍加服药,次仍以手揉之。(《卫生家宝产科备要》)

10. 治小儿毒气攻腮赤肿　皂角二两(去核),天南星二

红色或粉红色，小花梗伸出苞片外；雄蕊 8，长于花被，花药紫红色；柱头 3 枚。瘦果。花期 7～8 月。

生于高山草地、山坡路旁。分布于广西、贵州、云南等地。

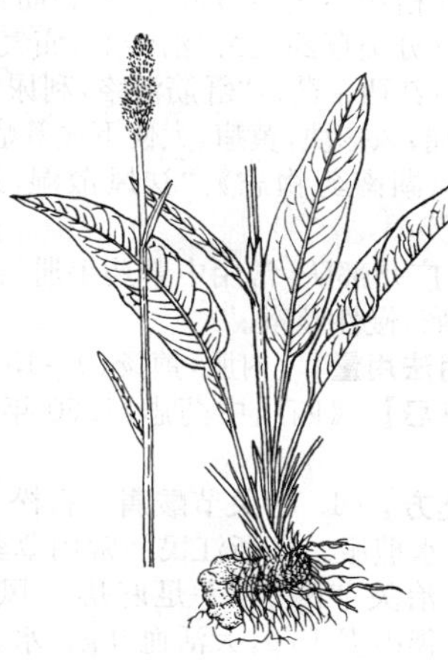

革叶蓼

【采收加工】 9～11 月采挖，晒干或鲜用。

【成分】 根茎中含 3-O-没食子酰-7-O-〔O-(6-O-没食子酰)-β-D-吡喃葡萄糖酰基〕-(－)-表棓儿茶素-(4β-8)-(－)-表棓儿茶素-3-O-棓酸盐{3-O-galloyl-7-O-〔O-(6-O-galloyl)-β-D-glucopyranosyl〕-(－)-epigallocatechin-(4β-8)-(－)-epigallocatechin-3-O-gallate}，(－)-表儿茶素-(4β-8)-〔3-O-没食子酰-(－)-表棓儿茶素〕-(4β-8)-(－)-表棓儿茶素-(4β-)-(＋)-儿茶素{(－)-epicatechin-(4β-8)-〔3-O-galloyl-(－)-epigallocatechin〕-(4β-8)-(－)-epicatechin-(4β-)-(＋)-catechin}[1]。

【药性】 苦，寒。

1.《广西本草选编》："味苦、涩，性平。"

2.《全国中草药汇编》："苦，寒，有毒。"

【功用主治】 清热解毒。主治湿热痢疾，腹泻，痈肿，痔疮，牙龈肿痛，口糜，汤火伤，毒蛇咬伤。

1.《广西本草选编》："清热解毒，收敛生肌。"

2.《全国中草药汇编》："主治急性细菌性痢疾，口腔炎，牙龈炎，痈肿，痔疮。"

【用法用量】 内服：煎汤，6～12 g；或研末。外用：捣敷；或研末调敷。

【选方】 1. 治痢疾，腹泻 用革叶蓼根茎 6～12 g。水煎服，或研粉每次用 1.5～3 g，开水送服。

2. 治痈疮疖肿 用革叶蓼鲜根茎捣烂敷患处。

3. 治烧烫伤 用革叶蓼根茎研粉调油外涂。

4. 治毒蛇咬伤 用革叶蓼鲜根茎捣烂敷伤口周围。(1～4方出自《广西本草选编》)

2371 皂荚 zào jiá (《本经》)

【异名】 鸡栖子(《广志》)，皂角(《肘后方》)，大皂荚(《千金方》)，长皂荚(《本草图经》)，悬刀(《外丹本草》)，长皂角(《直指方》)，乌犀、大皂角(《纲目》)。

【基原】 为豆科皂荚属植物皂荚的果实或不育果实。前者称皂荚，后者称猪牙皂。

【原植物】 皂荚 *Gleditsia sinensis* Lam.

乔木，高达15 m。刺粗壮，通常分枝，长可达 16 cm，圆柱形。小枝无毛。一回偶数羽状复叶，长 12～18 cm；小叶 6～14 片，长卵形、长椭圆形至卵状披针形，长 3～8 cm，宽 1.5～3.5 cm，先端钝或渐尖，基部斜圆形或斜楔形，边缘有细锯齿，无毛。花杂性，排成腋生的总状花序；花萼钟状，有 4 枚披针形裂片；花瓣 4，白色；雄蕊 6～8；子房条形，沿缝线有毛。荚果条形，不扭转，长 12～30 cm，宽 2～4 cm，微厚，黑棕色，被白色粉霜。花期 4～5 月，果期 9～10 月。

生于路边、沟旁、住宅附近。分布于华北、东北、华东、中南以及四川、贵州等地。

本植物的棘刺(皂角刺)、种子(皂荚子)、叶(皂荚叶)、茎皮和根皮(皂荚木皮)亦供药用，另设专条。

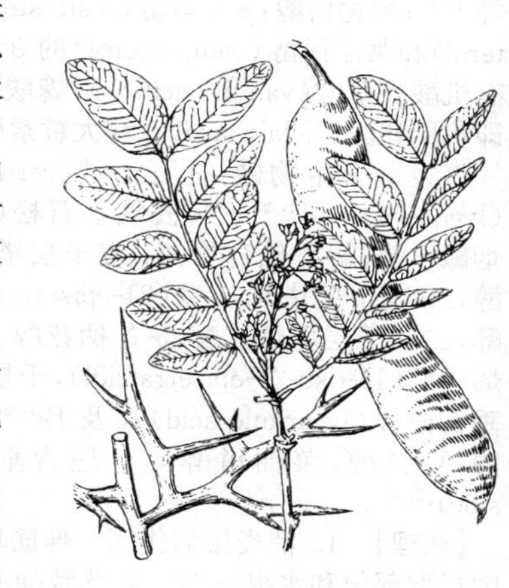

皂 荚

【栽培】 生物学特性 喜温暖向阳的地区，对土壤要求不严，只要排水良好即可，山区、平坝、边角隙地均可栽培。

繁殖方法 种子繁殖：10 月采下果实，取出种子，随即播种；若春播，需将种子在水里泡胀后，再行播种。育苗时，开 1.3 m 宽的高畦，撒施一层腐熟堆肥作为基肥，然后按行距 33 cm，开深 6～10 cm 的横沟，把种子每隔 4～6 cm 播 1 粒，播后施人畜粪水，并盖草木灰，最后盖土与畦面齐平。如遇天旱，要经常浇水。苗出齐后，要浅薅，并施人畜粪水，以后再中耕除草结合追肥 2～3 次。第二年再进行 1～2 次，到秋后即可移栽。移栽可按株距 7～10 m 开穴，栽前把幼苗挖起，稍加修剪，每穴栽苗 1 株，盖土压实，最后再覆松土，使稍高于地面，浇水定根。

田间管理 栽后 3～4 年，每年要在穴边松土除草，并施草木灰或渣滓肥，促使迅速生长。

【采收加工】 栽培 5～6 年后即结果，秋季果实成熟变黑时采摘，晒干。

【药材】 皂荚 *Fructus Gleditsiae* 全国大部分地区均产。

性状 皂荚 果实呈扁长的剑鞘状而略弯曲，长 15～20 cm，宽 2～3.5 cm，厚 0.8～1.5 cm，表面深紫棕色至黑棕色，被灰色粉霜，种子所在处隆起，基部渐狭而略弯，有短果柄或果柄痕。两侧有明显的纵棱线，摇之有响声，质硬，剖开后，果皮断面黄色，纤维性。种子多数，扁椭圆形，黄棕色，光滑。气特异，有强烈刺激性，粉末嗅之有催嚏性，味辛辣。

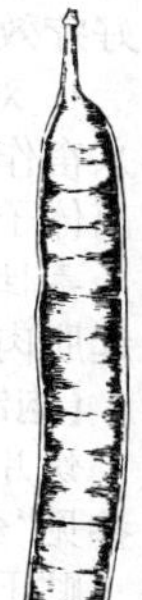

皂荚(果实)外形

猪牙皂 果实圆柱形，略扁，弯曲作镰刀状，长 4～12 cm，直径 0.5～1.2 cm。表面紫棕色或紫黑色，被灰白色蜡质粉霜，擦去后有光泽，并有细小疣状突起及线状或网状裂纹，先端有鸟喙状花柱残基，基部具果梗痕。质硬脆，断面棕黄色，外果皮革质，中果皮纤维性，内果皮粉性，中间疏松，有灰绿色或淡棕黄色丝状物。纵向剖开可见整齐的凹窝，偶有发育不全的种子。气微、有刺激性，味微苦、辛，粉末有催嚏性。

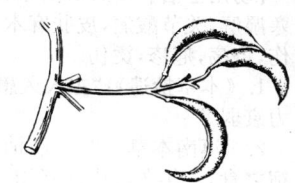

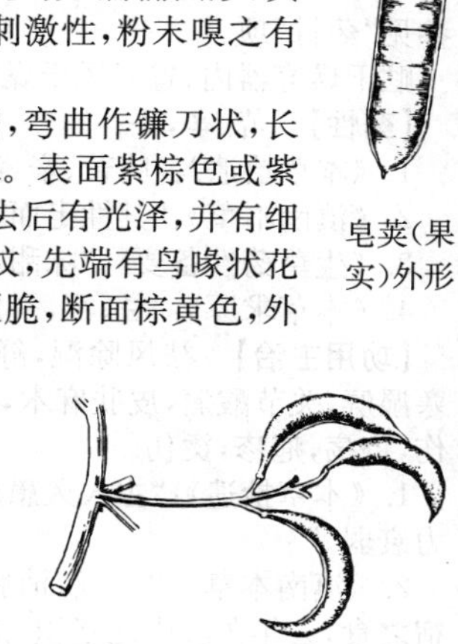

猪牙皂(不育果实)外形

鉴别 (1) 猪牙皂果实(中部)横切面：外果皮 1 列

oxolycoclavanol)及16-氧代石松五醇(16-oxolyclanitin)等[1,2];植物甾醇:β-谷甾醇(β-sitosterol),豆甾醇(stigmasterol)和菜油甾醇(campesterol)的β-D-葡萄糖苷[3]。还含有机酸香草酸(vanillic acid),阿魏酸(ferulic acid),壬二酸即杜鹃花酸(ajelaic acid)[2]和大黄素甲醚(physcion)[4]。

灯笼草含生物碱:垂石松碱(cernuine),羟基垂石松碱(lycocernuine)[1,2,5,6],去氧垂石松碱(deoxocernuine)[5],烟碱[2]等;萜类化合物:21-表千层塔烯二醇,千层塔烯二醇,21-表千层塔烯三醇(21-episerratriol),16-氧代石松三醇,二表千层塔烯二醇,α-芒柄花醇,16-氧代-21-表千层塔烯三醇(16-oxo-21-episerratriol),千层塔三醇(tohogenol),垂石松酸(lycernuic acid)A及B[1,6,7];植物甾醇:β-谷甾醇,豆甾醇,菜油甾醇[2,8],还含垂石松黄酮苷(cernoside)[2,6]。

【药理】 1. 消炎镇痛作用　伸筋草氯仿提取部位、正丁醇提取部位和水提取部位对热致痛有良好的镇痛作用,其中以氯仿提取部位作用最强,但3个提取部位对醋酸引起的扭体反应无影响。3个提取部位均对二甲苯致小鼠耳炎、醋酸致腹膜炎具有显著抑制作用,其中均以氯仿提取部位作用最强;氯仿提取部位对甲醛致大鼠踝关节肿胀有显著的消炎作用,而其他二个部位则无此作用[1]。

2. 对中枢神经系统的作用　100%伸筋草混悬液0.5 ml/只小鼠灌胃,能显著延长戊巴比妥钠的睡眠时间;能明显增强小鼠由盐酸可卡因引起的步履歪斜、窜行、环行等毒性反应,而对士的宁等中枢兴奋药无抑制作用[2]。

3. 对实验性矽肺的影响　200%伸筋草透析外液治疗大鼠实验性矽肺每次2 ml/只,每星期3次,共9星期,使大鼠的血蓝蛋白明显下降,血清丙氨酸氨基转移酶在正常范围。全肺干重、湿重及胶原含量接近正常值。肺部及肺门淋巴结病变减轻,伸筋草对实验性矽肺有良好的疗效[3]。用超滤法制备的注射液预防性治疗给药对大鼠实验性矽肺有较好疗效,而用水醉法制备的注射液疗效不佳[4]。

4. 对平滑肌的作用　石松碱对离体大鼠和豚鼠小肠有兴奋作用,对兔离体小肠的蠕动有增强作用,亦有收缩豚鼠离体子宫及兴奋兔离体子宫的作用[5]。

毒性　石松生物碱50～200 mg/kg注入蛙淋巴囊内可引起肌肉运动不协调、麻痹等[5]。

【炮制】 取原药材,除去杂质,洗净,稍润,切段,干燥。

饮片性状　伸筋草为不规则的小段状,根、茎、叶混合。参见"药材"项。

贮干燥容器内,置通风干燥处。

【药性】 苦、辛,平。

1.《本草拾遗》:"味苦、辛,温,无毒。"

2.《滇南本草》:"其性走而不守,其用沉而不浮。"

3.《生草药性备要》:"味甜,性和。"

4.《本草求原》:"甘、涩,平。"

【功用主治】 祛风除湿,舒筋活血,止咳,解毒。主治风寒湿痹,关节酸痛,皮肤麻木,四肢软弱,黄疸,咳嗽,跌打损伤,疮疡,疱疹,烫伤。

1.《本草拾遗》:"主人久患风痹,脚膝疼冷,皮肤不仁,气力衰弱。"

2.《滇南本草》:"下气,消胸中痞满横膈之气,推胃中隔宿之食,去年久腹中之坚积,消水肿。"

3.《生草药性备要》:"消肿,除风湿。浸酒饮,舒筋活络。其根治气结疼痛,损伤,金疮内伤,去痰止咳。"

4.《药性考》:"疗血疯瘙痒。"

5.《植物名实图考》:"为调和筋骨之药。"

6.《分类草药性》:"治转筋,疝气。"

7.《江西中药》:"舒筋活络,利尿,止血。内服适用于风湿骨节痛,风疹块,黄疸,大便下血等症。外用治汤火伤疮。"

8.《湖南药物志》:"祛风散湿,通经行气。""舒筋活络,活血。"

9. 广州部队《常用中草药手册》:"清肝明目,止咳。治目赤肿痛,慢性咳嗽。"

【用法用量】 内服:煎汤,9～15 g;或浸酒。外用:捣敷。

【宜忌】 《四川中药志》1960年版:"孕妇及出血过多者忌服。"

【选方】 1. 治关节酸痛　石松9 g,虎杖根15 g,大血藤9 g。水煎服。(《浙江民间常用草药》)

2. 治关节酸痛,手足麻痹　凤尾伸筋草30 g,丝瓜络15 g,爬山虎15 g,大活血9 g。水、酒各半煎服。(江西《中草药学》)

3. 治水肿,气实者用,虚者忌　过山龙五分(细末),糠瓢一钱五分(火煅存性),槟榔一钱。用槟榔、糠瓢煨汤吃过山龙末,以泻为度。(《滇南本草》)

4. 治肺痨咳嗽　石松、紫金牛、枇杷叶各9 g。水煎服。(《湖南药物志》)

5. 治跌打损伤　伸筋草15 g,苏木、土鳖虫各9 g,红花6 g。水煎服。(《陕甘宁青中草药选》)

6. 治跌仆扭伤疼痛　伸筋草、大血藤、一支箭各60 g,红花18 g。白酒泡服。每服9～15 g,每日2次。(《四川中药志》1982年版)

7. 治带状疱疹　石松(焙)研粉,青油或麻油调成糊状,涂患处,每日数次。(《浙江民间常用草药》)

8. 治小儿发热惊风　铺地蜈蚣15 g,双蝴蝶9 g。水煎服,冰糖为引。(《江西草药》)

9. 治小儿麻痹后遗症　石松、南蛇藤根、松节、寻骨风各15 g,威灵仙9 g,茜草6 g,杜衡1.5 g。水煎服。每日1剂。(《民间常用草药》)

【临床报道】 治疗脑卒中后手足拘挛　用伸筋草汤泡浸法治疗脑血管意外后遗症手足拘挛67例,治疗方法:伸筋草、透骨草、红花各3 g,置于搪瓷盆中,加清水2 kg,煮沸10 min后取用,药液温度以50～60 ℃为宜,浸泡15～20 min。汤液温度降低后需加热,再浸泡一遍。手足拘挛者,先浸泡手部,后浸泡足部。浸泡时,手指、足趾在汤液中进行自主伸屈活动。每日3次,1个月为1个疗程,2个疗程判定疗效。治疗结果:显效35例;好转29例;无效3例[1]。

2370 伴蛇莲 bàn shé lián (《广西药用植物名录》)

【异名】 鸡爪大王(《广西药用植物名录》),拳参(《广西实用中草药新选》),马蜂七(《广西本草选编》),草血竭(《药用植物简编》)。

【基原】 为蓼科蓼属植物革叶蓼的根茎。

【原植物】 革叶蓼 *Polygonum coriaceum* Sam.

多年生草本,高达50 cm。根茎肥厚弯曲,黑褐色,具多数须根,有残存叶柄;茎直立,不分枝,无毛。基生叶叶柄长6～8 cm,茎生叶几无柄;托叶鞘膜质,褐色;叶片革质,长椭圆形,长10～18 cm,宽2～5 cm,先端钝或锐尖,基部楔形或常有狭翅,叶缘脉反卷,上面无毛,下面叶脉有疏毛。穗状花序顶生,长4～7 cm;两性花;苞片膜质;花被5深裂,

之,并取何首乌根洗净,日日生嚼。(《斗门方》)

3. 治慢性溃疡 鲜何首乌叶适量,揉软贴患处,每日换药1次。(《江西草药》)

2369 伸筋草 shēn jīn cǎo (《分类草药性》)

【异名】 宽筋藤、太岁葛(《生草药性备要》),火炭葛(《本草求原》),铺筋草、抽筋草、分筋草、过筋草、地棚窝草(《重庆草药》)。

【基原】 为石松科石松属植物石松、华中石松及灯笼草属植物灯笼草的全草。

【原植物】 1. 石松 *Lycopodium japonicum* Thunb 又名:过山龙、穿山藤(《滇南本草》),筋骨草(《陕西中药志》),蜈蚣藤、大地毛公、缠身龙、通伸草、山猫儿、老虎垫坐、盘龙草、宽筋草、穿山龙、地套(《浙江民间常用草药》),万岁藤(《安徽中草药》)。

主茎匍匐状,长2～3 m,侧枝直立,高达15 cm,直径约6 mm,多回二叉分枝。主枝的各回小枝以钝角作广叉开的分出,末回小枝广叉开形成"Y"样,指向两侧。叶螺旋状排列,线状披针形,长3～5 mm,宽0.3～0.8 mm,基部宽,先端渐尖并具折断的膜质长芒,全缘,纸质。孢子囊穗圆柱形,3～6个生于孢子枝顶端,长3～5 cm;孢子叶菱状卵形,长约2 mm,先端芒状,边缘有啮状齿,膜质。孢子囊生于孢子叶腋,肾形,黄色。

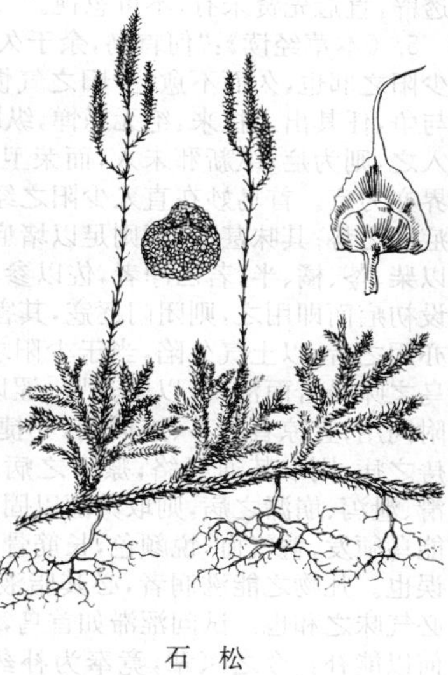

石 松

生于山坡草地、灌丛或松林下酸性土中。分布于东北、华东、中南、西南及内蒙古、陕西、新疆等地。

2. 华中石松 *L. centrochinense* Ching

主茎匍匐状,侧枝直立,高10～15 cm。多回二叉分枝,直径7～8 mm。其各回小枝以锐角分出,斜向上或直立,彼此密集,末回小枝间的夹角尖而狭,指向上方,与石松不同。其叶更密集,螺旋状排列,略内曲或近于平伸,线状披针形,先端有长2～3 mm的膜质长芒。孢子囊着生与形态和石松相似。

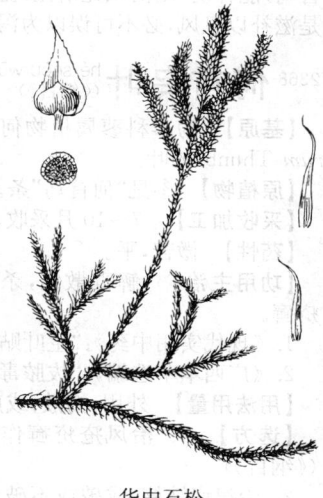

华中石松

生于山坡草地或灌木丛中。分布于江西、湖北、湖南、广东、广西、四川、贵州、云南等地。

3. 灯笼草 *Palhinhaea cernua* (L.) Franco et Vasc. [*Lycopodium cernuum* L.] 又名:筋骨草、小伸筋(《植物名实图考》),凤尾伸筋、龙须草(《江西中药》),铺地蜈蚣(《湖南药物志》),垂穗石松(《中国高等植物图鉴》)。

主茎直立,高达40 cm,直径约2 mm,草质,上部多分枝,绿色,侧枝平伸,多回不等二叉状分枝,直径1～1.5 mm。叶密生,螺旋状排列,条状钻形,长2.5～3.5 mm,宽0.2～0.5 mm,基部下延贴生于小枝上,先端略向上内弯,顶端刺芒状,全缘,质薄而软。孢子囊穗小,圆柱形,长4～7 mm,单生于小枝顶端,成熟时下垂;孢子叶卵状菱形,长约1.5 mm,先端尾状,边缘有流苏状不规则钝齿。孢子囊生于孢子叶腋,圆肾形,淡黄色。

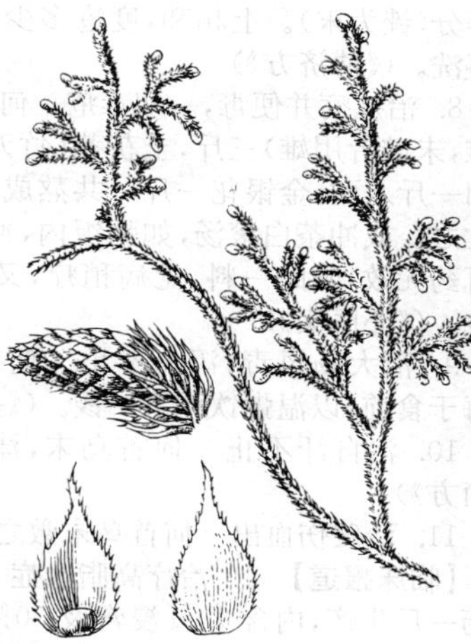

灯 笼 草

多生于低山的酸性土草地、阔叶林边及马尾松林中。分布于长江以南各地。

【采收加工】 7～10月茎叶茂盛时采收,鲜用或晒干。

【药材】 伸筋草 *Herba Lycopodii* 主产于湖北、浙江、贵州、四川、福建、江苏、山东。

性状 本品匍匐茎呈细圆柱形,略弯曲,长可达2 m,直径1～3 mm,其下有黄白色细根;直立茎作二叉状分枝。叶密生茎上,螺旋状排列,皱缩弯曲,线形或针形,长3～5 mm,黄绿色至淡黄棕色,无毛,先端芒状,全缘,易破碎。质柔软,断面皮部浅黄色,木部类白色。无臭,味淡。

鉴别 (1)茎横切面:表皮细胞1列。皮层宽广,有叶迹维管束散在,表皮下方和中柱外侧各有10～20余列厚壁细胞,其间有3～5列细胞壁略增厚;内皮层不明显。中柱鞘为数列薄壁细胞编织中柱,木质部束呈不规则的带状或分枝状,韧皮部束交错其间,有的细胞含黄棕色物。

(2)取本品粉末2 g,加1%硫酸10～15 ml,水浴温热15～30 min,滤过。滤液加碘化铋钾试剂,生成棕黄色沉淀(检查生物碱)。

【成分】 石松含生物碱:石松碱(lycopodine),棒石松宁碱(clavolonine),棒石松毒(clavatoxin)及烟碱(nicotine)等;萜类化合物:α-芒柄花醇(α-onocerin),石松三醇(lycoclavanol),石松四醇酮(lycoclavanin),千层塔烯二醇(serratenediol),二表千层塔烯二醇(diepiserratenediol),21-表千层塔烯二醇(21-episerratenediol),16-氧代二表千层塔烯二醇(16-oxodiepiserratenediol),16-氧代-21-表千层塔烯二醇(16-oxo-21-episerratenediol),16-氧代千层塔烯二醇(16-oxoserratenediol),棒石松醇(clavatol),石松四醇(lyclaninol),二表石松稳四醇(diepilycocryptol),16-氧代石松三醇(16-

二钟，煎八分。于发前二三时温服之；若善饮者，以酒浸一宿，次早加水一钟煎服亦妙，再煎不必用酒。（《景岳全书》何人饮）

6. 治遍身疮肿痒痛　防风、苦参、何首乌、薄荷各等分。上为粗末。每用药半两，水、酒各一半，共用一斗六升，煎十沸，热洗，于避风处睡一觉。（《外科精要》何首乌散）

7. 治疥癣满身作疮不可疗，甚解痛生肌　何首乌、艾各等分（锉为末）。上相和，度疮多少用药，并水煎令浓，盆内盛洗。（《博济方》）

8. 治瘰疬并便毒，一切毒疮　何首乌（大者佳，有血者用雌，未破者用雄）三斤，土茯苓（竹刀刮去皮，推碎）八斤，当归一斤八两，金银花一斤。共熬成膏，入白糖霜一斤，磁罐贮之。或冲茶白滚汤，如粥饭内，冲酒饮。有生杨梅疮者，百药无效，服此一料，觉病稍疗，又一料痊愈，知此方之妙也。（《心医集》）

9. 治大肠风毒，泻血不止　何首乌二两，捣细罗为散。每于食前，以温粥饮调下一钱。（《圣惠方》）

10. 治自汗不止　何首乌末，津调，封脐中。（《濒湖集简方》）

11. 治破伤血出　何首乌末敷之即止。（《卫生杂兴》）

【临床报道】 1. 治疗高脂血症　用首乌片（上海中药制药一厂生产，内含 70%浸膏及 30%制首乌粉），口服，每次 5 片，每日 3 次，连服 4 个月为 1 个疗程。治疗高脂血症 40 例，其中高 β-脂蛋白的总有效率为 88.57%；高胆固醇血症的总有效率为 94.44%，服药后大部分降至正常范围或下降幅度较大，对三酰甘油增高的疗效不显，总有效率为 28%，大部分病例服首乌片后三酰甘油有不同程度的升高，故对于单纯高三酰甘油血症的患者，不宜单独服用首乌片[1]。

2. 治疗失眠症　用 20%何首乌注射液，肌注，每次 4 ml，每日 1～2 次，15～30 d 为 1 个疗程，隔 15～30 d，可进行第二个疗程；或服复方何首乌片（每片 0.5 g，内含何首乌、丹参、五味子、黄连），每次 5～7 片，每日 2～3 次，或每晚睡前服6～10 片；或先以注射液治疗 20～30 d，后服片剂。治疗失眠症 141 例，治愈率为 53.9%，好转率为 44.7%，总有效率为 98.6%[2]。

3. 治疗白发　以制首乌、熟地黄各 30 g，当归 15 g，浸于 1 000 ml 粮食白酒中，10～15 d 后开始饮用。每日 1～2 盅（15～30 ml），连续饮至见效。共观察 36 例，其中局限性 20 例，弥漫性 16 例，病程为 1～10 年。结果痊愈 24 例，好转 8 例，总有效率 88.89%[3]。

4. 治疗女阴白色病变　40%何首乌注射液，在病变部位与上髎穴交替注射，病变部位每次 2 ml，上髎穴有针感后注射，每穴 1 ml。每日 1 次，10 d 为 1 个疗程，每疗程间隔7 d，连续 3 个疗程。治疗女阴白色病变 29 例，痊愈 20 例，有效 8 例，无效 1 例，其中硬化性萎缩性苔藓型效果最好[4]。

【各家论述】 1.《纲目》：“肾主闭藏，肝主疏泄。此物气温，味苦涩。苦补肾，温补肝，涩能收敛精气。所以能养血益肝，固精益肾，健筋骨，乌髭发，为滋补良药。不寒不燥，功在地黄、天门冬诸药之上。”

2.《本草汇言》：“惟其（何首乌）性善收涩，其精滑者可用，痢泄者可止，久疟虚气散漫者可截，此亦莫非意拟之辞耳。倘属元阳不固而精遗，中气衰陷而泄痢，脾元困疲而疟发不已，此三证，自当以甘温培养之剂治之，又不必假此苦涩腥劣，寒毒损胃之物所取效也。”

3.《本经逢原》：“何首乌，生则性兼发散，主寒热痎疟，及痈疽背疮皆用之。今人治津血枯燥及大肠风秘，用鲜者数钱，煎服即通，以其滋水之性最速，不及封藏，即随之而下泄也，与苁蓉之润燥通大便无异，而无助火之虞。”

4.《本草求真》：“何首乌，诸书皆言滋水补肾，黑发轻身，备极赞赏，与地黄功力相似。独冯兆张辩论甚晰，其言首乌苦涩微温，阴不甚滞，阳不甚燥，得天地中和之气。熟地、首乌，虽俱补阴，然地黄蒸虽至黑，则专入肾而滋天一之真水矣，其兼补肝肾者，因滋肾而旁及也。首乌入通于肝，为阴中之阳药，故专入肝经以为益血祛风之用，其兼补肾者，亦因补肝而兼及也。一为峻补先天真阴之药，故其功可立救孤阳亢烈之危；一系调补后天营血之需，以为常服，长养精神，却病调元之饵。先天、后天之阴不同，奏功之缓急轻重，亦有大异也。况补血之中，尚有化阳之力，岂若地黄功专滋水，气薄味厚，而为浊中浊者，坚强骨髓之用乎？斯言论极透辟，直冠先贤未有，不可忽视。”

5.《本草经读》：“何首乌，余于久疟久痢多取用之。盖疟少阳之邪也，久而不愈，少阳之气惯为疟邪所侮，俯首不敢与争，任其出入往来，绝无忌惮，纵旧邪已退，而新邪复乘虚入之，则为疟，纵新邪未入，而荣卫不调之气自袭于少阳之界亦为疟。首乌妙在直入少阳之经，其气甚雄，雄则足以折疟邪之势；其味甚涩，涩则足以堵疟邪之路，邪若未净者，佐以柴、芩、橘、半；若已净者，佐以参、术、芪、归，一二剂效矣。设初疟而即用之，则闭门逐寇，其害有不可胜言者矣。久痢亦用之者，以土气久陷，当于少阳求其生发之气也，亦以首乌之味最苦而涩，苦以坚其肾，涩以固其脱。宜温者与姜、附同用；宜凉者与芩、连同用，亦捷法也。此外，如疽疮、五痔之病，则取其通经络；瘰疬之病，则取其入少阳之经；精滑、泄泻、崩漏之病，则取其涩以固脱。若谓首乌滋阴补肾，能乌须发，益气血，悦颜色，长筋骨，益精髓，延年，皆耳食之误也。凡物之能滋润者，必其脂液之多也；物之能补养者，必气味之和也。试问涩滞如首乌，何以能滋？苦劣如首乌，何以能补？今之医辈，竟奉为补药上品者，盖惑于李时珍《纲目》不寒不燥，功居于地黄之上之说也。”

6.《本草正义》：“首乌，专入肝肾，补养真阴，且味固甚厚，稍兼苦涩，性则温和，皆与下焦封藏之理符合，故能填益精气，具有阴阳平秘作用，非如地黄之偏于阴凝可比。好古谓泻肝风，乃是阴不涵阳，水不养木，乃致肝木生风。此（何首乌）能补阴，则治风先治血，血行风自灭，亦其所宜。但此是滋补以息风，必不可误以为泻肝。”

2368 何首乌叶 hé shǒu wū yè（《纲目》）

【基原】 为蓼科蓼属植物何首乌 *Polygonum multiflorum* Thunb. 的叶。

【原植物】 参见“何首乌”条。

【采收加工】 7～10 月采收，鲜用。

【药性】 微苦，平。

【功用主治】 解毒散结，杀虫止痒。主治疮疡，瘰疬，疥癣。

1.《现代实用中药》：“生叶贴肿疡。”

2.《广西本草选编》：“拔脓毒，去疮毒。”

【用法用量】 外用：捣敷；或煎水洗。

【选方】 1. 治风疮疥癣作痒　何首乌叶，煎汤洗浴。（《纲目》）

2. 治瘰疬结核，或破或不破，下至胸前　何首乌叶捣涂

乌注射液对异丙肾上腺素加快的兔心率无拮抗作用[14]。

5. 抗遗传损伤作用　以小鼠骨髓多染红细胞微核率为指标，发现何首乌有明显的抗环磷酰胺遗传损伤的作用。提示何首乌具有保护 DNA 免受损伤、促进 DNA 修复的作用[15]。

6. 抗炎、镇痛作用　何首乌乙醇提取物对二甲苯致小鼠耳急性炎症肿胀和角叉菜胶致足跖肿胀有明显抑制作用，对醋酸所致小鼠腹腔毛细血管通透性亢进也具有显著抑制作用；何首乌对蛋清所致足肿胀同样显示了较强的抑制作用。另外，在醋酸致小鼠扭体反应实验中发现，何首乌也具有一定的镇痛作用[16]。

毒性　何首乌内含有致泻作用的蒽醌衍生物，故大便溏泄者不宜服用。生首乌毒性较制首乌大，如生首乌醇渗漉液小鼠灌胃 LD_{50} 为 50 g/kg，腹腔注射 LD_{50} 为 2.7 g/kg，制首乌的醇冷浸液给小鼠腹腔注射的毒性比生首乌醇浸液小 54.5 倍以上，制首乌醇渗漉液对小鼠灌胃毒性比生首乌醇渗漉液小 20 倍以上[17]，由此可见，临床多使用制首乌是有依据的。

【炮制】 1. 何首乌　取原药材，除去杂质，大小分开，洗净，稍浸，润透，切厚片或小块片，干燥。

2. 制何首乌　①黑豆制：取净何首乌片或块，用黑豆汁拌匀。置非铁质的适宜容器内，密闭，隔水加热或用蒸汽加热，炖至汁液被吸尽；或用黑豆汁拌匀，闷透后，置蒸笼或木甑内，蒸至棕褐色时，取出干燥。每何首乌片或块 100 kg，用黑豆 10 kg。黑豆汁制法：取黑豆 10 kg，加水适量，煮 4 h，熬汁约 15 kg；豆渣再加水煮 3 h，熬汁约 10 kg，合并得豆汁约 25 kg。黑豆拌制后能补肝肾，益精血，乌须发，强筋骨。②酒制：取何首乌片或块，用黄酒拌匀，润 4～6 h，置蒸笼屉内蒸 6 h，取出稍晾，再加入锅内汁水，候汁吸尽，捞起再蒸，以蒸黑为度，取出晒干或烘干。每何首乌 100 kg，用黄酒 12 kg。③黑豆黄酒制：取何首乌块倒入盆内，用黑豆汁与黄酒拌匀，置罐内或适宜容器内，密闭，坐水锅中隔水炖至汁液吸尽，取出，晒干。每何首乌 100 kg，用黑豆 10 kg，黄酒 25 kg。或取何首乌片或块，先用黑豆汁与黄酒拌匀，隔水加热，蒸 8 h，闷 8 h，取出，晒干。每何首乌片 100 kg，用黑豆 10 kg，黄酒 20 kg。

3. 蒸何首乌　将干何首乌，除去杂质，分档，浸透，洗净，捞起，大只劈开，中途淋水，润透，置蒸笼内蒸足 8 h，闷过夜，翌晨上下翻动 1 次，再蒸。如此反复蒸至内外滋润都呈黑色，取出，晒至半干，切厚片，将蒸时所得原汁拌入，使之吸尽，干燥，筛去灰屑。

饮片性状　何首乌参见“药材”项。蒸何首乌表面黑色或棕褐色，具光泽。味淡而微甜。酒何首乌，表面黑色，略具酒香气，味微甜。黑豆黄酒制何首乌，表面黑色，略具酒香气，味微甜。贮干燥容器内，密闭，置通风干燥处。

【药性】 苦、甘、涩，微温。归肝、心、肾经。

1.《何首乌传》：“味甘，温，无毒。”

2.《开宝本草》：“味苦、涩，微温。”

3.《纲目》：“足厥阴、少阴药也。”

4.《本草经解》：“入足少阳胆经、手少阳三焦经、手少阴心经、足少阴肾经。”

5.《本草再新》：“入脾、肺、肾三经。”

【功用主治】 养血滋阴，润肠通便，祛风，解毒。主治头昏目眩，心悸，失眠，腰膝酸软，须发早白，耳鸣，遗精，肠燥便秘，久疟体虚，风疹瘙痒，疮痈，瘰疬，痔疮。

1.《何首乌传》：“治五痔，腰膝之病，冷气心痛，积年劳瘦，痰癖，风虚败劣，长筋力，益精髓，壮气，驻颜，黑发，延年，妇人恶血痿黄，产后诸疾，赤白带下，毒气入腹，久痢不止。”

2.《日华子》：“久服令人有子，治腹脏宿疾，一切冷气及肠风。”

3.《开宝本草》：“主瘰疬，消痈肿，疗头面风疮，疗五痔，止心痛，益血气。”

4. 王好古：“泻肝风。”（引自《纲目》）

5.《本草元命苞》：“常饵明目，轻身。”

6.《滇南本草》：“涩精，坚肾气，止赤白便浊，缩小便，入血分，消痰毒。治赤白癜风，疮疥顽癣，皮肤瘙痒。截疟，治痰疟。”

7.《药品化义》：“益肝，敛血，滋阴。治腰膝软弱，筋骨酸痛，截虚疟，止肾泻，除崩漏。”

8.《本草述》：“治中风，头痛，行痹，鹤膝风，痫证，黄疸。”

9.《药性通考》：“养血祛风。”

10.《本草再新》：“补肺虚，止吐血。”

【用法用量】 内服：煎汤，10～20 g；熬膏、浸酒或入丸、散。外用：煎水洗、研末撒或调涂。养血滋阴，宜用制何首乌；润肠通便，祛风，截疟，解毒，宜用生何首乌。

【宜忌】 大便溏泄及有湿痰者慎服。忌铁器。

1.《何首乌传》：“忌猪肉、血、无鳞鱼。”

2.《开宝本草》：“忌铁。”

3.《宝庆本草折衷》：“恶萝卜。”

4.《纲目》：“忌葱、蒜。”

【选方】 1. 乌须发，壮筋骨，固精气　赤、白何首乌各一斤（米泔水浸三四日，瓷片刮去皮，用淘净黑豆三升，以砂锅木甑铺豆及首乌，重重铺盖，蒸至豆熟取出，去豆，暴干，换豆再蒸，如此九次，暴干为末），赤、白茯苓各一斤（去皮，研末，以水淘去筋膜及浮者，取沉者捻块，以人乳十碗浸匀，晒干，研末），牛膝八两（去苗，浸酒一日，同何首乌第七次蒸之，至第九次止，晒干），当归八两（酒浸，晒），枸杞子八两（酒浸，晒），菟丝子八两（酒浸生芽，研烂，晒），补骨脂四两（以黑脂麻炒香，并忌铁器，石臼捣为末）。炼蜜和丸弹子大一百五十丸。每日三丸，侵晨温酒下，午时姜汤下，卧时盐汤下。其余并丸梧子大，每日空心酒服一百丸，久服极验。（《积善堂经验方》七宝美髯丹）

2. 治骨软风，腰膝疼，行履不得，遍身瘙痒　首乌大而有花纹者，同牛膝（锉）各一斤。以好酒一升，浸七宿，曝干，于木臼内捣末，蜜丸。每日空心食前酒下三五十丸。（《经验方》）

3. 治脚气流注，历节疼痛，皮肤麻痹，两脚痹挛　何首乌不计多少（切作半寸厚，以黑豆不计多少，水拌令匀湿，就甑内蒸，用豆一重，何首乌一重，蒸令豆烂为度。去豆暴干，称用一斤），仙灵脾（切）、牛膝（锉）各一斤（黄酒浸一宿，焙干），乌头（去皮、脐）半斤（切，入盐二两半，炒黄色，去盐用）。上为散，每服二钱，温酒调下，日三服；粥饮亦可调服。（《普济方》何首乌散）

4. 治妇人血风，久虚风邪停滞，手足痿缓，肢体麻痹及皮肤瘙痒，五痔下血　何首乌一斤（赤白各半斤），芍药二两（赤白各一半）。上为细末，煮面糊和丸，如梧桐子大。每服三四十丸，空心米饮送下。（《普济方》）

5. 治气血俱虚，久疟不止　何首乌自三钱以至一两（随轻重用之），当归二三钱，人参三五钱（或一两，随宜），陈皮二三钱（大虚不必用），煨生姜三片（多寒者用三五钱）。水

类圆形异型维管束环列，形成云锦状花纹，中央木部较大，有的呈木心。气微，味微苦而甘涩。

鉴别 (1) 块根横切面：木栓层为数列细胞，充满棕色物。韧皮部较宽，散有类圆形异型维管束4～11个，为外韧型，导管稀少。根的中央形成层成环；木质部导管较少，周围有管胞及少数木纤维。薄壁细胞含草酸钙簇晶及淀粉粒。

粉末特征：棕色。淀粉粒单粒类圆形，直径4～50 μm，脐点人字形、星状或三叉状，大粒者隐约可见层纹；复粒由2～9分粒组成。草酸钙簇晶直径10～80(160)μm，偶见簇晶与较大的方形结晶合生。棕色细胞类圆形或椭圆形，壁稍厚，胞腔内充满淡黄棕色、棕色或红棕色物质，并含淀粉粒。具缘纹孔导管直径17～178 μm。棕色块散在，形状、大小及颜色深浅不一。

(2) 取本品粉末约0.1 g，加氢氧化钠溶液(1→10)10 ml，煮沸3 min，冷后滤过。取滤液，加盐酸使成酸性，再加等量乙醚，振摇，醚层应显黄色。分取醚层4 ml，加氨试液2 ml，振摇，氨液层显红色(检查蒽醌化合物)。

(3) 取本品粉末约0.2 g，加乙醇5 ml，置水浴中煮沸3 min，不断振摇，趁热过滤，放冷。取滤液2滴，置蒸发皿中蒸干，趁热加三氯化锑的氯仿饱和液1滴，即显紫红色(检查甾醇类)。

(4) 薄层色谱：取本品粉末5 g，用95%乙醇回流提取，浓缩后作供试品溶液。另以大黄素、大黄素甲醚为对照品。分别点于同一硅胶G-CMC板上，以氯仿-甲醇(80∶20)展开，展距10 cm。取出晾干，在可见光下，供试品色谱中，在与对照品色谱相应的位置上，显相同的色斑；于紫外光下显相同的荧光斑点。

品质标志 《中华人民共和国药典》2005年版规定：照高效液相色谱法测定，本品含2,3,5,4′-四羟基二苯乙烯-2-O-β-D-葡萄糖苷($C_{20}H_{22}O_9$)不得少于1.0%。

【成分】 块根含蒽醌类化合物，主为大黄素(emodin)，大黄酚(chrysophanol)以及大黄素甲醚(physcion)，大黄酸(rhein)，大黄酚蒽酮(chrysophanolanthrone)[1,2]，1，3-二羟基-6，7-二甲基蒽酮-1-O-β-D-葡萄糖苷(1，3-dihydroxy-6，7-dimethylanthone-1-O-β-D-glucoside)又称为何首乌乙素，含二苯乙烯类化合物2，3，5，4′-四羟基二苯乙烯-2，3-二-O-β-D葡萄糖苷(2，3，5，4′-tetrahydroxy-stilbene-2，3-O-β-D-glucoside)又称为何首乌丙素[3]，白藜芦醇(resveratrol)，云杉新苷(piceid)。又含芪类化合物2，3，5，4′-四羟基芪-2-O-D-吡喃葡萄糖苷(2,3，5，4′-tetrahydroxystilbene-2-O-β-D-glucopyranoside)[4]，2，3，5，4′-四羟基芪-2-O-吡喃葡萄糖苷-2″-O-没食子酸酯(2，3，5，4′-tetrahydroxystilbene-2-O-β-D-glucopyranoside-2″-O-monogalloylester)，2,3,5,4′-四羟基芪-2-O-β-D-吡喃葡萄糖苷-3″-O-没食子酸酯(2，3，5，4′-tetrahydroxystilbene-2-O-β-D-glucopyranoside-3″-O-monogalloylester)[5]，四羟基芪-2-O-(6″-O-乙酰基)-β-吡喃葡萄糖苷〔2，3，5，4′-tetrahydroxystilbene-2-O-(6″-O-acetyl)-β-D-glucopyranoside〕[6]。还含6-甲氧基-2-乙酰基-3-甲基-1，4-萘醌-8-O-β-D-吡喃葡萄糖苷(6-methoxy-2-acetyl-3-methyl-1，4-naphthoquinone-8-O-β-D-gluco-pyranoside)，N-反式阿魏酰酪胺(N-*trans*-feruloyltyramine)，N-反式阿魏酰基-3-甲基多巴胺(N-*trans*-feruloyl-3-methyldopamine)[7]，没食子酸(gallicacid)，右旋儿茶素(catechin)，右旋表儿茶素(epicatechin)，3-O-没食子酰(－)-儿茶素〔3-O-galloyl(－)-catechin〕，3-O-没食子酰(－)-表儿茶素〔3-O-galloyl(－)-epicatechin〕，3-O-没食子酰原矢车菊素(3-O-galloyl-procyanidin)B-2，3，3′-二-O-没食子酰原矢车菊素(3，3′-di-O-galloyl-procyanidin)B-2[5]，β-谷甾醇(β-sitosterol)[2]，1，2-二羟基十九酮-3(1，2-dihydroxynonadecone-3)[8]，卵磷脂[9]。

【药理】 1. 降血脂及抗动脉粥样硬化作用 何首乌对兔、鸽、大鼠、鹌鹑等多种高脂动物模型都有明显的降脂作用。家兔急性高脂血症模型实验表明，何首乌能使其血中的高胆固醇较迅速下降至近正常水平，连续给药7 d，能显著降低血浆总胆固醇。何首乌水煎液给正常大鼠灌胃7～8 d后，血清胆固醇水平下降26.9%。制首乌95%乙醇提取物可提高动脉粥样硬化模型鹌鹑血浆中高密度脂蛋白胆固醇/总胆固醇比值，降低血浆总胆固醇、胆固醇酯和三酰甘油含量，而抑制动脉内膜斑块形成和脂质沉积，防止动脉粥样硬化发生和发展，降低病变率，减少主动脉病变严重程度[1,2]。提取液喂养家兔1个月，可明显提高家兔血清中的磷酯酰胆碱、胆固醇酰基转移酶活性，提高血清高密度脂蛋白胆固醇的含量，促进HDL转运胆固醇[3]。心肌缺血再灌注损伤犬的何首乌提取液组脂质过氧化物(LPO)进行性下降，而SOD和过氧化氢酶(CAT)却有升高趋势，心肌梗死范围明显较对照组缩小，且程度轻。说明何首乌提取液对犬心肌缺血再灌注损伤具有预防作用[4]。何首乌醇提物对家兔红细胞磷脂成分及电泳率影响的实验表明，何首乌有降低血小板与红细胞聚集的作用，同时也减弱了两者与血管内皮的吸附，有效避免微血栓的形成，从而增强血小板和红细胞的功能，促进血液流动[5]。

2. 增强免疫功能 何首乌可明显延缓性成熟后小鼠胸腺退化萎缩，增加胸腺重量，提高脾脏空斑形成细胞数量，显著增强刀豆蛋白A诱导的胸腺和脾脏T淋巴细胞增殖反应[6]，提高巨噬细胞吞噬能力[7]，激活T淋巴细胞，提高淋巴细胞转化率[6]。采用醋酸纤维薄膜电泳分离小鼠的血清蛋白，发现何首乌能使可的松、柴胡所致小鼠胸腺萎缩和血清γ-球蛋白下降有所增加[8]，而对正常动物的体液免疫反应则呈显著抑制[9]。何首乌能改善胸腺微环境、促进胸腺细胞的分化成熟，有明显抵抗环磷酰胺诱导胸腺细胞凋亡的作用[10]。

3. 延缓衰老 何首乌能缩短果蝇幼虫的发育时间，延长成虫的寿命；能增加老龄小鼠、青年小鼠脑和肝中蛋白质的含量，降低丙二醛含量，并增加脑组织单胺递质5-羟色胺、去甲肾上腺素和多巴胺含量；能明显提高老龄大鼠外周淋巴细胞DNA损伤的修复能力；显著对抗老龄大、小鼠心、肝、脑、血等组织中超氧化物歧化酶活性的降低[11]。何首乌还能促进细胞分裂、增殖，延长大鼠皮肤二倍体纤维细胞的传代数，使细胞进入衰老期明显延迟；降低脑内单胺氧化酶-B的活性，影响生物体中枢神经递质的含量，从而调节中枢神经活动，延缓大脑的衰老。老年大鼠何首乌喂药组与同月龄大鼠相比，神经降压肽神经元的细胞数减少程度、灰度值的升高及细胞面积的增加幅度均显著降低。提示何首乌延缓衰老的作用是一种综合作用[12]。

4. 对循环系统的作用 制首乌煎剂灌胃每日5 g/kg，1 d或3 d，对脑垂体后叶素所致家兔心肌缺血引起的心电图T波高耸明显减轻，并可拮抗脑垂体后叶素引起的心率减慢，但对脑垂体后叶素引起的心律紊乱无拮抗作用[13]。何首乌注射液可轻度增加离体兔心的冠脉流量，静脉注射何首

sis Merr.]

小灌木，高 30～70 cm。茎圆柱形，分枝多。小枝略四棱形，幼枝及地上各部均密被柔毛及腺毛。叶对生；叶柄长 8～25 mm；叶片纸质，卵形至椭圆形，长 4～10.5 cm，宽 2.5～5 cm，先端渐尖或急尖，具短尖头，基部圆形至广楔形，全缘，具细波齿；基出主脉 3，细脉不明显。聚伞花序组成圆锥花序，顶生，长 7～10 cm，宽 2.5～5 cm；花梗长约 3 mm；花 4 数；花萼钟状漏斗形，具 4 棱，裂片短三角形；花瓣玫瑰色或紫色，长圆形，长约 8 mm，先端渐尖，略偏斜；雄蕊 4 长 4 短，长者长约 13 mm，花药长 6 mm，药隔下延呈短柄，短者长约 9 mm，花药披针形，长约 4 mm，药隔下延至花药基部；子房半下位，卵状球形，先端具 4 小突起。蒴果近球形，为宿存萼所包。花期 7～8 月，果期 8～9 月。

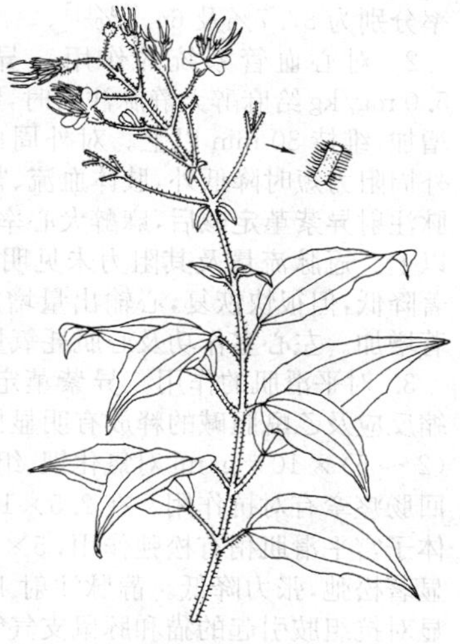
秀丽野海棠

生于海拔 400～1 100 m 的山谷，山坡疏、密林下，溪边或路旁。分布于浙江、安徽、福建、江西、湖南、广东、广西等地。

【采收加工】 7～10 月挖根或连根采取全株，晒干。

【药性】 微苦，平。

1.《浙江民间常用草药》："性平。"

2.《浙江药用植物志》："微苦，平。"

【功用主治】 《浙江民间常用草药》："祛风利湿，活血调经。治风湿性关节炎，月经不调，流火，白带，跌打损伤，毒蛇咬伤，疝气。"

【用法用量】 内服：煎汤，15～30 g。外用：煎水熏洗。

2367 何首乌 hé shǒu wū (《日华子》)

【异名】 首乌、地精(《何首乌传》)，赤敛(《理伤续断方》)，陈知白(《开宝本草》)，红内消(《外科精要》)，马肝石、疮帚、山奴、山哥、山伯、山翁、山精(《纲目》)，夜交藤根(《药材学》)，黄花污根、血娃娃、小独根(《云南药用植物名录》)，田猪头、铁称陀(《中药志》)，赤首乌、山首乌、药首乌、何相公(《中药材品种论述》)。

【基原】 为蓼科蓼属植物何首乌的块根。

【原植物】 何首乌 *Polygonum multiflorum* Thunb. 又名：野苗、交茎、交藤、夜合、桃柳藤(《何首乌传》)，赤葛、九真藤(《斗门方》)，芮草、蛇草(《汉英韵府》)，金香草(《新本草纲目》)，多花蓼(《中国北部植物图志》)。

多年生缠绕藤本。根细长，末端成肥大的块根，外表红褐色至暗褐色。茎基部略呈木质，中空。叶互生；具长柄；托叶鞘膜质，褐色；叶片狭卵形或心形，长4～8 cm，宽 2.5～5 cm，先端渐尖，基部心形或箭形，全缘或微带波状，上面深绿色，下面浅绿色，两面均光滑无毛。圆锥花序。小花梗具节，基部具膜质苞片；花小，花被绿白色，5 裂，大小不等，外面 3 片的背部有翅；雄蕊 8，不等长，短于花被；雌蕊 1，柱头 3 裂，头状。瘦果椭圆形，有 3 棱，黑色，光亮，外包宿存花被，花被具明显的 3 翅。花期 8～10 月，果期 9～11 月。

生于草坡、路边、山坡石隙及灌木丛中。分布于华东、中南及河北、山西、四川、贵州、云南、陕西、甘肃、台湾等地。

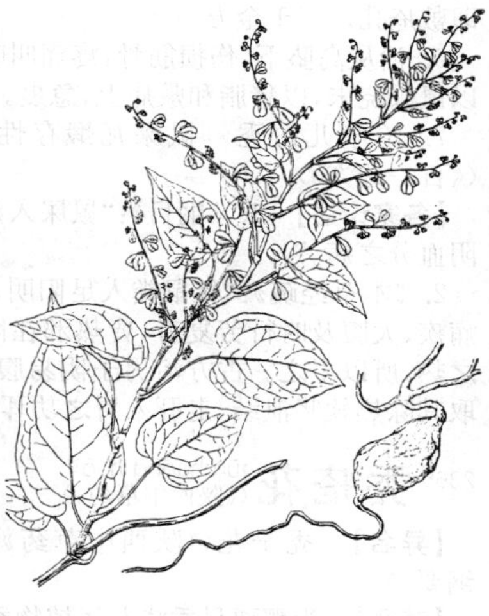
何首乌

本植物的叶(何首乌叶)、藤茎或带叶的藤茎(夜交藤)亦供药用，另设专条。

【栽培】 生物学特性 喜温暖潮湿气候，怕干旱和积水，以选土层深厚、疏松肥沃、排水良好、腐殖质丰富的砂质壤土栽培为宜。忌黏土及低洼易积水地。

整地播种 种子繁殖或扦插繁殖。种子繁殖：直播，也可育苗移栽。3～4 月上旬播种，条播行距 30～35 cm，施人畜粪水后将种子均匀播入沟中，覆土 3 cm。苗高 5 cm 时间苗，株距 30 cm 左右。扦插繁殖：3～4 月上旬选生长旺盛、健壮无病虫植株的茎藤，剪成长 25 cm 左右的插条，每根应具节 2～3 个。行距 30～35 cm，株距 30 cm 左右，穴深 20 cm 左右，每穴放 2～3 条，切忌倒插。覆土压紧，施人畜粪肥。

田间管理 播种和扦插均应保持田间湿润。生长期应注意结合中耕除草进行追肥。苗高 30 cm 左右，应插竹竿或树枝，供茎藤缠绕生长。12 月倒苗时，结合清除枯藤，施腐熟堆肥或土杂肥 1 次，并在根际培土。

病虫害防治 叶斑病可在发病初期喷 1∶1∶120 波尔多液，每星期喷 1 次，连续喷 2～3 次。还有蚜虫为害。

【采收加工】 培育 3～4 年即可收获，在秋季落叶后或早春萌发前采挖。除去茎藤，将根挖出，大的切成 2 cm 左右的厚片，小的不切。晒干或烘干即成。

【药材】 何首乌 *Radix Polygoni Multiflori* 主产于河南、湖北、广西、广东、贵州、四川、江苏。

性状 块根呈团块状或不规则纺锤形，长 6～15 cm，直径 4～12 cm。表面红棕色或红褐色，皱缩不平，有浅沟，并有横长皮孔及细根痕。体重，质坚实，不易折断，断面浅黄棕色或浅红棕色，显粉性，皮部有 4～11 个

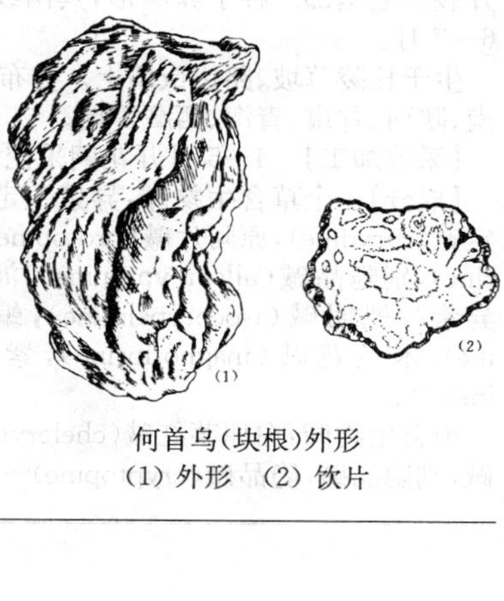
何首乌(块根)外形

(1) 外形 (2) 饮片

后方》）

5. 治鼠瘘　以新鼠屎一百粒，收密器中五六十日，杵碎，即敷疮孔。（《千金方》）

6. 治从高坠下，伤损筋骨，疼痛叫唤不得，瘀血着在肉　以鼠屎烧末，以猪脂和敷痛上，急裹。（《梅师集验方》）

7. 治小儿白秃　鼠屎瓦煅存性，同轻粉、麻油涂之。（《百一选方》）

【各家论述】 1.《纲目》："鼠屎入足厥阴经，故所治皆厥阴血分之病。"

2.《本草经疏》："牡鼠粪入足阳明、足厥阴经。其主小儿痫疾、大腹及时行劳复者，皆热邪在阳明也，苦寒能除是经之热，所以主之。古方治男子阴易腹痛，妇人吹乳乳痈，皆取其除热软坚泄结，走肝入胃之功耳。"

2365 秃疮花 tū chuāng huā（《陕西中草药》）

【异名】 秃子花（《陕西中草药》），勒马回（《新华本草纲要》）。

【基原】 为罂粟科秃疮花属植物秃疮花的全草。

【原植物】 秃疮花 *Dicranostigma leptopodum*（Maxim.）Fedde ［*Chelidonium franchetianum* Prain; *D. franchetianum*（Prain）Fedde］

多年生草本，高25～80 cm。全株含淡黄色液汁。主根圆柱形。茎多数，绿色，具白粉，上部具多数分枝。基生叶丛生；叶柄长2～5 cm；叶片狭倒披针形，长10～15 cm，宽2～4 cm，羽状深裂，裂片再次深裂或浅裂，背面疏被白色短柔毛；茎生叶少数，生于茎上部，长1～7 cm，无柄。花1～5朵于茎及分枝顶端排列成聚伞花序；花梗长2～2.5 cm，无毛；萼片2，卵形，先端细小，绿色，早落；花瓣4，倒卵形或圆形，长1～1.6 cm，黄色；雄蕊多数；雌蕊1，子房狭圆柱形，密被疣状短毛。蒴果线形，长4～7.5 cm，无毛，2瓣自先端开裂至近基部。种子卵圆形，具网纹。花期3～5月，果期6～7月。

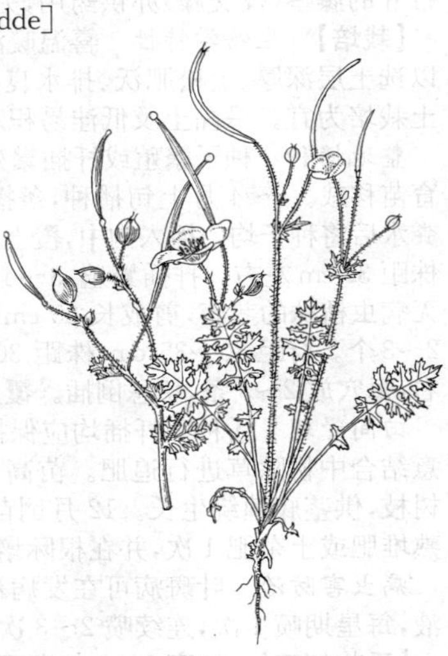

秃疮花

生于丘陵草坡、路边或墙上。分布于山西、河南、四川、云南、陕西、甘肃、青海、西藏等地。

【采收加工】 4～5月开花期采挖，阴干或鲜用。

【成分】 全草含生物碱：异紫堇定碱（isocorydine），紫堇定碱（corydine），原阿片碱（protopine）[1]，血根碱（sanguinarine），别隐品碱（allocr yptopine），海罂粟碱（glaucine）[2]，异紫堇杷明碱（isocorypalmine），蝙蝠葛任碱（menisperine），木兰花碱（magnoflorine），紫堇块茎碱（corytuberine）[3]。

根含生物碱：白屈菜红碱（chelerythrine），血根碱，原阿片碱，别隐品碱，隐品碱（cryptopine）[2]。

【药理】 1. 镇痛作用　异紫堇定碱对小鼠有较明显的镇痛作用，腹腔注射25 mg/kg和灌胃50 mg/kg，可明显延长小鼠因热刺激出现疼痛反应的潜伏期，其痛阈升高百分率分别为87.7%及64.1%[1]。

2. 对心血管系统的作用　异紫堇定碱2.5 mg/kg、5.0 mg/kg给麻醉犬静脉注射时，脑血管阻力降低，血流量增加，维持30 min以上。对外周血流动力学的影响，除总外周阻力短时降低外，肢体血流、肾血流均无显著变化。静脉注射异紫堇定碱后，麻醉犬心率减慢约10%，维持30 min以上。冠脉流量及其阻力未见明显改变，血压于1 min显著降低，但很快恢复，心输出量增加，特别是每搏输出量显著增加。左心室作功及心肌耗氧量无显著改变[2]。

3. 对平滑肌的作用　异紫堇定碱对离体豚鼠回肠的收缩反应及乙酰胆碱的释放有明显抑制作用[3]。异紫堇定碱（2～5）$\times10^{-5}$ g/ml对氯化钡、组胺、乙酰胆碱诱发的豚鼠回肠痉挛有对抗作用。在2.5×10^{-5} g/ml浓度下对大鼠离体子宫平滑肌稍有松弛作用，5×10^{-5} g/ml时，可使平滑肌显著松弛，张力降低。静脉注射10 mg/kg 10 min后，可明显对抗组胺引起的猫和豚鼠支气管平滑肌的痉挛[1]。

4. 对免疫系统的作用　秃疮花可诱发小鼠腹腔巨噬细胞（PMΦ）产生强烈的呼吸爆发作用，并能提高PMΦ的吞噬功能和溶菌酶水平，且具有剂量效应关系。在体外试验时，剂量为50～100 mg/ml秃疮花提取物能有效促进PMΦ的活化，提高其吞噬能力和溶菌酶活力，其中100 mg/ml秃疮花提取物诱发PMΦ产生超氧阴离子的效应最为显著；体内试验时发现，0.5～2 g/kg秃疮花提取物对PMΦ的活化作用及其吞噬能力有显著作用，其中1 g/kg对诱导PMΦ产生超氧阴离子、提高PMΦ吞噬能力和溶菌酶水平均有显著性效果[4]。

毒性　小鼠尾静脉和腹腔注射异紫堇定碱的LD_{50}分别为55.8±6.4 mg/kg和103.6±11.9 mg/kg[1]。

【药性】 苦，寒。

1.《陕西中草药》："味苦、涩，性凉。"

2.《全国中草药汇编》："苦，涩，凉，有毒。"

【功用主治】 《陕西中草药》："清热解毒，消肿，止痛，杀虫。治扁桃体炎，牙痛，咽喉痛，淋巴结结核（瘰疬），秃疮，疖疮疥癣，痈疽等症。"

【用法用量】 内服：煎汤，9～15 g。外用：捣敷；或煎水洗。

【选方】 1. 治牙痛，咽喉痛　秃疮花12 g。水煎，加白糖适量服。（《陕西中草药》）

2. 治秃疮，顽癣　秃疮花适量。捣烂敷患处。

3. 治老鼠疮，寻常疣（瘊子）　秃疮花、白杨树花等量。熬膏，敷患处。（2、3方出自《延安地区中草药手册》）

4. 治阴囊癣，妇女阴户肿　秃疮花、蒲公英、艾叶、全葱各适量。煎水洗。（《陕西中草药》）

2366 秀丽野海棠 xiù lì yě hǎi táng（《浙江民间常用草药》）

【异名】 活血丹（《浙江民间常用草药》），野海棠、金石榴、活血藤（《全国中草药汇编》），高脚山茄、山糖浆、白矮茶（《浙江药用植物志》）。

【基原】 为野牡丹科野海棠属植物秀丽野海棠的根或全株。

【原植物】 秀丽野海棠 *Bredia amoena* Diels［*B. chinen-*

3.《随息居饮食谱》:“甘,平。”

【功用主治】 养血安神,软坚消肿。主治烦热失眠,心神不安,瘰疬。

1. 崔禹锡《食经》:“治夜不眠,志意不定。”

2.《食疗本草》:“火上炙,令沸,去壳食之,甚美。令人细润肌肤,美颜色。”

3.《本草拾遗》:“煮食,主虚损,妇人血气,调中,解丹毒。于姜醋中生食之,主丹毒,酒后烦热,止渴。”

4.《医林纂要》:“清肺补心,滋阴养血。”

5.《中国药用海洋生物》:“镇惊,滋阴养血。用于烦热失眠,心神不安,颈淋巴结核等。”

【用法用量】 内服:煮食,30～60 g。外用:捣敷。

【宜忌】 脾虚精滑者慎服。

1.《七卷食经》:“有癞疮不可食。”

2.《本草求原》:“脾虚精滑忌。”

【选方】 治颈淋巴结结核 牡蛎肉捣烂外敷。(《中国药用海洋生物》)

2363 牡蒿根 mǔ hāo gēn (《浙江民间常用中草药》)

【异名】 齐头蒿根(《海上名方》)。

【基原】 为菊科蒿属植物牡蒿 *Artemisia japonica* Thunb. 的根。

【原植物】 参见“牡蒿”条。

【采收加工】 9～10 月采挖,晒干。

【药性】 《浙江民间常用草药》:“性温,味苦、微甘。”

【功用主治】 祛风,补虚,杀虫截疟。主治产后伤风感冒,风湿痹痛,劳伤乏力,虚肿,疟疾。

【用法用量】 内服:煎汤,15～30 g。

【选方】 1. 治产后伤风发热 齐头蒿根 15 g,鸡蛋 1 个共煮,服汤吃蛋。(《万县中草药》)

2. 治风湿痹痛,头痛 牡蒿根 30 g。水煎服。(《浙江民间常用草药》)

3. 治劳倦乏力 牡蒿根 30～60 g,蚕豆酌量。水、酒各半煎服。(《福建药物志》)

4. 治寒湿浮肿 牡蒿根 30～60 g。用水 1 碗煎至半碗,冲黄酒 60 g 饮服。(《浙江民间常用中草药》)

5. 治疟疾寒热 齐头蒿根、滴滴金根各一把。擂生酒一钟,未发前服,以滓敷寸口,男左女右。(《海上名方》)

6. 治丝虫病淋巴管炎 牡蒿根 60 g。洗净切碎,和小雄鸡 1 只,宰净去肚杂,酒水炖服。(《福建药物志》)

2364 牡鼠粪 mǔ shǔ fèn (《别录》)

【异名】 鼠矢、两头尖(《本草经集注》),雄鼠粪(《日华子本草》),豭鼠粪(《类证活人书》)。

【基原】 为鼠科鼠属动物雄性褐家鼠、黄胸鼠等的干燥粪便。

【原动物】 1. 褐家鼠 *Rattus norvegicus* Berkenhout 又名:大家鼠、沟鼠、挪威鼠(《中国动物图谱》)。

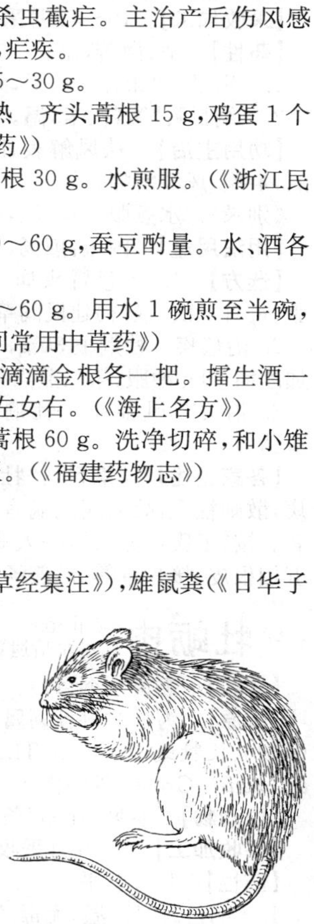

褐家鼠

体长 15～22 cm,体重 72～290 g。耳短而厚,前折不能遮眼。尾明显短于体长,4 趾,后足 5 趾,均具爪,后足长3.5～4 cm。雌性乳数 6 对。被毛粗糙,背部棕灰褐色,杂有许多黑长毛,毛基深灰色,毛尖棕色。腹面苍灰色,略带一些乳黄色,足背苍白色。尾毛两色,上面黑褐色,下面灰白色。尾部鳞片组成的环节明显,鳞片的基部生有白色和褐色的细毛。

栖息于住宅、阴沟、草堆、田埂、作物地及河溪堤岸等处。杂食性。好啃咬家具和雏禽。活动多在夜间,以午夜最活跃。分布几遍全国。

2. 黄胸鼠 *R. flavipectus* Milne-Edwards

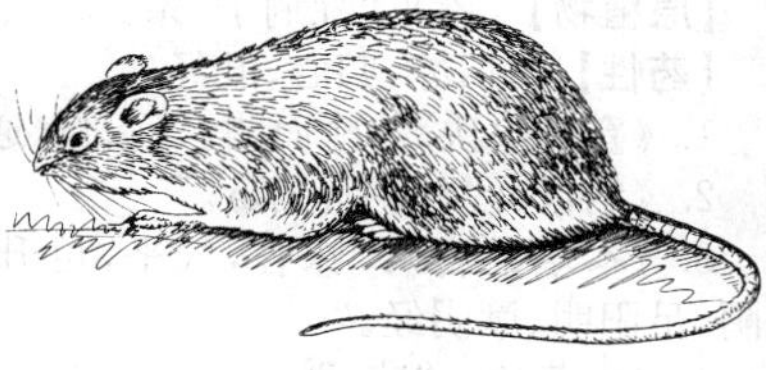

黄胸鼠

体长 13.5～18 cm,74～134 g。尾细且超过体长。体形较褐家鼠细长,耳壳薄而长,向前折可盖住,后足细长,分别为 4 趾和 5 趾,均具爪。乳头胸部 2 对,鼠蹊部 3 对,个别 6 对腹部增加 1 对。背毛棕褐色,毛基深灰。腹毛灰黄色,毛基浅灰色,在胸部毛,有时具一块白斑。前足背的中央毛灰褐色,四周灰白色,而后足背为白色,尾上下全为暗褐色。

栖息于屋内,也活动于野外的农田。当作物成熟时,有时则迁至田间。

【药性】 苦、咸,寒,小毒。

1.《别录》:“微寒,无毒。”

2.《纲目》:“甘、微寒”,“有小毒”,“入足厥阴肝经”。

3.《本草经疏》:“苦、咸”,“入足阳明、足厥阴经”。

4.《本草新编》:“入肺、胃、大肠三经。”

5.《本草再新》:“入肾经。”

【功用主治】 清热通瘀,导浊行滞。主治伤寒劳复发热,疝瘕,经闭,腹痛,淋浊,疳积,乳痈,鼠瘘,疔肿。

1.《别录》:“主小儿痫疾,大腹,时行劳复。”

2.《日华子》:“明目。”

3.《纲目》:“治伤寒劳复发热,男子阴易腹痛,通女子月经,下死胎;研末服,治吹奶乳痈;涂鼠瘘疮;烧存性,敷疔肿诸疮、猫犬伤。”

4.《本草述》:“疗中风、积聚及疠风。”

5.《本草再新》:“治痨伤发热,暖肠温中,治阴蚀、阳蚀。”

6.《重庆堂随笔》:“通淋浊,已疳胀,消疝瘕。”

【用法用量】 内服:煎汤,4.5～9 g;或研末。外用:烧研调涂。

【宜忌】《纲目》:“食中误食,令人目黄成疸。”

【选方】 1. 治伤寒劳复 鼠屎(两头尖者)二七枚,栀子二七枚(擘),豉五合。上三味,以浆水二升,煮取一升,去滓,顿服。(《外台》鼠屎汤)

2. 治伤寒病后,男子阴易 韭根一大把,豭鼠粪十四枚。上二味,煎取半升,去滓再煎,三沸,温温尽服,必有粘汗出为效,未汗再作服。亦治诸劳复。(《类证活人书》豭鼠粪汤)

3. 治室女月水不通 用鼠屎一两,烧灰,研,空心温酒调下半钱。(《千金方》)

4. 治乳痈 大黄、鼠屎(湿者)、黄连各一分。为末,以黍米粥清和,敷乳四边。无黍米,用粳米并得。(《补缺肘

和叶油氧化物乳剂效最差。服用本药剂量小，起效快，无明显副作用，仅有少数患者在服油后出现口渴、咽部干燥和胃部不适，不需特殊处理，一般在数日内可自行消失[1]。

2359 牡荆沥 mǔ jīng lì（《纲目》）

【异名】 荆沥（《千金方》），牡荆汁（《登真隐诀》），黄荆茎沥（《安徽中草药》）。

【基原】 为马鞭草科牡荆属植物牡荆 *Vitex negundo* L. var. *cannabifolia*（Sieb. et Zucc.）Hand. -Mazz. 的茎用火烤灼而流出的液汁。

【原植物】 参见"牡荆子"条。

【药性】 甘，凉，归心、肝经。

1.《登真隐诀》："冷而甜。"（引自《通志·虫鱼草木略》）

2.《纲目》："甘，平，无毒。"

3.《本草汇言》："味甘，气平，可升可降。入手少阴、太阴，足阳明、厥阴经。"

4.《本草述》："凉。"

【功用主治】 除风热，化痰涎，通经络，行气血。主治中风口噤，痰热惊痫，头晕目眩，喉痹，热痢，火眼。

1.《登真隐诀》："治心风第一。"（引自《通志》）

2.《千金方》："治头风，服荆沥不限多少，取瘥止。治喉痹，烧荆汁服之。"

3.《本草拾遗》："饮之去心闷，烦热，头风旋，目眩，心头漾漾欲吐，卒失音，小儿心热惊痫；止消渴，除痰唾，令人不睡。"

4.《丹溪心法》："开经络，行气血。"

【用法用量】 内服：沸水冲，30～60 ml。外用：涂敷；或点眼。

【选方】 1. 治中风口噤　荆沥，每服一升。（《范汪方》）

2. 治高热痉挛，痰鸣气急　牡荆沥、竹沥，开水冲服。（《湖南药物志》）

3. 治赤白痢五六年者　烧大荆如臂，取沥，服五六合，即得差。

4. 治目卒痛　烧荆木出黄汁敷之。（3、4 方出自《肘后方》）

5. 治火眼　牡荆沥汁点眼。（《湖南药物志》）

6. 治疮　荆木烧取汁，敷之。（《僧深集方》）

【各家论述】 1.《丹溪心法》："中风，大率主血虚有痰。治痰，气实而能食用荆沥，气虚少食用竹沥，必用姜汁助之。"

2.《纲目》："荆沥，化痰祛风为妙药。故孙思邈《千金翼》云，凡患风人多热，常宜以竹沥、荆沥、姜汁五合和匀热服，以瘥为度。陶弘景亦云，牡荆汁治心风为第一。《延年秘录》云，热多用竹沥，寒多用荆沥。"

3.《本草述》："按《延年秘录》云，热多用竹沥，寒多用荆沥，似以荆沥为温也。夫荆叶方谓其苦寒，而沥乃茎叶之所出，谓其为温可乎？如牡荆汁冷而甜，在陶隐居言之；而丹溪又云气虚不能食者用竹沥，气实能食者用荆沥，则兹味之气，非温而凉明矣。且参之荆叶治九窍出血者，似能于阳中守阴，如血固所主，此隐居所以谓之治心风也。更参之心虚惊悸一方，是又非泛然以寒胜热也，即方书治肝中风，心神烦热，言语蹇涩，不得眠卧者，似有以合于离中之坎，而守其清明之神者也。然则先哲谓为治心风第一者，岂无所见哉，然与竹沥各有攸宜之用，非徒以气实气虚分也。"

2360 牡荆茎 mǔ jīng jīng（《别录》）

【异名】 牡荆条（《安徽药材》）。

【基原】 为马鞭草科牡荆属植物牡荆 *Vitex negundo* L. var. *cannabifolia*（Sieb. et Zucc.）Hand. -Mazz. 的茎。

【原植物】 参见"牡荆子"条。

【采收加工】 7～10 月采收，切段晒干。

【药性】 辛、微苦，平。

【功用主治】 祛风解表，解毒止痛。主治感冒，喉痹，牙痛，脚气，疮肿，烧伤。

1.《别录》："疗灼烂。"

2.《本草拾遗》："洗灼疮及热焱疮。"

3.《江苏省植物药材志》："内服治感冒；外用煎水洗皮肤病，消疮肿及风湿等。"

【用法用量】 内服：煎汤，10～15 g。外用：煎水洗；或含漱。

【选方】 1. 治风牙痛　牡荆茎同荆芥、荜茇煎水漱。（《纲目》）

2. 治脚气诸病　用荆茎于坛中烧烟，熏涌泉穴及痛处，使汗出则愈。（《永类钤方》）

2361 牡荆根 mǔ jīng gēn（《别录》）

【基原】 为马鞭草科牡荆属植物牡荆 *Vitex negundo* L. var. *cannabifolia*（Sieb. et Zucc.）Hand. -Mazz. 的根。

【原植物】 参见"牡荆子"条。

【采收加工】 10～11 月采收，切片，晒干。

【药性】 辛、微苦，温。

1.《别录》："味甘、苦，平，无毒。"

2.《纲目》："微苦、辛，温。"

【功用主治】 祛风解表，除湿止痛。主治感冒头痛，牙痛，疟疾，风湿痹痛。

《别录》："水煮服，主心风，头风，肢体诸风，解肌发汗。"

【用法用量】 内服：煎汤，10～15 g。

【选方】 1. 治感冒头痛　牡荆根 9～15 g。冲开水炖服，每日 2 次。（《福建民间草药》）

2. 治疟疾　牡荆根 30 g，水煎。第一煎于疟发作前 2 h 加冰糖 30 g 冲服，第二煎当茶饮。（《江西民间草药》）

3. 治关节风湿痛　牡荆根 30 g。水炖服。（《福建中草药》）

【各家论述】《纲目》："牡荆，苦能降，辛温能散，降则化痰，散则祛风，故风痰之病宜之。其解肌发汗之功，世无知者。按《王氏奇方》云，一人病风数年，予以七叶黄荆根皮、五加根皮、接骨草等分，煎汤日服，遂愈。盖得此意也。"

2362 牡蛎肉 mǔ lì ròu（《本草拾遗》）

【异名】 蛎黄（《纲目》）。

【基原】 为牡蛎科牡蛎属动物近江牡蛎 *Ostrea rivularis* Gould、长牡蛎 *O. gigas* Thunberg、大连湾牡蛎 *O. talienwhanensis* Grosse 等的肉。

【原动物】 参见"牡蛎"条。

【采收加工】 5～6 月采收，去壳，取肉，鲜用或晒干。

【药性】 甘、咸，平。

1.《纲目》："甘，温，无毒。"

2.《医林纂要》："甘、咸，微寒。"

【成分】 牡荆叶含挥发油约 0.1%，其中主成分为β-丁香烯(β-caryophyllene)，含量达 44.94%，其次为香桧烯(sabinene)，含量 10.09%，还含 α-侧柏烯(α-thujene)，α及β-蒎烯(pinene)，莰烯(camphene)，月桂烯(myrcene)，α-水芹烯(α-phellandrene)，对聚伞花素(p-cymene)，柠檬烯(limonene)，1，8-桉叶素(1，8-cineole)，α 及 γ-松油烯(terpinene)，异松油烯(terpinolene)，芳樟醇(linalool)，4-松油烯醇(terpinen-4-ol)，α-松油醇(α-terpineol)，乙酸龙脑酯(bornyl acetate)，乙酸橙花醇酯(neryl acetate)，β及δ-榄香烯(elemene)，乙酸松油醇酯(terpinyl acetate)，玷㺶烯(copaene)，β-波旁烯(β-bourbonene)，葎草烯(humulene)，γ-衣兰油烯(γ-muurolene)，β-荜澄茄油烯(β-cubebene)，佛术烯(eremophilene)，β-甜没药烯(β-bisabolene)，δ-荜澄茄烯(δ-cadinene)，菖蒲烯(calamenene)，丁香烯氧化物(car yophyllene oxide)，β-桉叶醇(β-eudesmol)[1~3]。

【药理】 1. 祛痰作用　牡荆叶挥发油 1.04 g/kg 和 1.73 g/kg灌胃，小鼠酚红法实验表明有显著祛痰作用[1,2]。此作用主要通过迷走神经，切断迷走神经后祛痰作用减弱[3]。给小鼠灌服或注射牡荆煎剂或粗提牡荆黄酮苷后，可由肺部排出，其祛痰作用也可能与此相关[4]。

2. 镇咳作用　牡荆叶油 1.04 g/kg 灌胃，对氨水喷雾引咳的小鼠有显著镇咳作用，0.52 g/kg 时作用较弱[1]。粗提牡荆黄酮苷静注能抑制电刺激麻醉猫喉上神经所致的咳嗽，其作用强度随剂量增加而增强，表明其镇咳作用与抑制咳嗽中枢有关[4,5]。

3. 平喘作用　豚鼠恒压组胺喷雾法试验表明，牡荆叶油乳剂 1 g/kg 灌服，能明显延长组胺Ⅳ级反应开始时间，并减少Ⅳ级反应发作鼠数，表明有一定平喘作用；离体气管法试验，牡荆叶油也有一定抗组胺作用[2,3]。

4. 降血压作用　牡荆叶油乳剂 100 mg/kg 十二指肠给药，1 h后兔血压平均下降 31%，持续 2 h；牡荆叶油石油醚洗脱物 5 mg/kg 和 10 mg/kg 静脉注射，血压分别下降 23%和 39%。牡荆叶油的降压作用不受乙酰胆碱、阿托品或切断迷走神经影响，表明与胆碱能神经无直接关系[6]。

5. 对机体免疫功能的影响　牡荆挥发油每日 0.35 ml/kg·d灌胃，连续 6 d，有增强腹腔巨噬细胞对鸡红细胞吞噬作用的趋势[7]。牡荆叶油主成分丁香烯能增加血清 IgG 水平，表明有增强体液免疫的作用[8]。另有报道，牡荆叶油大剂量(1/8LD_{50})灌胃，能降低网状内皮系统对炭粒的吞噬能力[3]。

6. 镇静催眠作用　小鼠灌服牡荆叶油 30 min 后能显著延长腹腔注射戊巴比妥钠 40 mg/kg 所致催眠作用时间，也能增加腹腔注射阈下剂量(30 mg/kg)引起催眠小鼠只数，表明有一定镇静催眠作用[2,3]。

毒性　①急性毒性试验：牡荆叶挥发油小鼠灌胃的LD_{50}为 7.40 g/kg[9]或 8.68 g/kg[4]；牡荆叶挥发油乳剂小鼠灌胃的LD_{50}为 5.20 g/kg[1,3]，腹腔注射为 0.34 g/kg[1,3]。②亚急性毒性试验：小鼠口服牡荆叶挥发油 1/10 和 1/20LD_{50}，连续 14 d，全部存活，体重及主要器官的形态和组织学检查均未见异常[3]。

【药性】 辛、苦，平。

1.《别录》："味苦，平，无毒。"

2.《纲目》："苦，寒。"

3.《医林纂要》："辛、甘，温。"

4. 南药《中草药学》："入肺、大肠经。"

【功用主治】 祛风化湿，祛痰平喘，解毒。主治伤风感冒，咳嗽哮喘，胃痛，腹痛，暑湿泻痢，脚气肿胀，风疹瘙痒，脚癣，乳痈肿痛，蛇虫咬伤。

1.《别录》："主久痢，霍乱转筋，血淋，下部疮，湿肛薄脚。主脚气肿满。"

2.《医林纂要》："去风湿。"

3.《草药新纂》："利尿通经。"

4.《福建中草药》："祛风解表，调气和胃。"

5. 南药《中草药学》："解表化湿。"

6.《福建药物志》："治小儿腹泻、皮炎、湿疹、香港脚(足癣)、白癣。"

【用法用量】 内服：煎汤 9～15 g，鲜者可用至 30～60 g；或捣汁饮。外用：捣敷；或煎水熏洗。

【选方】 1. 治风寒感冒　鲜牡荆叶 24 g，或加紫苏鲜叶 12 g。水煎服。

2. 预防中暑　牡荆干嫩叶 6～9 g。水煎代茶饮。(1、2 方出自《福建中草药》)

3. 治中暑(或兼腹痛泄泻)　牡荆茎或叶、枫香叶、星宿菜各适量。水煎服。(《福建药物志》)

4. 治急性胃肠炎　牡荆鲜茎叶 30～60 g。水煎服。(《福建中草药》)

5. 治久痢不愈　牡荆鲜茎叶 15～24 g。和冰糖，冲开水炖 1 h，饭前服，每日 2 次。(《福建民间草药》)

6. 治腰脚风湿痛不止　牡荆叶不限多少，蒸置大瓮中，其下着火温之，以病人置叶中，须臾当汗出。蒸时，常旋旋吃饭，稍倦即止。便以被盖避风，仍进葱豉酒及豆酒亦可，以瘥为度。(《海上集验方》)

7. 治脚气肿胀　牡荆叶 60 g，丝瓜络 21 g，紫苏 21 g，水菖蒲根 21 g，艾叶 21 g。水煎熏洗。(《江西民间草药》)

8. 治风疹　牡荆干叶 9～15 g，水煎服；或另用叶煎汤熏洗。(《福建中草药》)

9. 治头癣　①取鲜牡荆叶 500 g，加开水 1 000 g，浸泡 15 min 后过滤。用滤液洗头 5～8 min，每日 1 次。②用鲜叶 250 g 捣烂，涂擦患处，每日 2 次。洗擦后头部用布包扎。一般洗擦 4 d 后头皮痒感消失，脓疮、糠皮状鳞屑减少，2 个月后长发。[《浙江医学》1962，3(6)：260]

10. 治足癣　牡荆鲜叶、马尾松鲜叶、油茶子饼各等量。煎汤熏洗患处。(《福建中草药》)

11. 治乳痈初起　①牡荆叶 24 g。酒水各半煎服。(《江西民间草药》)②牡荆叶(适量)，擂，酒敷。(《医学入门》)

12. 治小便出血　捣牡荆叶取汁，酒服二合。(《千金方》)

【临床报道】 治疗慢性气管炎　取牡荆叶，提取挥发油及其有效化学成分或部分(β-丁香烯、叶油低沸点部分)和叶油通氧后产物，制成牡荆挥发油胶丸或乳剂(每丸含挥发油 17 mg)，每日 3 次，每次 1 丸，加量者则每次服 2 丸，乳剂用量与胶丸相同。部分病例配合辨证用药：肺虚咳痰型加黄芪、沙参；脾虚痰湿型加苍术、知母；肾虚喘息型加仙灵脾、枸杞子。共治疗慢性气管炎 598 例，其中叶油胶丸 254 例，叶油胶丸加辨证用药 220 例，叶油乳剂 26 例，叶油乳剂有效成分 24 例，叶油氧化物乳剂 20 例，叶油低沸点部分乳剂 25 例，β-丁香烯(乳剂)29 例。显效率为 60%，有效率为 90%。临床观察证明，牡荆挥发油止咳作用显著，且有平喘作用，对慢性气管炎有较好的近期疗效及一定的远期疗效。以原油作用效果最好，β-丁香烯乳剂次之，低沸点部分乳剂

3.《医林纂要》:“补行肝气,祛风燥湿。能发汗行水,治水肿身黄,又消食和脾胃。”

4.《药性考》:“除寒热,疗风止咳,心痛疝疾,带浊耳聋,服之有益。”

5.《全国中草药汇编》:“止咳平喘,理气止痛。主治咳嗽哮喘,胃痛,消化不良,肠炎,痢疾。”

6.《福建药物志》:“治中暑、感冒、流感、支气管炎、胃肠炎、痢疾。”

7.《浙江药用植物志》:“健脾止痛。”

【用法用量】 内服:煎汤,6～9 g;或研末;或浸酒。

【宜忌】 1.《本草经集注》:“得术、柏实、青葙疗头风。防风为之使。恶石膏。”

2.《本草经疏》:“病非干外邪者一概不宜用。”

【选方】 1. 治寒咳,哮喘 牡荆子 12 g。炒黄研末,每次 6～9 g,每日 3 次,开水送服。(《江西草药》)

2. 治慢性气管炎 牡荆子 9 g,胡颓子叶、鱼腥草(后下)、枇杷叶各 15 g。水煎服。(《浙江药用植物志》)

3. 治哮喘 治胃痛 牡荆果实、樟树二层皮各 15 g,生姜 2 片(火烘赤)。水煎服。(《福建药物志》)

4. 治胃肠绞痛,手术后疼痛 黄荆子 18 g。研细粉,每服 6 g,每日 3 次。

5. 治痢疾,肠炎,消化不良 黄荆子 500 g,酒药子(酒糟)30 g,白糖 250 g。黄荆子、酒药分别炒黄,共研细粉,加白糖拌匀。每服 4～6 g,小儿 1～2 g,每日 4 次。(4、5 方出自《全国中草药汇编》)

6. 治中暑发痧 干牡荆果实 15 g,水浓煎;或研末为丸,每次 3 g,开水送服。(《福建中草药》)

7. 治小肠疝气 牡荆子半升。炒熟,入酒一盏,煎一沸,热服。(《纲目》)

8. 治湿痰白浊 牡荆子炒为末,每酒服三钱。(《濒湖集简方》)

9. 治停乳奶胀 牡荆子 12 g。研末,温开水加酒少许调服。(《湖南药物志》)

10. 治酒后伤风 牡荆子、葛花各 9 g。水煎服。(《闽东本草》)

11. 治耳聋 牡荆子一升,捣碎。上件药以酒五升,浸七日,去滓,任性尽服。三十年聋者皆瘥。(《圣惠方》)

【临床报道】 1. 治疗小儿咳喘 用牡荆(叶、籽)45 g,加水煎成 100 ml,加糖,每日服 3 次,每次 10 ml。对有并发症的,结合辨证加用其他中药。共观察治疗小儿迁延性气管炎所致的咳喘 22 例和上呼吸道感染引起的咳嗽 36 例,结果在 3～4 d 内分别有 18 例和 23 例咳喘消失,3 例和 7 例咳喘明显减轻,其余无效。其中有合并症的 11 例,治后 9 例痊愈,2 例无效。对再发病例应用仍然有效,但对急性期效果较差。认为牡荆子有化痰止咳作用,能促进呼吸道炎症分泌物的吸收,但抗菌力不强。对下呼吸道疾病如肺炎所引起的咳嗽,可以减轻症状。治疗中部分患儿服药后略有出汗,余无副作用[1]。

2. 治疗慢性气管炎 ①用牡荆子挥发油胶丸治疗慢性气管炎,观察其近期疗效。单方组 41 例。每例每日 3 丸(每丸 17 mg),分 3 次服。复方组 34 例,每例每日服牡荆子挥发油胶丸 3 丸,胎盘片 15 片(每片 0.2 g),分 3 次服。皆 10 d 为 1 个疗程,重症配合休息,轻症后期照常工作。2 个疗程结束,按 1972 年全国防治慢性气管炎会议标准判定疗效。结果,单方组有效率 97.6%,显效率 68%。复方组有效率 94.2%,显效率 59%。经统计学处理,单方与复方疗效,无明显差异。对咳、痰、喘及肺部啰音等单项症状的疗效,未见明显差异。从中西医结合观点来看,该药气味苦温,对肺热咳喘型的疗效略低于脾虚痰湿型和肾虚喘息型。部分患者服药后食欲增加,腹胀消除。通过血、尿、大便常规及肝功能、心电图、血压等项检查,证明该药对心、肝、肾等无明显毒副作用。对高血压病患者有一定降压作用。对尿 17-羟、17-酮都有明显升高作用[2]。②用牡荆子挥发油单方(即牡荆子挥发油胶丸、每丸 17 mg)、复方(即单方加胎盘糖衣片)观察慢性气管炎患者治疗过程中痰液的变化,共 50 例。治疗后,临床 3 例无效,有效率 94%,显效率 52%。通过痰液细胞学检查,痰液酸性黏多糖纤维总量及形态变化的观察,和对痰液黏度的测定,发现治疗后各项指标都呈减少的趋势,且变化明显。说明牡荆子油是一较好的祛痰药,通过祛痰解除支气管阻塞而收到消炎的作用[3]。

【各家论述】《本草经疏》:“牡荆实,味苦气温无毒,可升可降,阳也。入足阳明、厥阴经。其主骨间寒热、通利胃气、止咳逆、下气者,盖足阳明为十二经脉之长,厥阴为风木之位,外邪伤于二经,则寒热留连于筋骨而胃气壅滞,苦温能通行散邪,则胃气利而寒热自除。咳逆亦邪气壅胃所致,邪散气下,则咳逆自止矣。”

2358 牡荆叶 mǔ jīng yè (《别录》)

【异名】 荆叶(《别录》)。

【基原】 为马鞭草科牡荆属植物牡荆 *Vitex negundo* L. var. *cannabifolia* (Sieb. et Zucc.) Hand. -Mazz. 的叶。

【原植物】 参见“牡荆子”条。

【采收加工】 生长季节均可采收,鲜用或晒干。

【药材】 牡荆叶 *Folium Viticis Negundo* 产于江苏、浙江、安徽、江西、福建、湖南、广西、贵州等地。

性状 本品为掌状复叶,小叶 5 片或 3 片,披针形或椭圆状披针形,中间小叶长 5～10 cm,宽 2～4 cm,两侧小叶依次渐小,先端渐尖,基部楔形,边缘具粗锯齿;上表面绿色,下表面淡绿色,两面叶沿叶脉有短茸毛,嫩叶下表面毛较密;总叶柄长 2～6 cm,有一浅沟槽,密被灰白色茸毛。气芳香,味辛微苦。

鉴别 (1) 叶横切面:上表皮细胞排列较整齐,上、下表面均有毛茸,下表面毛茸较多。叶肉栅栏组织为 3～4 列细胞,海绵组织较疏松。主脉维管束外韧型,呈月牙形或“U”字形,“U”形的凹部另有 1～5 个较小的维管束,周围薄壁细胞可见纹孔;上、下表皮内方有数列厚角细胞。

叶表面观:上表皮细胞呈类多角形或不规则形,垂周壁波状弯曲;非腺毛 1～4 细胞,先端细胞较长,表面有疣状突起;腺鳞头部 4 细胞,直径约至 55 μm,柄单细胞;小腺毛少见,头部 1～4 细胞,直径约至 25 μm,柄 1～3 细胞,甚短。下表皮细胞较小,长 17～30(45) μm,直径 12～25 μm,垂周壁微弯曲或较平直;气孔类圆形,直径 15～20 μm,副卫细胞 3～6 个,不定式;非腺毛、腺鳞和小腺毛较多。

(2) 取本品粉末 1 g,用石油醚脱脂,滤过,残渣加乙醇 10 ml,浸泡过夜,滤过。滤液浓缩至 1 ml。于 2 支试管中各加浓缩液 2 滴,再分别加入盐酸-镁粉、盐酸-锌粉试剂,依次显现橙黄色和樱红色(检查黄酮)。

(Sieb. et Zucc.) Hand. -Mazz. [*V. cannabifolia* Sieb. et Zucc.; *V. negundo* L. f. *intermedia* Pèi]　又名：楚(《诗经》)，荆(《广雅》)。

落叶灌木或小乔木，植株高 1～5 m。多分枝，具香味。小枝四棱形，绿色，被粗毛，老枝褐色，圆形。掌状复叶，对生；小叶 5，稀为 3，中间 1 枚最大；叶片披针形或椭圆状披针形，基部楔形，边缘具粗锯齿，先端渐尖，表面绿色，背面淡绿色，通常被柔毛。圆锥花序顶生，长 10～20 cm；花萼钟状，先端 5 齿裂；花冠淡紫色，先端 5 裂，二唇形。果实球形，黑色。花、果期 7～10 月。

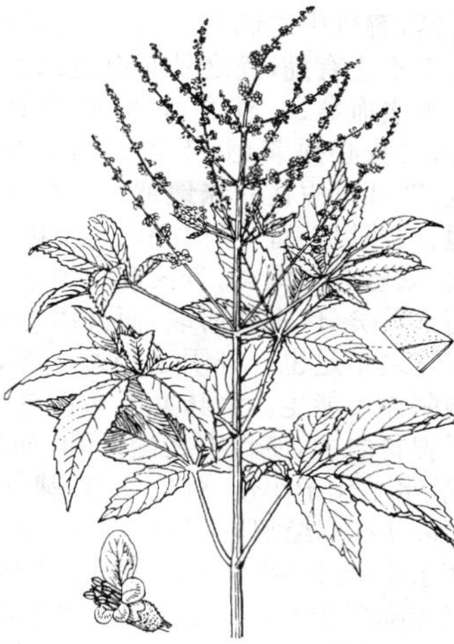

牡　荆

生于低山向阳的山坡路边或灌丛中。分布于华东及河北、湖北、湖南、广东、广西、四川、贵州。

本植物的叶(牡荆叶)、茎(牡荆茎)、茎用火烤灼而流出的液汁(牡荆沥)、根(牡荆根)亦供药用，另设专条。

【采收加工】　9～10 月果实成熟时采收，用手搓下，扬净，晒干。

【药材】　牡荆子 *Fructus Viticis Negundo*　产于全国大部分地区。

性状　果实圆锥形或卵形，上端略大而平圆，有花柱脱落的凹痕，下端稍尖。长约 3 mm，直径 2～3 mm。宿萼灰褐色，密被灰白色细绒毛，包被整个果实的 2/3 或更多，萼筒先端 5 齿裂，外面有 5～10 条脉纹。果实表面棕褐色，坚硬，不易破碎。断面果皮较厚，棕黄色，4 室，每室有黄白色种子 1 枚或不育。气香，味苦、涩。

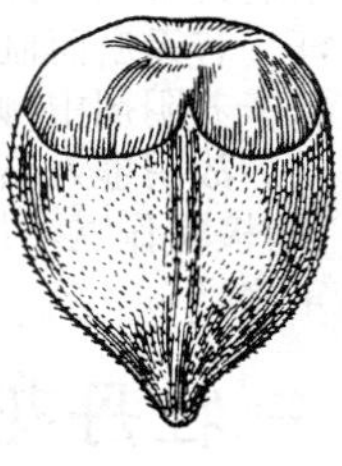

牡荆子(果实)外形

鉴别　(1) 取本品粉末 1 g，用石油醚脱脂后，再以 95% 乙醇 10 ml 浸泡 4～6 h，滤过。滤液浓缩至 1 ml 分置于 2 支试管中，分别加入盐酸-镁粉、盐酸-锌粉试剂，依次显现橙黄色和樱红色(检查黄酮)。

(2) 薄层色谱：将上述石油醚提取液浓缩至 0.5 ml，作为供试品溶液，另以牡荆内酯为对照。分别点样在同一硅胶(青岛)-0.3% CMC 板上，以石油醚-乙酸乙酯(3：2)为展开剂，展距 10 cm。喷 2% 香草醛硫酸液显色。供试品色谱中，在与对照品色谱的相应位置上，显相同颜色的斑点。

【成分】　牡荆子含有机酸丁香酸(syringic acid)，香草酸(vanillic acid)[1]，以及棕榈酸(palmitic acid)，硬脂酸(stearic acid)，油酸(oleic acid)和亚油酸(linoleic acid)[2]。还含木脂素类：牡荆木脂素(vitexlignan)[3] 6-hydroxy-4-(4-hydroxy-3-methoxyphenyl)-3-hydroxymethyl-7-methoxy-3, 4-dihydro-2-naphthaldehyde[4]。另含挥发油，主要存在于宿萼中，含量约为 0.05%[4]，另含黄酮苷类成分[5]。

【药理】　1. 平喘作用　牡荆子煎剂或其黄酮苷能对抗乙酰胆碱或组胺引起的豚鼠支气管哮喘；离体豚鼠肺灌流试验表明，牡荆子煎剂、乙醇提取物、黄酮苷或其含强心苷部分均有不同程度的扩张气管和支气管的作用[1～3]，牡荆子乙醇提取物中的有效成分牡荆木脂素 0.06 mg/ml 和 0.125 mg/ml，给小鼠离体肺支气管灌流，可使流量明显增加；对豚鼠离体支气管片，也可使其张力降低，并能部分对抗组胺的收缩作用，对组胺所致肺溢流量增加有明显对抗作用；牡荆木脂素 4 mg/kg 或 5 mg/kg 腹腔注射能显著延长乙酰胆碱和组胺混合液对豚鼠引喘的潜伏期[4]。牡荆子对药物性哮喘有明显的保护作用，能明显降低组胺或乙酰胆碱对气管和回肠平滑肌痉挛收缩的反应性[5]。

2. 镇咳作用　牡荆子挥发油 1.25 g/kg 或 2.5 g/kg 口服，能明显延长小鼠浓氨水喷雾引咳的潜伏期[6]；牡荆子的乙醇和石油醚提出物也有相似的镇咳作用。牡荆黄酮苷静脉注射，能对抗电刺激麻醉猫喉上神经所致咳嗽，并随剂量增加，镇咳作用增强，表明其镇咳作用可能与抑制咳嗽中枢有关[3]。

3. 祛痰作用　小鼠酚红法试验，牡荆子油 0.8 g/kg 和 3.2 g/kg 灌胃，有明显祛痰作用[1,3]。挥发油灌服也有明显祛痰作用[6]。

4. 抗菌作用　25% 牡荆子水煎液在体外对金黄色葡萄球菌，大肠杆菌和铜绿假单胞菌有不同程度的抑制作用[7]。其煎剂对卡他球菌也有抗菌作用[3]。

5. 其他作用　牡荆子醇提取物有降血压作用[7]，牡荆子黄酮苷对麻醉猫和犬有稳定、持久的降血压作用[3]。牡荆子乙醇提出物 200 g(生药)/kg 口服，能使幼鼠胸腺明显萎缩，表明其有增强肾上腺皮质功能的作用[3]。

毒性　牡荆子煎剂 200 g/kg 1 次口服，观察 72 h，10 只小鼠仅 1 只死亡。牡荆子挥发油小鼠灌胃的 LD_{50} 为 9.6 ml/kg 或 13 ml/kg，腹腔注射的 LD_{50} 为 0.47 g/kg[2,3,8]。牡荆黄酮苷小鼠腹腔注射的 MLD 为 6.0 g/kg，口服 9.6 g/kg，未见动物死亡[3]。亚急性毒性试验给小鼠口服牡荆子油每日 1/10 和 1/20 LD_{50}，连续 14 d，动物全部存活，体重增长，主要器官的形态和组织学检查均无异常；给猫口服每日 50 mg/kg 连用 20 d，心电图检查猫的心率，S-T 段和 T 波均无明显变化[2]。

【炮制】　1. 牡荆子　取原药材，除去杂质，筛去灰屑。用时打碎。

2. 炒牡荆子　取净牡荆子，置锅内，用文火加热，炒至微鼓起，有香气，取出，放凉。用时打碎。

饮片性状　牡荆子参见"药材"项。炒牡荆子形如牡荆子，表面棕褐色，鼓起，微有香气。

贮干燥容器内。炒牡荆子，密闭，置通风干燥处，防蛀。

【药性】　苦、辛，温。归肺、大肠经。

1.《别录》："味苦、温。无毒。"

2.《纲目》："辛，温。"

【功用主治】　化湿祛痰，止咳平喘，理气止痛。主治咳嗽气喘，胃痛，泄泻，痢疾，疝气痛，脚气肿胀，白带，白浊。

1.《别录》："主除骨间寒热，通利胃气，止咳逆，下气。"

2. 朱丹溪："炒焦为末，饮服。治心痛及妇人白带。"(引自《纲目》)

50 ml，10 d 为 1 个疗程。治疗 31 例，痊愈 12 例，又治疗 9 例，服药后症状很快好转，但是无一例根治[2]。②牡丹皮煎剂（牡丹皮干品 1 500 g，蒸馏成 2 000 ml 乳白色溶液，装入滴瓶备用），每日 3 次滴鼻。1976～1981 年共治疗 140 例过敏性鼻炎。其中男 121 例，女 19 例；年龄 9～50 岁；病程 2 个月～13 年。结果：显效 36 例（鼻塞、鼻痒、喷嚏、头痛等主要症状消失，鼻黏膜水肿消失），好转 86 例（症状及检查有改善），总有效率为 87.1%。其中坚持局部用药 3 星期者 97 例，有效率 91.5%；坚持局部用药 2 星期者 18 例，有效率 88.88%。本疗法效果好，方法简便、经济，无副作用[3]。

3. 治疗湿疹类皮肤病　用 5%丹皮粉霜（用牡丹皮加工提取而制成的白色微黄霜剂），外涂局部皮损处。临床治疗局限性急性湿疹 27 例，脂溢性皮炎 10 例，接触性皮炎 2 例，神经性皮炎 1 例；病程 3 d 至 3 年，大多数病程不满 1 个月。结果：27 例急性湿疹用药 2～20 d，8 例痊愈，5 例显效，6 例好转，8 例无效；10 例脂溢性皮炎用药 5～14 d，2 例痊愈，6 例好转，2 例无效；2 例接触性皮炎用药 3～5 d，1 例痊愈，1 例无效；1 例神经性皮炎用药半月无效。有效病例中 4 例停药后数日皮疹复发，另 2 例用药局部出现潮红、发痒和灼热而停药[4]。

4. 治疗皮肤瘙痒症　肌注丹皮酚注射液（原名徐长卿注射液）4 ml，每日 2 次。治疗 34 例皮肤瘙痒症，其中男 32 例，女 2 例；年龄 8～72 岁，病程 1 个月～8 年。用药 2 星期症状无明显好转者作为无效。结果：治愈 26 例，占 76.4%；好转 4 例，占 11.8%；无效 4 例，占 11.8%。未发现不良反应[5]。

5. 治疗各种痛证　5%丹皮酚磺酸钠注射液（牡丹酚经磺化得到水溶性针状结晶配制而成），每 1 ml 含 50 mg，肌内注射，每次 2～4 ml，每日 1～2 次。用于各种手术后疼痛，以及急性腰腿痛、风湿痛、胃及十二指肠溃疡痛、病毒性心肌炎后遗症痛、泌尿系结石痛、Ⅱ度烧伤创面痛等 132 例，有较好的镇痛作用。镇痛效果出现时间一般在 15 min 左右，最早为 5 min；有效镇痛时间约 2 h。132 例中显效 104 例（注射后 20 min 内痛感基本消失或显著减轻），有效 13 例（注射后 20 min 内自觉痛感减轻），无效 15 例（痛感无变化），总有效率为 88.6%。其中手术后疼痛 76 例，显效 61 例，有效 7 例，无效 8 例，有效率 89.5%。用于风湿痛及其他痛 56 例，显效 43 例，有效 6 例，无效 7 例，有效率为 87.5%。长期使用本品无成瘾性及其他副作用[6]。

【各家论述】　1. 张洁古："牡丹能泻阴胞中之火，四物汤加之，治妇人骨蒸。""牡丹皮入手厥阴、足少阴，故治无汗之骨蒸；地骨皮入手足少阴、手少阳，故治有汗之骨蒸。神不足者手少阴，志不足者足少阴，故仲景八味丸用之，能泻阴胞中之火。"

2. 李东垣："心虚，肠胃积热，心火炽甚，心气不足者，以牡丹皮为君。"（引自《纲目》）

3.《纲目》："牡丹皮治手足少阴厥阴四经血分伏火，盖伏火即阴火也，阴火即相火也。古方惟以此治相火，故仲景肾气丸用之，后人乃专以黄柏治相火，不知牡丹之功更胜也。此乃千载秘奥，人所不知，今为拈出。"

4.《本草正》："丹皮，赤者行性多，白者行性缓。总之，性味和缓，原无补性。但其微凉辛，能和血、凉血、生血，除烦热，善行血滞。滞去而郁热自解，故亦退热。用此者，用其行血滞而不峻。"

5.《本草新编》："夫地骨皮未尝不治无汗之骨蒸，牡丹皮未尝不治有汗之骨蒸也。此前人之成说。牡丹皮乃阳中之阴，亦宜有汗之骨蒸，而不仅宜治无汗之骨蒸矣。总之，牡丹皮乃治骨蒸之圣药，原不必分有汗无汗也。""牡丹皮之解骨蒸，解骨中之髓热也；地骨皮之解骨蒸，解骨中之血热也。骨中不止有髓，髓之外必有血以裹之，骨中髓之蒸热必耗其骨中之血矣；骨外之血热，必燥其骨中之髓矣。故治骨蒸者，二味必须兼用，不可以有汗则地骨皮，无汗用牡丹皮也。""牡丹皮在六味地黄丸中更有奇义。肾有补无泻，用熟地、山药以补肾，又何必用丹皮以滋其骨中之髓也？若云泻火，则已有泽泻矣，若云健脾则已用茯苓矣，若用涩精，则已用山萸矣，然则何所取，而又用丹皮哉？不想牡丹皮所以佐五味之不足也。补阴之药过于寒，则阴不能生；而过于热，则阴亦不能生。六味丸不寒不热，全赖丹皮之力，调和于心肝脾肾之中，使骨中之髓温和，而后精闭于肾内，火泻于膀胱，水湿化于小便，肺气清肃，脾气健旺，而阴愈生矣。"

6.《本草经解》："丹皮气寒，禀天冬寒之水气，入手太阳寒水小肠经；味辛无毒，得地西方之金味，入手太阴肺经。气味降多于升，阴也。寒水太阳经，行身之表而为外藩者也。太阳阴虚，则皮毛不密切而外藩不固，表邪外入而寒热矣。其主之者，气寒可以清热，味辛可以散寒解表也。肝者风木之脏也，肺经不能制肝，肝风挟浊火上逆，中风瘈疭惊痫之症生矣。丹皮辛寒，益肺平肝，肝不升而肺气降，诸症平矣。小肠者受盛之官，与心为表里。心主血，血热下注，留舍小肠，瘀积成瘕，形坚可征。丹皮寒可清热，辛可散结，所以入小肠而除瘕也。五脏藏阴者也，辛寒清血，血清阴足而脏安也。荣血逆于肉里，乃生痈疮。丹皮辛寒，可以散血热，所以和荣而疗痈疮也。"

7.《重庆堂随笔》："丹皮虽非热药，而气香味辛为血中气药。专于行血破瘀，故能堕胎消癖。所谓能止血者，瘀去则新血自安，非丹皮真能止血也。血虚而感风寒者，可用以发汗。若无瘀而血热妄行及血虚而无外感者，皆不可用。惟入于养阴剂中，则阴药藉以宣行而不滞，并可收其凉血之功。故阴虚人热入血分而患赤痢者，最为妙品。然气香而浊，极易作呕，胃弱者服之即吐。诸家本草皆未言及，用者审之。"

2356 牡丹花 mǔ dān huā（《四川中药志》）

【基原】　为芍药科芍药属植物牡丹 *Paeonia suffruticosa* Andr. 的花。

【原植物】　参见"牡丹皮"条。

【采收加工】　4～5 月间采收，鲜用或干燥。

【成分】　牡丹花主要含紫云英苷（astragalin）[1]，牡丹花苷（paeonin），蹄纹天竺苷（pelargonin）[2]。

【药性】　《四川中药志》1960 年版："性平，味苦淡，无毒。"

【功用主治】　《四川中药志》1960 年版："治妇女月经不调，经行腹痛。"

【用法用量】　内服：煎汤，3～6 g。

2357 牡荆子 mǔ jīng zǐ（《本草经集注》）

【异名】　小荆实（《本经》），牡荆实（《别录》），荆条果（《药材学》），黄荆子（《全国中草药汇编》）。

【基原】　为马鞭草科牡荆属植物牡荆的果实。

【原植物】　牡荆 *Vitex negundo* L. var. *cannabifolia*

丹皮多糖 PSM2b 在体外实验，能直接促进小鼠脾细胞增殖，并能协同 ConA 诱导的脾细胞增殖。丹皮多糖对小鼠腹腔巨噬细胞亦有激活作用，可增强小鼠腹腔巨噬细胞吞噬中性红；诱导巨噬细胞合成一氧化氮[22]。

6. 降血糖作用　丹皮多糖粗品 100 mg/kg、200 mg/kg，1 日 1 次灌胃给药，可使正常小鼠血糖显著降低；200 mg/kg、400 mg/kg，1 日 1 次灌胃给药，对葡萄糖诱发的小鼠高血糖有显著降低作用。丹皮多糖粗品优于提纯品[23]。不同方法提取牡丹皮多糖的纯品，在降血糖活性上有显著差异，蒸馏水浸提到的纯品 PSM2b 降血糖率为 59.9%(50 mg/kg 体重)和 53.1%(100 mg/kg 体重)。温水提取的纯品 PSM3b 降低血糖率为 55.8%和 45.95%，沸水提取的纯品 PSM4c 无降糖活性[24]。

7. 体内过程　牡丹酚 30 mg/kg 给兔静脉注射，符合双室模型，分布 $t_{1/2\alpha}$ 为 20 min，消除 $t_{1/2\beta}$ 为 3.5 h，表明本药进入体内后能迅速分布发挥药效[25]。^{14}C-标记牡丹酚 20 mg/kg灌胃，尿中和粪中排泄的放射性为给药量的 83%～98%，小鼠、大鼠、豚鼠和兔粪中排泄的放射性分别占 10.6%，4.7%，2.9%和 0.8%[26]。

【炮制】 1. 牡丹皮　取原药材，除去杂质，抢水洗净，切薄片，干燥。

2. 牡丹皮炭　取牡丹皮片，置锅内用中火加热，炒至表面黑褐色时，喷洒少量清水，灭尽火星，取出晾干，凉透。

3. 酒丹皮　取牡丹皮片，用黄酒拌匀，闷透，置锅内，用文火加热，炒干，取出放凉。每牡丹皮片 100 kg，用黄酒 12 kg。

4. 炒丹皮　取牡丹皮片，置锅内，用文火加热，微炒至黄色，取出放凉。

饮片性状　牡丹皮为空心圆形薄片，参见"药材"项。牡丹皮炭形如牡丹皮，呈黑褐色，气微香，味微苦而涩。酒丹皮形如牡丹皮，微有酒气。炒丹皮形如牡丹皮，气芳香，味微苦涩。

贮干燥容器内，密闭，置阴凉处。防霉。牡丹皮炭凉透后贮存，防止复燃。

【药性】 苦、辛，微寒。归心、肝、肾经。

1.《本经》："味辛，寒。"

2.《吴普本草》："神农、岐伯：辛。李氏：小寒。雷公、桐君：苦，无毒。黄帝：苦，有毒。"

3.《珍珠囊》："入手厥阴、足少阴。"

4.《纲目》："治手足少阴、厥阴四经血分伏火。"

5.《雷公炮制药性解》："入肺经。"

【功用主治】 清热凉血，活血散瘀。主治温热病热入血分，发斑，吐衄，热病后期热伏阴分发热，骨蒸潮热，血滞经闭，痛经，癥瘕，痈肿疮毒，跌扑伤痛，风湿热痹。

1.《本经》："主寒热，中风瘈疭、惊痫邪气，除癥坚瘀血留舍肠胃，安五脏，疗痈疮。"

2.《别录》："除时气头痛，客热，五劳，劳气，头腰痛，风噤，癫疾。"

3.《药性论》："治冷气，散诸痛。治女子经脉不通，血沥腰疼。"

4.《日华子》："除邪气，悦色，通关腠血脉，排脓，通月经，消扑损瘀血，续筋骨，除风痹，落胎下胞，产后一切女人冷热血气。"

5.《珍珠囊》："治肠胃积血，衄血，吐血，无汗骨蒸。"

6.《滇南本草》："破血，行血，消癥瘕之疾，除血分之热，堕胎。"

7.《纲目》："和血、生血、凉血，治血中伏火，除烦热。"

【用法用量】 内服：煎汤 6～9 g；或入丸、散。清营、除蒸、消痈宜生用；凉血、止血宜炒用；活血散瘀宜酒炒。胃虚者，酒拌蒸；实热者生用。

【宜忌】 血虚、虚寒诸证，孕妇及妇女月经过多者禁服。

1.《古今录验方》："忌胡荽。"

2.《新修本草》："畏贝母、大黄。"

3.《日华子》："忌蒜、胡荽，伏砒。"(引自《纲目》)

4.《本经逢原》："自汗多者勿用，为能走泄津液也；痘疹初起勿用，为其性专散血，不无根脚散阔之虑。"

5.《得配本草》："胃气虚寒，相火衰者，勿用。"

【选方】 1. 治伤寒及温病应发汗而不汗之内蓄血者，及鼻衄、吐血不尽，内余瘀血，面黄，大便黑　犀角一两，生地黄八两，芍药三两，牡丹皮二两。上四味，㕮咀，以水九升，煮取三升，分三服。喜妄如狂者，加大黄二两，黄芩三两。其人脉大来迟，腹不满自言满者为无热，但依方，不得加也。(《千金方》犀角地黄汤)

2. 治妇人骨蒸，经脉不通，渐增瘦弱　牡丹皮一两半，桂(去粗皮)一两，木通(锉，炒)一两，芍药一两半，鳖甲(醋炙，去裙襕)二两，土瓜根一两半，桃仁(汤浸，去皮、尖、双仁，炒)。上七味粗捣筛。每服五钱匕，水一盏半，煎至一盏，去滓，分温二服，空心食后各一。(《圣济总录》牡丹汤)

3. 治妇人月水不利，或前或后，乍多乍少，腰疼腹痛，手足烦热　牡丹皮一两一分，苦参半两，贝母三分(去心称)。上三味，捣罗为末，炼蜜和剂捣熟，丸如梧桐子大。每服二十丸，加至三十丸，空腹米饮下，日三。(《圣济总录》牡丹丸)

4. 治产后血晕，血崩，经水不调，远年干血气　红花、干荷叶、牡丹皮、当归、蒲黄(炒)各等分。上药共为细末，每服五钱，酒煎，连渣温服。(《保命集》红花散)

5. 治肾虚腰痛　牡丹皮、萆薢、白术、桂(去粗皮)等分。上四味，捣罗为散。每服三钱匕，温酒调下。(《圣济总录》牡丹散)

6. 治肠痈，小腹肿痞，按之即痛，小便如淋，时时发热，自汗，恶寒，其脉迟紧者，脓未成，可下之，当有血，(脉)洪数者，脓已成，不可下也　大黄四两，牡丹一两，桃仁五十个，瓜子半升，芒硝三合。上五味，以水六升，煮取一升，去滓，内芒硝，再煎沸，顿服之。有脓当下，如无脓当下血。(《金匮要略》大黄牡丹皮汤)

7. 治肺痈胸乳间皆痛，口吐脓血，气作腥臭　牡丹皮、赤芍药、地榆、苦桔梗、薏苡仁、川升麻、黄芩、北甘草各等分。上锉散。每一两，水一升半，煎五合，温服，日三。(《普济方》牡丹散)

8. 治金疮内漏，血不出　牡丹皮为散，水服三指撮，立尿出血。(《千金方》)

【临床报道】 1. 治疗高血压病　牡丹皮 30～45 g，水煎成 120～150 ml，每日 3 次分服；或初次量用 15～18 g，如无不良反应增至 30 g。治疗 20 余例，一般服药 5 d 左右血压即有明显下降，症状改善；经服药 6～33 d，舒张压平均下降 1.33～2.67 kPa(10～20 mmHg)，收缩压平均下降 2.67～5.33 kPa(20～40 mmHg)。本组病例近期内均能使血压下降到正常范围或接近正常范围，症状亦随之消失或改善，但远期疗效有待继续观察。个别患者服药后有呕心、头昏等副作用，无需停药即能自然消失[1]。

2. 治疗过敏性鼻炎　①用 10%的牡丹皮煎剂，每晚服

以上；三等：长 4 cm 以上，中部围粗 1 cm 以上；四等：不符合一、二、三等的细条及断支碎片，最小围粗不低于0.6 cm。刮丹皮一等：长 6 cm 以上，中部围粗 2.4 cm 以上；二等：长 5 cm 以上，中部围粗 1.7 cm 以上；三等：长 4 cm 以上，中部围粗 0.9 cm 以上；四等：不合一、二、三等长度的断支碎片。

性状　原丹皮　根皮呈筒状、半筒状或破碎成片状，有纵剖开的裂隙，两面多向内卷曲，长 5～20 cm，直径 0.5～1.2 cm，厚 0.1～0.4 cm。外表面灰褐色或紫褐色，粗皮脱落处显粉红色，有微突起的长圆形横生皮孔及支根除去后的残迹；内表面棕色或淡灰黄色，有细纵纹，常见发亮的银星（牡丹酚结晶）。质硬而脆，易折断，断面较平坦，显粉性，外层灰褐色，内层粉白或淡粉红色，略有圆形环纹。有特殊浓厚香气，味微苦凉，嚼之发涩，稍有麻舌感。

刮丹皮　外表有刀刮伤痕，表面红棕色或粉黄色，有多数色浅的横生疤痕及支根残迹，并有极少数灰褐色斑点，系未去净之粗皮。

鉴别　(1) 根皮横切面：木栓层为 4～8 列木栓细胞，浅棕红色，类长方形或类方形。皮层十数列薄壁细胞，多切向延长，靠近木栓层 3～5 列细胞壁稍厚。韧皮部宽广，约占横切面径向的 4/5，筛管群明显；韧皮射线宽 1～3 列细胞。薄壁细胞含淀粉粒；有的含草酸钙簇晶。

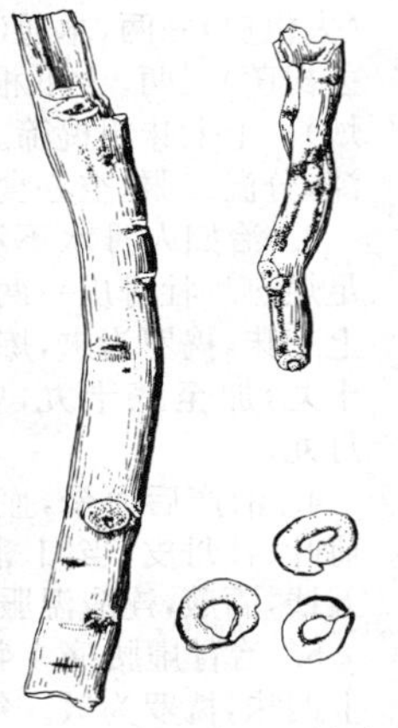

牡丹皮（根皮）外形及饮片

粉末特征：淡红棕色。淀粉粒甚多，单粒类圆形或多角形，直径 3～16 μm，脐点点状、裂缝状或飞鸟状；复粒由 2～6 分粒组成。草酸钙簇晶直径 9～45 μm，有时含晶细胞连接，簇晶排列成行，或一个细胞含数个簇晶。木栓细胞长方形，壁稍厚，浅红色。

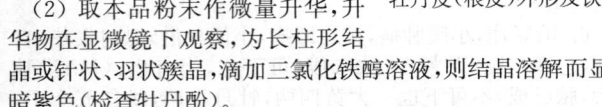

(2) 取本品粉末作微量升华，升华物在显微镜下观察，为长柱形结晶或针状、羽状簇晶，滴加三氯化铁醇溶液，则结晶溶解而显暗紫色（检查牡丹酚）。

(3) 取本品粉末 2 g，置 50 ml 烧瓶中，加蒸馏水 15 ml，瓶口插有一玻璃导管的橡皮塞，加热煮沸，产生的蒸汽导入盛有氯亚胺基 2，6-二氯苯醌试剂（取氯亚胺基 2，6-二氯苯醌 0.1 g，加硼砂 3.2 g，研磨均匀即得）0.1 g 与蒸馏水 1 ml 中，2 min 内溶液显蓝色。

(4) 紫外光谱：取本品粉末 0.15 g，加无水乙醇 250 ml，振摇数分钟，滤过，取滤液 1 ml，加无水乙醇至 25 ml，测定，在 274 nm 的波长处有最大吸收。

(5) 薄层色谱：取本品粉 1 g，加乙醚 10 ml，密塞，振摇 10 min，滤过，滤液挥干，残渣加丙酮 2 ml 使溶解，作为供试品溶液。另取丹皮酚对照品，加丙酮制成每 1 ml 含 5 mg 的溶液，作为对照品溶液。吸取上述两种溶液各 10 μl，分别点于同硅胶 G 薄层板上，以环已烷-醋酸乙酯（3∶1）为展开剂，展开，取出，晾干，喷以盐酸酸性 5%三氯化铁乙醇溶液，加热至斑点显色清晰。供试品色谱中，在与对照品色谱相应的位置上，显相同的蓝褐色斑点。

品质标志　《中华人民共和国药典》2005 年版规定：本品含丹皮酚（$C_9H_{10}O_3$）不得少于 1.20%。

【成分】　根皮含环烯醚萜苷：芍药苷（paeoniflorin），氧化芍药苷（oxypaeoniflorin），苯甲酰芍药苷（benzoylpaeoniflorin），牡丹酚（paeonol），牡丹酚苷（paeonoside），牡丹酚原苷（paeonollide），牡丹酚新苷（apiopaeonoside）[1, 2]，苯甲酰基氧化芍药苷（benzoyloxypaeoniflorin）[3]。还含 2，3-二羟基-4-甲氧基苯乙酮（2，3-dihydroxy-4-methoxyacetophenone），3-羟基-4-甲氧基苯乙酮（3-hydroxy-4-methoxyacetophenone）[4]，1，2，3，4，6-五没食子酰基葡萄糖（1，2，3，4，6-pentagalloylglucose）[5]，没食子酸（gallic acid）[6] 等。

【药理】　1. 中枢抑制作用　牡丹皮流浸膏可剂量依赖性对抗小鼠最大电惊厥及戊四唑、士的宁、氨基脲所致小鼠惊厥作用。牡丹皮流浸膏作用峰时为 1～2 h；牡丹皮流浸膏可增强苯巴比妥抗最大电惊厥作用。此外牡丹皮流浸膏可剂量依赖性抑制小鼠自发活动[1]。电生理研究表明，牡丹酚对中脑网状结构、丘脑下部激活系统及皮质反应通路有影响，与其催眠、镇静作用有关[2]。

2. 对心血管系统的作用　静脉注射牡丹皮提取物 1 g（生药）/kg 对犬冠脉结扎所致心肌缺血有明显保护作用，使左室作功量减少，心肌耗氧量降低，冠脉流量增加，并有降血压和减少心输出量作用[3]。对体外培养乳鼠心肌细胞，牡丹皮提取物 0.125～1.0 mg/ml，能剂量依赖性地抑制动作电位幅度、时程和零相最大上升速度[4]。牡丹酚 0.125～1.0 mg/ml 对正常及钙反常培养乳鼠心肌细胞内过氧化脂质含量均有剂量依赖性降低作用[5]，0.05～0.4 mg/ml，除显著抑制心肌细胞搏动频率外，尚能剂量依赖性地抑制钙反常心肌细胞 Ca^{2+} 摄取和降低细胞内过氧化脂质含量，因此牡丹酚对钙反常培养心肌细胞的保护作用与阻止 Ca^{2+} 内流及抗氧化有关[6, 7]。

3. 对血液系统的作用　牡丹皮在体外有显著抗凝血作用[8]，其有效成分为牡丹酚[9]。牡丹皮和牡丹酚抑制血小板聚集的机制是影响花生四烯酸代谢，抑制环氧合酶，使血栓烷 A_2 合成减少[10, 13]。牡丹酚 100 mg/kg 腹腔注射，连用 6 星期能显著抑制兔食饵性动脉粥样硬化斑块形成，其机制与抑制血小板聚集和释放有关[14]。此外牡丹皮在体外有浓度依赖性纤溶抑制作用[15]。

4. 抗炎作用　丹皮总苷 25，50，100 mg/kg 给药可显著抑制角叉菜胶诱导的大鼠急性足爪肿胀和二甲苯诱导的小鼠耳片水肿，且呈明显的剂量依赖性关系，致炎前 1 h 给予丹皮总苷（20～100 mg/kg）对佐剂性关节炎大鼠原发性炎症有明显抑制作用，而致炎后 12 d 开始灌胃丹皮总苷（25～100 mg/kg），连续 11 d，可显著抑制佐剂性关节炎大鼠的继发性炎症反应[16]。牡丹酚 0.5～1 g/kg 灌胃或 50～200 mg/kg 腹腔注射对角叉菜胶、蛋清、甲醛、组胺、5-羟色胺和缓激肽性大鼠足肿，二甲苯性小鼠耳郭肿胀及醋酸和内毒素所致腹腔毛细血管通透性升高，均有显著抑制作用[17, 18]。牡丹皮和牡丹酚的抗炎作用不依赖于垂体-肾上腺系统，其机制可能是多方面的：直接对抗炎症介质，抑制白细胞游走及与抑制前列腺素 E_2（PGE_2）的生物合成等有关[18, 19]。

5. 对免疫功能的影响　牡丹皮的甲醇提取物 400 mg/kg，牡丹酚 25 mg/kg 或 50 mg/kg 灌胃，能显著增强小鼠网状内皮系统的吞噬功能，使体内碳廓清时间明显缩短，腹腔渗出液中细胞数明显增加；牡丹皮的正丁醇提取物 100 μg/ml 或其中分离出的单萜苷 50 μg/ml，也能增强体外培养巨噬细胞对胶粒的吞噬能力。牡丹皮中所含芍药苷，氧化芍药苷和苯甲酰芍药苷也有相似作用[20, 21]。应用丹皮提取的

3.《医林纂要》:“辛、苦,寒。”

【功用主治】 清热,凉血,解毒。主治夏季感冒,肺结核潮热,咯血,小儿疳热,衄血,便血,崩漏,带下,黄疸型肝炎,丹毒,毒蛇咬伤。

1.《别录》:“主充肌肤,益气,令人暴肥。”

2.《纲目》:“擂汁服,治阴肿。”

3.《医林纂要》:“治口疮,除疳,去虫䘌。”

4.《分类草药性》:“治伤寒结胸,热症发狂,补五痨七伤,治痔疮酒毒下血。”

5.《江西民间草药》:“小儿食积痞块,发热。”

6.《四川中药志》1960年版:“清血热、肝热,退潮热。治咳嗽,大小便不通。”

7.《浙江药用植物志》:“清热解毒,退虚热,止血。用于暑热感冒,扁桃体炎,肺结核潮热,疟疾,便血,衄血,子宫出血,外伤出血,疥疮湿疹,毒蛇咬伤。”

【用法用量】 内服:煎汤,10~15 g,鲜品加倍。外用:煎水洗;或鲜品捣烂敷。

【选方】 1. 治肺结核潮热,低热不退　牡蒿、枸杞根各15 g。水煎服。(《浙江药用植物志》)

2. 治痨伤咳血　齐头蒿60 g,石枣子30 g。炖肉服。(《万县中草药》)

3. 治妇人血崩　牡蒿30 g,母鸡1只。炖熟后去滓,食鸡肉与汁。(《闽东本草》)

4. 治白带　齐头蒿叶15 g,研末,蒸绿壳鸭蛋服。(《万县中草药》)

5. 治黄疸型肝炎　牡蒿25~50 g,煎水服。(《彝药志》)

6. 治急性丹毒　先用韭菜适量,水煎洗后,再用鲜牡蒿30 g,鲜地龙适量,捣烂敷患处。(《福建药物志》)

2355 牡丹皮 mǔ dān pí (《珍珠囊》)

【异名】 牡丹根皮(《纲目》),丹皮(《本草正》),丹根(贵州)。

【基原】 为芍药科芍药属植物牡丹的根皮。

【原植物】 牡丹 *Paeonia suffruticosa* Andr. [*P. moutan* Sims; *P. yunnanensis* Fang]　又名:鼠姑、鹿韭(《本经》),白术(《广雅》),百两金(《新修本草》),木芍药(《开元天宝遗事》),花王(《洛阳名园记》),洛阳花(《群芳谱》),云南牡丹(《植物分类学报》)。

落叶小灌木,高1~2 m。根粗大。茎直立,枝粗壮,树皮黑灰色。叶互生,纸质;叶柄长5~11 cm,无毛;叶通常为二回三出复叶,或二回羽状复叶,近枝顶的叶为三小叶,顶生小叶常深3裂,长7~8 cm,宽5.5~7 cm,裂片2~3浅裂或不裂,上面绿色,无毛,下面淡绿色,有时被白粉,小叶柄长1.2~3 cm;侧生小叶狭卵形或长圆状卵形,长4.5~6.5 cm,宽2.5~4 cm,2~3浅裂或不裂,近无柄。花两性,单生枝顶,直径10~20 cm;花梗长4~6 cm;苞片5,长椭圆形,大小不等;萼片5,宽卵形,大小不等,绿色,宿存;花瓣5,或为重瓣,倒卵形,长5~8 cm,宽4.2~6 cm,先端呈不规则的波状,紫色、红色、粉红色、玫瑰色、黄色、豆绿色或白色,变异很大;雄蕊多数,长1~1.7 cm,花丝亦具紫红等色,花药黄色;花盘杯状,革质,顶端有数个锐齿或裂片,完全包裹心皮,在心皮成熟时裂开;心皮5,稀更多,离生,绿色,密被柔毛。蓇葖果长圆形,密被黄褐色硬毛。花期4~5月,果期6~7月。

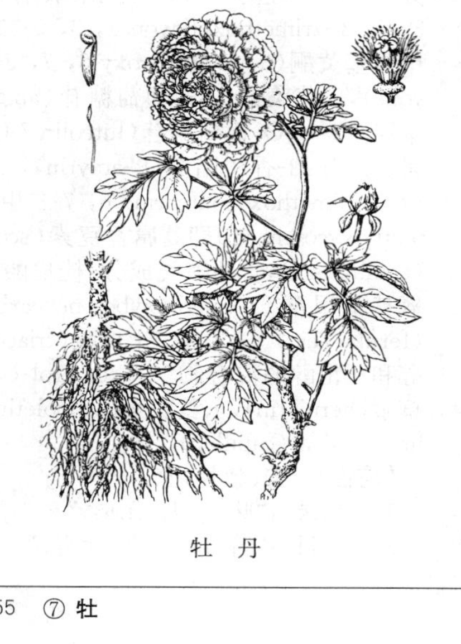

牡　丹

全国各地多有栽培供观赏。

牡丹皮药材来源除上述正品牡丹外,在西北(陕西、甘肃、青海)、西南(四川、云南)地区,尚有用芍药科牡丹组(Sect. Moutan DC.)其他一些种的根皮作为牡丹皮应用。根据产区分为西北牡丹皮和西南牡丹皮两大类。①西北牡丹皮,为芍药科植物矮牡丹 *P. suffruticosa* Andr. var. *spontanea* Rehd. 和紫斑牡丹 *P. suffruticosa* Andr. var. *papaveracea* (Andr.) Kerner 的根皮。②西南牡丹皮,为芍药科植物野牡丹 *P. delavayi* Franch.、黄牡丹 *P. delavayi* Franch. var. *lutea* (Delavay ex Franch.) Finet et Gagnep.、狭叶紫牡丹 *P. delavayi* Franch. var. *angustifolia* Rehd. et Wils. 和四川牡丹 *P. szechuanica* Fang 的根皮。

本植物的花(牡丹花)亦供药用,另设专条。

【栽培】 生物学特性　喜温暖湿润气候,较耐寒、耐旱、怕涝、怕高温,忌强光。喜土层深厚、排水良好、肥沃疏松的砂质壤土或粉砂壤土。盐碱地、黏土地不宜栽培。忌连作。

繁殖方法　种子繁殖、分株繁殖或嫁接繁殖。种子繁殖:牡丹种子具有上胚轴休眠特性,以秋播为好。8月上旬至10月下旬播种。种子播前以50 ℃温水浸24~30 h,促使发芽。选地施足基肥,撒均匀,深翻15~30 cm,耙平,做长方形高畦,按行距6~9 cm开浅沟将种子均匀播于沟中,覆土盖平稍镇压,越冬覆保墒土6 cm,或牛马粪1.5~3 cm,再盖草以保温保湿。翌年早春去掉覆盖物,随地温回升,再扒去保墒土。在幼苗出土前浇1次催芽水,幼苗出齐后追肥1~2次。秋季选健壮幼苗按行株距30 cm×50 cm移栽,栽后培土6~9 cm,保护过冬。分株繁殖:整地作成高垄,在收获牡丹皮时选择健壮、无病虫害小根,按根丛形状分劈,每根留芽子2~3个,防止感染。按行株距40 cm×60 cm栽于整好地内,栽后浇水、保墒,封冻前培土。嫁接繁殖:此方法多用于观赏品种,大面积栽培上不用。

田间管理　每月中耕除草1~2次,幼龄期中耕宜浅,全年松土7~10次,春、秋各追施土杂肥2 500~3 000 kg,或饼肥150~250 kg,于行间沟施。北方寒冷地区,需防寒越冬,于10月下旬在植株四周培土或畦面盖草。

病虫害防治　灰霉病,喷波尔多液1∶1∶100倍液,每10日1次。斑点病,喷600倍代森锰锌。

【采收加工】 播种生长4~6年,分株繁殖3~4年收获,9月下旬至10月上旬地上部枯萎将根挖起,趁鲜抽出木心,晒干,即为原丹皮;刮去皮后,称刮丹皮。

【药材】 牡丹皮 *Cortex Moutan*　全国各地均有栽培。主产于安徽、四川、湖南、湖北、陕西、山东、甘肃、贵州等地。

商品规格　商品按加工方法及产区分有凤丹皮(安徽铜陵凤凰山,习称凤丹皮)、原丹皮(连丹皮)和刮丹皮3种,均分为1~4个等级。凤丹皮、原丹皮一等:长6 cm以上,中部围粗2.5 cm以上;二等:长5 cm以上,中部围粗1.8 cm

末，用活鲫鱼煎汤调下一钱匕，小儿服半钱匕。(《证类本草》引《经验方》)

4. 治诸虚不足及新病暴虚，津液不固，体常自汗，夜卧即甚，久而久之，羸瘠枯瘦，心忪惊惕，短气烦倦 黄芪(去苗、土)、麻黄根(洗)、牡蛎(米泔浸，刷去土，火烧通赤)各一两。上三味为粗散，每服三钱，水一盏半，小麦百余粒，同煎至八分，去渣热服，日二服，不拘时候。(《局方》)

5. 治崩中漏下赤白不止，气虚竭 牡蛎、鳖甲各三两。上二味，治下筛，酒服方寸匕，日三。(《千金方》)

6. 治白带 牡蛎粉、艾叶、茴香各一两，糯米半合(炒熟)。上为末，滴水为丸，如梧子大。温米饮下，空心，每服五十丸。(《澹寮方》)

7. 治温病下后，大便溏甚，周十二时三四行，脉仍数者 生牡蛎二两。研细，水八杯，煎服三杯，分温三服。(《温病条辨》一甲煎)

8. 治大病差后，小劳便鼻衄 牡蛎十分，石膏五分。捣末，酒服方寸匕，日三四。亦可蜜丸如梧子大服之。(《肘后方》)

9. 治胃酸过多 牡蛎、海螵蛸各 15 g，浙贝母 12 g。共研细粉，每服 9 g，每日 3 次。(《山东中草药手册》)

10. 治一切丈夫、妇人瘰疬 牡蛎(煅)四两，玄参三两。捣罗为末，以面糊丸如桐子大，早晚食后、临卧各服三十丸，酒下。(《证类本草》引《经验方》)

11. 治紫癜风 牡蛎、胆矾各半两。上二味生用为散。酽醋调摩患处。(《圣济总录》牡蛎散)

【各家论述】 1.《汤液本草》："牡蛎，入足少阴。咸为软坚之剂，以柴胡引之，能去胁下之硬；以茶引之，能消结核；以大黄引之，能除股间肿；地黄为之使，能益精收涩，止小便。本肾经之药也。"

2.《纲目》："补阴则生捣用，煅过则成灰，不能补阴。"

3.《本草思辨录》："鳖甲、牡蛎之用，其显然有异者，自不致混于所施，惟其清热软坚，人每视为一例，漫无区分，不知此正当明辨而不容忽者……《本经》于鳖甲主心腹癥瘕坚积，于牡蛎主惊恚怒气拘缓。仲圣用鳖甲于鳖甲煎丸，所以破癥瘕；加牡蛎于小柴胡汤，所以除胁满……由斯以观，凡鳖甲之主阴蚀、痔核、骨蒸者，岂能代以牡蛎？牡蛎之主盗汗、消渴、瘰疬颈核者，岂能代以鳖甲？鳖甲去恶肉而亦敛溃痈者，以阴既益而阳遂和也。牡蛎治惊恚而又止遗泄者，以阳既戢而阴即固也。"

4.《衷中参西录》："(牡蛎)若专取其收涩，可以煅用。若用以滋阴，用以敛火，或取其收敛，兼取其开通者，皆不可煅。若作丸、散，亦可煅用，因煅之则其质稍软，与脾胃相宜也。然宜存性，不可过煅，若入汤剂仍以不煅为佳。今用者一概煅之，殊非所宜。"

2354 **牡蒿** mǔ hāo (《别录》)

【异名】 齐头蒿(《新修本草》)，水辣菜(《救荒本草》)，布菜(《民间常用草药汇编》)，土柴胡(《陆川本草》)，猴掌草(《江西民间草药》)，流尿蒿(《四川中药志》)，臭艾、碗头青、油艾(《闽东本草》)，油蒿、油蓬、奶疳药、花艾草、老鸦青、马莲蒿、马根柴、鹅草药(《浙江民间常用草药》)，牛尾蒿、白花蒿、熊掌草(《江苏药材志》)，菊叶柴胡(《广西中草药》)。

【基原】 为菊科蒿属植物牡蒿的全草。

【原植物】 牡蒿 *Artemisia japonica* Thunb. 又名：蔚(《诗经》)，牡菣(《尔雅》)。

多年生草本，高 50～150 cm。根状茎粗壮。茎直立，常丛生，上部有开展和直立的分枝。下部叶倒卵形或宽匙形，花期萎谢，长 3～8 cm，宽 1～2.5 cm，下部渐狭，有条形假托叶，上部有齿或浅裂；中部叶匙形，长 2.5～4.5 cm，宽 0.5～2 cm，上端有 3～5 枚浅裂片或深裂片；上部叶近条形，三裂或不裂。头状花序多数，卵球形或近球形，于分枝端排成复总状，有短梗及条形苞叶；总苞球形或长圆形，直径 1～2 mm，无毛；总苞片 3～4 层，背面多少叶质，边缘宽膜质；雌花 3～8 朵，能孕，内层为两性花 5～10 朵，不孕育。瘦果小，倒卵形，无毛。花果期 7～10 月。

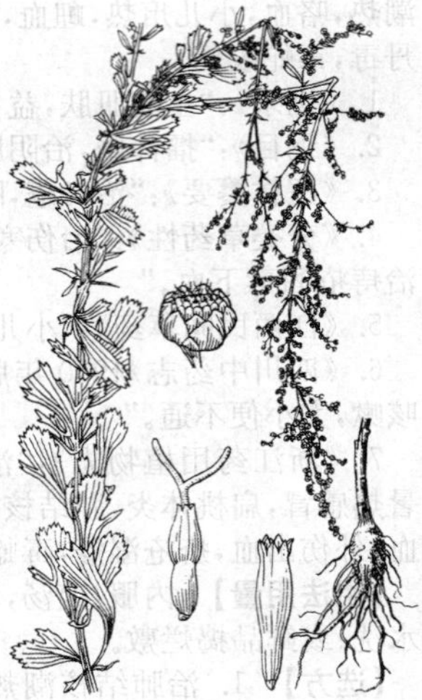

牡 蒿

生于林缘、林下、旷野、山坡、丘陵、路旁及灌丛下。广布我国南北各地。

本植物的根(牡蒿根)亦供药用，另设专条。

【采收加工】 7～9 月采收全草，晒干。

【药材】 牡蒿 *Herba Artemisiae Japonicae* 主产于江苏、四川等地。

性状 干燥的全草，茎圆柱形，直径 0.1～0.3 cm，表面黑棕色或棕色；质坚硬，折断面纤维状，黄白色，中央有白色疏松的髓。残留的叶片黄绿色至棕黑色，多破碎不全，皱缩卷曲，质脆易脱。花序黄绿色，片内可见长椭圆形褐色种子数枚。气香，味微苦。

【成分】 牡蒿地上部分含挥发油，其成分为月桂烯(myrcene)，对聚伞花素(*p*-cymene)，柠檬烯(limonene)，紫苏烯(perillene)，α-蒎烯(α-pinene)，β-蒎烯(β-pinene)，α-松油醇(α-terpineol)，乙酸龙脑酯(bornylacetate)，莰烯(camphene)，菖蒲烯(calamenene)，玷圯烯(copaene)，甲基丁香油酚(methyleugenol)，萘(naphthalene)[1]。黄酮类成分：8，4′-二羟基-3，7，2′-三甲氧基黄酮(8，4′-dihydroxy-3，7，2′-trimethoxyflavone)，3，5-二羟基-6，7，3′，4′-四甲氧基黄酮(3，5-dihydroxy-6，7，3′，4′-tetramethoxyflavone)[2]，芹菜素-7-O-葡萄糖苷(apigenin-7-O-glucoside)，木犀草素-7-O-葡萄糖苷(luteolin-7-O-glucoside)[3]。香豆素类成分：β-香树脂醇(β-amyrin)，7，8-二甲氧基香豆素(7，8-dimethoxycoumarin) 6，7-二甲氧基香豆素(6，7-dimethoxycoumarin)即蒿属香豆素(scoparone)，茵陈色原酮(capillarisin)；含酚酸类成分：桂皮酸(cinnamic acid)，对甲氧基苯甲酸(*p*-methoxybezene carboxylic acid)，阿魏酸(ferulic acid)[4]；又含三十烷酸(triacontauoic acid)，β-谷甾醇和豆甾醇的混合物(β-sitosterol & stigmasterol)[5]脱肠草素(herniarin)，东莨菪素(scopoletin)，茵陈二炔酮(capillin)，茵陈素(capillarin)[5]。

【药性】 苦、微甘，凉。

1.《别录》："味苦，温，无毒。"

2.《纲目》："苦、微甘，温，无毒。"

3. 大连湾牡蛎贝壳含碳酸钙90%以上，有机质约1.72%，含少量硅酸盐、硫酸盐、磷酸盐及氯化物，煅烧后碳酸盐分解，产生氧化钙等，有机质则被破坏[9]。贝壳中含少量的镁、钠、锶、硅，微量的铁、铝、钛、锰、钡、铜、铬、钾、磷、锌等多种元素，还含蛋白质，水解液含天冬氨酸、甘氨酸、丝氨酸(serine)等16种氨基酸，总氨基酸含量为0.31%[1]。大连湾牡蛎肉含糖原63.5%，牛磺酸1.3%，10种必需氨基酸1.3%，无机质(铜、锌、锰、钡、磷、钙)17.6%，谷胱甘肽，维生素A、B_1、B_2、D及F(即亚麻酸和亚油酸)，含碘(1～11.53)$\times 10^{-6}$(干重)。脂类中含一种糖脂，其糖由2分子葡萄糖和1分子岩藻糖构成；另有一种鞘类磷脂，含糖(葡萄糖、阿拉伯糖、岩藻糖)22.0%，氨基己糖7.26%，甲基戊糖10.45%，磷0.47%[2]。另报道，大连湾牡蛎全体(鲜体)含水81.0%，脂肪3.9%，总脂肪酸中含有多烯脂肪酸，如二十碳五烯酸、二十二碳六烯酸、十八碳三烯酸，少量十八碳二烯酸，微量二十碳四烯酸[10]。

【药理】1. 增强免疫作用　应用溶血空斑测定法发现长牡蛎热水提取物可使动物脾脏抗体产生细胞数明显增多。牡蛎壳亦有相似作用。而且以天然产的作用较强[1]。浓度为999～2 775 μg/ml牡蛎水提取液能显著抑制小鼠腹腔巨噬细胞一氧化氮释放[2]。牡蛎水提取物对腹腔巨噬细胞功能有显著影响，并能提高外周血T淋巴细胞转化率、延长小鼠耐缺氧时间。牡蛎醇提取物除能提高小鼠外周血T淋巴细胞阳性百分率外，对小鼠抗体强度有显著增高作用[3]。

2. 镇静作用　小鼠每日灌服牡蛎悬浊液0.5 g/kg，有延长环己巴比妥睡眠时间的倾向[4]。

3. 局部麻醉作用　4%牡蛎水提取物的悬浮上清液在离体实验中对青蛙坐骨神经具有明显的局部麻醉作用[4]。

4. 抗实验性胃溃疡作用　比较生牡蛎(Ⅰ)、煅牡蛎(900 ℃，1 h，Ⅱ)和煅牡蛎(350 ℃，8 h，Ⅲ)三种煎剂灌服对大鼠实验性胃溃疡的作用，Ⅱ对盐酸所致胃溃疡的预防作用最好，对溃疡形成的抑制达94.8%，Ⅰ抑制3%，Ⅲ无抑制作用；对无水乙醇诱发的胃溃疡，三种制剂均有抑制作用，但Ⅱ的作用最强；对幽门结扎诱发的胃溃疡，Ⅱ有抗溃疡形成的作用，并使胃液分泌量减少，pH降低，胃蛋白酶活性降低，Ⅰ和Ⅲ作用不明显[5]。

5. 抗动脉粥样硬化作用　牡蛎提取物10 g/kg胃内连续给药8星期后，鹌鹑主动脉、冠状动脉内膜动脉粥样硬化斑块形成的程度明显减轻，于动脉粥样硬化造型4星期时测定血浆总胆固醇、三酰甘油、低密度脂蛋白胆固醇和载脂蛋白B分别为17.47±0.78、1.16±0.35、10.94±3.17 mmol/L和2.47±0.78 g/L，均较模型组明显减少。于动脉粥样硬化造型8星期后血浆总胆固醇、三酰甘油、低密度脂蛋白胆固醇和载脂蛋白B水平仍明显低于模型组，心肌及主动脉壁中的总胆固醇和三酰甘油含量显著降低，血清中超氧化物歧化酶升高[6]。

【炮制】1. 牡蛎　取原药材，除去杂质及附着物，洗净，干燥，碾碎。

2. 煅牡蛎　取净牡蛎，置无烟的炉火上或适宜的容器中，用武火加热，煅至酥脆时取出，放凉，碾碎。

3. 醋牡蛎　取净牡蛎置无烟的炉火上或于适宜容器内，武火加热，煅至红透时取出，喷洒醋，冷后研碎。每净牡蛎100 kg，用醋12.5 kg。

4. 盐牡蛎　取净牡蛎，置适宜容器内，用武火加热，煅至红透时，取出，加盐水拌匀，冷后研碎。

饮片性状　牡蛎为不规则碎块，表面淡紫棕色、灰白色、黄色或黄褐色，内面瓷白色。质硬，碎断面层状或层纹状排列，洁白。气微腥，味微咸。煅牡蛎形如牡蛎，青灰色，质松脆。醋牡蛎形如煅牡蛎，略有醋气。盐牡蛎形如煅牡蛎，味咸。贮干燥容器内，置干燥处。防尘。

【药性】咸，微寒。归肝、肾经。

1.《本经》："味咸，平。"

2.《别录》："微寒，无毒。"

3.《本草正》："味微咸、微涩，气平。"

4.《本草经疏》："入足少阴、厥阴、少阳经。"

5.《本草三家合注》(叶注)："入手太阴肺经、足太阳膀胱经、足少阴肾经。"

【功用主治】平肝潜阳，重镇安神，软坚散结，收敛固涩。主治眩晕耳鸣，惊悸失眠，瘰疬瘿瘤，癥瘕痞块，自汗盗汗，遗精，崩漏，带下。

1.《本经》："主伤寒寒热，温疟洒洒，惊恚怒气，除拘缓鼠瘘，女子带下赤白。久服强骨节，杀邪鬼，延年。"

2.《别录》："除留热在关节荣卫，虚热去来不定，烦满，止汗，心痛气结，止渴，除老血，涩大小肠，止大小便，疗泄精，喉痹，咳嗽，心胁下痞热。"

3.《药性论》："主治女子崩中，止盗汗，除风热，止痛。治温疟。又和杜仲服，止盗汗。末，蜜丸，服三十丸，令人面光白，永不值时气。又鬼交精出，病人虚而多热加用之，并地黄、小草。"

4.《本草拾遗》："捣为粉，粉身，主大人小儿盗汗。和麻黄根、蛇床子、干姜为粉，去阴汗。"

5.《海药本草》："主男子遗精，虚劳乏损，补肾正气。止盗汗，去烦热，治伤热疾。能补养安神，治孩子惊痫，久服身轻。"

6.《珍珠囊》："软痞积。又治带下，温疟，疮肿。为软坚收涩之剂。"

7.《纲目》："化痰软坚，清热除湿。止心脾气痛，痢下，赤白浊；消疝瘕积块，瘿疾结核。"

8.《得配本草》："收往来潮热，消胃膈胀满。凡肝虚魂升于顶者，得此降之而魂自归也。"

9.《药性切用》："涩精敛汗，潜热益阴，为虚热上浮专药。又能软坚消瘿。潜热生研，涩脱火煅。"

10.《衷中参西录》："止呃逆。"

11.《现代实用中药》："为制酸剂，有和胃镇痛作用，治胃酸过多，身体虚弱，盗汗及心悸动惕、肉瞤等。对于怀孕妇女及小儿钙质缺乏与肺结核等有效。"

【用法用量】内服：煎汤，15～30 g，先煎；或入丸、散。外用：研末干撒或调敷。除收敛固涩宜煅用外，余均生用。

【宜忌】本品多服久服，易引起便秘和消化不良。

1.《本草经集注》："贝母为之使。得甘草、牛膝、远志、蛇床良。恶麻黄、吴茱萸、辛夷。"

2.《本草经疏》："凡病虚而多热者宜用，虚而有寒者忌之，肾虚无火、精寒自出者非宜。"

3.《冯氏锦囊·药性》："久服亦能寒中。"

【选方】1. 治眩晕　牡蛎18 g，龙骨18 g，菊花9 g，枸杞子12 g，何首乌12 g。水煎服。(《山东中草药手册》)

2. 治百合病，渴不瘥者　栝蒌根、牡蛎(熬)等分。为细末，饮服方寸匕，日三服。(《金匮要略》栝蒌牡蛎散)

3. 治一切渴　大牡蛎不计多少，黄泥裹煅通赤，放冷为

质海底，通常在正常海水中生活的个体小；在盐度较低海水中生活的个体大。我国沿海均有分布，为河口及内湾养殖的优良品种。

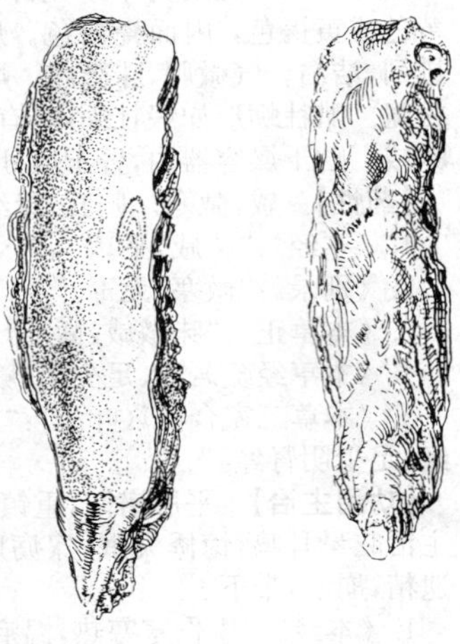

长牡蛎

3. 大连湾牡蛎 *O. talienwhanensis* Crosse

贝壳略呈三角形，壳坚厚，一般壳长 55～63 mm，高 95～130 mm，壳顶尖，至后缘渐加宽。右壳较扁平，如盖状，壳顶部鳞片趋向愈合，较厚；渐向腹缘鳞片渐疏松，且起伏呈波状，无显著放射肋。壳表面淡黄色，杂以紫褐色斑纹，左壳突起，自顶部开始有数条粗壮放射肋，边缘肋上的鳞片坚厚翘起。壳内面凹陷如盒状，白色，铰合部小，韧带槽长而深呈长三角形。闭壳肌痕白色或带紫色，位于背后方。

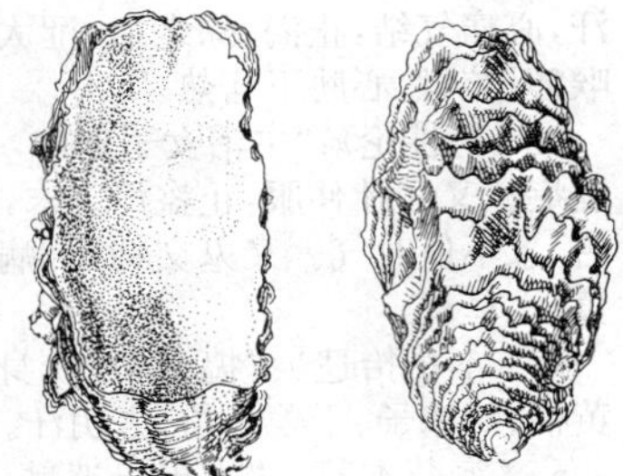

大连湾牡蛎

栖息于潮间带的蓄水处及低潮线以下 20 m 左右的岩礁上，适盐度高。繁殖期 6～8 月。我国分布于北方沿海。

本动物的肉（牡蛎肉）亦供药用，另设专条。

【养殖】 生活习性　牡蛎分布于热带和温带各海域，从高潮线至水深 10 多米的范围内都有，一般固着于浅海物体或海边礁石上，以开闭贝壳运动进行摄食、呼吸。以细小的浮游动物、硅藻和有机碎屑等为主要食料。牡蛎多为雌雄异体，体外受精，但是由于环境条件的优劣变化可引起性转换现象。牡蛎产卵其所需的温度随种类而不同，密鳞牡蛎、大连湾牡蛎的水温约 20 ℃，近江牡蛎的水温约 30 ℃，繁殖盛期在 5～10 月间。受精卵发育成幼体，在海水中浮游一个阶段后，遇到适宜环境，即附着变态而成成体。

养殖技术　养殖场划分采苗区和养成区。养殖用的蛎苗一般采集自然苗种，根据牡蛎附着的习性和附着条件选用插竹、投石、立石等方法，使蛎苗附着于竹或石上。蛎苗的育苗期约 9 个月，此后即把采苗区的小牡蛎移植到养成区进行肥育。

饲养管理　育苗期经常检修养殖场，发现有倒状的附着基，要及时排好，并保持行行平正。如遇敌害，及时清除。

【采收加工】 牡蛎收获期是在每年的 5～6 月，即牡蛎生殖腺高度发达而又未进行繁殖，软体部最肥时进行。采收时，将牡蛎捞起，开壳去肉，取壳洗净，晒干。

【药材】 牡蛎 *Concha Ostreae*　长牡蛎主产山东以北至东北沿海；大连湾牡蛎主产辽宁、山东、河北等地沿海；近江牡蛎产区较广，北起东北，南至海南岛沿海。

性状　长牡蛎　呈长片状，背腹缘几平行，长 10～50 cm，高 4～15 cm。右壳较小，鳞片坚厚，层状或层纹状排列。壳外面平坦或具数个凹陷，淡紫色、灰白色或黄褐色；内面瓷白色，壳顶二侧无小齿。左壳凹陷深，鳞片较右壳粗大，壳顶附着面小。质硬，断面层状，洁白。无臭，味微咸。

大连湾牡蛎　呈类三角形，背腹缘呈八字形。右壳外面淡黄色，具疏松的同心鳞片，鳞片起伏成波浪状，内面白色。左壳同心鳞片坚厚，自壳顶部放射肋数个，明显，内面凹下呈盒状，铰合面小。

近江牡蛎　呈圆形、卵圆形或三角形等。右壳外面稍不平，有灰、紫、棕、黄等色，环生同心鳞片，幼体者鳞片薄而脆，多年生长后鳞片层层相叠，内面白色，边缘有的淡紫色。

鉴别　(1) 将贝壳折断或锯开成三种断面。纵断面为与生长线相垂直方向；横断面为与生长线相平行方向；表平行断面为贝壳自然平放的方向。将上述三种断面平放磨石上磨薄至显微镜下能看清为一层结构时，置 90%乙醇→95%乙醇→无水乙醇各 10 min，乙醚 30 min，二甲苯 10 min 后封片镜检。长牡蛎叶片状结构，叶片条纹大部分平行排列，也有较弯曲的条纹呈不甚规则的顺序排列。大连湾牡蛎叶片不规则弯曲，宽 3～11 μm，平行排列，偶有细小的交错。近江牡蛎叶片不规则并弯曲，宽 5～10 μm，紧密排列。

粉末特征：长牡蛎粉末灰白色，微粒常聚集，可见到较多长条状叶片状已破碎的结构。大连湾牡蛎粉末米色，微粒多聚集，分散的微粒多呈不规则条状，边缘不整齐，从微透明的片状微粒中可见细微的叶片状结构。近江牡蛎粉末雪白色，镜下白色不透明小粒，边缘钝圆，偶可见连成小珊瑚状的棕红、紫黑色微粒。

(2) 取粉末置紫外光灯下观察，大连湾牡蛎显浅灰色荧光，近江牡蛎显紫灰色荧光。

【成分】 1. 近江牡蛎贝壳含碳酸钙 90%以上[1]，并含磷酸钙、硫酸钙[2]。贝壳含少量的镁、钠、锶、铁、铝、硅，微量的钛、锰、钡、铜、锌、钾、磷、铬、镍等多种元素，还含蛋白质，水解液含天冬氨酸、甘氨酸、谷氨酸等 17 种氨基酸，总氨基酸含量为 0.15～0.24%[1]。软体部分含多种氨基酸、维生素、蛋白质、脂肪等，其水解后可得甘氨酸、谷氨酸、牛磺酸等 17 种氨基酸[3]。近江牡蛎肉含糖原 63.5%，牛磺酸 1.3%，多种必需氨基酸 1.3%，谷胱甘肽，维生素 A、B_1、B_2、D 及 F（即亚麻酸和亚油酸），无机盐（铜，锌，锰，钡，磷，钙）17.6%，含碘 $(1 \sim 11.53) \times 10^{-6}$（干重）[2]。另含微量元素镁、铁、硒、钴、镍、铬、钼[3]。其脂类中含一种糖脂，其糖由 2 分子葡萄糖和 1 分子岩藻糖构成；另有一种鞘类磷脂（sphingolipid），含糖（葡萄糖，阿拉伯糖，岩藻糖）22.0%，氨基已糖 7.26%，甲基戊糖 10.45%，磷 0.47%[2]。

2. 长牡蛎贝壳含碳酸钙 90%以上[1]，并含磷酸钙、硫酸钙[4]。贝壳含少量的镁、钠、锶、铁，微量的铝、硅、钛、锰、钡、铜、锌、钾、磷、铬、镍等多种元素，还含蛋白质，水解液含天冬氨酸、甘氨酸、谷氨酸、半胱氨酸（cysteine）等 15 种氨基酸，总氨基酸含量为 0.24%。而贝壳经煅制后不再存在蛋白质，微量元素含量却大多明显增加[1,5]。贝壳中有机质约占 1.72%[6]。带软体的全动物含有糖原，牛磺酸，10 种必需氨基酸，谷胱甘肽，无机质如铜、锌、锰、钡、磷及钙等，维生素 A、B_1、B_2、D[4]、E[6]，并含有岩藻糖等[6]。长牡蛎油脂中含多种脂肪酸，脂肪酸含量为 1.5%，其中 ω3 脂肪酸（二十碳五烯酸和二十二碳六烯酸）的含量为 15.6%[7]。另报道，长牡蛎含有鞘类磷脂[8]；其脂类物质中含甾醇，它的氢化产物似为菜子甾醇（brassicasterol）[2]。

重副作用，但注射局部较疼痛，并发现2例支气管哮喘患者注射后有畏寒、呼吸困难等类似过敏反应，可能与患者的过敏体质有关，临床应予注意[2]。

2352 针砂 zhēn shā (《本草拾遗》)

【异名】 钢砂(《本草拾遗》)，铁砂(《医学入门》)，铁针砂(《中国医学大辞典》)。

【基原】 为制钢针时磨下的细屑。

【采收加工】 现多从各制针厂中收集。

【药材】 针砂 *Pulvis Aci* 主产上海、福建、江苏。

性状 本品为细粉状，黑色、灰黑色或钢灰色。不透明；具金属光泽。用手捻之具砂质感，不染手。体重，质坚。气微，味弱。

鉴别 (1) 本品能被磁石吸起成长条状。

(2) 取本品约0.5 g，置试管中，加盐酸5 ml，振摇，使溶解，静置，取上清液1 ml，滴加亚铁氰化钾试液7～8滴，发生深蓝色沉淀；再加20%氢氧化钠溶液5 ml，发生棕褐色沉淀(检查铁盐)。

品质标志 《江苏省中药材标准》1989年版规定：本品含铁(Fe)不得少于96.0%。

【成分】 主要成分为铁，含碳量应在0.04%～0.2%范围内，可含氧化铁等杂质，常含碳、磷、硅、硫等元素[1～3]。

【炮制】 1. 针砂 取原药材，除去杂质，簸去灰屑，砸碎，碾粉。

2. 醋针砂 取净针砂置适宜的容器内，用无烟武火加热煅至红透，趁热倒入醋内浸淬，取出，晾干。每针砂100 kg，用醋20 kg。

饮片性状 针砂参见"药材"项。醋针砂为黑色粉末，无金属光泽，有醋气味。贮干燥容器内，置干燥处，防尘。

【药性】 酸、辛、咸，微寒。归肝、脾、大肠经。

1.《本草拾遗》："性平，无毒。"

2.《握灵本草》："甘，平。"

3.《本经逢原》："酸，辛，寒，降。"

4.《本草用法研究》："入肝、脾、大肠三经。"

【功用主治】 镇心平肝，健脾消积，补血，利湿，消肿。主治惊悸癫狂，血虚黄肿，泄泻下痢，尿少水肿，风湿痹痛，项下气瘿。

1.《本草拾遗》："和没食子染须至黑。飞为粉，功用如铁粉。"

2. 许叔微："化痰，抑肝气。"(引自《要药分剂》)

3.《纲目》："消积聚、肿满、黄疸，平肝气，散瘿。"

4.《本经逢原》："治湿热脾劳黄病，消脾胃坚积黄肿。"

【用法用量】 内服：煎汤，9～15 g；或入丸、散。外用：和药敷熨。

【选方】 1. 治食积与黄肿，又可借为制肝燥脾之用 针砂二两(醋炒红)，陈皮、苍术、厚朴、三棱、蓬术、青皮各五两，香附一斤，甘草一两。上为末，醋糊丸，空心姜、盐汤下；午后饭食，可酒下。忌犬肉果菜。(《丹溪心法》大温中丸)

2. 治黄胖 针砂二两(炒醋汁)，绿矾四两(姜汁煮)，五倍子、神曲各半斤。上为末，大枣半斤，取肉为丸。此方神效，但愈后宜忌食荞麦、母猪肉、诸毒物，若犯之即死。(《直指方》绿矾丸)

3. 治呕吐不下食 针砂醋浸一夜，去醋炒，直候铫子红色无烟乃止，放冷研细，更用醋团，火烧通赤，取候冷，再研极细，面糊丸，如梧桐子大。每服四十丸，粥饮下，服讫，便啜一盏粥已，不吐。如未定，再服决定，小儿小丸三，随儿大小与之。(《圣济总录》紫粉丸)

4. 治一切虚寒下痢赤白，或时腹痛，肠滑不禁，心腹冷极 针砂四两，白矾二两，桂一两。上件和匀，只作一包，冷水调摊在皮纸上，贴脐上下，以帛系之，如觉大热即以水衬之，药干再以水湿，其热如初，可用四五次。(《普济方》玉抱肚)

5. 治水肿尿少 针砂(醋煮炒干)、猪苓、生地龙各三钱。为末，葱涎研和。敷脐中约一寸厚，缚之，待小便多为度，日二易之。入甘遂更妙。(《纲目》引《德生堂经验方》)

6. 治男女腰痛腿冷，妇人胎冷，小肠疼痛不止 针砂一两，硇砂半两。上先将硇砂为细末，次后共针砂相和一处，用冷水拌匀，候少痛时，用好夹绵纸重包前药，于痛冷处熨之，用罢就摊药干。(《普济方》透骨丸)

7. 治项下气瘿 针砂入水缸中浸之，饮食皆用此水，十日一换砂，半年自消散。(《直指方》)

2353 牡蛎 mǔ lì (《本经》)

【异名】 蛎蛤(《本经》)，古贲(杨孚《异物志》)，左顾牡蛎(《肘后方》)，牡蛤(《别录》)，蛎房、蠔山、蠔莆(《本草图经》)，左壳(《中药志》)，蠔壳(《浙江中药手册》)，海蛎子壳、海蛎子皮(《山东中药》)。

【基原】 为牡蛎科牡蛎属动物近江牡蛎、长牡蛎及大连湾牡蛎等的贝壳。

【原动物】 1. 近江牡蛎 *Ostrea rivularis* Gould

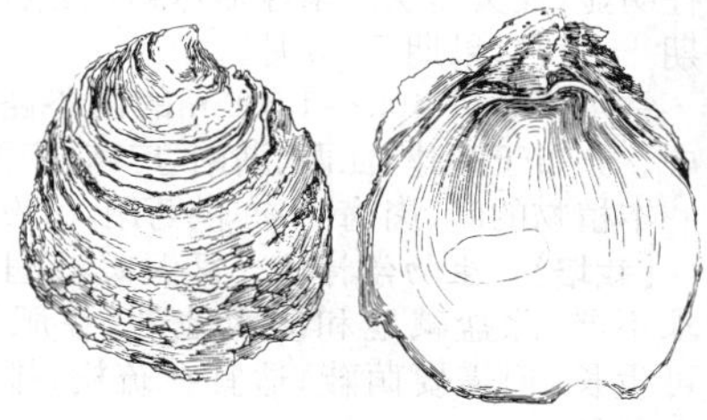

近江牡蛎

贝壳呈圆形、卵圆形、三角形或略长，壳坚厚，较大者壳长100～242 mm，高70～150 mm，左壳较大而厚，背部为附着面，形状不规则。右壳略扁平，表面环生薄而平直的鳞片，黄褐色或暗紫色，1～2年生的个体鳞片平薄而脆，有时边缘呈游离状；2年至数年的个体鳞片平坦，有时后缘起伏略呈水波状；多年生者鳞片层层相叠，甚为坚厚。壳内面白色或灰白色，边缘常呈灰紫色，凹凸不平，铰合部不具齿，韧带槽长而宽，如牛角形，韧带紫黑色。闭壳肌痕甚大，位于中部背侧，淡黄色，形状不规则，常随壳形变化而异，大多为卵圆形或肾脏形。

生活于低潮线附近至水深7 m左右的江河入海近处，适盐度为1.0%～2.5%。杂食性，以细小浮游生物为食。繁殖季节5～9月。我国沿海均有分布，山东、福建、广东沿海已人工养殖。

2. 长牡蛎 *O. gigas* Thunberg

贝壳呈长条形，坚厚，一般壳长140～330 mm，高57～115 mm，长比高约大3倍，已知最大的长达722 mm。左壳稍凹，壳顶附着面小，右壳较平如盖，背腹缘几乎平行，壳表面淡紫色、灰白色或黄褐色。自壳顶向后缘环生排列稀疏的鳞片，略呈波状，层次甚少，没有明显放射肋。壳内面瓷白色，韧带槽长而宽大，闭壳肌痕大，位于壳的后部背侧，呈棕黄色马蹄形。

栖息于从潮间带至低潮线以下10多米深的泥滩及泥沙

宁市药物志》)，天星根(《广西中草药》)，七星蔃、山梅根(《南方主要有毒植物》)，乌皮柴、西解柴(湖南)。

【基原】 为冬青科冬青属植物梅叶冬青的根。

【原植物】 梅叶冬青 *Ilex asprella* (Hook. f. et Arn.) Champ. ex Benth. 又名：岗梅(《生草药性备要》)，点秤星(《岭南草药志》)，秤星树(《植物名实图考》)。

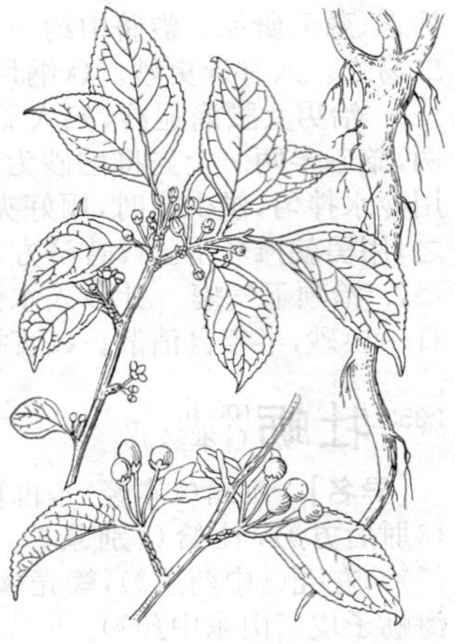

梅叶冬青

落叶灌木，高3 m。小枝无毛，绿色，干后褐色，长枝纤细，有白色皮孔。叶互生；叶柄长3～8 mm；叶片膜质，卵形或卵状椭圆形，长3～7 cm，宽1.5～3 cm，先端渐尖成尾状，基部宽楔形，边缘具钝锯齿，上面或仅脉上有微毛，下面无毛。花白色，雌雄异株；雄花2～3朵簇生或单生叶腋，花4～5数，花萼直径2.5～3 mm，无毛，裂片阔三角形或圆形，基部结合；雌花单生叶腋，花梗长2～2.5 cm，果时可长达3 cm，无毛，4～6数，花萼直径2.5～3 mm，花瓣基部结合，子房球状卵形，花柱明显，柱头盘状。果球形，熟时黑紫色，分核4～6颗。花期4～5月，果期7～8月。

常生于海拔400～1 000 m的山谷路旁灌丛中或阔叶林中。分布于福建、江西、湖南、广东、广西、台湾等地。

本植物的叶(岗梅叶)亦供药用，另设专条。

【栽培】 生物学特性 喜温暖湿润的气候。对土壤要求不严，除盐碱地和渍水地外，在肥沃或瘦瘠的地方均可生长，但需要荫蔽，适宜在疏松、排水良好的砂质壤土上栽培。

繁殖方法 用种子繁殖。秋季采收成熟果实，晾干后放布袋贮藏。翌年春条播，按30 cm的行距开浅沟，播后，覆细土，盖草，浇水保湿。当苗高30～35 cm时，按行株距150 cm×150 cm开坑种植。

【采收加工】 9～10月采挖根部，晒干。

【药材】 岗梅根 *Radix Ilicis Asprellae* 主产广东、广西。

性状 根略呈圆柱形，稍弯曲，有分枝；长30～50 cm，直径1.5～3 cm。表面灰黄色至灰褐色，有纵皱纹及须根痕。质坚硬，不易折断。气微，味先苦后甜。商品为近圆形片或段，皮部较薄，木部较宽广，浅黄色，可见放射状纹理及多数不规则环纹。

鉴别 (1) 根横切面：木栓层为10余列木栓细胞。中柱鞘为多数石细胞，断续排列成环，石细胞呈长圆形或类方形，壁较厚，有壁孔。韧皮部狭窄。束内形成层明显。木质部导管呈单行或2～3个排列；木纤维发达；射线宽2～10数列细胞，径向延长，有壁孔；整个木质部可见由1～2列扁平细胞形成的生长轮。薄壁细胞中含淀粉粒。

(2) 取本品细粉0.5 g，加50%乙醇10 ml，回流提取30 min，滤过，滤液蒸干，残渣用冰醋酸1 ml和醋酐1 ml溶解，再滴加浓硫酸，立即变为紫色，4 h后也不褪色(检查三萜皂苷)。

(3) 取本品细粉0.5 g，加乙醇10 ml，回流提取30 min，滤液蒸干，加稀盐酸10 ml溶解残渣，滤过。取滤液加碘化铋钾试液，发生棕红色沉淀；加碘化汞钾试液，发生黄色沉淀；加硅钨酸试液，发生浅黄色沉淀(检查生物碱)。

【药理】 对心血管的作用 岗梅根以乙醇、硫酸氢钠处理制成的注射液对离体豚鼠心脏灌流有扩张冠状血管、增加冠脉流量和加强心收缩力的作用。家兔以脑垂体后叶素所致急性心肌缺血实验，给予岗梅根注射液后心电图显示对T波高耸有改善作用，对S-T段偏移及心律紊乱亦有改善作用[1]。

【炮制】 取原药材，取去杂质，洗净，润透，切厚片，干燥。

饮片性状 为类圆形厚片。表面灰白色至灰黄色，有微细的放射状纹理。周边粗糙，浅棕褐色，有细纵皱纹。质坚硬，气微，味苦而后甜。

贮干燥容器内，置通风干燥处。

【药性】 苦、甘，寒。

1.《岭南采药录》："味苦。"

2.《岭南草药志》："味先苦后甘凉，性凉。"

【功用主治】 清热，生津，散瘀，解毒。主治感冒，头痛，眩晕，热病烦渴，痧气，热泻，肺痈，百日咳，咽喉肿痛，痔血，淋病，疔疮肿毒，跌打损伤。

1.《生草药性备要》："杀蟣，理跌打损伤。"

2.《福建药物志》："主治感冒，肺痈，急性扁桃腺炎，咽喉炎，淋浊，风火牙痛，瘰疬，痈疽疮肿，过敏性皮炎，疔疮，痔疮出血，蛇伤，跌打损伤。"

3.《浙江药用植物志》："主治咽喉炎，气管炎，百日咳，肠炎，痢疾，传染性肝炎。"

【用法用量】 内服：煎汤，30～60 g。外用：捣敷。

【选方】 1. 治感冒 秤星树根、卤地菊各30 g，生姜3 g。水煎服。

2. 治扁桃体炎，咽喉炎 鲜秤星树根、蜂蜜各适量。捣烂，纱布包好，口内含咽。(1、2方出自《福建药物志》)

3. 治偏正头痛 岗梅鲜根90 g，鸡矢藤60 g，鸭蛋2个。水煎，服蛋和汤。

4. 治头目眩晕 岗梅鲜根60 g，臭牡丹根30 g。水煎服。

5. 治小儿百日咳 岗梅根30 g，白茅根30 g。水煎，酌加蜂蜜兑服。(3～5方出自江西《草药手册》)

6. 治肺痈 岗梅根250～500 g。水煎，连服数次。

7. 治痔疮出血 岗梅根240 g，去皮切碎，煮猪肉食。

8. 治双单喉蛾 岗梅根30 g，竹蜂4只，陈皮6 g，细辛3 g。水煎服。(7～9方出自《岭南草药志》)

【临床报道】 1. 治疗冠心病 用岗梅根制成浸膏糖衣片，每日口服量相当于原生药94 g。共治疗冠心病100例，观察1～3个月，近期总有效率76%，心绞痛有效率77%，心电图改变近效率54%[1]。

2. 防治各种感染 将岗梅根制成100%注射液，每次2 ml，每日2～3次，肌内注射。用于171例各种大小手术后，均未发现术后感染及感染扩散情况；使用于外伤骨折、烧伤、泌尿系结石、肠梗阻、脑血管意外等50例，亦未发现继发感染；治疗胆道感染、肺部感染、子宫内膜炎及附件炎等多种感染性疾病84例，有效率在95%上下。据部分病例统计，用药后平均退热(20例)3.5 d，白细胞下降至正常(13例)4.5 d，肺部啰音消失7.5 d。用药过程中一般无严

管束有2～4列中柱鞘纤维，纤维周围薄壁细胞中含有草酸钙簇晶。

叶表面观：上表皮细胞多角形或类圆形，垂周壁平直，栅表比4.5～6.5，气孔颇多，不定式。下表皮栅表比4.2～5.5，气孔分布不均匀。

(2) 薄层色谱：取本品1 g，粉碎，加乙醚5 ml，冷浸30 min，滤过。取滤液作供试品液。以β-蒎烯为对照品。点于硅胶H板上，以石油醚(60～90 ℃)-乙酸乙酯(5：1)为展开剂，展距10 cm。用2%高锰酸钾溶液显色，供试品色谱在与对照品色谱相对应的位置处显相同的黄色斑点。

【成分】 叶含挥发油，主要成分为α-蒎烯(α-pinene)，对聚伞花素(*p*-cymene)，反式香芹醇(*trans*-carveol)，桃金娘醛(myrtenal)，桉叶素(cineole)，葛缕酮(d-carvone)，柠檬烯(limonene)，α-玷玶烯(α-copaene)，芳樟醇(linalool)，4-松油烯醇(4-terpinenol)，金钟柏醇(occidentalol)，愈创木薁(guaiazulene)，龙脑(borneol)，榄香醇(elemol)，橙花醇(nerol)，百里香酚(thymol)，丁香烯(caryophyllene)，菖蒲烯(calamenene)，荜澄茄醇(cadinol)等19种[1]。

地上部分含3个色原酮化合物[2]：5-hydroxy-7-methoxy-2-isopropyl-6-methyl chromone，5-hydeoxy-7-methoxy-2-isopropyl-8-methyl chromone，5-hydeoxy-7-methoxy-2-isopropyl chromone；5个色原酮苷[3]：6-β-C-glucopyranosyl-5，7-dihydroxy-2-isopropychromone，6-β-C-glucopyranosyl-5，7-dihydroxy-2-methlchromone，8-β-C-glucopyranosyl-5，7-dihydroxy-2-isopropychromone，6-β -C-(2′- galloylglucopyranosyl)-5，7-dihydroxy-2-isopropychromone，8-β-C-(2′-galloylglucopyranosyl)-5，7-dihydroxy-2-isopropychromone；5个苯并二氢吡喃-4-酮类化合物[2]：2，5-dihydroxy-7-methoxy-2，6-dimethyl chromanone，2，5-dihydroxy-7-methoxy-2，8-dimethyl chromanone，2，5-dihydroxy-7-methoxy-2-isopropyl chromanone，2，5-dihydroxy-7-methoxy-2-isopropyl-6-methyl chromanone，2，5-dihydroxy-7-methoxy-2-isopropyl-8-methyl chromanone。倍半萜内酯[4]：sesquiterpene(—)-clovene-2，9-diol。

【药性】 苦、辛，凉。

1.《广西中药志》："味苦、涩，性寒，无毒。"

2.《福建药物志》："辛、苦、涩，凉。"

【功用主治】 化瘀止痛，清热解毒，利尿通淋，杀虫止痒。主治跌打瘀肿，肝硬化，热泻，热淋，小便不利，阴痒，脚气，湿疹，皮肤瘙痒，疥癣，水火烫伤，虫蛇咬伤。

1.《广西中药志》："通淋利尿。治膀胱热，小便不利，阴痒，皮肤热气。煎水洗皮肤烂痒、湿疹；将叶嚼碎后可敷蜈蚣咬伤；枝叶蒸油，治疮癞。"

2.《广西本草选编》："治肠炎腹泻。"

【用法用量】 内服：煎汤，10～30 g。外用：捣敷或煎汤洗。

【选方】 1. 治跌打暗伤瘀血　扫卡木叶18 g，捣烂冲开水绞汁，过滤，加白糖120 g，顿服。(《陆川本草》)

2. 治肝硬化　岗松、地耳草、娃儿藤、葫芦茶各9 g。水煎服，每日1剂。(江西《草药手册》)

3. 治肠炎腹泻　岗松叶研粉压片，每片0.5 g，每次6片，每日3次。(《广西本草选编》)

4. 治小便不利　扫把枝30 g，车前草30 g。水煎服。

5. 治皮肤湿疹　扫把枝、九里明、苦楝树叶各适量。水煎外洗。(4、5方出自《北海民间常用中草药手册》)

2349 岗松根 gǎng sōng gēn (江西《草药手册》)

【异名】 扫把枝根(《北海民间常用中草药手册》)。

【基原】 为桃金娘科岗松属植物岗松 *Baeckea frutescens* L.的根。

【原植物】 参见"岗松"条。

【采收加工】 9～10月采挖，切段，晒干或鲜用。

【药性】 苦、辛，寒。归肺、脾、肝经。

1.《风科集验方》："味微苦，清香。无毒。"(引自《普济方》)

2.《全国中草药汇编》："辛、苦、涩，凉。"

【功用主治】 祛风除湿，解毒利尿。主治感冒发热，风湿痹痛，胃痛，肠炎，黄疸，小便淋痛，脚气，湿疹，虫蛇咬伤。

1.《风科集验方》："类人参，服之益人，兼解诸虫毒。"(引自《普济方》)

2.《曲洧旧闻》："治(大)风疾，眉发俱脱，手足腐烂。"(引自《续医说》)

3.《杏苑生春》："解诸虫蛇毒。食之毛发复生。"

4.《广西中草药》："祛风行气，利水通淋。主治胃痛，肠炎腹泻，风湿骨痛，膀胱炎。"

5.《广西本草选编》："清热解毒。治感冒高热。"

6.《全国中草药汇编》："祛风除湿，解毒利尿。主治黄疸型肝炎，风湿关节痛，脚气病。"

【用法用量】 内服：煎汤，9～30 g。外用：捣敷或煎汤洗。

【选方】 1. 治心脏病　鲜岗松根、茶树根、猕猴桃根各60 g，猪心1个。共炖服。(江西《草药手册》)

2. 治蛇咬伤　扫把枝根、千斤拔、乌桕木根、马鞭草各适量。共捣烂用酒冲服。渣涂伤口四周。(《北海民间常用中草药手册》)

2350 岗梅叶 gǎng méi yè (《岭南草药志》)

【基原】 为冬青科冬青属植物梅叶冬青 *Ilex asprella* (Hook. f. et Arn.) Champ. ex Benth.的叶。

【原植物】 参见"岗梅根"条。

【采收加工】 随时可采，鲜用。

【成分】 含对香豆酰三萜类(asprellic acid) A、B、C[1]。

【药理】 细胞毒作用　其所含成分对-香豆酰三萜类A、B、C，A对RPMI-7951细胞系有较强细胞毒性，ED_{50}为0.62 μg/ml，C对RPMI-7951细胞系的细胞毒性微弱，ED_{50}为5.5 μg/ml，A和C均显示对KB细胞系有细胞毒性，ED_{50}分别为3.75和2.86 μg/ml，B对以上2种细胞系均无细胞毒作用，ED_{50}大于10 μg/ml[1]。

【药性】 《全国中草药汇编》："苦、甘，凉。"

【功用主治】 发表清热，消肿解毒。主治感冒，跌打损伤，痈肿疔疮。

《全国中草药汇编》："外用治跌打损伤，痈疖肿毒。"

【用法用量】 内服：煎汤，鲜品30～60 g。外用：捣敷。

【选方】 1. 治痈毒　秤星树叶和米糟或鸡蛋，共捣匀敷患处。(《岭南草药志》)

2. 治过敏性皮炎　秤星树叶、食盐各适量，揉烂后擦患处。(《福建药物志》)

2351 岗梅根 gǎng méi gēn (《生草药性备要》)

【异名】 槽楼星(《生草药性备要》)，金包银、土甘草(《南

5 掌状基出。质脆。气微，味麻辣。

【药性】《云南中草药》:"气香，微辛、平。"

【功用主治】 解毒消肿，散瘀止痛。主治痈肿疮疡，无名肿毒，喉痹，毒蛇咬伤，跌打损伤，风湿关节痛，牙痛。

《云南中草药》:"解毒消肿，散瘀镇痛。主治毒蛇咬伤，无名肿毒。"

【用法用量】 内服：煎汤，3～10 g。外用：捣敷；煎汤含漱或熏洗。

【选方】 1. 治毒蛇咬伤 一碗泡鲜全草 3～9 g。水煎服。另用鲜品捣烂敷伤口周围。(《广西本草选编》)

2. 治牙痛 吹云草煎浓汁含漱。

3. 治眼生白膜 吹云草煮沸，熏洗。(2、3 方出自《南宁市药物志》)

2347 吹火筒 chuī huǒ tǒng 《陕西中草药》

【异名】 千颗米(《云南中草药》)。

【基原】 为蔷薇科绣线菊属植物狭叶绣线菊的全株。

【原植物】 狭叶绣线菊 *Spiraea japonica* L. f. var. *acuminata* Franch. 又名：尖叶绣线菊。

灌木，高达 2 m。小枝细长，棕红色。单叶互生，具短柄；叶片长卵形至披针形，长 3.5～8 cm，宽 1.5～3.5 cm，先端渐尖，基部楔形，边缘有尖锐重锯齿，下面苍白色，网状脉突起，脉上有短柔毛。复伞房花序，生于当年枝条的顶端，直径 10～14 cm，有时达 18 cm；花小，粉红色；萼筒及裂片外面均被柔毛；花瓣卵形至圆形。蓇葖果无毛。花期 6～7 月，果期 8～9 月。

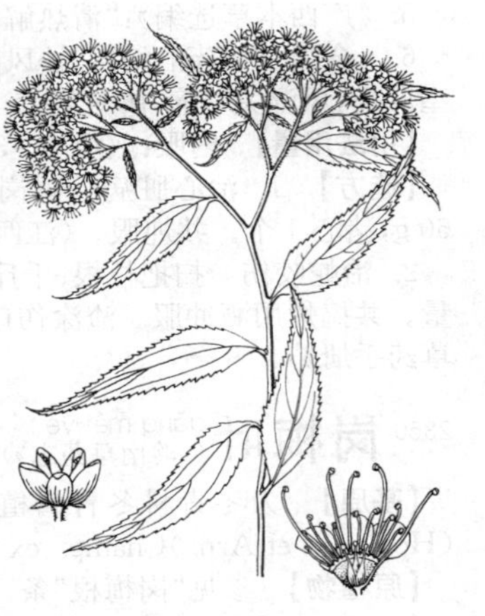

狭叶绣线菊

生于海拔 950～4 000 m 的山坡旷地、疏密杂木林中、山谷或河沟旁。分布于江苏、浙江、安徽、河南、湖北、湖南、广西、四川、贵州、云南、陕西、甘肃等地。

【采收加工】 6～9 月花叶茂盛时采收，晒干。

【成分】 狭叶绣线菊含生物碱：绣线菊胺(spiramine) A、B、C、D、E、F、G、H、I[1~4]、J、K、L、M、N、O、P、R、T、V[5~9]，绣线菊碱(spiradine) D、F[10]，绣线菊新碱(spirasine) Ⅱ、Ⅲ，spiratine A、B[11]，spiramidine A、B[12]，19-O-去乙酰绣线菊胺 N(19-O-deethylspiramine N)，此外还含绣线菊胺 N 及绣线菊二萜醇(spiraminol)[10]，spriamacetal，spiramadol[13]，绣线菊内酯(spiramilactone) B[14]、C、D[13]，deacetylspiramine F、S[12]。

【药性】 微苦，平。

1.《陕西中草药》:"味微苦，性平。"

2.《云南中草药》:"苦，凉。"

【功用主治】 清热解毒，活血调经，通利二便。主治流感发热，月经不调，便秘腹胀，小便不利。

1.《陕西中草药》:"通经，通便，利尿。主治闭经，月经不调，便结腹胀，小便不利。"

2.《云南中草药》:"清热解表，活血止血。"

【用法用量】 内服：煎汤，10～15 g。

2348 岗松 gǎng sōng 〔《药学通报》1958，(5)：228〕

【异名】 扫卡木(《陆川本草》)，扫把枝、松毛枝、蛇虫草、鸡儿松(《广西中药志》)，香柴、扫帚子(江西《草药手册》)，观音扫、长松、沙松(《广西药用植物名录》)，蚊仔苏、蚊松(《福建药物志》)。

【基原】 为桃金娘科岗松属植物岗松的枝叶。

【原植物】 岗松 *Baeckea frutescens* L.

灌木或小乔木。嫩枝纤细，多分枝。叶小，对生；无柄，或有短柄；叶片狭线形或线形，长 5～10 mm，宽约 1 mm，先端尖，上面有沟，下面突起，有透明油腺点；中脉 1 条，无侧脉。花小，白色，单生于叶腋内；苞片早落；萼管钟状，萼齿 5，细小三角形；花瓣 5，圆形，长约 1.5 mm，基部狭窄成短柄；雄蕊 10 枚或稍少，成对与萼齿对生；子房下位，3 室，花柱短，宿存。蒴果小；种子扁平，有角。花期 7～8 月，果期 9～11 月。

生于低丘及荒山草坡与灌丛中。分布于福建、江西、广东、广西、海南等地。

本植物的根(岗松根)亦供药用，另设专条。

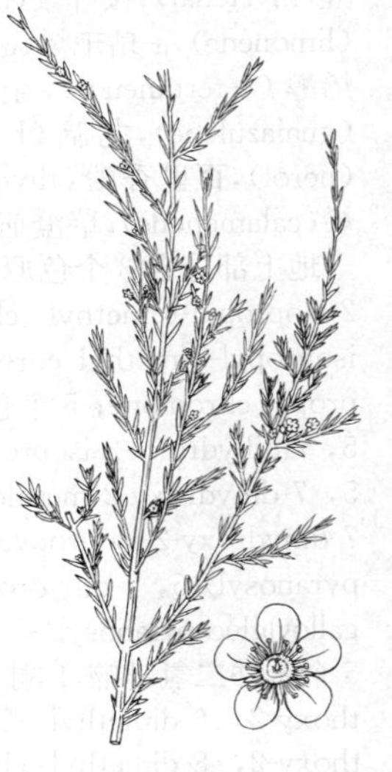

岗 松

【栽培】 生物学特性 喜温暖的环境，稍耐旱、耐寒。生长适温 25～30 ℃。一般土壤均能种植。低洼积水地不宜栽培。

繁殖方法 种子繁殖。春季直播，按行株距 40 cm × 40 cm 开穴，每穴播 8～10 粒种子，覆盖细土 2 cm，浇水。亦可育苗移栽，将种子均匀地撒于苗床上，覆盖细土 2 cm，浇水。当苗高 10～15 cm 时，选阴雨天气按行株距直播移栽，每穴栽4 株。

田间管理 直播幼苗高 4～5 cm时间苗，每穴留苗 4～5 株。生长期应每 2 个月中耕除草 1 次，追肥每年 4 次。

【采收加工】 7～10 月收割，晒干。

【药材】 岗松 *Folium Baeckeae Frutescentis* 产于广西、海南、广东、江西和福建等地。

性状 本品为附有少量短嫩枝的叶。嫩枝长 5～10 mm，具对生叶。叶线形或线状锥形，全体黄绿色，无毛，长 5～10 mm，宽不及 1 mm，全缘，先端尖，基部渐狭，叶面有槽，背面凸起，侧脉不明显，具透明的油点，无柄或具短柄。气微香，味苦、涩。

鉴别 (1) 叶横切面观：表皮细胞类方形至长方形，外被厚角质层，表皮细胞内侧有大形油细胞。叶肉组织等面型，绝大部分叶肉分化成栅栏组织，细胞 2～3 列，贯穿于主脉的上下方，海绵组织仅残存少数细胞。主脉维管束外韧型，木质部不发达，仅见数个细小导管，韧皮部狭窄；维

痛，盐研罯之。”

2.《广西民族药简编》：“水煎洗伤口，治毒蛇咬伤，捣烂敷患处，治无名肿毒。”

【用法用量】 外用：加热外敷；或煎水洗。

【选方】 1. 治霍乱脚转筋　吴茱萸叶和艾，以醋汤拌罯。（《日华子》）

2. 治大寒犯脑头痛　以酒拌吴茱萸叶，袋盛蒸熟，更互枕熨之，痛止为度。（《纲目》）

3. 治偏头痛　吴茱萸叶微火烤软，擦头部。

4. 治疮毒久烂不愈　吴茱萸叶 9 g。捣烂敷患处。又方：叶捣汁，加水洗患处。（3、4 方出自《湖南药物志》）

5. 治手术后肠麻痹　用鲜吴茱萸叶 45 g（或果 30 g），捣烂炒热用纱布包敷脐部，外加热水袋。孕妇慎用。（《广西本草选编》）

2345 吴茱萸根 wú zhū yú gēn（《本经》）

【异名】 茱萸根（《集验方》）。

【基原】 为芸香科吴茱萸属植物吴茱萸 *Evodia rutaecarpa*（Juss.）Benth. 等的根或根皮。

【原植物】 参见“吴茱萸”条。

【采收加工】 7～11 月采挖（剥），切片晒干。

【药性】《纲目》：“辛、苦，热，无毒。”

【功用主治】 温中行气，杀虫。主治脘腹冷痛，泄泻，痢疾，风寒头痛，经闭腹痛，寒湿腰痛，疝气，蛲虫病。

1.《本经》：“杀三虫。”

2.《别录》：“根白皮：杀蛲虫，治喉痹咳逆，止泄注，食不消，女子经产余血，疗白癣。”

3.《药性论》：“皮：能疗漆疮，主中恶，腹中刺痛，下痢不禁，治寸白虫。”

4.《食疗本草》：“皮：止齿痛。”

5.《宝庆本草折衷》：“主痔病，烧末服。”

6.《分类草药性》：“根：治动气痛，膀胱疝气，阴寒螬气。”

7.《重庆草药》：“行气，暖中，温肾，燥湿。治心胃冷气痛，寒湿腰腹胀痛，脾虚腹寒，油泻冷痢，虚寒湿滞，血冷，经闭腹痛，疝气，凉寒身痛，风寒头痛。”

8.《广西民族药简编》：“根水煎服，治风湿骨痛。”

【用法用量】 内服：煎汤，9～15 g，大量可用至 30～60 g；或浸酒；或入丸、散。

【宜忌】《重庆草药》：“胃肠有热者不宜。”

【选方】 1. 治头风痛　吴茱萸根 30～60 g，炖猪肉 60 g 服。

2. 治寒气经停，经闭腹痛　吴茱萸根 60 g，五谷根 30 g，柑子根 30 g，水案板 15 g，橙子根 30 g，炖杀口肉服。（1、2 方出自《重庆草药》）

3. 治寸白虫　吴茱萸根（干，去土，切）一升。以酒一升浸一宿，平旦分二服。（《千金方》）

4. 治月蚀疮　茱萸根、地榆根、蔷薇根各等分，为散，作汤洗疮，取药涂疮上，日三。（《外台》引《集验方》）

5. 治小儿下部疳䘌疮　吴茱萸根白皮一两，桃白皮一两。上细锉，以酒一大盏，浸一宿，看儿大小，渐渐分服之。（《普济方》）

6. 治脾劳热，有白虫在脾中为病，令人好呕　吴茱萸根（大者）一尺，大麻子八升，橘皮（切）二两。上三味，锉茱萸根，捣麻子，并和以酒一斗，渍一宿，微火上薄暖之，三上三下，绞去滓。平旦空腹为一服取尽，虫便下出，或死或半烂，或下黄汁。（《删繁方》茱萸根下虫酒方）

7. 治肝劳生长虫，在肝为病，恐畏不安，眼中赤　鸡子五枚（去黄），干漆四两，蜡、吴茱萸根皮各二两，粳米粉半斤。上五味，捣茱萸皮为末，和药铜器中煎，可丸如小豆大。宿勿食，旦饮服一百丸，小儿五十丸，虫当烂出。（《千金方》）

2346 吹云草 chuī yún cǎo（《南宁市药物志》）

【异名】 吹魂草、公儿草、一碗泡（《广西药用植物名录》），川风（《全国中草药汇编》），过路蛇（《广西本草选编》），小腻药、细黄药（云南）。

【基原】 为远志科齿果草属植物齿果草的全草。

【原植物】 齿果草 *Salomonia cantoniensis* Lour.　又名：莎萝莽（《海南植物志》）。

一年生草本。根纤细，芳香。茎高 5～20 cm，直立，多分枝，细弱，无毛，具狭翅。单叶互生；叶柄长 1.5～2 mm；叶膜质，心形至卵状三角形，长 5～16 mm，宽 3～12 mm，先端钝或具突尖，基部多少心形，全缘或微波状，无毛；基出 3 脉。穗状花序顶生，花两性，多数，长 1～6 cm，上部稠密，下部较疏。花极小，长约 2～3 mm，无花梗；小苞片极小，早落；萼片 5，线状钻形，基部连合，宿存；花瓣 3，淡红色，侧生花瓣较龙骨瓣短，基部与花丝鞘贴生，龙骨瓣舟状，顶端无鸡冠状附属物；雄蕊 4，花丝几乎全部合生成鞘，被珠丝状毛，花药合生成块状；子房侧扁，肾形，边缘具长三角状齿，2 室，花柱光滑，柱头微裂。蒴果极小，绿色，肾形，两侧边缘具三角状尖齿。种子 2 颗，圆卵形，边缘具三角形裂齿，亮黑色，无种阜。花期 8 月，果期 9 月。

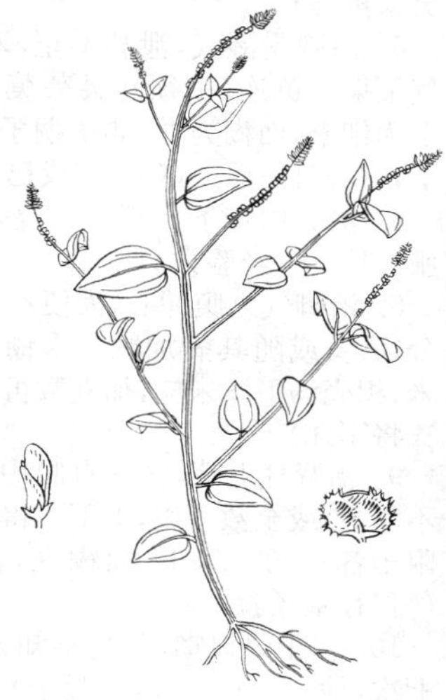

齿果草

生长于海拔 600～1 450 m 的湿润草地上。分布于中南、西南和福建、江西等地。

【栽培】 生物学特性　喜温暖湿润的气候。忌干旱。对土壤要求不严，但以肥沃疏松的砂质壤土栽培为好。

繁殖方法　种子繁殖。秋后种子变黑色时采种，晾干后，放入布袋置通风凉爽处贮藏。翌年 3 月即可播种。直播，行距 15 cm，因种子极小，覆土不宜过厚，盖草浇水，经常保持土壤湿润。幼苗出土时，立即揭草。

田间管理　幼苗长至高 5 cm 左右时，施追稀薄人粪尿或尿素，以后每月追施氮施肥 1 次。每次中耕除草结合追肥。

【采收加工】 7～10 月采收全草，鲜用或晒干。

【药材】 吹云草 *Herba Salomoniae Cantoniensis*　产于福建、河南、湖北、湖南、广西、广东、四川、贵州、云南等地。

性状　本品长 10～20 cm，茎有窄翅，多分枝。单叶互生，具短柄；叶多皱缩，完整叶呈卵状三角形，先端钝或凸尖，基部略呈心形，全缘或稍呈波状，下面带紫色，主脉 3～

十二枚。以水七升，煮取二升，去滓。温服七合，日三服。(《伤寒论》吴茱萸汤)

3. 治蛔心痛　吴茱萸(水浸一宿，焙干炒)半两，鹤虱(微炒)一两半。上为细散。每服二钱，空心温酒调下。(《普济方》吴茱萸散)

4. 治远年近日小肠疝气，偏坠搐疼，脐下撮痛，以致闷乱，及外肾肿硬，日渐增长，阴间湿痒成疮　吴茱萸(去枝梗)一斤(四两用酒浸，四两用醋浸，四两用汤浸，四两用童子小便浸，各浸一宿，同焙干)，泽泻二两。上为细末，酒煮面糊丸如梧桐子大。每服五十丸，空心食前盐汤或酒吞下。(《局方》夺命丹)

5. 治霍乱心腹痛，呕吐不止　吴茱萸(汤浸，焙，炒)、干姜(炮)各一两，甘草(炙)一两半。上三味，粗捣筛。每服二钱匕，水一盏，煎至七分，去滓温服，不拘时。(《圣济总录》吴茱萸汤)

6. 治脾受湿气，泄利不止，米谷迟化，脐腹刺痛，小儿疳气下痢　黄连(去须)、吴茱萸(去梗，炒)、白芍药各五两。上为细末，面糊为丸，如梧桐子大。每服二十丸，浓煎米饮下，空心日三服。(《局方》戊己丸)

7. 治赤白带下　梲子、石菖蒲等分，为末。每旦盐酒温服二钱。(《经验方》)

8. 治脚气入腹冲心，大便不通　吴茱萸、木瓜、大黄各等分，大黄或随其病加减。米糊丸如绿豆大。每五十丸，粳米、枳壳汤下。未应，加丸数再服，以通为度。(《赤水玄珠》三将军丸)

9. 治肾气上哕，肾气自腹中起上筑于咽喉，逆气连属而不能吐，或至数十声，上下不得喘息　吴茱萸(醋炒)、橘皮、附子各一两。为末，面糊丸，梧子大。每姜汤下七十丸。(《仁存堂经验方》)

10. 治中风口噤，闷乱不知人，汤饮不下　吴茱萸(汤洗七次，炒)一两，豉(炒令微干)三两。上粗捣筛。每服四钱匕，以水一盏半，煎取七分，去滓温服，早晚各二服。一方单用吴茱萸，和酒煮服之，尤良。(《普济方》)

11. 治小便多利　吴茱萸、蜀椒、干姜。上等分为末，用干蒸饼为末，入水内拌匀和捣熟，丸如绿豆大。每服十丸，加至二十丸，空心盐汤下。(《普济方》吴茱萸丸)

12. 治牙齿疼痛　吴茱萸煎酒，含漱之。(《食疗本草》)

13. 治口疮口疳　茱萸末，醋调涂足心。亦治咽喉作痛。(《濒湖集简方》)

【临床报道】 1. 治疗高血压病　每晚临睡前将1包(18 g)吴茱萸粉调以白醋，成浓稠酱状，分敷两侧足心穴(涌泉穴稍后方)，外覆盖塑料薄膜，绷带固定12 h。每日用药1包，14 d为1个疗程，血压正常后改每星期敷药1～2次。治疗原发性高血压27例，结果：20例血压降至正常；改善者5例；无效者2例；总有效率为92.6%。血压降至正常的20例，平均敷药6.4次，最短1次，最长14次[1]。

2. 治疗口腔炎　将吴茱萸晒干捣成面，加适量的醋调成糊状，置于清洁布上，敷于两脚涌泉穴及周围，24 h后取下即可。用量：1岁以下用4.5～6 g，1～5岁用6～9 g，5～15岁用9～12 g，15岁以上用12～15 g。用于溃疡性口腔炎256例，均用药1次，在3～5 d内溃疡愈合247例，治愈率为96.48%。其中舌溃疡171例；治愈169例，好转2例；齿龈溃疡8例，治愈5例，好转1例，无效2例；唇溃疡31例，治愈29例，好转1例，无效1例；两颊黏膜溃疡46例，治愈44例，好转1例，无效1例[2]。

3. 治疗婴幼儿腹泻　取吴茱萸20 g研细，加米醋适量调成糊状，敷在脐周，覆盖穴位以神阙穴为中心，包括下脘、天枢(双)、气海穴，24 h取下。观察96例，敷药1次治愈37例，敷药2次治愈51例，敷药3次治愈5例，好转3例[3]。

4. 治疗喉喘鸣　将吴茱萸粉末用凉开水调成稠糊状敷于双侧涌泉穴，每次1～2 g，每晚1次，次日清晨取下。6次为1个疗程。共治疗69例，1个疗程痊愈49例，2～3个疗程痊愈20例，总有效率为100%[4]。

【各家论述】 1.《本草衍义》："吴茱萸下气最速，肠虚人服之愈甚。"

2.《医学启源》："《主治秘诀》云，(吴茱萸)气浮而味降，其用有四：去胸中寒一也；止心痛二也；感寒腹痛三也；消宿酒，为白豆蔻之佐四也。"

3. 王好古："冲脉为病，逆气里急，宜此(吴茱萸)主之。震、坤合见，其色绿。故仲景吴茱萸汤、当归四逆汤方，治厥阴病及温脾胃，皆用此也。"(引自《纲目》)

4.《纲目》："茱萸辛热，能散能温，苦热，能燥能坚，故其所治之证，皆取其散寒温中、燥湿解郁之功而已。"

5.《本草经疏》："凡脾胃之气，喜温而恶寒，寒则中气不能运化，或为冷实不消，或为腹内绞痛，或寒痰停积，以致气逆发咳，五脏不利。(吴茱萸)辛温暖脾胃而散寒邪，则中自温，气自下，而诸证悉除。"

6.《药性通考》："吴茱萸入四神丸中以治肾泄，非用之以祛寒耶？然而非尽祛寒也，亦借其燥性以去湿耳。夫肾恶燥而泻久又苦湿，吴茱萸正喜以燥投肾之欢，入肾脏之中逐其水，外走于膀胱，不走于大肠也。"

7.《本草便读》："吴茱萸，辛苦而温，芳香而燥，本为肝之主药，而兼入脾胃者，以脾喜香燥，胃喜降下也。其性下气最速，极能宣散郁结，故治肝气郁滞，寒浊下踞，以致腹痛疝瘕等疾，或病邪下行极而上，乃为呕吐吞酸胸满诸病，均可治之。即其辛苦香燥之性，概可想见其功。然则治肝治胃以及中下寒湿滞浊，无不相宜耳。"

2344 吴茱萸叶 wú zhū yú yè (《日华子》)

【基原】 为芸香科吴茱萸属植物吴茱萸 *Evodia rutaecarpa*(Juss.)Benth. 等的叶。

【原植物】 参见"吴茱萸"条。

【采收加工】 7～10月采摘，鲜用或晒干用。

【药材】 吴茱萸叶 *Folium Evodiae*　产地参见"吴茱萸"条。

性状　多为小叶，完整的叶为单数羽状复叶；叶轴略呈圆柱形，黄褐色，被黄白色柔毛。小叶常皱缩破碎，完整者展平后呈椭圆形至卵圆形，长5～15 cm，宽2.5～6 cm，先端短尖或急尖，基部楔形，全缘，黄褐色，上面在放大镜下可见透明油点，下面密被黄白色柔毛，主脉突起，侧脉羽状。质脆，易碎。气微香，味辛、苦、辣。

【成分】 吴茱萸叶含黄酮类化合物：橙皮素(hesperetin)，柚皮素(naringenin)及4′，5，7-三羟基-6-(或8)-(3-甲基-2-丁烯基)-黄烷酮二葡萄糖苷〔4′，5，7-trihydroxy-6(or 8)-(3-methylbut-2-enyl)flavanone diglucoside〕[1,2]，还含羟基吴茱萸碱(hydroxyevodiamine)[3]。

【药性】 《纲目》："辛，苦，热。"

【功用主治】 散寒，止痛，敛疮。主治霍乱转筋，心腹冷痛，头痛，疮疡肿毒。

1.《日华子》："治霍乱，下气，止心腹痛，冷气，内外肾钓

降压作用，且持续时间长达 3 h 以上；煎剂给犬灌胃，也呈明显降压作用。吴茱萸蒸馏液能显著增加蟾蜍血管灌流量，且作用长达 3 h 以上，表明其降压与扩张外周血管有关[13]。吴茱萸甲醇提取物及三种喹诺酮生物碱能明显抑制血管紧张素与大鼠肝膜受体的结合，一定程度上解释吴茱萸调节血压的功效[14]。

4. 对血栓形成及凝血功能的影响　吴茱萸次碱有抗血小板活性，它抑制磷脂酶 C，导致磷酸肌醇分解下降，抑制血栓素形成，抑制激动剂引起的血小板聚集时细胞内钙的运动[15, 16]。体内抗血栓实验发现吴茱萸次碱能显著延长肠系膜小静脉血栓形成的潜伏期，有效降低小鼠急性肺栓塞死亡率，延长大鼠肠系膜动脉出血时间[17]。

5. 对子宫平滑肌的作用　吴茱萸热水提取物对大鼠离体子宫由 5-羟色胺引起的收缩有拮抗作用[18]。从水溶性部分中分离的对羟基福林能使小鼠离体子宫肌松弛，除去对羟基福林后的残存液，对大鼠子宫呈现明显的收缩作用[19]。其兴奋子宫成分为去氢吴茱萸碱、吴茱萸次碱[20]和芸香胺[21]。

6. 支气管收缩作用　吴茱萸碱对豚鼠离体支气管的作用呈剂量相关。该作用可拮抗阿托品，辣椒素受体拮抗剂能竞争性抑制吴茱萸碱的作用，提示吴茱萸碱激活辣椒素受体[22]。

7. 其他作用　吴茱萸果实的乙醇提取物对中国仓鼠肺细胞(V-79)有显著细胞毒作用。从中分离的有效成分为吴茱萸碱。进一步用 V-79 细胞、人鼻咽癌细胞(KB)和鼠淋巴细胞性白血病细胞(P_{388})所作的细胞毒试验中，它们的 IC_{50} 值分别为 V-79 为 0.19 $\mu g/ml$；KB 为 0.98 $\mu g/ml$；P_{388} 为 0.43 $\mu g/ml$[23]。此外，吴茱萸果实甲醇提取物灌服或腹腔注射对氰化钾产生的缺氧有明显抗缺氧作用，可明显降低死亡率和延长存活时间，有效成分为吴茱萸碱和吴茱萸次碱[23～24]。吴茱萸次碱对小鼠肝肾细胞色素 P450 依赖的单加氧酶有诱导作用[25]，对人和小鼠肝微粒体细胞色素 P450-1A 有选择性抑制作用[26]，对 K^+ 通道有阻滞作用[27]。吴茱萸次碱能松弛乙酰胆碱引起的兔肛门括约肌收缩，并呈浓度依赖性，此作用不依赖于黏膜，与 NO-cGMP系统无关，可能涉及钙的作用。对人的肛肠括约肌作用更明显，有一定的临床意义[28]。

【炮制】 1. 吴茱萸　取原药材，除去杂质及果柄、枝梗。

2. 制吴茱萸　取净甘草片置锅内，加水(1∶5)煎煮两次，去渣，趁热加入吴茱萸拌匀，稍润，待吸尽汁液，用文火炒干，取出放凉。每吴茱萸 100 kg，用甘草 6 kg。以甘草水制可降低其毒性和燥性。

3. 盐炒吴茱萸　取净吴茱萸于适当容器内，加入盐水拌匀，稍润至尽，置锅内，用文火炒至裂开，稍鼓起时，取出放凉。每吴茱萸 100 kg，用食盐 2 kg。

4. 黄连制吴茱萸　取净黄连片或碎块，置锅内，加入适量水煎汤，捞出黄连渣，投入净吴茱萸，闷润至黄连水吸尽时，用文火炒至微干，取出晒干。每吴茱萸 100 kg，用黄连 12 kg。

5. 酒炒吴茱萸　取净吴茱萸用黄酒拌匀，闷润酒尽，置锅内，用文火炒至裂开为度，取出放凉。每吴茱萸 100 kg，用黄酒 20 kg。

6. 醋炒吴茱萸　取净吴茱萸用醋拌匀，闷润至醋尽，置锅内，用文火炒至裂开为度，取出放凉。每吴茱萸 100 kg，用米醋 18 kg。

7. 姜制吴茱萸　取净吴茱萸用姜汁拌匀，用文火炒干为度。每吴茱萸 100 kg，用生姜 25 kg。

饮片性状　吴茱萸参见“药材”项。制吴茱萸色泽加深，气味稍淡。盐炒吴茱萸表面焦黑色，色香浓郁，味辛辣，微苦咸。黄连制吴茱萸表面黄褐色，气香，味苦。酒炒吴茱萸裂开，色泽加深，微有酒气。醋炒吴茱萸裂开，表面深褐色，微有醋气。姜制吴茱萸裂开，色泽加深，具有姜气味。

贮干燥容器内，制吴茱萸、盐炒吴茱萸、黄连制吴茱萸、酒炒吴茱萸、醋炒吴茱萸、姜制吴茱萸，密闭，置阴凉干燥处。

【药性】 辛、苦，热，小毒。归肝、脾、胃经。

1.《本经》：“味辛，温。”

2.《别录》：“大热，有小毒。”

3.《药性论》：“味苦、辛，大热，有毒。”

4.《汤液本草》：“入足太阴经、少阴经、厥阴经。”

5.《雷公炮制药性解》：“入肝、脾、胃、大肠、肾经。”

【功用主治】 散寒，温中，解郁，燥湿。主治脘腹冷痛，厥阴头痛，疝痛，痛经，脚气肿痛，呕吐吞酸，寒湿泄泻。

1.《本经》：“主温中下气，止痛，咳逆寒热，除湿血痹，逐风邪，开腠理。”

2.《别录》：“去痰冷，腹内绞痛，诸冷实不消，中恶，心腹痛，逆气，利五脏。”

3.《药性论》：“主心腹疾，积冷，心下结气，疰心痛；治霍乱转筋，胃中冷气，吐泻腹痛不可胜忍者；疗遍身顽痹，冷食不消，利大肠壅气。”

4.《食疗本草》：“主痢，止泻，厚肠胃，肥健人。”

5.《本草拾遗》：“食茱萸杀鬼魅及恶虫毒，起阳，杀牙齿虫痛。”

6.《日华子》：“健脾，通关节。治霍乱泻痢，消痰破癥癖，逐风。治腹痛，肾气，脚气，水肿，下产后余血。”

7. 王好古：“治痞满塞胸，咽膈不通，润肝燥脾。”(引自《纲目》)

8.《纲目》：“开郁化滞。治吞酸，厥阴痰涎头痛，阴毒腹痛，疝气，血痢，喉舌口疮。”

【用法用量】 内服：煎汤，1.5～5 g；或入丸、散。外用：研末调敷；或煎水洗。止呕，黄连水炒；治疝，盐水炒。

【宜忌】 不宜多服久服，无寒湿滞气及阴虚火旺者禁服。

1.《本草经集注》：“蓼实为之使。恶丹参、消石、白垩。畏紫石英。”

2. 孙思邈：“多食伤神，令人起伏气，咽喉不通。”(引自《纲目》)

3.《本草蒙筌》：“肠虚泄者尤忌。”

4.《纲目》：“走气动火，昏目发疮。”

5.《本草经疏》：“呕吐吞酸属胃火者不宜用；咳逆上气，非风寒外邪及冷痰宿水所致者不宜用；腹痛属血虚有火者不宜用；赤白下垢者不宜用；小肠疝气，非骤感寒邪及初发一二次者不宜用；霍乱转筋，由于脾胃虚弱冒暑所致，而非寒湿生冷干犯肠胃者不宜用；一切阴虚之证及五脏六腑有热无寒之人，法所咸忌。”

6.《王氏医存》：“吴茱萸能燥肝血，以黄连制之。”

【选方】 1. 治心中寒，心背彻痛　吴茱萸一升，桂心、当归各二两。上三味，捣罗为末，炼蜜为丸，如梧桐子大。每服三十丸，温酒下，渐加至四十丸。(《圣济总录》茱萸丸)

2. 治呕吐涎沫，头痛及少阴病吐利、手足逆冷、烦躁欲死者　吴茱萸(洗)一升，人参三两，生姜(切)六两，大枣(擘)

前采摘整串果穗，切勿摘断果枝，晒干，用手揉搓，使果柄脱落，扬净。如遇雨天，用微火炕干。

【**药材**】 吴茱萸 *Fructus Evodiae* 主产于贵州、广西、湖南、四川、云南、陕西及浙江。

商品规格 分大粒统货和小粒统货。大粒统货：呈五棱扁球形，表面黑褐色，顶部五瓣多裂口，香气浓郁。小粒统货：呈圆球形，裂瓣不明显，表面绿色或灰绿色，香气较淡。

性状 果实类球形或略呈五角状扁球形，直径 2～5 mm。表面暗绿黄色至褐色，粗糙，有多数点状突起或凹下油点。顶端有五角星状的裂隙，基部残留被有黄色茸毛的果梗。质硬而脆，横切面可见子房室，每室有淡黄色种子 1 粒。气芳香浓郁，味辛辣而苦。

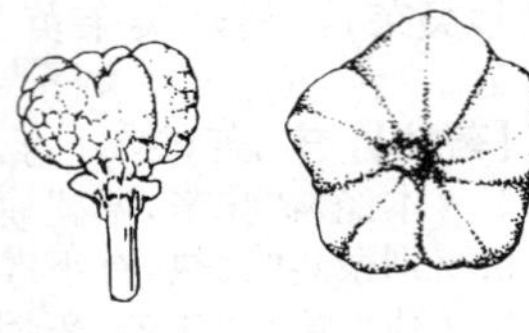

(1)　　(2)

吴茱萸(果实)外形

(1) 侧面观　(2) 顶面观

鉴别 (1) 果实横切面：类圆形，中央分为 5 室。外果皮表皮细胞 1 列，类圆形，排列整齐，大多含橙皮苷结晶；可见多数气孔和少数非腺毛及非腺毛脱落后的瘢痕。中果皮较厚，散有纤维束和多数大型油室，直径 120～180 μm，薄壁细胞含草酸钙簇晶，近内果皮尤密，簇晶直径 12～16 μm。内果皮 4～5 列薄壁细胞，长方形，切向排列，较中果皮细胞小。果实每室内有 1 粒种子，类三角形，种皮石细胞呈栅栏状排列，壁较厚，种皮内全为胚乳组织。

粉末特征：褐色。非腺毛 2～6 细胞，长 140～350 μm，壁疣明显，有的胞腔内含棕黄色至棕红色物。腺毛头部 7～14 细胞，椭圆形，常含黄棕色内含物；柄 2～5 细胞。草酸钙簇晶较多，直径 10～25 μm；偶有方晶。石细胞类圆形或长方形，直径 35～70 μm，胞腔大。油室碎片有时可见，淡黄色。

(2) 取本品粉 0.5 g，加盐酸溶液(1→100)10 ml，用力振摇数分钟，滤过。取滤液 2 ml，加碘化汞钾试液 1 滴，振摇后，生成黄白色沉淀(检查生物碱)；另取滤液 1 ml，缓缓加入对二甲氨基苯醛试液 2 ml，置水浴上加热，两液接界处生成红褐色环(检查吲哚类生物碱)。

品质标志 《中华人民共和国药典》2005 年版规定：照高效液相色谱法测定，本品含吴茱萸碱($C_{19}H_{17}N_3O$)和吴茱萸次碱($C_{18}H_{13}N_3O$)的总量不得少于 0.15%。

【**成分**】 种子含顺式-5，8-十四碳二烯酸(*cis*-5，8-tetradecadienic acid)。果实的挥发油中含吴茱萸烯(evodene)，吴茱萸内酯醇(evodol)，柠檬苦素(limonin)。含生物碱类化合物：吴茱萸碱(evodiamine)，吴茱萸次碱(rutaecarpine)，吴茱萸卡品碱(evocarpine)，羟基吴茱萸碱(hydroxyevodiamine)，吴茱萸因碱(wuchuyine)[1]，吴茱萸酰胺Ⅰ(wuchuyuamide Ⅰ)，吴茱萸酰胺Ⅱ(wuchuyuamide Ⅱ)[2]，咔波林(β-carboline)，1，2，3，4-tetrahydro-1-oxo-β-carboline[3]，罗勒烯(ocimene)，吴茱萸啶酮(evodione)，吴茱萸精(evogin)，吴茱萸苦素(rutaevin)[4]，7-羧基吴茱萸碱(7-carboxyevodiamine)[5]，二氢吴茱萸次碱(dihydrorutaecarpine)，14-甲酰吴茱萸次碱(14-formyl rutaecarpine)，1-甲基-2-壬基-4(1H)-喹诺酮〔1-methyl-2-nonyl-4(1H)-quinolone〕[6]，N，N-二甲基-5-甲氧基色胺(N，N-dimethyl-5-methoxytryptamine)，N-甲基邻氨基苯甲酰胺(N-methylanthranoylamide)[7]，辛弗林(synephrine)[8]，去氢吴茱萸碱(dehydroevodiamine)[9]，吴茱萸酰胺(evodiamide)[10]，去甲基吴茱萸酰胺〔N-(2-methylaminobenzoyl) tryptamine〕[11]。含 6α-乙酰氧基-5-表柠檬苦素(6α-acetoxy-5-epi-limonin)，6β-乙酰氧基-5-表柠檬苦素(6β-acetoxy-5-epi-limonin)[12]，黄柏酮(obacunone)，罗旦梅交酯(jangomolide)，吴茱萸苦素乙酸酯(rutaevineacetate)，臭辣树交酯(graucin) A[13]。含喹诺酮类衍生物：1-甲基-2〔(Z)-6-十一碳烯〕-4(1H)-喹诺酮{1-methyl-2〔(Z)-6-undecenyl〕-4(1H)-quinolone}，1-甲基-2-〔(Z)-10-十五碳烯〕-4(1H)-喹诺酮{1-methyl-2-〔(Z)-10-pentadecenyl〕-4(1H)-quinolone}，1-甲基-2-〔(Z)-6-十五碳烯〕-4(1H)-喹诺酮{1-methyl-2-〔(Z)-6-pentadecenyl〕-4(1H)-quinolone}，1-甲基-2-〔(6Z，9Z)-6，9-十五碳二烯〕-4(1H)-喹诺酮{1-methyl-2-〔(6Z，9Z)-6，9-pentadecadienyl〕-4(1H)-quinolone}，1-甲基-2-〔(4Z，7Z)-4，7-十三碳二烯〕-4(1H)-喹诺酮{1-methyl-2-〔(4Z，7Z)-4，7-tridecadienyl〕-4(1H)-quinolone}[14]，吴茱萸果酰胺Ⅰ(goshuyuamide Ⅰ)，吴茱萸果酰胺Ⅱ(goshuyuamide Ⅱ)[15]。此外，果实中还含天冬氨酸，色氨酸，苏氨酸，丝氨酸及胱氨酸等十八种氨基酸[16]。

石虎果实含吴茱萸内酯(evodin)又称柠檬苦素(limonin)，吴茱萸碱，吴茱萸次碱，羟基吴茱萸碱，石虎甲素(Shih-Hu A)[17]，吴茱萸卡品碱，二氢吴茱萸卡品碱(dihydroevocarpine)，1-甲基-2-十一烷基-4(1H)-喹诺酮〔1-methyl-2-undecyl-4(1H)-quinolone〕，1-甲基-2-〔(Z)-6-十一烯基〕-4(1H)-喹诺酮{1-methyl-2-〔(Z)-6-undecenyl〕-4(1H)-quinolone}[18]，2-羟基-4-甲氧基-3(3′-甲基-2′-苯基)-喹啉〔2-hydroxy-4-methoxy-3-(3′-methyl-2′butenyl)-quinoline〕[18]。

【**药理**】 1. 对消化系统的作用 ①抗实验性胃溃疡的作用：口服 2 g/kg 的 50%甲醇提取物，具有抗大鼠水浸应激性溃疡的作用，抑制率达 66.6%[1,2]。水煎剂 10 g/kg、20 g/kg 灌胃，还具有抗小鼠盐酸性胃溃疡和吲哚美辛(消炎痛)加乙醇性胃溃疡作用，对水浸应激性和结扎幽门性胃溃疡有抑制形成的倾向[3]。②对胃肠运动的影响：5×10^{-3} g/ml 的吴茱萸水煎剂抑制大鼠胃条的自发活动，洗去药液后，活动可恢复，还能对抗乙酰胆碱和氯化钡引起的胃条痉挛性收缩，对肾上腺素引起的胃条运动抑制无拮抗作用[4]。吴茱萸煎液既能拮抗烟碱、毒扁豆碱、乙酰胆碱、组胺、氯化钡、酚妥拉明、利舍平对离体小肠的兴奋作用[5,6]，又能拮抗六烃季胺、阿托品和肾上腺素对离体兔小肠的抑制作用，但不能拮抗苯海拉明、罂粟碱、异博定、美散痛对离体小肠的抑制作用[5～7]。③保肝利胆作用：每日分别灌服吴茱萸水煎剂 5 g/kg 和 10 g/kg，连续 5 d，能对抗四氯化碳引起大鼠血清 ALT 和 AST 值升高，并具有短暂的促进胆汁分泌作用[3]。

2. 对中枢神经系统的作用 静注吴茱萸的 10%乙醇提取物，可使兔体温升高[8]。也可提高电刺激兔齿髓引起的口边肌群挛缩的阈值，其作用强度与氨基比林相当[9,10]。吴茱萸水煎剂 10 g/kg 灌胃能减少乙酸引起的小鼠扭体反应次数和延长热刺激痛反应潜伏期[3]。吴茱萸水煎剂 5 g/kg和 20 g/kg 都能显著延迟痛觉反应时间，持续 2.5 h 以上[11]。其镇痛成分为吴茱萸碱、吴茱萸次碱[12]。

3. 降压作用 吴茱萸煎剂、蒸馏液和冲剂过滤后，分别给正常兔、犬和实验性肾型高血压犬进行静注，均有明显的

2.《广西本草选编》:"凉血止血。主治吐血,咯血。"
3.《台湾药用植物志》:"治支气管炎。"
4.《福建药物志》:"治结膜炎。"

【用法用量】 内服:煎汤,鲜品15～30 g。外用:捣烂敷;或煎水洗。

【选方】 1. 治目赤肿痛 金莲花、野菊花适量。共捣烂,敷眼眶。

2. 治恶毒大疮 金莲花、雾水葛、木芙蓉各适量。共捣烂,敷患处。(1、2方出自《广西民间常用中草药手册》)

2343 吴茱萸 wú zhū yú (《本经》)

【异名】 食茱萸(《新修本草》),榄子(《本草拾遗》),吴萸(《草木便方》)。

【基原】 为芸香科吴茱萸属植物吴茱萸、石虎及毛脉吴茱萸未成熟的果实。

【原植物】 1. 吴茱萸 *Evodia rutaecarpa* (Juss.) Benth.

常绿灌木或小乔木,高3～10 m。树皮青灰褐色,幼枝紫褐色,有细小圆形的皮孔;幼枝、叶轴及花轴均被锈色绒毛。奇数羽状复叶对生,连叶柄长20～40 cm;叶柄长4～8 cm,小叶柄长2～5 mm;小叶5～9,椭圆形至卵形,长5.5～15 cm,宽3～7 cm,先端骤狭成短尖,基部楔形至广楔形或圆形,全缘或有不明显的钝锯齿,侧脉不明显,两面均被淡黄褐色长柔毛,脉上尤多,有明显的油点,厚纸质或纸质。雌雄异株,聚伞圆锥花序,顶生;花轴基部有狭小对生苞片2枚;萼片5,广卵形,被短柔毛;花瓣5,白色,长圆形,长4～6 mm;雄花具5雄蕊,插生在极小的花盘上,退化子房先端4～5裂;雌花的花瓣较雄花瓣大,退化雄蕊鳞片状,子房上位,长圆形,心皮5,花后增宽成扁圆形,有粗大的腺点,花柱粗短,柱头先端4～5浅裂。果实扁球形,成熟时裂开成5个果瓣,紫红色,表面有腺点,每分果有种子1个,黑色,有光泽。花期6～8月,果期9～10月。

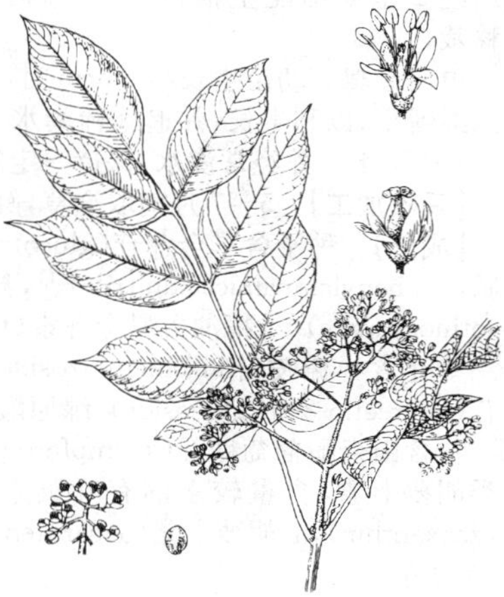

吴茱萸

生于低海拔向阳的疏林下或林缘旷地。分布于浙江、安徽、福建、湖北、湖南、广东、广西、四川、贵州、云南、陕西、甘肃、台湾。

2. 石虎 *E. rutaecarpa* (Juss.) Benth. var. *officinalis* (Dode) Huang

本变种与正种很相似。区别点为具有特殊的刺激性气味。小叶3～11,叶片较狭,长圆形至狭披针形,先端渐尖或长渐尖,各小叶片相距较疏远,侧脉较明显,全缘,两面密被长柔毛,脉上最密,油腺粗大。花序轴常被淡黄色或无色的长柔毛。成熟果序不及正种密集。种子带蓝黑色。花期7～8月,果期9～10月。

生于山坡草丛中。分布于浙江、江西、湖北、湖南、广西、四川、贵州。

3. 毛脉吴茱萸 *E. rutaecarpa* (Juss.) Benth. *var. bodinieri* (Dode) Huang 又名:波氏吴萸(《植物分类学报》),疏毛吴茱萸(《中华人民共和国药典》)。

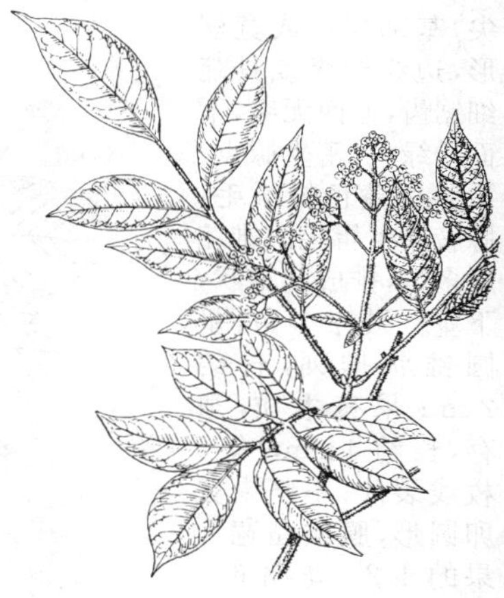

石 虎

与上种相似。小枝被黄锈色或丝光质的疏长毛。叶轴被长柔毛;小叶5～11,叶形变化较大,长圆形、披针形、卵状披针形,上表面中脉略被疏短毛,下面脉上被短柔毛,侧脉清晰,油腺点小。花期7～8月,果期9～10月。

生于村边路旁、山坡草丛中。分布于江西、湖南、广东、广西及贵州。

本植物的根(吴茱萸根)、叶(吴茱萸叶)亦供药用,另设专条。

【栽培】 生物学特性 喜温暖湿润气候,不耐寒冷、干燥。以选阳光充足、土层深厚、疏松肥沃、排水良好的砂质壤土和腐殖质壤土栽培为宜,低洼积水地不宜栽培。

繁殖方法 多分株、扦插繁殖。分株繁殖:12月下旬,可在母株旁距0.6 m处,将侧根的表土刨开,露出较粗的侧根,每隔7 cm砍一伤口,再覆土,施粪肥。春季伤口处长出幼苗,待幼苗长大后,即可与母株分离。扦插繁殖:枝插法,11～12月或1～2月植株萌芽前,剪取1～2年生健壮枝条为插穗,长20～25 cm,具3～4个芽,两端剪成斜面,扦插于苗床,露出地面5～10 cm,覆草一层,注意浇水,遮荫。扦插后1～2个月生根。第二年苗高30 cm移栽。根插法,选树龄4～6年,于2月上旬前后,选较粗壮的侧根,截成15～18 cm的小段作插穗,按行株距15 cm×15 cm开穴,每穴斜插一段,覆土,浇水。育苗第二年就可移栽,定植移栽时间3～4月或11～12月,按行株距(1.5～2) m×(1.5～2) m开穴,穴径60 cm,深45 cm,施入腐熟厩肥,幼苗根部蘸黄泥浆后栽种,覆土,压实,浇水。

田间管理 每年需中耕除草,结合施追肥2～3次,早春萌芽前追施人粪尿,孕蕾前再施1次。开花后增施磷、钾肥,可防止落果,促进种子饱满成熟。整枝修剪,幼龄树离地面80 cm处打顶,促使形成一定的树冠;成年树要剪除重叠枝、下垂枝、枯枝、病虫枝、老弱枝。修剪工作可在落叶后进行。并要培土保暖防冻。移栽后幼龄树行间可套种花生、薯类、大豆或除虫菊等。

病虫害防治 病害有煤烟病,5～6月杀死传染病源,可喷1∶1∶200倍的波尔多液。锈病,5月中旬发病时喷波美0.2～0.3度石硫合剂或25%粉锈宁100倍液。还有树脂病等为害。虫害有褐天牛,可用人工捕捉。另有蚜虫、红蜡介壳虫等为害。

【采收加工】 栽后3年,早熟品种7月上旬,晚熟品种8月上旬,待果实呈茶绿色而心皮未分离时采收,在露水未干

近革质,宽卵形、卵形或倒卵圆形,长 4～16 cm,宽 2.5～10 cm,先端骤尖或锐尖,基部楔形或宽楔形,边缘全缘或具疏细锯齿,上面无毛,下面粉绿色,密生腺点;沿脉生黄色短柔毛,脉腋簇生髯毛。雄花序多数,排成圆锥状,下垂。果序多数,呈圆锥状排列,长约 2 cm;果苞木质,宿存,长约 4 mm,有 5 枚浅裂片;小坚果宽卵圆形;膜质翅宽为果的 1/2。花期 6～10 月,果于次年 3～5 月成熟。

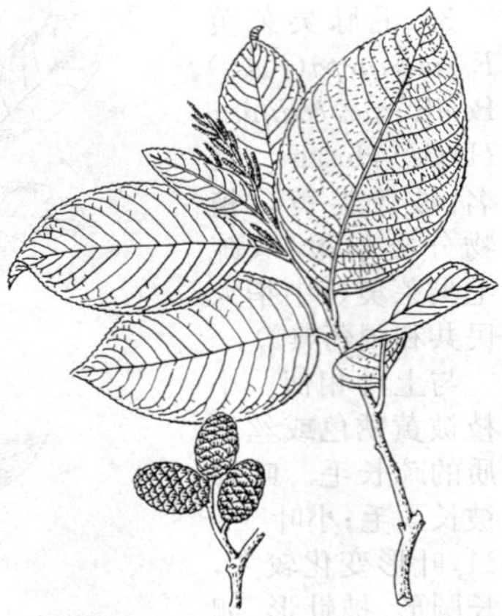
尼泊尔桤木

生于海拔 600～3 600 m 的河岸、山坡林中及村落附近。分布于西南及广西等地。

【采收加工】 春末、夏初采剥,切片,晒干或鲜用。

【成分】 根含甾醇类:β-谷甾醇(β-sitosterol),羽扇豆醇(lupeol),白桦脂醇(betulin),白桦脂酸(betulinic acid),蒲公英赛醇(taraxerol),蒲公英赛酮(taraxerone)[1]。

【药性】 苦、涩,平。

1.《贵州民间药物》:"性温,味辛。"

2.《云南中草药》:"苦、涩,平。"

【功用主治】 清热解毒,利湿止泻,接骨续筋。主治腹泻,痢疾,水肿,疮毒,骨折,跌打损伤。

1.《贵州民间药物》:"治水肿。"

2.《云南中草药》:"止泻,消炎,接骨。主治腹泻,痢疾,鼻衄,骨折,跌打损伤。"

3.《中草药通讯》1977,(11):28:"消肿,拔毒,消炎。用于无名肿毒。"

【选方】 1. 治水肿　冬瓜树皮煎水,熏洗患处。(《贵州民间药物》)

2. 治无名肿毒,疮疡　旱冬瓜树皮、杨梅树皮、多依树皮、锥栗树皮、山胡椒树皮各等量。以上各药鲜皮煎煮 3 次,浓缩至稠膏状,外敷,每日或隔日换药 1 次。〔《中草药通讯》1977,(11):28〕

2342 旱莲花 hàn lián huā (《广西中草药》)

【异名】 金莲花、大红乌(《植物名实图考》)。

【基原】 为旱金莲科旱金莲属植物旱金莲的全草。

【原植物】 旱金莲 *Tropaeolum majus* L.

一年生或多年生攀缘状肉质草本,全株光滑无毛。根有时块状。叶互生;叶柄长 10～20 cm,着生于叶片近中心处;叶盾状近圆形,宽 5～10 cm,有主脉 9 条,由叶柄着生处向四方发出,边缘有波状钝角,下面通常被毛或有乳凸点。花单生于叶腋,有长梗;多为黄色或橘红色,宽 2.5～5 cm;萼片 5,基部合生,其中 1 片延长成为一长距;花瓣 5,上面 2 瓣常较大,下面 3 瓣较小,基部狭窄成爪状,近爪处边缘有毛状裂;雄蕊 8,花丝分离,不等长;子房 3 室,花柱 1,柱头 3 裂,线形。果实成熟时分裂成 3 个小核果。花期春、夏季。

我国南、北方各地常见栽培,广西、云南有时逸为野生。

【栽培】 生物学特性　喜温暖湿润气候,喜阳光充足,不耐寒。南方多年生栽培;北方作一年生植物栽培。以疏松肥沃、富含腐殖质的壤土栽培为宜。

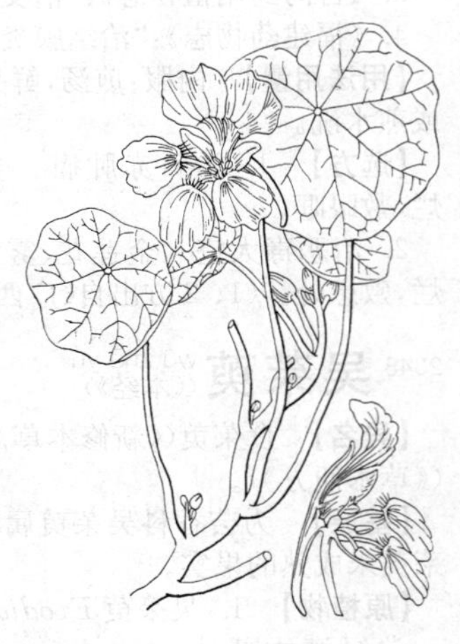
旱金莲

繁殖方法　种子繁殖或扦插繁殖。种子繁殖:春季将种子用 40～45 ℃温水浸泡 1 d,再行播种于苗床,5 月移栽于盆钵中或露地栽培。扦插繁殖:选嫩枝作插穗,插穗具有 3～5 个芽,除去下部叶片,扦插后需遮荫。约经 2 星期即能生根再移栽。

田间管理　幼苗生长高 20 cm 时,要用细竹竿设立支架,用绳缚牢,以利生长,并追施稀粪水 1 次,现蕾开花前再施 1 次稀肥水。并经常浇水,保持一定的湿度。

【采收加工】 5～7 月割取全草,鲜用或晒干。

【成分】 种子含旱金莲苷(glucotropaeolin),α-苯基桂皮腈(α-phenylcinnamicacidnitrile)[1],异硫氰酸苄酯(benzylisothiocyanate)[2];精油含旱金莲素(tropaeolin)[3]。

茎叶含异槲皮苷(isoquercitroside),槲皮素-3-三葡萄糖苷(quercetin-3-tri-glucoside),绿原酸(chlorogenicacid)[4]。

花含山柰酚葡萄糖苷(kaempferolglucoside)[4],并含多种类胡萝卜素,含量较多的有叶黄素(lutein),玉蜀黍黄素(zeaxanthin),α-胡萝卜素(α-carotene),β-胡萝卜素(β-carotene)等[5]。

全草含木质素(lignin)[6],另含一种旱金莲硫代葡萄糖苷[7]。

【药理】 1. 抗菌作用　种子所含异硫氰酸苄酯为广谱抗菌药,对酵母菌、20 种真菌和几十种其他菌株均有抗菌作用。对革兰阴性或阳性菌的抑菌浓度为一百万分之一至三百万分之一[1]。

2. 对心血管作用　旱金莲挥发油成分旱金莲素对猫静脉注射 1.5 μl/kg,可扩张冠脉,增加冠脉流量 70%～118%,增加心收缩幅度 22%,血管扩张作用可持续 30～60 min[1]。

3. 对黑素细胞的作用　建立鼠 B16 黑素瘤细胞培养体系,在添加旱金莲提取物后进行测定,结果显示旱金莲提取物抑制人黑素细胞酪氨酸酶活性及黑素合成,具有药物浓度依赖性关系,对黑素细胞的活力影响较小[2]。

毒性　异硫氰酸苄酯给小鼠及大鼠腹腔注射 LD_{50} 分别为 76～107 mg/kg 及 72 mg/kg。口服时 LD_{50} 分别为 134 mg/kg 及 128 mg/kg。旱金莲素给小鼠口服 LD_{50} 为 16 μl/kg,大鼠为 250 μl/kg,猫为 22 μl/kg[1]。

【药性】《广西本草选编》:"味辛酸,性凉。"

【功用主治】 清热解毒,凉血止血。主治目赤肿痛,疮疖,吐血,咯血。

1.《广西民间常用中草药手册》:"清热解毒。治目赤肿痛,恶毒大疮。"

茎横切面：表皮细胞1列，外被较厚角质层。皮层散有少数长圆形或长形石细胞，并常见愈伤组织，外侧薄壁细胞含有草酸钙簇晶。中柱鞘纤维束数少。韧皮部纤维束与筛管群及薄壁细胞相间断续排列成环节。韧皮射线宽1列细胞。木质部发达，占茎径的2/3。中央具髓部。

【成分】 叶含黄酮类成分：芹菜素-7-O-β-D-吡喃葡萄糖醛酸苷（apigenin-7-O-β-D-glucopyranoside），木犀草素-7-O-β-D-吡喃葡萄糖醛酸苷（luteolin-7-O-β-D-glucopyranoside），间羟基苯基吡喃葡萄糖苷（m-hydro phenyl glucopyranoside）[1]。

【药理】 对凝血因子的影响　从旱柳叶中分离出3种化合物，即芹菜素-7-O-β-D-吡喃葡萄糖醛酸苷（Ⅰ）、木犀草素-7-O-β-D-吡喃葡萄糖醛酸苷（Ⅱ）、间羟基苯基吡喃葡萄糖苷（Ⅲ）。化合物Ⅰ、Ⅱ、Ⅲ均可选择性抑制花生四烯酸代谢产物12-HETE的生成；化合物（Ⅰ）水解后的苷元——芹菜素对TXB_2的生成有一定的抑制作用，但对12-HETE的生成无抑制作用[1]。

【药性】 苦，寒。

1.《沙漠地区药用植物》："味微苦，性寒。"

2.《全国中草药汇编》："苦，寒。"

【功用主治】 清热利湿，祛风止痛。主治黄疸，急性膀胱炎，小便不利，关节炎，黄水疮，疮毒，牙痛。

1.《沙漠地区药用植物》："散风，祛湿，清湿热。"

2.《全国中草药汇编》："清热除湿，消肿止痛。主治急性膀胱炎，小便不利，黄水疮，疮毒，牙痛。"

【用法用量】 内服：煎汤，9～15 g。外用：捣敷。

【选方】 1. 预防及治疗黄疸型传染性肝炎　旱柳芽9 g。开水泡，当茶喝，亦可酌加红糖。

2. 治关节炎肿痛　鲜旱柳枝叶，煎汤外洗。或旱柳枝15 g，寄生9 g，桑枝9 g，透骨草6～9 g，五加皮9 g。水煎服。

3. 治口臭，口苦，胃口不好　嫩旱柳枝放口中嚼，咽汁吐渣。

4. 治甲状腺肿大　鲜（旱柳）叶500 g。加水2 500 ml，煎至1 000 ml，每次服200 ml。

5. 治牛皮癣，湿疹　旱柳树叶30 g，葱白24 g，猪油、食盐适量，明矾1.5 g。共捣烂，布包涂患处，每日3次，6 d为1个疗程。（1～5方出自《沙漠地区药用植物》）

【临床报道】 治疗面瘫　鲜杨树皮（痂瘤皮）60～100 g，加水1 000 ml左右，煎沸后趁热熏患侧面颊部，每次40～60 min。热熏一次未恢复正常者，隔2 d行第二次或第三次治疗。治疗30例，痊愈17人，占56.7%；显效6人，占20%；无效7人，占23.3%。本法对病程较短的单纯性面瘫效果满意[1]。

2340 旱田草 hàn tián cǎo
（《全国中草药汇编》）

【异名】 鸭嘴癀、调经草（《福建中草药》），小号虎舌癀、虎舌蜈蚣草、田素馨、地下茶、锯镰草（《全国中草药汇编》），田素香、定经草、菜瓜香、白花仔、双头镇、八十缺（《福建药物志》），锯齿草（《广西药用植物名录》），鸭舌癀、耳环草（《新华本草纲要》）。

【基原】 为玄参科母草属植物旱田草的全草。

【原植物】 旱田草 *Lindernia ruellioides*（Colsm.）Pennell　又名：剪席草（《广东药用植物手册》）。

一年生草本，高10～15 cm。茎柔弱，少直立，多分枝而长蔓，节上生根，近无毛。叶对生；柄长3～20 mm，基部多少抱茎；叶片长圆形、椭圆形、卵状长圆形或圆形，长1～4 cm，宽0.6～2 cm，先端圆钝或急尖，基部宽楔形，边缘有明显的急尖细锯齿，两面被粗涩的短毛。总状花序顶生，花2～10朵；苞片披针状条形；花梗短；花萼5深裂，裂片线状披针形；花冠紫红色，花冠管圆柱状，上唇直立，2裂，下唇扩展，3裂，裂片几相等；雄蕊4，前方2枚不育，后方2枚能育，无附属物；花柱有宽而扁的柱头。蒴果圆柱形，长1.5～2 cm。种子椭圆形，褐色。花期6～9月，果期7～11月。

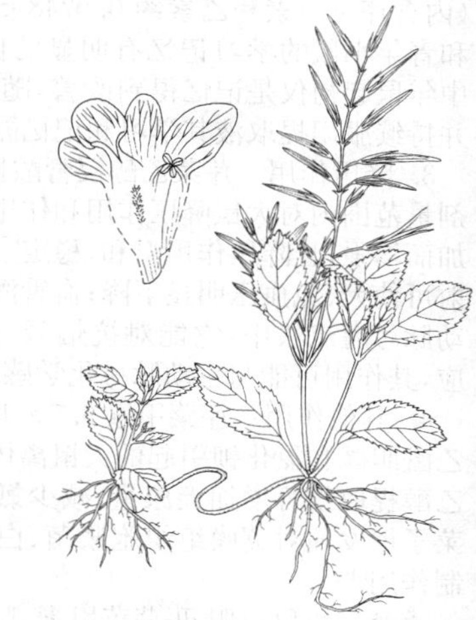
旱田草

生于草地、平原、山谷及林下。分布于福建、江西、湖北、湖南、广东、广西、四川、贵州、云南、西藏、台湾。

【采收加工】 7～10月采收，鲜用或晒干。

【药性】《全国中草药汇编》："甘、淡，平。"

【功用主治】 理气活血，解毒消肿。主治月经不调，痛经，闭经，乳痈，瘰疬，跌打损伤，蛇犬咬伤。

1.《全国中草药汇编》："理气活血，消肿止痛。主治闭经，痛经，胃痛，乳腺炎，颈淋巴结核；外用治跌打损伤，痈肿疼痛，蛇及狂犬咬伤。"

2.《福建药物志》："理血行气。主治月经不调，遗精，心绞痛，扁桃体炎，白浊，带下，背痈，瘰疬。"

【用法用量】 内服：煎汤，15～30 g；或炖服。外用：捣敷。

【选方】 1. 治闭经　旱田草30～60 g。酒水炖服。

2. 治乳痈、背痈　鲜旱田草30～60 g。酒水煎服，渣调冷饭或红糖捣烂外敷。

3. 治跌打肿痛　鲜旱田草60～90 g。酒炖服。（1～3方出自《福建中草药》）

4. 治毒蛇咬伤　旱田草、狭叶韩信草各15 g，两面针9 g。水煎，加米酒服。

5. 治心绞痛　旱田草30～45 g。和母鸡炖服。（4、5方出自《福建药物志》）

2341 旱冬瓜 hàn dōng guā
（《云南思茅中草药选》）

【异名】 蒙自赤杨、冬瓜树皮（《贵州民间药物》），蒙自桤木（《贵州草药》），水冬瓜树（《云南思茅中草药选》），水冬瓜、桤木树（《云南中草药》）。

【基原】 为桦木科桤木属植物尼泊尔桤木的树皮。

【原植物】 尼泊尔桤木 *Alnus nepalensis* D. Don　又名：冬瓜树（《中国高等植物图鉴》）。

乔木，高达15 m。树皮灰色或暗灰色，平滑；枝条紫褐色，无毛，有棱；小枝疏生短柔毛。叶柄长1～2.5 cm；叶片

但不能对抗戊四唑及士的宁惊厥[5]。

2. 对学习记忆的影响　小鼠每日灌胃芹菜提取液 1 ml（内含芹菜甲素和乙素约 0.0748 g）连续 1 个月，对中老年和青年小鼠的学习记忆有明显的促进作用，在 Y-迷宫中，中年鼠起初仅是记忆得到改善，随着小鼠逐渐进入老年期并持续服用提取液其学习和记忆能力得到显著地改善[6]。

3. 降压作用　芹菜乙醇浸膏酸性部分的提取物，在一定剂量范围内对大鼠降压作用和作用持续时间随着剂量的增加而增强，且降压作用温和、稳定[7]。芹菜粗提取物静脉注射可使犬、兔血压明显下降；血管灌流，可引起血管扩张；主动脉弓灌流法中，它能对抗烟碱、山梗菜碱引起的升压反应，其作用可能与主动脉弓化学感受器作用有关[8]。

4. 其他作用　芹菜甲素 9.5×10^{-7} mol/L 有较强的解除乙酰胆碱和氯化钡引起的大鼠离体回肠痉挛作用[2]。芹菜乙醇提取物可增加犬尿量，减少氯离子和尿素排出[9]。芹菜子挥发油对荚膜组织胞浆菌、白念珠菌等多种真菌有抑制作用[10]。

毒性　小鼠口服 dl-芹菜甲素，LD_{50} 为 3.0±0.9 g/kg。犬亚急性毒性及慢性毒性试验，大鼠抗生育试验均未见明显异常[11]。

【药性】　甘、辛、微苦，凉。归肝、胃、肺经。

1.《履巉岩本草》："性温，无毒。"

2.《滇南本草》："味辛，性温。入肝、肺二经。""味甘，性平。"

3.《本草求真》："专入肺、胃、肝。"

4.《本草撮要》："味甘、寒，入足阳明、厥阴经。"

【功用主治】　平肝，清热，祛风，利水，止血，解毒。主治肝阳眩晕，风热头痛，咳嗽，黄疸，小便淋痛，尿血，崩漏，带下，疮疡肿毒。

1.《滇南本草》："发散疮痈，攻疮毒，治头热，止头疼，祛风。""补中益气，兼治黄疸，亦治妇人赤白带下，烦躁最良，同南苏叶煎服。"

2.《生草药性备要》："补血，祛风，去湿。敷洗诸风之症。"

3.《中国药用植物图鉴》："捣汁可治小便淋痛，小便出血。"

4.《上海常用中草药》："利尿止血，降血压。主治小便出血，高血压。"

5. 南药《中草药学》："主治高血压动脉硬化，乳糜尿，神经痛，关节痛。"

6.《河北中草药》："止咳，清热。用于风热咳嗽，月经不调。"

7.《台湾药用植物志》："（治）肺胃肠三部有内热困聚以致发生出血症等现象，如牙龈出血、鼻腔出血、大便出血等。""治心脏病、疼痛、冻伤。"

【用法用量】　内服：煎汤，9～15 g，鲜品 30～60 g；或绞汁；或入丸剂。外用：捣敷；或煎水洗。

【宜忌】　1.《滇南本草》："肚腹有积滞，食之令人发病。"

2.《生草药性备要》："生疥癞人勿服。"

【选方】　1. 治高血压病、高血压动脉硬化　（旱芹）鲜草适量捣汁，每服 50～100 ml；或配鲜车前草 60～120 g，红枣 10 只，煎汤代茶。（南药《中草药学》）

2. 降胆固醇　芹菜根 10 个，大枣（红枣）10 枚。洗净后捣碎，将渣及汁全部放入锅中，加水 200 ml，煎熬后去渣，为一日量。每次 100 ml，每日服 2 次，连服 15～20 d。以鲜芹菜根效果为好。〔《上海中医药杂志》1965，(2)：16〕

3. 治肺热咳嗽，多痰　芹菜根 30 g，冰糖适量。水煎服。（《西宁中草药》）

4. 治肺痈　芹菜根、鱼腥草各鲜用 30 g，猪瘦肉酌量。炖服。（《福建药物志》）

5. 治湿气　（旱芹）不以多少，干为细末，面糊为丸，如梧桐子大。每服三十丸至四十丸，空心食前，温酒、盐汤服之。大能杀百虫。（《履巉岩本草》）

6. 治小便不通　鲜芹菜 60 g。捣绞汁，调乌糖服。（《泉州本草》）

7. 治妇女月经不调，崩中带下，或小便出血　鲜芹菜 30 g，茜草 6 g，六月雪 12 g。水煎服。（《全国中草药汇编》）

8. 治痈肿　鲜芹菜 30～60 g，散血草、红泽兰、铧头草各适量。共捣烂，敷痈肿处。（《陕西草药》）

9. 治反胃呕吐　鲜芹菜根 30 g，甘草 15 g。水煎，加鸡蛋 1 个冲服。（《河北中草药》）

2339 旱柳 hàn liǔ（《沙漠地区药用植物》）

【基原】　为杨柳科柳属植物旱柳的嫩叶、枝或树皮。

【原植物】　旱柳 *Salix matsudana* Koidz.　又名：河柳（《中国经济植物志》），杨树〔《中医杂志》1987，(6)：21〕。

乔木，高达 18 m。大枝斜上，幼枝被毛。叶片披针形，长 5～10 cm，宽 1～1.5 cm，上面绿色，有光泽，下面苍白色，边缘具细腺锯齿，幼叶有丝状柔毛；叶柄短，在上面有长柔毛。花序与叶同时开放；雄花序圆柱形，长 1.5～2.5（～3）cm，轴有长毛；雄蕊 2，花丝基部有长毛；腺体 2；雌花序较雄花序短，长达 2 cm，有 3～5 小叶生于短花序梗上；子房长椭圆形，无花柱或很短；腺体 2，背生和腹生。果序长达 2（～2.5）cm。花期 4 月，果期 4～5 月。

生于河岸及高原、固定沙地。分布于华北、东北平原、西北黄土高原，西至甘肃、青海，南至淮河流域及江苏、浙江。

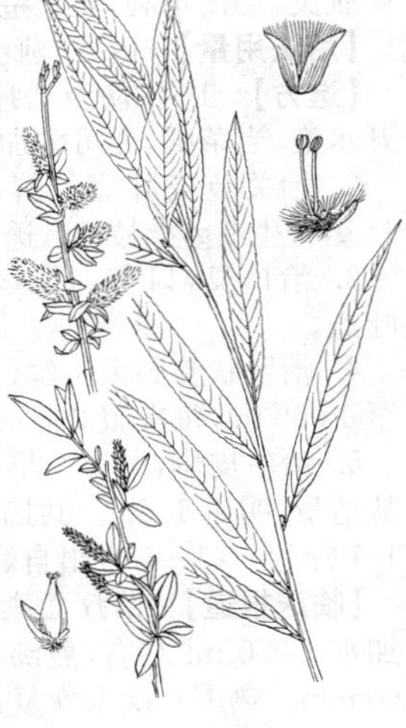

旱　柳

【采收加工】　4～5 月采收嫩叶及枝条，鲜用或晒干。

【药材】　旱柳 *Folium seu Caulis Salicis Matsudanae* 产于华北、东北、西北及江苏、浙江等地。

性状　嫩叶多纵向卷曲，完整叶展平呈披针形，上表面黄绿色，下表面灰绿色，幼叶有丝状柔毛，薄纸质；叶柄短，亦有柔毛。气微，味微苦、涩。嫩枝圆柱形，浅褐黄色，表面略具纵棱，有光泽，节上有芽或脱落后呈三角形的瘢痕。质轻，易折断，横断面皮部极薄，木部黄白色，疏松，中央有白色髓部。气微，味微苦。

鉴别　叶片横切面：上、下表皮各 1 列细胞，外被角质层，均有平轴式气孔，栅栏组织和海绵组织分化不明显。主脉维管束外韧型。薄壁细胞含有草酸钙簇晶。

hydroxy-6β-methacryloxyprostatolide)，1β，9α-二乙酰氧基-4α-羟基-6β-异丁酰氧基卤地菊内酯(1β，9α-diacetoxy-4α-hydroxy-6β-isobutyoxyprostatolide)，1β，9α-二乙酰氧基-4α-羟基-6β-异丁烯酰氧基卤地菊内酯(1β，9α-diacetoxy-4α-hydroxy-6β-methacryloxyprostatolide)[1]。eudesmanolide sesquiterpenes Ⅰ、Ⅱ[2]。

【药性】 广州部队《常用中草药手册》："甘、淡，凉。"

【功用主治】 清热凉血，祛痰止咳。主治感冒，喉蛾，喉痹，百日咳，肺热喘咳，肺结核咯血，鼻衄，高血压病，痈疖疔疮。

1. 广州部队《常用中草药手册》："清热解毒，祛痰止咳。主治流感，感冒，白喉，咽喉炎，急性扁桃体炎，支气管炎，肺炎，哮喘，高血压，疔疮疖肿。"

2. 南药《中草药学》："治百日咳。"

【用法用量】 内服：煎汤，9～18 g，鲜品 30～60 g；或捣汁。外用：捣敷；或捣汁含漱。

【选方】 1. 治流行性感冒 岗梅根 30 g，卤地菊 30 g，麦门冬 15 g。每日 1 剂，水煎，分 2 次服。(广州部队《常用中草药手册》)

2. 治麻疹初起 卤地菊煎汤代茶。(福建《民间实用草药》)

3. 治喉痹 卤地菊鲜的全草一握，用冷开水或淘米水洗净并捣烂，绞汁，和等量的冬蜜调服。或取鲜的全草 15 g(干的 9 g)，和醋煎开，漱喉。(《福建民间草药》)

4. 治白喉 卤地菊 45 g，冰糖 15 g。开水一杯冲炖服。

5. 治百日咳 卤地菊 15 g，山东梨 3 片。炖服。(4、5 方出自福建《民间实用草药》)

6. 治肺病痨热 卤地菊鲜的全草一握。洗净并捣烂，绞汁，和等量冬蜜，开水冲服，日服 2 次。(《福建民间草药》)

7. 治肺炎高热喘咳 鲜卤地菊全草 30 g(儿童减半)。洗净，捣烂绞汁，调蜜炖热温服，每日 2 次。

8. 治乳腺炎 酌取鲜卤地菊叶及嫩芽，和稀饭捣烂敷患处。

9. 治蛇咬伤 鲜卤地菊全草 60 g，洗净，捣烂和酒绞汁内服；渣敷患处。(7～9 方出自《泉州本草》)

2338 旱芹 hàn qín
(《履巉岩本草》)

【异名】 云芎、芹菜、南芹菜(《滇南本草》)，香芹、蒲芹(《本草推陈》)，药芹、水英(《中国药用植物图鉴》)，野芹(《上海常用中草药》)。

【基原】 为伞形科芹属植物旱芹的带根全草。

【原植物】 旱芹 *Apium graveolens* L.

一年生或多年生草本，高 15～150 cm。有强烈香气。根细圆锥形，土黄色，支根多数。茎直立，光滑，下部分枝，斜上开展。根生叶，柄长 2～26 cm，基部扩大成膜质鞘；叶片轮廓为长圆形至倒卵形，长 7～18 cm，宽 3.5～8 cm，通常 3 裂达中部或 3 全裂，裂片近菱形，边缘有圆锯齿或锯齿，叶脉两面突起；较上部的茎生叶有短柄，叶片轮廓为阔三角形，通常分裂为 3 小叶，小叶倒卵形，中部以上边缘疏生钝锯齿以至缺刻。复伞形花序顶生或与叶对生，通常无总苞片或小总苞片；伞辐3～16，长 0.5～2.5 cm，小伞形花序有花 7～29，花柄长 1～1.5 mm；萼齿小或不明显；花瓣白色或黄绿色，圆卵形，长约1 mm，先端有内折的小舌片；花柱向外反曲。分生果圆形或长椭圆形，长约 1.5 mm，果棱尖锐，每棱槽内有油管 1，合生面油管 2。花期 4～7 月。

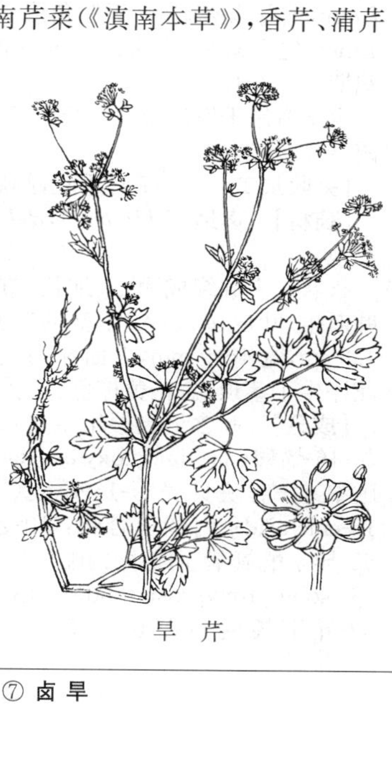

旱 芹

我国南北各地均有栽培。分布于欧、亚、非及美洲。

【采收加工】 4～7 月采收，多为鲜用。

【成分】 全草含香豆素类：补骨脂素(psoralen)，花椒毒素(xanthotoxin)，香柑内酯(bergapten)，异茴芹香豆素(isopimpinel-lin)[1]。还含挥发油，其主要成分有：d-柠檬烯(d-limonene)，月桂烯(myrcene)，异丁酸(isobutyric acid)，缬草酸(valeric acid)，3-异亚丁基-3α，4-二氢苯酞(3-isobutylidene-3α，4-dihydrophtha-lide)，3-异亚戊基-3α，4-二氢苯酞(3-isovalidene-3α，4-dihydrophthalide)，3-异亚丁基苯酞(3-isobutylidenephthalide)，3-异亚戊基苯酞(3-isovalidene phthalide)，顺式-3-己烯基丙酮酸酯(*cis*-3-hexen-1-yl-pyruvate)[2，3]。

芹菜籽含香豆素类：芹菜甲素即 3-丁基苯酞(3-*n*-butylphthalide)，芹菜乙素(3-*n*-butyl-4，5-dihydrophthalide)[4]。

根含香豆素类：丁基苯酞(butylphthalide)、新川芎内酯(neocnidilide)，川芎内酯(cnidilide)，(Z)-藁本内酯〔(Z) ligustilide〕，洋川芎内酯(senkyunolide)[5]。

叶含香豆素类：补骨脂素、花椒毒素，香柑内酯[1]，抗坏血酸胆碱(choline ascorbate)[6]。叶的挥发油含辛烯-4，5-二酮(octene-4，5-dione)，2-异丙基氧化乙烷(2-isopropyloxyethane)，香桧酰基乙酸酯(sabinyl acetate)，1，4-丁二醇(1，4-butanediol)[7]。

种子含香豆素类：邪蒿素(seselin)，香柑内酯，芸香亭(rutaretin)，洋芹素(celereoin)，洋芹苷(celeroside)，芹菜香豆素苷(apiumoside)，异槲皮苷(isoquercitrin)，危勒联因(vellein)，芹菜香豆素(apiumetin)，紫花前胡苷(nodakenin)[8～10]，肉豆蔻醚酸(myristicic acid)，8-羟基-5-甲氧基补骨脂素(8-hydroxy-5-methoxypsoralen)，伞形花内酯(umbelliferone)[11]，(－)-2，3-二氢-2(1-羟基-1-羟异苯基)-7H-呋喃(3，2 g)[1]-苯并吡喃-7-酮〔(－)-2，3-dihydro-2(1-hydroxy-1-hydroxy-methylethyl)-7H-furo(3，2 g)[1]-benzopyran-7-one〕，紫花前胡苷元(nodakenetin)[12]。

【药理】 1. 抗惊厥和抗癫痫作用 芹菜甲素 100 mg/kg，150 mg/kg；芹菜乙素 200 mg/kg，300 mg/kg 分别腹腔注射，均有对抗小鼠和大鼠最大电休克作用。甲素和乙素 50 mg/kg，250 mg/kg 可对抗小鼠最小电休克作用。由戊四唑诱发的小鼠阵挛性惊厥，甲素和乙素 250 mg/kg，腹腔注射抗惊率可达 70%～80%。甲素和乙素对大鼠听源性惊厥也有明显的对抗作用[1～3]。用马桑内酯 0.9～1.5 mg/kg肌内注射制造的实验性癫痫慢性发作模型，芹菜甲素 700 mg/kg 灌胃能明显降低大鼠癫痫发作的程度和次数，延长潜伏期。脑形态学结果表明，芹菜甲素对大鼠大脑顶叶皮质细胞、胶质细胞和小脑蚓部蒲肯野细胞均有一定的保护作用[4]。芹菜子挥发油对小鼠有镇静和抗惊厥作用，生物碱部分能对抗苯丙胺的兴奋和电休克所致的惊厥，

黏膜下浅注射；对肥厚性鼻炎行鼻甲海绵体内深注射。隔日1次，4次为1个疗程，一般2～3次即可见效。共治疗单纯性、过敏性及肥厚性鼻炎45例，结果临床痊愈30例，显效12例，有效1例，总有效率95.6%。其中33例经0.5～7个月观察，除1例外均维持原有疗效。据临床观察，治疗后慢性单纯性鼻炎可见消肿、消炎、下鼻甲黏膜转为正常；而肥厚性鼻炎主要显示硬化剂作用，使下鼻甲缩小，顽固性鼻阻塞症状解除；过敏性鼻炎可见消肿，苍白的黏膜转为淡红，自觉症状消失[6]。

8. 治疗中枢性瘫痪　采用5%～10%卤碱注射液作穴位注射，隔日注射1次，15次为1个疗程，休息1个月后可再行第二个疗程，体穴常选督脉穴为主，头皮穴常选运动、感觉区、语言区、视区、晕听区、舞蹈震颤控制区。共治27例，基本治愈（器官的功能基本恢复到病前水平）8例（29.6%），有效（器官的功能有明显恢复）18例（66.7%），无效（器官的功能无明显改善）1例（3.7%）[7]。

9. 治疗冠心病　用塘沽海盐卤碱制成10%注射液（以氯化镁含量计算）。55例患者均住院治疗。剂量每日0.5～1.0 g，分2次肌注，疗程30 d。结果：①有心绞痛的45例，治疗后显效率为48.9%，总有效率为91.1%。②55例治疗前均有心电图异常，治疗后显效20例，改善13例，无变化22例，显效率及总有效率分别为36.4%和60%。③同时有心绞痛及心电图异常者43例，治疗后心电图有效26例，其中22例为缺血型ST-T改变，此26例心绞痛的总有效率92.3%。④合并心衰的10例中，除1例急性左心衰入院时用过1次毛花苷丙（西地兰）（0.4 mg）外，余均单独用卤碱治疗获效。心衰基本控制的时间平均7～10 d。当心功能改善时，常伴有明显的尿量增加。⑤治前有高血压病者26例。治疗前后收缩压平均为19.95±2.33 kPa（150±17.5 mmHg）和16.09±2.94 kPa（121±22.1 mmHg），治疗前后舒张压分别为12.97±1.20 kPa（97.5±9.0 mmHg）和11.33±1.49 kPa（85.2±11.2 mmHg）。下降均十分显著（$P<0.01$）。⑥本组在治疗中均无明显不良反应，仅少数在注射局部出现疼痛硬结，深部肌注可减轻疼痛，热敷后，数日可消失。50例治疗前后肝、肾功能均在正常范围内，5例治疗前有轻度肝功及肾功能异常，治疗未见加重，血清镁测定均在正常范围[8]。

10. 对鼻咽癌颈部转移癌的放射增敏作用　将30例鼻咽癌伴颈淋巴结转移者随机分成二组，观察卤碱局部导入对颈部转移灶的放射增敏作用。治疗方法：离子导入用直流感应电疗机，电极板大小与转移灶相一致，电流为0.1～0.15 mA/cm²，20 min/次×30次，放疗用^{60}Co治疗机，对颈部转移灶行双颈切线照射，Dm为60 Gy，对疗前转移灶＞5 cm，当疗终残留灶＞2 cm时，加小野垂直照射10～20 Gy。试验组对颈部淋巴结转移灶行20%卤碱阳极离子导入加放疗，对照组行无离子阳极导入放疗。结果：试验组颈淋巴结转移灶在放疗不同照射剂量时，其缩小程度明显优于对照组；肿瘤缩小50%所需剂量分别为19 Gy和39 Gy；试验组和对照组疗终时颈部转移灶完全消退率分别为66.7%（10/15）和33.3%（5/15）；平均消退时间分别为21.9 d和33.8 d（$P<0.05$）；放疗中两组离子导入处皮肤出现放射反应的时期及程度无明显差别，但试验组行离子导入部位的皮肤较自身对侧相应部位的皮肤放射反应出现得早，且程度亦较重，干性脱皮发生率分别为66.7%和25%，均未出现湿性皮炎。随访五年，试验组和对照组局部复发率分别为20%（3/15）和53.3%（8/15），远处转移率分别为53.3%（8/15）和60%（9/15）。可见局部卤碱导入对鼻咽癌颈部转移癌具较好的放射增敏作用，不仅能提高局部控制率，降低复发率，且无明显副作用。但其机制尚不清楚[9]。

2337 卤地菊 lǔ dì jú（《福建民间草药》）

【异名】 黄花龙舌草（《福建民间草药》），龙舌三尖刀、龙舌草、三尖刀、黄花冬菊、黄野蒿（《中国药用植物图鉴》），尖刀草（《广东潮阳中草药》）。

【基原】 为菊科蟛蜞菊属植物卤地菊的全草。

【原植物】 卤地菊 *Wedelia prostrata*（Hook. et Arn.）Hemsl.［*Verbesina prostrata* Hook. et Arn.］

一年生草本。茎匍匐，长25～80 cm或更长；基部茎节生不定根，节间长2～4 cm，或在上部可达6～8 cm；茎圆形，密被短糙毛，糙毛有时成钩状。叶对生；叶无柄或有短柄；叶片披针形或长圆状披针形，连叶柄长1～4 cm，宽4～9 mm，先端钝，基部稍狭，边缘有1～3对不规则粗齿或细齿，两面密被基部为疣状的短糙毛，中脉和近基发出的1对侧脉，不明显，无网状脉。头状花序少数，径约10 mm，单生茎顶或上部叶腋，无花序梗或有短花序梗；总苞近球形，径约9 mm；总苞片2层，外层叶质，绿色，卵形至卵状长圆形，长4～6 mm，先端钝或略尖，内层倒卵形或倒卵状长圆形，先端三角状短尖；托片折叠成倒卵状长圆形；舌状花1层，黄色，舌片长圆形，长7～9 mm，先端3浅裂，管部约与子房等长；管状花黄色，长6～7 mm，檐部5裂，裂片近三角形。瘦果倒卵状三棱形，长约4 mm，先端截平，中央凹入处密被短毛；无冠毛及冠毛环。花期6～10月。

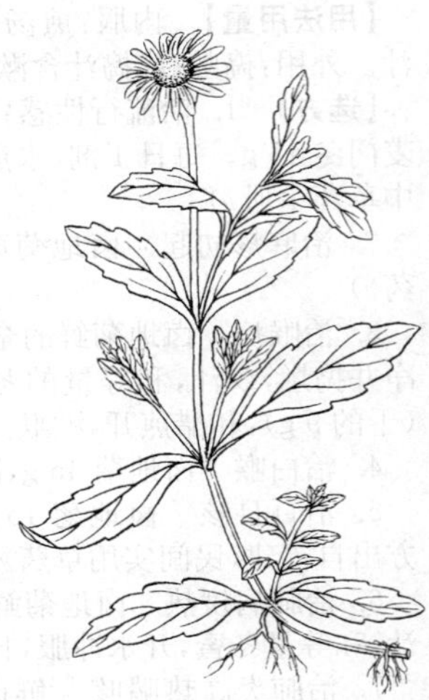

卤地菊

生于海岸干燥沙土地。分布于浙江、福建、广东、广西、海南、台湾等地。

【采收加工】 5～7月采收，鲜用或切段晒干。

【药材】 卤地菊 *Herba Wedeliae Prostratae* 产于福建等地。

性状　多缠绕成团，茎细长，节上生细根，被硬刚毛。单叶对生，叶皮多破碎，完整的叶片披针状卵形，长1.5～4.5 cm，宽4～9 mm，表面绿褐色，被硬刚毛。可见小头状花序生于茎顶端，花黄棕色。气微，味微涩。

【成分】 叶含贝壳杉衍生物：3α-巴豆酰氧基-对映贝壳杉-16-烯酸（3α-tigloyloxy-*ent*-kaur-16-enic acid），3α-桂皮酰氧基-对映贝壳杉-16-烯酸（3α-cinnamoyloxy-*ent*-kaur-16-enic acid）；内酯化合物：1β-乙酰氧基-4α，9α-二羟基-6β-异丁酰氧基-卤地菊内酯（1β-acetoxy-4α，9α-dihydroxy-6β-isobutyroxyprostatolide），1β-乙酰氧基-4α，9α-二羟基-6β-异丁烯酰氧基卤地菊内酯（1β-acetoxy-4α，9α-di-

状沉淀(检查氯化物)。

【成分】 主要为氯化镁($MgCl_2$);其次还含有钠(Na),钾(K),钙(Ca),硫酸根(SO_4^{2-}),二氧化硅(SiO_2),氟(F),锶(Sr),铁(Fe),硼(B),溴(Br);以及微量的锂(Li),铝(Al),锰(Mn),锌(Zn),铜(Cu),钛(Ti),铬(Cr),硒(Se),镍(Ni),碘(I),汞(Hg),银(Ag),钍(Th),锗(Ge)等[1]。海盐、湖盐、井盐和盐碱地盐四种卤水和卤碱的成分有所不同。四种的主要成分都为氯化镁,但镁的含量不同,依次为海盐、盐碱地盐、湖盐和井盐;氯的含量依次为井盐、海盐、湖盐和盐碱地盐;井盐卤水和卤碱中钙的含量显著高于另外三者;盐碱地盐卤水和卤碱中硫酸根和氟的含量显著高于其余三者,但未检出锰,而另外三种均有相当量的锰;井盐卤水和卤碱中锂含量明显高于其余三种[1]。

【药理】 增强放射效应作用 放射加卤碱阳离子导入,有增强放射效应作用,肿瘤增长速度均较其他各组明显变缓[1]。

【药性】 苦、咸,寒。

1.《本经》:"味苦,咸,寒。"

2.《别录》:"无毒。"

【功用主治】 清热泻火,化痰,软坚,明目。主治大热烦渴,风热目赤涩痛,克山病,大骨节病,甲状腺肿,风湿性心脏病,风湿性关节炎,高血压病,慢性支气管炎。

1.《本经》:"主大热、消渴、狂烦,除邪,及下蛊毒,柔肌肤。"

2.《别录》:"去五脏肠胃留热结气,心下坚,食已呕逆,喘满,明目,目痛。"

3.《本草蒙筌》:"能软积坚,除多年瘕凝痛,去湿热,消痰癖,洗涤垢腻有功,浆糨房中必用。"

4.《本经逢原》:"消痰磨积。"

5.《吉林中草药》:"强心,镇静,助消化,抗痉厥,消炎。治慢性克山病,甲状腺肿,大骨节病,慢性胃炎,慢性肾炎,肝炎,慢性支气管炎,高血压,皮炎,肿瘤。"

6.《全国中草药汇编》:"治矽肺。"

【用法用量】 内服:开水溶化后冷服,成人每次1～2 g,每日2～3次;6～10岁,每次0.3～0.5 g;10～15岁,每次0.5～1 g;15岁以上同成人量。外用:制成膏剂涂搽;溶液点眼或洗涤。

【宜忌】 应用时宜先小剂量,不宜超过最大剂量。常用量一般不会发生重大副作用,但部分患者可出现口干、恶心、腹泻、皮疹等,可酌情减量或停药。静脉注射,偶可发生过敏反应现象,如荨麻疹、发烧等;少数患者沿注射血管有疼痛感。个别由于体弱、空腹或月经期,注射后出现颜面苍白、出冷汗,甚至发生呕吐,停药后稍休息即可恢复。卤碱制剂注射速度过快或浓度过高,均可造成中毒甚至引起严重后果。主要是中枢神经系统受抑制(呼吸中枢的抑制尤为明显)和横纹肌松弛,呼吸肌的麻痹又可加重呼吸抑制程度。其次是心脏功能的抑制和血压下降。因此,角膜反射的消失和呼吸数的明显减少应看做是中毒的早期指征。

《本经逢原》:"性能发面,故面铺中无不用之。病人食之,多发浮肿,故方后每忌湿面。"

【选方】 1. 治风热赤眼,虚肿涩痛 卤碱一升,青梅二十七个,古钱二十一文。新瓶盛,密封,汤中煮一炊时,三日后取点,日三五度。(《圣惠方》)

2. 治齿腐龈烂,不拘大人小儿 用上好碱土,热汤淋取汁,石器熬干刮下,入麝香少许,研,掺之。(《宣明论方》)

【临床报道】 1. 防治克山病 ①预防:在10 L水中加入卤碱粉、生石膏粉各3 g及药用浓硫酸0.1 ml,可以改进病区水质。②治疗:急性型以0.5%～2%浓度(浓度过高会引起头晕、发热、口干、心慌、烦躁甚至抽搐等不良反应)注射液行静脉注射或静脉滴注。成人每日总量3～4 g,2～5岁0.5～1 g,6～10岁1～2 g;11～16岁2～3 g,用25%葡萄糖液稀释后静注或5%葡萄糖液稀释后静滴。病情不见好转时,可于3～4 h后重复用药,但不能超过每日用药总量。病情好转后,可改为口服,每次1～2 g。慢性型一般口服卤碱粉(须用水溶化后服)或片。成人每日6～9 g,分3次饭后服;10～15岁3～5 g,10岁以下2～3 g,疗程约2个月。对于增进食欲,改善睡眠和周身状态等有一定作用,尤其对心力衰竭较轻的患者疗效较好。绝大多数病例在2～4星期出现疗效。潜在型亦采用口服法。据81例观察,治疗3个月大部分病例自觉症状有不同程度的改善,但体征和心电图均未见显著改变。停药2～3个月后,部分病例症状有反复[1]。

2. 治疗氟骨症 用20%卤碱注射液20 ml与10%～25%葡萄糖注射液20 ml混合静脉缓注,每日1次;10%～20%卤碱上清液50 ml,每日3次口服。治疗64例,痊愈49例,显效10例,好转4例[1]。

3. 治疗风湿性心脏病 用卤碱粉剂,每日6 g,溶于水中分3次服,具有利尿、止喘、镇静、增进食欲等作用。据32例观察,多数患者用药后心慌、气喘、水肿等有不同程度的改善,心率亦有下降。Ⅰ、Ⅱ级心功能不全者可单独使用,Ⅲ级者须合并其他强心药。据治疗复合瓣膜病疗效较好的结果推断,卤碱治疗心脏病的作用可能以增加冠状动脉血流量,改善心肌营养为主[2]。

4. 治疗慢性气管炎 一般采用10%卤碱水口服,每日3次,每次15～20 ml,疗程2～4星期不等。多数服药2星期左右即可收效,首先表现为咳嗽、咯痰的减少,其后为呼吸困难的好转。对某些疗效迟缓的病例,在口服的基础上,可加用针剂肌内注射,每日1～2次,每次200～400 mg,疗程14 d,可使症状较快改善。静脉注射或滴注奏效较快,故对伴有喘息的患者较为合适,用药后可使气喘症状很快缓解。静脉注射每次600～800 mg,每日1～2次;静脉滴注每日800～1 500 mg;7～10 d为1个疗程。对合并感染病情较重的患者,应适当配合其他药物治疗。用上法共观察436例,总有效率在85%上下[3]。

5. 治疗小儿喘息性支气管炎 第一次取10%卤碱注射液6 ml加10%葡萄糖14 ml,缓缓由静脉注入(20～25 min注完)。以后卤碱注射液每次递增2 ml,总量可增至16～20 ml,随年龄而异;10%葡萄糖逐次减量。每次注射总量为20 ml。每日1次,每星期休息1 d,连续注射2～4星期。据114例观察,有效率达96.4%。但有效时间较短,达到完全缓解的只占43.8%,经一段时间后有的患者又出现了反复;另外,对于少数炎症严重的患者,治疗效果不显著。但如配合脐带块组织穴位埋藏及内科中药等综合处理,则疗效可得到进一步巩固和提高[4]。

6. 治疗宫颈糜烂 将卤碱研成细末,加凡士林和适量液体石蜡调制成3%软膏。用时以带线棉球涂上药膏塞入阴道,置于宫颈糜烂处,5～10 h取出。治疗中、重度单纯性宫颈糜烂100例,痊愈20例,好转79例[5]。

7. 治疗慢性鼻炎 用10%卤碱液于下鼻甲前端缓慢注入,每侧1～2 ml。对慢性单纯性鼻炎、过敏性鼻炎,行鼻甲

(epifriedelanol)，1-三十二烷醇(1-dotriacontanol)，β-谷甾醇(β-sitosterol)[1]。

【药理】 抗炎作用 本品所含表无羁萜醇、无羁萜，有抗炎作用。表无羁萜醇给大鼠腹腔注射 30 mg/kg，对角叉菜胶所致足跖水肿有抑制作用。无羁萜给大鼠腹腔注射 30 mg/kg除对角叉菜胶所致足跖水肿有一定抑制作用外，还能抑制真菌的生长[1]。

【药性】 酸、微涩，寒，小毒。

1.《广西中草药》："酸、微涩，性寒。有小毒。"

2.《福建药物志》："苦，寒。"

【功用主治】 清热解毒，散瘀止血。主治疮疡肿毒，疥癣，目赤肿痛，跌打瘀肿，骨折，外伤出血。

1.《生草药性备要》："敷大疮，杀蠄癞，取些点搽癣。"

2.《广西本草选编》："清热，消肿，止痛。主治疮疡肿痛，跌打瘀肿，外伤出血。"

3.《全国中草药汇编》："治眼结膜炎。"

4.《福建药物志》："治毒虫或魟鱼骨刺伤、无名肿毒、刀伤出血。"

5.《广西民族药简简编》："治骨折。"

【用法用量】 内服：煎汤，3～9 g。外用：捣敷。

【宜忌】 体质虚寒者及孕妇禁服。

《岭南采药录》："少入服剂。"

【选方】 1. 治疮疡肿痛 扭曲草、土牛膝、南蛇勒苗各适量，共捣烂敷患处。(《广西中草药》)

2. 治蜈蚣咬伤 红雀珊瑚鲜叶适量和食盐少许，捣烂外敷患处。(《福建药物志》)

3. 治目赤肿痛 扭曲草叶适量，冰片少许，共捣烂，外敷患眼。(《广西中草药》)

4. 治刀伤出血 红雀珊瑚鲜叶适量，和饭粒少许，捣烂外敷。(《福建药物志》)

2335 扭肚藤 niǔ dù téng (《岭南采药录》)

【异名】 假素馨(《纲目拾遗》)，白花菜(《岭南采药录》)，毛毛茶(《广西药用植物名录》)。

【基原】 为木犀科茉莉属植物扭肚藤的枝叶。

【原植物】 扭肚藤 *Jasminum elongatum* (Bergius) Willd. [*J. undulatum* Ker-Gawl.；*J. amplexicaule* Buch.-Ham.] 又名：青藤仔花(《纲目拾遗》)，白花茶、左扭藤(《岭南草药志》)，谢三娘、白金银花(《中国植物志》)，断骨草(《广西药用植物名录》)。

攀缘灌木，高1～7 m。小枝圆柱形，疏被短柔毛至密被黄褐色绒毛。叶对生，单叶；叶柄长 2～5 mm；叶片纸质，卵形、狭卵形或卵状披针形，长 3～11 cm，宽 2～5.5 cm，先端短尖或锐尖，基部圆形、截形或微心形，两面被短柔毛。聚伞花序密集，通常着生于侧枝顶端，有花多朵；苞片线形或卵状披针形；花梗短，密被黄色或疏被短柔毛；花微香；花萼密被柔毛或近无毛，内面近边缘处被长柔毛，裂片 6～8 枚，锥形，长 0.5～1 cm，边缘具睫毛；花冠白色，高脚碟状，花冠管长 2～3 cm，裂片 6～9 枚，披针形，长 0.8～1.1 cm，宽 3～5 mm，先端锐尖。果长圆形或卵圆形，长1～1.2 cm，呈黑色。花期 4～12 月，果期 8 月至翌年 3 月。

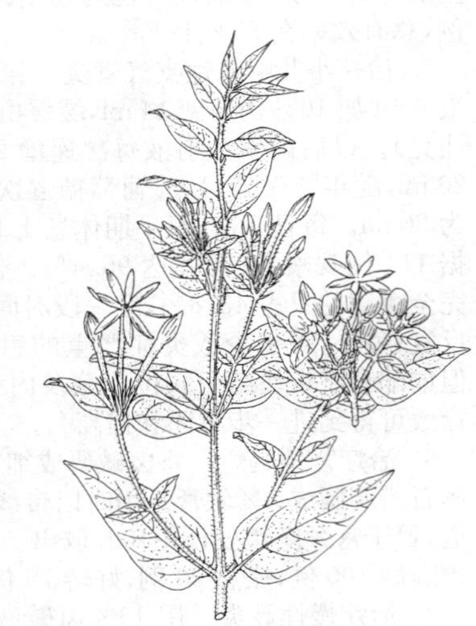

扭肚藤

生于灌木丛、混交林及沙地。分布于广东、广西、海南、云南。

【采收加工】 7～10 月采收，鲜用或晒干。

【成分】 茎叶中含有扭体藤苷(jasamplexoside)A、B、C，10-羟基女贞苷(10-hydroxyligustroside)和素馨属苷(jasminoside)等断环烯醚萜苷类化合物[1]。

【药性】 微苦，凉。

《岭南草药志》："味微苦，性凉。"

【功用主治】 清热，利湿，解毒。主治湿热泻痢，腹痛里急后重，风湿热痹，四肢肿痛，瘰疬，疮疥。

1.《纲目拾遗》："煎汤洗疥疮良。"

2.《岭南采药录》："治湿热腹痛，大便不畅，煎服。"

3.《岭南草药志》："清热利湿及消滞。"

4.《广东中药》："治湿热痢疾，可作凉茶药料。"

5. 广州部队《常用中草药手册》："治肠炎，痢疾，消化不良，风湿性关节炎，跌打骨折。"

【用法用量】 内服：煎汤，15～30 g。外用：煎水洗、研末撒；或捣敷。

【选方】 1. 治急性胃肠炎，痢疾 扭肚藤 15～30 g。水煎服。(《广西本草选编》)

2. 治四肢麻痹肿痛(风湿热并病引起) 假素馨适量，与猪蹄煎汤服。

3. 治乳疮 扭肚藤 30 g，赶狗草 6 g。水煎服。

4. 治鼠疬 白花茶叶、老鼠柏。共炖酒内服，其渣外敷。

5. 治牙骹蛇(牙骹附近患淋巴管炎，很快令牙关不能开合) 扭肚藤叶、不七草、水瓜叶、白菊花各 15 g。捣烂取水服，药渣加三黄散敷患处。

6. 治流血不止 扭肚藤晒干研末，密封，适量内服或外用。(2～7 方出自《岭南草药志》)

2336 卤碱 lǔ jiǎn (《纲目》)

【异名】 卤咸(《本经》)，卤盐、寒石(《吴普本草》)，石碱(《本草衍义补遗》)，卤水(《纲目》)，盐卤(东北习称)。

【基原】 为卤块(固体卤水)经加工煎熬制成的白色结晶体。

【制法】 取卤块用水洗净，打碎，入盆内加热溶化，用纱布或白布过滤后，将滤液煎熬，再加等量水，用急火煎熬，保持沸腾状态，勿搅拌，待水分蒸干，刺激性气体挥散，并由深褐色液体变成白色固体，即为卤碱。

【药材】 卤碱 *Bischofitum* 主产于天津汉沽和塘沽地区。

性状 本品为团块状。可见到分层现象，一般分为三层：上层较薄，表面皱缩不平；灰色或灰褐色。中层较厚，呈垂直柱状或蜂窝状；白色或灰白色；具弱玻璃光泽。底层较中层薄，呈致密土状物；主要为灰白色；光泽暗淡。用手敲之有空声，触之有疏松感。有潮解性。气微，味苦咸。

鉴别 取本品约 1 g，加水 10 ml 溶解，滤过。取滤液 1 ml，加硝酸使成酸性后，加硝酸银试液，即生成白色凝乳

基部宽，远长于花序。聚伞花序卵状球形，直径 5～15 mm，有多数密集小穗，小穗卵形或披针形，长 3～4 mm，浅黄白色，有 3～5 脉，背面龙骨状，先端有短尖；雄蕊 2，花药长圆形；花柱长，柱头 2，有黄色疣状突起。小坚果狭长圆形，有三棱。花、果期 6～9 月。

生于水边、路旁、潮湿空旷处。分布于河北、黑龙江、江苏、浙江、安徽、河南、广东、四川、云南等地。

【采收加工】 7～9 月结果时采收，晒干。

【药性】 辛、淡，平。

1.《分类草药性》："性热。"

2.《四川中药志》1960 年版："味淡、辛，性平。"

3.《重庆草药》："微辛，性平。"

【功用主治】 行气活血，调经。主治月经不调，痛经。

1.《分类草药性》："养血调经。"

2.《四川中药志》1960 年版："行气调经。治妇女月经痛及经行愆期，或 1 月 2～3 次者。"

【用法用量】 内服：煎汤，9～15 g；或研末。

【选方】 治痛经，经期提前　护心草、水案板等分，炕干研粉。每次 12 g，煮醪糟服。(《重庆草药》)

2333 护心胆 hù xīn dǎn (《广西实用中草药新选》)

【异名】 地锦苗(《植物名实图考》)，紫花荷包牡丹(《广西本草选编》)，七寸高、三月烂、飞菜(《贵州中草药名录》)，红花鸡距草(《广西中草药》)。

【基原】 为罂粟科紫堇属植物尖距紫堇的全草或块茎。

【原植物】 尖距紫堇 *Corydalis sheareri* S. Moore [*C. suaveolens* Hance]

多年生草本，高 15～40 cm，无毛。块茎多少横走，肥厚成短柱状。茎 1～2 条，上部分枝。基生叶及茎下部的叶长 10～30 cm，柄长占全长的 1/2～2/3；叶片轮廓三角形至卵形，二回羽状全裂，一回裂片 5～7 枚，具短柄，末回裂片宽倒卵形，中部以上再 3～5 浅裂。总状花序腋生，长约 10 cm；苞片狭倒卵形，通常全缘；萼片小，近扇形；花冠淡紫红色，长 20～28 mm，外轮上瓣边缘不具齿，距狭圆锥形，长约为花瓣全长的 3/5，平直或略上弯，末端钻形。蒴果条形，长 25～30 mm。种子多数。花期 2～4 月，果期 4～6 月。

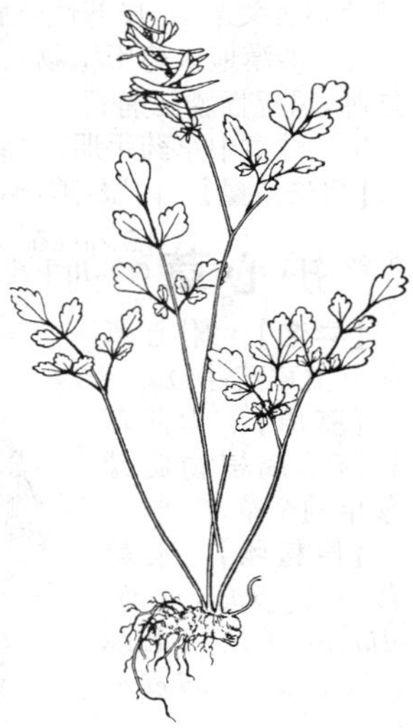

尖距紫堇

生于海拔达 1 600 m 的山地林下沟边阴处。分布于江苏、浙江、安徽、福建、江西、湖北、湖南、广东、广西、四川、贵州、云南等地。

【采收加工】 4～6 月采集全草；冬、春季采挖块茎，均鲜用或晒干。

【药材】 护心胆 *Rhizoma seu Herba Corydalis Sheareri* 主产于安徽、广东、广西、四川、贵州。

性状　块茎倒卵圆形至长椭圆形，基部狭小而渐尖，长 1～3 cm，直径 0.5～1.5 cm。表面黄棕色或灰褐色，具多数类三角状突起的侧芽，并可见须根及须根痕。质坚脆，受潮后稍变软，断面深黄色至暗绿色。略具焦糖气，味极苦。

鉴别　块茎横切面：木栓细胞 6～7 列。皮层外侧有石细胞散在；叶迹维管束多个。中柱维管束 3～6，环状排列。髓较小，薄壁细胞淀粉粒少见。

粉末特征：石细胞较多，类圆形或椭圆形。导管以环纹和网纹多见，螺纹较少见。淀粉粒单粒类圆形或广卵形，脐点点状或飞鸟状，层纹明显；复粒由 2 分粒组成。

【成分】 块茎含生物碱类成分：原阿片碱(protopine)，紫堇醇灵碱(corynoline)和异紫堇醇灵碱(isocorynoline)[1]，乙酰紫堇醇灵碱(acetylcorynoline)，乙酰异紫堇醇灵碱(acetylisocorynoline)[2]。

【药性】 《广西中草药》："味苦，性寒，有小毒。"

【功用主治】 《广西中草药》："消炎解毒，消肿止痛。主治痈疮肿毒，目赤肿痛，毒虫、毒蛇咬伤，胃热痛。"

【用法用量】 内服：煎汤，3～6 g；研末，1.5～3 g。外用：捣敷。

【选方】 1. 治湿热胃痛，腹痛泄泻　护心胆块茎 3～6 g。水煎服或嚼服。(《广西本草选编》)

2. 治疮痈肿毒，目赤肿痛，毒虫、毒蛇咬伤　鲜红花鸡距草。捣烂敷患处。(《广西中草药》)

2334 扭曲草 niǔ qū cǎo (《南宁市药物志》)

【异名】 珊瑚枝(《生草药性备要》)，百足草、玉带根(《南宁市药物志》)，止血草(《广西中草药》)，蚕豆七、金刚跌打(《云南思茅中草药选》)，青竹标(《云南药用植物名录》)，红雀掌(《全国中草药汇编》)。

【基原】 为大戟科红雀珊瑚属植物红雀珊瑚的全草。

【原植物】 红雀珊瑚 *Pedilanthus tithymaloides* (L.) Poir. [*Euphorbia tithymaloides* L.]

多年生肉质大草本，高 1～2 m。茎直立，常作"之"字形折曲，肉质，绿色或深绿色，有乳液。单叶互生；近无柄；叶片卵形至卵状披针形，长 5～10 cm，先端渐尖，全缘或微波状，中脉于叶背隆起。杯状聚伞花序成密集顶生的复聚伞花序；总苞鲜红色或紫色，长约 1 cm，左右对称，除顶裂片稍有睫毛外，余均秃净，上侧基部成一短距，状如拖鞋，基部上有腺体；雄花与雌花均突出总苞之外。蒴果长约 6 mm。花期 7～8 月，果期 9～10 月。

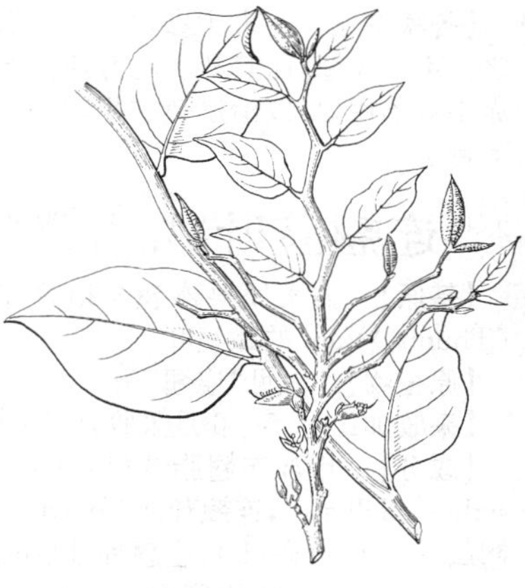

红雀珊瑚

分布于热带美洲。我国广东、广西、云南等地露地栽培，其他地区多为温室栽培。

【采收加工】 7～10 月采收，鲜用或晒干。

【成分】 全草含黄酮苷，酚类，氨基酸，表无羁萜醇乙酸酯(epifriedelanol acetate)，无羁萜(friedelin)，表无羁萜醇

发汗，而以治外感风热，用至一两，必能出汗，且其发汗之力甚柔和，又甚绵长。”“连翘善理肝气，既能舒肝气之郁，又能平肝气之盛。曾治一媪，年过七旬，其手连臂肿疼数年不愈，其脉弦而有力，遂于清热消肿药中，每剂加连翘四钱，旬日肿消疼愈。其家人谓媪从前最易愤怒，自服此药后不但病愈，而愤怒全无，何药若是之灵妙也！由是观之，连翘可为理肝气要药矣。”

8.《本草正义》：“连翘，能散结而泄络脉之热，《本经》治瘘疬、痈肿疮疡、瘿瘤结热、蛊毒，固以诸痛痒疮，皆属于热，而疏通之质，非特清热，亦以散其结滞也。又心与小肠为表里，故清心之品，皆通小肠，又能泄膀胱，利小水，导下焦之湿热。”

2329 连翘根 lián qiào gēn（《本经逢原》）

【异名】 连轺（《伤寒论》）。

【基原】 为木犀科连翘属植物连翘 *Forsythia suspensa* (Thunb.) Vahl 的根。

【原植物】 参见“连翘”条。

【采收加工】 10～12月挖根，切段或片，晒干。

【药性】 苦，寒。

1.《汤液本草》：“气寒，味苦。”

2.《本经逢原》：“寒，降。”

【功用主治】 清热解毒，利湿退黄。主治黄疸，发热。

1.《纲目》：“治伤寒瘀热欲发黄。”

2.《本经逢原》：“专下热气。治湿热发黄。”

【用法用量】 内服：煎汤，15～30 g。

【选方】 治伤寒瘀热在里，身发黄　麻黄（去节）二两，连轺（连翘根是）二两，杏仁（去皮、尖）四十个，赤小豆一升，大枣（擘）十二枚，生梓白皮（切）一升，生姜（切）二两，甘草（炙）二两。以水一斗，先煮麻黄，再沸，去上沫，纳诸药，煮取三升，去滓，分温三服，半日服尽。（《伤寒论》麻黄连轺赤小豆汤）

【各家论述】 《衷中参西录》：“其性与连翘相近，其发表之力不及连翘，而其利水之力则胜于连翘，故仲景麻黄连轺赤小豆汤用之，以治瘀热在里，身将发黄，取其能导引湿热下行也。”

2330 连翘茎叶 lián qiào jīng yè（《纲目》）

【基原】 为木犀科连翘属植物连翘 *Forsythia suspensa* (Thunb.) Vahl 的嫩茎叶。

【原植物】 参见“连翘”条。

【采收加工】 5～6月采收，鲜用或晒干。

【成分】 叶含连翘脂苷（forsythoside）A [1]，连翘苷（forsythin, phillyrin），连翘苷元（forsythigenin, phillygenin）[2]，连翘属苷（forsythiaside），连翘种苷（suspensaside），洋丁香酚苷（acteoside）[3]，右旋松脂酚（pinoresinol），芸香苷（rutin）和微量右旋松脂酚葡萄糖苷（pinoresinol-β-D-glucoside）[4]。

【功用主治】 《纲目》：“主心肺积热。”

【用法用量】 内服：煎汤，6～9 g。

2331 抓地龙 zhuā dì lóng（《新乡中草药》）

【异名】 山文竹（南药《中草药学》），糙叶天冬、毛叶天冬、霸天王（《沙漠地区药用植物》），寄马桩（《甘肃中草药手册》）。

【基原】 为百合科天门冬属植物攀缘天门冬的块根。

【原植物】 攀缘天门冬 *Asparagus brachyphyllus* Turcz. 又名：海滨天冬（《东北植物检索表》）。

攀缘植物。块根近圆柱形，肉质，直径 7～15 mm。茎有分枝，表面平滑无毛，长 20～100 cm，分枝具纵凸纹，常见有软骨质齿。叶状枝每 4～10 枚组成一簇，呈扁平圆柱形，略有几条棱，伸直或呈弧状弯曲，长 4～20 mm，有软骨质齿，或不明显；叶呈鳞片状，基部有刺状短距，有时距不明显。花呈淡紫褐色，常每 2～4 朵腋生；花梗长 3～6 mm，关节位于近中部；雄花花被长 7 mm，花丝中部以下贴生于花被片上；雌花较小。浆果熟时红色，通常含种子 4～5 粒。花期 5～6 月，果期 8 月。

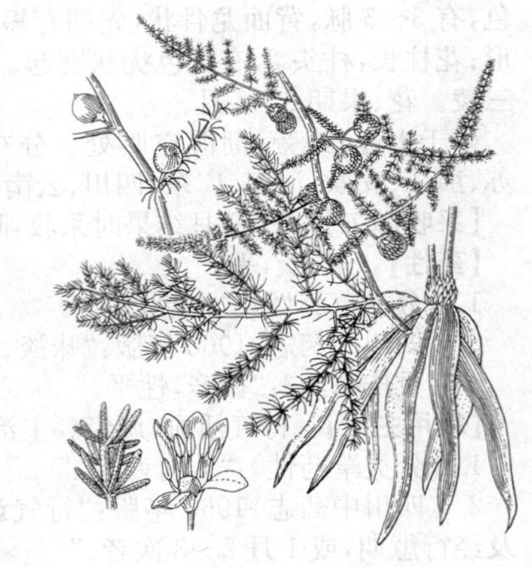

攀缘天门冬

生于中低山的山坡、灌木丛中或田野、村边。分布于河北、山西、辽宁、吉林、陕西和宁夏等地。

【采收加工】 7～9月采挖，洗净，煮沸约 30 min，捞出，剥除外皮，晒干或鲜用。

【药性】 苦、微辛，温。

1.《青藏高原药物图鉴》：“苦，温。”

2.《甘肃中草药手册》：“苦，微寒。”

【功用主治】 祛风湿，止痒解毒。主治风湿痹痛，湿疹，皮肤瘙痒，毒肿疮疡。

1.《青藏高原药物图鉴》：“滋补，抗老，祛风，除湿。治风湿性腰背关节痛，局部性浮肿，瘙痒性渗出性皮肤病。”

2.《沙漠地区药用植物》：“祛风除湿。外用治各种疮疖红肿，风湿性腰腿痛。”

3.《甘肃中草药手册》：“清热解毒。”

【用法用量】 内服：煎汤，6～9 g。外用：捣敷。

2332 护心草 hù xīn cǎo（《四川中药志》）

【异名】 附心草（《分类草药性》）。

【基原】 为莎草科莎草属植物旋鳞莎草的全草。

【原植物】 旋鳞莎草 *Cyperus michelianus* (L.) Link [*Scirpus michelianus* L.]

一年生草本，高 5～25 cm。须根众多。秆丛生，三棱形，平滑。叶长于或短于秆，宽 1～2.5 mm，叶鞘紫红色。叶状苞片 3～6，

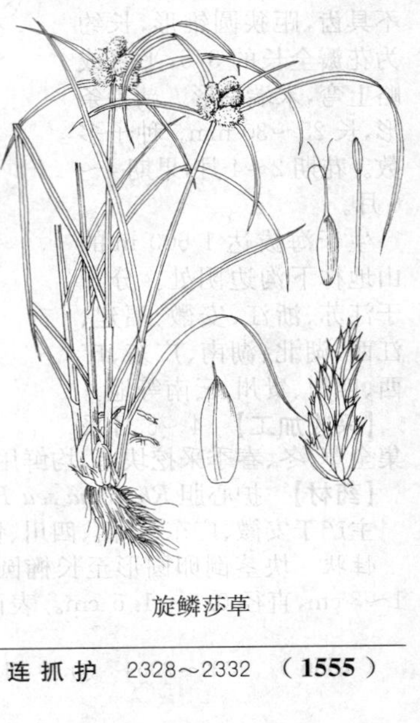

旋鳞莎草

【炮制】 1. 连翘 取原药材，除去杂质及果柄，抢水洗净，晒干。筛去脱落的心及灰屑。

2. 朱连翘 取净连翘用水喷湿，置容器内搅拌均匀，将朱砂粉撒匀稍拌，取出晾干。每连翘 100 kg，用朱砂粉 2 kg。

3. 连翘炭 取净连翘置锅内，用武火加热炒至七八成黑色。取出凉透。

饮片性状 连翘参见“药材”项。朱连翘表面挂有微量的细朱砂粉。连翘炭表面黑色。贮干燥容器内，置通风干燥处，连翘炭及时散热，防复燃。

【药性】 苦，微寒。归肺、心、胆经。

1.《本经》：“味苦，平。”

2.《别录》：“无毒。”

3.《汤液本草》：“苦，微寒，气味俱轻，阴之阳也，无毒，手足少阳经、阳明经药。”

4.《纲目》：“乃少阴心经、厥阴包络气分主药也。”

5.《雷公炮制药性解》：“入心、肝、胆、胃、三焦、大肠六经。”

【功用主治】 清热解毒，消肿散结。主治风热感冒，温病，热淋尿闭，痈疽，肿毒，瘰疬，瘿瘤，喉痹。

1.《本经》：“主寒热，鼠瘘瘰疬，痈肿恶疮，瘿瘤，结热，蛊毒。”

2.《别录》：“去白虫。”

3.《药性论》：“主通利五淋，小便不通，除心家客热。”

4.《日华子》：“通小肠，排脓，治疮疖，止痛，通月经。”

5.《医学启源》：“泻心经客热，一也；去上焦诸热，二也；为疮疡须用，三也。”

6. 李杲：“散诸经血结气聚，消肿。”（引自《纲目》）

7. 王好古：“治耳聋浑浑焞焞。”（引自《纲目》）

8.《本草衍义补遗》：“泻心火，降脾肾湿热。”

9.《医学入门》：“散火解郁。”

10.《医林纂要》：“活血止痛生肌。”

11.《山西中草药》：“治湿疹。”

12.《全国中草药汇编》：“主治风热感冒，咽喉肿痛，急性肾炎，肾结核，斑疹，丹毒，痈疖肿毒。”

【用法用量】 内服：煎汤，6～15 g；或入丸、散。

【宜忌】 脾胃虚弱者，慎服。

1.《本草蒙筌》：“虚者勿投。”

2.《本草经疏》：“痈疽已溃勿服，火热由于虚者勿服，脾胃薄弱易于作泄者勿服。”

【选方】 1. 治太阴风温、温热、温疫、冬温，初起但热不恶寒而渴者 连翘一两，银花一两，苦桔梗六钱，薄荷六钱，竹叶四钱，生甘草五钱，芥穗四钱，淡豆豉五钱，牛蒡子六钱。上杵为散。每服六钱，鲜苇根汤煎，香气大出，即取服，勿过煮。病重者，约二时一服，日三服，夜一服；轻者三时一服，日三服，夜一服；病不解者，作再服。（《温病条辨》银翘散）

2. 治疮疡疖肿，一切恶疮，疼痛，烦渴，大便溏泄，虚热不宁 连翘、山栀子、甘草、防风各等分。上为粗末，每服三钱，水一盏，煎至七分，去滓，温服，不拘时候。（《外科精义》连翘散）

3. 治乳腺炎 连翘 15 g，蒲公英 30 g，王不留行 9 g，野菊花 15 g。水煎服。

4. 治肠痈 连翘15 g，黄芩、栀子各 12 g，金银花 18 g。水煎服。（3、4 方出自《青岛中草药手册》）

5. 治瘰疬结核不消 连翘、鬼箭羽、瞿麦、甘草（炙）各等分。上为细末。每服二钱，临卧米泔水调下。（《杨氏家藏方》连翘散）

6. 治舌破生疮 连翘五钱，黄柏三钱，甘草二钱。水煎含漱。（《玉樵医令》）

7. 治口臭 连翘为末糊丸，食蒜韭之后，茶吞二三钱，口中浊气化为清气。（《赤水玄珠》内府治口臭方）

8. 治过敏性紫癜 连翘 12 g，红枣 30 g。水煎服。（《宁夏中草药手册》）

9. 治耳病，忽然昏闭不闻 连翘一两，苍耳子二两。水煎浓汁徐徐服。（《玉樵医令》）

10. 治便秘 将干燥连翘去梗洗净曝干，装罐备用。每次用 15～30 g，沏水或煎沸当茶饮。持续服 1～2 星期，亦可便下停服。〔《山东中医杂志》1985，(5)：44〕

【临床报道】 治疗急性肺脓疡 将连翘制成每 1 ml 含 1 g的注射液，用气管内滴入合并肌内注射法治疗。气管内滴入一般 1 次用 6～10 ml，急性期每日 1 次，症状好转后隔日 1 次，脓肿趋向萎缩或闭合时 1 星期 2 次。共治疗 25 例，结果：痊愈 14 例；好转 10 例；死亡 1 例，有效率为 96%。其中 13 例空洞闭合，3 例缩小，2 例未闭，7 例无空洞，病灶炎症均有不同程度的吸收消散。伴有发热的 20 例中，除 1 例反复发热，1 例低热外，其余 18 例的退热时间平均为 12.38 d，住院日数平均为 50.13 d。平均滴入总剂量 239.96 ml，平均滴入次数为 26.8 次。药物对气管刺激引起咳嗽，故初期可用较小剂量，用 3～4 ml（但往往疗效不明显），待习惯后逐渐增加，用 6～10 ml。如仍用刺激咳嗽，可手术前给予镇静剂[1]。

【各家论述】 1. 李东垣：“连翘，十二经疮药中不可无，此乃结者散之之义。”（引自《纲目》）

2.《本草经疏》：“（连翘），《本经》虽云苦平无毒，平应作辛乃为得之。其主寒热，鼠瘘、瘰疬、瘿瘤、结热者，以上来诸症，皆以足少阳胆经气郁有热而成。此药正清胆经之热，其轻扬芬芳之气，又足以解足少阳之郁气，清其热，散气郁，靡不瘳矣。痈肿恶疮，无非营气壅遏，卫气郁滞而成，清凉以除瘀热，芬芳轻扬以散郁结，则营卫通和而疮肿消矣。湿热盛则生虫，清其热而苦能泄，虫得苦即伏，故去白虫。”

3.《药品化义》：“（连翘）总治三焦诸经之火。心肺居上，脾居中州，肝胆居下，一切血结气聚无不调达而通畅也。但连翘治血分功多，柴胡治气分功多。同牛蒡子善疗疮疡，解痘毒尤不可缺。”

4.《本草崇原》：“连翘，主治寒热鼠瘘瘰疬者，治鼠瘘瘰疬之寒热也。（若）以寒热二字句逗，谓连翘主治寒热，出于神农之言，凡伤寒中风之寒热，一概用之，岂知风寒之寒热起于皮肤，鼠瘘之寒热起于血脉，风马牛不相及也。”

5. 香月牛山《药笼本草》：“治吐乳，不问攻补之药中必加连翘一味，阅古今诸本草，无治吐乳之言，然贯通诸说，则有此理。夫连翘，少阳、阳明、少阴之药，如吐病皆属炎上热火，故用之以泻心火，解肝胆郁热，除脾胃湿热，清利胸膈滞气，则吐乳自止。不啻治小儿吐乳，治大人呕吐及胎前恶阻，应手而有效。”

6.《神农本草经百种录》：“连翘气芳烈而性清凉，故凡在气分之郁热皆能已之，又味兼苦辛，故又能治肝家留滞之邪毒也。”

7.《衷中参西录》：“连翘具升浮宣散之力，流通气血，治十二经血凝气聚，为疮家要药。能透肌解表，清热逐风，又为治风热要药。且性能托毒外出，又为发表疹瘾要药。为其性凉而升浮，故又善治头目之疾，凡头疼、目疼、齿疼、鼻渊，或流浊涕成脑漏证，皆能主之。”“按连翘诸家皆未言其

持3～7条旺盛的主干外，其余瘦弱的、枯老的枝条可视情况剪除。修剪后应施追肥或厩肥、堆肥加过磷酸钙等，在株旁开沟施入后覆土。6月间应清除从基部新发的多余徒长枝，并按具体情况进行中耕除草、摘心等工作。

病虫害防治　病害有立枯病。虫害有地老虎等。

【采收加工】　连翘定植3～4年后开花结实。药用分"青翘"、"老翘"两种。青翘在9月上旬果皮呈青色尚未成熟时采下，置沸水中稍煮片刻或放蒸笼内蒸约0.5 h，取出晒干。老翘在10月上旬果实熟透变黄，果壳裂开时采收，晒干，筛去种子及杂质。

【药材】　连翘 *Fructus Forsythiae*　主产于山西、河南、陕西、山东等地，以山西、河南产量最大。

性状　果实长卵形至卵形，稍扁，长1～2.5 cm，直径0.5～1.3 cm。表面有不规则的纵皱纹及多数凸起的小斑点，两面各有1条明显的纵沟。顶端锐尖，基部有小果梗或已脱落。青翘多不开裂，表面绿褐色，凸起的灰白色小斑点较少；质硬；种子多数，黄绿色，细长，一侧有翅。老翘自顶端开裂或裂成两瓣，表面黄棕色或红棕色，内表面多为浅黄棕色，平滑，具一纵隔；质脆；种子棕色，多已脱落。气微香，味苦。

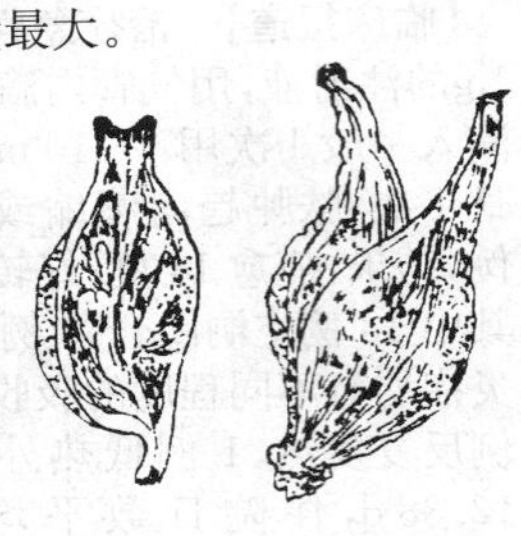

连翘(果实)外形

鉴别　(1) 果皮横切面：外果皮为1列扁平细胞，外壁及侧壁增厚，被角质层。中果皮外侧薄壁组织中散有维管束；中果皮内侧为多列石细胞，长条形、类圆形或长圆形，壁厚薄不一，多切向排列成镶嵌状，并延伸至纵隔壁。内果皮为1列薄壁细胞。

(2) 取本品粉末1 g，加70%乙醇10 ml热浸，浸出液蒸干。残渣以1 ml冰醋酸溶解后，倾入小试管，沿管壁加入硫酸1 ml，两液层间出现紫红色环(检查三萜皂苷)。

(3) 取本品粉末0.5 g，加乙醚5 ml，振摇5 min，滤过，滤液置小试管中，加7%盐酸羟胺甲醇溶液3滴，20%氢氧化钾甲醇溶液3滴，于水浴中微热2 min，放冷，加1%盐酸，使呈微酸性，再加1%三氯化铁乙醇溶液2滴，呈紫红色(检查香豆素)。

(4) 薄层色谱：取本品粉末3 g，加水20 ml，煎煮30 min，加6 mol/L盐酸，调节pH至2，即用乙醚20 ml提取，回收乙醚后的残渣，再溶于乙醇0.5 ml中，作为供试品溶液。另取齐墩果酸配制成对照品溶液。吸取上述两种溶液，分别点于同一硅胶H-1% CMC薄层板上，以氯仿-甲醇(20∶1)为展开剂，展开，取出，晾干，喷以10%硫酸，于110 ℃烤10 min，供试品色谱中，在与对照品色谱相应的位置上，显相同的灰黑色斑点。或碘熏后，呈相同的黄棕色斑点。

品质标志　《中华人民共和国药典》2000年版规定：照醇溶性浸出物冷浸法测定，本品65%乙醇浸出物，"青翘"不得少于30.0%，"老翘"不得少于16.0%。照高效液相色谱法测定，本品含连翘苷($C_{29}H_{36}O_{15}$)不得少于0.15%。

【成分】　果实含木脂素类化合物：连翘苷(forsythin，phillyrin)[1]，连翘苷元(phillygenin)，右旋松脂酚(pinoresinol)[2, 3]，右旋松脂醇葡萄糖苷(pinoresinol-β-D-glucoside)[3, 4]，右旋表松脂醇葡萄糖苷〔(＋)-eppinoresinol-β-D-glucoside〕[5]；黄酮类化合物：芸香苷(rutin)[2, 4]；苯乙烷类衍生物：连翘脂苷(forsythoside)A、C、D、E[6]，连翘种苷(suspensaside)[7]，连翘种苷(suspensaside)A、B[8]，毛柳苷(salidroside)[5]；乙基环己醇类衍生物：梾木苷(cornoside)[5]，连翘环己醇(rengyol)，异连翘环己醇(isorengyol)，连翘环己醇氧化物(rengyoxide)，连翘环己醇酮(rengyolone)，连翘环己醇苷(rengyoside)A、B、C[5]；三萜类化合物：白桦脂酸(betulinic acid)，齐墩果酸(oleanolic acid)[2]，熊果酸(ursolic acid)[3]，β-香树脂醇乙酸酯(β-amyrin acetate)，异降香萜烯醇乙酸酯(isobauerenyl acetate)，20(S)-达玛-24-烯-3β, 20-二醇-3-乙酸酯〔20(S)-dammar-24-ene-3β, 20-diol-3-acetate〕[9]；呋喃单内酯化合物：乙酸奥寇梯木酯(6′-O-棕榈酰)-谷甾醇-3-O-β-D-葡萄糖苷〔ocotillol monoacetate (6′-O -palmitoyl)-sitosterol-3-O-β-D-glucoside)〕[10]等。

【药理】　1. 抗微生物作用　连翘是一种广谱而有效的抗微生物药物，体外试验对许多种细菌有抑制作用，对其最敏感的细菌有：金黄色葡萄球菌、溶血性链球菌、卡他球菌、铜绿假单胞菌、猪霍乱杆菌、炭疽杆菌、白喉杆菌；中度敏感的细菌有绿色链球菌、肺炎杆菌、大肠杆菌、肠炎杆菌、伤寒杆菌、甲型副伤寒杆菌、乙型副伤寒杆菌、福氏痢疾杆菌、宋内痢疾杆菌、志贺痢疾杆菌、斯密兹痢疾杆菌、霍乱弧菌、鼠疫杆菌、人型结核杆菌；较低敏感度的细菌有普通变形杆菌[1～6]。总的来看，连翘对金黄色葡萄球菌等革兰阳性菌抗菌作用强，对伤寒杆菌、奇异变形杆菌等革兰阴性菌抗菌作用弱[7]。连翘对某些真菌亦有抑制作用，它们是许兰黄癣菌、堇色毛癣菌、须癣毛癣菌、同心性毛癣菌、石膏样小芽胞癣菌、犬小孢子菌、絮状表皮癣菌、紧密着色芽生菌和星形奴卡菌[8～10]。连翘的抗微生物主要成分为连翘脂苷[11, 12]和连翘酚(即连翘苷)，后者在试管中对金黄色葡萄球菌的最小抑菌浓度为1/5 120，对志贺痢疾杆菌为1/1 280，对白喉杆菌及副伤寒(甲)杆菌为1/640[1]。实验表明，连翘所含的苯丙苷类有很强的抗菌活性，抑制金黄色葡萄球菌的最低浓度为：连翘种苷，4.1 mmol/L(2.6 mg/ml)；连翘脂苷A 3.2 mmol/L(2.0 mg/ml)。连翘脂苷B为抗真菌活性成分[13]。无论在鸡胚内还是鸡胚外试验，连翘种子挥发油都显示了明显的抗流感病毒活性[14, 15]，皮下注射连翘种子挥发油，对流感病毒感染的小鼠有明显的保护作用[16]。此外，连翘对阴道滴虫亦有一定的抑制作用[17]。

2. 抑制磷酸二酯酶、脂氧酶作用　连翘的苯丙苷有抑制脂氧酶活性的作用[18]。木脂素类有抑制磷酸二酯酶活性的作用，而苷元部分比苷的作用强[19]。不同成分对cAMP的磷酸二酯酶的抑制作用是不同的。连翘种苷的IC_{50}为18.3×10^{-5} mol/L；连翘脂苷A的IC_{50}为11.0×10^{-5} mol/L[20]。

3. 镇吐作用　连翘能抑制洋地黄对鸽静脉注射的催吐作用，减少呕吐次数，但不改变呕吐的潜伏期，其镇吐效果与注射氯丙嗪2 h后的作用相仿。它又能抑制犬皮下注射阿朴吗啡所引起的呕吐，故推测其镇吐作用原理可能是抑制延脑的催吐化学感受区[21]。

4. 抗肝损伤作用　连翘对用四氯化碳造成肝损伤的大鼠有明显减轻肝脏变性及坏死的作用，使大多数动物的肝糖原及核糖核酸含量恢复或接近正常，血清丙氨酸氨基转移酶活性显著降低，这表明其有抗肝损伤作用[22, 23]。连翘的这种作用可能与其含有齐墩果酸和熊果酸有关，该成分尚有降低链脲佐菌素引起的大鼠糖尿病模型和尿糖的作用[24]。

5. 其他作用　连翘水提取液静脉注射对自发高血压大鼠有明显降压作用，连翘苷和连翘苷元亦有降压作用[20]。

2.《民间常用草药汇编》："与红鸡冠花共煎治红崩，痢疾。"

3.《广西本草选编》："主治腮腺炎，急性结膜炎，尿路感染。"

4.《全国中草药汇编》："主治支气管炎，子宫颈炎，月经不调，闭经。"

【用法用量】 内服：煎汤，15～30 g。

【选方】 1. 治小便不利 扶桑根 15 g，榆根白皮、石韦、海金沙藤各 30 g。水煎服。

2. 治急性结膜炎 扶桑根 30 g。水煎服。

3. 治腮腺炎 扶桑根皮、黄独、石蒜各适量。捣烂外敷。(1～3 方出自《浙江药用植物志》)

2327 扶移木皮 fú yí mù pí (《本草拾遗》)

【基原】 为蔷薇科唐棣属植物唐棣的树皮。

【原植物】 唐棣 *Amelanchier sinica* (Schneid.) Chun [*A. asiatica* var. *sinica* Schneid.] 又名：栘(《尔雅》)，扶移(《本草拾遗》)，红栒子(《中国高等植物图鉴》)。

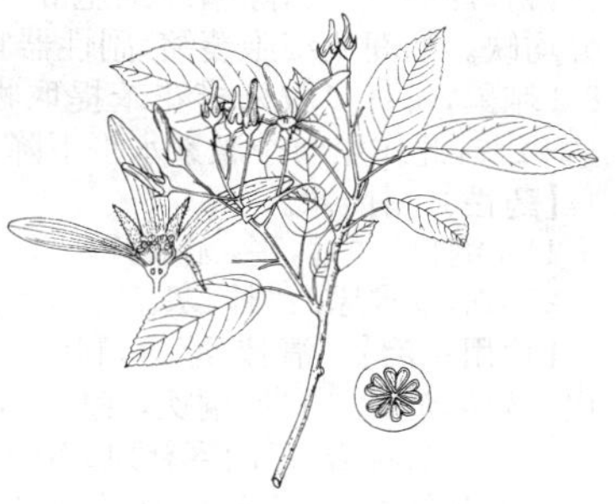

唐 棣

小乔木，高 3～5 m。枝条稀疏；小枝紫褐色或黑褐色，疏生长圆形皮孔。单叶互生；叶柄长 1～2.1 cm；托叶披针形，早落；叶片卵形或长椭圆形，长 4～7 cm，宽 2.5～3.5 cm，先端急尖，基部圆形，中部以上有细锐锯齿，基部全缘。花两性；总状花序长 4～5 cm；花梗长 8～28 mm；苞片线状披针形，早落；花直径 3～4.5 cm；萼筒杯状，萼片 5；花瓣 5，白色；雄蕊 20；花柱 4～5，基部密被黄白色绒毛，柱头头状。梨果近球形或扁圆形，蓝黑色；萼片宿存，反折。花期 5 月，果期 9～10 月。

生于海拔 1 000～2 000 m 的山坡灌木丛中。分布于河南、湖北、四川、陕西、甘肃等地。

【采收加工】 全年均可采剥，切片，晒干。

【药性】《本草拾遗》："味苦，平，有小毒。"

【功用主治】 祛风活血，止痛，止带。主治脚气疼痹，折损瘀血，白带。

1.《本草拾遗》："去风血脚气疼痹，腕损瘀血，痛不可忍，取白皮火炙，酒浸服之。和五木皮煮作汤，捋脚气疼肿，杀瘃虫风瘙。"

2.《纲目》："去风和血。"

【用法用量】 内服：煎汤 9～15 g。外用：煎水熏洗。

【选方】 治妇人白崩 扶移皮半斤，牡丹皮四两，升麻、牡蛎(煅)各一两。每用一两，酒二钟，煎一钟，食前服。(《濒湖集简方》)

2328 连翘 lián qiào (《本经》)

【异名】 旱连子(《药性论》)，大翘子(《新修本草》)，空翘、空壳(《中药志》)，落翘(《新华本草纲要》)。

【基原】 为木犀科连翘属植物连翘的果实。

【原植物】 连翘 *Forsythia suspensa* (Thunb.) Vahl [*Syringa suspensa* Thunb.] 又名：连、异翘(《尔雅》)，兰华、折根、轵、三廉(《本经》)，连草(《尔雅》郭璞注)，大翘(《新修本草》)，黄花杆、黄寿丹(《中国植物志》)，黄花树、黄链条花、黄花条、黄绶丹(《新华本草纲要》)。

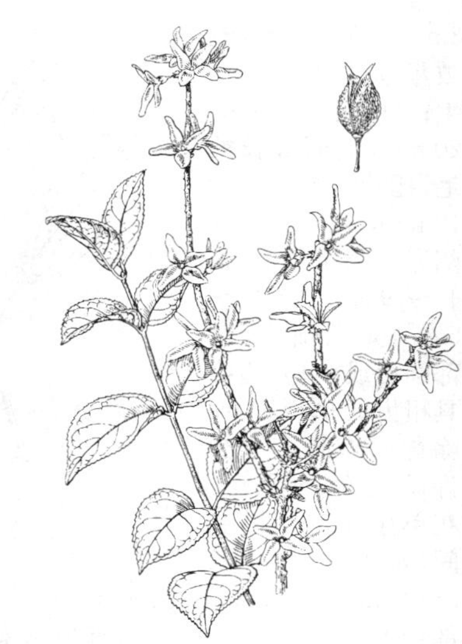

连 翘

落叶灌木。小枝土黄色或灰褐色，略呈四棱形，疏生皮孔，节间中空，节部具实心髓。叶通常为单叶，或 3 裂至 3 出复叶；叶柄长 0.8～1.5 cm，无毛；叶片卵形、宽卵形或椭圆状卵形至椭圆形，长 2～10 cm，宽 1.5～5 cm，先端锐尖，基部圆形至楔形，叶缘除基部外具锐锯齿或粗锯齿。花通常单生或 2 至数朵着生于叶腋，先于叶开放；花萼绿色，裂片 4，长圆形或长圆状椭圆形，边缘具睫毛；花冠黄色，裂片 4，倒卵状椭圆形，长 1.2～2 cm，宽 6～10 mm；雄蕊 2，着生在花冠管基部；花柱细长，柱头 2 裂。蒴果卵球形，2 室，长 1.2～2.5 cm，宽 0.6～1.2 cm，先端喙状渐尖，表面疏生瘤点。花期 3～4 月，果期 7～9 月。

生于山坡灌丛、疏林及草丛中。分布于河北、山西、江苏、安徽、山东、河南、湖北、四川、陕西、甘肃等地。现有栽培。

本植物的根(连翘根)、茎叶(连翘茎叶)亦供药用，另设专条。

【栽培】 生物学特性 喜温暖潮湿气候。适应性强，耐寒、耐瘠薄。喜阳光充足。对土壤要求不严，腐殖土及砂质砾土中都能生长。

繁殖方法 种子繁殖或压条、扦插繁殖。种子繁殖：3 月上旬～4 月上旬播种。播前将种子在 50 ℃ 的温水中浸泡 10～12 h，取出，晾干后播种。或在 9～10 月种子用湿沙进行层积处理，翌春取出播种，可以提高发芽率。行距 30 cm 左右，覆土 1～2 cm，再盖草保持土壤湿润。苗高 15～20 cm时间苗，按株距 10 cm 定苗，并追施人畜粪水，当年秋季或第二年早春移栽。压条繁殖：在雨季到来之前，将母株上较长的当年生枝条向下压弯，埋入母株附近的土中 3～4 cm，然后灌水，经常保持湿润，第二年早春移栽。扦插繁殖：在秋季落叶后或早春发芽前选用 1～2 年生健壮枝条，按行株距 25 cm×15 cm 插入苗床中，使插条露出土面 1～2 个节，插后立即灌水，经常保持湿润，扦插成活后 20～30 d 开始施肥，当年即可移栽。移栽时按穴距 2 m×1.5 m 开穴，施少量腐熟堆肥或厩肥，栽时使根自然舒展，埋土压实。连翘的结果率很低，在移栽时必须使长花柱植株和短花柱植株相间栽培，才能提高结果率。

田间管理 生长期中必须进行合理修剪，去弱留强，才能多结果实。冬季修剪时，以疏剪为主，短截为辅。除每墩保

市药物志》)，贼头花(《广东药用植物简编》)，紫花兰(《广西药用植物名录》)，状元红(云南)。

【基原】 为锦葵科木槿属植物朱槿的花。

【原植物】 朱槿 *Hibiscus rosa-sinensis* L. 又名：赤槿、日及(《南方草木状》)，佛桑(《岭表录异》)，桑槿(《酉阳杂俎》)，扶桑(《纲目》)，舜英、小牡丹(《两粤琐语》)，红木槿。

常绿灌木，高1～3 m。小枝圆柱形，疏被星状柔毛。叶互生；叶柄长5～20 mm，上面被长柔毛；托叶线形，长5～12 mm，被毛；叶片阔卵形或狭卵形，长4～9 cm，宽2～5 cm，先端渐尖，基部圆形或楔形，边缘具粗齿或缺刻，两面除背面沿脉上有少许疏毛外均无毛。花单生于上部叶腋间，常下垂，花梗长3～7 cm，近端有节；小苞片6～7，线形，疏被星状柔毛，基部合生；萼钟形，长约2 cm，被星状柔毛，裂片5，卵形至披针形；花冠漏斗形，直径6～10 cm，玫瑰红或淡红、淡黄等色，花瓣倒卵形，先端圆，外面疏被柔毛；雄蕊筒及柱头长4～8 cm，平滑无毛，有缘。花期全年。

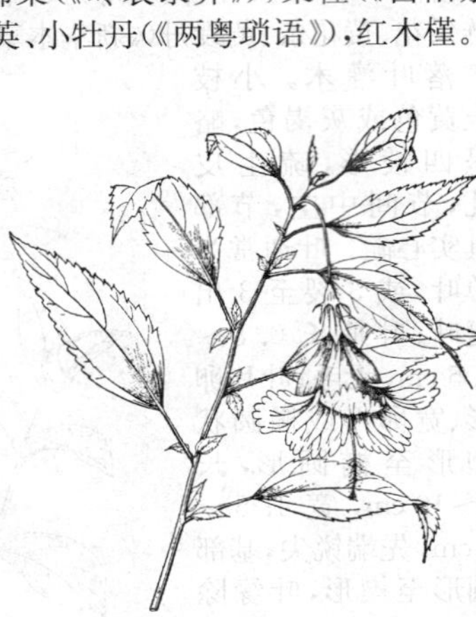

朱 槿

福建、广东、广西、海南、四川、云南、台湾等地有栽培。

本植物的根(扶桑根)、叶(扶桑叶)亦供药用，另设专条。

【栽培】 生物学特性 喜光照充足、温暖湿润的环境，不耐严寒。枝条萌发力强，耐修剪。宜在肥沃而排水良好的土壤栽种。南方露地栽培，北方盆栽适于中温温室。

繁殖方法 用扦插或嫁接繁殖。扦插繁殖：早春至晚秋随时可以扦插。插条以一年生半木质化的枝条最好，长10～12 cm，剪去下部叶片，留顶端叶片，切口要平，插于沙床，并每日喷水，保持18～25 ℃温度，85%左右湿度，20 d后即能生根成活。嫁接繁殖：多用于扦插困难或插期长、成活率低的重瓣品种，枝接和芽接均可，砧木用单瓣扶桑。

田间管理 春、夏施氮肥为主，秋季施磷、钾肥为主，冬季停止施肥。

病虫害防治 虫害有介壳虫、蚜虫和黑斑虫，可用波尔多液喷洒。

【采收加工】 花半开时采摘，晒干。

【药材】 扶桑花 *Flos Hibisci Rosa-sinensis* 产于福建、台湾、广东、广西、四川、云南等地。

性状 本品皱缩成长条状，长5.5～7 cm。小苞片6～7枚，线形，分离，比萼短。花萼黄棕色，有星状毛，5裂，裂片披针形或尖三角形；花瓣5，紫色或淡棕红色，有的为重瓣，花瓣顶端圆或具粗圆齿，但不分裂。雄蕊管长，突出于花冠之外，上部有多数具花药的花丝。子房5棱形，被毛，花柱5。体轻，气清香，味淡。

【成分】 花含黄酮类：槲皮素-3-二葡萄糖苷(quercetin-3-diglucoside)，槲皮素-3，7-二葡萄糖苷(quercetin-3，7-diglucoside)，矢车菊素-3，5-二葡萄糖苷(cyanidin-3，5-diglucoside)，矢车菊素-3-槐糖苷-5-葡萄糖苷(cyanidin-3-sophoroside-5-glucoside)，山柰酚-3-木糖基葡萄糖苷(kaempferol-3-xylosylglucoside)[1]，矢车菊双苷(cyanin)，槲皮素(quercetin)，矢车菊素(cyanidin)[2]，矢车菊素-3-槐糖苷(cyanidin-3-sopho-roside)[3]；还含三十一烷(hentriacontane)[2]，β-扶桑甾醇(β-rosasterol)[4]及环肽生物碱[5]。

【药理】 1. 降压作用 朱槿中含苷类物质，对麻醉犬有降压作用，40～80 mg/kg静脉注射此苷(非纯品)可急剧降压，稍回升后又复降低，持续1～2 h，此降压作用不受阿托品影响[1]。

2. 对平滑肌的作用 朱槿对平滑肌(大鼠、兔、豚鼠小肠，大鼠、犬及兔支气管、兔子宫等)有致痉的作用，可被阿托品阻断。能收缩蛙腹直肌并能被筒箭毒所部分拮抗。在小肠平滑肌标本上，0.1～0.3 mg/ml的苷类物质在引起收缩以后，可转向松弛，并拮抗5-羟色胺、乙酰胆碱、组胺、氯化钡引起的痉挛。后者乃对平滑肌的直接抑制作用，与兴奋胆碱受体的致痉作用，似乎并非同一物质[1]。

3. 抗生育作用 朱槿花茎提取物250 mg/kg灌服雄鼠30 d，性器官和副性器官减重明显；各种细精管成分明显退化，精母细胞消失，除精原细胞和支持细胞外，其余生精成分均缺。如间质细胞萎缩，副性器官呈无腺性[2]。妊娠5～8 d雌鼠，每日口服朱槿花苯提取物(1 g/kg)，终止妊娠率达92%，此作用与孕激素水平下降有关[3，4]。

【药性】 甘，寒。

1.《纲目》："甘，平，无毒。"

2.《本草求原》："甘，寒。"

【功用主治】 清肺，凉血，利湿，解毒。主治肺热咳嗽，咯血，鼻衄，崩漏，白带，痢疾，赤白浊，痈肿毒疮。

1.《广东新语》："润容补血。"(引自《纲目拾遗》)

2.《本草求原》："有红白二种，白者治白痢白浊，红者治红痢赤浊，悦颜益寿。"

3.《岭南采药录》："清肺热，去痰火，理咳嗽。"

4.《四川常用中草药》："清热，活血。治月经不调，红崩，白带。"

5.《福建药物志》："清热消肿。主治尿路感染，腮腺炎，乳腺炎，疔疮疖肿。"

【用法用量】 内服：煎汤，15～30 g。外用：捣敷。

【选方】 治痈疽，腮肿 扶桑叶或花，同白芙蓉叶、牛蒡叶、白蜜研膏敷之。(《纲目》)

2326 扶桑根 fú sāng gēn (《民间常用草药汇编》)

【基原】 为锦葵科木槿属植物朱槿 *Hibiscus rosa-sinensis* L. 的根。

【原植物】 参见"扶桑花"条。

【采收加工】 10～11月采挖，晒干。

【成分】 根皮含(E)-11-甲氧基-9-氧代-10-十九烯酸甲酯〔methyl (E)-11-methoxy-9-oxo-10-nonadecenoate〕，(E)-10-甲氧基-8-氧代-9-十八烯酸甲酯〔methyl(E)-10-methoxy-8-oxo-9-octadecenoate〕及三种环丙烯类化合物[1]。

【药性】 甘，平。

1.《广西中药志》："味涩，性平。"

2. 广州部队《常用中草药手册》："甘，平。"

【功用主治】 调经，利湿，解毒。主治月经不调，崩漏，白带，白浊，痈疮肿毒，尿路感染，急性结膜炎。

1.《广西中药志》："治白浊，白带。"

后40～50 d可以定植。按行株距20 cm×15 cm开穴栽，施放基肥，每穴1株，紧压后浇足定根水。

田间管理　定植后，中耕除草3～4次，中耕宜浅，以免伤根。春、秋季各施1次有机肥，施肥后结合培土。如种植在无荫蔽的环境时，需搭荫蔽，荫蔽度宜40%～50%，同时注意灌溉，使土壤经常保持湿润。

【采收加工】 2～11月采收茎、叶，切碎，晒干。

【药材】 扶芳藤 *Caulis et Folium Euonymi Fortunei* 产于山西、陕西、山东、江苏、浙江、安徽、江西、河南、湖北、湖南、广西、贵州、云南等地。

性状　茎枝呈圆柱形。表面灰绿色，多生细根，并具小瘤状突起。质脆易折，断面黄白色，中空。叶对生，椭圆形，先端尖或短锐尖，基部宽楔形，边缘有细锯齿，质较厚或稍带革质，上面叶脉稍突起。气微弱，味辛。

【成分】 全草含卫矛醇(dulcitol)[1]。

种子含前番茄红素(prolycopene)和前-γ-胡萝卜素(pro-γ-carotene)[2]。

【药理】 1. 抗凝血作用　扶芳藤水提液、95%醇提液灌胃1 h后，按毛细管法测定凝血时间，结果均能使小鼠凝血时间和出血时间缩短，提示有止血作用[1]。

2. 对免疫功能的影响　扶芳藤水提液、95%醇提液灌胃后，可使小鼠胸腺和脾脏重量明显增加，说明可能提高机体非特异性免疫功能[1]。

3. 对心血管的作用　扶芳藤水煎醇沉液可延长小鼠心肌缺氧的存活时间，抑制血栓形成，改善去甲肾上腺素(NA)所致的肠系膜微循环障碍，并可扩张耳郭微血管[2]。

毒性　用相当于成人每日的200倍(成人量每日30 g/kg) 300%扶芳藤水提液每日0.04 ml/g小鼠灌胃1次，药后观察7 d，小鼠均无异常表现，无一死亡，限于药物浓度体积，未能测出小鼠口服半数致死量[1]。

【药性】 辛、苦，微温。

1.《本草拾遗》："味苦，小温，无毒。"

2.《贵州草药》："甘、辛，平。"

【功用主治】 行气活血，止血消瘀，利湿止泻。主治腰膝酸痛，风湿痹痛，咯血，吐血，血崩，月经不调，子宫脱垂，水肿，久泻，跌打骨折，创伤出血。

1.《本草拾遗》："主一切血，一切气，去百病，久服延年，变白不老。大主风血，以酒浸服。"

2.《药性考》："行气活血，去冷除风。"

3.《贵州民间药物》："活血，杀虫。治跌打损伤。"

4.《天目山药用植物志》："行气活血，治腰膝疼痛。"

5.《浙江常用民间草药》："止泻，治慢性腹泻。"

6.《贵州草药》："清热定惊。治小儿惊风，骨折后关节强直。"

7.《湖南药物志》："治半身不遂，胃痛，水肿，两脚转筋，四肢无力，风寒牙痛。"

8.《广西本草选编》："治子宫脱垂。"

【用法用量】 内服：煎汤，15～30 g；或浸酒，或入丸、散。外用：研粉调敷，或捣敷，或煎水熏洗。

【宜忌】 《贵州民间药物》："孕妇忌服。"

【选方】 1. 治腰肌劳损，关节酸痛　扶芳藤30 g，大血藤15 g，或加梵天花根15 g。水煎，冲红糖、黄酒服。(《浙江民间常用草药》)

2. 治小儿惊风　过墙风15 g。捣绒兑淘米水服。(《贵州草药》)

3. 治子宫脱垂　扶芳藤120 g。水煎，冲黄酒、红糖服。(《广西本草选编》)

4. 治小儿肾炎浮肿　扶芳藤茎叶30～60 g，杠板归9～15 g，荔枝壳30 g。水煎服。(《浙江药用植物志》)

5. 治慢性腹泻或痢疾　扶芳藤30 g，石血15 g，白扁豆30 g，红枣10枚。水煎服。(《浙南本草新编》)

6. 治骨折后关节强直　过墙风90 g，狮子草60 g。煨水，洗患处。(《贵州草药》)

7. 治创伤出血　①换骨筋茎皮研粉，撒敷。(《云南思茅中草药选》)　②(扶芳藤)鲜叶捣烂外敷。(《广西本草选编》)

8. 治风寒牙痛　扶芳藤茎30～60 g，鸡蛋3枚。蛋煮熟，去药食蛋。(《湖南药物志》)

2324 扶桑叶 fú sāng yè (《纲目》)

【基原】 为锦葵科木槿属植物朱槿 *Hibiscus rosa-sinensis* L. 的叶。

【原植物】 参见"扶桑花"条。

【采收加工】 随用随采。

【成分】 叶含C16～C32碳氢化物(carbohydron)，其中C17、C2、C25、C31碳氢化合物为主，C21～C30高级脂肪醇，其中以C26、异-C28、异-C30、高级醇为主，C8～C28脂肪酸，其中以C8、C12、C14、C16、C18为主，苹婆酸(sterculic acid)，锦葵酸(malvalic acid)[1]，蒲公英赛醇乙酸酯(tacaxerylacetate)，β-谷甾醇(β-sitosterol)[2]，还含具抗补体活性的木槿黏液质-RL(hibiscus-mucilage-RL)[3]。

【药性】 甘，平。

1.《纲目》："甘，平，无毒。"

2.《广西中药志》："味涩，性平。"

【功用主治】 清热利湿，解毒。主治白带，淋证，疔疮肿毒，痄腮，乳痈，淋巴结炎。

1.《纲目》："主治痈疽腮肿。"

2.《广西中药志》："捣烂敷脓疮。"

3. 广州部队《常用中草药手册》："解毒消肿，清热利水。主治腮腺炎，急性结膜炎，尿路感染，白带，疔疮痈肿。"

4.《广西本草选编》："主治汗斑，附件炎。"

5.《全国中草药汇编》："外治乳腺炎，淋巴腺炎。"

【用法用量】 外用：捣敷。内服：煎汤，15～30 g。

【临床报道】 治疗儿童化疗性局部疼痛　治疗组30例，用鲜扶桑叶100 g洗净晾干加赤砂糖20 g充分捣匀，均匀地敷在化疗静脉穿刺局部疼痛处(现做现用)，结果：显效20例，有效9例，无效1例，有效率96.67%。对照组34例，用40%硫酸镁甘油湿敷，结果：显效11例，有效14例，无效9例，有效率73.53%。两组差异有显著意义。认为疼痛一旦出现应尽快给予鲜扶桑叶敷泥。敷泥后20 min内要严密观察局部皮肤情况，如有异常反应，马上停止使用(本组30例患者未见不良反应)。敷泥要厚薄适中(约2 mm)，留置到输液结束后20 min。敷泥不能太接近穿刺针头及穿刺点，避免针头受污染。治愈的局部血管在3 d内应避免重复穿刺[1]。

2325 扶桑花 fú sāng huā (《纲目》)

【异名】 花上花(《南越笔记》)，大红花(《汉英韵府》)，吊丝红花、土红花(《陆川本草》)，大红牡丹花、吊钟花(《南宁

2.《内蒙古中草药》:"味苦,性微寒。"

【功用主治】 止咳平喘,健脾消食,下乳。主治支气管炎,肺结核,小儿疳积。

1.《文山中草药》:"健胃消食,补肾壮阳。治小儿消化及营养不良,胃痛,性神经衰弱。"

2.《内蒙古中草药》:"益气,止嗽平喘,清热降火。主治支气管炎,肺结核。"

【用法用量】 内服:煎汤,15~30 g;或入膏、丸。外用:熬膏涂敷。

【选方】 1. 治喘息型慢性支气管炎 驴打滚草 1 500 g,白芥子 500 g,葶苈子 120 g,洋金花 30 g。以上四味粉碎,过 100 目筛,水泛为丸如绿豆大。每日 2 次,每次 3 g。(《全国中草药汇编》)

2. 治慢性气管炎 还阳参 100 g,地龙 90 g(研粉),大枣 500 g,黑豆 500 g(用童便两碗浸透,晒干研粉)。将还阳参与大枣用砂锅煮烂,至水尽为度,取枣肉晒干研粉。然后与上药和匀,蜜丸每粒重 6 g。每早晚各服 2 丸,红糖水送服。(《内蒙古中草药》)

3. 治产后腰痛 还阳参适量。煎水洗浴。(《文山中草药》)

4. 催乳 炖鲜猪脚 1~2 只,加鲜还阳参根 30 g。(《怒江中草药》)

5. 治无名肿毒 还阳参熬膏外敷。(《内蒙古中草药》)

2322 还亮草 huán liàng cǎo (《植物名实图考》)

【异名】 还魂草、对叉草、蝴蝶菊(《植物名实图考》),鱼灯苏(《天目山药用植物志》),臭芹菜、山芹菜(《福建药物志》)。

【基原】 为毛茛科翠雀草属植物还亮草的全草。

【原植物】 还亮草 *Delphinium anthriscifolium* Hance [*D. cavaleriense* Lévl. et Vant.; *D. anthriscifolium* Hance f. *latilobulatum* W. T. Wang]

一年生草本。茎高 12~78 cm,有分枝。近基部叶在开花时常枯萎,叶柄长 2.5~6 cm;叶片菱状卵形或三角状卵形,长 5~11 cm,宽 4.5~8 cm,二至三回羽状全裂,一回裂片斜卵形,长渐尖,二回裂片或羽状浅裂,或不分裂而呈狭卵形或披针形,宽 2~4 mm。总状花序有 2~15 朵花;轴和花梗被反曲短柔毛;基部苞片叶状;花梗长 0.4~1.2 cm;小苞片生花梗中部;花两性,两侧对称;萼片 5,椭圆形或长圆形,长6~11 mm,堇色或紫色,外面被短柔毛,距长 5~15 mm,稍向上弯曲;花瓣 2,紫色,无毛,上部变宽;退化雄蕊 2,堇色或紫色,瓣片斧形,2 深裂近基部;雄蕊多数;心皮 3。蓇葖果,长 1.1~1.6 cm。种子扁球形,有横膜翅。花期 3~5 月,果期 4~7 月。

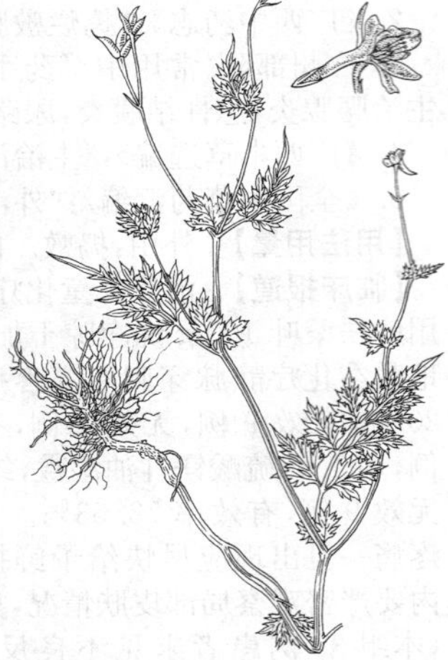

还亮草

生于海拔 200~1 200 m 的丘陵、低山山坡草地或溪边草地。分布于山西、江苏、浙江、安徽、福建、江西、河南、湖南、广东、广西、贵州。

【采收加工】 7~10 月采收,切段,鲜用或晒干。

【药性】《天目山药用植物志》:"性温,味辛,有毒。"

【功用主治】 祛风除湿,通络止痛,消食,解毒。主治风湿痹痛,半身不遂,食积腹胀,荨麻疹,痈疮癣癞。

1.《植物名实图考》:"取茎煎水,可洗肿毒。"

2.《天目山药用植物志》:"祛风、理湿、解毒、止痛。治风湿骨痛,半身不遂;外涂痈疮癣癞。"

【用法用量】 内服:煎汤,3~6 g。外用:捣敷;或煎汤洗。

【选方】 1. 治风湿关节痛,疮疖,顽癣 鲜还亮草捣烂敷。(《湖南药物志》)

2. 治积食胀满、潮热 还亮草、饭消扭(蔷薇科蓬藟)各 30 g,麦芽 12~15 g。水煎,冲红糖,早晚饭前各服 1 次。(《天目山药用植物志》)

3. 治荨麻疹 还亮草煎水熏洗。(《安徽中草药》)

2323 扶芳藤 fú fāng téng (《本草拾遗》)

【异名】 滂藤(《本草拾遗》),岩青藤、万年青(《贵州民间药物》),千斤藤、山百足(《广西药用植物名录》),对叶肾、土杜仲、藤卫矛(《浙江民间常用草药》),尖叶爬行卫矛、过墙风(《贵州草药》),攀缘丝棉木(江西《草药手册》),坐转藤(南川《常用中草药手册》),小藤仲、爬墙虎(《文山中草药》),换骨筋(《云南思茅中草药选》)。

【基原】 为卫矛科卫矛属植物扶芳藤的带叶茎枝。

【原植物】 扶芳藤 *Euonymus fortunei* (Turcz.) Hand.-Mazz.

常绿灌木,匍匐或攀缘,高约 1.5 m,茎枝常有多数细根及小瘤状突起。单叶对生;具短柄;叶片薄革质,椭圆形、椭圆状卵形至长椭圆状倒卵形,长 2.5~8 cm,宽 1~4 cm,先端尖或短尖,边缘具细齿,基部宽楔形。聚伞花序腋生,呈二歧分枝;萼片 4,花瓣 4,绿白色,近圆形,径约 2 mm;雄蕊 4,着生于花盘边缘;子房与花盘相连。蒴果黄红色,近球形,稍有 4 凹线。种子被橙红色假种皮。花期 6~7 月,果期 9~10 月。

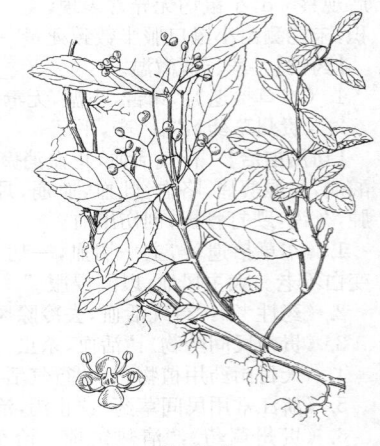

扶芳藤

生于林缘或攀缘于树上或墙壁上。分布于山西、江苏、浙江、安徽、江西、山东、河南、湖北、湖南、广西、贵州、云南、陕西。

【栽培】 生物学特性 喜阴凉湿润的气候。在雨量充沛、云雾多、土壤和空气湿度大的条件下,植株生长健壮。要求含腐殖质多而肥沃的砂质壤土上栽培为宜。

繁殖方法 扦插繁殖:3 月,按行株距 5 cm×5 cm 斜插于土中,入土深度为插穗长度的 1/2,浇水,保持湿润。插

4. 抑制瘢痕增殖 复方秋水仙碱离子导入法对人体皮肤瘢痕增殖有明显的防治作用。通过透射电镜观察,秋水仙碱的作用机制主要是破坏细胞微管系统,干扰成纤维细胞排泌前胶原蛋白,使胶原纤维的形成受阻[4,5]。

5. 防止粘连形成 用手术方法造成家兔坐骨神经损伤性炎症的病理模型及肠粘连模型,观察秋水仙碱的作用,结果表明秋水仙碱肌内注射每日 125 μg/kg,连续给药 4 星期,对神经周围组织的粘连、纤维化的形成,有明显的抑制作用[6]。家兔腹腔内注入 30 mg/L 秋水仙碱溶液,使粘连组织质脆,疏松易分离。毛细血管增生减少,并以纤维母细胞为主。电镜发现纤维母细胞浆内有成团的中等电子密度颗粒,线粒体变性。腹腔内粘连面积显著减少,但粘连处数量未见明显减少,说明秋水仙碱对家兔腹腔粘连具有肯定的预防作用[7]。

6. 体内过程 用^{14}C-Col 给正常小鼠皮下注射,4 h 后观察其体内分布,主要分布在脾脏,为给药量的 40%,其次是肾和小肠,肝中最少,而血液、脑、肌肉和心脏均无放射性 Col 在体内排泄慢,小鼠静脉注射后 16 h,体内仍保存有 50%左右。Col 在大鼠、犬、猫体内主要经胆汁和小肠排泄,尿中排泄较少[8]。

毒性 急性毒性试验:Col 给小鼠腹腔注射 1 次,其 LD_{50} 为 2.6~2.8 mg/kg;静脉注射的 LD_{50} 为 2.7~3.03 mg/kg[3,8]。亚急性毒性试验:腹腔注射秋水仙碱 1~2 mg/kg,连续 3 d,可见胃肠蠕动减少,胃肠道充血、溃烂等;家兔静脉注射总量为 3.9 mg/kg 时,可见胃、肠胀气,及肾脏的损害。在到达抗肿瘤剂量时,可使脾脏重量减轻 50%~60%[8]。遗传毒性:应用活体小鼠骨髓嗜多染红细胞核试验(MNT)和小鼠精子畸形试验,测得山慈菇具有致突变性[9]。山慈菇中、高剂量可明显诱发小鼠精子畸形,其高剂量诱发的小鼠睾丸染色体畸变率也明显增高。表明山慈菇既可诱发体细胞遗传损伤,也可诱发生殖细胞遗传物质的损伤[10]。

【药性】《云南中草药》:"苦,温,有剧毒。"

【功用主治】《全国中草药汇编》:"镇痛,抗癌。主治痛风,乳癌,鼻咽癌,唾腺肿瘤。"

【用法用量】 内服:研末,0.3~0.6 g,同蜂蜜蒸。外用:鲜品捣烂,醋调敷。

【宜忌】 服用过量易中毒。年老体弱,尤其是肾、胃肠或心脏病患者慎服,孕妇禁服。

《云南中草药》:"本品鳞茎外形似贝母,常被误食,多食可中毒致死。"

2321 还阳参 huán yáng shēn (《文山中草药》)

【基原】 为菊科还阳参属植物滇川还阳参、驴打滚儿草和长茎还阳参的全草或根。

【原植物】 1. 滇川还阳参 *Crepis rigescens* Diels

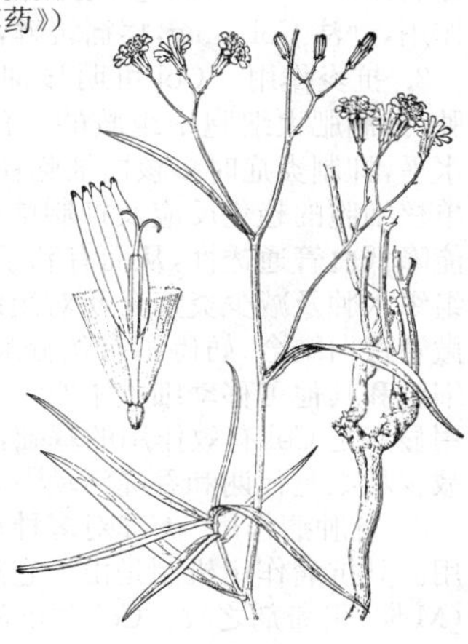

滇川还阳参

多年生草本,高 20~40 cm。根圆柱形。茎直立,木质,不分枝或叉状分枝。叶无柄;茎基部叶小,鳞片状;中部叶条形,长 6~10 cm,宽 3~4 mm,全缘或有细齿,稍反卷,无毛或有短柔毛。头状花序小,均有 12 朵小花,排成疏圆锥花序;总苞圆柱形至钟状,长 8~9 mm,宽 2~2.5 mm;外层总苞片 6,条形或披针形,长为内层的 1/2,内层总苞片 8~12,披针形,近先端有密纤毛;舌状花橘黄色,长约 12 mm。瘦果纺锤形,近扁平,褐色,长 3.5~4 mm,有 10~16 条纵肋;冠毛淡黄白色,长约 5 mm。

生于高山坡开旷的石隙中。分布于四川及云南。

2. 驴打滚儿草 *C. crocea* (Lamk.) Babc. [*C. turczaninowii* C. A. Mey.] 又名:还羊参(《中国高等植物图鉴》)。

多年生草本,高 20~30 cm。茎直立,不分枝或分枝。基生叶丛生,倒披针形,长 4~8 cm,宽 0.8~2 cm,急尖,边缘有波状齿,或倒齿状至羽状半裂,裂片全缘,基部渐狭成具短翅的叶柄,白色或苍白色带紫色;茎上部叶条形,渐尖,无柄;最上部叶小,苞叶状。头状花序较大,单生于枝端;总苞钟状,长 11~14 mm,宽 4~9 mm;外层总苞片 8~13,长为内层总苞片的1/3~1/2,条状披针形,渐尖,有毛,内层总苞片披针形,先端钝,边缘膜质,有柔毛;舌状花黄色。瘦果纺锤形,暗紫色或黑色,长 5~6 mm,有 18 条纵肋;冠毛白色,长 7~8 mm。

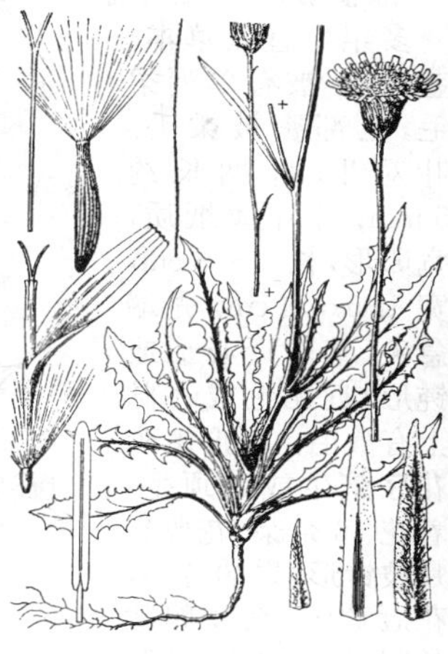

驴打滚儿草

生于山坡、山谷或路旁。分布于华北、东北及西藏。

3. 长茎还阳参 *C. elongata* Babc. [*C. tibetica* Babc.]

又名:铁刷把、有根无叶(《文山中草药》),西藏还阳参(《西藏植物志》)。

多年生草本,高 30~50 cm。根圆柱形。茎直立,深绿色,有纵槽纹,分枝多。叶互生,退化成极小的刺状叶,长 0.5~1 cm,先端锐尖。头状花序顶生,花黄色。瘦果黑褐色,先端有白色冠毛。花期夏季。

生于山坡、田边、路旁草丛中。分布于广东、广西、云南、西藏等地。

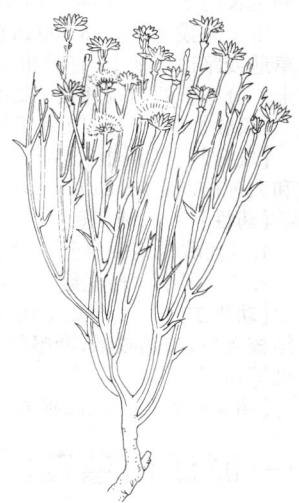

长茎还阳参

【采收加工】 7~10 月采全草,9~10 月采根,鲜用或晒干。

【成分】 地上部分含 8β-羟基-11β,13-二氢中美菊素 C(8β-hydroxy-11β,13-dihydrozaluzanin C),8β-羟基异珀菊内酯(8β-hydroxyisoamberboin),8-表去酰洋蓟苦素(8-epidesacylcynaropicrin)[1]。

【药性】 苦,平。

1.《文山中草药》:"苦,温。"

1.《新本草纲目》:“用作缓和、镇痛、催眠药。”

2.《中国药用植物图鉴》:“花煎剂为镇咳剂。”

3.《全国中草药汇编》:“镇咳,镇痛,止泻。主治咳嗽,腹痛,痢疾。”

【用法用量】 内服:煎汤,花,1.5～3 g;全草,3～6 g。

2319 丽江白薇 lì jiāng bái wēi (《云南药用植物名录》)

【异名】 白薇、我独莫娘(《西藏常用中草药》),群虎草(《青藏高原药物图鉴》),老君须(《贵州中草药名录》)。

【基原】 为萝藦科白前属植物大理白前的根。

【原植物】 大理白前 *Cynanchum forrestii* Schltr.

多年生直立草本。茎单一,被有单列柔毛,上部密被柔毛。叶对生;叶柄长约5 mm;叶片薄纸质,宽卵形,长4～8 cm,宽1.5～4 cm,先端急尖,基部近心形或钝形,近无毛或在脉上有微毛。伞形聚伞花序腋生或近顶生,着花10余朵;花萼裂片披针形,先端急尖;花冠黄色,裂片卵状长圆形,有缘毛,其基部有柔毛;副花冠肉质,裂片三角形,与合蕊柱等长;花粉块每室1个,下垂;柱头略为隆起。蓇葖果多数单生,披针形,上尖下狭,无毛,长达6 cm。种子扁平;种毛长约2 cm。花期4～7月,果期6～11月。

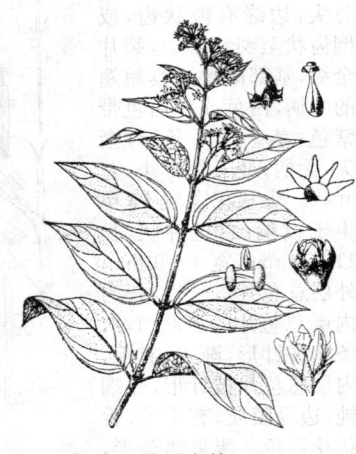

大理白前

生于海拔1 000～3 500 m的高原或山地、灌木林缘、干旱草地或路边草地上,有时也生在林下或沟谷林下水边草地上。分布于西南及西藏、甘肃等地。

【采收加工】 7～10月采挖,切片,晒干。

【成分】 从根中分离得到直立白薇苷(cynatratoside)B和大理白前苷(cynaforroside)A [1]。

【药性】 苦、咸,寒。

1.《西藏常用中草药》:“性寒,味苦、咸。”

2.《全国中草药汇编》:“苦、咸,凉。”

【功用主治】《西藏常用中草药》:“清热,凉血。主治肺结核潮热,肺热咳嗽,咽喉肿痛,产褥热,小便赤涩,尿路感染等症。”

【用法用量】 内服:煎汤,3～9 g。

2320 丽江山慈菇 lì jiāng shān cí gū (《全国中草药汇编》)

【异名】 草贝母、土贝母(《云南中草药选》),闹狗药、光慈菇(云南)。

【基原】 为百合科山慈菇属植物山慈菇的鳞茎。

【原植物】 山慈菇 *Iphigenia indica* (L.) Kunth [*Melanthium indicum* L.] 又名:闹狗菜(《云南种子植物名录》),益辟坚(《中国种子植物科属辞典》)。

多年生草本,高20 cm左右。地下鳞茎小,圆球形,径约1 cm,外皮赤褐色。茎单一,入土部分白色,地上部分带紫色。叶条形至条状披针形,长约15 cm,宽约0.5 cm,先端渐尖,基部成鞘状抱茎。总状花序顶生,有花2～3朵;花梗长2～3 cm;总苞片叶状,条形,先端弯钩状;花被片6,紫色。蒴果倒卵形或卵圆形,有棱。花果期6～7月。

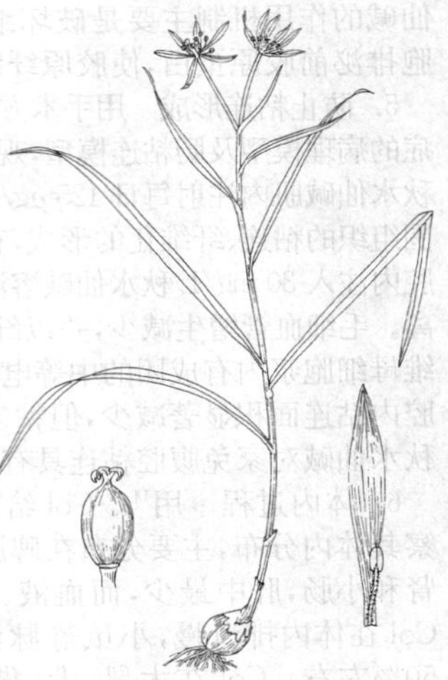

山慈菇

生于山坡草地或松林下。分布于云南、西藏等地。

【采收加工】 7～10月采收,晒干。

【药材】 丽江山慈菇 *Cormus Iphigeniae Indicae* 主产于云南、四川、贵州。

性状 球茎呈不规则短圆锥形,直径0.7～2 cm,高1～1.5 cm;顶端渐尖,基部常呈脐状凹入或平截。表面黄白色或灰黄棕色,光滑,一侧有自基部伸至顶端的纵沟。质坚硬,碎断面角质样或略带粉质,类白色或黄白色。味苦而微麻。

鉴别 (1) 球茎横切面:表皮细胞一列,细胞扁平。其内侧为宽广的薄壁组织,有外韧型维管束,稀疏散在,每束有导管3～7个,环纹或网纹。本品薄壁细胞含淀粉粒,多单粒,呈不规则圆形或半截米形,脐点呈星状或点状,多数淀粉已糊化。

(2) 取本品粉末1 g,加85%乙醇10 ml,在水浴上回流10 min,趁热滤过。取滤液1 ml,置水浴上蒸干,加6 mol/L盐酸溶解,煮沸2～3 min,加三氯化铁试液1～2滴,即显榄绿色,加氯仿数滴,振摇,氯仿层显黄褐色。

【成分】 球茎、茎含生物碱类成分:秋水仙碱(colchicine),角秋水仙碱(cornigerine),β-光秋水仙碱(β-lumicolchicine)及N-甲酰-N-去乙酰秋水仙碱(N-formyl-N-deacetylcolchicine)[1]等多种生物碱。

【药理】 1. 抗痛风作用 秋水仙碱(Col)是针对痛风性关节炎有效的惟一抗炎剂,对急性痛风性关节炎有选择性抑制作用[1]。Col对急、慢性椎间盘综合征有较快的止痛作用,静注Col 1 mg,疼痛缓解,症状、体征也迅速改善[2]。

2. 抗炎作用 Col可明显抑制角叉菜胶所致的炎性水肿,抑制肥大细胞中组胺的分泌,提高白细胞内cAMP的水平,抑制炎症时多核白细胞释放溶酶,抑制多核白细胞和单核细胞的趋化反应及抑制前列腺素和白三烯的合成,并能降低血管通透性,从而有利于减轻组织的炎症反应,减轻组织水肿及减少炎症介质对组织的损伤刺激[2]。Col能和微管蛋白结合,妨碍了有丝分裂中纺锤体的功能并引起粒细胞和其他可移动细胞中原纤维微管解聚和消失。这一作用显然是Col有效作用的基础,即抑制粒细胞移向发炎区,减少粒细胞代谢和吞噬活动[1]。

3. 抗肿瘤作用 Col对多种动物移植性肿瘤都有抑制作用。其抗瘤作用机制是由于它是特异性细胞有丝分裂中期(M期)阻滞剂之故。Col对正常细胞的有丝分裂也同样有选择性阻断作用[3]。

【临床报道】 治疗血管性头痛，神经衰弱，神经衰弱综合征，三叉神经痛 共治 26 例，每次服豆腐果苷 25 mg 或 50 mg，少数加量至每次 75 mg 或 100 mg，日剂量 75～300 mg，每星期复诊 1 次，了解病情变化并调整剂量。连续服用 4 星期(21 例)，少数 5 星期(4 例)，最长 8 星期(1 例)结束。治疗结果：有 8 例(31%)获得基本控制；15 例(58%)好转；3 例(11%)无效。有效率为 89%。以血管性头痛疗效最好[1]。

2317 豆腐渣果根 dòu fǔ zhā guǒ gēn (《云南思茅中草药选》)

【基原】 为山龙眼科山龙眼属植物深绿山龙眼的根。

【原植物】 深绿山龙眼 *Helicia nilagirica* Bedd. [*H. erratica* Hook. f.; *H. erratia* Hook. f. var. *sinica* W. T. Wang]又名：母猪果、山葫芦、苦梨、罗罗果、木札(《云南植物志》)。

乔木，高 5～12 m。树皮灰色。叶互生；叶柄长 1～3.5 cm；叶片倒卵状长圆形、椭圆形或长圆状披针形，长 5～23 cm，宽 2.8～9 cm，先端短渐尖或钝，基部楔形，稍下延，全缘，有时边缘或上半部具疏锯齿。花两性，总状花序腋生或生于小枝已落叶腋部，长 10～24 cm，密被锈色短毛，后渐脱落；花梗常双生，基部贴生；苞片披针形，被柔毛；花被管白色或淡黄色；雄蕊 4，着生于花被片檐部，花药椭圆状；腺体 4，稀 1～2，延长成丝状附属物，在中部以下呈螺旋状弯曲；子房无毛。坚果稍呈扁的球形，直径 2～3.5 cm，顶端具短尖，基部骤狭呈短柄状，绿色。花期 5～8 月，果期 11 月至翌年 7 月。

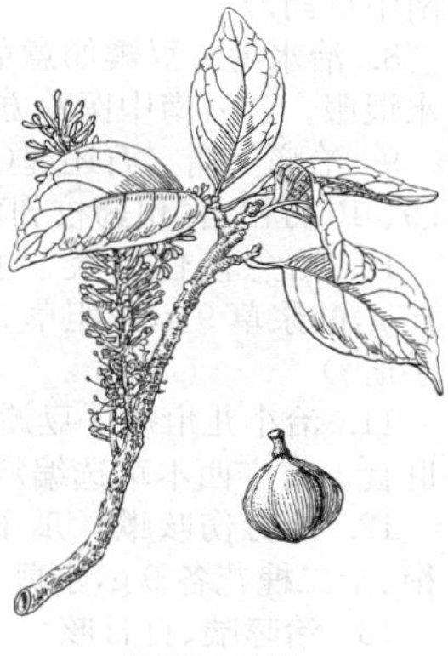

深绿山龙眼

生于海拔 1 000～2 000 m 的山地和山谷常绿阔叶林中。分布于云南。

本植物的果实(豆腐渣果)亦供药用，另设专条。

【采收加工】 11 月至次年 2 月采收，鲜用或晒干。

【药性】 涩，凉。

【功用主治】 收敛，解毒。主治肠炎，腹泻，食物中毒，蕈中毒。

【用法用量】 内服：煎汤，30～60 g。

2318 丽春花 lì chūn huā (《纲目》)

【异名】 赛牡丹、锦被花(《游默斋花谱》)，百般娇、蝴蝶满园春(《花镜》)。

【基原】 为罂粟科罂粟属植物虞美人的全草或花、果实及种子。

【原植物】 虞美人 *Papaver rhoeas* L.

一年或二年生植物，高 30～90 cm。全体被伸展刚毛。茎直立，有分枝。叶互生；下部的叶具柄，上部者无柄；叶片披针形，长 3～15 cm，宽 1～6 cm，羽状分裂，下部全裂，边缘有粗锯齿，两面被淡黄色刚毛。花单朵顶生，颜色鲜艳，梗长 10 cm，未开放前下垂；萼片 2，椭圆形，绿色，长 1～1.8 cm，外被糙毛；花瓣 4，近圆形，长 2～3.5 cm，紫红色，边缘带白色，基部具深紫色的小紫斑；花药长圆形，黄色；子房倒卵圆形，柱头 5～18，辐射状。蒴果阔倒卵形，高 1～2.2 cm，具不明显的肋，孔裂；花盘平扁，边缘圆齿状。种子多数，肾状长圆形。花期 4～5 月，果期5～7 月。

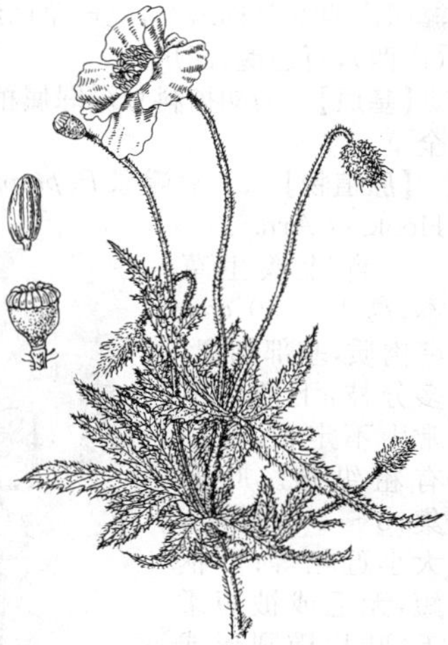

虞美人

我国各地庭园有栽培。

【栽培】 生物学特性 喜温暖湿润、阳光充足的环境条件，耐寒、怕暑热。适宜排水良好、疏松肥沃的砂壤土。忌连作。属深根系植物，不耐移栽，能自播繁衍。

繁殖方法 种子繁殖。北方早春播于温室或阳畦育苗，然后带土移入田间。淮河以南于 9 月下旬直播于露地，冬季盖草保护越冬。东北、西北夏季凉爽的地区，可在 4 月初直接露地撒播，播种地表土保持湿润，下种时因种子很小，需与细砂混合后均匀撒播，萌发适宜温度 20 ℃在此条件下半月可出苗。

田间管理 直播出苗后间苗 2 次，每穴保留 2～3 株，株距 30～40 cm。雨天要及时排水。开花期可根外追肥施过磷酸钙。

【采收加工】 7～10 月采收全草，晒干。果实待蒴果干枯、种子呈褐色时采摘，因成熟期不一致，可分批采收。将蒴果采下，撕开果皮将种子轻轻抖入容器内。放干燥阴凉处保存。

【成分】 全草含生物碱类：黄连碱(coptisine)，四氢黄连碱(tetrahydrocoptisine)[1]，丽春花定碱(rhoeadine)，丽春花宁碱(rhoeagenine)，异丽春花定碱(isorhoeadine)，原阿片碱(protopine)，粉绿罂粟碱(glaudine)，白屈菜红碱(chelerythrine)，血根碱(sanguinarine)，蒂巴因(thebaine)，罂粟红碱(papaverrubine)A、B、D、E，左旋四氢表小檗碱(sinactine)[2]。

花中含有酸性成分：花青素(anthocyanidin)[3]，矢车菊素(cyanidin)[4]，袂康蹄纹天竺苷(mecopelargonin)[5]，对羟基苯甲酸(*p*-hydroxybenzoicacid)，袂康酸(meconic acid)[6]；含生物碱类：丽春花定碱，丽春花宁碱，原阿片碱，蒂巴因，黄连碱[7]。

种子含脂肪油，主要有亚麻酸，油酸，亚油酸[8]。种皮含生物碱类：吗啡(morphine)，那可汀(narcotine)，蒂巴因[9]。

【药理】 抗肿瘤作用 丽春花种子(果实)中之多糖类有抗肿瘤作用，在动物体内试验中，对吉田肉瘤、艾氏腹水瘤有抑制作用，并能延长动物寿命[1]。它对吉田肉瘤细胞之最小有效量在 20 mg/kg 以下[2]。

毒性 全草有毒，果实毒性较大。家畜误食中毒后一般出现狂躁、嗜睡、脉搏加速、呼吸不匀等症状，重则死亡[3]。

【药性】 苦、涩，微寒，有毒。

【功用主治】 止咳，镇痛，止泻。主治咳嗽，偏头痛，腹痛，痢疾。

药》),岩筋草(《峨眉药用植物志》),一柱香、三年草(《文山中草药》),石上开花、石上瓦浆、岩花(《云南中草药》),岩豆瓣(《广西本草选编》),豆瓣草(《红河中草药》),圆叶瓜子菜(广西),石还魂(四川)。

【基原】 为胡椒科豆瓣绿属植物豆瓣绿或毛叶豆瓣绿的全草。

【原植物】 1. 豆瓣绿 *Peperomia tetraphylla* (Forst. f.) Hook. et Arn.

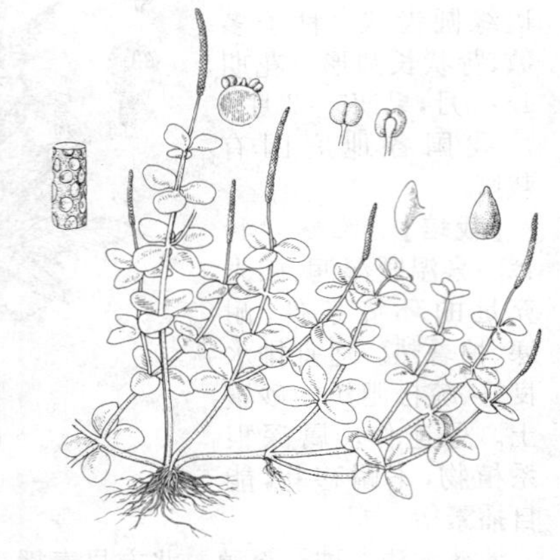

豆 瓣 绿

一年生簇生草本,高 10～30 cm;茎肉质,基部匍匐,多分枝,下部数节常生不定根,节间有粗纵棱。叶密集,3～4 片轮生,大小近相等;叶柄短,无毛或被短柔毛;叶片椭圆形或近圆形,长 9～12 mm,宽 5～9 mm,两端钝或圆,无毛或幼叶被疏柔毛,叶脉 3 条,细弱;叶带肉质,有透明腺点,干时变淡黄色,并显皱纹。穗状花序单生、顶生或腋生,长 2～4.5 cm;总花梗被疏毛或近无毛,而花序轴密被毛;苞片近圆形,有短柄,盾状;花小,两性,无花被,与苞片同生于花序轴凹陷处;雄蕊 2,花丝短,花药近椭圆形;子房卵形,1 室,柱头顶生,近头状,被短柔毛。浆果卵状球形,先端尖。花期 2～4 月及 9～10 月。

生于林下湿地或岩石山与石隙阴湿处,有时生于树干上。分布于福建、广东、广西、海南、四川、贵州、云南、西藏、台湾等地。

2. 毛叶豆瓣绿 *P. tetraphylla* (Forst. f.) Hook. et Arn var. *sinensis* (C. DC.) P. S. Chen et P. C. Zhu

本变种与豆瓣绿不同之点在于植株短小,连花序长 3～5 cm。茎、枝密被硬毛。叶较小,菱状椭圆形,长 6～8 mm,宽 5～6 mm,两面密被硬毛,背面尤甚。花序短,于花期长 7～11 mm,总花梗密被硬毛。花期 4～9 月。

生于溪边石上或树上。分布于贵州、云南。

【采收加工】 7～10 月采收,鲜用或晒干。

【药性】 辛,平。

1.《植物名实图考》:"性寒。"

2.《贵州民间药物》:"性温,味辛。"

3.《广西本草选编》:"味微辛,性平。"

【功用主治】 活血解毒,祛风除湿,化痰止咳。主治风湿筋骨痛,跌打损伤,疮疖肿毒,咽喉炎,口腔炎,痢疾,水泻,宿食不消,小儿疳积,劳伤咳嗽,哮喘,百日咳。

1.《植物名实图考》:"治跌打。"

2.《贵州民间药物》:"治劳伤咳嗽及小儿疳瘦。"

3.《福建药物志》:"治子宫脱垂,无名肿毒。"

4.《全国中草药汇编》:"祛风除湿,止咳祛痰,活血止痛。主治风湿筋骨疼痛,肺结核,支气管炎,哮喘,百日咳,肺脓疡,小儿疳积,痛经;外用治跌打损伤,骨折。"

【用法用量】 内服:煎汤,10～15 g;浸酒或入丸、散。外用:鲜品捣敷或绞汁涂,亦可煎汤熏洗。

【选方】 1. 治风湿筋骨疼痛 每用豆瓣如意根 15 g,泡酒服。(《云南中草药》)

2. 治跌打肿痛,骨折 ①用鲜豆瓣绿草捣烂外敷。(《广西本草选编》)②用豆瓣如意 9 g,水煎或泡酒服。(《云南中草药》)

3. 治疮疖肿毒,无名肿毒 鲜豆瓣绿捣烂,调食盐少许外敷。(《广西本草选编》)

4. 治黄水疮 豆瓣绿 12 g,大野蒜 9 g。生用,共捣烂,包患部。(《曲靖专区中草药手册》)

5. 治中耳炎 鲜豆瓣如意全草捣汁滴耳。(《云南中草药》)

6. 治睑缘炎 一柱香捣烂敷患处,或煎水洗患处,每日 2～3 次。(《文山中草药》)

7. 治痢疾,中暑,乳腺炎 豆瓣如意 9 g。水煎服。(《云南中草药》)

8. 治水泻 豆瓣如意草 9 g(捣细),胡椒 0.9 g,红糖3 g。水煨服。(《云南中医验方》)

9. 治疝气痛 石还魂(全草)30 g,水煎,去渣,煮醪糟服。〔9、10 方出自《川药校刊》1988,(1):40〕

10. 治急慢性肝炎 豆瓣绿 12 g,黄草 12 g,白绿叶 15 g,酸浆草 9 g,龙胆草 9 g。水煎服。(《曲靖专区中草药手册》)

11. 治小儿疳瘦 豆瓣绿研末,每次 1.5 g,蒸猪肝或鸡肝食。(《广西本草选编》)

12. 治劳伤咳嗽 瓜子鹿衔 60 g,泡酒服。或用瓜子鹿衔、十二槐花各 9 g,水煎服。(《贵州民间药物》)

13. 治哮喘、百日咳 一柱香根 9 g。水煎服,日 2 次。

14. 治神经衰弱,失眠 一柱香 9 g,调鸡蛋蒸服,日服 2 次。(13、14 方出自《文山中草药》)

2315 豆腐泔水 dòu fǔ gān shuǐ (《随息居饮食谱》)

【异名】 豆腐泔(《慈航活人书》),腐泔(《纲目拾遗》)。

【基原】 为压榨豆腐时沥下之淡乳白色水液。

【药性】 《纲目拾遗》:"性清凉。"

【功用主治】 通利二便,敛疮解毒。主治大便秘结,小便淋涩,臁疮,鹅掌风,恶疮。

1.《纲目拾遗》:"通便,下痰,通癃闭。""腐沫,即豆腐泔水上结沫是也。治鹅掌癣,生手掌及足掌,层层剥皮,血肉外露。"

2.《随息居饮食谱》:"一味熬成膏,治臁疮甚效。"

【用法用量】 内服:冷服或温服,30～150 ml。外用:煎熬浓稠后涂搽。

2316 豆腐渣果 dòu fǔ zhā guǒ (《云南思茅中草药选》)

【异名】 豆腐果〔《中草药》1984,15(10):1〕

【基原】 为山龙眼科山龙眼属植物深绿山龙眼 *Helicia nilagirica* Bedd. 的果实。

【原植物】 参见"豆腐渣果根"条。

【采收加工】 11 月至次年 7 月,果实成熟时采收,晒干。

【成分】 含豆腐果苷(helicid)[1]。

【功用主治】 止痛,安神。主治头痛,失眠。

【用法用量】 提取豆腐果苷,制成片剂。内服:25～75 mg。

5. 治大便下血　荸荠一斤或半斤，豆腐浆不冲水者一大碗。将腐浆炖极热，捣荸荠汁，趁热冲入饮之。（4～6方出自《纲目拾遗》）

6. 治血崩　生豆腐浆一碗，生韭菜汁半碗入浆内。空心服一二次。（《纲目拾遗》引《不药良方》）

7. 治脚气肿痛，难走者　热豆腐浆加松香末。捣匀敷。（《纲目拾遗》）

2311 豆腐渣 dòu fǔ zhā（《纲目拾遗》）

【异名】　雪花菜（《慈航活人书》）。

【基原】　为制豆腐时，滤去浆汁后所剩下的渣滓。

【功用主治】　《纲目拾遗》："治一切恶疮，无名肿毒，大便下血。"

【用法用量】　内服：炒黄，清茶调服，9～15 g。外用：涂敷。

【选方】　1. 治大便下血　不见水豆腐渣炒黄，清茶调服。

2. 治一切恶疮，无名肿毒　用豆腐渣，在砂锅内焙热，看红肿处大小，量作饼子贴上，冷即更换，以愈为度。（1、2方《纲目拾遗》引《不药良方》）

3. 治臁疮、裙边疮烂臭起沿　生豆腐渣捏成饼，如疮大小，先用清茶洗净，绢帛拭干，然后贴上，以帛缠之，一日一换，其疮渐小，肉渐平。（《养素园传信方》）

4. 治脚上皮蛀生水孔而皮湿烂者　豆腐渣贴三日即愈，不要落生水。（《纲目拾遗》引《不药良方》）

2312 豆瓣七 dòu bàn qī（《云南药用植物名录》）

【异名】　鱼公草、青鱼胆（《植物名实图考》），冷青草（《台湾药用植物志》），石寒公（《广西药用植物名录》）。

【基原】　为荨麻科楼梯草属植物狭叶楼梯草的全草。

【原植物】　狭叶楼梯草 *Elatostema lineolatum* Wight var. *majus* Thw.

多年生草本，高达40 cm。茎上部密生短伏毛，分枝。单叶互生；无柄；托叶钻形；叶片斜狭倒卵形或狭椭圆形，长5～11 cm，宽1.5～3.5 cm，先端长渐尖，基部斜楔形，边缘在中部以上疏生牙齿，上面疏生短柔毛或无毛，钟乳体条形，下面沿脉有紧贴的柔毛。雌雄同株或异株；雄花序托圆形，边缘波状；苞片多数，匙形，边缘生纤毛；雄花有长梗，雄蕊4；雌花序较小，近球形。瘦果小，卵形。花期4～12月。

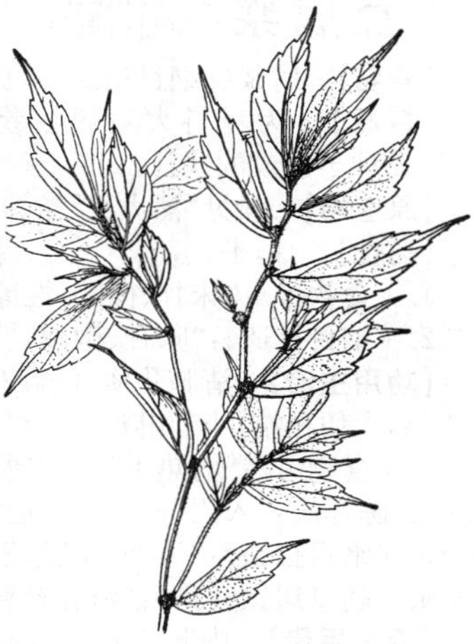

狭叶楼梯草

生于中海拔林谷中的岩石上。分布于福建、广东、广西、海南、云南、台湾等地。

【采收加工】　7～10月采收，鲜用或晒干。

【药性】　苦，寒。

1.《植物名实图考》："性寒。"

2.《云南中草药》："苦，寒。"

【功用主治】　活血通络，消肿止痛，清热解毒。主治风湿痹痛，跌打损伤，骨折，外伤出血，痈疽肿痛。

1.《植物名实图考》："通肢节，止痛，行血。"

2.《云南中草药》："消炎，接骨。主治痈疽，骨折。"

3.《台湾药用植物志》："茎叶捣烂，敷刀伤及打仆伤。"

【用法用量】　内服：煎汤，6～15 g。外用：鲜品捣敷；或干品研末调敷。

2313 豆瓣香 dòu bàn xiāng（《全国中草药汇编》）

【异名】　千年矮、豆瓣叶（《云南药用植物名录》）。

【基原】　为木犀科木犀属植物山桂花的叶及茎皮。

【原植物】　山桂花 *Osmanthus delavayi* Franch.［*Siphonosmanthus delavayi*（Franch.）Stapf］又名：管花木犀（《云南种子植物名录》）。

常绿灌木，高达5 m。小枝灰褐色，密被柔毛。叶对生；叶柄长2～3 mm，被柔毛，或至少幼时被柔毛；叶片厚革质，长圆形、宽椭圆形或宽卵形，长1～2.5 cm，宽1～1.5 cm，先端锐尖至钝，具小尖头，基部宽楔形，叶缘具锐尖锯齿，腺点在两面呈小针孔状凹点或小针尖状突起，沿上面中脉被柔毛。花序簇生于叶腋或小枝顶端，每腋内具4～8朵花；苞片宽卵形，先端锐尖，边缘具睫毛，通常早落；花芳香；花萼长2～4 mm，裂片与萼管几等长，具睫毛；花冠白色，花冠管长6～10 mm，裂片长4～6 mm；雄蕊着生于花冠管中部，药隔延伸成一明显小尖头；雌蕊长3～4 mm，柱头明显2裂。果椭圆状卵形，长1～1.2 cm，呈蓝黑色。花期4～5月，果期9～11月。

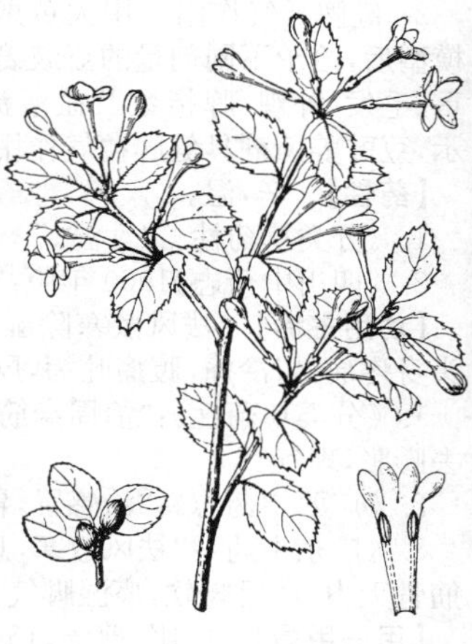

山桂花

生于山地杂木林或灌丛中。分布于四川、贵州、云南。

【采收加工】　5～11月采收，鲜用或晒干。

【药性】　甘、苦，平。

【功用主治】　清热消炎，止血生肌。主治慢性气管炎；外用治骨折，外伤出血，扭伤疼痛等。

【用法用量】　内服：煎汤，6～10 g。外用：捣敷或研末撒。

【选方】　1. 治骨折　豆瓣香鲜皮、叶适量，捣烂。复位后，外包于骨折患处，3～5 d换药1次。

2. 治外伤出血，扭伤疼痛等　豆瓣香研末外用或捣烂外敷。

2314 豆瓣绿 dòu bàn lǜ（《植物名实图考》）

【异名】　豆瓣鹿衔草（《植物名实图考》），豆瓣如意草（《昆明药用植物调查报告》），瓜子鹿衔、瓜子细辛（《贵州草

《常用中草药手册》)，山苍子根(《江西草药》)。

【基原】 为樟科木姜子属植物山鸡椒 *Litsea cubeba* (Lour.) Pers. 的根。

【原植物】 参见"澄茄子"条。

【采收加工】 9～10月采挖，晒干。

【药材】 豆豉姜 *Radix Litseae Cubebae* 产于广东、广西、四川等地。

性状 根圆锥形。表面棕色，有皱纹及颗粒状突起。质轻泡，易折断，断面灰褐色，横切面有小孔(导管)。气香，味辛辣。

【成分】 根皮含挥发油 0.2%～1.2%，内含柠檬醛(citral)约 10%，香茅醛(citronellal) 8%～12%，芳樟醇(linalool)及其酯类等[1]，异胡薄荷醇(isopulegol)[2]。根还含胡萝卜苷(daucosterol)[3]，山鸡椒醇(cubebaol)[4]。

【药理】 1. 抗血栓及对微循环的影响 给兔静注山鸡椒根(豆豉姜)注射液 2 g/kg，能显著抑制血栓形成，抑制率为 57.56%[1,2]。

2. 健脾益气作用 用大黄煎剂小鼠腹腔注射造成脾虚模型后，给予不同剂量的豆豉姜煎剂，观察其对脾虚小鼠体重、毛发、外观、脾指数及血液流变学方面的影响，结果显示，豆豉姜煎剂具健脾益气作用[3]。

【药性】 辛，温。

1.《分类草药性》："性温。"

2.《四川中药志》1960 年版："性温，味辛辣，无毒。"

【功用主治】 祛风散寒除湿，理气通络止痛。主治感冒头身疼痛，胃冷痛，腹痛吐泻，风湿痹痛，跌打损伤。

1.《分类草药性》："治周身筋骨疼痛，发表，散风寒痧子，去膨胀，理气。"

2.《广西中药志》："治感冒，胃痛，风湿等症。"

3.《广东中药》："祛风散寒，息肝风，消肿。治风湿痹痛，筋骨无力，产后脚软，痰湿脚气。"

【用法用量】 内服：煎汤，15～30 g，鲜品 15～60 g；或炖服；或泡酒服。外用：煎水洗。

【选方】 1. 治外感风寒，头痛身痛 木姜子根 30 g，翻天印 6 g，阎王刺根 15 g。水煎服。(《四川中药志》1982 年版)

2. 治风湿骨痛，感冒头痛，营养性水肿，肋间神经痛，荨麻疹 (豆豉姜)根、茎 15～30 g，水煎服。(广州空军《常用中草药手册》)

3. 治胃冷痛 (豆豉姜)干根 15～30 g，大枣 15 g。水煎服。(《福建中草药》)

4. 治冷气痛、胸口痛 木姜子根、茴香虫(阴阳瓦上烘干)。研末，泡酒服。(《四川中药志》1960 年版)

5. 治劳倦乏力 (豆豉姜)干根 30～60 g，或加墨鱼 1 个。水炖服。

6. 治伤暑腹痛吐泻 (豆豉姜)干根 12～15 g。研如粗末，加食盐少许，开水冲服。

7. 治跌打损伤 (豆豉姜)干根 15～30 g。水煎调酒服。(5～7 方出自《福建中草药》)

8. 治偏头痛牵引牙痛 木姜子鲜根 30～60 g。煮糯米饭吃。(《恩施中草药手册》)

【临床报道】 治疗脑血栓形成 用 200%山鸡椒(根)注射液 5 ml，肌内注射；每日 2 次，20 d 为 1 个疗程；或用山鸡椒注射液 20 ml，加等量 10%葡萄糖液静脉注射，每日 1 次，20 d 为 1 个疗程。治疗脑血栓 118 例，有效率为 92.37%，治愈率为 53.38%，平均住院日数为 28.21 d，对轻症患者较重症患者治愈率为高。本剂能扩张脑血管，增加血流量，对血小板有明显解聚作用，未见任何副作用，对肝、肾功能及造血系统均未发现任何不良影响[1]。

2308 豆蔻花 dòu kòu huā (《饮片新参》)

【基原】 为姜科豆蔻属植物白豆蔻 *Amomum cardamomum* L. 的花。

【原植物】 参见"白豆蔻"条。

【采收加工】 夏季采，晒干。

【药性】 辛，平。

【功用主治】 开胃理气，止呕，宽闷胀。

【用法用量】 内服，煎汤，1.5～4.5 g。

2309 豆腐皮 dòu fǔ pí (《纲目》)

【异名】 豆腐衣(《刘羽仪经验方》)。

【基原】 为豆腐浆煮沸后，浆面所凝结之薄膜。

【原植物】 参见"黑大豆"条。

【药性】 甘、淡，平。

1.《医林纂要》："甘、淡。"

2.《纲目拾遗》："味甘，性平。"

【功用主治】 1.《医林纂要》："清肺热，止咳，消痰。"

2.《纲目拾遗》："养胃，滑胎，解毒。"

【用法用量】 内服：嚼食，适量；或烧存性研末。外用：烧存性，调搽。

【选方】 1. 治冷嗽 干豆腐衣烧灰存性为末，热陈酒调下。吃四五十张即愈。(《纲目拾遗》引《刘羽仪经验方》)

2. 治小儿遍身起罗网蜘蛛疮，瘙痒难忍 豆腐皮烧存性，香油调搽。(《体仁汇编》)

3. 治劳及自汗 豆腐皮，每食一张，用热黑豆浆送下。(《回生集》)

2310 豆腐浆 dòu fǔ jiāng (《纲目拾遗》)

【异名】 腐浆(《纲目拾遗》)，豆浆(《秘方集验》)。

【基原】 为豆科大豆属植物大豆 *Glycine max* (L.) Merr. 种子制成的浆汁。

【原植物】 参见"黑大豆"条。

【药性】 甘，平。

1.《食物考》："味甘，微苦，性凉。"

2.《纲目拾遗》："味甘，微咸，性平。"

【功用主治】 清肺化痰，润燥利尿。主治虚劳咳嗽，痰火哮喘，大便秘结，小便淋浊。

1.《食物考》："清热下气，利便通肠，止淋浊。"

2. 陈廷庆："入阴分。泻火，通淋浊。"(引自《纲目拾遗》)

3.《纲目拾遗》："清咽，祛腻，解盐卤毒。"

4.《随息居饮食谱》："清肺补胃，润燥化痰。"

【用法用量】 内服：50～250 ml。

【选方】 1. 治虚羸 腐浆煮粥食。(《纲目拾遗》甜浆粥)

2. 宁嗽补血 豆腐浆，五更冲鸡蛋，白糖点服。(《纲目拾遗》)

3. 治痰火吼喘 饴糖二两，豆腐浆一碗，煮化顿服。(《仙拈集》)

4. 治淋症 用六一散冲腐浆食。

8～12 h内即有蛔虫排出；24 h腹痛好转，腹部索状肿块亦渐消失；48 h腹痛消失，腹部索状肿块消失。服后除大便次数增加外，无其他副作用[4]。此外，又有用胃管注入或口服食用豆油 50 ml，上、下午各 1 次，治疗手术后 24～48 h 明显腹胀、未排气排便、肠音弱少者 277 例，结果有效率 92.2%，优于腹部热敷[5]。

2304 豆黄 dòu huáng（《食疗本草》）

【异名】 大豆黄（《千金方》）。

【基原】 为豆科大豆属植物大豆 *Glycine max*（L.）Merr. 的黑色种子经蒸罨加工而成。

【原植物】 参见"黑大豆"条。

【药性】 《纲目》："甘，温，无毒。"

【功用主治】 祛风除湿，健脾益气。主治湿痹，关节疼痛，脾虚食少，阴囊湿痒。

1.《食疗本草》："主湿痹，膝痛，五脏不足气，胃气结积，益气润肌肤。末之，收成炼猪膏为丸，服之能肥健人。"

2.《纲目》："生嚼涂阴痒汗出。"

【用法用量】 内服：煎汤，6～15 g；或研末。外用：研末调敷。

【选方】 1. 治脾气弱，不下食，饵此以当食　大豆黄二升，大麻子三升（熬令香）。上二味，治下筛。饮和服一合，日四五，任情多少。（《千金方》麻豆散）

2. 治跌打、头眼青肿　大豆黄末，和敷之。（《千金方》）

2305 豆腐 dòu fǔ（《本草图经》）

【基原】 为豆科大豆属植物大豆 *Glycine max*（L.）Merr. 种子的加工制成品。

【原植物】 参见"黑大豆"条。

【药性】 甘，凉。归脾、胃、大肠经。

1.《本草图经》："寒。"

2. 宁源《食鉴本草》："甘，平。"

3.《纲目》："甘、咸，寒，有小毒。"

4.《本草求真》："入脾、胃、大肠。"

5.《随息居饮食谱》："甘，凉。"

【功用主治】 清热解毒，生津润燥，和中益气。主治目赤肿痛，肺热咳嗽，消渴，休息痢，脾虚腹胀。

1. 宁源《食鉴本草》："宽中益气，和脾胃，下大肠浊气，消胀满。"

2.《纲目》："清热散血。"

3.《医林纂要》："清肺热，止咳，消痰。"

4.《本草求真》："治胃火冲击，内热郁蒸，症见消渴、胀满。并治赤眼肿痛。"

5.《本草求原》："解硫黄毒。"

6.《随息居饮食谱》："清热，润燥，生津，解毒，补中，宽肠，降浊。"

【用法用量】 内服：煮食，适量。外用：切片敷贴。

【选方】 1. 治赤眼肿痛　黑神散、消风散等分，白汤调，食后睡时服。仍用豆腐切片敷其上，盐就者可用，酸浆者不可用。（《证治要诀类方》）

2. 治咸哮，痰火吼喘（包括急性支气管哮喘等）　豆腐 1 碗，饴糖 60 g，生萝卜汁半酒杯。混和煮一沸。每日 2 次分服。（《食物中药与便方》）

【各家论述】 1. 姚可成《食物本草》："凡人初到地方，水土不服，先食豆腐，则渐渐调妥。"

2.《本草求真》："豆腐经豆磨烂，加以石膏或卤汁而成，其性非温。故书皆载味甘而咸，气寒微毒，且谓寒能动气。至云能和脾胃，止是火去热除以后安和之语，并非里虚无热、无火温补之谓也。"

2306 豆豉草 dòu chǐ cǎo（《全国中草药汇编》）

【异名】 通经草、岩参、蛇头细辛（《云南中草药》），疳积药（《全国中草药汇编》），小蜘蛛香（《贵州中草药名录》）。

【基原】 为败酱科缬草属植物长序缬草的根或全草。

【原植物】 长序缬草 *Valeriana hardwickii* Wall.

大草本，高达 1.5 m。根状茎块柱状，上部斜升；茎较粗壮，中空。基生叶 3～7 羽状全裂或浅裂；叶柄长约 6 cm；中裂片较大，卵形或卵状披针形，长 3.5～7 cm，宽 1.5～3 cm，先端长渐尖，基部近圆形，边缘具齿或全缘，两侧裂片依次稍小，疏离；轴粗壮有窄翅；茎生叶与基生叶相似，上部叶渐小，柄渐短；全部叶多少被短毛。圆锥花序顶生或腋生；苞片线状钻形；小苞片三角状卵形，全缘或具钝齿；花小，白色；花冠漏斗状扩张，裂片 5；雄蕊 3，稍伸出；子房下位，卵形，多少具白毛。成熟果序长 50～70 cm。瘦果卵形，先端常有羽状冠毛。花期 6～8 月，果期 7～10 月。

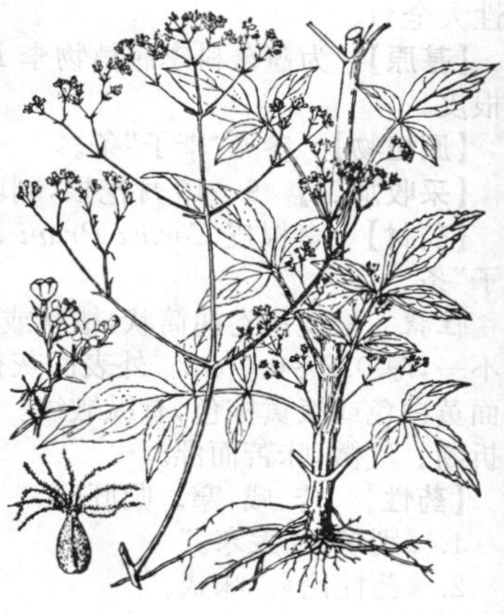

长序缬草

生于海拔 2 000～3 500 m 的高山溪流附近，山坡林下及密林边缘。分布于西南及江西、湖北、湖南、广东、广西、西藏等地。

【采收加工】 7～10 月采收，晒干。

【药性】 辛、甘，平。

1.《云南中草药》："甘、淡、辛，平。"

2.《全国中草药汇编》："辛、甘，温。"

【功用主治】 活血调经，祛风利湿，健脾消积。主治月经不调，痛经，经闭，风湿痹痛，跌打肿痛，小便不利，小儿疳积，脉管炎。

1.《云南中草药》："通经活络，除湿利尿。主治风湿性关节炎，腹痛，月经不调，闭经，小便不利，脉管炎。"

2.《全国中草药汇编》："活血调经，散瘀止痛，健脾消积。主治月经不调，痛经，闭经，血栓闭塞性脉管炎，跌打肿痛，腰痛，风湿骨痛，小儿疳积，神经衰弱；外用治身痒。"

【用法用量】 内服：煎汤，10～15 g；或浸酒。外用：煎汤洗。

【宜忌】《云南中草药》："孕妇忌用。"

2307 豆豉姜 dòu chǐ jiāng（《南宁市药物志》）

【异名】 木浆子根（《分类草药性》），澄茄根、木姜子根（《四川中药志》），过山香（《广东中药》），满山香（广州空军

2.《四川中药志》1960年版:"脾弱便溏、肾虚遗精及孕妇忌用。"

【选方】 1. 治鼓胀 (李)子中人(仁)研,和面作饼子,空腹食之。(《食疗本草》)

2. 治面皯黑子 李核中人(仁)去皮,细研,以鸡子白和如稀饧涂,至晚每以淡浆洗之后,涂胡粉,不过五六日有效。慎风。(《海上集验方》)

3. 治蝎子虿痛 苦李仁,捣涂良。(《纲目》引《养生必用方》)

2302 李根皮 lǐ gēn pí (《别录》)

【异名】 甘李根白皮(《金匮要略》),李根白皮(《本草药性大全》)。

【基原】 为蔷薇科李属植物李 *Prunus salicina* Lindl. 的根皮。

【原植物】 参见"李子"条。

【采收加工】 9~10月挖根,剥取根皮,晒干。

【药材】 李根皮 *Cortex Pruni Salicinae* 产地参见"李子"条。

性状 根皮呈卷曲筒状,槽状或不规则块片状,长短宽窄不一,厚0.2~0.5 cm。外表面灰褐色或黑褐色栓皮;内表面黄白色或淡黄棕色,有纵皱纹。体轻,质韧,纤维性强,难折断。气微,味苦而涩。

【药性】 苦、咸,寒。归肝经。

1.《别录》:"大寒。"

2.《药性论》:"味咸。"

3.《日华子》:"凉,无毒。"

4.《滇南本草》:"性寒,味苦涩。"

5.《长沙药解》:"入足厥阴肝经。"

【功用主治】 清热,下气,解毒。主治气逆奔豚,湿热痢疾,赤白带下,消渴,脚气,丹毒,疮痈。

1.《吴普本草》:"治疮。"

2.《别录》:"主消渴,止心烦、逆奔气。"

3.《本草经集注》:"水煎含之,疗齿痛佳。"

4.《药性论》:"治脚下气,主热毒,烦躁。"

5.《食疗本草》:"主女人卒赤白下。"

6.《宝庆本草折衷》:"主赤白痢。"

7.《纲目》:"治小儿暴热,解丹毒。"

8. 姚可成《食物本草》:"治喉痹。"

9.《福建药物志》:"清热降逆。主治呃逆、阴疽。"

【用法用量】 内服:煎汤,3~9 g。外用:煎汁含漱或磨汁涂。

【选方】 1. 治奔豚气上冲胸,腹痛,往来寒热 甘草、芎䓖、当归各二两,半夏四两,黄芩二两,生葛五两,芍药二两,生姜四两,甘李根白皮一升。上九味,以水二斗,煮取五升,温服一升,日三,夜一服。(《金匮要略》奔豚汤)

2. 治咽喉卒塞 以皂角末吹鼻取嚏,仍以李树近根皮,磨水涂喉外。(《纲目》引《菽园杂记》)

3. 治小儿疳积 李根皮9 g,水煎服。(《浙江药用植物志》)

4. 治早期血吸虫病 李根皮120 g,水煎服,日服3次。服满500 g,以后日服2次,每次只用60 g,连服4~5 d。(《湖南药物志》)

5. 治牙齿痛 鲜李根取白皮细切,水煎浓汁半碗,漱口,含之良久吐出,又含。(《古今医统》)

【各家论述】 1.《纲目》:"李根白皮刮去皱皮,炙黄入药用。《别录》不言用何等李根,亦不言其味,但《药性论》云入药用苦李根皮,味咸,而张仲景治奔豚汤中用甘李根白皮,则甘、苦二种皆可用欤?"

2.《本经逢原》:"《药性论》云入药用苦李根皮,而仲景治奔豚气贲豚汤用甘李根白皮,时珍疑为二种,不知仲景言甘,是言李之甘,《药性》言苦,是言根之苦,但宜用紫李根皮则入厥阴血分,若黄李根则入阳明气分矣。《别录》治消渴奔豚,大明治赤白痢下,《千金》烧存性敷小儿丹毒,甄权治消渴脚气,孟诜治赤白带下,皆取苦咸降逆气也。"

2303 豆油 dòu yóu (《纲目》)

【基原】 为豆科大豆属植物大豆 *Glycine max* (L.) Merr. 的种子所榨取之脂肪油。

【原植物】 参见"黑大豆"条。

【药材】 豆油 *Oleum Glycini* 主产于东北、华北。

性状 为黄棕色或淡黄色半透明的液体,油滑腻。气清香,加热时更明显。

在纯乙醇中微溶,与乙醚、氯仿、石油醚能任意混合。相对密度为0.918~0.930。折光率为1.473~1.478。碘价为130~138。皂化价为190~195。酸价不大于3。

【成分】 豆油的脂肪酸中,饱和的脂肪酸一般在10%左右,余为不饱和脂肪酸。前者主要是硬脂酸(stearic acid)和棕榈酸(palmitic acid),后者主要是亚油酸(linoleic acid),油酸(oleic acid)和亚麻酸(linolenic acid)[1~4]。其余成分1.5%~2.5%,主要为磷脂[5]。

豆油的甾醇含量为0.38%~0.53%,其中有β-谷甾醇(β-sitosterol),豆甾醇(stigmasterol)和菜油甾醇(campesterol)[6,7],另含β-胡萝卜素(β-carotene)0.04~0.2 mg%[8],维生素E(即生育酚,tocopherol)90~110 mg%,环木菠萝烯醇(cycloartenol)和角鲨烯(squalene)[9]。

【药性】 辛、甘,温。

1.《纲目》:"辛、甘,热,微毒。"

2.《随息居饮食谱》:"甘、辛,温。"

【功用主治】 润肠,驱虫。主治大便秘结,肠道梗阻。

1.《纲目》:"涂疮疥,解发脂。"

2.《食物考》:"肥滑调食,厚胃益气,润肠解结。"

3.《随息居饮食谱》:"润燥,解毒,杀虫。"

【用法用量】 内服:炖温,15~30 g。外用:涂搽;或调他药敷。

【临床报道】 治疗肠梗阻 先以胃肠减压管抽尽胃内容物,然后将恒温豆油经胃管注入或口服。剂量:1~2岁60~80 ml,2~5岁80~100 ml,5~10岁100~150 ml,10岁以上150~200 ml。同时配合腹部热敷,必要时输液,纠正水电解质失衡及控制感染。如经4~6 h疗效不显著,可再给豆油1~2次。在用豆油后2~4 h各用高渗盐水或肥皂水行低压灌肠1次。一般使用1~2次后即显效果,否则即使多次使用亦未必有效。在使用豆油后经24~36 h尚无肯定疗效或病情加重时,即应考虑手术治疗。治疗急性肠梗阻(包括粘连性、蛔虫性及绞窄性)共130例,痊愈者98例,其中1次即获成功者84例,2次者11例,3次者3例;无效而采用手术治疗者共32例。豆油疗法对于粘连性及蛔虫性肠梗阻疗效最好,成功的98例中有78例属此类型;但对于绞窄性肠梗阻多属无效。32例无效病例中,有24例属于此类[1~3]。另有用豆油60 ml,加入藕粉适量调成糊状,每日3次分服,治疗蛔虫性肠梗阻12例,服药后

1.《药性论》:“止消渴。”
2.《日华子》:“主赤白痢。”
3.《滇南本草》:“治膏淋癃闭,马口疼痛。”
4.《重庆草药》:“清火,解毒。用于热淋、血痢、牙痛。”
5.《福建药物志》:“清热降逆,主治喉痹塞、呃逆、阴疽。”

【用法用量】 内服:煎汤,6～15 g。外用:烧存性研末调敷。

【选方】 1. 治小儿尿灶丹,初从两股起,及脐间走入阴头皆赤色者　烧李根为灰,以田中流水和傅之。(《千金方》)

2. 治口疳疮　山李子根、蔷薇根各细锉五升,以水五升煎半日已来。取汁,于银器中盛,以重汤煮。如无银器,铜器亦得,看稀稠得所,即于磁器内盛,每取少许,含咽之。(《圣惠方》)

3. 治腿头阴疽(髋关节部位)　桃、李各鲜根适量,红糖少许,捣烂敷患处。

4. 治周身酸痛,举步无力,精神困倦　李根 10 g,配千日红、通关藤,水煎服。(《西双版纳傣药志》)

5. 治呃逆　李鲜根 60 g,冬蜜 30 g。水煎服。(《福建药物志》)

2298 李子花 lǐ zi huā (姚可成《食物本草》)

【基原】 为蔷薇科李属植物李 *Prunus salicina* Lindl. 的花。

【原植物】 参见“李子”条。

【采收加工】 4～5 月间花盛开时采摘,晒干。

【药性】 《纲目》:“苦,香,无毒。”

【功用主治】 《纲目》:“令人面泽,去粉滓䵟黯。”

【用法用量】 外用:6～18 g,研末敷。

2299 李树叶 lǐ shù yè (《日华子》)

【异名】 李叶(《千金方》)。

【基原】 为蔷薇科李属植物李 *Prunus salicina* Lindl. 的叶。

【原植物】 参见“李子”条。

【采收加工】 7～10 月采叶,鲜用或晒干。

【药材】 李树叶 *Folium Pruni Salicinae*　产地参见“李子”条。

性状　叶大多皱缩,有的破碎。完整叶片呈椭圆状披针形或椭圆状倒卵形,长 6～10 cm,宽 3～4 cm,边缘有细钝的重锯齿,上下两面均为棕绿色,上面中脉疏生长毛,下面脉间簇生柔毛。叶柄长 1～2 cm,上有数个腺点。质脆易碎,气微,味淡。

【成分】 李树叶含绿原酸(chlorogenic acid)[1]。含黄酮类:木犀草素-7-O-葡萄糖苷(luteolin-7-O-glucoside),洋槐苷(robinin),槲皮素(quercetin),芸香苷(rutin),槲皮素-3,7-O-二葡萄糖苷(quercetin-3,7-O-diglucoside)[2]。

【药性】 甘,酸,平。
1.《日华子》:“平,无毒。”
2.《纲目》:“甘、酸、平。”

【功用主治】 清热,解毒。主治壮热,惊痫,肿毒溃烂。
1.《日华子》:“治小儿壮热,痁疾,惊痫。”
2.《滇南本草》:“治金疮,水肿。”

【用法用量】 内服:煎汤,10～15 g。外用:煎汤洗浴;或捣敷;或捣汁涂。

【选方】 1. 治少小身热　李叶无多少,㕮咀,以水煮,去滓,浴儿。

2. 治恶刺　李叶、枣叶捣绞取汁,点之。(1、2 方出自《千金方》)

3. 治肿毒溃烂　李叶捣烂敷。(《湖南药物志》)

2300 李树胶 lǐ shù jiāo (《纲目》)

【基原】 为蔷薇科李属植物李 *Prunus salicina* Lindl. 的树脂。

【原植物】 参见“李子”条。

【采收加工】 在李树生长繁茂季节,采收树干上分泌的胶质,晒干。

【药性】 《纲目》:“苦,寒,无毒。”

【功用主治】 清热,透疹,退翳。主治麻疹透发不畅,目生翳障。

《纲目》:“治目翳,定痛消肿。”

【用法用量】 内服:煎汤,15～30 g。

【选方】 1. 透发麻疹　李树胶 15 g,煎汤,每日服 2 次,每次半茶盅。(徐州《单方验方新医疗法选编》)

2. 治小儿麻疹腹痛　李子树溢出的胶汁,3～5 岁每次 0.2～0.5 g,用开水冲化服之;若服 1 次无效,可隔 2 h 后再服等量 1 次。〔《山东医刊》1962,(12):封底〕

2301 李核仁 lǐ hé rén (《吴普本草》)

【异名】 李仁、李子仁、小李仁(《四川中药志》)。

【基原】 为蔷薇科李属植物李 *Prunus salicina* Lindl. 的种子。

【原植物】 参见“李子”条。

【采收加工】 7～8 月果实成熟时采摘,除去果肉收果核,洗净,破核取仁,晒干。

【炮制】 取原药材,除去杂质,用时捣碎。

饮片性状　参见“药材”项。

贮干燥容器内,置阴凉通风处。

【药性】 苦,平。归肝、大肠经。
1.《别录》:“味苦,平,无毒。”
2.《本草药性大全》:“味苦,气平。降也,阴中阳也。”
3.《本草求原》:“入肝。”
4.《四川中药志》1960 年版:“入胃、脾、大肠经。”

【功用主治】 祛瘀,利水,润肠。主治血瘀疼痛,跌打损伤,水肿鼓胀,脚气,肠燥便秘。
1.《别录》:“主僵仆跻,瘀血骨痛。”
2.《药性论》:“治女子小腹肿满,主踒折骨痛肉伤,利小肠,下水气,除肿满。”
3.《食疗本草》:“主䐜胀。”
4. 姚可成《食物本草》:“治蝎子咬。”
5.《本草求原》:“清血海中风气,令人有子。其性散结,解硫黄、白石英、附子毒。”
6.《四川中药志》1960 年版:“活血祛瘀,润燥滑肠。治跌打损伤,瘀血作痛,痰饮咳嗽,脚气,大便秘结。”
7.《天目山药用植物志》:“治水气浮肿。”

【用法用量】 内服:煎汤,3～9 g。外用:研末调敷。

【宜忌】 脾虚便溏、肾虚遗精、孕妇禁服。
1.《本草元命苞》:“和蜜同食,损五脏,浆水合饵作霍乱。”

有光泽。叶互生,叶柄近顶端有2～3腺体;叶片长方倒卵形或椭圆倒卵形,先端短骤尖或渐尖,基部楔形,边缘有细密浅圆钝重锯齿。花两性;通常3朵簇生;萼筒杯状,萼片及花瓣均为5;花瓣白色;雄蕊多数,排成不规则2轮;雌蕊1,柱头盘状,心皮1,与萼筒分离。核果球形或卵球形,直径3.5～5 cm,栽培品种可达7 cm,先端常稍急尖,基部凹陷,绿、黄或带紫红色,有光泽,被蜡粉;核卵圆形或长圆形,有细皱纹。花期4～5月,果期7～8月。

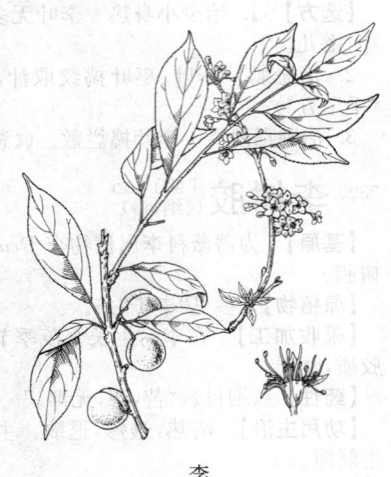

李

生于海拔400～2 600 m的山沟路旁或灌木林内。为栽培果树。除内蒙古、新疆、西藏外,全国各地多有分布和栽培。

本植物的根(李根)、根皮(李根皮)、树脂(李树胶)、叶(李树叶)、花(李子花)、种子(李核仁)亦供药用,另设专条。

【栽培】 生物学特性 对气候的适应性强,只要土层较深,有一定的肥力,不论何种土质都可以栽种。对空气和土壤湿度要求较高,极不耐积水,果园排水不良,常致使烂根,生长不良或易发生各种病害。宜选择土质疏松、土壤透气和排水良好,土层较深和地下水位较低的地方建园。

繁殖方法 嫁接繁殖。常用的砧木有毛桃和李砧。芽接一般在7月中旬至9月,枝接宜于冬季或早春萌芽前进行。苗木质量对定植以后的生长状况关系极大,注意选择壮苗栽培才能早结丰产。为便于田间操作,可采用宽行密株的栽植方式,在立地条件好的果园,可用4 m×6 m的行株距,在立地条件差的果园可用3 m×5 m的行株距。

田间管理 扩坑改土,深翻施重肥。追肥应以勤施薄施、梢期多施为原则。肥料要先稀后浓,用量随树体扩大而增加,注意整形控梢,培养丰产树型,夏剪主要将徒长枝进行摘心或短剪,并疏剪从主干、主枝萌发出来的徒长枝,冬剪主要是剪去枯枝、病虫枝、下垂拖地枝。

病虫害防治 炭疽病,早春发芽前喷5度的石硫合剂,或喷1∶1∶100的波尔多液。流胶病,为害干、枝树皮,夏、秋季对已感病的树用800倍代森铵或800倍托布津喷射,并刮除病部。蚜虫,为害新梢,可用烟叶浸出液,连续喷洒2～3次,每隔7～10 d喷洒1次。

【采收加工】 7～8月果实成熟时采摘,鲜用。

【药材】 李子 *Fructus Pruni Salicinae* 产于甘肃、四川、云南、贵州、广东、广西、河南、河北等地。

性状 果实呈球状卵形,直径2～4 cm,先端微尖,基部凹陷,一侧有深沟,表面黄棕色或棕色。果肉较厚,果核扁平长椭圆形,长6～10 mm,宽4～7 mm,厚约2 mm,褐黄色,有明显纵向皱纹。气微、味酸、微甜。

【成分】 果实含赤霉素A_{32}(gibberellin A_{32})[1]。还含胡萝卜类色素,如β-胡萝卜素(β-carcotene),隐黄质(cryptoxanthin),叶黄素(lutein),堇黄质(violaxanthin)及新黄质(neoxanthin),并含维生素A[2]。

【药性】 甘、酸,平。

1.《别录》:"味苦。"

2.《千金方》:"苦、酸,微温,涩,无毒。"

3.《日用本草》:"味苦、甘、酸,微毒。"

4.《本草求真》:"入肝、兼入肾。"

【功用主治】 清热,生津。主治虚劳骨蒸,消渴。

1.《别录》:"除痼热,调中。"

2.《千金方》:"宜心。""肝病宜食。"

3.《食疗本草》:"去骨节间劳热。"

4.《日华子》:"益气。"

5.《滇南本草》:"治风湿、气滞血凝。"

6.《医林纂要》:"养肝,泻肝,破瘀。"

7.《食物考》:"去骨节痛。"

【用法用量】 内服:生食或捣汁。

【宜忌】 不宜多食,脾胃虚弱者慎服。

1.《千金方》:"不可食多,黄帝云'令人虚。李子不可和白蜜食,蚀人五内。'"

2.《食疗本草》:"临水食之,令发痰疟。不可合雀肉食。"

3.《日华子》:"多食令人虚热。"

【选方】 1. 治骨蒸劳热,或消渴引饮 鲜李子捣绞汁冷服。

2. 治肝肿硬腹水 李子鲜食。(1、2方出自《泉州本草》)

3. 治胃痛呕恶 (李子)干果实30 g,鲜鱼腥草根120 g,厚朴15～18 g。水煎,冲红糖,早晚饭前各服1次。(《天目山药用植物志》)

【各家论述】 1.《本草求真》:"《素问》言李味属肝,故治多在于肝,正思邈所谓肝病宜李之意也。中有痼热不调,骨节间有痨热不治,得此酸苦性入,则热得酸则敛,得苦则降,而能使热悉去也。"

2.《随息居饮食谱》:"李甘酸凉。熟透食之,清肝涤热,活血生津。惟槜李为胜,而不能多得。不论何种,以甘鲜无酸苦之味者佳。多食生痰助湿热,发疟、痢,脾弱者尤忌之。亦可盐曝、糖收、蜜渍为脯。"

2297 李根 lǐ gēn
(《本草经集注》)

【异名】 山李子根(《圣惠方》),李子树根(《滇南本草》)。

【基原】 为蔷薇科李属植物李 *Prunus salicina* Lindl. 的根。

【原植物】 参见"李子"条。

【采收加工】 9～10月采收,刮去粗皮,切断,晒干或鲜用。

【药材】 李根 *Radix Pruni Salicinae* 产地参见"李子"条。

性状 根呈圆柱形,长30～130 cm,直径0.3～2.5 cm。表面黑褐色或灰褐色,有纵皱纹及须根痕,质坚硬,不易折断,切断面黄白色或棕黄色,木质部有放射状纹理。气微,味淡。

【药性】 苦,寒。

1.《日华子》:"凉,无毒。"

2.《滇南本草》:"味苦,涩,性寒。"

【功用主治】 清热解毒,利湿。主治疮疡肿毒,热淋,痢疾。

(Lour.)Sieb. et Zucc. 的叶。

【原植物】 参见“杨梅”条。

【采收加工】 7～9月采收,通常在栽培整枝时采,鲜用或晒干。

【药性】 苦、微辛,温。

【功用主治】 《广西民族药简编》:“水煎洗患处治皮肤湿疹。”

2294 杨梅树皮 yáng méi shù pí (《纲目》)

【异名】 杨梅皮(《普济方》)。

【基原】 为杨梅科杨梅属植物杨梅 *Myrica rubra* (Lour.)Sieb. et Zucc. 的树皮、根皮或根。

【原植物】 参见“杨梅”条。

【采收加工】 9～12月采收,多在整修时趁鲜剥取茎皮、根皮或挖取全根,鲜用或晒干。

【成分】 茎皮含黄酮类成分:杨梅树皮素(myricetin),杨梅树皮苷(myricitrin)[1],杨梅树皮亭(myricatin)[2];联苯环庚类成分:杨梅联苯环庚醇(myricanol),杨梅联苯环庚酮(myricanone),杨梅联苯环庚醇葡萄糖苷(myricanolglucoside)[3],杨梅联苯环庚醇没食子酰葡萄糖苷(myricanol galloylglucoside),杨梅联苯环庚醇龙胆二糖苷(myricanol gentiobioside)[4];三萜成分:杨梅萜二醇(myricadiol),28-羟基-D-弗瑞德齐墩果-14-烯-3-酮(28-hydroxy-D-friedoolean-14-en-3-one)[5],杨梅萜醇醛(myricolal),齐墩果酸(oleanolic acid),齐墩果酸乙酸酯(oleanolic acid acetate),马斯里酸(maslinic acid),麦珠子酸(alphitolic acid)[4];没食子原飞燕草素衍生物:3, 3′-二-O-没食子酰原飞燕草素(3, 3′-di-O-galloyl prodelphidin)B-1, B-2, B-5,以及3′-O-没食子酰原飞燕草素(3′-O-galloylprodelphidin)B-2[2]。又含没食子酸(gallic acid),消旋的没食子儿茶素(gallocatechin),左旋的表没食子儿茶素(epigallocatechin)[2],以及香草酸(vanillic acid)[4]。

【药理】 1. 抑菌作用 树皮、根皮水煎液对痢疾杆菌、大肠杆菌、金黄色葡萄球菌等均有抑菌作用[1]。

2. 止血作用 根皮干粉,对大犬股动脉游离半切断,加压2 min,即见止血[1]。

【药性】 苦、辛、微涩,温。

1.《贵州草药》:“性凉,味酸、微涩。”

2.《全国中草药汇编》:“苦,温。”

3.《福建药物志》:“辛,温。”

【功用主治】 行气活血,止痛,止血,解毒。主治脘腹疼痛,胁痛,牙痛,疝气,跌打损伤,骨折,吐血,衄血,痔血,崩漏,外伤出血,疮疡肿痛,痄腮,牙疳,汤火烫伤,臁疮,湿疹,疥癣,感冒,泄泻,痢疾。

1.《日华子》:“煎汤洗恶疮疥癞。”

2.《纲目》:“煎水,漱牙痛;服之,解砒毒;烧灰、油调,涂汤火伤。”

3.《随息居饮食谱》:“研末烧酒调敷,治远近挛缩。”

4.《贵州民间方药集》:“凉血止血,化瘀生新。治吐血,血崩,痔血,痢疾,胃痛。外治骨折,臁疮。”

5.《全国中草药汇编》:“主治跌打损伤,骨折,痢疾,胃、十二指肠溃疡;外用治创伤出血,烧烫伤。”

6.《福建药物志》:“治哮喘,慢性气管炎,感冒,中暑发痧,腮腺炎,蛀牙痛,无名肿痛,雷公藤中毒。”

【用法用量】 内服:煎汤,9～15 g;或浸酒;或入丸、散。外用:煎汤熏洗、漱口、研末调敷或吹鼻。

【选方】 1. 治胃和十二指肠溃疡,胃痛 杨梅树皮(去粗皮)、青木香各等量,共研细粉,制成蜜丸,每丸重9 g。每服2丸,每日2次,温水送服。(《全国中草药汇编》)

2. 治吐血,血崩 杨梅根皮120 g,炖肉250 g吃。(《贵州草药》)

3. 治跌打扭伤肿痛 鲜杨梅树根1 000 g,南五味子根60 g(浸于童便中7 d,取出,洗净,切片,晒干,置瓦上焙焦),加大、小茴香各6 g,共研细末,早饭前,米酒冲服3 g。(《福建药物志》)

4. 治风虫牙痛 杨梅根皮(厚者,去粗皮)一两,川芎三钱,麝香少许(另研)。上药细末研匀,每用1字,先含温水1口,次用药末于两鼻内嗃之,涎出痛止为效。(《杨氏家藏方》立愈散)

5. 治走马牙疳 鲜杨梅根第二重皮,捣极烂,调食盐少许,敷患处。

6. 治臁疮 杨梅树皮90 g,煨水服;又用杨梅根皮适量,煨水,洗患处。(5、6方出自《泉州本草》)

7. 治血毒疥癣不已 杨梅树皮6 g,荆芥3 g。水煎服,每日2剂或3剂。(《名医方选》)

8. 治烫火伤 杨梅皮不拘多少,去粗皮,研成末,瓦器内熬成浓汁,以罐盛起。用时鹅毛涂患处,不生痂痕。(《普济方》)

9. 治眼生星翳 ①杨梅树皮60～120 g。水煎,去滓,放面盆内。熏患眼,1 d 1次。②杨梅树皮适量,洗净切碎,加食盐少许,捣烂,做成如铜钱大小的小饼,敷于手腕动脉处,约经1 h取下。(《江西民间草药验方》)

10. 治感冒,中暑发痧 杨梅根,研开,吹鼻,刺激喷嚏。(《福建药物志》)

11. 治菌痢 鲜杨梅树皮、叶共30 g,鲜南天竹15 g,橘子皮4.5 g。将上药切碎,共放入砂锅内,加水400 ml,煎至200 ml,滤取药液,在药渣中再加水300 ml,煎至100 ml,合并两次药液为1日量。每次服100 ml,每日服3次。(《全国中草药展览会资料选编》)

2295 杨梅核仁 yáng méi hé rén (《纲目》)

【基原】 为杨梅科杨梅属植物杨梅 *Myrica rubra* (Lour.)Sieb. et Zucc. 的种仁。

【原植物】 参见“杨梅”条。

【采收加工】 食用杨梅果实时,留下核仁,鲜用或晒干。

【药理】 杨梅核仁提取液对胃癌(803, 823)细胞,在体外培养条件下,具有明显的杀伤和抑制作用[1]。

【功用主治】 主治脚气,牙疳。

《纲目》:“主治脚气。”

【宜忌】 《本草求原》:“治脚气,须多食。”

【选方】 治牙疳 杨梅种核,烧灰,涂敷。(江西《草药手册》)

2296 李子 lǐ zi (《滇南本草》)

【异名】 李实(《别录》),嘉庆子(《两京记》)、山李子(《湖南药物志》)。

【基原】 为蔷薇科李属植物李的果实。

【原植物】 李 *Prunus salicina* Lindl.

乔木,高9～12 m。树皮灰褐色,粗糙;小枝无毛,紫褐色,

2292 **杨树花** yáng shù huā
(《中华人民共和国药典》)

【基原】 为杨柳科杨属植物毛白杨、加拿大杨或同属数种植物的雄花序。

【原植物】 1. 毛白杨 *Populus tomentosa* Carr. 参见"毛白杨"条。

2. 加拿大杨 *P. canadensis* Moench 又名:欧美杨(《中国树木分类学》)。

乔木,高达30余米。干直,树皮深沟裂;萌枝及苗茎棱角明显。芽大,先端弯曲,富黏质。叶片三角形或三角状卵形,长7~10 cm,长枝和萌枝叶较大,长10~20 cm。一般长大于宽,先端渐尖,基部截形或宽楔形,边缘半透明,具圆锯齿,近基部有短缘毛;叶柄侧扁而长。雄花序长7~15 cm,花序轴光滑,每花有雄蕊15~25(~40);苞片不整齐,丝状深裂,花盘全缘,花丝细长;雌花序有45~50朵花,柱头4裂。果序长达27 cm,蒴果卵圆形,长约8 mm,2~3瓣裂。花期4月,果期5~6月。

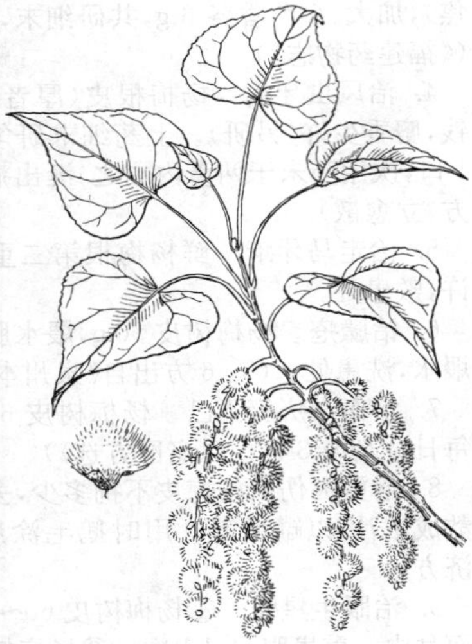

加拿大杨

喜生于温暖湿润的地区。我国除广东、海南、云南、西藏外,各地均有引种。

【栽培】 生物学特性 加拿大杨,适应性很强,喜向阳,耐旱,耐渍,忌在低洼及盐碱地生长。

繁殖方法 用扦插繁殖,选大树上的1~2年生枝条,垂直扦插。成活后追肥,以稀粪水追7~8次,并除草。秋季掘苗分级假植。第二年早春移植,按行株距1.2 m×0.8 m开穴栽种。

田间管理 待萌芽后将1/2以下的萌叶去掉,并及时追施速效氮肥。移植后2~3年,苗干胸径达4~5 cm即可出圃。

病虫害防治 病害有杨叶锈病、白粉病、紫根腐病、根癌病、褐斑病、叶枯病等,虫害有白杨透翅蛾、白杨天社蛾、柳斑蝙蝠蛾、白杨潜叶蛾、光肩星天牛、青杨天牛等。

【采收加工】 3~4月现蕾开花时,分批摘取雄花序,鲜用或晒干。

【药材】 杨树花 *Flos Populi* 毛白杨花及加拿大杨花均产于全国大部分地区。

性状 毛白杨花 雄花序长条状圆柱形,长6~10 cm,直径0.4~1 cm,多破碎,表面红棕色或深棕色。芽鳞多紧抱而成杯状,单个鳞片宽卵形,长0.3~1.3 cm,边缘有细毛,表面略光滑。花序轴上具多数带雄蕊的花盘,花盘扁,半圆形或类圆形,深棕褐色;每雄花雄蕊6~12,有的脱落,花丝短,花药2室,棕色。苞片卵圆形或宽卵圆形,边缘深尖裂,具长白柔毛。体轻。气微,味微苦、涩。

加拿大杨花 雄花序较短细。表面黄绿色或黄棕色。芽鳞片常分离成梭形,单个鳞片长卵形,长可达2.5 cm,光滑无毛。花盘黄棕色或深黄棕色;雄蕊15~25枚,棕色或黑棕色,有的脱落。苞片宽卵圆形或扇形,边缘呈条片状或丝状分裂,无毛。体轻,气微,味微。

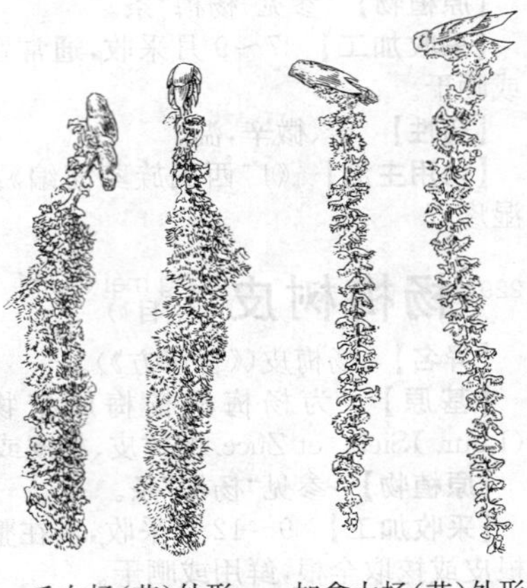

毛白杨(花)外形　　加拿大杨(花)外形

鉴别 (1) 粉末特征:毛白杨花 苞片表面观内、外表皮细胞呈纵向延长的多边形,垂周壁平直或稍弯曲;非腺毛长圆锥形,单细胞。花盘少数薄壁细胞中含草酸钙簇晶,花粉囊纤维层细胞壁具显著的螺纹样增厚。花粉粒球形或类球形,直径20~40 μm,外壁具极细的颗粒状纹饰,萌发孔不明显。

加拿大杨花 苞片表面观内、外表皮偶见不定式气孔;少数叶肉薄壁细胞含草酸钙簇晶。无非腺毛。花盘多数薄壁细胞含草酸钙簇晶,较大。花粉囊纤维层细胞壁上的螺纹样增厚不显著。花粉粒球形,直径12~35 μm。

(2) 取本品粉末各2 g,各加甲醇10 ml,浸泡过夜,滤过。取滤液1 ml于试管中,滴加1%三氯化铁试液2滴,呈蓝黑色(检查酚类物质);取滤液滴于滤纸上,干燥后用浓氨气熏,在紫外光灯下观察,斑点显黄绿色荧光(检查黄酮);取滤液浓缩后,加镁粉少量与浓盐酸数滴,显樱红色(检查黄酮)。

【药性】 苦,寒。

【功用主治】 清热解毒,化湿止痢。主治细菌性痢疾,肠炎。

【用法用量】 内服:煎汤,9~15 g。外用:热熨。

【宜忌】 脾胃虚寒者慎服。

【选方】 1. 治腹泻 晒干的杨毛(白杨树之花),成人30 g,小儿酌减。加水适量,煎后,放红糖少许内服。〔《河南中医》1989,(4):37〕

2. 治鸡爪疯 白杨花挂穗装入布袋,如手掌少加宽大,将疯手伸入袋内花穗中间,外用热熨斗熨烙,穗干另换,如此数遍。(《续回生集》)

3. 治小儿秃疮初起 山杨花500 g,水5 000 g。文火熬4 h。将山杨花捞出,再熬成膏。搽患处。(《河北中草药》)

【临床报道】 治疗细菌性痢疾 ①用杨树花60 g,水煎,加红糖30 g,早晚分服。共治疗89例,全部治愈。急性菌痢不论轻、重型均于7 d左右内治愈。慢性痢疾急性发作者疗效稍慢[1]。②用痢消灵片(加拿大杨或毛白杨的花序制成的糖衣片,杨树花2 kg,压制1 000片),口服,每次6片,每日4次(儿童酌减)。治疗601例,有效528例,总有效率为88%。与呋喃唑酮组、呋喃唑酮加抗生素(四环素或庆大霉素)或以呋喃唑酮加抗生素及甲氧苄氨嘧啶组对照,均未见显著性差异[2]。

2293 **杨梅叶** yáng méi yè
(《广西民族药简编》)

【基原】 为杨梅科杨梅属植物杨梅 *Myrica rubra*

于叶腋，圆柱形，长约3 cm，黄红色；雄花具1苞，卵形，先端尖锐，小苞2～4片，卵形，雄蕊5～6；雌花序为卵状长椭圆形，长约1.5 cm，常单生于叶腋；雌花基部有苞及小苞，子房卵形，花柱极短，有2枚细长柱头。核果球形，径约1.8 cm，外果皮暗红色，由多数囊状体密生而成，内果皮坚硬，径约9 mm，内含无胚乳的种子1枚。花期4月，果期6～7月。

生于低山丘陵向阳山坡或山谷中。分布于江苏、浙江、福建、江西、湖南、广东、广西、四川、贵州、云南、台湾等地。

本植物的叶（杨梅叶）、种仁（杨梅核仁）及树皮、根皮或根（杨梅树皮）亦供药用，另设专条。

【栽培】 生物学特性　喜温暖湿润多云雾气候。稍耐荫，不耐强光，不耐寒。以山地北向或东向，土层深厚，疏松肥沃，排水良好的酸性黄壤土栽种为宜。

繁殖方法　种子繁殖及分株、嫁接繁殖。种子繁殖：选成熟果实，剥去果肉，阴干，用湿沙层积贮藏法。春播，出苗后至第二年可作实生苗用。分株繁殖：挖取老株蔸部二年生的分蘖栽种。嫁接繁殖：选二年生的实生苗作砧木，清明前后皮接或切接，再培育2年移栽，按行株距5 m×5 m开穴，每穴1株，覆土压实，浇水。适当栽种少量雄株，以供授粉用。

田间管理　6月、12月各松土、除草1次。夏季施粪肥、腐熟饼肥，冬季追施厩肥、堆肥，可用开沟环施法。

病虫害防治　虫害有杨梅毛虫、蚜虫、天牛等。

【采收加工】 栽培8～10年结果，6月待果实成熟后，分批采摘，鲜用或烘干。

【成分】 种子含类脂，包括中性类脂、糖脂和磷脂，其中脂肪酸主要为棕榈酸（palmitic acid），油酸（oleic acid）和亚油酸（linoleic acid）[1]。

【药性】 甘、酸，温。归脾、胃、肝经。

1.《食疗本草》："温。"

2.《日华子》："热，微毒。"

3.《开宝本草》："味酸，温，无毒。"

4.《日用本草》："味酸甘，温，无毒。"

5.《本经逢原》："为心家血分之果。兼入肝、脾、心胞。"

6.《玉楸药解》："入手太阴肺经。"

7.《本草再新》："入脾、胃二经。"

【功用主治】 生津止渴，和中消食，解酒，涩肠，止血。主治烦渴，呕吐，呃逆，胃痛，食欲不振，食积腹痛，饮酒过度，腹泻，痢疾，衄血，头痛，跌打损伤，骨折，烫火伤。

1.《食疗本草》："和五脏腹胃，除烦愦恶气，去痰实，甚能断下痢。"

2.《本草拾遗》："止渴。"

3.《日华子》："疗呕逆，吐酒。"

4.《开宝本草》："去痰，止呕哕，消食，下酒。"

5.《玉楸药解》："酸涩降敛，治心肺烦郁，疗痢疾、损伤，止血衄。"

6.《医林纂要》："生津解渴，解暑辟秽，止泻。"

7.《药性切用》："涩肠止痢。"

8.《食物考》："盐藏者，可灭瘢。"

9.《植物名实图考》："《汀州志》：盐藏可治伤破。"

10.《随息居饮食谱》："析酲，止渴，活血，消痰。"

11.《现代实用中药》："治口腔咽喉炎症。"

12.《中国药用植物图鉴》："对心胃气痛及霍乱有效。"

【用法用量】 内服：煎汤，15～30 g；或烧灰；或盐藏。外用：烧灰涂敷。

【宜忌】 多食损齿。

1.《食疗本草》："切不可多食，甚能损齿及筋。"

2.《日华子》："忌生姜。"

3.《开宝本草》："久食令人发热，损齿及筋。"

4.《绍兴本草》："然食之发热致痰及喜生疮疡者固有之，及（即）非疗疾之物。"

5.《日用本草》："有疝病者忌食。"

【选方】 1. 治胃肠胀痛　杨梅入盐腌渍，越久越好，用时取出数颗，以开水泡服。（《泉州本草》）

2. 止吐酒　（杨梅）干作屑，临饮酒时服。（《食物本草》）

3. 治痢疾　用杨梅15 g。水煎服。（江西《草药手册》）

4. 治雷公藤中毒　杨梅鲜果1.5～2.5 kg，捣汁。每隔1 h服100 ml；另取鲜根125 g，水煎2次，浓缩成400 ml，每次服100 ml，与果汁交替服用。（《福建药物志》）

5. 治头痛不止　杨梅为末，以少许嗃鼻取嚏。（《纲目》）

6. 治一切损伤，止血，生肌，无瘢痕　盐藏杨梅和核捣如泥，做成锭子以竹筒中收，凡遇破伤，研末敷之。（《经验后方》）

7. 治鼻息肉或一般肉芽　杨梅（连核）合冷饭粒捣极烂，敷患处。（《泉州本草》）

【各家论述】 1.《宝庆本草折衷》："杨梅有生有干，若去痰呕而治痢疾，此干者（之）益也；若发热病而损齿筋，此生者之患也。"

2.《本经逢原》："杨梅能止渴除烦，烧灰则断痢，盐藏则止呕哕消酒。但血热火旺人不宜多食，恐动经络之血而致衄也。其性虽热，而能从治热郁，解毒。"

3.《本草求真》："杨梅能治心烦口渴，消热解毒。缘人阴虚热浮，气血不归，清之固属不能，表之更属不得，惟借此酸收，则于浮热可除，烦渴可解。并或因其过食而致，见有损伤动血之变矣。设使热从实致，则食此味必不能效。"

2291 杨栌耳 yáng lú ěr （《本草拾遗》）

【异名】 杨庐耳（《本草拾遗》）。

【基原】 为寄生于忍冬科锦带花属植物半边月杨栌 *Weigela japonica* Thunb. var. *sinica* (Rehd.) Bailey树上的木耳科木耳属植物木耳 *Auricularia auricula* (L. ex Hook.) Underw.

【原植物】 参见"木耳"条。

【采收加工】 7～10月采收，晒干。

【药性】 微甘，平。

1.《本草拾遗》："平，无毒。"

2. 姚可成《食物本草》："味甘，平。"

【功用主治】 化瘀，止血。主治瘀阻血凝，癥瘕结块，痔疮出血。

1.《本草拾遗》："主老血结块，破血止血。"

2.《药用寄生》："破瘀散结，止血。主治瘀血结块，痔疮出血。"

【用法用量】 内服：煎汤，10～12 g；或炖服。

【选方】 1. 治肝脾肿块　杨栌耳10 g，仙人掌（去刺）12 g，猪脾脏1具，炖汤服。

2. 治子宫肌瘤　杨栌耳10～12 g，核桃树寄生15～30 g，墓头回30 g。水煎，分3次服。每日1剂，连服10～15 d，停药1星期，再继续服。

3. 治痔疮出血　杨栌耳10～12 g，杉木根30 g。水煎代茶饮。（1～3方出自《药用寄生》）

3.《食物考》:"清胃生津。"
4.《纲目拾遗》:"止船晕。"
5.《全国中草药汇编》:"止咳,健胃,行气。治咳嗽,食欲不振,睾丸炎,坏血病。"

【用法用量】 内服:适量,作食品。

【宜忌】《开宝本草》:"动风气,天行病后及饱食后俱不可食之。又不可同大蒜辛物食,令人患黄病。"

【选方】 治多发性疣 杧果肉1～2枚,分1～2次服。并取果皮擦患处。(《福建药物志》)

【各家论述】《纲目拾遗》:"船晕,北人谓之苦船,此症多呕吐不食,登岸则已,胃弱人多有之。蜜望果(杧果)甘酸,能益胃气,故能止呕晕。"

2287 杧果叶 máng guǒ yè (《岭南采药录》)

【基原】 为漆树科杧果属植物杧果 *Mangifera indica* L. 的叶。

【原植物】 参见"杧果"条。

【采收加工】 全年均可采,随采随用。

【成分】 含杧果苷(mangiferin)[1],抗坏血酸(ascorbic acid),鞣质,树脂,氢氰酸,黄酮类等[2]。

【药性】 甘,凉。

【功用主治】 止渴,化滞,止痒。主治消渴,疳积,湿疹瘙痒,疣。

1.《食性本草》:"叶似茶叶,可以作汤疗渴疾。"
2.《岭南采药录》:"枪弹伤,以其叶煎水洗。铁屑入肉,取叶捣烂敷罨。"
3.《全国中草药汇编》:"止痒。外用治湿疹瘙痒。"
4.《福建药物志》:"止血,消肿。治对口疮,多发性疣。"

【用法用量】 内服:煎汤,15～30 g。外用:煎水洗或捣敷。

2288 杧果核 máng guǒ hé (《岭南采药录》)

【基原】 为漆树科杧果属植物杧果 *Mangifera indica* L. 的果核。

【原植物】 参见"杧果"条。

【采收加工】 食用杧果后,收集果核,晒干备用。

【成分】 果仁含脂肪,主要有饱和甘油酯、甘油一油酸酯(monoolein),甘油二油酸酯(diolein),甘油三不饱和酸酯;其脂肪酸组成是:硬脂酸(stearic acid),油酸(oleic acid),棕榈酸(palmitic acid),花生酸(arachidic acid)和少量肉豆蔻酸(myristis acid)[1]。尚含谷甾醇(sitosterol),淀粉。种子含氢氰酸[2]。

【药性】 酸、涩,平。

1.《广西中药志》:"味酸、涩,性平。"
2.《广东中药》:"苦,平。"
3.《全国中草药汇编》:"酸、甘,平。"

【功用主治】 健胃消食,化痰行气。主治饮食积滞,食欲不振,咳嗽,疝气,睾丸炎。

1.《岭南采药录》:"能消食滞。"
2.《中国药用植物图鉴》:"内果皮粉末作驱虫药。"
3.《广西中药志》:"治睾丸疝气,也可治小儿食滞。"
4.《全国中草药汇编》:"止咳,健胃,行气。治咳嗽,食欲不振,睾丸炎,坏血病。"

【用法用量】 内服:煎汤,6～12 g;或研末。

2289 杧果树皮 máng guǒ shù pí (《岭南采药录》)

【基原】 为漆树科杧果属植物杧果 *Mangifera indica* L. 的树皮。

【原植物】 参见"杧果"条。

【成分】 树皮含杧果苷(mangiferin),高杧果苷(homomangiferin),鞣质(tannin)[1~3]。树脂含齐墩果醛(oleanolic aldehyde)[4],12-齐墩果烯-3,28-二醇(olean-12-en-3,28-diol),杧果酮酸(mangiferonic acid),异杧果醇酸(isomangiferolic acid),羟基杧果醇酸(hydroxy mangiferolic acid)[5],羟基杧果酮酸(hydroxy mangiferolic acid)[6],杧果醇酸(mangiterolic acid)[6,7],14-甲基杧果醇醛(14-methyl mangiferolic aldehyde),14-甲基-24-亚甲基二氢杧果二醇(14-methy-24-methylene dihydromangiferodiol),14-甲基-24-亚甲基二氢杧果酮酸(14-甲基-24-亚甲基二氢杧果二醇)酯〔14-methyl-24-methylenedihydromangiferonic acid (14-methyl-24-methylene mangiferodiol) ester〕,古柯二醇(erythrodiol),24-(20S)达玛烯3β,20-二醇〔(20S) dammar-24-ene-3β, 20-diol〕[8],阿姆布酮酸(am-bronic acid),环木菠萝醇乙酸酯(cycloartanol acetate),香树脂醇乙酸酯(aryrin acetate),羽扇豆醇乙酸酯(lupeol acetate)等[9]。

【采收加工】 全年均可采,剥取树皮,晒干。

【药性】 甘,微寒。

【功用主治】 清暑热,止血,解疮毒。主治伤暑发热,疟疾,鼻衄,痈肿疔疮。

1.《岭南采药录》:"(治)伤暑夹色,身热而恶热。"
2.《福建药物志》:"止血,消肿。治鼻衄,腹股沟痈肿、疔。"

【用法用量】 内服:煎汤,10～30 g。外用:捣敷。

【选方】 1. 治伤暑夹色,身热而恶热 取杧果树皮和露兜竻、鬼箭羽、榕树须、狗肝菜,不拘多少,煎一大碗,尽量饮之。(《岭南采药录》)

2. 治习惯性鼻衄 杧果茎二重皮30 g,猪肉适量,炖服。(《福建药物志》)

2290 杨梅 yáng méi (《食疗本草》)

【异名】 杌子(《北户录》),圣生梅、白蒂梅(《品汇精要》),椴梅(《台湾药用植物志》)。

【基原】 为杨梅科杨梅属植物杨梅的果实。

【原植物】 杨梅 *Myrica rubra* (Lour.) Sieb. et Zucc. [*Mosella rubra* Lour.]

常绿乔木,高可达12 m。树冠球形。单叶互生;叶片长椭圆形或倒披针形,革质,长8～13 cm,上部狭窄,先端稍钝,基部狭楔形,全缘;或先端有少数钝锯齿,上面深绿色,有光泽,下面色稍淡,平滑无毛,有金黄色腺体。花雌雄异株;雄花序常数条丛生

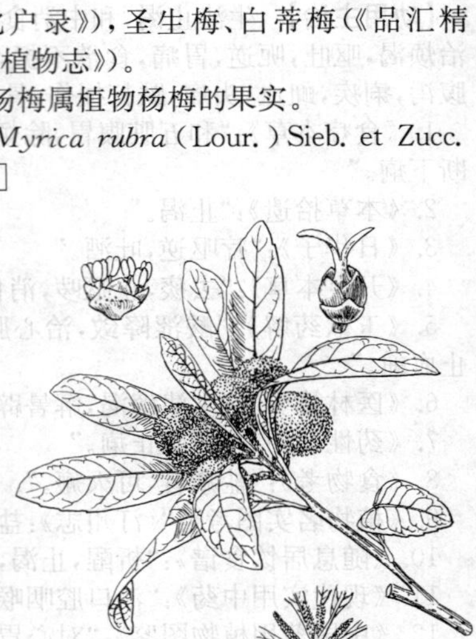

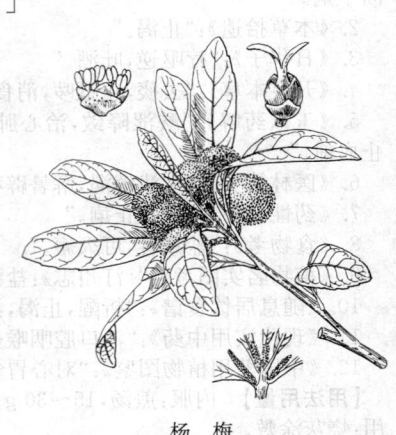

杨 梅

5.《全国中草药汇编》:“清热解毒,消肿止痛。主治感冒发热,咽喉肿痛,牙痛,急性肠炎,痢疾,尿路感染,淋巴结结核;外用治疮疖肿毒,乳腺炎,腮腺炎,带状疱疹,毒蛇咬伤。”

6.《河北中草药》:“解毒消肿。治疥疮,阴疽,无名肿毒,喉痹,痄腮以及蛇咬伤。”

【用法用量】 内服:煎汤,6～15 g,鲜品 15～30 g;或鲜品捣汁。外用:鲜品捣敷;煎水含漱或洗。

【宜忌】 《滇南本草》:“芸香草大寒,脾胃虚弱者禁忌,胃寒者忌用,误用令人不思饮食,呕吐。”“慢惊不宜服此药,慢惊乃脾气不足,无风可去,无痰可清,忌服。”

【选方】 1. 治伤风头疼发热　芸香草一钱,苏叶一分,白芷三分,川芎一钱。姜皮为引,煎汤服。(《滇南本草》)

2. 治喉痹　金挖耳捣烂,取汁服。(《河北中草药》)

3. 治小儿乳蛾,痄腮红肿疼痛,热核　芸香草二钱,白头翁一钱,赤芍一钱。水煎,点酒服。(《滇南本草》)

4. 治腮腺炎　金挖耳叶 15 g,大葱头 4 个。晒(酒)糟捣烂,炒热外敷。(《河北中草药》)

5. 治阳明实火,牙根肿痛,风火虫牙　芸香草三钱,花椒十五粒。煎汤频频漱口或点酒服。或用根,噙牙上。

6. 治痈疽红肿,有脓者溃,无脓者散　芸香草不拘多少。煎水,点水酒服。(5、6 方出自《滇南本草》)

7. 治溃疡　鲜大白泡草 15 g,生姜 3 g。捣烂敷患处。(《贵州民间药物》)

8. 治疥疮　金挖耳煎水洗患处。(《河北中草药》)

9. 治小儿急惊,角弓反张,发搐,手足蹬摇　芸香草水煎,点水酒服;或加朱砂一分、蚯蚓二条,点水酒服。(《滇南本草》)

2286 杧果 máng guǒ (《岭南采药录》)

【异名】 庵罗果(《食性本草》),香盖(《大明一统志》),望果、蜜望(《广东新语》),檬果、沙果梨(《植物名实图考》),蜜望子、莽果(《肇庆府志》),樣(《岭南采药录》),檬果(《植物学大辞典》),芒果(《中国树木分类学》)。

【基原】 为漆树科杧果属植物杧果的果实。

【原植物】 杧果 *Mangifera indica* L. [*M. austro-yunnanensis* Hu]

常绿大乔木,高 10～20 m。树皮灰褐色,小枝褐色,无毛。单叶互生,聚生枝顶;叶柄长 2～6 cm;叶形和大小变化较大,薄革质,通常为长圆形或长圆状披针形,长 12～30 cm,宽 3.5～6.5 cm,先端渐尖、长渐尖或急尖,基部楔形或近圆形,边缘皱波状,无毛。圆锥花序长 20～25 cm,多花密集,有柔毛;花小,杂性,黄色或淡黄色;萼片 5,卵状披针形,长 2.5～3 mm,有柔毛;花瓣 5,长约为萼的 2 倍;花盘肉质,5 浅裂;雄蕊 5,仅 1 枚发育,花药卵圆形,花丝极短;子房斜卵形,花柱近顶生。核果椭圆形或肾形,微扁,长 5～10 cm,宽 3～4.5 cm,成熟时黄色,中果皮肉质,肥厚,鲜黄色,味甜,果核坚硬。花期 3～4 月,果期 7～8 月。

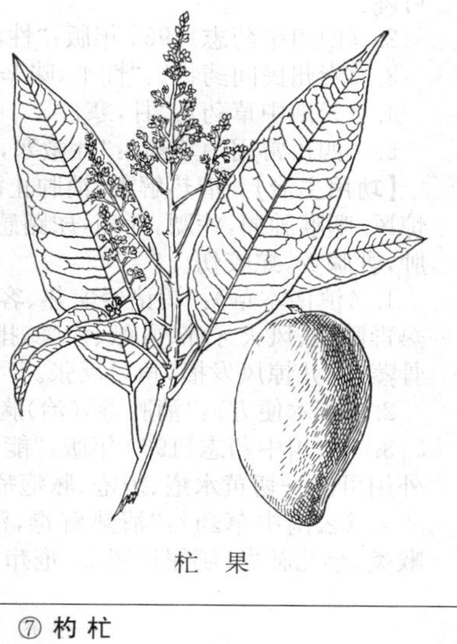

杧　果

生于海拔 200～1 350 m 的山坡、河谷或旷野林中。分布于福建、广东、广西、海南、云南、台湾等地。

本植物的果核(杧果核)、叶(杧果叶)、树皮(杧果树皮)亦供药用,另设专条。

【栽培】 生物学特性　喜热带气候,对温度、湿度及光照要求都比较严格,冬季要求比较温暖,春季适当高温干旱,夏季光照充足,秋季雨水均匀。对土壤选择不严,但以土层深厚、排水良好的壤土或砂壤土为宜。

栽培技术　嫁接繁殖。作砧木用的种子多为本地土杧,也有用桃叶杧的。种子从鲜果取出,播前须进行剥壳或剪壳处理,然后经沙床催芽,待种子萌发后,即可移入苗圃育苗,按行株距 25 cm×20 cm 播种,或营养袋(20 cm×15 cm)育苗。当苗木生长主干直径 0.8 cm 以上时便可进行嫁接。从优良品种的母树上选取生长充实、胞芽饱满的 1～2 年生枝条作接穗,用补芽接法。嫁接苗抽梢 2～3 次以上便可在翌春 4～5 月出圃定植。种植密度行株距可采用 5 m×4 m、5 m×5 m、6 m×5 m,每亩植 20～30 株。

田间管理　幼树的施肥主要是满足枝梢生长初扩大树冠,磷肥的施用量大于或等于氮肥。随着树龄增长,磷肥的比例逐渐减少。结果树施肥要平衡植株生长与结果的营养矛盾。根据开花结果的需要增加钾肥的施用量,以提高果实产量和品质。整形修剪的树形有:自然形、自然扇形和疏散分层形。

病虫害防治　炭疽病,潮湿多雨的天气病菌容易蔓延,用 1∶1∶100 至 3∶3∶100 的波尔多液或 1 000 倍的 50%甲基托布津液喷射。白粉病,主要危害嫩梢、花穗和幼果,喷 0.4 波美度的石硫合剂。流胶病,作业中要防止果树创伤,已发病的涂上托布津或多菌灵。叶斑病,主要危害老叶,用 1∶1∶100 波尔多液或 1 500 倍的百菌清液喷射。杧果尾夜蛾,用 800～1 000 倍液敌百虫、50%磷胺,每隔 7～10 d 1 次,连喷 2～3 次。

【采收加工】 7～8 月采摘果实,鲜用或晒干。

【成分】 果实中含挥发油:异戊醇(isoamyl alcohol),α-蒎烯(α-pinene),月桂烯(myrcene),β-蒎烯(β-pinene),柠檬烯(limonene),小茴香酮(fenchone)[1];含三萜类成分:杧果酮酸(mangiferonic acid),异杧果醇酸(iaomangiferolic acid),阿波酮酸(ambonic acid),阿波醇酸(ambolic acid)[2];含多酚类:没食子酸(gallic acid),间双没食子酸(*m*-digallic acid),并没食子酸(ellagic acid)[3];含黄酮类成分:槲皮素(quercetin),异槲皮素(isoquercitrin),杧果苷(mangiferin)。还含硫胺素(thiamine),核黄素(riboflavine),叶酸(folic acid),β-胡萝卜素(β-carotene),堇黄质(viofaxanthin)[4]。

【药性】 甘、酸,微寒。

1.《食性本草》:“微寒,无毒。”

2.《开宝本草》:“味甘,温。”

3.《纲目拾遗》:“甘,酸。”

【功用主治】 益胃,生津,止呕,止咳。主治口渴,呕吐,食少,咳嗽。

1.《食性本草》:“主妇人经脉不通,丈夫营卫中血脉不行。久食,令人不饥。”

2.《开宝本草》:“食之止渴。”

2284 杉蔓石松 shān màn shí sōng（《长白山植物药志》）

【异名】 伸筋草（《陕西中草药》）。

【基原】 为石松科石松属植物单穗石松的全草。

【原植物】 单穗石松 *Lycopodium annotinum* L. [*L. annotinum* L. var. *angustatum* Takeda]

植株较大，主茎匍匐状，长可达 1 m，侧枝直立，高达 15 cm，不分枝或常一至二回二叉分枝。叶革质，螺旋状排列，平伸或反折向下，披针形或倒披针形，长 5～8 mm，宽 1～1.5 mm，基部略狭，先端渐尖，边缘向上部有疏锯齿；中肋不明显。孢子囊穗单生在小枝顶端，长 2.5～4 cm；孢子叶宽卵形，长 3～4 mm，边缘白色，膜质，有不规则的小锯齿，先端呈尾状渐尖。孢子囊生在孢子叶腋，肾形，黄色；孢子四面体圆形。

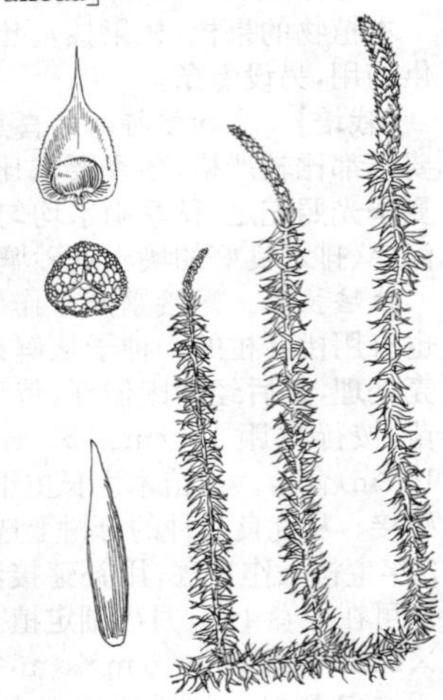

单穗石松

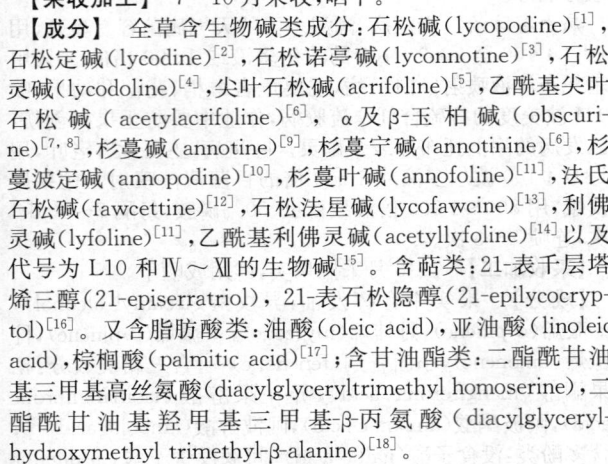

多生在高山草甸、箭竹林或冷杉林中。分布于东北、西南及内蒙古、陕西、甘肃、台湾、湖北等地。

本植物的孢子（石松子）亦供药用，另设专条。

【采收加工】 7～10 月采收，晒干。

【成分】 全草含生物碱类成分：石松碱（lycopodine）[1]，石松定碱（lycodine）[2]，石松诺亭碱（lyconnotine）[3]，石松灵碱（lycodoline）[4]，尖叶石松碱（acrifoline）[5]，乙酰基尖叶石松碱（acetylacrifoline）[6]，α 及 β-玉柏碱（obscurine）[7, 8]，杉蔓碱（annotine）[9]，杉蔓宁碱（annotinine）[6]，杉蔓波定碱（annopodine）[10]，杉蔓叶碱（annofoline）[11]，法氏石松碱（fawcettine）[12]，石松法星碱（lycofawcine）[13]，利佛灵碱（lyfoline）[11]，乙酰基利佛灵碱（acetyllyfoline）[14] 以及代号为 L10 和Ⅳ～Ⅻ的生物碱[15]。含萜类：21-表千层塔烯三醇（21-episerratriol），21-表石松隐醇（21-epilycocryptol）[16]。又含脂肪酸类：油酸（oleic acid），亚油酸（linoleic acid），棕榈酸（palmitic acid）[17]；含甘油酯类：二酯酰甘油基三甲基高丝氨酸（diacylglyceryltrimethyl homoserine），二酯酰甘油基羟甲基三甲基-β-丙氨酸（diacylglycerylhydroxymethyl trimethyl-β-alanine）[18]。

【药性】《陕西中草药》："苦、微辛，平。"

【功用主治】 祛风除湿，舒筋活血。主治风湿痹痛，肢体麻木，月经不调，跌打损伤。

1.《陕西中草药》："祛风湿，舒筋活血，调经，镇痛。主治跌打损伤，腰腿筋骨疼痛，风湿麻木，月经不调。"

2.《中国药用孢子植物》："用于关节痛。"

【用法用量】 内服：煎汤，5～10 g，大剂量可用至 30 g；或浸酒。

【选方】 治风湿疼痛　伸筋草 120 g，牛膝 60 g。炖猪蹄，分 2～3 d 服完。（《陕西中草药》）

2285 杓儿菜 sháo ér cài（《救荒本草》）

【异名】 挖耳草、芸香草、毛叶草（《滇南本草》），野烟、牛儿草、牛牛草、金挖耳（《草木便方》），大白泡草（《贵州民间药物》），倒提壶（《中药形性经验鉴别法》），野葵花、六氏草、毛叶芸香草、野朝阳柄（《云南中草药》）。

【基原】 为菊科天名精属植物烟管头草的全草。

【原植物】 烟管头草 *Carpesium cernuum* L.　又名：烟袋草（《中国高等植物图鉴》）。

多年生草本，高 50～100 cm。茎直立，分枝，被白色长柔毛。下部叶匙状长圆形，长 9～20 cm，宽 4～6 cm，先端锐尖或钝尖，基部楔状收缩成具翅的叶柄，边缘有不规则的锯齿，两面有白色长柔毛和腺点；中部叶向上渐小，长圆形或长圆状披针形，叶柄短。头状花序在茎和枝的顶端单生，直径 15～18 mm，下垂，基部有数个条状披针形不等长的苞片；总苞杯状，长 7～8 mm；总苞片 4 层，外层卵状长圆形，有长柔毛，中层和内层干膜质，长圆形，无毛；花黄色，外围的雌花筒状，3～5 齿裂，结实；中央的两性花有 5 个裂片。瘦果条形，先端有短喙和腺点；无冠毛。花期秋季。

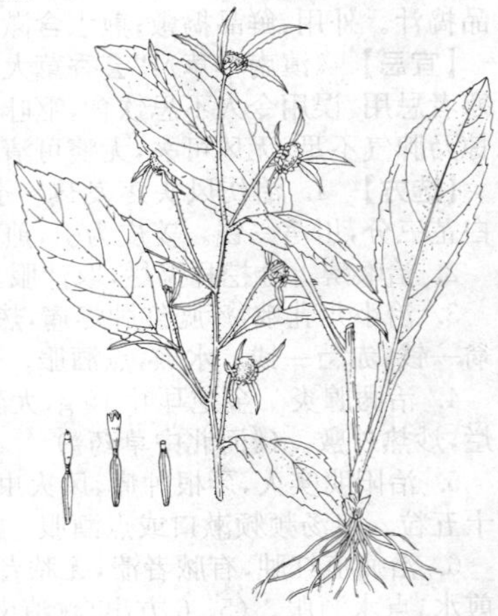

烟管头草

生于路边、山坡草地及森林边缘。分布几遍及全国各地。

本植物的根（挖耳草根）亦供药用，另设专条。

【采收加工】 秋季初开花时采收，鲜用或切段晒干。

【药材】 杓儿菜 *Herba Carpesii Cernui*　产于云南、四川等地。

性状　茎具细纵纹，表面绿色或黑棕色，被白色茸毛，折断面粗糙，皮部纤维性强，髓部疏松，最外一层表皮易剥落。叶多破碎不全，两面均被茸毛。头状花序着生于分枝的顶端，花梗向下弯曲，近倒悬伏。花黄棕色。气香，味苦，微辣。

【药性】 苦、辛，寒。

1.《滇南本草》："味苦、微辛，性寒。阴中阳也，可升可降。"

2.《四川中药志》1960 年版："性温，味微苦，有小毒。"

3.《贵州民间药物》："性平，味辛微麻。"

4.《云南中草药》："甘，寒。"

5.《四川常用中草药》："性微寒，味苦。"

【功用主治】 清热解毒，消肿止痛。主治感冒发热，高热惊风，咽喉肿痛，痄腮，牙痛，尿路感染，淋巴结结核，疮疡疖肿，乳腺炎，蛇咬伤。

1.《滇南本草》："泻诸经实热、客热，解肌表风寒，清咽喉热毒肿痛、风火牙痛、乳蛾、痄腮，排脓溃散，伤风头痛，虚劳骨蒸，小儿惊风发搐，角弓反张。"

2.《草木便方》："消肿毒，（治）胸胀积痛，风寒喉痹。"

3.《四川中药志》1960 年版："能发汗，治疟疾及喉痹。作外用可洗一切黄水疮、疥疮、脓疱疮及痔疮。"

4.《云南中草药》："清热解毒，消肿祛风。主治口腔炎，喉炎，小儿肺炎，泌尿道感染，疮疖。"

药手册》)

4. 治慢性气管炎　杉塔(球果)90 g,蒲公英30 g,葶苈子9 g。每日1剂,水煎2次,早晚分服。连服15 d为1个疗程。(《全国中草药汇编》)

2281 杉木节 shān mù jié (《本草图经》)

【异名】 杉节(《生草药性备要》)。

【基原】 为杉科杉木属植物杉木 *Cunninghamia lanceolata*(Lamb.) Hook. 枝干上的结节。

【原植物】 参见"杉木"条。

【采收加工】 7～10月采收,鲜用或晒干。

【药性】 辛,微温。

【功用主治】 祛风止痛,散湿毒。主治风湿骨节疼痛,胃痛,脚气肿痛,带下,跌打损伤,臁疮。

1.《本草图经》:"煮汁,浸捋脚气。"

2.《生草药性备要》:"浸酒,祛风止痛。"

3.《草药新纂》:"治诸疮。"

4.《岭南采药录》:"治心气痛,骨节疼痛。"

【用法用量】 内服:煎汤,10～30 g;或为散,或酒浸。外用:煎水浸泡;或烧存性,研末调敷。

【选方】 1. 治脚气发作,恶寒发热,两足肿大,心烦体痛垂死者　杉木节四两,槟榔七个,大腹皮(酒洗)一两,青橘叶四十九片。上细切,作一服。用顺流水三升,煎至一升,分作三服,一日服尽。如大便通利黄水,其病除根;未愈,过数日再煎一剂服之,病根去为度。(《医学正传》)

2. 治妊娠内挟寒冷,腹中冷痛　杉木节半斤(烧存性),干姜一两(烧存性)。上捣罗为散,温酒调下一大钱。不拘时。(《普济方》黑神散)

3. 治血伤兼带下不止　杉木节(烧灰存性),楮皮纸(烧灰)各等分。研令匀细。每服二钱匕,米饮调下。(《圣济总录》杉节散)

4. 治臁疮黑烂　用多年老杉木节烧灰,麻油调敷,箬叶隔之,绢帛包定,数贴而愈。(《医林四书》)

5. 治从高坠损,心胸恶血不散　杉木节(细锉)七两,苏枋木五两(细锉,以水一斗,煎取一升,去渣),醋五合(入于苏枋木汁内)。将杉木于一砂盆内以慢火炒,旋旋滴苏枋木醋汁,相和,炒令汁尽,停冷,捣细,罗为散。每服以童子热小便调下三钱,日三四服,化下恶血。(《圣惠方》杉木节散)

2282 杉木油 shān mù yóu (《纲目拾遗》)

【异名】 杉树油(《湖南药物志》),杉木脂(《天目山药用植物志》),杉树脂(《安徽采药录》)。

【基原】 为杉科杉木属植物杉木 *Cunninghamia lanceolata*(Lamb.) Hook. 的木材沥出的油脂。

【原植物】 参见"杉木"条。

【采收加工】 常年可采制,取碗,先用绳把碗口扎成"十"字形,后于碗口处盖以卫生纸,上放杉木锯末堆成塔状,从尖端点火燃烧杉木,待烧至接近卫生纸时,除去灰烬和残余锯末,碗中液体即为杉木油。

【药性】 苦、辛,温。

【功用主治】 利尿排石,消肿杀虫。主治淋证,尿路结石,遗精,带下,顽癣,疔疮。

1.《纲目拾遗》:"治一切顽癣。"

2.《湖南药物志》:"治淋证。"

3.《天目山药用植物志》:"治遗精,白带。"

4.《福建药物志》:"破结消肿,治疔疮,尿路结石。"

【用法用量】 内服:煎汤,3～20 g;或冲服。外用:搽患处。

【选方】 1. 治淋证　杉树油6 g,研烂,冲白糖、淘米水服。(《湖南药物志》)

2. 治尿路结石,疔疮　杉树脂3 g,研末冲开水服;或3～6 g,水煎服。(《安徽采药录》)

3. 治遗精,白带　杉木脂21～24 g,加飞来藤(旋花科菟丝子)煎汤,冲白酒。早、晚饭前服。忌食辣椒。(《天目山药用植物志》)

4. 治前列腺肿大　杉树脂30 g,加白糖适量,水煎服,日2次。疗效颇佳。〔《江西中医药》1981,(4):40〕

5. 治一切顽癣　先用穿山甲刮破,用羊毛软笔蘸(杉木)油涂上,甚加疼痛,停半日再涂,癣自结痂而愈。如已破者,不必刮,癣药极多,都不及此神方也。(《纲目拾遗》)

2283 杉木根 shān mù gēn (《分类草药性》)

【异名】 杉根皮(《江西草药》),泡杉根、杉树根皮(《四川中药志》)。

【基原】 为杉科杉木属植物杉木 *Cunninghamia lanceolata*(Lamb.) Hook. 的根或根皮。

【原植物】 参见"杉木"条。

【采收加工】 7～10月采收,晒干或鲜用。

【成分】 含游离氨基酸[1],甾体化合物,脂肪酸[2]和维生素C[3]。根中含挥发油成分,主要含α-蒎烯(α-pinene),柠檬烯(limonene),对伞花烃(*p*-cymene),α-松油醇(α-terpineol),α-柏木烯(α-cedrene),α-榄香烯(α-elemene)及β-榄香烯(β-elemene)等,其主要成分为柏木醇(cedarcamphor)[4]。

【药性】 辛,微温。

1.《福建药物志》:"微苦、辛,微温。"

2.《四川中药志》1979年版:"辛,微温。"

【功用主治】 祛风利湿,行气止痛,理伤接骨。主治风湿痹痛,胃痛,疝气痛,淋病,白带,血瘀崩漏,痔疮,骨折,脱臼,刀伤。

1.《分类草药性》:"治五淋,气痛,心腹胀肿,气喘。"

2.《四川常用中草药》:"治疝气痛,消肿,漏症,脚气痛,霍乱转筋及敷金疮疥癣。"

3.《福建药物志》:"祛风,止痛,散瘀止血。治风湿关节痛,骨折,血瘀崩漏。"

4.《浙江药用植物志》:"治胃痛。"

【用法用量】 内服:煎汤,30～60 g。外用:捣敷或烧存性,研末调敷。

【选方】 1. 治风湿关节痛　①鲜杉树根皮适量,捣烂加酒焙热,包患处。(《四川中药志》1979年版)　②用鲜杉木根45 g。酒水煎服。(南药《中草药学》)

2. 治骨折,脱臼　先将伤部复位后,取鲜杉根或茎二重皮、鲜梧桐皮、毛花桃根各等量,加酒糟酌量,捣烂敷伤部,外以杉木皮固定。(《福建药物志》)

3. 治痔疮肿痛　取生杉树根500 g,放水1 500 g,煎至1 000 g左右,将药水倒入盆内,待水温降至40 ℃左右时坐浴,每日2～3次,每次10 min。〔《新中医》1984,(7):23〕

此药气味芬芳，能下逆气，散毒邪，有开达内出之功，大能发扬火郁，疏申肝令，独擅其长者矣。”

2278 **杉叶** shān yè（《纲目》）

【异名】 杉树叶（《四川中药志》）。

【基原】 为杉科杉木属植物杉木 *Cunninghamia lanceolata*（Lamb.）Hook. 的叶。

【原植物】 参见“杉木”条。

【采收加工】 春、秋季采收，鲜用或晒干。

【药材】 杉叶 *Folium Cunninghamiae* 产地参见“杉子”条。

性状 叶条状披针形，长 2.5～6 cm，先端锐渐尖，基部下延而扭转，边缘有细齿，表面墨绿色或黄绿色，主脉 1 条，上表面主脉两侧的气孔线较下表面为少。下表面可见白色粉带 2 条。质坚硬。气微香，味涩。

【成分】 叶含双黄酮类：穗花杉双黄酮(amentoflavone)，红杉双黄酮(sequoiaflavone)，Ⅰ，Ⅱ 7-二-O-甲基穗花杉双黄酮(Ⅰ，Ⅱ 7-di-O-methylamentoflavone)，异柳杉素(isocryptomerin)，扁柏双黄酮(hinkoiflavone)，榧双黄酮(kayaflavone)，南方贝壳杉双黄酮(robustaflavone)[1]；含挥发油，主要成分为 α-柠檬烯(α-limonene)，α 和 β-蒎烯(α and β-pinene)等[2]。还含 4-表-反式可姆酸(4-epi-*trans*-communic acid)，聚戊烯醇-21(prenol-21)，聚戊烯醇-18(prenol-18)，4-表-反式可姆醇(4-epi-*trans*-communate)，β-谷甾醇(β-sitosterol)，可姆醛[3]。

【药理】 抗炎、解痉作用 杉叶的热甲醇提取物有抗炎作用，对角叉菜胶足跖肿胀及组胺兴奋豚鼠离体小肠的作用均有拮抗性[1]。

【药性】 辛，微温。

【功用主治】 祛风，化痰，活血，解毒。主治半身不遂初起，风疹，咳嗽，牙痛，天疱疮，脓疱疮，鹅掌风，跌打损伤，毒虫咬伤。

1.《纲目》：“治风虫牙痛，同芎藭、细辛并酒含漱。”

2.《天目山药用植物志》：“治半身不遂初起。”

3.《安徽中草药》：“治脓疱疮、鹅掌风。”

4.《广西本草选编》：“治跌打扭伤。”

5.《广西民族药简编》：“治蜈蚣咬伤，风疹。”

【用法用量】 内服：煎汤，15～30 g。外用：煎水含漱、捣汁搽或研末调敷。

【选方】 1. 治半身不遂初起 （杉木）新梢干叶 15～18 g，加牛膝、毛竹根各 15～18 g。水煎，冲黄酒服。（《天目山药用植物志》）

2. 治风疹 取杉叶水煎，洗患处。（《广西民族药简编》）

3. 治风齿肿 杉叶三两，芎藭、细辛各二两。上三味，切，以酒四升煮取二升半，稍稍含之，取差。勿咽之。（《外台》引《备急方》杉叶汤）

4. 治鹅掌风 先用做豆腐的黄浆水洗净患处，后用鲜杉木叶烧烟熏患处。（《安徽中草药》）

5. 治天疱疮 杉叶(鲜)适量。捣汁搽。（《江西草药》）

6. 治脓疱疮 鲜杉木叶捣烂外搽。（《安徽中草药》）

7. 治跌打损伤 （杉木）鲜叶捣烂，调酒外敷。（《广西本草选编》）

8. 治毒虫咬伤，风疹 （杉木）嫩叶捣烂敷患处。（《广西民族药简编》）

【临床报道】 治疗慢性气管炎 鲜杉木叶 160 g，煮沸 4 h，过滤，滤液浓缩，加糖浆 50%使成杉叶糖浆 30 ml，分 3 次饭后服用，连服 10 d。观察 407 例，其中单纯型 321 例，近期控制 20 例，显著好转 50 例，好转 168 例，总有效率 74.1%，无效 83 例；喘息型 86 例，近期控制 3 例，显著好转 15 例，好转 47 例，总有效率 75.6%，无效 21 例。对咳、痰、喘的有效率分别为 71.8%，70.1%和 62.2%[1]。

2279 **杉皮** shān pí（《纲目》）

【异名】 杉木皮（《分类草药性》）。

【基原】 为杉科杉木属植物杉木 *Cunninghamia lanceolata*（Lamb.）Hook. 的树皮。

【原植物】 参见“杉木”条。

【采收加工】 春夏之交采剥，鲜用或晒干。

【药材】 杉皮 *Cortex Cunninghamiae* 产地参见“杉子”条。

性状 呈板片状或扭曲的卷状，大小不一，外表面灰褐色或淡褐色，具粗糙的裂纹，内表面棕红色，稍光滑。干皮较厚，枝皮较薄。气微，味涩。

【功用主治】 利湿，消肿解毒。主治水肿，脚气，漆疮，流火，烫伤，金疮出血，毒虫咬伤。

1.《纲目》：“治金疮血出及汤火伤灼，取老树皮烧存性敷之，或入鸡子清调敷。”

2.《分类草药性》：“洗漆疮。治五种水肿。”

3.《重庆草药》：“治各种肿症，风丹、漏症。”

【用法用量】 内服：煎汤，10～30 g。外用：煎水洗或烧存性，研末调敷。

【选方】 1. 治流火 杉皮煎水，洗患处，日 2 次。（《安徽中草药》）

2. 治脚干肿 杉皮、防风、木瓜、苡仁各 30 g，煎水服。

3. 治风丹 杉皮、红浮漂，煎水外洗。（2、3 方出自《重庆草药》）

4. 治疮毒脓肿 杉木皮，烧存性，与仙人掌(浸酸醋 30 min后用)、生姜共捣烂敷患处。（《广西民族药简编》）

5. 治蜈蚣咬伤 杉木皮或枝，烧烟熏，立刻止痛。（《串雅外编》）

6. 治脾虚水肿 杉木皮三两，生蚕豆二两，苡仁米一两，大枣十五枚，广糖四片。煎水顿服。（《本草汇纂》）

2280 **杉塔** shān tǎ（《全国中草药汇编》）

【异名】 杉果（《民间常用草药汇编》），杉树果（《四川中药志》）。

【基原】 为杉科杉木属植物杉木 *Cunninghamia lanceolata*（Lamb.）Hook. 的球果。

【原植物】 参见“杉木”条。

【采收加工】 7～8 月间采摘，晒干。

【药性】 辛，微温。

【功用主治】 温肾壮阳，杀虫解毒，宁心，止咳。主治遗精，阳痿，白癜风，乳痈，心悸，咳嗽。

【用法用量】 内服：煎汤，10～90 g。外用：研末调敷。

【选方】 1. 治阳痿 杉果适量，水煎冲酒服。（《广西民族药简编》）

2. 治白癜风 杉果研末，枝磨水，搽患处。（《民间常用草药汇编》）

3. 治乳痈 杉果 5～7 枚。水煎，冲甜酒服。（江西《草

10 g。水煎服。(《四川中药志》1979年版)

2277 **杉木** shān mù (《新修本草》)

【异名】 杉材(《别录》),杉材木(《新修本草》)。

【基原】 为杉科杉木属植物杉木的心材及树枝。

【原植物】 杉木 *Cunninghamia lanceolata* (Lamb.) Hook.[*Pinus lanceolata* Lamb.] 又名:柀、煔(《尔雅》),杉(《南方草木状》),沙木、檠木(《纲目》),沙树、正杉、正木、刺杉、广叶杉、泡杉、杉树。

常绿乔木,高达30 m,胸围达2.5~3 m。幼树树冠尖塔形,大树树冠圆锥形。树皮灰褐色,裂成长条片脱落。大枝平展,小枝近对生或轮生。叶在主枝上辐射伸展,在侧枝上排成二列状,条状披针形,革质,微弯,坚硬,长2~6 cm,边缘有细齿,上面中脉两侧有窄气孔带、下面沿中脉两侧各有1条白粉气孔带。雌雄同株;雄球花圆锥状,簇生枝顶;雌球花单生或2~4个集生枝顶,卵圆形,苞鳞与珠鳞结合而生,珠鳞先端3裂,腹面具3胚珠。球果近球形或卵圆形,长2.5~5 cm,径3~4 cm,苞鳞三角状宽卵形,宿存。种子长卵形,扁平,长6~8 mm,宽约5 mm,暗褐色,两侧有窄翅。花期4月,球果10月下旬成熟。

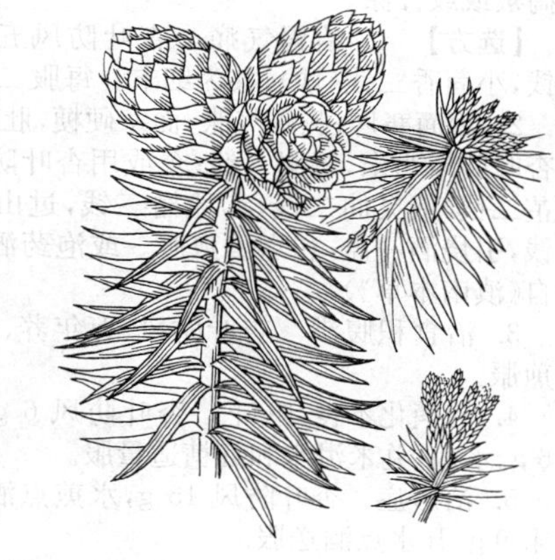

杉 木

广泛栽培于我国长江流域及秦岭以南地区。

本植物的根或根皮(杉木根)、树皮(杉皮)、枝干结节(杉木节)、叶(杉叶)、种子(杉子)、球果(杉塔)及木材中的油脂(杉木油)亦供药用,另设专条。

【栽培】 生物学特性 杉木是亚热带植物,喜生长在土层深厚,质地疏松,富含有机质排水良好的山地酸性土壤中,忌盐碱地。

繁殖方法 育苗移栽和插条繁殖。育苗移栽:2月前后播种,播前种子经过水选和消毒,多采用高畦育苗,畦宽100~120 cm,高20~30 cm,条播或撒播,开1 cm深沟,沟距20 cm,沟宽2~3 cm,播种后覆土0.5~1 cm,畦面盖草。翌年2月起苗移栽,挖深30 cm、直径30~40 cm的穴,每穴1株,随起随栽。插条繁殖:宜选茁壮、挺直、顶芽饱满、无病虫为害的一至二年生枝条,截成50 cm的节段,切口成马耳形,用植树钻钻穴深30~35 cm,插入枝条,截面应朝向山坡上方,入土深应大于穗长的一半以上,插条时间以春分前后较宜。

田间管理 育苗床应在种子发芽后及时揭去盖草,松土除草,幼苗期多施氮磷肥,中期追施氮磷钾肥,后期停施氮肥,苗高5~6 cm时开始间苗。移栽和扦插成活后,应中耕除草,修剪萌蘖,追施土杂肥。

病虫害防治 杉苗猝倒病,防治方法同马尾松猝倒病。参见“松花”条。

【采收加工】 5~11月采树枝,9~11月采心材。鲜用或晒干。

【成分】 木材含挥发油[1]。主要成分为柏木醇(cedrol)等[2]。

【药性】 辛,微温。归肺、脾、胃经。

1.《别录》:“微温,无毒。”

2.《日华子》:“味辛。”

3.《本草经疏》:“入足阳明经。”

4.《药性切用》:“入肝、肺。”

【功用主治】 辟恶除秽,除湿散毒,降逆气,活血止痛。主治脚气肿满,奔豚,霍乱,心腹胀痛,风湿毒疮,跌打肿痛,创伤出血,烧烫伤。

1.《别录》:“主疗漆疮。”

2.《新修本草》:“水煮浸汁,捋脚气肿满;服之疗心腹胀痛,去恶气。”

3.《日华子》:“治风毒贲豚、霍乱上气,并煎汤服,并淋洗。”

4.《本草蒙筌》:“煎服主心腹胀痛及卒暴心痛。淋洗疗风疹痒疮。”

5.《岭南采药录》:“煅灰,治声嘶喉痛,跌打驳骨。”

6.《民间常用草药汇编》:“枝:顺气,消腹肿,痰滞。治肺痈,小儿阴肿。”

7.《天目山药用植物志》:“解毒蕈中毒。”

【用法用量】 内服:煎汤,15~30 g。外用:煎水熏洗;或烧存性研末调敷。

【宜忌】 不可久服和过量。虚人禁服。

1.《本草从新》:“稍挟虚者忌用。”

2.《本草汇纂》:“久服及过服令人泄泻。”

【选方】 1. 治奔豚瘕疝冲筑,胀闷疼痛 真杉木片二两,吴茱萸、青皮、小茴香、橘核各八钱,干姜五钱。煎汁饮。(《圣惠方》)

2. 治平人无故腹胀,卒然成蛊 用真杉木片四两和真紫苏叶三两。煎汤饮之。(《本草汇言》)

3. 治肺壅痰滞,上焦不利,卒然咳嗽 杉木屑一两,皂角(去皮酥炙)三两。为末,蜜丸梧子大。每米饮下十丸,一日四服。(《圣惠方》)

4. 治遍身风湿毒疮,或痒或痛,或干或湿 真杉木片60 g,牛膝、木瓜、槟榔各30 g。煮汤淋洗,三四次愈。(《本草汇言》)

5. 治漆疮 浓煮杉木汁洗之,数数用即除,小儿尤佳。(《外台》引《必效方》)

6. 治风热外肾赤肿痛,日夜啼叫,不数日退皮如鸡卵壳,愈而复作 用老杉木烧灰,入腻粉清油调敷。(《世医得效方》)

7. 治臁疮并风疮 用杉木烧灰存性,为末;五倍子瓦上焙干,为末。先以茶洗疮,后用荆津水洗,以无浆帛拭干贴药。(《卫生易简方》)

8. 治烫伤 杉木烧炭存性,研粉,调植物油外敷患处。(《浙江药用植物志》)

【各家论述】 1.《本草经疏》:“味芬芳,可升可降,阳也。入足阳明经。《本经》主疗漆疮及苏恭疗脚气肿满者,皆从外治,取其芬芳能解漆气之秽恶,辛温能散湿毒之冲逆也。苏恭又云,服之治心腹胀痛,去恶气。《日华子》云治霍乱上气,无非假其下气散邪,辛温开发之功耳。”

2.《本草汇言》:“味辛温直达,开发升窜之性,若毒疮,若脚气,若胀满,若奔豚,四者皆属五气壅逆,不升不降之故。

2275 **杏叶防风** xìng yè fáng fēng（《滇南本草》）

【异名】 蜘蛛香、山当归(《分类草药性》)，马蹄防风(《滇南本草》)，九月白花草、满身串、三足蝉(《修订增补天宝本草》)，白花草(《民间常用草药汇编》)，阳山臭、清当归(《四川中药志》)，羊膻臭、马蹄叶、地胡椒(《云南中草药》)，小羊膻(《云南思茅中草药选》)，骚羊古、九牛燥、羊山臭、大寒药、消气草(《贵州民间方药集》)，兔耳防风(《中国高等植物图鉴》)，小菊花(《贵州中草药名录》)。

【基原】 为伞形科茴芹属植物杏叶茴芹的根或全草。

【原植物】 杏叶茴芹 *Pimpinella candolleana* Wight et Arn.

多年生草本，高 30～100 cm。根细长圆锥形，长 5～15 cm，径 0.5～1 cm，有数条侧根，棕黄色。茎直立，上部有分枝，有短柔毛或无毛。基生叶叶柄(包括叶鞘)长 3～15 cm；叶片心形，不分裂，长 2.5～4 cm，宽 2～3.5 cm，边缘有圆齿，下面沿脉有短柔毛；茎生叶中下部者为单叶或三出复叶，小叶卵形，侧生小叶偏斜；上部叶较小，叶片 3 裂或一至二回羽状分裂，裂片披针形，边缘有齿。复伞形花序顶生或侧生，有长梗；无总苞片或有 1～5，线形；伞辐(6～)10～25；小总苞片 1～6，线形；小伞形花序有花 10～25；无萼齿；花瓣白色或微带白色，倒心形，背面有毛；花柱基圆锥形，花柱向两侧弯曲。双悬果卵球形，密生瘤状突起，果棱线形；每棱槽内有油管 2～3，或单生，合生面有油管 2～4，胚乳腹面平直。花果期 6～10 月。

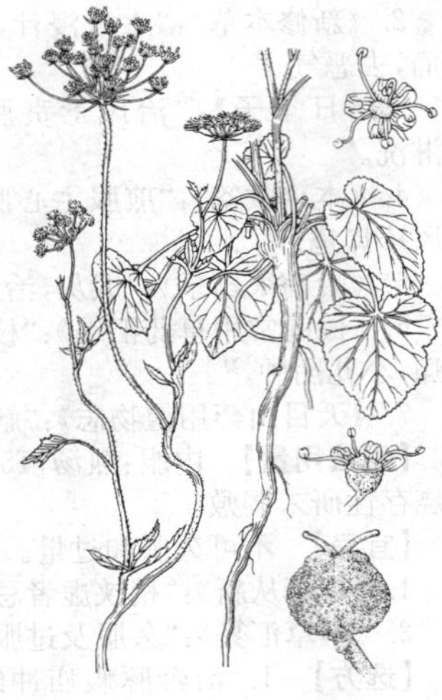

杏叶茴芹

生于路旁、林下、沟边、草坡或灌丛中。分布于西南及广西等地。

【采收加工】 9～11 月采收，晒干或鲜用。

【药材】 杏叶防风 *Radix Pimpinellae Candolleanae* 产云南、贵州、四川。

性状　根细长圆锥形，稍弯曲或具分歧，表面黄棕色或红棕色，具多数横向皮孔样突起及侧根断痕，根头部无纤维状物。质坚硬不易折断，断面平坦，皮部白色，可见少数棕红色油点，木质部黄白色。气微，味淡而后略苦。

鉴别　根横切面：木栓细胞 4～10 列。韧皮部油管少数，多分布于外侧，上皮细胞常为 6 个，少数可多至 15 个。木质部导管均为网纹。射线细胞 1 列，于韧皮部外侧强烈弯曲，细胞多破碎使韧皮部组织间出现裂隙。

【药性】《滇南本草》："味辛，性大温。"

【功用主治】 温中散寒，行气止痛，祛风活血，解毒消肿。主治脘腹寒痛，消化不良，痢疾，感冒，咳嗽，惊风，白带，疝气，睾丸偏坠，瘰疬，跌打肿痛，痈肿疮毒，毒蛇咬伤。

1.《滇南本草》："温中散寒气。治九种胃气痛，胸腹中寒胀气疼，寒疝偏坠，截寒热往来疟疾。"

2.《分类草药性》："治一切瘰疬痒子，肠风下血，气痛，筋骨疼痛，风湿麻木。"

3.《云南中草药》："行气健胃，祛风除湿，解毒截疟。主治风湿痛，胃痛，消化不良，疝气，小儿惊风。预防流感。"

4.《贵州民间方药集》："镇静息风，汁滴治鼻炎。"

5.《四川中药志》1979 年版："温中散寒，行气止痛，消食健脾。用于中寒腹痛，寒疝偏坠，风湿痹痛，脾虚食滞。近有用于治淋巴结结核。"

【用法用量】 内服：煎汤，6～15 g；研末或泡酒。外用：捣敷或绞汁涂。

【选方】 1. 治胃气痛　杏叶防风五钱(焙)，草豆蔻二钱，小茴香二钱(炒)，共为细末。每服二钱，用热烧酒服。

2. 治面寒疼，胸膈气胀，面寒硬梗，肚腹疼痛　古方单用杏叶防风为末，每服一钱；今或用杏叶防风五钱(焙)，香白芷二钱，威灵仙二钱，赤地榆三钱，过山龙一钱，茶匙草三钱，引烧酒一盅，和水酒煎服。或泡药酒亦可。(1、2 方出自《滇南本草》)

3. 治食积腹满　杏叶防风、万年荞、紫地榆各 12 g。水煎服。

4. 治消化不良，呕吐　杏叶防风 6 g，续断 6 g，五叶草 6 g。水煎，兑米泔水和红糖适量服。

5. 治痧症　杏叶防风 15 g，水煎点酒服；或用杏叶防风末 9 g，开水点酒送服。

6. 治急性肠绞痛　杏叶防风 9 g，马蹄香 6 g，重楼 9 g。水煎服，红糖为引，腹胀加川芎 3 g。

7. 治红白痢疾　杏叶防风 15 g，草血竭 9 g，翻白叶 9 g，胡椒 9 g；或杏叶防风 12 g，白头翁 9 g，小丁香 9 g，翻白叶 9 g。红痢红糖为引，白痢白糖为引，水煎服。(3～7 方出自《曲靖专区中草药》)

8. 治一切疟疾　杏叶防风新鲜捣汁一小盅，点烧酒服，俟欲发之前，将渣于脉膊上包好，过时方解。(《滇南本草》)

9. 治头晕　杏叶防风 6 g，续断 6 g，五叶草 6 g，西芯草 9 g。水煎服。(《曲靖专区中草药》)

10. 治七种疝气　杏叶防风二钱，橘核仁一钱半(炒)，蛇果草一钱，小茴香一钱(炒)，荔枝核三钱(烧)，水煨，引点水酒服。(《滇南本草》)

11. 治跌打肿痛　羊山臭根、地檀香、黑骨藤各 30 g，泡酒 500 g，每日早晚各服 15 g。(《西昌中草药》)

2276 **杉子** shān zǐ（《纲目》）

【异名】 杉树子(《四川中药志》)。

【基原】 为杉科杉木属植物杉木 *Cunninghamia lanceolata*(Lamb.) Hook. 的种子。

【原植物】 参见"杉木"条。

【采收加工】 7～8 月间采摘球果，晒干后收集种子。

【药材】 杉子 *Semen Cunninghamiae*　产于陕西、河南、安徽、江苏、浙江、湖北、广东、广西等地。

性状　种子扁平，长 6～8 mm，表面褐色，两侧有狭翅。种皮较硬，种仁含脂肪油丰富。气香，味微涩。

【成分】 种子含杉木酸(cuningharnic acids)A、B[1]。

【药性】 辛，微温。

【功用主治】《纲目》："主治疝气痛，一岁一粒，烧，研，酒服。"

【用法用量】 内服：煎汤，5～10 g。

【选方】 治疝气腹痛　杉树子 10 g，茴香根 10 g，荔枝核

喘之力。缘辛则散邪，苦则下气，润则通秘，温能宣滞行痰，杏仁气味俱备，故凡肺经感受风寒，而且喘嗽咳逆，胸满便秘，烦热头痛，与夫蛊毒，疮疡，狗毒，面毒，锡毒，金疮，无不可以调治。”

2270 **杏叶** xìng yè
（《滇南本草》）

【异名】 杏树叶（《疡科选粹》）。

【基原】 为蔷薇科杏属植物杏 *Armeniaca vulgaris* Lam. 、野杏 *Armeniaca vulgaris* Lam. var. ansu (Maxim.) Yü et Lu 或山杏 *Armeniaca sibirica* (L.) Lam. 等的叶。

【原植物】 参见“杏仁”条。

【采收加工】 7～10月叶长茂盛时采收，鲜用或晒干。

【成分】 1. 杏叶含黄酮类成分 芸香苷(rutin)，槲皮素-3-鼠李糖葡萄糖苷(quercetin-3-rhamnoglucoside)[1]；含酚酸类：绿原酸(chlorogenicacid)，新绿原酸(neochlorogenicacid)[2]。

2. 野杏叶含黄酮类 槲皮苷(quercitrin)，鼠李素-3-O-鼠李糖苷(rhamnetin-3-O-rhamnoside)，鼠李柠檬素-3-O-鼠李糖苷(rhamnocitrin-3-O-rhamnoside)[3]。

3. 山杏叶含根皮苷(phlorizin)[4]。

【功用主治】 祛风利湿，明目。主治水肿，皮肤瘙痒，目疾多泪，痈疮瘰疬。

1.《滇南本草》：“敷大恶疮。”

2.《本草蒙筌》：“煎汤，洗眼止泪。”

3.《随息居饮食谱》：“煎汤，洗眼癖良。”

【用法用量】 内服：煎汤，3～10 g。外用：煎水洗；或研末调敷；或捣烂敷。

【选方】 1. 治卒肿满，身面皆洪大 杏叶（锉）煮令浓，及热渍之，亦可服之。（《补缺肘后方》）

2. 治风麻疹，顽痒 用杏叶煎汁拭之，杏仁五升（切），根一升（切）。上件药，以水一斗半，煮取二升，去滓。用绵浸药汁揩拭患处，日三两度。（《圣惠方》）

3. 治瘰疬未破者，百药不效 杏树叶五分（阴干为末），蝙蝠（火焙干，为末）、白花蛇蜕（烧灰存性，为末）、人中白（火煅，为末）各二分五厘，蜜蜂七个（焙为末）。上用清水调杏树叶末，再入后四味，调匀敷患处，以绵纸一片针刺小孔贴药上，水干再用清水纸上刷之，每一昼夜换1次。（《疡科选粹》入神散）

2271 **杏花** xìng huā
（《别录》）

【基原】 为蔷薇科杏属植物杏 *Armeniaca vulgaris* Lam. 等的花。

【原植物】 参见“杏仁”条。

【采收加工】 3～4月采花，阴干备用。

【成分】 杏花芽含葡萄糖，果糖，蔗糖，棉子糖，蜜二糖[1]。

【药性】 苦，温。

1.《别录》：“味苦，无毒。”

2.《纲目》：“苦，温。”

【功用主治】 活血补虚。主治妇女不孕，肢体痹痛，手足逆冷。

《别录》：“主补不足，女子伤中，寒热痹，厥逆。”

【用法用量】 内服：煎汤，5～10 g；或研末。

【选方】 1. 治妇人无子 杏花、桃花，阴干为末。和井华水服方寸匕，日三服。（《卫生易简方》）

2. 治粉滓面皯 杏花、桃花各一升。东流水浸七日，洗面三七遍。（《纲目》引《圣济总录》）

2272 **杏枝** xìng zhī
（《本草图经》）

【基原】 为蔷薇科杏属植物杏 *Armeniaca vulgaris* Lam. 、野杏 *Armeniaca vulgaris* Lam. var. *ansu* (Maxim.) Yü et Lu 等的枝条。

【原植物】 参见“杏仁”条。

【采收加工】 7～10月采收，切段，晒干。

【成分】 野杏的细枝含黄酮类成分：槲皮苷(quercitrin)，鼠李素-3-O-鼠李糖苷(rhamnetin-3-O-rhamnoside)，鼠李柠檬素-3-O-鼠李糖苷(rhamnocitrin-3-O-rhamnoside)[1]。

【功用主治】 活血散瘀。主治跌打损伤。

《本草图经》：“主堕伤。”

【用法用量】 内服：煎汤，30～90 g。

【选方】 治坠马仆损，瘀血在内，烦闷 杏枝三两。细锉微熬，好酒二升，煎十余沸，去渣。分为二服，空心，如人行三四里，再服。（《塞上方》）

2273 **杏树皮** xìng shù pí
（《全国中草药新医疗法展览选编》）

【基原】 为蔷薇科杏属植物杏 *Armeniaca vulgaris* Lam. 、野杏 *Armeniaca vulgaris* Lam. var. *ansu* (Maxim.) Yü et Lu 等的树皮。

【原植物】 参见“杏仁”条。

【采收加工】 春、秋季采收，剥取树皮，削去外面栓皮，切碎，晒干。

【成分】 野杏树皮含具蛋白酶抑制和抗病毒活性的原矢车菊素型的鞣质[1]。

【功用主治】 解毒。主治食杏仁中毒。

【用法用量】 内服：煎汤，30～60 g。

【临床报道】 治疗杏仁中毒 取杏树皮 60 g，削去外面表皮，仅留中间纤维部分，加水 500 ml，煮沸 20 min，过滤候温灌服。治疗 80 余例，均治愈[1]。一般在服药后 2 h 即见症状好转，意识渐清，呼吸平稳，恶心呕吐及发绀现象逐渐消失，4 h 后可完全恢复正常[2]。

2274 **杏树根** xìng shù gēn
（《纲目》）

【基原】 为蔷薇科杏属植物杏 *Armeniaca vulgaris* Lam. 等的根。

【原植物】 参见“杏仁”条。

【采收加工】 9～11月挖根，切碎，晒干。

【成分】 根中含黄酮类成分：ephedrannin A[1]，entepiafzelechin-3-O-*p*-hydroxybenzoate-(4α→8，2α→O→7)-epiafzelochin[2]，entepiafzelechin-(4α→8，2α→O→7)-epiafzelochin，entepiafzelechin-(4α→8，2α→O→7)-(+)-afzelochin，entepiafzelechin-(4α→8，2α→O→7)-(−)-afzelochin[3]，entepiafzelechin-(4α→8，2α→O→7)-(−)-epicatechin，entepiafzelechin-(4α→8，2α→O→7)-catechin[4]。

【功用主治】 解毒。主治杏仁中毒。

1.《本草蒙筌》：“主堕胎。”

2.《纲目》：“治食杏仁多，致迷乱将死，杏树根切碎，煎汤服，即解。”

【用法用量】 内服：煎汤，30～60 g。

下血不止，扑损瘀血，卒不得小便。”

11.《纲目》：“杀虫，治诸疮疥，消肿，去头面诸风气，皶疱。”

12.《医林纂要》：“泻心火，除烦热，泻肺邪，泄气逆，攻坚，杀虫，辟毒。”

13.《药性切用》：“炒黑能解郁消积。”

【用法用量】 内服：煎汤，3～10 g；或入丸、散。杏仁用时须打碎，杏仁霜入煎剂须布包。外用：捣敷。

【宜忌】 阴虚咳嗽及大便溏泻者禁服，婴儿慎服。

杏仁有小毒，不宜过量服用。剂量大时，轻者可出现头晕乏力，吐泻，腹痛，上腹部烧灼感，血压升高，呼吸加快；严重者，呼吸明显减慢而表浅，昏迷，并可有强直性、阵发性痉挛，瞳孔散大，血压下降，最后因呼吸或循环衰竭而死亡。

1.《本草经集注》：“恶黄芩、黄芪、葛根，畏蘘草。”

2.《千金方》：“扁鹊云：杏人不可久服，令人目盲，发落，动一切宿病。”

3.《本草图经》：“能使人血溢，少误之，必出血不已，或至萎顿。”

4.《药鉴》：“大都中病即已，不可多服，过则令人伤筋骨。泄痢忌用。戒粟米，畏犬肉。”

5.《本草经疏》：“阴虚咳嗽，肺家有虚热，热痰者忌之。风寒外邪，非壅逆肺分，喘急息促者不得用；产乳金疮，无风寒击袭者不得用；惊痫喉痹，亦非必须之药，用者详之。双仁者能杀人，本经言有毒，盖指此耳。”

【选方】 1. 治肺寒卒咳嗽　细辛半两（捣为末），杏仁半两（汤浸，去皮、尖、双仁，麸炒微黄，研如膏）。上药，于铛中熔蜡半两，次下酥一分，入细辛、杏仁，丸如羊枣大。不计时候，以绵裹一丸，含化咽津。（《圣惠方》）

2. 治上气喘急　桃仁、杏仁（并去双人、皮、尖，炒）各半两。上二味，细研，水调生面少许，和丸如梧桐子大。每服十丸，生姜、蜜汤下，微利为度。（《圣济总录》双人丸）

3. 治气喘促浮肿，小便涩　杏仁一两，去皮尖，熬研，和米煮粥极熟，空心吃二合。（《食医心镜》）

4. 治肺燥喘热，大肠秘　杏仁一斤（去皮、尖），水一升半，研取汁，入生蜜四两，甘草一钱，银石器中慢火熬成稀膏，瓷器盛之。食后夜卧，入少酥沸汤点一匙服，如无上症，入盐点，常服润五脏。（《卫生易简方》）

5. 治小儿久患咳嗽　杏仁一两半（去皮，焙），茯苓一两，紫菀茸、皂角各半两（去皮、弦、核，蜜炙黄），上末，每半钱生蜜调入，薄荷汤泡开服。（《仁斋小儿方》杏仁膏）

6. 治咯血　杏仁四十粒研细，用黄蜡炒黄色，入青黛一钱，捏作饼子，同时以柿子一枚破开，以饼置其中合定，湿纸包煨。研，水服。（《医学入门》圣饼子）

7. 治心气痛闷乱　山杏仁（炒令香熟，去皮、尖、双仁）二两，吴茱萸（汤洗，焙干，炒为末）十二钱。上二味，一处研匀，丸如弹子大。每服一丸，温酒化下，如不饮酒，即用热汤，发时服。（《圣济总录》山杏煎）

8. 治虚劳羸瘦，烦热，口舌干燥，不欲饮食　杏仁（汤浸，去皮、尖、双仁，麸炒微黄）、乌梅肉（微炒）、甘草（炙微赤，锉）、天门冬（去心，焙）各一两。上件药，捣罗为末，煮枣肉和，更入少炼成蜜，丸如弹子大。不计时绵裹一丸含咽之。（《圣惠方》）

9. 治大人、小儿暴下水泻及积痢　杏仁（汤浸，去皮、尖）二十粒，巴豆（去心核，油令尽）二十粒。上件研细，蒸枣肉为丸，如芥子大，朱砂为衣。每服一丸，倒流水下，食前。（《杨氏家藏方》朱砂丸）

10. 治卒哑　取杏仁三分去皮尖，熬，别杵，桂一分和如泥。取李核大，绵裹含，细细咽之，日五夜三。（《食疗本草》）

11. 治小肠气痛欲死者　杏仁、茴香各一两，葱白半两（焙干）。同为末，酒调，嚼胡桃肉咽下。（《卫生易简方》）

12. 治瘰疬初起，已溃未溃并治　苦杏仁（去皮、尖）三十粒，蓖麻仁（去衣）四十九粒，松香（研细末）一两。先将杏仁捣至无白星为度，再入蓖麻仁捣如泥，方下松香再捣十下。摊贴。（《疡医大全》）

13. 治五痔下血不止　（杏仁）去皮尖及双仁，水三升，研滤取汁，煎减半，投米煮粥，停冷。空心食之。（《食疗本草》）

14. 治足癣　苦杏仁 100 g，陈醋 300 ml。将上药入搪瓷容器内煎，然后用文火续煎 15～20 min（使药液浓缩至 150 ml为宜），冷却后装瓶密封备用。用时先将患处用温开水洗净拭干，再涂药液即可，每日 3 次。〔《广西中医药》1986，（5）：45〕

15. 治鼻中生疮　捣杏仁乳敷之；亦烧核，压取油敷之。（《千金方》）

16. 治小儿疳积　杏仁、皮硝、山栀各 9 g，共研末，加葱白、艾头（1 寸左右）各 3 根，面粉、白酒适量同捣为泥。于睡前敷于脐部，白天除掉，第二日再制一剂敷脐。〔《安徽中医学院学报》1986，（11）：21〕

【临床报道】 1. 治疗老年性慢性支气管炎　用带皮苦杏仁及去皮炒熟苦杏仁研碎，各加等量冰糖分别制成苦杏仁糖。早晚各服 9 g，10 d 为 1 个疗程。共治疗 180 例，其中带皮的苦杏仁糖治疗 124 例，有效率 96.8%；去皮苦杏仁糖治疗 56 例，有效率 75.1%。带皮苦杏仁糖对咳、痰、喘，都有良好作用，去皮苦杏仁糖有镇咳祛痰作用，但对止喘效果较差[1]。

2. 治疗外阴瘙痒　杏仁 150 g，炒枯研成细粉，加麻油 75 g调成糊状。用时先取桑叶煎水冲洗外阴、阴道，然后用杏仁油糊涂搽，每日 1 次；或用带线棉球蘸杏仁油糊塞入阴道 24 h 后取出。治疗 136 例，有效率约 90%，平均用药 4～7 次痒止[2]。

3. 治疗蛲虫病　取连皮杏仁 30 粒，脱脂药棉 6～10 块。将连皮杏仁研泥，加入沸水淹药面一指深，文火煎浓液，当患者夜间自觉肛门发痒时，将浸湿药棉塞入肛门内，次日晨取出。共治疗 50 余例，80%均取得满意疗效，一般 3～6 次即可治愈，20%因肛门脓肿、脱肛痔漏无效[3]。

【各家论述】 1. 李东垣：“杏仁下喘，用治气也；桃仁疗狂，用治血也。桃、杏仁俱治大便秘，当以气血分之。”（引自《汤液本草》）

2.《纲目》：“杏仁能散能降，故解肌、散风、降气、润燥、消积，治伤损药中用之。治疮杀虫，用其毒也。”“治风寒肺病药中，亦有连皮尖用者，取其发散也。”

3.《长沙药解》：“肺主藏气，降于胸膈而行于经络，气逆则胸膈闭阻而生喘咳，脏病而不能降，因此痞塞，经病而不能行，于是肿痛，杏仁疏利开通，破壅降逆，善于开痹而止喘，消肿而润燥，调理气分之郁，无以易此。其诸主治，治咳逆，调失音，止咯血，断血崩，杀虫䘌，除痤刺，开耳聋，去目翳，平胬肉，消停食，润大肠，通小便，种种功效，皆其降浊消郁之能事也。”

4.《本草求真》：“杏仁，既有发散风寒之能，复有下气除

肠道微生物酶分解或被杏仁本身所含苦杏仁酶(emulsin)分解,产生微量氢氰酸,可对呼吸中枢呈镇静作用,而达到镇咳平喘效应[1,2]。苦杏仁苷对油酸型呼吸窘迫综合征实验动物可促进肺表面活性物质的合成,并使病变得到改善[3]。

2. 对消化系统的影响　杏仁的脂肪油有润肠通便作用[4]。苦杏仁苷在经酶作用分解形成氢氰酸的同时,也产生苯甲醛,后者可抑制胃蛋白酶的活性,从而影响消化功能。杏仁水溶性部分的胃蛋白酶水解产物以 500 mg/kg 的剂量对四氯化碳处理的大鼠给药,发现它能抑制血清天冬氨酸氨基转移酶(AST)、血清丙氨酸氨基转移酶(ALT)水平和羟脯氨酸含量的升高,并抑制优球蛋白溶解时间的延长。在病理学上,杏仁水溶部分的胃蛋白酶水解产物能抑制鼠肝结缔组织的增生,但不能抑制 D-半乳糖胺引起的鼠 AST、ALT 水平升高[5]。

3. 抗肿瘤作用　苦杏仁苷及其水解生成的氢氰酸和苯甲醛体外实验均证明有微弱抗癌作用。癌细胞内硫氰化酶较正常细胞少,因此对苦杏仁苷水解释放出的氢氰酸解毒能力差。杏仁热水提取物对子宫颈癌 JTC-26 株的抑制率为 50%～70%[6],若氢氰酸加苯甲醛或苦杏仁苷加 β-葡萄糖苷酶可明显提高抗癌效力。已发现癌细胞无氧酵解占优势,其产物乳酸形成的偏酸性环境有利于提高 β-葡萄糖苷酶的活性,促使苦杏仁苷在癌细胞中水解出较多的氢氰酸和苯甲醛而发挥更强的抗癌作用[7]。苦杏仁苷在其最佳浓度和时间范围内能提高人肾分泌的Ⅰ型胶原酶活性,抑制人胎肾成纤维细胞增殖及Ⅰ型胶原表达,促进凋亡[8]。

4. 抗炎和镇痛作用　从杏仁中提得的蛋白质成分 KR-A 和 KR-B 都表现明显的抗炎和镇痛作用。对大鼠角叉莱胶性足跖肿胀,KR-A 和 KR-B 经口给药的 ED_{50} 分别为 13.9 mg/kg和 6.4 mg/kg。此外小鼠扭体法证明上述 2 种成分在 5 mg/kg 静脉注射时都表现镇痛作用[9]。

5. 其他作用　苦杏仁苷 1.5 mg/只、3.5 mg/只给小鼠肌内注射,能明显促进有丝分裂原对小鼠脾脏 T 淋巴细胞的增殖[10]。给小鼠肌内注射 3 mg、5 mg 苦杏仁苷后,能明显促进小鼠 NK 细胞的活性,促进 PHA 刺激 T 淋巴细胞的转化增殖。

6. 体内过程　兔快速静脉注射苦杏仁苷 500 mg/kg,体内过程符合二室开放模型。说明药物在体内消除较快,较少引起蓄积。药物除分布于血液及血流量较丰富的器官和组织外,还有相当部分分布于肌肉组织。兔在 48 h 内尿排出原形药占 62%,表明有部分药物在体内有断苷键等结构改变[11]。

毒性　苦杏仁苷的急性毒性试验 LD_{50} 小鼠静脉注射为 25 g/kg;大鼠静脉注射为 25 g/kg,腹腔注射为 8 g/kg。最大耐受量:小鼠、兔、犬静注和肌注均为 3 g/kg,口服均为 0.075 g/kg。人静脉注射为 5 g(约 0.07 g/kg)[12]。小鼠按 500 mg/kg 静注 10 只,均未死亡,而以同样剂量灌胃给药,则 10 只小鼠死亡 8 只。口服给药的毒性所以大于静脉给药,研究证明主要是由于苦杏仁苷被肠道微生物酶水解产生出较多氢氰酸所致,如果处理小鼠使其肠道内微生物抑制,则胃肠给药 300 mg/kg 苦杏仁苷未出现死亡,如未经处理,则相同剂量死亡率为 60%[2]。普通大鼠灌胃给予 600 mg/kg苦杏仁苷,出现昏睡、呼吸困难、痉挛,在 2～5 h 内出现死亡,血中氰化物浓度高达 2.6～4.5 μg/ml;无菌大鼠给予相同剂量药物未表现出任何毒性反应迹象,其血中氰化物浓度低于 0.4 μg/ml,与正常未服苦杏仁苷大鼠无明显差异,说明胃肠道菌群在苦杏仁苷引起的氰化物毒性中起重要作用[13]。

【炮制】 1. 杏仁取原药材,除去杂质、残留的硬壳及霉烂者,筛去灰屑。用时捣碎。生品常用于新感喘咳及润肠通便。

2. 焯杏仁　取净杏仁,置沸水中略烫,至外皮微胀时捞出,用凉水稍浸,搓去外皮,晒干后簸净种皮。用时捣碎。焯杏仁可用于多种喘咳,无外感者尤宜。

3. 炒杏仁　取焯杏仁置锅内,用文火加热,炒至表面微黄,取出放凉。用时捣碎。炒杏仁能温肺散寒,多用于肺寒久咳。

4. 杏仁霜　取焯杏仁,碾成泥状,用压榨机冷压去油,或粗纸包裹反复压榨至不黏结成饼,碾细,过筛。杏仁霜止咳平喘而无滑肠之虞。

5. 麸炒杏仁　将麸皮撒入热锅内,待冒烟时投入杏仁,用文火炒至微黄色,取出,筛去麸皮,放凉。每杏仁 100 kg,用麸皮 10 kg。麸炒杏仁作用似炒杏仁,但滑肠之力较弱。

6. 蜜杏仁　取焯杏仁,碾成碎块,置热锅内,用文火边炒边加蜜,炒至不粘手为度,取出放凉。每杏仁 100 kg,用蜂蜜 10 kg。蜜杏仁常用于肺燥咳嗽及肠燥便秘。

7. 甘草制杏仁　取净杏仁,加甘草水浸 1 d 后,捞出加水煮 20 min,稍凉,搓去外皮,干燥,簸去外皮。每杏仁 100 kg,用甘草 24 kg。

饮片性状　杏仁参见“药材”项。焯杏仁形如杏仁,或分离为单瓣,无种皮,乳白色。炒杏仁形如杏仁,表面微黄色,偶有焦斑。杏仁霜为乳白色粉末,具苦杏仁的特殊气味。麸炒杏仁形如杏仁,表面微黄色。蜜杏仁呈碎块状,表面棕黄色,微有光泽,有蜜香气,味微甘苦。

贮干燥容器内,密闭,置阴凉干燥处,防蛀。

【药性】 苦,微温,小毒。归肺、大肠经。

1.《本经》:“味甘,温。”

2.《别录》:“苦,冷利,有毒。”

3.《汤液本草》:“有小毒,入手太阴经。”

4.《滇南本草》:“味苦,微辛,性微寒。入脾、肺二经。”

5.《雷公炮制药性解》:“入肺、大肠二经。”

【功用主治】 降气化痰,止咳平喘,润肠通便。主治外感咳嗽喘满,肠燥便秘。

1.《本经》:“主咳逆上气雷鸣,喉痹,下气,产乳金疮,寒心奔豚。”

2.《别录》:“(主)惊痫,心下烦热,风气去来,时行头痛,解肌,消心下急,杀狗毒。”

3.《本草经集注》:“解锡、胡粉毒。”

4. 崔禹锡《食经》:“理风噤及言吮不开。”

5.《药性论》:“治腹痹不通,发汗,主温病。治心下急满痛,除心腹烦闷,疗肺气咳嗽,上气喘促。入天门冬煎,润心肺。可和酪作汤,益润声气。宿即动冷气。”

6.《食疗本草》:“绵裹,内女人阴中治虫疽。”

7.《珍珠囊》:“除肺热,治上焦风燥,利胸膈气逆,润大肠气秘。”

8.《医学启源》:“《主治秘要》云:其用有三:润肺气一也;消宿食二也;升滞气三也。”

9.《滇南本草》:“止咳嗽,消痰润肺,润肠胃,消面粉积,下气。治疳虫。”

10.《医学入门》:“解肌发汗,散肺风寒咳嗽,头面风邪,眼眶鼻塞,冷泪,中风半身不遂,失音卒哑,兼治脚气,五痔

2 000 m的干燥向阳山坡、丘陵草原。分布于东北、华北和甘肃等地。

4. 东北杏 *A. mandshurica*（Maxim.）Skv.［*Prunus mandshurica*（Maxim.）Koehne］

大乔木，高 5～15 m。幼枝无毛。叶椭圆形或卵形，长 6～12 cm，宽 3～8 cm。花粉红色或白色；雄蕊多数；子房密被柔毛。核果近球形，直径 1.5～2.6 cm，黄色；核近球形或宽椭圆形，长 13～18 mm，宽 11～18 mm，粗糙，边缘钝。花期 4～5 月，果期 7 月。

东北杏

生于海拔 400～1 000 m的开阔的向阳山坡灌木林或杂木林下。分布于吉林、辽宁等地。

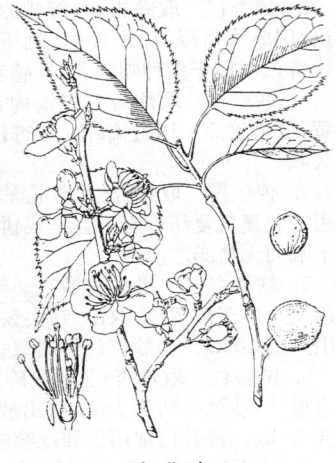

上述植物的叶（杏叶）、花（杏花）、果实（杏子）、枝条（杏枝）、树皮（杏树皮）、树根（杏树根）亦供药用，另设专条。

【栽培】 生物学特性　适应性强，耐旱，耐寒，耐瘠薄，抗盐碱。夏季在 43.9 ℃高温下能生长正常；在－40 ℃低温可安全越冬。可栽种于平地或坡地。对土壤要求不严。

繁殖方法　种子繁殖或嫁接繁殖。种子繁殖：采摘成熟果实，搓去果肉，取其种子。以 1∶3 湿沙混合进行冬季沙藏。春播于 3 月下旬，秋播于 11 月下旬（秋播种子可不经过沙藏，放于通风处阴干后即可播种）。常采用大垅播种，每垅播种 1 行，点播株距为 10～15 cm，每穴 1 颗种子，播后覆土厚 5～6 cm（约为种子直径的 3 倍），镇压。嫁接繁殖：砧木用杏播种的实生苗或山杏苗，枝接于 3 月下旬，芽接于 7 月上旬至 8 月下旬进行。

田间管理　幼苗出现 3～4 片叶时进行疏苗，2～3 星期后进行第二次间苗，并及时灌水，防止风吹伤根，遇天气干旱酌情灌水，7～8 月雨季注意排涝。苗高达 45 cm，可在芽接前 1 个月摘去嫩尖。冬季 11 月至翌年 3 月进行修剪，分 3 种树形：自然圆头形，疏散分层形，自然开心形。4～6 月追灌肥水，在幼芽萌发前与幼果生长期间各追速效肥 1 次，每株成年树可施肥 0.25 kg，然后灌水。

病虫害防治　病害有杏疔叶斑，发芽前喷 5 度石硫合剂，展叶时喷 0.3 度石硫合剂。虫害有杏象鼻虫，另有袋蛾、天牛等。

【采收加工】 6～7 月成熟期采摘果实，除去果肉，洗净，晒干，敲碎果核，取种子，晾干，防虫蛀。

【药材】 杏仁 *Semen Armeniacae Amarum*　杏主产于我国北方各地；野杏主产于河北、山西、陕西；山杏主产于东北；东北杏主产于东北、河北、山西等地。

性状　种子呈扁心形，长1～1.9 cm，宽 0.8～1.5 cm，厚 0.5～0.8 cm。表面黄棕色至深棕色，一端尖，另端钝圆，肥厚，左右不对称。尖端一侧有短线形种脐，圆端合点处向上具多数深棕色的脉纹。种皮薄，子叶 2，乳白色，富油性。无臭，味苦。

鉴别　（1）种子中部横切面：外种皮细胞 1 列，散有长圆形、卵圆形、贝壳形及顶端平截呈梯形的黄色石细胞，上半部凸出于表面，下半部埋在薄壁组织中。埋在薄壁组织部分壁较薄，纹孔及孔沟较多；凸出部分壁较厚，纹孔较少或无。种皮下方为细胞皱缩的营养层，有细小维管束。内种皮细胞 1 列，含黄色物质。外胚乳为数列颓废的薄壁细胞。内胚乳为 1 列长方形细胞，内含糊粉粒及脂肪油。

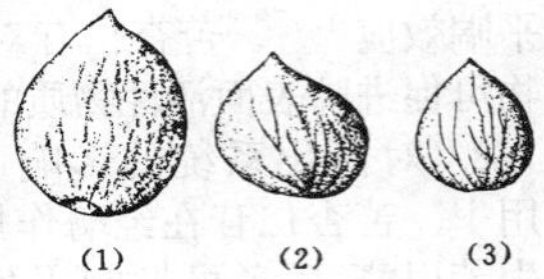

杏仁（种子）外形

（1）杏　（2）山杏　（3）东北杏

（2）取本品数粒，加水共研，即产生苯甲醛的特殊香气。

（3）取本品数粒，捣碎，即取约 0.1 g，置试管中，加水数滴使湿润，试管中悬挂一条三硝基苯酚试纸，用软木塞塞紧，置温水浴中，10 min 后，试纸显砖红色（检查氰苷）。

（4）薄层色谱：取本品粉末 1 g，加乙醚 50 ml，加热回流 1 h，弃去乙醚液，药渣用乙醚 25 ml 洗涤后挥干，加甲醇 30 ml，加热回流 30 min，放冷，滤过，滤液作为供试品溶液。另取杏仁苷对照品，加甲醇制成每 1 ml 含 2 mg 的溶液，作为对照品溶液。吸取上述两种溶液各 5 μl，分别点于同一硅胶 G 薄层板上，以氯仿-醋酸乙酯-甲醇-水（15∶40∶22∶10）5～10 ℃放置 12 h 的下层溶液为展开剂，展开，取出，立即喷以磷钼酸硫酸溶液（磷钼酸 2 g，加水 20 ml 使溶解，再缓缓加入硫酸 30 ml，混匀），在 105 ℃加热约 10 min。供试品色谱中，在与对照品色谱相应的位置上，显相同颜色的斑点。

品质标志　《中华人民共和国药典》2005 年版规定：本品含苦杏仁苷（$C_{20}H_{27}NO_{11}$）不得少于 3.0%。

【成分】 1. 杏　种仁含苦味氰苷：苦杏仁苷（amygdalin）约 4%[1] 和野樱苷（prunasin）[2]；脂肪油约 50%，油中有 8 种脂肪酸，主要的是亚油酸（linoleic acid）占 27%，油酸（oleic acid）占 67% 及棕榈酸（palmitic acid）占 5.2%[1]。还含酚酸类：绿原酸（chlorogenic acid）即是 5′-咖啡酰奎宁酸（5′-caffeoylquinic acid），新绿原酸（neochlorogenic acid）即是 3′-咖啡酰奎宁酸（3′-caffeoylquinic acid），3′-阿魏酰奎宁酸（3′-feruloylquinic acid），5′-阿魏酰奎宁酸（5′-feruloylquinic acid），3′-对香豆酰奎宁酸（3′-*p*-coumaroylquinic acid）[3, 4]，肌醇（inositol）[3]；甾醇类：豆甾醇（stigmasterol），β-谷甾醇（β-sitosterol），5-燕麦甾醇（Δ^5-avenasterol）[5]，胆甾醇（cholesterol），24-胆甾烯醇（Δ^{24}-cholestenol），17β-雌二醇（17β-estradiol）[6]，甘油三油酸酯（triolein）[7]。另含蛋白质成分：KR-A 和 KR-B，其含量分别为 4.44% 和 0.41%[8]。又含与杏仁香味有关的挥发性成分：苯甲醛（benzaldehyde），芳樟醇（linalool），4-松油烯醇（4-terpinenol），α-松油醇（α-terpineol）等[9]。

2. 野杏　种仁含苦杏仁苷约 4.84%[10]，还含挥发油，其中主要成分有：正己醛（*n*-hexanal）占 4.18%，反式-2-己烯醛（2-hexenal）占 11.57%，正己醇（*n*-hexanol）占 14.38%，反式-2-己烯-1-醇（2-hexen-1-ol）占 8.28%，芳樟醇占 12.61%，α-松油醇占 5.69%，牻牛儿醇（geraniol）占 2.78% 和十四烷酸（tetradecanoicacid）占 3.6%[11]。

3. 山杏　种仁含苦杏仁苷约 4.84%[10]。

4. 东北杏　种仁含苦杏仁苷[12]。

【药理】 1. 止咳平喘作用　所含苦杏仁苷在下消化道被

戊醛(isovaleraldehyde),乙酸丁酯(butylacetate),乙酸己酯(hexylacetate),苯乙醛(phenylacetaldehyde),2,6,6-三甲基-2-乙烯基-四氢吡喃(2,6,6-trimethyl-2-vinyltetrahydropyran),紫罗兰酮(ionone),甲苯(toluene),丁酸(butyricacid),棕榈酸(palmiticacid)[9],3,7-二甲基-1-辛烯-3,7-二醇(3,7-dimethyloct-1-ene-3,7-diol),(E)-2,6-二甲基辛-2,7-二烯-1,6-二醇〔(E)-2,6-dimethylocta-2,7-diene-1,6-diol〕,2,6-二甲基-1,8-辛二醇(2,6-dimethyl-1,8-octanediol),(2E,6Z)-3,7-二甲基-2,6-辛二烯-1,8-二醇〔(2E,6Z)-3,7-dimethyl-2,6-octadiene-1,8-diol〕,3-羟基-7,8-二氢-β-紫罗兰酮(3-hydroxy-7,8-dihydro-β-ionone),3-氧代-α-紫罗兰醇(3-oxo-α-icnol),3-羟基-β-紫罗兰醇(3-hydroxy-β-ionol),3-羟基-7,8-二氢-β-紫罗兰醇(3-hydroxy-7,8-dihydro-β-ionol),3-羟基-β-紫罗兰酮(3-hydroxy-β-ionone),3-羟基-5,6-环氧-β-紫罗兰酮(3-hydroxy-5,6-epoxy-β-ionone),催吐萝芙木醇(vomifoliol),去氢催吐萝芙木醇(dehydrovomifoliol)[10]。

2. 山杏果实含山梨糖醇(sorbitol),葡萄糖和多糖(polysaccharide)[11]。

【药性】 酸、甘,温。归肺、心经。

1.《千金方》:“味极酸。”

2. 崔禹锡《食经》:“味酸,大热。”

3.《日华子》:“热,有毒。”

4.《本草图经》:“杏之类梅者味酢,类桃者味甘。”

5.《本草崇原》:“苦重于甘,其性带温。”

6. 柴裔《食鉴本草》:“入心经。”

【功用主治】 润肺定喘,生津止渴。主治肺燥咳嗽,津伤口渴。

1.《千金方》:“其中核犹未扆者,采之暴干食之,甚止渴,去冷热毒。”

2.《滇南本草》:“治心中冷热,止渴定喘,解瘟疫。”

3. 柴裔《食鉴本草》:“心病人宜之。”

4.《医林纂要》:“能泄火。”

5.《食物考》:“曝脯去冷,止渴益心。”

【用法用量】 内服:煎汤,6~12 g,或生食,或晒干为脯,适量。

【宜忌】 不宜多食。

1. 扁鹊:“多食动宿疾,令人目盲,须眉落。”(引自《纲目》)

2. 崔禹锡《食经》:“不可多食,生痈疖,伤筋骨。”

3.《本草衍义》:“小儿尤不可食,多致疮痈及上膈热。”

4.《宝庆本草折衷》:“多食伤神,令人目盲。”

5.《日用本草》:“食之无益,伤筋骨,昏精神,生痰热,小儿、产妇忌食。谚云:桃饱杏伤人,良有意也。”

【选方】 治人口生疮 杏子一枚,黄连一节,甘草一寸。凡三物治下,绵絮裹之。内著口中含之。(《医心方》)

2269 杏仁 xìng rén
(《雷公炮炙论》)

【异名】 杏核仁(《本经》),杏子(《伤寒论》),木落子(《石药尔雅》),苦杏仁(《临证指南》),杏梅仁(《浙江中药手册》)。

【基原】 为蔷薇科杏属植物杏、野杏、山杏、东北杏的种子。

【原植物】 1. 杏 *Armeniaca vulgaris* Lam. [*Prunus armeniaca* L.]

落叶小乔木,高 4~10 m;树皮暗红棕色,纵裂。单叶互生;叶片圆卵形或宽卵形,长 5~9 cm,宽 4~8 cm。春季先叶开花,花单生枝端,着生较密,稍似总状;花几无梗,花萼基部成筒状,外面被短柔毛,上部 5 裂;花瓣 5,白色或浅粉红色,圆形至宽倒卵形;雄蕊多数,着生萼筒边缘;雌蕊单心皮,着生萼筒基部。核果圆形,稀倒卵形,直径 2.5 cm 以上。种子 1,心状卵形,浅红色。花期 3~4 月,果期 6~7 月。

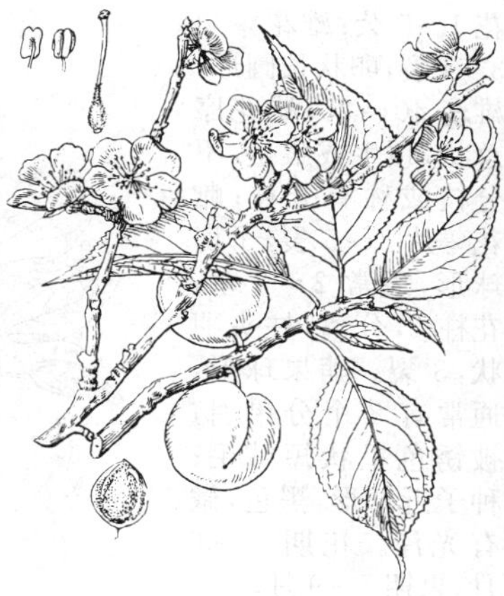

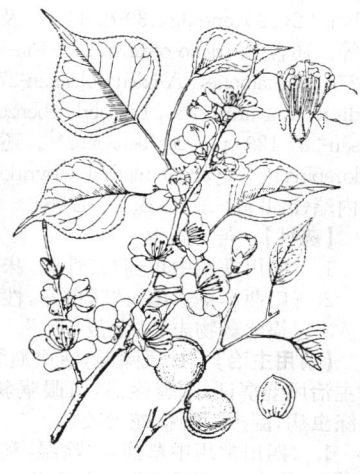

杏

分布于全国各地,多系栽培。在新疆伊犁一带有野生。

2. 野杏 *A. vulgaris* Lam. var. *ansu*(Maxim.) Yü et Lu [*Prunus armeniaca* L. var. *ansu* Maxim.]

本变种的主要特征为:叶片基部楔形或宽楔形;花常 2 朵簇生,淡红色;果实近球形,红色;核卵球形,离肉,表面粗糙而有网纹,腹棱常锐利。

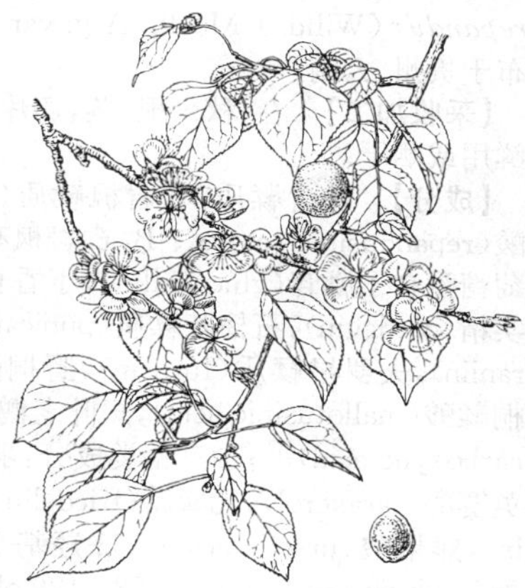

野 杏

主要产于我国北部地区,栽培或野生,尤其在河北、山西等地普遍野生,山东、江苏等地也产。

3. 山杏 *A. sibirica* (L.) Lam. [*Prunus sibirica* L.]

灌木或小乔木,高 2~5 m。叶卵形或近圆形,长(3~)5~10 cm,宽(2.5~)4~7 cm。花单生,直径 1.5~2 cm;萼片长圆状椭圆形,先端尖;花瓣近圆形或倒卵形,白色或粉红色。果实扁球形,直径 1.5~2.5 cm,两侧扁,果肉薄而干燥,熟时开裂,味酸涩。核易与果肉分离,基部一侧不对称,平滑。花期 3~4 月,果期 6~7 月。

山 杏

生于海拔 700~

花序为总状或圆锥状，单一或分枝，腋生或顶生，长5～15 cm；每一苞片内有花1～5朵；雄花萼片3～4裂，卵状长圆形，雄蕊40～75；雌花序总状，顶生或腋生，不分枝或稀有分枝；雌花萼片3～5裂，子房球形，通常2～3室，花柱3，分离，柱头羽状，3裂。蒴果球形，通常有3个分果爿，被锈色星状短绒毛；种子近球形，黑色，微有光泽。花期4～6月，果期7～9月。

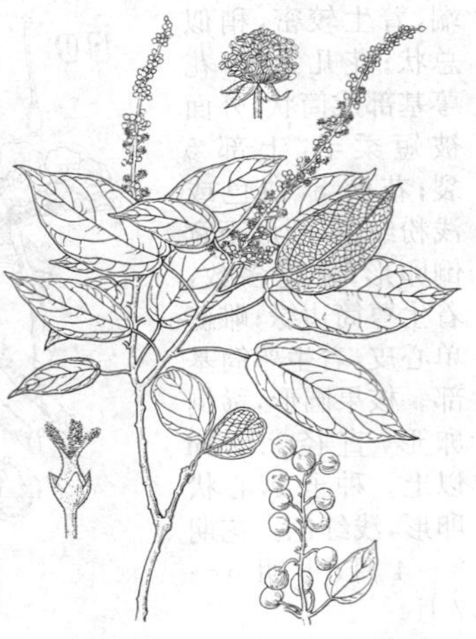
石岩枫

生于路旁、河边及灌丛中。分布于江苏、浙江、安徽、福建、湖北、湖南、广东、广西、海南、四川、贵州、云南、陕西、台湾等地。

此外，作杠香藤药用的尚有另一变种大叶石岩枫 *M. repandus* (Willd.) Muell.-Arg. var. *megaphyllus* Croiz 分布于贵州、云南。

【采收加工】 春、秋采根、茎，切片，晒干。夏、秋季采叶，鲜用或晒干。

【成分】 叶含鞣质：石岩枫鞣质(repandusinin)，石岩枫酸(repandusinic acid)A、B，石岩枫亭鞣质(mallotinin)，葡萄糖没食子鞣苷(glucogallin)，丁香色原酮(eugenin)，鞣云实精(corilagin)，石榴叶鞣质(punicafolin)，老鹳草鞣质(geraniin)，夫罗星鞣质(furosin)，野桐酸(mallotinic acid)，野桐鞣酸(mallotusinic acid)，短叶老鹳草素-1-羧酸(brevifolin carboxylic acid)[1]；含三萜类成分：羽扇豆醇(lupeol)，蒲公英赛醇(taraxerol)，无羁萜(friedelin)，α-香树脂醇(α-amyrin)，熊果酸(ursolic acid)，3β-羟基-13α-乌苏烷-28，12β-内酯(3β-hydroxy-13α-ursan-28，12β-olide)，3β-羟基-(13α-乌苏烷-28-12β-内酯)苯甲酸酯〔3β-hydroxy-(13α-ursan-28，12β-olide) benzoate〕，3α羟基-13α-乌苏烷-28，12β-内酯(3α-hydroxy-13α-ursan-28，12β-olide)，何帕烯二醇〔21α-hop-22(29)-ene-3β，30-diol〕[2,3]及岩白菜素(bergenin)[4]等。还含A-friedo-oleanan-27，16α-lactone，A-friedo-oleanan-27，16α-lactone，A-friedo-oleanan-27，16α-lactone[5]，3α-hydroxy-13α-ursan-28，12β-olides-benzoate，3α-hydroxy-13α-ursan-28，12β-epoxides-benzoate[6]。还含石岩枫氰吡酮(mallorepine或3-cyano-1-methyl-4-pyridone)[7]。还含石岩枫二萜内酯(mallotucin)A、B、C、D[8]。

【药性】 苦、辛，温。

1.《四川常用中草药》："性温，味苦。有小毒。"

2.《广西本草选编》："味微辛，性温。"

3.《福建药物志》："微苦，平。"

【功用主治】 祛风除湿，活血通络，解毒消肿，驱虫止痒。主治风湿痹证，腰腿疼痛，口眼㖞斜，跌打损伤，痈肿疮疡，绦虫病，湿疹，顽癣，蛇犬咬伤。

1.《四川常用中草药》："除湿，利水。治风湿骨痛，水肿，顽癣，绦虫，白口疮，脚生鸡眼。"

2.《广西本草选编》："活血祛风，舒筋活络。主治风湿痹痛，腰肌劳损，产后风瘫。"

3.《台湾药用植物志》："叶用酒炒，外用止痒，杀虫，治座节疮。桶交藤祛风解热，主治风湿病。"

4.《福建药物志》："清热，解毒，止痒。主治湿疹，皮肤溃疡，过敏性皮炎，慢性喉炎，痈疽疔疮，狂犬咬伤。"

5.《浙江药用植物志》："祛风湿，消肿止痛，驱虫。主治风湿痹痛，偏坠肿痛，跌打损伤，乳痈，口眼㖞斜，绦虫。"

【用法用量】 内服：煎汤，9～30 g。外用：干叶研末，调敷；或鲜叶捣敷。

【选方】 1. 治风湿痹痛 (石岩枫)茎30 g，炖猪脚或煮鸡蛋服；或茎叶、五加皮、树参各9～15 g。水煎服。(《浙江药用植物志》)

2. 治面神经麻痹 石岩枫根120 g，甘草12 g。水煎服。

3. 治跌打损伤 石岩枫叶适量。研末，茶油调敷伤处。

4. 治乳痈 石岩枫茎9～18 g(酒炒)。炖猪肉服。(2～4方出自《万县中草药》)

5. 治发背 石岩枫根30 g。水煎或加豆腐炖服。(《福建药物志》)

6. 驱绦虫 (石岩枫)根和叶9 g。水煎服(《浙江药用植物志》)

7. 治慢性湿疹 石岩枫干叶适量。研粉，调茶油，涂患处。(《福建药物志》)

8. 治腮腺炎 石岩枫根15 g，雀不站、醉鱼草、板蓝根、路路通各9 g。水煎服。

9. 治淋巴结核 石岩枫茎9～18 g。水煎或煮鸡蛋服。(8、9方出自《万县中草药》)

10. 治偏坠肿痛 (石岩枫)茎15 g，鸡蛋1～2只。同煮食。(《浙江药用植物志》)

2268 杏子 xìng zǐ (《本草图经》)

【异名】 杏实(《别录》)。

【基原】 为蔷薇科杏属植物杏 *Armeniaca vulgaris* Lam.、山杏 *A. sibirica* Lam. 等的果实。

【原植物】 参见"杏仁"条。

【采收加工】 6～7月果实成熟时采收，鲜用或晒干。

【成分】 1. 杏果实含枸橼酸(citricacid)，苹果酸(malicacid)[1]，香草酸(vanillicacid)，3，4-二羟基苯甲酸(3，4-dihydroxybenzoicacid)，绿原酸(chlorogenicacid)[2]等有机酸；槲皮素(quercetin)，槲皮苷(quercitrin)，芸香苷(rutin)，金丝桃苷(hyperoside)，山柰酚(kaempferol)等黄酮类化合物[2]。还含挥发性成分：月桂烯(myrcene)，柠檬烯(limonene)，对聚伞花素(*p*-cymene)，异松油烯(terpinolene)，反式的2-已烯醇(2-hexenol)，α-松油醇(α-terpineol)，牻牛儿醛(geranial)，牻牛儿醇(geraniol)，2-甲基丁酸(2-methylbutyricacid)，乙酸(aceticacid)，芳樟醇(linalool)，顺式及反式的环氧二氢芳樟醇(epoxydihydrolinalool)，γ-辛酸内酯(γ-octalactone)，γ-癸酸内酯(γ-decalactone)[3]。又含精氨酸，丝氨酸，甘氨酸，谷氨酸，丙氨酸，脯氨酸，苏氨酸，酪氨酸，亮氨酸和很少量的赖氨酸，缬氨酸，甲硫氨酸[4]等氨基酸；维生素(vitamin)B_1、C[5,6]，烟酸[7]，去氢抗坏血酸(dehydroascorbicacid)[6]，β-胡萝卜素(β-carotene)和少量γ-胡萝卜素(γ-carotene)及番茄烃(lycopene)[8]以及磷、锌[5]等。另含香味成分：1-丁醇(1-butanol)，异丁醇(isobutanol)，异

毒，荨麻疹，外伤出血，支气管炎。

1.《分类草药性》："梗叶洗风火疮。"

2.《浙江民间常用草药》："消肿止血，应用（于）外伤出血。"

3.《全国中草药汇编》："清热解毒，化痰止咳，止痒。主治支气管炎，荨麻疹，外用治痈肿。"

4.《贵州民间方药集》："止喘。"

【用法用量】 内服：煎汤，10～15 g。外用：鲜品捣敷；或煎水洗。

【宜忌】 《全国中草药汇编》："孕妇忌服。"

【选方】 1. 治指疔，各种阳性肿毒　新鲜杜鹃的枝头嫩叶适量，捣烂如泥，敷于患处，每日换药2次。（《江西民间草药验方》）

2. 治荨麻疹　（杜鹃）鲜叶煎汤浴洗。

3. 治外伤出血　杜鹃花鲜叶捣烂，外敷伤口。（2、3方出自《福建中草药》）

4. 治眼外伤红肿　（杜鹃花）嫩叶捣烂，加人乳，外敷。（《浙江民间常用草药》）

5. 治慢性气管炎　（映山红）叶30 g，鱼腥草24 g，胡颓子叶15 g，羊耳菊9 g。水煎服。（《浙江药用植物志》）

【临床报道】 治疗慢性气管炎　用迎山红干叶研粉。制成1∶1酊剂，每服10～20 ml，每日2次。治疗1 000余例，近期有效率达80%，以镇咳、祛痰效果显著。亦曾用于普通感冒咳嗽，作止咳药用。副作用较少，如每日用生药量超过90～120 g时，可产生头昏恶心、呕吐、心跳变慢等现象，多数在停药后即可消失[1,2]。

2265 杜鹃花根 dù juān huā gēn
（《浙江民间常用草药》）

【异名】 翻山虎、搜山虎（汪连仕《采药书》），映山红根（《安徽中草药》）。

【基原】 为杜鹃花科杜鹃花属植物杜鹃花 *Rhododendron simsii* Planch. 的根。

【原植物】 参见"杜鹃花"条。

【采收加工】 9～10月采收，鲜用或切片，晒干。

【药材】 杜鹃花根 *Radix Rhododendri Simsii*　产于长江以南各地。

性状　根呈细长圆柱形，弯曲，有分枝。长短不等，直径约1.5 cm，根头部膨大，有多数木质茎基。表面灰棕色或红棕色，较光滑，有网状细皱纹。木质坚硬，难折断，断面淡棕色。无臭，味淡。

【药性】 酸、甘，温。

1.《分类草药性》："味甜，性温。"

2.《四川中药志》1960年版："性平，味酸、辛，无毒。"

【功用主治】 活血止血，祛风止痛。主治月经不调，吐血，衄血，便血，崩漏，痢疾，脘腹疼痛，风湿痹痛，跌打损伤。

1. 汪连仕《采药书》："治疬串，能拔根。医风，合巴山虎（闹羊花根），蒸酒服。"

2.《草木便方》："治赤白久痢，血崩，肠风下血，痔漏，跌打损伤，生肌肉。"

3.《分类草药性》："治吐血，崩症，去风寒，和血。"

4.《四川中药志》1960年版："治内伤咳嗽。"

5.《浙江民间常用草药》："活血调经，消肿止血。"

6.《全国中草药汇编》："祛风湿，活血祛瘀，止血。主治风湿性关节炎，跌打损伤，闭经。外用治外伤出血。"

7.《福建药物志》："疏风行气，止咳祛痰，活血散瘀。治慢性气管炎，胸闷，胃及十二指肠溃疡，丝虫病淋巴管炎，鼻衄，乳腺炎，白带。"

8.《浙江药用植物志》："治产后腹痛。"

【用法用量】 内服：煎汤，15～30 g；或浸酒。外用：研末敷；或鲜根皮捣敷。

【宜忌】 《全国中草药汇编》："孕妇忌服。"

【选方】 1. 治鼻出血　①映山红根15 g，黄芩6 g，青黛3 g。煎服。（《安徽中草药》）②（杜鹃花）根30 g，藕节或荷叶蒂15个。水煎服。（《湖南药物志》）

2. 治崩漏　杜鹃花根、金樱根各30 g，绵毛旋覆花根24 g，茜草根15 g，粉干葛12 g。水煎服。（《江西民间草药验方》）

3. 治胃痛　（杜鹃花）根12 g，青木香茎叶15 g，橘饼15 g。甜酒煎服。（江西《草药手册》）

4. 治痛经，闭经，风湿关节痛，跌打损伤　（杜鹃花）根12～15 g，虎刺12 g，红牛膝15 g。水煎兑酒服。（《湖南药物志》）

5. 治跌打损伤　杜鹃花根皮（鲜）适量，酒糟少许。捣烂外敷。（《江西草药》）

6. 治气郁胸闷　（杜鹃花）干根30 g，丛毛榕干根18 g，猪肋骨2支。水炖服。无肝火者加酒服。

7. 治乳痈初起　（杜鹃花）干根15～30 g，水炖服；外用鲜叶配香附捣烂敷。（6、7方出自《福建中草药》）

8. 治白带　杜鹃花根、三白草根各15 g。水煎去渣，用猪肉汤兑服。（《江西民间草药验方》）

2266 杜鹃花果实 dù juān huā guǒ shí
（《贵州民间方药集》）

【异名】 映山红子（《贵州草药》）。

【基原】 为杜鹃花科杜鹃花属植物杜鹃花 *Rhododendron simsii* Planch. 的果实。

【原植物】 参见"杜鹃花"条。

【采收加工】 8～10月果熟时采收，晒干。

【药性】 甘、辛，温。

【功用主治】 《贵州民间方药集》："止伤痛。"

【选方】 治跌打疼痛　映山红子（研末）1.5 g。用酒吞服。（《贵州草药》）

2267 杠香藤 gàng xiāng téng
（金华《常用中草药单方验方选编》）

【异名】 倒挂金钩（《植物名实图考》），木贼枫藤（《天目山药用植物志》），万刺藤、犁头枫（金华《常用中草药单方验方选编》），青钩藤、闹钩（《广西本草选编》），大力王（《全国中草药汇编》），桶交藤（《台湾药用植物志》），加吊藤、狂狗藤、木本蕹菜癀、木梗犁头尖（《福建药物志》），大叶牛奶香、六角枫藤（《浙江药用植物志》）。

【基原】 为大戟科野桐属植物石岩枫的根、茎、叶。

【原植物】 石岩枫 *Mallotus repandus*（Willd.）Muell.-Arg. var. *chrysocarpus*（Pamp.）S. M. Hwang［*M. chrysocarpus* Pamp.］

灌木或乔木，有时藤本状，长可达13～19 m。小枝、叶柄、幼叶、花序、花萼、果实均密被锈色星状绒毛。单叶互生；叶柄长2～4 cm；叶片膜质，卵形、长圆形或菱状卵形，长3.5～9 cm，宽2～7 cm，先端渐尖或急尖，基部圆或截平或稍呈心形，全缘或作波状，老时上面无毛而有微点及腺体，下面被毛及黄色透明小腺点；基出脉3条。花单性异株；雄

落叶或半常绿灌木，高 2～5 m。多分枝，幼枝密被红棕色或褐色扁平糙伏毛，老枝灰黄色，无毛，树皮纵裂。花芽卵形，背面中部被褐色糙伏毛，边缘有睫毛。叶二型；春叶纸质，较短，夏叶革质，较长，卵状椭圆形或长卵状披针形，长 3～6 cm，宽 2～3 cm，先端锐尖，具短尖头，基部楔形，全缘，表面疏被淡红棕色糙伏毛，背面密被棕褐色糙伏毛，脉上更多。花 2～6 朵，成伞形花序，簇生枝端；花萼 5 深裂，裂片卵形至披针形，长 3～7 mm，外面密被糙伏毛和睫毛；花冠宽漏斗状，玫瑰色至淡红色、紫色，5 裂，裂片近倒卵形，上方 1 瓣及近侧 2 瓣里面有深红色斑点；雄蕊 10，稀 7～9，花丝中下部有微毛，花药紫色；子房卵圆形，5 室，密被扁平长糙毛，花柱细长。蒴果卵圆形，密被棕色糙毛，花萼宿存。花期 4～6 月，果期 7～9 月。

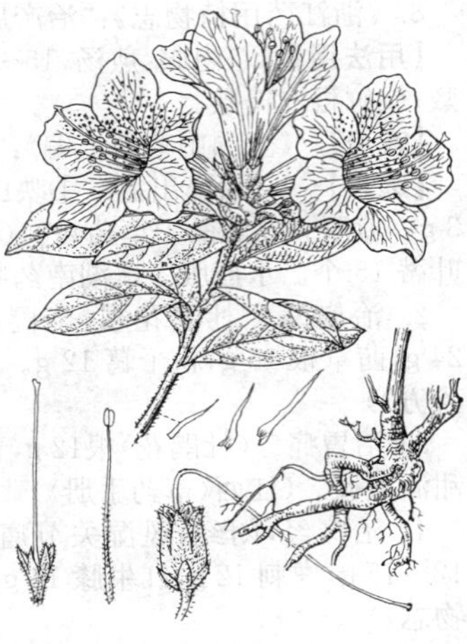
杜鹃花

生于丘陵山地或平地，疏灌丛中。分布于长江流域以南各地，东至台湾，西到四川、云南。

本植物的叶（杜鹃花叶）、果实（杜鹃花果实）、根（杜鹃花根）亦供药用，另设专条。

【栽培】 生物学特性　喜阳光，但忌烈日曝晒，适于酸性土壤，忌含石灰质的碱土。宜在凉爽湿润的环境栽培。

繁殖方法　用种子繁殖。温度保持在 15～20 ℃，湿度 60%的条件下，播后 2～3 星期即可发芽。为保留良种也可分株繁殖。此外，扦插压条也易成活。

【采收加工】 4～5 月花盛开时采收，烘干。

【成分】 花含花色苷类和黄酮苷类。花色苷类化合物：矢车菊素 3-葡萄糖苷（cyanidin3-glucoside），矢车菊素 3-半乳糖苷（cyanidin-3-galactoside），矢车菊素 3-阿拉伯糖苷（cyanidin-3-arabinoside），矢车菊素 3，5-二葡萄糖苷（cyanidin-3，5-diglucoside），矢车菊素 3-半乳糖苷-5-葡萄糖苷（cyanidin3-galactoside-5-glucoside）；芍药花素 3，5-二葡萄糖苷（peonidin 3，5-diglucoside）[1，2] 和锦葵花素 3，5-二葡萄糖苷（malvidin 3，5-diglucoside）[1]。黄酮及黄酮苷类化合物：芸香苷（rutin），杜鹃黄苷（azalein）[3]，金丝桃苷（hyperoside）[5]，槲皮素（quercetin），杜鹃黄素（azaleatin）[4]；山柰酚（kaempferol），5-甲醚 3-半乳糖苷（5-methyl ether 3-galactoside），杜鹃黄素 3-半乳糖苷（azaleatin 3-galactoside），杜鹃黄素 3-鼠李糖苷（az aleatin 3-rhamnoside），杨梅树皮素 5-甲醚 3-鼠李糖苷（myricetin 5-methyl ether 3-rhamnoside），杨梅树皮素 5-甲醚 3-半乳糖苷（myricetin 5-methyl ether 3-galactoside），棉花皮素 3-半乳糖苷（gossypetin 3-galactoside）[1]，槲皮素 3-半乳糖苷（quercetin 3-galactoside），槲皮素 3-鼠李糖苷（quercetin 3-rhamnoside），槲皮素 3-阿拉伯糖苷（quercetin 3-arabinoside）[3]。黄烷酮酮糖苷〔apiofuranosyl-C(6)-β-D-glucopyranosyl-matteucinol〕[6]。另含三萜类成分：19，24 二羟基乌苏烯-3-酮-28-糖酸（19-24-dihydroxyurs-12-en-3-one-28-ose acid）[6]。

【药理】 止咳祛痰作用　小鼠腹腔注射映山红煎剂有止咳作用（氨水喷雾引咳法），其醋酸乙酯提取物、氯仿提取物及其母液，分离出的结晶甲和结晶乙（黄酮化合物）也有镇咳作用。小鼠灌服煎剂有祛痰作用（酚红法）。豚鼠腹腔注射煎剂无平喘作用（组胺喷雾法）[1，2]。

【药性】 甘、酸，平。

1.《纲目》："味酸，无毒。"

2.《分类草药性》："味甜，性温。"

3.《四川中药志》1960 年版："性平，味酸、辛。"

4.《全国中草药汇编》："甘、酸，平。"

【功用主治】 和血，调经，止咳，祛风湿，解疮毒。主治吐血，衄血，崩漏，月经不调，带下，咳嗽，风湿痹痛，痈疖疮毒，头癣。

1.《分类草药性》："治吐血、崩症，去风寒，和血。"

2.《四川中药志》1960 年版："治腹痛下痢，红崩，吐血，痔出血及内伤咳嗽。"

3.《浙江民间常用草药》："活血调经，消肿止痛。"

4.《贵州草药》："行血，止痛，利湿，止血。治流鼻血。"

5.《全国中草药汇编》："清热解毒，化痰止咳，止痒。主治支气管炎，荨麻疹；外用治痈肿。"

【用法用量】 内服：煎汤，9～15 g。外用：捣敷。

【选方】 1. 治癞痢头　杜鹃花 60 g，油桐花 30 g。焙干研末，桐油调搽（先剃头）。（江西《草药手册》）

2. 治白带过多　映山红花 15 g，猪蹄 1 对。水炖，食肉喝汤。（《安徽中草药》）

2263 杜仲藤叶 dù zhòng téng yè（《中华本草》）

【异名】 藤杜仲叶（《广西民族药简编》）。

【基原】 为夹竹桃科杜仲藤属植物杜仲藤 *Parabarium micranthum*（A. DC.）Pierre、红杜仲藤 *P. chunnianum* Tsiang 和毛杜仲藤 *P. huaitingii* Chunet Tsiang 的叶。

【原植物】 参见"杜仲藤"条。

【采收加工】 7～11 月采收，晒干。

【药性】 苦、涩，平。

【功用主治】 接骨，止血。主治跌打骨折，外伤出血。

【用法用量】 外用：捣敷或研末撒。

2264 杜鹃花叶 dù juān huā yè（《浙江民间常用草药》）

【异名】 映山红叶（《浙江药用植物志》），迎山红叶（山东）。

【基原】 为杜鹃花科杜鹃花属植物杜鹃花 *Rhododendron simsii* Planch. 的叶。

【原植物】 参见"杜鹃花"条。

【采收加工】 春、秋间采收，鲜用或晒干。

【成分】 叶和嫩枝中含黄酮类，香豆素，三萜类，有机酸，氨基酸，鞣质，酚类，甾醇强心苷，挥发油等，黄酮类有红花杜鹃素甲和乙[1，2]，荚果蕨醇（matteucinol）和荚果蕨苷（matteucinin）[3]，还含熊果酸（ursolic acid）[4] 和梫木毒素（andromedotoxin）[5]。

【药性】 酸，平。

1.《浙江民间常用草药》："性平，味酸、辛。"

2.《福建药物志》："微甘、酸，温，有小毒。"

【功用主治】 清热解毒，止血，化痰止咳。主治痈肿疮

软，跌打损伤。

1. 广州部队《常用中草药手册》：“通经活络，行气活血。主治风湿性腰腿痛，肾亏腰痛，阳痿，高血压。”

2. 《广西本草选编》：“祛风活络，壮腰膝，强筋骨。”

3. 《全国中草药汇编》：“主治风湿痹痛，腰肌劳损，腰腿痛，跌打损伤。外用治外伤出血。”

【用法用量】 内服：煎汤，6～9 g；或浸酒。外用：捣敷或研末撒。

【宜忌】 内服过量有头晕、呕吐等中毒症状。解毒可用甘草 60 g，水煎服；或用红糖 60 g，生姜 15 g，水煎服。本品不可混作杜仲使用。

【选方】 1. 治扭、挫伤，骨折 毛杜仲老藤皮 15～30 g，水煎服；并用毛杜仲鲜根皮捣烂外敷。

2. 治外伤出血 毛杜仲根皮适量，研粉撒敷。（1、2 方出自《广西本草选编》）

2261 杜茎山 dù jīng shān（《本草图经》）

【异名】 土恒山（《纲目》），踏天桥、水麻叶（《湖南药物志》），山茄子（江西《草药手册》），胡椒树（《广西药用植物名录》）。

【基原】 为紫金牛科杜茎山属植物杜茎山的根或茎叶。

【原植物】 杜茎山 *Maesa japonica*（Thunb.）Moritzi［*Doraena japonica* Thunb.］

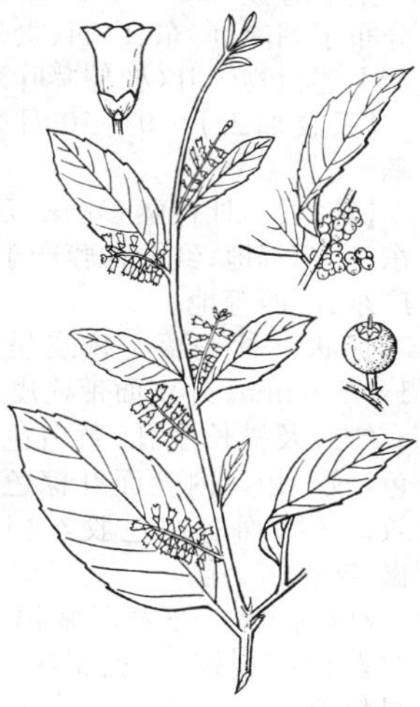

杜 茎 山

灌木，高 1～3 m。直立，有时外倾或攀缘；小枝具细条纹，疏生皮孔。叶互生；叶柄长 5～13 mm；叶片革质，有时较薄，椭圆形至披针状椭圆形，或倒卵形至长圆状倒卵形，一般长约 10 cm，宽约 3 cm，先端渐尖、急尖或钝，有时尾状渐尖，基部楔形、钝或圆形，几全缘或中部以上具疏锯齿；背面中脉明显，隆起，侧脉 5～8 对，不甚明显，尾端直达齿尖。总状花序或圆锥花序，单 1 或 2～3 个腋生，长 1～3 cm，仅近基部具少数分枝；小苞片广卵形或肾形，紧贴花萼基部，具疏细缘毛或腺点；花萼萼片 5，卵形至近半圆形，具明显的脉状腺条纹；花冠筒状钟形，黄白色，裂片 5，长为管的 1/3 或更短，卵形或肾形，边缘略具细齿；雄蕊着生于花冠中部略上，内藏，花丝与花药等长，花药卵形，背部具腺点；子房半下位，花柱圆柱形，柱头分裂。果球形，肉质，具脉状腺条纹，宿存萼包果先端，常冠宿存花柱。花期 1～3 月，果期 10 月或翌年 5 月。

生于海拔 300～2 000 m 的山坡或石灰山灌丛或疏林下。分布于西南及福建、广东、广西、海南、台湾等地。

【采收加工】 春、秋季采收，切段晒干或鲜用。

【药材】 杜茎山 *Radix seu Ramulus et Folium Maesae Japonicae* 产于福建、广东、广西、四川、贵州、云南等地。

性状 茎类圆柱形，长短不一，表面黄褐色，具细条纹及疏生的皮孔。叶片多破碎，完整者展平后呈椭圆形、椭圆状披针形、倒卵形或长圆状卵形，先端尖或急尖，基部楔形或圆形，边缘中部以上有疏齿。气微，味苦。

鉴别 叶横切面：上下表皮细胞扁方形，外壁角质化，偶见单细胞非腺毛。栅栏组织 2 列细胞，通过中脉，中脉下表皮内侧有厚角组织；中脉维管束周韧型，外侧围绕纤维束，薄壁组织中散在分泌腔。叶肉及薄壁细胞可见草酸钙簇晶及黄棕色内含物。

【成分】 根中含三萜皂苷类化合物：meajaposides A、B、C、D、E，即为 22α-angeloyloxy-13β，28-oxide-olean-16α，28α-diol-3-O -β-D -xylopyranosyl-（1→2）-α-L-rhamnopyranosyl-（1→2）-β-D-galactopyranosides；22α-〔（2）-2-nexenoyloxy〕-13β，28-oxido-olean-16α，28α-diol3-O-β-D-xylopyranosyl-（1→2）-α-L-rhamnopyranosyl-（1→2）-β-D-galactopyranosides；22α-［2′-methylbutanoyl］-13β，28-oxido-olean-16α，28α-diol-3-O-β-D-xylopyranosyl-（1→2）-α-L-rhamnopyranosyl-（1→2）-β-D-galactopyranosides；21β，22α-diangelogloxy-13β，28-oxido-olean-16α，28α-diol-3-O -β-D -xylopyranosyl-（1→2）-α-L-rhamnopyranosyl-（1→2）-β-D-galactopyranosides；21β-angelogloxy-22α-［2′-methylbutanoyl］-13β，28-oxido-olean-16α，28α-diol，21β-angelogloxy-22α-〔（z）-2′-nexenoyl〕-13β，28-oxido-olean-16α，28α-diol-3-O -β-D -xylopyranosyl-（1→2）-α-L-rhamnopyranosyl-（1→2）-β-D-galactopyranosides[1]。

【药性】 《本草图经》：“味苦，性寒。”

【功用主治】 祛风邪，解疫毒，消肿胀。主治热性传染病，寒热发歇不定，身疼，烦躁，口渴，水肿，跌打肿痛，外伤出血。

1. 《本草图经》：“主温瘴寒热，发歇不定，烦渴，头疼，心躁。取其叶捣烂，以新酒浸，绞汁服之，吐出恶涎甚效。”

2. 《湖南药物志》：“祛风寒，消肿胀。治腰痛，感冒头痛，眼目晕眩。”

3. 《全国中草药汇编》：“祛风利尿，止血消肿。根：治头痛，腰痛，水肿，腹水；叶：外用治创伤出血。”

4. 《广西民族药简编》：“根水煎服治白带，不孕症，腰痛，月经不调；浸酒服兼敷患处治骨折；水煎洗身治浮肿病；茎水煎服治感冒；鲜老茎一段炭火上烤，另一端即流出液体，收集液体滴眼治角膜炎；叶捣烂调洗米水炒热敷患处治跌打肿痛，骨折，扭伤；全株水煎服治风湿痛，跌打损伤；水煎洗身治小儿发热；水煎洗患处治竹木刺入肉。”

【用法用量】 内服：煎汤，15～30 g。外用：煎水洗或捣敷。

【选方】 治水肿 杜茎山根 30 g，泡桐根 24 g，通草 9 g。水煎，取煎液加豆腐一块同煮服。（《湖南药物志》）

2262 杜鹃花 dù juān huā（《纲目》）

【异名】 红踯躅（《洛阳花木记》），山踯躅、山石榴、映山红（《纲目》），杜鹃（《广群芳谱》），艳山红（《分类草药性》），山归来、艳山花（《贵州民间方药集》），满山红、清明花（《江西民间草药验方》），红柴爿花、灯盏红花、山茶花（《浙江民间常用草药》），虫鸟花、报春花（《江西草药》）。

【基原】 为杜鹃花科杜鹃属植物杜鹃花的花。

【原植物】 杜鹃花 *Rhododendron simsii* Planch.［*R. indicum* Sweet var. *simsii* Maxim；*R. indicum*（L.）Sweet var. *ignescens* Sweet］

7. 对子宫的作用　杜仲叶水煎剂和醇提取液对离体大鼠子宫均有抑制作用，并能对抗乙酰胆碱对子宫的兴奋作用[3]。杜仲叶的醇提取液对脑垂体后叶素引起的家兔子宫兴奋收缩有明显的拮抗作用，水煎剂对肾上腺素引起的家兔子宫兴奋收缩也有明显的拮抗作用[5]。

8. 其他作用　10%杜仲叶水煎剂由小鼠自由饮服 30 d，有明显抗冻作用，能明显延长小鼠在 −3 ℃温度下的存活时间[1]。枝叶水浸膏具有抗脂质过氧化作用[13]。采用放射免疫测定法观察到杜仲叶水煎剂 10 g/kg 灌胃能显著提高小鼠血浆中的 cAMP 和 cGMP 水平[14]。

毒性　杜仲叶水煎剂小鼠腹腔注射的 LD_{50} 为 8.64±0.59 g/kg[3]。每日给小鼠灌服杜仲叶水煎醇沉液 40 g/kg，连服 3 d，未见有异常现象。杜仲水煎醇沉液 12 g/kg 给大鼠灌胃，连续 21 d，也未发现有组织学的改变[2]。

【炮制】 1. 杜仲叶　除去杂质，切丝，筛去灰屑。

2. 盐炒杜仲叶　取净杜仲叶，用盐水喷匀，稍闷，炒至有焦斑。每杜仲叶 100 kg，用食盐 2 kg。

饮片性状　参见"药材"项。

贮干燥容器内，置阴凉干燥处。

【药性】 微辛，温。入肝、肾经。

【功用主治】 补肝肾，强筋骨，降血压。主治腰背疼痛，足膝酸软乏力，高血压病。

【用法用量】 内服：煎汤，15～30 g。

2260 杜仲藤 dù zhòng téng（《广西药用植物名录》）

【异名】 藤杜仲（《陆川本草》），红杜仲、土杜仲、白杜仲（《广西药用植物名录》），白皮胶藤、九牛藤（广州空军《常用中草药手册》），鸡嘴藤、松筋藤、白胶藤（《新华本草纲要》）。

【基原】 为夹竹桃科杜仲藤属植物杜仲藤、红杜仲藤及毛杜仲藤的茎皮和根皮。

【原植物】 1. 杜仲藤 *Parabarium micranthum*（A. DC.）Pierre［*Ecdysanthera micrantha* A. DC.］　又名：白杜仲藤（《全国中草药汇编》）。

粗壮木质攀缘藤本。枝有不明显的皮孔，具乳汁，除花冠外，全株无毛。叶对生；叶柄长 1～1.5 cm，有微毛；叶片椭圆形或卵状椭圆形，长 5～8 cm，宽 1.5～3 cm，先端渐尖，基部锐尖。聚伞花序总状，顶生及腋生，花小密集，水红色；花萼 5 深裂，内面基部腺体不多或缺，裂片披针形；花冠白色或粉红色，坛状，裂片在花蕾中内褶；雄蕊 5，着生于花冠筒基部，花药箭头状，花丝短；花盘环状；子房具微柔毛，花柱短，柱头圆锥状。蓇葖果基部膨大，向先端渐狭尖成长喙状。种子长达 2 cm；种毛长约 4 cm，绢质白色。花期 3～6 月，果期 7～12 月。

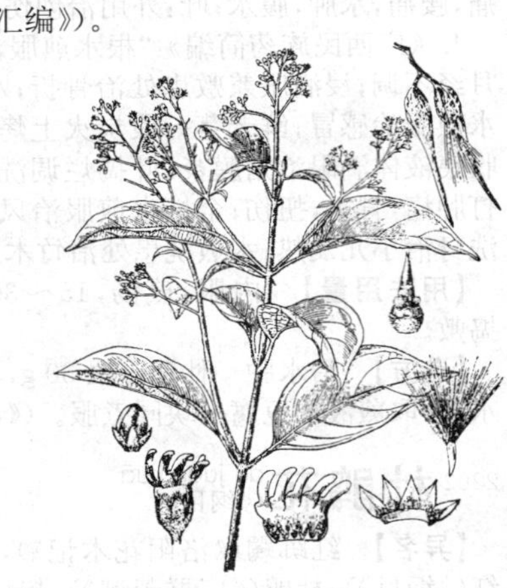

杜 仲 藤

生于海拔 300～800 m 的山谷、疏林或密林、灌木丛、水旁等处。分布于广东、广西、海南、四川、云南等地。

2. 红杜仲藤 *P. chunnianum* Tsiang

本种与杜仲藤的区别在于：叶片卵圆状椭圆形，背面具黑色乳头状腺点。蓇葖果双生或有时 1 个不发育；种毛长约 1.5 cm。花期 4～11 月，果期 8 月至翌年 2 月。

生于海拔 250～500 m 的山林密林中。

分布于广东、广西、海南等地。

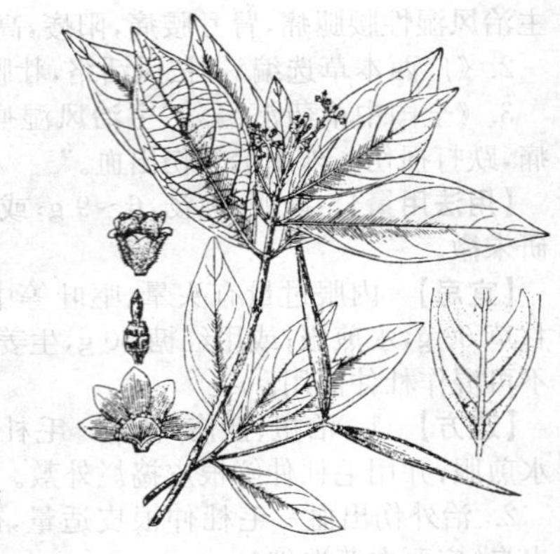

红杜仲藤

3. 毛杜仲藤 *P. huaitingii* Chunet Tsiang　又名：白喉崩、唛卡吐（《中国高等植物图鉴》），银花藤、鸡头藤、续断（《广西药用植物名录》），毛杜仲、牛腿子（《广西本草选编》）。

本种与前两种的区别在于：全株除花冠外，均密被锈色柔毛。种毛轮生，长约 3 cm。花期 4～6 月，果期 7 月至翌年 6 月。

生于海拔 200～1 000 m 的热带雨林中、疏林中湿润处。分布于湖南、广东、广西、贵州等地。

上述植物的叶（杜仲藤叶）亦供药用，另设专条。

【采收加工】 9～10 月采收，剥取茎皮和根皮，切片，晒干。

【药材】 杜仲藤 *Cortex Parabarii*　杜仲藤产于海南、广东、广西等地；红杜仲藤产于广东、广西等地；毛杜仲藤产于广东、广西等地。

性状　杜仲藤　树皮呈卷筒状或槽状，厚 1～2.5 mm。外表面带栓皮，灰棕色或灰黄色，有皱纹及横长皮孔，黄白色，刮去栓皮显红棕色，较平坦。内表面红棕色或黄棕色，有细纵纹。折断面有白色胶丝相连，稍有弹性。气微，味微苦、涩。

红杜仲藤　外表面紫褐色或黑褐色，有皱纹及横向裂纹，皮孔稀疏，呈点状，刮去栓皮显紫红色或红褐色。内表面紫红褐色，具细密纵纹。

毛杜仲藤　外表面灰棕色，稍粗糙，无横向裂纹，皮孔稀疏细小，灰白色，刮去栓皮呈棕红色。

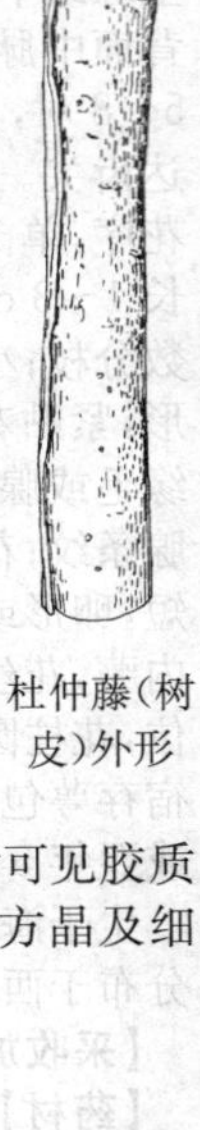

杜仲藤（树皮）外形

鉴别　树皮横切面：木栓层细胞 10 余列，切向壁稍厚，木化，栓内层明显。皮层窄，有多数石细胞群散在，近栓内层处呈断续环状排列，有的胞腔含棕色物；有的石细胞伴有非木化纤维。韧皮部宽广，有石细胞群和乳汁管散在，有时可见胶质团块。射线宽 1～6 列细胞。薄壁细胞含草酸钙方晶及细小淀粉粒。

【药性】 苦、微辛，微温，小毒。归肝、肾经。

1. 广州部队《常用中草药手册》："微辛，平。"

2.《广西本草选编》："味苦、微酸、涩，性平，有小毒。"

【功用主治】 祛风湿，强筋骨。主治风湿痹痛，腰膝酸

2. 治哮喘　马蹄香，焙干，研为细末，每服二三钱。如正发时，用淡醋调下，少时吐出痰涎为效。(《普济方》黑马蹄香散)

3. 治噎食膈气　马蹄香四两，为末，好酒三升，熬膏，每服二匙，好酒调下，日三服。(《孙氏集效方》)

4. 治产后血晕　杜衡、牙皂等分，上研末，嗃入鼻孔。(《文堂集验方》)

5. 治肋间神经痛　杜衡 3 g，枳壳 9 g，煎水，加酒少许服。(《安徽中草药》)

6. 治瘰疬(颈淋巴结核)　杜衡根 3 g，威灵仙 9 g，牛膝 6 g，水煎，早、晚饭后各服 1 次。忌食猪头肉。

7. 治口舌生疮　杜衡根茎及根加黄连等量，研末敷患处。(6、7 方出自《浙江民间常用草药》)

8. 治无名肿毒，瓜藤疽初起，漫肿无头，木痛不红，连贯而生　杜衡鲜叶 7 片，酌冲开水，炖 1 h，服后出微汗，日服 1 次；渣捣烂加热敷贴。(《福建民间草药》)

【各家论述】 1.《纲目》："古方吐药往往用杜衡者，非杜衡也，乃及己也。及己似细辛而有毒，吐人。昔人多以及己当杜衡，杜衡当细辛，故而错误也。杜衡则无毒，不吐人，功虽不及细辛，而亦能散风寒，下气消痰，行水破血也。"

2.《本经逢原》："杜衡香窜，与细辛相似，故药肆以之代充细辛。但其气浊，不能搜涤少阴经中之寒，稍逊细辛一筹耳。"

2259 杜仲叶 dù zhòng yè
(《江苏省中药材标准》)

【基原】 为杜仲科杜仲属植物杜仲 *Eucommia ulmoides* Oliv. 的叶。

【原植物】 参见"杜仲"条。

【采收加工】 10～11 月采收，晒干。

【药材】 杜仲叶 *Folium Eucommiae* 主产四川、贵州、云南、湖北、陕西、河南等地。

性状　本品多皱缩，破碎，完整叶片展平后呈椭圆形或卵圆形，长 6～14 cm，宽 3～7 cm，暗黄绿色，先端渐尖，基部圆形或广楔形，边缘具锯齿，下表面脉上有柔毛；叶柄长 1～1.5 cm。质脆，折断可见有弹性银白色的橡胶丝相连。气微，味微苦。

鉴别　(1) 粉末特征：棕褐色。非腺毛单细胞，多破碎，完整者长达 350 μm，直径 10～30 μm。橡胶丝较多，呈不规则条状或扭曲成束或团，直径 3～12 μm，表面显颗粒性。气孔为不定式，常单个散离，副卫细胞 4～6 个，角质纹理明显，保卫细胞有环状纹理。

(2) 取本品粗粉约 1 g，加水 10 ml，浸泡 30 min，滤过，滤液滴加铁氰化钾-三氯化铁试液 2 滴，显深蓝色(检查绿原酸)。

(3) 取本品粗粉约 2 g，加 50% 乙醇 20 ml，浸泡 2 h，滤过，滤液加活性炭少量，搅匀放置约 10 min，滤过。取滤液 5 ml，加乙醇 5 ml，0.5% 二甲氨基苯甲醛乙醇溶液 5 ml，盐酸 1 ml，置热水浴(温度不超过 80 ℃)上加热 1 min，显暗紫色，逐渐显蓝色(检查桃叶珊瑚苷)。

【成分】 叶含萜类成分：都桷子苷酸(geniposidic acid)[1]，杜仲醇(eucommiol)，1-去氧杜仲醇(1-deoxyeucommiol)，丁香树脂酚二葡萄糖苷(syringaresinol diglucoside)[2]，哈帕苷乙酸酯(harpagide acetate)，筋骨草苷(ajugoside)，匍匐筋骨草苷(reptoside)[3]，桃叶珊瑚苷(aucubin)[4]。含有机酸类成分：3-(3-羟苯基)丙酸〔3-(3-hydroxyphenyl)propionic acid〕，二氢咖啡酸(dihydrocaffeic acid)，反式-4-羟基环己烷-1-羧酸(*trans*-4-hydroxycyclohexane-1-carboxylic acid)[5]，酒石酸(tartaric acid)，延胡索酸(fumaric acid)[6]，绿原酸(chlorogenic acid)[4]。含多酚类成分：儿茶酚(catechol)，愈创木酚基甘油(guaiacylglycerol)[5]。还含鹅掌楸苷(liriodendrin)，松脂酚双葡萄糖苷(pinoresinol diglucoside)[1]；杜仲胶(guttapercha)[7]，2-乙基呋喃基丙烯醛(2-ethylfurylacrolein)为主的挥发性成分，其中包括 7 个醇、3 个醛、4 个酮、2 个酯、18 个烃及 1 个酚[8]；氨基酸有谷氨酸，丝氨酸，脯氨酸，甘氨酸，丙氨酸，缬氨酸，甲硫氨酸，异亮氨酸，组氨酸，苏氨酸，赖氨酸，精氨酸[9]；还含有以亚油酸(linoleic acid)为主的脂肪酸和以钙为主的无机元素[10]等。

【药理】 1. 镇静、镇痛作用　杜仲叶煎剂 20 g/kg 给小鼠灌胃后 1 h、2 h、3 h，小鼠的自发活动次数明显减少，并以 2 h 最明显[1]。热板法实验证实小鼠腹腔注射杜仲叶水煎醇沉液 12 g/kg 能提高小鼠致痛阈，有明显镇痛作用[2]。

2. 对心血管系统的作用　(1) 对心脏的作用　杜仲叶水煎醇沉液 0.2 g 对豚鼠离体心脏具有明显增加冠脉血流量的作用。家兔静注 20 g/kg，对静注异丙肾上腺素引起的 ST 段抬高和 T 波改变没有对抗作用[2]。

(2) 降压作用　麻醉犬和猫静注杜仲叶水煎剂 0.4 g/kg 后血压迅速下降，维持 5 min 后即逐渐回升；静注 1 g/kg 以上剂量时，血压显著下降，可维持较长时间。醇提取液也有降压作用，但降压幅度及维持时间都比水煎剂差。麻醉犬和猫的降压试验均证明，杜仲叶水煎剂和醇提取液在短期内重复静注给药可产生快速耐受现象，连续给药 3～4 次甚至不能出现降压效应[3,4]。杜仲叶的水煎剂和 65% 乙醇提取液 6 g/kg 静注均可引起家兔血压明显下降[5]。杜仲叶的水溶液、醇溶液、醚溶液及经过提纯的各个成分如糖类、生物碱、桃叶珊瑚苷、绿原酸给家兔静注，均有不同程度的降压作用[6]。杜仲能明显扩张小鼠耳郭毛细血管的口径，对毛细血管的开放程度有一定促进作用，能加快微循环毛细血管的血流速度[7]。

3. 对免疫功能的影响　小鼠灌服杜仲叶水煎醇沉液 10 g(生药)/kg，连用 10 d，能抑制 2，4-二硝基氯苯(DNCB)所致的迟发型超敏反应，并能对抗大剂量氢化可的松所致的 T 细胞百分比降低，可使荷瘤小鼠外周血中 T 细胞百分比增高，腹腔巨噬细胞吞噬细胞功能增强，对细胞免疫显示双相的调节作用[8]。小鼠每日灌服杜仲叶水煎剂 6 g/kg，共 6 d，具有提高小鼠吞噬碳墨粒的作用。杜仲叶水煎剂 12 g/kg 灌服，对氢化可的松作用下小鼠巨噬细胞吞噬红细胞功能有明显影响，使吞噬活力增加，表明杜仲有增强机体免疫功能的作用[9]。

4. 抗炎作用　大鼠灌服杜仲叶醇提取液 10 g/kg，对蛋清性足肿有抑制作用，但作用比水杨酸钠弱[3]。大鼠灌服杜仲叶水煎剂 6 g/kg，对蛋清性足肿有明显抑制作用。杜仲叶煎剂 10 g/kg，连续 8 d，可使血浆皮质醇含量显著增加，并可使大鼠肾上腺中维生素 C 含量降低[10]。

5. 对糖代谢的影响　杜仲叶煎剂 10 g/kg，每日灌胃 2 次，连用 8 d，可使小鼠肝糖原含量显著增高，使血糖含量亦显著升高[10]。

6. 对骨生长的作用　杜仲叶醇提取物能提高糖尿病合并去势大鼠的股骨线密度、面密度及其血清雌二醇含量，并具有类雌激素样作用[11]。杜仲水煎液内服能促进兔骨折断端矿物质的沉积、促进创伤性骨折的愈合[12]。

缢缩，花被裂片三角状卵形，基部有乳突皱褶区；药隔伸出，圆形，中央微内凹；子房近上位，花柱6，柱头卵状，顶生。花期4～5月。

生于林下草丛或溪边阴湿处。分布于浙江、安徽、福建、江西、湖北、湖南、广东、广西等地。

【采收加工】 4～6月采挖，晒干。

【药材】 杜衡 *Herba Asari Forbesii* 杜衡主产于江苏、安徽、浙江、江西、湖北、河南、四川；小叶马蹄香主产于安徽、浙江、江西、福建、湖北、湖南、广东、广西。

性状 杜衡 常卷曲成团。根茎圆柱形，表面浅棕色或灰黄色，粗糙，节间长1～9 mm。根细圆柱形，表面灰白色或浅棕色，断面黄白色或类白色。叶片展平后呈宽心形或肾状心形，先端钝或圆，上面主脉两侧可见云斑，脉上及近叶缘有短毛。偶见花，1～2朵腋生，钟状，紫褐色。气芳香，有浓烈辛辣味，有麻舌感。

小叶马蹄香 根茎短。根灰黄色，断面灰白色。完整叶展开后呈心形、卵状心形，先端急尖或钝，基部心形，上面主脉两侧时有云斑，脉上及边缘有短毛；叶柄长3～15 cm。气芳香，味麻辣，略麻舌。

鉴别 (1) 根横切面：杜衡 表皮残存。外皮层细胞1列；皮层有油细胞散在；内皮层明显。初生木质部四原型或五原型。薄壁细胞含淀粉粒。

小叶马蹄香 外皮层细胞切向延长；皮层细胞约19列，有油细胞散在，薄壁细胞含淀粉粒，初生木质部通常三原型。

(2) 取本品粉末1 g，加乙醚5 ml振摇后浸出15 min，滤过。取滤液1 ml置蒸发皿中，待乙醚挥散后加1%香草醛浓硫酸试剂，溶液由浅棕色变为紫棕色(检查挥发油)。

【成分】 1. 杜衡 全草含杜衡素(asarumin)A、B、C、D，榄香脂素(elemicin)，细辛脑(asarone)和亚油酸(linoleic acid)[1]。

全草(干品)含挥发油2.6%[2]，主要有甲基丁香油酚(methyl eugenol)，甲基异丁香油酚(methylisoeugenol)，榄香脂素(elemicin)，卡枯醇(kakuol)[3,4]，α-蒎烯(α-pinene)，莰烯(camphene)，β-蒎烯(β-pinene)，月桂烯(myrcene)，香桧烯(sabinene)，柠檬烯(limonene)，1，8-桉叶素(1，8-cineole)，对聚伞花素(*p*-cymene)，γ-松油烯(γ-terpinene)，异松油烯(terpinolene)，樟脑(camphor)，龙脑(borneol)，α-松油醇(α-terpineol)，3，5-二甲氧基甲苯(3，5-dimethoxytoluene)，黄樟醚(safrole)，反式丁香烯(*trans*-caryophyllene)，β-古芸烯(β-gurjunene)，反式-β-金合欢烯(*trans*-β-faranesene)，细辛醚(asaricin)，肉豆蔻醚(myristicin)，异榄香脂素(isoelemicin)等[2]。

2. 小叶马蹄香 全草(干品)含挥发油0.6%，挥发油中的成分有：1，8-桉叶素(1，8-cineole)，芳樟醇(linalool)，龙脑，α-松油醇，萘(naphthalene)，2-异丙基-5-甲基茴香醚(2-isopropyl-5-methylanisole)，乙酸龙脑酯(bornyl acetate)，3，5-二甲氧基甲苯(3，5-dimethoxytoluene)，黄樟醚，反式丁香烯，β-古芸烯(β-gurjunene)，反式-β-金合欢烯，葎草烯(humulene)，β-橄榄烯(β-maaliene)，甲基丁香油酚(methyl eugenol)，2，3，5-三甲氧基甲苯(2，3，5-trimethoxytoluene)，橙花叔醇(nerolidol)，细辛醚，甲基异丁香油酚(methylisoeugenol)，肉豆蔻醚，榄香脂素，异榄香脂素(isoelemicin)和2，4，5-三甲氧基丙烯基苯(2，4，5-trimethoxypropenylbenzene)[5]，莰烯(camphene)，α-蒎烯，β-蒎烯，月桂烯(myrcene)，β-水芹烯(β-phellandrene)，β-松油烯(β-terpinene)，3，4-二甲基-2，4，6-辛三烯(3，4-dimethyl-2，4，6-octatriene)，优葛缕酮(eucarvone)，表樟脑(epicamphor)，异龙脑(isoborneol)，爱草脑(estragole)，十五烷(pentadecane)，β-甜没药烯(β-bisabolene)，2-甲氧基黄樟醚(croweacin)，柠檬烯(limonene)，金合欢醇(farnesol)，卡枯醇(kakuol)，2，5-双叔丁基噻吩(2，5-ditertbutylthiophene)，反式细辛脑(*trans*-asarone)[6]。还含β-谷甾醇[7]。

【药理】 1. 镇静、镇痛作用 杜衡提取的挥发油腹腔注射可使小鼠自发活动明显减少，并能明显协同戊巴比妥钠的作用，延长硫喷妥钠的小鼠睡眠时间[1]。小鼠热板法实验证明挥发油腹腔注射有较弱的镇痛作用[1]。

2. 抗惊厥作用 挥发油腹腔注射对小鼠戊四氮惊厥和电惊厥都有明显对抗作用[1]。

3. 降脂作用 给小鼠口服杜衡挥发油0.2 ml，2 h后腹腔注射75%蛋黄乳液0.5 ml，有较强的降脂反应，其降脂有效成分为卡枯醇[2]。

4. 抗过敏作用 从杜衡的醋酸乙酯提取物中分得几个成分，其中杜衡素A、B、C和亚油酸对大鼠被动皮肤过敏反应具有抑制作用[3]。

5. 体内过程 体内药动学研究结果，药-时曲线符合开放型二室动力学模型，口服吸收快，分布迅速、广泛，消除较缓慢[2]。

毒性 杜衡挥发油腹腔注射170 mg/kg，20 min后呈轻度镇静，LD_{50}：挥发油小鼠灌胃1.823 g/kg，腹腔注射0.672 g/kg；解脂丸灌胃5.067 g/kg，腹腔注射1.926 g/kg[2]。

【药性】 辛，温，小毒。

1.《别录》："味辛，温，无毒。"

2. 广州部队《常用中草药手册》："有小毒。"

【功用主治】 祛风散寒，消痰行水，活血解毒。主治风寒感冒，痰饮喘咳，水肿，风寒湿痹，跌打损伤，头痛，齿痛，胃痛，痧气腹痛，瘰疬，肿毒，蛇咬伤。

1.《山海经》："食之已瘿。"

2.《别录》："主风寒咳逆。作浴汤，香人衣体。"

3.《药性论》："止气奔喘促，消痰饮，破留血，主项间瘤瘿之疾。"

4.《土宿本草》："伏硫、砒，制汞。"

5.《纲目》："下气，杀虫。"

6.《草药新纂》："行气，健胃，止嗽。"

7.《荷兰药镜》："根及叶有酷烈之气，内服则呕吐，但其效力缓弱，非用半钱不吐。此根善利小便，又有发汗通经功效，故用于水肿、腹水等。"又"治间歇热，内脏久塞及下利。将根末吹入鼻中，用作轻嚏药，诱泄头中胶粘污液，治顽固头痛等。"(引自《新本草纲目》)

8.《本草推陈》："治风寒湿邪头痛、咳嗽、鼻塞、声重等症。"

9.《浙江民间常用草药》："治中暑发痧、瘰疬、口舌生疮。"

10.《江苏省植物药材志》："含于口中能去口臭。"

【用法用量】 内服：煎汤，1.5～6 g；研末，0.6～3 g；或浸酒。外用：研末吹鼻；或鲜品捣敷。

【宜忌】 体虚多汗、咳嗽咯血患者及孕妇禁服。大量服用可引起头痛、呕吐、黄疸、血压升高、烦躁、痉挛等中毒等症状，严重的可致呼吸麻痹而死亡。

【选方】 1. 治风寒头痛，伤风伤寒，头痛、发热初觉者 马蹄香为末，每服一钱，热酒调下，少顷饮热茶一碗，催之出汗。(《杏林摘要》香汗散)

thole)等[1,2]。

叶含穗花杉双黄酮(amentoflavone),竹柏双黄酮(podocarpusflavone)A,扁柏双黄酮(hinokiflavone)[3]。

枝、叶含挥发油,其成分与果实挥发油相似[4]。

心材含α和β-柏木烯(cedrene)等各种萜类化合物[5~9]及有机酸[10]。

【药理】 抗菌作用　杜松种子石油醚提取物在试管内对金黄色葡萄球菌有抑制作用,稀释至1∶1 600仍能制止细菌发育。将石油醚浸膏顺次用3%碳酸氢钠、3%碳酸钠、3%氢氧化钾处理,发现由氢氧化钾液所得到的部分有抗菌作用,稀释至1∶12 800亦有作用,但对大肠杆菌、伤寒杆菌及志贺痢疾杆菌则无作用。将此物减压蒸馏所得之蒸馏液对金黄色葡萄球菌在稀释至1∶12 800时亦有抗菌作用[1]。

【药性】 甘、苦,平。

1.《内蒙古中草药》:"味甘,性凉。"

2.《中国民族药志》:"苦、涩,凉。"

【功用主治】 祛风,镇痛,除湿,利尿。主治风湿关节痛,痛风,肾炎,水肿,尿路感染。

1.《吉林中草药》:"发汗,利尿,镇痛。治关节炎。"

2.《宁夏中草药手册》:"利湿。"

3.《内蒙古中草药》:"清热,发汗,利尿,祛风湿。(治)尿路感染,肾炎,布氏杆菌病,风湿性关节炎。"

【用法用量】 内服:煎汤,3~9 g。外用:捣敷。

【选方】 治尿路感染　刺柏子、车前子、黄柏皮各9 g。水煎服或各等分研末,每服3~4.5 g,开水冲服,每日2次。(《内蒙古中草药》)

2257 杜鹃 dù juān《本草拾遗》

【异名】 鹈鴂(《离骚》),鹎鴂(《汉书·扬雄传》),巂、子巂鸟《说文》,鶗鴂(张衡《思玄赋》),鷤鴂子鸩(《广雅》),杜宇(《蜀都赋》),子规(《蜀都赋》刘逵注),怨鸟(《禽经》),子归、催归、阳雀(《纲目》)。

【基原】 为杜鹃科杜鹃属动物小杜鹃的肉。

【原动物】 小杜鹃 *Cuculus poliocephalus* Latham

体长28 cm左右。上体大都青灰色,但颊部灰色;眼睑黄色。尾羽灰黑色,中央沿羽轴有白色小斑,其外侧有白色横纹。下体白色,杂有细小黑色斑纹。嘴暗黑色,嘴基和下嘴黄色;跗跖、趾和爪等亦黄色。

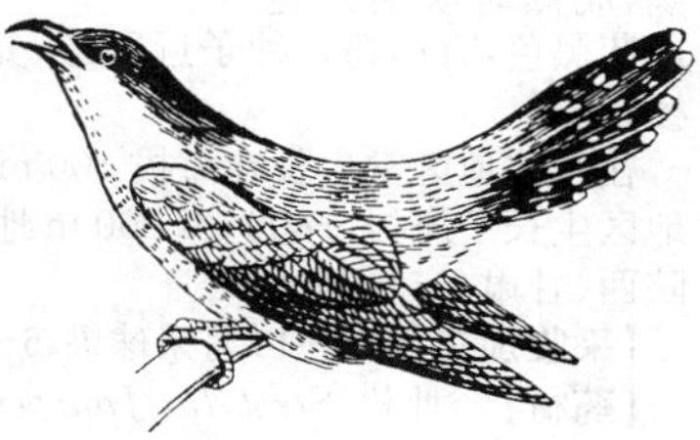

小杜鹃

常栖于浓密的阔叶林中,繁殖期也常在有柳丛或苇塘的水边高树上。不自营巢。善鸣,五声一度,鸣叫不息。以昆虫为主食。分布于我国大部分地区,夏时遍布我国东部。在长江中、下游及以北地区为夏候鸟。

【采收加工】 除去羽毛及内脏,鲜用或晒干。

【药性】《纲目》:"甘,平,无毒。"

【功用主治】 滋养补虚,活血通络。主治病后体虚,气血不足,疮瘘,跌打肿痛,关节不利。

1.《纲目》:"疮瘘有虫,薄切炙热贴之,虫尽乃已。"

2.《中国动物药》:"滋养补虚,解毒杀虫,活血止痛。治病后体虚,气血不足,诸疮肿痛,跌扑瘀血作痛,关节不利等。"

【用法用量】 内服:煮食,1~2只;或烧存性,研末,每次1.5~3 g。外用:薄切贴敷。

【选方】 治诸疮肿痛　杜鹃1只(烧存性研末),乳香、没药各15 g。打碎,合匀,每服5 g,日服2次。(《中国动物药》)

2258 杜衡 dù héng《别录》

【异名】 杜、土卤(《尔雅》),楚蘅(《范子计然》),土杏(《博物志》),马蹄香(《新修本草》),萩香(《香谱》),杜蘅葵(《尔雅翼》),杜细辛(《土宿本草》),杜葵、土细辛(《纲目》),土辛、马辛(《本草从新》),马蹄细辛(《纲目拾遗》),南细辛(《医林纂要》),泥里花、土里开花(《天目山药用植物志》)。

【基原】 为马兜铃科细辛属植物杜衡和小叶马蹄香的全草、根茎或根。

【原植物】 1. 杜衡 *Asarum forbesii* Maxim.

多年生草本。根茎短。叶柄长3~15 cm;芽胞叶肾状心形或倒卵形,边缘有睫毛;叶片阔心形至肾状心形,长和宽各为3~8 cm,先端钝或圆,基部心形,上面深绿色,中脉两旁有白色云斑,脉上及其近缘有短毛,下面浅绿色。花暗紫色;花梗长1~2 cm;花被管钟状或圆筒状,喉部不缢缩,膜环极窄,内壁具明显格状网眼,花被裂片直立,卵形,平滑,无乳突皱褶;药隔稍伸出;子房半下位,花柱离生。柱头卵状,侧生。花期4~5月。

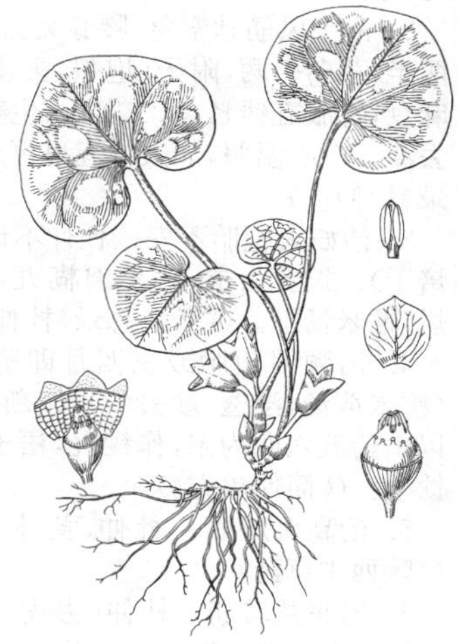

杜　衡

生于林下或沟边阴湿地。分布于江苏、浙江、安徽、江西、河南、湖北、四川等地。

2. 小叶马蹄香 *A. ichangense* C. Y. Cheng et C. S. Yang 又名:宜昌细辛(《湖北植物志》)。

与上种主要区别:芽胞叶卵形或长卵形,边缘有睫毛;叶心形、卵心形、稀近戟形,长3~6 cm,宽3.5~7.5 cm,先端急尖或钝,基部心形,上面通常深绿色,下面浅绿色,或初呈紫色而逐渐消退,或紫色。花紫色;花梗长约1 cm,有时向下弯垂;花被管球状,喉部强度

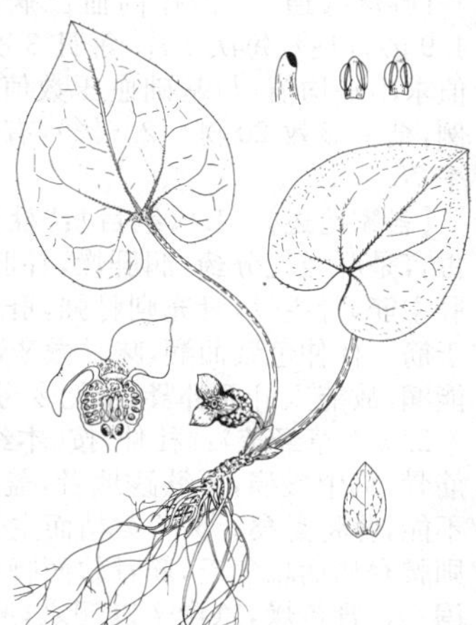

小叶马蹄香

3.《药性论》:"治肾冷臀腰痛也,腰病人虚而身强直,风也。腰不利加而用之。"

4.《日华子》:"治肾劳,腰脊挛。"

5. 王好古:"润肝燥,补肝经风虚。"(引自《纲目》)

6.《本草蒙筌》:"止小水,梦遗。"

7.《医学入门》:"治妇人胎脏不安,产后诸疾。"

【用法用量】 内服:煎汤,6～15 g;或浸酒;或入丸、散。

【宜忌】 阴虚火旺者慎服。

1.《本草经集注》:"恶蛇蜕皮、元参。"

2.《雷公炮制药性解》:"精血燥者,不宜多用。"

3.《本草经疏》:"肾虚火炽者,不宜用。"

4.《本草汇言》:"如肝肾阴虚,而无风湿病,乃因精乏髓枯,血燥液干而成痿痹,成伛偻,以致俯仰屈伸不用者,又忌用之。"

【选方】 1. 治肾虚腰痛如折,起坐艰难,俯仰不利,转侧不能 杜仲(姜汁炒)十六两,胡桃肉二十个,补骨脂(酒浸炒)八两,大蒜(熬膏)四两。为细末,蒜膏为丸。每服三十丸,空腹温酒送下,妇人淡醋汤送下。(《局方》青娥丸)

2. 治中风筋脉挛急,腰膝无力 杜仲(去粗皮,炙,锉)一两半,芎䓖一两,附子(炮裂,去皮、脐)半两。上三味,锉如麻豆,每服五钱匕,水二盏,入生姜一枣大,拍碎,煎至一盏,去滓。空心温服,如人行五里再服,汗出慎外风。(《圣济总录》杜仲饮)

3. 治妇人胞胎不安 杜仲不计多少(去粗皮,细锉,瓦上焙干)。捣罗为末,煮枣肉糊丸,如弹子大。每服一丸,嚼烂,糯米汤下。(《圣济总录》杜仲丸)

4. 治频惯堕胎或三四月即堕者于两月前,以杜仲八两(糯米煎汤,浸透,炒去丝),续断二两(酒浸,焙干)。为末,以山药五六两为末,作糊丸,梧子大。每服五十丸,空心米饮下。(《简便单方》)

5. 治高血压病 杜仲、黄芩、夏枯草各 15 g。水煎服。(《陕西中草药》)

6. 治霍乱转筋 杜仲(去皮,锉,炒)一两一分,桂(去粗皮)一两,甘草(炙,锉)一分。上三味,粗捣筛。每服三钱匕,生姜三片,水一盏,煎至六分,去滓温服。(《圣济总录》杜仲汤)

7. 治肾炎 杜仲、盐肤木根二层皮各 30 g,加猪肉酌量炖服。(《福建药物志》)

【临床报道】 治疗高血压病 杜仲皮片(每片含生药 4.9 g),口服,每次 1 片,每日 3 次,将 100 d 内测得血压数值求出平均值,与基础血压数值比较,共治疗高血压病 47 例,结果显效 20 例(42.6%),有效 17 例(36.2%),总有效率 78.7%[1]。

【各家论述】 1.《纲目》:"杜仲,古方只知滋肾,惟王好古言是肝经气分药,润肝燥,补肝虚,发昔人所未发也。盖肝主筋,肾主骨,肾充则骨强,肝充则筋健,屈伸利用,皆属于筋。杜仲色紫而润,味甘微辛,其气温平,甘温能补,微辛能润,故能入肝而补肾,子能令母实也。"

2.《本草经疏》:"杜仲,按《本经》所主腰脊痛,益精气,坚筋骨,脚中酸痛,不欲践地者,盖腰为肾之府,《经》曰,动摇不能,肾将惫矣。又肾藏精而主骨,肝藏血而主筋,二经虚,则腰脊痛而精气乏,筋骨软而脚不能践地也。《五脏苦欲补泻》云:肾苦燥,急食辛以润之;肝苦急,急食甘以缓之。杜仲辛甘俱足,正能解肝肾之所苦,而补其不足者也。强志者,肾藏志,益肾故也。除阴下痒湿,小便余沥者,祛肾家之湿热也。益肾补肝,则精血自足,其主补中者,肝肾在下,脏中之阴也,阴足则中亦补矣。"

3.《本草汇言》:"方氏《直指》云:凡下焦之虚,非杜仲不补;下焦之湿,非杜仲不利;腰膝之疼,非杜仲不除;足胫之酸,非杜仲不去。然色紫而燥,质绵而韧,气温而补,补肝益肾,诚为要剂。"

4.《本草求真》:"胎因气虚而血不固,用此益见血脱不止,以其气不上升,反引下降也。功与牛膝、地黄、续断相佐而成,但杜仲性补肝肾,直达下部筋骨气血,不似牛膝达下,走于经络血分之中;熟地滋补肝肾,竟入筋骨精髓之内;续断调补筋骨,在于曲节气血之间为异耳。独怪今世安胎,不审气有虚实,辄以杜仲、牛膝、续断等药,引血下行。在肾经虚寒者,固可用此温补以固胎元。若气陷不升,血随气脱而胎不固者,用此则气益陷不升,其血必致愈脱不已。"

2256 杜松 dù sōng (《国药的药理学》)

【基原】 为柏科刺柏属植物杜松的枝叶及球果。

【原植物】 杜松 *Juniperus rigida* Sieb. et Zucc. 又名:刺柏(《内蒙古中草药》),刚桧(《北研丛刊》),软叶杜松(《中国东北裸子植物研究资料》)。

常绿灌木或小乔木。枝皮褐灰色,纵裂;枝条直展,树冠塔形或圆锥形;小枝下垂,幼枝常呈三棱形,无毛。叶条状刺形,3 叶轮生,质厚,坚硬,基部不下延,有关节,先端锐尖,长 12～17 mm,宽约 1 mm,上面凹下成深槽,槽内有 1 条窄白粉带,下面有明显的纵脊。雌雄同株或异株,球花单生叶腋;雄球花椭圆状或近球形。球果圆球形,2～3 年成熟,成熟时淡褐黑色或蓝黑色,有白粉。种子近卵形,先端尖,有 4 条不明显的棱脊。

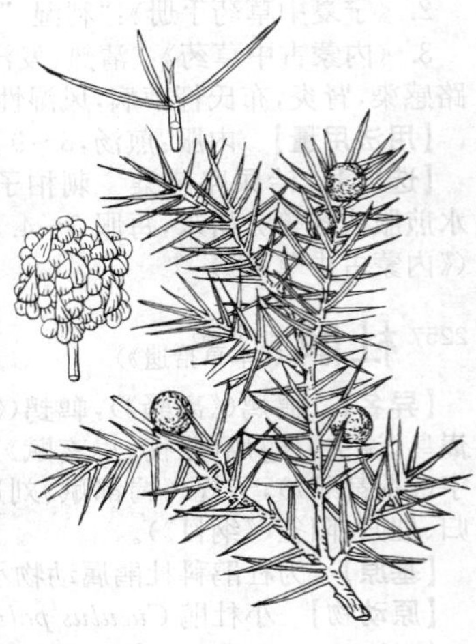

杜 松

在东北地区常生长在海拔 500 m 以下地带,在华北、西北地区生长于海拔 1 400～2 200 m 地带;分布于华北、东北及陕西、甘肃、宁夏等地。

【采收加工】 8～10 月采球果,6～11 月采枝叶,晒干备用。

【药材】 杜松 *Strobilus Juniperi Rigidae* 产于河北、山西、内蒙古、辽宁、吉林、黑龙江、甘肃、宁夏等地。

性状 干燥成熟球果呈球形或椭圆形,直径 7～8 mm,紫褐色或蓝黑色,有光泽,表面稍带白粉。内含种子 2～3 枚,亦有 1 枚或 4 枚者。种子卵圆形,长约 6 mm,褐色,先端尖,有 4 条不显著的棱角。气芳香特殊,味甘。

【成分】 球果含挥发油,主要有 α-蒎烯(α-pinene),月桂烯(myrcene),柠檬烯(limonene),对聚伞花素(*p*-cymene),β-榄香烯(β-elemene),丁香烯(caryophyllene),葎草烯(humulene),γ-荜澄茄烯(γ-cadinene),4-松油烯醇(4-terpinenol),龙脑(borneol),香茅醇(citronellol)和茴香醚(ane-

cohol)[1]，去氢二松柏醇-4，γ′-二葡萄糖苷(dehydrodiconifery l alcohol-4，γ′-di-O-β-D-glucopyranoside)[3]，左旋橄榄树脂素(olivil)[5]，左旋橄榄树脂素-4′-葡萄糖苷(olivil-4′-O-β-D-glucopyranoside)，左旋橄榄树脂素-4″-葡萄糖苷(olivil 4″-O-β-D-g lucopyranoside)[6]，左旋橄榄树脂素-4′，4″-双葡萄糖苷(olivil-4′，4″-di-O-β-D-glucopyranoside)[2]，右旋环橄榄树脂素(cycloolivil)[5]，右旋杜仲树脂酚(medioresinol)[1]，杜仲素(eucommin)A即右旋杜仲树脂酚-4′-葡萄糖苷(medioresinol-4′-O-β-D-glucopyranoside)[2]，右旋杜仲树脂酚双葡萄糖苷(medioresinol-di-O-β-D-glucopyranoside)[4]；耳草脂醇C-4″，4‴-双葡萄糖苷(hedyotol C-4″，4‴-di-O-β-D-glucopyranoside)[6]，鹅掌楸苷(liriodendrin)[4]，柑属苷B(citrusin B)[3]。含黄酮类成分：山柰素(kaempferol)，槲皮素(quercetin)，陆地棉苷(hirsutin)，紫云英苷(astragalin)，芦丁(ruthin)[13]。还含多种环烯醚萜类成分：桃叶珊瑚苷(aucubin)[2]，杜仲苷(ulmoside)即是桃叶珊瑚苷元-1-β-异麦芽糖苷(aucubigenin-1-β-isomaltoside)[7]，都桷子素(genipin)[1]，都桷子苷(geniposide)，都桷子苷酸(geniposidic acid)[6]，筋骨草苷(ajugoside)，哈帕苷乙酸酯(harpagide acetate)，匍匐筋骨草苷(reptoside)[8]，杜仲醇(eucommiol)，杜仲醇苷(eucommioside)Ⅰ[6]，1-二氧化杜仲醇(1-deoxyeucommiol)，异杜仲醇(epseuconniol)，asperuloside，asperulosidic acid，dealetylasperulosidic acid，10-acetylscandoside[14]等。又含酚性成分：消旋的苏式-1-(4-愈创木酚基)甘油(threo-guaiacyl glycerol)，消旋的赤式-1-(4-愈创木酚基)甘油(erythro-guaiacyl glycerol)[5]，赤式-1-(4-愈创木酚基)甘油-β-松柏醛醚(erythro-guaiacyl glycerol-β-coniferyl aldehyde ether)，苏式-1-(4-愈创木酚基)甘油-β-松柏醛醚(threo-guaiacyl glycerol-β-coniferylaldehyde ether)，咖啡酸(caffeic acid)，绿原酸(chlorogenic acid)，绿原酸甲酯(methyl chlorogenate)[1]，香草酸(vanillic acid)[9]。三萜成分：白桦脂醇(betulin)，白桦脂酸(betulic acid)，熊果酸(ursolic acid)，又含苯丙氨酸、赖氨酸、色氨酸、甲硫氨酸、苏氨酸、缬氨酸、亮氨酸、异亮氨酸、谷氨酸、胱氨酸、组氨酸17种游离氨基酸和锗、硒等15种微量元素[10]。另含杜仲烯醇(ulmoprenol)[11]，树皮还含杜仲胶，其结构与马来乳胶即固塔波橡胶(guttapercha)相同，为反式异戊二烯聚合物，属硬橡胶类，含量约22.5%[12]。

【药理】 1. 降血压作用 杜仲煎剂给麻醉犬静脉注射，煎剂或醇提取液给麻醉猫静脉注射均可引起快速而持久的降压作用，煎剂优于醇提取物，炒杜仲优于生杜仲[1,2]，其主要降压成分为右旋松脂酚双葡萄糖苷，对自发性高血压大鼠(SHR)静注30 mg/kg即可显著降低血压[3]。

2. 对免疫功能的影响 杜仲水煎剂醇提取液能抑制2，4-二硝基氯苯(DNCB)所致小鼠迟发型超敏反应，对抗大剂量氢化可的松所致的T细胞降低，使荷肉瘤S_{180}小鼠外周血中T细胞百分比上升，腹腔巨噬细胞吞噬功能增强，杜仲皮、叶、枝、再生皮的作用相似[4]。杜仲皮、叶、枝、再生皮水煎醇提取液对小鼠血中炭末廓清率和腹腔巨噬细胞吞噬鸡红细胞均有增强作用，并可对抗氢化可的松所致细胞吞噬功能的抑制[5]。

3. 对垂体-肾上腺皮质系统功能的影响 杜仲水煎剂醇提取液给大鼠灌胃6 g(生药)/kg，连续6 d，可使大鼠外周血中嗜酸性粒细胞及淋巴细胞减少，肝糖原增加，血糖升高，胸腺萎缩，血浆中皮质醇含量增加。表明杜仲具有兴奋垂体-肾上腺皮质系统的作用。杜仲叶、枝和再生皮作用相似[6]。

4. 对子宫的作用 杜仲煎剂高浓度能对抗垂体后叶素和乙酰胆碱引起的妊娠小鼠离体子宫的兴奋作用[7]。生杜仲、杜仲炭和砂烫杜仲煎剂对大鼠离体子宫也有抑制作用，并能对抗垂体后叶素的兴奋[8]。杜仲煎剂对兔离体子宫也能抑制垂体后叶素的兴奋，但对猫离体子宫则有较弱的兴奋作用[2]。

5. 其他作用 小鼠腹腔注射杜仲水煎醇提取液20 g/kg或灌胃60 g/kg，均可减少其自发活动[9]。采用氢化可的松造成小鼠"类阳虚"模型，生杜仲或盐杜仲煎剂灌服可使低下的红细胞超氧化物歧化酶(SOD)活力升高，肾上腺重量增加，但脾重量不增加[10]。小鼠灌服杜仲水煎醇提取液使血浆cAMP和cGMP明显升高。杜仲叶、枝和再生皮的作用相似[11]。老龄小鼠血浆NO含量、脑组织一氧化氮合酶活性在中年期以前随龄上升，中年期以后随龄下降；肝组织MDA含量随龄增高。杜仲能够增加NO、降低MDA含量，提高NOS活性，具有一定的抗衰老作用[12]。杜仲的水提液在0.4 mg/ml培养成骨样细胞48 h具有最强的促进细胞增殖作用[13]。

毒性 小鼠腹腔注射杜仲煎剂LD_{50}为17.30±0.52 g/kg[1]。小鼠灌服生杜仲或盐杜仲煎剂120 g/kg，观察7 d，无死亡[11]。

【炮制】 1. 杜仲 取原药材，刮去残留粗皮，洗净，切成丝或块，干燥。

2. 盐杜仲 取杜仲丝或块，用盐水拌匀，闷透，置锅内，用文火加热，炒至断丝，表面焦黑色，取出放凉。每杜仲丝或块100 kg，用食盐2 kg。或取杜仲丝或块，用盐水拌匀，润透，置锅内，用中火加热，炒或砂烫至丝易断，取出放凉。每杜仲丝或块100 kg，用食盐2 kg。或取杜仲丝或块，用盐水润透，放置一夜，蒸1 h，取出，干燥。每杜仲丝或块100 kg，用食盐0.9 kg。盐杜仲增强补肾强腰作用。

除去粗皮的杜仲，其总成分的煎出率比未去粗皮者高。盐杜仲在降压和对子宫的抑制作用方面比生品强。用盐量和加热方式，以2/100的用盐量加水溶化拌匀后再加热为好，加热方法以较低温度长时间加热至断丝为佳，其总成分溶出率和炮制品的收得率均较高。200 ℃烘制品的活性成分溶出率高于炒制品。盐杜仲用75%乙醇按热浸法测定，浸出物不得少于12.0%。

饮片性状 杜仲参见"药材"项。盐杜仲呈焦黑色或焦褐色，断面白丝易断，略具咸味。

贮干燥容器内，盐杜仲密闭，置通风干燥处。

【药性】 甘、微辛，温。归肝、肾经。

1.《本经》："味辛，平。"

2.《别录》："甘，温，无毒。"

3.《药性论》："味苦。"

4. 王好古："肝经气分药也。"(引自《纲目》)

5.《雷公炮制药性解》："入肾经。"

6.《本草正》："味甘、辛、淡，气温平。气味俱薄，阳中有阴。"

【功用主治】 补肝肾，强筋骨，安胎。主治腰膝酸痛，阳痿，尿频，小便余沥，风湿痹痛，胎动不安，习惯性流产。

1.《本经》："主腰脊痛，补中，益精气，坚筋骨，强志，除阴下痒湿，小便余沥，久服轻身耐老。"

2.《别录》："(主)脚中酸痛，不欲践地。"

缘有锯齿;侧脉6~9对。花单性,雌雄异株,花生于当年枝基部,雄花无花被;雄蕊长约1 cm,无毛,无退化雌蕊;雌花单生,子房1室,先端2裂,子房柄极短。翅果扁平,长椭圆形,先端2裂,基部楔形,周围具薄翅;坚果位于中央,与果梗相接处有关节。早春开花,秋后果实成熟。

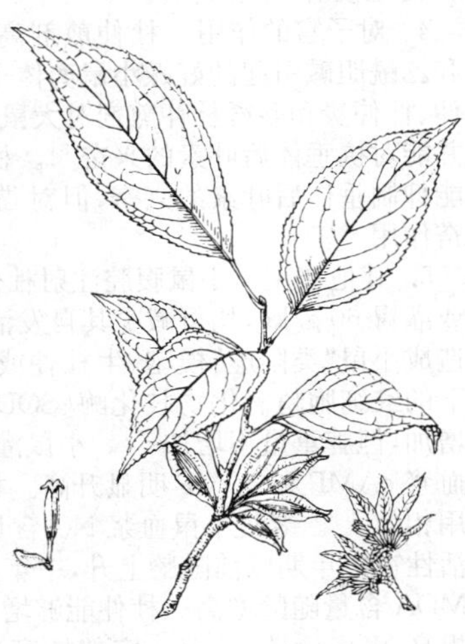

杜 仲

生于海拔300~500 m的低山、谷地或疏林中。分布于浙江、河南、湖北、四川、贵州、云南、陕西、甘肃等地。现各地广泛栽种。

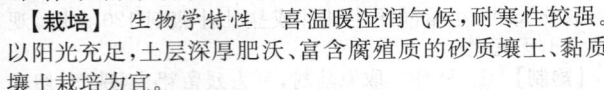

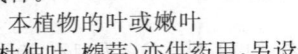

本植物的叶或嫩叶(杜仲叶、棉芽)亦供药用,另设专条。

【栽培】 生物学特性 喜温暖湿润气候,耐寒性较强。以阳光充足,土层深厚肥沃、富含腐殖质的砂质壤土、黏质壤土栽培为宜。

繁殖方法 种子、扦插、压条、分蘖、嫁接繁殖,以种子繁殖为主。种子繁殖:选20~40年生的生长发育健壮、树皮光滑、无病虫害和未剥过树皮的植株,9~10月果实成熟后采摘,晾干,扬净,切忌曝晒。尤以有光泽、饱满、新鲜、色呈淡褐色者为优。种子寿命短,不宜用陈种。冬播(11~12月)为宜。播前将种子在20~25 ℃温水中浸泡2~3 d,每日换水1次,待种子膨胀后再用湿砂拌匀,每隔2~3 d翻动1次,约经15 d种子即可萌动。条播,按行距20~30 cm开条沟,沟深4 cm,将种子均匀播入沟内,覆土1~1.5 cm,稍加镇压,浇水,覆盖草,以防霜冻。苗高5~7 cm时,选阴天进行第一次间苗,苗高15~20 cm时进行第二次间苗或定苗。苗期适量灌水,保持土壤湿润,7~8月生长旺盛时,加强施肥,全年施肥6~8次,有机肥和无机肥交替施用。培育1~2年移植。穴栽,行株距2.5 m×3 m。扦插繁殖:剪取一年生嫩枝,剪成5~6 cm长的插穗,5月初按行、株距20 cm×10 cm开穴扦插,插入土中2/3,留1/3于地面,扦插后搭棚遮荫,保持土壤湿润,待生根后第二年移栽。压条繁殖:用普通压条或高空压条。普通压条在早春(1~2月)植株未萌动前;高空压条,3~4月或6~7月。分蘖繁殖:用砍树后的枝桩培土,促进萌生新芽,初冬劈开分株栽种。嫁接繁殖:取二年生苗作砧木,选优良品种的一年生枝条作接穗,用切接法于早春进行嫁接。

病虫害防治 病害有立枯病,实行轮作和注意田间排除积水,发病时拔除病株,并用50%多菌灵1 000倍液浇灌;叶枯病,发病期间,可喷50%多菌灵1 000倍液;还有根腐病为害。虫害有六星黑点木蠹蛾、褐蓑蛾、黄刺蛾、扁刺蛾等。在杜仲剥皮后再生新皮时遭受柏夜蛾、樱桃双斜带卷叶蛾、黑色甲虫、蚜虫等为害。

【采收加工】 选栽培10~20年的杜仲树,6~7月高温湿润季节,用半环剥法或环剥法剥取树皮。剥皮宜选多云或阴天,不宜在雨天及炎热的晴天进行。剥下树皮后用开水烫泡,将皮展平,把树皮内面相对叠平,压紧,四周上、下用稻草包住,使其发汗,经1星期后,内皮略成紫褐色,取出,晒干,刮去粗皮,修切整齐,贮藏。

【药材】 杜仲 *Cortex Eucommiae* 主产于贵州、陕西、湖北、四川、河南等地。以贵州、四川产量大,质量佳。

性状 树皮呈扁平的板块状、卷筒状,或两边稍向内卷的块片,大小不一,厚3~7 mm。外表面淡灰棕色或灰褐色,有明显的纵皱纹或不规则的纵裂槽纹,未刮去粗皮者有斜方形、横裂皮孔,有时并可见淡灰色地衣斑。内表面暗紫褐色或红褐色,光滑。质脆,易折断,折断面粗糙,有细密、银白色、富弹性的橡胶丝相连。气微,味稍苦,嚼之有胶状残余物。

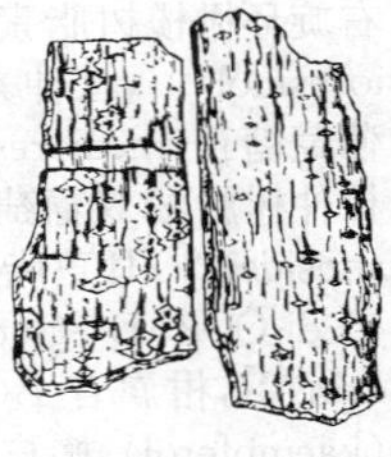

杜仲(树皮)外形

鉴别 (1) 树皮横切面:老树皮有较厚的落皮层。韧皮部极厚,有5~7条断续的石细胞环带,每一环带为3~5列石细胞,并偶伴有少数纤维,近石细胞环带处尚可见橡胶质团块。纵切面观,此种橡胶质存在于橡胶细胞中。射线宽2~3列细胞,穿过石细胞环带并向外辐射。

粉末特征:棕色。橡胶丝成条或扭曲成团,表面呈颗粒性。石细胞甚多,大多成群,类长方形、类圆形、长条形或形状不规则,长约至180 μm,直径20~80 μm,壁厚,有的胞腔内含橡胶团块。木栓细胞表面观多角形,直径15~40 μm,壁不均匀增厚,木化,有细小纹孔;侧面观长方形,壁三面增厚,一面薄,孔沟明显。

(2) 取本品粉末1 g,加氯仿10 ml,浸渍2 h,滤过。滤液挥干,加乙醇1 ml,产生具弹性的胶膜。

(3) 本品在紫外线灯下,外表面显暗紫褐色荧光,内表面显黄棕色荧光,断面显紫色荧光。

(4) 取杜仲粉末2 g,加乙醇20 ml,在水浴上回流30 min后滤过。滤液滴在滤纸上,喷以20%氢氧化钠溶液,显浅黄色斑点。

品质标志 《中华人民共和国药典》2005年版规定:照醇溶性浸出物热浸法测定,本品75%乙醇浸出物不得少于11.0%;照高效液相色谱法测定,本品含松脂醇二葡萄糖苷($C_{32}H_{42}O_{16}$)不得少于0.10%。

【成分】 树皮含多种木脂素及其苷类成分:右旋丁香树脂酚(syringaresinol)[1],右旋丁香树脂酚葡萄糖苷(syringaresinol-O-β-D-glucopyranoside)[2],丁香丙三醇-β-丁香树脂酚醚4″,4‴-双葡萄糖苷(syringylglycerol-β-syringaresinol ether 4″,4‴-di-O-β-D-glucopyranoside)[3],右旋松脂酚(pinoresinol),右旋表松脂酚(epipinoresinol)[1],右旋松脂酚葡萄糖苷(pinoresinol-O-β-D-glucopyranoside),右旋松脂酚双葡萄糖苷(pinoresinol-di-O-β-D-glucopyranoside)[4],右旋1-羟基松脂酚(1-hydroxypinore-sinol)[1],右旋1-羟基松脂酚-4′-葡萄糖苷(1-hydroxypinoresinol-4′-O-β-D-glucopyranoside),右旋1-羟基松脂酚-4″-葡萄糖苷(1-hydroxypinoresinol-4″-O-β-D-glucopyranoside)[5],右旋1-羟基松脂酚-4′,4″-双葡萄糖苷(1-hydroxypinoresinol-4′,4″-di-O-β-D-glucopyranoside)[2],二氢去氢二松柏醇(dihydrodehydrodiconiferyl alcohol),苏式二羟基去氢二松柏醇(threo-dihydroxydehydrodiconiferyl alcohol),赤式二羟基去氢二松柏醇(erythro-dihydroxydehydrodiconiferyl al-

水保持湿润。出苗后，将盖草撤掉。分蘖繁殖：在树干上切取分蘖，栽种在砂质壤土中，行距 20～30 cm，株距 10～15 cm，覆土 6～8 cm，遮阴，在半阴条件下容易成活。树干切移繁殖：将树干切成 10 cm 左右的段，埋在砂质土壤中，覆土 4～6 cm，经常浇水保持湿润，待干部发出新芽后，即可分栽。

田间管理　播种后要经常保持土壤湿润，出苗后，注意除草、追肥，培育 2～3 年后，分栽 1 次。在定植后 4～5 年内，每年中耕除草 3 次，在 4、6、10 月进行；追肥 2 次，在 4 月和 10 月进行，肥料可用人、畜粪水或土杂肥。以后，只在每年春、秋季各中耕 1 次，并在秋季中耕时施土杂肥。

【采收加工】 四季均可采挖，晒干备用。

【药材】 苏铁根 *Radix Cycadis*　产于福建、广东、广西、云南等地。

性状　根细长圆柱形，略弯曲，长 10～35 cm，直径约 2 mm。表面灰黄色至灰棕色，具瘤状突起；外皮易横断成环状裂纹。质略韧，不易折断，断面皮部灰褐色，木部黄白色。气微，味淡。

【药性】 《全国中草药汇编》："甘、淡，平，有小毒。"

【功用主治】 祛风通络，活血止血。主治风湿麻木，筋骨疼痛，跌打损伤，劳伤吐血，腰痛，白带，口疮。

1.《江西草药》："活血祛瘀，消肿止痛。治跌打损伤，劳伤吐血。"

2.《安徽中草药》："治痢疾。"

3.《全国中草药汇编》："祛风活络，补肾。治肺结核咯血，腰痛，白带，风湿关节麻木疼痛，跌打损伤。"

4.《福建药物志》："治口疮。"

【用法用量】 内服：煎汤，10～15 g；或研末。外用：水煎含漱。

【选方】 1. 治跌打损伤　铁树根晒干研末，每服 6 g，水酒兑服。（江西《草药手册》）

2. 治劳伤吐血　铁树根 30 g，瘦猪肉 120 g。水炖，服汤食肉。（《江西草药》）

3. 治痢疾　铁树根、算盘子根各 15 g。煎服。（《安徽中草药》）

2254 苏铁蕨 sū tiě jué
（《广西药用植物名录》）

【基原】 为乌毛蕨科苏铁蕨属植物苏铁蕨的根茎。

【原植物】 苏铁蕨 *Brainea insignis* (Hook.) J. Smith [*Boweringia insignis* Hook.]

植株高约 1.2 m。根茎木质，粗短，直立；有圆柱状主轴；密被红棕色、长钻形鳞片。叶簇生于主轴顶端；叶柄长 6～20 cm，棕禾秆色，基部密被鳞片，向上近光滑；叶片革质，长圆状披针形至卵状披针形，长 60～100 cm，宽 10～30 cm，先端短渐尖，基部略缩狭，两面光滑，一回羽状；羽片多数，线状披针形，互生或近对生，

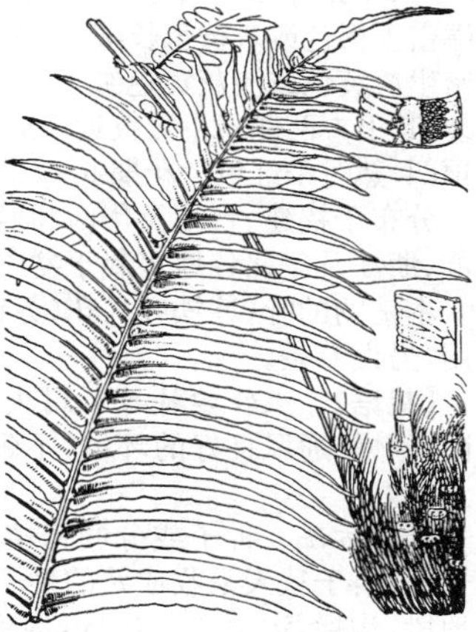

苏 铁 蕨

平展，中部的较长，长 10～15 cm，宽 10～13 mm，顶端长渐尖，基部为不对称的心形，下侧耳片较大，边缘有细密锯齿，常向下反卷，下部羽片逐渐缩短或略缩短，有时浅裂或呈波状；叶脉羽状，上面稍下凹，下面隆起，中脉两侧各有一行斜上的三角形网眼，网眼外的小脉分离，单一或分叉。孢子囊群幼时沿网脉生长，以后向外满布叶脉；无囊群盖。

生于海拔 200～1 800 m 的较干旱的荒坡或路边。分布于福建、广东、广西、贵州、云南、台湾等地。

【采收加工】 全年均可采收，晒干或鲜用。

【药材】 苏铁蕨 *Rhizoma Braineae Insignis*　主产于广东、广西等地。

性状　本品呈圆柱形，有时稍弯曲，多纵切成两半或横切、斜切成厚片。根茎粗壮，直径 3～5 cm，密被极短的叶柄残基及须根和少量褐色鳞片，或叶柄残基全被削除；质坚硬。横切面圆形，灰棕色至红棕色，密布黑色小点；边缘呈不规则圆齿形，外皮黑褐色；皮内散布多数黄色点状维管束，中柱维管束 10 余个，多呈"U"、"V"字形或短线形，排成一圆圈，形成花纹。叶柄基部横切面近圆形，直径 5～8 mm，密布小黑点，维管束 6～10 个，环列。气微弱，味涩。

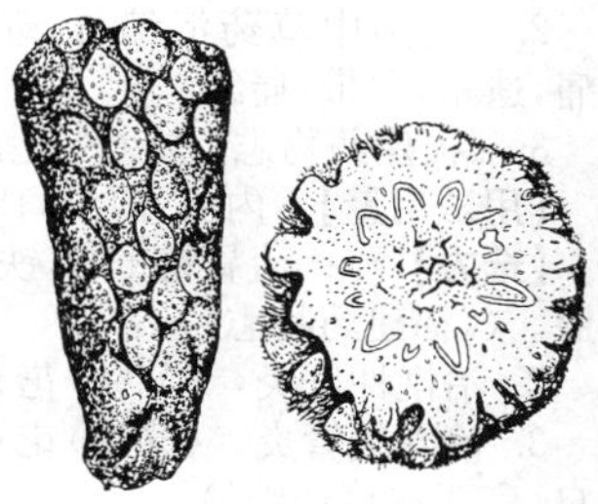

(1)　　(2)

苏铁蕨根茎外形

(1) 全形　(2) 横切面

鉴别　(1) 叶柄基部横切面：外侧为数列厚壁细胞，棕色，类圆形或纵向延长。基本组织散在众多红棕色石细胞群，分体中柱 6～10 个排列成环，周韧型维管束。

根茎横切面：分体中柱约 12 个，呈肾形、长圆形或"U"形，环状排列，周韧型维管束。

(2) 理化鉴别参见"贯众"条。

【成分】 含东北贯众素(dryocrassin)[1]。

【药理】 抗病毒和杀虫作用　体外试验苏铁蕨有较强抗腺病毒(Ad3)活性。对猪蛔虫有一定的杀伤作用[1]。

【功用主治】 《中国药用孢子植物》："清热解毒，活血散瘀，驱虫。治感冒，外伤出血，蛔虫病。"

【用法用量】 内服：煎汤，6～15 g。外用：捣敷。

【选方】 1. 治感冒　苏铁蕨 15 g，板蓝根 15 g，金银花 9 g。水煎服。

2. 治外伤出血　苏铁蕨(晒干)。研末，敷患处。

3. 驱蛔虫　苏铁蕨 12 g，苦楝皮 9 g。煎服。(1～3 方出自《中国药用孢子植物》)

2255 杜仲 dù zhòng
（《本经》）

【异名】 思仙(《本经》)，思仲、木绵(《别录》)，櫋(《本草图经》)，石思仙(《本草衍义补遗》)，扯丝皮(《湖南药物志》)，丝连皮(《中药志》)。

【基原】 为杜仲科杜仲属植物杜仲的树皮。

【原植物】 杜仲 *Eucommia ulmoides* Oliv.

落叶乔木，高达 20 m。树皮灰褐色，粗糙，折断拉开有多数细丝。幼枝有黄褐色毛，后变无毛，老枝有皮孔。单叶互生；叶柄长 1～2 cm，上面有槽，被散生长毛；叶片椭圆形、卵形或长圆形，长 6～15 cm，宽 3.5～6.5 cm，先端渐尖，基部圆形或阔楔形，上面暗绿色，下面淡绿，老叶略有皱纹，边

川、福建、广东、广西、云南等地。

性状　大孢子叶略呈匙状，上部扁宽，下部圆柱形，长10～20 cm，宽5～8 cm。全体密被褐黄色绒毛，扁宽部分两侧羽状深裂为细条形，下部圆柱部分两侧各生1～5枚近球形的胚珠。气微，味淡。

【药性】《四川中药志》1979年版："甘、淡，平。"

【功用主治】 理气祛湿，活血止血，益肾固精。主治胃痛，慢性肝炎，风湿疼痛，跌打损伤，咳血，吐血，痛经，遗精，带下。

1.《四川常用中草药》："治遗精，白带，腰疼，腿痛，跌打损伤。"

2.《全国中草药汇编》："理气止痛，益肾固精。主治胃痛，遗精，白带，痛经。"

3.《福建药物志》："治风湿痛，咯血，吐血。"

【用法用量】 内服：煎汤，15～60 g。

【选方】 1. 治胃痛　苏铁花蕊30 g，猪心1个。水炖服。（《福建药物志》）

2. 治慢性肝炎　（苏铁）花9～15 g。水煎服。

3. 治支气管炎　（苏铁）花6～9 g。水煎服。（2、3方出自《广西本草选编》）

4. 治风湿痛　苏铁花18 g，猪脚1个。水炖服。（《福建药物志》）

2252 苏铁果 sū tiě guǒ（《广西本草选编》）

【异名】 无漏子、无漏果、千年枣、万岁枣、海枣（《现代实用中药》）。

【基原】 为苏铁科苏铁属植物苏铁 *Cycas revoluta* Thunb. 的种子。

【原植物】 参见"苏铁根"条。

【采收加工】 10～11月采收，晒干备用。

【成分】 种子含生物碱类：苏铁苷（cycasin），新苏铁苷（neocycasin）A、B_2、B、C、D、E、F、G[1, 2]，大泽明素（macrozamin）[3]，胡芦巴碱（trigonelline）；含甲基氧化偶氮甲醇（methylazoxymethanol）[4]，2-氨基-3-甲氨基丙酸〔2-amino-3-(methylamino)-propanoic acid〕[5]。还含胆碱（choline），玉米黄质（mutatoxanthin）[6]。另外苏铁还含(3R, 3′R)-玉蜀黍黄质〔(3R, 3′R)-zeaxanthin〕，(3R, 3′S)-内消旋-玉蜀黍黄质〔(3R, 3′S)-*meso*-zeaxanthin〕，(3S, 3′S)-玉蜀黍黄质〔(3S, 3′S)-zeaxanthin〕[7]。

【药理】 毒性　1. 致癌作用　苏铁苷长期或一次喂饲或灌肠，可使大鼠发生乳癌、肝癌、肾癌和肠癌，使小鼠发生肺腺瘤，也能使豚鼠、田鼠发生肿瘤。腹腔等非口服途径一般不能致癌，只是在新生小鼠、新生田鼠、新生大鼠的皮肤中存在β-D-糖苷酶，所以皮下用药亦能诱发肿瘤[1, 2]。

2. 神经毒性　牛食铁树果种子，可引起麻痹，且常发生肌萎缩性脊髓侧索硬化；薄束及脊小脑背束产生髓鞘脱失，并有嗜锇性物质沉积。大鼠或金田鼠有胎仔在母体内接触苏铁苷元，产后而形成"小头症"（Microencephaly），骨性颅顶盖变狭，但生存时间仍相当长；有些大鼠在13～15个月后，有神经胶质瘤[3]。

3. 一般毒性　小鼠口服大剂量苏铁苷后无立即中毒现象，但经12～18 h后出现呼吸困难、呼吸肌麻痹死亡。小鼠灌胃的LD_{50}为1.67 g/kg、豚鼠为1.0 g/kg，大鼠腹腔注射的MLD（最小致死量）为44 mg/kg。苏铁苷对呼吸、血压、心脏、血管、肠和子宫作用轻微[4]。

【药性】《现代实用中药》："苦、平、酸涩。无毒。"

【功用主治】 平肝降压，镇咳祛痰，收敛固涩。主治高血压病，慢性肝炎，咳嗽痰多，痢疾，遗精，白带，跌打，刀伤。

1.《现代实用中药》："为收敛剂。通经，助消化，镇咳祛痰。治痢疾及呃逆。"

2.《广西本草选编》："治慢性肝炎，高血压引起的头胀痛，遗精，白带。"

3.《全国中草药汇编》："平肝，降血压。"

4.《台湾药用植物志》："治中风，淋病。"

【用法用量】 内服：煎汤，9～15 g；或研末。外用：研末敷。

【宜忌】《南方主要有毒植物》："种子及茎顶部的树心有毒。中毒症状为头晕，呕吐。"

【选方】 治肝炎　苏铁种子1粒。米泔水适量，炖服。（《福建药物志》）

2253 苏铁根 sū tiě gēn（《全国中草药汇编》）

【基原】 为苏铁科苏铁属植物苏铁的根。

【原植物】 苏铁 *Cycas revoluta* Thunb.　又名：凤尾蕉、番蕉（《群芳谱》），凤尾松（《花镜》），铁树（《纲目拾遗》），避火蕉（《中国树木分类学》），大凤尾（《陆川本草》）。

常绿木本植物，不分枝，高1～4 m，稀达8 m以上。密被宿存的叶基和叶痕。羽状叶从茎的顶部生出，长0.5～2 m，基部两侧有刺，刺长2～3 mm，羽片达100对以上，条形，厚革质，长9～18 cm，宽4～6 mm，先端锐尖，边缘显著向下卷曲，基部狭，两侧不对称，上面深绿色，有光泽，中央微凹，下面浅绿色，中脉显著隆起。雌雄异株，雄球花圆柱形，长30～70 cm，直径8～15 cm；小孢子叶长方状楔形，有急尖头，下面中肋及先端密生褐色或灰黄色长绒毛；大孢子叶扁平，长14～22 cm，密生淡黄色或淡灰黄色绒毛，上部顶片宽卵形，边缘羽状分裂，其下方两侧着生数枚近球形的胚珠。种子卵圆形，微扁，顶凹，熟时朱红色。花期6～7月，种子10月成熟。

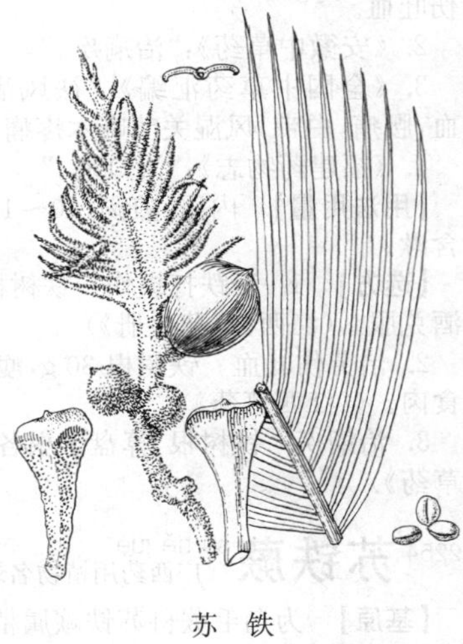

苏　铁

分布于福建、台湾及华南和西南地区，多栽培于庭园。江苏、浙江及华北各地多栽于盆中，冬季置于温室过冬。

本植物的叶（苏铁叶）、花（苏铁花）、种子（苏铁果）亦供药用，另设专条。

【栽培】 生物学特性　属热带、亚热带植物，喜温暖、向阳、干燥、通风良好的环境，不耐寒。土壤以富含砂石的壤土为好。

繁殖方法　种子或分蘖繁殖，也可用树干切移繁殖。种子繁殖：于秋天采收成熟的种子，播种于高温向阳的砂壤土地段，沟播，沟深6～10 cm，沟距20～40 cm，穴播株距10～15 cm，覆土厚度相当于种子直径的2倍，稍镇压，盖草、浇

5.《中药临床应用》:"用于剧烈吐泻或小儿剧烈吐乳。"

【用法用量】 内服:0.3～1 g,入丸、散;或泡汤;不入煎剂。外用:溶于乙醇或制成软膏、搽剂涂敷。

【宜忌】 脱证禁服;阴虚有热、血燥津伤、气虚者及孕妇慎服。

1.《本草述》:"肺胃风热盛者忌之;阴虚有热者尤为禁药。"

2.《本草求真》:"血燥气弱勿用。"

3.《本草用法研究》:"若类中属虚而脱者不可用也。"

4.《中药临床应用》:"本品对高热昏厥者不宜用,以免助火。自汗虚脱者也不用。孕妇慎用。"

【选方】 1. 治传尸,骨蒸,殗殜,肺痿,卒心痛,霍乱吐利,时气瘴疟,赤白暴利,瘀血月闭,痃癖,丁肿,惊痫,小儿吐乳 白术、青木香、乌犀屑、香附子(炒去毛)、朱砂(研,水飞)、诃黎勒(煨,去皮)、白檀香、安息香(别为末,用无灰酒一升熬膏)、沉香、麝香(研)、丁香、荜拨各二两,龙脑(研)、苏合香油(入安息香膏内)各一两,熏陆香(别研)一两。上为细末,入研药匀,用安息香膏,并炼白蜜和剂。每服旋丸如梧桐子大,早朝取井华水,温冷任意,化服四丸,老人、小儿可服一丸;温酒化服亦得,并空心服之。(《局方》苏合香丸)

2. 治卒大腹水病 真苏合香、水银、白粉等分。蜜丸,服如大豆二丸,日三,当下水。节饮,好自养。(《肘后方》)

3. 治五脏六腑,气窍不通 苏合香一钱,石菖蒲(焙)三钱,姜制半夏(焙)二钱。共为末,以苏合香酒溶化为丸,如龙眼核大。每服一二丸,淡姜汤化下。

4. 治心胆之气虚乏,多患梦魇魂迷之证 苏合香二分,人参五分,生姜一钱。每临卧时泡汤饮之。

5. 治尸虫传染,并尸疰异疾 苏合香、安息香、乳香、沉香各五分。泡汤一碗,空腹饮之。此药可泡十余次,以药尽为度。

6. 治心腹卒痛、吐利时气 苏合香五分,藿香梗一钱,五灵脂二钱,共为末。每服五分,生姜泡汤调下。(3～6 方出自《本草汇言》引《局方》)

【临床报道】 治疗冠心病心绞痛 用苏冰滴丸(每 6 g 含苏合香脂 50 mg,冰片 100 mg),口服,每次 1 粒,每日服 3 次。共治疗 301 例,结果显效 106 例,改善 145 例,无效 47 例,较前加重者 3 例,总有效率 83.4%。据 146 例心电图资料分析,其心电图改善疗效不及止痛效果好,其中显效 14 例,改善 32 例,无效 100 例,总有效率为 31.5%[1]

【各家论述】 1.《纲目》:"苏合香气窜,能通诸窍脏腑,故其功能辟一切不正之气。"(《纲目》)

2.《本经逢原》:"凡痰积气厥,必先以此开导,治痰以理气为本也。凡山岚瘴湿之气,袭于经络,拘急弛缓不均者,非此不能除。"

3.《本草从新》:"今人滥用苏合丸,不知诸香走散真气。每见服之,轻病致重,重病即死,唯气体壮实者,庶可暂服一二丸,否则当深戒也。"

2250 苏铁叶 sū tiě yè
(《全国中草药汇编》)

【异名】 番蕉叶、铁树叶(《纲目拾遗》)。

【基原】 为苏铁科苏铁属植物苏铁 *Cycas revoluta* Thunb. 的叶。

【原植物】 参见"苏铁根"条。

【采收加工】 全年均可采收,鲜用或晒干。

【药材】 苏铁叶 *Folium Cycadis* 产于福建、广东、广西、云南等地。

性状 叶大型,一回羽状,叶轴扁圆柱形,叶柄基部两侧具刺,黄褐色。质硬,断面纤维性。羽片线状披针形,长9～18 cm,宽 4～6 mm,黄色或黄褐色,边缘向背面反卷,背面疏生褐色柔毛。质脆,易折断,断面平坦。气微,味淡。

【成分】 叶含黄酮类成分:苏铁双黄酮(sotetsuflavone),扁柏双黄酮(hinokiflavone),2,3-二氢扁柏双黄酮(2,3-dihydrohinoki-flavone),穗花杉双黄酮(amentoflavone),2,3-二氢穗花杉双黄酮(2,3-dihydroamentoflavone)[1];又含 N-(甘氨酸-丙氨酸-11-硫代)-5-酮-哌啶酸〔N-(glycinyl-anansyl-11-thio)-5-one-pipecoise acid〕,3-(3′-氨基-茚基-2′)-丙氨酸〔3-(3′-amino-indenyl-2′)-alanine〕[2]。

【药性】 甘、淡,平,小毒。入肝、胃经。

1.《本草求原》:"淡,微寒。"

2.《浙江民间常用草药》:"性寒,味酸。"

3.《江西草药》:"性平,味甘。"

4.《青岛中草药手册》:"性温。"

【功用主治】 理气止痛,散瘀止血,消肿解毒。主治肝胃气滞疼痛,经闭,吐血,便血,痢疾,肿毒,外伤出血,跌打损伤。

1.《纲目拾遗》:"平肝,统治一切肝气痛。"

2.《本草求原》:"散瘀止血,活筋骨中血。治下血、吐血、跌打肿痛。加葱头、醋敷之,拔一切毒风、酒风。"

3.《四川常用中草药》:"治哽食病。"

4.《安徽中草药》:"治肿毒初起,外伤出血,肝癌。"

5.《青岛中草药手册》:"收敛止血,活血止痛。主治各种出血症,痢疾,腰痛,胃痛,关节酸痛,经闭。"

6.《全国中草药汇编》:"治胃炎,胃溃疡,高血压,神经痛。"

7.《台湾药用植物志》:"嫩叶治痘疮,解酒。"

【用法用量】 内服:煎汤,9～15 g;或烧存性,研末。外用:烧灰;或煅存性研末敷。

【选方】 1. 治妇女经闭 苏铁叶(晒干,烧存性,研末),每次 6 g,用红酒送下,日服 1 次。(《福建民间草药》)

2. 治难产 铁树叶三片,煎水一碗,服之即下。(《纲目拾遗》引《指南方》)

3. 治子宫出血 铁树叶 15 g,棕榈炭 15 g,荷叶炭 15 g。水煎服。(《青岛中草药手册》)

4. 治跌打肿痛 铁树叶同原酒糟敷之。(《本草求原》)

5. 治刀伤 (铁树)叶烧黑研末,撒于患处。(江西《草药手册》)

6. 治肝癌 铁树叶 15 g,蜀羊泉、半枝莲各 30 g。煎服。(《安徽中草药》)

7. 治宫颈癌 铁树叶 125 g,红枣 12 枚。水煎服。数剂后,改用赤地利 120 g,茅莓 60 g,椰榆根片 60 g,蛇床子 12 g。水煎服。(《浙江药用植物志》)

2251 苏铁花 sū tiě huā
(《广西本草选编》)

【异名】 凤尾蕉花、铁树花、梭罗花(《四川中药志》)。

【基原】 为苏铁科苏铁属植物苏铁 *Cycas revoluta* Thunb. 的花(大孢子叶)。

【原植物】 参见"苏铁根"条。

【采收加工】 7～9 月采摘,鲜用或阴干备用。

【药材】 苏铁花 *Megasporophyllum Cycadis* 产于四

肺服。(《重庆常用草药手册》)

2249 苏合香 sū hé xiāng (《别录》)

【异名】 帝膏(《药谱》),苏合油(《太平寰宇记》),苏合香油(《局方》),帝油流(《现代实用中药》)。

【基原】 为金缕梅科苏合香属植物苏合香树所分泌的树脂。

【原植物】 苏合香树 *Liquidambar orientalis* Mill.

乔木,高10～15 m。叶互生;具长柄;托叶小,早落;叶片掌状5裂,偶为3或7裂,裂片卵形或长方卵形,先端急尖,基部心形,边缘有锯齿。花单性,雌雄同株,多数成圆头状花序,小花黄绿色;雄花的花序成总状排列,雄花无花被,仅有苞片,雄蕊多数,花药长圆形,2室纵裂,花丝短;雌花的花序单生,花柄下垂,花被细小,雌蕊心皮多数,基部愈合,子房半下位,2室,有胚珠数枚,花柱2枚,弯曲。果序圆球状,聚生多数蒴果,有宿存刺状花柱;蒴果先端喙状,成熟时先端开裂。种子1～2枚,狭长圆形,扁平,顶端有翅。

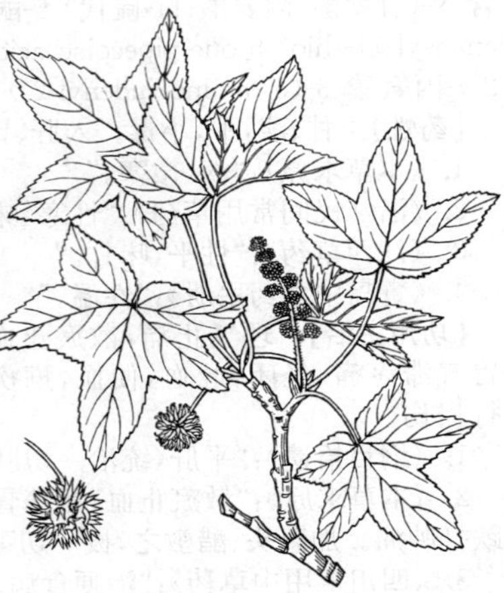

苏合香树

喜生于肥沃的湿润土壤中。原产小亚细亚南部,如土耳其、叙利亚北部地区,现我国广西等南方地区有少量引种栽培。

【采收加工】 初夏将树皮割裂,深达木部,使分泌香脂,浸润皮部。至秋季剥下树皮,榨取香脂;残渣加水煮后再榨,除去杂质和水分,即为苏合香的初制品。如再将此种初制品溶解于乙醇中,过滤,蒸去乙醇,则成精制苏合香。宜置阴凉处,以防止走失香气。

【药材】 苏合香 *Styrax* 原产于土耳其、叙利亚、埃及等国。现我国广西、云南等地有引种生产。

性状 本品为半流动性的浓稠液体,棕黄色或暗棕色,半透明。质黏稠,挑起时呈胶样,连绵不断。较水重。气芳香,味苦、辣,嚼之粘牙。

本品在90%乙醇、二硫化碳、氯仿或冰醋酸中溶解,在乙醚中微溶。

鉴别 (1) 取本品1 g与细砂3 g混合后,置试管中,加高锰酸钾试液5 ml,微热,即产生显著的苯甲醛香气(检查苏合香烯及桂皮酸)。

(2) 薄层色谱:取本品1 g,加乙醚10 ml溶解,上清液作为供试品溶液。另取桂皮醛和肉桂酸对照品,分别加乙醚制成每1 ml含1 mg的溶液,作为对照品溶液。吸取上述供试品溶液2 μl、对照品溶液各1 μl,分别点于同一以羧甲基纤维素钠为黏合剂的硅胶GF_{254}薄层板上,以石油醚(30～60 ℃)-正己烷-甲酸乙酯-甲酸(10∶30∶15∶1)为展开剂,在10～15 ℃展开,取出,晾干,置紫外光灯(254 nm)下检视。供试品色谱中,在与对照品色谱相应的位置上,显相同颜色的斑点。

品质标志 《中华人民共和国药典》2005年版规定:本品含肉桂酸($C_9H_8O_2$)不得少于5.0%。

【成分】 苏合香树脂含挥发油,内有α及β-蒎烯(pinene),月桂烯(myrcene),莰烯(camphene),柠檬烯(limonene),1,8-桉叶素(1,8-cineole),对聚伞花素(*p*-cymene),异松油烯(terpinolene),芳樟醇(linalool),松油-4-醇(4-terpineol),α-松油醇(α-terpineol),桂皮醛(cinnamic aldehyde),反式桂皮酸甲酯(*trans*-methyl cinnamate),乙基苯酚(ethyphenol),烯丙基苯酚(allylphenol),桂皮酸正丙酯(*n*-propyl cinnamate),β-苯丙酸(β-phenylpropionic acid),1-苯甲酰基-3-苯基丙炔(1-benzoyl-3-phenylpropyne),苯甲酸(benzoic acid),棕榈酸(palmitic acid),亚油酸(linoleic acid),二氢香豆酮(dihydrocoumarone),桂皮酸环氧桂皮醇酯(epoxycinnamyl cinnamate)[1],顺式桂皮酸(*cis*-cinnamic acid),顺式桂皮酸桂皮醇酯(*cis*-cinnamyl cinnamate)[2]等。又含齐墩果酮酸(oleanonic acid),3-表齐墩果酸(3-epioleanolic acid)[3]。

【药理】 1. 抗血栓作用 苏合香可使兔血栓形成长度缩短和重量(湿重和干重)减轻。体内外实验表明苏合香能明显延长血浆复钙时间、凝血酶原时间、白陶土部分凝血活酶时间,降低纤维蛋白原含量和促进纤溶酶活性[1]。

2. 抗血小板聚集 苏合香脂及其成分顺式桂皮酸对家兔、大鼠血小板均有明显抗聚集作用。体外实验,苏合香脂1.2 mg/kg,顺式桂皮酸0.6 mg/kg,以胶原为诱导剂,对兔血小板凝集抑制率分别为33%和52%;对大鼠抑制率分别为24%和42%。以ADP为诱导剂,对兔抑制率为32%和72%,对大鼠为35%和77%。大鼠腹腔注射桂皮酸20 mg/只,对ADP或胶原诱导的血小板聚集有明显的抑制作用[2]。桂皮酸为血栓烷合成酶抑制剂,使血浆血栓烷A_2(TXA_2)水平降低而抗血小板聚集,对前列环素(PGI_2)水平没有影响[3]。

3. 对心血管系统的作用 苏合香灌胃,能提高小鼠常压下的心肌耐缺氧能力,显著降低氯仿诱导的小鼠室颤发生率,提高冠脉流量[4]。能降低血液黏度和血细胞比容,降低血小板聚集率[5]。

【药性】 辛、微甘、苦,温。归心、脾经。

1.《别录》:"味甘,温,无毒。"

2.《本草正》:"味甘、辛,性温。"

3.《玉楸药解》:"入手太阴肺,足厥阴肝经。"

4.《得配本草》:"入足太阴经,性暖气窜。"

5.《本草再新》:"入脾、胃二经。"

6.《本草用法研究》:"味甘,微辛苦,性温。""入心、脾二经。"

【功用主治】 开窍辟秽,开郁豁痰,行气止痛。主治中风,痰厥,气厥之寒闭证;温疟,惊痫,湿浊吐利,心腹卒痛以及冻疮,疥癣。

1.《别录》:"主辟恶,杀鬼精物,温疟,蛊毒,痫痓,去三虫,除邪,令人无梦魇。"

2.《本草正》:"杀虫毒,疗癫痫,温疟,止气逆疼痛。"

3.《本草备要》:"走窜,通窍,开郁,辟一切不正之气。"

4.《玉楸药解》:"利水消肿,治胀,疹痱,气积血癥,调和脏腑。"

减少环孢 A 的用量[11, 12]。

5. 其他作用　苏木还有抑制醛糖还原酶抑制作用，其所含山苏查耳酮对该酶的 IC_{50} 为 1.2×10^{-6} mol/L[13]。

毒性　苏木煎剂腹腔注射对小鼠的 LD_{50} 为18.9 g/kg[9]。

【炮制】　取原药材，除去杂质，锯成长约 3 cm 的段，劈成片或研成粗粉，或锯段后刨成薄片。

饮片性状　本品为不规则的片块或粗粉或极薄片，片块表面呈红黄色或黄棕色，有时中央可见一条黄白色的髓，少数带有黄白色边材，质致密。粗粉多呈黄棕色。无臭，味淡微涩。

贮干燥容器内，置阴凉干燥处。

【药性】　甘、咸、微辛，平。归心、肝、大肠经。

1.《新修本草》："味甘、咸，平，无毒。"

2.《本草拾遗》："寒。"

3.《医学启源》："《主治秘要》云，性凉，味微辛。又云，甘咸，阳中之阴。"

4.《汤液本草》："甘而酸辛，性平，甘胜于酸辛。"

5.《纲目》："乃三阴经血分药。"

6.《本草正》："味微甘微辛，性温平。"

7.《玉楸药解》："味辛咸，气平。"

8.《本草汇纂》："专入心、胃。"

【功用主治】　活血祛瘀，消肿定痛。主治妇人血滞经闭、痛经、产后瘀阻心腹痛、产后血晕，痈肿，跌打损伤，破伤风。

1.《新修本草》："主破血，产后血胀闷欲死者。"

2.《本草拾遗》："主霍乱呕逆，及人常呕吐，用水煎服之，破血当以酒煮为良。"

3.《日华子》："治妇人血气心腹痛、月候不调及蓐劳，排脓止痛，消痈肿、扑损瘀血，女人失音血噤，赤白痢并后分急痛。"

4.《医学启源》："《主治秘要》云：发散表里风气。破死血。"

5.《医林纂要》："补心散瘀，除血分妄作之风热。"

6.《本草求原》："治一切腰腹胁痛，痹痛胀满呕吐之由于败血者，疗产后血肿血晕，产后气喘面黑欲死，虚劳血遁。"

7.《现代实用中药》："为收敛止血药。适用于女子子宫出血，产后流血过多，头晕目眩。又用于慢性肠炎、赤痢、肠出血等。对于妇女子宫炎、赤白带下，可作煎剂灌洗之。男子睾丸肿痛，及打扑伤等，均可用作热罨。"

8.《福建药物志》："主治过敏性皮炎、多发性脓肿。"

【用法用量】　内服：煎汤，3～9 g，或研末。外用：研末撒。

【宜忌】　血虚无瘀滞者、月经过多者及孕妇禁服。

1.《纲目》："煎汁忌铁器。"

2.《本草经疏》："产后恶露已尽，由血虚腹痛者不宜用。"

3.《本经逢原》："大便不实者禁用。"

【选方】　1. 治妇人月水不通，烦热疼痛　苏枋木二两(锉)，硇砂半两(研)，川大黄(末)一两。上药，先以水三大盏，煎苏木至一盏半，去滓，入硇砂、大黄末，同熬成膏。每日空心，以温酒调下半大匙。(《圣惠方》苏枋木煎)

2. 治产后血晕　用苏木三两锉碎，水五盏，煎二盅，入少酒，分作二服。(《卫生易简方》)

3. 治产后在蓐内烦渴狂语　苏枋木一两(锉)。上以水二大盏，煎至一盏，去滓，放温，渐渐服尽，其渴立止。(《圣惠方》)

4. 治虚劳血癖，气壅滞，产后恶露不安(尽)，怯起冲心，腹中搅痛及经络不通，男女中风，口噤不语　宜此法研细乳头香细末方寸匕，酒煎苏方，去滓调服，立吐恶物差。(《海药本草》)

5. 治跌打伤损，因疮中风　苏木(槌令烂，研)二两。用酒二升，煎取一升。分三服，空心、午时、夜卧各一服。(《圣济总录》苏木酒)

6. 治偏坠肿痛　用苏木三两，好酒一壶。煮熟频饮。(《濒湖集简方》)

【各家论述】　1.《用药心法》："苏木，去风与防风同用。"

2.《纲目》："苏方木乃三阴经血分药，少用则和血，多用则破血。"

3.《本草经疏》："凡积血与夫产后血胀闷欲死，无非心肝二经为病，此药咸主入血，辛能走散，败浊瘀积之血行，则二经清宁，而诸证自愈。《日华子》主妇人血气心腹痛，月候不调及蓐劳，排脓止痛，消痈肿扑损瘀血，女人失音，血噤。《海药》主虚劳，血癖气壅，产后恶露不尽，心腹搅痛及经络不通。悉取其入血行血，辛咸消散，亦兼有软坚润下之功，故能祛一切凝滞留结之血，妇人产后尤为所须耳。"

4.《药品化义》："苏木，味甘能润肠胃，味浓能直降下，带咸而能软坚，有苦而能去垢，以此和血逐瘀，善通下部积热，女人经闭，产后血胀发晕，跌扑凝血，同红花、桃仁、元胡索、五灵脂皆血滞所宜，然苏木煎浓红色，与血相合，及红花二品，用破蓄瘀，功力尤效。"

5.《本经逢原》："苏木，阳中之阴，降多升少。肝经血分药也。性能破血，产后血胀闷欲死者，苦酒煮浓汁服之，本虚不可攻者，用二味参苏饮，补中寓泻之法，凛然可宗，但能开泄大便，临证宜审，若因恼怒气阻经闭者，宜加用之。"

6.《本草求真》："苏木，功用有类红花，少用则能和血，多用则能破血。但红花性微温和，此则性微寒凉也。故凡病因表里风起，而致血滞不行，暨产后血晕，胀满以死，及血痛、血瘕、经闭、气壅痈肿，跌扑损伤等症，皆宜相症合他药调治。"

2248 苏头 sū tóu (《四川中药志》)

【异名】　紫苏兜(《四川中药志》)，紫苏头(《重庆常用草药手册》)，紫苏根(《文山中草药》)。

【基原】　为唇形科紫苏属植物紫苏 *Perilla frutescens* (L.) Britt. var. *arguta* (Berth.) Hand.-Mazz.；野紫苏 *P. frutescens* (L.) Britt. var. *purpurascens* (Hayata) H. W. Li 和白苏 *P. frutescens* (L.) Birtt. 的根头部及近根的老茎。

【原植物】　参见"紫苏叶"、"白苏子"条。

【采收加工】　秋季将紫苏或白苏全株拔起，切取根头，晒干。

【药性】　1.《滇南本草》："味辛，性温，无毒。"

2.《四川中药志》1960 年版："入肺、脾二经。"

【功用主治】　疏风散寒，降气祛痰，和中安胎。主治头晕，身痛，鼻塞流涕，咳逆上气，胸膈痰饮，胸闷胁痛，腹痛泄泻，妊娠呕吐，胎动不安。

1.《滇南本草》："洗疮，祛风。"

2.《四川中药志》1960 年版："除风散寒，祛痰降气。治咳逆上气，胸膈痰饮，头晕身痛及鼻塞流涕。"

【用法用量】　内服：煎汤，6～12 g。外用：煎汤洗。

【宜忌】　《四川中药志》1960 年版："体虚无外感者忌用。"

【选方】　治凉寒入肺，久咳不止　紫苏头 250 g。炖猪心

苗移栽:2月份选饱满无虫蛀、有光泽、坚实的种子,按行距20 cm×5 cm开沟点播。待苗高30 cm左右时,选择阴雨天移苗定植。大田直播,雨季选阴雨天进行,每穴播种2～3颗,深1.5～2 cm,盖草保湿,出苗时揭去稻草。直播苗高20 cm时间苗,每穴留粗壮苗1株。

田间管理　苗期经常除草、松土、浇水、保证成活,待苗高1.5～2 m时进行修枝,把主干基部的分枝剪去,促使主干粗大,加速药用心材的增加。高2.5 m以后,管理可以粗放。采伐作药后留下的树桩,进行松土施肥,浇水,促使萌发更新。

病虫害防治　虫害有吹绵介壳虫为害茎叶。

【采收加工】　苏木种植后8年可采入药。把树干砍下,削去外围的白色边材,截成每段长60 cm,粗者对半剖开,阴干后,扎捆置阴凉干燥处贮藏。以茎基部的心材质量最佳。

【药材】　苏木 *Lignum Sappan*　主产于广东、广西、贵州、云南、台湾等地。

性状　本品呈长圆柱形或对剖半圆柱形,长10～100 cm,直径3～12 cm。表面黄红色至棕红色,具刀削痕和枝痕,常见纵向裂缝。横断面略具光泽,年轮明显,有的可见暗棕色、质松、带亮点的髓部。质坚硬。无臭,味微涩。

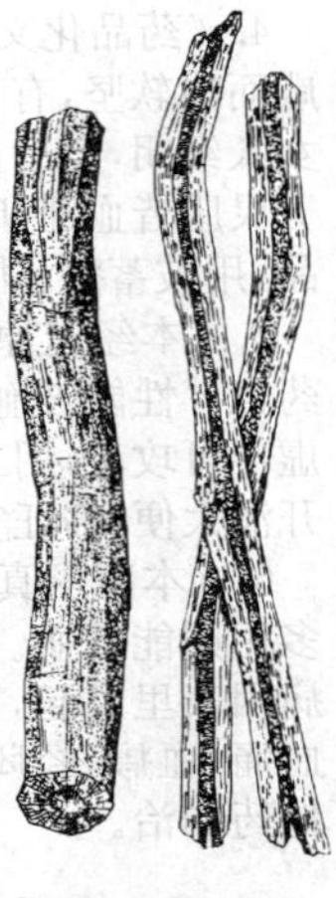

苏木(心材)外形

鉴别　(1) 心材横切面:射线宽1～2列细胞。导管类圆形,直径约至160 μm,常含黄棕色或红棕色物。木纤维多角形,壁极厚。木薄壁细胞壁厚,木化,有的含草酸钙方晶。髓部薄壁细胞不规则多角形,大小不一,壁微木化,具纹孔。

粉末特征:黄红色。木纤维及晶纤维极多,成束,橙黄色或无色。纤维细长,壁厚或稍厚,斜纹孔稀疏,胞腔线形或较宽大。有的纤维束周围细胞中含草酸钙方晶,形成晶纤维,含晶细胞类方形,壁不均匀增厚,木化。木射线径向纵断面碎片较易见,细胞呈长方形,壁连珠状增厚,木化,具单纹孔,切向壁及纹孔较密,孔沟明显;切向纵断面射线宽1～2(～3)列细胞,高约至62个细胞,纹孔显著。具缘纹孔导管大小不一,大者直径约至160 μm,多破碎,具缘纹孔排列较密,互列,纹孔口椭圆形或短缝状,导管中常含棕色块状物。草酸钙方晶较少,板状、长方形、类方形或类双锥形。木细胞长方形或狭长,壁稍厚,木化,纹孔明显。棕色块呈不规则块状。

(2) 取本品1小块,滴加氢氧化钙试液显深红色(检查苏木色素)。

(3) 取本品粉末10 g,加水50 ml,放置4 h,时时振摇,滤过,滤液显橘红色,置紫外线灯(365 nm)下观察,显黄绿色荧光;取滤液5 ml,加氢氧化钠试液2滴,显猩红色,置紫外线灯(365 nm)下观察,显蓝色荧光,再加盐酸使呈酸性后,溶液变为橙色,置紫外线灯(365 nm)下观察,显黄绿色荧光(检查巴西苏木素)。

【成分】　心材含色原烷类化合物:3-(3′,4′-二羟基苄基)-7-羟基-4-色原烷酮〔3-(3′,4′-dihydroxybenzyl)-7-hydroxy chroman-4-one〕即是3-去氧苏木酮(3-deoxysappanone)B,3-(3′,4′-二羟基亚苄基)-7-羟基-4-色原烷酮〔3-(3′,4′-dihydroxybenzylidene)-7-hydroxy chroman-4-one〕,3-(3′,4′-二羟基苄基)-3,7-二羟基-4-色原烷酮〔3-(3′,4′-dihydroxybenzyl)-3,7-dihydroxychroman-4-one〕即是苏木酮(sappanone)B,3-(3′,4′-二羟基苄基)-4,7-二羟基色原烷醇〔3-(3′,4′-dihydroxybenzyl)-4,7-dihydroxy chromanol〕,3-(3′,4′-二羟基苄基)-7-羟基-4-甲氧基色原烷醇〔3-(3′,4′-dihydroxybenzyl)-7-hydroxy-4-methoxy chromanol〕的左旋体和右旋体,7-羟基-3-(4′-羟基亚苄基)-4-色原烷酮〔7-hydroxy-3-(4′-hydroxybenzylidene)-chroman-4-one〕,3,7-二羟基-3-(4′-羟基苄基)-4-色原烷酮〔3,7-dihydroxy-3-(4′-hydroxybonzyl)chroman-4-one〕即是3′-去氧苏木酮(3′-deoxysappanone)B,7-羟基-8-甲氧基-3-(4′-甲氧基亚苄基)-4-色原烷酮〔7-hydroxy-8-methoxy-3-(4′-methoxybenzylidene)chroman-4-one〕,3,4,7-三羟基-3-(4′-羟基苄基)色原烷〔3,4,7-trihydroxy-3-(4′-hydroxybenzyl)chroman〕[1～3],苏木酚(sappanol),表苏木酚(episappanol),3′-去氧苏木酚(3′-deoxysappanol),3′-O-甲基苏木酚(3′-O-methylsappanol),3′-O-甲基表苏木酚(3′-O-methylepisappanol)[4],4-O-甲基苏木酚(4-O-methyl sappanol),4-O-甲基表苏木酚(4-O-methylepisappanol)[3]。还含巴西苏木素(brazilin)[5],3′-O-甲基巴西苏木素(3′-O-methyl brazilin)[4]和巴西苏木素衍生物(brazilin derivatives)1及2[5]。又含黄酮类成分:商陆黄素(ombuin),鼠李素(rhamnetin),槲皮素(quercetin)等黄酮类和4,4′-二羟基-2′-甲氧基查耳酮(4,4′-dihydroxy-2′-methoxychalcone)[2],2′-甲氧基-3,4,4′-三羟基查耳酮(2′-methoxy-3,4,4′-trihydroxychalcone)即是苏木查耳酮(sappanchalcone)[6]。

含二苯并环氧庚烷类化合物:原苏木素(protosappanin)A[7]、B[8]、C[9]、E-1、E-2[8]及10-O-甲基原苏木素B(10-O-methylprotosappanin B)[10]。还含苏木苦素(calsalpin)J、P[11],二十八醇(octacosanol),β-谷甾醇(β-sitosterol)及蒲公英赛醇(taraxerol)[12]。

【药理】　1. 对循环系统的影响　对于肾上腺素所致小鼠肠系膜微循环障碍,苏木水煎醇提取液能显著促进微动脉血流,促进微循环和管径的恢复[1]。犬静注苏木水煎醇提取液还可增加冠脉流量,降低冠脉阻力,减少心率,减低左室作功,但增加心肌耗氧量[2]。

2. 对血液的影响　对于静注高分子右旋糖酐引起实验性血瘀证家兔的血液,苏木注射液在试管内能显著降低血液黏度[3]。对于ADP诱导的大鼠血小板聚集,100 mg/ml的苏木有抑制作用[4]。

3. 抗癌作用　以人早幼粒白血病细胞株HL-60为靶细胞,苏木水提取液0.5 mg(生药)/ml有细胞毒作用,对小鼠淋巴瘤细胞株Yac-1、人红髓白血病细胞株K_{562}及小鼠成纤维细胞株L_{929}苏木煎剂也有较强作用[5,6]。EAC荷瘤小鼠苏木煎剂腹腔注射也能显著延长其生存时间[7]。对于小鼠实验性白血病,苏木也能显著延长小鼠白血病P_{388}及L_{1210}的生存时间[8]。25 μg/ml苏木浸膏能明显诱导人类慢性髓性白血病K_{562}细胞凋亡,产生凋亡细胞所具有的典型形态学及生化学特征[9]。

4. 免疫抑制及抗排斥反应作用　苏木水煎液体外对SAC诱导的人B淋巴细胞增殖有明显的抑制作用[10]。苏木有较强的抗排斥反应作用,影响穿孔素和颗粒酶B基因的表达水平,可明显延长同种异位心脏移植物的存活日数,

具 5(3+2)齿裂，离生花被片几与合生花被片等长，先端具小尖头，子房在下位 3 室，柱头近头状。浆果三棱状，长圆形，长 5～7 cm，具 3～5 棱，近无柄，肉质，内具多数种子。种子黑色，具疣突及不规则棱角。花期 8～9 月。

秦岭淮河以南可以露地栽培，多栽培于庭园及农舍附近。我国台湾可能有野生。

本植物的叶(芭蕉叶)、花(芭蕉花)、果实(芭蕉子)、茎中汁液(芭蕉油)亦供药用，另设专条。

【栽培】 生物学特性　喜温暖炎热的气候，忌严寒。宜选择排水良好、肥力充足、水分适度的地块栽培。

繁殖方法　分株繁殖法。3～5 月，从蕉园中挖掘分生的吸芽苗，按行株距 2 m×2 m 挖穴，施足基肥，定植。

田间管理　每年施肥 3～6 次，中耕除草 3～4 次。每株留吸芽 1 株，过多的吸芽砍除。霜冻期用稻草覆盖防寒。

病虫害防治　病害有叶斑病，可用波尔多液喷雾。虫害有象鼻虫，幼虫为害蕉心，可用诱杀或人工捕杀成虫的方法来防治。

【采收加工】 全年均可采挖，晒干或鲜用。

【药理】 抑制肾脏草酸钙结晶形成　芭蕉芯提取液具有抑制实验性高草酸尿症小鼠肾脏草酸钙结晶形成的作用，抑制作用明显比维生素 B_6 强[1]。

【药性】 甘，寒。归胃、脾、肝经。

1.《宝庆本草折衷》："味甘、寒，无毒。"

2.《本草备要》："味甘，大寒。"

3.《药性考》："性滑。"

4.《本草撮要》："入足太阴、厥阴经。"

5.《本草用法研究》："入肺、胃二经。"

【功用主治】 清热解毒，止渴，利尿。主治热病，烦闷，消渴，痈肿疔毒，丹毒，崩漏，淋浊，水肿，脚气。

1.《日华子》："治天行热狂，烦闷，消渴；患痈毒并金石发，热闷口干人，并绞汁服；及梳头长益发；肿毒游风，风疹，头痛，并研署敷。"

2.《医林纂要》："靖火，清金。"

3.《重庆堂随笔》："解猪肉毒。"

4.《药性切用》："宽胀消痈。"

5.《草药新纂》："清血毒，治瘰疬。"

6.《现代实用中药》："为利尿药。治水肿脚气。"

7.《湖南药物志》："消肿，安胎。"

8.《贵州草药》："止痛，平肝，定喘。"

9.《浙江药用植物志》："主治糖尿病，关节肿痛，颈淋巴结核，烫伤。"

【用法用量】 内服：煎汤，15～30 g，鲜品 30～60 g；或捣汁。外用：捣敷；或捣汁涂；或煎水含漱。

【宜忌】《本草用法研究》："阳虚脾弱无实热者，忌用。"

【选方】 1. 治偏风口面喎斜，一切热毒风攻头面　芭蕉根不以多少，于甑内蒸两炊久，取出烂研，绞取自然汁。每日饭后取二合，生蜜一匙头，以酒调之顿服，日再服。(《圣济总录》)

2. 治血淋，心烦，水道中涩痛　旱莲子一两，芭蕉根一两。上细锉，以水二大盏，煎取一盏三分，去滓，食前分为三服。(《圣惠方》)

3. 治糖尿病　(芭蕉)鲜根 60 g。捣烂取汁，和晚蚕沙粉 30 g，蜂蜜少许冲服。(《浙江药用植物志》)

4. 治慢性肾脏炎　芭蕉根 15 g(鲜根 30 g)，煎服；或与接骨木花 10 g 同煎。〔《江苏中医》1964，(9)：36〕

5. 治乳糜尿　鲜芭蕉根 200 g，瘦猪肉 200 g。水炖，服汤。分早晚 2 次服，每隔 3 d 服 1 剂，总疗程 4～6 剂。〔《湖北中医杂志》1989，(5)：16〕

6. 治头昏痛　芭蕉头 250 g，猪脑花 1 付。炖服。(《四川中药志》1982 年版)

7. 治头晕目眩，哮喘　芭蕉根 30 g，杜仲 15 g。煨水服。(《贵州草药》)

8. 治打扑伤损　糯米粥热摊布帛上，捣芭蕉根放粥上，乘热裹患处。虽时下甚痛，即便无事。(《百一选方》引孙盈仲方)

2247 苏木 sū mù (《医学启源》)

【异名】 苏枋(《南方草木状》)，苏方(《肘后方》)，苏方木(《新修本草》)，棕木(《中国主要植物图说·豆科》)，赤木(《兽医国药及处方》)，红柴(《四川中药志》)，红苏木(《广西中草药》)，落文树(《玉溪中草药》)。

【基原】 为豆科芸实属植物苏木的心材。

【原植物】 苏木 *Caesalpinia sappan* L.

灌木或小乔木，高 5～10 m。树干有刺。小枝灰绿色，具圆形突出的皮孔，新枝被柔毛。二回羽状复叶，长达 40 cm，羽片 7～13 对，对生，叶轴被柔毛；小叶 9～17 对，对生，长圆形至长圆状菱形，长约 14 mm，宽约 6 mm，先端钝形微凹，基部歪斜，全缘，上面绿色，无毛，下面具腺点，中脉偏斜。圆锥花序顶生或腋生，长约与叶相等，被短柔毛；苞片大，披针形，早落；花梗被细柔毛；花托浅钟形；萼片 5，稍不等，下面 1 片比较大，呈兜状；花瓣黄色，阔倒卵形，最上面 1 片基部带粉红色，具柄；雄蕊 10，离生，2 轮排列，稍伸出，花丝细，上部扭曲，下部密被柔毛；雌蕊 1，花柱细长，子房有灰色绒毛，花柱被毛，柱头截平。荚果木质，稍压扁，近长圆形至长圆状倒卵形，基部稍狭，先端斜向平截，先端有喙，红棕色，不开裂。种子 3～4 颗，长圆形，稍扁，褐黄色。花期 5～10 月，果期 7 月至翌年 3 月。

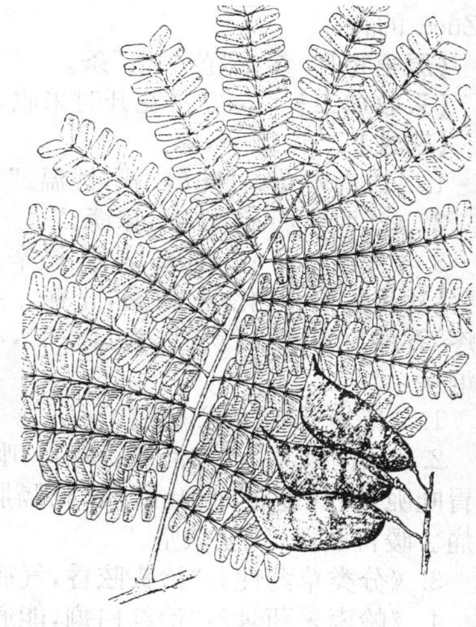

苏 木

生于海拔 200～1 050 m 的山谷丛林中或栽培。分布于云南金沙江河谷和红河河谷。福建、广东、广西、海南、四川、贵州、云南、台湾等地有栽培。

【栽培】 生物学特性　喜温暖、阳光充足的环境，怕荫蔽和积水，耐旱。耐轻霜，热带和南亚热带地区都可种植。对土壤要求不严，适于砂壤及冲积土上种植，但以向阳高燥、土层深厚、疏松肥沃、排水良好、富含腐殖质的砂质壤土栽培为宜。

繁殖方法　种子繁殖，多采用育苗移栽法，也可直播。育

2.《现代实用中药》："为利尿药。治水肿脚气，外用消痈肿。"

3.《中国药用植物图鉴》："皮及叶敷蜂、虻刺伤处，可止痛，并有止血作用。"

【用法用量】 内服：煎汤，6～9 g；或烧存性研末，每次0.5～1 g。外用：捣敷；或烧存性研末调敷。

【选方】 1. 治全身浮肿，阴囊肿 芭蕉叶、山栀子煮汤，作熏洗剂，或作温浴剂。〔《江苏中医》1964，(9)：36〕

2. 治肿毒初发 芭蕉叶研末，和生姜汁涂。(《圣惠方》)

3. 治小儿走马牙疳 芭蕉杆或叶，无即用根，烧存性，灰入麝香、轻粉敷之。(《百一选方》)

4. 治吹乳 芭蕉叶捣烂，敷贴。(《卫生易简方》)

5. 治烫火伤 芭蕉叶适量，研末。水泡已破者，麻油调搽；水泡未破者，鸡蛋清调敷。(《江西草药》)

6. 治鱼骨卡喉 芭蕉卷(嫩)叶，烧存性研末，每服0.6～1 g，水或酒送下。〔《江苏中医》1964，(9)：36〕

2244 芭蕉花 bā jiāo huā (《日华子》)

【基原】 为芭蕉科芭蕉属植物芭蕉 *Musa basjoo* Sieb. et Zucc. 的花。

【原植物】 参见"芭蕉根"条。

【采收加工】 8～9月花开时采收，鲜用或阴干。

【药性】 甘、微辛，凉。

1.《滇南本草》："味酸、咸，性温。"

2.《江西草药》："性凉，味淡。"

3.《贵州草药》："性寒，味甘、微辛。"

【功用主治】 化痰，散瘀，止痛。主治胸膈饱胀，脘腹痞疼，吞酸反胃，呕吐痰涎，头目昏眩，心痛，怔忡，风湿疼痛，痢疾。

1.《日华子》："治心痹痛。"

2.《滇南本草》："主治寒痰停胃，呕吐恶心，吞酸吐酸，反胃吐呃，饮食饱胀，呕吐酸痰，胸膈胀满饱闷，胃口肚腹疼痛。暖胃散痰，咸能软坚。"

3.《分类草药性》："治头眩昏，气痛，散血。"

4.《岭南采药录》："治红白痢，能通经。"

5.《中国药用植物图鉴》："干花可治脑溢血，花蕾可治痢。"

【用法用量】 内服：煎汤，5～10 g；或烧存性研末，每次6 g。

【选方】 1. 治反胃，吐呃饮食酸痰，胃口肚腹疼痛，胸膈饱胀 芭蕉花二钱。水煎，点水酒服。忌鱼、羊、生冷、蛋、蒜。(《滇南本草》)

2. 治胃痛 芭蕉花、花椒树上寄生茶各15 g。煨水服，每日2次。(《贵州草药》)

3. 治心痹痛 芭蕉花烧存性，研，盐汤点服二钱。(《日华子》)

4. 治心绞痛 芭蕉花250 g，猪心1个。水炖服。(《江西草药》)

5. 治怔忡不安 (芭蕉)花1朵。煮猪心食。(《湖南药物志》)

6. 治风湿痛 芭蕉花，酒浸，每次饮小半杯，食后服。〔《江苏中医》1964，(9)：36〕

7. 治肺痨 芭蕉花60 g，猪肺250 g。水炖，服汤食肺，每日1剂。(《江西草药》)

2245 芭蕉油 bā jiāo yóu (《日华子》)

【异名】 芭蕉汁(《卫生杂兴》)，芭蕉树水〔《中级医刊》1959，(5)：57〕。

【基原】 为芭蕉科芭蕉属植物芭蕉 *Musa basjoo* Sieb. et Zucc. 的茎的汁液。

【原植物】 参见"芭蕉根"条。

【采收加工】 夏、秋季将近茎根部刺破取流出汁液，用瓶子装好，密封备用。或以嫩茎捣烂绞汁亦可。

【药性】 甘，寒。

《日华子》："冷，无毒。"

【功用主治】 清热，止渴，解毒。主治热病烦渴，惊风，癫痫，高血压头痛，疔疮痈疽，中耳炎，烫伤。

1.《日华子》："治头风热并女人发落，止烦渴及汤火疮。"

2.《本草图经》："治暗风痫病，涎作晕闷欲倒者，饮之得吐便瘥。"

3.《本草衍义》："其苗为布取汁，妇人涂发令黑。"

4.《岭南采药录》："外涂痈疽，结核热。"

5.《贵州民间方药集》："治中耳炎。"

6.《四川中药志》1960年版："内服一小碗治红丝疔疮；外擦脑顶，治高血压头痛。"

【用法用量】 内服：50～250 ml。外用：搽涂；或滴耳；或含漱。

【选方】 1. 小儿截惊 芭蕉汁、薄荷汁，煎匀，涂头顶(留囟门)、涂四肢(留手足心)。(《卫生杂兴》)

2. 治痫病 取芭蕉自然汁，时时呷一两口，甚者服及五升必愈。(《小儿卫生总微论方》)

3. 治风蚛牙，颐颊腮肿痛 芭蕉自然汁一碗。煎及八分，乘热漱牙肿处，漱尽即止。(《普济方》)

4. 治中耳炎 用竹筒斜插在芭蕉茎上，取茎内流出的汁滴入耳心，每日3～4次。(《贵州草药》)

2246 芭蕉根 bā jiāo gēn (《日华子》)

【异名】 芭蕉头(《分类草药性》)。

【基原】 为芭蕉科芭蕉属植物芭蕉的根茎。

【原植物】 芭蕉 *Musa basjoo* Sieb. et Zucc. 又名：甘蕉且(《史记》)，巴且(《汉书》)，天苴(《史记》徐广注)，绿天、扇仙(《群芳谱》)。

多年生丛生草本，高2.5～4 m。叶柄粗壮，长达30 cm；叶片长圆形，长2～3 m，宽25～30 cm，先端钝，基部圆形或不对称，叶面鲜绿色，有光泽。花序顶生，下垂；苞片红褐色或紫色；雄花生于花序上部，雄花具雄蕊5，离生；雌花生于花序下部，雌花在每一苞片内10～16朵，2列，合生花被片长4～4.5 cm，

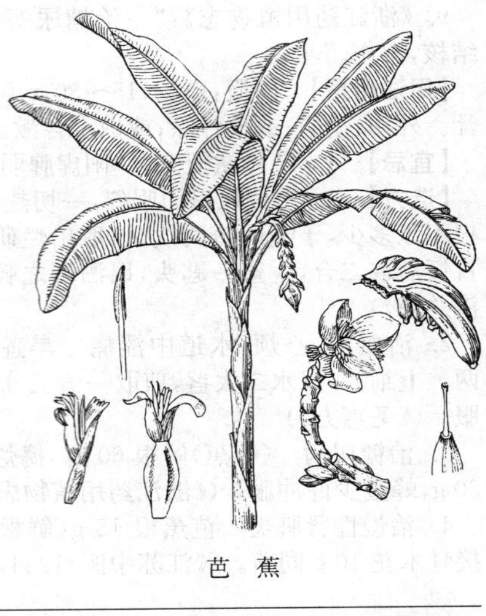

芭蕉

【选方】 1. 治支气管炎，肺结核咯血，吐血　芦荟花 6～9 g。水煎服。(《广西本草选编》)

2. 治内伤吐血　芦荟花以酒煎服。

3. 治白浊　芦荟花和猪肉煎汤服。

4. 治月内婴儿眼不开　芦荟花煎水洗。(2～4 方出自《岭南采药录》)

2239 芦荟根 lú huì gēn (《广东中草药》)

【基原】 为百合科芦荟属植物斑纹芦荟 *Aloe vera* L. var. *chinensis* (Haw.) Berger 等的根。

【原植物】 参见“芦荟”条。

【采收加工】 全年均可采，切段晒干。

【药性】 《广西本草选编》：“味甘淡，性凉，有毒。”

【功用主治】 清热利湿，化瘀。主治小儿疳积，尿路感染。

1.《广东中草药》：“治尿道感染，尿血”。

2.《广西本草选编》：“清热利湿，健胃。”

【用法用量】 内服：煎汤，15～30 g。

【宜忌】 《广西本草选编》：“孕妇忌服。”

2240 芭茅 bā máo (《纲目》)

【异名】 竿青、竿芒、五节芝茎(《福建药物志》)。

【基原】 为禾本科芒属植物芭茅的茎。

【原植物】 芭茅 *Miscanthus floridulus* (Labill.) Warb.

多年生草本。通常有根茎。秆为白色质软的髓所填满，高 2～4 m。叶鞘无毛，或边缘具稀疏纤毛；叶舌长 1～3 mm；叶片条状披针形，长 50～90 cm，宽 15～30 mm，除表面基部具微毛外，余均无毛。圆锥花序顶生，大型，由多数总状花序组成，长 30～50 cm，主轴显著延伸，几达花序的顶端，或至少达到花序的 2/3 以上；分枝的腋间有微毛，通常细弱；小穗柄无毛，先端膨大，短柄长 1～1.5 mm，长柄长 2.5～3 mm；小穗有 1 两性花，孪生于穗轴之上；有不等长的柄，基盘具稍长的丝状毛；颖稍不等长，厚膜质或纸质，第一颖两侧内摺成 2 脊，先端钝或具有 2 微齿，背部无毛，第二颖先端渐尖，有 3 脉；第一外稃长圆状披针形，透明膜质，稍短于颖，边缘有小纤毛，先端钝圆，无芒，第二外稃有疏松扭转而膝曲的芒，芒长(5～)7～11 mm，其内稃微小而不存在；雄蕊 3，花药长约 1.8 mm。花、果期 5～11 月。

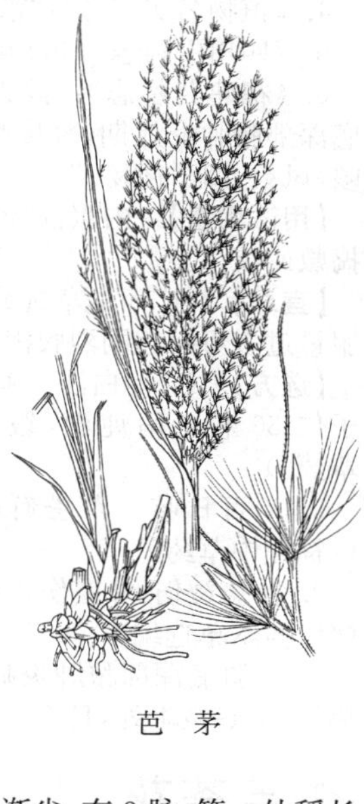

芭　茅

生于山坡、草地及河边。分布于华东、中南、西南等地。

本植物根茎部叶鞘内的虫瘿(芭茅果)亦供药用，另设专条。

【采收加工】 6～11 月采收，切段晒干。

【药性】 《福建药物志》：“甘，平。”

【功用主治】 《福建药物志》：“祛风除湿，利水通淋。主治热淋，白浊，白带，风湿关节痛，鼻衄，乳糜尿，急性肾盂炎，泌尿道结石。”

【用法用量】 内服：煎汤，15～30 g。

【选方】 1. 治热淋，白浊，白带　五节芒茎 30 g，少花龙葵 20 g。水煎服。

2. 治急性肾盂炎，泌尿道结石　五节芒茎、菜豆壳、连钱草各 15 g，水煎服。(1、2 方出自《福建药物志》)

2241 芭茅果 bā máo guǒ (《贵州民间药物》)

【异名】 牛草果(《贵州民间药物》)，苦芦骨(《全国中草药汇编》)。

【基原】 为禾本科芒属植物芭茅 *Miscanthus floridulus* (Labill.) Warb. 根茎部叶鞘内的虫瘿。

【原植物】 参见“芭茅”条。

【采收加工】 7～10 月采收，晒干。

【药性】 辛、甘，微温。

1.《贵州民间药物》：“性温，味辛。”

2.《全国中草药汇编》：“甘、温。”

3.《福建药物志》：“甘，平。”

【功用主治】 解表透疹，行气调经。主治小儿疹出不透，胃脘痛，疝气，月经不调。

1.《贵州民间药物》：“顺气，发表，除瘀。”

2.《全国中草药汇编》：“发表，理气，调经。主治小儿疹出不透，小儿疝气，月经不调，胃寒作痛，筋骨扭伤，淋病。”

【用法用量】 内服：煎汤，5～10 g；或浸酒。

【选方】 1. 治小儿疝气　巴茅果 3 个，茴香根 15 g，香附米 3 个。蒸甜酒服。

2. 治月经不调　巴茅果 15～30 g。泡酒 250 g，每次服 15 g。(1、2 方出自《贵州民间药物》)

2242 芭蕉子 bā jiāo zǐ (《食疗本草》)

【基原】 为芭蕉科芭蕉属植物芭蕉 *Musa basjoo* Sieb. et Zucc. 的果实。

【原植物】 参见“芭蕉根”条。

【采收加工】 9～10 月果实熟时采收，鲜用。

【药性】 《食疗本草》：“子生食大寒；蒸熟暴之令口开，舂(舂)取仁性寒。”

【功用主治】 《食疗本草》：“(生食)止渴润肺，(蒸熟取仁)通血脉，填骨髓。”

【用法用量】 内服：生食或蒸熟取仁，适量。

【宜忌】 《食疗本草》：“子生食发冷病。”

2243 芭蕉叶 bā jiāo yè (《本草再新》)

【基原】 为芭蕉科芭蕉属植物芭蕉 *Musa basjoo* Sieb. et Zucc. 的叶。

【原植物】 参见“芭蕉根”条。

【采收加工】 7～10 月采收，切碎，鲜用或晒干。

【药性】 甘、淡，寒。归心、肝经。

1.《本草再新》：“味甘苦，性大寒，无毒。入心、肝二经。”

2.《江西草药》：“性凉，味淡。”

【功用主治】 清热，利尿，解毒。主治热病，中暑，水肿，脚气，痈肿，烫伤。

1.《本草再新》：“治心火作烧，肝热生风，除烦解暑。”

酰胆碱作用较在平滑肌强，使子宫兴奋，并能释放组胺[1]。

【药性】 苦、甘，寒。归肺、胃经。

1.《草木便方》："苦，大凉。"

2.《岭南采药录》："味甘、淡。"

3.《四川中药志》1960年版："性寒，味苦，无毒。入肺、胃二经。"

4.《全国中草药汇编》："苦、甘，寒。"

【功用主治】 清热泻火，生津除烦，利尿。主治热病烦渴，虚劳骨蒸，吐血，热淋，小便不利，风火牙痛。

1.《草木便方》："治风火虫牙疼痛，虚劳骨蒸潮热，头昏目赤。"

2.《分类草药性》："治牙痛，火淋，天行热狂，反胃。"

3.《岭南采药录》："清肺热，食瘟马肉中毒，取根捣自然汁煎服。"

4.《四川中药志》1960年版："退火清热。治寒湿化热。"

5.《全国中草药汇编》："清热泻火。主治热病烦渴，小便不利。"

6.《福建药物志》："清热泻火，止呕除烦，生津止渴。主治发热烦渴、麻疹、呕吐、吐血、淋浊、骨蒸劳热、牙痛。"

【用法用量】 内服：煎汤，15～30 g；或熬膏。外用：捣敷。

【宜忌】《四川中药志》1960年版："体虚无热者慎用。"

2235 芦竹笋 lú zhú sǔn（《重庆草药》）

【基原】 为禾本科芦竹属植物芦竹 *Arundo donax* L 的嫩苗。

【原植物】 参见"芦竹根"条。

【采收加工】 4～5月采收，鲜用。

【药性】《重庆草药》："味苦，性寒，无毒。"

【功用主治】 清热泻火。主治肺热吐血，骨蒸潮热，头晕，热淋，聤耳，牙痛。

1.《分类草药性》："笋汁治耳痛。"

2.《岭南采药录》："嫩笋捣烂能拔腐骨。"

3.《重庆草药》："清火解热，适用于多种发热证候。治骨蒸潮热，火牙痛，头晕，火淋等。"

【用法用量】 内服：煎汤，鲜品15～60 g；或捣汁；或熬膏。外用：捣汁滴耳。

【选方】 1. 治肺热吐血 芦竹笋500 g，捣取汁加白糖服。

2. 治热毒灌耳心（中耳炎） 芦竹笋500 g。捣取汁加冰片滴耳。

3. 治青壮年用脑过度，精神失常 芦竹笋捣汁熬膏加白糖服，每服1茶匙。（1～3方出自《重庆草药》）

2236 芦竹箨 lú zhú tuò（《药对》）

【异名】 芦荻外皮（《圣惠方》）。

【基原】 为禾本科芦苇属植物芦苇 *Phragmites communis* Trin. 的箨叶。

【原植物】 参见"芦根"条。

【采收加工】 春、夏、秋三季均可采收。晒干。

【药材】 芦竹箨 *Folium Phragmitis Communis* 产于全国大部分地区。

性状 多破碎，完整者呈圆筒形或槽状，上部小叶已脱落，长8～14 cm。外表面灰黄色或黄棕色，具明显的细密纵皱纹；内表面淡黄棕色，光滑，具光泽；中间厚，边缘带膜质。质韧，断面可见1列大型孔洞。气微，味淡。

【药性】《药对》："寒。"

【功用主治】《药对》："主金疮，生肉，灭瘢。"

【用法用量】 内服：烧灰研末冲，3～6 g。外用：研末撒。

【选方】 治吐血不止 芦荻外皮，烧灰，勿令白，为末，入蚌粉少许，研匀，麦门冬汤服一二钱。（《圣惠方》）

2237 芦荟叶 lú huì yè（《岭南采药录》）

【基原】 为百合科芦荟属植物斑纹芦荟 *Aloe vera* L. var. *chinensis*（Haw.）Berger 或库拉索芦荟 *A. vera* L. 等的叶。

【原植物】 参见"芦荟"条。

【采收加工】 全年均可采，鲜用或晒干。

【药性】 苦、涩，寒。归肝、大肠经。

1.《生草药性备要》："味涩，性平。"

2.《四川中药志》1960年版："性寒，味苦、涩，无毒。"

3.《广西本草选编》："有毒。"

【功用主治】 泻火，解毒，化瘀，杀虫。主治目赤，便秘，白浊，尿血，小儿惊痫，疳积，烧烫伤，妇女经闭，痔疮，疥疮，痈疖肿毒，跌打损伤。

1.《生草药性备要》："凉血止痛。治内伤，洗痔疮，敷疮疥，去油腻。"

2.《云南府志》："治丹毒。"

3.《纲目拾遗》："治跌扑损伤。"

4.《植物名实图考》："治汤火灼伤。"

5.《四川中药志》1960年版："治湿热白浊，白带。"

6.《福建药物志》："泻火通便，凉血消肿。主治扭伤，脚底深部脓肿炎症期，轻度烧烫伤，甲沟炎，走马牙疳，百日咳，风火赤眼，便秘。"

【用法用量】 内服：煎汤，15～30 g；或捣汁。外用：鲜品捣敷或绞汁涂。

【宜忌】《广西本草选编》："孕妇忌服。""本品水液有毒，服量过多可引起剧烈腹泻，盆腔充血，甚至堕胎。"

【选方】 1. 治白浊 鲜芦荟叶，挤汁6～7茶匙，加淡瓜子仁30枚。稍炖温，饭前服，每日2次。（《福建民间草药》）

2. 治百日咳 芦荟鲜叶捣烂绞汁1茶匙，加糖顿服。（《福建中草药》）

3. 治烧烫伤，蜂螫伤 芦荟鲜叶捣烂外敷，或取汁外涂。（《广西本草选编》）

4. 治脚底深部脓肿炎症期 鲜芦荟叶焙焦，加些黄酒，捣烂，加热敷患处，日换2次。（《福建药物志》）

2238 芦荟花 lú huì huā（《岭南采药录》）

【基原】 为百合科芦荟属植物斑纹芦荟 *Aloe vera* L. var. *chinensis*（Haw.）Berger 等的花。

【原植物】 参见"芦荟"条。

【采收加工】 7～8月间采收，鲜用或阴干。

【药性】《广西本草选编》："味甘淡，性凉，有毒。"

【功用主治】 止咳，止血。主治咳嗽，咳血，吐血，白浊。《广西本草选编》："清热利湿，健胃。"

【用法用量】 内服：煎汤，3～6 g。外用：煎水洗。

【宜忌】《广西本草选编》："孕妇忌服。"

【成分】 绿色植株含腐殖酸(humic acid)[1]。

【药性】 甘,寒。

1.《本草图经》:"味小苦,极冷。"

2.《日用本草》:"味甘,寒,无毒。"

3.《医林纂要》:"甘、淡,寒。"

【功用主治】 清热生津,利水通淋。主治热病口渴心烦,肺痈,肺痿,淋病,小便不利。并解食鱼、肉中毒。

1.《日用本草》:"治膈寒(《纲目》引作'膈间')客热,止渴,利小便,解诸鱼之毒。"

2.《纲目》:"解诸肉毒。"

3.《本草经疏》:"除热。"

4.《医林纂要》:"快痘毒。"

5.《食物考》:"解五噎,截呕。"

6. 张秉成《本草便读》:"治肺痈肺痿。"

【用法用量】 内服:煎汤,30~60 g,或鲜品捣汁。

【宜忌】 脾胃虚寒者慎服。

1.《本草经集注》:"服药有巴豆勿食芦笋。"

2.《宝庆本草折衷》:"亦发病,凡服药者当忌之。"

【选方】 1. 治肺热出血 芦笋 500 g。捣取汁加糖服。(《东北药用植物》)

2. 治热淋 芦笋(切)三升。水五升,煮取二升,三服。(《医心方》引《录验方》)

2233 芦竹沥 lú zhú lì (《重庆草药》)

【基原】 为禾本科芦竹属植物芦竹 *Arundo donax* L. 茎竿经烧炙后沥出的液汁。

【原植物】 参见"芦竹根"条。

【采收加工】 取鲜芦竹竿,截成 30~50 cm 长,两端去节,劈开,架起,中部用火烤之,两端即有液汁流出,以器盛之。

【药性】 味苦,性寒,无毒。

【功用主治】 治小儿高热惊风。

【用法用量】 内服:开水冲,15~30 g。

2234 芦竹根 lú zhú gēn (《四川中药志》)

【异名】 芦荻头(《岭南采药录》),楼梯杆(《四川中药志》)。

【基原】 为禾本科芦竹属植物芦竹的根茎。

【原植物】 芦竹 *Arundo donax* L. 又名:荻芦竹(《本草汇言》),绿竹(《分类草药性》)。

多年生草本。具根茎,须根粗壮。秆直立,高 2~6 m,径 1~1.5 cm,常具分枝。叶鞘较节间为长,无毛或其颈部具长柔毛;叶舌膜质,截平,长约 1.5 mm,先端具短细毛;叶片扁平,长 30~60 cm,宽 2~5 cm,嫩时表面及边缘微粗糙。圆锥花序较紧密,长30~60 cm,分枝稠密,斜向上升,小穗含 2~4 花;颖披针形,具 3~5 脉,外稃亦具 3~5 脉,中脉延伸成短芒,背面中部以下密被略短于稃体的白柔毛,基盘长约 0.5 mm,内稃长约为外稃的一半。花期 10~12 月。

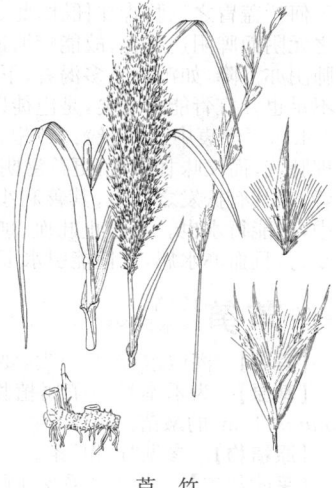

芦 竹

生于溪旁及屋边较潮湿的深厚的土壤处。分布于华南、西南及江苏、浙江、湖南等地。

本植物的茎竿经烧炙后沥出的液汁(芦竹沥)亦供药用,另设专条。

【栽培】 生物学特性 喜温暖湿润气候。对土壤要求不严,但宜选择土层深厚、排水良好的壤土栽培。

繁殖方法 用分株繁殖法。9~10 月挖取全丛,分成数蔸,每蔸有茎秆 2~3 根,按行株距 60 cm×50 cm 开窝,深约 25 cm,每窝栽 1 蔸,栽前砍去茎秆上端,栽后盖土,压紧,浇水。

田间管理 当年冬季,天旱时注意浇水。第二年春施人畜粪水,以后每年除 1~2 次杂草,冬季培土壅蔸。

【采收加工】 5~7 月拔取全株,砍取根茎,切片或整条晒干。

【药材】 芦竹根 *Rhizoma Arundinis Donacis* 主产于四川。

性状 根茎呈弯曲扁圆条形,长 10~18 cm,粗 2~2.5 cm,黄棕色,有纵皱纹,一端稍粗大,有大小不等的笋子芽胞突起,基部周围有须根断痕;有节,节上有淡黄色的叶鞘残痕,或全为叶鞘包裹。质坚硬,不易折断。气微,味淡。

【炮制】 1. 鲜芦竹根取鲜品,除去杂质,洗净,切厚片。

2. 芦竹根取原药材去杂质,洗净,润软,切成厚片,干燥,筛去灰屑。

饮片性状 鲜芦竹根为类圆形的厚片,直径 2~2.5 cm。外表面棕黄色,具光泽,有时可见大小不等的芽胞突起及叶鞘残痕,切面淡黄白色。质坚而韧。气微,味甘。芦竹根为扁圆形厚片。外表面浅黄棕色,具纵向皱纹。

芦竹根贮干燥容器内,置通风干燥处;鲜芦竹根埋于湿沙中,临时取用。

【成分】 根茎含生物碱类:N, N-二甲基色胺(N, N-dimethyltryptamine),5-甲氧基-N-甲基色胺(5-methoxy-N-methyltryptamine),蟾蜍色胺(bufotenine),去氢蟾蜍色胺(dehydrobufotenine),蟾毒季铵(bufotenidine)[1]和异羟肟酸(hydroxamic acid)[2]。

根含生物碱类:二聚吲哚生物碱 arundine[3],ardine[4],吡咯烷生物碱 donaxanine[5],四甲基-N,N-双(2,6-二甲苯基)环丁烷-1,3-二亚胺〔tetramethyl-N, N-bis(2, 6-dimethylphenyl)cyclobutane-1, 3-diimine〕[6],N-(4′-溴苯基)-2,2′-二苯基乙酰苯胺〔N-(4′-bromophenyl)-2, 2′-diphenylacetanilide〕[7],2-dehydroecdysterone-3-O-benzoate[8],禾草碱(gramine),胡颓子碱(eleagnine),N, N-二甲基色胺甲基氢氧化物(N, N-dimethyltryptamine methohydroxide),3,3′-双(吲哚基甲基)二甲铵氢氧化物〔3, 3′-bis(indolylmethyl) dimethylammonium hydroxide〕[9]。还含三十烷(triacontane),α-香树脂醇乙酸酯(α-amyrin acetate),β-香树脂醇乙酸酯,三十烷醇(triacontanol),无羁萜(friedelin),豆甾醇(stigmasterol),β-谷甾醇(β-sitosterol)和菜油甾醇(campesterol)[10]。

【药理】 降压等作用 根茎脱脂乙醇提取物,有降压及解痉作用,能拮抗组胺、5-羟色胺、乙酰胆碱引起的痉挛;根茎中提出的蟾毒季铵具有抗乙酰胆碱作用,在骨骼肌抗乙

苡素(coixol)[5],小麦黄素(tricin)[6],β-香树脂醇(β-amyrin),蒲公英赛醇(taraxerol),蒲公英赛酮(taraxerone)[7]。又含游离的脯氨酸(proline)和三甲铵乙内酯类(betaines)化合物[8]。

【药理】 1. 免疫促进作用　芦根中提取得到一种多糖具有免疫促进作用,在小鼠脾细胞空斑形成和淋巴细胞转化中显示作用[1]。

2. 护肝作用　芦根提取物灌胃,对四氯化碳肝损伤小鼠具有良好的保护作用,芦根干品提取物的作用较弱[2]。芦根多糖可增强四氯化碳肝损伤小鼠肝细胞抗损伤能力,降低损伤组肝脏内毒物的含量,提高血清和肝脏 GSH-Px 活力,进一步将过氧化物氧化成水和无毒醇[3]。

【炮制】 1. 鲜芦根　取鲜品,除去残茎、膜质状叶片、须根及杂质,洗净泥土,用时切段或捣汁。

2. 芦根　取原药材,除去杂质及须根,洗净,稍润,切段,干燥。

饮片性状　参见"药材"项。

贮干燥容器内,置通风干燥处,防霉,防蛀。鲜芦根埋入湿沙中,防干。

【药性】 甘,寒。归肺、胃、膀胱经。

1.《别录》:"味甘,寒。"

2.《本草经集注》:"甘、辛。"

3.《药性论》:"无毒。"

4.《雷公炮制药性解》:"入肺、胃二经。"

5.《医林纂要》:"甘,淡,寒。"

6.《得配本草》:"入足阳明经。"

7.《要药分剂》:"降也,阴也。入肺、脾、肾三经。"

【功用主治】 清热除烦,透疹解毒。主治热病烦渴,胃热呕哕,肺热咳嗽,肺痈吐脓,热淋,麻疹;解河豚鱼毒。

1.《别录》:"主消渴客热,止小便利。"

2.《本草经集注》:"(解)食诸鱼中毒。"

3.《药性论》:"能解大热,开胃,治噎哕不止。"

4.《新修本草》:"疗呕逆,不下食,胃中热,伤寒患者,弥良。"

5.《日华子》:"治寒热时疾烦闷,妊孕人心热,并泻痢人渴。"

6.《本草蒙筌》:"解酒毒。"

7.《天宝本草》:"清心益肾,能去目雾、头晕,耳鸣、疮毒皆可治,夜梦颠倒并遗精。"

8.《现代实用中药》:"为利尿、解毒药,能溶解胆液凝石,治黄疸、急性关节炎。"

9.《湖南药物志》:"祛风,明目,平肝。治牙龈出血,百日咳。"

【用法用量】 内服:煎汤,15～30 g,鲜品 60～120 g;或鲜品捣汁。外用:煎汤洗。

【宜忌】 脾胃虚寒者慎服。

1.《本草经疏》:"因寒霍乱作胀,因寒呕吐勿服。"

2.《冯氏锦囊》:"脾胃虚寒者禁用。"

3.《得配本草》:"忌巴豆。"

【选方】 1. 治肺痈吐血　鲜芦根 1 000 g,炖猪心肺服。(《重庆草药》)

2. 治五噎,心膈气滞,烦闷吐逆,不下食　芦根五两,锉,以水三大盏,煮取二盏,去滓,不计时,温服。(《金匮玉函方》)

3. 治小儿呕吐,心烦热　生芦根一两。净洗,以水一升,煎取七合,去滓,红米一合,于汁中煮粥食之。(《食医心鉴》生芦根粥)

4. 治产后吐利,霍乱,心腹痛　芦根、人参、枇杷叶各一两。上捣筛,每服五钱,水一盏半,煎八分,去滓,温服,不拘时。(《普济方》芦根饮)

5. 治胃气痛,吐酸水　芦根 15 g,香樟根 9 g。煨水服,一日 2 次。(《贵州草药》)

6. 治麻疹不透　芦根 30 g,柽柳 9 g。水煎服。(《山东中草药手册》)

7. 治猩红热　鲜芦根、鲜白茅根各 30 g,白糖适量。水煎,当茶喝。(《河南中草药手册》)

8. 治咽喉肿痛　鲜芦苇根,捣绞汁,调蜜服。(《泉州本草》)

9. 治目暴肿　芦根五两,甘草(炙)一两,粟米三合,甜竹茹鸡子大。上四味,锉如麻豆。每用五钱匕,水二盏,煎取一盏,去滓,食后温服,日三。(《圣济总录》芦根汤)

【临床报道】 治疗便秘　芦根 500 g,蜂蜜 750 g。将芦根放入煎锅中,加水 6 000 ml,浸泡 4 h,慢火煎煮 2 h 后,去渣,得药液 1 000 ml,浓缩至 750 ml,然后加入蜂蜜 750 g,煎熬收膏。服法:每次 30 ml,每日 3 次,饭前服,儿童酌减。共治 76 例,其中单纯性便秘 68 例,顽固性便秘 8 例。单纯性便秘患者服药第二日大便即能正常排出;顽固性便秘患者服药 3 d 后大便方能解出,服药 10 d 左右,大便可正常[1]。

【各家论述】 1.《纲目》:"按《雷公炮炙论》云:益食加觞,须煎芦、朴。注云:用逆水芦根,并厚朴二味等分,煎汤服。盖芦根甘能益胃,寒能降火故也。"

2.《本草经疏》:"芦根,味甘寒而无毒。消渴者,中焦有热,则脾胃干燥,津液不生而然也。甘能益胃和中,寒能除热降火,热解胃和,则津液流通而渴止矣。客热者,邪热也,甘寒除邪热,则客热自解。肺为水之上源,脾气散精,上归于肺,始能通调水道,下输膀胱,肾为水脏而主二便,三家有热则小便频数,甚至不能少忍,火性急速故也,肺、肾、脾三家之热解,则小便复其常道矣。火升胃热,则反胃呕逆不下食及噎哕不止;伤寒时疾,热甚则烦闷;下多亡阴,故泻利人多渴;孕妇血不足则心热。甘寒除热安胃,亦能下气,故悉主之也。"

3.《本草述》:"芦根之味甘气寒,故益胃而解热;甘寒更能养阴,故治胃热呕哕,为圣药也。然骨蒸肺痿之能治也,云何?盖胃之三脘皆在任脉,此之甘寒除胃热者,固能和胃之元阴而脾阴达肺也,故能疗斯证耳。若然则阳得阴化,而肺阴亦下降,如泻痢人多渴者,下多亡阴也;孕妇心热者,血不足也。宜胥能疗之矣,是岂徒以解热降火尽之哉!"

4.《医学衷中参西录》:"芦根,其性凉能清肺热,中空能理肺气,而又味甘多液,更善滋阴养肺。""芦根,其善发痘疹者,以其有振发之性也;其善利小便者,以其体中空且生水中,自能行水也。其善止吐血、衄血者,以其性凉能治血热妄行,且血亦水属,其性能引水下行,自善引血下行也。"

2232 芦笋 lú sǔn

(《本草图经》)

【异名】 灌(《尔雅》),芦尖《要药分剂》。

【基原】 为禾本科芦苇属植物的芦苇 *Phragmites communis* Trin. 的嫩苗。

【原植物】 参见"芦根"条。

【采收加工】 5～7月采挖,晒干或鲜用。

(42.1%),无效 5 例(13.2%),总有效率为 86.8%,其中 7 例 HBsAg 转阴[1]。

2. 治疗银屑病　将芦荟制成10%注射液,每日肌注 1 次(3 ml)。观察 30 例,结果治愈 3 例,显效 7 例,进步 13 例,无效 7 例,平均用药 38.8 次[2]。

3. 治疗鼻衄等各种外出血　用芦荟粉共治疗包括拔牙、血友病、血小板减少、高血压病、高热、软组织外伤、肛裂、痔疮、下肢溃疡等原因引起的鼻衄、齿衄、口腔出血、便血、肛裂、痔疮出血、外伤出血患者 201 例(鼻衄 86 例)。具体用法:用药棉或纱条粘芦荟粉填塞或压迫,亦可直接撒敷出血处,或将芦荟粉 3～6 g 加温开水 10～20 ml 搅化滴鼻,每日 3～5 次。结果滴鼻法 45 例中,1 d 止血 37 例,2 d 止血 8 例,2 例血小板减少者,停药 7～10 d 后再出血;撒敷法 42 例,芦荟粉填塞或加压法 114 例,均 1 次止血[3]。

4. 治疗痤疮　普通膏剂化妆品(药物化妆品)加入芦荟天然叶汁(浓度为 5%～7%),制成芦荟美容膏,使用时按一般用法擦涂,但用量宜稍多,轻度者,每早擦 1 次,中度者,每日早晚各擦 1 次,重度者,每日早、中、晚各 1 次。共治疗 140 例,结果显效 82 例,有效 54 例,无效 4 例[4]。

5. 治疗荨麻疹　取新鲜芦荟叶,洗净去刺剥皮,取其肉汁涂擦患处,每日 4～6 次,7 d 为 1 个疗程。共治疗 41 例,结果 33 例痊愈,占 80.49%,有效 7 例,占 17.07%[5]。

【各家论述】 1.《本草经疏》:"芦荟,寒能除热,苦能泄热燥湿,苦能杀虫,至苦至寒,故为除热杀虫之要药。其主热风烦闷、胸胁间热气,明目,镇心,小儿癫痫,惊风,疗五疳,杀三虫者,热则生风,热能使人烦闷,热除则风热烦闷及胸膈间热气自解。凉肝故明目,除烦故镇心。小儿癫痫,惊风,热所化也;五疳同为内热脾胃停滞之证;三虫生于肠胃湿热;痔病疮瘘,亦皆湿热下客肠脏,致血凝滞之所生,故悉主之。能解巴豆毒,亦除热之力也。"

2.《本草汇言》:"卢会,凉肝杀虫之药也。凡属肝脏为病有热者,用之必无疑也。但味极苦,气极寒,诸苦寒药无出其右者。其功力主消不主补,因内热气强者可用,如内虚泄泻食少者禁之。"

2231 芦根 lú gēn (《别录》)

【异名】 芦茅根(《会约医镜》),苇根(《温病条辨》),芦菰根(《草木便方》),顺江龙(《天宝本草》),水蒯蘧(《岭南采药录》),芦柴根(《南京民间药草》),芦通(《江苏植物药材志》),苇子根(《河北药材》),芦芽根(《山东中药》),甜梗子(《四川中药志》),芦头(《全国中草药汇编》)。

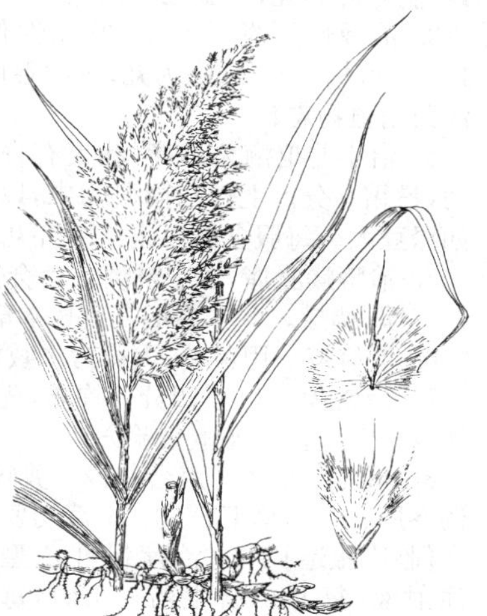
芦　苇

【基原】 为禾本科植物芦苇的根茎。

【原植物】 芦苇 *Phragmites communis* Trin.[*P. australis* (Cav.)Trin.]　又名:苇、葭(《诗经》),芦竹(《药对》),蒲苇(《圣济总录》),苇子草(《救荒本草》)。

多年生高大草本,高1～3 m。地下茎粗壮,横走,节间中空,节上有芽。茎直立,中空。叶 2 列,互生;叶鞘圆筒状,叶舌有毛;叶片扁平,长15～45 cm,宽1～3.5 cm,边缘粗糙。穗状花序排列成大型圆锥花序,顶生,长 20～40 cm,微下垂,下部梗腋间具白色柔毛;小穗通常有 4～7 花;第一花通常为雄花,颖片披针形,不等长,第一颖片长为第二颖片之半或更短;外稃长于内稃,光滑开展;两性花,雄蕊 3,雌蕊 1,花柱 2,柱头羽状。颖果椭圆形至长圆形,与内稃分离。花、果期 7～10 月。

生于河流、池沼岸边浅水中。全国大部分地区都有分布。

本植物的叶(芦叶)、箨叶(芦竹箨)、花(芦花)、嫩茎(芦茎)、嫩苗(芦笋)亦供药用,另设专条。

【栽培】 生物学特性　喜温暖湿润气候,耐寒。以土层深厚、腐殖质丰富的河流、池沼岸边浅水中栽培为宜。

繁殖方法　根茎繁殖。春、夏、秋季均可栽种。挖起地下根茎,每 2～3 节具芽的切成一段,在浅水处按行株距 80 cm×60 cm 开穴栽种,上覆一层泥土。

田间管理　栽后注意保持浅水,经常清除杂草。

【采收加工】 栽后 2 年即可采挖。一般在 7～10 月挖起地下茎,除掉泥土,剪去须根,切段,晒干或鲜用。

【药材】 芦根 *Rhizoma Phragmitis*　主产于江苏、浙江、安徽、湖北等地。

性状　鲜芦根　呈长圆柱形,有的略扁,长短不一,直径 1～2 cm。表面黄白色,有光泽,外皮疏松可剥离,节呈环状,有残根及芽痕。体轻,质韧,不易折断。切断面黄白色,中空,壁厚 1～2 mm,有小孔排列成环。无臭,味甘。

干芦根　呈扁圆柱形。节处较硬,节间有纵皱纹。

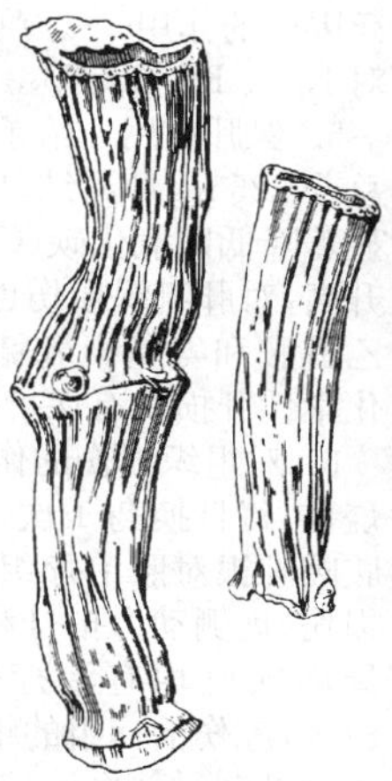
芦根(根茎)外形

鉴别　根茎横切面:表皮由长细胞和短细胞构成,长细胞壁波状弯曲,短细胞成对,一个为硅质细胞,腔内含硅质体,另一个为六角形栓化细胞。表皮内为 3～4 层下皮纤维,微木化。皮层宽广,有类方形气腔,排列呈环状;内皮层不明显。中柱维管束 3～4 环列,最外列维管束较小,排列于气腔间,外环的维管束间和内环的维管束间均有纤维连成环带,维管束外韧型,周围有纤维束,原生木质部导管较小,后生木质部各有 2 个大型导管,韧皮部细胞较小,中央髓部大,中空。

【成分】 根茎多量的维生素 B_1、B_2、C[1] 以及蛋白质 5%,脂肪 1%,碳水化合物 51%,天冬酰胺(asparamide) 0.1%[2]。含多元酚:咖啡酸(caffeic acid)和龙胆酸(gentisic acid)[3],香草酸(vanillic acid),阿魏酸(ferulic acid),对香豆酸(*p*-coumaric acid)[4]。还含 2,5-二甲氧基-对苯醌(2,5-dimethoxy-*p*-benzoquinone),对羟基苯甲醛(*p*-hydroxybenzaldehyde),丁香醛(syringaldehyde),松柏醛(coniferaldehyde)[4],二氧杂环己烷木质素(dioxanelignin)。另含薏

株金黄色葡萄球菌均有抑制作用，经诱导试验可产生耐药性[3]。芦荟大黄素对临床常见的厌氧菌有很强的抑制作用，对最常见的脆弱类杆菌能抑制90%～100%的菌株[4]。芦荟醇提取物或水提取物，1∶3 000对人型结核菌有抑菌作用，1∶1 000对牛型结核菌有抑菌作用[5]。体外抗真菌试验表明，芦荟水浸液(1∶2)在40%浓度时对14种皮肤真菌中的腹股沟表皮癣菌、红色表皮癣菌及星形奴卡菌有抑菌作用[6]。

3. 对免疫系统的影响　斑纹芦荟中分离得到多糖A60溶液可以促进C57BL/6纯系雄性小鼠的淋巴细胞转化功能，对以^{3}H-TdR掺入DNA为指标的小鼠腹腔巨噬细胞增殖也有促进作用[8]。库拉索芦荟叶的水提取物可以抑制人体血清补体成分反应，从中分离出的一种高活性多糖成分能抑制酵母多糖对人血清的调理作用，可促进特异性抗体产生，诱导变态反应发生[9]。给小鸡肌内注射芦荟多糖后发现：芦荟多糖能有效而持久地增强血液、脾脏中巨噬细胞活性，特别是增加NO分泌能力，且小鸡脾细胞对T细胞有丝分裂原的反应性明显增强，表明芦荟多糖可增强T、B淋巴细胞的分化和增殖[10]。

4. 抗肿瘤作用　斑纹芦荟醇提取物灌胃或腹腔注射对小鼠实体瘤ESC、小鼠肉瘤S_{180}、小鼠黑色素瘤B_{16}、HepS均有抑制作用[11]。芦荟多糖治疗荷瘤的犬和猫，4星期后发现动物体内的肿瘤缩小，并出现坏死和炎症反应，动物的生存时间延长[12]。芦荟大黄素在体内外均有抗神经外胚瘤的活性，抑制神经外胚瘤的生长[13]。芦荟多糖对移植性S_{180}肿瘤小鼠和H_{22}肝癌小鼠的化疗具有增效和减毒的双重作用[14]。芦荟提取物C有诱生BALB/C鼠产生肿瘤坏死因子的作用[15]。芦荟活性成分二乙基己基苯二甲酸酯对K_{562}、HL-60、U_{937}人类白血病细胞系有抑制作用[16, 17]。

5. 保肝作用　给予小鼠腹腔注射芦荟注射液15 ml/kg、总苷225 mg/kg、结晶Ⅲ120 mg/kg，每日1次，连续4 d，均显著降低四氯化碳(CCl_4)引起的丙氨酸氨基转移酶(ALT)升高，对肝组织损伤也有不同程度减轻，并能明显降低硫代乙酰胺和氨基半乳糖引起的小鼠ALT升高，证明芦荟对化学性肝损伤有保护作用[18]。

6. 对组织损伤的作用　用1%芦荟治疗家兔实验性Ⅲ度烧伤，每日换药1次，平均6 d即可完成溶痂，效果优于磺胺嘧啶银对照治疗组[19]。库拉索芦荟对由烧伤、冻伤、电损伤、远侧动力拍打和动脉内药物滥用引起的进行性皮肤局部缺血均有治疗作用，烧伤治疗组的组织存活率达82%，冻伤治疗组的组织存活率达28.2%。库拉索芦荟可主动抑制局部血栓烷A_2(TXA_2)产生，预防进行性组织损伤，同时还能维持血管内皮以及周围组织自身平衡[20]。冻干芦荟凝胶能明显改善Ⅱ度烧伤大鼠的皮肤微循环及白细胞浸润程度，促进伤口愈合[21]。

7. 降糖作用　芦荟叶肉中提取物对Ⅰ型、Ⅱ型糖尿病均有很好的降糖作用，效果优于格列苯脲，但其凝胶中提取物不能降低Ⅱ型糖尿病的血糖水平，这可能与其活性成分不同有关，有待于进一步研究[22]。

8. 其他作用　芦荟多糖对成纤维细胞有刺激生长作用，给小鼠注射10～25 mg/kg，可解除箭毒和阿托品的毒性[23]。

毒性　芦荟注射液以5 g/kg和10 g/kg给犬肌内注射，连续6个月，观测血象、丙氨酸氨基转移酶、全血尿素氮及肌酐，并称量体重，结果均正常。6个月后处死解剖，对各脏器镜检，未见实质性病变。高低剂量组个别犬可见局部肌肉坏死[24]。

【药性】　苦，寒。归肝、大肠经。

1.《开宝本草》："苦，寒，无毒。"

2.《纲目》："厥阴经药也。"

3.《雷公炮制药性解》："入心、肝二经。"

4.《本草经疏》："足厥阴、太阴二经药，兼入手少阴经。"

5.《本草正》："味大苦，性大寒，气味俱厚，能升能降。"

6.《生草药性备要》："味劫性平。"

7.《本经逢原》："小毒。入肝厥阴经及冲脉。"

8.《本草再新》："味甘，淡，性寒。"

9. 南药《中草药学》："入肝、胃、大肠经。"

【功用主治】　泻下，清肝，杀虫。主治热结便秘，肝火头痛，目赤惊风，虫积腹痛，疥癣，痔瘘。

1.《药性论》："杀小儿疳蛔，主吹鼻杀脑疳，除鼻痒。"

2.《南海药谱》："兼治小儿诸热。"

3.《开宝本草》："主热风烦闷，胸膈间热气，明目镇心，小儿癫痫惊风，疗五疳，杀三虫及痔病疮瘘。解巴豆毒。"

4.《本草图经》："治湿痒，搔之有黄汁者；又治䘌齿。"

5.《生草药性备要》："凉血止痛，治内伤，洗痔疮如神，敷疮疥，去油腻，同粉庄、糖擂作饮，茶送，止咳嗽神药，槌盐少许，敷疮止痛，以入药理口，治疳疔湿癣。"

6.《全国中草药汇编》："主治肝经实热头晕、头痛、耳鸣、烦躁、便秘。"

7.《浙江药用植物志》："主治慢性肝炎。"

【用法用量】　内服：入丸、散，或研末入胶囊，0.6～1.5 g；不入汤剂。外用：研末敷。

【宜忌】　脾胃虚寒者及孕妇禁服。

1.《本草经疏》："凡儿脾胃虚寒作泻及不思食者禁用。"

2.《本经逢原》："若胃虚少食人得之，入口便大吐逆，每致夺食泄泻，而成羸瘦怯弱者多矣。"

【选方】　1. 治肝胆实火，头晕目眩，神志不宁，谵语发狂，或大便秘结，小便赤涩　当归一两，龙胆草五钱，栀子、黄连、黄柏、黄芩各一两，芦荟、大黄各五钱，木香一钱五分，麝香五分，青黛五钱。上为末，炼蜜为丸，如小豆大，小儿如麻子大，生姜汤下，每服二十丸。(《宣明论方》当归龙荟丸)

2. 治大便不通　真芦荟(研细)七钱，朱砂(研如飞面)五钱，滴好酒和丸，每服三钱，酒吞。(《本草经疏》)

3. 治慢性肝炎活动期、肝原性低热　芦荟、胡黄连各1.5 g，黄柏3 g。水泛为丸，每次吞服3 g，每日2次。(《浙江药用植物志》)

4. 治小儿疳痢久不瘥，肚大有青脉，四肢渐瘦　芦荟一两，粉霜一分。上件药同研为末，以水煎黄连汁至浓和丸，如绿豆大。每服食前以粥饮下五丸。(《圣惠方》芦荟丸)

5. 治痔瘘胀痛，血水淋漓　卢会数分，白酒磨化，和冰片二三厘，调搽。(《本草汇言》引《本草切要》)

6. 治癣疮　用芦荟、大黄为末敷之。(《丹溪治法心要》)

7. 治䘌齿　芦荟四分。杵末，先以盐揩齿令洗净，然后敷少末于上。(《海上集验方》)

8. 治蛔结心痛　卢会一钱。剪碎如米粒大，用乌梅花椒汤吞服。(《本草汇言》引《本草切要》)

【临床报道】　1. 治疗慢性乙型肝炎　用芦荟提取物注射液(每1 ml含生药0.1 g)，每日肌注4 ml，连续用药2月。治疗HBsAg(乙肝表面抗原)均阳性的慢性乙型肝患者38例，结果显效17例(44.7%)，有效16例

对土壤要求不严，在旱、瘠土壤上叶瘦色黄，在湿润肥沃土壤中叶片肥厚浓绿。宜生长在疏松肥沃、排水良好的海滨沙土中。土壤黏重、过湿、低洼易积水地会造成根、叶腐烂。

繁殖方法　分株和芽插繁殖。分株繁殖：于春季3～4月或秋季9～11月，将母株周围分蘖苗，连根挖取，切断与母株连接的地下茎，按行株距50 cm×50 cm定植，每穴1株。芽插繁殖：从母株上切取顶芽和侧芽，长5～10 cm，扦插育苗，约20 d生根后定植。

田间管理　生长期勤松土除草，每年3～4次，最后一次结合根际培土。每年施肥3～4次，夏季天热干燥时须淋水，雨季注意排除积水。

【采收加工】　种植2～3年后即可收获，于8～9月将中下部生长良好的叶片分批采收。将采收的鲜叶片切口向下直放于盛器中，取其流出的液汁干燥即成。也可将叶片洗净，横切成片，加入与叶片同等量的水，煎煮2～3 h，过滤，将过滤液浓缩成黏稠状，倒入模型内烘干或曝晒干，即得芦荟膏。

【药材】　芦荟 *Aloe*　库拉索芦荟主产于南美洲及西印度群岛，习称“老芦荟”；好望角芦荟主产于非洲南部，习称“新芦荟”。

性状　库拉索芦荟　呈不规则块状，常破裂为多角形，大小不一。表面呈暗红褐色或深褐色，无光泽。体轻，质硬，不易破碎，断面粗糙或显麻纹。富吸湿性。有特殊臭气，味极苦。

好望角芦荟　表面呈暗褐色，略显绿色，有光泽。体轻，质松，易碎，断面玻璃样而有层纹。

鉴别　(1) 粉末用乳酸酚（乳酸1份，酚1份，甘油2份混合）封片置显微镜下观察：老芦荟团块表面有细小针状和粒状、短粒状结晶附着。放置24 h，粉末稍微溶解，团块上的结晶仍清晰可见。新芦荟团块表面无结晶附着，放置24 h，粉末全部溶解。

(2) 取本品粉末0.5 g，加水50 ml，振摇，滤过，取滤液5 ml，加硼砂0.2 g，加热使溶解，取溶液数滴，加水30 ml，振匀，显绿色荧光，置紫外线灯（365 nm）下观察，显亮黄色荧光；再取滤液2 ml，加硝酸2 ml，振匀，库拉索芦荟显棕红色，好望角芦荟显黄绿色；再取滤液2 ml，加等量饱和溴水，生成黄色沉淀（检查芦荟苷）。

(3) 取本品粉末0.1 g，加三氯化铁试液5 ml与稀盐酸5 ml，振摇，置水浴中加热5 min，放冷，加四氯化碳10 ml，缓缓振摇1 min，分取四氯化碳层6 ml，加氨试液3 ml，振摇，氨液层显玫瑰红色至樱红色。

(4) 薄层色谱：取本品粉末0.5 g，加甲醇20 ml，置水浴上加热至沸，振摇数分钟，滤过，滤液作为供试品溶液。另取芦荟苷对照品，加甲醇制成每1 ml含5 mg的溶液，作为对照品溶液。吸取上述两种溶液各5 μl，分别点于同一硅胶G薄层板上，以醋酸乙酯-甲醇-水（100∶17∶13）为展开剂，展开，取出，晾干，喷以10%氢氧化钾甲醇溶液，置紫外线灯（365 nm）下检视。供试品色谱中，在与对照品色谱相应的位置上，显相同颜色的荧光斑点。

品质标志　《中华人民共和国药典》2005年版规定：照高效液相色谱法，本品含芦荟苷（$C_{21}H_{22}O_9$），库拉索芦荟不得少于18.0%；好望角芦荟不得少于6.0%。

【成分】　1. 库拉索芦荟　叶含蒽类化合物：芦荟大黄素苷（aloin, aloin A, barbaloin）21.78%[1～3]，异芦荟大黄素苷（isobarbaloin, aloin B）[4]，7-羟基芦荟大黄素苷（7-hydroxyaloin）[5]，5-羟基芦荟大黄素苷A（5-hydroxyaloin A）[6]，芦荟色苷（aloeresin）G，异芦荟色苷（isoaloevesin）D，elgonica-dimer A, B，芦荟大黄素（aloeernodin），8-O-甲基-7-羟基芦荟苷B（8-O-methyl-7-hydroxyaloin）[7]。含黄酮类：7-羟基-6, 3′, 4′-三羟基异黄酮-5-L-吡喃鼠李糖（1→6）-O-β-D-吡喃葡萄糖苷〔7-hydroxy-6, 3′, 4′-trimethoxy-isoflavone-5-L-rhamnopyranosyl（1→6）-O-β-D-glucopyranoside〕[8]。含萘类：何帕烷3-醇（hopen-3-ol）[7]，3, 3′-双（3, 4-二氢-4-羟基-6-甲基-2H-1-苯并吡喃）〔3, 3′-bis(3, 4-dihydro-4-hydroxy-6-methoxy-2H-1-benzopyran)〕[9]。含5-羟基-3-甲基萘并[2, 3-C]呋喃-4(9H)-酮〔5-hydroxy-3-methylnaphtho[2, 3-C]furan-4(9H)-one〕，5-羟基-3-甲基萘并[2, 3-C]呋喃-4, 9-二酮〔5-hydroxy-3-methylnaphtho[2, 3-C]furan-4, 9-dione〕，5-羟基-3-甲基萘并[2, 3-C]呋喃-4(1H)-酮〔5-hydroxy-3-methylnaphtho[2, 3-C]furan-4(1H)-one〕[10]，2-丙酮基-7-羟基-8-(3-羟基丙酮基)-5-甲基对氧萘酮〔2-acetonyl-7-hydroxy-8-(3-hydroxyacetonyl)-5-methylchromone〕，2-丙酮基-8-(2-呋喃甲酰甲基)-7-羟基-5-甲基对氧萘酮〔2-acetonyl-8-(2-furoylmethyl)-7-hydroxy-5-methylchromone〕[11]。又含苯并[f]苯并二氢吡喃-3-酮〔benzo[f]-chroman-3-one〕[12]，芦荟树脂鞣酚（aloeresitannol）与桂皮酸（cinnamic acid）相结合的酯[13]。还含L-天冬酰胺，天冬氨酸，DL-苏氨酸，L-色氨酸[3]等氨基酸；胆甾醇（cholesterol），菜油甾醇（campesterol），β-谷甾醇（β-sitosterol），羽扇豆醇（lupeol）[14]；苹果酸（malic acid），枸橼酸（citric acid），酒石酸（tartaric acid）等有机酸以及钠、钾、钙、镁、氯等无机元素[15]。还含芦荟多糖（aloeferan）等多糖[16]。

2. 斑纹芦荟　叶含芦荟苦素（aloesin）[17]，3, 4-二氢化-3, 5, 7-三羟基-9-甲氧基-1(2H)蒽酮（3, 4-dihydro-3, 5, 7-trihydroxy-9-methoxy-1(2H) anthracenone）[18]，8-O-葡萄糖基-5-甲基-对氧萘酮（8-O-glucosyl-5-methyl-*p*-chromones）[19]，5, 4′-二羟基-6, 7, 3, 5′四甲氧基黄酮5-O-α-L-吡喃鼠李糖-(1→6)-O-β-D-吡喃半乳糖苷〔5, 4′-dihydroxy-6, 7, 3′, 5′-tetramethoxy flavone 5-O-α-L-rhamnopytanosyle-(1→6)-O-β-D-galacto-pyranoside〕[20]，芦荟宁（aloenin）。含脂肪酸类：月桂酸（lauric acid），肉豆蔻酸（myristic acid），棕榈酸（palmitic acid），硬脂酸（stearic acid），棕榈油酸（palmitoleic acid），十六碳二烯酸（hexadecadienoic acid），油酸（oleic acid），亚油酸（linoleic acid），亚麻酸（linolenic acid）[21]。另含多糖：A60、A90a、A90b，芦荟多糖[22]。

3. 好望角芦荟　叶含芦荟大黄素苷，异芦荟大黄素苷[1]。又含芦荟树脂（aloeresin）A、B、C、D，其中芦荟树脂B就是芦荟苦素[23～25]。还含异芦荟树脂（isoaloeresin）A[26]，芦荟松（aloesone）[27]，好望角芦荟苷元（feroxidin）[28]，好望角芦荟苷（feroxin）A及B[29]，呋喃芦荟松（furoaloesone）[30]，好望角芦荟内酯（feralolide）[31]，5-羟基芦荟大黄素苷A[32]。

【药理】　1. 致泻作用　芦荟大黄素苷以31.1 mg/kg给大鼠盲肠内给药，可引起腹泻[1]。芦荟大黄素可在大鼠大肠中产生芦荟大黄素-9-蒽醌（AE-anthrone），此物质不仅可以引起大肠内水分增加，而且促进肠黏膜分泌肠黏液，是芦荟致泻的重要活性物质[2]。

2. 抗菌作用　体外抗菌试验表明，芦荟大黄素对金黄色葡萄球菌209P、大肠杆菌、福氏痢疾杆菌及临床分离的119

分。水二钟，煎一钟服。（《积善堂经验方》）

3. 治刀伤出血　芦花适量敷伤口。（江西《草药手册》）

2229 芦茎 lú jīng（《新修本草》）

【异名】　苇茎（《千金方》），嫩芦梗（《现代实用中药》）。

【基原】　为禾本科芦苇属植物芦苇 *Phragmites communis* Trin. 的嫩茎。

【原植物】　参见"芦根"条。

【采收加工】　6～9 月采收，晒干或鲜用。

【药材】　芦茎 *Caulis Phragmitis Communis*　产于全国大部分地区。

性状　呈长圆柱形，表面黄白色，光滑，具光泽。有的一侧显纵皱纹，节间长 10～17 cm，节部稍膨大，有的具残存的叶鞘，叶鞘外表面具棕褐色环节纹，其下有的具 3～5 mm 宽的粉带，内表面淡白色，有的具残存的绒毛状髓质横膜。质硬，较难折断，断面粗糙，中空；气微，味淡。

【成分】　茎含戊聚糖（pentosan）[1]和小麦黄素（tricin）[2]。

【药性】　《纲目》："甘，寒，无毒。入心、肺。"

【功用主治】　清肺解毒，止咳排脓。主治肺痈吐脓，肺热咳嗽，痈疽。

1. 《纲目》："治肿痈烦热，烧灰淋汁煎膏，蚀恶肉，去黑子。"
2. 《本经逢原》："利窍。"
3. 《得配本草》："行周身气血。除上焦虚热。"
4. 《药性集要便读》："止呕。"
5. 《现代实用中药》："止咳，解毒。"

【用法用量】　内服：煎汤，15～30 g，鲜品可用至 60～120 g。外用：烧灰淋汁；熬膏敷。

【选方】　1. 治肺痈，咳有微热，烦满，胸心甲错　苇茎二升，切，以水二斗，煮取五升，去滓；薏苡仁半升，瓜瓣半升，桃仁三十枚。上四味㕮咀，纳苇汁中，煮取二升，服一升，当有所见脓血。（《千金方》）

2. 治痈疽恶肉　芦茎灰煎膏敷之。（《本草易读》）

【各家论述】　1. 《纲目》："芦中空虚，故能入心肺，治上焦虚热。"

2. 《本经逢原》："苇茎中空，专于利窍，善治肺痈吐脓血臭痰。《千金》苇茎汤以之为君，服之热毒从小便泄去最捷。"

2230 芦荟 lú huì（《本草蒙筌》）

【异名】　卢会（《药性论》），讷会、象胆（《本草拾遗》），奴会（《开宝本草》），劳伟（《生草药性备要》）。

【基原】　为百合科芦荟属植物库拉索芦荟、斑纹芦荟、好望角芦荟的叶汁经浓缩的干燥品。

【原植物】　1. 库拉索芦荟 *Aloe vera* L.

多年生草本。茎极短。叶簇生于茎顶，直立或近于直立，肥厚多汁；叶片狭披针形，长 15～36 cm，宽 2～6 cm，先端长渐尖，基部宽阔，粉绿色，边缘有刺状小齿。花茎单生或稍分枝，高60～90 cm；总状花序疏散；花下垂，黄色或有赤色斑点；花被管状，6裂，裂片稍外弯；雄蕊 6，花药丁字着生；雌蕊 1，3 室，每室有多数胚珠。蒴果，三角形，室背开裂。花期2～3 月。

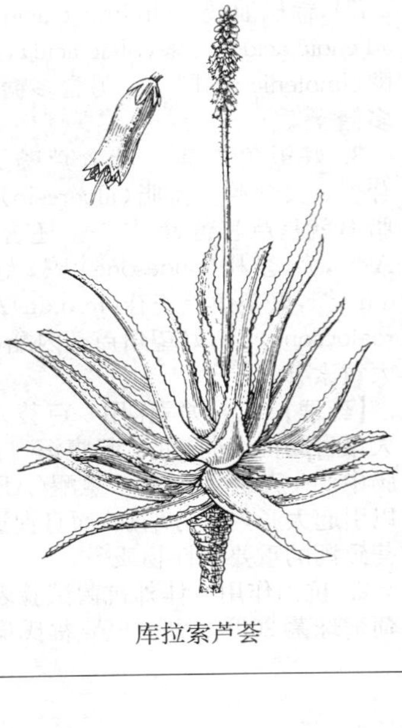

库拉索芦荟

原产非洲北部地区，目前南美洲及西印度群岛广泛栽培，我国亦有栽培。

2. 斑纹芦荟 *A. vera* L. var. *chinensis*（Haw.）Berger [*A. barbadensis* Mill. var. *chinensis* Haw.；*A. chinensis*（Haw.）Bak.]　又名：油葱（《岭南杂记》），象鼻草（《纲目拾遗》），象鼻莲、罗帏草、罗帏花（《植物名实图考》）。

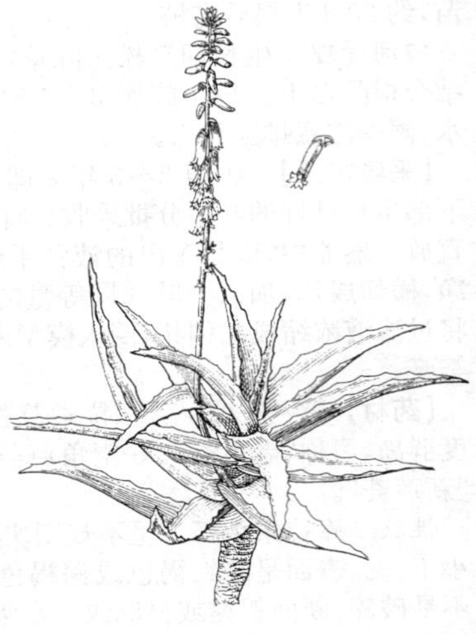

斑纹芦荟

多年生肉质草本。根系须状。茎短或无茎。叶簇生，螺旋状排列，直立，肥厚；叶片狭披针形，长 10～20 cm，宽 1.5～2.5 cm，厚 5～8 mm，先端渐尖，基部阔而包茎，边缘有刺状小齿，下面有斑纹。花茎单生或分枝，高 60～90 cm；总状花序疏散；花黄色或有紫色斑点，具膜质苞片；花被筒状，6 裂，裂片稍向外弯；雄蕊 6，有时突出，花药 2 室，背部着生；子房上位，3 室，花柱线形。蒴果三角形。花期 7～8 月。

我国福建、广东、广西、四川、云南、台湾等地有栽培。

3. 好望角芦荟 *Aloe ferox* Mill.

茎直立，高 3～6 m。叶 30～50 片，簇生于茎顶；叶片披针形，长 60～80 cm，宽 12 cm，具刺，深绿色至蓝绿色，被白粉。圆锥状花序长达 60 cm 左右；花梗长约 3 cm；花被管状，6 裂，裂片顶端微外弯，淡红色至黄绿色，带绿色条纹；雄蕊 6，花药与花柱外露。蒴果。

分布于非洲南部地区。

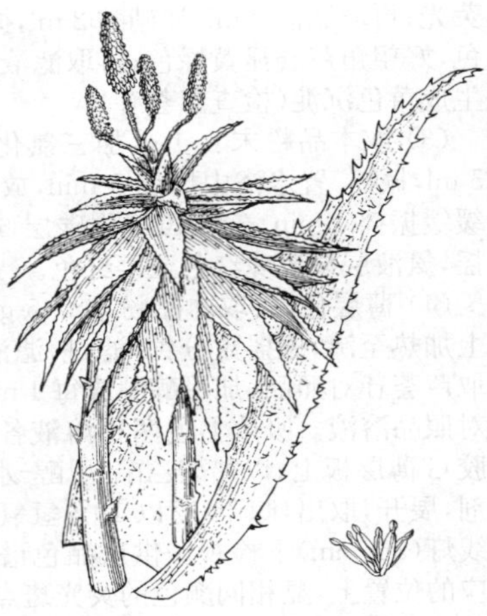

好望角芦荟

斑纹芦荟或库拉索芦荟等的叶（芦荟叶）、斑纹芦荟等的花（芦荟花）、根（芦荟根）亦供药用，另设专条。

【栽培】　生物学特性　喜温暖，怕严寒，耐旱，忌积水。

血，方药似未曾用，故表而出之。”

2.《本草经疏》：“（苎根）《别录》专主小儿赤丹，为其寒能凉血也。渍苎汁疗渴者，除热之功也。《日华子》用以治心膈热，漏胎下血，胎前产后心烦，天行热疾，大渴发狂，及服金石药人心热，罯毒箭、蛇虫咬，皆以其性寒能解热凉血故也。”

3.《本草述》：“苎根，丹溪谓其大补阴而即行滞血，是以补为行也。夫甘寒之药能泻火，此味止血淋，治丹毒，或入血分而泻热乎？但就其安胎、治漏血尤效，则补阴活血之功，又岂徒以泻热与他味同论乎。其和血者便在补阴，而能行能止之故可以思矣。”

4.《本草便读》：“苎麻根，甘寒养阴，长于滑窍凉血，血分有湿热者亦属相宜。大抵胎动因瘀血热者多，或因伤血瘀者亦有之。安胎之义，其即此乎。”

5.《本草正义》：“白苎性寒，古方多言其主治小便不通，五淋热结等证，则有泄热通利之力，是以《日华本草》谓其甘寒而滑。乃近人偏以为妊娠安胎之用，盖以苎麻之质坚韧，取其坚固胎元之意。实则既寒且滑，必非胎动者所宜。且根主下行，尤为妊娠禁品。考古今医药诸书，惟《梅师方》用以治胎动忽下黄汁，此外殊不多见。丹溪且言其行滞血，则更与胎动大相刺谬，又何可为安胎套药耶？”

2226 苎麻梗 zhù má gěng（周凤梧《中药学》）

【基原】 为荨麻科植物苎麻 *Boehmeria nivea*（L.）Gaud. 的茎或带叶嫩茎。

【原植物】 参见“苎麻根”条。

【采收加工】 5～7 月采收，鲜用或晒干。

【药材】 苎麻梗 *Caulis Seu Cacumen Boehmeriae* 产地参见“苎麻根”条。

性状 茎圆柱形，有粗毛，体较轻而韧，皮易纵向撕裂，韧性足，断面淡黄色，中央为髓。叶对生，叶片多皱缩或破碎，棱绿色，完整者展平后为宽卵形，先端渐尖，基部近圆形或宽楔形，边缘有粗齿。基出脉 3 条，叶背微隆起，两面均有毛。叶柄较长。气微，味微辛、微苦。

【药性】 甘，寒。

【功用主治】 清热解毒。主治痈疽，丹毒，皮肤破损。

【用法用量】 内服：煎汤，6～15 g；或入丸、散。外用：研末调敷；或鲜品捣敷。

【选方】 1. 治皮肤破损 苎麻梗为末，鸡蛋清调敷。（周凤梧《中药学》）

2. 治痘毒 以野苎麻去皮捣敷。（《纲目拾遗》）

3. 治痈疽发背，乳痈，无名肿毒 苎麻嫩茎、叶，捣烂。敷于患部，干则更换，肿消为度。

4. 治丹毒 苎麻嫩茎、叶，捣烂榨汁。涂敷患处。（3、4 方出自《全国中草药汇编》）

2227 芦叶 lú yè（《新修本草》）

【异名】 芦箬《本经逢原》。

【基原】 为禾本科芦苇属植物芦苇 *Phragmites communis* Trin. 的叶。

【原植物】 参见“芦根”条。

【采收加工】 5～10 月均可采收。

【药材】 芦叶 *Folium Phragmitis Communis* 产全国大部分地区。

性状 常皱缩卷曲或纵裂，展平后完整者分叶鞘、叶舌和叶片。叶鞘圆筒形，长 12～16 cm，外表面灰黄色，具细密浅纵沟纹，内表面光亮；叶舌短，高 1～2 mm，下部呈棕黑色横线，上部为白色毛须状；叶片线状披针形，长 30～50 cm，宽 2～3 cm，两面灰绿色，背面下部中脉外突，先端长尾尖，黄色，基部渐窄，两侧小耳状，内卷，全缘。质脆，易折断，断面较整齐，叶鞘可见 1 列孔洞。气微，味淡。

【成分】 叶含 16 种氨基酸：丙氨酸，缬氨酸，甘氨酸，亮氨酸，丝氨酸，苏氨酸（羟丁氨酸），天冬氨酸，谷氨酸，赖氨酸，组氨酸，甲硫氨酸，半胱氨酸，胱氨酸，苯丙氨酸，色氨酸和酪氨酸及 2 种胺类天冬酰胺和谷酰胺[1]。叶片含亚精胺（spermidine），精胺（spermine）和腐胺（putrescine）[2]。叶还含维生素 C[3]，戊聚糖（pentosan）[4]，小麦黄素（tricin）[5]。

【药性】 甘，寒。归胃、肺经。

1.《汤液本草》：“气寒，味甘。”

2.《纲目》：“无毒。”

【功用主治】 清热辟秽，止血，解毒。主治霍乱吐泻，吐血，衄血，肺痈。

1.《纲目》：“治霍乱呕逆，痈疽。”

2.《本经逢原》：“烧存性，治吐衄诸血。”

3.《玉楸药解》：“清肺止呕，治背疽，肺痈。灰汁煎膏，蚀瘀肉，去黑子。”

【用法用量】 内服：煎汤，30～60 g；或烧存性研末。外用：研末敷或烧灰淋汁熬膏敷。

【选方】 1. 治霍乱吐泻，烦渴心躁 芦叶一两（锉），糯米半两。上件药，以水一大盏，入竹茹一分，煎至六分，后入蜜半合，生姜汁半合，煎三两沸，去滓，放温，时时呷之。（《圣惠方》）

2. 治发背溃烂 陈芦叶为末，以葱、椒汤洗净，敷之。（《乾坤秘韫》）

2228 芦花 lú huā（《唐本草》）

【异名】 葭花（《尔雅》），芦蓬蕽（《小品方》），蓬茙（《唐本草》），蓬茸（《本草图经》），水芦花（《积善堂经验方》）。

【基原】 为禾本科芦苇属植物芦苇 *Phragmites communis* Trin. 的花。

【原植物】 参见“芦根”条。

【采收加工】 7～8 月采收，晒干。

【药材】 芦花 *Flos Phragmitis Communis* 产于全国大部分地区。

性状 完整者为穗状花序组成的圆锥花序，长 20～30 cm。下部梗腋间具白柔毛，灰棕色至紫色。小穗长 15～20 mm，有小花 4～7 朵，第一花通常为雄花，其他为两性花；颖片线形，展平后披针形，不等长，第一颖片长为第二颖片之半或更短；外稃具白色柔毛。质轻。气微，味淡。

【成分】 花含戊聚糖（pentosan）[1]。

【药性】《纲目》：“甘，寒，无毒。”

【功用主治】 止泻，止血，解毒。主治吐泻，衄血，血崩，外伤出血，鱼蟹中毒。

1.《新修本草》：“主霍乱。”

2.《本草图经》：“主鱼蟹中毒。”

3.《纲目》：“烧灰吹鼻，止衄血，亦入崩中药。”

【用法用量】 内服：煎汤，15～30 g。外用：捣敷；或烧存性研末吹鼻。

【选方】 1. 治卒得霍乱，气息危急，食鱼蟹中毒 芦蓬蕽一大把，煮令味浓，顿服二升。（《小品方》）

2. 治诸般血病 水芦花、红花、槐花、白鸡冠花、茅花等

根，太粗者不易切片，药效亦不佳。

【药材】 苎麻根 *Radix et Rhizoma Boehmeriae* 主产于江苏、浙江、安徽。

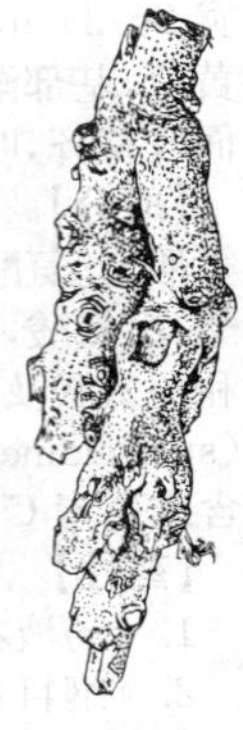
苎麻根外形

性状 根茎呈不规则圆柱形，稍弯曲，表面灰棕色，有纵纹及多数皮孔，并有多数疣状突起及残留须根；质坚硬，不易折断，折断面纤维性，皮部棕色，木部淡棕色，有的中间有数个同心环纹，中央有髓或中空。根略呈纺锤形，表面灰棕色，有纵皱纹及横长皮孔；断面粉性。气微，味淡，有黏性。

鉴别 (1) 根茎横切面：木栓层为数列木栓细胞，外侧破碎。皮层10余列细胞，近中柱鞘纤维处为厚角细胞。中柱鞘纤维壁极厚，胞腔小。韧皮射线明显；韧皮纤维单个或数个成束，壁厚，非木化。形成层成环。木质部射线宽2～10列细胞；导管单个散在或数个径向排列，少数切向排列。髓部薄壁细胞较大。本品薄壁细胞含淀粉粒，并含草酸钙簇晶，木射线细胞尚含方晶；另有黏液道及含鞣质细胞。

(2) 本品水煎液加三氯化铁试液，显墨绿色。取水煎液滴在滤纸上，于紫外线灯下显蓝色荧光。

【成分】 根含酚酸类：绿原酸(chlorogenic acid)，咖啡酸(caffeic acid)，奎宁酸(quinic acid)[1]；又含19α-羟基熊果酸(19α-hydroxyursdic acid)，β-谷甾醇(β-silosterol)[2]。

【药理】 止血作用 用野苎麻的提取物浸泡大、小鼠尾端的人工创面，可使出血量减少，出血时间缩短；如给小鼠口服或腹腔注射，也可得到同样的效果。家兔肌内注射提取物后，凝血时间缩短，但血小板计数未见明显变化。用浸有提取物的药棉覆盖于大鼠的肝、肾伤口，未见明显的止血作用[1]。

【炮制】 1. 苎麻根 取原药材，除去杂质，洗净，润透，切厚片，干燥。

2. 苎麻根炭 取净苎麻根片，置锅内，用武火加热，炒至表面呈焦黑色，内部焦黄色时，喷淋清水少许，熄灭火星，取出，凉透。

饮片性状 苎麻根参见“药材”项。苎麻根炭表面焦黑色，内部焦黄色，味微苦。

贮干燥容器内，苎麻根炭密闭，置通风干燥处。炭药应注意摊晾散热，防止复燃。

【药性】 甘，寒。归肝、心、膀胱经。

1.《别录》：“寒。”

2.《药性论》：“味甘，平。”

3.《日华子》：“味甘，滑，冷，无毒。”

4.《品汇精要》：“味甘，性寒，平缓，无毒。气之薄者，阳中之阴。”

5.《本草汇》：“甘滑气寒，可升可降。臭朽。”

6.《医林纂要》：“甘、咸，寒，滑。”“入心，入血分。”

7.《得配本草》：“入足厥阴经血分。”

8.《要药分剂》：“降也，阴也，入肝。”

9.《本草求原》：“入心、肾、脾、胃经。”

【功用主治】 凉血止血，清热安胎，利尿，解毒。主治血热妄行所致的咯血、吐血、衄血、血淋、便血、崩漏、紫癜，胎动不安，胎漏下血，小便淋沥，痈疮肿毒，虫蛇咬伤。

1.《别录》：“主小儿赤丹，其渍苎汁疗渴。”

2.《新修本草》：“《别录》云：根安胎，贴热丹毒肿有效；沤苎汁，主消渴也。”

3.《本草拾遗》：“破血，渍苎与产妇温服之；将苎麻与产妇枕之，止血晕；产后腹痛，以苎安腹上则止；蚕咬人，毒入肉，取苎汁饮之。”

4.《日华子》：“治心膈热，漏胎下血，产前后心烦闷，天行热疾，大渴大狂，服金石药人心热，署毒箭、蛇虫咬。”

5.《医学入门》：“治五种淋疾，诸痈疽发背，乳痈初起，热丹毒，肿毒。”

6.《纲目拾遗》：“治诸毒，活血，止血。功能发散，止渴，安胎。通(治)蛊胀，崩淋，哮喘，白浊，滑精，牙痛，喉闭，疝气，跌扑损伤。”

7. 张秉成《本草便读》：“滑窍通淋。”

8.《分类草药性》：“续筋骨，(治)疯狗咬伤。”

9.《现代实用中药》：“根、叶并用，治肛门肿痛，脱肛不收。”

【用法用量】 内服：煎汤，5～30 g；或捣汁。外用：鲜品捣敷；或煎汤熏洗。

【宜忌】《本草经疏》：“病人胃弱泄泻者勿服，诸病不由血热者亦不宜用。”

【选方】 1. 治吐血不止 苎根、人参、白垩、蛤粉各一分。上四味，捣罗为散。每服一钱匕，糯米饮调下，不拘时候。(《圣济总录》苎根散)

2. 治淋证尿血，小便不利 苎麻根、小蓟各9～15 g，生蒲黄4.5～9 g。水煎服。(《浙江药用植物志》)

3. 治习惯性流产或早产 鲜苎麻根30 g，干莲子(去心)30 g，糯米30 g。清水煮成粥。去苎麻根服，每日3次，至足月。(《湖南药物志》)

4. 治痢疾 苎麻根60 g，野麻草30 g，冰糖或红糖15 g。水煎服。(《福建药物志》)

5. 治痰哮咳嗽 苎根煅存性，为末。生豆腐蘸三、五钱，食即效。未痊，可以肥猪肉二三片蘸食，甚妙。(《医学正传》)

6. 治小便不通 苎麻根，洗，研，摊绢上，贴少腹连阴际，须臾即通。(《纲目》引《摘玄方》)

7. 治中焦蓄积瘅热，食已如饥 苎根(锉)二两，松脂三分，槐花(炒)半两。上三味，捣罗为散。每服二钱匕，早、晚食前温糯米饮调下，稍增至三钱匕，以知为度。(《圣济总录》苎根散)

8. 治痈疮脓疡 苎麻根适量，捣烂。未成脓者，加酒糟、生盐少许，调敷患处；已成脓者，加黄糖少许，调敷患处。(《广西民间常用中草药手册》)

9. 治脱肛不收 苎根捣烂。煎汤熏洗之。(《圣惠方》)

10. 治痛风 苎麻根250 g，雄黄15 g。共捣烂，敷患处。如痛不止，以莲叶包药，煨热，敷患处。(《广西民间常用中草药手册》)

【临床报道】 1. 治疗上消化道出血 用200%～300%苎麻根液60～90 ml，每日3次，口服。观察23例，至大便隐血试验阴转后1 d停药；用苎麻根液30～60 ml，在胃镜直视下喷射到出血病灶处，观察10例；用喷射加口服法治疗22例。结果除3例无效外，余52例均治愈，占94.54%，1～3 d大便隐血阴转占84.62%，平均2.48 d[1]。

2. 治疗鼾症 用苎麻根15 g，牛蒡子10 g，甘草6 g，水煎2次，合并浓缩至500 ml，加60%乙醇沉淀，滤取上清液，回收乙醇，再浓缩至30 ml。每晚睡前半小时将药液分2～3次含漱，每次3～5 min含漱咽下。含漱时头尽量向后仰，使药液达到咽喉部。14 d为1个疗程。共治疗254例，结果治愈207例，好转36例，无效11例，总有效率为95.66%[2]。

【各家论述】 1.《本草衍义补遗》：“苎，大补肺金而行滞

3. 治臁疮　苎叶(五月五日收晒干)贴患处。(《普济方》)

4. 治湿疹　苎麻叶(烧灰)15 g,硫黄 6 g。共研细末,麻油调涂。或苎麻、丝瓜、南瓜各用叶适量,研末,茶油调涂。(《福建药物志》)

5. 治脚气　鲜苎麻叶、米糠粉(各适量),加胡椒粉少许。作糕吃。(《广东中草药》)

6. 治水泻不止,或赤白痢疾　苎麻叶焙干研细,以凉开水调下(勿用热水服),每服 3 g(小儿减半),每日 2～3 次。(《全国中草药汇编》)

7. 治毒蛇、毒虫咬伤　鲜野苎麻叶捣烂绞汁 1 杯,加黄酒适量内服,渣敷患处。(《浙江民间常用草药》)

2224 苎麻皮 zhù má pí (《本草备要》)

【基原】　为荨麻科苎麻属植物苎麻 *Boehmeria nivea* (L.) Gaud. 的茎皮。

【原植物】　参见"苎麻根"条。

【采收加工】　5～10 月剥取茎皮,鲜用或晒干。

【药材】　苎麻皮 *Cortex Boehmeriae Niveae*　产地参见"苎麻根"条。

性状　茎皮为长短不一的条片,皮甚薄,粗皮易脱落或有少量残留,粗皮绿棕色,内皮白色或淡灰白色。质地软,韧性强,曲而不断。气微,味淡。

【药性】　甘,寒。归胃、膀胱、肝经。

1.《得配本草》:"甘,寒。入足阳明、太阳经血分。"

2.《本草再新》:"味甘,性微寒,无毒。入肾经。"

【功用主治】　清热凉血,解毒利尿,安胎回乳。主治瘀热心烦,天行热病,产后血晕、腹痛,跌打损伤,创伤出血,血淋,小便不通,肛门肿痛,胎动不安,乳房胀痛。

1.《本草拾遗》:"破血,渍苎与产妇温服之;将苎麻与产妇枕之,止血晕;产后腹痛,以苎安腹上则止。"

2.《得配本草》:"治胎前产后心烦,天行热病。兼利小便而通子户,清淫欲之瘀热。配建莲、糯米固胎元;配白银,治胎动腹痛不可忍。"

3.《本草再新》:"治小便不通,痰哮咳嗽,肛门肿痛,脱肛不收。疗血淋。"

4.《天宝本草》:"软筋骨,化痰。(治)腰脚疼痛,跌打损伤。"

5.《草药新纂》:"止痛。治跌打损伤。"

6.《广西民族药简编》:"与猪骨筒煲服,治四肢无力。"

【用法用量】　内服:煎汤,3～15 g;或酒煎。外用:捣敷。

【选方】　1. 治金刃伤　午日取野苎麻,阴干晒燥,搓熟。取白绒敷之,即止血,且不作脓。(《纲目拾遗》引《救生苦海》)

2. 治胎动不安　野苎麻干茎皮 15～60 g,干艾叶 9 g。水煎服。(《福建中草药》)

3. 回乳　苎麻皮 30～45 g。水煎服。〔《新中医》1986,(10):3〕

4. 治漆疮　苎麻(家麻或野麻)茎上皮适量。水煎,待温,洗患处。洗时避风。(《战备草药手册》)

2225 苎麻根 zhù má gēn (《药性论》)

【异名】　苎根(《别录》),野苎根(《百一选方》),苎麻茹(《陆川本草》)。

【基原】　为荨麻科苎麻属植物苎麻的根和根茎。

【原植物】　苎麻 *Boehmeria nivea* (L.) Gaud. [*Urtica nivea* L.]

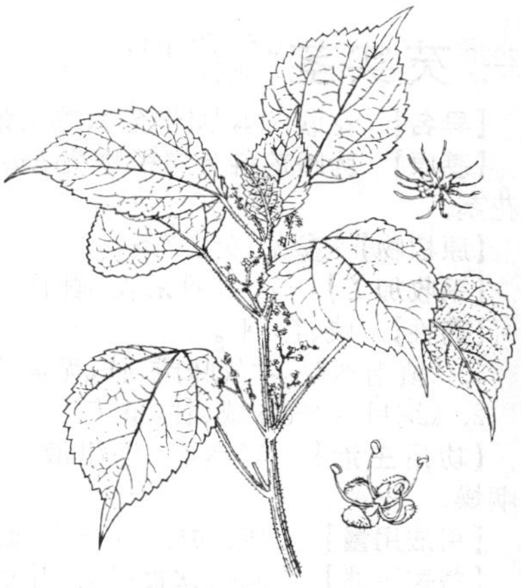

苎　麻

多年生半灌木,高 1～2 m。茎直立,圆柱形,多分枝,青褐色,密生粗长毛。叶互生;叶柄长 2～11 cm;托叶 2,分离,早落;叶片宽卵形或卵形,长 7～15 cm,宽 6～12 cm,先端渐尖或近尾状,基部宽楔形或截形,边缘密生齿牙,上面绿色,粗糙,并散生疏毛,下面密生交织的白色柔毛,基出脉 3 条。花单性,雌雄通常同株;花序呈圆锥状,腋生,雄花序通常位于雌花序之下;雄花小,无花梗,黄白色,花被片 4,雄蕊 4,有退化雌蕊;雌花淡绿色,簇球形,花被管状,宿存,花柱 1。瘦果小,椭圆形,密生短毛,为宿存花被包裹,内有种子 1 颗。花期 9 月,果期 10 月。

在我国山东、河南及陕西以南各地广为栽培,也有野生。

本植物的叶(苎麻叶)、花(苎麻花)、茎皮(苎麻皮)、茎或带叶嫩茎(苎麻梗)亦供药用,另设专条。

【栽培】　生物学特性　喜温暖湿润气候,怕风,忌积水。对土壤适应性强,以土层深厚、疏松肥沃、富含腐殖质、排水良好、土壤 pH 5.5～6.5 的砂质壤土或黏壤土栽培为宜。

繁殖方法　种子、分根、扦插、压条、分株繁殖,亦可用组织培养方法培育试管苗。种子繁殖:用育苗移栽法,选背风向阳、灌排方便、土质疏松之处作苗床。春季 3 月上、中旬或秋季 8 月上、中旬播种,种子可与细土或草木灰拌匀后撒播于苗床,薄覆细土,以不见种子为度,盖草,浇水,保持湿度。出苗后,待有 10～12 片真叶时,即可移栽。分根繁殖:又称分蔸繁殖,将种根挖出,分切成数块,选健壮、无病虫害的带有节及芽的种块,随即栽种。或将细根切成小段,早春育苗,待苗高 20 cm 时移栽。扦插繁殖:选粗壮麻茎,剪成 12～15 cm 小段,具有 3～4 个芽,斜插在苗床上,覆土压实,保持土壤湿度,待生根出苗后移栽。分株繁殖:苗高 15～20 cm 时,切取过密较矮的麻苗,稍带细根,摘除部分叶片,剪去梢部栽种。移栽方法,秋末、冬初或早春空穴栽,穴深 10～15 cm,穴径 12～18 cm。栽后填土压实,浇水。

田间管理　头麻追肥 2～3 次,一般施催苗肥、提苗肥、壮苗肥;二、三麻追肥 2 次,施催苗肥、齐苗肥。冬季施有机肥,可沟施或穴施,并结合培土。苗高 1 m 时,可割除茎杆,促进地下部生长,称"破杆",可兼收 1 次麻。或在植株高 60 cm 时,将麻株扭曲挽成小结,称"闭蔸"。遇雨季要及时排涝。冬季要齐地砍杆,清理麻园。

病虫害防治　病害有立枯病、根腐线虫病、青枯病、疫霉病、白纹羽病、茎腐病、角斑病、褐斑病等。虫害有苎麻赤蛱蝶、苎麻天牛、银纹夜蛾、卷叶虫、苎麻黄蛱蝶、金龟子等为害。

【采收加工】　冬、春季采挖,晒干。一般选择小指粗细的

2. 治胎衣不下　芡叶、荷叶各15 g。水煎服。(江西《草药手册》)

2220 芡实茎 qiàn shí jīng (《纲目》)

【异名】　花蔌(《本草图经》),鸡头菜(《纲目》)。

【基原】　为睡莲科芡属植物芡 *Euryale ferox* Salisb. 的花茎。

【原植物】　参见"芡实"条。

【采收加工】　7～9月采收,晒干。

【药性】　咸、甘,平。

1.《滇南本草》:"气味咸、甘,无毒。"

2.《纲目》:"气味咸、甘,平。"

【功用主治】　清虚热,生津液。主治虚热烦渴,口干咽燥。

【用法用量】　内服:煎汤,15～30 g。

【各家论述】　《调疾饮食辨》:"味极甘平,质极柔嫩。生食止渴除烦,退膈间热;煮熟补脾开胃,益气生津,冷不伤气,补不助邪,佳品也。"

2221 芡实根 qiàn shí gēn (《纲目》)

【异名】　莜菜(《食性本草》),鸡头根(《法天生意》)

【基原】　为睡莲科芡属植物芡 *Euryale ferox* Salisb. 的根。

【原植物】　参见"芡实"条。

【采收加工】　9～10月采收,晒干。

【成分】　根茎含甾醇类:24-甲基-5-胆甾烯-3β-O-葡萄糖苷(24-methylcholest-5-enyl-3β-O-pyranoglucoside),胡萝卜苷(daucoste-rol)及豆甾醇-3β-O-葡萄糖苷(24-ethylcholesta-5, 22E-dienyl-3β-O-pyranoglucoside)[1],24-乙基-5-胆甾烯-3β-O-β-D-吡喃葡萄糖棕榈酯(24-ethylcholest-5-en-3β-O-β-D-pyranlglucosyl palmitate),24-乙基-5,22E-胆甾二烯-3β-O-β-D-吡喃葡萄糖棕榈酯(24-ethylcholesta-5,22E-dien-3β-O-β-D-pyranlglucosyl palmitate)[2],N-α-羟基-顺-十八烯-1-O-β-吡喃葡萄糖 sphingosine(N-α-hydroxy-*cis*-octadecaenoyl-1-O-β-glucopyranosylsphingosine),N-α-羟基-反-十八烯-1-O-β-吡喃葡萄糖 sphingosine(N-α-hydroxy-*trans*-octadecaenoyl-1-O-β-glucopyranosylsphingosine)[3]。

【药性】　咸、甘,平。

1.《滇南本草》:"气味咸、甘,无毒。"

2.《纲目》:"咸、甘,平。"

3.《重庆草药》:"味辛,性平。"

【功用主治】　散结止痛,止带。主治疝气疼痛,无名肿毒,白带。

1.《食性本草》:"主小腹结气痛。"

2.《滇南本草》:"主治小肠结气疼痛,亦治追心疝,得此症即死,非此药不可。"

3.《药性考》:"疗偏坠小腹痛急。"

4.《重庆草药》:"补脾益肾。治白带。"

【用法用量】　内服:煎汤,30～60 g;或煮熟食。外用:捣敷。

【选方】　1. 治偏坠气块　鸡头根切片,煮熟,盐醋食之。(《法天生意》)

2. 治白带,并治脾肾虚弱,白浊诸证　芡实根250 g,炖鸡服。(《重庆草药》)

3. 治麻疹不透　(芡实)干根15～18 g(鲜根30 g),荔枝壳6～7个,水煎服。忌食葱、韭、大蒜。(江西《草药手册》)

2222 苎花 zhù huā (《本草衍义》)

【异名】　苎麻花(《生草药手册》)。

【基原】　为荨麻科苎麻属植物苎麻 *Boehmeria nivea* (L.) Gaud. 的花。

【原植物】　参见"苎麻根"条。

【采收加工】　9月花盛期采收,鲜用或晒干。

【药材】　苎花 *Flos Boehmeriae Niveae*　产地参见"苎麻根"条。

性状　雄花序为圆锥花序,多干缩成条状,花小,淡黄色,花被片4,雄蕊4;雌花序簇成球形,淡绿黄色,花小,花被片4,紧抱子房,花柱1。质地柔软。气微香,味微辛、微苦。

【药性】　甘,寒。

【功用主治】　清心除烦,凉血透疹。主治心烦失眠,口舌生疮,麻疹透发不畅,风疹瘙痒。

《医林纂要》:"作茹,清心,利肠胃,散瘀。"

【用法用量】　内服:煎汤,6～15 g。

2223 苎麻叶 zhù má yè (《纲目》)

【异名】　苎叶(《普济方》)。

【基原】　为荨麻科苎麻属植物苎麻 *Boehmeria nivea* (L.) Gaud. 的叶。

【原植物】　参见"苎麻根"条。

【采收加工】　春、夏、秋季均可采收,鲜用或晒干。

【药材】　苎麻叶 *Folium Boehmeriae Niveae*　产地参见"苎麻根"条。

性状　叶多皱缩,全体绿棕色,有毛,叶片展平后为宽卵形,长达15 cm以上,宽5～10 cm。先端渐尖,基部近圆形或宽楔形,边缘有粗齿。基出脉3条,上面微凹,下面微隆起。叶柄较长,长达7 cm。气微,味微辛、微苦。

【成分】　苎麻叶中含芸香苷(rutin)[1],野漆树苷(rhoifolin)[2];新鲜苎麻叶中含叶黄素(lutein),α和β-胡萝卜素(carotene);干燥的苎麻叶中含叶黄素,β-胡萝卜素[3],谷氨酸[4]。

【药性】　甘、微苦,寒。

1.《纲目》:"甘,寒,无毒。"

2.《北海民间常用中草药手册》:"微苦、甘,寒。"

【功用主治】　凉血止血,解毒消肿。主治咯血,吐血,血淋,尿血,月经过多,外伤出血,跌仆肿痛,脱肛不收,丹毒,疮肿,乳痈,湿疹,蛇虫咬伤。

1.《纲目》:"治金疮伤折血出,瘀血。"

2.《药性考》:"止水泻、冷痢,敷蛇虺蚕咬。"

3.《现代实用中药》:"根、叶并用,治急性淋浊,尿道炎出血,肛门肿痛,脱肛不收,妇人子宫炎,赤白带下。"

4.《浙江药用植物志》:"有止血解毒作用。"

【用法用量】　内服:煎汤,10～30 g;或研末;或鲜品捣汁。外用:研末掺;或鲜品捣敷。

【宜忌】　脾胃虚寒者慎服。

【选方】　1. 治金疮折损　苎麻叶(五月收取),和石灰捣作团,晒干。研末敷之,即时血止,且易痂也。(《纲目》)

2. 治痈疽,发背初觉未成脓者　以苎根、叶熟捣,敷上,日夜数易之,肿消则瘥。(《本草图经》引韦宙方)

(γ-tocopherol)，δ-生育酚(δ-tocopherol)[3]。

【炮制】 1. 芡实 取原药材，除去硬壳及杂质。

2. 炒芡实 取净芡实置锅内，用文火加热，炒至表面微黄色，取出放凉。

3. 麸炒芡实 取麸皮，撒入热锅内，用中火加热，俟冒烟时，加入净芡实，迅速拌炒至表面微黄色时，取出，筛去麸皮，放凉。每芡实 100 kg，用麸皮 10 kg。麸炒芡实，多用于脾虚泄泻。

4. 土炒芡实 取伏龙肝粉置锅内，用中火加热至土粉轻松灵活时，加入净芡实，拌炒至药面微黄色，取出，筛去伏龙肝粉，放凉。芡实每 100 kg，用伏龙肝粉 20 kg。

5. 盐炙芡实 取净芡实，用盐水拌匀，闷润至透，置热锅内，用文火加热，炒干，取出放凉。每芡实 100 kg，用食盐 2 kg。

饮片性状 芡实参见"药材"项。炒芡实，形如芡实，表面微黄色，偶见焦斑。麸炒芡实，表面微黄色，具有麸焦香气。土炒芡实，形如芡实，表面挂土色。盐炙芡实，形如芡实，味微咸。

贮干燥容器内，盐制品密闭。置通风干燥处，防蛀。

【药性】 甘、涩，平。归脾、肾经。

1.《本经》："味甘，平。"

2.《别录》："无毒。"

3.《滇南本草》："甘、涩，平。"

4.《本草蒙筌》："气寒。"

5.《药鉴》："气温，味甘。"

6.《雷公炮制药性解》："入心、肾、脾、胃四经。"

7.《药性切用》："微温，性涩。"

【功用主治】 固肾涩精，补脾止泻。主治遗精，白浊，带下，小便不禁，大便泄泻。

1.《本经》："主湿痹腰脊膝痛，补中除暴疾，益精气，强志，令耳目聪明，久服轻身不饥，耐老神仙。"

2.《食疗本草》："补中焦。"

3.《日华子》："开胃助气。"

4.《滇南本草》："止渴益肾。治小便不禁、遗精、白浊、带下。"

5.《本草正》："健脾养阴止渴，补肾固精，延年耐老。"

6.《本草从新》："补脾固肾，助气涩精。治梦遗滑精，解暑热酒毒，疗带浊泄泻，小便不禁。"

7.《随息居饮食谱》："耐饥渴，止崩淋、带浊。"

【用法用量】 内服：煎汤，15～30 g；或入丸、散，亦可适量煮粥食。

【宜忌】 大小便不利者禁服；食滞不化者慎服。

1.《食疗本草》："生食动风冷气。"

2.《本草衍义》："食多不益脾胃气，兼难消化。"

3.《药性集要便读》："大小便不利者忌用。"

4.《本草求原》："生食动风滞胃。"

【选方】 1. 治遗精白浊 取鸡头去外皮，取实连壳，杂捣令碎，晒干为末，复取糖樱子去外刺并其中子，洗净，捣碎，入甑中蒸令熟，却用所蒸汤淋三两过，取所淋糖樱汁，入银铫慢火熬成稀膏，用以和鸡头末，圆如梧桐子大，每服盐汤下五十丸。久服固真元，悦泽颜色。(《洪氏集验方》水陆二仙丹)

2. 治精滑不禁 沙苑蒺藜(炒)、芡实(蒸)、莲须各二两，龙骨(酥炙)、牡蛎(盐水煮一日一夜，煅粉)各一两。共为末，莲子粉糊为丸，盐汤下。(《医方集解》金锁固精丸)

3. 治浊病 芡实粉、白茯苓粉。黄蜡(化)、蜜和丸，梧桐子大。每服百丸，盐汤下。(《摘玄方》分清丸)

【临床报道】 1. 治疗慢性肾小球肾炎 取芡实 30 g，白果 10 枚，糯米 30 g，煮粥，每日 1 次，10 d 为 1 个疗程，间隔服 2～4 个疗程(食量少者，芡实、糯米用 15～20 g)。共治疗 73 例，总有效率达 89.1%，对治疗前后 24 h 尿蛋白定量、定性比较，均具较好疗效。本方对于慢性肾小球肾炎中、后期，正气虚损，蛋白尿久不消者，服之效果尤显。可将此粥作为治疗原发性肾小球肾炎蛋白尿的辅助食养疗法，长期间歇服用[1]。

2. 治疗慢性肠炎 用生芡实 300 g，生鸡金 150 g，面粉 750 g。将上药研末，与面烙成焦饼。成人为 10 d 量，每日分 2 次服食，10 d 为 1 个疗程。小儿量酌减。共治疗 20 例，均获治愈(症状消失，大便成形，便次正常)[2]。

【各家论述】 1.《本草新编》："芡实，视之若平常，用之大有利益，可君可臣，而又可佐使者也。其功全在补肾去湿。夫补肾之药，大多润泽者居多，润泽者则未免少湿矣。芡实补中去湿，性又不燥，故能去邪水而补真水，与诸补阴之药同用，尤能助之以添精，不虑多投以增湿也。芡实不特益精，且能涩精补肾。与山药并用，各为末，日日米饭调服。"

2.《本草经百种录》："鸡头实，甘淡，得土之正味，乃脾胃之药也。脾恶湿而肾恶燥，鸡头实淡渗甘香，则不伤于湿，质粘味涩，而又滑泽肥润，则不伤于燥。凡脾肾之药，往往相反，而此则相成，故尤足贵也。"

3.《本草求真》："芡实如何补脾？以其味甘之故；芡实如何固肾？以其味涩之故。惟其味甘补脾，故能利湿，而使泄泻腹痛可治；惟其味涩固肾，故能闭气，而使遗、带、小便不禁皆愈。功与山药相似，然山药之阴，本有过于芡实，而芡实之涩，更有甚于山药；且山药兼补肺阴，而芡实则止于脾肾而不及于肺。"

2219 芡实叶 qiàn shí yè (《纲目》)

【异名】 鸡头盘(《本草图经》)，刺荷叶(《民间常用草药汇编》)。

【基原】 为睡莲科芡属植物芡 *Euryale ferox* Salisb. 的叶。

【原植物】 参见"芡实"条。

【采收加工】 6～8 月采集，晒干。

【药材】 芡实叶 *Folinm Euryales* 产地参见"芡实"条。

性状 叶柄长，密生刺，中空。叶片箭形、椭圆状肾形或近圆盾形，直径 60～130 cm；上面深绿色，多隆起及皱缩，叶脉分歧处多刺，下面深绿色或带紫色，掌状网脉明显突起，脉上有刺，并密布绒毛。

【药性】 苦、甘，平。

【功用主治】 行气和血，祛瘀止血。主治吐血，便血，妇女产后胞衣不下。

1.《滇南本草》："主治寒症，漏底水泄，气欲脱，服之立瘥。"

2.《随息居饮食谱》："治胞衣不下。"

3.《重庆草药》："行气，和血，止血。治吐血。"

4.《四川中药志》1960 年版："治胎衣不下及血气刺痛。"

【用法用量】 内服：煎汤，9～15 g；或烧存性研末，冲服。

【选方】 1. 治产后，催衣，止血，亦治吐血 芡实叶 1 张，烧灰和开水服或兑酒吞下。(《重庆草药》)

5. 治尿路感染　苍耳根、车前草各 30 g，白茅根 15～30 g。水煎 2 次服，每日 1 剂。（《广西本草选编》）

6. 治乳糜尿　苍耳根 30 g，地龙干 9 g。水煎服。（《福建药物志》）

7. 治消渴　（糖尿病）苍耳鲜根 15～30 g。煲猪瘦肉服。（《壮族民间用药选编》）

8. 治耳聋气闭　苍耳根 15 g，石菖蒲 9 g，细辛 3 g。煮猪耳食。（《湖南药物志》）

2217 苍耳蠹虫 cāng ěr dù chóng

【异名】　麻虫（《圣济总录》），苍耳虫（《纲目》）

【基原】　为寄居于菊科苍耳属植物苍耳 *Xanthium sibiricum* Patr. ex. Widd. 茎中的一种昆虫的幼虫。

【采收加工】　夏、秋季寻觅苍耳草梗上有蛀孔者，其内部有蠹虫，用小刀剖取，随用或焙干后密闭贮藏，或油浸备用。

【功用主治】　清热解毒。主治疔肿，痔疮。

1.《纲目》："治疔肿，恶毒。"

2.《民间常用草药汇编》："治痔疮。"

【用法用量】　外用：研末调涂、捣敷或用香油浸后敷。

【选方】　1. 治一切疔肿及无名肿毒恶疮　①麻虫（炒黄色）、白僵蚕、江茶各等分，为末，蜜调涂之。（《圣济总录》）②苍耳草梗中虫一条，白梅肉三四分。同捣如泥，贴之。（《保寿堂经验方》）

2. 治痔疮　苍耳虫五分，泡香油外敷。（《民间草药汇编》）

2218 芡实 qiàn shí （《纲目》）

【异名】　卵菱《管子》，鸡雍（《庄子》），鸡头实、雁喙实（《本经》），鸡头、雁头、乌头（《方言》），芀子《本草经集注》，鸿头（韩愈），水流黄（《东坡杂记》），水鸡头（《经验方》），刺莲蓬实（《药材学》），刀芡实、鸡头果、苏黄、黄实（《江苏省植物药材志》）。

【基原】　为睡莲科芡属植物芡的种仁。

【原植物】　芡 *Euryale ferox* Salisb. 又名：苍（《方言》）。

一年生大型水生草本。全株具尖刺。根茎粗壮而短，具白色须根及不明显的茎。初生叶沉水，箭形或椭圆肾形，长 4～10 cm，两面无刺；叶柄无刺；后生叶浮于水面，革质，椭圆肾形至圆形，直径 10～130 cm，上面深绿色，多皱褶，下面深紫色，有短柔毛，叶脉凸起，边缘向上折。叶柄及花梗粗壮，长可达 25 cm。花单生，昼开夜合；萼片 4，披针形，内面紫色；花瓣多数，长圆状披针形，紫红色，成数轮排列；雄蕊多数；子房下位，心皮 8 个，柱头红色，成凹入的圆盘状，扁平。浆果球形，海绵质，暗紫红色。种子球形，直径约 10 mm，黑色。花期 7～8 月，果期 8～9 月。

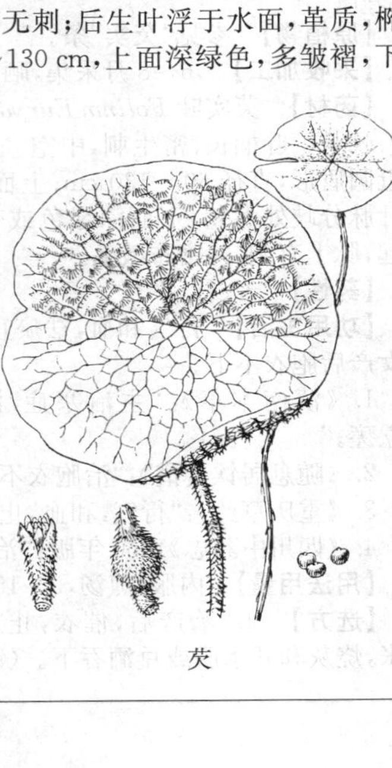

芡

生于池塘、湖沼及水田中。分布于华北、东北、华东、中南及西南等地。

本植物的叶（芡实叶）、花茎（芡实茎）、根（芡实根）亦供药用，另设专条。

【栽培】　生物学特性　喜阳光充足、温暖湿润的气候。水深 60～120 cm。在水位比较稳定，有一定疏松污泥的池塘、水库或沟渠种植。土壤酸性不宜过大，寒冷的地区不宜栽培。

繁殖方法　种子繁殖：直播或育苗移栽。春、秋均可播种。秋播以采集当年种子撒入。春播选颗粒饱满的干种子。播前用黏性泥土将 3～4 粒种子包成一团，然后按行株距 1.6 m×1.3 m 穴播。育苗移栽：催苗取贮藏种子用水漂洗后放盆中浅水浸没，日晒夜盖，日温 25 ℃，夜温 15 ℃以上时，8～10 d 种子露白，播于苗池。于播后 30～40 d 幼苗长有 2～3 片小叶时移栽，带种子起苗，洗去根部的泥土，将苗排放在木盆中，防止日晒，按 40～60 cm 见方，逐株插入苗池中，灌水 10～50 cm。定植前 7～10 d 水位逐渐加深至 30～40 cm。5 月上旬芡实有 4～5 片绿叶，直径达 25 cm 以上时可起苗定植。

田间管理　及时移密补稀。定植后 7～10 d 开始除草，追肥 1～2 次，注意调节水量，按不同生长期要求掌握春浅、夏深、秋放、冬蓄的规律。

病虫害防治　病害有叶斑病、叶瘤病，在发生期喷 50% 多菌灵 500 倍液或 50% 托布津 1 000 倍液；霜霉病，用代森锌 65% 可湿粉剂 600 倍液喷射。虫害有莲缢管蚜、菱角紫叶蝉，以上两种虫混合发生，都群集叶茎部刺吸汁液。

【采收加工】　在 9～10 月间分批采收，先用镰刀割去叶片，然后再收获果实。并用竹笊捞起自行散浮在水面的种子。采回果实后用棒击破带刺外皮，取出种子洗净，阴干。或用草覆盖 10 d 左右至果壳沤烂后，淘洗出种子，搓去假种皮，放锅内微火炒，大小分开，磨去或用粉碎机打去种壳，簸净种壳杂质即成。

【药材】　芡实 *Semen Euryales*　主产于江苏、山东、安徽、湖南、湖北等地。

性状　种仁呈类球形，多为破粒，完整者直径 5～8 mm。表面有棕红色内种皮，可见不规则的脉状网纹，一端黄白色，约占全体 1/3，有凹点状的种脐痕，除去内种皮显白色。质较硬，断面白色，粉性。无臭，味淡。

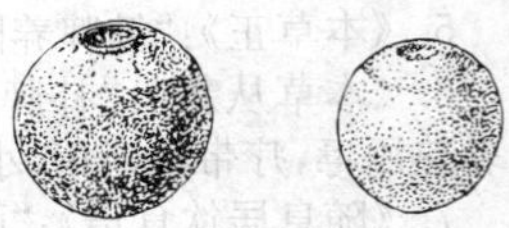

芡实（种仁）外形

鉴别　（1）粉末特征：类白色。主为淀粉粒，单粒类圆形，直径 1～4 μm，大粒脐点隐约可见；复粒多数由百余分粒组成，类球形，直径 13～35 μm，少数由 2～3 分粒组成。

（2）薄层色谱：取本品粉末 2 g，加乙醇 10 ml，加热回流 40 min，滤过。滤液浓缩至 10 ml，作为供试品溶液。另取齐墩果酸对照品，加乙醇溶解，制成 1 mg/ml 的对照液。吸取上述两种溶液适量，点于同一硅胶 G 板上，用石油醚-乙醚-乙醇（10∶10∶1）为展开剂。以 25% 的磷钼酸乙醇溶液显色，115 ℃加热 5 min，供试品色谱中，在与对照品色谱相应的位置上，显相同颜色斑点。

【成分】　种子含淀粉、蛋白质及脂肪[1]。此外，尚含钙、磷、铁和维生素 B_1、B_2、C，烟酸及胡萝卜素[2]；还含有 α-生育酚（α-tocopherol），β-生育酚（β-tocopherol），γ-生育酚

细罗为末，每服以豆淋酒调下二钱。(《圣惠方》)

6. 治急性毛囊炎、急慢性湿疹　苍耳子120 g(打)，苦参60 g，野菊花60 g。水煎2 000 ml，洗渍患处，对皮肤增厚之瘙痒性损害，可酌加明矾30 g，川芎15 g。(《疮疡外用本草》)

7. 治疥癞，消风散毒　苍耳子炒蚬肉食。(《生草药性备要》)

8. 治久疟不差　苍耳子、根、茎皆可用。上锉碎，为末，酒煮面糊为丸，无时服。(《朱氏集验方》)

9. 疗痔　取五月五日苍耳子阴干，捣末，水服方寸匕，日三，差乃止。(《外台》引《必效方》)

【临床报道】 1. 治疗慢性鼻炎　取苍耳子160 g(打碎)和辛夷16 g，加入温热的麻油1 000 ml中，浸泡24 h，文火煮沸至800 ml左右，冷却后过滤，瓶装。每日滴鼻3～4次，治疗除鼻窦炎外的慢性鼻炎1 576例，结果显效率为73.8%，有效率为86.9%。其中对干燥性和萎缩性鼻炎疗效较好，有效率分别为95.5%及88.9%[1]。

2. 治疗腰腿痛　将苍耳子制成30%的苍耳子注射液，每次2～4 ml于痛点肌注，隔日1次，10次为1个疗程。用于腰部扭伤、腰肌劳损、坐骨神经痛、肥大性腰椎炎、腰椎隐裂等引起的腰腿痛共163例。结果治愈46例，明显减轻51例，减轻48例，无效18例，有效率为89%。观察结果表明，苍耳子注射液对腰腿痛有较好的疗效，快者1次减轻，一般3～5次疗效较显著，且远期疗效较巩固。本品对急性腰部扭伤或腰肌劳损治疗效果较好，对骶椎隐裂及肥大性腰椎炎的腰痛，疗效不稳定[2]。

3. 治疗急性菌痢　①苍耳子每日120～150 g，水煎，分3～4次服。②用新鲜干苍耳茎、叶每日60 g，水煎，分3～4次服，1星期为1个疗程。共治110例，其中106例服用苍耳子煎剂，4例服用苍耳茎、叶煎剂。结果除1例胃肠反应较重改用他药外，余均获痊愈，治愈率为99.1%。治愈时间最短2 d，最长8 d，平均5 d。治疗过程中，有少数患者有轻微恶心厌食等反应，停药或静脉注射50%葡萄糖40～60 ml，1～2 d后症状消失[3]。

4. 治疗皮肤病　用苍耳子油胶丸(每丸相当于生药3.5 g)内服，每次1丸，每日2次，连用1～3星期。治疗荨麻疹、皮炎、湿疹、瘙痒症、痒疹、疖肿等62例，结果痊愈5例，显效22例，有效33例，无效2例，有效率为96.8%[4]。另有报道用苍耳子浸泡于75%乙醇50 ml内7 d。用棉球蘸药液涂抹患处，每日数次。共治疗寻常疣、扁平疣104例。结果痊愈98例，有效5例，无效1例，总有效率为99.1%。1年来随访，2例复发，仍用本药治愈[5]。

5. 治疗小儿腹泻　用苍耳子50～70 g，加水3 000 ml，清水浸泡30 min后，用武火煎沸，沸后用文火煎15 min。滤出药液，待药液凉至35～38 ℃。用温液浸浴患儿的小腿及足，每日3次。浸浴时，按摩足三里、上巨虚、太白、商丘等穴位。共治疗48例，结果治愈46例，治愈率为95.77 %；有效1例，有效率为2.15%；无效1例，无效率2.15%。疗效明显优于西药对照组($P < 0.05$)[6]。

【各家论述】 1.《本草汇言》："莫耳实，通巅顶，去风湿之药也。甘能益血，苦能燥湿，温能通畅，故上中下一身风湿众病不可缺也。"

2.《本草求真》："苍耳子，味苦而甘，气温无毒。凡人风湿内淫，气血阻滞，则上而脑顶，下而足膝，内而骨髓，外而皮肤，靡不病证悉形，而致症见疥癣，通身周痹，四肢拘挛，骨节痈肿，顶巅风痛，疳虫湿䘌，恶肉死肌，疔肿痔漏，腰重膝屈。按此苦能燥湿，温能通络，为祛风疗湿之圣药。"

3.《本草正义》："苍耳子，温和疏达，流利关节，宣通脉络，遍及孔窍肌肤而不偏于燥烈，乃主治风寒湿三气痹著之最有力而驯良者。又独能上达巅顶，疏通脑户之风寒，为头风病之要药。而无辛香走窜、升泄过度、耗散正气之虑，以视细辛、羌活等味，功用近似，而儒将风流，迥与鬑髯翕张、戟手怒目者异其态度；即例以川芎、白芷等物之以气为胜者，犹难同日而语，但和缓有余，恐未易克日奏功耳。"

2215 苍耳花 cāng ěr huā (《纲目》)

【基原】 为菊科苍耳属植物苍耳 *Xanthium sibiricum* Patrinex Widder. 或蒙古苍耳 *X. mongolicum* Kitag. 的花。

【原植物】 参见"苍耳"条。

【采收加工】 6～7月开花时采收，鲜用或阴干。

【功用主治】 1.《纲目》："主治白癞顽痒。"

2.《南宁药物志》："治白痢。"

【用法用量】 内服：煎汤，6～15 g。外用：捣敷。

2216 苍耳根 cāng ěr gēn (《食疗本草》)

【基原】 为菊科苍耳属植物苍耳 *Xanthium sibiricum* Patrin ex Widder. 或蒙古苍耳 *X. mongolicum* Kitag. 的根。

【原植物】 参见"苍耳"条。

【采收加工】 11～12月采挖，鲜用或切片晒干。

【药性】 微苦，平，小毒。

1.《食疗本草》："温。"

2.《得配本草》："苦、辛，微寒，有小毒。"

3. 广州部队《常用中草药手册》："微苦，平，有小毒。"

【功用主治】 清热解毒，利湿。主治疔疮，痈疽，丹毒，缠喉风，阑尾炎，宫颈炎，痢疾，肾炎水肿，乳糜尿，风湿痹痛。

1.《食疗本草》："丁肿困重。"

2.《医林纂要》："治同苍耳子，作浴汤去风润燥。"

3.《得配本草》："伏硇砂。"

4.《广西中药志》："治咳嗽。"

5. 广州部队《常用中草药手册》："祛风散寒，通窍活络，化滞止痛。近人用治高血压，头晕，头痛。"

6.《广西本草选编》："治宫颈炎，乳糜尿，风湿痹痛。"

7.《福建药物志》："治阑尾炎，子宫脱垂，多发性脓肿。"

【用法用量】 内服：煎汤，15～30 g；或捣汁；或熬膏。外用：煎水熏洗；或熬膏涂。

【宜忌】 1.《医林纂要》："忌猪肉、糯米。"

2.《得配本草》："忌马肉、米泔。"

【选方】 1. 治一切丁肿　苍耳根、茎、苗、子，但取一色，烧为灰。醋、泔淀和如泥涂上，干即易之。(《千金方》)

2. 治痈疽发背，无头恶疮，肿毒疔疖，风痒臁疮，牙疼喉痹　苍耳根、叶数担。洗净，晒萎，细锉，以大锅五口，入水煮烂，以筛滤去粗滓，布绢再滤，复入净锅，武火煎滚，文火熬稠，搅成膏，以新罐贮封。每以敷贴，牙疼即敷牙上，喉痹敷舌上或噙化，每日用酒服一匙。(《濒湖集简方》万应膏)

3. 治缠喉痹风　苍耳根一把，老姜一块。同研烂滤汁，以温无灰白酒和汁服。(《经验良方》)

4. 治失音　鲜苍耳根茎250 g，加水1 000 ml，煎沸20 min，加适量食盐调味。每日1剂，代茶频饮。〔《广西中医药》1988，(3)：13〕

种子壳含羧基苍术苷(carboxyatractyloside)[4]。

2. 蒙古苍耳　种仁中含苍术苷[5]。

【药理】 1. 抗微生物作用　苍耳子煎剂在体外对金黄色葡萄球菌和炭疽杆菌有较强的抗菌作用,对肺炎链球菌、乙型链球菌和白喉杆菌也有抗菌作用,炒制品抗菌作用比生品更强[1~3]。苍耳子丙酮或乙醇提取物对红色发癣菌[4]、其煎剂对堇色毛癣菌有抗真菌作用[5]。苍耳子煎剂在体外对乙型肝炎病毒 DNA 多聚糖(DNAP)的直接抑制率为 25%～50%,表明其有抗肝炎病毒作用[6]。苍耳子提取液 1∶10 稀释时可抑制 100$TCID_{50}$ 疱疹病毒,在所用的药物浓度范围内,苍耳子提取液对正常的细胞无影响[7]。

2. 降血糖作用　由苍耳子水浸剂中提取的苷类物质 AA_2 是一种有降血糖作用的毒性成分,1.25～5 mg/kg 腹腔注射能明显降低正常大鼠血糖,剂量达 10 mg/kg 时,给药后 2 h 血糖可降至惊厥水平(35～45 mg%)。AA_2 10 mg/kg对大鼠和小鼠的肝糖原均有明显降低作用。AA_2 尚能对抗肾上腺素的升血糖作用,AA_2 的降血糖机制可能与胰岛素不同,而与苯乙双胍相似[8]。苍耳子成分羧基苍术苷口服或注射,对正常兔、大鼠和犬均有显著降低血糖作用,对四氧嘧啶糖尿病大鼠也有降低血糖作用[9]。

3. 对心血管的作用　苍耳子煎剂对离体蛙心和豚鼠心脏有抑制作用,使心率减慢,心收缩力减弱,并能扩张兔耳血管,对蛙血管则先扩张后收缩。苍耳子注射液静注,使兔和犬血压短暂下降[3]。苷类成分 AA_2 对大鼠有轻度降血压作用,并能增强血管通透性[8]。

4. 对血液系统的作用　苍耳提取物 0.2 g(生药)/ml 能显著延长牛凝血酶凝聚人纤维蛋白原的时间,有明显抗凝血酶作用[10]。苍耳子甲醇提取物,对因禁食所致兔胆固醇和三酰甘油的降低,能使其迅速恢复正常,也使磷脂含量有一定程度的回升[11]。

5. 对免疫功能的影响　苍耳子煎剂 0.5 g(生药)/只灌胃,每日 1 次,连续 10 d,经溶血空斑试验(PFC)、巨噬细胞吞噬功能试验和白细胞移动抑制试验表明,苍耳子对 C57/BL纯种小鼠的细胞免疫和体液免疫功能均有明显抑制作用。苍耳子使辅助型 T 细胞(TH)和抑制型 T 细胞(TS)细胞数均有减少作用,并使 TH/TS 比值降低。苍耳子对下丘脑和血浆中的 β-内啡肽均有显著降低作用。此外,苍耳子尚能降低白介素-2(IL-2)活性和 IL-2 受体含量,能明显降低细胞内组胺的释放,此为苍耳子能用来治疗过敏性疾病的机制之一[12]。

6. 抗氧化作用　苍耳子煎剂 0.5 g 生药/只灌胃,每日 1 次,连续 10 d,能有效地减少脂质过氧化作用,降低组织过氧化脂质(LPO)含量,对超氧化物歧化酶(SOD)活性有提高趋势,表明苍耳子能增强机体对自由基的清除能力,减少自由基对机体的损害[13]。

7. 其他作用　苍耳子热水提取物,在体外对子宫颈癌细胞的抑制率达 50%～70%[14]。用现代生物分析法试验表明,苍耳子提取物对血管紧张素受体、β-羟基-β-甲基戊二酸辅酶 A(HMG-CoA)、钙通道阻滞剂受体和胆囊收缩素等有不同程度的抑制作用[15]。

毒性　25%苍耳子乳剂腹腔注射对家兔的绝对致死量 LD_{100} 为 10 ml/kg;小鼠腹腔注射的 LD_{50} 为 7.5 ml/kg[16]。小鼠和大鼠腹腔注射苷类物质 AA_2 的 LD_{50} 分别为 10 mg/kg和 4.6 mg/kg[8]。羧基苍术酸钾小鼠腹腔注射的 LD_{50} 为 10.7 mg/kg[9]。羧基苍术苷小鼠腹腔注射、皮下注射和灌胃的 LD_{50} 分别为 2.9 mg/kg,5.3 mg/kg 和350 mg/kg[17]。苍耳子水煎醇提取液,经一次性灌胃予昆明种小鼠,最大耐受量为成人常用量 9 g 的 138 倍[18]。

【炮制】 1. 苍耳子　取原药材,除去杂质。

2. 炒苍耳子　取净苍耳子置锅内,用中火炒至表面黄褐色,有香气逸出时,取出放凉,去刺,筛净。

3. 麸炒苍耳子　取麸皮撒入热锅内,用中火加热,俟冒烟时,加入净苍耳子,拌炒至表面深黄色时,取出,筛去麸皮,放凉。碾去刺,筛去灰屑。每苍耳子 100 kg,用麸皮 45 kg。

饮片性状　苍耳子参见"药材"项。炒苍耳子形如苍耳子,表面黄褐色,略具香气;麸炒苍耳子形如苍耳子,表面焦黄色,略具麸香气。

贮干燥容器内。炒苍耳子、麸炒苍耳子密闭,置阴凉干燥处。

【药性】 苦、甘、辛,温,小毒。归肺、肝经。

1.《本经》:"味甘,温。"

2.《别录》:"苦。"

3.《品汇精要》:"有小毒。气厚味薄,阳中之阴。"

4.《雷公炮制药性解》:"入肺经。"

5.《玉楸药解》:"入足厥阴肝经。"

6.《本草求真》:"专入肝、脾。"

7.《会约医镜》:"入肝、肾二经。"

8.《本草用法研究》:"入肺、脾二经。"

【功用主治】 散风寒,通鼻窍,祛风湿,止痒。主治鼻渊,风寒头痛,风湿痹痛,风疹,湿疹,疥癣。

1.《本经》:"主风头寒痛,风湿周痹,四肢拘挛痛,恶肉死肌。久服益气,耳目聪明,强志轻身。"

2.《本草拾遗》:"浸酒,去风补益。"

3.《日华子》:"治一切风气,填髓暖腰脚,治瘰疬、疥癣及瘙痒。"

4.《本草蒙筌》:"止头痛,善通顶门,追风毒任在骨髓,杀疳虫湿䘌。"

5.《医学入门》:"主五痔肿痛,及时疫风寒,头痛鼻涕不止。凉肝明目,治齿痛且动。"

6.《本草正》:"治鼻渊。"

7.《本草备要》:"善发汗,散风湿,上通脑顶,下行足膝,外达皮肤。治头痛,目暗,齿痛,鼻渊。"

8.《外科全生集》:"治黄疸脾湿。"

【用法用量】 内服:煎汤,3～10 g;或入丸、散。外用:捣敷;或煎水洗。

【宜忌】 本品有毒,剂量过大可致中毒,因此不宜过量服用。

1.《新修本草》:"忌食猪肉、米泔。"

2.《本草从新》:"散气耗血,虚人勿服。"

【选方】 1. 治诸风眩晕,或头脑攻痛　苍耳仁三两,天麻、白菊花各三钱。或丸或散,随病酌用。(《本草汇言》引杨氏方)

2. 治牙痛　以苍耳子五升,水一斗,煮取五升,热含之,疼则吐,吐复含。(《千金方》)

3. 治目暗、耳鸣　苍耳子半分。捣烂,以水二升,绞滤取汁,和粳米半两煮粥食之,或作散煎服。(《圣惠方》苍耳子粥)

4. 治大腹水肿,小便不利　苍耳子灰、葶苈子末等分。每服二钱,水下,每日二服。(《千金方》)

5. 治妇人风瘙瘾疹,身痒不止　苍耳花、叶、子等分。捣

送下，不拘时候服。(《履巉岩本草》)

6. 治癞　嫩苍耳、荷叶各等分。为末，每服二钱，温酒调下。(《袖珍方》)

7. 治赤白汗斑　苍耳嫩叶尖和青盐擂烂。五六月间擦之，五七次。(《摘玄方》)

8. 治妇人风瘙隐疹，身痒不止　苍耳花、叶、子等分。捣细箩为末，每服，以豆淋酒调下二钱。(《圣惠方》)

9. 治淋巴结核，无名肿毒　苍耳全棵适量。切碎，用水煮，去渣，将水再熬，直至熬成黑膏。将膏涂布上，贴患处，每7日换1次。(《河南中草药手册》)

【临床报道】 1. 治疗肠伤寒　用苍耳草煎剂(当年新晒干苍耳草 6 000 g，水煎浓缩成 20 000 ml)，每日服4次，每次 100～125 ml(相当于生药 120～150 g/d)，连续服药 15 d，如服药1星期左右出现厌食、恶心、呕吐者，可停药 3～5 d续服，并酌情补充葡萄糖盐水 1 500～2 000 ml。有肝功能损害者忌用。治疗15例，其中12例体温高者，降温最快者为10 h，3 d以内者7例，4～8 d者4例，19 d者1例。恶寒头痛、烦渴纳差、乏力、重听、腹泻、皮疹等随着体温的控制而逐日好转、消失。肝脾肿大一般在服药后 5～7 d消失。7例血、粪、胆汁伤寒杆菌培养阳性者，经治疗后全部转阴。2例经西药治疗，体温虽被控制，但先后粪培养5次伤寒杆菌仍持续阳性1个月，而经苍耳草治疗后均获阴转[1]。

2. 治疗风寒湿痹　取中伏生长的鲜苍耳茎叶 300 g，拣去杂质，漂洗、切碎，放搪瓷缸中捣烂成泥。用时将药泥均匀涂于薄塑料上，敷于患处。纱布包扎固定，敷3 h(时间过长会起泡)取下。共治疗25例，痊愈13例，有效11例，无效1例，总有效率为96%[2]。

3. 治疗皮肤癌　取嫩苍耳草茎叶适量，洗净切细，武火煎至浓，去滓，文火收膏，入适量研细之冰片调匀，消毒密贮。用时将药膏均匀涂布于油纱布上，以覆盖溃疡面为度，1～2 d换药1次，2个月为1个疗程。共治疗38例，结果23例治愈，15例好转。治愈病便随访1年无转移[3]。

2213 苍耳七 cāng ěr qī
(《天目山药用植物志》)

【异名】 光板、金苔板(《浙江中药资源名录》)，金钱灯塔草(《天目山药用植物志》)，白须草、鸡肫草、诗人草(江西《草药手册》)。

【基原】 为虎耳草科梅花草属植物白耳菜的全草。

【原植物】 白耳菜 *Parnassia foliosa* Hook. f. et Thoms.

多年生草本，高 20～30 cm。全株无毛。基生叶4～8片，丛生，具长柄；叶片厚，肾状圆形、卵状心形或心形，全缘，基部深心形；茎生叶3～12片，圆肾形，基部深心形，抱茎，全缘，先端微尖。花单生于茎顶，大型；萼片5，基部多少相连，绿色，卵形；花瓣5，白色，卵圆形至三角形，基部极窄，除其爪部外，边缘细裂呈丝状，长约1 cm；雄蕊5，与花瓣互生，有退化雄蕊，生于每1花瓣基部，先端深3裂，裂片先端各有1棒状腺体；子房球形，心皮4，柱头4裂。蒴果，长椭圆形，上部4裂。种子细小，多数，有翅。花期8～9月，果期10～11月。

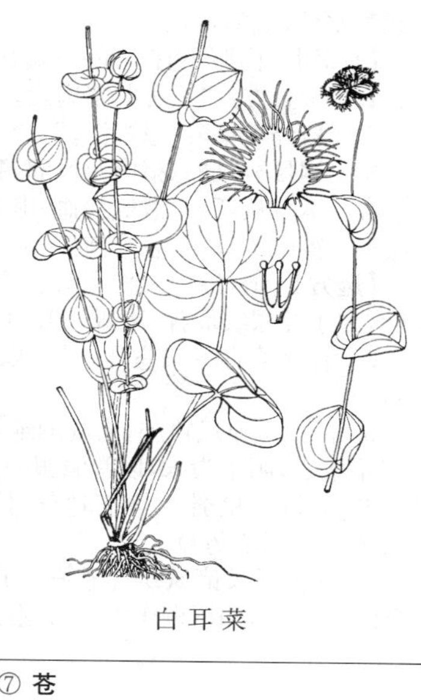

白耳菜

生于山坡路旁草丛中或沟边湿润地方。分布于浙江、安徽、江西、湖南、广西、云南等地。

【采收加工】 7～10月采收，鲜用或晒干。

【药性】 淡，凉。

【功用主治】 润肺止咳，凉血解毒。主治久咳咯血，便血，赤痢，白带，疔疮。

1.《天目山药用植物志》："清湿，止血。"

2.《浙江药用植物志》："清湿热。主治赤痢，便血，久咳咯血，白带。"

【用法用量】 内服：煎汤，6～12 g，鲜者 30～60 g。外用：鲜品捣敷。

2214 苍耳子 cāng ěr zǐ
(《千金方》)

【异名】 菒耳实(《本经》)，羊负来(《本草经集注》)，只刺(《千金方》)，道人头(《本草图经》)，苍耳实(《本草蒙筌》)，牛虱子(《贵州民间方药集》)，胡寝子(《药材资料汇编》)，棉螳螂(《江苏植物药材志》)，苍子、胡苍子(《东北药用植物志》)，饿虱子(《广西中药志》)，苍棵子、苍耳蒺藜(《陕西中草药》)。

【基原】 为菊科苍耳属植物苍耳 *Xanthium sibiricum* Patrin. ex Widder 或蒙古苍耳 *X. mongolicum* Kitag. 带总苞的果实。

【原植物】 参见"苍耳"条。

【采收加工】 9～10月果实成熟，由青转黄，叶已大部分枯萎脱落时，选晴天，割下全株，脱粒，扬净，晒干。

【药材】 苍耳子 *Fructus Xanthii*　全国各地均产。

性状　本品呈纺锤形或卵圆形，长 1～1.5 cm，直径 0.4～0.7 cm。表面黄棕色或黄绿色，全体有钩刺，顶端有2枚较粗的刺，分离或相连，基部有果梗痕。质硬而韧，横切面中央有纵隔膜，2室，各有1枚瘦果。瘦果略呈纺锤形，一面较平坦，顶端具1突起的花柱基，果皮薄，灰黑色，具纵纹。种皮膜质，浅灰色，子叶2，有油性。气微，味微苦。

鉴别　粉末特征：灰黄色。纤维众多，成束或单个散在，多数呈细长梭形，壁较薄；少数较短，壁稍厚，有明显的纹孔。木薄壁细胞(存在于导管附近)长方形，具单孔。导管少见，网纹导管或螺纹导管。子叶薄壁细胞含糊粉粒及油滴。种皮薄壁细胞类圆形或长方形，淡黄色。

【成分】 1. 苍耳　果实含脂肪油，其中脂肪酸：棕榈酸(palmitic acid)，硬脂酸(stearic acid)，油酸(oleic acid)，亚油酸(linoleic acid)。还含蜡醇(ceryl alcohol)，β，γ及δ-谷甾醇(sitosterol)，卵磷脂(lecithin)，脑磷脂(cephalin)。还含苍耳子苷(strumaroside)；脂肪酸：酒石酸(tartaric acid)，琥珀酸(succinicacid)，延胡索酸(fumaric acid)，苹果酸(malic acid)；氨基酸：亮氨酸，苯丙氨酸，甘氨酸，天冬氨酸，天冬酰胺[1]；酚酸：1，3，5-三-O-咖啡酰基奎宁酸(1，3，5-tri-O-caffeoylquinic acid)，3，5-二-O-咖啡酰基奎宁酸(3，5-di-O-caffeoylquinic acid)[2]。

种仁含苍术苷(atracyloside)[3]。

形或心形，长4～9 cm，宽5～10 cm，近全缘，或有3～5不明显浅裂，先端尖或钝，基出三脉，上面绿色，下面苍白色，被粗糙或短白伏毛。头状花序近于无柄，聚生，单性同株；雄花序球形，总苞片小，1列，密生柔毛，花托柱状，托片倒披针形，小花管状，先端5齿裂，雄蕊5，花药长圆状线形；雌花序卵形，总苞片2～3列，结成囊状卵形，2室的硬体，外面有倒刺毛，顶有2圆锥状的尖端，小花2朵，无花冠，子房在总苞内，每室有1花，花柱线形，突出在总苞外。成熟的具瘦果的总苞变坚硬，卵形或椭圆形，连同喙部长12～15 mm，宽4～7 mm，绿色，淡黄色或红褐色，外面疏生具钩的总苞刺，刺细，长1～1.5 mm，基部不增粗，喙长1.5～2.5 mm；瘦果2，倒卵形，瘦果内含1颗种子。花期7～8月，果期9～10月。

苍 耳

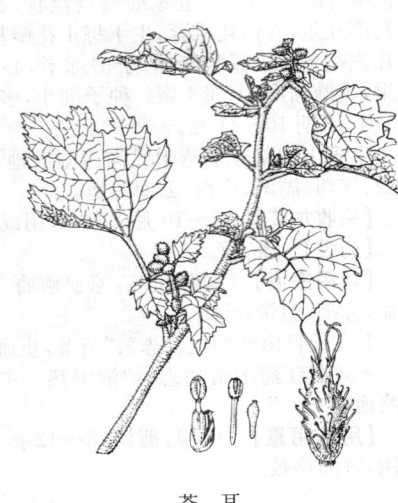

生于平原、丘陵、低山、荒野、路边、沟旁、田边、草地、村旁等处。分布于全国各地。

2. 蒙古苍耳 *X. mongolicum* Kitag.

本种与苍耳的区别是：成熟的具瘦果的总苞椭圆形，连喙长18～20 mm，宽8～10 mm，外面具较疏的总苞刺，总苞刺坚硬，刺长2～5.5 mm(通常5 mm)，基部增粗。

生于干旱山坡或砂质荒地。分布于河北(易县)、内蒙古、辽宁、黑龙江。

以上植物的花(苍耳花)、带总苞的果实(苍耳子)、根(苍耳根)均供药用，另设专条。

【栽培】 生物学特性　喜温暖稍湿润的气候。以疏松肥沃、排水良好的砂质壤土栽培为宜。

繁殖方法　用种子繁殖，直播或育苗移栽法。直播：4月按株距45 cm×45 cm开穴，穴深6～8 cm，每穴播8颗左右，覆土，稍加镇压，浇水。育苗移栽法：3～4月育苗，播种后待苗高10 cm左右移栽，每穴3～4株。

田间管理　苗高10 cm时间苗、补苗，每穴留苗2～3株。每年松土除草2～3次，结合追施腐熟人粪尿或尿素。

病虫害防治　虫害有菜青虫、苍耳虫、地老虎等为害。

【采收加工】 5～7月割取全草，切段晒干或鲜用。

【成分】 全草含苍耳苷(strumaroside)即β-谷甾醇葡萄糖苷(β-sitosterol glucoside)，隐苍耳内酯(xanthinin)，苍耳内酯(xanthumin)，8-(3-异戊烯基)-5，7，3′，4′-四羟基黄酮〔8-(3-isopentenyl)-5，7，3′，4′-tetrahydroxyflavone〕，咖啡酸(caffeic acid)，1，4-二咖啡酰奎宁酸(1，4-dicaffeoylquinic acid)[1]。还含 xanthatin，8-epi-xanthatin，8-表-银胶菊素(8-epi-tomentosin)[2]，6β，9β-dihydroxy-8-epi-xanthatin[3]，chloroxanthanolide，xanthanlides，8-epixanthatin-1β，5β-epoxide-2-hydroxyotomentosin xanthumanol[4]。β-谷甾醇(β-sitosterol)，豆甾醇(stigmasterol)，二十八醇(octacosanol)，β-香树脂醇(β-amyrin)[5]。

【药理】 1. 对心血管系统的作用　苍耳叶浸剂抑制蛙心的兴奋传导，导致心脏阻滞；并能扩张离体兔耳血管；在蛙后肢灌流中，引起血管先扩张后收缩。叶的酊剂对猫静注可引起短暂的血压下降，并抑制脊髓反射的兴奋性[1]。

2. 细胞毒作用　苍耳的粗提取物及叶黄制菌素(苍耳素)对小鼠淋巴细胞白血病 P_{388}、小鼠白血病 L_{1210} 细胞株及人支气管表皮样瘤 NSCL-N_6 细胞株呈现较高的体外细胞毒活性，而体内细胞毒活性较弱[2]。

3. 抗寄生虫作用　苍耳叶的50%乙醇提取物在体内外均有抗锥体虫病活性[3]。

【药性】 苦、辛，微寒，小毒。归肺、脾、肝经。

1.《别录》："味苦、辛，微寒，有小毒。"

2.《药性论》："味甘，无毒。"

3.《千金方》："味苦、辛，微寒、涩，有小毒。"

4.《食疗本草》："温。"

5.《四川常用中草药》："入肺、脾二经。"

6.《山西中草药》："有毒。"

7.《青岛中草药手册》："入肺、大肠经。"

【功用主治】 祛风散热，除湿解毒。主治感冒，头风，头晕，鼻渊，目赤，目翳，风湿痹痛，拘挛麻木，风癞，疔疮，疥癣，皮肤瘙痒，痔疮，痢疾。

1.《别录》："治膝痛，溪毒。"

2.《药性论》："主肝家热，明目。"

3.《新修本草》："主大风癫痫，头风湿痹，毒在骨髓。""令人省睡，除诸毒螫，杀疳湿䘌。久服益气，耳目聪明，轻身强志。主腰膝中风毒。亦主猘狗毒。"

4.《本草拾遗》："叶挼安舌下，令涎出，去目黄好睡。"

5.《履巉岩本草》："去风活血。"

6.《本草蒙筌》："痔发肛门，煎汤熏妙。"

7.《得配本草》："治诸风攻脑，头晕闷绝。""大风疠疾。""伏硇砂。"

8.《草木便方》："发散风湿，清头目。治牙疼，鼻渊，肢痹痛，瘰疬，疔疡。"

【用法用量】 内服：煎汤，6～12 g，大剂量30～60 g；或捣汁；或熬膏；或入丸、散。外用：捣敷；或烧存性研末调敷；或煎水洗；或熬膏敷。

【宜忌】 内服不宜过量；气虚血亏者慎服。

1.《千金方》："不可共猪肉食。"

2.《新修本草》："忌米泔。"

3.《纲目》："最忌猪肉及风邪，犯之则遍身发出赤丹。"

4.《本草从新》："散气耗血，虚人勿服。"

5.《得配本草》："忌马肉。"

【选方】 1. 治中风伤寒头痛，又疗肿困重　生捣苍耳根叶，和小儿尿绞取汁，冷服一升，日三度。(《食疗本草》)

2. 治齿风动痛　苍耳一握，以浆水煮，著盐含之。(《外台》)

3. 治妇人血风攻脑，头旋闷绝，忽死倒地，不知人事　喝起草嫩心，阴干为末，以常酒服一大钱。(《斗门方》)

4. 治目上星翳　鲜苍耳草，捣烂涂膏药上，贴太阳穴。(《浙江民间草药》)

5. 治大风及诸风疾　苍耳不以多少，碾为细末，用大风(子)油为丸，如梧桐子大。每服三十丸至四十丸，用荆芥茶

【选方】 1. 治脾胃不和，不思饮食，心腹胁肋胀满刺痛，口苦无味，胸满短气，呕哕恶心，噫气吞酸，面色萎黄，机体瘦弱，怠惰嗜卧，体重节痛，常多自利　苍术（去粗皮，米泔浸二日）五斤，厚朴（去粗皮，姜汁制，炒香）、陈皮（去白）各三斤二两，甘草（炒）三十两。上为细末。每服二钱，以水一盏，入生姜二片，干枣两枚，同煎至七分，去姜、枣，带热服，空心食前；入盐一捻，沸汤点服亦得。常服调气暖胃，化宿食，消痰饮，辟风寒冷湿四时非节之气。（《局方》平胃散）

2. 治时暑暴泻，壮脾温胃，进美饮食，及疗饮食所伤，胸膈痞闷　神曲（炒）、苍术（米泔浸一宿，焙干）各等分为末。面糊为丸，如梧桐子大。每服三十丸，不拘时，米饮吞下。（《局方》曲术丸）

3. 治太阴脾经受湿，水泄注下，体微重微满，困弱无力，不欲饮食，暴泄无数，水谷不化，如痛甚者　苍术二两，芍药一两，黄芩半两。上锉。每服一两，加淡味桂半钱，水一盏半，煎至一盏，温服。（《保命集》苍术芍药汤）

4. 治飧泄　苍术二两，小椒一两（去目，炒）。上为极细末，醋糊为丸，如桐子大。每服二十丸，或三十丸，食前温水下。一法恶痢不愈者加桂。（《保命集》椒术丸）

5. 治湿气身痛　苍术，泔浸，切，水煎，取浓汁熬膏，白汤点服。（《简便单方》）

6. 治筋骨疼痛因湿热者　黄柏（炒）、苍术（米泔浸炒）。上二味为末，沸汤入姜汁调服。二物皆有雄壮之气，表实气实者，加酒少许佐之。（《丹溪心法》二妙散）

7. 治雀目不计日月　苍术二两。上件捣细，罗为散。每服一钱，不计猪羊子肝一个，用竹刀子批破，掺药在内，却用麻线缠定，用粟米泔一大盏，煮熟为度。令患人熏过眼后，药气绝即晒之，每日未发前服。（《圣惠方》抵圣散）

8. 清神水，退翳膜，昏晕赤隐莫开　苍术（去黑皮）、黄芩（去烂心）、朴硝各二两，甘草七钱半。上为细末，干柿为丸，每两作五丸。每服二丸，细嚼冷水送下，食后服。（《御药院方》）

9. 补虚明目，健骨和血　苍术（泔浸）四两，熟地黄（焙）二两。为末，酒糊丸梧子大。每温酒下三五十丸，每日三服。（《普济方》）

【临床报道】 1. 治疗结膜干燥症　用苍术粉3 g，分3次开水冲服，儿童酌减。治疗夜盲期结膜干燥症患者42例，经治2～3 d症状消失。治疗结膜干燥症前期患者35例，服药3～4 d；角膜干燥期8人，服药4～5 d，自觉症状及结膜损害均消失[1]。

2. 治疗佝偻病　用苍术挥发油微型胶囊（每粒胶囊重0.16 g，相当苍术油0.033 ml），2～3岁儿童初期病例，每日3次，每次2粒口服，连服1星期；激期病例，连服2星期，并可随年龄增减剂量。停药后1个月复查。观察对象是从对儿童佝偻病普查工作中，选择经查体及X线腕片确诊的佝偻病患儿，共120例，除漏查和废片外，资料完整的共96例。治疗前经检查均有明显症状及体征。投药终止后1个月进行检查，症状、体征大多数病例好转或改善，治疗后腕片明显好转，治愈53例，占55.2%；好转29例，占30.2%；无变化12例，占12.5%；进展2例，占2.1%，有效率为85.4%[2]。

3. 治疗复发性丹毒　取苍术1 500 g，泽泻750 g，加水适量，煎2次取汁，约为4 000 ml及文火煎浓至2 000 ml，加蜂蜜500 ml，调制成膏，低温存贮。每次服20 ml，日服2次，连服60 d为1个疗程。共治疗26例，经治1个疗程后痊愈22例，好转和无效2例，治愈率为84.6%[3]。

4. 治疗荨麻疹　用苍术15 g，白皮豇豆30 g，水煎3次，取煎液600 ml，每次服200 ml，日服3次。共治疗56例，结果痊愈38例，好转15例，无效3例。有效率为95%[4]。

5. 治疗胃下垂　取苍术15～20 g，煎汤或用滚开水浸泡，每次煎药2次或冲泡2～3杯，慢慢呷饮，服1～3个月。共治疗38例，结果显效23例，有效12例，无效3例，总有效率为92.1%[5]。

【各家论述】 1.《医学启源》："苍术，主治与白术同，若除上湿发汗，功最大；若补中焦除湿，力少。《主治秘要》云：其用与白术同，但比之白术，气重而体沉。及胫足湿肿，加白术泔浸刮去皮用。"

2. 李东垣："《本草》但言术，不分苍、白，而苍术别有雄壮上行之气，能除湿下安太阴，使邪气不传入脾也。以其经泔浸火炒，故能出汗，与白术止汗特异，用者不可以此代彼，盖有止、发之殊，其余主治则同。"（引自《纲目》）

3. 朱震亨："苍术治湿，上、中、下皆有可用。又能总解诸郁，痰、火、湿、食、气、血六郁，皆因传化失常，不得升降，病在中焦，故药必兼升降，将欲升之，必先降之，将欲降之，必先升之，故苍术为足阳明经药，气味辛烈，强胃健脾，发谷之气，能径入诸药，疏泄阳明之湿，通行敛涩，香附乃阴中快气之药，下气最速，一升一降，故郁散而平。"（引自《纲目》）

4.《纲目》："张仲景辟一切恶气，用赤术同猪蹄甲烧烟，陶隐居亦言术能除恶气，弭灾沴。故今病疫及岁旦，人家往往烧苍术以辟邪气。"（《纲目》）

5.《本草要略》："苍术，气味辛烈，发汗甚速。以黄柏、牛膝、石膏下行之药引用，则治下元湿疾；入平胃散能去中焦湿证，而平胃中有余之气；入葱白、麻黄之类，则能散肉分至皮表之邪。大抵有邪者宜用，无邪者不用。今俗医不分虚闷及七情气闷，皆用苍术。丹溪载：腹中窄狭，须用苍术。医者徒诵其言，而不察其意。所谓苍术乃辛散有湿实邪者用之，则邪散而湿除即止，岂谓不分虚实概用之乎？抑且虚闷者用之，则耗其气血，燥其津液，其虚火益动而愈闷矣。吾知调其正气，则闷自是而散矣。"

6.《本草通玄》："苍术，宽中发汗，其功胜于白术；补中除湿，其力不及白术。大抵卑监之土，宜与白术以培之；敦阜之土，宜与苍术以平之。"

7.《玉楸药解》："白术守而不走，苍术走而不守，故白术善补，苍术善行。其消食纳谷，止呕住泄亦同白术，而泄水开郁，苍术独长。"

2212 苍耳 cāng ěr（《千金方》）

【异名】 卷耳（《诗经》），葹（《楚辞》），枲耳、胡菜、地葵（《本经》），白胡荽（郑玄《毛诗传笺》），常思（《别录》），常思菜、羊负来（《本草经集注》），进贤菜（《记事珠》），喝起草（《斗门方》），佛耳（《履巉岩本草》），野茄、猪耳（《纲目》），痴头婆（《生草药性备要》），粘粘葵（《福建民间草药》，假矮瓜、白猪母络（《广西中药志》），疔疮草（《浙江民间草药》），野落苏、狗耳朵草（《上海常用中草药》），苍子棵（《山东中草药手册》）。

【基原】 为菊科苍耳属植物苍耳或蒙古苍耳的全草。

【原植物】 1. 苍耳 *Xanthium sibiricum* Patrin ex Widder[*X. strumarium* L.]

一年生草本，高20～90 cm。根纺锤状，分枝或不分枝。茎直立不分枝或少有分枝，下部圆柱形，上部有纵沟，被灰白色糙伏毛。叶互生；有长柄，长3～11 cm；叶片三角状卵

8 g/kg,使家兔血糖升高,1 h内达高峰,以后缓慢下降,持续6 h以上[13]。苍术提取物可使经链脲霉素前处理的大鼠明显升高的血糖水平降低,经链脲霉素(20 μl/ml)前处理而很快降低的血清胰岛素水平以剂量依赖性地被灌服2.0 g/kg苍术水提取物升高,给予链脲霉素前处理的大鼠逐渐降低的血清淀粉酶水平,给苍术水提取物 8 d后恢复到正常水平[14]。

3. 抗缺氧作用　苍术的丙酮提取物及β-桉叶醇能明显延长氰化钾中毒小鼠的存活时间,降低死亡率,说明其有较强的抗缺氧能力[15]。

4. 利尿作用　苍术通过抑制 Na^+, K^+-ATP 酶的活性产生利尿作用,对乌巴因的利尿作用关苍术醇提取物强于茅苍术[16]。

5. 对烟碱(N)受体的阻断作用　小鼠骨骼肌 N 受体实验表明β-桉叶醇能降低肌肉紧张性,终板动作电位减少,振幅降低,这是由于β-桉叶醇不仅阻断神经肌肉接点上的 N 受体通道,而且是影响通道的打开和关闭两个方面,加速 N 受体的脱敏[17]。对小鼠膈肌 N 受体,离子通道非收缩性慢流 Ca^{2+} 活动的影响实验,表明β-桉叶醇明显地缩短时程,但很少影响波峰[18]。

6. 抗心律失常作用　关苍术的乙醇提取物对乌头碱引起的室性心律失常、氯化钡所致大鼠心律失常、哇巴因引起的豚鼠心律失常均有保护作用。苍术的抗心律失常作用可能与降低心肌细胞的自律性、延长不应期、保护心肌细胞膜上 Na^+, K^+-ATP 酶的功能等多种因素有关[19]。

7. 抗菌抗病毒作用　苍术对结核菌、金黄色葡萄球菌、大肠杆菌、枯叶杆菌和铜绿假单胞菌有明显灭菌作用。关苍术对 HIV-1 病毒重组蛋白酶有轻微的抑制作用[20]。茅苍术中果聚糖酸对白色酵母感染的小鼠有明显的预防作用,可以延长小鼠存活时间[21]。

8. 其他作用　关苍术中新化合物 2-〔(2′E)-3′, 7′-二甲基-2′, 6′-环二烯〕-4-甲氧基-6-甲基苯酚{2-〔(2′E)-3′, 7′-dimethyl-2′, 6′-octa dienyl〕-4-methoxy-6-methylphenol}对 5-脂氧酶(5-LOX)和环氧酶-1(COX-1)有很强的抑制作用,但只表现微弱的抗氧化作用。5 种聚炔类化合物有两种表现出对 5-LOX 和 COX-1 强抑制作用[22, 23]。苍术根茎热水提取物有明显的致有丝分裂活性[24]。苍术中多糖对骨髓细胞增殖有刺激性作用[25]。小量苍术挥发油有抑制心搏,使心率减慢,对大脑有镇静作用;大量可致心脏麻痹,使呼吸麻痹而致死[26]。

【炮制】 1. 苍术　取原药材,除去杂质,洗净,润透,切厚片,干燥,过筛。生品辛温,苦燥,以祛湿发汗为主。

2. 制苍术　取净苍术片,用米泔水浸泡片刻,取出,置锅内,用文火炒干,取出放凉。

3. 炒苍术　取净苍术片,置锅内,用文火炒至表面微黄色,取出放凉。

4. 焦苍术　取净苍术片,置锅内,用武火加热,炒至表面焦褐色,取出放凉,筛去灰屑。炒焦后辛燥之性减,以固肠止泻为主。

5. 苍术炭　取净苍术片置锅内,用武火炒至表面黑褐色时,喷淋清水少许,炒干取出晾透。

6. 麸炒苍术　取麸皮撒入锅内,炒至表面深黄色,取出,筛去麸皮,放凉。每苍术片 100 kg,用麸皮 10 kg。麸炒后缓和燥性,气变芳香,增强健脾燥湿的作用。

7. 土炒苍术　先将灶心土粉置热锅内炒松,倒入净苍术片,用中火炒至闻到苍术固有香气时,取出,筛去土粉,放凉。每苍术片 100 kg,用灶心土 30 kg。

8. 盐苍术　取净苍术片,置锅内,用武火炒至表面焦黑色,喷淋盐水,炒干,取出放凉。每苍术片 100 kg,用盐 5 kg。

研究表明,苍术经清炒、麸炒、米泔水炙后其挥发油含量均减少,并以麸炒及米泔水炙效果为佳,去油效果分别为 39%和 47%,饮片性状也佳。

饮片性状　苍术为不规则的厚片,边缘不整齐,切面黄白色或灰白色,散有多数橙黄色或棕红色的油点(朱砂点),久置有白色毛状结晶析出(习称起霜)。周边灰棕色或棕黑色,有皱纹和须根痕。质坚实,气香特异,味微甘、辛、苦。制苍术形如苍术片,表面带有黄色斑或显土黄色。略有香气。炒苍术形如苍术片,表面微黄色。焦苍术形如苍术片,表面焦褐色。苍术炭形如苍术片,表面黑褐色。麸炒苍术形如苍术片,表面深黄色,气焦香。土炒苍术形如苍术片,表面土黄色。盐苍术形如苍术片,外皮焦黑色,微有咸味。

贮干燥容器内,制苍术、炒苍术、焦苍术、麸炒苍术、土炒苍术、盐苍术等均宜密闭,置阴凉干燥处,防潮,防泛油;苍术炭散热防复燃。

【药性】 辛、苦,温。归脾、胃、肝经。

1.《本草衍义》:“气味辛烈。”

2.《珍珠囊》:“甘、辛。阳中微阴。足阳明、太阴。”

3.《医学启源》:“气温,味甘。”

4.《品汇精要》:“味苦、甘,性温缓。味厚气薄,阴中阳也。臭香。无毒。”

5.《纲目》:“甘而辛烈,性温而燥,阴中阳也,可升可降。入足太阴、阳明,手太阴、阳明、太阳之经。”

6.《本草新编》:“入足阳明、太阳经。”

7.《本草再新》:“入脾、肝二经。”

【功用主治】 燥湿健脾,祛风湿,明目。主治湿困脾胃,倦怠嗜卧,胸痞腹胀,食欲不振,呕吐泄泻,痰饮,湿肿,表证夹湿,头身重痛,痹证湿胜,肢节酸痛重着,痿躄,夜盲。

1.《本草经集注》:“除恶气,弭灾疹。”

2. 刘完素:“明目,暖水脏。”(引自《纲目》)

3.《珍珠囊》:“诸肿湿非此不能除,能健胃安脾。”

4. 李东垣:“除湿发汗,健胃安脾,治痿要药。”(引自《纲目》)

5. 朱丹溪:“散风益气,总解诸郁。”(引自《纲目》)

6.《纲目》:“治湿痰留饮,或挟瘀血成窠囊,及脾湿下流,浊沥带下,滑泻肠风。”

7.《玉楸药解》:“燥土利水,泄饮消痰,行瘀开郁,去漏,化癖除癥,理吞酸去腐,辟山川瘴疠,回筋骨之痿软,清溲溺之混浊。”

8.《本草求原》:“强脾止水泻,飧泄,伤食暑泻,脾湿下血。”

【用法用量】 内服:煎汤,3～9 g;或入丸、散。

【宜忌】 阴虚内热、气虚多汗者禁服。

1.《药性论》:“忌桃、李、雀肉、菘菜、青鱼。”

2.《品汇精要》:“忌胡荽、大蒜。”

3.《医学入门》:“血虚怯弱,及七情气闷者慎用。误服耗气血,燥津液,虚火动而痞闷愈甚。”“忌桃、李、雀、鸽肉。”

4.《本草经疏》:“凡病属阴虚血少精不足,内热骨蒸,口干唇燥,咳嗽吐痰,吐血,鼻衄,齿衄,咽塞,便秘滞下者,法咸忌之。”

沟，顶端有残留茎基，偶有茎痕，有的于表面析出白色絮状结晶。质坚实，易折断，断面稍不平，类白色或黄白色，散有多数橙黄色或棕红色油室（俗称朱砂点），暴露稍久，可析出白色细针状结晶。香气浓郁，味微甘而苦、辛。

北苍术　根茎多呈疙瘩块状，有的呈结节状圆柱形，常弯曲并具短分枝，长4～10 cm，直径1～4 cm。表面黑棕色，外皮脱落者呈黄棕色。质轻、疏松；断面带纤维性，散有黄棕色油室。香气较弱，味苦辛。

鉴别　(1) 粉末特征：棕色。草酸钙针晶细小，长5～30 μm，不规则地充塞于薄壁细胞中。纤维大多成束，长梭形，直径约至40 μm，壁甚厚，木化。石细胞甚多，有时与木栓细胞连结，多角形、类圆形或类长方形，直径20～80 μm，壁极厚。菊糖多见，表面呈放射状纹理。此外，有网纹及具缘纹孔导管；油室碎片及黄棕色内含物；稀有草酸钙方晶。

(2) 取二种苍术粉末各1 g，加乙醚5 ml，振摇浸出15 min，滤过。取滤液2 ml，放于蒸发皿内，待乙醚挥散后，加含5%对二甲氨基苯甲醛的10%硫酸溶液1 ml，则显玫瑰红色，再于100 ℃烘5 min，则显绿色（检查苍术素）。

(3) 取本品新鲜横切面置紫外线灯下观察，茅苍术不显蓝色荧光，北苍术显亮蓝色荧光。

(4) 薄层色谱：取样品粗粉50～100 g，用挥发油提取器提取挥发油。吸取一定量挥发油，用乙酸乙酯稀释成10%溶液，作为供试品溶液。另取苍术酮、苍术素、茅术醇及桉油醇的混合溶液作为对照品溶液。取供试品溶液和对照品溶液，分别点样于同一硅胶G（青岛）薄层板上。用苯-乙酸乙酯-己烷（15∶15∶70）展开，展距20 cm。取出晾干。喷以含5%对二甲氨基苯甲醛的10%硫酸溶液显色；喷后再于100 ℃烘5 min。供试品色谱在与对照品的相应位置上，显相同颜色的斑点。即喷显色剂后，苍术酮立刻显红色，烘后呈紫色；苍术素、茅术醇及桉油醇喷显色剂后不显色，烘后苍术素显绿色，茅术醇及桉油醇显棕色。

【成分】　1. 茅苍术　根茎含挥发油：2-蒈烯（2-carene），1，3，4，5，6，7-六氢-2，5，5-三甲基-2H-2，4α-桥亚乙基萘（1，3，4，5，6，7-hexahydro-2，5，5-trimethyl-2H-2，4α-ethanonaphthalene），β-橄榄烯（β-maaliene），α及δ-愈创木烯（guaiene），花柏烯（chamigrene），丁香烯（caryophyllene），榄香烯（elemene），葎草烯（humulene），芹子烯（selinene），广藿香烯（patchoulene），1，9-马兜铃二烯（1，9-aristolodiene），愈创醇（guaiol），榄香醇（elemol），苍术酮（atractylone），芹子二烯酮〔selina-4（14），7（11）-diene-8-one〕，苍术呋喃烃（atractylodin），茅术醇（hinesol），β-桉叶醇（β-eudesmol）[1,2]等。根茎还含糠醛（furaldehyde）[3]，3β-乙酰氧基苍术酮（3β-acetoxyatractylone），3β-羟基苍术酮（3β-hydroxyatractylone）[4]，白术内酯（butenolide）B[5]等。半萜糖苷：2-（1，4α-二甲基-3-葡萄糖氧基-2-酮基-2，3，4，4a，5，6，7，8-八氢萘-7-基）异丙醇葡萄糖苷〔2-（1，4a-dimethyl-3-glucosyloxy-2-oxo-2，3，4，4a，5，6，7，8-octahydronaphthalen-7-yl）- isopropanolglucoside〕，2-（8-甲基-2，8，9-三羟基-2-羟甲基双环［5.3.0］癸-7-基）异丙醇葡萄糖苷{2-〔8-methyl-2，8，9 -trihydroxy-2-hydroxymethyl-bicyclo［5.3.0］decan-7-yl〕isopropanolglucoside}，2-（8-甲基-2，8-二羟基-9-酮基-2-羟甲基双环［5.3.0］癸-7-基）异丙醇葡萄糖苷{2-〔8-methyl-2，8-dihydroxy-9-oxo-2-hydroxymethylbicyclo［5.3.0］decan-7-yl〕isopropanolglucoside}，2-（1，4a-二甲基-2，3-二羟基十氢萘-7-基）异丙醇葡萄糖苷〔2-（1，4a-dimethyl-2，3-dihydroxydecahydroxynaphthalen-7-yl）isopropanol glucoside〕等[6]；炔烯类化合物：2-〔（2′E）-3′，7′-二甲基-2′，6′-辛二烯〕-4-甲氧基-6-甲基苯酚{2-〔（2′E）-3′，7′-dimethyl-2′，6′-octadienyl〕-4-methoxy-6-methlyphenol}，（3Z，5E，11E）-十三碳三烯-7，9-二炔基-1-O-（E）-阿魏酸酯〔（3Z，5E，11E）-tridecatriene-7，9-diynyl-1-O-（E）-ferulate〕，古柯-（1，3Z，11E）-十三碳三烯-7，9-二炔-5，6-二乙酸基〔erythro-（1，3Z，11E）-tridecatriene-7，9-diyne-5，6-diyl diacetate〕，（1Z）-苍术呋喃烃〔（1Z）-atractylodin〕，（1Z）-苍术呋喃醇〔（1Z）-atractylodinol〕，（1Z）-乙酰基苍术呋喃醇〔（1Z）-acetylatractylodinol〕，（4E，6E，12E）-十四碳三烯-8，10-二炔-5，6-二乙酸基〔（4E，6E，12E）-tetradecatriene-8，10-diyne-5，6-diyl diacetate〕[7]；还含钴、铬、铜、锰、钼、镍、锡、锶、钒、锌、铁、磷、铝、锆、钛、镁、钙等无机元素[8]。

2. 北苍术　根茎含挥发油1.5%，主含β-桉叶醇和苍术呋喃烃，还含β-芹子烯，左旋的α-甜没药萜醇（α-bisabolol），茅术醇[9]，榄香醇，苍术酮，芹子二烯酮等[10]。又含聚乙炔化合物：苍术呋喃烃醇（atractylodinol），乙酰基苍术呋喃烃醇（acetylatractylodinol）[11]。还含有苍术烯内酯丙（atractylenolid Ⅲ），汉黄芩素（wogonin），香草酸（3-methoxy-4-hydroxybenzoic acid），3，5-二甲氧基-4-羟基苯甲酸（3，5-dimethoxy-4-hydroxybenzoic）[12]，柠檬苦素（limonin），双（5-甲酰基糠基）〔bis（5-formylfurfuryl）ether〕，2-呋喃甲酸（2-furoic acid）[13]。

3. 关苍术　苍术内酯Ⅲ（atractylenolide Ⅲ），香草酸（vanillic acid），β-谷甾醇（β-sitosterol），胡萝卜苷（daucosterol）[14]，2-〔（2′E）-3′，7′-二甲基-2′，6′-环二烯〕-4-甲氧基-6-甲基苯酚{2-〔（2′E）-3′，7′-dimethyl-2′，6′-octadienyl〕-4-methoxy-6-methylphenol}[15]，多糖[16]。

【药理】　1. 对消化系统的作用　(1) 抗实验性胃炎及胃溃疡作用　苍术水煎剂1 g/kg灌胃对大鼠盐酸所致急性胃炎和幽门结扎所致胃溃疡有显著的拮抗作用[1]。提取物对实验性胃溃疡有细胞保护作用[2]。对胃液贮留的幽门结扎溃疡、阿司匹林引起胃黏膜破坏、胃酸过剩引起黏膜溃疡，苍术与北苍术有明显的预防作用，应激性溃疡有显著的抑制作用[3]。关苍术正丁醇萃取物对醋酸型、幽门结扎型、酒精型及吲哚美辛型胃溃疡均有明显的对抗作用，而对应激型和利舍平型胃溃疡的形成则无对抗作用[4,5]。

(2) 对胃肠运动的影响　苍术对胃肠运动有调节作用，对整体动物用碳末推进实验研究发现苍术丙酮提取物75 mg/kg能明显促进胃肠运动，苍术中的β-桉叶醇和茅术醇为该作用的主要成分[6]。苍术的醇提提液和水溶液对兔十二指肠活动都有较明显的抑制作用，具有对抗乙酰胆碱引起的肠管平滑肌收缩作用，而对弛张后的胃平滑肌则有轻微的增强收缩作用[7]。苍术水煎剂能对抗乙酰胆碱、氯化钡引起的离体豚鼠回肠收缩[1]。苍术水煎液对大鼠小肠酚红推进运动有显著抑制作用[8]。

(3) 对肝脏的影响　苍术水煎剂10 g（生药）/kg给小鼠灌胃，连续7 d，能明显促进肝蛋白合成[9]。苍术及其所含苍术醇、苍术酮、β-桉叶醇对四氯化碳和D-氨基半乳糖诱发的一级培养鼠肝细胞损害具有显著的预防作用[10,11]。研究发现，苍术酮对叔丁基过氧化物诱导的DNA损伤及大鼠肝细胞毒性有抑制作用[12]。

2. 对血糖的影响　苍术水煎液、醇浸液灌胃或皮下注射

100 cm,不分枝或上部稍分枝。叶互生,革质;叶片卵状披针形至椭圆形,长3～8 cm,宽1～3 cm,先端渐尖,基部渐狭,中部叶片较大,卵形,边缘有刺状锯齿或重刺齿,上面深绿色,有光泽,下面淡绿色,叶脉隆起,无柄,不裂,或下部叶常3裂,裂片先端尖,先端裂片极大,卵形,两侧的较小,基部楔形,无柄或有柄。头状花序生于茎枝先端,叶状苞片1列,羽状深裂,裂片刺状;总苞圆柱形,总苞片5～8层,卵形至披针形,有纤毛;花多数,两性花或单性花,多异株;花冠筒状,白色或稍带红色,长约1 cm,上部略膨大,先端5裂,裂片条形;两性花有多数羽状分裂的冠毛;单性花一般为雌花,具5枚线状退化雄蕊,先端略卷曲。瘦果倒卵圆形,被稠密的黄白色柔毛。花期8～10月,果期9～12月。

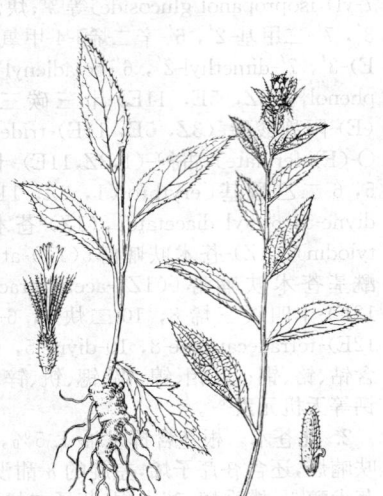

茅苍术

生于山坡灌丛、草丛中。分布于江苏、浙江、安徽、江西、山东、河南、湖北、四川等地,各地多有栽培。

2. 北苍术 *A. lancea*(Thunb.) DC. var. *chinensis*(Bunge) Kitam. [*A. chinensis*(DC.) Koidz.; *Atractylis chinensis*(Bunge) DC.] 又名:华苍术(《辽宁药材》)。

本种与茅苍术的区别是:叶片较宽,卵形或长卵形,一般羽状5深裂,茎上部叶3～5羽状浅裂或不裂,叶缘有不规则的刺状锯齿,通常无叶柄。头状花序稍宽,总苞片5～6层,较茅苍术略宽;退化雄蕊先端圆,不卷曲。花期7～8月,果期8～9月。

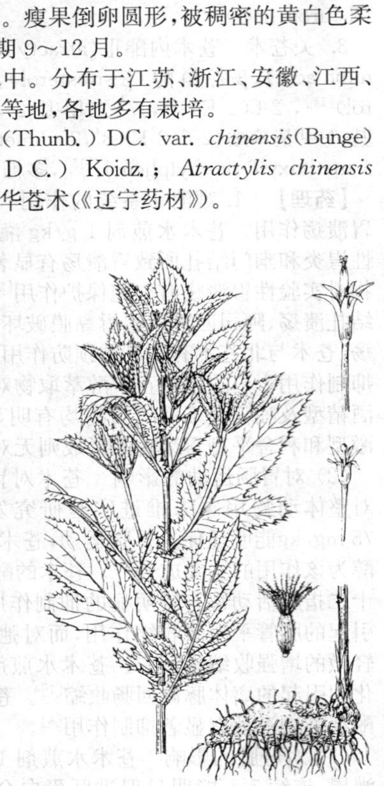

北苍术

生于低山阴坡灌丛、林下及较干燥处。分布于华北、东北及山东、河南、陕西、甘肃、宁夏等地。

3. 关苍术 *A. japonica Koidz.* ex Kitam. [*Atractylis japonica*(Koidz.) Kitag.] 又名:和苍术(《中药志》)。

本种与上述两种主要区别为:叶有长叶柄,上部叶3出,下部叶羽状3～5全裂,裂片长圆形,倒卵形或椭圆形,基部渐狭而下延,边缘有平伏或内弯的刚毛状锯齿。花期8～9月,果期9～10月。

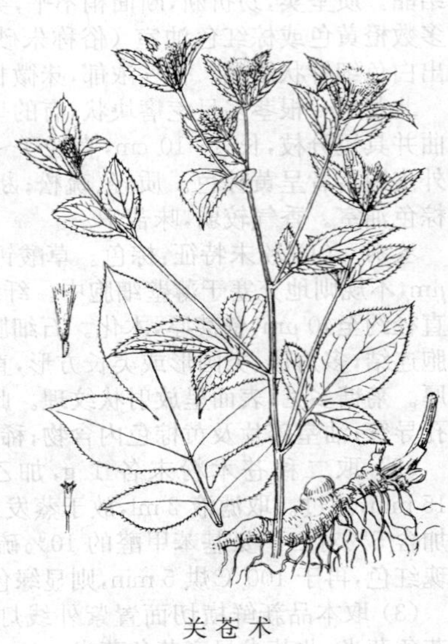

关苍术

生于山坡、林缘、柞林下或灌丛间。分布于河北、内蒙古、辽宁、吉林、黑龙江等地。

【栽培】 生物学特性 喜温暖凉爽、阳光充足的气候,耐寒,耐旱,忌积水。以半阴半阳、土层深厚、疏松肥沃、排水良好、富含腐殖质的砂质壤土栽培为宜。

繁殖方法 用种子或根茎繁殖。种子繁殖:9～10月待种子外被的软毛呈黄棕色时,分批采摘花序,放阴凉处干燥,脱粒、扬净,装入布袋贮藏备用。常用育苗移栽法。于4月上、中旬进行,撒播或条播,覆稻草一层,浇水保湿。温度在16～18 ℃时经10～15 d出苗。培育1～2年,3月上旬移栽,按行株距20 cm×20 cm开穴,穴深6～8 cm,随挖随栽,每穴2～3株。根茎繁殖:结合收获,挖取根茎,将带芽的根茎切下,其余作药用,待切口晾干后,按行株距20 cm×20 cm开穴栽种,每穴栽一块,覆土压实。

田间管理 幼苗期勤除草松土,定植后追肥2次,施稀人粪尿或硫酸铵,5月施一次提苗肥,7～8月增施磷、钾肥,开沟环施,结合培土,以防倒伏;6～8月抽薹开花时,要摘除花蕾,促进根茎肥大;多雨季节要清理墒沟,排除田间积水,以免烂根。10月培土保苗越冬。

病虫害防治 病害有根腐病,5、6月发病,要注意开沟排水,发现病株立即拔除,用退菌特50%可湿性粉剂1 000倍液或1%石灰水灌浇,亦可用50%托布津800倍液喷射。虫害有蚜虫为害叶片和嫩梢,尤以春、夏季最为严重,可用1∶1∶10烟草石灰水防治。另有小地老虎为害。

【采收加工】 栽培2～3年后,9月上旬至11月上旬或翌年2～3月,挖掘根茎,除净残茎,晒干,去除根须或晒至九成干后用火燎掉须根,再晒至全干。

【药材】 苍术 *Rhizoma Atractylodis* 茅苍术主产于湖北、江苏、河南等地;北苍术主产于河北、山西、陕西等地。

性状 茅苍术 根茎呈不规则结节状或略呈连珠状圆柱形,略弯曲,常不分枝,长3～10 cm,直径1～2 cm。表面黄棕色至灰棕色,有细纵沟、皱纹及残留须根,节处常有缢缩的浅横凹

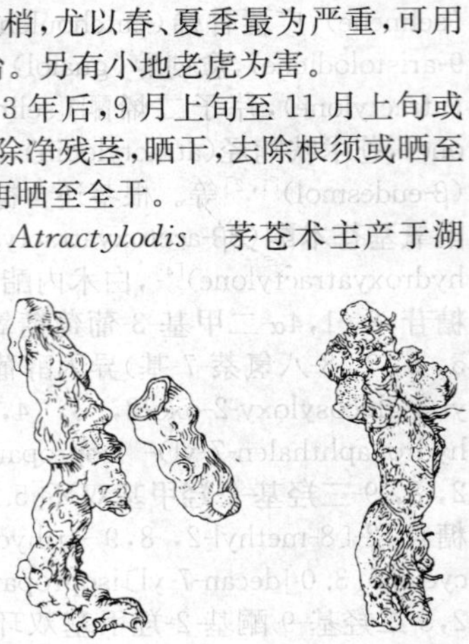

(1) (2)

苍术(根茎)外形

(1) 茅苍术 (2) 北苍术

下七丸。(《圣惠方》)

6. 治耳聋　芥子捣碎,以人乳和,绵裹纳之。(《千金方》)

7. 治面神经麻痹　芥菜子洗净,捣细,加开水调成糊状,敷患侧面部,左歪涂右,右歪涂左,并用注射针头划破患侧颊黏膜,涂少量芥汁。6～8 h后,可见涂药皮肤呈紫褐色,起泡,应将药除去,停药半个月左右可恢复正常。(《福建药物志》)

【各家论述】《纲目》:"芥子,其味辛,其气散,故能利九窍,通经络,治口噤、耳聋、鼻衄之证,消瘀血、痈肿、痛痹之邪,其性热而温中,故又能利气豁痰,治嗽止吐,主心腹诸痛。"

2210 芥菜 jiè cài (《千金方》)

【异名】　芥(《仪礼》),大芥(《方言》),雪里蕻(《野菜笺》),皱叶芥(《纲目》),黄芥(《中药志》)。

【基原】　为十字花科芸薹属植物芥菜、油芥菜的嫩茎和叶。

【原植物】　1. 芥菜 *Brassica juncea* (L.) Czern. et Coss. [*Sinapis juncea* L.]

芥　菜

一年生草本,高50～150 cm。无毛,有时具刺毛,常带粉霜。茎有分枝。基生叶叶柄有小裂片;叶片宽卵形至倒卵形,长15～35 cm,宽5～17 cm,先端圆钝,不分裂或大头羽裂,边缘有缺刻或齿牙;下部叶较小,边缘有缺刻,有时具圆钝锯齿,不抱茎;上部叶窄披针形至条形,具不明显疏齿或全缘。总状花序花后延长;花淡黄色;花瓣4,鲜黄色,宽椭圆形或宽楔形,先端平截,全缘,基部具爪;雄蕊6,4长2短;雌蕊1,子房圆柱形,花柱细,柱头头状。长角果条形,具细喙。种子近球形,鲜黄色至黄棕色,少数为暗红棕色,表面具网纹。花期4～5月,果期5～6月。

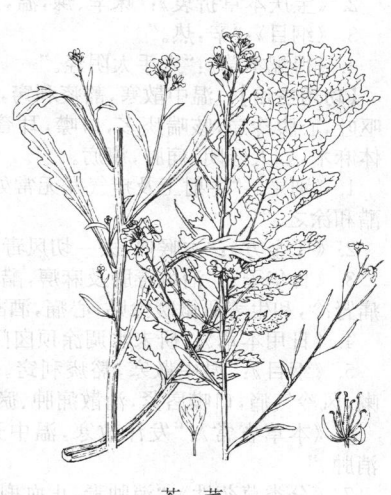

原产中国,为全国各地栽培的常用蔬菜。

2. 油芥菜 *B. juncea* (L.) Czern. et Coss. var. *gracilis* Tsen et Lee　又名:高油菜(《内蒙古植物志》)。

本种特点在于基生叶长圆形或倒卵形,边缘有重锯齿和缺刻。

原产美洲,我国南北各地均有栽培。

以上植物的种子(芥子)、腌制的陈年卤汁(陈芥菜卤汁)亦供药用,另设专条。

【采收加工】　5～10月采收,鲜用或晒干。

【药材】　芥菜 *Folium Brassicae Junceae*　全国各地均产。

性状　嫩茎圆柱形,黄绿色,有分枝,折断面髓部占大部分,类白色,海绵状。叶片常破碎,完整叶片宽披针形;深绿色、黄绿色或枯黄色,全缘或具粗锯齿,基部下延呈狭翅状;叶柄短,不抱茎。气微,搓之有辛辣气味。

【药理】　防癌作用　采用EB病毒早期抗原(EBV-EA)诱导抑制实验的方法,对芥菜的防癌抗促癌活性进行了检测。结果发现芥菜具很高的抑制率[1]。

【药性】　辛,温。归肺、胃、肾经。

1.《别录》:"味辛,温,无毒。归鼻。"

2.《日用本草》:"归肺。"

3.《纲目》:"辛,热。"

4.《本草求真》:"入肺、胃,兼入肾。"

5.《随息居饮食谱》:"辛、甘而温。"

【功用主治】　利肺豁痰,消肿散结。主治寒饮咳嗽,痰滞气逆,胸膈满闷,砂淋、石淋,牙龈肿烂,乳痈,痔肿,冻疮,漆疮。

1.《别录》:"主除肾邪气,利九窍,明耳目,安中,久服温中。"

2.《食疗本草》:"主咳逆,下气,明目,去头面风。"

3.《日华子》:"除邪气,止咳嗽上气,冷气疾。"

4.《纲目》:"通肺豁痰,利膈开胃。"

5.《随息居饮食谱》:"补元阳,利肺豁痰,和中通窍,腌食更胜。"

6.《福建药物志》:"鲜叶治膀胱结石,小便不通,烫伤,冻疮;老黄叶治白带。"

【用法用量】　内服:煎汤,10～15 g;或用鲜品捣汁。外用:煎水熏洗或烧存性研末敷。

【宜忌】　目疾,疮疡,痔疮,便血及阴虚火旺之人慎食。

1.《外台》:"发热动风伤筋骨。"

2.《食疗本草》:"煮食之,动气尤胜诸菜;生食,发丹石。"

3.《绍兴本草》:"食之过度,善发诸疾。"

4.《日用本草》:"有便血痔疾者忌之。"

5.《纲目》:"久食则积温成热,辛散太甚,耗人真元,肝木受病,昏人眼目,发人痔疮。"

【选方】　1. 治膀胱结石,小便不通　鲜芥菜2.5 g,切碎,水适量煎取3碗,分数次服。(《福建药物志》)

2. 治牙龈肿烂,出臭水者　芥菜杆,烧存性,研末,频敷之。(《纲目》)

3. 治乳痈结硬疼痛　和泥芥菜半斤。上一味,锉碎,以水四升,煮取三升,倾于瓷瓶内,熏乳肿处,日三五度。(《圣济总录》)

4. 治痔疮肿痛　芥叶,捣饼,频坐之。(《纲目》引《谈野翁试验方》)

5. 治脱肛　野芥菜500 g,用木杵和瓦钵捣烂取汁,继用第二次淘米的米泔水和适量白糖调服。〔《湖南中医杂志》,1987,(5):53〕

6. 治漆疮瘙痒　芥菜煎汤洗之。(《千金方》)

2211 苍术 cāng zhú (《本草衍义》)

【异名】　山精(《神农药经》),赤术(《本草经集注》),马蓟(《说文系传》),青术(张衮《水南翰记》),仙术(《纲目》)。

【基原】　为菊科苍术属植物茅苍术、北苍术、关苍术的根茎。

【原植物】　1. 茅苍术 *Atractylodes lancea* (Thunb.) DC. [*Atractylis lancea* Thunb.; *A. ovata* (Thunb.) DC.]　又名:茅术、南苍术(《浙江药用植物志》)。

多年生草本。根状茎横走,结节状。茎多纵棱,高30～

【药理】 本品能抑制结核杆菌及钩端螺旋体，对金黄色葡萄球菌、溶血性链球菌均有抑制作用[1]。

【药性】 淡，凉。

【功用主治】 清热解毒，利尿。主治疔疮肿毒，小便不利。

【用法用量】 内服：煎汤，9～20 g。外用：捣敷。

2208 芹花 qín huā （《新修本草》）

【基原】 为伞形科水芹属植物水芹 *Oenanthe javanica* (Bl.) DC. 的花。

【原植物】 参见“水芹”条。

【采收加工】 6～7月花开时采收，晒干。

【成分】 花含 β-谷甾醇葡萄糖苷（β-sitosteryl glucoside），豆甾醇葡萄糖苷（stigmasteryl glucoside），异鼠李素（isorhamnetin），金丝桃苷（hyperin）[1]。

【药性】 1.《新修本草》：“味苦。”

2.《纲目》：“苦，寒。无毒。”

【功用主治】 《新修本草》：“主脉溢。”

【用法用量】 内服：煎汤，3～9 g。

2209 芥子 jiè zǐ （《别录》）

【异名】 芥菜子（《孙天仁集效方》），青菜子（《分类草药性》），黄芥子（《中药志》）。

【基原】 为十字花科芸薹属植物芥菜 *Brassica juncea* (L.) Czern. et Coss. 及油芥菜 *B. juncea* (L.) Czern. et Coss. var. *gracilis* Tsen et Lee. 的种子。

【原植物】 参见“芥菜”条。

【采收加工】 春播于7～8月采收，秋播于5月中、下旬采收，待果实大部分出现黄色时割下全株，后熟数日，选晴天晒干，脱出子粒，簸除杂质即可入药。

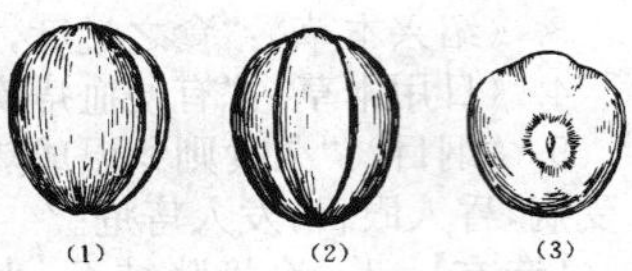

芥子（种子）外形
(1) 侧面 (2) 正面 (3) 底面

【药材】 芥子 *Semen Brassicae Junceae* 全国各地均产。

性状 种子近球形，直径 1～2 mm。表面黄色至黄棕色，少数暗红棕色，具细网纹，种脐点状。种皮薄而脆，子叶折叠，有油性。气微，研碎后加水湿润，则产生辛烈的特异臭气，味极辛辣。

鉴别 (1) 种子横切面：表皮细胞 1 列，切向延长；下皮细胞 1 列，切向延长，大型，薄壁；栅状细胞 1 列，细胞近方形或径向延长，其内壁和侧壁均增厚，外壁菲薄；紧靠栅状细胞层为色素层。内胚乳为 1 列长方形细胞，内含糊粉粒，其下为颓废细胞层。子叶和胚根细胞中含脂肪油滴和糊粉粒。

(2) 取本品粉末约 1 g，置硬质试管内，加固体氢氧化钠 1 小粒，酒精灯上灼热，融熔，放冷，加水 2 ml 使溶解，滤过。取滤液 1 ml，加 5%盐酸酸化，即有硫化氢产生，遇新制的醋酸铅试纸，显有光泽的棕黑色；取亚硝基铁氰化钠 1 小粒，置白瓷板上，加水 1～2 滴使溶解，加滤液 1～2 滴，显紫红色（检查异硫氰苷类）。

品质标志 《中华人民共和国药典》2005 年版规定：照高效液相色谱法测定，本品按干燥品计算，含芥子碱以芥子碱硫氰酸盐（$C_{16}H_{24}NO_5 \cdot SCN$）计，不得少于 0.50%。

【成分】 种子含芥子油苷类成分，其中黑芥子苷（sinigrin）占 90%，还有葡萄糖芫菁芥素（gluconapin），4-羟基-3-吲哚甲基芥子油苷（4-hydroxy-3-indolylmethyl glucosinolate），葡萄糖芸薹素（glucobrassicin），新葡萄糖芸薹素（neoglucobrassicin），前告伊春（progoitrin）[1]。还含少量芥子酶（myrosin），芥子酸（sinapic acid）以及芥子碱（sinapine）[2]等。另含脂肪油 30%～37%，油中主为芥酸（eurcic acid）及花生酸（arachidic acid）的甘油酯，并有少量的亚麻酸（linolenic acid）的甘油酯[2]。

【炮制】 1. 芥子 取原药材，除去杂质，筛去灰屑。用时捣碎。

2. 炒芥子 取净芥子置锅内，用文火加热，炒至棕黄色，有爆裂声，香辣气逸出时，取出放凉。炒后药性缓和，擅长于温肺豁痰利气。

饮片性状 芥子参见“药材”项。炒芥子表面色泽加深，有裂纹，具香气。

贮干燥容器内，密闭，置阴凉干燥处，防潮，防蛀。

【药性】 辛，热，小毒。归胃、肺经。

1.《千金方》：“味辛，有毒。”

2.《宝庆本草折衷》：“味辛、辣，温，无毒。”

3.《纲目》：“辛，热。”

4.《得配本草》：“入手太阴经。”

【功用主治】 温中散寒，豁痰利窍，通络消肿。主治胃寒呕吐，心腹冷痛，咳喘痰多，口噤，耳聋，喉痹，风湿痹痛，肢体麻木，妇人经闭，痈肿，瘰疬。

1.《别录》：“主射工及疰气发无常处，丸服之；或捣为末，醋和涂之。”

2.《千金方》：“主喉痹，去一切风毒肿。”

3.《日华子》：“治风毒肿及麻痹，醋研敷之；扑损瘀血，腰痛肾冷，和生姜研微暖涂贴；心痛，酒醋服之。”

4.《日用本草》：“研末水调涂顶囟门，止衄血。”

5.《纲目》：“温中散寒，豁痰利窍。治胃寒吐食，肺寒咳嗽，风冷气痛，口噤唇紧，消散痈肿、瘀血。”

6.《本草省常》：“发汗散寒，温中开胃，利气豁痰，止痛消肿。”

7.《分类草药性》：“消肿毒，止血痢。”

【用法用量】 内服：煎汤，3～9 g；或入丸、散。外用：研末调敷。

【宜忌】 肺虚咳嗽、阴虚火旺者禁服。内服过量可致呕吐。外敷一般不超过 10～15 min，时间过长，易起泡化脓。

1.《纲目》：“多食昏目动火，泄气伤精。”

2.《得配本草》：“阴虚火盛，气虚久嗽者忌用。”

【选方】 1. 治上气呕吐 芥子二升，末之，蜜丸，寅时井花水服，如梧子七丸，日二服；亦可作散，空腹服之；及可酒浸服，并治脐下绞痛。（《千金方》）

2. 治感寒无汗 水调芥子末填脐内，以热物隔衣熨之，取汗出妙。（《简便单方》）

3. 治极冷急症 芥菜子七钱，干姜三钱。上为末，水调作一饼，贴脐上，以绢帛缚住，上置盐，以熨斗熨之数次，汗出为度。（《古今医鉴》助阳散）

4. 治腹内诸气胀满 小芥子半升。上捣碎，以生绢袋盛，用好酒五升，浸七日，每于食前，温一小盏服。（《圣惠方》小芥子酒）

5. 治上气喘促，时有咳嗽 芥子二两，百合二两。上件药，捣罗为末，炼蜜和丸，如梧桐子大。不计时候，以新汲水

2205 花脸细辛 huā liǎn xì xīn (《四川常用中草药》)

【异名】 山焦根(《草木便方》),花叶细辛、花脸猫、翻天印(《四川常用中草药》),茗叶细辛(《四川中药志》)。

【基原】 为马兜铃科细辛属植物青城细辛的根、根茎或全草。

【原植物】 青城细辛 *Asarum splendens* (Maekawa) C. Y. Cheng et C. S. Yang[*Hetrotropa splendens* Maekawa; *A. chingchengense* C. Y. Cheng et C. S. Yang]。

多年生草本。根茎横走,节间长约1.5 cm。叶柄长6~18 cm;芽胞叶长卵形,有睫毛。叶片卵状心形、长卵形或近戟形,长6~10 cm,宽5~9 cm,先端急尖,基部耳状深裂或近心形,上面中脉两旁有白色云斑,脉上和近边缘有短毛,下面绿色,无毛。花紫绿色,直径5~6 cm;花梗长约1 cm;花被管浅杯状或半球状,喉部稍缢缩,有宽大喉孔,喉孔直径约1.5 cm,膜环不明显,内壁有格状网眼,花被裂片宽卵形,基部有半圆形乳突皱褶区;雄蕊药隔伸出,钝圆形;子房近上位,花柱先端2裂或稍下凹,柱头卵形,侧生。花期4~5月。

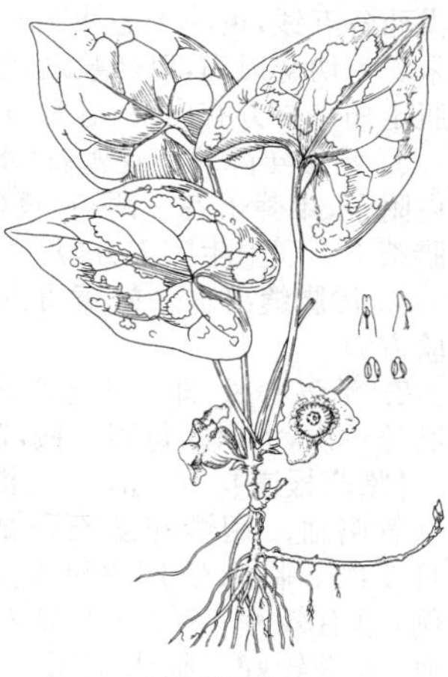
青城细辛

生于竹林下或山坡草丛中。分布于湖北、四川、贵州、云南等地。

【采收加工】 根及根茎秋、冬季采挖,阴干。全草全年可采集,阴干。

【成分】 花脸细辛全草含挥发油:α和β-蒎烯(pinene),莰烯(camphene),柠檬烯(limonene),1,8-桉叶素(1,8-cineole),异松油烯(terpinolene),芳樟醇(linalool),樟脑(camphor),α-松油醇(α-terpineol),萘(naphthalene),3,5-二甲氧基甲苯(3,5-dimethoxytoluene),黄樟醚(safrole),反式丁香烯(*trans*-caryophyllene),甲基丁香油酚(methyl eugenol),2,3,5-三甲氧基甲苯(2,3,5-trimethoxytoluene),橙花叔醇(nerolidol),细辛醚(asaricin),榄香脂素(elemicin),异榄香脂素(isoelemicin)等[1]。酰胺类化合物:chingchengenamide A,即为(2E,4E)-N-异丁基-7-(3,4-亚甲二氧苯基)-十七碳-2,4-二烯酰胺〔(2E,4E)-N-isobutyl-7-(3,4-methylenedioxyphenyl) hepta-2,4-dienamide〕,chingchengenamide B,即为(2E,4E)-N-异丁基-7-(3,4-亚甲二氧基-5-甲氧基苯)十七碳-2,4-二烯酰胺〔(2E,4E)-N-isobutyl-7-(3,4-methylenedioxy-5-methoxyphenyl)hepta-2,4- dienamide〕[2]。

【药性】 辛,温,小毒。归肺、肝经。

1.《草木便方》:"辛。"

2.《四川常用中草药》:"性温,味辛、微苦;入肝、脾二经。"

3.《四川中药志》1982年版:"有小毒。"

【功用主治】 散寒祛风,化瘀止痛。主治风寒感冒,痰饮喘咳,脑疽,背疽,瘰疬,牙痛,头痛,风湿痹痛,蛇犬咬伤。

1.《草木便方》:"解大毒,脑疽发背涂消速,散血消肿包瘰疬,蛇犬虎伤一齐除。"

2.《四川常用中草药》:"散寒止咳,祛瘀除风;治风寒湿邪头痛,咳嗽鼻塞声重等症。"

【用法用量】 内服:煎汤,2~3 g;或研末。外用:煎水含漱;或研末吹鼻;或捣烂外敷。

【选方】 治感冒风寒,头痛发热无汗　翻天印研末,每服3 g,热酒调下,少顷饮热茶一杯,促进汗出。(《四川中药志》1982年版)

2206 花楸茎皮 huā qiū jīng pí (《吉林中草药》)

【基原】 为蔷薇科花楸属植物花楸树 *Sorbus pohuashanensis* (Hance) Hedl. 的茎皮或茎。

【原植物】 参见"花楸果"条。

【采收加工】 4~6月剥取树皮,或采茎枝切段晒干。

【药性】 《北方常用中草药手册》:"味苦,性寒,无毒。"

【功用主治】 清肺止咳,解毒止痢。主治慢性支气管炎,肺痨,痢疾。

1.《吉林中草药》:"强壮。治肺结核。"

2.《青岛中草药手册》:"治痢疾,膀胱炎。"

3.《全国中草药汇编》:"清肺止咳。主治肺结核,哮喘,咳嗽。"

【用法用量】 内服:煎汤,9~15 g。

2207 花叶冷水花 huā yè lěng shuǐ huā (《新华本草纲要》)

【基原】 为荨麻科冷水花属植物花叶冷水花的全草。

【原植物】 花叶冷水花 *Pilea cardierei* Gagnep. et Guill.

多年生草本或半灌木,高15~40 cm。全株无毛。具匍匐根茎,茎肉质。叶多汁,对生;叶柄长0.7~1.5 cm;托叶草质,淡绿色,长圆形,早落;叶片倒卵形,长2.5~6 cm,宽1.5~3 cm,先端骤凸,基部楔形或钝圆,边缘自下部以上有数枚不整齐的浅牙齿或啮蚀状,上面深绿色,中央有2条(有时在边缘也有2条)间断的白斑,下面淡绿色,钟乳体梭形,两面明显;基出脉3条。花雌雄异株;雄花序头状,常成对生于叶腋,花序梗长1.5~4 cm;苞片外层的扁圆形,内层的圆卵形,稍小;雄花倒梨形;花被片4,合生至中部,近兜状,外面密布钟乳体,内面下部疏生绵毛;雄蕊4;退化雌蕊圆锥形,不明显。雌花长约1 mm;花被片4,近等长,略短于子房。花期9~11月。

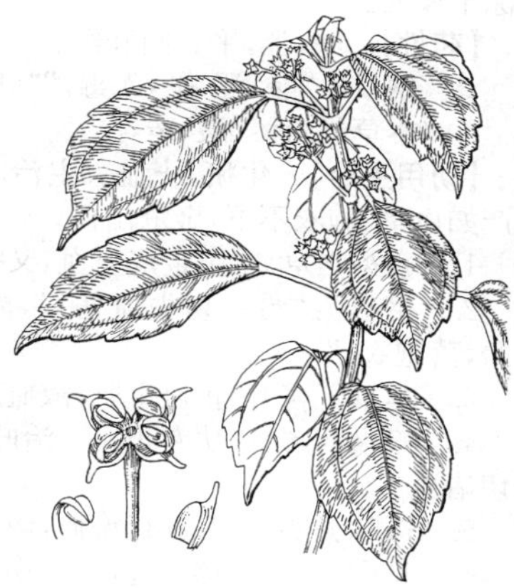
花叶冷水花

我国各地温室常见有栽培、观赏。原产越南中部。

【采收加工】 7~10月采收,鲜用或晒干。

液显钙盐的各种反应。参见"方解石"条。

(3) 取上述加稀盐酸反应后的溶液，静置。取上清液1 ml，滴加氢氧化钠试液，即生成白色沉淀；分离，沉淀加碘试液，转成红棕色(检查镁盐)。

【成分】 花蕊石主含钙、镁的碳酸盐，并混有少量铁盐、铝盐，及锌、铜、钴、镍、铬、镉、铅等元素以及少量的酸不溶物[1,2]。

【药理】 1. 抗惊厥作用 20%花蕊石混悬液给小鼠灌胃0.2 ml/10 g，每日1次，连续4 d后，对回苏灵诱发的惊厥有明显抗惊厥作用，且优于龙骨、龙齿[1]。

2. 凝血作用 用上述给药方法及剂量给小鼠后，毛细管法测定血凝时间，表明花蕊石有缩短正常小鼠凝血时间的作用[1]。

毒性 花蕊石煎剂给小鼠静脉注射的LD_{50}为4.22 g/kg，静脉注射煅花蕊石煎剂的LD_{50}则为21.5 g/kg[2]。

【炮制】 1. 花蕊石 取原药材，除去杂质，洗净，干燥，碾碎。生用质地坚硬，不易粉碎和煎出，但亦有生用者，以化瘀止血为主。

2. 煅花蕊石 取净花蕊石，砸成小块，置无烟炉火上或适宜容器内，用武火加热煅至红透取出放凉。碾碎。煅后性缓，不伤脾胃，易于粉碎和煎出，以收敛止血为主。

3. 醋淬花蕊石 取净花蕊石，装入罐中，置武火上煅至红透，趁热倾入醋中淬透，冷后研碎。每净花蕊石100 kg，用醋25 kg。经醋淬后质脆易于粉碎，增强化瘀止血、止痛的作用。

饮片性状 花蕊石参见"药材"项。煅花蕊石呈粉末状，灰褐色，无光泽，质酥，易碎。醋淬花蕊石形如煅花蕊石，具有酸醋气。

贮干燥容器内，置干燥处，防尘。醋淬花蕊石，密闭，置阴凉干燥处。

【药性】 酸、涩，平。归肝经。

1.《纲目》："酸，涩，平，无毒。""厥阴经血分药也。"

2.《本草经疏》："酸、辛，温。"

【功用主治】 化瘀，止血。主治吐血，衄血，便血，崩漏，产妇血晕，胞衣不下，金疮出血。

1.《嘉祐本草》："主金疮止血，又疗产妇血晕，恶血。"

2.《纲目》："治一切失血伤损，内漏，目翳。""又能下死胎，落胞衣。"

3.《本草汇言》："止血生肌，散血定晕。"

4.《玉楸药解》："功专止血。治吐衄、崩漏，胎产，刀杖一切诸血。"

5.《医林纂要》："泻肝行瘀血，敛肺生皮肉。"

6.《得配本草》："掺金疮，跌扑伤损，犬咬至死者。"

【用法用量】 内服：研末，3～6 g。外用：研末掺。

【宜忌】 孕妇禁服。

1.《本草经疏》："无瘀血停留者，不宜内服。不由内伤血凝胸膈板痛，而因火炎血溢以致吐血者，忌之。"

2.《得配本草》："内火逼血妄行者禁用。"

3.《本草求真》："花蕊石原属劫药，下血止后，须以独参汤救补，则得之矣。若使过服，则于肌血有损，不可不谨。"

4.《本草从新》："大损阳血。"

【选方】 1. 治五脏崩损，涌喷血成升斗 花蕊石火煅存性，研为末。用童便一盅，炖温，调末三钱，甚者五钱，食后服下，男子用酒一半，女人用醋一半，与童便和药服，使瘀血化为黄水，后以独参汤补之。(《十药神书》花蕊石散)

2. 治咳血，兼治吐衄，理瘀血，及二便下血 花蕊石三钱(煅存性)，三七二钱，血余一钱(煅存性)。共研细。分两次，开水送服。(《衷中参西录》化血丹)

3. 治金刃箭镞伤中，及打扑伤损，猫狗咬伤，内损血入脏腑，妇人产后败血不尽，血迷血晕，恶血奔心，胎死腹中，胎衣不下 花蕊石(捣为粗末)一两，硫黄(上色明净者，捣为粗末)四两。上二味相拌令匀，固济，瓦罐内煅，取出细研，瓷盒内盛。外伤掺伤处，内损用童便或酒调服一钱。(《局方》花蕊石散)

4. 治诸疮出血不止，并久不生肌 花蕊石、龙骨、黄丹、没药各五钱，黄药子七钱五分，寒水石(煅)一两五钱。上为末。一切金刃伤，以药敷之，绢帛扎定，止痛不作脓，干贴生肌定痛。一方有白及、乳香、轻粉。(《疡科选粹》立应散)

5. 治多年障翳 花蕊石(水飞，焙)、防风、川芎、甘菊花、白附子、牛蒡子各一两，甘草(炙)半两。为末。每服半钱，腊茶下。(《卫生家宝方》)

6. 治脚缝出水 好黄丹入花蕊石末掺之。(《谈野翁试验方》)

7. 治气心风，即是痰迷心窍，发狂乱作 花蕊石(煅)，黄酒淬一次，为末。每服一钱，黄酒送下。(《鲁府禁方》)

【临床报道】 1. 治疗上消化道出血，肺结核咯血，支气管咯血 用煅花蕊石研成极细粉末，每次4～8 g，每日3次。临床使用224例，其中显效136例，有效41例，总有效率70%。本品对胃及十二指肠等消化道出血，效果较好。临床使用53例，其中显效50例，有效2例，有效率达98.1%。大部分患者在服药后2～3 d，大便隐血开始转阴[1]。

2. 治疗氟骨症 将患者随机分成两组：治疗组67人，其中Ⅰ度39人，Ⅱ度25人，Ⅲ度3人；对照组20人，包括Ⅰ度12人，Ⅱ度8人。治疗组用蛇纹岩片〔$Mg_6Si_4O_{10}(OH)$〕治疗，每人每次0.6～1.0 g，每日3次，连续服用；对照组未予任何安慰剂。结果：治疗组服药后5 d即可见效，1星期内见效者占46.3%，2星期内见效者占82.1%，少数患者1个月后方见效。合计有效人数61人，有效率91.0%。其中34例症状、体征完全消失或明显好转，占有效人数的55.7%。证明该药在止痛，增加关节活动度，促进功能恢复方面有较好疗效；Ⅰ度患者的疗效(有效率97.4%)高于Ⅱ度、Ⅲ度患者(82.1%)，差异显著($P < 0.05$)；症状与天气变化无关者的疗效高于阴雨天加重者。未见不良反应。20名对照组病例，除1例有所加重外，其余前后均无变化[2]。

【各家论述】 1.《纲目》："(花蕊石)其功专于止血，能使血化为水，酸以收之也。而又能下死胎，落胞衣，去恶血，恶血化则胎与胞无阻滞之患矣。东垣所谓胎衣不出，涩剂可以下之，故赤石脂亦能下胞胎，与此同义。葛可久治吐血出升斗，有花蕊石散；《和剂局方》治诸血及损伤金疮胎产，有花蕊石散，皆云能化血为水，则此石之功，盖非寻常草木之比也。"

2.《本草经疏》："妇人血晕，恶血上薄也，消化恶血，则晕自止矣。(花蕊石)以酸敛之气，复能化瘀血，故敷金疮即合，仍不作脓也。"

3.《本草述》："花蕊石，其于血证，似以能化瘀为止。缪仲淳氏所云，吐血诸证，多因于火炎迫血以上行，如斯药性非宜，亦是确论也。然有血证不尽因于阴虚者，则此味又为中的之剂矣。"

片，截成长10～15 cm的小段作插穗。按行、株距15 cm×4 cm斜插入沙中，入沙深度为插穗的1/2，压紧，浇水保湿，30～40 d生根长叶，按行、株距20 cm×20 cm开穴，每穴栽1株，压紧，浇足定根水。此外，还可用种子繁殖。

田间管理　定植后，每年除草3次，每次除草后追施厩肥、草木灰或堆肥等。生长期间，荫蔽度宜在40%～50%，同时注意灌溉工作，使土壤经常保持湿润。

【采收加工】 全年均可采，鲜用或晒干。

【药性】 《云南中草药》："酸，涩，凉。"

【功用主治】 《云南中草药》："清热止咳，散瘀消肿。主治慢性支气管炎，肺热咳嗽，咯血，外感高热，扁桃体炎，百日咳，痢疾，小儿脱肛，尿闭，跌打瘀肿，烧烫伤，痈疮红肿，无名肿毒，风湿，骨折。"

【用法用量】 内服：煎汤，6～9 g。外用：鲜品捣敷；或捣汁涂；或干品研末撒敷。

【选方】 治跌打瘀肿，脱臼　花酸苔、狗闹花适量，捣敷患部。(《云南思茅中草药选》)

2203 花蜘蛛 huā zhī zhū (《本草蒙筌》)

【异名】 斑蜘蛛(《日华子》)。

【基原】 为圆蛛科黄金珠属动物横纹金蛛等的全体或网丝。

【原动物】 横纹金蛛 *Argiope bruennichii* (Scopoli) 又名：布氏黄金蛛(《中国药用动物志》)。

雌蛛体长18～22 mm，雄蛛体长5.9 mm。雌蛛头胸部呈卵圆形，背面灰黄色，密被银白色毛。螯肢基节、触肢、颚叶和下唇皆黄色。中窝横向排列，中窝、颈沟和放射沟皆深灰色，胸板中央黄色，边缘棕色。步足黄色，上有黑点及黑色刺，自膝节至后跗节各节都有黑色轮纹。腹部长椭圆形，背面黄色，前端两侧、肩部各有一隆起。自前至后共有10条左右黑褐色横纹，故名横纹金蛛。腹部腹面中央有黑色斑，两侧各有1条黄色纵纹。雄蛛体色不如雌蛛鲜丽，腹部背面淡黄色，无黑色横纹。

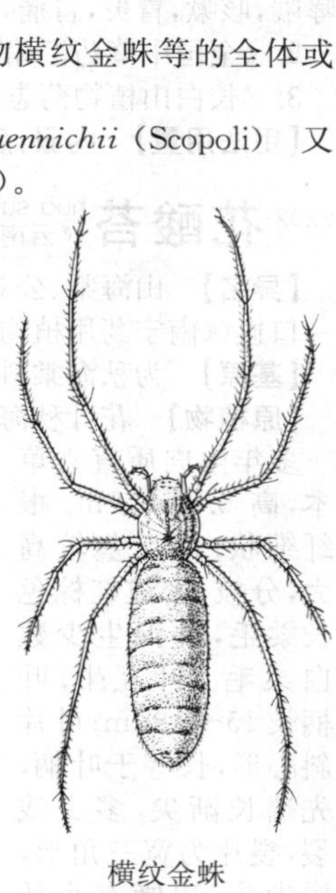

横纹金蛛

生活于阳光照射的草丛、潮湿地带，一般在草上或田边结网。分布于辽宁、吉林、江苏、浙江、福建、江西、山东、湖北、湖南、广东、四川、贵州、云南等地。

【采收加工】 随捕随用，鲜用。

【药材】 花蜘蛛 *Argiope Bruennichii*　产于辽宁、江苏、浙江、江西、湖北、湖南、广东、四川等地。

性状　本品头胸部、腹部与步足都断落不整，但可见完整的椭圆形的腹部，呈淡黄色，上面有黑色横纹，断落的步足淡黄色，带有黑色的轮纹及黑刺，并有褐色的细糙毛。体轻，质脆。气微，味微苦、咸。

【成分】 本品含血蓝蛋白(hemocyanin)[1]，腺含多胺(polyamine)及儿茶酚胺(catecholamine)，5-羟色胺(serotonin)，还含组胺(histamine)[2]。

【药性】 微苦，平，小毒。归肾经。

1.《日华子》："冷，无毒。"

2.《全国中草药汇编》："微苦，微寒，有小毒。"

3.《虫类药的应用》："性微温，入肾经。"

【功用主治】 益肾兴阳，解毒消肿。主治阳痿，痈肿疔毒，痔疮瘘管。

1.《日华子》："治疟疾，疔肿。网取食，令人巧，去健忘。"

2.《本草蒙筌》："丝网：系瘤赘烂消，缠痔瘘脱落，用花蜘蛛丝尤炒。"

3.《全国中草药汇编》："解毒消肿，截疟。治蛇咬伤，温疟，疔毒疮肿等。"

4.《虫类学的应用》："兴阳益肾。治阳痿。"

【用法用量】 内服：研末入丸、散，0.5～1 g，或每日1只。外用：研末撒或调敷。

【选方】 1. 治内、外痔　花蜘蛛不拘多少(煅存性为末)，加冰片、轻粉、熊胆、枯矾为末，猪胆调涂痔上，渐消。先宜熏洗。(《疡科选粹》)

2. 治痔疮瘘管　花蜘蛛1只，蜣螂虫3只，水马50只。置瓦上炙存性，加冰片、麝香少许，同研细末。管浅者掺上，管深者则以纸捻送入，以膏药掩之，每日或间日换1次，其管渐化为水，后长肉收功。(《虫类药的应用》痔瘘消管方)

3. 治疣瘤初起　柳树上花蜘蛛丝缠之，久则自消。(《简便方》)

2204 花蕊石 huā ruǐ shí (《嘉祐本草》)

【异名】 花乳石(《嘉祐本草》)，白云石(《全国中草药汇编》)。

【基原】 为变质岩类岩石蛇纹石大理岩。

【原矿物】 蛇纹石大理岩主要由矿物方解石形成的大理岩与蛇纹石组成。

1. 大理岩　由方解石形成，参见"方解石"条。

2. 蛇纹石 Serpentine　为硅酸盐类蛇纹石族矿物。

晶体结构属单斜晶系。单个晶体呈片状、针状，但罕见。常呈板状、鳞片状或为显微粒状集合体。以纤维状纹理或斑点状团块分散于方解石晶粒中。一般呈绿色，深浅不等，也有呈白色、浅黄色、灰色、蓝绿色或褐黑色者，作为药用者以黄色为准。透明至半透明。油脂状或蜡状光泽，纤维状或鳞片状者呈丝绢光泽。硬度2.5～3.5，相对密度2.5～3.6，抚摸之有滑感。

系由石灰岩经变质作用形成。产于河北、山西、江苏、浙江、河南、湖南、四川、陕西等地。

【采收加工】 采挖后，敲去杂石，选取有淡黄色或黄绿色彩晕的小块作药用。

【药材】 花蕊石 *Ophicalcitum*　主产于江苏、浙江、河南、四川。

性状　本品为粒状和致密块状的集合体，呈不规则的块状，具棱角，而不锋利。白色或浅灰白色，其中夹有点状或条状的蛇纹石，呈浅绿色或淡黄色，习称"彩晕"，对光观察有闪星状光泽。体重，质硬，不易破碎。无臭，味淡。

鉴别　(1) 方解石　透射偏光镜下薄片中无色透明。参见"方解石"条。

蛇纹石　透射偏光镜下薄片中无色，呈片状或长纤维状。低正突起。片状者干涉色为Ⅰ级灰色，波浪状消光；长纤维者，于涉色可达到Ⅰ级黄色，近于平行消光，正延长符号。二轴晶，负光性。

(2) 取本品粉末约0.5 g，加稀盐酸，显碳酸盐反应，而滤

3.《民间常用草药汇编》："除风湿，疗胃痛，止牙痛，杀蛔虫。"

4.《湖南药物志》："通血脉，调关节，杀虫，治风湿痛，寸白虫，蛔虫。"

5. 南药《中草药学》："温中散寒，行气止痛，治冷气痛等。"

【用法用量】 内服：煎汤，9～15 g。外用：煎汤洗；或烧炭研末敷。

【宜忌】《纲目》："血淋色鲜者勿服。"

2201 花楸果 huā qiū guǒ（《吉林中草药》）

【基原】 为蔷薇科花楸属植物花楸树的果实。

【原植物】 花楸树 *Sorbus pohuashanensis* (Hance) Hedl. [*Pyrus pohuashanensis* Hance] 又名：花楸、马家木（《吉林中草药》），百华花楸（《河北习见树木图说》），臭山槐、百花山花楸（《蒙古中草药》）。

乔木，高达 8 m。小枝粗壮，圆柱形，灰褐色，具灰白色细小皮孔，嫩枝具绒毛；冬芽长大，长圆卵形，具数枚红褐色鳞片，外面密被灰白色绒毛。奇数羽状复叶，连叶柄长 12～20 cm；小叶片 5～7 对，卵状披针形，长 3～5 cm，宽 1.4～1.8 cm，先端急尖，基部偏斜圆形，边缘除基部外有细锐锯齿，上面具稀疏绒毛，下面苍白色，有稀疏或较密集绒毛，下面中脉显著突起；叶轴有白色绒毛；托叶宿存，有尖锐锯齿。复伞房花序具多数密集花朵，总花梗和花梗均密被白色绒毛；花白色，直径 6～8 mm；萼筒钟状，内面有绒毛；萼片三角形，内外面均具绒毛；花瓣宽卵形，长 3.5～5 mm；雄蕊 20；花柱 3。果实近球形，直径 6～8 mm，红色或橘红色，具宿存闭合萼片。花期 6 月，果期 9～10 月。

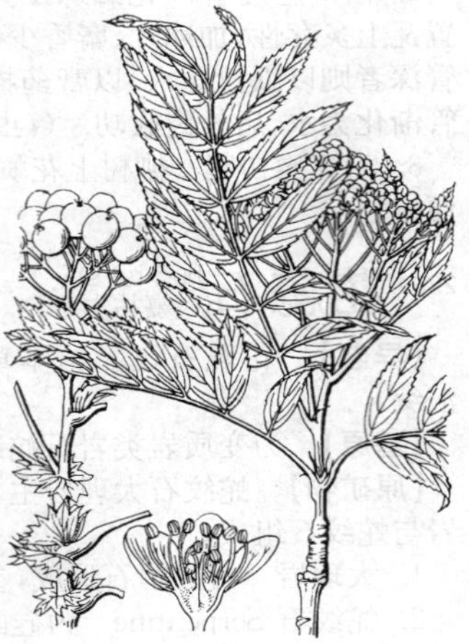

花楸树

生于海拔 900～2 500 m 的山坡或山谷杂木林内。分布于东北及河北、山西、内蒙古、山东、甘肃等地。

本植物的茎皮或茎（花楸茎皮）亦供药用，另设专条。

【采收加工】 9～10 月果实成熟时采摘，鲜用或晒干。

【药材】 花楸果 *Fructus Sorbi Pohuashanensis* 产于东北、华北及甘肃。

性状 本品呈不规则圆球形，直径 5～8 mm。表面橘黄色或橘红色，皱缩起棱，有光泽；一端具小凹窝，为 5 枚三角形萼裂片所掩盖，而遗留有五角星状裂缝，另一端为 1 小圆点状果柄痕；果皮薄膜质；果肉柔软；味酸、微甜。种子常为 3，长卵形，棕色，长约 4 mm；气微，味微甜、苦。

鉴别 粉末特征：黄棕色。果皮外表皮细胞钝多角形或类圆形，内含黄棕色或棕色颗粒状有色体。果肉细胞大型，壁薄，内含颗粒状、条状或形状不规则的有色体，黄棕或棕色。果肉石细胞壁较薄，单个散在或数个成群，壁木化；内果皮石细胞成群，壁厚、木化。纤维成束，具壁沟。种皮外表皮细胞多角形，壁薄，透明。种皮细胞梭形、厚壁、非木化，壁黄棕或棕色。草酸钙结晶呈方形、菱形、不规则形或簇状。子叶细胞含糊粉粒或脂肪油。

【药理】 1. 对呼吸系统的影响 花楸醇提取物具有对抗氨水引起小鼠咳嗽作用，能对抗乙酰胆碱、组胺引起豚鼠药物性哮喘作用，明显松弛气管平滑肌，抑制由乙酰胆碱、组胺所致的豚鼠离体气管平滑肌的收缩反应，但作用比氨茶碱缓慢[1]。

2. 对心脏的作用 花楸醇提取物可剂量依赖性地增加心房收缩力，但减慢心率作用不明显[1]。具有减轻异丙肾上腺素引起大鼠心电图 ST 段位移程度和改善心肌梗死病变程度的作用[2]。

【药性】 甘、苦，平。归肺、脾经。

1.《北方常用中草药手册》："甘、苦，性平，无毒。"

2.《青岛中草药手册》："性平、微寒，味甘、苦。"

【功用主治】 止咳化痰，健脾利水。主治咳嗽，哮喘，脾虚浮肿，胃炎。

1.《北方常用中草药手册》："清肺止咳，补脾生津。主治哮喘，咳嗽，胃炎，胃痛，维生素甲、丙缺乏症。"

2.《全国中草药汇编》："健胃补虚。"

3.《长白山植物药志》："镇咳祛痰，健脾利水。"

【用法用量】 内服：煎汤，30～60 g。

2202 花酸苔 huā suān tái（《云南思茅中草药选》）

【异名】 山海棠、公鸡酸苔（《云南思茅中草药选》），花叶一口血（《南宁药用植物名录》）。

【基原】 为秋海棠科秋海棠属植物花叶秋海棠的全草。

【原植物】 花叶秋海棠 *Begonia cathayana* Hemsl.

多年生肉质直立草本，高 0.6～1 m。根纤维状；地上茎较高大，分枝，密被红棕色长柔毛，并混生少数白柔毛。叶互生；叶柄长 15～18 cm；叶片斜心形，长等于叶柄，先端长渐尖，多少浅裂，裂片为宽三角形，锐尖头，边缘有小牙齿和睫毛，下面深红色，主脉上具疏生柔毛，上面除叶脉为红色外，叶肉为绿色，并有一圈灰绿色或彩色环带。聚伞花序腋生，较叶为短，有花 8～10 朵；花为朱红色，直径 3.5～4.5 cm，被粗毛；雄花被片 4；雌花被片 5。蒴果具粗毛，有 3 枚不等的翅，最长约2 cm。花期 9 月，果期 10 月。

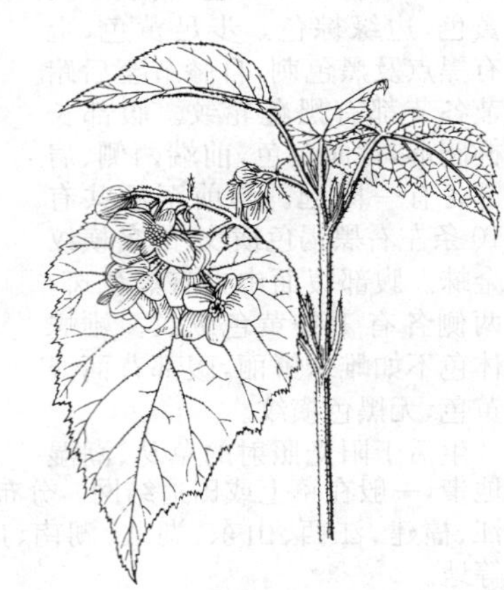

花叶秋海棠

生于林下、溪谷边阴湿处。分布于福建、广西、云南等地。

【栽培】 生物学特性 喜温暖、阴凉的环境。忌高温、干旱及强光。宜在疏松、腐殖质丰富的壤土栽种。

繁殖方法 扦插繁殖。选半荫蔽的地方，以细沙作苗床，于春、秋季插枝繁殖，以秋季较好。选取健壮枝条，去掉叶

∧形黑棕色及浅棕色纹，最显著的始自两肩之间，有3个深色∧形纹，有时后端的纹断续∧形而不甚规则，斜伸至胯部及大腿基部。此外，与此深色∧形纹平行者有若干宽窄不等的浅棕色∧形纹；枕部肤沟处有黑色横纹，体侧由眼后至胯有若断若续的斜行黑棕色线纹，胯部至大腿前方为浅黄色。雄蛙体略小，有单咽下外声囊，咽部色深。

栖息在河边、田边、菜地、草垛、粪堆和房舍旁。夜间和清晨活动取食，白天隐蔽在泥土、土缝中。以小型昆虫为食。分布于浙江、福建、湖北、湖南、广东、广西、贵州、云南等地。

【采收加工】 5～7月份捕捉，酒浸用。

【功用主治】 祛风通络，活血祛瘀。主治风湿痹痛，腰扭伤，跌打损伤，骨折。

1.《广西药用动物》："祛风，活血，祛瘀生新，补筋骨。主治风湿骨痛，腰痛。"

2.《中国动物药》："活血祛瘀，舒筋健骨。治风湿痹痛，腰痛，体弱无力，跌打损伤。"

【用法用量】 内服：浸酒，20～30 ml，每日2次。外用：加酒捣敷。

【选方】 1. 治风痹痛　花姬蛙100 g，白酒500 ml。用白酒浸蛙，2～3个月后，饮酒。每次20 ml，每日饮2次。(《中国动物药》)

2. 治风湿骨痛，腰扭伤痛　服用犁头蛙酒(先将犁头蛙活体用清水洗净，等蛙体水分干后，用50度以上的白酒浸泡，每500 g酒配100 g蛙，还可加入少量当归，浸泡2～3个月)，每日2次，每次30 ml左右。也可以用这种酒擦扭伤痛处。

3. 治跌打骨折　犁头蛙10只，鲜小接骨、鲜鸭掌菜各30 g。共捣烂，加适量的白米酒，炒到温热时，敷在骨折处。敷前整骨合位，用小夹板固定包扎。

4. 治体弱无力　服用犁头蛙酒(见2方)，每日2次，每次30 g左右。(2～4方出自《广西药用动物》)

5. 治竹木刺入肉不出　犁头蚜焙干，研粉，调茶油，敷患处。(《广西民族药简编》)

2198 花椒叶 huā jiāo yè (《纲目》)

【异名】 椒叶(《日华子》)。

【基原】 为芸香科花椒属植物花椒 *Zanthoxylum bungeanum* Maxim. 或青椒 *Z. schinifolium* Sieb. et Zucc. 的叶。

【原植物】 参见"花椒"条。

【采收加工】 全年均可采收，鲜用或晒干。

【药性】 辛，热。归脾、胃、大肠经。

1.《日华子》："热，无毒。"

2.《纲目》："辛，热。"

【功用主治】 温中散寒，杀虫解毒。主治奔豚，寒积，霍乱转筋，脱肛，脚气，风弦烂眼，漆疮，疥疮，毒蛇咬伤。

1.《日华子》："治贲奔豚，伏梁气及内外肾钓并霍乱转筋。和艾及葱研，以醋汤拌罨并得。"

2.《纲目》："杀虫，洗脚气及漆疮。"

3.《医林纂要》："合松叶、金银花煎浴治疥疮，血疮。"

4.《本草求原》："敷寒湿脚肿，风弦烂眼。"

5.《江苏省植物药材志》："芳香健胃。"

6.《湖南药物志》："治脱肛。"

【用法用量】 内服：煎汤，3～9 g。外用：煎汤洗浴，或鲜叶捣敷。

【选方】 1. 治脱肛　花椒叶、土茯苓叶。捣烂，香油调敷。(《湖南药物志》)

2. 治蛇毒　以闭口椒并叶，捣敷之。(《肘后方》)

2199 花椒茎 huā jiāo jīng (《湖南药物志》)

【基原】 为芸香科花椒属植物花椒 *Zanthoxylum bungeanum* Maxim. 的茎。

【原植物】 参见"花椒"条。

【采收加工】 全年均可采，砍取茎，切片晒干。

【成分】 青椒中含有生物碱：dictamine，茵芋碱(skimmianine)，scoparone，青椒碱(schinifoline)。又含 scopoletin，7-羟基-8-甲氧基香豆素(7-hydroxy-8-methoxycoumarin)，N-methylflindersine，β-谷甾醇(β-sitosterol)[1]。

【药性】 辛，热。无毒。

【功用主治】 治风疹。

【用法用量】 外用：30～60 g，煎水洗。

【选方】 治风疹花　椒茎60 g，翻坛根30 g，藜辣根30 g。煎水洗。(《湖南药物志》)

2200 花椒根 huā jiāo gēn (《纲目》)

【基原】 芸香科花椒属植物花椒 *Zanthoxylum bungeanum* Maxim. 的根。

【原植物】 参见"花椒"条。

【采收加工】 全年均可采收，切片晒干。

【药材】 花椒根 *Radix Zanthoxyli Bungeani*　主产于山东、广西、四川、陕西等地。

性状　根圆柱形，略弯曲，长短不一。表面深黄色，具深纵沟及灰色斑痕。质坚硬，横断面栓皮易碎，深黄色，较粗的根可见环纹，皮部深棕色，木部鲜黄色，味极苦，稍麻舌。

鉴别　(1) 根横切面：外面为落皮层。韧皮部外侧散有少数石细胞，纤维单个或数个成束散在。导管单个或2～4个径向或切向排列。

(2) 薄层色谱：取本品粉末10 g，乙醇回流提取，提取液浓缩至干，以10%盐酸溶解，滤过，滤液用氯仿萃取，回收氯仿至成2 ml，作供试品溶液。另取两面针结晶8，以甲醇溶解成每1 ml含1 mg的对照品溶液。取上述两种溶液各约10 μl点于同一硅胶H-CMC板上，以氯仿展开，展距10 cm。取出晾干，喷雾浓硫酸显色，供试品色谱中，在与对照品色谱相应的位置上显相同的红棕色斑点。

【成分】 青椒中含有生物碱：青椒碱(schinifolin)，5′-乙氧基青椒碱(5′-acetoxyschinifolin)[1]，异戊烯基青椒碱(prenylated schinifoline)，N-甲基青椒碱(N-methylschinifoline)，flindersine，N-methylflindersine，8-methoxyflindersine，花椒根碱(zanthobungeanine)，O-methylglycosolone[2]，peroxyschininallylol，peroxyschinilenol[3]；香豆素类化合物：methylschinilenol，hydroxyepoxycollinin，8-methoxyanisocoumarin H，hydroxyschininallylol，hydroxyepoxycollinin Ⅱ，schinitrienin，isoschinilinol[4]。

【药性】 辛，温，小毒。

《纲目》："辛，热，微毒。"

【功用主治】 散寒，除湿，止痛，杀虫。主治虚寒血淋，风湿痹痛，胃痛，牙痛，痔疮，湿疮，脚气，蛔虫病。

1.《纲目》："(主治)肾与膀胱虚冷，血淋色瘀者。"

2.《本草从新》："杀虫。煎汤洗脚气及湿疮。"

2194 花红叶 huā hóng yè (《滇南本草》)

【基原】 为蔷薇科苹果属植物花红 *Malus asiatica* Nakai 的叶。

【原植物】 参见"林檎"条。

【采收加工】 5~7月采叶，鲜用或晒干。

【功用主治】 泻火明目，杀虫解毒。主治眼目青盲，翳膜遮睛，小儿疥疮。

1.《滇南本草》："治小儿疮疥。"

2.《滇南本草图说》："采叶煎服，治一切眼目青盲，或火眼膜翳最效。"

【用法用量】 内服：煎汤，3~9 g。外用：煎汤洗。

2195 花蚁虫 huā yǐ chóng (《云南中草药》)

【异名】 黄蚂蚁(《全国中草药新医疗法展览会资料选编》)，花腰虫、大花虫、红腰虫(《彝医动物药》)。

【基原】 为隐翅虫科隐翅虫属动物多毛隐翅虫的全虫。

【原动物】 多毛隐翅虫 *Paederus densipennis* Bernhauer

形如蚂蚁，全身散生褐色毛。鞘翅甚短，长方形，颜色深蓝或暗绿。触角丝状，末端为暗褐色。小腮须由3节或4节组成，第四节甚短，末端成疣状，亦呈暗褐色。后头呈颈状，头及尾端的两节为黑色。前胸背板稍呈卵形，其腹面及足皆为赤褐色。

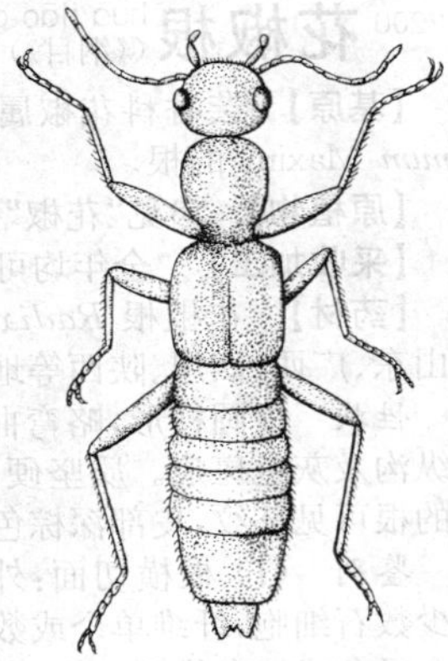

多毛隐翅虫

多生活于田边、沟旁及玉米根周围。全国各地几乎均有分布。

【采收加工】 夏、秋季捕捉，鲜用。

【药性】 《云南中草药》："有毒。"

【功用主治】 解毒散结，杀虫止痒。主治瘰疬，牙痛，神经性皮炎，癣疮。

1.《云南中草药》："解毒杀虫，止痒。治神经性皮炎，癣疮。"

2.《中国动物药》："治瘜肉。"

3.《彝医动物药》："能攻瘰疬，愈风火齿痛。"

【用法用量】 外用：捣敷；或取汁、浸酒涂擦。

【宜忌】 《云南中草药》："本品有毒，不可内服。"

【选方】 1. 治九子疡(瘰疬) 取活花腰虫4~5条，在头顶旋窝处搽涂，可消肿止痛，极验。将花腰虫晒干，研末。以其末揉于患处外部皮肤，起泡后可愈。

2. 治牙痛 取活花腰虫捣烂，敷头顶，皮肤起泡，然后牙痛可止。(1、2方出自《彝医动物药》)

3. 治神经性皮炎，癣疮 花蚁虫适量。用75%乙醇浸泡3 d后，取液外擦患处，每7d擦1次。(《云南中草药》)

4. 治神经性皮炎 黄蚂蚁适量，除去蚁头，挤出内脏浆汁涂患部，6~8 d行1次。涂后4~6 h，患部皮肤受刺激，出现疼痛红热，形成片状丘疹性皮炎；再敷磺胺软膏，2~3 d结痂，瘙痒消失，4~5 d脱痂，皮肤光滑柔软而愈。(《全国中草药新医疗法资料选编·皮肤科》)

2196 花被单 huā bèi dān (《贵州民间药物》)

【异名】 刀口药(《贵州民间药物》)，乳肿药(《广西药用植物名录》)。

【基原】 为报春花科珍珠菜属植物长蕊珍珠菜的全草。

【原植物】 长蕊珍珠菜 *Lysimachia lobelioides* Wall.

一年生草本。全株无毛。茎直立或倾斜，高25~50 cm，单一或基部分枝成簇生状，微具4棱，散生黑色腺点。叶互生，在茎基部有时近对生；叶柄长为叶片的1/4~2/3，具狭翅。叶片卵形或菱状卵形，长1.5~5 cm，宽1~1.3 cm，先端锐尖，基部短渐狭或近圆形而骤然窄缩下延成柄，全缘。总状花序顶生；苞片钻形；花梗长5~12 mm，果时稍伸长；花萼5深裂几达基部，裂片卵状披针形，先端锐尖，具较宽的膜质边缘，背面有黑色粗腺点；花冠白色或淡红色，长约6 mm，5深裂，裂片倒卵状匙形，稍长于花萼；雄蕊伸出花冠约1倍；花柱与雄蕊等长。蒴果球形，直径约4 mm。花期4~5月，果期6~7月。

生于海拔1 000~2 300 m的山谷溪边、山坡草地湿润处。分布于广西、四川、贵州、云南等地。

【采收加工】 5~7月采收，晒干或鲜用。

【药性】 甘，平。

1.《贵州民间药物》："性平，味甘。"

2.《全国中草药汇编》："甘、酸、麻，平，有小毒。"

【功用主治】 补虚止咳，消肿解毒，止血生肌。主治肺虚咳嗽，乳痈，刀伤出血。

1.《贵州民间药物》："治虚弱咳嗽，刀伤。"

2.《贵州草药》："补虚，镇咳，止血。"

3.《全国中草药汇编》："拔毒生肌，消炎止痛。"

【用法用量】 内服：煎汤，30~60 g。外用：鲜品捣敷。

【选方】 1. 治虚弱咳嗽 花被单60 g。炖肉吃。

2. 治刀伤 花被单适量。捣烂，敷伤处，每日换药2次。(1、2方出自《贵州民间药物》)

2197 花姬蛙 huā jī wā (《广西药用动物》)

【异名】 犁头蚜、三角蚂蚜、犁头蛙(《广西药用动物》)。

【基原】 为姬蛙科动物姬蛙属花姬蛙的全体。

【原动物】 花姬蛙 *Microhyla pulchra* (Hallowell)

体长26~30 mm，头宽略大于头长；吻端尖圆，吻棱不显；鼻孔近吻端，眼间距与眼径等长而大于上眼睑之宽；鼓膜不显；舌卵圆无缺刻；无犁骨齿。前肢极细弱，指、趾端圆，第一指短小，指长顺序3，4，2，1；关节下瘤及掌突极发达。后肢粗短，胫跗关节前达眼至肩部之间，左、右跟部相重叠；趾细长，半蹼，关节下瘤小而显著；内、外跖突均发达，具游离刃，相距较远。皮肤较光滑，具有少数分散的小疣粒；两眼睑后方枕部有横肤沟，并在两外侧向后斜伸至肩部绕腹面咽部成为咽褶，腹面皮肤光滑。生活时背面皮肤粉棕色，具有若干重叠的

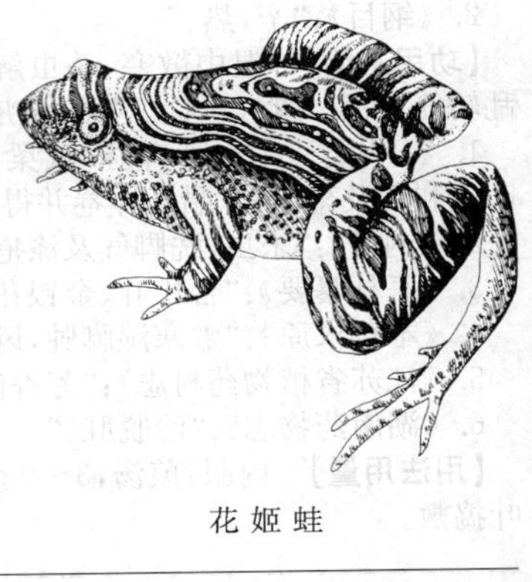

花姬蛙

制成注射液可治血友病、血小板减少性紫癜病、肝脏出血、手术出血，疗效可达80%[2]。

【药性】《全国中草药汇编》："甘、微苦、涩，平。"

【功用主治】《全国中草药汇编》："止血，散瘀，消肿。主治血友病，类血友病，原发性及继发性血小板减少性紫癜，肝病出血，术后出血，癌肿出血，胃、肠、肺、子宫出血。"

【用法用量】 内服：煎汤，10～30 g。

【选方】 1. 治疗血小板减少性紫癜 ①花生衣60 g，冰糖适量。水炖服。(《福建药物志》)②花生衣30 g，大、小蓟各60 g。煎服。(《浙江药用植物志》)

2. 治血小板减少性紫癜，鼻衄，齿龈出血等症 ①宁血糖浆(生花生衣500 g，制成1000 ml)，每次10～20 ml(每1 ml含生药0.5 g)，每日3次。②花生衣片，每片0.3 g。每次服4～6片，每日3次。饭后服用，儿童酌减。(《全国中草药汇编》)

2192 花生壳 huā shēng ké
(《全国中草药汇编》)

【基原】 为豆科落花生属植物落花生 *Arachis hypogaea* L. 的果皮。

【原植物】 参见"落花生"条。

【采收加工】 剥取花生时收集荚壳，晒干。

【成分】 花生壳中含β-谷甾醇(β-sitosterol)，木犀草素(luteolin)，胡萝卜甾醇(daucosterol)[1]和果胶(pectin)[2]。

【药理】 1. 降压作用 花生壳水提取液有显著降压作用，麻醉犬8 g/kg静注可使血压下降67%，作用维持时间161 min，麻醉猫静注或腹腔注射也有显著降压作用，2.5 g/kg灌服5d还可使大鼠血压明显下降。花生壳的醇提取液也有降压效果[1]。临床报告用花生壳治疗高血压病也有明显疗效[2,3]。

2. 降血脂和对微循环的影响 花生壳的多种制剂有明显的降血脂作用，花生壳水煎的喷雾干燥制剂5 g/kg或10 g/kg给药7 d，可使大鼠血清胆固醇含量明显下降[4]。临床服用花生壳制剂如花生壳水煎剂、花生壳浸膏也有明显降血脂作用[4,5]。此外，花生壳制剂还有抑制心肌、减慢心率、扩张小动脉、改善微循环等作用[6]。

3. 抗氧化作用 用菜籽油过氧化值测定法(碘量法)，测得70 ℃，20 d，0.1%(占油质量分数)提取物/菜籽油的过氧化值花生壳为87.5，具轻度抗氧化作用[7]。

毒性 花生壳毒性很小，花生壳水或醇提取液给小鼠腹腔注射40 g/kg不引起死亡[1]。

【药性】《全国中草药汇编》："淡、涩，平。"

【功用主治】 1.《全国中草药汇编》："敛肺止咳。主治久咳气喘，咳痰带血。"

2.《福建药物志》："消积行滞。""治高胆固醇血症，高血压病。"

【用法用量】 内服：煎汤，10～30 g。

2193 花生油 huā shēng yóu
(《纲目拾遗》)

【异名】果油《食物考》，落花生油《纲目拾遗》。

【基原】 为豆科落花生属植物落花生 *Arachis hypogaea* L. 的种子榨出的脂肪油。

【原植物】 参见"落花生"条。

【药材】 花生油 *Oleum Arachidis* 全国大部分地区均产。

性状 本品为淡黄色的澄明液体；有类似落花生种子的香气，味淡。

本品在乙醇中极微溶解，与乙醚、氯仿、石油醚能任意混合。

本品相对密度为0.911～0.918，折光率为1.469～1.472，碘价为84～100，皂化价为185～195，酸价不大于3，脂肪酸的凝点为26～32 ℃。

【成分】 花生油的脂肪酸组成主要有棕榈酸(palmitic acid)，硬脂酸(stearic acid)，亚油酸(linoleic acid)，花生酸(arachidic acid)，油酸(oleic acid)，二十碳烯酸(eicosenoic acid)，二十四烷酸(lignoceric acid)等[1]。花生油中还含有特殊臭味的成分：己醛(hexanal)，γ-丁内酯(γ-butyrolactone)，壬醛(nonanal)，苯甲醛(benzaldehyde)，苯甲醇(benzyl alcohol)，2-甲氧基-3-异丙基吡嗪(2-methoxy-3-isopropylpyrazine)[2]；芳香成分：1，2，3-三甲基环戊烷(1，2，3-trimethylcyclopentane)，1-乙基-3-甲基环戊烷(1-ethyl-3-methylcyclopentane)，4-乙基-2-甲氧基苯酚(4-ethyl-2-methoxyphenol)，4-甲氧基苯酚(4-methoxyphenol)，3-(1，1-二甲基乙基)苯酚〔3-(1，1-dimethylethyl)phenol〕，2，3，5-三甲基吡嗪(2，3，5-trimethylpyra- zine)，2-甲基-5-丙烯基吡嗪(2-methyl-5-propenylpyrazine)，糠酸甲酯(methyl furoate)，3，5-二乙基-2-甲基吡嗪(3，5-diethyl-2-methylpyrazine)，2-乙酰基吡咯〔1-(1H-pyrrole-2-yl)ethanone〕，2，4-二甲基噻唑(2，4-dimethylthiazole) 2，5-二甲基噻唑(2，5-dimethylthiazole)，5-甲基-2-糠醛(5-methyl-2-furfural)，2-己基呋喃(2-hexylfuran)，3-己基呋喃(3-hexylfuran)，2-乙酰基-5-甲基呋喃(2-acetyl-5-methylfuran)，2，3-二氢苯并呋喃(2，3-dihydrobenzofuran)[3]。芳香成分的总量约19.77 mg/kg，最主要的成分为吡嗪类化合物，含量12.33 mg/kg，占花生油芳香成分总量的61.81%，其中2，6-二甲基吡嗪(2，6-dimethylpyrazine)最为重要，含量为3.92 mg/kg，占芳香成分总量的19.83%；次要的成分为呋喃化合物，其中2，3-二氢苯并呋喃含量为1.61 mg/kg，占芳香成分总量的8.14%[3]。另含维生素(vitamin) E[4]。

【药理】 1. 对胃黏膜损伤的保护作用 花生油灌胃(1 ml/200 g和0.5 ml/200 g)，可以明显减轻束缚-浸水应激法建立的应激性胃溃疡模型大鼠的胃黏膜损伤，明显抑制胃运动，但对胃黏膜血流量无影响[1]。

2. 降低胆固醇 花生油可显著降低人血液总胆固醇和有害胆固醇，对有益胆固醇基本无影响，可使心血管疾病发生的概率降低25%[2]。

【药性】《食物考》："甘，平，气腥。"

【功用主治】 润燥，滑肠，去积。主治蛔虫性肠梗阻，胎衣不下，烫伤。

1.《食物考》："滑肠下积，腻膈痰生。"

2.《福建药物志》："润燥滑肠。""治蛔虫性肠梗阻，胎衣不下，烫伤。"

【用法用量】 内服：60～125 g。外用：涂抹。

【选方】 1.治蛔虫性肠梗阻 花生油60 ml，葱头9 g，炖服；继用凤尾草30 g，水煎，冲玄明粉15 g服。

2. 治烫伤 花生油500 ml(煮沸待冷)，石灰水(取熟石灰粉500 g，加冷开水1 000 ml，搅匀静置，滤取澄清液)500 ml，混合调匀。涂抹患处。(1、2方出自《浙江药用植物志》)

不奏效。以其寒去脏温，故能所治皆应。”

2190 **花锚** huā máo （《内蒙古中草药》）

【异名】 金锚（《长白山植物药志》）。

【基原】 为龙胆科花锚属植物花锚的全草。

【原植物】 花锚 *Halenia corniculata* （L.） Cornaz. ［*Swetia corniculata* L.；*H. sibirica Borkn.*］

一年生草本，高 20～70 cm。茎直立，四棱形。基生叶具柄，长 1～1.5 cm，叶片倒卵形或椭圆形，长 1～3 cm，宽 0.5～0.8 cm；茎生叶对生，几无柄，叶片椭圆状披针形或卵形，长 3～8 cm，宽 1～1.5 cm，先端尖，基部宽楔形，全缘；主脉 3 条，在下面沿脉疏生短硬毛。聚伞花序顶生或腋生，花梗长 0.5～3 cm；萼筒短，花萼 4 深裂，裂片狭三角状披针形；花冠钟形，淡黄色，冠筒长约 5 mm，4 深裂，裂片基部有窝孔并延伸成一长距，距内有蜜腺，形似船锚；雄蕊 4，着生于花冠筒上，内藏，花药丁字着生；雌蕊无柄，子房 1 室，纺锤形，花柱短，柱头 2 裂，外卷。蒴果卵形或长圆形，长 1～1.3 cm，先端 2 瓣开裂。种子多数，褐色。花、果期 7～9 月。

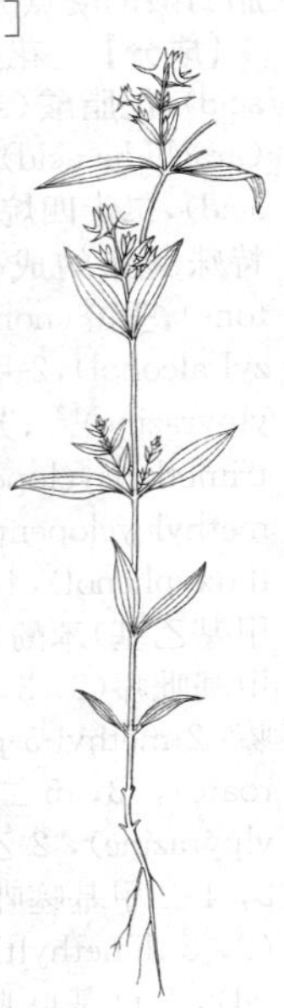

花 锚

生于海拔 200～1 750 m 的林下、林缘、山沟水边湿草地。分布于华北、东北及陕西等地。

【采收加工】 7～10 月采收，晾干。

【成分】 全草含呫吨酮类化合物：1-羟基-2，3，4，5-四甲氧基呫吨酮（1-hydroxy-2，3，4，5-tetramethoxyxanthone），1-羟基-2，3，5-三甲氧基呫吨酮（1-hydroxy-2，3，5-trimethoxyxanthone）[1]，1，6-二羟基-2，3，4，8-四甲氧基呫吨酮（1，6-dihydroxy-2，3，4，8-tetrame-thoxyxanthone），1，7-二羟基-2，3，4，5-四甲氧基呫吨酮（1，7-dihydroxy-2，3，4，5-tetramethoxyxanthone），1，7-二羟基-2，3-二甲氧基呫吨酮（1，7-dihydroxy-2，3-dimethoxyxanthone）[2]，1-羟基-2，3，5，7-四甲氧基呫吨酮（1-hydroxy-2，3，5，7-tetramethoxyxan-thone），花锚苷（haleniaside）[3]，2，3，5-三甲氧基-1-O-龙胆二糖氧基呫吨酮（2，3，5-trimethoxy-1-O-gentiobiosyloxyxanthone），2，3，4，7-四甲氧基-1-O-龙胆二糖氧基呫吨酮（2，3，4，7-tetramethoxy-1-O-gentiobiosyloxyxanthone），3，7-三甲氧基-1-O-龙胆二糖氧基呫吨酮（3，7-trimethoxy-1-O-gentiobiosyloxyxan-thone），2，3，4，5，7-五甲氧基-1-O-龙胆二糖氧基呫吨酮（2，3，4，5，7-pentamethoxy-1-O-gentiobiosyloxyxanthone），7-羟基-2，3，4，5-四甲氧基-1-O-龙胆二糖氧基呫吨酮（7-hydroxy-2，3，4，5-tetramethoxy-1-O-gentiobiosyloxyxanthone），2，3，5-三甲氧基-1-O-樱草糖氧基呫吨酮（2，3，5-trimethoxy-1-O-primeverosyloxyxanthone），2，3，4，5-四甲氧基-1-O-樱草糖氧基呫吨酮（2，3，4，5-tetramethoxy-1-O-primeverosyloxyxanthone），7-羟基-2，3，4，5-四甲氧基-1-O-樱草糖氧基呫吨酮（7-hydroxy-2，3，4，5-tetramethoxy-1-O-primeverosyloxyxanthone）[4～6]，1，3-二羟基-2，4，5，7-四甲氧呫吨酮（1，3-dihydroxy-2，4，5，7-tetramethoxyxanthone），1-羟基-2，7-二甲氧基-3-O-β-D-吡喃葡萄糖呫吨酮（1-hydroxy-2，7-dimethoxy-3-O-β-D-glucopyranosylxanthone），1，2，3-三羟基-5-甲氧基呫吨酮（1，2，3-trihydroxy-5-methyloxyxanthone）[7]；裂环烯醚萜类化合物：当药苦苷（swertiamarin），当药苷（sweroside），断马钱子苷半缩醛内酯（vogeloside），表断马钱子苷半缩醛内酯（epivogeloside）；黄酮类化合物：7-O-樱草糖基木犀草素（7-O-primeverosylluteolin）[4]，7-O-葡萄糖基木犀草素（7-O-glucosylluteolin，cinaroside）[4～6]，芹菜素（apigenin）[5]及木犀草素（luteolin）[1]。此外还分离到 Corniculoside，即为 7β-［（E）-4′-O-（β-D-吡喃葡萄糖）咖啡酰氧基］当药苷〔7β-［（E）-4′-O-（β-D-glucopyranosyl） caffeoyloxyl］sweroside〕[8]。

【药理】 保肝作用 花锚煎剂及其所含花锚苷和去甲氧基花锚苷有明显的保肝作用，可增加核糖核酸，增加肝糖原，促进蛋白质的合成，促进肝细胞的再生，加速坏死组织的修复[1]。

【药性】 《内蒙古中草药》：“味甘、苦，性寒。”

【功用主治】 1.《内蒙古中草药》：“清热解毒，凉血止血。主治肝炎，脉管炎，外伤感染发热，外伤出血。”

2.《长白山植物药志》：“治疗神经衰弱，黄疸，胃炎，肠炎及作解热药。”

【用法用量】 内服：煎汤，5～10 g；或入丸、散。外用：捣敷。

【临床报道】 治疗急性肝炎 用花锚醇片（每片含生 2 g），3 岁以下每次 1 片，每服 3 次；3 岁以上每次 2 片。治疗小儿急性黄疸型肝炎 259 例，结果 4 星期临床治愈率为 76.8%，好转 22%，总有效率为 98.84%，67%的患者在 10 d 内退黄；氨基转移酶 4 星期内消退占 97%，无明显副作用[1]。另有报道，用复方花锚（花锚、黄芪、甘草）治疗小儿急性乙型炎 86 例，14 个月治愈率（HbsAg、HbeAg、HbeAb 三项免疫指标阴转）为 22.1%，基本治愈率为 25.6%，好转率为 18.6%，总有效率为 66.3%，使黄疸消退，症状改善，丙氨酸氨基转移酶（ALT）消退时间等项指标均优于对照组，长期服用无毒副作用[2]。

2191 **花生衣** huā shēng yī （《全国中草药汇编》）

【基原】 为豆科落花生属植物落花生 *Arachis hypogaea* L. 的种皮。

【原植物】 参见“落花生”条。

【采收加工】 在加工油料或制作食品时收集红色种皮，晒干。

【成分】 花生衣含甾醇及脂肪酸类：β-谷甾醇（β-sitosterol），棕榈酸（palmitic acid），硬脂酸（stearic acid），肉豆蔻酸（myristic acid），二十四烷酸（lignoceric acid），胡萝卜苷（daucosterin）；黄酮类：木犀草素（luteolin），红车轴草素（pratensein），金圣草素（chrysoeriol），圣草酚（eriodictyol），芹菜素（apigenin），D-葡萄糖（D-glucose）[1]，无色矢车菊素（leucocyanidin），无色飞燕草素（leucodelphinidin）[2]。二聚原花色素苷，D-（+）-儿茶素[3]。又含大豆皂苷（soyasaponin）Ⅰ，香草酸（vanillic acid），5，7-二羟基色酮（5，7-dihydroxychromone）[1]。

【药理】 抗凝血作用 花生衣中分得 2 个蛋白组分在体外均无促凝活性，均不能使复钙时间和凝血酶原时间缩短，也不能改善缺少第Ⅷ、第Ⅸ因子血浆的凝血时间[1]。花生衣阻止各种出血症比花生功效强 50 倍。以花生衣萃取物

非命门火衰，虚寒所致者，不宜入下焦药用；咳逆，非风寒外邪壅塞者不宜用；字乳余疾，由于本气自病者不宜用；水肿、黄疸因于脾虚而无风湿邪气者不宜用；一切阴虚阳盛，火热上冲，头目肿痛，齿浮、口疮、衄血、耳聋、咽痛、舌赤、消渴、肺痿咳嗽、咯血、吐血等证，法所咸忌。”

8.《随息居饮食谱》：“多食动火堕胎。”

【选方】 1. 治心胸中大寒痛，呕不能食，腹中寒，上冲皮起，出见有头足，上下痛不可触近　蜀椒二合（炒去汗），干姜四两，人参二两。水煎去滓，纳胶饴一升，微火煎，分温再服，如一炊顷，可饮粥二升。（《金匮要略》大建中汤）

2. 治胸中气满，心痛引背　蜀椒（出汗）一升，半夏（洗）一升，附子（炮）一两。上三味捣筛，蜜和为丸，如梧子大。一服五丸，日三。（《外台》引张文仲蜀椒丸）

3. 治膏瘅，其人饮少小便多　秦椒一分，出汗瓜蒂二分。末。水服方寸匕，日三服。（《伤寒类要》）

4. 治水泻无度　以椒二两（去目），醋二升。煮至醋尽，焙干，为末，糊丸，绿豆大，瓷盒收之。每服十丸、十五丸，米饮下。（《小儿卫生总微论方》椒红丸）

5. 治寒疝腹痛　椒二合，干姜四两。水四升，煮取二升，去滓，纳饴一斤，又煎，取半分。再服，数数服之。（《肘后方》）

6. 回乳　花椒 10～15 g，加水 400～500 ml，浸泡 2 h，煎煮至 250 ml，加红糖 50～100 g。于断奶当日趁热 1 次服下，每日 1 次，连用 1～3 次。（《食物药用指南》）

7. 治齿痛　蜀椒，醋煎含之。（《食疗本草》）

8. 治手足皴裂　椒四合，水煮之去滓。渍之半食顷，出令燥，须臾复浸。干涂羊猪髓脑。（《深师方》）

9. 治久患口疮　蜀椒去闭口者，以水洗之，以面拌煮作粥，空心吞之三五匙，饭压之，再服瘥。（《食疗本草》）

10. 治秃疮　用先洗净，好花椒末不以多少调敷，三五次效。（《普济方》）

11. 治冻疮　蜀椒（去目并闭口者，炒出汗）、盐各二两。上二味以清酒五升，煎至二升，数数蘸之，其药可五六日用。（《圣济总录》）

【临床报道】 1. 治疗胆道蛔虫病　每剂用花椒 20 粒，食醋 100 g，加水 50 ml，蔗糖少许，煎沸后取出花椒，待温后一次口服。呕吐者，可以少量多次短时间内服用，小儿酌情减量，服药后症状未完全消失者 4 h 后可再服 1 剂。胆道感染较重，或呕吐不能进食者，配用抗生素、输液支持疗法。共治 106 例，治疗标准：临床症状、体征消失后 48 h 无复发为临床治愈，症状明显减轻者为好转。本组 106 例，治愈及好转者 95 例，占 89.62%[1]。

2. 治疗鸡眼　用大蒜 1 头，葱白 10 cm，花椒 3～5 粒，共捣烂如泥，视鸡眼大小取不同量药泥敷于鸡眼上。用卫生纸搓一细条围绕药泥，以便药泥集中于病变部位。胶布包扎，密封，24h 后去胶布及药泥。3d 后鸡眼开始发黑，逐渐脱落，最多半月即完全脱落。本法最多使用 2 次。共治 158 例，192 个鸡眼，结果全部治愈，且无副作用及后遗症[2]。

3. 治疗顽癣　川椒（去籽）25 g，紫皮大蒜 100 g。先将川椒研粉，再与大蒜混合，舂成药泥，装入瓶内备用。敷药方法：用温水浸泡、洗净、擦干患处，再以棉签敷上薄薄一层药泥，用棉球反复揉搓，使药物渗入皮肤，每日 1～2 次，10 d 为 1 个疗程。皮损基本痊愈，即用羊蹄根煎液洗擦患处，每星期 2～3 次，坚持 2～3 月，以巩固疗效。共治疗久治不愈的癣 45 例（头癣 3 例，手足癣 18 例，体癣 11 例，甲癣 13 例，平均病程 1 年），治疗标准以皮损消失半年内无复发为治愈。结果本组病例经 1～3 个疗程全部治愈。随访部分患者 1 年，无 1 例复发[3]。

4. 治疗真菌性阴道炎　花椒油制成栓剂，每晚自行放入阴道 1 粒，5 d 为 1 个疗程，停药 2d 复查白带，以未找到真菌孢子体且自觉症状消失者为治愈。共治白带中有真菌孢子体者 418 例（70% 有局部瘙痒、白带多，或阴道黏膜充血、水肿等临床表现），结果 1 个疗程治愈者 315 例，占 75.36%；2 个疗程治愈者 29 例，占 6.94%；总治愈率为 82.3%。临床疗效与制真菌素阴道片相当[4]。

5. 治疗银屑病　取食醋 500 g，入铁锅内煮沸浓缩成 50 g，装入干净大口瓶内。将花椒 15 g，苦参 20 g，洗净后放入醋中，浸泡 1 星期后可用。用时先用温开水清洗患处，用消毒棉球蘸药液涂擦病变部位，每日早、晚各 1 次。治疗银屑病 72 例，结果痊愈 65 例，显效 5 例，无效 2 例。一般擦药 4～5 次见效，最多 16 次痊愈[5]。

6. 用于回乳　干燥生花椒 7～8 粒，装入胶囊内，每次 2 个胶囊于引产后开始服用，每日 3 次，连服 3～4 d。此法用于 163 例中期妊娠引产的产妇回乳，有效者 153 例（服药后乳房无肿胀疼痛，无乳汁分泌），占 93.9%。妊娠月份越小，有效率越高[6]。

7. 治疗牙痛　将花椒 9 g，荜茇、樟脑各 6 g，加水 200 ml 浓煎后，置瓶中备用。用时以棉签蘸取药液涂患处，也可以棉球蘸取药液适量置于患处上下牙齿间咬紧，15～30 min 可达止痛目的，一般 3～5 次可治愈。共治疗 28 例，6 例 15～30 min 治愈，12 例用药 3 次治愈，8 例用药 5 次治愈，2 例用药 2 d 后缓解，治愈率达 93%[7]。

【各家论述】 1.《纲目》：“椒，纯阳之物。其味辛而麻，其气温以热。入肺散寒，治咳嗽；入脾除湿，治风寒湿痹，水肿泻痢；入右肾补火，治阳衰溲数，足弱，久痢诸证。”

2.《本草经疏》：“蜀椒，其主邪气咳逆、皮肤死肌、寒湿痹痛、心腹留饮宿食、肠澼下痢、黄疸、水肿者，皆脾、肺二经受病。肺出气，主皮毛，脾运化，主肌肉。肺虚则外邪客之，为咳逆上气，脾虚则不能运化水谷，为留饮宿食，肠澼下痢，水肿、黄疸，二经俱受风寒湿邪，则为痛痹，或成死肌，或致伤寒温疟，辛温能发汗，开腠理，则外邪从皮肤而出。辛温能暖肠胃，散结滞，则六腑之寒冷除。肠胃得温，则中焦治，而留饮宿食，肠澼下痢，水肿黄疸，诸证悉愈矣。其主女子字乳余疾者，亦指风寒外侵，生冷内停而言。泄精瘕结，由下焦虚寒所致，此药能入右肾命门，补相火元阳，则精自固而结瘕消矣。疗鬼疰蛊毒，杀虫鱼毒者，以其得阳气之正，能破一切幽暗阴毒之物也。外邪散则关节调，内病除则血脉通。”

3.《本草汇言》：“椒，性辛烈香散，故前古通治一切寒闭，一切热郁，一切气泄，一切血凝，一切痰风诸症，用此无不流通，如《别录》之治产后老血腹痛，及疝瘕蛔结，孟诜之治上气咳嗽，及齿浮肿痛，甄氏之治经年疟痢，腹中冷胀、冷痛，及寒湿痞满等疾，总不外辛香热散之用也，倘属内热血虚，阴火咳嗽者，咸宜忌之。”“其气馨香，其性下行，能使火热下达，不致上冲。凡病肾气上逆，须以蜀椒引之，归经自安，芳草之中，皆不及椒。”

4.《本草求真》：“川椒，辛热纯阳，无处不达。治能上入于肺，发汗散寒；中入于脾，暖胃燥湿消食；下入命门，补火治气上逆。凡因火衰寒痼，而见阴衰溲数，阴汗精泄，并齿动摇，目暗，经滞癥瘕，蛔痛鬼疰血毒者，服此辛热纯阳，无

天冬氨酸氨基转移酶(AST)升高无保护作用。花椒水提取物和醚提取物,十二指肠给药均无利胆作用[1]。

2. 镇痛抗炎作用　花椒的水煎剂[5]、醚提取物和水提取物都能减少酒石酸锑钾或乙酸引起的小鼠扭体反应次数,延长热痛反应的潜伏期[4]。从青花椒中提取分离出的香豆素类单体化合物香柑内酯,能明显抑制二甲苯所致小鼠耳郭肿胀及10%蛋清所致的大鼠足肿胀,有较明显的镇痛作用,能显著抑制醋酸所致小鼠的扭体反应。同时有非常显著地抑制小鼠腹腔毛细血管通透性的作用[6]。

3. 局部麻醉作用　花椒水浸液、挥发油或水溶物都具有局部麻醉作用,能可逆地阻滞蟾蜍离体坐骨神经冲动传导和降低其兴奋性。随着浓度的提高,神经动作电位消失速度加快、持续时间延长。花椒稀醇浸液也有局部麻醉作用。在家兔角膜的表面麻醉中,效力较地卡因稍弱。在豚鼠的浸润麻醉中,效力强于普鲁卡因[7,8]。

4. 对实验血栓形成及凝血系统的影响　给大鼠灌服花椒水提取物10 g/kg、20 g/kg或醚提取物3.0 ml/kg,都能预防电刺激颈动脉引起血栓形成。凝血功能测定表明,花椒水提取物能延长血浆凝血酶原时间、凝血酶原消耗时间、白陶土部分凝血活酶时间和凝血酶时间。而其醚提取物仅延长凝血酶原消耗时间。此外,花椒水提取物还能呈浓度依赖性地抑制试管内ADP或胶原诱导的兔血小板聚集,0.15 g/ml的水提取物液,抑制率分别为50%和88%[9]。

5. 对脑细胞的作用　野花椒总生物碱250 mg/kg、500 mg/kg能延长小鼠亚硝酸钠性缺氧存活时间和断头张口喘气时间以及双侧颈总动脉结扎后存活时间,还可抑制大鼠急性脑缺血损伤后皮质强啡肽的降低,其作用强于加锡果宁。表明野花椒总生物碱对脑细胞功能有一定的保护作用[10]。

6. 对心肌细胞的作用　花椒粗提取物(水提取物和醚提取物)对冰水应激状态——儿茶酚胺分泌所引起的心肌损伤具有一定保护作用,减少心肌内酶及能量的消耗,同时提高机体活动水平,使心肌细胞膜结合酶的异常变化得到一定的恢复,证明对应激性心肌损伤有保护作用[11]。花椒干燥果实的水和甲醇提取物对培养的小鼠胚胎心肌细胞均能明显增加搏动率[12]。

7. 抑菌和杀疥螨作用　花椒挥发油对11种皮肤癣菌和4种深部真菌均有一定的抑制和杀灭作用,其中羊毛小孢子菌和红色毛癣菌最敏感,实验证明月桂氮䓬酮和二甲亚砜能促进挥发油进入真菌细胞内加速细胞死亡[13]。花椒的氯仿提取物对疥螨具有较强的触杀作用,且杀螨率与药物浓度及触杀的时间呈正相关。动物实验证明对兔疮疥疗效显著[14]。

毒性　Ames试验表明,花椒对TA_{98}和TA_{100}均呈阳性反应,对TA_{100}作用较弱[15]。

【炮制】1. 花椒　取原药材,除去椒目、果柄及杂质。

2. 炒花椒　取净花椒,置锅内,用文火炒至出汗,有香气逸出时,取出放凉。

3. 醋炒花椒　取净花椒,置锅内,用文火炒热,陆续喷淋米醋,炒至醋尽,取出,闷使其发汗,晒干。每花椒100 kg,用米醋12 kg。

4. 盐炒花椒　取净花椒,置锅内,用文火炒至有响声,喷淋盐水,炒干,取出放凉。每花椒100 kg,用食盐2 kg。

饮片性状　花椒参见"药材"项。炒花椒形如花椒,外表面焦黄色或棕褐色,内表面深黄色,香气浓郁。醋炒花椒,色泽加深,略带醋气。盐炒花椒,色泽加深,略具咸味。

贮干燥容器内,炒花椒、醋炒花椒、盐炒花椒,密闭,置阴凉干燥处。

【药性】辛,温,小毒。归脾、胃、肾经。

1.《本经》:"味辛,温。"

2.《别录》:"秦椒,生温,熟寒。有毒。""蜀椒,大热。有毒。"

3.《药性论》:"秦椒,味苦、辛。""蜀椒,有小毒。"

4.《珍珠囊》:"纯阳。"

5.《品汇精要》:"气之厚者,阳也。"

6.《纲目》:"乃手足太阴、右肾命门气分之药。"

7.《本草经疏》:"气味俱厚,入手足太阴,兼入手厥阴经。"

8.《本草汇言》:"入足厥阴血分。"

9.《本草新编》:"入心、脾经。"

【功用主治】　温中止痛,除湿止泻,杀虫止痒。主治脾胃虚寒型脘腹冷痛,蛔虫腹痛,呕吐泄泻,肺寒咳喘,龋齿牙痛,阴痒带下,湿疹皮肤瘙痒。

1.《本经》:"秦椒,主风邪气,温中,除寒痹,坚齿发,明目。久服轻身,好颜色,耐老,增年通神。""蜀椒,主邪气咳逆,温中,逐骨节皮肤死肌,寒湿痹痛,下气。久服之头不白,轻身增年。"

2.《别录》:"秦椒,疗喉痹,吐逆,疝瘕;去老血,产后余疾,腹痛;出汗,利五脏。""蜀椒,除六腑寒冷,伤寒,温疟,大风,汗不出,心腹留饮,宿食,肠澼下利,泄精,女子字乳余疾。散风邪,瘕结,水肿,黄疸,鬼疰,蛊毒。杀虫、鱼毒。开腠理,通血脉,坚齿发,调关节,耐寒暑。"

3.《药性论》:"秦椒,能治恶风,遍身四肢瘰痹,口齿浮肿摇动。主女人月闭不通,治产后恶血痢、多年痢。主生发,疗腹中冷痛。""蜀椒,能治冷风、顽头风,下泪,腰脚不遂,虚损留结,破血,下诸石水。能治嗽,除齿痛。"

4.《千金方》:"去心下冷气,除五脏六腑寒,百骨节中积冷。"

5.《食疗本草》:"秦椒灭瘢,长毛去血,蜀椒下乳汁。"

6.《日华子》:"蜀椒,破癥结,开胃,治天行时气,温疾,产后宿血,治心腹气,壮阳,疗阴汗,暖腰膝,缩小便。"

7.《本草图经》:"补下,宜用蜀椒也。"

8.《珍珠囊》:"明目,温中,止精泄。"

9. 朱丹溪:"能下肿湿气。"(引自《纲目》)

10.《纲目》:"散寒除湿,解郁结,通三焦,补右肾命门,杀蛔虫,止泄泻。"

【用法用量】　内服:煎汤,3～6 g;或入丸散。外用:煎水洗或含漱;或研末调敷。

【宜忌】　阴虚火旺者禁服,孕妇慎服。

1.《本草经集注》:"(秦椒)恶栝楼、防葵,畏雌黄。""(蜀椒)畏款冬。"

2.《别录》:"(蜀椒)多食令人乏气,口闭者杀人。"

3.《千金方》:"久食令人乏气失明,黄帝云,十月勿食椒,损人心,伤血脉。"

4.《新修本草》:"畏橐吾、附子、防风。"

5. 孟诜:"十月食椒,损气伤心,令人多忘。"(引自《纲目》)

6.《食鉴本草》:"肺胃素有热者,忌服。"

7.《本草经疏》:"肺胃素有火热,或咳嗽生痰,或嘈杂醋心,呕吐酸水,或大肠积热下血,咸不宜用。凡泄泻由于火热暴注而非积寒积冷者忌之。阴痿脚弱,由于精血耗竭而

性状　青椒　多为2～3个上部离生的小蓇葖果，集生于小果梗上，蓇葖果球形，沿腹线缝开裂，直径3～4 mm。外表面灰绿色或暗绿色，散有多数油点及细密的网状隆起皱纹；内表面类白色，光滑。内果皮常由基部与外果皮分离。残存种子呈卵形，长3～4 mm，直径2～3 mm，表面黑色，有光泽。气香，味微甜而辛。

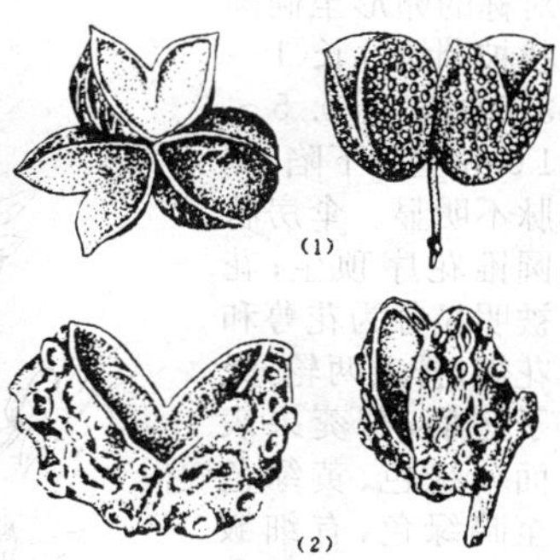

花椒(果皮)外形
(1) 青椒　(2) 花椒

花椒　蓇葖果多单生，直径4～5 mm。外表面紫红色或棕红色，散有多数疣状突起的油点，直径0.5～1 mm，对光观察半透明；内表面淡黄色。香气浓，味麻辣而持久。

鉴别　(1) 果皮横切面：青椒 外果皮表皮细胞1列，平周壁角质层纹理不规则排列，细胞内充满橙皮苷结晶；下皮细胞壁平直，稍增厚；中果皮油室约20个；维管束外韧型，约10个环列，其外有木化厚壁纤维群；薄壁细胞含众多淀粉粒，草酸钙结晶少见。内果皮细胞多为梭形，少数类圆形、类方形或呈石细胞状，上、下层细胞常镶嵌状排列，内表皮细胞1列，小型。

花椒　外果皮细胞平周壁角质纹理稀疏，有气孔；下皮细胞较大，细胞内均含棕色块状物及颗粒状色素。中果皮油室9～12个；维管束14～20个，其外有木化厚壁纤维群，薄壁细胞含较多草酸钙簇晶及少量草酸钙方晶。

(2) 薄层色谱：取本品粗粉0.5 g，加乙醇5 ml，浸泡过夜，滤过，滤液作供试品溶液；另取木兰碱，以乙醇溶解成每1 ml含约1 mg的溶液，作对照品溶液。吸取两溶液分别点样于同一硅胶H-1%CMC薄层板上，用正丁醇-醋酸-水(7∶1∶2)展开10 cm，取出，晾干，喷改良碘化铋钾试剂，供试品色谱中，在与对照品色谱的相应位置上，显相同的黄色斑点。

品质标志　《中华人民共和国药典》2005年版规定：照挥发油测定法测定，本品含挥发油不得少于1.5%(ml/g)。

【成分】　1. 花椒　果皮含挥发油：柠檬烯(limonene)，1,8-桉叶素(1,8-cineole)，月桂烯(myrcene)，还含α和β-蒎烯(pinene)，香桧烯(sabinene)，β-水芹烯(β-phellandrene)，β-罗勒烯-X(β-ocimene-X)，对聚伞花素(*p*-cymene)，α-松油烯(α-terpinene)，紫苏烯(perillene)，芳樟醇(linalool)，4-松油烯醇(terpinen-4-ol)，爱草脑(estragole)，α-松油醇(α-terpineol)，反式丁香烯(*trans*-caryophllene)，乙酸松油醇酯(terpinyl acetate)，葎草烯(humulene)，乙酸橙花醇酯(neryl acetate)，β-荜澄茄烯(β-cadinene)，乙酸牻牛儿醇酯(geranyl acetate)，橙花叔醇异构体(nerolidol isomer)等[1]。生物碱：香草木宁碱(kokusaginine)，茵芋碱(skimmianine)，单叶芸香品碱(haplopine)，2′-羟基-N-异丁基[2E，6E，8E，10E]-十二碳四烯酰胺〔2′-hydroxy-N-isobutyl-[2E，6E，8E，10E]-dodecatatraenamide〕[2]，青椒碱(schinifoline)即N-甲基-2-庚基-4-喹啉酮(N-methyl-2-heptyl-4-guinolinone)[3]。又含脱肠草素(herniarin)，二十九烷(*n*-nonacosane)[2]。花椒果实的挥发油中含量最多的是4-松油烯醇，占13.46%，还有辣薄荷酮(piperitone)占10.64%，芳樟醇占9.10%，香桧烯占9.7%，柠檬烯占7.30%，月桂烯占3.00%以及α和β-蒎烯，α-松油醇等[4]。

花椒籽的挥发油中，主成分是芳樟醇占18.5%，其次是月桂烯占10.2%和叔丁基苯(*tert*-butylbenzene)占11.8%，还有香桧烯，α-蒎烯，柠檬烯，1，3，3-三甲基-2-氧杂双环[2.2.2]辛烷〔1，3，3-trimethyl-2-oxabicyclo[2.2.2]octane〕，松油醇，辣薄荷酮，(E)-3-异丙基-6-氧代-2-庚烯醛〔(E)-3-isopropyl-6-oxo-2-heptenal〕，(E)-8-甲基-5-异丙基-6，8-壬二烯-2-酮〔(E)-8-methyl-5-isopropyl-6，8-nonadiene-2-one〕，4-(2，2-二甲基-6-亚甲基环己基)-3-丁烯-2-酮〔4-(2，2-dimethyl-6-methylenecyclohexyl)-3-buten-2-one〕，α-羟基-4，6-二甲氧基苯乙酮(α-hydroxy-4，6-dimethoxyacetophenone)，1，1-二甲基-4，4-二烯丙基-5-氧代-2-环已烯(1，1-dimethyl-4，4-diallyl-5-oxocyclohex-2-one)，β-古芸烯(β-gurjunene)，长叶烯(longifolene)，α-金合欢烯(α-farnesene)，γ-荜澄茄烯(γ-cadinene)，丁香三环烯(clovene)[5]。

2. 青椒　果皮含挥发油：爱草脑，月桂烯，柠檬烯，α和β-水芹烯，α和β-蒎烯，香桧烯，β-罗勒烯-X，β-罗勒烯-Y(β-ocimene-Y)，1，8-桉叶素，α-松油烯，邻甲基苯乙酮(*o*-methylacetophenone)，α-壬酮(α-nonanone)，芳樟醇，4-松油烯醇，α-松油醇，β和γ-榄香烯(elemene)，反式丁香烯，2-十一酮(2-undecanone)，乙酸松油醇酯，葎草烯，1-甲氧基-4-(1-丙烯基)苯〔1-methoxy-4-(1-propenyl)benzene〕，β和δ-荜澄茄烯，丁香油酚(eugenol)，甲基丁香油酚，橙花叔醇异构体[1]，含茴香脑(anethol)，茴香醚(anisole)，甲基胡椒酚(methylchavicol)[6]。

果皮还含香柑内酯(bergapten)，伞形花内酯(umbelliferone)，茵芋碱，青椒碱(schinifoline)[7]。青椒果实还含香叶木苷(diosmin)[8]，苯甲酸(benzoic acid)[9]。

【药理】　1. 对消化系统的影响　(1) 抗实验性胃溃疡作用　花椒水提取物5 g/kg、10 g/kg灌服，能抑制水浸应激性小鼠胃溃疡和吲哚美辛-乙醇致小鼠胃溃疡形成，也能抑制结扎大鼠幽门性胃溃疡形成，但不抑制盐酸性大鼠胃溃疡形成。与此相反，花椒醚提取物只抑制盐酸性大鼠胃溃疡形成[1]。

(2) 对肠平滑肌运动的双向作用　小剂量花椒水煎液能显著兴奋家兔的空肠活动，而大剂量则引起抑制作用，能对抗某些药物兴奋平滑肌的作用，显著抑制小鼠的胃推进率，又能显著对抗吗啡和阿托品抑制胃肠推进运动。这些双向调节作用与治疗脾胃虚寒证患者的胃肠功能紊乱有关[2]。花椒水煎剂也能对抗吗啡或阿托品抑制胃肠推进运动，整体实验也显示出花椒兴奋和抑制肠平滑肌的双向作用[3]。

(3) 抗腹泻作用　给小鼠灌服20 g/kg花椒水煎剂抑制蓖麻油引起的刺激小肠性腹泻和番泻叶引起的刺激大肠性腹泻[3]。花椒水提取物5 g/kg，10 g/kg能抑制番泻叶引起的腹泻，作用时间8 h以上，但抗蓖麻油引起的腹泻作用产生缓慢而短暂。而花椒醚提取物3.0 ml/kg、6.0 ml/kg抑制蓖麻油引起的腹泻，作用强且持久，对番泻叶引起的腹泻无作用。由于水提取物能抑制胃肠推进运动作用，而醚提取物则无此作用[4]。

(4) 保肝作用　给大鼠每日灌服一次花椒水提取物2.5 g/kg、5.0 g/kg，连续5 d，能防止四氯化碳诱发急性肝损害大鼠血清丙氨酸氨基转移酶(ALT)升高。但对血清

【药性】 微苦,平。

1.《内蒙古中草药》:"苦,平。"

2.《全国中草药汇编》:"微苦,平。"

【功用主治】 化痰,安神,止血。主治咳嗽痰多,癫痫,失眠,咯血,衄血,吐血,便血,月经过多。

1.《吉林中草药》:"祛痰,止血,镇静。治痰多咳嗽,癫痫,失眠,月经过多。"

2.《黑龙江常用中草药手册》:"治咳血,吐血,衄血,便血,急、慢性支气管炎,心悸,健忘。"

【用法用量】 内服:煎汤,3~10 g。

【选方】 1. 治胃及十二指肠溃疡出血 ①花葱 6 g,鼠曲草 6 g。水煎,日服 2 次。(《吉林中草药》)②花葱、大小蓟炭各 9 g。水煎服。(《内蒙古中草药》)

2. 治失眠,癫痫 花葱、缬草各 9 g。水煎服。(《内蒙古中草药》)

2189 花椒 huā jiāo (《日用本草》)

【异名】 椴、大椒(《尔雅》),秦椒、蜀椒(《本经》),南椒(《雷公炮炙论》),巴椒、蓎藙(《别录》),陆拨(《药性论》),汉椒(《日华子》),点椒(《纲目》)。

【基原】 为芸香科花椒属植物花椒、青椒的果皮。

【原植物】 1. 花椒 *Zanthoxylum bungeanum* Maxim. 又名:川椒、红椒、大红袍(《中药志》)。

落叶灌木或小乔木,高 3~7 m。具香气。茎干通常有增大的皮刺,当年生枝具短柔毛。奇数羽状复叶互生;叶轴腹面两侧有狭小的叶翼,背面散生向上弯的小皮刺;叶柄两侧常有一对扁平基部特宽的皮刺;小叶无柄;叶片 5~11,卵形或卵状长圆形,长 1.5~7 cm,宽 1~3 cm,先端急尖或短渐尖,通常微凹,基部楔尖,边缘具钝锯齿或为波状圆锯齿,齿缝处有大而透明的腺点,上面无刺毛,下面中脉常有斜向上生的小皮刺,基部两侧被一簇锈褐色长柔毛,纸质。聚伞圆锥花序顶生,长 2~6 cm,花轴密被短毛,花枝扩展;苞片细小,早落;花单性,花被片 4~8,1 轮,狭三角形或披针形,长 1~2 mm;雄花雄蕊通常 5~7;雌花心皮4~6,通常 3~4,无子房柄,花柱外弯,柱头头状。成熟心皮通常 2~3,蓇葖果球形,红色或紫红色,密生粗大而凸出的腺点。种子卵圆形,直径约 3.5 mm,有光泽。花期 4~6 月,果期 9~10 月。

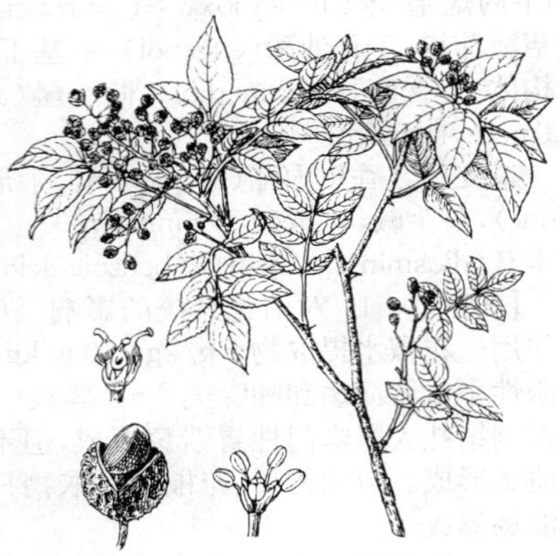

花 椒

喜生于阳光充足、温暖肥沃处,也有栽培。分布于中南、西南及河北、辽宁、江苏、浙江、安徽、江西、山东、西藏、陕西、甘肃等地。

2. 青椒 *Z. schinifolium* Sieb. et Zucc. 又名:川椒、香花椒(《中药志》)。

与前种的区别在于:小叶片 15~21,对生或近对生,呈不对称的卵形至椭圆状披针形,长 1~3.5 cm,宽 0.5~1 cm;主脉下陷,侧脉不明显。伞房状圆锥花序顶生;花被明显分为花萼和花瓣,排成两轮;无子房柄,蓇葖果表面草绿色、黄绿色至暗绿色,有细皱纹,腺点色深,呈点状下陷,先端有极短的喙状尖。花期 8~9 月;果期 10~11 月。

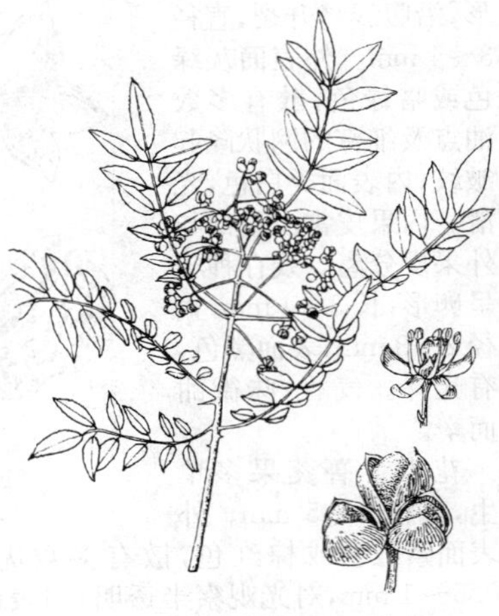

青 椒

生于林缘、灌丛或坡地石旁。分布于河北、辽宁、江苏、浙江、安徽、江西、山东、河南、湖南、广东、广西等地。

花椒或青椒的叶(花椒叶)、种子(椒目)、花椒的茎(花椒茎)、根(花椒根)亦供药用,另设专条。

【栽培】 生物学特性 喜阳光充足、温暖湿润的气候。不耐严寒,耐旱,较耐荫,不耐水淹。对土壤适应性较强,以土层深厚、疏松肥沃的砂质壤土或壤土中生长良好,但在石灰岩发育的碱性土壤中生长最好,故多用钙质土山地造林。

繁殖方法 种子繁殖。育苗移栽法:选优良品种的母株采种,9 月上旬果皮呈紫红色,种皮呈蓝黑色时,分批采摘,放室内阴干,待自行开裂,取种子,放阴凉处贮藏备用。南方秋季随采随播;北方春季 3~4 月播种。种子用碱水溶液(2 kg 水加 25 g 纯碱)浸泡 2 d,以盖没种子为度,搓洗,除去种皮油脂,捞出,备用。亦可在播种前先将种子催芽后再播种。育苗地按行距 25~30 cm 开条沟播种。出苗后苗高 3~5 cm 时,按株距 10~15 cm 定苗。幼苗生长期追肥 1~2 次,并结合松土除草。苗高 1 m 时移栽。冬季、早春、雨季均可定植,按行、株距 2 m×1.5 m 或 3 m×1 m 开穴栽种。

田间管理 造林 1~4 年内可间种花生、豆类、药材、绿肥等。中耕除草 2~3 次。施肥 1~2 次,在 6 月施尿素或硫酸铵,采果后环施土杂肥、猪羊厩肥等。遇干旱要灌水。雨季要开沟排水。整形修剪,幼树整形以自然开心形为好,先剪去主干离地面 30~50 cm 以上的枝条,保留 3~5 个骨干枝条,短截,选留第一轮侧枝,第二至第三年则留第二、第三轮侧枝,使其形成一定的树冠。成年树修剪,以短截疏剪为主,剪去病虫枝、重叠枝、横生枝、徒长枝等,调节更新结果枝组。老年树要养小去弱留强,更新复壮。花椒易生萌芽及萌蘖,应及时抹除。冬季要浇冻前水和熏烟防霜。

病虫害防治 虫害有蚜虫、黄凤蝶、花椒凤蝶、金花虫、黑绒金龟子、花椒天牛等为害。

【采收加工】 培育 2~3 年,9~10 月果实成熟,选晴天,剪下果穗,摊开晾晒,待果实开裂,果皮与种子分开后,晒干。

【药材】 花椒 *Pericarpium Zanthoxyli* 青椒主产于东北及江苏、广东;花椒主产于河北、山东、四川、陕西等地,以四川汉源产者品质最佳,习称"大红袍"。

一年生直立草本。秆高15～90 cm，有2～4节。叶鞘无毛，多长于节间；叶舌透明膜质；叶片扁平，长5～20 cm，宽3～10 mm，粗糙或背面平滑。圆锥花序狭窄，由多数筒短贴生或斜升的穗状花序组成，长10～30 cm，分枝稀疏，直立或斜升；小穗有1(稀为2)小花，近圆形，两侧压扁，几无柄，成双行覆瓦状排列于穗轴的一侧；颖半圆形，等长，草质，边缘质薄，白色，有3脉，先端钝或锐尖，背部灰绿色，有淡绿色横纹；内稃稍短于外稃，有脊；雄蕊3，花药黄色。花、果期4～9月。

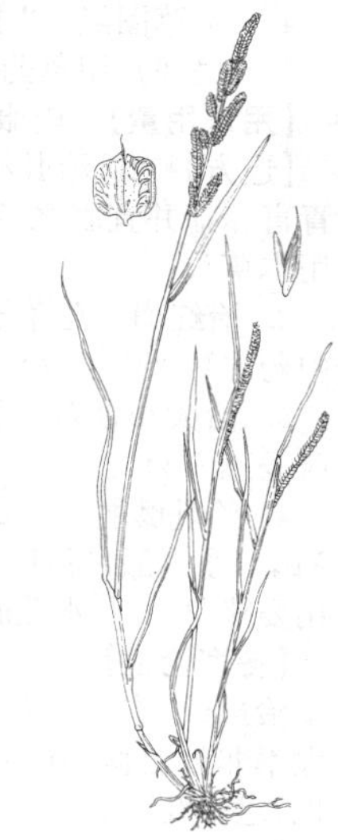
茵　草

生于水旁潮湿之处。分布于东北，经华北、华东以至西北、西南诸地。

【采收加工】　秋季采收，晒干。

【功用主治】　益气健胃。

1.《本草拾遗》："主利肠胃，益气力，久食不饥，去热，益人，可为饭。"

2.《药性考》："久服气足，止呕。"

【用法用量】　内服：煮食，适量。

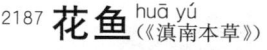

2187 花鱼 huā yú（《滇南本草》）

【基原】　为鳅科条鳅属动物黑斑条鳅的肉。

【原动物】　黑斑条鳅 *Nemacheilus nigromaculatus* Regan

为小型鱼类，体稍侧扁，体长56～60 mm，粗细如手指，背腹轮廓微弓。头小，口端位，有小触须3对。眼小，侧上位，距吻端较距鳃盖后缘为近。眼间隔甚狭，眼径大于眼间隔。鳞细，不易辨认。侧线鳞125。背鳍11～12，起点距尾鳍基较距吻端为近。臀鳍8，紧接肛门之后。尾鳍平截形。

生活于滇池近岸及附近小河、水塘中。分布于云南昆明湖、抚仙湖等处。

【采收加工】　全年均可捕捞。捕得后，除去鳞片、内脏，洗净鲜用。

【药性】　甘，平。

1.《滇南本草》："味甘，平。"

2.《滇南本草图说》："无毒。"

【功用主治】　补肺肾，益精，止嗽。主治咳喘气短，神疲乏力。

《滇南本草》："食之，令人肌肤细腻而解诸疮，最效。烧灰服之，治疟疾冷疟。"

【用法用量】　内服：煮食，适量；或煅研为末。

2188 花荵 huā rěn（《吉林中草药》）

【异名】　电灯花（《内蒙古中草药》）。

【基原】　为花荵科花荵属植物花荵和小花荵的全草或根与根茎。

【原植物】　1. 花荵 *Polemonium coeruleum* L.［*P. racemosum* (Regel) Kitamura］

多年生草本，高40～100 cm。根茎匍匐，圆柱状，横生。茎直立，不分枝，无毛或上部有腺毛。奇数羽状复叶，互生；小叶11～21，长卵形至披针形，长5～35 mm，宽2～8 mm，先端锐尖或渐尖，基部近圆形，全缘，两面有疏柔毛或近无毛。聚伞圆锥花序顶生或上部叶腋生，疏生多花，一般10～30朵；总花梗和花梗密生短腺毛；花萼钟状，长5～8 mm；花冠紫蓝色，钟状，长1～1.8 cm；雄蕊着生于花冠筒基部之上；子房球形，柱头稍伸出花冠外。蒴果卵形，长5～7 mm。种子褐色，纺锤形，长3～3.5 mm，种皮具膨胀性的黏液细胞，干后膜质似种子有翅。花期6～7月，果期7～8月。

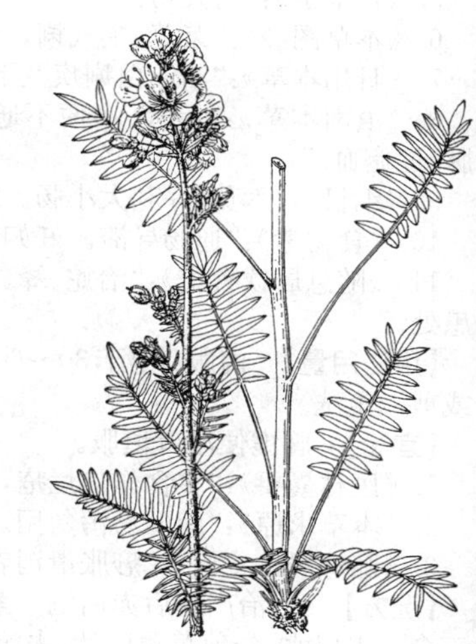
花　荵

生于海拔（1 000～）1 700～3 700 m的山坡草丛、山谷疏林下、路边灌丛及溪流湿地。分布于华北、东北及云南、新疆等地。

2. 小花荵 *P. liniflorum* V. Vassil.

多年生草本。茎直立，不分枝，细长，无毛。奇数羽状复叶，互生；小叶15～25，狭披针形至卵状披针形，长1.2～4 cm，宽0.4～1.4 cm，两面无毛；茎上部的小叶较小，线状披针形或线形。聚伞圆锥花序顶生，被短柔腺毛，多花，花梗纤细而短；花较小，花萼钟状，长2～3 mm，裂片三角形；花冠蓝紫色，钟状，长0.8～1.2 cm，裂片倒卵形，先端尖，边缘具缘毛。蒴果卵圆形，长3～5 mm。种子褐色，纺锤形，长2～2.5 mm。

生于向阳草坡、湿草甸。分布于内蒙古、黑龙江等地。

【采收加工】　夏季花尚未开放时采收，洗净，切段，晒干。

【成分】　根含皂苷，其苷元多是以乙酸（acetic acid），当归酸（angelic acid），α-甲基巴豆酸（tiglic acid），α-甲基丁酸（α-methylbutyric acid），丙酸（propionic acid）和三萜醇形成的酯，如花荵属皂苷元（polemoniumgenin）A[1]，玉蕊醇（barrigenol）R1，玉蕊皂苷元（barringtogenol）C，山茶皂苷元（camelliagenin）E及茶皂醇（theasapogenol）A的单酯[2]，21-(2-甲基丁酰基)-山茶皂苷元〔21-(2-methylbutyryl)-camelliagenin〕E，还有2α，3β，16α-三羟基-13β，28-环氧-齐墩果烷-30，22β-内酯（2α，3β，16α-trihydroxy-13β，28-oxidooleanan-30，22β-olide），2α，3β，21β-三羟基-12β，13β-环氧-齐墩果烷-30，22β-内酯（2α，3β，21β-trihydroxy-12β，13β-oxidooleanan-30，22β-olide）等[3]。

还含β-谷甾醇-β-葡萄糖苷（β-sitosterol-β-glucoside），刺槐素（acacetin）及花荵熊果皂苷元（polemoniogenin）[4]。

【药理】　1. 对心血管系统的作用　本品所含总皂苷给家兔静脉注射或口服对实验性胆固醇性动脉粥样硬化均有显著的抑制作用，可使其血中胆固醇含量显著降低，卵磷脂/胆固醇系数增加，皮肤、角膜、动脉、肝脏及其他内脏类脂质沉着减少[1,2]。

2. 抗微生物作用　从花荵根中分离出的总皂苷具有抗真菌作用，最敏感的芽生菌属有热带念珠菌、白念珠菌和光滑球拟酵母菌[3]。

毒性　小鼠内服花荵皂苷50 mg/kg，表现有抑制作用，死亡率40%。100 mg/kg时抑制作用增强，死亡率增加达80%[1]。

4.《本草拾遗》:"紫苋:杀虫毒。"
5.《日华子》:"通九窍。"
6.《本草图经》:"紫苋:主气痢。赤苋:主血痢。"
7.《日用本草》:"治赤白痢疾及下血,利大小便。"
8.《滇南本草》:"治大、小便不通,化虫,去寒热,能通血脉,逐瘀血。"
9.《纲目》:"六苋,并利大小肠。治初痢,滑胎。"
10.《食物考》:"通肠导滞。妊妇食之,快产得效。"
11.《随息居饮食谱》:"治蛇、蜂、蜈蚣螫,捣苋汁服,渣敷患处。"

【用法用量】 内服:煎汤,30~60 g;或煮粥。外用:捣敷或煎液熏洗。

【宜忌】 脾虚便溏者慎服。
1.《医林纂要》:"多食作热烂疮,疮家忌。"
2.《本草求原》:"脾弱易泻勿用。恶蕨粉、鳖肉。"
3.《随息居饮食谱》:"痧胀滑泻者忌之。"

【选方】 1. 治产前后赤白痢 紫苋叶(细切)一握,粳米三合。上以水,先煎苋菜取汁,去滓,下米煮粥,空心食之立瘥。(《普济方》紫苋粥方)
2. 治小儿紧唇 赤苋捣汁洗之。(《圣惠方》)
3. 治漆疮瘙痒 苋菜煎汤洗之。(《纲目》)
4. 治对口疮 苋菜、鲫鱼共捣烂,敷患处。
5. 治走马牙疳 苋菜茎叶适量,红枣1个,共烧灰存性,用竹管吹于牙龈处。(4、5方出自江西《草药手册》)
6. 治黄水疮、痔疮 苋菜梗适量,煅存性,研末,加冰片少许,撒敷患处。(《秦岭巴山天然药物志》)

【各家论述】 1.《本草衍义补遗》:"苋,下血而又入血分,且善走,与马齿苋同服下胎,妙,临产时煮食。"
2.《本草汇言》:"苋菜,滑肠利结之药也。陆平林曰,云林方,善治老人血枯气结,大便不行,取金华腌猪肉,和苋菜煮食,即润泽可通。又妇人胎前食此,可令易产,产后大便闭涩不通,食此亦可润肠胃。"

2184 苋实 xiàn shí (《本经》)

【异名】 莫实(《别录》),苋子(《饮膳正要》),苋菜子(《得配本草》)。

【基原】 为苋科苋属植物苋 *Amaranthus tricolor* L. 的种子。

【原植物】 参见"苋"条。

【采收加工】 9~10月采收地上部分,晒后搓揉脱下种子,扬净,晒干。

【药材】 苋实 *Semen Amaranthi Tricoloris* 全国各地均产。

性状 种子近圆形或倒卵形,黑褐色,平滑,有光泽。气微,味淡。

【药性】 甘,寒。归肝、大肠、膀胱经。
1.《本经》:"味甘,寒。"
2.《别录》:"大寒,无毒。"
3.《千金方》:"甘,寒,涩,无毒。"
4.《玉楸药解》:"入手阳明大肠、足太阳膀胱、足厥阴肝经。"

【功用主治】 清肝明目,通利二便。主治青盲翳障,视物昏暗,白浊血尿,二便不利。
1.《本经》:"主青盲,明目,除邪,利大小便,去寒热。久服益气力,不饥,轻身。"
2.《别录》:"主白翳,杀蛔虫。"
3.《日华子》:"益精。"
4.《本草图经》:"主翳目黑花,肝风客热等。"
5.《民间常用草药汇编》:"治伤风咳嗽。"

【用法用量】 内服:煎汤,6~9 g;或研末。

【选方】 1. 治肝经风热上攻,眼目赤痛生翳,遮障不明,青盲赤瞎并宜服之 苋菜子,为末,每夜茶服方寸匕。(《日用本草》)
2. 治红崩 苋菜子、红鸡冠花、红绫子,炖肉服。(《四川中药志》1960年版)
3. 治大小便难 苋实末半两。分二服,以新汲水调下。(《圣惠方》)
4. 治乳糜血尿 红苋菜种子炒至炸花,研成细末。每服9 g,糖水送服,每日3次。服几次后,如小便仍混浊不清,可用委陵菜30 g,水煎服。(徐州《单方验方新医疗法选编》)

【各家论述】 1.《绍兴本草》:"苋实乃苋菜子也。性味主治虽载《本经》,然云利大小肠,复云益气力,颇相违矣。大率非补之物,其性亦非大寒,当云味苦甘,微寒,无毒是也,岂恃此而起疾。"
2.《纲目》:"苋实与青葙子同类异种,故其治目之功亦相仿佛也。"

2185 苋根 xiàn gēn (《石药尔雅》)

【异名】 地筋(《石药尔雅》)。

【基原】 为苋科苋属植物苋 *Amaranthus tricolor* L. 的根。

【原植物】 参见"苋"条。

【采收加工】 春、夏、秋三季均可采挖,鲜用或晒干。

【药性】 辛,微寒。
1.《本草图经》:"性微寒。"
2.《重庆草药》:"味甘,性寒,无毒。"

【功用主治】 清解热毒,散瘀止痛。主治痢疾,泄泻,痔疮,牙痛,漆疮,阴囊肿痛,跌打损伤,崩漏,带下。
1.《纲目》:"治阴下冷痛,入腹则肿满杀人,捣烂敷之。"
2.《分类草药性》:"红苋菜根,破癥瘕,血块。煅灰搽鼻蚊子。"
3.《四川中药志》1960年版:"根梗,治鼻蛊;根:治红崩、白带及痔疮。"
4.《重庆草药》:"治跌打损伤,吐血。"

【用法用量】 内服:煎汤,9~15 g,鲜品15~30 g;或浸酒。外用:捣敷;煅存性研末干撒或调敷;煎汤熏洗。

【选方】 1. 治牙痛 苋根晒干,烧存性,为末揩之,再以红灯笼草根煎汤漱之。(《纲目》引《集效方》)
2. 治漆疮 以苋菜根煎汤洗之。(《普济方》)
3. 治虚劳阴肿,大如升,核痛,人所不能疗者 用苋菜根捣敷之。(《圣惠方》)
4. 治阴冷,渐渐冷气入阴囊,肿满恐死,日夜疼闷不得眠 捣苋菜根敷之。(《千金方》)

2186 茵米 wǎng mǐ (《本草拾遗》)

【基原】 为禾本科茵草属植物茵草的种子。

【原植物】 茵草 *Beckmannia syzigachne* (Steud.) Fernald [*B. erucaeformis* (L.) Host var. *uniflora* Sckibn. ex A. Grag] 又名:皇、守田(《尔雅》),守气(《尔雅》郭璞注)

深绿色，下面灰绿色，完整叶片展平后呈宽披针形或长圆状披针形，长 8～16 cm，宽 1.5～2.5 cm，先端有小尖刺，基部呈耳状抱茎。有时带有残存的头状花序。质脆易碎。气微，味淡，微咸。

【成分】 含脂肪酸：二十烷酸(eicosanoic acid)，9-十六碳烯酸(9-hexadecenoic acid)，9，12，15-十八碳三烯酸(9，12，15-octadecatrienoic acid)，十六碳酸(hexadecanoid acid)，9，12-十八二烯酸(9，12-octadecadienoic acid)，亚麻酸(linolenic acid)，亚油酸(linoleic acid)，棕榈酸(palmitic acid)，十七烷酸(heptadecanoic acid)[1]。

【药性】 苦，寒。

1.《山西中草药》："苦，寒。"

2.《内蒙古中草药》："味苦，性凉。"

【功用主治】 清热解毒，凉血止血。主治咽喉肿痛，疮疖肿毒，痔疮，急性菌痢，肠炎，肺脓疡，急性阑尾炎，吐血，衄血，咯血，尿血，便血，崩漏。

1.《东北药用植物志》："全草地上部分为利尿剂及止血药。"

2.《吉林中草药》："凉血，止血，解毒。治肺热吐血，便血，尿血，血崩。"

3.《河北中草药》："善清热燥湿，尤以清泄大肠湿热为著，并有解毒消痈、活血散瘀之力。用治肠痈，菌痢，内痔肿痛以及疮毒痈肿，喉痹肿痛，湿热带下，产后瘀血腹痛等症。"

【用法用量】 内服：煎汤，9～15 g；或鲜品绞汁。外用：煎汤熏洗；或捣敷。

【选方】 1. 治急性咽炎　鲜苣荬菜 30 g，灯心草 3 g。水煎服。(《山西中草药》)

2. 治疮毒痈肿　败酱草、紫花地丁各 25 g。水煎服。(《沙漠地区药用植物》)

3. 治肺脓疡，咯脓血　败酱草、鲜芦根各 30 g。水煎服。(《天津中草药》)

4. 治吐血　苣荬菜 50 g，生地 50 g。水煎服，日服 2 次。(《东北药用植物志》)

5. 治大便下血　生败酱草 180 g，蜜 30 g(患儿酌减)。将败酱草洗净，切碎，用水两大碗，煎取 8 分，调入蜜，分 2 次空腹服。(《天津中草药》)

2183 苋 xiàn
(《本经》)

【异名】 苋菜(李当之《药录》)，人苋(《本草图经》)，红人苋(《本草衍义》)，雁来红(《救荒本草》)，老少年、十样锦(《纲目》)。

【基原】 为苋科苋属植物苋的茎叶。

【原植物】 苋 *Amaranthus tricolor* L.[*A. mangostanus* L.；*A. gangeticus* L.]。

一年生草本。茎直立，粗壮，绿色或红色，分枝较少，高 80～150 cm。叶互生；叶柄长 3～10 cm，绿色或红色；叶片卵形、菱状卵形或披针形，长 4～12 cm，宽 3～7 cm，绿色或常成红色、紫色或黄色，或部分绿色加杂其他颜色，钝头或微凹，基部广楔形，全缘或波状，无毛。花序在下部者呈球形，上部呈稍断续的穗状花序，花黄绿色，单性，雌雄同株；苞片及小苞片卵状披针形，先端芒状，长约 4 mm，膜质，透明；萼片 3，披针形，膜质，先端芒状；雄蕊 3；雌蕊 1，柱头 3 裂。胞果卵状长圆形，熟时环状开裂，上半部成盖状脱落，包于宿存花被片内。种子黑褐色，近于扁圆形，两面凸，平滑有光泽。花期 5～8 月，果期 7～9 月。

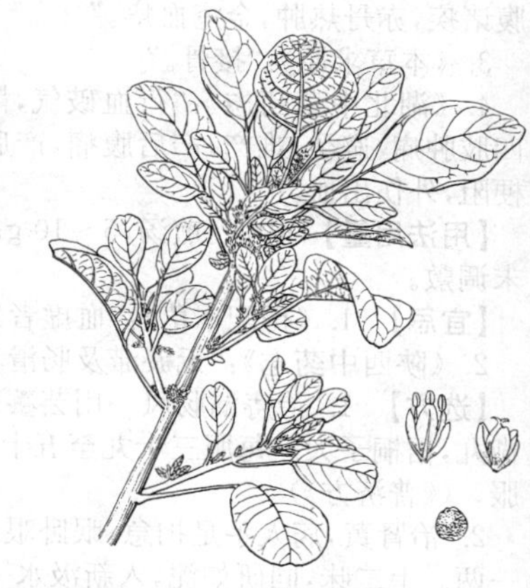

苋

全国各地均有栽培，有时逸为半野生。

本植物的种子(苋实)、根(苋根)亦供药用，另设专条。

【采收加工】 4～7 月采收，鲜用或晒干。

【药材】 苋 *Ramulus Amaranthi Tricoloris*　全国各地均产。

性状　茎长 80～150 cm，绿色或红色，常分枝。叶互生，叶片皱缩，展平后呈菱状卵形至披针形，先端钝或尖凹，具凸尖，绿色或红色、紫色、黄色，或绿色带有彩斑；具叶柄。穗状花序。胞果卵状矩圆形，盖裂。气微，味淡。

【成分】 茎含亚油酸(linoleic acid)为主要成分的不饱和脂肪酸及棕榈酸(palmitic acid)[1]。

叶中有苋菜红苷(amaranthin)[2]，棕榈酸，亚麻酸(linolenic acid)，二十四烷酸(lignoceric acid)，花生酸(arachic acid)，菠菜甾醇(spinasterol)[1]，单半乳糖基甘油二酯(monogalactosyldiglyceride)，二半乳糖基甘油二酯(digalactosyldiglyceride)，三半乳糖基甘油二酯(trigalactosyldiglyceride)，三酰甘油(triglycerides)[3]，维生素 A、C、B 和核黄素(riboflavine)[4]。

地上部分含正烷烃(n-alkanes)，正烷醇(n-alkanols)和甾醇类等[5]。

全草挥发油分析存在 56 个化学成分，包括 15 个醇，5 个酯，13 个醛，8 个酮(ketones)，3 个碳氢化合物，9 个酸和 5 个其他成分[6]。

【药理】 抗菌作用　本品石油醚提取物中的正烷烃类、正烷醇类、16-三十一烷酮、甾醇类对金黄色葡萄球菌、白色葡萄球菌、草绿色链球菌(皆为革兰阳性菌)、大肠杆菌、铜绿假单胞菌和克雷白杆菌(皆为革兰阴性菌)有较强的抗菌作用。其中，16-三十一烷酮及甾醇类的抗菌作用强于正烷烃类[1, 2]。

【药性】 甘，微寒。归大肠、小肠经。

1.《新修本草》："赤苋：辛，寒。无毒。"

2.《日用本草》："甘，寒，无毒。"

3.《饮膳正要》："味苦，寒，无毒。"

4.《滇南本草》："味咸，性微温，入血。"

5.《本草汇言》："性滑。"

6.《医林纂要》："甘，酸，温。"

7.《得配本草》："甘，冷，利。入手太阳、阳明经。"

8.《随息居饮食谱》："甘，凉。"

【功用主治】 清热解毒，通利二便。主治痢疾，二便不通，蛇虫螫伤，疮毒。

1.《本草经集注》："赤苋：能疗赤下。"

2.《新修本草》："赤苋：主赤痢，又主射工沙虱。"

3.《食疗本草》："补气除热。"

1.《千金方》:"主梦中泄精。"

2.《纲目》:"行滞气,破冷气,消肿散结,治产难,产后心腹诸疾,赤丹热肿,金疮血痔。"

3.《本草求原》:"接骨。"

4.《湖北中草药志》:"行血破气,散结消肿,催产。用于四肢肿痛,避孕,难产,产后腹痛,产后恶露不下,粘连性肠梗阻,外伤出血。"

【用法用量】 内服:煎汤,5～10 g;或入丸、散。外用:研末调敷。

【宜忌】 1.《得配本草》:"血虚者禁用。"

2.《陕西中药志》:"无瘀滞及肠滑者忌用。"

【选方】 1. 治痔漏肠风 用芸薹子四两为末,用好酒面糊丸,梧桐子大。每服三十丸至五十丸。温酒送下,日进一服。(《普济方》)

2. 治肾黄,病人手足拘急,眠卧艰难 芸薹子、蒿苣子各一两。上二味,同研如泥,入新汲水一盏,搅和后,以生绢滤取汁,顿服之。(《圣济总录》)

3. 治夹脑风及偏头痛 芸薹子一分,川大黄三分,捣细罗为散,每取少许吹鼻中,后有黄水出。如有顽麻,以酽醋调涂之。(《圣惠方》)

4. 治风湿毒气,攻注腰脚,及遍身疼痛 甘遂(炒黄色),木鳖子(去壳),芸薹子(炒)各半两。上件为细末,每服二钱,热汤调下,不拘时候,忌甘草一日,虚人、老人不宜服。(《普济方》芸薹散)

5. 治伤损,接骨 芸薹子一两,小黄米(炒)二合,龙骨少许。为末,醋调成膏,摊纸上贴之。(《纲目》引《乾坤生意秘韫》)

6. 治热疮肿毒 芸薹子、狗子骨等分。为末,醋和傅之。(《千金方》)

7. 治粘连性肠梗阻 芸薹子 150 g,小茴香 60 g。水煎,分数次服。(《青岛中草药手册》)

8. 治小儿天钓 川乌头末一钱,芸薹子三钱。新汲水调涂顶上。(《圣惠方》备急涂顶膏)

【各家论述】《纲目》:"芸薹菜、子、叶同功,能温能散,其用长于行血滞,破结气,故古方消肿散结,治产后一切心腹气血痛,诸游风丹毒,热肿,疮痔,诸药咸用之。经水行后,加入四物汤服之,云能断产。又治小儿惊风,贴其顶囟,则引气上出也。"

2181 芸薹子油 yún tái zǐ yóu (《本草拾遗》)

【异名】 菜子油(通称)。

【基原】 为十字花科芸薹属植物油菜 *Brassica campestris* L. 种子榨取的油。

【原植物】 参见"芸薹"条。

【成分】 油含脂肪酸:棕榈油酸(palmitoleic acid),硬脂酸(stearic acid),油酸(oleic acid),亚油酸(linoleic acid),亚麻酸(linolenic acid),花生酸(arachidic acid),芥酸(erucic acid)[1];甾醇:菜子甾醇(brassicasterol)及 22-去氢菜油甾醇(22-dehydrocampesterol)[2]等。

【药性】 辛、甘,平。

1.《医林纂要》:"气味同(芸薹子),而尤燥烈。"

2.《本草省常》:"性寒凉。"

3.《随息居饮食谱》:"甘、辛,温。"

【功用主治】 解毒消肿,润肠。主治风疮,痈肿,烫火灼伤,便秘。

1.《本草拾遗》:"敷头,令头发长黑。"

2.《食物考》:"行滞破血,除冷润肠,杀虫散结,泽肤消肿,涂发长黑。"

3.《药性切用》:"杀虫虱。"

4.《本草求真》:"善治痈肿,及涂痔漏中虫。"

5.《本草省常》:"凉血解毒,明目利水。"

6.《随息居饮食谱》:"润燥,杀虫,散火丹,消肿毒。"

【用法用量】 内服:10～15 ml。外用:涂搽。

【宜忌】 便溏者慎服。

1.《本经逢原》:"脚气及狐臭者,不可食菜油。"

2.《药性切用》:"肠滑者忌。"

3.《随息居饮食谱》:"凡时感,痧胀,目疾,喉证,咳血,疮疡,痧痘,疟疾,产后,并忌之,以有微毒,而能发风动疾也。"

【选方】 1. 治石灰入目 先以芸薹油洗涤,更滴入糖水少许,不久自愈。(《华佗神医秘传》)

2. 治风疮不愈 陈菜子油,同穿山甲末熬成膏,涂之即愈。(《摄生众妙方》)

3. 治汤火灼伤 菜子油,调蚯蚓屎搽之。(《简便单方》)

2182 苣荬菜 qǔ mǎi cài (《中药志》)

【异名】 小蓟、荬菜(《东北药用植物志》),苦葛麻、苦荬菜、取麻菜(《中药志》),苣菜(《河北中药手册》),曲麻菜(《陕甘宁青中草药选》),苦苦菜(《甘肃中草药手册》),败酱草(《天津中草药》)。

【基原】 为菊科苦苣菜属植物匍茎苦菜的全草。

【原植物】 匍茎苦菜 *Sonchus brachyotus* DC.

多年生草本,高 30～60 cm。全株具乳汁。地下根状茎匍匐,着生多数须根。地上茎直立,少分枝,平滑。叶互生;无柄;叶片宽披针形或长圆状披针形,长 8～16 cm,宽 1.5～2.5 cm,先端有小尖刺,基部呈耳形抱茎,边缘呈波状尖齿或有缺刻,上面绿色,下面淡灰白色,两面均无毛。头状花序,少数,在枝顶排列成聚伞状或伞房状,头状花序直径 2～4 cm,总苞及花轴都具有白绵毛,总苞片 4 列;全部为舌状花,鲜黄色;舌片条形,先端齿裂;雄蕊 5,药合生;雌蕊 1,子房下位,花柱纤细,柱头 2 深裂,花柱及柱头皆被白色腺毛。瘦果,侧扁,有棱,先端有多层白色冠毛。花果期夏、秋季。

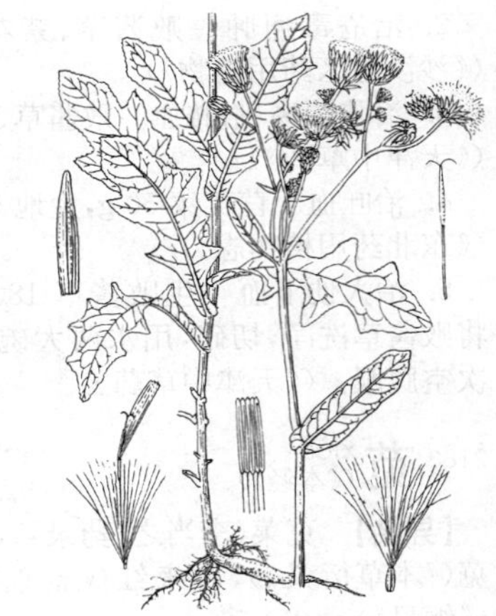

匍茎苦菜

生于路边、地旁、庭园等地。分布于东北、华北及西北地区。

【采收加工】 夏季开花前采收,鲜用或晒干。

【药材】 苣荬菜 *Herba Sonchi Brachyoti* 产华北、东北及西北等地。

性状 根圆柱形,下部渐细,表面淡黄棕色,顶端具基生叶痕和茎。茎圆柱形,表面淡黄棕色。叶皱缩或破碎,上面

nene)[1]，茴香醛(anisaldehyde)，α-松油醇(α-terpineol)[3]，2R-(2α，4aβ，8α，8aα)-十氢-8a-羟基-α，α，4a，8-四甲基-2-萘甲醇〔2R-(2α，4aβ，8α，8aα)-decahydro-8a-hydroxy-α，α，4a，8-tetramethyl-2-naphthalenemethanol〕[4]，eudesmandeiol，5，7-表-α-桉叶醇(5-epi-7-epi-α-eudesmol)[5]。

【药理】 1. 平喘作用 芸香草挥发油(芸香油)及油中的主要成分胡椒酮能对抗组胺喷雾所致的豚鼠支气管痉挛，大剂量(芸香油 2.4 ml/kg、胡椒酮 1.2 ml/kg)肌注时，可完全保护豚鼠，不致发生呼吸困难和惊厥[1]。胡椒酮气雾吸入 1 min，能明显对抗组胺所致豚鼠支气管痉挛作用，但作用不够持久。0.8 ml/kg 肌注可对抗蛋清吸入所致豚鼠过敏性支气管痉挛，使豚鼠不发生惊厥，但尚有部分豚鼠发生呼吸困难和轻度紫绀。胡椒酮饱和水溶液对正常状态或组胺致痉的支气管平滑肌均有显著舒张作用。胡椒酮的作用似非阻断组胺或乙酰胆碱受体[2]。芸香油和胡椒酮混悬液对离体豚鼠支气管平滑肌有显著的直接舒张作用，作用强度与氨茶碱相仿或更强[1]。

2. 镇咳作用 芸香油 2.4 ml/kg 和胡椒酮 1.2 ml/kg、2.4 ml/kg肌内注射，对电刺激豚鼠喉上神经所致咳嗽反射均有抑制作用，但所用剂量较大[1]。

3. 其他作用 芸香油和胡椒酮对离体兔肠管有抑制作用，并能对抗氯化钡的兴奋作用[3]。体外试验，芸香油和胡椒酮对从慢性支气管炎患者分得的革兰阳性、阴性球菌及杆菌均有不同程度的抑制作用[4]。芸香油或胡椒酮大剂量对豚鼠均有明显的中枢抑制作用[5]，亦有报道胡椒酮有中枢兴奋作用，皮下注射 500 mg/kg，可显著缩短环已巴比妥对小鼠的催眠时间[6]。

毒性 雌、雄性小鼠芸香油灌胃的半数致死量(LD_{50})分别为 5.7 和 6.75 ml/kg，小鼠皮下注射的 LD_{50} 为3.2 ml/kg[5, 6]。100%芸香油给小鼠腹腔注射的 LD_{50} 为1.1 ml/kg[7]。胡椒酮小鼠灌胃的 LD_{50} 为 4.32 ml/kg，皮下注射的 LD_{50} 为1.42(1.203～1.676)g/kg。亚硫酸氢钠胡椒酮小鼠灌胃的 LD_{50} 为 14.32 g/kg[1, 3]。家兔试验表明芸香油注射液刺激性较大，不宜供肌内、静脉注射用[8]。

【药性】 辛、微苦，温。

1.《滇南本草》："味辛、微苦，性微寒。"

2.《重庆草药》："微辣辛，性燥。"

【功用主治】 解表利湿，止咳平喘。主治风寒感冒，伤暑，吐泻腹痛，小便淋痛，风湿痹痛，咳嗽气喘。

1.《滇南本草》："治山岚瘴气，不服水土，有感冒，风寒暑湿，四时不正之气，乍寒乍热，体困酸软，寒热往来，似疟非疟，或发瘴疟，胸膨胀，饮食无味，肚腹疼痛，呕吐，水泻。"

2.《重庆草药》："主治风湿麻木，膝骼风，风湿瘫痪。"

3.《云南中草药》："清暑解表，利湿和胃。主治伤暑，夏日感冒，淋症。"

4.《四川常用中草药》："驱风除湿，止咳平喘。治风寒咳嗽喘息。"

【用法用量】 内服：煎汤，9～15 g(大剂量 30～60 g)；或浸酒。外用：捣敷或煎水熏洗。

【选方】 治风湿瘫痪(全身不遂或半身不遂) 香茅筋骨草 1 kg，舒筋草 250 g。水煎洗或熏。(《重庆草药》)

【临床报道】 治疗滴虫性阴道炎 用鲜芸香草 250 g，用水 150 ml，煎后放盆内，先用其蒸气熏洗外阴，待水温接近体温时，用纱布包手指蘸药汁擦洗外阴和阴道。共治疗 41 例，快者 1～2 次即可收效，病程长而顽固者 3～4 次见效，全部治愈[1]。

2180 芸薹子 yún tái zǐ (《千金方》)

【异名】 油菜籽(通称)。

【基原】 为十字花科芸薹属植物油菜 *Brassica campestris* L. 的种子。

【原植物】 参见"芸薹"条。

【采收加工】 5～6 月间，种子成熟时，将地上部分割下，晒干，打落种子，再晒干。

【药材】 芸薹 *Semen Brassicae Campestris* 全国各地均产，以长江流域各省产量最大。

性状 种子近球形，直径 1.5～2 mm。表面红褐色或棕黑色，放大镜下观察具有网状纹理，一端具黑色圆点状种脐。破开种皮内有子叶 2 片，肥厚，乳黄色，富油质，沿中脉相对摺，胚根位于两纵摺的子叶之间。气微，味淡。以子粒饱满、色泽光亮者为佳。

鉴别 (1)种子横切面：表皮黏液细胞 1 列，略切向延长；下皮细胞 1 列，巨大。栅状细胞 1 列，其内壁和侧壁木化增厚，红棕色。色素层细胞颓废，内含红棕色色素。内胚乳细胞类方形，含糊粉粒。子叶和胚根细胞多角形或近长方形，含糊粉粒和脂肪油。

(2) 取本品粉末 1 g，置硬质试管内，加氢氧化钠 1 小粒，置酒精灯上灼热，放冷，加水 2 ml 使溶解，滤过。取滤液 1 ml，加 5%盐酸酸化，即有硫化氢产生，遇新制的醋酸铅试纸显有光泽的棕黑色。另取亚硝基铁氰化钠 1 小粒，置白瓷板上，加水 1～2 滴使溶解，加上述滤液 1～2 滴，显紫红色(检查异硫氰苷类)。

【成分】 芸薹子含葡萄糖异硫氰酸酯类成分：葡萄糖芜菁芥素(gluconapin)，葡萄糖异硫氰酸戊-4-烯酯(glucobrassicanapin)，葡萄糖芜菁素(glucorapi feren)即前告伊春(progoitrin)[1]。又含脂肪油，蛋白质，芸香苷(rutin)[2]，菜子甾醇(brassicasterol)，22-去氢菜油甾醇(22-dehydrocampesterol)[3]及较多量的丙氨酸，缬氨酸，天冬氨酸[4]，赖氨酸，甲硫氨酸[5]等；还含磷脂酰肌醇(phosphatidylinositol)，磷脂酰胆碱(phosphatidyl choline)，磷脂酰乙醇胺(phosphatidyl ethanolamine)，芥酸(erucic acid)[6]，阿糖配半乳聚糖(arabinogalactan)[7]等。

【药理】 毒性 芸薹子油喂饲雄性大鼠，可引起其心脏损害，如经部分氢化后再喂饲则可使其心脏损害率降低。其原因与油内亚麻三烯酸含量降低无关[1]，与芥酸的含量亦无关，而与三酰甘油的含量有关[2, 3]。

【炮制】 1. 芸薹子取原药材，除去杂质，洗净，晒干。用时捣碎。

2. 炒芸薹子 取净药材，文火加热，炒至颜色加深，表面爆裂，取出，筛去灰屑。

饮片性状 芸薹子参见"药材"。炒芸薹子形如芸薹子，表皮破裂，色泽加深，气微香，味淡。

贮干燥容器内，密闭，置通风干燥处，防蛀，防潮。

【药性】 辛、甘，平。归肝、大肠经。

1.《纲目》："辛，温，无毒。"

2.《陕西中药志》："入肺经。"

3.《湖北中草药志》："淡，温。"

【功用主治】 活血化瘀，消肿散结，润肠通便。主治产后恶露不尽，瘀血腹痛，痛经，肠风下血，血痢，风湿关节肿痛，痈肿丹毒，乳痈，便秘，粘连性肠梗阻。

5.《得配本草》:"入手太阴经。"

6.《本草求真》:"专入肺,兼入肝脾。"

【功用主治】 凉血止血,解毒消肿。主治血痢,丹毒,热毒疮肿,乳痈,风疹,吐血。

1.《千金方》:"主腰脚痹,又治油肿丹毒。"

2.《新修本草》:"主风游丹肿,乳痈。"

3.《本草拾遗》:"破血。捣叶敷赤游疹。"

4.《日华子》:"治产后血风及瘀血。"

5.《开宝本草》:"别本注云破癥瘕结血,是宜血病也。"

6.《纲目》:"治瘭疽,豌豆疮,散血消肿。"

7.《随息居饮食谱》:"破结通肠。"

【用法用量】 内服:煮食,30～300 g;捣汁服,20～100 ml。外用:煎水洗或捣敷。

【宜忌】 麻疹后、疮疥、目疾患者不宜食。

1.《百病方》:"狐臭人食之,病加剧。"

2.《千金方》:"若旧患腰脚痛者,不可食,必加剧。"

3.《食疗本草》:"又极损阳气,发口疮齿痛,又能生腹中诸虫。"

4.《本草药性大全》:"血病、产妇食之立破。"

5.《随息居饮食谱》:"发风动气;凡患腰脚口齿诸病,及产后,痧痘,疮家,痼疾,目证,时感皆忌之。"

【选方】 1. 治血痢不止,腹中㽲痛,心神烦闷　芸薹捣,绞取汁二合,蜜一合。同暖令温服之。(《圣惠方》)

2. 治诸丹　以芸薹菜熟捣厚封之。如余热气未愈,但三日内土封之。纵干亦封之勿歇,以绝本。(《千金方》)

3. 治毒热肿　蔓青根三两,芸薹苗叶根三两。上二味,捣,以鸡子清和,贴之,干则易之。(《近效方》)

4. 治风疹痒不止　用芸薹三握,细锉烂研,绞取汁,于疹上热揩,时时上药令热彻,又续煎椒汤洗。(《普济方》)

5. 治女子吹乳　芸薹菜,捣烂敷之。(《日用本草》)

【各家论述】《本草述钩元》:"芸薹之用,类以为行滞血,散结气耳。讵知自种于冬月,经历霜雪,至春抽薹,其辛温之性,畅气宣血,虽微物,亦有精专者。即其老于三月,自应归功血脏,以毕其用。大约由阴育阳,从阳畅阴,不只以疏决为能也。本草首主游风丹肿,及产后血风并切于心腹诸疾者,因风脏原是血脏,鼓阳化阴,惟在于此。故风化行而血乃得化。血不化即还致风淫。相因以为功,亦相因以变眚也。滋味功能,不得以其微,而忽之矣。"

2179 芸香草 yún xiāng cǎo
(《四川中药志》)

【异名】 韭叶芸香草(《滇南本草》),诸葛草(《种子植物名称》),香茅筋骨草、小香茅草(《四川中药志》),茅草筋骨(《重庆草药》),香茅草、臭草、麝香草、细叶茅草、野芸香草(《云南中草药》),石灰草(《昆明民间常用草药》),黄柏草(《秦岭巴山天然药物志》)。

【基原】 为禾本科香茅属植物芸香草的全草。

【原植物】 芸香草 *Cymbopogon distans* (Nees ex Steud.) W. Wats [*Andropogon distans* Nees ex Steud.]

多年生草本,有香气。秆丛生,高 40～110 cm,直立,无毛。叶鞘无毛,基部者多破裂,上部者短于节间;叶舌钝圆,先端多不规则地破裂;叶片狭线形,长达25 cm以上,宽 1～5 mm,扁平或边缘外卷,两面具白粉。假圆锥花序稀疏,窄狭,长15～45 cm;总状花序孪生,成熟后叉开或向后叉开,带黑紫色,长 1.5～2.5 cm,具 3～5 节,其下托以 1.8～2.5 cm的佛焰苞;同性对小穗之有柄者完全退化,或仅存一发育不良的颖;无柄的结实,小穗长圆状披针形,长 5.5～7.5 mm,基盘具白色短毛;第一颖先端具 2 微齿,具 2 脊,脊上部具极狭的翼,脊间具 2～4 脉,第二颖舟形,先端急尖,边缘膜质或具小纤毛,脊上无翼;第一外稃较颖短 1/3,极狭,先端具 2 裂齿,芒从齿间伸出,长约 12 mm,中部膝曲,内稃缺如;雄蕊 3。花、果期 9～10月。

生于山坡草地。分布于西南及陕西、甘肃等地。

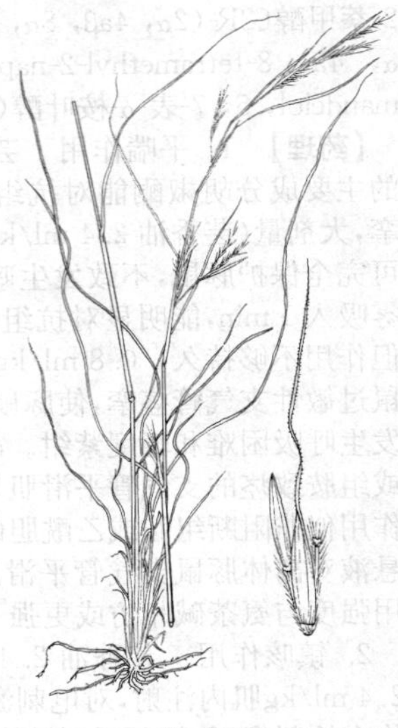

芸香草

【栽培】 生物学特性　喜较温暖的气候,以排水良好的坡地为佳。

繁殖方法　种子或分株繁殖,以种子直播较好。于3月至4月播种。在整好的地上,开 1.3 m 宽的高畦,按行、株距各约 33 cm 开穴,深 7～10 cm。把种子和草木灰用少量人畜粪水充分拌匀,便成种子灰,施人畜粪水后,把种子灰撒到穴里,覆土。

田间管理　播种后,要中耕除草 3～4 次。第一次在苗高 4～6 cm 时;第二次在苗高 13～17 cm 时,结合除草进行匀苗、补苗;第三次在 9 月收获后;第四次在 11 月左右。以后每年都要中耕除草 3～4 次。在每次除草后追肥 1 次,一般以人畜粪水为主,也可在春、夏二季使用氮素化肥。

【采收加工】 7月下旬～8月中旬割取地上部分,晒干或晾干。

【药材】 芸香草 *Herba Cymbopogonis Distantis*　产于四川、云南、贵州、甘肃、陕西等地。

性状　全草长 40～110 cm,茎秆丛生,细弱,外表灰绿色至深绿色,有时带紫色,节部膨大。叶片狭条形,边缘有时外卷,两面均无毛,被白粉;叶鞘无毛,基部常破碎而内卷,内面浅红色;叶舌钝圆,膜质,先端多不规则破裂。具特异香气,味辛辣,嚼时有清凉麻舌感。

鉴别　(1) 茎横切面:表皮细胞 1 列,外壁稍厚,下皮纤维 5～7 列,细胞壁厚,木化,间有数个小形禾本科型维管束成轮状排列。中柱内维管束禾本科型,2～3 轮排列,木质部排列成 V 形,原生木质部导管 1～2 个在末端,导管旁薄壁细胞有时破裂,维管束周围有 1～2 列纤维细胞形成纤维束鞘。髓部宽广,由薄壁细胞组成。

叶横切面:上表皮由 1 列大型运动细胞组成,细胞方形或长方形。叶肉细胞分化不明显。维管束禾本科型,周围有薄壁细胞组成的鞘,上、下两侧的表皮内方均有纤维群分布。下表皮细胞小,切向延长,有气孔和毛茸。

(2) 取本品粉末 1 g,加乙醚 10 ml,振摇约 10 min,滤过。滤液挥去乙醚至约 1 ml,加 2% 2,4-二硝基苯肼的 30% 高氯酸溶液 0.1 ml,油层显橙红色(检查胡椒酮)。

【成分】 全草含挥发油:胡椒酮(piperitone),4-蒈烯(carene-4),牻牛儿醇(geraniol)10%,牻牛儿酸乙酯(ethyl geranate)10%[1],牻牛儿醛(geranial)[2],柠檬烯(limo-

2.《本草经集注》:“反甘草。”

【选方】 1. 治水气洪肿,小便涩　芫花根一两,锉,微炒,捣细罗为末。每服空心以温水调下一钱,得小便大利便差。(《古今录验》)

2. 治瘰疬初起,气壮人　芫花根,擂水一盏服,大吐利,即平。(《濒湖集简方》)

3. 治急性乳腺炎　用去表皮之芫花根浸出液蘸棉球。将浸好的棉球塞入鼻内,至发热感5 min后取出。(《青岛中草药手册》)

4. 治外痔并漏,囊痈,悬痈,臂痈　芫花入土根不拘多少,捣自然汁,于铜铫内慢火熬成膏。以生丝线入膏再熬良久,膏浓为度,线阴干,膏留后用。一治外痔有头者,以药线系之,俟痔焦黑落下,再用棉裹猪鬃蘸药膏纳于窍中,永不发。(《古今医统》)

5. 治牙痛　鲜芫花根第二层皮90 g,用75%乙醇250 ml浸泡3～5 d(亦可用鲜根皮250 g,开水250 ml,浸泡同样日数)。用棉球蘸药液放患牙上,一般3～5 min即可止痛。〔《新医药学杂志》1973,(9):20〕

6. 治脚气　取鲜芫花根30 g(切碎),放在碗内,加入滚开水120 ml(若用干品,开水量加倍),待冷后倒入瓶内,加防腐剂或白矾,浸泡十余日(时间越久越好)。擦患处,每日2～3次。〔《中草药通讯》1976,(2):7〕

【临床报道】 1. 用于中期妊娠引产　用芫花根注射剂(每1 ml相当于生药0.75 g)羊膜腔内注射(妊娠4个月以上者)或羊膜腔外注药(妊娠4个月以下),每次2 ml。作引产1 080例,总成功率98.33%。97.83%均于72 h内流产,仅个别有体温升高和白细胞计数升高[1]。

2. 治疗牙痛　取新鲜芫花(俗称闷头花)根二层皮500 g,洗净砸碎,置入容器,倒入滚开水600 ml,冷却后装瓶备用,也可加乙醇或白酒少许以防腐,3～5 d后即可使用。用棉球或棉签蘸药液放于患牙上3～5 min。共治疗31例,痊愈19例,有效10例,无效2例。总有效率为93.55%[2]。

3. 治疗手足癣　取烟叶30 g,芫花根50 g(鲜品80 g)。第一煎加水800 ml,第二煎加水600 ml煎煮,将两次煎液混合,浓缩至800 ml,早、晚各用400 ml药液浸泡患处,每次浸泡10～20 min,连用7 d为1个疗程。另用烟叶20 g,芫花根30 g(鲜品50 g),加75%乙醇200 ml,浸泡7 d后,用浸液涂患处,每日3次,7 d为1个疗程。共治疗72例,结果治愈35例,好转34例,无效3例,有效率96%[3]。

2177 芫荽茎 yán suī jīng
(《药材资料汇编》)

【异名】 芫荽棋(《药材资料汇编》)。

【基原】 为伞形科芫荽属植物芫荽 *Coriandrum sativum* L. 的茎梗。

【原植物】 参见“胡荽”条。

【采收加工】 春季采收,晒干。

【药性】 辛,温。

【功用主治】 宽中健胃,透疹。主治胸脘胀闷,消化不良,麻疹不透。

【用法用量】 内服:煎汤,3～9 g。外用:煎汤喷涂。

2178 芸薹 yún tái
(《别录》)

【异名】 胡菜(《通俗文》),寒菜(《百病方》),薹菜(《埤雅》),芸薹菜(《日用本草》),薹芥(《沛志》),青菜(《随息居饮食谱》),红油菜(《四川中药志》)。

【基原】 为十字花科芸薹属植物油菜的根、茎和叶。

【原植物】 油菜 *Brassica campestris* L.　又名:菜薹(《中国高等植物图鉴》)。

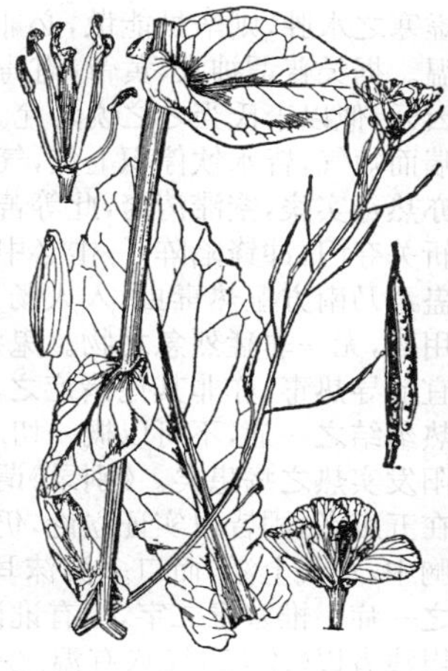

油　菜

二年生草本,高30～90 cm。无毛,微带粉霜。茎直立,粗壮,不分枝或分枝。基生叶长10～20 cm,大头羽状分裂,顶生裂片圆形或卵形,侧生裂片5对,卵形;下部茎生叶羽状半裂,基部扩展且抱茎,两面均有硬毛,有缘毛;上部茎生叶提琴形或长圆状披针形,基部心形,抱茎,两侧有垂耳,全缘或有波状细齿。总状花序生枝顶,花期伞房状;萼片4,黄带绿色;花瓣4,鲜黄色,倒卵形或圆形,长3～5 mm,基部具短爪;雄蕊6,4长2短,花丝细线形;子房圆柱形,花柱明显,柱头膨大成头状。长角果条形,长3～8 cm,先端有喙。种子球形,直径约1.5 mm,红褐或黑色,近球形。花期3～5月,果期4～6月。

为栽培植物,喜肥沃、湿润的土地。主产区是长江流域和西北。

本植物的种子(芸薹子)、种子榨取的油(芸薹子油)亦供药用,另设专条。

【采收加工】 2～3月采收,多鲜用。

【成分】 全草含葡萄糖异硫氰酸酯类成分:葡萄糖芫菁芥素(gluconapin),葡萄糖异硫氰酸戊-4-烯酯(glucobrassicanapin),葡萄糖屈曲花素(glucoiberin),葡萄糖莱菔素(glucoraphanin),葡萄糖庭荠素(glucoalyssin),葡萄糖豆瓣菜素(gluconasturtiin),葡萄糖芫菁素(glucorapiferen)即是前告伊春(progoitrin),葡萄糖芸薹素(glucobrassicin)[1]。还含少量槲皮苷(quercitrin)和维生素K[2],卡巴呋喃(carbofuran),3-羟基卡巴呋喃(3-hydoxy carbofuran)[3],淀粉样蛋白(amyloid),多糖[4]和球蛋白[5]。

根含葡萄糖异硫氰酸酯类成分:葡萄糖庭荠素,葡萄糖豆瓣菜素,前告伊春,葡萄糖芸薹素,新葡萄糖芸薹素(neoglucobrassicin)[1]。

【药理】 1. 降眼压作用　芸薹滴眼剂给正常家兔和高眼压模型兔点眼,具有显著降眼压作用,最大降眼压幅度分别为42.3%和28.8%,持续降眼压时间为12 h以上,对瞳孔直径无明显影响。降眼压机制为抑制房水生成[1]。

2. 抑癌作用　紫油菜对雌性小鼠肝癌生长有一定抑制作用,与临床抗癌药物氟尿嘧啶(5-FU)比较,抑癌作用较低,未见有害作用。但青油菜无抑制肿瘤的作用[2]。

【药性】 辛,甘,平。归肺、肝、脾经。

1.《千金方》:“味辛、寒,无毒。”

2.《新修本草》:“味辛,温。”

3.《日华子》:“凉。”

4. 姚可成《食物本草》:“味甘,平。”

闭，危迫殆甚者，用此，毒性至紧，无不立应。不似甘遂苦寒，止泄经隧水湿，大戟苦寒，止泄脏腑水湿。荛花与此气味虽属相同，而性较此多寒之有异耳。”

5.《本草正义》：“芫花气味，《本经》虽称辛温，然所主诸病，皆湿热痰水为虐。功用专在破泄积水，而非可以治脾肾虚寒之水肿，则辛虽能散，必非温燥之药，故《别录》改作微温。据吴普谓神农、黄帝：有毒；扁鹊、岐伯：苦；李氏：大寒云云，似以李氏当之之说为允。《本经》主咳逆上气，喉鸣及喘而短气，皆水饮停积上焦，气壅逆行，闭塞不降之症；咽肿亦热毒实痰，窒滞清窍，此等苦泄攻通猛将，均为湿热实闭，斩关夺门，冲锋陷阵，一击必中之利器，非为虚人设法可知。蛊毒乃南方湿热毒虫，入人肠胃，非涤荡直泄不治，故古人用药，无一非猛烈急之物。鬼疟，实即古之所谓瘴疟，故治宜泄导热毒，亦非其他诸疟之所可混投者也。疝瘕亦指湿热蕴结之一症，不可以概一切之疝气瘕聚。痈肿，则固专指阳发实热之疡患矣。《别录》谓消痰水、水肿，及五种水气之在五脏者，固皆以实证立论，仍是《本经》之义。喜唾乃饮积胸中，水气上溢，而口多涎沫耳。皮肤腰痛，亦指水气泛滥之一症。惟寒毒二字，当有讹误，此乃寒泄之药，非其所主，岂浅者以《本经》气味有温之一说，而姑妄言之耶？总之，《名医别录》虽集成于贞白居士之手，然六朝以降，传写屡经，亦难保无妄人羼杂之句，是当衡之以理，而必不可一味盲从者。肉毒是肉食之毒，食物得毒，固必泄之而毒始解。”

2175 芫青 yuán qīng （《别录》）

【异名】 芫蜻（《雷公炮炙论》），青娘子（《纲目》），青娘虫、相思虫（《苏州本产药材》），青虫（《中药志》）。

【基原】 为芫青科绿芫青属动物绿芫青的全虫。

【原动物】 绿芫青 *Lytta caragana* Pallas

体绿色或蓝绿色，有光泽。体长12～20 mm。头略呈三角形，与身体垂直，头顶中央有一条纵沟纹，额与头顶间的中央有一红斑。复眼肾形，触角念珠状，末节末端尖锐。前胸背板光滑，两侧前后角隆起，鞘翅柔软，表面密布横皱纹，隐约可见3条平行纵脊纹。足3对，爪纵裂为2片。

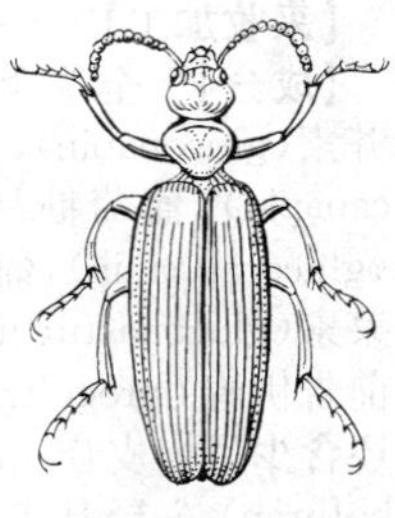

绿芫青

成虫常成群食害野生豆科植物，有假死性。广泛分布于全国各地。

【采收加工】 7～10月捕捉，用沸水烫死，晒干或烘干。

【成分】 含斑蝥素（cantharidin）及脂肪等[1]。

【炮制】 1. 生芫青 取原药材，除去头、足、翅及杂质，筛去灰屑。

2. 炒芫青 先将米洗净，置锅内，用文火加热至米贴附锅上，微冒热气时，快倒入生芫青，拌炒至米呈老黄色或黄褐色，取出，除去米，放凉。每净芫青100 kg，用米20 kg。

饮片性状 生芫青为去头、足、翅的干燥躯体，呈长圆形。绿色、蓝绿色或蓝紫色，具美丽光泽。胸部突起，可见鞘翅残痕。体轻，有特殊臭气。炒芫青，形如生芫青，色泽加深，显黄色，微具焦臭。

贮干燥容器内，置通风干燥处。密闭，防蛀。

【药性】 辛，温，有毒。

1.《别录》：“味辛，微温，有毒。”

2.《品汇精要》：“味辛，性微温散，气厚于味，阳也。”

【功用主治】 攻毒，破瘀，逐水。主治瘰疬，狂犬咬伤，血瘀经闭，水肿尿少。

1.《别录》：“主蛊毒，风疰，鬼疰，堕胎。”

2. 陶弘景：“疗鼠瘘。”

3.《宝庆本草折衷》：“《续说》云：张松谓芫青又治膀胱疝气，腹痛，及妇人、室女经候不通；冷热，久积水病，大风之疾。”

4.《纲目》：“主疝气，利小水，消瘰疬，下痰结。治耳聋，目翳，猘犬伤毒。余功同斑蝥。”

【用法用量】 内服：入丸、散，1～2只。外用：研末调敷。

【宜忌】 有剧毒，一般不内服，体弱者及孕妇禁服。

1.《品汇精要》：“妊娠不可服。”

2.《纲目》：“畏、恶同斑蝥。”

【选方】 1. 治偏坠小肠气 青娘（子）、红娘虫各十粒，白面拌炒黄色，去二项虫，以白滚汤调服。（《摄生众妙方》）

2. 治久耳聋 芫青一枚，巴豆一枚（去皮、心），蓖麻子一枚（去皮）。上件药，细研，以蜜二两，文武火熬半日，不得令焦，焦即不堪用，只可为三丸。以绵子裹一丸，插在耳内（入耳之时，须炙热用），仍留一绵头垂下在外。耳中脓出，已闻声也。（《圣惠方》）

【各家论述】《本经逢原》：“芫青，能泻毒攻积，破血堕胎，功同斑蝥，而毒尤猛。其治疯犬伤，消目翳，却偏头风、塞耳聋，皆取其毒锐也。又治月闭水肿，椒仁丸方用之。”

2176 芫花根 yuán huā gēn （《吴普本草》）

【异名】 黄大戟（《吴普本草》），蜀桑（《别录》），铁牛皮（《分类草药性》），浮胀草（《湖南药物志》）。

【基原】 为瑞香科瑞香属植物芫花 *Daphne genkwa* Sieb. et Zucc. 的根或根皮。

【原植物】 参见“芫花”条。

【采收加工】 7～10月采收，挖根或剥取根皮，鲜用或切片晒干。

【成分】 根含二萜类成分：芫花酯甲（yuanhuacin），芫花酯乙（yuanhuadin）[1]，芫花瑞香宁（genkwadaphnin）即12-苯甲酰氧基瑞香毒素（12-benzoxydaphnetoxin）[2]；双黄酮类成分：瑞香黄烷素（daphnodorin）B，芫花醇（genkwanol）A[3]、B[4]、C[5]；香豆素类成分：西瑞香素（daphnoretin），伞形花内酯（umbelliferone）[3]；苷类成分：瑞香苷（daphin），丁香苷（syringin），芫根苷（yuankanin）[3, 6]。还含β-谷甾醇（β-sitosterol）[6]。

【药性】 辛、苦，温，有毒。

1.《吴普本草》：“神农：辛。雷公：苦，有毒。”

2.《纲目》：“辛，温，有小毒。”

3.《分类草药性》：“性大热。”

【功用主治】 逐水，解毒，散结。主治水肿，瘰疬，乳痈，痔瘘，疥疮，风湿痹痛。

1.《别录》：“治疥疮，可用毒鱼。”

2.《分类草药性》：“治风湿筋骨痛，跌打损伤。”

3.《全国中草药汇编》：“消肿解毒，活血止痛。主治急性乳腺炎，痈疖肿毒，淋巴结核，腹水，风湿痛，牙痛，跌打损伤。”

【用法用量】 内服：煎汤，1.5～4.5 g；捣汁或入丸、散。外用：捣敷；或研末调敷；或熬膏涂。

【宜忌】 孕妇及体虚者禁服。反甘草。

1.《吴普本草》：“久服令人泄。”

3.《药性论》:“有大毒。”
4.《汤液本草》:“味辛、苦。”
5.《长沙药解》:“入足太阳膀胱经。”
6.《冯氏锦囊》:“入脾、肺、肾三经。”

【功用主治】 泻水逐饮,祛痰止咳,解毒杀虫。主治水肿,臌胀,痰饮胸水,喘咳,痈疖疮癣。

1.《本经》:“主咳逆上气,喉鸣喘,咽肿短气,蛊毒,鬼疟,疝瘕,痈肿,杀虫鱼。”
2.《别录》:“消胸中痰水,喜唾,水肿,五水在五脏、皮肤及腰痛,下寒毒、肉毒。”
3.《药性论》:“治心腹胀满,去水气,利五脏寒痰,涕唾如胶者。主通利血脉,治恶疮风痹湿,一切毒风,四肢挛急,不能行步,能泻水肿胀满。”
4.《日华子》:“疗嗽,瘴疟。”
5.《纲目》:“治水饮痰澼,胁下痛。”
6.《本草原始》:“煎汁渍丝线,系痔易落,(并能)系瘤。”
7.《医林纂要》:“功专行水,理脾湿,下逆水、滞水。”
8.《药义明辨》:“主行肺之气下降。”

【用法用量】 内服:煎汤,1.5～3 g;研末,0.6～1 g,每日1次。外用:研末调敷;或煎水洗。

【宜忌】 体质虚弱,或有严重心脏病、溃疡病、消化道出血及孕妇禁服;反甘草;用量宜轻,逐渐增加,中病即止,不可久服。

1.《别录》:“久服令人虚。”
2.《本草经集注》:“用之微熬,不可近眼。”“反甘草。”
3.《纲目》:“但可徐徐用之,取效甚捷,不可过剂,泄人真元也。”
4.《本草汇言》:“病人稍涉虚者宜禁用之。”

【选方】 1. 治太阳中风,下利呕逆,表解,其人漐漐汗出,发作有时,头痛,心下痞鞕满,引胁下痛,干呕短气,汗出不恶寒者 芫花(熬)、甘遂、大戟三味等分,各别捣为散。以水一升半,先煮大枣肥者十枚,取八合,去滓,内药末。强人服一钱匕,羸人服半钱,温服之,平旦服。若下少病不除者,明日更服,加半钱,得快下利后,糜粥自养。(《伤寒论》十枣汤)

2. 治痰冷不消,结成癖块,胸胁胀痛 芫花一两(醋拌炒令干),硝石半两,半夏一两(汤洗七次去滑)。上为末,生姜汁和丸,如绿豆大。每服,空心温酒下十丸。(《普济方》)

3. 治大小便不利 芫花(炒)、滑石(碎)各半两,大黄(锉炒)三分。上三味,捣罗为末,炼蜜为丸,如梧桐子大。每服二十丸,葱汤下。(《圣济总录》芫花丸)

4. 治上气呕吐不止 芫花一两(醋炒),肉豆蔻(去壳,锉)、槟榔(锉)各一枚。上三味,捣罗为细散。每服一钱匕,煨葱白一寸,温酒调下。(《圣济总录》芫花散)

5. 治卒得咳嗽 芫花一升。水三升,煮取一升,去滓,以枣十四枚,煎令汁尽。一日一食之,三日讫。(《肘后方》)

6. 治实喘 芫花(不以多少,米醋浸一宿,去醋,炒令焦黑,为细末)、大麦曲二味等分。和令极匀,以浓煎柳枝酒调下立定。(《百一选方》)

7. 治卒心痛连背,背痛彻心,心腹并懊痛,如鬼所刺,绞急欲死者 芫花十分,大黄十分。上两味捣,下筛。取四方寸匕,著二升半苦酒中合煎,得一升二合,顿服尽,须臾当吐,吐便愈。老小从少起。此疗强食人良,若虚冷心痛,恐未别可服。(《外台》引张文仲方)

8. 治时行毒病七八日,热积聚胸中,烦乱欲死 芫花一升。以水三升,煮取一升半。渍故布薄胸上,不过三薄,热即除,当温暖四肢护厥逆也。(《千金方》凝雪汤)

9. 治痈 为末,胶和如粥敷之。(《千金方》)

10. 蛲虫 芫花、狼牙、雷丸、桃仁(去皮、尖)。上四味捣散。宿勿食,平旦以饮服方寸匕,当下虫。(《外台》引范汪方芫花散)

【临床报道】 1. 治疗渗出性胸膜炎 用芫花、甘遂、大戟(均制)各等分研末,另用大枣15枚,煎汁300 ml,于清晨空腹先服枣汤150 ml,5 min后将药末4 g用剩余枣汤送服。共治疗28例,结果胸水在24 h内吸收者13例,48 h内吸收者9例,72 h以上吸收者6例[1]。

2. 用于中期妊娠引产 芫花醇液(每1 ml含生药1 g)经羊膜腔内和宫腔内两种方法注射,妊娠20星期以下用0.6 g,21个星期以上用0.4 g,经360例引产观察,其中羊膜腔注药322例,成功(用药7 d内能完全流产;胎儿排出,胎盘或胎膜部分滞留于阴道口,经刮宫术取出)率为100%;宫腔注药38例,成功36例,失败(用药7 d以上妊娠仍未终止)2例,成功率为94.5%。妊娠月份越大,芫花醇引产越敏感;引产效果与初产妇或经产妇无关;剂量以妊娠20个星期以下0.6 g,21个星期以上0.4 g为适宜,即使剂量减少到0.4 g,也不延长引产时间;药物剂量越大,宫颈裂伤发生率越高,故宫颈发育欠佳者慎用。用药可使产妇体温升高,一般无需处理,数小时后自行恢复[2]。

3. 治疗小儿肺炎 用十枣汤(芫花、甘遂、大戟各等量,用醋煮沸后晾干,研成细末,服用剂量按年龄及身体情况,最小0.5 g,最大2 g)。共治疗45例,其中支气管肺炎26例,大病灶肺炎3例,大叶性肺炎4例,暴喘型7例,每日1次,用大枣10枚煎汤约50 ml,除1例死亡外,其余均痊愈[3]。

4. 治疗冻疮 取芫花、甘草各10 g。先用水2 000 ml煎煮甘草5 min后,加入芫花继续煎煮5 min。待水温至40 ℃左右时,用以浸洗冻疮部位,每次洗20～30 min。每日洗2～3次,3剂为1个疗程。共治疗87例,结果治愈61例,显效14例,好转11例,无效1例,总有效率98.9%[4]。

【各家论述】 1.《汤液本草》:“胡洽治痰癖、饮癖,用芫花、甘遂、大戟,加以大黄、甘草,五物同煎,以相反主之,欲其大吐也。治之大略,水者,肺、肾、胃三经所主,有五脏、六腑、十二经之部分,上而头,中而四肢,下而腰齐,外而皮毛,中而肌肉,内而筋骨,脉有尺寸之殊,浮沉之异,不可轻泻,当知病在何经、何脏,误用则害深,然大意泄湿。”

2.《纲目》:“张仲景治伤寒太阳证,表不解,心下有水气,干呕发热而咳,或喘或利者,小青龙汤主之;若表已解,有时头痛出汗,不恶寒,心下有水气,干呕,痛引两胁,或喘或咳者,十枣汤主之。盖小青龙治未发散表邪,使水气自毛窍而出,乃《内经》所谓开鬼门法也;十枣汤驱逐里邪,使水气自大小便而泄,乃《内经》所谓洁净府,去陈莝法也。”“陈言《三因方》以十枣汤药为末,用枣肉和丸,以治水气喘急浮肿之证,盖善变通者也。杨士瀛《直指方》云,破癖须用芫花,行水后便养胃可也。”

3.《本经逢原》:“芫花,消痰饮水肿,故《本经》治咳逆咽肿,疝瘕痈毒,皆是痰湿内壅之象。逐水泻湿,能直达水饮窠囊隐僻处,取效甚捷。”

4.《本草求真》:“芫花主治颇与大戟、甘遂(同),皆能达水饮窠囊隐僻之处,然此味苦而辛,苦则内泄,辛则外搜,故凡水饮痰癖,皮肤胀满,喘急痛引胸胁,咳嗽,瘴疟,里外水

单细胞,多弯曲,长 88~780 μm,直径 15~23 μm,壁较厚,微具疣状突起。

(2) 取本品粉末 1 g,加乙醇 10 ml,加热回流 1 h,滤过。取滤液 1 滴,点于滤纸上,加 1%三氯化铁溶液 1 滴,显污绿色(检查酚类);取滤液 2 ml,加镁粉少量与盐酸 1 滴,必要时置水浴上稍加热,即显红色(检查黄酮类)。

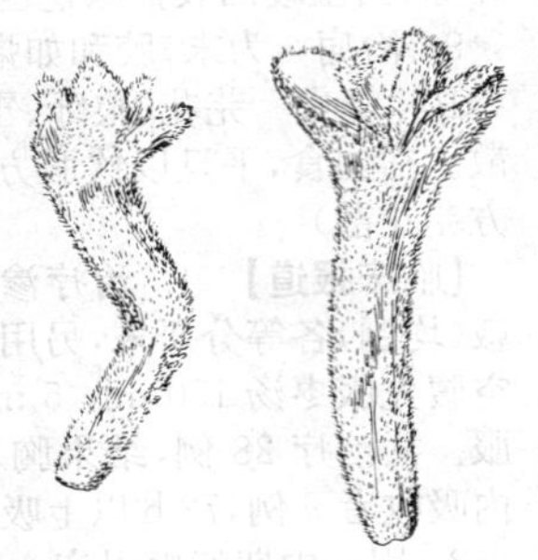

芫花(花蕾)外形

【成分】 花与花蕾含二萜原酸酯类化合物:花含芫花酯甲(yuanhuacin),芫花酯乙(yuanhuadin),芫花酯丙(yuanhuafin)[1],芫花瑞香宁(genkwadaphnin)[2]。花蕾含芫花酯丁(yuanhuatin)[3],芫花酯戊(yuanhuapin)[4]。黄酮类化合物:芫花素(genkwanin),3′-羟基芫花素(3-hydroxygenkwanin)即木犀草素-7-甲醚(luteolin-7-methylether),芫根苷(yuankanin),芹菜素(apigenin)[5,6],木犀草素(luteolin),茸毛椴苷(tilirosid)即山柰酚-3-O-β-D-(6″-对香豆酰)吡喃葡萄糖苷〔kaempferol-3-O-β-D-(6″-*p*-coumaroyl)glucopyranoside〕[7]。花挥发油含脂肪酸:棕榈酸(palmitic acid),油酸(oleic acid),亚油酸(linoleic acid)[8]。

【药理】 1. 终止妊娠作用及对平滑肌的影响　羊膜腔内注入芫花酯甲 0.2~8 mg,可使孕猴在 1~3 d 内完全流产,娩出的猴仔均已死亡,胎盘绒毛膜板下有大量中性多形核白细胞聚集,蜕膜细胞变性坏死[1]。家兔妊娠和非妊娠子宫对芫花混悬液的反应不同,前者收缩明显加强,后者收缩并无改变[2]。芫花酯甲和芫花酯乙能明显增强动情及早孕期大鼠离体子宫的收缩张力,且芫花酯甲的作用大于芫花酯乙[3]。芫花根皮水煎剂可兴奋大鼠离体子宫平滑肌并有剂量依赖性关系,阿托品、酚妥拉明、六烃季胺、苯海拉明不能阻断芫花兴奋大鼠离体子宫平滑肌的作用;维拉帕米可完全阻断芫花兴奋大鼠离体子宫平滑肌的作用,前列腺素合成酶抑制剂吲哚美辛可使芫花的兴奋作用降低[4]。芫花水煎剂可增高离体胆囊肌条的张力,加快收缩频率,减小收缩波平均振幅。酚妥拉明、苯海拉明、吲哚美辛可部分阻断芫花对胆囊肌条的作用[5]。芫花可剂量依赖性增高豚鼠膀胱逼尿肌肌条的张力,维拉帕米可部分阻断芫花增高膀胱肌条张力的作用[6]。

2. 抗肿瘤作用　从芫花提取物中分离的 12-苯甲酰氧基瑞香毒素和芫花酯甲均有抗小鼠白血病 P_{388} 的作用[7,8]。

3. 利尿作用　大鼠灌服 10 g(生药)/kg 的芫花煎剂组与对照组相比,排尿与排钠率有明显增加,排钾量相近[9]。麻醉犬静注 50%的芫花煎剂 0.4~1.0 g/kg,可使尿量增加 1 倍以上,约维持 20 min[10]。用 3%氯化钠液腹腔注射形成腹水的大鼠,灌胃 10 g/kg 的芫花煎剂或醇浸剂,均有利尿作用[11]。

4. 对消化系统的作用　生芫花与醋制芫花提取物均有兴奋离体兔回肠的作用,能使肠蠕动增加,张力提高,加大剂量则呈抑制作用,另外对兔能轻度致泻,对小鼠无此作用,而对犬除轻度致泻外,尚有致吐作用[12]。芫花刺激性油状物对家兔离体十二指肠先兴奋后抑制,对大鼠离体十二指肠则产生强直性收缩,除去油状物后的芫花提取物,仍有类似作用[13]。

5. 镇咳、祛痰作用　采用小鼠氨水喷雾引咳法和小鼠呼吸道酚红排泄实验,发现醋制和苯制芫花的醇水提取液及羟基芫花素均有止咳和祛痰作用,但三者对离体气管平滑肌则无舒张作用[13]。

6. 对心血管系统的作用　芫花叶提取液对心血管系统有较好的改善作用,可使离体豚鼠心脏冠脉流量增加,对心率影响不明显。能显著提高小鼠耐缺氧能力,明显降低血压,其降压作用与迷走神经无关,抑制麻醉猫在结扎冠状动脉前降支后血清肌酸磷酸激酸(CPK)活性的升高,说明能使心肌细胞坏死减少[14]。芫花根皮中芫根苷,十万分之一的溶液对离体豚鼠心肌灌流,即有明显的扩张冠状动脉作用[15]。

7. 镇痛、抗惊厥作用　芫花乙醇提取物 500 mg/kg 对热、电及化学刺激致痛都有显著镇痛作用,且吗啡受体特异性阻断剂纳洛酮能阻断其镇痛作用,此外尚有镇静抗惊厥及延长异戊巴比妥钠的麻醉时间的作用[16]。

8. 其他作用　从芫花的花和芽分离出黄酮类成分具有抑制黄嘌呤氧化酶的作用,期望用于痛风的治疗[17]。从芫花的花和芽分离出的木犀草素、木犀草素 7-O-甲醚和茸毛椴苷,可抑制磷酸二酯酶[18]。芫花根浸液塞兔鼻可导致兔乳腺管扩张及乳腺血管扩张[19]。芫花提取物有抗菌活性,对肺炎链球菌、溶血性链球菌、流感杆菌的最低抑菌浓度是 1∶50[13,20]。芫花酯甲可以完全拮抗 PdBu 对蛋白激酶的激动作用,而 PdBu 是已知的促癌物[21]。

9. 体内过程　芫花酯甲膜(芫花萜膜)孕兔宫腔注入,符合二室开放模型,并表明该药可迅速吸收入血,但血中含量较低,仍有较多药物存留于宫腔内[22]。孕兔羊膜腔内注入 ^3H-芫花萜后,以给药部位的羊水、胎盘及胎儿肝的放射性为最高,其他组织仅有微量[1]。

毒性　芫花煎剂大鼠腹腔注射的 LD_{50} 为 9.25 g/kg[10]。醋制或苯制芫花醇水提取液,小鼠灌服的 LD_{50} 为 8.48±1.18 g/kg 与 14.05±2.03 g/kg。[13]。芫花与醋制芫花的醇浸剂,小鼠腹腔注射的 LD_{50} 分别为 1.0 g/kg 与 7.07 g/kg,而其水浸剂的 LD_{50} 分别为 8.30 g/kg 与 17.78 g/kg,说明醋制能降低生芫花的毒性[12]。芫花萜乳剂与醇剂给小鼠腹腔注射的 LD_{50} 分别为 1.8 g/kg、1.9 g/kg[1]。

【炮制】 1. 生芫花　取原药材,除去杂质及梗、叶,筛去灰屑。

2. 醋芫花　取净芫花加醋拌匀,闷透,置锅内,用文火炒至微干,取出,干燥。每芫花 100 kg,用米醋 30 kg。或取净芫花置锅内,加入醋与适量水,用文火煮至醋水尽时,取出晾干。每芫花 100 kg,用醋 50 kg。

芫花具有油状刺激物质,生用毒性强,副作用大,经醋制后,毒性明显降低。在水浸剂和煎剂中生芫花的毒性较醋芫花大 1 倍[1],而醇浸剂中,生芫花的毒性较醋芫花大 7 倍[2]。醋制芫花中羟基芫花素和芫花素的含量均高于生芫花[3]。芫花经苯处理后,可将刺激性油状物除去,致泻作用基本消除,其他副作用也大为减少,但仍保持其祛痰、镇咳、平喘作用,其药效成分为羟基芫花素[4]。

饮片性状　生芫花参见"药材"项。醋芫花形如生芫花,表面黄褐色至灰褐色,有醋香气。

贮干燥容器内,醋芫花密闭,置通风干燥处,防霉,防蛀。

【药性】 辛、苦,温,有毒。归肺、脾、肾经。

1.《本经》:"味辛,温。"

2.《别录》:"苦,微温,有小毒。"

【药性】 苦、辛，寒。归肝经。

1.《宝庆本草折衷》："味苦。"

2.《纲目》："味苦、辛，性平，无毒。"

3.《医林纂要》："辛，寒。"

【功用主治】 养肝明目，行气利水，清热解毒。主治青盲目暗，黄疸便结，小便不利，疮疽，面疱。

1.《别录》："主明目。"

2.《千金方》："疗黄疸，利小便。"

3.《食疗本草》："压油涂头，能变蒜发，又研子入面脂，极去皱。又捣子，水和服，治热黄，结实不通。"

4.《四声本草》："入丸药用，令人肥健，尤宜妇人。"

5.《本草备要》："泻热解毒，利水明目。治小儿血痢，一切疮疽。"

6.《医林纂要》："益肝行气，去郁热，攻积聚，杀虫毒。"

7.《萃金裘本草述录》："治小儿热痢。"

【用法用量】 内服：煎汤，3～9 g；或研末。外用：研末调敷。

【选方】 1. 治青盲瞳子不坏者 蔓菁子六升（蒸之），看气遍合甑下，以釜中热汤淋之，即暴干，如是三度讫，捣筛，清酒服二方寸匕，渐至加三匕。（《外台》引《必效方》蔓菁子散）

2. 明目 芜菁子三升，净淘，以清酒三升，煮令熟，暴干，治下筛。以井花水和服方寸匕，稍加至三匕。无所忌，可少少服之，令人充肥，明目洞视。水煮酒服亦可。（《千金方》补肝芜菁子散）

3. 治黄疸，皮肤、眼睛如金色，小便赤 生蔓菁子末，熟水调下方寸匕，日三。（《孙真人食忌》）

4. 治心腹作胀 蔓菁子一大合，拣净，捣。熟研，水一升更和研，滤取汁，可得一盏，顿服。（《外台》）

5. 治妊娠小便不利 芜菁子，末，水服方寸匕。日二。（《子母秘录》）

6. 治癥瘕积聚 用蔓菁子水煮二升，取浓汁服。（《普济方》）

7. 治金疮中风痉，口噤不语 蔓菁子一升，净淘过，捣令极烂，以手撮为炷，以灸疮上三两度，热撤后即差矣。（《圣惠方》）

8. 治头秃 芜菁子末，酢和敷之，日三。（《千金方》）

【各家论述】《纲目》："蔓菁子可升可降，能汗能吐，能下能利小便，又能明目解毒，其功甚伟。"

2173 芜菁花 wú jīng huā（《证类本草》）

【异名】 蔓菁花《千金方》。

【基原】 为十字花科芸薹植物芜菁 *Brassica rapa* L. 的花。

【原植物】 参见"芜菁"条。

【采收加工】 3～4 月花开时采收，鲜用或晒干。

【药性】《纲目》："辛，平，无毒。"

【功用主治】 补肝明目，敛疮。主治虚劳目暗，久疮不愈。

【用法用量】 内服：研末，3～6 g。外用：研末调敷。

【选方】 1. 治虚劳目暗 采三月蔓菁花，阴干为末，以井花水每空心调下二钱匕。（《经验后方》）

2. 治累年脚疮 蔓菁花三分（三月三日采，曝干），赤小豆三分，黄连一两（去须）。上药捣罗为末，敷于疮上，日三用之。（《圣惠方》）

2174 芫花 yuán huā（《本经》）

【异名】 芫（《山海经》），去水（《本经》），赤芫、败花（《吴普本草》），毒鱼、杜芫（《别录》），头痛花（《纲目》），闷头花（《群芳谱》），老鼠花（《东还纪程》），闹鱼花（《中国树木分类学》），地棉花、九龙花（《湖南药物志》）。

【基原】 为瑞香科瑞香属植物芫花的花蕾。

【原植物】 芫花 *Daphne genkwa* Sieb. et Zucc. 又名：金腰带（《植物名实图考》）。

直立落叶灌木，高达1 m。根长者可达 10 cm，主根直径 0.6～1.5 cm，有分歧，外表黄棕色至黄褐色；根皮富韧性。茎直径至 1 cm，暗棕色；枝细长，褐紫色，幼时密生绢状短柔毛。叶对生，间或互生；有短柄，被短柔毛；叶片椭圆形至长椭圆形，长 2.5～5 cm，宽 0.8～2 cm，稍带革质，先端尖，全缘，幼时叶的两面疏生绢状短柔毛，以脉上为密，老则渐脱。花淡紫色，腋生，先叶开放，通常 3～7 朵生叶腋间短梗上，以枝端为多；花两性，无花瓣；花被管细长，长约 1 cm，密被绢状短柔毛，先端 4 裂，裂片卵形，长不及 1 cm；雄蕊 8，2 轮，着生于花被管上，不具花丝；雌蕊 1，子房上位，1 室，花柱极短或缺如，柱头头状。核果革质，白色。种子 1 颗，黑色。花期 3～4 月，果期 5 月。

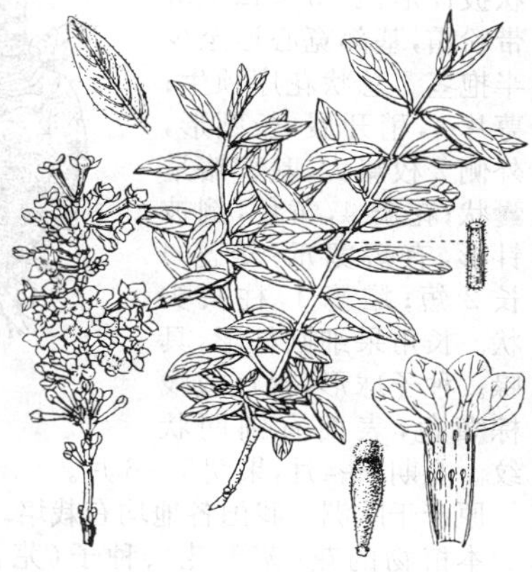

芫　花

生于路旁、山坡或栽培于庭园。分布于华东及河北、河南、湖北、湖南、四川、贵州、陕西等地。

本植物的根或根皮（芫花根）亦供药用，另设专条。

【栽培】 生物学特性 喜温暖稍燥的气候，耐旱，怕涝，以疏松肥沃的砂质土壤栽培为宜。

繁殖方法 种子繁殖或分株繁殖。种子繁殖：播种期 10 月下旬至 11 月上旬，按行距 30 cm 开条沟，将种子均匀播下，覆土压实，至明春发芽。出苗后注意间苗除草，每年追肥 2～3 次，经 2～3 年移栽。分株繁殖：早春 3 月间，挖取老根，分株按行株距 30 cm×40 cm 开穴，每穴栽种 1 株，覆土压实。

田间管理 每年要中耕除草 3～4 次。春、秋二季各追肥 1 次，春季追肥要早，秋季追肥结合壅根。夏、冬二季可分别间种玉米和蔬菜。

【采收加工】 春季花未开放前采摘花蕾，晒干或烘干。

【药材】 芫花 *Flos Genkwa* 产于安徽、江苏、浙江、四川、山东、河南、河北等地。

性状 花蕾常 3～7 朵簇生于短轴上，基部有苞片 1～2 片，多脱落为单朵。单朵呈棒槌状，多弯曲，长 1～1.7 cm，直径约 1.5 mm；花被筒表面淡紫色或灰绿色，密被短柔毛，先端 4 裂，裂片淡紫色或黄棕色。质软。气微，味甘、微辛。

鉴别 (1) 本品表面观：花粉粒黄色，类球形，直径 23～45 μm，表面有较明显的网状雕纹。花被下表面有非腺毛，

分枝,下部稍有毛,上部无毛。基生叶大头羽裂或为复叶,长20～34 cm,顶裂片和小叶很大,边缘波状或浅裂,侧裂片或小叶约5对,向下渐变小,上面有少数散生的刺毛,下面有白色尖锐刺毛;叶柄长10～16 cm,有小裂片;中部及上部的茎生叶长圆状披针形,长3～12 cm,带粉霜,基部宽心形至少半抱茎。总状花序顶生;萼片4,稍开展,长圆形,外侧2枚略大,基部略呈囊状;花瓣4,黄色,倒披针形,有短宽爪;雄蕊4长2短;雌蕊1,柱头头状。长角果细圆柱形,具喙。种子球形,褐色或浅棕黄色,表面有细网状纹。花期3～4月,果期5～6月。

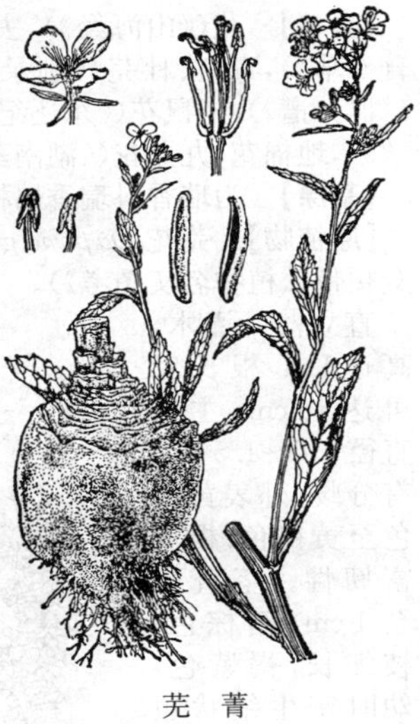

芜　菁

原产于欧洲。我国各地均有栽培。

本植物的花(芜菁花)、种子(芜菁子)亦供药用,另设专条。

【采收加工】 冬季及翌年3月间采收,鲜用或晒干。

【成分】 块根(可食部分)含蛋白质,脂肪,糖类,钙,磷,铁,核黄素,烟酸,维生素C[1,2]。有机酸类:对香豆酸(*p*-coumaric acid),咖啡酸(caffeic acid),阿魏酸(ferulic acid),龙胆酸(gentisic acid),苯丙酮酸(phenylpyruvic acid),对羟基苯甲酸(*p*-hydroxybenzoic acid)[2]。

【药理】 1. 抗菌及抗寄生虫作用　芜菁根、叶的水提取物可抑制大肠杆菌的生长,块根皮中所含黄色油状物在1∶100 000浓度时,有抑制细菌、真菌、酵母菌及某些人体寄生虫的作用[1]。

2. 抑制甲状腺素合成的作用　大鼠实验表明芜菁提取物饲喂7个月,可增加甲状腺中碘酪氨酸的量,降低碘甲氨酸的量,说明其能干扰甲状腺素后阶段的合成[2]。

3. 抗变作用　采用小鼠骨髓嗜多染红细胞(PCE)的微核试验、小鼠骨髓染色体畸变试验等方法,结果显示灌胃不同剂量芜菁块根汁均使小鼠骨髓PCE微核率、骨髓细胞染色体畸变率有所下降,且具有明显的剂量效应[3]。

4. 延缓衰老作用　芜菁水提取物能明显延长黑腹果蝇的平均寿命和最高寿命,加饲芜菁水提取物小鼠的红细胞和肝细胞超氧化物歧化酶(SOD)含量明显高于对照组,血浆和肝组织脂质过氧化物(LPO)含量则显著降低[4]。

【药性】 辛、甘、苦,温。归胃、肝经。

1.《别录》:"味苦,温,无毒。"

2.《绍兴本草》:"味苦、甘,平。"

3.《日用本草》:"味辛,凉。"

4.《医林纂要》:"辛,寒。"

【功用主治】 消食下气,解毒消肿。主治宿食不化,心腹冷痛,咳嗽,疔毒痈肿。

1.《别录》:"利五脏,轻身益气。"

2.《千金方》:"主消风热毒肿。"

3.《食疗本草》:"下气,治黄疸,利小便。根主消渴,治热毒风肿。"

4.《本草图经》:"通中益气,令人肥健。"

5.《饮膳正要》:"温中益气,去心腹冷痛。"

6.《医林纂要》:"利水解热,下气宽中。"

7.《药性切用》:"根,解酒毒。"

【用法用量】 内服:煮食或捣汁饮。外用:捣敷。

【宜忌】《千金方》:"不可多食,令人气胀。"

【选方】 1. 治卒毒肿起,急痛　芜菁根(大者,削去上皮),熟捣,苦酒和如泥,煮三沸,急搅之出,敷肿,帛裹上,日再三易。(《肘后方》)

2. 治乳痈疼痛,寒热　芜菁根叶,净择去土,不用洗,以盐捣敷乳上,热即换,不过三五度。冬无叶即用根。切须避风。(《兵部手集方》)

3. 治男子阴卒肿痛　捣芜菁根,若马鞭草,敷,并良。(《肘后方》)

4. 治瘰疬结核,久不瘥　芜菁四十九枚,麒麟竭一两。上二味,同于藏瓶存性烧过,地上出火毒,研细。每服半钱匕,米饮调下,加至一钱匕。(《圣济总录》异效散)

5. 治漆疮,四肢壮热　用浓煎蔓菁汤,看冷热洗之。(《普济方》)

6. 治鼻中衄血　诸葛菜,生捣汁饮。(《十便良方》)

7. 治饮酒后,酒气袭人　干蔓菁根,不拘多少,蒸一次,切,焙干。上一味,捣罗为散,每服二钱匕。饮酒后,用新汲水调下。(《圣济总录》)

2171 芜荑酱 wú yí jiàng (《别录》)

【基原】 为榆科榆属植物大果榆 *Ulmus macrocarpa* Hance的果实与面曲等加工制成的酱。

【原植物】 参见"芜荑"条。

【制法】《纲目》:"造法与榆仁酱同。"(取芜荑仁水浸一伏时,袋盛,揉洗去涎,以蓼汁拌晒,如此七次,同发过面曲,如造酱法,下盐晒之。每一升,曲四斤,盐一斤,水五斤。)

【药性】 辛,温。

1.《新修本草》:"辛,少臭。"

2.《纲目》:"辛,微臭,温,无毒。"

【功用主治】 杀虫,除癣。主治虫积腹痛,疮癣。

1.《本草经集注》:"杀虫。"

2.《食疗本草》:"芜荑作酱,功尤胜于榆人。"

3.《本草拾遗》:"主五鸡病,除疮癣。"

【用法用量】 内服:适量,开水冲服。

【宜忌】 不宜过量、久服。

1.《食疗本草》:"多食落发。"

2.《药性考》:"多食憔客(容)。"

2172 芜菁子 wú jīng zǐ (《别录》)

【异名】 蔓菁子(《千金方》)。

【基原】 为十字花科芸薹属植物芜菁 *Brassica rapa* L.的种子。

【原植物】 参见"芜菁"条。

【采收加工】 6～7月果实成熟时,割取全株,晒干,打下种子。

【成分】 异硫氰酸-3-丁烯酯(isothiocyanate-3-butenyl),异硫氰酸-4-戊烯酯(isothiocyanate 4-pentenyl),异硫氰酸-2-苯乙酯(isothiocyanate 2-phenylethyl)[1]。

的方块，晒干，即为成品。亦可在5～6月采实取仁，用种子60%、异叶败酱20%、家榆树皮10%、灶心土10%混合制成扁平方形，晒干。

【药材】 芜荑 *Fructus Ulmi Macrocarpae Preparatus* 主产于山西、河北。

性状　加工品呈扁平方块状，表面黄褐色，有多数小孔和空隙，杂有纤维和种子。体质松脆而粗糙，断面黄黑色，易成鳞片状剥离。气特异，味微酸、涩。

鉴别　粉末特征：淀粉粒众多，单粒淀粉圆球形，直径4 μm左右；复粒由2～8个分粒组成。纤维壁厚，壁孔不明显。花粉粒圆球形，表面有刺状突起，萌发孔3个。花瓣表面碎片上表皮细胞呈毛茸状突起。

【药理】 1. 抗疟作用　芜荑总提取物、醇提取物对感染疟原虫P. vinckei的小鼠和醇提取物的两个色谱组分C_0及C_3对人工培养的恶性疟原虫*P. falciparum*显示一定疗效，给药第五日，其虫血症仅为对照组的1/5；醇提取物剂量提高到10 mg/25 g、醇提取物的两个色谱组分C_0及C_3在培养基中浓度达到10 μg/ml时，均能在第五日完全廓清培养基中红细胞内的疟原虫[1]。

2. 杀虫作用　芜荑醇提取物在体外对猪蛔虫、蚯蚓、蚂蟥有明显的驱虫作用[2]。

3. 抗菌作用　试管内试验证实芜荑浸液(1∶2)对奥杜盎小芽胞癣菌、堇色毛癣菌等12种皮肤真菌有不同程度的抑制作用[3]。

毒性　乙醚提取的挥发油，给兔口服1 g/kg未见毒性反应[2]。

【药性】 苦、辛，温。归脾、胃经。

1.《本经》："味辛。"

2.《别录》："平，无毒。"

3.《药性论》："味苦、辛。"

4.《海药本草》："味辛，温。"

5.《雷公炮制药性解》："入肺、脾二经。"

6.《玉楸药解》："入足厥阴肝经。"

7.《本草求真》："专入脾，兼入肝。"

8.《要药分剂》："可升可降，阴中阳也。入脾、胃二经。"

9.《本草再新》："入心、脾二经。"

【功用主治】 杀虫消积，除湿止痢。主治虫积腹痛，小儿疳积，久泻久痢，疮疡，疥癣。

1.《本经》："主五内邪气，散皮肤骨节中淫淫温行毒，去三虫，化食。"

2.《别录》："逐寸白，散肠中嗢嗢喘息。"

3.《本草经集注》："杀虫。"

4.《药性论》："主积冷气，心腹癥痛，除肌肤节中风淫淫如虫行。"

5.《食疗本草》："主五脏皮肤肢节邪气，对热疮，捣和猪脂涂，差；又和白蜜，治湿癣；和沙牛酪，疗一切疮……人长食，治五痔，诸病不生。""散腹中气痛，又和马酪可治癣。又杀中恶虫毒。"

6.《海药本草》："治冷痢心气，杀虫止痛。又(治)妇人子宫风虚，孩子疳泻。"

7.《日华子》："治肠风痔漏，恶疮疥癣。"

8.《本草图经》："久服去三尸，益神，驻颜。"

9.《本草衍义》："治大肠寒滑及多冷气。"

10.《本草再新》："治心腹冷痛，祛五脏风湿，开胃化湿，治小儿惊痫。"

【用法用量】 内服：煎汤，3～10 g；或入丸、散。外用：研末调敷。

【宜忌】 脾胃虚弱者慎服。不宜多服。

1.《食疗本草》："可少食之，伤多发热、心痛，为辛故也。"

2.《本草汇言》："中病即止，如久服多服，不免有伤胃气，司业者当自量之。"

3.《本草从新》："脾胃虚者，虽有积，勿概投。"

4.《得配本草》："脾、肺燥热者禁用。"

【选方】 1. 治脾胃有虫，食即痛，面黄无色，疼痛痛无时　芜荑仁二两，和面炒令黄色，为末，非时，米饮调二钱匕。(《千金方》)

2. 治久痢不瘥，有虫，兼下部脱肛　芜荑二两(微炒)，黄连一两(去须，微炒)，蚺蛇胆半两。上件药捣罗为末，炼蜜和丸，如梧桐子大。每服以杏仁汤下三十丸，日再服。(《圣惠方》芜荑丸)

3. 治久患脾胃气泄不止　芜荑五两，捣末，以饭丸。每日空心午饭前，各用陈米饮下三十丸，增至四十丸。(《续传信方》)

4. 治诸积冷气　芜荑一两(炒)，大茴香、木香各五钱。共为末，红曲打糊为丸，梧桐子大。每早服三钱，白汤下。(《本草汇言》引巢氏方)

5. 治膀胱气急，宜下气　芜荑，捣，和食盐末。二物等分，以绵裹如枣大，内下部，或下水恶汁并下气佳。(《外台》)

6. 治下血结阴　芜荑一两。捣碎，研令细，用纸裹压去油，再研为末，用雄猪胆丸梧桐子大。每服九丸，甘草汤下，日五、六服。(《普济方》芜荑丸)

7. 治痰多咳嗽　大果榆15 g，橘红9 g，甘草3 g。水煎服，日2次。(《吉林中草药》)

8. 治湿癣　用芜荑为末，和白蜜涂。(《卫生易简方》)

9. 治唇生白点　芜荑炒，干漆炒，烟尽。各等分，上为末，每服五分，滚汤调下。(《丹台玉案》)

【各家论述】 1.《雷公炮制药性解》："芜荑辛宜于肺，温宜于脾，故两入之。风寒湿痹，大肠冷滑者，此为要剂。夫气食皆因寒而滞，诸虫皆因湿而生，得芜荑以温之燥之，而证犹不痊者，未之有也。"

2.《本草经疏》："芜荑，《本经》味辛，气平，无毒；甄权加苦，李珣加温，详其功用，应是苦辛温平之药。非辛温则不能散五脏、皮肤、骨节中邪毒气，非苦平则不能去三虫、化食、逐寸白、疗肠中嗢嗢喘息。然察其所主，虽能除风淫邪气之为害，而其功则长于走肠胃，杀诸虫，消食积也，故小儿疳泻冷痢为必资之药。"

3.《药义明辨》："(芜荑)功在于宣肝之用，使气之凝者散，血之结者亦解，故能消积杀虫，为小儿疳泻冷痢必资之药。"

2170 芜菁 wú jīng (《别录》)

【异名】 葑《诗经》，须、薞芜(《尔雅》)，荛、大芥(《方言》)，蔓菁(《礼记》郑玄注)，葑苁(《尔雅》孙炎注)，芥(陆玑《诗疏》)，九英菘(《食物本草》)，九英蔓菁(《本草拾遗》)，诸葛菜、五美菜(《嘉话录》)，台菜(《埤雅》)，大头菜，狗头芥(《医林纂要》)。

【基原】 为十字花科芸薹属植物芜菁的根或叶。

【原植物】 芜菁 *Brassica rapa* L.

二年生草本，高达100 cm。块根肉质，球形、扁圆形或长圆形，外皮白色、黄色或红色，内面白色，无辣味。茎直立，有

2.《滇南本草》："止咳嗽，解诸疮毒。"

3.《滇南本草图说》："敷疮，清肺凉血，散热消肿。"

4.《纲目》："治一切大小痈疽肿毒恶疮，消肿排脓止痛。"

5.《生草药性备要》："消痈疽，散疮疡肿毒，理鱼口便毒，又治小儿惊风肚痛。"

6.《分类草药性》："治目疾，女人白带，补气活血。"

7.《四川中药志》1960年版："明目，益血。治腹泻。"

8.《中国药用植物图鉴》："通经活血，治妇科崩带诸病；解热，治目病。"

9.《福建药物志》："清热凉血。治咳嗽，肺痈，月经过多。"

【用法用量】 内服：煎汤，9～15 g；鲜品30～60 g。外用：研末调敷或捣敷。

【宜忌】 1.《民间常用草药汇编》："孕妇忌服。"

2.《四川中药志》1960年版："非实热者忌用。"

【选方】 1. 治痈疽肿毒 木芙蓉花叶、丹皮。煎水洗。（《湖南药物志》）

2. 治蛇头疔，天蛇毒 鲜木芙蓉花60 g，冬蜜15 g。捣敷，每日换2～3次。（福建《民间实用草药》）

3. 治水烫伤 木芙蓉花晒干，研末。麻油调搽患处。（《湖南药物志》）

4. 治经血不止 芙蓉花、莲蓬壳等分。为末，每服二钱，空心，米饮调服。（《妇人良方》）

5. 治虚痨咳嗽 芙蓉花60～120 g，鹿衔草30 g，黄糖60 g。炖猪心肺服，无糖时加盐亦可。（《重庆草药》）

【临床报道】 治疗脓疱疮 将芙蓉花、叶暴晒干后研成粉末，常规外科方法消毒创面，用无菌剪刀剪去痂面，然后将药粉均匀敷于疮面。创面即刻干燥，1 h后结痂，3～5 d脱痂。共观察230例，结果218例经一次治疗痊愈，12例因出现全身症状而外敷5次而愈[1]。

2167 芙蓉根 fú róng gēn（《滇南本草图说》）

【基原】 为锦葵科芙蓉属植物木芙蓉 *Hibiscus mutabilis* L. 的根或根皮。

【原植物】 参见"芙蓉花"条。

【采收加工】 8～11月挖根，或剥取根皮，切片，晒干。

【药理】 抗炎作用 采用鹿角菜致肿实验，致炎前1 h口服灌胃，致炎后1 h、3 h、5 h、7 h观察大鼠的足爪容积变化，发现木芙蓉A、B、C三个有效组分都有不同程度地抑制肿胀的作用，尤以C组分作用明显[1]。

【药性】 辛、微苦，凉。

1.《本草图经》："味辛，平，无毒。"

2.《四川中药志》1960年版："味微苦。"

3.《福建药物志》："辛，凉。"

【功用主治】 清热解毒，凉血消肿。主治痈肿初起，臁疮，目赤肿痛，肺痈，咳喘，赤白痢疾，妇人白带，肾盂肾炎。

1.《滇南本草图说》："敷疮。"

2.《分类草药性》："治一切目疾，补气，和血，女人白带症。"

3.《岭南采药录》："治乳痈，好酒煎服，即内消。"

4.《民间常用草药汇编》："解热毒，治臁疮及咳嗽气喘。"

5.《安徽中草药》："清热解毒，消肿排脓。治疽痈肿毒初起，肺痈。"

【用法用量】 内服：煎汤，30～60 g。外用：捣敷或研末调敷。

【宜忌】《民间常用草药汇编》："孕妇忌服。"

【选方】 1. 治头上癞疮 芙蓉根皮为末。香油调敷，先以松毛、柳枝煎汤洗之。（《纲目》引傅滋《医学集成》）

2. 治肾盂肾炎 鲜木芙蓉根60～90 g，荔枝核30 g，猪腰子1对。水煎服。（《福建药物志》）

2168 芙蓉菊根 fú róng jú gēn（《福建中草药》）

【基原】 为菊科芙蓉菊属植物芙蓉菊 *Crossostephium chinense*（L.）Mak. ex Cham. et Schltr. 的根。

【原植物】 参见"千年艾"条。

【采收加工】 全年均可采，切片，鲜用或晒干。

【成分】 根含乙酸蒲公英甾醇酯（taraxasterol acetate），蒲公英赛酮（taraxerone）和蒲公英赛醇（taraxerol）[1]。

【药性】《全国中草药汇编》："辛、苦，微温。"

【功用主治】 祛风除湿，温中止痛。主治风湿痹痛，脘腹冷痛。

【用法用量】 内服：煎汤，15～30 g，鲜品30～60 g。

【选方】 治风湿痹痛 芙蓉菊鲜根45 g，猪脚1只。酒、水各半炖服。（《浙江药用植物志》）

2169 芜荑 wú yí（《本经》）

【异名】 无荑、无姑（《尔雅》郭璞注），蕨蘠（《本经》），芜荑仁、山榆子（《千金方》），山榆仁（《本草拾遗》），白芜荑（《圣惠方》），大果榆糊（《药材学》）。

【基原】 为榆科榆属植物大果榆果实的加工品。

【原植物】 大果榆 *Ulmus macrocarpa* Hance

落叶乔木或灌木，高15～30 m。枝常具木栓质翅，当年生枝，绿褐色或褐色，有粗毛；老枝褐色无毛。叶互生；叶柄长2～6 mm，有短柔毛；托叶早落；叶片宽倒卵形或椭圆状倒卵形，长5～10 cm，宽3～7 cm，中上部最宽，先端突尖，基部狭或浅心形，两边不对称，两面粗糙，有粗毛，边缘具钝单锯齿或重锯齿。花先叶开放，数朵簇生于去年枝的叶腋或散生于当年枝的基部；花大，两性；花被4～5裂，绿色；雄蕊与花被片同数，花药大，带黄玫瑰色；雌蕊1，子房1室，绿色，柱头2裂。翅果大，宽2.2～2.5 cm，被毛，花被宿存，种子位于翅果的中部。花期4～5月，果熟期5～6月。

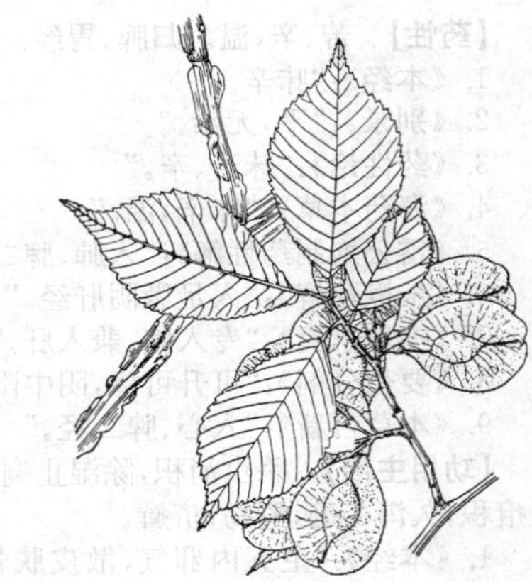

大果榆

生于海拔1 000～1 300 m的向阳山坡、丘陵及固定沙丘上，在林区多生于林缘及河岸。分布于华北、东北及江苏、安徽、河南、陕西、甘肃、青海等地。

本植物的果实与面曲等加工制成的酱（芜荑酱）亦供药用，另设专条。

【采收加工】 5～6月当果实成熟时采下，晒干，搓去膜翅，取出种子。将种子55 kg浸入水中，待发酵后，加入家榆树皮面5 kg，红土15 kg，菊花末2.5 kg，加适量温开水混合均匀，如糊状，放板上摊平约1.3 cm厚，切成径约6.7 cm

淋巴结炎，腮腺炎，烧烫伤，毒蛇咬伤，跌打损伤。”

【用法用量】 内服：煎汤，10～30 g。外用：研末调敷或捣敷。

【宜忌】《民间常用草药汇编》：“孕妇忌服。”

【选方】 1. 治痈疽肿毒 重阳前取芙蓉叶（研末），端午前取苍耳（烧存性，研末），等分。蜜水调涂四周，其毒自不走散。（《古今医统》铁井栏）

2. 治腮颔肿痛，或破成疮 芙蓉叶不拘多少。捣烂敷之，以帛系定，日一换。（《奇效良方》芙蓉敷方）

3. 治赤眼肿痛 芙蓉叶末，水和，贴太阳穴。（《飞鸿集》清凉膏）

4. 治毒蛇咬伤 （木芙蓉）鲜叶、花适量。洗净，加食盐少许，捣敷伤口周围肿胀处，每日换2次。

5. 治跌打扭伤 （木芙蓉）鲜叶、花适量，捣烂外敷；或晒干研粉，酒、醋或茶汁调搽。（4、5方出自《浙江药用植物志》）

6. 治小儿锁喉 芙蓉叶捣汁，和鸡蛋煎成小块，贴囟门及肚脐。（《岭南采药录》）

7. 治小儿惊风肚痛及急惊风 取（木芙蓉）嫩叶，捣烂，和入鸡蛋，煎熟作饼，贴儿脐上，冷则随换。（6、7方出自《岭南采药录》）

8. 治偏坠作痛 芙蓉叶、黄柏各二钱。为末，以木鳖子仁一个，磨醋调涂阴囊。（《简便单方》）

【各家论述】《纲目》：“木芙蓉花并叶，气平而不寒不热，味微辛而性滑涎粘，其治痈肿之功，殊有神效。近时疡医秘其名为清凉膏、清露散、铁箍散，皆此物也。其方治一切痈疽发背，乳痈恶疮，不拘已成未成，已穿未穿，并用芙蓉叶，或根皮，或花，或生研，或干研末，以蜜调涂于肿处四围，中间留头，干则频换。初起者，即觉清凉，痛止肿消。已成者，即脓聚毒出。已穿者，即脓出易敛。或加生赤小豆末，尤妙。”

2166 芙蓉花 fú róng huā （《滇南本草》）

【异名】 拒霜花（《益部方物略记》），片掌花（《滇南本草》），四面花、转观花（《群芳谱》），醉酒芙蓉（《生草药性备要》），文官花（《中国树木分类学》），九头花（《天目山药用植物志》），七星花（《民间常用草药汇编》），富常花、霜降花（《福建中草药》）。

【基原】 为锦葵科芙蓉属植物木芙蓉的花。

【原植物】 木芙蓉 *Hibiscus mutabilis* L. 又名：木莲（《江醴陵集》），地芙蓉（《本草图经》）华木、拒霜、桃皮树（《纲目》）。

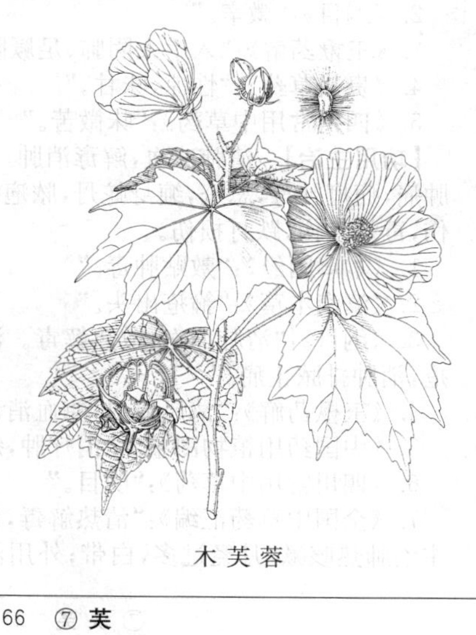

木芙蓉

落叶灌木或小乔木，高2～5 m。小枝、叶柄、花梗和花萼均密被星状毛与直毛相混的细绵毛。叶互生；叶柄长5～20 cm；托叶披针形，长5～8 mm，常早落；叶宽卵形至卵圆形或心形，直径10～15 cm，常5～7裂，裂片三角形，先端渐尖，具钝圆锯齿，上面疏被星状细毛和点，下面密披星状细绒毛；主脉7～11条。花单生于枝端叶腋间，花梗长5～8 mm，近端具节；小苞片8，线形，密被星状绵毛，基部合生；萼钟形，长2.5～3 cm，裂片5，卵形，渐尖头；花初开时白色或淡红色，后变深红色，花瓣近圆形，直径4～5 cm，外面被毛，基部具髯毛；雄蕊柱长2.5～3 cm，无毛；花柱5，疏被毛。蒴果扁球形，被淡黄色刚毛和绵毛，果爿5。种子肾形，背面被长柔毛。花期8～10月。

原产于我国湖南，现华东、中南、西南及河北、辽宁、陕西、台湾等地有栽培。

本植物的叶（芙蓉叶）、根或根皮（芙蓉根）亦供药用，另设专条。

【栽培】 生物学特性 喜阳光充足、温暖湿润气候，不耐干旱。宜在排水良好的砂壤土栽种。

繁殖方法 扦插或分株繁殖。扦插繁殖：在气候温暖地区，于2～3月直接从母株上剪取插穗，随剪随插。在冬季气候寒冷地区，于9～10月剪取枝条，窖藏，至翌年3～4月取出，剪成长17～20 cm插穗，直接插入定植穴，每穴2支，露出地面3～4 cm，浇透水，覆盖枯草，成活后每穴留苗1株。分株繁殖：春季萌芽前，挖取株丛，分割萌蘖，带根移栽。

田间管理 扦插和分株繁殖的植株定植后，每年于夏、冬季各中耕除草1次，冬季适当培土，结合中耕追肥2～3次。春、夏季追施人畜粪水或化肥为主，秋、冬季收花后，在株旁开穴或环状沟，施入堆肥、厩肥或垃圾肥。

病虫害防治 虫害有普通红叶螨，为害叶片；棉叶蝉和小绿叶蝉，为害叶片；四纹丽金龟和无斑弧丽蚧咬食叶片。

【采收加工】 8～10月采摘初开放的花朵，晒干或烘干。

【药材】 芙蓉花 *Flos Hibisci Mutabilidis* 产陕西、江苏、安徽、浙江、江西、福建、河南、湖北、湖南、广西、广东、四川、贵州等地。

性状 花呈不规则圆柱形，具副萼，10裂，裂片条形；花冠直径约9 cm，花瓣5或为重瓣，为淡棕色至棕红色；花瓣呈倒卵圆形，边缘微弯曲，基部与雄蕊柱合生；花药多数，生于柱顶；雌蕊1枚，柱头5裂。气微香，味微辛。

【成分】 花含黄酮苷：异槲皮苷（isoquercitrin），金丝桃苷（hyperoside），芸香苷（rutin），槲皮素-4′-葡萄糖苷（quercetin-4′-glucoside）即绣线菊苷（spiraeoside），槲皮黄苷（quercimeritrin），花色苷有矢车菊素3，5-二葡萄糖苷（cyanidin 3，5-diglucoside），矢车菊素-3-芸香糖苷-5-葡萄糖苷（cyanidin3-rutinoside-5-glucoside）[1]，矢车菊素-3-接骨木二糖苷（cyanidin-3-sambubioside）[2]，槲皮素（quercetin），山柰酚（kaempterol），甾醇类：β-谷甾醇（β-sitosterol），豆甾-3，7-二酮（stigmasta-3，7-dione），豆甾-4-烯-3-酮（stigmasta-4-ene-3-one）；另含三十四烷醇（tetratriacontanol），白桦脂酸（betulinic acid），硬脂酸己酯（hexyl stearate）[3]。

【药性】 辛、微苦，凉。归肺、心、肝经。

1.《本草图经》：“味辛，平，无毒。”

2.《滇南本草》：“味苦、甜，性寒。入肺。”

3.《纲目》：“微辛。”

4.《本草求真》：“专入肺，兼入肝。”

【功用主治】 清热解毒，凉血消肿。主治肺热咳嗽，咯血，目赤肿痛，崩漏，白带，腹泻，腹痛，痈肿，疮疖，毒蛇咬伤，水火烫伤，跌打损伤。

1.《本草图经》：“主恶疮。”

性状　块根呈椭圆形、长椭圆形或偏圆形；表面棕色或棕褐色，有粗抽皱，有的一端残留茎基，另一端为连接两块根间的细根，有的两侧端均有细根。质硬，不易折断，断面黄色或黄白色。气微，味淡。

【成分】　根含耐阴香茶菜素苷(umbroside)[1]。

茎中含黄酮类成分(flavonoids)，环烯醚萜类(iridoids)以及羟基桂皮酸类(hydroxycinnamic acids)[2]。环烯醚萜化合物有：5-去氧胡麻属苷(5-desoxysesamoside)，胡麻属苷(sesamoside)，山栀苷甲酯(shanzhiside methyl ester)，7-去甲基-6-羟基山栀苷甲酯(lamalbid)[3]。

地上部分含酚酸类：咖啡酸(caffeic acid)，4-O-咖啡酰-D-奎宁酸(4-O-caffeoyl-D-quinic acid)以及咖啡酸的葡萄糖、木糖、鼠李糖酯[4]。

【药性】《内蒙古中草药》："味涩，性平。"

【功用主治】　解毒消肿，活血调经。主治梅毒，疮肿，月经不调。

1.《内蒙古中草药》："清热消肿。治疮痈肿毒。"

2.《内蒙古植物药志》："活血通经，解毒疗疮。治月经不调，腹痛。"

【用法用量】　内服：煎汤，3～6 g。外用：捣敷或研末撒。

【宜忌】　孕妇慎服。

2165 芙蓉叶 fú róng yè (《滇南本草》)

【异名】　拒霜叶(《世医得效方》)，芙蓉花叶(《普济方》)，铁箍散(《湖南药物志》)。

【基原】　为锦葵科芙蓉属植物木芙蓉 *Hibiscus mutabilis* L. 的叶。

【原植物】　参见"芙蓉花"条。

【采收加工】　7～10 月采摘，阴干或晒干，研成粉末贮藏。

【药材】　芙蓉叶 *Folium Hibisci Mutabidis*　产于江苏、浙江、安徽、江西、河南、湖北、湖南、广东、广西、四川、贵州等地。

性状　全体被灰白色星状毛。叶片大，多皱缩破碎，完整者展平后呈卵圆状心形，掌状 3～7 裂，裂片三角形，先端渐尖，基部心形，边缘有钝齿，叶面深绿色，叶背灰绿色，叶脉 7～11 条，两面突起。叶柄圆柱形，黄褐色。质脆易碎，气微、味微辛。

鉴别　(1) 叶横切面：上表皮由 1 列长方形、类圆形细胞及类圆形大型黏液细胞组成，大小不一，外被薄角质层；下表皮细胞较小，偶见黏液细胞，表皮上有星状毛、簇生毛、单细胞非腺毛及腺毛。栅栏组织由 1 列长柱状细胞组成，约占横切面 1/2，海绵组织疏松，散有草酸钙簇晶。主脉向两面凸出，以向下突出明显，上、下表皮内方均有 5～6 层厚角细胞，维管束外韧型，维管束鞘纤维断续成环。薄壁组织中散有黏液腔及草酸钙簇晶，草酸钙簇晶以韧皮部及维管束鞘处为多，有时可见方晶。

叶表面观：下表皮细胞垂周壁波状弯曲；上表皮较平直，并可见大型黏液细胞。不定式气孔多分布于下表皮；非腺毛三种，壁均木化，星状毛及簇生毛甚多，2～35 分枝，每分枝为单细胞，长 40～358 μm，单细胞非腺毛长 83～165 μm；腺毛有两种，一种腺头为 3～4 个细胞组成，柄单细胞；另一种腺毛鲜黄色，头部单细胞，腺柄由 15～24 个细胞组成，近基部的细胞多扁圆状。

(2) 取本品粉末 0.5 g，加水 10 ml，煮沸 5 min，滤过。取滤液 1 ml，加 1%三氯化铁试液 1～2 滴，溶液呈现污绿色(检查酚类)；取滤液滴于滤纸上，于紫外线灯(365 nm)下观察，呈淡紫色荧光，喷 1%三氯化铝乙醇液后，呈明显黄绿色荧光(检查黄酮类)。

(3) 取本品粉末 50 g，加乙醇 5 ml，于水浴温浸，滤过，滤液蒸干后加 50%乙醇溶解，滤过，滤液蒸干，加乙醇 2 ml 溶解，加少量镁粉及浓盐酸，溶液呈红色(检查黄酮类)。

(4) 薄层色谱：取本品粗粉 1 g，加 50%乙醇 5 ml，冷浸过夜，滤过，滤液于水浴上蒸干，加甲醇溶解，滤过，滤液浓缩至 0.5 ml，供点样用。以芦丁为对照品，同点样于硅胶 G 板上，以苯-甲醇-乙酸(7∶3∶1)为展开剂。上行展开，展距 10 cm。用 1%三氯化铝乙醇液为显示剂，喷雾后在紫外线灯(365 nm)下观察荧光斑点。供试品色谱与对照品色谱在相应的位置处显黄色荧光斑点。

【成分】　芙蓉叶中含有黄酮类化合物：芸香苷(rutin)[1]，山柰酚-3-O-β-芸香糖苷(kaempferol-3-O-β-rutinoside)，山柰酚-3-O-β-刺槐双糖苷(kaempferol-3-O-β-robinobinside)，山柰酚-3-O-β-D-(6E-对羟基桂皮酰基)-葡萄糖苷〔kaempferol-3-O-β-D-(6E-*p*-hydroxycinnamoyl)-glucopyranoside〕；蒽醌类化合物：大黄素(emodin)[2]；有机酸：延胡索酸(fumaric acid)[1]，二十四烷酸(tetracosanoic acid)，水杨酸(salicylic)；甾醇类：β-谷甾醇(β-sitosterol)，胡萝卜苷(daucosterol)[2]。

【药理】　1. 抗炎作用　芙蓉叶水煎剂 3 g/kg 腹腔注射，对小鼠巴豆油耳郭水肿，有抑制作用。3 g/kg、5 g/kg 腹腔注射；10 g/kg、20 g/kg 灌服，对大鼠角叉菜胶性足肿胀，有抑制作用。10 g/kg、20 g/kg 皮下注射，对小鼠腹腔毛细血管通透性，有抑制作用。3 g/kg、5 g/kg 腹腔注射，对大鼠棉球肉芽肿组织增生有抑制作用，但无解热作用[1]。

2. 其他作用　10%芙蓉叶对金黄色葡萄球菌、溶血性链球菌、铜绿假单胞菌有较强的抑制作用[2]。

毒性　芙蓉叶水煎剂腹腔注射的 LD_{50} 为 22 g/kg；灌胃给药最大耐受量为 100 g/kg[1]。对 20 只小鼠以生药 0.5 g/ml浓度的木芙蓉叶有效组分给小鼠灌胃，灌胃量为 0.8 ml/20 g，无致突变作用。小鼠灌胃木芙蓉叶有效组分，剂量相当于生药 312.4 g/kg，为动物有效剂量的 150 倍，未见毒性反应[3]。

【药性】　辛、微苦，凉。归肺、肝经。

1.《本草图经》："味辛，平，无毒。"

2.《纲目》："微辛。"

3.《玉楸药解》："入手太阴肺、足厥阴肝经。"

4.《贵州草药》："性凉，味甘。"

5.《四川常用中草药》："味微苦。"

【功用主治】　清肺凉血，解毒消肿。主治肺热咳嗽，目赤肿痛，痈疽肿毒，恶疮，缠身蛇丹，脓疱疮，肾盂肾炎，水火烫伤，毒蛇咬伤，跌打损伤。

1.《本草图经》："敷贴肿毒。"

2.《滇南本草》："箍疮出头。"

3.《纲目》："清肺凉血，散热解毒。治一切大小痈疽毒恶疮，消肿排脓止痛。"

4.《玉楸药解》："清风泄热，凉血消毒。"

5.《中国药用植物图鉴》："消疔肿，疮毒。"

6.《四川常用中草药》："明目。"

7.《全国中草药汇编》："清热解毒，消肿排脓，凉血止血。主治肺热咳嗽，月经过多，白带；外用治痈肿疮疖，乳腺炎，

【原植物】 参见"赤小豆"条。

【采收加工】 6～7月采花，阴干或鲜用。

【药性】 辛，微凉。

1.《本经》："味辛，平。"

2.《别录》："无毒。"

【功用主治】 清热，止渴，醒酒，解毒。主治疟疾，痢疾，消渴，伤酒头痛，痔瘘下血，丹毒，疔疮。

1.《本经》："主痎疟寒热邪气，泄痢，阴不起，病酒头痛。"

2.《别录》："止消渴。"

3.《药性论》："解消酒毒，明目，散气满不能食。煮一顿服之。又下水气，并治小儿丹毒热肿。"

【用法用量】 内服：煎汤，9～15 g，或入散剂。外用：研末撒；或鲜品捣敷。

2162 赤车使者 chì chē shǐ zhě（《雷公炮炙论》）

【异名】 小锦枝（《雷公炮炙论》），毛骨草、天门草、猴接骨（《福建药物志》），岩下青、拔血红、坑兰（《浙江药用植物志》），风湿草（《湖北中草药志》）。

【基原】 为荨麻科赤车属植物赤车的全草及根。

【原植物】 赤车 *Pellionia radicans* (Sieb. et Zucc.) Wedd.［*Procris radicans* Sieb. et Zucc.］

多年生草本。茎肉质，长达25 cm，上部渐升，下部铺地生不定根。叶具短柄或无柄，不对称；叶片狭卵形或卵形，长1.4～4.5 cm，宽0.7～2 cm，先端短渐尖至长渐尖，基部在较狭一侧楔形，在较宽一侧耳形，边缘在基部或中部以上疏生浅牙齿，下面无毛或沿脉疏生微柔毛。雌雄异株；雄花序分枝稀疏，总花梗长0.5～2 cm，花被片5，倒卵形，雄蕊5；雌花序无柄或具短柄，近球形，直径达7 mm，具多数密集的花。瘦果卵形，有小疣点。花期4～7月，果期7～8月。

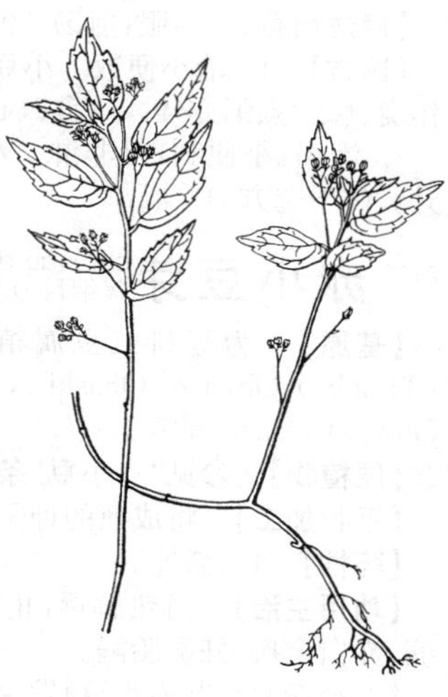

赤　车

生于海拔600～2 500 m的山谷沟边或林下阴湿草丛中。分布于华南及浙江、安徽、福建、江西、湖北、湖南、贵州、台湾等地。

【采收加工】 7～10月拔起全草，或除去地上部分，鲜用或晒干。

【药性】 辛、苦，温，小毒。

1.《新修本草》："味辛、苦，温，有毒。"

2.《药性论》："有小毒。"

【功用主治】 祛风胜湿，活血行瘀。主治风湿骨痛，跌打肿痛，骨折，疮疖，牙痛，骨髓炎，丝虫病引起的淋巴管炎，肝炎，支气管炎，毒蛇咬伤，烧烫伤。

1.《新修本草》："主风冷，邪疰，蛊毒，癥瘕，五脏积气。"

2.《药性论》："治恶风冷气，服之悦泽皮肤，好颜色。"

3.《药性考》："古方治大风风痹，以此浸酒；又作丸辟疫。"

4.《浙江民间常用草药》："祛瘀，消肿，解毒，止痛。"

5.《福建药物志》："活血行瘀，消肿止痛。主治跌打损伤，骨折，急性关节炎，遗精，丝虫病引起淋巴管炎，外伤感染。"

【用法用量】 内服：煎汤，15～30 g。外用：鲜品捣敷；或研末调敷。

【选方】 1. 治风湿骨痛　风湿草30 g。与猪脚煨汤，去药渣。汤肉同服。（《湖北中草药志》）

2. 治急性关节炎　赤车15 g，勾儿茶60 g。水煎服。

3. 治跌打损伤，骨折　鲜赤车适量，生栀子12～15 g，糯米饭、米酒各少许。同捣烂后加热敷患处。（2、3方出自《福建药物志》）

4. 治牙痛　赤车鲜全草15 g，鸡蛋1只。水煎，吃蛋和汤。（《浙江民间常用草药》）

5. 治遗精　赤车9 g，猪脊椎骨适量。水炖服。（《福建药物志》）

2163 赤楠蒲桃叶 chì nán pú táo yè（《广西本草选编》）

【基原】 为桃金娘科蒲桃属植物赤楠 *Syzygium buxifolium* Hook. et Arn. 的叶。

【原植物】 参见"赤楠根"条。

【采收加工】 全年均可采，鲜用或晒干。

【药性】 苦，寒。

【功用主治】 清热解毒。主治瘰疬，疔疮，漆疮，烧烫伤。

【选方】 1. 治瘰疬，疔疮　鲜赤楠蒲桃叶适量，捣敷患处。

2. 治漆疮　赤楠蒲桃叶适量，水煎洗患处。

3. 治烧烫伤　赤楠蒲桃根、叶研粉，用茶油调涂患处。（1～3方出自《广西本草选编》）

2164 块茎糙苏 kuài jīng cāo sū（《内蒙古中草药》）

【异名】 野山药（内蒙古《中草药新医疗法资料选编》）。

【基原】 为唇形科糙苏属植物块根糙苏的根或全草。

【原植物】 块根糙苏 *Phlomis tuberose* L.［*Phlomoides tuberose* Moench］

多年生草本，高40～150 cm。根粗大成纺锤状块根。茎具分枝，四棱形，下部被疏柔毛，褐紫色或绿色。基生叶和下部的茎生叶叶柄长4～25 cm；叶片三角形或卵状三角形，长5.5～19 cm，宽5～13 cm，先端钝或急尖，基部深心形，边缘粗圆齿状，中部叶较小，三角状披针形，边缘粗牙齿状，叶片上面被具节刚毛或近无毛，下面无毛或仅脉上被少许具节刚毛。轮伞花序多数，多花密集；苞片线状钻形，被具节长缘毛；花萼管状，萼齿5，半圆形，先端具刺尖；花冠紫红色，唇形，唇瓣外面被具长射线的星状绒毛，筒部无毛，上唇边缘为不整齐的牙齿状，下唇3圆裂，中裂片较大，倒心形，侧裂片卵形；雄蕊4，前对较长，后对基部具短距状附属物；雌蕊子房2，合生，花柱单一，柱头2裂。小坚果卵状三棱形，先端被毛。花期6～8月，果期7～9月。

生于海拔1 200～2 100 m的湿草原或山沟中。分布于黑龙江、内蒙古及新疆等地。

【采收加工】 6～7月采收，晒干。

【药材】 块茎糙苏 *Radix Phlomidis Tuberosae*　产于内蒙古、黑龙江、新疆等地。

1.5～3 cm，宽 1～2 cm，先端圆或钝，有时有钝尖头，基部阔楔形或钝，全缘，上面干后暗褐色，无光泽，下面稍浅色，有腺点；羽状脉多而密。聚伞花序顶生，有花数朵，白色；萼管倒圆锥形，长约 2 mm，萼齿浅波状；花瓣 4，分离；雄蕊多数；子房下位，花柱与雄蕊等长。浆果球形。花期 6～8 月，果期 9～10 月。

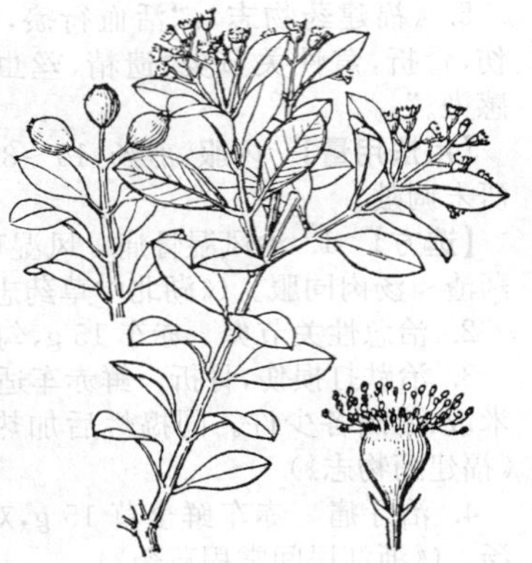

赤 楠

生于低山疏林或灌丛。分布于浙江、安徽、福建、江西、湖南、广东、广西、海南、贵州、台湾等地。

本植物的叶(赤楠蒲桃叶)亦供药用，另设专条。

【栽培】 生物学特性 喜温暖湿润的气候。适温 30 ℃时生长迅速，稍耐寒。以土层深厚而富含腐殖质的砂壤土栽培为宜。

繁殖方法 种子繁殖。秋季果实呈紫黑色时采收，除去果皮，把种子晾干，放布袋置通风处贮藏。翌年春季 3 月播种育苗。按行距 35 cm 开沟，深 5 cm 左右，每隔 5 cm 播 1 颗种子，播后覆土、镇压、浇水。当苗高 50～60 cm 时，按行、株距 3 m×3 m 挖穴定植。

田间管理 幼苗出土后，要及时松土除草，苗高 10 cm 左右时，追施腐熟人粪尿，以后每月追肥 1 次。定植后，每年中耕除草 3 次，施以堆肥或厩肥，每次在植株旁开沟施入，施后培土。

【采收加工】 7～10 月挖根，切片，晒干；根皮可在挖取根部时，及时剥割，切碎，晒干。

【成分】 根含萜类：无羁萜(friedelin)，熊果酸(ursolic acid)，坡模醇酸(pomolic acid)，齐墩果酸(oleanolic acid)；甾醇类：β-谷甾醇(β-sitosterol)，胡萝卜甾醇(β-daucosterol)[1]。

【药性】 甘、微苦、辛，平。归肾、脾、肝经。

1.《贵州草药》："性平，味甘。"

2.《湖南药物志》："平，淡。无毒，一说甘、寒。"

3.《浙江药用植物志》："微苦、涩，平。"

【功用主治】 益肾健脾，活血消肿。主治喘咳，浮肿，淋浊，尿路结石，痢疾，肝炎，子宫脱垂，风湿痛，疝气，睾丸炎，痔疮，痈肿，水火烫伤，跌打肿痛。

1.《植物名实图考》："散血。"

2.《贵州草药》："健脾利湿，平喘。治浮肿，小儿盐吼。"

3.《湖南药物志》："祛风湿，清火解毒。治腰痛，五淋浊，筋骨痛，背花疮。"

4.《广西本草选编》："治烧烫伤。"

5.《广西民族药简编》："治尿路结石，黄疸型肝炎，胃痛。"

6.《浙江药用植物志》："益肝肾。治疝气，子宫下垂。解江蟹毒。"

【用法用量】 内服：煎汤，15～30 g。外用：捣敷或研末撒。

【选方】 1. 治筋骨痛 赤楠根 15～30 g。煮猪脚兑酒服。(《湖南药物志》)

2. 治子宫下垂 赤楠根、金樱子根各 120 g，或加枳壳 30 g。水煎服。

3. 治疝气 赤楠根 30 g，荔枝 4 枚。水煎冲黄酒、红糖服。(2、3 方出自《浙江药用植物志》)

4. 治背花疮 赤楠根、葵花盘、猪婆藤(各等分)研末。先将蜂蜜涂患处，再撒上药末。(《湖南药物志》)

2159 赤小豆叶 chì xiǎo dòu yè (《别录》)

【异名】 赤小豆藿《别录》，小豆藿《千金方》，小豆叶《食医心镜》。

【基原】 为豆科豇豆属植物赤小豆 *Vigna umbellate* (Thunb.) Ohwi et Ohashi 或赤豆 *Vigna angularis* (Willd.) Ohwi et Ohashi 的叶。

【原植物】 参见"赤小豆"条。

【采收加工】 6～8 月采收，鲜用或晒干。

【药性】 味甘、酸、涩，性平。

【功用主治】 固肾缩尿，明目，止渴。主治小便频数，肝热目糊，心烦口渴。

1.《别录》："止小便数，去烦热。"

2.《日华子》："明目。"

【用法用量】 内服：煎汤，30～100 g；或捣汁。

【选方】 1. 治小便数 小豆叶一斤。于豉汁中煮，调和作羹食之，煮粥亦佳。(《食医心镜》)

2. 治渴，小便利，复非淋 小豆藿一把，捣取汁，顿服三升。(《千金方》)

2160 赤小豆芽 chì xiǎo dòu yá (《纲目》)

【基原】 为豆科豇豆属植物赤小豆 *Vigna umbellate* (Thunb.) Ohwi et Ohashi 或赤豆 *V. angularis* (Willd.) Ohwi et Ohashi 的芽。

【原植物】 参见"赤小豆"条。

【采收加工】 将成熟的种子发芽后，晒干。

【药性】 甘，微凉。

【功用主治】 清热解毒，止血，安胎。主治肠风便血，肠痈，赤白痢疾，妊娠胎漏。

《本经逢原》："(赤小豆)发芽同当归，治便红肠痈，取其能散蓄积之毒也。"

【用法用量】 内服：煎汤，9～15 g；或入散剂；或鲜品炒熟食用。

【选方】 1. 治狐惑病之蚀于眼目者，并治下血，先便后血者 赤小豆三升(浸令芽出，曝干)，当归(《千金方》用量为三两)。上二味，杵为散，浆水服方寸匕，日三服。(《金匮要略》赤小豆当归散)

2. 治漏胞、伤胎 赤小豆五升，湿地种之，令生芽，干之。上一物，下筛。以温酒服方寸匕，日三，得效便停。(《小品方》小豆散)

2161 赤小豆花 chì xiǎo dòu huā (《药性论》)

【异名】 腐婢《本经》。

【基原】 为豆科豇豆属植物赤小豆 *Vigna umbellate* (Thunb.) Ohwi et Ohashi 或赤豆 *V. angularis* (Willd.) Ohwi et Ohashi 的花

【炮制】《纲目》:"赤铜屑,即打铜落下屑也。或以红铜火煅水淬,亦自落下。以水淘净,用好酒入砂锅内炒见火星,取研末用。"

【药性】 苦,平,有毒。

【功用主治】 接骨散瘀。主治筋骨折伤,瘀血肿痛,外伤出血,烂弦风眼。

1.《新修本草》:"赤铜屑以酢和如麦饭,袋盛,先刺腋下脉,去血封之,攻腋臭。又熬使极热,投酒中,服五合,日三,主贼风反折。又烧赤铜五斤,内酒二斗中百遍,服同前,主贼风。"

2.《本草拾遗》:"主折伤,能焊人骨,取细研,酒中温服之。"

3.《日华子》:"明目,治风眼,接骨焊齿,疗女人血气及心痛。"

4.《本草汇言》:"煎水洗目去弦障。"

【用法用量】 内服:醋煎、淬酒或研细末酒冲,0.3～0.9g。外用:调涂;或煎水洗。

【宜忌】《本草汇言》:"此乃金石之剂,中病即止,不可过服。"

【选方】 1. 治跌扑折损筋骨 赤铜末,每用三分,热酒调服。折伤在上,食后服;折伤在下,食前服。(《本草汇言》)

2. 治外伤出血 铜落、白蘑菇、马勃各等量。研成细粉,混匀过筛。敷于患处。(《全国中草药新医疗法展览会资料选编》)

3. 治风烂眼弦,沿久不愈 红铜末二钱,日逐煎汤频洗半月。(《本草汇言》)

4. 治狐臭 铜屑(一升)、石灰(三升,熬)。上二味合和囊盛粉之,有汗便粉之。(《外台》引《救急方》)

5. 治心胃作疼 红铜末二钱,米醋半盏,和水一碗。煎滚,澄去铜末,取醋汤饮。(《本草汇言》)

6. 乌须发 红铜末不拘多少,火内烧极红,投入水碗中,取出再烧再投,取水内自然之末,用水淘净,醋煮数沸至干,随炒黑色。每用一分半。(《东医宝鉴》秘传乌须方)

【各家论述】 1.《本草经疏》:"赤铜屑亦能接骨理伤,功用与自然铜相等,第其性有毒耳。"

2.《本草汇言》:"性坚味苦,能涩能敛。故合五倍子,染须发即黑;火煅淬酒服,治跌扑筋骨断折;煎水洗目,去弦障;和醋水煎滚饮,治女子血气心胃疼诸病。皆取此收涩坚凝之用也。"

2157 赤链蛇 chì liàn shé (《纲目》)

【异名】 赤蛙、赤连(《本草经集注》),赤楝、赤楝蛇、桑根蛇(《纲目》),火赤炼(陈义《动物学》),火炼蛇(薛德焴《系统动物学》),红斑蛇〔《生物学通报》1958,(2):8〕。

【基原】 为游蛇科赤链蛇属动物火赤链蛇的全体。

【原动物】 火赤链蛇 *Dinodon rufozonatum* (Cantor)

全长 1～1.5 m。头较宽扁,头部黑色,枕部具红色"∧"形斑,体背黑褐色,具多数(60 以上)红色窄横斑,腹面灰黄色,腹鳞两侧杂以黑褐色点斑。眼较小,瞳孔直立,椭圆形。颊鳞 1,常入眶;眶前鳞 1(2),眶后鳞 2;颞鳞 2+3,上唇鳞 2-3-3 或 3-2-3(2-2-3)式。背鳞 19(21)-17(19)-15(17)行,中段平滑无棱;腹鳞 184～225;肛鳞完整,尾下鳞 45～95 对。

生活于海拔 1 900 m 以下的丘陵、平原,常见于田野、竹林及水域附近。以鼠、蛙、蛇等为食。分布于东北及河北、山西、江苏、浙江、安徽、福建、江西、山东、河南、湖北、湖南、广东、广西、海南、四川、贵州、云南、陕西、台湾等地。

【采收加工】 夏至秋季捕捉,捕得后杀死,烘干,烧存性,研末备用;或捕后放入瓮中,加盖饿 2 d,使其排除粪便,然后取出洗净,放入高粱酒或白酒内浸 2～4 个星期,或洗净后直接烘干,研末。

【药材】 赤链蛇 *Dinodon* 全国大部分地区都产。

性状 呈圆盘状,盘径大小不一。头部及躯体黑褐色,背脊稍高而不呈屋脊状,体背部有数条红色窄横纹,体侧有红黑相间的断续斑点状纹,腹部外侧有黑褐色斑。颈部鳞片 19 行,中部 17 行,肛前 15 行,鳞片多平滑,边缘红色。剥去蛇皮处肉呈黄白色,尾部留皮处显棕红色斑点。

【药理】 1. 抗炎作用 赤链蛇水、醇提取液均有明显的抗炎作用。20 g/kg、10 g/kg 醇、水提取物灌胃对蛋清及琼脂性大鼠足肿胀有明显的抑制作用,且与氢化可的松 15 mg/kg的疗效相近,同时不同剂量的水、醇提取物也能明显抑制二甲苯致小鼠耳炎性肿胀[1]。

2. 镇痛作用 热、电、化学(酒石酸锑钾)刺激均可证明赤链蛇水、醇提取液均有明显的镇痛作用,对化学刺激镇痛作用尤为显著,对热刺激作用最弱[1]。

3. 镇静、催眠作用 本品 50%醇提取液灌胃对戊巴比妥钠阈下催眠剂量有较强的催眠作用,并有抑制小鼠自发活动的作用,还能延长小鼠戊巴比妥钠睡眠时间;100%醇提取液对小鼠有明显的直接催眠作用,强度与 35 mg/kg 戊巴比妥纳相当,水提取液作用不明显[2]。

4. 抗惊厥作用 赤链蛇醇提取液对回苏灵、士的宁、电休克所致惊厥均有对抗和保护作用,以 100%醇提取液 20 g/kg作用尤为明显。强度与 25 mg/kg 苯巴比妥钠相当,水提取液无作用[2]。

【药性】《上海常用中草药》:"甘温,无毒。"

【功用主治】 祛风湿,止痛,解毒敛疮。主治风湿性关节炎,全身疼痛,淋巴结核,慢性瘘管,溃疡,疥癣。

1.《上海常用中草药》:"祛风湿,止痛。治风湿性关节炎,全身疼痛。"

2.《中国动物药》:"治淋巴结结核,慢性瘘管,溃疡及疥癣等。"

【用法用量】 内服:浸酒,20～40 ml。外用:研末撒;或以药线粘粉插入管内。

【选方】 1. 治风湿性关节炎 赤链蛇 1 条,放入高粱酒内(0.5 kg 左右的蛇加高粱酒 1.5 kg)浸 2～4 个星期后即可饮用。每日饮酒 2 次,每次 1 盅。或活赤链蛇、蝮蛇浸于 60 度大曲酒中。(《山东药用动物》)

2. 治慢性结核性瘘管 将赤链蛇焙枯研为细末,过筛备用。用时按瘘管口径大小,用纸捻蘸赤链蛇粉末插入;瘘管大时用纸捻或纱条粘药少许送入;对溃疡面可将赤链蛇末薄薄撒布于上,纱布包扎。每间隔 2d 换药 1 次(亦可酌情增减次数)。〔《新中医药》1958,9(4):29〕

2158 赤楠根 chì nán gēn (《湖南药物志》)

【基原】 为桃金娘科蒲桃属植物赤楠的根或根皮。

【原植物】 赤楠 *Syzygium buxifolium* Hook. et Arn.

又名:牛金子(《植物名实图考》)。

灌木或小乔木。嫩枝有棱,干后黑褐色。叶对生,叶柄长约 2 mm;叶片革质,阔椭圆形至椭圆形,有时阔倒卵形,长

白毛，或近无毛。叶互生；叶柄短，具翅，基部有叶耳，上部叶近无柄；托叶鞘筒状，膜质，有缘毛或无毛；叶片卵形，大头羽裂，长5～8 cm，宽3～5 cm，顶生裂片较大，三角状卵形，先端长渐尖，侧生裂片1～3对，基部近截形，两面无毛或有毛，上面中部有紫黑斑纹，具细微的缘毛。头状花序簇生于枝顶，通常成对，总花梗有腺毛；花被5裂，粉红色，沿背部为绿色；雄蕊8，花丝较花被短；柱头圆球形，3裂。瘦果卵圆形，具3棱，黑褐色有细点。花期7～8月。

生于路边、沟渠、草丛等阴湿地或栽培。分布于西南及河南、湖北、湖南、广西、西藏、陕西、甘肃、台湾等地。

2. 缺腰叶蓼 *P. runcinatum* Buch. -Ham. ex D. Don var. *sinense* Hemsl.

本变种与赤胫散的区别是头状花序较小，直径5～7 mm，数个再集成圆锥状。叶基部通常具1对裂片，两面无毛或疏生柔毛。

生于海拔3 000 m以下的山坡林下、山谷草地。分布于西南及浙江、安徽、江西、河南、湖北、湖南、广西、西藏、陕西、甘肃等地。

【栽培】 生物学特性 性喜阴湿，能耐寒。以疏松肥沃、排水良好的土壤较好。

繁殖方法 用分株和种子繁殖，以分株繁殖为主。冬季倒苗后到春季未出苗前，挖起根茎，分成单株，每株须留芽和须根。栽时，翻耕土地，开1.3 m宽的高畦，按行、株距各约33 cm开穴。每穴栽2株，填土压紧，施人畜粪水及草木灰，最后盖细土与畦面齐平。

田间管理 栽后每年中耕除草、追肥3次。第一次在3月刚出苗后，第二次在6～7月，第三次在冬季倒苗时，先把枯萎茎叶割去后进行，还要培土过冬。第一、第二次追肥，以人畜粪水为主，第三次可施草木灰或堆肥。

【采收加工】 7～10月采收，扎把晒干或鲜用。

【药理】 抑菌作用 用琼脂平板扩散法，表明赤胫散的醇提取物水溶液对革兰阴性志贺痢疾杆菌有明显的抑菌作用，且抑菌作用强度与药液浓度成正相关；对革兰阴性大肠杆菌、革兰阳性金黄色葡萄球菌无抑菌作用[1]。

【药性】 苦、微酸、涩，平。

1.《分类草药性》："味甜，性平。"

2.《湖南药物志》："苦，寒，无毒，一说辛。"

3.《贵州民间药物》："性寒，味苦、微涩。"

4.《四川常用中草药》："性平，味酸、苦、辛。"

【功用主治】 清热解毒，活血舒筋。主治痢疾，泄泻，赤白带下，经闭，痛经，乳痈，疮疖，无名肿毒，毒蛇咬伤，跌打损伤，劳伤腰痛。

1.《分类草药性》："治经水不调。"

2.《民间常用草药汇编》："清三焦热。治头昏晕。"

3.《湖南药物志》："镇痛。"

4.《贵州民间方药集》："治痔疮，九子疡；用于跌打损伤，舒筋活血，接骨，消伤肿，止伤痛。"

5.《云南中草药》："补血调经，疏经活络。(治)月经不调，干血痨。"

6.《广西本草选编》："清热止泻，消肿解毒。(治)急性胃肠炎，无名肿毒，乳腺炎，跌打损伤。"

【用法用量】 内服：煎汤，9～15 g，鲜品15～30 g；或泡酒。外用：鲜品捣敷；或研末调敷；或醋磨搽；或煎水熏洗。

【选方】 1. 治瘟疫，高热呓语 缺腰叶蓼根15 g，乌苞12 g，凤凰窝1个。水煎服。

2. 治腹痛 缺腰叶蓼全草15 g，木香3 g。水煎服。(1、2方出自《湖南药物志》)

3. 治胃痛 化血丹15 g。水煎服，或化血丹用腌菜水煎服；或化血丹末用腌菜水兑白酒送服。(《昆明民间常用草药》)

4. 治赤、白带 缺腰叶蓼全草18 g，杉木浆、檀木浆各9 g。水煎服。白带加白糖，赤带加红糖、月季花、阿胶。(《湖南药物志》)

5. 治乳腺炎 赤胫散、野荞麦各适量捣烂，加酒糟搅匀敷患处，初期1～3剂可愈。(《全国中草药汇编》)

6. 治痔疮出血 花蝴蝶9 g，升麻6 g。煮甜酒服。

7. 治汤火伤 花蝴蝶研末，取适量调麻油搽伤处。(6、7方出自《贵州民间药物》)

8. 治痨伤、腰痛 飞蛾七15～30 g。泡酒服。(《湖北中草药志》)

2155 赤瓟根 chì páo gēn (《吉林中草药》)

【基原】 为葫芦科植物赤瓟 *Thladiantha dubia* Bunge 的根。

【原植物】 参见"赤瓟"条。

【采收加工】 秋后采收，鲜用或切片晒干。

【成分】 块茎含皂苷类成分赤瓟苷(dubioside)A、B、C、D、E、F[1, 2]。

【药性】《山西中草药》："苦，寒。"

【功用主治】 通乳，解毒，活血。主治乳汁不下，乳痈，痈肿，黄疸，跌打损伤，痛经。

1.《黑龙江常用中草药手册》："清热解毒。治黄疸，咳嗽，痈肿，跌打瘀血，乳汁不通。"

2.《长白山植物药志》："清热解毒，活血，通乳汁。治痈肿，消渴，乳汁不下，乳房胀痛，跌扑瘀血，行经腹痛。"

【用法用量】 内服：煎汤，5～15 g；研末，3～6 g。

【宜忌】 孕妇禁服。

【选方】 1. 治黄疸 赤瓟根捣汁，每次1酒杯，每日服2次。

2. 治乳汁不下 赤瓟根研末，每次3 g，每日服2次，白酒冲服。(1、2方出自《吉林中草药》)

2156 赤铜屑 chì tóng xiè (《新修本草》)

【异名】 铜屑(《日华子》)，熟铜末(《圣惠方》)，铜末(《朝野佥载》)，铜落、铜花、铜粉、铜砂(《纲目》)，红铜末(《本草汇言》)。

【基原】 为煅铜时脱落的碎屑。

【药材】 赤铜屑 *Pulvis Cuprinus* 民间自产自用。

性状 本品呈小片状或细条状，厚薄粗细不一。黄红色，或黄棕色。具金属光泽。体重，质硬较韧。气无，味淡。

鉴别 取本品少量，加硝酸溶解，产生褐色氧化氮气体，溶液显绿色。以铁浸入此溶液中，其表面即镀上一层铜；取溶液加氨试液，即变为深蓝色(检查铜盐)。

【成分】 主要成分为金属铜，在空气中受水蒸气、氧气、二氧化碳的作用，表面上常被覆着微量的氧化铜、碳酸铜等物质[1]。

【药理】 生骨作用 赤铜屑对通过手术方法造成左桡骨中上1/3横断缺损的健康家兔，有促进骨折愈合的作用，而发挥此作用的主要成分是碳酸铜[1]。

泻痢。”

【用法用量】 内服：煎汤，6～12 g；或入丸、散。

【宜忌】 虚寒滑精或气虚下陷者禁服。

【选方】 1. 治水肿，胸中气满喘急　赤茯苓（去黑皮）、杏仁（去皮尖双仁，炒）各四两，陈橘皮（汤浸去白，炒）二两。上三味，粗捣筛，每服五钱匕，水三盏，煎至一盏，去滓温服，日再，病随小便下，饮尽更作。（《圣济总录》茯苓汤）

2. 治脾湿太过，四肢肿满，腹胀喘逆，气不宣通，小便赤涩　葶苈四两，防己二两，赤茯苓一两，木香半两。上件为细末，枣肉为丸，如桐子大。每三十丸，煎桑白皮汤送下，食前。（《医学发明》赤茯苓丸）

3. 治口干溺赤，腹满心痛，由热留于手少阴之经，其气厥　赤茯苓四两，甘草（生）一两，木香半两。上为散，每服五钱，水二盏，煎至一盏，去滓温服。（《全生指迷方》赤茯苓汤）

4. 治妊娠水肿，小便不利，恶寒　赤茯苓（去皮）、葵子各半两。为末，每服二钱，新汲水下。（《纲目》引禹讲师方）

5. 治小便白浊不利，时作痛　赤茯苓、沉香各一两。一方用琥珀代沉香。上为细末，每服二钱，白汤点，食后临卧服之。（《鸡峰普济方》茯苓汤）

6. 治冒暑伏热，头目眩晕，呕吐，泻痢，烦渴，背寒，面垢　赤茯苓、甘草（生）各四两，寒食面、生姜各一斤。上为末，每服二钱，白汤下。（《赤水玄珠》却暑散）

7. 治小儿腹痛，不肯哺乳　赤茯苓一分，甘草一分（炙微赤，锉），黄连一分（去须）。上捣罗为末，炼蜜和丸，如梧桐子大。每用一丸，研破，着奶头上，令儿吮奶。或研点口中，亦得。（《普济方》乳黄散）

【各家论述】 1.《本草经集注》：“茯苓白色者补，赤色者利。”

2.《本草经疏》：“白者入气分，赤者入血分。补益心脾，白优于赤；通利小肠，专除湿热，赤亦胜白。”

2153 赤砂糖 chì shā táng（《随息居饮食谱》）

【异名】 砂糖（《新修本草》），紫砂糖（《纲目》），黑砂糖（《本草原始》），红糖（《医林纂要》），黄糖（《本草求原》）。

【基原】 为禾本科甘蔗属植物甘蔗 *Saccharum sinensis* Roxb. 茎中的液汁，经精制而成的赤色结晶体。

【原植物】 参见“甘蔗”条。

【药性】 甘，温。归肝、脾、胃经。

1.《新修本草》：“味甘，寒，无毒。”

2.《纲目》：“性温。”

3.《医林纂要》：“甘，热。”

4.《得配本草》：“入足太阴经。”

5.《本草求真》：“专入肝。”

6.《本草再新》：“入肝、脾、肺三经。”

【功用主治】 补脾缓肝，活血散瘀。主治产后恶露不行，口干呕哕，虚羸寒热。

1.《新修本草》：“功体与石蜜同，而冷利过之。”

2.《食疗本草》：“主心热，口渴。”

3.《日华子》：“润心肺，杀虫，解酒毒。”

4.《本草衍义》：“治心肺大肠热，今医家治暴热，多以此物为先导。”

5.《饮膳正要》：“主心腹热胀，止渴，明目。”

6.《纲目》：“和中助脾，缓肝气。”

7.《本经逢原》：“熬焦治产妇败血冲心，及虚羸老弱血痢不可攻者。”

8.《医林纂要》：“暖胃，补脾，缓肝，去瘀，活血，润肠。”

9.《本草再新》：“补脾润肺，养肝和中，消痰止渴。”

【用法用量】 内服：开水、酒或药汁冲，10～15 g。外用：化水涂；或研敷。

【宜忌】 湿热中满者及儿童慎服。

1.《食疗本草》：“损牙齿，发疳䘌，不可多服之。”“不可与鲫鱼同食，成疳虫。”“不可与葵同食，生流澼。”“不可共笋食之，笋不消，成癥病心腹痛，重不能行履。”

2.《本草衍义》：“小儿多食则损齿及生蛲虫。”

3.《本经逢原》：“性助湿热，不可多食。”

4.《本草从新》：“生胃火，助湿热，损齿生虫。”

【选方】 1. 治下痢噤口　砂糖半斤，乌梅一个。水二碗，煎一碗，时时饮之。（《摘玄方》）

2. 治痘不落痂　砂糖调新汲水一杯服之。白汤调亦可，日二服。（《纲目》引刘提点方）

3. 治上气喘嗽，烦热，食即吐逆　砂糖、姜汁等分相和，慢煎二十沸，每咽半匙取效。（《纲目》）

4. 治火烧、水烫　赤砂糖瓦上煨，研末，菜油调敷。〔《中医杂志》1962，(6)：20〕

【各家论述】 1.《纲目》：“砂糖性温，殊于蔗浆，故不宜多食。但其性能和脾缓肝，故治脾胃及泻肝药用为先导。《本草》言其性寒，苏恭谓其冷利，皆昧此理。”

2.《本草求真》：“砂糖，本于甘蔗所成。甘蔗气秉冲和，味甘气寒，已为除热润燥之味。其治则能利肠解烦，消痰止渴。至于砂糖经火煅炼，性转为温，色变为赤，与蔗又似有别。故能行血化瘀，是以产妇血晕，多有用此与酒冲服，取其得以入血消瘀也；小儿丸散用此调服，取其温以通滞也；烟草用以解毒，亦取其有开导之力也。然性温则消则下，故虚热过服则有损齿消肌之病。味甘主缓主壅，故痰湿过服，则有恋膈胀满之弊，此又不可不深思熟察耳。”

2154 赤胫散 chì jìng sǎn（《植物名实图考》）

【异名】 土竭力（《植物名实图考》），花蝴蝶、花脸荞、荞子连、九龙盘、花扁担、土三七、散血连（《贵州民间方药集》），苦茶头草（《中国药用植物图鉴》），红泽兰（《贵州民间药物》），荞黄连、广川草（《湖南药物志》），化血丹（《昆明民间常用草药》），草见血、血当归、黄泽兰（《云南中草药》），飞蛾七（《湖北中草药志》）。

【基原】 为蓼科蓼属植物赤胫散和缺腰叶蓼的全草。

【原植物】 1. 赤胫散 *Polygonum runcinatum* Buch. -Ham. ex D. Don［*Persicaria runcinatum*（Buch. -Ham.）H. Gross.］

一年生或多年生草本，高 30～50 cm。根茎细弱黄色，须根黑棕色。茎纤细，直立或斜上，稍分枝，紫色，有节或被细

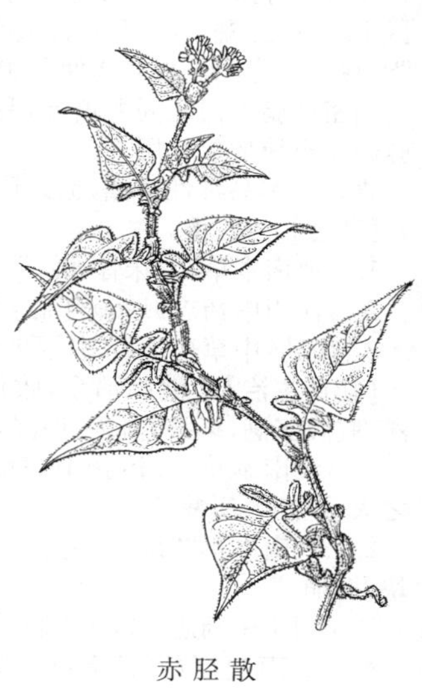

赤胫散

无毛或嫩时有柔毛；叶片倒卵形或倒卵状长圆形，长1.5～6 cm，宽0.5～2 cm，先端圆钝或微凹，有时具短尖头，基部楔形，不延连于叶柄，边缘有钝锯齿，近基部全缘。花两性，集成复伞房花序；萼筒钟状，萼片5，三角形，先端钝；花瓣近圆形，白色；雄蕊20，花药黄色；花柱5，离生，子房上部密生白色柔毛。果实近球形，橘红色或深红色。花期3～5月，果期8～11月。

生于海拔500～2 800 m的山地、丘陵阳坡灌丛、草地及河沟路旁。分布于西南及江苏、浙江、福建、河南、湖北、湖南、广西、西藏、陕西等地。

本植物的叶(救军粮叶)、根(红子根)亦供药用，另设专条。

【采收加工】 9～11月果实成熟时采摘，晒干。

【药材】 赤阳子 *Fructus Pyracanthae Fortuneanae* 产于江苏、湖北、四川、贵州、云南、陕西等地。

性状 梨果近球形，直径约5 mm。表面红色，顶端有宿存萼片，基部有残留果柄，果肉棕黄色，内有5个小坚果。气微，味酸涩。

【成分】 果实含多种维生素：维生素B_1(30.2 mg/100 g)，维生素B_2(25.7 mg/100 g)，维生素C(60.1 mg/100 g)，维生素E(90.2 mg/100 g)，维生素B_6(13.8 mg/100 g)，18种氨基酸，其中人体必需的8种氨基酸齐全，脂肪酸中亚麻酸(linolenic acid, 30.50%)，亚油酸(linoleic acid, 27.47%)，油酸(oleic acid, 9.57%)，蛋白质及糖[1]。另含黄酮类：圣草素(eriodictyol)，芸香苷(rutin)，芒花苷(miscanthoside)，异槲皮苷(isoquercitrin)和槲皮素(quercetin)[2]。

【药理】 1. 抗氧化作用 大鼠给予赤阳子后，红细胞和组织中超氧化物歧化酶(SOD)活性显著提高，血清和组织中过氧化脂质(LPO)含量显著降低，说明具有一定的延缓衰老作用[1]。

2. 对免疫功能的作用 赤阳子针剂能明显促进小鼠体内植物血凝素(PHA)激发的淋巴细胞转化，表现为与对照组相比，过渡型细胞和母细胞均显著上升，说明有增强细胞免疫功能的作用[2]。

3. 增强体力作用 赤阳子针剂(制法同前述)给小鼠腹腔注射，连续9 d，于末次给药2 h后开始游泳试验，给药组小鼠游泳时间显著延长[2]。

4. 对血脂的影响 赤阳子干粉配成的普通饲料喂养大鼠15 d，但三酰甘油(TG)含量明显下降[2]。对已形成的高脂血症兔，赤阳子提取物使总胆固醇(TC)、TG水平降低，而高密度脂蛋白胆固醇增高，具有明显的降血脂及防止动脉硬化斑块形成作用[3]。

毒性 本品毒性极低，也无致突变作用[2,4]。

【药性】 酸、涩，平。

1.《滇南本草》："味甘、酸。"

2.《四川中药志》1960年版："性平，味酸、涩，无毒。"

3. 南药《中草药学》："甘、酸、涩，温。"

【功用主治】 健脾消食，收涩止痢，止痛。主治食积停滞，脘腹胀满，痢疾，泄泻，崩漏，带下，跌打损伤。

1.《滇南本草》："治胸中痞块，食积，消虫，明目，泻肝经之火，止妇人崩漏。"

2.《滇南本草图说》："主治妇人产后百病淹缠，或瘀血成块，血崩。"

3.《四川中药志》1960年版："治痢疾及白带。"

4.《云南中草药》："健脾和胃，活血止血。主治消化不良，腹泻，产后血瘀。"

5.《青岛中草药手册》："活血止痛。主治跌打损伤，骨蒸潮热，虚劳，骨节痛。"

【用法用量】 内服：煎汤，12～30 g；或浸酒。外用：捣敷。

2152 赤茯苓 chì fú líng (《宝庆本草折衷》)

【异名】 赤苓(《本草再新》)，赤茯(《本草便读》)。

【基原】 为多孔菌科茯苓属真菌茯苓 *Poria cocos* (Schw.) Wolf. 干燥菌核近外皮部的淡红色部分。

【原植物】 参见"茯苓"条。

【采收加工】 收获季节和方法同茯苓，当茯苓削去外皮(茯苓皮)后，再切成厚薄均匀的片，取其中粉红色的即为赤茯苓，晒干。

【药材】 赤茯苓 *Poria Rubra* 产地参见"茯苓"条。

性状 本品为大小不一的方块，长、宽4～5 cm，厚0.4～0.6 cm，间有长宽1.5 cm以上的碎块，淡红色或淡棕色。质松，略具弹性。气微，味淡。

【成分】 本品中含有三萜类化合物：3β-羟基-7，9(11)，24-羊毛脂三烯-21-羧酸〔3β-hydroxylanosta-7，9(11)，24-trien-21-oic acid〕，3-氢化茯苓酸(trametenolic acid)，去氢齿孔酸(dehydroeburicoic acid)，齿孔酸(eburicoic acid)；poricoic acid C，结构为3，4-断-4(28)，7，9(11)，24(31)-羊毛脂四烯-3，21-二羧酸〔3，4-seco-lanosta-4(28)，7，9(11)，24(31)-tetraen-3，21-dioic acid〕，poricoic acid D，结构为16α，25-二羟基-3，4-断-4(28)，7，9(11)，24(31)-羊毛脂四烯-3，21-二羧酸〔16α，25-dihydroxy-3，4-seco-lanosta-4(28)，7，9(11)，24(31)-tetraen-3，21-dioic acid〕，poricoic acid DM，结构为16α，25-二羟基-3，4-断-4(28)，7，9(11)，24(31)-羊毛脂四烯-3，21-二羧酸-3-甲酯〔16α，25-dihydroxy-3，4-seco-lanosta-4(28)，7，9(11)，24(31)-tetraen-3，21-dioic acid 3-methyl ester〕，poricoic acid AM，结构为16α-羟基-3，4-断-4(28)，7，9(11)，24(31)-羊毛脂四烯-3，21-二羧酸3-甲酯〔16α-hydroxy-3，4-seco-lanosta-4(28)，7，9(11)，24(31)-tetraen-3，21-dioic acid 3-methyl ester〕[1]，25-羟基-3-表去氢16α-齿孔酸(25-hydroxy-3-epi-dehydrotumulosic acid)，poricoic acid E，结构为16α，27-二羟基-3，4-断-4(28)，7，9(11)，24-羊毛脂四烯-3，21-二羧酸〔16α，27-dihydroxy-3，4-seco-lanosta-4(28)，7，9(11)，24-tetraen-3，21-dioic acid〕，poricoic acid F，poricoic acid BM，表去氢-16α-齿孔酸(3-epidehydrotumulosic acid)，去氢-16α-羟基齿孔酸(dehydrotumulosic acid)，去氢齿孔酸(dehydroeburiconic acid)[2]。

【药性】 甘、淡，平。归心、脾、膀胱经。

1.《宝庆本草折衷》："味甘，平，无毒。"

2.《汤液本草》："入足太阴经，手太阳经、少阴经。"

3.《本草再新》："味辛，性温，无毒。入心、脾、肺三经。"

4.《本草求原》："入心、胃、小肠、膀胱。"

【功用主治】 行水，利湿。主治小便不利，水肿，淋浊，泄泻。

1.《药性论》："破结气。"

2.《宝庆本草折衷》："主利小便，止消渴，大腹水肿，淋结。"

3.《纲目》："泻心、小肠、膀胱湿热，利窍行水。"

4.《本草再新》："益心气，健中和脾，润肺，燥湿。治

见目明而精益矣。催生下胎，亦是味兼辛温，化其恶血，恶血去则胞与胎自无阻耳。故曰：固肠有收敛之能，下胎无推荡之峻。”

2150 赤地榆 chì dì yú（《滇南本草》）

【异名】 红地榆、隔山消、万两金（《滇南本草》），雀食地榆（《昆明民间常用草药》）。

【基原】 为牻牛儿苗科老鹳草属植物紫地榆和五角叶老鹳草的根。

【原植物】 1. 紫地榆 *Geranium strictipes* R. Kunth [*G. strigosum* Franch.]

多年生草本，高 15～30 cm。根茎木质化，具数条粗壮的根。茎直立，下部有规则的 2～3 次二叉分枝。基生叶的叶柄长达 16.5 cm；茎生叶对生，叶柄较短；托叶披针形；叶片五角形，直径 2～7 cm，3～5 掌状深裂，裂片菱形，先端具小尖头，边缘具深浅不同的锯齿，上面暗绿色，下面绿白色，叶脉在上面下陷，在下面凸出。聚伞花序顶生或腋生，花柄密被短毛和长腺毛；萼片卵状披针形，先端具紫色的长尖头，边缘膜质，有3～5脉，沿脉被伸展的长硬毛和长腺毛；花瓣红紫色，宽倒卵形，先端微凹或全缘，基部具长柔毛；花丝钻形，花药淡黄色，长圆形；雌蕊与子房近等长，密被向上的白色绢毛，柱头无毛。果长达 3 cm，被细短毛。花、果期 6～8 月。

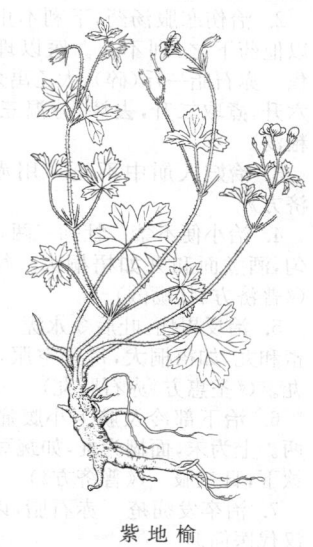

紫地榆

生于海拔2 600～3 800 m的向阳山坡、草丛或灌丛中。分布于四川、云南等地。

2. 五角叶老鹳草 *G. delavayi* Franch.

多年生草本，高15～60 cm。根数条，圆柱形。根茎木质，茎直立，通常较细，具分枝，被伸展的腺毛和紧贴向下的绒毛。基生叶数枚，叶柄长达 25 cm，被向下紧贴的绒毛，顶部较密；具 2 枚托叶，托叶膜质，干时暗棕色；叶片轮廓五角形，长 3.5～4 cm，宽 5～7 cm，5 深裂几达基部，下部全缘，上部羽状浅裂或缺刻，两面疏被伏毛；茎生叶数枚，对生；下部叶具长柄，向上柄渐短，叶片较小。聚伞花序顶生和腋生；有 2 花；苞片线状钻形，被极短毛和散生长毛；花梗果时反折；萼片狭卵形或披针形，先端具长尖头，外面被紧贴向上的短毛和伸展的长腺毛，3 脉；花瓣紫色，基部深紫色，长圆状卵形，先端微 2 裂，基部有白色长柔毛，在开花期反折；花丝线状钻形，紫红色，花药黑紫色；雌蕊被紧贴向上的短毛。果未见。花期 6～9 月。

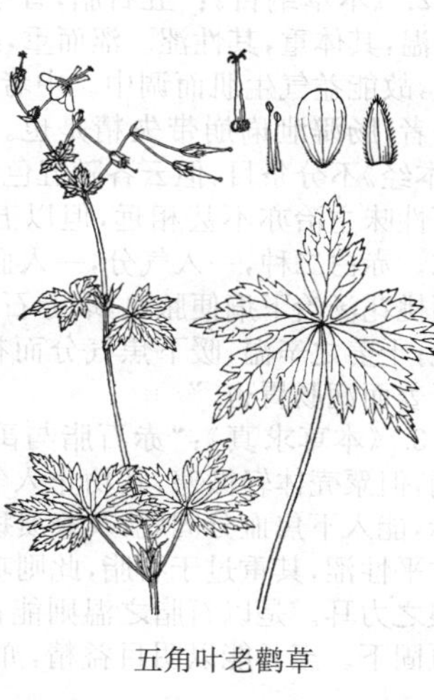

五角叶老鹳草

生于海拔 1 500～3 000 m 的林间草地、林缘、灌丛或草坡。分布于四川、云南。

【采收加工】 9～11 月挖根，切片晒干或鲜用。

【药材】 紫地榆 *Radix Geranii Strictipis* 产于云南。

性状 根呈圆锥形，长 5～15 cm，直径 1～1.5 cm，略弯曲或有分枝。表面紫褐色或暗褐色，有须根痕。质坚实，易折断，断面不平整，粉质，黄棕色，皮部与木部易分离。气无，味苦涩。

【药性】 苦、涩，微寒。

1.《滇南本草》：“味苦、微涩、酸，性微温。”

2.《云南中草药》：“苦、涩，微寒。”

3.《云南中药志》：“凉。”

【功用主治】 清热利湿，凉血止血。主治泄泻，痢疾，消化不良，脘腹疼痛，鼻衄，便血，月经过多，产后出血不止，跌打损伤。

1.《滇南本草》：“止面寒、背寒、肚腹痛，日久大肠下血，七天后赤白痢症。”

2.《云南中草药》：“消食健胃，止痢止血。主治痢疾，腹泻，内出血，月经过多，胃痛。”

3.《全国中草药汇编》：“清热利湿，活血止血。主治肠炎，消化不良，慢性胃炎，月经不调，鼻衄；外用治跌打损伤。”

4.《云南中药志》：“消炎，涩肠。用于便血。”

【用法用量】 内服：煎汤，9～15 g；或浸酒。外用：鲜品捣烂敷；或研末调敷。

【选方】 1. 治红白痢疾 紫地榆 15 g，搜山虎 1.5 g，水煎，红糖为引；或用紫地榆 15 g，翻白叶 9 g，水煎，红糖为引。（《昆明民间常用草药》）

2. 治面寒，背寒，肚腹痛 赤地榆一钱（为末），热烧酒下。（《滇南本草》）

3. 治气管炎 紫地榆 15 g，陈皮 9 g。兑红糖，水煎服。（《昆明民间常用草药》）

2151 赤阳子 chì yáng zǐ（《滇南本草》）

【异名】 救军粮、赤果、纯阳子、火把果（《滇南本草》），红子（《分类草药性》），救兵粮（《中国种子植物分类学》），水沙子（《四川中药志》），豆金娘（《昆明民间常用草药》）。

【基原】 为蔷薇科火棘属植物火棘的果实。

【原植物】 火棘 *Pyracantha fortuneana* (Maxim.) Li [*Photinia fortuneana* Maxim.; *Pyracantha crenato-serrata* (Hance) Rehd.]

常绿灌木，高达3 m。侧枝短，先端成刺状，嫩枝外被锈色短柔毛，老枝无毛。叶互生，在短枝上簇生；叶柄短，

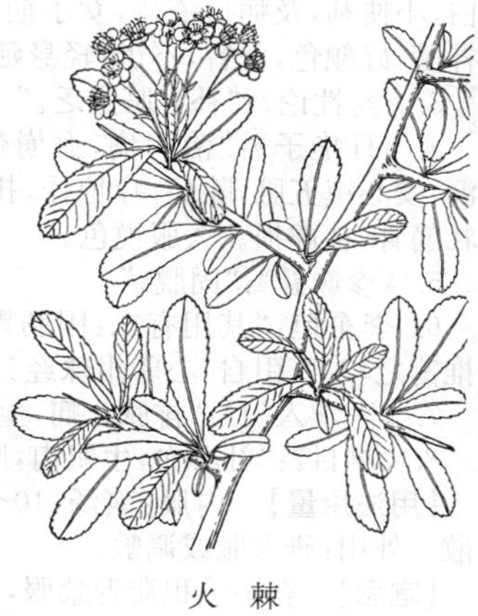

火 棘

5 ml,加热至产生白烟,冷却,缓缓加水 20 ml,煮沸 2～3 min,滤过,滤渣为淡紫棕色,滤液显铝盐的各种反应。参见"白石脂"条。取滤液 1 ml,加亚铁氰化钾试液,即发生深蓝色沉淀(检查铁盐)。

【成分】 主要成分为水化硅酸铝[$Al_4(Si_4O_{10})(OH)_8 \cdot 4H_2O$][1],还含有钛、镍、锶、钡等微量元素[2]。

【药理】 毒性赤石脂煎液静脉注射小鼠 LD_{50} 为 31.60 g/kg,动物有肝肿大、肺充血现象[1]。

【炮制】 1. 赤石脂 取原药材,除去杂质及石块,捣碎或研粉。生品收湿生肌力强,多用于疮疡不合,外伤出血。

2. 煅赤石脂 取净赤石脂,置无烟炉火上,用武火加热,煅至红透,取出,放凉,捣成粗末。煅后增强收敛作用,止血、止泻力强。

3. 醋赤石脂 取净赤石脂,碾成细粉,用米醋及适量清水调匀搓条,切段,干燥。置无烟炉火上,用武火加热,煅至红透,取出,放凉,研粉。每赤石脂 100 kg,用醋 30 kg。

饮片性状 赤石脂参见"药材"项。煅赤石脂形如赤石脂,为土红色细颗粒或细粉,质酥松。醋赤石脂为深红色或红褐色细粉,具醋酸气。

贮干燥容器内,置干燥处,防尘。醋赤石脂,密闭,置阴凉干燥处,防潮。

【药性】 甘、涩、酸,温。归大肠、胃经。

1.《本经》:"味甘,平。"

2.《别录》:"味甘、酸、辛,大温,无毒。"

3.《日华子》:"温。"

4.《品汇精要》:"气之厚者,阳也。"

5.《纲目》:"入血分。"

6.《雷公炮制药性解》:"入心经。"

7.《本草经疏》:"入手阳明,兼入手、足少阴经。"

8.《本草正》:"乃手足阳明、足厥阴、少阴药也。"

9.《本草新编》:"入脾与大肠。"

10.《长沙药解》:"性涩。"

11.《药性切用》:"甘,温,微涩。"

12.《本草求真》:"质重色赤,能入下焦血分。"

【功用主治】 涩肠固脱,止血,收湿敛疮。主治久泻久痢,脱肛,便血,崩漏,带下,遗精,疮疡久溃不敛,湿疹,外伤出血。

1.《本经》:"主黄疸,泄痢,肠澼脓血,阴蚀下血赤白,邪气痈肿,疽痔恶疮,头疮疥瘙。久服补髓益气,肥健不饥,轻身延年。"

2.《别录》:"主养心气,明目,益精,疗腹痛泄澼,下痢赤白,小便利,及痈疽疮痔,女子崩中,漏下,胞衣不出。久服补髓,好颜色,益智,不饥,轻身延年。"

3.《药性论》:"补五脏虚乏。"

4.《日华子》:"治泻痢,血崩带下,吐血衄血,并涩精淋沥,安心镇五脏,除烦,疗惊悸,排脓,治疮疖痔瘘,养脾气,壮筋骨,补虚损。久服悦色。"

5.《珍珠囊》:"固脱。"

6. 李东垣:"其用有二:固肠胃,有收敛之能,下胎衣,无推荡之峻。"(引自《心印绀珠经》)

7.《医学入门》:"排脓止痛,生肌敛口,固肠胃。"

8.《纲目》:"补心血,生肌肉,厚肠胃,除水湿,收脱肛。"

【用法用量】 内服:煎汤,10～15 g,打碎先煎;或入丸、散。外用:研末撒或调敷。

【宜忌】 有湿热积滞者禁服,孕妇慎服。

1.《本草经集注》:"恶大黄,畏芫花。"

2.《药性论》:"恶松脂。"

3.《日华子》:"畏黄芩、大黄、官桂。"

4.《本草经疏》:"火热暴注者不宜用;滞下全是湿热,于法当忌,自非的受寒邪,下利白积者不宜用;崩中法当补阴清热,不可全仗收涩;滞下本属湿热积滞,法当祛暑除积,止涩之药,定非所宜,慎之。"

【选方】 1. 治少阴病下利脓血者 赤石脂一斤(一半全用,一半筛末),干姜一两,粳米一升。上三味,以水七升,煮米令熟,去滓,温服七合,内赤石脂末方寸匕,日三服,若一服愈,余勿服。(《伤寒论》桃花汤)

2. 治伤寒服汤药,下利不止,心下痞鞕,服泻心汤已,复以他药下之,利不止。医以理中与之,利益甚,此利在下焦 赤石脂一斤(碎),太乙禹余粮一斤(碎)。上二味,以水六升,煮取二升,去滓,分温三服。(《伤寒论》赤石脂禹余粮汤)

3. 治妇人崩中不止 用赤石脂为末。酒调下。(《普济方》)

4. 治小便不禁 牡蛎三两,赤石脂三两(捣碎)。上同研匀,酒煮面和丸如梧桐大。每服十五丸,空心盐汤送下。(《普济方》牡蛎散)

5. 治反胃病,吐后令永瘥 赤石脂一升,上捣为罗研,以蜜和丸,如梧桐大,每于空服,以生姜汤下十丸,加至二十丸。(《圣惠方》赤石脂丸)

6. 治下部冷及脐下小腹痛不可忍 赤石脂、干姜各十两。上为末,面糊为丸,如豌豆大,每服十丸至二十丸,空心饮下,日三服。(《普济方》)

7. 治卒发痈疮 赤石脂,以寒水石和,涂痈上。(《武威汉代医简》)

8. 治烫火伤 赤石脂、寒水石、大黄等分,为末,以新汲水调涂。大去赤烂热痛。(《卫生易简方》)

【临床报道】 治疗慢性腹泻 取赤石脂 1 000 g,枯矾 1 000 g,天仙子 120 g。研细压片,制成复方石脂片,每片 0.34 g。每次 3～5 片口服,每日 3 次,30 d 为 1 个疗程。共治疗慢性腹泻 35 例,治愈 15 例,有效 18 例,无效 2 例,总有效率为 94.3%。多数患者用药 1 星期即可见效,未见有明显副作用[1]。

【各家论述】 1. 李东垣:"赤石脂,其用有二,固肠胃有收敛之能,下胎衣无推荡之峻。"

2.《本草纲目》:"五石脂,皆手足阳明药也。其味甘,其气温,其体重,其性涩。涩而重,故能收湿止血而固下;甘而温,故能益气生肌而调中。中者,肠胃肌肉惊悸黄疸是也;下者,肠澼泄痢崩带失精是也。五种主疗,大抵相同。故《本经》不分条目,但云各随五色补五脏。《别录》虽分五种,而性味主治亦不甚相远,但以五味配五色为异,亦是强分尔。赤白二种,一入气分,一入血分,故时用尚之。"张仲景用桃花汤治下痢便脓血,取赤石脂之重涩,入下焦血分而固脱;干姜之辛温,暖下焦气分而补虚;粳米之甘温,佐石脂、干姜而润肠胃也。"

3.《本草求真》:"赤石脂与禹余、粟壳皆属收涩固脱之剂,但粟壳体轻微寒,其功止入气分敛肺,此则甘温质重色赤,能入下焦血分固脱,及兼溃疡收口,长肉生肌也;禹余粮甘平性涩,其重过于石脂,此则功专主涩,其曰重坠,终逊余粮之力耳。是以石脂之温则能益气生肌,石脂之酸则能止血固下。至云能以明目益精,亦是精血既脱,得此固敛,始

滓。分温三服,半日服尽。(《伤寒论》麻黄连轺赤小豆汤)

3. 治男子女人热淋、血淋　赤小豆三合。慢火炒熟,为末。煨葱(细锉)一茎,暖酒调二钱服。(《修真秘旨》)

4. 治妇人吹奶　赤小豆三合。酒研烂,去渣。温服,留渣敷患处。(《急救良方》)

5. 治小儿天火丹,肉中有赤如丹色,大者如手,甚者遍身,或痛或痒或肿　赤小豆二升。末之,鸡子白和如薄泥敷之。干则易,一切丹并用此方。(《千金方》)

6. 治疽初作　小豆末醋敷之,亦消。(《小品方》)

7. 治腮颊热肿　赤小豆末,和蜜涂之,一夜即消;或加芙蓉叶末尤妙。(《纲目》)

8. 治小儿重舌　赤小豆末,醋和涂舌上。(《千金方》)

【临床报道】 1. 治疗扭伤及血肿　将赤小豆磨成粉,用凉水调成糊,涂敷受伤部位,厚 0.2～1.0 cm,外用纱布包扎,24 h 后解除。共治 52 例,结果均敷 1～2 次而愈。受伤后速敷者效高,当日涂敷者,血肿范围 < 5 cm×7 cm 者,1 次治愈;伤后多日的血肿,2 次治愈;拇掌、腕、肘、踝关节扭伤后当日涂敷,2 次治愈[1]。

2. 治疗外伤性血肿及疖疮　赤小豆研细末,加鸡蛋白调成糊状,涂满患处,再用棉垫固定,每日 1～2 次。治疗皮下组织、肌腱等闭合性外伤及疖疮 86 例,其中疖疮 18 例,外伤 68 例,结果临床效果良好。86 例中除 3 例疖疮因并发感染加用抗生素外,其余 83 例,均在 3～6 d 内收功[2]。

3. 治顽固性呃逆　取鲜猪苦胆 1 个,放入赤小豆 20 粒,挂房檐下阴干后共研细粉,即成胆豆散。用法:每日服 2 g,分 2 次用白开水冲服。共治 26 例,其中首次发病者 24 例,第二次发病者 2 例,病程 1 个月以上者 21 例。结果:2 d 内治愈者 22 例,其余 4 例均在 4 d 内治愈[3]。

4. 治疗慢性血小板减少性紫癜　用赤小豆 50 g,带衣花生仁 30 g,冰糖 20 g。加水适量,隔水炖至豆熟烂,吃渣喝汤,每日 1 次,30 d 为 1 个疗程,可连服 2～3 个疗程。共治疗 50 例,痊愈 16 例,有效 30 例,无效 4 例。总有效率为 92%[4]。

5. 治疗妊娠水肿　用赤小豆 50 g,熬汤食用,每日 2～3 次,同时低盐、高蛋白质、高维生素饮食。共治疗 20 例,3 d 以内治愈达 12 例,5 d 以内治愈 18 例。1 星期内治愈 19 例,有效率 100%[5]。

6. 治疗急性腮腺炎　用赤小豆 70 粒,捣碎为细末,以鸡蛋清 1 个,调和成糊状,敷于患处,每日更换 1 次,至肿痛消失后再敷 1 次。共治疗 46 例,结果:敷药 1 次肿痛消失者 18 例,敷药 2 次肿痛消失者 20 例,8 例在敷药 3 次后肿痛消失。随肿痛减轻和消失,体温逐渐降至正常。所治 46 例,均获痊愈,未出现并发症[6]。

【各家论述】 1. 王好古:"治水者唯知治水,而不知补胃,则失之壅滞。赤小豆消水通气而健脾胃,乃其药也。"(引自《纲目》)

2.《本草经疏》:"凡水肿、胀满、泄泻,皆湿气伤脾所致。小豆健脾燥湿,故主下水肿胀满,止泄,利小便也。《十剂》云燥可去湿,赤小豆之属是矣。"

3.《本草新编》:"赤小豆,暂用以利水,而不可久用以渗湿。湿症多属气虚,气虚利水,转利转虚而湿愈不能去矣。况赤小豆专利下身之水,而不能利上身之湿。盖下身之湿,真湿也,用之而效;上身之湿,虚湿也,用之而益甚,不可不辨。"

4.《本经疏证》:"痈肿脓血,是血分病,水肿是气分病,何以赤小豆均能治之?盖气血皆源于脾,以是知血与水同源而异派,浚其源,其流未有不顺者矣。然凡物之于人,能抑其盛者,不必能起其衰,能起其衰者,不必能抑其盛,痈肿脓血为火之有余,水肿则火之不足,赤小豆两者兼治,既损其盛,又补其衰。"

2149 赤石脂 chì shí zhī (《本经》)

【异名】 赤符(《吴普本草》),红高岭(《增订伪药条辨》),赤石土(《中药形性经验鉴别法》),红土(《药材学》)。

【基原】 为硅酸盐类多水高岭石族矿石多水高岭石与氧化物类赤铁矿或含氢氧化物类褐铁矿共同组成的细分散多矿物集合体。

【原矿物】 1. 硅酸盐黏土矿物主要为多水高岭石 Halloysite

晶体结构属单斜晶系隐晶质,个体为片状或卷曲呈管状(一般外径 0.04～0.19 μm,内径 0.02～0.1 μm),集合体致密块状、土状、粉末状或呈瓷状及各种胶凝体外观;纯净的白色,土状或瓷状、蜡状光泽,硬度 1～2.5,相对密度 2.0～2.6(因吸附水及层间水含量而异)。其离子前交换能力也发生于颗粒边缘,因粒度更小而比高岭石交换能力强,但低于蒙脱石或蛭石(后两者兼有结构单元层间离子交换能力)。干燥时吸水,加水后可塑性弱,裂成棱角碎块;黏舌与否与集合体致密程度、细腻程度(结构、构造)有关,即取决于粒度、杂质分散状态及均匀性、孔隙度等。

硅酸盐黏土矿物占赤石脂矿物组分总量的 75%以上。

2. 铁的氧化物或含少量氢氧化物　(1) 赤铁矿 Fe_2O_3 晶体结构属三方晶系,性状参见"代赭石"条。赤石脂中的赤铁矿是从胶体体系形成的,经过水赤铁矿阶段;在近代风化壳中尚可保持为水赤铁矿($Fe_2O_3 \cdot nH_2O$)。

(2) 褐铁矿 $FeO \cdot OH$　是从胶体体系形成的针铁矿、纤铁矿,经过水针铁矿或水纤铁矿阶段;但很少保留为 $(FeO \cdot OH) \cdot nH_2O$,多已转变为纤铁矿($FeO \cdot OH$)或水赤铁矿($Fe_2O_3 \cdot nH_2O$)。(参见"禹余粮"条)

以上这类高铁矿物占赤石脂矿物组分总量的 25%以下,但一般高于 20%以上。

赤石脂产地有河北、山西、内蒙古、辽宁、江苏、浙江、安徽、福建、江西、山东、河南、湖北、湖南、广东、四川、陕西、甘肃等地,西藏羊八井也有分布。

【采收加工】 挖出后拣去杂石、泥土,选取红色滑腻如脂的块状体入药用。

【药材】 赤石脂 *Halloysitum Rubrum*　主产于江苏、福建、河南、湖北、陕西等地。

性状　本品为块状集合体,呈不规则块状。表面局部平坦,全体凹凸不平。浅红色、红色至紫红色,或红白相间呈花纹状。土状光泽或蜡样光泽;不透明。体较轻,质软,用指甲可刻划成痕;断面平坦,具蜡样光泽。吸水力强,舐之黏舌。微有黏土气,味淡,嚼之无沙粒感。

鉴别　(1) 透射偏光镜下:薄片中无色透明,有时微带黄褐色。结晶极细,一般偏光显微镜的放大倍数不能分辨其晶粒界限;低负突起或低正突起,很不明显。干涉色很低,几乎似均质体。

电子显微镜观察:呈棒状、管状集合体。

(2) 取本品 1 小块(约 1 g),置具有小孔软木塞的试管内,灼烧,管壁有较多水生成,小块颜色变深(检查结晶水)。

(3) 取本品粉末约 1 g,置瓷蒸发皿中,加水 10 ml 与硫酸

荚果圆柱形稍扁，成熟时种子间缢缩，含种子 6～10 粒。种子椭圆形，两端截形或圆形，暗红色，种脐白色，不凹。花期 7～8 月，果期 8～9 月。

全国各地广为栽培。

以上植物的叶(赤小豆叶)、花(赤小豆花)、豆芽(赤小豆芽)均供药用，另设专条。

【采收加工】 8～9 月荚果成熟而未开裂时拔取全株，晒干并打下种子，再晒干。

【药材】 赤小豆 *Semen Phaseoli* 产于河北、吉林、江苏、安徽、江西、山东、广东、云南、陕西等地。

性状 赤小豆 种子呈长圆形而稍扁，长 5～8 mm，直径 3～5 mm。表面紫红色，无光泽或微有光泽；一侧有线形突起的种脐，偏向一端，白色，约为全长 2/3，中间凹陷成纵沟；另侧有 1 条不明显的棱脊。质硬，不易破碎。子叶 2，乳白色。无臭，味微甘。

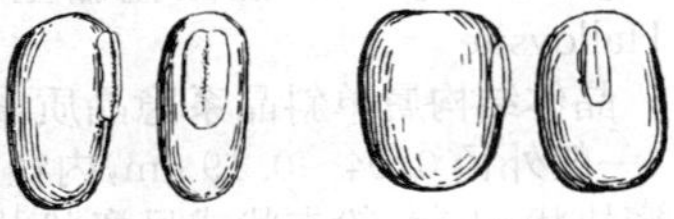

(1) (2)

赤小豆(种子)外形
(1) 赤小豆 (2) 赤豆

赤豆 种子呈短圆柱形，两端较平截或钝圆，直径 4～6 mm。表面暗红棕色，有光泽，种脐不突起。

鉴别 (1)种子横切面：赤小豆 种皮表皮为 1 列栅状细胞，种脐处 2 例，细胞内含淡红棕色物，光辉带明显。支柱细胞 1 列，呈哑铃状，其下为 10 列薄壁细胞，内侧细胞呈颓废状。子叶细胞含众多淀粉粒，并含有细小草酸钙方晶和簇晶。种脐部位栅状细胞的外侧有种阜，内侧有管胞岛，椭圆形，细胞壁网状增厚，其两侧为星状组织，细胞呈星芒状，有大型细胞间隙。

赤豆 子叶细胞偶见细小草酸钙方晶，不含簇晶。

(2) 取本品粗粉 1 g，加 70% 乙醇 10 ml，沸水浴上加热 20 min，冷后滤过，取滤液 0.2 ml，在水浴上蒸干，加醋酐 2～3 滴、硫酸 1～2 滴，显黄色，渐变为红色、紫红色(检查三萜皂苷)。

【成分】 1. 赤小豆 含糖类[1]，三萜皂苷(triterpenoid saponin)[2]。每 100 g 含蛋白质 20.7 g，脂肪 0.5 g，碳水化合物 58 g，粗纤维 4.9 g，灰分 3.3 g，钙 67 mg，磷 305 mg，铁 5.2 mg，硫胺素(thiamine) 0.31 mg，核黄素(riboflavine) 0.11 mg，烟酸(nicotinic acid) 2.7 mg 等[3]。

2. 三萜苷 赤豆皂苷(azukisaponin)Ⅰ、Ⅱ、Ⅲ、Ⅳ、Ⅴ、Ⅵ[4,5]，3-O-〔β-D-吡喃葡萄糖(1→2)-β-D-吡喃葡萄糖醛酸(1→2)-吡喃葡萄糖醛酸(1→)〕-22-O-〔2，3-二氢-2，5-二羟基-6-甲基-4H-吡喃-4-酮(2′→)〕-3β，22β，24-三羟基-12 齐墩果烯{3-O-〔β-D-glucopyranosyl(1→2)-β-D-glucuronopyranosyl(1→2)-glucuronopyranosyl(1→)〕-22-O-〔2，3-dihydro-2，5-dihydroxy-6-methyl-4H-pyran-4-one-(2′→)〕-3β，22β，24-trihydroxyolean-12-ene}，3-O-〔α-L-吡喃鼠李糖(1→2)-β-D-吡喃葡萄糖醛酸-(1→2)-吡喃葡萄糖醛酸(1→)〕-22-O-〔2，3-二氢-2，5-二羟基-6-甲基-4H-吡喃-4-酮(2′→)〕-3β，22β，24-三羟基-12 齐墩果烯{3-O-〔α-L-rhamnopyranosyl(1→2)-β-D-glucuronopyranosyl(1→2)-β-D-glucuronopyranosyl(1→)〕-22-O-〔2，3-dihydro-2，5-dihydroxy-6-methyl-4H-pyran-4-one-(2′→)〕-3β，22β，24-trihydroxyolean-12-ene}，3-O-〔β-D-吡喃葡萄糖(1→2)-β-D-吡喃葡萄糖-(1→2)-吡喃葡萄糖醛酸(1→)〕-22-O-〔2，3-二氢-2，5-二羟基-6-甲基-4H-吡喃-4-酮(2′→)〕-3β，22β，24-三羟基-12 齐墩果烯{3-O-〔β-D-glucopyranosyl(1→2)-β-D-glucopyranosyl(1→2)-β-D-glucuronopyranosyl(1→)〕-22-O-〔2，3-dihydro-2，5-dihydroxy-6-methyl-4H-pyran-4-one-(2′→)〕-3β，22β，24-trihydroxyolean-12-ene}[6]；黄烷醇类：D-儿茶素(D-catechin)，D-表儿茶素(D-epicatechin)和表没食子儿茶素(epigallocatechin)[7]；花色素类：原矢车菊素(procyanidin) B_1 和 B_3[8]。

【药理】 抑制精子作用 从赤小豆中分得一种胰蛋白酶抑制剂，在体外对人体精子有显著抑制作用，并能显著抑制人精子的顶体酶，抑制摩尔比为 1∶1.39，抑制常数为 1.1×10^{-3}[1,2]。

【药性】 甘、酸，微寒。归心、小肠、脾经。

1.《别录》："甘、酸，平，无毒。"

2.《养生要集》："味苦，温。"(引自《医心方》)

3.《千金方》："甘、咸，平。"

4.《食性本草》："微寒。"

5.《汤液本草》："气温，味辛、甘、酸。阴中之阳。"

6.《雷公炮制药性解》："入心经。"

7.《本草新编》："入脾经。"

8.《得宜本草》："入手少阴、太阳经。"

【功用主治】 利水消肿退黄，清热解毒消痈。主治水肿，脚气，黄疸，淋病，便血，肿毒疮疡，癣疹。

1.《本经》："主下水，排痈肿脓血。"

2.《别录》："主寒热，热中，消渴，止泄，利小便，吐逆，卒澼，下胀满。"

3.《药性论》："消热毒痈肿，散恶血不尽，烦满。治水肿皮肌胀满。捣薄涂痈肿上。主小儿急黄、烂疮，取汁令洗之，不过三度差。能令人美食。末与鸡子白调涂热毒痈肿。通气，健脾胃。"

4.《食疗本草》："和鲤鱼烂煮食之，甚治脚气及大腹水肿。散气，去关节烦热，令人心孔开，止小便数。"

5.《食性本草》："坚筋骨，疗水气，解小麦热毒。"

6.《蜀本草》："病酒热，饮汁。"

7.《日华子》："赤豆粉，治烦，解热毒，排脓，补血脉。"

8.《纲目》："辟温疫。"

9.《医林纂要》："清热解毒，去小肠火，利小便，行水，散血，消肿，通乳，下胎。"

10.《本草再新》："清热和血，利水通经，宽肠理气。治泻吐，解热毒。"

【用法用量】 内服：煎汤，10～30 g；或入散剂。外用：生研调敷；或煎汤洗。

【宜忌】 阴虚津伤者慎用，过剂可渗利伤津。

1.《本草经集注》："性逐津液，久食令人枯燥。"

2.《食性本草》："久食瘦人。"

3.《本草经疏》："凡水肿胀满，总属脾虚，当杂补脾胃药中用之，病已即去，勿过剂也。"

4.《本草省常》："同羊肉伤人。"

5.《随息居饮食谱》："蛇咬者百日内忌之。"

【选方】 1. 治卒大腹水病 白茅根一大把，小豆三升。煮取干，去茅根食豆。水随小便下。(《肘后方》)

2. 治伤寒瘀热在里，身必黄 麻黄(去节)三两，连轺二两，赤小豆一升，杏仁(去皮、尖)四十个，大枣(擘)十二枚，生梓白皮(切)一升，生姜(切)三两，甘草(炙)二两。上八味，以水一斗，先煮麻黄再沸，去上沫，纳诸药，煮取三升，去

【原植物】 悬铃木叶苎麻 *Boehmeria tricuspis* (Hance) Makino [*B. platyphylla* D. Don var. *tricuspis* Maxim.; *B. platanifolia* Franch. et Sav.]

多年生草本，高 40～90 cm。茎直立，数茎丛生，不分枝，有 4 钝棱，通常带红色，上部疏生短伏毛。叶对生；叶柄长 1～8 cm；叶片草质，卵形或宽卵形，长 3.5～13 cm，宽 3～12 cm，先端有 3 或 5 骤尖或 3 浅裂，有时在上部叶长渐尖，基部宽楔形，边缘生粗牙齿，上面疏生短毛，下面近无毛；基生脉 3 条。雌雄同株或异株；花序穗状，腋生，细长；雄花序在同株时生在较下部的叶腋，雄花被片 4～5，淡黄白色，雄蕊 4～5；雌花序在同株时生上部的叶腋，雌花小，花被管状，淡红色，花柱线形，宿存。瘦果倒卵形，长约 1 mm，上部有细柔毛。花期 6～8 月，果期 8～10 月。

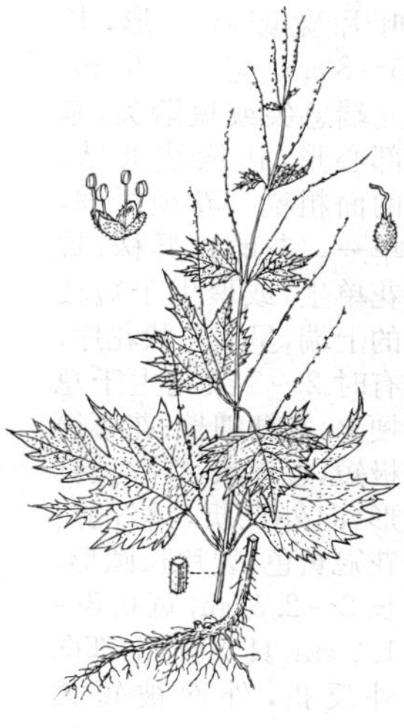
悬铃木叶苎麻

生于林下或沟边草地。分布于河北、辽宁、江西、山东、河南、湖北、四川、陕西、甘肃等地。

本植物的根（山麻根）另设专条。

【采收加工】 4～6 月、9～10 月采根，7～10 月采叶，鲜用或晒干。

【成分】 根含黄酮类化合物：槲皮素（quercetin），赤麻苷（boehmerin），花旗松素（taxifoline），萹蓄苷（avicularin）[1]，左旋表儿茶素（epicatechin），左旋表儿茶素-(－)-表儿茶素-4，8-(或 6)-二聚体〔epicatechin-(－)-epicatechin-4，8(or 6)-dimer〕，左旋-5，7，4′-三羟基黄烷-3-醇-(－)-表儿茶素-4，8(或 6)-二聚体〔epiafzelechin-(－)-epicatechin-4，8(or 6)-dimer〕[2]；还含赤麻木脂素（boehmenan）[3]，大黄素（emodin），β-谷甾醇（β-sitosterol），β-谷甾醇-β-D-葡萄糖苷（β-sitosterol-β-D-glucoside），熊果酸（ursolic acid），19α-羟基熊果酸（19α-hydroxyursolic acid）[4]。

地上部分含黄酮类：金丝桃苷（hyperin），山柰酚-3-芸香糖苷（kaempferol-3-rutinoside），芸香苷（rutin），有机酸类：亚油酸（linoleic acid），棕榈酸（palmitic acid），咖啡酸（caffeic acid）；甾醇类：菜油甾醇（campesterol），豆甾醇（stigmasterol）和谷甾醇（sitosterol）[5]。

【药性】 涩、微苦，平。

【功用主治】 收敛止血，清热解毒。主治咯血，衄血，尿血，便血，崩漏，跌打损伤，无名肿毒，疮疡。

《长白山植物药志》："止血。"

【用法用量】 内服：煎汤，6～15 g。外用：捣敷；或研末调涂。

2148 赤小豆 chì xiǎo dòu
（《本经》）

【异名】 小豆（《肘后方》），赤豆（《日华子》），红豆（《纲目》），红小豆（《本草原始》），猪肝赤（《本经逢原》），杜赤豆（《本草便读》）。

【基原】 为豆科豇豆属植物赤小豆和赤豆的种子。

【原植物】 1. 赤小豆 *Vigna umbellata* (Thunb.) Ohwi et Ohashi [*Dolichos umbellatus* Thunb.; *Phaseolus calcaratus* Roxb.]

一年生半攀缘草本。茎长可达 1.8 m，密被倒毛。三出复叶；叶柄长 8～16 cm；托叶披针形或卵状披针形；小叶 3 枚，披针形、长圆状披针形，长 6～10 cm，宽 2～6 cm，先端渐尖，基部阔三角形或近圆形，全缘或具 3 浅裂，两面均无毛，纸质；小叶具柄，脉 3 出。总状花序腋生，小花多枚，花柄极短；小苞 2 枚，披针状线形，长约 5 mm，具毛；萼短钟状，萼齿 5；花冠蝶形，黄色，旗瓣肾形，顶面中央微凹，基部心形，翼瓣斜卵形，基部具渐狭的爪，龙骨瓣狭长，有角状突起；雄蕊 10，二体，花药小；子房上位，密被短硬毛，花柱线形。荚果线状扁圆柱形。种子 6～10 颗，暗紫色，长圆形，两端圆，有直而凹陷的种脐。花期 5～8 月，果期 8～9 月。

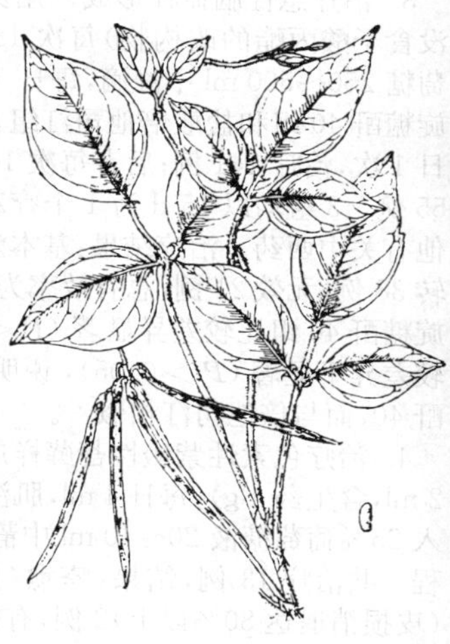
赤小豆

栽培或野生。分布于浙江、江西、湖南、广东、广西、贵州、云南等地。南方各地普遍栽培。

2. 赤豆 *V. angularis* (Willd.) Ohwi et Ohashi [*Dolichos angularis* Willd.; *Phaseolus angularis* (Willd.) W. F. Wight] 又名：红饭豆（《增订伪药条辨》）。

一年生直立草本，高 30～90 cm。茎上有白色长硬毛。三出复叶；托叶披针形，被白色长柔毛，小托叶线形；叶柄长达 20 cm，被疏长毛；顶生小叶卵形，侧生小叶斜方状卵形，长 5～10 cm，宽 3.5～7 cm，先端短尖或渐尖，基部三角形或近圆形，全缘或微 3 裂，两面被疏长毛；小叶柄很短；基出脉 3 条。花 2～6 朵，着生于腋生的总花梗顶部，黄色；小苞片线形，较萼长；萼钟状，5 齿裂，萼齿三角形；旗瓣扁圆形或近肾形，常稍歪斜，顶端凹，翼瓣宽于龙骨瓣，具短爪及耳，龙骨瓣上端弯曲近半卷，其中一片在中下部有一角状突起，基部有爪；雄蕊 10 枚，分成 9 与 1 二体；子房线形，花柱弯曲，近先端有毛。

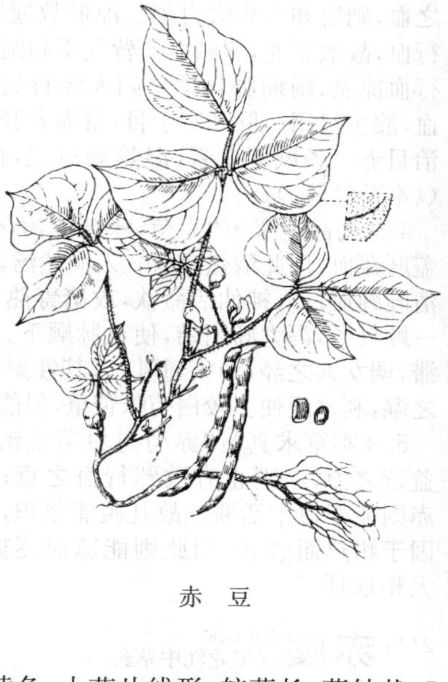
赤　豆

者5例均呈截断性改变，表明肺循环严重障碍者短时效果不明显[2,3]。

3. 治疗急性脑血栓形成　用赤芍801(为赤芍中提取的没食子酸丙酯的改构物)每次180 mg,加入5%或10%葡萄糖250～500 ml中静滴，每日1次，治疗263例。另设右旋糖酐40组和盐酸倍他司汀组，前者每次500 ml静滴，每日1次，治疗141例；后者每次10 ml肌注，每日2次，治疗55例。3组均以15 d为1个疗程。观察期间一般不用其他有关中西药。治疗结果：基本痊愈106例，显效98例，好转38例，无效21例，总有效率为92.0%。赤芍801组与右旋糖酐40组比较差异显著($P<0.01$)，与倍他司汀组比较差异不显著($P>0.05$)，说明赤芍801疗效优于右旋糖酐40，而与倍他司汀相似[4]。

4. 治疗色素性紫癜性苔藓样皮炎　用赤芍注射液(每支2 ml,含生药4 g)，每日4 ml,肌注。个别病例用4～6 ml加入25%葡萄糖液20～40 ml中静脉注射。2星期为1个疗程。共治疗13例，结果：痊愈(皮损全部消退)9例，显效(皮损消退达80%以上)2例，有效(皮损消退达20%以上，80%以下)2例[5]。

5. 治疗急性乳腺炎　用赤芍、甘草各50 g。如乳腺炎已溃，脓性分泌物多者，加黄芪30 g;局部伴有慢性湿疹者，加地肤子20 g;乳腺炎原有乳房结核者，加穿山甲10 g,昆布20 g。每日1剂，煎汤分2次饭后服。共治疗急性乳腺炎102例(其中单纯性94例)，结果均治愈[6]。

【各家论述】 1.《本草经集注》:"芍药赤者小利，俗方以止痛，乃不减当归。"

2.《用药法象》:"赤芍药破瘀血而疗腹痛，烦热亦解。仲景方中多用之者，以其能定寒热，利小便也。"

3.《本草经疏》:"木芍药色赤，赤者主破散，主通利，专入肝家血分，故主邪气腹痛。其主除血痹、破坚积者，血瘀则发寒热，行血则寒热自止，血痹疝瘕皆血凝滞而成，破凝滞之血，则痹和而疝瘕自消。凉肝故通顺血脉，肝主血，入肝行血，故散恶血，逐贼血。营气不和则逆于肉里，结为痈肿，行血凉血，则痈肿自消。妇人经行属足厥阴肝经，入肝行血，故主经闭。肝开窍于目，目赤者肝热也，酸寒能凉肝，故治目赤。肠风下血者，湿热肠血也，血凉则肠风自止矣。"(《本草经疏》)

4.《药品化义》:"赤芍，味苦能泻，带酸入肝，专泻肝火。盖肝藏血，用此清热凉血。入洞然汤，治暴赤眼；入犀角汤，清吐衄血。入神仙活命饮，攻诸毒热壅，以消散毒气；入六一顺气汤，泻大肠闭结，使血脉顺下。以其能主降，善行血滞，调女人之经，消瘀通乳；以其性禀寒，能解热烦，祛内停之湿，利水通便。较白芍味苦重，但能泻而无补。"

5.《本草求真》:"赤芍与白芍主治略同，但白则有敛阴益营之力，赤则止有散邪行血之意；白则能于土中泻木，赤则能于血中活滞。故凡腹痛坚积，血瘕疝痹，经闭目赤，因于积热而成者，用此则能凉血逐瘀，与白芍主补无泻，大相远耳。"

2146 赤瓟 chì páo
(《黑龙江中草药》)

【异名】 气包(《东北药用植物志》)，赤包、山屎瓜(《东北常用中草药手册》)，赤雹、屎包子、山土豆(《全国中草药汇编》)，赤包子(《广西药用植物名录》)。

【基原】 为葫芦科赤瓟属植物赤瓟的果实。

【原植物】 赤瓟 *Thladiantha dubia* Bunge

攀缘草质藤本。全株被黄白色长柔毛状硬毛。根块状，茎稍粗壮，上有棱沟。叶柄稍粗，长2～6 cm;叶片宽卵状心形，长5～8 cm,宽4～9 cm,先端急尖或短渐尖，基部心形，边缘浅波状，两面粗糙。卷须纤细，单一。花雌雄异株；雄花单生，或聚生于短枝的上端，呈假总状花序，有时2～3朵花生于总梗上，花梗细长；花萼筒极短，近辐状，裂片披针形，向外反折，具3脉；花冠黄色，裂片长圆形，长2～2.5 cm,宽0.8～1.2 cm,具5脉，上部向外反折，外面被短柔毛，内面有短的疣状腺点；雄蕊5,其中1枚分离，其余4枚两两稍靠合，有退化子房半球形；雌花单生，花梗细；花萼、花冠同雄花；退化雄蕊5,子房长圆形，花柱无毛，自3～4 mm处分3叉，柱头膨大，肾形，2裂。果实长卵状长圆形，长4～5 cm,径2.8 cm,先端有残存的花柱基，基部稍变狭，表面橙黄色，或红棕色，有光泽，被柔毛，具10条明显的纵纹。种子卵形，黑色，平滑无毛，长4～4.5 mm,花期6～8月，果期8～10月。

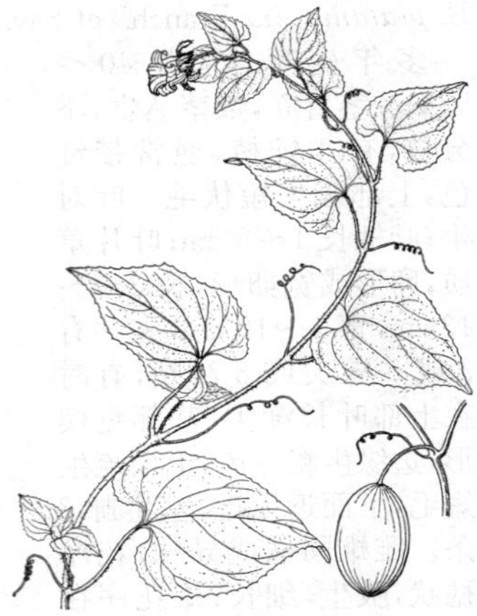

赤瓟

生于海拔1 300～1 800 m的山坡、河谷及林缘处。分布于河北、山西、辽宁、吉林、黑龙江、山东、陕西、甘肃、宁夏等地。

本植物的根(赤瓟根)亦供药用，另设专条。

【采收加工】 果实成熟后连柄摘下，防止果实破裂，用线将果柄串起，挂于日光下或通风处晒干。

【药性】《东北常用中草药手册》:"酸、苦，平。"

【功用主治】 理气，活血，祛痰，利湿。主治反胃吐酸，肺痨咳血，黄疸，痢疾，胸胁疼痛，跌打扭伤，筋骨疼痛，闭经。

1.《东北常用中草药手册》:"祛痰止呕。主治反胃吐酸，吐食，肺结核咳嗽，吐血，黄疸，痢疾，便血。"

2.《黑龙江常用中药手册》:"治扭腰岔气，胸胁疼痛等症。"

3.《辽宁常用中草药手册》:"行气，利水。治气滞胸痛，水肿。种子治肺痿，吐血，肠出血，肠炎，痢疾。"

4.《吉林中草药》:"清热解毒，活络消肿。治消渴。"

5.《山西中草药》:"活血。"

【用法用量】 内服：煎汤，5～10 g;或研末。

【宜忌】 孕妇禁服。

《山西中草药》:"孕妇忌服。"

【选方】 1. 治反胃吐酸、吐食　赤包3～9 g。研末冲服。(《东北常用中草药手册》)

2. 治气滞胁痛，闪腰岔气　赤包7个。水煎服。(《辽宁常用中草药手册》)

2147 赤麻 chì má
(《长白山植物药志》)

【基原】 为荨麻科苎麻属植物悬铃木叶苎麻的根或嫩茎叶。

心功能改善[9]。

5. 对肿瘤作用　赤芍正丁醇提取物(赤芍D)1～2 g/kg腹腔注射,对小鼠肉瘤S_{180}的抑制率为31%～49%[10, 11]。大鼠Walker肉瘤脾内移植肝转移模型经赤芍灌胃后血管内皮细胞生长因子明显升高,肿瘤组织微血管密度提高,提示赤芍可促进肿瘤侵袭和转移的发生[12]。

6. 保肝作用　赤芍注射液3.3 mg/ml、1.67 mg/ml和0.7 mg/ml,对体外培养肝细胞的DNA合成有明显促进作用,对肝细胞再生和肝功能恢复有良好影响[13]。赤芍注射液3.75 g/kg静脉注射,对D-半乳糖胺所致大鼠肝损伤有明显保护作用,使动物存活率增加,肝脏萎缩与丙氨酸氨基转移酶明显低于对照组[14]。

7. 其他作用　川赤芍提取物对β-羟基-β-甲基戊二酸辅酶A和Ca^{2+}通道阻滞剂受体有显著抑制作用[15]。赤芍总苷对6种大鼠神经细胞缺血损伤模型的神经细胞具有明显保护作用,可显著提高损伤模型中神经细胞的存活数;对大鼠肾上腺嗜铬细胞瘤克隆株(PC-12)细胞超钙损伤具有明显的保护作用[16]。

毒性　赤芍注射液(水提醇沉)小鼠静脉注射的最大耐受量为50 g/kg,猫的最小致死量＞186 g/kg。赤芍D小鼠腹腔注射的LD_{50}为4.6 g/kg,赤芍C为2.9 g/kg,赤芍A为10.8 g/kg[11]。芍药苷的药理参见"白芍"条。

【炮制】 1. 赤芍　取原药材,除去杂质,分开大小条,洗净,润透,切薄片,干燥。

2. 炒赤芍　取赤芍片置锅内,用文火加热,炒至颜色加深,偶有焦斑,取出放凉。

3. 酒赤芍　取赤芍片,加黄酒拌匀,闷润,置锅内,用文火炒至微黄色,取出,放冷。每赤芍100 kg,用黄酒15 kg。酒炒制其寒。

饮片性状　赤芍参见"药材"项。炒赤芍形如赤芍,色泽加深,偶见焦斑。酒赤芍形如炒赤芍,微有酒气。

贮干燥容器内,酒赤芍密闭,置阴凉干燥处,防潮。

【药性】 苦,微寒。归肝、脾经。

1.《本经》:"味苦。"

2.《吴普本草》:"神农:苦。桐君:甘,无毒。岐伯:咸。李氏:小寒。雷公:酸。"

3.《别录》:"酸,微寒,有小毒。"

4.《本草衍义》:"味涩、苦。"

5.《珍珠囊》:"足太阴脾经。"

6.《汤液本草》:"入手、足太阴经。"

【功用主治】 清热凉血,活血祛瘀。主治温毒发斑,吐血衄血,肠风下血,目赤肿痛,痈肿疮疡,闭经,痛经,崩带淋浊,瘀滞胁痛,疝瘕积聚,跌扑损伤。

1.《本经》:"主邪气腹痛,除血痹,破坚积,寒热疝瘕,止痛,利小便,益气。"

2.《别录》:"通顺血脉,缓中,散恶血,逐贼血,去水气,利膀胱大小肠,消痈肿,时行寒热,中恶腹痛,腰痛。"

3.《药性论》:"治肺邪气,腹中㽲痛,血气积聚,通宣脏腑拥气,治邪痛败血,主时疾骨热,强五脏,补肾气,治心腹坚胀,妇人血闭不通,消瘀血,能蚀脓。"

4.《日华子》:"治风补劳,主女人一切病并产前后诸疾,通月水,退热除烦,益气,天行热疾,瘟瘴惊狂,妇人血运,及肠风泻血,痔瘘,发背,疮疥,头痛,明目,目赤,胬肉。赤色者多补气。"

5.《开宝本草》:"别本注云,利小便,下气。"

6.《滇南本草》:"泄脾火,降气,行血。退血热。"

7.《本草要略》:"泻肝家火。"

8.《纲目》:"止下痢腹痛后重。"

【用法用量】 内服:煎汤,4～10 g;或入丸、散。

【宜忌】 血虚无瘀之证及痈疽已溃者慎服。

1.《本草经集注》:"恶石斛、芒硝。畏消石、鳖甲、小蓟。反藜芦。"

2.《本草衍义》:"血虚寒人,禁此一物。"

3.《本草经疏》:"赤芍药破血,故凡一切血虚病,及泄泻,产后恶露已行,少腹痛已止,痈疽已溃,并不宜服。"

【选方】 1. 治衄血不止　赤芍药为末,水服二钱匕。(《事林广记》)

2. 治肠风下血　赤芍药一两,瓦上烧存性。为末,温酒调下二钱。(《妇人良方》)

3. 治赤痢多,腹痛不可忍　赤芍药二两,黄柏二两(以蜜拌和涂炙令尽,锉)。上药捣筛为散,每服三钱。以淡浆水一中盏,煎至五分,去滓,不计时候稍热服。(《圣惠方》赤芍药散)

4. 治肝经不足,受客热风壅上攻,眼目赤涩,睛疼睑烂,怕日羞明,夜卧多泪,时行暴赤,两太阳穴疼,头旋昏眩,视物不明,渐生翳膜　赤芍药、当归(洗、焙)、黄连(去须)。上药等分,捣罗为细末。每用二钱,极滚汤泡,乘热熏洗,冷却再温洗,一日三五次洗,以瘥为度。(《局方》汤泡散,明睛散)

5. 治一切痈疽发背,疖毒恶疮　用赤芍药、当归、甘草等分为末。每服二钱,温酒调下,不拘时。(《卫生易简方》)

6. 治妇人赤带下不止　赤芍药一两,熟干地黄一两。上件药,捣细罗为散。每于食前以温酒调下二钱。(《普济方》)

7. 治五淋　赤芍药一两,槟榔一个(面裹煨)。上为末,每服一钱。水煎,空心服。(《博济方》)

8. 治遗精,白浊　赤芍药、猪苓各一两,上用黄蜡二两,溶汁和药,丸如桐子大。每服五六十丸,空心盐汤下。(《普济方》)

9. 治妇人五心烦热　赤芍药、水仙、荷叶等分为末。每服二钱,白滚汤调下。(《卫生易简方》)

【临床报道】 1. 治疗冠心病　草芍药1 000 g,加水4 000 ml,在大砂锅里煎煮至2 000 ml,然后浓缩至1 000 ml,每次服40 ml(每1 ml含生药1 g),日服3次,5星期为1个疗程,连服2个疗程(70 d)。治疗冠心病125例,一般症状多在第二个疗程后得到改善。心绞痛93例,近期控制72例,近期改善18例,总有效率为96.8%。心慌气短112例,近期控制83例,改善19例,总有效率为91.1%[1]。

2. 治疗肺源性心脏病　服用草芍药浸膏片(每片0.5 g,含生药5 g),每日6片,分3次服,3个月为1个疗程。共治疗肺源性心脏病患者30例,结果:心电图:治疗前QRS额面平均电轴≥＋90°的8例,治疗后6例改善,有肺型P波的9例,7例降至正常。治疗前肺源性心脏病标准三项阳性者占50%,治疗后降至15%(70%转阴,$P < 0.01$)。治疗前后肺动脉平均压除1例不降外其余均有不同程度下降。血液流变学(全血黏度、血浆黏度和血细胞比容)均有显著下降[1]。^{113}In-MAA肺灌注γ照相:治疗前有26例两肺上、中、下6个区域血流量均不正常,治疗后血运恢复正常者9例,1例由Ⅰ级转Ⅱ级,其余无变化。治疗前显示肺动脉高压者12例,治疗后4例恢复正常,3例改善,无变化

3，披针形，长 3～7 cm，分裂或不裂；萼片 4，宽卵形，长 1.7 cm，绿色，宿存；花瓣 6～9，倒卵形，长 2.3～4 cm，紫红色或粉红色；雄蕊多数，花药黄色；花盘肉质，仅包裹心皮基部；心皮 2～5，离生，密被黄色绒毛，柱头宿存。蓇葖果长 1～2 cm，密被黄色绒毛，成熟果实开裂，常反卷。花期 5～6 月，果期 7～8 月。

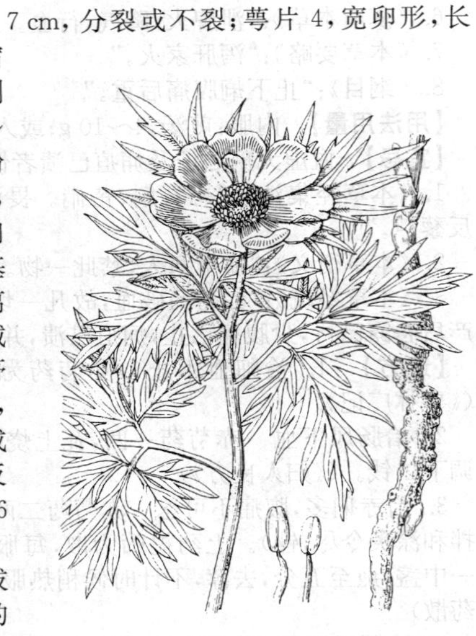

川赤芍

生于海拔 1 800～3 700 m 的山坡疏林或林边路旁。分布于四川、西藏、陕西、甘肃、青海等地。

除上述两种外，下述品种的根亦作赤芍入药：①草芍药 *P. obovata* Maxim. 分布于东北及河北、山西、浙江、安徽、江西、河南、湖北、湖南、四川、贵州、陕西、宁夏等地。②毛叶草芍药 *P. obovata* Maxim. var. *willmottiae* (Stapf) Stern 分布于安徽、河南、四川、陕西、甘肃等地。③美丽芍药 *P. mairei* Lévl. 分布于四川、贵州、云南、陕西、甘肃。④窄叶芍药 *P. anomala* L. 分布于新疆西北部阿尔泰山及天山山区。⑤块根芍药 *P. anomala* L. var. *intermedia* (C. A. Mey.) O. et B. Fedtsch. 分布于新疆。

【采收加工】 8～9 月采挖，晾晒至半干时，捆成小捆，晒至足干。

【药材】 芍药 *Radix Paeoniae Rubra* 主产于内蒙古、辽宁、吉林、黑龙江；川赤芍主产于四川。

性状 根呈圆柱形，稍弯曲，长 5～40 cm，直径 0.5～3 cm。表面棕褐色，粗糙，有纵沟及皱纹，并有须根痕及横向凸起的皮孔，有的外皮易脱落。质硬而脆，易折断，断面粉白色或粉红色，皮部窄，木部放射状纹理明显，有的有裂隙。气微香，味微苦、酸涩。

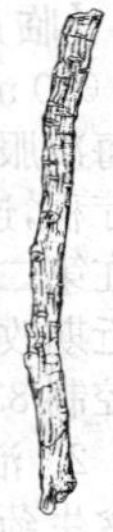

赤芍（根）外形

鉴别 (1) 根横切面：赤芍 木栓层为数列棕色细胞。皮层薄壁细胞切向延长，外侧的细胞角隅处增厚，有的可见大型纹孔，有的有分隔形成母子细胞。韧皮部较窄。形成层成环。木质部射线较宽，导管群作放射状排列，导管旁有木纤维。薄壁细胞含草酸钙簇晶，并含淀粉粒。

川赤芍 落皮层有的可见。皮层、韧皮部中有时可见管状封闭组织，其中央薄壁细胞含棕红色分泌物。

(2) 取本品粉末 0.5 g，加水10 ml，煮沸，滤过，滤液加三氯化铁试液 1 滴，生成蓝黑色沉淀（检查鞣质）。

(3) 薄层色谱：取本品粉末 0.5 g，加乙醇10 ml，振摇 5 min，滤过，滤液蒸干，残渣加乙醇 2 ml 使溶解，作为供试品溶液。另取芍药苷对照品，加乙醇制成每 1 ml 含 2 mg 的溶液，作为对照品溶液。吸取上述两种溶液各 4 μl，分别点于同一硅胶 G 薄层板上，以氯仿-醋酸乙酯-甲醇-甲酸（40：5：10：0.2）为展开剂，展开，取出，晾干，喷以 5%香草醛硫酸溶液，加热至斑点显色清晰。供试品色谱中，在与对照品色谱相应的位置上，显相同的蓝紫色斑点。

品质标志 《中华人民共和国药典》2005 年版规定：照高效液相色谱法测定，本品含芍药苷（$C_{23}H_{28}O_{11}$）不得少于 1.80%。

【成分】 1. 芍药 根成分见“白芍”条。

2. 川赤芍 根含单萜类：芍药苷（paeoniflorin），四川产品还含微量的苯甲酰芍药苷（benzoyl paeoniflorin）[1]。氧化芍药苷（oxypaeoniflorin）；有机酸类：苯甲酸（benzoic acid），没食子酸（gallic acid），另含儿茶素（catechin），β-谷甾醇（β-sitosterol）[2]。

3. 草芍药 根含单萜类：芍药苷，北京地区产品还含氧化芍药苷（oxypaeoniflorin）和牡丹酚原苷（paeonolide）[1]。还含苯甲酸（benzoic acid），挥发油，脂肪油，树脂，鞣质，糖，淀粉，黏液质，蛋白质等[3]。

4. 美丽芍药 根含单萜类：芍药苷（paeoniflorin），氧化芍药苷（oxypaeoniflorin），苯甲酰芍药苷（benzoyl paeoniflorin），牡丹酚原苷[1]。

5. 窄叶芍药 根含单萜类：芍药苷（paeoniflorin），苯甲酰芍药苷（benzoyl paeoniflorin），氧化芍药苷（oxypaeoniflorin）[1]，牡丹酚原苷（paeonolide）；有机酸类：甲基水杨酸 6′-α-D-吡喃阿拉伯糖-β-D-葡萄糖醛酸苷（methyl salicylate 6′-α-D-arabinopyranosyl-β-D-glucuropyranoside）[4]，苯甲酸（benzoic acid），水杨酸（salicylic acid），没食子酸（gallic acid）[5]；挥发油及环烯醚萜类（iridoid）[6]。

6. 块根芍药 根含单萜类：芍药苷、氧化芍药苷[1]。

【药理】 1. 抗血栓形成及抗血小板聚集作用 赤芍煎剂 15～20 g(生药)/kg 给大鼠灌胃，使血栓形成时间明显延长，长度缩短，重量减轻；凝血酶原时间和白陶土部分凝血活酶时间延长，优球蛋白溶解时间缩短，表明对血凝有显著抑制作用[1]。赤芍总苷按 50 mg/kg、100 mg/kg、200 mg/kg 灌胃给药，能显著延长小鼠、大鼠的凝血时间，明显缩短尾静脉注射 ADPNa 所致的小鼠肺栓塞呼吸喘促时间，提示赤芍总苷通过对凝血系统和血小板功能的影响而产生抗血栓作用[2]。

2. 对红细胞的作用 用葡聚糖 500 诱导大鼠红细胞在体外悬浮液中聚集，当赤芍提取物浓度达到 138 g/L 时对红细胞聚集有明显抑制[3]。赤芍能明显改善红细胞的通透性，增加红细胞对低渗张力的抗性，有一定的稳定红细胞膜结构作用[4]。

3. 抗动脉硬化作用 赤芍对大耳白兔 AS 模型（免疫损伤合并高胆固醇喂饲 40 d 造成）AS 病灶有明显的消退作用，能使主动脉 AS 病灶减少 93.7%，使冠状动脉 AS 病灶减少 84.2%，有明显的降脂、抗脂质过氧化、降解血浆纤维蛋白原及抗平滑肌细胞增殖作用[5]。

4. 对心血管系统的影响 以 0.2%赤芍注射液灌流大鼠离体心脏，使冠脉流量增加 28.4%[6]。给麻醉犬动脉注射也使冠脉流量增加，静脉注射除增加冠脉流量外，也使外周阻力降低[7]。给小鼠腹腔注射赤芍注射液，使心肌 ^{86}Rb 摄取量增加，表明使心肌营养血流量增加，此作用可被普萘洛尔抑制，表明与 β-受体有关[13]。赤芍注射液 1 g/kg 肌内注射，对实验性肺动脉高压兔有治疗和预防作用，使肺血管扩张、肺血流改善、肺动脉压降低、心输出量增加、

4.《岭南采药录》:“理跌打伤,止痛。治四肢疼痛。”

5.《广西民族药简编》:“根:水煎服治痛经,四肢无力;水煎服或浸酒服治风湿痹痛,跌打内伤;捣烂敷患处治跌打损伤,风湿骨痛。全株:水煎服或浸酒服或与猪脚煲服治产后风湿骨痛,风湿关节炎,产后腹痛,半身不遂,难产,瘫痪;捣烂敷患处治跌打损伤,骨折。”

【用法用量】 内服:煎汤,9～15 g,鲜品 30～60 g;或浸酒。外用:研末调敷。

【选方】 治关节痛 走马胎根、土牛膝根、五加皮各 15 g。酒、水各半煎服。(《福建药物志》)

2143 走游草 zǒu yóu cǎo (《四川中药志》)

【异名】 藤五甲(《四川中药志》),上树蜈蚣、痰五加、五加皮(《重庆草药》),岩五加、毛五加、小走游草(《贵州草药》),钝叶小五爪金龙、小红藤、小红药、铜丝绊(《昆明民间常用草药》)。

【基原】 为葡萄科崖爬藤属植物崖爬藤、毛叶崖爬藤的根或全株。

【原植物】 1. 崖爬藤 *Tetrastigma obtectum* (Wall.) Planch. [*Vitis obtecta* Wall.]

常绿或半常绿木质藤本。小枝稍有棱,被柔毛;卷须有数个分枝,顶端有吸盘。掌状复叶互生;总叶柄长 7～ 11 cm,被柔毛,有苞片;小叶通常 5,中间小叶菱状倒卵形,长 1.5～4.5 cm,宽 1～3.5 cm,先端渐尖,基部楔形;侧生小叶常偏斜,基部常不对称,两面无毛,边缘有稀疏的具尖头的小锯齿,上面绿色,下面带粉白色或锈色。花单性,伞形花序长约 2 cm;花小,黄绿色;花梗长 0.5～1 cm,有毛;花萼小,近无齿,浅碟状;花瓣 4,卵形,长约 3 mm,顶端具极短的角;雄花有雄蕊 4,与花瓣对生,花药近圆形,花盘贴于子房基部,不显著;雌花子房无毛,宽圆锥状,柱头 4 裂。果序长达 6 cm,浆果球形或倒卵形,长 5～7 mm,熟时黑紫色。花期 5～6 月,果期 8～9 月。

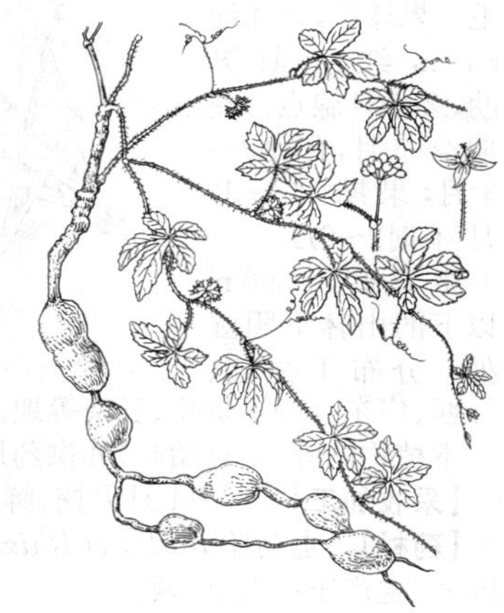

崖爬藤

生于海拔 800～1 400 m 的林下阴湿处或岩石壁上。分布于西南及江西、湖北、湖南、广东、广西、陕西、甘肃等地。

2. 毛叶崖爬藤 *T. obtectum* (Wall.) Planch. var. *pilosum* Gagnep.

本变种与崖爬藤的区别为小枝和叶均被毛,叶片先端渐尖。分布于西南及湖北、湖南、广西、陕西等地。

【栽培】 生物学特性 喜温暖、阴湿的环境,攀附于石壁上或树上。宜在疏松、肥沃的土壤上种植。

繁殖方法 扦插繁殖。于春暖时扦插,选健壮的嫩枝条,去掉叶片,截成长 15 cm 左右,按行株距 20 cm×(3～5)cm 斜插于苗床上,稍压紧,浇水保湿,经 30～40 d 长根出叶后定植,按行株距 1 m×1 m 开穴,每穴种 2～3 株,压紧,浇足定根水。

田间管理 定植后应搭棚遮荫,透光度 30%～40%。当藤蔓长到 25～40 cm 时,应搭棚架,引蔓攀缘。每年中耕除草 3～4 次,春、秋季各施肥 1 次。冬季剪去枯枝和过密弱枝。

病虫害防治 虫害有蚜虫、卷叶螟,为害叶片。

【采收加工】 9～11 月挖取全株,切碎,晒干;11～12 月挖取根部,切片,晒干。

【药性】 辛,温。

1.《四川中药志》1960 年版:“性温,味辛,无毒。”

2.《广西本草选编》:“味辛、酸、涩,平,有小毒。”

【功用主治】 祛风除湿,活血通络,解毒消肿。主治风湿痹痛,跌打损伤,流注痰核,痈疮肿毒,毒蛇咬伤。

1.《四川中药志》1960 年版:“发散风湿,行血导滞。治头痛、身痛、筋骨痛、风湿麻木及流注;外用洗疮毒。”

2.《重庆草药》:“略似巴山虎而较平和。小儿气痰(多系淋巴结核)也可用。”

3.《陕甘宁青中草药选》:“祛风湿,活血,解毒。”

【用法用量】 内服:煎汤,10～15 g;或浸酒。外用:煎水洗,或捣敷;或研末撒、麻油调涂。

【选方】 1. 治风湿关节骨痛 走游草煨酒服,并用走游草捣绒或用服后之药渣外包患部。(《重庆草药》)

2. 治跌打损伤,毒蛇咬伤 崖爬藤 9～15 g,水煎服;并用鲜崖爬藤捣烂或干品研粉调酒外敷(蛇伤敷伤口周围)。(《广西本草选编》)

3. 治黄水疮 走游草叶,炕干打粉,干撒患处;如无黄水,可用麻油调搽。(《四川中药志》1960 年版)

2144 走马胎叶 zǒu mǎ tāi yè (广州部队《常用中草药手册》)

【基原】 为紫金牛科紫金牛属植物走马胎 *Ardisia gigantifolia* Stapf 的叶。

【原植物】 参见“走马胎”条。

【采收加工】 7～10 月采叶,多为鲜用。

【药性】 微辛,微温。

【功用主治】 主治疮疖肿痛,下肢溃疡,跌打扭伤。

【用法用量】 外用:鲜叶捣敷。

2145 赤芍 chì sháo (《药品化义》)

【异名】 木芍药(崔豹《古今注》),赤芍药(《博济方》),红芍药(《圣济总录》),草芍药(《滇南本草》)。

【基原】 为芍药科芍药属植物芍药、川赤芍的根。

【原植物】 1. 芍药 *Paeonia lactiflora* Pall. [*P. albiflora* Pall.] 参见“白芍”条。

2. 川赤芍 *P. veitchii* Lynch 又名:毛果赤芍(《四川中药志》)。

多年生草本,高 30～120 cm。根圆柱形,单一或分歧,直径 1.5～2 cm。茎直立,有粗而钝的棱,无毛。叶互生;叶柄长 3～9 cm;茎下部叶为二回三出复叶,叶片轮廓呈宽卵形,长7.5～20 cm;小叶成羽状分裂,裂片窄披针形或披针形,宽4～16 mm,先端渐尖,全缘,上面深绿色,沿叶脉疏生短柔毛,下面淡绿色,无毛,叶脉明显。花两性,2～4 朵,生茎顶端和叶腋,常仅 1 朵开放,直径4.2～10 cm;苞片 2～

用远志、甘草、茯神、益智为丸，枣汤服效，非取远志归阴，此(一为‘以’)为向导之药乎？”

6.《衷中参西录》：“(远志)其酸也能阖，其辛也能辟阖，故其性善理肺，能使肺中之阖辟纯任自然，而肺中之呼吸于以调，痰涎于以化，即咳嗽可以止矣。若以甘草辅之，诚为养肺要药。至其酸敛之力，入肝能敛戢肝火，入肾能固涩滑脱，入胃又能助生酸汁，使人多进饮食，和平纯粹之品，夫固无所不宜也。”

2141 走马风 zǒu mǎ fēng (《广西民间常用草药手册》)

【异名】 牛耳草、吊钟黄(《广西本草选编》)，水马胎、赶风茜(《广西民间常用草药》)，牛耳三稔、飞山虎、羊耳三稔(《广东中草药》)。

【基原】 为菊科艾纳香属植物六耳铃的全草。

【原植物】 六耳铃 *Blumea laciniata* (Roxb.) DC. [*Conyza laciniata* Roxb.] 又名：波缘艾纳香(《广西植物名录》)。

粗壮草本，高 50～150 cm。主根肥大，有多数须根。茎多分枝，有条棱，上部被开展长柔毛和具柄腺毛，在幼枝和花序轴上的毛更密，下部叶有长达 2～4 cm 具狭翅的柄；叶片倒卵状长圆形或倒卵形，长 10～30 cm，宽 4～6 cm，先端短尖，基部渐狭，下延成翅，下半部琴状分裂，顶裂片大，侧裂片 2～3 对，边缘具锯齿或粗齿，上面被糙毛，下面被疏柔毛；侧脉 5～7 对；中部叶无柄，长 6～10 cm，宽 2～4 cm，边缘有不规则的齿刻，有时琴状浅裂；上部叶极小，不分裂，全缘或有齿刻。头状花序多数，排列成长圆形的大圆锥花序；花序梗被具柄腺毛和长柔毛；总苞圆柱形或钟形；总苞片5～6层，紫红色，花后常反折；花托蜂窝状；花黄色；雌花多数，花冠檐部 2～3 齿裂；两性花花冠檐部 5 裂，被疏毛。瘦果圆柱形，具棱 10 条，被疏毛；冠毛白色。花期 10 月至翌年 5 月。

生于海拔 400～800 m 的田畦、草地、山坡、林缘及河边。分布于华南及福建、贵州、云南、台湾等地。

【采收加工】 全年均可采收，鲜用或切段，晾干。

【药性】 辛、苦，微温。

1.《广西民间常用草药手册》：“辛，平，气香，无毒。”

2.《广西本草选编》：“味苦、辛，性寒。”

【功用主治】 祛风，通络，解毒。主治头风头痛，风寒湿痹，关节酸痛，跌打损伤，痈肿疮疖，湿疹，蛇伤。

1.《广西民间常用草药手册》：“治妇女产后骨痛，头痛，风湿骨痛，跌打肿痛。”

2.《全国中草药汇编》：“治湿疹，毒蛇咬伤。”

【用法用量】 内服：煎汤，30～60 g。外用：捣敷；或煎水洗。

【选方】 1. 治妇女头风痛　走马风 60 g。同鸡蛋煲，冲酒服。(《广西民间常用草药手册》)

2. 治风湿骨痛　走马风、大风艾、大力王各适量。共捣烂，用酒炒热敷患处，或用水煎洗患处。(《广西中草药》)

3. 治产后关节痛　鲜走马风、鲜大风艾各适量。共捣烂，用酒炒热后敷患处，或用水煲洗患处。

4. 治跌打肿痛　走马风、泽兰、土加皮、鹰不扑各适量。共捣烂，用酒炒热后敷患处。(3、4 方出自《广西民间常用草药手册》)

2142 走马胎 zǒu mǎ tāi (《生草药性备要》)

【异名】 大发药(《陆川本草》)，走马风(《广西中药志》)，山鼠、血枫(《广西中草药》)，九丝马(《贵州中草药名录》)。

【基原】 为紫金牛科紫金牛属植物走马胎的根及根茎。

【原植物】 走马胎 *Ardisia gigantifolia* Stapf [*A. pseudoverticillata* Merr.] 又名：大叶紫金牛《拉汉种子植物名称》。

大灌木，高 1～3 m。具粗厚的匍匐根茎；茎粗壮，通常无分枝，幼嫩部分被微柔毛。叶通常簇生于茎顶端；叶柄长 2～4 cm，具波状狭翅；叶片膜质，椭圆形至倒卵状披针形，长 25～48 cm，宽 9～17 cm，先端钝急尖或近渐尖，基部楔形，下延至叶柄，边缘具密啮蚀状细齿，齿具小尖头，背面叶脉上被细微柔毛，具疏腺点，以近边缘较多，不成边缘脉。由多个亚伞形花序组成的圆锥花序，长 20～35 cm，宽约 10 cm或更宽，每亚伞形花序有花 9～15 朵；花梗长 1～1.5 cm；萼片狭三角状卵形或披针形，长 1.5～2 mm，被疏微柔毛，具腺点；花瓣白色或粉红色，卵形，长 4～5 mm，具疏腺点；雄蕊为花瓣长的 2/3，花药卵形；雌蕊与花瓣几等长，子房被微柔毛。果球形，直径约 6 mm，红色，具纵肋，多少具腺点。花期 4～6 月，有时 2～3 月，果期 11～12 月，有时2～6月。

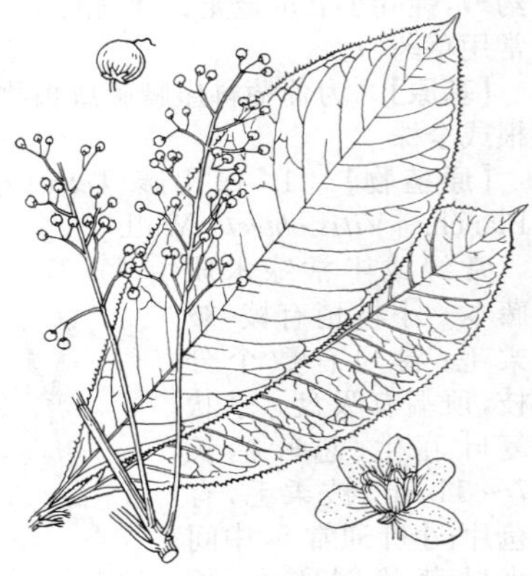

走马胎

生于海拔1 300 m以下的山林下阴湿处。分布于福建、江西、广东、广西、贵州、云南等地。

本植物的叶(走马胎叶)亦供药用，另设专条。

【采收加工】 8～11 月采挖，鲜用或切片晒干。

【药材】 走马胎 *Radix et Rhizoma Ardisiae Gigantifoliae* 主产于广东、广西。

性状　根呈不规则圆柱形，略呈串珠状膨大，长短不一。表面灰褐色或带暗紫色，具纵沟纹，习称“蛤蟆皮皱纹”，皮部易剥落，厚约 2 mm。质坚硬，不易折断。断面皮部淡红色，有紫红色小点，木部黄白色，可见细密放射状“菊花纹”。商品常切成斜片，厚约2 mm。气微，味淡，略辛。

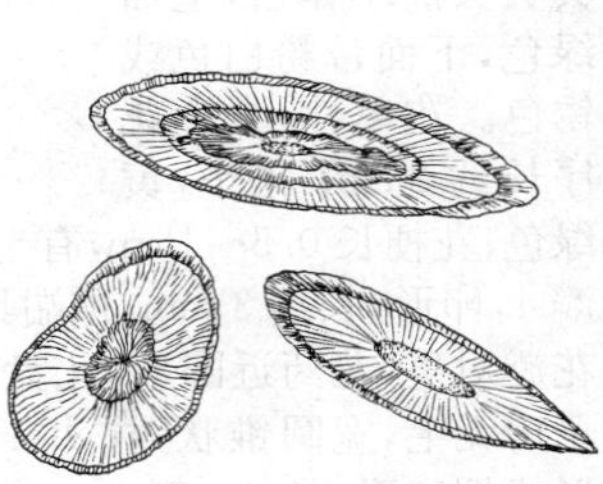

走马胎(饮片)外形

鉴别　根横切面：木栓层由数列木栓细胞组成。皮层宽广，细胞类圆形，排列疏松；内皮层细胞凯氏带明显。韧皮部狭窄，初生木质部 6 原型。

【药性】 苦、微辛，温。

《生草药性备要》：“味劫辛，性温。”

【功用主治】 祛风湿，活血止痛，化毒生肌。主治风湿痹痛，产后血瘀，痈疽溃疡，跌打肿痛。

1.《生草药性备要》：“祛风湿，除酒病，治走马风。”

2.《纲目拾遗》：“研粉敷痈疽，长肌化毒，收口如神。”

3.《本草求原》：“壮筋骨，已劳倦。”

1.《本经》:"味苦,温。"
2.《别录》:"无毒。"
3. 王好古:"肾经气分药也。"(引自《纲目》)
4.《本草经疏》:"味苦,温,兼微辛。为手少阴经君药,兼入足太阴经。"
5.《本草汇言》:"味苦、甘、辛。"
6.《本草再新》:"性热。"
7.《本草求原》:"入厥阴心包。"
8.《衷中参西录》:"味酸、微辛,性平。"
9.《陕西中药志》:"入心、肺、肾三经。"

【功用主治】 宁心安神,祛痰开窍,解毒消肿。主治心神不安,惊悸失眠,健忘,惊痫,咳嗽痰多,痈疽发背,乳房肿痛。

1.《本经》:"主咳逆伤中,补不足,除邪气,利九窍,益智慧,耳目聪明,不忘,强志倍力。久服轻身不老。"
2.《别录》:"利丈夫,定心气,止惊悸,益精,去心下膈气、皮肤中热、面目黄。好颜色延年。"
3.《本草经集注》:"杀天雄、附子毒。"
4.《药性论》:"治心神健忘,安魂魄,令人不迷,坚壮阳道,主梦邪。"
5.《日华子》:"主膈气惊魇,长肌肉,助筋骨。妇人血噤失音,小儿客忤,服无忌。"
6. 王好古:"(治)肾积奔豚。"(引自《纲目》)
7.《纲目》:"治一切痈疽。"
8.《本草再新》:"行气散郁,并善豁痰。"
9.《本草求原》:"(治)喉痹痛瘖,胸痹心痛,阴虚盗汗。"
10.《福建药物志》:"主治腹痛,泄泻,消化不良,乳腺炎,蛇伤。"

【用法用量】 内服:煎汤,3～10 g;浸酒或入丸、散。外用:研末酒调敷。

【宜忌】 阴虚火旺、脾胃虚弱者以及孕妇慎服。用量不宜过大,以免引起呕恶。

1.《雷公炮炙论》:"凡使先须去心,若不去心,服之令人闷。"
2.《本草经集注》:"畏真珠、藜芦、蜚蠊、齐蛤。"
3.《药性论》:"畏蛴螬。"

【选方】 1. 治健忘　远志、石菖蒲等分。煎汤常服。(《卫生易简方》)

2. 治不寐　远志肉、酸枣仁(炒)、石莲肉等分。水煎服。(《种杏仙方》)

3. 治小儿惊痰　远志(去心)煎汤。随时饮之。(《普济方》)

4. 治久心痛　远志(去心)、菖蒲(细切)各一两。上二味,粗捣筛。每服三钱匕,水一盏,煎至七分,去滓,不拘时温服。(《圣济总录》远志汤)

5. 治妇人无病而不生育　远志一两,当归身二两。炒燥和匀,每用药一两,浸酒二壶。每日随量早晚饮之。(《本草汇言》)

6. 治小便赤浊　远志半斤(甘草水煮,去心),茯神(去木)、益智仁各二两。上为细末,酒煮面糊为丸,如梧子大。每服五十丸,临卧枣汤送下。(《朱氏集验方》远志丸)

7. 治一切痈疽、发背、疖毒,不问虚实寒热　远志(汤洗去泥,捶去心)为末。酒一盏,调末三钱,迟顷,澄清饮之,以滓敷病处。(《三因方》远志酒)

8. 治口疮　五倍子、远志(去心)各半两。上同研为粗末,用纱罗隔过。掺少许于舌上,吐出。(《朱氏集验方》远志散)

9. 治脑风头痛不可忍　远志(去心),捣罗为细散。每用半字,先含水满口,即嗃药入鼻中,仍揉痛处。(《圣济总录》远志散)

10. 治中风,舌不能言　远志不拘多少。甘草水泡,不去骨,为末。鸡子清调敷天突、咽喉、前心三处。(《古今医鉴》)

【临床报道】 1. 治疗轻微脑功能障碍综合征　用菖蒲、远志制成智力糖浆,每次 10～15 ml,每日 3 次,口服。治疗 100 例,结果显效 70 例,有效 20 例,无效 10 例。此外,对智力发育差及健忘的儿童,也有一定疗效[1]。

2. 治疗急性乳腺炎　用远志 12 g,水煎后加米酒 50 ml 兑服,每日 1 次。服后体温恢复正常,局部症状消失并恢复哺乳者为痊愈。共治疗 56 例,结果 54 例痊愈,其中服药 1 剂而愈者 23 例,2 剂而愈者 26 例,3 剂而愈者 5 例[2]。

3. 治疗滴虫性阴道炎　每晚用苦参水熏洗外阴后将远志栓(远志研成细粉,以医用甘油、明胶为赋形剂制成栓,每栓含生药 0.75 g)1 粒纳入阴道穹后部处,用药 3～6 次为 1 个疗程。共治疗 42 例,结果 1 个疗程治愈者 33 例(78.5%),好转 8 例(19.05%),无效 1 例(2.38%)。用药 2 个疗程全部病例均治愈,总有效率 100%。坚持用药 3 个疗程后随访半年无复发[3]。

【各家论述】 1.《纲目》:"远志,入足少阴肾经,非心经药也。其功专于强志益精,治善忘。盖精与志皆肾经之所藏也。肾精不足,则志气衰,不能上通于心,故迷惑善忘。《灵枢经》云:肾藏精,精合志,肾盛怒而不止则伤志,志伤则喜忘其前言,腰脊不可俯仰屈伸,毛悴色夭;又云:人之善忘者,上气不足,下气有余,肠胃实而心肺虚,虚则营卫留于下,久之不以时上,故善忘也。"

2.《本草正》:"远志,功专心肾,故可镇心止惊,辟邪安梦,壮阳益精,强志助力。以其气升,故同人参、甘草、枣仁,极能举陷摄精,交接水火。"

3.《本草汇言》:"沈则施曰:远志同人参、茯苓、白术能补心;同黄芪、甘草、白术能补脾;同地黄、枸杞、山药能补肾,同白术、当归、川芎能补肝;同人参、麦冬、沙参能补肺;同辰砂、金箔、琥珀、犀角能镇惊;同半夏、胆星、贝母、白芥子能消惊痰;同牙皂、钩藤、天竺黄能治急惊;同当归六黄汤能止阴虚盗汗;同黄芪四君子汤,能止阳虚自汗。独一味煎膏能治心下膈气,心气不舒。独一味酿酒,能治痈疽肿毒,年久疮痍,从七情郁怒而得者,服之渐愈。"

4.《药品化义》:"远志,味辛重大泄,入心开窍,宣散之药。凡痰涎伏心,壅塞心窍,致心气实热,为昏愦神呆,语言蹇涩,为睡卧不宁,为恍惚惊怖,为健忘,为梦魇,为小儿客忤,暂以此豁痰利窍,使心气开通,则神魂自宁也。诸本草谓味辛润肾,用之益精强志,不知辛重暴悍,戟喉刺舌,与南星、半夏相类,经曰肾恶燥,乌可入肾耶?"

5.《本草求真》:"(远志)入足少阴肾经气分,强志益精,凡梦遗善忘、喉痹失音、小便赤涩,因肾水衰薄而致者,宜用是药以补之。盖精与志皆藏于肾,肾气充则九窍利,智慧生,耳目聪明,邪气不能为害;肾气不足,则志气衰,不能上通于心,故迷惑善忘,不能蛰闭封藏,故精气不固也。昔人治喉痹失音作痛,远志末吹之,涎出为度,非取其通肾气而开窍乎?""一切痈疽背发,从七情忧郁而得,单煎酒服,其渣外敷,投之皆愈,非苦以泄之,辛以散之之意乎?小便赤浊,

吨酮(1, 2, 3, 6, 7-pentamethoxyxanthone)[5], 1, 7-二羟基呫吨酮(1, 7-dihydroxyxanthone), 1, 7-二甲氧基呫吨酮(1, 7-dimethoxyxanthone), 1, 7-二羟基-2, 3-二甲氧基呫吨酮(1, 7-dihydroxy-2, 3-dimethoxyxanthone), 1-羟基-3, 7-二甲氧基呫吨酮(1-hydroxy-3, 7-dimethoxyxanthone), 1, 7-二甲氧基-2, 3-亚甲二氧基呫吨酮(1, 7-dimethoxy-2, 3-methylenedioxyxanthone)[6],远志呫吨酮(onjixanthone)Ⅰ及Ⅱ, 1, 6-二羟基-3, 7-二甲氧基呫吨酮(1, 6-dihydroxy-3, 7-dimethoxyxanthone), 1, 7-二羟基-3-甲氧基呫吨酮(1, 7-dihydroxy-3-methoxyxanthone), 1, 6-二羟基-3, 5, 7-三甲氧基呫吨酮(1, 6-dihydroxy-3, 5, 7-trimethoxyxanthone), 1-羟基-3, 6, 7-三甲氧基呫吨酮(1-hydroxy-3, 6, 7-trimethoxy-xanthone)[7], 1, 3, 6-三羟基-2, 7-二甲氧基呫吨酮(1, 3, 6-trihydroxy-2, 7-dimethoxyxanthone)[8], 1, 3, 7-三羟基呫吨酮(1, 3, 7-trihydroxyxanthone), 1, 6, 7-三羟基-2, 3-二甲氧基呫吨酮(1, 6, 7-trihydroxy-2, 3-dimethoxyxanthone)[9], polygalaxanthone Ⅱ[10], polygalaxanthone Ⅲ[11], polygalaxanthone Ⅳ、Ⅴ[12];生物碱:1-丁氧羰基-β-咔啉(1-carbobutoxy-β-carboline), 1-乙氧羰基-β-咔啉(1-carboethoxy-β-carboline),哈尔满(Harman),降哈尔满(norharman), 1-甲氧羰基-β-咔啉(1-carbomethoxy-β-carboline), N9-甲酰基哈尔满(N9-formylharman)[13],细叶远志定碱(tenuidine)[14];甾醇类:α-菠甾醇葡萄糖苷(α-spinasteryl-3-O-β-D-glucoside), α-菠甾醇葡萄糖苷-6′-O-棕榈酸酯(α-spinasteryl-3-O-β-D-glucoside-6′-O-paltimate),豆甾醇(sigmasterol)[9]。酚性糖苷:远志糖苷(tenuifoliside)A、B、C、D以及β-D-(3-O-芥子酰)-呋喃果糖基-α-D-(6-O-芥子酰)-吡喃葡萄糖苷〔β-D-(3-O-sinapoyl)-fructofuranosyl-α-D-(6-O-sinapoyl)-glucopyranoside〕[15], β-D-吡喃葡萄糖乙酯(ethyl-β-D-glucopyranoside)[16];寡糖:远志寡糖(tenuifoliose)A、B、C、D、E、F[5, 6], tenuifoliside E[11]。还含有 tenuifoliside B, 7-O-methylmangiferin, lancerin[10]。

2. 西伯利亚远志　含蔗糖酯类:sibiricoses $A_{1\sim6}$,呫吨酮类:sibiricaxanthones A 和 sibiricaxanthones B;此外还有乙酰酚酮苷(sibiricaphenone)[16]。

【药理】 1. 中枢镇静与抗惊厥作用　远志根皮、未去木心的远志全根和根部木心与巴比妥类催眠药均有协同作用。小鼠灌服 3.125 g/kg,可促使注射阈下催眠剂量戊巴比妥钠的小鼠入睡。而同等剂量对五甲烯四氮唑所致惊厥的对抗作用,则以远志全根较强,根皮次之,根部木心则无效[1]。大鼠口服远志提取物后,在血和胆汁中发现了能延长小鼠戊巴比妥钠睡眠时间的活性物质 3, 4, 5-三甲氧基肉桂酸(TMCA)、甲基 3, 4, 5-三甲氧基肉桂酸(M-TMCA)和对甲氧基肉桂酸(PMCA),提示远志水提取物中含有 TMCA 的天然前体药物[2]。

2. 祛痰作用　远志含远志皂苷 A 及 B 等,能刺激胃黏膜,引起轻度恶心,可反射性地增加支气管的分泌而有祛痰作用[3]。采用酚红法和氨水引咳法测定 4 个新的远志皂苷的祛痰和镇咳作用,结果发现多数具有比较明显的祛痰和镇咳作用。其中皂苷 3D 可能是远志祛痰作用的主要活性成分,2D 和 3C 则为镇咳作用的主要成分,作用甚至强于等剂量的可待因和枸橼酸喷托维体[4]。

3. 降压作用　麻醉犬静注 100% 远志注射液 0.25 ml/kg,可使血压降低原水平的 60%~70%。麻醉兔静注 0.5 ml/kg,也可使血压下降原水平的 40%~50%,但此作用仅维持 1~2 min,重复给药未见快速耐受现象[5]。通过大鼠麻醉后左颈总动脉记录平均动脉压(MAP),以及尾袖法测定清醒大鼠和肾性高血压大鼠(RVHR)收缩压的方法,研究证明远志皂苷有降压作用,此作用与迷走神经兴奋、神经节阻断,以及外周 α-肾上腺能,M-胆碱能和 H_1 受体无关[6]。

4. 溶血作用　远志试管内试验有强的溶血作用[7],这是因为其所含皂苷可破坏红细胞膜之故。其根皮部的溶血作用远较根木心部为强[8]。

5. 子宫收缩作用　离体及在位试验均证明,远志流浸膏可使豚鼠、兔、猫、犬的已孕和未孕子宫收缩增强,肌张力增加,此作用为其含皂苷对子宫肌的直接刺激所致[9]。远志水煎剂经乙醇沉淀处理制成的 100% 注射液对大鼠、小鼠离体未孕子宫亦具强烈的收缩作用[10]。

6. 促进体力和智力作用　给大鼠口服远志 4.28 g/kg,条件反射和非条件反射次数均增多,间脑中辅酶(NAD^+)浓度显著增高,海马、尾纹核和脑干内的辅酶、还原型辅酶(NADH)浓度均增高,表明远志具有促进动物体力和智力的作用[11]。

7. 抗突变作用　远志水溶性提取物对 TA_{98} 菌株回变菌落数有明显抑制作用,说明其有抗突变效应[12]。铅能诱发小鼠精原细胞姐妹染色单体互换,而在腹腔注射铅的同时给予远志,可使铅诱发的小鼠精原细胞姐妹染色单体互换频率明显降低[13]。

8. 延缓衰老作用　远志水煎剂可使衰老小鼠红细胞中 SOD、肝组织谷胱甘肽过氧化物酶活性明显升高,提示远志水煎剂对衰老小鼠具有延缓衰老作用,且最佳用药时间为 30 d[14]。

毒性　远志根皮小鼠灌胃给药的 LD_{50} 为 10.03±1.98 g/kg,全根的 LD_{50} 为 16.95±2.01 g/kg,而根部木心用至 75 g/kg 仍无死亡[1]。

【炮制】 1. 远志　现行,取原药材,除去杂质,略洗,润透,去心,切段,干燥。

2. 制远志　取甘草,加适量水煎汤,加入净远志段,用文火煮至汤吸尽,取出干燥。每远志段 100 kg,用甘草 6 kg。甘草制协同补脾益气、安神益智作用。

3. 炒远志　取制远志肉,置热锅内,用武火炒至表面焦黑色,内部焦褐色,取出,喷淋清水少许,灭净火星,晒干。

4. 蜜远志　取炼蜜用适量开水稀释后,加入净远志段拌匀,闷透,置锅内,用文火加热,炒至不粘手为度,取出放凉。每远志段 100 kg,用炼蜜 25 kg。蜜远志偏于润肺祛痰。

5. 朱远志　取制远志加水湿润后,撒入朱砂细粉,拌匀,晾干。每制远志 100 kg,用朱砂 2 kg。朱远志偏于安神定惊。

远志用甘草水煮制比浸制的皂苷含量高,甘草水煮后 80 ℃烘干,再文火炒至微焦,远志皂苷的含量还可提高约 1%,祛痰作用也较好。

饮片性状　远志参见“药材”项。制远志形如远志段,味微甜。炒远志形如远志段,表面焦黑色,内面焦褐色。蜜远志形如远志段,色泽加深,味甜。朱远志形如远志段,外被朱砂细粉。

贮干燥容器内,制远志、炒远志、蜜远志、朱远志密闭,置阴凉干燥处,防霉,防蛀。

【药性】 辛、苦,微温。归心、肺、肾经。

《本草拾遗》:"味辛,性寒,无毒。"

【功用主治】 清热明目除翳。主治目睑赤烂,目生翳障。

1.《本草拾遗》:"主辟恶,熨目赤烂。"

2.《纲目》:"主目生障翳,为末,日点。"

【用法用量】 外用:砸碎,研为细粉;或水飞用。

2140 远志 yuǎn zhì (《本经》)

【异名】 葽绕、蕀蒬(《尔雅》),棘菀、细草(《本经》),小鸡腿、小鸡眼(《全国中草药汇编》),小草根(《中药材品种论述》)。

【基原】 为远志科远志属植物远志和西伯利亚远志的根。

【原植物】 1. 远志 *Polygala tenuifolia* Willd.

多年生草本,高25~40 cm。根圆柱形,长而微弯。茎由基部丛生,细柱形,质坚硬,带绿色,上部多分枝。单叶互生,叶柄短或近于无柄;叶片线形,长1~3 cm,宽1.5~3 mm,先端尖,基部渐狭,全缘,无毛或稍被柔毛。春季茎顶抽出总状花序,长5~12 cm,花小,稀疏;萼片5,其中2枚呈花瓣状,绿白色;花瓣3,淡紫色,其中1枚较大,呈龙骨瓣状,先端着生流苏状附属物;雄蕊8,花丝基部合生;雌蕊1,子房倒卵形,扁平,2室,花柱弯曲,柱头2裂。蒴果扁平,圆状倒心形,长、宽各4~5 mm,绿色,光滑,边缘狭翅状,无睫毛,基部有宿存的萼片,成熟时边缘开裂。种子卵形,微扁,棕黑色,密被白色绒毛。花期5~7月,果期6~8月。

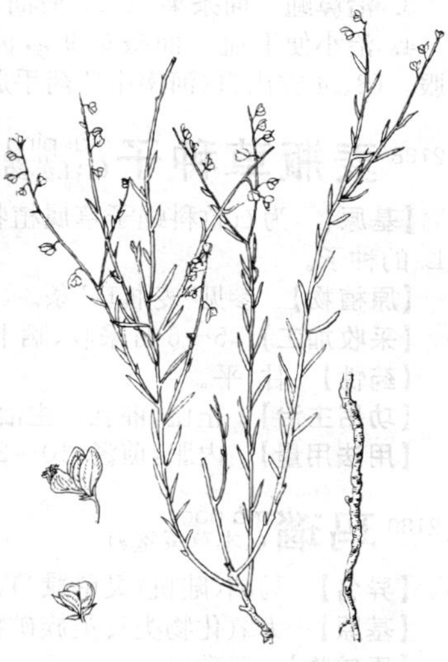

远 志

生于向阳山坡或路旁。分布于华北、东北、西北及江苏、安徽、江西、山东等地。

2. 西伯利亚远志 *P. sibirica* L. 又名:宽叶远志(《中药志》),卵叶远志(《药材学》)。

本种的形态与上种相似,其特点是:下部叶小,卵形,长约6 mm,宽约4 mm,先端钝,具短尖头;上部叶大,披针形或椭圆状披针形,长1~2 cm,宽3~6 mm,绿色,被短柔毛,先端钝,具骨质短尖头,基部楔形,全缘,反卷。总状花序腋外生或假顶生,花瓣3,蓝紫色。蒴果近倒心形,直径约5 mm,先端微缺,具狭翅,疏被短睫毛。

生于海拔1 100~2 800 m的山坡草地。分布于华北、东北、西南及山东、河南等地。

本植物的全草(小草)亦供药用,另设专条。

【栽培】 生物学特性 喜凉爽气候,忌高温,耐干旱。根深长,可吸收地下水。宜选向阳、排水良好的砂质壤土栽培。

繁殖方法 种子繁殖,直播或育苗移栽。应在7~8月蒴果七八分成熟时采收种子,防止蒴果开裂种子散落。直播,春播于4月中、下旬,秋播于10月上、中旬,按行距20~30 cm开浅沟。条播,播后覆土1.5~2 cm,稍加镇压,浇足水。播种后15 d开始出苗,秋播在次年春季出苗。育苗移栽:于3月上、中旬,在苗床上条播,覆土1 cm,10 d左右出苗。苗高5 cm左右,按行株距(15~20)cm×(3~6)cm定植,选择阴雨天或午后进行。

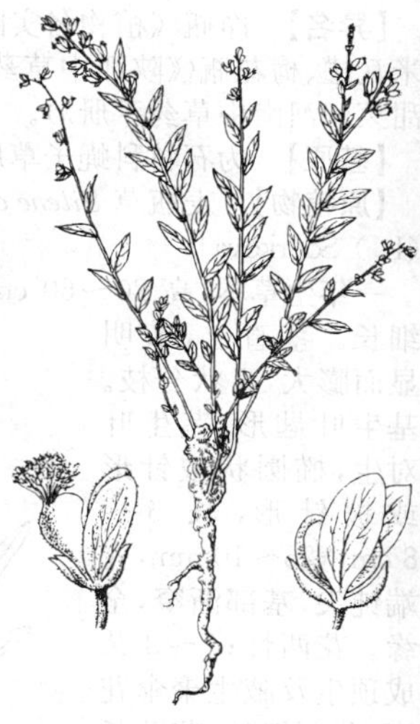

西伯利亚远志

田间管理 生长期应勤中耕除草,种子发芽期和幼苗期需适量浇水外,生长后期不宜经常浇水。每年春、冬季及5、6月间,各追肥1次,以磷肥为主。

【采收加工】 栽种后第三、第四年秋季返苗后或春季出苗前挖取根部,用木棒敲打,使其松软,抽出木心,晒干即"远志肉"、"远志筒";如采收后不去木心,直接晒干者,称"远志棍"。

【药材】 远志 *Radix Polygalae* 主产于华北、东北、西北以及河南、山东、安徽部分地区,以山西、陕西产量最大。

性状 根呈圆柱形,略弯曲,长3~15 cm,直径0.3~0.8 cm。表面灰黄色至灰棕色,有较密并深陷的横皱纹、纵皱纹及裂纹,老根的横皱纹较密更深陷,略呈结节状。质硬而脆,易折断,断面皮部棕黄色,木部黄白色,皮部易与木部剥离。气微,味苦、微辛,嚼之有刺喉感。

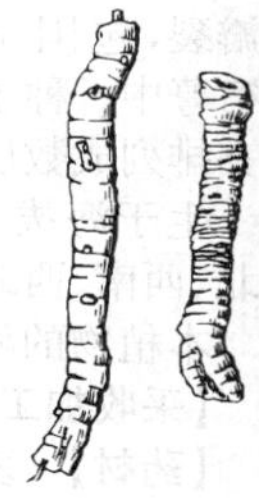

远志(根)外形

鉴别 (1) 根横切面:木栓细胞10余列。皮层为20余列薄壁细胞,有切向裂隙。韧皮部较宽广,常现径向裂隙。形成层成环。木质部发达,均木化,射线宽1~3列细胞。薄壁细胞大多含脂肪油滴;有的含草酸钙簇晶及方晶。

(2) 取本品粉末0.5 g,于索氏提取器中用乙醚脱脂,再用甲醇提取,提取液浓缩至5 ml,作为供试品溶液。另取远志总皂苷甲醇溶液为对照品溶液,吸取两溶液各5 μl,点于同一硅胶-G薄层板上,以氯仿-甲醇-水(26∶14∶3.5)为展开剂,展距17 cm,取出挥尽溶剂,置紫外线灯(365 nm)下检视。供试品色谱中,在与对照品色谱相应的位置上显4个相同的蓝色荧光斑点。

品质标志 《中华人民共和国药典》2005年版规定:本品70%乙醇浸出物不得少于20.0%,照高效液相色谱法测定,本品按照干燥品计算,含远志酸($C_{29}H_{44}O_6$)不得少于0.70%。

【成分】 1. 远志 根含三萜皂苷及皂苷元:远志皂苷元(tenuigenin)A及B[1],细叶远志素(tenuifolin)[2],远志皂苷(onjisaponin)A、B、C、D、E、F、G[3,4];含呫吨酮类化合物:6-羟基-1,2,3,7-四甲氧基呫吨酮(6-hydroxy-1,2,3,7-tetramethoxyxanthone),1,2,3,7-四甲氧基呫吨酮(1,2,3,7-tetramethoxyxanthone),1,2,3,6,7-五甲氧基呫

2137 麦瓶草 mài píng cǎo（《民间常用草药汇编》）

【异名】 净瓶(《植物名实图考》)，香炉草(《重庆草药》)，米瓦罐、梅花瓶(《陕西中草药》)，面条菜、广皮菜、瓢咀、甜甜菜(《河南中草药手册》)。

【基原】 为石竹科蝇子草属植物麦瓶草的全草。

【原植物】 麦瓶草 *Silene conoidea* L. [*Pleconax conoidea* (L.) Sourkova]

一年生草本，高 20～60 cm。全株被腺毛。主根圆柱形细长。茎直立，节明显而膨大，叉状分枝。基生叶匙形；茎生叶对生，椭圆状披针形或披针形，长 5～8 cm，宽5～10 mm，先端钝尖，基部渐窄，全缘。花两性；1～3 朵成顶生及腋生聚伞花序，花梗细长；花萼长锥形，上端窄缩，下部膨大，有 30 条明显细脉，先端 5 齿裂；花瓣5，粉红色，三角倒卵形，长于萼，喉部有 2 鳞片；雄蕊 10；子房上位，花柱 3，细长。蒴果卵形，3～6 齿裂或瓣裂，包围于长锥形宿萼中。种子肾形，有成行的瘤状突起，以种脐为圆心，整齐排列成数层半环状。花期 4～5 月，果期 5～6 月。

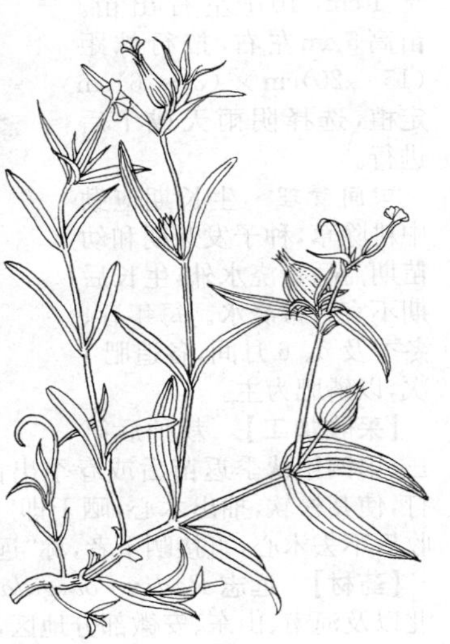

麦瓶草

生于海拔 3 000 m 以下的麦田中或荒草地。分布于华北、西南、西北及长江流域。

本植物的种子(麦瓶草种子)亦供药用，另设专条。

【采收加工】 4～7 月采收，晒干。

【药材】 麦瓶草 *Herba Silenis Conoideae* 产于我国北部、中部各地。

性状 全草密生腺毛，长 20～60 cm。主根细长，略木质。茎中部以上分枝较多。叶对生，基生叶略呈匙形，茎生叶披针形或矩圆形，基部阔，稍抱茎，具毛茸。聚伞花序顶生或腋生，花紫色或粉红色。蒴果卵形，具宿萼。种子多数，有疣状突起。气微，味淡。

鉴别 粉末特征：叶粉末黄绿色。上、下表皮细胞垂周壁波状弯曲或稍弯曲，气孔直轴式及不定式。非腺毛 2～5 细胞，以 2～3 细胞者为多，壁厚，表面疣点明显。草酸钙簇晶分布于叶肉细胞中，另有少数草酸钙方晶。导管主为螺纹，可见网纹及孔纹导管。

【成分】 全草含黄酮：8-C-(4″-O-α-L-吡喃鼠李糖)-β-D-吡喃葡萄糖香叶木素苷[8-C-(4″-O-α-L-rhamnopyranosyl)-β-D-glucopyranosyldiosmetin]，8-C-(4″-O-α-L-吡喃鼠李糖)-β-D-吡喃葡萄糖芹菜素苷[8-C-(4″-O-α-L-rhamnopyranosyl)-β-D-glucopyranosylapigenin][1]，还含有 conoidene，结构为 1，4-二-[3-甲氧基-5-(2-烯丙基)-呋喃]-1，3-丁二烯{1，4-di-[3-methoxy-5-(2-propenyl)-furan]-1，3-butadiene}[2]，α-菠菜甾醇(α-spinasterol)，α-菠菜甾醇葡萄糖苷(α-spinasterol glucoside)[1]。

【药性】 甘、微苦，凉。归肺、肝经。

1.《重庆草药》："甘，温，无毒。"

2.《陕西中草药》："味淡，微苦，性凉。"

【功用主治】 养阴，清热，止血，调经。主治吐血，衄血，虚痨咳嗽，咯血，尿血，月经不调。

1.《民间常用草药汇编》："养阴，除热，治虚弱咳嗽。"

2.《重庆草药》："专治虚弱症，痨伤吐血，咯血。"

3.《陕西中草药》："止血，调经活血。主治鼻衄，吐血，月经不调。"

【用法用量】 内服：煎汤，9～15 g；或炖肉、鸡。

【选方】 1. 治痨伤吐血 麦瓶草 30 g，红枣 15 g。合糍糟煮服。

2. 治吐血后体弱不能复原者 麦瓶草 30～60 g。炖杀口肉吃。(1、2 方出自《重庆草药》)

3. 治鼻衄 面条菜 15 g。研面，温开水冲服。

4. 治小便下血 面条菜 9 g，茵陈 9 g，瞿麦 9 g。水煎服。(3、4 方出自《河南中草药手册》)

2138 麦瓶草种子 mài píng cǎo zhǒng zi（《江苏药材志》）

【基原】 为石竹科蝇子草属植物麦瓶草 *Silene conoidea* L. 的种子。

【原植物】 参见"麦瓶草"条。

【采收加工】 5～6 月采收，晒干。

【药性】 甘，平。

【功用主治】 止血，催乳。主治鼻衄，尿血，乳汁不下。

【用法用量】 内服：煎汤，10～20 g。

2139 玛瑙 mǎ nǎo（《本草蒙筌》）

【异名】 马脑(陆机《灵龟赋》)，文石(《纲目》)。

【基原】 为氧化物类石英族矿物石英的亚种玛瑙。

【原矿物】 玛瑙 *Agate*

晶体结构属三方晶系。常呈各种形状的致密块和乳房状、葡萄状、结核状等，常见有同心圆构造。颜色不一，视其所含杂质种类及多寡而定，以白色、灰色、棕色和红棕色为最常见，亦有黑色、蓝色及其他颜色。彩色者常表现为条带状、同心环状、云雾状或树枝状结构。条痕白色或近白色。蜡样光泽，半透明至透明。断口细密平坦至贝壳状。硬度 6.5～7。相对密度 2.6～2.7。

系各种颜色的二氧化硅胶体溶液所形成，充填于岩石的裂隙或洞穴内。

产于辽宁、江苏、浙江、安徽、河南、湖北、四川、云南、陕西、甘肃、新疆、台湾等地。

【成分】 主要由二氧化硅(SiO_2)组成[1]，中间又夹杂多种金属(不同价态的铁、锰等)氧化物或氢氧化物[2]。

【炮制】 1. 玛瑙 取原药材，除去杂质，洗净，研或水飞极细粉，干燥。

2. 煅玛瑙 取净玛瑙，置适宜容器内，放入无烟炉火中煅红，取出，放凉。

3. 豆腐制玛瑙 取豆腐铺锅底，上放玛瑙块，再覆盖豆腐，加适量的水，煮约 2 h 至豆腐起蜂窝状时取出，研末。

饮片性状 玛瑙为极细粉末状，浅红色、橙红色或深红色，具光泽。无臭，味淡。

贮干燥容器内，密闭，置阴凉干燥处，防尘。

【药性】 辛，寒。归肝经。

2. 抗毒作用　饲料或饮水中加入中华麦饭石后，可以不同程度地降低过量氟对大鼠的毒性作用，主要表现为骨软化程度减轻，血清及软骨碱性磷酸酶(ALP)活性下降，血清皮质酮及骨铜含量上升，血清甲状腺素(T_4)、促甲状腺素(TSH)含量下降，血清钙磷比值上升[3]。小鼠腹腔注射麦饭石精溶液对酒精性肝损害有明显预防作用，可防止肝脂肪变性[4]。

3. 对骨形成的作用　骨折家兔喂服麦饭石溶液，能促进骨盐沉积，骨痂恒重增加，骨痂中钙、磷、锌、铁、锰、铜含量增加，胶原含量呈抛物线状上升，表明不仅能缩短骨折愈合时间，而且能提高愈合骨痂的质量[5~7]。中华麦饭石可明显降低尿羟脯氨酸排泄量，增加骨密度和骨 Ca^{2+}、Mg^{2+} 含量，并使血清碱性磷酸酶活性有升高趋势[8]。

4. 抗疲劳与耐缺氧作用　小鼠灌服麦饭石煎剂可延长游泳时间和增加常压耐缺氧的能力，亦可延长大鼠游泳时间，对腹腔注射亚硝酸钠中毒小鼠，麦饭石也可使常压缺氧存活时间明显延长[9~11]。

5. 抗癌作用　饮用麦饭石浸液 66 d 的纯系小鼠，被动接种乳腺癌细胞(Ca761/L)系后，出瘤时间比对照组晚3.8 d，而且带瘤小鼠平均存活时间比对照组延长18.6 d[12]。饮用10%中华麦饭石浸液，则可使大鼠皮下注射二甲肼所致大肠癌发生率明显减少[13]，同时，血清 α-干扰素滴度和脾细胞自然杀伤(NK)细胞活性都高于对照组，肠镜检查显示结肠黏膜的癌前病变轻于对照组[14]。中华麦饭石能显著升高肝癌大鼠白介素-2 活性，阻止 T 淋巴细胞亚群改变，对二甲基奶油黄诱发的大鼠肝癌有显著的预防作用[15]。2%、4%、8%的麦饭石液能降低环磷酰胺诱发的小鼠骨髓嗜多染红细胞微核率，有抗突变性[16, 17]。

6. 其他作用　幼小鼠喂服麦饭石煎剂，能使心、肾、肝内的超氧化物歧化酶活性提高，血清、脑、肝、肺中丙二醛含量显著降低，血锌显著增高，血铜则降低[18, 19]。用中华麦饭石矿化水浸泡坐骨神经后，使坐骨神经动作电位幅度增高，动作电位传导速度增快，有利于外周神经的功能改善[20]。小鼠饮用中华麦饭石水，可以提高小鼠的产仔数量和仔鼠的断奶成活率，可以显著增加小鼠的体重，并使长毛时间和睁眼时间提前。故中华麦饭石对小鼠的生长发育具有明显的促进作用[21]。

毒性　小鼠灌服定远产麦饭石煎剂，LD_{50} 大于 25 g/kg，大鼠 LD_{50} 大于 20 g/kg。混悬液灌胃，小鼠 LD_{50} 大于 10 g/kg，大鼠 LD_{50} 大于 4 g/kg。小鼠自由饮用 20%煎剂 16 d，对体重增长无影响[9]。

【炮制】 1. 麦饭石　将原药材除去杂质，打碎或研粉。

2. 煅麦饭石　麦饭石经火煅醋淬，层层剥离后打碎。

饮片性状　麦饭石参见“药材”项。煅麦饭石形如麦饭石而碎小，气微或无，味淡。

贮干燥容器内，密闭，置阴凉干燥处。

【药性】《纲目》：“甘，温，无毒。”

【功用主治】 解毒生肌，祛湿健脾。主治痈疽发背，痤疮，湿疹，脚气，痱子，手指皲裂，黄褐斑，牙痛，口腔溃疡，风湿痹痛，腰背痛，慢性肝炎，胃炎，痢疾，糖尿病，神经衰弱，外伤红肿，高血压病，老年性血管硬化，肿瘤，尿路结石。一般作保健药品。

1.《本草图经》：“治发背疮。”

2.《纲目》：“主治一切痈疽发背。”

3.《中国医学大辞典》：“止痛，排脓。治溃脓疮口不收。”

4.《中国矿物药图鉴》：“保肝健胃，利尿化石。”

【用法用量】 内服：取 1 份麦饭石，加 6～8 份开水，冷浸 4～6 h 饮用，热开水浸泡 2～3 h 即可饮用，开水煮沸 20～25 min 即可，可连续用 30 次。外用：研末涂敷；或泡水外洗。

【宜忌】 外敷时需研极细末，否则易引起疼痛。

【选方】 1. 治发背　鹿角一具(烧作炭，候冷，捣筛为末)，麦饭石约半斤(净洗干，碎如棋子大，有作末者，去之，于净熨斗中熬令色赤，投于米酢中，良久漉出，又熬，如此九遍讫，筛为末)，白蔹一大两(捣罗为末)。上三味，并细绢罗之，各取一大匙，以酽米酢五合，文武火煎之，酢少，又旋添，约煎五十沸已来，即止，令稀稠如糊，以新净瓷器盛之。用故帛涂药贴疮上，日一易，脓出为度，疮退，即膏付之。(《医方类聚》引《千金月令》鹿角膏)

2. 治痤疮、湿疹、脚气、痱子、皮肤过敏、色素沉着、手指皲裂等皮肤病　取麦饭石 500 g，洗净，投入容器内，加开水 2 kg 浸泡 24 h，每日用其溶液擦洗患部，连续使用 3～5 d 换 1 次，有明显疗效。若手上有皮肤病，可每日将手在麦饭石水中浸泡几分钟，然后让手上的水自然风干，效果更佳。(《中医函授》1987，4：48)

【临床报道】 1. 治疗乳腺增生病　以麦饭石、米醋、蜂蜜配成软膏外敷患处，每 2 日 1 次，10 次为 1 个疗程，治疗乳腺增生病 50 例，治愈 43 例，显效 5 例，有效 2 例，治愈率 86%，平均治愈天数为 20 d；疗效明显优于随机所分的乳癖Ⅰ号(乳香、没药、蒲公英、大黄)软膏[1]。

2. 治疗面部痤疮　方法：①冲沏法：麦饭石颗粒(10～30 mm)50 g，装入布袋，沸水冲泡当茶饮，每日泡饮 500 ml，第二日更换容器内的麦饭石，量同上，连服 14 d 为 1 个疗程。②涂抹法：麦饭石微粉 250 g，按 3∶1 比例加水调成粉膏，将此膏薄薄涂抹于颜面部皮损处，涂后保留 10 min，然后用清水洗去，每日 2 次，连用 14 d 为 1 个疗程，共治疗 35 例。另设对照组 35 例，口服螺内酯，每次 20 mg，每日 3 次，连续 14 d 为 1 个疗程。结果：麦饭石治疗组治愈 16 例，显效 9 例，好转 7 例，无效 3 例，总有效率 91.4%，最短 6 d 见效。对照组治愈 7 例，显效 9 例，好转 9 例，无效 10 例，总有效率 71.4%，最短 13 d 见效[2]。

3. 治疗头面部脂溢性皮炎　方法：①冲沏法：同上。②湿敷法：麦饭石颗粒(10～30 mm)200 g，装入布袋，置于 1 000 ml水中文火煎煮 15 min，待煎液降至 30 ℃时，用毛巾浸液湿敷患部，每次 15～20 min，每日反复煎煮湿敷 3～4 次，每 2 d 更换麦饭石，量同上，14 d 为 1 个疗程，共治疗 35 例。另设对照组 35 例，口服螺内酯，每次 20 mg，每日 3 次；组胺球蛋白皮下注射，每次 2 ml，每隔 3 d 注射 1 次；均以 14 d 为 1 个疗程。结果：治疗组治愈 16 例(45.7%)，显效 9 例(25.7%)，好转 6 例(17.2%)，无效 4 例(11.4%)，总有效率 88.6%，最快 4 d 见效。对照组治愈 6 例(17.2%)，显效 8 例(22.9%)，好转 9 例(25.7%)，无效 12 例(33.2%)，总有效率 66.8%。最快 11 d 见效[2]。

4. 治疗牙周炎　将麦饭石固齿牙粉沾于通常的牙膏上刷牙。共观察 25 例。经 1 星期治疗，其中 17 例牙龈出血好转，8 例刷牙时牙龈不再出血。有效率 100%。用药前后菌斑指数分别为：2.02 ± 0.25，1.79 ± 0.12；牙龈指数分别为：1.70 ± 0.17，1.18 ± 0.16。两者前后比较，均 $P < 0.01$[3]。

麦门冬兼行手少阴心，每每清心降火，使肺不犯于贼邪，故止咳立效；天门冬复走足少阴肾，屡屡滋阴助元，令肺得全其母气，故消痰殊功。盖痰系津液凝成，肾司津液者也，燥盛则凝，润多则化。天门冬润剂，且复走肾经，津液纵凝，亦能化解。麦门冬虽药剂滋润则一，奈经络兼行相殊。故上而止咳，不胜于麦门冬，下而消痰，必让于天门冬尔。”

2.《医学入门》：“麦门冬，泻肺火，生肺金，治咳嗽烦渴、血热妄行及肺痿吐脓，安心神，清心热及心下支满。夫伏火去则金清自能生水，而阴精日长日固。心神安则血有所统，而客热自散。又脉失(一作大)及痿躄必用者，心肺润而血脉自通也。大抵后人治心肺多，古人治脾胃多。”

3.《药品化义》：“麦冬，主润肺清肺。盖肺若气上逆，润之清之肺气得保，若咳嗽连声，若客热虚劳，若烦渴，若肺痿，皆属肺热，无不悉愈。同生地，令心肺清则气顺，结气自释，治虚人元气不运，胸腹虚气痞满，及女人经水枯，乳不下，皆宜用之。同黄芩，扶金制木，治臌胀浮肿。同山栀，清金利水，治支满黄疸。又同小荷钱，清养胆腑，以佐少阳生气，入固本丸，以滋阴血，使心火下降，肾水上升，心肾相交之义。”

4.《本草新编》：“麦门冬，泻肺中之伏火，清胃中之热邪，补心气之劳伤，止血家之呕吐，益精强阴，解烦止渴，美颜色，悦肌肤，退虚热，解肺燥，定咳嗽，真可持之为君而又可借之为臣使也。但世人未知麦冬必须多用，力量始大，盖火伏于肺中，烁干内液，不用麦冬之多，则火不能息矣。更有膀胱之火，上逆于心胸，小便点滴不能出，人以为小便火闭，由于膀胱之热也。必得上焦清肃之令行，而火乃下降，而水乃下通。夫上焦清肃之令下行，而膀胱火闭，水亦闭矣，故欲通膀胱者，必须清肺金之气，清肺之药甚多，皆有损无益，终不若麦冬清中有补，能泻膀胱之火，而又不损膀胱之气，然而少用之，亦不能成功，盖麦冬气味平寒，必多用之而始有济也。”

5.《本经疏证》：“麦门冬，下焦实证，非见手掌烦热，唇口干燥，不可用也。上气因于风，因于痰，不因于火，咽喉不利者不可用也。虚羸气少，不气逆欲吐，反下利者，不可用也。脉非结代，微而欲绝者，不可用也。”

6.《衷中参西录》：“麦冬，津液浓厚，能入胃以养胃液，开胃进食。更能入脾，以助脾散精于肺，定喘宁嗽。即引肺气清肃下行，统调水道以归膀胱。盖因其性凉、液浓、气香，而升降濡润之中，兼开通之力，故有种种诸效也，用者不宜去心。”

7.《本草正义》：“麦冬，其味大甘，膏脂浓郁，故专补胃阴，滋津液，本是甘药补益之上品。凡胃火偏盛，阴液渐枯，及热病伤阴，病后虚羸，津液未复，或炎暑燥津，短气倦怠，秋燥逼人，肺胃液耗等证，麦冬寒润，补阴解渴，皆为必用之药。但偏于阴寒，则惟热炽液枯者，最为恰当。而脾胃虚寒，清阳不振者，亦非阴柔之品所能助其发育生长。”

2136 麦饭石 mài fàn shí (《本草图经》)

【异名】 长寿石、健康石(《非金属矿产开发应用指南》)，炼山石、马牙砂、豆渣石(《健康药品——麦饭石》)

【基原】 为中酸性火成岩类岩石石英二长斑岩。

【原矿物】 石英二长斑岩

为斑状结构。矿物组成主要为斜长石、钾长石、石英 *Quartz*，其次有黑云母 *Biotite* 或角闪石(多数是普通角闪石)*Hornblende*，尚有微量磷灰石等，后生矿物主要有高岭石、蒙脱石、绿泥石等。岩石呈不规则致密团块状。表面不平整，有黄白色、黄绿色或灰白色、暗灰黑色的斑点状花纹；明显可见灰白色大小不等的长石和石英的颗粒；后生矿物则分布在长石、石英、云母、角闪石等原生矿的表面及其晶粒之间，并可局部集中发育在岩石裂隙中。原岩石硬，因蚀变、风化而变疏松。

麦饭石的吸附性、离子交换性等特征，既取决于上列矿物的种类、数量比，也取决于它们的粒度、表面活化程度等。

【采收加工】 随时可采，除去杂石，晒干。

【药材】 麦饭石 *Maifanitum* 主产于天津、内蒙古、辽宁、吉林。

性状 本品呈不规则团块状或块状，由大小不等、颜色不同的颗粒聚集而成，略似麦饭团。有斑点状花纹，呈灰白、淡褐肉红、黄白、黑等色。表面粗糙不平。体较重，质疏松程度不同，砸碎后，断面不整齐，可见小鳞片分布于其间，并呈闪星样光泽，其他斑点的光泽不明显。气微或近于无，味淡。

鉴别 (1) 透射偏光镜下，基质微晶斑状结构。斑晶矿物主要是由斜长石、钾长石和少量黑云母组成。基质除上述矿物，尚见到石英和微量磷灰石、铁矿物等。后生矿物有高岭土、绿帘石等。斑晶斜长石：纳式双晶清楚；表面常被尘埃状高岭土和斑点状绿帘石交代，但光性依然清楚；干涉色Ⅰ级灰；斜消光；二轴晶；正光性。斑晶钾长石：边被尘埃状高岭土和绿帘石交代；不均匀消光，近于平行消光；二轴晶；负光性；干涉色Ⅰ级灰。斑晶黑云母：呈片状；已被绿帘石交代。基质矿物成分基本同斑晶，惟有含 2%～4% 石英。蚀变矿物主要是高岭土化。

(2) 吸附实验：取本品 1 小块，置常水中 24 h，可见到其周围黏附异物。

(3) 取本品粉末约 1 g，加 10 ml 稀盐酸，浸渍 1 h，滤过。取滤液 1 ml，加甲基红指示液 2 滴，用氨试液中和，再滴加盐酸至恰呈酸性，加草酸铵试液，即生成白色沉淀；分离，沉淀不溶于醋酸，但可溶于盐酸(检查钙盐)；取滤液 1 ml，用氨试液中和成中性溶液，加醋酸氧铀锌试液，即生成黄色沉淀(检查钠盐)。

(4) 取铂丝，用盐酸湿润后蘸取本品粉末，在无色火焰中燃烧，火焰即显紫色(需隔蓝色玻璃透视)(检查钾盐)。

(5) 取本品粉末约 0.2 g，加水 2 ml 溶解，滤过，滤液加 0.1% 四苯硼酸钠溶液与醋酸，即生成白色沉淀(检查钾盐)。

【成分】 中华麦饭石主要成分有二氧化硅(SiO_2)，氧化铝(Al_2O_3)，氧化铁(Fe_2O_3)，氧化亚铁(FeO)，氧化镁(MgO)，氧化钙(CaO)，氧化钠(Na_2O)，氧化钾(K_2O)，二氧化钛(TiO_2)，五氧化二磷(P_2O_5)，氧化锰(MnO)，二氧化碳(CO_2)，以及氟、硫、镍、锆、锶、钡、钴、铬、钇、钪、钒、铜、锌、铀、钍等微量元素[1,2]。

【药理】 1. 对免疫功能的影响 小鼠灌服精制麦饭石连续 6 d，可显著提高腹腔巨噬细胞对鸡红细胞吞噬百分率和吞噬指数，对二硝基氯苯(DNCB)引起的迟发超敏反应有明显增强作用，用环磷酰胺(CTX)造成免疫抑制状态，麦饭石可使其免疫功能得到明显恢复和提高[1]。小鼠灌服中华麦饭石煎剂，连续 7 d，可使兔抗小鼠淋巴细胞血清(ALS)杀伤的 T 淋巴细胞数恢复到接近正常水平，但对 ALS 杀伤的 B 淋巴细胞数恢复不明显。表明其能增强细胞免疫功能，而对体液免疫功能无作用[2]。

离体小肠平滑肌强直性收缩均有拮抗作用[15]。

7. 抗菌作用　麦冬粉在平皿上对白色葡萄球菌、枯草杆菌、大肠杆菌及伤寒杆菌等有抑制作用[16]。罗斯考皂苷元亦显示有抗菌作用[17]。

毒性　麦冬注射液对小鼠腹腔注射的 LD_{50} 为 20.606±7.705 g/kg[18]。由尾静脉注射麦冬注射液 1 ml(相当于生药量 2 g),未发现死亡与其他不良反应(此剂量相当于成人最大用量的 100 倍,最小用量的 1 250 倍)[6]。湖北麦冬注射液对小鼠腹腔注射的 LD_{50} 为 134.34±12.59 g/kg[7]。

【炮制】1. 麦门冬　取净麦门冬用清水浸泡,捞出,润透,抽去心,洗净,晒干;或取原药材,除去杂质,洗净,干燥;或洗净,润透,轧扁,干燥。

2. 朱麦门冬　取净麦门冬,喷清水少许,微润,加朱砂细粉,拌匀,取出晾干。每麦门冬 100 kg,用朱砂粉 2 kg。朱砂拌麦门冬能增强宁心定惊作用。

3. 炒麦门冬　取净麦门冬,用文火炒至微焦;或炒至胀胖隆起,取出放凉。

4. 米炒麦门冬　将米撒入锅内,待冒烟时,投入净麦门冬,用文火炒至米呈焦黄色,麦门冬呈黄色或微显焦斑为度,取出,筛去焦米,放凉。每麦门冬 100 kg,用米 12 kg。

5. 炙麦门冬　取炼蜜置锅内,加适量开水稀释后,加热至沸,投入净麦门冬,用文火炒至黄色,不粘手为度,取出放凉。每麦门冬 100 kg,用炼蜜 12 kg。

饮片性状　麦门冬参见"药材"项;朱麦门冬形如麦门冬,外被朱砂细粉;炒麦门冬形如麦门冬,表面黄白色,或全体膨胀隆起;米炒麦门冬形如麦门冬,表面黄色或略显焦斑;炙麦门冬形如麦门冬,表面老黄色,气香,味甜。

贮干燥容器内,朱麦门冬、炒麦门冬、米炒麦门冬、炙麦门冬密闭,置阴凉干燥处,防潮。

【药性】甘、微苦,微寒。归肺、胃、心经。

1.《本经》:"味甘,平。"

2.《吴普本草》:"黄帝、桐君、雷公:甘,无毒。李氏:甘,小温。"

3.《别录》:"微寒。"

4.《医学启源》:"气寒,味微苦、甘。"

5.《汤液本草》:"入手太阴经。"

6.《本草蒙筌》:"入手太阴、少阴。"

7.《本草经疏》:"入足阳明。"

【功用主治】滋阴润肺,益胃生津,清心除烦。主治肺燥干咳,肺痈,阴虚劳嗽,津伤口渴,消渴,心烦失眠,咽喉疼痛,肠燥便秘,血热吐衄。

1.《本经》:"主心腹结气,肠中伤饱,胃络脉绝,羸瘦短气,久服轻身不老不饥。"

2.《别录》:"(主)身重目黄,心下支满,虚劳客热,口干燥渴,止呕吐,愈痿蹶,强阴益精,消谷调中,保神,定肺气,安五脏,令人肥健,美颜色,有子。"

3.《药性论》:"治热毒,止烦渴。主大水面目肢节浮肿,下水。治肺痿吐脓,主泄精。"

4.《本草拾遗》:"止烦热消渴,寒热体劳,止呕开胃,下痰饮。"

5.《日华子》:"治五劳七伤,安魂定魄,时疾热狂,头痛,止嗽。"

6.《本草衍义》:"治心肺虚热。"

7.《珍珠囊》:"治肺中伏火,生脉,保神。"

8.《医学启源》:"《主治秘要》云:治经枯,乳汁不下。"

9.《用药心法》:"补心气不足,及治血妄行。"(引自《汤液本草》)

【用法用量】内服:煎汤,6～15 g;或入丸、散、膏。外用:研末调敷;煎汤涂;或鲜品捣汁搽。

【宜忌】虚寒泄泻、湿浊中阻、风寒或寒痰咳喘者均禁服。

1.《本草经集注》:"恶款冬、苦瓠,畏苦参、青蘘。"

2.《药性论》:"恶苦芙,畏木耳。"

3.《品汇精要》:"寒多人不可服。"

4.《雷公炮制药性解》:"忌鲫鱼。"

5.《本经逢原》:"风热暴咳,咸非所宜。麻疹咳嗽,不可误用。"

【选方】1. 治燥伤肺胃阴分,或热或咳者　沙参三钱,麦冬三钱,玉竹二钱,生甘草一钱,冬桑叶一钱五分,扁豆一钱五分,花粉一钱五分。水五杯,煮取二杯。日再服。(《温病条辨》沙参麦冬汤)

2. 治肺痈涕唾涎沫,吐脓如粥　麦门冬(去心,焙)二两,桔梗(去芦头)五两,甘草(炙,锉)三分。上三味粗捣筛。每服三钱匕,水一盏,青蒿心叶十片,同煎至七分,去滓温服。稍轻者粥饮调下亦得。(《圣济总录》麦门冬汤)

3. 治骨蒸　麦门冬(去心)一升,小麦二升,枸杞根(切)三升。上三味,以水一斗,煮取三升,煮小麦熟,去滓。分温日三服。(《外台》引崔氏方)

4. 治肺痿咳逆上气,咽喉不利　麦门冬七升,半夏一升,人参二两,甘草二两,粳米三合,大枣十二枚。上六味,以水一斗二升,煮取六升。温服一升,日三夜一服。(《金匮要略》麦门冬汤)

5. 治消渴,日夜饮水不止,饮下小便即利　麦门冬、黄连、冬瓜干各二两。上为粗末。每服五钱,水一盏,煎至七分,去柤(渣),温服。如无干者,用新冬瓜一枚,重三斤,去皮、瓤、子,分作十二片,为十二服。(《卫生宝鉴》麦门冬汤)

6. 治虚热上攻,脾肺有热,咽喉生疮　麦门冬一两,黄连五钱。上为末,蜜丸如梧桐子大。每服三十丸,食前麦门冬汤下。(《普济方》麦门冬丸)

7. 治阳明温病,无上焦证,数日不大便,当下之,若其人素阴虚不可行承气者　元参一两,麦冬(连心)八钱,细生地八钱。水八杯,煮取三杯,口干则与饮,令尽,不便,再作服。(《温病条辨》增液汤)

8. 治吐血、衄血不止　生麦门冬汁五合,生刺蓟汁五合,生地黄汁五合。相和,于锅中略暖过,每服一小盏,调伏龙肝末一钱服之。(《圣惠方》麦门冬饮子)

9. 治小便闭淋　鲜沿阶草根 90 g(干品 30 g)。水煎成半杯,饭前服,日 2～3 次。(《福建民间草药》)

10. 治中耳炎　鲜麦门冬块根捣烂取汁,滴耳。(《广西本草选编》)

11. 治热汤滚水泡烂皮肉疼痛呼号者　麦冬半斤,煮汁两碗,用鹅毛扫之,随扫随干,随干随扫,少顷即止痛生肌。(《本草新编》)

【临床报道】治疗乳头皲裂　麦冬 50 g,研成末,用食醋调成糊状,均匀敷于患处,每隔 5 h 换药 1 次,3 d 为 1 个疗程。用药期间忌食辛辣食物,暂停哺乳。共治疗 31 例,结果全部治愈。1 个疗程愈者 8 例,2 个疗程愈者 16 例。3 个疗程愈者 7 例[1]。

【各家论述】1.《本草蒙筌》:"按天、麦门冬并入手太阴经,而能驱烦解渴,止咳消痰。功用似同,实亦有偏胜也。

香，味甘、微苦，嚼之微有黏性。

鉴别 (1) 块根横切面：表皮细胞1列，根被为3～5列木化细胞。皮层宽广，散有含草酸钙针晶束的黏液细胞，有的针晶直径至10 μm；内皮层细胞壁均匀增厚，木化，有通道细胞，外侧为1列石细胞，其内壁及侧壁增厚，纹孔细密。中柱较小，韧皮部束16～22个，各位于木质部束的星角间，木质部由导管、管胞、木纤维以及内侧的木化细胞连结成环层。髓小，薄壁细胞类圆形。

(2) 取本品的薄片，置紫外线灯(365 nm)下观察，显浅蓝色荧光。

(3) 薄层色谱：取本品粉末1 g，加70%乙醇20 ml，浸渍4 h，滤过。滤液挥去乙醇，加3%硫酸适量，水解3～4 h，冷后调至中性，蒸干，加0.5 ml氯仿溶解作供试品溶液；另取β-谷甾醇和假叶树皂苷元加氯仿溶解，作对照品溶液。分别点样于同一硅胶G薄层板上，以正己烷-乙酸乙酯(1∶1)展开，取出晾干，喷以10%硫酸乙醇试液于90 ℃显色，假叶树皂苷元显深绿色，β-谷甾醇显紫红色斑点。供试品色谱在与对照品色谱的相应位置上，显相同颜色的斑点。

品质标志 《中华人民共和国药典》2005年版规定：照水溶性浸出物冷浸法测定，本品水溶性浸出物不得少于60.0%。

【成分】 麦冬块根含皂苷类：麦冬皂苷(ophiopogonin) B、D[1, 2]，(23S, 24S, 25S)-23, 24-二羟基罗斯考皂苷元-1-O-〔α-L-4-O-乙酰基吡喃鼠李糖基(1→2)〕〔β-D-吡喃木糖基(1→3)〕-α-L-吡喃阿拉伯糖苷-24-O-β-D-吡喃岩藻糖苷{(23S, 24S, 25S)-23, 24-dihydroxyruscogenin-1-O-〔α-L-4-O-acetylrhamnopyranosyl(1→2)〕〔β-D-xylopyranosyl(1→3)〕-α-L-arabinopyranoside-24-O-β-D-fucopyranoside}[2]，罗斯考皂苷元-1-O-α-L-吡喃鼠李糖-(1→2)-β-D-吡喃木糖-(1→3)-β-D-吡喃果糖苷〔ruscogenin-1-O-α-L-rhamnopyranosyl-(1→2)-β-D-xylopyrannosyl-(1→3)-β-D-fucopyranoside〕[3]；薯蓣皂苷元-3-O-〔α-L-吡喃鼠李糖基(1→2)〕-(3-O-乙酰基)-β-D-吡喃木糖基(1→3)-β-D-吡喃葡萄糖苷{diosgenin-3-O-〔α-L-rhamnopyranosyl(1→2)〕-(3-O-acetyl)-β-D-xylopyranosyl(1→3)-β-D-glucopyranoside}[4]，薯蓣皂苷元-3-O-〔(2-O-乙酰基)-α-L-吡喃鼠李糖基(1→2)〕〔β-D-吡喃木糖基(1→3)〕-β-D-吡喃葡萄糖苷{diosgenin-3-O-〔(2-O-acetyl)-α-L-rhamnopyranosyl(1→2)〕〔β-D-xylopyranosyl(1→3)〕-β-D-glucopyranoside}[5]，麦冬苷元-3-O-α-L-吡喃鼠李糖基(1→2)-β-D-吡喃葡萄糖苷〔ophiogenin-3-O-α-L-rhamnopyranosyl(1→2)-β-D-glucopyranoside〕[6]，左旋的龙脑-2-O-β-D-呋喃芹菜糖基(1→6)-β-D-吡喃葡萄糖苷〔borneol-2-O-β-D-apiofuranosyl(1→6)-β-D-glucopyranoside〕[2, 5, 6]，ophiopojaponin A、B[7]，22(S)-5-胆甾烯-1β, 3β, 16β, 22-四羟基-1-O-α-L-吡喃鼠李糖-16-O-β-D-吡喃葡萄糖苷〔22(S)-cholest-5-ene-1β, 3β, 16β, 22-tetrol-1-O-α-L-rhamnopyranosyl-16-O-β-D-glucopyranoside〕[8]；高异类黄酮类：甲基麦冬黄烷酮(methylophiopogonanone) A, B，麦冬黄烷酮(ophiopogonanone) A、B，6-醛基异麦冬黄烷酮(6-aldehydoisoophiopogonanone) A、B，6-醛基-7-O-甲基异麦冬黄烷酮(6-aldehydo-7-O-methylisoophiopogonanone) A、B[9]，6-醛基异麦冬黄酮(6-aldehydoisoophiopogonone) A、B[10]，麦冬黄酮(ophiopogone) A，去甲基异麦冬黄酮(desmethylisoophiopogonone) B，消旋的5-羟基-7, 8-二甲氧基-6-甲基-3-(3′, 4′-二羟基苄基)色满酮〔5-hydroxy-7, 8-dimethoxy-6-methyl-3-(3′, 4′-dihydroxybenzyl) chromanone〕[11]。含挥发油，从中分得长叶烯(longifolene)，α和β-广藿香烯(patchoulene)，香附子烯(cyperene)，愈创薁醇(guaiol)[12]。

【药理】 1. 对心血管系统的作用 (1) 对心功能的影响 麦冬注射液10 g(生药)/kg静注具改善麻醉犬心脏血液动力学效应[1]。湖北麦冬水溶性提取物给麻醉猫静注具有正性肌力和提高心脏泵功能作用[2]。麦冬皂苷明显增强离体蟾蜍心脏的心肌收缩力及增加心输出量。Langendorff法豚鼠离体心脏灌流表明，麦冬总皂苷及总氨基酸小剂量均可使心肌收缩力增强，冠脉流量增加，大剂量则抑制心肌，减少冠脉流量，但两者对心率无明显影响[3]。

(2) 对心肌的保护和对实验性心肌梗死的作用 小鼠腹腔注射麦冬注射液50 g(生药)/kg，连续3 d，能明显减轻长时间游泳后心肌细胞缺氧性损害。兔结扎冠状动脉前降支，造成实验性心肌梗死后，静注麦冬注射液5 g(生药)/kg，连续5 d，有缩小梗死范围及坏死区域的作用[4]。

(3) 抗心律失常的作用 麦冬总皂苷10 mg/kg静注可有效地预防或对抗由氯仿-肾上腺素、氯化钡、乌头碱所诱发的大鼠或兔心律失常，并使结扎犬冠状动脉24 h后的室性心律失常发生率降低[5]。

2. 耐缺氧作用 麦冬注射液50 g(生药)/kg腹腔注射能明显提高皮下注射异丙肾上腺素小鼠在低压缺氧条件下的耐缺氧能力[6]。麦冬多糖20 mg/kg腹腔注射能明显延长常压缺氧小鼠的存活时间[7]。

3. 对免疫功能的影响 麦冬和湖北麦冬12.5 g/kg腹腔注射均能极显著增加小鼠的脾脏重量，显著增加小鼠的碳粒廓清作用和对抗环磷酰胺引起的小鼠白细胞数下降[8]。麦冬多糖10 m/kg腹腔注射能显著增加小鼠的脾脏重量，显著增强小鼠的碳粒廓清作用，刺激小鼠血清中溶血素的产生，对抗由环磷酰胺和^{60}Co照射引起的小鼠白细胞数下降，增强兔红细胞凝集率[8]。

4. 降血糖作用 正常家兔和实验性糖尿病家兔口服麦冬水提取物每日500 mg/kg，连续4 d，血糖值显著下降；并促使胰岛β细胞恢复，肝糖原较对照组有增加趋势[10]。正常小鼠口服麦冬多糖100 mg/kg有明显降低血糖的作用，给药后11 h血糖浓度降低54%；四氧嘧啶所致糖尿病小鼠口服麦冬多糖200 mg/kg能明显降低其血糖水平，给药后4～11 h降血糖作用最显著。麦冬多糖的作用不随剂量增大而增强[11]。

5. 清除自由基及延缓衰老作用 麦冬须膏浓度为1%时，以黄嘌呤-黄嘌呤氧化酶系Fenton反应体以及对促癌剂PMA刺激人多形核白细胞呼吸暴发产生活性氧自由基，均有很强的清除作用[12]。在饲料中添加麦冬根须喂小鼠可降低体内羟脯氨酸。对雄性小鼠脑中单胺氧化酶(MAO-B)抑制率为38.6%。肝中超氧化物歧化酶(SOD)活性提高45.5%。果蝇寿命试验还表明麦冬根须能明显地延长果蝇寿命[13]。麦门冬水煎剂能显著提高模型大鼠的红细胞超氧化物歧化酶活性、血清总抗氧化能力及红细胞免疫功能，显著降低血清丙二醛含量，提示麦门冬具有一定的延缓衰老作用[14]。

6. 对胃肠运动功能的影响 麦冬水煎液30 g/kg、60 g/kg灌服均能明显抑制正常小鼠的胃肠推进运动，且随药物剂量的增加，此抑制作用增强；并对溴新斯的明引起的小鼠胃肠推进运动亢进及对乙酰胆碱或氯化钡造成的家兔

肿痛,小儿惊痫。”

【用法用量】 内服:煎汤,6～15 g,鲜品 30～60 g。外用:捣敷。

【选方】 1. 治风热咳嗽 果上叶 6 g,刺老包 9 g。煎水服。

2. 治百日咳 果上叶 30 g,黄连 3 g,蜂蜜 15 g。煎水服。(1、2 方出自《贵阳民间药草》)

3. 治支气管扩张 麦斛 30 g,乌韭 15～30 g。水煎服,每日 1 剂。(《江西草药》)

4. 治风热咽痛 鲜麦斛 15 g,菊花、山豆根各 9 g。煎服。(《安徽中草药》)

5. 治关节肿痛 麦斛 60 g,忍冬藤 30 g,猪蹄 1 只,黄酒 200 ml。加水炖服。(《湖北中草药志》)

6. 治小儿惊痫,风火咳嗽声哑 鲜麦斛 45～60 g。加猪胰 1 个,冰糖炖服。

7. 治颜面疔 麦斛 1 把。加冰糖少许同杵,敷患处。(6、7 方出自《闽东本草》)

2135 麦门冬 mài mén dōng (《本经》)

【异名】 虋冬(《尔雅》),不死药(《吴普本草》),禹余粮(《别录》)。

【基原】 为百合科沿阶草属植物麦冬或沿阶草的块根。

【原植物】 1. 麦冬 *Ophiopogon japonicus* (L. f.) Ker-Gawl. 又名:羊韭、马韭、羊荠、爱韭、禹韭、忍陵、仆垒、随脂(《吴普本草》),羊蓍、禹葭(《别录》),阶前草(《纲目》),书带草、秀墩草(《群芳谱·药谱》),沿阶草(《江西通志》)。

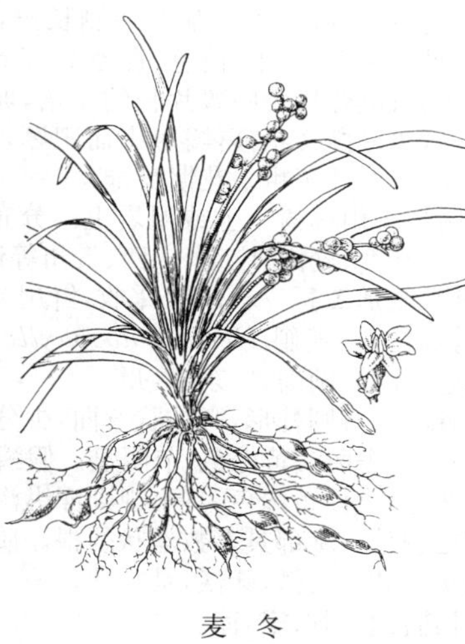

麦 冬

多年生草本,高 12～40 cm。须根中部或先端常膨大形成肉质小块根。叶丛生;叶柄鞘状,边缘有薄膜;叶片窄长线形,基部有多数纤维状的老叶残基,叶长 15～40 cm,宽 1.5～4 mm,先端急尖或渐尖,基部绿白色并稍扩大。花葶较叶为短,长 7～15 cm,总状花序穗状,顶生,长 3～8 cm,小苞片膜质,每苞片腋生 1～3 朵花;花梗长 3～4 mm,关节位于中部以上或近中部;花小,淡紫色,略下垂,花被片 6,不展开,披针形,长约 5 mm;雄蕊 6,花药三角状披针形;子房半下位,3 室,花柱基部宽阔,略呈圆锥形。浆果球形,早期绿色,成熟后暗蓝色。花期 5～8 月,果期 7～9 月。

生于海拔 2 000 m 以下的山坡阴湿处、林下或溪旁,或栽培。分布于华东、中南及河北、四川、贵州、云南、陕西等地。浙江、广西、四川有大量栽培。

2. 沿阶草 *O. bodinieri* Lévl. 形态与上种相似,主要区别为:花葶通常稍短于叶或近等长;花被片在花盛开时多少展开;花柱细长,圆柱形,基部不宽阔。

生于海拔 600～3 400 m 的山坡、山谷潮湿处、沟边或林下。分布于西南及江西、河南、湖北、广西、陕西、甘肃等地。

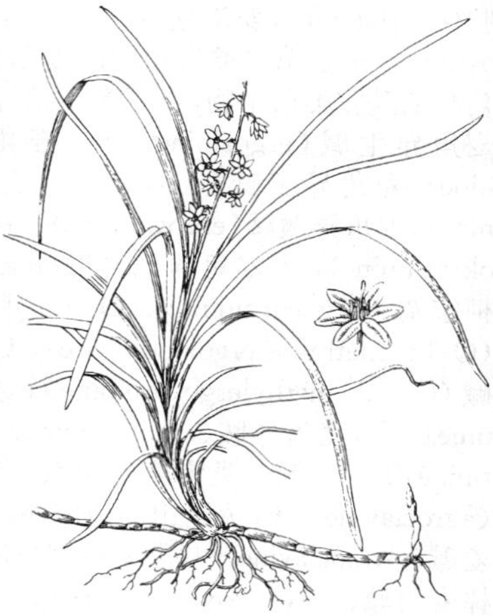

沿阶草

【栽培】 生物学特性 喜生于温暖湿润、较荫蔽、无霜期长的环境。耐高温又耐寒,适宜生长的平均温度为 17 ℃ 左右。苗期要求阴湿条件,可与其他作物间作或给以适当遮荫。以选疏松肥沃、排水良好的中性或微碱性的壤土或砂质壤土栽培为宜。忌连作。

繁殖方法 分株繁殖。4 月上旬收获麦冬时,选健壮、无病虫且未抽嫩叶的植株作种苗,剪去块根和须根,并切去部分老根茎,将叶片剪去 1/3 左右,再分成单株。种植前种苗用清水浸 10～15 min,使吸足水分,以利生根。边浸种边种植,如不能及时下种时,可选阴凉处假植。栽种时间 4 月下旬至 5 月上旬,二年生收获的,行株距 26 cm×16 cm,每穴栽苗 8～10 株,三年生收获的,行株距 (26 ～ 32)cm×(20 ～25)cm。可在夏、秋季间种玉米,借此减少日光对麦门冬的强烈直射。

田间管理 生长期间,应及时除草,浅松土,每半月 1 次。经常注意浇水,保持土壤湿润,干旱时及时灌水。除了施足基肥外,还必须施用足量追肥,以腐熟人粪尿、磷肥、钾肥为主,时间一般在 4～6 月和 8～9 月,施肥量可根据当地情况酌情施用。

病虫害防治 病害有黑斑病,为害叶片,4 月中旬发病,可选用健壮种苗,并在栽种前用 1∶1∶100 波尔多液或 65%代森锌 500 倍液浸苗 5 min,发病期喷 1∶1∶100 波尔多液,每 10～14 日喷 1 次,连喷 3～4 次。虫害有蛴螬为害根部。

【采收加工】 栽后 2～3 年收获。选晴天挖取麦冬,切下块根和须根,洗净泥土,晒干水气后,揉搓,再晒,再搓,反复 4～5 次,直到去尽须根后,干燥即得。也可将洗净的块根晒 3～5 d,放在箩筐内闷放 2～3 d,再翻晒 3～5 d,剪去须根,晒干或鲜用。

【药材】 麦冬 *Radix Ophiopogonis* 主产于浙江、四川。商品大多为栽培品,浙江产的为浙麦冬(杭麦冬),四川产的为川麦冬。

商品规格 商品分浙麦冬和川麦冬,各分为三等。出口商品按浙江省标准分为四等。

性状 块根呈纺锤形,两端略尖,长 1.5～3 cm,直径 0.3～0.6 cm。表面黄白色或淡黄色,有细纵纹。质柔韧,断面黄白色,半透明,中柱细小。气微

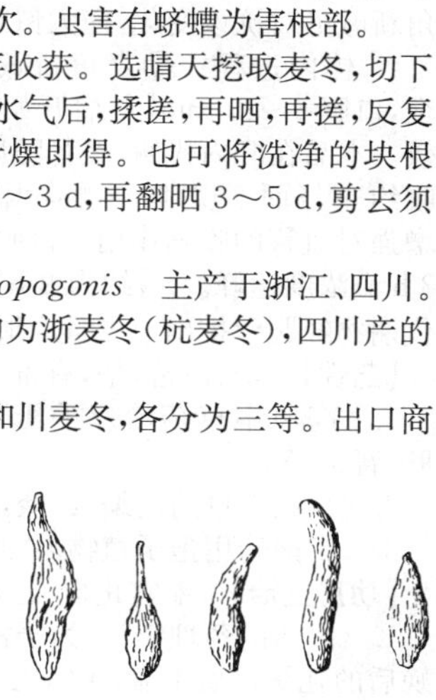

麦冬(块根)外形

亭碱(O-12′-methyl-α-ergokryptine), O-12′-甲基麦角柯宁碱(O-12′-methylergocornine)[5],麦角宾碱(ergobine),麦角胺(ergotamine),麦角克碱(ergocristine),麦角斯亭碱(ergostine)[6]等。第二类为相应的麦角异毒系生物碱,是异麦角酸的酰胺类衍生物,主要有麦角异新碱(ergometrinine),麦角异生碱(ergosinine)[1,5],麦角异布亭碱(ergobutinine),麦角异宁碱(ergoninine),麦角异坡亭碱(ergoptinine),麦角异缬碱(ergovalinine),α-麦角异隐亭碱(α-ergokryptinine),β-麦角异隐亭碱(β-ergokryptinine),麦角异柯宁碱(ergocorninine), O-12′-甲基-α-麦角异隐亭碱(O-12′-methyl-α-ergokryptinine), O-12′-甲基麦角异柯宁碱(O-12′-methylergocorninine),麦角异宾碱(ergobinine)[5,6],麦角异胺(ergotaminine),麦角异克碱(ergocristinine)等[7]。第三类为棒麦角系生物碱,其中有田麦角碱(agroclavine), 6, 7-断田麦角碱(6, 7-seco-agroclavine),野麦碱(elymoclavine)[8],瑟妥棒麦角碱(setoclavine),异瑟妥棒麦角碱(isosetoclavine)[6],狼尾草麦角碱(penniclavine),肋麦角碱(costaclavine),裸麦角碱(secaclavine)等[9,10]。此外,还含麦角甾醇(ergosterol),麦角硫因(ergothioneine),黑麦酮酸(secalonic acid)A、B、C、D,金黄麦角酸(chrysergonic acid)[7,9], 4, 5-二甲基辛酸(4, 5-dimethyloctanoic acid)[11],麦角色素(ergochrome)AD、BD、CD、DD、AC、BC、CC,棒麦角玉红碱(clavorubin)[7],麦角黄质(ergoxanthin)[12]及糖类、脂肪油等[7]。

【药理】 1. 兴奋子宫作用 麦角所含麦角胺、麦角新碱等对子宫均有兴奋作用。对妊娠子宫作用最明显。作用强而持久。其中以麦角新碱作用最强,麦角胺次之。麦角新碱直接作用于子宫平滑肌,大剂量可使子宫肌强直收缩,能使胎盘种植处子宫肌内血管受到压迫而止血。妊娠后期子宫对其敏感性增加[1]。

2. 对神经系统的作用 大量麦角胺等麦角毒能阻断α-肾上腺素能受体,引起肾上腺素升压作用的翻转,但不能阻断交感神经介质的释放。小量麦角可以兴奋延脑中枢(迷走性心率减慢、呼吸增加、惊厥等),大量可致延脑麻痹而死亡。麦角胺还能增强巴比妥类、吗啡、美沙酮的镇静和催眠作用[2,3]。

3. 对睡眠觉醒周期的影响 大鼠腹外侧视前核微量注射5-羟色胺,使大鼠睡眠减少,觉醒增加,此时微量注射麦角新碱可对抗该变化,使大鼠睡眠增加、觉醒减少[3]。

4. 体内过程 ①麦角新碱:口服或肌注后吸收快而完全,口服6~15 min,宫缩开始,作用持续3 h,静注立即生效。本品在肝内代谢,经肾随尿排出[1]。②麦角胺:口服吸收约60%而不规则,与咖啡因合并可提高麦角胺的吸收并增强对血管的收缩作用。口服一般在1~2 h起效。0.5~3 h血浓度达峰。$t_{1/2}$约为2 h。大致在肝内代谢。约90%代谢物经胆汁排出。少量原形随尿及粪便排泄[1]。

【药性】 辛、微苦,平,有毒。

1.《高原中草药治疗手册》:"性平,味微苦。有毒。入肝、肾二经。"

2.《全国中草药汇编》:"淡,微温。"

3.《中国药用孢子植物》:"甘、辛,平。"

【功用主治】 缩宫止血,止痛。主治产后出血,偏头痛。

1.《国药的药理学》:"为子宫紧缩药。对于子宫出血,分娩后的弛缓性后出血,子宫之不全、退行等有效。"

2.《高原中草药治疗手册》:"治偏头痛。"

3.《杭州药用植物志》:"为内部止血药。"

【用法用量】 内服:制成流浸膏,每次0.5~2 ml,每日3~4次;大剂量1次4 ml,每日12 ml;或制成片剂、针剂用。

【宜忌】 孕妇、临产及胎盘尚未完全排出时禁用。肝脏病及周围血管病患者慎服。本品有毒,误服后常引起口渴、呕吐、腹泻、肢冷、面色苍白、视觉与听觉障碍,严重者则出现幻觉、惊厥,以致昏迷死亡。

1.《国药的药理学》:"分娩时只可用于压出期,在开口期当避免使用。"

2. 刘波《中国药用真菌》:"胎盘未排出时禁用。"

2134 麦斛 mài hú (《新修本草》)

【异名】 石豆、石仙桃、鱼鮀草(《植物名实图考》),果上叶、万年桃、石枣子(《贵州民间方药集》),青兰(《中国药用植物图鉴》),子上叶、七仙桃(《湖南药物志》),小扣子兰(广州部队《常用中草药手册》),石豆兰(《浙江民间常用草药》),石蚁虫、楼上楼(《江西草药》),石莲子、根上子(江西《草药手册》),石英、单叶石枣(《福建中草药》)。

【基原】 为兰科石豆兰属植物麦斛的全草

【原植物】 麦斛 *Bulbophyllum inconspicuum* Maxim.

附生植物。根状茎纤细,质硬。假鳞茎卵圆形,鲜时绿色,干后变黄绿色,彼此相距约1 cm,基部生多数须根,顶生1叶。叶片革质,厚而脆,倒卵状长椭圆形,长1~3 cm,宽不及1 cm,先端凹缺,基部楔形渐尖呈短柄,全缘,中脉明显。花葶从假鳞茎基部一侧长出,不高出叶,顶生1朵花,具数枚鞘;花小,白色,直径4~5 mm;中萼片卵圆形,先端短尖;侧萼片较中萼片长约1倍,卵状椭圆形;花瓣宽椭圆形,边缘撕裂状;唇瓣短小而肥厚,与合蕊柱基部的突起相联;合蕊柱短粗。花期夏季。

附生于山林树干上或湿岩上。分布于江苏、安徽、浙江、福建、江西、湖南、广东、广西、贵州等地。

【采收加工】 7~10月采收,鲜用或晒干。

【药材】 麦斛 *Herba Bulbophylli Inconspicui* 主产于福建、江西、湖南、广东、贵州。

性状 茎圆柱形,微波状弯曲,少分枝,长短不一,直径约0.1 cm,表面淡黄棕色,节明显。假鳞茎扁长椭圆形,微弯,稍扭曲,表面黄绿色,具不规则深纵沟,叶倒卵状长椭圆形,多已脱落。基部具多数丝状须根。质实,体轻,易折断。断面角质状。气微,味淡,具黏性。

【药性】 甘、辛,凉。

1.《新修本草》:"性冷。"

2.《贵阳民间药草》:"甘,微寒,无毒。"

3. 广州部队《常用中草药手册》:"甘、淡,凉。"

4.《江西草药》:"性寒,味甘、辛。"

【功用主治】 清热滋阴,润肺止咳。主治肺热咳嗽,肺痨咯血,咽喉疼痛,热病烦渴,风湿痹痛,月经不调,跌打损伤。

1.《植物名实图考》:"治风损。"

2.《贵阳民间药草》:"清热,润肺,止咳。"

3.《湖南药物志》:"清热,消瘀,活血,化痰止咳。主治风湿痛,月经不调,头晕痛,干咳,牙痛。"

4. 广州部队《常用中草药手册》:"润肺化痰,滋阴养胃。主治肺结核咳嗽、咯血,慢性气管炎咳嗽,肺炎恢复期,慢性咽痛,慢性胃炎,胃酸缺乏,食欲不振,遗精。"

5.《江西草药》:"滋阴清热,凉血止血。"

6.《湖北中草药志》:"用于白喉,午后潮热,高血压,关节

其性气之锐，散血行气，迅速如此，勿轻视之。”

5.《本草述》：“谷、麦二芽俱能开发胃气，宜五谷味。”“第（麦芽）微咸能行上焦滞血，使营和而卫益畅，更能腐化水谷，且脾主湿，血和而湿行，湿行而脾运，尤非谷芽所可几也。”

6.《衷中参西录》：“大麦芽，能入脾胃，消化一切饮食积聚，为补助脾胃之辅助品，若与参、术、芪并用，能运化其补益之力，不至胀满，为其性善消化，兼能通利二便，虽为脾胃之药，而实善舒肝气。夫肝主疏泄，为肾行气，为其力能舒肝，善助肝木疏泄以行肾气，故又善于催生。至妇人乳汁为血所化，因其善于消化，微兼破血之性，故又善回乳。”

2133 麦角 mài jiǎo（《国药的药理学》）

【异名】 黑麦乌米（《全国中草药汇编》），紫麦角（《浙江药用植物志》）。

【基原】 为麦角菌科麦角菌属真菌麦角菌和小头麦角菌的菌核。

【原植物】 1. 麦角菌 *Claviceps purpurea*（Fr.）Tul.

菌核长圆柱形，两端角状，坚硬，(10～30)mm×(2～7)mm，平滑，有纵沟，外部紫黑色，内部淡紫色或灰白色，每个菌核产生20～30个子座，有弯曲的细柄，暗褐色。子座近球形，直径1～2 mm，红褐色。子囊壳全部埋生于子座内，其孔口稍突出于子座表面，(200～250)μm×(150～175)μm。子囊长圆柱形。(100～125)μm×(4～5)μm，内含8个子囊孢子。子囊孢子丝状，无色，(50～70)μm×1 μm。

寄生于小麦 *Triticum aestivum* L. 等禾本科植物的子房内。分布于华北、东北及江苏、浙江、四川、新疆等地。

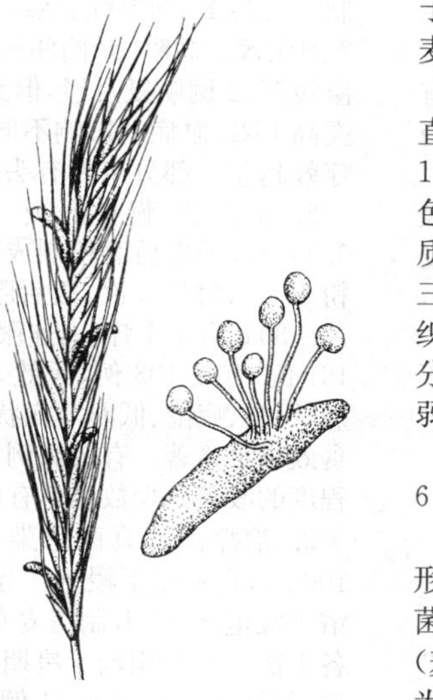

麦角菌

2. 小头麦角菌 *C. microcephala*（Wallr.）Tul.

与麦角菌极为相似，主要区别是：菌核黑色角状，所产生的子座具有较小的头部，直径不足0.8 mm。

生于拂子茅属植物（*Calamagrostis* sp.）及大油芒（*Spodiopogon sibiricus* Trin.）等禾本科植物上。分布于东北及内蒙古等地。

【栽培】 生物学特性　麦角菌为寄生性真菌，寄主多为禾本科、莎草科、石竹科及灯心草科植物。菌核在温暖潮湿的夏季生长，菌丝适宜生长温度为24～26 ℃。

培育技术　麦角菌生长主要采用在寄主植物上接种栽培，获得麦角（菌核），也可以采用发酵培养菌丝体，得到类似菌核物及其有效成分。用接种栽培方法也可获得麦角，但费工、产量低，故目前多采用工厂化深层培养发酵生产的技术。

(1) 菌种分离　麦角纯菌种由自然采集的野生菌核中分离获得，目前发酵培养的优良菌株是由拂子茅上分离的拂子茅麦角菌Ce3-3菌株。

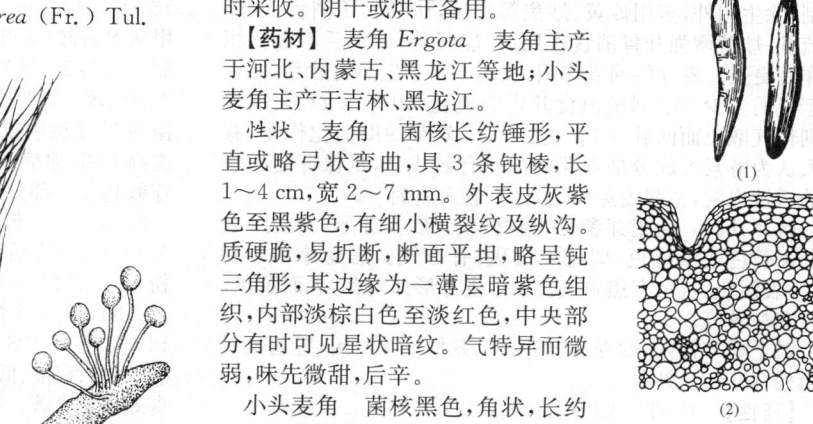

(2) 工艺流程　菌种→试管斜面孢子培养→种子培养→发酵培养→过滤，分离提取出麦角新碱。

(3) 培养方法　孢子培养基为蔗糖10%，天冬素0.1%，含水硫酸镁0.03%，磷酸二氢钾0.1%，琼脂2%，蒸馏水，pH 6.0～6.2。作成斜面，接入菌种，在24～26 ℃下培养15～20 d。种子培养基为蔗糖6%，谷氨酸1%，含水硫酸镁0.03%，磷酸二氢钾0.1%，自来水，调pH至5.2。在500 ml锥形瓶中装培养基100 ml，接入斜面菌种，于旋转式摇床上培养72 h，温度保持24～26 ℃。发酵培养基为蔗糖10%，谷氨酸1.2%，含水硫酸镁0.03%，磷酸二氢钾0.1%，豆油0.5%，自来水，调pH至7.5。500 L锥形瓶中装发酵培养基75 L，接种量5%，在24～26 ℃下旋转培养9 d。

测定方法　麦角总碱用碳酸钠、氯仿提取。麦角新碱提取及分离，采用离子交换树脂法。

【采收加工】 7～10月麦穗黄熟时采收。阴干或烘干备用。

【药材】 麦角 *Ergota*　麦角主产于河北、内蒙古、黑龙江等地；小头麦角主产于吉林、黑龙江。

性状　麦角　菌核长纺锤形，平直或略弓状弯曲，具3条钝棱，长1～4 cm，宽2～7 mm。外表皮灰紫色至黑紫色，有细小横裂纹及纵沟。质硬脆，易折断，断面平坦，略呈钝三角形，其边缘为一薄层暗紫色组织，内部淡棕白色至淡红色，中央部分有时可见星状暗纹。气特异而微弱，味先微甜，后辛。

小头麦角　菌核黑色，角状，长约6 mm，直径约0.7 mm。

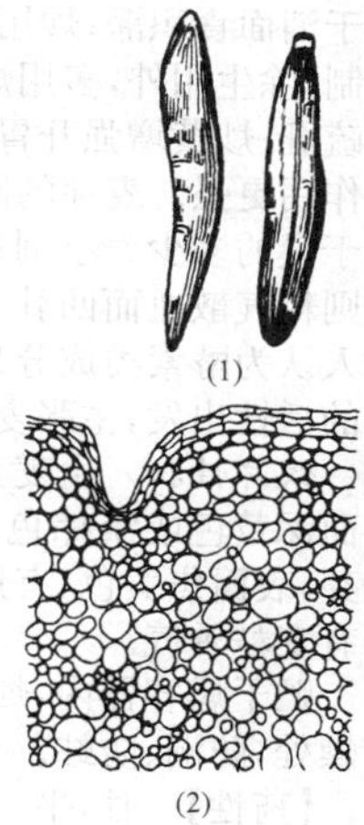

麦角外形及横切面

(1) 麦角　(2) 横切面

鉴别　(1) 麦角横切面：略呈三角形，外层为数列排列紧密的深紫色菌丝细胞，细胞壁及内含物遇酸呈血红色，遇碱呈青紫色（麦红色素反应），内部由粗细不等的无色菌丝细胞组成（称为拟薄壁组织），直径3～12 μm，壁厚，具强折光性，中央部分细胞疏松而有间隙，细胞壁由甲壳质（chitin）构成。不含淀粉粒及草酸钙结晶。

(2) 取粉末约0.1 g，加乙醚2 ml及稀硫酸1滴，振摇后分取醚液，加碳酸氢钠饱和液数滴，振摇后放置，下层水液即显红色或紫蓝色（检查麦角红色素）。

(3) 取粉末少许，加碳酸氢钠液及氯仿共同振摇，分取氯仿液，加对二甲氨基苯甲醛试液少许，振摇后静置，试剂层显蓝色（检查麦角生物碱）。

品质标志　本品含总生物碱，作为麦角毒碱计算，不得少于0.2%；水溶性生物碱，作为麦角新碱计算，不得少于0.03%。

【成分】 含生物碱，可分为三类，第一类为麦角毒系生物碱，是麦角酸的酰胺类衍生物，主要有麦角新碱（ergometrine），麦角生碱（ergosine）[1]，麦角布亭碱（ergobutine），麦角布林碱（ergobutyrine）[2]，麦角宁碱（ergonine），麦角坡亭碱（ergopti-ne），麦角缬碱（ergovaline）[3]，α-麦角隐亭碱（α-ergokryptine），β-麦角隐亭碱（β-ergokryptine）[4, 5]，麦角柯宁碱（ergocornine），O-12′-甲基-α-麦角隐

常生理功能[4]。

4. 其他作用　大麦芽碱能增强豚鼠子宫的紧张和运动，且随剂量的增加而增强。对溴新斯的明引起的猫支气管痉挛，可使之扩张[5]。高脂血症模型小鼠喂以小麦胚芽，能显著降低其血清胆固醇及三酰甘油含量，同时也抑制高脂食诱导的小鼠肝组织胆固醇、三酰甘油及过氧化脂质含量的增加[6]。大麦芽胍碱 A 和 B 有抗真菌作用[7,8]。

【炮制】 1. 生麦芽　取麦芽除去杂质即可。

2. 炒麦芽　取净麦芽，置锅内，用文火加热，炒至表面深黄色，偶见焦斑时，取出放凉。

3. 焦麦芽　取净麦芽置锅内，用中火加热，炒至有爆声，表面焦黄色，取出放凉。

4. 麸炒麦芽　先将麸皮撒于锅内，待麸皮冒烟时，倒入净麦芽，用文火炒至表面呈黄色，取出，筛去麸皮，放凉。每麦芽 1 kg，用麸皮 0.09 kg。

麦芽自古以来有生用、炒用之分。古人认为生用力猛，用于消面食积滞；炒用性缓，用于健胃回乳。现代对麦芽的炮制，除生用外，多用炒黄、炒焦等方法，认为生用消食，兼能疏肝；炒黄增强开胃消食作用，并能回乳；炒焦后消食化积作用更强。麦芽的回乳作用，关键不在于生品与炒品，而在于量的多少。小剂量消食开胃而催乳(10～15 g)，大剂量则耗气散血而回乳(60 g 左右)[1]。麦芽的助消化作用，有人认为酵素类成分是麦芽的惟一有效成分，从保证淀粉酶的活性出发，主张麦芽生用，且不能入煎剂[2]。

饮片性状　生麦芽参见“药材”项。炒麦芽形如麦芽，表面深黄色或淡棕色，偶见焦黄斑，有香气。焦麦芽形如麦芽，表面焦黄色，有焦香气。麸炒麦芽形如麦芽，表面黄色，有麦麸香气。

贮干燥容器内，炒麦芽、焦麦芽、麸炒麦芽密闭，置通风干燥处，防潮、防蛀。

【药性】 甘，平。归脾、胃经。

1.《药性论》：“味甘，无毒。”

2.《食性本草》：“微暖。”

3.《医学启源》：“气温，味咸。”

4.《雷公炮制药性解》：“入脾、胃二经。”

5.《本草汇言》：“可升可降。入足太阴、阳明，手阳明经。”

6.《得宜本草》：“入足三阴经。”

7.《本草再新》：“味甘，性平。”

【功用主治】 消食化积，回乳。主治食积，腹满泄泻，恶心呕吐，食欲不振，乳汁郁积，乳房胀痛。

1.《药性论》：“消化宿食，破冷气，去心腹胀满。”

2.《千金方》：“消食和中。”“止泄利。”

3.《日华子》：“温中，下气，开胃，止霍乱，除烦，消痰，破癥结，能催生落胎。”

4.《医学启源》：“补脾胃虚，宽肠胃。”

5.《本草衍义补遗》：“行上焦之滞血，腹中鸣者用之。”

6.《滇南本草》：“宽中，下气，止呕吐，消宿食，止吞酸、吐酸，止泻，消胃宽膈，并治妇人奶乳不收，乳汁不止。”

7.《纲目》：“消化一切米、面、诸果食积。”

【用法用量】 内服：煎汤，10～15 g，大剂量可用 30～120 g；或入丸、散。

【宜忌】 妇女哺乳期禁服，孕妇、无积滞者慎服。

1.《食性本草》：“久食消肾，不可多食。”

2.《本草蒙筌》：“孕妇勿食，恐堕胎元。虚者少煎，恐消肾水。”

3.《纲目》：“无积而久服，则消人元气也。”

4.《本草经疏》：“无积滞，脾胃虚者不宜用。”

5.《药品化义》：“凡痰火哮喘及孕妇，切不可用。”

【选方】 1. 快膈进食　麦蘖四两，神曲二两，白术、橘皮各一两。为末，蒸饼丸梧子大。每人参汤下三五十丸。(《纲目》)

2. 治饱食便卧，得谷劳病，令人四肢烦重，嘿嘿欲卧，食毕辄甚　大麦蘖一升，椒一两(并熬)，干姜三两。捣末，每服方寸匕，日三四服。(《肘后方》)

3. 治产后腹中膨胀不通转，气急，坐卧不安　麦蘖末一合，和酒服食，良久通转。(《证类本草》引《兵部手集》)

4. 治产后五七日不大便　大麦芽不以多少。上炒黄为末，每服三钱，沸汤调下，与粥间服。(《妇人良方》麦芽散)

5. 治产后发热，乳汁不通及膨，无子当消者　麦蘖二两(炒)。研细末，清汤调下，作四服。(《丹溪心法》)

【临床报道】 1. 治疗乳溢症　用生麦芽 100～200 g 煎汤，分 3～4 次服，或口服脉安冲剂(每包含生麦芽和山楂各 16 g)，每次 2 包，每日 3 次。观察 8 例健康人，结果睡眠及甲氧氯普胺(灭吐灵)试验时催乳素(PRL)释放高峰均受抑制。观察 15 例单纯乳溢症者，其中 13 例乳溢消失或缓解，2 例无效。观察 18 例闭经-乳溢综合征患者，其中 2 例乳溢缓解，2 例恢复月经，但无排卵征象。认为生麦芽汤对三类高 PRL 血症的影响不同，乳溢症患者血 PRL 水平越高，疗效越差。部分患者有头痛、便秘等反应[1]。

2. 治疗急、慢性肝炎　取大麦低温发芽的幼根(长约 0.5 cm)，干燥后磨粉制成糖浆内服，每次 10 ml(内含麦芽粉 15 g)，每日 3 次，饭后服。另适当加酵母或复合维生素 B 片。30 d 为 1 个疗程，连服至治愈后再服 1 个疗程。共治疗 161 例，有效 108 例，无效 53 例，有效率为 67.1%。药后肝痛、厌食、疲倦、低温等症状都有不同程度的改善，尤其对厌食效果更显著。有效病例氨基转移酶和肝脏肿大也有不同程度的改善。少数患者有口干、口苦、烦躁、腹泻等反应[2]。

3. 治疗浅部真菌感染　用生麦芽 40 g 加入 75% 乙醇 100 ml，在室温下浸泡 1 星期，或密封后于 70～80 ℃温水浴中浸泡 3～4 d，制得麦芽乙醇。于患部外用。每日早、晚各 1 次。一般用药 4 星期左右。共治疗 80 例，结果痊愈 45 例，好转 24 例，无效 11 例，总有效率为 86.2%。有效病例一般用药 3 d 自觉症状好转[3]。

4. 治疗乳腺小叶增生　每日用生麦芽 30～50 g 泡水代茶饮。连续 30～90 d，总剂量 1 000～3 000 g。共治疗 33 例，结果全部治愈，其中服药 8 d 以内者 8 例，60 d 以内者 20 例，90 d以内者 5 例[4]。

【各家论述】 1.《纲目》：“麦蘖、谷芽、粟蘖，皆能消导米面诸果食积。观造饧者用之，可以类推。但有积者能消化，无积而久服，则消人元气，不可不知。若久服者，须同白术诸药兼用，则无害。”

2.《本草经疏》：“麦蘖，功用与米蘖相同，而此消化之力更紧，其发生之气，又能助胃气上升，行阳道而资健运，故主开胃补脾，消化水谷及一切结冷气胀满。”

3.《本草正》：“麦芽，病久不食者，可借此谷气以开胃，元气中虚者，毋多用此消肾。亦善催生落胎。”

4.《药品化义》：“大麦芽，炒香开胃，以除烦闷。生用力猛，主消麦面食积，癥瘕气结，胸膈胀满，郁结痰涎，小儿伤乳，又能行上焦滞血。若女人气血壮盛，或产后无儿饮乳，乳房胀痛，丹溪用此二两，炒香捣去皮为末，分作四服立消，

七　画

2131 **麦奴** mài nú（《本草拾遗》）

【异名】 小麦黑勃（《补缺肘后方》），小麦奴（《纲目》），黑疸（《中国药用真菌》）。

【基原】 为黑粉菌科黑粉菌属真菌麦散黑粉菌寄生于麦穗上所产生的菌瘿及孢子堆。

【原植物】 麦散黑粉菌 *Ustilago nuda* (Jens.) Rostr. [*U. segetum* var. *nuda* Jens.]

寄主的整个花序被侵染后，每个籽粒变成了一个孢子堆，内含的黑色粉末即黑粉孢子，孢子堆长 7～12 mm，直径 3.5～6 mm。黑粉孢子呈球形、近球形或卵形，有小刺，暗黄绿色，一端色稍淡，(6～8)μm×(4～7)μm。

寄生于大麦(*Hordeum vulgare* L.)和小麦(*Triticum aestivum* L.)的果穗上，也生于裸麦、黑麦和燕麦上。分布于全国产小麦和大麦的地区。

【采收加工】 7～10 月采收，晒干。

【药材】 麦奴 *Spora Ustilaginis Nudae*　产于全国各地。

性状　本品为麦散黑粉菌寄生在麦穗各籽粒上形成的孢子堆。每个孢子堆长 7～12 mm，直径 3.5～6 mm，黑色或黑褐色，外被薄膜，质疏松散。膜破裂后，可见黑色粉末(孢子)。气微，味淡。

鉴别　孢子球形至类球形，具细刺，直径 5～8 μm，淡黄褐色，有的一端色稍淡。

【成分】 含赤藓醇(erythritol)，甘露醇(mannitol)等[1]。

【药性】 辛，寒。归心经。

1.《得配本草》："辛，寒。入手少阴经。"

2.《全国中草药汇编》："淡，温。"

【功用主治】 解肌清热，除烦止渴。主治热病发热，心烦口渴，温疟。外用治烫火伤。

1.《本草拾遗》："主热烦，解丹石、天行热毒。"

2.《纲目》："治阳毒温毒，热极发狂大渴，及温疟。"

3.《全国中草药汇编》："发汗，止痛。"

【用法用量】 内服：入丸、散，0.06～0.15 g。外用：麻油调敷。

【选方】 1. 治温毒发斑，及大疫五六日，胸中大热，口噤，名为坏病　麻黄二两，大黄二两，黄芩一两，芒硝一两，釜底墨一两，灶突墨二两，梁上尘二两，小麦黑勃一两。捣蜜丸如弹丸，新汲水五合，末一丸顿服之。若渴但与水，须臾寒，寒了汗出便解。日移五赤(尺)，不觉，更服一丸。(《补缺肘后方》麦奴丸)

2. 治烫火伤　麦散黑粉(冬孢子粉)调麻油外涂。(《中国药用孢子植物》)

2132 **麦芽** mài yá（《纲目》）

【异名】 大麦蘖(《药性论》)，麦蘖(《日华子》)，大麦毛(《滇南本草》)，大麦芽(《本草汇言》)。

【基原】 为禾本科大麦属植物大麦 *Hordeum vulgare* L. 的发芽颖果。

【原植物】 参见"大麦"条。

【制法】 麦芽生产全年皆可进行，但以冬、春二季为好。取净大麦，用清水浸泡 3～4 h，捞出，置能排水的容器内，盖好，每日淋水 2～3 次，保持湿润，至芽长 2～3 mm 时，取出，晒干。

【药材】 麦芽 *Fructus Hordei Germinatus*　全国均产。

性状　颖果呈梭形，长 8～12 cm，直径 3～4 mm。表面淡黄色，背面为外稃包围，具 5 脉；腹面为内稃包围。除去内、外稃后，腹面有 1 条纵沟；基部胚根处生出幼芽及须根，幼芽长披针状条形，长约 0.5 cm。须根数条，纤细而弯曲。质硬，断面白色，粉性。无臭，味微甘。

鉴别　(1) 粉末特征：米黄色。稃片外表皮黄色，长细胞与栓质细胞及硅质细胞相间排列，长细胞长 56～184 μm，直径 8～19 μm，壁较厚，深波状弯曲，有纹孔；栓质细胞弯月形，内含棕色物；硅质细胞较小，扁圆形。表皮上易见刺毛或毛痂，有时可见气孔。横细胞长 40～144 μm，直径 13～24 μm，壁菲薄，有的呈细小念珠状增厚。淀粉粒呈扁平的圆形、椭圆形或卵圆形，直径 8～29 μm，侧面观呈蚕茧形、卵圆形或条形，宽 3～16 μm，可见裂缝状脐点。非腺毛单细胞，长 96～312 μm，直径为 8～18 μm，壁厚 3～6 μm。

(2) 薄层色谱：取本品细粉 0.1 g，加 70% 乙醇 1 ml 冷浸，吸上清液 10 μl，点样，并以葡萄糖、蔗糖及果糖作对照。分别点样于同一硅胶 G 薄层板上。以正丁醇-冰醋酸-水(4∶1∶5)上层液展开。展距 10 cm，重复一次。喷以邻苯二甲酸苯胺溶液，加热后葡萄糖显棕色；α-萘酚硫酸液，加热后蔗糖、果糖显蓝紫色。供试品色谱在与对照品色谱的相应位置上，显相同颜色的斑点。

品质标志　《中华人民共和国药典》2005 年版规定：本品出芽率不得少于 85%。

【成分】 麦芽主要含生物碱类：大麦芽碱(hordenine)[1]，大麦芽胍碱(hordatine) A、B[2]，麦芽毒素即白栝楼碱(candicine)[3]；腺嘌呤(adenine)，胆碱(choline)，蛋白质，氨基酸，维生素 B、D、E[1]，细胞色素(cytochrome) C[4]。

【药理】 1. 降血糖作用　麦芽浸剂口服可使家兔与正常人血糖降低。麦芽渣水提醇沉精制品制成的 5% 注射液，给家兔注射 200 mg，可使血糖降低 40% 或更多，作用可维持 7 h[1]。

2. 对哺乳期乳腺分泌的作用　从产子鼠日开始，给母鼠灌服不同炮制麦芽每日 25～33.5 g(生药)/kg，连续 10 d，母鼠血清催乳素水平高[2]。另有报道小剂量催乳，大剂量抑乳[3]。

3. 抗氧化作用　2 mmol/L 麦芽酚保护人神经瘤细胞 2 h 后，对细胞膜蛋白和 DNA 的损伤均有明显的保护作用，减少了膜蛋白的氧化和细胞 DNA 片段化的形成，细胞线粒体功能损伤减小，细胞表达的白介素-6 减少，被激活的细胞核因子 κB 水平同时降低。表明麦芽酚可以有效保护活性氧对神经细胞的氧化损伤，维持细胞的正

数，紫黄色。瘦果，近圆柱形，有纵肋，被毛，冠毛污白色。

生于山坡草地、林缘。分布于东北部至西北部各地。

【采收加工】 7～10月采收，鲜用或切段，晒干。

【成分】 全草含黄酮类化合物：矢车菊素葡萄糖苷（cyanidin glucoside）[1]；倍半萜类化合物：flammein A，即为1β，4β，6α，15-四羟基桉叶醇（1β，4β，6α，15-tetrahydroxyeudesmane）[2, 3]，flammolide[4]。

【药性】 苦，寒。

【功用主治】 全草：清热解毒。主治疔毒痈肿。花：活血调经。

【用法用量】 内服：煎汤，15～30 g。外用：捣敷。

2130 红筷子冠毛 hóng kuài zǐ guàn máo（《峨眉山药用植物调查报告》）

【基原】 为柳叶菜科柳兰属植物柳兰 *Chamenerion angustifolium* L. 的种缨。

【原植物】 参见“红筷子”条。

【采收加工】 9～10月采收，鲜用。

【功用主治】 敛疮止血。主治刀伤，出血。

【用法用量】 外用：捣敷。

20 mm,直立;花萼钟状,长 4～8 mm,被粉,裂片 5;花冠漏斗状,蓝色至红色,冠檐直径 2.5 cm,5 裂;长花柱花,冠筒长 9～10 mm,雄蕊着生于冠筒中部,花柱与冠筒等长或微露出筒口;雄蕊着生于冠筒上部,花药微露出筒口;子房圆球形,花柱微高出花萼。蒴果近球形,直径约 4.5 mm。种子多数。花期 3～5 月,果期 6～7 月。

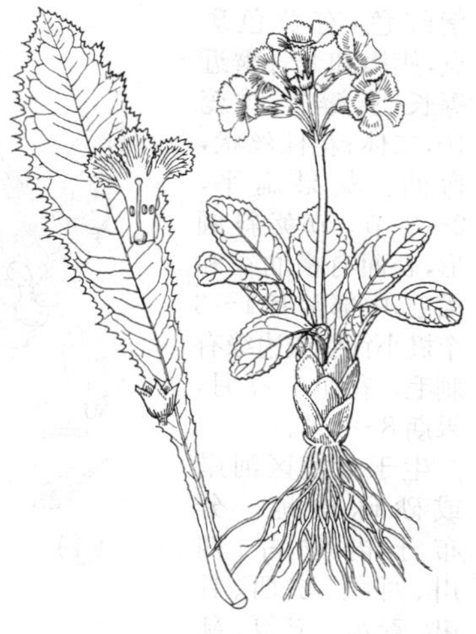
苣叶报春

生于海拔 3 000～4 600 m 的高山草地和林缘。分布于四川、云南及西藏等地。

【药材】 红花雪莲花 *Herba Primulae Sonchifoliae* 主产于四川、云南、西藏等地。

性状　根茎粗短,具肉质长根。根茎顶端有覆瓦状包叠的鳞片,呈鳞茎状。叶基生,多皱缩,黄绿色,展平后呈矩圆形至倒卵状矩圆形,先端圆形或稍锐尖,基部渐狭窄,边缘不规则浅裂,裂片具不整齐的小锯齿。花葶近顶端被黄粉;伞形花序 3 至多花;苞片卵状三角形至卵状披针形;花萼钟状;花冠枯黄色,裂片倒卵形或近圆形,先端通常具小齿。气微,味苦、辛。

【采收加工】 6～7 月采收,晒干。

【药性】《四川常用中草药》:"性温,味甘。"

【功用主治】 补血活血,祛风除湿。主治月经不调,崩漏,白带,风湿痹痛,咳嗽痰多。

1.《四川常用中草药》:"生血,活血,止咳。治咳嗽有痰,月经不调,血气虚损,红崩白带等症。"

2.《四川中药志》1982 年版:"活血调经,祛风除湿,止咳。用于月经不调,白带,风湿疼痛,咳嗽痰多。"

【用法用量】 内服:煎汤,15～30 g。

【选方】 1. 治白带　峨山雪连花 15 g,白鸡冠花 30 g,白木槿花 30 g。水煎服。

2. 治风湿疼痛　峨山雪连花 30 g,兔耳风根 30 g,威灵仙 30 g,白酒 500 g。浸泡,每服 15 g。(1、2 方出自《四川中药志》1982 年版)

2128 红花锦鸡儿 hóng huā jǐn jī ér (《高原中草药治疗手册》)

【基原】 为豆科锦鸡儿属植物红花锦鸡儿的根。

【原植物】 红花锦鸡儿 *Caragana rosea* Turcz.　又名:甘肃锦鸡儿(《高原中草药治疗手册》)。

多枝直立灌木,高达 1 m。树皮灰褐色或灰黄色,小枝细长,具条棱,灰褐色,无毛。长枝上的托叶成针刺状,短枝上的托叶脱落;叶轴刺长 5～10 mm,脱落或宿存;小叶 4,假掌状排列,椭圆状倒卵形,长 10～25 mm,宽 4～10 mm,先端有短尖刺,基部楔形,边缘略向下面反卷。花单生,花梗长约 1 cm,中部有关节;花萼筒状,长 9～10 mm,萼齿三角形,有刺尖,边缘有短柔毛;花冠蝶形,黄色,常带紫红或淡红色,凋时变为红色;子房无毛,线形。荚果圆筒形,具尖顶,无毛,长 3～6 cm。花期 5～6 月,果期 6～8 月。

生于山坡灌丛及沟谷灌丛中。分布于华北、东北、西北及江苏、浙江、山东、河南等地。

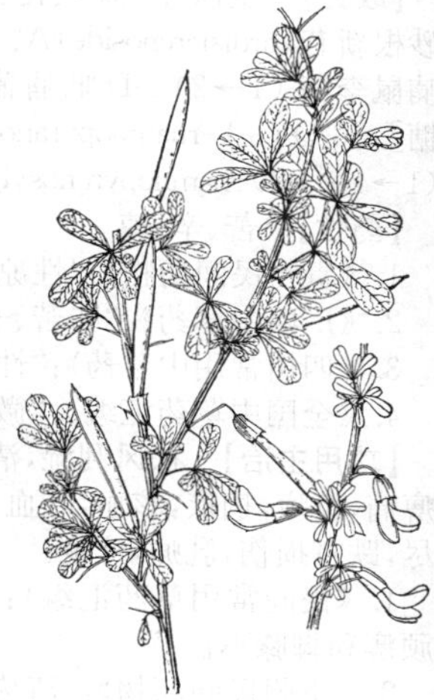
红花锦鸡儿

【采收加工】 9～10 月挖根,切片,晒干。

【成分】 含木脂素类化合物:cararosin, piceatannol,(+)α-uiniferin, kabophenol A[1],(±)-落叶松脂素,(±)-5,5′-甲氧基-落叶松木脂,(±)-松脂素,(±)-丁香脂素,(±)-南烛木树脂酚〔(±)-lyoniresinol〕,(±)-ficusesquiligrana,(±)-醉鱼草素〔(±)-buddlend〕C,(±)-醉鱼草醇〔(±)-buddlenol D〕[2];此外还分离到谷甾醇(sitosterol),芦丁(rutin)[3]。

【药性】 甘、微辛,平。

【功用主治】 健脾,益肾,通经,利尿。主治虚损劳热,咳喘,淋浊,阳痿,妇女血崩,白带,乳少,子宫脱垂。

【用法用量】 内服:煎汤,6～24 g。

【选方】 1. 治脾胃虚弱　红花锦鸡儿配山里红。水煎服。

2. 治哮喘　红花锦鸡儿配沙参、羊睾丸(干燥研粉)。碾成散剂服。

3. 治淋浊　红花锦鸡儿配马先蒿。水煎服。

4. 治血崩　红花锦鸡儿配悬钩子。炖甜酒服。

5. 治阳痿及子宫脱出　红花锦鸡儿配淫羊藿、鹿冲。水煎服。

6. 治产后乳少　红花锦鸡儿配大力子根。炖猪蹄吃。(1～6 方出自《高原中草药治疗手册》)

2129 红轮千里光 hóng lún qiān lǐ guāng (《全国中草药汇编》)

【基原】 为菊科千里光属植物红轮千里光的全草。

【原植物】 红轮千里光 *Senecio flammeus* Turcz. ex DC.

多年生草本,高 20～70 cm。茎直立,被白色蛛丝状密毛。下部叶长圆形或倒披针状长圆形,长 8～9 cm,宽 2～2.5 cm,下部渐狭成具翅而半抱茎的长柄,边缘有具小尖头的齿,下面或两面被蛛丝状密毛;中部以上叶长圆形,基部抱茎,无柄;上部叶小,条形。头状花序,3 至 7 或 8 个排列成假伞房状,梗长 1.5～3 cm,被密绵毛;总苞杯状,直径 1～1.2 cm,长约 5 cm,总苞片 1 层,紫黑色,条形;筒状花多

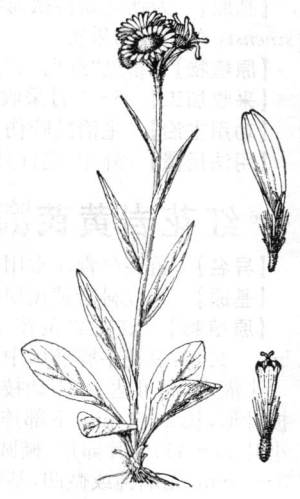

红轮千里光

下表皮内侧有厚角组织。维管束外韧型，排列成"U"字形，周围有纤维群。薄壁细胞含草酸钙簇晶，偶见方晶。

【成分】 全株含三萜类化合物：ardisimamilloside A～E、朱砂根新苷(ardisicrenoside)A、G，仙客来苷元 A-3-O-[α-L-吡喃鼠李糖-(1→2)-β-D-吡喃葡萄糖-(1→4)-[α-L-吡喃鼠李糖]]{3-O-[α-L-rhamnopyranosyl-(1→2)-β-D-glucopyranosyl-(1→4)-[α-L-rhamnopyranosyl]] cyclamiretin A}[1]。

【药性】 苦、辛，凉。

1.《贵州民间药物》："性凉，味辛、涩、微甘。"

2.《广西中草药》："味苦、辛，性凉。"

3.《四川常用中草药》："性温，味苦、辛。"

4.《全国中草药汇编》："微苦、辛，凉。"

【功用主治】 祛风利湿，清热解毒，活血止血。主治风湿痹痛，黄疸，痢疾，咳血，吐血，便血，崩漏，经闭，产后恶露不尽，跌打损伤，乳痈，疔疮。

1.《民间常用草药汇编》："为镇痉药，能除风寒湿气，治顽痹和脚膝不仁。"

2.《贵州民间药物》："清热，补气血，活络。"

3. 广州部队《常用中草药手册》："清热利湿，凉血止血。主治痢疾，黄疸，风湿骨痛，肺病咯血，外伤吐血，月经过多，痛经，小儿疳积。"

4.《福建药物志》："散瘀止血，祛风解毒。主治咳嗽，咳血，呕血，肠风下血，风湿关节痛，中暑发痧，产后恶露不尽，闭经，乳痈，疔疮，跌打损伤。"

【用法用量】 内服：煎汤，9～15 g；或泡酒。外用：研末调敷。

【选方】 1. 治风湿麻木 红胆、阎王刺根各 15 g。煎水服。(《贵州草药》)

2. 治产后心悸，虚弱 红胆、玉竹各 15 g。炖肉吃。

3. 治虚劳咳嗽 红胆、淫羊藿各 15 g。煎水服。(2、3 方出自《贵州民间药物》)

4. 治肠风下血，血崩 红胆 30～60 g。煎水服。(《贵州草药》)

5. 治外伤出血，跌打劳伤 红毛毡 30 g。泡酒 500 ml，7 d 后服，每次 10 ml，日服 3 次。(《云南中草药选》)

2125 红白二丸果 hóng bái èr wán guǒ (《秦岭巴山天然药物志》)

【基原】 为秋海棠科秋海棠属植物中华秋海棠 *Begonia sinensis* A. DC. 的果实。

【原植物】 参见"红白二丸"条。

【采收加工】 6～7 月采收，鲜用。

【功用主治】 主治蛇咬伤。

【用法用量】 外用：捣汁外搽。

2126 红花岩黄芪 hóng huā yán huáng qí (《中国主要植物图说·豆科》)

【异名】 黄芪(《青海常用中草药手册》)

【基原】 为豆科岩黄芪属植物红花岩黄芪的根。

【原植物】 红花岩黄芪 *Hedysarum multijugum* Maxim. 又名：豆花牛脖筋(《中国高等植物图鉴》)。

半灌木，高可达 1 m。幼枝及叶柄密被短柔毛。托叶卵状披针形，长 2～4 mm，下部连合，外面有毛；奇数羽状复叶，小叶 21～41；叶片卵形、椭圆形或倒卵形，长 5～12 mm，宽 3～6 mm，先端钝或微凹，基部近圆形，上面无毛，密布小斑点，下面密被平伏短柔毛。总状花序腋生，连花梗长 10～35 cm；花 9～25 朵，疏生；苞片早落；花萼钟状，长 5～6 mm，外面被短柔毛，萼齿 5，三角状，短于萼筒；蝶形花冠紫红色，有黄色斑点，旗瓣和龙骨瓣近等长，翼瓣短；雄蕊 10，二体；花柱丝状，弯曲。荚果扁平，2～3 节，节荚斜圆形，表面有横肋纹和柔毛，中部常有 1～3 个极小针刺或边缘有刺毛。花期 6～7 月，果期 8～9 月。

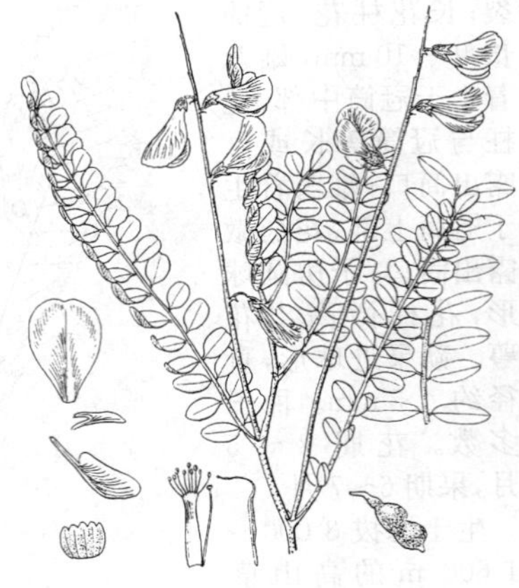

红花岩黄芪

生于荒漠区河岸或砂砾质地。分布于内蒙古、四川、西藏、陕西、甘肃、青海、宁夏、新疆等地。

【采收加工】 10～11 月挖取根，除去根头部及支根，晒干打把。

【成分】 根含黄酮类：芒柄花素(7-hydroxy-4′-methoxy isoflavone)，白桦脂酸(befulicacid)，1，7-二羟基-3，9-二甲氧基紫檀烯(1，7-dihroxy-3，9-dimethoxy peteroxarpene)，5，7-二羟基-4′-甲氧基-8-异戊烯基异黄酮(5，7-dihydroxy-8-isoprenyl-4′-methoxy isoflavone)，金雀花异黄酮(5，7-dihydroxy-4′-methoxy isoflavone)[1]，5，7-二羟基-4′-甲氧基-6，8-二异戊烯基异黄酮(5，7-dihydroxy-4′-methyloxy-6，8-diisoprenyl isoflavone)[2]。此外，在红花岩黄芪中还含有碳三十醇(triacontanol)，二十四烷酸(tetracosanoic acid)，对香豆酸二十二酯(*p*-coumaric acid docosyl ester)，咖啡酸二十四酯(caffeic acid tetraconyl ester)，豆甾醇(stigmasterol)[2]。

【药性】《青海常用中草药手册》："甘，温。"

【功用主治】 补气固表，利尿，托毒排脓，生肌敛疮。主治气短心悸，倦怠，乏力，自汗，盗汗，久泻，脱肛，子宫脱垂，体虚浮肿，慢性肾炎，痈疽难溃，或溃久不敛。

《青海常用中草药手册》："补中升阳，固表止汗，利尿排脓。"

【用法用量】 内服：煎汤，6～15 g，大剂量可用至 30 g。补虚宜炙用，止汗、利尿、托疮生肌宜生用。

2127 红花雪莲花 hóng huā xuě lián huā (《四川常用中药手册》)

【异名】 峨山雪莲花(《四川中药志》)。

【基原】 为报春花科报春花属植物苣叶报春的全草。

【原植物】 苣叶报春 *Primula sonchifolia* Franch. 又名：苣叶脆蒴报春(《西藏植物志》)。

多年生草本。根茎粗短，具带肉质的长根。叶丛基部有覆瓦状包叠的鳞片，呈鳞茎状，高 2.5～5 cm，直径可达 4 cm，鳞片卵形或长圆形。叶柄长 1～1.5 cm，有翅，基部成鞘状；叶片纸质，长圆形、长圆状倒卵形，开花时长 4～17 cm，宽 1.5～5 cm，果时则长 20～30 cm，宽 4～12 cm，先端圆形或稍锐尖，基部渐狭下延至叶柄成翅状，边缘有粗齿或羽状浅裂至中裂。花葶初时甚短，后渐伸长，果时高可达 30 cm，近顶端被黄粉，顶生具 3～20 朵花的伞形花序；苞片卵形或披针形，长约 5 mm，外面通常被黄粉；花梗长 10～

棉球肉芽组织增生性炎症有抑制作用；明显抑制大鼠由佐剂引起的早期局部急性炎症和后期继发性全身炎症反应，减少炎性组织中PGE含量，明显降低组胺引起的毛细血管通透性增高[4]，红毛五加总苷能明显降低炎症大鼠灌洗液中肿瘤坏死因子(TNF)、一氧化氮(NO)、丙二醛(MDA)含量[5]。

4. 抗应激作用　红毛五加皮水煎液10 g/kg腹腔注射，可明显延长小鼠在常压缺氧条件下的生存时间和明显提高小鼠减压耐缺氧能力的作用。对动物缺血性缺氧、亚硝酸钠所致组织中毒性缺氧、溺水缺氧、脑缺血性缺氧等均有显著抗缺氧作用，并使动物全身的耗氧量减少，降低全身组织对氧的需求[6,7]。

5. 抗辐射作用　8%红毛五加多糖水溶液腹腔注射有促进小鼠脾结节生成的作用；小鼠给药后照射^{60}Co γ射线，骨髓多能干细胞迁移到脾脏，可重新形成造血灶。红毛五加多糖主要保护多能造血干细胞，有扩大造血干细胞池的作用[8]。

6. 对免疫功能的影响　红毛五加水提取物能增加由环磷酰胺所致免疫功能低下小鼠的脾脏重量，有升高溶血素活性及抑制外周T淋巴细胞阳性百分率的效应[9]。红毛五加粗多糖50 mg/kg、100 mg/kg腹腔注射，连续7 d，对小鼠血中碳粒廓清有明显促进作用，增加网状内皮系统吞噬功能。增加正常小鼠和环磷酰胺所致免疫功能抑制的小鼠足垫厚度，此外，还能增加正常小鼠血清溶血素的含量，对体液免疫功能有一定影响[10]。红毛五加多糖对体外小鼠T、B淋巴细胞增殖反应均有增强作用。抗体生成细胞和免疫球蛋白IgG、IgA和补体C_3含量，红毛五加多糖组明显高于对照组[11]。红毛五加水提多糖经分离纯化所得的HW-Ⅱ和HW-Ⅲ每日100 mg/kg腹腔注射，连续3 d，可显著促进小鼠脾IgM分泌细胞产生，明显提高天然杀伤细胞(NK)活性以及增强刀豆球蛋白A(Con A)刺激脾细胞产生白介素-2(IL-2)[12]。

7. 抗肿瘤作用　红毛五加多糖对肿瘤细胞系集落形成细胞具有明显的抑制作用。揭示红毛五加多糖确有抗癌作用[13]。红毛五加多糖培养胃癌细胞后有诱导胃癌细胞凋亡作用[14]。红毛五加粗多糖200 mg/kg，皮下注射对接种小鼠肉瘤S_{180}有显著的抑制作用[10]。

毒性　红毛五加醇提液小鼠腹腔注射的LD_{50}为73.34±7.29 g/kg[15]。亚急性毒性观察，红毛五加皮醇浸膏20 g/kg、10 g/kg、5 g/kg，给家兔连续灌胃7 d，动物的脑、心、肝、脾、肾等脏器均未发现变性、坏死及炎性细胞浸润；肾小管上皮细胞和肝细胞的碱性磷酸酶及肝糖原，均无明显增加或减少[2]。

【药性】　辛、微苦，温。归肝、肾经。

1.《四川常用中草药》："性温，味辛；入肝、肾二经。"

2.《青海常用中草药手册》："辛、苦，温。"

【功用主治】　祛风湿，强筋骨，活血利水。主治风寒湿痹，拘挛疼痛，筋骨痿软，足膝无力，心腹疼痛，疝气，跌打损伤，骨折，体虚浮肿。

1.《滇南本草》："主治伤寒，不问阴症似阳症，阳症似阴症，传经不传经。"

2.《四川常用中草药》："祛风湿，通关节，强筋骨；治痿痹，拘挛疼痛，风寒湿痹，足膝无力，皮肤风湿，阳痿，阴囊潮湿等症。"

3.《青海常用中草药手册》："治水肿，小便不利。"

4.《全国中草药汇编》："主治跌打损伤。"

【用法用量】　内服：煎汤，3～15 g；或泡酒。外用：研末调敷。

【宜忌】　阴虚火旺者慎服。

2124 红毛走马胎 hóng máo zǒu mǎ tāi (《民间常用草药手册》)

【异名】　毛青杠(《民间常用草药汇编》)，红胆(《贵州民间药物》)，山猪怕、红毡毯(广州部队《常用中草药手册》)，红毛过江、毛凉伞(《广西中草药》)，红毛毡、红八爪、矮朵朵(《云南中草药选》)。

【基原】　为紫金牛科紫金牛属植物虎舌红的全株。

【原植物】　虎舌红 *Ardisia mamillata* Hance [*Tinus mamillata* O. Kuntze]　又名：乳毛紫金牛(《全国中草药汇编》)。

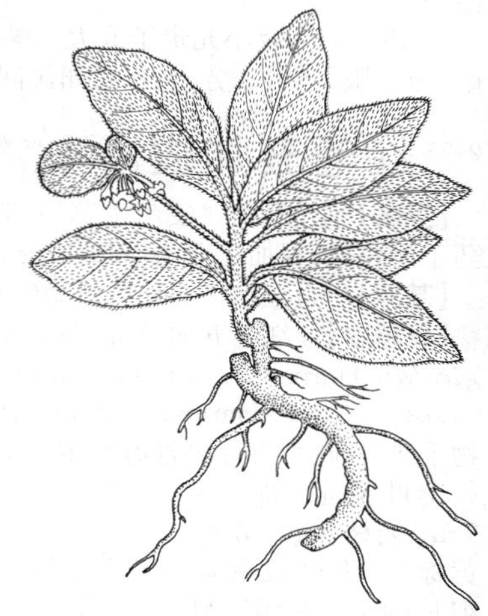

虎舌红

矮小灌木，直立茎高不超过15 cm。具匍匐的木质根茎，幼时密被锈色卷曲长柔毛。叶互生或簇生于顶端；叶柄长5～15 mm，或几无，被毛；叶片坚纸质，倒卵形至长圆状倒披针形，长7～14 cm，宽3～4 cm，先端急尖或钝，基部楔形，边缘具不明显的疏圆齿，边缘腺点藏于毛中，两面绿色或暗紫红色，被锈色或有时为紫红色糙伏毛，毛基部隆起如小瘤，具腺点，以背面尤为明显。伞形花序，单1，着生于侧生特殊花枝顶端，近顶端常有叶1～2片；花梗长4～8 mm，被毛；萼片披针形或狭长圆状披针形，与花瓣等长或略短，具腺点，两面被长柔毛或里面近无毛；花瓣粉红色，卵形，长5～7 mm，具腺点；雄蕊与花瓣近等长，花药披针形，背部通常具腺点；雌蕊与花瓣等长，子房球形。果球形，直径约6 mm，鲜红色，多少具腺点。花期6～7月，果期11月至翌年1月。

生于海拔500～1 600 m的山谷、山坡林下阴湿处。分布于西南及福建、湖南、广东、广西、海南等地。

【采收加工】　7～10月采收，洗净，切片，晒干。

【药材】　红毛走马胎 *Herba Ardisiae Mamillatae*　主产于湖北、广东、四川等地。

性状　根茎褐红色，木质。幼枝被锈色长柔毛，老枝几无毛。叶多生于茎中上部，近簇状，叶片展平后呈椭圆形或倒卵形，上、下两面有黑色腺点和褐色长柔毛，边缘稍具圆齿；叶柄密被毛。有时具花序或球形果实。枝质稍韧，叶纸质。气弱，味淡，略苦、涩。

鉴别　茎横切面：木栓细胞数列。皮层宽广，有离生分泌腔散生；内皮层细胞凯氏带明显。韧皮部狭窄，木质部导管多单列径向排列。髓部约占横切面的1/3，散有分泌腔。薄壁细胞含淀粉粒和草酸钙簇晶。

叶横切面：上、下表皮细胞各1列。栅栏细胞1列，通过中脉，海绵组织细胞排列疏松。中脉上面平坦，下面凸出，

本植物的叶(红牛毛刺叶)亦供药用,另设专条。

【采收加工】 6～10月挖根,切片,鲜用或晒干。

【成分】 果实含总酸1.31%,维生素C 12.64 mg/100 g,维生素B_1 0.11 μg/g,维生素B_2 0.49 μg/g,烟酸5.19 μg/g,维生素E 11.28 μg/g,维生素A 0.02 μg/g, SOD 347.7 u/g[1]。

【药性】 《贵州民间药物》:"性温,味甘、涩。"

【功用主治】 和血调气,止痛,止痢。主治劳伤疼痛,吐血,疝气,痢疾。

1.《贵州民间药物》:"和血调气,止痛。"

2.《贵州草药》:"理气,利湿,止痛,止血。"

3.《全国中草药汇编》:"和血调气,止痛,止痢。主治劳伤疼痛,吐血,痢疾,疝气。"

【用法用量】 内服:煎汤,9～30 g。

【选方】 1. 治劳伤疼痛或吐血 用红牛毛刺根30 g。泡酒服。

2. 治气胞卵及小儿走子或大人淋病 红牛毛刺根9～18 g。煎水服。(1、2方出自《贵州民间药物》)

2123 红毛五加皮 hóng máo wǔ jiā pí (《中药志》)

【异名】 五爪刺(《滇南本草》),五加皮(《青海常用中草药手册》),蜀五加(《全国中草药汇编》)。

【基原】 为五加科五加属植物红毛五加的茎皮或根皮。

【原植物】 红毛五加 *Acanthopanax giraldii* Harms〔*A. giraldii* Harms var. *inermis* Harms et Rehd.; *Eleutherococcus giraldii* (Harms) Nakai〕 又名:纪氏五加(《经济植物手册》),陕甘五加(《青海常用中草药手册》)。

落叶灌木,高1～3 m。老枝灰色,新枝黄棕色,无刺或密被细长刚毛状针刺,刺向下或开展。叶互生或数叶簇生于短枝上,掌状复叶;柄长3～7 cm,无毛或疏生短刺毛,基部近枝处具一轮红棕色刚毛状针刺;小叶通常5,无柄或几无柄,近基部背面常簇生刺毛状针刺,叶片倒卵形或倒披针形,长2.5～5 cm,宽1.5～2.5 cm,先端渐尖,基部楔形,两面脉上均疏生短刚毛,边缘有锯齿。伞形花序单生于枝端,直径约2 cm,总花梗长约7 mm;花多数,甚小,白绿色;萼筒与子房合生,边缘有不明显的5小齿;花瓣5,倒卵形;雄蕊5,花丝细长;子房下位,5室,花柱5,下部结合,中部以上分离。核果浆果状,近球形,直径可达8 mm,有5棱,成熟时黑色,具宿存花柱。花期5～7月,果期6～10月。

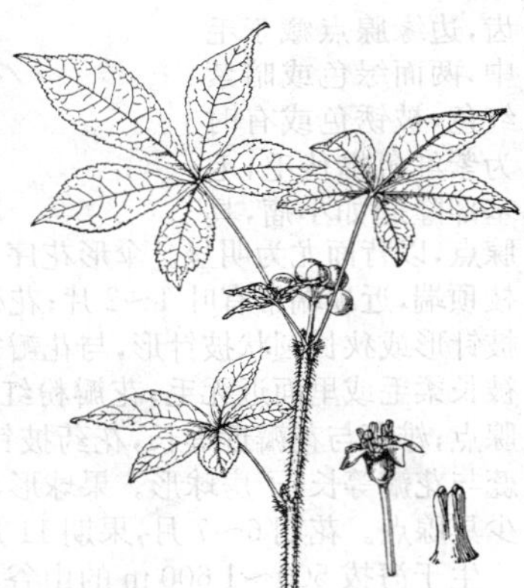

红毛五加

生于海拔1 300～3 500 m的丘陵、林缘或灌木丛中。分布于河北、山西、河南、湖北、四川、陕西、青海、宁夏等地。

【采收加工】 6～7月间,砍下茎枝,用木棒敲打,使木部与皮部分离,剥取茎皮,晒干。全年均可采根,洗净,剥取根皮,晒干。

【药材】 红毛五加皮 *Cortex Acanthopanacis Giraldii* 主产于四川。

性状 茎皮呈卷筒状,长20～30 cm,直径0.5～1.5 cm,厚0.5～1 mm。外表面黄色或黄棕色,密生黄棕色、红棕色或棕黑色的皮刺;皮刺下向,细长针形,长3～7 mm,基部直径约0.5 mm;节部有芽痕及叶柄痕。内表面黄绿色或淡棕色,平滑。体轻质脆,易折断,断面纤维性。气微,味淡。

鉴别 (1) 茎皮横切面:表皮细胞1列,外被角质层;皮刺由纤维组成,纤维有1～3横隔。下皮为6～10列细胞,淡黄色或黄棕色,细胞类多角形,径向延长,壁木化,具斜纹孔。木栓层细胞3～6列,厚壁者1～5列,切向壁增厚,木化。皮层外侧为厚角组织,内含黄绿色物;中部细胞较大,常破碎,含少数草酸钙簇晶;内侧4～6列细胞排列紧密,树脂道环列。韧皮部外侧有纤维束,环列,其内侧细胞常破碎而形成空洞。

(2) 薄层色谱:取本品粉末2 g,加甲醇适量,制成100%(W/V)溶液,作供试品溶液。另取紫丁香苷、异贝壳杉烯酸、β-谷甾醇、4-甲氧基水杨醛作对照品,分别点样于同一硅胶G-CMC-薄层板上,用氯仿-甲醇-水(7∶3∶1,下层澄清液)展开15 cm,喷以10%硫酸溶液,于105 ℃加热4 min显色。供试品色谱中,在与对照品色谱相应位置上显相同的色斑。

【成分】 红毛五加的茎皮含皂苷类:常春藤皂苷元3-O-β-D-吡喃葡萄糖基-(1→2)-α-L-吡喃阿拉伯糖苷〔hederagenin-3-O-β-D-glucopyranosyl-(1→2)-α-L-arabinopyranoside〕,齐墩果酸3-O-β-D-吡喃葡萄糖基-(1→2)-α-L-吡喃阿拉伯糖苷〔oleanolic acid 3-O-β-D-glucopyranosyl-(1→2)-α-L-arabinopyranoside〕[1],常春藤皂苷元-3-O-α-L-吡喃阿拉伯糖苷(hederagenin-3-O-α-L-arabinopyrano-side),常春藤皂苷元-3-O-α-L-吡喃阿拉伯糖苷-28-O-α-L-吡喃鼠李糖基-(1→4)-β-D-吡喃葡萄糖基-(1→6)-β-D-吡喃葡萄糖苷〔hederagenin-3-O-α-L-arabinopyranosyl-28-O-α-L-rhamnopyrano-syl-(1→4)-β-D-glucopyranosyl-(1→6)-β-D-glucopyranoside〕,常春藤皂苷元-3-O-α-L-吡喃鼠李糖基-(1→2)-α-L-吡喃阿拉伯糖苷〔hederagenin-3-O-α-L-rhamnopyranosyl-(1→2)-α-L-arabinopyranoside〕;另外还含有丁香酚葡萄糖苷(syringol-glucoside)[2],胸腺嘧啶(thymine),尿嘧啶(uracil),黄嘌呤(xanthine),腺嘌呤(adenine),次黄嘌呤(hypoxanthine),腺苷(adenosine),丙三醇(prepane-triol),鹅掌楸苷(liriodendrin),尿囊素(allantoin),D-甘露醇(D-mannitol)[3]和多糖(polysaccharide)[4]。

【药理】 1. 对心血管系统的作用 经乙醇处理后剩余的红毛五加皮水煎液可增加豚鼠离体心脏冠脉流量,40%水煎液5 ml/kg静注能延长乌头碱所致大鼠心律失常的潜伏期,也能使氯化钡所致大鼠心律失常立即转为窦性心律,但维持时间甚短。对花背蟾蜍耳后腺分泌物的氯仿提取物中毒所致豚鼠离体心脏及麻醉猫心律失常可转为正常节律[1]。

2. 对中枢神经系统的作用 红毛五加皮醇浸膏5 g/kg腹腔注射,15 min后,能使小鼠处于安静、自发活动明显减少的状态。15 g/kg灌胃对戊巴比妥钠引起的小鼠睡眠时间可显著延长[2]。红毛五加苷(TGA)能显著抑制小鼠热板、扭体、嘶叫反应及大鼠甩尾反应,纳洛酮、利舍平不影响TGA的镇痛作用。TGA还能明显降低大鼠足跖炎症组织中前列腺素E(PGE)的含量[3]。

3. 抗炎作用 红毛五加皮醇提取物腹腔注射还对大鼠

erophyllum DC. 的根。

【原植物】 参见"红梗草"条。

【采收加工】 9～12 月采挖，切片，晒干。

【功用主治】 《云南中草药》："主治月经不调，腰痛，风湿痛，防治流感。"

【用法用量】 内服：煎汤，9～15 g。

2120 红铧头草 hóng huá tóu cǎo（《陕西中草药》）

【异名】 走边疆（《陕西中草药》），鸡腿菜、鸡蹬腿、胡森堇菜（《长白山植物药志》）。

【基原】 为堇菜科堇菜属植物鸡腿堇菜的全草。

【原植物】 鸡腿堇菜 *Viola acuminata* Ledeb.

多年生草本，高 10～40 cm。通常无基生叶。根茎垂直或倾斜，密生多条淡褐色根。茎直立，通常 2～4 条丛生。叶互生；叶柄下部者较长，上部者较短；托叶大，叶状，草质，通常羽状深裂呈流苏状，或浅裂呈牙齿状；叶片心形、卵状心形或卵形，长 1.5～5.5 cm，宽 1.5～4.5 cm，先端锐尖、短渐尖至长渐尖，基部通常心形，边缘有钝齿，两面有细短毛或仅叶脉有毛。花淡紫色或近白色，具长梗；花梗细，超出于叶，上部有 2 枚线形小苞片；萼片 5，线状披针形，基部有附属物，末端截形；花瓣 5，近白色或淡紫色，较小；距通常直，长 1.5～3.5 mm，呈囊状，末端钝；雄蕊 5，花丝短而宽；子房上位，1 室，圆锥状，无毛，先端具短喙。蒴果椭圆形，长约 1 cm，无毛，先端渐尖。花、果期 5～9 月。

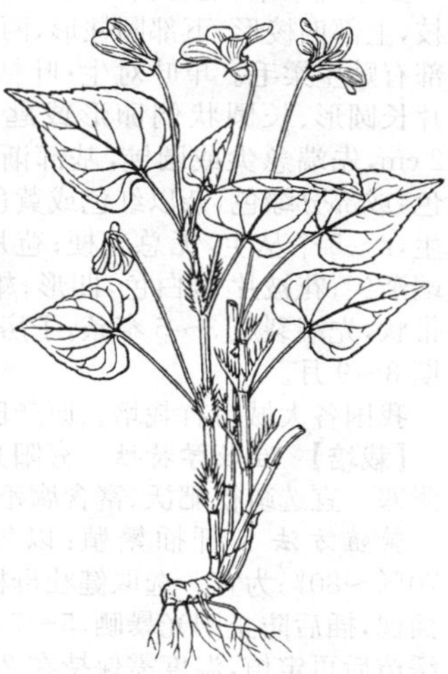

鸡腿堇菜

生于杂木林下、林缘、灌丛、山坡草地或溪谷湿地等处。分布于华北、东北及江苏、浙江、安徽、山东、河南、陕西、甘肃等地。

【采收加工】 7～10 月采收，鲜用或晒干。

【药材】 红铧头草 *Herba Violae Acuminatae* 主产于华北、东北。

性状 多皱缩成团。根数条，棕褐色。茎数枝丛生，托叶羽状深裂，多卷缩成条状，叶片心形。有时可见椭圆形蒴果。气微，味微苦。

鉴别 茎横切面：表皮细胞 1 列，外被角质层。表皮下可见 1 列厚角细胞，断续排列成环，茎的棱角处，有 2～3 列厚角细胞。皮层薄壁细胞 6～8 列。维管束环列，韧皮部外方具纤维束，纤维细胞壁不很厚，木化。老茎的束间部分细胞壁亦加厚且木化，而与韧皮部外方的纤维连成一体。髓宽大，有的薄壁细胞内含淀粉粒。

叶表皮观：上表皮细胞垂周壁波状弯曲，外壁可见细密角质层纹理。下表皮细胞形似上表皮，但角质层纹理偶见。气孔生于下表皮，不等式。单细胞非腺毛，先端尖，壁具小疣点。

【药性】 淡，寒。

1.《陕西中草药》："味淡，性寒。"

2.《甘肃中草药手册》："苦、辛，寒。"

【功用主治】 清热解毒，消肿止痛。主治肺热咳嗽，急性传染性肝炎，疮疖肿毒，跌打损伤。

《陕西中草药》："清热解毒，消肿止痛。主治肺热咳嗽，跌打肿痛，疮疖肿痛。"

【用法用量】 内服：煎汤，9～15 g；鲜品 30～60 g；或捣汁服。外用：捣敷。

【选方】 治急性传染性肝炎 鸡腿堇菜 30 g，茵陈 15 g。水煎服。（《山西中草药》）

2121 红牛毛刺叶 hóng niú máo cì yè（《贵州民间药物》）

【基原】 为蔷薇科悬钩子属植物腺毛莓 *Rubus adenophorus* Rolfe 的叶。

【原植物】 参见"红牛毛刺根"条。

【采收加工】 7～10 月采叶，晒干。

【药性】 《贵州民间药物》："甘、涩，温。"

【功用主治】 收湿敛疮。主治黄水疮。

1.《贵州民间药物》："收敛。"

2.《贵州草药》："利湿。"

3.《全国中草药汇编》："主治黄水疮。"

【用法用量】 外用：研末，撒布。

2122 红牛毛刺根 hóng niú máo cì gēn（《贵州民间药物》）

【异名】 雀不站、红毛草（《全国中草药汇编》）。

【基原】 为蔷薇科悬钩子属植物腺毛莓的根。

【原植物】 腺毛莓 *Rubus adenophorus* Rolfe

攀缘灌木，高 0.5～2 m。小枝、叶柄和小叶柄均具紫红色腺毛、柔毛和宽扁的稀疏皮刺。叶互生；叶柄长 5～8 cm，顶生小叶柄长 2.5～4 cm；托叶线状披针形，具柔毛和稀疏腺毛；小叶 3 枚，宽卵形或卵形，长 4～11 cm，宽 2～8 cm，先端渐尖，基部圆形至近心形，两面均具稀疏柔毛，下面沿叶脉有稀疏腺毛，边缘具粗糙重锯齿。花两性；总状花序顶生或腋生，花梗、苞片和花萼均密被带黄色长柔毛和紫红色腺毛；苞片披针形；花较小，直径 6～8 mm；萼片披针形，花后常直立；花瓣倒卵形或近圆形，基部具爪，紫红色；花丝线形；花柱无毛，子房微具柔毛。果球形，直径约 1 cm，红色。花期 4～6 月，果期 6～7 月。

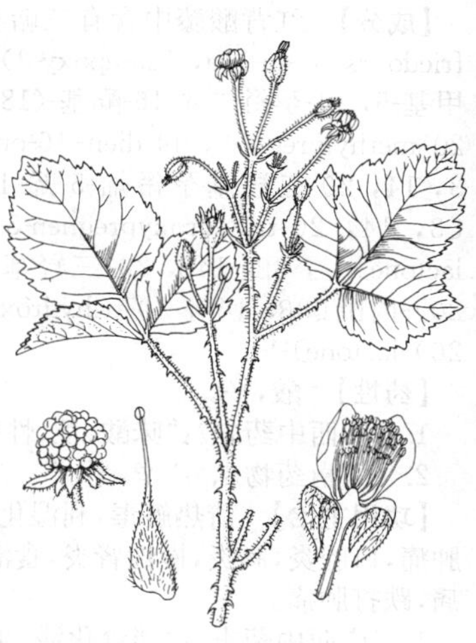

腺毛莓

生于低海拔和中海拔的山地、山谷、疏林润湿处或林缘。分布于浙江、福建、江西、湖北、湖南、广东、广西、海南、贵州等地。

《陆川本草》)，三酸藤、蚂蝗藤、牛卷藤(《广西药用植物名录》)，麻骨风(《湖南药物志》)。

【基原】 为夹竹桃科酸藤属植物酸叶胶藤的根、茎或叶。

【原植物】 酸叶胶藤 *Ecdysanthera rosea* Hook. et Arn.

为木质藤本，长达10 m。全株具乳汁，茎皮深褐色。叶对生；叶柄长1～2 cm；叶片纸质，阔椭圆形，长3～7 cm，宽1～4 cm，两面无毛，叶背被白粉。顶生聚伞花序，圆锥状，着花多数，宽松展开，花小，5数，粉红色；花萼裂片卵圆形；花冠近坛形；雄蕊着生于花冠筒基部，花丝短，花药披针形，基部具耳；花盘环状，围绕子房周围；子房由2枚离生心皮组成，被短柔毛，花柱丝状，柱头先端2裂。蓇葖果2枚，叉开成一直线，外果皮有明显斑点。种子长圆形，先端具绢质种毛。花期4～12月，果期7月至次年1月。

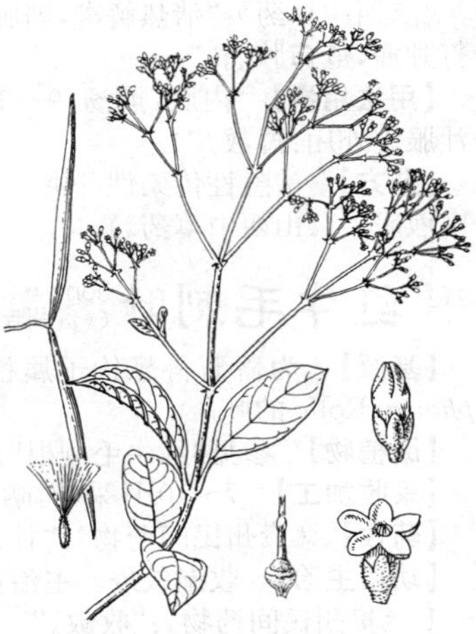

酸叶胶藤

生于山地杂木林山谷中、水沟旁等较湿润之地。分布于长江以南各地及台湾等地。

【采收加工】 全年均可挖根、取茎，切片，晒干；叶多鲜用。

【成分】 红背酸藤中含有三萜类：酸叶胶藤三萜酯(D-friedours-14-en-11a, 12a-epoxy-3)[1]，甾体类：3β-羟基-20-甲基-5, 14-孕甾二烯-16-酮基-(18→20)-内酯〔3β-hydroxy-20-methylpregn-5, 14-dien-16-one-(18→20)-lactone〕[2]，3, 14, 20-三羟基孕甾烯-5-烯-18-羧基-(18→20)-内酯〔3, 14, 20-trihydroxypregnen-5-ene-18-oic-(18→20)-lactone〕[3]，3β, 14β, 20-三羟基孕甾烯-5-羧基-18(18→20)-内酯〔3β, 14β, 20-trihydroxypregnen-5-oic-18(18→20)-lactone〕[4]。

【药性】 酸，平。

1.《广西中药志》："味酸、涩，性平。入肝经。"

2.《湖南药物志》："辛，平。"

【功用主治】 清热解毒，利湿化滞，活血消肿。主治咽喉肿痛，口腔炎，肠炎，慢性肾炎，食滞胀满，痈肿疮毒，风湿痹痛，跌打肿痛。

1.《广西中药志》："消食化滞，生津止渴，杀菌，敛疮。治食滞胀满；外洗脓疡。"

2.《全国中草药汇编》："利尿消肿，止痛。主治咽喉肿痛，慢性肾炎，肠炎，风湿骨痛，跌打瘀肿。"

3.《湖南药物志》："清热消肿，健胃止汗。"

【用法用量】 内服：煎汤，15～30 g；或捣汁。外用：捣敷；或煎汤洗。

【宜忌】 1.《广西中药志》："胃胀吞酸者忌用。"

2.《全国中草药汇编》："孕妇忌用。"

【选方】 1. 风湿关节痛 (酸叶胶藤)根15 g，鸡血藤、千金拔各24 g。水煎服。

2. 治跌打损伤，疮疖肿毒 酸叶胶藤茎15～24 g，元宝草15 g。水煎服。并可用鲜品捣烂敷。(1、2方出自《湖南药物志》)

2118 红莲子草 hóng lián zǐ cǎo (福建晋江《中草手册》)

【异名】 红节节草、红田乌草(福建晋江《中草药手册》)，红绿草、红草(《全国中草药汇编》)，红棕草(《福建药物志》)，五色草(《北京植物志》)。

【基原】 为苋科莲子草属植物红莲子草的全草。

【原植物】 红莲子草 *Alternanthera bettzickiana* (Regel) Nichols. [*Telanthera bettzickiana* Regel; *A. versicolor* (Lem.) Hort. ex Regel] 又名：锦绣苋(《中国植物志》)。

多年生草本，北方为一年生。茎直立或基部匍匐，多分枝，上部四棱形，下部圆柱形，两侧各有一纵沟，在顶端及节部有贴生柔毛。单叶对生；叶柄长1～4 cm，稍有柔毛；叶片长圆形、长圆状倒卵形或匙形，长1～6 cm，宽0.5～2 cm，先端急尖或圆钝，基部渐狭，边缘皱波状，绿色或红色，或部分绿色，杂以红色或黄色斑纹。头状花序顶生及腋生，2～5个丛生，无总花梗；苞片及小苞片卵状披针形，先端渐尖；花被片5，白色，凹形；雄蕊5，花药线形；退化雄蕊带状，先端裂成3～5窄条；子房无毛。果实不发育。花、果期8～9月。

我国各大城市有栽培。原产巴西。

【栽培】 生物学特性 喜阳光充足、温暖湿润的气候，不耐寒。宜选疏松肥沃、富含腐殖质的砂质壤土栽培。

繁殖方法 扦插繁殖：以气温20～25 ℃，相对湿度70%～80%为宜。选取健壮母株上带2个节的嫩枝顶端作插穗，插后防止阳光暴晒，5～7 d生根，10～12 d移栽1次，缓苗后再定植，温度需保持在20 ℃左右。

田间管理 生长期多次摘心和修剪可保持其矮性和密实。母株栽植在16～18 ℃、日照充足和通风良好的温室中越冬。

【采收加工】 7～10月割取全草，鲜用或晒干用。

【药性】 《福建药物志》："甘，平。"

【功用主治】 凉血止血，散瘀解毒。主治吐血，咯血，便血，跌打损伤，结膜炎，痢疾。

1.《全国中草药汇编》："清肝明目，凉血止血。治结膜炎，便血，痢疾。"

2.《福建药物志》："止血凉血，消肿解毒。主治各种出血(胃出血、肺出血、尿血、便血、痔疮出血、子宫出血)，赤痢，癣。"

【用法用量】 内服：煎汤，9～15 g；或捣汁服。外用：捣敷。

【选方】 1. 治吐血，咯血，下血及内伤出血 鲜红莲子草30～45 g。捣烂绞汁调童便服。

2. 治五劳七伤 鲜红莲子草30 g，炖猪瘦肉服。

3. 治跌打损伤 鲜红莲子草30 g，捣烂绞汁冲酒服。(1～3方出自福建晋江《中草药手册》)

4. 治癣 鲜红草捣烂加米醋绞汁，涂擦患处。(《福建药物志》)

2119 红梗草根 hóng gěng cǎo gēn (《滇南本草》)

【异名】 红升麻根(《云南中草药》)。

【基原】 为菊科泽兰属植物异叶泽兰 *Eupatorium het-*

球形，直径约 4 mm，紫红色，分核 4 颗。

生于杂木林中。分布于西南及湖北。

【采收加工】 全年均可采。叶鲜用或晒干用。根晒干。

【药材】 红果冬青 *Folium seu Radix Ilicis Corallinae* 产于湖北和西南各地。

性状 叶卵形、卵状椭圆形或卵状披针形，长 5～13 cm，宽 1.5～5 cm，边缘具钝锯齿，齿端刺状；黄绿色，上表面有光泽；革质。气微，味苦。

鉴别 叶（中脉）横切面：上、下表皮细胞类方形，外壁较厚，外被角质层，下表皮可见气孔。栅栏细胞 2～3 列，海绵组织较疏松，均可见纤维，平直或扭曲，有的分枝状。主脉向下凸出，其下表皮内侧具 3～4 列厚角细胞，主脉维管束外韧型，下方有纤维群。薄壁细胞中含草酸钙簇晶。

【药性】《贵州草药》："性凉，味甘。"

【功用主治】 活血镇痛，清热解毒。主治劳伤疼痛，烫伤，头癣。

1.《贵州草药》："清热解毒，活血止痛。"

2.《全国中草药汇编》："主治烫火伤，劳伤疼痛，黄癣。"

【用法用量】 内服：煎汤，9～15 g；或浸酒。外用：鲜叶捣敷；或研末调搽。

【选方】 1. 治劳伤疼痛　野白蜡叶根、淫羊藿各 15 g，大风藤 9 g。泡酒服。

2. 治烫伤、火伤，小儿头疮　野白蜡叶研末，调菜油搽患处。（1、2 方出自《贵州草药》）

2116 红茴香根 hóng huí xiāng gēn（《四川中药志》）

【异名】 红毒茴根（《全国中草药汇编》）。

【基原】 为八角科八角属植物红茴香的根或根皮。

【原植物】 红茴香 *Illicium henryi* Diels　又名：土八角、土大香（《四川中药志》），八角茴（江西《草药手册》），野八角、山木蟹（《安徽中草药》）。

常绿灌木或小乔木，高 3～7 m。树皮灰白色，幼枝褐色。单叶互生；叶柄长 1～2 cm，近轴面有纵沟，上部有不明显的窄翅；叶片革质，长披针形、倒披针形或倒卵状椭圆形，长 10～16 cm，宽 2～4 cm，先端长渐尖，基部楔形，全缘，边缘稍反卷；上表面深绿色，有光泽及透明油点，下表面淡绿色。花红色，腋生或近顶生，单生或 2～3 朵集生；花梗长 1～5 cm；花被片 10～14，最大 1 片椭圆形或宽椭圆形，长 7～10 mm；雄蕊 11～14，排成 1 轮；心皮 7～8，花柱钻形。聚合果径 1.5～3 cm，蓇葖果 7～8 枚，先端长尖，略弯曲，呈鸟喙状。种子扁卵形，棕黄色，平滑有光泽。花期 4～5 月，果期 9～10 月。

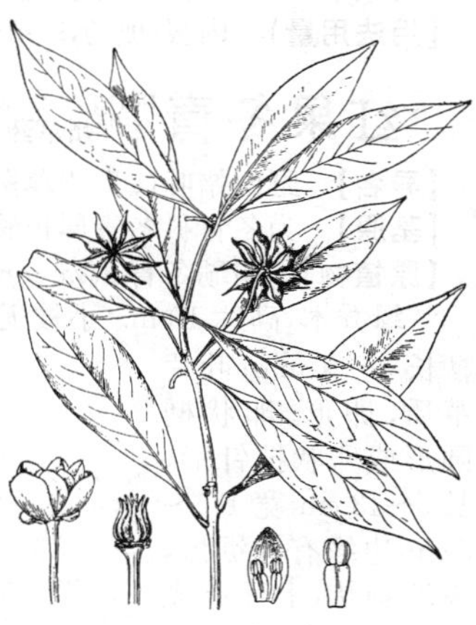

红 茴 香

生于海拔 300～2 500 m 山地密林、疏林或山谷、溪边灌丛中。分布于华东、中南及四川、贵州、陕西等地。

【采收加工】 全年均可采挖，晒干用；或切成小段，晒至半干，剖开皮部，去木质部，取根皮用，晒干。

【药材】 红茴香根 *Radix seu Cortex Illicii Henryi* 产于浙江、江西、四川等地。

性状 根圆柱形，常不规则弯曲，直径 2～3 cm。表面粗糙，棕褐色，具明显的横向裂纹和因干缩所致的纵皱，少数栓皮易剥落现出棕色皮部。质坚硬，不易折断。断面淡棕色，外圈红棕色，木质部占根的大部分，并可见同心环（年轮）。气香，味辛涩。

根皮呈不规则的块片，略卷曲，厚 1～2 mm，外面棕褐色，具纵皱及少数横向裂纹。内面红棕色，光滑，有纵向纹理。质坚而脆，断面稍整齐。气香，味辛涩。

【成分】 根皮中含有花旗松素（taxifolin）[1]。

【药理】 1. 抑制脂氧化酶　根皮中含有花旗松素，其含量达总黄酮的 25%[1]，据体外试验，花旗松素对脂氧化酶有较强抑制作用，浓度为 1 mmol/L 时抑制率 84%[2]。

2. 抗菌作用　花旗松素对金黄色葡萄球菌、大肠杆菌、痢疾杆菌和伤寒杆菌有较强的抑菌作用[3]。

毒性 根皮提取物具有明显的中枢兴奋作用和外周毒蕈碱样作用，如使用不当或剂量过大常可致中毒，患者开始出现恶心、呕吐，继而出现严重呼吸困难、发绀，最后可惊厥致死[4～7]。果实毒性较大，不宜与八角茴香混用，浓缩煎剂 25 g/kg 给小鼠灌胃，死亡数为 10/10，而相同剂量八角茴香给小鼠灌胃，无一死亡[8]。从果实中分得 3 个倍半萜内酯化物，其中之一为毒性成分，小鼠腹腔注射 1.5 mg/kg 即引起惊厥而死亡[9]。

【炮制】 取原药材，洗净，稍浸，取出待润透，根斜切成片，根皮斜切成丝，晒干，或蒸晒 3 次后用。

【药性】《安徽中草药》："性温，味辛、甘，有毒。"

【功用主治】 活血止痛，祛风除湿。主治跌打损伤，风寒湿痹，腰腿痛。

1.《安徽中草药》："主治跌打损伤疼痛，风湿痛，痈疮肿毒，内伤腰痛。"

2.《四川中药志》1979 年版："活血止痛，祛风除湿。用于跌打损伤，胸腹疼痛，风寒湿痹疼痛。"

【用法用量】 内服：煎汤，根 3～6 g，根皮 1.5～4.5 g；或研末 0.6～0.9 g。外用：研末调敷。

【宜忌】 不可过量服用，以防中毒。鲜品毒性更大，不宜服用。孕妇禁服；阴虚无瘀滞者慎服。中毒表现：轻者头痛，眩晕，恶心，呕吐，腹痛；重者抽搐，角弓反张，神志昏迷，休克，惊厥，终因循环、呼吸中枢衰竭而死亡。亦有报道因肝、肾损害而死亡者。

【选方】 1. 治跌打损伤疼痛，风湿痛　红茴香根皮研细末。每次 0.6～1.5 g，早、晚用黄酒适量冲服。

2. 治痈疮肿毒　红茴香根皮适量研细末，糯米饭捣烂，共调和敷患处，干则更换。

3. 治内伤腰痛　红茴香根皮研细末。早、晚各服 0.9 g，黄酒冲服。（1～3 方出自《安徽中草药》）

4. 治腰肌劳损　红毒茴根皮 6 g，金毛狗脊 30 g。水煎服。

5. 治髋关节痛，挫伤　红毒茴根 6 g，牛膝 15 g。水煎服。（4、5 方出自《全国中草药汇编》）

6. 治风湿性关节炎　红毒茴根皮 6 g，常春藤 30 g。水煎服。（《四川中药志》1979 年版）

2117 红背酸藤 hóng bèi suān téng（《陆川本草》）

【异名】 酸藤、黑风藤、风藤（《广西中药志》），酸藤木

2.《中国中药资源志要》:"用于风热咳喘,梅毒,疮肿。"

【用法用量】 内服:煎汤,15～30 g;或研末冲服。外用:捣敷。

2112 红茎黄芩 hóng jīng huáng qín (《四川中药志》)

【基原】 为唇形科黄芩属植物红茎黄芩的全草。

【原植物】 红茎黄芩 *Scutellaria yunnanensis* Lévl.

多年生草本。根茎匍匐,密生须根;茎高30～35 cm,直立或斜倾状,钝四棱形,具槽,常呈粉红色或淡红色,近几无毛或略被短柔毛。叶通常3～4对;叶柄长5～12 mm,腹凹背凸,被腺毛及柔毛,常为水红色;叶片长卵形、卵圆形或椭圆状卵圆形,长3～13 cm,宽1.5～5.5 cm,先端渐尖或长渐尖,基部圆形,边缘疏生极不明显的小齿或浅波状或近全缘,上面深绿色,下面淡绿色或水红色,密生下凹腺点。花对生,排列成顶生或间有少数腋生的长9～15 cm的总状花序;总花梗与序轴均淡红色,密被微柔毛及具腺柔毛;苞片退化;花萼紫红色,长约2 mm,果时增大,长约3 mm,外被微柔毛,盾片开展,半圆形;高1.5 mm,果时高达4 mm;花冠于冠檐紫红色,但筒部色淡,白色,长1.5～1.7 cm,外被微柔毛,冠檐二唇形,上唇盔状,两侧裂片卵圆形;二强雄蕊,花丝扁平,中部以下被纤毛;花盘肥厚,前方呈指状伸长且超过子房;花柱细长,子房光滑。小坚果成熟时暗褐色,三棱状卵圆形,具瘤。花期4月,果期5月。

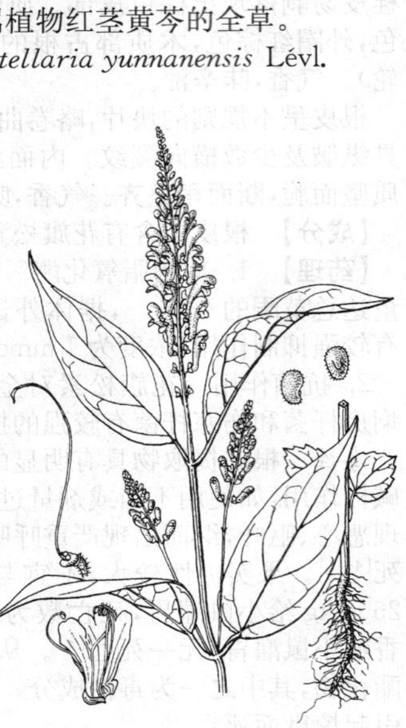

红茎黄芩

生于山地林下或山谷沟边。分布于四川、云南。

【采收加工】 4～6月采收,鲜用或晒干。

【药性】《四川中药志》1982年版:"苦,寒。"

【功用主治】 清肝明目,凉血解毒。主治眩晕,目赤肿痛,翳障遮睛,肺热咯血,暑热烦渴,痈疮肿毒。

《四川中药志》1982年版:"清热解毒,凉血。用于痈疮肿毒,疔疖,肺热咳血。"

【用法用量】 内服:煎汤,6～15 g。外用:鲜品捣敷。

【选方】 治肺热咳血 红茎黄芩30 g,吉祥草30 g。水煎服。(《四川中药志》1982年版)

2113 红刺玫花 hóng cì méi huā

【异名】 白残花(《浙江药用植物志》)

【基原】 为蔷薇科蔷薇属植物粉团蔷薇的花。

【原植物】 粉团蔷薇 *Rosa multiflora* Thunb. var. *cathayensis* Rehd. et Wils. 又名:野蔷薇(《浙江药用植物志》)。

落叶小灌木,高约2 m。茎、枝多尖刺。单数羽状复叶互生;小叶通常5～9枚,椭圆形,先端钝或尖,基部钝圆形,边缘具齿,两面无毛,托叶大部贴生于叶柄。花多数簇生,为圆锥形伞房花序;花粉红色,芳香;花梗上有少数腺毛;萼片5;花瓣5,单瓣;雄蕊多数;花柱无毛。瘦果,生在环状或壶状花托里面。花期5～6月,果期8～9月。

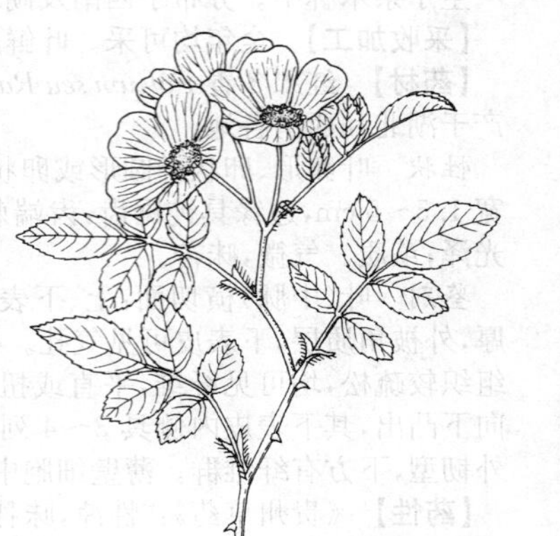

粉团蔷薇

多生于海拔达1 300 m的山坡、灌丛或河边等地。分布于河北、浙江、安徽、福州、江西、山东、河南、湖北、广东、陕西、甘肃等地。

本植物的根(红刺玫根)亦供药用,另设专条。

【采收加工】 5～6月间花将开放时采摘,除去萼片等杂质,晒干。

【药性】《全国中草药汇编》:"苦、涩,寒。"

【功用主治】《全国中草药汇编》:"清暑热,化湿浊,顺气和胃。主治暑热胸闷,口渴,呕吐,不思饮食,口疮口糜。"

【用法用量】 内服:煎汤,3～9 g。外用:研末调敷。

2114 红刺玫根 hóng cì méi gēn

【基原】 为蔷薇科蔷薇属植物粉团蔷薇 *Rosa multiflora* Thunb. var. *cathayensis* Rehd. et Wils. 的根。

【原植物】 参见"红刺玫花"条。

【采收加工】 全年均可采挖,切片,晒干。

【药性】 苦、涩,寒。

【功用主治】 活血通络。主治关节炎,颜面神经麻痹。

《安徽中草药》:"活血通络,收敛固带。"

【用法用量】 内服:煎汤,9～15 g。外用:研末,撒或调敷。

2115 红果冬青 hóng guǒ dōng qīng (《贵州草药》)

【异名】 野白蜡叶(《贵州草药》)。

【基原】 为冬青科冬青属植物珊瑚冬青的叶或根。

【原植物】 珊瑚冬青 *Ilex corallina* Franch.

常绿乔木,高达10 m。小枝无毛,有纵沟纹。叶互生;叶柄长4～9 mm;叶片革质,卵形、卵状椭圆形或卵状披针形,长5～13 cm,宽1.5～5 cm,边缘有钝锯齿,齿端刺状,上面有光泽。花4数;近无柄;雌雄异株;花序簇生二年生小枝的叶腋内;雄花序的分枝具1～3朵花;雌花序的分枝具单花;雄花萼直径约2 mm,花冠直径6～7 mm。果近

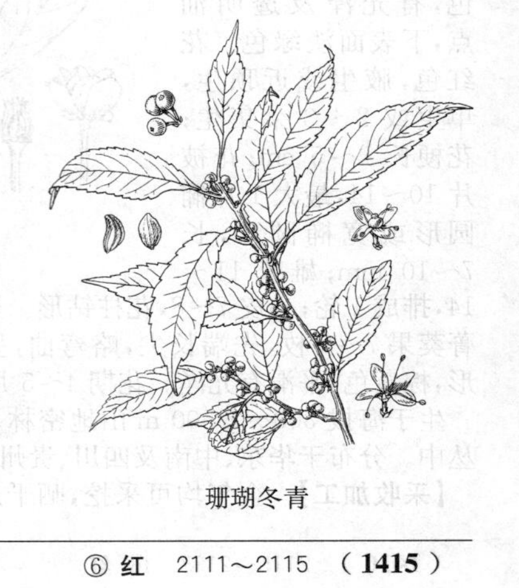

珊瑚冬青

分离，木部宽阔，淡黄色或土黄色，有放射状纹理，髓部深黄色。叶对生或近对生，易脱落；叶片多破碎，卷缩；完整者卵形至长卵形，黄褐色或茶褐色，侧脉明显，两面均光滑无毛，全缘，厚纸质而脆，嫩叶有的有棕褐色星状毛；有的有未脱落的花果，花蕾管状，顶部长圆形，急尖，开放时，先端4裂，裂片反折，可见雄蕊4枚及花柱；果梨形，顶端钝圆，下半部渐狭呈长柄状。气清香，味微涩而苦。

小红花寄生 叶稍小，纸质；花、果均较细小。

鉴别 (1) 茎横切面：木栓层为10余列木栓细胞，外侧数列细胞含红棕色物。皮层6～10列细胞，散有含草酸钙方晶的石细胞。中柱鞘部位纤维成束。韧皮部半月或新月形，韧皮射线几乎为含草酸钙方晶的石细胞组成。形成层环明显。木质部占茎的横切面大部分，导管单个或2～4个相聚，木射线宽可达10余列细胞，散有含草酸钙方晶的石细胞。髓部散有石细胞。薄壁细胞含淀粉粒。

粉末特征：黄棕色。石细胞较多，单个或数个相聚，类方形、类圆形或梭形，有的具分枝或乳头状突起，多三面增厚，层纹细密清晰，胞腔偏向一侧，含草酸钙方晶或红棕色物。具缘纹孔导管，有的具网纹三生增厚，或形成具缘纹孔场，另有网纹和螺纹导管。叠生星状毛多断裂，完整者4叠以上，每叠3～6分枝，分枝弯曲，先端渐尖。草酸钙方晶散在或存在于石细胞腔中，方形、长方形或多面体。叶片碎片表皮细胞表面观多角形，气孔平轴式。中柱鞘纤维细长，两端尖，壁厚，胞腔线形。木纤维两端尖，有的中部一侧凸起，壁厚，孔沟稀疏。此外，有木栓细胞、木薄壁细胞、髓薄壁细胞及淀粉粒。

(2) 取样品粉末5 g，加乙醇50 ml，回流提取30 min，滤过。分取滤液2 ml置试管中，加镁粉少许及浓盐酸4～5滴，水浴上加热3 min，显红色(检查黄酮)。

(3) 薄层色谱：取(2)项下乙醇提取液浓缩后作为供试品液，另以槲皮苷、广寄生苷、槲寄生苷甲及槲皮素为对照品。分别点样于同一硅胶G-0.3%CMC板上，以氯仿-甲醇-甲酸(8∶2∶0.1)展开，展距14 cm。取出干后，喷以5%三氯化铝乙醇液，于紫外线灯(365 nm)下观察，供试品色谱中，在与对照品色谱相应的位置上显相同的黄绿色荧光斑点。

【成分】 含黄酮(flavonoides)，强心苷(cardiac glycosides)，鞣质(tannin)，焦儿茶酚(pyrocatechins)和有机酸[1]。总黄酮的含量约为0.57%[1]，其中茎叶含槲皮素(quercetin)0.3%[2]。

【药性】 辛、苦，平。

1.《生草药性备要》："味烈。"

2.《本草求原》："辛，寒。"

3.《福建药物志》："苦，平。"

【功用主治】 祛风湿，强筋骨，活血解毒。主治风湿痹痛，腰膝酸痛，胃痛，乳少，跌打损伤，疮疡肿毒。

1.《生草药性备要》："专门破血，敷疮散毒，亦理跌打。"

2.《本草求原》："止阴虚失血，散瘀理跌打，消疮肿，散毒。"

3.《植物名实图考》："主舒筋骨。"

4.《福建药物志》："祛风除湿，补肝强筋，安胎下乳。主治风湿关节痛，高血压，腰痛，坐骨神经痛，胎动不安，产后乳少。"

【用法用量】 内服：煎汤，30～60 g。外用：嫩枝叶，捣敷。

【临床报道】 治疗冠心病心绞痛 用红花桑寄生冲剂(每包相当于原生药40 g)，开水冲服，每日1～2包，疗程最短者4星期，最长者5月，平均6星期。共治疗54例，结果有效率为76%，其中显效率为24%。对47例患者进行了治疗前、后心电图的疗效观察，结果显效者12例，好转者9例，无效者25例，加重者1例，有效率为44.7%。治疗期间，伴有高血压者，继续服降压药[1]。

2111 红直当药 hóng zhí dāng yào
(《高原中草药治疗手册》)

【异名】 红点当药(《新华本草纲要》)。

【基原】 为龙胆科獐牙菜属植物红直獐牙菜的全草。

【原植物】 红直獐牙菜 *Swertia erythrosticta* Maxim.

多年生草本，高30～70 cm。茎常带紫色，近圆形，不分枝。叶对生；柄长2～11 mm；叶片椭圆状长圆形，长5～11 cm，宽1～3.5 cm，先端钝，基部渐狭连合而抱茎，上部叶无柄，较小。圆锥状复聚伞花序，长5～45 cm，具多花，花梗弯曲，长1～2 cm，花下垂，直径1.2～2 cm；花萼5深裂，裂片狭披针形，先端长渐尖，具狭的膜质边缘；花冠黄绿色或绿色，5裂，具红褐色斑点，裂片长圆形或卵状长圆形，先端钝，基部具1个褐色腺窝，圆形，边缘具柔毛状流苏；雄蕊5，着生于花冠近基部，花丝基部背面具流苏状柔毛；子房椭圆形，无柄，长5～7 mm，花柱短而明显，柱头2裂。蒴果卵状椭圆形，长1～1.5 cm。种子多数，黄褐色，长圆形，周围具宽翅。花、果期8～10月。

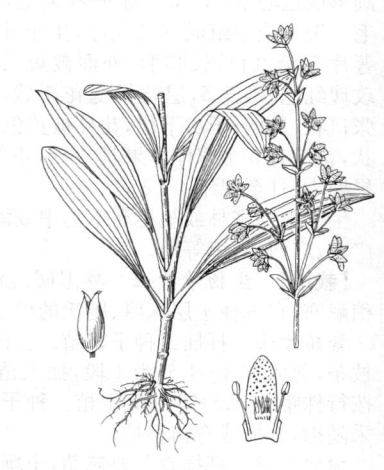

红直獐牙菜

生于海拔1 500～4 300 m的河滩、干草原、高山草甸及疏林下。分布于华北及湖北、四川、陕西、青海等地。

【采收加工】 8～9月采收全草，切段，晒干或鲜用。

【成分】 全草含呫吨酮类和呫吨酮苷类：1，8-二羟基-3，7-二甲氧基呫吨酮(1，8-dihydroxy-3，7-dimethoxyxanthone)，1，5，8-三羟基-3-甲氧基呫吨酮(1，5，8-trihydroxy-3-methoxyxanthone)，1，3，8-三羟基-5-甲氧基呫吨酮(1，3，8-trihydroxy-5-methoxyxanthone)，1，7，8-三羟基-3-甲氧基呫吨酮(1，7，8-trihydroxy-3-methoxyxanthone)，1，3，5，8-四羟基呫吨酮(1，3，5，8-tetrahydroxyxanthone)，1，3，7，8-四羟基呫吨酮(1，3，7，8-tetrahydroxyxanthone)，8-O-β-D-吡喃葡萄糖基-1，5-二羟基-3-甲氧基呫吨酮(8-O-β-D-glucopyranosyl-1，5-dihydroxy-3-methoxyxanthone)及8-O-β-D-吡喃葡萄糖基-1，3，5-三羟基呫吨酮(8-O-β-D-glucopyranosyl-1，3，5-trihydroxyxanthone)[1]。

【药性】《全国中草药汇编》："苦，凉。"

【功用主治】 清热解毒，利湿退黄，杀虫。主治风热咳喘，咽喉肿痛，黄疸，梅毒，疮痈肿毒，疥癣。

1.《全国中草药汇编》："清热解毒，健胃杀虫。主治肺(肝)炎黄疸，咽喉肿痛。外用治疥癣。"

（《全国中草药汇编》）

3. 治湿疹，皮肤瘙痒　柔毛艾纳香煎水熏洗或鲜品捣汁涂。（《湖南药物志》）

2109 红花青藤 hóng huā qīng téng（《广西本草选编》）

【基原】 为莲叶桐科青藤属植物红花青藤的根或茎藤。

【原植物】 红花青藤 *Illigera rhodantha* Hance　又名：毛青藤、三姐妹藤（《广西本草选编》）。

藤本。茎具棱，幼枝被黄褐色绒毛。叶互生；叶柄长 4～10 cm；叶为指状复叶，有小叶 3 片，小叶片卵形至倒卵状椭圆形或卵状椭圆形，长 6～11 cm，宽 3～7 cm，先端钝，基部圆形或近心形，上面中脉被短柔毛，下面中脉稍被毛或无毛。聚伞花序组成圆锥花序，生于叶腋，密被黄褐色绒毛；萼片 5，紫红色，长圆形，外面被短柔毛，花瓣与萼片同形，玫瑰红色；雄蕊 5，退化雄蕊花瓣状，膜质，先端齿裂，背部张口状，具柄；子房下位，花柱被黄色绒毛，柱头扩大成鸡冠状，花盘有 5 个腺体。果具 4 翅，不等大。花期 6～11 月，果期 12 月至翌年 4～5 月。

生于山谷密林或疏林灌木丛中或溪边杂木林中。分布于广东、广西、云南等地。

【栽培】 生物学特性　喜温暖湿润气候。需适度荫蔽，稍耐寒，宜选择土层深厚、肥沃的砂壤土种植。

繁殖方法　扦插或种子繁殖。扦插繁殖：春季选 2～3 年枝条，剪成有 3～4 节为 1 段，插入苗床育苗，生根长叶后，按行株距 60 cm×60 cm 定植。种子繁殖：3～4 月采种，随采随播，直播或育苗移植。

田间管理　扦插育苗要遮荫，土壤保持湿润，定植后搭棚架供攀援。

【采收加工】 种后 2～3 年，于 7～10 月采收，切段晒干。

【药材】 红花青藤 *Radix seu Caulis Illigerae Rhodanthae*　产于广东、广西、云南。

性状　茎藤圆柱形，有少数分枝，直径 3～7 mm。表面灰棕色至棕褐色，具明显的纵向沟纹，幼枝被金黄褐色绒毛，老枝无毛。质硬，断面不整齐，外皮薄，棕褐色，木心淡黄棕色。气微，味辛、甘、涩。

【药性】 微甘、辛、涩，温。

【功用主治】 祛风散瘀，消肿止痛。主治风湿性关节炎，跌打肿痛，小儿麻痹后遗症。

【用法用量】 内服：煎汤，9～15 g；或浸酒。外用：浸酒擦。

【选方】 治风湿性关节炎，跌打肿痛　（红花青藤）全株 9～15 g，水煎冲酒服；或浸酒内服，并用药酒外擦（《广西本草选编》）。

2110 红花寄生 hóng huā jì shēng（《生草药性备要》）

【异名】 红花寄（《本草求原》），柏寄生（《植物名实图考》），桃树寄生（《广西药用植物名录》），红花桑寄生、寄脏匡、寄居花童（《福建药物志》）。

【基原】 为桑寄生科梨果寄生属植物红花寄生、小红花寄生的带叶茎枝。

【原植物】 1. 红花寄生 *Scurrula parasitica* L.［*Loranthus parasiticus*（L.）Merr.］　又名：桑寄生（《云南植物志》），柠檬寄生（《中国植物志》）。

灌木，高 0.5～1 m。嫩枝、叶密被锈色星状毛，稍后毛全脱落变无毛；小枝灰褐色，具皮孔。叶对生或近对生，厚纸质；叶柄长 5～6 mm；叶片卵形至长卵形，长 5～8 cm，宽 2～4 cm，先端钝，基部阔楔形。总状花序，腋生或生于小枝已落叶腋部，各部分均被褐色毛，具花 3～5 朵，花红色，密集；苞片三角形；花托陀螺状，长 2～2.5 mm；副萼环状，全缘；花冠花蕾时管状，长 2～2.5 cm，稍弯，下半部膨胀，顶部椭圆状，开花时顶部 4 裂，裂片披针形，长 5～8 mm，反折；花柱线状，柱头头状。浆果梨形，长约 10 mm，下半部骤狭呈长柄状，红黄色，果皮平滑。花、果期 10 月至翌年 1 月。

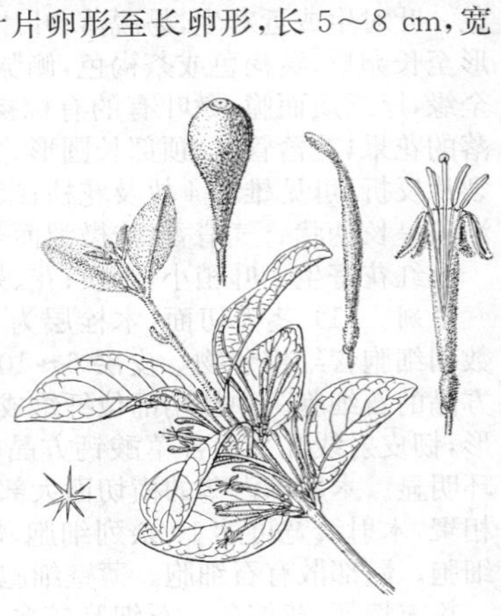

红花寄生

生于海拔 20～1 000（～2 800）m 的沿海平原或山地常绿阔叶林中，寄生于柚树、橘树、柠檬、黄皮、桃树、梨树或山茶科、大戟科、夹竹桃科、榆科、无患子科或马桑等植物上。分布于西南及福建、江西、湖南、广东、广西、台湾等地。

2. 小红花寄生 *S. parasitica* L. var. *graciliflora*（Wall. ex DC.）H. S. Kiu［*Loranthus graciliflorus* Wall. ex DC.］

本变种的嫩枝、叶、花序和花均密被黄褐色星状毛；叶片纸质，长卵形或长圆形，长 5～6 cm，宽 2～4 cm。花序具花 3～7 朵，密集；花托陀螺状，长约 2 mm；副萼环状；花冠黄绿色，长 1～1.2 cm，裂片披针形，长约 3 mm。浆果梨形，红黄色，长约 8 mm，下半部骤狭呈长柄状，被疏毛。花、果期 4～12 月。

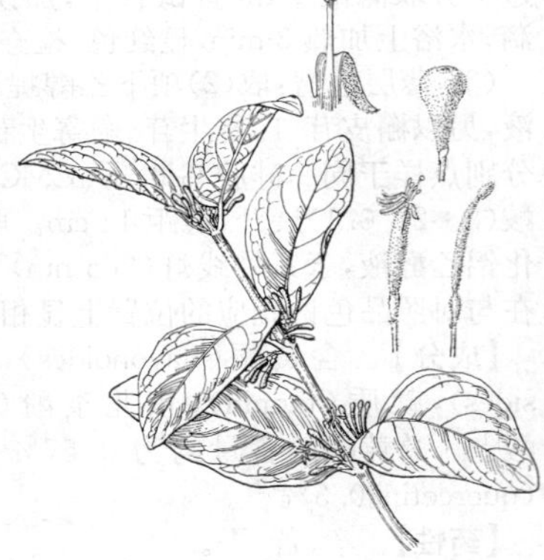

小红花寄生

生于海拔 850～2 100 m 的山谷或山地阔叶林中，寄生于桃树、梨树、杏树、石榴树、普洱茶树、锥栗树、小叶马鞍树或松属等植物上。分布于广西、四川、贵州西南部、云南等地。

【采收加工】 全年均可采收，切片，晒干。

【药材】 红花寄生 *Ramulus Scurrulae Parasificae*　主产于福建、江西、湖南、广东、广西、四川、贵州、云南、台湾等地；小红花寄生 *Ramulus Scurrulae Graciliflorae*　主产于四川、贵州、云南、广西等地。

性状　红花寄生　带叶茎枝圆柱形，多分枝，长 3～5 cm，直径约 1 cm。表面粗糙，老枝红褐色或深褐色；小枝及枝梢赭红色，幼枝有的有棕褐色星状毛；表面有众多点状和黄褐色或灰褐色横向皮孔，以及不规则、粗而密的纵纹。质坚脆，易折断，断面不平坦，皮部菲薄，赭褐色，易与木部

近球形，无翅也无毛，顶冠有粗短的喙。花期4～5月，果期6～7月。

生于海拔300 m左右的林下湿处或岩石上。分布于福建、广东、广西、云南等地。

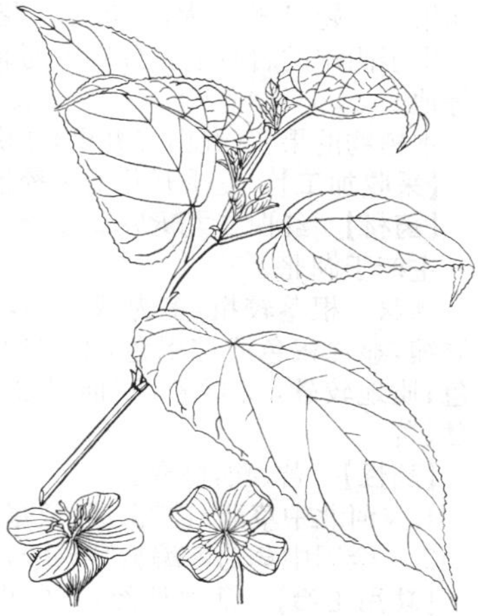

粗喙秋海棠

【栽培】 生物学特性 喜阴凉湿润的气候。忌干旱，怕强光。要求在含腐殖质多的砂质壤土栽培为宜。

繁殖方法 扦插或种子繁殖。选择荫蔽良好而有一定坡度的林地作繁殖场地，如缺乏荫蔽条件应预先搭好荫棚。扦插繁殖：选二年生健壮茎杆，截成15～20 cm长的枝条，每个带2～3节，按行株距10 cm×4 cm，斜插到砂床上，入砂深度为枝条的1/2，插后稍压紧和浇水，经常保持土壤湿润。30～40 d生根，生根后10 d左右即可定植。按行株距30 cm×30 cm开穴栽种。种子繁殖：播种育苗，随采随播。种子拌入草木灰后均匀地撒播于苗床上，覆盖细土0.5 cm，浇水保湿。当苗高10 cm左右移栽。

田间管理 定植后，每年松土除草3～4次，于春、夏季间和秋、冬季间分别追施腐殖质土和堆肥各1次。生长前期荫蔽度在50%左右，中、后期应逐渐增加光度，调节荫蔽度在30%～40%。

【采收加工】 全草全年均可采，鲜用或晒干；根9～12月挖取，切碎，鲜用或晒干或烘干。

【药材】 红半边莲 *Rhizoma seu Herba Begoniae Crassirostris* 主产于湖南、广东、广西、云南等地。

性状 全草干燥皱缩，长90～150 cm。茎表皮显棕褐色，无毛，有膨大的节。叶多皱缩破碎，展开后呈长圆形，暗绿色，先端渐尖，基部心形，无毛，边缘疏生小齿。聚伞花序生叶腋间，花黄色。气微，味酸涩。

根茎略呈圆柱形，弯曲，有分枝。表面红棕色或棕褐色，粗糙，有纵皱纹和明显的结节。有时可见有薄片状的栓皮和残留的须根。有的表面具有点状突起的根痕和黄褐色绒毛。每节有一凹陷的茎痕。质硬脆，易折断，断面不平坦，黄白色至棕红色，可见黄白色点状维管束。气微，味酸涩。

【药性】《广西本草选编》："味酸、涩，性凉。"

【功用主治】《广西本草选编》："凉血解毒，消肿止痛。主治急性咽喉炎，牙龈肿痛，便血，用根茎水煎服。烧烫轻伤，疮疖，用鲜叶适量捣烂外敷。"

【用法用量】 内服：煎汤，10～20 g。外用：鲜品捣敷。

【宜忌】《全国中草药汇编》："烧烫伤若泡已溃烂，敷用有刺激性。"

2108 红头小仙 hóng tóu xiǎo xiān （《昆明民间常用草药》）

【异名】 紫背倒提壶（《昆明民间常用草药》），肥儿宝（《湖南药物志》），那猪草（《广西药用植物名录》）。

【基原】 为菊科艾纳香属植物柔毛艾纳香的全草。

【原植物】 柔毛艾纳香 *Blumea mollis*（D. Don）Merr. ［*Erigeron molle* D. Don; *B. wightiana* DC.；*B. parvifolia* DC.］

草本，高60～90 cm。主根直立，有纤维状叉开的侧根。茎具沟纹，被开展的白色长柔毛和具柄腺毛。下部叶有长达1～2 cm的柄；叶片倒卵形，长7～9 cm，宽3～4 cm，先端圆钝，基部楔状渐狭，边缘有密细齿，两面被绢状长柔毛，下面较密；中部叶具短柄，倒卵形至倒卵状长圆形，长3～5 cm，宽2.5～3 cm，先端钝或短尖，基部楔尖；上部叶渐小，近无柄。头状花序多数，通常3～5个簇生，密集成聚伞状花序，再排成大圆锥花序，花序柄长达1 cm，被密长柔毛；总苞圆柱形；总苞片近4层，紫色至淡红色，花后反折，外层线形，背面被密柔毛和腺体，中层背面被疏毛，内层狭，长于外层2倍；花托扁平，蜂窝状；花紫红色或花冠下半部淡白色；雌花多数，花冠檐部3齿裂；两性花约10个，花冠檐部5浅裂。瘦果圆柱形，被短柔毛；冠毛白色，糙毛状，易脱落。花期几乎全年。

生于海拔400～900 m的田野或空旷草地。分布于华南、西南及浙江、江西、湖南、台湾等地。

【采收加工】 7～10月采收，鲜用或切段晒干。

【药材】 红头小仙 *Herba Blumeae Mollis* 产于云南、四川、贵州、湖南、广西、江西、广东、浙江及台湾等地。

性状 主根粗直，有纤维状叉开的侧根。茎分枝或少有不分枝，具沟纹，被白色长柔毛，杂有具柄腺毛。单叶互生，具叶柄；叶倒卵形至倒卵状长圆形，基部楔状渐狭，顶端圆钝，叶缘具密细齿，两面被丝状长柔毛，中脉在下面明显凸起，侧脉弧状或斜上升，网脉明显。总苞圆柱形；总苞片草质，紫色或淡红色，花后反折，背面被柔毛；花托扁平，蜂窝状，无毛。花紫红色或花冠下半部淡白色。气微，味微苦。

【成分】 含正三十烷（*n*-triacontane），正三十一烷（*n*-hentriacontane），2，3-二甲氧基-对聚伞花素（2，3-dimethoxy-*p*-cymene），2，4，5-三甲氧基烯丙基苯（2，4，5-trimethoxyallylbenzene），丁香烯氧化物（caryophyllene oxide），2-甲基-5-异丙基环戊烯基羧酸（2-methyl-5-isopropylcyclopentene carboxylic acid）[1]；菊油环酮（chrysanthenone）[1,2]及单萜（monoterpene）[2]等。

【药理】 1. 抗炎作用 将红头草煎液3 g/kg、6 g/kg分别涂于小鼠耳部，对二甲苯所致小鼠耳郭炎症有显著的抑制作用；给大鼠腹腔注射6 g/kg、8 g/kg也有显著的抗蛋清性足跖肿胀的作用[1]。

2. 解热作用 红头草煎液3 g/kg灌胃，对鲜啤酒酵母液所致大鼠高热有显著的解热作用[1]。

3. 镇痛作用 经热板法及化学物质刺激法实验表明，红头草煎液3 g/kg、6 g/kg小鼠灌服有显著的镇痛作用[1]。

毒性 红头草煎液小鼠灌胃的LD_{50}为140±11.8 g/kg，中毒开始有兴奋现象，后呼吸急促[1]。

【药性】《全国中草药汇编》："微苦，平。"

【功用主治】《全国中草药汇编》："消炎解热。主治肺炎，咳喘，胸膜炎，乳腺炎，春温风热。"

【用法用量】 内服：煎汤，10～15 g；或捣烂冲开水含服。外用：煎水洗；或捣汁涂。

【选方】 1. 治小儿疳积 柔毛艾纳香6 g，乌苏里瓦韦1.5 g。水煎服。极瘦的服至10剂，还可因症加味。（《湖南药物志》）

2. 治口腔炎 红头小仙叶数张。搓烂，冲开水含服。

人体每个细胞中发挥作用，这是人体自身激素达不到的；它们具双调节作用，当人体雌激素水平高时，可抑制激素分泌，因它能与雌激素受体结合，从而阻止了人体自身激素的结合。反之，当人体雌激素水平低时，它们能提供额外的雌激素样作用[6]。

2. 抗癌作用　本品所含染料木素对人鼻咽癌 KB 细胞有细胞毒活性，其 ED_{50} 为 7.4 μg/ml，而鹰嘴豆芽素 A 作用弱，其 ED_{50} ＞100 μg/ml[7]。

3. 降血脂作用　染料木素对三硝基甲苯 WR1339 所致大鼠高脂血症有显著的降血清三酰甘油作用，也能使胆固醇降低[8]。鹰嘴豆芽素 A 也可明显抑制高脂饲料所致大鼠的血清胆固醇升高[9]。大豆素的降脂作用见“大豆”条下。

4. 其他作用　染料木素能抑制组胺酸脱羧酶、儿茶酚-O-甲基转移酶[10]。

【药性】　甘、苦，微寒。

1.《全国中草药汇编》：“微甘，平。”

2.《抗癌本草》：“苦，寒。”

【功用主治】　清热止咳，散结消肿。主治感冒，咳喘，硬肿，烧伤。

1.《中国药用植物图鉴》：“镇痉，止咳，止喘。全草制成软膏，治局部溃疡。”

2.《长白山植物药志》：“主治支气管炎，咳嗽，痰喘，咽喉炎，胃肠绞痛，痛经。”

【用法用量】　内服：煎汤，15～30 g。外用：捣敷；或制成软膏涂敷。

【选方】　1. 治乳腺癌　红车轴草花，不拘量。每日用开水冲，作茶饮用。

2. 治各种癌症　红车轴草、堇菜叶、钝叶酸模根等量混合。水煎煮，每日 1 剂。（1、2 方出自《抗癌本草》）

2106 红白二丸 hóng bái èr wán（《神农架中草药》）

【异名】　一点血、岩丸子、鸳鸯七、红黑二丸（《神农架中草药》），野秋海棠、红白二元（《河北中草药》），老背少（《湖北中草药志》），一口血（《贵州省中草药名录》），山海棠（《秦岭巴山天然药物志》）。

【基原】　为秋海棠科秋海棠属植物中华秋海棠的根茎或全草。

【原植物】　中华秋海棠 *Begonia sinensis* A. DC.

多年生草本，高 20～40 cm。有双球形块茎，并有较多须根；茎圆柱形，直立，淡褐色，不分枝。叶互生；叶柄长 4～15 cm，从下到上变短；叶片薄纸质，宽卵形，长 3～12 cm，宽 3.5～9 cm，先端渐尖，常成尾状，基部心形，偏斜，叶背淡绿色，叶缘有锯齿。聚伞花序顶生或腋生，花较小而稀疏，粉红色；雄花被片 4，外轮 2，卵圆形，内轮 2，雄蕊多数，基部合生成长约 2 mm 的柄，花药纵裂；雌花被片 5，外轮 2 片，内轮 3 片，花柱 3，基部合生，柱头半月形，有乳头状突起。蒴果有 3 翅，1 翅较大，三角形。花、果期夏、秋季间。

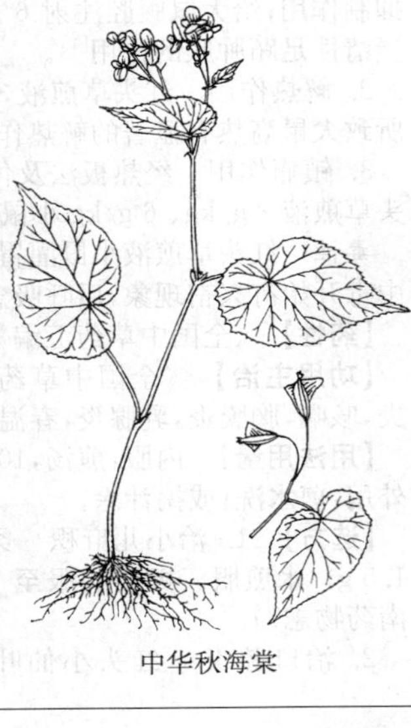
中华秋海棠

生于阴湿的岩石上。分布于河北、山西、湖北、贵州、陕西等地。

本植物的果实（红白二丸果）亦供药用，另设专条。

【采收加工】　夏季开花前采挖根茎或全草，晒干或鲜用。

【药材】　红白二丸 *Rhizoma et Herba Begoniae Sinensis* 主产于湖北。

性状　根茎较粗，多为双球形，直径 1～2 cm，表皮干燥皱缩，显深褐色或棕褐色，下部须根丛生，呈纤维状，黑褐色；质地较软，易折断，断面呈黄白色，纤维性。气微，味甘、苦。

【药性】　苦、酸，微寒。

1.《河北中草药》：“苦、涩，微寒。”

2.《全国中草药汇编》：“苦、酸，平。”

【功用主治】　活血调经，止血止痢，镇痛。主治崩漏，月经不调，赤白带下，吐血，外伤出血，痢疾，胃痛，腹痛，腰痛，疝气痛，痛经，跌打瘀痛。

1.《河北中草药》：“活血，止血，止痛。”

2.《全国中草药汇编》：“活血调经，止血止痢。用于月经不调，赤白带下，痢疾，吐血，衄血，跌打损伤出血。”

3.《湖北中草药志》：“清热解毒，活血，止血。用于痢疾，肠炎，疝气，腹痛，崩漏，痛经，红白带，跌打损伤，外伤出血。”

【用法用量】　内服：煎汤，6～15 g；研末或泡酒。外用：捣敷。

【选方】　1. 治红崩白漏　①属于热胜者，经期来量多：红白二元全草 3～6 g，一次水煎服。②红崩属寒性者：在月经来前用红白二元 0.3～0.6 g，夜眠树上的细皮 6 g，麻皮（白松树皮）6 g，煎水一次服。

2. 治月经不调　红白二元粉 3～6 g。热酒冲服。（1、2 方出自《陕西中草药土单验方选编》）

3. 治肾虚，劳伤腰痛　岩丸子 9 g，食盐 1.5 g。水煎服。

4. 治疝气痛，急性胃痛　岩丸子 15～30 g。酒、水各半煎服。（3、4 方出自《恩施中草药手册》）

5. 治痛经　红黑二丸 5 粒。研为细末，童便半碗，白酒 1 小杯加热吞服药末。（《湖北中草药志》）

2107 红半边莲 hóng bàn biān lián（《广西药用植物名录》）

【异名】　半边风，山蚂蝗（《广西药用植物名录》），鬼边榜，大半边莲（广州空军《常用中草药手册》），肉半边莲（《广西实用中草药新选》）。

【基原】　为秋海棠科秋海棠属植物粗喙秋海棠的根茎或全草。

【原植物】　粗喙秋海棠 *Begonia crassirostris* Irmsch.

多年生肉质草本，高 1～1.5 m。根茎粗壮，横走；茎直立或下部倾斜，无毛，粉红色，有膨大的节。叶互生；叶柄纤细，下部的长约 10 cm，上部的长约 2 cm；托叶早落，叶片膜质，阔卵形至长圆形，不对称，长 11～27 cm，宽 3.5～10 cm，先端渐尖，基部心形，歪斜，外侧有一大耳片，两面无毛，边缘有小齿。聚伞花序腋生，长约 3 cm，总花梗长约 1 cm；花 4～6 朵，白色；雄花被片 4，阔倒卵形或卵圆形，花瓣 2，阔卵形；雌花被片 6，倒卵形，白色或粉红色；子房 3 室，近球形，被锈色微柔毛，顶部收缩成一短喙，无翅。蒴果

极短;小总苞片倒卵形;无萼齿;花瓣卵形,白色,有时有紫红色斑点;花柱幼时内卷,花后向外反曲。双悬果近圆形,长1～1.2 mm,基部心形,两侧扁压,常有紫色斑点,成熟后常呈黄褐色或紫黑色,中棱和背棱显著。花、果期5～11月。

生于海拔350～2 000 m的山坡、路旁、阴湿地、水沟和溪边草丛中。分布于西南及浙江、安徽、江西、湖北、湖南、广东、广西、西藏、陕西等地。

【采收加工】 6～10月采收,鲜用或晒干。

【药性】 苦,寒。

1.《重庆草药》:"辛,温。"

2.《四川常用中草药》:"性凉,味微苦。"

3.《西藏常用中草药》:"性寒,味苦。"

【功用主治】 清热利湿,化瘀止血,解毒。主治感冒,咳嗽,痰中带血,痢疾,泄泻,淋证,痛经,月经不调,跌打伤肿,外伤出血,痈疮肿毒。

1.《重庆草药》:"去瘀生新,除寒解表。疮口发痒者,敷之去风热止痒;骨折脱臼者,外包可接骨投榫。"

2.《浙江民间常用草药》:"消肿解毒,活血止血。"

3.《四川常用中草药》:"清肺热,散血热。治吐血,跌打损伤,感冒咳嗽等症。"

4.《西藏常用中草药》:"清热解毒,消食和胃。主治赤白痢,水泻,传染性肝炎,肺热咳嗽,疮痈肿毒。"

5.《四川中药志》1979年版:"治肺热咳嗽,痰中带血,月经不调,痛经。"

6.《广西民族药选编》:"切碎或研粉与鸡蛋蒸服,治肺结核,哮喘,支气管炎。水煎服,治尿道炎。捣汁涂,治带状疱疹。"

7.《台湾药用植物志》:"治眼病,腹病,疟疾,创伤,驱除蛔虫等。"

【用法用量】 内服:煎汤,6～15 g;或泡酒。外用:捣敷;或煎汤洗。

【宜忌】《重庆草药》:"孕妇禁用。"

【选方】 1. 治尿路感染 红马蹄草、木通、车前草各15 g。水煎服。(《万县中草药》)

2. 治月经不调,痛经 红马蹄草30 g,益母草30 g,对月草15 g。水煎服。(《四川中药志》1979年版)

3. 治跌打肿痛 红马蹄草、牛尾七、地胡椒各15 g。水煎服。

4. 治骨折 红马蹄草、酸酸草、赶山鞭各适量。捣烂外包。(3、4方出自《万县中草药》)

2105 红车轴草 hóng chē zhóu cǎo (《中国药用植物图鉴》)

【异名】 红三叶、红菽草、红荷兰翘摇、红花苜蓿、金花菜(《国产牧草植物》)。

【基原】 为豆科车轴草属植物红车轴草的花序及带花枝叶。

【原植物】 红车轴草 *Trifolium pratense* L.

多年生草本,高30～60 cm。茎直立或斜升,分枝多,疏生白色柔毛。三出复叶;小叶3,无柄;叶片椭圆状卵形至宽椭圆形,长2.5～4 cm,宽1～2 cm,先端钝圆,基部圆楔形,叶脉延伸至叶缘,稍突出成不明显细齿,背面有长毛;托叶卵形,先端锐尖,贴生于叶柄上,基部抱茎。花序头状,腋生,具大型总苞,总苞卵圆形,具横脉;花萼筒状,萼齿5,线状披针形,最下面1萼齿较长;花冠蝶形,紫色或淡紫红色,旗瓣狭菱形,翼瓣长圆形,基部具耳及爪,龙骨瓣稍短于翼瓣;子房椭圆形,花柱丝状,细长。荚果小,倒卵形,包被于宿存萼内。种子1颗,肾形,黄褐色。花、果期5～9月。

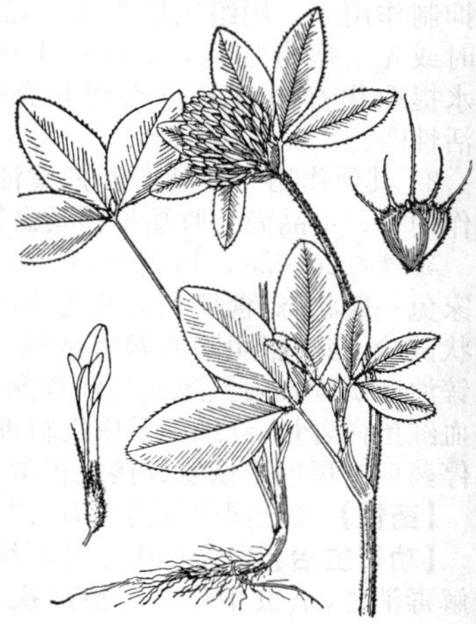

红车轴草

我国各地均有栽培或野生,分布于华北、东北及江苏、浙江、安徽、江西、贵州、云南等地。

【采收加工】 5～7月采摘花序或带花嫩枝叶,阴干。

【药材】 红车轴草 *Flos Trifolii Pratensis* 全国大部分地区均产。

性状 头状花序扁球形或不规则球形,直径2～3 cm,近无总花梗。有大型总苞,总苞卵圆形,有纵脉。花萼钟状,萼齿线状披针形,有长毛。花瓣暗紫红色,具爪。有时花序带有枝叶,三出复叶;托叶卵形,基部抱茎。小叶3,多卷缩或脱落,完整者展平后呈卵形或长椭圆形,叶面有浅色斑纹。气微,味淡。

【成分】 叶及花含黄酮类:染料木苷-6″-O-丙二酸单酰酯(6″-genistin 6″-O-malonate),刺芒丙花素-7-O-β-D-葡萄糖6″-O-丙二酸单酰酯(formononetin 7-O-β-D-glucoside 6″-O-malonate),鹰嘴豆芽素-7-O-β-D-葡萄糖6″-O-丙二酸单酰酯(biochanin A 7-O-β-D-glucoside 6″-O-malonate),红车草异黄酮苷6″-O-丙二酸单酰酯(trifoside 6″-O-malonate),irilone 4′-O-β-D-glucoside 6″-O-malonate,红车轴草素-7-O-β-D-葡萄糖6″-O-丙二酸单酰酯(pratensein 7-O-β-D-glucoside 6″-O-malonate),异槲皮苷6″-O-丙二酸单酰酯(isoquercitrin 6″-O-malonate),3-甲基槲皮素-7-O-β-D-葡萄糖6″-O-丙二酸单酰酯(3-methylquercetin 7-O-β-D-glucoside 6″-O-malonate)[1]。此外,还含有orobanchol[2]。

花中含黄酮类:三叶豆苷(trifolin),异鼠李素(isorhamnetin),车轴草醇(pratol),红车轴草异黄酮苷(trifoside)[3];有机酸类:水杨酸(salicylic acid),对羟基桂皮酸(*p*-hydroxy cinnamic acid)及挥发油等[4]。

叶中含有机酸:叶酸(folic acid),亚叶酸[5];生物碱:胡芦巴碱(trigonelline)[6]。

枝含有植二烯(phytadiene),3-甲基植基醚(3-methyl phytyl ether),1-甲基植基醚(1-methyl phytylether),1,3-二甲基植基醚(1,3-dimethyl phytyl ether)[7]。

【药理】 1. 雌性激素样作用 本品果实对大鼠有雌激素样活性[1],本品所含多种异黄酮类成分都具有雌激素样作用,如鹰嘴豆芽素A及B、染料木素、红车轴草素等,对这些异黄酮雌激素活性的强弱各有不同报告,如有报告混于饲料中喂食时雌激素活性以大豆素最强,染料木素及鹰嘴豆芽素A相似,鹰嘴豆芽素B最低;而另有报告则认为染料木素最强,鹰嘴豆芽素A次之,大豆素最弱,而鹰嘴豆芽素B无作用。皮下注射给药时染料木素活性也强于鹰嘴豆芽素A,但上述异黄酮的雌激素样作用均弱[1～5]。红车轴草作为一植物雌激素有其独到之处,它们几乎能分布到

杆菌的抗菌作用也较显著[6]。

2. 抗病毒作用　本品水煎剂对单纯疱疹病毒(HSV)有抑制作用[3]。用组织培养法,本品的水煎醇沉液与病毒同时或先于病毒加入,对 HSV-1 病毒有一定抑制作用[7]。水提取物有高效的抗乙型肝炎病毒表面抗原(HBsAg)活性[8]。

3. 其他作用　本品所含挥发油对哺乳动物有显著降压作用[2]。本品尚有收缩鼻黏膜血管及抗炎作用[3]。

毒性　26～28 g/kg(治疗量的 4 倍)给家兔连服 10 d,对家兔一般状态、食欲和大便无影响,对骨髓象、麝香草酚絮状试验、脑磷脂胆固醇絮状试验、麝香草酚浊度试验、硫酸锌浊度试验及丙氨酸氨基转移酶(ALT)等均无明显影响。血红蛋白含量、红细胞及中性粒细胞数曾一度下降,但均于停药后 2 星期内恢复或接近正常[9]。

【药性】《全国中草药汇编》:"辛,温。"

【功用主治】《全国中草药汇编》:"祛风利湿,散瘀止痛,解毒消肿,杀虫止痒。主治痢疾,胃肠炎,腹泻,风湿关节痛,跌打肿痛,功能性子宫出血;外用治毒蛇咬伤,皮肤湿疹。"

【用法用量】内服:煎汤,9～30 g;或入丸、散。外用:捣敷;或煎水洗、漱。

【选方】1. 治痢疾　辣蓼根、野南瓜叶各 15 g,白米炒焦 9 g。水煎服。

2. 治痧气腹痛,并可治胃痛　鲜辣蓼枝头嫩叶 15 g,捣烂,加冷开水半碗擂汁,白糖调服。

3. 治霍乱吐泻转筋　鲜辣蓼根 30 g,捣烂,米泔水 1 碗泡服。

4. 治中暑昏倒　辣蓼枝头嫩叶 7～10 片捣烂,加冷水 3 茶匙擂汁灌服。牙关不开者,从鼻孔灌入。

5. 治扁桃体炎　辣蓼茎叶适量,捣烂取汁 1 杯,加温开水 1 杯含漱。(1～5 方出自江西《草药手册》)

6. 治疟疾　辣蓼叶、桃树叶等分。研细末,用水、酒和制成丸。每日早、晚各服 3 g,温开水送下。(《江西民间草药验方》)

7. 治关节炎　辣蓼叶适量,开水泡片刻后搓揉痛处。

8. 治跌打损伤　鲜辣蓼叶、鲜韭菜等分。捣烂,酌加甜酒捣匀,敷伤处。(7、8 方出自江西《草药手册》)

2102 红土子皮 hóng tǔ zǐ pí (《贵州民间药物》)

【基原】为豆科长柄山蚂蝗属植物四川长柄山蚂蝗 *Podocarpium podocarpum* (DC.) Yang et Huang var. *szechuenense* (Craib) Yang et Huang 的根皮。

【原植物】参见"红土子"条。

【采收加工】6～7 月采挖根,剥取皮,切段,鲜用或晒干。

【药性】《贵州民间药物》:"性凉,味微苦。"

【功用主治】清热,解毒,利咽。主治发热,喉痛,肺热咳嗽,黄水疮。

1.《贵州民间药物》:"清热,解毒。治喉痛,发热。"

2.《全国中草药汇编》:"主治喉痛,疟疾,刀伤及黄水疮。"

【用法用量】内服:煎汤,6～12 g。

【选方】1. 治喉痛　红清酒缸(根皮)9 g(用火烤去毛),八爪金龙 9 g。煎水服。

2. 治发热　红清酒缸(根皮),马鞭鞘、青藤香各 9 g。煎水服。(1、2 方出自《贵州民间药物》)

2103 红马蹄乌 hóng mǎ tí wū (《四川中药志》)

【异名】蓼子七(《云南种子植物名录》)。

【基原】为蓼科山蓼属植物中华山蓼的根。

【原植物】中华山蓼 *Oxyria sinensis* Hemsl.　又名:金边莲、酸猪草(《云南中草药选》),铜矿草(《云南种子植物名录》)。

多年生草本,高 20～50 cm。根茎粗大,紫色。茎直立,粗壮,具深纵沟,紫色,密被短硬毛。基生叶多数,具紫色长柄,长约 8 cm;基部有长而呈截头状的托叶鞘;叶片圆心形或圆肾形,近肉质,长约 6 cm,宽约 7 cm,先端短尖,基部心形,边缘呈浅波状,并疏生短刺,上面平滑,绿色,叶脉及边缘约呈紫色,下面脉上有毛;茎生叶互生,叶柄越向上越短;托叶鞘扩大。总状花序顶生,排成圆锥状,分枝密集;花梗长约 3 mm;花被 4,白色,边缘紫色,内轮 2 片增大,紧贴果实,外轮 2 片较小,反折;雄蕊 6;子房压扁,花柱 2,柱头画笔状。瘦果两面凸起,具 2 翅,成圆形,翅淡红色,具小齿。花期 6～7 月。

生于海拔 2 500～3 700 m 的高山区草坡或河谷地。分布于四川、云南、西藏。

【采收加工】7～10 月采挖,晒干。

【药性】《四川中药志》1960 年版:"性平,味甘、涩,无毒。"

【功用主治】舒筋活络,活血止痛,收涩止痢。主治跌打损伤,腰腿痛,痢疾,脱肛。

1.《四川中药志》1960 年版:"补五脏,通经络。治跌打损伤,五劳七伤及腰酸腿痛。"

2.《全国中草药汇编》:"舒筋活络,活血止痛。"

【用法用量】内服:煎汤,6～15 g;或浸酒。

【选方】1. 治跌打损伤　酸猪草根茎 6～9 g,泡酒服。

2. 治白痢　酸猪草根 15 g,红糖 15 g。煎服。(1、2 方出自《云南中草药选》)

2104 红马蹄草 hóng mǎ tí cǎo (《四川中药志》)

【异名】马蹄肺筋草、接骨草(《四川中药志》),塌菜、八角金钱、大叶止血草(《浙江药用植物志》),水钱草、大雷公根(《广西药用植物名录》),大地星宿(《贵州中草药名录》)。

【基原】为伞形科天胡荽属植物红马蹄草的全草。

【原植物】红马蹄草 *Hydrocotyle nepalensis* Hook.

多年生草本,高 5～45 cm。茎匍匐,斜上分枝,节上生根。单叶互生;叶柄长 4～27 cm;托叶膜质,先端钝圆或有浅裂;叶片膜质,肾形,长 2～5 cm,宽 3.5～9 cm,边缘 5～9 浅裂,裂片三角形,有钝锯齿,基部心形,疏生短硬毛。伞形花序数个簇生于茎端叶腋,花序梗长 0.5～2.5 cm,有柔毛;小伞形花序有花 20～60,常密集成球形的头状花序;花柄

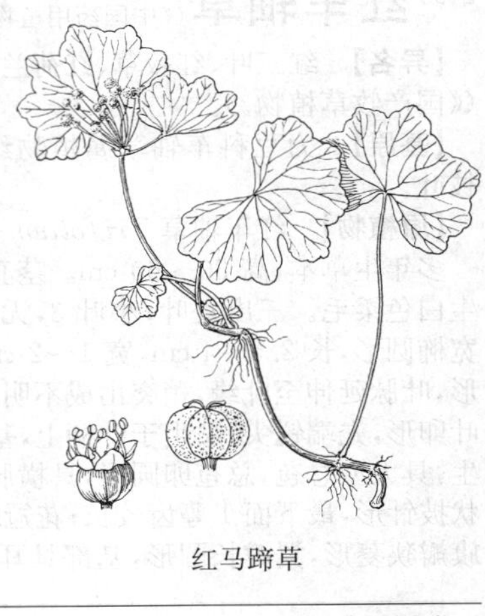

红马蹄草

水煎加红糖服。(《浙江药用植物志》)

2100 红筷子 hóng kuài zǐ (《民间常用草药汇编》)

【异名】 山麻条(《峨眉山药用植物调查报告》),柳叶菜(《西藏常用中草药》),遍山红(《全国中草药汇编》)。

【基原】 为柳叶菜科柳兰属植物柳兰的全草。

【原植物】 柳兰 *Chamaenerion angustifolium* (L.) Scop. [*Epilobium angustifolium* L.]

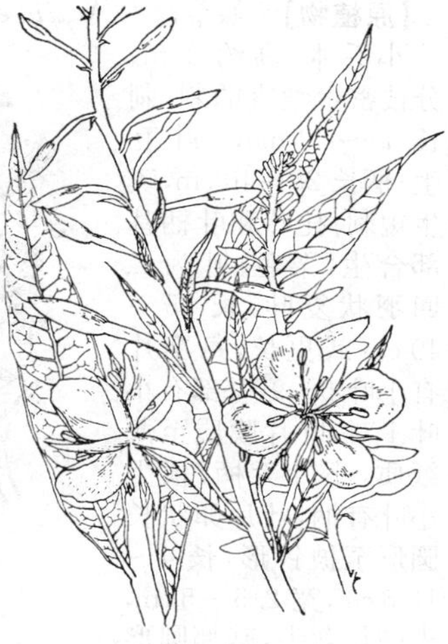

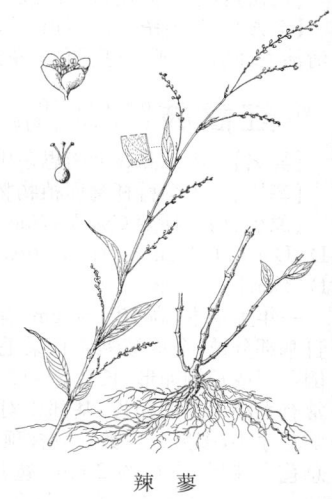

柳 兰

多年生草本,高 1~1.5 m。根茎细长,圆柱状,节稍大、横走,外皮红褐色,节上生须根。茎直立,圆柱形,中空,无毛或被疏柔毛,通常不分枝,基部和上部带紫红色。叶互生,具短柄;叶片披针形,长 7~15 cm,宽 1~3 cm,先端渐窄,基部楔形,边缘有细锯齿或近于全缘,上面绿色,下面灰白色,两面均被柔毛。总状花序顶生或单生于叶腋,花序轴紫红色,被短柔毛;苞片条状披针形,长 1~2 cm;花大,两性,红紫色,具长 1~2 cm 的花柄;萼基部稍连合,先端 4 裂,裂片线状披针形,长 1~1.5 cm,外面被短柔毛;花瓣 4,倒卵形,长约 1.5 cm,先端钝圆,基部具短爪;雄蕊 8,不等长,向一侧弯曲,排成 1 轮;子房下位,4 室,被柔毛,花柱先端 4 裂。蒴果窄细圆柱形,紫红色,长 7~10 cm,被柔毛,熟时 4 裂;种子多数,先端具长 1~1.5 cm 白色簇毛。花期 6~9 月。

生于海拔 3 100~4 200 m 的山坡、林缘、河岸或山谷沼泽地。分布于华北、东北、西南、西北等地。

本植物的根茎(糯芋)亦供药用,另设专条。

【采收加工】 6~9 月采收,晒干或鲜用。

【成分】 全草含烷烃类化合物:正二十九烷(*n*-nonacosane);甾醇类化合物:β-谷甾醇(β-sitosterol)[1],谷甾醇-β-D-葡萄糖苷(sitosteryl-β-D-glucoside),谷甾醇-6-酰基-β-D-葡萄糖苷(sitosteryl-6-acyl-β-D-glucoside),谷甾醇棕榈酸酯(sitosterylpalmitate),谷甾醇癸酸酯(sitosterylcaprate),谷甾醇辛酸酯(sitosterylcaprylate),谷甾醇己酸酯(sitosterylcaproate),谷甾醇丙酸酯(sitosterylpropionate)[2],菜油甾醇(campesterol),豆甾醇(stigmasterol)[3]。此外,还含蜡醇(ceryl alcohol),熊果酸(ursolic acid)[1]。

柳兰叶中含三萜类:熊果酸,齐墩果酸(oleanolic acid),2α-羟基熊果酸(2α-hydroxyursolic acid)[4];黄酮类:杨梅树皮素-3-O-β-D-葡萄糖醛酸(myricetin-3-O-β-D-glucuronide)[5]。

花中含酚酸类:柳兰聚酚(chanerol)[6],柳兰酸(chamaeneric acid)[7]。花和幼果中含黄酮类:3,4′,5,7-四羟基-8-甲氧基黄酮(sexangularetin),山柰酚(kaempferol),槲皮素(quercetin)和杨梅树皮素(myricetin)[8]。

【药性】 苦,平。

1.《四川中药志》1960 年版:"性平,味苦,无毒。"

2.《西藏常用中草药》:"性寒,味苦。"

【功用主治】 利水渗湿,理气消胀,活血调经。主治水肿,泄泻,食积胀满,月经不调,乳汁不通,阴囊肿大,疮疹痒痛。

1.《民间常用草药汇编》:"下乳,润肠。"

2.《四川中药志》1960 年版:"治气虚浮肿,肠滑泄水,食积胀满及肾囊肿大。"

3.《西藏常用中草药》:"清热解毒,祛风除湿,止痒止痛。主治风寒湿热,疮疹痒痛。"

4.《山西中草药》:"治月经不调。"

【用法用量】 内服:煎汤,15~30 g。外用:捣敷。

2101 红辣蓼 hóng là liǎo (《贵州民间方药集》)

【异名】 辣柳草(《贵州中医验方秘方》),蓼子草(《贵州民间方药集》),斑蕉草(《中国药用植物图鉴》),辣马蓼、辣椒草(《江西民间草药验方》),软水蓼(《广西药用植物名录》)。

【基原】 为蓼科蓼属植物辣蓼的全草。

【原植物】 辣蓼 *Polygonum hydropiper* L. var. *flaccidum* (Meissn.) Steward [*P. flaccidum* Meissn.]

辣 蓼

一年生草本,高 60~90 cm。全株散布腺点及短伏毛。茎直立,或下部伏地,通常紫色;节膨大。叶互生;有短柄;托叶鞘膜质,口缘生长刺毛;叶片披针形,先端急尖或渐尖,基部楔形,两面被粗毛,上面深绿色,有八字形的黑斑。总状花序穗状,顶生或腋生,花序梗细长,上部弯曲下垂,疏花;花被 5 深裂,裂片倒卵形,红色或白色,散布褐色点腺;雄蕊 8;花柱 3 枚。瘦果三角形,外包宿存花被。花、果期 6~10 月。

生于近水边阴湿处。分布于华东、中南及云南、台湾等地。

【采收加工】 7~9 月采收,鲜用或晾干。

【成分】 辣蓼全草及根含黄酮类成分:水蓼素(persicarin),水蓼素-7-甲醚(persicarin-7-methyl ether),3′-甲基鼠李素(rhamnazin)及金丝桃苷(hyperin)[1],flaccidine[2],又含蒽醌衍生物及蓼酸(polygonic acid)[1],α-santalon[2]。

【药理】 1. 抗菌作用 全草煎剂对金黄色葡萄球菌、乙型链球菌、白喉杆菌、炭疽杆菌、伤寒杆菌、痢疾杆菌、铜绿假单胞菌、大肠杆菌、变形杆菌、鼠伤寒杆菌、枯草杆菌、蜡样杆菌和八叠杆菌等有较强的抗菌作用[1~3]。本品水提取物对伤寒、甲型和乙型副伤寒、志贺和宋内痢疾杆菌及霍乱弧菌等有较强的抗菌作用[4]。本品的乙醇和乙醚提取物对多种细菌也有显著的抗菌作用[5]。根提取液对痢疾和大肠

38例，结果治愈21例，好转9例，无效8例，总有效率为78.95%[3]。

4. 治疗高原性红细胞增多症　用红景天糖浆15～20 ml，每日口服3次，4星期为1个疗程，共治疗2个疗程。治疗50例，合并高原性高血压13例，合并高原性心脏病11例，伴有心衰2例。总有效率为96%。未发现有毒副作用[4]。

2097 红帽顶 hóng mào dǐng（《陆川本草》）

【异名】 毛叶子（《云南药用植物名录》）。

【基原】 为大戟科野桐属植物毛桐 *Mallotus barbatus* (Wall.) Muell.-Arg. 的叶。

【原植物】 参见“大毛桐子根”条。

【采收加工】 7～10月采收，晒干。

【药材】 红帽顶 *Folium Malloti Barbati*　主产湖北、四川、云南、贵州、广西及广东等地。

性状　叶互生，卵形，基部圆，盾状着生，先端渐尖，长13～30 cm，宽12～26 cm，不分裂或3浅裂，边缘具疏细齿，下面密被星状绵毛及棕黄色腺点，叶脉放射状，9～11条；叶柄密被星状绵毛。气微，味苦、涩。

【药性】 苦，寒。

【功用主治】 清热解毒，燥湿止痒，凉血止血。主治褥疮，下肢溃疡，湿疹，背癣，漆疮，外伤出血。

【用法用量】 外用：捣敷；或煎水洗；或研末撒。

【选方】 治褥疮　红帽顶、毛漆公叶各等量。晒干研末，清洁创面后，外敷。（广西《中草药新医疗法处方集》）

2098 红蒿枝 hóng hāo zhī（《红河中草药》）

【异名】 小红蒿（《云南思茅中草药选》）。

【基原】 为菊科杯菊属植物杯菊的全草。

【原植物】 杯菊 *Cyathocline purpurea* (Buch.-Ham. ex D. Don) O. Kuntze[*Tanacetum purpurem* Buch.-Ham. ex D. Don]

一年生草本，高10～50 cm，有香气。茎直立，带紫红色，自基部分枝，全株被黏质长柔毛。单叶互生；无叶柄；叶片倒卵形或长倒卵形，长2.5～12 cm，二回羽状分裂，羽轴上常有大小不等的栉齿，基部1对裂片扩大，耳状，抱茎。头状花序小，多数或少数在分枝顶端排列成短圆锥状伞房状；总苞半球形，直径约2 mm；苞片2层，边缘膜质；花托杯状，裸露；外围有多层结实雌花，花冠线形，红紫色，先端2齿裂；盘花两性，通常不结实，花冠筒状，先端5深裂。瘦果细小，长椭圆形，平滑，无加厚的边缘；无冠毛。花、果期近全年。

生于田边、路旁及沟边湿润处。分布于广东、广西、四川、贵州及云南等地。

【采收加工】 7～10月采收，切段，晒干。

【成分】 含内酯类：桉叶内酯(eudesmanolide)，异狭叶依瓦菊素(isoivangustin)，6α-羟基-4(14)，10(15)-愈创木二烯-8α，12-内酯〔6α-hydroxy-4(14)，10(15)-guaianadien-8α，12-olide〕[1]，6α-羟基-4(14)，10(15)-愈创木内酯〔6α-hydroxy-4(14)，10(15)-guaianolide〕[2,3]。

【药性】《全国中草药汇编》：“苦，凉。”

【功用主治】《全国中草药汇编》：“清热解毒，消炎止血，除湿利尿，杀虫。主治急性胃肠炎，中暑，膀胱炎，尿道炎，咽喉炎，口腔炎，吐血，衄血。”

【用法用量】 内服：煎汤，15～30 g。外用：捣敷；或研末撒。

2099 红楤木 hóng sǒng mù（《浙江民间常用草药》）

【异名】 红老虎刺、鸟不踏、红刺筒、红鸟不宿（金华《常用中草药单方验方选编》），红毛刺桐、红刺桐、虎椒刺、千枚针、刺茎楤木（《浙江民间常用草药》）。

【基原】 为五加科楤木属植物棘茎楤木的根及根皮。

【原植物】 棘茎楤木 *Aralia echinocaulis* Hand.-Mazz.

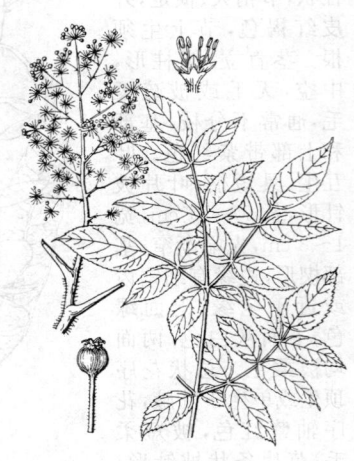

棘茎楤木

小乔木，高约3 m。分枝密生细直的刺，刺长7～14 mm。叶互生；柄长25～40 cm，疏生短刺；托叶和叶柄基部合生，栗色；叶为二回羽状复叶，长35～40 cm或更长，每羽片有小叶5～9，基部有小叶1对，叶片膜质至薄纸质，小叶无柄，顶生小叶有柄，叶片卵状长圆形至披针形，长4～11.5 cm，宽2.5～5 cm，先端长渐尖，基部圆形至阔楔形，侧生小叶基部有时略歪斜，两面均无毛，下面灰白色，边缘疏生细锯齿；侧脉6～9对。由多数伞形花序组成顶生的圆锥花序，长30～50 cm，主轴和分枝有糠屑状毛，后毛脱落；伞形花序有花12～20朵，稀更多，总花梗长1～5 cm，苞片卵状披针形，长约1 cm；花萼无毛，边缘有5个小齿；花白色，花瓣5，卵状三角形；雄蕊5，花丝长约4 mm；子房5室，花柱5；离生。核果球形，浆果状，熟时黑色，直径2～3 mm，有5棱，花柱宿存，长1～1.5 mm。花期6～8月，果期9～11月。

生于海拔2 600 m左右的山地林中。分布于西南及浙江、安徽、福建、江西、湖北、湖南、广东、广西等地。

【采收加工】 全年或秋、冬季挖取根部，或剥取根皮，洗净，切片，鲜用或晒干。

【功用主治】 祛风除湿，活血消肿。主治风湿痹痛，跌打肿痛，骨折，胃脘胀痛，疝气疼痛，崩漏，痈疽肿毒，毒蛇咬伤。

1.《浙江民间常用草药》：“活血破瘀，祛风行气，清热解毒。”

2.《全国中草药汇编》：“主治跌打损伤，骨折，骨髓炎，痈疽，风湿痹痛，胃痛。”

3.《广西民族药简编》：“根皮捣烂，调洗米水敷伤口周围，治毒蛇咬伤（瑶族）。”

【用法用量】 内服：煎汤，9～15 g；或泡酒。外用：捣敷。

【宜忌】 孕妇慎服。

【选方】 1. 治风湿性关节炎　（刺茎楤木）根60 g。加猪前蹄1只，煮熟，冲黄酒，吃肉和汤。（《浙江民间常用草药》）

2. 治疝气　刺茎楤木根15 g，虎刺21 g，枫香树根60 g。

nopyranoside)，1，2，3，6-四-O-没食子酰基-β-D-葡萄糖(1，2，3，6-tetra-O-galloyl-β-D-glucose)，1，2，3，4，6-五-O-没食子酰基-β-D-葡萄糖(1，2，3，4，6-penta-O-galloyl-β-D-glucose)[3]；黄酮类化合物：山柰酚(kaempferol)，山柰酚-3-O-β-D-呋喃木糖(1→2)-β-D-吡喃葡萄糖醛酸苷〔kaempferol 3-O-β-D-xylofuranosyl(1→2)-β-D-glucuronopyranoside〕，山柰酚-3-O-β-D-吡喃葡萄糖(1→2)-β-D-吡喃葡萄糖醛酸苷〔kaempferol 3-O-β-D-glucopyranosyl(1→2)-β-D-glucuronopyranoside〕，rhodionin，rhodiosin，(—)-表没食子儿茶素〔(—)-epigallocatechin〕，rosiridin，3-O-没食子酰基表没食子儿茶素-(4→8)-表没食子儿茶素 3-O-没食子酸酯〔3-O-galloylepigallocatechin-(4→8)-epigallocatechin 3-O-gallate〕；甾体类：β-谷甾醇(β-sitosterol)，β-谷甾醇-3-O-β-葡萄糖苷(daucosterol)，rosavin[4]；此外还含酪醇(tyrosol)和毛柳苷(salidroside)[5]。

3. 圣地红景天　有机酸及其酯：咖啡酸(caffeic acid)，没食子酸(gallic acid)，没食子酸乙酯(gallic acid ethyl ester)[6]，4-羟基苯甲酸(4-hydroxybenzoic acid)，辛二酸(suberic acid)，3-O-没食子酸(—)-表没食子儿茶素酯〔(—)-epigallocatechin 3-O-gallate〕，2-苯乙基-β-D-吡喃葡萄糖醛酸苷(2-phenylethyl β-D-glucuronopyranoside)，3-O-没食子酰基表没食子儿茶素-(4β→8)-表没食子儿茶素 3-O-没食子酸酯〔3-O-galloylipigallocatechin-(4β→8)-epigallocatechin 3-O-gallate〕，4-羟基苯甲酸-β-D-吡喃葡萄糖苷(β-D-glucopyranosyl 4-hydroxybenzoate)，2-吡喃葡萄糖氧基-3-甲基丁腈(heterodendrin)，没食子酸-4-O-β-D-吡喃葡萄糖苷(4-O-β-D-glucopyranosyl gallic acid)；还含山柰酚(kaemoferol)，β-谷甾醇(β-sitosterol)，胡萝卜苷(daucosterol)及红景天苷(rhodioloside)[4]，熊果酚苷(arbutin)，垂盆草苷(sarmentosin)，氢醌(hydroquinone)[7]。

【药理】 1. 对中枢神经系统的作用　高山红景天醇提取物皮下注射 100～200 mg/kg，均不延长或缩短戊巴比妥钠对小鼠的催眠作用时间[1]。但注射红景天苷(4 mg/kg)能增强大鼠脑干网状结构的兴奋性，激活皮质感觉-运动区、视区以及皮质下主要结构的自发电位活动，增强对光、电刺激应答反应的电位变化[2]。小鼠注射红景天苷 30～100 mg/kg，能降低脑内 5-羟色胺的水平，但不影响单胺氧化酶或 5-羟色胺酸脱羧酶的活性[3]。红景天提取物——红景天素对大鼠的学习记忆障碍有明显的改善作用，能增强海马中乙酰胆碱含量及胆碱乙酰转移酶活性，降低脑组织 LPO 含量，增强超氧化物歧化酶(SOD)活性，阻抑大脑、海马的锥体细胞细胞器的退行性变化，对阿尔茨海默病模型鼠具有防治、保护和抗痴呆效应[4]。

2. 抗缺氧作用　红景天类药物可以降低急性中、重度低压缺氧引起大鼠血浆、脑组织内皮素的异常升高[5]。

3. 抗氧化及延缓衰老作用　于大鼠血管结扎的急性脑缺血再灌注模型实验不同阶段给予红景天苷，发现缺血组和再灌注各组大鼠脑组织含水量比对照明显增多，脑内及血清 LPO、一氧化氮(NO)等显著升高，SOD 水平降低，用药后上述指标均有改善[6]。饲喂红景天制剂的老年小鼠心、肝组织中过氧化脂质含量均较对照组含量明显降低，且使老年小鼠对刀豆蛋白 A(Con A)和脂多糖(LPS)诱导的丝裂原反应性均较对照组显著增强[7]。大鼠口服红景天素，血清和心肌中的 SOD 明显增加，LPO 明显减少，心肌超微结构衰老征象也明显减轻，说明红景天素具有预防或延缓心肌衰老作用[8]。培养的人胚肺二倍体细胞营养液中加入适量的红景天苷，SOD 活性明显高于对照组，而 LPO 含量低于对照组，延长二倍体细胞的老化[9]。对肾脏的保护作用，圣地红景天可明显降低阿霉素肾病大鼠血脂、丙二醛水平，减少尿蛋白排泄，增加 SOD 活性[10]。

4. 抗辐射损伤　大花红景天提取液灌胃使 ^{60}Co γ 射线照射的小鼠外周血 WBC 数和骨髓细胞 DNA 含量升高，骨髓嗜多染红细胞微核率降低[11]。大花红景天多糖腹腔给药，也提高 ^{60}Co γ 射线照射的小鼠生存率，促进受照射小鼠造血机能[12]。

5. 影响心血管系统　大花红天素(crenulatin)的大鼠含药血清对体外培养的大鼠肺微血管内皮细胞有抑制凋亡的作用，此作用与凋亡相关基因 Fas 表达减弱和 *Bcl-2* 表达加强有关[13]。口服大花红景天水提液后，抑制氯化钙、乌头碱致大鼠快速型室性心律失常和肾上腺素致兔室性心律失常[14]。

6. 其他作用　大花红景天口服液灌胃在小鼠爬杆、游泳、常压缺氧和低温环境实验中显示出抗疲劳、耐缺氧、耐寒作用，对四氯化碳引起的小鼠肝损伤有保护作用，还降低小鼠胸腺和脾脏重量，显示免疫抑制作用[15]。大花红景天对大鼠尾吊模拟失重条件下机体出现的体重降低、胸腺萎缩、腓肠肌萎缩和蛋白含量降低等不良反应均有纠正作用。健康人连续服用提高运动成绩、运动时的最大耗氧量和分钟通气量[16]。

毒性　高山红景天醇提取物小鼠口服给药，LD_{50} 为 45.01±7.37 g/kg，小鼠腹腔注射 LD_{50} 为 2.68±0.67 g/kg[1]。红景天苷 1 000 mg/kg 小鼠皮下注射，未见毒性反应[3]。

【药性】 甘，涩，寒。归肺经。

1.《西藏常用中草药》："性寒，味甘、涩。"

2.《青藏高原药物图鉴》："涩，寒。"

【功用主治】 清肺止血，散瘀，消肿。主治肺热咳嗽，咯血，胸痹心痛，类风湿关节炎，白带，腹泻，跌打损伤，烫火伤，神经麻痹症，高原反应。

1.《西藏常用中草药》："活血止血，清肺止咳，解热。治咳血，咯血，肺炎咳嗽，妇女白带等症。外用治跌打损伤，烫火伤。"

2.《青藏高原药物图鉴》："退热，利肺。治肺炎，神经麻痹症。"

【用法用量】 内服：煎汤，3～9 g。外用：捣敷；或研末调敷。

【临床报道】 1. 治疗类风湿关节炎　用红景天胶囊 10 g，每日 3 次，饭后服，1 个月为 1 个疗程，2 个疗程判定结果。服药同时每日中药热敷 1 次(透骨草 60 g，防风 12 g，地肤子 12 g，桂枝 60 g，伸筋草 12 g，独活 12 g，千年见 12 g，赤芍 12 g，荆芥 12 g)。共观察 56 例，结果痊愈 33 例，好转 16 例，无效 6 例，总有效率为 89.25%。与服用雷公藤的对照组相比，疗效有显著性差异($P < 0.05$)[1]。

2. 治疗冠心病　用三普红景天胶囊(红景天、沙棘、枸杞子组成，每粒 0.5 g)口服，每次 2 粒，每日服 2 次。共治疗 30 例，结果临床症状总有效率为 63.3%～93.3%，心电图改善效率为 83.3%，心电图改善总有效率为 46.7%，血液黏稠度改善总有效率为 83.3%，降胆固醇和三酰甘油有效率分别为 53.3%和 43.3%[2]。

3. 治疗高原低血压症　取红景天制成糖衣片(每片含生药 0.265 g)每次 2 片，日服 3 次，20 d 后复查。共治疗

花序伞房状，顶生，花密集，雌雄异株；萼片4，披针状线形，长1～3 mm；花瓣4，黄色或黄绿色，线状倒披针形或长圆形，长2～6 mm；雄花中有雄蕊8，较花瓣长，有不发育的心皮存在；雌花中心皮4，花柱向外弯曲；鳞片4，长圆形。蓇葖果，披针形或线状披针形，直立，长6～8 mm。种子长圆形至披针形，长2 mm，宽0.6 mm。花期4～6月，果期7～9月。

生于海拔1 600～2 500 m的山坡草地或林下、碎石滩及高山冻原。分布于吉林、黑龙江等地。

3. 圣地红景天 *R. sacra* (Prain ex Hamet) S. H. Fu [*Sedum sacra* Prain ex Hamet]

多年生草本，高10～20 cm。根粗壮，圆柱形，肉质，褐黄色，有分枝；根颈短，被多数披针状三角形鳞片。花茎少数，直立，不分枝，稻秆色，老时被乳头状突起。叶互生，几无柄；叶片肉质，倒卵形或倒卵状长圆形，长8～11 mm，宽4～6 mm，先端锐尖，基部楔形，边缘具4～5浅裂。伞房花序，顶生，花两性；萼片5，披针状三角形，长3～5 mm；花瓣5，白色，狭长卵形，长10～11 mm；雄蕊10，花药紫色；鳞片5，近正方形；心皮5，狭披针形，花柱细。蓇葖果，长约6 mm。种子长圆状披针形，褐色。花期8月，果期9月。

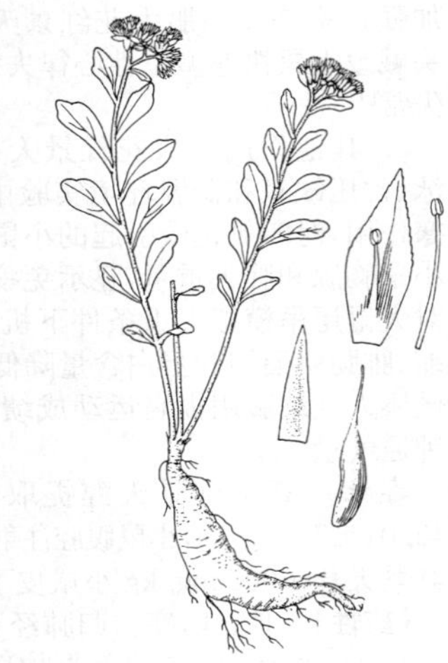

圣地红景天

生于海拔2 700～4 600 m的高山草地和岩石缝处。分布于云南西北部及西藏。

4. 唐古特红景天 *R. algida* (Ledeb.) Fisch. et Mey. var. *tangutica* (Maxim.) S. H. Fu

多年生草本，高10～30 cm。主根粗长，有分枝，根颈无残留的老枝，先端被三角形鳞片。花茎多数，丛生；花茎上的叶互生，无柄；叶片线形，长1～1.5 cm，宽约1 mm，先端钝渐尖。花序紧密，伞房状，雌雄异株；雄株花茎高10～17 cm，花序下有苞叶；萼片5，线状长圆形，先端钝；花瓣5，粉红色，长圆状披针形；雄蕊10，2轮，对瓣的长约2.5 mm，对萼的长约4.5 mm；鳞片5，四方形，先端微缺；心皮5，狭披针形，不育；雌株花茎高15～30 cm；花萼、花瓣、鳞片与雄花基本相同，心皮发育成5枚蓇葖果，长约1 cm，紫红色，直立或稍外弯。种子多数，有网纹，具翅，淡褐色。花期5～8月，果期8月。

生于海拔2 000～4 700 m的高山岩石缝隙中，高山砾石带或近水边。分布于四川、西藏、甘肃、青海、宁夏等地。

【栽培】 生物学特性　喜阳光充足、温暖凉爽的气候，耐寒，怕水涝。以选海拔稍高、夏季昼夜温差较大、土层深厚、排水良好、富含腐殖质的中性或微酸性砂质壤土栽培为宜。

繁殖方法　种子、根茎繁殖。种子繁殖，育苗移栽法：选成熟饱满的新种子，可用赤霉素加ABT生根粉浸种，能促使发芽及生根，出苗率达70%。育苗可用温室或塑料大棚、室外阳畦。春播4月，秋播10月，以秋播为佳。条播或撒播。播后覆细土及盖草。经常保持苗床湿润，阳光过强时要适当遮荫。培育1年，于4月下旬至5月初或9月中、下旬移栽。按行距10～15 cm开沟，株距7～10 cm，将幼苗斜放于沟内，覆土2 cm。根茎繁殖：结合收获时，选取较大根茎，剪成3～5 cm的小段，稍晾1～2 d，使伤口愈合。春栽4～5月，秋栽9～10月，以秋栽为宜，按行株距(20～25) cm×(10～15) cm，斜栽，覆土，稍加镇压。

田间管理　幼苗期要注意松土除草，经常浇水，保持土壤湿润。遇雨季要及时排除积水。

病虫害防治　虫害有蚜虫为害幼嫩茎叶。

【采收加工】 9～10月采收全株，晒干或在70 ℃以下烘干。

【药材】 大花红景天 *Radix et Rhizoma Rhodiolae Crenulata* 产于西藏、云南、四川。

性状　根茎呈圆柱形，粗短，略弯曲，少数有分枝，长5～20 cm，直径2.9～4.5。表面棕色或褐色，粗糙有褶皱，剥开外表皮有一层膜质黄色表皮且具粉红色花纹；宿存部分老花茎，花茎基部被三角形或卵形膜质鳞片；节间不规则，断面粉红色至紫红色，有一环纹，质轻，疏松。主根呈圆柱形，粗短，长约20 cm，上部直径约1.5 cm，侧根长10～30 cm；断面橙红色或紫红色，有时具裂隙。气芳香，味微苦涩，后甜。

鉴别　(1) 根横切面：木栓层5～8列细胞，栓内层细胞椭圆形、类圆形。中柱占极大部分，有多数维管束排列成2～4轮环，外轮维管束较大，为外韧型；内侧2～3轮维管束渐小，为周木型。

根茎横切面：老根茎有2～3条木栓层带，嫩根茎无木栓层带。中柱根茎的大部分，散生维管束，最外侧有外韧型维管束，放射状排列成环。韧皮部较狭窄，木质总导管5至数个相聚，稀疏排列。射线2～4列细胞。内侧为周木型维管束，星状排列。薄壁细胞含有棕色分泌物。髓部宽广，散生维管束。

(2) 薄层色谱：取本品粉末约0.5 g，置具塞锥形瓶中，加入甲醇10 ml，超声30 min，滤过，滤液作为供试品溶液。另取红景天苷对照品，加甲醇制成每1 ml含0.5 mg的溶液，作为对照品溶液。吸取供试品溶液及对照组溶液各10 μl，分别点于同一以羧甲基纤维素钠为黏合剂的硅胶G薄层板上，以三氯甲烷-甲醇-丙酮-水(6∶3∶1∶1)的下层溶液为展开剂，展开，展距18 cm，取出，晾干，置碘蒸气中熏。供试品色谱中，在与对照品色谱相应的位置上，显相同颜色的斑点。

品质标志　《中华人民共和国药典》2005年版规定：照高效液相色谱法测定，本品含红景天苷($C_{14}H_{20}O_7$)不得少于0.50%。

【成分】 1. 大花红景天　含山柰酚(kaempferol)，山柰酚-7-O-α-L-鼠李糖苷(kaempferol-7-O-α-L-rhamnopyanoside)，大花红景天苷(crenuloside)，草质素-7-O-α-L-鼠李糖苷(herbacetin-7-O-α-L-rhamnopyranoside)，大花红景素(cernulatin)，红景天苷(salidroside)等[1]。含挥发油，主要有：正辛醇(n-hexanol)，芳香醇(linalool)，月桂醇(myrtenol)，牻牛儿醇(geraniol)，芳香醇氧化物(linalooloxide)等[2]。

2. 库页红景天　单萜类成分：sachalinols A、B、C，sachalinosidesA、B；有机酸类及其酯：没食子酸(gallic acid)，反式对羟基桂皮酸(*trans-p*-hydroxycinnamic acid)，对酪醇(*p*-tyrosol)，6″-没食子酰毛柳苷(6″-O-galloylsalidroside)，反桂皮酸-β-D-葡萄糖醛酸苷(*trans*-cinnamyl β-D-glucuro-

1.5～3.5 cm，侧生裂片较短小；叶柄较短，长约1 cm；花序下的叶更小，不裂，卵形或披针形，无柄或有短柄。头状花序在茎顶或分枝顶端排成伞房或复伞房花序；总苞片先端圆钝。瘦果有腺点；冠毛与花冠等长。花期7～9月，果期9～10月。

生于山地灌木林缘或林下，以及山坡草丛中。分布于四川、贵州、云南、西藏等地。

本植物的根(红梗草根)亦供药用，另设专条。

【采收加工】 6～10月采收，鲜用或晒干。

【药材】 红梗草 *Herba Eupatorii Heterophylli* 主产于云南。

性状 茎圆柱形，直径2～7 mm，下部木质，灰棕色，上部嫩茎灰淡绿色，被白色短毛；质脆，易折断。叶多皱缩破碎，完整展平后呈椭圆形或披针形，边缘有圆锯齿，暗绿色或灰绿色，两面有黄色腺点及短白毛。微臭，味稍苦。

鉴别 叶表面观：上表皮细胞类多角形，垂周壁较平直；腺毛较多，头部由4个细胞组成；非腺毛有2种，一种由3～7个细胞组成，另一种由2～4个细胞组成，中间1或2个细胞常呈缢缩状，常有淡棕色内含物；气孔为不定式。下表皮细胞垂周壁波状弯曲，叶脉处非腺毛甚多。

【药性】 甘、苦，微温。归肝、肾经。

1.《滇南本草》："味苦、咸，性寒。入肝、肾二经。"

2.《滇南本草图说》："味苦、甘而入血分，微温，无毒。"

【功用主治】 活血调经，祛瘀止痛，除湿行水。主治月经不调，经闭，癥瘕，腹痛，产后恶露不行，水肿，跌打损伤，骨折，痈疽疮毒。

1.《滇南本草》："行血，破瘀，治腹痛，并攻痈疽疮毒，排脓，跌打损伤，一切瘀血，且用以通经。"

2.《滇南本草图说》："主治身面、四肢湿气肿，破瘀血，去癥瘕，散头风，行血。"

3.《云南中草药》："除湿止痛。治跌打损伤，骨折，睾丸炎，刀伤。"

【用法用量】 内服：煎汤，9～15 g。外用：捣敷。

2095 红紫珠 hóng zǐ zhū (《广西药用植物名录》)

【异名】 小红米果(《云南中草药》)，白金子风(《湖南药物志》)，山霸王(《广西药用植物名录》)。

【基原】 为马鞭草科紫珠属植物红紫珠的叶及嫩枝。

【原植物】 红紫珠 *Callicarpa rubella* Lindl.

灌木，高1～3 m。小枝被黄褐色星状毛及多细胞腺毛。单叶对生；近无柄；叶片倒卵形或倒卵状椭圆形，长10～20 cm，宽3～10 cm，先端尾尖或渐尖，基部心形、近耳形或偏斜，边缘具细锯齿或不整齐粗齿，表面微被多细胞单毛，背面被星状毛、单毛、腺毛及黄色腺点。聚伞花序腋生，宽2～4 cm，4～6次分歧，被毛与小枝同；花序梗长2～3 cm；苞片细小，卵圆形；花萼杯状，萼齿不显著或钝三角形，被星状毛或腺毛及黄色腺点；花冠紫红色、黄绿色或白色，长约3 mm，先端4裂，裂片钝圆，被腺毛及黄色腺点；雄蕊4，长为花冠的2倍；子房有毛。果实紫红色，径约2 mm。花期5～7月，果期7～11月。

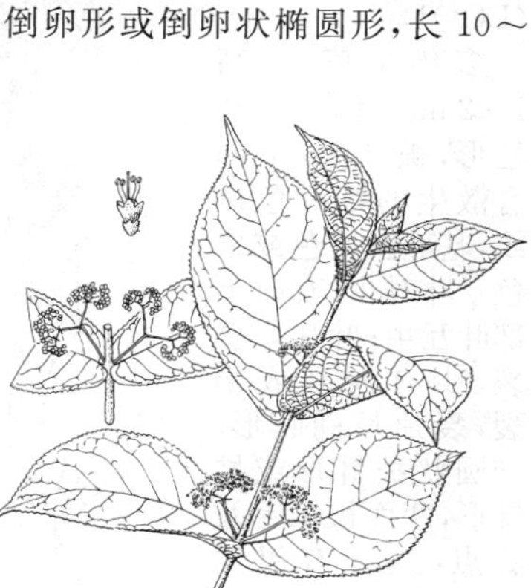

红紫珠

生于海拔300～1 900 m的山坡、河谷、林中或灌丛中。分布于西南及浙江、安徽、江西、湖南、广东、广西等地。

本植物的根(对节树根)亦供药用，另设专条。

【采收加工】 7～11月采收，晒干或鲜用。

【药性】 微苦，凉。

1.《云南中草药》："辛、苦，平。"

2.《湖南药物志》："辛、微苦，凉。"

【功用主治】 凉血止血，解毒消肿。主治衄血，吐血，咯血，痔血，跌打损伤，外伤出血，痈肿疮毒。

1.《云南中草药》："止血。主治吐血，尿血，外伤出血。"

2.《湖南药物志》："清热止血。"

【用法用量】 内服：煎汤15～30 g。外用：捣敷；或研末撒。

【选方】 治吐血，衄血，咯血，痔血 红紫珠叶30 g，侧柏叶60 g。水煎服。(《湖南药物志》)

2096 红景天 hóng jǐng tiān (《青藏高原药物图鉴》)

【基原】 为景天科红景天属植物大花红景天、库页红景天、圣地红景天、唐古特红景天等的根或根茎。

【原植物】 1. 大花红景天 *Rhodiola crenulata* (Hook. f. et Thoms.) H. Ohba [*R. euryphylla* (Frod.) S. H. Fu] 又名：宽叶景天、圆景天(《拉汉种子植物名称》)。

多年生草本。地上的根颈短，有少数花枝茎残存，黑色，高5～20 cm。不育枝直立，高5～17 cm，先端密生叶，叶片宽倒卵圆形，长1～3 cm；花茎多数，直立或呈扇状排列，高5～20 cm，呈稻秆色至红色。叶具短的假柄，叶片椭圆状长圆形或近圆形，长1.2～3 cm，宽1～2.2 cm，全缘、波状或具圆齿。伞房状花序，多花，有苞片；花大型，有长梗，雌雄异株；雄花萼片5，狭三角形至披针形；花瓣5，红色，倒披针形，有长爪；雄蕊10，与花瓣同长；鳞片5，近正方形至长方形，先端微缺；心皮5，披针形，不育；雌花蓇葖5，直立。种子倒卵形，两端有翅。花期6～7月，果期7～8月。

生于海拔2 800～5 600 m的山坡草地、灌丛中、石缝中。分布于西藏、云南、四川等地。

《中华人民共和国药典》2005年版已收载本种。

2. 库页红景天 *R. sachalinensis* A. Bor. [*Sedum sachalinensis* (A. Bor.) Vorosh.] 又名：高山红景天(《长白山植物药志》)。

多年生草本。根粗壮，有分枝，通常直立，少数横生；根颈粗短，先端被多数膜质鳞片状叶。花茎高6～30 cm。下部的叶较小，疏生，上部的叶较大，密生，叶片长圆状匙形、长圆状菱形或长圆状披针形，长7～40 mm，宽4～9 mm，先端急尖至渐尖，基部楔形，边缘上部有粗牙齿，下部近全缘。聚伞

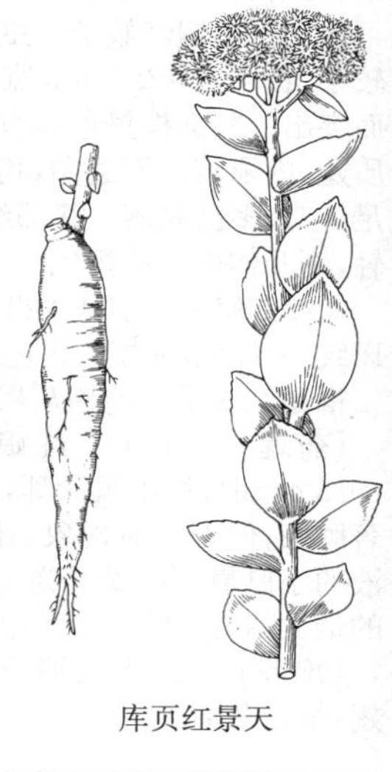

库页红景天

2093 红娘子 hóng niáng zǐ (《中药志》)

【异名】 红娘虫(《药材资料汇编》),么姑虫(《中药志》),红女、红姑娘(《四川中药志》),红蝉(《中国药用动物志》)。

【基原】 为蝉科红娘子属动物黑翅红娘子、短翅红娘子、褐翅红娘子的全体。

【原动物】 1. 黑翅红娘子 *Huechys sanguinea* De Geer

体较大,体长15~25 mm,宽5~7 mm。头黑色,复眼褐色,突起,成半球形,单眼3个,淡红色,基部全被黑色长毛。胸部黑色,中胸背两侧有一个较大的朱红色斑块,前翅黑色,翅脉黑褐色;后翅淡褐色,透明,翅脉黑褐色,腹部朱红色。

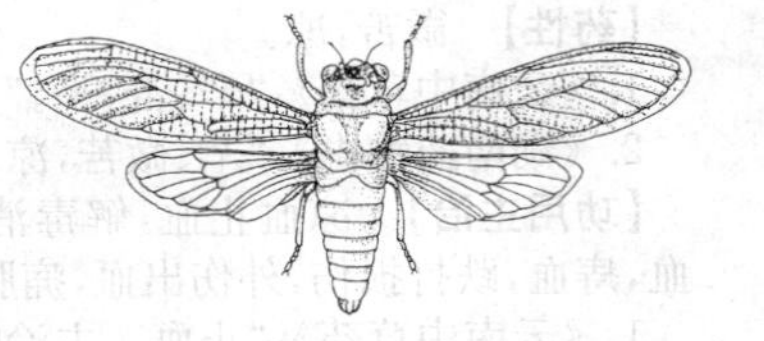

黑翅红娘子

常栖息于草间、低矮的树丛中。运动迟钝,容易捕捉。分布于我国南方各地。

2. 短翅红娘子 *H. thoracica* Distant

本种与黑翅红娘子相似。特征是前胸中央有一凸形,中胸中央及两侧各有一朱红色斑纹,前翅暗褐色,不透明,后翅稍淡,翅脉深灰褐色。

成虫最早于3月上旬出现。分布于云南南部。

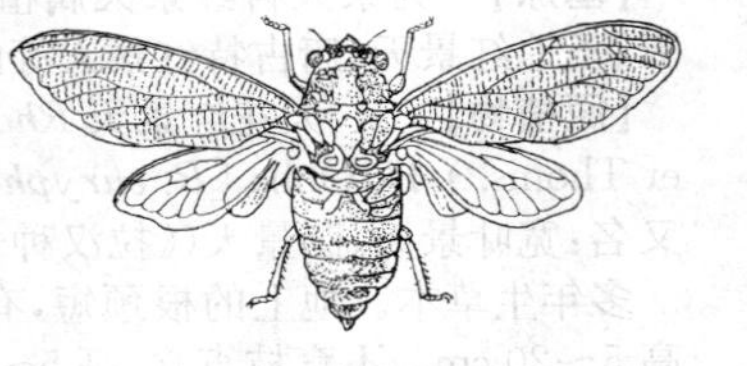

短翅红娘子

3. 褐翅红娘子 *H. philaemata* Fabricius

形状与习性与黑翅红娘子相同,其特点为前翅褐色,后翅淡褐色,半透明。

分布于江苏、浙江、福建、广东、广西、四川、台湾。

【采收加工】 7~10月捕捉,晒干或烘干。

【药材】 黑翅红娘子 *Huechys Sanguninea* 产于广东、广西、四川、福建、台湾、浙江、江苏等地;短翅红娘子 *Huechys Thoracia* 产于云南;褐翅红娘子 *Huechys Philamata* 产于江苏、浙江、安徽、山西、四川、福建、广东、广西、海南、云南等地。

性状 黑翅红娘子 虫体呈长圆形,尾部较狭,似蝉而形较小,长1.5~2.5 cm,宽5~7 mm。头黑,嘴红。复眼大而突出。颈部棕黑色,两肩红色。背部有2对黑棕色的膜质翅,内翅较薄而透明,均有明显的细纹。胸部棕黑色,有足3对,多已脱落。腹部红色,具8个环节,尾部尖,质松而轻,剖开体内呈淡黄色。气微臭,味微辛,极毒。

短翅红娘子 前胸中央有一凸形,中胸中央及两侧各有一斑纹,朱红色,前翅暗褐色,不透明,后翅稍淡,翅脉深褐色。

褐翅红娘子 前翅灰褐色,后翅淡褐色。

【药理】 毒性 红娘子(去头、足翅)65%乙醇浸液(0.3 g/ml),给小鼠涂耳,4 h后观察,红娘子可使小鼠耳显著肿胀,但无发泡现象。给0.24 g/ml红娘子头足翅混悬液的小鼠最大耐受量为12.76 g/kg,去足翅红娘子混悬液的最大耐受量为13.15 g/kg[1]。

【炮制】 1. 生红娘子 取原药材,除去杂质及头、足、翅,筛去灰屑。

2. 炒红娘子 取粳米淘净,置锅内,用文火加热至米贴附锅上,快速倒入净红娘子,用笤帚在米上轻轻翻动,熏炒至表面带火色时,轻轻将药扫出,筛出焦米,放凉。每生红娘子100 kg,用米20 kg。

饮片性状 生红娘子为去头、足、翅的干燥躯体,形似蝉而小,前沟背板前狭后宽及中胸背板为黑色,左右两侧有2个大型朱红色斑块,可见鞘翅残痕。雄虫在后胸腹板两侧有鸣器。腹部血红色,基部黑色。雌虫有黑褐色的产卵管。体轻,质脆。有特殊臭气。炒红娘子形如生红娘子,色泽加深,显黄色或焦黄色,微具焦臭。

贮石灰甏内,密闭,置阴凉干燥处,防蛀。

【药性】《四川中药志》1960年版:"性平,味苦,有小毒。入心、肝、胆三经。"

【功用主治】 破瘀,散结,攻毒。主治血瘀经闭,腰痛,不孕,瘰疬,癣疮,狂犬咬伤。

1.《四川中药志》1960年版:"活血行瘀,消瘰散结。治瘰疬结核,利尿通淋,疗疯犬咬伤。"

2.《山西中药志》:"破血,攻毒。外用治疮癣。"

【用法用量】 内服:研末入丸、散,1~3 g。外用:研末作饼敷贴。

【宜忌】《四川中药志》1960年版:"气血弱,无瘀滞者及孕妇忌服。"

【选方】 1. 治腰伤疼痛 红娘子1只,研末,黄酒冲服。(《青岛中草药手册》)

2. 治不孕症 红娘子2.5 g,土鳖、全虫、蜈蚣各6 g。纸包带身上煨干(切忌火烘),共研细末,分30包,每日早、晚各服1包,开水送下。本方男女均可服用,一般以虚寒型最宜,实热型可用生地黄煎水送服药末。(《万县中草药》)

3. 治虫牙 红娘子、福矾(枯)、全蝎、真石灰各等分。先将饼药盛于盏内,火上煎,候微沸即投石灰,次投诸药末为丸,微干。以绵裹丸安患处。(《魏氏家藏方》)

2094 红梗草 hóng gěng cǎo (《滇南本草》)

【异名】 泽兰(《滇南本草》),红秆草(《滇南本草图说》),红升麻、黄力花、接骨草(《云南中草药》),大泽兰(《四川常用中草药》)。

【基原】 为菊科泽兰属植物异叶泽兰的全草。

【原植物】 异叶泽兰 *Eupatorium heterophyllum* DC. [*E. wallichii* DC. var. *heterophyllum* (DC.) Diels]

多年生草本,高1~2 m。茎直立,圆柱形,被长毛,上部有散生的细红色斑纹,基部淡褐色或紫色。叶对生,有时上部叶互生;叶片3全裂,少有浅裂或半裂,裂片长椭圆形、椭圆状披针形或披针形,两面被柔毛及腺点,边缘有粗锯齿,具短柄;中裂片较大,长4~9 cm,宽

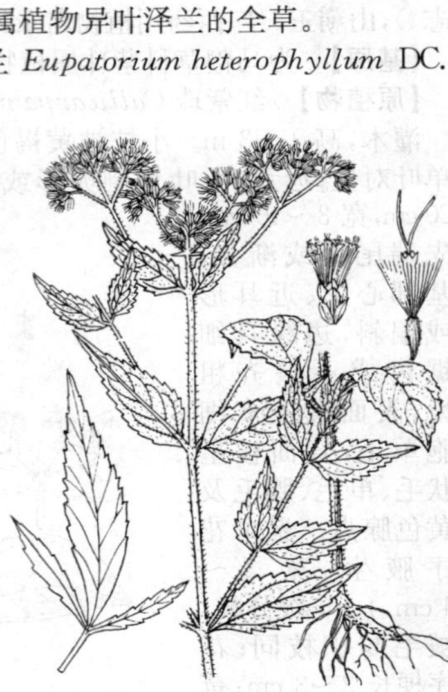

异叶泽兰

床，搭 80 cm 高的荫棚，保持荫蔽度 50%左右。待苗高 10 cm左右时，即按行株距 30 cm×30 cm 开穴，每穴栽 2 株。

田间管理　定植后，每年中耕除草 3～4 次，每年春、夏季各追施腐熟人粪尿或复合肥 1 次，秋、冬季各追施堆肥或厩肥。随着植株的生长，调整荫蔽度在 30%～40%。

【采收加工】　7～10 月挖取全草，晒干。

【药理】　抗 HbsAg 作用　使用酶联免疫吸附检测(ELISA)技术，测得红孩儿水提取物 P(阳性)/N(阴性)值为 2.31，具一定的抗 HbsAg 作用[1]。

【药性】　酸，寒。

1.《湖南药物志》："酸，寒，无毒。"

2.《全国中草药汇编》："酸，凉。"

【功用主治】　清热解毒，散瘀消肿。主治肺热咳嗽，风湿热痹，疔疮痈肿，痛经，闭经，跌打肿痛，蛇咬伤。

1.《植物名实图考》："治腰痛。"

2.《湖南药物志》："消水肿，止水泻，祛瘀。主治吐血，妇人经闭，跌伤内损积血。"

3.《全国中草药汇编》："清热解毒，化瘀消肿。主治感冒，急性支气管炎，风湿性关节炎，跌打内伤瘀血，闭经，肝脾肿大；外用治毒蛇咬伤，跌打肿痛。"

【用法用量】　内服：煎汤，9～15 g；研末或浸酒。外用：鲜品捣敷。

【选方】　1. 治咳嗽吐血　血蜈蚣 15 g，白及 9 g。煎服。(《恩施中草药手册》)

2. 治风湿性关节炎　裂叶秋海棠 1 500 g，臭牡丹 1 000 g，瓜子金 180 g。共研细粉，炼蜜为丸，早晚各服 9 g。用开水或酒送服。(《全国中草药汇编》)

3. 治痈，疔，无名肿毒初起　用裂叶秋海棠根茎及叶研末调醋或酒外敷，已成脓或溃破者用粉末调鸡蛋清敷患处。(《福建药物志》)

4. 治痛经　血蜈蚣鲜品 1～2 寸，咬碎吞服。(《恩施中草药手册》)

5. 治关节痛　裂叶秋海棠根茎 30 g，猪脚爪 1 只。酒水炖服。(《福建药物志》)

2092 红根草 hóng gēn cǎo (《浙江药用植物志》)

【异名】　红地胆(《广西药用植物名录》)。

【基原】　为唇形科鼠尾草属植物黄埔鼠尾草带根全草。

【原植物】　黄埔鼠尾草 *Salvia prionitis* Hance

一年生草本，高 20～43 cm。须根丛生。茎被白色的长硬毛。叶大多数基生，单叶或三出羽状复叶；单叶长圆形或椭圆形，长 2.5～7.5 cm，上面被长硬毛，下面沿脉被长硬毛，复叶的顶生小叶最大。轮伞花序具 6～14 花；苞片极小，披针形；花萼钟状筒形，外被具腺疏柔毛，萼筒喉部内有长硬毛，二唇形，上唇三角形，下唇深裂为 2 齿；花冠蓝或紫色，筒内有毛环，下唇中裂片倒心形；花丝上臂较长，下臂短而扁，先端联合。小坚果椭圆形。花期 6～8 月。

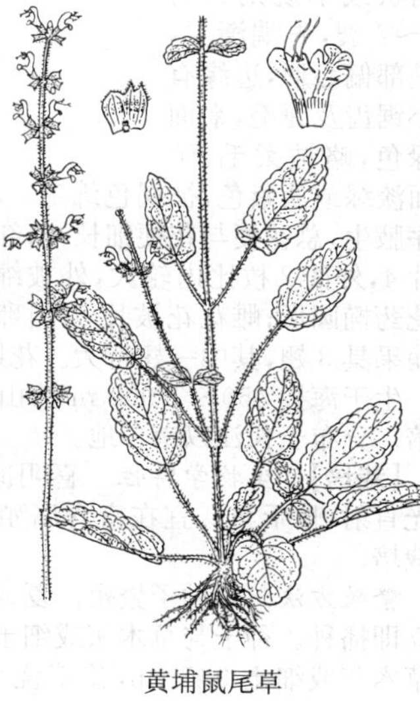

黄埔鼠尾草

生于海拔 105～800 m 的山坡、阳处草丛。分布于江苏、浙江、安徽、江西、湖南、广东、广西等地。

【采收加工】　6～9 月采收，晒干。

【成分】　根含二萜类：丹参酮(tanshinone)Ⅰ、ⅡA，红根草邻醌(saprorthoquinone)，隐丹参酮(cryptotanshinone)[1]，丹参新酮(miltirone)，丹参新醌(danshenkinkun)B、D，去氢丹参新酮(dehydromiltirone)[2]，红根草对醌(sapriparaquinone)[3]，红根草内酯(sapriolactone)[4]，丹参酚酮(salvinolone)，丹参酚内酯(salvinolactone)，4-羟基红根草对醌(4-hydroxysapriparaquinone)[5]，红根草素(salvonitin)[6]，3-酮红根草对醌(3-ketosapriparaquinone)[7]，红根草种素(prionitin)[8]，去氧乙基红根草素(de-O-Ethylsalvonitin)，salprionin[9]，hongencaotone[10]，prineoparaquinone，taxodione，microstegiol，8，11，13-dehydroabieatane，(2-isopropyl-8-methyl-3，4-phenanthraquinone)[11]，红根草酮内酯(prioketolactone)，新红根草酮(neoprionitone)，二氢异丹参酮Ⅰ(dihydroisotanshinone Ⅰ)[12]。生物碱类化合物：prioline[11]。酚类：柳杉酚(sugiol)，弥罗松酚(ferruginol)。还含鼠尾草呋萘嵌苯(salvilenone)，3-羟基鼠尾草呋萘嵌苯酮(3-hydroxysalvilenone)，银白鼠尾草二醇(arucadiol)，总状土木香醌(royleanone)[7]。

【药理】　1. 抗肿瘤作用　红根草中的红根草邻醌对小鼠白血病 P_{388} 细胞有很强的抑制作用，1 μg/ml 时抑制率可达 92.7%[1]。红根草对醌对小鼠白血病 P_{388} 细胞也有明显的细胞毒性[2]。根部的红根草内酯体外亦有抗淋巴小鼠白血病 P_{388} 和鼻咽癌 KB 细胞的作用，ED_{50} 分别为 2.80 μg/ml 和 1.68 μg/ml[3]。

2. 抗菌作用　红根草邻醌 100～1 000 μg/ml 对革兰阳性菌、枯草杆菌、金黄色葡萄球菌有明显拮抗作用[1]。

3. 其他作用　红根草水煎剂 0.4 g 在体外抗凝试验中，表现出完全性抗凝血作用[4]。红根草水溶性部位注射液以相当于 30 g(生药)/kg 剂量给小鼠腹腔注射，给药后 1.5 h、3 h，均见小鼠常压耐缺氧能力极显著提高。药物以 3 mg(生药)/ml 浓度给离体豚鼠心脏灌流，显著增加冠脉流量[5]。

【药性】　《全国中草药汇编》："苦，微辛，平。"

【功用主治】　清热，解毒，止血，安胎。主治感冒发热，咳喘，咽喉肿痛，胁痛，腹泻，痢疾，吐血，胎漏。

1.《全国中草药汇编》："散风热，利咽喉。主治感冒发热，急性扁桃体炎，肺炎，肠炎腹泻，腹痛，痢疾。"

2.《浙江药用植物志》："利湿，止血，安胎。主治肝炎，痢疾，吐血，流产。"

【用法用量】　内服：煎汤，15～30 g，大剂量可用至 45～60 g；或研末吞服，每次 6～9 g，每日 2 次。

【选方】　1. 治肝炎，痢疾　红根草根研细粉，每次 6～9 g 吞服，每日 2 次。

2. 治吐血　红根草全草 60 g，瘦猪肉 150 g。入锅干炙，再用米醋 150 ml，分数次淬于锅内，加水煮，服汤食肉。

3. 治先兆流产　红根草全草 120～150 g，白公鸡 1 只。同煮食鸡，连服 2～3 只。(1～3 方出自《浙江药用植物志》)

条，基部有红色腺体和2枚线状附属体。雄花序腋生，总状；苞片披针形；腋内有花4～8朵聚生；萼片2～3，雄蕊8；雌花序顶生，花密集；萼片6～8；子房卵形，花柱3。蒴果球形，被灰白色毛。花、果期3～6月。

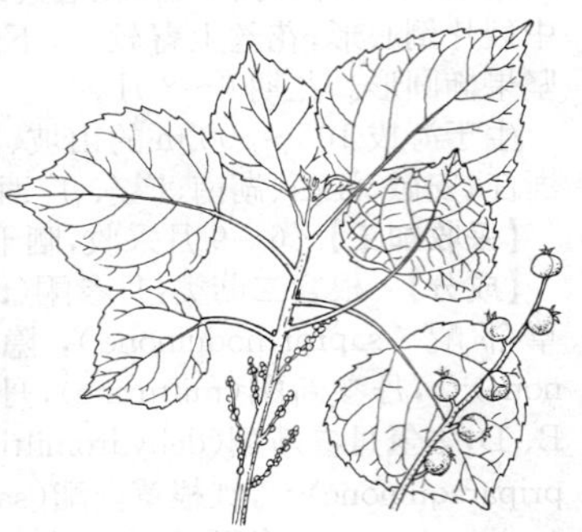

红背山麻杆

生于路旁灌木丛或林下。分布于我国中部、东南和华南。

【采收加工】 5～7月采叶，鲜用或晒干；7～10月采根，晒干。

【药理】 促癌作用 小鼠背部皮肤剃毛，涂以3-甲基胆蒽和红背叶提取物30星期后，背部皮肤出现数量不等的乳头样肿瘤，发生率为17%，若单独涂以3-甲基胆蒽，发生率为零，表明红背叶为一较弱的促癌物质[1]。

【药性】 甘，凉。

1.《广西中草药》："味甘，性凉。"

2.《广西本草选编》："味甘、涩，性凉。"

【功用主治】 清热利湿，凉血解毒，杀虫止痒。主治痢疾，热淋，石淋，血尿，崩漏，带下，风疹，湿疹，疥癣，龋齿痛，褥疮，外伤出血。

1.《广西中草药》："解毒，除湿，止血。治痢疾，尿路结石或炎症，血崩，白带，风疹，疥疮，脚癣，龋齿痛，外伤出血。"

2.《广西本草选编》："清热解毒，杀虫止痒。"

3.《湖南药物志》："治黄疸。"

4.《广西民族药简编》："治急性肾炎，褥疮，疮疡久不收口。"

【用法用量】 内服：煎汤，15～30 g。外用：适量，鲜叶捣敷或煎水洗。

【宜忌】《广西民族药简编》："忌吃辣、酸食物。"

【临床报道】 治疗慢性气管炎 用鲜红背叶根150 g，炒后水煎2次（每次约煎3 h），药液混合浓缩成30 ml，每服15 ml，每日2次，10 d为1个疗程。治疗115例，服药1个疗程后近期控制27例，显效41例，好转25例，总有效率为80.9%，服2个疗程的疗效可有所提高[1]。

2090 **红香树** hóng xiāng shù（《云南思茅中草药选》）

【异名】 香叶树（《云南思茅中草药选》）。

【基原】 为山茶科茶梨属植物红楣的树皮或叶。

【原植物】 红楣 *Anneslea fragrans* Wall. 又名：茶梨（《中国高等植物图鉴》），胖婆茶（《广西植物名录》）。

红 楣

灌木或小乔木，高4～15 m。全体无毛。叶簇生于小枝顶端；叶柄粗壮，长2～3 cm；叶片肥厚，革质，披针形或长圆状披针形，长4.5～15 cm，宽3～6 cm，先端短渐尖或渐尖，基部渐狭，边缘全缘，中脉在上面平贴或稍隆起。花序由数花至多花而成紧密螺旋状排列，多近顶生；花通常白色；花梗长3～6 cm，粗壮，直立；萼片5，肥厚，红色，卵圆形或圆形，边缘膜质；花瓣5，膜质，有短尖头；雄蕊多数，花药基着，条形，有长尖头；子房半下位，2～3室，花柱3裂，与萼片同色。浆果，革质，为宿存萼所包。

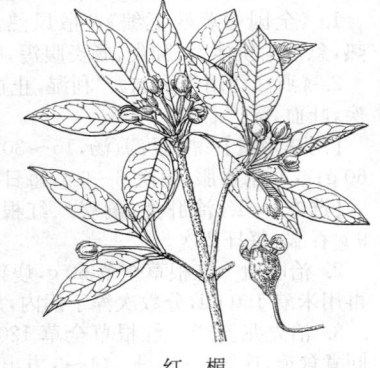

生于山地林中。分布于福建、江西、湖南、广东、广西、贵州、云南等地。

【采收加工】 全年均可采，晒干。

【药性】《云南中草药》："涩、微苦，凉。"

【功用主治】 行气止痛，消食止泻。主治心胃气痛，消化不良，泻痢，肝炎。

1.《云南中草药》："消食健胃，舒肝退热。主治消化不良，肠炎，肝炎。"

2.《福建药物志》："清肝热。"

【用法用量】 内服：煎汤，10～30 g；叶研末，每次1～2 g。

2091 **红孩儿** hóng hái ér（《植物名实图考》）

【异名】 红天葵、虎斑海棠、石莲、九齿莲、石红莲（《广西药用植物名录》），岩红（《云南中草药选》），血蜈蚣（《恩施中草药手册》），蜈蚣七、八角莲（《贵州中草药名录》）。

【基原】 为秋海棠科秋海棠属植物裂叶秋海棠的全草。

【原植物】 裂叶秋海棠 *Begonia palmata* D. Don.［*B. laciniata* Roxb.］

多年生草本，高15～60 cm。根茎横生，粗壮具节；地上茎肉质，茎节膨大，多少被棕色绵毛。单叶互生；叶柄与叶片近等长；托叶披针形，长约2 cm，早落；叶片膜质，斜卵形，长12～20 cm，宽10～15 cm，呈多角状或不规则状的5～7裂，先端渐尖，基部偏心形，边缘有小锯齿及睫毛，上面绿色，略被柔毛，下面淡绿或淡紫色，被褐色绵毛。花单性，雌雄同株；聚伞花序腋生，总花梗与花梗细长，粉红色，被棕色柔毛；雄花花被片4，外面2枚比内轮大，外被绵毛；雄蕊多数，花丝线形，花药椭圆形；雌花花被片5，斜卵形，近相等，子房被柔毛。蒴果具3翅，其中一翅特大。花期6～8月，果期7～9月。

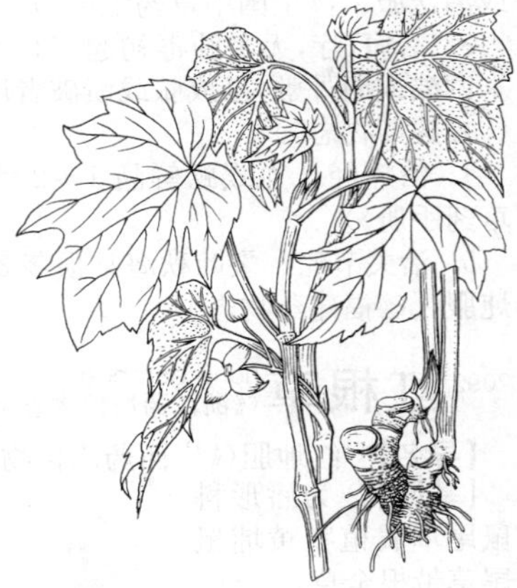

裂叶秋海棠

生于海拔450～1 900 m的山谷、密林潮湿地。亦有栽培。分布于长江以南各地。

【栽培】 生物学特性 喜阴凉湿润的环境，耐寒。忌强光直射，怕干旱。宜在富含腐殖质、疏松肥沃的砂质壤土栽培。

繁殖方法 用种子繁殖。夏、秋季采收成熟种子，晾干后立即播种。种子与草木灰或细土拌和，撒播于苗床上，覆盖草木灰或细土0.5 cm，盖草浇水。在没有荫蔽条件的苗

疗32例，显效16例，有效14例，无效2例。另有用朱砂莲甲素（每片0.2 g），每次1片，每日服4次，每次与碳酸氢钠0.5 g同服。治疗肺炎、支气管炎、扁桃体炎共24例，均有效果[1]。

2. 治疗急性菌痢　将朱砂莲制成片剂，每片0.25 g。成人每次0.5～1 g，第一、第二日每4 h服1次，以后每日4次。治疗110例，治愈61例，好转33例，无效16例。体温一般于24 h内恢复正常，脓血便在2～3 d后减少或消失。最快的服药3 d，一般7 d可获痊愈。细菌培养22例，阳性9例，复查8例，7例于6 d转阴，1例于9 d转阴。个别患者愈后有复发。在痊愈的61例患者中，25例仍有轻度的腹痛感。服药期间未出现副作用[2]。

2086 红树叶 hóng shù yè（《海洋药物》）

【基原】 为红树科木榄属植物木榄 *Bruguiera gymnorrhiza*（L.）Lam. 的叶。

【原植物】 参见"红树皮"条。

【采收加工】 7～10月采收，晒干。

【成分】 叶中含有黄酮：gramrione，即4′，5′，7-三羟基-3′，5-二甲氧基黄酮（4′，5′，7-trihydroxy-3′，5-dimethoxy flavone）[1]；三萜：β-香树脂醇棕榈酸酯（β-amyrin palmitate），硬脂酸羽扇豆醇酯（lupeol stearate），羽扇烯酮（lupenone），羽扇豆醇（lupeol），β-香树脂醇（β-amyrin），蒲公英赛醇（taraxerol）[2]，此外还含β-谷甾醇（β-sitosterol）[2]。

【功用主治】 《海洋药物》1984，（4）：45："叶煎汁，治疟疾。"

【用法用量】 内服：煎汤，6～15 g。

2087 红树皮 hóng shù pí（《台湾药用植物志》）

【异名】 五梨跤、五脚里（《台湾药用植物志》）。

【基原】 为红树科木榄属植物木榄的树皮或根皮。

【原植物】 木榄 *Bruguiera gymnorrhiza*（L.）Lam.［*Rhizophora gymnorrhiza* L.］ 又名：红树（《台湾药用植物志》），长鼓、包萝剪定（《海南植物志》），铁榄、大头榄（《中国高等植物图鉴》）。

木　榄

灌木或乔木，常有曲膝状气根突出水面。单叶对生；叶柄长2.5～4.5 cm；托叶早落；叶革质，椭圆形或狭椭圆形，长7～14 cm，宽3～5.5 cm，先端稍渐尖，基部楔形，全缘，边缘干时背卷。花单生，花柄向下弯；萼管近钟形，暗黄红色，萼裂片11～13片，以12片居多，裂片线形，约与萼管等长；花冠淡红白色，与花萼裂片同数而较短，2深裂，基部密被绢毛，上部近无毛，裂缝间有刺毛1条，裂片先端有2～4条刺毛；雄蕊数目为花瓣的1倍，略短于花瓣；子房半下位，2～4室。果包藏于萼筒内且与其合生，1室。种子1，于果离母树前发芽，胚轴纺锤形，稍有棱角。花、果期几全年。

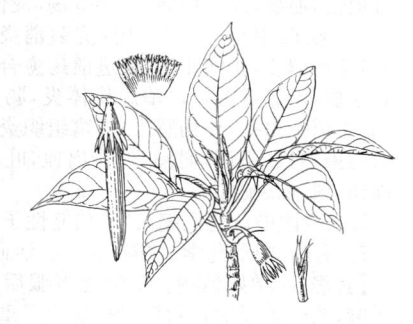

生于海滩红树林中。分布于福建、广东、广西、海南、台湾等沿海。

本植物的叶（红树叶）、果实和胚轴（红树果）亦供药用，另设专条。

【栽培】 生物学特性　喜温暖潮湿的环境，适于南亚热带的气候条件生长，以沿海地带向阳的冲积土最适宜栽培。

繁殖方法　用种子繁殖。采收成熟饱满的果实，随采随播，以春、夏季播种较宜。播前将种子晾干，用河砂搓伤种子表皮，按行距30 cm开沟条播，沟深5 cm，将种子点播到沟内，5 cm粒距点播1颗，覆细土3 cm，浇水保湿。育苗1年，苗高30 cm左右，按行株距300 cm×300 cm开穴，每穴栽1株。

【采收加工】 栽种10～15年后，7～10月二季采剥树皮，晒干；10～11月挖根，剥取根皮，晒干。

【成分】 红树皮含三萜类化合物：13(18)-齐墩果烯醇（gymnorhizol）[1]，α-香树脂醇（α-amyrin），β-香树脂醇（β-amyrin），羽扇豆醇（lupeol），齐墩果酸（oleanolic acid），熊果酸（ursolic acid）[2]；二萜：13-羟基-16-贝壳杉烯-19-醛（ent-kaur-16-en-13-hydroxy-19-al），15(s)-7-异海松烯-15，16-二醇〔15(s)-isopimar-7-en-15，16-diol〕，16-贝壳杉烯-13，19-二醇（ent-kaur-16-en-13，19-diol），9(11)-甲基贝壳杉烯-13，17-环氧-16-羟基-19-酮〔methyl-ent-kaur-9(11)-en-13，17-epoxy-16-hydroxy-19-one〕，1β，15(R)-8(14)-海松烯1，15，16-三醇〔1β，15(R)-ent-pimar-8(14)-en-1，15，16-triol〕[3]；甾醇类：蛇菊醇（steviol）[3]，谷甾醇（sitosterol）[4]，胆甾醇（cholesterol），菜油甾醇（campesterol），豆甾醇（stigmasterol），7-豆甾烯醇（stigmast-Δ^7-en-3β-ol）[2]，木榄醇（brugierol），异木榄醇（isobrugierol）[5]；另含赤霉素（gibberellin）A_3、A_4、A_7[6]。

【功用主治】 《台湾药用植物志》："树皮为收敛剂，治腹泻，偶治疟疾。根皮止血，治咽喉炎。"

【用法用量】 内服：煎汤，6～15 g。外用：煎汤洗；或鲜品捣敷。

2088 红树果 hóng shù guǒ（《海洋药物》）

【基原】 为红树科木榄属植物木榄 *Bruguiera gymnorrhiza*（L.）Lam. 的果实和胚轴。

【原植物】 参见"红树皮"条。

【采收加工】 全年均可采，鲜用或晒干。

【功用主治】 《海洋药物》1984，（4）：45："果和胚轴捣碎取汁作腹泻的收敛剂。"

【用法用量】 内服：3～10 g，鲜品捣汁；或干品研末。

【宜忌】 湿热泻痢禁服。

2089 红背叶 hóng bèi yè（《广西中草药》）

【异名】 红背娘、红帽顶（《广西中草药》），红罗裙（广州空军《常用中草药手册》）。

【基原】 为大戟科山麻杆属植物红背山麻杆的叶及根。

【原植物】 红背山麻杆 *Alchornea trewioides*（Benth.）Muell.-Arg.［*Stipellaria trewioides* Benth.］

灌木或小乔木，幼枝被毛。叶互生；叶柄长达7 cm，老时变为紫红色；叶片卵圆形或阔三角状卵形或阔心形，长6～15 cm，宽4～12 cm，先端长渐尖，基部近平截或浅心形，边缘有不规则的细锯齿，上面近无毛，下面被柔毛；基出脉3

陕西、甘肃等地。

【采收加工】 6～10月采挖，鲜用或晒干。

【药性】《全国中草药汇编》："辛、苦，寒，有小毒。"

【功用主治】《全国中草药汇编》："祛风湿，通经络，解毒消肿。主治腰腿疼痛，麻木不仁，风痹水肿，淋巴结结核，蛇咬伤。"

【用法用量】 内服：煎汤，6～12 g；或浸酒。外用：捣敷；或煎水洗。

【选方】 1. 治筋骨麻木，风疼 红线麻和猪肉共炖，吃肉喝汤。

2. 治抽麻，心慌 红线麻12 g，苜蓿根3条，生姜为引。水煎服。

3. 治虚肿 红线麻、黑豆各500 g。煎汤，每服2茶杯。

4. 治水肿 鲜红线麻叶(或根煎汁)60 g，黄豆250 g(水2 kg，泡胀，磨成渣)。将红线麻叶用沸水烫过切碎，点入豆渣煮熟。上为一日量，2次吃完，忌盐。

5. 治老鼠疮 鲜红线麻捣烂，加麝香少许，贴患处。(1～5方出自《陕西草药》)

2085 红药子 hóng yào zǐ (《本草图经》)

【异名】 红药、赤药(《本草图经》)，朱砂七、黄药子、朱砂莲、猴血七、血三七(《陕西中草药》)。

【基原】 为蓼科蓼属植物毛脉蓼的块根。

【原植物】 毛脉蓼 *Polygonum cillinerve* (Nakai) Ohwi [*P. multiflorum* Thunb. var. *cillinerve* (Nakai) Steward]

多年生蔓性草本。根茎膨大成块状，木质。茎细长，中空，先端分枝。叶互生；叶柄长0.5～5 cm，上面具沟，下面具黏质乳头状突起或具小纤毛；托叶鞘膜质，褐色，近乎透明；叶片长圆状椭圆形，长6～11 cm，宽3～6 cm。圆锥花序腋生或顶生；花梗明显；花被5裂，白色或淡紫色，外侧裂片主脉具翅；雄蕊8；柱头3，盾状。小坚果三棱形，黑紫色，为扩大的有膜质翅的花被所包。花期夏季。

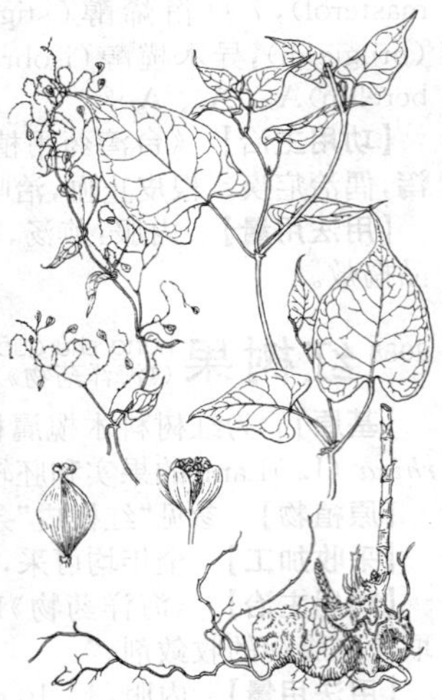

毛脉蓼

生于山坡、路边、滩地或乱石中。分布于东北、西北及湖北、湖南、四川、贵州等地。

【采收加工】 7～10月采收，切片晒干。

【药材】 红药子 *Radix Polygoni Cillinervis* 主产于陕西。

性状 块根呈不规则块状，或略呈圆柱形，长8～15 cm，或更长，直径3～7 cm，表面棕黄色。根头部有多数茎基呈疙瘩状。质极坚硬，难折断，剖面深黄色；木质部浅黄色呈环状，近髓部另有分散的浅黄色木质部束。气微，味苦。

鉴别 (1) 块根横切面：木栓层为10数列深棕色木栓细胞。栓内层为4～5列细胞；皮层较薄。韧皮部宽广，韧皮束呈条状，稍弯曲，韧皮射线宽；束间形成层不明显；木质部导管稀少，由木纤维围绕成束，略呈二轮排列。髓部有异型维管束。皮层及韧皮部散有多数纤维束；薄壁细胞含多数草酸钙簇晶，并含淀粉粒。

(2) 取本品粉末0.5 g，加乙醇适量回流提取2 h。取乙醇提取液，加2%氢氧化钠溶液1 ml，显樱红色(检查蒽醌)。取乙醇提取液，滴加1%三氯化铁，显暗棕色(检查酚性化合物)。取乙醇提取液滴于滤纸上，置荧光灯(254 nm)下观察，显淡红色荧光。

(3) 薄层色谱：参见"荞麦七"条。

【成分】 毛脉蓼块根中含有蒽醌类：大黄素(emodin)，大黄素甲醚(physcion)，大黄素-8-O-β-D-葡萄糖苷(emodin-8-β-O-D-glucopyranoside)和大黄素甲醚-8-O-β-D-吡喃葡萄糖苷(physcion-8-O-β-D-glucopyranoside)[1]，还含有鞣质[2]。

【药理】 1. 抗菌作用 本品煎剂在试管内对金黄色葡萄球菌、白色葡萄球菌、大肠杆菌、铜绿假单胞菌、变形杆菌、伤寒杆菌、副伤寒杆菌、痢疾杆菌、肺炎杆菌、卡他奈氏球菌和乙型链球菌等有不同程度的抗菌作用[1～3]。本品抗菌有效成分为大黄素及大黄素-8-O-β-D-葡萄糖苷[4]。

2. 抗病毒作用 鸡胚试验，本品对亚洲甲型流感病毒(京科68-1)和Ⅰ型副流感病毒(仙台株)有明显抗病毒作用[5]。

3. 其他作用 有报道大黄素甲醚对沙门菌 TA_{1537} 有致突变现象[6]。

【炮制】 取原药材，除去杂质，洗净，润透，切厚片，干燥，筛去灰屑。

饮片性状 为不规则的长椭圆形、矩圆形或圆形的块片。表面棕黄色或红棕色，不平坦，近中心处有筋脉点。周边红褐色或棕黑色，质坚硬，气微香而味苦。

贮干燥容器内，置通风干燥处。

【药性】 苦、微涩，凉。

1.《陕西中草药》："味苦，微涩，性凉。"

2.《全国中草药汇编》："有小毒。"

【功用主治】 清热解毒，凉血止血。主治上呼吸道感染，扁桃体炎，急性菌痢，急性肠炎，泌尿系感染，多种出血，跌打损伤，崩漏，风湿痹痛，热毒疮疡，烫伤。

1.《陕西中草药》："生用：抗菌消炎，顺气活血，凉血止血，镇痛解痉，止痛止泻，促进溃疡愈合。盐制者补肾，醋制者止血，碱制者健胃。治扁桃体炎，肠炎，胃炎，溃疡病，菌痢，胆道蛔虫症，外伤感染，蜂窝组织炎，痈疖，脓痂疹，泌尿系感染，月经不调，崩漏，外伤出血，吐血，衄血，便血，跌打损伤，风湿腰腿痛。"

2.《全国中草药汇编》："治功能性子宫出血。"

3. 南药《中草药学》："降火凉血，活血止血。"

【宜忌】 孕妇慎用。少数患者服后有腹胀，恶心，呕吐，手麻，头晕等反应，不宜过量，反应严重者应停服。

1. 南药《中草药学》："孕妇慎服。"

2.《全国中草药汇编》："服药后少数病人有腹胀，恶心，呕吐，手麻等反应；用量过大还有头晕反应。轻者不需停药，会自行消失。"

【选方】 治产后血运，恶物冲心，四肢冰冷，唇青腹胀，昏迷 红药子一两，头红花一钱。水二盏，煎一盏服，大小便利，血自下也。(《纲目》引《禹讲师经验方》)

【临床报道】 1. 治疗上呼吸道感染 服朱砂莲粉或片，每次2 g，每日4次；或10%煎液每次20 ml，每日4次。治

多年生直立或蔓性草本，茎高可达3 m。根胡萝卜状。通常全株无毛，中空，分枝多而长，平展或下垂。叶对生，偶有3枚轮生的，具短柄；叶片卵形，卵状披针形至披针形，长6～15 cm，宽1～5 cm，先端渐尖，边缘具细锯齿。花通常单朵，顶生和腋生；花梗或花序梗长1～10 cm；花梗中上部或在花基部有一对丝状小苞片；花萼仅贴生在子房下部，裂片通常5枚，丝状或条形，边缘有分枝状细长齿；花冠白色或淡红色，管状钟形，5～6裂至中部，裂片卵形至卵状三角形；雄蕊5～6枚，花丝与花药等长，花丝基部宽而成片状，边缘具长毛；花柱柱状(4～)5～6裂，子房(4～)5～6室。

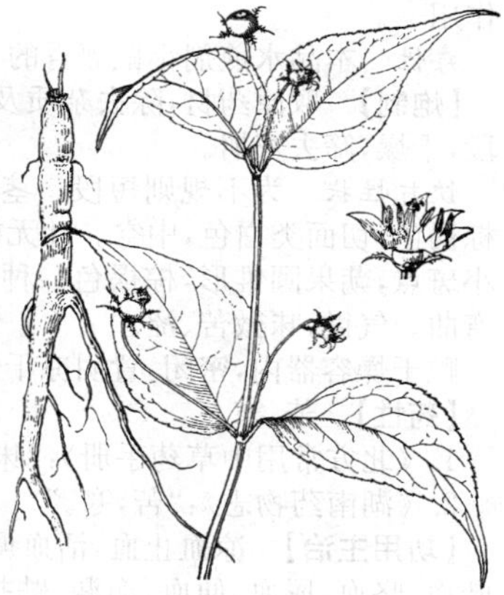
长叶轮钟草

浆果球状，(4～)5～6室，熟时紫黑色。种子极多数，呈多角体。花期7～10月。

生于海拔1 500 m以下的林中、灌木丛中以及草地中。分布于西南及浙江、福建、湖北、湖南、广东、广西、台湾等地。

本植物的茎叶(蜘蛛果茎叶)亦供药用，另设专条。

【采收加工】 7～10月采挖，鲜用或晒干。

【药性】《贵州草药》："性平，味甘、微苦。"

【功用主治】 补虚益气，祛瘀止痛。主治劳倦气虚乏力，跌打损伤，肠绞痛。

1.《贵州草药》："理气，补虚，去瘀止痛。"

2.《湖南药物志》："益气。"

3.《全国中草药汇编》："主治气虚乏力，跌打损伤。"

【用法用量】 内服：煎汤，15～30 g，或泡酒服。外用：捣敷。

【选方】 1. 治气虚　蜘蛛果30 g，炖肉吃；或研末3 g，盐开水送服。

2. 治跌打损伤　蜘蛛果15～30 g，九节莲15 g。捣绒敷伤处。(1、2方出自《贵州草药》)

3. 治肠绞痛　①蜘蛛果15 g，泡酒500 g。每次服药酒3 g。(《贵州草药》)　②蜘蛛果根30 g，田边菊根30 g。煎水兑酒服。(《湖南药物志》)

2083 红果楠 hóng guǒ nán (《贵州草药》)

【异名】 凉药、小楠木(《贵州草药》)。

【基原】 为樟科黄肉楠属植物红果黄肉楠的根或叶。

【原植物】 红果黄肉楠 *Actinodaphne cupularis* (Hemsl.) Gamble [*Litsea cupularis* Hemsl.]

灌木或小乔木，高2～3 m。一年生枝被灰褐色毛，老枝褐灰色；顶芽卵圆形或圆锥形，鳞片外面被锈色丝状短柔毛，边缘有睫毛。叶近轮生；叶柄长5～8 mm，被毛；叶片长椭圆形至倒卵状披针形，长5～15 cm，宽1.5～3 cm，先端急尖，基部楔形，全缘，或稍呈波状，上面无毛，暗绿色，下面稍苍白色，具微柔毛，后渐脱落。花于枝上簇生；花梗短，有长金黄色锈毛；花被片6，卵形，外面稍被毛；能育雄蕊9，排成3轮，花药椭圆形，4室，均内向瓣裂；退化雌蕊细小，无毛；雌花退化雄蕊细小，子房椭圆形，无毛，花柱外露，柱头2裂。果卵圆形，成熟时红色，着生于杯状果托上，果托外面有皱褶，边缘全缘或为波状。花期11月至翌年3月，果期翌年8～10月。

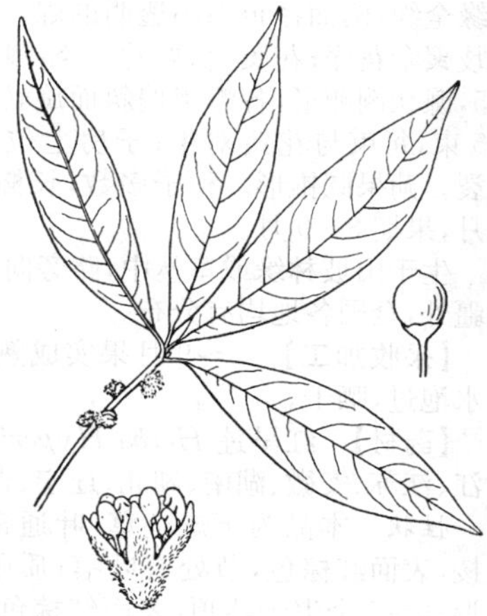
红果黄肉楠

生于海拔360～1 300 m的密林、溪旁及灌木丛中。分布于湖北、湖南、四川、贵州等地。

【采收加工】 6～10月采收，晒干。

【药性】 辛，平。

1.《贵州草药》："性凉，味辛。"

2.《湖南药物志》："微苦、微辛，平，气芳香。"

【功用主治】 解毒消肿，降逆止呕。主治水火烫伤，脚癣，痔疮，恶心呕吐。

1.《贵州草药》："清热解毒。"

2.《湖南药物志》："降逆止呕。"

【用法用量】 外用：煎汤搽、洗患处。内服：煎汤，6～9 g；或磨汁服。

2084 红线麻 hóng xiàn má (《陕西草药》)

【异名】 红头麻、苛麻(《陕西草药》)。

【基原】 为荨麻科艾麻属植物艾麻的根。

【原植物】 艾麻 *Laportea cuspidata* (Wedd.) Friis [*Sceptrocnide macrostachya* Maxim.]　又名：红火麻、红荨麻、千年老鼠屎(《秦岭植物志》)，蛇麻草(《湖北植物志》)。

多年生草本，高达100 cm。茎直立，有螫毛和反曲柔毛。单叶互生；叶柄长3～11 cm；叶片宽卵形或近圆形，长6.5～20 cm，宽4.5～18 cm，先端常有浅裂，中央有尾状尖，基部圆形或浅心形，叶缘有粗锯齿。雌雄同株；雄花序生于雌花序之下；雄花被5裂，雄蕊与花被裂片同数而对生；雌花被4裂，不相等，内侧2片，花后增大，歪卵形，外侧2片较小，披针形；子房长圆形，柱头细长，有毛。瘦果斜卵形，扁平，宿存花柱由基部向下弯曲。花期6～8月，果期8～10月。

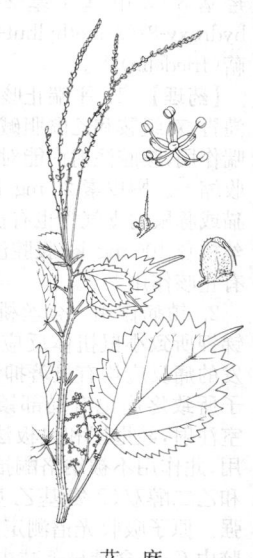
艾　麻

生于山地林下或沟边。分布于西南及河北、山西、江苏、浙江、安徽、江西、河南、湖北、湖南、西藏、

茎四棱形，淡棕色，上部有分枝。单叶对生；无叶柄；叶片宽披针形，长5～10 cm，宽1～3 cm，先端钝尖，基部抱茎，边缘全缘，两面密布细小透明的腺点。花数朵排成顶生的二歧聚伞花序；花黄色；萼片5，卵圆形，具半透明腺点；花瓣5，镰状倒卵形，各瓣稍偏斜而旋转；雄蕊多数，基部连合成5束，每束与花瓣对生；子房上位，花柱长，在中部以上5裂。蒴果圆锥形。种子多数，长椭圆形，褐色。花期6～7月，果期8～9月。

生于山坡林缘或草丛中，路旁向阳地也常见。除青海、新疆外，全国各地均有分布。

【采收加工】 7～9月果实成熟时，割取地上部分，用热水泡过，晒干。

【药材】 红旱莲 *Herba Hyperici Ascyronis* 主产于浙江、江苏、安徽、湖南、湖北、辽宁、吉林、黑龙江等地。

性状 本品为干燥全草，叶通常脱落。茎圆柱形，具四棱，表面红棕色，节处有叶痕；质硬，断面中空。蒴果圆锥形，3～5个生于茎顶，表面红棕色，先端5瓣裂，裂片先端细尖，内面灰白色；质坚硬，中轴处着生多数种子。种子细小，圆柱形，表面红棕色，有细密小点。气微香，味苦。

鉴别 (1) 茎横切面：表皮细胞为1列长方形细胞，内含棕色物质；外被厚角质层。皮层及韧皮部菲薄，外侧的数列细胞亦含有棕色物质；其间可见排列成环的分泌腔；四棱处有厚角细胞。形成层成环。木质部细胞木化，导管较大，射线宽1列细胞。茎的中央常呈空洞状。

(2) 取本品粗粉1 g，加水10 ml，置60 ℃水浴中浸渍1 h，滤过，取滤液1 ml，加三氯化铁试液1～2滴，即显污绿色。

品质标志 《江苏省中药材标准》1989年版规定：用热浸法测定，本品60％乙醇浸出物不得少于7.0％。

【成分】 红旱莲中含黄酮类：槲皮素(quercetin)，山柰酚(kaempferol)，金丝桃苷(hyperin)，芸香苷(rutin)，异槲皮素(isoquercetin)[1]。挥发油，其主要成分为正壬烷(*n*-nonane)[2]。呫吨酮类：2-甲氧基呫吨酮(2-methoxyxanthone)，优呫吨酮(euxanthone)，1-羟基-7-甲氧基呫吨酮(1-hydroxy-7-methoxyxathone)，7-甲氧基-1，5，6-三羟基呫吨酮(7-methoxy-1，5，6-trihydroxyxanthone)，1，3，6，7-四羟基-8-(3-甲基丁-2-乙基)呫吨酮〔1，3，6，7-tetrahydroxy-8-(3-methylbut-2-enyl)xanthone〕[3]。还含有无羁萜(friedelin)[3]。

【药理】 1. 平喘止咳祛痰作用 红旱莲全草煎剂4 g/kg灌胃，对组胺和乙酰胆碱复合致喘液所致豚鼠哮喘有明显平喘作用，腹腔注射尚能对抗乙酰胆碱所致猫或豚鼠的支气管收缩[1]。槲皮素20 mg/kg腹腔注射，肺溢流法实验表明对猫或豚鼠的支气管也有扩张作用[2]。槲皮素15 mg/kg或金丝桃苷100 mg/kg腹腔注射，猫喉上神经引咳法实验表明均有止咳作用[1，2]。

2. 镇痛作用 金丝桃苷2.5 mg/kg皮下注射对酒石酸锑钾所致小鼠扭体反应，兔耳动脉注射对K^+皮下渗透诱发的痛反应均有显著抑制作用[3]，对缓激肽、组胺等致痛因子所致疼痛也有局部镇痛作用[4]。0.25 mg/kg小鼠侧脑室注射，经甩尾和热板法实验证明有显著的中枢性镇痛作用，此作用不被纳洛酮拮抗，但能分别被侧脑室注射氯化钙和乙二醇双(2-氨基乙基)醚四乙酸(EGTA)所拮抗和加强。原子吸收光谱测定，在金丝桃苷发挥镇痛作用时，小鼠脑内Ca^{2+}含量显著减少[4，5]。

3. 抗菌作用 本品水煎剂在试管内对金黄色葡萄球菌和白色葡萄球菌有较强抑制作用，对肺炎杆菌、肺炎链球菌、卡他球菌、甲型和乙型链球菌也有不同程度的抑制作用[1]。

4. 其他作用 槲皮素有降压作用并有解痉和抗过敏作用[2]。

毒性 本品水煎剂小鼠灌胃的LD_{50}为70.71 g/kg[1]。

【炮制】 取原药材，除去杂质及泥沙，抢水洗净，润软，切段，干燥，筛去灰屑。

饮片性状 为不规则短段。茎圆形或略呈四棱形，表面棕褐色，切面类白色，中空。叶无柄，红棕色，两面均有黑色小斑点，蒴果圆锥形，棕褐色。种子多数呈椭圆形，褐色略弯曲。气微，味微苦、涩。

贮干燥容器内，密闭，置阴凉干燥处。防潮。

【药性】 苦，寒。

1.《北方常用中草药手册》："味微苦，性寒，无毒。"

2.《湖南药物志》："苦，寒。"

【功用主治】 凉血止血，活血调经，泻火解毒。主治血热吐血、咯血、尿血、便血、崩漏，跌打损伤，外伤出血，月经不调，痛经，乳汁不下，肝火头痛，黄疸，疟疾，烫伤，湿疹，黄水疮，毒蛇咬伤。

1.《植物名实图考》："治损伤，败毒。"

2.《南京民间药草》："治头痛，吐血，平肝火。"

3.《北方常用中草药手册》："凉血止血，清热泻火，解毒。治吐血，咯血，衄血，子宫出血，外伤出血，肝火头痛，疮疖痈肿。"

4.《吉林中草药》："治跌打损伤，月经不调，痢疾，便血，乳汁不下。"

5.《全国中草药汇编》："治黄疸，肝炎，烧烫伤，湿疹，黄水疮。"

【用法用量】 内服：煎汤，9～15 g。外用：捣敷；或研末调涂。

【宜忌】 脾胃虚寒者慎服。

【选方】 1. 治吐血，咯血，子宫出血 红旱莲15 g，小蓟炭9 g。研末服。(《青岛中草药手册》)

2. 治鼻衄 湖南连翘9 g，白茅根5 g。煎服。(《安徽中草药》)

3. 治尿血 红旱莲、车前草各9 g。水煎，日服2次。

4. 治便血 五倍子3 g(研末)；红旱莲15 g，艾叶3 g。煎汤送下，日服1次。

5. 治月经不调 红旱莲9 g，益母草15 g。水煎，日服2次。

6. 治乳汁不下 红旱莲、穿山甲各9 g。水煎，每日服2次。(3～6方出自《吉林中草药》)

7. 治毒蛇咬伤 鲜湖南连翘30 g，水煎服；另取鲜全草加生半夏、食盐、烧酒，捣烂外敷伤处。(《浙江民间常用草药》)

2082 红果参 hóng guǒ shēn (《贵州草药》)

【异名】 蜘蛛果(《贵州草药》)，山荸荠(《全国中草药汇编》)。

【基原】 为桔梗科金钱豹属植物长叶轮钟草的根。

【原植物】 长叶轮钟草 *Campanumoea lancifolia* (Roxb.) Merr.［*Campanula lancifolia* Roxb.］又名：肉算盘(《中国植物志》)。

种子含挥发油不得少于 0.4%(ml/g)。

【成分】 红豆蔻果实中含挥发油:消旋 1′-乙酰氧基胡椒酚乙酸酯(dl-1′-acetoxychavicol acetate)[1~4],反式-3, 4-二甲氧基桂皮醇(*trans*-3, 4-dimethoxycinnamyl alcohol),反式-4-甲氧基桂皮醇(*trans*-4-methoxycinnamyl alcohol),对羟基桂皮醇(*p*-hydroxycinnamaldehyde)[2],1′-乙酰氧基丁香油酚乙酸酯(1′-acetoxyeugenolacetate)[1~4],α-香柑油烯(α-bergam otene),丁香油酚(eugenol),α-草烯(α-humulene),别香橙烯(aloaromaden-dene),顺式丁香烯(*cis*-caryophyllene),γ-依兰油烯(γ-muurolene),β-甜没药烯(β-bisabolene),乙酸桂皮酯(cinnamyl acetate),菖蒲烯(calamenene),橙花叔醇(nerolidol),荜澄茄烯醇(cadinenol)[5~7],乙酸牛儿醇酯(geranyl acetate),胡椒酚乙酸酯(chavicol acetate),乙酸龙脑酯(bornyl acetate)[8],顺和反-2-乙酰氧基-1, 8-桉叶素(*trans* and *cis*-2-acetoxy-1, 8-cineoles),顺和反-3-乙酰氧基-1, 8-桉叶素(*trans* and *cis*-3-acetoxy-1, 8-cineoles)[9]。

红豆蔻种子含 1′-乙酰氧基胡椒酚乙酸酯,1′-乙酰氧基丁香油酚乙酸酯,丁香烯氧化物(caryophyllene oxide),丁香烯醇Ⅰ及Ⅱ[10],高良姜萜醛(galanal)A 和 B,高良姜萜内酯(galanolactone),8(17), 12-半日花二烯-15, 16-二醛〔E-8(17), 12-labdiene-15, 16-dial〕和 E-8(17)-环氧-12-半日花二烯-15, 16-二醛〔E-8β(17)-epoxylabd-12-ene-15, 16-dial〕[11]。

【药理】 1. 抗溃疡作用　红豆蔻为传统健胃中药,其种子的甲醇提取物中分离出的 1′-乙酰氧基胡椒酚乙酸酯和 1′-乙酰氧基丁香油酚乙酸酯,腹腔注射 2～10 mg/kg,都能明显抑制大鼠溃疡[1]。

2. 抗病原微生物作用　红豆蔻根茎的挥发油,显示抗微生物活性,能抗革兰阳性菌、酵母菌及一些皮肤真菌,挥发油中以 4-松油烯醇最有效,*n*-戊烷/二乙醚提取物对发癣菌属中的须发癣菌有效,乙酰氧基胡椒酚醋酸盐对 7 种真菌有效,其对皮肤真菌的最低抑菌浓度(MIC)为 50～250 μg/ml[2]。从红豆蔻中分离出高良姜萜醛 A 和 B 等,它们具有细胞毒和抗真菌活性[3]。

3. 抗肿瘤作用　从果实的甲醇提取物中分离得到的 1′-乙酰氧基胡椒酚乙酸酯及 1′-乙酰氧基丁香油酚乙酸酯给小鼠腹腔注射 10 mg/kg 的剂量,连续 5 d,具有抗小鼠腹水型肉瘤 S_{180} 作用[4]。

4. 降血糖作用　红豆蔻甲醇及水提物能显著降低正常兔子的血糖,对四氧嘧啶引起的高血糖兔子无明显降糖作用,且即使大剂量也无毒性[5]。

【炮制】 1. 红豆蔻　取原药材,除去杂质,筛去灰屑。用时捣碎。

2. 炒红豆蔻　取净红豆蔻置锅内,用文火微炒,取出放凉。

饮片性状　红豆蔻参见“药材”项,炒红豆蔻形如红豆蔻,色泽稍加深。

贮干燥容器内,置阴凉干燥处。防蛀。

【药性】 辛,温。归脾、胃、肺经。

1.《药性论》:“味苦、辛。”

2.《开宝本草》:“味辛,温,无毒。”

3.《纲目》:“辛,热。入手、足太阴经。”

4.《本草求真》:“味辛、甘。”

5.《萃金裘本草述录》:“入足太阴、阳明经。”

【功用主治】 温中燥湿,醒脾消食。主治脘腹冷痛,食积腹胀,呕吐泄泻,噎膈反胃,痢疾。

1.《药性论》:“治冷气腹痛,消瘴雾气毒,去宿食,温腹肠,吐泻,痢疾。”

2.《海药本草》:“善醒于醉,解酒毒。”

3.《开宝本草》:“主肠虚水泻,心腹绞痛,霍乱,呕吐酸水,解酒毒。”

4.《纲目》:“治噎膈反胃,虚疟寒胀,燥湿散寒。”

5.《本经逢原》:“止呕进食,大补命门相火。”

7.《医林纂要》:“温中散寒,醒脾燥湿。”

8.《食物中药与便方》:“行气止痛。”

【用法用量】 内服:煎汤,3～6 g;或研末。外用:研末搐鼻或调搽。

【宜忌】 阴虚有热者禁服。

1.《开宝本草》:“不宜多服,多服令人舌粗,不思饮食。”

2.《生生编》:“最能动火伤目,致衄,食料不宜用之。”

3.《纲目》:“若脾肺素有伏火者,切不宜用。”

【选方】 1. 治胃脘疼痛(包括慢性胃炎、神经性胃痛)　①红豆蔻 3 g。研末,每服 1 g,红糖汤送服,日 3 次。(《食物中药与便方》)　②红豆蔻、香附、生姜各 9 g。每日 1 剂,水煎,分 2 次服。(《壮族民间用药选编》)

2. 治风寒牙痛　红豆蔻为末,随左右以少许搐鼻中,并掺牙取涎,或加麝香。(《卫生家宝方》)

3. 治慢性气管炎,咯痰不爽　红豆蔻 3 g,莱菔子、苏子各 6 g。水煎,日分 2 次服。(《食物中药与便方》)

【各家论述】 1.《玉楸药解》:“红豆蔻,调理脾胃,温燥湿寒。开通瘀塞,宣导瘀浊,亦与草豆蔻无异,而力量稍健,内瘀极重者宜之。上热易为鼻衄、牙疼之象,尽属中下湿寒,胆火不降,当温燥中下,候上热不作而用之。”

2.《萃金裘本草述录》:“治脾胃湿寒痛胀,水谷停瘀泄泻,止霍乱疟痢,除反胃噎膈,去胸腹之酸腐,散山川之瘴疠,调理脾胃,温燥寒湿,主治与草豆蔻同,而辛热尤胜,寒滞重宜之。”

2081 红旱莲 hóng hàn lián (《江苏药材志》)

【异名】 湖南连翘、黄花刘寄奴(《植物名实图考》),大汗淋草(《南京民间药草》),大黄心草、房心草(《广西中兽医药用植物》),假连翘、箭花茶、一枝箭(《南宁市药物志》),金丝桃、鸡心茶、牛心茶(《辽宁经济植物志》),大金雀、大精血(《江苏药材志》),长柱金丝桃、牛心菜(《北方常用中草药手册》),土黄芩、小黄心草、大头草(《广西药用植物名录》)。

【基原】 为藤黄科金丝桃属植物湖南连翘的全草。

【原植物】 湖南连翘 *Hypericum ascyron* L.

又名:黄海棠(《中国经济植物志》)。

多年生草本,高达 1.3 m。全株光滑无毛。

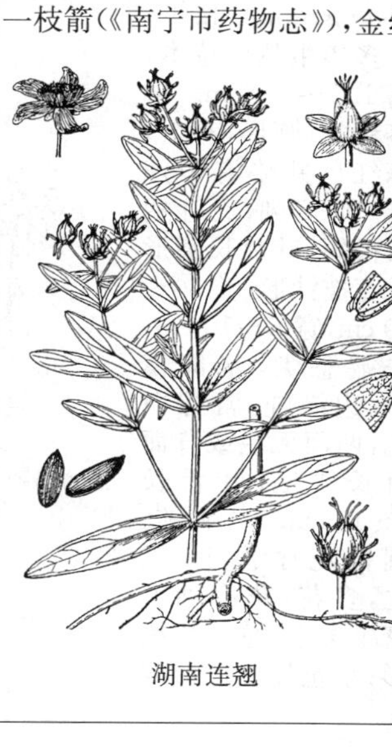

湖南连翘

3.《全国中草药汇编》:"微辛。"

【功用主治】 清热解毒,祛风明目,凉血止血。主治咽喉肿痛,风痰咳嗽,目赤肿痛,齿衄,血小板减少性紫癜,疔疮,带状疱疹,痔疮,外伤出血。

1.《现代实用中药》:"为清血药,治坏血病,利五脏,明耳目,去热风,令人轻健;捣汁服,治五种黄病。"

2.《贵州民间药物》:"清火解毒。治疔疮,喉痛,痔疮。"

3.《陕西中草药》:"主治带状疱疹,疮疖。"

4.《全国中草药汇编》:"祛风明目,健脾益气,解毒止痛。根主治肝炎,营养性浮肿,白带,月经不调。全草主治急性结膜炎,神经痛,带状疱疹,疮疖痈肿,痔疮。"

5.《福建药物志》:"主治黄疸型肝炎,血小板减少性紫癜病,淋病,小儿支气管炎,脓疡,外伤出血。"

【用法用量】 内服:煎汤,15~30 g;或捣汁。外用:鲜品捣敷;或研末调敷。

【选方】 1. 治喉痛 米伞花、白果叶,晒干,研成细末。用时取等分,加冰片少许,用纸筒吹入喉内,吐出唾涎。(《贵州民间药物》)

2. 治风痰咳嗽 紫云英白花的干全草 30 g,白马骨 15~18 g。水煎,加白糖,早晚饭前各服 1 次。忌食酸、辣、芥菜。(江西《草药手册》)

3. 治小儿支气管炎 鲜紫云英 30~60 g。捣烂绞汁,加冰糖适量,分 2~3 次服。(《福建药物志》)

4. 治齿龈出血 荷花郎,洗净,切细,捣汁服。每日 3~5 回,每回 10~20 ml,凉开水送服。(《现代实用中药》)

5. 治血小板减少性紫癜病 紫云英鲜幼苗 60~125 g。油、盐炒服。(《福建药物志》)

6. 治肝炎,营养性浮肿,白带 紫云英鲜根 60~90 g。水煎服,或炖猪肉服。(《浙江药用植物志》)

7. 治疟疾 紫云英、鹅不食草各 30 g。煎水服。(江西《草药手册》)

2080 红豆蔻 hóng dòu kòu (《药性论》)

【异名】 红蔻(《本草述钩元》),良姜子(《萃金裘本草述录》),红扣(《中药志》)。

【基原】 为姜科山姜属植物大高良姜的果实。

【原植物】 大高良姜 *Alpinia galanga* (L.) Willd. [*Maranta galanga* L.]

多年生丛生草本,高 1.5~2.5 m。根茎粗壮,圆形,有节,棕红色并略有辛辣味。叶 2 列,无叶柄或极短;叶片长圆形或宽披针形,长 30~50 cm,宽 6~10 cm,先端急尖,基部楔形,边缘钝,常棕白色,两面无毛或背面有长柔毛;叶舌长 5~10 mm,先端钝。圆锥花序顶生,直立,多花,花序轴上密生柔毛;总苞片线形;小苞片披针形或狭长圆形;花绿白色,清香;花萼管状,顶端不等的 3 浅裂,有缘毛;花冠管与萼管略等长,裂片 3,长圆形,唇瓣倒卵形至长圆形,基部成爪状,有红色条纹;雄蕊 1,与唇瓣等长,花药长圆形,退化雄蕊 2,披针形,着生于唇瓣基部;子房下位,花柱细长,柱头略膨大。蒴果长圆形,不开裂,中部稍收缩,熟时橙红色。种子多角形,棕黑色。花期 6~7 月,果期 7~10 月。

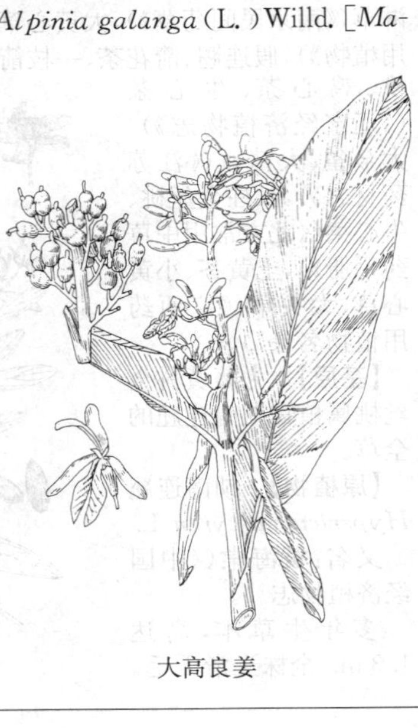

大高良姜

生于山坡、旷野的草地或灌木丛中。分布于广东、广西、海南、云南。

本植物的根茎(大高良姜)亦供药用,另设专条。

【栽培】 生物学特性 喜温暖湿润、阳光充足的环境。稍耐旱,忌水涝,能耐短暂 0 ℃低温。以土层深厚、疏松肥沃、排水良好的壤土或黏壤土栽培为宜。

繁殖方法 用种子或分株繁殖。种子繁殖:采用育苗移栽法,11~12 月采果实脱粒砂藏。第二年 4~5 月播种,开 1.3 m 宽的高畦。条播,按行距 33 cm 在畦上开横沟,播幅 10 cm。苗期经常除草松土,追肥 3~4 次。第二年晚霜过后,苗高 33 cm,雨季就可移栽。分株繁殖:可于每年夏天雨季进行,挖取部分带一段根茎的植株,地上茎可于离地约 33 cm 处剪去,在 6 月雨季移栽,按行距 1.3 m,株距 1 m 挖穴,每穴栽苗 2~3 株。

田间管理 栽种后 1~2 年要加强管理,每年中耕除草、追肥 3 次,在 6、8、12 月进行。中耕后施磷肥、人畜粪水 1 次。一般到第三年植株封行后,只须每年 2~3 月剪除枯残茎叶。12 月采收后再中耕,并施堆肥和过磷酸钙 1 次。栽种后 1~2 年可间种豆科矮秆作物或蔬菜。

【采收加工】 栽培第三年开花结果,于 11~12 月果实刚呈红色时采收,将果穗割回,摊放阴凉通风处 4~7 d,待果皮变成深红色时脱粒,去掉枝杆,扬净,晒干。

【药材】 红豆蔻 *Fructus Galangae* 主产于广西、广东、海南等地。

性状 果实呈长球形,中部略细,长 0.7~1.2 cm,直径 0.5~0.7 cm。表面红棕色或暗红色,略皱缩,顶端有黄白色管状宿萼,基部有果梗痕。果皮薄,易破碎。种子 6,扁圆形或三角状多面形,黑棕色或红棕色,外被黄白色膜质假种皮,背面有凹陷种脐,合点位于腹面,种脊成一浅纵沟。胚乳灰白色。气香,味辛辣。

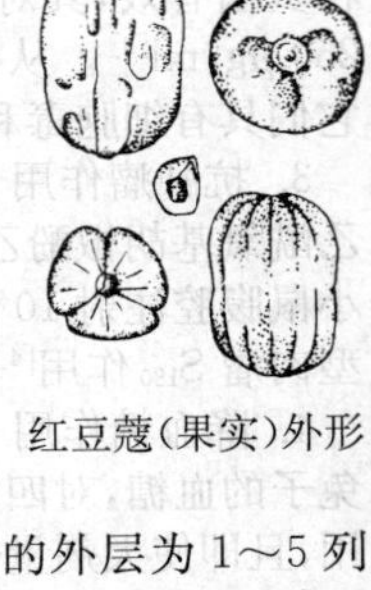

红豆蔻(果实)外形

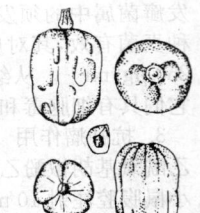

鉴别 (1) 种子横切面:假种皮细胞 4~7 列,圆形或切向延长,壁稍厚。种皮的外层为 1~5 列非木化厚壁纤维,呈圆形或多角形,直径 13~45 μm,其下为 1 列扁平的黄棕色或深棕色色素细胞;油细胞 1 列,方形或长方形,直径 16~54 μm;色素层细胞 3~5 列,含红棕色物;内种皮为 1 列栅状厚壁细胞,长约 65 μm,宽约 30 μm,黄棕色或红棕色,内壁及靠内方的侧壁极厚,胞腔偏外侧,内含硅质块。外胚乳细胞充满淀粉粒团,偶见草酸钙小方晶。内胚乳细胞含糊粉粒及脂肪油滴。

(2) 薄层色谱:取本品适量粉碎,加水蒸馏,提取的挥发油用无水硫酸钠脱水后点样于硅胶 G 薄层板上,以樟脑、18-桉油精为对照品,用己烷-乙酸乙酯(85∶15)展开,以 10%磷钼酸乙醇液显色,样品色谱在与对照品色谱的相应位置上有相同的斑点。

品质标志 《中华人民共和国药典》2005 年版规定:本品

粗或细尖齿，两面均被白色丝状密绒毛。头状花序多数，顶生和腋生，排成大圆锥花序；总苞圆柱形；总苞片约4层，花后反折，全部线形，外层背面被白色密长柔毛，并被密缘毛，内层长于外层2倍；花托平，有泡状凸起。花黄色；雌花多数，花冠檐部3齿裂；两性花约15个，花冠檐部5浅裂，被疏柔毛和腺体。瘦果圆柱状纺锤形，被疏毛；冠毛白色，糙毛状。花期2～6月。

生于海拔120～800 m的草地、路旁或田边。分布于华南及福建、江西、贵州、云南、台湾等地。

【采收加工】 5～7月采收，鲜用或切段晒干。

【成分】 全草含菜油甾醇(campesterol)[1]，19α-羟基-12-乌苏烯-24，28-二甲酸酯-3-O-β-D-吡喃木糖苷(19α-hydroxyurs-12-ene-24，28-dioate-3-O-β-D-xylopyranoside)，2-异戊烯基-5-异丙基苯酚-4-O-β-D-吡喃木糖苷(2-isoprenyl-5-isopropylphenol-4-O-β-D-xylopyranoside)[2]，霜黄素(lacerain)Ⅰ、Ⅱ[3]。

叶中含黄酮类：5-羟基-3，6，7，3′，4′-五甲氧基黄酮(5-hydroxy-3，6，7，3′，4′-pentamethoxyflavone)，5，3′，4′-三羟基-3，6，7-三甲氧基黄酮(5，3′，4′-trihydroxy-3，6，7-trimethoxyflavone)[4]等。

【药性】 《云南中草药》："苦，寒。"

【功用主治】 《云南中草药》："清热解毒，消炎。治小儿肺炎，扁桃体炎，腮腺炎，口腔炎，无名肿毒，皮肤瘙痒。"

【用法用量】 内服：煎汤，10～15 g，鲜品加倍。不宜久煎。外用：捣敷。

2077 红花子 hóng huā zǐ

【异名】 红蓝子(《广利方》)，白平子(《药材资料汇编》)。

【基原】 为菊科红花属植物红花 *Carthamus tinctorius* L. 的果实。

【原植物】 参见"红花"条。

【功用主治】 1.《开宝本草》："吞数颗，主天行疮子不出。"

2.《本草图经》："主产后血病。"

【用法用量】 内服：煎汤或入丸、散。

【选方】 1. 治斑豆疮出不快　红花子一合。捶碎，水半升，煎百沸，去滓，分减服之。(《伤寒总病论》红花汤)

2. 治腹内血气刺痛　红蓝子一升，捣碎，以无灰酒一大升八合拌了，曝令干，重捣蜜丸如桐子大。空腹酒下四十丸。(《本草图经》)

3. 治女子中风，血热烦渴　红蓝子五大合。微熬，捣碎，旦日取半大匙，以水一升，煎取七合，去滓，细细咽之。(《广利方》)

2078 红花苗 hóng huā miáo (《开宝本草》)

【基原】 为菊科红花属植物红花 *Carthamus tinctorius* L. 的嫩叶苗。

【原植物】 参见"红花"条。

【功用主治】 生捣碎，敷游肿。

2079 红花菜 hóng huā cài (《植物名实图考》)

【异名】 米布袋(《救荒本草》)，碎米荠(《野菜谱》)，翘摇、翘翘花(《植物名实图考》)，荷花郎(《现代实用中药》)，莲花草、花草(《国产牧草植物》)，螃蟹花、灯笼花(《贵州民间方药集》)，米伞花、野鸭草(《贵州民间药物》)，滚龙珠(《陕西中草药》)，米筛花草、红花草(江西《草药手册》)，红花郎(苏州医学院《中草药手册》)，草籽(《浙江药用植物志》)。

【基原】 为豆科黄芪属植物紫云英的全草。

【原植物】 紫云英 *Astragalus sinicus* L.

一年生草本。茎直立或匍匐，高10～40 cm。奇数羽状复叶；托叶卵形，上面有毛；小叶7～13枚，倒卵形，长5～20 mm，宽5～12 mm，先端微凹或圆形，基部楔形，两面被长硬毛。总状花序近伞形，腋生，有花6～12朵，苞片三角卵形，被硬毛；萼钟状，外面被长硬毛，5齿，齿与萼管等长，披针形；花冠紫色或白色，旗瓣长圆形，先端圆微缺，翼瓣短，有爪和耳，龙骨瓣与旗瓣等长，有爪和耳；雄蕊10，二体，(9)+1；雌蕊1，花柱内弯，柱头头状。荚果条状长圆形，稍弯，黑色种子多数，棕色。花期2～6月，果期3～7月。

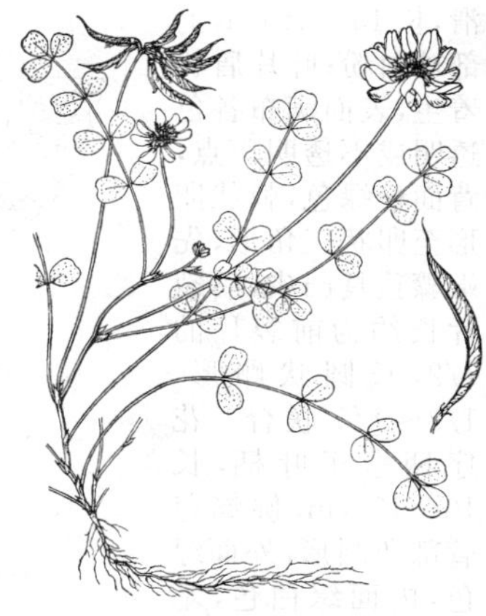
紫云英

生于溪边或森林中潮湿处、山坡、山径旁。海拔400～3 000 m处均可生长。分布于江苏、浙江、福建、江西、河南、湖北、湖南、广东、广西、四川、贵州、云南、陕西等地，并广泛栽培。

本植物的种子(紫云英子)亦供药用，另设专条。

【采收加工】 3～7月采收，鲜用或晒干。

【成分】 全草含多种黄酮类成分：槲皮素糖苷(glycoside of quercetin)，芹菜素(apigenin)，异鼠李素(isorhamnetin)，木犀草素(luteolin)，刺槐素(acacetin)，山柰酚(kaempferol)[1]，此外还含有胡芦巴碱(trigonelline)，胆碱(choline)，腺嘌呤(adenine)，脂肪，组氨酸，精氨酸，丙二酸(malonic acid)，刀豆氨酸[2]，ATP酶[3]。花粉中含蛋白质，乳酸脱氢酶，天冬氨酸氨基转移酶，丙氨酸氨基转移酶，精移酸酶，腺苷脱氨酶，碱性磷酸酯酶[4]。

从红花菜的种子中分离得到三萜类化合物：大豆皂苷(soyasaponin)Ⅰ、Ⅱ、Ⅲ、Ⅳ，大豆皂醇B 3-O-β-D-吡喃葡萄糖醛酸苷(soyasapogenol B 3-O-β-D-glucuronopyranoside)，3β，22β，24-三羟基-11-氧代-12-齐墩果烯-3-O-α-L-吡喃鼠糖(1→2)-β-D-吡喃木糖(1→2)-β-D-吡喃葡萄醛酸苷〔3-O-α-L-rhamnopyranosyl(1→2)-β-D-xylopyranosyl(1→2)-β-D-glucuronopyranosyl 3β，22β，24-trihydroxy-11-oxoolean-12-ene〕[5]。此外，还含有N4-甲基热精胺(N4-methylthermospermine)，亚精胺(spermidine)，高精胺(homospermidine)，精胺(spermine)，热精胺(thermospermine)，刀豆氨酸[6]。

【药理】 抗癌作用　红花菜提取物中含L-精氨酸及L-刀豆氨酸，能抑制乳腺癌的生长并能预防乳腺癌及其他癌症的发生[1]。

【药性】 微甘、辛，平。

1.《贵州民间药物》："性平，味微甘。"

2.《陕西中草药》："味涩、甘，性寒。"

【原植物】 五彩芋 *Caladium bicolor*（Ait.）Vent.［*Arum bicolor* Ait.］ 又名：花叶芋（《中国高等植物图鉴》）。

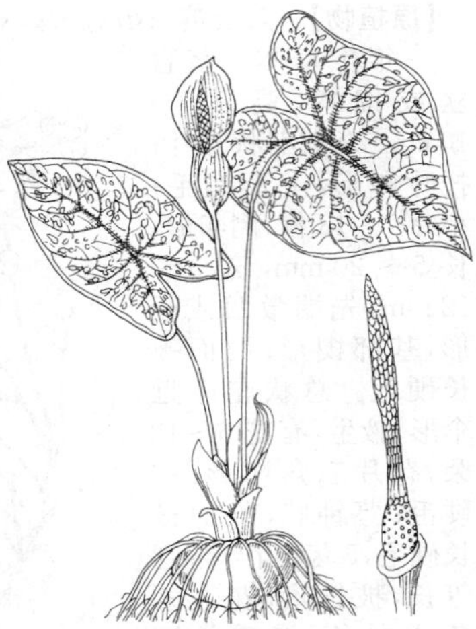

五 彩 芋

多年生草本。块茎扁球形。花葶和叶柄基出；叶柄光滑，长15～25 cm，上部被白粉；叶片盾状着生，表面满布各色透明或不透明斑点，背面粉绿色，戟状卵形至卵状三角形，先端骤狭具凸尖，后裂片长约为前裂片的1/2，长圆状卵形，1/3～1/5联合。花序柄短于叶柄，长10～13 cm；佛焰苞管部卵圆形，外面绿色，内面绿白色，基部常青紫色；檐部凸尖，白色；肉穗花序；雌花序几与雄花序相等；雄花序纺锤形；雌花序圆锥形或椭圆形，花多密集；不育雄花序近圆锥形。花单性，无花被；雄花为倒圆锥状的合生雄蕊柱，近六角形；不育雄花假雄蕊合生成倒金字塔形；雌花仅具雌蕊，子房近2室，无花柱。浆果白色。种子多数。花期4月。

我国福建、广东、云南、台湾等地有栽培。原产于热带美洲。

【栽培】 生物学特性 喜高温湿润气候，喜半荫及通风良好的环境，不耐寒。宜选疏松肥沃、排水良好的地块栽培。

繁殖方法 用块茎繁殖。春季，将块茎按行株距60 cm×30 cm开穴栽种，上覆细土4～5 cm。

田间管理 出苗后定期浇水，保持土壤湿润，生长期中耕除草3～4次，结合中耕除草，施复合肥2～3次。

【采收加工】 9月采收，挖起块茎，鲜用或在通风处干燥数日后砂藏。

【药性】《全国中草药汇编》："苦、辛，温，有毒。"

【功用主治】《全国中草药汇编》："解毒消肿，散瘀止痛，接骨，止血。主治风湿疼痛，跌打肿痛，胃痛，无名肿毒，腮腺炎，痈、疮、疖和蛇虫咬伤，癣，湿疹，全身瘙痒，牙痛，刀枪伤。"

【用法用量】 内服：煎汤，3～9 g；或研末。外用：鲜品捣敷；捣汁搽；或研末酒调敷。

【宜忌】 孕妇禁服。

2075 红石耳 hóng shí ěr（《陕西中草药》）

【异名】 红石耳子、石耳子（《陕西草药》）。

【基原】 为石耳科石耳属植物红腹石耳的地衣体。

【原植物】 红腹石耳 *Umbilicaria hypococcinea*（Jatta）Lanos［*Gyrophora hypococcinea* Jatta］又名：黄底石耳（《陕西中草药》）。

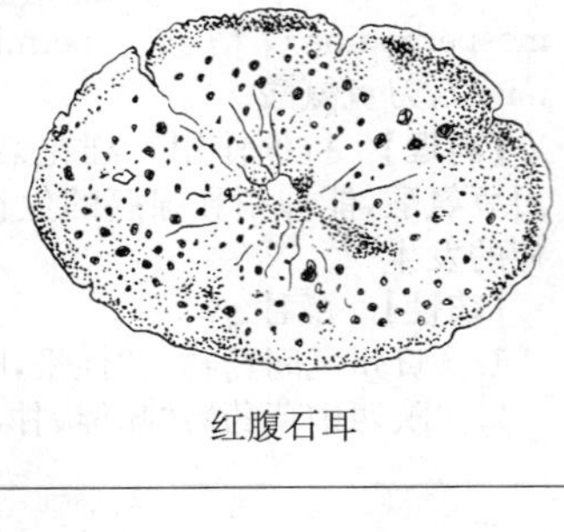

红腹石耳

地衣体单片状，近圆形，直径可达2～3.6 cm。裂片边缘撕裂状或稍向上翘起；上表面灰褐色、黑褐色至浅污黑色，无光泽；下表面光滑，裸露，具少数假根，假根圆柱状；近中央脐部呈深红色、番红色、橘红色，由中央至边缘色泽渐淡，边缘呈暗淡紫褐色。子囊盘散布于上表面。

生于高山带的岩石表面，单生或成片生长。也见于岩石缝中的风化石砾中。分布于山西、西藏、陕西。

【采收加工】 6～7月雨后或细雨天采收，晒干。

【药材】 红石耳 *Lichen Umbilicariae Hypococcineae* 产于陕西、山西、西藏等地。

性状 地衣体单叶状，不规则圆形，直径1～3(～6.5)cm，边缘瓣裂，有时有小穿孔。上表面灰褐色或黑褐色，边缘色较深，平滑或有皱褶，中央脐处稍突起，下表面近脐周围呈橘红色、锈红色，边缘近于黑色，无或有少数假根。子囊盘圆形，黑色，密集在上表面。质脆，易碎。

【成分】 地衣体含石茸酸（gyrophoric acid），黑茶渍素（atranorin），苔色酸甲酯（methyl orsellinate），苔色酸乙酯（ethyl orsellinate），苔色酸（orsellinic acid），β-苔黑酚酸甲酯（methyl-β-orcinolcarboxylate），松萝酸（usnic acid），2，2′-双〔（1，8-二羟基-3-甲基）蒽醌〕{2，2′-bis〔（1，8）-dihydroxy-3-methyl〕anthraquinone}[1,2]。

【药性】《陕西中草药》："淡、微苦，平。"

【功用主治】 理气健胃，利水除胀。主治消化不良，脘腹胀痛，痢疾，疳积。

1.《陕西中草药》："健胃消食，利水消胀，驱虫。主治消化不良，腹痛，痢疾，小儿疳积，痞块，蛔虫症，白带。"

2.《全国中草药汇编》："理气止痛。"

【用法用量】 内服：煎汤，9～15 g。

【选方】 1. 治痢疾腹痛，疳积 红石耳9 g，朱砂七6 g，太白米1.5 g。水煎服，红白糖为引。

2. 治小儿疳积，痞块，蛔虫症 红石耳6～15 g。开水泡胀，用菜油炒后再加开水煎煮，连汤服。（1、2方出自《陕西中草药》）

2076 红头草 hóng tóu cǎo（《云南中草药》）

【异名】 白毛倒提壶、红根（《云南中草药》），土蒿枝、红根草（《玉溪中草药》）。

【基原】 为菊科艾纳香属植物见霜黄的全草。

【原植物】 见霜黄 *Blumea lacera*（Burm. f.）DC.［*Conyza lacera* Burm. f.；*C. dentata* Blanco］

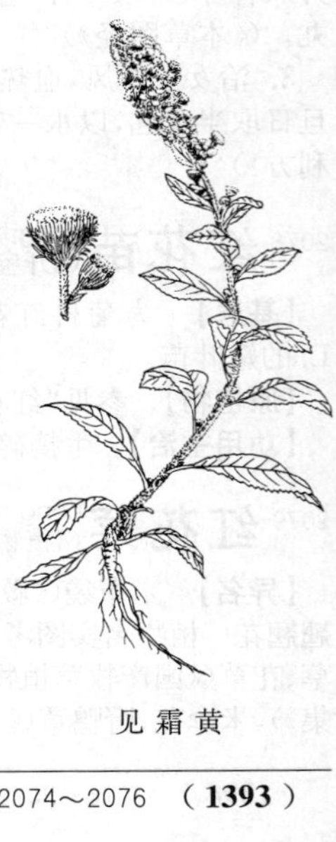

见 霜 黄

草本，高18～100 cm。根粗壮分枝。茎不分枝或上部多分枝，具条棱，被白色绢毛状绒毛或密被短绒毛。下部叶无柄或有1～3 cm的柄，叶倒卵形或倒卵状长圆形，长7～15 cm，宽4～5 cm，先端圆钝，基部楔尖或长渐尖，边缘有疏粗齿，或有时下半部琴状分裂，两面均被绒毛；上部叶不分裂，倒卵状长圆形或长椭圆形，长2.5～4 cm，宽1.5～2 cm，基部渐狭，边缘上半部有

质硬，不易折断，断面粉性，黄白色，略带红色或红棕色。气微，味苦、辛。

大落新妇　根茎块状，长约 6 cm，直径 1～2 cm。表面棕褐色至黑褐色，有多数须根痕，有时可见鳞片状苞片。残留茎基有褐色膜质鳞片。质脆，易折断，断面粉性，红棕色。气微，味苦。

鉴别　(1) 根茎横切面：表皮细胞长方形，外壁增厚栓化，棕褐色，可见鳞叶组织及单列多细胞毛。皮层较宽广，棕色，散有根迹维管束；内皮层可见凯氏点或凯氏带。中柱维管束断续环状排列，韧皮部外侧有纤维束。中央有宽广的髓部。薄壁细胞含草酸钙簇晶和淀粉粒。

(2) 薄层色谱：取本品粉末 1 g，加甲醇 10 ml 浸泡过夜，滤过。滤液作供试液，另以岩白菜素作对照品，分别点样于同一硅胶 G 薄板上，以氯仿-乙酸乙酯-甲酸(5：4：2)展开，展距 19 cm。用 50%硫酸乙醇液喷雾后，在 105 ℃烤 10 min。供试品色谱中，在与对照品色谱相应位置上，显相同的暗绿色斑点。

【成分】　1. 落新妇根和根茎含岩白菜素(bergenin)[1]，3β-羟基-12-齐墩果烯-27-酸(3β-hydroxyolean-12-en-27-oic acid)[2]。

2. 大落新妇根和根茎亦含岩白菜素[2]。

【药理】　抗肿瘤作用　体内肿瘤试验结果表明，落新妇根水煎剂 2 g/kg、4 g/kg、6 g/kg 分别给小鼠灌胃，连续 10 d，各组均能显著地抑制小鼠肉瘤 S_{180} 生长，瘤重抑制率为 30%～54%，其中 4 g/kg 剂量的抑瘤率达 51%～54%，且能延长小鼠艾氏腹水癌(EAC)的生存期，生命延长率为 44%。体外淋转试验中，有促进脾淋巴细胞转化的作用，最适有效浓度为 12.5 μg/ml[1]。

【药性】　辛、苦，温。

1.《陕甘宁青中草药选》："味辛、苦，性温。"

2.《安徽中草药》："性温，味微辛、酸。"

【功用主治】　活血止痛，祛风除湿，解毒。主治跌打损伤，风湿痹痛，劳倦乏力，毒蛇咬伤。

1.《天目山药用植物志》："治劳动过度，筋骨酸痛，毒蛇咬伤，跌打损伤，陈伤积血。"

2.《陕甘宁青中草药选》："活血止痛，强筋健骨。"

3.《全国中草药汇编》："祛风除湿。治手术后疼痛，风湿关节痛。"

4.《福建药物志》："祛风行气。治劳倦乏力。"

【用法用量】　内服：煎汤，9～15 g，鲜者加倍；或鲜品捣汁兑酒。外用：捣敷。

【选方】　1. 治慢性关节炎　落新妇(根茎)9 g，及己 1.2 g，红茴香根皮 0.9 g(先煎 1h)。煎水，分 2 次，黄酒适量兑服。(《安徽中草药》)

2. 治劳动过度，筋骨酸痛　(红花落新妇)鲜根 30 g 左右，切成薄片，置碗中，入黄酒适量，上加盖，置锅中蒸熟取汁，分 3 次饭前服，并将残渣嚼服。忌食酸、芥菜。

3. 治毒蛇咬伤　(红花落新妇)去栓皮根 30 g，水煎服。其渣加白糖捣烂外敷，每日敷服各 1 次。(2、3 方出自《天目山药用植物志》)

4. 治胃痛，肠炎　落新妇(根茎)15 g，青木香 9 g。煎服。(《安徽中草药》)

2073 红丹参 hóng dān shēn (《西昌中草药》)

【异名】　紫丹参、大木帮、红秦艽(《西昌中草药》)，松林丹参(《云南药用植物名录》)。

【基原】　为唇形科鼠尾草属植物橙色鼠尾草的根。

【原植物】　橙色鼠尾草 *Salvia aerea* Lévl.　又名：铜色鼠尾(《中国高等植物图鉴》)。

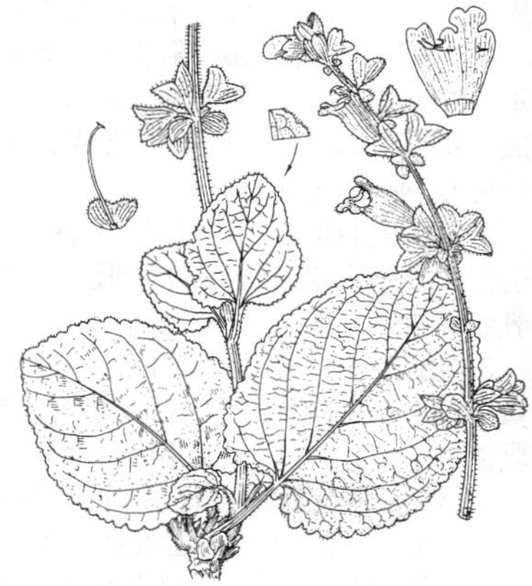

橙色鼠尾草

多年生草本，高 6～40 cm。根粗壮，圆柱形。茎钝四棱形，具 4 槽，密被细长而具节的黄褐色柔毛。叶大多数基生，间有 1～2 对茎生；基生叶较大，簇生；叶柄长 2～4 cm，扁平，被褐色长柔毛；叶片椭圆形或椭圆状披针形，长 2.5～8.5(～20) cm，宽 2.5～4.5(～8) cm，先端钝形，基部长楔形渐狭或近圆形至浅心形，边缘有不整齐的圆齿，草质，上面密被长柔毛，下面被疏或密的长柔毛，满布紫褐色腺点；茎生叶叶片较小，椭圆形、长圆形至卵圆形或倒卵圆形，长 1～5.8(～8) cm，宽 1～4.5(～5)cm，毛被与基生叶同，叶柄短或无柄。轮伞花序 2～6 花，下部者疏离，上部者密集，组成长达 15 cm 的总状花序；苞片椭圆形或倒卵圆形；花萼钟形，外面密被褐色具节长柔毛，内面被微硬伏毛，二唇形，果时增大，宽钟形；花冠颜色多种，有橙黄、白、深蓝及紫色等，外被小疏柔毛，冠檐二唇形，上唇长卵形，下唇 3 裂，中裂片较大，倒心形；能育雄蕊伸入花冠上唇；花盘前方稍膨大。小坚果倒卵圆形，褐色，略具网纹，顶端具腺点。

生于海拔 2 550～3 300 m 的林内、灌木丛中、草地或山坡上。分布于四川、贵州、云南等地。

【采收加工】　6～10 月采挖，切片，晒干。

【药性】　《云南中草药》："涩、微苦，凉。"

【功用主治】　补肾壮骨，活血止血。主治肾虚腰痛，风湿痛，月经不调，痛经，经闭，崩漏，便血，吐血，衄血，跌打瘀痛，刀伤出血。

1.《云南中草药》："强筋壮骨，舒筋活络。治头晕，肾虚腰痛，风湿痛。"

2.《全国中草药汇编》："清热凉血，活血调经。治红崩，月经不调，经闭，吐血，便血。"

【用法用量】　内服：煎汤，3～9 g；或浸酒。外用：研末调敷。

【选方】　1. 治月经不调，经闭　红丹参 60 g，泡酒 500 g。每日服 2 次，每次 15～30 g。

2. 治吐血，便血　红丹参 30 g，茜草 15 g。水煎服。

3. 治牙痛　红丹参一小段，噙牙痛处。

4. 治色劳淋　红丹参 30 g，木通、尿珠根各 15 g。煎水服。(1～4 方出自《西昌中草药》)

2074 红水芋 hóng shuǐ yù (《红河中草药》)

【异名】　红半夏、石芋头、独角芋、红芋头、珍珠莫玉散(《红河中草药》)。

【基原】　为天南星科五彩芋属植物五彩芋的块茎。

至五、七年者方可用。且须少用为妙。如系背疮及胸腹诸疮之溃大者,更须慎用,往往有疮未愈,而升药热毒攻入腹内,以致口干喉破者,人多不知也。”

2.《矿物本草》:“外疡腐肉已去或脓水已净者,不宜再用;孕妇及肝、肾功能差者忌用;汞过敏者忌用。”

【选方】 1. 治流痰、附骨疽、瘰疬等溃后腐肉难脱,脓水不净　红升丹 5 g,煅石膏 5 g,共研极细末,掺于疮面;或制成药线插入疮中,外盖膏药或油膏,每日换药 1～2 次。(《外伤科学》五五丹)

2. 拔毒生肌　红升丹、轻粉、蓖麻仁(去油)各三钱,乳香(去油)、黄丹各二钱,石膏(煅)一两,琥珀(乳细)一钱。共乳细末,掺上膏贴。

3. 治诸疮毒四边紫黑不消,疮口不敛　红升丹、轻粉、雄黄、龙骨各五钱,白蔹、密陀僧、海螵蛸各一两,麝香一分,共乳细末,掺上。(2、3 方出自《疡医大全》)

4. 治疮疡溃后毒已提尽,将收口时　红升丹加珍珠散各等分,乳匀(掺上)。用之收功甚速。(《疡医大全》半提丹)

5. 治一切疮毒阴疽,日久成漏,脓水淋漓不断　白降丹、熟石膏、红升丹各等分,冰片少许。上为细末,糊为条,阴干听用。插入疮口,上盖薄贴。(《药笈启秘》七仙条)

6. 治骨结核　红升丹 1.5 g,儿茶 3 g,冰片、朱砂各 1 g,雄黄 0.3 g,生石膏 6 g。共为细末,以黍米糊 3 g,制成药线。用时将药塞入骨结核的疮口内。(《矿物药浅说》)

7. 治顽癣,湿疹　红升丹 1 份,黄蜡 9 份,搅匀涂。

8. 治白癜风　红升丹、硫黄各等分,研为细末。用棉球放醋内湿润,再蘸药末涂于患处。(7、8 方出自《中国矿物药图鉴》)

9. 治梅毒　红升丹 0.03～0.06 g 装在胶囊内,以土茯苓、甘草煎汤送服。(《矿物药与丹药》)

10. 化腐、提毒、敛脓　红升丹 30 g,老广丹 10 g,麝香 1.5 g,梅片 4.5 g。共研极细,掺疮上。如以面糊和药,搓为药捻,更可用于较深的溃疡内提取坏死组织,并用于慢性窦道化除管壁。脓水清稀者可变为稠脓,疮内异物(如腐骨、线头等)亦能随脓提出。(《疮疡外用本草》滚脓丹)

【临床报道】 1. 治疗术后切口感染　将红升丹撒于消毒后的创面上,以灭菌敷料盖之。每日换药 1 次。待肉芽新鲜、脓汁减少时,用生理盐水纱布条换之。与单纯使用依沙吖啶纱条的手术切口感染病例作比较,共治疗 34 例。结果:对照组中创口感染愈合时间最短者 17 d,最长者 50 d,平均 22.5 d;红升丹组最短者 12 d,最长者 23 d,平均 13.3 d,两组疗效差异显著[1]。

2. 治疗瘘管　取红升丹研成粉末,加适量面糊搅匀,搓成火柴棒样大小的两头尖的药条,阴干备用。将药条插入瘘管内,每次 1～2 条,用纱布覆盖,胶布固定。3 d 换药 1 次。待瘘管口及其周围变黑坏死时,停用红升丹,改用三黄散(大黄、黄连、黄柏各 30 g)调冷开水外敷瘘管口外周,每日换药 1 次,连敷 7～12 d,直至瘘管腐肉与健康组织分离,自动脱落为止。腐肉脱落后,如果肉芽生长不良,可再使用红升丹 1 次。待创面肉芽新鲜后,用生肌玉红膏纱布放入瘘管中,每日换药 1 次,至愈为度。治疗各种瘘管 27 例,痊愈 25 例,好转 1 例,无效 1 例[2]。或按不同情况,将红升丹研成细末,或制成药捻(纸捻、线捻、硬捻等)。操作步骤:①按无菌操作,清洁伤口。②创面浅的把粉末直接撒在创面上,瘘管则用药线插入瘘管底部;若伤口较深时,将药线插入伤口深部,不宜插到底,并在伤口外留 0.5 cm。③伤口用金黄膏或黄连软膏外敷(不宜用硬膏)。④外口小,用棉球将药线分开,以扩大外口。⑤创面肉芽组织红润后,改用九华膏或生肌玉红膏外敷。用上述方法治疗各种瘘管 58 例,均获痊愈。其中疗程在 1 个月者 44 例,2 个月者 14 例[3]。

3. 治疗慢性窦道　将红升丹 1 份、生石膏 1 份配成 1 号方,用于肉芽老化、边缘紫黑或周围组织较硬的伤口;红升丹 2.5 份、生石膏 7.5 份配成 2 号方,用于 1 号方之后、伤口周围软化、硬痂脱落后;红升丹 1 份、五宝丹 9 份配成 3 号方,用于 2 号方之后、创口周围血运明显改善、分泌物不多、有新肉芽生长;4 号方为单用五宝丹,用于新生肉芽接近长平、无分泌物者。必要时外敷生肌膏。根据伤口的变化和伤口的不同阶段,分别予上述 1、2、3、4 号或生肌膏,每日或隔日换药 1 次。治疗 55 例,治愈 53 例,治愈率 96.4%[4]。

4. 治疗带状疱疹　将红升丹、冰片、煅石膏、蛤粉按 3∶10∶7∶4 比例配制,研极细末,用适量香油调敷,隔日 1 次。用以治疗带状疱疹 88 例,除 1 例因过敏停药外,其余 87 例均愈,平均疗程 4.4 d[5]。

5. 治疗化脓性中耳炎　红升丹 60 g,冰片 3 g,麝香 1.5 g。以上三药共研细末,装瓶密藏。用脱脂药棉搓成长 2～3 cm、直径 1 mm 的棉捻,消毒备用。清除外耳道分泌物,以 3%过氧化氢擦拭干净,后用 75%乙醇浸湿棉捻,在药粉中蘸匀,放置于外耳道底部。注意药捻应与鼓膜保持约 2 mm 之距离,以免刺激鼓膜。脓性分泌物多时,药捻应每日更新。药捻放置后耳内有凉爽感,个别可有短暂轻微疼痛,旋即消失。一般换药 2～4 次,即脓止耳干。治疗 17 例(18 耳),14 例(15 耳)经治疗 2～4 次即获得干耳,1 例疗效不明,2 例短期内有反复[6]。

【各家论述】 1.《谦益斋外科医案》:“升者春生之气。既可去腐,又可生新。”

2.《疡医大全》:“红升丹不独提脓,且能生肌,如疮毒淌水者用之,次日即转稠脓。此丹功效,用之一面提脓,一面长肉,肌肉长平,仍以此丹上之,即可结疤收口,首尾并用,所以为神也。”“阳城罐升炼红升丹,名曰大升,不比三仙丹、小升力单,只可施于疮疖,若痈疽大证,非大升不能应手。”

2072 红升麻 hóng shēng má (《全国中草药汇编》)

【异名】 小升麻(《本草拾遗》),金毛三七、阴阳虎(《天目山药用植物志》),虎麻(《陕甘宁青中草药选》),荞麦三七、消食丹(《安徽中草药》),三角钻(《浙江药用植物志》),水升麻、水三七(《广西药用植物名录》)

【基原】 为虎耳草科落新妇属植物落新妇 *Astilbe chinensis* (Maxim.) Franch. et Sav. 和大落新妇 *A. grandis* Stapf ex Wils. 的根茎。

【原植物】 参见“落新妇”条。

【采收加工】 7～10 月采挖,除去杂质,洗净,鲜用或晒干。

【药材】 落新妇 *Rhizoma Astilbes Chinensis*　产于河北、陕西、青海、四川、山东、浙江、安徽、河南、云南等地;大落新妇 *Rhizoma Astilbes Grandis*　产于四川、湖北、贵州、广西、安徽南部等地。

性状　落新妇　根茎呈不规则长块状,长约 7 cm,直径 0.5～1 cm。表面棕褐色或黑褐色,凹凸不平,有多数须根痕,有时可见鳞片状苞片。残留茎基生有棕黄色长绒毛。

分裂；羽片 6～10 对，基部 1 对最大，近三角形或三角状披针形，圆钝头，基部不等宽，短楔形而下延，常向上弯弓，上方常为钝齿牙状；下方深裂，一回小羽片 3～5 片，基部下侧 1 片最长，为 1～1.5 cm，长圆形，圆钝头，略斜向下，全缘或有浅裂；从第二对羽片向上渐短；叶脉背面明显，羽状分叉。孢子囊群沿叶缘着生，羽片先端有 3～5 对；囊群盖半圆形，棕色，略有光泽。

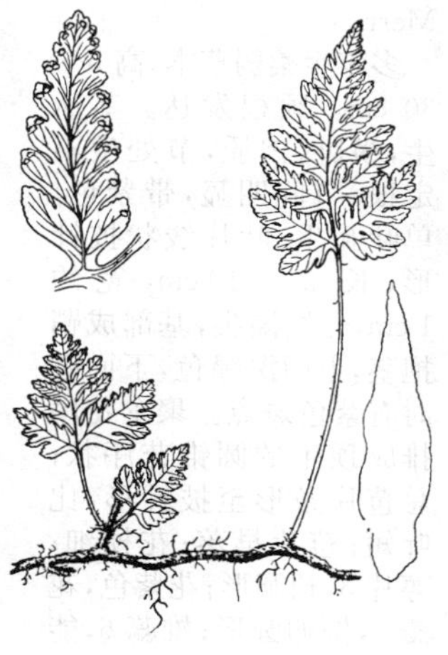

阴石蕨

生于海拔 500～1 900 m 的山谷溪边树上或石上。分布于华南、西南及福建、云南、台湾等地。

【采收加工】 全年均可采挖，鲜用或晒干。

【药性】 《广西本草选编》："味甘、淡，平。"

【功用主治】 《广西本草选编》："活血散瘀，清热利湿。主治风湿痹痛，腰肌劳损，白带，吐血，便血，尿路感染，肺脓疡，跌打损伤，痈疮肿毒。"

【用法用量】 内服：30～60 g，水煎服。外用：鲜品捣敷。

【临床报道】 治疗带状疱疹 取阴石蕨根茎适量，置于瓦片上，温火烤至能研末为止，待冷却后，研成细末。用适量的茶油调成稀糊油膏状，将调好的膏剂装瓶备用。用棉签蘸药涂于患处皮肤，每隔 2～3 h 涂 1 次，连涂 4～6 次后改为每日 2 次，直至疱疹干燥、结痂为止。治疗 52 例，结果：痊愈 47 例，显效 3 例，进步 1 例，无效 1 例。大部分患者搽药 1～2 次痊愈。搽药 1 次疼痛减轻 46 例，2 次疼痛消失 50 例，搽药 5～6 次痊愈 33 例，7～8 次痊愈 10 例，10 次以上痊愈 4 例，10 次以上症状减轻共 4 例，症状无减轻，并有所加重者 1 例[1]。

2071 红升丹 hóng shēng dān （《疮疡外用本草》）

【异名】 五灵升药（《串雅内编》），大红升（《疡科遗编》），大升丹（《疡科心得集》），小金丹（《矿物药与丹药》）。

【基原】 为水银、火硝、白矾、朱砂、雄黄、皂矾制炼而成的红色氧化汞。

【制法】 此丹的处方与制法，历代医家均有所不同。基本原料为水银 30 g，火硝 60 g，白矾 15 g，雄黄 15 g，朱砂 6 g，皂矾 18 g。制作步骤：先将火硝、二矾研碎，加火酒两许，炖化，待干即研细，另将余药研细，再一同研至不见水银星为度。入阳城罐中，上以铁盏盖严，用纸条密封，并以盐泥或煅石膏以水调封固。然后用炭火烧炼盛药之罐。先用底火煅一炷香（约 1 h），再用半罐火煅一炷香，最后用平罐火再煅一炷香。去火。煅时频用冷水拂拭覆盖罐口之铁盏。俟冷开罐，附着于铁盏下之红色结块即是红升丹，刮下置有色瓶中存贮。罐下残余物质即"灵药渣"、"红粉底"。上述升炼方法系疡科习用之法。近时大量制造时，改用平底铁锅代替阳城罐，用煤火代炭火。

【药材】 红升丹主产于四川、陕西、山东、吉林。

性状 为橘红色的结晶体粉末或块状。质重，无臭，微带金属性涩味。遇强光及热能逐渐析出水银而变成黑色，成为剧毒品。

鉴别 不溶于水及乙醇，能溶于稀盐酸和稀硝酸。放在铁片上烧，则红色逐渐变成黑褐色，冷后又恢复原色；其盐酸溶液，通硫化氢，生成黑色硫化汞沉淀。加碘化钾溶液，即可生成红色碘化汞沉淀。

【成分】 主要成分为氧化汞（HgO），其中含汞约 92.12%，尚含少量二硫化砷（As_2S_2）[1,2]。

【药理】 1. 抗菌作用 用红升丹对铜绿假单胞菌、金黄色葡萄球菌、大肠杆菌、变形杆菌、痢疾杆菌、乙型链球菌、伤寒杆菌等 7 种细菌在培养皿中进行抑菌试验，结果发现：7 种细菌对红升丹均为高度敏感，说明红升丹具有很强的抗菌作用[1]。

2. 提毒祛腐作用 红升丹的提毒祛腐作用是明显增加创面肉芽的炎症反应，促进炎细胞浸润和创面坏死组织脱落，以达到提毒祛腐作用[2]。从分子生物学水平上分析，红升丹在促使坏死组织脱落同时，还调节创面局部生长因子含量，显著增加白细胞介素-2R（IL-2R）、IL-6、肿瘤坏死因子（TNF）含量，且它们的动态变化与创面炎症反应程度呈直线正相关。现代研究证实，TNF 引起白细胞脱颗粒，超阴离子生成，吞噬功能及杀菌作用增强[3]，IL-6 与 IL-1、TNF 均为炎症调节介质，介导创面炎症反应，促进炎细胞浸润，杀菌作用增强，同时又介导产生高浓度 IL-2R，促进细胞有丝分裂，有利于肉芽增殖生长以加速创面愈合[4]。

毒性 用花生油调配红升丹呈混悬液，灌胃 LD_{50} 为 120.98±1.71 mg/kg，属中等毒性药物；在切掉大鼠全层皮肤的 2 cm×2 cm 创面上撒布红升丹干粉 4 h 后，血脑、肝、肾等组织的含汞（Hg）量明显升高，内脏组织的含汞量随给药剂量的增加而递增，以肾脏含汞量最多，其次为肝、血、脑，各组各项含汞量均与对照组有显著性差异，红升丹蓄积系数为 5.3，属轻度蓄积，但已和中度蓄积系数相临界。在蓄积毒性实验后，对存活的心、肝、肾、脑等脏器组织进行病检观察，发现均有不同程度的淤血、浊肿、坏死等病理改变[2]。

【药性】 辛，热，大毒。归脾、肺经。

1.《疮疡外用本草》："辛，热，燥，有大毒。"

2.《矿物本草》："入脾、肺经。"

【功用主治】 拔毒提脓，去腐生肌，杀虫燥湿。主治疔疮痈疽，瘘管窦道，瘿瘤瘰疬，乳癌乳痈，疥癣，湿疹，梅毒，一切顽疮久溃不敛，晦暗紫黑，脓出不畅，腐肉不去，新肉难生。

1.《医宗说约》："一切疮疡溃后，拔毒，去腐，生新。疮口坚硬，肉黯紫黑，用丹少许，鸡翎扫上，立刻红活。"

2.《串雅内编》："凡一切无名肿毒。如溃久内败，四边紫色、黑色，将药用水调稀，以鸡毛扫点，肉色立刻红活，死肉即脱去。凡通肠痔漏等症，将此药以纸卷成条插管内，七日，其管即随药条脱去。"

3.《吴氏医方汇编》："治一切阳症腐烂太甚者。"

4.《矿物本草》："用之治疗疔疮痈疽、骨髓炎、梅毒下疳、瘘管窦道等病证，颇为显效。"

【用法用量】 外用：研极细末，或与其他药配成散剂；或制成药捻插入疮口。内服：0.03～0.06 g，装胶囊。

【宜忌】 本品有毒，一般不宜内服。外用亦不宜大量持久使用，近口、眼、乳头、脐中等部位不宜用；疮面过大时亦不宜用，以防蓄积中毒。肝肾功能不全者、孕妇禁用。

1.《串雅内编》："升丹为外科要药，不能不用，然总宜陈

片6,花瓣状;花瓣6,退化或线形;雄蕊6,花药先端2瓣裂;雌蕊1,花柱短,柱头侧生。蒴果极易开裂,露出2个种子呈果实状。种子球形,成熟后蓝黑色,外面微被白粉。花期4～6月,果期7～8月。

生于山坡林下或山沟阴湿处。分布于东北及河北、山西、浙江、河南、湖北、四川、贵州、西藏、陕西、甘肃、宁夏等地。

【采收加工】 6～10月采挖,晒干用。

【药材】 红毛七 *Radix et Rhizoma Caulophylli Robusti* 主产于四川、贵州、湖北、陕西。

性状　根茎圆柱形,多分枝,节明显,上端有圆形茎痕,下端及侧面着生多数须状根。根茎及根表面均紫棕色。质较软,断面红色。气微,味苦。

【成分】 根及根茎含生物碱0.3%～0.8%,其中有N-甲基金雀花碱(N-methylcytisine)即葳严仙碱(caulophylline),羽扇豆碱(d-lupanine),塔斯品碱(taspine),木兰花碱(magnoflorine)等[1]。三萜类化合物:葳严仙皂苷(cauloside)A、B、C、D、E、F、G[2~4],常春藤皂苷元(hederagenin),caulophyllogenin[5];此外,还含皂皮酸(quillaic acid)[5]。

【药理】 1. 抗真菌作用　以卡尔酵母菌为靶细胞,在体外证明葳严仙皂苷C有抗真菌作用,7.5 μg/ml对酵母细胞增殖的抑制率约65%,并能抑制tRNA和rRNA的生物合成,其抑制RNA生物合成的作用点在^{14}C-尿嘧啶掺入酵母细胞核苷酸库阶段[1]。

2. 细胞毒作用　葳严仙皂苷A和C抑制大鼠骨髓细胞蛋白质合成,抑制50%所需的浓度分别为5 μg/ml和7 μg/ml[2]。葳严仙皂苷C能抑制大鼠骨髓细胞氨基酸转运,使^{14}C-丙氨酸掺入细胞内氨基酸库受到明显抑制[3]。大鼠腹腔注射葳严仙皂苷C,可使肝细胞线粒体、微粒体及胞浆内的酸性和碱性核糖核酸酶明显增加,葳严仙皂苷C如与海胆(*Sea urchin*)胚胎共同孵育则可使其溶酶体膜断裂,DNA合成停止[4];葳严仙皂苷B和C能抑制核苷和氨基酸转运进入海胆胚胎细胞内,并能增加紫外线吸收物质从细胞内流出[5]。

【药性】 苦、辛,温。

1.《贵州民间药物》:"性微寒,味苦辛涩。"

2.《全国中草药汇编》:"苦、辛,温。"

【功用主治】 活血调经,祛风,行气止痛。主治月经不调,痛经,产后血瘀腹痛,脘腹胀痛,跌打损伤,风湿痹痛。

1.《民间常用草药汇编》:"治跌仆,除风湿,消积肿,疗筋骨痛,通经,活络。"

2.《陕西中草药》:"活血散瘀,祛风止痛,降血压,止血,解草乌中毒……主治月经不调,经期少腹疼痛,产后瘀血疼痛,关节炎,劳伤,扁桃体炎,高血压。"

【用法用量】 内服:煎汤,3～15 g;或浸酒;或研末。

【宜忌】 孕妇禁服。

【选方】 1. 治寒凝气滞的胃腹疼痛　红毛七10 g,香通10 g。水煎服。(《四川中药志》1979年版)

2. 治扁桃体炎　红毛七9 g,八爪龙3 g。水煎,口含,亦可咽下。(《陕西中草药》)

2069 红毛草 hóng máo cǎo (《四川中药志》)

【异名】 地韭草(《天宝本草》),天芒针(《福州草药》),地蓝花、鸭舌头(《四川中药志》),地潭花、山海带(《重庆草药》),红茅草、竹叶草(《万县中草药》),小号鸡舌癀、细竹壳菜、血见愁(《全国中草药汇编》),红竹壳菜(《广西药用植物名录》)。

【基原】 为鸭跖草科水竹叶属植物裸花水竹叶的全草。

【原植物】 裸花水竹叶 *Murdannia nudiflora*(L.) Brenan [*Commelina nudiflora* L.; *Aneilema malabaricum*(L.) Merr.]

多年生柔弱草本,高5～30 cm。须根发达。茎丛生,横卧,肉质,节处生不定根,节间明显,带紫色。单叶互生;叶片线状披针形,长3～10 cm,宽约1 cm,先端渐尖,基部成鞘抱茎,上面深绿色,下面有时有紫色斑点。聚伞花序排成顶生的圆锥花序状;总苞片条形至披针形,比叶短;苞片早落;花梗细;萼片3,长圆形;花紫色,花瓣3,倒卵圆形;雄蕊6,能育雄蕊2,退化雄蕊2～4,花丝全被毛或仅发育雄蕊的花丝被蓝紫色长毛;子房近球形,花柱线形。蒴果卵圆形,具3棱,3室,每室有2颗种子。种子褐色,表面疏生大的窝孔。花期8～9月,果期8～11月。

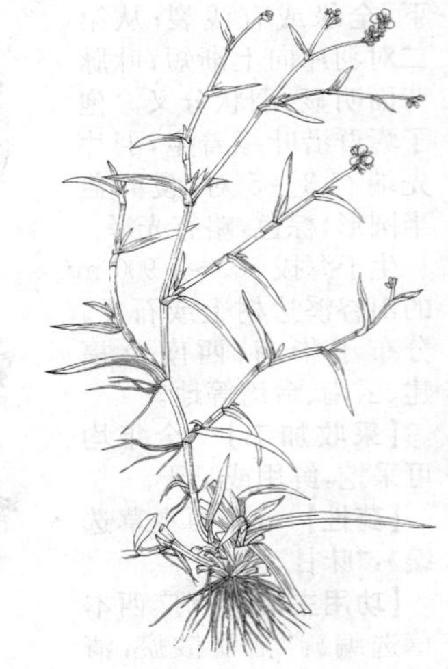

裸花水竹叶

生于海拔200～1 600 m的溪边、水边和林下。分布于华东、中南、西南等地。

【采收加工】 7～10月采收,鲜用或晒干。

【药性】 甘、淡,凉。

1.《天宝本草》:"性温。"

2.《四川中药志》1960年版:"性平,味甘、淡,无毒。"

3.《全国中草药汇编》:"淡,凉。"

【功用主治】 清肺热,凉血解毒。主治肺热咳嗽,咳血,吐血,咽喉肿痛,目赤肿痛,乳痈,疮痈肿毒。

1.《天宝本草》:"化痰清火,止血,清三焦火,去瘀生新。"

2.《四川中药志》1960年版:"清肺热,行血,消肿毒,治咳嗽吐血。"

【用法用量】 内服:煎汤,15～30 g,大剂量可用至60 g;或绞汁。外用:鲜品捣敷。

【选方】 1. 治扁桃体炎　鲜裸花水竹叶30 g。捣烂绞汁,加盐少许服。(《福建药物志》)

2. 治小儿阴茎水肿　(裸花水竹草)捣烂,浸洗米水,搽患处。(《广西民族药简编》)

3. 治疔、指头炎　鲜裸花水竹叶、醋各适量。捣烂敷患处。(《福建药物志》)

2070 红毛蛇 hóng máo shé (《广西本草选编》)

【基原】 为骨碎补科阴石蕨属植物阴石蕨的根茎。

【原植物】 阴石蕨 *Humata repens*(L. f.) Diels[*Adiantum repens* L. f.]　又名:平卧阴石蕨(《中国主要植物图说》),裂叶阴石蕨(《中国药用孢子植物》)。

植株高5～20 cm。根茎长而横生,被密伏红棕色、披针形鳞片,盾状着生。叶远生;叶柄长5～10 cm,红棕色,疏被鳞片,老则几光滑;叶片革质,卵状三角形,长5～10 cm,基部宽3.5～5 cm,向先端渐尖,两面光滑,二至三回羽状

木射线宽1～3列细胞，大多充满棕黑色块。薄壁细胞含淀粉粒。

【成分】 红木香根含木脂素类化合物：右旋的安五脂素(anwulignan)[1]，五内酯(schisanlactone)B、E，内消旋二氢愈创木脂酸(meso-dihydroguaiaretic acid)[2]，五味子素(schisandrine)，华中五味子醇(schisandrol)B，戈米辛(gomisin)H、M_2，当归酰戈米辛(angeloylgomisin)H，翼梗五味子酚(schisanhenol)，华中五味子酯(schisantherin)B，巴豆酰戈米辛(tigloylgomisin)P[3]。红木香的根中还含有长南酸(changnanic acid)，β-谷甾醇(β-sitosterol)[2]。

【药理】 1. 抗胃溃疡作用 长梗南五味子乙醇提取物及其组分在100 mg/kg时对大鼠幽门结扎型溃疡模型有较好的保护作用。三萜酸和木质素能显著抑制吲哚美辛引起的胃黏膜损伤，抑制率达95%以上；对无水乙醇引起的大鼠胃黏膜损伤也有良好的预防作用[1]。

2. 镇静作用 本品水煎剂66 g/kg给小鼠灌胃对阈下剂量的戊巴比妥钠有协同作用，增加翻正反射消失的鼠数。能明显延长戊巴比妥钠的睡眠时间。其作用随用药剂量增加而加强[2]。

3. 镇痛和抗炎作用 本品水煎剂66 g/kg，12 h灌胃1次，连续2～3次，对醋酸所致小鼠扭体反应，对角叉菜引起的小鼠足肿胀均有显著的抑制作用[2]。

4. 镇咳祛痰作用 根皮挥发油中相对含量较高的成分多具镇咳、祛痰作用[3]。

5. 抗菌作用 抑菌试验证明，根对金黄色葡萄球菌极度敏感；对痢疾杆菌、伤寒杆菌中度敏感；对大肠杆菌、铜绿假单胞菌轻度敏感[4]。但有报道，煎剂在体外无抑制细菌作用[2]。

毒性 水煎剂小鼠灌胃的LD_{50}为334.1±42.4 g(生药)/kg[2]。

【炮制】 取原药材，除去杂质，略浸，洗净，捞出，闷润至透，根切薄片，根皮切丝或厚片，干燥。

饮片性状 根为类圆形薄片，其余参见“药材”项。根皮呈丝状或片状，其余参见“药材”项。

贮干燥容器内，置通风干燥处。

【药性】 辛，温。

1.《纲目拾遗》：“气味辛香。”

2.《天目山药用植物志》：“微有香气，味苦、辛。”

3.《湖南药物志》：“辛温，无毒。”

【功用主治】 行气，止痛，活血。主治气滞胃痛，腹痛，风湿痹痛，痛经，月经不调，产后腹痛，痔疮，无名肿毒，跌打损伤。

1. 汪连仕《采药书》：“入膏用，行血散气。”

2.《纲目拾遗》：“治风气痛，伤力，跌扑损伤，胃气疼痛，食积，痧胀等症，俱酒煎服。”

3.《广西本草选编》：“祛风活血，行气止痛，散瘀消肿。主治胃痛，痛经，产后腹痛，风湿痹痛，疝气。”

4.《安徽中草药》：“消肿解毒，驱虫。主治鼻咽癌，毒蛇咬伤，蛔虫性腹痛。”

5.《福建药物志》：“治睾丸炎，中耳炎，无名肿毒。”

【用法用量】 内服：煎汤，9～15 g；或研末，1～1.5 g。外用：煎汤洗；或研粉调敷。

【选方】 1. 治胃痛 南五味子根皮、救必应树皮各30 g。水煎，分3次服。(《中国民族药志》)

2. 治蛔虫性腹痛 南五味子根皮研细末。每次1.5～3 g，空腹时温开水送服。或南五味子根皮2份，花椒1份，共研细末。每次3～6 g，每日3次，温开水送服。(《安徽中草药》)

3. 治痛经 红木香根15 g，香附9 g，红花3 g。水煎服，每日1剂。(《民间常用草药》)

4. 治妇人荣卫不和，心腹刺痛，胸膈胀满，不进饮食 紫金皮、苍术、石菖蒲各一两，香附子二两，人参半两，木香三钱。上为末，米糊丸如梧子大。食后姜汤吞下三十丸。(《证治准绳》人参紫金丸)

5. 治跌打损伤 南五味子根15～30 g，土牛膝、金鸡脚各15 g。水煎服，药渣捣烂外敷。(《安徽中草药》)

6. 治伤损眼胞，青黑紫色肿痛 紫金皮(童便浸7 d，晒干)、生地黄各等分。捣烂，茶清调匀敷。(《疡科选粹》一紫散)

7. 治无名肿毒 盘柱南五味子根皮，研成极细末。阴症或半阴半阳症，用带皮的生姜煎浓汁，调敷；阳症，用薄荷叶泡水，调敷。(《江西民间草药验方》)

【临床报道】 1. 治病毒性肝炎 用红木香研成细末，每日9～18 g，分3～4次口服。治疗100例，其中无黄疸型50例中，42例治愈；黄疸型5例，肝功能迅速恢复正常；迁延型30例，24例治愈；慢性15例，10例治愈。血清氨基转移酶多数在3星期内恢复正常[1]。

2. 治疗烧伤 用红木香磨成细末，每50 g加食用小麻油200 g混合调匀，外涂。治疗浅Ⅱ°烧伤90例(其中火烧伤54例，蒸汽、开水烫伤36例；烧伤面积最小3%，最大25%，平均8.4%)，全部治愈，疗程最短2 d，最长15 d，平均9 d[2]。

2068 红毛七 hóng máo qī (《四川中药志》)

【异名】 红毛漆(《峨眉山药用植物》)，红毛细辛(《贵州民间药物》)，火焰叉(《贵州草药》)，金丝七(《陕西中草药》)，黑汗腿(《陕甘宁青中草药选》)，通天窍(《四川中药志》)，葳严仙(《长白山植物药志》)，海椒七、鸡骨升麻(《新华本草纲要》)。

【基原】 为小檗科威岩仙属植物红毛七的根和根茎。

【原植物】 红毛七 *Caulophyllum robustum* Maxim.[*Leontice robustum* (Maxim.) Diels] 又名：类叶牡丹(《中国高等植物图鉴》)。

多年生草本，高40～70 cm。根茎粗壮，具不明显的节，须根多数，密生，红褐色。叶互生，着生于茎顶端，为二至三回羽状复叶；小叶片卵形或椭圆状披针形，长3.5～9 cm，宽1.4～5 cm，先端渐尖，基部宽楔形，全缘或有时2～3裂，两侧通常不对称，上面绿色，下面灰白色。短圆锥花序顶生，小花梗细长，基部有卵状披针形小苞片；花黄色，小形；萼

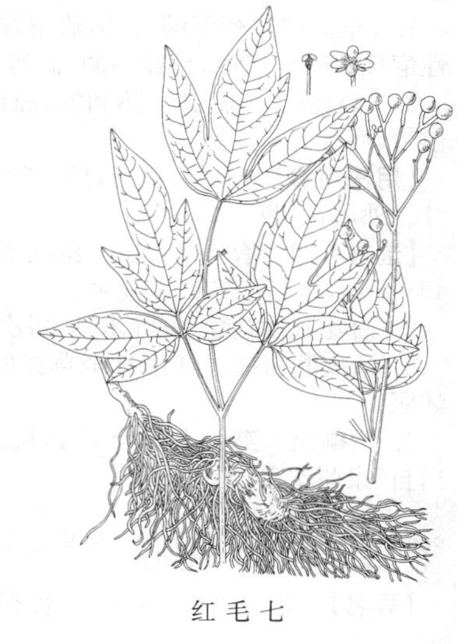

红毛七

4. 治疗疮肿毒，血瘀腹痛　紫背天葵全草6～12 g，菊叶三七15 g。水煎服。(《湖南药物志》)

2066 红木耳 hóng mù ěr (《泉州本草》)

【异名】　红靛、一口红(《文山中草药》)，红叶苋(《全国中草药汇编》)。

【基原】　为苋科血苋属植物血苋的全草。

【原植物】　血苋 *Iresine herbstii* Hook. f.　又名：红洋苋(《上海植物名录》)。

多年生草本。茎直立粗壮，带红色，高达1 m。单叶对生；叶柄长2～3 cm，有贴生毛或近无毛；叶片阔卵形至近圆形，长2.5～5 cm，先端深凹或2裂，基部近截形，全缘，紫红色而有淡色的中脉及5～6对拱形的侧脉，如为绿色或暗绿色则有黄色叶脉。穗状花序腋生或顶生，组成圆锥花丛；花单性异株，极小，白色或淡黄色；每花通常有3苞片；花被小，5裂；雄花的雄蕊通常5枚，花丝仅于基部合生；雌花花被基部有1环密生的白绵毛，不育雄蕊合生成浅杯状，子房卵圆形，花柱极短，柱头常2裂。胞果球形，侧扁，不裂。种子近肾形，种皮壳状，光亮。花、果期9月至翌年3月。

血苋

我国上海、福建、广东、广西、海南、云南等地有栽培，栽培者为雌株，不结果实。原产于巴西。

【采收加工】　7～10月采收，鲜用或晒干。

【药性】　甘、微苦，凉。

1.《全国中草药汇编》："微苦，凉。"

2.《福建药物志》："甘、酸，凉。"

【功用主治】　凉血止血，清热利湿，解毒。主治吐血，衄血，咳血，便血，崩漏，痢疾，泄泻，湿热带下，痈肿。

1.《全国中草药汇编》："清热解毒，调经止血。主治细菌性痢疾，肠炎，痛经，月经不调，血崩，吐血，衄血，便血。"

2.《福建药物志》："清热利湿，凉血消肿。治咳血，尿血，白带，痈肿。"

【用法用量】　内服：煎汤，15～30 g，鲜品30～60 g；或捣汁。外用：捣敷。

【选方】　1. 治咳嗽带血　鲜红木耳(单用叶亦可)，每次45～60 g，合猪半赤白肉炖服。

2. 治吐血，衄血　鲜红木耳，每次30 g，水煎泡乌糖服。

3. 治皮肤瘙痒　红木耳全草或叶，每次60 g，合猪肚油炖服。

4. 治痢疾　鲜红木耳叶30 g，捣汁，调红糖服。(1～4方出自《泉州本草》)

2067 红木香 hóng mù xiāng (《纲目拾遗》)

【异名】　紫金皮、金谷香、紧骨香(汪连仕《采药书》)，内风消(《植物名实图考》)，冷饭包、大活血(《天目山药用植物志》)，小血藤、大红袍(《文山中草药》)，内红消(《江西中药》)，小钻、钻骨风(《广西本草选编》)，紫金藤(《安徽中草药》)。

【基原】　为五味子科南五味子属植物长梗南五味子的根或根皮。

【原植物】　长梗南五味子 *Kadsura longipedunculata* Finet et Gagn. [*K. peltigera* Rehd. et Wils.]　又名：盘柱南五味子(《经济植物志》)，南五味子(《中国高等植物图鉴》)。

常绿木质藤本，长2.5～4 m。小枝褐色或紫褐色，皮孔明显。叶柄长1.5～3 cm；叶片长圆状披针形、倒卵状披针形或窄椭圆形，革质；长5～13 cm，宽2～6 cm，先端渐尖或尖，基部楔形，边缘有疏齿或有时下半部全缘；上面深绿色而有光泽，下面淡绿色；侧脉5～7对。花单生叶腋；雌雄异株；花梗细长，花下垂；花被黄色，8～17片，排成3轮，外轮较小，卵形至椭圆形，内轮较大，长圆形至广倒卵形；雄蕊群球形，雄蕊30～70，花丝极短；雌蕊群椭圆形，心皮40～60，柱头圆盘状。聚合果球形，熟时红色或暗蓝色。种子2～3，肾形，淡灰褐色，有光泽。花期5～7月，果期9～12月。

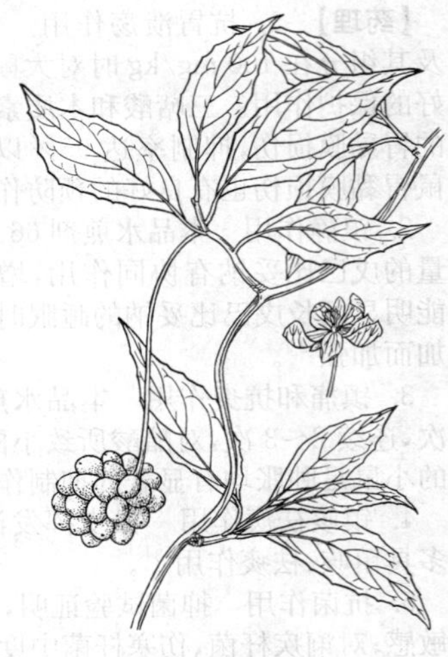

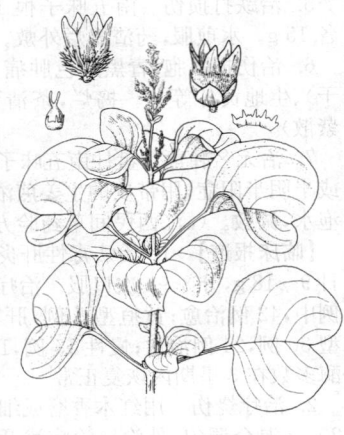

长梗南五味子

生于海拔100～1 200 m的山坡、山谷及溪边阔叶林中。分布于长江流域以南各地。

【采收加工】　11月中、下旬采挖，晒干；或剥取根皮，晒干。

【药材】　红木香 *Radix seu Cortex Kadsurae Longipedunculatae*　主产于浙江。

性状　根圆柱形，常不规则弯曲，表面灰棕色至棕紫色，略粗糙，有细纵皱纹及横裂沟，并有残断支根和支根痕。质坚硬，不易折断，断面粗纤维性，皮部与木部易分离，皮部宽厚，棕色，木部浅棕色，密布导管小孔。气微香而特异，味苦、辛。

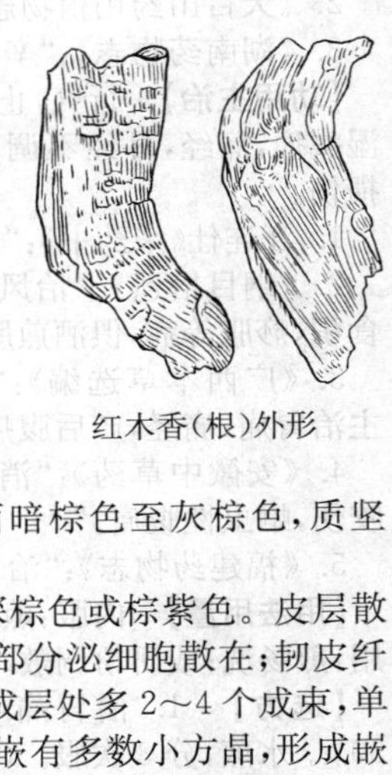

红木香(根)外形

根皮为卷筒状或不规则的块片，厚1～4 mm。外表面栓皮大都脱落而露出紫色内皮。内表面暗棕色至灰棕色，质坚而脆。

鉴别　根横切面：木栓层细胞深棕色或棕紫色。皮层散生分泌细胞和嵌晶石细胞。韧皮部分泌细胞散在；韧皮纤维众多，靠外侧多单个散在，近形成层处多2～4个成束，单个纤维和纤维束四周纤维的外壁嵌有多数小方晶，形成嵌晶纤维。形成层成环，木质部导管直径40～80～200 μm；

1.《内蒙古中草药》:"味甘,性平。"

2.《青藏高原药物图鉴》:"微甘,温。"

【功用主治】《内蒙古中草药》:"强心,补肾,生津,止渴,健脾胃。主治烦躁口渴,不思饮食,阴液不足,月经不调。"

【用法用量】 内服:煎汤,9~12 g。

2064 红子根 hóng zǐ gēn (《分类草药性》)

【异名】 火把果根(《青岛中草药手册》)。

【基原】 为蔷薇科火棘属植物火棘 *Pyracantha fortuneana*(Maxim.)Li 的根。

【原植物】 参见"赤阳子"条。

【采收加工】 9~10 月采挖,切段,晒干。

【药理】 促凝作用 红子根氯仿提取物及乙酸提取物能缩短小鼠血液凝集时间,但石油醚提取物无此功能[1]。

【药性】 苦、涩,微凉。

1.《四川中药志》1960 年版:"性平,味酸、涩,无毒。"

2.《重庆草药》:"味苦、涩。"

【功用主治】 清热凉血,化瘀止痛。主治骨蒸潮热,盗汗,肠风下血,崩漏,痔疮下血,疮疖痈疡,目赤肿痛,风火牙痛,跌打损伤,劳伤腰痛,外伤出血。

1.《分类草药性》:"专治虚劳骨蒸潮热。"

2.《四川中药志》1960 年版:"疗跌打损伤,止筋骨痛。"

3.《重庆草药》:"用于调经,治红崩,牙痛。"

4.《贵州草药》:"治劳伤腰痛,肠风下血,盗汗。"

5.《贵州民间方药集》:"清热凉血,化瘀止血。治火眼,刀伤出血,疔疮。"

【用法用量】 内服:煎汤,10~30 g。外用:捣敷。

【宜忌】《重庆草药》:"孕妇禁用,气虚者慎服。"

【选方】 1. 治骨蒸潮热 火把果根皮 30 g,地骨皮 15 g,青蒿 12 g。水煎服。(《青岛中草药手册》)

2. 治盗汗 红子根 90 g。煨水服,每日 3 次。

3. 治劳伤腰痛 红子根 60 g,花椒 15 g。泡酒服。(2、3 方出自《贵州草药》)

2065 红天葵 hóng tiān kuí (《广西药用植物名录》)

【异名】 红叶、龙虎叶(《广西药用植物名录》),夜渡红、红水葵(《广西实用中草药选》),散血子(《广西本草选编》),一点血、散血丹(《湖南药物志》),一叶红、小羚羊(《福建药物志》)。

【基原】 为秋海棠科秋海棠属植物紫背天葵的球茎或全株。

【原植物】 紫背天葵 *Begonia fimbristipulata* Hance [*B. cyclophylla* Hook. f.]

多年生草本,无地上茎。地下块茎球形。基生叶 1 片;叶柄长 2~6 cm,有长粗毛;托叶小,卵状披针形,流苏状撕裂;叶片膜质,圆心形或卵状心形,长 2.5~7 cm,宽 2~6 cm,先端渐尖,基部心形,边缘有不规则的重锯齿和缘毛,两面有伏生粗毛,下面紫色;掌状脉 7~9 条。聚伞花序有 2~4 朵花,总花梗纤细,长超过叶片;花淡红色;苞片和托叶相似;雄花萼片 2,卵圆形;花瓣 2,倒卵状长圆形;雄蕊极多;雌花较小,萼片和花瓣 3,2 片较大,半圆形,另一片较小,长圆形,凹陷;花柱 3,2 裂,裂片螺旋状扭旋。蒴果三角形,有 3 翅。种子极小,黄褐色。花期 5~6 月,果期 6~7 月。

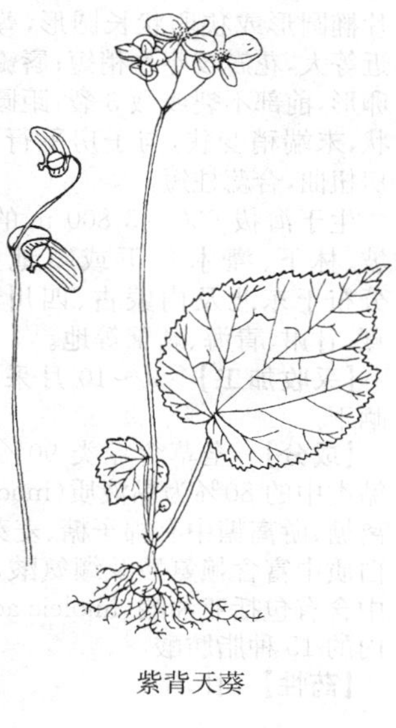

紫背天葵

生于低山山坡和山谷阴湿石壁处。分布于浙江、福建、江西、湖南、广东、广西、云南、贵州等地。

【栽培】 生物学特性 喜温暖、湿润、阴凉的气候,忌高温,以疏松肥沃的腐殖质土栽种为宜。

繁殖方法 用块茎和种子繁殖。以块茎繁殖为主,于春季收获块茎时,按大、中、小分成 3 级,大的加工入药,中、小者作种栽,分别栽种。随收随种。条栽,中等的种栽按行株距(5~10)cm×5 cm,小的种栽按行株距 5 cm×3 cm,栽后覆土 3 cm,浇水,保持土壤湿润。

【采收加工】 块茎 5~7 月挖取,晒干或鲜用。全株 7~10 月采收,晒干。

【药材】 红天葵 *Herba seu Rhizoma Begoniae Fimbristipulatae* 产于广西、广东、福建、江西、云南、贵州等地。

性状 本品卷缩成不规则团块。完整叶呈卵形或阔卵形,先端渐尖,基部心形,近对称,边缘有不规则重锯齿和短柔毛,紫红色至暗紫色,两面均被疏或密的粗伏毛,脉上被毛较密,掌状脉 7~9 条,小脉纤细,明显。叶柄被粗毛。薄纸质。气特异,味酸,用手搓之刺鼻,水浸液呈玫瑰红色。

【成分】 全草含黄酮类化合物:表阿夫儿茶素(epiafzelechin),阿夫儿茶素(afzelechin),表儿茶素(epicatechin),芦丁(rutin)[1];萜类:葫芦苦素(cucurbtacin)B、C、O、Q;甾醇:豆甾醇(stigamasterol),β-谷甾醇(β-sitosterol),豆甾醇-3-O-β-D-吡喃葡萄糖苷(stigmasterol-3-O-β-D-glucopyranoside),胡萝卜苷(daucosterol)[1]。

叶含花色苷(anthocyanin)[2],分离得到矢车菊素氯化物(cyanidin chloride),矢车菊素-3-葡萄糖苷(cyanidin-3-glucoside),矢车菊素-3-芸香糖苷(cyanidin-3-rutinoside)[3]。

【药性】 甘,凉。

1. 广州部队《常用中草药手册》:"甘、淡,凉。"

2.《广西本草选编》:"酸、微涩,凉。"

【功用主治】 清热凉血,止咳化痰,解毒消肿。主治外感高热,中暑,肺热咳嗽,肺痨咯血,鼻衄,咽喉肿痛,疔疮,瘰疬,跌打瘀痛,烫火伤。

1. 广州部队《常用中草药手册》:"清热解毒,润燥止咳,散瘀消肿。主治外感高热,中暑发烧,肺热咳嗽,跌打肿痛,恶疮疗毒。"

2.《广西本草选编》:"凉血解毒,润燥止咳。主治中暑高热,肺结核咳血,鼻衄,肺炎,慢性支气管炎,咽喉肿痛,烧烫伤,跌打损伤,痈疮疖肿。"

【用法用量】 内服:煎汤,6~9 g。外用:鲜品捣敷。

【选方】 1. 治乙型脑炎 紫背天葵块茎 1~2 粒,浸酒,捣碎,开水冲服。(《福建药物志》)

2. 治肺结核咳血,肺炎,鼻衄 紫背天葵全草 9 g,侧柏叶 15 g。水煎服。(《湖南药物志》)

3. 治肺结核咯血,淋巴结肿大 散血子全草 20 g。水煎,冲血余炭服。(《广西民族药简编》)

3.《全国中草药汇编》："苦，寒。"

4. 南药《中草药学》："入脾、肺、肾经。"

【功用主治】 泻水逐饮，解毒散结。主治水肿胀满，痰饮喘急，痈疮肿毒，瘰疬痰核。

1.《广西中药志》："除蛊毒水肿。"

2.《广西本草选编》："泻水逐饮，消肿散结。治水肿，痰饮喘急，痈疮肿痛。"

3. 南药《中草药学》："通利二便。"

【用法用量】 内服：煎汤，1.5～3 g；研末，0.3～1 g；或入丸、散；或泡酒。外用：适量，捣敷；或煎汤洗。

【宜忌】 体虚者及孕妇禁用。不宜与甘草同用。

1.《广西中药志》："非气壮实者禁用。"

2.《全国中草药汇编》："不宜与甘草同用。孕妇及体质虚寒者忌服。"

【选方】 1. 治痈疽恶疮，汤火，蛇虫，犬兽所伤；山岚瘴气，喉闭喉风，久病痨瘵；解菌蕈菰子、砒石毒药、死牛马、河豚鱼毒　文蛤（即五倍子，捶破，洗，焙，末）三钱，山茨菇（去皮，末）二两，麝香（另研）三钱，千金子（一名续随子，去壳，研去油，取霜）一两，红芽大戟（去芦，焙干，末）一两半。用糯米浓饮为丸，分为四十粒。每服一粒，用井花水或薄荷汤磨服，利一二次，用粥止之。（《百一选方》神仙解毒万病丸）

2. 治瘰疬　甘遂（制）二两，红芽大戟三两，白芥子八钱，麻黄四钱，生南星、直僵蚕、朴硝、藤黄、半夏（姜制）各一两六钱。熬膏贴之，膏上掺九一丹少许，未溃者贴此甚效。（《中国医学大辞典》引《许椐方》消核膏）

3. 治疮疹倒靥黑陷　红芽大戟不以多少，阴干，浆水软去骨，日中暴干，复内汁中煮，汁尽焙干为末，水丸如粟米大。每服一二丸，研赤脂麻汤下，吐利止，无时。（《小儿药证直诀》百祥丸）

【临床报道】 1. 治疗狂证　经红芽大戟（新鲜全草）500 g，煎汤 300 ml，顿服。服药得吐下后，狂势衰减不显著者，第二日续用上药 250 g 煎服；狂势得挫后，用糜粥调养。共治疗精神分裂症 12 例（均为男青壮年，病程最短 1 个月，最长 3 年），均获痊愈。经远期随访 1～5 年者 6 例，6～10 年以上者 5 例，10 年以上者 1 例，均未见复发[1]。

2. 治疗慢性咽炎　经早春、秋末之红芽大戟根，洗净晒干。每次 3 g，放入口中含服，每日 2 次，至症状消失。共治 54 例，病程最长 7 年零 4 个月，最短 1 个月。结果痊愈 25 例，显效 21 例，有效 6 例，无效 2 例。含服后咽干咽痛、咽喉不舒及黏膜充血缓解最快，淋巴滤泡消失较慢[2]。

2062 红山药 hóng shān yào（《玉溪中草药》）

【异名】 黏薯（《广西药用植物名录》），红孩儿、野红薯（《云南药用植物名录》）。

【基原】 为薯蓣科薯蓣属植物光叶薯蓣的块茎。

【原植物】 光叶薯蓣 *Dioscorea glabra* Roxb.

缠绕草质藤本。根茎短粗，生出多个长圆柱状块茎，直生或斜生，断面白色，有时渐变淡黄色，外皮易脱落，干时呈纤维状。茎无毛，右旋，基部有刺。单叶，在茎下部的互生，中部以上的对生；叶片通常为卵形，或为长椭圆状卵形至卵状披针形或披针形，长 5～17（～24）cm，宽 0.5～10（～13）cm，先端渐尖或尾尖，有时突尖，基部心形至圆形或截形，少数箭形或戟形，全缘；基出脉 5～9。雌雄异株；雄花序为穗状花序，通常 2～5 个簇生或单生于花序轴上排列呈圆锥花序，长 8～70 cm，有时花序单生或 2 至数个簇生于叶腋；雄花的外轮花被片近圆形，内轮为倒卵形，较小而厚；雄蕊 6，内弯；雌花序同雄花序，外花被片近圆形，内轮为卵形，质厚。蒴果不反折，三棱状扁圆形；种子着生每室中轴中部，四周有膜质翅。花期 9～12 月，果期 12 月至翌年 1 月。

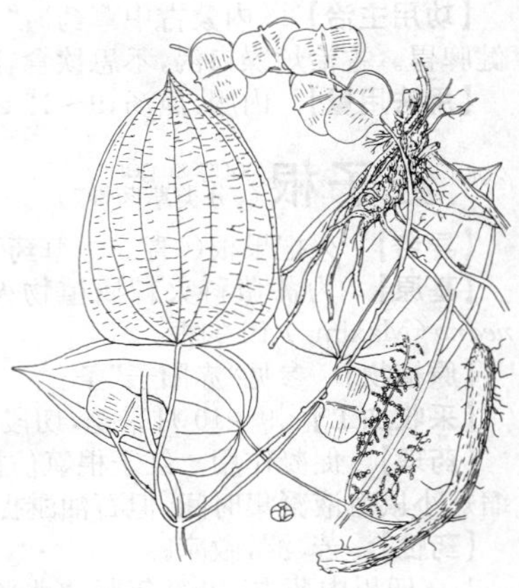
光叶薯蓣

生于海拔 250～1 500 m 的山坡、路边、沟旁的常绿阔叶林下或灌木丛中。分布于广东、广西、海南、贵州、云南。

【采收加工】 9～12 月采挖，切片晒干。

【功用主治】 解毒止痢，活血止血。主治痢疾，风湿痹痛，腰肌劳损，月经不调，崩漏，外伤出血。

【用法用量】 内服：煎汤，9～30 g；研末或泡酒。外用：研末撒。

2063 红门兰 hóng mén lán（《内蒙古中草药》）

【基原】 为兰科红门兰属植物宽叶红门兰的全草。

【原植物】 宽叶红门兰 *Orchis latifolia* L. [*O. saline* Turcz.]

多年生草本，高 12～40 cm。块茎粗大，肉质，圆柱状，下部 3～5 掌裂。茎直立，粗壮。叶 3～6 枚，互生；长椭圆形、披针形至线形，先端钝、渐尖或长渐尖。花葶直立，粗壮，数朵至 20 余朵花排成总状花序；小苞片披针形；花紫红色或粉红色，不偏向一侧；花被片椭圆形或狭卵状长圆形，萼片近等大，花瓣较萼片稍短；唇瓣宽卵形，前部不裂或微 3 裂；距圆筒状，末端稍变狭，与子房平行；子房扭曲，合蕊柱短。

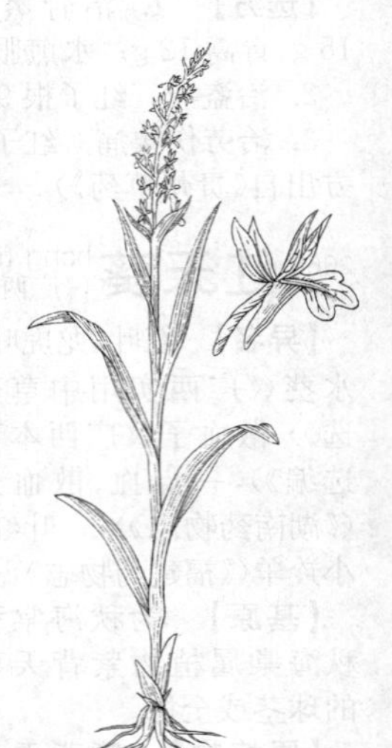
宽叶红门兰

生于海拔 630～3 800 m 的山坡、林下、灌木丛下或草地上。分布于东北及内蒙古、四川、西藏、甘肃、青海、新疆等地。

【采收加工】 9～10 月采收，晒干。

【成分】 全草含糖类 90%，蛋白质 2.5%，脂肪 0.4%，糖类中的 80% 为黏液质（mucus）及淀粉（starch），20% 的游离糖，游离糖中有棉子糖、麦芽糖、蔗糖、葡萄糖及木糖。蛋白质中富含赖氨酸及缬氨酸，但甲硫氨酸含量很少。脂类中含有包括亚油酸（linoleic acid）及棕榈酸（palmitic acid）在内的 15 种脂肪酸[1]。

【药性】 甘，平。

针形，长4.5～7 cm，宽1～1.5 cm，先端渐尖，基部圆楔形，侧生小叶较小，上面无毛，下面叶脉疏生长毛。总状花序腋生或顶生；苞片似托叶，花时脱落；花萼宽钟状，萼齿三角形，下唇3齿不明显，疏生长毛；花冠紫色，旗瓣与翼瓣近等长，龙骨瓣稍短；雄蕊10，单体。荚果有2荚节，半倒卵状三角形，疏生短柔毛。花期8～9月，果期9～10月。

生于海拔600～1 400 m的山地灌木林中或草坡上。分布于湖北、四川、贵州、云南、陕西等地。

本植物的根皮(红土子皮)亦供药用，另设专条。

【采收加工】 7～10月采收全株，鲜用或切段晒干。

【药材】 红土子 *Herba Podocarpii Szechuenensis* 产于陕西、湖北、四川、贵州、云南等地。

性状 茎枝圆柱形，具纵棱，表面被柔毛或无柔毛。可见三出复叶，小叶片狭披针形，顶生小叶较大，先端渐尖，基部圆楔形，边缘微带波状，表面枯绿色，下表面有疏毛茸。有时可见花序或荚果，荚果背部弯曲，有2节，节深凹达腹缝线，表面具被带钩的小毛。气微，具豆腥气。

【功用主治】 《中国主要植物图说》："治疟。打烂，面粉调，蒸饼服。"

【用法用量】 内服：煎汤，9～15 g；或打烂和面蒸饼。

2061 红大戟 hóng dà jǐ (《药材学》)

【异名】 红芽大戟(《药物出产辨》)，紫大戟(《中国药学大辞典》)，广大戟、云南大戟、南大戟(《药材学》)，红其根(《广西本草选编》)，红牙戟、野黄萝卜(《全国中草药汇编》)，红萝卜、走沙黄、红心薯(《中药志》)，土人参(《新华本草纲要》)，红牙大戟(《中药材品种论述》)。

【基原】 为茜草科红芽大戟属植物红大戟的根。

【原植物】 红大戟 *Knoxia valerianoides* Thorel ex Pitard[*K. corymbosa* auct. sin. non Willd.] 又名：将军草(《中药材品种论述》)，娃娃草(《新华本草纲要》)。

多年生草本，高30～100 cm。块根通常2～3个，纺锤形，红褐色或棕褐色。茎直立或上部稍呈蔓状，稍具棱。叶对生，无柄；叶片长椭圆形至条状披针形，长2～10 cm，宽0.5～3 cm，先端窄或短渐尖，基部楔形，全缘，上面被白色柔毛，下面沿脉及叶脉被毛；托叶2～4裂，裂片钻形。聚伞花序，花多数，密集成球形；花小，淡紫红色；花萼浅4裂，3片小，1片大；花冠管状漏斗形，先端4裂，裂片舌状，喉部密被长毛；雄蕊4，着生在花冠管中部；子房下位，2室，花柱细长，柱头2裂。果实很小，卵形或椭圆形。花期9月，果期10月。

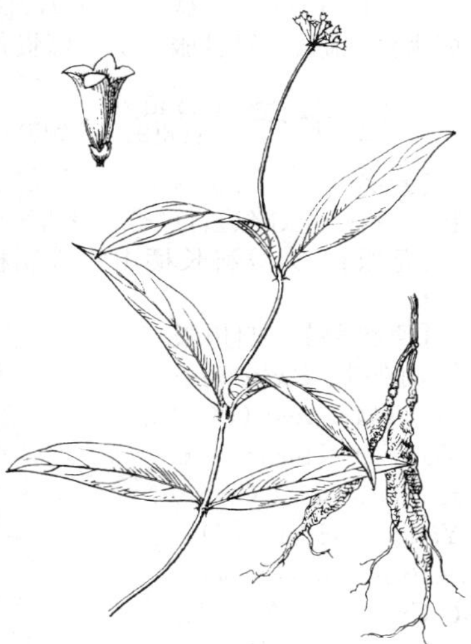

红 大 戟

生于山坡草丛中。分布于福建、广东、广西、贵州、云南、西藏、台湾等地。

【采收加工】 7～10月挖根，晒干，或用开水烫过后晒干。

【药材】 红大戟 *Radix Knoxiae* 主产于广西等地。

性状 块根略呈纺锤形，偶有分枝，稍弯曲，长3～10 cm，直径0.6～1.2 cm。表面红褐色或红棕色，粗糙，有扭曲的纵皱纹。上端常有细小的茎痕。质坚实，断面皮部红褐色，木部棕黄色。无臭，味甘、微辛。

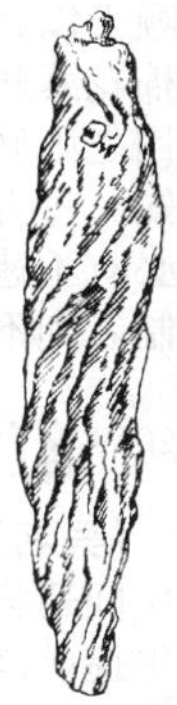

红大戟(块根)外形

鉴别 (1) 块根横切面：木栓细胞数列。韧皮部宽广。形成层成环。木质部导管束断续径向排列，近形成层处者由数列导管组成，渐向内呈单列或单个散在。射线较宽。薄壁组织中散存含草酸钙针晶束的黏液细胞及含红棕色物的分泌细胞。

(2) 取本品粉末1 g，置试管中，加水10 ml，煮沸10 min，滤过，滤液加氢氧化钠试液1滴，显樱红色，再滴加盐酸化后，变为橙黄色(检查蒽醌)。

(3) 薄层色谱：取本品粉末1 g，加甲醇20 ml，冷浸1 h，滤过。滤液置水浴上蒸干，加水10 ml及盐酸2 ml，置沸水浴上水解30 min，冷却后加乙醚30 ml振摇数分钟，取乙醚提取浓缩液作供试液，另取α-羟基茜草素、茜草素为对照品，分别点样于硅胶G薄层板上，以石油醚-己烷-乙酸乙酯-甲酸(10∶30∶15∶2)展开，晾干后氨蒸气显色。供试品色谱在与对照品色谱的相应位置上显相同颜色的斑点。

【成分】 根含游离蒽醌0.12%及结合蒽醌0.1%[1]，主要有虎刺醛(damnacanthal)，甲基异茜草素(rubiadin)，3-羟基橄树素(3-hydroxymorindone)，红大戟素(knoxiadin)[2,3]，2-ethoxymethylknoxiavaledin，2-formylknoxiavaledin，2-hydroxymethylknoxiavalidin，去甲虎刺醛(nordamnacanthal)，ibericin，3-methylaizarin[3]。还含丁香酸(syringic acid)[4]。

【药理】 1. 抑菌作用 红大戟50%乙醇提取物体外对金黄色葡萄球菌及铜绿假单胞菌有抑制作用[1]。

2. 利尿作用 生红大戟水煎浓缩液小鼠灌胃80 g/kg，2 h～3 h后，尿量明显增加[1]。

毒性 红大戟根50%乙醇浸剂小鼠腹腔注射LD_{50}为40.6±1.8 g/kg。如与甘草共浸则LD_{50}明显降低，表明其毒性显著增加[2]。

【炮制】 1. 红大戟 取原药材，除去杂质，洗净，润透，切厚片，干燥。

2. 醋红大戟 取净红大戟置锅内，加入米醋和适量水，浸润1～2 h，用文火加热，煮至醋液被吸尽，取出，晾至六七成干时，切厚片，干燥。或取净红大戟片，用米醋拌匀，闷润至透，置锅内，用文火加热，炒干，取出放凉。每红大戟100 kg，用米醋20 kg。醋制后能缓和峻泻作用。

饮片性状 红大戟为不规则长圆形或圆形厚片，其余参见"药材"项。醋红大戟形如红大戟片，色泽加深，微有醋气。

贮干燥容器内，醋红大戟密闭，置阴凉干燥处。

【药性】 苦，寒，有毒。归肺、脾、肾经。

1.《药物出产辨》："苦，温，有小毒。"

2.《广西中药志》："味甘、辛，气恶，性寒。"

10 g，白芷 6 g，樟脑 1.5 g。共研末涂擦。(《矿物药浅说》)

【各家论述】 1.《医门补要》："三仙丹，新者性燥，用于提脓散内，则有痛蚀肌之虞；用于长肉方中则无毒尽肌生之效。须得陈去三十年者，燥性转平，始堪入药。"

2.《疡科纲要》："俗谓陈久不痛，新炼者则痛，殊不尽然。颐尝以新炼之丹试用，亦未作痛，但研必极细，用时止用新棉花蘸此药末，轻轻弹上薄贴，止见薄薄深黄色已足，如多用之则痛矣。门外人见之，必谓吝惜药末，不肯重用，而不知此丹力量甚厚，必不可多乎。""火候不佳，药力不及，功用必有不逮，市肆中有炼成者，尝试用之，病者皆嫌作痛，而自制者则不痛，此必有故。"

2059 红三七 hóng sān qī (《陕西中草药》)

【异名】 扭子七(《四川中药志》)，算盘七、九龙盘(《贵州民间药物》)，螺丝三七、血三七(《天目山药用植物志》)，九牛擋(《高原中草药治疗手册》)，九节犁、九节雷、蜈蚣七、伞墩七、螺丝七(《陕西中草药》)，荞叶七(《陕甘宁青中草药选》)，钻山狗、荞莲、蜈蚣草、盘龙七(《湖南药物志》)，荞麦三七(《安徽中草药》)，散血丹(《湖北中草药志》)，紫参七(《贵州中草药名录》)。

【基原】 为蓼科蓼属植物支柱蓼的根茎。

【原植物】 支柱蓼 *Polygonum suffultum* Maxim.

多年生草本，高 20～40 cm。全草无毛。根茎肥厚，具节，不弯曲，紫褐色；须根甚多。茎丛生或单一，细长，绿色，不分枝。基生叶柄长 15～25 cm；茎生叶互生，下部的具柄，上部的渐至无柄；叶柄基部具膜质托叶鞘 2 枚；叶片卵形或广卵形，质薄，长 3～15 cm，宽 1.5～9 cm，先端锐尖，微弯，基部心形。穗状花序，顶生或腋生；花白色，花梗短小，基部具小苞片；花被 5 深裂；雄蕊 8；花柱 3，基部合生，柱头头状。瘦果卵形，有三锐棱，黄褐色，有光泽。花期 4～5 月，果期 5～7 月。

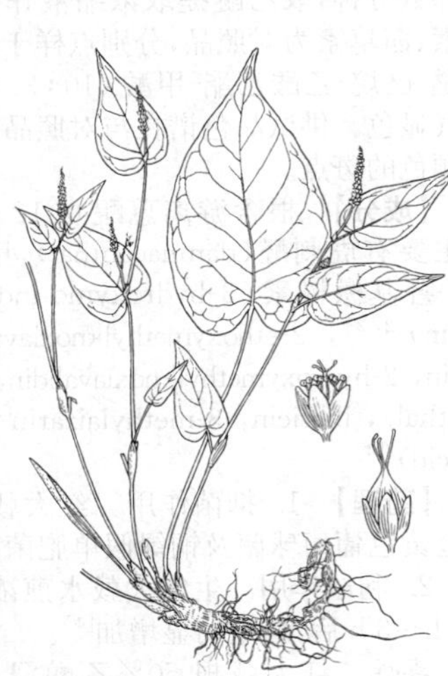

支柱蓼

生于中山区的林下或潮湿地方，常见于黄沙泥中。分布于河北、山西、浙江、江西、河南、湖北、湖南、四川、贵州、陕西、甘肃等地。

【采收加工】 9～10 月采挖根茎，晾干。

【药材】 红三七 *Rhizoma Polygoni Suffulti* 主产于湖北、陕西等地。

性状 根茎呈结节状，平直或稍弯曲，长 2～9 cm，直径 0.5～2 cm。表面紫褐色或棕褐色，有 6～10 节，每节呈扁球形，外被残存叶基，并有残留细根及点状根痕。有时两节之间明显变细延长，习称过江枝。质硬，易折断，折断面近圆形，浅粉红色或灰黄色，近边缘处有 12～30 个黄白色维管束，排成断续的环状。气微，味涩。

鉴别 (1) 根茎横切面：木栓层甚薄，1～3 列木栓细胞。皮层窄，维管束外韧型，10～20 余个不规则环状排列；韧皮部较窄，细胞排列紧密；形成层不明显；木质部导管多单个散在或数个成群，木纤维近方形至六角形。髓部宽广。本品薄壁细胞含淀粉粒及草酸钙簇晶，另含少量树脂状物。

(2) 取本品粉末约 0.5 g，加水 4 ml，微热，滤过。取滤液 1 ml，加三氯化铁试剂 1 滴，即有蓝黑色沉淀。稍振摇后，滤液即呈茶蓝色(检查鞣质)。

【成分】 支柱蓼根茎中含蒽醌类：大黄素(emodin)，大黄酸(rhein)，大黄酚(chrysopharol)及大量鞣质[1]。

【药性】 苦，涩，凉。

1.《四川中药志》1960 年版："性平，味涩，无毒。"

2.《陕西中草药》："味苦、涩，性凉。"

【功用主治】 散瘀，止血，行气，除湿。主治跌打伤痛，外伤出血，吐血，便血，崩漏，月经不调，赤白带下，湿热下痢。

1.《四川中药志》1960 年版："散血行气，治跌打损伤及五劳七伤。"

2.《贵州民间药物》："治胃痛，化瘀血，治红白痢，脱肛。"

3.《陕西中草药》："收敛止血，活血调经，止痛生肌。主治跌打损伤，外伤出血，便血，崩漏，月经不调，淋症，白带，红白痢疾，大骨节病，劳伤。"

【用法用量】 内服：煎汤，9～15 g；研末，6～9 g；或浸酒。外用：研末调敷。

【选方】 1. 治跌打损伤 支柱蓼根茎去细根，晒干研粉。每次服 21～24 g，晚饭前用，黄酒吞服，每日 1 次。

2. 治肺痨咯血 支柱蓼 12 g，土马鬃 6 g，石耳子 9 g。水煎服。

3. 治血崩 支柱蓼 9 g，仙鹤草 30 g，楞树根皮 15 g，大枣 10 枚。水煎服。(1～3 方出自《湖南药物志》)

4. 治白带 螺丝三七 6 g。研细末，分装 2 个鸡蛋内(将蛋打一小孔，倒出蛋白少许，将药末装入，以纸封口)，放文火中烧熟。早晚空腹各吃 1 个。(《安徽中草药》)

5. 治红白痢 算盘七根 6 g，红茶花、野薏米根各 3 g。煎水兑红糖服，每日服 3 次。(《贵州民间药物》)

2060 红土子 hóng tǔ zǐ (《贵州民间药物》)

【异名】 红土子草、红清酒缸、过路青(《贵州民间药物》)，蚍子草、路边青(《全国中草药汇编》)。

【基原】 为豆科长柄山蚂蝗属植物四川长柄山蚂蝗的全株。

【原植物】 四川长柄山蚂蝗 *Podocarpium podocarpum* (DC.) Yang et Huang var. *szechuenense* (Craib) Yang et Huang [*Desmodium szechuenense* (Craib) A. K. Schindl.] 又名：四川山蚂蝗、比子草(《中国高等植物图鉴》)。

小灌木，高约 1 m。叶柄有疏毛；托叶狭披针形，先端急尖；三出复叶，顶生小叶披

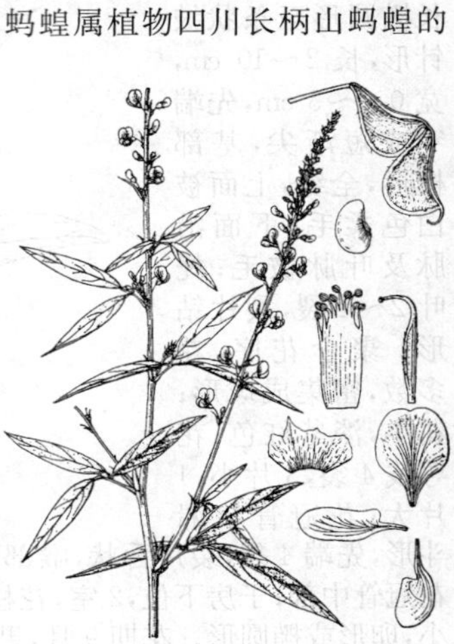

四川长柄山蚂蝗

胞或 PBMC 合用可显著增强对膀胱肿瘤细胞株 EJ 和原代肿瘤细胞的杀伤作用[15]。每日定时灌胃 HPS 150 mg/kg,连续 15 d,可使血清总胆固醇(Tch)及高密度脂蛋白胆固醇(HDL-C)明显降低[16]。

毒性　红芪毒性低,其水提取液给小鼠 1 次灌服或腹腔注射的 LD_{50} 分别为 63.6±3.4 g/kg 及 40.5±4.77 g/kg[8]。HPS 复合物给幼年小鼠灌服 20 g/kg 不引起死亡,50 mg/kg、150 mg/kg 连续 15 d 也未见死亡[3]。

【功用主治】　固表止汗,补气利尿,托毒敛疮。主治气虚乏力,食少便溏,久泻脱肛,便血,崩漏,表虚自汗,气虚浮肿,血虚萎黄,痈疽难溃难敛。

【用法用量】　内服:煎汤,9～30 g。

2058 红粉 hóng fěn (《中药志》)

【异名】　灵药(《外科大成》),三白丹(《张氏医通》),三仙散(《吴氏医方汇编》),小升丹、三仙丹(《疡医大全》),升丹(《药笈启秘》),红升(《外科传薪集》),小红升(《外科方外奇方》),升药(《药材资料汇编》)。

【基原】　为由水银、硝石、白矾或由水银和硝酸炼制而成的红色氧化汞。

【制法】　1. 传统法　原料为水银、硝石、白矾各 60 g。先将硝石、白矾研细拌匀,置铁锅中,用文火加热至完全熔化,放冷,使凝结。然后将水银洒于表面,用瓷碗覆盖锅上,碗与锅交接处用桑皮纸条封固,四周用黄泥密封至近碗底,碗底上放白米数粒。重新用火加热,先用文火,后用武火,至白米变成黄色时,再用文火继续炼至米变焦色。去火,放冷,除去封泥,将碗取下。碗内周围的红色升华物为"红升"(红粉),碗中央的黄色升华物为"黄升",锅底剩下的块状为"升药底"。

2. 合成法　原料为水银 500 g,硝酸 650～700 g。先将硝酸倒入耐酸容器内,再加水银,静置。待其反应至无棕红色烟雾出后,倒入不锈钢盘内。砂浴加热(温度控制在 100 ℃ 以下,使其分解),1～2 h 即得红色氧化汞。红色氧化汞亦有天然产出的矿石,称橙红石 *Montroydite*,广西有产,但很少见,也未见有药用报道。

黄升,为炼制红粉时碗盏中央的黄色升华物,呈片状或粉末状,黄色至橙黄色。功用主治与红粉基本相同。

【药材】　红粉 *Hydrargyri Oxydum Rubrum*　主产于河北、天津、湖北、湖南、江苏。

性状　本品为橙红色片状或粉状结晶,片状的一面光滑,略具光泽,另一面较粗糙,似附一层粉末,无光泽。粉末橙色。体重,质硬,性脆,片状者易折断,断面粗糙,常散有稀疏小细孔。无臭。遇光颜色逐渐变深。

鉴别　(1) 透射偏光镜下:粒径 0.005 mm 者,呈半自形或他形晶,可见有正三角形闪光晶体(示假等轴状);暗红色;正高突起。粒径≤0.5 mm 者,以半自形晶为主,可见有正方形闪光晶体,带亮黄的红色,看不到解理,似为另一类型转化物。部分颗粒见有假六方生长环的晶体;呈短柱状、六方板状,似有三组解理(理想晶为互垂直的两组);呈异常干涉色,不全消光。

(2) 取本品 0.5 g,加水 10 ml,搅匀,缓缓滴加适量的盐酸溶解。取溶液 1 ml,加氢氧化钠试液(呈碱性时),即生成黄色沉淀;取溶液 1 ml,调至中性,加碘化钾试液,即生成猩红色沉淀,能在过量的碘化钾试液中溶解;再以氢氧化钠试液碱化,加铵盐即生成红棕色的沉淀(检查汞盐)。

(3) X 线衍射:2.96(10),2.83(6),2.76(8),2.40(4),1.81(3),1.76(1),1.63(2),1.49(2),1.48(2)。

品质标志《中华人民共和国药典》2005 年版规定:本品含氧化汞(HgO)不得少于 99.0%。

【成分】　主要含氧化汞(HgO),另含硝酸汞〔$Hg(NO_3)_2$〕等[1]。

【药理】　1. 抗菌作用　红粉浓度 6×10^{-5} 在体外对常见化脓性细菌,如金黄色葡萄球菌、大肠杆菌有很强的杀菌作用,其杀菌效力比石炭酸大 100 倍以上。但由于红粉的配伍及炼制方法不完全相同,在药物成分、杀菌力和疗效上也有差别[1]。

2. 促进创口愈合　术后切口感染,创面用生理盐水棉球清拭干净,撒上一层薄薄的红粉,以灭菌敷料覆盖。待脓液减少、肉芽新生时,改用生理盐水纱条。与单纯使用利凡诺纱条的手术切口感染病例作比较,创口提前愈合,疗效有显著差异[2]。

3. 体内过程　切掉大鼠全层皮肤的 2 cm×2 cm 创面上撒布红粉干粉 4 h 后,血、脑、肝、肾等组织含汞量明显升高,内脏组织的含汞量随给药剂量增加而递增,以肾含汞量最多,其次为肝、血、脑。与对照组有显著性差异[3]。

毒性　红粉混悬液小鼠灌胃 LD_{50} 为 120.98±1.71 mg/kg,属中等毒性药物[3]。另有报告小鼠灌服氧化汞的 LD_{50} 为 22 mg/kg,大鼠为 18 mg/kg[4]。粗制氧化汞对人的致死量为 1～1.5 g,氧化汞人致死量为 0.1～0.7 g[5]。

【炮制】　原品入药。用时置乳钵内,加水少许,飞至极细,晒干,碾细。

饮片性状　为橙红色片状结晶或极细粉末,其余参见"药材"项。

贮干燥容器内,置阴凉干燥处,遮光,密闭,专库保存。遇强光及高热则变黑色,成剧毒品。

【药性】《疮疡外用本草》:"辛,热,燥,有大毒。"

【功用主治】　拔毒提脓,祛腐生肌,燥湿杀虫。主治痈疽,疔疮,梅毒,下疳,瘰疬,流注,一切恶疮肉暗紫黑,疮口坚硬,窦道瘘管,久不收口,以及湿疮,疥疮,顽癣。

1.《外科大成》:"治一切顽疮,及杨梅粉毒,喉疳,下疳,痘子毒。"

2.《吴氏医方汇编》:"治一切阳症腐烂太甚者。"

3.《疡医大全》:"提脓长肉。"

4.《沈氏经验方》:"治痈疽烂肉未清,脓水未净。"

5.《疡科心得集》:"治一切疮疡溃后,拔毒去腐,生新长肉,疮口坚硬,肉暗紫色。"

【用法用量】　外用:研极细末,单用,或与其他药配成散剂,或制成药捻插入疮口。

【宜忌】　本品有毒,不可内服。外用亦不宜大量持久使用。口眼附近及乳头脐中等部位不宜用。疮面过大时亦不宜用,以防中毒。撒于疮面,须薄匀,否则引起疼痛。

《疡科纲要》:"湿疮有水无脓及顽症恶肉不脱,或起缸口,或黑腐黏韧,久溃败疡,则别有应用药末,非此可愈。凡溃疡近口近目处弗用,乳头脐中、阴下疳弗用。"

【选方】　1. 拔毒祛脓脱腐　净红升二两,煅石膏四两,雄黄二钱(水飞),桃丹二钱。上为细末,研至无声。放膏药上贴之。(《内外验方秘传》九转丹)

2. 治下疳腐烂　升丹三分,橄榄炭三分,梅片一分。研极细末。麻油调敷,或干掺。(《药笈启秘》)

3. 治疥癣湿疹顽痒　三仙丹 1 g,硫黄 15 g,蛇床子

2057 **红芪** hóng qí《内蒙古中草药》

【异名】 纳洼善马、真盘子(《四川高原阿坝中草药》),岩黄芪、黑芪(《全国中草药汇编》)。

【基原】 为豆科岩黄芪属植物多序岩黄芪的根。

【原植物】 多序岩黄芪 *Hedysarum polybotrys* Hand.-Mazz.

多年生草本,高达1.5 m。主根粗长,圆柱形,外皮红棕色,长10～50 cm。叶互生;叶柄长;托叶披针形,基部连合;奇数羽状复叶,长达15 cm;小叶7～25,叶柄基部甚短;叶片长圆状卵形,长1～3.5 cm,宽5～11 mm,先端近平截或微凹,基部宽楔形,全缘,上面无毛,下面中脉被长柔毛。总状花序腋生,长5～8 cm,有花20～25,花梗丝状,被长柔毛;花萼斜钟形,被短毛,最下面1个萼齿较其余4齿长大;蝶形花冠,淡黄色;雄蕊10,9合1离,子房狭长形,具柄。荚果扁平,串珠状,有3～5节,边缘具窄翅,表面有稀疏网纹及短柔毛,每节有椭圆形种子1颗。花期6～8月,果期7～9月。

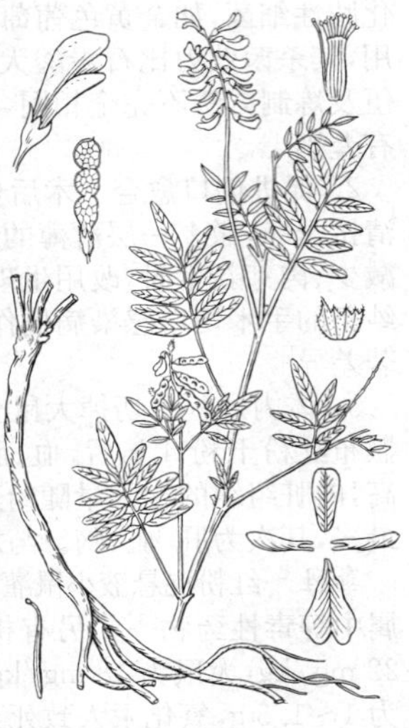

多序岩黄芪

生于海拔2 600 m以下的山坡石缝或灌木丛中。分布于内蒙古、甘肃、宁夏及四川西部。

【采收加工】 9～10月采挖,切去根头部及支根,晒干后打捆。

【成分】 根含黄酮类:(—)-1,3-二羟基-9-甲氧基紫檀烷(1,3-hydroxy-9-methoxypterocarpane),刺芒柄花素(formononetin),甘草苷元(liquiritigenin),异甘草苷元(isoliquiritigenin),3′,7-二羟基-4′-甲氧基异黄酮(3′,7-dihydroxy-4′-methoxy-isoflavone),芒柄花苷(ononin)[1],3′,4′,3,5,7-五羟基黄酮(3′,4′,3,5,7-pentahydroxyflavone)[2]。有机酸及其酯类:γ-氨基丁酸(γ-diaminobutyric acid)[3],琥珀酸(succinic acid),阿魏酸烷(基)酯(alkyl ferulate),香草酸(vanillic acid),3,4,5-三甲氧基桂皮酸甲基酯(3,4,5-trimethoxycinnamic acid methyl ester),4-甲氧基苯乙酸甲酯(benzeneacetic acid-4-methoxy-methy lester)[1],正十五烷酸甲酯(*n*-penta-decanoicacid methyl ester),棕榈酸甲酯(palmitic acid methyl ester),9,11-十八碳二烯酸甲酯(9,11-octadecadienoic acid methyl ester),亚麻酸甲酯(linolenic acid methylester),硬脂酸甲酯(stearic acid methylester),山萮酸甲酯(behenic acid methylester)[4],二十四烷酸(tetracosanoic acid),硬脂酸(stearic acid)[2],熊果酸(ursolic acid),阿魏酸二十四醇酯(lignoceryl ferulate),3,4,5-三甲氧基桂皮酸甲酯(methyl-3,4,5-trimethoxy-cinnamate)[5]。酚类:2,6-双叔丁基-4-甲基苯酚〔2,6-bis(1,1-dimethyl ethyl)-4-methyl phenol〕[4],(—)-驴食草酚〔(—)-vestitol〕[1]。此外,还含有5-羟基-2-(2-羟基-4-甲氧苯基)-6-甲氧基苯并呋喃〔5-hydroxy-2-(2-hydroxy-4-methoxyphenyl)-6-methoxybenzofuran〕,6-羟基-2-(2-羟基-4-甲氧苯基)-苯并呋喃〔6-hydroxy-2-(2-hydroxy-4-methoxyphenyl)-benzofuran〕,阿佛洛莫生(afromosin)[1],β-谷甾醇(β-sitosterol),1,7-二羟基-3,8-二甲氧基氧咕吨酮(1,7-dihydroxy-3,8-dimethoxyxanthone)[2],红芪多糖(HPS)[6],微量元素(硒等)[7]。

【药理】 1. 对免疫功能的影响 红芪具有显著的免疫促进作用,有效成分为HPS。红芪煎剂6 g/kg灌胃,可显著增强小鼠腹腔巨噬细胞的吞噬率和吞噬指数,并显著拮抗氢化可的松对吞噬功能的抑制,还能显著增强单核巨噬细胞系统(RES)对血中炭粒的吞噬廓清[1]。对于体液免疫,有报道红芪煎剂6 g/kg灌胃3 d,可显著降低鸡红细胞免疫所致小鼠溶血素抗体的生成[1]。红芪总皂苷(RHTS)能显著提高被环磷酰胺抑制的机体免疫功能,增加胸腺指数和脾脏指数,腹腔巨噬细胞(MΦ)的吞噬百分率和吞噬指数显著升高,红细胞的免疫黏附作用明显改善;胸腺细胞、红细胞和MΦ等细胞内CaM水平和这些细胞的免疫功能有显著相关性[2]。

2. 延缓衰老作用 果蝇试验表明,1% HPS的培养基可使雄、雌蝇平均寿命明显延长。降低小鼠、大鼠血浆过氧化脂质的含量,减少老年小鼠脾脏脂褐素含量,显著增强老年大鼠SOD活性[3,4]。用HPS 50 mg/kg或150 mg/kg灌服,可显著增强14月龄小鼠游泳耐力;还可增强老年小鼠对高温或低温的耐力,显著延迟小鼠死亡时间[3]。

3. 对心脏的影响 红芪水提物可明显降低蟾蜍离体心肌的收缩力,静脉给药可明显减慢家兔窦性心率,降低左心室压,血压明显降低,用普萘洛尔(心得安)阻断心肌β_1受体或切断心迷走神经及心交感神经其降低左心室压的作用仍存,减慢心率作用也不因阻断心肌β_1受体、切断迷走神经或交感神经而受影响[5~7]。

4. 镇静、镇痛及抗炎作用 红芪水提物腹腔注射可显著减少小鼠自发活动,8 g/kg腹腔注射还可协同巴比妥钠及水合氯醛的中枢抑制作用,明显增加其所致小鼠翻正反射消失鼠数[8];显著提高热板法试验中小鼠的痛阈,明显减少醋酸所致小鼠扭体次数。对于5-HT和组胺所致皮肤毛细血管通透性增高,红芪水提取物腹腔注射时可显著抑制之,红芪还可显著抑制5-HT所致大鼠足肿胀及二甲苯所致小鼠耳壳炎性肿胀,对于大鼠棉球肉芽组织增生红芪也有显著抑制效果[9]。

5. 抗病原微生物作用 红芪具有一定抗病原微生物作用,从红芪中分得的抗菌成分为L-3-羟基-9-甲氧基紫檀烷[10]。红芪还有抗病毒作用,对于亲心肌柯萨奇B_3病毒(CVB_{3m})所致细胞病变,红芪水煎醇提取剂于6.25～25 mg/ml浓度范围无论是直接作用于病毒,或先感染后给药均有显著抑制作用[11,12]。

6. 其他作用 红芪醇提物可明显降低正常大鼠高切(80 s^{-1})和低切(20 s^{-1})下全血比黏度,红芪水提物可明显减轻正常大鼠体外血栓的干重,显著降低肾上腺素加冰水浴所致血瘀模型大鼠体外血栓湿重及干重,对血栓长度、全血黏度及血沉等指标有一定抑制趋势;两者均可明显降低番泻叶所致气虚血瘀模型大鼠血细胞比容,缩短其红细胞电泳速率;可剂量依赖性地抑制ADP引起的家兔血小板聚集[13]。HPS灌胃150 mg/kg对四氯化碳所致小鼠肝脏丙二醛含量升高有明显抑制作用;对D-半乳糖胺所致大鼠肝脏丙二醛含量升高亦有明显降低作用[14]。HPS与LAK细

个月为宜，对血压过高者则不宜使用红花[5]。

6. 治疗结节性红斑　用50％红花注射液10～15 ml，加入5％葡萄糖液250 ml中静滴，每日1次，10 d为1个疗程，一般2～3个疗程，每个疗程间隔7 d。使用注意：月经期停用，经净后再用；孕妇禁用；出凝血时间不正常者亦禁用。治疗结节性红斑326例，男56例，女270例；病程6 d～20年。结果：痊愈299例，显效15例，好转12例。有效率100％[6]。

7. 预防流行性出血热DIC　将流行性出血热发热期DIC阴性患者182例随机分为三组：红花泽兰组66例，双嘧达莫(潘生丁)组50例，对照组66例。前两组除一般治疗外，红花泽兰组给20％红花注射液及20％泽兰注射液各30 ml，加于10％葡萄糖20 ml，静脉推注，每日1次；潘生丁组给双嘧达莫0.1 g，口服，每日4次；对照组66例仅用一般治疗。治疗第三及第七日各做DIC诊断指标1次。两次化验结果表明：对照组出现DIC阳性者8例，双嘧达莫组3例，红花泽兰组无1例DIC阳性者。经统计学处理：红花泽兰组DIC发生率显著低于对照组($P<0.05$)；红花泽兰组DIC发生率虽较双嘧达莫组低，但没有显著差异($P>0.05$)[7]。

8. 治疗砸伤、扭伤所致的皮下充血、肿胀及腱鞘炎　取干红花按1％比例浸入40％乙醇中，时常摇动，为时1星期，待红花呈黄白色沉于瓶底后，纱布过滤。临用前加1倍蒸馏水稀释，将脱脂棉用酊剂浸湿外敷患处，再用绷带包扎，如果加热则效果更为显著。换药次数视伤处的轻重而增减。治砸伤、扭伤775例，痊愈347例，好转399例，无效29例。较轻病例2～3 d即可恢复，较重者敷药后3～5 d充血亦即消失。治腱鞘炎59例，痊愈18例，好转39例，无效2例[8]。

9. 治疗急慢性肌肉劳损　用红花制成5％的注射液，在病点或循经取穴注射。针头刺入后先行提插，待患者有酸麻胀感后再注入药液，每穴0.5～1 ml，每日或隔日1次，疗程视病情而定。观察132例，经治3～15次后，痊愈51例，显效49例，好转21例，无效11例，有效率91.7％。有的注射5～6次即愈，1年多未见复发。治疗中未发现不良反应，有的首次注射后有酸痛加重现象，以后逐渐减轻，一般仍继续治疗，不需使用辅助药物[9]。

10. 防治褥疮　红花30 g，浸泡在100 ml自来水中，冬季浸泡2 h，夏季浸泡30 min，待浸出液呈玫瑰红色后即可使用。用时每次取4 ml浸出液于手掌上，轻轻揉擦褥疮好发部位，每次揉擦10～15 min。观察506例，无1例发生褥疮及其他并发症[10]。

11. 治疗静脉炎　取红花、甘草各半研粉，用50％乙醇调匀后敷患处，外用纱布包扎，每日换药1次，干后可在纱布外再倒入少量乙醇加湿。外敷包扎均在1～3次后收效。治疗由四环素、红霉素等刺激性药物多次静脉注射后引起的局部静脉炎69例(上肢静脉55例，下肢静脉12例，额部静脉2例)，显效43例，有效26例[11]。

12. 治疗神经性皮炎　每次用5％红花注射液(红花50 g，共制1 000 ml)2～6 ml作局部封闭，3 d换1次。治疗70例，痊愈25例，好转35例，无效10例，有效率85.7％[12]。

13. 治疗扁平疣　每日用红花9 g，沸水冲泡(如泡茶叶)，饮用红色汁水，汁水饮完后可再次冲泡，反复至红色极淡为止，1 d内用完，次日重新冲泡。连续10 d为1个疗程，4个疗程无效者停用。观察36例，结果1个疗程治愈者2例，2个疗程治愈者18例，3个疗程治愈者12例，4个疗程治愈者1例，3例无效，治愈率为91.6％。治疗中，部分患者出现病变部位发红、发痒，丘疹明显凸起，有加重之趋势，但继续治疗，丘疹很快变平而消退。此现象系消退之先兆，不须停药[13]。

14. 治疗因注射引起的局部硬结肿块症　取干红花30 g，放入70％的乙醇100 ml中，密封浸泡1星期(时间越长越好)，滤去药渣，制成30％的红花消结酒。使用时用纱布或脱脂棉蘸药酒局部涂擦，每日2～3次，每次5 min。共治疗因注射出现局部硬结患者150例，一般硬结在3～7 d内完全消失，大块硬结也只用10～15 d即全部治愈[14]。

15. 治疗青少年近视眼　用10％红花眼药水滴眼，每日3次，每次1～2滴，每15 d为1个疗程，观察4个疗程，少数病例最长达9个月。共治疗253例(506只眼)，视力恢复正常率为7.5％，好转率为73.32％，有效率为80.83％，无效率为19.16％。屈光度越小、近视程度越轻者，视力增进得越多，且增加疗程对提高疗效有一定作用。另外对31例(62只眼)点眼治疗后眼血流改变进行观察，测定出点药30 min后及每日3次、每次1～2滴点眼，1个月后眼血流变化，结果平均波幅值增加18.60％[15]。

16. 治疗突发性耳聋　用红花注射液2～4 g，肌内注射，每日3次，8～10 d为1个疗程。疗程间停止肌注3～5 d，改用口服，妇女经期暂停药。治疗感音神经性耳聋20例。疗程最短者8 d，最长者60 d；治疗1个疗程者3例，2个疗程者9例，3个和4个疗程者各4例。结果痊愈6例，显效3例，进步5例，无效6例。年轻者疗效较年迈者为佳[16]。

17. 治疗胃溃疡　红花60 g，大枣10枚，蜂蜜60 g。先将红花、大枣加水400 ml，文火煮至200 ml，去红花加入蜂蜜。每日空腹服200 ml(喝汤吃枣)，连服20 d为1个疗程，直至治愈。共治50例，结果治愈39例，进步11例[17]。

【各家论述】　1.《本草衍义补遗》："多用破留血，少用养血。"

2.《本草蒙筌》："多用则破血通经，酒煮方妙；少用则入心养血，水煎却宜。"

3.《本草汇言》："红花，破血、行血、和血、调血之药也。主胎产百病，因血为患；或血烦血晕，神昏不语；或恶露抢心，脐腹绞痛；或沥浆难生，蹊踀不下；或胞衣不落，子死腹中，是皆临产诸证，非红花不能治。若产后血晕，口噤指搦；或邪入血室，谵语发狂；或血闷内胀，僵仆如死，是皆产后诸证，非红花不能定。又如经闭不通而寒热交作，或过期腹痛而紫黑淋漓，或跌扑损伤而气血瘀积，或疮疡痛痒而肿溃不安，是皆气血不和之证，非红花不能调。"

4.《本草经疏》："红蓝花，乃行血之要药。其主产后血晕口噤者，缘恶血不下，逆上冲心，故神昏而晕及口噤。入心入肝，使恶血下行，则晕与口噤自止。腹内绞痛，由于恶血不尽，胎死腹中，非行血活血则不下；瘀行则血活，故能止绞痛，下死胎也。凡虫药之毒，必伤血分，此药能行血，血活则毒可解。"

5.《药品化义》："红花，善通利经脉，为血中气药，能泻而又能补，各有妙义。若多用三四钱，则过于辛温，使血走散。若少用七八分，取其味辛以疏肝气，色赤以助血海，大补血虚，此其调畅而和血也；若止用二三分，入心取其色赤以配心血，又借辛味解散心经邪火，令血调和，此其滋养而生血也；分量多寡之义，岂浅鲜哉。"

痛，中风偏瘫，斑疹。

1.《新修本草》："治口噤不语，血结，产后诸疾。"

2.《开宝本草》："主产后血运口噤，腹内恶血不尽，绞痛，胎死腹中，并酒煮服。亦主蛊毒下血。"

3.《珍珠囊》："入心养血。"

4.《本草蒙筌》："惟入血分，专治女科。喉痹噎塞不通，捣取生汁旋咽。"

5.《纲目》："活血，润燥，止痛，散肿，通经。"

6.《本草汇言》："活男子血脉，行妇人经水。"

7.《本草正》："达痘疮血热难出，散斑疹血滞不消。"

8.《本经逢原》："治小儿聤耳，解痘疗毒肿。"

【用法用量】 内服：煎汤，3～10 g。养血和血宜少用；活血祛瘀宜多用。

【宜忌】 孕妇及月经过多者禁服。

1.《本草经疏》："本行血药也，血晕解、留滞行即止，过用能使血行不止而毙。"

2.《得配本草》："产后勿宜用。"

3.《陕西中药志》："无瘀滞及孕妇忌用。"

【选方】 1. 治女子经脉不通，如血膈者　好红花（细擘）、苏枋木（捶碎）、当归等分。吹咀。每用一两，以水一升半，先煎花、木，然后入酒一盏并当归再煎。服半升，分两服，空心，食前，温服。（《朱氏集验方》红花散）

2. 治痛经　红花 6 g，鸡血藤 24 g。水煎调黄酒适量服。（《福建药物志》）

3. 治逆经咳嗽气急　红花、黄芩、苏木各八分，天花粉六分。水煎空心服。（《竹林女科》红花汤）

4. 治堕胎恶血下泄，内逆奔心，闷绝不省人事　红蓝花（焙）、男子发、陈墨、血竭、蒲黄等分为末。每服二三钱，童便、酒调服。（《医级》红蓝散）

5. 治产后血晕心烦闷　红蓝花二两，紫葛一两，芍药一两。上粗捣筛。每服五钱，水一盏半，煎至八分，去滓后再入生地黄汁半合，更煎六七沸，温服不拘时。（《普济方》红蓝花汤）

6. 治吐血　红花一两，诃黎勒（兼核生用）三枚，川朴硝五两。上件药，捣粗罗为散。每服三钱，以酒半中盏，水半中盏，煎至六分去滓，入赤马通一合，不计时候温服。（《圣惠方》红花散）

7. 治妇人血积癥瘕，经络涩滞　川大黄、红花各二两，虻虫（去翅足）十个。上取大黄七钱，醋熬成膏，和药丸如梧桐子大。每服五七丸，食后温酒下，日三服。（《济阴纲目》大红花丸）

8. 治跌打及墙壁压伤　川麻一分，木香二分，红花三分，甘草四分。均生用，研末，黄酒送下。（《急救便方》）

9. 治噎嗝　红花（端午采头次者，无灰酒拌，湿瓦上焙干）、血竭（瓜子样者为佳）各等分。上为细末，用无灰酒一小盅入药在内，调匀，汤炖热徐徐咽下。初服二分，次日服三分或四分，三日服五分。（《简便单方》）

10. 治子宫颈癌　红花、白矾各 6 g，瓦松 30 g。水煎，先熏后洗外阴部，每日 1～2 次，每次 30～60 min，下次加热后再用，每剂药可反复应用 3～4 d。〔《上海中医药杂志》1984，(9)：9〕

11. 治肿毒初起，肿痛不可忍者　用红花、川山甲（炒）各五钱，归尾三钱，黄酒二盅，煎一盅。调阿魏五分，麝香五厘服。（《外科大成》）

12. 治赤游肿半身红，渐渐展引不止　以红蓝花末，醋调敷之。（《小儿卫生总微论方》）

13. 治聤耳，累年脓水不绝、臭秽　红花一分，白矾一两（烧灰）。上件药，细研为末，每用少许，纳耳中。

14. 治咽喉闭塞不通，须臾欲死　取红蓝花，捣绞取汁一升，渐渐服，以瘥为度。如冬月无湿花，可浸干者，浓绞取汁，如前服之。（13、14 方出自《圣惠方》）

【临床报道】 1. 治疗冠心病　以 50%红花注射液治疗。红花注射液用法有 3 种：①2.5～5.0 ml 肌注，每日 1～2 次。②2.5～5.0 ml 加于 10%～50%葡萄糖 40 ml 中静注，每日 1～2 次。③5.0～20 ml 加于 5%～10%葡萄糖液 250～500 ml 静脉滴注，每日 1 次。一般以应用①、③两种方法为多。10～14 d 为 1 个疗程，如进行第二、第三个疗程需间隔数日，或连续应用，一般均在 1 个月左右，少数长达 3 个月左右。如有严重合并症给予对症治疗。治疗 100 例，症状改善总有效率 84.72%；心绞痛改善有效率 80.7%；心电图改善有效率 66%，对 ST 段下移的复位及 T 波的改善比较明显。合并高血压者应用后，不需服降压药，血压能维持在正常水平。治疗中，有 7 例出现副作用，其中 4 例全身皮肤发红，胸、背部皮肤出现红色皮疹；2 例在用药后感到头晕；1 例有短暂黄视。上述副作用在停药几日后随之消失，继续应用未再出现[1]。

2. 治疗期前收缩　红花、苦参、炙甘草。配伍比例为 1∶1∶0.6 之浸膏片，每片重 0.5 g，每次服 3 片。经治 45 例，显效 15 例，有效 18 例，无效 12 例。以室性和房性期前收缩疗效较好[2]。

3. 治疗脑血栓　用 50%红花注射液 15 ml（含生药 75 g）加入 10%葡萄糖 500 ml 中静脉滴注，每日 1 次，15 次为 1 个疗程。对照组以 4%碳酸氢钠 100 ml 加入 10%葡萄糖 500 ml 中静脉滴注，每日 1 次，15 次为 1 个疗程。两组患者同时口服烟酸，剂量相同，其间均不用其他治疗。以各自 1 个疗程前、后症状比较判断疗效结果。结果，用红花注射液治疗的 137 例，总有效率 94.2%；碳酸氢钠治疗的 50 例，总有效率 72%，两组比较，有非常显著差异（$P < 0.01$）。红花注射液对轻、中症患者治愈率比碳酸氢钠优越，两组比较有非常显著差异（$P < 0.01$）；对重症患者，两组疗效均不明显。红花注射液的副作用有过敏性皮疹、月经过多和全身无力等[3]。

4. 治疗脑动脉硬化症　取 10%红花注射液 2 ml 加 10%葡萄糖 2 ml 混合注射于风府、哑门、风池三穴，每穴各注射 1 ml，3 d 注射 1 次，10 次为 1 个疗程，间隔 10 d 后如病情需要可进行第二、第三个疗程，为巩固疗效或预防性治疗可 7～10 d 注射 1 次。合并有冠心病者，结合用丹参、黄芪注射液穴注肺俞、心俞、膈俞，维生素 B_1 加普鲁卡因穴注内关、阿是穴；合并下肢动脉硬化者，结合用维生素 B_1 和维生素 B_{12} 加 10%葡萄糖穴注阳陵泉、足三里、承山等穴。共治疗脑动脉硬化症 110 例，其中随访的 60 例中显效 28 例，好转 30 例，不明显者 2 例[4]。

5. 治疗高血压脑溢血恢复期之偏瘫　用自制 50%红花提取液 15 ml，加入 10%葡萄糖 250 ml 中，静脉滴注，每日 1 次，14 次为 1 个疗程，疗程间隔 7～10 d。共治疗 25 例，其中重度偏瘫 14 例，中度 6 例，轻度 5 例。结果显效 6 例，进步 17 例，无效 2 例。另设对照组 25 例，口服维生素及用针灸、体育疗法等，结果显效占 5.3%，进步占 26.3%，无效占 68.4%。两组比较，治疗组疗效明显优于对照组。观察表明，使用红花对轻型脑溢血发病半个月后为宜，重型则 1

丙三醇-呋喃阿拉伯糖-吡喃葡萄糖苷〔propanetriol-α-L-arabinofuranosyl(1→4)-β-D-glucopyranoside〕[16]。还含有2，3，4，9-四羟基-1-甲基-H-吡啶［3.4-b］吲哚-3-羧酸（2，3，4，9-tetrahydro-1-methyl-H-pyrido［3.4-b］indol-3-carboxylic acid)，胸腺嘧啶-2-呋喃去氧核糖苷（thymine-2-desoxyribofuranoside)，乙基-α-D-呋喃来苏糖-丁香苷（ethyl-α-D-lyxofuranoside syringin)[6]。

【药理】 1. 对心血管系统的作用 (1)对实验性心肌缺血的作用 红花对实验性心肌缺血、心肌梗死或心律失常等动物模型均有不同程度的对抗作用。红花煎剂腹腔注射对垂体后叶素引起的大鼠或家兔的急性心肌缺血有明显的保护作用[1,2]，可使反复短暂阻断冠脉血流造成麻醉犬急性心肌缺血的程度减轻、范围缩小、心率减慢[3]。并保护急性心肌梗死区的“边缘区”而缩小梗死范围及降低边缘区心电图ST段抬高的幅度，从而改善缺血心肌氧的供求关系[4,5]。

(2)对血管、血压和微循环的作用 用含微量肾上腺素或去甲肾上腺素的乐氏液灌流血管，使动物离体血管平滑肌收缩保持一定的血管紧张性，红花注射液可使紧张性增高的豚鼠后肢和兔耳呈现血管扩张作用[6]。红花水提醇沉制剂动脉内给药，可增加麻醉犬股动脉血流量[7]。红花煎剂、水提液、提取的白色结晶体溶液及红花黄色素等对麻醉犬、猫或兔均有不同程度的降压作用。其作用迅速、短暂，并伴有呼吸兴奋。在大剂量时可致血压骤降、呼吸抑制而死亡[8]。从红花分离的丙三醇-呋喃阿拉伯糖-吡喃葡萄糖苷腹腔注射100 mg/kg，可使家兔收缩压降低10.3%[9]。对高分子右旋糖酐所致兔眼球结膜微循环障碍，红花黄色素及黄Ⅱ、Ⅲ(粗提物)有改善外周微循环障碍作用，使血流加速、毛细血管开放数目增加和血细胞聚集程度减轻[10]。

2. 抗凝血作用 大鼠灌服红花煎剂有明显延长血栓形成时间，缩短血栓长度和减轻重量的作用，血小板计数降低，聚集功能抑制，凝血酶原时间及白陶土部分凝血活酶时间延长[11]。红花黄色素在试管内能延长家兔血浆的复钙时间，家兔肌内注射红花黄色素能显著延长凝血酶原时间和凝血酶时间[12]。

3. 对血脂的作用 口服红花油可降低高胆固醇血症家兔的血清总胆固醇、总脂、三酰甘油及非酯化脂肪酸水平，并可降低大鼠血清胆固醇，但增加肝内脂质及胆固醇；恒河猴每日口服红花油5 g/kg，在第五个月时血清总胆固醇显著下降，主动脉斑块面积缩小，有明显逆转作用[13]。用4%红花油的普通饲料喂高胆固醇血症的小鼠30 d有降血清胆固醇和肝内胆固醇和三酰甘油的作用；用4%红花油和高脂饲料喂饲健康小鼠30 d则使血胆固醇明显升高[14]。

4. 对缺氧耐受能力的影响 红花注射液、醇提物、红花苷、红花黄色素能显著提高小鼠的耐缺氧能力[15~17]。红花浸出液腹腔注射对预防新生大鼠减压缺氧缺血后脑神经元的变性有强力的保护性[18]。

5. 对平滑肌的作用 红花能增强大鼠子宫肌电活动，从而兴奋子宫平滑肌细胞[19]。在摘除卵巢小鼠的阴道周围注射红花煎剂，可使子宫重量明显增加[20]。红花煎剂对肠管平滑肌的作用不很一致，但主要呈兴奋作用，也有的表现抑制作用[8,21]。另有报道红花对乙酰胆碱所致离体肠管痉挛有解痉作用[22]。

6. 免疫活性和抗炎作用 红花黄色素降低血清溶菌酶含量，腹腔巨噬细胞和全血白细胞吞噬功能；使空斑形成细胞(PFC)、脾特异性玫瑰花结形成细胞(SRFC)和抗体产生减少；抑制迟发型超敏反应(DHA)和超适剂量免疫法(SOI)诱导的抑制T细胞(Ts)细胞活化。体外，红花黄色素抑制[^{3}H]TdR掺入的T、B淋巴细胞转化，混合淋巴细胞(MLC)反应，白介素-2(IL-2)的产生及其活性[23]。红花注射液皮下注射能提高大鼠外周血淋巴细胞酸性α-醋酸萘酯酶(ANAE)检测的阳性百分率[24]。腹腔注射红花黄色素对甲醛性足肿胀，组胺引起的毛细血管通透性增加及棉球肉芽肿形成均有明显的抑制作用[25]。抗炎有效成分还含棕榈酸、肉豆蔻酸、月桂酸等[26]。

7. 对神经系统作用 腹腔注射红花黄色素550 mg/kg对醋酸诱发小鼠扭体反应抑制率为58.76%，并能增强巴比妥类及水合氯醛的中枢抑制作用。还能减少尼可刹米性惊厥的反应率和死亡率[25]。红花又能减轻脑组织中单胺类神经递质的代谢紊乱，使下降的神经递质恢复正常或接近正常[27]。体外和体内实验都表明红花黄色素能保护神经元免受损伤[28]。

8. 抗氧化作用 红花水提液可消除羟自由基，抑制自由基诱发的透明质酸解聚及小鼠肝匀浆脂质过氧化，且呈明显的量效关系[29,30]。

9. 其他作用 红花在试管内能抑制变形链球菌附着能力，菌斑形成量减少，细菌总蛋白亦下降，菌斑中胞外葡聚糖含量降低[31]。红花可显著提高小鼠的抗寒能力及游泳时的抗疲劳能力和在亚硝酸钠中毒缺氧时的抗缺氧能力，即“适应原”样作用。对预防婴鼠减压缺氧缺血后的脑神经元有强力的保护作用[32]。对于雌激素缺乏的大鼠，红花能促进其骨增长防止发生骨质疏松[33]。

毒性 红花煎剂腹腔注射LD_{50}为2.4±0.35 g/kg，灌胃为20.7 g/kg。中毒症状有委靡不振，活动减少，行走困难等[34]。红花黄色素的静脉注射LD_{50}为2.35 g/kg[35]、腹腔注射5.4 g/kg和灌胃5.53 g/kg，当剂量增加至7 g/kg腹腔注射或9 g/kg灌胃时，小鼠则100%死亡。中毒症状为活动增加、行动不稳、呼吸急促、竖尾、惊厥、呼吸抑制死亡等[36]。

【炮制】 1. 红花 取原药材，除去杂质、花萼及花柄，筛去灰屑。

2. 炒红花 取净红花置锅内，用文火炒至略有焦斑时，取出放凉。

3. 红花炭 取净红花置锅内，用武火炒至红褐色，喷淋清水少许，灭尽火星，取出凉透。

4. 醋红花 取红花加醋喷匀后，置锅内，用文火炒至焦红色时，取出放凉。每红花100 kg，用醋20 kg。

饮片性状 红花参见“药材”项。炒红花形如红花，色泽加深，略有焦斑。红花炭形如红花，红褐色。醋红花形如红花，焦红色，略具醋气。

贮干燥容器内，醋红花密闭，置阴凉干燥处，防潮，防蛀。红花炭散热防复燃。

【药性】 辛，温。归心、肝经。

1.《开宝本草》：“味辛，温，无毒。”

2.《珍珠囊》：“苦，阴中微阳，入心。”

3.《雷公炮制药性解》：“入心、肝二经。”

4.《本草经解》：“入足厥阴肝经，手太阴肺经。”

5.《本草再新》：“入肝、肾二经。”

【功用主治】 活血通经，祛瘀止痛。主治血瘀经闭，痛经，产后瘀阻腹痛，胸痹心痛，癥瘕积聚，跌打损伤，关节疼

本植物的嫩叶苗（红花苗）及果实（红花子）亦供药用，另设专条。

【栽培】 生物学特性 适应性较强，喜温和干燥、阳光充足的气候，具一定耐寒、耐旱、耐盐碱能力，怕高温、高湿。以向阳高燥、土层深厚、中等肥力、排水良好的砂质壤土栽培为宜。忌连作，花期忌涝。前作以豆科、禾本科作物为好，可与蔬菜间作。

繁殖方法 用种子繁殖。选生长健壮，高度适中，分枝低而多，花序多，管状花橘红色，无病虫害的植株作留种植株。播种前一般用52～54 ℃温水浸种10 min，转入冷水中冷却，取出晾干后播种。亦可用退菌特或多菌灵可湿性粉剂按种量的0.3%拌种后，放塑料袋内闷1～2 d，再行播种。播种期南方10月中旬至11月初，北方3～4月，宜早不宜迟。穴播或条播。穴播按行株距40 cm×25 cm开穴，穴深6 cm，每穴播种5～6颗；条播按行距40 cm开条沟，沟深5～6 cm，将种子均匀播入沟内，覆土，稍加镇压。

田间管理 苗具3枚真叶时间苗，每穴留苗2～3株。苗高8～10 cm时定苗，每穴留苗1株。生长期需中耕除草3次，结合追肥培土。施肥应施足基肥，早施春肥，重施抽薹肥。基肥施用完全腐熟的堆肥或厩肥。苗期追施两次粪肥，3～4月施人粪尿及过磷酸钙，4月上旬现蕾时施硫酸铵、过磷酸钙；开花前用1%的尿素、3%过磷酸钙浇施，亦可根外追肥，用0.1%～0.3%磷酸二氢钾单一或混合喷施，可促使花蕾多而大。苗期和开花期遇旱，需要浇水保持土壤一定的湿度；多雨季节要及时开沟排水。抽薹后摘除顶芽，促使分枝和花蕾增多，如栽培过密或土地瘠薄则不宜摘心去顶。

病虫害防治 红花炭疽病，可实行水旱轮作；发病时可用代森锌500～600倍或可湿性甲基托布津500～600倍液喷射。锈病，高湿期易发病，应选地势高燥处实行轮作，种子进行消毒；发病时喷15%粉锈宁500倍液。红花枯萎病，可用50%甲基托布津1 000倍液浇灌或50%多菌灵500～600倍液灌根部。另有菌核病等为害。虫害有红花实蝇，用90%敌百虫800倍液喷射。红花指管蚜，现用食蚜蝇作天敌进行防治。

【采收加工】 5月底至6月中、下旬盛花期，分批采摘。选晴天，每日早晨6～8时，待管状花充分展开呈金黄色时采摘，过迟则管状花发蔫并呈红黑色，收获困难，质量差，产量低。采回后放在白纸上在阳光下干燥；或在阴凉通风处阴干；或用40～60 ℃低温烘干。

【药材】 红花 *Flos Carthami* 主产于河南、浙江、四川等地，以四川、河南产量最大。

商品规格 一等，表面深红色、鲜红色、微带黄色，质柔软。二等，表面浅红，暗红或淡黄色。

性状 为不带子房的筒状花，长1～2 cm。表面红黄色或红色。花冠筒细长，先端5裂，裂片呈狭条形，长5～8 mm；雄蕊5，花药聚合成筒状，黄白色；柱头长圆柱形，顶端微分叉。质柔软。气微香，味微苦。

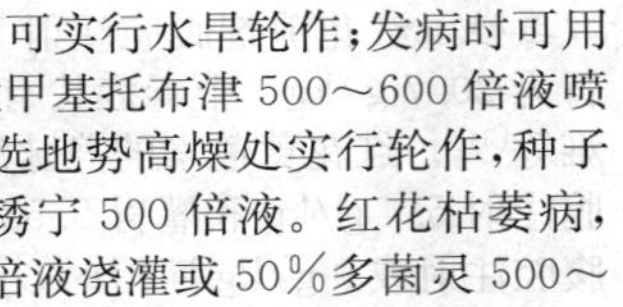

红花（管状花）外形

鉴别 (1) 粉末特征：粉末橙黄色。花冠、花丝、柱头碎片多见，有长管道状分泌细胞，常位于导管旁，直径约至66 μm，含黄棕色至红棕色分泌物。花冠裂片顶端表皮细胞外壁突起呈短绒毛状。柱头及花柱上部表皮细胞分化成圆锥形单细胞毛，先端尖或稍钝。花粉粒类圆形、椭圆形或橄榄形，直径约至60 μm，具3个萌发孔，外壁有齿状突起。草酸钙方晶存在于薄壁细胞中，直径2～6 μm。

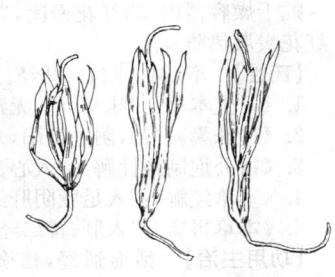

(2) 取本品1 g，加70%乙醇10 ml，浸渍。倾取浸出液，于浸出液内悬挂一滤纸条，5 min后把滤纸条放入水中，随即取出，滤纸条上部显淡黄色，下部显淡红色（检查红花苷）。

品质标志 《中华人民共和国药典》2005年版规定：照分光光度法，本品80%丙酮溶液的浸出液在518 nm波长处测定吸收度，不得低于0.20（红色素）；照高效液相色谱法测定，本品含羟基红花黄色素A（$C_{27}H_{30}O_{15}$）不得少于1.0%；含山柰素（$C_{15}H_{10}O_6$）不得少于0.050%。

【成分】 花含黄酮类化合物：红花苷（carthamin），前红花苷（precarthamin），红花黄色素（safflow yellow）A及B[1~3]，红花明苷（safflomin）A[4]，6-羟基山柰酚（6-hydroxykaempferol），山柰酚-3-葡萄糖苷（kaempferol-3-glucoside），槲皮素-7-葡萄糖苷（quercetin-7-glucoside），山柰酚-3-芸香糖苷（kaempferol-3-rutinoside）[5]，槲皮素3-O-β-半乳糖苷（quercetin-3-O-β-galactoside）[6]，刺槐素7-O-β-D-呋喃芹糖（1‴→6″）-O-β-D-吡喃葡萄糖苷〔acacetin 7-O-β-D-apiofuranosyl-(1‴→6″)-O-β-D-glucopyranoside〕，山柰酚-7-O-β-D-葡萄糖苷（kaempferol-7-O-β-D-glucopyranoside），刺槐素7-O-α-L-吡喃鼠李糖苷（acacetin 7-O-α-L-rhamnopyranoside），刺槐素（acacetin）[7]。查耳酮：tinctorimine[8]，cartorimin[9]。多酚类：绿原酸（chlorogenic acid），咖啡酸（caffeic acid），儿茶酚（catechol），焦性儿茶酚（pyrocatechol），多巴（dopa）[1]。还含挥发性成分80余种，主要有：马鞭烯酮（verbenone），桂皮酸甲酯（methyl cinnamate），丁香烯（caryophyllene），(E)-β-金合欢烯〔(E)-β-farnesene〕，β-紫罗兰酮（β-ionone），β-芹子烯（β-selinene），二氢猕猴桃内酯（dihydroactinidiolide），1-十五碳烯（1-pentadecene），δ-荜澄茄烯（δ-cadinene），丁香烯环氧化物（caryophyllene epoxide），(Z、Z)-1，3，11-十三碳三烯-5，7，9-三炔〔(Z、Z)-1，3，11-tridecatriene-5，7，9-triyne〕，(Z、Z)-1，8，11-十七碳三烯〔(Z、Z)-1，8，11-heptadecatriene〕，1，3，11-十三碳三烯-5，7，9-三炔（1，3，11-tridecatriene-5，7，9-triyne）的(Z、E)和(E、E)的两种异构体，(E)-1，11-十三碳二烯-3，5，7，9-四炔〔(E)-1，11-tridecadiene-3，5，7，9-tetrayne〕，1，3-十三碳二烯-5，7，9，11-四炔（1，3-tridecadiene-5，7，9，11-tetrayne）有(E)和(Z)两种异构体，(E、E)-1，3，5-十三碳三烯-7，9，11-三炔〔(E、E)-1，3，5-tridecatriene-7，9，11-triyne〕，3-甲基丁酸-(E、Z)-2，8-癸二烯-4，6-二炔-1-醇酯〔(E、Z)-2，8-decadiene-4，6-diyn-1-yl 3-methyl butyrate〕[10]，6S，8R-正27烷烃-6，8-二醇（6S，8R-C_{27}-alkane-6，8-diols），6S，8R-正29烷烃-6，8-二醇（6S，8R-C_{29}-alkane-6，8-diols）等[11]。又含16种氨基酸，其中含量最高的是赖氨酸，含量最少的是带有苯环的和含硫的氨基酸[12]。脂肪酸类：棕榈酸（palmitic acid），肉豆蔻酸（myristic acid），月桂酸（lauric acid）[13]，α，γ-二棕榈酸甘油酯（α，γ-dipalmitin），油酸（oleic acid），亚油酸（linoleic acid）[14]。另含红花多糖，系由葡萄糖、木糖、阿拉伯糖与半乳糖（galactose）以β-链联接的一种多糖[15]。又含具降血压作用的

者有较好的降血压作用[1]。红曲能显著降低血清总胆固醇(TC)、总三酰甘油(TG),并显著升高高密度脂蛋白胆固醇(HDL-C)。红曲能够显著升高红细胞变形指数(IDEI),降低红细胞聚集指数(AI)、血小板黏附率(PADT)、$5S^{-1}$切变率下全血黏度[2]。

2. 抑菌作用　红曲能产生抗菌活性物质,对芽胞杆菌属、链球菌属、假单胞菌属等有抑菌活性,其抗菌活性是由梦那玉红、潘红胺两种色素产生的。红曲不抑制大肠杆菌、枯草芽胞杆菌、干酪乳杆菌等菌[3,4]。

3. 其他作用　红曲发酵后可分离到辅酶 Q_{10}[5],辅酶 Q_{10} 又名癸烯醌,是细胞代谢及细胞呼吸的激活剂,能改善线粒体呼吸功能,促进氧化磷酸化反应。它本身又是细胞自身产生的天然氧化剂,能抑制线粒体的过氧化,有保护生物膜结构完整性的功能。对免疫有非特异的增强作用,能提高吞噬细胞的吞噬率,增加抗体的产生,改善T细胞功能[6]。

【炮制】 取原药材,筛净灰屑,拣去杂质。

饮片性状　为不规则的颗粒,形如碎米,外表棕红色,质脆,断面粉红色,微有酸气,味淡。

贮干燥容器内,置阴凉通风处。

【药性】 甘,温。归肝、脾、大肠经。

1.《饮膳正要》:"味甘,平。无毒。"

2.《纲目》:"甘,温。"

3.《本草经解》:"入足厥阴肝经,足太阴脾经。"

4.《得配本草》:"入足阳明、太阴经血分。"

5.《要药分剂》:"入脾、胃、大肠三经。"

【功用主治】 活血化瘀,健脾消食。主治产后恶露不尽,瘀滞腹痛,跌打损伤,食积饱胀,赤白下痢。

1.《饮膳正要》:"健脾,益气,温中。"

2.《本草衍义补遗》:"活血消食,健脾暖胃,赤白痢下水谷。"

3. 吴瑞:"酿酒,破血行药势,杀山岚瘴气,治打扑伤损。"(引自《纲目》)

4.《纲目》:"治女人血气痛及产后恶血不尽,擂酒饮之良。"

5.《本草备要》:"入营而破血,燥胃消食,活血和血。治跌打损伤。"

6.《医林纂要》:"解生冷物毒。"

【用法用量】 内服:煎汤,6～15 g;或入丸、散。外用:适量,捣敷。

【宜忌】 脾阴不足、内无瘀血者慎服。

1.《本草经疏》:"无积滞者勿用,又善破血,无瘀血者禁使。"

2.《本草从新》:"忌同神曲。脾阴虚,胃火盛者勿用。能损胎。"

【选方】 1. 治妇女血气痛　红曲 6 g。水煎,热酒服,每日 3 次。

2. 治跌打损伤　红曲 6 g,铁苋菜 31 g。水煎服,1 次服完,每日 3 次。

3. 治饮食停滞,胸膈满闷,消化不良　红曲 9 g,麦芽 6 g,山楂 9 g。水煎服,每日 2 次。(1～3 方出自刘波《中国药用真菌》)

4. 治心腹作痛　赤曲、香附、乳香等分。为末,酒服。(《摘玄方》)

5. 去三焦湿热,治泄泻,兼治产后腹痛或自利者,亦治血痢　六一散一料,红曲(炒)半两(活血)又云二两半。上为末,饭丸,梧子大。每服五七十丸,白汤下。(《丹溪心法》清六丸)

6. 治小儿吐逆频频,不进乳食,手足心热　红曲(年久者)三钱半,白术(麸炒)一钱半,甘草(炙)一钱。为末。每服半钱,煎枣子米汤下。(《纲目》引《经济(验)方》)

7. 治小儿头疮,因伤湿入水成毒,脓汁不尽　红曲嚼罨之,甚效。(《百一选方》)

【各家论述】 1.《本草经疏》:"红曲,消食健脾胃与神曲相同;而活血和伤,惟红曲为能,故治血痢尤为要药。得番降香、通草、鲮鲤甲、没药,治上部内伤,胸膈作痛,或怒伤吐血,和童便服有神效;同黄连、白扁豆、莲肉、黄芩、白芍、升麻、干葛、乌梅、甘草、滑石、橘红治带下有神;同续断、番降香、延胡索、当归、通草、红花、牛膝、没药、乳香治内伤瘀血作痛;同泽兰、牛膝、地黄、续断、蒲黄、赤芍药治产后恶露不尽腹中痛。"

2.《本草求原》:"粳米饭加酒曲窨造,变为真红,能走营气以活血,燥胃消食。凡七情六欲之病于气以致血涩者,皆宜佐之。故治冷滞赤白痢、跌打损伤、经闭、产后恶血。"

2056 红花 hóng huā (《本草图经》)

【异名】 红蓝花(《金匮要略》),刺红花(《四川中药志》),草红花(《陕西中药志》)。

【基原】 为菊科红花属植物红花的花。

【原植物】 红花 *Carthamus tinctorius* L.　又名:黄蓝(《博物志》),红蓝(崔豹《古今注》),红花草(《履巉岩本草》),红花菜(《救荒本草》)。

越年生草本,高 50～100 cm。茎直立,上部分枝。叶互生;无柄;中下部茎生叶披针形、卵状披针形或长椭圆形,长 7～15 cm,宽 2.5～6 cm,边缘具大锯齿、重锯齿、小锯齿或全缘,稀羽状深裂,齿顶有针刺,向上的叶渐小,披针形,边缘有锯齿,齿顶针刺较长;全部叶质坚硬,革质,有光泽。头状花序多数,在茎枝顶端排成伞房花序,为苞叶所围绕;苞片椭圆形或卵状披针形,边缘有或无针刺;总苞片 4 层,外层竖琴状,中部或下部有收缢,收缢以上叶质绿色,边缘无针刺或有篦齿状针刺,收缢以下黄白色;中内层硬膜质,倒披针状椭圆形至长倒披针形,长达 2.2 cm,先端渐尖;小花红色、橘红色,全部为两性,管状花,上部 5 裂,裂片几达檐部基部。雄蕊 5;雌蕊 1,柱头 2 裂。瘦果倒卵形,乳白色,有 4 棱,无冠毛。花、果期 5～8 月。

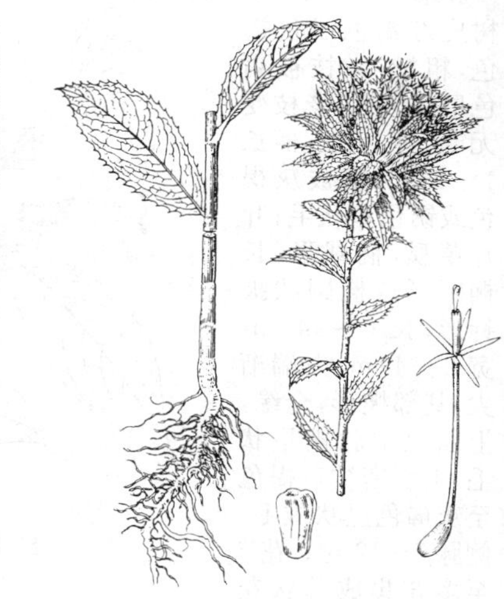

红　花

我国华北、东北、西北及浙江、山东、四川、贵州、西藏等地广泛栽培。

病出血。”

【用法用量】 内服：煎汤，6～9 g，鲜品 15～60 g；或捣汁。外用：研末调敷；或鲜品捣敷。

【选方】 1. 治风湿性关节痛 小叶买麻藤、三桠苦各 15 g，两面针 9 g。水煎服。

2. 治腰痛 小叶买麻藤、葫芦茶各 60 g。水煎服。（1、2 方出自《福建药物志》）

3. 治筋骨酸软 小叶买麻藤、五加皮各 9 g，千斤拔 30 g。水煎服。（《全国中草药汇编》）

4. 治骨折 鲜接骨藤适量捣烂，酒炒，复位后热敷包扎，固定，每日换药 1 次。（《全国中草药新医疗法展览会资料选编》）

5. 治溃疡病出血 小叶买麻藤 100 g，水煎浓缩至 40 ml。每次 20 ml，每日 2 次。（《全国中草药汇编》）

【临床报道】 治疗慢性气管炎 ①取买麻藤 120 g，水煎 2 次，混合浓缩成 60 ml，3 次分服，10 d 为 1 个疗程。治疗 90 例，近期控制 19 例，显效 27 例，好转 31 例，无效 13 例[1]。②用买麻藤 45 g，盐肤木干根或茎 30 g，制成糖浆或片剂，每日 3 次分服。治疗 196 例，结果近期控制 27 例，显效 50 例，好转 76 例，无效 43 例。将近半数病例在 3 d 内见效，绝大多数在 10 d 内见效。其止咳、化痰作用优于平喘，对中医辨证属于虚寒型者疗效较好。适当延长疗程可提高疗效。主要副作用为口干、头晕，还有视力模糊、鼻咽干燥、胃痛等[2]。

2054 红皮 hóng pí（《贵州草药》）

【基原】 为安息香科安息香属植物栓叶安息香的叶和根。

【原植物】 栓叶安息香 *Styrax suberifolius* Hook. et Arn. 又名：粘高树、赤血仔（《贵州草药》），灰包木（《广西药用植物名录》）。

乔木，高 4～20 m。树皮红褐色或灰褐色，粗糙，嫩枝被褐色星状绒毛，老枝变无毛。叶互生；柄长 1～2 cm，密被灰褐色或锈色星状毛；叶片革质，椭圆形、长椭圆形或椭圆状披针形，长 6～14 cm，宽 2～4 cm，先端渐尖，基部楔形，全缘，上面仅中脉被星状毛，下面密被黄褐色至灰褐色星状绒毛；侧脉 5～12 对。花 6 至多花集成总状花序或狭的圆锥花序，顶生或腋生；花序梗和花梗均密被星状毛；小苞片钻形，密被星状毛；花萼杯状，萼齿 5，三角形或波状；花白色，4～5 裂，无毛；雄蕊 8～10，较花冠稍短，花丝上部分离，下部联合成筒；子房密被毛，花柱与花冠近等长。果实近球形或卵状球形，成熟时 3 瓣开裂；花萼宿存，包围果实的基部。种子褐色。花期 3～5 月，果期 9～11 月。

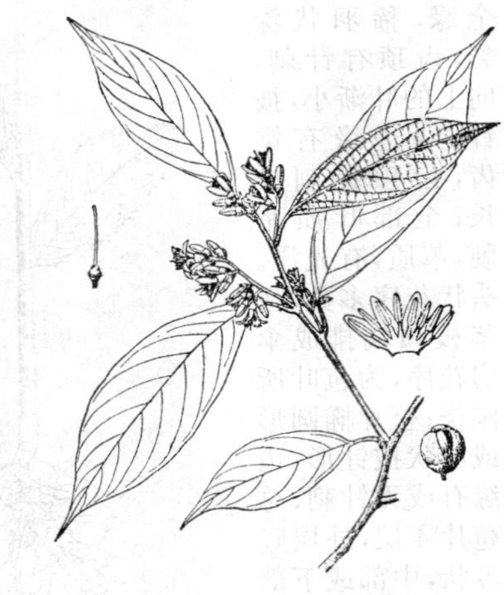

栓叶安息香

生于海拔 100～3 000 m 的山地、丘陵地常绿阔叶林中。分布于长江流域以南各地，西至四川、云南。

【采收加工】 7～10 月采收叶和根，根切片晒干。

【药性】 《贵州草药》：“性微温，味辛。”

【功用主治】 《贵州草药》：“祛风除湿，理气止痛。”

【用法用量】 内服：煎汤，3～10 g；或研末。外用：适量，煎水熏洗。

【选方】 1. 治风湿关节痛 粘高树叶煨水，熏洗患处。

2. 治胃气痛 粘高树根 3 g，研末，开水吞服。（1、2 方出自《贵州草药》）

2055 红曲 hóng qū（《饮膳正要》）

【异名】 赤曲（《摘玄方》），丹曲（《天工开物》），红米（《药材资料汇编》），福曲（《上海市饮片炮制规范》），红大米、红槽（刘波《中国药用真菌》）。

【基原】 为曲霉科红曲霉属真菌红曲霉寄生在粳米上而成的红曲米。

【原植物】 红曲霉 *Monascus purpureus* Went. 又名：紫色红曲霉（《常见与常用真菌》）。

菌丝体大量分枝，初期无色，渐变为红色，老后紫红色；菌丝有横隔，多核，含橙红色颗粒。成熟时在分枝的顶端产生单个或成串的分生孢子。分生孢子褐色，(6～9) μm×(7～10) μm。在另外菌丝顶端还产生橙红色单个的球形子囊壳（闭囊壳）；闭囊壳橙红色，近球形，直径 25～75 μm，内含多个子囊。子囊球形，含 8 个子囊孢子，成熟后子囊壁消失。子囊孢子卵形或近球形，光滑，透明，无色或淡红色，(5.5～6) μm×(3.5～5) μm。

此菌在自然界多存在于乳制品中，亦可用粳米作培养基进行人工培养，使之成红曲米。分布于河北、浙江、福建、江西、广东、台湾等地。

【药材】 红曲 *Fermentum Rubrum* 主产于江西、浙江、福建、广东、台湾。

性状 本品呈长卵形、类圆柱形或不规则形，略扁。表面紫红色或棕红色，凹凸不平，有的具浅纵、横纹理。质脆，易沿横纹理断开，断面平齐，边缘红色至暗红色，中部略凹，白色至浅红色。气特异，味淡、微甘。

鉴别 粉末特征：淡红色。菌丝有隔、多核，有分枝，紫红色。枝端可见单个或成串的分生孢子；分生孢子球形、椭圆形或梨形，褐色，(9～11) μm×(6～9) μm。枝端还可见单个类球形的橙红色子囊壳（闭囊壳），内有多数子囊，子囊内含 8 个子囊孢子；子囊孢子卵圆形或近球形，光滑，无色或淡红色，(5～6.5) μm×(3.5～5) μm。

【成分】 酶类：有糖化酶、麦芽糖酶、果胶酶等[1]，糊精化酶、α-淀粉酶、淀粉 1-4 葡萄糖苷酶、蛋白酶、羧肽酶等，其中的红曲酶葡萄糖淀粉酶有五种类型，分别为：E_1、E_2、E_3、E_4、E_5[2～5]。色素：潘红（rubropunctatin）、梦那玉红（monascorubrin）等 2 种红色色素，梦那玉（monascin）、安卡黄素（ankafl alvin）等 2 种黄色色素，潘红胺（rubropunctamine）、梦那天红胺（monascorubramine）等 2 种紫色色素[6]。红曲色素：红曲玉红素，红斑红曲素，红曲玉红胺，红斑红曲胺，安卡红曲黄素，红曲素。红曲多糖：半乳糖、葡萄糖、甘露糖[7]。红曲霉素的发酵产物中尚含有：麦角甾醇、硬脂酸、枸橼酸、琥珀酸、乳酸、草酸、醋酸核苷酵素及微量的乙醛、蚁酸、杂醇油、丙酮、3-羟基丁酮等[8～12]。

【药理】 1. 降压、降脂作用 红曲对低肾素高血压病患

长 5～10 mm；叶片狭椭圆形、长卵形或微呈倒卵状，有光泽，长 4～10 cm，宽 2.5～4 cm，先端急尖或渐尖而钝，基部宽楔形至微圆，侧脉斜伸，背面网脉明显。雌雄同株；球花排成穗状花序，常腋生，稀生枝顶；雄球花序不分枝或一次分枝，分枝三出或成两对，其上有 5～12 轮环状总苞，每轮总苞内有雄花 40～70；雌球花序多生于老枝上，每轮总苞内有雌花 5～8。种子核果状，长椭圆形或微呈倒卵形，无柄或近无柄，熟时假种皮红色。花期 4～6 月，果期 9～11 月。

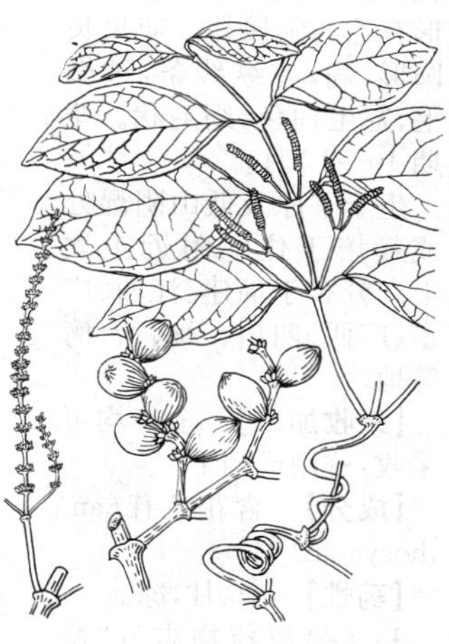

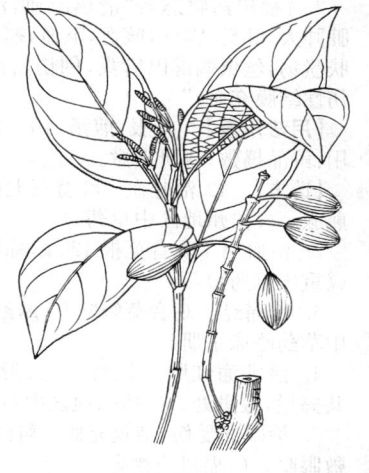

小叶买麻藤

生于海拔较低的干燥平地或湿润谷地的森林中，缠绕在大树上。分布于福建、江西、湖南、广东、广西等地。

2. 买麻藤 *G. montanum* Markgr.　又名：倪藤（《中国植物志》），白钻（《广西本草选编》），老熊果（《云南中药资源名录》）。

与小叶买麻藤的主要区别是：叶形较大，常呈长圆形，长 10～25 cm，宽 4～11 cm；雄球花序一至二回三出分枝，每轮总苞内仅有雄花 25～45；成熟种子具短柄；假种皮黄褐色或红褐色。

买 麻 藤

生于海拔 1 600～2 000 m 地带的森林中，缠绕于树上。分布于福建、广东、广西、海南、云南等地。

与买麻藤功效相同者尚有：① 垂子买麻藤 *G. pendulum* C. Y. Cheng　又名：藤子果（《云南中药资源名录》）。分布于广西、云南。② 短柄垂子买麻藤 *G. pendulum* C. Y. Cheng　f. *intermedium* C. Y. Cheng　分布于广西、贵州、云南、西藏等地。

【采收加工】 全年均可采收，鲜用或晒干。

【成分】 1. 小叶买麻藤茎含买麻藤素（gnetifolin）A[1]、B、C、D、E[2]、F[3]，异食用大黄素（isorhapontigenin），白藜芦醇（resveratrol）[1]，芹菜素（apigenin）[4]。

全株含生物碱：消旋去甲基衡州乌药碱盐酸盐（dl-demethyl coclaurine hydrochloride）[5]，(±)-N-甲基和乌胺〔(±)-N-methylhigenamine〕，(−)-N-甲基和乌胺-N-氧化物〔(−)-N-methylhigenamine-N-oxide〕，(±)-8-(对羟基苯)-2，3，10，11-四羟基原小檗碱〔(±)-8-(*p*-hydroxybenzyl)-2，3，10，11-tetrahydroxy-protoberberine〕等[4]。

2. 买麻藤茎含生物碱　2-羟基-3-甲氧基-4-甲氧基吡咯（2-hydroxy-3-methoxy-4-methoxycarbonylpyrrole），2-羟基-3-甲氧甲基-4-甲氧羰基吡咯（2-hydroxy-3-methoxymethyl-4-methoxycarbony-lpyrrole），2，3-二苯基吡咯（2，3-diphenylpyrrole），N，N-二甲基乙醇胺（N，N-dimethylethanolamine）[6]，还含有 3，4′-二羟基-4-甲氧基二苄醚（3，4′-dihydroxy-4-methoxydibenzylether），3，3′，4′-三羟基-4-甲氧基二苄醚（3，3′，4′-trihydroxy-4-methoxydibenzylether），异丹叶大黄素（isorhapontigenin），白藜芦醇，买麻藤醇（gnetol），异丹叶大黄素-3-β-D-葡萄糖苷（isorhapontigenin-3-O-β-D-glucopyranoside），买麻藤素 C、E[7]、M[8]，β-谷甾醇（β-sitosterol），胡萝卜苷（daucosterol）[9]，4′，5，7-三羟基-3′-甲氧基黄酮（4′，5，7-trihydroxy-3′-methoxyflavone），熊果酸（ursolic acid），二十四酸（tetracosanoic acid）。买麻藤挥发油中含 β-桉叶油醇（β-eudesmol），α-蒎烯（α-pinene），石竹烯氧化物（oxycarypohyllene），α-桉叶油醇，榄香醇（elemol），γ-桉叶油醇，α-蛇床烯（α-selinene），δ-荜澄茄烯（δ-cadinene），β-石竹烯（β-carypohyllene），香榧醇（torreyol），β-蒎烯，L-芳樟醇（L-linalool），β-榄香烯（β-elemene），莰烯（camphene），β-水芹烯（β-phellandrene），十六烷酸（hexadecanoic acid），β-蛇床烯等[10]。

【药理】 1. 平喘作用　小叶买麻藤乙醇提取物中分离的消旋去甲乌药碱在豚鼠整体肺溢流实验中，静注 0.1～0.2 mg/kg，能拮抗组胺、乙酰胆碱和 5-羟色胺所引起的支气管痉挛。消旋去甲乌药碱还有舒张豚鼠离体气管平滑肌的作用，并拮抗组胺所致的平滑肌收缩[1]。

2. 对心血管系统的作用　小叶买麻藤中买麻藤总碱、去甲乌药碱具有心脏兴奋作用，在 Langendroff 离体豚鼠心脏灌流装置中分别加入两药，30 s 内出现心肌收缩力增强、振幅增高、心率加快、冠脉流量稍有增加[1]。它们还有血管扩张作用，在离体兔的肾、后肢和耳灌流实验中，均能不同程度地增加灌流量，尤其以后肢血管更为明显。慢性肾性高血压犬，口服小叶买麻藤醇提取物 3 g/kg，有一定的降压作用[2]。买麻藤总碱和去甲乌药碱给麻醉犬和豚鼠静脉注射均有明显的降压和使心率加快作用[1，2]。消旋去甲乌药碱作用强度约为异丙肾上腺素的 1/10，但后者的降压作用较为迅速和剧烈。等效剂量的消旋去甲乌药碱对心肌的损害较异丙肾上腺素为轻[3]。

3. 抗过敏作用　消旋去甲乌药碱能明显抑制抗原天花粉所致的小鼠被动皮肤过敏反应。大鼠肺溢流实验中，静注抗天花粉血清后，再用天花粉攻击，可见过敏性支气管收缩，使肺溢流增加。如在攻击前静注消旋去甲乌药碱则能抑制大鼠的被动肺过敏反应，再用天花粉攻击，不再发生肺溢流的变化[1]。

4. 抗蛇毒作用　小叶买麻藤醇提取物 100 g/kg 灌胃，对眼镜蛇毒中毒小鼠有保护作用，保护率为 53.3%[4]。

【药性】 苦，微温。

1. 广州部队《常用中草药手册》："味苦，性温。"

2. 《广西本草选编》："味淡、微苦，性平。"

【功用主治】 祛风除湿，散瘀止血，化痰止咳。主治风湿痹痛，腰痛，跌打肿痛，骨折筋伤，溃疡病出血，慢性气管炎，毒蛇咬伤。

1. 广州部队《常用中草药手册》："祛风去湿，活血散瘀。治风湿性腰腿痛，筋骨酸软，跌打损伤，毒蛇咬伤。"

2. 《全国中草药汇编》："化痰止咳。主治支气管炎，溃疡

爪参(《陕西中草药》),双肾草、走肾草(《贵州民间方药集》)。

【基原】 为兰科舌唇兰属植物舌唇兰的带根全草。

【原植物】 舌唇兰 *Platanthera japonica* (Thunb.) Lindl.[*Orchis japonica* Thunb.] 又名:阔叶长距兰(《全国中草药汇编》)。

陆生植物,高 50~60 cm。具粗厚的纤维根。茎直立,无毛。叶 3~6 枚;下部叶椭圆形或长圆形,先端钝或急尖,基部抱茎,最大的叶长达 16 cm,宽达 5 cm,上部的叶渐成苞片状,渐尖。总状花序长 10~15 cm,具 10~20 余朵花;苞片狭披针形,绿色;花大,初为白色,后变为淡黄色;中萼片卵形,兜状,急尖,侧萼片反折,斜卵形,急尖,和中萼片等长;花瓣条形,先端钝,稍短于中萼片,唇瓣不分裂,肉质;距丝状,比子房长,弧曲;子房细圆柱状,无毛。花期 5~6 月。

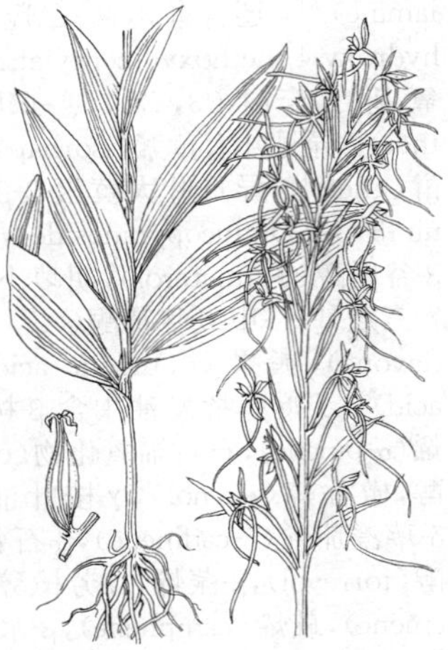

舌唇兰

生于海拔 800~3 500 m 的密林下草丛中、草坡上或沟谷阴湿处。分布于江西、河南、湖北、四川、贵州、云南、陕西、甘肃等地。

【采收加工】 5~7 月采收,鲜用或晒干。

【药性】《四川常用中草药》:"性平,味甘。"

【功用主治】 补气润肺,化痰止咳,解毒。主治病后虚弱,肺热咳嗽,虚火牙痛,毒蛇咬伤。

1.《四川常用中草药》:"能补气,补血;治病后气血虚弱,面黄无力。"

2.《陕西中草药》:"润肺,止咳,祛痰。主治肺热咳嗽,痰喘气壅。"

3.《浙江药用植物志》:"解毒。主治虚火牙痛,白带;外治毒蛇咬伤。"

【用法用量】 内服:煎汤,9~15 g。外用:鲜品捣敷。

2052 观音苋 guān yīn xiàn (《重庆草药》)

【异名】 木耳菜、血皮菜(《植物名实图考》),水三七(《昆明药用植物调查报告》),血匹菜、紫背天葵(《重庆草药》),红番苋、红毛番、红苋菜(《福建中草药》),紫背菜(《广西百色中草药》),红背三七(《梧州地区中草药》),观音菜、叶下红(《全国中草药汇编》),红背菜(《宜宾中草药植物名录》),红冬枫、红风菜(《福建药物志》)。

【基原】 为菊科三七草属植物观音苋的全草。

【原植物】 观音苋 *Gynura bicolor* (Roxb.)DC.

多年生草本,高 50~100 cm。全株带肉质。根粗壮。茎直立,多分枝,带紫色,有细棱。单叶互生。茎下部叶有柄,紫红色,上部叶几无柄;叶片椭圆形或卵形,长 6~10 cm,宽 1.6~3 cm,先端渐尖或急尖,基部下延,边缘有粗锯齿,有时下部具 1 对浅裂片,上面绿色,被微毛,下面红紫色,无毛。头状花序直径 1.5~2 cm,在茎顶作伞房状疏散排列;总苞筒状;总苞片草质,2 层,外层近条形,似小苞片状,长为内层的 1/3~1/2,内层条形,边缘膜质;全为两性管状花,花冠黄色;花药基部钝,先端有附片;花柱分枝,具长钻形有毛的附属器。瘦果长圆形,扁,有纵线条,被微毛;冠毛白色,绢毛状。花期 10~12 月。

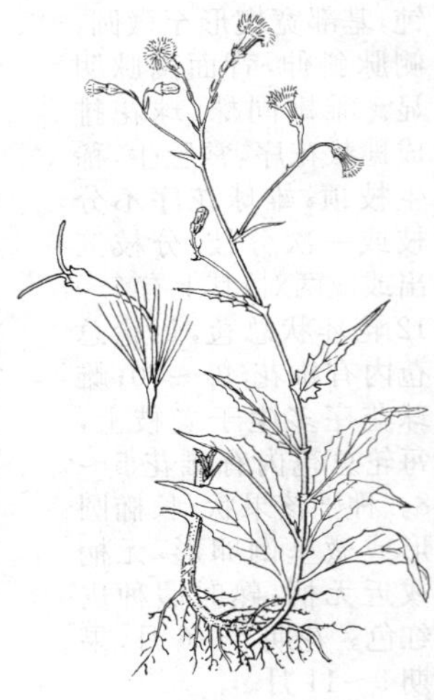

观音苋

生于平原及低山阴湿处或栽培于住宅附近土坎上。分布于福建、江西、广东、广西、四川、云南、台湾等地。

【采收加工】 全年均可采收,鲜用或晒干。

【成分】 含花色苷(anthocyanin)[1~3]。

【药性】 辛、甘,凉。

1.《福建药物志》:"微甘,凉。"

2.《浙江药用植物志》:"甘,辛,平。"

【功用主治】 凉血止血,解毒消肿。主治咳血,崩漏,外伤出血,痛经,疮疡肿毒,跌打损伤,溃疡久不收敛。

1.《植物名实图考》:"治妇人血病。"

2.《福建药物志》:"清热凉血,消肿解毒。主治疟疾,脾脏肿大,肝炎,脚气,咳血,呕血,痛经,结合膜炎,眼外伤,皮肤溃疡,丝虫病淋巴管炎,创伤出血,扭伤,疔疮疖肿,眼外伤性结膜充血。"

【用法用量】 内服:煎汤,10~30 g,鲜品 30~90 g。外用:鲜品捣敷;或研末撒。

【选方】 1. 治吐血 红背三七根、花缘灯盏各 30 g。水煎服。(《梧州地区中草药》)

2. 治血崩 观音苋根 120 g,粽粑儿 60 g。炖刀口肉吃。(《重庆草药》)

3. 治痛经 观音苋鲜叶 90 g,红糖 30 g。炖服。(《福州中草药临床手册》)

4. 治乳痈红肿 红背三七、野芋各适量,加生盐少许。共捣烂,敷患处。(《梧州地区中草药》)

5. 治眼部受伤,结膜充血 鲜红番苋捣烂,加人乳少许,敷眼睑。(《福建药物志》)

2053 买麻藤 mǎi má téng (《纲目拾遗》)

【异名】 大瓠藤(《本草拾遗》),含水藤(《海药本草》),买子藤(《广东通志》),驳骨藤(《陆川本草》),大节藤、麻骨风、鹤膝风、果米藤(《广西药用植物名录》),脱节藤、竹节藤(广州部队《常用中草药手册》),接骨藤(《全国中草药新医疗法展览会资料选编》),苦楝藤(《云南药用植物名录》)。

【基原】 为买麻藤科买麻藤属植物小叶买麻藤、买麻藤的茎叶。

【原植物】 1. 小叶买麻藤 *Gnetum parvifolium* (Warb.) C. Y. Cheng ex Chun[*G. scandens* Roxb. var. *parvifolium* Warb.] 又名:木花生(《广西本草选编》),大目藤、目仔藤(《福建药物志》)。

常绿木质缠绕藤本,长 4~12 m。茎枝圆形,土棕色或灰褐色,皮孔较明显,具膨大的关节状节。叶对生,革质;叶柄

林下阴湿处。分布于湖北、四川、云南、西藏、陕西、甘肃等地。

【采收加工】 9～10月挖取根茎,除尽泥土及细根,晒干或烘干。

【药材】 羽叶三七 *Rhizoma Panacis Bipinnatifidi* 主产于四川、云南、陕西等地。

性状 根茎细长,节部膨大成类球形,多呈串珠疙瘩状,侧旁着生纤细的不定根,节间细柱形,表面淡棕黄色,有细浅的纵皱纹。质较坚硬,断面黄白色,有多数细小孔隙。气微,味苦略甜。

【成分】 块茎中含皂苷:羽叶三七苷(bipinnatifidusoside)F_1、F_2,竹节人参皂苷(chikusetsusaponin)Ⅴ、Ⅳ、Ⅳa,姜状三七苷(zingibroside)R_1,人参皂苷(ginsenosides)F_1、F_2、F_3、Rb_1、Rb_3、Rd、Re、Rg_1、Rg_2,24(S)-假人参苷F_{11}〔24(S)pseudo ginsenoside F_{11}〕,珠子参苷(majoroside)F_1。还含人参黄酮(ginsenflavone)[1,2]。

【药性】 微苦、甘,微温。

1.《甘肃中草药手册》:"甘、苦,平。"

2.《四川常用中草药》:"性温,味微苦、甘;入肝、脾二经。"

【功用主治】 化瘀止血,消肿定痛。主治咯血,吐血,衄血,尿血,便血,血痢,崩漏,外伤出血,月经不调,经闭,产后瘀血腹痛,跌打肿痛,劳伤腰痛,胸胁痛,胃脘痛,疮疡。

1.《中国药用植物志》:"有疗伤止血之效。"

2.《北方常用中草药手册》:"祛痰,消肿。治咯血,尿血,气管炎,支气管炎,胸胁胃疼。"

3.《四川常用中草药手册》:"能祛瘀,活血;治跌打损伤,肿胀积聚,痈肿,劳伤吐血等症。"

4.《全国中草药汇编》:"治病后虚弱,肺结核咯血,衄血,经闭,产后血瘀腹痛,寒湿痹痛,跌打损伤。"

【用法用量】 内服:煎汤,9～15 g,或入丸、散;或浸酒。外用:研末敷。

【宜忌】 孕妇禁服。

《西藏常用中草药》:"血虚无瘀者忌服。"

【选方】 1. 治吐血,鼻出血,便血,子宫出血 羽叶三七研末,每服1.5 g,每日2次。

2. 治痈肿疮疡 羽叶三七适量,用陈醋磨浓汁外涂;亦可同时取羽叶三七9 g,水煎服。(1、2方出自《宁夏中草药手册》)

3. 治体弱气虚 土三七9 g,黄芪12 g,当归9 g。水煎服。(《青海常用中草药手册》)

2049 羽裂星蕨 yǔ liè xīng jué (《中国药用孢子植物》)

【异名】 观音莲(《峨眉山药用植物调查报告》)。

【基原】 为水龙骨科星蕨属植物羽裂星蕨的全草。

【原植物】 羽裂星蕨 *Microsorium dilatatum* (Bedd.) Sledge[*Pleopeltis dilatata* Bedd.] 又名:箭叶羽蕨(《台湾植物志》)。

植株高50～100 cm。根茎粗而横生,被卵状披针形鳞片,全缘。叶远生;叶柄基部有关节;叶片卵形,宽15～30 cm,深羽裂,叶轴两侧有阔翅,下延达叶柄基部;裂片宽1.5～4.5 cm,向基部略变狭,全缘;叶脉明显,内藏小脉单一或分叉。孢子囊群细小,近圆形或不定形,散生于网脉连接处;无囊群盖。

生于海拔600～2 000 m的溪沟边阴湿树干或岩石上。分布于华南、西南及福建、台湾等地。

【采收加工】 9～12月采收,鲜用或晒干。

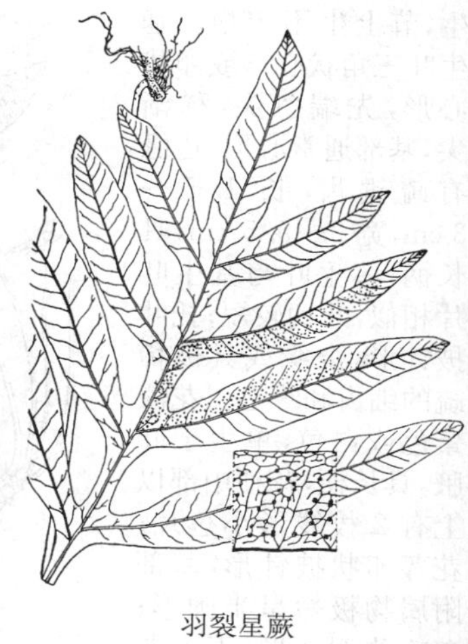

羽裂星蕨

【药性】 《中国药用孢子植物》:"苦、涩,平。"

【功用主治】 活血,祛湿,解毒。主治关节痛,跌打损伤,疝气,无名肿毒。

1.《中国药用孢子植物》:"清热祛湿,活血散瘀,下水。治跌打损伤、刀伤、关节痛、疝气等。"

2.《广西民族药简编》:"磨酒搽患处治无名肿毒、跌打损伤(侗)。"

【用法用量】 内服:煎汤,3～9 g。外用:捣敷;或研末调敷。

【选方】 治关节痛 羽裂星蕨15 g,丝瓜络15 g,络石藤9 g。煎服。(《中国药用孢子植物》)

2050 羽裂盾蕨 yǔ liè dùn jué (《贵州草药》)

【异名】 过江龙(《贵州草药》),兰蕨草(《四川中药志》),青竹标(《中国药用孢子植物》)。

【基原】 为水龙骨科盾蕨属植物羽裂盾蕨的全草。

【原植物】 羽裂盾蕨 *Neolepisorus deltoidea* (Bak.)Ching[*Polypodium deltoideum* Bak.] 又名:三角叶盾蕨(《中国高等植物图鉴》)。

植株高15～45 cm。根茎横生,密被卵状披针形鳞片,长渐尖,边缘有疏齿。叶远生;叶柄长10～20 cm,被鳞片;叶片三角形,渐尖,下部羽裂,全缘或分裂;叶脉明显。孢子囊群大,圆形,在侧脉两旁排成不整齐的1～2行,幼时有盾状隔丝覆盖。

生于海拔600～2 000 m的山地林下。分布于广西、四川、贵州等地。

【采收加工】 全年均可采收,鲜用或晒干。

【药性】 苦、微甘,凉。

1.《贵州草药》:"性凉,味苦、微甘。"

2.《四川中药志》1982年版:"苦、涩,凉。"

【功用主治】 清热,利尿,止血。主治小便短赤不利,水肿,血尿,劳伤吐血,外伤出血,跌打损伤。

1.《贵州草药》:"清热利水,止痛,止血。治劳伤疼痛,刀伤,水肿。"

2.《四川中药志》1982年版:"清热,利尿,止血。用于小便短赤不利,外伤出血,烧伤。"

【用法用量】 内服:煎汤,15～30 g;或泡酒。外用:研末撒。

【选方】 1. 治水肿 过江龙、酸汤杆各30 g,青藤15 g。煨水服。(《贵州草药》)

2. 治外伤出血 兰蕨草、炒蒲黄各适量。研末,撒患处。(《四川中药志》1982年版)

2051 观音竹 guān yīn zhú (《植物名实图考》)

【异名】 蛇儿参(《四川常用中草药》),水麦冬、骑马参、龙

密生多数纤维状根，向上发出多条地上茎或匍匐枝。地上茎通常数条丛生，淡绿色，节间较长；匍匐枝蔓生，节上生不定根。基生叶三角状心形或卵状心形，先端急尖，稀渐尖，基部通常心形，边缘有疏锯齿，长 1.5～3 cm，宽 2～5.5 cm，具长柄；茎生叶与基生叶片相似，叶柄较短；托叶披针形，全缘或具极稀疏的细齿和缘毛。花淡紫色或白色，单生于叶腋，具长梗，花梗中部以上有 2 枚线形小苞片；花萼卵状披针形，基部附属物极短呈半圆形；花瓣狭倒卵形，下方花瓣较短，有明显的暗紫色条纹，基部具短距；子房无毛，花柱呈棍棒状，柱头 2 裂，两侧裂片肥厚，向上直立，中央部分隆起呈鸡冠状。蒴果长圆形，先端尖。花、果期较长。

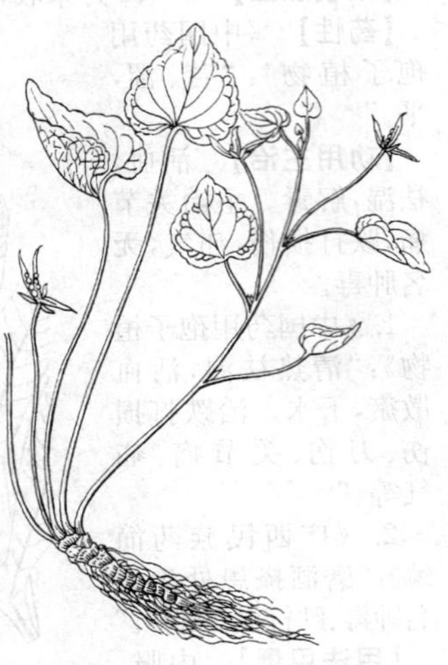

如意草

生于溪谷潮湿地、沼泽地、灌木丛林缘。分布于广东、云南、台湾等地。

【采收加工】 8～10 月采收，晒干。

【药材】 如意草 *Herba Vioae Hamiltonianae* 产于福建、广东、广西、四川、贵州等地。

性状 多皱缩成团。根茎上有细根，基生叶多，具长柄，茎生叶有托叶，托叶小披针形。叶片湿润展平后，宽心形或近新月形，边缘有波状圆齿，深绿色。花基生或茎生叶腋生，淡棕紫色。蒴果较小，椭圆形。气微，味微苦。

【药性】 辛、微酸，寒。

1.《云南中草药》："辛、麻，温。"

2.《广西本草选编》："味辛、酸，性寒。"

【功用主治】 清热解毒，散瘀止血。主治疮疡肿毒，乳痈，跌打损伤，开放性骨折，外伤出血，蛇伤。

1.《云南中草药》："温经通络，止血接骨。主治开放性骨折，外伤出血。"

2.《广西本草选编》："清热，拔毒，散瘀。主治疖肿疮疡，急性乳腺炎，跌打肿痛，急性结膜炎，乳汁不通。"

3.《广西民族药简编》："水煎服，渣捣烂敷患处，治蛇伤。"

【用法用量】 内服：煎汤，9～15 g；鲜品 15～30 g。外用：捣敷；或焙干研末撒敷。

2047 羽叶丁香 yǔ yè dīng xiāng（《宁夏中草药手册》）

【异名】 山沉香。

【基原】 为木犀科丁香属植物羽叶丁香的根或枝干。

【原植物】 羽叶丁香 *Syringa pinnatifolia* Hemsl.

直立灌木，高 1～4 m。树皮呈片状剥裂。小枝常呈四棱形，疏生皮孔。叶为羽状复叶，长 2～8 cm，宽 1.5～5 cm；叶柄长 0.5～1.5 cm；具小叶 7～11 枚；叶轴有时具狭翅；叶片先端锐尖至渐尖或钝，常具小尖头，基部楔形至近圆形，常歪斜，叶缘具纤细睫毛，无小叶柄。圆锥花序稍下垂，长 2～6.5 cm，宽 2～5 cm；花两性；花萼钟状，萼齿三角形，先端锐尖、渐尖或钝；花冠白色、淡红色，略带淡紫色，花冠管略呈漏斗状，裂片卵形、长圆形或近圆形，先端锐尖或圆钝，不呈或略呈兜状；雄蕊 2，花药黄色，着生于花冠管喉部以至距喉部。蒴果长圆形，先端凸尖或渐尖。种子扁平。花期 5～6 月，果期 8～9 月。

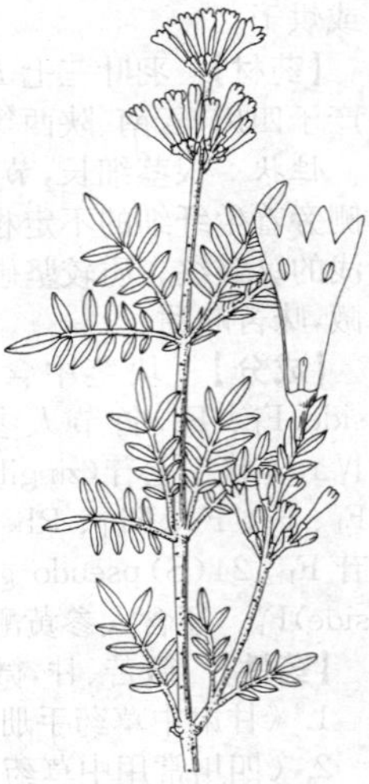

羽叶丁香

生于山坡灌木丛。分布于内蒙古、四川、陕西、甘肃、青海、宁夏等地。

【采收加工】 9～11 月挖根，除净外皮，晒干；7～10 月采枝条，切段，晒干。

【药性】 辛，微温。

【功用主治】 降气，温中，暖肾。主治胃腹胀痛，寒喘，子宫下垂，脱肛，皮肤伤。

【用法用量】 内服：煎汤，3～5 g；或研末。外用：烧灰调涂；或烧烟熏。

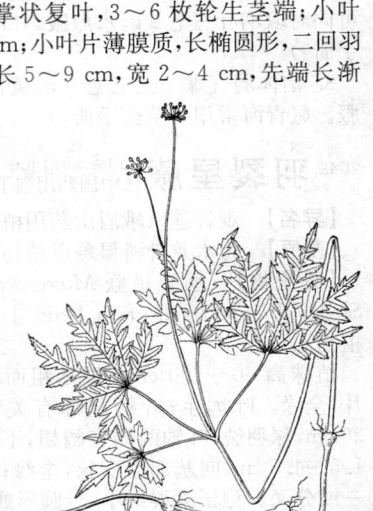

【选方】 1. 治胃腹胀痛 山沉香、小茴香各 4.5 g。水煎服。

2. 治寒喘 山沉香 4.5 g，五味子、附子各 6 g。水煎服。

3. 治子宫下垂，脱肛 山沉香适量，烧烟熏患处。

4. 治皮肤擦伤 山沉香烧灰，加香油调成糊状外涂。

2048 羽叶三七 yǔ yè sān qī（《中国药用植物志》）

【异名】 钮子三七（《中国药用植物志》），黄连三七（《四川中药志》），花叶扭子七（《甘肃中草药手册》），花叶三七（《西藏常用中草药》），土三七（《青海常用中草药手册》），疙瘩七（《云南植物志》）。

【基原】 为五加科人参属植物羽叶竹节参的根茎。

【原植物】 羽叶竹节参 *Panax japonicus* C. A. Mey. var. *bipinnatifidus* (Seem.) C. Y. Wu et K. M. Feng [*P. bipinnatifidus* Seem.]

多年生草本，茎高 30～50 cm。根茎细长，匍匐，多为串珠疙瘩状，稀竹节状。掌状复叶，3～6 枚轮生茎端；小叶 5～7，小叶柄长可达 2 cm；小叶片薄膜质，长椭圆形，二回羽状深裂，整齐或不整齐，长 5～9 cm，宽 2～4 cm，先端长渐尖，基部下延成楔形，上面脉上疏生刚毛，下面通常无毛。伞形花序单生；花梗长 6～8 cm；花小，淡绿色；萼 5 齿裂不明显；花瓣 5，覆瓦状排列；雄蕊 5；子房下位，2 室，稀 3～4 室，花柱 2，稀 3～4，分离或基部合生。核果状浆果，扁球形，成熟时红色，先端有黑点。种子 2～3 颗。

羽叶竹节参

生于海拔 1 800～3 400 m 的山地混交

15. 治肝经风热，血崩、便血、尿血等症　黄芩（炒黑）、防风各等分。为细末，酒糊为丸，梧桐子大。每服三十至五十丸，食远或食前，米汤或温酒送下。（《景岳全书》防风黄芩丸）

16. 治破伤风及打扑伤损　①天南星（汤洗七次）、防风（去叉股）各等分。细末。如破伤以药敷贴疮口，然后以温酒调下一钱；如牙关急紧，角弓反张，用药二钱，童子小便调下；或因斗伤相打，内有伤损之人，以药二钱，温酒调下。（《本事方》玉真散）②防风二两，川乌（炮）二两，雄黄一两。共为末，每服四钱，水煎和渣服，日三次，出汗愈。（《扁鹊心书》定风散）

17. 治卒中口眼㖞斜，言语蹇涩，四肢如故，别无所苦　防风、羌活各三钱，甘草一分。水煎，入麝一厘，调服。（《医学入门》古防风汤）

18. 治一切风疮疥癣，皮肤瘙痒，搔成瘾疹　防风（去叉）、蝉壳、猪牙皂荚（酥炙，去皮、子）各一两半，天麻二两。上四味为细末，用精羊肉煮熟捣烂，以酒熬为膏，丸如绿豆大。每服三十丸，荆芥酒或茶汤下。（《圣济总录》防风丸）

19. 治大人、小儿蕴邪热，痰涎壅盛，腮项结核，生疮疖　防风、鼠黏子（炒）各一钱，荆芥、甘草（炙）各钱半。水一盏，煎七分，食后温服。（《卫生易简方》玉真散）

20. 治乳痈　防风（去叉）半两，牵牛子（炒令香）二两。上捣罗为末，每服二钱，空心用沸汤调下，取微利为度，未利再服。（《普济方》）

21. 治妇人阴中肿痛不可近者　防风三两，大戟二两，艾五两。上三味，切，以水一斗，煮取五升，温洗阴中，日可三度。（《外台》引《经心录》汤洗方）

22. 治小肠气外肾偏肿　防风、牡丹皮等分。为细末，温酒空心食前调下二钱，日三服。（《叶氏录验方》）

【临床报道】 1. 治疗周围性面神经麻痹　取防风 30 g，蜈蚣两条（研为细末）。以防风煎汤送服蜈蚣末，晚饭后服，药后避风寒，每日 1 剂，10 d 为 1 个疗程，病程长者，加当归、川芎以养血活血。共治 26 例，病程最长者 3 个月，最短者 2 d。结果：痊愈 16 例，显效 6 例，好转 3 例，无效 1 例。总有效率为 96.16%[1]。

2. 治疗手术后肠胀气　取防风 50 g，木香 15 g，加水煎成 60 ml，1 次或多次服完。共治各类腹部手术肠胀气 42 例。结果：42 例均获治愈，无 1 例并发症出现。服药后 1 h 内排气、排便 5 例；2～4 h 为 13 例；4～6 h 为 21 例；6 h 以上为 3 例[2]。

3. 治疗砷中毒　每日用防风 12 g，绿豆、红糖各 9 g，甘草 3 g，水煎分 2 次服，14 d 为 1 个疗程。治疗 278 例，均为 2 个疗程。观察结果：治愈（50%患者自觉症状减轻或消失，尿砷下降至正常范围，即 0.2 mg/L）率为 55.76%，其排砷效果优于肌注二硫基丙醇治疗组[3]。

4. 预防破伤风　用防风、荆芥、槐角各 6 kg，炮甲珠 3 kg，通过粉碎、煎煮、浓缩、混合等工艺流程制成“防风合剂”。用于破伤风抗毒素过敏试验呈阳性之创伤患者，除按常规处理创口，服用消炎药预防感染外，均服“防风合剂”一日。成人：100 ml，分 2 次服完；儿童：100 ml，分 3 次服完。经临床 20 多年来按此法预防用药每年平均约上万人次，无一例发病[4]。

【各家论述】 1. 李东垣：“防风治一身尽痛，乃卒伍卑贱之职，随所引而至，乃风药中润剂也，凡补脾胃，非此引用不能行。凡脊痛项强，不可回顾，腰似折，项似拔者，乃手足太阳证，正当用防风。”“病人身体拘倦者，风也，诸疮见此证亦须用之。钱仲阳泻黄散中倍用防风者，乃于土中泻木也。”（引自《纲目》）

2.《本草经疏》：“防风，治风通用，升发而能散。故主大风头眩痛，恶风，风邪周身，骨节疼痹，胁痛胁风，头面去来，四肢挛急，下（字）乳金疮，因伤于风内痉。其云主目无所见者，因中风邪，故不见也。烦满者，亦风邪客于胸中，故烦满也。风、寒、湿三者合而成痹，祛风燥湿，故主痹也。发散之药，焉可久服，其曰轻身，亦湿去耳。”

3.《本草汇言》：“防风，散风寒湿痹之药也。故主诸风周身不遂，骨节酸疼，四肢挛急，痿躄痫痉等证。又伤寒初病太阳经，头痛发热、身疼无汗，或伤风咳嗽，鼻塞咽干，或痘将出，根点未透，用防风辛温轻散，润泽不燥，能发邪从毛窍出，故外科痈疡肿毒，疮痍风癞诸证，亦必需也。”

4.《本草述》：“防风气温而浮，治风通用，除上焦在表风邪为最，兼治下焦风湿，尽其用矣。”

5.《本草新编》：“防风，治一身之痛，疗半身之风，散上下之湿，补阴阳之火，皆能取效，但散而不收，攻而不补，可暂时少用以成功，而不可轻率频用以助虐耳。”“防风散人真气，即以之散风邪，亦未可专恃也。”

6.《本草正义》：“防风为泄风之上剂，然以走窜宣散成功，必其人气血充足，体质坚实，猝为外邪所乘，乃能任此辛温宣泄，而无流弊。凡古人治风诸方，皆不能轻用于今时东南之人者，以质脆阴薄，不能胜此燥烈之性也。防风虽不至如乌、附、姜、辛之刚烈，然温燥之气，扑人眉宇，确是温辛之品。所以温热之风邪外受，凡柴、葛、羌、防，皆当审慎，而肝阳之动风、血虚之风痉，又必柔润息风，方为正治，散风诸剂，非徒无益，而又害之。”

2044 防风叶 fáng fēng yè（《别录》）

【基原】 为伞形科防风属植物防风 *Saposhnikovia divaricata*（Turcz.）Schischk. 的叶。

【原植物】 参见“防风”条。

【采收加工】 5～7 月采收，晒干。

【功用主治】 主中风热汗出。

【用法用量】 内服：煎汤，3～9 g。

2045 防风花 fáng fēng huā（《药性论》）

【基原】 为伞形科防风属植物防风 *Saposhnikovia divaricata*（Turcz.）Schischk. 的花。

【原植物】 参见“防风”条。

【采收加工】 8～9 月花开时采收，阴干。

【功用主治】 主心腹痛，四肢拘急，行履不得，经脉虚羸，骨节间疼痛。

【用法用量】 内服：煎汤，3～6 g。

2046 如意草 rú yì cǎo（《植物名实图考》）

【异名】 白三百棒（《云南中草药》），红三百棒（《云南药用植物名录》）。

【基原】 为堇菜科堇菜属植物如意草的全草。

【原植物】 如意草 *Viola hamiltoniana* D. Don[*V. arcuata* Bl.；*V. alata* Burgersd]　又名：弧茎堇菜（《拉汉种子植物名称》）。

多年生草本，高达 35 cm。根茎横走，粗约 2 mm，褐色，

和人参炔醇等在体外可影响人血小板花生四烯酸代谢，由于抑制环氧合酶而使花生四烯酸转变为十二羟十七碳三烯酸(12-hydroxy-5, 8, 10-heptadecatrienoic acid)和血栓烷B_2(TXB_2)的量减少，已知HHT和TXB_2在炎症过程的各种反应中是起重要作用的[16]。给小鼠腹腔注射防风正丁醇萃取物4 g/kg、8 g/kg，用毛细管法测得的凝血时间及用断尾法测得的出血时间和对照组比较均明显延长[17]。

毒性　防风毒性小，小鼠腹腔注射水煎剂的LD_{50}为30.046±0.077 g(生药)/kg[3]；灌胃的LD_{50}为213.8±25.4 g(生药)/kg[5]；小鼠腹腔注射防风水提取物的LD_{50}为8.05±1.6 g(生药)/kg[4]；腹腔注射防风醇提取水制剂的LD_{50}为11.80±1.90 g(生药)/kg；水提取液的LD_{50}为37.18±8.36 g(生药)/kg[2]。

【炮制】 1. 防风　取原药材，除去杂质及毛须，洗净，润透，切厚片，干燥。

2. 炒防风　取净防风片，用文火炒至冒青烟，呈深黄色，或微焦，取出放凉。

3. 防风炭　取净防风片，用中火炒至外表呈黑色，喷洒清水适量，灭尽火星，取出，凉透。

4. 蜜防风　取净防风片，加炼蜜炒至蜜吸尽，取出放凉。每防风片100 kg，用炼蜜30 kg。

饮片性状　防风为圆形或椭圆形厚片，表面浅棕色或浅黄色，木部有髓，形成层环色深，有众多放射状裂隙及众多细小油点。周边灰棕色，粗糙，有的有密集的环纹或纤维状残存叶基。体轻，质松。香气特异，味微甜。炒防风形如防风片，表面深黄色，略具焦斑。防风炭表面黑褐色，内部棕褐色或棕色。蜜防风形如防风片，色泽加深，微粘手，有滋润感，味甜。

贮干燥容器内。蜜防风密闭，置阴凉干燥处，防蛀。防风炭防复燃。

【药性】 辛、甘，微温。归膀胱、肺、脾经。

1.《本经》："味甘，温。"

2.《别录》："辛，无毒。"

3.《医学启源》："《主治秘要》云：味甘纯阳，太阳经本药也。"

4.《汤液本草》："足阳明胃、足太阴脾二经之行经药。"

5.《雷公炮制药性解》："入肺经。"

6.《本草经疏》："入手阳明，足少阳、厥阴。"

【功用主治】 祛风解表，胜湿止痛，止痉，止痒。主治外感风寒，偏正头痛，风湿痹痛，腹痛泄泻，肠风下血，破伤风，小儿惊风，风疹瘙痒，疮疡初起。

1.《本经》："主大风头眩痛，恶风，风邪，目盲无所见，风行周身，骨节疼痹(痹，《太平御览》作'痛')，烦满，久服轻身。"

2.《别录》："胁痛胁风，头面去来，四肢挛急，字乳金疮内痉。"

3.《本草经集注》："杀附子毒。"

4.《日华子》："治三十六般风，男子一切劳劣，补中益神，风赤眼，止泪及瘫缓，通利五脏关脉，五劳七伤，羸损盗汗，心烦体重，能安神定思，匀气脉。"

5.《医学启源》："疗风通用，泻肺实，散头目中滞气，除上焦风邪之仙药也。《主治秘要》云，身去上风，梢去下风。其用主治诸风及去湿也。"

6. 王好古："搜肝气。"(引自《纲目》)

7.《本草求原》："治破伤风，偏正头风，为补脾胃之引药，解乌头、芫花、野菌诸热药毒。"

【用法用量】 内服：煎汤，5～10 g；或入丸、散。外用：适量，煎水熏洗。

【宜忌】 血虚发痉及阴虚火旺者慎服。

1.《本草经集注》："恶干姜、藜芦、白敛、芫花。"

2.《新修本草》："畏萆薢。"

3.《本草原始》："畏白及。"

4.《雷公炮制药性解》："元气虚者不得概用。"

5.《本草经疏》："南方中风，产后血虚发痉，诸病血虚痉急，头痛不因于风寒，溏泄不因于寒湿，二便秘涩，小儿脾虚发搐，慢惊慢脾风，气升作呕，火升发嗽，阴虚盗汗，阳虚自汗等病，法所同忌。"

6.《药性集要便读》："肺虚喘乏有汗切禁。"

【选方】 1. 治内伤生冷，外感寒邪而无汗者　制苍术、防风各二两，炒甘草一两。为粗末，加生姜、葱白，水煎服。(《阴证略例》神术汤)

2. 治风热咳嗽　防风(去叉)、桑根白皮、甘草各二两。上三味锉碎，米泔浸一宿暴干，粗捣筛。每服三钱匕。水一盏，黄腊皂子大，同煎至七分，去滓温服。(《圣济总录》防风汤)

3. 治自汗　防风、黄芪各一两，白术二两。每服三钱，水一钟半，姜三片煎服。(《丹溪心法》玉屏风散)

4. 治发汗多，头眩汗出，筋惕肉瞤　防风、牡蛎(炒研成粉)、白术各等分。上为细末，每服二钱，以酒调下，米饮亦得。日二、三服，汗止后，服小建中汤。(《证治准绳》防风白术牡蛎散)

5. 治偏正头风，痛不可忍者　防风、白芷各四两。上为细末，炼蜜为丸，如弹子大，空心服。未愈连进三服。(《普济方》)

6. 治眼暴赤暴肿　防风、羌活、黄芩、黄连各一两。上㕮咀，水煎，食后温服。(《活法机要》散热饮子)

7. 治肝虚雀目，恐变成内障　防风(去叉)、黄芩(去黑心)、桔梗(炒)、芍药、大黄(炒)各一两。上锉碎，每服三钱匕，水一盏半，煎至一盏，入芒硝半字，去滓放温，食后临卧服。(《证治准绳》泻肺饮)

8. 治手足麻木不仁　防风(去芦并叉枝者)、秦艽(去黄并土)、羌活、附子(炮，去皮、脐)各一两。上为粗末，每服三大钱，水一盏半，姜三片，煎至七分去滓，入生地黄汁两合，再煎数沸服，空心食前。(《叶氏录验方》小防风汤)

9. 治白虎风，走转疼痛，两膝热肿　防风一(二)两(去芦头微炒)，地龙二两(微炒)，漏芦二两。上件药，捣细罗为散，每服不计时候，以温酒调下二钱。(《圣惠方》防风散)

10. 治泄痢飧泻，身热，脉弦，腹痛而渴及头痛微汗　防风、芍药、黄芩各一两。上㕮咀，每服半两或一两，水三盏，煎至一盏，温酒服。(《保命集》防风芍药汤)

11. 治风伤脾，飧泄，身热，脉弦，腰重，微汗头疼　麻黄八分，防风一钱，苍术二钱，白术三钱。上㕮咀，水煎，热服取汗。(《杏苑生春》防风苍术汤)

12. 治老人大肠秘涩　防风、枳壳(麸炒)各一两，甘草半两。为末，每食前白汤服二钱。(《简便单方》)

13. 治卒大腹水病　防风、甘草、葶苈子各二两。捣，苦酒和丸，如梧桐子大，日三服，常服之，取消平乃止。(《肘后方》)

14. 治肠风　防风(去叉炙)、黄芪(锉，炙)各二两，甘草(锉，炙)、人参各半两。上为末，每服二钱，食前粟米饮调下。(《普济方》)

成小捆，再晒或炕干。

【药材】 防风 *Radix Saposhnikoviae* 主产于黑龙江、吉林、辽宁，以黑龙江产量最大。

商品规格 商品按大小粗细分两等。一等：根圆柱形。表面有皱纹，顶端带有毛须，外皮黄褐色或灰黄色；质松较柔软；断面棕黄色或黄白色，中间浅黄色。根长 15 cm 以上。芦下直径 0.6 cm 以上。二等：根偶有分枝。芦下直径 0.4 cm 以上。

性状 根呈长圆锥形或长圆柱形，下部渐细，有的略弯曲，长 15～30 cm，直径 0.5～2 cm。表面灰棕色，粗糙，有纵皱纹、多数横长皮孔及点状突起的细根痕。根头部有明显密集的环纹，有的环纹上残存棕褐色毛状叶基。体轻，质松，易折断，断面不平坦，皮部浅棕色，有裂隙，散生黄棕色油点，木部浅黄色。气特异，味微甘。

鉴别 (1) 根横切面：木栓层为 5～30 列木栓细胞。皮层窄，有较大的椭圆形油管。韧皮部较宽，有多数类圆形油管，周围分泌细胞 4～8 个，管内可见金黄色分泌物；射线多弯曲，外侧常成裂隙。形成层明显。木质部导管甚多，呈放射状排列。根头处有髓，薄壁组织中偶见石细胞。

粉末特征：淡棕色。油管直径 17～60 μm，充满金黄色分泌物。叶基维管束常伴有纤维束。网纹导管直径 14～85 μm。石细胞少见，黄绿色，长圆形或类长方形，壁较厚。

(2) 薄层色谱：取本品粉末 1 g，加丙酮 20 ml，超声处理 20 min，滤过，滤液蒸干，残渣加乙醇 1 ml 使溶解，作为供试品溶液。另取升麻素苷和 5-O-甲基维斯阿米醇苷对照品，加乙醇制成每 1 ml 各含 1 mg 的混合溶液，作为对照品溶液。吸取上述二种溶液各 10 μl，分别点于同一硅胶 GF_{254} 薄层板上，以氯仿-甲醇（4：1）为展开剂，展开，取出，晾干，置紫外光灯(254 nm)下检视。供试品色谱中，在与对照品色谱相应的位置上，显相同颜色的斑点。

品质标志 《中华人民共和国药典》2005 年版规定：照醇溶性浸出物测定法热浸法测定，本品醇溶性浸出物不得少于 13.0%；照高效液相色谱法测定，本品含升麻素苷($C_{22}H_{27}O_{11}$)和 5-O-甲基维斯阿米醇苷($C_{22}H_{28}O_{10}$)的总量不得少于 0.24%。

【成分】 根含色酮类成分：防风色酮醇(ledebouriellol)，4′-O-葡萄糖基-5-O-甲基齿阿米醇（4′-O-glucosyl-5-O-methylvisamminol)，3′-O-当归酰基亥茅酚(3′-O-angeloylhamaudol)，亥茅酚(hamaudol)，3′-O-乙酰基亥茅酚(3′-O-acetylhamaudol)，亥茅酚苷(sec-O-glucosylhamaudol)，5-O-甲基齿阿米醇(5-O-methylvisamminol)，升麻素（cimifugin)，升麻素苷(prim-O-glucosylcimifugin)；香豆素类成分：香柑内酯（bergapten)，补骨脂素(psoralen)，欧前胡内酯(imperatorin)，珊瑚菜素（phellopterin)，德尔妥因（deltoin)[1,2]，花椒毒素(xanthotoxin)[2]，川白芷内酯（anomalin)[3]，东莨菪素(scopoletin)[3,4]，印度素(marmesin)[4]，紫花前胡苷元(nodakenetin)，异紫花前胡苷(marmeinen)[5]；聚乙炔类成分：人参炔醇（panaxynol）又称镰叶芹醇(falcarinol)，镰叶芹二醇(falcarindiol)，(8E)-十七碳-1，8-二烯-4，6-二炔-3，10-二醇〔(8E)-heptadeca-1，8-dien-4，6-diyn-3，10-diol〕[2,6]；多糖成分：防风酸性多糖(saposhnikovan)A、C[7,8]；挥发油：辛醛(octanal)，β-甜没药烯(β-bisabolene)，壬醛（nonanal)，7-辛烯-4-醇（7-octen-4-ol)，己醛(hexanal)，花侧柏烯(cuparene)和 β-桉叶醇(β-eudesmol)等[9]。还含 β-谷甾醇(β-sitosterol)，β-谷甾醇-β-D-葡萄糖苷(β-sitosterol-β-D-glucoside)[3]，香草酸(vanillic acid)[4]，木蜡酸(lignocerinacid)[10]，5-O-甲基维斯阿米醇苷(4′-O-β-D-glucosyl-5-O-methylyisamminol)，汉黄芩素，4-羟基-3-甲氧基苯甲酸(4-hydroxy-3-methoxybenzoic acid)。

【药理】 1. 解热与降温作用 20%的防风煎剂及浸剂 10 ml/kg 分别给予用过期伤寒混合菌苗致热的家兔灌胃，30 min 后出现中等度解热作用，煎剂的作用优于醇浸剂[1]。对三联疫苗(百日咳、白喉和破伤风)[2]及伤寒、副伤寒甲菌苗和精制破伤风类毒素混合制剂引起发热的家兔给防风水煎剂 4.4 g(生药)/kg 腹腔注射也具明显解热作用[3]。腹腔注射防风水提取物 1.3 g/kg 对正常小鼠腋温和 0.6 g/kg 对酵母致热大鼠肛温，均显示明显的降温和解热作用[4]。

2. 镇痛、镇静和抗惊厥作用 (1) 镇痛作用 皮下注射醇浸剂 20 g(生药)/kg[2]或水煎剂 40 g(生药)/kg 灌胃[5]，均能明显抑制醋酸所致小鼠扭体反应。以热板法观察，防风水煎剂 15 g/kg 腹腔注射[2,3]或水煎剂 40 g/kg[5]灌胃，均能明显提高小鼠痛阈百分率。电刺激鼠尾法表明，防风乙醇浸剂给小鼠灌服 21.18 g/kg 及皮下注射 42.36 g/kg，均有一定的镇痛作用，给药后镇痛率分别为 46.4%和 56.7%，60 min 后的镇痛率则分别为 39.0%和 53.3%[6]。

(2) 镇静作用 防风水煎液 40 g(生药)/kg 灌胃，使小鼠自发活动明显减少，并可明显提高戊巴比妥钠阈下睡眠剂量的 1 min 内的小鼠入睡数[5]。

(3) 抗惊厥作用 50%防风液小鼠灌胃每次 0.5 ml，每日 2 次，连续 6 d，对电刺激引起的惊厥有一定对抗作用[7]。防风水提物 4 g/kg 腹腔注射对皮下注射戊四氮和硝酸士的宁所致惊厥，可使惊厥发生潜伏期延长[4]。

3. 抗炎作用和对免疫功能的影响 防风水煎剂 20 g/kg 腹腔注射或 40 g/kg 灌胃，对巴豆油合剂所致小鼠耳部炎症具有明显抗炎作用[3,5]。防风水煎剂与乙醇浸液 10 g/kg 灌服 1 次，对大鼠蛋清性足肿有一定的抑制作用[8]。防风升麻苷和 5-O-甲基维斯阿米醇苷对 ADP 诱导的血小板聚集有明显的抑制作用[9]。防风水煎剂 20 g(生药)/kg，每日灌胃 1 次，连续 4 d，可显著提高小鼠腹腔巨噬细胞吞噬鸡红细胞的吞噬百分率和吞噬指数。防风水煎剂每日灌服 20 g(生药)/kg，连续 7 d，对 2，4-二硝基氯苯(DNCB)所致小鼠迟发超敏反应(细胞免疫)有明显抑制作用[5]。防风酸性多糖 A 或 C 给小鼠腹腔注射 50 mg/kg，连续 5 d，对碳粒清除试验有加快清除作用[10,11]。

4. 抗菌作用 采用平板法进行体外抑菌试验，结果防风水煎剂对金黄色葡萄球菌、乙型溶血性链球菌、肺炎链球菌及产黄青真菌、杂色曲真菌等，均有一定抑制作用[5]。新鲜防风榨出液对铜绿假单胞菌及金黄色葡萄球菌，有一定的抑菌作用[12]。

5. 抗肿瘤作用 防风多糖体内应用能明显抑制 S_{180} 实体瘤的生长(抑瘤率为 52.92%)，提高 S_{180} 瘤免疫小鼠腹腔 Mφ 的吞噬活性，并能提高 S_{180} 瘤免疫小鼠腹腔 Mφ 与 S_{180} 瘤细胞混合接种时的抗肿瘤活性。但是，用硅胶阻断 Mφ 功能后，防风多糖的抗肿瘤作用大大下降，抑瘤率由 52.92%降到 11.82%[13]。防风有效成分人参醇能降低各种肿瘤细胞的调节蛋白 E 的 mRNA 进而抑制 G_1 转变为 S 来抑制肿瘤细胞增殖[14]。

6. 其他作用 防风醇提物对组胺所致豚鼠离体气管痉挛，有较强的抗组胺作用[15]。防风中的聚乙炔类化合物如镰叶芹二醇、(8E)-十七碳-1，8-二烯-4，6-二炔-3，10-二醇

疗)共观察50例。汉防己甲素组(粉防己碱)20例,显效8人,改善10人,无效2人,有效率为90%;对照组30例,显效9人,改善19人,无效2人,有效率93%,两组无显著差异。而心电图改善率汉防己甲素组(粉防己碱)40%,对照组33%,对劳累型心绞痛,汉防己甲素减少心肌耗氧指数稍优于对照组[2]。

【各家论述】 1.《本草拾遗》:"木汉二防己……汉主水气,木主风气,宣通。"

2. 李东垣:"防己大苦寒,能泻血中大热之滞也。亦能泻大便。与大黄气味同者,皆可泻血滞,岂止防己而已。防己苦寒,能泄血中之湿热,通血中之滞塞,补阴泻阳,助秋冬,泻春夏药。"(引自《纲目》)

3.《本草经疏》:"其曰伤寒寒热邪气,中风手脚挛急,则寒非燥药可除,不宜轻试。又曰,散痈肿恶结,诸病疥癣虫疮,非在下部者,亦不宜用。治湿风,口眼㖞斜,手足拘痛,真由中风湿而病者方可用之。留痰非由脾胃中湿热而得者,亦不宜服。肺气喘嗽,不因风寒湿所郁,腠理壅滞者,勿用。惟治下焦湿热肿,泄脚气,行十二经湿为可任耳。"(《本草经疏》)

4.《长沙药解》:"汉防己泄经络之湿淫,木防己泄脏腑之水邪。凡痰饮内停,湿邪外郁,皮肤黄黑,膀胱热涩,手足挛急,关节肿痛之症,悉宜防己。"

5.《本草求真》:"防己,辛苦大寒,性险而健,善走下行,长于除湿、通窍、利道,能泻下焦血分湿热,乃疗风水要药,故凡水湿喘嗽,热气诸痫,温疟,脚气,水肿,风肿,痈肿,恶疮及湿热流入十二经,以致二阴不通者,皆可用此调治。若属脚气肿痛,如湿则加苍术、薏苡、木瓜;热加黄芩、黄柏;风加羌活、萆薢;痰加竹沥、南星;痛加香附、木香;血加四物;大便秘加桃仁,红花;小便秘加牛膝、泽泻;痛连臂加桂枝、威灵仙;痛连胁加胆草,随症通治,斯为善矣。此气味苦寒,药力猛迅,若非下焦血分实热实湿,及非二便果不通利,妄用此药投治,其失匪轻,不可不知。此虽有类黄柏、地肤子,但黄柏之泻膀胱湿热,则并入肾泻火,味苦而不辛,此则辛苦兼见,性险而健,故于风水、脚气等症兼理。地肤子之泻膀胱湿热,味苦而甘,力稍逊黄柏,此则健险异常,有辛无甘,而为乱阶之首也。其一泻热与湿,而气味治功各别如此。"

6.《萃金裘本草述录》:"防己泻血中湿热,通其滞气,下焦药也。寒水化郁,则风木亦郁,故风与滞互为病,或由风郁以病乎水,或由水郁以病乎风,仲师治风水恶风者,用防己黄芪汤,而风湿相搏,亦用之。则岂独血分湿热,凡气郁成湿,湿化热之证,关于卫分者,皆可投之,但未病于水者未可用耳。"

2043 防风 fáng fēng (《本经》)

【异名】 铜芸(《本经》),回云、回草、百枝、百韭、百种(《吴普本草》),屏风(《别录》),风肉(《药材资料汇编》)。

【基原】 为伞形科防风属植物防风的根。

【原植物】 防风 *Saposhnikovia divaricata* (Turcz.) Schischk.[*Stenocoelium divaricatum* Turcz.; *Siler divaricatum* (Turcz.) Benth. et Hook. f.]

多年生草本,高30~80 cm。根粗壮,长圆柱形,有分枝,淡黄棕色,根头处密生纤维状叶柄残基及明显的环纹。茎单生,二歧分枝,分枝斜上升,与主茎近等长,有细棱。基生叶丛生,有扁长的叶柄,基部有宽叶鞘,稍抱茎;叶片卵形或长圆形,长14~35 cm,宽6~8(~18)cm,二至三回羽状分裂,第一回裂片卵形或长圆形,有柄,长5~8 cm,第二回裂片下部具短柄,末回裂片狭楔形,长2.5~5 cm,宽1~2.5 cm;顶生叶简化,有宽叶鞘。复伞形花序多数,生于茎和分枝顶端,顶生花序梗长2~5 cm,伞辐5~7;无总苞片;小伞形花序有花4~10,小总苞片4~6,线形或披针形;萼齿三角状卵形;花瓣倒卵形,白色,无毛,先端微凹,具内折小舌片。双悬果狭圆形或椭圆形,幼时有疣状突起,成熟时渐平滑;每棱槽内有油管1,合生面有油管2。花期8~9月,果期9~10月。

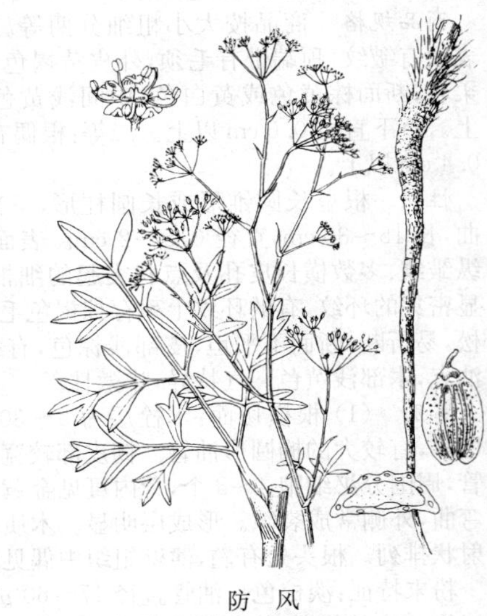
防风

生于草原、丘陵和多石砾山坡上。分布于华北、东北及山东、陕西、甘肃、宁夏等地。

本植物的叶(防风叶)、花(防风花)亦供药用,另设专条。

【栽培】 生物学特性 喜阳光充足、凉爽稍燥的气候,耐寒,耐干旱,忌水涝。防风为深根性植物。宜选土层深厚、疏松肥沃、排水良好的砂质壤土栽培,不宜在酸性大、黏性重的土壤中种植。

繁殖方法 用种子繁殖或根插繁殖。种子繁殖:春播在3月下旬至4月中、下旬;秋播在9~10月种子成熟时随采随播,以秋播出苗早而整齐。条播按行距30 cm开沟,深2 cm,将种子均匀播入沟内,覆土盖平,盖草浇水。播后20~25 d即可出苗。根插繁殖:在收获时或早春,取粗0.7 cm以上的根条,截成3~5 cm长段,按行株距30 cm×15 cm开穴,穴深6~8 cm,每穴垂直或倾斜栽入1个根段,覆土3~5 cm。也可将种根于冬季按行株距10 cm×50 cm假植育苗,待翌年早春有1~2片叶子时移栽定植。

田间管理 苗高5 cm时,按株距7 cm间苗,苗高10~13 cm时,按株距13~16 cm定苗。6月前除草、培土,6月上旬和8月下旬各追肥1次。两年以上植株,除留种外,应及时摘除花薹。

病虫害防治 病害有白粉病,夏、秋季为害,发病时喷波美0.2~0.3波美度石硫合剂,或托布津800~1000倍液喷雾防治。虫害有黄凤蝶、黄翅茴香螟。

【采收加工】 一般于栽种2~3年的10月上旬采挖,晒至九成干时,按粗细长短分别扎

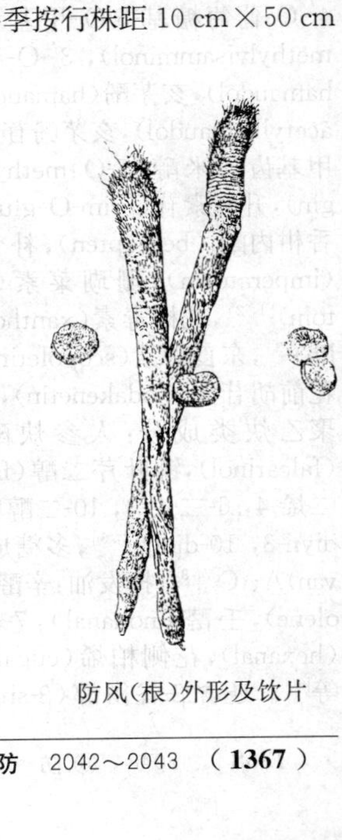
防风(根)外形及饮片

物质明显减少。周围肺泡腔内过碘酸-席夫染色及苏丹静脉注射染色阳性物减少或消失。治疗组肺重量增加较小，以脂类、蛋白、己糖全肺含量增加较低[34]。粉防己碱对大鼠实验性矽肺有一定的抑制作用。粉防己碱组大鼠肺冲洗液中肺泡巨噬细胞数和 K^+ 离子含量均低于矽肺组，巨噬细胞存活率高于矽肺组，粉防己碱具有一定的保护肺泡巨噬细胞免受石英损害的作用[35]。

11. 抗肿瘤作用　粉防己碱对人宫颈癌传代 HeLa 细胞、人体移植肝癌细胞 BEL-7402 和 BEL-7405、肉瘤 S_{180} 细胞的 DNA 及 RNA 蛋白质代谢均有不同程度的阻抑作用。体内试验对瓦克实体瘤 W_{256} 有边缘效果，粉防己碱具有亲肺，溶纤维作用，扩张血管，直接杀伤癌细胞[36]。

12. 利尿作用　粉防己 10 g/kg 灌胃，能明显增加大鼠排尿量[37]。

13. 体内过程　粉防己碱灌胃后，大鼠尿中含有相当大比例的原型药，也有一定量的去甲粉防己碱和粉防己碱氮氧化物等转化物[38]。口服进入人体和大鼠体内的粉防己碱，除大部分以原形存在外，少部被转化，在大鼠肝、肺、尿及人尿中，代谢产物可能有两个粉防己碱-N-2′-氧化物的异构体和 N-2′-去甲粉防己碱[39]。

毒性　家兔粉防己碱 15 mg/kg 静脉给药后，平均动脉压(MAP)立即急剧下降，心率明显减慢，心电图出现异常改变。多数家兔出现抽搐，心脏停搏，继而呼吸停止而死亡。高剂量(45 mg/kg 以上)静脉给药后，小鼠迅速出现兴奋、惊厥而死亡。剂量减少(35 mg/kg 以下)，小鼠兴奋后安静，活动减少，伏而不动。部分小鼠四肢抽搐，呼吸困难，惊厥而死亡，或缓解存活。粉防己碱小鼠静注 LD_{50} 为 37.5±3.6 mg/kg[40]。

【炮制】 1. 防己　取原药材，除去杂质，浸泡至四五成透，润透，切厚片，干燥。

2. 炒防己　取防己片，置锅内用文火加热，炒至微焦，表面微黄色，取出放凉。

饮片性状　防己为圆形、半圆形或不规则形的厚片，表面黄白色。皮部薄，形成层环纹明显，导管部棕色，呈放射状纹理，粉性。周边淡灰黄色。气微，味苦。炒防己形如防己片，表面微黄色。

贮干燥容器内，密闭，置阴凉干燥处，防霉、防蛀。

【药性】 苦、辛，寒。归膀胱、肺、脾经。

1.《药性论》："味苦，有小毒。"

2.《珍珠囊》："辛，苦。"

3.《医学启源》："气寒，味大苦。"

4.《本草通玄》："入太阳。"

5.《本草再新》："入肝、脾、肾三经。"

【功用主治】 利水消肿，祛风除湿。主治水肿，臌胀，历节痛风，风寒湿痹，脚气肿痛，疥癣疮肿。

1.《本草经集注》："杀雄黄毒……疗风水要药。"

2.《药性论》："治湿风，口面㖞斜，手足疼，散留痰，主肺气嗽喘。"

3.《医学启源》："疗腰以下至足湿热肿盛，脚气。去膀胱留热。"

4.《医林纂要》："泻心，坚肾，功专行水决渎，以达于下。"

5.《得配本草》："泻下焦血分湿热，祛风水，除温疟，退痈肿，疗虫疮。"

6.《本草再新》："利湿，除风，解火，破血。治膀胱水肿，健脾胃，化痰。"

【用法用量】 内服：煎汤，6～10 g；或入丸、散。

【宜忌】 食欲不振及阴虚无湿热者禁服。

1.《本草经集注》："殷孽为之使。恶细辛。畏萆薢。"

2. 李东垣："上焦湿热者，不可用。"(引自《纲目》)

3.《本草经疏》："凡胃虚阴虚，自汗盗汗，口苦舌干，肾虚小水不利，及胎前产后血虚，虽有下焦湿热，慎勿用之，犯之为害非细。"

4.《得配本草》："气分风热，小便不通，元气虚弱，阴虚内热，病后虚渴，皆禁用。"

【选方】 1. 治皮水为病，四肢肿，水气在皮肤中，四肢聂聂动者　防己三两，黄芪三两，桂枝三两，茯苓六两，甘草二两。上五味，以水六升，煮取二升，分温三服。(《金匮要略》防己茯苓汤)

2. 治风湿，脉浮身重，汗出恶风者　防己一两，甘草半两(炒)，白术七钱半，黄芪一两一分(去芦)。上锉麻豆大，每抄五钱匕，生姜四片，大枣一枚，水盏半，煎八分，去滓，温服，良久再服。喘者加麻黄半两。胃中不和者加芍药三分。气上冲者加桂枝三分。下有陈寒者加细辛三分。服后当如虫行皮中，从腰下如冰，后坐被上，又以一被绕腰下，温令微汗差。(《金匮要略》防己黄芪汤)

3. 治中风历节，病如狂状，妄行独语不休，无寒热，其脉浮　防己一分，桂枝三分，防风三分，甘草一分。上四味，以酒一杯，渍之一宿，绞取汁；生地黄二斤，㕮咀，蒸之如斗米饭久，以铜器盛其汁，更绞地黄汁和，分再服。(《金匮要略》防己地黄汤)

4. 治支饮腹满，口舌干燥，此肠间有水气　防己、椒目、葶苈(熬)、大黄各一两。上四味，末之，蜜丸如梧子大。先食饮一丸，日三服，稍增，口中有津液；渴者，加芒硝半两。(《金匮要略》己椒苈黄丸)

5. 治遗尿，小便涩　防己、葵子、防风各一两。上三味，以水五升，煮取二升半，分三服，散服亦佳。(《千金方》)

6. 治风湿，恶风身体重者　防己四两，黄芪四两，甘草(炙)二两，苍术(去皮)三两。上为散。每服五钱，水二盏，姜二片，枣一个(擘破)，同煎至一盏，去滓温服。(《全生指迷方》防己汤)

7. 治肺痿咯血多痰　(防己)合葶苈子等分，为末，糯米饮调服。(《品汇精要》)

8. 治膀胱水蓄胀满，几成水肿　汉防己二钱，车前子、韭菜子、泽泻各三钱。水煎服。

9. 治遍身虫癣疮疥　汉防己三两，当归、黄芪各二两，金银花一两。煮酒饮之。(8、9 方出自《本草切要》)

10. 治鼻衄　防己生用三两，捣罗为细散。每服二钱匕，新汲水调下。老人小儿酒调一钱匕服，更用热汤调少许、鼻中喘气，佳。(《圣济总录》)

【临床报道】 1. 治疗高血压病　汉防己中提取的生物碱——汉防己甲素(粉防己碱)，具有降压作用。静脉注射以 3 mg/kg 体重为宜，即成人量为每次 120～180 mg，每日 2 次，口服量亦近似。据 270 例高血压病患者治疗结果，显效者占 52.6%，一般疗效者占 31.5%，无效者占 15.9%。全部病例均未见有任何明显副作用，合用氢氯噻嗪似可提高疗效[1]。

2. 治疗心绞痛　用汉防己甲素(粉防己碱)2～3 mg/kg 加入生理盐水 20 ml 稀释后静注，每日 2 次，共用 2 周，停其他抗心绞痛药物，与消心痛组对照观察(消心痛组，劳累型加普萘洛尔，自发型加硝苯吡啶，配合小量阿司匹林治

粒，并可见细小杆状草酸钙结晶。

(2) 取本品粉末 2 g，加 0.5 mol/L 硫酸溶液 20 ml，加热 10 min，滤过，滤液加氨试液调节 pH 至 9，移置分液漏斗中，加苯 25 ml，振摇提取，分取苯液 5 ml，置瓷蒸发皿中，蒸干，残渣加钼硫酸试液数滴，即显紫色，渐变绿色至污绿色，放置，色渐加深(检查防己碱)。

(3) 薄层色谱：取本品粉末 1 g，加乙醇 15 ml，加热回流 1 h，放冷，滤过，滤液蒸干，残渣加乙醇 5 ml 使溶解，作为供试品溶液。另取粉防己碱与防己诺林碱对照品，加氯仿制成每 1 ml 各含 1 mg 的混合溶液，作为对照品溶液。吸出上述两种溶液各 5 μl，分别点于同一硅胶 G 薄层板上，以氯仿-丙酮-甲醇 (6∶1∶1) 为展开剂，展开，取出，晾干，喷以稀碘化铋钾试液。供试品色谱中，在与对照品色谱相应的位置上，显相同颜色的斑点。

品质标志 《中华人民共和国药典》2005 年版规定：照高效液相色谱法测定，本品含粉防己碱($C_{38}H_{42}N_2O_6$)和防己诺林碱($C_{37}H_{40}N_2O_6$)的总量不得少于 1.6%。

【成分】 粉防己块根含生物碱：粉防己碱(tetrandrine)，防己诺灵碱(fangchinoline)[1]，轮环藤酚碱(cyclanoline)，氧防己碱(oxofangchirine)，防己斯任碱(stephanthrine)[2]，小檗胺(berbamine)，2，2′-N，N-二氯甲基粉防己碱(2，2′-N，N-dichloromethyltetrandrine)[3]，粉防己碱(fenfangjine) A、B、C、D[4]。

【药理】 1. 对心脏的作用　粉防己碱对犬左心室功能呈显著抑制效应，犬静脉注射粉防己碱 10 mg/kg 后 15 min 心率下降达 20%[1]，心肌收缩力减弱，心泵功能各项指标均降低[2]。粉防己碱可对抗 Ca^{2+} 对豚鼠左心房、猫乳头肌增强收缩力和氧耗量的作用[3]。猫静脉注射粉防己碱后心电图 R-R、P-Q、T 波均无明显影响，对猫心肌传导无明显作用[4]。粉防己碱显著减慢大鼠窦性心律，体表心电图显示 P-R 延长[5]。粉防己碱能延长强心苷的毒性出现时间，降低其毒性，延长心房不应期。提高细胞外 Ca^{2+} 浓度，粉防己碱对强心苷作用的影响减弱甚至消失[6]。粉防己碱能翻转豚鼠左心房肌的正性梯级现象，表现负性梯级作用[7]。

2. 对冠状血管、冠脉流量的影响　粉防己碱对离体猫心冠状血管有直接扩张作用，冠脉流量增加，且与给药浓度成正比。粉防己碱也增加麻醉猫冠脉流量，作用维持约 20 min。粉防己碱使小鼠心肌 ^{86}Rb 摄取率增加，心肌营养性血流量增加。粉防己碱能降低兔心肌匀浆耗氧量。麻醉猫静脉注射粉防己碱后显著降低心肌耗氧量及氧提取率[8]。粉防己碱对高 K^+ 去极化引起的猪冠脉螺旋条收缩反应有松弛作用[9]。犬结扎冠脉左前降支后，粉防己碱组心外膜电图 ST 和 NST 显著降低，血压轻度下降，心率稍减慢。梗死区心肌释放入血流的心肌肌酸磷酸激酶(CPK)明显减少[10]。

3. 对血管、血压的影响　粉防己碱对离体兔主动脉条具有直接的松弛作用，能对抗去甲肾上腺素(NA)、氯化钾引起的收缩。对 NA 引起的兔主动脉、肠系膜动脉、肺动脉、腔静脉、门静脉、股动脉、肾动脉等收缩呈非竞争性拮抗作用[11, 12]。犬静脉注射粉防己碱后动脉压降低达 23%，舒张压降低幅度明显大于收缩压。降压平稳，通过调节注入速度易于控制降压幅度。粉防己碱降压主要由于血管总外阻力下降，选择性扩张动脉阻力血管[13～15]，大鼠静脉注射粉防己碱后降低体循环压力和阻力，也能减弱缺氧性肺血管增阻升压反应，但未能完全阻断。粉防己碱是一种肺血管扩张剂，但能减慢心率，减弱心肌收缩[16]。

4. 对血小板聚集的抑制作用　粉防己碱对花生四烯酸(AA)、ADP 和血小板活化因子(PAF)诱导的兔离体血小板聚集反应和 AA、ADP 诱导的猪离体血小板聚集反应均有抑制作用，呈剂量效应相关。兔静脉给粉防己碱 30 min 后，对 AA、ADP、PAF 诱导血小板聚集反应呈明显抑制，作用持续 60 min[17]。粉防己碱对胶原诱导的血栓烷 A_2 (TXA_2)合成有明显的抑制[18]。

5. 抗心律失常作用　静脉注射粉防己碱 7.5 mg/kg 可对抗氯仿—肾上腺素诱发猫室性纤颤；也可提高乌头碱诱发大鼠心律失常和心跳停止的用量，以及毒毛花苷 G(哇巴因)诱发的豚鼠室颤、室速、心跳停止的用量[19]。

6. 对钙拮抗作用　粉防己碱对猫心乳头肌的氯化钙($CaCl_2$)量效曲线平行右移，最大效应降低，呈非竞争性拮抗[20]。粉防己碱可对抗兔离体右心房 CaCl 所致正性频率作用，可使心房频率减慢[21]。粉防己碱对平滑肌细胞膜电位依赖通道(PDC) Ca^{2+} 内流有选择性抑制作用[22]。粉防己碱能对抗血小板激活因子(PAF)、白细胞三烯 B_4 (LTB_4)、卡西霉素(A-23187)所致 Ca^{2+} 升高[23]。犬静脉注射粉防己碱后对心浦氏纤维(PF)的慢内向电流(Isi)峰值有明显减弱作用[24]。

7. 对免疫的抑制作用　粉防己碱具稳定大鼠腹腔肥大细胞(MC)膜和抑制不同刺激剂引起的 MC 脱颗粒作用，也抑制 MC 释放组胺[25]。体外粉防己碱可抑制 B 细胞的抗体合成和淋巴细胞的增殖[26]。粉防己碱对大鼠被动皮肤过敏反应(PCA)与豚鼠离体回肠平滑肌过敏性收缩均有阻抑作用。同时粉防己碱还有对抗过敏介质的作用和阻止介质释放作用[27]。粉防己碱对天花粉大鼠主动皮肤过敏试验(ACA)和 PCA，以及血清抗体形成均有一定的抑制[28]。粉防己碱还有弱的抗过敏性休克作用，可降低家兔过敏性休克的发生率，并减轻其病理变化[29]。粉防己碱对单核类白细胞的不规则随意运动、趋化性、过氧化物阴离子的产生以及白介素-Ⅰ的分泌物有显著的抑制作用[30]。

8. 抗炎作用　粉防己碱 15 mg/kg 皮下注射可明显对抗大鼠甲醛性足跖肿胀[29]。粉防己碱对角叉莱胶致炎后血管通透性有明显抑制作用。作用强度与剂量呈依赖性。粉防己碱抑制中性粒细胞(Neu)游出和 β-葡萄糖醛酸酶(β-G)释放；也使 Neu 内超氧化物歧化酶(SOD)活性升高，清除或抑制 O_2^- 的生成；使细胞内 cAMP 水平显著升高，可稳定溶酶体膜和减少溶酶体的释放[31]。粉防己碱对垂体-肾上腺系统有刺激兴奋作用，使肾上腺皮质功能增强[29]。

9. 对子宫及输卵管的影响　粉防己碱对大鼠子宫平滑肌有抑制作用。粉防己碱可减弱催产素和 Ca^{2+} 对大鼠子宫的收缩作用，粉防己碱使氯化钙的累积量效曲线非平行性右移，并使之降低，呈非竞争性 Ca^{2+} 拮抗作用[32]。粉防己碱对兔输卵管峡部纵行肌的自发性收缩有不同程度的抑制作用。且甲地孕酮处理后较雌二醇处理者抑制更明显。粉防己碱可降低输卵管腔内压，抑制兔卵通过输卵管的运行。在排卵后 48 h 内，卵运行明显延缓，并可拮抗环戊烷丙酸雌二醇(ECP)加快卵子运行的作用[33]。

10. 对实验性矽肺的影响　石英粉尘经气管染尘家兔制造矽肺模型，结果粉防己碱治疗组 X 线胸片有不同程度的吸收好转，心脏轮廓较治疗前清晰，周边阴影明显消失，矽结节中胶原纤维排列疏松，VG 染色着色浅淡，结节中填充

外壁增厚,木化。皮层散有油细胞、黏液细胞及石细胞群。中柱鞘部位石细胞群断续排列成环状。韧皮部有石细胞群,靠外侧较多;韧皮纤维少数,多单个散在;韧皮射线1～3列细胞;散有油细胞及黏液细胞。本品薄壁细胞含草酸钙方晶,尤以射线细胞中较为密集,有的石细胞亦含小方晶。

【成分】 树皮含挥发油0.2%～0.4%。油中的主要成分为桂皮醛(cinnamaldehyde),约占77%。此外,还含有丁香油酚(eugenol),黄樟醚(safrole)等成分[1]。

【药理】 1. 抗溃疡作用 阴香皮水提取物以0.5 g(生药)/kg和2.5 g(生药)/kg体重灌服,连续3 d,对小鼠水浸应激性溃疡的形成有明显的抑制作用,抑制率为21.5%～67.0%,大剂量作用更明显[1]。

2. 对阳虚模型的影响 阴香皮水提取物以0.5 g(生药)/kg和2.5 g(生药)/kg体重灌服,连续6 d,能抑制大剂量糖皮质激素氟美松所致阳虚小鼠的胸腺萎缩,抑制率为16.7%～50.0%,小剂量优于大剂量,但小剂量对肾上腺皮质功能无保护作用,仅大剂量能降低肾上腺胆固醇含量10.9%[1]。

毒性 阴香皮水提取物小鼠灌服的LD_{50}为(46.6±3.4) g(生药)/kg[1]。

【药性】 辛、微甘,温。

1.《岭南采药录》:“味辛,气香。”

2.《广西中草药》:“味辛、微甘,气香,性温。”

【功用主治】 温中止痛,祛风散寒,解毒消肿,止血。主治寒性胃痛,腹痛,泄泻,食欲不振,风寒湿痹,腰腿疼痛,跌打损伤,创伤出血,疮疖肿毒。

1.《生草药性备要》:“妇人煎水洗头,去秽风。”

2.《岭南采药录》:“能健胃及祛风。凡恶毒大疮,生飞蛇疮,一敷即愈。”

3.《全国中草药汇编》:“祛风散寒,温中止痛。治虚寒胃痛,腹泻,风湿关节痛;外用治跌打肿痛,疮疖肿毒,外伤出血。”

【用法用量】 内服:煎汤,6～9 g;或研末服,每次1.5～3 g。外用:研末用酒调敷;或浸酒搽。

【选方】 1. 治寒性胃痛 阴香树皮9 g。水煎服。(《香港中草药》)

2. 治风湿关节痛 ①阴香树皮6 g,粗叶榕根30 g。水煎服。(《福建药物志》) ②阴香树皮6 g,五指毛桃根30 g。水煎服。(《香港中草药》)

3. 治跌打损伤 阴香树皮、杨梅树皮各等量。研末,酒调敷伤处。(《福建药物志》)

2041 阴香根 yīn xiāng gēn
(《岭南采药录》)

【基原】 为樟科樟属植物阴香 *Cinnamomum burmannii* (C. G. et Th. Nees) Bl. 的根或根皮。

【原植物】 参见“阴香皮”条。

【采收加工】 9～12月采挖切段,晒干;或剥取根皮,晒干。

【药性】 味辛。

【功用主治】 煎服,治心痛,凡气痛必止。

【用法用量】 内服:煎汤,3～9 g。

2042 防己 fáng jǐ
(《本草经集注》)

【异名】 汉防己(《儒门事亲》),瓜防己(《本草原始》)。

【基原】 为防己科千金藤属植物粉防己的块根。

【原植物】 粉防己 *Stephania tetrandra* S. Moore

多年生落叶藤本。块根通常圆柱状,肉质,深入地下,长3～15 cm,直径1～5 cm;外皮淡棕色或棕褐色;具横纹。茎枝纤细,有直条纹。叶互生;叶柄长5～6 cm,盾状着生;叶片三角状宽卵形或阔三角形,长4～6 cm,宽5～6 cm,先端钝,具小突尖,基部平截或略呈心形,全缘,上面绿色,下面灰绿色或粉白色,两面均被短柔毛,下面较密,掌状脉5条。花小,单性,雌雄异株;雄株为头状聚伞花序,总状排列;雄花:萼片4,排成1轮,绿色,匙形,基部楔形;花瓣4,绿色,倒卵形,肉质,边缘略内弯,有时具短爪;雄蕊4,花丝合生成柱状,上部盘状,花药着生其上;雌株为缩短的聚伞花序,呈假头状,总状排列;雌花:萼片4,排成1轮;花瓣4;子房椭圆形,花柱3,乳头状。核果球形,红色;内果皮背部有4行雕纹,中间2行呈鸡冠状隆起,每行有15～17颗,胎座迹不穿孔。花期5～6月,果期7～9月。

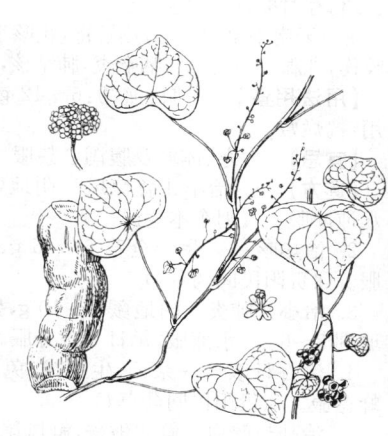
粉防己

生于山坡、旷野草丛和灌木林中。分布于浙江、安徽、福建、江西、湖北、湖南、广东、广西、台湾等地。

【栽培】 生物学特性 喜温暖湿润的环境,忌干旱,怕水涝。宜选排水良好、土层深厚、疏松肥沃的砂质壤土或壤土栽培,以石灰岩山地栽培为好。

繁殖方法 分根繁殖:早春萌芽前,挖出老根,切成3～6 cm的根段,按行株距40 cm×60 cm,沟深9～12 cm穴栽,每穴栽1段,覆土压实,浇水。

田间管理 生长期,每年中耕、除草、施肥2～3次。肥料宜选人粪及厩肥。藤蔓长30～45 cm时搭棚架,以利植株生长。

【采收加工】 9～11月采挖,修去芦梢,洗净或刮去栓皮,切成长段,粗根剖为2～4瓣,晒干。

【药材】 防己 *Radix Stephaniae Tetrandrae* 主产于浙江、安徽、湖北、湖南、江西等地。

性状 块根呈不规则圆柱形、半圆形或块状,多弯曲,长5～10 cm,直径1～5 cm。表面淡灰黄色,在弯曲处常有深陷横沟而成结节状的瘤块样。体重,质坚实,断面平坦,灰白色,富粉性,有排列较稀疏的放射状纹理。气微,味苦。

鉴别 (1) 块根横切面:木栓层有时残存。皮层散有石细胞群,常切向排列。韧皮部较宽。形成层成环。木质部占大部分,射线较宽;导管稀少,呈放射状排列;导管旁有木纤维。薄壁细胞充满淀粉

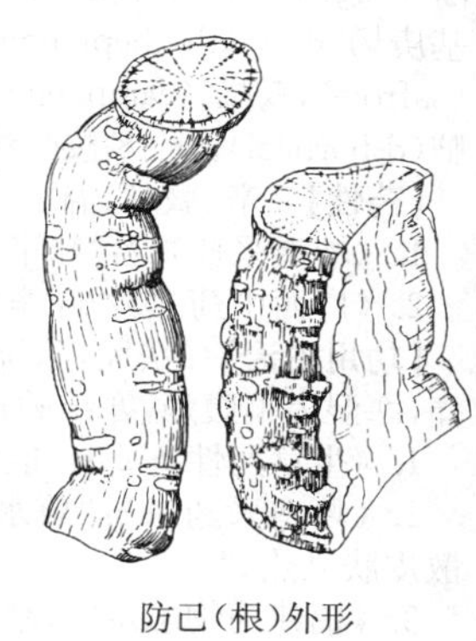
防己(根)外形

2.《药性考》:"吐血能安。"
3.《天宝本草》:"利膀胱,治头晕脑痛。"
4.《贵阳民间药草》:"治热咳、久咳,清肺热,止咯血。"
5.《四川中药志》1960年版:"治肾亏及肺病吐血,散目中云翳,疔月瘕病,外包疮毒。"
6.《云南中草药》:"清热解毒,止咳平喘。主治毒蛇、狂犬咬伤,乳腺炎,腮腺炎,咽喉炎,肺结核,喘咳,身疼,百日咳。"

【用法用量】 内服:煎汤:6~12 g,鲜品15~30 g。外用:捣烂敷。

【宜忌】 虚寒、体弱及腹泻者禁服。

【选方】 1. 治小儿急惊风　阴地蕨15 g,加冰糖少许。水炖冲服。(《闽东本草》)

2. 治热咳　一朵云全草6~15 g,加白萝卜、冰糖煎水服。(《贵阳民间药草》)

3. 治小儿肺炎　阴地蕨3~10 g,紫花地丁3~10 g,绿珊瑚3~6 g。水煎服,每日3次分服。(《云南中草药》)

4. 治百日咳　一朵云、生扯拢、兔耳风各15 g。煎水兑蜂糖服。(《贵阳民间药草》)

5. 治肺热咳血　鲜阴地蕨、鲜凤尾草各30 g。水煎调冰糖服。(《福建中草药》)

6. 治男子妇人吐血后膈上虚热　阴地蕨、紫河车(锉)、贯众(去毛土)、甘草(炙、锉)各半两。粗捣筛,每服三钱匕,水一盏,煎至七分,去滓,食后温服。(《圣济总录》抵圣汤)

7. 治阳狂怒骂,不避亲疏,打人毁物　取阴地蕨60 g,加芒硝15 g。将此药用水炖后冲芒硝,一次服。(《闽东本草》)

8. 治角膜溃疡　阴地蕨根研末,每次服0.9~1.5 g。(南药《中草药学》)

9. 治火眼　阴地蕨叶、棘树叶。捣汁点眼。(《湖南植物志》)

10. 治目中云雾　一朵云蒸鸡肝服。(《四川中药志》1960年版)

【临床报道】 治疗神经衰弱　取阴地蕨24 g,柏子仁9 g,大枣7个,水煎,早晚两次分服。共治疗神经衰弱85例,经分别服药7~90剂后,痊愈79例,显效4例,无效2例。认为阴地蕨有滋肾养心安神之功,能促进神经衰弱康复[1]。

2039 阴香叶 yīn xiāng yè (《岭南采药录》)

【基原】 为樟科樟属植物阴香 *Cinnamomum burmannii* (C. G. et Th. Nees) Bl. 的叶。

【原植物】 参见"阴香皮"条。

【采收加工】 9~11月采摘,晒干。

【成分】 叶含挥发油0.2%~0.3%,主要成分为丁香油酚(eugenol)和芳樟醇(linalool)。还有柠檬醛(citral),甲基庚烯酮(methylheptenone),香茅醇(citronellol),黄樟醚(safrole),莰烯(camphene)及二戊烯(dipentene)[1],d-龙脑(d-borneol),1,8-桉叶油素(1,8-cineole)[2]。

【药性】 辛、微甘,温。
1.《岭南采药录》:"味辛,气香。"
2.《广西中药志》:"味辛微甘,气香,性温。"

【功用主治】 祛风,除湿,逐寒。主治皮肤痒疹,风湿痹痛,寒湿泻痢腹痛,寒结肿毒。
1.《生草药性备要》:"能发散。"
2.《岭南采药录》:"煎水,妇人洗头,能祛风;洗身,能消散皮肤风热。"
3.《福建药物志》:"散结消肿。治寒结肿毒。"

【用法用量】 内服:煎汤,3~6 g。外用:研末敷或煎水洗。

2040 阴香皮 yīn xiāng pí (《岭南采药录》)

【异名】 广东桂皮(《中国树木分类学》)。

【基原】 为樟科樟属植物阴香的树皮。

【原植物】 阴香 *Cinnamomum burmannii* (C. G. et Th. Nees) Bl. [*Laurus burmannii* C. G. et Th. Nees; *C. hainanense* Nakai]

常绿乔木,高达20 m。树皮光滑,灰褐色或黑褐色,内皮红色,味似肉桂。叶互生或近对生;叶柄长0.5~1.2 cm,近无毛;叶片革质,卵圆形、长圆形或披针形,长5.5~10.5 cm,宽2~5 cm,先端短渐尖,基部宽楔形,全缘,上面绿色,光亮,下面粉绿色,离基三出脉,中脉和侧脉在叶上面明显,下面凸起。圆锥花序腋生或近顶生,长2~6 cm,密被灰白色微柔毛,少花,疏散,最末花序轴有3朵花作聚伞状排列;花两性,绿白色,被灰白色微柔毛;花被筒倒锥形;花被裂片6,长圆状卵形,长约2 mm,先端锐尖;能育雄蕊9,花药背面及花丝被微柔毛,第一、第二轮雄蕊花药长圆形,4室,内向瓣裂,花丝稍长于花药,无腺体,第三轮雄蕊花药长圆形,4室,外向瓣裂,花丝稍长于花药,中部有1对圆形腺体;退化雄蕊3,箭头形,被柔毛,位于最内一轮;子房近球形,花柱略被微柔毛,柱头盘状。果实卵形;果托先端具齿裂。花期9~12月,果期11月至翌年3月。

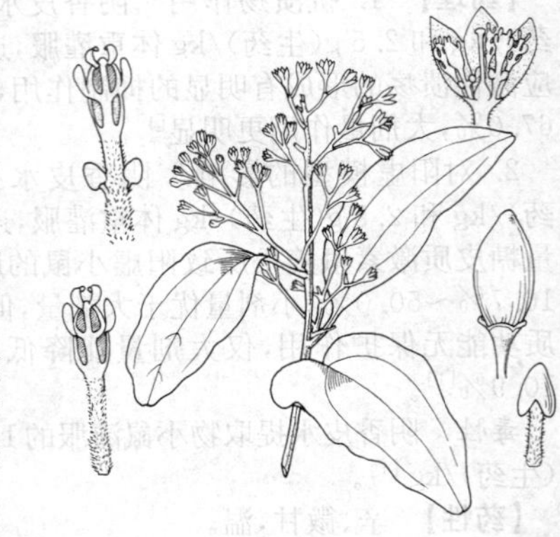

阴　香

生于疏林、密林、灌木丛中或溪边路旁。分布于福建、广东、广西、海南、云南。

本植物的叶(阴香叶)、根或根皮(阴香根)亦供药用,另设专条。阴香皮为桂皮之一种,另设专条。

【栽培】 生物学特性　宜温暖湿润气候,稍耐阴。喜深厚肥沃、排水良好的砂质壤土栽培。

繁殖方法　用种子繁殖。3~4月果熟时采回,堆沤数月,待果肉充分软化后,用冷水浸渍,搓去果皮,用清水冲去果肉,取种子摊开晾干。宜采后即播或砂藏,砂藏最好不超过20 d。宜穴播或条播。幼苗期间适当遮荫,以免日灼。用于四旁绿化造林的,最好培育3~5年生的大苗栽种。

田间管理　造林后的当年春末夏初抚育1次,进行松土、培蔸、正苗、补蔸,保证幼林全苗。秋季再抚育1次,以后每年至少抚育2次,连续抚育3~4年,直到郁闭成林。

【采收加工】 5~7月剥取茎皮,晒干。

【药材】 阴香皮 *Cortex Cinnamomi Burmannii* 产于福建、广东、广西、云南等地。

性状　茎皮呈槽状或片状,厚约3 mm。外表面棕灰色,粗糙,有圆形突起的皮孔和灰白色地衣斑块,有时外皮部分刮去而现凹下的皮孔痕;内表面棕色,平滑。质坚,断面内层呈裂片状。气香,味微甘、涩。

鉴别　树皮横切面:木栓层为数列木栓细胞,最内列细胞

【用法用量】 内服：煎汤，9～15 g。

2037 阴鲍 yīn gōu （《医林纂要》）

【异名】 鹰嘴龟、大头龟、鹰龟（《广西药用动物》）。

【基原】 为平胸龟科平胸龟属动物大头平胸龟的全体。

【原动物】 大头平胸龟 *Platysternon megacephalum* Gray

背甲长 65～156 mm，宽 55～113 mm，壳高 34～57 mm。头大，颈短，不能缩入壳内，头背覆以大块角质盾片，颌粗大，显著钩曲呈鹰嘴状，背甲长椭圆形，前缘中部凹入，脊部扁平，有一纵棱，颈盾极短小而宽，腹甲略近长方形，前缘平切，后缘凹入；具下缘盾。指、趾端具蹼，有爪。股后及肛侧有锥状鳞，尾甚长，具呈环状排列的长方形鳞片。背面棕黑色，多有浅橘黄色细点，椎盾有辐射状黑纹，每一肋盾有一小黑斑，腹甲橄榄绿，幼体脊棱明显，缘盾第八枚起呈锯齿状，背甲灰绿、棕褐或红棕，腹面橘红色。

生活于山溪中，能爬到树上或岩壁觅食。食螺、鱼、蠕虫等。分布于江苏、浙江、安徽、福建、江西、湖南、广东、广西、贵州、云南等地。

【采收加工】 6～9 月捕捉。斩头杀死后，去掉甲和内脏。鲜用。

【功用主治】 滋阴，潜阳，补肾。主治眩晕心烦，失眠，遗精腰酸，肺结核，病后虚弱，久泻，久痢，久疟。

1.《医林纂要》："滋阴清热。治久泻，久痢，痎疟，去疟母，杀疳䘌。"

2.《广西药用动物》："有滋润补肾的作用。"

3.《中国动物药》："滋阴补肾。治病后虚弱、肺结核等。"

4.《中国药用动物志》："滋阴潜阳，宁心补肾。主治阴虚阳亢，血虚肾虚，眩晕心烦，失眠多梦，遗精腰酸。"

【用法用量】 内服：煮食，100～300 g；或熬膏。

【宜忌】 《广西药用动物》："孕妇慎用。"

【选方】 治肺结核 鹰嘴龟 1 只（约 250 g 重），去甲和内脏，切成块，炖熟服，每日 1 只，连服几只。（《广西药用动物》）

2038 阴地蕨 yīn dì jué （《本草图经》）

【异名】 一朵云（《天宝本草》），背蛇生（《四川中药志》），散血叶、破天云（《湖南药物志》），小春花、蛇不见（《闽东本草》），郎萁细辛（《贵州民间药草》），独脚金鸡（《浙江民间常用草药》），独立金鸡（《贵州民间方药集》），独脚蒿、冬草（《民间常用草药汇编》），黄连七、鸡爪莲（《广西药用植物名录》）。

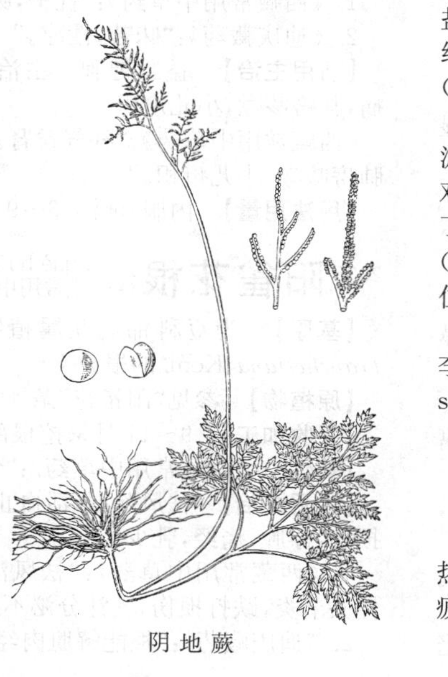

阴地蕨

【基原】 为阴地蕨科阴地蕨属植物阴地蕨的全草。

【原植物】 阴地蕨 *Scepteridium ternatum* (Thunb.) Lyon [*Osmunda ternata* Thunb.; *Botrychium ternatum* (Thunb.) Sw.] 又名：花蕨（《植物学大辞典》）。

植株高 10～40 cm。根茎短而直立，有一簇肉质的根。叶二型，总叶柄短，细弱，长 2～4 cm。营养叶具柄，长 3～8 cm；叶片阔三角形，长 8～10 cm，宽 10～12 cm，三回羽状分裂，侧生羽片 3～4 对，近对生或互生，有柄，基部 1 对最大，长宽各 4～5 cm；二回小羽片 3～4 对，卵形至狭卵形，有柄；末回羽片为长卵形或卵形，无柄，边缘有不整齐的细锯齿，叶脉不明显。孢子叶由总柄抽出，具长柄，长 12～25 cm，远超出营养叶之上。孢子囊穗圆锥状，二至三回羽状；孢子囊圆球形，黄色。

生于海拔 200～2 200 m 的丘陵灌木丛阴地或山坡草丛。分布于江苏、浙江、安徽、福建、江西、湖北、湖南、广东、广西、陕西、台湾等地。

【采收加工】 秋季至早春采收，连根挖取，鲜用或晒干。

【药材】 阴地蕨 *Herba Sceptridii* 主产于浙江等地。

性状 根茎表面灰褐色，下部簇生数条须根。根常弯曲，表面黄褐色，具横向皱纹；质脆易断，断面白色，粉性。总叶柄表面棕黄色，基部有干缩褐色的鞘；营养叶柄三角状而扭曲，具纵条纹，淡红棕色；叶片卷缩，黄绿色或灰绿色，展开后呈阔三角形，三回羽裂，侧生羽片 3～4 对；叶脉不明显。孢子叶柄长 12～25 cm，黄绿色或淡红棕色；孢子囊穗棕黄色。气微，味微甘而微苦。

鉴别 (1) 根茎横切面：最外层 1～3 列细胞木栓化；皮层宽阔。内皮层凯氏点明显；中柱为外韧型管状中柱，有时可见 1 个叶隙，有时可见束中形成层。木质部管胞多角形；木射线明显，由单列细胞组成。基本组织的薄壁细胞大多充满淀粉粒。

孢子囊穗粉末：孢子极面观为钝三角形，近极面外凸，三边微凹；极轴长 12～21 μm，赤道轴长 29～44 μm；具明显的 3 裂缝，裂缝细长，几达孢子赤道线；周壁具粗而明显的疣状纹饰。

(2) 取本品粉末 1 g，加水 10 ml，浸渍过夜，水浴加热 10 min，滤过。取滤液 2 ml 置试管中，加 α-萘酚试液 5 滴，振摇后，沿管壁缓慢加浓硫酸 1 ml，在两液交界面呈紫色环（检查糖类）。取滤液 2 ml 置试管中，加镁粉少许，滴加浓盐酸数滴，即产生气泡，溶液变成樱红色；取滤液 1 滴于滤纸上，滴加 1%醋酸镁的甲醇溶液 1 滴，烘干，置紫外光灯（254 nm）下观察，呈明显的亮绿色荧光斑点（检查黄酮类）。

(3) 薄层色谱：取本品粉末 2 g，加甲醇 20 ml 浸渍过夜，滤过。滤液浓缩至 1 ml，作为供试品溶液；另以木犀草素为对照品。分别点样于同一聚酰胺薄板上，自然干燥。用苯-丁酮-甲醇（3∶1∶1）展开，取出加热干燥后置紫外光灯（254 nm）下观察。供试品色谱中，在与对照品色谱相应的位置上，显相同颜色的荧光斑点。

【成分】 全草含阴地蕨素（ternatin），槲皮素-3-O-α-L-鼠李糖-7-O-β-D-葡萄糖苷（quercetin-3-O-α-L-rhamnopyranosyl-β-D-glucopyranoside）[1]。

【药性】 甘、苦，微寒。

1.《本草图经》："甘、苦，微寒，无毒。"

2.《四川中药志》1960 年版："性温，味甘，无毒。"

【功用主治】 清热，止咳，平肝，解毒，明目。主治小儿高热惊搐，肺热咳嗽，咳血，百日咳，癫狂，痫疾，疮疡肿毒，瘰疬，目赤火眼，目生翳障。

1.《本草图经》："疗肿毒、风热。"

服。(《泉州本草》)

2. 治产后浮肿　(阳桃)鲜枝叶 250 g,鱼头(大头鱼)1 个(约 250 g)。水煎服,每日 1 剂。(《壮族民间用药选编》)

2033 阳桃花 yáng táo huā (《岭南采药录》)

【基原】　为酢浆草科阳桃属植物阳桃 *Averrhoa carambola* L. 的花。

【原植物】　参见"阳桃"条。

【采收加工】　7～8 月花初开时采收,鲜用或晒干。

【成分】　花含黄酮类:芸香苷(rutin)和槲皮素-3-O-β-D-葡萄糖苷(quercetin-3-O-β-D-glucoside)[1]。

【药性】　《全国中草药汇编》:"甘,平。"

【功用主治】　截疟,止痛,解毒,杀虫。主治疟疾,胃痛,漆疮,疥癣。

1.《本草求原》:"解鸦片毒。"

2.《台湾药用植物志》:"驱虫;治疥癣及中漆毒。"

3.《全国中草药汇编》:"清热。主治寒热往来。"

4.《福建药物志》:"治疟疾。"

【用法用量】　内服:煎汤,9～30 g。外用:捣汁涂。

【选方】　1. 治疟疾　阳桃花 15～24 g。水煎,于发作前 2～3 h 服,肝脾大者用鲜阳桃适量,捣烂绞汁,每日 2 次,每次 1 杯。(《福建药物志》)

2. 治鸦片毒　阳桃花 9 g,水 150～180 g。煎服。(《岭南采药录》)

2034 阳桃根 yáng táo gēn (《岭南采药录》)

【基原】　为酢浆草科阳桃属植物阳桃 *Averrhoa carambola* L. 的根或根皮。

【原植物】　参见"阳桃"条。

【采收加工】　全年均可采挖,晒干;或剥取根皮,除去栓皮,取二层皮,鲜用或晒干。

【成分】　根皮中含 β-谷甾醇(β-sitosterol),羽扇豆醇(lupeol)和 1,5-二羟基-6,7-二甲氧基-2-甲基蒽醌-3-O-β-吡喃葡萄糖苷(1,5-dihydroxy-6,7-dimethoxy-2-methyl anthraquinone 3-O-β-glucopyranoside)[1]。

【药性】　酸、涩,平。

1.《广西本草选编》:"味涩,性平。"

2.《全国中草药汇编》:"酸、涩,平。"

【功用主治】　祛风除湿,行气止痛,涩精止带。主治风湿痹痛,骨节风,瘫缓不遂,慢性头风,心胃气痛,遗精,白带。

1.《岭南采药录》:"治心痛。"

2.《广西本草选编》:"固涩燥湿,行气消滞。主治消化不良,风湿痹痛,遗精,白带。"

3.《台湾药用植物志》:"加糖煎服治中毒。"

4.《全国中草药汇编》:"涩精,止血,止痛。主治遗精,鼻衄,慢性头痛,关节疼痛。"

【用法用量】　内服:煎汤,15～30 g(鲜品加倍);或浸酒。

【选方】　1. 治慢性头风　鲜阳桃根 30～45 g,豆腐 120 g。炖服,日服 1 次。(《福建民间草药》)

2. 治关节疼痛　阳桃根 120 g,浸酒 500 g。7 d 后可用,每次服 1 杯。(《泉州本草》)

3. 治心痛　(阳桃)根 12～15 g,水 150～180 g。煎服。(《岭南采药录》)

4. 治遗精　阳桃鲜根二层皮 60 g,鳖甲 30 g。水煎,当茶饮。(《壮族民间用药选编》)

5. 治遗精,白带　杨桃根二层皮 60～90 g。水煎或炖猪骨服。(《广西本草选编》)

2035 阳雀花 yáng què huā (《西藏常用中草药》)

【基原】　为豆科锦鸡儿属植物云南锦鸡儿的花。

【原植物】　云南锦鸡儿 *Caragana franchetiana* Kom.

直立灌木,高 1～1.5 m。枝条粗壮,伸长,树皮灰褐色。托叶三角形或卵状披针形,膜质;偶数羽状复叶,长 2～6 cm,小叶常 5～7 对,小叶片倒卵状披针形或长椭圆形,长 6～10 mm,宽 3～4 mm,上面无毛,下面沿主脉被疏毛;长枝上的叶轴宿存,并硬化成粗壮的刺,无毛。花单生,花梗长短不一,在中部具关节;苞片卵形,渐尖头,小苞片 2,线形,贴生于萼上;萼圆筒形,基部具明显囊状突起,萼齿长约为萼筒的 1/2,密生短柔毛;花冠蝶形,黄色,旗瓣近圆形,先端圆,具短尖,翼瓣具耳 2 片,下耳条形,与爪等长,上耳呈牙齿状,龙骨瓣与爪近相等;子房密被柔毛。荚果圆柱状,外面和里面均密被绒毛。花期 6 月,果期 7～8 月。

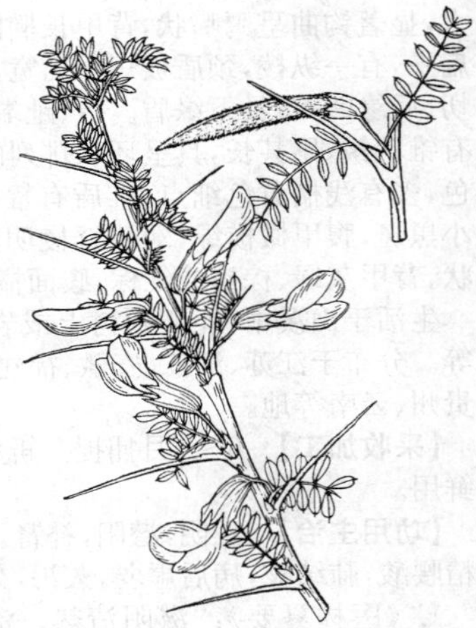

云南锦鸡儿

生于海拔 2 900～3 800 m 的冷杉林下或灌木丛中。分布于四川、云南及西藏。

本植物的根(阳雀花根)亦供药用,另设专条。

【采收加工】　6 月采花,晒干。

【药性】　甘、微苦,平。

1.《西藏常用中草药》:"性平,味甘,微苦。"

2.《迪庆藏药》:"味苦,性凉。"

【功用主治】　益肾健脾。主治肾虚耳鸣,头晕眼花,头痛,肺痨咳嗽,小儿疳积。

《西藏常用中草药》:"补气益肾。治头晕头痛,耳鸣眼花,肺痨咳嗽,小儿疳积。"

【用法用量】　内服:煎汤,3～9 g。

2036 阳雀花根 yáng què huā gēn (《西藏常用中草手册》)

【基原】　为豆科锦鸡儿属植物云南锦鸡儿 *Caragana franchetiana* Kom. 的根。

【原植物】　参见"阳雀花"条。

【采收加工】　9～11 月采挖根部,切片,晒干。

【药性】　《西藏常用中草药》:"性平,味甘,微苦。"

【功用主治】　祛风除湿,活血止痛。主治风湿痹痛,跌打损伤,浮肿,痛经,乳少。

1.《西藏常用中草药》:"祛风活血,止痛,利尿。治风湿性关节炎,跌打损伤,乳汁分泌不足,浮肿,痛经等症。"

2.《迪庆藏药》:"根能解肌肉经络热毒。"

消光。正延长符号。二轴晶。负光性。光轴角较大。

(2) 红外光谱：阳起石(透闪石) $IR\nu_{max}^{KBr}cm^{-1}$：1105，998，950，920，755，684，640，508，460，385。

【成分】 主要成分为碱式硅酸镁钙〔$Ca_2Mg_5(Si_4O_{11})_2\cdot(OH)_2$〕[1]，并含少量锰、铝、钛、铬、镍等杂质[2]。

【炮制】 1. 阳起石 取原药材，除去杂质，洗净，干燥，碾成碎块或粉末。

2. 煅阳起石 取净阳起石碎块，置无烟炉火上或适宜的容器中，用武火加热煅至红透，取出，放冷，碾碎。

3. 酒阳起石 取净阳起石小块，置无烟炉火上或适宜的容器中，用武火加热煅至红透后，倒入黄酒中浸淬，取出晾干，碾碎。每阳起石 100 kg，用黄酒 20 kg。经煅淬后质地酥脆，易于粉碎和煎出，增强温肾壮阳的作用。

饮片性状 阳起石为不规则碎块或粉末，余参见"药材"项。煅阳起石呈纤维状粉末，青灰色，质酥脆，无光泽。酒阳起石为灰黄色粉末，略有酒气。

贮干燥容器内，置干燥处，防尘。

【药性】 咸，温。归肾经。

1.《本经》："味咸，微温。"

2.《吴普本草》："神农、扁鹊：酸，无毒；桐君、雷公、岐伯：咸，无毒；李氏：小寒。"

3.《纲目》："右肾命门气分药也。"

4.《雷公炮制药性解》："入肾经。"

5.《本草新编》："有毒。"

6.《玉楸药解》："入足少阴肾、足厥阴肝经。"

【功用主治】 温肾壮阳。主治肾阳虚衰，腰膝冷痹，男子阳痿遗精，寒疝腹痛，女子宫冷不孕，崩漏，癥瘕。

1.《本经》："主崩中漏下，破子脏中血，癥瘕结气，寒热腹痛，无子，阴痿不起，补不足。"

2.《别录》："疗男子茎头寒，阴下湿痒，去臭汗，消水肿，久服不饥，令人有子。"

3.《药性论》："主补肾气精乏，腰疼膝冷，湿痹，能暖女子子宫久冷，冷癥寒瘕，止月水不定。"

4.《日华子》："治带下，温疫，冷气，补五劳七伤。"

5. 王好古："补命门不足。"(引自《纲目》)

6.《品汇精要》："扶阳益阴。"

7.《医学入门》："能助人阳气。"

8.《纲目》："散诸热肿。"

9.《玉楸药解》："治寒疝。"

【用法用量】 内服：煎汤，3～5 g；或入丸、散。外用：适量，研末调敷。

【宜忌】 阴虚火旺者禁服，不宜久服。

1.《本草经集注》："桑螵蛸为之使。恶泽泻、菌桂、雷丸、蛇蜕皮。畏菟丝。"

2.《药性论》："恶石葵，忌羊血。"

3.《删繁本草》："不入汤。"

4.《纲目》："下焦虚寒者宜用之，然亦非久服之物。"

5.《本草经疏》："阴虚火旺者忌之。阳痿属于失志，以致火气闭密不得发越而然，及崩中带下由于火盛而非虚寒者，并不得服。"

6.《本草汇言》："营虚血热者不宜服。"

7.《得配本草》："气悍有毒，不宜轻用。"

8.《本草新编》："制之不得法，反能动燥，受害无穷。"

【选方】 1. 治劳伤虚损，下经衰竭，肾气不固，精溺遗失，脏腑自利，手足厥冷，或脉理如丝，形肉消脱，或恶闻食气，声嘶失音 阳起石(火煅通红)、附子(炮，去皮脐)、钟乳粉各等分。上为细末，和匀，用糯米糊为丸，如梧桐子大。每服二十丸至三十丸，米饭送下，食前服。忌豉汁、羊血。(《局方》三建丹)

2. 治阴痿、阴汗 阳起石(煅，为末)，每服二钱，盐酒下。(《普济方》)

3. 治妇人子脏虚冷，劳伤过度，风寒结搏，久不受胎，遂致绝子不产 阳起石(酒浸半日，细研)二两，吴茱萸(汤洗七遍，焙，微炒)三分，熟地黄一两，牛膝(去苗，酒浸，焙)、干姜(炮)、白术各三分。上为细末，炼蜜和捣三百杵，丸如梧桐子大。每服二十丸至三十丸，温酒或温米饮下，空心食前，日二服。若觉有妊即住服。(《局方》阳起石丸)

4. 治冲任不交，虚寒之极，崩中不止，变生他证 阳起石(火煅红，别研令极细)二两，鹿茸(去毛，醋炙)一两。上为细末，醋煎艾汁，打糯米糊和为丸，如桐子大。每服百丸，食前、空心米饮下。(《严氏济生方》阳起石丸)

5. 治伤寒四逆 阳起石、太阴玄精石、消石、附子(炮裂，去皮脐)各等分。上为细末，汤浸蒸饼为丸，如梧桐子大。每服五丸至十丸，新汲水送下。汗出解。(《圣济总录》阳起石丸)

【各家论述】 1.《本草经疏》："阳起石，味咸而气温，入右肾命门，补助阳气，并除积寒宿血留滞下焦之圣药，故能主崩中漏下，及破子脏中血，癥瘕结气，寒热腹痛，及男子茎头寒，阴痿不起，阴下湿痒，令人有子也。真阳足，则五脏之气充溢，邪湿之气外散，故久服不饥并去臭汗也。《别录》又主消水肿者，盖指真火归元，则能暖下焦，熏蒸糟粕，化精微，助脾土以制水也。"

2.《本草求真》："(阳起石)功虽类于硫黄，但硫黄太热，号为火精；此则其力稍逊，而于阳之不能起者克起，阳起之号于是而名。"

2032 阳桃叶 yáng táo yè (《生草药性备要》)

【基原】 为酢浆草科阳桃属植物阳桃 *Averrhoa carambola* L. 的叶。

【原植物】 参见"阳桃"条。

【采收加工】 全年均可采收，鲜用或晒干。

【成分】 含黄酮类：矢车菊素-3-O-β-D-葡萄糖苷(cyanidin-3-O-β-D-glucoside)和矢车菊素-3，5-O-β-D-双葡萄糖苷(cyanidin-3，5-O-β-D-diglucoside)[1]。

【药性】 涩、苦，寒。

1.《生草药性备要》："味涩，性寒。"

2.《全国中草药汇编》："酸，涩，凉。"

【功用主治】 祛风利湿，清热解毒。主治风热感冒，小便不利，产后浮肿，痈疽肿毒，漆疮，跌打肿痛。

1.《生草药性备要》："利小水。"

2.《本草求原》："利水行瘀。"

3.《岭南采药录》："捣烂敷疮，止痛，散热毒，止血，拔脓，生肌。"

4.《广西本草选编》："主治漆过敏，皮肤瘙痒，阴道滴虫。"

5.《台湾药用植物志》："治疥癣及中漆毒；水痘，轮癣，头痛，止吐。"

【用法用量】 内服：煎汤，15～30 g。外用：鲜品捣烂敷、绞汁涂或煎水洗。

【宜忌】 体质虚寒者禁服。

【选方】 1. 治热渴，小便短涩 (阳桃)鲜叶煎汤代茶

乔木，高 5～12 m。幼枝被柔毛及小皮孔。奇数羽状复叶；总叶柄及叶轴被毛，具小叶 5～11 枚，长约 13 cm；小叶卵形至椭圆形，长 3～6 cm，宽约 3 cm，先端渐尖，基部偏斜。圆锥花序生于叶腋或老枝上；花萼 5，红紫色，覆瓦状排列；花冠近钟形，白色至淡紫色，花瓣倒卵形，旋转状排列；雄蕊 10，其中 5 枚较短且无花药，花丝基部合生；子房 5 室，具 5 棱槽，每室胚珠多数。浆果卵状或椭圆状，淡黄绿色，光滑，具 3～5 翅状棱。种子多数，黑色。花期 7～8 月，果期 8～9 月。

多栽培于园林或村旁。分布于福建、广东、广西、海南、云南、台湾。

本植物的叶(阳桃叶)、花(阳桃花)、根或根皮(阳桃根)亦供药用，另设专条。

【栽培】 生物学特性　喜高温湿润气候，不耐寒。以土层深厚、疏松肥沃、富含腐殖质的壤土栽培为宜。

繁殖方法　嫁接繁殖，砧木用酸阳桃，选甜阳桃的健壮枝条作接穗，切接或芽接法。嫁接苗定植按行株距 4 m×5 m 或 5 m×5 m 开穴栽种。

田间管理　定植后经常除草松土。遇旱及时浇水。因每年 5～10 月间要开花结果多次，故宜追肥 4～5 次，每次要适当增施过磷酸钙。定植 3 年后需整枝修剪，去除弱枝、密枝、病虫枝等。结果后要设立支架防风。冬季要防冻。

病虫害防治　虫害有鸟羽蛾、黑点褐卷叶蛾为害。

【采收加工】 8～9 月果呈黄绿色时采摘，鲜用。

【成分】 果实含挥发性成分，从中已检出 178 种化合物，其中含量大于 1% 的有：1-二十三碳烯 (tricos-1-ene) 21.40%，亚油酸(linoleic acid)15.50%，十六碳酸(hexadecanoic acid) 12.30%，1-二十五碳烯(pentacos-1-ene) 10.30%，γ-十二碳内酯(γ-dodecalactone)1.80%，3，7，11，15-四甲基十六碳-1，3，6，10，14-五烯(3，7，11，15-tetramethyhlexadeca-1，3，6，10，14-pentaene)1.40%，十四碳酸(tetradecanoic acid)1.20%，2，6-二叔丁基-4-甲基苯酚(2，6-diterbutyl-4-methylphenol)1.20%；起主要芳香作用的是 57 种酯类、9 种内酯和一些类胡萝卜素前体化合物，有 1，1，5-三甲基-6-亚丁烯基-4-环已烯(megastigma-4，6，8-triene)的 4 个异构体，顺式和反式 1，1，5-三甲基-6-(2-丁烯基)-5-环已烯-4-酮[megastigma-5，8-[E]and[Z]-diene-4-one][1]，1，1，5-三甲基-6-亚丁烯基-4-环已烯-3-酮(megastigma-4，6，8-triene-3-one)，1，1，5-三甲基-6-亚丁烯基-4-环已烯-3-醇(megastigma-4，6，8-triene-3-ol)，2，2，6，7-四甲基二环[4.3.0]壬-1(9)，4，7-三烯[2，2，6，7-tetramethylbicyclo[4.3.0]nona-1(9)，4，7-triene]及其异构体，顺式和反式茶螺烷(theaspiranes)，倒紫罗酮(retro-α-ionone)[2]等。另含胡萝卜素类化合物：六氢番茄烃(phytofluene)，β-胡萝卜素(β-carotene)，ζ-胡萝卜素，β-隐黄素(β-cryptoflavin)，玉米黄素(mutaoxanthin)，β-阿扑-8′-胡萝卜醛(β-apo-8′-carotenal)，β-隐黄质(β-cryptoxanthin)，叶黄素(lutein)和隐色素(β-cryptochrome)等[3]。尚含(1′S，4E)-2，3-二氢止杈醇[(1′S，4E)-2，3-dihydroabscisic alcohol][4]。果汁中含 4-(1′，4′-二羟基-2′，2′，6′-三甲基环已基)3-丁烯-2-醇-2-O-β-D-吡喃葡萄糖苷[4-(1′，4′-dihydroxy-2′，2′，6′-trimethylcyclohexyl)but-3-en-2-ol-2-O-β-D-glucopyranoside][5]，维生素，表儿茶素(epicatechin)，儿茶酸，表儿茶酸，原花色素(proanthocyanidins)[6]。

【药理】 抗氧化作用　阳桃提取物具有抗氧化作用，其有效成分可能为儿茶酸及表儿茶酸的二聚物、三聚物、四聚物、五聚物[1]。

【药性】 酸、甘，寒。

1.《纲目》："酸，甘，涩，平，无毒。"

2.《岭南采药录》："性寒。"

【功用主治】 清热，生津，利尿，解毒。主治风热咳嗽，咽痛，烦渴，石淋，口糜，牙痛，疟母，酒毒。

1.《纲目》："主治风热，生津止渴。"

2.《岭南杂记》："(治)食猪肉咽喉肿痛。"(引自《纲目拾遗》)

3.《纲目拾遗》："久食能辟岚障之毒，捣自然汁饮，毒即吐出。脯之或白蜜渍之，不服水土与疟者，皆可治。"

4.《本草求原》："吐蛊毒，大渴不止，捣汁饮。"

5.《岭南采药录》："能止渴，解烦，除热。利小便，(捣汁)涂小儿口烂甚效，又治蛇咬伤症。"

6.《广西中药志》："解酒毒，消积滞。"

7.《食物中药与便方》："生津止咳，下气和中。"

【用法用量】 内服：煎汤，30～60 g；鲜果生食，或捣汁饮。外用：适量，绞汁滴耳。

【宜忌】 脾胃虚寒忌服。

《药性考》："多食冷脾胃，动泄澼。"

【选方】 1. 治风热咳嗽　鲜阳桃 94～125 g，捣烂绞汁酌加冰糖炖服；或每日食鲜阳桃 2～3 次，每次 1～2 枚。(《福建药物志》)

2. 治咽喉痛　阳桃生食，每次 1～2 个，每日 2～3 次。(《全国中草药汇编》)

3. 治疟母痞块　阳桃 5～8 个，捣烂绞汁，每次服 1 杯，日服 2 次。(《福建民间草药》)

4. 治石淋　阳桃 3～5 枚，和蜜煎汤服。(《泉州本草》)

5. 治骨节风痛，小便热涩，热毒，痔肿出血　鲜阳桃，切开捣烂，以凉开水冲服，每日 3 次，每次 1～2 个。(《食物中药与便方》)

2031 阳起石 yáng qǐ shí (《本经》)

【基原】 为硅酸盐类角闪石族矿物透闪石及其异种透闪石石棉。

【原矿物】 透闪石 Tremolite

晶体结构属单斜晶系。晶体呈简单的长柱状、针状，有时呈毛发状，常为细放射状、纤维状的集合体。白色或浅灰色。玻璃光泽，纤维状集合体具丝绢光泽。硬度 5.5～6。性脆，针状、毛发状晶体易折断。相对密度 2.9～3.0。

透闪石石棉为透闪石的纤维状异种。常产在火成岩与石灰岩或白云岩之接触带。也常见于结晶质灰岩和白云岩及结晶片岩等变质岩中。分布于山西、河北、山东、河南、湖北等地。

【采收加工】 采挖后去净泥土，选择浅灰白色或淡绿白色的纤维状或长柱状集合体入药。

【药材】 阳起石 *Tremolitum*　主产于湖北、河南、山西。

性状　本品为长柱状、针状、纤维状集合体，呈不规则块状、扁长条状或短柱状。大小不一。白色、浅灰白色或淡绿白色，具丝绢样光泽。体较重，质较硬脆，有的略疏松。可折断，碎断面不整齐，纵面呈纤维状或细柱状。气无，味淡。

鉴别　(1) 透射偏光镜下：薄片中无色或呈淡淡的绿色。柱状或纤维状。中正突起。干涉色为Ⅱ级绿。倾斜消光，消光角($C \wedge Ng$) 为 13°～18°；少数平行消光；横切面对称

细胞1列，外壁稍厚，棕色，有多细胞非腺毛。粗的根茎有木栓层，为多列木栓细胞。皮层石细胞单个散在或2个相聚，石细胞类圆形，壁较厚。中柱鞘纤维排列成断续环状。维管束3～8个放射状排列，大小不等。束间形成层明显。髓部有近圆形木化细胞，壁略厚。薄壁细胞含草酸钙簇晶。

【成分】 根茎含有尿囊素(allantoin)，马兜铃内酯(aristolactone)，绵毛马兜铃内酯(mollislactone)，β-谷甾醇(β-sitosterol)，马兜铃酸(aristolochic acid)A，9-乙氧基马兜铃内酰胺(9-ethoxyaristololactam)和9-乙氧基马兜铃内酯(9-ethoxyaristolactone)[1～4]。

茎叶含马兜铃酸(aristolochic acid)A、D，香草酸(vanillic acid)，马兜铃内酰胺(aristololactam)，6-甲氧基马兜铃内酰胺(6-methoxyaristololactam)，棕榈酮(palmitone)，正三十醇(*n*-triacontanol)，胡萝卜苷(daucosterol)和硬脂酸(stearic acid)[5]。

【药理】 1. 镇痛、抗炎作用　寻骨风有镇痛作用其总生物碱部分扭体反应抑制率为81.1%，而非生物碱部分扭体抑制率为53.8%[1]。绵毛马兜铃挥发油及总生物碱对大鼠蛋清性“关节炎”有明显的预防作用[2]，对蛋清性、甲醛性关节肿以及二甲苯引起的小鼠耳郭炎症及棉球肉芽组织增生均有抑制作用，绵毛马兜铃的50%乙醇提取液对蛋清性关节肿及二甲苯引起的小鼠耳郭炎症也有抑制作用[3]。

2. 终止妊娠作用　寻骨风醇提取物对大鼠和小鼠具有显著的抗着床作用，从寻骨风中提得的马兜铃酸A对小鼠具显著的抗着床和抗早孕活性；对大鼠仅在服大剂量醇提取物时有效。马兜铃酸A注射于羊膜囊可终止犬和大鼠的中期妊娠，同时检测血象，临床生化和主要脏器的形态学诸方面，均无明显异常[4]。

【炮制】 取原药材，除去杂质，洗净或淋润，切段，干燥。

饮片性状　为不规则小段，茎叶混合。根茎呈细圆形，段长约10 mm，切面纤维性，类白色，有放射状纹理。参见“药材”项。

贮干燥容器内，密闭。置通风干燥处。防霉。

【药性】 辛、苦，平。归肝经。

1.《饮片新参》：“苦，平。”

2.《安徽中草药》：“性温，味辛、苦；有小毒。”

【功用主治】 祛风除湿，通络止痛。主治风湿痹痛，肢体麻木，筋骨拘挛，脘腹疼痛，睾丸肿痛，跌打伤痛，乳痈。

1.《饮片新参》：“散风痹，通络。”

2.《南京民间药草》：“治筋骨痛及肚痛。”

3.《山东中草药》：“祛风湿，通经络，消肿止痛。治骨节筋骨疼痛，腹痛，睾丸肿痛。”

【用法用量】 内服：煎汤，10～20 g；或浸酒。

【宜忌】 阴虚内热者及孕妇禁服。用量较大时个别患者有恶心、呕吐、头晕、头痛等不良反应。

《饮片新参》：“阴虚内热者忌用。”

【选方】 1. 治风湿关节痛　寻骨风全草15 g，五加根30 g，地榆15 g。酒水各半煎浓汁服。(《江西民间草药》)

2. 治跌打损伤、瘀滞作痛　鲜寻骨风根捣烂摊布上，蒸热敷患处，或以干根研末，热酒调敷。(《安徽中草药》)

3. 治腹痛、睾丸坠痛　鲜寻骨风120 g，鸡蛋4个。同煮，吃蛋喝汤，每日数次服。(《青岛中草药手册》)

4. 治胃痛　寻骨风根6 g，南五味根、海螵蛸各15 g。上药晒干，共研细末。每日服3次，每次6 g。(《全国中草药汇编》)

5. 治月经不调　寻骨风15～30 g，煎服。或寻骨风、当归、泽兰、益母草各9 g。煎服。(《安徽中药志》)

6. 治痈肿　寻骨风30 g，车前草30 g，苍耳草6 g。水煎服，每日1剂，分2次服。(徐州《单方验方新医疗法选编》)

7. 治钩蚴皮炎　每次用寻骨风15～30 g，加水300 ml煎至200 ml，稍凉后用纱布蘸洗患处。〔《中华皮肤科杂志》1966，(2)：封3〕

【临床报道】 1. 治疗风湿性、类风湿关节炎　用寻骨风制剂。①流浸膏：每200 ml相当于原生药15 g。口服，每日20～40 ml，分2～3次饭后服；②浸膏片：每片0.3 g相当于生药3.75 g。口服，每日6～12片，分2～3次饭后服；③注射液：每2 ml含寻骨风总生物碱20 mg。肌内注射，每次2 ml，每日1～2次。观察306例，其中风湿性关节炎236例，以4星期为1个疗程。结果：痊愈20例，症状体征基本消失或显著改善者68例，症状减轻并有关节功能改善者143例，无效75例；总有效率75.5%[1]。又据141例风湿性关节炎和48例类风湿性关节炎的观察结果，用药2星期以上的有效率分别为88.7%和75%[2]。实践中观察到，活动性风湿性关节炎多数在用药1星期内症状体征就有改善，1～2星期内血沉下降，抗“O”在2～3星期内下降；类风湿性关节炎一般在1～2星期内疼痛减轻，1～3个月关节肿胀改善，部分强硬的关节活动度增大。副作用：部分病例出现恶心，呕吐，上腹痛，不思饮食，头晕痛，乏力，心慌，咽干等症状，一般仍坚持用药。但对少数病变发展迅速、汗出甚多、阴液亏损的患者不宜单独使用[1,2]。

2. 治疗化脓性感染　用寻骨风根治疗急性乳腺炎百余例获显著疗效，均1～3剂即愈。用法：寻骨风根30 g，水煎，每日2次分服。或打入鸡蛋1～2个煮熟，吃蛋喝汤[3]。又有用寻骨风治疗多发性疖肿、疔、痈等皮肤化脓性疾病，以及由葡萄球菌、链球菌所引起的鼻窦炎、急性咽炎、化脓性扁桃体炎等。用法：①寻骨风全草：每日30 g，煎服。②寻骨风浸膏片：每片0.25 g，相当于生药2 g。口服，成人每次1 g，每日4次。治疗126例，痊愈100例，占87.1%；有效15例，占11.9%；无效1例，总有效率为99%。脓性皮肤病一般在服药1～3 d即愈，慢性炎症1星期左右痊愈[4]。

2030 阳桃 yáng táo (《纲目》)

【异名】 三廉(《异物志》)，杨桃(《临海异物志》)，五敛子(《南方草木状》)，五棱子(《桂海虞衡志》)，三菍(《生草药性备要》)，山敛、三敛子(《广东新语》)，羊桃、洋桃、五敛(《纲目拾遗》)，酸五棱(《南宁市药物志》)，三棱子、木踏子(《广西中药志》)，风鼓、鬼桃(《泉州本草》)，杨梅桃(《台湾药用植物志》)，酸桃、蜜桃(《新华本草纲要》)。

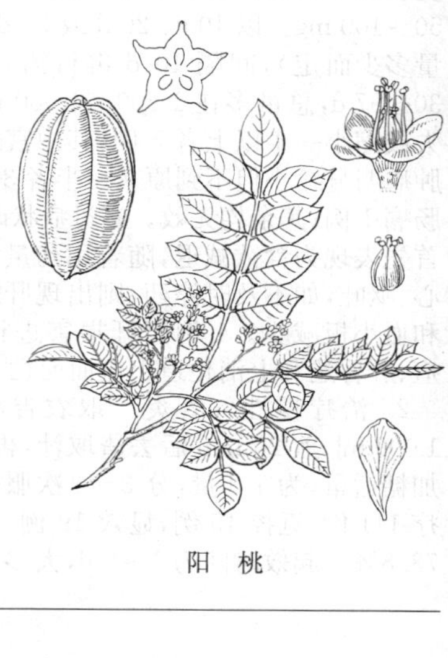

阳　桃

【基原】 为酢浆草科阳桃属植物阳桃的果实。

【原植物】 阳桃 *Averrhoa carambola* L.

效 10 例;食道癌 14 例,基本痊愈 1 例,显著有效 3 例,有效 8 例,无效 2 例;宫颈癌 18 例,显著有效 10 例,有效 4 例,无效 4 例;乳腺癌 9 例(部分为术后复发),有效 3 例,无效 6 例;肺癌 6 例,有效 4 例,无效 2 例;肝癌 6 例,有效、无效各 3 例;阴茎癌 5 例,基本痊愈、显著有效、有效各 1 例,无效 2 例;膀胱肿瘤 2 例(1 例配合根治术),均有效;直肠癌 6 例,显著有效 1 例,有效 4 例,无效 1 例;结肠癌 3 例(2 例为手术后),基本痊愈 2 例,有效 1 例;转移癌 2 例(配合化疗),显著有效、有效各 1 例;腹膜后肉瘤(配合手术)、咽下癌(配合放疗)各 1 例,均为基本痊愈;皮肤基底细胞癌 2 例,均有效;皮肤鳞癌 18 例(部分配合手术),基本痊愈 8 例,显著有效 1 例,有效 7 例,无效 2 例;皮肤附件癌 1 例(配合手术),基本痊愈;巩膜鳞癌 1 例,有效;舌癌 3 例,颊黏膜原位癌 1 例(配合化疗),均无效。结果,115 例中,总有效病例数为 79 例,占 68.8%[1]。②用 30%醇提农吉利注射液每日肌注 10 ml,同时口服农吉利煎剂,每日 3 次,每次 80 ml,部分病例每日另加 30%醇提注射液 40 ml 静注(每日全身最多接受量相当于农吉利干草 39 g),皮肤癌及宫颈癌另用注射液局部封闭或农吉利鲜草浆贴敷。治疗时间 2~8 个月,一般为 6 个月。共治 250 例,其中宫颈癌 53 例,临床治愈 2 例,显效 4 例,改善 30 例;乳腺癌 20 例,显效 1 例,改善 12 例;胃癌 60 例,显效 1 例,改善 33 例;肝癌 13 例,改善 4 例;肺癌 35 例,改善 16 例;食管癌 10 例,改善 7 例;皮肤癌 12 例,临床治愈 3 例,改善 7 例;直肠癌 13 例,改善 8 例;阴茎癌 6 例,均获改善;其他癌 28 例,显效 1 例,改善 18 例。总有效率为 60.5%[2]。③采用栓剂和注射剂治疗宫颈癌 30 例。栓剂每个含生药 6 g,肌内注射剂每 ml 含生药 2 g 或 3 g,静脉注射剂每 1 ml 含生药 0.5 g、0.7 g、1.0 g。方法:肌注,每日 2 次,每次 4 ml;或静注 20~40 ml,每日 1 次。局部每日用栓剂 1 粒置于阴道内,使之与肿瘤组织直接接触;同时用肌内注射液 10 ml 行瘤体内注射,每日或隔日 1 次,连续 1 个月。无效者改用放射治疗,有效者继续治疗,最长达 5 个月以上。结果:显效 6 例,有效 14 例。其中以早期宫颈癌,属菜花型或糜烂型者效果为好。治疗过程中定期检查血象及肝、肾功能,均无异常发现,亦未见胃肠道反应[3]。④以农吉利种子或全草分离出的农吉利甲素治疗恶性肿瘤 22 例,其中宫颈癌 12 例,皮肤癌 3 例,乳癌、食管癌各 2 例,直肠癌、贲门癌、阴茎癌各 1 例。方法:宫颈癌以肿瘤及肿瘤周围局部注射为主,每次 100 mg,隔日 1 次;皮肤癌予局部注射和外敷;其他癌每日肌注 50 mg,或静滴 50~100 mg。以 10 d、20 d 或 30 d 为 1 个疗程(视每次用量多少而定),间隔 10 d 再行第二个疗程。用药时间为 30~97 d,总量多在 1 500~4 500 mg 之间。结果:肿瘤消失或缩小一半以上者 5 例,其中宫颈癌 4 例,皮肤癌 1 例;肿瘤明显缩小但不到原来一半者 3 例,其中宫颈癌 2 例,直肠癌 1 例;其余均无效。有过症状改善者 13 例。毒性反应首先表现为食欲减退,随着用药量增加,相继出现腹胀、恶心、呕吐,如不及时停药,则出现肝肿大、腹水、肝功能障碍和血小板减少。1 例因肝损害进行性加重,出现腹水、黄疸、肝昏迷和上消化道出血而死亡[4]。

2. 治疗慢性气管炎　取农吉利全草干品 60 g,加水 1 000 ml,煎 20 min 后去渣取汁,再以文火浓缩成 400 ml,加糖适量,为 1 d 量,分 3~4 次服完,7 d 为 1 个疗程。治疗 111 例,近控 15 例,显效 19 例,好转 48 例,总有效率为 73.8%。起效时间为 1~6 d,大多为 3~4 d。对喘息型疗效较好。延长疗程则疗效有所提高,经 3 个疗程以上者有效率达 90%以上,近控率为 36.4%。未见副作用[5]。

2029 寻骨风 xún gǔ fēng (《植物名实图考》)

【异名】　清骨风、猫耳朵(《南京民间药草》),地丁香、黄木香(《江苏省植物药材志》),白面风、兔子耳(《江西民间草药》),毛风草(《新华本草纲要》)。

【基原】　为马兜铃科马兜铃属植物寻骨风的全草。

【原植物】　寻骨风 *Aristolochia mollissima* Hance　又名:绵毛马兜铃(《江苏南部种子植物手册》)。

多年生草质藤本。根茎细长,圆柱形。嫩枝密被灰白色长绵毛。叶互生;叶柄长 2~5 cm,密被白色长绵毛。叶片卵形、卵状心形,长 3.5~10 cm,宽 2.5~8 cm,先端钝圆至短尖,基部心形,两侧裂片广展,弯缺深 1~2 cm,边全缘,上面被糙伏毛,下面密被灰色或白色长绵毛,基出脉 5~7 条。花单生于叶腋;花梗直立或近顶端向下弯;小苞片卵形或长卵形,两面被毛;花被管中部急剧弯曲,弯曲处至檐部较下部短而狭,外面密生白色长绵毛;檐部盘状,圆形,浅黄色,并有紫色网纹,外面密生白色长绵毛,边缘浅 3 裂,裂片先端短尖或钝;喉部近圆形,稍呈领状突起,紫色;花药成对贴生于合蕊柱近基部;子房圆柱形,密被白色长绵毛;合蕊柱裂片先端钝圆,边缘向下延伸,并具乳头状突起。蒴果长圆状或椭圆状倒卵形,具 6 条呈波状或扭曲的棱或翅,成熟时自先端向下 6 瓣开裂。种子卵状三角形。花期 4~6 月,果期 8~10 月。

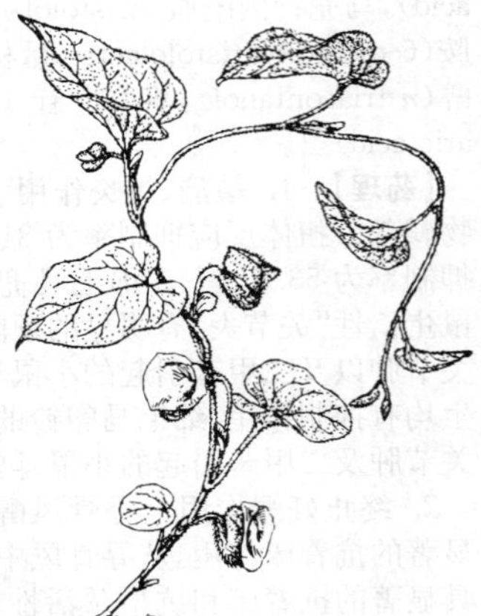

寻骨风

生于低山草丛、山坡灌木丛及路旁。分布于江苏、浙江、江西、河南、湖南、贵州、陕西等地。

【采收加工】　5 月开花前连根挖出,切段,晒干。

【药材】　寻骨风 *Herba Aristolochiae Mollissimae*　主产于江苏、湖南、江西等地。

性状　根茎细长圆柱形,多分枝。表面棕黄色,有纵向纹理。质韧而硬,断面黄白色。茎淡绿色,密被白色绵毛。叶皱缩卷曲,灰绿色或黄绿色,展平后呈卵状心形,先端钝圆或短尖,两面密被白绵毛,全缘。质脆易碎。气微香,味苦、辛。

鉴别　根茎横切面:表皮

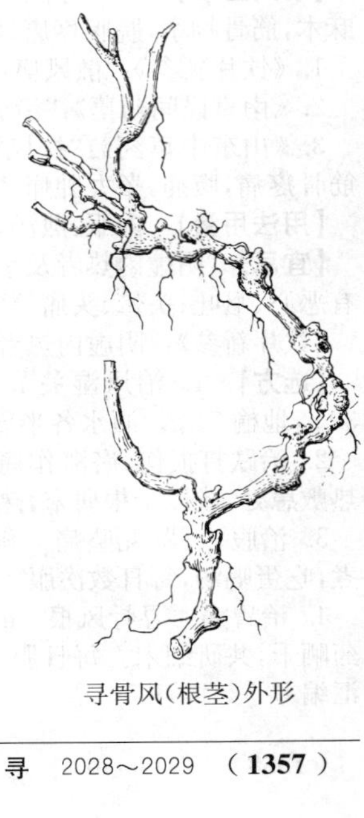

寻骨风(根茎)外形

冷浸 4 h,并时时振摇,滤过。滤液减压浓缩后,移入分液漏斗中,加氯仿少许于分液漏斗中,振摇,待分层后,弃去氯仿,酸层加入氨水,使 pH 为 10,再用少量氯仿提取 2 次,合并氯仿提取液。取 3/4 量的氯仿提取蒸干后,加稀盐酸少量溶解,再加碘化铋钾 1~2 滴,出现橘黄色沉淀(检查生物碱)。

(3) 薄层色谱:取(2)项下氯仿提取液作供试品溶液。另取野百合碱对照品制成对照品溶液,吸取两溶液点于同一硅胶 H-0.5% CMC 制成的层析板上,用氯仿-甲醇-氨水(85∶14∶1)展开,展距 15 cm。用改良碘化铋钾试剂显色。供试品色谱中在与对照品色谱相同位置处均显橘黄色斑点。

【成分】 干燥全草含氨基酸:主要有天冬氨酸,谷氨酸,丙氨酸,苏氨酸,丝氨酸,甘氨酸,缬氨酸,甲硫氨酸,亮氨酸,异亮氨酸,酪氨酸,苯丙氨酸,赖氨酸,组氨酸,精氨酸,脯氨酸等[1]。种子含生物碱:农吉利甲素即野百合碱(monocrotaline),全缘千里光碱 (integerrimine),毛束草碱(trichodesmine)等[2,3]。

【药理】 1. 抗肿瘤作用 本品所含野百合碱有显著的抗肿瘤作用,实验表明其对人体肝癌细胞株 BEL-7402、KB 细胞等均有显著细胞毒作用[1~3]。体内试验,野百合碱对小鼠肉瘤 S_{180}、大鼠 Walker 癌肉瘤等多种瘤株有显著抑制作用。对淋巴肉瘤腹水型 L_1、S_{37}、L_{615}、L_{1210}、艾氏腹水癌、Lewis 肺癌转移型、黑色素瘤 B_{16} 以及地鼠浆细胞瘤和腺癌 755 均有显著抑制作用[4~8]。对于人胚肾细胞,野百合碱也可引起形态明显改变,予 350 μg/ml 可使细胞轻微皱缩,500 μg/ml 时则使肾细胞明显破坏。在上述浓度下野百合碱还可显著抑制肾细胞糖合成能力和无氧酵解,抑制细胞对糖的利用、抑制乳酸生成,抑制人胚肾细胞 DNA 和 RNA 合成,其对 DNA 的作用强于对 RNA,且对 DNA 合成的抑制为不可逆性,表明野百合碱属损伤 DNA 模板型药物,可通过抑制依赖 DNA 和 RNA 的合成而发挥抗癌作用,且其原型即可产生细胞毒性[9,10]。

2. 其他作用 体外野百合碱 0.1 mg/kg 到 0.5 mg/ml 浓度可抑制兔心搏动,高浓度可使心跳停止,0.05 mg/kg 到 0.1 mg/ml 的野百合碱还可引起犬气管条迅速而持久地收缩;0.01~0.02 mg/ml 则可使家兔和豚鼠回肠收缩的张力和幅度均增大,豚鼠和大鼠的子宫兴奋,上述作用也均可被阿托品所阻断[11]。此外野百合碱还有抗柞蚕病毒作用[12]。野百合碱腹腔注射 125 mg/kg,12 d 可引起小鼠肝、肺、子宫 cAMP 浓度明显降低,给药 12 d 对肾及给药 10 d 对小鼠肉瘤 S_{180} 细胞者无明显影响,但给药 6 d 对子宫却可致 cAMP 升高[13]。

3. 体内过程 小鼠、大鼠和家兔实验表明,野百合碱静注、肌注或灌服均可被迅速吸收和代谢,原药及其 N-氧化物均很快出现于血液中。静注时消除较快;肌注也能很快达血药浓度高峰,但消除较慢些;灌胃血药浓度较低,但消除也慢,上述三种给药途径于 72 h 均可于血中测得之。野百合碱于体内的分布集中于肝,以及肺、肾等脏器,并有相当积累性[14]。于体内野百合碱可通过水解、氧化等多种途径代谢,形成千里光裂碱 (retronecine),脱氢千里光裂碱(dehydroretronecine)等双稠吡咯啶类化合物,这类化合物具有抗肿瘤作用和强烈的肝毒性。野百合碱及其代谢产物主要缓慢经尿排出,72 h 尿液中仅排出给药量的 8%~17%,粪便中未能检出原药及其代谢物。患者停药后 22~90 d 仍可从尿中检测出野百合碱及其代谢产物[14,15]。

毒性 野百合碱具有强烈毒性,其 LD_{50} 雄性小鼠腹腔注射为 296±51 mg/kg,另报道为 325 mg/kg[16]。野百合碱可引起强烈肝毒性。野百合碱 40 mg/kg 或 80 mg/kg 腹腔注射可使大鼠肝细胞微粒体细胞色素 P450 大量损失,80 mg/kg 使甲基苯异丙基苄胺 N-脱甲基酶及苯胺羟化酶活性降低,血清山梨醇脱氢酶、谷氨酸丙酮酸氨基转移酶活性显著升高[17]。野百合碱可引起肺动脉高压,酚妥拉明对此有显著拮抗作用[17]。还有报道野百合碱与吡咯类衍生物相似也有致癌作用。野百合碱 5 mg/kg 给大鼠间断皮下注射 4 个月至 1 年可诱发肝癌、肺癌、横纹肌瘤、急性淋巴细胞白血病或肺腺癌,而 40 mg/kg 1 次皮下注射于大鼠可致胰岛瘤。野百合碱的代谢产物脱氢千里光裂碱也有类似的致癌作用[18~21]。

【药性】 甘、淡,平,有毒。

1.《浙江民间常用草药》:"性平,味淡。"

2.《贵州草药》:"味苦、甘。"

3.《广西本草选编》:"味甘,性温,有毒。"

【功用主治】 清热,利湿,解毒,消积。主治痢疾,热淋,喘咳,风湿痹痛,疔疮疖肿,毒蛇咬伤,小儿疳积,恶性肿瘤。

1.《植物名实图考》:"治肺风。"

2.《浙江民间常用草药》:"清热解毒,利湿消积。"

3.《安徽中草药》:"止咳平喘。"

4. 南药《中草药学》:"主治恶性肿瘤,耳鸣,头目眩晕。"

5.《全国中草药汇编》:"主治疔疮,皮肤鳞状上皮癌,食管癌,宫颈癌。"

6.《福建药物志》:"主治痢疾,遗尿,风湿关节痛。"

7.《浙江药用植物志》:"主治疮疖,毒蛇咬伤。"

【用法用量】 内服:煎汤,15~60 g。外用:研末调敷或撒敷;或鲜品捣敷;或煎水洗。

【宜忌】 本品有毒,内服宜慎。有肝肾疾患者禁服。

【选方】 1. 治喘息型支气管炎 农吉利 30~60 g(鲜草 60~120 g)。加水 1 000 ml,煎 20 min,去滓取汁,小火浓缩成 400 ml,加糖适量,分 3~4 次服。(《安徽中草药》)

2. 治风湿关节痛 野百合、全缘榕各 15 g,南蛇藤根 24 g,猪排骨酌量,水煎服。(《福建药物志》)

3. 治疖子 (农吉利)鲜全草加糖捣烂或晒干研粉外敷,或水煎外洗。亦可配紫花地丁、金银花各 15 g,水煎服。

4. 治皮肤癌 将(农吉利)全草制成粉末,高压消毒后,用生理盐水调成糊状外敷,或将药粉撒在创面上,或用鲜全草捣成糊状外敷。(3、4 方出自《浙江民间常用草药》)

【临床报道】 1. 治疗恶性肿瘤 ①以农吉利治疗中晚期恶性肿瘤 115 例。方法:局部敷贴:取鲜全草捣烂成糊状(干全草则压成细粉,用水调成糊状),外敷患处,每日 2 次,至疮面愈合为止;离子透入:将适量糊状农吉利涂于纱布上,置于疮面处,放上阳极,以轻刺感为宜,每日 1 次,每次 20~30 min,12 次为 1 个疗程,隔 7 d 再行第二、第三、第四个疗程;局部注射:浓度为 50%、100%农吉利注射液 2 种,每支 2 ml,每日或隔日在病灶边缘注射 1 次,每次 2~4 ml;口服:农吉利糖浆每次 20~50 ml,每日服 3~4 次。农吉利片,每次 4~10 片,每日服 3 次;肌内注射:制剂同局部注射液,每次 4 ml,每日 2 次。皮肤癌以局部敷贴配合离子透入为主;内脏癌以口服及肌注为主;宫颈癌、阴茎癌和直肠癌以局部用药为主。经 2 个月以上,结果:胃癌 16 例(部分为姑息手术后),基本痊愈 1 例,显著有效 2 例,有效 3 例,无

两(炮裂,去皮、脐),虎胫骨二两(涂酥炙令黄)。上件药,捣罗为散。每服食前,以温酒调下一钱。(《圣惠方》安息香散)

10. 治历节风痛　精猪肉四两,切片,裹安息香二两,以瓶盛灰,大火上著一铜版片隔之,安息香于上烧之。以瓶口对痛处熏之,勿令透气。(《圣惠方》)

【各家论述】《本草经疏》:"安息香,气平而芬香,性无毒,气厚味薄,阳也。入手少阴经。少阴主藏神,神昏则邪恶鬼气易侵,芬香通神明而辟诸邪,故能主鬼疰恶气也。"

2027 安徽刺黄柏 ān huī cì huáng bǎi (《天目山药用植物志》)

【异名】　三颗针(《安徽中草药》)。

【基原】　为小檗科小檗属植物安徽小檗的茎枝。

【原植物】　安徽小檗 *Berberis anhweiensis* Ahrendt

落叶灌木,高 1～2 m。小枝有棱角,老枝黄色或暗棕色,有少数黑色疣点,刺单生或 3 叉,长 1.5～3 cm。叶簇生;柄长 0.5～1 cm;叶片椭圆形,倒卵形或倒卵状椭圆形,长 2～6 cm,宽 1.5～3.5 cm,先端圆钝,基部楔形,边缘有刺状锯齿 15～25,上面绿色,下面灰白色,网脉明显。总状花序顶生,有花 10～20 朵;花黄色,花被 6,内轮花瓣基部有 2 枚腺体;雄蕊 6,花药 2 瓣裂;子房 1,内含 1～2 枚胚珠。浆果椭圆形,红色,略被粉状物。花期 4～7 月,果期 8～10 月。

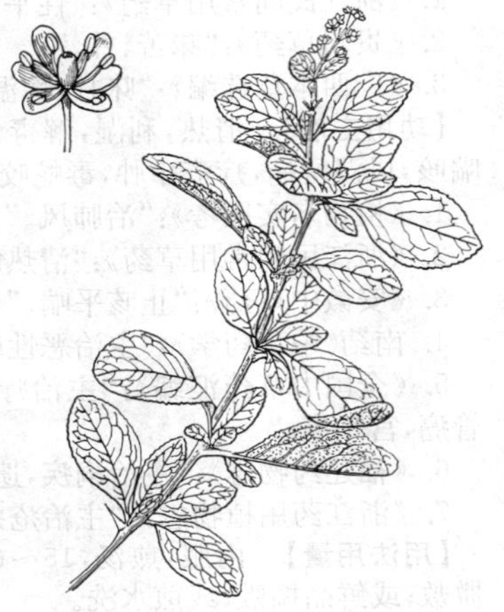

安徽小檗

生于海拔 400 m 的山间灌木丛中、溪边或林下石隙间。分布于浙江、安徽、江西等地。

【采收加工】　8～10 月采收茎枝,去叶,晒干。

【药材】　安徽刺黄柏 *Ramulus Berberidis Anhweiensis* 主产于安徽、江西、浙江。

性状　茎枝圆柱形,稍直,多分枝,直径 1～5 mm,长短不一。表面黑褐色或棕黑色,具纵皱纹,针刺多单一,稀三叉。质硬,易折断,折断面纤维性;横切面皮部淡黄色,木部金黄色,有较密放射状纹理,髓部较小,黄白色。气微,味苦。

鉴别　(1) 茎横切面:木栓层为 10 余列木栓细胞,排列紧密。皮层较窄;纤维单个散在,壁薄。维管束外韧型,20～28 个环列;韧皮部较窄;束中形成层 2～3 列细胞;木质部发达,导管直径可达 50 μm,木纤维众多,排列紧密。射线较平直,宽 1～7 列细胞。髓由薄壁细胞组成,有的细胞含草酸钙柱晶或方晶。

(2) 取粉末少许置两张载玻片上,一片加 2% 盐酸 1 滴,静置片刻后镜检,可见盐酸小檗碱针晶簇;另一片滴加 30% 硝酸 1～2 滴,静置片刻后镜检,可见黄色硝酸小檗碱针晶簇,加热后结晶消失并显红色(检查小檗碱)。

【药性】《天目山药用植物志》:"性寒,味苦。"

【功用主治】　清热燥湿,泻火解毒。主治湿热痢疾,泄泻,黄疸,淋浊,带下,疮疡,咽喉肿痛,目赤肿痛。

1.《天目山药用植物志》:"清热燥湿,利尿杀虫。治黄疸,目疾,热痢下血,淋浊带下,疮疡热毒。"

2.《安徽中草药》:"清热燥湿,泻火解毒。治痢疾,胃肠炎,口腔炎,咽喉炎,急性眼结膜炎,疮疖痈肿。"

3.《全国中草药汇编》:"主治毒蛇咬伤,小儿疳积。"

【用法用量】　内服:煎汤,10～15 g。外用:煎水熏洗。

【选方】　1. 治口腔炎,咽喉炎　三颗针 15 g,煎水漱咽。

2. 治急性眼结膜炎　三颗针,桑叶,菊花各 9 g。煎水服。(1、2 方出自《安徽中草药》)

2028 农吉利 nóng jí lì (《全国中草药新医疗法展览会资料选编》)

【异名】　佛指甲(《植物名实图考》),山油麻、野芝麻、芝麻响铃铃(《浙江民间常用草药》),狸豆(《植物学大辞典》),狗铃草(《中国主要植物图说》),小响铃(《广西药用植物名录》),野花生(《贵州草药》)。

【基原】　为豆科猪屎豆属植物野百合的全草。

【原植物】　野百合 *Crotalaria sessiliflora* L.

一年生直立草本,有时为亚灌木状,高 20～100 cm。不分枝或上部多分枝,被紧贴的丝毛。单叶互生,几无柄;托叶极细小,刚毛状,被毛;叶片线状披针形,长 3～11 cm,宽 4～10 mm,先端短尖,常有束状毛,基部渐狭,上面无毛,下面有黄褐色或白色的粗毛。总状花序顶生或腋生,有花 2～20 朵,常密集;苞片与小苞片线形,宿存,被褐色粗毛;花萼管短,5 裂,裂片不等大;蝶形花冠紫蓝色或淡蓝色,约与花萼等长;雄蕊 10,5 长 5 短,上部分离;子房长圆形,柱头内弯。荚果长圆形,无毛。种子 10～15 颗。花期 6～8 月,果期 7～10 月。

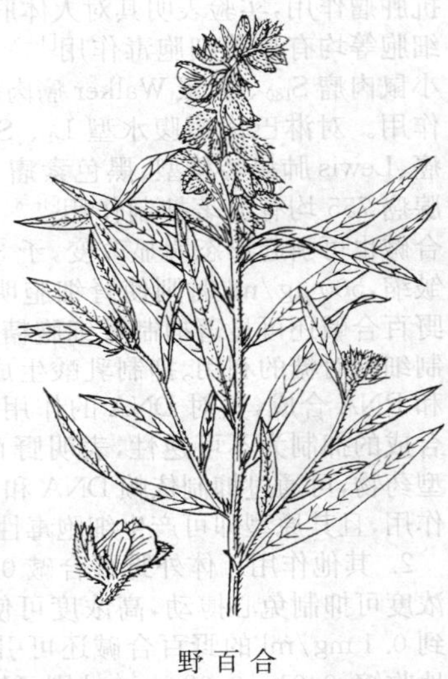

野百合

【采收加工】　7～10 月采收,鲜用或切段晒干。

【药材】　农吉利 *Herba Crotalariae Sessiliflorae*　主产于山东及长江以南各地。

性状　茎圆柱形,稍有分枝,表面灰绿色,密被灰白色茸毛。单叶互生,叶片多皱缩卷曲,完整者线形或线状披针形,暗绿色,下表面有柔毛,全缘。荚果长圆柱形,包于宿存花萼内,宿萼 5 裂,密被棕黄色或白色长毛;种子细小,肾形或心形而扁,成熟时棕色,有光泽。气无,味淡。

鉴别　(1) 叶表面观:表皮细胞垂周壁稍弯曲。气孔上下表面均有,多为不等式,亦可见不定式。非腺毛多见于下表皮,由 2 个细胞组成,壁薄,具疣突,正面观似单细胞毛,侧面观可见基部有一短的基部细胞,毛基部表皮细胞呈放射状排列。叶肉组织中有大的类圆形黏液细胞,遇钌红试液呈红色。

(2) 取本品粗粉 40～50 g,加含 2% 乙酸的乙醇 250 ml,

花梗和花序梗密被黄褐色星状短柔毛；萼杯状，5齿裂；花白色，5裂，裂片卵状披针形；花萼及花冠均密被白色星状毛；雄蕊10，花丝扁平，下部联合成筒；花柱长约1.5 cm。果实近球形，外面密被星状绒毛。种子卵形，栗褐色，密被小瘤状突起和星状毛。花期4～6月，果期8～10月。

生于海拔100～2 000 m的山坡、山谷、疏林或林缘。分布于福建、江西、湖南、广东、广西、海南、贵州、云南等地。

【栽培】 生物学特性 喜温暖湿润、阳光充足的环境，适宜生长在气温高、夏季长、冬季温暖的南亚热带地区。忌水涝，能耐短时期霜冻。安息香为阳性速生树种。适生于土层深厚、疏松肥沃、排水良好、微酸性的砂质壤土。

繁殖方法 用种子繁殖。安息香单株之间产量差异很大，须选择优良母树采种。丘陵地区种子成熟为9月中下旬，山地为10月上旬。以随采随播最好。秋播种子发芽率高，9月中下旬至10月上旬，在苗床上按行株距20 cm×10 cm点播，覆土，稍加镇压，盖草保湿，播后经常浇水。约15 d出苗。翌春苗高20～30 cm时，即可上山造林。造林最合适季节为3月至4月，行株距为3.5 m×3.5 m。

田间管理 定植后至郁闭前，每年夏季和秋冬季各除草松土1次。苗木矮小时可间种玉米等农作物或其他药材。

病虫害防治 病虫害有枯梢病、木蠹蛾和钻心虫。

【采收加工】 生长10年以上的健壮成龄树，以4～6月割脂为好。割脂前，先进行乙烯利处理，于距离地面9～12 cm的树干基部，在同一水平线上按等距离用小刀浅刮树皮3处，然后将10%乙烯利油剂薄薄地在刮面上刷1层，刷药要在晴天进行，处理后9～11 d，即可开割。收集的液状树脂放阴凉处，自然干燥变白后，用纸包好放木箱内贮藏。树脂受热易融化，切忌阳光暴晒。

【药材】 安息香 *Benzoinum* 越南安息香产于云南、广西、广东、贵州等地；安息香产于印度尼西亚的苏门答腊，又称苏门答腊安息香。

性状 越南安息香 为不规则小块，略扁平，常黏结成团块，表面橙黄色，具蜡样光泽（自然出脂）；或呈不规则圆球形或扁平块状。表面灰白色至淡黄白色（人工割脂）。质脆易碎，断面平坦，白色。放置后渐变为淡黄棕色至红棕色。加热即软化熔融。气芳香，味微辛，嚼之有砂粒感。

安息香 为球形颗粒压结的团块，大小不一，红棕色至棕色，粗糙，嵌有黄白色及灰白色不透明颗粒。质脆，加热即软化熔融。气芳香，味微辛。

鉴别 (1) 取本品约0.25 g，置干燥试管中，缓缓加热，即发生刺激性香气，并产生多数棱柱状结晶的升华物。

(2) 取本品约0.1 g，加乙醇5 ml，研磨，滤过，滤液加5%三氯化铁乙醇溶液0.5 ml，即显亮绿色，后变为黄绿色。

品质标志 《中华人民共和国药典》2005年版规定：越南安息香含总香脂酸以醇溶性浸出物的干燥品计算，不得少于30.0%。

【成分】 1. 安息香 主含树脂约90%，其成分有3-桂皮酰苏门树脂酸酯(3-cinnamoyl sumaresinolic acid)，松柏醇桂皮酸酯(coniferyl cinnamate)，苏合香素(styracin cinnamoylcinnamate)2%～3%，香草醛(vanillin)1%，桂皮酸苯丙醇酯(phenylpropyl cinnamate)1%及游离苯甲酸和桂皮酸(cinnamic acid)等[1]。

2. 越南安息香 主含树脂70%～80%，其成分有3-苯甲酰泰国树脂酸酯(3-benzoylsiaresinolic acid)，松柏醇苯甲酸酯(coniferyl benzoate)，游离苯甲酸20%，香草醛0.15%～2.3%[1]。

【炮制】 1. 安息香 取原药材，除去杂质，捣碎。

2. 酒制安息香 取安息香加酒与水煮4～5 h至成粉膏状，或煮至沉于底部凝成块时，取出晒干。每安息香0.03 kg，用黄酒0.015 kg。

饮片性状 参见“药材”项。

贮干燥容器内，置阴凉干燥处，避光密闭保存，防热。

【药性】 辛、苦，微温。归心、肝、脾经。

1.《新修本草》：“味辛、苦，平。无毒。”

2.《本草经疏》：“入手少阴经。”

3.《玉楸药解》：“味辛、苦，性温。入手太阴肺、足厥阴肝经。”

4.《本草汇纂》：“专入心、肝。”

5.《本草便读》：“入心、脾二经。”

【功用主治】 开窍，辟秽，行气，止痛。主治中风昏迷，气郁暴厥，小儿惊痫，产后血晕，心腹疼痛，风痹肢节痛。

1.《新修本草》：“主心腹恶气，鬼疰。”

2.《海药本草》：“主男子遗精，暖肾，辟恶气。”

3.《日华子》：“治邪气魍魉，鬼胎，血邪，辟蛊毒，（暖）肾气，霍乱，风痛，治妇人血噤，并产后血运。”

4.《本草药性大全》：“油可烧熏痘疹不起。”

5.《纲目》：“治中恶魇寐，劳瘵传尸。”

6.《本草汇言》：“通心窍，治老人气闭痰厥失音。”

7.《本草述》：“治中风，风痹，风痫，鹤膝风，腰痛，耳聋。”

8.《本经逢原》：“止卒然心痛，呕逆。”

9.《本草从新》：“宣行气血。研服行血下气，安神。”

10.《本草便读》：“治卒中暴厥，心腹诸痛。”

【用法用量】 内服：研末，0.3～1.5 g；或入丸、散。

【宜忌】 阴虚火旺者慎服。

1.《本草经疏》：“病非关邪恶气侵犯者，不宜服。”

2.《本经逢原》：“凡气虚少食，阴虚多火者禁用。”

【选方】 1. 治大人小儿卒中风，恶气 安息香一钱，鬼臼二钱，犀角八分，牛黄五分，丹砂、乳香、雄黄各一钱五分。俱研极细末，石菖蒲、生姜各一钱，泡汤调服五分。（《方脉正宗》）

2. 治男子妇人暗风痫病 安息香（通明无砂石者）、铅丹各一两。上二味，为细末，入白羊心中血研匀，丸如梧桐子大。每服十丸，空心温水下。（《圣济总录》安息香丸）

3. 治小儿惊邪 安息香一豆许，烧之自除。（《奇效良方》）

4. 治妇人产后血晕、血胀，口噤垂死者 安息香一钱，五灵脂（水飞净末）五钱。共和匀，每服一钱，炒姜汤调下。（《方脉正宗》安息香丸）

5. 治卒然心痛，或经年频发 安息香研末，沸汤服半钱。（《世医得效方》）

6. 治寒湿冷气，中霍乱阴证者 安息香一钱（为末），人参、制附子各二钱。煎汤调服。（《方脉正宗》）

7. 治小儿肚痛，曲脚而啼 安息香酒蒸成膏；沉香、木香、丁香、麝香、八角茴香各三钱，香附子、缩砂仁、炙甘草各五钱，为末；以膏和炼蜜丸，芡子大。每服一钱，紫苏汤送下。（《全幼心鉴》安息香丸）

8. 治久冷腹痛不止 安息香（研）、补骨脂（炒）各一两，阿魏（研）二钱。上三味，捣研罗为细末，醋研饭为丸，如小豆大。每服十丸，空心粥饮下。（《圣济总录》安息香丸）

9. 治风腰脚疼痛冷痹及四肢无力 安息香二两，附子二

【基原】 为防己科千金藤属植物汝兰的块根。

【原植物】 汝兰 *Stephania sinica* Diels 又名：华千金藤(《植物分类学报》)。

多年生稍肉质落叶藤本，全株无毛。块根团块状。茎枝粗壮，常中空，有粗直纹。叶互生；叶柄长达 30 cm，先端常肥大，盾状着生；叶片三角形或三角状近圆形，长 10～15 cm，宽度常大于长度或近相等，先端钝，有小突尖，基部近平截或微圆，边缘浅波状或全缘；掌状脉 5 条，下面微凸，近纸质。花小，单性，雌雄异株；复伞形聚伞花序腋生，总花序梗和伞梗均肉质；雄花：萼片 6，排成 2 轮，稍肉质，近倒卵状长圆形，内轮稍阔；花瓣 3 或 4，倒卵形，短而阔，内面有 2 个大腺体；聚药雄蕊长 0.7～0.8 mm；雌花：萼片 1，小；花瓣 2，内面腺体有时不甚明显。果梗肉质，核果，内果皮背部有小横肋状雕纹，每行 15～18 条，胎座迹不穿孔。花期 6 月，果期 8～9 月。

生于次生林的沟谷边。分布于湖北西部和西南部，四川东部、中部和南部，贵州北部，云南东北部。

【采收加工】 8～11 月采收，切片，晒干。

【药材】 汝兰 *Radix Stephaniae Sinicae* 主产于湖北、四川、云南、贵州等地。

性状 块根类球形或不规则块状，直径 10～40 cm。表面褐色或黑褐色，有不规则的龟裂纹，散生众多小凸点。商品多为横切或纵切片，厚 0.5～1 cm；新鲜切面淡黄色至黄色，或放置后黄色变深。断面常可见筋脉纹(三生维管束)环状排列呈同心环状，干后略呈点状突起。气微，味苦。

鉴别 (1) 根横切面：皮层偶见石细胞散在，椭圆形。薄壁细胞含较多棒晶，并有少数短棒晶、砂晶和方晶；淀粉粒单粒圆形，脐点明显；偶有复粒，由 2～3 分粒组成。

(2) 取本品粗粉 1 g，加乙醇 10 ml，冷浸过夜，滤过。滤液蒸干，残渣加稀盐酸 4 ml 溶解，滤过。取滤液 1 ml，加改良碘化铋钾试液 2 滴，产生大量橙色沉淀；另取滤液 1 ml，加碘化汞钾试液 2 滴，产生大量黄白色沉淀(检查生物碱)。

(3) 取药材新鲜断面置紫外光灯(254 nm)下观察，显亮天蓝色荧光。

【成分】 汝兰块根含四氢掌叶防己碱(tetrahydropalmatine)[1,2]，小檗胺(berbamine)[2]，轮环藤宁碱(cycleanine)，头花千金藤碱(cepharanthine)[3]，汝兰宁碱(runanine)，L-荷包牡丹碱(L-dicentrine)[4]等生物碱。

【药性】 广州部队《常用中草药手册》："苦，寒。"

【功用主治】 清热解毒，散瘀止痛。主治感冒，咽痛，腹泻，痢疾，痈疽肿毒，胃痛，头风痛，风湿痹痛，跌打损伤。

1. 广州部队《常用中草药手册》："清热解毒，散瘀止痛。治胃及十二指肠溃疡疼痛，跌打肿痛，神经痛，牙痛，急性胃肠炎，菌痢，上呼吸道感染，咽痛。"

2.《广西本草选编》："健胃止痛。"

3.《全国中草药汇编》："治疟疾，风湿疼痛。"

【用法用量】 内服：煎汤，9～15 g；研末，每次 0.6～1 g，每日 3 次。外用：鲜品捣烂敷。

【宜忌】 孕妇禁服。

【选方】 1. 治细菌性痢疾 华千金藤、古山龙各 15 g，甘草 3 g。水煎服，每日 1 剂。(《全国中草药汇编》)

2. 治胃、十二指肠溃疡疼痛，神经痛 用(汝兰)块根研粉，每次服 0.6 g，每日 3～4 次。

3. 治痈疮肿毒，跌打肿痛 汝兰鲜块根，捣烂，外敷患处。(2、3 方出自《广西本草选编》)

2026 安息香 ān xī xiāng (《新修本草》)

【异名】 拙贝罗香(《纲目》)。

【基原】 为安息香科安息香属植物安息香和越南安息香的树脂。

【原植物】 1. 安息香 *Styrax benzoin* Dryand 又名：安息香树、辟邪树(《酉阳杂俎》)。

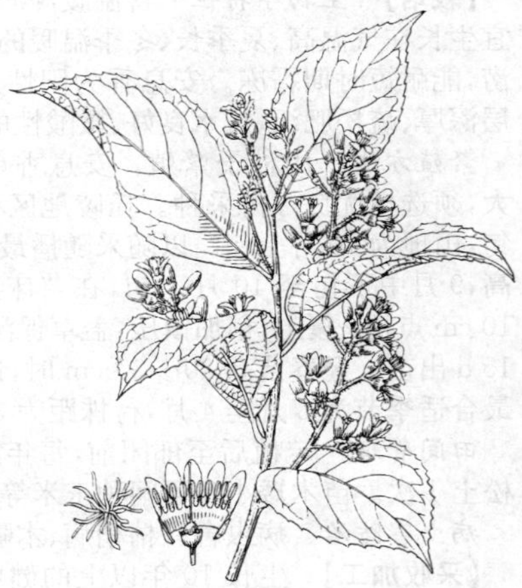

安 息 香

乔木，高 10～20 m。树皮绿棕色，内皮棕黑色，木质部棕红色，幼枝被棕色星状毛。叶互生；柄长约 1 cm；叶片长卵形，长达 11 cm，宽达 4.5 cm，先端急尖或渐尖，基部阔楔形或近圆形，上面略有光泽，下面密被白色短星状毛，叶缘有不规则的锯齿。总状花序集成圆锥花序，顶生或腋生，花梗被毛，苞片小，早落；花萼短钟状，5 齿裂，裂片披针形；花冠白色，5 深裂，裂片披针形，长约为萼筒的 3 倍，花萼及花瓣外面均被银白色丝状毛，内面棕红色；雄蕊 8～10，花药线形，花丝基部联合成管；子房上位，卵形，密被白色茸毛，上部 1 室，下部 2～3 室，花柱细长，棕红色。果实扁球形，灰棕色。种子坚果状，红棕色，每室有种子 1 枚，具 6 纵纹。

野生或栽培于稻田边。分布于印度尼西亚的苏门答腊及爪哇。

2. 越南安息香 *S. tonkinensis* (Pierre) Craib ex Hartw. [*S. macrothyrsus* Perk.；*S. hypoglaucus* Perk.] 又名：滇桂野茉莉(《中国树木分类学》)，白背安息香(《中国植物图谱》)，白花树(《中国高等植物图鉴》)。

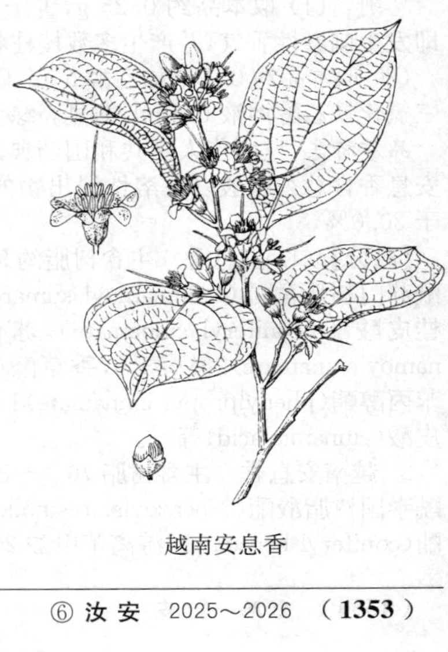

越南安息香

乔木，高 5～20 m。树皮灰褐色，有不规则纵裂纹；枝稍扁，被褐色长绒毛，后变为无毛。叶互生；柄长 8～15 mm，密被褐色星状毛；叶片椭圆形、椭圆状卵形至卵形，长 5～18 cm，宽 4～10 cm，先端短渐尖，基部圆形或楔形，上面无毛或嫩叶脉上被星状毛，下面密被灰色至粉绿色星状绒毛，边全缘，幼叶有时具 2～3 个齿裂，侧脉 5～6 对。顶生圆锥花序较大，长 5～15 cm，下部的总状花序较短，

卵形，具 5 纵脉；花瓣(5～)6，退化成蜜腺状；雄蕊(5～)6，长约为萼片的 1/2～2/3；子房菱状卵形，基部具短柄，花柱短。蒴果近球形，果爿 5，近等大，先端尖。种子通常 2，近倒卵形，上部裸露，熟时绿褐色。花期 3～4 月，果期 4～5 月。

生于山坡灌木丛、疏林及苎麻地中。分布于江苏、浙江、安徽等地。

【栽培】 生物学特性　喜凉爽湿润气候，耐寒。宜选湿润的坡脚林下，土层深厚、疏松肥沃、富含腐殖质的砂质壤土栽培。

繁殖方法　用种子繁殖。直播，4～5 月果熟时，及时采下，随采随播或湿砂藏后于 10 月播种。条播，按株距 15 cm 开沟，深 3～5 cm，将种子均匀播入沟中，薄覆细土，稍加镇压，浇水，上盖枯草枯叶以保湿，早春陆续出苗。

田间管理　出苗后经常松土除草、追肥。施肥以堆肥、饼肥为主。雨季注意开沟排水。

【采收加工】 4 月份植株地上部分枯黄时采挖，趁晴天切片，晒干或阴干。

【药材】 江南玄胡 *Rhizoma Leontices Kiangnanensis* 主产于安徽。

性状　块茎类圆球形，直径可达 8 cm，表面土黄色，顶端有凹陷的茎基痕，周围密布淡黄色点状根痕。质坚硬，断面黄白色，富粉性。味苦，微涩。

鉴别　块茎横切面：木栓层为数列木栓细胞，细胞切向延长，细胞壁薄，微波状弯曲。皮层宽广，为薄壁组织，散有根迹维管束。无限外韧型维管束 6～8 个，呈断续的环状排列。中央有髓。

粉末特征：淡黄白色。淀粉粒极多，单粒淀粉圆球形、长椭圆形、长卵形，脐点飞鸟状、三叉状、点状、裂缝状，层纹不甚明显；复粒淀粉少见，多由 2 分粒复合而成；半复粒淀粉偶见。木栓细胞表面观呈多角形，切面观呈长方形，壁薄，有的呈波状弯曲。导管主为网纹，少数为螺纹或梯纹导管。

(1) 取本品粉末 1 g，加乙醚 15 ml，浸渍 15 min，不断振摇，滤过。滤液挥干后得白色油状物，加浓硫酸 1 滴与香草醛结晶 1 粒，即显紫红色(检查挥发油)。

(2) 取本品粉末 2 g，加 1%盐酸 10 ml，水浴煮沸 15 h，滤过。滤液加改良碘化铋钾试剂后产生橘黄色沉淀；加碘化汞钾试剂产生淡黄色沉淀；加碘-碘化钾试剂产生棕色沉淀；加硅钨酸试剂产生白色沉淀(检查生物碱)。

(3) 取本品粉末 2g，加 70%乙醇 20 ml 热浸，取 2 ml 浸出液蒸干，残渣加醋酐溶解倾入试管中，沿管壁加浓硫酸，两液接触处呈红棕色环至棕色环，醋酐层变绿色；或取浸出液蒸干，加醋酐 1～2 滴，再加浓硫酸 1～2 滴，颜色由黄→红→紫→蓝(检查皂苷)。

【成分】 块茎含 3-O-α-L-arabinopyranosyl-caulophyllogenin 28-O-α-L-rhamnopyranosyl-(1→4)-β-D-glucopyranosyl-(1→6)-β-D-glucopyranoside，3-O-〔β-D-吡喃葡萄糖基-(1→3)〕-〔β-D-吡喃葡萄糖基-(1→2)〕-α-L-吡喃鼠李糖基-齐墩果酸 28-O-α-L-吡喃鼠李糖基-(1→4)-β-D-吡喃葡萄糖基-(1→6)-β-D-吡喃葡萄糖苷{3-O-〔β-D-glucopyranosyl-(1→3)〕-〔β-D-glucopyranosyl-(1→2)〕-α-L-rhamnopyranosyl-oleanolic acid 28-O-α-L-rhamnopyranosyl-(1→4)-β-D-glucopyranosyl-(1→6)-β-D-glucopyranoside}，3-O-〔β-D-吡喃葡萄糖基-(1→3)〕-〔β-D-吡喃葡萄糖基-(1→2)〕-α-L-吡喃阿拉伯糖基-常春藤皂苷元-28-O-α-L-吡喃鼠李糖基-(1→4)-β-D-吡喃葡萄糖基-(1→6)-β-D-吡喃葡萄糖苷{3-O-〔β-D-glucopyranosyl-(1→3)〕-〔β-D-glucopyranosyl-(1→2)〕-α-L-arabinopyranosyl-hederagenin 28-O-α-L-rhamnopyranosyl-(1→4)-β-D-glucopyranosyl-(1→6)-β-D-glucopyranoside}，3-O-β-D-吡喃木糖基-(1→3)-β-D-吡喃半乳糖基-(1→4)-β-D-吡喃葡萄糖基-(1→3)-α-L-吡喃阿拉伯糖基-齐墩果酸 28-O-α-L-吡喃鼠李糖基-(1→4)-β-D-吡喃葡萄糖基-(1→6)-β-D-吡喃葡萄糖苷〔3-O-β-D-xylopyranosyl-(1→3)-β-D-galactopyranosyl-(1→4)-β-D-glucopyranosyl-(1→3)-α-L-arabinopyranosyl-oleanolic acid 28-O-α-L-rhamnopyranosyl-(1→4)-β-D-glucopyranosyl-(1→6)-β-D-glucopyranoside〕，3-O-β-D-吡喃木糖基-(1→3)-β-D-吡喃葡萄糖基-(1→4)-β-D-吡喃葡萄糖基-(1→3)-α-L-吡喃阿拉伯糖基-刺囊酸-28-O-α-L-吡喃鼠李糖基-(1→4)-β-D-吡喃葡萄糖基-(1→6)-β-D-吡喃葡萄糖苷〔3-O-β-D-xylopyranosyl-(1→3)-β-D-glucopyranosyl-(1→4)-β-D-glucopyranosyl-(1→3)-α-L-arabinopyranosyl-echinocystic acid 28-O-α-L-rhamnopyranosyl-(1→4)-β-D-glucopyranosyl-(1→6)-β-D-glucopyranoside〕[1]。

【药理】 1. 抗炎作用　给予江南牡丹草醇提取物对小鼠二甲苯耳肿胀和小鼠醋酸引起的腹腔毛细血管通透性增加均有显著抑制作用，且随剂量增加而增强。江南牡丹草醇提取物腹腔注射对新鲜蛋清所致大鼠足跖肿胀和大鼠棉球肉芽增生也有明显的抑制作用[1]。江南牡丹草水溶性生物碱和脂溶性生物碱能显著抑制小鼠腹腔毛细血管通透性，能显著抑制组胺引起大鼠皮肤毛细血管通透性增高；对小鼠耳水肿抑制作用随剂量增加而增强；对大鼠角叉菜胶性足跖肿胀有明显抑制作用，并呈剂量依赖性；对大鼠急性胸膜炎可减少渗液量，渗液中的白细胞总数明显减少[2]。

2. 镇痛作用　江南牡丹草醇提取物能提高痛阈，且随剂量增加，镇痛作用增强，江南牡丹草醇提取物 ED_{50} 为 67 mg/kg，给药后 20 min 镇痛作用明显，持续时间以 100 mg/kg 最长，达 120 min[1]。

3. 镇静作用　给小鼠腹腔注射江南牡丹草醇提取物 30 min 后持续观察 10 min 小鼠活动次数，25 mg/kg、50 mg/kg、100 mg/kg 三组对自发活动抑制率分别为 24.4%、34.7%、47.8%。江南牡丹草醇提取物对戊巴比妥钠也有良好的协同作用[1]。

毒性　用改良寇氏法求得小鼠腹腔注射江南牡丹草醇提取物，LD_{50} 为 536.5±24.3 mg/kg[1]。

【炮制】 1. 江南玄胡　除去须根，杂质，洗净泥土，分档闷润透，取出切片，干燥，筛去灰屑。

2. 蒸江南玄胡　取块茎，蒸熟后，切片晒干。

饮片性状　江南玄胡参见"药材"项。蒸江南玄胡形如江南玄胡片，呈角质，半透明。

贮干燥容器内，置通风干燥处。

【药性】 《安徽中药志》："苦，平。"

【功用主治】 《安徽中药志》："活血止血，消肿止痛，解毒。用于跌打损伤，骨折疼痛，胸痛，头痛，吐血，外伤出血。"

【用法用量】 内服：煎汤，3～6 g；或研末，每次 0.5～1 g，每日 3 次。外用：煎水熏洗；或研末，酒或醋调敷。

2025 汝兰 rǔ lán (《四川中药志》)

【异名】 金不换(广州部队《常用中草药手册》)。

【选方】 1. 治瘿瘤结气 江蓠 15 g，夏枯草 15 g，海带 15 g。煎服。（《中国药用孢子植物》）

2. 治内热痰结，瘿瘤结气 江蓠、鹿角菜、夏枯草各 15 g，牡蛎 30 g。煎服。

3. 治小便不利 江蓠、车前各 5 g。煎服。（2、3 方出自《中国药用海洋生物》）

4. 治痢疾，肠炎，腹泻 江蓠全草适量。水煎加糖服。（《浙江药用植物志》）

2022 江珧壳 jiāng yáo ké（《中国药用动物志》）

【基原】 为江珧科江珧属动物栉江珧 *Pinna*（*Atrina*）*pectinata* Linnaeus 的贝壳。

【原动物】 参见“江珧柱”条。

【采收加工】 捕得后，除去肉，取贝壳洗净，晒干。

【成分】 贝壳主含角壳硬蛋白，碳酸钙等。全体含类黏蛋白（mucoid），肌球蛋白（myosin），肌动蛋白（actin），丝蛋白（silk fibroin），副肌球蛋白（paramyosin），原肌球蛋白（tropomyosin）；以及多种氨基酸：苏氨酸，丝氨酸，脯氨酸，酪氨酸，天冬氨酸，缬氨酸，亮氨酸，苯丙氨酸，甘氨酸等。另含腺苷三磷酸，磷酸（酯）酶，羟基吲哚氧化酶（hydroxyindole oxidase）。肝及肾含银、锰[1]。

【药性】 咸、涩，凉。

【功用主治】 清热解毒，熄风镇静。主治湿疮，头痛。

1.《中国药用动物志》：“清热解毒，熄风镇静。”

2.《中国动物药志》：“主治湿疮，高血压，头痛等症。”

【用法用量】 内服：煎汤，15～25 g。外用：煅，研末，撒敷。

2023 江珧柱 jiāng yáo zhù（《本草从新》）

【异名】 马甲柱（《闽中海错疏》），角带子（《本草求原》），江瑶柱（《随息居饮食谱》）。

【基原】 为江珧科江珧属动物栉江珧的后闭壳肌。

【原动物】 栉江珧 *Pinna*（*Atrina*）*pectinata* Linnaeus 又名：珧（《尔雅》），玉珧（《尔雅》郭璞注），江瑶（《辞海》），簸箕蛤蜊（《中国药用动物志》）。

贝壳略呈三角形或扇形，壳质稍薄而脆，高 75～176 mm，长 170～335 mm，壳顶细尖，位于壳的最前端，壳后端宽大。背缘直或略凹，腹缘前部较直，近壳顶处有一稍凹陷的足丝孔。往后渐突，后缘略弯或呈截形。壳无中央裂缝，表面有 10 余条放射肋，肋上具有略斜向后的三角形小棘。生长线显著，细密，至腹缘呈褶襞状。壳幼体呈淡黄褐色，或体内黑褐色。壳顶常被磨损而显露出和贝壳内面前半部相同的珍珠样光泽。韧带淡褐色，与壳背缘几等长。近壳顶内面的前闭壳肌痕小，呈椭圆形；贝壳中部的后闭壳肌痕大，呈马蹄形。外套痕略显，与壳缘相距甚远，在肛门背侧有一粗大外套腺，末端呈球形。足小，呈棒状。足丝褐色细软，极发达。生殖期 5～9 月间，雌雄异体，性成熟时的生殖腺，雌性为橙红色；雄性为乳白色，体外受精。

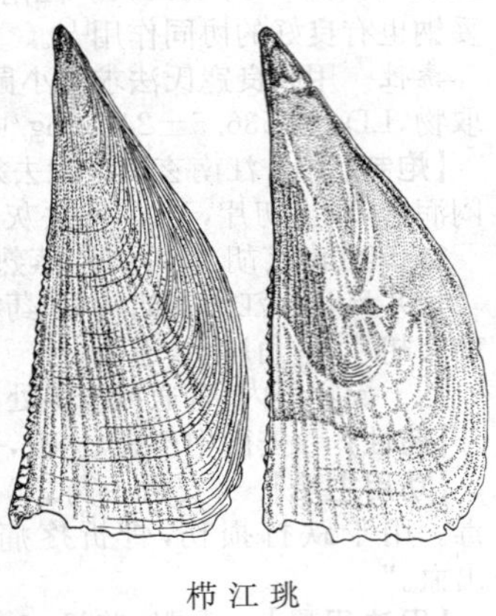

栉 江 珧

生活于低潮线附近至水深 30～40 m 的泥沙质海底。以贝壳的前端插入泥沙内，仅后端 1/3 露出沙面。我国黄海、渤海、东海、南海均有分布。

本动物的贝壳（江珧壳）亦供药用，另设专条。

我国江珧科动物已知有 10 种左右，除上述栉江珧分布最为普遍外，其他如：紫色裂江珧 *P. atropurpurea* Sowerby 分布于南海。细长裂江珧 *P. attenuata* Reeve 分布于东海和南海。旗江珧 *P. vexillum* Born 分布于南海。以上数种个体较大，其闭壳肌均可干制成江珧柱。

【采收加工】 冬季至春季采捕，捕得后，除去肉，取后闭壳肌，鲜用或加工为干制品，俗称“干贝”。

【成分】 1. 旗江珧 含蛋白质，酸性黏多糖（acid mucopolysaccharides）[1]，硫氢化物（sulfhydryls），二硫化物（disulfides）[2]。

2. 细长裂江珧 内脏含江瑶毒素（pinnatoxin）[3, 4]。

【药性】 甘、咸，平。

1.《本草从新》：“甘、咸，微温。”

2.《本草求原》：“甘，平，无毒。”

【功用主治】 滋阴补肾，调中消食。主治消渴，小便频数，宿食停滞。

1.《本草从新》：“下气调中，利五脏，疗消渴，消腹中宿食，令人能食易饥。”

2.《本草求原》：“滋真阴，止小便。”

3.《随息居饮食谱》：“补肾，与淡菜同。”

4.《中国动物药志》：“用于小便频数。”

【用法用量】 内服：煮食，适量。

2024 江南玄胡 jiāng nán xuán hú（《安徽中药志》）

【异名】 土三七、白七（《安徽中药志》）。

【基原】 为小檗科牡丹草属植物江南牡丹草的块茎。

【原植物】 江南牡丹草 *Leontice kiangnanensis* P. L. Chiu 又名：山元胡、玉龙擎珠〔《植物分类学报》1980，18（1）：96〕。

多年生草本。块茎近球形，直径可达 8 cm，断面淡黄色。地上茎单一或数茎丛生，高 20～40 cm，直立或外倾，无毛而多少被白粉，通常黑紫色。叶 1 枚，位于茎顶，三出复叶，每小叶二至三回三出羽状分裂，叶脉网状，纤细，上面淡绿色，下面粉绿色。花序总状，顶生，具 10～20 朵花；总苞片与叶柄愈合，2 裂；苞片初时三角状宽卵形，后渐变为肾形或近肾形，顶端常突尖。花黄色；萼片（5～）6（～8），花瓣状，通常长椭圆形或

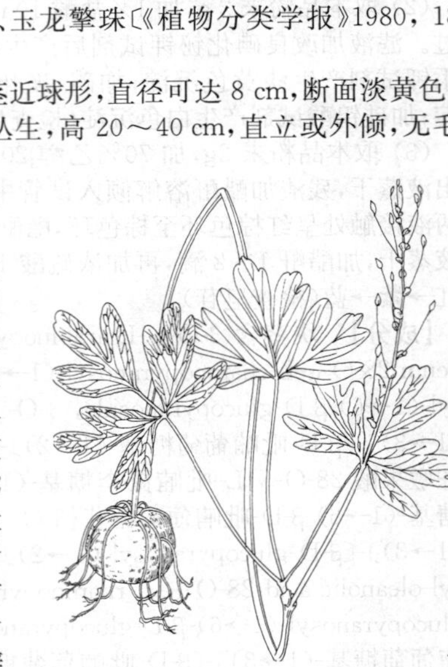

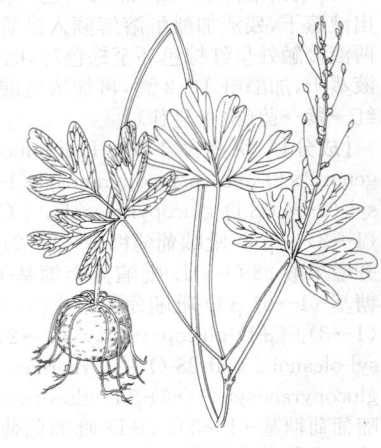

江南牡丹草

TIA 7例外，93例中基本痊愈25例，显著好转12例，好转39例，无变化17例。总有效率81.7%。TIA 7例用药两周后基本痊愈4例，显著好转3例，再继续用药1～2星期后，均能控制发作[2]。

3. 治疗冠心病　①以灯盏花胶囊，每日3次，每次3丸，治疗43例，疗程2个月。临床观察，对治疗心绞痛有效率达86.05%，对照组为71.43%(丹参胶囊，用法同上)。对心功能测定、心电图改善、体外血栓形成试验等结果表明，灯盏花胶囊治疗组均明显优于对照组，统计学处理有显著差异。另外，冠心病患者中70%以上合并高血压病，本组治疗观察有降压疗效者达74.07%[3]。②用云南灯盏花注射液(每支2 ml，含总黄酮9 mg)，每日16～20 ml静滴，每日1次，14 d为1个疗程。用于心绞痛患者30例，观察6～12个月。其中显效15例，改善12例，无效3例。总有效率90%。症状改善也较满意[4]。

4. 治疗痛风急性期　用云南灯盏花注射液20 ml，加入5%葡萄糖250 ml中静滴，每日1次。用于痛风患者32例，观察5 d，结果：临床痊愈26例，显效2例，有效3例，无效1例。未发现该药对肝、肾等功能的不良反应[5]。

5. 治疗复发性口疮　用灯盏细辛含片、胶丸、薄膜治疗复发性口疮36例。其中含片组治疗16例，显效9例，有效4例，无效3例。总有效率为81.25%。胶丸组20例，显效9例，有效7例，无效4例。总有效率为80%。在治疗中，均无不良反应。用法：①灯盏细辛含片，每片含浸膏0.3 g，合生药1.9 g。每日4次，每次1片，舌下含服。30 d为1个疗程。②灯盏细辛胶丸，每日3次，每次4丸，吞服。溃疡局部同时贴敷由灯盏细辛浸膏加工成的薄膜，70 d为1个疗程。临床观察：灯盏细辛能够有效地延长复发间歇时间，加速溃疡愈合，并能减少每次发作的溃疡只数及缩小面积，还能改善患者舌下静脉的曲张程度，减少舌腹瘀血点。说明此药对口腔微循环有较明显的活血化瘀作用[6]。

2021 江蓠 jiāng lí (《纲目》)

【异名】　龙须菜(《纲目》)，海菜(《漳浦县志》)，线菜(《闽志》)，海粉干(《浙江药用植物志》)，海面线、竹筒菜(《福建药物志》)。

【基原】　为江蓠科江蓠属植物真江蓠、脆江蓠、芋根江蓠等的藻体。

【原植物】　1. 真江蓠 *Gracilaria asiatica* C. F. Chang et B. M. Xia[*G. verrucosa* (Huds.) Papenf.]

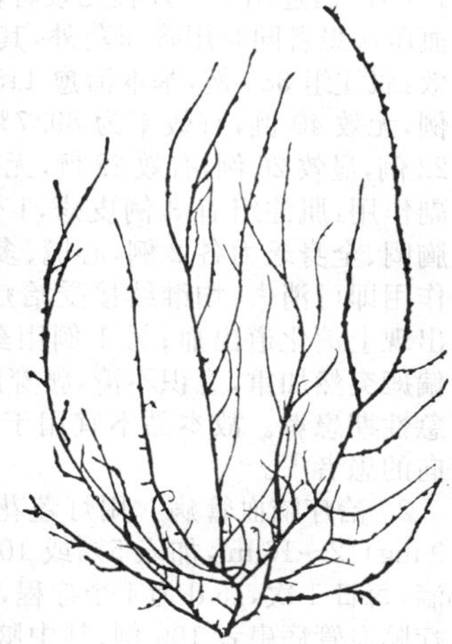

真江蓠

藻体淡褐色至暗褐色，有时浅紫褐色或带黄绿色，近软骨质，单生或丛生，一般高5～50 cm，可达1～2 m以上，线状，圆柱形，具有一个及顶的主干，径1～2 mm，分枝不规则互生或偏生，1～2次，枝径0.5～1 mm，长短不一，基部略收缩。髓部薄壁细胞大，皮层由2～5层较小细胞组成，含色素体。四分孢子囊肉红色，于体表呈斑状突起。精子囊淡黄色，生于皮层浅坑或生殖窝的下陷部分。囊果球形或半球形，常突出于成熟的雌配子体表面。藻体固着器盘状。

生于中潮带至潮下带岩石上，在平静的内湾及肥沃水区，长得粗大色深。人工养殖在木、竹等附着物上，我国沿海均有分布。

2. 脆江蓠 *G. bursapastoris* (Gmel.) Silva

藻体淡紫红色，半透明状，多汁而脆，质柔易断，高10～30 cm，可达40 cm，宽1～3 mm，丛生，一般有一及顶的主干，圆柱形，分枝2～3次，互生、偏生或二叉分枝，基部较宽，顶端尖细，有的小枝很短。四分孢子囊散生于整个藻体的皮层中，精子囊群生于皮层下陷的浅坑内。囊果圆锥形，有滋养丝，突出于体表。固着器盘状。

生于低潮带岩石上和大干潮线附近的深水石沼中。分布于浙江、福建、广东、海南等沿海地区。

3. 芋根江蓠 *G. blodgettii* Harv.

藻体淡紫红色，膜状软骨质，丛生，高5～10 cm，宽1～2 mm，圆柱状，不规则互生或2次分枝，有时二叉分枝。基部明显缢缩，顶端尖细。四分孢子囊十字形分裂。囊果圆球形，有滋养丝。

生于潮间带岩石或贝壳上。分布于福建、广东、海南等沿海地区。

同属植物功效相同的尚有：①凤尾菜 *G. eucheumoides* Harv.　分布于海南、西沙群岛等海域。②龙须菜 *G. sjoestedtii* Kylin[*Gracilariopsis sjoestedtii* (Kylin) Dawson]　分布于台湾、海南等沿海地区。③细基江蓠 *G. tenuistipitata* C. F. Chang et B. M. Xia　分布于广东、广西等沿海。④扁江蓠 *G. textorii* (Sur.) De-Toni　又名：蒲藻(《中国经济海藻志》)。我国分布于黄海沿岸。

【采收加工】　7～10月采收，鲜用或晒干。

【成分】　1. 真江蓠　含琼脂(agar)，R-藻红素(R-phycoerythrin)[1]，二十碳五烯酸(eicosapentaenoic acid)，花生四烯酸(arachidonic acid)[2]，植物凝集素硫酸蛋白多糖(sulfated proteoglycan)[3]及前列腺素(prostaglan-din)[4]。

2. 脆江蓠　含植物凝集素(agglutinin)[5]，二十碳五烯酸，花生四烯酸等脂肪酸[6]。

3. 扁江蓠　含琼脂为琼脂糖-6-硫酸酯(agarose-6-sulfate)，6-O-甲基琼脂糖和琼脂糖[7]。

【药理】　凝血作用　从龙须菜中分离出一种新的血凝集素，相对分子质量为49 000，等电点为3.8，凝集红细胞的效力，兔＞马＞豚鼠＞鹅。此种凝集力对热敏感，但对蛋白酶或高碘酸盐不敏感。不被一般糖类所抑制[1]。

【药性】　甘、咸，寒。

1.《纲目》："甘，寒，无毒。"

2.《中国药用海洋生物》："甘、咸，寒。"

【功用主治】　清热，化痰软坚，利水。主治内热，痰结瘿瘤，小便不利。

1.《纲目》："(治)瘿结热气，利小便。"

2.《本草求原》："去内热。"

3.《中国药用海洋生物》："清热，软坚化痰。用于内热痰结，瘿瘤结气，小便不利等。"

4.《南海海洋药用生物》："清凉，治痢。主治肠热病，养胃滋阴。"

【用法用量】　内服：煎汤，9～15 g。

【药理】 1. 对心血管系统的作用 灯盏细辛提取液 0.25 mg/ml、0.5 mg/ml 均可显著增强离体豚鼠心脏冠脉流量[1]。灯盏花可使犬心肌梗死模型的心梗范围显著降低。麻醉犬推注灯盏花注射液 10 mg/kg,有减慢心率、降低心肌收缩力、减少心肌耗氧和做功等作用[2]。大鼠全心缺氧及再给氧模型中,灯盏花总黄酮 100 mg/L 灌注组心脏肌酸磷酸激酶释放显著降低;给药组心肌显示出较高的超氧化物歧化酶和谷胱甘肽过氧化物酶活性[3]。灯盏花黄酮使家兔主动脉血流量和心率有下降的趋势,对血压无明显影响[4]。

2. 抗凝血、抗血栓形成及促进纤溶活性作用 灯盏花 23 mg/ml 浓度,体外对家兔血小板聚集抑制率为 56.5%[1]。灯盏花注射液(含灯盏花黄酮 5 mg/ml)以 8 ml/kg 给家兔静脉注射,外周血小板计数减少,血小板聚集功能降低,白陶土部分凝血活酶时间延长,而凝血酶原时间无明显变化。血浆纤维蛋白原减少,优球蛋白溶解时间降低,血清纤维蛋白(原)降解产物增加,提示灯盏花有促进纤溶活性的作用[5]。家兔静脉给药,可抑制体外血栓形成,且给药后 2 h 作用最强[6]。静脉注射灯盏花素 140 mg/kg、350 mg/kg,可使主动脉血栓模型家兔血栓重量明显减轻,血栓形成受到抑制[7]。

3. 对微循环及血液流变学的影响 高分子右旋糖酐所致家兔大脑微循环障碍、豚鼠软脑膜微循环障碍模型中,静脉注射灯盏花提取物能使家兔大脑皮质脑电图明显恢复,改善豚鼠软脑膜微血管流态,对豚鼠红细胞有明显解聚作用,并对抗去甲肾上腺素的缩血管作用[8~10]。对右旋糖酐造成的大鼠肠系膜微循环障碍,预先静注灯盏花提取物,或者在造模后用同样剂量、方法给药,均显著促进微血管开放,改善微循环,它们还可对抗肾上腺素缩血管作用[8, 11]。家兔静脉注射 20 mg/kg 灯盏花注射液,全血黏度明显下降;每日肌内注射 10 mg/kg,连续 14 d,注射后第三日及第七日取血测得全血黏度也明显下降。但血浆黏度均无明显变化[12]。

4. 抗纤维化和保护肝细胞作用 灯盏细辛具有保护肝细胞,改善肝功能,减轻肝组织病理损害程度,防治四氯化碳诱发肝纤维化的作用[13]。灯盏细辛黄酮 Z_1(50 μg/ml)能显著抑制成纤维细胞的增殖,Z_1、Z_2(6.25~50.00 μg/ml)能剂量依赖性地抑制细胞内胶原合成,表明灯盏细辛体外有抗纤维化作用[14]。

5. 其他作用 小鼠腹腔注射灯盏花素 20 mg/kg,5 min 血浆 cAMP 含量逐渐升高,20 min 时达高峰,在 1~20 mg/kg 剂量范围内呈量效正比关系,20 mg/kg 为最大效应剂量[15]。灯盏花制剂还能提高血脑屏障通透性,对抗由二磷酸腺苷引起的血小板聚集以及提高机体巨噬细胞吞噬免疫功能[16]。灯盏细辛有确切的防止白斑癌变的功效,该药对白斑癌变过程中的血管增生和扩张无明显影响,但对血管构形、空间配置和血管壁的完整性有保护作用[17]。灯盏花注射液具有明显降低胆固醇和三酰甘油等作用[18]。灯盏细辛乙醇提取物有中等强度的抗菌活性及较强的抗真菌活性[19]。灯盏细辛能抑制肺动脉平滑肌细胞(PASMC)的增殖细胞核抗原(PCNA)的增殖与表达,但在一般条件下无作用,它通过 PMA 能抑制低氧引起的 PASMC 的 PNCA 的增殖与表达的增强作用[20]。

6. 体内过程 小鼠静脉注射 ^3H-灯盏花乙素 10 mg/kg 后,血液中 ^3H 含量 60 min 内呈迅速下降趋势。静注 1 h,^3H-灯盏花乙素以胆囊、小肠、肝、肾中分布较多;4 h 后,在胆囊、小肠、肝、心肌中较多,脑中分布亦明显增高;24 h 后,在胆囊、小肠及脑中仍有一定的放射性分布。小鼠静注 ^3H-灯盏乙素后,从尿中排泄的 24 h 总量为注入量的 19.1%,从粪中排泄的 24 h 总量为注入量的 24.1%[21]。

毒性 20%灯盏花浸膏水溶液 0.4 ml/kg(相当于生药 80 g/kg)给雄性小鼠灌胃后,观察 3 d 无死亡。雄性小鼠腹腔注射 5%灯盏花浸膏溶液,按简化机率单位法测得 LD_{50} 为 13.14±5.42 g/kg,静脉注射的 LD_{50} 为 10.02±1.55 g/kg[1]。亚急性毒性试验证明灯盏花素对血象及肝、肾功能无影响,内脏器官无实质性变化[16]。

【药性】 辛、微苦,温。

1.《滇南本草》:"味苦、辛,性温。"

2.《全国中草药汇编》:"辛、微苦,温。"

【功用主治】 散寒解表,活络止痛,消积。主治感冒,风湿痹痛,瘫痪,胃痛,牙痛,小儿疳积,骨髓炎,跌打损伤。

1.《滇南本草》:"小儿脓耳,捣汁滴入耳内。左瘫右痪,风湿疼痛,水煎点水酒服。"

2.《全国中草药汇编》:"散寒解表,祛风除湿,活络止痛。主治感冒头痛,牙痛,胃痛,风湿疼痛,脑血管意外引起的瘫痪,骨髓炎。"

【用法用量】 内服:煎汤,9~15 g;或泡酒,或蒸蛋。外用捣敷。

【选方】 1. 治小儿麻痹后遗症、脑炎后遗症之瘫痪 灯盏细辛 6~9 g。调鸡蛋蒸吃。(《云南中草药选》)

2. 治腹泻 灯盏花 9 g,白头翁 6 g。水煎服。(《红河中草药》)

3. 治小儿营养不良,水肿 灯盏花 2.5~5 g。冲服或蒸鸡蛋服。(《中国民族药志》)

4. 治骨髓炎 灯盏花鲜品 6 g,大蓟根 30 g。捣敷。(《红河中草药》)

【临床报道】 1. 治疗中风后瘫痪 用灯盏花素注射液治疗中风后瘫痪患者 469 例,其中肌内注射者 389 例,包括脑血栓形成、脑出血、脑栓塞及类型未定的中风后瘫痪患者;静脉滴注者 80 例,全系缺血性中风患者。治疗方法:肌注组用灯盏花素注射 2 ml(5 mg),每日 2 次,10 d 为 1 个疗程,最少者 1 个疗程,最多者 10 个疗程;静滴组用本品每日 10~20 mg,加入 5%~10%葡萄糖液 500 ml 滴注,10 d 为 1 个疗程,连用 2 个疗程无效者作无效论,不再给药。除高血压病患者同时用降压药外,其余均不合用其他疗法。疗效:肌注组 389 例,基本治愈 115 例,显效 110 例,有效 124 例,无效 40 例,有效率为 89.7%;静滴组 80 例,基本治愈 22 例,显效 26 例,有效 22 例,无效 10 例,有效率为 87.5%。副作用:肌注组有 3 例皮疹,1 例口干;静滴组出现身痒、胸闷、全身乏力各 2 例,心慌、多眠各 2 例。对症处理后副作用即可消失,均继续接受治疗。又有 1 例在给药后 6 d 出现上消化道出血;另 1 例用药后 3 d 病情好转,第八日偏瘫突然加重,意识不清,腰穿脑脊液为血性,此 2 例均为急性期患者。故本品不宜用于脑出血急性期或有出血倾向的患者[1]。

2. 治疗脑血管病 用灯盏花注射液(每支 2 ml 含黄酮 9 mg)12~16 ml,加入 5%或 10%葡萄糖注射液 500 ml 静滴,每日 1 次,15 d 为 1 个疗程,一般使用 1~2 个疗程。治疗脑血管病患者 100 例,其中脑梗死 79 例,脑出血恢复期或后遗症 14 例,短暂性脑缺血发作(TIA)7 例。结果:除

笼草还能明显抑制丘脑束旁核神经元对伤害性刺激的放电反应。纳洛酮能翻转灯笼草的镇痛作用，反复给予灯笼草能产生耐受，但与吗啡镇痛之间不存在交叉耐受。因此，灯笼草具有镇痛作用，其镇痛作用可能涉及中枢阿片受体[3]。

【药性】 《全国中草药汇编》："苦，凉。"

【功用主治】 《全国中草药汇编》："清热解毒，消炎利水。主治感冒发热，腮腺炎，支气管炎，急性肾盂肾炎，睾丸炎，疱疹，疖疮，疝气痛。"

【用法用量】 内服：煎汤，9～15 g。外用：捣敷或煎水洗。

2019 灯心草根 dēng xīn cǎo gēn（《开宝本草》）

【异名】 灯草根（《集玄方》）。

【基原】 为灯心草科灯心草属植物灯心草 *Juncus effusus* L. 的根及根茎。

【原植物】 参见"灯心草"条。

【采收加工】 8～10 月采挖，除去茎部，晒干。

【药性】 《开宝本草》："味甘，寒，无毒。"

【功用主治】 利水通淋，清心安神。主治淋病，小便不利，湿热黄疸，心悸不安。

1.《开宝本草》："主五淋，生煮服之。"

2.《医学入门》："生煮清心退热。"

3.《本草汇言》："治湿热黄疸。"

【用法用量】 内服：煎汤，15～30 g。

【选方】 1. 治湿热黄疸　用灯草根四两。酒水各半，入瓶煮半日，温服。（《集玄方》）

2. 治心悸不安　灯心草根 30～90 g。炖冰糖内服。（《闽东本草》）

3. 治疟疾　灯心草根 15 g。水煎，于发作前 2～3 h 加少量白糖，空腹顿服。（《秦岭巴山天然药物志》）

4. 治乳痈初起　灯心草根 30 g。同猪精肉 120 g 炖汤，撇去浮油，以汤煎药服。（《江西民间草药》）

5. 治小儿高热　灯心草根、卷柏各 9～12 g。水煎服。（《江西草药》）

2020 灯盏细辛 dēng zhǎn xì xīn（《云南中草药》）

【异名】 灯盏花、灯盏菊、细辛草（《滇南本草》），双葵花、东菊（《云南中草药选》），灯盏草（《全国中草药汇编》）。

【基原】 为菊科飞蓬属植物短葶飞蓬的全草。

【原植物】 短葶飞蓬 *Erigeron breviscapus*（Vant.）Hand.-Mazz.［*Aster breviscapus* Vant.］　又名：短茎飞蓬（《全国中草药汇编》）

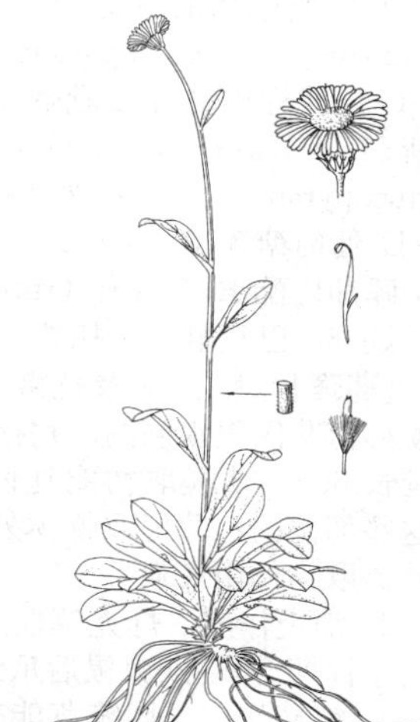

短葶飞蓬

多年生草本，高 5～50 cm。根茎粗厚，木质，密生多数须根。茎直立，全株被有多细胞的短硬毛或杂有腺毛。基生叶密集成莲座状，叶片匙形或倒卵状披针形，长 1.5～11 cm，宽 0.5～2.5 cm，先端钝，具小尖头，基部下延成柄，全缘，两面有粗毛；茎生叶少数，通常 2～4 个，长圆形，长 1～4 cm，宽 0.5～1 cm，基部半抱茎，上部常缩小成条形的小苞叶，无叶柄。头状花序顶生，通常单生，直径 2～2.8 cm；总苞半球形，总苞片 3 层，线状披针形，先端尖；外围的雌花舌状，3 层，舌片开展，蓝色或粉紫色，先端全缘；中央的两性花管状，黄色，檐部窄漏斗形，中部被疏微毛，裂片无毛。瘦果狭长圆形，扁压，背面常具 1 肋，密被短毛；冠毛淡褐色，2 层，刚毛状。花期 3～10 月。

生于山地疏林下、草丛或向阳坡地。分布于湖南、广西、四川、贵州、云南及西藏等地。

【采收加工】 7～10 月采收，鲜用或晒干。

【药材】 灯盏细辛 *Herba Erigerontis*　主产于云南。

性状　全草长 15～25 cm。根茎长 1～3 cm，表面凹凸不平，着生多数圆柱形细根，直径约 1 mm，表面淡褐色至黄褐色。茎圆柱形，直径 1～2 mm，表面黄绿色至淡棕色，具细纵棱线，被白色短柔毛；质脆，易折断，断面淡黄白色，有髓或中空。基生叶片皱缩，破碎，完整者展开后呈卵状披针形、匙形、阔披针形、阔倒卵形，黄绿色，先端短尖或浑圆，基部渐狭，全缘；茎生叶互生，披针形，基部楔截形、抱茎。头状花序顶生。瘦果扁倒卵形。气微香，味辛、微苦。

鉴别　(1) 茎横切面：表皮细胞类方形，外被角质层，厚 2～4 μm，有非腺毛及少数腺毛，皮层外侧有厚角细胞 1～4 层。内皮层不明显，韧皮部外侧的中柱鞘纤维呈新月形，木质部内侧纤维成束；导管类圆形、成群。髓部薄壁细胞排列疏松，类圆形，可见淀粉粒。

根横切面：表皮细胞类方形，木栓化。皮层宽广，分泌道偶见。内皮层可见凯氏点。形成层成环，木质部由导管、木纤维、木薄壁细胞组成。

(2) 取本品粗粉约 2 g，加甲醇 16 ml，温水浴上浸渍 1 h，滤过。取滤液 1 ml，加镁粉少量与盐酸 5～6 滴，溶液变为棕红色，置水浴上加热后，红棕色更为明显（检查黄酮类）；取滤液 1 ml，加 1%盐酸羟胺甲醇溶液与 10%氢氧化钾甲醇溶液各 6 滴，置水浴上微热，冷却后用稀盐酸调节 pH 至 3～4，加 1%三氯化铁乙醇溶液 1 滴，显橙红色至紫红色。

品质标志　《中华人民共和国药典》2005 年版规定：照高效液相色谱法测定，本品含野黄芩苷（$C_{21}H_{18}O_{12}$）不得少于 0.30%。

【成分】 全草含黄酮类：飞蓬苷（又称灯盏细辛苷）（erigeroside）[1,2]，4′，5，6，7-四羟基黄酮-7-O-β-D-吡喃葡萄糖醛酸甲酯苷（4′，5，6，7-tetrahydroxyflavone-7-O-β-D-glucuronopyranoside methyl ester）[3]，芹菜素（apigenin），高山黄芩素（scutellarein），芹菜素-7-O-葡萄糖醛酸苷（灯盏花甲素）（apigenin-7-O-glucuronide），车前黄酮苷（plantaginin）和高山黄芩素-7-O-葡萄糖醛酸苷（灯盏花乙素）（scutellarein-7-O-glucuronide），其中以前者为主含少量芹菜素-7-O-葡萄糖醛酸苷的混合物命名为灯盏花素（breviscapine）[4]，麦角甾-7，22-二烯-3-酮（ergosta-7，22-dien-3-one）[5]，3，4-二羟基桂皮酸（3，4-ditydroxy-phenyl acrylic acid）α-甲氧基-γ-吡喃酮（α-methoxy-γ-pyranone）；萜类：木栓酮（friedelin），木栓烷（friedelane），木栓醇（friedelinol），表木栓醇（epifriedelinol）；甾醇类：豆甾醇（stigm asterol），豆甾醇-3-O-β-D-吡喃葡萄糖苷（stigm asterol-3-O-β-D-glucopyranoside），β-谷甾醇（β-sistosterol），胡萝卜苷（β-sistosterol-3-O-β-D-glucopyranoside[6]；还含有正四十五酸（pentatetracontanoic acid）。

【采收加工】 全年均可采收，鲜用或切片晒干。

【药性】 《彝药志》："性凉，味苦涩。"

【功用主治】 《彝药志》："散瘀止痛，利尿消肿。治跌打损伤，风湿骨痛，胃痛，肝炎，水肿，无名肿毒。"

【用法用量】 内服：煎汤，15～30 g；或泡酒。外用：鲜品捣敷；或研末调敷。

【选方】 治跌打损伤，红肿热痛 法罗喜 50 g，苏木 20 g，白芍 15 g，归尾 15 g。泡酒 500～1 000 ml。每日服 2 次，每次 10～20 ml。（《彝药志》）

2018 灯笼草 dēng lóng cǎo （《陆川本草》）

【异名】 爆卜草（《陆川本草》），灯笼泡、鬼灯笼（《南宁市药物志》），水灯笼草、苦灯笼草（《广东中药》），天泡果、响铃子（广州空军《常用中草药手册》），地灯笼、母炮草、炮仔草（《全国中草药汇编》）。

【基原】 为茄科酸浆属植物灯笼果的全草。

【原植物】 灯笼果 *Physalis peruviana* L.

多年生草本，高 45～90 cm。具匍匐的根茎。茎直立，具短柔毛。单叶互生，或 2 片聚生；叶柄长 2～5 cm，密生柔毛；叶片卵圆形至长圆形，长 6～15 cm，宽 4～10 cm，先端短渐尖，基部不对称心脏形，全缘或有少数不明显尖齿，两面密生柔毛。花单生于叶腋；花萼阔钟状，绿色，5 浅裂，裂片披针形，具短茸毛；花冠阔钟状，黄色，喉部有紫色斑纹，5 浅裂，裂片近三角形；雄蕊 5，着生于花冠近基部处，花丝及花药蓝紫色；雌蕊 1，子房上位，2～3 室。浆果球状，成熟时黄色；宿萼在结果时膨胀成灯笼状，包围在浆果外面，与果分离。种子黄色，圆盘状。夏季开花结果。

灯笼果

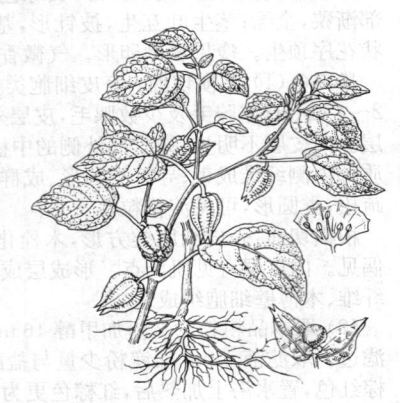

生于海拔 1 200～2 100 m 的路旁或河谷。我国福建、广东、广西、云南有栽培。

【采收加工】 6～10 月采收，鲜用或晒干。

【药材】 灯笼草 *Herba Physalis Peruvianae* 主产于广东、广西、海南。

性状 全草长 25～60 cm。茎略呈扁方柱形，具棱，表面灰黄白色或灰青色，密被白色茸毛。叶皱缩卷曲，展平后呈卵圆形，先端尖，基部楔形或微心形，近全缘或有不规则疏粗齿，暗绿色或黄绿色，两面被白色茸毛；具长叶柄。叶腋处具膨大似灯笼状的花萼，有的已压扁，淡黄绿色，薄纸质，半透明，被有柔毛，内有暗黄绿色浆果，近圆形。气微，味甘、苦。

【成分】 全草含生物碱类成分：酸浆双古豆碱（phygrine）[1]，古豆碱（hygrine），托品碱（tropine），3β-乙酰氧基莨菪烷（3β-acetoxytro-pane），N-甲基吡咯烷基古豆碱 A（N-methylpyrrolidinylhygrine A），N-甲基吡咯烷基古豆碱 B（N-methylpyrrolidinylhygrine B），3α-巴豆酰氧基莨菪烷（3α-tigloyloxytropane），红古豆碱（cuscohygrine），灯笼草碱（physoperuvine）[2]，3β-巴豆酰氧基莨菪烷（3β-tigloyloxytropane）[3]；灯笼草内酯（perulactone）B[4]，睡茄灯笼草素（withaperuvin）D[5]。

叶中含内酯成分：酸浆内酯（physalolactone）[6] 及酸浆内酯 B[7]、C[8]，23-羟基酸浆内酯（23-hydroxyphysalolactone）[9]，4-去氧酸浆内酯（4-deoxyphysalolactone）[10]，酸浆内酯 B-3-O-β-D-吡喃葡萄糖苷（physalolactone B-3-O-β-D-glucopyranoside）[11]，灯笼草内酯[12]，酸浆苦味素（physalin）A，2，3-二氢睡茄内酯 E（2，3-dihydrowithanolide E），4β-羟基睡茄内酯 E（4β-hydroxywithanolide E），睡茄内酯（withanolide）E[13]、S[14]，两种 24-E-22ξ-乙酰氧基-1α，3β-二羟基-5，24-麦角甾二烯-26-酸（glycoside esters of 24-E-22ξ-acetoxy-1α， 3β-dihydroxyergosta-5， 24-dien-26-oic acid）[15] 的酯苷化合物 。还含多种黄酮苷：山柰酚-3-芸香糖苷（kaempferol-3-rutinoside），山柰酚-3-刺槐二糖苷（kaempferol-3-robinobioside），山柰酚-3-芸香糖苷-7-葡萄糖苷（kaempferol-3-rutinoside-7-glucoside），山柰酚-3-刺槐二糖苷-7-葡萄糖苷（kaempferol-3-robinobioside -7-glucoside），槲皮素-3-芸香糖苷（quercetin-3-rutinoside），槲皮素-3-刺槐二糖苷（quercetin-3-robinobioside），槲皮素-3-芸香糖苷-7-葡萄糖苷（quercetin-3-rutinoside -7-glucoside），槲皮素-3-刺槐二糖苷-7-葡萄糖苷（quercetin-3-robinobioside-7-glucoside）[16]。

根中含生物碱：右旋灯笼草碱，消旋灯笼草碱，右旋 N，N-二甲基灯笼草碱盐（N， N-dimethylphysoperuvinium salt）[17]，睡茄灯笼草素（withaperuvine）[10]，睡茄灯笼草素 E[18]、F、G[19]、H[20]，酸浆双古豆碱[1]；又含挥发性成分：2-甲基丁酸甲酯（methyl 2-methyl butyrate），2，5-二甲基-4-羟基 3（2H）-呋喃酮〔2，5-dimethyl-4-hydroxy-3（2H）-furanone〕，2，5-二甲基-4-甲氧基-3（2H）-呋喃酮〔2，5-dimethyl-4-methoxy-3（2H）-furanone〕，4-辛酸内酯（4-octanolide），5-辛酸内酯，β-紫罗兰酮（β-ionone），β-突厥蔷薇酮（β-damascenone）；有机酸类：枸橼酸（citric acid）和少量有机脂肪酸、苯甲酸（benzoic acid）等[21]；内酯类：28-羟基睡茄内酯 E（28-hydroxywithanolide E），4β-羟基睡茄内酯 E（4β-hydroxywithanolide E）[22]；多种糖及糖苷类：1-O-反式桂皮酰-β-D-吡喃葡萄糖基-（1→6）-β-D-吡喃葡萄糖〔1-O-*trans*-cinnamoyl-β-D-glucopyranosyl-（1→6）-β-D-glucopyranose〕，1-O-反式桂皮酰-α-L-吡喃葡萄糖基-（1→6）-β-D-吡喃葡萄糖〔1-O -*trans*-cinnamoyl-α-L-arabinofuranosyl-（1→6）-β-D-glucopyranose〕[23]；还含 β-谷甾醇（β-sitosterol），β-谷甾醇-β-D-葡萄糖苷（β-sitosterol-β-D-glucoside），酸浆内酯，4β-羟基睡茄内酯 E，芸香苷（rutin）[24]，根中还含 3β-巴豆酰氧基托烷，3α-巴豆酰氧基托烷[7]。

【药理】 1. 抗癌及抗微生物作用 灯笼果叶提取物可使移植艾氏腹水癌的动物存活期延长 70%，宿萼提取物能延长 60%，茎提取物能延长 30%，根提取物能延长 10%。这些部位的乙醇提取物体外试验如有抗微生物活性，其中叶提取物作用最强[1]。

2. 消炎作用 灯笼草能不同程度地减轻佐剂性关节炎的急性期、慢性期大鼠后爪致炎部位的肿胀[2]。

3. 镇痛作用 灯笼草能剂量依赖地提高大鼠电刺激鼠尾、嘶叫法的痛阈，剂量依赖地抑制醋酸引起的小鼠扭体反应，对炎症性痛敏及神经源性痛敏灯笼草也有镇痛作用，灯

贴一条白纸或放数粒大米，以武火加热，煅至纸条或大米呈焦黄色时停火，待锅凉后取出。灯心草炭专于清热敛疮，多用于外治喉痹乳蛾，阴疳。

饮片性状　灯心草呈细圆形条段，长 30～50 mm，表面白色或淡黄色，有细纵纹，体轻，质软，略有弹性，易拉断，断面淡白色，气微，味淡。朱砂拌灯心草形如灯心草，外表朱红色。青黛拌灯心草形如灯心草，外表深蓝色。灯心草炭表面炭黑色，质轻松，易碎。

贮干燥容器内，密闭，置通风干燥处，灯心草炭散热防止复燃。

【药性】　甘、淡，微寒。归心、肺、小肠、膀胱经。

1.《开宝本草》："味甘，寒，无毒。"

2.《医学启源》："气平，味甘。《主治秘要》云：辛、甘。"

3.《雷公炮制药性解》："味淡，性寒，无毒。入心、小肠二经。"

4.《本草汇言》："入手少阴、太阴，足太阳、厥阴。"

5.《本草经解》："入足太阴脾经。"

6.《玉楸药解》："入足少阴肾经。"

【功用主治】　利水通淋，清心降火。主治热淋，水肿，小便不利，湿热黄疸，心烦不寐，小儿夜啼，喉痹，口舌生疮。

1.《开宝本草》："主五淋。"

2.《医学启源》："通阴窍涩不利，利小水，除水肿、癃闭、五淋。《主治秘要》云：泻肺。"

3.《本草衍义补遗》："治急喉痹，小儿夜啼。"

4.《纲目》："降心火，止血，通气，散肿，止渴。烧灰入轻粉、麝香治阴疳。"

5.《雷公炮制药性解》："清心定惊，除热利水。"

6.《药品化义》："主治咳嗽咽痛，眼赤目昏，暑热便浊。"

7. 石成金《食鉴本草》："缚成把，擦癣最良。"

8.《广群芳谱》："治湿热黄疸。"

【用法用量】　内服：煎汤，1～3 g，鲜品 15～30 g；或入丸、散。治心烦不眠，朱砂拌用。外用：适量，煅存性研末撒；或用鲜品捣烂敷，扎把外擦。

【宜忌】　下焦虚寒，小便失禁者禁服。

1.《本草经疏》："虚脱人不宜用。"

2.《本草从新》："中寒小便不禁者勿服。"

3.《得配本草》："心气虚者，禁用。多服久服，令人目暗。"

【选方】　1. 治五淋癃闭　灯心草一两，麦门冬、甘草各五钱。浓煎饮。(《方脉正宗》)

2. 治热淋　鲜灯心草、车前草、凤尾草各一两。淘米水煎服。(《河南中草药手册》)

3. 治黄疸　灯心草、天胡荽各一两。水煎，加甜酒少许调服。(江西《中草药学》)

4. 治失眠，心烦　灯心草 18 g。煎汤代茶常服。(《现代实用中药》)

5. 治小儿夜啼　用灯心草烧灰涂乳上与吃。(《宝庆本草折衷》)

6. 治小孩热病抽搐　灯心草 120 g，鲜苦桃树二重皮 120 g。同杵烂敷头额部、手足心。(《闽东本草》)

7. 治走马喉痹　①灯心(烧灰)、壁蟢窠(烧灰)、枯矾各等分。为细末吹之。(《村居救急方》)②灯心灰二钱，蓬砂末一钱。吹之。(《纲目》)

8. 治吐血　以灯心净碗内烧灰，以物盖之，研为末。每服半钱或一钱，麝香汤调下。(《小儿卫生总微论方》)

9. 治破伤出血　用灯心草烂嚼和唾贴之，以帛裹，血立止。(《胜金方》)

10. 治蜈蚣咬　用灯草蘸油点灯，以灯烟熏之。(《卫生易简方》)

11. 治虫蚁入耳挑不出者　以灯心浸油钓出虫。(《胜金方》)

12. 治偷针眼　用灯心二寸，蘸香油点之。(《普济方》)

【临床报道】　治疗急性扁桃体炎　取灯心草 1 根缠上线，将之一端浸入食油内(约 2 cm)取出，用火点燃，迅速点烧手少阳三焦经的角孙穴，一点即起，火灸部位即起微红，一般火灸穴位 1 次即可，个别的次日可再起灸 1 次。共治疗 316 例，其中治愈 285 例，占 90%，无效 31 例，占 9.9%。对于急性扁桃体炎效果显著，对于慢性扁桃体炎虽有疗效，但慢而不显著[1]。

【各家论述】　1.《本草经疏》："灯心草，其质轻通，其性寒，味甘淡，故能通利小肠热气，下行从小便出，小肠为心之腑，故亦除心经热也。"

2.《药品化义》："灯心，气味俱轻，轻者上浮，专入心肺；性味俱淡，淡能利窍，使上部郁热下行从小便而出。世疑轻淡之物，以为力薄而忽略之，不知轻可去实，淡主于渗，惟此能导心肺之热，自上顺下，通调水道，下输膀胱，其力独胜。"

3.《本草述》："灯心草，降心火，通气，为此味专长。心火降，则肺气下行而气通，故曰泻肺。心主血，火降气通，则血和而水源畅矣。小肠以下水分穴，下合膀胱水腑，使气化出焉，故主五淋，利阴窍。阴窍，肝所主也，肺气降则肝气和而阴窍利矣。其治喉痹最捷者，降心火，下肺气，和血散气之义也。"

2017 灯笼花 dēng lóng huā (《植物名实图考》)

【异名】　法罗喜、岩龙香(《彝药志》)。

【基原】　为杜鹃花科树萝卜属植物灯笼花的块茎及根。

【原植物】　灯笼花 *Agapetes lacei* Craib　又名：柳叶树萝卜(《中国高等植物图鉴》)，深红树萝卜(《云南中药资源名录》)。

附生灌木，高 60～100 cm。茎的基部通常增大成粗肥的块茎，根亦多为纺锤状。枝条细长，密生平展的刚毛。单叶互生；叶柄短，被微柔毛；叶片革质，椭圆形，长 0.7～1.5 cm，宽 6～8 mm，先端尖锐或钝，基部楔形或圆形，上半部边缘有细锯齿。花单生于叶腋，花梗与萼筒被灰色短柔毛，散生少数腺头刚毛；花萼筒深裂，裂片三角形，锐尖，具明显的脉纹；花冠圆筒状，深红色，裂片三角形，先端暗绿色；雄蕊 10 枚，花药背面无距；子房下位，花柱细长，柱头截形。果小。花期 1～6 月，果期 7 月。

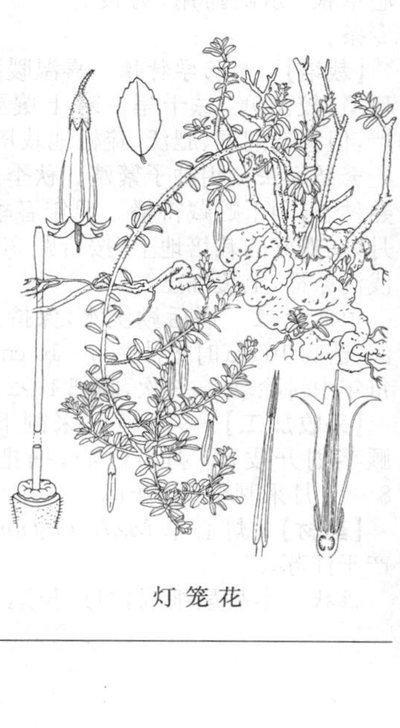

灯 笼 花

附生于海拔 1 500～1 800 m 的常绿林中老树上或岩石上。分布于云南西部、西藏东南部。

【功用主治】 解毒敛疮。主治痔瘘。

【用法用量】 外用:适量,研末撒。

【选方】 治痔管 蜣螂一个,扑灯蛾十个,放罐内一宿,加麝香一钱,阴干为末,吹入管内,自能出水,水干即愈。(《祝穆试效方》)

2016 灯心草 dēng xīn cǎo (《开宝本草》)

【异名】 虎须草(崔豹《古今注》),赤须(《雷公炮炙论》),灯心(《圣济总录》),灯草(《珍珠囊》),碧玉草(《纲目》),水灯心(《植物名实图考》),铁灯心(《天宝本草》),虎酒草、曲屎草(《福建中草药》),秧草(《长白山植物药志》)。

【基原】 为灯心草科灯心草属植物灯心草的茎髓或全草。

【原植物】 灯心草 *Juncus effusus* L. [*J. effusus* L. var. *decipiens* Buchen.; *J. decipiens* (Buchen.) Nakai]

多年生草本,高 40～100 cm。根茎横走,密生须根。茎簇生,直立,细柱形,直径 1.5～4 mm,内充满乳白色髓,占茎的大部分。叶鞘红褐色或淡黄色,长者达 15 cm;叶片退化呈刺芒状。花序假侧生,聚伞状,多花,密集或疏散;与茎贯连的苞片长 5～20 cm;花淡绿色,具短柄;花被片 6,条状披针形,排列为 2 轮,外轮稍长,边缘膜质,背面被柔毛;雄蕊 3 或极少为 6,长约为花被的 2/3,花药稍短于花丝;雌蕊 1,子房上位,3 室,花柱很短,柱头 3。蒴果长圆状,先端钝或微凹,内有 3 个完整的隔膜。种子多数,卵状长圆形,褐色。花期 6～7 月,果期 7～10 月。

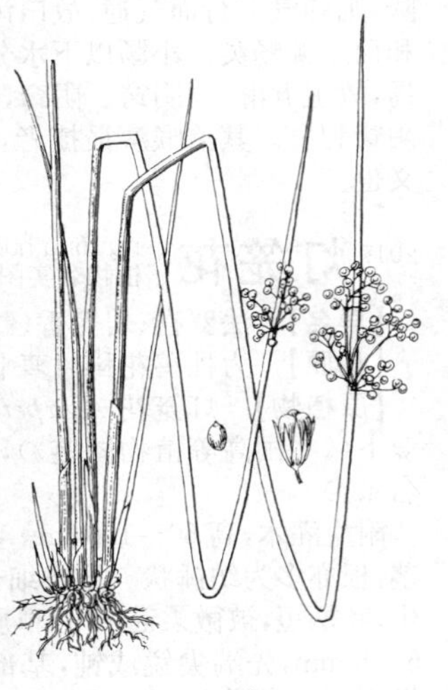

灯心草

生于水旁、田边等潮湿处。分布于长江下游及福建、四川、贵州、陕西等地。江苏苏州地区及四川有栽培。

本植物的根及根茎(灯心草根)亦供药用,另设专条。

【栽培】 生物学特性 喜温暖湿润的环境,较耐寒,忌干旱。对土壤要求不严,但宜选潮湿、肥沃、疏松地栽培。

繁殖方法 用种子繁殖。秋季采收成熟种子,晒干贮藏待播。翌年春季 2～3 月,在整好的栽培地上,按行距 30 cm 开浅沟条播,上覆细土。

田间管理 播后勤浇水,保持土壤湿润;苗高 10 cm 时按株距 5～10 cm 间苗。每年中耕除草 2～3 次,施肥 1～2 次。

【采收加工】 9～10 月采割下茎秆,顺茎划开皮部,剥出髓心,捆把晒干。8～10 月采割全草,晒干。

【药材】 灯心草 *Medulla Junci* 主产于江苏。

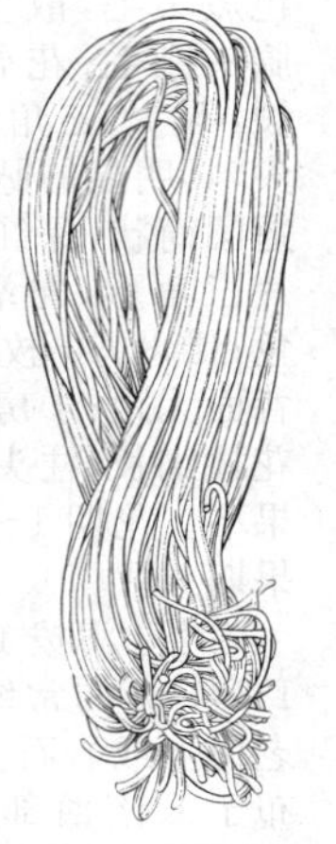

灯心草(茎髓)外形

性状 本品呈细圆柱形,长达 90 cm,直径 1～3 mm,表面白色或淡黄白色。置放大镜下观察,有隆起的细纵纹及海绵样的细小孔隙,微有光泽。质轻柔软,有弹性,易拉断,断面不平坦,白色。无臭无味。

鉴别 茎髓横切面:全部由通气组织组成。每一细胞呈类方形或长方形,具数条分枝,分枝长 8～60 μm,直径 7～20 μm,壁厚约 1.7 μm,相邻细胞的分枝顶端相互衔接,形成网状结构,细胞间隙大多呈三角形,或呈类四边形。

【成分】 茎髓含多种菲类衍生物:灯心草二酚(effusol)[1~3],去氢灯心草二酚(dehydroeffusol),去氢灯心草醛(dehydroeffusal),去氢-6-甲基灯心草二酚(dehydrojuncusol)[4]及多种二氢菲类化合物[5]。还含 2,8-二羟基-1,7-二甲基-6-乙烯基-10,11-二氢二苯并[b.f]氧杂庚烷(2,8-dihydroxy-1,7-dimethyl-6-ethenyl-10,11-dihydrodibenz[b.f]-oxepin)[6],α-单-对香豆酸甘油酯(*mono-p*-coumaroyl glyceride),木犀草素(luteolin)[4]。

全草含挥发油,内有:芳樟醇(linalool);酮类成分:2-十一烷酮(2-undecanone),2-十三烷酮(2-tridecanone),4-对庚烯-3-酮(*p*-menth-4-en-3-one),α 及 β-紫罗兰酮(ionone),6,10,14-三甲基-2-十五烷酮(6,10,14-trimethylpentadecan-2-one),α-香附酮(α-cyperone);1,2-二氢-1,5,8-三甲基萘(1,2-dihydro-1,5,8-trimethylnaphthalene),β-甜没药烯(β-bisabolene),β-苯乙醇(β-phenylethyl alcohol);酚类成分:苯酚(phenol),对甲基苯酚(*p*-cresol),丁香油酚(eugenol),二氢猕猴桃内酯(dihydroactinidiolide),香草醛(vanillin);有机酸类:癸酸(capric acid),月桂酸(lauric acid),肉豆蔻酸(myristic acid),硬脂酸(stearic acid),油酸(oleic acid),亚油酸(linoleic acid)以及 C_{12} 至 C_{24} 的烃类[7]。又含氨基酸类:苯丙氨酸,正缬氨酸,甲硫氨酸,色氨酸,β-丙氨酸等氨基酸[8]和由二分子谷氨酸与一分子缬氨酸组成的三肽(tripeptide)[9];以及糖类:葡萄糖,半乳糖[8],阿拉伯聚糖,木聚糖,甲基戊聚糖[10]等糖类。还含木犀草素,木犀草素-7-葡萄糖苷(luteolin-7-glucoside)[11],β-谷甾醇(β-sitosterol)和 β-谷甾醇葡萄糖苷(β-sitosterol glucoside)[2]等。黄酮类成分:川陈皮素(nobiletin),槲皮素(quercetin);甾醇类成分:5α-菠菜甾醇(5α-spinasterol);酚酸类成分:对香豆酸(*p*-coumaric acid),香草酸(vanillic acid)[12];糖苷类成分:β-谷甾醇-β-D-葡萄糖苷(β-sitosterol-β-D-glycoside),芸香糖,9,10-二氢菲葡萄糖苷(9,10-dihydrophenanthrene glucosides)[13]及其他成分异高山黄芩素五甲基醚(isoscutellarein pentamethyl ether)。

【药理】 灯心草具有抗氧化和抗微生物作用。以灯心草丙酮提取物、乙醇提取物、乙酸乙酯提取物进行试验,发现乙酸乙酯提取物抗氧化和抗微生物作用最强[1]。

【炮制】 1. 灯心草 取原药材,除去杂质,用手掰成小段;或扎成小把,剪成 4～6 cm 段。生品擅长利水通淋,多用于热淋、黄疸、水肿。

2. 朱砂拌灯心 取净灯心草段,喷淋少许清水,加入水飞朱砂,拌至灯心草表面粘匀朱砂为度。每灯心草 10 kg,用朱砂 0.625 kg。朱灯心降火安神力强,多用于心烦失眠,小儿夜啼。

3. 青黛拌灯心 取灯心草段,喷淋少许清水,加入青黛粉,拌至灯心草表面粘匀青黛为度。每灯心草 10 kg,用青黛 1.5 kg。青黛拌灯心偏于清热凉血,多用于血热尿血。

4. 灯心草炭 取净灯心草,扎成小把,置煅锅内,上扣一口径较小的锅,接合处用盐泥封固,在盖锅上压以重物,并

(《广西本草选编》)

2012 **米碎花** mǐ suì huā (《贵州草药》)

【异名】 虾辣眼(《全国中草药汇编》),米碎仔(《福建药物志》),矮茶(《广西药用植物名录》)。

【基原】 为山茶科柃属植物米碎花的茎、叶。

【原植物】 米碎花 *Eurya chinensis* R. Br.

小灌木,高达1.5 m。嫩枝有2棱,与顶芽均有短柔毛。单叶互生;叶柄长2～3 mm;叶片薄革质,倒卵形或倒卵状椭圆形,长2～5.5 cm,宽1～2 cm,先端短尖,基部渐狭,边缘密生细锯齿。花单性,雌雄异株,1～4朵腋生;花白色至黄绿色;萼片5,卵形,宿存;雄花苞片细小;花瓣倒卵形;雄蕊约15,有或无退化子房;雌花花瓣卵形,无雄蕊,子房无毛,花柱先端3浅裂。浆果圆球形,熟时黑色。花期4月,果期7～8月。

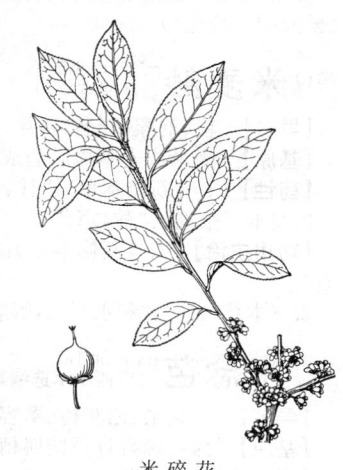
米 碎 花

生于荒山草地、村旁、河岸及灌木丛中。分布于福建、江西、湖南、广东、广西、贵州、台湾等地。

本植物的根(米碎花根)亦供药用,另设专条。

【采收加工】 7～10月采收,鲜用或晒干。

【药性】 苦、微涩,凉。

1.《全国中草药汇编》:"甘、淡、微涩,凉。"

2.《福建药物志》:"微苦、甘,凉。"

【功用主治】 清热除湿,解毒敛疮。主治感冒发热,湿热黄疸,疮疡肿毒,水火烫伤,蛇虫咬伤,外伤出血。

1.《全国中草药汇编》:"清热解毒,除湿敛疮,预防流行性感冒;外用治烧、烫伤,脓疱疮。"

2.《福建药物志》:"疏风,除湿,解毒。防治感冒、胸闷、烧伤、脓疱疮,跌打损伤。"

【用法用量】 内服:煎汤,15～30 g。外用:煎水洗;研末调敷;或鲜品捣敷。

【选方】 1. 预防流感　虾辣眼叶、银花各6 g,路边菊3 g。水煎服。

2. 治鼻咽癌　虾辣眼30 g,白眉豆45 g。水煎,代茶,以作辅助治疗。

3. 治水火烫伤　虾辣眼叶晒干为末,调茶油外敷患处。(1～3方出自《广东省惠阳地区中草药》)

2013 **米仔兰花** mǐ zǐ lán huā (《广西本草选编》)

【异名】 逻罗花(《广州植物志》),米兰花(《贵州中草药名录》),树兰花(《万县中草药》)。

【基原】 为楝科米仔兰属植物米仔兰 *Aglaia odorata* Lour. 的花。

【原植物】 参见"米仔兰"条。

【采收加工】 7～8月将含苞待放的花,用竹竿轻轻打下,收集阴干。

【药材】 米仔兰花 *Flos Aglaiae Odorata*　产于云南、广西、四川等地。

性状　干燥花呈细小均匀的颗粒状,棕红色。下端有一细花柄,基部有小花萼5片;花冠由5片花瓣紧包组成,内面有不太明显的花蕊,淡黄色。体轻,质硬稍脆。气清香。

【成分】 花含挥发油,挥发油中的主要成分有:α-葎草烯(α-humulene),α-玷𤫩烯(α-copaene),β-丁香烯(β-caryophyllene),β-荜澄茄油烯(β-cubebene),β-古芸烯(β-gurjunene)及荜澄茄油烯等[1]。

【功用主治】 行气宽中,宣肺止咳。主治胸膈满闷,噎膈初起,感冒咳嗽。

1.《四川中药志》1960年版:"解郁宽中,催生,醒酒,清肺,醒头目,止烦渴。治胸膈胀满不适,噎膈初起,咳嗽及头昏。"

2.《福建药物志》:"宽胸解郁,疏风解表。主治感冒胸闷。"

【用法用量】 内服:煎汤,3～9 g;或泡茶。

【宜忌】 《四川中药志》1960年版:"孕妇忌服。"

【选方】 1. 治噎膈初起　树兰花、郁金、苏子各9 g,沉香1.5 g,白蔻3 g,芦根汁酌加。水煎服。(《万县中草药》)

2. 治气郁胸闷,食滞腹胀　米仔兰花3～9 g。水煎服。(《广西本草选编》)

2014 **米碎花根** mǐ suì huā gēn (《贵州草药》)

【异名】 梅养东(《贵州草药》)。

【基原】 为山茶科柃属植物米碎花 *Eurya chinensis* R. Br. 的根。

【原植物】 参见"米碎花"条。

【采收加工】 7～10月采收,切段,晒干。

【药性】 微苦,凉。

1.《贵州草药》:"性凉,味微苦。"

2.《全国中草药汇编》:"甘、淡、微涩,凉。"

【功用主治】 《全国中草药汇编》:"清热解毒,除湿敛疮。预防流行性感冒,外治烧、烫伤,脓疱疮。"

【用法用量】 内服:煎汤,15～30 g。外用:煎水洗;或研粉麻油调涂。

【选方】 治脓疱疮　梅养东15 g,金银花藤9 g。煨水服,或外洗。(《贵州草药》)

2015 **灯蛾** dēng é (《纲目拾遗》)

【异名】 飞蛾、火花、慕光(崔豹《古今注》),扑灯蛾(《祝穆试效方》)。

【基原】 为灯蛾科灯蛾属动物灯蛾的成虫。

【原动物】 灯蛾 *Arctia caja* Linnaeus　又名:豹灯蛾(《中国动物志》)。

体肥大,茶褐色,长约3 cm,展翅宽约8 cm。头小,两侧有复眼1对。口吻发达,下唇须长。触角1对,羽状。胸节连合,有红色部。翅2对,膜质,被有鳞片,茶褐色,前翅具黄白色网状纹,后翅有黑纹数条。足3对。腹部肥大,橙黄色。幼虫长圆形,黑色,有灰黄或赤褐色毛。成虫有趋光性。

全国大部分地区均有分布。

【采收加工】 秋季捕捉,鲜用;或用文火焙干,研末。

3. 治咽喉妨碍如有物，吞吐不下　杵头糠、人参、炒石莲肉各一钱。水煎服，日三次。(《圣济总录》)

4. 治各种恶性肿瘤及白细胞减少症　取新鲜鹅血滴入米糠中和匀，做成黄豆大小的颗粒，每日服 20～30 粒。无鹅血时可用鸭血代之。(温源凯《常用抗癌中草药》)

5. 治脚气常作　谷白皮五升(切勿取斑者，有毒)。以水一斗，煮取七升，去滓，煮米粥常食之，即不发。(《千金方》谷白皮粥)

【临床报道】 治疗圆癣与股癣　取碗 1 只，用薄纸封住碗口，在纸面上放米糠适量，然后在米糠上放几块烧着的火炭，使米糠慢慢燃烧，待米糠将尽时(封碗的薄纸不要烧破)，弃去木炭，用 1 只同样大小的碗对口盖着，约 5 min 打开，除去米糠及封口的纸，碗内就有米糠油。大约 50 g 米糠，可烧得黑棕色的油 3 ml。用时，将米糠油涂搽患处，每日 2 次，搽后局部可有短暂的灼痛感。治疗圆癣 173 例，股癣 51 例，共 224 例，全部治愈。治愈时间：圆癣 2～3 d，股癣 4～5 d[1]。

【各家论述】 《本经逢原》："舂杵头糠，有治噎膈，消磨胃之陈积也。然惟暴噎为宜。"

2009 **米团花** mǐ tuán huā (《红河中草药》)

【异名】 山蜂蜜(《红河中草药》)，大蜜糖花、蜂糖花、蜜蜂树花(《云南中药资源名录》)。

【基原】 为唇形科米团花属植物蜂蜜树的叶或根皮。

【原植物】 蜂蜜树 *Leucosceptrum canum* Smith　又名：白杖木(《中国种子植物科属辞典》)。

灌木至小乔木，高 1.5～7 m。树皮褐棕色，片状脱落；幼枝被灰白色浓密的绒毛。叶对生；叶柄长 1.5～3 cm，被簇生绒毛；叶片椭圆状披针形，长 10～23 cm，宽 5～9 cm，先端渐尖，基部楔形，边缘具锯齿，幼时两面密被灰白色星状绒毛。轮伞花序排列成稠密的假穗状花序，顶生；花萼钟形，外面被星状绒毛和小突起；花冠白色、粉红色或紫红色，外面被簇生星状绒毛，上唇先端微凹，下唇 3 裂，中裂片较大；雄蕊 4，前对较长，均伸出花冠外，花药 1 室；子房 4 裂；花柱比雄蕊长，柱头 2 裂；花盘近环状。小坚果长圆状三棱形，先端平截。花期 11 月至翌年 3 月，果期 3～5 月。

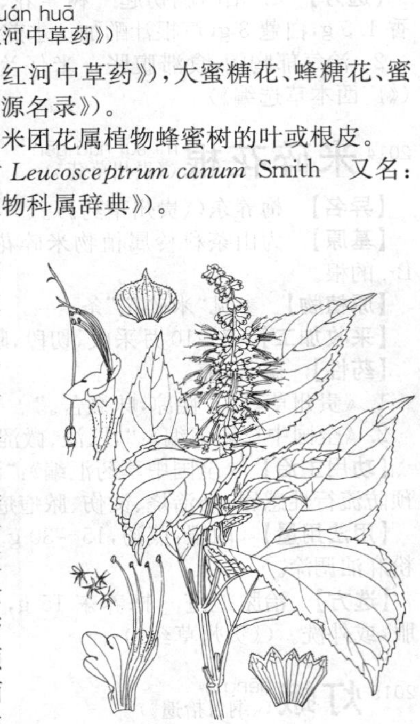

蜂 蜜 树

生于海拔 1 000～2 600 m 的干燥荒地、田旁、路旁、山坡疏林或小乔木灌木丛中。分布于四川、云南和西藏。

【采收加工】 全年均可采收，晒干或鲜用。

【药性】 《全国中草药汇编》："苦，凉。"

【功用主治】 《全国中草药汇编》："清热解毒，利湿消肿，止血。主治皮肤溃疡，外伤出血，无名肿毒，骨折，骨髓炎，高热无汗无涕，肝炎，肺结核。"

【用法用量】 内服：煎汤，30～60 g。外用：适量，鲜品捣敷；或干品研末调敷。

【选方】 1. 治高热无汗无涕　鲜山蜂蜜嫩尖 30～60 g。水煎服。(《红河中草药》)

2. 治黄水疮　先用菜油擦患处，再用山蜂蜜叶或根皮研粉撒敷患处。

3. 治闭合性骨折　山蜂蜜叶适量。捣烂加酒炒热，外敷患处。

4. 治外伤出血　取山蜂蜜叶上毛撒患处。(2～4 方出自《云南中草药选》)

2010 **米麦麨** mǐ mài chǎo (《新修本草》)

【异名】 糗(刘熙《释名》)，麨(《本草拾遗》)

【基原】 为米或麦蒸炒后磨成之粉面。

【药性】 1.《新修本草》："甘、苦，寒，无毒。"

2.《本草拾遗》："酸，寒。"

【功用主治】 1.《新修本草》："主寒中，除热渴，解烦，消石气。"

2.《本草拾遗》："和水服之，解烦热，止泄，实大肠，止渴。"

2011 **米念芭** mǐ niàn bā (《广西本草选编》)

【异名】 白花柴、白花树、翠容叶(《广西本草选编》)。

【基原】 为亚麻科青蓠柴属植物白花柴的枝叶。

【原植物】 白花柴 *Tirpitzia ovoidea* Chun et How　又名：石银花(《广西植物志》)。

常绿灌木，高约 1 m。茎、枝灰黄色。单叶互生，革质；椭圆形、卵形或倒卵状椭圆形，长 2～7 cm，宽 1.2～3.5 cm，先端钝圆或微凹，基部楔形或近圆形，全缘。花白色，排成顶生或近顶生的聚伞花序；萼片 5，覆瓦状排列；花瓣 5 裂；花柱 5，柱头近头状。蒴果卵状椭圆形。种子上端有翅。花期 5～7 月，果期 10～11 月。

生于石灰岩山地。分布于广西南宁、百色、河池、柳州和梧州等地。

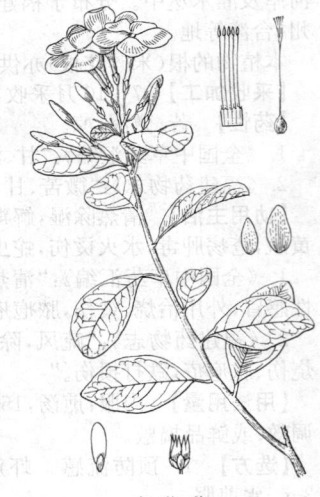

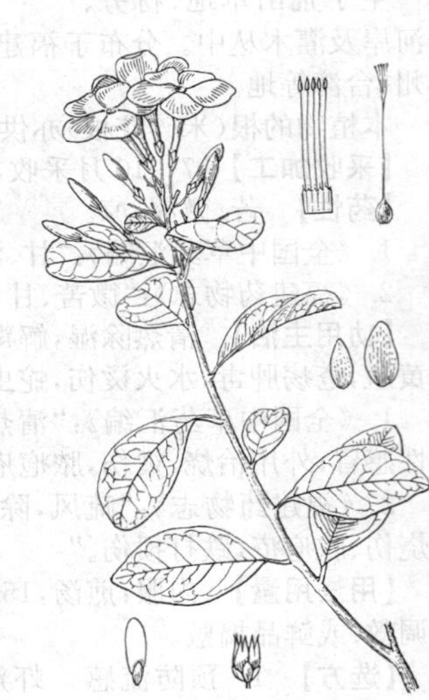

白 花 柴

【采收加工】 7～10 月采摘嫩枝叶，鲜用或晒干。

【药性】 《广西本草选编》："味微甘，性平。"

【功用主治】 《广西本草选编》："活血散瘀，舒筋活络。主治跌打损伤，骨折，外伤出血，风湿性关节炎，小儿麻痹后遗症。"

【用法用量】 内服：煎汤，10～15 g。外用：鲜品捣敷；或研末敷。

【选方】 1. 治风湿性关节炎，小儿麻痹后遗症　白花柴 9～15 g。水煎服，或炖猪骨汤服。(《广西本草选编》)

2. 治慢性肝炎　白花柴 15～30 g。水煎服。(《广西民族药简编》)

3. 治跌打损伤，骨折　白花柴鲜叶捣烂，加酒炒热外敷。

2008 米皮糠 mǐ pí kāng（《纲目》）

【异名】 舂杵头细糠（《别录》），谷白皮（《千金方》），细糠（《圣惠方》），杵头糠（《圣济总录》），米秕（汪颖《食物本草》），米糠（《验方新编》）。

【基原】 为禾本科稻属植物稻 *Oryza sativa* L. 的颖果经加工而脱下的果皮。

【原植物】 参见"粳米"条。

【采收加工】 加工粳米、籼米时，收集米糠，晒干。

【成分】 果皮含三萜烯醇类成分：三萜烯醇阿魏酸酯(triterpene alcohol ferulate)，通称谷维醇(oryzanol)，其中包括环木菠萝烯醇(cycloartenol)。阿魏酸酯：24-亚甲基环木菠萝烷醇(24-methylene cycloartanol)等的阿魏酸酯[1~3]；甾醇类成分：24-甲基环木菠萝烷醇(24-methylcycloartanol)，环木菠萝烷醇(cycloartanol)，胆甾醇(cholesterol)，三甲基甾醇(trimethylsterol)，二氢-γ-谷甾醇(dihydro-γ-sitosterol)，二氢-β-谷甾醇，β-谷甾醇(β-sitosterol)，菜油甾醇(campesterol)，豆甾醇(stigmasterol)；磷脂有磷脂酰乙醇胺(phosphatidyl-ethanolamine)，磷脂酰肌醇(phosphatidylinositol)和磷脂酰胆碱(phosphatidylcholine)；糖脂有D-吡喃葡萄糖基-β-(1→4)-D-吡喃葡萄糖基-β-(1→3′)-β-谷甾醇(D-glucopyrano-syl-β-(1→4)-D-glucopyranosyl-β-(1→3′)-β-sitosterol)，D-吡喃葡萄糖基-β-(1→3)-D-吡喃葡萄糖基-β-(1→3′)-β-谷甾醇〔D-glucopyranosyl-β-(1→3)-D-glucopyranosyl-β-(1→3′)-β-sitosterol〕，D-吡喃葡萄糖基-β-(1→4)-D-吡喃葡萄糖基-β-(1→4)-D-吡喃葡萄糖基-β-(1→3′)-β-谷甾醇〔D-glucopyranosyl-β-(1→4)-D-glucopyranosyl-β-(1→4)-D-glucopyranosyl-β-(1→3′)-β-sitosterol〕；甾醇酯化合物主要为谷甾醇亚油酸酯(sitosteryl linoleate)，谷甾醇油酸酯(sitosteryl oleate)；长链烷基酯主要为三十烷基山萮酸酯(triacontanyl behenate)，二十八烷基棕榈酸酯(octacosanyl palmitate)和三十四烷基山萮酸酯(tetratriacontanyl behenate)；短链烷基酯主要为油酸甲酯(methyl oleate)，油酸乙酯(ethyl oleate)，棕榈酸甲酯(methyl palmitate)；维生素 B_6 衍生物：5′-O-〔6-O-(右旋-5-羟基-二氧吲哚-3-乙酰基)-纤维二糖基〕吡哆醇{5′-O-〔6-O-(d-5-hydroxy-dioxyindole-3-acetyl)-cellobiosyl〕-pyridoxine}，5′-O-(β-纤维二糖基)吡哆素〔5′-O-(β-cellobiosyl)-pyridoxine〕，4′-O-(β-D-葡萄糖基)-5′-O-(β-纤维二糖基)吡哆醇〔4′-O-(β-D-glucosyl)-5′-O-(β-cellobiosyl)-pyridoxine〕，碳氢化合物主要为碳数 29～31 的直链烷烃和烯烃[2]。此外，还含植酸钙镁(phytin)，植酸(phytic acid)，角鲨烯(squalene)，阿魏酸(ferulic acid)，甾醇、高级脂肪醇、鼠李糖，阿拉伯糖，木糖，甘露糖，半乳糖，葡萄糖，乳清酸(orotic acid)，糠苷(nukain)，以及多种具免疫调节功能或降血糖作用的多糖米糠多糖 RBS 和米糠多糖 RDP 和具抗肿瘤活性的蛋白质[1,2]。

【药理】 1. 抗肿瘤作用　从米皮糠中分出的米糠蛋白 PHI、米糠多糖 RBS 和米糠多糖 RDP 均具有抗肿瘤活性。小鼠腹腔注射或灌服米糠多糖 RON(α-葡聚糖)对 Mcth-A 纤维肉瘤和 Lewis 肺癌具有较好的抗肿瘤活性，肿瘤抑制率达 45%[1]。米糠多糖 $RBS_{30}F_1$ 对肌肉内移植的小鼠肉瘤 S_{180} 具有明显的抑制作用，口服量在 30 mg/kg 左右最适宜，此时与使用 5-氟尿嘧啶的抗肿瘤活性相当。用链霉蛋白酶处理等方法，可以完全除去 $RBS_{30}F_1$ 的蛋白质，但其抗肿瘤活性不变，推测其蛋白质与抗肿瘤作用无关[2]。肿瘤移植后第二、第四、第六、第八、第十日在肿瘤部位注射米糠多糖 0.1 μg/只、1 μg/只，对小鼠移植性 S_{180} 肿瘤抑制率分别为 53.3% 和 51.8%[3]。从米糠中提取的米糠蛋白质 RBS-PM 能够抑制小鼠肿瘤，米糠活性成分 RBF-X 对小鼠肝脏肿瘤具有抑制作用，米糠糖朊对小鼠 S_{180} 肿瘤有抑制作用。从米糠中提取的脂肪酸 100 mg/kg 灌胃，能有效地抑制小鼠 S_{180} 肿瘤，1 星期内肿瘤减少 20%[4]。

2. 免疫调节作用　米糠多糖 RBS 能增强网状内皮组织增殖功能和巨噬细胞吞噬作用[4]。

3. 降血糖作用　从米糠中分离的多糖化合物，对正常小鼠和四氧嘧啶诱发的高血糖小鼠均具有明显的降血糖活性。将米糠脱除淀粉、蛋白质、脂肪和无机物等，然后从中萃取半纤维素，这种半纤维素也具有降血糖作用[4]。

4. 降血脂作用　肌醇具有降血脂作用。从米糠中获得的半纤维素也具有降血脂作用，用添加 0.5% 米糠的半纤维素饲料喂养高血脂大鼠，连续 8 d，其血清胆固醇水平从 435 mg/100 ml 降至 258 mg/100 ml。用淀粉酶处理脱脂米糠，除去淀粉，继用溶剂处理，除掉蛋白质，上清液含有半纤维素、纤维素和木质素等多糖化合物，可用作降低血清胆固醇的药物。用含 5% 此类米糠多糖的饲料喂养大鼠，与模型对照组相比，大鼠血清胆甾醇水平从 318 mg/100 ml 降至 237 mg/100 ml[4]。

5. 抑制肠钙吸收作用　米糠中含有的植酸，在肠内能与食物中钙质结合成植酸钙，随粪便排出体外，减少肠对食物中钙的吸收，从而使尿中钙排泄量降低，减少形成尿结石的机会[4]。

6. 改善肠代谢的作用　从脱脂米糠中分出的一种半纤维素 RBH，能够促进肠内双歧杆菌的增殖，进而拮抗腐败菌的增殖，因此，可以作为有效成分配制肠代谢改善药物[4]。

7. 其他作用　从米糠油油饼中提出的乳清酸具有抗细菌和抗真菌活性。经小鼠试验表明，米糠多糖化合物 RBS，对大肠杆菌、李氏杆菌和铜绿假单胞菌均具有抗菌活性。琼脂盘法测定，多糖 $RBS_{30}F_1$ 对金黄色葡萄球菌、枯草杆菌、白念珠菌和大肠杆菌等无抗菌作用[2]。米糠多糖具有皮肤调理和润湿功能，可用于配制化妆品。从米糠中分出的 2(^{1}H)-喹啉衍生物具有抗炎活性[4]。

毒性　米糠多糖 RBS_{30} 大鼠口服的最大耐受量＞15 g/kg。Ames 试验证明多糖 $RBS_{30}F_1$ 没有变异原性作用[2]。

【药性】 甘，平。归胃、大肠经。

1.《品汇精要》："甘、辛，平，无毒。"

2.《纲目》："米秕：甘、平，无毒；舂杵头细糠：辛、甘，热。"

3.《得配本草》："入手、足阳明经。"

【功用主治】 开胃，下气，消积。主治噎膈，反胃，脚气。

1.《别录》："主卒噎。"

2. 汪颖《食物本草》："通肠，开胃，下气，磨积块。"

3.《纲目》："烧研，水服方寸匕，令妇人易产。"

【用法用量】 内服：煎汤，9～30 g；或入丸、散。

【选方】 1. 治膈气，咽喉噎塞，饮食不下　碓嘴上细糠，蜜丸如弹子大，不计时候，含一丸，细细咽津。（《圣惠方》）

2. 治膈噎不下食及反胃　杵头糠、牛转草各半斤，糯米一斤。共为细末，取黄母牛口中涎沫为丸，如龙眼大，入锅中，慢火煮熟食之。加砂糖二三两入内丸尤佳。（《医学正传》大力夺命丸）

上二味，同为细散，用猪、羊肾各一只，切开，每只入药末半钱，不得著盐，湿纸裹煨熟。五更初温酒嚼下，续吃粥压。(《圣济总录》二圣散)

18. 治喉痹咽喉肿痛，上焦风热，痰吐不利　白矾灰一两，白附子(炮裂)一两。捣细罗为散。涂在舌上，勿咽津，有涎即吐之。(《圣惠方》)

19. 治脚汗　白附子煮烂，加皮硝再煎滚，溢洗二三次，神效。(《万氏秘传外科心法》治脚汗方)

【各家论述】 1.《雷公炮制药性解》："白附色白味辛，故宜入肺，以治风痰；甘而且温，故宜入脾，以治皮肤；阳中之阳，能上升，故治百病。"

2.《本草经疏》："白附子……性燥而升，风药中之阳草也。东垣谓其纯阳，引药势上行是已。其主心痛血痹者，风寒之邪触心，以致痰壅心经则作痛，寒湿邪伤血分则成血痹，风能胜湿，辛温散寒，故主之也。风性升腾，辛温善散，故能主面上百病而行药势也。《日华子》用以治中风失音，一切冷风气，面皯瘢疵；李珣用以治诸风冷气，足弱无力，疥癣风疮，阴下湿痒，头面瘢痕入面脂用；丹溪用以治风痰，皆祛风燥湿散结之功也。"

3.《本草求原》："白附子，破胃阴以达阳而上通心肺，引药上行，凡阳虚而风寒郁结成热者，借之以达，可佐风药以成功，非散风之品也。治心痛血痹，诸风冷气，足弱，阴下湿痒，中风失音，疠风，眩晕，痫，疝，风痰，急惊，皆阳虚阴结而为热之风病。"

2005 米油 mǐ yóu (《纲目拾遗》)

【异名】 粥油(《重庆堂随笔》)。

【基原】 为煮米粥时，浮于上层的浓稠液体。

【药性】 《纲目拾遗》："味甘，性平。"

【功用主治】 《纲目拾遗》："滋阴长力，肥五脏百窍，利小便通淋。(治)精清不孕。"

【用法用量】 内服：30～50 ml。

【选方】 治精清不孕　用煮米粥滚锅中面上米沫浮面者，取加炼过食盐少许，空心服下。其精自浓，即孕也。(《纲目拾遗》)

【各家论述】 《纲目拾遗》："米油，其力能实毛窍，最肥人。越医全丹若云：黑瘦者食之，百日即肥白，以其滋阴之功胜于熟地也。每日能撇出一碗，淡服最佳。若以熟粥绞汁为米油，未免力薄也。"

2006 米露 mǐ lù (《纲目拾遗》)

【基原】 为新米或稻花的蒸馏液。

【功用主治】 1.《广和帖》："和中纳食，清肺开胃。"(引自《纲目拾遗》)

2.《纲目拾遗》："大补脾胃亏损，生肺如神。"

【用法用量】 内服：10～30 ml。

2007 米仔兰 mǐ zǐ lán (《广西药用植物名录》)

【异名】 树兰(《台湾府志》)，鱼子兰(《广州植物志》)，千里香(《陆川本草》)，兰花米、珠兰、木珠兰(《四川中药志》)，碎米兰(《广西本草选编》)，秋兰(《台湾药用植物志》)，米兰(《贵州中草药名录》)。

【基原】 为楝科米仔兰属植物米仔兰的枝叶。

【原植物】 米仔兰 *Aglaia odorata* Lour.

常绿灌木或小乔木，高 4～7 m。多分枝，幼嫩部分常被星状锈色鳞片。奇数羽状复叶互生，长 5～12 cm，叶轴有狭翅；小叶 3～5，对生，倒卵形至长圆形，长 2～7 cm，宽 1～3.5 cm，先端钝，基部楔形，全缘，无毛。圆锥花序腋生；花杂性，雌雄异株；花萼 5 裂，裂片圆形；花瓣 5，黄色，长圆形至近圆形，极香；雄蕊 5，花丝合生成筒，筒较花瓣略短；子房卵形，密被黄色粗毛，花柱极短，柱头有散生的星状鳞片。浆果卵形或近球形。种子有肉质假种皮。花期 6～11 月。

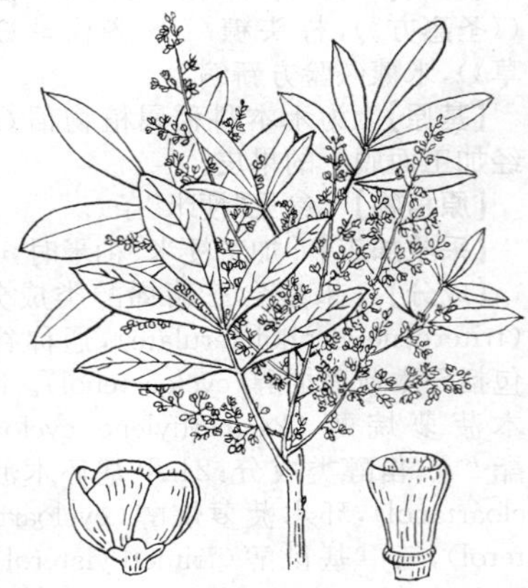

米仔兰

生于湿润、肥沃的壤土和砂壤土林中，也常见栽培。分布于福建、广东、广西、四川、云南、台湾等地。

本植物的花(米仔兰花)亦供药用，另设专条。

【栽培】 生物学特性　喜阳光充足、温暖湿润气候，能耐半荫，不耐寒。以疏松肥沃、排水良好、富含腐殖质的酸性砂质壤土栽培为宜。

繁殖方法　用扦插、高空压条繁殖。扦插繁殖，育苗移栽法：北方 6～8 月；南方四季均可扦插。剪取当年生木质化的枝条，长 10～15 cm。插床用土以粗砂、泥炭等为宜。插穗基部用 50×10^{-6} 吲哚乙酸浸泡 15 h 后冲洗，扦插。插床保持床土有一定的温湿度，冬季室温保持在 15 ℃。经 2～3 个月生根，成苗后盆栽或露地栽培。

田间管理　幼苗宜遮荫，忌阳光暴晒，栽后 1 个月施含磷的液肥，以后再施 1 次磷肥水。夏季中午前后忌阳光直射，清晨与傍晚各浇水 1 次。4 月下旬出房，修剪换土，除去病枝、弱枝、密枝，开始选晴天搬出室外晒 2～3 h，但不能过夜。

病虫害防治　病害有煤烟病，用 50%多菌灵 500～1 000 倍液喷射。米仔兰炭疽病、米仔兰茎腐病用 70%甲基托布津 800～1 000 倍液喷射。虫害有红蜘蛛、介壳虫等。

【采收加工】 全年均可采，鲜用或晒干。

【成分】 枝叶含三萜类成分：米仔兰醇(aglaiol)[1]，米仔兰酮二醇(aglaiondiol)，米仔兰三醇(aglaitriol)及其异构体[2]和米仔兰酮(aglaione)[3]；生物碱类成分：米仔兰碱(odorine)，米仔兰醇碱(odorinol)[4]；酰胺类成分洛克米兰酰胺(rocaglamide)，去甲基洛克米兰酰胺(desmethylrocaglamide)；其他成分：洛克米兰醇(rocaglaol)，洛克米兰酸甲酯(methyl rocaglate)[5]及嘧啶酮类化合物米仔兰啶(aglaidin)[6]。

【药性】 辛，微温。

【功用主治】 祛风湿，散瘀肿。主治风湿关节痛，跌打损伤，痈疽肿毒。

【用法用量】 内服：煎汤，6～12 g。外用：捣敷；或熬膏涂。

【选方】 治跌打骨折，痈疮(米仔兰)枝叶 9～12 g。水煎服。并用鲜叶捣烂，调酒，炒热外敷。(《广西本草选编》)

浆蛋白的结合率高达92.6%。绝大部分以原型排出[12]。

毒性　关白附生药混悬液每次15 g/kg，或20 g/kg分2次灌胃，连续3 d，小鼠未见明显毒性反应，也无死亡。5 g/kg、10 g/kg、15 g/kg混悬液分2次灌胃，连续28 d，未见明显毒性。但关白附冷浸液小鼠腹腔注射15 g/kg可引起半数以上小鼠死亡[1]。关附素A对小鼠腹腔注射的LD_{50}为421.7±22.5 mg/kg[2]，静注为134 mg/kg[5]。关附素H静注LD_{50}为33.7±6.3 mg/kg[8]。小鼠腹腔注射关附素G的LD_{50}为185.5 mg/kg[9]。

【炮制】 1. 关白附　取原药材，除去杂质，洗净，干燥。

2. 制关白附　取关白附，大小分开，浸泡，每日换水2～3次，数日后，如起泡沫，换水后加入白矾(100∶2)，泡1 d后再换水，至口尝微有麻舌感为度，取出。将生姜片及白矾粉置锅内，加适量水煮沸后，倒入关白附，共煮至无白心，捞出，除去生姜片，晾至六七成干，切厚片，干燥。每关白附100 kg，用生姜、白矾各12.5 kg。

饮片性状　关白附参见"药材"项。制关白附为类圆形或不规则形的厚片，表面类白色或黄白色，角质样，微具光泽，有的具裂隙，并可见不规则的形成层环。气微，味微苦、辛，微有麻舌感。

贮干燥容器内，密闭，置通风干燥处，防蛀。

【药性】 辛、甘，热，有毒。归胃、肝经。

1.《海药本草》："大温，有小毒。"

2.《蜀本草》："味甘、辛，温。"

3.《日华子》："无毒。"

4.《珍珠囊》："辛、苦，纯阳。"

5.《雷公炮制药性解》："入肺、脾二经。"

6.《玉楸药解》："入足太阴脾、足厥阴肝经。"

7.《本草再新》："入心、脾、肺三经。"

【功用主治】 祛风痰，定惊痫，逐寒湿。主治中风痰壅，口眼歪斜，癫痫，偏正头痛，风痰眩晕，破伤风，小儿惊风，风湿痹痛，面部鼾黯，疮疡疥癣，皮肤湿痒。

1.《别录》："主心痛，血痹，面上病，行药势。"

2.《海药本草》："主治疥癣风疮，头面痕，阴囊下湿，腿无力，诸风冷气，入面脂皆好。"

3.《日华子》："主中风失音，一切冷风气，面皯瘢疵。"

4. 王好古："补肝风虚。"(引自《纲目》)

5. 朱丹溪："治风痰。"(引自《纲目》)

6.《品汇精要》："主小儿惊风。"

7.《本草择要纲目》："治小儿毒暑入心，痰塞心孔，昏迷搐搦。"

【用法用量】 内服：煎汤，1.5～6 g；或入丸、散。外用：煎汤洗；或研末调敷。

【宜忌】 阴虚或热盛之证及孕妇禁服。过量易致中毒。中毒症状同川乌头。

1.《本草经疏》："似中风证，虽痰壅禁用。小儿慢惊不宜服。"

2.《本草汇言》："血虚生风，内热生惊，似风似惊之证，需禁用之。"

3.《本草新编》："痰涎壅塞，若系有火之症，亦非所宜。"

【选方】 1. 治口眼歪斜　白附子、白僵蚕、全蝎(去毒)各等分，并生用。为细末。每服一钱，热酒调下，不拘时候。(《杨氏家藏方》牵正散)

2. 治半身不遂，手足顽麻，口眼㖞斜，痰涎壅塞，小儿惊风，大人头风，洗头风，妇人血风　半夏(水浸洗过，生用)七两，川乌头(去皮脐，生用)半两，南星(生)三两，白附子(生)二两。上为细末，以绢袋盛，用水摆揉令出，如有滓再研，再入绢袋摆尽为度，放瓷盆中日晒夜露，每日换清水搅之，如此春五日，夏三日，秋七日，冬十日，去水晒干，以糯米粉煎粥清为丸，如绿豆大。初服五丸，加至十五丸，生姜汤下，不计时候；如瘫痪风，以温酒下二十丸，日三服；小儿惊风，薄荷汤下二三丸。(《局方》青州白丸子)

3. 治痰厥头痛　半夏、白附子、天南星各等分。为细末，生姜自然汁浸，蒸饼为丸，如绿豆大。每服四十丸，食后姜汤送下。(《济生方》三生丸)

4. 治诸风痰甚，头痛目眩，旋晕欲倒，肺气郁滞，胸膈不利，呕哕恶心，恍惚健忘，颈项强直，偏正头痛，面目浮肿，筋脉拘急，涕唾稠黏，咽喉不利　白附子(炮，去皮、脐)半斤，石膏(烧通红，放冷)半斤，龙脑一字，朱砂一两二钱半(为衣)。三味为细末，烧粟米饭为丸，如小豆大，朱砂为衣。每服三十丸，食后，茶酒任下。(《御药院方》生朱丹)

5. 治偏头风　猪牙皂角(去皮筋)、香白芷、白附子各等分。上为末。每服一钱，腊茶下，右疼右侧卧，左疼左侧卧，两边皆疼仰卧，食后服。(《续本事方》)

6. 治破伤风，牙关紧急，角弓反张，甚则咬牙缩舌　南星、防风、白芷、天麻、羌活、白附子各等分。上为末。每服二钱，热酒一盅，调服，更敷伤处。若牙关紧急，腰背反张者，每服三钱，用热童便调服，虽内有瘀血亦愈；至于昏死心腹尚温者，连进二服，亦可保全；若治疯犬咬伤，更用漱口水洗净，搽伤处亦效。(《外科正宗》玉真散)

7. 治小儿吐逆不定，虚风喘急　白附子、藿香叶(去土)等分。为细末。每服半钱或一钱，米饮调下，无时。(《小儿卫生总微论方》白附散)

8. 治小儿咳嗽有痰，感冒发热，吐泻，心神不安　南星二两，半夏、白附子、白矾各一两。为细末，姜汁糊丸，如梧子大。一岁儿服八丸，用薄荷汤化下。(《证治准绳》白附丸)

9. 治血风手足疼痛不可忍　白附子、僵蚕(炒去丝)各一两，全蝎(炒)半两，麝香一字。为末，炼蜜为丸，桐子大。每服十丸，温酒下，日三服。(《校注妇人良方》通灵丸)

10. 治肠胃气虚，暴伤乳哺，冷热相杂，泻痢赤白，里急后重，腹痛扭撮，昼夜频并，乳食减少　黄连、木香各一分，白附子(大)二个。为末，粟米饭丸，绿豆大或黍米大。或服十丸至二三十丸，食前清米饮下，日夜各四五服。(《小儿药证直诀》白附子香连丸)

11. 治肾脏风毒攻注，四肢、头面生疮，遍身瘙痒　白花蛇(酒浸一宿，炙令香，去皮骨)一两半，白附子、白僵蚕(微炒)、白蒺藜(微炒，去刺)各一两。上四味同杵为末。早晚空心温酒下二钱。(《博济方》四白散)

12. 治面上皯黯　白附子为末，临卧先以浆水洗面，后以白蜜调末涂纸上，贴之。(《卫生易简方》)

13. 治一切风湿，雀斑，酒刺，白屑风，皮肤作痒　绿豆半升，滑石、白芷、白附子各二钱。共为细末。每用三匙，早晚洗面时汤调洗患上。(《外科正宗》玉肌散)

14. 治赤白汗斑　白附子、硫黄等分。为末，姜汁调稀，茄蒂蘸擦，日数次。(《简便单方》)

15. 治瘢痕凸出　鹰粪白、白附子(末)各一两。研令细。以酥调涂于凸上，日三五度良。(《圣惠方》)

16. 治偏坠疝气　白附子一个。为末，津调填脐上，以艾灸三壮或五壮。(《简便单方》)

17. 治耳内出脓水　白附子(炮)、羌活(去芦头)各一两。

反曲短柔毛；下部苞片羽状分裂，上部苞片线形；小苞片生花梗中部；花两性，两侧对称；萼片5，花瓣状，淡黄色，外面密被反曲柔毛，上萼片船状盔形，外缘在下部缢缩，喙短，侧萼片斜宽倒卵形，下萼片斜椭圆状卵形；花瓣2，无毛，瓣片狭长，距极短，头形；雄蕊多数，花丝全缘，被短毛；心皮3，密被紧贴的短柔毛。蓇葖果3。种子多数，有3条纵棱，沿棱有狭翅。花期8～9月，果期9～10月。

生于东北及河北北部。

【栽培】 生物学特性 喜温暖湿润、阳光充足的气候，耐寒，忌水淹。宜选择地势较高、排水较好的腐殖质壤土及砂质壤土为宜。

繁殖方法 用分根繁殖或种子繁殖，以分根繁殖为主。分根繁殖：于秋季采子根（块根），按行株距（24～30）cm×（9～12）cm定植，覆土3.5 cm，镇压。种子繁殖：秋播或春播，在畦内撒播，覆土宜浅，当年生小块根供翌年移栽。

田间管理 幼苗期注意除草松土，生长期可用腐熟的稀人粪尿追施2～3次。

【采收加工】 8～9月挖出地下块根，晒干。本品有毒，需加工炮制后供药用。

【药材】关白附 *Radix Aconiti Coreani* 主产于辽宁、吉林等地。

性状 子根长卵形、卵形或长圆锥形，长3～5 cm，直径0.7～2 cm；表面淡棕色，有细皱纹及侧根痕，有的有瘤状突起的侧根，顶端有芽痕；质较硬，不易折断，断面类白色，较平坦，富粉性。母根倒长圆锥形，略弯曲，长4～5 cm，直径1～2 cm；顶端有地上茎残基，表面暗棕色，有纵纹及突起的横长根痕或横列似节状；体轻，质松，断面有裂隙，粉性小。气极弱，味辛辣而麻舌（有剧毒）。

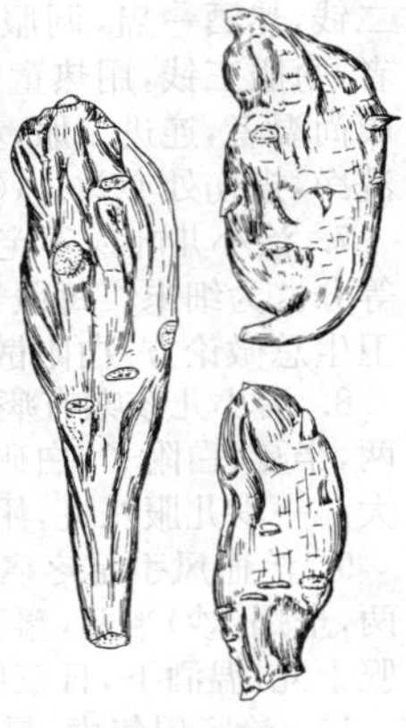
关白附（根）外形

鉴别 （1）子根横切面：后生皮层为数列棕色木栓化细胞；皮层细胞3～4列；内皮层显著。薄壁组织内有十数个排列成环的复合外韧型维管束，筛管群分布于导管群顶端。薄壁细胞内含有众多淀粉粒。

母根横切面：内皮层内侧有石细胞散在。每个复合外韧形维管束外侧有皱缩的薄壁细胞环。

粉末特征：淀粉粒多为单粒，类圆形，直径4～22 μm，脐点"十"字形或条形。石细胞长圆形、长方形或长条形，壁稍厚，有的纹孔明显。

（2）取本品粉末2 g，加乙醇15 ml，置水浴上回流15 min，放冷，滤过。滤液置蒸发皿内，在水浴上蒸干，残渣加5%硫酸溶液3 ml，滤过。滤液分置两支试管中，一管加碘化铋钾试液1～2滴，发生橘红色沉淀；另一管加碘化汞钾试液1～2滴，发生黄白色沉淀（检查生物碱）。

（3）薄层色谱：取本品粉末约1 g，加10%氨溶液1 ml，乙醚10 ml，冷浸24 h，滤过。滤液挥干，残渣用二氯甲烷洗入1 ml容量瓶中定容，作为供试品溶液。另取乌头碱、中乌头碱、次乌头碱，用二氯甲烷配制成1 mg/ml溶液作为对照品溶液。吸取上述两种溶液各3 μl点于同一高效硅胶GF_{254}板上，以环己烷-乙酸乙酯-二乙胺（8∶1∶1）展开，取出，晾干，喷以碘化铋钾、碘化钾碘试液等容混合液显色。供试品色谱中，在与对照品色谱相应位置上显相同颜色的斑点。

【成分】 根含生物碱类成分：关附素（guanfubase）A、B、C、D、E、F、G、H、I、Z，关附素C又名异阿替新（isoatisine），关附素H又名氯化阿替新（atisiniumchloride），还含次乌头碱（hypaconitine），又含甾醇类成分：β-谷甾醇（β-sitosterol），24-乙基胆甾醇（24-ethylcholesterol）[1～7]。有机酸类成分：油酸（oleic acid），亚油酸（linoleic acid），棕榈酸（palmitic acid）。

【药理】 1. 抗炎作用 关白附混悬液灌服，对大鼠蛋清性、酵母性足跖肿胀均有明显抑制作用，还可显著抑制棉球性肉芽组织增生；煎剂灌服也分别能显著抑制大鼠蛋清性足跖肿胀或棉球性肉芽肿[1]。关附甲素（关附素A）腹腔注射98 mg/kg，对蛋清、5-HT、甲醛等所致大鼠足跖肿胀的抗炎作用与400 mg/kg的水杨酸钠相似[2]。另有报道，关附素A对低渗、加热、低pH及皂素所致溶血均有显著保护作用，并可显著降低大鼠皮肤毛细血管通透性亢进[3]。

2. 镇痛作用 关附素A 100 mg/kg腹腔注射热板法实验中能显著提高小鼠痛阈，于给药后15 min镇痛作用即出现，可持续120 min。在甩尾法实验中关附素A也有一定镇痛作用[2]。

3. 对心肌作用及抗心律失常作用 关附素A静注或腹腔注射对乌头碱所致大鼠室性心律失常有明显的保护作用，静注时呈剂量依赖性地显著提高电刺激兔心室的致颤阈。对离体大鼠心脏冠状动脉结扎所诱发的室性心律失常关附素A也有显著保护效果，静注20 mg/kg、30 mg/kg有与维拉帕米相似的抗氯化钙所致大鼠心律失常作用，并能显著降低室颤发生率和死亡率，也能对抗北草乌头碱所诱发的心律失常；静注3 mg/kg能显著对抗毒毛花苷G（哇巴因）的心脏毒性，提高毒毛花苷G的致室早、室颤及停搏剂量，还能提高电刺激所致猫心的致颤阈值[3～6]。关附素A灌流，可使豚鼠心率明显减慢，也减慢豚鼠右心房收缩频率，静注时也能明显减慢豚鼠心率[5,7]。关附素I、G也有抗心律失常作用，关附素G的作用强于关附素A，对于氯仿所致小鼠室颤，关附素A、关附素I、关附素G的ED_{50}分别为81.87±9.26 mg/kg、189.9±26.2 mg/kg、9.5±0.14 mg/kg。对于乌头碱所致心律失常，关附素A及关附素G均可对抗其室早、室速及室颤，关附素G 2.5 mg/kg作用与10 mg/kg关附素A相同，而关附素I仅能对抗室早。对于电刺激所致豚鼠室颤，0.015 mg/ml关附素G灌流可显著对抗之，而关附素A在0.06 mg/ml不能对抗。此外，关附素G还可明显减慢大鼠心率，延长心电图P-R间期、QRS波群及T波宽度，即有减慢房室和室内传导、延长心室肌复极时程作用，减少冠脉流量和降低心搏幅度。关附素G 7.1～42.5 μg/ml能剂量依赖地抑制离体豚鼠心房自律性、收缩性，10～160 μg/ml也明显抑制乳头肌的收缩性。关附素G还能明显降低左心房和乳头肌的兴奋性和功能不应期，对离体豚鼠右心室乳头肌能明显延长其APD、降低V_{max}，延长ERP[8～11]。

4. 增强耐缺氧能力 关附素A腹腔注射140 mg/kg可提高小鼠耐缺氧能力，延长小鼠存活时间[2]。

5. 体内过程 静注关附素A 0.4 mg/kg、2 mg/kg、10 mg/kg于家兔，$t_{1/2\beta}$分别为258±59 min、183±12 min及118±15 min，表明剂量越大消除愈快。关附素A与血

甘肃等地。

【栽培】 生物学特性 喜温和湿润的气候。宜在排水良好、疏松肥沃的砂质壤土或壤土中种植。

繁殖方法 用种子繁殖。3月下旬至4月上旬播种。按行距20～25 cm开条沟，将种子播入沟内，覆土2～3 cm。浇水湿润土壤。

田间管理 幼苗期注意除草松土，保持土壤湿润。在苗高30～40 cm时搭立支架，以利蔓茎攀缘上升。每年施肥2～3次。

【采收加工】 2～3月、11～12月采收，切段，刮去外皮，晒干。

【药材】 关木通 *Caulis Aristolochiae Manshuriensis* 主产于黑龙江、吉林、辽宁，以吉林产量最大。

性状 茎呈长圆柱形，稍扭曲，长1～2 m，直径1～6 cm。表面灰黄色或棕黄色，有浅纵沟及棕褐色残余粗皮的斑点。节部稍膨大，有1枝痕。体轻，质硬，不易折断，断面黄色或淡黄色，皮部薄，木部宽广，有多层整齐环状排列的导管，射线放射状，髓部不明显。摩擦残余粗皮，有樟脑样臭。气微，味苦。

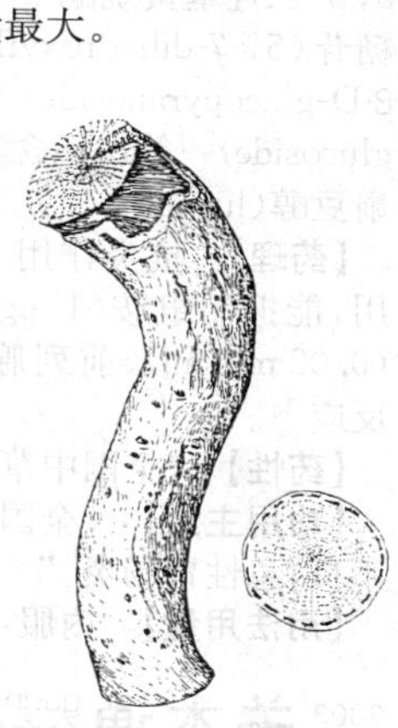

关木通(藤茎)外形及饮片

鉴别 (1) 粉末特征：淡黄色。纤维管胞大多呈束，长梭形，直径11～20 μm，壁有明显的具缘纹孔，纹孔口斜裂缝状或相交成十字形。分隔纤维直径21～42 μm，斜纹孔明显。石细胞少见，类方形或类多角形，壁较厚。草酸钙簇晶直径约至40 μm。具缘纹孔导管大，直径约至328 μm，多破碎，具缘纹孔类圆形，排列紧密；具缘纹孔管胞少见。

(2) 取本品粉末1 g，加75%乙醇20 ml，回流加热15 min，放冷，滤过。取滤液点于滤纸上，干后置紫外灯(365 nm)下观察，显天蓝色荧光；于点样处加稀盐酸1滴，干后显黄绿色荧光，用氨试剂熏后复显天蓝色荧光(检查马兜铃酸)。

(3) 薄层色谱：取本品粉末1 g，加乙醇50 ml，置水浴加热回流1 h，滤过。蒸干，残渣加乙醇1 ml使溶解，作供试品溶液。另取马兜铃酸对照品，加乙醇制成每1 ml含0.5 mg的溶液，作对照品溶液。吸取上述两种溶液各3 μl点于同一硅胶G薄板上，使成条状，以甲苯-醋酸乙酯-水-甲酸(20∶10∶1∶1)的上层溶液为展开剂，展开，取出晾干，分别置日光和紫外光灯(365 nm)下检视。供试品色谱中，在与对照品色谱相应位置上显相同颜色的条斑。

品质标志 《中华人民共和国药典》2000年版规定(2005版未收载)：照水溶性浸出物测定法冷浸法测定，本品水溶性浸出物不得少于16.0%。

【成分】 茎含马兜铃酸(aristolochic acid)A、B、D，马兜铃苷(aristoloside)，马兜铃酸D甲醚(aristolochic acid D methyl ether)，木兰花碱(magnofloine)，β-谷甾醇(β-sitosterol)[1～4]和右旋异双环大牻牛儿烯醛(isobicyclogermacrenal)[5]，马兜铃内酰胺(aristolactone)[6]，10-去硝基马兜铃酸(10-denitroaristolochic acid)[7]。

【药理】 1. 对血压的影响 麻醉兔和犬静脉注射关木通煎剂0.5～2 g/kg，可使血压立即上升，然后下降，并持续较长时间的血压降低现象，有些兔则不出现血压升高，只有血压降低[1]。

2. 对平滑肌的作用 关木通煎剂对离体小鼠小肠呈兴奋作用，对离体小鼠未孕和已孕子宫则皆呈抑制作用[1]。

毒性 慢性肾衰竭大鼠对小剂量关木通的肾脏毒性作用易感性增加，长期小剂量应用关木通可显著加速慢性肾衰大鼠肾脏损害进程[2,3]，关木通能诱发大鼠前胃及膀胱癌，此致癌作用具有时间依赖性，并可能具有器官特异性[4]。关木通的氨水-乙醇提取液和水煎液在一定浓度下对V_{79}细胞DNA具有损伤作用[5]。短期服用关木通及其复方均出现肾毒性，并呈现急性肾小管上皮细胞损伤为主而不伴肾间质纤维化的组织病理学特点；证实关木通真正的肾毒性成分有固有的和体内代谢生成的马兜铃内酰胺，其作用位点并非局限于肾小管上皮细胞，至少还有肾间质成纤维细胞，该细胞生长受显著抑制的现象与慢性马兜铃酸肾病寡细胞性肾间质纤维化的病理特点相一致[6]。

【药性】 《北方常用中草药手册》：“味苦，性寒。”

【功用主治】 《东北常用中草药手册》：“主治肾炎水肿，尿道炎，膀胱炎，小便不利；口舌生疮，心烦不眠；妇女经闭，乳汁不通。”

【宜忌】 内无湿热者及孕妇慎服。本品用量过大或长期服用，可引起急性肾功能衰竭，甚至死亡。中毒症状表现为上腹不适，继而呕吐、头痛、胸闷、腹胀隐痛、腹泻，或面部浮肿、尿频、尿急、尿量减少，渐起周身浮肿、神志不清等。

【选方】 1. 治尿路感染，小便赤涩 木通(关木通)6 g，马齿苋50 g，水煎服。

2. 治目赤(结膜炎) 木通(关木通)适量，开水泡，熏洗。(1、2方出自《长白山植物药志》)

2004 关白附 guān bái fù (《中药志》)

【异名】 白附子(《别录》)，节附、两头尖(《盛京通志》)，竹节白附(《中药材品种论述》)。

【基原】 为毛茛科乌头属植物黄花乌头的块根。

【原植物】 黄花乌头 *Aconitum coreanum* (Lévl.) Rapaics [*A. delavayi* Franch. var. *coreanum* Lévl.；*A. komarovii* Steinb.]

又名：黄乌拉花(《铁岭志》)。

多年生草本，高30～100 cm。块根纺锤形，长2～6 cm，直径1～1.4 cm。茎直立，疏被反曲短柔毛。叶互生；叶柄长1.4～4.5 cm，无毛，具狭鞘；叶片宽菱状卵形，长4.2～6.4 cm，宽3.6～6.4 cm，3全裂，全裂片细裂，小裂片线形或线状披针形。两面几无毛。总状花序顶生，有2～7朵花；花序轴和花梗被

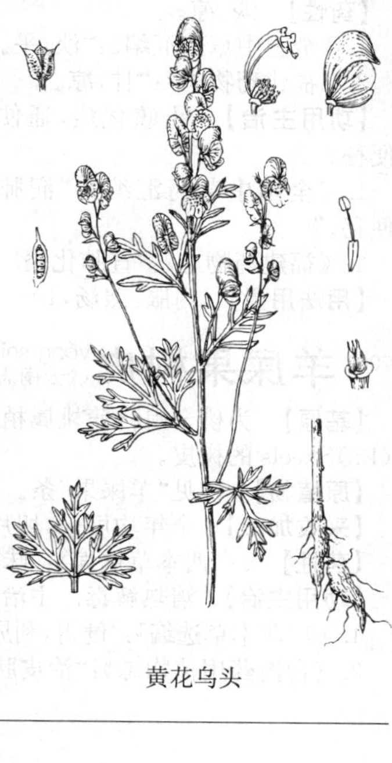

黄花乌头

1.《草药新纂》:"止痛,治风痛及跌打损伤。"

2.《浙江药用植物志》:"祛风,止咳,散瘀,止痛,杀虫。主治风湿痹痛,跌打损伤,神经痛,慢性气管炎,风湿性关节炎。"

【用法用量】 内服:煎汤,1.5～3 g。外用:研末调敷;煎水洗或涂擦。

【宜忌】 本品有毒,不宜久服、过量,虚弱患者及孕妇禁服。

《本草求原》:"其根入酒饮,能杀人。不可近眼,令人昏翳,同南星、川草乌尤甚。"

【选方】 1. 治类风湿关节炎 羊踯躅根 3～9 g,毛果杜鹃 30 g。水煎服。(《浙江药用植物志》)。

2. 治痛风走注 黄踯躅根一把,糯米一盏,黑豆半盏。酒、水各一碗煎,徐徐服,大吐大泄,一服便能动。(傅滋《医学集成》)

3. 治跌打损伤,关节风痛 羊踯躅根 3 g,土牛膝、大血藤、白茅根各 9～12 g。水煎服。(《浙江民间草药》)

4. 治痔漏不可刀针挂线及服药丸散 闹羊花根捶碎,煎汤放罐内,置桶中,盖上挖一孔,对痔坐定,熏之。汤冷,复热之再熏。其管触药气,自渐渐溃烂不堪。熏半月,重者一月。切不可洗。(《纲目拾遗》熏痔漏方)

5. 治两腮红肿 百合一个,山芝麻根(去皮)、贝母、元明粉各一钱,银朱七分。加白面调敷。(《纲目拾遗》引《梁侯瀛集验良方》)

6. 治癣 羊踯躅根 120 g,水 500 g,煎成 120 g,加醋 30 g,外搽患处。(《浙江民间常用草药》)

2000 羊蹄甲叶 yáng tí jiǎ yè (《全国中草药汇编》)

【基原】 为豆科羊蹄甲属植物羊蹄甲 *Bauhinia variegata* L. 的叶。

【原植物】 参见"羊蹄甲"条。

【采收加工】 7～10 月采收,鲜用或晒干。

【成分】 全草含黄酮类成分:槲皮苷(quercitroside),异槲皮苷(isoquercitroside),芸香苷(rutoside),花旗松素鼠李糖苷(taxifoline rhamnoside)[1]。

【药性】 淡,凉。

1.《全国中草药汇编》:"淡,平。"

2.《福建药物志》:"甘,凉。"

【功用主治】 止咳化痰,通便。主治咳嗽,支气管炎,便秘。

1.《全国中草药汇编》:"润肺止咳,缓泻。主治咳嗽,便秘。"

2.《福建药物志》:"宣肺化痰。治咳嗽。"

【用法用量】 内服:煎汤,10～15 g。

2001 羊屎果树皮 yáng shǐ guǒ shù pí (《云南思茅中草药选》)

【基原】 为桃金娘科蒲桃属植物乌墨 *Syzygium cumini* (L.) Skeels 的树皮。

【原植物】 参见"羊屎果"条。

【采收加工】 全年均可采,切片晒干。

【药性】《广西本草选编》:"味苦、涩,性凉。"

【功用主治】 清热解毒。主治热毒泄泻,痢疾。

1.《广西本草选编》:"健胃,利尿。主治肠炎腹泻,痢疾。"

2.《台湾药用植物志》:"治皮肤病。"

【用法用量】 内服:煎汤,15～30 g。外用:煎汤洗。

2002 羊蹄甲树皮 yáng tí jiǎ shù pí (《云南思茅中草药选》)

【基原】 为豆科羊蹄甲属植物羊蹄甲 *Bauhinia variegata* L. 的树皮。

【原植物】 参见"羊蹄甲"条。

【采收加工】 全年均可采收,剥取树皮,切片,鲜用或晒干。

【成分】 茎含黄酮类成分:5,7-二甲氧基黄烷酮-4′-O-α-L-吡喃鼠李糖基-β-D-吡喃葡萄糖苷(5,7-dimethoxyflavanone-4′-O-α-L-rhamnopyranosyl-β-D-glucopyranoside)[1],5,7-二羟基黄烷酮-4′-O-α-L-吡喃鼠李糖基-β-D-吡喃葡萄糖苷(5,7-dihydroxyflavanone-4′-O-α-L-rhamnopyranosyl-β-D-glucopyranoside)[2],山柰酚-3-葡萄糖苷(kaempferol-3-glucoside)[3]等。还含其他成分 β-谷甾醇(β-sitosterol),羽扇豆醇(lupeol)。

【药理】 抗炎作用 羊屎果树皮乙醇提取物有抗炎作用,能抑制组胺(1 mg/ml)、5-羟色胺(1 mg/ml)、缓激肽(0.02 mg/ml)、前列腺素 E_2(0.001 mg/ml)引起的炎症反应[1]。

【药性】《全国中草药汇编》:"苦、涩,平。"

【功用主治】《全国中草药汇编》:"健脾燥湿。主治消化不良,急性胃肠炎。"

【用法用量】 内服:煎汤,10～30 g。

2003 关木通 guān mù tōng (《中华人民共和国药典》2000 年版)

【异名】 马木通(《东北植物药图志》),苦木通(《中药材品种论述》),木通(《长白山植物药志》),东北木通(《新华本草纲要》)。

【基原】 为马兜铃科马兜铃属植物木通马兜铃的藤茎。

【原植物】 木通马兜铃 *Aristolochia manshuriensis* Kom. [*Hocquartia manshuriensis* Kom. Nakai]

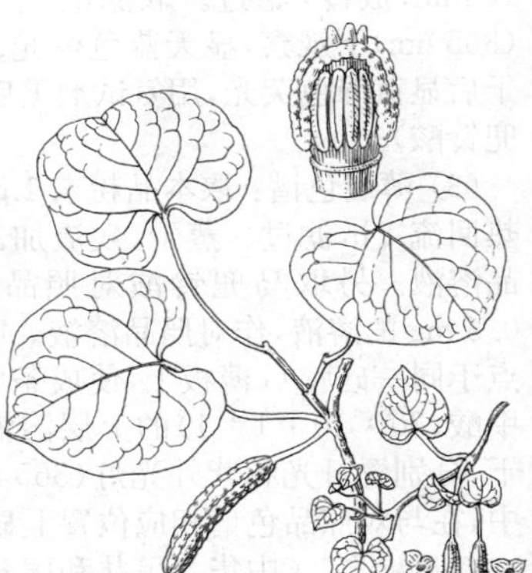

木通马兜铃

木质藤本。茎具灰色栓皮,有纵皱纹。叶互生;叶柄长 10～13 cm;叶片圆心脏形,长 10～20 cm,宽 15～23 cm,先端稍钝或尖,基部心形,全缘或微波状,下面有稀疏的短毛,基出脉 5 条,侧脉每边 3～5 条。花腋生;花梗基部具 1～2 片淡褐色的鳞片,并密生茸毛;花被筒呈马蹄形弯曲,上部膨大,外面淡绿色,内面于合蕊柱处有毛,管部褐色或淡黄绿色,3 深裂,裂片广三角形;雄蕊 6,成对贴附于柱头的外面;合蕊柱三棱形,柱头 3 浅裂;子房圆筒状。蒴果六面状圆筒形,淡黄绿色,后变暗褐色,由先端胞间裂开为 6 瓣。种子心状三角形,淡灰褐色。花期 5 月,果熟期 8～9 月。

生于阴湿林中或林缘。分布于东北及山西、四川、陕西、

酸,甘氨酸,丙氨酸,缬氨酸,甲硫氨酸,异亮氨酸,亮氨酸,酪氨酸,苯丙氨酸,赖氨酸,组氨酸,精氨酸,脯氨酸,半胱氨酸;微量元素有钙、锰、铁、钴、铜、锌、铅、铬[3,4]。

全草含鹭鸶兰苷(diuranthoside)等甾体皂苷[5]。

【药性】 甘、苦,平。

1.《滇南本草》:"味苦,微甘,性寒。入肺经。"

2.《全国中草药汇编》:"甘、淡,平。"

【功用主治】 润肺止咳,杀虫止痒。主治肺痨久咳,痰中带血,疥癣瘙痒。

1.《滇南本草》:"润肺,治肺热咳嗽,消痰,定喘,止虚劳咳嗽,杀虫。"

2.《四川中药志》1960年版:"润肺燥,杀虫虱。治肺劳久咳,疗骨蒸潮热,涂疥癣。"

【用法用量】 内服:煎汤,6~15 g。外用:煎汤洗;或研末调敷。

【选方】 治津少便秘 天门冬(羊齿天冬)、生首乌、火麻仁各12 g。水煎服。(《青海常用中草药手册》)

1996 羊屎条叶 yáng shǐ tiáo yè (《贵阳民间药草》)

【基原】 为忍冬科荚蒾属植物烟管荚蒾 *Viburnum utile* Hemsl. 的茎叶。

【原植物】 参见"羊屎条根"条。

【采收加工】 5~10月采收,鲜用或晒干。

【功用主治】 止血,接骨。主治外伤出血,骨折,预防流感。

【用法用量】 外用:研末敷。内服:煎汤,15~60 g。

【选方】 1. 接骨 羊屎条叶、水冬瓜根皮、小种三七各适量。打末调苦浓茶外涂。(《贵阳民间药草》)

2. 治刀伤 羊屎条茎上嫩绒毛放于伤口处。

3. 预防流感 羊屎条茎叶60 g。煎水服。(2、3方出自《贵州草药》)

1997 羊屎条花 yáng shǐ tiáo huā (《分类草药性》)

【基原】 为忍冬科荚蒾属植物烟管荚蒾 *Viburnum utile* Hemsl. 的花。

【原植物】 参见"羊屎条根"条。

【采收加工】 夏、秋季采收,烘干。

【功用主治】 《分类草药性》:"治羊毛疔,跌打损伤。"

【用法用量】 外用:研末捣敷。

1998 羊屎条根 yáng shǐ tiáo gēn (《分类草药性》)

【异名】 羊奶根(《分类草药性》),羊食子根、羊屎子根(《四川中药志》)。

【基原】 为忍冬科荚蒾属植物烟管荚蒾的根。

【原植物】 烟管荚蒾 *Viburnum utile* Hemsl. 又名:牛屎柴(《乾坤生意》),羊屎柴(《纲目》),黑汉条、冷饭团(《贵州草药》),羊舌条(《贵州民间方药集》)。

常绿灌木,高达2 m。幼枝密被灰褐色星状毛,老枝棕褐色。叶对生;叶柄长5~10 mm;叶革质,叶片椭圆状卵形至卵状长圆形,长2~7 cm,宽0.8~3.5 cm,先端圆至稍钝,基部圆形,全缘,边稍内卷,上面深绿色有光泽而无毛,下面被灰白色星状毡毛,具5~6对下面隆起的侧脉。聚伞花序,有星状毛;总花梗粗壮,第一级辐射枝通常5条,花通常生于第二至第三级辐射枝上;萼筒具5钝齿;花冠白色,花蕾时带淡红色,辐状;雄蕊5,约等长于花冠;花柱与萼齿近于等长。核果椭圆形,先红熟黑;核扁,背具2浅沟,腹具3浅沟。花期3~8月,果期8月。

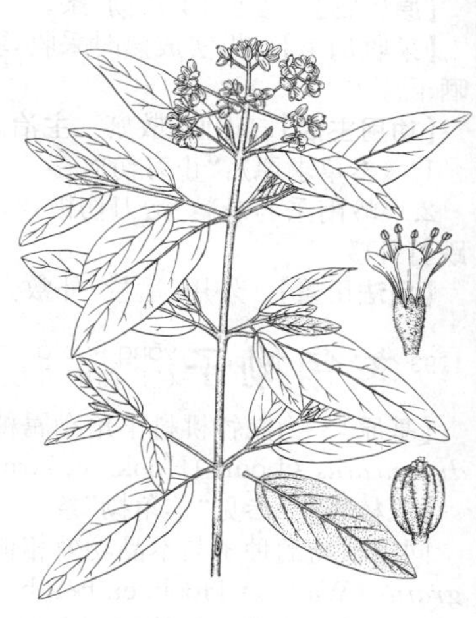

烟管荚蒾

生于海拔500~1 800 m的山坡林缘或灌木丛中。分布于陕西、湖北、湖南、四川、贵州等地。

本植物的茎叶(羊屎条叶)、花(羊屎条花)亦供药用,另设专条。

【采收加工】 9~11月采挖,切片晒干。

【药性】 苦、涩,平。

1.《贵阳民间药草》:"酸涩,平,无毒。"

2.《四川常用中草药》:"性微温,味涩。"

【功用主治】 利湿解毒,活血通络。主治痢疾,脱肛,痔疮下血,白带,风湿痹痛,跌打损伤,痈疽,湿疮。

1.《纲目》:"主痈疽发背,能合疮口,散脓血,又治下血如倾水。"

2.《分类草药性》:"治痔疮,痒子。"

3.《贵阳民间药草》:"治痔疮,脱肛,热痢。"

4.《贵州民间方药集》:"治热痢,痔血,风湿,感冒,白带,刀伤出血,预防流感。"

【用法用量】 内服:煎汤,15~30 g;或泡酒。外用:捣敷;或煎水洗。

【选方】 1. 治热痢 羊屎条30 g,大木姜子7粒。煎水服。

2. 治痔疮脱肛 羊屎条根60 g,猪大肠适量。炖熟食。(1、2方出自《贵阳民间药草》)

3. 治下血如倾水 (羊屎柴)生根一斤,生白酒二斗,煮一斗,空心随量饮。(《纲目》)

4. 治脱肛 羊屎子根30 g,黄芪60 g,猪大肠适量。炖服。

5. 治跌打损伤,风湿痛 羊屎子根60 g,大血藤30 g,威灵仙30 g。泡酒服。(4、5方出自《四川中药志》1979年版)

1999 羊踯躅根 yáng zhí zhú gēn (《纲目》)

【异名】 山芝麻根(《纲目拾遗》引《梁侯瀛集验良方》),巴山虎(《百草镜》),闹羊花根(《纲目拾遗》)。

【基原】 为杜鹃花科杜鹃花属植物羊踯躅 *Rhododendron molle* (Bl.) G. Don 的根。

【原植物】 参见"闹羊花"条。

【采收加工】 7~10月采挖,切片,晒干。

【药性】 辛,温,有毒。归脾经。

1.《本草新编》:"入脾经。"

2.《浙江药用植物志》:"辛、温,有毒。"

【功用主治】 驱风除湿,散瘀止痛。主治风湿痹痛,痛风,跌打肿痛,痔漏,疥癣。

divaricatus (Lour.) Hook. et Arn. 种子的丝状绒毛。

【原植物】 参见"羊角拗"条。

【采收加工】 果实成熟时采收，剥取种子上的丝状绒毛，晒干。

【功用主治】 止血，散瘀。主治刀伤出血，跌打肿痛。

1.《本草求原》："止刀伤血。"

2.《岭南采药录》："治刀伤极效，为末敷之，不半日合口。跌打外敷。"

【用法用量】 外用：适量，外敷。

1993 羊角拗子 yáng jiǎo ào zi（《广西中药志》）

【基原】 为夹竹桃科羊角拗属植物羊角拗 *Strophanthus divaricatus* (Lour.) Hook. et Arn. 的种子。

【原植物】 参见"羊角拗"条。

同属植物的种子与本品功效相似的有：①旋花羊角拗 *S. gratus* (Wall. et Hook. ex Benth.) Baill. 我国台湾有栽培。原产于热带非洲。②箭毒羊角拗 *S. hispidus* DC. 广东、广西、云南有栽培。原产于非洲南部。

【采收加工】 当果实成熟未开裂时采摘(防果裂开，种子飞走)，晒裂取出种子，除去丝状白毛，晒干。

【药材】 羊角拗子 *Semen Strophanthi Divaricati* 产于广东、广西、海南、福建等地。

性状 种子呈扁纺锤形，长约 2 cm，宽约 5 mm，基部钝，先端尖，顶部留有白色丝状长毛的痕迹。上部渐狭延长成喙状，近喙一侧有一凸起的棱线至种皮中部。表面棕褐色，有皱纹，微扭曲。质脆，易折断，断面可见白色种仁，富油性。气微，味苦，有大毒。

【成分】 羊角拗种子含强心苷：羊角拗苷(divaricoside)，羊角拗异苷(divostroside)，ψ-考多苷(ψ-caudoside)，ψ-考多异苷(ψ-caudostroside)，西诺苷(sinoside)，异西诺苷(sinostroside)，沙木苷(sarmutoside)，毒毛旋花苷(strophanthin) D-Ⅰ、D-Ⅱ[1]、D-Ⅲ[2]。

【药理】 参见"羊角拗"条。

【药性】《广西中药志》："味苦，有大毒。"

【功用主治】 祛风通络，解毒杀虫。主治风湿痹痛，小儿麻痹后遗症，跌打损伤，痈肿，疥癣。

【用法用量】 外用：适量，捣敷；或研末调敷。

【宜忌】 一般作外用，不能内服。

【临床报道】 治疗充血性心力衰竭 用羊角拗苷 0.5 mg，加于 20%葡萄糖 50 ml 中，以 10 min 以上速度缓缓注入静脉，每日 1 次，连注 4～5 d，停药 1～2 d。治疗充血性心力衰竭 58 例，获良效者 39 例，有效者 15 例，有效率为 93%。用药后，大部分患者的各种症状都改善或消失，脉搏与呼吸数减少，肺活量增加。用药 3 h 内，血压升高，静脉压下降，尿量增多，但对心电图无明显影响[1]。

1994 羊角藤叶 yáng jiǎo téng yè（《全国中草药汇编》）

【基原】 为茜草科巴戟天属植物羊角藤 *Morindaum bellta* L. 的叶。

【原植物】 参见"羊角藤"条。

【采收加工】 7～10 月采摘，鲜用。

【药性】《全国中草药汇编》："甘，凉。"

【功用主治】 解毒，止血。主治蛇咬伤，创伤出血。

1.《全国中草药汇编》："叶外用治创伤出血。"

2.《福建药物志》："叶治蛇伤。"

【用法用量】 外用：鲜品捣敷。

【选方】 治蛇伤 羊角藤鲜叶捣烂敷囟门穴，待伤部肿退后，才可去药；伤口用梅叶冬青加食盐少许，捣烂敷。(《福建药物志》)

1995 羊齿天冬 yáng chǐ tiān dōng（《全国中草药汇编》）

【异名】 峡州百部(《本草图经》)，千打锤(《四川中药志》)，土百部(《中药材手册》)，七姐妹、天门冬(《湖南药物志》)。

【基原】 为百合科天门冬属植物羊齿天门冬的块根。

【原植物】 羊齿天门冬 *Asparagus filicinus* Buch.-Ham. ex D. Don

多年生草本，茎直立，高 50～70 cm。根肉质，呈纺锤形，多条至数 10 条簇生，外皮黄褐色，肉质白色，多数形似麦冬而大，其长度不一，最长可达 8 cm，粗 5～9 mm。根茎极短，其上生茎，近平滑，通常 2 分枝，无木质化硬刺。叶片极小，退化呈鳞片状；形似叶的绿色部分为叶状枝，常 2～5 成丛，扁平呈镰刀状，外观似羊齿植物，大小变化甚大，长 3～15 mm，宽 0.8～2 mm，先端渐尖，具中脉。花单性；雌雄异株，淡绿色，有时略带紫色，每 1～2 朵腋生；花梗纤细，中部有关节；雄花：花被片 6；雄蕊 6，短于花被；雌花：雌蕊 1，子房上位，3 室。浆果近球形，下垂，干后变紫黑色；种子 2～3 颗。花期 5～7 月，果期 6～8 月。

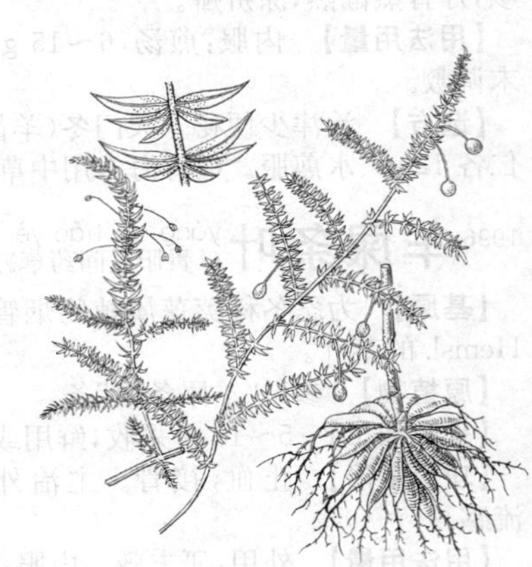

羊齿天门冬

生于山间疏林、灌木丛下，山谷及沟底阴湿处。分布于山西、浙江、河南、湖北、湖南、四川、贵州、云南、西藏、陕西、甘肃等地。

块根供药用的同属植物尚有密齿天门冬 *Asparagus meioclados* Lévl. 分布于四川、贵州、云南。

【采收加工】 7～10 月采挖，煮沸约 30 min，捞出，剥除外皮，晒干。

【药材】 羊齿天冬 *Radix Asparagi Filicini* 主产于四川、云南等地。

性状 块根呈长纺锤形，长 2.5～5 cm，直径 5～10 mm，有时成簇。表面棕黑色，有细密根毛，纵皱纹深浅不等。质坚韧，有黏性，断面角质样。中心中柱细，黄白色。有豆腥气，味淡。

【成分】 羊齿天冬根含皂苷：22-甲氧基天冬皂苷Ⅳ(22-methoxy-Asp-Ⅳ)，羊齿天冬苷 A、B、C[1]。3-O-〔β-D-吡喃葡萄糖基(1→2)〕〔β-D-吡喃葡萄糖基(1→4)〕〔β-D-吡喃木糖基(1→6)〕-β-D-吡喃葡萄糖基(1→4)-β-D-吡喃葡萄糖基-(25S)-5βH-3β-螺甾烷醇{3-O-〔β-D-glucopyranosyl(1→2)〕〔β-D-glucopyranosyl(1→4)〕〔β-D-xylopyranosyl(1→6)〕-β-D-glucopyranosyl(1→4)-β-D-glucopyranosyl-(25S)-5β-spirostan, 3β-ol}[2]，氨基酸有：天冬氨酸，丝氨酸，谷氨

一年或多年生草本，高 10～40 cm。茎直立或近基部倾斜，紫红色或绿色，多少分枝，枝条柔弱，粉绿色。叶互生；无柄；叶片稍肉质，生于茎下部的叶卵形，长 5～10 cm，宽 4～5 cm，琴状分裂，边缘具钝齿，茎上部叶小，通常全缘或有细齿，上面深绿色，下面常为紫红色，基部耳状，抱茎。头状花序具长梗，为疏散的伞房花序，花枝常 2 歧分枝；总苞圆柱状，苞片 1 层；花全为两性，筒状，花冠紫红色，5 齿裂。瘦果狭矩圆形，有棱。冠毛白色，柔软，极丰富。花期 7～11 月，果期 9～12 月。

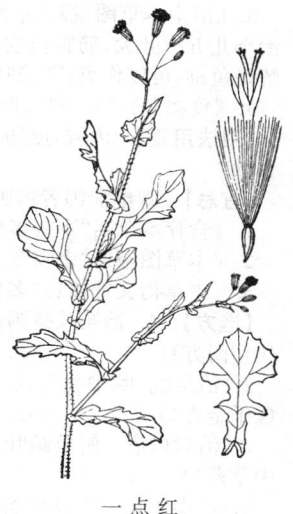

一点红

生于村旁、路边、田园和旷野草丛中。分布于江苏、浙江、福建、江西、湖北、湖南、广东、广西、四川、贵州、云南、陕西等地。

同属植物小一点红 *E. prenanthoiolea* DC. 外形与本种相似，但其总苞短于花冠，下部的叶为卵形，仅有粗齿，不为琴状分裂。分布于广东、广西、云南等地。其全草入药，功效与本品基本相同。

【采收加工】 7～11 月采收，鲜用或晒干。

【药材】 羊蹄草 *Herba Emiliae Sonchifoliae* 产于江西、广东、广西、福建、湖南、贵州等地。

性状 全草长约 30 cm。根茎细长，圆柱形，浅棕黄色；茎少分枝，细圆柱形，有纵纹，灰青色或黄褐色。叶多皱缩，灰青色，基部叶卵形、琴形，上部叶较小，基部稍抱茎；纸质。头状花序干枯，花多已脱落，花托及总苞残存，苞片茶褐色，膜质。瘦果浅黄褐色，冠毛极多，白色。有干草气，味淡，略咸。

【成分】 羊蹄草地上部分含生物碱：克氏千里光碱（senkirkine），多榔菊碱（doronine）[1]。黄酮类成分：金丝桃苷（hyperoside）[2]，三叶豆苷（trifolin），槲皮苷（quercitrin），芸香苷（rutin），槲皮素（quercetin）[3]。三萜类成分：熊果酸（ursolic acid）[3]，西米杜鹃醇（simiarol）。又含 β-谷甾醇（β-sitosterol），豆甾醇（stigmasterol）[4]，以及正二十六醇（n-hexacosanol），三十烷（triacontane）[3]，蜂花酸（melissic acid），棕榈酸（palmitic acid）[4]。

【药理】 1. 抑菌作用 100％煎剂平板打洞法证明，对金黄色葡萄球菌、铜绿假单胞菌、伤寒杆菌有抑制作用[1]。

2. 抑瘤作用 羊蹄草甲醇提取物是 DL、EAC、L-929 细胞的细胞毒素，但在体外条件下对正常淋巴细胞无毒作用。给小鼠以 100 mg/kg 的剂量灌胃能抑制肿瘤的增长，能增加肿瘤小鼠的存活时间。此外，还能抑制 DNA 的合成[2]。

【炮制】 取原药材，除去杂质，喷淋清水，切段，干燥，筛去灰屑。

饮片性状 根、茎、叶、花混合的段状。参见"药材"项。

贮干燥容器内，置通风干燥处。

【药性】 苦，凉。

1.《岭南采药录》："味甘，性平。"

2.《广东中药》："性凉，味淡，无毒。"

3.《海南岛常用中草药手册》："淡、微苦，凉。"

【功用主治】 清热，解毒，利水，凉血，散瘀。主治感冒，乳蛾，痢疾，腹泻，热淋，便血，水肿，目赤，乳痈，疔疖，湿疹，跌打损伤。

1.《岭南采药录》："治肠痔泻血，利小儿积虫，治五疳，开胃进食，解鱼毒。"

2.《广东中药》："清解大肠湿热，凉血生肌，消肿拔毒。主治痢疾，脱肛（配火炭母），麻疹透后热毒内困，赤眼，疮疖肿毒，湿疹痒痛，乳疮，小儿生殖器红肿。"

3.《浙江民间常用草药》："抗菌消炎。主治乳腺炎，疖肿，阴道炎，扁桃体炎，咽喉炎，马蜂刺伤。"

【用法用量】 内服：煎汤，9～18 g，鲜品 15～30 g；或捣汁含咽。外用：适量，煎水洗；或捣敷。

【宜忌】《广东中药》："孕妇慎用。"

【选方】 1. 治慢性胃肠炎 鲜一点红 60 g，桂皮 6 g。水煎，每日 1 剂。（江西《草药手册》）

2. 治风热翳膜 野芥兰 120 g，梅片 0.3 g。共捣烂，敷眼眶四周。

3. 治小儿疳积 野芥兰 9 g。蒸瘦猪肉吃。（2、3 方出自《广西民间常用中草药手册》）

4. 治水肿 鲜一点红全草、灯心草各 60 g。水煎，饭前服，每日 2 次。（《福建民间草药》）

5. 治乳腺炎，疖肿 （一点红）鲜全草适量，加食盐少许捣烂，敷患处，每日 1 换。同时鲜全草 30 g（干品 15 g），水煎服。（《浙江民间常用草药》）

6. 治跌打损伤，瘀血肿痛 一点红、酢浆草鲜品各适量。捣烂加酒少许，灼热外包。（《四川中药志》1982 年版）

【临床报道】 治疗小儿上呼吸道感染及支气管肺炎 以一点红注射液（1 ml 含生药 1 g）为主，配合其他对症疗法，共治疗上呼吸道感染 50 例、支气管肺炎 25 例，年龄以 1～3 岁为最多。剂量：6 个月以下每日用 1～2 ml，6 个月～1 岁用 2～4 ml，2～3 岁用 4～6 ml，4～6 岁用 6～9 ml，7～10 岁用 9～12 ml，10 岁以上用 12 ml，均分 2～3 次肌内注射。疗效观察：上呼吸道感染治疗后体温多数在 2～3 d 恢复正常，咳嗽逐渐减轻，3～4 d 痊愈出院；支气管肺炎，体温多在 3～4 d 恢复正常，咳嗽气喘及肺部啰音均逐渐消失，5～6 d 痊愈出院[1]。

1991 羊耳朵叶 yáng ěr duǒ yè （《滇南本草》）

【基原】 为醉鱼草科醉鱼草属植物密蒙花 *Buddleia officinalis* Maxim. 叶。

【原植物】 参见"密蒙花"条。

【采收加工】 生长期均可采收，鲜用或晒干。

【药性】《滇南本草图说》："性微温，味酸苦。"

【功用主治】 1.《滇南本草》："取叶去尖蜜炙，治久咳良；贴臁疮溃烂，顽疮久不收口，生肌长肉。"

2.《南宁市药物志》："捣烂治跌打刀伤。"

【用法用量】 外用：捣烂敷或研末搽。

【选方】 治一切疮痈疔毒，溃烂生管，不能生肌，及久年阴疮无脓血者 羊耳朵叶研末搽。（《滇南本草》）

1992 羊角纽花 yáng jiǎo niǔ huā （《本草求原》）

【基原】 为夹竹桃科羊角拗属植物羊角拗 *Strophanthus*

截形；基出脉 9～15 条。总状花序顶生或侧生，极短缩，多少呈伞房花序式，少花，被灰色短柔毛；萼佛焰苞状，被短柔毛，一侧开裂为广卵形；花瓣倒披针形或倒卵形，具瓣柄，紫红色或淡红色，杂以黄绿色及暗紫色的斑纹，近轴一片较阔；能育雄蕊 5，花丝纤细，退化雄蕊 1～5，丝状，较短；子房具柄，被柔毛，尤以缝线上被毛较密，柱头小。荚果带状，扁平，具长柄及喙；种子 10～15 颗，近圆形，扁平。花期全年，3 月最盛。

生于丛林中，热带地区有栽培，为行道树或庭园树种。分布于福建、广东、广西、云南。

本植物的叶（羊蹄甲叶）、花（老白花）、树皮（羊蹄甲树皮）亦供药用，另设专条。

与本品功用相同的同属植物有：白花洋紫荆（大白花）*Bauhinia variegata* L. var. *candida*（Roxb.）Voigt 与羊蹄甲区别在于花瓣白色，近轴的一片有时全部杂以淡黄色的斑块；无退化雄蕊；叶下面通常被短毛。分布于福建、广东、广西、云南。

【采收加工】 全年均可采收，切片，晒干。

【成分】 根含黄酮类成分：(2S)-5，7-二甲氧基-3′，4′-亚甲二氧基二氢黄酮〔(2S)-5，7-dimethoxy-3′，4′-methylenedioxyflavanone〕，槲皮素 7-甲醚（quercetin 7-methylether），山柰酚 7，4′-二甲醚 3-O-β-D-吡喃葡萄糖苷（kaempferol 7，4′-dimethylether 3-O-β-D-glucopyranoside），山柰酚 3-O-β-D-吡喃葡萄糖苷（kaempferol 3-O-β-D-glucopyranoside）[1]。

【药性】 苦、涩，平。

1.《全国中草药汇编》："微涩，微凉。"

2.《福建药物志》："微辛，微温。"

【功用主治】 健脾祛湿，止血。主治消化不良，急性胃肠炎，肝炎，咳嗽咯血，关节疼痛，跌打损伤。

《全国中草药汇编》："止血，健脾。主治咯血，消化不良。"

【用法用量】 内服：煎汤，10～30 g。

1988 羊蹄叶 yáng tí yè（《日华子》）

【基原】 为蓼科酸模属植物羊蹄 *Rumex japonicus* Houtt. 和尼泊尔酸模 *R. nepalensis* Spreng. 的叶。

【原植物】 参见"羊蹄"条。

【采收加工】 7～10 月采收，鲜用或晒干。

【成分】 羊蹄叶含槲皮苷（quercitrin）[1]。

【药理】 羊蹄叶煎剂在试管内对炭疽杆菌、白喉杆菌有明显抑制作用，对金黄色葡萄球菌、乙型链球菌、大肠杆菌、伤寒杆菌和痢疾杆菌等也有一定抗菌作用[1]。尼泊尔羊蹄叶的水和乙醇提取物能对抗组胺对离体豚鼠回肠，乙酰胆碱及氯化氨甲酰胆碱对离体蛙腹直肌的兴奋作用。以犬血压为指标，尼泊尔羊蹄叶的水提取物能对抗组胺和拟胆碱药及缓激肽对血压的影响，而乙醇提取物仅能对抗组胺和拟胆碱药对血压的影响，表明两者有抗组胺和抗胆碱作用。此外水提取物能使离体兔心收缩力减弱，心率减慢，冠脉血流量减少[2]。

【药性】 甘，寒。

1.《本草衍义补遗》："甘而不苦。"

2.《滇南本草图说》："气味甘，滑，性寒，无毒。"

3.《全国中草药汇编》："苦、酸，寒。有小毒。"

【功用主治】 清热，止血，通便，解毒，杀虫。主治肠风便血，便秘，小儿疳积，痈疮肿毒，目赤肿痛，疥癣。

1.《日华子》："贴叶治小儿疳虫，杀胡夷鱼、鲑鱼、檀胡鱼毒，亦可作菜食。"

2.《滇南本草》："贴热毒红肿，血风癣疥。"

3.《滇南本草图说》："主治肠风下血，大便秘结不通。一治小儿五疳肚大，筋青黄瘦，大伤脾胃，化虫下虫最良。又解诸鱼毒，可以作菜。""采叶贴太阳穴，治暴赤火眼疼痛。"

4.《食物考》："止痢疾，解毒效捷。"

【用法用量】 内服：煎汤，10～15 g。外用：捣敷；或煎水含漱。

【宜忌】 脾虚泄泻者慎服。

1.《食疗本草》："不宜多食。"

2.《本草图经》："多啖令人下气。"

3.《本草衍义补遗》："多食亦令人大腑泄滑。"

【选方】 1. 治肠风痔泻血　羊蹄根叶烂蒸一碗来食之。（《斗门方》）

2. 治悬痈，咽中生息肉，舌肿　羊蹄草煮取汁，口含之。（《千金方》）

3. 治对口疮　鲜羊蹄叶适量，同冷饭捣烂外敷。（《福建中草药》）

4. 治小儿久瘑疮及疥癣，内黄水汁出　用羊蹄草捣烂，以白蜜和绞取汁涂之。（《普济方》）

5. 治秃疮，头部脂溢性皮炎（头风白屑）　羊蹄茎叶适量，食盐少许，共捣烂外敷。（《安徽中草药》）

1989 羊蹄实 yáng tí shí（《新修本草》）

【异名】 金荞麦（《本草衍义》）。

【基原】 为蓼科酸模属植物羊蹄 *Rumex japonicus* Houtt. 和尼泊尔酸模 *R. nepalensis* Spreng. 的果实。

【原植物】 参见"羊蹄"条。

【采收加工】 4～5 月果实成熟时采摘，晒干。

【药材】 羊蹄实 *Fructus Rumicis Japonici*　产于江苏、安徽、浙江、江西、福建、台湾、湖南、湖北等地。

性状　瘦果宽卵形，有 3 棱，为增大的内轮花被所包。花被宽卵状心形，边缘有锯齿，各具一卵形小瘤。干燥的果实表面棕色。气微，味微苦。

【药性】 苦，平。

1.《新修本草》："味苦、涩，平，无毒。"

2.《冯氏锦囊》："温，苦，平。"

【功用主治】 凉血止血，通便。主治痢疾，漏下，便秘。

1.《新修本草》："主赤白杂痢。"

2.《纲目》："治妇人血气。"

3.《本草省常》："下气止痒，利大小便。"

【用法用量】 内服：煎汤，3～6 g。

1990 羊蹄草 yáng tí cǎo（《岭南采药录》）

【异名】 紫背草（《植物名实图考》），红背叶（《广州植物志》），假芥兰、爆仗草（《岭南采药录》），叶下红（《江西草药》），喇叭红草（《福建民间草药》），小蒲公英、七十二枝花、牛尾膝（《广西中兽医药用植物》），紫背犁头草（《南宁市药物志》），土黄连、野芥兰（《广西中草药》），乳汁草（《云南中草药》），空筒草、千日红（《宜宾中草药植物名录》），紫背地丁（《南充中草药》），兔子参、乌疔草（《福建药物志》）。

【基原】 为菊科一点红属植物一点红的全草。

【原植物】 一点红 *Emilia sonchifolia*（L.）DC.

野冬青果(《云南中草药选》)。

【基原】 为桃金娘科蒲桃属植物乌墨的果实。

【原植物】 乌墨 *Syzygium cumini* (L.) Skeels[*Myrtus cumini* L.; *Eugenia jambolana* Lam.] 又名:乌楣(《广州植物志》),海南蒲桃(《海南植物志》),堇宝莲(《台湾药用植物志》)。

乔木,高15 m。嫩枝圆形,干后灰白色。叶对生;叶柄长1~2 cm;叶片革质,阔椭圆形至狭椭圆形,长6~12 cm,宽3.5~7 cm,先端圆或钝,有一个短的尖头,基部阔楔形,全缘,上面干后褐绿色或黑褐色,下面稍浅色,两面多细小腺点;羽状脉较密。圆锥花序腋生或生于花枝上,偶有顶生;花白色,3~5朵簇生;萼管倒圆锥形,萼齿很不明显;花瓣4,卵形略圆;雄蕊多数,花药丁字着生,纵裂;子房下位,花柱与雄蕊等长。浆果卵圆形或壶形,上部有宿存萼筒,种子1颗。花期2~3月,果期5~9月。

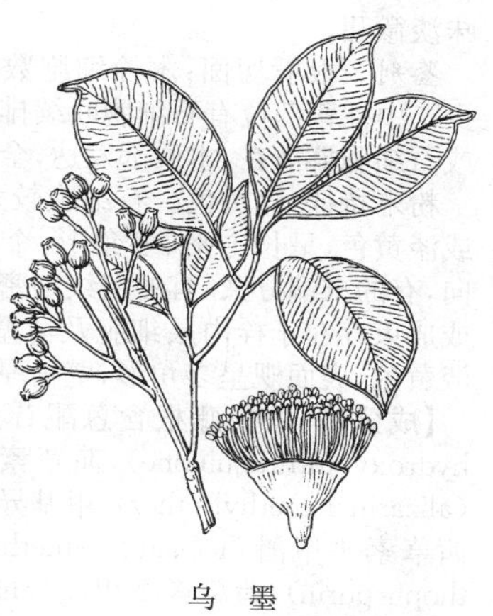

乌 墨

生于平地次生林及荒地。分布于福建、广东、广西、海南、云南、台湾等地。

本植物的叶(堇宝莲叶)、树皮(羊屎果树皮)亦供药用,另设专条。

【栽培】 生物学特性 喜阳光充足、温暖湿润的气候,耐旱,喜高温,以土层深厚而肥沃的土壤栽培为好。

繁殖方法 用种子繁殖。秋季果实呈紫红色或黑色时采收,除去果皮,将种子晾干,置通风处贮藏。翌年春季3月,按沟距35 cm、深3~4 cm开沟,种子粒距5 cm点播入沟内,覆土稍加镇压,浇水保湿。当苗长高50~60 cm时,按行株距4 m×4 m开穴定植,每穴栽1株。

田间管理 定植后,每年中耕除草3~4次,并在春、夏间和秋、冬间各追施1次堆肥或厩肥,在植株旁开沟施入,施后进行培土,冬季剪去过密枝、下垂枝或枯枝。

【采收加工】 5~9月采收果实,晒干。

【药理】 降糖作用 乌墨种子醇提取物给雄家兔口服,有降血糖作用[1];对四氧嘧啶性糖尿病大鼠,于注射四氧嘧啶同时或后5 d口服,观察7~27 d可使血糖降至正常,尿糖消失,多食现象有所改善[2]。对正常大鼠1次腹腔注射小量或大量乌墨种子提取物可使血糖先升高后降低,中剂量则能升高血糖。每日腹腔注射小量,也能使血糖略有降低;1次大量灌胃,不影响血糖水平;如连续灌胃3 d,则血糖先略升高或后轻度下降[3]。犬皮下注射水提取物,有显著而持久的降血糖作用[4,5]。

【药性】 甘、酸,平。

1.《广西本草选编》:"味甘、酸,性平。"

2.《全国中草药汇编》:"苦、涩,平。"

【功用主治】 敛肺定喘,生津,涩肠。主治劳咳,虚喘,津伤口渴,久泻久痢。

1.《广西本草选编》:"敛肺定喘。主治哮喘,肺结核,气管炎。"

2.《台湾药用植物志》:"种子研末,治糖尿病、腹泻、痢疾。""果实为胆汁腹泻之收敛剂,含漱以治喉痛,或搽头生轮癣。""果皮为糖尿病特效药。"

【用法用量】 内服:煎汤,6~15 g。或研末。外用:适量,研末调敷。

【选方】 1.治哮喘,肺结核 野冬青果粉30 g,炖猪肉0.5 kg,不放盐,分12次服,每日3次。或用野冬青果粉0.6 g,开水送服,日3次。(《云南中草药选》)

2.治过敏性哮喘,气管炎 羊屎果研粉,每服3 g,每日3次。(《云南思茅中草药选》)

1986 羊胲子 yáng gāi zǐ (《纲目》)

【异名】 羊哀(《辍耕录》),百草丹(《纲目拾遗》)。

【基原】 为牛科山羊属动物山羊 *Capra hircus* Linnaeus 胃中的草结。

【原动物】 参见"羖羊角"条。

【采收加工】 宰山羊时剖腹取胃,如其中有草结,取出洗净,晾干。

【药性】《四川中药志》1962年版:"性温,味腥臊,无毒。入胃经。"

【功用主治】 降逆,止呕,解毒。主治噎膈反胃,嗳气,晕船呕吐,草药中毒。

1.《纲目拾遗》:"解百草药毒,治噎膈反胃。"

2.《四川中药志》1962年版:"降胃气,解百毒。治反胃吐食,噎膈嗳气。"

3.《内蒙古药用动物》:"宽胸止呕。治晕船呕吐。"

【用法用量】 内服:煎汤,0.9~1.5 g;或入丸、散。

【宜忌】《四川中药志》1962年版:"胃火炽,无气滞者勿服。"

【选方】 治反胃 (羊胲子)煅存性,每一斤入枣肉、平胃散末一半,和匀。每服一钱,空心沸汤调下。(《纲目》引《摘玄方》)

1987 羊蹄甲 yáng tí jiǎ (《广西药用植物名录》)

【基原】 为豆科羊蹄甲属植物羊蹄甲的根。

【原植物】 羊蹄甲 *Bauhinia variegata* L. 又名:洋紫荆(《中国植物志》),弯叶树(《热带植物奇观》),红花紫荆、红紫荆(《中国高等植物图鉴》)。

落叶乔木,高5~8 m。树皮暗褐色,近光滑;幼嫩部分常被灰色短柔毛;枝广展,硬而稍呈之字曲折。单叶互生;叶柄长2.5~3.5 cm,被毛或近无毛;叶形变化大,广卵形至近圆形,长5~9 cm,宽7~11 cm,先端2裂达叶长的1/3,裂片阔,钝头或圆,基部浅至深心形,有时近

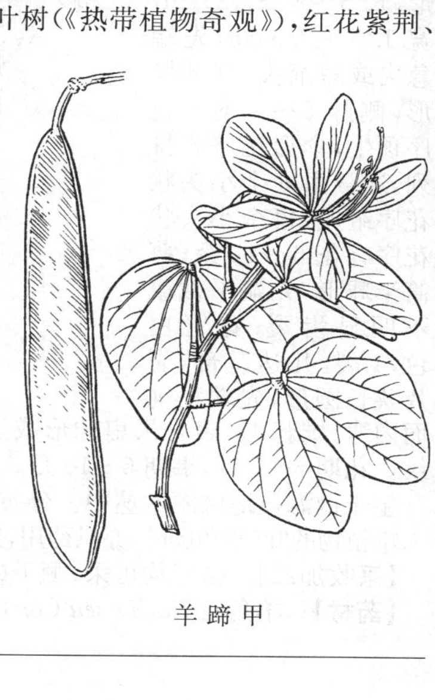

羊 蹄 甲

华南各地。

【采收加工】 7～11 月采收，鲜用或切段晒干。

【药性】 辛、苦，平。

1.《贵州草药》："性平，味辛、苦。"

2.《全国中草药汇编》："甘，平。"

【功用主治】 清热利湿，解毒消肿。主治湿热黄疸，泄泻，痢疾，咽喉肿痛，跌打损伤。

1.《贵州草药》："清热利湿，祛瘀生新。治跌打损伤，骨折，痢疾，黄疸。"

2.《全国中草药汇编》："清热解毒，化瘀消肿。治急性胃肠炎，痢疾，肝炎，咽炎，跌打损伤。"

【用法用量】 内服：煎汤，15～30 g；或研末；或泡酒。外用：鲜品适量，捣敷。

【选方】 1. 治黄疸病　羊角桃、大马蹄草各 30 g。煨水服。(《贵州草药》)

2. 治急性胃肠炎　鲜羊角草、鲜地耳草各 30 g。水煎服。(福建晋江《中草药手册》)

3. 治痢疾　羊角桃 30 g，铁打碗 15 g。煨水服。(《贵州草药》)

4. 治急性喉炎、扁桃体炎　鲜羊角草、积雪草各 30 g。水煎，酌加冰糖调服。(福建晋江《中草药手册》)

1984 羊角藤 yáng jiǎo téng (《福建中草药》)

【异名】 巴戟、白面麻、红头根、山八角(《广西药用植物名录》)，穿骨虫、放筋藤、牛的藤(《福建中草药》)，鸡眼藤、三角藤(《中药鉴别手册》)，猫红藤(《福建药物志》)，黑风藤、鳝鱼藤、湘巴戟(《湖南药物志》)，乌藤(《贵州中草药名录》)，百眼藤(《云南中药资源名录》)。

【基原】 为茜草科巴戟天属植物羊角藤的根或根皮。

【原植物】 羊角藤 *Morinda umbellata* L.　又名：糠藤、乌苑藤(《海南植物志》)。

攀缘灌木。无毛或幼枝稍被柔毛。叶薄革质，对生；叶柄长 6～10 mm；托叶膜质，长 2～5 mm；叶片形状各式，通常长圆状披针形，长 5～8(～12) cm，宽 1.5～3.5 cm，先端急尖或短渐尖，基部楔形，侧脉 5～7 对。花序顶生，伞形花序式排列，通常由 6 个小头状花序组成，每个小头状花序有花 6～12 朵；萼筒半球形，先端平截或不明显齿裂；花冠白色，4 裂，几达基部，裂片狭长圆形，先端稍钝而内弯；雄蕊 4。聚合果扁球形或近肾形，熟时红色，有槽纹。花期 5～7 月，果期 6～10 月。

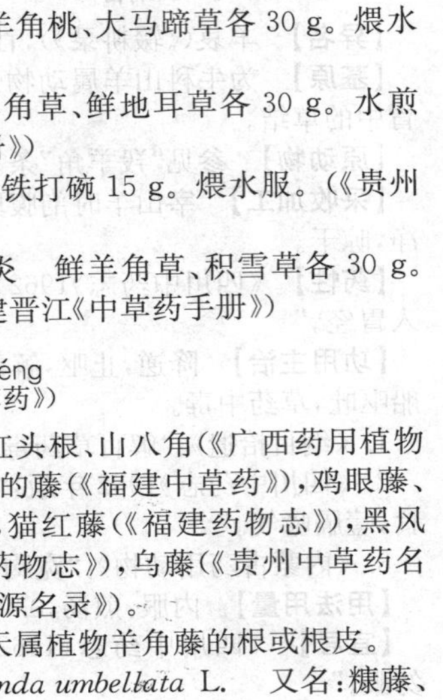

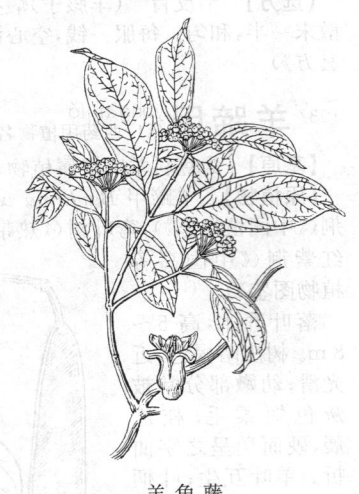

羊角藤

生于低海拔地区灌木丛中。分布于西南至东南部。

本植物的叶(羊角藤叶)亦供药用，另设专条。

【采收加工】 全年均可采，晒干或鲜用。

【药材】 羊角藤 *Radix seu Cortex Morindae Umbellatae* 产于福建、广东、浙江、广西等地。

性状　根多呈圆柱形，长短不等。根皮呈不规则片状、槽状或卷筒状。外表面灰褐色或灰棕色，具不规则皱纹或较粗的纵皱纹，具少数横缢纹，有的皮部断裂而露出粗糙木部，形成长短不等的节。质坚硬，柴性，易折断，断面呈颗粒状，皮部较薄，内表面浅灰紫色，木部粗而脆。无臭，味淡微甜。

鉴别　根横切面：木栓细胞数列；栓内层草酸钙针晶稀少。中柱鞘部位有石细胞断续排列成环。韧皮部有石细胞或石细胞群散在，木质部发达，全部木化；导管类圆形。

粉末特征：棕黄色。石细胞较多，单个散在或成群，黄色或淡黄色，呈长方形、多角形，个别纤维状，孔沟弯曲或斜向，有的末端分叉，有的层纹细密。草酸钙针晶束纤细散在或成束存在于栓内层细胞及薄壁细胞中。木栓细胞成片，淡黄色，表面观呈多角形，壁稍厚。

【成分】 羊角藤根含蒽醌苷元类成分：2-羟基蒽醌(2-hydroxy anthraquinone)，茜草素(alizarin)，茜草素-1-甲醚(alizarin-1-methyl ether)，甲基异茜草素(rubiadin)，甲基异茜草素-1-甲醚(rubiadin-1-methyl ether)，黄紫茜素(xanthopurpurin)，茜草素-2-甲醚(alizarin-2-methyl ether)，1-羟基-2-甲基蒽醌(1-hydroxy-2-methyl anthraquinone)，2-甲基蒽醌(2-methyl anthraquinone)，2-甲氧基蒽醌(2-methoxy anthraquinone)，1-甲氧基-2-甲基蒽醌(1-methoxy-2-methyl anthraquinone)，茜草色素(munjistin)，光泽定(lucidin)；蒽醌苷类成分：甲基异茜草素葡萄糖苷(rubiadin-glycoside)和1-甲醚甲基异茜草素葡萄糖苷(1-methyl ether-rubiadin-glycoside)[1]，还含有门衣司亭甲酯[2]。

【药理】 1. 抗溃疡作用　羊角藤中有效成分丹宁酸有抗溃疡保护胃的作用[1]。

2. 对糖代谢的影响　羊角藤口服给药对葡萄糖引起的大鼠血糖升高有明显的抑制作用[2,3]；并能降低糖尿病大鼠的组织损伤[4]，以及用于伴有辐射引起 DNA 损伤的糖尿病的治疗[5]。

毒性　小鼠急性毒性试验中口服最大耐受量为 16 g/kg，未见中毒症状[2,3]。

【药性】 辛、甘，温。

1.《全国中草药汇编》："甘，凉。"

2.《福建药物志》："辛、微甘，温。"

【功用主治】 祛风除湿，补肾止痛。主治风湿关节痛，肾虚腰痛，阳痿，胃痛。

1.《全国中草药汇编》："祛风除湿，止痛。主治胃痛，风湿关节痛。"

2.《福建药物志》："祛风止痛，利湿解毒。根治风湿关节痛，腰痛，黄疸型肝炎，脱肛。"

3.《湖南药物志》："补肾壮阳，祛风除湿。治肾虚腰痛，阳痿，早泄，风湿关节痛。"

【用法用量】 内服：煎汤，15～60 g。

【选方】 1. 治肾虚腰痛　(羊角藤)干根皮 15～30 g。酌加猪骨，水煎服。(《福建中草药》)

2. 治黄疸型肝炎　①羊角藤根、阴行草各 30 g。水煎服。②羊角藤根、阔叶十大功劳根各 30 g，瘦猪肉适量。水煎服。(《福建药物志》)

1985 羊屎果 yáng shǐ guǒ (《云南思茅中草药选》)

【异名】 十年果(《云南思茅中草药选》)，麻栗、山蒲桃、

而死亡。

1.《本草求原》:"有毒,能杀人,不可入口。"

2.《岭南采药录》:"有大毒,不入服剂。"

【选方】 1. 治乳痈初期　羊角拗鲜叶、红糖同捣烂,烤热外敷。(《福建中草药》)

2. 治多发性脓肿、腱鞘炎、毒蛇咬伤、跌打骨折　羊角扭叶粉末适量,用酒水调和温敷患处。(广州空军《常用中草药手册》)

3. 治骨折　先复位,夹板固定。将羊角拗根、辣椒根、柳树根各等量,研末,韭菜头捣水拌匀,温敷损伤或骨折处(《福建药物志》)。

1982 羊角参 yáng jiǎo shēn (《陕西中草药》)

【异名】 臭儿参(《陕西中草药》)。

【基原】 为百合科黄精属植物轮叶黄精及新疆黄精的根茎。

【原植物】 1. 轮叶黄精 *Polygonatum verticillatum* (L.) All.[*Convallaria verticillata* L.; *P. kansuense* Maxim.]

又名:红果黄精(《云南药用植物名录》),甘肃黄精(《陕西中药志》)。

多年生草本,茎高 40～80 cm。根茎的节间长 2～3 cm,一头粗,一头较细,粗的一头有短分枝,少有根茎为连珠状。叶通常为3叶轮生;叶片长圆状披针形至条状披针形或条形,长 6～10 cm,宽 2～3 cm,先端尖至渐尖。花单朵或 2～4 朵成花序,腋生;俯垂;花被合生成筒状,裂片 6,淡黄色或淡紫色;雄蕊 6,花丝极短;子房 3 室,具等长花柱。浆果近球形,熟时红色,具种子 6～12 颗。花期 5～6 月,果期 8～9 月。

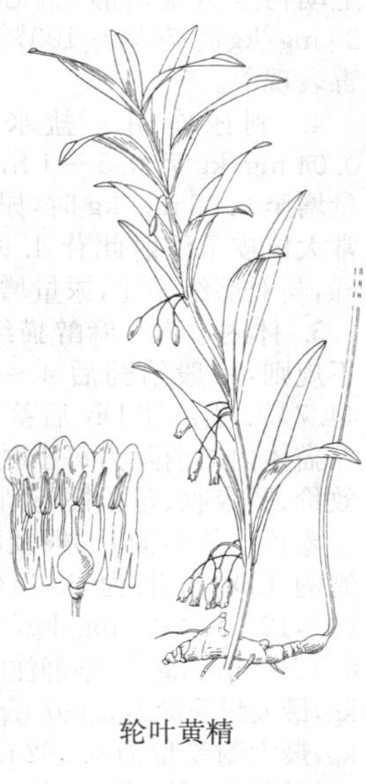

轮叶黄精

生于海拔 2 100～4 000 m 的林下或山坡草地。分布于山西、四川、云南、西藏、陕西、甘肃、青海等地。

2. 新疆黄精 *P. roseum* (Ledeb.) Kunth[*Convallaria rosea* Ledeb.]　又名:玫瑰红黄精(《陕西中药志》)。

与上种不同点:根状茎细圆柱形,粗细大致均匀;叶大部分 3～4 枚轮生;叶片披针形至条状披针形,长 7～12 cm,宽 9～16 mm,先端尖。花腋生,总花梗平展或俯垂;花被合生成筒状,裂片 6,淡紫色;雄蕊 6,花丝极短;子房 3 室,花柱与子房近等长。浆果近球形,具种子 2～7 颗。花期 5 月,果期 10 月。

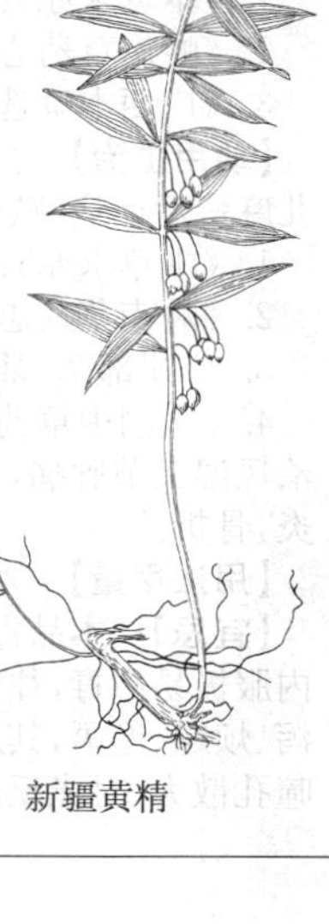

新疆黄精

生于海拔 1 400～1 900 m 的山坡阴地。分布于陕西、新疆。

【采收加工】 7～10 月采挖,蒸后晒干。

【药材】 羊角参 *Rhizoma Polygonati Rosei*　产于新疆。

性状　根茎呈圆柱形,长 5～15 cm,直径 3～7 mm,粗细较均匀。表面深棕色,具圆形茎痕,二个茎痕间距 4～6 cm;节明显,呈波状环,节间较长,可见少数点状须根痕。质韧,断面角质样,可见类白色小点散在(维管束)。气微,味微甜而带黏性。

鉴别　根茎横切面:表皮细胞 1 列。内皮层不明显。维管束散在,大部分为周木型,少数为有限外韧型、薄壁组织中散有黏液细胞。草酸钙针晶束较稀少。

【成分】 1. 轮叶黄精　根茎含薯蓣皂苷元(diosgenin)及其苷类[1,2],并含 β-谷甾醇(β-sitosterol),赖氨酸,丝氨酸,天冬氨酸,苏氨酸[3]。

2. 新疆黄精　根茎含水溶性多糖:葡萄甘露聚糖[4],葡萄果聚糖[5]等。

【药性】《陕西中草药》:"味甘、微苦,性凉。"

【功用主治】 补脾润肺,平肝,解毒消痈。主治脾胃虚弱,肺燥咳嗽,头晕,头痛,疮痈肿痛。

1.《陕西中草药》:"平肝熄风,养阴明目,清热凉血。主治头痛目疾,咽喉痛,高血压病,痫症,疖痈。"

2.《陕甘宁青中草药选》:"补脾润肺,生津。主治肺结核,病后虚弱,口渴,神经衰弱,食欲不振,腰腿酸软,糖尿病。"

【用法用量】 内服:煎汤,6～9 g;或研末;或浸酒。外用:捣敷。

1983 羊角草 yáng jiǎo cǎo (福建晋江《中草药手册》)

【异名】 羊角桃、蛇舌草(《贵州草药》),田素香、田香蕉(福建晋江《中草药手册》),目目箭、陌上番椒(《全国中草药汇编》)。

【基原】 为玄参科母草属植物狭叶母草的全草。

【原植物】 狭叶母草 *Lindernia angustifolia* (Benth.) Wettst.　又名:窄叶母草(《全国中草药汇编》)。

一年生草本,高 7～40 cm。茎多分枝,下部弯曲上升,茎枝有条纹,无毛。叶对生;几无柄;叶片条状披针形至披针形或条形,长 1～4 cm,宽 2～8 mm,先端渐尖而圆钝,基部楔形成极短的狭翅,全缘或具少数圆齿。花单生于叶腋,呈短总状花序;花萼 5 裂,仅基部联合,裂片狭披针形;花冠紫色、蓝紫色或白色,冠筒圆柱形,先端 2 唇形,上唇 2 裂,卵形,圆头,下唇 3 裂;雄蕊 4,全育,前面 2 枚花丝的附属物丝状;花柱宿存,形成细喙。蒴果条形,比宿萼长 2 倍。种子长圆形,浅褐色,有蜂窝状孔纹。花期 5～10 月,果期 7～11 月。

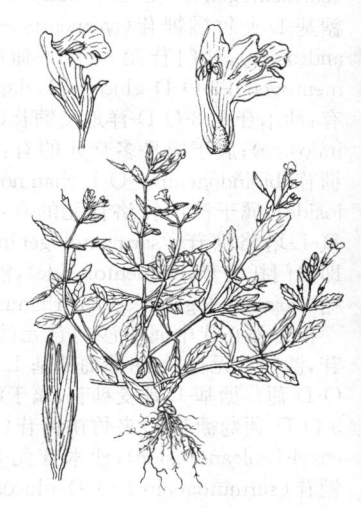

狭叶母草

生于水田、河流旁的低湿处。分布于华东、

端短渐尖或急尖，基部楔形，全缘；侧脉每边通常6条，斜扭上升，叶缘前网结。花大形，黄白色，顶生或3花合生呈聚伞花序；花梗纤细。苞片和小苞片线状披针形；花萼萼片5，披针形，先端长渐尖，绿色或黄绿色，内面基部有腺体；花冠黄色，漏斗形，花冠筒淡黄色，上部5裂，裂片基部卵状披针形，先端线形长尾状，裂片内面由10枚舌状鳞片组成的副花冠，白黄色，鳞片每2枚基部合生；雄蕊5，内藏，花药箭形，基部具耳，各药相连于柱头，花丝纺锤形，被柔毛；子房由2枚离生心皮组成，半下位，花柱圆柱状，柱头棍棒状，先端浅裂。蓇葖果木质，双出扩展，长披针形，极厚，干时黑色，具纵条纹；种子纺锤形而扁，上部渐狭而延长成喙，轮生白色丝状种毛，具光泽。花期3～7月，果期6月至翌年2月。

生于山坡或丛林中。分布于福建、广东、广西、海南、贵州、云南等地。

本植物的种子(羊角拗子)、种子的丝状绒毛(羊角纽花)亦供药用，另设专条。

【栽培】 生物学特性　适宜热带、南亚热带气候，不耐霜冻。土壤以微酸性肥沃的砂质土壤为宜。

繁殖方法　用种子和扦插繁殖。春、秋季播种或春季扦插育苗，5～6月雨季初期定植，行株距2m×2m。抽藤时搭架或使攀缘于其他树上。

【采收加工】 全年均可采根，切片晒干；7～10月采收茎、叶，晒干或鲜用。

【药材】 羊角拗 *Herba Strophanth Divaricati*　产于广东、广西、海南、福建等地。

性状　茎枝圆柱形，略弯曲，多截成30～60 cm的长段；表面棕褐色，有明显的纵沟及纵皱纹，粗枝皮孔灰白色，横向凸起，嫩枝密布灰白色小圆点皮孔；质硬脆，断面黄绿色，木质，中央可见髓部。叶对生，皱缩，展平后呈椭圆状长圆形，全缘，中脉于下面突起。气微，味苦。有大毒。

【成分】 羊角拗的叶含强心苷，属于迪可苷元的有：迪可苷元-3-O-L-夹竹桃糖苷(decogenin-3-O-L-oleandroside)；属于沙门苷元的有：沙门苷元-3-O-L-夹竹桃糖苷(sarmentogenin-3-O-L-oleandroside)即羊角拗苷(divaricoside)，沙门苷元-3-O-L-地芰糖苷(sarmentogenin-3-O-L-diginoside)即羊角拗异苷(divostroside)，沙门苷元-3-O-D-洋地黄糖苷(sarmentogenin-3-O-D-digitaloside)，沙门苷元-3-O-D-葡萄糖基-L-夹竹桃糖苷(sarmentogenin-3-O-D-glucosyl-L-oleandroside)，沙门苷元-3-O-D-葡萄糖基-L-地芰糖苷(sarmentogenin-3-O-D-glucosyl-L-diginoside)；属于沙木苷元的有：沙木苷元-3-O-D-洋地黄糖苷(sarmutogenin-3-O-D-digitaloside)；属于毕平多苷元的有：毕平多苷元-3-O-L-鼠李糖苷(bipindogenin-3-O-L-rhamnoside)即铃兰新苷(lokundjoside)；属于沙门托洛苷元的有：沙门托洛苷元-3-O-6-去氧-L-塔洛糖苷(sarmentologenin-3-O-6-deoxy-L-taloside)即沙门托洛苷(sarmentoloside)，沙门托洛苷元-3-O-L-鼠李糖(sarmentologenin-3-O-L-rhamnoside)[1]。

根含强心苷中属于沙门苷元的有：羊角拗苷，羊角拗异苷，沙门苷元-3-O-D-葡萄糖基-L-夹竹桃糖苷，沙门苷元-3-O-D-葡萄糖基-L-地芰糖苷；属于沙木苷元的有：沙木苷元-3-O-D-葡萄糖基-L-夹竹桃糖苷(sarmutogenin-3-O-D-glucosyl-L-oleandroside)，沙木苷元-3-O-D-葡萄糖基-L-地芰糖苷(sarmutogenin-3-O-D-glucosyl-L-diginoside)；属于沙门托洛苷元的有沙门托洛苷元-3-O-6-去氧-L-塔洛糖苷[1]。

茎含强心苷及苷元：沙门苷元-3-O-D-葡萄糖基-L-夹竹桃糖苷，沙门苷元-3-O-D-葡萄糖基-L-地芰糖苷，沙门苷元。还含橡胶肌醇(dambonitol)[1]。

【药理】 1. 对心脏的作用　羊角拗苷(Div)和毒毛花苷G(Oua)产生剂量依赖性正性肌力作用。当Div 0.365 mg/L和Oua 0.292 mg/L浓度时，FRP明显缩短。在此浓度产生正性肌力的早期，延长药物作用时间，R-T间期明显缩短。两种强心苷在相当于治疗浓度时不影响兴奋性，中毒早期兴奋性略升高，中毒严重时兴奋性明显降低，Div 0.365 mg/L和Oua 0.292 mg/L都提高心室肌自律性。Div 3.65 mg/L和Oua 2.92 mg/L分别于给药后15 min和20 min中毒，其等长收缩张力(DT)和张力上升的最大速率($+dp/dt_{max}$)均降低，DT图像出现后收缩，SEG图像出现O波[1]。

2. 子宫兴奋作用　Div在1∶250万浓度时对兔离体子宫呈明显兴奋作用；0.1 mg/kg静注对兔在体子宫也呈明显兴奋作用；0.068 mg/kg静注对兔子宫瘘也表现明显兴奋作用[2]。

3. 镇静作用　小鼠皮下注射Div 11.5 mg/kg时，50%以上动物呈明显镇静，且心率显著减慢，在剂量达15.2～20 mg/kg时70%～100%动物均出现镇静，但已有轻度中毒表现[3]。

4. 利尿作用　盐水负荷的麻醉犬静注羊角拗苷0.04 mg/kg后0.5～1 h，尿量为对照组的1.5～1.8倍；剂量增至0.08 mg/kg时，尿量为对照组的2.3～2.8倍。正常大鼠皮下注射此苷4.99 mg/kg后0.5～2 h利尿达高峰，与对照组相比，尿量增加4.7倍[3]。

5. 体内过程　麻醉猫经十二指肠给予Div，吸收缓慢而不规则，一般给药后4～5 h吸收量最多，可达口服量的44.7%。猫静注Div后蓄积性很低，5 d后已全无蓄积，其在猫体内的消除为每小时0.006 mg/kg。羊角拗苷的生物效价、肠吸收、蓄积性与消除都与毒毛花苷相似[4]。

毒性　羊角拗叶、根及种子均有毒。Div静注对小鼠和鸽的LD_{50}分别为6.93(5.45～7.68)mg/kg和0.430(0.412～0.442)mg/kg，猫的平均致死量为0.337 5±0.012 5 mg/kg[5]。猫静注的最小致死量(MLD)为0.194 mg/kg，最大耐受量为0.097 mg/kg；猫口服的MLD为0.972 mg/kg，最大耐受量为0.162 mg/kg[4]。

【药性】 苦，寒，大毒。

1.《本草求原》："苦，寒，有毒。"

2.《岭南草药志》："嗅腥。"

3.《广西本草选编》："味苦、微辛，性寒，有大毒。"

【功用主治】 祛风，通络，解毒，杀虫。主治风湿痹痛，小儿麻痹后遗症，跌打损伤，痈疮，疥癣。

1.《本草求原》："止瘙痒，治疥癞热毒。"

2.《岭南草药志》："外用杀虫，拔肿毒，通痹，续骨。"

3. 广州部队《常用中草药手册》："主治跌打扭伤，疥癣。"

4.《全国中草药汇编》："强心消肿，止痛，止痒，杀虫。主治风湿关节肿痛，小儿麻痹后遗症，皮癣，多发性疖肿，腱鞘炎，骨折。"

【用法用量】 外用：煎水洗；或捣敷；或研末调敷。

【宜忌】 本品毒性较大，多作外用，一般不作内服。生品内服极易中毒，往往先出现头痛、头晕、恶心、呕吐、腹痛、腹泻、烦躁、谵语，其后四肢冰冷出汗、脸色苍白、脉搏不规则、瞳孔散大、对光反应不敏感，继而出现痉挛、昏迷、心跳停止

菌盖近球形、卵形至椭圆形，高 4～10 cm，宽 3～6 cm，顶端钝圆，表面有似羊肚状的凹坑。凹坑不定形至近圆形，宽 4～12 mm，蛋壳色至淡黄褐色，棱纹色较浅，不规则地交叉。柄近圆柱形，近白色，中空，上部平滑，基部膨大并有不规则的浅凹槽，长 5～7 cm，粗约为菌盖的 2/3。子囊圆筒形，(280 ～ 320)μm × (18 ～ 22)μm。孢子长椭圆形，无色，每个子囊内含孢子 8 个，呈单行排列。侧丝顶端膨大，粗达 12μm。

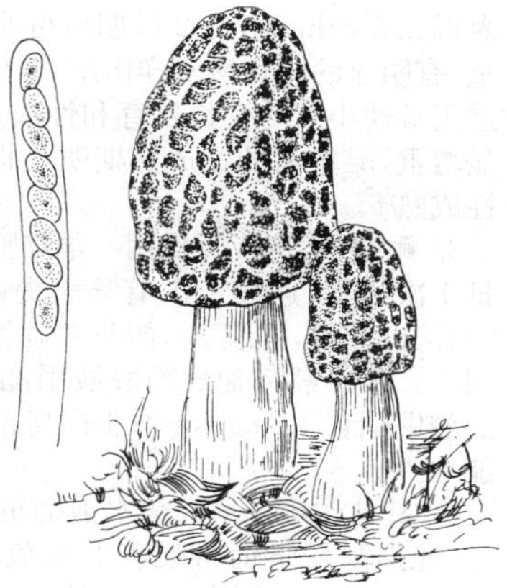

羊 肚 菌

生于海拔 800～1 000 m 的阔叶林中地上及林缘空旷处。分布于河北、山西、吉林、江苏、四川、云南、陕西、甘肃、青海、新疆等地。

2. 小顶羊肚菌 *M. angusticeps* Peck. 又名：黑脉羊肚菌（《中国的真菌》）。

菌盖狭圆锥形，顶端尖，高 2～5 cm。基部宽 1.7～3.3 cm，凹坑多长方形，蛋壳色。棱纹黑色，纵向排列，由横脉连接。柄乳白色，近圆柱形，上部平，基部稍有凹槽。子囊 (210 ～ 250)μm×(15 ～ 20)μm。孢子单行排列，子核 (22 ～ 26)μm ×(12 ～ 14)μm，侧丝顶端膨大，直径达 11 μm。

生于云杉林中地上。分布于山西、内蒙古、四川、云南、西藏、青海等地。

3. 尖顶羊肚菌 *M. conica* Pers.　又名：圆锥羊肚菌（刘波《中国药用真菌》）。

菌盖长，近圆锥形，顶端尖或稍尖，长达 5 cm，直径达 2.5 cm。凹坑多长方形，浅褐色，棱纹色较浅，多纵向排列，由横脉相连。柄白色，直径约等于菌盖基部的 2/3，上部平，下部有不规则凹槽。子囊 (250 ～ 300)μm × (17 ～ 20)μm，孢子单行排列，(20～24)μm×(12～15)μm。侧丝顶部膨大，直径达 9～12 μm。

生于阔叶林及混交林地上、林缘空旷处以及防护林内草丛中。分布于河北、山西、江苏、湖南、云南、甘肃、新疆等地。

除上述 3 种外，药用的还有粗柄羊肚菌 *M. crassipes* (Vent.) Pers. 及小羊肚菌 *M. deliciosa* Fr. 两种。

【栽培】 生物学特性　羊肚菌丝体在多种真菌培养基上都能生长。子实体发生盛期为 4 月中旬至 5 月中旬，平均温度 12 ℃。子实体生长的空气相对湿度约 80%，土壤含水量一般为 40%～50%。羊肚菌生长的适宜 pH 略高于一般真菌，为 7～7.9。

培育技术　人工栽培一般采取菌土接种和子实体接种两种方式。菌土接种：在 4 月下旬至 5 月上旬，在羊肚菌生长良好的地块上，挖取 10 cm 见方、厚约 7 cm 的土块，移植到与取土环境相似地方的穴中，然后用 30 cm 见方的塑料薄膜覆盖。进入梅雨季节去掉覆盖物。子实体接种：取子实体切成 4 片，埋入理想的地段。移植时子囊盘向下，四周培土，留一小部露出地面。上盖少许叶，然后用 30 cm 见方的塑料薄膜覆盖。子实体接种以秋季易成活。

【采收加工】 6～7 月采摘，洗去菌柄基部泥土，晒干。

【成分】 1. 羊肚菌　含氨基酸类成分：γ-L-谷氨酰-顺-3-氨基-L-脯氨酸（γ-L-glutamyl-*cis*-3-amino-L-proline）[1]，顺-3-氨基-L-脯氨酸（*cis*-3-amino-L-proline）[2]，丙氨酸，谷氨酸及脯氨酸，及少量色氨酸、酪氨酸、半胱氨酸和胱氨酸[3]，还含有 β-丙氨酸[4]。还含 3 种胡萝卜素类（carotene）和 4 种叶黄素类（xanthophyll），包括虾黄质（astaxanthin）和玉蜀黍黄质（zeaxanthin）[5]。另含甾醇类成分：麦角甾醇（ergosterol），麦角甾-5，7-二烯醇（ergosta-5，7-dienol）[6]。

2. 尖顶羊肚菌　含 3 种胡萝卜素类，包括 δ-胡萝卜素（δ-carotene）及 5 种叶黄素类[5]。

3. 粗柄羊肚菌　含蛋白质，多糖，甲壳质，脂，磷酸盐[7]。

4. 小羊肚菌　含蛋白质，多糖，甲壳质，脂，磷酸盐[7]，饱和脂肪酸和不饱和脂肪酸[8]。

【药理】 1. 抗血小板聚集作用　从羊肚菌中分离出一种血小板聚集抑制物，它的 IC_{50} 为 22.9 μg/ml。这种血小板聚集抑制的效力比阿司匹林强 2.57 倍[1]。

2. 免疫提高作用　肚菌发酵液对小鼠的非特异性免疫（巨噬细胞吞噬功能）、细胞免疫（迟发性过敏反应）、体液免疫（溶血素含量）及胸腺脾脏的增重均有显著的增强作用[2]。

3. 抗疲劳作用　小鼠饮用羊肚菌发酵液一定时间后肌糖原、肝糖原及血红蛋白含量均比对照组显著增加，运动后血乳酸的含量明显降低，运动后恢复血乳酸清除速率显著加快，运动耐力明显提高[3]。

【药性】 刘波《中国药用真菌》："性平，味甘。"

【功用主治】 刘波《中国药用真菌》："益肠胃，化痰理气。治消化不良，痰多气短。"

【用法用量】 内服：煎汤，30～60 g。

1981 羊角拗 yáng jiǎo ào

（《中国药用植物志》）

【异名】 羊角纽（《本草求原》），羊角藤、羊角捩（《岭南采药录》），羊角扭、羊角藕（《中国药用植物志》），断肠草、大羊角扭瘸（《广西药用植物名录》），羊角柳（《广东中药》），华毒毛旋花子（《药材学》），菱角扭、黄葛扭（广州空军《常用中草药手册》），武靴藤、鲤鱼橄榄（《福建中草药》），花拐藤、金龙角（《福建药物志》）。

【基原】 为夹竹桃科羊角拗属植物羊角拗的根或茎叶。

【原植物】 羊角拗 *Strophanthus divaricatus* (Lour.) Hook. et Arn. [*Pergularis divaricata* Lour.]

灌木或藤本，直立，高达 2 m。多匍枝，折之有乳汁流出；小枝通常棕褐色；密被灰白色皮孔。叶对生，具短柄；叶片厚纸质，椭圆形或长圆形，长 4～10 cm，宽 2～4 cm，先

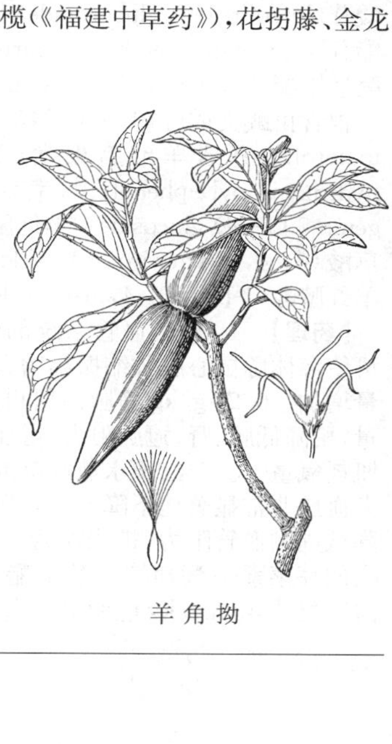

羊 角 拗

2. 治跌打损伤　羊耳蒜干粉适量，加醋调敷；或鲜用捣烂敷患处。(《青岛中草药手册》)

1979 羊红膻 yáng hóng shān (《陕西中药名录》)

【异名】 羊洪膻(《全国中草药汇编》)，六月寒(《秦岭巴山天然药物志》)。

【基原】 为伞形科茴芹属植物缺刻叶茴芹的根或全草。

【原植物】 缺刻叶茴芹 *Pimpinella thelungiana* Wolff

多年生草本，高 40～100 cm。全株有微柔毛或柔毛。茎直立，有细条纹，密被短柔毛，基部有残留的叶鞘纤维，上部有数分枝。基生叶和茎下部叶叶柄长 5～20 cm，叶片轮廓卵状长圆形，长 5～15 cm，宽 2～6 cm，一回羽状分裂，小羽片 3～5 对，卵形至卵状披针形，长 2～7 cm，宽 1～6 cm，基部楔形或钝圆，边缘有缺刻状齿或近于羽状条裂，表面有稀疏柔毛，背面密被柔毛；茎中部叶叶形与基生叶相似，或为二回羽状分裂，末回裂片线形；茎上部叶较小，叶片羽状分裂，裂片线形。复伞形花序顶生，无总苞片和小总苞片；伞辐 10～25；小伞形花序有花 10～25；无萼齿；花瓣倒卵形，白色；花柱基圆锥形，花柱向外反卷。双悬果长卵形，果棱线形，每棱槽内有油管 3，合生面有油管 4～6，胚乳腹面平直。花、果期 6～9 月。

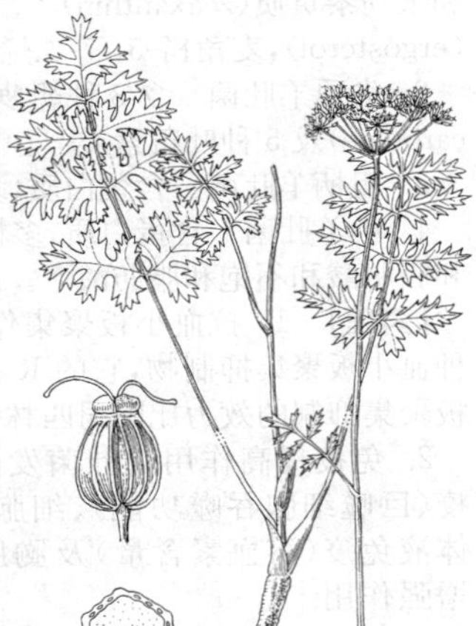

缺刻叶茴芹

生于海拔 600～1 700 m 的山坡、林下、河边、灌木丛中。分布于华北、东北及山东、陕西等地。

【采收加工】 7～9 月采收全草，9～10 月挖根，晒干。

【成分】 地上部分含黄酮类成分：芹菜素-7-O-葡萄糖醛酸苷(apigenin-7-O-glucuronide)，木犀草素-7-O-葡萄糖醛酸苷(luteolin-7-O-glucuronide)[1]，芹菜素-7-葡萄糖醛酸甲酯苷(apigenin-7-methyl-glucurunate)，木犀草素-7-葡萄糖醛酸甲酯苷(luteolin-7-methyl-glucurunate)[2]。

根含甾醇类成分：β-谷甾醇(β-sitosterol)，γ-谷甾醇(γ-sitosterol)。还含羊红膻根素〔3-methoxy-5-(1′-ethoxy-2′-hydroxypropyl)-phenol〕[3]，芹菜素-7-O-β-D-葡萄糖苷(apigenin-7-O-β-D-glucoside)，羊红膻酯(thellungianate)[4]，莽草酸(3，4，5-tritydroxy-1-cyclohexene-1-carboxylic acid)，羊红膻醇(1-buty-3，4，5-tricyclohenxanol)[5]。

【药理】 1. 对心血管系统的作用　羊红膻水煎醇沉剂可使离体豚鼠心脏收缩振幅增大，心肌收缩力增强，冠脉流量增加。0.25 g/kg 静脉注射可增加犬在体心脏的冠脉流量，稍降低脑、肾、冠脉阻力，增加脑、肾血流量，显著降低心肌耗氧量[1]。羊红膻水煎醇沉剂 0.25 g/kg 静脉注射可使犬血压非常显著地下降[2]。降压作用机制与释放组胺[2]及降低周围血管阻力，扩张血管[1]有关。从羊红膻全草分离出的芹菜素-7-葡萄糖醛酸甲酯苷和木犀草素-7-葡萄糖醛酸甲酯苷 40 mg/kg 能明显改善大鼠实验性心肌梗死模型心肌呼吸酶[3]。

2. 对生长发育及激素调节的影响　羊红膻浸膏液每日灌胃 2.5 g/kg，给药 2 星期后可明显增加去势幼年大鼠体重，有明显的同化激素样作用。每日灌胃 3 g/kg 可明显促进正常幼小鼠的生长发育和性成熟，体重、胸腺、雄性腺明显增重，雌小鼠的性成熟期明显提前，给药 11 d 雌鼠全部性成熟[4]。

3. 耐缺氧、抗疲劳作用　羊红膻水煎醇沉剂 25 g/kg，每日 1 次灌胃，连续 7 d，有显著提高小鼠常压耐缺氧能力；20 g/kg 灌胃，连续 3d，能非常显著地延长小鼠游泳疲劳时间[5]。芹菜素-7-葡萄糖醛酸甲酯苷和木犀草素-7-葡萄糖醛酸甲酯苷 40 mg/kg 均能提高正常或病态小鼠的耐缺氧能力[3]。

4. 其他作用　羊红膻水煎醇沉剂 10 g/kg 灌胃，共 1 个月，能抑制高脂饲料喂养的家兔三酰甘油升高和肝脂肪变[5]。羊红膻浸膏液 2.0 g/kg、4.0 g/kg，每日灌胃 1 次，连续 7 d，都能使大鼠肾上腺内维生素 C 含量下降。羊红膻 3 g/kg，每日灌胃 1 次，共 9 d，可使正常小鼠肝糖原明显升高，肌糖原亦有升高趋势[4]。

毒性　羊红膻水煎醇沉剂小鼠腹腔注射的 LD_{50} 为 24.63±1.31 g/kg，灌胃的 LD_{50} 为 120 g/kg。大剂量给药后立即出现伏卧不动、后肢松弛、举尾、惊厥、挣扎、翻正反射消失、呼吸加深加快，最后呼吸抑制死亡[5]。

【药性】 《全国中草药汇编》："辛，温。"

【功用主治】 《全国中草药汇编》："温中散寒。治克山病，心悸，气短，咳嗽。"

【用法用量】 内服：煎汤，3～9 g。

【选方】 1. 治潜在型及慢性克山病　羊洪膻根、细叶马先蒿各 9 g。水煎服，每日 1 剂，分 2 次服，3～5 d 为 1 个疗程，休息 15～20 d 再进行第二个疗程。或用羊红膻全草 30 g，黄精 15 g，水煎，每日分 2 次服，疗程同上。

2. 治气管炎　羊洪膻根 9 g 或全草 15 g。水煎服。(1、2方出自《全国中草药汇编》)

【临床报道】 1. 治疗克山病　用羊红膻汤Ⅰ号(羊红膻根 10 g，山芝麻 10 g)或Ⅱ号(羊红膻全草 30 g，黄精 15 g)水煎，每日分 2 次服，3～5 d 为 1 个疗程，休息 15～20 d 再开始第二个疗程，一般服药 3 个疗程。治疗潜在型及慢性克山病患者 92 例，全部有效。一般服药 5～10 d，气短、心悸等症状减轻或消失，面色变红润，脉搏有力，心音由弱变强，不同程度恢复劳动能力，心电图观察也有一定改善。在服药过程中，除个别病例发现口干、口角起疱疹外，没有发现其他副作用[1]。

2. 治疗高血压病　羊红膻糖衣片(每片含生药 13.4 mg)每次 4 片，日服 3 次，30 d 为 1 个疗程，停药 1 星期继续下个疗程，治满 2 个疗程统计疗效。治疗高血压病 105 例，获显效 50 例，有效 22 例，无效 33 例。总有效率为 68.6%。服药后少数患者有口干、嗜睡、腹胀、恶心等副作用，但未及停药即自行消失[2]。

1980 羊肚菌 yáng dǔ jūn (刘波《中国药用真菌》)

【异名】 羊肚菜(《广菌谱》)，羊肚蘑、编笠菌(刘波《中国药用真菌》)。

【基原】 为羊肚菌科羊肚菌属真菌羊肚菌、小顶羊肚菌、尖顶羊肚菌等的子实体。

【原植物】 1. 羊肚菌 *Morchella esculenta* (L.) Pers.

解和解聚作用，能使局部储液或皮下注射的药液扩散，加速吸收，减轻组织的肿胀和疼痛，也有利于局部水肿、积血和炎性渗出物的消散和吸收，与胰岛素合用，尚可防止注射部位药液浓度过高所致脂肪组织萎缩[4]。

3. 对实验性心肌梗死的影响　多数实验表明 HY 能减轻心梗患者及犬缺血性损伤，并能缩小梗死范围(IS)。在大鼠左冠状动脉结扎后早期静注 HY 1 500 u/kg，能显著缩小 IS，给药组的 dp/dt_{max}、$-dp/dt_{max}$和 V_{max} 均显著高于对照组，并且对左心室心肌收缩性(LVMC)也有一定改善[5]。

【药性】 甘、咸，温。归肾经。

1.《随息居饮食谱》："甘，温。"

2.《中药志》1962 年版："性温，味甘、咸，无毒。入肾经。"

【功用主治】 补肾，益精，助阳。主治肾虚腰痛，阳痿，遗精，滑精，淋浊，带下，消渴，小便频数，疝气，睾丸肿痛。

1.《宝庆本草折衷》："益精血。"

2.《纲目》："主治肾虚精滑。"

3.《晶珠本草》："壮阳，治肾病，小便不利，小便失禁，少年、老人躬腰弯背病，肾性机能衰弱症。"

4.《随息居饮食谱》："功同内肾而更优。治下部虚寒，遗精，淋带，癥瘕，疝气，房劳内伤，阳痿阴寒，诸般隐疾。"

【用法用量】 内服：煮食，一对；或入丸、散。

【宜忌】《随息居饮食谱》："下部火盛者忌之。"

【选方】 1. 治遗精梦漏　舶上茴香(炒)，胡芦巴、破故纸(炒香)、白龙骨各一两，木香一两半，胡桃肉三七个(研)，羊石子三对(破开，盐半两擦，炙熟，研如泥)。上五味为末，下二味同研成膏，和酒浸蒸饼杵熟，丸如梧子大。每服三五十丸，空心温酒下。(《本事方》金锁丹，又名茴香丸)

2. 治肾虚阳痿　雄羊肾 2 对。鹿茸、菟丝子各 30 g，茴香 15 g，共研末。将羊肾入酒煮烂，和药末捣泥成丸，阴干。每服 20～30 丸，温酒送下，每日 3 次。(《四川中药志》1962 年版羊肾丸)

3. 治鼻渊脑漏　羊卵子一对(去膜，切片，顶大者尤妙)。酱油、陈酒拌之，放瓷碗内，隔汤煮熟。以陈酒送下，饮微醉，临午服。(《种福堂方》)

1977 羊头蹄 yáng tóu tí (《纲目》)

【基原】 为牛科山羊属动物山羊 *Capra hircus* Linnaeus 或绵羊属动物绵羊 *Ovis aries* Linnaeus 的头或蹄肉。

【原动物】 参见"羖羊角"条。

【采收加工】 宰羊时取下头或蹄，去毛洗净，鲜用或冷藏。

【药性】 甘，平。

1.《千金方》："头肉：平。蹄肉：平。"

2.《日华子》："头(肉)，凉。"

3.《纲目》："头蹄：甘，平，无毒。"

【功用主治】 补肾益精。主治肾虚劳损，精亏羸瘦。

1.《千金方》："头肉：主风眩瘦疾，小儿惊痫，丈夫五劳七伤。蹄肉：主丈夫五劳七伤。"

2.《食疗本草》："头肉，主缓中，汗出虚劳，安心止惊，补胃虚损及丈夫五劳骨热。"

3.《日华子》："头(肉)：治骨蒸，脑热，头眩，明目。"

4. 朱丹溪："羊头、蹄肉，性极补水。水肿人食之，百不一愈。"(引自《纲目》)

5.《纲目》："头蹄：疗肾虚精竭。"

【用法用量】 内服：煮食，适量。

【宜忌】《食疗本草》："宿有冷病，人勿多食。"

【选方】 1. 治五劳七伤　白羊头、蹄一具(净治，更以草火烧令黄赤)，胡椒、荜茇、干姜各一两，葱白一升，豉二升。上七物，先以水煮头蹄半熟，即纳药物煮，令极烂，去药，冷暖任性食之，日一具，七日用七具。(《千金方》)

2. 治小儿惊风　白羊头一个，丁香一两。同熬至软，同乳母空心尽食之。(《普济方》)

1978 羊耳蒜 yáng ěr suàn (《陕西中草药》)

【异名】 珍珠七、借母怀胎、鸡心七(《陕西中草药》)，算盘七(《陕西中药名录》)。

【基原】 为兰科羊耳蒜属植物羊耳蒜的带根全草。

【原植物】 羊耳蒜 *Liparis japonica* (Miq.) Maxim.

多年生草本，全株无毛。假鳞茎卵球形，如蒜头状，外被干膜质的白色鞘，下部具多数须根。基生叶 2 枚，基部抱合而近对生；叶片狭卵形或卵状椭圆形，长 7～13 cm，宽 4～6 cm，基部渐狭，先端钝尖头，下延成鞘状抱茎。花葶由 2 叶间抽出，高 20～40 cm；总状花序具数朵及 10 余朵花，疏生，花序轴具翅；苞片膜质，鳞片状，钝头；萼片长卵状披针形，先端稍钝；花淡绿色，花瓣线形，与萼片等长，唇瓣较大，倒卵形，不分裂，平坦，中部稍缢缩，其余花被片均较狭窄；蕊柱稍弓曲，先端翅钝圆，基部膨大鼓出；子房细长，基部渐狭缩成柄，扭转。蒴果长倒卵状披针形。

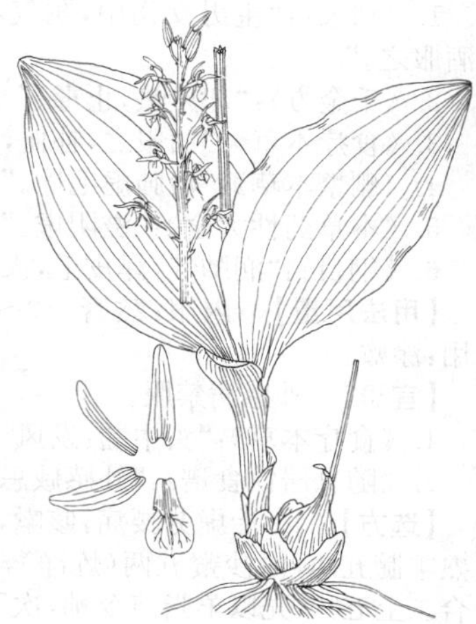

羊 耳 蒜

生于海拔 2 400～2 600 m 的常绿阔叶林、松林及灌木丛中。分布于东北、西北及安徽、湖北、四川、贵州、云南等地。

【采收加工】 7～11 月采挖，鲜用或切段晒干。

【药性】 甘、微酸，平。

1.《陕西中草药》："味涩，性平。"

2.《青岛中草药手册》："性平，味甘、淡。"

3.《全国中草药汇编》："微酸，平。"

【功用主治】 活血止血，消肿止痛。主治崩漏，产后腹痛，白带过多，跌打损伤。

1.《陕西中草药》："活血调经，止血，止痛，强心，镇静。主治崩漏，白带，产后腹痛，外伤急救。"

2.《青岛中草药手册》："活血散瘀，接骨生肌。主治跌打损伤，消肿止痛。"

3.《长白山植物药志》："地上茎酊剂有解热作用。外用羊耳蒜根茎治烧伤、肿瘤、坏疽。"

【用法用量】 内服：煎汤，6～9 g。外用：鲜品捣敷。

【选方】 1. 治产后腹痛　羊耳蒜 9 g，桃奴 9 g。水煎加黄酒服。(《陕西中草药》)

涂癣上，三五遍即瘥，如干，即猪脂调和敷之。(《普济方》)

【临床报道】 治疗功能性子宫出血 取尼泊尔羊蹄干品30 g，煎汤分3次服；或用尼泊尔羊蹄粉3 g，开水冲服，每日3～4次。治疗42例，平均4 d止血。重症33例，显效13例，有效17例，无效3例；轻症9例，显效4例，有效4例，无效1例[1]。

1974 羊髓 yáng suí (《别录》)

【基原】 为牛科山羊属动物山羊 *Capra hircus* Linnaeus 或绵羊属动物绵羊 *Ovis aries* Linnaeus 的骨髓或脊髓。

【原动物】 参见"羖羊角"条。

【采收加工】 宰羊时取骨髓或脊髓，鲜用。

【药性】 《别录》："味甘，温，无毒。"

【功用主治】 益阴填髓，润肺泽肤，清热解毒。主治虚劳羸瘦，骨蒸劳热，肺痿咳嗽，消渴，皮毛憔悴，目赤，目翳，痈疽疮疡。

1.《别录》："主男女伤中，阴气不足，利血脉，益经气，以酒服之。"

2.《千金方》："却风热，止毒。"

3.《食疗本草》："酒服之，补血，主女人风血虚闷。"

4.《删繁本草》："治肺虚毛悴。"(引自《纲目》)

5.《本草药性大全》："滋阴虚。"

6.《纲目》："润肺气，泽皮毛，灭瘢痕。"

【用法用量】 内服：熬膏，30～60 g；或煮食，适量。外用：涂敷。

【宜忌】 外感病禁服。

1.《食疗本草》："头中髓：发风。"

2.《随息居饮食谱》："外感咸忌。"

【选方】 1. 治虚劳腰痛，咳嗽，肺痿骨蒸 熟羊脂五两，熟羊髓五两，白沙蜜五两(炼净)，生姜汁一合，生地黄汁五合。上五味，先以羊脂煎令沸，次下羊髓又令沸，次下蜜、地黄、生姜汁，不住手搅，微火熬数沸成膏。每日空心温酒调一匙头。或作羹汤，或作粥食之亦可。(《饮膳正要》羊蜜膏)

2. 治消渴口干，濡咽 羊髓二合，白蜜二合，甘草一两(炙，切)。上三味，以水三升，煮甘草取一升，去滓。内蜜、髓，煎令如饴。含之尽，复合。(《千金方》羊髓煎)

3. 治小儿头热，鼻塞不通 羊髓三两，熏草一两。放铫子中，慢火上熬成膏，去滓，瓷器中贮之，日三四次，以膏摩背。(《普济方》)

4. 治小儿舌上疮 羊蹄骨中生髓，和胡粉敷之。(《千金方》)

5. 治面皯黯，令光白润泽 羖羊胫骨髓二两，丹砂(研)半两，鸡子白二枚。上三味，先将髓并丹砂入乳钵中，研令极细，以鸡子白调和令匀，入盒中盛。每用时先以浆水洗面，后涂之。(《圣济总录》羊髓膏)

6. 治白秃头疮 生羊骨髓，调轻粉搽之；先以泔水洗净，一日二次。(《经验方》)

7. 治瘰疽浸淫广大，赤黑烂坏成疮 羊髓二两，大黄二两，甘草一两，胡粉二分。上四味㕮咀，以猪脂二升半，并胡粉微火煎三上下，绞去滓，候冷，敷疮上，日四五。(《刘涓子鬼遗方》羊髓膏)

1975 羊七莲 yáng qī lián (《广西药用植物名录》)

【基原】 为水龙骨科线蕨属植物线蕨的全草。

【原植物】 线蕨 *Colysis elliptica* (Thunb.) Ching [*Polypodium ellipticum* Thunb.] 又名：椭圆线蕨《台湾植物志》。

植株高20～60 cm。根茎长而横生，密被卵圆披针形有疏锯齿的鳞片。叶远生，纸质，近二型，以关节着生于根状茎；营养叶和孢子叶同形，但叶柄稍短，裂片较宽；营养叶柄长15～40 cm；叶片长圆状卵形，羽裂达叶轴；羽片基部下延，多少以狭翅相连；叶脉网状。孢子囊群线形，斜向上，在每对侧脉之间各斜出排列；无囊群盖。

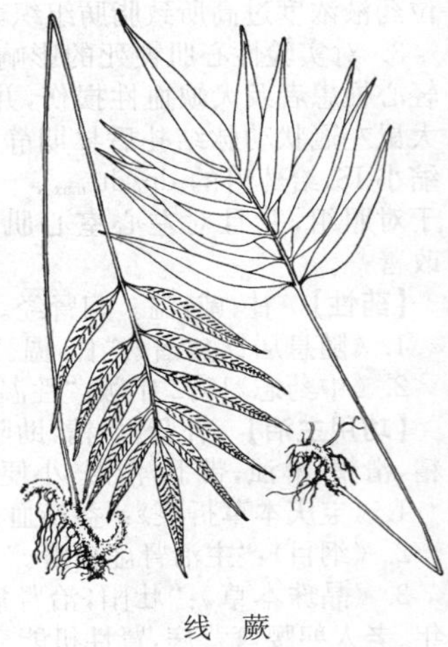

线 蕨

生于海拔100～1 300 m的林下阴湿处。分布于华东(除山东)、中南(除河南)、西南及台湾等地。

【采收加工】 全年均可采收，晒干或鲜用。

【药性】 《中国药用孢子植物》："微苦，凉。"

【功用主治】 《中国药用孢子植物》："清热利尿，消肿祛瘀。治尿路感染、跌打损伤等。"

【用法用量】 内服：煎汤，9～15 g。外用：捣敷。

【选方】 1. 治跌打损伤 线蕨15 g。煎服，并取适量捣敷患处。

2. 治尿路感染 线蕨15 g，筋骨草12 g，海金沙6 g。煎服。(1、2方出自《中国药用孢子植物》)

1976 羊外肾 yáng wài shèn (《纲目》)

【异名】 羊石子(《本事方》)，羊卵子(《种福堂方》)，羊肾(《四川中药志》)。

【基原】 为牛科山羊属动物雄性山羊 *Capra hircus* Linnaeus 或绵羊属动物雄性绵羊 *Ovis aries* Linnaeus 的睾丸。

【原动物】 参见"羖羊角"条。

【采收加工】 宰杀公羊时，割取睾丸，洗净，悬通风处晾干。

【成分】 羊睾丸主含抑制素(inhibin)[1]，还含睾丸甾酮(testosterone)[2]和透明质酸酶(hyaluronidase，HY)[3]。

【药理】 1. 性激素样作用 从羊、猪、牛等精液或睾丸制取的抑制素是一种糖蛋白。它能抑制人类绒毛膜促性腺激素(hCG)所致卵泡刺激素(FSH)的分泌增加，因此减轻动物子宫和卵巢的重量，抑制素尚能直接抑制垂体释放FSH，使血中FSH的含量下降，此作用在去势动物更为敏感。抑制素对体外培养的垂体组织也有抑制FSH分泌的作用[1]。本品主含睾丸甾酮(睾丸酮，T)[2,3]。睾丸酮(T)及其衍生物丙酸睾丸甾酮(TP)有多方面的药理作用，如对生殖系统的作用，对代谢的作用，促进造血功能、延缓衰老、抗冠心病与心梗、免疫及抗早孕作用等，详见"牛鞭"条。

2. 促进扩散吸收作用 从羊睾丸制取的透明质酸酶(HY)是一种糖苷酶，兼有水解酶和糖苷转移酶的双重活性。HY直接作用于基质，对透明质酸的葡萄糖胺键有水

上述植物的叶(羊蹄叶)、果实(羊蹄实)亦供药用,另设专条。

【栽培】 生物学特性　喜凉爽湿润的环境,能耐严寒,不耐干旱和高温,忌水涝。以土层深厚、疏松肥沃、富含腐殖质砂质壤土为好。

繁殖方法　用种子及分根繁殖。种子繁殖:在春、夏、秋三季均可播种。整地时耕深不少于 30 cm,施足基肥。打碎、耙平作成宽 60 cm、高 25 cm 的高垅,条播或穴播,以条播为好。如果采用新收的种子,不需任何处理。北方 5 月播种,播种后覆土 3 cm,要及时浇水,并保持土壤潮湿。出苗后,结合松土、除草间苗 1～2 次。分根繁殖:将母株根头分成数块,每块至少有芽 1～2 个,然后按 60 cm×45 cm 行株距穴栽。

田间管理　出苗后要及时中耕除草、追肥、浇水,特别是天气干旱更要及时浇水。除作种用植株外,及早摘去花茎,可提高根的产量。种植期间要进行 1～2 次田间培土工作,以促进根的生长。

【采收加工】 栽种 2 年后,9～11 月当地上叶变黄时,挖出根部,鲜用或切片晒干。

【药材】 羊蹄 *Radix Rumicis Japonici*　产于江苏、安徽、浙江、江西、福建、台湾、湖北、湖南、广东、广西及四川等地;尼泊尔酸模 *Radix Rumicis Nepalensis*　产于湖北、陕西、甘肃、青海、四川、贵州、云南及西藏等地。

性状　羊蹄　根类圆锥形,根头部有残留茎基及支根痕。表面棕灰色,具纵皱纹及横向突起的皮孔样瘢痕。质硬易折断,断面灰黄色,颗粒状。气特殊,味微苦涩。

尼泊尔酸模　根类圆锥形,下部有分枝,根头部具残留茎基及支根痕,周围具少量干枯的棕色叶基纤维,其下有密集横纹。表面黄灰色,多纵沟及横长皮孔样瘢痕。质硬易折断,折断面淡棕色。气微,味苦涩。

鉴别　(1) 根横切面:羊蹄　木栓层稍厚。皮层无机械组织。韧皮部细胞压缩。形成层呈环状。木质部导管单个散在或数个成群,少数伴有纤维束,呈径向排列,较稀疏。薄壁细胞含众多淀粉粒及草酸钙簇晶。根头部中心有髓。

尼泊尔酸模　木栓层薄。木质部导管无纤维束伴随。薄壁细胞含淀粉粒,不含草酸钙簇晶。

(2) 取本品粉末 0.1 g,加稀硫酸 5 ml,煮沸 2 min,趁热滤过,滤液放冷,加乙醚 5 ml,振摇,乙醚液即染成黄色。分取乙醚液,加氨试液 2 ml,振摇,氨液层即呈红色,醚层仍显黄色(检查蒽醌衍生物)。

(3) 薄层色谱:取本品粉末 0.2 g,用甲醇浸泡 5～6 h,上清液作供试液;另取大黄素、大黄素甲醚、大黄酚作对照品。分别点样于同一硅胶 G 薄层板上,以苯-甲酸乙酯-甲酸-甲醇(3∶1∶0.05∶2)展开,置紫外光灯(365 nm)下检视。供试液色谱在与对照品色谱的相应位置上,显相同的橙红色荧光斑点。

【成分】 羊蹄根及根茎含蒽醌类成分:大黄素(emodin),大黄素甲醚(physcion),大黄酚(chrysophanol),总量 1.73%,其中结合型 0.27%,游离型 1.46%,还含有酸模素(musizin)即是尼泊尔羊蹄素[1],大黄根酸(chrysophanic acid)、呢坡定(nepodin,即 2-乙酰-1, 8-二羟基-3-甲基萘)[2]。

尼泊尔酸模根及根茎含蒽醌类成分:大黄素、大黄素甲醚、大黄酚,总量 1.42%,其中结合型 0.51%,游离型 0.91%。还含有酸模素和鞣质[1]。

【药理】 1. 抑菌作用　本品根的水煎液体外对金黄色葡萄球菌、炭疽杆菌、乙型溶血性链球菌和白喉杆菌有不同程度抑制作用[1]。羊蹄根的二氯甲烷提取物通过纯化处理得到的酸模素,有抑菌作用。对白念珠菌、深红色发癣菌、藤黄八叠球菌、枯草芽胞杆菌的最低抑菌浓度分别为 100 ng/ml、50 ng/ml、100 ng/ml 和 25 ng/ml[2, 3]。

2. 抑酶作用　酸模素可抑制睾酮-5α-还原酶,从而抑制了睾酮还原为 5α-双氧睾酮。酸模素浓度为 10^{-4} mol/L 时,体外对睾酮-5α-还原酶的抑制率为 65%[4]。此外,酸模素还有抗氧化性,可作为抗氧化剂添加于食物及化妆品中[5, 6]。大黄素的药理作用参见“大黄”条。

3. 灭螺作用　羊蹄的正丁醇提取物和水提物具有较强的灭螺活性,其根中含有大黄酚、大黄素、酸模素等[7]。

【药性】 苦,寒。归心、肝、大肠经。

1.《本经》:“味苦,寒。”
2.《别录》:“无毒。”
3.《新修本草》:“味辛苦,有小毒。”
4. 朱丹溪:“属水,走血分。”(引自《本草发挥》)
5.《本草药性大全》:“味甘。”
6.《本草撮要》:“入手少阴经。”

【功用主治】 清热通便,止血,解毒杀虫。主治大便秘结,吐血,衄血,肠风便血,痔血,崩漏,疥癣,白秃,痈疮肿毒。

1.《本经》:“主头秃疥瘙,除热,女子阴蚀。”
2.《别录》:“主浸淫疽痔,杀虫。”
3.《日华子》:“治癣,杀一切虫,肿毒,醋磨贴。”
4.《本草衍义》:“治产后风秘。”
5.《本草元命苞》:“杀小儿疳虫,止肠风泻血。”
6.《滇南本草》:“治诸热毒,泻六腑实火,泻六经客热,退虚痨发烧,利小便,治热淋,杀虫,搽癣疮、癞疮。”“同猫骨髓油拌蒸,搽杨梅结毒,亦能拔皮肤之火,解热生肌。”
7.《滇南本草图说》:“晒干为末,敷马刀、石痈、疔毒、癣疮、疥癞、痈疽、瘘疬等症。”
8.《医学入门》:“主喉痹不语,并取根,醋摩敷之。”

【用法用量】 内服:煎汤,9～15 g;捣汁;或熬膏。外用:捣敷;磨汁涂;或煎水洗。

【宜忌】《本草汇言》:“脾胃虚寒,泄泻不食者切勿入口。”

【选方】 1. 治大便卒涩结不通　羊蹄根一两(锉)。以水一大盏,煎取六分,去滓,温温顿服之。(《圣惠方》)

2. 治产后风秘　羊蹄根锉研,绞取三二匙,水半盏,煎一二沸。温温空肚服。(《本草衍义》)

3. 治热郁吐血　羊蹄草根和麦门冬煎汤饮,或熬膏、炼蜜收,白汤调服数匙。(《本草汇言》)

4. 治肠风下血　败毒菜根(洗切)、连皮老姜各半盏。同炒赤,以无灰酒淬之,碗盖少顷,去滓。任意饮。(《永类钤方》)

5. 治喉痹卒不语　羊蹄独根者,勿见风者,以三年醋研和如泥。生布拭喉令赤,敷之。(《千金方》)

6. 治紫癜风　羊蹄根(捣绞取自然汁)半合,生姜(研绞自然汁)半合,石硫黄四钱(研如粉)。上三味,将二汁与硫黄末同研令黏,涂患处,一日不得洗,不过两上瘥。(《圣济总录》)

7. 治疬疡风　羊蹄草根,于生铁上酽醋磨,旋旋刮取,涂于患上;未瘥,更入硫黄少许,同磨涂之。(《圣惠方》)

8. 治白秃　羊蹄草根(独根者,勿见风日),以三年醋研和如泥。生布拭疮令去,以敷之。(《肘后方》)

9. 治恶疮疥癣　羊蹄根捣绞取汁,入腻粉少许,调如膏。

同作用，使睡眠率达 100%[1]。

2. 抗炎作用　羊黄 1 g/kg 腹腔注射，对巴豆油所致小鼠耳部炎症有显著抑制作用，使肿胀程度明显减轻[1]。

3. 增强耐缺氧能力　羊黄 1.2 g/kg 腹腔注射，明显延长小鼠常压缺氧存活时间[1]。

毒性　羊黄 7.5 g/kg，分别给小鼠灌胃及腹腔注射，观察 7 d，全部存活，无异常反应，尸解也未见重要内脏异常。其最大耐受量相当于人 1 次用量(2.5 g)的 150 倍以上[1]。

【药性】　苦，平，小毒。

【功用主治】　清热，开窍，化痰，镇惊。主治热盛神昏，风痰闭窍，谵妄，惊痫。

【用法用量】　内服：研末冲，1～1.5 g。

1971 羊脬 yáng pāo (《纲目》)

【异名】　羊胞(《千金方》)。

【基原】　为牛科山羊属动物山羊 *Capra hircus* Linnaeus 或绵羊属动物绵羊 *Ovis aries* Linnaeus 的膀胱。

【原动物】　参见“羖羊角”条。

【采收加工】　宰羊时剖腹取膀胱，洗净，鲜用或冷藏。

【药性】　《随息居饮食谱》：“甘，温。”

【功用主治】　缩小便。主治下焦气虚，尿频遗尿。

1. 孙思邈：“治下虚遗尿。”(引自《纲目》)

2.《随息居饮食谱》：“补脬损，摄下焦之气，凡虚人或产后患遗溺者宜之。”

【用法用量】　内服：炙食，1 个；或焙干研末酒冲，9～15 g。

【选方】　1. 治尿床　羊胞一个，盛水满中，炭火烧之尽肉，空腹食之。(《千金方》)

2. 治下虚遗溺　羊脬一个，温水漂净，入补骨脂，焙干为末，卧时温酒服半两。(《本经逢原》)

1972 羊靥 yáng yè (《纲目》)

【基原】　为牛科山羊属动物山羊 *Capra hircus* Linnaeus 或绵羊属动物绵羊 *Ovis aries* Linnaeus 的甲状腺体。

【原动物】　参见“羖羊角”条。

【采收加工】　宰羊时从颈部取下甲状腺体，鲜用或烘干。

【成分】　山羊或绵羊的甲状腺体，其成分与牛靥相似[1～4]，参见“牛靥”条。

【药理】　羊甲状腺可用于制取甲状腺激素(thyroid homones，TH)和降钙素(calcitonin，CT)[1, 2]，其药理作用参见“猪靥”条。

【药性】　《纲目》：“甘、淡，温，无毒。”

【功用主治】　化痰消瘿。主治气瘿。

1.《纲目》：“主治气瘿。”

2.《食物考》：“消瘿。”

【用法用量】　内服：炙熟含咽汁，1 具，或入丸剂。

【选方】　1. 治气瘿气，胸膈满塞，咽喉项颈渐粗　昆布二两(洗去咸汁)，通草一两，羊靥二具(炙)，马尾海藻一两(洗去咸汁)，海蛤一两(研)。上五味，蜜丸如弹子。细细含咽汁。忌生菜、热面、炙肉、蒜、笋。(《外台》引《广济方》昆布丸)

2. 治项下气瘿　羊靥、猪靥各二枚，昆布、海藻、海带各二钱(洗，焙)，牛蒡子(炒)四钱。上为末，捣二靥和丸，弹子大。每服一丸，含化咽汁。(《纲目》引《杂病治例》)

【各家论述】　《纲目》：“按古方治气瘿多用猪、羊靥，亦述类之义。然瘿有五：气、血、肉、筋、石也。夫靥属肺，肺司气，故气瘿之证，服之或效，他瘿恐亦少力。”

1973 羊蹄 yáng tí (《本经》)

【异名】　东方宿、连虫陆、鬼目(《本经》)，败毒菜根(《永类钤方》)，羊蹄大黄(《庚辛玉册》)，土大黄(《滇南本草》)，牛舌根(《镇江府志》)，牛蹄、牛舌大黄(《植物名实图考》)，野萝卜、野菠菱、癣药(《福建药物志》)。

【基原】　为蓼科酸模属植物羊蹄或尼泊尔酸模的根。

【原植物】　1. 羊蹄 *Rumex japonicus* Houtt.　又名：蓫(《诗经》)，恶菜(《毛诗传》)，堇(《广雅》)，牛蘈(陆玑《诗疏》)，蓄(《别录》)，秃菜(《本草经集注》)，猪耳朵(《救荒本草》)，秃叶、天王叶(《滇南本草图说》)，败毒菜、牛舌菜、水黄芹(《纲目》)。

多年生草本，高 60～100 cm。根粗大，断面黄色。茎直立，通常不分枝。单叶互生，具柄；叶片长圆形至长圆状披针形，基生叶较大，长 16～22 cm，宽 4～9 cm，先端急尖，基部圆形至微心形，边缘微波状皱褶。总状花序顶生，每节花簇略下垂；花两性，花被片 6，淡绿色，外轮 3 片展开，内轮 3 片成果被；果被广卵形，有明显的网纹，背面各具一卵形疣状突起，其表面有细网纹，边缘具不整齐的微齿；雄蕊 6，成 3 对；子房具棱，1 室，1 胚珠，花柱 3，柱头细裂。瘦果宽卵形，有 3 棱，先端尖，角棱锐利，黑褐色，光亮。花期 4 月，果期 5 月。

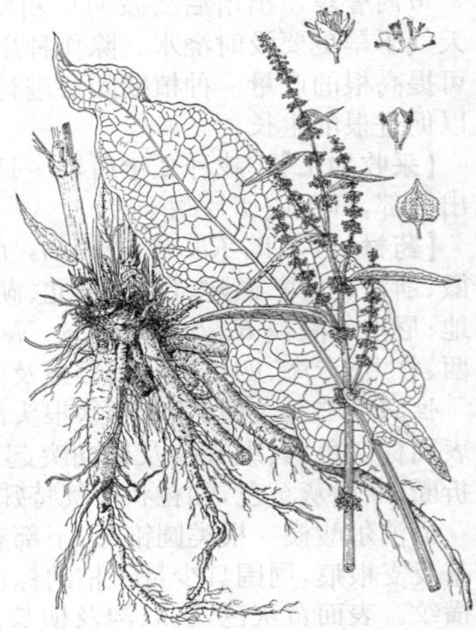

羊　蹄

生于山野、路旁、湿地。分布我国华北、东北、华东、中南各地。

2. 尼泊尔酸模 *R. nepalensis* Spreng.　又名：尼泊尔羊蹄。

本品与羊蹄的区别在于：叶片卵状长圆形，下部较宽，先端急尖或钝尖，基部心形或近圆形，两面的叶脉及叶缘均被白色短毛；结果时增大的内花被边缘具 7～10 对针刺，针刺先端呈钩状弯曲。花期 5～6 月，果期 6～7 月。

生于沟谷、河岸及湿地。分布于西南及江苏、江西、湖北、湖南、西藏、陕西、甘肃、青海等地。

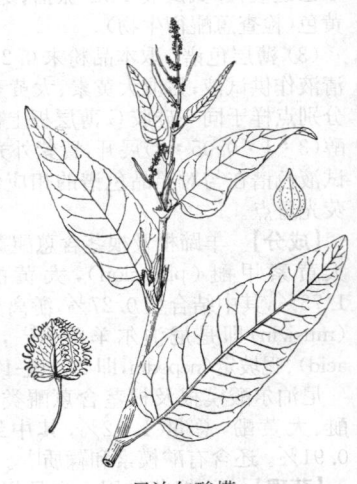

尼泊尔酸模

剂。外用:适量,熬膏敷。

【宜忌】《随息居饮食谱》:"多食滞湿酿痰,外感不清、痰火内盛者均忌。"

【选方】 1. 治虚劳口干 羊脂如鸡子大,醇酒半升,枣七枚(擘)。合渍七日,取枣食之。(《千金方》)

2. 治肺痿骨蒸已极,他方莫效者 炼羊脂、炼羊髓各五两。煎沸,下炼蜜及生地黄汁各五合,生姜汁一合,不住手搅,微火熬成膏。每日空心温酒调服一匙。(姚可成《食物本草》)

3. 治产后诸病羸瘦 生地黄汁一升,生姜汁五升,羊脂二斤,白蜜五升。上四味,先煎地黄汁,令余五合(原作升),下羊脂煎,减半;次下姜,次下蜜,便以铜器盛,着汤中煎,令如饴状。空肚,酒一升,取煎如鸡子大,投酒中饮,日三。(《古今录验方》地黄羊脂煎)

4. 治妇人阴下脱若脱肛 羊脂,煎讫,适冷暖以涂上,以铁精敷脂上,多少令调,以火炙布暖,以熨肛上,渐推内之。末磁石,酒服方寸匕,日三。

5. 治诸久痢不瘥 黍米二升,蜡、羊脂、阿胶各二两。上四味,合煮作粥,一服令尽。(4、5方出自《千金方》)

6. 治妊娠心痛烦闷 羊脂半两,青竹茹一两,白蜜半两。上件药,以水一大盏半,煎至一盏,去滓。不计时候,分温三服。(《圣惠方》)

7. 治半身不遂,中风 羊脂,入粳米、葱白、姜、椒、豉煮粥,日食一具。(《寿世青编》羊脂粥)

8. 治阴中痛,生疮 羊脂一斤,杏仁一升,当归、白芷、芎䓖各一两。上五味末之,以羊脂和诸药,纳钵中,置甑内蒸之三升米顷,药成。取如大豆,绵裹纳阴中,日一易。(《千金方》)

9. 治汤火所损,昼夜热疼 羊脂三分,松脂三分,猪脂三分,蜡半两。上件药,取猪、羊脂于铫子内,以肥松木节点火,煎三五沸,次下松脂、蜡等令溶,搅和,倾于新瓷器内盛。日三两度涂之。(《圣惠方》止痛膏)

【各家论述】《本经逢原》:"羊脂,生主下痢脱肛,取润以导之,补中寓泻也。"

1969 羊脑 yáng nǎo (《千金方》)

【基原】为牛科山羊属动物山羊 *Capra hircus* Linnaeus 或绵羊属动物绵羊 *Ovis aries* Linnaeus 的脑髓。

【原动物】 参见"羖羊角"条。

【采收加工】 宰羊时剖开头盖骨取脑髓鲜用,或冷藏。

【成分】 山羊或绵羊的脑,羊脑含丰富的抗坏血酸(ascorbic acid),核黄素(riboflavine),烟酸(nicotinic acid),硫胺素(thiamin),卵磷脂(lecthin),脑苷脂(cerebroside),蛋白质,脂肪,以及钙、磷、铁等[1]。每 100 g 羊脑约含水分 76 g,蛋白质 11 g,脂肪 11.4 g,灰分 1.6 g,其中钙 21 mg,磷 358 mg,铁 0.7 mg,硫胺素 0.14 mg,核黄素 0.27 mg,烟酸 3.5 mg[2]。此外,尚含多种激素,如生长抑素(somatosatin)[3]等。

【药理】 1. 对神经系统的作用 将剥夺睡眠的山羊脑脊液注入大鼠或兔脑室,可使慢波睡眠明显增加,大鼠夜间活动较正常减少 63%,其脑电低频率范围的波幅比正常睡眠时约高 50%。此睡眠因子对慢波波幅有特殊作用,此因子对猫、大鼠、兔均能产生促睡眠作用,命名为"S 因子",其种属特异性不强[1]。用蛋白水解酶或羧基肽酶预处理后其促睡眠作用消失。S 因子引起慢波睡眠增加的有效持续时间在兔为 5~10 h,大鼠为 24 h,每只兔的有效剂量少于 150 pmol[2]。除睡眠因子外,山羊脑脊液中尚存在使动物兴奋的兴奋因子,可使大鼠即刻出现持续的长时间的兴奋行为,表现有探求行为、流涎和过多的修饰动作等,有些大鼠还可能出现惊厥[1]。

2. 对消化系统的作用 从绵羊丘脑下部分离出来的生长抑素(SS),不仅具有抑制生长激素分泌的作用,且表现出对胃、肠、胆、胰等内、外分泌及对胃肠运动的抑制效应,是机体消化功能的重要调节因子。SS 可与壁细胞表面受体结合而抑制胃酸分泌,SS 尚可对抗组胺、乙酰胆碱、蛙皮素等刺激胃酸分泌的效应。SS 不仅使胰液分泌量减少,且使碳酸氢盐和胰酶含量降低[3]。

3. 对胰岛的作用 SS 静脉注射可使胰岛素及胰高血糖素分泌减少,用犬做实验表明 SS 可直接作用于 B 细胞,抑制胰岛素分泌,尚可对抗催产素、不饱和脂肪酸等对胰岛素分泌的刺激作用[3]。羊大脑中尚可提取卵磷脂(磷脂酰胆碱)[4],其药理作用见"猪脑"条。

【药性】 甘,温。

1.《饮食须知》:"有毒。"

2.《随息居饮食谱》:"甘,温。"

【功用主治】 补虚,润肤。主治体虚头昏,皮肤皲裂,筋伤骨折。

1.《纲目》:"入面脂手膏,润皮肤,去皯黯。涂损伤、丹瘤、肉刺。"

2.《晶珠本草》:"山羊脑,养筋;绵羊脑,治头脑昏晕。"

3.《随息居饮食谱》:"治风寒入脑,头疼久不愈者。"

【用法用量】 内服:煮食,适量;或入丸剂。外用:研涂;或入脂膏。

【宜忌】 不宜多食。

1.《千金方》:"男子食之损精气,少子。"

2.《食疗本草》:"发风。若和酒服则迷人心,便成中风也。"

3.《随息居饮食谱》:"多食发风、生热。"

【选方】 1. 治四肢骨碎,筋伤蹉跌 羊脑一两,胡桃脂、发灰、胡粉各半两。上四味捣和如膏敷,生布裹之。(《千金方》)

2. 治肉刺 好簿刮之,以新酒、醋和羊脑敷之,一宿洗去,常以绵裹之。(《古今录验方》)

3. 治小儿丹瘤 绵羊脑子(生用)、朴硝。上二味,调匀,贴于瘤上。(《瑞竹堂方》)

1970 羊黄 yáng huáng (《陆川本草》)

【基原】 为牛科山羊属动物山羊 *Capra hircus Linnaeus* 的胆囊结石。

【原动物】 参见"羖羊角"条。

【采收加工】 宰羊时,剖腹,取胆囊,如发现有结石,即取出,洗净,晾干。

【成分】 山羊的胆囊结石,其成分与牛黄相近[1~6]。

【药理】 1. 镇静和抗惊厥作用 绵羊黄水悬液(Ⅰ)1.2 g/kg腹腔注射,对戊四氮 80 mg/kg 皮下注射所致小鼠惊厥有明显对抗作用;Ⅰ每日 1.2 g/kg 灌胃,连续 5 d,对皮下注射苯甲酸钠咖啡因(CNB)0.6 g/kg 所致小鼠惊厥也有显著抑制作用,能降低惊厥率,延长惊厥潜伏期和死亡时间。Ⅰ每日 0.8 g/kg 腹腔注射,使小鼠自主活动明显减少,表现安静、嗜睡,并与阈下剂量的戊巴比妥钠有明显协

盲雀目，风眼翳障，食管结核，肺痨吐血，喉头红肿及黄疸。”

8.《山东药用动物》：“利湿，止咳。主治急、慢性气管炎，小儿肺炎，百日咳，小儿惊风抽搐，烦热，破溃型淋巴结核，肠炎，痢疾，便秘。”

【用法用量】 内服：熬膏或干燥研末，0.3～0.6 g；或入丸、散。外用：适量，涂敷、点眼或灌肠。

【宜忌】 《四川中药志》1962 年版：“凡体虚无湿热者忌用。”

【选方】 1. 治患眼肿痛涩痒，昏泪羞明　羯羊胆一枚，饭上蒸熟。上以冬蜜研和，入朱砂末少许，频研成膏。食后、临卧匙抄少许含咽。亦可点目。（《直指方》花草膏）

2. 治眼为他物所伤　羊胆一枚，鸡胆三枚，鲤鱼胆二枚。上件药，摘破调合令匀，频频点之。（《圣惠方》三胆点眼方）

3. 治大便秘塞不通　羊胆，以筒灌（肛）三合许，令深入，即出矣。（《千金方》）

4. 治小儿大便不通，连腰满闷，气急困重　羊胆一枚，蜜一合，盐花半两。上件药同煎如饧，捻如筋粗，可长一寸。纳下部中，须臾即通。（《圣惠方》走马箭方）

5. 治痔漏，下疳疮　腊月取羊胆一枚，入片脑末一分，置风处挂干。用时以凉水化开，频敷患处。内服槐子酒或加味泻肝汤。（《景岳全书》羊胆膏）

6. 治代指，未成脓者　取热汤急渍之，即出，使满七度，便以冷水中浸之，讫，又复浸之，如此三度，即涂羊胆。（《外台》引《崔氏方》）

7. 治产妇面皯如雀卵色　以羊胆、猪胰、细辛等分，煎三沸。夜涂，旦以浆水洗之。（《纲目》引《古今录验方》）

【临床报道】 治疗消化性溃疡疼痛　新鲜羊胆汁（以白山羊最佳），于疼痛发作时服用 1 个，症状缓解后，每日早晚各服 1 个。经治 80 例，显效 65 例，有效 9 例。据观察，其止痛效果，胃热型疗效最佳，而胃部溃疡优于十二指肠溃疡。羊胆汁制酸效果良好，一般连续服用 1～2 个月，不仅可止痛，并能使溃疡面愈合或缩小[1]。

【各家论述】 王逊：“胆汁甚凉，人之胆汁减则目昏，肝开窍于目，目属肝之外候。”

1966 羊胎 yáng tāi
（《本经逢原》）

【基原】 为牛科山羊属动物山羊 *Capra hircus* Linnaeus 或绵羊属动物绵羊 *Ovis aries* Linnaeus 的胎盘。

【原动物】 参见“羖羊角”条。

【采收加工】 母羊生产小羊时收集胎盘，洗净，鲜用或烘干。

【药材】 羊胎 *Placenta Caprae seu Ovis*　全国各地均产。

性状　本品呈不规则半圆形或两瓣碟形，直径 6～12 cm，厚不及 0.8 cm。黄白色或棕褐色。近子宫面扁平疣状或乳头状凸起不均匀分布于筋膜上；近胎儿面平滑，脐带及血管多集中在一侧，表面光滑。质坚韧，不易折断，断面可见白色斑点或斑块。有腥气。

【药性】 《彝医动物药》：“性温，味咸。”

【功用主治】 补肾益精，益气养血。主治肾虚羸瘦，久疟，贫血。

1.《本经逢原》：“调补肾虚羸瘦。”

2.《彝医动物药》：“截疟，补益气血。主治疟疾，疟疾所致之贫血症。”

【用法用量】 内服：适量，6～15 g；或入丸、散。

1967 羊胰 yáng yí
（《纲目》）

【基原】 为牛科山羊属动物山羊 *Capra hircus* Linnaeus 或绵羊属动物绵羊 *Ovis aries* Linnaeus 的胰脏。

【原动物】 参见“羖羊角”条。

【采收加工】 宰羊时剖腹取胰脏，鲜用或冷藏。

【成分】 山羊或绵羊的胰腺含胰岛素（insulin）和胰高血糖素（glucagon），胰腺分泌液含淀粉酶（diastase），胰脂酶（pancreatic lipase），胰蛋白酶（trypsin），羧肽酶（carboxypeptidase），糜蛋白酶（chymotrypsin），核酸酶（nuclease），乳糖酶（lactase）[1]。胰腺还含肌醇（inositol）、卵磷脂（lecithin）、戊糖等物质[2,3]。

【药理】 羊胰可用来制取胰酶（pancreatin）和胰蛋白酶，两者均有助消化作用，后者尚有抗炎消肿作用[1,2]，详见“猪胰”条。

【功用主治】 润肺止咳，泽肌肤，止带。主治肺燥久咳，皮肤皯黯，带下。

1.《纲目》：“润肺燥，（治）诸疮疡。入面脂，去皯黯，泽肌肤，灭瘢痕。”

2.《本经逢原》：“涤除脏腑垢腻，与猪胰同功，而入肺祛痰尤捷。”

3.《本草求原》：“润肺祛痰止嗽。”

【用法用量】 内服：煮食，1 具；或浸酒。外用：捣敷。

【选方】 1. 治远年咳嗽　羊胰三具，大枣百枚。酒五升，渍七日，饮之。（《肘后方》）

2. 治妇人带下　羊胰一具，以酢洗净，空心食之。忌鱼肉、滑物。（《外台》）

1968 羊脂 yáng zhī
（《千金方》）

【基原】 为牛科山羊属动物山羊 *Capra hircus* Linnaeus 或绵羊属动物绵羊 *Ovis aries* Linnaeus 的脂肪油。

【原动物】 参见“羖羊角”条。

【采收加工】 宰羊时剖腹取脂肪，置锅内煎熬，滤出油脂，冷却。

【成分】 山羊或绵羊的脂肪油、羊脂以甘油酯为主[1]，饱和脂肪酸：主要是棕榈酸（palmitic acid），硬脂酸（stearic acid），肉豆蔻酸（myristic acid），油酸（oleic acid）及少量亚油酸（linoleic acid），十六碳烯酸（hexadecenoic acid），十八碳二烯酸（octadecadienoic acid）[2]。

【药性】 甘，温。

1.《纲目》：“甘，热，无毒。”

2.《随息居饮食谱》：“甘，温。”

【功用主治】 补虚，润燥，祛风，解毒。主治虚劳羸瘦，久痢，口干便秘，肌肤皲裂，痿痹，赤丹肿毒，疥癣疮疡，烧烫伤，冻伤。

1.《千金方》：“生脂：止下痢、脱肛，去风毒，妇人产后腹中绞痛。”

2.《日华子》：“治游风并黑皯。”

3.《宝庆本草折衷》：“疗癥瘕。”

4.《纲目》：“熟脂：主贼风痿痹，辟瘟气，止劳痢，润肌肤，杀虫，治疥癣。入膏药，透肌肉经络，彻风热毒气。”

5.《晶珠本草》：“山羊油，治梅毒。”

6.《随息居饮食谱》：“润燥，补胃耐饥，御风寒，利产，舒筋。”

【用法用量】 内服：烊化冲，30～60 g，或煮粥，或入煎

握，肉苁蓉一两(酒浸一宿)，菟丝子一分(酒浸三日，曝干，别捣末)，葱白三茎(去须，切)，粳米三合。上细锉碎脊骨，水九大盏，煎取三盏，去滓，将骨汁入米并苁蓉等煮粥，欲熟，入葱、五味调和，候熟，即入菟丝子末及酒三合，搅转，空腹食之。(《圣惠方》羊脊骨粥)

2. 治老人虚弱　白羊脊骨一具(锉碎，水煮取汁)，枸杞根(锉)一斗。水五斗，煮汁一斗五升，合汁同骨煮至五升，去骨，瓷盒盛之。每以一合，和温酒一盏调服。(《纲目》引《多能鄙事》)

3. 治肾脏虚冷，腰脊转动不得　羊脊骨一具(嫩者)。捶碎烂煮，和蒜齑空腹食之，兼饮酒少许。

4. 治脾胃冷，虚劳羸瘦，苦不下食　羊脊骨一具(捶碎)，白米半升。上先煮骨取汁，下米及葱白、椒、姜、盐作粥，空心食之。作羹亦得。(3、4方出自《食医心镜》)

5. 治虚损昏聋　大羊尾骨一条。水五碗，煮减半，入葱白五茎，荆芥一握，陈皮一两，面三两。煮熟，取汁，搜面作索饼，同羊肉四两煮熟，和五味食。(《纲目》引《多能鄙事》)

6. 擦牙固齿　烧白羊胫骨灰一两，升麻一两，黄连五钱。为末。入青盐和匀，日用。(宁源《食鉴本草》)

7. 治思虑伤脾，脾不摄精，遂致白浊　厚朴(去皮，取肉，姜汁炒)二两，羊胫(炭火煅过通红，存性)一两。上为细末，白水面糊为丸，如桐子大。每服百丸，空心米饮下。(《严氏济生方》羊胫灰丸)

8. 治小儿洞泄下痢不瘥，乳食全少　羊胫骨(烧灰)、鹿角(烧灰)各一两。上研为末，炼蜜和丸，如梧桐子大。每服以热水化下三丸，日三四服，量儿大小加减。(《普济方》羊胫灰散)

9. 治月水不断　羊前左脚胫骨一条，纸裹泥封令干，煅赤，入棕榈灰等分。每服一钱，温酒服之。(《纲目》)

10. 治鼻衄不止　羊胫炭皮二两(捣碎，醋拌，烧令通赤)，故纸三十张(多年者，烧灰)。上件药，细研为散，以新汲水调三钱服。(《圣惠方》)

11. 治血小板减少性紫癜，再生不良性贫血　生羊胫骨1～2根(敲碎)，加红枣10～20个，糯米适量。同煮稀粥，每日2～3次分服。15 d为1个疗程。(《食物中药与便方》)

【各家论述】《纲目》："羊胫骨灰可以磨镜，羊头骨可以消铁，故误吞铜铁者用之，取其相制也。"

1964 羊须 yáng xū (《纲目》)

【基原】 为牛科山羊属动物山羊 *Capra hircus* Linnaeus 的胡须。

【原动物】 参见"羖羊角"条。

【采收加工】 剪取山羊的胡须，晒干。

【功用主治】 收涩敛疮。主治小儿疳疮，小儿口疮。

1.《纲目》："主治小儿口疮，蠼螋尿疮。"

2.《会约医镜》："治小儿疳疮，羊须疮。"

【用法用量】 外用：适量，烧灰油调敷。

【选方】 1. 治香瓣疮(生面上)，口吻疮，耳疮浸淫、水出久不愈　羖羊须、荆芥、干枣肉二钱。烧存性，入轻粉半钱。每洗拭，清油调搽二三次。(《圣惠方》)

2. 治蠼螋尿疮，汁出疼痛　羖羊须不拘多少，烧灰研细，以腊月猪脂和封之。(《圣济总录》羊须膏)

1965 羊胆 yáng dǎn (《本草经集注》)

【基原】 为牛科山羊属动物山羊 *Capra hircus* Linnaeus、绵羊属动物绵羊 *Ovis aries* Linnaeus 或山羚属动物青羊 *Naemorhedus goral* Hardwicke 的胆汁。

【原动物】 参见"羖羊角"、"山羊肉"条。

【采收加工】 宰羊时，剖腹，割取胆囊，将胆管扎紧，悬通风处晾干。或取新鲜胆汁入药。

【成分】 山羊或绵羊的胆汁含胆汁酸类成分：胆酸(cholic acid)，去氧胆酸(desoxycholic acid)，鹅去氧胆酸(chenodesoxycholic acid)，并多与牛磺酸(taurine)、以钠盐形式存在。还含有胆红素(bilirubin)，胆绿素(biliverdin)，黏蛋白(mucin)，胆甾醇(cholesterol)，卵磷脂(lecithin)，脂肪酸等[1,2]。

【药理】 1. 对中枢神经系统的作用　羊胆酸及其胆酸盐有明显抗戊四氮惊厥作用，并有一定解热作用[1]。

2. 对消化系统的作用　胆酸钠(胆盐)为牛、猪、羊等动物胆汁中提取的胆盐混合物，是天然利胆药物，口服可增加胆汁分泌，乳化不溶于水的脂肪，以利于胰脂酶对脂肪的作用，促进脂肪消化产物和脂溶性维生素A、D、K、E的吸收。去氢胆酸为猪、牛、羊胆汁提取的胆酸氧化而成，也能促进胆汁分泌，主要增加胆汁中的水分，其利胆作用迅速，维持时间短，尚能促进胆道中小结石的排出。去氢胆酸对脂肪的消化吸收也有一定促进作用[2]。

3. 对呼吸系统的作用　羊胆汁37.5 ml/kg灌胃，对氢氧化铵气雾所致小鼠咳嗽有显著镇咳作用；50 ml/kg灌胃小鼠酚红法试验表明有显著祛痰作用[3]。

4. 抗菌作用　体外试验，羊胆汁对百日咳杆菌有显著抑制作用[4]。羊胆汁在1/1 000和1/100浓度时，对人型、牛型结核杆菌及耳心垢杆菌有抑制生长作用[5]。羊胆汁对结核杆菌的抑制作用强于牛、猪胆汁，其抗结核的主要成分是牛磺胆酸钠和去氧胆酸钠[6]。

5. 其他作用　羊胆汁与[^{14}C]桩菇菌素(Ⅰ)共孵，能使后者氧化为极性更强的二氧化物，Ⅰ的吲哚2，3双键开放产生八元环，新化物为2，18-二氧-2，18-断-桩菇菌素(Ⅱ)。即使将羊胆汁煮沸使酶失活，此转化作用仍保持。小鼠腹腔注射Ⅰ 4 mg/kg能引起强烈震颤。羊胆汁也可用于致震颤剂吲哚二萜类毒枝菌素类的转化，使其成为极性更强利于消除的化合物[7]。羊胆汁的主要成分与牛胆汁相似，为胆酸和去氧胆酸[8]，其药理作用与毒性详见"牛胆汁"条，此外，尚含少量鹅去氧胆酸，其药理作用参见"鸡胆汁"条。

【药性】 苦，寒。归肝、胆经。

1.《千金方》："青羊胆汁：冷，无毒。"

2.《嘉祐本草》："平。"

3.《纲目》："苦，寒。"

4.《四川中药志》1962年版："入肝、胆、胃三经。"

【功用主治】 清热解毒，明目退翳，止咳。主治目赤肿痛，青盲夜盲，翳障，肺痨咳嗽，小儿热惊，咽喉肿痛，黄疸，痢疾，便秘，热毒疮疡。

1.《别录》："青羊胆：主青盲，明目。"

2.《药性论》："点眼中，主赤障、白膜、风泪，解蛊毒。"

3.《千金方》："青羊胆汁：主诸疮，能生人身脉。"

4.《新修本草》："疗疳湿，时行热熛疮，和醋服之。"

5.《晶珠本草》："山羊胆，杀虫，治毒病漫延关节。绵羊胆，利疮。"

6.《本草求原》："点风弦泪眼，赤障白翳，病后失明，目为物伤，通大便，涂热疮代指。"

7.《四川中药志》1962年版："清热解毒，明目退翳。治青

1.《别录》:“补寒冷虚乏。”
2.《本草经集注》:“补润。”
3.《药性论》:“润心肺,治消渴。”
4.《食疗本草》:“治卒心痛,可温服之。”“补肺肾气,和小肠,治虚劳,益精气;合脂作羹食,补肾虚,亦主女子与男子中风。又主小儿口中烂疮。”
5.《日华子》:“利大肠,疗小儿惊痫疾。”
6.《本草图经》:“疗蜘蛛咬,生饮之。”
7.《纲目》:“治大人干呕及反胃,小儿哕啘及舌肿,并时时温饮之。”
8.《本草求原》:“润肠胃燥。”

【用法用量】 内服:煮沸或生饮,250~500 ml。外用:适量,涂敷。

【宜忌】 1.《千金方》:“令人热中。”
2.《晶珠本草》:“绵羊奶,不利气喘和虫病。”

【选方】 1. 治呕哕 日服羊乳一升。(《龙门石窟药方》)
2. 治小儿哕 羊乳一升,煎减半,分五服。(《外台》引《备急方》)
3. 治小儿口烂疮 取羊乳,细细沥口中。(《外台》引《小品方》)
4. 治面黑皯黵,皮皱皴 白羊乳三升,甘草二两(末),白羊肾二两(切,去脂膜,水渍去汁,细研)。上件药相和,一复时候用之。先以醋浆水洗面,用生布拭之,每夜涂药二遍,旦以猪蹄汤洗之。每夜恒用之验。(《圣惠方》)
5. 治漆疮 羊乳汁涂之。(《千金方》)

【各家论述】 1.《纲目》:“丹溪言反胃人宜时时饮之,取其开胃脘、大肠之燥也。”
2.《医林纂要》:“羊乳甘温润滑,功略同牛乳,但滋阴不及。”

1962 羊肺 yáng fèi (《别录》)

【基原】 为牛科山羊属动物山羊 *Capra hircus* Linnaeus 或绵羊属动物绵羊 *Ovis aries* Linnaeus 的肺。

【原动物】 参见“羖羊角”条。

【采收加工】 宰羊时剖开胸腔取肺,鲜用或冷藏。

【成分】 羊肺含多糖、肝素[1]。

【药理】 羊肺可用于提取肝素,羊肺肝素分子量较小,抗凝效价为 47 u/mg,比猪肠黏膜肝素效价(151 u/mg)低得多。羊肺肝素有较强的降胆固醇和抗炎作用[1]。肝素的主要药理作用有抗凝血、抗血栓、调血脂、抗动脉粥样硬化和抗炎等,详见“猪肠”条。

【药性】 甘,平。
1.《千金方》:“平。”
2.《本草图经》:“温,平。”
3.《纲目》:“甘,温,无毒。”

【功用主治】 补肺,止咳,利水。主治肺痿,咳嗽气喘,消渴,水肿,小便不利或频数。
1.《别录》:“补肺。主咳嗽。”
2.《千金方》:“止渴,多小便,伤中,止虚补不足,去风邪。”
3.《新修本草》:“疗渴,止小便数,并小豆叶煮食之,良。”
4.《纲目》:“通肺气,利小便,行水,解蛊。”
5.《随息居饮食谱》:“补肺气,治肺痿。”

【用法用量】 内服:煎汤,1具;或入丸、散。

【宜忌】 《随息居饮食谱》:“外感未清者忌。”

【选方】 1. 治久嗽肺燥肺痿 羊肺一具,杏仁(净研)、柿霜、真酥、真粉各一两,白蜜二两。上先将羊肺洗净,次将五味入水搅黏,灌入肺中,白水煮熟,如常服食。(《十药神书》辛字润肺膏)
2. 治虚劳苦渴 白羊肺一具。去肥腻,于柳木砧上以竹刀细切,覆于砂盆内,以柳木槌研,倾于净瓷器中,以冷熟水三升浸,经一日一夜,取其汁汤,即旋旋饮之。(《圣惠方》)
3. 治小便数而多 羊肺羹,纳少许羊肉合作之,调和盐,如常食之法,多少任意。(《外台》引《集验方》)
4. 治水气肿、臌胀,小便不利 莨菪子一升,羖羊肺一具(青羊亦佳)。上二味,先洗羊肺,汤微燂之,薄切,暴干,作末;以三年大醋渍莨菪子一晬时,出熬令变色,熟捣如泥;和肺末,蜜合捣作丸,如梧子。食后一食久,以麦门冬饮服四丸,日三。以喉中干、口黏、浪语为候。数日小便大利。(《千金方》)

1963 羊骨 yáng gǔ (《别录》)

【基原】 为牛科山羊属动物山羊 *Capra hircus* Linnaeus 或绵羊属动物绵羊 *Ovis aries* Linnaeus 的骨骼。

【原动物】 参见“羖羊角”条。

【采收加工】 宰羊时取骨骼鲜用,或冷藏、烘干。

【成分】 山羊或绵羊的骨骼因部位、年龄等不同,骨的化学组成亦有差别。其中变化最大的是水分与脂类。骨质中含有大量的无机物,其中一半以上是磷酸钙,此外尚含少量碳酸钙、磷酸镁和微量的氟、氯、钠、钾、铁、铝等。氟含量很少,但它是骨的重要成分。骨的有机物是骨胶原(ossein)、骨类黏蛋白(osseomucoid)、弹性硬蛋白(elastin)样物质,尚有中性脂肪(量比较多)、磷脂和少量的糖原等[1~4]。

【药理】 从羊骨中可提取骨基质明胶(BMG)和骨形成蛋白(BMP)[1]。BMG 和 BMP 的骨诱导作用,参见“猪骨”条和“牛骨”条的药理作用。

【药性】 甘,温。归肾经。
1.《别录》:“热。”
2.《本草图经》:“温,平。”
3.《纲目》:“头骨:甘,平,无毒。”“脊骨:甘,热,无毒。”“胫骨:甘,温,无毒。”
4.《医林纂要》:“胫骨:咸,平。”
5.《本草求原》:“胫骨:入肾。”

【功用主治】 补肾,强筋骨,止血。主治虚劳羸瘦,腰膝无力,筋骨挛痛,耳聋,齿摇,膏淋,白浊,久泻,久痢,月经过多,鼻衄,便血。
1.《别录》:“脊骨:主虚劳,寒中,羸瘦。”
2.《千金方》:“头骨:主小儿惊痫。”
3.《新修本草》:“头骨:疗风眩,瘦疾。”
4.《宝庆本草折衷》:“羖羊胫骨,生煅存性,研之和药,治肠风及脏毒之疾。”
5.《饮膳正要》:“尾骨:益肾明目,补下焦虚冷。”
6.《日用本草》:“胫骨:治牙齿疏活疼痛。”
7.《纲目》:“脊骨:补肾虚,通督脉,治腰痛、下痢。”“胫骨:主治脾弱肾虚,不能摄精,白浊,除湿热,健腰脚,固牙齿,去皯黵,治误吞铜铁。”
8.《本草求原》:“脊骨:治痦漏脓水不止。胫骨:补骨,治筋痿,筋骨挛痛,月水不断,湿热牙痛,齿疏。”

【用法用量】 内服:煎汤、煮粥,1具;或浸酒;或煅存性入丸、散。外用:适量,煅存性研末撒、擦牙。

【宜忌】 《千金方》:“宿有热者不可食。”

【选方】 1. 治虚损羸瘦乏力,益精气 羊连尾脊骨一

(gastropylore)，内含有胃蛋白酶、凝乳酶、胃黏膜素等。本品有蛋白水解作用，凝乳作用，对制止乳幼儿吐奶和促进食欲有明显作用，并能改善胃分泌功能低下所致的维生素 B_{12} 缺乏[1,2]。羊胃尚可用于制取胃泌素(gastrin)和胃蛋白酶(pepsin)，其药理作用见"猪肚"条。

【药性】 甘，温。

1.《本草图经》："温，平。"

2.《纲目》："甘，温，无毒。"

【功用主治】 健脾胃，补虚损。主治脾胃虚弱，纳呆，反胃，虚劳羸瘦，自汗盗汗，消渴，尿频。

1.《千金方》："主胃反，治虚羸，小便数，止虚汗。"

2.《食疗本草》："主补胃病虚损。"

3.《本草蒙筌》："补虚怯，健脾。"

4.《随息居饮食谱》："补胃，益气，生肌，解渴，耐饥，行水，止汗。"

【用法用量】 内服：煮食或煎汤，1个。外用：适量，烧灰调敷。

【选方】 1. 治久病羸瘦，不生肌肉，水气在胁下，不能食，四肢烦热　羊胃一枚(切)，白术一升(切)。上二味，以水一斗，煮取九升。服一升，日三。三日尽，更作两剂乃瘥。忌桃、李、雀肉等。(《外台》引《张文仲方》羊胃汤)

2. 治胃虚消渴　羊肚烂煮，空腹食之。(《纲目》引《古今录验方》)

3. 治诸中风　羊肚一枚(洗净)，粳米二合，葱白数茎，豉半合，蜀椒(去目，闭口者，炒出汗)三十粒，生姜二钱半(细切)。上六味拌匀，入羊肚内，烂煮熟，五味调和，空心食之。(《饮膳正要》羊肚羹)

4. 治尿床　取羊肚，盛水令满，线缚两头，熟煮，即开。取中水顿服之。(《千金方》)

5. 治项下瘰疬　羊膍胵，烧灰，香油调敷。(《纲目》)

6. 治蛇伤手肿　新剥羊肚一个(带粪)，割一口，将手入浸，即时痛止肿消。(《本草备要》)

1960 羊肾 yáng shèn (《别录》)

【异名】 羊肾子(《鸡峰普济方》)，羊腰子(《本草述》)。

【基原】 为牛科山羊属动物山羊 *Capra hircus* Linnaeus 或绵羊属动物绵羊 *Ovis aries* Linnaeus 的肾。

【原动物】 参见"羖羊角"条。

【采收加工】 宰羊时剖腹取肾，鲜用或冷藏。

【成分】 山羊或绵羊的肾每 100 g 约含蛋白质16.3 g，脂肪 3.2 g，灰分 1.3 g，钙 48 mg，磷 279 mg，铁 11.7 mg，硫胺素(thiamin)0.49 mg，核黄素(riboflavin)1.78 mg，烟酸(nicotinic acid)8.2 mg，抗坏血酸 7 mg，维生素 A 140u[1]。

【药性】 甘，温。

1.《本草图经》："温，平。"

2.《纲目》："甘，温，无毒。"

3.《随息居饮食谱》："甘，平。"

【功用主治】 补肾，益精。主治肾虚劳损，腰脊冷痛，足膝痿弱，耳鸣，耳聋，消渴，阳痿，滑精，尿频，遗尿。

1.《别录》："补肾气，益精髓。"

2.《新修本草》："羊肾合脂为羹，疗劳痢；蒜虀食之一升，疗癥瘕。"

3.《日华子》："补虚耳聋、阴弱，壮阳，益胃，止小便，治虚损盗汗。"

4.《本草药性大全》："益肾，理精枯阳败。"

5.《纲目》："治肾虚消渴。"

6.《药性纂要》："治脚气。"

7.《本经逢原》："治肾虚膀胱蓄热，胞痹，小便淋沥疼胀。"

8.《本草求原》："治阳衰，盗汗，腰脚疼，肾冷，内肾结硬，胁破肠出。"

9.《随息居饮食谱》："补腰肾，治肾虚耳聋，疗癥瘕，止遗溺，健腰膝，理劳伤。"

【用法用量】 内服：1～2 枚，煮食或煎汤；或入丸、散。

【选方】 1. 治肾劳损精竭　炮羊肾一枚。去脂，细切，于豉汁中，以五味、米糅如常法作羹食，作粥亦得。

2. 治下焦虚冷，脚膝无力，阳事不行　羊肾一个(熟煮)，和半大两炼成乳粉，空腹食之。(1、2方出自《食医心镜》)

3. 治五劳七伤，阳气衰弱，腰脚无力　羊肾一对(去脂膜，细切)，肉苁蓉一两(酒浸一宿，刮去皱皮，细切)。上件药，相和作羹，着葱白、盐、五味末等，一如常法，空腹食之。(《圣惠方》羊肾苁蓉羹)

4. 治阳气衰弱，腰痛脉冷，精滑阴痿，脐腹疞刺，减食力劣　附子、胡芦巴、破故纸、茴香各一两(炒香熟)。上为细末，烂研羊腰子，和丸如梧子大。每服三十五丸，空心温酒下，食前亦得。(《鸡峰普济方》煨肾丸)

5. 治腰脊苦痛不遂　羊肾作末，酒服二方寸匕，日三。(《千金方》)

6. 治老人肾脏虚寒，即其肾以寒虚自结实硬，虽服补药并不入　羊腰子一对，水半碗，用杜仲(阔一寸，长二寸许)一片，同煮腰子软，空心切食。令人内肾柔软，然后服平补药。(《鸡峰普济方》补肾腰子法)

1961 羊乳 yáng rǔ (《本草经集注》)

【基原】 为牛科山羊属动物山羊 *Capra hircus* Linnaeus 或绵羊属动物绵羊 *Ovis aries* Linnaeus 的乳汁。

【原动物】 参见"羖羊角"条。

【采收加工】 取乳羊的乳汁，消毒后鲜用。

【成分】 山羊或绵羊的乳汁，每 100 g 约含蛋白质 3.8 g，脂肪 4.1 g，碳水化合物 5 g，灰分 0.9 g，钙 140 mg，磷 106 mg，铁 0.1 mg，硫胺素(thiamin)0.05 mg，核黄素(riboflavin)0.13 mg，烟酸(nicotinic acid)0.3 mg，抗坏血酸 1 mg，维生素 A 80 u。山羊、绵羊乳脂肪中脂肪酸有：棕榈酸(palmitic acid)，肉豆蔻酸(myristic acid)，癸酸(capric acid)，油酸(oleic acid)，十二碳烯酸(dodecenoic acid)，十四碳烯酸(tetradecenic acid)，十六碳烯酸(hexadecenoic acid)等[1]。

【药理】 促进细胞生长作用　在小鼠乳腺上皮细胞的培养基中加入 5%的山羊乳，^{3}H-TdR 的摄入量增加 9.6 倍，为加入 2%胎牛血清活性的42%，而牛乳无此作用。山羊乳经加热处理后，促细胞生长作用降低。抗小鼠表皮生长因子(EGF)抗体可使山羊乳的促细胞生长作用降低 4%。山羊乳的细胞生长促进因子为 EGF[1]。

【药性】 甘，微温。

1.《别录》："温。"

2.《药性论》："味甘，无毒。"

3.《千金方》："味甘，微温。"

4.《随息居饮食谱》："平。"

【功用主治】 补虚，润燥，和胃，解毒。主治虚劳羸瘦，消渴，心痛，反胃，哕逆，口疮，漆疮，蜘蛛咬伤。

3. 治大便下血　羊血，煮熟，拌醋食。(《纲目》引《便民食疗》)

4. 治外伤出血　羊血炭10份，血余炭10份，黄芩粉2份。先将新鲜羊血放置12 h后，取其血块放入锅内，用火炒至膏状，再另扣一口锅作盖，在两锅周边用黄泥封严，于上锅底贴一张白纸，用火煅至白纸呈黄色为度，待锅凉后取羊血炭，压成细末；然后加入血余炭和黄芩细末研匀。用时撒布出血处，用纱布块敷盖加压止血，3 min后再包扎。小伤口上药1次即可。

5. 治跌打损伤　山羊血6 g，酒送服，日服2次。或用干山羊血30 g，研末，每日2次，每次0.6 g，冲酒服。(4、5方出自《内蒙古药用动物》)

6. 治老人脾胃气弱，干呕不能下食　羊血一升(鲜者，面浆作片)，葱白一握，白面四两。上煮血令熟，渐食之。(《安老怀幼书》)

7. 治误食钩吻及毒菌等中毒　山羊血大量灌服，有解毒急救之效。(《食物中药与便方》)

【各家论述】《本草经疏》："女人以血为主，血热则生风，血虚则闷绝，(羊血)咸平，能补血、凉血，故主女人血虚中风，及产后血闷欲绝也。"

1958 羊肝 yáng gān (《药性论》)

【基原】 为牛科山羊属动物山羊 *Capra hircus* Linnaeus 或绵羊属动物绵羊 *Ovis aries* Linnaeus 的肝。

【原动物】 参见"羖羊角"条。

【采收加工】 宰羊时剖腹取肝，洗净，鲜用。或切片晒干、烘干。

【成分】 山羊或绵羊的肝，每100 g约含蛋白质18.5 g，脂肪7.2 g，碳水化物4 g，灰分1.4 g，钙9 mg，磷414 mg，铁6.6 mg，硫胺素(thiamin)0.42 mg，烟酸(nicotinic acid)3.57 mg，抗坏血酸18.9 mg，维生素A 29 900 u[1]。

【药性】 甘、苦，凉。归肝经。

1.《新修本草》："性冷。"

2.《饮食须知》："味苦，性寒。"

3.《原机启微》："入肝经。"

4.《纲目》："无毒。"

5.《医林纂要》："甘，苦，温。"

6.《随息居饮食谱》："甘，凉。"

【功用主治】 养血，补肝，明目。主治血虚萎黄，羸瘦乏力，肝虚目暗，雀目，青盲，障翳。

1.《千金方》："补肝明目。"

2.《新修本草》："疗肝风虚热，目赤暗无所见，生食子肝七枚。"

3.《食疗本草》："治病后失明。"

4. 吴瑞："解蛊毒。"(引自《纲目》)

5.《随息居饮食谱》："清虚热，息内风，杀虫，愈痫，消疳，蠲忿，诸般目疾。"

【用法用量】 内服：煮食，30～60 g；或入丸、散。

【宜忌】 1.《本草经集注》："不可合猪肉及梅子、小豆食之，伤人心，大病人。"

2.《千金方》："一切羊肝生共椒食之，破人五脏，伤心，最损小儿。"

3.《饮食须知》："同苦笋食，病青盲。妊妇食之，令子多厄。"

4.《得配本草》："忌铜、铁。"

【选方】 1. 治虚劳　①白羊肝一具。去肥腻，于柳木砧上，以竹刀细切后，于砂盆内以柳木槌研，倾于净瓷器中，以冷熟水三升浸，经一日一夜，取其汁，渴即渐渐饮之。(《奇效良方》)　②羊肝一具(细切)，羊脊膂肉(细切)一条，陈曲末三两，枸杞根五两(切)。先以水一斗二升，煮枸杞根取汁九升，去滓，重煎令沸，次入肝、肉、曲末，并葱、豉汁调和，渐渐煎如稠糖。分作三服，空腹旦、午、夜卧食之。(《圣济总录》羊肝方)

2. 治诸眼目疾及障翳、青盲　黄连末一大两，白羊子肝一具(去膜)。同于砂盆内研令极细，手拈为丸，如梧子。每食以暖浆水吞二枚，连作五剂。禁食猪肉及冷水。(《传信方》羊肝丸)

3. 治不能远视　羊肝一具(去膜，细切)，葱子一勺(炒为末)。以水煮熟，去滓，入米煮粥食。(《纲目》引《多能鄙事》)

4. 治小儿雀目　羊肝一具(不见水，以皮硝揉去血，竹切剖开)，入谷精草一撮，砂锅蒸熟，任食。(《仙拈集》羊肝散)

5. 治目失明　羖羊肝一斤，去脂膜，薄切，以末着水新瓦盆一口，揩令净，铺肝于盆中，置于炭火上，令脂汁尽，候极干。取决明子半升，蓼子一合，炒令香，为末。和肝杵之为末。以白蜜浆下方寸匕，食后服之，日三，加至三匕。(《食疗本草》)

6. 治目瞳散大昏耗，或觉视物乏力，因有热而益甚者　羊肝一具(切片，晒干)。上一味轧细，用猪胆汁和为丸，桐子大，朱砂为衣。每服二钱，开水送下，日再服。(《衷中参西录》羊肝猪胆丸)

7. 治冷劳久不差，食少泄痢　羊肝一具(去脂膜，切作片子)，白矾三两(烧令汁尽)。上件药，以酽醋三升，煮羊肝令烂，入砂盆内研，后入白矾和丸，如梧桐子大。每服空心及晚食前，以粥饮下二十丸，渐加至三十丸。(《圣惠方》羊肝丸)

8. 治小儿惊积，左胁下有块；女人血瘕，发热瘦弱　黑羯羊肝一具(去筋膜，切成方寸块，中间割开相连)，白术一两(小米泔浸一宿，切成咀，陈壁土炒黄色，为细末一两)，左顾大牡蛎一个(重一斤者，炭火煅通红，候冷，为细末一两)，真黄蜡一两(溶化开，入前药二味，搅匀，乘热成饼，照肝块数目如肝块大，其饼重二钱，小者重一钱五分)。上将蜡饼夹于肝内，用竹叶包裹，以线缚之，入新砂锅中，以水淹一寸，入粟米五六合煮，以米熟为度。候冷，去竹叶，任小儿食之，一次二三块。(《医便》羊肝饼)

【各家论述】《本草汇言》："羊肝补肝，以类相从也。肝开窍于目，肝热则目赤，肝虚则目昏，或生翳障。羊肝苦寒甘补，肝病目病药中，捣和为丸服。明目诸方，无出于此。"

1959 羊肚 yáng dǔ (《千金方》)

【异名】 羊胃(张文仲)，羊膍胵(《纲目》)。

【基原】 为牛科山羊属动物山羊 *Capra hircus* Linnaeus 或绵羊属动物绵羊 *Ovis aries* Linnaeus 的胃。

【原动物】 参见"羖羊角"条。

【采收加工】 宰羊时剖腹取胃，洗净鲜用或冷藏。

【成分】 山羊或绵羊的胃每100 g约含蛋白质7.1 g，脂肪7.2 g，碳水化合物1.2 g，灰分0.5 g，钙34 mg，磷98 mg，铁1.4 mg，硫胺素(thiamin)0.03 mg，核黄素(riboflavine)0.21 mg，烟酸(nicotinic acid)1.8 mg[1]。此外，尚含胃蛋白酶、凝乳酶等多种酶类[2]。

【药理】从离乳前仔羊(绵羊)第四胃黏膜制取的消食素

【用法用量】 内服：煮食或煎汤，125～250 g；或入丸剂。

【宜忌】 外感时邪或有宿热者禁服。孕妇不宜多食。

1.《金匮要略》："有宿热者不可食之。"

2.《本草经集注》："有半夏、菖蒲，勿食羊肉。"

3.《千金方》："不利时患人。暴下后不可食羊肉，成烦热难解，还动利。六月勿食羊肉，伤人神气。"

4.《新修本草》："热病差后食之，发热杀人。"

5.《食疗本草》："患天行及疟人食，发热困重致死。……妊娠人勿多食。"

6.《医学入门》："素有痰火者食之，骨蒸杀人。"

7.《医林纂要》："助热发疮，血分素热者不宜。"

【选方】 1. 治脾胃久虚，全不思食 精羊肉（去筋膜，薄批切）三斤，陈皮三分，小椒二分，葱十根。先以水高肉二指已来，同煮水尽，去陈皮等，只取肉慢火焙干；次入人参（去芦头）、神曲（炒）、大麦糵（炒）各二两。上同为细末，用生姜面糊为丸，如梧桐子大。每服五七十丸，不拘时候，温酒或米饮送下。（《御药院方》代谷丸）

2. 治胃寒下痢 羊肉一片，莨菪子末一两。和，以绵裹之纳下部。（《外台秘要》）

3. 治腰膝疼痛，脚气不仁 羊肉一脚子（卸成事件），草果五个，回回豆子半升（捣碎去皮）。上件一同熬成汤，滤净，下香粳米一升，熟回回豆子二合，肉弹儿木瓜二斤，取汁，沙糖四两，盐少许，调和。或下事件肉。（《饮膳正要》木瓜汤）

4. 益肾气，强阳道 白羊肉半斤。去脂膜，切作生。以蒜齑食之，三日一度。（《食医心镜》）

5. 治下焦虚冷，小便频数 羊肉四两，羊肺一具，细切，入盐、豉，煮作羹，空心食。（《寿世青编》羊肉羹）

6. 治消渴，利水道 羊肉一脚子（卸成事件），草果五个。上件同熬成汤，滤净，用瓠子六个，去穰、皮，切掠，熟羊肉，切片，生姜汁半合，白面二两，作面丝同炒，葱、盐、醋调和。（《饮膳正要》瓠子汤）

7. 治老人虚损羸瘦 羊肉二斤，黄芪（生剉），人参（去芦头）、白茯苓各一两，枣五枚，粳米二合。先将羊肉去脂皮，取精者肉，留四两切细，余一斤十二两，以水五大盏，并黄芪等，煎取汁三盏，去滓，入米煮粥，临熟，下切了生肉更煮，入五味调和，空心食之。（《养老奉亲书》）

8. 治产后腹中㽲痛，及腹中寒疝，虚劳不足 当归三两，生姜五两，羊肉一斤。上三味，以水八升，煮取三升。温服七合，日三服。（《金匮要略》当归生姜羊肉汤）

9. 治产后腹中绝伤，寒热恍惚，狂言，脏气虚 甘草、芍药各五两，通草三两，羊肉三斤。上四味㕮咀，以水一斗六升，煮肉取一斗，去肉纳药，煮取六升，去滓。分五服，日三夜二。（《千金方》甘草汤）

10. 治产后中风，久绝不产，月水不利，乍赤乍白，及男子虚劳冷盛 羊肉二斤，成簭大蒜（去皮，切）三升，香豉三升。上三味，以水一斗三升，煮取五升，去滓，纳酥一升，更煮取三升，分温三服。（《千金方》羊肉汤）

11. 治崩中去血，积时不止 肥羊肉三斤，干姜、当归各三两，生地黄二升，上四味㕮咀，以水二斗煮羊肉，取一斗三升，下地黄汁及诸药，煮取三升，分四服。尤宜羸瘦人服之。（《千金方》）

12. 治虚寒疟疾 羊肉作臛饼，饱食之，更饮酒暖卧取汗。（《纲目》引《姚僧垣集验方》）

13. 治目为物所伤，睛陷胬肉 精羊肉二两。薄切片，炙令微热，熨目。勿令大热。

14. 治寒冻肿痒 羊肉、葱（并细切）各半斤。上二味，以水五升，煎至三升，去滓温洗，日三两度。（《圣济总录》）

【各家论述】 1.《医学发明》："补可去弱，人参、羊肉之属是也。夫人参之甘温，能补气之虚，羊肉之甘热，能补血之虚；羊肉，有形之物也，能补有形肌肉之气。凡气味与人参、羊肉同者，皆可以补之。故云属也。人参补气，羊肉补形，形气者，有无之象也。"

2.《医林纂要》："羊为火畜，考其性味，自当属火，然所补者命门相火，非心火也。辛润甘补，故仲景治虚羸蓐劳，用当归羊肉汤。大抵命火衰微，脾胃不能生气血者宜之，补阳亦以生阴也。"

3.《本草求真》："羊肉气味甘温，东垣载能补形，此一句已尽羊肉大概矣。复于十剂方中又云，补可去弱，人参羊肉之属，是明指参补气，而补形端在羊肉，又何疑哉？夫气属阳，血属阴，体轻而燥者属阳，体重而润者属阴。羊肉气味虽温，然体润肉肥，其于肌肤血液则易及。若使泥于书载壮阳补气健力等说，及以阳生阴长之理，牵引混指，其何以清眉目而别治用哉？"

1957 羊血 yáng xuè（《新修本草》）

【基原】 为牛科山羊属动物山羊 *Capra hircus* Linnaeus 或绵羊属动物绵羊 *Ovis aries* Linnaeus 的血。

【原动物】 参见"羖羊角"条。

【采收加工】 宰羊时取血，将鲜血置于平底器皿内晒干，切成小块，或将血灌入羊肠中，用细绳扎成 3～4 cm 长的小节，晒干。

【成分】 山羊或绵羊的血，主要成分（除含水约 4/5 外）为多种蛋白质，此外尚含少量脂类（包括磷脂 e 和胆甾醇）、葡萄糖及无机盐等。蛋白质有血红蛋白，血清白蛋白，血清球蛋白和纤维蛋白[1]。血清含铁传递蛋白（transferrin）B、C、D、E，胎蛋白（fetoprotein）[2]。

【药理】 从羊血中分离出一种相对分子质量小于 700 的物质，对植物和人有促进生长和代谢的作用[1]。羊血可以用来制取超氧化物歧化酶（SOD）[2, 3]，SOD 的药理作用见"牛血"和"猪血"。

【药性】《纲目》："咸，平，无毒。"

【功用主治】 补血，止血，散瘀，解毒。主治妇女血虚中风，月经不调，崩漏，产后血晕，吐血，衄血，便血，痔血，尿血，跌打损伤。

1.《新修本草》："主女人中风，血虚闷，产后血晕闷欲绝者，生饮一升。"

2.《医学入门》："卒惊悸，九窍出血，取新血热饮。"

3.《纲目》："热饮一升，治产后血攻，下胎衣。""解莽草毒、胡蔓草毒，又解一切丹石毒发。"

4.《得配本草》："补血凉血，主治女人血虚风热，刺血热饮，治妊娠胎死不下，蘸醋食，治大便下血。"

5.《随息居饮食谱》："生饮止诸血，解诸毒，治崩衄。熟食但能止血，患肠风、痔血者宜之。"

【用法用量】 内服：鲜血，热饮或煮食，30～50 g；干血，烊冲，每次 6～9 g，每日 15～30 g。外用：涂敷。

【宜忌】《纲目》："服地黄、何首乌诸补药者忌之。"

【选方】 1. 治产后余血攻心，或下血不止，心闷面青，身冷气欲绝 新羊血一盏饮之。（《梅师集验方》）

2. 治吐血、衄血，积日不止 新羊血，上热饮一二小盏。（《圣惠方》）

【用法用量】 内服：煎汤，3～15 g。外用：鲜品捣敷；或干品研末撒。

【选方】 1. 治鼻衄 问荆30 g，旱莲草30 g。水煎服。

2. 治崩漏 问荆30 g，马齿苋30 g。水煎服。

3. 治热淋，小便不利 问荆12 g，大石韦12 g，海金砂藤12 g。水煎服。（1～3方出自《四川中药志》1982年版）

4. 治火眼生翳 问荆、菊花各15 g，蝉衣6 g。煎服。（《安徽中草药》）

5. 治咳嗽气急 问荆6 g，地骷髅21 g。水煎服。（《中医药实验研究》）

【临床报道】 治疗慢性气管炎 取干问荆30 g，加水600～800 ml，煎5～8 min，早晚分服。亦可制成片剂（每片含问荆0.43 g），每日服3次，每次10片。观察72例，近期控制21例，显效18例，好转23例，无效10例。以止咳、祛痰效果较佳。还发现问荆有一定降压作用[1]。

1954 羊心 yáng xīn （《别录》）

【基原】 为牛科山羊属动物山羊 *Capra hircus* Linnaeus 或绵羊属动物绵羊 *Ovis aries* Linnaeus 的心脏。

【原动物】 参见"羖羊角"条。

【采收加工】 宰羊时剖开胸腔取心脏，鲜用。

【成分】 山羊或绵羊的心，每100 g含水分80 g，蛋白质11.1 g，脂肪8.3 g，灰分7.4 g，钙9 mg，磷414 mg，铁6.6 mg，硫胺素（thiamine）0.42 mg，核黄素（riboflavine）3.57 mg，烟酸（nicotinic acid）18.9 mg，抗坏血酸17 mg，维生素A 29 900 u[1]。尚含葡萄糖-6-磷酸脱氢酶（glucose-6-phosphate dehydrogenase）等多种脱氢酶[2]和细胞色素C[3]。

【药理】 1. 加强有氧氧化作用 从羊心中可提取细胞色素C[1,2]，其药理作用是加强细胞呼吸，直接参加线粒体的呼吸链，起电子传递体的作用，提高细胞的氧利用率，增强组织代谢。细胞色素C尚能改善老龄大鼠的糖代谢和脂肪代谢，并能与细胞膜结合，抑制肾小管对钠的重吸收，维持细胞内外电解质的平衡。给家兔注射细胞色素C可防止过量氯化钾所致心室纤颤和呼吸停止[2,3]。细胞色素C的作用尚可参见"猪心"条。

2. 促DNA合成作用 从免疫或非免疫山羊心肌制取的可透析提取物（myocardial dialysable extracts，MDE）能增强刀豆球蛋白A（Con A）刺激的小鼠脾淋巴细胞体外DNA合成，当浓度为10^{-2} u/ml时，^{3}H-UR渗入增强16.73%，与对照组比较有显著性差异。在最适浓度下，MDE的这种作用较由同一山羊淋巴组织制备的转移因子（TF）为强[4]。

【药性】 甘，温。

1.《本草图经》："温，平。"

2.《纲目》："甘，温，无毒。"

3.《随息居饮食谱》："甘，平。"

【功用主治】 解郁，补心。主治心气郁结，惊悸不安。

1.《别录》："止忧恚膈气。"

2.《千金方》："主膈中逆气。"

3.《食疗本草》："补心肺。"

4.《随息居饮食谱》："舒郁结，释忧恚，治劳心膈痛。"

【用法用量】 内服：煮食或煎汤，1个；或焙干研末。

【选方】 治心气惊悸，郁结不乐 羊心一个（带系桶），咱夫兰（即红花）三钱。上件用玫瑰水一盏，浸取汁，入盐少许，签子签羊心，于火上炙，将咱夫兰汁徐徐涂之，汁尽为度，食之。（《饮膳正要》炙羊心）

1955 羊皮 yáng pí （《食疗本草》）

【基原】 为牛科山羊属动物山羊 *Capra hircus* Linnaeus 或绵羊属动物绵羊 *Ovis aries* Linnaeus 的皮。

【原动物】 参见"羖羊角"条。

【采收加工】 宰羊时剥取皮肤，鲜用或烘干。

【成分】 山羊或绵羊的皮含水分、蛋白质、脂肪及无机物质。构成表皮层的蛋白质主要为角蛋白（keratin）；构成真皮层的，主要是胶原（collagen）及网硬蛋白（reticulin），此外尚含弹性硬蛋白，白蛋白，球蛋白及黏蛋白等。表皮常含黑色素（melanin）[1,2]。

【药性】 甘，温。

【功用主治】 补虚，祛瘀，消肿。主治虚劳羸弱，肺脾气虚，跌打肿痛。

1.《食疗本草》："去毛煮羹，补虚劳。煮作臛食之，去一切风，治肺中虚风。"

2.《纲目》："湿皮卧之，散打伤青肿。干皮烧服，治蛊毒下血。"

【用法用量】 内服：适量，作羹；或烧存性研末，每次6～9 g。

1956 羊肉 yáng ròu （《本草经集注》）

【基原】 为牛科山羊属动物山羊 *Capra hircus* Linnaeus 或绵羊属动物绵羊 *Ovis aries* Linnaeus 的肉。

【原动物】 参见"羖羊角"条。

【采收加工】 宰羊时取肉，鲜用。

【成分】 山羊或绵羊的肉，因羊的种类、年龄、营养状况、体躯部位等而有差异。以100 g瘦肉为例，含蛋白质17.3 g，脂肪13.6 g，碳水化合物0.5 g，灰分1 g，钙15 mg，磷168 mg，铁3 mg，尚含硫胺素（thiamin）0.07 mg，核黄素（riboflavine）0.13 mg，烟酸（nicotinic acid）4.9 mg，胆甾醇（cholesterol）70 mg[1]。另含胰蛋白酶原（trypsinogen）等[2]。

【药性】 甘，热。归脾、胃、肾经。

1.《别录》："味甘，大热，无毒。"

2.《千金方》："味苦、甘。"

3.《食疗本草》："温。"

4.《本草汇言》："入手、足阳明经。"

5.《药性通考》："味甘、辛。"

6.《得配本草》："入脾、肺二经血分。"

7.《食物考》："甘，咸，气膻，性热。"

8.《本草再新》："入心、脾、肾三经。"

【功用主治】 温中暖肾，益气补虚。主治脾胃虚寒，食少反胃，虚寒泻痢，腰膝酸软，阳痿，小便频数，寒疝，虚劳羸瘦，产后虚羸少气，缺乳。

1.《别录》："主缓中，字乳余疾，及头脑大风汗出，虚劳寒冷，补中益气，安心止惊。"

2.《千金方》："主暖中止痛，利产妇。"

3.《食疗本草》："主脏气虚寒。"

4.《日华子》："开胃肥健。"

5.《日用本草》："治腰膝羸弱，壮筋骨，厚肠胃。"

6.《本草汇言》："疗中风虚汗，治产后阴阳两亏。诸病形气瘘弱，脾胃虚羸不足者宜之。"

7.《医林纂要》："补润命门，长益气血，壮阳开胃。"

8.《随息居饮食谱》："兼治虚冷劳伤，虚寒久疟。"

【用法用量】 内服：煎汤，15～30 g。

【选方】 治赤白带下 冰草白穗 15 g，败酱草 30 g。水煎服。

1953 问荆 wèn jīng（《本草拾遗》）

【异名】 接续草（《本草拾遗》），公母草、搂接草、空心草（《中医药实验研究》），马蜂草、猪鬃草（《东北药用植物志》），黄蚂草（《四川中药志》），节节草、接骨草（《陕西中草药》），寸姑草、笔头草（《湖南药物志》），骨节草、笔壳草、笔筒草（《贵州民间方药集》），笔头菜、土木贼（《湖北中草药志》）。

【基原】 为木贼科问荆属植物问荆的全草。

【原植物】 问荆 *Equisetum arvense* L.

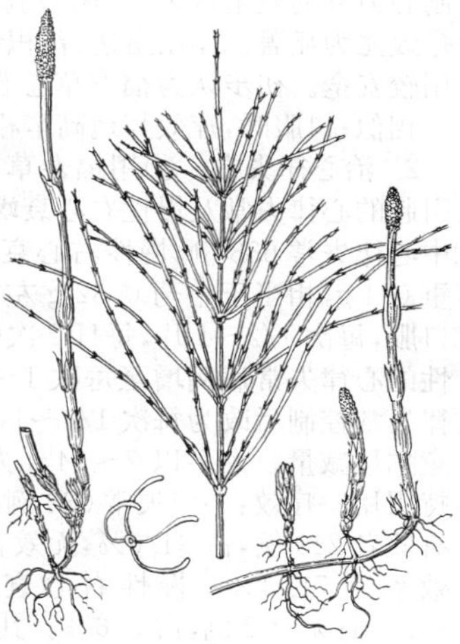

问 荆

多年生草本，根茎横走，匍匐生根，黑色或暗黑色，节和根密生黄棕色长毛。地上茎直立，二型；营养茎在孢子茎枯萎后生出，高达 15～40 cm。有棱脊 6～15 条，沟中气孔带 2～4 行，节上轮生小枝，小枝实心，有棱脊 3～4 条。叶退化，下部联合成鞘，鞘筒狭长，鞘齿三角形，棕黑色，边缘灰白色，膜质，宿存。孢子茎早春自根茎生出，常为紫褐色，肉质，不分枝，有 12～14 条不明显的棱脊；鞘筒漏斗状，鞘齿棕褐色，每 2～3 齿连接成三角形；先端生有长圆形的孢子囊穗，有总梗，钝头，成熟时柄伸长；孢子叶六角形，盾状着生，螺旋排列，边缘着生 6～7 个长圆形孢子囊。孢子囊熟时孢子茎即枯萎；孢子圆球形，附生弹丝 4 条。

生于潮湿的草地、沟渠旁、沙土地、耕地、山坡及草甸等处。分布于华北、东北及江苏、安徽、江西、山东、湖北、湖南、四川、贵州、西藏、陕西、新疆等地。

【栽培】 生物学特性 对气候、土壤有较强的适应性。

繁殖方法 用孢子繁殖或根茎繁殖。孢子繁殖：从孢子囊穗上采下成熟的孢子囊，将孢子播种于土壤表面，稍覆土，浇水保持湿润，即可萌发。根茎繁殖：早春或秋季将根茎分成 6 cm 长小段，栽于土壤中，覆土 5～6 cm，浇水易成活。

【采收加工】 6～9 月采收，割取全草，置通风处阴干，或鲜用。

【药材】 问荆 *Herba Equiseti Arvensis* 主产于东北及陕西、四川、贵州、江西、安徽等地。

性状 全草长约 30 cm，多干缩或枝节脱落。茎略扁圆形或圆形，淡绿色，有细纵沟，节间长，每节有退化的鳞片叶，鞘状，先端齿裂，硬膜质。小枝轮生，梢部渐细。基部有时带有部分根，呈黑褐色。气微，味稍苦涩。

鉴别 茎横切面：断面呈深凹凸波状。表皮细胞 1 列，壁增厚，外壁有突起的硅质块，棱槽处有气孔。表皮内侧厚壁细胞不成环，仅于棱槽处有 2～3 列薄壁细胞，棱脊处有数十个纤维组成的纤维束，未伸入皮层。皮层细胞多列，最外侧细胞在棱脊纤维束内侧为栅状，在棱槽厚壁细胞内侧为类圆形；皮层内侧细胞均为类圆形，相对棱槽处有大型空腔；内皮层细胞 1 列，位于维管束外侧，微呈波状，维管束与棱脊相对，断续排列成环，木质部位于两侧，分别有管胞 2～5 个，中间为韧皮部，较宽广，内侧有一明显空腔。中央髓腔小。

茎表皮表面观：表皮细胞长方形，壁厚，呈微波状弯曲，壁孔小，不明显，可见硅质块。气孔不内陷，常 2～5 个横向相连，长圆形。保卫细胞内壁具多数横向平行的条状增厚的纹理。

【药理】 1. 保肝作用 问荆硅化物 150 mg/kg、310 mg/kg 及 500 mg/kg 分别给大鼠腹腔注射，每日 1 次，连续 7 d，能明显降低正常大鼠的血清丙氨酸氨基转移酶（ALT）及四氯化碳（CCl_4）中毒大鼠升高的血清 ALT，对 CCl_4 中毒小鼠升高的血清磺溴酞钠滞留量也有明显降低作用；能显著降低硫代乙酰胺及泼尼松龙所致小鼠升高的血清 ALT；问荆硅化物还可使 CCl_4 中毒大鼠肝线粒体肿胀减轻，粗面内质网基本恢复正常，肝糖原颗粒增多，脂滴明显减少[1]。

2. 降血脂作用 问荆煎剂每日 10 g/kg 灌胃，连续 14 d，对实验性大鼠高三酰甘油症有预防和治疗作用；对大鼠高胆固醇血症也具有治疗作用和较弱的预防作用[2]。用问荆及由问荆提取的硅酸对实验动物的动脉粥样硬化症有预防和治疗作用；对已经失去一定程度弹性的动脉硬化血管，应用问荆及其制剂治疗，还能使其恢复弹性[3, 4]。

3. 利尿作用 问荆皂苷、问荆酸及氯化钾等都有利尿作用。问荆和硅化合物还能清除体内代谢产物、异物和毒物，在机体内有排毒和解毒等保护作用[3, 5]。

4. 降压作用 水煎剂（1∶2）静脉注射于犬，可引起血压下降及反射性的呼吸兴奋。降压作用不受阿托品影响，降压成分溶于水而不溶于醇及氯仿。小量新鲜水煎剂对离体蛙心可增加其收缩力，大量则抑制[6]。

5. 对中枢神经系统的抑制作用 草问荆总生物碱（TAEP）对中枢神经系统有抑制作用，而且是通过降低 Ach 的含量，进而影响多巴胺-2（DA-2）受体达到的[7]。

6. 抗炎、镇痛作用 问荆水醇提取物、甲醇腹腔注射对醋酸引起的疼痛有抑制作用。问荆提取物 50 mg/kg 能缓解角叉菜胶引起的大鼠足肿胀 2 h、4 h 的抑制率分别为 25%、30%[8]。

毒性 问荆煎剂小鼠腹腔注射的 LD_{50} 为 42 g/kg，灌胃的 LD_{50} 在 100 g/kg 以上。亚急性毒性试验，每日给大鼠灌胃 10 g/kg，观察 35 d，无死亡，体重逐渐增加，对内脏器官无明显改变，但服药量过大，服药时间过久，可出现轻度肝肿大[2, 3]。

【药性】 甘、苦，凉。归肺、肝经。

1.《本草拾遗》："味苦，平，无毒。"

2.《四川中药志》1960 年版："性凉，味涩。"

3.《陕西中药志》："苦，甘。"

【功用主治】 止血，止咳，利尿，明目。主治鼻衄，吐血，咯血，便血，崩漏，外伤出血，咳嗽气喘，淋证，目赤翳膜。

1.《本草拾遗》："主结气瘤痛，上气气急。"

2.《四川中药志》1960 年版："清热止咳。治吐血、衄血及妇女倒经。"

3.《中国药用植物图鉴》："作利尿及止血药，治风湿、淋病、刀伤。"

4.《安徽中草药》："清热明目。主治火眼生翳。"

花子次苷-β[13, 14]，毒毛旋花子苷元[14]；生物碱类：木兰花碱(magnoflorine)，紫堇块茎碱(corytu-berine)[15]。还含：虾黄质二酯(astaxanthindiester)[16]。

【药理】 1. 强心作用 冰凉花含有多种强心苷，其全草浸剂对离体蛙心及温血动物离体、在体及衰竭之心脏均具有明显的强心作用[1~4]。福寿草总苷 0.1 mg/kg 静注，可见等容收缩期心室内压最大增长速度(dp/dt)加大，射血前期(PEP)缩短，心肌收缩速度加快，功能提高，动静脉钾离子浓度差迅速加大，β-受体阻滞剂不能阻断或削弱福寿草总苷的正性肌力作用[5, 6]。铃兰毒苷为高效、速效及短效强心苷，作用较洋地黄毒苷强，静注后作用强，口服效力大减，可作为毒毛旋花子苷的代用品[7]。

2. 抗心律失常作用 福寿草总苷能使体外培养的缺糖缺氧心肌细胞的异常搏动节律次数明显减少[8]。福寿草水提醇沉物静注于犬，可见其希氏束电图 A-H 间期及 H-V 间期延长，H 间期变化不大，心率即刻减慢，平均减慢 20 次/min[9]。冰凉花总苷与双异丙吡胺联用产生协同，冰凉花总苷可明显增强后者的抗心律失常作用[10, 11]。

3. 利尿作用 麻醉犬的实验表明，总苷 0.2 mg/kg 静注，可使尿泌量增加 1.5 倍，尿中钠、钾、氯离子排出量分别增加 1.9 倍，0.4 倍和 0.9 倍[12]。其所含铃兰毒苷、加拿大麻苷等也有显著利尿作用，铃兰毒苷可使大鼠尿量增加 3 倍，强于其他强心苷，并能增加钠等电解质排出，加拿大麻苷对大鼠的利尿作用较毒毛旋花子苷等为强[13~16]。

4. 镇静作用 福寿草浸剂、总苷均能抑制小鼠自发活动，剂量增大可出现催眠，并可对抗咖啡因的兴奋作用，拮抗可卡因、印度防己毒素所致惊厥，铃兰毒苷也能抑制大鼠自发运动。福寿草总苷 0.3~0.5 mg/kg 静注，家兔脑电呈高幅慢波，对声刺激的惊醒反应减弱[17]。

5. 其他作用 加拿大麻苷对人体鼻咽癌 KB 细胞有细胞毒活性，ED_{50} 低于 0.1 μg/ml，并能抑制肿瘤细胞的有丝分裂[18, 19]。

【药性】《现代实用中药》："苦，平，有小毒。"

【功用主治】 强心，利尿，镇静。主治急性和慢性心功能不全，充血性心力衰竭，心房纤维颤动，心脏性水肿。

1.《现代实用中药》："为强心利尿剂。"

2.《中国药用植物图鉴》："有镇静作用，与溴化物合用，可治癫痫。"

3.《东北常用中草药手册》："治严重心悸症，充血性心脏代偿机能不全，心房纤维性颤动，充血性心力衰竭，心脏机能不全引起的水肿。"

【用法用量】 内服：酒浸或水浸，1.5~3 g；全草细粉，每次 0.25 g，每日 1~3 次；总苷，每次 0.25~0.5 mg，每日 1~2 次，极量，每次 2 mg，每日 4 mg。

【宜忌】 本品有毒，服用时需按规定剂量，不可过量。服药过程中如出现恶心、呕吐、心悸、头晕等症状，可减量或停药。忌与钙剂合用，用过洋地黄类药物的患者需隔 4~6 d 才能使用本品。对心动过缓、房室传导阻滞者不宜使用。中毒时常出现恶心、呕吐、腹痛、头晕、出汗、视物不清、心慌等症状，严重者可致死亡。

【临床报道】 1. 治疗心力衰竭 用福寿草总苷治疗各种心脏病所致心力衰竭 153 例，其中有 52 例在给药前 2 星期内曾用过洋地黄类其他药物。给药方法，按体重、心肌情况和病情决定用量。福寿草总苷注射液：一般适于急性心力衰竭，每次剂量 0.25~0.5 mg，用 20%或 50%葡萄糖溶液 20 ml 稀释后缓慢(不得少于 5 min)静脉注射，每日 1~2 次，24 h 内不宜超过 1 mg。心衰控制后，改为片剂维持。福寿草总苷片剂：适于慢性心力衰竭，初次剂量一般每次 0.5~1 mg，每日 1~2 次。待心力衰竭基本控制后，改为维持量，每次 0.25~0.5 mg，每日 1~2 次。近期用过洋地黄类药物者，在改用福寿草总苷针、片时，上述剂量应酌减。153 例中，显效 95 例，有效 42 例，无效 16 例。有效率 89.4%。起效及作用高峰时间：福寿草总苷注射液及片剂的起效时间分别为 5~10 min 与半月至 1 个月；作用高峰时间分别为 0.5~2 h 与 2~3 个月。在治疗量范围内，量越大，起效时间越早，心功能改善所需时间就越短。口服片剂全效量为 1~2 mg，维持量每日 0.5~1 mg(分 2 次服)。结果表明，福寿草总苷是一种疗效确切的新强心药。其控制心力衰竭效果肯定，对风心病和冠心病引起的心力衰竭疗效尤为显著。作用迅速，蓄积性和副作用较洋地黄小，使用较安全。初步认为福寿草总苷静脉注射时，疗效与西地兰相似；口服时，疗效与地高辛相似[1]。

2. 治心律失常 ①用福寿草片(新福苷)治疗各种病因引起的心律失常及慢性右心衰竭共 3 672 例(688 例次)，其中心律失常 633 例，慢性右心衰竭 55 例。福寿草片，每片重 0.1 g，相当于生药 0.32 g 左右，含总苷约 2 mg。剂量：口服，每次 1/2~1 片，每日 2 次(少数病例每日 1 次)，顽固性的心律失常病例增至每次 1~2 片，每日 2~3 次。待心律失常控制后改为每次 1/4~1/2 片，每日 1~2 次维持，儿童酌情减量。大多以 7~14 d 为 1 个疗程，有效者继续维持服用。疗效：心律失常 633 例，显效者 233 例，占 36.8%；有效者 219 例，占 34.6%，无效者 181 例，占 28.6%。总有效率为 71.4%。慢性右心衰竭 55 例，有效 53 例，占 96.4%；无效 2 例，占 3.6%。其对各种病因引起的心律失常的疗效，以高血压性心脏病最高，为 92.3%，其次原因未明组为 82.3%，再次为心肌炎后遗症、风心病、冠心病，其有效率为 74%~78.8%。对各种早搏均有一定疗效，特别对室性早搏疗效较好。大多数病例于服药后 3~7 d 出现疗效，部分为 7~14 d 后出现疗效。一般小剂量服用过程中无明显不良反应，并可较长期地维持服用。但量增大，部分病例出现消化道症状，少数病例有头晕、肢麻、心率减慢、心动过缓现象出现。个别的心电图曾有 ST-T 的改变或Ⅱ度至Ⅲ度房室传导阻滞[2]。②福寿草总苷注射液用于快速心房纤颤等心动过速 56 例。心率在 100 次/min 以上的快速心房纤颤以及窦性或室上性心动过速的患者 1 次给予 0.5~1 mg。近 2 星期内用过少量强心剂以及有合并症者均适当减量，每次给予 0.25~0.5 mg。24 h 内用量不宜超过 1 mg。以 50%葡萄糖 40 ml 稀释后缓慢静注。结果：1 次注射后 15 min 以内显效者 22 例，占 39.3%；进步者 29 例，占 51.7%；无效者 5 例，占 9%；有效者 51 例，占 91%。本品对快速心房纤颤有良好的降心率作用，心电图显示不良反应较少[3]。

1952 冰草白穗 bīng cǎo bái suì《青海常用中草药手册》

【基原】 为禾本科赖草属植物赖草 *Leymus secalinus* (Georgi) Tzvel. 的带菌果穗。

【原植物】 参见“冰草”条。

【采收加工】 9~10 月采收。

【药性】 苦，微寒。

【功用主治】 清热利湿。治淋证，带下。

茶饮。

2. 治鼻出血　冰草根 30 g，桑叶 30 g，菊花 30 g。水煎服。（1、2 方出自《沙漠地区药用植物》）

1950 冰糖 bīng táng（《纲目》）

【基原】　为禾本科甘蔗属植物甘蔗 *Saccharum sinensis* Roxb. 茎中的液汁，制成白砂糖后再煎炼而成的冰块状结晶。

【原植物】　参见"甘蔗"条。

【药性】　《本草再新》："味甘，性平，无毒。入脾、肺二经。"

【功用主治】　补中和胃，润肺止咳。主治脾胃气虚，肺燥咳嗽，或痰中带血。

1.《纲目》："润心肺燥热，治嗽消痰，解酒和中，助脾气，缓肝气。"

2.《本草逢原》："（治）口疳，平补肺胃。"

3.《本草再新》："补中益气，和胃润肺，止咳嗽，化痰涎。"

4.《随息居饮食谱》："（治）小儿未能谷食，久疟不瘳，噤口痢。"

【用法用量】　内服：入汤，10～15 g；或含化；或入丸、膏剂。

【选方】　1. 治噤口痢　冰糖五钱，乌梅一个。煎浓频呷。

2. 治小儿未能谷食，久疟不瘳　浓煎冰糖汤服。（1、2 方出自《随息居饮食谱》）

【各家论述】　《本经逢原》："世言糖性湿热，多食令人齿䘌生疳。近见患口疳者，细嚼冰糖辄愈，取其达疳以磨湿热凝滞也。又暴得咳嗽，吐血乍止，以冰糖与燕窝菜同煮连服，取其平补肺胃，而无止截之患也。惟胃中有痰湿者，令人欲呕，以其甜腻恋膈故也。"

1951 冰凉花 bīng liáng huā（南药《药材学》）

【异名】　冰蓼花、冰了花（《兴京志》），冰凌花（《长白征存录》），福寿草（《现代实用中药》），冰里花、顶冰花（《东北植物药图志》），冰郎花（《吉林中草药》）。

【基原】　为毛茛科侧金盏花属植物冰凉花的带根全草。

【原植物】　冰凉花 *Adonis amurensis* Regel et Radde[*A. vernalis* L. var. *amurensis* Finet et Gagnep.]

多年生草本。根茎短而粗，有多数黑褐色须根。茎直立，开花时高 5～15 cm，后可达 30～40 cm，不分枝或有时分枝，基部有数个膜质鳞片。叶在花后长大，茎下部叶有长柄，柄长达 6.5 cm；叶片轮廓正三角形，长达 7.5 cm，宽达 9 cm，3 全裂，全裂片有长柄，二至三回细裂，末回裂片狭卵形或披针形，具短尖头。花两性，单朵顶生；萼片约 9，淡灰紫色；花瓣约 10，黄色，倒卵状长圆形或狭倒卵形；雄蕊多数，长约 3 mm，无毛；心皮多数，螺旋状着生于圆锥状花托上，子房有短柔毛，花柱向外弯曲，柱头小，球形。瘦果，倒卵球形，有短柔毛，宿存花柱弯曲。花期 3～4 月，果期 4～6 月。

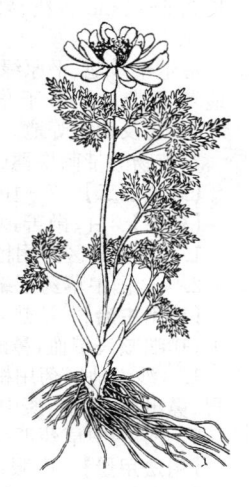

冰凉花

生于山坡草地，或林下腐殖质土壤上。分布于辽宁、吉林、黑龙江东部、江苏云台山、山东。

冰凉花属植物中具有相同功效记载的尚有：①夏冰凉花 *A. aestivalis* L. 分布于新疆西北部。②北冰凉花 *A. sibirica* Patr. ex Ledeb. 分布于新疆西北部。③天山冰凉花 *A. tianschanica* (Adolf) Lipsch. 分布于新疆西部。④金黄冰凉花 *A. chrysocyatha* Hook. f. et Thoms. 分布于新疆西部。

【采收加工】　4 月间挖取带根全草，切段晒干。

【药材】　冰凉花 *Herba Adonidis Amurensis*　主产于吉林、辽宁、黑龙江。

性状　全草柔软纤细。茎长 20～40 cm。根茎粗短，深红棕色，下面着生多数细根，直径约 1 mm。叶互生，二回羽状复叶，灰绿色。偶见顶生的花，花瓣黄白色，外被淡紫色萼片。质脆，易折断。气微，味苦。

鉴别　(1) 叶表面观：上表皮细胞垂周壁较平直，气孔较少，有单细胞非腺毛，壁较厚；下表皮细胞垂周壁波状弯曲，气孔较密，不定式。叶缘细胞有乳头状突起，有角质纹理。

根横切面：表皮细胞 1 列，类圆形，外壁较厚，黄棕色。皮层宽广，占根直径的 4/5，细胞大，类圆形；内皮层 1 列细胞，凯氏点明显。中央初生木质部为三原型，木质束与韧皮束交互呈辐射状排列。

(2) 取本品粉末 1 g，加乙醇 5 ml，密塞冷浸 12 h，滤过。滤液分置 2 支试管中。一管沿试管壁缓缓滴加硫酸数滴，静置片刻，两液接面处先呈黄色环，逐渐变深棕色；另一管加 2mol/L 氢氧化钾溶液与 2％3，5-二硝基苯甲酸的乙醇溶液各 5 滴，两液层间即显紫红色环（检查强心苷）。

(3) 薄层色谱：取本品粉末（40 目）1 g，用石油醚 10 ml 脱脂 2 次，再用 75％乙醇 10 ml 冷浸过夜，用冷吹风浓缩至小体积，作为供试品溶液。另取冰凉花总苷少许，用 75％乙醇溶解，作为对照品溶液。吸取供试品及对照品溶液，分别点样于同一硅胶 G（青岛）薄层板上，于 105 ℃烘烤 30 min。以氯仿-甲醇-醋酸（8∶6∶1）展开，展距 17 cm。干后喷雾 2％3，5-二硝基苯甲酸与 2mol/L 氢氧化钾试液（1∶1），供试品色谱在与对照品色谱相应位置上，显相同颜色的斑点。

【成分】　冰凉花根含强心苷有：索马林（somalin），加拿大麻苷（cymarin），加拿大麻醇苷（cymarol），黄麻苷 A（corchoroside A），铃兰毒苷（convallatoxin）[1]，K-毒毛旋花子次苷-β（K-strophanthin-β）[1,2]，侧金盏花毒苷（adonitoxin）[2]，K-毒毛旋花子苷（K-strophanthoside）[3]；强心苷苷元有：毒毛旋花子苷元（strophanthidin），洋地黄毒苷元（digitoxigenin）[4]；香豆素有：伞形花内酯（umbelliferone）、东莨菪素（scopoletin）[5,6]；黄酮苷有：荭草素（orientin），异荭草素（isoorientin）[5]。还含：侧金盏花内酯（adonilide）[4,7,8]，福寿草酮（fuku-jusone）[4,8,9]，侧金盏花醇（adonitol）[5]，降福寿草二酮（fukujusonorone）[4,8,10,11]，厚果酮（lineolone），12-O-苯甲酰异厚果酮（12-O-benzoylisolineolone），异厚果酮（isolineolone），12-O-烟酰异厚果酮（12-O-nicotinoylisolineolone）[4,8]。

地上部分含强心苷元等成分，强心苷苷元有：毒毛旋花子苷元，洋地黄毒苷元[8]；香豆素类成分：伞形花内酯，东莨菪素[5,6]；糖的部分有：D-加拿大麻糖，D-沙门糖，L-夹竹桃糖[8]。其他成分有：厚果酮，异热马酮（isoramanone），烟酰异热马酮（nicotinoylisoramanone），夜来香素（pergularin）[8]。

夏冰凉花全草含强心苷类：加拿大麻苷[12,13]，K-毒毛旋

20 ml,每日 3 次,2 个月为 1 个疗程。降低胆固醇有效率为 95.8%;三酰甘油为 86.7%;β脂蛋白为 89.5%。统计学处理,对降低血清胆固醇及 β 脂蛋白有非常显著意义($P<0.01$),对降三酰甘油亦有显著意义($P<0.01$)[2]。

2. 治疗小儿疳积　取草决明 20 g,鸡内金、山楂各 10 g,鲜母鸡肝 1 具。将鸡肝捣如泥状,并将上 3 味药研为细粉,拌匀搓成团块如鸡蛋大小,以清洁布包紧,丝线扎口,然后用第二次的淘米水 500 ml 在瓦罐内煎煮,得 100 ml 汤汁送服,每日 1 剂,空腹服完,先食药,后饮汁。治疗小儿患者 145 例,痊愈 127 例,好转 15 例,无效 3 例,一般 1 剂见效[3]。

【各家论述】 1.《本草考汇》:"决明,味咸走血,气寒治热,故治青盲肤膜泪出之因热伤血分者。倘系气分及风寒而致目中诸证,非其宜矣。"

2.《本草经疏》:"决明子,其味咸平,《别录》益以苦甘微寒而无毒。咸得水气,甘得土气,苦可泄热,平合胃气,寒能益阴清热,足厥阴肝家正药也。亦入胆、肾。肝开窍于目,瞳子神光属肾,故主青盲目淫,肤赤白膜,眼赤痛泪出。"

3.《本草述》:"决明子、青葙子,虽曰其治目同功,然青葙子味,《本经》上云苦微寒,而决明子曰咸平,在《别录》又曰苦甘微寒,是固亦有别也。况嘉谟谓其除肝热,尤和肝气,其主治优于青葙。又先哲谓其和肝气不损元气者,二说岂尽无据欤?余治一十余岁童子,素有目疾已愈,又因衄血久而肝肾虚火俱动,致目赤左眼眦微痛,加减六味丸中入决明,不用青葙,而效甚速。"

4.《本草求真》:"决明子,除风散热。凡人目泪不收,眼痛不止,多属风热内淫,以致血不上行,治当即为驱逐。按此苦能泄热,咸能软坚,甘能补血,力薄气浮,又能升散风邪,故为治目收泪止痛要药。并可作枕以治头风。但此服之太过,搜风至甚,反招风害,故必合以蒺藜、甘菊、枸杞、生地、女贞实、槐实、谷精草相为补助,则功更胜。"

5.《本草正义》:"决明子明目,乃滋益肝肾,以镇潜补阴为义,是培本之正治,非如温辛散风,寒凉降热之止为标病立法者可比,最为有利无弊。"

1948 冰 bīng (《本草拾遗》)

【异名】 凌(《纲目》),石水(《中国医学大辞典》)。

【基原】 为氧化物大类简单氧化物类冰族矿物。

【原矿物】 冰 Ice

晶体结构属六方晶系。常为细粒致密块体;或为具六方对称的锥晶、树枝状连晶等(见于雪花、霜华、冰花),或具同心状结构(如冰雹)、钟乳状结构(岩洞中钟乳冰、石畲冰);很少见片、板状的规则集合体。无色透明,含气泡、裂隙处呈乳白色或混浊的白色;大块纯净的冰,散射光略带淡蓝色调。无解理,断口贝壳状、次贝壳状。硬度 1.5。性脆,易碎。相对密度 0.917。

除分布于冰川、雪山外,北方各省区冬冷见冰雪,秋凉见霜,夏日天然产的冰可见于低温岩洞中(沿裂隙下渗的地下水冻结成冰),不论南北均属罕见。人工制冰在全国四季均有产出。

【药性】 甘,寒。

1.《本草拾遗》:"味甘,大寒,无毒。"

2.《得配本草》:"甘,冷。"

【功用主治】 退热消暑,解渴除烦。主治伤寒阳毒,热甚昏迷,中暑烦渴。

1.《本草拾遗》:"主去热烦,熨人乳石发热肿。"

2.《日用本草》:"解烦渴,消暑毒。"

3.《纲目》:"伤寒阳毒、热甚昏迷者,以冰一块置于膻中,良。亦解烧酒毒。"

【用法用量】 内服:含化。外用:罨敷。

【宜忌】 不可过食。

1.《本草拾遗》:"夏盛热食此,应与气候相反,便非宜人,或恐入腹冷热相激,却致诸疾也。《食谱》云:凡夏用冰,正可隐映饮食,令气冷,不可打碎食之,虽复当时暂快,久皆成疾。"

2.《本经逢原》:"阳凝,发疖成痞。"

1949 冰草 bīng cǎo (《沙漠地区药用植物》)

【基原】 为禾本科赖草属植物赖草的根或全草。

【原植物】 赖草 *Leymus secalinus* (Georgi) Tzvel. [*Triticum secalinum* Georgi; *Aneurolepidium dasystachys* (Trin.) Nevski]　又名:老披碱(《山西植物生态调查报告》),厚穗碱草(《中国植物学杂志》),滨草(《中国高等植物图鉴》),厚穗冰草(《沙漠地区药用植物》)。

多年生草本。具下伸和横走的根茎。秆单生或丛生,直立,高 40~100 cm,具 3~5 节,光滑无毛,或在花序下密被柔毛。叶鞘光滑无毛,或在幼嫩时边缘具纤毛;叶舌膜质,截平,长 1~1.5 mm;叶片长 5~30 cm,宽 4~7 mm,扁平或内卷,上面及边缘粗糙或具短柔毛,下面平滑或微粗糙。穗状花序,直立,灰绿色;穗轴被短柔毛,节与边缘被长柔毛;小穗通常 2~3,稀 1 或 4 枚生于每节,含 4~7(~10)朵小花;颖短于小穗,线状披针形,先端狭窄如芒,不覆盖第一外稃的基部,具不明显的 3 脉,上半部粗糙,边缘具纤毛,第一颖短于第二颖;外稃披针形,边缘膜质,先端渐尖,被短柔毛或上半部无毛,内稃与外稃等长,先端常微 2 裂,脊的上半部具纤毛;花药长 3.5~4 mm。花、果期 6~10 月。

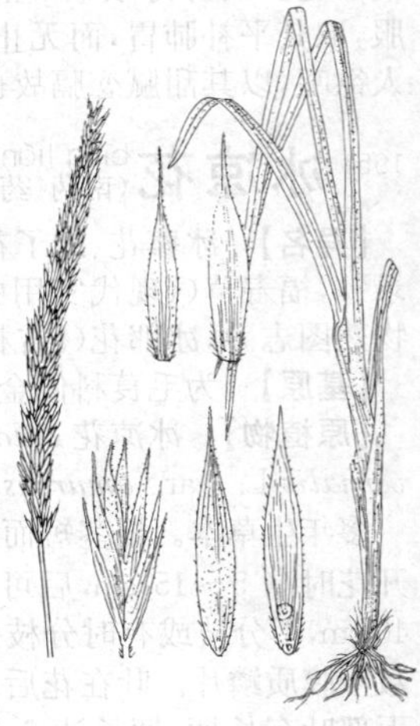

赖　草

常生于沙地、平原绿洲及山地草原带。分布于华北、东北、西北及四川等地。

本植物的带菌果穗(冰草白穗)亦供药用,另设专条。

【采收加工】 7~10 月采收,切段,晒干。

【药性】 甘、微苦,寒。

1.《沙漠地区药用植物》:"根:味甘性寒。"

2.《全国中草药汇编》:"苦,微寒。"

【功用主治】 清热,利湿,止血。主治感冒,淋病,赤白带下,哮喘咳痰带血,鼻衄。

1.《沙漠地区药用植物》:"根:清热,止血,利尿。主治感冒、鼻出血、哮喘、痰中带血。亦可配方治肾炎。"

2.《全国中草药汇编》:"主治淋病,赤白带下。"

【用法用量】 内服:煎汤,30~60 g;或作茶饮。

【选方】 1. 治哮喘、痰中带血　冰草根(煎汁)加糖,当

发型超敏反应受抑，另外决明子水煎醇沉剂可使小鼠腹腔巨噬细胞吞噬鸡红细胞百分率和吞噬指数明显增高，溶菌酶水平也明显高于对照组[10]。

7. 泻下作用　决明子具有缓泻作用。其流浸膏口服后泻下作用在3～5 h达到高峰[11]。但对用氯霉素处理而抑制肠内细菌增殖的小鼠，其泻下活性减半，蒽酮生成也降低。决明子含有的泻下物质之一，系相当于番泻苷A的大黄酚二蒽酮苷[12]。

8. 对胃液分泌的影响　对做了胃瘘的犬，空腹时给决明子流浸膏可促进胃液的分泌[11]。

9. 其他作用　钝叶决明素、钝叶素、大黄酚、大黄素甲醚对15-羟基前列腺素脱氢酶有弱的抑制作用，能减缓前列腺素的代谢，使其利尿作用延长。对人体子宫颈癌细胞培养株系JTC-26、对小鼠黑色素瘤有较强的抑制作用。给家兔或犬灌胃50%决明子煎剂2 ml/kg，每日2次，测眼睫状肌中乳酸脱氢酶(LDH)活性，结果给药组的LDH活性较对照组明显提高[13]。决明子提取物能杀灭埃及伊蚊、东乡伊蚊、尖音库蚊等幼虫，其提取物25 mg/L杀灭蚊虫的死亡率为100%，对尖音库蚊、埃及伊蚊、东乡伊蚊的LD_{50}分别为1.4 mg/L、1.9 mg/L、2.2 mg/L[14]。

毒性　实验证明药用植物中的蒽醌化合物具有致癌性。大部分羟基蒽醌苷元对鼠伤寒沙门菌TA-1537有致突变作用[3]。

【炮制】 1. 决明子　取原药材，除去杂质，洗净，干燥。用时捣碎。

2. 炒决明子　取净决明子，置锅内，用文火加热，炒至微鼓起，有香气逸出时，取出放凉。用时捣碎。

3. 盐决明子　取净决明子，加盐水拌匀，闷透，置锅内，用文火加热，炒至表面棕褐色，微鼓起，有香气逸出时，取出放凉。每决明子100 kg，用食盐2 kg。

饮片性状　决明子参见"药材"项。炒决明子形如决明子，微鼓起，色泽加深，略带焦斑，质稍松脆，微有香气。盐决明子形如决明子微鼓起，味略咸。

贮干燥容器内。盐决明子密闭。置通风干燥处，防潮，防蛀。

【药性】 苦、甘、咸，微寒。归肝、肾、大肠经。

1.《本经》："味咸，平。"

2.《别录》："苦、甘，微寒。"

3.《雷公炮制药性解》："入肝经。"

4.《本草经疏》："足厥阴肝家正药也，亦入胆、肾。"

5. 南药《中草药学》："入肝、大肠经。"

【功用主治】 清肝明目，利水通便。主治目赤肿痛，羞明泪多，青盲，雀目，头痛头晕，视物昏暗，臌胀，习惯性便秘，肿毒，癣疾。

1.《本经》："主青盲，目淫，肤赤，白膜，眼赤痛，泪出。久服益精光，轻身。"

2.《别录》："疗唇口青。"

3.《药性论》："明目，利五脏……除肝家热。朝朝取一匙，挼令净，空心吞之，百日见夜光。"

4.《日华子》："助肝气，益精；水调末涂，消肿毒；熁太阳穴治头痛。又贴脑心止鼻洪；作枕胜黑豆，治头风，明目。"

5.《本草衍义补遗》："益肾，解蛇毒。"

6.《生草药性备要》："治小儿五疳，去翳明目，能擦癣癞。"

7.《医林纂要》："泻邪水。"

【用法用量】 内服：煎汤，6～15 g，大量可用至30 g；或研末；或泡茶饮。外用：研末调敷。

【宜忌】 脾胃虚寒及便溏者慎服。

1.《本草经集注》："蓍实为之使。恶大麻子。"

2.《本经逢原》："不宜久服，久服令人患风……肝虚血弱者，过用虚风内扰。"

3.《本草用法研究》："有虚弱性腹泻者忌用。"

4.《福建药物志》："孕妇慎用。"

5.《浙江药用植物志》："决明的种子和叶均有毒，误食大量能引起腹泻。"

【选方】 1. 治目赤肿痛　决明子炒研，茶调，敷两太阳穴，干则易之。亦治头风热痛。(《摘元方》)

2. 治失明，目中无他病，无所见，如绢中视　马蹄决明二升捣筛，以粥饮服方寸匕。忌鱼、蒜、猪肉、辛菜。(《僧深集方》决明散)

3. 治雀目　决明子二两，地肤子一两。上药捣细罗为散。每于食后，以清粥饮调下一钱。(《圣惠方》)

4. 治视物不清　草决明(炒)二钱，白蒺藜(炒，去刺)四钱，防风二钱。为细末。用猪肝一块，竹刀薄剖，入末药在内，饭上蒸熟，去药食之。(《冯氏锦囊》还明散)

5. 治高血压病　①决明子适量，炒黄，捣成粗粉。加糖泡开水服，每次3 g，每日3次。②决明子15 g，夏枯草9 g。水煎连服1个月。(《全国中草药汇编》)

6. 治慢性便秘及卒中后顽固便秘　决明子1升。炒香，研细末，水泛为丸。每日3次，每次3 g，连服3～5 d，大便自然通顺，且排出成形粪便而不泄泻，此后继续每日服少量，维持经常通便，并能促进食欲，恢复健康。(《本草推陈》)

7. 治小儿疳积　草决明子9 g。研末，鸡肝一具，捣烂，白酒少许，调和成饼，蒸熟服。(《江西草药》)

8. 治口腔炎　决明子60 g。浓煎频频含漱。(《安徽中草药》)

9. 治真菌性阴道炎　决明子适量。水煎熏洗外阴及阴道。(《浙江药用植物志》)

10. 治发背　草决明(生用)一升捣碎，生甘草一两重，亦切碎，水三升，煮取一升。温分二服。(《普济方》)

11. 治癣久不瘥者　决明子为细末，入少许轻粉拌匀。先以物擦癣，令微破，以药敷之。(《百一选方》)

【临床报道】 1. 治疗高脂血症　用决明子制剂观察治疗高胆固醇血症100例。治疗前血清胆固醇在5.46～12.584 mmol/L之间，平均为6.422 mmol/L。治疗后为2.6～5.408 mmol/L，平均为4.001 mmol/L，平均下降2.421 mmol/L。2星期内有82%降至正常水平；4星期内降至正常水平者占96%，总有效率达98%。服药后有85%病例的头晕、头痛、乏力等症状有所改善。有5例因故停药后又逐渐上升，再行服药后仍可下降。另有5例因剂量偏小(每日煎服25 g)降胆固醇效果不显，改用治疗剂量(每日煎服50 g)，则均恢复到正常水平。提示本品降低血清胆固醇系暂时性的，为达到治疗目的需要长期服用并维持一定的剂量，量少则难以达到治疗效果。制剂与用法：煎剂，决明子50 g，水煎，分2次服；糖浆(每100 ml含生药75 g)，每次20 ml，每日服3次；片剂(每片含生药3 g)，每日服3次，每次5片。3种剂型疗效观察无明显差异。副作用发生率占9%，主要为腹胀、腹泻与恶心，多见于服药初期，均不影响继续服药，可自行消失[1]。又治疗高脂血症48例，用草决明糖浆(每100 ml含生药75 g)，每次口服

棱晶。胚乳细胞壁不均匀增厚,含糊粉粒及草酸钙簇晶。子叶细胞含草酸钙簇晶。

小决明　角质层碎片较少,表面观可见多角形的网状花纹。部分支柱细胞表面观不见两层同心圆圈,只见一层圆圈,内为一弯曲的细线。草酸钙簇晶较多且大。

(2) 取本品粉末 0.2 g,进行微量升华,将升华物置显微镜下观察,可见针状或羽状黄色结晶,加氢氧化钾试液,结晶溶解,并呈红色(检查蒽醌类衍生物)。

(3) 取本品粉末 0.5 g,加稀硫酸 20 ml 与氯仿 10 ml,微沸回流 15 min,放冷后,移入分液漏斗中,分取氯仿层,加氢氧化钠试液 10 ml,振摇,放置,碱液层显红色。如显棕色,则分取碱液层加过氧化氢试液 1～2 滴,再置水浴中加热 4 min,即显红色(检查蒽醌类衍生物)。

(4) 薄层色谱:取本品粉末 1 g,加甲醇 10 ml,浸渍 1 h,滤过,滤液蒸干,残渣加水 10 ml 使溶解,再加盐酸 1 ml,置水浴上加热 30 min,立即冷却,用乙醚分 2 次提取,每次 20 ml,合并乙醚液,蒸干,残渣加氯仿 1 ml 使溶解,作为供试品溶液。另取大黄素、大黄酚对照品,加甲醇制成每 1 ml 各含 1 mg 的混合溶液,作为对照品溶液。吸取上述两种溶液各 2 μl,分别点于同一以羧甲基纤维素钠为黏合剂的硅胶 H 薄层板上,以石油醚(30～60 ℃)-甲酸乙酯-甲酸(15∶5∶1)的上层溶液为展开剂,展开,取出,晾干。置紫外光灯(365 nm)下检视。供试品色谱中,在与对照品色谱相应的位置上,显相同的橙色斑点;置氨蒸气中熏后,斑点变为红色。

品质标志　《中华人民共和国药典》2005 年版规定:照高效液相色谱法测定,本品含大黄酚($C_{15}H_{10}O_4$)不得少于 0.080%。

【成分】　决明种子含醌类化合物:大黄酚(chrysophanol),大黄素甲醚(physcion),美决明子素(obtusifolin)[1],黄决明素(chryso-obtusin),决明素(obtusin),橙黄决明素(aurantio-obtusin)[2],葡萄糖基美决明子素(gluco-obtusifolin),葡萄糖基黄决明素(gluco-chrysoobtusin),葡萄糖基橙黄决明素(gluco-aurantio-obtusin)[3],红镰玫素(rubrofusarin),决明子苷(cassiaside)[4],决明蒽酮(torosachrysone),异决明种内酯(isotoralactone),决明子内酯(cassialactone)[5],2,5-二甲氧基苯醌(2,5-dimethoxybenzoquinone),决明种内酯(toralactone)[6],大黄素(emodin),芦荟大黄素(aloe-emodin)[7],大黄酚-9-蒽酮(chrysophanol-9-anthrone)[8],决明子苷 B 及 C,红镰玫素-6-O-龙胆二糖苷(rubrofusarin-6-O-gentiobioside)[9],意大利鼠李蒽醌-1-O-葡萄糖苷(alaternin-1-O-β-D-glucopyranoside),大黄素甲醚-8-O-葡萄糖苷(physcion-8-O-β-D-glucopyranoside)[10],1-去甲基决明素(1-desmethylobtusin),1-去甲基橙黄决明素(1-desmethyl aurantio-obtusin),1-去甲基黄决明素(1-desmethylchryso-obtusin),大黄酚-10,10′-联蒽酮(chrysophanol-10,10′-bianthrone),大黄素-8-甲醚(questin),去氧大黄酚(chrysarobin),8-O-甲基大黄酚(8-O-methylchysophanol),有翅决明素 1-O-β-D-吡喃葡萄糖苷(alaternin-1-O-β-D-glucopyranoside),大黄素-6-葡糖苷(emodin-6-glucoside),大黄素蒽酮(emodin anthrone),甲基钝叶决明素 2-O-β-D-吡喃葡糖苷(chryso-obtusin 2-O-β-D-glu-copyranoside),大黄素甲醚-8-O-β-D-吡喃葡糖苷,1,3-二羟基-6-甲氧基-7-甲基蒽醌(1,3-dihydroxy-6-methoxy-7-methyl anthraquinone),1-羟基-3,7-二甲醛蒽醌(1-hydroxy-3,7-diformyl anthraquinone)[11,12]。另含油 4.65%～5.79%,其中主成分脂肪酸:主要有棕榈酸(palmitic acid),硬脂酸(stearic acid),油酸(oleic acid),亚油酸(linoleic acid)[13]。又含挥发油 0.014%,主要有二氢猕猴桃内酯(dihydroactinodiolide),间甲酚(*m*-cresol),2-羟基-4-甲氧基苯乙酮(2-hydroxy-4-methoxy-acetophenone),棕榈酸甲酯(methyl palmitate),油酸甲酯(methyl oleate)。甾醇类:胆甾醇(cholesterol),豆甾醇(stigmasterol),β-谷甾醇(β-sitosterol)[14]。

小决明种子含蒽醌类:大黄酚,决明素,橙黄决明素,大黄素,芦荟大黄素,大黄素甲醚[7],决明种内酯[15],大黄酸(rhein),美决玥子素,黄决明素[1,2],红镰玫素,去甲基红镰玫素(norrubrofusa-rin)[16,17],决明子苷,决明子苷 B,红镰玫素-6-O-龙胆二糖苷,红镰玫素-6-O-芹糖葡萄糖苷{rubrofusarin-6-O-〔α-D-apiofuranosyl-(1→6)-O-β-D-glucopyranosyloxy〕},决明种内酯-9-β-龙胆二糖苷(toralactone-9-β-gentiobioside)即是决明子苷 C[18],大黄酚-1-O-三葡萄糖苷{chrysophanol-1-O-〔β-D-glucopyranosyl(1→3)-O-β-D-gluccpyranosyl-(1→6)-O-β-D-glucopyranoside〕},大黄酚-1-O-四葡萄糖苷〔chrysophanol-1-O-β-D-glucopyranosyl-(1→3)-O-β-D-glucopyranosyl-(1→3)-O-β-D-glucopyranosyl-(1→6)-O-β-D-glucopyranoside〕,美决明子素-2-O-葡萄糖苷(obtusifolin-2-O-β-D-glucopyranoside)[19],大黄酚-1-β-龙胆二糖苷(chrysopahol-1-β-geniohioside)。种子油中含少量锦葵酸(malvalic acid),苹婆酸(sterculic acid)及菜油甾醇(campesterol),β-谷甾醇等 15 种甾醇类化合物[20]。

【药理】　1. 抗菌作用　从决明子的根和种子中分得的 2,5-二甲氧基苯醌对葡萄球菌、大肠杆菌均呈强抗菌活性,8-O-甲基大黄酚仅对葡萄球菌有抗菌活性[1]。从根及种子获得的化合物观察对金黄色葡萄球菌 209 P 及大肠杆菌 NiHJ 均有活性[2]。天然蒽醌中以 1,8-二羟基蒽醌类衍生物的抗菌活性最强,该类化合物抑制细菌中核酸的生物合成和呼吸过程而产生抗菌活性[3]。

2. 抗真菌作用　决明子水浸剂(1∶4)在试管中对石膏样毛癣菌、许兰黄癣菌、奥杜盎小芽胞癣菌等皮肤真菌有不同程度抑制作用[4]。决明子含大黄酚-9-蒽酮,体外对红色毛癣菌、须毛癣菌、犬小孢子菌、石膏样小孢子菌、地丝菌均有较强抑制作用[5]。

3. 降压作用　决明子水浸液、醇-水浸液、醇浸液对麻醉犬、猫、兔等皆有降压作用[6]。决明子注射液 0.05 g/100 g 体重静脉注入可使自发遗传性高血压大鼠收缩压明显降低,同时也使舒张压显著降低,其降压效果、降压幅度、作用时间均优于静脉注射利舍平 0.3 mg/kg 组大鼠[7]。

4. 对高脂血症的影响　含 7%决明子的高脂饮料喂养小鼠 2 星期,决明子能明显升高血清高密度脂蛋白-胆固醇(HDL-C)含量及提高 HDL-C 总胆固醇(Tch)比值,有利于预防动脉粥样硬化[8]。

5. 抗血小板聚集作用　决明具有抗二磷酸腺苷(ADP)、花生四烯酸(AA)、胶原(collagen)诱导的血小板聚集作用。从中还发现 3 个蒽醌糖苷类化合物葡萄糖基美决明子素、葡萄糖基橙黄决明素和葡萄糖基黄决明素均具有强的血小板聚集抑制作用[9]。

6. 对免疫功能的影响　决明子水煎醇沉剂 15 g/kg 皮下注射可使小鼠胸腺萎缩,外周血淋巴细胞 ANAE 染色阳性率明显降低,使 2,4-二硝基氯苯(DNCB)所致小鼠皮肤迟

也。小儿经脉未充，若中于风，日久不愈，则项强背起，乃督脉为病，督脉合肝，部属太阳，衣鱼禀金水之化。故当用以摩之。”

1947 决明子 jué míng zǐ（《本经》）

【异名】 草决明、羊明（《吴普本草》），羊角（《广雅》），马蹄决明（《本草经集注》），还瞳子（《医学正传》），狗屎豆（《生草药性备要》），假绿豆（《中国药用植物志》），马蹄子（《江苏省植物药材志》），羊角豆（《广东中药》），野青豆（《江西草药》），大号山土豆（《台湾药用植物志》），猪骨明、猪屎蓝豆、夜拉子、羊尾豆（《南方主要有毒植物》）。

【基原】 为豆科决明属植物决明和小决明的成熟种子。

【原植物】 1. 决明 *Cassia obtusifolia* L.　又名：钝叶决明（《中药鉴别手册》）。

一年生半灌木状草本，高 0.5～2 m。上部分枝多。叶互生，羽状复叶；叶柄长 2～3 cm；小叶 3 对，叶片倒卵形或倒卵状长圆形，长 2～6 cm，宽 1.5～3.5 cm，先端圆形，基部楔形，稍偏斜，下面及边缘有柔毛，最下 1 对小叶间有 1 条形腺体，或下面 2 对小叶间各有一腺体。花成对腋生，最上部的聚生；萼片 5，倒卵形；花冠黄色，花瓣 5，倒卵形，基部有爪；雄蕊 10，发育雄蕊 7，3 个较大的花药先端急狭成瓶颈状；子房细长，花柱弯曲。荚果细长，近四棱形。种子多数，菱柱形或菱形略扁，淡褐色，光亮，两侧各有 1 条线形斜凹纹。花期 6～8 月，果期 8～10 月。

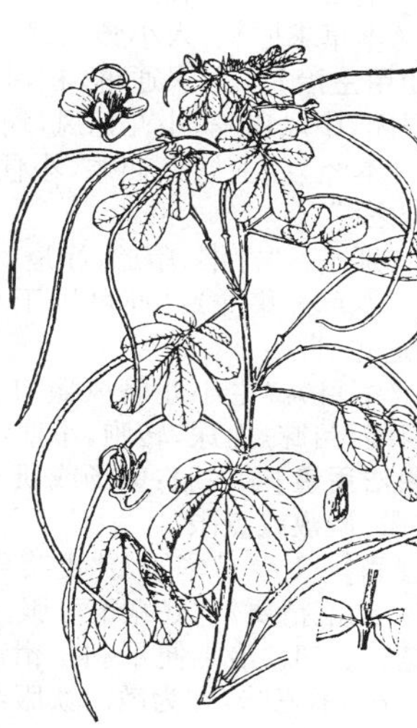

决　明

生于丘陵、路边、荒山、山坡疏林下。我国南北各省均有栽培或野生。

2. 小决明 *C. tora* L.　又名：决明（《拉汉种子植物名称》）。

一年生半灌木状草本，高 1～2 m。叶互生，羽状复叶；叶柄无腺体，在叶轴上两小叶之间有棒状的腺体 1 个；小叶 3 对，膜质；小叶柄长 1.5～2 mm；托叶线形，被柔毛，早落；叶片倒卵形或倒卵状长椭圆形，长 2～6 cm，宽 1.5～2.5 cm，先端圆钝而有小尖头，基部渐狭，偏斜，上面被稀疏柔毛，下面被柔毛。花通常 2 朵生于叶腋；萼片 5，稍不等大，卵形或卵状长圆形，膜质，外面被柔毛；花黄色，花瓣 5，下面 2 片略长；雄蕊 10，能育雄蕊 7；子房线状，无柄，被白色细毛，花柱内弯。荚果纤细，近扁，呈弓形弯曲，被疏柔毛。种子多数，菱形，灰绿色，有光泽。花期 6～8 月，果期 9～10 月。

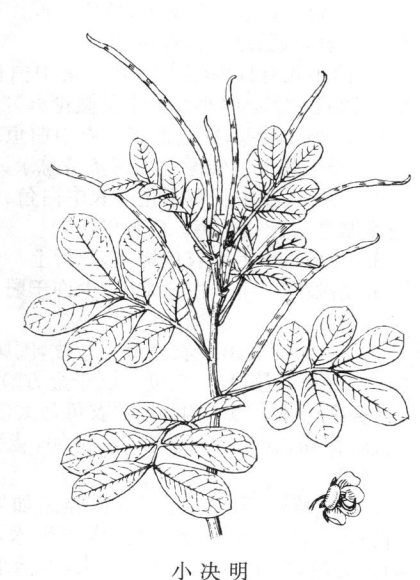

小 决 明

生于山坡、河边。分布于华东、中南、西南及河北、山西、辽宁、吉林。栽培或野生。

本植物的全草或叶（野花生）亦供药用，另设专条。

【栽培】 生物学特性　喜温暖湿润、阳光充足的气候，以盛夏高温多雨季节生长良好，不耐寒，忌水涝。以疏松、肥沃、排水良好的中性砂壤土为佳，低洼、阴坡地不宜栽种。忌连作。

繁殖方法　用种子繁殖。秋季 10 月上、中旬收种。南方 3 月、北方 4 月上、中旬播种，播种前以温水浸种，捞出稍凉。条播或穴播。条播：行距 55～60 cm，开 5～7 cm 沟，将种子均匀撒入沟内，覆土 3 cm 左右，稍加镇压。播后保持土壤湿润，7～10 d 可出苗。穴播，行株距 40 cm×30 cm，每穴 4～5 粒。

田间管理　苗高 5～7 cm 时间苗，15 cm 时结合中耕除草按株距 30 cm 定苗，苗高 40 cm 左右进行最后一次中耕培土，可防倒伏。结合中耕除草追肥 3～4 次，开花前追肥 1 次，可结合培土埋入。四季注意排水防涝，出苗后及时除草浇水。

病虫害防治　病害有灰斑病：于发病前喷 65%代锌森 500 倍液保护。发病初期用 50%退菌特 800 倍液防治。轮纹病：茎、叶、荚果均可感染，发病前喷 1∶1∶120 倍波尔多液保护，发病初期喷 40%灭菌丹 500 倍液防治。虫害有蚜虫为害，苗期较重。

【采收加工】 9～10 月果实成熟，荚果变黄褐色时采收，将全株割下晒干，打下种子即可。

【药材】 决明子 *Semen Cassiae*　决明主产于江苏、安徽、四川等地；小决明主产于广西、云南等地。

性状　决明　种子略呈菱方形或短圆柱形，两端平行倾斜，长 3～7 mm，宽 2～4 mm。表面绿棕色或暗棕色，平滑有光泽。一端较平坦，另端斜尖，背腹面各有 1 条突起的棱线，棱线两侧各有 1 条斜向对称而色较浅的线形凹纹。质坚硬，不易破碎。种皮薄，子叶 2，黄色，呈“S”形折曲并重叠。气微，味微苦。

小决明　呈短圆柱形，较小，长 3～5 mm，宽 2～3 mm。表面棱线两侧各有 1 片宽广的浅黄棕色带。

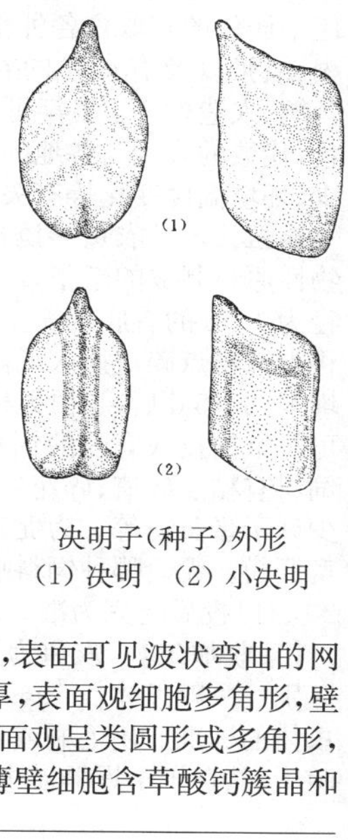

决明子（种子）外形
(1) 决明　(2) 小决明

鉴别　(1) 粉末特征：黄棕色。决明　角质层碎片平滑、透明，表面可见波状弯曲的网状花纹。栅状细胞侧壁不均匀增厚，表面观细胞多角形，壁厚。支柱细胞侧面观呈哑铃状，表面观呈类圆形或多角形，并可见上下两层同心圆圈。种皮薄壁细胞含草酸钙簇晶和

1946 **衣鱼** yī yú（《本经》）

【异名】 蟫、白鱼（《尔雅》），蛃鱼（《尔雅》郭璞注），衣中白鱼（《药性论》），壁鱼（《圣惠方》），蠹鱼（《尔雅翼》），铰剪虫（《陆川本草》）。

【基原】 为衣鱼科衣鱼属动物衣鱼和栉衣鱼属动物毛衣鱼的全体。

【原动物】 1. 衣鱼 *Lepisma saccharina* Linnaeus

体长而扁，长约10 mm，体上披银灰色鳞片。复眼小，由许多小眼聚积而成，单眼退化。触角细长，超过体躯之半，由30节以上丝状环节构成。口器外口式，适于咀嚼。胸部最阔，中胸及后胸各有气门1对；无翅，足3对。腹部10节，至尾部渐细。腹末端有尾须3条。

生活于房屋中，以各种食物、糨糊、胶质、书籍、丝绸衣服等为食。全国各地均有分布。

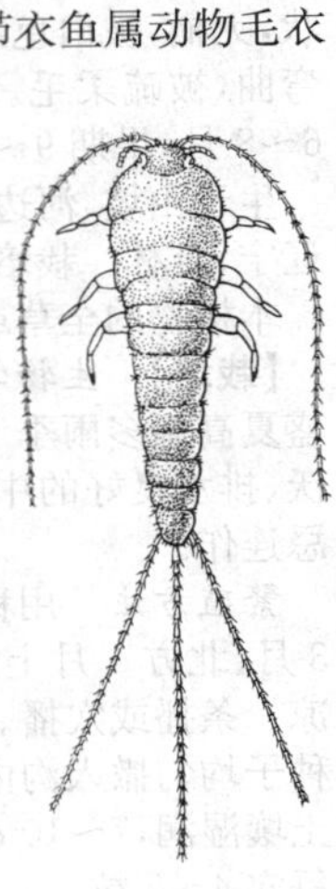

衣 鱼

2. 毛衣鱼 *Ctenolepisma villosa* Fabr.

与上种主要区别为：尾毛较长，几与体长相等。全身被密毛，在腹部各节上的毛呈密丝状。

喜欢生活于黑暗、潮湿或密闭场所。是我国常见的仓库害虫之一，在储藏的谷类、豆类、油料、图书、衣服等物品中均可发现。全国各地均有分布。

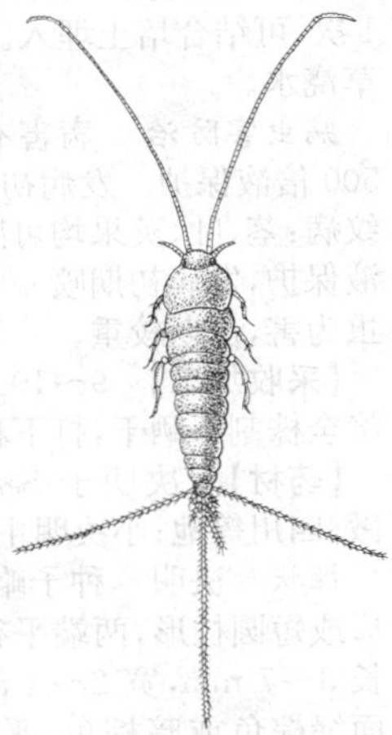

毛衣鱼

【养殖】 生活习性 衣鱼喜栖息于树叶、石块、树干、青苔下等湿润处，以及蚁和白蚁的巢中，或房屋、厨房及炉周围等处。大部分为植食性，取食干燥或腐败植物、菌类、地衣、苔藓等。房屋中居住的则取食各种食物、糨糊、纸张以及有淀粉的衣服，如丝绸、人造丝等。1年可发生多代，代数的多少与各地的食物多少、环境温度变化等有关。

养殖技术 衣鱼多诱捕后饲养。选择未经污染的、以植物性原料制成的纸张，裁成纸条，用面粉制成的糨糊粘成直径为1 cm的有底纸筒。在干净玻璃瓶中放入若干个纸筒，将少许糕点碎渣撒入纸筒中制成诱捕器。诱捕器侧放杂物堆下，3～5 d后，于白天检查是否有衣鱼潜入纸筒中，若有，可将纸筒投入有盖的饲养缸中，放置黑暗处。饲养衣鱼的饲料有糕点碎渣、碎花生米、干馒头渣、拌有食糖的玉米面、少许干蛋黄粉等。为促其生长，提高繁殖率，可加入少许家畜肝粉。无论哪种饲料喂养，都要做到1次投料少，每星期2次，以投后吃完为准。

【采收加工】 衣鱼为无变态昆虫，老熟若虫与成虫很难区别。一般以体长10～13 mm、体呈灰白色，作为采收药用虫体的标准。用毛刷或毛笔将虫体刷至热水中烫死，捞出晾干，储存于干燥器皿中保存备用。

【成分】 雄性及雌性衣鱼血淋巴含脂质，包括10.5%的游离脂肪酸，28.7%的磷脂，9.4%的单甘油酯，29.1%的二酰甘油酯（diglyceride），22.3%的三酰甘油酯（triglyceride）[1]。还含碳水化合物（carbohydrate），葡萄糖[2]。游离氨基酸包括丙氨酸、甘氨酸、异亮氨酸、亮氨酸、丝氨酸、苏氨酸、缬氨酸、苯丙氨酸、酪氨酸、胱氨酸、甲硫氨酸、脯氨酸、天冬氨酸、谷氨酸、精氨酸、组氨酸、赖氨酸，其中甘氨酸和脯氨酸含量高[3]。脑组织中含游离氨基酸，有γ-氨基丁酸（GABA）、谷氨酸、丙氨酸、脯氨酸、精氨酸、牛磺酸（taurine）[4]。

【药性】 咸，温。归膀胱、肝经。

1.《本经》："味咸，温，无毒。"

2.《药性论》："有毒。"

3.《纲目》："入手、足太阳经。"

4.《本草求原》："入小肠、膀胱、肝。"

【功用主治】 利尿通淋，祛风明目，解毒散结。主治淋病，尿闭，中风口㖞，小儿惊风，痫证，重舌，目翳，瘢痕疙瘩。

1.《本经》："主妇人疝瘕，小便不利。小儿中风，项强背起，摩之。"

2.《别录》："疗淋，堕胎，涂疮，灭瘢。"

3.《本草经集注》："亦可用于小儿淋闭，以摩脐及小腹，即溺通也。"

4.《纲目》："主小儿脐风撮口，客忤天吊，风痫，口㖞，重舌，目翳，目眯，血尿，转胞，小便不通。"

【用法用量】 内服：煎汤或研末，5～10只。外用：适量，研末撒、调敷或点眼。

【宜忌】 1.《日华子》："畏芸草、莽草、莴苣。"

2.《品汇精要》："妊娠不可服。"

【选方】 1. 治小便不利 滑石二分，乱发二分（烧），白鱼二分。上三味，杵为散。饮服半钱匕，日三服。（《金匮要略》滑石白鱼散）

2. 治中风，口面㖞斜 衣中白鱼七枚。先摩缓边，次摩急边，缓多摩，急少摩，才正即止。（《圣济总录》）

3. 治小儿天吊，眼目搐上，并口手掣动 壁鱼儿一十五枚（干者十枚，湿者五枚）。以奶汁相和，研烂，更入奶汁，同灌口中。（《圣惠方》）

4. 治痫 衣中白鱼七头，竹茹一握。上二味，以酒一升，煎取二合，顿服之。（《救急方》）

5. 治小儿百日内涎缠吐乳 书中白鱼七枚，烧灰研细，乳汁调服一字。（《小儿卫生总微论方》白鱼灰散）

6. 治小儿胎寒，腹痛汗出 衣中白鱼二七枚。以薄熟绢包裹，于小腹上回转摩之。（《圣济总录》衣中白鱼摩方）

7. 治妇人崩中下血不止 衣中白鱼、僵蚕等分为末。井花水服之，日三服，瘥。（《普济方》）

8. 治小儿重舌 衣鱼烧灰，敷舌上。（《千金方》）

9. 治眼翳 书中白鱼末，注少许于翳上。（《外台》引《深师方》）

10. 治瘢痕突出 衣白鱼二七枚，鹰屎白一两。上二味，末之，蜜和以敷，日三五度。（《千金方》）

【各家论述】 1.《纲目》："衣鱼乃太阳经药，故所主中风项强，惊痫，天吊，目翳，口㖞，淋闭，皆手足太阳经病也。"（《纲目》）

2.《本草崇原》："衣鱼色白，碎之如银，禀金气也，命名曰鱼。气味咸温，禀水气也，水能生木，故治妇人之疝瘕，妇人疝瘕，肝木病也。金能生水，故治小便之不利，水不行

形，长1.5～6 cm，宽0.5～1.5 cm，先端锐尖至渐尖，具小凸尖，基部渐窄或楔形，全缘，叶缘反卷，上面深绿色，稍被银灰色鳞片，下面浅绿色，密被银灰色鳞片。圆锥花序腋生或顶生，较叶为短；花序梗被银灰色鳞片；苞片披针形或卵形；花芳香，白色，两性；花萼杯状，浅裂或几近截形；花冠深裂几达基部，裂片长圆形，边缘内卷；花丝扁平，花药卵状三角形；子房球形，花柱短，柱头头状，2裂。果椭圆形，成熟时呈蓝黑色。花期4～5月，果期6～9月。

我国南方有栽培。原产于小亚细亚，后广栽于地中海地区。

【采收加工】 6～9月果熟时采收，榨油，供食用或药用。

【成分】 油中含有机酸：齐墩果酸(oleanolic acid)，咖啡酸(caffeic acid)，对香豆酸(*p*-coumaric acid)，丁香酸(syringic acid)，香草酸(vanillic acid)，阿魏酸(ferulic acid)，原儿茶酸(protocatechuic acid)，对羟基苯甲酸(*p*-hydroxybenzoic acid)[1]，棕榈酸(palmitic acid)，硬脂酸(stearic acid)，油酸(oleic acid)，亚油酸(linoleic acid)，亚麻酸(linolenic acid)，花生酸(arachidic acid)，十六碳烯酸(hexadecenoic acid)[2]。萜类：牻牛儿基牻牛儿醇(geranyl-geraniol)，植物醇(phyt-ol)[3]，古柯二醇(erythrodiol)，熊果醇(uvaol)[4]。甾体类：24-亚甲基-31-去甲-9(11)-羊毛甾烯醇〔24-methylene-31-nor-9(11)-lanostenol〕，24-甲基-31-去甲-E-23-去氢环木菠萝烷醇(24-methyl-31-nor-E-23-dehydrocycloartanol)，24-乙基-E-23-去氢-4-甲基-7-胆甾烯醇(24-ethyl-E-23-dehydrolophenol)，5，E-23-豆甾二烯醇(5，E-23-stigmastadienol)[5]，羊毛甾醇(lanosterol)[6]，3，5-谷甾二烯-7-酮(3，5-sitostadien-7-one)，4-豆甾烯-3-酮(4-stigmasten-3-one)，5，7，9(11)，22-麦角甾四烯-3β-醇〔5，7，9(11)，22-ergostatetraen-3β-ol〕[7]，胆甾醇(cholesterol)，菜油甾醇(campesterol)，豆甾醇(stigmasterol)，β-谷甾醇(β-sitosterol)，5-燕麦甾烯醇(Δ^5-avenasterol)。油中还含挥发性成分：反式-2-己烯醇(*trans*-2-hexenol)，丙酮(acetone)，乙酸乙酯(ethyl acetate)，苯，戊醛，甲苯，己醛，己醇，3-甲基丁醇(3-methylbutanol)，乙酸[8]等。

【药理】 本品果中含有油橄榄内酯，具有降压作用[1]。叶中含有齐墩果酸，是一种五环三萜化合物，以游离体和配糖体的形式广泛存在于许多植物中，药理实验证实具有多种生物活性。

1. 护肝降酶作用 小鼠皮下注射齐墩果酸能明显减轻小鼠急性坏死性肝损伤，降低肝毒物所引起的血清丙氨酸氨基转移酶和天门冬氨酸氨基转移酶的升高[2]。经齐墩果酸治疗后的四氯化碳(CCl_4)中毒大鼠肝内三酰甘油蓄积减少，肝细胞变性，坏死明显减轻，间质炎症反应减轻，而且糖原蓄积增加，胞浆内RNA颗粒恢复，血清甲胎蛋白检查率增高[3，4]。

2. 抗炎作用 齐墩果酸对多种实验性炎症模型都具有明显抑制作用。实验表明，齐墩果酸能减少大鼠炎症组织前列腺素(PG)E的含量，抑制炎症后期肉芽组织增生，使肾上腺重量增加[5]。但也有报道，其对正常小鼠肺肾组织中PGE_2、$PGF_{2\alpha}$的合成有明显促进作用。同时它能够诱导环腺苷酸(cAMP)含量明显增加，cGMP含量明显下降，并对组胺释放有抑制作用[6]。

3. 对免疫系统的影响 齐墩果酸能促进淋巴细胞增殖，增强正常小鼠巨噬细胞的吞噬功能及T淋巴细胞活性，与白介素-2(IL-2)具有协同作用。能不同程度地增加IL-2促进恶性肿瘤患者淋巴细胞的增殖作用[7]。齐墩果酸能对抗可的松所致的胸腺、脾脏萎缩；升高抗体IgG含量；减慢网状内皮系统对炭粒的廓清速率；降低豚鼠血清补体总量；抑制小鼠、大鼠同种被动皮肤过敏反应及大鼠颅骨骨膜肥大细胞脱颗粒；降低组胺所致大鼠皮肤毛细血管通透性增高[8]。齐墩果酸50 mg/kg和100 mg/kg皮下注射，均能显著抑制大鼠反向皮肤过敏反应和反向被动Arthus反应；齐墩果酸100 mg/kg可明显减轻豚鼠Forssman皮肤血管炎；对绵羊红细胞(SRBC)或二硝基氯苯(DNCB)所致的小鼠迟发型超敏反应亦有显著地抑制作用[9]。齐墩果酸对6-氨基青霉烷酸PAP-蛋白致敏豚鼠过敏性休克有对抗作用，可明显降低过敏性休克的发生率和死亡率；抑制致敏豚鼠血清抗PAP-抗体生成；降低肺组胺含量[10]。

4. 降血脂作用 齐墩果酸能明显降低正常大鼠和高血脂症大鼠血清中三酰甘油、胆固醇和β-脂蛋白的含量[11]。齐墩果酸对正常大鼠的血脂无明显影响，而对实验性高血压症大鼠和实验性高血脂症兔有明显的降脂作用，并能减少脂质在家兔主要脏器的沉积[12]。利用鹌鹑实验性动脉粥样硬化模型系统观察到，齐墩果酸明显降低血清胆固醇、过氧化脂质、动脉壁总胆固醇含量及动脉粥样硬化斑块发生率，升高高血脂症小鼠前列环素与血栓烷A_2(PGI_2/TXA_2)比值[13]。

5. 降血糖作用 给四氧嘧啶所致高血糖模型大鼠灌服齐墩果酸可使其中升高的血糖水平降低，同时可使肝糖原和血清胰岛素均有明显升高[14]。

6. 降血压作用 齐墩果提取物以不同剂量给高血压大鼠灌胃能降低高血压大鼠的血压，其最佳剂量为100 mg/kg[15]。

7. 对血小板功能的影响 老龄小鼠灌服齐墩果酸可明显抑制胶原及ADP诱导的血小板聚集，连续给药1星期，其对血小板聚集的抑制作用明显优于1次给药，并且作用与剂量呈正相关，还可使血小板电泳迁移速率加快[16]。

8. 对染色体损伤的保护作用 微核试验法表明，齐墩果酸对环磷酰胺及乌拉坦所致小鼠染色体损伤有保护作用，对环磷酰胺引起的小鼠白细胞下降有回升作用，能明显抑制微核率升高[17，18，19]。

9. 抗脂质过氧化作用 通过应用3种不同的检测系统检测鼠受到自由辐射所致损害时齐墩果酸对机体的影响。阿霉素可以通过药物蓄积致心细胞过氧化从而使心脏脂质薄膜过氧化，用这种阿霉素所致的肝脏和心微粒体的脂质过氧化为实验对象研究齐墩果酸的作用，证实齐墩果酸可以清除自由基，对脂质过氧化有较强的对抗力[20]。

10. 其他作用 齐墩果酸可延长小鼠爬杆疲劳时间，且可降低氢化可的松所致“阳虚”小鼠肝、脑脂质过氧化物(LPO)含量[21]。齐墩果酸与联苯双酯合用具有协同作用，能使正常小鼠戊巴比妥钠睡眠时间明显缩短，提高小鼠肝脏代谢戊巴比妥钠的能力，可促进部分切除肝脏小鼠的肝脏再生[22]。齐墩果酸还有强心、利尿作用，能抑制小鼠肉瘤S_{180}瘤株的生长[23]。

毒性 急性毒性实验，齐墩果酸混悬液2 g/kg给小鼠分别皮下注射和口服，连续观察5 d，均未见小鼠中毒及死亡，健康状况良好[24]。亚急性毒性实验，大鼠每日1次灌服齐墩果酸180 mg/kg，连续10 d，第十一日断头取材，镜检心、肝、脾、肺、肾、脑、甲状腺、睾丸、胃、小肠(胃下4～5 cm)、膀胱等脏器，未见明显损害[25]。

【功用主治】 润肠通便，解毒敛疮。主治肠燥便秘，水火烫伤。近代用其降血压，降血脂，延缓衰老，可用治冠心病等。

【用法用量】 外用：灌肠；或涂敷。

1 g(生药),灌胃每只 2 g(生药),观察 72 h,除腹腔注射给药后小鼠有蜷缩、竖毛外,灌胃组小鼠无明显改变,两组小鼠无一死亡[1]。阴行草总生物碱、总黄酮灌胃,小鼠的 LD_{50} 分别为 1.54±0.23 g/kg 和 17.25±1.3 g/kg[4]。

【药性】 苦、辛,温。归心、肝、脾经。

1.《新修本草》:"味苦,温。"

2.《日华子》:"无毒。"

3.《雷公炮制药性解》:"入心、脾二经。"

4.《本草经疏》:"味苦兼辛,气温。"

5.《本草新编》:"入心、脾、膀胱经。"

6.《本草再新》:"入肝、肾。"

【功用主治】 破血通经,消积,止血消肿。主治血滞经闭,痛经,产后瘀滞腹痛,癥瘕,食积腹痛,跌打损伤,金疮出血,尿血,痈毒,烫伤。

1.《新修本草》:"主破血,下胀。"

2.《日华子》:"治心腹痛,下气水胀、血气,通妇人经脉癥结,止霍乱水泻。"

3.《开宝本草》:"《别本注》云,疗金疮,止血为要药;产后余疾,下血、止痛极效。"

4.《本草蒙筌》:"消焮肿痈毒,灭汤火热疼。"

5.《纲目》:"小儿尿血,新者研末服。"

6.《本草新编》:"治白浊。"

7.《本草求原》:"治心气痛,疳疮出血。"

【用法用量】 内服:煎汤,5~10 g;消食积单味可用至 15~30 g;或入散剂。外用:适量,捣敷;或研末掺。

【宜忌】 孕妇禁服,气血虚弱、脾虚作泄者慎服。

1.《新修本草》:"多服令人痢。"

2.《本草经疏》:"病人气血虚,脾胃弱,易作泄者勿服。"

【选方】 1. 治血气胀满 刘寄奴穗实为末。每服三钱,煎酒服。(《卫生易简方》)

2. 治妇人血瘕 白鸽子一只,用水闷死,去皮毛及肚脏,入刘寄奴、皮硝、威灵仙五钱于内,下砂锅煮熟,去药食鸽,三服全愈。(《何氏济生论》)

3. 治产后恶露不快,败血上攻,心胸烦躁,大渴闷乱,眼黑旋运,或脐腹疼痛,呕哕恶心,不进饮食 刘寄奴(择去梗草秤)二两,当归一两(去芦头,切,焙),甘草二钱(炙,锉)。上为粗末。每服二钱,水一盏半,生姜七片,煎至七分盏,去滓,热服。(《卫生家宝产科备要》刘寄奴饮)

4. 治赤白下痢 刘寄奴、乌梅、白姜等分。水煎服,赤加梅,白加姜。(《如宜方》)

5. 治心脾痛 刘寄奴末六钱,玄胡索末四钱。姜汁热酒调服。(《证治准绳》)

6. 治被打伤破,腹中有瘀血 刘寄奴、延胡索、骨碎补各一两。上三味细切,以水三升,煎取七合,复内酒及小便各一合,热温顿服。(《千金方》)

7. 治脏毒大小便血 刘寄奴为末,茶清调服。(《卫生易简方》)

8. 治小儿夜啼不止 刘寄奴半两,甘草一指节许,地龙(炒)一分。上三味,㕮咀,以水二盏,煎至一盏,去滓。时时与服。(《圣济总录》)

9. 治行房忍精致成白浊,便短刺痛,或大便后急等症 刘寄奴一两,车前五钱,黄柏五分,白术一两。水煎服。一剂即愈。(《惠怡堂经验方》散精汤)

10. 敛金疮口,止疼痛 刘寄奴一味为末,掺金疮口,裹。(《本事方》刘寄奴散)

11. 治汤火疮 刘寄奴为末,先以糯米浆,用鸡翎扫伤著处,后掺药末在上,并不痛,亦无痕。大凡伤著,急用盐末掺之,护肉不坏,然后药敷之。(《本事方》引《经验方》)

12. 治痔疾 刘寄奴、五味子。上等分,研为细末。空心酒下。仍用其末敷乳上,遂愈。(《朱氏集验方》刘寄奴汤)

【临床报道】 1. 治疗急性细菌性痢疾 将刘寄奴水煎 2 次,混合浓缩后加适量淀粉压成片剂,每片含生药 1 g。成人每次口服 6 片,每日 4 次。症状和体征消失、粪检正常后巩固治疗 1~3 d。有明显失水者,适当配合输液;腹痛剧烈者临时给予解痉药。共观察 34 例,结果全部治愈,且无明显副作用。服药时间最短者 1 d,最长者 3 d,平均 2 d;总共服药日数(包括治疗与巩固)最短 2 d,最长 6 d,平均 4 d。大便镜检恢复正常及培养转阴时间为 1 d 者共 21 例,3 d 者仅 1 例,其余病例为 1.5~2 d。治愈后 1~3 个月随访,未见复发者。与使用呋喃唑酮、氯霉素或小檗碱的对照组相比,刘寄奴组的疗效显著好于对照组[1]。

2. 治疗慢性膀胱炎 刘寄奴 10~15 g,水煎代茶饮,每日 1 剂,10 d 为 1 个疗程。用于 54 例患者,服药 1~3 个疗程,痊愈 38 例,有效 14 例,无效 2 例。总有效率 96.3%[2]。

【各家论述】 1.《本草经疏》:"刘寄奴草,其味苦,其气温,揉之有香气,故应兼辛。苦能降下,辛温通行,血得热则行,故能主破血下胀。……昔人谓为金疮要药,又治产后余疾、下血止痛者,正以其行血迅速故也。"

2.《本草汇》:"刘寄奴,……通经佐破血之方,散郁辅辛香之剂。按刘寄奴破血之仙剂也,其性善走,专入血分,味苦归心,而温暖之性,又与脾部相宜,故两入。盖心主血,脾裹血,所以专疗血证也。"

3.《本草新编》:"刘寄奴,下气止心腹急痛,下血消肿,解痈毒,灭汤火热疮,并治金疮。《本草》诸书言其能解产后余疾,则误之甚者也。寄奴性善走,迅入膀胱,专能逐水,凡白浊之症,用数钱同车前、茯苓利水之药服之,立时通快,是走而不守可知;产后气血大亏,即有瘀血,岂可用此迅逐之乎?"

4.《本草求真》:"刘寄奴,味苦微温,多能破瘀通经,除下胀,及止金疮血出,大小便血,汤火伤毒。缘血之在人身,本贵通活。滞而不行,则血益滞而不出,而癥瘕胀满愈甚;行而不止,则血亦滞而不收,而使血出益甚。寄奴总为破血之品,故能使滞者破而即通,而通者破而即收也。"

1945 齐墩果 qí dūn guǒ(《纲目》)

【基原】 为木犀科木犀榄属植物木犀榄的果肉油。

【原植物】 木犀榄 *Olea europaea* L.

又名:阿列布(《酉阳杂俎》),洋橄榄(《新华本草纲要》)。

常绿小乔木,高可达 10 m;树皮灰色。小枝具棱角,密被银灰色鳞片,节处稍压扁。单叶,对生;叶柄长 2~5 mm,密被银灰色鳞片,两侧下延于茎上成狭棱;叶片革质,披针形,有时为长圆状椭圆形或卵

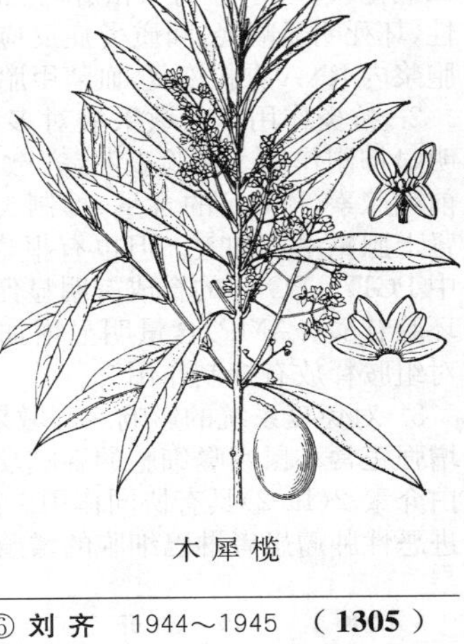

木犀榄

多年生草本,高 80～150 cm。茎直立,中部以上常分枝,被微柔毛。下部叶在花期时枯落;中部叶近革质,长圆状或卵状披针形,长 7～11 cm,宽 3～4 cm,先端渐尖,基部渐狭成短柄,边缘有密锯齿,上面被微糙毛,下面被蛛丝状微毛或近无毛;有 5～8 对羽状脉。头状花序极多数,密集于花枝上,在茎端及上部叶腋组成复总状花序;总苞近钟状;总苞片 3～4 层,长圆形,边缘宽膜质,带白色;花筒状,外层雌性,内层两性;聚药雄蕊 5;雌蕊 1。瘦果微小,长圆形,无毛。花期 7～9 月,果期 9～10 月。

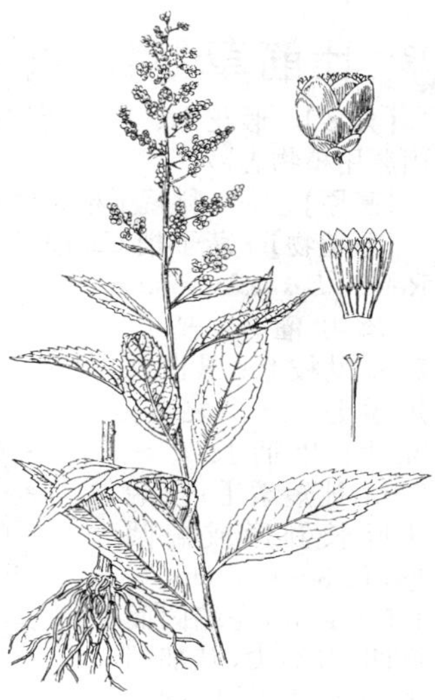

奇 蒿

生于林缘、灌木丛中、河岸旁。广布于我国中部至南部各地。

在商品药材中,尚有以下两种植物的全草在部分地区作刘寄奴药用:①阴行草(北刘寄奴)*Siphonostegia chinensis* Benth.(河北、吉林、黑龙江、山东、河南);②蒌蒿 *Artemisia selengensis* Turcz.(四川)。

【采收加工】 7～9 月花开时采收,连根拔起,鲜用;或打成捆晒干。防夜露雨淋变黑。

【药材】 刘寄奴 *Herba Artemisiae Anomalae* 主产于江苏、浙江、江西等地。

性状　全草长60～90 cm,茎圆柱形,直径 2～4 mm,通常弯折;表面棕黄色或棕绿色,被白色毛茸,具细纵棱;质硬而脆,易折断,折断面纤维性,黄白色,中央具白色而疏松的髓。叶互生,通常干枯皱缩或脱落,展开后,完整叶片呈长卵圆形,叶缘有锯齿,上面棕绿色,下面灰绿色,密被白毛;叶柄短。质脆,易破碎或脱落。头状花序集成穗状圆锥花序,枯黄色。气芳香,味淡。

鉴别　(1) 粉末特征:黄绿色。T 形毛众多,多碎断,柄易脱落。顶端细胞较平直或弯曲,壁薄;柄 2～7 细胞,以 2 细胞为多见,有的皱缩。腺毛较多,顶面观呈椭圆形或鞋底形,6 或 8 细胞,多皱缩,两两相对排成 3～4 层,细胞含淡黄色分泌物。叶片碎片,上表皮细胞表面观呈类多角形,垂周壁略弯曲,少数细胞淡黄色或玫瑰红色。栅栏细胞含细小簇晶。下表皮细胞垂周壁波状弯曲;气孔稍拱起,类圆形或长圆形;有众多 T 形毛的柄部及腺毛。花粉粒类球形,具 3 孔沟,表面有细小颗粒状雕纹。茎部非腺毛,大多粗大,约至 20 余细胞,上部几个细胞短小。茎表皮细胞表面观类长方形或类多角形,有的含淡黄色或玫瑰红色物。有较多气孔及 T 形毛的柄部。薄壁细胞含草酸钙簇晶、方晶。

(2) 取本品粉末少量,用 70% 乙醇温浸,滤过。滤液浓缩,浓缩液用聚酰胺拌后装柱。先用水及乙酸乙酯分别洗脱杂质,然后再用乙醇洗脱并浓缩。取此液 1 ml,加盐酸 4～5 滴,加入少量镁粉,在沸水浴中加热 3 min,呈现红色(检查黄酮苷)。

(3) 薄层色谱:取本品粉末 20 g,加石油醚(沸程 60～90 ℃)400 ml 回流提取。减压回收石油醚,残渣用少量乙酸乙酯溶解,滤过,滤液作为供试品溶液。另以 7-甲氧基香豆素溶液作为对照品溶液。取两种溶液分别点样于同一硅胶 G(青岛)薄层板上,用己烷-乙酸乙酯-甲醇(4∶1∶0.5)展开,在紫外光灯(254～365 nm)下观察,供试品色谱在与对照品色谱的相应位置上,显相同的紫色荧光斑点。

【成分】 含黄酮类:奇蒿黄酮(arteanoflavone),5,7-二羟基-6,3′,4′-三甲氧基黄酮(eupatilin),小麦黄素(tricin),三裂鼠尾草素(salvigenin),5,7-二羟基-3′,4′-二甲氧基黄酮(5,7-dihydroxy-3′,4′-dimethoxyflavone),5,3′-二羟基-6,7,4′-三甲氧基黄酮(5,3′-dihydroxy-6,7,4′-trimethoxyflavone),芹菜素(apigenin),木犀草素(luteolin),芹菜苷(apigentrin),木犀草苷(galuteolin)[1]。香豆素类:香豆素(couma-rin),脱肠草素(herniarin),东莨菪素(scopoletin),伞形花内酯(umbelliferone),7-甲氧基香豆素(herniarin),7-羟香豆素(umbelliferone)。萜类:瑞诺木烯内酯(reynosin),狭叶墨西哥蒿素(armexifolin),去氢母菊内酯酮(dehydromatricarin),去乙酰基去氢母菊内酯酮(deacetyldehydromatricarin),断短舌匹菊内酯(secotanapartholide)A,长叶艾菊内酯异构体(tanaphillin isomer),刘寄奴内酯(artanomaloide),奇蒿内酯(arteanomalactone),西米杜鹃醇(simiarenol)。有机酸类:棕榈酸(palmitic acid),反式邻羟基桂皮酸(*trans-o-*hydroxycinnamic acid),反式邻羟基对甲氧基桂皮酸(*trans-o-*hydroxy-*p*-methoxycinnamic acid),异阿魏酸(isoferulic acid),3,4-二咖啡酰基奎尼酸(3,4-di-O-caffeoylquinic acid)。南刘寄奴中挥发油:2,4-二甲基乙烷(2,4-dimethyl ethane),3,4-二氢-6-甲基-2H-吡喃(3,4-dihydro-6-methyl-2H-pyran),5-甲氧基-2-甲基-2-戊醇(5-methoxy-2-methyl-2-pentanol),3-甲氧基-3-甲基-2-丁酮(3-methoxy-3-methyl-2-buthylone),苯甲醛(benzaldehyde),6-甲基-5-硝基-2-庚酮(6-methyl-5-nitro-2-heptenal),桉叶素(cineole),3,5-二羟基苯甲酸(3,5-dihydroxy benzoic acid),樟脑(camphor),3-甲基-6-(1-甲基乙烯基)-2-环己烯-1-酮〔3-methyl-6-(1-methyl vinyl)-2-dithiin-1-one〕等多种挥发油成分。

【药理】 1. 刘寄奴　(1) 抗缺氧作用:刘寄奴水煎醇沉液 5 g(生药)/kg 腹腔注射,对由氰化钾或亚硝酸钠所致小鼠组织性缺氧和结扎颈总动脉所致脑循环障碍性缺氧有明显的保护作用。刘寄奴溶液对由密闭所致小鼠减压缺氧有降低氧耗速度,保护其在减压缺氧环境中的生存和延长生存时间的作用[1]。刘寄奴溶液能增加离体豚鼠冠状动脉灌流量的作用[1]。

(2) 活血化瘀:刘寄奴水煎液对正常实验动物的凝血时间、血浆复钙凝结时间、凝血酶凝结时间、体外血栓形成长度、聚集指数等指标,与生理盐水组相比较均有显著差异[2]。

2. 阴行草　(1)对实验性肝损伤的作用:分别给大鼠灌服阴行草煎剂 6 g/kg,连续 18 d,总生物碱 350 mg/kg 及总黄酮 2 g/kg,连续 15 d,均可使醋酸棉酚引起的高血清丙氨酸氨基转移酶(ALT)有显著的降低作用[3,4]。

(2) 对胆汁排泌的影响:煎剂由十二指肠给药,大鼠每只 1.8 g,犬 30 g/kg,实验结果均可使大鼠及犬的胆汁排泌增加,有明显的利胆作用,并证明其利胆效应与药物对胆囊的作用有关[3]。

毒性　小鼠 20 只,分别腹腔注射刘寄奴水煎醇沉液每只

1941 凫羽 fú yǔ（《陆川本草》）

【异名】 水鸭毛（《中国动物药》）。

【基原】 为鸭科鸭属动物绿头鸭 *Anas platyrhynchos* Linnaeus 的羽毛。

【原动物】 参见"凫肉"条。

【采收加工】 四季均可捕捉，取羽毛，煅后研末用。

【功用主治】《中国动物药》："收敛，解毒。治烧、烫伤。"

【用法用量】 外用：适量，煅存性研末调敷。

【选方】 治溃疡及烫伤 凫羽烧灰，用麻油涂患处。（《陆川本草》）

1942 色赤杨 sè chì yáng（《吉林医科大学通讯》）

【基原】 为桦木科桤木属植物辽东桤木的树皮。

【原植物】 辽东桤木 *Alnus sibirica* Fisch. ex Turcz. [*A. hirsuta* Turcz. var *sibirica*(Fisch) Schneid；*A. tinctoria* Sarg.] 又名：水冬瓜赤杨（《东北木本植物图志》）。

落叶乔木，高 6～20 m。树皮灰褐色，光滑；枝条暗灰色，有棱；小枝褐色，密生灰色柔毛；芽有柄，芽鳞 2 枚，有毛。叶柄长 1.5～5.5 cm；叶片近圆形，稀卵形，长 4～9 cm，宽 2.5～9 cm，先端圆形，稀锐尖，基部圆形或宽楔形，边缘有波状缺刻，或为粗重锯齿，上面疏生毛，下面粉绿色，密生褐色毛或无毛，有时脉腋间簇生髯毛；侧脉 5～10 对，直伸齿端。花单性，雌雄同株；果序 2～8 枚呈总状或圆锥状排列；果苞木质，先端微圆，有 5 枚浅裂片；小坚果宽卵形；果翅厚纸质，极狭，宽为果的 1/4。花期 5 月，果期 8～9 月。

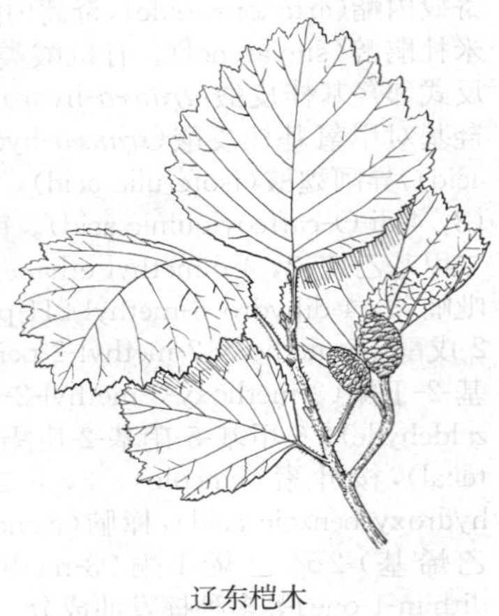

辽东桤木

生于海拔 700～1 500 m 的山坡林中、河岸或潮湿地。分布于东北及内蒙古、山东等地。

【采收加工】 4～5 月或 11～12 月采剥，切片，干燥。

【药理】 1. 止咳、祛痰与平喘作用 小鼠腹腔注射色赤杨树皮水煎液 0.2 g/只，有止咳作用，但灌胃给药无效；小鼠口服水煎剂 2 g/只或腹腔注射 0.2 g/kg 有祛痰作用；豚鼠腹腔注射水煎剂 20 g/kg 有明显平喘作用[1]。

2. 抑菌作用 色赤杨树皮水煎浓缩乙醇提取液，在浓度 0.1 g（生药）/ml 时对肺炎链球菌、流感嗜血杆菌、白色葡萄球菌及卡他奈瑟球菌均有一定抑制作用[1]。

毒性 小鼠腹腔注射 LD_{50} 大于 50 g/kg，口服水煎剂 LD_{50} 大于 225 g/kg[1]。

【功用主治】 止咳，化痰，平喘。主治老年慢性气管炎。

【用法用量】 内服：煎汤，10～15 g。

【临床报道】 治疗慢性气管炎 取色赤杨树皮（冬、春季采）制成浸膏粉，装入胶囊，每粒含生药 5.0～7.5 g，口服，每次 2 粒，每日 3 次，15 d 为 1 个疗程。治疗 61 例，1 个疗程后，近期控制 9 例，显效 24 例，有效 17 例，无效 11 例。单方水煎剂有刺激消化道的不良反应，如经乙醇处理则副作用可消失[1]。

1943 壮筋草 zhuàng jīn cǎo（《陕西中草药》）

【异名】 假花生（《广西药用植物名录》），马料梢（《天目山药用植物志》）。

【基原】 为豆科秔子梢属植物秔子梢的根或枝叶。

【原植物】 秔子梢 *Campylotropis macrocarpa* (Bunge) Rehd. [*Lespedeza macrocarpa* Bunge]

落叶灌木，高达 2 m。幼枝上密被白色短柔毛。三出复叶，互生；叶柄长 2～5 cm，被短柔毛；顶端小叶长圆形或椭圆形，长 3～6.5 cm，宽 1.5～4 cm，先端圆而微凹，有短尖，基部圆形，上面无毛，网脉明显，下面有淡黄色柔毛，侧生小叶较小；托叶披针形。总状或圆锥花序，顶生或腋生，花梗细长，有关节，被绢毛；苞片早落；花萼钟状，萼齿 4，有疏柔毛；花冠蝶形，紫色；雄蕊 10，二体。荚果斜椭圆形，膜质，具网纹，先端具短喙。花期 8～9 月，果期 9～10 月。

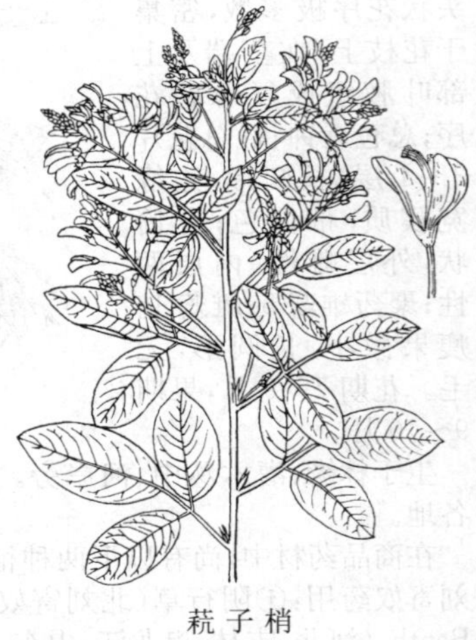

秔子梢

生于海拔 1 000～1 200 m 的山坡、沟谷、灌木丛或林缘。分布于华北、东北、华东、西南及湖北、四川、陕西、甘肃等地。

【采收加工】 9～11 月采挖根部，切片或切段，晒干；7～8 月采收枝叶，晒干。

【药性】 苦、微辛，平。

1.《河南中草药手册》："性微温，味淡、微苦。"

2.《陕西中草药》："味苦、微辛，性平。"

【功用主治】 发汗解表，活血通络。主治风寒感冒，痧症，肾炎水肿，肢体麻木，半身不遂。

1.《河南中草药手册》："发汗解表，消炎解毒。"

2.《陕西中草药》："舒筋活血。主治肢体麻木，半身不遂。"

【用法用量】 内服：煎汤，10～15 g；或浸酒。

【选方】 1. 治风寒感冒、头晕、发热、无汗 秔子梢叶或根 30 g，白茅根 12～15 g，紫苏 30 g，老姜 3 g（煨熟去皮）。水煎，早、晚饭前各服 1 次，盖被发汗，避风。

2. 治肾炎 秔子梢 1 把，猪瘦肉 250 g。炖熟，吃肉喝汤。（1、2 方出自《河南中草药手册》）

1944 刘寄奴 liú jì nú（《雷公炮炙论》）

【异名】 刘寄奴草（《新修本草》），金寄奴（《日华子》），乌藤菜（《通志》），九里光（《药材资料汇编》），斑枣子、细白花草、九牛草（《湖南药物志》），苦连婆（《闽东本草》）。

【基原】 为菊科蒿属植物奇蒿的带花全草。

【原植物】 奇蒿 *Artemisia anomala* S. Moore

【用法用量】 内服：煎汤，15～30 g。

1938 多花猕猴桃根 duō huā mí hóu táo gēn （《广西药用植物名录》）

【基原】 为猕猴桃科猕猴桃属植物阔叶猕猴桃 *Actinidia latifolia*（Gardn. et Champ.）Merr. 的根。

【原植物】 参见“多花猕猴桃”条。

【采收加工】 7～10月采挖，鲜用或晒干。

【药性】《湖南药物志》：“微苦、涩，凉。”

【功用主治】《湖南药物志》：“清热解毒。治风湿关节痛，疮疖癌肿。”

【用法用量】 内服：煎汤，10～15 g；或浸酒。

【选方】 1. 治风湿关节痛　阔叶猕猴桃根 15～30 g，水煎服。或配入其他药浸酒服。

2. 治疮疖癌肿　阔叶猕猴桃根 30 g，水煎服。（1、2方出自《湖南药物志》）

1939 多花猕猴桃茎叶 duō huā mí hóu táo jīng yè （《福建药物志》）

【异名】 红蒂砣（《全国中草药汇编》）。

【基原】 为猕猴桃科猕猴桃属植物阔叶猕猴桃 *Actinidia latifolia*（Gardn. et Champ.）Merr. 的茎、叶。

【原植物】 参见“多花猕猴桃”条。

【采收加工】 4～8月采集，鲜用或晒干。

【药材】 多花猕猴桃茎叶 *Ramulus et Folium Actinidiae Latifoliae*　产于四川、云南、贵州、安徽、浙江、台湾、福建、江西、湖南、广东、广西。

性状　幼枝直径约 2.5 mm，隔年老枝直径约 8 mm。表面枯绿色，疏生柔毛，皮孔明显或不明显。断面常片层状，髓部白色或中空。完整叶阔卵形、近圆形或长卵形，先端短尖或渐尖，基部圆形或浅心形，边缘疏生突尖状硬头小齿；上面枯绿色，下面密被灰色或黄褐色星状绒毛；侧脉 6～7 对，横脉显著；厚纸质。叶柄无毛或略被微茸毛。气微，味淡、涩。

【药性】《全国中草药汇编》：“淡、涩，平。”

【功用主治】 清热，除湿，解毒，消肿。主治咽喉肿痛，泄泻，痈肿疔疮，毒蛇咬伤，烧烫伤。

1.《全国中草药汇编》：“清热除湿，解毒，消肿止痛。主治咽喉肿痛，泄泻，痈疮肿痛。”

2.《福建药物志》：“清热解毒，消肿止痛。治咽喉肿痛，泄泻，疔疮痈肿，毒蛇咬伤，烧烫伤。”

【用法用量】 内服：煎汤，15～30 g。外用：鲜叶煎水洗，或捣烂敷。

1940 凫肉 fú ròu （《纲目》）

【基原】 为鸭科鸭属动物绿头鸭的肉。

【原动物】 绿头鸭 *Anas platyrhynchos* Linnaeus　又名：凫（《诗经》），鸩、沈凫（《尔雅》），松凫（《南越志》），青头鸭（《圣惠方》），野鸭、鸭鹜、晨凫（《纲目》），大红腿鸭、官鸭、大野鸭、青边（《中国经济动物志》）。

体长约 60 cm。体重 1 000 g 左右。雄鸟头和颈辉绿色，颈下有一白环。上背和肩暗灰褐色，密杂以黑褐色纤细横斑，并镶着棕黄色羽缘；下背转为黑褐，羽缘较浅。腰和尾上覆羽黑色，并着金属绿光辉。两翅大都灰褐色；翼镜蓝紫色，其前后缘均为绒黑色，更外缀以白色狭边，三色相衬极为醒目。尾羽大部分白色，仅中央 4 枚色黑而上卷。胸栗色，羽缘浅棕；下胸的两侧、肩羽及胁大多灰白；腹淡灰，尾下覆羽绒黑色。雌鸟尾羽不卷，体黄褐色，并杂有暗褐色斑点。虹膜红褐色；嘴呈黄绿色，嘴甲黑色；脚橙黄色，趾间有蹼，爪黑色。

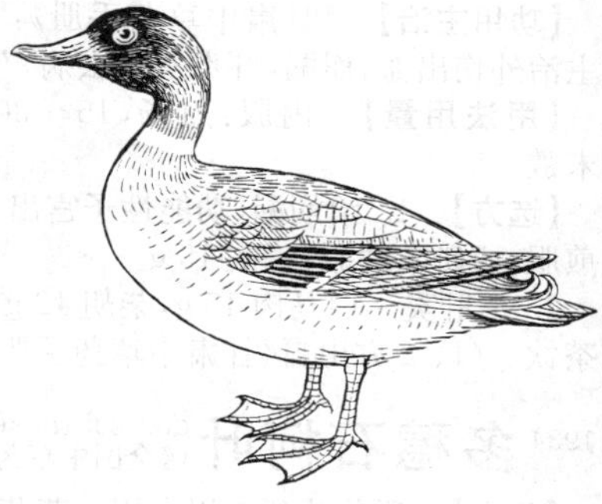

绿头鸭

栖息于河湖芦苇丛中。性较机警，常结小群飞行。习于夜间觅食，主要以植物为主，兼吃贝类、蠕虫及甲壳类等。初春繁殖，每窝产卵 8～14 枚，卵灰绿或黄棕。在我国北方繁殖，在长江流域或更南地区越冬。

本动物的羽毛（凫羽）亦供药用。另设专条。

【采收加工】 宜冬季捕捉，除去羽毛及内脏，取肉鲜用。

【药性】 甘，凉。归脾、胃经。

1.《食疗本草》：“寒。”

2.《日华子》：“凉，无毒。”

3.《饮膳正要》：“味甘，微寒。”

4.《医林纂要》：“甘，咸，寒。”

【功用主治】 补虚，消食，利水，解毒。主治病后体弱，食欲不振，虚羸乏力，脾虚水肿，脱肛，久疟，热毒疮疖。

1.《食疗本草》：“主补中益气，消食。消十二种虫，平胃气，调中轻身。又身上诸小热疮，多年不可者，但多食之即瘥。”

2.《日华子》：“补虚助力，和胃气，消食。治热毒风及恶疮疖，杀腹脏一切虫，大补益病人。”

3.《饮膳正要》：“治水肿。”

4.《日用本草》：“利水，导热毒，去风气疮肿。”

5.《医林纂要》：“补心养阴，行水去热，清补心肺，不专入肾。”

6.《药性切用》：“补阴益气，利水安中，虚劳失血，无不宜之。”

7.《中国药用动物志》：“补中益气。主治脾胃虚弱，脱肛，子宫脱垂等症。”

【用法用量】 内服：适量，煮食。

【宜忌】《日华子》：“不可与木耳、胡桃、豉同食。”

【选方】 1. 治病后体虚　老水鸭（绿头鸭）1只，川厚朴 6 g，炖熟，分几次服。（《广西药用动物》）

2. 治十种水病不瘥　①青头鸭一只，剥去毛、足、头及肠，和粳米煮，令熟，着五味姜葱豉，任意食之。切勿入盐。（《圣惠方》）②青头鸭一只（退净），草果五个。上件，用赤小豆半升，入鸭腹内煮熟，五味调，空心食。（《饮膳正要》青鸭羹）

3. 治久疟　野鸭 1 只，去羽毛和内脏，生姜 9 g，大枣 15 g，加少量油、盐、酒，炖熟，分几次服。（《广西药用动物》）

【各家论述】《本经逢原》：“凫，味极甘美，病人食之，全胜家鸭，以其肥而不脂，美而易化，故滞下泄泻，咳逆上气，虚劳失血，及产后病后，无不宜之。”

【采收加工】 8～11月采收，切段，晒干。

【药性】《甘肃中草药手册》："甘、微苦，寒。"

【功用主治】《甘肃中草药手册》："止血，杀虫，利湿热。主治外伤出血，崩漏，肝炎及蛲虫病。"

【用法用量】 内服：煎汤，15～30 g。外用：适量。研末敷。

【选方】 1. 治崩漏（功能性子宫出血） 白马肉 30 g，水煎服；或研末冲服，每次 15 g。

2. 治肝炎 白马肉 15 g，柴胡 12 g，竹叶 6 g。水煎。代茶饮。（1、2方出自《甘肃中草药手册》）

1934 多穗石柯叶 duō suì shí kē yè（《全国中草药汇编》）

【异名】 甜茶叶（《四川常用中草药》）。

【基原】 为壳斗科石栎属植物多穗石栎 *Lithocarpus polystachyus* (Wall.) Rehd. 的叶。

【原植物】 参见"多穗石柯根"条。

【采收加工】 5～10月摘叶，晒干或鲜用。

【药材】 多穗石柯叶 *Folium Lithocarpi Polystachyi* 产于云南、四川、贵州、湖北、广东、广西、江西、福建、浙江等地。

性状 叶革质，多皱缩卷曲，破碎，展平后呈倒卵状椭圆形，背面叶脉突出，先端渐尖或尾尖，基部楔形，全缘。质脆。气微，味甜。

鉴别 叶横切面：上表皮细胞1列，外被角质层。下表皮细胞1列，排列较整齐，有非腺毛。栅栏组织内1列细胞，内含黄棕色物；海绵组织4～6列细胞，排列疏松；主脉维管束明显，中柱鞘纤维呈环状排列。薄壁细胞含草酸钙簇晶。

【成分】 叶含三萜类成分：无羁萜酮（friedelin），无羁萜-3β-醇（friedelan-3β-ol），β-黏霉烯醇（glutinol），β-香树脂醇（β-amyrin），蒲公英赛醇（taraxerol），石柯酮（lithocarpolone），石柯二醇（lithocarpdiol），24-亚甲基环木菠萝烷-3β，21-二醇（24-methylenecycloartan-3β, 21-diol）[1]。酚酸类：根皮苷（phlorizin），对根皮苷（*p*-trilobatin），3-羟基根皮苷（3-hydroxyphlorizin）[2]。黄酮类：垂石松黄酮苷（cernuoside），阿福豆苷（afzelin），异槲皮苷（isoquercitrin），2″-对香豆酰基紫云英苷（2″-*p*-coumaroylastragalin）[3]。

【药性】《四川常用中草药》："性平，味甘、苦。"

【功用主治】 清热解毒，降压。主治湿热泻痢，肺热咳嗽，痈疽疮疡，皮肤瘙痒，高血压病。

1.《四川常用中草药》："清热，止泻。治痈疽恶毒疮，皮肤瘙痒，湿热痢疾。"

2.《浙江药用植物志》："治高血压病。"

【用法用量】 内服：煎汤，10～15 g。外用：捣敷；或煎水洗。

【选方】 治湿热泻痢 甜茶叶 15 g，千里光 12 g，三颗针 12 g。水煎服。（《四川中药志》1979年版）

1935 多穗石柯茎 duō suì shí kē jìng（《广西药用植物名录》）

【基原】 为壳斗科石栎属植物多穗石栎 *Lithocarpus polystachyus* (Wall.) Rehd. 的茎枝。

【原植物】 参见"多穗石柯根"条。

【采收加工】 全年均可采，晒干。

【功用主治】 祛风湿，活血止痛。主治风湿痹痛，损伤骨折。

【用法用量】 内服：煎汤，10～15 g。

1936 多穗石柯果 duō suì shí kē guǒ（《四川常用中草药》）

【异名】 甜茶果（《四川常用中草药》）。

【基原】 为壳斗科石栎属植物多穗石栎 *Lithocarpus polystachyus* (Wall.) Rehd. 的果实。

【原植物】 参见"多穗石柯根"条。

【采收加工】 9～10月果实成熟时采收，鲜用或晒干。

【药性】《四川常用中草药》："性平，甘、涩。"

【功用主治】《四川中药志》1979年版："和胃降逆。用于噎膈呃逆。"

【用法用量】 内服：煎汤，15～30 g。

【选方】 治呃逆 甜茶果 25 g，香附 10 g。水煎服。（《四川中药志》1979年版）

1937 多穗石柯根 duō suì shí kē gēn（《全国中草药汇编》）

【异名】 甜茶根（《四川常用中草药》）。

【基原】 为壳斗科石栎属植物多穗石栎的根。

【原植物】 多穗石栎 *Lithocarpus polystachyus* (Wall.) Rehd. [*Quercus polystachyus* Wall.; *Q. litseifolius* Hance]

又名：楼叶柯（《海南植物志》），多穗柯、黑石虎（《广西药用植物名录》），大叶椆、鸡山柯（《中国树木志》）。

常绿乔木，高11～15 m。小枝幼时淡褐色，老时干后暗褐黑色。叶互生；叶柄长2～2.5 cm，基部增粗，常呈暗褐色，有时被灰白色粉霜；叶片革质，长椭圆形或卵状长椭圆形，长7～14 cm，宽3～4 cm，先端急尖或突然渐尖，基部楔形，全缘，下面稍带灰白色，侧脉7～10对，支脉纤细。雄花序极少复穗状；雌花3朵一簇，常1朵结实。果序轴纤细；壳斗浅盘形，包围坚果基部；鳞状苞片轮状排列，细小，除顶部外与壳斗愈合，被褐黑色绒毛；坚果扁球形，未成熟时顶部锥尖状，成熟时近平坦，中央有短尖头，基部截平；果脐深内陷。花期5～9月，果期翌年5～9月。

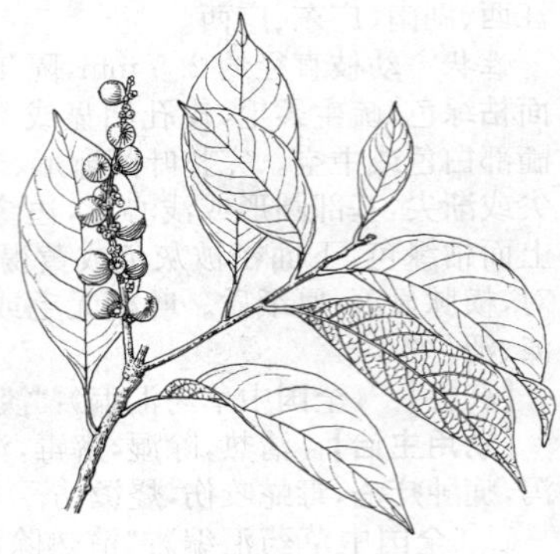

多穗石栎

生于海拔400～2 000 m的山地密林中，路边的灌木丛中偶见。分布于长江以南地区。

本植物的叶（多穗石柯叶）、果实（多穗石柯果）、茎枝（多穗石柯茎）亦供药用，另设专条。

【采收加工】 全年均可采挖，晒干。

【药性】《四川常用中草药》："性平，甘、涩。"

【功用主治】 补肝肾，祛风湿。主治肾虚腰痛，风湿痹痛。

1.《四川常用中草药》："治虚弱。"

2.《全国中草药汇编》："补肾益阴。治虚损病。"

3.《四川中药志》1979年版："滋养肝肾，祛风除湿。用于腰膝酸痛，风湿关节痹痛。"

【基原】 为菊科苦荬菜属植物多头苦荬的全草。

【原植物】 多头苦荬 *Ixeris polycephala* Cass.［*Lactuca polycephala*（Cass.）Benth.］

一年或二年生草本，高15～40 cm。基生叶条状披针形，长8～22 cm，宽6～13 mm，先端渐尖，基部狭窄成柄，全缘，稀羽状分裂；茎生叶椭圆状披针形或披针形，长6～14 cm，宽8～14 mm，先端渐尖，基部耳状，抱茎。头状花序密集成伞房状或近伞房状，具细梗；外层总苞片小，卵形，内层总苞片8，卵状披针形；舌状花黄色，先端5齿裂。瘦果成熟时黄棕色，纺锤形，具翅棱，先端有短尖头；冠毛白色。花、果期4～7月。

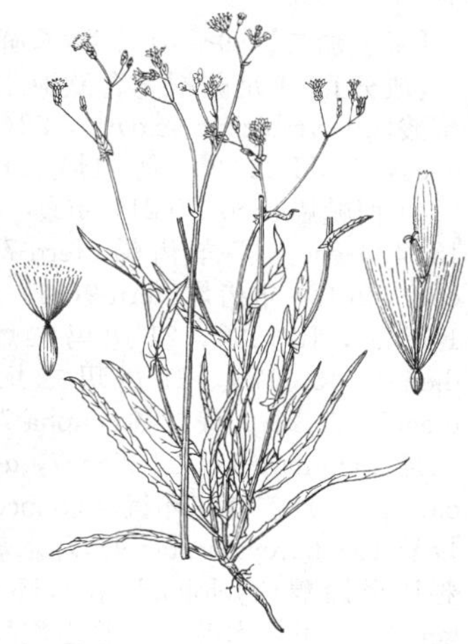

多头苦荬

通常生于路边或低地。分布于江苏、浙江、安徽、福建、江西、湖北、湖南、广东、广西、四川和云南。

【采收加工】 5～7月采收，洗净，鲜用或晒干。

【药材】 多头苦荬 *Herba Ixeritis Polycephalae* 主产于江西、湖北、湖南、广东、广西、云南。

性状 全草长15～30 cm。完整基生叶片展平后呈线状披针形，长8～20 cm，宽5～13 cm，边缘全缘或具短尖齿，稀羽状分裂；茎生叶椭圆状披针形或披针形，长5～15 cm，宽7～14 cm，基部箭形，抱茎。头状花序密集成伞房状或近伞房状，瘦果纺锤形，长4～5 mm，有翅棱，喙长约1 mm。气微，味苦。

【药性】《全国中草药汇编》："苦、甘，凉。"

【功用主治】《全国中草药汇编》："清热解毒，利湿消痞；外用消炎退肿。主治肺热喉痛，腹痛，痞块，阑尾炎；外用治疔疮肿毒，目赤肿痛，皮肤风疹。"

【用法用量】 内服：煎汤，9～15 g；鲜品30～45 g。外用：鲜品捣敷。

1932 多花猕猴桃 duō huā mí hóu táo（《福建药物志》）

【基原】 为猕猴桃科猕猴桃属植物阔叶猕猴桃的果实。

【原植物】 阔叶猕猴桃 *Actinidia latifolia*（Gardn. et Champ.）Merr. 又名：多果猕猴桃、白竭藤（《广西药用植物名录》），宽叶猕猴桃（《全国中草药汇编》）。

藤本，长达8 m。小枝淡红褐色，幼时具锈色绒毛，有淡白色矩圆形至披针形的皮孔；髓隔片状，淡白色，老时则为中空。单叶互生；叶柄长2～8 cm，幼时密被淡褐色短绒毛；叶片坚纸质，阔卵形、倒卵形、近圆形至长圆状卵形，长5.5～14 cm，宽4～10 cm，先端急尖至渐尖，基部圆形至浅心形，有时为楔形或截形，边缘疏生骨质细锯齿，上面无毛，下面散生或密集白色或黄白色星状柔毛，侧脉6～7对。聚伞花序腋生，3～4次分枝，密被锈色绒毛；萼片5，卵形，外面密被锈色绒毛；花瓣5，淡黄褐色，长圆状倒卵形，微具柔毛；雄蕊多数，花药基部不叉开；子房近球形，密生长柔毛，花柱纤细。浆果球形或卵状长圆形，成熟时无毛或仅基部被柔毛，具斑点。花期5～6月，果期8～9月。

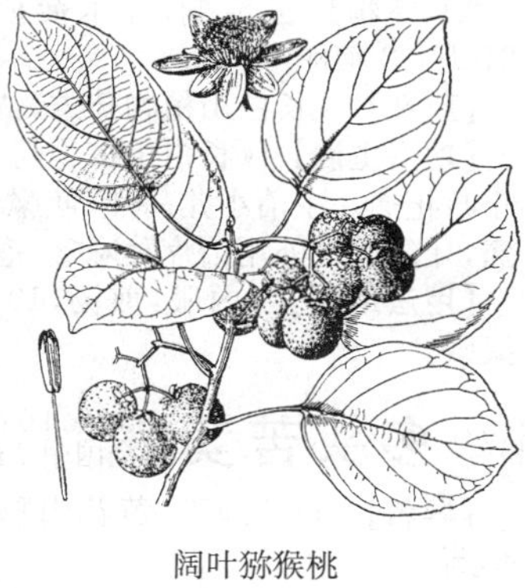

阔叶猕猴桃

生于海拔300～1 100 m的山地林中。分布于浙江、安徽、福建、江西、湖南、广东、广西、四川、贵州、云南、台湾等地。

本植物的茎叶（多花猕猴桃茎叶）、根（多花猕猴桃根）亦供药用，另设专条。

【采收加工】 9～10月采摘，鲜用或晒干。

【药性】《湖南药物志》："甘、酸，平。"

【功用主治】《湖南药物志》："滋补强壮。"

【用法用量】 内服：煎汤，15～30 g。外用：捣敷。

【选方】 1. 治久病虚弱，肺结核 阔叶猕猴桃果30 g，玉竹、土党参各15 g。水煎服。

2. 治疮疖癌肿 阔叶猕猴桃鲜果配臭牡丹叶、马齿苋捣烂敷。（1、2方出自《湖南药物志》）

1933 多裂委陵菜 duō liè wěi líng cài（《全国中草药汇编》）

【异名】 白马肉（《甘肃中草药手册》）。

【基原】 为蔷薇科委陵菜属植物多裂委陵菜的带根全草。

【原植物】 多裂委陵菜 *Potentilla multifida* L. 又名：细叶委陵菜（《东北植物检索表》）。

多年生草本，高12～40 cm。根圆柱形，稍木质化。叶柄及花茎被紧贴或开展短柔毛或绢状柔毛。基生叶为羽状复叶，小叶3～5对，稀达6对；托叶膜质，褐色，外被疏柔毛，小叶片对生，稀互生，羽状深裂近达中脉，长椭圆形或宽卵形，长1～5 cm，宽0.8～2 cm，向基部逐渐缩小，裂片带形或带状披针形，先端舌状或急尖，边缘向下反卷，上面伏生短柔毛，下面被白色绒毛，沿脉密被绢状长柔毛；茎生叶2～3，形状与基生小叶相似，惟对数向上逐渐减少。花两性；伞房状聚伞花序，花梗被短柔毛；萼片5，三角卵形，先端急尖或渐尖；副萼片5，披针形或椭圆披针形，外面被伏生长柔毛；花瓣5，倒卵形，先端微凹，黄色；花柱近顶生。瘦果。花期5～8月。

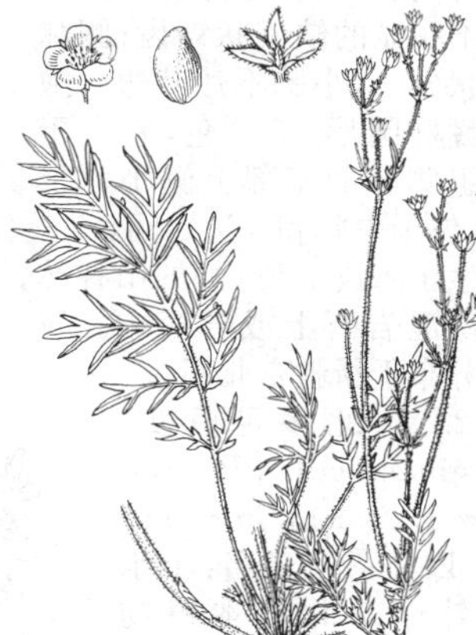

多裂委陵菜

生于海拔1 200～4 300 m的山坡草地、沟谷及林缘。分布于东北及河北、内蒙古、陕西、西藏等地。

【采收加工】 6～9月采摘，晒干备用。

【成分】 含植物血细胞凝集素(lectin)[1]，氨基酸[2]，硒[3]，砷[4]，及其他微量元素[5]。

【药性】《全国中草药汇编》："微咸，温。"

【功用主治】 追风散寒，舒筋活络。主治腰腿疼痛，手足麻木，筋络不舒。

1.《全国中草药汇编》："追风散寒，舒筋活络。"

2.《福建药物志》："治腰腿疼痛，手足麻木，筋络不舒。"

【用法用量】 内服：研末，3～9 g。

【宜忌】 孕妇、小儿慎服。

【选方】 治腰腿疼痛，手足麻木，筋络不舒 黄多孔菌4 800 g，花椒9.6 g，白酒、黄酒各52.8 g。配制成散，日服2次，每次9 g，黄酒为引，白开水送服。禁忌生冷食物，孕妇、小儿勿服。服后如有不良反应，停几日后再服。(《福建药物志》舒筋散)

1930 多足蕨 duō zú jué (《中国药用孢子植物》)

【基原】 为水龙骨科多足蕨属植物多足蕨和东北多足蕨的根茎。

【原植物】 1. 多足蕨 *Polypodium vulgare* L. 又名：欧亚水龙骨(《中国高等植物图鉴》)。

植株高15～20 cm。根茎长而横生，密被棕色、卵状披针形鳞片，边缘有粗锯齿。叶疏生；叶柄长5～10 cm，以关节着生于根茎，向上光滑；叶片厚纸质，阔披针形，长8～12 cm，宽3～4 cm，羽状深裂几达叶轴；裂片10～17对，斜展，钝头，边缘波状或向顶部有不明显的缺刻状锯齿；侧脉羽状分叉，小脉不达叶边。孢子囊群圆形，棕黄色，着生于每组侧脉的基部上侧小脉顶端，位于中脉和叶边之间。

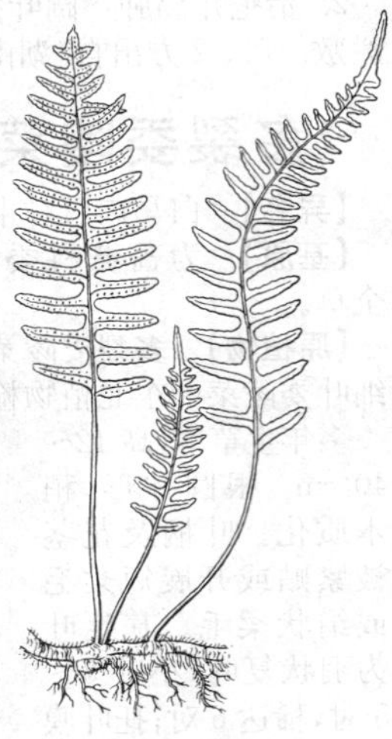

多足蕨

生于海拔1 700 m的山谷林下潮湿岩石上或石缝中。我国分布于新疆东北部。

2. 东北多足蕨 *P. virginianum* L. [*P. vulgare* L. var *virginianum* A. Eaton] 又名：小水龙骨(《东北草本植物志》)，东北水龙骨(《中国高等植物图鉴》)。

与上种主要区别：植株密被暗褐色、卵状披针形鳞片。叶片长圆状披针形，长7～16 cm，宽2～4 cm，近平展，不对称，羽状深裂；裂片14～26对，长圆形或线状长圆形，先端钝圆，边缘有微齿或近全缘。孢子囊群褐色，圆点状，着生于每组侧脉基部上侧的小脉顶端，沿中脉两侧各成1行，靠近叶边。

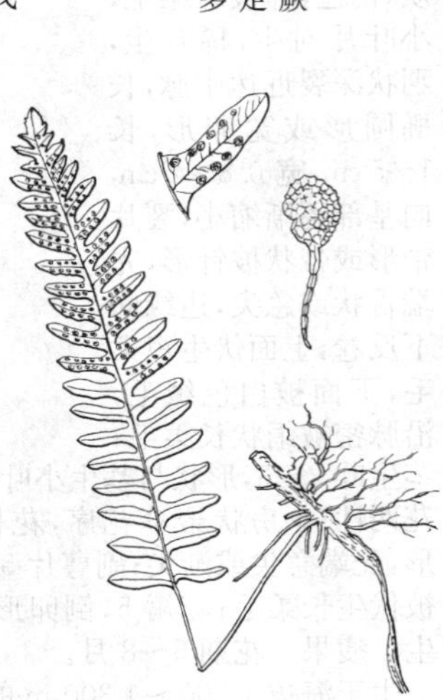

东北多足蕨

生于针阔混叶交林内、石缝中腐殖质肥厚处。分布于华北、东北等地。

【采收加工】 9～10月采挖，鲜用或晒干。

【成分】 多足蕨根茎含欧亚水龙骨甜素(osladin)[1]，甘草酸(glycyrrhizinic acid)[2]，22(29)-何帕烯〔hop-22(29)-ene〕，21αH-22(29)-何帕烯〔21αH-hop-22(29)-ene〕，17(21)-何帕烯〔hop-17(21)-ene〕，13(18)-新何帕烯〔neohop-13(18)-ene〕，7-羊齿烯(fern-7-ene)，8-羊齿烯(fern-8-ene)，9(11)-羊齿烯〔fern-9(11)-ene〕，14-千层塔烯(serrat-14-ene)，18(28)，21-达玛二烯〔dammara-18(28)，21-diene〕，13(17)，21-达玛二烯〔dammara-13(17)，21-diene〕，7，21-大戟二烯(eupha-7，21-diene)，17，21-达玛二烯(dammara-17，21-diene)，α-水龙骨萜四烯(α-polypodatetraene)，芒柄花环氧萜(onoceranoxide)，去甲环木菠萝烷醇(31-norcycloartanol)，环木菠萝烷醇(cycloartanol)，环鸦片甾烯醇(cyclolaudenol)，环水龙骨甾烯醇(cyclomargenol)，去甲环木菠萝烷醇乙酸酯(31-norcycloartanyl acetate)，环木菠萝烷醇乙酸酯(cycloartanyl acetate)，环鸦片甾烯醇乙酸酯(cyclolaudenyl acetate)，环木菠萝烯醇乙酸酯(cycloartenyl acetate)，环水龙骨甾烯醇乙酸酯(cyclomargenyl acetate)，东北贯众醇乙酸酯(dryocrassyl acetate)。甾体类：蜕皮素(ecdysone)，蜕皮甾酮(ecdysterone)[3]，5β-羟基蜕皮甾酮(5β-hydroxyecdysterone)[4]，花粉烷甾醇(pollinastanol)[5]，去甲环鸦片甾烯醇(31-norcyclolaudenol)，17，21-环氧何帕烷(17，21-epoxyhopane)[6]，β-谷甾醇(β-sitosterol)，7-胆甾烯醇(Δ^7-cholesterol)，4-甲基-7-胆甾烯醇(lophenol)，4-甲基-24-亚甲基-7-胆甾烯醇(24-lophenolmethylene)，柠檬甾二烯醇(citrostadienol)，岩藻甾醇(fucosterol)[7]。有机酸类：枸橼酸(citric acid)，苹果酸(malic acid)，咖啡酸(caffeic acid)，绿原酸(chlorogenic acid)，棕榈酸(palmitic acid)，油酸(oleic acid)，亚油酸甘油酯(glyceryl-linoleate)等[8]。

东北多足蕨根茎含甾醇类：蜕皮素(ecdysone)，蜕皮甾酮(ecdysterone)[9]。三萜类：22(29)-何帕烯，17(21)-何帕烯，7-羊齿烯，8-羊齿烯(fern-8-ene)，9(11)-羊齿烯，14-千层塔烯，18(28)，21-达玛二烯，13(17)，21-达玛二烯，7，21-大戟二烯，17，21-达玛二烯，α-水龙骨萜四烯，芒柄花环氧萜，去甲环木菠萝烷醇，环木菠萝烷醇，环鸦片甾烯醇，环木菠萝烯醇，环水龙骨甾烯醇，去甲环木菠萝烷醇乙酸酯，环鸦片甾烯醇乙酸酯，环木菠萝烷醇乙酸酯，环木菠萝烯醇乙酸酯，环水龙骨甾烯醇乙酸酯，东北贯众醇乙酸酯，环木菠萝烷酮，环鸦片甾烯酮，环木菠萝烯酮，环水龙骨甾烯酮，21αH-22-何帕醇[10]。

【药性】《长白山植物药志》："甘、苦，凉。"

【功用主治】《长白山植物药志》："解毒退热，祛风利湿，止咳止痛。主治小儿高热，咳嗽气喘，尿路感染，风湿关节痛，牙痛等。外用治疗荨麻疹，疮疖肿毒，跌打损伤。"

【用法用量】 内服：煎汤，10～30 g。外用：煎水洗；或捣敷。

1931 多头苦荬 duō tóu kǔ mǎi (《全国中草药汇编》)

【异名】 黄花地丁、黄花山鸭舌草、剪刀草(《广东朝阳草药》)

2.《全国中草药汇编》:"苦、辛,平。"

【功用主治】 祛风湿,行气活血,消肿。主治风湿痹痛,偏头痛,腰痛,月经不调,乳痈,痈肿疔毒,湿疹。

1.《植物名实图考》:"根:消肿,追毒。"

2.《江西草药》:"根:行气活血,消肿解毒。治乳痈,睾丸肿痛,湿疹,偏头痛,急性肝炎,急性胃肠炎,月经不调,腰腹胀痛,毒蛇咬伤。"

【用法用量】 内服:煎汤,15～30 g。外用:捣敷或研末调敷。

【选方】 1. 治风湿关节痛 合掌消根 30 g,千斤拔根 9 g,瘦猪肉 120 g。水煮服。(《江西草药》)

2. 治偏头痛 合掌消根 15～21 g,鸡蛋 2 个。水煎服。

3. 治腰痛 (合掌消)根 30 g,娃儿藤根 12 g。水煎,甜酒调服。

4. 治妇女月经不调,腰腹胀痛,面色萎黄 (合掌消)全草 30 g,红枣 7 枚,猪瘦肉 120 g,冬酒 120 g。加水同炖,去渣,汤及肉分 2 次服。

5. 治大便下血 合掌消根 30 g,瘦猪肉 120 g。水煮服。(2～5 方出自江西《草药手册》)

1928 伞梗虎耳草 sǎn gěng hǔ ěr cǎo (《西藏常用中草药》)

【基原】 为虎耳草科虎耳草属植物篦齿虎耳草的全草。

【原植物】 篦齿虎耳草 *Saxifraga umbellulata* Hook. f. et Thoms. var. *pectinata* Marg. et Shaw［*S. pasumensis* Marg. et Shaw f. *gracilis* Marg. et Shaw］

多年生草本,高 5～10 cm。茎不分枝,与花序梗、花梗均被褐色腺毛。基生叶密集,呈莲座状,匙形,叶片边缘具软骨质刚毛状睫毛;茎生叶互生,叶片长圆形至近匙形,两面和边缘均具褐色腺毛。聚伞花序伞状或复伞状,长 3～5.5 cm,具 5～25 朵花;萼片 5,长圆形,背面和边缘或多或少具褐色腺毛,3 脉汇合于先端;花瓣 5,黄色,近提琴状,先端钝,基部具爪,5 脉;雄蕊 10;子房卵形,花柱分离。蒴果,先端具 2 喙。种子多数。花、果期 6～9 月。

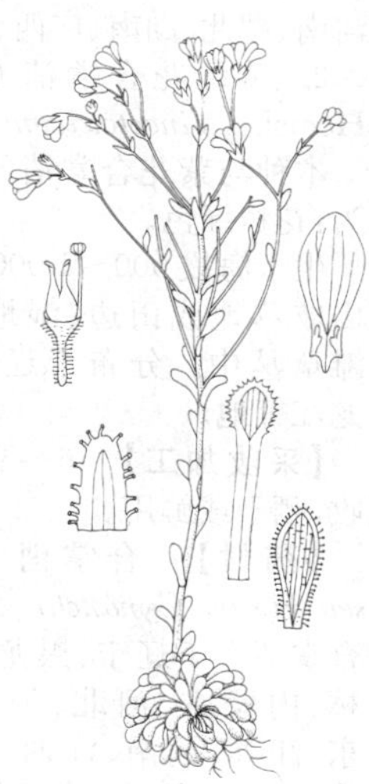

篦齿虎耳草

生于海拔 3 000～4 100 m 之林下、灌木丛下或岩壁石隙。分布于西藏。

与本品功用相同作伞梗虎耳草入药的同属植物尚有:①小伞虎耳草 *S. umbellulata* Hook. f. et Thoms. 又名:松滴(《青藏高原药物图鉴》),分布于西藏、青海。②红虎耳草 *S. sanguinea* Franch. 分布于云南、西藏、青海。

【采收加工】 7～9 月采收,洗净,晒干。

【药性】 苦,凉。

1.《西藏常用中草药》:"性凉,味苦。"

2.《藏药标准》:"苦,寒。"

【功用主治】 清热毒,利肝胆。主治传染性肝炎,风热感冒,疮疡肿毒。

1.《西藏常用中草药》:"清热解毒,清利肝胆。主治传染性肝炎,风热感冒。"

2.《藏药标准》:"清湿热,解热毒。用于肝热,胆热,流行性感冒,高烧,疮疡热毒。"

【用法用量】 内服:煎汤,3～9 g。

1929 杂蘑 zá mó (刘波《中国药用真菌》)

【基原】 为多孔菌科多孔菌属真菌雅致多孔菌和白蘑科小皮伞属真菌硬柄小皮伞的子实体。

【原植物】 1. 雅致多孔菌 *Polyporus elegans* (Bull.) Fr.［*Boletus elegans* Bull.］ 又名:黄多孔菌(《中国的真菌》),雅波多孔菌(《西藏真菌》)。

子实体有柄,菌盖扇形、圆形至肾形,(2～6)cm×(3～9)cm,厚 2～10 mm。新鲜时软韧,干时变硬;盖面光滑,土黄色至蛋壳色,常有辐射状皱纹。菌柄侧生至偏生,长 0.5～5 cm,粗 3～7 mm,光滑,上部与盖面同色,基部近黑色。管口面近白色至淡灰色;管口多角形至近圆形,每 1 mm 间 4～5 个,菌管长 1～4 mm,延生。菌肉白色或近白色,厚 1～7 mm。孢子圆柱形,无色,光滑,(7～10)μm×(2.5～3.5)μm。

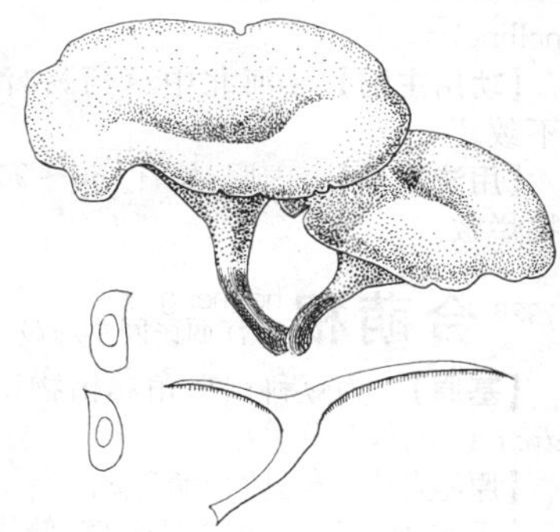

雅致多孔菌

生于阔叶树的腐木及枯枝上,偶尔也生于针叶树的枯枝上。分布于山西、吉林、黑龙江、浙江、安徽、福建、江西、湖南、广东、广西、四川、云南、西藏、陕西、甘肃、青海、新疆等地。

2. 硬柄小皮伞 *Marasmius oreades* (Bolt.) Fr.［*Agaricus oreades* Bolt.］ 又名:硬柄皮伞、仙环小皮伞(《中国药用真菌》)。

菌盖半肉质,软韧,宽 2～5 cm。扁半球形后平展,中部平或稍凸起;盖面干,平滑,淡肉色至土黄色,后褪为近白色;盖缘干或湿时稍有条纹。菌肉中部厚,稍强韧,肉质,类白色,味美,有香气。菌褶离生,稍稀,辐宽,往往褶间有横脉,白色或淡色。菌柄长 4～5.5 cm,粗 3～4 mm,圆柱形,平滑或有细绒毛,污白色,甚强韧,中实或中空。孢子印白色。孢子无色,光滑,卵状锥形,(7～9)μm×(4～5)μm。

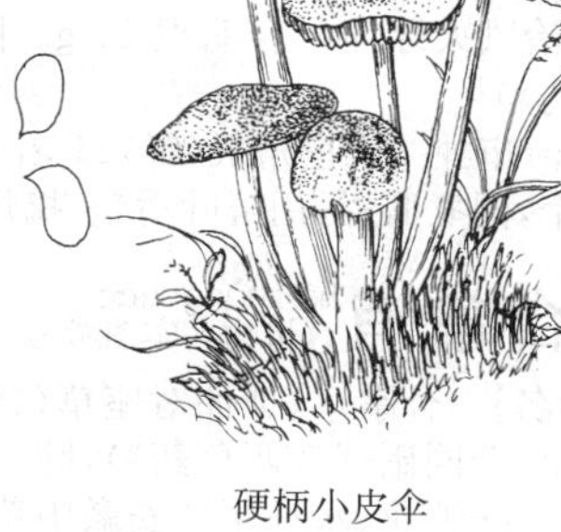

硬柄小皮伞

生于草地或林地上,夏、秋季形成蘑菇圈。分布于河北、山西、吉林、四川、云南、西藏、陕西、青海等地。

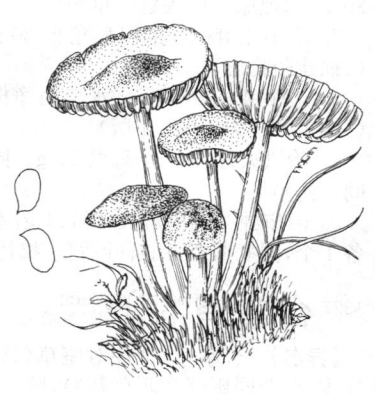

梧桐子大。每日空心,以温酒下三十丸,晚食前再服。(《圣惠方》夜合花丸)

2. 治打磕损疼痛　夜合花末,酒调服二钱匕。(《子母秘录》)

1925 合萌叶 hé méng yè(《江西民间草药》)

【基原】 为豆科田皂角属植物田皂角 *Aeschynomene indica* L.的叶。

【原植物】 参见"合萌"条。

【采收加工】 5～9月采集,鲜用或晒干。

【成分】 含黄酮类:6,8-二-C-葡萄糖基芹菜素(vicenin Ⅱ),瑞诺苷(reynoutrin),芸香苷(rutin),杨梅树皮苷(myricitrin)及洋槐苷(robinin)[1]。还含胡芦巴碱(trigonelline)[2]。

【功用主治】 《河北中草药》:"治创伤出血及疮疡久溃不敛。"

【用法用量】 内服:捣汁,60～90 g。外用:研末调涂;或捣烂敷。

1926 合萌根 hé méng gēn(《江西民间草药》)

【基原】 为豆科田皂角属植物田皂角 *Aeschynomene indica* L.的根。

【原植物】 参见"合萌"条。

【采收加工】 9～10月采挖,鲜用或晒干。

【药材】 合萌根　*Radix Aeschynomenis Indicae*　主产于江苏等地。

性状　根圆柱形,上端渐细,直径1～2 cm;表面乳白色,平滑,具细密的纵纹理及残留的分枝痕,基部有时连有多数须状根。质轻而松软,易折断,折断面白色,不平坦,中央有小孔洞。气微,味淡。

【药性】 甘、苦,寒。

1.《江西草药》:"性寒,味甘。"

2.《河北中草药》:"苦、涩,平。"

【功用主治】 清热利湿,消积,解毒。主治血淋,痢疾,黄疸,疳积,目昏,牙痛,疮疖。

1.《江西草药》:"清热利湿,消肿。"

2.《福建中草药》:"清热解毒。"

【用法用量】 内服:煎汤,9～15 g,鲜品30～60 g。外用:捣烂敷。

【选方】 1. 治血淋　田皂角鲜根或茎30 g,鲜车前草30 g。水煎服。(《福建中草药》)

2. 治小儿疳积　鲜田皂角根30 g,猪肝60 g。水炖服。(《福建药物志》)

3. 治眼睛视物不明　水皂角净根120 g。炖猪蹄子服。(《四川中药志》1960年版)

4. 治风火牙痛　合萌根21 g。同鸭蛋炖服。(《江西民间草药》)

5. 治疖肿　田皂角根(鲜)21 g,水煎去渣,加入鸭、鸡蛋各1个,同煮服;另用鲜叶适量,捣烂外敷。(《江西草药》)

1927 合掌消 hé zhǎng xiāo(《植物名实图考》)

【异名】 合掌草、神仙对座草(《湖南药物志》),土胆草、硬皮草、合同硝(《江西草药》),肿三消、牛皮消(江西《草药手册》),扶地龙、水马尾(《安徽中草药》),抱茎白前(《河北中草药》)。

【基原】 为萝藦科鹅绒藤属植物紫花合掌消和黄绿花合掌消的根或全草。

【原植物】 1. 紫花合掌消 *Cynanchum amplexicaule* (Sieb. et Zucc.) Hemsl. var. *castaneum* Makino

多年生直立草本,高50～100 cm。全株含白色乳液;除花萼、花冠被有微毛外,余皆无毛。根须状,形似白薇而较疏。叶对生,无柄;叶片薄纸质,倒卵状椭圆形,先端急尖,基部下延近抱茎,上部叶小,长1.5～2.5 cm,宽7～10 mm,下部叶大,长4～6 cm,宽2～4 cm。多歧聚伞花序顶生及腋生;花冠紫色;副花冠5裂,扁平;花粉块每室1个,下垂。蓇葖果单生,刺刀形。花期8～9月,果期秋季。

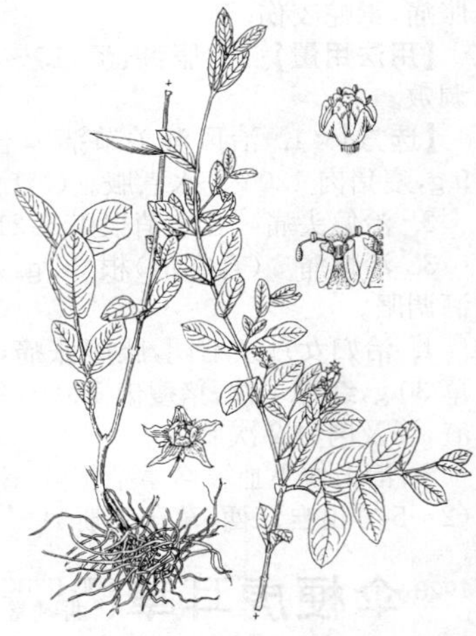

紫花合掌消

生于海拔500～1 000 m的山坡草地、田边、湿草地或沙滩草丛中。分布于东北及河北、内蒙古、江苏、江西、山东、河南、湖北、湖南、广西、陕西等地。

2. 黄绿花合掌消 *C. amplexicaule* (Sieb. et Zucc.) Hemsl. [*Vincetoxicum amplexicaule* Sieb. et Zucc.]

本种与紫花合掌消的区别为:花黄绿色。

生于海拔500～1 000 m的山坡草地或田边、湿地及沙滩草丛中。分布于辽宁、黑龙江等地。

【采收加工】 6～9月采收,晒干或鲜用。

【药材】 合掌消 *Radix seu Herba Cynanchi*　紫花合掌消产于辽宁、黑龙江、吉林、内蒙古、河北、河南、山东、江苏、湖南、江西、湖北、陕西、广西等地;黄绿花合掌消主产于辽宁、黑龙江等地。

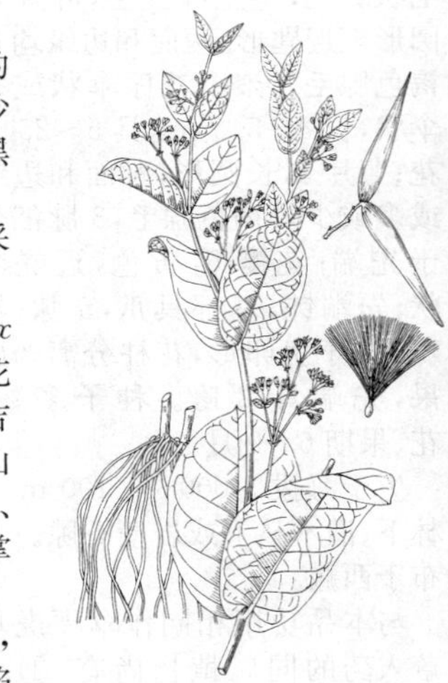

黄绿花合掌消

性状　根茎圆柱形,粗短,呈结节状,上面有圆形凹陷的茎痕或残存茎基,下面簇生多数细而长的根。根长约20 cm,直径不及1 mm,弯曲,表面黄棕色,具细纵纹。质较脆,易折断,断面平坦。气特异,味微苦。

【成分】 黄绿花合掌消根中含甾体苷成分。分离到白前苷元(glaucogenin)B和白前苷元-C-单-D-黄花夹竹桃糖苷(glaucogenin-C-mono-D-thevetoside)[1]。

【药性】 苦、辛,平。

1.《湖南药物志》:"微苦,平,无毒。一说辛。"

长睡眠时间，高浓度合欢皮水煎液则对小鼠有兴奋作用[10]；合欢皮总皂苷能明显提高小鼠自然杀伤细胞的杀伤活性，且具有剂量差异性，合欢皮体内抗肿瘤机制与此密切相关[11]。

【药性】 甘，平。归心、肝经。

1.《本经》："甘，平。"

2.《雷公炮制药性解》："入心经。"

3.《本草经疏》："入手少阴、足太阴经。"

4.《本草汇言》："甘，温，平。"

5.《本草再新》："入心、肝二经。"

【功用主治】 安神解郁，和血消痈。主治心神不安，忧郁，不眠，肺痈，痈肿，跌打损伤。

1.《本经》："主安五脏，利心志，令人欢乐无忧。久服轻身明目，得所欲。"

2.《本草拾遗》："杀虫。"

3.《日华子》："煎膏，消痈肿，并续筋骨。"

4.《纲目》："和血，消肿，止痛。"

5.《得配本草》："治肺痈，又能补心脾之阴。"

6.《分类草药性》："消瘰疬。"

【用法用量】 内服：煎汤，10～15 g；或入丸、散。外用：研末调敷。

【宜忌】 风热自汗，外感不眠者禁服。孕妇慎服。

《本草用法研究》："得酒良。"

【选方】 1. 治心烦失眠　合欢皮 9 g，夜交藤 15 g。水煎服。(《浙江药用植物志》)

2. 治咳有微热，烦满，胸心甲错，是为肺痈　黄昏(是合昏皮也)手掌大一片。细切，以水三升，煮取一升，分三服。(《千金方》黄昏汤)

3. 治肺痈久不敛口　合欢皮、白蔹。二味同煎服。(《景岳全书》合欢饮)

4. 治打扑伤损筋骨　①夜合树皮(炒干，末之)四两，入麝香、乳香各一钱。每服三大钱，温酒调，不饥不饱时服。(《续本事方》)　②夜合树(去粗皮，取白皮，锉碎，炒令黄微黑色)四两，芥菜子(炒)一两。上为细末，酒调，临夜服；粗滓罨疮上，扎缚之。此药专接骨。(《百一选方》)

5. 治蜘蛛咬疮　合欢皮，捣为末，和铛下墨，生油调涂。(《本草拾遗》)

【各家论述】 1.《本草经疏》："合欢，味甘气平，主养五脏。心为君主之官，本自调和，脾虚则五脏不安，心气躁急，则遇事怫郁多忧。甘主益脾，脾实则五脏自安；甘可以缓，心气舒缓，则神明自畅而欢乐无忧；神明畅达，则觉圆通，所欲咸遂矣。嵇叔夜《养生论》云：合欢蠲忿，正此之谓欤。其主轻身明目，及《大明》主消痈疽、续筋骨者，皆取其能补心脾，生血脉之功耳。"

2.《本草求真》："合欢，气缓力微，用之非止钱许可以奏效，故必重用久服，方有补益怡悦心志之效矣，若使急病而求治即欢悦，其能之乎？"

1924 合欢花 hé huān huā (《本草衍义》)

【异名】 夜合花(《本草衍义》)，乌绒(《雷公炮制药性解》)。

【基原】 为豆科合欢属植物合欢 *Albizia julibrissin* Durazz. 的花或花蕾。

【原植物】 参见"合欢皮"条。

【采收加工】 5～6 月开花时采摘，商品称"合欢花"；花末开时采收的花蕾，商品称"合欢米"，除去枝叶，晒干。

【药材】 合欢花 *Flos Albiziae*　产于河北、河南、陕西、浙江、江苏、山东、安徽、湖北、江西及四川等地。花蕾称合欢米。

性状　合欢花　头状花序皱缩成团。花细长而弯曲，长 0.7～1 cm，淡黄棕色或淡黄褐色，具短梗。花萼筒状，先端有 5 小齿，疏生短柔毛；花冠筒长约为萼筒的 2 倍，先端 5 裂，裂片披针形，疏生短柔毛；雄蕊多数，花丝细长，黄棕色或黄褐色，下部合生，上部分离，伸出花冠筒外。体轻易碎。气微香，味淡。

合欢米　花蕾米粒状，青绿色或黄绿色，有毛。下部 1/3 被萼筒包裹。

鉴别　粉末特征：灰黄色。非腺毛单细胞，微弯曲，长 81～447 μm，直径 8～16 μm，壁稍厚，表面有疣状突起，有的可见 1～2 个非薄横隔。草酸钙方晶多存在于薄壁细胞中，呈双锥形、类方形、长方形或菱形，直径 8～31 μm，含晶细胞成群或数个纵行排列。复合花粉呈扁球形，为 16 合体，直径 81～146 μm，中央 8 个分体排列成上下交叠的十字形，其余 8 个围在四周；单个分体呈类方形或长球形，外壁几光滑。花丝表皮细胞表面观长条形或长方形，垂周壁平直，具纵向弯曲的细条状角质纹理。

【成分】 花中鉴定了 25 种芳香成分，主要芳香成分为反-芳樟醇氧化物(linalooloxide)，芳樟醇(linalool)，异戊醇(isopentanol)，α-罗勒烯(α-ocimene)和 2，2，4-三甲基氧杂环丁烷(2，2，4-trimethyloxetane)等[1]；还含黄酮类：矢车菊素-3-葡萄糖苷(cyanidin-3-glucoside)[2]，槲皮苷(quercitrin)[3]。

【药理】 1. 中枢抑制作用　实验研究表明，合欢花煎剂灌服，能明显减少小鼠的自发活动及被动活动，明显协同巴比妥类药物的中枢抑制作用，延长戊巴比妥钠、苯巴比妥钠所致小鼠麻醉时间，促使阈下剂量的戊巴比妥钠、异戊巴比妥钠引起小鼠麻醉，一次给药或连续给药 3 d 均有显著效果[1,2]。

2. 抗抑郁作用　在小鼠强迫游泳实验和小鼠悬尾实验中，合欢花水提物能明显对抗两种"行为绝望"模型小鼠的绝望行为，使不动时间缩短，其中合欢花中剂量组抗抑郁的效果均较其他剂量组显著，呈行为药理学特有的"U"形曲线。说明合欢花水提物对"行为绝望"动物模型有明显抗抑郁作用[3]。

【药性】 甘、苦，平。归心、脾经。

1.《医学入门》："味平，无毒。"

2.《饮片新参》："味苦、甘，平。"

3.《四川中药志》1960 年版："性平，味苦，无毒。入心、脾二经。"

【功用主治】 舒郁，安神，理气，明目，活络。主治忧郁失眠，心神不安，健忘，胸闷纳呆，风火眼疾，视物不清，腰痛，跌打伤痛。

1.《医学入门》："主安五脏，利心志，耐风寒，令人欢乐无忧，久服轻身明目。"

2. 张秉成《本草便读》："养血。"

3.《分类草药性》："清心明目。"

4.《饮片新参》："和心志，开胃，理气解郁，治不眠。"

【用法用量】 内服：煎汤，3～9 g；或入丸、散。

【选方】 1. 治腰脚疼痛久不瘥　夜合花四两，牛膝(去苗)一两，红蓝花一两，石盐一两，杏仁(汤浸去皮，麸炒微黄)半两，桂心一两。上药捣罗为末，炼蜜和捣百余杵，丸如

播后保持畦土湿润，约10 d发芽。苗出齐后，应加强除草松土追肥等管理工作。第二年春或秋季移栽，株距3～5 m。移栽后2～3年，每年春秋季除草松窝，以促进生长。

病虫害防治 夏、秋间有豆毛虫为害羽叶。

【采收加工】 6～9月剥皮，切段，晒干或炕干。

【药材】 合欢皮 *Cortex Albiziae* 主产于湖北、江苏、浙江、安徽等地，以湖北产量大。

性状 本品呈卷曲筒状或半筒状，长40～80 cm，厚0.1～0.3 cm。外表面灰棕色至灰褐色，稍有纵皱纹，有的成浅裂纹，密生明显的椭圆形横向皮孔，棕色或棕红色，偶有突起的横棱或较大的圆形枝痕，常附有地衣斑；内表面淡黄棕色或黄白色，平滑，有细密纵纹。质硬而脆，易折断，断面呈纤维性片状，淡黄棕色或黄白色。气微香，味淡、微涩、稍刺舌，而后喉头有不适感。

合欢皮（树皮）外形

鉴别 (1) 粉末特征：灰黄色。石细胞类长圆形、类圆形、长方形、长条形或不规则形，直径16～58 μm，壁较厚，孔沟明显，有的分枝。纤维细长，直径7～22 μm，常成束，周围细胞含草酸钙方晶，形成晶纤维，含晶细胞壁不均匀增厚，木化或微木化。草酸钙方晶直径5～26 μm。韧皮薄壁细胞较小，壁稍厚，径向面观纹孔圆形，有的集成纹孔团；切向面观细胞壁略呈连珠状增厚。

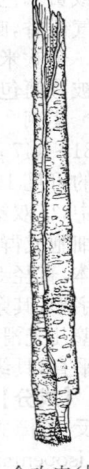

(2) 取本品粉末1 g，加水10 ml，置60 ℃水中温浸1 h，滤过。取滤液各3滴，分置两支试管中：一管中加0.1 mol/L盐酸溶液5 ml，另一管中加0.1 mol/L氢氧化钠溶液5 ml，强力振摇1 min，碱液管泡沫比酸液管泡沫高1倍以上。

(3) 取(2)项下剩余的滤液0.5 ml，加生理盐水2 ml及2%兔红细胞生理盐水混悬液2.5 ml，摇匀，有溶血现象（检查皂苷类）。

品质标志 《中华人民共和国药典》2005年版规定：照醇溶性浸出物测定项下的热浸法测定，用稀乙醇作溶剂，不得少于12.0%。

【成分】 合欢干皮中含木脂素糖苷：左旋-丁香树脂酚-4-O-β-D-呋喃芹菜糖基-(1→2)-β-D-吡喃葡萄糖苷〔syringaresinol-4-O-β-D-apiofuranosyl-(1→2)-β-D-glucopyranoside〕，左旋-丁香树脂酚-4-O-β-D-呋喃芹菜糖基-(1→2)-β-D-吡喃葡萄糖基-4′-O-β-D-吡喃葡萄糖苷〔syringaresinol-4-O-β-D-apiofuranosyl-(1→2)-β-D-glucopyranosyl-4′-O-β-D-glucopyranoside〕，左旋-丁香树脂酚-4，4′-双-O-β-D-呋喃芹菜糖基-(1→2)-β-D-吡喃葡萄糖苷〔syringaresinol-4，4′-bis-O-β-D-apiofuranosyl-(1→2)-β-D-glucopyranoside〕，左旋-丁香树脂酚-4-O-β-D-吡喃葡萄糖苷（syringaresinol-4-O-β-D-glucopyranoside），左旋-丁香树脂酚-4，4′-双-O-β-D-吡喃葡萄糖苷（syringaresinol-4，4′-bis-O-β-D-glucopyranoside）[1]，还含有丁香酸甲酯-4-O-β-D-呋喃芹菜糖基-(1→2)-β-D-吡喃葡萄糖苷〔syringic acid methyl ester-4-O-β-D-apiofuranosyl-(1→2)-β-D-glucopyranoside〕，秃毛冬青甲素-4-O-β-D-吡喃葡萄糖苷（glaberide-I-4-O-β-D-glucopyranoside），秃毛冬青甲素-4-O-β-D-呋喃芹菜糖基-(1→2)-β-D-吡喃葡萄糖苷〔glaberide-I-4-O-β-D-apiofuranosyl-(1→2)-β-D-glucopyranoside〕，右旋-5，5′-二甲氧基落叶松脂醇-4-O-β-D-呋喃芹菜糖基-(1→2)-β-D-吡喃葡萄糖苷〔5，5′-dimethoxylariciresinol-4-O-β-D-apiofuranosyl-(1→2)-β-D-glucopyranoside〕和5，5′-二甲氧基-7-氧代落叶松脂醇-4′-O-β-D-呋喃芹菜糖基-(1→2)-β-D-吡喃葡萄糖苷〔5，5′-dimethoxy-7-oxolariciresinol-4′-O-β-D-apiofuranosyl-(1→2)-β-D-glucopyranoside〕[2]。此外，干皮中还含萜类，皂苷类：21-〔4-(亚乙基)-2-四氢呋喃异丁烯酰〕剑叶莎酸{21-〔4-(ethylidene)-2-tetrahydrofuranmethacryloyl〕machaerinic acid}[3]，剑叶莎酸甲酯（machaerinic acid methyl ester），金合欢酸内酯（acacic acid lactone）[4]，剑叶莎酸内酯（machaerinic acid lactone），金合欢皂苷元（acacigenin）B[5]，合欢皂苷元（julibrogenin）A[6]、G_1[7]，合欢皂苷J_4、J_5、J_6[8]、J_{23}[9]，合欢三萜内酯甲（julibrotriterpenoidal lactone A）[10]，黄酮类：7，3′，4′-三羟基黄酮（7，3′，4′-trihydroxyflavone），槲皮素（quercetin），淫羊藿次苷E5（icariside E5）。脂肪酸酯类：1-(29-羟基-二十九碳酸)-甘油酯〔1-(29-hydroxynonacosanoyl)-glyceride〕，1-(24-羟基-二十四碳酸)-甘油酯〔1-(24-hydroxy tetracosanoyl glyceride〕，乙酸-12-乌苏烯-3-β-醇酯（acetyl-Δ^{12}-ursene-3-β-ol ester），二十二碳酸乙酯（acetyl docosanoyl ester）。甾醇类：α-菠菜甾醇葡萄糖苷（α-spinasteryl glucoside）[11] 12-羟基-十二脂肪酸甘油酯-1′（12-hydroxy-dode-canoic acid glyceride-1′），α-菠甾醇-3-O-β-D-葡萄糖苷（α-spinasteryl-3-O-β-D-glucoside）[12]，β-谷甾醇（β-sitosterol），胡萝卜苷（daucosterol）[13]。山合欢树皮含鞣质[14]。

【药理】 1. 抗生育作用 合欢皮冷水提取物具有显著的抗生育作用，人妊娠子宫肌条在合欢皮提取液的作用下收缩，张力及振幅均显著增加，而收缩频率则明显减少，合欢皮的作用与缩宫素相似，但起效时间较慢，持续时间长[1]。合欢皮抗生育有效成分为皂苷，合欢皮总皂苷1.78 mg/kg皮下注射有显著抗着床作用，能减少大鼠妊娠动物数和正常胚胎数，妊娠终止率为86%。于妊娠第四至六日给药也有显著抗早孕效果，妊娠终止率为40%[2]。合欢皮总苷宫腔注射可使妊娠6～7 d大鼠胎胞萎缩死亡，死亡率为88%[3]。合欢皮的多种同属植物的树皮均具有显著的兴奋子宫和致流产作用，山合欢树皮所含皂苷对大鼠也有抗着床和抗早孕等作用[4]。

2. 抗过敏作用 合欢皮煎剂大鼠灌胃给药可抑制其腹膜肥大细胞脱颗粒，体外试验也有类似作用。合欢皮煎剂可明显抑制抗原（马血清）对大鼠的致敏过程和抗体产生过程[5]。

3. 抗肿瘤作用 合欢皮所含多糖对小鼠移植性肿瘤S_{180}抑制率为73%[5]。合欢皮醇提物能明显改善红细胞免疫指标，增强机体红细胞免疫功能，其体内抗肿瘤机制与其对红细胞免疫的促进作用有关，且该药对红细胞免疫效应的改善是通过红细胞功能的增强（非数量的增减）而实现的，并与给药时间有一定关系[7]。

4. 免疫调节作用 合欢皮水提液每日100 mg/kg灌胃，可使小鼠腹腔巨噬细胞吞噬率、吞噬指数和肿瘤坏死因子诱生水平明显提高，每日500 mg/kg和100 mg/kg对小鼠脾淋巴细胞分泌白细胞介素-2水平的影响作用明显。合欢皮对免疫功能有调节作用[8]，其活性成分主要是合欢皮多糖和皂苷[9]。

5. 其他作用 合欢皮水煎液给予小鼠灌胃，结果中、低浓度合欢皮水煎液可协同戊巴比妥钠缩短睡眠潜伏期及延

药肾形；子房无毛，有子房柄。荚果线状长圆形，微弯，有6～10荚节，荚节平滑或有小瘤突。花期夏秋季，果期10～11月。

生于潮湿地或水边。分布于华北、华东、中南、西南等地。

本植物的根(合萌根)、茎中的木质部(梗通草)、叶(合萌叶)亦供药用，另设专条。

【栽培】 生物学特性 喜温暖湿润气候。对土壤要求不严，可利用潮湿荒地、塘边或溪河边的湿润处栽培。

繁殖方法 用种子繁殖，育苗移栽。3月播种，开1.3 m宽的畦，把带壳种子均匀撒播畦上，并盖草木灰一层，经常保持湿润，约半月后出苗。苗高4～5 cm时，施人畜粪水提苗，5月苗高14～15 cm移栽。行距33 cm，窝距24～25 cm，每窝栽苗2株。

【采收加工】 9～10月采收，齐地割取地上部分，鲜用或晒干。

【药性】 甘、苦，微寒。

1.《本草拾遗》："味甘、寒，无毒。"(引自《纲目》)

2.《天宝本草》："味苦淡酸。"

【功用主治】 清热利湿，明目，消肿。主治热淋，血淋，黄疸，痢疾，小儿疳积，夜盲，肿毒，湿疹。

1.《本草拾遗》："主暴热淋，小便赤涩，小儿瘦病，明目，下水，止血痢。"(引自《纲目》)

2.《植物名实图考》："为去风杀虫之药。"

3.《天宝本草》："消风除胀效为先，虚气蟾疳黄走胆，能敷肿毒即时安。"

4.《分类草药性》："治火肿。蒸鸡，利水通淋。"

【用法用量】 内服：煎汤，15～30 g。外用：适量，煎水熏洗；或捣烂敷。

【选方】 1. 治血淋 田皂角、鲜车前草各30 g。水煎服。(《浙江药用植物志》)

2. 治胆囊炎 田皂角15 g，海金沙9 g。水煎服。(《福建药物志》)

3. 治夜盲 田皂角30 g。水煎服；或加猪(羊)肝60～90 g，同煎服。(《浙江药用植物志》)

4. 治吹奶 水茸角，不拘多少，新瓦上煅干，为细末，临卧酒调服二钱匕。已破者，略出黄水亦效。(《中藏经》)

1922 合叶子 hé yè zǐ 《新疆中草药》

【基原】 为蔷薇科蚊子草属植物旋果蚊子草的根和花。

【原植物】 旋果蚊子草 *Filipendula ulmaria* (L.) Maxim. [*Spiraea ulmaria* L.]

多年生草本，高80～120 cm。茎有棱，光滑无毛。叶为羽状复叶；叶柄无毛；托叶草质，半心形或卵披针形，边缘有锐齿；小叶2～5对，顶生小叶3～5裂，裂片披针形至长圆披针形，先端渐尖，边缘有重锯齿或不明显裂片，上面无毛，下面被白色绒毛，侧生小叶比顶生小叶稍小或近等长。顶生圆锥花序，花梗疏被短柔毛；花萼片卵形，先端急尖或圆钝，外面密被短柔毛；花瓣白色，倒卵形。瘦果弯曲呈半月形如螺旋状，着生于果托上，几无柄。花、果期6～9月。

生于山谷阴处、沼泽、林缘及水边。产于新疆。

【采收加工】 6～7月采收花序，晒干。6～9月采根，晒干。

【药理】 1. 抗溃疡作用 合叶子花的1∶10、1∶20煎剂，可抑制大鼠幽门结扎溃疡和应激性溃疡。能减轻大、小鼠注射利舍平或大鼠注射保泰松所引起的胃溃疡。在预防大鼠阿司匹林性溃疡方面也有效，并对胃壁内注射70%乙醇引起的大鼠慢性溃疡有促进愈合作用[1]。

2. 对凝血系统的作用 花和种子浸膏有强大的抗凝血活性。口服其浸膏后表现出抗凝血和促进纤维蛋白溶解作用。其种子的提取物无论在体外还是体内都表现出相同的抗凝血活性[2]。

【药性】 微酸、涩，平。

【功用主治】 收敛，降压。

【用法用量】 内服：煎汤，9～15 g。外用：研末调撒。

【选方】 治高血压病 合叶子根15 g，唇香草6 g，大黄2.4 g。水煎服。

1923 合欢皮 hé huān pí 《本草拾遗》

【异名】 合昏皮(《千金方》)，夜合皮(《独行方》)，合欢木皮(《纲目》)。

【基原】 为豆科合欢属植物合欢的树皮。

【原植物】 合欢 *Albizia julibrissin* Durazz. 又名：青堂(崔豹《古今注》)，黄昏(《千金方》)，合昏(《新修本草》)，夜合(《本草图经》)，萌葛、乌赖树(《百一选方》)，交枝树(《本草蒙筌》)，宜男(《群芳谱》)，马缨(《畿辅通志》)，绒树(《植物名实图考》)，茸花枝(《分类草药性》)，绒花树、马缨花、蓉花树(《中国高等植物图鉴》)。

落叶乔木，高可达16 m。树冠开展；树干灰黑色；嫩枝、花序和叶轴被绒毛或短柔毛。托叶线状披针形，早落；二回羽状复叶，互生；总叶柄长3～5 cm，总叶柄近基部及最顶1对羽片着生处各有一枚腺体；羽片4～12对，栽培的有时达20对；小叶10～30对，线形至长圆形，长6～12 mm，宽1～4 mm，向上偏斜，先端有小尖头，有缘毛，中脉紧靠上边缘。头状花序在枝顶排成圆锥状花序；花粉红色；花萼管状；花冠长8 mm，裂片三角形，花萼、花冠外均被短柔毛；雄蕊多数，基部合生，花丝细长；子房上位，花柱几与花丝等长，柱头圆柱形。荚果带状，幼时有柔毛。种子扁椭圆形带褐色。花期6～7月，果期8～10月。

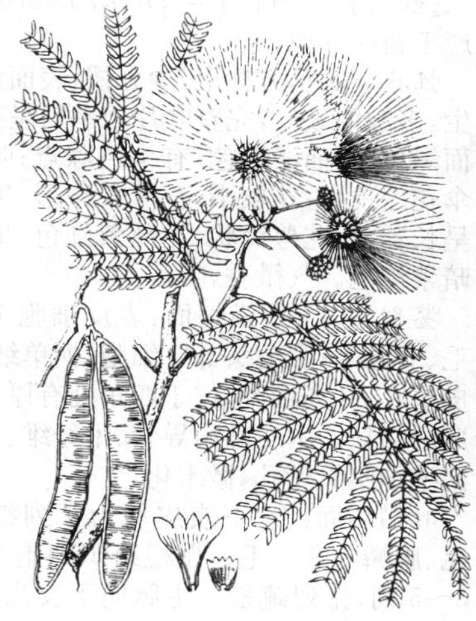

合 欢

生于山坡或栽培。分布于东北、华东、中南及西南各地。

山合欢 *Albizia kalkora* (Roxb.) Prain. 分布于东北、西北、华东、中南、西南各地，其皮在北京、河北、山西、江苏、江西、河南、湖南、四川部分地区也作合欢皮使用。

本植物的花或花蕾(合欢花)亦供药用，另设专条。

【栽培】 生物学特性 喜温暖向阳的环境，耐寒，较耐干旱。对土壤要求不严，在砂质壤土和黏壤土中生长迅速。

繁殖方法 用种子繁殖：春季育苗，播种前将种子浸泡8～10 h后取出播种。开沟条播，沟距60 cm，覆土2～3 cm，

部近圆形或宽楔形，边缘有睫毛，全缘。轮伞花序生于枝端，花蓝紫色或微显粉红色，具短梗，苞片倒卵形或倒卵状披针形，有睫毛，两侧各具2～3刺齿；花萼唇形，红紫色，被白色短毛，上唇3裂，下唇2裂；花冠唇形，外面被毛，上唇稍向下弯，先端微凹，下唇3裂，较上唇稍长，中央裂片肾形，先端凹，比侧裂片大；雄蕊4，后一对较长，花丝被毛；雌蕊子房4裂，柱头2裂。小坚果长圆形，褐色，光滑。花期6～7月，果期7～8月。

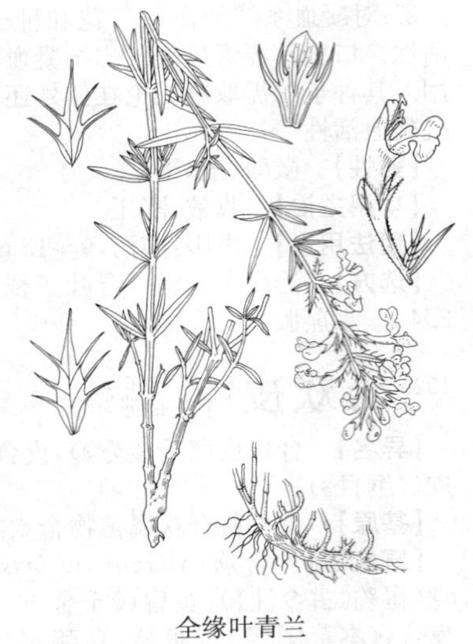

全缘叶青兰

生于海拔900～2 000 m的森林草原、山坡草地或云杉冷杉混交林下。分布于新疆天山、阿尔泰山。

【采收加工】 5～6月采收，切段晒干。

【药材】 全叶青兰 *Herba Dracocephali Integrifolii* 产于新疆等地。

性状 茎呈方柱形，少分枝，表面黄棕色或红棕色。叶对生，多皱缩破碎，完整叶片展平后呈狭披针形，边缘反卷，上面绿色，下面淡绿色，有棕色腺点；叶腋具短缩的小枝。轮伞花序顶生，花较小；苞片长卵形，每侧具2～3刺齿，齿尖呈长芒状；花萼筒状，上部紫红色，下部黄绿色；花冠唇形，暗紫红色。气微香，味苦。

鉴别 (1) 茎横切面：表皮细胞1列，外被角质层，有腺毛、非腺毛；腺毛头部2细胞，柄单细胞，非腺毛1～3细胞。皮层2～6列细胞，位于四角处有厚角组织。韧皮部窄。形成层明显。木质部由导管、木纤维、木薄壁细胞组成。髓部薄壁细胞具壁孔，微木化。

叶横切面：上、下表皮均为1列细胞，外被角质层，有腺毛、腺鳞与非腺毛。栅栏组织细胞2～3列，海绵组织细胞3～5列，排列疏松。主脉向下突出，表皮内方有数列厚角细胞，维管束外韧型。

(2) 取本品粗粉2 g，加60%乙醇20 ml，回流10 min，滤过。取滤液1 ml，加镁粉少量，再加盐酸2～4滴，即显橙红色(检查黄酮类)。

【成分】 花期地上部分含黄酮类：木犀草素-7-O-D-吡喃葡萄糖苷(luteolin-7-O-D-glucopyranoside)，木犀草素-7-O-葡萄糖醛酸苷(luteolin-7-O-glucuronide)[1]。

叶和花中含黄酮类：木犀草素-8-糖苷(luteolin-8-glycoside)，芹菜素-7-糖苷(apigenin-7-glycoside)[2]等。

【药理】 1. 平喘作用 豚鼠口服全草醇提取物有明显的平喘作用[1,2]。

2. 止咳作用 小鼠口服青兰醇提物在氨水喷雾引咳试验中均有明显的止咳作用[1,2]。

3. 祛痰作用 酚红法证明小鼠口服青兰或醇提取物有明显祛痰作用[2]。

毒性 小鼠口服醇提取物半数致死量为25±1.7 g/kg[2]。

【药性】 苦、辛，微温。

1.《新疆中草药》："辛、微温。"

2.《全国中草药汇编》："微苦，温。"

【功用主治】 祛痰，止咳，平喘。主治急慢性支气管炎，支气管哮喘。

1.《陕甘宁青中草药选》："平喘，镇咳，消炎。主治老年慢性气管炎。"

2.《全国中草药汇编》："祛痰，止咳，平喘。主治咳嗽，支气管炎，支气管哮喘。"

【用法用量】 内服：煎汤，9～15 g。

【选方】 1. 治疗慢性气管炎 青兰15 g，贝母6 g，小茴香3 g。水煎服。

2. 治感冒咳嗽 青兰、花楸果、药蜀葵根各9 g。水煎服。(1、2方出自《新疆中草药》)

【临床报道】 治疗慢性气管炎 取全叶青兰干草15～20 g，加水适量，煎至100 ml，每日2～3次分服，10 d为1个疗程。或制成每1 ml含生药2.5 g的雾化剂行气雾吸入，每次喷雾月量按生药7 g计算，15次为1个疗程，前10次为每日1次，后5次为隔日1次。或制成注射液(每1 ml含生药2.5 g)行穴位注射，取膻中、定喘、身柱等穴，每穴0.5 ml，每日或隔日1次，10次为1个疗程。共治疗393例，近期控制94例，显效118例。其中煎剂与气雾吸入疗效相似；穴位注射疗效较高，据73例观察，显效以上达80%[1]。亦有取全叶青兰地上部分制成浸膏片，每日剂量相当于生药15 g，分3次服，10 d为1个疗程。治疗127例，近期控制30例，显效47例，好转45例，无效5例，显效以上者为60.7%[2]。副作用：少数患者服药后有口干、腹胀、恶心、胃部轻度不适，全身有发热感，尿多；2例服浸膏片后出现荨麻疹，加服抗过敏药后仍可继续服药[1,2]。

1921 合萌 hé méng (《中国药用植物志》)

【异名】 水茸角(《中藏经》)，合明草(《本草拾遗》)，水皂角(《分类草药性》)，独木根、野皂角(《中国药用植物志》)，梳子树(《江西民间草药》)，野含羞草、蜈蚣杨柳、夜关门(《湖南药物志》)，野寒豆、野豆萁(《上海常用中草药》)。

【基原】 为豆科田皂角属植物田皂角的地上部分。

【原植物】 田皂角 *Aeschynomene indica* L.

一年生亚灌木状草本，高30～100 cm；多分枝。偶数羽状复叶，互生；托叶膜质，披针形，长约1 cm，先端锐尖；小叶20～30对，长圆形，长3～8 mm，宽1～3 mm，先端圆钝，有短尖头，基部圆形，无小叶柄。总状花序腋生，花少数，总花梗有疏刺毛；膜质苞片2枚，边缘有锯齿；花萼二唇形，上唇2裂，下唇3裂；花冠蝶形，黄色，带紫纹，旗瓣无爪，翼瓣有爪，龙骨瓣较翼瓣短；雄蕊10枚合生，上部分裂为2组，每组有5枚，花

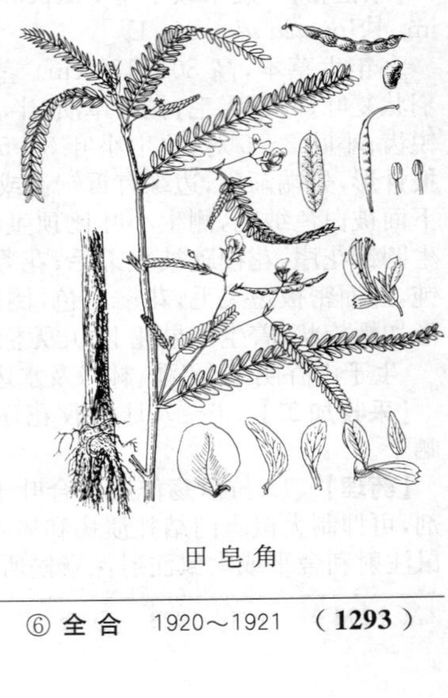

田皂角

（《福建药物志》）。

灌木，高 1 m 以上。幼枝绿褐色，有短毛，老枝棕褐色。单叶互生；叶柄紫红色；托叶三角状披针形，早落；叶片膜质，倒卵形、倒卵状披针形或披针形，长 5～13 cm，宽 1.5～4 cm，先端短尾尖或急尖，基部楔形，表面鲜时有黄色腺点，叶下面有小腺点，全缘；基生 3 脉，侧脉 5～7 对，脉上有毛。隐头花序（榕果）单生于叶腋或生于已落叶的枝上，顶部脐状突起，基部圆形或收缩成极短的柄，基苞片卵形；雄花、瘿花生于同一花序托内，雄花生于上部，花被片 4，雄蕊 3；瘿花具短梗或无梗，花被片 3～4，子房近球形，花柱侧生；雌花生于另一花序托内，无梗或具短梗，花被片 3～4，子房近椭圆形，花柱侧生。瘦果。花、果期 6～11 月。

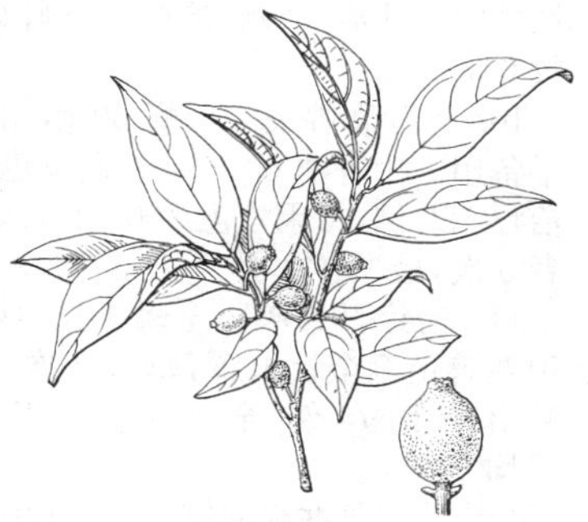

全缘榕

生于山坡、路旁或疏灌林缘。分布于华南及浙江、福建、江西、湖南、广东、广西、海南等地。

【采收加工】 5～10 月挖根；5～6 月采叶，均可鲜用或晒干。

【药性】 辛，温。

1.《福建药物志》："甘、微辛，温。"

2.《湖南药物志》："有香气，无毒。"

【功用主治】 祛风除湿，解毒消肿。主治风湿痹痛，风寒感冒，带下，乳痈，痈疽溃疡，跌打损伤。

1.《福建药物志》："祛风行气，健脾利湿。根治风湿关节痛，劳倦乏力，淋巴结核，消化不良，血淋，白带，痈疽溃疡，跌打损伤；叶治乳痈，蛇伤。"

2.《湖南药物志》："祛风除湿，地上部分可发汗，根可止汗。"

【用法用量】 内服：煎汤，15～30 g，鲜品用量加倍。外用：捣敷。

【选方】 1. 治风湿关节痛　全缘榕根 60～95 g。酒水各半，或加猪脚炖服。（《福建药物志》）

2. 治风寒感冒　（全缘琴叶榕）鲜茎、叶 30 g，柴胡 9 g，一枝黄花 9～15 g。水煎服。

3. 治汗多　鲜全缘琴叶榕 30 g，野燕麦 15 g。水煎或炖猪瘦肉服。（2、3 方出自《湖南药物志》）

1919 全叶马兰 quán yè mǎ lán （《长白山植物药志》）

【异名】 全缘叶马兰（《浙江药用植物志》）。

【基原】 为菊科马兰属植物全叶马兰的全草。

【原植物】 全叶马兰 *Kalimeris integrifolia* Turcz. ex DC. ［*Asteromoea pekinensis* Hance］ 又名：全叶鸡儿肠（《江苏南部种子植物手册》），野粉团花（《中国高等植物图鉴》）。

多年生草本，高 30～70 cm。直根长纺锤形。茎直立，单生或数个丛生，中部以上有近直立的帚状分枝，被细硬毛。叶互生；中部叶多而密，无柄，叶片条状披针形、倒披针形或长圆形，长 2.5～4 cm，宽 0.4～0.6 cm，先端钝或渐尖，常有小尖头，基部渐狭，边缘稍反卷，下面灰绿，两面密被粉状短绒毛，中脉在下面突起；上部叶较小，条形。头状花序单生枝端并排成疏伞房状；总苞半球形，总苞片 3 层，外层近条形，内层长圆状披针形，上部草质，具粗短毛及腺点；舌状花 1 层，管部具毛，舌片淡紫色；管状花花冠有毛。瘦果倒卵形，浅褐色，扁平，上部有短毛及腺；冠毛带褐色，不等长，易脱落。花期 6～10 月，果期 7～11 月。

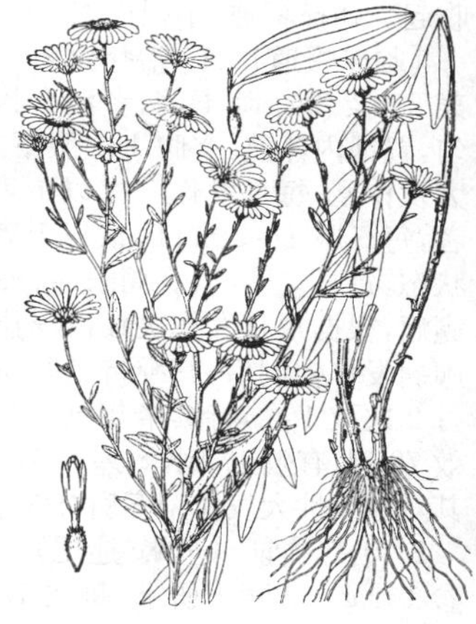

全叶马兰

生于山坡、林缘、灌木丛、路旁。广泛分布于我国东北部、西部和中部。

【采收加工】 8～9 月采收，洗净，晒干。

【药理】 1. 镇咳作用　全叶马兰全草及根、茎、叶乙醇提取物，对小鼠喷雾浓氨水致咳所需时间（EDT_{50}）有非常显著的延长作用。全草延长 EDT_{50} 达 196%，根 174%，茎 141%，叶 145%。对豚鼠的镇咳作用，全草作用最强，其次是茎，而根、叶作用较弱[1]。全草还能增强可待因的镇咳作用[2]。

2. 对神经系统的作用　全叶马兰的乙醇提取物 5 g/kg 皮下注射，对苯甲酸钠咖啡因和电刺激引起的小鼠惊厥有明显的对抗作用，并能加强戊巴比妥钠的催眠作用，以全草作用最强，而对自发活动的影响较小[2]。

3. 抗炎镇痛作用　全叶马兰能对抗新鲜鸡蛋清和二甲苯的致炎作用，并能加强哌替啶的镇痛作用，对物理、化学、免疫等因素引起的炎症，用药后可以改善红、肿、热、痛的症状，降低炎症反应对机体造成的损害[3]。

【药性】 苦，寒。

【功用主治】 清热解毒，化痰止咳。主治感冒发热，咳嗽，咽炎。

【用法用量】 内服：煎汤，15～30 g。

【临床报道】 治疗慢性支气管炎　全叶马兰全草提取物加克喘素制成糖衣片（每片含全叶马兰相当于生药 5 g，克喘素 10 μg），每次服 2 片，每日 3 次，10 d 为 1 个疗程，连续服用 3 个疗程。治疗发作期患者 183 例，其中单纯型 135 例，喘息型 48 例。病情轻度 4 例，中度 113 例，重度 66 例。合并肺气肿者 121 例。结果：单纯型临控率 45.93%，喘息型 29.17%；单纯症状疗效依次为镇咳＞祛痰＞哮鸣音＞平喘；治疗前后除 IgA 无明显变化外，其他各项免疫指标均有显著增长[1]。

1920 全叶青兰 quán yè qīng lán （《陕甘宁青中草药选》）

【异名】 青兰（《新疆中草药》）。

【基原】 为唇形科青兰属植物全缘叶青兰的全草。

【原植物】 全缘叶青兰 *Dracocephalum integrifolium* Bunge

多年生草本，高 17～60 cm。茎直立，基部常木质化，紫褐色，四棱形，有倒向短柔毛。叶对生；具短柄或无柄；叶片狭披针形，长 1.5～3.5 cm，宽 2～5 mm，先端钝或微尖，基

18. 治牛皮癣　用清香油一两，入全蝎七枚，巴豆二十枚，斑蝥十枚同熬，候先焦者先去之，去了入黄蜡一钱，候熔收起。朝搽暮愈，不损皮肉。(《证治准绳》)

【临床报道】 1. 治疗癫痫　用全蝎1只焙干研粉，鲜韭菜250 g洗净晾干，两者混合揉烂滤汁，放入红糖50 g调匀，置锅内蒸熟，空腹1次服下。服药次数视证型而定，如大发作型，每月发作5次以下者，每星期服3次；6～10次者，每日服1～2次；10次以上者，每日2～3次。癫痫持续状态，每日3～4次。局限性、头痛型、腹痛型及精神运动性癫痫，根据每月发作次数，服药次数控制在每星期1～3次。癫痫发作控制后，其维持量每星期服药1次逐渐减少到每月2次或1次，持续半年到1年。共治疗110例，结果：显效78例，有效17例，效差9例，无效6例，有效率95%。尤其对原发性大发作型癫痫有效率达97%，显效率达76%[1]。

2. 治疗痛证　全蝎(连尾)50 g，蜈蚣(去头、足)30 g，丹参100 g。共晒干研末，每次10 g(小儿用量按年龄递减)，用白糖调成糊状，开水送服，每日2次。治疗急性发作型疼痛60例(其中头痛42例，肩周痛38例，手足或腰痛52例)，服药后，7 d内疼痛消失者46例，15 d内疼痛减轻者11例，21 d后仍不能缓解者3例[2]。

3. 治疗小儿厌食症　全蝎8 g，鸡内金10 g。共研细末，装瓶备用。2岁以下，每服0.3 g，3岁以上每次0.6 g，均每日2次。连服4 d为1个疗程，可服2～3个疗程，每个疗程间隔3 d。服药期间禁食生冷油腻食物。治疗小儿厌食症50例，结果1个疗程治愈43例，2个疗程治愈6例，1例无效。治愈率为98%[3]。

4. 治疗急性乳腺炎　取全蝎粉3 g，用柴胡8 g，煎水吞服，每日1次。治疗急性乳腺炎250例，有效率99.2%。一般只服1次可愈[4]。

5. 治疗乳腺小叶增生　取全蝎、瓜蒌各45 g，共研粉制成全虫散，分成20包。于月经净后开始服，每次半包，温开水送服，每日2次，20 d为1个疗程。经治112例，痊愈95例，显效12例，有效3例，无效2例。在治愈的95例中，1个疗程治愈59例，2个疗程治愈36例。与对照组乳康片组疗效比较，前者优于后者。临床观察表明：病程愈短疗效愈好，而绝经后的患者则疗效较差[5]。另有用全蝎瓜蒌散(将瓜蒌25个开孔，全蝎160 g分装于瓜蒌内，置瓦上焙存性，研细末)，每次3 g，每日3次，连服1个月，治疗乳腺小叶增生243例均获愈[6]。

6. 治疗化脓性中耳炎　取全蝎6 g(焙干)，白矾60 g(煅枯)，冰片3 g，共研细末。先用过氧化氢溶液洗净患耳分泌物，棉球拭干，将药粉吹入耳道内，每日2次。治疗30余例，一般用药3～5 d即可治愈[7]。

7. 治疗大面积烧伤后期残余创面　用生肌油(全蝎45只，蟾蜍7～10只，麻油1 kg，鲜蛋黄0.5 kg，煎后去渣而成)治疗450例，致伤因素为火焰133例，汽油或柴油111例，烫伤62例，电击伤61例，其他伤83例；致伤部位以头颈面、四肢、双手为最多；创面最小0.2 cm，最大9 cm×9 cm；其中肉芽创面400例，脱痂创面50例。先用生理盐水洗净创面脓性分泌物，用生肌油纱布按创面大小敷贴，行半暴露或包扎疗法。对无脓性分泌物的创面，一般不换药，对脓性分泌物较多的创面，每日换药1次至创面愈合为止。结果450例创面全部愈合，创面愈后很少形成瘢痕，即使有也很表浅。未见明显副作用[8]。

8. 治疗慢性荨麻疹　用鸡蛋1只，在顶部开1小孔，取全蝎1枚塞入，破口向上，放容器内蒸熟，弃蝎食蛋，每日2次，5 d为1个疗程。治疗73例，痊愈58例，显效13例，无效2例。疗程最短5 d，最长34 d[9]。

9. 治疗银屑病　全蝎7 g(11～16岁5 g。以下酌减)，香油250 g。将全蝎用香油文火煎炸黄酥。睡前将制好的全蝎嚼碎食下，接着喝黄酒，然后发汗。隔7 d服药1剂，一般用4～8剂。禁忌：白酒、驴马羊猪肉、鹅肉、鱼虾、海米、辣椒等。共治63例，治愈38例，显效10例，有效9例，无效6例[10]。

10. 治疗腮腺炎　全蝎30 g，用清水洗去杂质和咸味晾干备用。用香油60 g炸成金黄色，每日15 g，早、晚分服。治疗120例，结果痊愈100例，好转20例。服药次数最多者5次，最少者2次[11]。

11. 治疗百日咳　全蝎1只，炒焦为末，鸡蛋1个煮熟，用熟鸡蛋蘸全蝎末食，每日2次，3岁以下酌减，5岁以上酌增，经治74例，全部治愈，治疗时间最长7 d，最短4 d，平均5 d[12]。

12. 治疗急性扁桃体炎　治疗组92例患儿，取冰片5 g，全蝎10 g，研末后用菜油拌匀，做成五分钱硬币大小之药饼，用胶布贴于外廉泉穴或下颌角下方正对肿大的扁桃体处的皮肤上，24 h换1次，发热甚者，让患儿多饮水或温水擦头面、四肢部位。同时选择同期门诊急性扁桃腺炎患者46例作对照组，采用抗菌素治疗。结果：两组总有效率均为100%，治愈率可达97%以上。治愈率两组间无显著差别，而在症状消失、体温正常、扁桃体消退至正常和血象白细胞计数正常四项指标中，治疗组显著优于对照组，可见中药外敷可明显缩短疗程[13]。

【各家论述】 1.《本草衍义》："蝎，大人小儿通用，治小儿惊风，不可阙也。有用全者，有只用梢者，梢力尤功。"

2.《宝庆本草折衷》："续说云，张松谓蝎又治筋脉挛急，偏正头风，膀胱、胁腹、心膈、肩项及妇人血刺、诸气疼痛。《易简方》言痰涎壅盛，以蝎入三生饮中同煎服。及痈疖肉硬不破，多和药用，故知蝎非但理风，尤善疏气、豁痰、破疖也。"

3.《纲目》："蝎，足厥阴经药也，故治厥阴诸病。诸风掉眩、搐掣，疟疾寒热，耳聋无闻，皆属厥阴风木，故东垣李杲云：凡疝气带下，皆属于风。蝎乃治风要药，俱宜加而用之。"

4.《本草汇言》："全蝎，攻风痰、风痫之药也。主小儿惊风抽搦，痰涎壅盛，或牛、马、猪、羊、鸡五般痫证，或大人中风，口眼㖞斜，或头风眩痛，耳鸣耳聋，或便毒横痃，风毒痈疮，或遍身风癞，皮肤如鳞甲云斑、风癣诸证，咸宜用之。"

5.《得配本草》："全蝎，入足厥阴经。一切风木致病，耳聋掉眩，痰疟惊痫，无乎不疗，且引风药达病所，以扫其根；入降药暖肾，以止其痛。"

6.《衷中参西录》："蝎子，善入肝经，搜风发汗。治惊痫抽掣，中风口眼歪斜，或周身麻痹；其性虽毒，转善解毒，消除一切疮疡。为蜈蚣之伍药，其力相得益彰也。"

1918 全缘榕 quán yuán róng (《福建药物志》)

【异名】 铁牛入石、奶汁草(《福建药物志》)，土麻黄(《湖南药物志》)，水沉香(《广西药用植物名录》)。

【基原】 为桑科榕属(无花果属)植物全缘榕的根、叶。

【原植物】 全缘榕 *Ficus pandurata* Hance var. *holophylla* Migo　又名：全缘琴叶榕(《湖南药物志》)，水风藤

降，并可扩张肾毛细血管，减轻肾脏病理变化[18]。

毒性　(1)急性毒性：序贯法测得小鼠静注蝎身煎剂LD_{50}为6.148 g/kg，蝎尾为0.884 g/kg，蝎尾较蝎身毒性约大6倍[7]。辽宁产蝎毒对小鼠腹腔注射的LD_{50}为10.3 mg/kg，河南和山东产蝎毒对小鼠腹腔注射的LD_{50}均为2.4 mg/kg[19]。河北产蝎毒对小鼠静注的LD_{50}为2.79 mg/kg，AEP对小鼠静注的最大安全量为5.6 mg/kg[3]。

(2)特殊毒性：蝎毒可影响细胞色素氧化酶和琥珀酸氧化酶系统，可使胎儿骨化中心延迟或消失，造成胎儿骨骼异常，有致畸作用[20]。蝎毒对人血淋巴细胞无诱变作用，但具有明显的细胞毒性作用[21]。

【炮制】 1. 全蝎　取原药材，除去杂质，洗净或漂洗，干燥。

2. 酒全蝎　取净全蝎，用酒洗后，干燥。

3. 制全蝎　取薄荷叶加沸水适量，盖密，泡0.5 h，去渣。再用薄荷水洗净盐霜，捞出，滤去水，晒干或低温烘干。每全蝎100 kg，用薄荷叶20 kg。

饮片性状　全蝎参见"药材"项。酒全蝎形如全蝎，略有酒气。制全蝎形同全蝎。

贮干燥容器内，酒全蝎、制全蝎密闭。置阴凉干燥处，防蛀。

【药性】 咸、辛，平，有毒。归肝经。

1.《日华子》："平。"

2.《开宝本草》："味甘、辛，有毒。"

3.《纲目》："足厥阴经药也。"

4.《本草经疏》："辛多甘少，气温。"

5.《医林纂要》："辛、酸，咸，寒。"

【功用主治】 熄风止痉，通络止痛，攻毒散结。主治小儿惊风抽搐，癫痫，中风半身不遂，口眼㖞斜，偏正头痛，风湿顽痹，破伤风，瘰疬痰核，风疹肿毒。

1.《开宝本草》："疗诸风隐疹，及中风半身不遂，口眼㖞斜，语涩，手足抽掣。"

2.《本草图经》："治小儿惊搐。"

3.《医学发明》："治疝气，带下。"

4.《本草会编》："破伤风宜以全蝎、防风为主。"

5.《本草蒙筌》："却风痰耳聋。"

6.《纲目》："主治小儿惊痫风搐，大人痎疟，耳聋，疝气，诸风疮，女人带下，阴脱。"

7.《玉楸药解》："穿筋透节，逐湿除风。"

8.《药性切用》："攻毒祛风。"

【用法用量】 内服：煎汤，2～5 g；研末入丸、散，每次0.5～1 g；蝎尾用量为全蝎的1/3。外用：研末掺、熬膏或油浸涂敷。

【宜忌】 血虚生风者及孕妇禁服。

1.《宝庆本草折衷》："畏冷水。蝎尾尖处有刺如钩，其性最毒，当摘去之。"

2.《本草经疏》："似中风及小儿慢脾风，病属于虚，法咸忌之。"

3.《本草新编》："不可多服，以其辛而散气也。"

4.《萃金裘本草述录》："肝虚者忌用。"

【选方】 1. 治小儿惊风　蝎一个，不去头尾，薄荷四叶裹合，火上炙令薄荷焦，同研为末，作四服，汤下。大人风涎只一服。(《经验方》)

2. 治急、慢惊风，及大人小儿诸痫，发搐天吊　全蝎一两，地龙半两。上为细末，酒煮面糊和丸如豌豆大，朱砂为衣。荆芥汤下五六丸，随儿大小加减。(《鸡峰普济方》蛜蝌丸)

3. 治中风，口眼㖞斜，半身不遂　白附子、白僵蚕、全蝎(去毒)各等分(并生用)。上为细末。每服一钱，热酒调下，不拘时候。(《杨氏家藏方》牵正散)

4. 治中风，舌本强硬，言语不正　蝎梢(去毒)一分，茯苓(炒)一两，龙脑薄荷(焙)二两。上为末。每服二钱，温酒下，或擦牙颊亦可。(《普济方》正舌散)

5. 治乙型脑炎抽搐　全蝎一两，蜈蚣一两，僵蚕二两，天麻一两。共研细末，每服三至五分；严重的抽搐痉厥，可先服一钱，以后每隔四至六小时，服三五分。(湖北《中草医药经验交流》)

6. 治乙脑后遗症失语　茯苓90 g(姜汁1匙、竹沥1杯，拌渍后晒干)，全蝎15 g，僵蚕、广郁金各60 g。共研细末。每次6 g，每日3次，食后开水调服。〔《中医杂志》1982，(10)：13转舌散〕

7. 治破伤风　干蝎(酒炒)、天麻各半两，蟾酥二钱(汤浸化如稀糊)。上三味，将前二味捣罗为细末，用蟾酥糊丸，如绿豆大。每服一丸至二丸，豆淋酒下。甚者加三丸至五丸。(《圣济总录》干蝎丸)

8. 治偏头痛不可忍　干蝎(去土，炒)、藿香叶、麻黄(去根、节)、细辛(去苗、叶)等分。上四味，捣罗为细散。每服一钱匕，用薄荷酒下。(《圣济总录》神圣散)

9. 治脾劳羸瘦，脐腹疞痛　干蝎(炒)一两半，桃仁(汤浸，去皮、尖、双仁，炒研)一两。上研匀，以清酒、童子小便各一盏，熬成膏，丸如梧桐子大。每服十五丸，食前温酒下，日三服。(《普济方》二圣丸)

10. 治小肠气痛　全蝎一两，茴香一两(炒黄)。上为细末，醋糊为丸如梧桐子大。如发时，每服五七十丸，温酒送下，食前服之。(《神效名方》)

11. 治一切牙痛　全蝎七个(去毒)，细辛(洗净)三钱，草乌(去皮)二个，乳香(别研)三钱。上为细末。每用少许擦患处，须臾，以温盐水盥漱。(《济生方》穿牙散)

12. 治耳聋　蝎梢七枚(焙)，淡豆豉二十一粒(拣大者，焙)，巴豆七粒(去心膜，又去油)。先研蝎梢、淡豉二味令细，别研巴豆成膏，入前二味同研匀，捏如小枣核状，用葱白小头取孔，以药一粒在内，用薄棉裹定，临卧时置在耳中，来早取出。未通再用，以通为度。(《杨氏家藏方》蝎梢膏)

13. 治诸疮毒肿　全蝎七枚，栀子七个。麻油煎黑去滓，入黄蜡，化成膏敷之。(《澹寮方》)

14. 治蛇头疮(其形生时在手足上，疮旁一块开如蛇口之状，痛而流血不止者)　雄黄、蜈蚣、全蝎各一钱。上为细末。看疮湿劈开入药，擦在疮上，却以小油抹，裁帛拴住；如干小油调搽。(《外科集验方》)

15. 治多年瘰疬　①全蝎三两(焙干，去勾足)为末，用油核桃肉捣为丸，绿豆大。每日二服，清晨用六分，晚用七分，火酒送下。看人大小加减服之。(《外科启玄》全蝎丸)②活蝎一只，麻油一盏，浸三日，以鹅毛蘸油搽上。初起者为疬母，每日多搽几次，三五日即愈。(《潜斋简效方》)

16. 治蛇咬伤　全蝎二只，蜈蚣一条(炙)。研末，酒下。(《经验良方》)

17. 治阴囊湿痒成疮，浸淫汗出，状如疥癣　全虫(酒洗，焙)、元胡、杜仲(炒)各三钱。共研细末。空心用温酒调下三钱。(《外科真诠》全虫散)

去封泥层。可采取加温，经常保持温度在 25～39 ℃之间，可使蝎子不冬眠，1 年即可生长成熟。

【采收加工】 采收在立秋后进行，如果是小规模养殖，可直接将蝎用竹筷或镊子夹住放在收集容器中。如果采用房养或内部设置较复杂、难以拆卸的蝎窝，可向窝内喷白酒或乙醇，蝎因受乙醇刺激而跑出即可进行捕收。

蝎的加工方法：一种是"咸全蝎"，将蝎洗净后，放入盐水锅内浸泡 6～12 h(盐水浓度为 4%～5%)，捞出，然后放入沸盐水中煮 10～20 min，再捞出，摊放通风处阴干；另一种是"淡全蝎"，先将蝎放入冷水中洗净，再放入沸水中煮，待水沸腾时捞出，晒干。咸蝎夏天会返卤，易掉腿、破碎，但能防虫蛀；淡蝎夏天不返卤，但易被虫蛀。蝎毒提取：可用高频电流刺激，也可用铗子夹住蝎尾，人工刺激头胸部，使蝎排毒以获取毒液。

【药材】 全蝎 *Scorpio* 主产于山东、河南等地。

性状 本品头胸部与前腹部呈扁平长椭圆形，后腹部呈尾状，皱缩弯曲。完整者体长约 6 cm。头胸部呈绿褐色，前面有 1 对短小的螯肢及 1 对较长大的钳状脚须，形似蟹螯，背面覆有梯形背甲，腹面有足 4 对，均为 7 节，末端各具 2 爪钩；前腹部由 7 节组成，第七节色深，背甲上有 5 条隆脊线。背面绿褐色，后腹部棕黄色，6 节，节上均有纵沟，末节有锐钩状毒刺，毒刺下方无距。气微腥，味咸。

鉴别 粉末特征：黄棕色。体壁（几丁质外骨骼）碎片棕黄色或黄绿色，有光泽。外表皮表面观呈多角形网格样纹理，排列整齐，有的不整齐，一边微有尖突，表面密布细小颗粒，可见毛窝、细小圆孔口及瘤状突起。毛窝突出于外表皮，圆形或类圆形，刚毛常于基部断离或脱落；圆孔口小，位于多角形网格样纹理之下或微突出；瘤状突起淡棕色或近无色，散列或排列成行，表面观呈棱脊状；断面观外表皮绿黄色，内侧较平整，内表皮无色，有横向条纹，内外表皮有纵贯较多、长短不一的微细孔道。赤角化外表皮淡绿黄色或几无色，表面观可见大小不一、排列不规则的圆形突起，呈花纹样，并显颗粒性。横纹肌纤维较多，近无色或淡黄色，多碎断，侧面观边缘较平整或微呈波状，明带较暗带宽，明带中有一暗线，暗带有致密的短纵纹理，也有的明带与暗带几等宽，并有较长的纵条纹，有的明、暗带排列细密。刚毛黄棕色，多碎断，先端锐尖或钝圆，基部稍窄，色淡，体部具纵直纹理，髓腔细窄，腔壁较平直。脂肪油滴极多，无色或淡黄色。

品质标志 《中华人民共和国药典》2005 年版规定：照醇溶性浸出物测定法热浸法测定，本品醇溶性浸出物不得少于 20.0%。

【成分】 含蝎毒(katsutoxin)，系一种类似蛇毒神经毒的蛋白质，粗毒中含多种蝎毒素[1]，包括昆虫类神经毒素，甲壳类神经毒素[2]，哺乳动物神经毒素[3]，抗癫痫活性的多肽——抗癫痫肽(AEP)[4]，镇痛活性多肽如蝎毒素(tityustoxin) Ⅲ[5]。全蝎水解液含氨基酸有：天冬氨酸，苏氨酸，丝氨酸，谷氨酸，甘氨酸，丙氨酸，胱氨酸，缬氨酸，甲硫氨酸，异亮氨酸，亮氨酸，酪氨酸，苯丙氨酸，赖氨酸，组氨酸，精氨酸，脯氨酸(为人体必需氨基酸)[6]。并含 29 种无机元素，有钠、磷、钾、钙、镁、锌、铁、铝、铜、锰、氯等[7,8]。含三甲胺(trimethylamine)，甜菜碱(betaine)，铵盐，苦味酸羟胺(hydroxylamine picrate)，胆甾醇(cholesterol)，卵磷脂(lecithine)。脂肪酸类：蝎酸(katsu acid)，牛磺酸(taurine)，棕榈酸(palmitic acid)[9]，硬脂酸(stearic acid)，油酸(oleic acid)，亚油酸(linoeic acid)，亚麻酸(linolenic acid)，山萮酸(behenic acid)[10]，正十七碳酸(margaric acid)，正十四碳酸(myristic acid)，15-甲基十七碳酸(15-methymargaric acid)，异油酸(vaccenic acid)，二十碳酸(arachidic acid)[11]。并含蝎酸钠盐，磷酸酯酶 A_2，乙酰胆碱酯酶，5-羟色胺(5-hydroxytryptamine)[12]。

【药理】 1. 对中枢神经系统的作用 (1) 抗惊厥作用 全蝎浸膏 0.24 g/10 g 小鼠灌胃可明显对抗电惊厥及尼可刹米、五甲烯四氮唑和烟碱引起的惊厥[1,2]。小鼠静脉注射由蝎毒分离出的纯品——AEP 0.28 mg/kg 对咖啡因、贝美格、士的宁引起的惊厥有明显的抑制作用[3]。

(2) 抗癫痫作用 东亚钳蝎毒 0.3 mg/kg 和 AEP 0.28 mg/kg 均使头孢菌素和马桑内酯引起癫痫的潜伏期比对照组延长，发作程度减轻，平均总持续时间缩短[4]。AEP 1.56 μmol/kg 静注对印防己毒素和青霉素诱发的大鼠癫痫发作亦有明显的抑制作用[5]。AEP 的抗癫痫作用依赖于单胺类神经递质的存在[6]。

(3) 镇痛作用 蝎身及蝎尾制剂，不论灌胃或静注，在热辐射甩尾法、醋酸扭体法实验中均有显著镇痛作用。用小鼠扭体法测得镇痛作用量效曲线，蝎身 ED_{50} 为 0.65 g(生药)/kg，蝎尾为 0.128 g(生药)/kg[7]。从蝎毒中提纯的蝎毒素-Ⅲ(TT-Ⅲ)是一种镇痛活性多肽，对多种疼痛模型均有很强的镇痛作用。侧脑室注射 TT-Ⅲ 14 μg/kg 对皮质诱发电位 N 波的抑制率为 82±12%，TT-Ⅲ的镇痛作用依赖于脑内 5-HT 的存在[8]。

2. 对心血管系统的作用 (1)对心脏的作用 静注蝎毒 0.5 mg/kg，能使麻醉兔左心室内压及 dp/dt 升高；灌流液内加入蝎毒可使离体豚鼠心脏心肌收缩张力明显增加，同时引起心率减慢和心律失常[9]。灌注东亚钳蝎毒(Bmkv) 50 μg/0.1 ml 后使离体豚鼠心脏心肌收缩力增强，心率减慢[10]。但从蝎毒中提纯的 AEP 对离体豚鼠心脏则使心肌收缩力明显减小，心率明显加快[9]。

(2) 对血管的作用 蝎毒能引起兔主动脉条明显收缩，作用强度约为去甲肾上腺素的 1/5；能反转妥拉唑林和普萘洛尔的作用[9]。AEP 仅能使兔主动脉条轻微松弛，而蝎毒和 AEP 均能使小鼠末梢血管收缩[9]。

3. 抗血栓形成作用 全蝎提取液对大鼠下腔静脉血栓形成有抑制作用，能减轻血栓重量；同时使激活部分凝血活酶时间和凝血酶原时间均明显延长，抗凝血酶Ⅲ活性和纤溶酶原含量降低[11]。

4. 抗肿瘤作用 灌胃给予蝎尾提取物 500 mg/kg，连续 7 d，可使接种小鼠肉瘤 S_{180} 的瘤重较对照组显著减轻[12]。东亚钳蝎毒 0.1 mg/kg 和 0.3 mg/kg 腹腔注射，连续 10 d，对小鼠艾氏腹水癌(EAC)的生存期有明显延长作用，对小鼠体重的增长有抑制作用[13]。0.01%～0.25%蝎毒提取物对人大肠癌细胞体外生长有明显抑制作用[14]。全蝎粗提取物在 10 μg/ml 和 1 μg/ml 剂量下，可使体外培养人宫颈癌传代 HeLa 细胞全部死亡脱壁。对 LA_{795} 肺腺癌带瘤小鼠，每日皮下注射 0.2 mg/只，连用 10 d，在停药第一日和停药第十日时，肿瘤生长抑制率为 38.3%和 52.4%[15]。

5. 其他作用 蝎毒素可直接引起骨骼肌自发性抽搐和强直性痉挛，最终至不可逆性麻痹[16]。蝎毒可使大鼠血糖升高，肌肝糖原分解[17]。全蝎注射液以 1.0 g/kg 给原位性肾炎大鼠腹腔注射，每日 1 次，共 3 星期，测尿蛋白含量较模型组明显减少，血清白介素(IL-1)活性比模型组显著下

尿,百日咳,风疹。

1.《甘肃中草药手册》:“清热利湿。治白带,乳糜尿。”

2.《安徽中草药》:“利水通淋。治小便淋痛,尿闭,白带过多,荨麻疹,风疹。”

3.《河北中草药》:“治百日咳,疝气。”

【用法用量】 内服:煎汤,9~15 g。

【选方】 1. 治尿闭(非梗阻性) 葵花茎髓 15 g,麦秆 30 g。煎服。(《安徽中草药》)

2. 治乳糜尿 向日葵茎髓 9 g。水煎,分 2 次早晚空腹服。

3. 治白带 向日葵茎髓 15~30 g,水煎加糖服。或瓦上焙焦研末,每次 4.5 g,加白糖,开水冲服。(2、3 方出自《甘肃中草药手册》)

4. 治尿道炎,尿路结石 向日葵茎心 15 g,江南星蕨 9 g。水煎服。(《浙江药用植物志》)

5. 治百日咳 向日葵茎心捣烂,冲开水加白糖服。

6. 治疝气 鲜葵花茎髓 30 g。加红糖煎水服。(5、6 方出自江西《草药手册》)

7. 治乳汁不足 葵花秆心 30 g。炖肉吃。(《贵州草药》)

8. 治胃癌 向日葵茎髓,煎汤代水饮,每日 3~6g。(《青岛中草药手册》)

1916 行夜 xíng yè (《别录》)

【异名】 负盘(《别录》),屁盘、屁蟹虫(《本草经集注》),夜行、屁盘虫(《本草拾遗》),放屁虫(《中国药用动物志》)。

【基原】 为步行虫科步岬属动物虎斑步岬的全虫。

【原动物】 虎斑步岬 *Pheropsophus jessoensis* (Moraw) 又名:短鞘步岬(《中国药用动物志》)。

形似斑蝥。体长 14~22 mm,宽 5~8 mm。头部黄色,向前突出。触角棕色,头部中央有一块似三角形的黑斑。复眼黑色,卵形突起。头上散生白色短毛。触角鞭状。前胸背板棕黄色,其前缘、后缘及中央黑色。鞘翅黑色,小盾片棕黑色,两鞘翅的肩胛区各有一块黄斑,鞘翅中部也各有一块较大的黄斑。每个鞘翅各有 7 条几乎平行纵走的脊。足黄色,胫节及跗节棕色;腿节上有较细的黄色毛,胫节密生棕色大毛,跗节丛生棕红色钉状粗毛;后足胫节末端有两个棕黑色的粗大的刺。前胸及后胸腹板黄色,中胸腹板黑色,腹部腹面黑色,可见 7 个腹节。

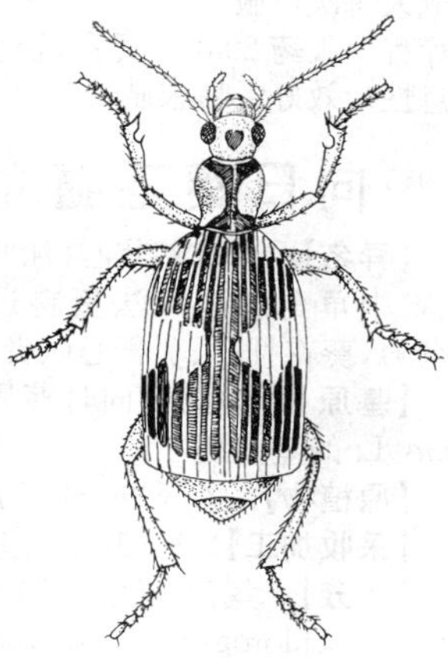

虎斑步岬

生活于潮湿处、田间及石下等处。夏、秋季夜晚在地面疾走,遇敌时放出黄色臭气自卫。分布于辽宁、吉林、江苏、浙江、福建、江西、山东、广东、广西、四川、云南等地。

【采收加工】 春季至秋季捕捉,捕捉时戴手套,捉后置沸水中烫死,晒干。

【药性】 辛,温。

1.《本草拾遗》:“味极辛辣。”

2.《纲目》:“辛,温,有小毒。”

【功用主治】 活血化瘀,散结止痛。主治血滞经闭,痛经,产后瘀滞腹痛,癥瘕积聚,跌打瘀痛。

1.《别录》:“疗腹痛,寒热,利血。”

2.《中国药用动物志》:“活血化瘀,消积止痛。主治血滞经闭腹痛,癥瘕,跌打损伤作痛。”

【用法用量】 内服:研末,3~5 g。

1917 全蝎 quán xiē (《纲目》)

【异名】 虿(《诗经》),蠆(《说文》),杜柏、虿(《广雅》),主簿虫(《酉阳杂俎》),蛜蝌(《蜀本草》),虿尾虫(《纲目》),全虫(《外科真铨》),茯背虫(《山西中药志》),蝎子(俗称)。

【基原】 为钳蝎科钳蝎属动物东亚钳蝎的全体。

【原动物】 东亚钳蝎 *Buthus martensii* Karsch 又名:钳蝎(《动物学大辞典》),问荆蝎(《中药志》),山蝎、东全蝎、马氏全蝎(《山东药用动物》)。

体长约 60 mm,躯干(头胸部和前腹部)为绿褐色,尾(后腹部)为土黄色。头胸部背甲梯形。侧眼 3 对。胸板三角形,螯肢的钳状上肢有 2 齿。触肢钳状,上下肢内侧有 12 行颗粒斜列。第三、第四对步足胫节有距,各步足跗节末端有 2 爪和 1 距。前腹部的前背板上有 5 条隆脊线。生殖厣由 2 个半圆形甲片组成。栉状器有 16~25 枚齿。后腹部的前 4 节各有 10 条隆脊线,第五节仅有 5 条,第六节的毒针下方无距。

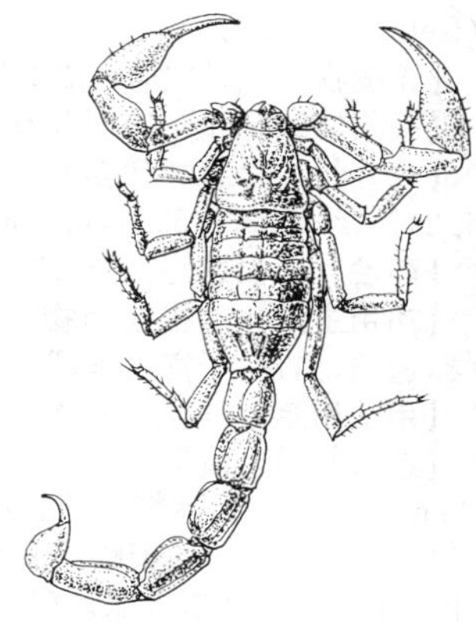

东亚钳蝎

喜栖于石底及石缝的潮湿阴暗处。主要分布于河北、辽宁、安徽、山东、河南、湖北等地。

【养殖】 生活习性 有穴居性和识窝性。喜生活于阴暗潮湿处,昼伏夜出,怕强光,怕冰冻,冬季伏于土中,长期不食,直至惊蛰后才出来活动。肉食性,喜食小昆虫、蚂蚱、蚯蚓、土鳖虫、潮虫以及其他多汁软体动物。繁殖力强,繁殖时间一般在 7 月左右。

养殖技术 (1) 盆养:用大盆 1 个,盆内盛水,于大盆中放 1 个小盆,小盆内放些含水分多,带粗根的青草或带嫩枝的大片树叶调节温度,注意及时更换。蝎子放在小盆里饲养。此法宜初期小型饲养。

(2) 房养:蝎房的样式和大小,视环境条件及养蝎多少而定。最好坐北朝南,正面留门 1 个,墙中腰开窗 3~4 个,靠地面的墙壁留一些小洞口,以便蝎子出入。在房外距墙 1 m 左右处,挖约 15 cm 深的环房水沟 1 条,形成水围房,以防蝎子跑掉。蝎房用土坯砌成,土坯之间保留一定空隙,供蝎居住,墙的外面则用泥封严。房内沿墙内壁放一圈高 1.3 m 的土坯层,土坯之间留一定空隙,供蝎居住。要注意在春季蝎子繁殖前做好放种工作,其比例以雄蝎 1/3 或 1/4、雌蝎 2/3 或 3/4 为宜。

饲养管理 蝎子多以昆虫为食,需经常放食喂养;夜晚可在蝎房窗口上点灯引诱小飞虫,供蝎捕食。蝎房需经常保持潮湿,并防有青蛙、蛇、壁虎和鸟等动物袭害。冬季蝎子伏土中不出,用泥封住蝎房,以防冻死,待翌年解冻后,再除

外用：捣敷。

【选方】 1. 治淋病阴茎涩痛　向日葵根30 g。水煎数沸服(不宜久煎)。(《战备草药手册》)

2. 治浮肿　葵花根、冬瓜皮或叶等分。炕干研末，米酒为丸。每日3次，每次10 g，连服5 d。(《贵州草药》)

3. 治白带　向日葵根60 g，苍耳根30 g。酒炒，水炖服。(《福建药物志》)

4. 治胃痛　向日葵根15 g，小茴香9 g。水煎服。(《甘肃中草药手册》)

5. 治疝气　鲜葵花根30 g。加红糖煎水服。

6. 治脚转筋　鲜向日葵根60 g，伸筋草30 g。炖猪蹄子服。(5、6方出自江西《草药手册》)

1913 向天蜈蚣根 xiàng tiān wú gōng gēn (《福建民间草药》)

【基原】 为豆科田菁属植物田菁 *Sesbania cannabina* (Retz.) Pers. 的根。

【原植物】 参见“向天蜈蚣”条。

【采收加工】 9～10月挖根，鲜用或晒干。

【成分】 含有树胶(gum)，其中含水分11.55%，灰分1.24%，纤维素1.53%，蛋白质5.7%及总糖分85.30%[1]。

【药性】 《福建药物志》：“甘、微苦，平。”

【功用主治】 《福建药物志》：“除湿解毒。治糖尿病，阳痿，遗精，白带，子宫下垂。”

【用法用量】 内服：煎汤，15～30 g；或捣汁。

【选方】 1. 治男人下消，妇女赤白带　向天蜈蚣鲜根30 g，银杏14粒，冰糖30 g。水煎服。

2. 治糖尿病　向天蜈蚣鲜根15～30 g，淮山药30 g，猪小肚1个。水煎饭前服。(1、2方出自《泉州本草》)

1914 向日葵花盘 xiàng rì kuí huā pán (《福建民间草药》)

【异名】 向日葵花托(《浙江中药资源名录》)，向日葵饼〔《湖北科技》1972，(8)：60〕，葵房(佳木斯医学院《葵花盘降压作用实验研究》1973)，葵花盘(江西《草药手册》)。

【基原】 为菊科向日葵属植物向日葵 *Helianthus annuus* L. 的花盘。

【原植物】 参见“向日葵子”条。

【采收加工】 8～10月采收，鲜用或晒干。

【药理】 对心血管系统作用　向日葵盘浸膏透析液对麻醉或清醒动物灌胃4 g/kg或静注2 g/kg均可引起较明显的降压反应；可使离体兔耳灌流液于给药后8 min内显著增加；猫后肢血流量与犬肾血流量的测定证明透析液可使血管阻力明显降低；用心电图测定麻醉猫、犬的心率，静脉给药引起第一度血压下降时伴有心率减慢，一般在15～25 min内恢复正常。小剂量对离体蛙心、兔心也有强心作用，大剂量则使搏动完全被抑制。在体兔心静注垂体后叶素后，于血压升高同时，心缩振幅极度减弱，静注透析液后再予垂体后叶素则血压波动不大，心缩振幅仍保持正常。猫头交叉灌流证明，浸膏降压作用主要是外周性的，与中枢神经系统关系不大[1]。

【药性】 甘，寒。归肝经。

1.《甘肃中草药手册》：“甘，微寒。”

2. 南药《中草药学》：“甘，平。入肝经。”

【功用主治】 清热平肝，止痛，止血。主治高血压病，头痛，头晕，耳鸣，脘腹痛，痛经，子宫出血，疮疹。

1.《安徽中草药》：“平肝降压，止咳平喘。治头痛眩晕，支气管哮喘，胃痛。”

2. 南药《中草药学》：“平肝，止血。治头痛眩晕，功能性子宫出血。”

3.《河北中草药》：“清热燥湿，舒气散结。治头痛，头晕，风热牙痛，目赤云翳，经前腹痛，外用于蜂窝织炎。”

【用法用量】 内服：煎汤，15～60 g。外用：捣敷；或研粉敷。

【选方】 1. 治头痛，头晕　鲜葵房(花盘)30～60 g。煎水冲鸡蛋2个服。(江西《草药手册》)

2. 治肾虚耳鸣　向日葵花盘15 g，首乌、熟地各9 g。水煎服。(《宁夏中草药手册》)

3. 治胃痛　葵花盘1个，猪肚1个。煮食。

4. 治妇女经前或经期小腹痛　葵房30～60 g。水煎，加红糖30 g服。(3、4方出自江西《草药手册》)

5. 治功能性子宫出血　葵花盘1只。炒炭研末，每次3 g，每日3次，黄酒送服。(南药《中草药学》)

6. 治咳嗽痰喘　向日葵花托60 g，桔梗15 g。水煎服。(《青岛中草药手册》)

7. 治背疽溃烂面积大，脓孔多　葵房炕存性，研极细末，麻油调搽患处。(《战备草药手册》)

8. 治急性乳腺炎　葵花盘晒干，炒炭存性，研细粉，每次9～15 g，每日3次，加糖、白酒冲服。

9. 治关节炎　葵花盘适量。水煎浓缩至膏状，外敷。

10. 治尿道炎，尿路结石　葵花盘1个。水煎服。(8～10方出自《浙江药用植物志》)

【临床报道】 治疗慢性气管炎　用成熟向日葵盘与四川大金钱草(干品)按3∶1比例分别制成葵金煎剂或葵金浸膏粉。葵金煎剂，成人每次口服60 ml，每日2次；葵金浸膏粉，成人每次口服3 g，每日3次，10 d为1个疗程，可服2～5个疗程。服药20 d后观察，轻度患者疗效不及中、重度；对喘息性疗效好。临床显效率为58.1%，有效率为87.8%[1]。

1915 向日葵茎髓 xiàng rì kuí jīng suǐ (《江苏药材志》)

【异名】 向日葵茎心(江西《草药手册》)，向日葵瓤(内蒙古《中草药新医疗法资料选编》)，葵花茎髓(《安徽中草药》)，葵花秆心、葵秆心(《贵州草药》)。

【基原】 为菊科向日葵属植物向日葵 *Helianthus annuus* L. 的茎内髓心。

【原植物】 参见“向日葵子”条。

【采收加工】 8～10月采收，鲜用或晒干。

【成分】 茎含酚酸类：绿原酸(chlorogenic acid)，新绿原酸(neochlorogenic acid)，4-O-咖啡酰奎宁酸(4-O-caffeoylquinic acid)，还含东莨菪苷(scopolin)、多糖[1]。

【药理】 免疫促进作用　小鼠腹腔注射向日葵茎心多糖(HAP)，连续7 d，能显著促进小鼠脾细胞白介素-2(IL-2)，增加自然杀伤细胞活性，显著增加脾重。在体外能协同刀豆球蛋白A(ConA)促淋巴细胞转化和诱导IL-2分泌，高浓度时反而起抑制作用[1]。HAP能增强小鼠吞噬功能[2]。此外，向日葵芯煎剂对小鼠移植瘤有显著的抑制作用[3]。

【药性】 甘，平。归膀胱经。

1.《甘肃中草药手册》：“甘，微寒。”

2.《安徽中草药》：“性平，味甘。”

3. 南药《中草药学》：“入膀胱经。”

【功用主治】 清热，利尿，止咳。主治淋浊，白带，乳糜

uus L. 的叶。

【原植物】 参见“向日葵子”条。

【采收加工】 5～9月采收，鲜用或晒干。

【成分】 叶含酚酸：新绿原酸(neochlorogenic acid)，异绿原酸(isochlorogenic acid)，绿原酸(chlorogenic acid)，3-O-阿魏酰奎宁酸(3-O-feruloyl quinic acid)，4-O-咖啡酰奎宁酸(4-O-caffeoyl quinic acid)，咖啡酸(caffeic acid)[1～3]。

有机酸：向日葵精(heliangine)[4]，枸橼酸(citric acid)，苹果酸(malic acid)，延胡索酸(fumaric acid)[5]，大花沼兰酸(grandifloric acid)，睫毛向日葵酸(ciliaric acid)，17-羟基-对映-异贝壳杉-15(16)-烯-19-酸〔17-hydroxy-ent-isokaur-15(16)-en-19-oic acid〕[6]。

萜类：α-蒎烯(α-pinene)，香桧烯(sabinene)，柠檬烯(limonene)，大牻牛儿烯 D(germacrene D)，乙酸异龙脑酯(isobornyl acetate)，樟脑(camphor)，β-蒎烯(β-pinene)[7]。

黄酮类：木犀草素(luteolin)，尼泊尔黄酮素(nepetin)，粗毛豚草素(hispidulin)，3′-去甲氧基棕鳞矢车菊素(3′-jaceosidin)，石吊兰素(nevadensin)，异甘草苷元(isoliquiritigenin)，2′，4-二羟基-4′-甲氧基查耳酮(2′，4-dihydroxy-4′-methoxychalcone)[8]。

其他：15-羟基-3-去氢去氧灌木石蚕素(15-hydroxy-3-dehydrodesoxyfruticin)[9]，东莨菪苷(scopoline)，叶黄素(lutein)的棕榈酸和亚麻酸酯[10]。4，5-二氢白色向日葵素(4，5-dihydroniveusin)A，绢毛向日葵素(argophyllin)A、B，15-羟基-3-去氢去氧灌木肿柄菊素(15-hydroxy-3-dehydrodesoxytifruticin)，1，2-脱水白色向日葵素(1，2-anhydridoniveusin)A，白色向日葵素(niveusin)B[11, 12]。

幼叶含向日葵环氧内酯(annuithrin)[13]。叶的非头状腺毛含向日葵腺毛酮(glandulone)A、B、C[14]。叶表皮头状腺体含白色向日葵素C，15-羟基-3-去氢去氧灌木石蚕素，绢毛向日葵素B，1-甲氧基-4，5-二氢白色向日葵素(1-methoxy-4，5-dihydroniveusin)A，1，2-脱水-4，5-二氢白色向日葵素(1，2-anhydrido-4，5-dihydroniveusin)A[15]，勒普妥卡品(leptocarpin)[16]。

【药性】 《贵州草药》：“性平，味甘微苦。”

【功用主治】 降压，截疟，解毒。主治高血压病，疟疾，疔疮。

1.《中国药用植物图鉴》：“叶与花作苦味健胃药。”

2.《安徽中草药》：“平肝降压。治高血压病。”

【用法用量】 内服：煎汤，25～30 g，鲜者加量。外用：捣敷。

【选方】 1. 治高血压病 向日葵叶 30 g，土牛膝 30 g。水煎服。(南药《中草药学》)

2. 治疟疾 葵花叶 30 g。煨水服(每次发疟前 1 h 服)；并取葵花叶垫枕头睡。(《贵州草药》)

3. 治疔疮 向日葵鲜叶榨取白汁(乳状白汁)滴涂患处。(《泉州本草》)

1910 向日葵壳 xiàng rì kuí ké (《民间常用草药汇编》)

【基原】 为菊科向日葵属植物向日葵 *Helianthus annuus* L. 的果壳。

【原植物】 参见“向日葵子”条。

【功用主治】 《民间常用草药汇编》：“治耳鸣。”

【用法用量】 内服：煎汤，3～5 钱。

1911 向日葵花 xiàng rì kuí huā (《民间常用草药汇编》)

【异名】 葵花(《急救良方》)。

【基原】 为菊科向日葵属植物向日葵 *Helianthus annuus* L. 的花。

【原植物】 参见“向日葵子”条。

【采收加工】 6～7月开花时采摘，鲜用或晒干。

【成分】 花含黄酮类：槲皮黄苷(quercimeritrin)[1]；三萜皂苷：向日葵皂苷(helianthoside)A、B、C，其苷元是齐墩果酸(oleanolic acid)和刺囊酸(echinocystic acid)[2～10]，对映贝壳杉烯酸侧柏醇酯(thujanol ester of *ent*-kaur-16-en-19-oic acid)，对映粗糙裂片酸侧柏醇酯(thujanol ester of *ent*-trachyloban-19-oic acid)，对映贝壳杉烯醛(*ent*-kaur-16-en-19-al)，对映-粗糙裂片醛(*ent*-trachyloban-19-al)，对映贝壳杉-16α-醇(*ent*-kauran-16α-ol)，对映贝壳杉-16β-醇(*ent*-kauran-16β-ol)，对映贝壳杉-16β，19-二醇(*ent*-kauran-16β，19-diol)，对映阿替烷-16α-醇(*ent*-atisan-16α-ol)，对映-阿替烷-16α-醇(*ent*-atisan-16α-ol)，黑麦草内酯(loliolide)[11]，4，5-二氢白色向日葵素(4，5-dihydroniveusin)A，绢毛向日葵素(argophyllin)A、B，15-羟基-3-去氢去氧灌木肿柄菊素(15-hydroxy-3-dehydrodesoxytifruticin)，白色向日葵素(niveusin)B，1，2-脱水白色向日葵素(1，2-anhydridoniveusin)A[12]。此外，还含果胶(pectin)，其中半乳糖醛酸(galacturonic acid)含量较高[13～15]，为多聚半乳糖醛酸形式[16]。花粉含甾醇，主为β-谷甾醇(β-sitosterol)[17]。

【药性】 微甘，平。

【功用主治】 《宁夏中草药手册》：“主治肝肾虚头晕。”

【用法用量】 内服：煎汤，15～30 g。

【选方】 1. 治肝肾虚头晕 鲜向日葵花 30 g。炖鸡服。(《宁夏中草药手册》)

2. 治小便淋沥 葵花 1 握。水煎五七沸饮之。(《急救良方》)

3. 治一切疮 葵花、栀子、黄连、黄柏各等分。为末，冷水调，贴痛处。(《赤水玄珠》葵花散)

1912 向日葵根 xiàng rì kuí gēn (《岭南采药录》)

【异名】 葵花根、向阳花根、朝阳花根(《四川常用中草药》)。

【基原】 为菊科向日葵属植物向日葵 *Helianthus annuus* L. 的根。

【原植物】 参见“向日葵子”条。

【采收加工】 7～10月采挖，鲜用或晒干。

【药性】 甘、淡，微寒。归胃、膀胱经。

1.《甘肃中草药手册》：“甘，微寒。”

2.《四川常用中草药》：“性温，味甘。”

3. 南药《中草药学》：“入胃经。”

4.《四川中药志》1979 年版：“甘、淡，平。”

【功用主治】 清热利湿，行气止痛。主治淋浊，水肿，疝气，脘腹胀痛，带下，跌打损伤。

1.《岭南采药录》：“治跌打损伤，红肿。”

2.《甘肃中草药手册》：“清热利湿，止痛。主治头晕，胃痛，小便白浊(乳糜尿)，妇女白带等症。”

3.《四川常用中草药》：“治胃胀胸痛，胁肋滞痛，并能润肠通便。”

4.《河北中草药》：“通淋。治膀胱炎，尿道涩痛等症。”

5.《四川中药志》1979 年版：“行气止痛，利水消肿。治脘腹胀痛，水肿，小便不利。”

【用法用量】 内服：煎汤，9～15 g，鲜者加倍；或研末。

10，二体；子房线形，花柱内弯。荚果圆柱状条形，长15～20 cm，有尖喙。种子多数，长圆形，绿褐色。花期9月，果期10月。

生于田间路旁或潮湿地。分布于江苏、浙江、福建、广东、广西、云南、台湾等地，华东地区有栽培。

本植物的根（向天蜈蚣根）亦供药用，另设专条。

【采收加工】 5～7月采收，鲜用或晒干。

【药性】《福建药物志》："甘、微苦，平。"

【功用主治】《福建药物志》："治赤眼，毒蛇咬伤。"

【用法用量】 内服：煎汤，15～60 g；或捣汁。外用：捣敷。

【选方】 1. 治尿道炎，尿血　向天蜈蚣鲜叶60～120 g。洗净，捣烂绞汁，约1小杯，调冰糖少许炖服。

2. 治毒蛇咬伤　向天蜈蚣鲜叶60 g。捣烂绞汁，入黄酒60 g，炖服。渣敷患处。（1、2方出自《泉州本草》）

1908 **向日葵子** xiàng rì kuí zǐ（汪连仕《采药书》）

【异名】 天葵子（《国药的药理学》），葵子（《中国药用植物图鉴》）。

【基原】 为菊科向日葵属植物向日葵的果实。

【原植物】 向日葵 *Helianthus annuus* L.　又名：丈菊、西番菊、迎阳花（《群芳谱》），太阳花、草天葵（《中药大辞典》），转日莲（《烟台中草药》），望日葵、朝阳花（《全国中草药汇编》），葵花、向阳花（通称）。

一年生草本，高1～3 m。茎直立，粗壮，中心髓部发达，被粗硬刚毛。叶互生；有长柄；叶片宽卵形或心状卵形，长10～30 cm或更长，宽8～25 cm，先端渐尖或急尖，基部心形或截形，边缘具粗锯齿，两面被糙毛，具3脉。头状花序单生于茎端，直径可达35 cm；总苞片卵圆形或卵状披针形，先端尾状渐尖，被长硬刚毛；雌花舌状，金黄色，不结实；两性花筒状，花冠棕色或紫色，结实；花托平，托片膜质。瘦果倒卵形或卵状长圆形，稍扁，浅灰色或黑色；冠毛具2鳞片，呈芒状。脱落。花期6～7月。

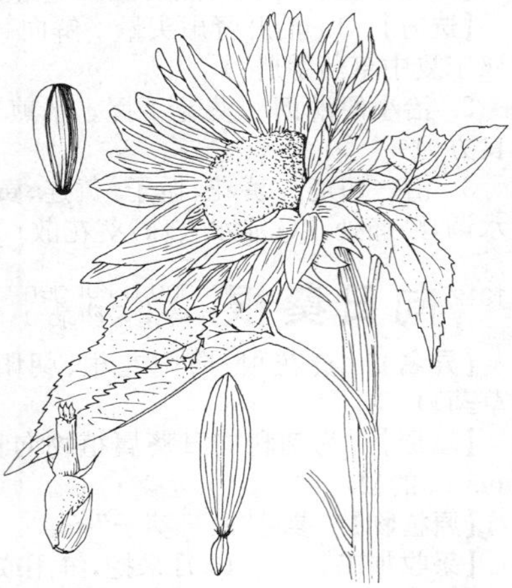

向日葵

我国各地均有栽培。原产北美。

本植物的叶（向日葵叶）、花（向日葵花）、花盘（向日葵花盘）、果壳（向日葵壳）、根（向日葵根）、茎内髓心（向日葵茎髓）均供药用，另设专条。

【栽培】 生物学特性　喜温暖、阳光充足的环境，耐旱。对土壤要求不严，除了低洼易涝或积水地块外，一般土壤均可栽培。

繁殖方法　种子繁殖。一般于3月下旬到4月中旬前后播种，每穴播种子3～4粒，覆土3～5 cm，不宜浅于3 cm，播种时要重施种肥，以磷肥为主，配施氮肥。

田间管理　向日葵花盘分化发育较早，开花、灌浆以及油分的形成在一个花盘中交叉并进，枝叶繁茂，根系发达，水肥吸收力强。若管理不及时，则花心不实而减产，因此要根据生长发育阶段特点，适时进行田间管理。

病虫害防治　病害主要有菌核病、黑斑病、锈病、褐斑病、霜霉病等，主要采用轮作、选抗病品种和药剂防治。虫害主要有金针虫、小地老虎、黄地老虎等，多在苗期发生，可采用药剂拌种防治；成株害虫有草地螟、甘蓝夜蛾、古毒蛾等。

【采收加工】 9～11月果实成熟后，割取花盘，晒干，打下果实，再晒干。

【成分】 种子含脂肪油达50%左右，中有多量亚油酸，达70%[1～3]，尚有磷脂[4,5]，β-谷甾醇（β-sitosterol）等甾醇[6]。含有机酸：枸橼酸（citric acid），酒石酸（tartaric acid），绿原酸（chlorogenic acid），奎宁酸（quinic acid），咖啡酸（caffeic acid）[7～9]，顺-5，顺-9-十八碳二烯酸（*cis*-5，*cis*-9-octadecadienoic acid），顺-5，顺-9，顺-12-十八碳三烯酸（*cis*-5，*cis*-9，*cis*-12-octadecatrienoic acid）[10]，酚酸[11]。此外尚有黄曲霉毒素（aflatoxin）[12]，胆甾醇（cholesterol）[13]，氟乐灵（treflan）[14]，多肽（polypeptide）[15]，多酚氧化酶（polyphenoloxidase）[16]。

【药理】 1. 对肝脏及脂质代谢的影响　以葵仁粉饲料（含葵仁粉12.75%和21.00%）喂养大鼠，肝脂变形成率为78%～100%；肝硬变在喂养100 d以前形成者甚少，但超过100 d以上则有76%～94%的动物形成肝硬变[1]。

2. 防癌作用　用二乙基亚硝胺和2-乙酰氨基芴诱发大鼠肝癌前结节，在诱癌前4 d，每只动物每日加葵花子仁5～6 g，诱癌后分别饲养6星期，检测指标为癌变标记物γ-谷氨酰转肽酶（γ-GT）及其同功酶谱，实验结果，葵花子仁有明显的防癌作用[2]。

3. 抗氧化作用　雄性纯系C_{57}小鼠，自断乳开始补充向日葵子，在饲喂向日葵子组，C_{57}小鼠肝、脾过氧化脂质（LPO）含量明显低于对照组，脾细胞电泳率（SL-EPM）明显高于相应对照组[3]。在大鼠饲料中加喂向日葵，可降低血浆和肝中丙二醛的含量及提高硒谷胱甘肽过氧化酶活性的作用[4]。

【药性】 甘，平。

1.《医林纂要》："甘，咸，寒，滑。"

2.《浙江药用植物志》："甘，平。"

【功用主治】 透疹，止痢，透痈脓。主治疹发不透，血痢，慢性骨髓炎。

1.《医林纂要》："去瘀，行湿，解热，亦能滑胎。"

2. 汪连仕《采药书》："通气透脓。"

3.《浙江药用植物志》："祛风，透疹。治小儿麻疹不透。"

【用法用量】 内服：15～30 g，捣碎或开水炖。外用：捣敷或榨油涂。

【选方】 1. 治虚弱头风　黑色葵花子（去壳）30 g。蒸猪脑髓吃。（《贵州草药》）

2. 治小儿麻疹不透　向日葵种子1小酒杯。捣碎，开水冲服。（《浙江药用植物志》）

3. 治血痢　向日葵子30 g。冲开水炖1 h，加冰糖服。（《福建民间草药》）

4. 治疗慢性骨髓炎　向日葵子生熟各半，研粉，调蜂蜜外敷。（《浙江药用植物志》）

1909 **向日葵叶** xiàng rì kuí yè（《中国药用植物》）

【基原】 为菊科向日葵属植物向日葵 *Helianthus ann-*

部不对称，平钝或阔楔形，边缘有锯齿，两面均疏被粗毛，脉上毛较密，顶端一对小叶基部常沿柄相连，有时也与顶生小叶片相连；小叶的托叶退化成瓶状突起的腺体。聚伞花序顶生，伞形式，长约 15 cm；具总花梗，3～5 出的分枝成锐角，初时密被黄色短柔毛，多少杂有腺毛；花小，有恶臭；花萼 5 裂，被短柔毛，裂片三角形，下部愈合成钟状；花冠白色，辐状，5 裂；雄蕊 5，互生，着生于花冠筒口，花丝基部膨大，花药黄色；子房 3 室，花柱极短，柱头 3 裂。浆果红色，球形。花期 5～7 月，果期 9～10 月。

生于海拔 1 600～3 600 m 的林下或沟边灌丛中。分布于四川、贵州、云南、西藏、陕西、甘肃、青海、宁夏等地。

【采收加工】 7～10 月采收，鲜用或晒干。

【药理】 抗真菌作用　血满草煎剂在试管内对红色毛癣菌、石膏样毛癣菌、絮状表皮癣菌、羊毛状小孢子菌和石膏样小孢子菌等有抗真菌作用；但对白念珠菌无抑制作用[1]。

【药性】 辛、甘，温。归脾、肾经。

1.《云南中草药》："辛，温。"

2.《西藏常用中草药》："性平，味甘、淡。"

3.《全国中草药汇编》："辛、涩，温。"

4.《青藏高原药物图鉴》："苦、甘，寒，小毒。"

【功用主治】 祛风利水，活血通络。主治急慢性肾炎，风湿疼痛，风疹瘙痒，小儿麻痹后遗症，慢性腰腿痛，扭伤瘀痛，骨折。

1.《植物名实图考》："浸脚气湿肿。"

2.《云南中草药》："祛风活络，散瘀止痒。主治风疹，风湿疼痛，小儿麻痹，跌打损伤，骨折，水肿。"

3.《西藏常用中草药》："活血散瘀，强筋骨，祛风湿，利水消肿。主治风湿性关节炎，慢性腰腿痛，扭伤，血肿，水肿，骨折。"

4.《青藏高原药物图鉴》："外用治疮疖，神经性皮炎，小儿湿疹；内服治风湿性关节炎。"

【用法用量】 内服：煎汤，9～15 g。外用：煎水洗；或捣烂敷。

【选方】 1. 治水肿　(血满草)嫩叶、根皮 9～15 g。与豆腐同煮内服。

2. 治风疹，风湿疼痛　血满草全草适量。水煎洗患处。

3. 治小儿麻痹，跌打损伤　先用梅花针刺患处，再用血满草鲜茎叶适量舂细，酒炒外包。

4. 治骨折　用血满草鲜全草适量。捣烂加酒或开水调敷。(1～4 方出自《云南中草药》)

5. 治大肠下血，脱肛　血满草、黑锁梅根、芒种花根各适量。煮猪肉吃。(《昆明民间常用草药》)

1906 血水草根 xuè shuǐ cǎo gēn
(《江西草药》)

【异名】 广扁线、捆仙绳(《四川中药志》)。

【基原】 为罂粟科血水草属植物血水草 *Eomecon chionantha* Hance 的根及根茎。

【原植物】 参见"血水草"条。

【采收加工】 9～10 月采挖，晒干或鲜用。

【药材】 血水草根 *Rhizoma Eomeconis Chionanthae*　主产于四川、湖北、贵州等地。

性状　根茎细圆柱形，弯曲或扭曲。表面红棕色或灰棕色，平滑，有细纵纹，节上着生纤细的须状根。质脆，易折断，折断面不平坦，皮部红棕色，中柱淡棕色，有棕色小点(维管束)。气微，味微苦。

鉴别　根茎横切面：表皮细胞扁小，有的可见单细胞毛。皮层宽广。外韧型维管束数个，排列成环状。韧皮部外侧有新月形纤维束。束内形成层隐约可见。木质部有十至数十个导管。髓较大。髓射线宽。本品皮层及髓部散有乳汁管，有时可见黄色或白色油滴状分泌物。

【成分】 根茎含生物碱：血根碱(sanguinarine)，白屈菜红碱(chelerythrine)[1]。

【药性】 苦、辛，凉，小毒。

1.《湖北中草药志》："苦，凉。有小毒。"

2.《四川中药志》1982 年版："苦、辛，微寒。"

【功用主治】 清热解毒，散瘀止痛。主治风热目赤肿痛，咽喉疼痛，尿路感染，疮疡疖肿，毒蛇咬伤，产后小腹瘀痛，跌打损伤及湿疹，疥癣等。

1.《湖北中草药志》："清热解毒，散瘀消肿。用于眼结膜炎，尿路感染，产后小腹痛，全身瘙痒，骨折，毒蛇咬伤，脓疱疮，热疖，小儿湿疹，癣疮等症。"

2.《四川中药志》1982 年版："用于肝热目赤，跌打损伤，腰痛。"

3.《中国民族药志》："治咽喉肿痛，下肢溃疡，腹痛腹泻，出血等症。"

【用法用量】 内服：煎汤，5～15 g；或浸酒。外用：捣烂敷；或研末调敷。

【选方】 1. 治咽喉肿痛　血水草根 5 g，山豆根 10 g。煎服。(《中国民族药志》)

2. 治脓疱疮　血水草根适量，研细末，先在患处搽菜油，后撒上药粉，每日 1 次。(1、2 方出自《湖北中草药志》)

3. 治毒蛇咬伤　鲜血水草根 30～60 g。捣烂外敷，每日换药 1 次。(《江西草药》)

4. 治下肢溃疡　用 1%高锰酸钾液洗净伤口，取血水草根适量，捣烂外敷或干粉撒布伤口。(《中国民族药志》)

5. 治疥癣，疮肿，湿疹　广扁线、蛇床子、硫黄各等分，研末，用水调敷患处。(《四川中药志》1982 年版)

1907 向天蜈蚣 xiàng tiān wú gōng
(《福建民间草药》)

【异名】 叶顶珠、铁精草(《福建民间草药》)，细叶木兰(《云南药用植物名录》)。

【基原】 为豆科田菁属植物田菁的叶。

【原植物】 田菁 *Sesbania cannabina* (Retz.) Pers. [*Aeschy nomene cannabina* Retz.]

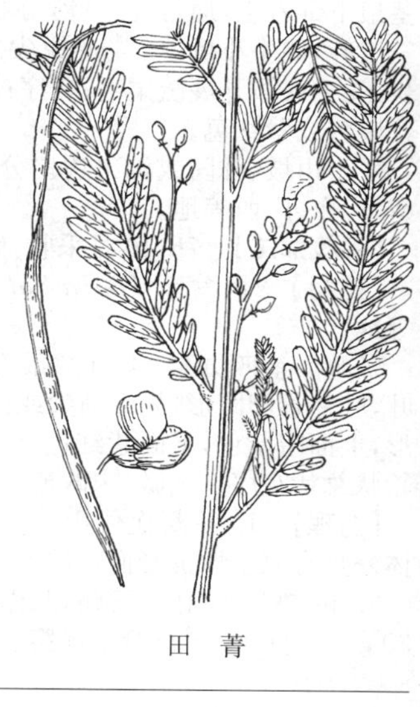

田　菁

一年生亚灌木状草本，高 1～3 m。茎直立，分枝，嫩枝被紧贴柔毛，枝及叶轴平滑有时有小凸点。偶数羽状复叶，长 15～30 cm；小叶 20～40 对，叶片条状长圆形，长 8～20 mm，先端钝，有细尖，基部圆形，上面无毛，背面被紧贴疏毛；托叶早落。总状花序腋生，长 3～10 cm，疏散，花 3～8 朵；萼钟状，无毛，萼齿近三角形；花冠黄色，旗瓣扁圆形，有时具紫斑；雄蕊

1904 **血盆草** xuè pén cǎo (《四川中药志》)

【异名】 叶下红、红青菜(《贵州民间药物》),雪见草(景德镇《草药手册》)。

【基原】 为唇形科鼠尾草属植物贵州鼠尾草和血盆草带根的全草。

【原植物】 1. 贵州鼠尾草 *Salvia cavaleriei* Lévl. 一年生草本,高12～32 cm。主根粗短,纤维状须根细长,多分枝。茎单一或基部多发枝,细瘦,四棱形,青紫色,下部无毛,上部略被微柔毛。叶形状不一,下部的为羽状复叶,较大,顶生小叶长卵圆形或披针形,先端钝或钝圆,基部楔形或圆形而偏斜,边缘有疏锯齿,上面绿色,下部紫色,侧生小叶1～3对,常较小,上部的叶为单叶,或裂为3裂片,或于叶的基部裂出一对小的裂片;叶柄长1～7 cm,下部的较长,无毛。轮伞花序2～6花,组成顶生的总状花序,或基部分枝而成总状圆锥花序;苞片披针形,带紫色;花梗与花序轴略被微柔毛;花萼筒状,外面无毛,内面上部被微硬伏毛,二唇形;花冠蓝紫色或紫色,外被微柔毛,内面冠筒中部有疏毛环,冠檐二唇形,下唇与上部近等长,3裂;能育雄蕊2,药室退化,增大成足形,先端相互联合,退化雄蕊短小;花柱先端不相等2裂。小坚果黑色,无毛。花期7～9月。

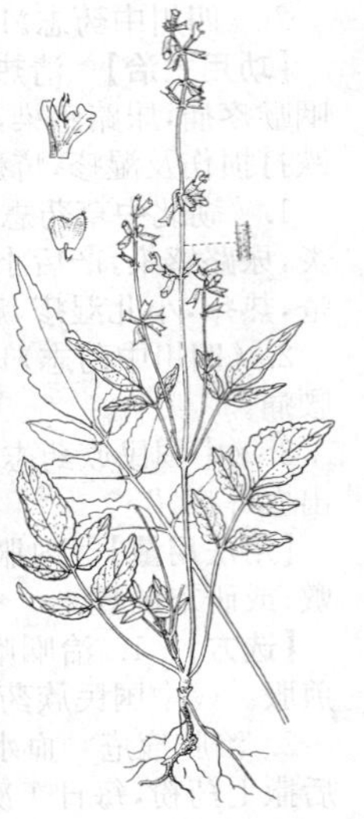

贵州鼠尾草

生于海拔530～1 300 m的多岩石的山坡上、林下、水沟边。分布于广东、广西、四川、贵州等地。

2. 血盆草 *S. cavaleriei* Lévl. var. *simplicifolia* Stib.

又名:破罗子《峨眉山药用植物调查报告》,反背红、朱砂草《贵州民间方药集》,红肺筋、红五匹、单叶血盆草《四川中药志》,野丹参《广西药用植物名录》,一口血、紫金草(湖北)。

本变种与正种区别在于:多年生草本,叶全部基出,稀在茎最下部着生,通常为单叶,心状卵圆形或心状三角形,稀三出叶,侧生小叶小,先端锐尖或钝,具圆齿,叶柄比叶片长,无毛或被开展疏柔毛;花序被极细贴生疏柔毛,无腺毛;花紫色或紫红色。

生于山坡、林间或沟渠边。分布于西南及江西、湖北、湖南、广东、广西等地。

【采收加工】 7～10月采收,鲜用或晒干。

【药材】 血盆草 *Herba Salvia Cavaleriei* 产于四川等地。

性状 茎四方形,上有细柔毛,单叶对生或单数羽状复叶,叶片长卵圆形,先端渐尖或钝,基部略成心形,边缘圆齿形,上面暗紫色,下面紫红色,叶脉明显,下面脉上被绒毛,轮状总状花序。气微,味微苦。

【药理】 1. 抗凝血作用 贵州鼠尾草水煎剂0.4 g/ml体外具有完全性抗凝血作用[1]。

2. 耐缺氧作用 贵州鼠尾草水溶性注射液以相当于30 g(生药)/kg剂量给小鼠腹腔注射,给药1.5 h后极显著提高小鼠常压耐缺氧能力,给药3 h后作用有所下降[2]。

【药性】 微苦,凉。归肺、肝经。

1.《贵阳民间药草》:"苦、辛,寒,无毒。"

2.《贵州民间药物》:"性平,味微苦。"

3.《四川常用中草药》:"性凉,味淡。"

4.《四川中药志》1982年版:"苦、涩、微辛,平。"

【功用主治】 凉血止血,活血消肿,清热利湿。主治咳血,吐血,鼻血,崩漏,湿热泻痢,带下,创伤出血,跌打伤痛,疮痈疖肿。

1.《贵州草药》:"清热止血,利湿。"

2.《四川常用中草药》:"清肺热,凉血。治咳嗽吐血,劳伤吐血。"

3.《全国中草药汇编》:"凉血解毒,散瘀止血。主治肺结核咯血,痢疾。外用治跌打损伤,疖肿。"

【用法用量】 内服:煎汤,15～30 g。外用:研末撒布伤口或加水捣敷。

【选方】 1. 治肺热咳嗽,吐血 血盆草30 g,吉祥草30 g。水煎服。(《四川中药志》1982年)

2. 治肺痨咯血 雪见草(鲜根)30 g,猪肺200 g。水煮,服汤食肺。(景德镇《中草药手册》)

3. 治吐血 鲜朱砂草15 g,鲜八爪金龙1.5 g。煎水服,分3次服完。(《贵州草药》)

4. 治鼻血 反背红、包谷须各9 g。煎水服。(《贵阳民间药草》)

5. 治崩漏 反背红15 g,朱砂莲9 g,拳参15 g。水煎服。(《贵阳民间药草》)

6. 治刀伤出血 反背红叶捣烂,包敷患处。(《贵阳民间药草》)

7. 治跌打损伤 雪见草30 g,瓜子金15 g。酒、水各半煎服。(景德镇《草药手册》)

8. 治疖肿 雪见草30 g,金银花15 g。水煎服。亦可用全草加水酒捣烂外敷。(景德镇《草药手册》)

9. 治赤痢 反背红9 g,枣儿红9 g,红糖30 g。加水两碗,煎汤一碗,饭前服用。(《贵阳民间药草》)

1905 **血满草** xuè mǎn cǎo (《植物名实图考》)

【异名】 接骨药、接骨丹、血管草(《云南中草药》),接骨木、苛草(《西藏常用中草药》),红山花、接骨草、珍珠麻(《全国中草药汇编》)。

【基原】 为忍冬科接骨木属植物血满草的全草或根皮。

【原植物】 血满草 *Sambucus adnata* Wall. 又名:血莽草、大血草(《中国高等植物图鉴》)。

多年生高大草本或半灌木,高1～2 m。根和根茎红色,折断后有红色浆汁。茎草质,具明显的棱条。奇数羽状复叶对生;具叶片状或条形的托叶;小叶3～5对,长椭圆形、长卵形或披针形,长4～15 cm,宽1.5～2.5 cm,先端渐尖或长渐尖,基

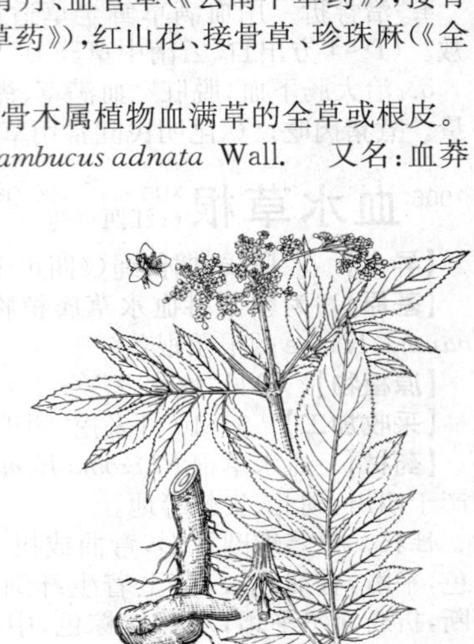

血满草

欲不振，神经衰弱。

1.《全国中草药汇编》："滋阴润肺，凉血，止血。主治肺结核咯血，神经衰弱。"

2.《香港中草药》："治食欲不振。"

【用法用量】 内服：煎汤，3～9 g，鲜品 9～15 g。

【选方】 治肺结核咯血　石上藕 30 g。洗净后生嚼服或捣汁服。（《全国中草药汇编》）

1902 血当归 xuè dāng guī （《中草药》1982，13(7)：294）

【异名】 牛西西、乳突叶酸模（《全国中草药汇编》），红筋大黄、金不换、土大黄、止血草、化血莲、散血七、血丝大黄〔《药学学报》1981，16(4)：289〕。

【基原】 为蓼科酸模属植物红丝酸模的根。

【原植物】 红丝酸模 *Rumex chalepensis* Mill.　又名：中亚酸模（《湖北植物志》）。

多年生草本。根肥厚。茎直立，高达 60 cm，有明显深沟槽。叶长圆形至长圆状披针形，长可达 20 cm 以上，先端圆钝或急尖，基部圆形，全缘或稍呈波状，两面无毛，中脉在下面凸起；茎生叶柄长约 4 cm，向上渐短；托叶鞘筒状，膜质，易破碎；茎生叶的叶脉红色。圆锥花序顶生，大型，分枝稀疏；花两性；花被片 6，成 2 轮，内轮在果时增大，三角状卵形，长 3～5 mm，两边各具 4～7 齿，齿直，网脉甚明显，蜂窝状，每片有长约 2 mm 的长圆状的瘤状突起。瘦果三棱形，淡褐色，光滑。花期 4～6 月，果期 6～9 月。

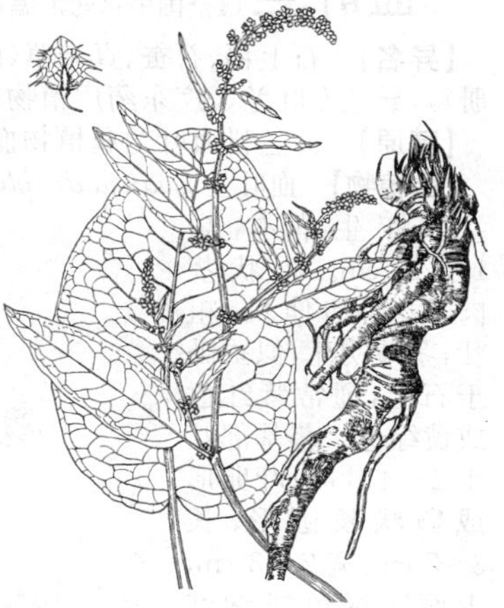

红丝酸模

生于低海拔区的路边沟旁。分布于河北、江苏、江西、山东、河南、湖北、湖南等地。

【采收加工】 8～10 月挖根，鲜用或晒干。

【药材】 血当归 *Radix Rumicis Chalepensis*　产于河北、山东、江苏、江西、湖北、湖南等地。

性状　根茎粗短，有少数分枝，顶端有茎基与叶基残余，呈棕色鳞片状及须毛纤维状，有的具侧芽及须状根，并有少数横纹。根类长圆锥形，表面棕色至棕褐色，上段具横纹，其下具多数纵皱纹，散有横长皮孔样疤痕及点状须根痕。质硬，断面黄色，可见棕色形成层环及放射状纹理。气微，味稍苦。

鉴别　根横切面：木栓层薄。皮层为薄壁组织，有的薄壁细胞含有草酸钙簇晶。韧皮部细胞压缩。形成层环明显。木质部导管单个散在或数个成群，呈径向排列。无髓。本品薄壁细胞含淀粉粒，类梭形、类球形。

【成分】 血当归根茎中含大黄酚（chryaophanol）、大黄素（emodin）、大黄素甲醚（physcim）、芦荟大黄素（alve-emodin）、血当归甲素、大黄酚与鞣质的结合物[1]。

【药理】 1. 止血作用　由本品中提取的血当归甲素（磷酸铵镁）对小动脉和微动脉有直接收缩作用，并能促进纤维蛋白生成，加快血凝过程[1,2]。

2. 其他作用　本品含有强抗真菌作用的成分酸模素（musizin）[3]，其药理作用参见"羊蹄"条。本品尚含有大黄素、大黄素甲醚和大黄酚[3]，这些成分的药理作用参见"大黄"条。

【药性】 苦、酸，寒。

【功用主治】 凉血止血，清热通便，解毒杀虫。主治吐血，咯血，崩漏，便秘，痈肿疮毒，烫火伤，疥癣，湿疹。

《药学学报》1981，(4)：290："内服治疗吐血，便血，便秘，跌打，月经不调，肺脓疡痢疾，肝炎。外用治疥癣，痈肿疮毒，腮腺炎，烫火伤，湿疹及其他皮肤病。"

【用法用量】 内服：煎汤，6～10 g；外用：捣涂。

1903 血经草 xuè jīng cǎo （《湖南药物志》）

【异名】 女儿红、紫背红、叶底红（《湖南药物志》），天青地红、叶下红（《中国植物志》），石紫苏（《湖南省中药资源名录》）。

【基原】 为野牡丹科野海棠属植物长萼野海棠的全草。

【原植物】 长萼野海棠 *Bredia longiloba*（Hand. -Mazz.）Diels［*Fordiophyton gracile* Hand. -Mazz. var. *longilobum* Hand. -Mazz.］

亚灌木，高 20～40 cm。茎四棱形，逐节生根，基部木质化，不分枝或少数分枝，密被柔毛及平展的腺毛，以后腺毛成刺毛。叶对生；叶柄长 1～4.5 cm，被柔毛及平展的疏刺毛；叶片卵形或椭圆状卵形，先端急尖或短渐尖，基部钝至浅心形，长 5～8 cm，宽 2.2～4.5 cm，上面被微柔毛及疏糙伏毛或长柔毛，下面密被微柔毛，边缘具细锯齿，齿尖具刺毛；基出脉 7 条。花两性；由伞形花序组成聚伞花序，顶生或生于小枝顶端，与花梗、花萼均被微柔毛及疏腺毛；花萼漏斗形，裂片线状披针形；花瓣紫红色，长圆状卵形，先端渐尖，微偏斜；雄蕊 8，长 1～1.2 cm，略长者基部具极短的柄，略短者基部具刺状小瘤及后面呈短距，整个连成一盘状；子房卵形，冠缘具腺毛。蒴果杯形，为宿存萼所包，花期 8～10 月，果期约 10 月。

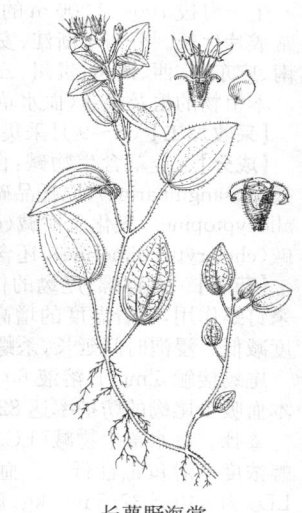

长萼野海棠

生于海拔 600～900 m 的山坡、山谷疏林下或路边水旁湿地。分布于江西、湖南、广东等地。

【采收加工】 5～9 月采挖，鲜用或晒干。

【药性】 《湖南药物志》："微苦，凉。"

【功用主治】 《湖南药物志》："清热利尿，活血调经。"

【用量用法】 内服：煎汤，9～15 g；大剂量可用至 60 g。外用：煎水洗；或鲜品捣敷。

【选方】 1. 治月经不调、痛经　（叶底红）全草 60 g，山莓根 18 g，火把果根 30 g。煎水兑甜酒服。

2. 治指头炎　（叶底红）全草煎水，先熏后洗。再以鲜叶捣烂敷。（1、2 方出自《湖南药物志》）

30 cm,基部具窄鞘;叶片卵圆状心形或圆心形,长 5～26 cm,宽 5～20 cm,先端急尖,基部耳垂状,表面绿色,背面灰绿色,有白粉,掌状脉 5～7 条,边缘呈波状。花葶灰绿色而略带紫红色,高 20～40 cm,有花 3～5 朵,排列成伞房状聚伞花序;苞片和小苞片卵状披针形,长 0.2～1 cm,先端渐尖;花萼 2,盔状,长 0.5～1.5 cm,无毛,先端渐尖,基部合生,早落;花瓣 4,白色,倒卵形,长 1～2.5 cm;雄蕊多数,花丝长 0.5～0.7 cm,花药长圆形,长约 0.3 cm,黄色;子房卵形或窄卵形,柱头 2 裂。蒴果长椭圆形,长约 2 cm,先端稍细小。花期 3～6 月,果期 5～7 月。

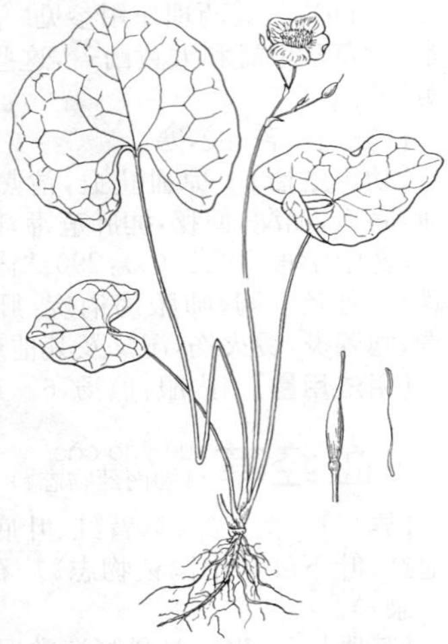
血水草

生于海拔 700～2 200 m 的山谷、溪边、林下阴湿肥沃地,常成片生长。分布于浙江、安徽、福建、江西、河南、湖北、湖南、广东、广西、四川、贵州、云南等地。

本植物的根及根茎(血水草根)亦供药用,另设专条。

【采收加工】 8～9 月采集全草,晒干或鲜用。

【成分】 全草含生物碱:白屈菜红碱(chelerythrine),血根碱(sanguinarine),原托品碱(protopine),α-别隐品碱(α-allocyptopine),氧化血根碱(oxysanguinarine),白屈菜红默碱(chelerythridimerine),还含羽扇豆乙酯(lupeny)[1]。

【药理】 对钉螺、尾蚴的作用 血水草生物碱有较好的杀钉螺作用,随着温度的增高,杀螺效果增加,杀螺有效浓度减低。浸泡时间延长,杀螺效果增加[1]。

尾蚴接触 5 mg/L 溶液 60 min100%死亡,对小鼠感染日本血吸虫尾蚴的防护率达 82.35%～94.53%[1]。

毒性 血水草生物碱(ECA)对鱼类毒性作用,在有效杀螺浓度下对鱼毒性低[2]。血水草总生物碱对小鼠灌胃的 LD_{50} 为 440±37.5 mg/kg,腹腔注射的 LD_{50} 为 21.75±0.38 mg/kg,外用几乎无毒[3]。

【药性】 苦,寒,小毒。归肝、肾经。

1.《贵州民间药物》:"性凉,味苦。有小毒。"

2.《江西草药》:"性寒,味苦。"

【功用主治】 清热解毒,活血止痛,止血。主治目赤肿痛,咽喉疼痛,口腔溃疡,疔疮肿毒,毒蛇咬伤,癣疮,湿疹,跌打损伤,腰痛,咳血。

1.《江西草药》:"治毒蛇咬伤,全身瘙痒,流黄水,疮疖,无名肿毒,急性结膜炎。"

2.《湖南药物志》:"止血逐瘀,杀虫。"

3.《福建药物志》:"清热利湿,消肿解毒。主治支气管炎,疔疮疖肿,跌打损伤。"

4.《浙江药用植物志》:"治劳伤腰痛,肺结核咳血。"

5.《中国民族药志》:"祛腐生肌。用于咽喉肿痛,口腔溃疡,内伤出血。"

【用法用量】 内服:煎汤,6～30 g;或浸酒。外用:鲜草捣烂敷;或晒干研末调敷;或煎水洗。

【选方】 1. 治急性结膜炎 鲜血水草 30～60 g。水煎服,每日 1 剂。(《江西草药》)

2. 治小儿胎毒,疮痒 黄水芋、苦参、燕窝泥各等分。共研为末,调菜油搽;或煎水洗。(《贵州民间药物》)

3. 治口腔溃疡 血水草全草适量。捣烂,绞汁漱口。(《中国民族药志》)

4. 治无名肿毒 血水草鲜品适量。甜酒糟少许,捣烂外敷。每日换药 1 次。(《江西草药》)

5. 治毒蛇咬伤 血水草适量。捣烂,兑淘米水外洗,外敷;亦可内服。(《中国民族药志》)

6. 治小儿癣疮 黄水芋全草。晒干,研末,取适量调菜油搽。(《贵州民间药物》)

7. 治内伤出血 血水草 15 g,蜈蚣藤根、两面针根各 10～15 g。泡酒内服,适量,每日 2 次。(《中国民族药志》)

1901 血叶兰 xuè yè lán (《全国中草药汇编》)

【异名】 石上藕、石蚕、真金草(广州部队《常用中草药手册》),异色血叶兰(《广东药用植物简编》)。

【基原】 为兰科血叶兰属植物血叶兰的全草。

【原植物】 血叶兰 *Ludisia discolor* (Ker-Gawl.) A. Rich.

多年生草本,高 10～25 cm。根状茎肉质,匍匐伸长,粗壮,茎节明显,似蚕卧于石上,通常紫红色或黄绿色。茎基部互生 2～4 片叶;叶卵形或卵状长圆形,长 3～7 cm,宽 2～3 cm,上面暗绿色或紫红色,背面红色,纵脉 5 条和网脉均为红色或金黄色。总状花序有 2～10 朵花。花白色或粉红色,基部具 1 枚淡红色的舟状苞片;中萼片近匙形,侧萼片椭圆形,均长 8 mm;花瓣与中萼片等长并靠合成兜状;唇瓣弯曲,基部具囊状距,前端伸展如两翼展翅;子房被短柔毛。

血叶兰

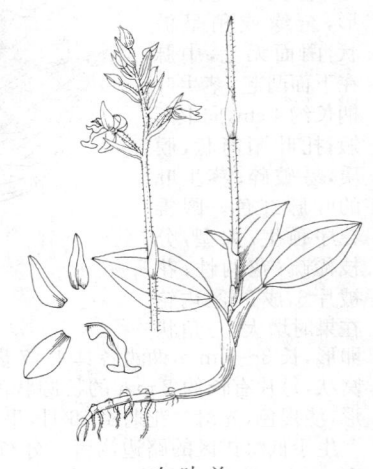

生于海拔 950～1 000 m 的林下阴湿处或山沟潮湿的岩石上。分布于福建、广东、广西、海南、云南等地。

【采收加工】 5～9 月采收,鲜用或切段晒干。

【药材】 血叶兰 *Herba Ludisiae Discoloris* 产于广东、广西、福建、云南等地。

性状 全草长 10～20 cm。根茎伸长似蚕状,肉质,直径约 3 mm,表面灰黄色,具纵皱纹,节明显,可见残留膜状或干枯成毛状的叶鞘。根短,稍粗壮,被细密的绒毛状根毛。叶互生,纸质,多卷缩,展平后呈卵状椭圆形,灰绿色或暗红色;叶柄延长成膜状鞘,抱茎。气微,味淡、微涩。

【药性】 甘,凉。

1.《全国中草药汇编》:"甘,凉。"

2.《香港中草药》:"味甘、微涩,性凉。"

【功用主治】 滋阴润肺,健脾,安神。主治肺痨咯血,食

没药，虽主血病，而兼入气分，此则专于血分者也。"

2.《本草经疏》："(骐驎竭)甘主补，咸主消，散瘀血、生新血之要药，故主破积血金疮，止痛生肉。主五脏邪气者，即邪热气也。带下者，湿热伤血分所致也，甘咸能凉血除热，故悉主之。苏恭主心腹卒痛，李纂以之治伤折打损，一切疼痛，血气搅刺，内伤血聚者，诚为此耳。"

3.《本草汇言》："骐驎竭，活血(瘀)、散血(聚)、破血(结)、行血(死)之药也，凡跌扑斗打及堕压损伤，伤之轻者曰血瘀、曰血聚，伤之重者曰血结、曰血死，皆血脉留滞于腹中及经络骨节之处与肌肉俱腐败者，非活血行血之药不能治。然欲保其生全，舍乳、没、骐驎竭之类，谁能起其危困乎？倘有断骨损筋或伤及脏腑，血瘀血胀、垂死者，此三种之外，更加山羊血或猴经二三厘酒调灌之，下咽即有生理，真活命之良方也。"

4.《本经逢原》："血竭，助阳药中同乳香、没药用之者，取以调和血气，而无留滞壅毒之患。"

1899 血风藤 xuè fēng téng (《广西中草药》)

【异名】 青藤、铁牛入石、青筋藤(广州部队《常用中草药手册》)，血风根、扁果藤、血宽筋、红蛇根、牛参、老人根(《新华本草纲要》)。

【基原】 为鼠李科翼核木属植物翼核果的根或茎。

【原植物】 翼核果 *Ventilago leiocarpa* Benth. 又名：光果翼核木(《台湾植物志》)。

藤状灌木，高2～3 m。根粗壮，外皮暗紫红色。茎多分枝，有细纵纹，幼枝绿色，无毛。叶互生；叶柄长3～5 mm，被疏短柔毛；叶片薄革质，卵形或卵状长圆形，长4～8 cm，宽2～3.5 cm，先端渐尖，基部阔楔形或近圆形，全缘或稍有细锯齿，两面无毛。腋生聚伞花序或顶生圆锥花序；花小，两性，绿白色；花萼5裂，裂片三角形；花瓣5，倒卵形，先端微凹；雄蕊5，略短于花瓣；子房2室，藏于五角形的花盘内，花柱2浅裂或半裂。核果球形，长达6 cm，核直径4～5 mm，熟时红褐色，先端有1鸭舌形膜质的薄翅，翅长1.5～2cm，基部有宿存萼筒；种子1颗。花期3～5月，果期4～7月。

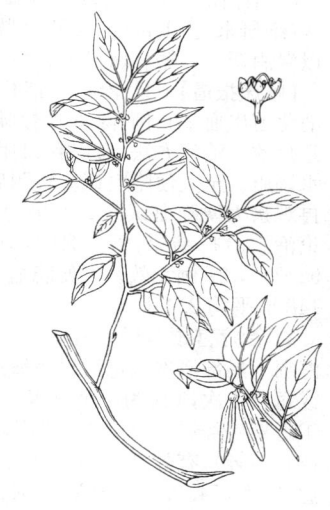

翼核果

生于海拔1 500 m以下的山野、沟边的疏林下或灌丛中。分布于福建、湖南、广东、广西、海南、云南、台湾。

【栽培】 *生物学特性* 喜温暖湿润的气候。对土壤要求不严，以土层深厚而富含腐殖质的砂质壤土栽培为好。

繁殖方法 种子繁殖。秋季果实变褐色时即成熟，选择粒大饱满留种，于通风处贮藏。翌年春季播种育苗。开沟条播，行距30 cm，种子粒距5 cm，覆土2 cm，浇水保持苗床湿润。当苗高35 cm时移栽。

【采收加工】 春、秋季采收茎，切段，晒干。冬季挖根，切片，晒干。

【药材】 血风藤 *Radix et Caulis Ventilaginis Leiocarpae* 产于广西、广东、湖南、云南、福建等地。

性状 根呈圆柱形，稍弯曲，分枝极少，直径2～7 cm，长20～60 cm，表面粗糙，有的具纵棱，暗红紫色。栓皮松脆，可层层剥离。断面木部黄褐色至棕褐色，密布细小的黑色针孔状小点，有的中央有细小的髓。藤茎外表灰褐色，有纵条纹，少分枝。断面木部黄褐色至灰棕色，髓部明显。气微，味淡。

鉴别 (1) 取本品粉末1g，加乙醇10 ml，振摇，冷浸过夜；滤过，滤液挥去乙醇，残渣加稀盐酸，调节pH约等于5，搅拌使溶；滤过，滤液加氨水碱化后，以三氯甲烷萃取；萃取液挥去三氯甲烷，残渣加水5 ml，滴加稀盐酸使pH约为5，使溶；滤过，滤液加氨水调节pH8～9，置试管中，滴加碘化铋钾试液，产生黄白色沉淀(检查生物碱)。

(2) 取本品粉末2 g，加甲醇20 ml，振摇，冷浸过夜；滤过，滤液挥去甲醇；残渣加水10 ml，滴加氢氧化钠试液碱化，搅拌使溶；滤过，滤液滴加稀盐酸使pH为中性；取滤液置试管中，加少许镁粉，滴加浓盐酸3～4滴；显紫红色(检查黄酮)。

(3) 取本品粉末0.2 g，加10%的硫酸溶液10 ml，置水浴上加热2～10 min。放冷后，加入5 ml乙醚振摇，静置分层后取醚层。取上述乙醚液2 ml，加入1 ml 5%的氢氧化钠液振摇，乙醚层由黄色退为无色，水层显红色；取上述乙醚液2 ml，滴加0.5%醋酸镁甲醇试液2～3滴，即产生紫红色的絮状沉淀，继续滴加过量的醋酸镁甲醇试液，沉淀消失，溶液变为紫红色。

【成分】 根含蒽醌化合物：大黄素(emodin)，大黄素甲醚(physcion)，大黄素-6，8-二甲醚(6，8-dimethylemodin)，1-羟基-6，7，8-三甲氧基-3-甲基蒽醌(1-hydroxy-6，7，8-trimethoxy-3-methylanthraquinone)，1，2，4，8-四羟基-3-甲基蒽醌(2-hydroisotandicin)，翼核果醌(leiocarpaquinone)，萘醌化合物：翼核果醌-Ⅰ(ventiloquinone-Ⅰ)，翼核果素(ventilagolin)。还含羽扇豆醇(lupeol)[1,2]。

【药性】 甘，温。

1. 广州部队《常用中草药手册》："甘，涩，温。"
2.《广西中草药》："味淡，性微温。"
3.《全国中草药汇编》："苦，温。"

【功用主治】 广州部队《常用中草药手册》："补气补血，舒筋活络。主治气血亏损，月经不调，风湿筋骨痛，四肢麻木，跌打损伤。"

【用法用量】 内服：煎汤，15～30 g；或浸酒。

1900 血水草 xuè shuǐ cǎo (《贵州民间药物》)

【异名】 黄水芋(《贵州民间药物》)，金腰带(南川《常用中草药手册》)，一口血、小号筒、小绿号筒、水黄连(《湖南药物志》)，鸡爪莲(《江西草药》)，斗篷草、马蹄草(《广西本草选编》)，小羊儿(《浙江药用植物志》)，血水芋、一滴血、一点血(《湖北中草药志》)，土黄连(《福建药物志》)。

【基原】 为罂粟科血水草属植物血水草的全草。

【原植物】 血水草 *Eomecon chionantha* Hance 又名：黄水草、见血参、人血草、散血草(湖北)，片莲、扒山虎(江西、贵州)，黄芋菜(江西、湖北、贵州)，雪花罂粟(广西)。

多年生草本，高30～60 cm。植株具红橙色汁液。根和根茎匍匐，黄色。茎紫绿色，有光泽。叶基生；叶柄长10～

八酯(octacosanyl ferulate)，紫檀芪(pterostilbene)，邻苯二甲酸(2-乙基)己酯，邻苯二甲酸丁基异丁基酯(butyl isobutyl phthalate)，4′-甲氧基-3′，7-二羟基黄酮(4′-methoxy-3′，7-dihydroxy flavone)[8]，1，2，4，5-四氯-3，6-二甲氧基苯(1，2，4，5-tetrachloro-3，6-dimethoxy-benzene)，正二十二烷醇(docosyl alcohol)，十八碳饱和脂肪酸乙酯(octadecyl acetate)，二十碳饱和脂肪酸乙酯(eicosyl acetate)，白藜芦醇(resveratrol)[9]。

【药理】 1. 抗炎作用　广西血竭 2 g/kg 剂量给小鼠灌胃，能明显拮抗二甲苯引起的小鼠耳炎。20%广西血竭混悬剂涂布于家兔烫伤部位，对烫伤所致炎症能加速结痂，促进伤口愈合[1]。

2. 抑菌作用　用含有不同药量的培养基对广西血竭进行抑菌试验，其最低抑菌浓度分别为(mg/ml)：金黄色葡萄球菌(0.1)、白色葡萄球菌(0.1)、柠檬色葡萄球菌(20)、奈氏球菌(20)、大肠杆菌(50)、伤寒杆菌(20)、铜绿假单胞菌(50)、乙型链球菌(50)、白喉杆菌(0.25)、福氏痢疾杆菌(40)[1]。对絮状表皮癣菌、许兰毛癣菌、断发毛癣菌、锈色小孢子菌、石膏样毛癣菌等也有较强的抗真菌作用[1,2]。血竭素和血竭红素对金黄色葡萄球菌、包皮垢分枝杆菌和白色念珠菌的抑菌浓度分别为 50 μg/ml、50 μg/ml、25 μg/ml、25 μg/ml 和 25 μg/ml、12.5 μg/ml[3]。

3. 抗血栓作用　家兔动静脉旁路循环实验法[4]表明，静脉注射或皮下注射血竭均能使血管内血栓的湿重减轻，有非常明显的抗血栓作用；并且皮下注射的剂量增加，作用也增强[5]。血流动力学试验表明，血竭能显著降低红细胞比容，加快红细胞在直流电场中的电泳速度(即缩短电泳时间)，以及增加血小板电泳速度。对全血黏度和血浆黏度也有降低趋势，说明血竭可增加红细胞和血小板的稳定性[5,6]。血竭对二磷酸腺苷诱导的血小板聚集抑制率为 87.16%[6]。

4. 对环核苷酸的影响　大鼠每日灌药 1 g/kg，连续 4 d，分别用结合蛋白法和放免法测血浆中的 cAMP 和 cGMP 含量，结果表明血竭能增加 cAMP 的含量和降低 cGMP 的水平。这种作用与 β-受体兴奋作用有关，而非 M 受体作用[5]。

5. 对纤维蛋白溶解活性的影响　家兔每日肌注血竭 2 次，每次 2 g/kg，连续 4 d，能明显缩短优球蛋白溶解时间，增高溶解酶的活性单位，从而促进纤溶活性[5]。但对家兔的凝血时间、凝血酶原时间和血液黏度无明显影响[1]。

毒性　血竭小鼠灌胃的 LD_{50} 为 153.75～366 g/kg[5]。广西血竭给家兔每日灌服 3 g/kg、1.5 g/kg，连续 90 d，未见明显毒性损害。红细胞、白细胞及肝、肾功能无异常，病理学检查对脾、肝、肺、肾、肠、肾上腺无损害作用[1]。

【药性】 甘、咸，平，小毒。归心、肝经。

1.《雷公炮炙论》："味微咸甘。"

2.《海药本草》："甘，温，无毒。"

3.《本草蒙筌》："味辛咸，气平，有小毒。"

4.《纲目》："走血，手足厥阴药也。"

5.《本草经疏》："气薄味厚，阴也，降也。入足厥阴、手少阴经。"

6.《本草正》："微涩。"

7.《本草新编》："入肾。"

【功用主治】 散瘀定痛，止血，生肌敛疮。主治跌打损伤，内伤瘀痛，痛经，产后瘀阻腹痛，外伤出血不止，瘰疬，臁疮溃久不合及痔疮。

1.《新修本草》："主五脏邪气，带下，止痛，破积血，金疮生肉。"

2.《海药本草》："治湿痒疮疥，宜入膏用。""主打伤折损，一切疼痛，补虚及血气搅刺，内伤血聚。"

3.《日华子》："治一切恶疮疥癣久不合者，引脓。"

4.《开宝本草》："主心腹卒痛，止金疮血，生肌肉，除邪气。"

5.《珍珠囊补遗药性赋》："除血晕。"

6. 王好古："补心包络、肝血不足。"(引自《纲目》)

【用法用量】 内服：研末，1～1.5 g，或入丸剂。外用：研末调敷或入膏药内敷贴。

【宜忌】 凡无瘀血者慎服。

1.《日华子》："此药性急，亦不可多使。"

2.《本草经疏》："凡血病无瘀积者不必用。"

【选方】 1. 治腹中血块　血竭、没药、滑石、牡丹皮(同煮过)各一两。为末，醋糊丸，梧桐子大，服之。(《摘玄方》)

2. 治产后血冲心膈喘满，命在须臾　骐𬴊竭、没药各一钱五分。研细末，童便和酒调服。(《本草汇言》引《广利方》)

3. 治鼻衄　血竭、蒲黄等分。为末，吹之。(《医林集要》)

4. 治瘰疬已破，脓水不止　血竭(炒)二钱半，青州枣二十个(烧为灰)，干地黄半两(别杵为末)。上三味，细研如粉，以津唾调贴疮上。(《博济方》血竭散)

5. 治一切不测，恶疮，年深不愈　血竭一两，铅丹半两(炒紫色)。上二味，捣研为散，先用盐汤洗疮后贴之。(《圣济总录》血竭散)

6. 治白虎风，走转疼痛，两膝热肿　麒麟血一两，硫黄一两(细研末)。上件药，捣罗为散，研令匀，每服，不计时候，以温酒调下一钱。(《圣惠方》)

【临床报道】 1. 治疗上消化道出血　以血竭粉治疗上消化道出血 270 例(除食管静脉曲张破裂出血外)，获得满意疗效。治疗方法：血竭粉口服，每次 1 g，每日 4 次，温开水调服。至大便隐血试验转阴后，改为每日 2 次，每次 1 g，再观察大便隐血试验 2 d，仍为阴性者停服，而后酌情辨证论治。治疗结果：270 例中，有 249 例获得止血效果，占 92.2%，21 例无效。大便隐血转阴时间最短为 17 h，最长 148 h，平均 2.4 d[1]。

2. 治疗宫颈糜烂　将血竭粉均匀撒在"一敷灵"可吸收海绵上局部清洗消毒后再将海绵贴敷于宫颈糜烂面。隔日或每日 1 次，7 次为 1 个疗程。治疗宫颈糜烂 58 例，结果：①近期停经后 10 d 观察，轻度宫颈糜烂 19 例中治愈 16 例(84.21%)，有效 3 例(15.79%)；中度宫颈糜烂 35 例中治愈 26 例(74.29%)，有效 9 例(25.71%)；重度宫颈糜烂 4 例中有效 2 例(50.00%)，无效 2 例(50.00%)。总有效率为 96.55%。②远期下次月经净后 10 d 观察：轻度宫颈糜烂 19 例全部治愈；中度糜烂 35 例全部治愈；重度糜烂 4 例中，治愈 2 例(50.00%)，有效 2 例(50.00%)。总有效率为 100%[2]。

3. 治疗急性湿疹　用血竭粉，内服，每次 2 g，每日 3 次，温开水调化送服。同时给予抗组织胺药物，少数患者合并感染时加用抗生素。同时选用 30%硼酸液湿敷患处，然后涂擦血竭粉适量，每日 3 次。共治疗 120 例，结果，临床治愈 104 例，占 86.7%；好转 15 例，占 12.5%；无效 1 例，占 0.8%，总有效率为 99.2%[3]。

【各家论述】 1.《纲目》："骐𬴊竭，木之脂液，如人之膏血，其味甘咸而走血，盖手足厥阴药也，肝与心包皆主血故尔。河间刘氏云，血竭除血痛，为和血之圣药是矣。乳香、

无毒；入肺、大肠二经。”

2.《安徽中草药》：“性平，味甘、涩。”

【功用主治】 1.《四川中药志》1962年版：“杀虫，润肺，疗痔，消积。治诸虫积蛊毒、咳嗽、痔漏及小儿疳积黄瘦等症。”

2.《天目山药用植物志》：“治食积，驱蛔虫。”

【用法用量】 内服：煎汤，6～15 g；或炒熟食。

【宜忌】 便溏者慎服。

【选方】 治食积 （三尖杉）种子7枚。研粉用开水吞服，每日1次，连服7 d。（《湖南药物志》）

1898 血竭 xuè jié （《雷公炮炙论》）

【异名】 骐驎竭（《雷公炮炙论》），海蜡（侯宁极《药谱》），麒麟血（《圣惠方》），木血竭（《滇南本草》）。

【基原】 棕榈科黄藤属植物麒麟竭果实和藤茎中的树脂。

【原植物】 麒麟竭 *Daemonorops draco* Bl. 又名：龙血藤（《中国植物志》）。

多年生常绿藤本，长10～20 m。茎具叶鞘并遍生尖刺。羽状复叶在枝梢上互生，在下部有时近对生；叶柄及叶轴具锐刺；小叶线状披针形，长20～30 cm，宽约3 cm，先端锐尖，基部狭，脉3出，平行。肉穗花序，开淡黄色冠状花，单性，雌雄异株；花被6，排成2轮；雄花雄蕊6，花药长锥形；雌花有不育雄蕊6，雌蕊1，瓶状，子房略呈卵状，密被鳞片，花柱短，柱头3深裂。果实核果状，卵状球形，径2～3 cm，赤褐色，具黄色鳞片，果实内含深赤色的液状树脂，常由鳞片下渗出，干后如血块状。种子1颗。

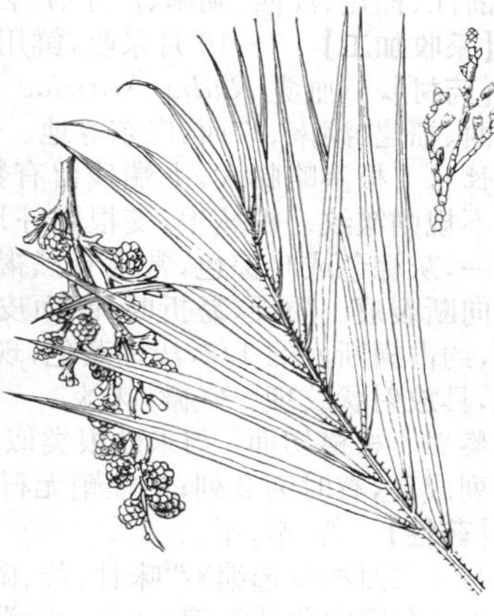

麒麟竭

分布于印度尼西亚、马来西亚、伊朗。我国广东、台湾有栽培。

【采收加工】 果熟时采收果实，置蒸笼内蒸煮，使树脂渗出；或取果实捣烂，置布袋内，榨取树脂，然后煎熬成糖浆状，冷却凝固成块状。亦有将茎砍破或钻若干小孔，使树脂自然渗出，凝固而成。

【药材】 血竭 *Sanguis Draconis* 主产于印度尼西亚、印度、马来西亚等地。

商品规格 通常分原装血竭和加工血竭。原装血竭为原产地印度尼西亚经初加工所得的团块，一般不含外加辅料，质量较优，目前进口已不多见。加工血竭为原装血竭在新加坡掺入辅料经加工而成，并多用布袋扎成类圆四方形，底部贴有手牌、皇冠牌等金色商标。进口血竭主要为加工血竭，过去按商标分规格，现改用按质量分两个等级。

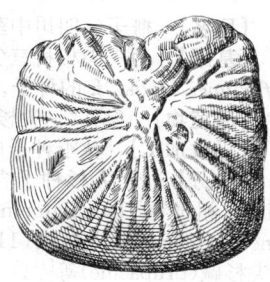

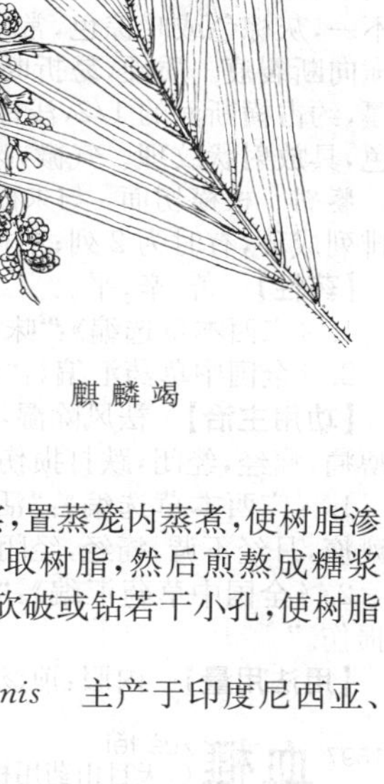

血竭（树脂）外形

性状 加工血竭（手牌、皇冠牌）：略呈扁圆四方形，大小、重量不一，一般直径6～8 cm，厚约4 cm，重120～150 g。表面暗红色或黑红色，有光泽，常附有因摩擦而成的红粉。底部平圆，顶端有包扎成型时形成的纵折纹。质硬脆易碎。破碎面黑红色，光亮，研粉则为血红色。无臭，味淡。

原装血竭 呈扁圆形、圆形或不规则块状，大小不等。表面红褐色、红色、砖红色。断面有光泽。研粉为血红色。无臭，味淡。

鉴别 （1）取本品粉末，置白纸上，用火隔纸烘烤即熔化，但无扩散的油迹，对光照视呈鲜艳的红色。以火燃烧则产生呛鼻的烟气。

（2）取本品粉末少许，放在试管中加热熔融，即呈暗红色，并有香气；取本品粉末少许，放在水中振摇，粉末不溶解，水不染色；取本品粉末少许，加95%热乙醇溶解，加盐酸10滴，再加水10～15滴，有棕黄色沉淀（血竭黄素）。

（3）薄层色谱：取本品粉末约0.1 g，加乙醚10 ml，密塞，振摇10 min，滤过，滤液作为供试品溶液。另取血竭素高氯酸盐对照品，同法制成对照品溶液。吸取上述溶液各10～20 μl，分别点于同一硅胶G薄层板上，以氯仿-甲醇（19∶1）为展开剂，展开，取出，晾干。供试品色谱中，在与对照品色谱相应的位置上，显相同的橙色斑点。

品质标志 《中华人民共和国药典》2005年版规定：照高效液相色谱法测定，本品含血竭素（$C_{17}H_{14}O_3$）不得少于1.0%。

【成分】 含黄酮类：血竭红素（dracorubin），血竭素（dracorhodin）[1～3]，去甲基血竭红素（nordracorubin），去甲基血竭素（nordracorhodin），(2S)-5-甲氧基-6-甲基黄烷-7-醇〔(2S)-5-methoxy-6-methylflavan-7-ol〕，(2S)-5-甲氧基黄烷-7-醇〔(2S)-5-methoxyflavan-7-ol〕，2，4-二羟基-5-甲基-6-甲氧基查耳酮（2，4-dihydroxy-5-methyl-6-methoxychalcone），2，4-二羟基-6-甲氧基查耳酮（2，4-dihydroxy-6-methoxychalcone），血竭黄烷（dracoflavan）A，7，4′-二羟基黄烷（7，4′-dihydroxy flavan），7-羟基-4′-甲氧基黄烷（7-hydroxy-4′-methoxy flavan），7，4′-二羟基黄酮（7，4′-dihydroxy flavone）[4]。

萜类：海松酸（pimaric acid），异海松酸（isopimaric acid），松香酸（abietic acid），去氢松香酸（dehydroabietic acid），山达海松酸（sandaracopimaric acid）[5]。

苷类：1，2，4，5-四氯甲氧基苯（1，2，4，5-tetrachloromethoxy-benzene）[5]，26-O-β-D-葡萄吡喃糖基-呋甾烷-5，25(27)-二烯-1β，3β，22β，26-四醇-1-O-α-L-阿拉伯吡喃糖苷〔26-O-β-D-glucopyranosyl-furostan-5，25(27)-diene-1β，3β，22β，26-tetrahydroxy-1-O-α-L-arabinopyranoside〕，3，4-二羟基烯丙基苯-4-O-β-D-葡萄吡喃糖苷（3，4-dihydroxy-allylbenzene-4-O-β-D-glucopyranoside），五梗五加苷（acanthoside）B[5]。

芳香族：对羟基苯甲酸乙酯（*p*-hydroxyethylbenzoate），二对羟基黄烷酮（7，4′-dihydroxy-flavanone），对羟基苯甲酸（*p*-hydroxybenzoic acid），对羟基苯酚（*p*-hydroquinone）。

其他：原儿茶醛（protocatechualdehyde）[6]，血竭二氧杂庚醚（dracooxepine）[7]。

广西血竭含正二十七烷（*n*-heptacosane），阿魏酸二十二酯（decosanyl ferulate），阿魏酸二十四酯（tetracosanyl ferulate），阿魏酸二十六酯（hexacosanyl ferulate），阿魏酸二十

1895 血桐 xuè tóng （《台湾药用植物志》）

【基原】 为莲叶桐科莲叶桐属植物莲叶桐的叶或种子。

【原植物】 莲叶桐 *Hernandia sonora* L.［*H. ovigera* L.］

常绿乔木。树皮光滑。单叶互生；叶柄长约 25 cm，盾状着生；叶片心状圆形，长 20～40 cm，宽 15～30 cm，先端急尖，基部圆形至心形，全缘，掌状脉 3～7。圆锥花序聚伞状，腋生，花梗被绒毛；小聚伞花序具 4 个苞片；花单性同株，雄花生于雌花的下部；雄花花被片 6，排成两轮，雄蕊 3，药室侧瓣裂，花丝基部有 2 个附属物；雌花生于雄花中央，无花梗，花被片 8，排成两轮，基部具杯状总苞，不育雄蕊 4，子房下位，1 室，有胚珠 1 粒，花柱短，柱头膨大，呈不规则齿裂。果为核果状，包藏于膨大的总苞内，果肉质，直径 3～4 cm。种子 1，球形，种皮厚而坚硬，具棱。

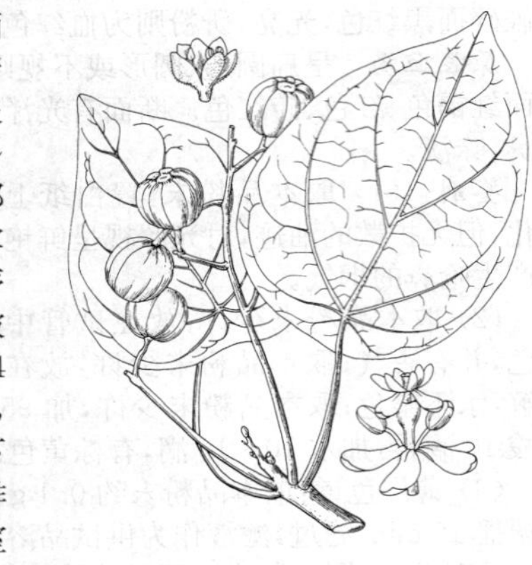

莲叶桐

常生于海滩上。分布于台湾南部。

【采收加工】 全年均可采叶，鲜用或晒干。10～12 月采果实，取种子晒干。

【成分】 种子含多种木脂素，已确定的有：去氧鬼臼毒素（deoxypodophyllotoxin），去氧鬼臼苦素（deoxypicropodophyllin），莲叶桐脂素（hernandin），裂榄脂素（bursehernin），西藏鬼臼脂醇（podorhizol），亚太因（yatein），莲叶桐内酯（hernolactone），1，2，3，4-去氢去氧鬼臼毒素（1，2，3，4-dehydrodeoxypodophyllotoxin），1，2，3，4-去氢鬼臼毒素（1，2，3，4-dehydropodophyllotoxin），二甲基穗罗汉松树脂酚（dimethylmatairesinol），5′-甲氧基西藏鬼臼脂醇（5′-methoxypodorhizol）[1～4]。

【功用主治】 泻下通便，抗癌。主治大便秘结，恶性肿瘤；亦用于神经系统及心血管系统疾病。

《台湾药用植物志》："叶及种子具泻下作用。"

【用法用量】 内服：煎汤，3～9 g。

1896 血党 xuè dǎng （《广西药用植物名录》）

【异名】 珍珠盖伞、假血党、大巴戟、石狮子、铁郎伞、美女怀胎、散血丹（《广西药用植物名录》），小罗伞、小凉伞、斑叶朱砂根（广州空军《常用中草药手册》），活血胎、腺点紫金牛（《广西实用中草药新选》），郎伞、铁雨伞（《新华本草纲要》）。

【基原】 为紫金牛科紫金牛属植物山血丹的根或全株。

【原植物】 山血丹 *Ardisia punctata* Lindl.［*Tinus punctata* O. Kuntze；*Bladhia punctata* Nakai］ 又名：沿海紫金牛（《中国高等植物图鉴》）。

灌木，高 1～2 m。叶互生；叶柄长 1～1.5 cm，被微柔毛；叶片革质或近坚纸质，长圆形至椭圆状披针形，长 10～15 cm，宽 2～3.5 cm，先端急尖或渐尖，基部楔形，近全缘或具微波状齿，齿尖具边缘腺点，边缘反卷，背面被细微柔毛，脉隆起，除边缘外其余无腺点或腺点极疏；侧脉 8～12 对，连成远离边缘的边缘脉。亚伞形花序，着生于侧生特殊花枝顶端；具少数退化叶或叶状苞片，被细微柔毛；花梗长 8～12 mm，果时达 2.5 cm；花长约 5 mm，被微柔毛；萼片长圆状披针形或卵形，具缘毛或几无毛，具腺点；花瓣白色，椭圆状卵形，先端圆形，具明显的腺点，里面被微柔毛；花药披针形，顶端具小尖头，背部具腺点；雌蕊子房卵球形，被微柔毛，具腺点；果球形，直径约 6 mm，深红色，具疏腺点。花期 5～7 月，果期 10～12 月，有的植株上部枝条开花，下部枝条果熟。

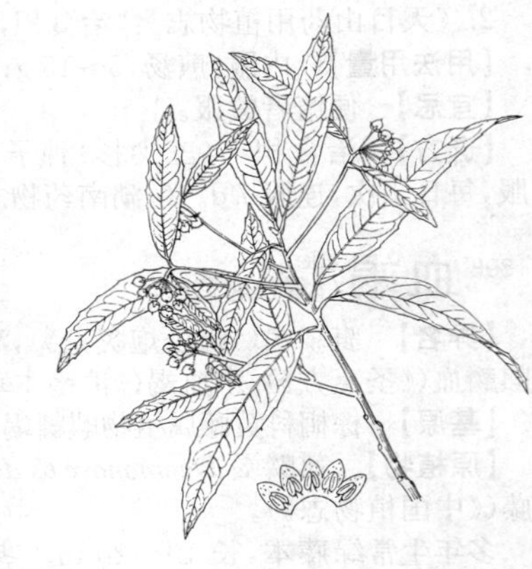

山血丹

生于海拔 270～1 150 m 的山谷、山坡林下阴湿处。分布于浙江、福建、江西、湖南、广东、广西等地。

【采收加工】 7～10 月采收，鲜用或晒干。

【药材】 血党 *Radix Ardisiae Punctatae* 产于浙江、江西、福建、湖南、广西、广东等地。

性状 根茎略膨大，上端残留有数条茎基，表面灰褐色，具不规则皱纹。根丛生，支根圆柱形，呈不规则弯曲，长短不一，灰棕色或暗棕色，常附有黑褐色分泌物，具细纵纹及横向断裂痕。质硬，易折断，断面皮部常与木部分离，皮部厚，约占横断面的 1/2，浅棕黄色，现紫褐色斑点，木部淡黄色，具放射状纹理。气微，味淡。

鉴别 根横切面：与朱砂根类似，但皮层有分泌腔，断续排列成环，有时为 2 列；中柱鞘无石细胞。

【药性】 苦、辛，平。

1.《广西本草选编》："味甘、苦、微辛，性平。"

2.《全国中草药汇编》："苦、辛，温。"

【功用主治】 祛风除湿，活血调经，消肿止痛。主治风湿痹痛，痛经，经闭，跌打损伤，咽喉肿痛。

1.《广西本草选编》："活血调经，舒筋活络。主治贫血，瘫痪，月经不调，痛经，经闭，风湿痹痛，跌打损伤。"

2.《全国中草药汇编》："根主治咽喉肿痛，根、叶治跌打损伤。"

【用法用量】 内服：煎汤，9～15 g。外用：鲜品捣敷。

1897 血榧 xuè fěi （《天目山药用植物志》）

【异名】 榧子（《四川中药志》）。

【基原】 为三尖杉科三尖杉属植物三尖杉 *Cephalotaxus fortunei* Hook. f. 的种子。

【原植物】 参见"三尖杉"条。

【采收加工】 秋季种子成熟时采收，晒干。

【成分】 三尖杉种子含生物碱：三尖杉碱（cephalotaxine），粗榧碱（harringtonine），高粗榧碱（homoharringtonine），11-羟基三尖杉碱（11-hydroxycephalotaxine），桥氧三尖杉碱（drupacine）等[1]。

【药性】 1.《四川中药志》1962 年版："性微温，味甘、涩，

秘录》)，人退(《纲目》)，头发(《惠直堂经验方》)，血余炭(《药材学》)，人发灰(《中药材手册》)。

【基原】 为人科健康人之头发制成的炭化物。

【采收加工】 收集头发，用碱水洗净污垢后，再用清水洗净，捞出晒干。然后放置于煅锅内，上面再覆盖上同样大小的锅，两锅之间的缝隙用黄泥封严，在上面锅底上贴上一张白纸，加热煅烧至白纸呈焦黄色，经冷却后取出即成。

【药材】 血余 *Crinis Carbonisatus* 产于全国各地。

性状 本品呈不规则块状，大小不一。乌黑光亮，表面有多数细孔，如海绵状。质轻，质脆易断，断面蜂窝状。用火烧之有焦发气，味苦。

【成分】 主要成分是一种优角蛋白(eukeratin)，含水分12%～15%，灰分0.3%，脂肪3.4%～5.8%，氮17.4%，硫5.00%。另含黑色素(melanin)[1]。灰分中含下列金属元素(按含率大小顺序)：钙＞钠＞钾＞锌＞铜＞铁＞锰＞砷[2]。人发炮炙成血余炭时，有机成分破坏炭化，其中的有机成分未详，无机成分如上述。

【药理】 1. 止血作用 血余炭粗结晶8 mg/kg，家兔耳静脉注射给药，能显著缩短白陶土部分凝血活酶时间；10 mg/kg大鼠股静脉给药，能明显增强ADP诱导的血小板聚集；放射免疫法证明，18 mg/kg大鼠股静脉给药，能显著降低其血浆中cAMP的含量[1,2]。血余炭水煎液以5 g/kg给小鼠灌胃，能显著缩短小鼠凝血时间、出血时间和出血量；以2 g/kg给家兔灌胃，能显著缩短家兔用药后凝血时间和家兔血液复钙凝血时间[3]。血余炭中含有大量钙、铁离子，而除去钙、铁离子的煎液则失去止血作用，或使凝血时间延长[4]。

2. 其他作用 血余炭粗结晶100 mg/kg，小鼠腹腔注射，对二甲苯所致耳郭炎症有明显抑制作用[2]。血余炭煎剂对金黄色葡萄球菌、伤寒杆菌、甲型副伤寒杆菌及福氏痢疾杆菌有较强的抑制作用[5]。

毒性 小鼠，血余炭水煎液灌胃，LD_{50}为90.90 g(生药)/kg，腹腔注射LD_{50}为26.18 g/kg；血余炭醇提取液灌胃，LD_{50}为109.27g/kg，腹腔注射为22.67g/kg。头发水煎液及头发醇提取液，灌胃或腹腔注射1 000 g/kg，均未见动物死亡，表明头发制剂毒性小，而炮制后毒性增加[6]。

【药性】 苦、涩，平。归肝、胃、肾经。

1.《本经》："味苦，温。"

2.《别录》："发髲：小寒，无毒；乱发：微温。"

3.《雷公炮制药性解》："入心经。"

4.《本经逢原》："达肝、心二经。"

5.《长沙药解》："入足太阳膀胱、足厥阴肝经。"

6.《本草从新》："苦，平。"

7.《医林纂要》："咸、苦，微寒。"

8.《饮片新参》："苦，涩。"

【功用主治】 止血化瘀，利尿，生肌。主治咳血，吐血，衄血，便血，尿血，崩中漏下，小便淋痛，痈肿，溃疡，流火，烫伤。

1.《本经》："发髲，主五癃，关格不通，利小便水道，疗小儿痫，大人痓。仍自还神化。"

2.《药性论》："能消瘀血。"

3.《新修本草》："赤白痢，哽噎，鼻衄，痈肿，狐尿刺，尸疰，丁肿，骨疽，杂疮。"

4.《日华子》："止血闷血运，金创伤风，血痢。入药烧灰，勿令绝过。煎膏长肉，消血也。"

5.《纲目》："煅治服饵，令发不白。""能治血病，补阴，疗惊痫，去心窍之血。"

6.《本草正》："壮肾补肺。"

7.《长沙药解》："梦遗。"

8.《药义明辨》："入心补血。"

【用法用量】 内服：煎汤，5～10 g；研末，每次1.5～3 g。外用：研末掺或油调、熬膏涂敷。

【宜忌】 胃弱者慎服。

1.《纲目》："误食入腹，变为癥虫。"

2.《本草经疏》："煎煅成末后气味不佳，胃弱者勿服。"

3.《本经逢原》："胃虚人勿用，以其能作呕泻也。"

【选方】 1. 治咳血，兼治吐衄及二便下血 花蕊石(煅存性)三钱，三七二钱，血余(煅存性)一钱。共研细，分两次，开水送服。(《衷中参西录》化血丹)

2. 治泻血脏毒 血余半两(烧灰)，鸡冠花根、柏叶各一两。上为末，临卧温酒调下二钱，来晨酒一盏投之。(《卫生家宝》血余散)

3. 治小便尿血 头发不拘多少，烧灰存性，研为细末，别用新采侧柏叶捣汁，调糯米粉打糊为丸，如梧桐子大。每服五十丸，空心白滚汤下，或煎四物汤送下。(《松崖医经》秘传发灰丸)

4. 治崩中漏下，赤白不止，气虚竭 烧乱发，酒和服方寸匕，日三。(《千金方》)

5. 治小便不利 滑石二分，乱发二分(烧)，白鱼二分。上三味，杵为散。饮服半钱匕，日三服。(《金匮要略》滑石白鱼散)

6. 治黄疸 烧乱发，水调服一钱匕，日三服。(《肘后方》)

7. 治恶露不尽，腹胀痛 乱发如鸡子大，灰汁洗净，烧末，酒服。(《外台》引《救急方》)

8. 治孩子热疮 鸡子五枚(去白取黄)，乱发如鸡子许大。二味相和，于铁铫子中炭火熬，初甚干，少倾即发焦，遂有液出，旋取置一磁碗中，以液尽为度。取涂热疮上，即以苦参末粉之。(《传信方》乱发鸡子膏)

9. 治手足裂 头发一大握，桐油一碗。于瓦器内熬，候油沸，头发熔烂，出火摊冷，以瓦器收贮，勿令灰入。每用百沸汤泡洗皲裂令轻，拭干敷上。(《卫生易简方》)

【临床报道】 治疗产后尿潴留 取血余10 g，洗净晒干，炒炭存性，研为细末，开水1次冲服。治疗15例，其中第一胎11例，两胎以上4例。结果：服药1次治愈14例，仅1例服2次而愈，治愈率为100%[1]。

【各家论述】 1.《本草思辨录》："后世因《本经》有自还神化一语，不得其解，遂附会其说，或谓补真阴，或谓益水精，曾是通关格之物而能有补益之实者耶？《别录》合鸡子黄之消为水，疗小儿惊热百病，鸡子甘温育阴，本治小儿虚热之妙品，血余得之，则变峻逐而为宣鬯，而阴分积热以解，痰逆以平，以此法涂热疮，小儿及产妇亦俱宜。古方元精丹，则以血余配入首乌等一切补肾之药，为便后脱血之良方，此皆得制剂之道，而血余乃有功而无过，非血余之本能然也。"

2.《衷中参西录》："其性能化瘀血、生新血，有似三七，故善治吐血、衄血。而常服之又可治劳瘵，因劳瘵之人，其血必虚而且瘀，故《金匮》谓之血痹虚劳。""其化瘀之力，又善治血痹，是以久久服之，自能奏效。血余能化瘀血生新血，使血管流通最有斯效。其化瘀生新之力，又善治大便下血腥臭，肠中腐烂及女子月信闭塞，不以时至。"

4 朵,淡黄色,内有暗红色斑点,每花有 1～3 枚叶状苞片,先端不卷曲;花被片 6,匙状长圆形,长 3～4 cm,宽 1.2～1.6 cm,淡黄色,蜜腺窝在背面明显突出;雄蕊长约为花被片的 2/3,花药近基着生,花丝无乳突;柱头裂片长约 2 mm。蒴果棱上有宽翅。花期 5 月。

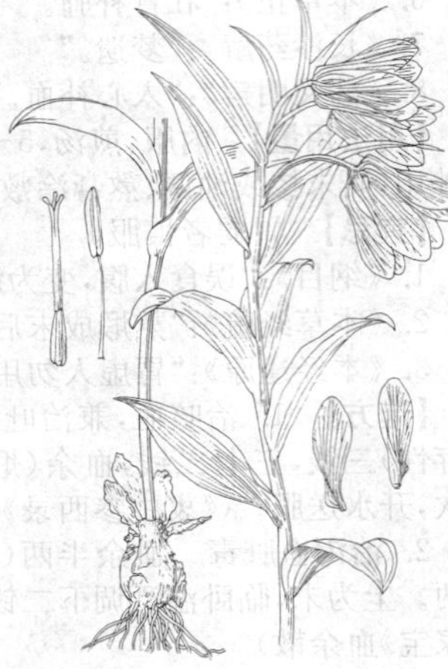
伊贝母

生于海拔 1 300～1 780 m 的林下或草坡上。分布于新疆。

2. 新疆贝母 *F. walujewii* Regel 又名:天山贝母(《中国高等植物图鉴》)。

草本,高 25～40 cm。鳞茎粗 1～1.5 cm,由少数肥厚的鳞片组成。叶对生或轮生;叶片披针形至条形,长 5～9 cm,宽 3～10 mm,最上部具 3 枚轮生的叶状苞片,苞片先端极卷曲。单花顶生;花被钟状,花被片 6,外面灰紫色,内面紫红色,具白色或黄色方格斑纹,基部的上方具凹陷的蜜腺;雄蕊长为花被片的 1/2;花柱略比子房长;柱头 3 裂,裂片长约为花柱的 1/4。蒴果长 1.8～3 cm,棱上的翅宽 4～5 mm。花期 5～6 月,果期 7～8 月。

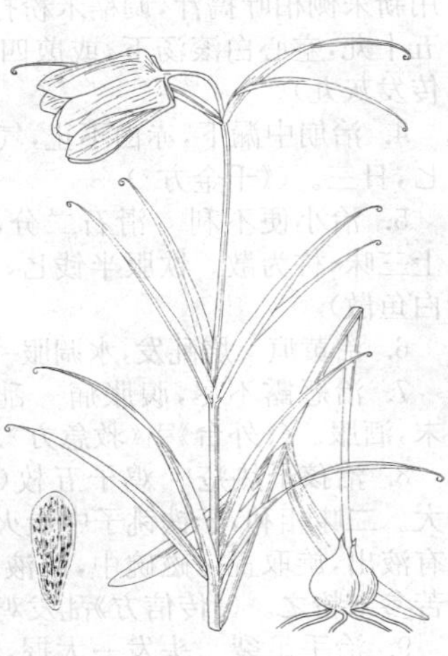
新疆贝母

生于海拔 1 300～2 000 m 的林下阴湿地。分布于新疆。

【栽培】 生物学特性 喜凉爽湿润气候,耐寒,怕高温,鳞茎在−10 ℃不受冻害,适宜生长温度为 5～20 ℃。对土壤要求不严,但以排水良好、土层深厚、疏松、富含腐殖质的砂质壤土种植为好。

繁殖方法 鳞茎和种子繁殖。鳞茎繁殖:每个鳞茎是由 2～3 个鳞片构成,把鳞片分开,每个鳞片作为 1 个繁殖实体种植,在畦内按行距 20 cm 开沟,沟深依种茎大小而定,株距 5～10 cm。种子繁殖:秋播在 8～9 月,种子不需处理,翌年春出苗。春播种子需拌湿沙层积处理,于翌年 3 月播种,条播,按行距 15～20 cm,开沟深 0.5～1 cm,将种子均匀撒入沟内,覆盖薄层细土,稍压,浇水,保持土壤湿润。

田间管理 出苗后及时松土除草,并结合追肥追施稀薄人畜粪水或用硫酸铵,入冬前,在畦面上铺越冬肥。

病虫害防治 病害有灰霉病,高温高湿季节发生,为害叶部,用 50%甲基托布津 1 000 倍液喷雾,每隔 10 d 1 次,连续 3～4 次。

【采收加工】 鳞片繁殖 2～3 年收获,种子繁殖 3～4 年收获。6 月份以后茎叶枯萎时,将鳞茎挖出,晒干或烘干。

【药材】 伊贝母 *Bulbus Fritillariae Pallidiflorae* 产于新疆。

性状 新疆贝母 呈扁球形,高 0.5～1.5 cm。表面类白色,光滑。外层鳞叶 2 瓣,月牙形,肥厚,大小相近而紧靠。顶端平展而开裂,基部圆钝,内有较大的鳞片及残茎、心芽各 1 枚。质硬而脆,断面白色,富粉性。气微,味微苦。

伊犁贝母 呈圆锥形,较大。表面稍粗糙,淡黄白色。外层鳞叶心脏形,肥大,一片较大或近等大,抱合。顶端稍尖,少有开裂,基部微凹陷。

鉴别 (1) 粉末特征:类白色,以淀粉粒为主体。

新疆贝母 淀粉粒单粒广卵形,卵形或贝壳形,直径 5～54 μm,脐点点状、人字状或短缝状,层纹明显;复粒少,由 2 分粒组成。表皮细胞类长方形,垂周壁微波状弯曲,细胞内含细小草酸钙方晶。气孔不定式,副卫细胞 4～6。螺纹及环纹导管直径 9～56 μm。

伊犁贝母 淀粉粒单粒广卵形、三角状卵形、贝壳形或不规则圆形,直径约至 60 μm,脐点点状、人字状或十字状。导管直径约 50 μm。

(2) 薄层色谱:取本品粉末 5 g,加浓氨试液 2 ml 与氯仿 20 ml,振摇,放置过夜,滤过,滤液蒸干,残渣加氯仿 0.5 ml 使溶解,作为供试品溶液。另取西贝母碱对照品,加氯仿制成每 1 ml 含 0.5 mg 的溶液,作为对照品溶液。吸取上述溶液各 2～4 μl,分别点于同一用 2%氢氧化钠溶液制备的硅胶 G 薄层板上,以氯仿-醋酸乙酯-甲醇-水(8∶8∶3∶2) 10 ℃以下放置的下层溶液为展开剂,展开,取出,晾干,依次喷以稀碘化铋钾试液和亚硝酸钠试液。供试品色谱中,在与对照品色谱相应的位置上,显相同颜色的棕色斑点。

【成分】 1. 伊贝母鳞茎含生物碱 西贝素(imperialine),西贝素 3β-D-葡萄糖苷(imperialine 3β-D-glucoside),贝母辛碱(peimisine),西贝素 N-氧化物(imperialine N-oxide),环贝母碱(cyclopamine),3-葡萄糖基-11-去氧芥芬胺(cycloposine)[1],西贝母碱(sipeimine)[2],伊贝辛(yibeissine),11-去氧-6-氧代-5α,6-二氢芥芬胺(11-deoxo-6-oxo-5α,6-dihydrojervine)[3]。

全草含伊贝碱苷(yibeinoside) A、B[4,5]。

2. 新疆贝母鳞茎含生物碱 西贝素(imperialine)、新贝素甲(sinpemine A)[6]。

全草含生物碱:17-羟基布加贝母啶(valivine)[7],浙贝甲素(verticine),异浙贝母碱(isovertecine)及 ebeiedene[8]。

【药理】 1. 降压作用 伊贝母所含的西贝素对麻醉犬能扩张外周血管而呈明显降压作用[1]。

2. 解痉作用 对离体回肠、十二指肠豚鼠、大鼠子宫及整体犬小肠均有明显松弛作用。其解痉作用类似罂粟碱,能对抗氯化乙酰胆碱、二磷酸组胺和氯化钡引起的痉挛[2]。

毒性 西贝素大鼠 LD_{50} 为 90 mg/kg[1],其盐酸盐 50 mg/kg 对大鼠长期给药有肝损害现象[2]。

【药性】 苦、甘,微寒。归肺经。

【功用主治】 清肺,化痰,散结。主治肺热咳嗽,痰黏胸闷,劳嗽咯血,瘰疬,痈肿。

【用法用量】 内服:煎汤,3～9 g。

【宜忌】 反乌头。

1894 血余 xuè yú (《本草蒙筌》)

【异名】 发髲(《本经》),乱发(《金匮要略》),发灰(《子母

3.《玉楸药解》:"燥湿行瘀,止痛续折。治跌打损伤,癥瘕积聚。破血消瘿,宁心定悸。疗风湿痺痪之属。"

【用法用量】 内服:煎汤,10～15 g;或入散剂,每次 0.3 g。外用:研末调敷。

【宜忌】 阴虚火旺,血虚无瘀者禁服。

1.《本草求真》:"产后血虚者忌服。"

2.《本草汇纂》:"中病即已,过服恐泄真气。"

【选方】 1. 治打扑伤 自然铜(研极细,水飞过)同当归、没药各半钱。以酒调频服,仍以手摩痛处。(《本草衍义》)

2. 治心痛 自然铜火煅,醋内淬九次,为末。每疼,醋调一字下。(《卫生易简方》)

3. 治倒睫卷毛 木鳖子(去壳)一钱,自然铜五分(制)。上捣烂为条子,搐鼻;又以石燕末入片脑少许,研,水调敷眼眩上。(《证治准绳》起睫膏)

【临床报道】 防治地方性甲状腺肿 用自然铜改进病区水质。方法是选择两个人口组成、发病率、生活条件等均相似的地区进行试验,一为试验点,一为对照点。试验点按各井水容积,以 6～8 kg/m³ 计,将自然铜用藤筐盛装放入井中;次年又在原井中放入相同量的自然铜。对照点各井中不放任何药物。两年半后,观察结果表明:在新发病例方面,试验点 271 人,体检复查发现Ⅱ度甲状腺肿 51 例,占 18.8%;对照点 297 人,新发Ⅱ度甲状腺肿 81 例,Ⅲ度 1 例,占 27.6%。在治疗效果方面,试验点为 55.7%,对照点为 38.8%,经统计学处理,差异显著;而恶化病例则相反,对照点(50%)超过试验点(31.6%)[1]。

【各家论述】 1.《本草衍义补遗》:"自然铜,世以为接骨之药,然此等方尽多。大抵骨折在补气、补血、补胃,俗工惟在速效以罔利,迎合病人之意,而铜非火煅不可用,若新出火者,其火毒、金毒相扇,挟热毒香药,虽有接骨之功,燥散之祸,甚于刀剑,戒之。"

2.《本草经疏》:"自然铜乃入血行血,续筋接骨之药也。凡折伤则血瘀而作痛,辛能散瘀滞之血,破积聚之气,则痛止而伤自和也。"

1891 **自消容子** zì xiāo róng zǐ (《岭南采药录》)

【基原】 为豆科猪屎豆属(野百合属)植物大猪屎豆 *Crotalaria assamica* Benth. 的种子。

【原植物】 参见"自消容"条。

【采收加工】 8～11 月果实成熟时采摘,再晒干后取种子,晒干。

【药材】 自消容子 *Semen Crotalariae Assamicae* 产于广东、广西、云南、湖北等地。

性状 种子呈肾形,两侧面有的饱满,有的呈凹窝状,长 3～5 mm,宽约 3 mm,表面黄绿色、黑绿色或黑色,光滑,有光泽;腹面深凹陷,为种脐着生处。质坚硬,不易破碎。气微弱,味微苦。

【成分】 种子含生物碱:野百合碱(monocrotaline)[1],大猪屎豆碱(assamicadine)[2]。

【药性】《湖南中草药志》:"微苦,温。"

【功用主治】《湖北中草药志》:"抗癌,止血,杀虫。用于表皮癌(皮肤的鳞状细胞癌、基底细胞癌、假上皮瘤样增生)、跌打损伤、风湿骨痛、小儿疳积等症。"

【用法用量】 外用:研末,撒敷。

【宜忌】 内服对肝脏有损害。

【临床报道】 1. 治疗白血病 从大叶猪屎豆种子中分离出的生物碱——野百合碱,据分析与草药农吉利(*Crotalaria sessiliflora* L.)中分离出的农吉利甲素性质相同。一般每日用 100～200 mg,1 次或分 2 次静滴或静注,连续 2 星期左右。用药时间最长为 30 d,总量 6.0 g,考虑到野百合碱有一定毒性,建议总疗程不超过 15 d,总量不超过 2.5 g。治疗 25 例患者,获得暂时缓解者(血液中幼稚细胞消失,骨髓象恢复正常或好转,临床症状消失,全身情况明显好转)2 例,暂时好转者(血象明显好转,症状明显减轻或消失,全身情况好转)4 例,血象进步者(血液中幼稚细胞减少,症状减轻不明显,全身情况维持原状)8 例,总有效率为 56%。有效病例在用药后 5～7 d 血象开始好转,平均在 12 d 时血象好转最明显。但有效时期较为短促,最短仅 3～5 d,最长为 1 个多月。对肝脏有毒性损害,主要表现为 ALT(丙氨酸氨基转移酶)上升,往往在用药后 1～2 个月出现,严重者甚至可以致死,故临床应用必须十分慎重[1]。

2. 治疗恶性肿瘤 野百合碱粉剂外敷,每日 15～80 mg,总量为 765～1 520 mg;局部瘤内注射,每日 30～100 mg,总量为 165～2 000 mg;肌内注射,每日 15～50 mg,总量为 600 mg;静脉注射或滴注,每日 100～200 mg,总量为 3 000 mg 左右;动脉插管推注,多为每日 200 mg,总量为 3 000 mg 左右。根据病情,分别采用上述 1 种或 1 种以上方法,疗程为 2～3 星期。共治 21 例,其中皮肤癌 4 例,基底细胞癌 3 例,宫颈癌 4 例,恶性淋巴瘤 3 例,头颈部肿瘤 4 例,食管癌、肺癌、纵隔肿瘤各 1 例。结果,显效(症状基本缓解或大部分缓解,肿瘤缩小一半以上)2 例,有效(症状有所改善,肿瘤缩小一半以下)1 例。可影响肝、肾及造血功能,并有恶心、呕吐、食欲下降、无力、头晕、头痛等副作用[1]。

1892 **自消容根** zì xiāo róng gēn (《生草药性备要》)

【异名】 马铃根(《全国中草药汇编》)。

【基原】 为豆科猪屎豆属(野百合属)植物大猪屎豆 *Crotalaria assamica* Benth. 的根。

【原植物】 参见"自消容"条。

【采收加工】 9～11 月采挖,切片,鲜用或晒干。

【药性】《全国中草药汇编》:"淡,微凉。"

【功用主治】 凉血降压。主治跌打损伤,高血压病。

1.《生草药性备要》:"治伤症。"

2.《岭南采药录》:"治内伤。"

3.《全国中草药汇编》:"清热解毒,凉血降压,利水。"

【用法用量】 内服:煎汤,15～30 g,鲜品 30～60 g。

【宜忌】《全国中草药汇编》:"孕妇忌服。"

【选方】 治高血压病 用(自消容)鲜根 30～60 g,炖猪瘦肉服。(《全国中草药汇编》)

1893 **伊贝母** yī bèi mǔ (《中华人民共和国药典》)

【异名】 贝母、伊贝、生贝。

【基原】 为百合科贝母属植物伊贝母或新疆贝母的鳞茎。

【原植物】 1. 伊贝母 *Fritillaria pallidiflora* Schrenk 又名:伊犁贝母(《中华人民共和国药典》)。

多年生草本,高 30～60 cm。鳞茎由 2 枚鳞片组成,直径 1.5～3.5 cm,鳞片上端延伸为长的膜质物,鳞茎皮较厚。叶通常散生,有时近对生或近轮生;叶片从下向上由狭卵形至披针形,长 7～12 cm,宽 2～3.5 cm,先端不卷曲。花 1～

单体,花药异型;雌蕊1,花柱长,弯曲。荚果长圆形,上部宽大,下部较狭,长约5 cm。种子多数。花期7～10月,果期8～11月。

多栽培于我国南部。分布于湖北、广东、广西、海南、贵州、云南、台湾等地。

本植物的种子(自消容子)、根(自消容根)亦供药用,另设专条。

【采收加工】 7～11月采收,鲜用或晒干。

【成分】 茎叶含野百合碱(monocrotaline)[1]。

【药性】 《广东中药》:"淡,微凉。"

【功用主治】 清热解毒,凉血止血,利水消肿。主治肺热咳嗽,咯血,水肿,肾结石,膀胱炎,风湿骨痛,小儿头疮、口疮,牙痛,跌打损伤,外伤出血。

1.《本草求原》:"消疮毒。专治小儿头疮成堆。"

2.《岭南采药录》:"善治牙痛。外敷消肿胀,消大恶疮。"

3.《广东中药》:"治热咳吐血,气痛,痰火核,小儿皮色黄瘦声嘶。"

4.《全国中草药汇编》:"清热解毒,降压,利水。治热咳,吐血,马口疮。"

【用法用量】 内服:煎汤,6～9 g。外用:煎水洗;或研末调敷;或捣烂敷。

【宜忌】 孕妇禁服。本品主要有毒成分为野百合碱,对肝脏有直接损害,对骨髓、肾脏亦有损伤,不宜过量或久服。肝病或肾病患者禁服。

《全国中草药汇编》:"孕妇忌服。"

【选方】 1. 治小儿头疮成堆 (自消容)煎水洗;或为末,用油搽。(《本草求原》)

2. 治马口疮 (自消容)叶捣烂,调蜂蜜外敷。

3. 治热咳、吐血 (自消容叶)干用15～30 g。水煎服,或与猪瘦肉炖服。(2、3方出自《全国中草药汇编》)

4. 治牙痛 取(自消融)叶约10片,咸鸡蛋1枚。同煎浓,加盐少许饮之。(《岭南采药录》)

1890 自然铜 zì rán tóng (《雷公炮炙论》)

【异名】 石髓铅(《雷公炮炙论》),方块铜(《药材学》)。

【基原】 为硫化物类黄铁矿族矿物黄铁矿。

【原矿物】 黄铁矿 Pyrite

晶体结构属等轴晶系。晶体呈立方体、五角十二面体以及八面体的晶形,在立方体或五角十二面体晶面上有条纹,相邻两个晶面的条纹互相垂直。集合体呈致密块状、浸染状和球状结核体。药用者多为立方体者。浅黄铜色,表面常带黄褐色锖色。条痕绿黑色。强金属光泽。硬度6～6.5,性脆。相对密度4.9～5.2。无解理,断口参差状。黄铁矿是地壳中分布最广的硫化物,可见于各种岩石和矿石中,但多由火山沉积和火山热液作用形成。外生成因的黄铁矿见于沉积岩、沉积矿石和煤层中,此处形成的黄铁矿多为致密块状和结核状者。

产于河北、辽宁、江苏、安徽、湖北、湖南、广东、四川、云南等地。

黄铁矿在氧化带不稳定,易分解形成各种铁的硫酸盐和氢氧化物。铁的氢氧化物为褐铁矿($Fe_2O_3 \cdot nH_2O$)。而保留着黄铁矿的假象。目前云南、广东等省个别地区即将此种已变为褐铁矿的黄铁矿称"土然铜"使用。其疗效是否与黄铁矿相同值得研究。

【采收加工】 采挖后,拣净杂石及有黑锈者,选黄色明亮的入药。

【药材】 自然铜 *Pyritum* 产于四川、云南、广东、湖南、安徽、河北、辽宁。

性状 本品晶形多为立方体,集合体呈致密块状。表面亮淡黄色,有金属光泽;有的黄棕色或棕褐色,无金属光泽。具条纹,条痕绿黑色或棕红色。体重,质坚硬或稍脆,易砸碎,断面黄白色,有金属光泽;或断面棕褐色,可见银白色亮星。无嗅,无味,但烧之具硫黄气。

鉴别 (1) 反射偏光镜下:反射光下显金属光泽,浅黄铜色;无解理。均质性。

(2) 取本品粉末1 g,加稀盐酸4 ml,振摇,使其溶解,在试管口盖一片醋酸铅试纸,静置,试纸逐渐变为棕色(检查硫化物)。

(3) 取上述溶液,滤过。取滤液加亚铁氰化钾试液,即生成深蓝色沉淀;分离,沉淀在稀盐酸中不溶,但加氢氧化钠试液,即分解成棕色沉淀。取滤液加硫氰酸铵试液,即显血红色(检查铁盐)。

【成分】 自然铜主要含有二硫化铁(FeS_2),亦含有铜、镍、砷、锑、硅、钡、铅等杂质[1,2]。

【药理】 1. 促进骨折愈合作用 家兔两桡骨中、下1/3部位造成实验性骨折后,每日灌服100%自然铜药液2 ml,连续5～20 d。骨折后20 d内,骨痂的钙、磷量增加;不溶性胶原量在骨折后15 d内显著提高;拉伸应力和弯曲应力也比对照组增强[1,2]。此外,自然铜尚可促进骨髓自身及其周围血液中网状细胞和血色素增生[3]。

2. 抗真菌作用 在试管内,自然铜对供试的多种病原性真菌均有不同程度的抗真菌作用,尤其对石膏样毛癣菌、土曲真菌等丝状真菌作用较强。自然铜对豚鼠实验性体癣也有一定治疗效果[4]。

毒性 小鼠静脉注射自然铜煎剂的LD_{50}为1.920 g/kg,煅自然铜则为3.83 g/kg[5]。

【炮制】 1. 自然铜 取原药材,除去杂质,大者捣碎,洗净,干燥。生品其质坚硬,不便粉碎和煎出;多煅淬入药,很少生用。

2. 醋自然铜 取净自然铜,砸成小块,置无烟炉火上或置适宜的容器内,用武火加热煅至暗红色,取出后及时放入醋内浸淬,如此反复煅淬数次至黑褐色,表面光泽消失并酥松,取出,摊凉。每自然铜100 kg,用醋30 kg。煅淬后,质脆,易于粉碎和煎出药效,同时增强散瘀止痛的作用。自然铜具有散瘀、接骨、止痛的作用。

饮片性状 自然铜参见"药材"项。煅自然铜呈粉末状黑褐色。醋自然铜为不规则的碎粒状,灰黑色或黑褐色,质酥脆,无金属光泽,略具醋气。贮干燥容器内,置干燥处,防尘。

【药性】 辛,平。归肝、肾经。

1.《雷公炮炙论》:"味微甘。"

2.《本草发挥》:"寒,有小毒。"

3.《医林纂要》:"辛,苦,平。"

4.《本草求真》:"专入骨。"

5.《玉楸药解》:"入足少阴肾经、足厥阴肝经。"

【功用主治】 散瘀止痛,续筋接骨。主治跌打损伤,筋断骨折,瘀滞肿痛。

1.《日华子》:"排脓,消瘀血,续筋骨。治产后血邪,安心,止惊悸。"

2.《开宝本草》:"疗折伤,散血止痛,破积聚。"

服。(《曲靖专区中草药》)

4. 治肺痨咳嗽咯血　朝天罐根 15 g,炖猪肉吃。3 d 1 剂,轻者连服 2 剂,重者连服 5 剂。(《贵阳民间药草》)

5. 治咯血,便血　朝天罐根、仙鹤草各 30 g。煎水服。(《西昌中草药》)

6. 治闭经　朝天罐根 30～60 g,炖鸡肉,饮汤吃肉。(《广西本草选编》)

7. 治肿毒,伤口不收　朝天罐根适量,捣敷或干粉撒。(《中国民族药志》)

8. 治痔疮　朝天罐根 30 g,炖猪心肺服。(《贵阳民间药草》)

1888 自扣草 zì kòu cǎo (《生草药性备要》)

【异名】 鹿蹄草(《生草药性备要》),鹿啼草、自蔻草(《本草求原》),小回回蒜(《植物学大辞典》),假芹菜(《岭南采药录》),自灸草、野芹菜、点草(《广东中药》),田芹菜(《全国中草药新医疗法展览会资料选编》)。

【基原】 为毛茛科毛茛属植物禺毛茛的全草。

【原植物】 禺毛茛 *Ranunculus cantoniensis* DC.

多年生草本,高 25～80 cm。须根多数,簇生。茎直立,上部有分枝,密生开展的黄白色糙毛。茎生叶为三出复叶;叶柄长达 15 cm;叶片轮廓宽卵形或肾圆形,长和宽均 3～9 cm;中央小叶具长柄,椭圆形或菱形,3 裂,边缘具密锯齿;侧生小叶具较短柄,2～3 深裂,两面有糙毛;茎上部叶较小,3 全裂,有短柄或无柄。花序有较多花,疏生;花两性;直径 1～1.2 cm;花梗长 2～5 cm,密生开展的黄白色糙毛;萼片 5,卵形,长约 3 mm,有糙毛;花瓣 5,椭圆形,长 5～6 mm,黄色,基部有爪,蜜槽上有倒卵形小鳞片;雄蕊多数;花托长圆形,有白色短毛;心皮多数,无毛。瘦果扁,狭倒卵形,长 3～4 mm,边缘有棱翼,喙长约 1 mm。花、果期 4～7 月。

禺毛茛

生于平原或丘陵田边、沟旁水湿地。分布于江苏、浙江、福建、江西、湖北、湖南、广东、广西、四川、贵州、云南、台湾。

【采收加工】 6～7 月采收全草,晒干或鲜用。

【药材】 自扣草 *Herba Ranunculi Cantoniensis*　主产于云南、四川、贵州、广东、广西、福建、台湾、浙江、江西、湖南、湖北、江苏等地。

性状　全草长 25～60(～80)cm。须根簇生。茎和叶柄密被黄白色糙毛。叶为三出复叶,叶片宽卵形,黄绿色,中央小叶椭圆形或菱形,3 裂,边缘具密锯齿,侧生小叶不等地 2 或 3 深裂。花序具疏花;萼片 5,船形,有糙毛;花瓣 5,椭圆形,棕黄色。聚合果球形,瘦果扁,狭倒卵形。气微,味微苦,有毒。

【成分】 含原白头翁素(protoanemonine),鲜茎叶中含量约 0.12%,鲜根约含 0.3%,干茎叶约含 0.34%。另含黄酮类化合物、酚类、有机酸等[1]。

【药性】 微苦、辛,温,有毒。归肝经。

1.《岭南采药录》:"略有毒。"

2.《广东中药》:"味淡性平,有微毒。"

3.《广西本草选编》:"味微苦、辛,性温,有毒。"

【功用主治】 清肝明目,除湿解毒,截疟。主治眼翳,目赤,黄疸,痈肿,风湿性关节炎,疟疾。

1.《生草药性备要》:"去眼膜。"

2.《云南中药志》:"除湿消肿,定喘止痛,退翳,截疟,杀虫。外用于角膜云翳,结合膜炎,黄疸性肝炎,疟疾,蜂窝组织炎,哮喘,风湿性关节炎。"

【用法用量】 外用:捣敷发泡,塞鼻或捣汁涂。

【宜忌】 本品有刺激性,一般不作内服。

1.《生草药性备要》:"入服。"

2.《广东中药》:"汁液切不可点眼。"

【选方】 1. 治眼病去膜,痘眼亦好　铜钱一个,放在脉门之上,(自扣草)捶烂,敷在钱眼处则扯毒,其膜自消,大数有泡,亦无碍。(《生草药性备要》)

2. 治风热眼炎,去目翳　用布袋装起自扣草煎水内服,或与猪肉、牛肝、蜜枣同煮。(《广东中药》)

3. 治黄病　取自扣草打烂后,敷手腕脉上,待起泡时刺破,除去黄水。(《南京民间草药》)

4. 治风湿性关节炎、类风湿关节炎　田芹菜全草捣烂,贴敷穴位,发泡即除去。(南药《中草药学》)

5. 治疟疾　田芹菜鲜品捣烂,垫纱布,包大椎、间使、合谷穴,在发作前 2～3 h 包。

6. 治淋巴结核　田芹菜适量,入油中熬成膏或用凡士林调匀涂患处。(5、6 方出自《云南中药志》)

1889 自消容 zì xiāo róng (《生草药性备要》)

【异名】 十字珍珠草(《本草求原》),自消融、通心草、大金不换(《岭南采药录》),通心容(《广东中药》),猪铃豆、响铃豆(《广西药用植物名录》),野靛叶(云南)。

【基原】 为豆科猪屎豆属(野百合属)植物大猪屎豆的茎叶。

【原植物】 大猪屎豆 *Crotalaria assamica* Benth.　又名:凸尖野百合(《广州植物志》)。

直立灌木状草本,高 1～2 m。茎和枝均有丝光质短柔毛。单叶互生,膜质;叶柄长 2～3 mm;托叶小,钻状,宿存;叶片长圆形或倒披针状长圆形,长 5～12 cm,宽 2～2.5 cm,先端钝,有小尖头,基部楔形,上面无毛,下面有绢质短柔毛。总状花序顶生及腋生,花疏生,有花 20～30 朵;花梗长约 1 cm;小苞片 2,线状披针形;花萼长 12～16 mm,5 深裂,裂片披针形;蝶形花冠,金黄色,伸出萼外,长达 2 cm;雄蕊 10,

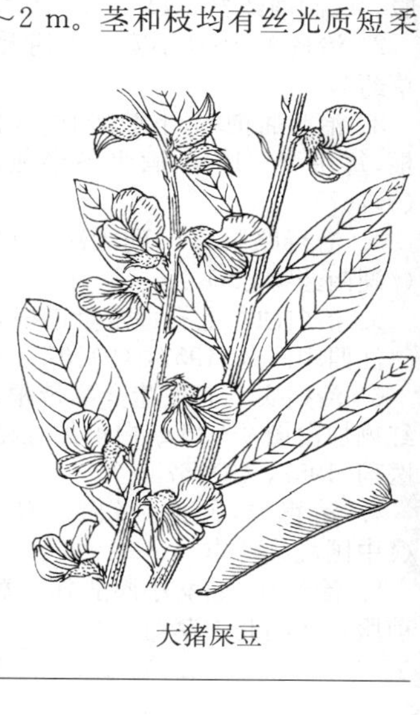

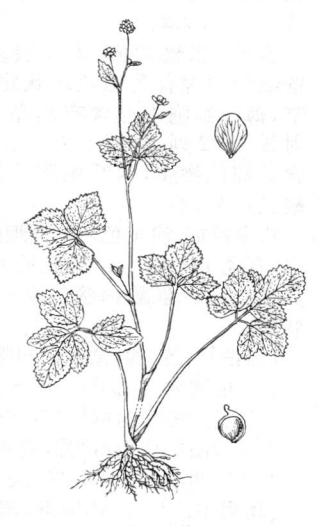

大猪屎豆

广西、西藏等地。

本植物的根(仰天钟根)亦供药用,另设专条。

【栽培】 生物学特性 喜温暖湿润的气候。对土壤要求不严,但以土层疏松肥沃的壤土为好。

繁殖方法 种子繁殖。10～11月采摘成熟果实,晒干后搓出种子,宜在低温干燥处保存,于翌年3月下旬播种。条播,按行距20 cm开沟,沟深2 cm,将种子与草木灰或细土拌匀,均匀地撒于沟内,覆盖细土2 cm,浇水保湿。苗高20 cm左右定植,按行株距40 cm×40 cm开穴,每穴栽3株,压紧,浇足定根水。

田间管理 幼苗具3～4对真叶时间苗,保持株距3～4 cm。定植后,如遇天旱,应在早晚浇水。成活后至封行前,每年中耕除草3～4次。春季施1次人粪尿或复合肥,秋季施1次过磷酸钙和麸肥,冬季追施1次堆肥或草木灰。并适当剪去过密弱枝和根蘖。

【采收加工】 5～6月采收,鲜用或切段,晒干。

【成分】 全草含黄酮类化合物:槲皮素(quercetin),槲皮素-3-O-鼠李糖苷(quercetin-3-O-rhamnoside),槲皮素-3-O-葡萄糖苷(quercetin-3-O-glucoside)。还含熊果酸(ursolic acid),胡萝卜苷(daucosterol),β-谷甾醇(β-sitosterol)[1]。

【药性】 甘、涩、微苦,平。归肺、肾、肝经。

1.《湖南药物志》:"叶,涩,微辣。"

2.《湖北中草药志》:"淡,凉。"

【功用主治】 敛肺益肾,活血止血。主治久咳虚喘,体虚头晕,风湿痹痛,淋浊,泻痢,便血,血崩,月经不调,白带,跌打瘀肿,外伤出血,烫伤。

1.《江西中医药》1957,(9):67:"治痢疾,筋痛拘挛,下肢酸软,风湿关节痛,白浊。"

2.《湖南药物志》:"治头昏虚弱,小儿鹅口疮,斑症,行路脚疼。"

3.《湖北中草药志》:"清肺益肾,收敛止血。用于咳嗽,咯血,痢疾,小便失禁,红崩,白带,跌打损伤,痔疮等症。"

4.《中国民族药志》:"叶治汤火伤。全株治胃痛,膀胱炎,月经不调,肾炎,疮疖。"

【用法用量】 内服:煎汤,6～15 g;泡酒或研末。外用:煎汤洗、漱口,捣敷或研末敷。

【宜忌】 孕妇禁用。

【选方】 1. 治头昏虚弱 朝天罐全草9～15 g。水煎服。(《湖南药物志》)

2. 治贫血,胎动不安 干朝天罐30 g。煎服。(《红河中草药》)

3. 治筋痛拘挛,下肢酸软,风湿关节痛 七孔莲全草带根,每用9～15 g,酒水各半煎服。〔《江西中医药》1957,(9):67〕

4. 治行路脚疼 朝天罐、白牛膝各适量,捣烂揉痛处。(《湖南药物志》)

5. 治白浊 七孔莲全草连根,每次用9～15 g。水煎服。〔《江西中医药》1957,(9):67〕

6. 治痢疾 七孔莲全草带根,每用9～15 g,水煎去渣。红痢加白糖9～15 g,白痢加红糖9～15 g,调服。〔《江西中医药》1957,(9):67〕

7. 治胃痛,便血,咯血 朝天罐全草50 g。水煎服。(《中国民族药志》)

8. 治红崩,妇女小腹胀痛 朝天罐、映山红各30 g。水煎服。(《湖北中草药志》)

9. 治月经不调 朝天罐、红花、益母草各适量,煎服。(《中国民族药志》)

10. 治小儿鹅口疮 朝天罐全草15 g。水煎服,或洗口内。(《湖南药物志》)

11. 治跌打损伤 朝天罐30 g。泡酒服。(《西昌中草药》)

12. 治汤火伤 朝天罐叶适量,捣敷;或干粉撒,亦可香油调敷。(《中国民族药志》)

1887 仰天钟根 yǎng tiān zhōng gēn
(《江西中医药》1957,(9):67)

【异名】 朝天罐根(《贵阳民间药草》)。

【基原】 为野牡丹科金锦香属植物假朝天罐 *Osbackia crinita* Benth ex Wall. 的根。

【原植物】 参见"仰天钟"条。

【采收加工】 10～11月采收,鲜用或切片,晒干。

【药材】 仰天钟根 *Radix Osbeckiae Crinitae* 产于西南及广西、西藏等地。

性状 根头膨大,呈不规则的团块状,顶端有茎的残基。根呈长圆锥形或圆柱形,略弯曲,直径1～3 cm,表面浅棕黄色至黄棕色。粗糙,粗皮多已脱落,或残留部分呈薄片状。质坚硬,不易折断,断面黄白色,可见环纹,或不规则条纹。气微,味酸涩。

鉴别 根横切面:木栓层多脱落或部分残留,皮层薄壁细胞中含有黄棕色块状物及草酸钙簇晶。韧皮部狭窄,薄壁细胞中亦含有簇晶。木质部占根的绝大部分,射线1～2列,导管多单个散在,或有2～3个相聚,有的含黄棕色物质,木纤维胞腔较大,木薄壁细胞中可见草酸钙簇晶。

粉末特征:浅黄色。木栓细胞棕红色,多角形。木纤维众多,直径18～67 μm,胞腔较大,壁孔小。导管多为网纹及具缘纹孔。草酸钙簇晶众多。薄壁细胞中可见黄色块状物。

【药性】 苦、涩,微寒。归脾、肾、肺、肝经。

1.《植物名实图考》:"气味甘,温。"

2.《贵阳民间药草》:"酸、涩,微寒。无毒。"

3.《云南中草药》:"苦,微寒。"

4.《广西本草选编》:"味酸、涩。性微温。"

【功用主治】 清热解毒,调经止血。主治热痢,水泻,淋痛,水肿,肝炎,胆囊炎,风湿痛,咳喘,劳嗽,咯血,便血,崩漏,月经不调,经闭,带下,疮疡,痔疮。

1.《植物名实图考》:"治下部虚软,补阴分。"

2.《贵阳民间药草》:"清热,收敛,止血。治痢疾,虚咳,咯血。"

3.《云南中草药》:"清热解毒,祛风除湿。治肝炎,关节痛,死胎不下。"

4.《湖南药物志》:"清热补益,止泻。"

5.《中国民族药志》:"治胆囊炎,肿毒,伤口不收,水肿,月经过多,小儿腹泻,哮喘。"

【用法用量】 内服:煎汤,6～15 g;泡酒。外用:煎汤洗,研末或捣敷。

【选方】 1. 治痢疾 朝天罐根15 g,红痢加红糖,白痢加白糖煎服。或用朝天罐根、车前子(包)、老萝卜根、红糖各9 g,煎服。(《贵阳民间药草》)

2. 治水肿,肠鸣 朝天罐根15～30 g。水煎服,并煎洗。(《中国民族药志》)

3. 治遗精遗尿 朝天罐根15 g,夜关门全草9 g。水煎

【用法用量】 内服：煎汤，20～30 g。外用：捣敷。

【选方】 1. 治劳动过度、肌肉酸软疲乏 （小果千金榆）根、紫青藤各21～24 g。水煎，冲黄酒，红糖，早晚饭前各服一汁，忌食酸辣。（《天目山药用植物志》）

2. 治跌打损伤 （小果千金榆）根皮加酒糟捣敷。

3. 治痈肿毒 （小果千金榆）根白皮，加酒糟捣烂敷。

4. 治赤白淋症 （小果千金榆）鲜根白皮 30～60 g。米酒煎服。（2～4方出自江西《草药手册》）

1884 华南紫萁叶 huá nán zǐ qí yè （《中国药用孢子植物》）

【基原】 为紫萁科紫萁属植物华南紫萁 *Osmunda vachellii* Hook. 的嫩叶或嫩苗。

【原植物】 参见"华南紫萁"条。

【采收加工】 4～7月采收，鲜用或晒干。

【功用主治】 清热，止血。主治外伤出血，尿血，烫伤。

【用法用量】 内服：煎汤，30～60 g。外用：鲜品捣敷；或干品研末敷。

【选方】 1. 治外伤出血 （华南紫萁）嫩叶捣敷或晒干为末外敷。

2. 治血尿，急性尿道炎 华南紫萁芯 30～60 g。水煎或煮瘦肉服。

3. 治烫火伤 华南紫萁芯适量，捣烂，调蛋白涂敷患处。（1～3方出自《中国药用孢子植物》）

1885 华紫报春花 huá zǐ bào chūn huā （《红河中草药》）

【异名】 三月花、报春花（《红河中草药》）。

【基原】 为报春花科报春花属植物紫花雪山报春的根或全草。

【原植物】 紫花雪山报春 *Primula sinopurpurea* Balf. f. ex Hutch. ［*P. nivalis* Pall. var. *purpurea* Franch.］又名：华紫报春（《云南种子植物名录》），中华紫报春（《拉汉种子植物名录》），金粉雪山报春（《西藏植物志》）。

多年生草本。根茎短，具多数长根。叶从基部由鳞片、叶柄包叠成假鳞茎状，高 4～9 cm；鳞片披针形，干时膜质，棕褐色，顶端常被黄粉。叶柄具膜质宽翅，开花期甚短，后渐伸长，果期可长达叶片的 1/2；叶片长圆状卵形、长圆状披针形、披针形或倒披针形，长 5～25 cm，宽 1～5 cm，先端锐尖或钝，基部渐狭，边缘具小牙齿或近全缘，干时坚纸质，下面被金黄色粉。花葶粗壮，高 20～50 cm，近顶端被黄粉；具伞形花序 1～4 轮，每轮 3 至多花；苞片披针形至钻形，长 5～15 mm，腹面被粉；花梗长 1～2.5 cm，密被鲜黄色粉，开花时稍下弯，果时直立，可长达 6 cm；花萼狭钟状，长 8～12 mm，分裂达中部，裂片长圆状披针形，先端钝，外面疏被粉，内面密被黄粉；花冠紫蓝色，喉部周围白色或灰色，具环，筒部长达 1.5 cm，冠檐直径 2.5～3.5 cm，裂片阔椭圆形或近倒卵形，全缘；长花柱花：雄蕊着生于冠筒中部；短花柱花：雄蕊着生于冠筒上部。蒴果筒状。花期 5～7 月，果期 7～8 月。

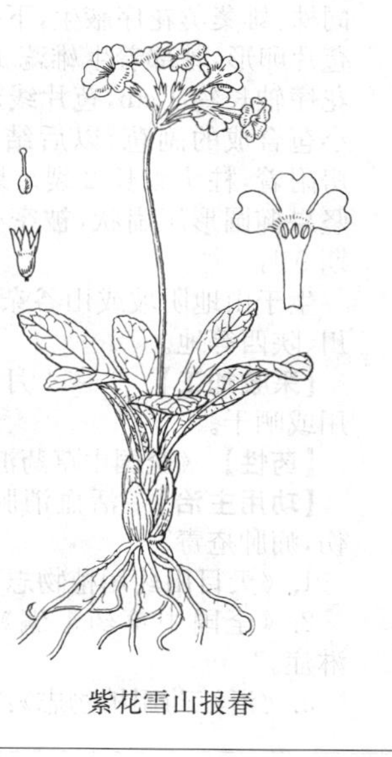

紫花雪山报春

生于海拔 3 000～4 400 m 的高山草地、草甸、流石滩和杜鹃丛中。分布于四川西南部（雅江、泸定、九龙、冕宁、美姑、雷波、木里、盐源）、云南北部至西北部（禄劝、洱源、丽江、中甸、维西、德钦）和西藏东部（类乌齐）。

【采收加工】 7～9月采收，晒干或鲜用。

【药性】 《全国中草药汇编》："麻、微苦，微温。"

【功用主治】 《全国中草药汇编》："止血，消疳。主治产后流血不止，红崩，小儿疳积，结核，病后体虚。"

【用法用量】 内服：煎汤，9～12 g。

【选方】 1. 治产后流血不止，红崩 （报春花）全草 15 g。煎水，兑胡椒 10 粒、红糖适量内服。

2. 治病后体虚 （报春花）干根 9～15 g。炖肉吃。（1、2方出自《红河中草药》）

1886 仰天钟 yǎng tiān zhōng （《贵州民间草药》）

【异名】 张天刚（《植物名实图考》），七孔莲〔《江西中医药》1957，(9)：67〕，痢疾罐（《贵州民间草药》），倒罐草、天罐子（《成都中草药》），酒里坛（《云南中草药选》），朝天罐、张天师、小倒罐果、火炼金丹、小红参、九里罐（《云南中草药》），背龙花、张天缸、九盏灯、血板藤、九罐花、麻九盏灯（《湖南药物志》），大叶张天礁子（《福建药物志》），毛金炉（《广西药用植物名录》），老罐头（《贵州中草药名录》）。

【基原】 为野牡丹科金锦香属植物假朝天罐的全草。

【原植物】 假朝天罐 *Osbeckia crinita* Benth. ex Wall.

灌木，高 0.2～1.5 m。茎四棱形，被疏或密且平展的刺毛。叶对生；叶柄长 2～15 mm，密被糙伏毛；叶片坚纸质，长圆状披针形、卵状披针形至椭圆形，长 4～9 cm，宽 2～3.5 cm，先端急尖至近渐尖，基部钝或近心形，全缘，具缘毛，叶面被糙伏毛，背面仅脉上被毛，基出脉 5。总状花序顶生，或每节有花 2 朵，常仅 1 朵发育，或聚伞花序组成圆锥花序；花梗短或几无；萼管长坛形，花萼长约 2 cm，紫红色或紫黑色，具多轮刺毛状有柄星状毛，裂片 4，线状披针形或钻形；花瓣 4，紫红色，倒卵形，长约 1.5 cm，具缘毛；雄蕊 8，分离，常偏向一侧，花丝与花药等长，花药先端具长喙，药隔基部微膨大，向前微伸，向后呈短距；子房半下位，4 室，卵形，上部被疏硬毛，顶端有刚毛 20～22 条。蒴果卵形，4 纵裂，宿存萼坛状，先端平截，长 1.1～1.8 cm，近中部缢缩成颈，被有柄刺毛状星状毛。花期 8～11 月，果期 10～12 月。

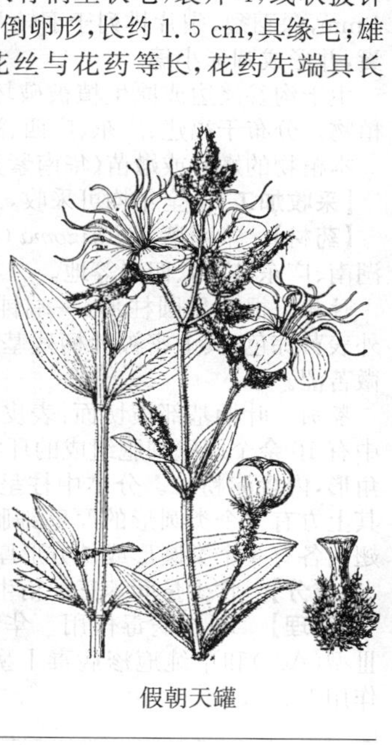

假朝天罐

生于海拔 800～2 300 m 的山坡向阳草地，地梗或矮灌木丛中及山谷溪边，林缘湿润处。分布于西南及浙江、福建、湖北、湖南、

【功用主治】《中国药用孢子植物》:"凉血止血,清热解毒。治毒蛇咬伤,痢疾,吐血等。"

【用法用量】内服:煎汤,9～15 g。外用:鲜品捣敷。

【选方】1. 治毒蛇咬伤　华南实蕨 15 g,垂盆草 20 g,半枝莲 15 g。煎服。并取适量捣敷患处。

2. 治痢疾　华南实蕨 15 g,白头翁 12 g,庐山石韦 15 g。煎服。

3. 治吐血　华南实蕨 15 g,白及 12 g。煎服。(1～3 方出自《中国药用孢子植物》)

1882 华南紫萁 huá nán zǐ qí (《广西药用植物名录》)

【异名】贯众、大凤尾蕨(《广西药用植物名录》)。

【基原】为紫萁科紫萁属植物华南紫萁的根茎及叶柄的髓部。

【原植物】华南紫萁 *Osmunda vachellii* Hook. [*O. javanica* Benth.]　又名:鲁萁、牛利草(广东),马肋巴、牛肋巴(四川)。

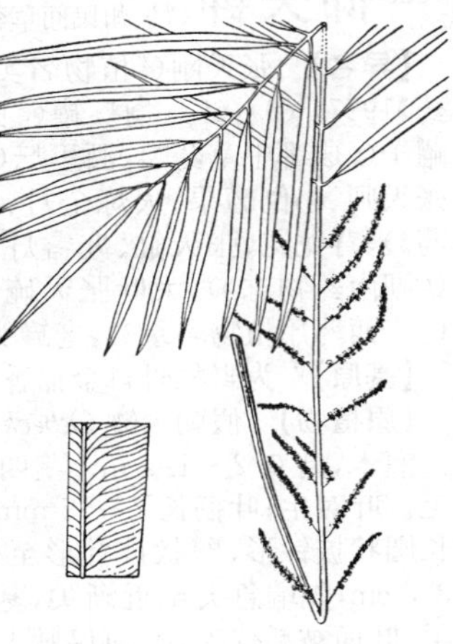

华南紫萁

陆生蕨类,植株高1～2 m。具粗壮而直立的圆柱形根茎,有时高出地面。叶簇生,具二型羽片;叶柄长 40～70 cm,腹面扁平,有浅纵沟;叶片狭长椭圆形,革质,光滑,幼时有棕色绵毛,长 40～120 cm,宽 12～36 cm,一回羽状;羽片 14～34 对,线形或线状披针形,先端渐尖,全缘,基部楔形,中羽片较大,长 8～20 cm,宽 1～2 cm,近对生而略向上;叶脉羽状,侧脉二叉分枝。孢子叶羽片位于叶下部,紧缩成线形,宽约 4 mm,深羽裂,裂片排列于羽轴两侧,两面沿叶脉密生孢子囊,并形成圆形小穗。

生于沟谷溪边或原生植被破坏后的草坡,为酸性土指示植物。分布于福建、广东、广西、海南、四川、贵州、云南。

本植物的嫩叶或嫩苗(华南紫萁叶)亦供药用,另设专条。

【采收加工】全年均可采收,去绒毛,晒干或鲜用。

【药材】华南紫萁 *Rhizoma Osmundae Vachellii*　产于湖南、广东、广西、四川等地。

性状　根茎呈圆柱形,一端钝圆,另一端较尖,稍弯曲。外表黄棕色,其上密被叶柄残基及须根,无鳞片。气微,味微苦涩。

鉴别　叶柄基部横切面:表皮细胞黄色透亮。基本组织中有 10 余个厚壁细胞组成的环状带,薄壁细胞类圆形或多角形,内含淀粉粒。分体中柱呈"U"字形,维管束周韧型,其上方有 3 个类圆形的厚壁细胞群。叶柄两边具耳状翅,翅内各有 4 个类圆形或长方形厚壁组织。

【成分】含少量间苯三酚衍生物[1]。

【药理】1. 抗病毒作用　华南紫萁水提取液对腺病毒Ⅲ型(Ad_3)和单纯疱疹病毒Ⅰ型(HSV_1)有较弱的抗病毒作用[1]。

2. 抗寄生虫作用　100%华南紫萁药液有较强抗蛔作用,24 h 内杀蛔虫有效率为 100%[1]。

3. 对凝血酶原时间的影响　家兔口服给予华南紫萁药液 11.1 g/kg,每日 1 次,连续 4 d 可缩短凝血酶原时间[1]。

【药性】《中国药用孢子植物》:"微苦、涩,平。"

【功用主治】《中国药用孢子植物》:"健脾利湿,舒筋活络,止血生肌。治胃痛、白带、尿血、外伤出血、烫火伤等。"

【用法用量】内服:煎汤,30～60 g。外用:捣敷;或研末敷。

【选方】1. 治白带　华南紫萁 60 g,白背叶根、金樱根各 150 g。煎服。

2. 治筋脉挛痹　华南紫萁 30 g,牛筋竹根、老松节各 15 g,青蛙 1 只(去肠杂)。水煎兑酒服。

3. 治胃痛　华南紫萁 60 g。煎服。(1～3 方出自《中国药用孢子植物》)

1883 华鹅耳枥 huá é ěr lì (《浙江药用植物志》)

【基原】为桦木科鹅耳枥属植物华千金榆的根或根皮。

【原植物】华千金榆 *Carpinus cordata* Bl. var. *chinensis* Franch. [*C. chinensis* (Franch.) Péi]　又名:小果千金榆、大叶马料(《天目山药用植物志》),野梅树(江西《草药手册》)。

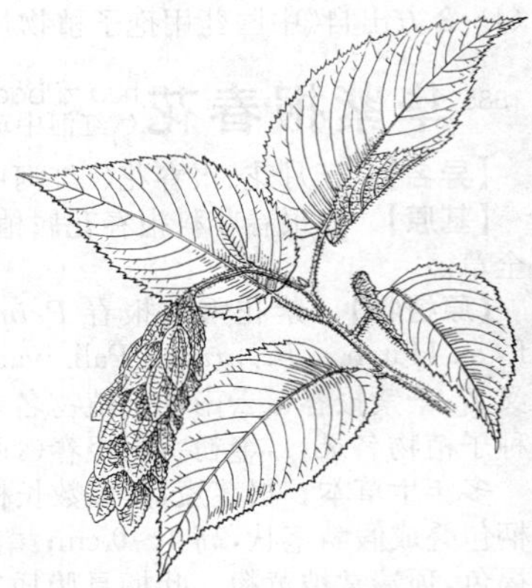

华千金榆

落叶乔木,高达 15 m。树皮灰褐色,有鳞片状浅裂;小枝赤褐色,有光泽,具黄色圆形皮孔。叶互生;叶柄长 1.2～2 cm;叶片椭圆形或卵状椭圆形,长 6～12 cm,宽 4～6 cm,先端渐尖,基部浅心形,边缘具尖细锯齿;在嫩枝、叶柄、叶下面、叶脉及果柄上均密生短柔毛。花单性,黄绿色,雌雄同株,雄葇荑花序腋生,下垂,长 5～6 cm,花密生,无花被,苞片卵形,基部着生雄蕊 10;雌葇荑花序顶生,长约 3 cm,花序轴长约 1 cm,苞片线形,每苞内藏雌花 2,左右各有 3 小苞合成的副苞,以后结果时即成果苞,雌花具萼,与子房附着,柱头细长 2 裂。果序长 5～12 cm,宽 3～4 cm;小坚果椭圆形压扁状,被密叠的果苞所覆盖。花期 5 月,果期 9 月。

生于山地阴坡或山谷杂木林中。分布于华东及湖北、四川、陕西等地。

【采收加工】9～11 月采收,取根或剥取根皮,切片,鲜用或晒干。

【药性】《全国中草药汇编》:"淡,平。"

【功用主治】活血消肿,利湿通淋。主治淋证,跌打损伤,痈肿疮毒。

1.《天目山药用植物志》:"治劳动过度酸软疲乏。"

2.《全国中草药汇编》:"主治跌打损伤,痈肿毒,赤白淋症。"

3.《浙江药用植物志》:"活血散瘀。"

果期9～10月。

生于海拔500～3 550 m的河边湿地或山地树林中。分布于东北及河北、山西、浙江、安徽、江西、河南、湖北、四川、陕西、甘肃、青海等地。

【采收加工】 8～9月采收，晒干或鲜用。

【药性】 苦，寒。

【功用主治】 利尿退黄，清热解毒。主治黄疸，淋证，膀胱结石，胆道结石，疔疮。

【用法用量】 内服：煎汤，6～9 g。外用：捣敷。

【选方】 1. 治尿道感染，小便涩痛　华金腰子配青蒿、车前、萹蓄煎服。

2. 治胆道结石及肝炎黄疸　华金腰子配茵陈、郁金、枳壳煎服。

3. 治膀胱结石　华金腰子配苜蓿花、瞿麦煎服。（1～3方出自《高原中草药治疗手册》）

4. 治疔疮　（中华金腰）鲜全草适量，加盐卤捣烂敷患处。待疮破出脓后，再用大叶山鸡尾巴草（乌毛蕨科狗脊根），去毛剥皮，捣细加白糖敷患处。忌食酸、辣、芥菜。（《天目山药用植物志》）

1880 华南毛蕨 huá nán máo jué（《西昌中草药》）

【异名】 大风寒、冷蕨棵（《西昌中草药》）。

【基原】 为金星蕨科毛蕨属植物华南毛蕨的全草。

【原植物】 华南毛蕨 *Cyclosorus parasiticus*（L.）Farw.［*Polypodium parasiticum* L.］　又名：金星草（《广州植物志》），密毛小毛蕨（《台湾植物志》）。

植株高50～70 cm。根茎横生，被棕色、披针形鳞片。叶近生；叶柄纤细，长15～40 cm，棕禾秆色，略被柔毛；叶片草质，椭圆状披针形，长约35 cm，宽13～20 cm，基部不变狭，两面沿叶脉有针状毛，上面脉间疏生短刚毛，二回羽裂；中部以下的羽片长约10 cm，宽1.2～1.4 cm，披针形，基部平截，羽裂深达1/2强；侧脉在裂片上6～8对，仅基部1对连接，自第二对起各对都伸达缺刻以上的边缘。孢子囊群生于侧脉中部稍上处；囊群盖小，圆肾形，密被柔毛。

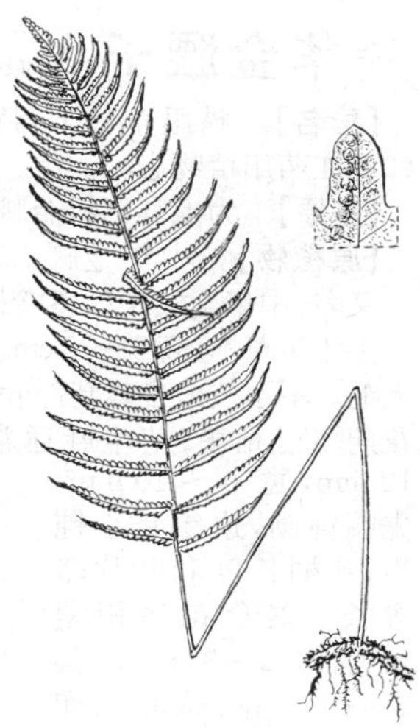

华南毛蕨

生于海拔100～800 m的林下或溪边湿地。分布于华南、西南及福建、湖南、台湾等地。

【采收加工】 7～10月采收，晒干。

【药性】 《中国药用孢子植物》："微苦，平。"

【功用主治】 《中国药用孢子植物》："祛风除湿，止痢。用于风湿关节痛，痢疾等。"

【用法用量】 内服：煎汤，9～15 g。

【选方】 1. 治风寒感冒　冷蕨棵30 g。煎水服。

2. 预防流感　冷蕨棵30 g。煎水服。

3. 治咳吐红痰　冷蕨棵15 g，地瓜藤15 g。煎水服。（1～3方出自《西昌中草药》）

4. 治风湿关节痛　华南毛蕨15 g，伸筋草15 g，络石藤15 g。煎服。

5. 治痢疾　华南毛蕨15 g，凤尾草15 g。煎服。（4、5方出自《中国药用孢子植物》）

1881 华南实蕨 huá nán shí jué（《中国药用孢子植物》）

【异名】 凤尾蕨（《广西药用植物名录》）。

【基原】 为实蕨科实蕨属植物华南实蕨的全草。

【原植物】 华南实蕨 *Bolbitis subcordata*（Copel.）Ching［*Campium subcordatum* Copel.］　又名：海南实蕨（《海南植物志》）。

植株高30～80 cm。根茎长而横生，密被棕褐色、卵状披针形鳞片，先端渐尖，盾状着生，近全缘。叶簇生，二型；叶柄长30～60 cm，疏被鳞片；营养叶长20～50 cm，宽15～28 cm，长圆形，一回羽状；羽片4～10对，近平展，有短柄，顶生羽片基部3裂，先端常延伸成鞭状，着地生根，产生新株，侧生羽片宽披针形，长9～20 cm，宽2.5～5 cm，先端渐尖，基部圆形或圆截形，边缘有深波状裂片，裂片上具细齿，缺刻内有1刚毛；孢子叶与营养叶同形而较小，羽片近线形，长6～8 cm，宽5～10 mm；网状脉明显，在侧脉之间约有3行网眼，有或无内藏小脉；叶片草质，上面无毛，下面脉上疏被短刚毛。孢子囊群沿网脉着生，成熟时满布于孢子叶背面；孢子两面型，卵圆形，具阔翅；无囊群盖。

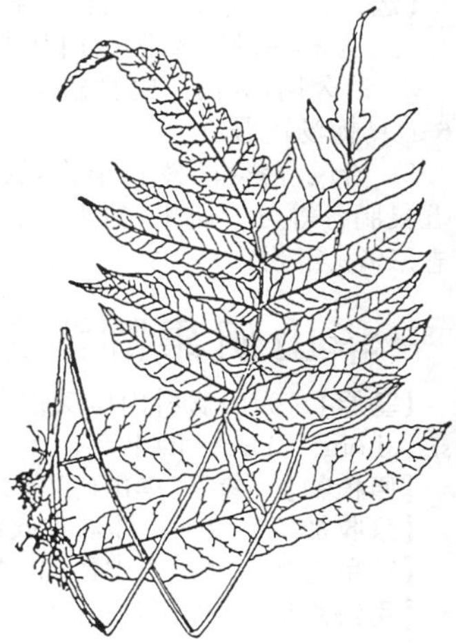

华南实蕨

生于阴湿林下沟谷、溪边石上。分布于华南及浙江、福建、江西、台湾等地。

【采收加工】 7～10月采收，鲜用或晒干。

【药材】 华南实蕨 *Herba Bolbitidis Subcordae*　主产于广东、广西、福建。

性状　根茎较粗短，表面密生黑褐色鳞片。叶簇生于根茎上，两型，叶柄略扭曲，被有稀疏鳞片；营养叶叶片长圆形，表面黑色，单数羽状复叶，羽片4～10对，顶片三叉状分裂，侧羽片广披针形，有短柄，叶缘深波状，弯曲处常可见肉刺1枚；孢子叶较狭小，孢子囊群沿叶脉着生。气微，味淡、微涩。

【成分】 全草含有甾酮类化合物：尖叶土杉甾酮（ponasterone）A和蜕皮甾酮（ecdysterone）[1]。

叶含黄酮类化合物：3，7-二羟基-6，8-二甲基-4，5，4′-三甲氧基黄烷（3，7-dihydroxy-6，8-dimethyl-4，5，4′-trimethoxyflavane）和（2R，3S，4S）-5，4′-二甲氧基-6，8-二甲基-3，4，7-三羟基黄烷〔（2R，3S，4S）-5，4′-dimethoxy-6，8-dimethyl-3，4，7-trihydroxyflavane〕[2]。

【药性】 《中国药用孢子植物》："微涩，凉。"

组胺喷雾试验有平喘作用[1]。

2. 其他　本品水煎剂对小鼠有明显的镇静与镇痛作用。对家兔肠管有明显抑制作用[1]。

【药性】《内蒙古中草药》："味酸、微苦、涩，性微寒，有毒。"

【功用主治】　敛肺止咳，涩肠止泻，镇痛。主治久咳喘息，久泻，久痢，头痛，胃痛，心腹疼痛，风湿痹痛，跌打损伤。

1.《内蒙古中草药》："镇痛，止咳，定喘，止泻。主治神经性头痛，泻痢，咳嗽，喘息，胃痛。"

2.《四川中药志》1979年版："用于久咳，久泻，头痛，身痛，心腹疼痛。"

【用法用量】　内服：煎汤，3～9 g。研末，2～3 g。

【宜忌】　有痰热实邪者禁服。

【选方】　1. 治久咳，自汗　野罂粟(醋炒)30 g，乌梅(炒)15 g。为末，每服9 g，睡前白开水送下。(《内蒙古中草药》)

2. 治久痢，久泻　野罂粟果壳、黄连各等分。研末，每服6 g，乌梅汤送服。

3. 治风湿疼痛，跌打损伤，胃痛　野罂粟全草、威灵仙、五灵脂各等分。研末，每服9 g。(2、3方出自《四川中药志》1979年版)

1877 华山矾果 huà shān fán guǒ (《广西中药志》)

【基原】　为山矾科山矾属植物华山矾 *Symplocos chinensis* (Lour.) Druce 的果实。

【原植物】　参见"华山矾"条。

【采收加工】　8～9月采收成熟的果实，晒干。

【功用主治】《广西中药志》："干燥后研成细末，治烂疮。"

【用法用量】　外用：研末撒。

1878 华山矾根 huà shān fán gēn (《南宁市药物志》)

【基原】　为山矾科山矾属植物华山矾 *Symplocos chinensis* (Lour.) Druce 的根。

【原植物】　参见"华山矾"条。

【采收加工】　7～10月采挖，鲜用或切片晒干。

【药性】　苦，凉，小毒。

1.《广西中药志》："味微苦，性平。有小毒。"

2.《湖南药物志》："淡，平。无毒。"

3.《浙江民间常用草药》："性温，味微苦。"

4. 广州部队《常用中草药手册》："甘、淡，凉。"

【功用主治】　清热解毒，化痰截疟，通络止痛。主治感冒发热，泻痢，疟疾，疮疡疖肿，毒蛇咬伤，筋骨疼痛，跌打损伤。

1.《广西中药志》："治疟。"

2.《湖南药物志》："清热解毒，消风祛湿，宽肠理气。"

3. 广州部队《常用中草药手册》："清热解表，化痰除烦。主治感冒发热，口渴心烦，腰腿痛。"

4.《广西本草选编》："主治痢疾，落枕。"

5.《浙江药用植物志》："主治跌打损伤，外伤出血，胃痛。"

【用法用量】　内服：煎汤，9～15 g，大剂量15～30 g。外用：煎水洗或鲜根皮捣烂敷。

【宜忌】《广西本草选编》："服本品过量，可引起恶心、呕吐、头晕、胸闷等症状出现。可用甘草15～30 g，水煎服，或用生姜30～60 g，水煎服。"

【选方】　1. 治毒蛇咬伤　华山矾根1 000 g，切片，加水1小桶(煎时去泡沫)煎至1/3量，放冷后在咬伤处自上而下的洗涤，伤口处敷捣烂的华山矾嫩叶。如腹痛、吐血、神志不清，取嫩叶1把，捣烂加冷水过滤后取滤液内服。

2. 治狂犬咬伤　鲜华山矾根二层皮15 g，取汁冲米酒(酒酿)服。于狂犬咬伤后当日服第一次，以后每隔10 d服1次，连服9次。(1、2方出自《全国中草药汇编》)

3. 治疮疡久不收口　(土常山)水煎洗患处。(《广西民族药简编》)

4. 治腰痛　(华山矾)根9 g，卷柏2～3株。水煎，黄酒冲服。

5. 治跌打损伤　(华山矾)根15 g，水煎，黄酒冲服。或加虎杖根30 g。水煎服；或加活血丹、佛甲草(以圆叶为佳)各9 g。水煎服。(4、5方出自《浙江民间常用草药》)

6. 治落枕　(土常山)鲜根皮捣烂加酒炒热外敷。(《广西本草选编》)

7. 治胃痛　(华山矾)根、红木香各9 g。水煎，加生姜、白糖少许调服。(《浙江民间常用草药》)

8. 治急性肾炎　华山矾根(去皮)适量。米泔水半碗，磨浓汁，白糖调服，每日1次。(《江西草药》)

9. 治外伤出血　(华山矾)根内皮晒干，研细粉，菜油调敷。(《浙江药用植物志》)

【临床报道】　治疗慢性气管炎　华山矾根30 g，毛冬青根30 g，猪骨15 g。加水文火煎至250 ml，每日1次温服(不宜冷服，以免引起恶心)，10次为1个疗程。并结合辨证分型适当配合其他药物，寒者加生姜、陈皮适量，气急加土北耆(五指毛桃)30 g，喘息型加胡颓子叶粉1.5～3 g冲服。共治190例，其中近期控制77例(40.5%)，显效60例(31.6%)，好转33例(17.4%)[1]。

1879 华金腰子 huá jīn yāo zi (《高原中草药治疗手册》)

【异名】　猫眼草(《天目山药用植物志》)，金钱苦叶草(《浙江药用植物志》)。

【基原】　为虎耳草科金腰属植物中华金腰的全草。

【原植物】　中华金腰 *Chrysosplenium sinicum* Maxim. 又名：中华金腰子(《秦岭植物志》)。

多年生草本，高5～33 cm。根须状，黄色。茎直立或斜生，无毛。不孕枝出自茎基部叶腋，其叶对生，基生叶和根茎在花期多已枯萎；茎生叶通常对生，卵形或宽卵形，长7～12 mm，宽6～10 mm，先端钝圆，边缘具小钝齿；叶柄长度和叶片略等长。聚伞花序稍紧密，长2.2～3.8 cm，具4～10朵花；苞叶阔卵形、狭卵形；边缘具钝齿，近苞腋部具褐色乳头突起；花黄绿色；萼片直立，4枚，卵形或扁圆形，长1～1.5 mm，无花瓣；雄蕊通常8个，比萼片短；子房1室，上部2裂。蒴果半上位，果瓣不等大，叉开，具极短的喙。种子宽椭圆形，黑褐色，平滑，有微小乳头状突起。花期7～8月，

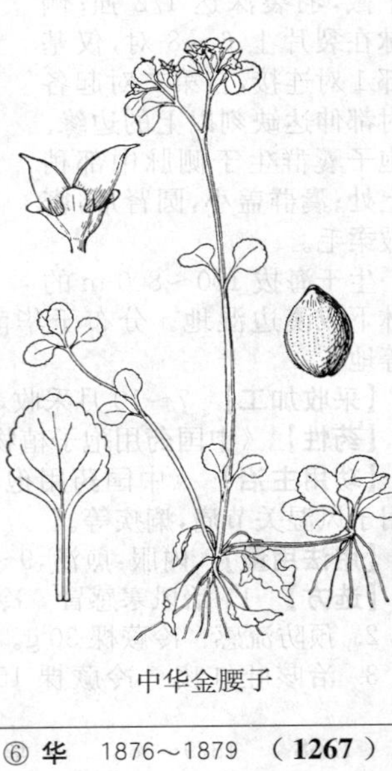

中华金腰子

宝草 30 g。共捣烂，榨汁。冲凉开水 1～2 碗内服，用药渣敷伤口周围。(《全国中草药汇编》)

1875 华萝藦 huá luó mò (《全国中草药汇编》)

【异名】 奶浆藤、奶浆草(《四川常用中草药》)，倒插花(《贵州中草药名录》)。

【基原】 为萝藦科萝藦属植物华萝藦的根茎、根或全草。

【原植物】 华萝藦 *Metaplexis hemsleyana* Oliv. [*M. sinensis* (Hemsl.) Hu]

多年生草质藤本，长达 5 m。全株具乳汁；枝条具单列短柔毛，节上更密。叶对生，膜质；叶柄长 4.5～5 cm，顶端具丛生小腺体；叶片卵状心形，长 5～11 cm，宽 2.5～10 cm，先端急尖，基部心形，叶耳圆形，上面深绿色，下面浅绿色或粉绿色，两面均无毛；侧脉 5 对，斜曲上升，叶缘前网结。总状式聚伞花序腋生，着花 6～16 朵；总花梗长 4～6 cm，被疏柔毛，花梗长约 1 cm；花萼 5 裂，裂片卵状披针形；花冠近辐状，白色，两面无毛；副花冠 5 裂，兜状；花粉块每室 1 个，下垂心皮离生，柱头长尖，先端 2 裂。蓇葖果叉生，长圆形，长 7～8 cm，直径约 2 cm，粗糙。种子先端具长约 3 cm 的白色绢质种毛。花期 7～9 月，果期 9～12 月。

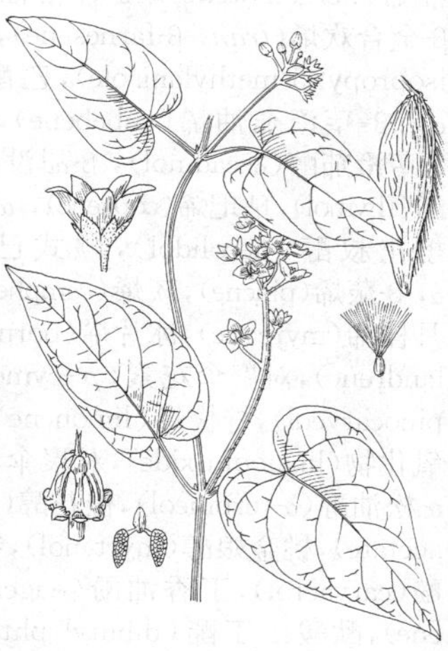

华萝藦

生于山地林谷、路旁或山脚湿地灌木丛中。分布于西南及江西、湖北、广西、陕西等地。

【采收加工】 8～11 月采挖根茎及根，或采收全草，晒干。

【药材】 华萝藦 *Rhizoma et Radix Metaplexis* 主产于陕西、河北、湖北、四川、云南、广西、贵州、江西等地。

性状 根茎呈不规则块状，直径 2～4 cm，具疙瘩状突起，顶端有圆盘状茎痕或茎基，下方着生数条根。根为长圆柱形，略弯曲，长短不等，直径 4～20 mm，表面灰棕色或灰褐色，有深纵皱纹和明显色浅的横长突起皮孔。质硬，断面类白色，粉性。气微，味微苦。

【成分】 华萝藦根中已分得喷奴皂苷元(penupogenin)，12-O-桂皮酰基去酰萝藦苷元(kidjoranin)和华萝藦苷(hemoside)[1]。

【药性】 《湖北中草药志》："微苦，平。"

【功用主治】 温肾益精。主治肾阳不足，畏寒肢冷，腰膝酸软，遗精阳痿，乳汁不足，宫冷不孕。

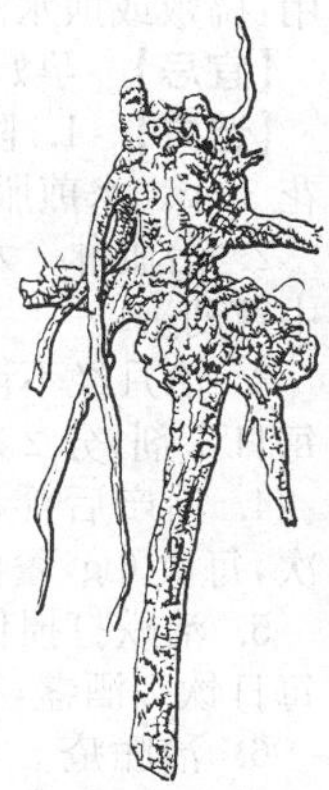

华萝藦(根茎及根)外形

1.《全国中草药汇编》："补肾强壮。主治肾亏遗精，少乳，肢力劳伤。"

2.《湖北中草药志》："补肾固精，催乳，解毒。用于肾虚腰痛，遗精，产后缺乳，蛇虫咬伤等症。"

【用法用量】 内服：煎汤，15～30 g。

【选方】 1. 治肾虚腰痛 奶浆藤 30 g。水煎服。

2. 治产后缺乳 奶浆藤 30 g，鲜品加倍。与猪蹄炖服，去药渣，汤肉同服。

3. 治蛇、蜈蚣咬伤 鲜奶浆藤适量。捣烂敷患处。(1～3 方出自《湖北中草药志》)

1876 华罂粟 huá yīng sù (《新华本草纲要》)

【异名】 山罂粟(《中国高等植物图鉴》)，野罂粟(《四川中药志》1982 年版)，藏金莲(《云南植物志》)。

【基原】 为罂粟科罂粟属植物裂叶野罂粟的果壳或全草。

【原植物】 裂叶野罂粟 *Papaver nudicaule* L. var. *chinense* (Regel) Fedde

多年生草本。全株疏生微硬毛，具白色乳汁。根纺锤形。根茎粗壮，单个或多头状，麦秆质，为覆瓦状、扩大的叶鞘所包。叶多达 10 余片，均基生；有长柄；叶片卵形或卵状三角形，长 7～20 cm，宽达 13 cm，羽状全裂，全裂片 3～4 对，卵形，羽状深裂或浅裂，有时基部小裂片又第三回分裂，小裂片长圆形、狭卵形或披针形，先端钝或圆形；全缘；两面疏生微硬毛。花单生于花葶上，花葶 1 至 10 多个，高 15～48 cm，疏生紧贴的微硬毛；萼片长约 1.5 cm，外面被长柔毛，开花时脱落；花瓣 4，2 轮，外面 2 枚较大，倒卵形，长 1.5～3 cm，边缘具不规则圆齿，橘黄色；雄蕊多数，长 1.2～1.6 cm；子房倒卵形，柱头 4～6，成辐射状花盘，边缘为深缺刻状圆齿，平扁。蒴果长圆形或倒卵状球形，被微硬毛，长 0.7～1.5 cm。种子小，具条纹，褐色。花期 6～8 月，果期 7～9 月。

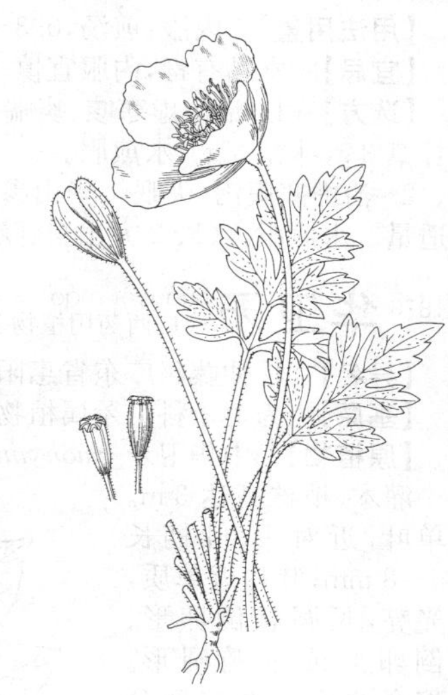

裂叶野罂粟

生于海拔 1 800～2 650 m 的山坡、沟边草地或高山草甸。分布于河北、山西、四川、云南、陕西、甘肃等地；云南中甸有栽培。

【采收加工】 5～7 月采收全草，鲜用或晒干；7～10 月采摘果实，取果壳，晒干。

【成分】 裂叶野罂粟果实含生物碱：野罂粟碱(nudicauline)[1]，黑水罂粟碱甲醚(amurensinine)[2]，斑点亚洲罂粟米定碱(reframidine)，野罂粟醇(nudicaulonol)[3]，罂粟碱(papaverine)，可待因(codeine)[4]。

花含有蹄纹天竺素-3-龙胆三糖苷(pelargonidin-3-gentianoside)和野罂粟素(nudicaulin)[4]。

全草含生物碱：黑水罂粟菲酮碱(amurine)，黑水罂粟螺酚碱(amuroline)[4]。

【药理】 1. 镇咳、平喘作用 本品水煎剂及其总生物碱均有镇咳作用，对离体豚鼠气管有明显的扩张作用，对豚鼠

合氯醛对小鼠的催眠、麻醉作用，对抗苯丙胺、咖啡因对小鼠的兴奋活动。

2. 对副交感神经系统的作用　华山参具有与东莨菪碱相似的扩大家兔瞳孔的作用；解除因毛果芸香碱所致大鼠及家兔肠平滑肌痉挛和犬涎液分泌过多症，并对抗电刺激迷走神经或注射氯化乙酰胆碱、毛果芸香碱所引起的降压作用等阿托品类生物碱相似的副交感神经末梢效应器的阻断作用，但对各器官作用强度与东莨菪碱不完全一致[2]。

毒性　小鼠腹腔注射煎剂的 LD_{50} 为 43 g/kg，注射后动物活动显著降低，闭眼匍匐不动，呼吸缓慢，多于 1 h 内死亡[1]。

【药性】《陕西中草药》："味甘、微苦、涩，性热，有毒。"

【功用主治】《陕西中草药》："补虚，温中，安神，定喘。主治劳伤体弱，虚寒腹泻，失眠，心悸易惊，咳嗽痰喘，自汗盗汗。"

【用法用量】内服：煎汤，0.3～0.9 g。

【宜忌】本品有毒，内服宜慎。

【选方】1. 治体虚寒咳、痰喘　华山参 0.9 g，麦冬 9 g，甘草 3 g，冰糖 3 g。水煎服。

2. 治虚寒腹泻，失眠　华山参 0.9 g，桂圆肉 15 g，冰糖适量。水煎服。（1、2 方出自《陕西中草药》）

1873 华卫矛 huá wèi máo（《广西药用植物名录》）

【异名】杜仲藤（《广东省惠阳地区中草药》）。

【基原】为卫矛科卫矛属植物中华卫矛的全株。

【原植物】中华卫矛 *Euonymus chinensis* Lindl.

灌木，植株高达 3 m。单叶，近对生；叶柄长 5～8 mm；叶片近革质，光亮，长圆状倒卵形、倒卵形或近椭圆形。聚伞花序一至二回分歧，总花梗及分枝较细柔，近圆柱形；花淡绿色，直径约 8 mm，4 出数，具肥厚花盘；雄蕊花丝短。蒴果倒卵状球形，4 浅裂，直径约 1 cm，果梗较细。种子有红色假种皮。

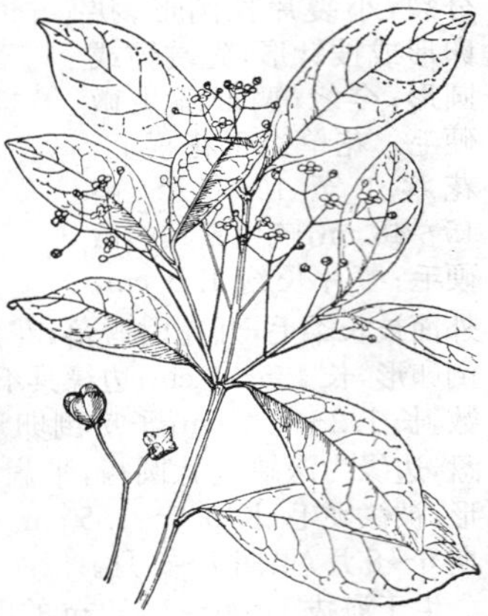
中华卫矛

生于山坡林边。分布于浙江、福建、广东、广西等地。

【采收加工】全年均可采，切段，晒干。

【药性】《全国中草药汇编》："微辛、涩，平。"

【功用主治】《全国中草药汇编》："舒筋活络，强壮筋骨。主治风湿腰腿痛，跌打损伤，高血压病。"

【用法用量】内服：煎汤，30～60 g；或泡酒。

【选方】1. 治风湿腰腿痛，肾虚腰痛　杜仲藤 30～60 g。水煎服。

2. 治高血压病　杜仲藤、凉粉草各 60 g，玉叶金花 30 g。水煎服。（1、2 方出自《广东省惠阳地区中草药》）

1874 华泽兰 huá zé lán（《福建药物志》）

【基原】为菊科泽兰属植物华泽兰 *Eupatorium chinense* L. 的全草。

【原植物】参见"广东土牛膝"条。

【采收加工】7～10 月采收，鲜用或晒干。

【成分】地上部分含三萜成分：α-香树脂醇（α-amyrin），β-香树脂醇乙酸酯（β-amyrinacetate），无羁萜（friedelin），3β-无羁萜醇（friedelan-3β-ol）[1]。又含挥发油，其中含量较高的是丁香烯氧化物（caryophyllene oxide）和反式丁香烯（*trans*-caryophyllene），还有 β 和 γ-榄香烯（elemene），葎草烯（humulene），龙脑（borneol），桃金娘醛（myrtenal），香柑油烯（bergamotene），α-香柑油烯（α-bergamotene），反式-β-金合欢烯（*trans*-β-farnesene），2-异丙基-5-甲基茴香醚（2-isopropyl-5-methylanisole），乙酸龙脑酯（bornyl acetate），α 和β-荜澄茄油烯（cubebene），γ-荜澄茄烯（γ-cadinene），α-荜澄茄醇（α-cadinol），β-甜没药烯（β-bisabolene），百里香酚（thymol），玷𤞑烯（copaene），α 和 γ-衣兰油烯（muurolene），橙花叔醇（nerolidol），顺式己烯-1-醇（*cis*-hexene-1-ol），α，β-蒎烯（pinene），莰烯（camphene），苯甲醛（benzaldehyde），月桂烯（myrcene），冰片烯（bornylene），α 和 β-水芹烯（phellandrene），对聚伞花素（*p*-cymene），反式松香芹醇（*trans*-pinocarveol），柠檬烯（limonene），芳樟醇（linalool），芳樟醇氧化物（linalcol oxide），对聚伞花素-α-醇（*p*-cymene-α-ol），α-松油醇（α-terpineol），橙花醇（nerol），乙酸橙花醇酯（neryl acetate），桃金娘醇（myrtenol），牻牛儿醛（geranial），香荆芥酚（carvacrol），丁香油酚（eugenol），β-波旁烯（β-bourbonene），酞酸二丁酯（dibutyl phthalate），十六烷酸（hexadecanoic acid），正壬醛（*n*-nonanal）等[2]。

【药理】毒性　每日以华泽兰喂饲兔、豚鼠，无急性中毒现象，但能引起慢性中毒，侵害肝与肾，产生糖尿（无蛋白尿及血糖过高）。干叶之毒性较小，慢性中毒主要由其中所含挥发油引起，此物质不耐热，易挥发[1]。

【药性】《福建药物志》："苦、辛，平。"

【功用主治】《福建药物志》："舒肝解郁，开胸利膈，调经行血，消肿止痛。主治感冒，胸胁痛，胃痛，腹胀，产后浮肿，产后瘀血痛，月经不调，风湿关节痛，跌打损伤，蛇伤，臁疮。"

【用法用量】内服：煎汤，10～20 g，鲜品 30～60 g。外用：捣敷或煎水洗。

【宜忌】孕妇禁服。

【选方】1. 防治感冒　（六月雪）全草 30～60 g，一枝黄花 30 g。水煎服。（《浙江民间常用草药》）

2. 治血淋　六月雪 60 g。加少量米酒，水煎服。（《广西中草药》）

3. 治月经不调　鲜华泽兰 15～24 g，水煎冲黄酒 60 ml。每日 1 剂，分 2 次餐前服。

4. 治产后浮肿　华泽兰、防己各等份。研末。每日 2 次，每次 6 g，餐前黄酒送服。

5. 治跌打损伤　华泽兰 15 g。米酒 500 g，浸 3～5 d。每日饮 2 酒盏，早晚各服 1 次。

6. 治臁疮　华泽兰鲜叶适量，人中白少许。捣烂外敷。待腐肉去尽后，再用海芋叶先密刺细孔，并于叶面涂上生桐油后，敷贴患部，每日换药 2 次。（3～6 方出自《福建药物志》）

7. 治汤火伤　六月雪煎取浓汁。冷敷患处。（《岭南草药志》）

8. 治毒蛇咬伤　鲜华泽兰、鲜细叶香茶菜各 90 g，鲜元

川等地。

性状　叶片多皱缩破碎，绿色或黄绿色，完整者展平后呈椭圆形或倒卵形，长4～7 cm，宽2～5 cm，先端急尖或短尖，基部楔形或圆形，边缘有细小锯齿，上面有短柔毛，中脉在上面凹下，侧脉每边4～7条。嫩枝、叶柄、叶背均被有黄色皱曲柔毛。叶片纸质。气微，味苦，有小毒。

【药性】　苦，凉，小毒。归胃、大肠经。

1.《浙江民间常用草药》："性温，味微苦。"

2.《江西草药》："性凉，味苦，有小毒。"

3.《广西本草选编》："味甘、苦，性平。"

【功用主治】　清热利湿，解毒，止血生肌。主治溃疡，泻痢，疮疡肿毒，创伤出血，烫火伤。

1.《浙江民间常用草药》："消肿止血。"

2.《江西草药》："清热利湿，止痢。"

3.《全国中草药汇编》："止血。"

4.《浙江药用植物志》："清热解毒。"

【用法用量】　内服：鲜品15～30 g，捣汁。外用：捣敷；或研末调敷。

【选方】　1. 治痢疾　华山矾叶15 g，算盘子叶15 g，枫树叶9 g(均鲜)，捣汁服。红痢加白糖，白痢加红糖。(《江西草药》)

2. 治乳腺炎，无名肿毒(未溃)，刀伤发炎　(华山矾)鲜叶适量，捣烂外敷。(《浙江药用植物志》)

3. 治烂眼沿　华山矾叶适量加水浸3 h，煮沸，待温洗患处。(江西《草药手册》)

4. 治烫火伤　鲜华山矾叶捣烂，或干叶研末，敷患处。(《常用中草药彩色图谱》)

5. 治落枕　土常山鲜叶捣烂，加酒炒热外敷。(《广西本草选编》)

6. 治跌打损伤　华山矾叶6 g蒸酒1 h，去渣服酒。(江西《草药手册》)

1872 华山参 huà shān shēn (《陕西中草药》)

【异名】　秦参(《陕西中药名录》)。

【基原】　为茄科泡囊草属植物华山参的根。

【原植物】　华山参 *Physochlaina infundibularis* Kuang 又名：漏斗泡囊草(《中国植物志》)。

多年生草本，高20～60 cm。根粗壮，肉质，锥状圆柱形。茎直立，被腺质短柔毛，常数茎丛生。叶互生；叶片草质，卵形，宽卵形或三角状宽卵形，长4～9 cm，宽4～8 cm，先端常急尖，基部心形或截形，骤然狭缩成2～7 cm的叶柄。伞房花序顶生或腋生；花梗长达7 cm，密生白色毛茸；花萼漏斗状钟形，裂片长椭圆形或长三角形，边缘及外面具白色毛茸，在果期膨大成球状的囊；花冠漏斗状钟形，黄绿色，或边缘呈黄绿色，边缘以下呈紫褐色，裂片广卵形至三角形，花冠外面及边缘具毛茸；雄蕊着生于花冠管内下方；子房2室，花柱丝状。蒴果盖裂，包于囊状宿萼内。种子肾形。花期3～5月，果期5～6月。

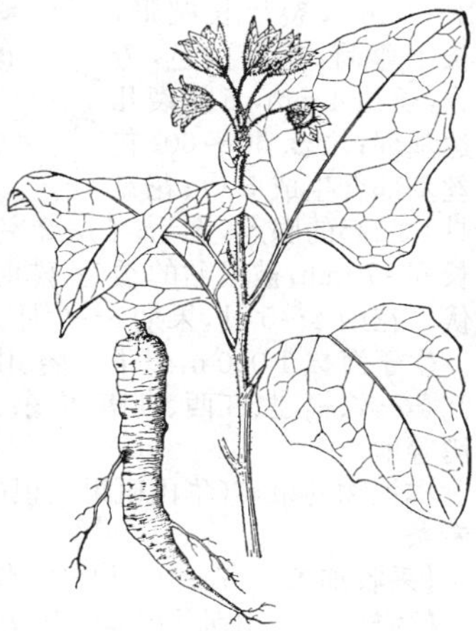

华山参

生于山谷或林下。分布于山西、河南、陕西。

【采收加工】　早春出芽或初夏枯萎时采挖根部，除去芦头及细根，晒干。

【药材】　华山参 *Radix Physochlainae*　产于陕西、河南。

性状　根呈长圆锥形或圆柱形，略弯曲，有的有分枝，长10～20 cm，直径1～2.5 cm。表面棕褐色，有黄白色横长皮孔、须根痕及纵皱纹，上部有环纹。顶端常有1至数个根茎，其上有茎痕及疣状突起。质硬，断面类白色或黄白色，皮部狭窄，木部宽广，可见细密的放射状纹理。具烟草气，味微苦，稍麻舌。

鉴别　(1) 根横切面：木栓层为数列至十余列木栓细胞，最外层细胞黄棕色。形成层环明显。木质部占根的大部分，导管数个相聚，有的导管旁有细小筛管群，为木间韧皮部。木薄壁组织及射线有含砂晶细胞。近中心的导管或导管群四周有时围有数层至十余层棕色扁平形木栓化细胞，内含黄棕色分泌物。薄壁细胞充满淀粉粒，有的含草酸钙砂晶。

粉末特征：灰白色。淀粉粒甚多，单粒类圆形或半圆形，直径3～15 μm，脐点点状、裂缝状或叉状；复粒由2～4分粒组成。草酸钙砂晶多存在于薄壁细胞中。导管网纹。

(2) 取本品细粉4 g，加85%乙醇15 ml，振摇15 min，滤过，滤液蒸干，加1%硫酸溶液2 ml，搅拌，滤过，滤液加氨试液使成碱性，再加氯仿2 ml，振摇提取，分取氯仿液，蒸干，残渣加发烟硝酸5滴，蒸干，放冷，残渣加乙醇制成氢氧化钾试液3～4滴与氢氧化钾一小块，即显紫堇色。

(3) 薄层色谱：取本品中粉1 g，加浓氨试液-乙醇(1∶1)溶液2 ml湿润，再加氯仿20 ml，加热回流1 h，滤过，滤液小心蒸干并加氯仿至1 ml，作为供试品溶液。另取硫酸阿托品、氢溴酸东莨菪碱、氢溴酸山莨菪碱和东莨菪内酯对照品，加乙醇制成每1 ml各含1 mg的混合溶液，作为对照品溶液。吸取上述两种溶液各5 μl，分别点于同一硅胶G薄层板上，以醋酸乙酯-甲醇-浓氨(17∶2∶1)试液为展开剂，展开，取出，晾干，置紫外光灯(365 nm)下检视，供试品色谱中，在与对照品色谱相应的位置上，显相同的蓝白色荧光主斑点(东莨菪内酯)。再依次喷以碘化铋试液和亚硝酸钠乙醇试液。供试品色谱中，在与对照品色谱相应的位置上，显相同的四个棕色斑点。

品质标志　《中华人民共和国药典》2005年版规定：照分光光度法测定，本品含生物碱以莨菪碱($C_{17}H_{23}NO_3$)计算不得少于0.20%。

【成分】　根含生物碱：异东莨菪醇(scopoline)，阿托品(atropine)，消旋山莨菪碱(anisodamine)，东莨菪碱(scopolamine)，阿扑东莨菪碱(aposcopolamine)。还含法荜枝苷(fabiatrin)[1]。

【药理】　1. 对中枢神经系统的作用　大鼠口服煎剂2 g/kg，其防御性条件反射潜伏期延长，腹腔注射1 g/kg，除上述作用外，大部分动物阳性条件反射破坏，并有部分动物分化抑制解除；腹腔注射1～4 g/kg显著降低大、小鼠和家兔的自由活动，但不降低小鼠被动活动；犬口服2～5 g/kg亦有明显镇静作用。腹腔注射4 g/kg，能协同硫喷妥钠及水

dien-3β-ol〕[4]，24-羟基-14-蒲公英赛烯(24-hydroxytaraxer-14-ene)[5]；三萜类化合物：α、β-香树脂醇(α、β-amyrin)，α、β-香树脂醇乙酸酯(α、β-amyrin acetate)，3β-乙酰氧基-13(18)-乌苏烯〔3β-acetoxyurs-13(18)-ene〕[6]，3β-乙酰氧基-19-乌苏烯〔3β-acetoxyurs-19-ene〕[7]。

地上部分含8α-巴豆酰氧基-硬毛钩藤内酯-13-O-乙酸酯(8α-tigloyloxyhirsutinolide-13-O-acetate)，8α-(羟异丁烯酰氧基)-硬毛钩藤内酯-13-O-乙酸酯〔8α-(hydroxymethacryloyloxy)-hirsutinolide-13-O-acetate〕，斯梯诺妥曼内酯 8-O-巴豆酸酯(stilpnotomentolide-8-O-tiglate)，8α-(4-羟异丁烯酰)-10α-羟基硬毛钩藤内酯-13-O-乙酸酯〔8α-(4-hydroxymethacryloyloxy)-10α-hydroxyhirsutinolide-13-O-acetate〕，8α-(4-羟基巴豆酰氧基)-10α-羟基硬毛钩藤内酯-13-O-乙酸酯〔8α-(4-hydroxytigloyloxy)-10α-hydroxyhirsutinolide-13-O-acetate〕，8α-(4-羟基巴豆酰氧基)硬毛钩藤内酯-13-O-乙酸酯〔8α-(4-hydroxytigloyloxy)-hirsutinolide-13-O-acetate〕，白前内酯(glaucolide)E，19-羟基白前内酯 E(19-hydroxyglaucolide E)，夜香牛内酯-8-O-(4-羟异丁烯酸酯)〔vernocinerolide-8-O-(4-hydroxymethacrylate)〕[8]。

【药理】 1. 抑菌作用 体外抑菌试验，伤寒草浸膏58 mg/ml、116 mg/ml 及 232 mg/ml 三种浓度对乙型链球菌，116 mg/ml 及 232 mg/ml 对致泻性大肠杆菌、变形杆菌、金黄色葡萄球菌及乙型链球菌均有抑制作用[1]。

2. 对消化系统的影响 伤寒草浸膏灌胃对正常小鼠小肠推进功能有促进作用；对硫酸镁所致小鼠小肠推进功能亢进有抑制作用；对硫酸阿托品所致小鼠胃排空缓慢有拮抗作用；对阿司匹林及盐酸-乙醇所致大鼠急性胃炎有抑制作用；对离体家兔小肠自发性运动(振幅及频率)有轻度抑制作用；能拮抗氯化钡所致离体家兔小肠痉挛[1]。

3. 解热、镇痛、消炎作用 伤寒草提取物 100 mg/kg、200 mg/kg、400 mg/kg 对发热、醋酸引起的疼痛及角叉菜胶引起的足肿胀均有显著的抑制作用[2]。

【药性】 苦、辛，凉。

1.《广东中药》："味淡性凉，一说味苦性凉。"

2.《全国中草药汇编》："苦、微甘，凉。"

【功用主治】 疏风清热，除湿，解毒。主治外感发热，咳嗽，急性黄疸型肝炎，湿热腹泻，白带，疔疮肿毒，乳腺炎，鼻炎，毒蛇咬伤。

1.《岭南采药录》："治外感发热，除湿热。"

2.《广东中药》："清热解毒，消肿拔毒，排脓。""治湿热腹泻，并治乳疮，毒蛇咬伤。根煎服可治风毒流注。"

3. 广州部队《常用中草药手册》："清肝退热，安神镇静。治感冒发热，咳嗽，急性黄疸型肝炎，神经衰弱，失眠，小儿夜尿，疔疮肿毒，乳腺炎。"

4.《海南岛常用中草药手册》："治痢疾，跌打损伤。"

5.《福建药物志》："治腹胀，肋间神经痛，附件炎，宫颈糜烂，阴道炎，鼻炎。"

【用法用量】 内服：煎汤，15～30 g，鲜品 30～60 g。外用：研末调敷；或鲜品捣敷。

【选方】 1. 治高热，咳嗽，喉头炎，支气管炎 伤寒草、甜珠草各 60 g。水煎服。(《台湾青草药》)

2. 治白带，附件炎，宫颈糜烂，阴道炎 鲜夜香牛 30～45 g，丁香蓼 30 g。水煎服。

3. 治鼻炎 夜香牛晒干研末，吹入鼻腔内，或调茶油抹。(2、3 方出自《福建药物志》)

4. 治乳疮 夜香牛全草 30 g。水煎服，或杵烂取汁冲酒服，渣贴患处。(阳春《草药手册》)

5. 治甲状腺肿 夜香牛 30 g，鸭蛋 2 个(蛋壳打裂痕)。水煎服。(《福建中草药处方》)

6. 治神经衰弱失眠 夜香牛 18 g，豨莶草 15 g，白千层 9 g。水煎服。

7. 治腹胀 夜香牛根 15 g，鸡蛋 1 个。水煎，服汤食蛋。

8. 治肋间神经痛 夜香牛、六棱菊各 15 g，两面针 10 g。水煎服。(6～8 方出自《福建药物志》)

9. 治跌打损伤胸部积痛 夜香牛全草 30 g。杵烂炖酒服。(阳春《草药手册》)

1871 华山矾 huà shān fán (《广西中药志》)

【异名】 钉地黄、降痰王、贡檀兜(《植物名实图考》)，华灰木、牛特木、雷公针、膨药、白花丹、土黄柴(《广西中兽医药用植物》)，米碎花木、大米仔花(《南宁市药物志》)，水泡木、糯米树、止血树(《广西中药志》)，檬子柴、毛壳子树(《江西民间草药验方》)，毛柴子、渣子树、狗檬树(《江西草药》)，豆豉果(《常用中草药彩色图谱》)，地黄木(广州空军《常用中草药手册》)，土常山(《广西本草选编》)，流涎柴、白柴头(《浙南本草新编》)，小药木(《贵州中草药名录》)。

【基原】 为山矾科山矾属植物华山矾的叶。

【原植物】 华山矾 *Symplocos chinensis* (Lour.) Druce 〔*Myrtus chinensis* Lour.〕 又名：猪婆柴、江黄仔(《中国高等植物图鉴》)。

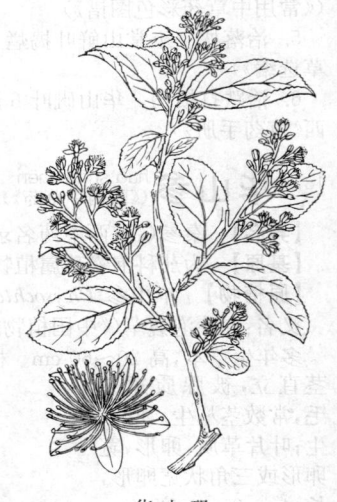

华 山 矾

灌木。嫩枝、叶柄、叶背均被灰黄色皱曲柔毛。叶互生；叶柄长 3～5 mm；叶片纸质，椭圆形或倒卵形，长 4～7(～10) cm，宽 2～5 cm，先端急尖或短尖，有时圆，基部楔形或圆形，边缘有细尖锯齿，叶面有短柔毛。圆锥花序顶生或腋生，长 4～7 cm，花序轴、苞片、萼外面均密被灰黄色皱曲柔毛；苞片早落；花萼长 2～3 mm，裂片长圆形，长于萼筒；花冠白色，芳香，长约 4 mm，5 深裂几达基部；雄蕊 50～60，花丝基部合生成 5 束；花盘具 5 凸起的腺点，无毛；子房 2 室。核果卵状圆球形，歪斜，长 5～7 mm，被紧贴的柔毛，熟时蓝色，先端宿萼裂片向内伏。花期 4～5 月，果期 8～9 月。

生于海拔 1 000 m 以下丘陵、山坡、杂木林中。分布于浙江、安徽、福建、江西、湖南、广东、广西、四川、贵州、云南、台湾等地。

本植物的果实(华山矾果)、根(华山矾根)亦供药用，另设专条。

【采收加工】 7～10 月采收，切碎，晒干或鲜用。

【药材】 华山矾 *Folium Symplocotis Chinensis* 产于浙江、福建、台湾、安徽、江西、湖南、广东、广西、云南、贵州、四

(《世医得效方》宁肺散)

【临床报道】 1. 治疗心律失常　用延胡索粉(丸)治疗心律失常48例,其中频发房性早搏13例,阵发性心房颤动13例,房早伴阵发房颤2例,伴短阵房性心动过速1例,阵发性室上性心动过速2例,持续性心房颤动17例。每次口服5～10 g,每日3次,房颤患者复律期间曾服用15 g,每日3次。疗程4～8星期。治疗结果,对房早、阵发房颤和阵发室上性心动过速的31例患者,显效15例,明显好转7例,好转4例,无效5例,总有效率84%。对持续性房颤服药后心室率均明显减慢,有6例心率转为窦性。其中10例冠心病患者的房颤,5例复律;而5例风心病者均未能复律。结果显示,用量5～10 g对房性早搏有较好治疗作用,10 g以上能够控制阵发房颤的发作,并能减弱心房颤动的心室率,进而使一些持续性房颤转复为窦性心率[1]。

2. 治疗原发性枕大神经痛　用延胡索乙素针剂2 ml(100 mg),2%盐酸普鲁卡因1 ml,共3 ml。以第二颈椎棘突与颈乳突之间连线中点的压痛处为封闭点,用一般注射器及针头,进针深度抵达骨膜后稍后退,最好刺中枕大神经(患者有麻胀感),抽无回血及脑脊液,将药液注射到枕大神经周围即可。治疗原发性枕大神经痛151例,结果治愈138例,有效13例;封闭1次痊愈者128例,封闭2次痊愈者10例,封闭2次有效者13例。治愈率91.4%,有效率100%[2]。

3. 治疗急慢性扭挫伤　用延胡木金散(醋制延胡、广木香、郁金各等分,研细末)治疗急慢性扭挫伤321例。其中急性扭挫伤153例,慢性扭挫伤168例;腰部101例,胸背部62例,上肢70例,下肢88例。用法每服15 g,温开水送服,每日3次。全部病例均治愈,前后用药最多为600 g,最少为120 g[3]。

4. 局部麻醉　用0.3%延胡索全碱注射液,局部浸润麻醉,做门诊手术195例,效果满意175例,占89.7%,欠佳18例,占9.2%,失败2例,占1.1%;最大用量到90 mg,未见不良反应[4]。用延胡索乙素、罗通定注射液局部浸润麻醉,0.3%和0.6%两种浓度均有较好作用,0.6%浓度镇痛优级率高于0.3%,一般用量180～360 mg,最高用到420 mg,亦未见毒副作用[5]。

【各家论述】 1.《纲目》:"延胡索,能行血中气滞,气中血滞,故专治一上下诸痛,用之中的,妙不可言。盖延胡索活血化气,第一品药也。"

2.《本草经疏》:"延胡索,温则能和畅,和畅则气行;辛则能润而走散,走散则血活。血活气行,故能主破血及产后诸病因血所为者。妇人月经之所以不调者,无他,气血不和,因而凝滞,则不能以时至,而多后期之证也。腹中结块,产后血晕,暴血冲上,因损下血等证,皆须气血和而后愈,故悉主之也。崩中淋露,利守不利走,此则非与补气血药同用,未见其可。"

3.《本草正》:"延胡索,善行滞气破滞血,血中气药,故能止腹痛,通经,调月水淋滞,心气疼痛,破癥癖跌扑凝瘀。亦善落胎,利小便,及产后逆血上冲。俱宜以酒煮服,或用酒磨服亦可。"

4.《本草乘雅半偈》:"以言疾疢之证因,以言主治之功力,(延胡索)判属血中之气药,气中之血药也。盖气主嘘之,血主濡之,气之所不嘘,即血之所不濡矣。如腹中结块,募络癥瘕之为证,即血留营实之为因;如胪腹气块,盘绕疝瘕之为证,即气滞卫实之为因;如崩中淋露,运衄冲暴之为证,即血莞营实之为因;如奔豚逆厥,百体疼烦之为证,即气弛卫薄之为因。玄胡立鼓血中之气,震行气中之血,虚则补,实则平,致新推陈,推陈致新之良物也。"

5.《本草正义》:"延胡虽为破滞行血之品,然性情尚属和缓,不甚猛烈,古人必以酒为导引助其运行,其本性之不同于峻厉亦可想见。而又兼能行气,不专以破瘀见长,故能治内外上下气血不宣之病,通滞散结,主一切肝胃胸腹诸痛,盖攻破通导中之冲和品也。但走而不守,能治有余之实证,不能治不足之虚证。"

1870 伤寒草 shāng hán cǎo (《岭南采药录》)

【异名】 夜牵牛、星拭草(《岭南采药录》),寄色草(《广州植物志》),返魂香(《广东中药》),消山虎(广州部队《常用中草药手册》),假咸虾、枝香草(广州空军《常用中草药手册》),红花一枝香(《广东惠阳中草药》),四眼草(《梧州中草药》),天红草(《广西北海民间草药》)。

【基原】 为菊科斑鸠菊属植物夜香牛的全草或根。

【原植物】 夜香牛 *Vernonia cinerea* (L.) Less. [*V. abbreviana* (Wall.) DC.]

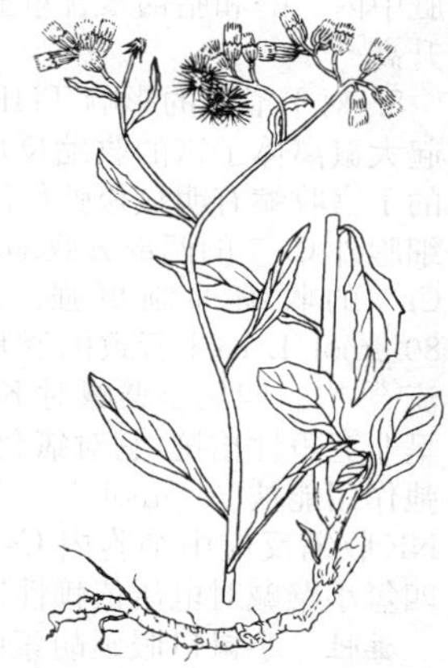

夜 香 牛

一年生草本,高20～80 cm。茎直立,柔弱,少分枝,有纵条纹,被贴伏短微毛。叶互生;具短柄;叶片条形、披针形或菱形,长2～7 cm,宽0.5～2.5 cm,先端钝或短渐尖,基部渐狭成楔形,边缘有浅齿,两面有贴伏短毛;近枝端的叶较狭而小。头状花序15～20(或更多)个,在枝端排列成伞房状圆锥花序;总苞钟状,直径5～6 mm,总苞片4层,条状披针形,锐尖,常带紫色,外面有贴伏短微毛;花托平,有边缘具细齿的窝孔;花冠管状,淡红紫色,长5～6 mm,被疏短微毛,具腺,先端5裂,裂片线状披针形,小花约20朵,两性;瘦果,圆柱形,有线条,被微毛和腺点;冠毛白色。花期全年。

生于山坡、旷野、田边、路旁或密林、灌丛中。分布于浙江、福建、江西、湖北、湖南、广东、广西、海南、四川、贵州、云南、西藏、台湾等地。

【采收加工】 7～10月采收全草,晒干切段或鲜用;秋冬季挖根,切片,晒干。

【成分】 全草含黄酮类化合物:香叶木素(diosmetin),木犀草素(luteolin),木犀草素-7-O-葡萄糖醛酸苷(luteolin-7-O-glucuronide),木犀草素-7-O-葡萄糖苷(luteolin-7-O-glucoside)[1]。还含α-香树脂醇棕榈酸酯(α-amyrin palmitate),羽扇豆醇棕榈酸酯(lupeol palmitate),二十八烷酸(octacosanoic acid),豆甾醇-β-D-吡喃葡萄糖苷(stigmasterol-β-D-glucopyranoside)[2]。

新鲜花含黄酮类化合物:木犀草素,木犀草素-7-O-葡萄糖苷,异荭草素(isoorientin),金圣草素(chrysoeriol)[3]。

根含甾醇类化合物:豆甾醇(stigmasterol),谷甾醇(sitosterol),5,17(20)-豆甾二烯-3β-醇〔stigmast-5,17(20)-

4. 对内分泌系统的作用　乙素作用于下视丘，促进大鼠垂体分泌促肾上腺皮质激素(ACTH)，但连续给药 6 d 后，可产生耐受性[22, 23]。乙素还可影响甲状腺功能，使甲状腺重量增加。每日皮下注射对小鼠动情周期有明显抑制作用[22]。

5. 抑制血小板聚集作用　乙素(7.5 mg/kg、15 mg/kg 静脉注射)对大鼠实验性脑血栓形成有明显的抑制作用，并剂量依赖抑制 ADP、花生四烯酸和胶原诱导的血小板聚集。乙素抑制脑血栓形成的机制与其抑制血小板聚集性有关[24]。

6. 钙拮抗作用　l-THP 1～100 μmol/L 能减少豚鼠心室肌细胞钙通道电流，延长钙通道的恢复时间，对钙通道有紧张性阻滞作用及使用依赖性[25]。l-THP 可浓度依赖性抑制钙离子[26]。l-THP 可显著抑制高钾和钙通道激动剂 $BayK_{8644}$ 所致的猪肺动脉平滑肌细胞胞浆游离钙离子浓度增加，对静息状态钙离子无明显影响[27]。

7. 提高学习能力及抗氧化作用　延胡索给小鼠按每日 8 g/kg、16 g/kg 的剂量灌胃延胡索水煎液。小鼠在新环境中自发活动显著增加，主要免疫器官指数增加，学习能力显著提高，脑内多巴胺和 5-羟色胺含量显著提高，心肌、肝脏中丙二醛和脂褐素含量显著降低，肝脏中 SOD 活力显著升高[28]。

8. 对平滑肌的影响 THP 明显对抗催产素和氯化钾所引起大鼠离体子宫的收缩反应，对高 K^+ 去极后 Ca^{2+} 所引起的子宫收缩有明显松弛作用；对催产素依赖细胞内 Ca^{2+} 和细胞外 Ca^{2+} 的两部分收缩均有明显抑制，但对依赖细胞内 Ca^{2+} 的收缩抑制更强。四氢小檗碱、THP 明显抑制 80 μmol/L KCl 所致的豚鼠结肠带平滑肌细胞的 Ca^{2+} 内流[29, 30]。四氢小檗碱对 KCl 和 NE 所致兔主动脉环收缩呈非竞争性拮抗，它对氯化钾所致的兔主动脉环收缩的松弛作用能被 20 μmol/L 二氯化钙所对抗。THP 明显减弱 NE 收缩反应中细胞内 Ca^{2+} 释放依赖性部分，说明 THP、四氢小檗碱对电压依赖性钙通道有优先抑制作用[31, 32, 33]。

毒性　小鼠口服延胡索醇浸膏 LD_{50} 为 100±4.5 g/kg，小鼠静脉注射乙素、丙素、丑素的 LD_{50} 分别为 146 mg/kg，151～158 mg/kg，100 mg/kg[5]。小鼠腹腔注射延胡索癸素的 LD_{50} 为 127 mg/kg[8]。

【炮制】 1. 延胡索　取原药材，除去杂质，洗净，略浸，润透，切薄片，干燥或用时捣碎。

2. 炒延胡索　取延胡索片或块，置锅内，文火加热，炒至表面显黄色，取出放凉。

3. 醋延胡索　取净延胡索捣碎，加醋拌匀，闷透，置锅中，用文火加热炒干，取出放凉。或取净延胡索，放入用适量清水稀释的米醋液中，煮至醋液被吸尽，取出，切片或干燥后捣碎。每延胡索 100 kg，用米醋 25 kg。醋炒止血，止产后血晕。

4. 酒延胡索　取净延胡索片或碎块，加黄酒拌匀，闷透，置锅中用文火加热，炒干，取出放凉。每延胡索片 100 kg，用黄酒 20 kg。酒炒行血，多用于妇女月经不调、崩中淋瘕、产后恶露。

5. 延胡索炭　取延胡索片或块，置锅内，用武火炒至表面呈焦黑色，内呈焦褐色，喷洒清水少许，灭尽火星，取出晾干，凉透。

饮片性状　延胡索参见“药材”项。炒延胡索片形如延胡索片，表面深黄色。醋延胡索形如延胡索，深绿色，略有醋气。酒延胡索片形如延胡索片，深黄色或黄褐色，略有酒气。延胡索炭，表面呈焦黑色，内呈焦褐色。

贮干燥容器中，密闭，置阴凉干燥处。防霉、防蛀。

【药性】 辛、苦，温。归心、肝、脾经。

1.《海药本草》：“味苦、甘，无毒。”

2.《珍珠囊补遗药性赋》：“味苦、辛，性温，无毒。可升可降，阴中之阳也。”

3.《本草蒙筌》：“专入太阴脾、肺，一云又走肝经。”

4.《纲目》：“味苦、微辛，气温。入手足太阴、厥阴四经。”

5.《雷公炮制药性解》：“入心、肺、脾、胃四经。”

【功用主治】 活血散瘀，行气止痛。主治胸痹心痛，脘腹疼痛，腰痛，疝气痛，痛经，经闭，癥瘕，产后瘀滞腹痛，跌打损伤。

1.《雷公炮炙论》：“(治)心痛欲死。”

2.《海药本草》：“主肾气，破产后恶露及儿枕。”

3.《日华子》：“除风，治气，暖腰膝，破癥癖，扑损瘀血，落胎及暴腰痛。”

4.《开宝本草》：“主破血，产后诸病因血所为者，妇人月经不调，腹中结块，崩中淋露，产后血晕，暴血冲上，因损下血。”

5.《医学入门》：“善理气痛及膜外气块，止心气痛及小肠、肾气、腰暴痛，活精血。又破血及堕落车马疼痛不止。”

6.《纲目》：“活血，利气，止痛，通小便。”

【用法用量】 内服：煎汤，3～10 g；研末服，1.5～3 g；或入丸、散。

【宜忌】 孕妇禁服，体虚者慎服。

1.《品汇精要》：“妊娠不可服。”

2.《本草经疏》：“经事先期，及一切血热为病，法所应禁。”

3.《本草正》：“产后血虚，或经血枯少不利，气虚作痛者，皆大非所宜。”

【选方】 1. 治热厥心痛，或发或止，久不愈，身热足寒　玄胡索、金铃子肉各等分。为末。温酒或白汤下，每服二钱。(《素问病机气宜保命集》金铃子散)

2. 治心腹冷痛，肠鸣气走，身寒自汗，大便滑泄　延胡索、附子各一两，木香半两。㕮咀。每服四钱，加生姜七片煎服。(《严氏济生方》延附汤)

3. 治风淫血刺，身体疼痛，四肢拘挛　延胡索(炒)、辣桂(去粗皮)、当归各等分。为末。每服二钱，酒调下。(《直指方》舒筋散)

4. 治冷气流注腰疼　延胡索、破故纸(炒)、黑牵牛(炒)各二两。为末。研煨蒜丸如桐子大，每服三十丸，葱白、盐汤任下。

5. 治疝气　延胡索、胡椒末。每服二钱，酒、水各半盏，煎七分服。(4、5 方出自《卫生易简方》)

6. 治经来小腹有块痛　玄胡索 8 g，血余炭 4 g。研末。分上下午 2 次用黄酒调服。连服 7 d。〔《山东中医杂志》1984，(3)：50〕

7. 治产后恶血不尽，心膈烦闷，腹中刺痛　延胡索一两，益母草半两。为散。每服一钱，以温酒调下。(《圣惠方》)

8. 治尿血　延胡索三钱。水煎，入芒消三分服。(《简明医彀》延胡索散)

9. 治血痢疼痛，饮食不进　延胡(炒)为末。每用二钱，米饮调下。(《赤水玄珠》)

10. 治大人小儿诸咳嗽　玄胡索一两，枯矾二钱半。为末。每服二钱，用软饧糖一块或蜜和药含化。小儿一钱。

病虫害防治　病害有霜霉病，多发生在叶部，可用40%霜疫灵300倍液或65%代锌森可湿性粉剂600倍液喷射；菌核病，为害茎基部，可用1∶3石灰和草木灰混合后撒入畦面；锈病，可用65%代森锌可湿性粉剂600倍液喷射；白绢病；虫害有地老虎为害幼苗及块茎；另有蝼蛄、金龟子幼虫、种蝇为害。

【采收加工】　栽种第二年5月上旬至下旬，地上部分枯萎后，选晴天挖掘块茎，摊放于室内，除去须根，擦去老皮，过筛，分级，倒入沸水中煮烫，不断搅拌，大块茎煮4～5 min，小块茎煮3 min，煮至无白心为度，捞起，晾晒。宜勤翻晒，晒3～4 d，堆放室内2～3 d，反复2～3次即可干燥。亦可用50～60 ℃烘干。

【药材】　延胡索 *Rhizoma Corydalis*　主产于浙江东阳、磐安。

性状　块茎呈不规则的扁球形，直径0.5～1.5 cm。表面黄色或黄褐色，有不规则网状皱纹。顶端有略凹陷的茎痕，底部常有疙瘩状凸起。质硬而脆，断面黄色，角质样，有蜡样光泽。气微，味苦。

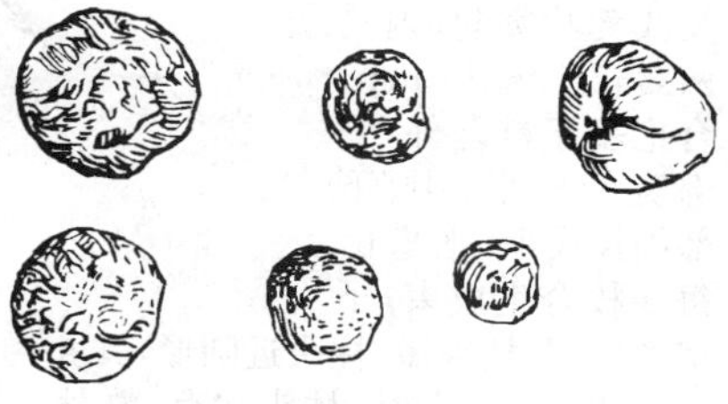

延胡索(块茎)外形

鉴别　(1) 粉末特征：绿黄色。糊化淀粉团块淡黄色或近无色。下皮厚壁细胞绿黄色，细胞多角形、类方形或长条形，壁稍弯曲，木化，有的成连珠状增厚，纹孔细密。石细胞淡黄色，类圆形或长圆形，直径约至60 μm，壁较厚，纹孔细密。螺纹导管直径16～32 μm。

(2) 取本品粉末2 g，加0.25 mol/L硫酸溶液20 ml，振摇片刻，滤过。取滤液2 ml，加1%铁氰化钾溶液0.4 ml与1%三氯化铁溶液0.3 ml的混合液，即显深绿色，渐变深蓝色，放置后底部有较多深蓝色沉淀。另取滤液2 ml，加重铬酸钾试液1滴，即生成黄色沉淀。

(3) 薄层色谱：取本品粉末1 g，加甲醇50 ml，超声处理30 min，滤过，滤液蒸干，残渣加水溶解，加浓氨试液调至碱性，用乙醚提取3次，每次10 ml，合并乙醚液，蒸干，残渣加甲醇1 ml使溶解，作为供试品溶液。另取延胡索乙素对照品，加甲醇制成每1 ml含1 mg的溶液，作为对照品溶液。吸取上述溶液各2～3 μl，分别点于同一用1%氢氧化钠溶液制备的硅胶G薄层板上，以正己烷-氯仿-甲醇(7.5∶4∶1)为展开剂，置以展开剂预饱和的展开缸内，展开，取出，晾干，以碘蒸气熏至斑点显色清晰。日光下检视，供试品色谱中，在与对照品色谱相应的位置上，显相同颜色的斑点；在空气中挥尽板上吸附的碘后，置紫外光灯(365 nm)下检视，供试品色谱中，在与对照品色谱相应的位置上，显相同颜色的荧光斑点。

品质标志　《中华人民共和国药典》2005年版规定：照高效液相色谱法测定，本品含延胡索乙素($C_{21}H_{25}NO_4$)不得少于0.050%。

【成分】　块茎含右旋紫堇碱(延胡索甲素)(corydaline)，消旋四氢掌叶防己碱(延胡索乙素)(tetrahydropalmatine)，左旋四氢黄连碱(延胡索丁素)(tetrahydrocoptisine)，掌叶防己碱(palmatine)，去氢海罂粟碱(dehydroglaucine)，原阿片碱(延胡索丙)(protopine)，右旋海罂粟碱，α-别隐品碱(延胡索癸素)(α-allocryptopine)[1～3]，左旋四氢非洲防己碱(tetrahydrocolumbamine)，右旋紫堇鳞茎碱(corybulbine)，去氢紫堇碱(dehydrocorydaline)，左旋四氢小檗碱(tetrahydroberberine)，非洲防己碱，右旋-N-甲基六驳碱(N-methyllaurotetanine)，元胡宁(yuanhunine)[1]，狮足草碱(leonticine)，二氢血根碱(dihydrosanguinarine)，去氢南天宁碱(dehydronantenine)[2]，比枯枯灵碱(bicuculline)，隐品碱(cryptopine)，黄连碱及小檗碱[3]等多种生物碱。

【药理】　1. 对中枢神经系统的作用　(1) 镇痛作用　延胡索的各种制剂均有明显的止痛作用，尤以粉剂、醇制浸膏及醋制浸膏作用最明显。用电刺激小鼠尾法证明，灌服粉剂的作用持续2 h[1,2]。延胡索的镇痛有效成分为生物碱，小鼠热板法、兔光热刺激法和电总和刺激法证明，静脉注射延胡索乙素(以下简称乙素)15～20 mg/kg、延胡索丑素(以下简称丑素)10～15 mg/kg或延胡索甲素(以下简称甲素)30～40 mg/kg均有镇痛作用，而以乙素、丑素为强，甲素次之，但都不及吗啡[3～5]。大鼠对乙素和丑素的镇痛作用能产生耐受性，产生的速度约比吗啡慢1倍，并与吗啡之间有交叉耐受性，未发现乙素有成瘾性[6,7]。

(2) 催眠、镇静和安定作用　较大剂量乙素有明显的催眠作用。犬皮下注射15～20 min后，出现镇静、安定、不逃避和驯服等外观行为的改变，30 min后出现嗜睡，多次给药后呈现一定的耐药性[8～12]。乙素能明显降低小鼠自发与被动活动，延长环己巴比妥钠的睡眠时间，使家兔安静，可对抗小量苯丙胺的兴奋作用，降低大量苯丙胺的毒性[9]。

2. 对心血管系统的作用　(1) 扩张冠状动脉　延胡索醇提物能显著扩张离体兔心和在体猫心的冠状血管，降低冠脉阻力和增加血流量，小鼠腹腔注射可明显增加心肌^{86}Rb的摄取量。延胡索总碱5 mg/kg或10 mg/kg静脉注射，能对抗垂体后叶素所致豚鼠异常心电图[13]。

(2) 抑制心脏　无论静脉注射或腹腔注射左旋四氢掌叶防己碱(l-THP)均可使动物心率减慢，动脉血压短暂而急剧降低。东北延胡索与延胡索总碱均能抑制心肌收缩力[14]。

(3) 抗心律失常　消旋四氢掌叶防己碱(dl-THP，乙素)和l-THP均有选择性对抗实验性心律失常的作用，能对抗氯仿、氯化钡($BaCl_2$)、氯仿-肾上腺素和毒毛花苷G诱发的心律失常，但不能对抗乌头碱诱发的心律失常和不能提高家兔心室电致颤阈。乌头碱诱发的心律失常和电刺激引起的室颤与Na^+通道开放有关，乙素对这两种心律失常均无拮抗作用，表明其抗心律失常作用与Na^+内流无关，而与拮抗Ca^{2+}有关[15,16]。乙素和L-THP能使窦性心率减慢，P波低平、倒置，甚至消失。乙素对心电图的影响类似于维拉帕米，不同于奎尼丁[17]。

(4) 对大鼠局灶性脑缺血再灌注损伤的保护作用　dl-THP 10 mg/kg、20 mg/kg在缺血前2 min静脉注射，可剂量依赖性缩小脑梗死范围，减轻缺血再注脑电活动的抑制，明显减轻脑水肿，降低缺血再灌注引起的脑Ca^{2+}聚集。dl-THP对大鼠局灶性脑缺血再灌注损伤具有保护作用[18]。

3. 抗溃疡作用　从延胡索提得的延胡索全碱肌内注射，能抑制大鼠幽门结扎性、水浸应激性、醋酸性和豚鼠组胺性溃疡[19,20]，乙素静脉注射80 mg/kg(大剂量)可使胃瘘犬的胃液分泌明显抑制[8]。乙素具有明显抑制离体大鼠胃黏膜和壁细胞泌酸功能，抑制胃酸分泌，治疗消化性溃疡[21]。

子(炮)、阿胶、黄芩各三两,灶中黄土半斤。上七味,以水八升煮取三升,分温二服。(《金匮要略》黄土汤)

2. 治妇人血露　蚕沙一两,炒伏龙肝半两,阿胶一两。同为末,温酒调,空腹服二三钱,以知为度。(《本草衍义》)

3. 治吐血、泻血、心腹痛　多年垩壁土,地炉中土,伏龙肝。上等分,每服一块如拳大,水二碗,煎一碗,澄清服,白粥补之。(《普济方》伏龙散)

4. 治反胃　灶中土(用十余年者)。上为细末,米饮调下三二钱许。(《百一选方》治翻胃单方)

5. 治泄痢后脱肛不收　伏龙肝、赤石脂等分。上末之,敷肠头上,或以槐花炒末陈米汤下。(《丹溪摘玄》赤石脂散)

6. 治痈肿　伏龙肝以大酢和作泥,涂布上贴之,干则易之。(《千金方》)

7. 治发背欲死　伏龙肝末之,以酒调,厚敷其疮口,干即易。(《肘后方》)

8. 治手足阳明经风热发为丹毒,面上赤肿,后渐渐由头而下,至身亦赤肿　灶心土、黄柏(炒)各三钱,冰片二分。为油末,鸡子清调搽。(《外科真诠》伏龙散)

9. 治孕妇一切有热,内外诸证　伏龙肝为末,以井底泥调敷心下,令胎不伤。(《济阴纲目》)

【各家论述】 1.《本草汇言》:"伏龙肝,温脾渗湿,止大便秽血之药也。体虽土质,深得积年火气而成。性燥而平,气温而和,味甘而敛,以藏为用者也。故善主血失所藏。如《金匮》方之疗先便后血;《别录》方之止妇人血崩,漏带赤白;《蜀本草》之治便血血痢,污秽久延;杂病方之定心胃卒痛,故魇寐暴绝。他如脏寒下泄,脾胃因寒湿而致动血络,成一切失血诸疾,无用不宜尔。"

2.《药义明辨》:"伏龙肝,味辛气微温,入脾与肝二经,有火土相生之妙用。治各证非漫然燥可去湿之谓也。正欲用阳以化阴,俾湿化行而血乃化,风乃平。是其止血之功,皆由温中之力。阴虚失血者不宜用。"

3.《本草述钩元》:"伏龙肝,所以治血证者,非以止涩为功,盖补其生化之厚,乃为固脱耳。推之女子崩带,男子洩精胥效矣,亦非用其燥也,更欲化阴以和阳。或曰:补土多用燥湿之剂,如白术等味与兹种何别,而迥殊若是。曰治血证多不用术者,恐其燥阴而反剧耳。此味固用阳以化阴,非燥阴之剂也。"

4.《本草便读》:"伏龙肝,味辛散逆以和中,呕家圣药。"

1869 延胡索 yán hú suǒ (《本草拾遗》)

【异名】 延胡(《雷公炮炙论》),玄胡索(《济生方》),元胡索(《药品化义》)。

【基原】 为罂粟科紫堇属植物延胡索的块茎。

【原植物】 延胡索 *Corydalis yanhusuo* W. T. Wang [*C. turtschaninovii* Bess. f. *yanhusuo* Y. H. Chou et C. C. Hsu]

多年生草本,高 9~20 cm,全株无毛。块茎扁球形,直径 7~15 mm,上部略凹陷,下部生须根,有时纵裂成数瓣,断面深黄色。茎直立或倾斜,常单一,近基部具鳞片 1 枚,茎节处常膨大成小块茎,小块茎生新茎,新茎节处又成小块茎,常 3~4 个成串。基生叶 2~4 枚;柄长 3~8 cm;叶片轮廓宽三角形,长 3~6 cm,宽 4~8 cm,二回三出全裂,一回裂片具柄,末回裂片近无柄,裂片披针形至长椭圆形,长 20~30 mm,宽 5~8 mm,全缘,少数上半部 2 深裂至浅裂;茎生叶常 2 枚,互生,较基生叶小而同形。总状花序顶生,长 2~5 cm,疏生花 3~8 朵;苞片卵形至狭卵形,位于花序下部者长约 10 mm,先端 3~5 栉裂,位于上部者全缘;萼片 2,细小,早落;花冠淡紫红色,花瓣 4,2 轮,外轮上瓣最大,长 15~25 mm,上部舒展成宽倒卵形至宽椭圆形的兜状瓣片,边缘具小齿,先端有浅凹陷,中下部延伸成长距,下瓣较短,形同上瓣,基部具浅囊状突起,内轮两瓣长 10~15 mm,合抱裹于雄蕊外,上部宽倒卵形,中、下部细长成爪;雄蕊 6,每 3 枚合生成束;子房条形,花柱细短,柱头近圆形,具乳突 8 个。蒴果条形,长 1.7~2.2 cm,花柱、柱头宿存,熟时 2 瓣裂。种子 1 列,数粒,细小,扁长圆形,黑色,有光泽,表面密布小凹点。栽培品常只开花,果不及成熟即凋落。花期 3~4 月,果期 4~5 月。

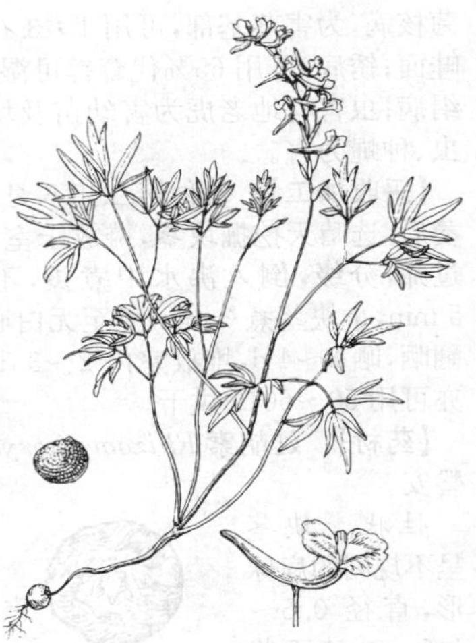

延胡索

生于低海拔旷野草地、丘陵林缘。分布于江苏、浙江、安徽、河南、湖北、陕西等地。浙江东阳、磐安、永康、缙云等地及江苏南通地区有大量栽培。

【栽培】 生物学特性　喜温暖湿润气候,耐寒性强,怕夏季高温闷热,怕旱,忌水淹,怕强光照射。地下块茎分布较浅,每块茎具 1~2 个芽,多者 3~4 个。9 月上旬~10 月上旬栽种,幼芽从芽眼长出但不出土;11 月上旬地温在 5 cm 处有 23~25 ℃时块茎从下部生根;地温在 18~20 ℃萌芽开始,沿水平方向伸展成细长匍匐茎,习称"行鞭";12 月上旬形成第一个茎节,生有 2~4 支地下茎。气温在 4~5 ℃时茎开始出土,尤以 7~10 ℃为宜。2 月上旬出苗展叶,幼叶呈淡红色,逐渐变成绿色。3 月上旬地下茎在节处膨大形成淡黄色光滑的块茎。4 月中旬种块茎腐烂萎缩。以选地势高燥、向阳、排水良好,富含腐殖质的中性或微酸性砂质壤土或壤土栽培为宜。前茬地以甘薯、小麦、水稻、玉米、豆类、白术、粟等作物为宜;亦可水旱轮作或与薏苡轮作。

繁殖方法　块茎繁殖。栽种期以 9 月下旬~10 月上旬为适期。选当年生块茎呈扁球形、色淡黄、芽眼多、健壮无病虫伤疤、横径 1.4~1.6 cm、组织较幼嫩者作种用。栽种前块茎用退菌特 50%可湿性粉剂 1 000 倍液浸种 5 min,稍晾干,随即栽种。条栽或穴栽,以条栽为好。按行距 20 cm 开浅条沟,沟深 6~7 cm,块茎交互栽种 2 行。芽头向上,栽种不宜过浅或过深,以免影响出苗。边种边覆土,上盖草木灰或土杂灰一层。

田间管理　出苗后要及时拔除杂草,不宜中耕。遇旱时应及时灌溉,遇雨季及时排水。施肥要施足基肥,重施腊肥,巧施苗肥。11 月下旬至 12 月上旬施腐熟饼肥或腐熟厩肥,促使地下茎生长,节间增多,又可防冻保苗;幼叶展开后追施人粪尿或硫酸铵,亦可用氮、磷、钾复合肥料,提高生物碱总量,促使新块茎形成。或可在 3 月下旬用 2%过磷酸钙澄清液进行 2~3 次根外追肥。

草药》)

【临床报道】 1. 治疗急性阑尾炎 取竹叶椒根粉末(相当于过100目筛)2～3 g,加开水200～300 ml,冲闷10 min。或加冷水煮沸3 min,过滤去渣,为1 d量,分3～4次空腹温服。每日1剂,服至阑尾炎症状、体征消失,体温、白细胞计数与分类连续2 d正常,继续服药1星期。共治疗急性单纯性和早期化脓性阑尾炎42例,其中41例临床治愈,治愈率为97.6%,右下腹压痛消失时间平均为3.2 d,体温复常时间平均为2.01 d。共随访39例,复发率为5.1%[1]。

2. 用于止痛 取土花椒(竹叶椒)鲜根或树叶及果实,用蒸馏法制成注射液,每2 ml相当于生药2 g,每次肌注2～4 ml。治疗胆道疾患、胃与十二指肠溃疡、肠痉挛、手术后疼痛208例,一般用药后10～20 min产生镇痛效果。如采用足三里穴位注射见效更快。镇痛作用可维持5～10 h,必要时可隔12 h重复给药。未发现不良反应,亦无成瘾性,对体温、脉搏、血压、呼吸等均未发现明显影响[2]。

1866 竹节人参叶 zhú jié rén shēn yè (《本草推陈》)

【异名】 野三七叶(《广西本草选编》)。

【基原】 为五加科人参属植物竹节参 *Panax japonicus* C. A. Mey. 的叶。

【原植物】 参见"竹节参"条。

【采收加工】 9～10月采收,鲜用或晒干。

【药性】 苦、微甘,微寒。

1.《广西本草选编》:"味甘、苦,性平。"

2.《浙江药用植物志》:"苦、微甘,微寒。"

【功用主治】 清热解暑,生津利咽。主治暑热伤津,口干舌燥,心烦神倦,咽痛音哑,虚火牙痛,脱发。

1.《本草推陈》"清凉药,生津止渴,外用作生发剂。"

2. 南药《中草药学》:"补中,生津,降火,醒酒。"

3.《浙江药用植物志》:"生津止渴,清虚热,解酒毒。治热病伤津,暑热口渴,咽喉肿痛,虚火牙痛,声带疲劳嘶哑。"

【用法用量】 内服:煎汤,3～12 g;或开水泡。外用:煎汤洗;或鲜品捣敷。

【选方】 1. 治咽喉肿痛 野三七叶15～30 g。水煎服。(《广西本草选编》)

2. 治脱发 竹节人参叶煎水洗头,要常用。(《南京地区常用中草药》)

3. 治手部生疮 竹节人参叶捣烂,敷患处。(《湖南药物志》)

1867 竹蠹虫蛀末 zhú dù chóng zhù mò (《纲目》)

【异名】 竹蛀屑(《圣惠方》)。

【基原】 为粉蠹科粉蠹属动物褐粉蠹 *Lyctus brunneus* Steph. 的幼虫蚀害竹竿后的蛀屑。

【原动物】 参见"竹蠹虫"条。

【采收加工】 捕捉竹蠹虫时,同时收集竹竿蛀孔中的粉屑。

【药性】 苦,寒。

【功用主治】 清热解毒,去湿敛疮。主治聤耳流脓水,湿毒臁疮,烧烫伤。

【用法用量】 外用:撒敷或调涂。

【选方】 1. 治聤耳出脓 竹蛀屑、狼毒、白蔹等分。同研令细,每用少许,纳入耳中。(《圣惠方》)

2. 治湿毒臁疮 枯竹蛀屑、黄柏末等分。先以葱、椒、茶汤洗净,日一上。(《纲目》)

3. 治汤火灼烂 竹中蠹虫末,涂之。(《外台》引《备急方》)

1868 伏龙肝 fú lóng gān (《雷公炮炙论》)

【异名】 灶中黄土(《金匮要略》),釜下土、釜月下土(《肘后方》),灶中土(《百一选方》),灶内黄土(《济急方》),灶心土(《纲目》)。

【基原】 经多年用柴草熏烧而结成的灶心土。

【采收加工】 在拆灶时将灶心烧结成的月牙形土块取下,除去四周焦黑部分及杂质,取中心红黄色者入药。用煤火烧者则不供药用。

【药材】 伏龙肝 *Terra Frava Usta* 全国各地均产。

性状 本品为不规则块状。橙黄色或红褐色。表面有刀削痕。体轻,质较硬,用指甲可刻划成痕,断面细软,色稍深,显颗粒状,并有蜂窝状小孔。具烟熏气,味淡。有吸湿性。

鉴别 (1) 取本品粉末约1 g,加稀盐酸10 ml,即泡沸,生成大量气体,将此气体通入氢氧化钙试液中,即生成白色沉淀(检查碳酸盐)。

(2) 取上述反应后的溶液,滤过。取滤液1 ml,加亚铁氰化钾试液,即生成蓝色沉淀(检查铁盐)。取滤液1 ml,加氢氧化钠试液,即生成白色胶状沉淀;分离,沉淀能在过量的氢氧化钠试液中溶解(检查铝盐)。

【成分】 主要由硅酸(H_2SiO_3)、氧化铝(Al_2O_3)及三氧化二铁(Fe_2O_3)所组成;还含有氧化钠(Na_2O),氧化钾(K_2O),氧化镁(MgO),氧化钙(CaO)[1],磷酸钙〔$Ca_3(PO_4)_2$〕等[2]。

【药理】 止呕作用 本品3 g/kg,每日2次,连服2 d,对静注洋地黄酊所致家鸽呕吐可使呕吐次数减少,呕吐的潜伏期无改变。对去水吗啡引起的犬呕吐则无效[1]。

【药性】 辛,温。归脾、胃经。

1.《别录》:"味辛,微温。"

2.《药性论》:"味咸,无毒。"

3.《日华子》:"热,微毒。"

4.《本草汇言》:"味辛、苦、微甘,气温。性燥。"

5.《本草求真》:"专入肝、脾。"

【功用主治】 温中止血,止呕,止泻。主治虚寒失血,呕吐,泄泻。

1.《别录》:"主治妇人崩中,吐血,止咳逆,止血,消痈肿毒气。"

2.《本草拾遗》:"辟夜啼。"

3.《日华子》:"治鼻洪,肠风,带下,血崩,泄精,尿血,催生下胞。"

4.《本草蒙筌》:"和水敷脐勤换,辟除时疫,安胎。"

5.《纲目》:"治心痛狂癫,风邪蛊毒,妊娠护胎,小儿脐疮重舌,风噤反胃,中恶卒魇,诸疮。"

6.《本草汇言》:"温脾渗湿,止大便秽血之药也。"

【用法用量】 内服:煎汤,15～30 g;布包煎汤,澄清代水用,60～120 g;或入散剂。外用:研末调敷。

【宜忌】 出血、呕吐、泄泻属热证者禁服。

1.《本草经疏》:"阴虚吐血者不宜用,以其中有火气故也;痈肿毒盛难消者,不得独用。"

2.《本草从新》:"专去湿,无湿勿用。"

【选方】 1. 治下血,先便后血 甘草、干地黄、白术、附

matum DC. 的叶。

【原植物】 参见“竹叶椒”条。

【采收加工】 全年均可采,鲜用或晒干。

【药性】 辛、微苦,温,小毒。

1.《江西草药》:“性温,味辛,有小毒。”

2.《全国中草药汇编》:“辛、微苦,温。”

【功用主治】 理气止痛,活血消肿,解毒止痒。主治脘腹胀痛,跌打损伤,痈疮肿毒,毒蛇咬伤,皮肤瘙痒。

1.《江西草药》:“治慢性鼻炎。”

2.《湖南药物志》:“治腹胀痛,肿毒,蛇毒。”

3.《全国中草药汇编》:“活血止痛,治跌打肿痛。”

4.《福建药物志》:“治乳痈。”

5.《广西民族药简编》:“治刀伤。”

【用法用量】 内服:煎汤,9～15 g。外用:煎水洗;或研粉敷;或鲜品捣敷。

【选方】 1. 治胃痛、腹胀痛 竹叶椒叶 9 g,吴茱萸子 6 g。捣烂敷脐上。(《湖南药物志》)

2. 治跌打损伤 鲜竹叶椒叶适量,捣烂,加酒少许,炒热。外敷或擦患处。(《全国中草药汇编》)

3. 治刀伤 竹叶椒叶适量,研粉,敷患处。(《广西民族药简编》)

4. 治乳痈 鲜竹叶椒叶捣烂,调酒敷患处。另用鲜根 30 g,水煎调酒服。(《福建中草药》)

5. 治皮肤瘙痒 (竹叶椒)鲜叶、桉树鲜叶各 250 g。煎水洗。(《福建中草药》)

6. 治慢性鼻炎 竹叶椒叶、鹅掌金星各 15 g,泡水代茶饮。(江西《草药手册》)

1865 竹叶椒根 zhú yè jiāo gēn (《贵州民间药物》)

【异名】 散血飞、见血飞(《贵州民间药物》),野花椒根、竹叶总管根(《江西药用植物名录》)。

【基原】 为芸香科花椒属植物竹叶椒 *Zanthoxylum armatum* DC. 的根皮或根。

【原植物】 参见“竹叶椒”条。

【采收加工】 9～10 月采收,根皮鲜用或连根切片晒干备用。

【药材】 竹叶椒根 *Radix Zanthoxyli Armati* 主产于贵州、广西、江西、福建、湖南等地。

性状 根圆柱形,长短不一,暗灰色至灰黄色,有较密的浅纵沟。质坚硬,折断面纤维性,横断面栓皮灰黄色,皮部淡棕色,木部黄白色。味苦,麻舌。

鉴别 (1) 根横切面:外为落皮层。韧皮部外侧有石细胞及纤维,石细胞数个成群散在;纤维数个至 20 余个成束,排成数层,外侧稀疏,内侧断续成环。木质部中导管单个或 2～4 个相连,多数径向排列。

(2) 薄层色谱:取本品粉末 10 g,乙醇回流提取,提取液浓缩,以 10%盐酸溶解,滤过,滤液用氯仿萃取,氯仿液回收溶剂至成 2 ml,作供试品溶液。另取两面针结晶适量,以甲醇溶解成每 1 ml 含 1 mg 的对照品溶液。取上述两种溶液各约 10 μl 点于同一硅胶 H-CMC 板上,以氯仿展开,展距 10 cm,取出晾干,喷雾浓硫酸显色。供试品色谱中,在与对照品色谱相应的位置上,显相同的红棕色斑点。

【成分】 根含生物碱:崖椒碱(γ-fagarine),木兰花碱(magnoflorine),竹叶椒碱(xanthoplanine)[1];木脂素类:左旋细辛素(asarinin),左旋竹叶椒脂素(planinin),即(1R,2R,5R,6S)-2-(3′,4′-二甲氧苯基)-6-(3″,4″-亚甲二氧苯基)-3,7-双并四氢呋喃〔(1R,2R,5R,6S)-2-(3′,4′-dimethoxyphenyl)-6-(3″,4″-methylene dioxyphenyl)-3,7-dioxyabicyclo (3,3,0)-octane〕;此外还含 β-香树脂醇(β-amyrin)[2] 和 β-谷甾醇(β-sitosterol)[3]。

根皮含白鲜碱(dictamnine),茵芋碱(skimmianine)和木兰花碱[1],花椒根碱(zanthobungeanine)[3]。

【药理】 1. 对免疫功能的影响 竹叶椒根片剂每日以 0.6 g/kg 或 1 g/kg 给小鼠灌胃,连续 5 d,可显著提高小鼠腹腔巨噬细胞吞噬率及吞噬指数,亦有显著提高小鼠外周血 E 花环形成率的作用[1]。

2. 抗菌作用 钢管法表明,竹叶椒对大肠杆菌有明显抗菌作用,对金黄色葡萄球菌抗菌作用微弱[1]。

3. 其他作用 根皮所含白鲜碱,1∶500 000 浓度对离体蛙心有兴奋作用,可使心肌张力增加,每分钟输出量增多,1∶2 500 对离体兔耳血管有明显收缩作用;1∶250 000 对家兔和豚鼠子宫平滑肌有强大收缩作用[2]。

【药性】 辛、微苦,温,小毒。

1.《浙江民间常用草药》:“有小毒。”

2.《全国中草药汇编》:“辛、微苦,温。”

【功用主治】 祛风散寒,温中理气,活血止痛。主治感冒头痛,风湿痹痛,胃脘冷痛,泄泻,痢疾,牙痛,跌打损伤,痛经,刀伤出血,顽癣,毒蛇咬伤。

1.《杭州药用植物志》:“健胃,化食,通气,治胃气不通,食欲不振。”

2.《贵州民间药物》:“杀虫,驱风,止痛。治咳嗽,风湿痛,顽癣,虫牙痛,刀伤出血。”

3.《浙江民间常用草药》:“活血止痛,消炎。治跌打损伤,胃痛,齿龈炎。”

4.《福建药物志》:“治腰痛,闭经。”

5.《广西民族药简编》:“治尿路结石,胃痛,胃下垂,浮肿。”

【用法用量】 内服:煎汤,9～30 g,鲜品 60～90 g;研末,3 g;或浸酒。外用:煎水洗或含漱;或浸酒搽;或研末调敷;或鲜品捣敷。

【宜忌】 《广西本草选编》:“孕妇慎服。”

【选方】 1. 治关节风湿痛,腰痛,跌打损伤 竹叶椒鲜根 60～95 g,或加阿利藤、毛大丁草各 9 g。水煎,调酒服。外用鲜竹叶椒根 125 g,白酒 250 ml,浸约 7 d,取药液擦伤处。(《福建药物志》)

2. 治寒性胃痛、腹痛、呕吐 竹叶椒干根 9～15 g。水煎服。或研细粉,每次 0.6～1.5 g,开水冲服。(湖北《中草药土方土法》)

3. 治痧症腹胀腹痛,寒滞腹痛 竹叶椒根皮、南五味子根皮各 18 g,细辛 9 g。研细末,用温开水送服,1～1.5 g。(江西《草药手册》)

4. 治反胃 竹叶椒根皮塞入猪肚内,炖熟,连服 2～3 次。(《天目山药用植物志》)

5. 治感冒头痛 竹叶椒根 9～15 g。水煎服。(江西《草药手册》)

6. 治齿龈炎 鲜竹叶椒根皮。捣烂,塞敷患处;或煎汁漱口。(《浙江民间常用草药》)

7. 治跌打损伤 鲜竹叶椒根 120 g,白酒 250 g,浸泡 7 d。取浸液擦伤处。(《福建中草药》)

8. 治毒蛇咬伤 竹叶椒根 60～90 g。水煎服,每日 1 剂。另用鲜竹叶椒根皮适量,白酒适量,捣烂外敷。(《江西

1862 竹节香附 zhú jié xiāng fù (《中药志》)

【异名】 两头尖(《品汇精要》),草乌喙(《药材资料汇编》)。

【基原】 为毛茛科银莲花属植物多被银莲花的根茎。

【原植物】 多被银莲花 *Anemone raddeana* Regel 又名:关东银莲花(《经济植物手册》),红背银莲花(《中药志》)。

多年生草本,高10～30 cm。根茎横生,呈细纺锤形,长2～3 cm,直径3～7 mm。基生叶1;叶柄长5～15 cm,无毛或疏被长毛;三出叶,小叶具柄,小叶片轮廓宽卵形或近圆形,3深裂或3全裂,裂片再2～3浅裂或不裂,边缘具缺刻状圆齿,两面无毛或在近基部有长毛。苞片3,轮生,叶状,但较小,具柄。花梗1,长1～13 cm,被毛;花两性;萼片9～15,花瓣状,白色,长圆形或线状长圆形,先端圆或钝,两面无毛;无花瓣;雄蕊多数;心皮约30,密被短柔毛,花柱稍弯。瘦果。花期4～6月,果期5～8月。

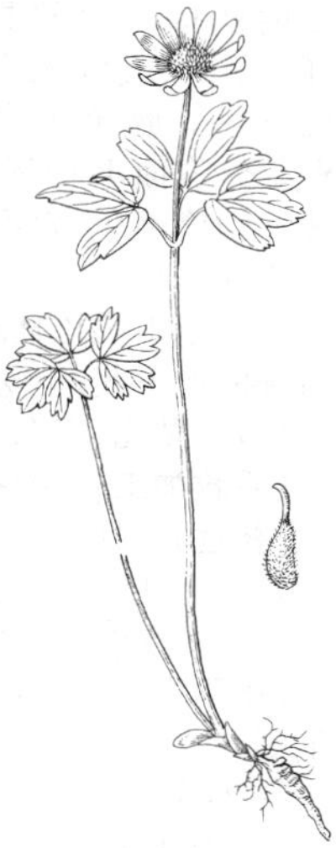

多被银莲花

生于海拔800 m的山地林中或草地阴处。分布于辽宁、吉林、黑龙江、山东东北部。

【采收加工】 5～8月采挖,晒干。

【药材】 竹节香附 *Rhizoma Anemones Raddeanae* 产山东、辽宁、吉林、黑龙江。

性状 根茎类长纺锤形,两端尖细,微弯曲,其中近一端处较膨大,长1～3 cm,直径2～7 mm。表面棕褐色或棕黑色,具微细纵皱纹,膨大部位常有1～3个支根痕呈鱼鳍状突起,偶见不明显的3～5环节。质硬而脆,易折断,断面略平坦,类白色或灰褐色,类角质样。气微,味先淡后微苦而麻辣。

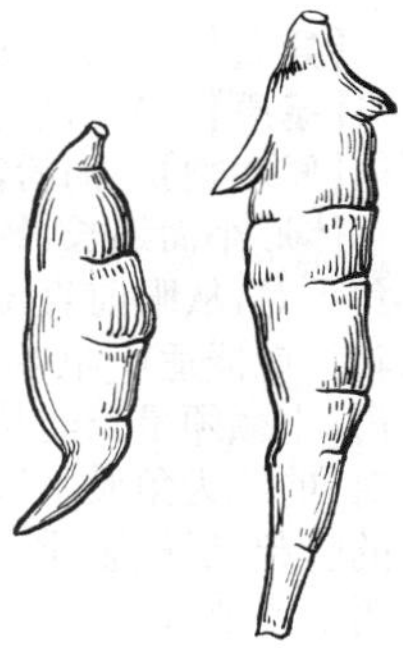

竹节香附(根茎)外形

鉴别 (1) 根茎横切面:表皮细胞1列,切向延长,外壁增厚。皮层为10余列类圆形薄壁细胞。维管束外韧型,10余个排成环状,韧皮部细胞皱缩,形成层不明显,木质部导管6～24个。射线宽阔。髓部较大。薄壁细胞内充满淀粉粒。

(2) 取本品粗粉2 g,加甲醇10 ml,置水浴上微热,振摇10 min,滤过。取滤液2 ml,加1%氢氧化钠溶液2 ml,置水浴上加热3 min,溶液呈澄明的鲜黄色;再加1%盐酸溶液使成酸性,溶液鲜黄色消退,生成乳白色混浊。

(3) 取本品粗粉1 g,加70%乙醇10 ml,置水浴上微沸10 min,滤过。取滤液2 ml,蒸干,加醋酐1 ml使溶解,沿壁缓缓加入硫酸,界面即显紫红色,放置,上层呈污绿色(检查皂苷)。

【成分】 根茎含齐墩果酸(oleanolic acid),薯蓣皂苷元(diosgenin)。又含皂苷:竹节香附皂苷(raddeanin)R_0、A、B、C、D、E、F[1～5],红背银莲花皂苷(raddeanoside)D[6]、R8、R9[7],毛茛苷(ranunculin)[8],白头翁素(anemonin)[9]及竹节附皂苷H[10],其中竹节香附皂苷A又叫做多被银莲花素(anemodeanin)A[5]。

【药理】 1. 抑瘤作用 多被银莲花素A(30 μg/ml)在体外能显著抑制小鼠肉瘤S_{180}和腹水型肝癌细胞DNA、RNA和蛋白质的合成,其抑制率随作用时间延长(12～48 h)而增加。它对DNA合成48 h的ID_{50}为21 μg/ml。腹腔注射多被银莲花素A(10 mg/kg),连续5 d,能提高小鼠血浆cAMP含量[1]。

2. 镇痛溶血作用 竹节香附皂苷D有抗肿瘤、镇痛、镇静和抗炎作用,其活性强度大于总皂苷。竹节香附皂苷F、H有镇痛作用。总皂苷及竹节香附皂苷D、F、H均有不同强度的溶血作用[2]。

【炮制】 1. 竹节香附 取原药材,除去杂质,筛去灰屑。用时捣碎。

2. 酒竹节香附 取净竹节香附打碎,与黄酒拌匀,稍闷,待酒被吸尽后,用文火炒至微干,取出,晾干。每竹节香附100 kg,用黄酒10～20 kg。

饮片性状 竹节香附参见"药材"项。酒竹节香附形同竹节香附,色泽加深,微有酒气。

贮干燥容器内,密闭,置通风干燥处。防蛀。

【药性】 《品汇精要》:"有毒。味辛,性热。气之厚者,阳也。"

【功用主治】 祛风湿,散寒止痛,消痈肿。主治风寒湿痹,四肢拘挛,骨节疼痛,痈疮肿痛。

1.《品汇精要》:"疗风及腰腿湿痹痛。"

2.《本草原始》:"主治风湿邪气,痈肿,金疮,四肢拘挛,骨节疼痛,多入膏药中用。"

【用法用量】 内服:煎汤,15～3 g;或入丸、散。外用:研末撒膏药上敷贴。

【选方】 治痈疽疮疡 两头尖3 g,金银花30 g,地丁30 g。水煎服。(《山东中草药手册》)

1863 竹叶椒子 zhú yè jiāo zǐ (《浙江药用植物志》)

【异名】 鱼椒子(《福建药物志》)。

【基原】 为芸香科花椒属植物竹叶椒 *Zanthoxylum armatum* DC. 的成熟种子。

【原植物】 参见"竹叶椒"条。

【采收加工】 6～8月果实成熟时采收,晒干,除去果皮,留取种子。

【成分】 种子含黄酮类化合物:3,5,3′,4′-四羟基-7,8-二甲氧基黄酮(3,5,3′,4′-tetrahydroxy-7,8-dimethoxyflavone),3,5,3′-三羟基-6,7-二甲氧基-4′-(7″-羟基牻牛儿醇基-1″-酯)黄酮〔3,5,3′-trihyddroxy-6,7-dimethoxy-4′-(7″-hydroxygeranyl-1″-ether)flavone〕[1]。

【药性】 《食物中药与便方》:"苦、辛,温,无毒。"

【功用主治】 《食物中药与便方》:"主治风寒湿痹,肺气上逆,四肢历节疼痛。"

【用法用量】 内服:煎汤,3～5 g;研末,1 g。外用:煎水洗。

【选方】 治胃痛,腹中气胀,风湿性关节痛,蛔虫腹痛,跌打伤痛 竹叶椒种子7～14颗。水煎服,每日2次。(《食物中药与便方》)

1864 竹叶椒叶 zhú yè jiāo yè (《湖南药物志》)

【基原】 为芸香科花椒属植物竹叶椒 *Zanthoxylum ar-*

3.《甘肃中草药手册》:"微寒。"

4.《湖南药物志》:"甘、微苦,无毒。"

【功用主治】 清肺化痰,健脾消食,舒筋活血。主治肺热咳嗽,肺痨咯血,食积胀满,风湿痹痛,腰腿痛,骨折,烧、烫伤。

1.《草木便方》:"治痨伤,血气虚损,耳鸣,清火化痰,消气肿,痞满,积聚。"

2.《天宝本草》:"补脾,润肺,壮筋。治肠风下血,痔。"

3.《四川中药志》1960年版:"治胸腹胀及小儿食积。"

4.《甘肃中草药手册》:"解毒。"

5.《全国中草药汇编》:"清肺化痰,健脾消食,舒筋活血。主治肺结核咳嗽,食欲不振,胸腹胀满,筋骨疼痛,腰腿痛。外用治烧烫伤,骨折。"

【用法用量】 内服:煎汤,9～15 g。外用:鲜品捣敷;熬膏涂擦;或研粉调敷。

【选方】 1. 治咳嗽痰中带血 百尾笋15 g,蒸冰糖服。(《贵阳民间药草》)

2. 治病后体虚遗尿 百尾笋30 g,岩白菜30 g,大苋菜30 g。炖肉吃。

3. 接骨 百尾笋、水冬瓜、野葡萄根、泽兰,加酒,共捣烂,包伤处。(2、3方出自《贵阳民间药草》)

4. 治烧伤,烫伤 竹林消适量。熬膏外涂。(《甘肃中草药手册》)

1859 竹卷心 zhú juǎn xīn (《生草药性备要》)

【异名】 竹针(《生草药性备要》),竹叶卷心(《温病条辨》),竹心(《本草再新》)。

【基原】 为禾本科毛竹属植物淡竹 *Phyllostachys nigra* (Ledd. ex Lindl.) Munro var. *henonis* (Mitf.) Stapf ex Rendle 等的卷而未放的幼叶。

【原植物】 参见"竹茹"条。

【采收加工】 清晨采摘,鲜用。

【成分】 叶含牛磺酸,甘氨酸,赖氨酸,丙氨酸,苏氨酸[1],羟基赖氨酸等游离氨基酸及低分子肽[2];葡萄糖、果糖及蔗糖等单糖[1]。

【药性】 甘、微苦、淡,寒。归心、肝经。

1.《本草再新》:"味苦,性寒,无毒。入心、肝二经。"

2. 南药《中草药学》:"甘,淡,寒。"

【功用主治】 清心除烦,利尿,解毒。主治热病烦渴,小便短赤,烧烫伤。

1.《生草药性备要》:"治火伤,烧存性油调搽。"

2.《本草再新》:"清心泻火,解毒除烦,消暑利湿,止渴生津。"

3. 南药《中草药学》:"利尿,治热病,烦渴,小便短少色黄。"

【用法用量】 内服:煎汤,鲜品6～12 g。外用:煅存性研末调敷。

【选方】 治太阴温病,神昏谵语 玄参心三钱,莲子心五分,竹叶卷心二钱,连翘心二钱,犀角尖二钱(磨冲),连心麦冬三钱。水煎服。(《温病条辨》清宫汤)

1860 竹鼺肉 zhú liū ròu (《纲目》)

【基原】 为竹鼠科竹鼠属动物竹鼠的肉。

【原动物】 竹鼠 *Rhizomys sinensis* Gray 又名:鼺(《说文》),竹㹠(《纲目》),篱鼠(《本草求原》),中华鼢鼠(《中国鼠类及其防治》),灰竹鼠、竹鼺(《中国动物药志》)。

体形粗壮,呈圆筒形。成兽体长一般小于38 cm,尾长6～7 cm,体重500～800 g。头部钝圆,吻较大,眼小,耳隐于毛内。四肢短粗,爪强而锐利。尾上下均被有稀毛。成兽背部及两侧棕灰色并具光泽,毛基灰色,无白尖的针毛。吻侧毛色较浅。体腹面毛较稀,色浅。幼兽毛色较深,周身均为黑灰色。

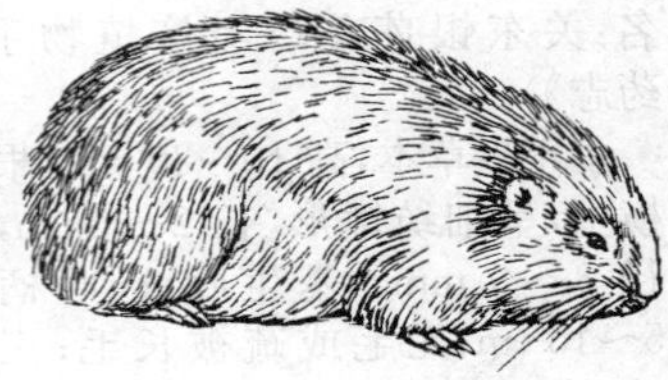

竹 鼠

栖息于山坡竹林的洞穴中,营地下生活。夜晚活动,喜食竹子的地下茎,也吃竹笋及其他植物的果实和种子。分布于福建、湖北、广东、广西、四川、云南、陕西、甘肃等地。

【采收加工】 捕捉后宰杀,去皮毛、内脏。

【药性】 甘,平。

1.《纲目》:"甘,平,无毒。"

2.《医林纂要》:"甘、咸,平。"

【功用主治】 益气养阴,清热止渴。主治痨肺发热,胃热消渴。

1.《纲目》:"补中益气,解毒。"

2.《医林纂要》:"养阴除热,杀疳䘌。治痨瘵,止消渴。"

3.《本草求原》:"益肺胃气,化痰解毒。"

【用法用量】 内服:煮食,1只;或作散剂。

1861 竹蠹虫 zhú dù chóng (《纲目》)

【异名】 竹子虫(《彝医动物药》)。

【基原】 为粉蠹科粉蠹属动物褐粉蠹的幼虫。

【原动物】 褐粉蠹 *Lyctus brunneus* Steph.

体形小而细长,约长5 mm,赤褐色。头部隐于前胸下,触角1对,从眼前直出,分11节,末端呈棍棒状。口器适于咀咬,上唇突出,大颚端具2齿,小颚须呈长丝状。前胸节能转动。翅2对,前翅为角质坚固的翅鞘,上有多数纵行的隆起;后翅膜质,适于飞翔。足3对,各有跗节5节。

多栖于竹林中。分布于我国南方各地。

本动物蚀害竹竿后的蛀屑(竹蠹虫蛀末)亦供药用,另设专条。

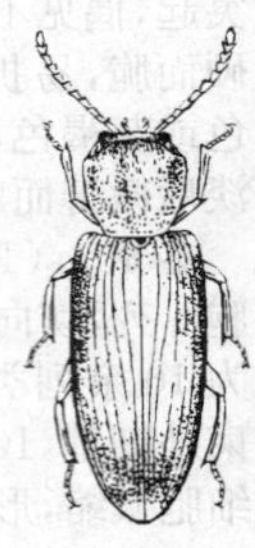

褐 粉 蠹

【采收加工】 劈开有竹蠹虫的老竹,取出幼虫。

【药性】 《彝医动物药》:"寒,苦。"

【功用主治】 《彝医动物药》:"拔脓解毒,去湿止痛,敛疮生肌。主治鼻腔溃烂,耳心内疼。"

【用法用量】 外用:捣敷或研末撒。

【选方】 1. 治小儿癞梨头疮 竹蠹虫(取慈竹内者),捣烂,和牛溺涂之。(《纲目》)

2. 治耳内痽(指中耳炎及毒虫入耳心等) 用竹子中虫和石榴汁水外搽。

3. 治䘌虫吃鼻(鼻腔附近生疮,溃烂时流脓) 竹子虫和所蛀粉末,共捣烂。敷涂患处。(2、3方出自《彝医动物药》)

布小疣点，种脐圆形，种脊明显。果实成熟时珠柄与内果皮基部相连，果皮质较脆。气香，味麻而凉。

鉴别　果皮横切面：果皮外方显著凹凸状。表皮细胞1列，有时外被角质层。下皮细胞1～2列。中果皮宽广，分布油室5～6个，维管束12～15个。内果皮为2～5列木化厚壁细胞。表皮及下皮细胞内含众多无定形或颗粒状棕色色素，中果皮薄壁细胞含较多草酸钙簇晶，并有少量方晶及圆形淀粉粒。

【成分】 竹叶椒含黄酮类化合物：木犀草素-4-葡萄糖苷(luteolin-4′-glucoside)，木犀草素-7，4′-二葡萄糖苷(luteolin-7，4′-diglucoside)，木犀草素-4′-鼠李糖基葡萄糖苷(luteolin-4′-rhamnosylglucoside)，芹菜素-4′-葡萄糖苷(apigenin-4′-glucoside)，芹菜素-7，4′-二葡萄糖苷(apigenin-7，4′-diglucoside)[1]。

【药理】 1. 抗菌作用　竹叶椒无体外抗菌作用，但体内实验性治疗竹叶椒小剂量(0.35 g/kg)可明显降低金黄色葡萄球菌感染小鼠的死亡率，且竹叶椒中、小剂量可增加免疫抑制小鼠的胸腺重量，并能提高小鼠脾淋巴细胞转化率[1]。

2. 镇痛抗炎作用　竹叶椒片能明显抑制小鼠扭体反应和热板反应，提高痛阈值；对小鼠的急性和亚急性炎症均有明显的抑制作用[2]。

【药性】 辛、微苦，温，小毒。

1.《贵州民间药物》："味辛，性温。"

2.《江西草药》："有小毒。"

3.《全国中草药汇编》："辛、微苦，温。"

【功用主治】 温中燥湿，散寒止痛，驱虫止痒。主治脘腹冷痛，寒湿吐泻，蛔厥腹痛，龋齿牙痛，湿疹，疥癣痒疮。

1.《浙江民间常用草药》："治感冒，气管炎。"

2.《江西草药》："散寒止痛。治胃痛，牙痛，痧症腹痛。"

3.《四川常用中草药》："行气，杀虫，祛风。治胸腹冷痛，蛔虫肚痛，风寒牙痛，湿毒痒疮。"

4.《福建药物志》："治疟疾，胆道蛔虫病，肾盂肾炎。"

【用法用量】 内服：煎汤，6～9 g；研末，1～3 g。外用：煎水洗或含漱；或酒精浸泡外搽；或研粉塞入龋齿洞中，或鲜品捣敷。

【选方】 1. 治胃痛、牙痛　竹叶椒果3～6 g，山姜根9 g。研末。温开水送服。

2. 治痧症腹痛　竹叶椒果9～15 g。水煎或研末。每次1.5～3 g，黄酒送服。(1、2方出自《江西草药》)

3. 治胆道蛔虫病　竹叶椒果实30 g，生油150 g(10岁左右儿童量)。文火炸至果实干枯，去渣，取油放冷。每日分3～4次服。(《福建药物志》)

4. 治感冒、气管炎　竹叶椒碾细末。每次1.5～3 g，每日2～3次，开水冲服。(《安徽中草药》)

1858 竹林霄 zhú lín xiāo (《四川中药志》)

【异名】 石竹根(《草木便方》)，竹林消、万花梢(《分类草药性》)，黄牛尾巴(《贵州民间方药集》)，百尾笋(《贵阳民间药草》)，竹凌霄(《全国中草药汇编》)，白龙须(《湖北中草药志》)，竹叶三七、牛尾笋(《贵州中草药名录》)。

【基原】 为百合科万寿竹属植物宝铎草或长蕊万寿竹的根及根茎。

【原植物】 1. 宝铎草 *Disporum sessile* (Thunb.) D. Don [*Uvularia sessilis* Thunb.; *D. uniflorum* Baker] 又名：淡竹花(《中国高等植物图鉴》)。

多年生草本，高30～80 cm。根茎肉质，横走，直径约5 mm。茎直立，上部具叉状斜上的分枝。叶互生，有短柄或无柄；叶片薄纸质至纸质，椭圆形、卵形至披针形，长4～15 cm，先端骤渐尖或尖，下面色较浅，脉上和边缘有乳头状突起，有横脉。花钟状，黄色、淡黄色、白色或绿黄色，1～3(～5)朵生于分枝顶端；花梗长1～2 cm；花被片6，倒卵状披针形；雄蕊内藏，不伸出花被片外，花丝长约1.5 cm，花药内藏；花柱长1.5 cm。浆果椭圆形或球形，直径约1 cm，黑色，含3颗深棕色种子。花期3～6月，果期6～11月。

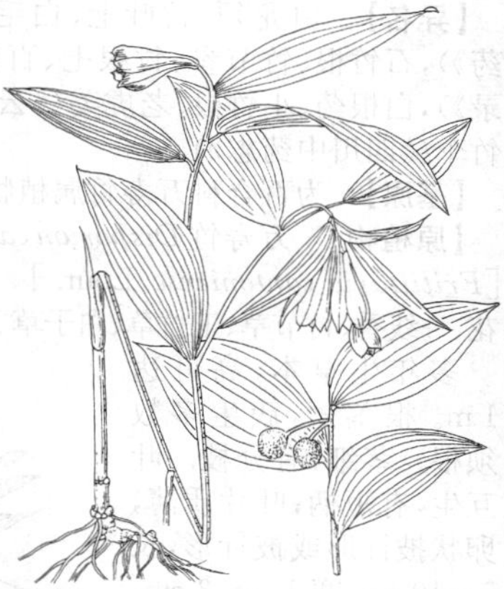

宝铎草

生于海拔600～2 500 m的林下或灌木丛中。分布于华东、中南、西南及河北、陕西、台湾等地。

2. 长蕊万寿竹 *D. bodinieri* (Lévl. et Vent.) Wang et Tang

本种与宝铎草的主要区别为：花序通常生于茎和分枝顶端；花白色、黄色、绿黄色；花被片基部的距较短，长仅1～2 mm。雄蕊明显伸出花被片外。种子3～6颗。花期3～6月，果期6～11月。

生于海拔400～800 m的灌丛、竹林中或林下岩石上。分布于西南及湖北、西藏、陕西、甘肃等地。

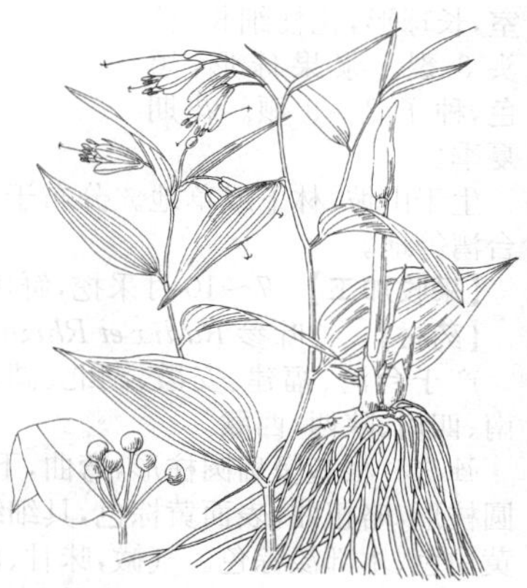

长蕊万寿竹

【采收加工】 6～10月采挖，鲜用或晒干。

【药材】 竹林霄 *Radix et Rhizoma Dispori*　宝铎草产于浙江、江苏、安徽、江西、湖南、山东、河南、河北、陕西、四川、贵州、云南、广西、广东、福建、台湾。长蕊万寿竹产于贵州、云南、四川、湖北、陕西、甘肃、西藏。

性状　根茎有分枝，环节明显，上有残茎痕，下侧多数须状痕。根表面黄白或棕黄色，具细纵纹，常弯曲，长6～10 cm，直径约1 mm。质硬脆，易折断，断面中间有1黄色木心，皮部色淡。气微，味淡微甜，嚼之有黏性。

【药理】 强心作用　用4种不同方法提取的制剂给麻醉蛙皮下注射，均有明显的强心作用[1]。

【药性】 甘，淡，平。

1.《天宝本草》："甘，淡，微温。"

2.《贵阳民间药草》："甘，平，无毒。"

1856 **竹叶参** zhú yè shēn (《陕西中草药》)

【异名】 白龙须、竹叶七、白毛七、豪猪七(《陕西中草药》),石竹根、竹节参、竹根七、百尾笋(《贵州药用植物目录》),白根药、小竹根、老虎姜(《云南中草药》),竹林消、倒竹伞(《四川中药志》)。

【基原】 为百合科万寿竹属植物万寿竹的根及根茎。

【原植物】 万寿竹 *Disporum cantoniense* (Lour.) Merr. [*Fritillaria cantoniense* Lour.] 又名:广东万寿竹、山竹花、一线香、竹节草、玉竹草、白子草、竹叶草。

多年生草本,高可达1 m。根茎短,簇生多数须根。茎细,有分枝。叶互生,有短柄;叶片质薄,卵状披针形或披针形,长5~10 cm,宽1.5~3 cm,先端短尖或渐尖,基部圆,有明显平行脉。伞形花序顶生或与叶对生,有花2~40朵;花序柄短,顶端有1片与叶相似的苞片;花下垂,白色或淡紫色,钟状,长1.5~2 cm,花被片6,基部有距;雄蕊6,内藏;子房3室,长球形,花柱细长,柱头3裂。浆果球形,黑色,种子2~3颗。花期夏季。

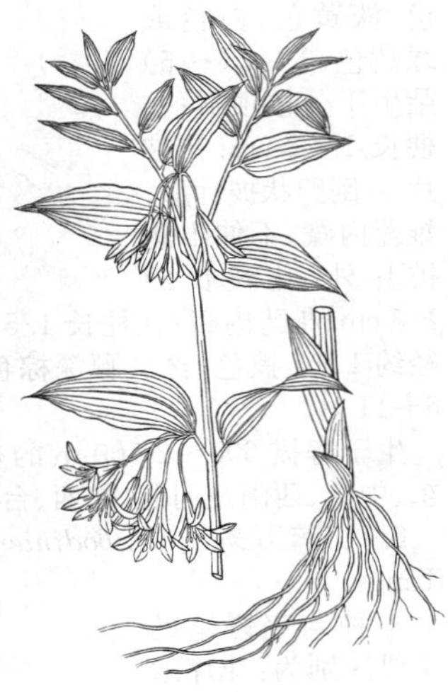

万寿竹

生于山坡、林下或草地。分布于长江以南及西藏、陕西、台湾等地。

【采收加工】 7~10月采挖,鲜用或晒干。

【药材】 竹叶参 *Radix et Rhizoma Dispori Cantoniensis* 产于台湾、福建、安徽、湖北、湖南、广东、广西、贵州、云南、四川、陕西、西藏。

性状 根茎呈扁圆柱形,弯曲,下面生有多数细根。根呈圆柱形,略扭曲,表面黄棕色,具细纵纹。质硬脆,断面皮部黄白色、木部淡棕色。气微,味甘、微辛。

【药理】 强心作用 万寿竹(竹叶参)制剂对蛙、兔和犬均有明显的强心作用,与西地兰、毒毛花苷比较,其减慢心率的作用更为明显[1]。

【药性】 苦、辛,凉。

1.《江西草药》:"性平,味苦、辛。"

2.《云南中草药》:"苦,凉。"

3.《陕西中草药》:"味甘,性温。"

【功用主治】 祛风湿,舒筋活血,祛痰止咳。主治风湿痹证,关节腰腿疼痛,跌打损伤,骨折,虚劳,骨蒸潮热,肺痨咯血,肺热咳嗽,烫火伤。

1.《云南中草药》:"接骨止血,消炎止痛,祛风除湿。主治跌打损伤,骨折,枪伤,疮疖,蜂窝组织炎,风湿关节痛,痛经,月经过多,肺结核。"

2.《陕西中草药》:"滋阴补虚,祛风湿,活络镇痛。治虚劳,骨蒸潮热,肺结核,心慌气短,风湿腰腿痛,坐骨神经痛。"

3.《四川中药志》1982年版:"化痰止咳,养阴润肺,活血通络。用于肺热咳嗽,肺痨咳嗽,咽喉干燥,跌打损伤疼痛,汤火伤。"

【用法用量】 内服:煎汤,9~15 g;或研末;或浸酒。外用:捣敷;或根熬膏涂。

【选方】 1. 治手足麻痹 山竹花根60 g,鸡蛋1个。水炖,服汤食蛋。

2. 治腰痛 山竹花根适量。研末,每次6 g,水酒冲服,早晚各1次。(1、2方出自《江西草药》)

3. 治汤火伤 竹林消根熬膏,外涂患处。(《四川中药志》1982年版)

1857 **竹叶椒** zhú yè jiāo (《本草图经》)

【异名】 山椒(《履巉岩本草》),狗花椒(《中国中部植物》),花胡椒(《广西中兽医药用植物》),野花椒(《杭州药用植物志》),臭花椒(《湖南药物志》),山花椒、鸡椒(《天目山药用植物志》),白总管、万花针(《江西草药》),岩椒(《四川常用中草药》),菜椒(《云南药用植物名录》)。

【基原】 为芸香科花椒属植物竹叶椒的果实。

【原植物】 竹叶椒 *Zanthoxylum armatum* DC. [*Z. planispinum* Sieb. et Zucc.; *Z. alatum* Roxb. var. *planispinum* Rehd. et Wils.] 又名:土花椒(广西、江西、浙江)。

灌木或小乔木,高可达4 m。枝直出而扩展,有弯曲而基部扁平的皮刺,老枝上的皮刺基部木栓化,茎干上的刺其基部为扁圆形垫状。奇数羽状复叶互生;叶轴无毛,具宽翼和皮刺;小叶无柄;小叶片3~5,披针形或椭圆状披针形,长5~9 cm,先端尖,基部楔形,边缘有细小圆齿,两面无毛而疏生透明腺点,主脉上具针刺,侧脉不明显,纸质。聚伞状圆锥花序,腋生,长2~6 cm;花被片6~8,药隔顶部有腺点一颗;雌蕊心皮2~4,通常1~2个发育。蓇葖果1~2瓣,稀3瓣,红色,表面有突起的腺点。种子卵形,黑色,有光泽。花期3~5月,果期6~8月。

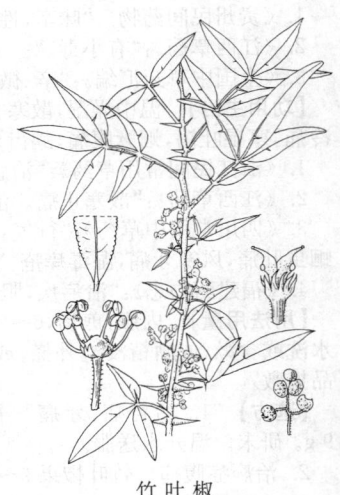

竹叶椒

生于海拔2 300 m以下的山坡疏林、灌丛中及路旁。分布于华东、中南、西南及陕西、甘肃、台湾等地。

本植物的叶(竹叶椒叶)、成熟种子(竹叶椒子)、根或根皮(竹叶椒根)亦供药用,另设专条。

【采收加工】 6~8月果实成熟时采收,将果皮晒干,除去种子备用。

【药材】 竹叶椒 *Fructus Zanthoxyli Armati* 主产于浙江、广西、云南。

性状 球形小分果1~2,直径4~5 mm,顶端具细小喙尖,基部无未发育离生心皮,距基部约0.7 mm处小果柄顶部具节,稍膨大。外表面红棕色至褐红色,稀疏散布明显凸出成瘤状的油腺点。内果皮光滑,淡黄色,薄革质。果柄被疏短毛。种子圆珠形,直径约3 mm,表面深黑色,光亮,密

Clarke) Bruckn. [*Aneilema herbaceum* (Roxb.) Wall. var. *divergens* C. B. Clarke; *A. divergens* C. B. Clarke]

多年生草本，高 30～40 cm。根丛生，多条，长而中部稍纺锤状加粗。茎直立或倾斜，单生或两茎丛生，节膨大，有棱。单叶互生；叶片条状披针形，长 4～15 cm，宽 1～2.5 cm，先端渐尖，基部呈鞘状抱茎，鞘长约 2 cm，被 1 列柔毛，叶鞘边缘处密被毛。聚伞花序多数，对生或轮生，组成顶生圆锥花序；总苞片卵形至披针形；苞片卵形；花梗挺直，长 3～7 mm；萼片 3，浅舟状，长约 7 mm；花小，花瓣 3 片，紫色，倒卵圆形，长约 10 mm；能育雄蕊 3，不育雄蕊 3，花丝均被紫色绵毛；子房 3 室。蒴果椭圆形，具 3 棱，每室有种子 3～5 颗。种子灰黑色，有棕红色斑点或黄白色瘤点。花期 5～7 月，果期 8～10 月。

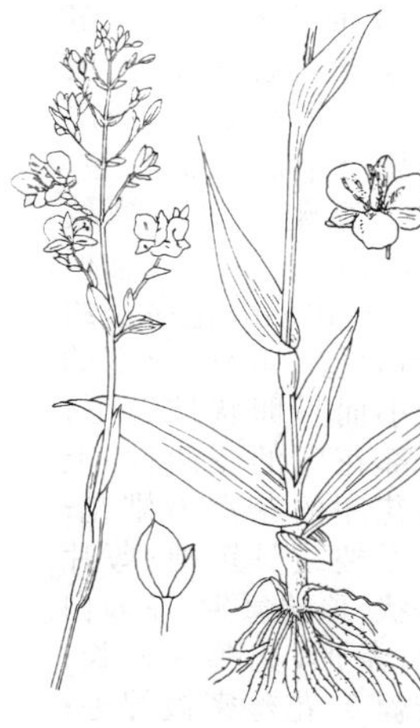

紫背鹿衔草

生于海拔 1 100～2 900 m 的山坡草地、沟谷及林下，分布于广西、四川、贵州、云南等地。

【栽培】 生物学特性　喜温暖气候。对土壤要求不严，但宜选择疏松肥沃的壤土或砂质壤土栽培。

繁殖方法　种子和分株繁殖法。种子繁殖：春季按行距 15 cm 开浅沟条播，上覆细土，淋水保湿。分株繁殖：春夏季，剪取带根分枝，按行株距 15 cm×10 cm 开穴栽种，栽后淋水保苗。

田间管理　生长期定期拔除杂草，淋水保湿，结合中耕除草、松土，施肥 1～2 次。

【采收加工】 7～10 月采收全草；10～12 月挖根，晒干或鲜用。

【药性】 甘、微苦，平。

1.《云南中草药》："甘、淡，平。"

2.《全国中草药汇编》："甘、微苦，平。"

【功用主治】 清肺止咳，补肺益肾，调经止血。主治肺热咳嗽，气虚喘咳，头晕耳鸣，骨折，吐血。

1.《云南中草药》："滋肾润肺，消炎接骨。主治月经不调，胎动不安，肾虚耳鸣，虚咳，气虚浮肿，骨折，毒蛇咬伤。"

2.《全国中草药汇编》："补肺肾，镇咳，健胃止血。主治气虚头晕，病后食欲不振，吐血。"

【用法用量】 内服：煎汤，15～30 g；或炖肉。外用：鲜品捣敷。

【选方】 1. 治头晕耳鸣　竹叶参 30 g，万丈深 30 g，威灵仙 15 g。水煎服。（《昆明民间常用草药》）

2. 治月经不调，胎动不安　（花竹叶菜）9 g，胡椒、红糖引。煎服。

3. 治骨折，毒蛇咬伤　（花竹叶菜）鲜品捣烂敷患处。（2、3 方出自《云南中草药》）

1855 竹叶青 zhú yè qīng （《中国药用动物志》）

【异名】 青蝰蛇（《肘后方》），竹根蛇（《纲目》），青竹丝（《动物学大辞典》），青竹蛇（《陆川本草》），焦尾巴、刁竹青、红眼睛蛇（《中国动物药志》）。

【基原】 为蝰科烙铁头属动物竹叶青除去内脏的全体。

【原动物】 竹叶青 *Trimeresurus stejnegeri stejnegeri* (Schmidt)

全长 70～90 cm。头呈三角形，与颈区分明显，尾较短，背面通身绿色，尾背及尾尖焦红色，眼橘红色，体侧具有黄白各半或红白各半的纵线纹；腹面黄白色，头背都是小鳞片，仅眶上鳞较大，左右眶上鳞之间一横排小鳞 9～17 枚；左右鼻间鳞之间相隔 1～4 枚小鳞，鼻鳞与第一上唇鳞之间完全分开；上唇鳞 9(8)-12；背鳞 21(19～23)-19(21)-15(13)行，两侧最外 1～3 行平滑，其余均起棱；腹鳞 150～178；肛鳞完整，尾下鳞 54～80 对。

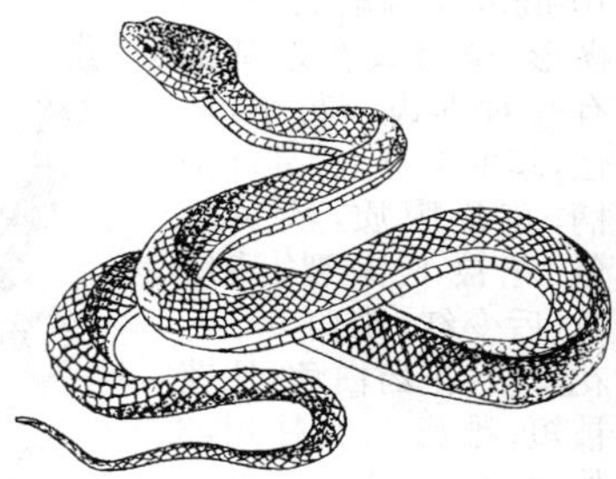

竹叶青

生活于海拔 150～2 000 m 的山区溪边草丛中，灌木上或竹林中。多于阴雨天活动，夜间较活跃，以鼠、蛙、蜥蜴等为食。分布于浙江、安徽、福建、江西、湖北、湖南、广东、广西、海南、四川、贵州、云南、甘肃、台湾等地。

【采收加工】 全年可捕捉。捕得后杀死剖腹去内脏，浸酒或晒干。

【成分】 白唇竹叶青肉含蛋白质、肽类、脂肪及多种氨基酸，如谷氨酸，天冬氨酸，酪氨酸，甲硫氨酸，精氨酸，赖氨酸，丙氨酸，牛磺酸，组氨酸，甘氨酸，缬氨酸，亮氨酸，苯丙氨酸，色氨酸，丝氨酸，苏氨酸，胱氨酸，脯氨酸等[1]。

蛇毒含多种酶：核糖核酸酶，脱氧核糖核酸酶，磷酸酯酶，5′-核苷酸酶，蛋白水解酶。又含两种出血性成分 HR1 及 HR2，溶解纤维蛋白成分及抑制血小板聚集成分[1]。

胆汁含胆酸(cholic acid)，脱氧胆酸(deoxycholic acid)[1]。

蜕皮含大量骨胶原，多种氨基酸，高量的不饱和脂肪酸，如 C24:1、C18:1、C18:2[1]。

【药理】 纤溶作用　从竹叶青蛇毒中分离纯化得凝血酶样酶组分，纤维蛋白平板法证明其具有激活纤溶作用，能缓慢降解纤维蛋白原的 α 链，随着作用时间延长，还能进一步降解纤维蛋白原的 β 链[1～3]。

毒性　小鼠皮下注射竹叶青蛇毒的 LD_{50} 为 3.3 mg/kg 以下，对人致死量为 100 mg，临床死亡率为 1%[4]。

【药性】《广西药用动物》："味甘、咸，性温，有毒。"

【功用主治】 祛风止痛，解毒消肿。主治风湿痹痛，肢体麻木，恶疮肿疖。

1.《中国药用动物志》："祛风止痛。主治风湿痹痛。"

2.《广西药用动物》："消疮毒。主治恶疮肿疖。"

3.《中国动物药志》："用于肢体麻木，神经痛等。"

【用法用量】 内服：煎汤，每次 3～10 g；或浸酒；或烘干研末，每次 0.6～1 g。外用：茶油浸涂。

【选方】 治恶疮肿疖　取青竹蛇油涂患处，每日 3 次。青竹蛇肉烘干，研末，每次 1 g，开水送服。（《广西药用动物》）

扁平,呈带状,宽 7～12 mm,深绿色,具光泽,有明显的细线条,节处略收缩。叶互生,多生于新枝上;无柄;托叶鞘退化成线状,分枝基部较宽,先端锐尖;叶片菱状卵形,长 4～20 mm,宽 2～10 mm,先端渐尖,基部楔形,全缘或在近基部有一对锯齿。花小,两性,簇生于节上,具纤细柄;苞片膜质,淡黄棕色;花被 5 深裂,淡绿色,后变红;雄蕊 6～7,花丝扁,花药白色,比花被短;雌蕊 1,花柱短,3 枚,柱头分叉。瘦果三角形,平滑,包于肉质紫红色或淡紫色的花被内,呈浆果状。花期 9～10 月,果期 10～11 月。

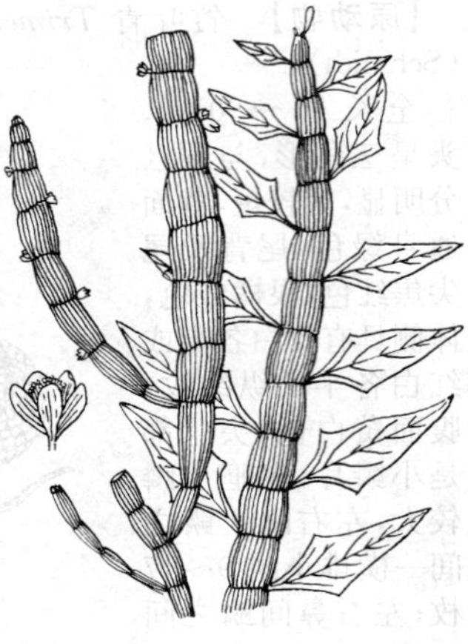

竹节蓼

多栽于庭园。分布于福建、广东、广西等地。原产南太平洋所罗门群岛。

【采收加工】 全年均可采取,晒干或鲜用。

【药材】 竹节蓼 *Herba Homalocladii Platycladi* 产于广西、广东、福建等地。

性状 带叶茎枝平滑无毛。枝扁平,宽 7～12 mm,节明显,节间长 1～2 cm,表面有细密平行条纹,浅绿色或褐绿色,质柔韧。叶片菱状卵形,先端长渐尖,基部楔形,全缘;叶柄极短;托叶鞘退化为一横线条纹。气微,味微涩。

【药性】 甘、淡,平。

1.《广西中药志》:“味淡、涩,性微寒,无毒。入心、肝二经。”

2.《广西本草选编》:“味酸、微甘,性平。”

【功用主治】 清热解毒,祛瘀消肿。主治痈疽肿毒,跌打损伤,蛇、虫咬伤。

1.《广西中药志》:“拔毒消肿。治毒蛇及蜈蚣咬。”

2.《广西本草选编》:“清热解毒,去瘀消肿。主治痈疮肿毒,跌打损伤。”

3.《福建药物志》:“驱风利湿,消肿止痛。”

4.《广西民族药简编》:“驱绦虫。”

【用法用量】 内服:煎汤,15～30 g,鲜品 60～120 g。外用:捣敷。

【选方】 1. 治跌打损伤 鲜竹节蓼 60 g,以酒代水煎服,并以渣敷患处。(《泉州本草》)

2. 治蜈蚣咬伤 竹节蓼捣烂,搽伤口周围。(《广西中药志》)

1853 竹叶子 zhú yè zǐ
(《广西药用植物名录》)

【异名】 水百步还魂(《广西药用植物名录》),大叶竹菜、猪鼻孔(《贵州草药》),酸猪草、小竹叶菜、笋壳菜(《四川中药志》),叶上花、小青竹标(《新华本草纲要》)。

【基原】 为鸭跖草科竹叶子属植物竹叶子的全草。

【原植物】 竹叶子 *Streptolirion volubile* Edgew. [*S. cordifolium* (Griff.) O. Kuntze; *S. duclouxii* Lévl. et Vant.]

缠绕草本,长 3～6 m。茎细,有纵条纹。常无毛或叶鞘疏被白色长柔毛。叶互生;叶柄长 3～15 cm;叶片心形,长 4～14 cm,宽 3～15 cm,先端尾状渐尖,基部心形,上面近无毛,下面多少被疏柔毛,边缘密被睫毛。蝎尾状聚伞花序常数个组成圆锥花序,生于穿鞘而出的侧枝上,有花 1～4 朵;总梗长 7～10 cm,花序长约 5 cm;苞片叶状,上部的变小而呈卵状披针形;下部花序的花两性,上部花序的花常为雄花;花无梗或具短梗;萼片舟状,顶端急尖;花瓣白色,条形,比萼片稍长;雄蕊 6,花丝密被绵毛;子房无毛或被疏毛。蒴果卵状三棱形;每室有叠生种子 2 颗,多角形。花期 5～9 月,果期 7～11 月。

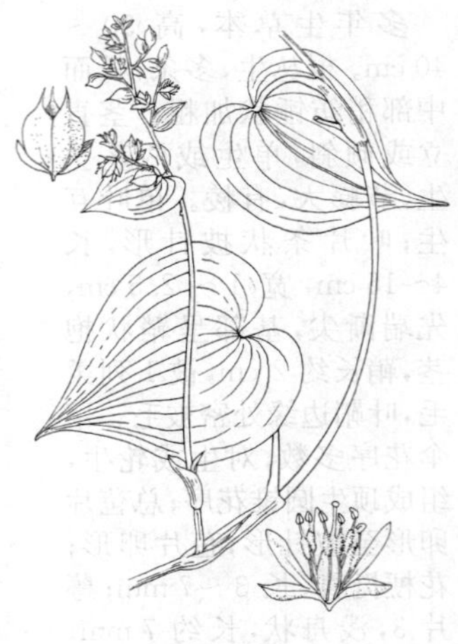

竹叶子

生于海拔 500～3 000 m 的山谷、灌丛、密林下或草地。分布于中南、西南及河北、山西、辽宁、浙江、湖北、陕西、甘肃等地。

【采收加工】 7～10 月采收,鲜用或晒干。

【药性】 甘,平。

1.《贵州草药》:“性平,味甘。”

2.《四川中药志》1982 年版:“甘,凉。”

【功用主治】 清热解毒,利水,化瘀。主治感冒发热,肺痨咳嗽,口渴心烦,水肿,热淋,白带,咽喉疼痛,痈疮肿毒,跌打劳伤,风湿骨痛。

1.《贵州草药》:“养阴清热,化瘀利水,滋肾。”

2.《四川中药志》1982 年版:“清热,利尿,解毒。用于感冒发热,口渴心烦,热淋,小便不利,痈疮肿毒,咽喉疼痛。”

【用法用量】 内服:煎汤,15～30 g;鲜品 30～60 g。外用:鲜品捣敷。

【选方】 1. 治感冒风热 笋壳菜 15 g,青蒿 15 g,薄荷 9 g,桑叶 9 g。水煎服。

2. 治心热烦渴,小便短赤 笋壳菜 30 g,麦冬 12 g,水灯心 15 g。水煎服。(1、2 方出自《四川中药志》1982 年版)

3. 治水臌 猪鼻孔、车前草各 15 g。煨水服。(《贵州草药》)

4. 治痈肿、疔毒 鲜笋壳菜、紫花地丁各适量。水煎服或捣烂敷患处。(《四川中药志》1982 年版)

5. 治劳伤 猪鼻孔 15 g。煨水服。

6. 治耳聋 猪鼻孔 15 g。炖肉吃。(5、6 方出自《贵州草药》)

1854 竹叶兰 zhú yè lán
(《贵州药用植物目录》)

【异名】 竹叶参(《昆明民间常用草药》),花竹叶菜、水竹参、绕昼兰(《云南中草药》),观音草(《广西药用植物名录》),黄竹参(《贵州药用植物目录》)。

【基原】 为鸭跖草科水竹叶属植物紫背鹿衔草的根或全草。

【原植物】 紫背鹿衔草 *Murdannia divergens* (C.B.

燥，筛去灰屑。

饮片性状　本品为扁圆形的厚片，切面黄白色或淡黄棕色，可见黄色点状维管束排列成环。周边灰棕色或黄棕色，粗糙，有致密的皱纹及明显的结节。质硬而脆，易折断。气微，味苦、微甜。

贮干燥容器内，置通风干燥处，防蛀。

【药性】　甘、微苦，微温。归肺、脾、肝经。

1.《纲目拾遗》："味甘、苦。"

2.《草木便方》："入血分。"

3.《四川中药志》1960年版："性温，味微苦、甘。入肝、脾二经。"

4.《贵州民间药物》："性平，味甘。"

【功用主治】　补虚强壮，止咳祛痰，止血止痛。主治病后体弱，食欲不振，虚劳咳嗽，咯血，吐血，衄血，便血，尿血，倒经，崩漏，外伤出血，癥瘕，瘀血经闭，产后瘀阻腹痛，风湿关节痛，跌打损伤，痈肿，痔疮，毒蛇咬伤。

1.《纲目拾遗》："去瘀损，止吐衄，补而不峻，大能消瘀，疗跌仆损伤，积血不行。"

2.《草木便方》："散血，活血，破血。治痈肿，疗犬伤、金刃、跌扑。"

3.《国药提要》："祛痰。"

4.《贵州民间药物》："健脾，补肾虚。"

5.《西藏常用中草药》："治血痢，便血血崩及产后出血过多。"

【用法用量】　内服：煎汤，3～10 g；或泡酒；或入丸、散。外用：研末干掺或调敷。

【宜忌】　1.《民间常用草药汇编》："孕妇忌服。"

2.《中药志》："无虚无瘀者不宜。"

【选方】　1. 治病后虚弱　竹节人参 15 g，炖肉吃或水煎服。(《贵州民间药物》)

2. 治脾胃虚弱，食欲不振　竹节人参、土炒白术各 9 g，酒炒蒲公英根 9 g。水煎，分 3 次于饭前半小时服。(《安徽中草药》)

3. 治头晕　白三七 30 g，辣子七 15 g，天麻 30 g。共研细粉。每用 9 g，蒸鸡蛋 1 个，每晨吃 1 次。(《恩施中草药手册》)

4. 治虚劳咳嗽　竹节人参 15 g。煎水当茶饮。(《贵州民间药物》)

5. 治吐血　竹节人参 9 g，麦冬 6 g，丝毛根 9 g。水煎服。

6. 治鼻血　竹节人参 3 g，黄栀子(炒)6 g。水煎服。(5、6 方出自《湖南药物志》)

7. 治倒经，功能性子宫出血　野田七研粉，每次 1.5～3 g。水煎服。(《广西本草选编》)

8. 治跌打伤痛　竹节人参 15 g。捣烂，温酒冲服，亦可磨酒外搽。(《湖南农村常用中草药手册》)

9. 治腰痛　竹节人参 9 g，黄茅根 6 g，桑树根 9 g。水煎兑黄酒服，日服 3 次。(《湖南药物志》)

10. 治全身筋骨痛　竹节人参 30 g，细辛 3 g。水煎，酌加酒冲服。(《湖南农村常用中草药手册》)

1851 竹节草 zhú jié cǎo (《生草药性备要》)

【异名】　竹节菜、翠蝴蝶、翠娥眉、笪竹花、倭青草(《救荒本草》)，竹菜、鸭跖草(《岭南采药录》)，竹节草、竹蒿草(《全国中草药汇编》)，竹节花(《广东药用植物手册》)，黄花草(《广西药用植物》)。

【基原】　为鸭跖草科鸭跖草属植物竹节草的全草。

【原植物】　竹节草 *Commelina diffusa* Burm. f.

披散草本。茎匍匐地面，节上生根，或为半攀缘状。叶互生；叶片披针形或生于下部的叶卵形，长 3～6 cm，宽 1～1.5 cm，先端急尖或渐尖，基部呈鞘状，边缘粗糙；叶鞘上常有红色斑点，鞘口具白色长短不等睫毛。总苞片具柄，卵状披针形，长 1.5～3 cm，折叠状，先端渐尖，基部不连合，圆形或微心形，外面被短柔毛或近无毛，横脉不显，柄长 1.5～4 cm。总苞内有花 2 朵，一般下部有花 1～3 朵，不结实，上部有花 1～2 朵，结实；萼片 3，膜质，披针形；花蓝色，花瓣 3，膜质，其中 1 片较大而有柄；发育雄蕊和退化雄蕊各 3；子房卵状长圆形，3 室，花柱丝状。蒴果 3 室。种子 5，黑色，有网纹和深窝孔。花期 7～11 月。

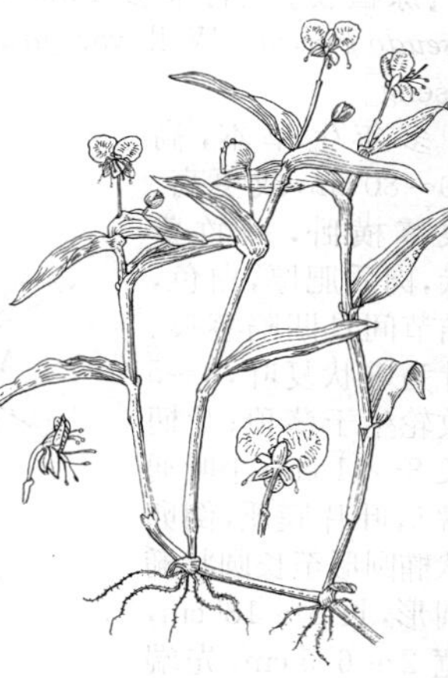

竹节草

生于海拔 200～2 300 m 的溪旁、山坡草地阴湿处及林下。广布于热带和亚热带地区。分布于广东、广西、海南、贵州、云南、西藏等地。

【采收加工】　6～7 月采收，鲜用或晒干。

【药性】　《生草药性备要》："味淡，性寒。"

【功用主治】　清热解毒，利尿消肿，止血。主治热痢，白浊，小便不利，疮疖痈肿，咽喉肿痛，外伤出血。

1.《生草药性备要》："治白浊，消热散毒，利小便。"

2.《岭南采药录》："根茎捣烂，敷疮疖。"

3.《全国中草药汇编》："清热解毒，利尿消肿，止血。主治急性咽喉炎，痢疾，小便不利，外伤出血。"

4.《广西民族药简编》："用茎，可引产。"

【用法用量】　内服：煎汤，10～20 g，鲜品 30～60 g。外用：捣敷；或研末撒。

【选方】　1. 治小便不利　竹节草、车前草各 60 g。水煎当茶饮。(《全国中草药汇编》)

2. 用于引产　竹节菜茎除去叶片，剥去外皮，用 75%乙醇消毒后，放入子宫颈内 24 h(塞上消毒纱布以防药物脱出)。用量按怀孕多少个月就用多少条，每条长约 5 cm。(《广西民族药简编》)

1852 竹节蓼 zhú jié liǎo (《广西中药志》)

【异名】　观音竹、铁扭边、上石百竹、飞天蜈蚣、蜈蚣竹、扁竹花、斩蛇剑(《广西中药志》)，鸡爪蜈蚣(《全国中草药汇编》)。

【基原】　为蓼科竹节蓼属植物竹节蓼的全草。

【原植物】　竹节蓼 *Homalocladium platycladum* (F. Muell. ex Hook.) L. H. Bailey [*Coccoloba platyclada* F. Muell. ex Hook.]　又名：百足草(《广州植物志》)，扁茎蓼(《秦岭植物志》)。

多年生草本，高 1～3 m。茎基部圆柱形，木质化，上部枝

(《全国中草药汇编》)。

【基原】 为五加科人参属植物竹节参的根茎。

【原植物】 竹节参 *Panax japonicus* C. A. Mey. [*P. pseudo-ginseng* Wall. var. *japonicus* (C. A. Mey.) Hoo et Tseng]

多年生草本,高50~80 cm,或更高。根茎横卧,呈竹鞭状,肉质肥厚,白色,结节间具凹陷茎痕。叶为掌状复叶,3~5枚轮生于茎顶;叶柄长8~11 cm;小叶通常5,叶片膜质,倒卵状椭圆形至长圆状椭圆形,长5~18 cm,宽2~6.5 cm,先端渐尖,稀长尖,基部楔形至近圆形,边缘具细锯齿或重锯齿,上面叶脉无毛或疏生刚毛,下面无毛或疏生密毛。伞形花序单生于茎顶,有花50~80朵或更多,总花梗长12~20 cm;花小,淡绿色,小花梗长约10 mm;花萼绿色,先端5齿,齿三角状卵形;花瓣5,长卵形,覆瓦状排列;雄蕊5,花丝较花瓣短;子房下位,2~5室,花柱2~5,中部以下连合,上部分离,果时外弯。核果状浆果,球形,成熟时红色。种子2~5,白色,三角状长卵形。花期5~6月,果期7~9月。

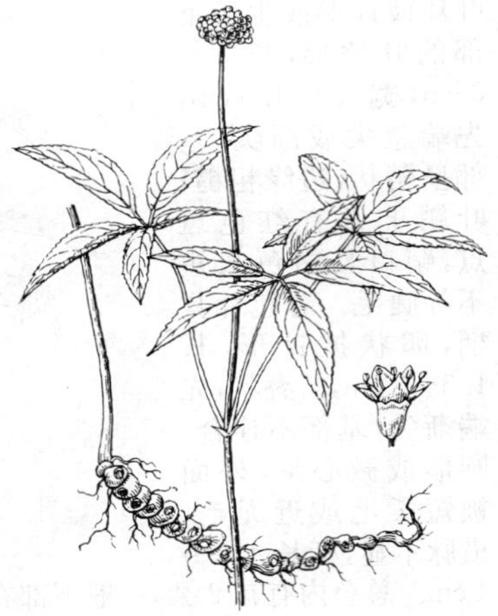

竹节参

生于海拔1 800~2 600 m的山谷阔叶林中。分布于西南及浙江、安徽、福建、江西、河南、湖北、湖南、广西、西藏、陕西、甘肃等地。

本植物的叶(竹节人参叶)亦供药用,另设专条。

【采收加工】 9~10月挖取根茎,晒干或烘干。

【药材】 竹节参 *Rhizoma Panacis Japonici* 主产于云南、四川、贵州等地。

性状 根茎略呈圆柱形,稍弯曲,有的具肉质侧根。长5~22 cm,直径0.8~2.5 cm。表面黄色或黄褐色,粗糙,有致密的纵皱纹及根痕。节明显,节间长0.8~2 cm。每节有1凹陷的茎痕。质硬,断面黄白色至淡黄棕色,黄色点状维管束排列成环。无臭,味苦、后微甜。

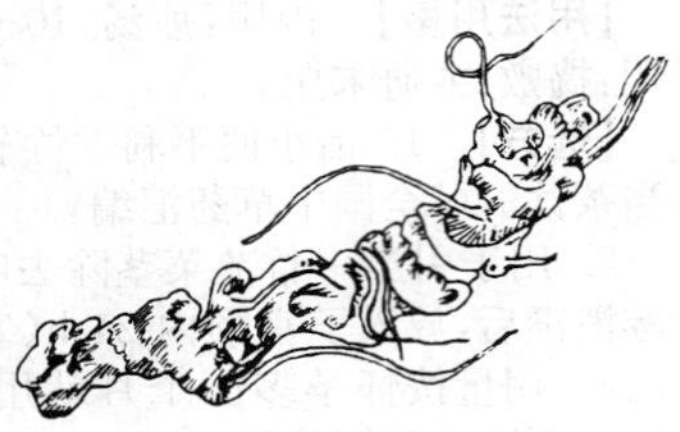

竹节参(根茎)外形

鉴别 (1) 根茎横切面:木栓层为2~10列细胞。皮层稍宽,有少数分泌道。维管束外韧型,环状排列,形成层成环。韧皮部偶见分泌道。木质部束略作2~4股性放射状排列,也有呈单行排列;木纤维常1~4束,有的纤维束旁有较大的木化厚壁细胞。中央有髓,薄壁细胞中含众多草酸钙簇晶,直径17~70 μm,并含淀粉粒。

粉末特征:黄白色至黄棕色。木纤维成束,直径约25 μm,壁稍厚,纹孔斜裂缝状,有的交叉呈人字形。草酸钙簇晶多见,直径15~70 μm。梯纹、网纹或具缘纹孔导管直径20~70 μm。树脂道碎片偶见,内含黄色块状物。木栓组织碎片细胞呈多角形、长方形或不规则形,壁厚。淀粉粒众多,多单粒,呈类圆形,直径约10 μm,或已糊化。

(2) 取本品粉末0.5 g,加乙醇5 ml,振摇5 min,滤过,滤液蒸干,滴加三氯化锑饱和的氯仿溶液,再蒸干,即显紫红色。

(3) 薄层色谱:取本品粉末1 g,加水5~10滴,搅匀,再加水饱和的正丁醇溶液10 ml,密塞,振摇约10 min,放置过夜,滤过,滤液蒸干,残渣加硫酸与30%乙醇的混合溶液(1→20)10 ml,加热回流2 h;用氯仿20 ml振摇提取,分取氯仿层,用水10 ml洗涤,弃去洗液,氯仿液蒸干,残渣加甲醇1 ml使溶解,作为供试品溶液。另取齐墩果酸、人参二醇、人参三醇对照品,分别加甲醇制成每1 ml含齐墩果酸2 mg、人参二醇、人参三醇各0.5 mg的三种溶液,作为对照品溶液。吸取上述供试品溶液5 μl、对照品溶液各1 μl,分别点于同一硅胶G薄层板上,以苯-醋酸乙酯(1∶1)为展开剂,展开,取出,晾干,喷以10%硫酸乙醇溶液,105 ℃加热至斑点显色清晰。供试品色谱中,在与对照品色谱相应的位置上,显相同颜色的斑点。

【成分】 根茎含皂苷:竹节人参皂苷(chikusetsu-saponin)Ⅲ、Ⅳ、Ⅴ[1, 2],人参皂苷(ginsenoside)Rd、Re、Rg_1、Rg_2,三七皂苷(notoginsenoside)R_2,伪人参皂苷(pseudo-ginsenoside)F_{11},竹节人参皂苷Ⅴ的甲酯(methyl ester of chikusetsu-saponin V)[3],齐墩果酸-3-O-β-D-(6′-甲酯)-吡喃葡萄糖醛酸苷〔oleanolic acid-3-O-β-D-(6′-methylester)-glucuronopyranoside〕,齐墩果酸-28-O-β-D-吡喃葡萄糖苷(oleanolic acid-28-O-β-D-glucopyranoside)[4, 5],齐墩果酸-3-O-〔β-D-(6′-甲酯)-吡喃葡萄糖醛酸基〕-28-O-β-D-吡喃葡萄糖苷{oleanolic acid-3-O-〔β-D-(6′-methylester)-glucuronopyranosyl〕-28-O-β-D-glucopyranoside},齐墩果酸-3-O-〔β-D-吡喃葡萄糖(1→2)-β-D-吡喃葡萄糖〕-28-O-β-D-吡喃葡萄糖苷{oleanolic acid-3-O-〔β-D-glucopyranosyl(1→2)-β-D-glucopyranoside〕28-O-β-D-glucopyranoside}[6]。还含挥发油:大牻牛儿烯(gerinacrene)D,β-檀香萜烯(β-santalene),β-金合欢烯(β-farnesene)等[7]。此外,含β-谷甾醇-3-O-β-D-吡喃葡萄糖苷(β-sitosterol-3-O-β-D-glucopyranoside)[6],竹节人参多糖(tochibanan)A、B[8]。

【药理】 1. 抗炎作用 竹节人参煎剂10 g(生药)/kg灌胃,对大鼠蛋清、甲醛或右旋糖酐引起的关节炎,均有明显的抑制作用[1]。

2. 延缓衰老作用 竹节参总皂苷323 μg/ml时,对正常大鼠肺匀浆自发过氧化脂质生成有抑制作用,能抑制Fe^{2+}-半胱氨酸诱导的肺微粒体过氧化脂质的生成。有较强的清除超氧阴离子自由基作用[2]。竹节参总皂苷0.824%(生药中含量为8%),小鼠皮肤羟脯氨酸含量增加[3]。竹节人参多糖能激活网状内皮系统[4]。

3. 降血糖作用 竹节人参所含齐墩果烷系皂苷,有较强的降血糖作用[5]。

4. 对化学性肝损伤的保护作用 竹节参对CCl_4诱发大鼠肝损伤引起血清中GPT和MDA水平的升高均有明显的抑制作用,肝脏病理改变也明显减轻[6]。

毒性 竹节人参40 g(生药)/kg灌胃,小鼠出现短时安静,活动减少,食欲略减[1]。

【炮制】 取原药材,除去杂质,洗净,润透,切成厚片,干

【基原】 为肉座菌科肉座菌属真菌竹生肉球菌的子座。

【原植物】 竹生肉球菌 *Engleromyces goetzi* P. Henn. 又名:戈茨肉球菌(《真菌名词及名称》)。

子座呈不规则圆球形,包围竹竿节间。新鲜时粉红色或浅肉色,后期变为乳白色、灰白色至灰褐色,直径 2～10(～20)cm;内部淡红色至灰白色,肉质。子囊壳 2～4 层排列,全部埋生于子座内,卵形,椭圆形或近球形,(500～780) μm×(250～590)μm,壁呈肉桂色。子囊近圆柱形,有孢子部分(120～150) μm×(14～19)μm。子囊孢子 8 个,单行排列,广椭圆形,初期无色,后变为浅紫色,最后褐色,(15～21)μm×(11～15)μm。侧丝很多,线形。

生于海拔 2 000～3 500 m 的高山针叶林和针阔叶混交林下的多种竹竿上。分布于四川、云南、西藏等地。

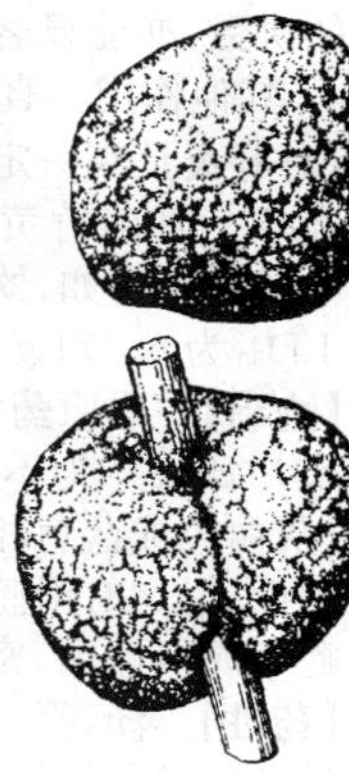

竹菌(子座)外形

【采收加工】 全年均可采,采摘后晒干。

【药材】 竹菌 *Stroma Engleromycetis* 产于云南、四川、西藏等地。以云南西南部产量最大。

性状 子座略呈扁圆球形,直径 1.5～8 cm。背部隆起,基部凹陷处常有竹的残留枝竿。表面黄色至浅褐色,光滑或稍不平整。体轻质松。横断面略呈扇形,黄白色。

鉴别 (1) 子座横切面:子囊壳 2～3 列,埋生于菌丝层,椭圆形或瓶形,长 500～700 μm,直径 350～550 μm,内有多数子囊及侧丝。子囊棒形,顶部圆钝,基部有细长柄,子囊孢子 8 个,单列,椭圆形。侧丝线形,顶端略膨大,稍长于子囊。

(2) 取本品子座切面置紫外灯下观察,菌丝及子囊壳部位均显淡蓝色荧光。

【成分】 竹菌子座部分含松胞菌素(cytochalasin) D[1]和竹菌素(engleromycin)[2]。

【药理】 1. 抗病毒作用 从竹菌(肉球菌)的子实体分离到的松胞菌素 D 能专一性地影响哺乳动物细胞的微丝系统排列,抵抗病毒对细胞的感染,并具有有效地杀灭阴道滴虫的作用[1]。

2. 细胞毒作用 松胞菌素为一类新型的细胞毒物质,能抑制细胞质分裂,高浓度时能使细胞核从细胞中脱出[2]。竹菌醚提取物对小鼠肉瘤和小鼠宫颈癌有抑制作用。该提取物中的一个结晶组分发现有明显的细胞毒性[3]。

【药性】 刘波《中国药用真菌》:"性寒,味苦。"

【功用主治】 清热解毒。主治胃炎,胃溃疡,肾炎,咽喉炎,扁桃体炎,腮腺炎,无名肿毒。

1. 刘波《中国药用真菌》:"抗菌消炎。"

2. 杨云鹏《中国药用真菌》:"抗癌。"

3.《中国药用孢子植物》:"用于腮腺炎,扁桃体炎,喉炎,胃炎,胃溃疡,肾炎,无名肿毒和癌症。"

【用法用量】 内服:煎汤,3～6 g。外用:研末调敷。

【宜忌】 少数患者服后可引起呕吐。

1. 刘波《中国药用真菌》:"此菌对某些人可能产生呕吐反应。"

2.《中国药用孢子植物》:"和重楼同用,少数人有恶心,腹泻,食欲减退等反应。"

【选方】 1. 治腮腺炎 肉球菌 6 g,大青叶 12 g。煎服。

2. 治急性肾炎 肉球菌 6 g,有柄石韦、益母草各 12 g。煎服。

3. 治胃炎 肉球菌 6 g,徐长卿 15 g。煎服。(1～3 方出自《中国药用孢子植物》)

1848 竹蜂 zhú fēng (《本草拾遗》)

【异名】 笛师(《方言》郭璞注),留师(《本草拾遗》),竹蜜蜂(《白孔六贴》),竹筒蜂(《陆川本草》),乌蜂、熊蜂、象蜂(《广西中药志》)。

【基原】 为蜜蜂科木蜂属动物竹蜂的全虫。

【原动物】 竹蜂 *Xylocopa dissimilis* (Lep.)

体形钝圆肥大,长约 25 mm。体黑色,密生黑色绒毛,复眼 1 对。触角稍弯曲,胸部背面密生黄毛。翅紫蓝色,基部色泽较深,翅端较淡,全翅显金色光辉。足 3 对,黑色而短。

常栖于竹类的茎秆中,并将唾液与钻木的竹木屑混合制成隔板。将巢穴隔成若干格,每格贮花粉与蜜汁的混合物,并产卵于其中。分布于我国南方各地。

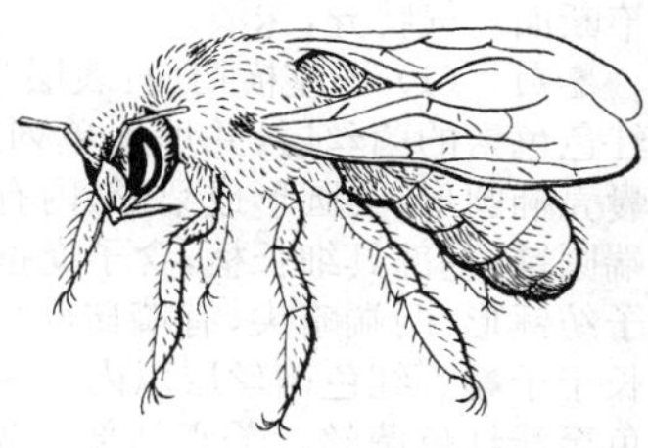

竹 蜂

本动物所酿造的蜜(留师蜜)亦供药用,另设专条。

【采收加工】 秋、冬季蜂群居竹内时捕捉,处死晒干,或用盐水腌浸贮存。

【药性】《广西中药志》:"味甘、酸,性寒,无毒。入胃、大肠二经。"

【功用主治】 清热化痰,定惊。主治小儿惊风,咽喉肿痛,乳蛾,口疮。

1.《广西中药志》:"清热泻火,祛风。治齿䘌,口疮,咽痛,小儿惊风。"

2.《常见药用动物》:"祛风止惊,开窍消痰,清热止痛。"

【用法用量】 内服:煎汤,3～5 只;或入散剂。

【宜忌】《广西中药志》:"虚寒无火者禁用。"

【选方】 1. 治小儿惊风,发热 竹筒蜂 3 只,火上稍烤,煎水服,或研末,分 2 次冲服。

2. 治喉炎,单双蛾 炒竹筒蜂 5 个,六月雪根、岗梅根各 9 g。水煎服。(1、2 方出自《广西药用动物》)

1849 竹精 zhú jīng (《纲目拾遗》)

【基原】 为新竹管腔内之液汁,剖竹取之。

【功用主治】《纲目拾遗》:"治汗斑,以鸡毛蘸水,刷上。"

1850 竹节参 zhú jié shēn (《科学的民间药草》)

【异名】 土参、土精、血参(《花镜》),竹节三七(《百草镜》),甜七、竹根七(《草木便方》),竹节人参(《现代实用中药》),竹鞭三七、罗汉三七(《中国药用植物志》),竹节七、竹七(《中药形性经验鉴别法》),萝卜七、白三七(《中药材品种论述》),水三七(《贵州草药》),明七、野三七、鸡头七(《云南经济植物》),野田七(《广西本草选编》),蜈蚣七、七叶子

座内，直径 480～580 μm。子囊长圆柱状，(280～340) μm×(22～35) μm；子囊孢子单行排列，长方形至梭形，两端大多尖锐，有纵横隔膜，(42～92) μm×(13～35) μm，无色或近无色，成堆时柿黄色。

生于箣竹属、刚竹属的竹竿上，多生长在将衰败或已衰败的竹林中。分布于江苏、浙江、安徽、福建、江西、湖北、四川、贵州、云南等地。

【采收加工】 清明前后采下，晒干。

【药材】 竹黄 *Stroma Shiraiae* 产于浙江、江苏、福建、江西、安徽、湖北、贵州、云南等地，以浙江产量大。

性状 子座瘤状，略呈椭圆形或纺锤形。背部隆起，有不规则的横沟，基部凹陷，常有竹的残留枝竿。表面粉红色，有细密纹理及针尖大小的灰色斑点。质疏松，易折断。横断面略呈扇形，外层粉红色，内层及基部色浅，可见竹的枝竿断面。气特异，味淡。

鉴别 (1) 子座横切面：表层为无色菌丝，其内侧为含有红色色素的菌丝层，并埋生单列或偶为 2 列的子囊壳。子囊壳椭圆形、类圆形或梨形，内有多数子囊和侧丝。子囊顶端圆钝，基部具细长柄，含子囊孢子 6～8 个，单列。子囊孢子纺锤形，两端略尖，有墙砖状的纵横分隔。侧丝线形，略长于子囊。红色菌丝层以内为由基部向四周放射排列的无色至浅红色菌丝。子座基部常见被菌丝包埋的竹枝竿，有时可见分生孢子。

粉末特征：粉红色。水装片可见菌丝多数粘结成团，横壁可见，分枝少，菌丝含细小油滴，遇苏丹Ⅲ试液显橙红色。子囊孢子和分生孢子众多。

(2) 本品遇碱变为翠绿色，滴加三氯化铁试液显紫红色(检查竹红菌素 A)。

(3) 子座切面在紫外灯下观察，红色菌丝显亮红色荧光，如滴加稀碱液，即转为翠绿色，荧光消失。

(4) 薄层色谱：取本品粗粉 4 g，加水 2 ml，温浸，滤过，滤液作供试液；另取丙氨酸、谷氨酸及 γ-氨基丁酸为对照品。分别点样于同一滤纸上，以正丁醇-冰醋酸-乙醇-水(4∶1∶1∶2)展开，喷以 0.2% 茚三酮乙醇液，加热显色。供试液色谱在与对照品色谱的相应位置上，显相同的紫红色斑点。

【成分】 菌丝发酵液含两种多糖：SB-1 和 SB-2；前者由 D-葡萄糖、D-半乳糖和 L-阿拉伯糖按摩尔比 0.37∶1∶0.07 所组成，后者由 D-葡萄糖、D-半乳糖、D-甘露糖(D-mannose) L-阿拉伯糖按摩尔比 0.25∶1∶0.47∶0.12 所组成[1]。又含蛋白酶，淀粉酶，D-甘露醇和天冬氨酸，苏氨酸，丝氨酸，谷氨酸，甘氨酸，丙氨酸，胱氨酸，缬氨酸，甲硫氨酸，异亮氨酸，苯丙氨酸，赖氨酸，γ-氨基丁酸，酪氨酸及微量半胱氨酸[2]。

子座含竹红菌素(hypocrellin) A、B、C[3,4]，甘露醇，硬脂酸(stearic acid)[3]，竹黄色素(shiraiachrome) A、B、C[5]。

【药理】 1. 对心血管系统的作用 真菌竹黄水煎提取物能使离体蛙心收缩力减弱，心率变慢。对离体兔耳血管有直接扩张作用，灌流量增加，血管处于挛缩状态时此作用更明显。小鼠由背部皮下注入真菌竹黄水煎提取物 3.0 g/kg，对组胺所致的皮肤毛细血管通透性增加有非常显著的抑制作用。静注 0.5 g/kg 该提取物能降低麻醉兔血压[1]。

2. 对凝血及血浆复钙时间的影响 2×10^{-1} g 浓度可显著延长血浆复钙时间，在血凝实验中，该药能延长凝血时间[1]。

3. 镇痛抗炎作用 真菌竹黄水煎提取物 2～3.1 g/kg 皮下注射，对小鼠醋酸刺激性疼痛有较好的镇痛作用[1]。从竹黄中提取的结晶物Ⅲ号(竹菌甲素)，以 100 mg/kg 灌胃，能显著提高小鼠热板法痛阈；能显著降低醋酸所致扭体反应的次数，亦能显著降低蛋清所致的足跖肿胀程度[2,3]。

4. 其他作用 真菌竹黄多糖 SB_1 及 SB_2 经药理初步试验，对肝炎具有一定疗效[4]。

毒性 真菌竹黄水煎提取物 15 g/kg 给小鼠灌胃，72 h 内小鼠活动自如，饮食正常，无不良反应；给雄性小鼠静注的 LD_{50} 为 6.471 g/kg[1]。

【炮制】 取原药材，除去杂质。

饮片性状 为不规则多角形的块状或片状物，表面乳白色、灰白色或蓝色相杂。质轻，松脆，易破碎。断面光亮，稍显粉性，触之有滑感，味甘而凉，舔之黏舌。

贮干燥容器内，密闭，置阴凉干燥处，防霉，防蛀。

【药性】 淡，平。

1.《全国中草药汇编》："淡，平。"

2.《福建药物志》："甘，温。"

【功用主治】 化痰止咳，活血散瘀，祛风除湿。主治咳嗽痰多，百日咳，带下，胃痛，风湿痹痛，小儿惊风，跌打损伤。

1.《全国中草药汇编》："祛风除湿，活血舒经，止咳。主治风湿痹痛，四肢麻木，小儿百日咳，白带过多。"

2.《中国药用孢子植物》："活血散瘀，通经活络，镇惊，化痰止咳，补血。治中风，小儿惊风，胃痛，百日咳，气管炎，牙痛，坐骨神经痛，关节炎。"

3. 刘波《中国药用真菌》："能止嗽，祛痛，舒筋，活络，祛风，利湿，补中，益气，散瘀，补血，活血，通经。"

【用法用量】 内服：煎汤 6～15 g；或浸酒。外用：酒浸敷。

【宜忌】 《全国中草药汇编》："孕妇及高血压病患者禁服，服药期间忌食萝卜、酸辣。"

【选方】 1. 治咳嗽多痰型气管炎 竹黄 30 g，加蜂蜜 60 g，浸于 500 g 50 度白酒内，24 h 后即可服用。每日早晚各服 9 g。

2. 治小儿百日咳 竹黄 9 g，加白糖适量，水煎，频频饮服。

3. 治虚寒胃疼 竹黄(饮片)50 g，浸于 500 g 50 度白酒内，24 h 后即可服用。每次 9 g，日服 3 次。

4. 治风湿性关节炎，坐骨神经痛，跌打损伤，筋骨酸痛，四肢麻木，腰背劳损，贫血头痛 竹黄 30～46 g，浸泡于 500 g 50 度白酒内，7 d 后服用。每晚睡前服 9 g。

5. 治体表局部疼痛及风寒疼痛 以酒浸过的竹黄药渣涂擦痛处，至皮肤发热为度(配合口服竹黄酒)，每日数次。

6. 治寒火牙痛 咬住以酒浸过的竹黄药渣，一般在 1 min 之内疼痛消失。(1～6 方出自刘波《中国药用真菌》)

【临床报道】 治疗慢性腰肌劳损 竹黄 50 g，白酒 500 ml，浸泡 8 h(服完后，还可连续泡酒 2 次)，即成竹黄酒。口服，每日 3 次，每次 20～30 ml。共治 35 例，结果显效 25 例，好转 6 例，无效 4 例，总有效率 88.57%[1]。

1847 竹菌 zhú jūn
(《中国药用孢子植物》)

【异名】 肉球菌、竹生、竹球菌、竹荷包、竹包、竹宝、竹寄生、竹生肉球(《中国药用孢子植物》)。

直径 3～5.5 cm。菌柄白色，中空，基部粗 2～3 cm，向上渐细，壁海绵状。菌盖钟形，高宽各 3～5 cm，有明显网格，顶端平，具穿孔，上有暗绿色、微臭的黏性孢体。菌裙白色，从菌盖下垂达 10 cm 以上，具多角形网眼，直径 0.5～1 cm。孢子光滑，椭圆形，(2.8～3.5)μm×(1.5～2.3)μm。

生于竹林或阔叶林下，枯枝落叶多、腐殖质多的厚层土中，也兼生于腐木上。夏、秋季单生或群生。分布于华南、西南及江苏、安徽、江西、福建、台湾等地。

2. 短裙竹荪 *D. duplicata* (Bosch) Fisch.

菌蕾卵圆形，污白色，内含白色胶质。菌柄圆柱形，长 8～13 cm，径 2～3 cm，白色，海绵质，中空。菌盖钟形，顶端有穿孔，四周具网络。橄榄色，有臭味，(3.5～5)cm×(3.4～4)cm。柄上的网状菌裙较短，下垂仅达柄的中上部，网眼呈不规则多角形。孢子椭圆形，(3.8～4.5)μm×(1.5～2)μm。

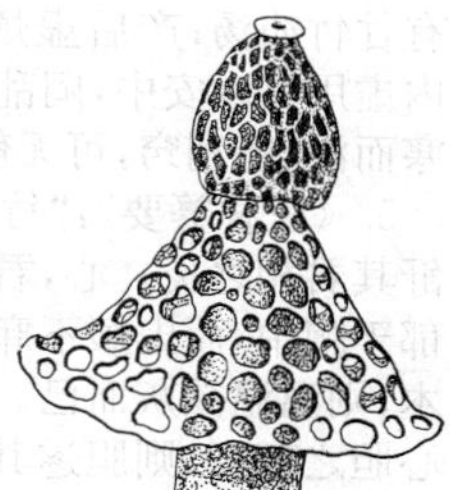
短裙竹荪

生于竹林下及混交林下。多在 7～9 月单生或群生。分布于西南及吉林、黑龙江、江苏、浙江、福建、广东、广西等地。

【栽培】 生物学特性 竹荪是一种腐生性菌类。菌丝体适宜生长温度以 15～25 ℃；子实体发生以 20～24 ℃ 为适宜。空气相对湿度在 75% 以下时，子实体生长缓慢；相对湿度在 90% 以上时，子实体生长速度加快，菌裙能达到最大的张开度。土壤 pH 以 5～6 为宜。光照对其菌丝生长有一定的抑制作用。凡有野生竹荪生长的林地，郁闭度在 80% 以上的各种竹林和常绿阔叶林均可用作栽培场。

培育技术 将人工培育的纯菌种接种在培养料上后，再把菌料放到能生长野生竹荪的自然环境中。原料以竹类的死体以及各种边材发达的落叶树等均可做栽培的原料。砍伐段木，将树龄在 10～20 年，胸径 7～20 cm 的树木及树的枝梢在发叶前砍伐，在接种前 20～60 d 进行。一般在 12 月底砍伐，2～4 月接种。在枯死的枫香、光皮桦等阔叶树及竹类上打孔或凿槽，将柱形或长方形木块栽培种塞于孔或槽中，或将长满竹荪菌索的老菌材紧贴竹木，用富含腐殖质的土壤覆盖。置 22 ℃下培养，经常保持湿润。

【采收加工】 从接种到出现子实体，需 1 年时间才能收获。当竹荪开伞，待菌裙下延伸至菌托，孢子胶质将开始自溶时（子实体已成熟），即可采收。用手指握住菌托，将子实体轻轻扭动拔起，小心地放进篮子，切勿损坏菌裙，影响质量。竹荪子实体采得后，随即除去菌盖和菌托，不使黑褐色的孢子胶汁污染柄、裙。然后将子实体插到晒架的竹签上进行日晒或烘烤。

【药材】 竹荪 *Fructificatio Dictyophorae* 竹荪产于江苏、安徽、福建、台湾、广东、广西、云南、贵州、四川等地；短裙竹荪产于江苏、浙江、四川、贵州等地。

性状 竹荪 子实体压扁长条形，海绵状，长 10～20 cm，表面白色至黄白色。菌盖钟形，白色，有明显多角形网格，顶端平，具穿孔。菌裙从菌盖下垂达 10 cm 以上，黄白色具多角形网眼，网眼直径 0.5～1 cm。菌柄压扁圆柱状，基部直径 2～3 cm，向上渐细，白色。菌托白色。体轻，质泡松，柔韧不易折断，断面中空，壁海绵状。气香，味淡。

短裙竹荪 子实体长条形，表面白色至黄白色。菌盖钟形，白色，顶端平，有穿孔。有明显的网眼。菌裙伞状，长 3～5 cm，黄白色，网眼圆形，直径 1～4 mm。菌柄白色，中部较粗，直径约 3 cm，向两端渐细。菌托灰色。体轻，质泡松，柔韧不易折断，断面中空，壁海绵状。气香，味淡。

【成分】 竹荪子实体含(1→3)-β-D-葡聚糖〔(1→3)-β-D-glucan〕：T-3-G[1]，T-4-N[2]，T-5-N[3]，T-2-A，T-2-HN，T-3-Ad，T-3-M′[4]，T-3-GM[5]，苏氨酸、缬氨酸、甲硫氨酸、异亮氨酸、苯丙氨酸、赖氨酸、色氨酸等人体必需氨基酸及其他氨基酸，蛋白质及钾、钙、磷、锌、锰、硒等[6]。还含萜烯醇油酸盐及倍半萜烯化合物[7]。

短裙竹荪含分子量为 196 000 的多糖 Dd[8]。

【药理】 1. 抗癌作用 竹荪提取物对小鼠肉瘤 S_{180} 的抑制率为 60%，对艾氏腹水癌的抑制率为 70%[1]。从竹荪中分离得 1 种甘露聚糖和 2 种水溶性葡聚糖，对小鼠移植肉瘤 S_{180} 有抑制作用[2]。

2. 促进有丝分裂作用 竹荪中提出了 2 种多糖（T-3-Ad 和 T-4-N）和 1 种结合多糖组分（T-2-A），具有明显的有丝分裂和集落刺激因子诱导功能[3]。

3. 对血脂的影响 长裙竹荪对正常血脂大鼠无显著影响；添加长裙竹荪粉能使实验性高脂血症大鼠的 TC、LDL-C 显著降低，HDL-C 显著升高，HDL-C/TC 比值加大，大鼠食入一定剂量长裙竹荪后有预防 TC、TG、LDL-C 值升高和 HDL-C 值下降的作用[4]。

4. 抗脂质过氧化 在体外产生氧自由基的反应体系中，竹荪多糖组分 PS 在较低浓度下（＜200 mg/L）具有清除氧自由基的作用，而在较高浓度下（＞200 mg/L）作用不明显，同时用荧光法研究了竹荪多糖组分 PS 对人红细胞膜脂质过氧化的影响，结果表明竹荪多糖能够抑制人红细胞膜的脂质过氧化[5]。

【功用主治】 补气养阴，润肺止咳，清热利湿。主治肺虚热咳，喉炎，痢疾，白带，高血压病，高脂血症。也用于抗肿瘤的辅助治疗。一般作营养食品。

【用法用量】 内服：煎汤，10～30 g。

1846 竹黄 zhú huáng（刘波《中国药用真菌》）

【异名】 淡竹黄、竹三七、血三七、竹参（《全国中草药汇编》），赤团子、竹赤团子、竹赤斑菌、淡菊花、天竹花、淡竹花、竹花、竹茧（刘波《中国药用真菌》）。

【基原】 为肉座菌科竹黄属真菌竹黄的子座及孢子。

【原植物】 竹黄 *Shiraia bambusicola* P. Henn.

子座呈不规则瘤状，早期白色，后变成粉红色，初期表面平滑，后期有龟裂，肉质，渐变为木栓质，长 1.5～4 cm，宽 1～2.5 cm。子囊壳近球形，埋生于子

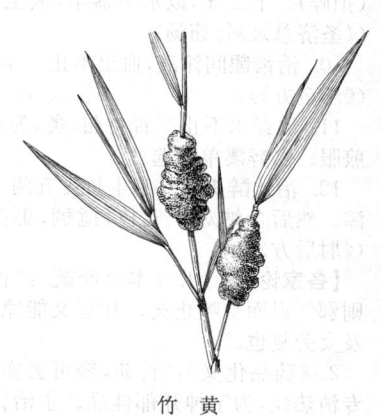

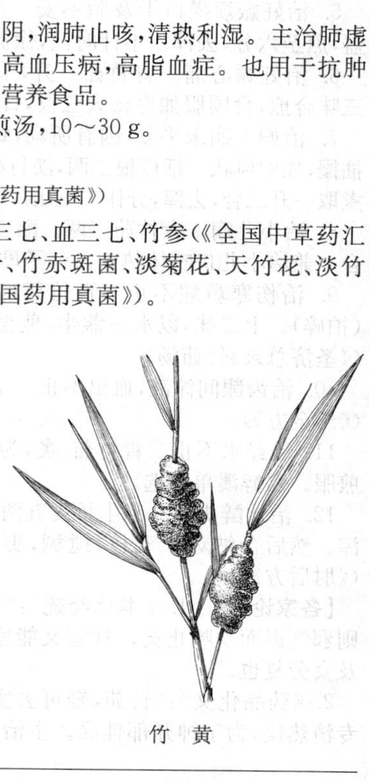

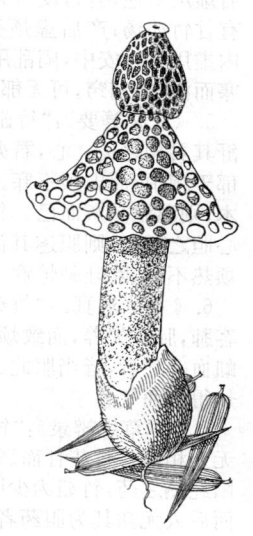
竹 黄

2.《药性论》:“止肺痿唾血,鼻衄,治五痔。”

3.《食疗本草》:“苦竹茹,主下热壅;淡竹茹,主噎膈。”

4.《医学入门》:“治虚烦不眠,伤寒劳复,阴筋肿缩腹痛,妊娠因惊心痛,小儿痫口噤,体热。”

5.《纲目》:“淡竹茹:治伤寒劳复,小儿热痫,妇人胎动;苦竹茹:水煎服,止尿血。笙竹茹:治劳热。”

6.《本草汇言》:“清热化痰,下气止呃。”

7.《本草正》:“治妇人血热崩淋,小儿风热癫痫,痰气喘咳,小水热涩。”

8.《重庆堂随笔》:“清五志之火,祛秽浊之邪,调气养营。”

【用法用量】 内服:煎汤,5～10 g;或入丸、散。外用:熬膏贴。

【宜忌】 寒痰咳喘、胃寒呕逆及脾虚泄泻者禁服。

1.《本草经疏》:“胃寒呕吐及感寒挟食作吐忌用。”

2.《本草汇言》:“诸病非因胃热者,勿用。”

3.《冯氏锦囊》:“不宜于痘疹初起灌浆之时。”

4.《得配本草》:“畏皂刺、油麻。”

5.《本草求原》:“苦竹茹大寒,虚热禁用。”

6.《本草用法研究》:“腹泻及消化不良禁用。”

【选方】 1. 治百日咳　竹茹 9 g,蜂蜜 100 g。竹茹煎水,兑入蜂蜜中,再煮沸服。每日 1 剂,连服 3 剂。(《湖北中草药志》)

2. 治虚烦不可攻　青竹茹二升。上一味,以水四升,煎至三升,去滓,分温五服,徐徐服之。(《外台》引张文仲方)

3. 治妇人乳中虚,烦乱呕逆,安中益气　生竹茹二分,石膏二分,桂枝一分,甘草七分,白薇一分。上五味末之,枣肉和丸弹子大。以饮服一丸,日三夜二。有热者倍白薇,烦喘者加柏实一分。(《金匮要略》竹皮大丸)

4. 治伤暑烦渴不止　竹茹一合(新竹者),甘草一分(锉),乌梅两枚(椎破)。上三味,同用水一盏半,煎取八分,去滓,时时细呷。(《圣济总录》竹茹汤)

5. 治妊娠烦躁口干及胎不安　淡竹茹一两。以水一大盏,煎至六分,去滓。不计时候,徐徐温服。(《圣惠方》)

6. 治妊娠心痛　青竹茹一升,羊脂八两,白蜜三两。上三味合煎,食顷服如枣核大三枚,日三。(《千金方》)

7. 治妇人病未平复,因有所动,致热气上行胸,手足拘急抽搦,如中风状　栝楼根二两,淡竹茹半升。上以水二升半,煮取一升二合,去滓,分作二三服。(《活人书》青竹茹汤)

8. 治小儿痫　青竹茹三两。醋三升,煎一升,去滓,服一合。兼治小儿口噤体热病。(《子母秘录》)

9. 治伤寒鼻衄不止　青竹茹鸡子大一块,生地黄半两(拍碎)。上二味,以水一盏半,煎至八分,去滓,食后温服。(《圣济总录》竹茹汤)

10. 治齿龈间津液,血出不止　生竹茹二两。醋煮含之。(《千金方》)

11. 治经水不止　青竹茹,炙,为末。每服三钱,水一盏,煎服。(《鲟溪单方选》)

12. 治饮醉头痛　刮生竹皮五两。水八升,煮取五升,去滓。然后合纳鸡子五枚,搅稠,更煮再沸,二三升,服尽。(《肘后方》)

【各家论述】 1.《本草经疏》:“竹茹,甘寒解阳明之热,则邪气退而呕啘止矣。甘寒又能凉血清热,故主吐血崩中及女劳复也。”

2.《药品化义》:“竹茹,轻可去实,凉能去热,苦能降下,专清热痰,为宁神开郁佳品。主治胃热噎膈,胃虚干呕,热呃咳逆,痰热恶心,酒伤呕吐,痰涎酸水,惊悸怔忡,心烦躁乱,睡卧不宁,此皆胆胃热痰之症,悉能奏效。”

3.《本草崇原》:“呕啘,吐逆也;温气,热气也。竹茹,竹之脉络也。人身脉络不和,则吐逆而为热矣;脉络不和,则或寒热矣。充肌热肉、澹渗皮毛之血,不循行于脉络,则上吐血而下崩中矣。凡此诸病,竹茹皆能治之,以竹之脉络而通人之脉络也。”

4.《本经逢原》:“竹茹,专清胃府之热,为虚烦烦渴、胃虚呕逆之要药。咳逆唾血,产后虚烦,无不宜之。《金匮》治产后虚烦呕逆,有竹皮大丸。《千金》治产后内虚,烦热短气,有甘竹茹汤;产后虚烦头痛,短气闷乱不解,有淡竹茹汤。内虚用甘以安中,闷乱用淡以清胃,各有至理存焉。其性虽寒而滑,能利窍,可无郁遏客邪之虑。”

5.《医林纂要》:“竹茹,能开气化之阴郁,以达之膻中,而舒其君相之炎。心,君火;胆,相火。合而郁于思虑,则阴气郁于膻中,而虚烦不寐。相火不得舒,是胆冷也。心火不傅木,则温温欲灰而已。竹茹,挹轻虚之肝气而达之以上行,心胆之郁开,则胆遂其温,而心有所决,思虑安矣。故能治烦热不眠,除吐衄惊痫。肺不受灼,肝不受抑,气化平也。”

6.《本草求真》:“竹茹,清肺凉胃,解烦除呕。凡因邪热客肺,肺金失养,而致烦渴不宁,膈噎呕逆,恶阻呕吐,吐血衄血等症者,皆当服此。盖味甘则中可安而烦不生,气寒则热得解而气悉宁。”

7.《本草思辨录》:“竹,青而中空,与胆为清净之府,无出无入相似。竹茹甘而微寒,又与胆喜和相宜。故黄芩为少阳经热之药,竹茹为少阳腑热之药。古方疗胆热多用竹茹,而后人无知其为胆药者。哕逆之因不一,胃虚而胆热乘之,亦作哕逆。橘皮竹茹汤,以参枣甘草补胃养阴,橘皮生姜和胃散逆,竹茹除胆火则为清哕之源。橘皮汤无竹茹者,以手足厥为肝逆也。妇人乳子之时,中虚胆热,胆热必犯其胃,呕逆而至烦乱,热亦甚矣。竹皮大丸,以石膏白薇除胃热而敛浮阳,竹茹凉胆而清其源,恐中虚难任寒药,故加桂枝之辛甘以导之,药兼阴阳,故加甘草以和之。喘则以柏实辑肝气,又所以辅竹茹之不逮也。”

1845 竹荪 zhú sūn(《中国中药资源志要》)

【异名】 竹蓐(《食疗本草》),竹肉(《酉阳杂俎》),竹菰、竹蕈(《纲目》)。

【基原】 为鬼笔科竹荪属真菌竹荪、短裙竹荪的子实体。

【原植物】 1. 竹荪 *Dictyophora indusiata* (Vent. ex Pers.) Fisch.

又名:长裙竹荪(《中国药用真菌图鉴》),网纱菌、竹姑娘、臭角菌、竹笙(《云南中药资源名录》)。

菌蕾球形至倒卵形,污白色,具包被,成熟时包被开裂,柄伸长外露,包被遗留柄基部形成菌托。成熟的子实体高 12～20 cm。菌托白色,

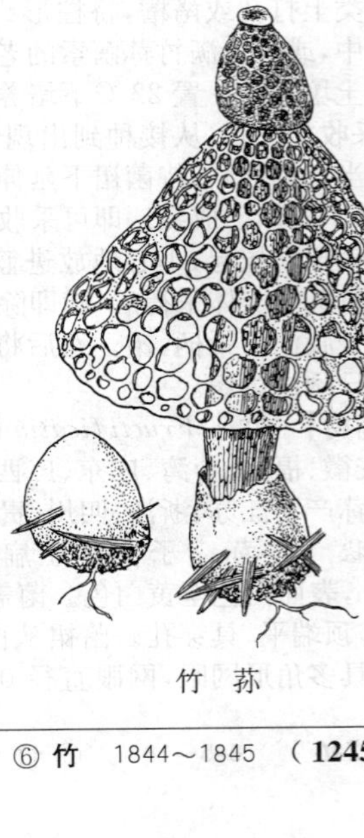

竹　荪

(Munro) Keng f. var. *pubescens* (P. F. Li) Keng f.〕 又名：大头甜竹(《中国竹类植物志略》)。

植株木质化，呈乔木状。竿高达 15 m。多少有些作之字形折曲，幼竿被毛和中部以下的竿节上通常具毛环，节间通常较短；箨鞘背部疏被黑褐色、贴生前向刺毛；箨片基部较狭；箨舌较长，长约 5 mm；小穗通常呈麦秆黄色；内稃背部被柔毛，脊上具较长而密的缘毛。叶鞘通常被毛；叶舌较长以及外稃背面被疏柔毛。花期 3～5 月，笋期 6～7 月。

生于山坡、平地或路旁。分布于广东、广西及海南。

【栽培】 生物学特性 淡竹 喜温暖潮湿气候，忌严寒及强风。宜选择背风向阳山坡、村庄附近缓坡平地及水旁栽种。以湿润、肥沃、排水良好中性或微酸性、微碱性的砂质壤土栽培，不宜在瘠薄、黏重的土壤上栽种。

繁殖方法 用母竹移栽。2 月中旬至 3 月下旬，选择竹竿健壮、节间稠密、分枝矮、枝叶茂盛、竹鞭生长势强、粗壮、鞭芽新鲜、芽饱满新鲜、无病虫害的二年生竹为母竹。挖掘长 60 cm、宽 40 cm、深 30 cm 的根盘，2～3 株或多至 5 株均可，挖母竹时应多带鞭根及泥土，不损伤芽胞及须根，切口要砍平，搬运时用稻草包裹。竹梢要切去一部分，留 4～7 丛丫枝，按行株距 5 m×3 m 挖穴。穴比原来根盘稍大，将竹栽入穴内。先填入一层细表土或塘泥。立正竹株，覆土分层踏实，并浇透水，培土，防止水分蒸发，并固定竹株。为防止风吹摇动，用支柱四周撑扶固定。

田间管理 移栽母竹成活后要除草松土。除雨季及冬季外，均要经常浇水，保持土壤湿润。竹喜氮肥，其所需氮、磷、钾肥比例为 5∶1∶2。一般追肥 2～3 次，以勤施少施为原则。

病虫害防治 病害有竹锈病，为害叶片，发病初期可喷洒波尔多液防治。虫害有竹大象虫，为害竹笋，在成虫交尾、产卵期，可进行人工捕捉。

【采收加工】 冬季砍伐当年生长的新竹，除去枝叶，锯成段，刮去外层青皮，然后将中间层刮成丝状，摊放晾干。

【药材】 竹茹 *Caulis Bambusae in Taenia* 产于山东、江苏、安徽、浙江、江西、河南、湖南、湖北、四川、陕西等地。

性状 本品为卷曲成团的不规则丝条或呈长条形薄片状。宽窄厚薄不等，浅绿色或黄绿色。纤维性，易撕裂，不易折断，体轻松，质柔韧，有弹性。气微，味淡。

鉴别 (1) 青秆竹(秆中段)横切面：表皮细胞 1 列，由长形细胞、栓皮细胞、硅质细胞、气孔所组成；皮下层细胞 1 列，壁稍厚，有时较难与皮层区分；皮层细胞壁薄，稍弯曲，4～5 列，内含叶绿素；与皮层相接处，主要是纤维束和石细胞，内为细胞壁稍厚，具单纹孔的基本薄壁组织，散有 10 余列有限外韧型维管束，外部的维管束形状小而密，向内则形大而疏，四周为纤维群(外方、内方、侧方纤维帽)包围，内部为髓环，由 8～10 列排列紧密的长方形细胞组成，近内缘的细胞壁增厚，形成石细胞，中央髓部为大髓腔。

粉末及解离组织：粉末黄白色。表皮细胞纵列，由一个微波状弯曲的厚壁长形细胞和两个成对的短细胞(一个栓质细胞，略呈梯形或矩形，一个硅质细胞，形状最小，折光性强)相间排列，气孔呈哑铃状；皮层细胞长方形，壁薄，稍弯曲；基本薄壁细胞，横向面呈椭圆形，径向面近圆柱形，纵长 50～155 μm，直径 10～52 μm，壁加厚，具缘纹孔；纤维众多，成束或散离，绿色或无色，长棱形，长 608～2 000～3 850 μm，直径 12～30 μm，两端锐尖，木化；石细胞单个散离或 2～3 个成群，淡黄绿色或无色，长方形(近髓环的石细胞，壁较薄，胞腔大)，类圆形或椭圆形(近皮层的石细胞，壁较厚，胞腔小)，直径 17～20～32 μm，纹孔及孔沟明显；导管多为梯纹、螺纹、环纹导管少，梯纹导管直径达 180 m，侧壁有缝隙状的单纹孔，成行或散乱排列，螺纹环纹导管直径 5～15 μm。

大头典竹(秆中段) 基本同青秆竹。

淡竹(秆中段) 表皮层长形细胞横切面为正方形，纵向长边较平直，外表面较平整；髓环由 5 列细胞组成。

(2) 取本品粗粉 2 g，加水 15 ml，煮沸 10 min，滤过，取滤液 2 ml，加新制斐林试液 1 ml，置水浴上加热，发生棕红色沉淀(检查糖类)。

(3) 薄层色谱：取本品粗粉 4 g，加 70% 乙醇溶液 30 ml，加热回流 30 min，放冷，滤过，滤液置水浴上蒸干，残渣加 70% 乙醇溶液 2 ml 溶解，作供试品溶液。以 L-缬氨酸为对照品，制成 70% 乙醇溶液(0.5 mg/ml)作对照品溶液。分别点于同一硅胶 G 薄层板上。以正丁醇-冰醋酸-水(4∶1∶5)为展开剂，展开，展距 15 cm。喷以茚三酮试液，于 110 ℃烘 10 min 显色。供试品色谱中，在与对照品色谱相应的位置上，显相同颜色的斑点。

品质标志 《中华人民共和国药典》2005 年版规定：照水溶性浸出物测定法热浸法测定，本品水溶性浸出物不得少于 4.0%。

【成分】 淡竹的竹茹含酚性成分：2，5-二甲氧基-对苯醌(2，5-dimethoxy-*p*-benzoquinone)，对羟基苯甲醛(*p*-hydroxybenzaldehyde)，丁香醛(syringaldehyde)，松柏醛(coniferylaldehyde)[1]。另含对苯二甲酸 2′-羟乙基甲基酯(1，4-benzenedicarboxylic acid 2′-hydroxyethyl methyl ester)[2]。

【药理】 1. 抗菌作用 竹茹粉在平皿上对白色葡萄球菌、枯草杆菌、大肠杆菌及伤寒杆菌等有较强的抗菌作用[1]。

2. 抑酶作用 竹茹提取物还有抑制 cAMP 磷酸二酯酶活性的作用[2]。

【炮制】 1. 竹茹 取原药材，除去杂质，揉成小团或切段。

2. 姜竹茹 取净竹茹，加姜汁拌匀，稍闷，压平，置锅内，用文火炒焙至两面黄色焦斑，取出，晾干。每竹茹 100 kg，用生姜 10 kg 或干姜 3 kg。

3. 炒竹茹 先将锅烧热，加入麦麸，炒至冒烟，加入竹茹翻炒至黄色，取出，筛去麦麸，放凉。每竹茹 100 kg，用麦麸 20 kg。

饮片性状 竹茹参见“药材”项。姜竹茹形如竹茹，微具焦斑和姜辣味。炒竹茹形如竹茹，黄绿色，微具焦斑。

贮干燥容器内，姜竹茹密闭，置通风干燥处，防霉，防蛀。

【药性】 甘，微寒。归脾、胃、胆经。

1.《别录》：“微寒。”

2.《药性论》：“味甘。”

3.《药品化义》：“气和，味苦，性凉，能升能降，性气与味俱轻。入胆、胃二经。”

4.《本草经解》：“入足太阳膀胱经、足太阴脾经。”

5.《本草求真》：“味甘而淡，气寒而滑。”

6.《本草再新》：“味甘、辛，性微寒。入心、肺二经。”

7.《药性辑要》：“入肝、胃经。”

【功用主治】 清热化痰，除烦止呕，安胎凉血。主治肺热咳嗽，烦热惊悸，胃热呕呃，妊娠恶阻，胎动不安，吐血，衄血，尿血，崩漏。

1.《别录》：“主呕啘，温气寒热，吐血，崩中，溢筋。”

斑；尾下覆羽棕色沾有栗色。脚和趾黄褐色，雄者有长距。

栖于森林、竹林或灌木丛中。善潜伏，飞捷而低。繁殖季节，雄者喜鸣，好斗。以植物的果实、种子、嫩叶及蝗虫、蚱蜢、白蚁等昆虫为食。分布于长江流域以南诸省的山地。

【药性】 甘，平。归脾、肝经。

1.《本草拾遗》："味甘、平，无毒。"

2.《医林纂要》："甘，温。"

3.《本草求真》："专入心、脾、肝。"

4.《食物考》："有毒。"

【功用主治】 补中益气，杀虫解毒。主治脾胃虚弱，消化不良，大便溏泄，痔疮。

1.《本草拾遗》："主野鸡病，杀虫，煮炙食之。"

2.《医林纂要》："补中，杀虫，解毒，消砂石毒。"

3.《随息居饮食谱》："解野鸡、山菌毒。"

【用法用量】 内服：1只，煮食；或炙食。

【宜忌】《食物考》："烹宜用姜。竹鸡有毒，宜生姜解之。"

1842 竹鱼 zhú yú（《纲目》）

【异名】 足鱼（《医林纂要》）。

【基原】 为鲤科野鲮属动物野鲮鱼的肉。

【原动物】 野鲮鱼 *Sinilabeo decorus decorus*（Peters）[*Labeo decorus* Peters]

体长稍侧扁，长约40 cm。吻端钝圆，口下位，呈新月形，吻向前突出，吻皮向下包，与上唇边缘相平，唇后沟完全，上颌吻皮的边缘薄而平整，无缺刻，吻部具有较多白色较大的珠星状突起，近口角处的上唇有很密集细齿状的波纹。须2对，但吻须有时退化。下咽齿3行。鳞大。侧线鳞 $43\frac{7}{6-V}46$，背鳍3，10～13，无硬刺，起点在腹鳍之前。臀鳍3，5。体背青黑色，背及两侧鳞片有紫绿色闪光，并常杂有红点。腹部白色带黄，各鳍灰黑色。

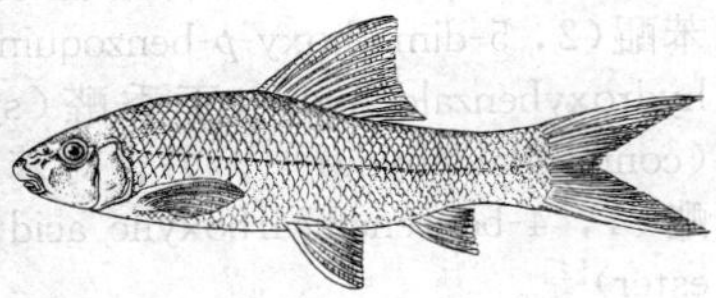

野鲮鱼

栖息于水流较急的河流和溪流中。分布于长江上游和中游的支流上游，以及珠江上游等地。

【药性】 甘，温。

1. 姚可成《食物本草》："味甘，性平。"

2.《医林纂要》："甘，温。"

【功用主治】 益气，除湿。主治久病体虚，腰腿疼痛。

1.《纲目》："和中益气，除湿气。"

2.《中国药用动物志》："主治久病体虚、腰腿疼痛。"

【用法用量】 内服：煮食，100～200 g。

1843 竹实 zhú shí（《本经》）

【异名】 竹米（《本草别说》）

【基原】 为禾木科竹类植物的颖果。

【功用主治】 1.《本经》："益气。"

2.《物理小说》："下积。"

1844 竹茹 zhú rú（《本草经集注》）

【异名】 竹皮（《金匮要略》），淡竹皮茹（《别录》），青竹茹（《药性论》），淡竹茹（《食疗本草》），麻巴（《草木便方》），竹二青（《上海常用中草药》），竹子青（南药《中草药学》）。

【基原】 为禾本科毛竹属植物淡竹、莿竹属植物青竿竹、慈竹属植物大头典竹等的茎秆去外皮刮出的中间层。

【原植物】 1. 淡竹 *Phyllostachys nigra*（Lodd. ex Lindl.）Munro var. *henonis*（Mitf.）Stapf et Rendle 又名：毛金竹（《南林科技》），白夹竹。

植株木质化，呈乔木状。竿高6～18 m，直径5～7 cm，成长后仍为绿色，或老时为灰绿色，竿环及箨环均甚隆起。箨鞘背面无毛或上部具微毛，黄绿至淡黄色而具有灰黑色之斑点和条纹；箨耳及其鲎毛均极易脱落；箨叶长披针形，有皱褶，基部收缩；小枝具叶1～5片，叶鞘鞘口无毛；叶片深绿色，无毛，窄披针形，宽1～2 cm，次脉6～8对，质薄。穗状花序小枝排列成覆瓦状的圆锥花序；小穗含2～3花，顶端花退化，颖1或2片，披针形，具微毛；外稃锐尖，表面有微毛；内稃先端有2齿，生微毛；鳞被3至1枚或缺如，披针形；花药在开花时，以具有甚长之花丝而垂悬于花外；子房呈尖卵形，顶生一长形之花柱，柱头3枚，呈帚刷状。笋期4～5月，花期10月至次年5月。

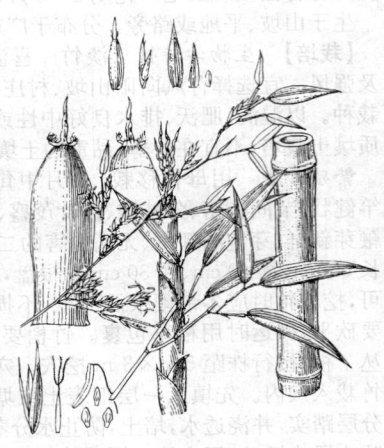

淡 竹

通常栽植于庭园。分布于山东、河南及长江流域以南各地。

本植物的叶（竹叶）、卷而未放的幼叶（竹卷心）、箨叶（淡竹壳）、嫩苗（淡竹笋）、根茎（淡竹根）、茎经火烤后所流出的液汁（竹沥）、枯死的幼竹茎秆（仙人杖）亦供药用，另设专条。

2. 青竿竹 *Bambusa tuldoides* Munro

植株木质化，呈乔木状。竿直立或近直立，高达15 m，径约6 cm。顶端不弯垂，竿的节上分枝较多；节间圆柱形，竿的节间和箨光滑无毛。

多生于平地、丘陵。分布于广东、广西。

3. 大头典竹 *Sinocalamus beecheyanus*（Munro）MC Clure var. *pubescens* P. F. Li [*Bambusa beecheyana* Munro var. *pubescens* P. F. Li; *Dendrocalamopsis beecheyana*

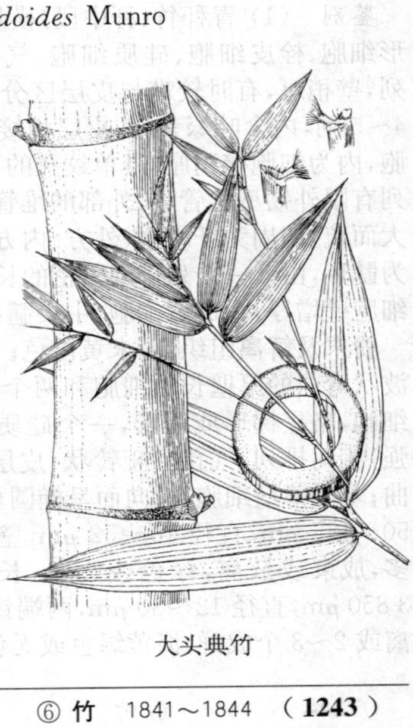

大头典竹

2.《本草拾遗》:“(治)久渴心烦。”

3.《纲目》:“治子冒风痉,解射罔毒。”

4.《本草汇言》:“利窍消痰,通经走络。主暴中风痰,猝然僵仆,人事昏塞,偏痹不仁,及伤寒大热,津液干枯,烦渴昏闷,或产后阴虚发热,口噤失音,并小儿惊风天吊,四肢搐搦。”

5.《得配本草》:“治狂闷,利九窍,疗破伤、中风,止因触胎动,养血明目。”

6.《本草求真》:“消风降火,润燥行痰,养血益阴,凡小儿天吊惊痫,阴虚发热口噤,胎产血晕,痰在经络四肢,皮里膜外者,服之立能见效。”

【用法用量】 内服:冲服,30～60 g;或入丸剂,或熬膏。外用:调敷或点眼。

【宜忌】 寒饮湿痰及脾虚便溏者禁服。

1.《本草经疏》:“寒痰、湿痰及饮食生痰不宜用。”

2.《本经逢原》:“胃虚肠滑及气阻便闭者,误投每致呃逆不食,脱泻不止而毙。阴柔之性,不发则已,发则必暴,卒难挽回也。”

3.《得配本草》:“畏皂刺、油麻。”

【选方】 1. 治风痱四肢不收,心神恍惚,不知人,不能言 竹沥二升,生葛汁一升,生姜汁三合。上三味相和温暖,分三服,平旦、日晡、夜各一服。(《千金方》竹沥汤)

2. 治风着人面,引口偏,着牙车急舌不得转 竹沥一升,独活三两,生地黄汁一升。三物合煮,取一升,顷服之。(《医心方》引《僧深方》)

3. 治霍乱狂闷烦渴,吐泻无度,气欲绝者 淡竹沥一合,粳米一合(炒,以水二盏同研,去滓取汁)。上二味,和匀顿服之。(《圣济总录》竹沥饮)

4. 治卒消渴,小便多 作竹沥恣饮数日愈。(《肘后方》)

5. 治妊娠常苦烦闷,此名子烦 茯苓三两,竹沥一升,水四升,合竹沥煎取二升,分三服,不差重作,亦时时服竹沥。(《梅师集验方》竹沥汤)

6. 治妊娠中风痉,口噤烦闷 竹沥五合,人乳二合,陈酱油(汁)半两(合)。上件药相和,分温二服,拗开口灌之。(《圣惠方》竹沥饮子)

7. 治小儿惊风天吊,四肢抽搐 竹沥一盏,加生姜汁三匙,胆星末五分,牛黄二厘调服。(《全幼心鉴》)

8. 治小儿大人咳逆短气,胸中吸吸,呵出涕唾,嗽出臭脓 淡竹沥,煮二十沸,小儿一服一合,日五服,大人一升,亦日五服。(《千金方》)

9. 治肺痈 竹沥 60 g,分 3 次,温开水冲服。(《安徽中草药》)

10. 治小儿赤目 淡竹沥点之,或入人乳。(《古今录验方》)

11. 治小儿重舌 竹沥渍黄柏,时时点之。(《简便单方》)

【临床报道】 治疗氯氮平引起的流涎 口服鲜竹沥,每日 2～3 次,每次 10～30 ml, 10 d 为 1 个疗程,治疗抗精神病药物氯氮平所致的流涎反应,观察 144 例,其中 6 例于服药 2 d 后流涎消失,服药 2～3 d 见效者 74 例,3～5 d 见效者 45 例。流涎消失率达 69.3%,总有效率达 86.4%,用药过程中,未见不良反应[1]。

【各家论述】 1.《本草衍义》:“竹沥行痰,通达上下百骸毛窍诸处,如痰在巅顶可降,痰在胸膈可开,痰在四肢可散,痰在脏腑经络可利,痰在皮里膜外可行。又如癫痫狂乱,风热发痉者可定;痰厥失音,人事昏迷者可省,为痰家之圣剂也。”

2.《本草衍义补遗》:“竹沥,《本草》大寒,泛观其意,似与石膏、芩、连等同类,而诸方治产后胎前诸病及金疮口噤与血虚自汗,消渴尿多,皆阴虚之病,无不用。《内经》曰:阴虚发热,大寒而能补,正与病对,薯蓣寒而能补,世或用之,惟竹沥因大寒置疑。竹沥味甘气缓,能除阴虚之有大热者,大寒言其功也,非以气言,幸相与可否,若曰不然,人吃笋自幼至老者,可无一人因笋寒而有病,沥即笋之液也,况假于火而成者,何寒如此之甚。”

3.《本草选》:“竹沥乃阴虚有大热者仙品,中年痰火,舍此必不能成功。”

4.《本草经疏》:“竹沥,竹之津液也。经云大寒,亦言其本性耳。得火之后,寒气应减,性滑流利,走窍逐痰,故为中风家要药。凡中风之证,莫不由于阴虚火旺。煎熬津液,结而为痰,壅塞气道,不得升降,热极生风,以致猝然僵仆,或偏痹不仁。此药能遍走经络,搜剔一切痰结,兼之甘寒,能益阴而除热,痰热既祛,则气道通利,经脉流转,外证自除矣。其主胸中大热止烦闷者,取其甘寒清热益阴之功耳。观古人以竹沥治中风,则知中风未有不因阴虚痰热所致,不然,如果外来风邪,安得复用此甘寒滑利之药治之哉。”

5.《冯氏锦囊》:“竹沥却阴虚发热,中风噤牙,小儿天吊惊痫,妇人胎产闷晕,胎前不损子,产后不碍虚,止惊悸,却痰痫,痰在经络四肢,屈曲而搜剔;痰在皮里膜外,直达以宣通。但世以为大寒,殊不知系火煅出,又佐姜汁,有所寒乎?况沥之出于竹,犹人身之血也,极能补阴,长于清火,性滑流利,走窍逐痰,故为中风之要药。”

6.《医林纂要》:“竹有节而中通上乔,故沥上行无所不达,能驱风散火,去湿行痰,透筋节而发之,正迅雷之发,则阴翳郁热暴风,皆止而爽然矣,是以治中风、中痰、风痉、癫痫、消渴诸急病,而利窍、明目、止汗、清热、除烦,皆宣达肝胆之阳气故也。宜和姜汁以助肝阳。今人视为险药霸道,失之矣。”

7.《丹溪心法》:“竹沥滑痰,非姜汁不能行经络。”“痰在膈间,使人癫狂,或健忘,或风痰,皆用竹沥,亦能养血。”“痰在四肢,非竹沥不开。”

1841 竹鸡 zhú jī (汪颖《食物本草》)

【异名】 山菌子(《本草拾遗》),鸡头鹘(《东坡诗集》),泥滑滑(《纲目》),竹鹧鸪(《中国动物图谱》)。

【基原】 为雉科竹鸡属动物灰胸竹鸡的肉。

【原动物】 灰胸竹鸡 *Bambusicola thoracica* (Temminck)

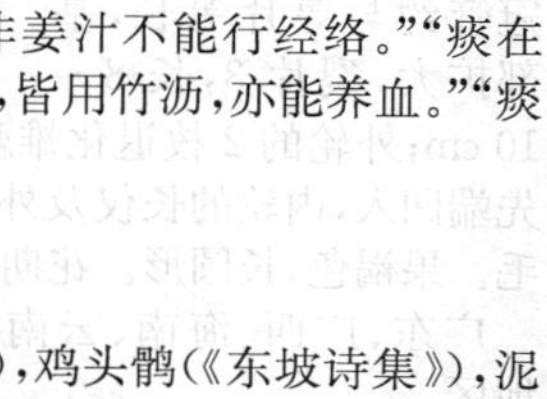

灰胸竹鸡

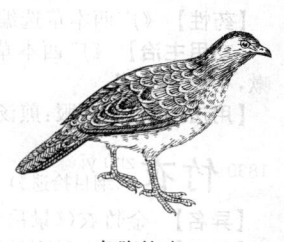

小型禽类。体长约 29 cm。嘴短,褐色。虹膜淡褐色。头、颈侧、颏、喉等均栗红色。上体大都黄橄榄褐色,并缀以黑褐色毛虫状细斑,头顶杂以少数棕点;额与上背沾灰色,眉纹蓝灰,并向后延伸至背侧;背部大多杂以栗斑和细白斑。肩羽与背相似,但白斑居多。三级飞羽有很大的栗色圆斑;翼上的内侧覆羽和飞羽满布有棕黄色波状纹,外侧者转为暗褐色;初级飞羽外缘淡栗色;中央尾羽淡肉桂栗色,密杂以黑褐色毛虫状纹,并贯以5～6道淡肉桂栗色横斑;外侧尾羽儿转纯肉桂栗色;胸蓝灰,延及两肩,成颈圈状,其下更缘以栗红色;腹和胁棕色,前浓后淡,两胁密杂以黑褐色

主治暑热消渴，胸中热痰，伤寒虚烦，咳逆喘促，皆用为良剂也。又取气清入肺，是以清气分之热，非竹叶不能，凉血分之热，除柏叶不效。”

3.《本草求真》：“竹叶，据书皆载凉心缓脾，清痰止渴，为治上焦风邪烦热，咳逆喘促，呕哕吐血，一切中风惊痫等症，无非因其轻能解上，辛能散郁，甘能缓脾，凉能入心，寒能疗热故耳。然大要总属清利之品，合以石膏同治，则能解除胃热，而不致烦渴不止。竹生一年，嫩而有力者良。”

1838 竹芋 zhú yù

（《广西本草选编》）

【异名】 土百合（《广西药用植物名录》），结粉、山百合（《广西本草选编》），斜鹅（《潮汕草药》）。

【基原】 为竹芋科竹芋属植物竹芋的根茎。

【原植物】 竹芋 *Maranta arundinacea* L.

多年生直立草本，高0.4～1 m。根茎肉质，白色纺锤形，长5～7 cm，具宽三角状鳞片。茎柔弱，二叉状分枝。叶基生或茎生；叶柄顶端的叶枕圆柱形，叶柄基部鞘状；叶片卵状长圆形或卵状披针形，长10～20 cm，宽4～10 cm，先端渐尖，基部圆形，背面无毛或薄被长柔毛。总状花序顶生，长10～20 cm；花白色，花梗长约1 cm；萼片卵状披针形，长1.2～1.4 cm；花冠管约与萼片等长，基部扩大，裂片3，长8～10 cm；外轮的2枚退化雄蕊倒卵形，花瓣状，长8～10 mm，先端凹入，内轮的长仅及外轮的一半；子房无毛或稍被长柔毛。果褐色，长圆形。花期夏秋。

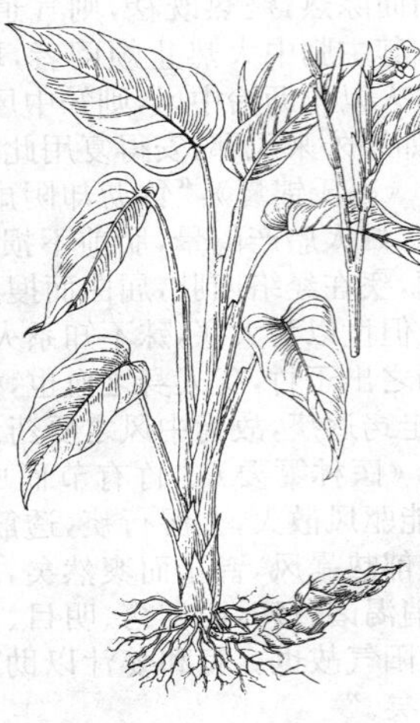

竹　芋

广东、广西、海南、云南等地常见栽培。原产美洲热带地区。

【采收加工】 全年均可采挖，鲜用或切片晒干。

【成分】 根茎含淀粉19.4%[1]，蛋白质（protein），脂肪（fat）[1]，色氨酸（tryptophan）[2]。

【药性】《广西本草选编》：“味甘、淡，性凉。”

【功用主治】《广西本草选编》：“清肺，利尿。治肺热咳嗽，小便赤痛。”

【用法用量】 内服：煎汤，9～15 g。

1839 竹衣 zhú yī

（《纲目拾遗》）

【异名】 金竹衣（《景岳全书》）。

【基原】 为禾本科刚竹属植物金竹秆内的衣膜。

【原植物】 金竹 *Phyllostachys sulphurea*（Carr.）A. et C. Riv. 又名：黄金竹、黄竹、黄皮竹、黄竿（坪井《竹类图谱》），黄苦竹。

竿高5～10 m，主秆及枝条呈金黄色。秆环较箨环微空起。主秆节间之背部常有纵长绿线1～2条；箨鞘黄色，并有绿色纵纹及少数淡棕色斑点，无毛；箨耳及鞘口无缝毛，或仅有退化之箨耳；箨舌长约2.5 mm，无毛，边缘微有不规则的缺刻，稍呈流苏状；箨叶细长，带状，长约4.5 cm，宽5 mm，除最下1枚秆箨外，所有各箨叶均有小横脉而呈方格状，在中脉常有1淡绿色之纵纹。枝条每节2枚，小枝端生叶2～3枚；叶耳有白色刚毛；叶舌甚突起；叶柄长约3 mm；叶片长圆状披针形至披针形，长4.5～12.5 cm，宽8～17 mm，先端渐尖，基部微圆，上面绿色，无毛，下面色较淡，微粗糙，沿中脉以及向其基部密生微毛或甚粗糙，边缘之一侧有小锯齿。笋期4～5月。

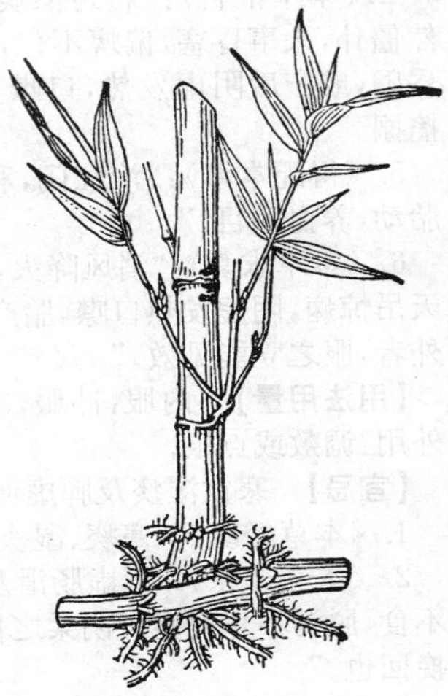

金　竹

多栽培于庭园。分布于长江流域以南。

【功用主治】《纲目拾遗》：“治喉哑劳嗽。”

1840 竹沥 zhú lì

（《本草经集注》）

【异名】 竹汁（《本经》），淡竹沥（《别录》），竹油（苏医《中草药手册》）。

【基原】 为禾本科毛竹属植物淡竹 *Phyllostachys nigra*（Lodd. ex Lindl）Munro var. *henonis*（Mitf.）Stapf ex Rendle等的茎经火烤后所流出的液汁。

【原植物】 参见“竹茹”条。

【采收加工】 取鲜竹竿，截成30～50 cm长段，两端去节，劈开，架起，中间用火烤之，两端即有液汁流出，以器盛之。

【药材】 竹沥 *Succus Bambusae* 主产于浙江、江西、福建、安徽等地。

性状　本品为青黄色或黄棕色的透明液体。具竹香气，味微甜。

【成分】 淡竹等鲜竹沥水溶性部分含天冬氨酸，甲硫氨酸，丝氨酸，脯氨酸等13种氨基酸[1]。

鲜竹沥醚提取液含愈创木酚（guaiacol），甲酚，苯酚，甲酸，乙酸，苯甲酸，水杨酸（salicylic acid）等[1]。不同产地的竹沥均含微量元素铜、铁、锌、锰、硒、钴、锗、镍[2]。

【药理】 镇咳祛痰作用　鲜竹沥20 ml/kg灌胃，能明显延长氨水刺激小鼠的半数有效致咳喷雾时间，并对小鼠有明显的祛痰作用（酚红法）[1]。

【药性】 甘、苦，寒。归心、肝、肺经。

1.《纲目》：“甘，大寒，无毒。”

2.《本草汇言》：“味甘，气寒，无毒，可升可降，通手足阴阳十二经并奇经别络。”

3.《药品化义》：“属阳中有阴，体滑，气和。味甘淡，性凉，能降。入肺、胃二经。”

4.《本草从新》：“甘，苦，寒，滑。”

5.《本草再新》：“入心、肝、肺三经。”

【功用主治】 清热降火，滑痰利窍。主治中风痰迷，肺热痰壅，惊风，癫痫，热病痰多，壮热烦渴，子烦，破伤风。

1.《别录》：“疗暴中风、风痹，胸中大热，止烦闷。”

朵聚生而疏离；花萼3～4裂，外被锈色短柔毛，镊合状；雄蕊18～25，花粉囊上端分离；花盘腺体片状，被毛；无退化雌蕊；雌花序长5～8 cm；花萼3裂，外面密被柔毛；子房密被灰白色短柔毛，2～3室，花柱3，离生。蒴果三角状扁球形，熟时3裂，红色，密被茸毛。花期5～8月。

生于山地疏林或密林中，或旷野灌丛中。分布于广东、广西、海南、云南等地。

【采收加工】 8～10月采收，晒干。

【药性】 苦、辛，微温。小毒。归肝经。

1.《生草药性备要》："味甘，性平。"

2.《本草求原》："苦、辛，微温。"

3. 广州部队《常用中草药手册》："淡，平，有小毒。"

【功用主治】 祛风除湿，散瘀止痛。主治风湿痹痛，脚气水肿，跌打肿痛，烧、烫伤及外伤出血。

1.《生草药性备要》："祛风湿脚痛，酒顶，敷跌打，消肿痛。"

2. 广州部队《常用中草药手册》："祛风除湿，散瘀止痛。治风湿性关节炎，腰腿痛，外伤瘀痛，脚气水肿。"

3.《广西本草选编》："治外伤出血。"

4.《全国中草药汇编》："叶：外用治烧、烫伤。"

【用法用量】 内服：煎汤或浸酒，9～18 g，鲜品15～30 g。外用：煎水洗；研粉撒，或捣敷。

【宜忌】 广州部队《常用中草药手册》："体弱，孕妇忌用。"

【选方】 1. 治水肿 丢了棒鲜叶与米擂烂，加糖煮糊食。(《广东中草药》)

2. 治烧伤 粉剂：丢了棒叶晒干研粉，备用。水剂：丢了棒叶水煎2次，合并煎液浓缩至1∶1，备用。先用水剂冲洗清洁创伤面，然后撒上药粉包扎，每日换药1次。(《全国中草药汇编》)

3. 治外伤出血 丢了棒鲜叶捣烂外敷。(《广西本草选编》)

1837 竹叶 zhú yè (《别录》)

【异名】 淡竹叶(《别录》)。

【基原】 为禾本科毛竹属植物淡竹 *Phyllostachys nigra* (Lodd. ex Lindl.) Munro var. *henonis* (Mitf.) Stapf ex Rendle 等的叶。

【原植物】 参见"竹茹"条。

【采收加工】 随时采鲜品入药。

【药材】 竹叶 *Folium Phyllostachysi nigrae* 产于山东、江苏、安徽、浙江、江西、河南等地。

性状 叶呈狭披针形，长7.5～16 cm，宽1～2 cm，先端渐尖，基部钝形，叶柄长约5 mm，边缘之一侧较平滑，另一侧具小锯齿而粗糙，平行脉，次脉6～8对，小横脉甚显著，叶面深绿色，无毛，背面色较淡。气弱，味淡。

【成分】 叶含生物碱、氨基酸、有机酸、酚类化合物和鞣质、皂苷、还原糖、蛋白质、多糖与苷类、蒽醌、香豆素和萜类内酯化合物、甾体。还含18种元素：铝、钡、锆、钛、铅、锡、镓、锶、铁、锌、镁、钙、锰、镍、铜、银及硼和硅[1]。

【药理】 1. 抗肿瘤作用 竹叶多糖对动物移植性 S_{180} 肿瘤有抑制作用，抑制率可达50%～70%，醇沉组分抑瘤活性最大，且能显著提高小鼠腹腔巨噬细胞的吞噬能力[1]。竹叶提取液对肺癌细胞的生长有明显的抑制作用[2]。竹叶提取液对 H_{22} 肝癌细胞的生长有明显的抑制作用[3]。

2. 调节血脂作用 竹叶总黄酮能降低SD大鼠血三酰甘油、胆固醇和低密度脂蛋白胆固醇浓度，中剂量(每日10 mg/kg)和高剂量(每日15 mg/kg)能增加血低密度脂蛋白胆固醇浓度[4]。

3. 抗氧化作用 竹叶提取物具有明显降低脂质过氧化、升高SOD和GSH-Px活力的作用[5]。竹叶中黄酮类化合物有较强的清除超氧阴离子自由基和羟自由基的作用。利用超声波所得的提取物，对抗坏血酸-Cu^{2+}-H_2O_2 体系产生的羟自由基有较强的清除效果，最高可达89.95%[6]。

【药性】 甘、淡，寒。归心、肺、胃经。

1.《别录》："味辛、平，大寒。"

2.《履巉岩本草》："苦、甘，微寒。"

3.《雷公炮制药性解》："入心、肺、胃三经。"

4.《本草正》："味甘，淡，气平微凉。"

5.《药品化义》："入心、肺、胆三经。"

【功用主治】 清热除烦，生津，利尿。主治热病烦渴，小儿惊痫，咳逆吐衄，小便短赤，口糜舌疮。

1.《别录》："主胸中痰热，咳逆止气。"

2.《药性论》："主吐血，热毒风，止消渴。"

3.《日华子》："消痰，治热狂烦闷，中风失音不语，壮热，头痛头风，并怀妊人头旋倒地，止惊悸，温疫迷闷，小儿惊痫天吊。"

4. 张元素："凉心经，益元气，除热，缓脾。"(引自《纲目》)

5.《滇南本草》："泻火，降肺气，止咳，宽中消热。"

6.《纲目》："煎浓汁，漱齿中出血，洗脱肛不收。"

7.《本草正》："退虚热烦躁不眠，止烦渴，生津液，利小水，解喉痹，并小儿风热惊痫。"

8.《重庆堂随笔》："内息肝胆之风，外清温暑之热，故有安神止痉之功。"

【用法用量】 内服：煎汤，6～12 g。

【选方】 1. 治热渴 淡竹叶(切)五升，茯苓、石膏各三两，碎，小麦三升，栝楼二两。上五味，切，以水二斗煮竹叶，取八升，下诸药，煮取四升，去滓分温服。(《外台》竹叶汤)

2. 治小儿心脏风热，精神恍惚 淡竹叶一握，粳米一合，茵陈半两。上以水二大盏，煮二味取汁一盏，去滓，投米作粥食之。(《圣惠方》淡竹叶粥)

3. 治伤寒解后，虚羸少气，气逆欲吐 竹叶二把，石膏一升，半夏(洗)半斤，人参二两，麦冬(去心)一升，甘草(炙)二两，粳米半升。上七味，以水一斗，煮取六升，去滓，纳粳米，煮米熟，汤成去米。温服一升，日三服。(《伤寒论》竹叶石膏汤)

4. 治暑热气虚心烦 鲜竹叶、太子参各9 g，扁豆花6 g，鲜荷叶半张。煎服。(《安徽中草药》)

5. 治心移热于小肠，口糜淋痛 淡竹叶二钱，木通一钱，生甘草八分，车前子(炒)三钱，生地黄六钱。水煎服。(《医方简义》导赤散)

6. 治产后血气暴虚，汗出 淡竹叶煎汤三合。微温服之，须臾再服。(《产宝》)

7. 治头疮乍发差，赤焮疼痛 竹叶一斤。烧灰，捣罗为末，以鸡子白和匀，日三四上涂之。(《圣惠方》)

【各家论述】 1.《本草经疏》："阳明客热，则胸中生痰，痰热壅滞，则咳逆上气。竹叶辛寒，能解阳明之热结，则痰自消，气自下，而咳逆止矣。仲景治伤寒发热大渴，有竹叶石膏汤，无非假其辛寒散阳明之邪热也。"

2.《药品化义》："竹叶，清香透心，微苦凉热，气味俱清。《经》曰治温以清，专清心气，味淡利窍，使心经热血分解。

血红栓菌含血红栓菌素(pycnosanguine),朱红菌素(cinnabarine)和 4 个吩噁嗪-3-酮类(phenoxazin-3-ones)[2],4-羟甲基喹啉(4-hydroxymethylquinoline)[3],游离糖,糖醇及有机酸等[4]。

【药性】 刘波《中国药用真菌》:"性温,味微辛、涩。"

【功用主治】 解毒除湿,止血。主治痢疾,咽喉肿痛,跌打损伤,痈疽疮疖,痒疹,伤口出血。

1. 刘波《中国药用真菌》:"清热除湿,消炎解毒,止血。"

2.《福建药物志》:"治荨麻疹,痢疾。"

【用法用量】 内服:煎汤,9~15 g。外用:研末,外敷。

【选方】 治伤口出血 朱砂菌焙干,研末,过罗,敷于伤口上。(刘波《中国药用真菌》)

1833 朱砂藤 zhū shā téng (《全国中草药汇编》)

【异名】 托腰散(《四川常用中草药》),隔山消(《贵州中草药名录》),朱砂莲、野红芋藤(《新华本草纲要》)。

【基原】 为萝藦科白前属植物朱砂藤的根。

【原植物】 朱砂藤 *Cynanchum officinale* (Hemsl.) Tsiang et Zhang [*Pentatropis officinalis* Hemsl.] 又名:湖北白前(《种子植物名称》)。

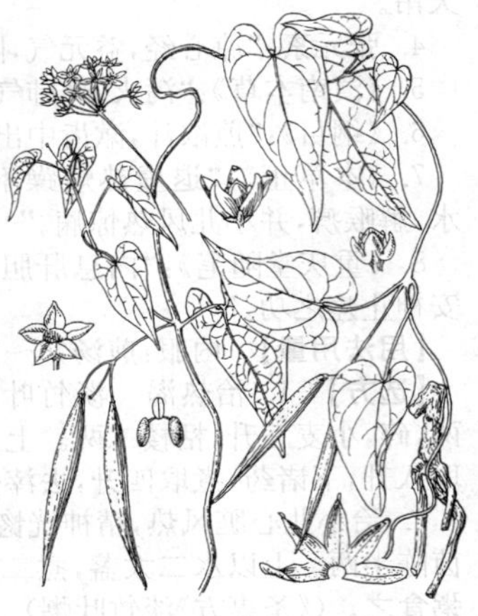

朱 砂 藤

藤状灌木。主根圆柱形,单生或自顶部起2分叉,干后暗褐色。嫩茎具单列毛。叶对生;叶柄长 2~6 cm;叶片薄纸质,卵形或卵状长圆形,长 5~12 cm,基部宽 3~7.5 cm,先端渐尖,基部耳形,无毛或下面具微毛。聚伞花序腋生,长 3~8 cm,着花约 10 朵;花萼裂片5,外面具微毛,内面基部有腺体 5 个;花冠 5 裂,淡绿色或白色;副花冠肉质,深 5 裂,裂片卵形,内面中部具一圆形的舌状片;花粉块每室 1 个,长圆形,下垂;子房无毛,柱状略隆起,先端 2 裂。蓇葖果通常单生,先端渐尖,长达 11 cm,直径约 1 cm。种子长圆状卵形,先端具白色绢质种毛。花期 5~8 月,果期 7~10 月。

生于海拔 1 300~2 800 m 的山坡、路边、水边或灌木丛中及疏林下。分布于西南及安徽、江西、湖北、湖南、广西、陕西、甘肃等地。

【采收加工】 9~12 月采根,晒干。

【药性】 《四川常用中草药》:"性温,味苦,有小毒。"

【功用主治】 祛风除湿,理气止痛。主治风湿痹痛,腰痛,胃脘痛,跌打损伤。

1.《四川常用中草药》:"能理气止痛,强筋骨,除风湿,明目。治胃痛,腹痛,腰胀痛,跌打损伤,有强壮之功。"

2.《广西民族药简编》:"治胃出血,十二指肠溃疡,产妇缺乳。"

【用法用量】 内服:煎汤,3~6 g。

【宜忌】《广西民族药简编》:"忌吃酸辣食物。"

1834 朱蕉花 zhū jiāo huā (广州部队《常用中草药手册》)

【异名】 铁树花(《药性考》)。

【基原】 为龙舌兰科朱蕉属植物朱蕉 *Cordyline fruticosa* (L.) A. Cheval. 的花。

【原植物】 参见"朱蕉"条。

【采收加工】 8~9 月采收,晒干。

【药性】 广州部队《常用中草药手册》:"淡,平、微凉。"

【功用主治】 清热化痰,凉血止血。主治痰火咳嗽,咯血,吐血,尿血,血崩,痔疮出血。

1.《岭南采药录》:"止血,下痰。治痰火。"

2. 广州部队《常用中草药手册》:"凉血止血,散瘀定痛。主治肺结核咯血,先兆流产,月经过多,尿血,痔疮出血,肠炎菌痢,风湿骨痛,跌打肿痛。"

【用法用量】 内服:煎汤,9~15 g。

1835 朱砂根叶 zhū shā gēn yè (《福建中草药》)

【基原】 为紫金牛科紫金牛属植物朱砂根 *Ardisia crenata* Sims 的叶。

【原植物】 参见"朱砂根"条。

【采收加工】 4~10 月采收,晒干。

【功用主治】 活血行瘀。

【用量用法】 内服:煎汤 3~9 g;外用:捣敷。

【选方】 1. 治咳嗽咳血 鲜朱砂根叶五钱,甘草一钱。水煎服。

2. 治无名肿毒 鲜朱砂根叶捣烂,调酒或蜜敷患处。

3. 治跌打损伤 鲜朱砂根叶和酒捣烂,加热敷伤处。

(1~3 方出《福建中草药》)

1836 丢了棒 diū liǎo bàng (《生草药性备要》)

【异名】 追风棍、赶风债(《生草药性备要》),赶风柴(《本草求原》),刁了棒、大叶大青(《全国中草药汇编》)。

【基原】 为大戟科白桐树属植物白桐树的根、叶。

【原植物】 白桐树 *Claoxylon indicum* (Reinw. ex Bl.) Hassk. [*Erythrochilus indicus* Reinw. ex Bl.; *C. polot* (Burm. f.) Merr.] 又名:咸鱼头(《海南植物志》),宝炉米(《广西植物名录》)。

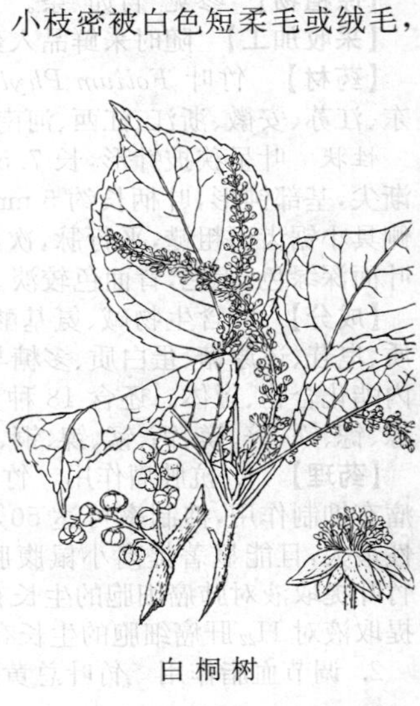

白 桐 树

灌木或乔木,高 3~9 m。小枝密被白色短柔毛或绒毛,有明显皮孔。叶互生;叶柄长 5~14 cm,顶端有 2 枚不明显的小腺体;叶片纸质,阔卵形至卵状长圆形,长 9~20 cm,宽 5~13 cm,先端钝或急尖,基部楔形或圆形或略偏斜,边缘通常有不规则的齿缺,绿色,幼叶两面沿脉被疏柔毛后来脱落。总状花序腋生,花序枝及花柄密被茸毛;花小,单性异株,绿白色,无花瓣;雄花序极柔弱,长 10~30 cm;雄花数

cyclamiretin A-(1→2)-α-L-arabinopyranoside], ardicrenin[4];岩白菜素(bergenin)及其衍生物:11-O-没食子酰基岩白菜素(11-O-galloylbergenin),11-O-丁香酰基岩白菜素(11-O-syringyl bergenin),11-O-香草基岩白菜素(11-O-vanilloylbergenin),11-O-(3′,4′-二甲基没食子酰基岩白菜素)[11-O-(3′,4′-dimethylgalloyl) bergenin][5],去甲岩白菜素(demethylbergenin)。又含无羁萜(friedelin),β-谷甾醇(β-sitosterol),紫金牛醌(rapanone)[6],胡萝卜苷(daucosterol),菠菜甾醇(spinasterol),含 18~30 个碳原子的系列脂肪酸、蔗糖[7]和一新颖的环状缩酚酸肽 FR900359[8, 9]。

【药理】 1. 抗生育作用 60%朱砂根的乙醇提取物有较好的抗生育作用,药理实验表明朱砂根三萜皂苷有较好的抗早孕作用[1]。另外,朱砂根三萜总皂苷(CRTS)对成年小鼠、豚鼠和家兔离体子宫均有兴奋作用,CRTS 对子宫的兴奋作用与兴奋 H_1 受体、影响前列腺素合成酶系统有关[2]。

2. 止咳平喘作用 本品有效成分岩白菜素其止咳作用强度,按剂量计算相当于可待因的 1/7~1/4[3]。

3. 驱虫和杀虫作用 从朱砂根中获得的一种化合物是杀虫剂,此化合物能抑制蚊、螨等昆虫[3]。

4. 抑菌作用 朱砂根醇对甲型、乙型溶血性链球菌有显著抑菌作用[4]。

5. 其他作用 从朱砂根中获得的新颖环状缩酚酸肽能抑制血小板聚集和降低血压[5]。

【药性】 苦、辛,凉。

1.《纲目》:"苦,凉,无毒。"

2.《福建药物志》:"微甘、辛,平。"

【功用主治】 清热解毒,活血止痛。主治咽喉肿痛,风湿热痹,黄疸,痢疾,跌打损伤,流火,乳腺炎,睾丸炎。

1.《本草图经》:"主时疾膈气,去风痰用之。"

2.《纲目》:"治咽喉肿痹,磨水或醋咽之,甚良。"

3.《生草药性备要》:"治痰火,跌打,去瘀生新,宽筋续骨,医牛马圣药。"

4.《岭南采药录》:"治小儿干(疳)疮。"

5.《广西中药志》:"治风湿骨痛,鹤膝风。"

6.《陕西中草药》:"清热解毒,行气活血,消肿止痛。主治扁桃体炎,口疮,牙痛,胃痛,跌打损伤,闭经,目疾等。"

7.《广西民族药简编》:"煎服治黄疸型肝炎,研末冲开水服驱蛔虫,全株水煎服治胃痛。"

【用法用量】 内服:煎汤,15~30 g。外用:捣敷。

【宜忌】 孕妇慎服。

【选方】 1. 治咽喉肿痛 朱砂根全草 6 g,射干 3 g,甘草 3 g。水煎服。(《湖南药物志》)

2. 治肺病及劳伤吐血 朱砂根 9~15 g,同猪肺炖服,先吃汤,后去药吃肺,连吃 3 肺为 1 个疗程。

3. 治妇女白带,痛经 朱砂根 9~15 g,水煎或加白糖、黄酒冲服。(2、3 方出自《浙江民间常用草药》)

4. 治毒蛇咬伤 朱砂根鲜者 60 g,水煎服;另用盐肤木叶或树皮,乌桕叶适量,煎汤清洗伤口,用朱砂根皮捣烂,敷创口周围。(《单方验方调查资料选编》)

5. 治睾丸炎 朱砂根 30~60 g,荔枝核 14 枚。酒水煎服。(《福建药物志》)

【临床报道】 治疗急性咽峡炎 用10%朱砂根水煎液,每服 30 ml,每日 3 次;或用朱砂根粉剂 1 g,装胶囊吞服,每日 3 次;或用朱砂根蜜丸,日服 3 次,每次 1 丸(含药粉 1 g)。经治 45 例,痊愈 22 例,好转 19 例,无效 4 例。一般于服药当日咽痛减轻,第二日热退,3~4 d 局部红肿消退,服药后少数有恶心,呕吐,胃区痛等副作用,停药后即可恢复[1, 2]。

1832 朱砂菌 zhū shā jūn (刘波《中国药用真菌》)

【异名】 橘皮蕈(《吴蕈谱》),胭脂菰(《新华本草纲要》),胭脂栓菌(河北、广西)。

【基原】 为多孔菌科栓菌属真菌红栓菌及血红栓菌的子实体。

【原植物】 1. 红栓菌 *Trametes cinnabarina* (Jacq.) Fr. [*Polyporus cinnabarinus* Jacq. ex Fr.; *Boletus cinnabarinus* Jacq.] 又名:胭脂菌(《西藏真菌》),朱红栓菌(《云南中药资源名录》)。

子实体侧生无柄,木栓质,单生至覆瓦状叠生,偶有半平伏而反卷。菌盖半圆形至扇形,(4~10)cm×(4~15) cm,厚 0.5~2 cm,干后变硬,盖面朱红色,有细软之短绒毛至无毛,粗糙,无环纹,后期稍平滑,橙红色、污红色渐褪至淡红色或淡红褐色;盖缘薄或稍钝,全缘。菌肉淡红色至橙红色,木栓质,厚 1~1.5 mm。菌管与菌肉同色,菌管长 4~9 mm;管口面朱红色、橙红色或暗红色,后期呈黑色,管口圆形至多角形,每 1 mm 间 2~4 个。孢子圆筒形,无色至淡黄色,平滑,(5~7)μm×(2~4)μm。

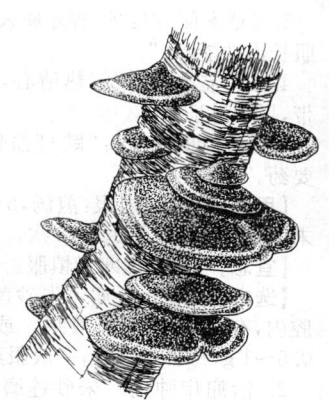

红 栓 菌

生于多种阔叶树腐木上,偶生于针叶树上。分布于东北、华北、西北、中南、西南及江苏、安徽、浙江、江西、福建等地。

2. 血红栓菌 *T. cinnabarina* (Jacq.) Fr. var. *sanguinea* (L. ex Fr.) Pilát[*Polystictus sanguineus* Fr.] 又名:血朱栓菌、枫菌(《中国药用真菌图鉴》)。

子实体木栓质,与红栓菌极相似。唯菌盖厚度在 5 mm 以下,盖面血红色,后褪至苍白色,常有浓淡相间的环纹。管口面暗红色,管口小,圆形,每 1 mm 间 6~8 个。孢子无色,长椭圆形,稍弯曲,(7~8)μm×(2.5~3)μm。

生于阔叶树腐木上,偶生于针叶树上。分布于华东、中南、西南及吉林、河北、山西、陕西等地。

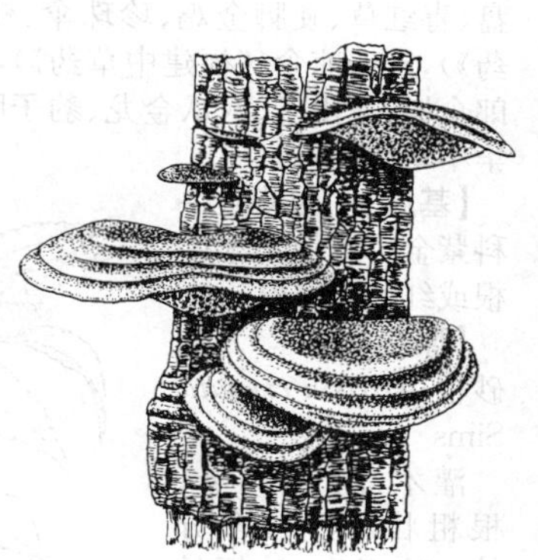

血红栓菌

【采收加工】 7~10月采收,烘干备用。

【成分】 红栓菌朱红菌酸(cinnabarinic acid),朱红菌素(cinnabarine),朱红栓菌素(tramesanguin)等[1]。

的镇痛作用，其中以 0.8 g/kg 时为最强。其镇痛效果，比 0.2 g/kg 的阿司匹林强，比哌替啶弱，但镇痛作用延续的时间比哌替啶长[1]。

2. 护肝作用　朱砂莲提取物(A_{1015})能抵抗 D-半乳糖造成的肝组织坏死，促进肝脏细胞 DNA 合成作用，最适剂量为 2.5 mg/kg 体重[2]。

【药性】　苦、辛，寒。归心、肺、肝经。

1.《蜀本草》："味苦，大寒，无毒。"

2.《草木便方》："苦，凉。"

3.《四川常用中草药》："入心、肝、脾经。"

【功用主治】　清热解毒，理气止痛。主治胸腹疼痛，腹泻痢疾，牙痛，喉痛，吐血，痈疡肿毒，暑邪痧气，蛇伤。

1.《蜀本草》："主解百毒，消痰，祛大热，疗头痛，辟瘟疫。"

2.《本草经疏》："治疔疮。"

3.《草木便方》："喉痹牙痛火眼灭。打痧气痛腰胁痛，生肌长肉功能烈。"

4.《天宝本草》："解热清心，安魂定魄。治头晕，妇女白带，男子淋证。"

5.《分类草药性》："跌打损伤、痧气腹痛、牙痛、吐血之要药。"

【用法用量】　内服：煎汤，5～10 g，鲜品量可酌加；或研末，每次 0.5～1 g，每日 2 次。外用：磨粉，酒或醋调涂。

【宜忌】　脾胃虚寒者慎服。

【选方】　1. 止牙痛　朱砂莲配成 5%糊剂，置于龋齿髓腔内，有显著的止痛效果。或用本品刮粉，用白酒吞服 0.5～1 g，每日 1～2 g，一般服药 10～20 min 即生效。

2. 治痈疖肿痛　朱砂莲磨粉用酒或醋调，直接涂于患处。〔1、2 方出自《四川中医》1985，(1)：32〕

1831 朱砂根 zhū shā gēn（《纲目》）

【异名】　紫金牛(《本草图经》)，凤凰肠、老鼠尾(《生草药性备要》)，石青子、凉伞遮金珠、铁伞(《植物名实图考》)，散血丹、浪伞根、金鸡爪(《岭南采药录》)，高脚罗伞(《陆川本草》)，小罗伞(《南宁市药物志》)，土丹皮(《广西中药志》)，金锁匙、开喉箭、三条根、三两金、高茶风、铁凉伞、雪里开花(《湖南药物志》)，金鸡凉伞(《杭州植物志》)，大罗伞、凤凰翔、大凉伞(广州部队《常用中草药手册》)，红铜盘、高脚铜盘、青红草、硬脚金鸡、珍珠伞、桂笃油(《浙江民间常用草药》)，珍珠凉伞(《福建中草药》)，八爪龙(《陕西中草药》)，郎伞树、龙山子、八爪金龙、豹子眼睛果、万龙、万两金(《新华本草纲要》)。

【基原】　为紫金牛科紫金牛属植物朱砂根或红凉伞的根。

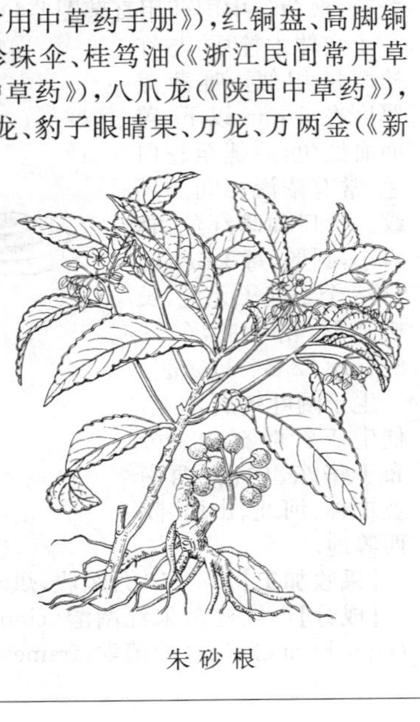

朱砂根

【原植物】　1. 朱砂根 *Ardisia crenata* Sims

灌木，高 1～2 m。根粗壮，肉质，多分枝。叶互生；叶柄长约 1 cm；叶片革质或坚纸质，椭圆形、椭圆状披针形至倒披针形，先端急尖或渐尖，基部楔形，长 7～15 cm，宽 2～4 cm，边缘具皱波状或波状齿，具明显的边缘腺点，有时背面具极小的鳞片；侧脉 12～18 对，构成不规则的边缘脉。伞形花序或聚伞花序，着生于侧生特殊花枝顶端；花枝近顶端常具 2～3 片叶；花梗长 7～10 mm；萼片长圆状卵形，长 1.5 mm 或略短，具腺点；花瓣白色，盛开时反卷，卵形，先端急尖，具腺点，里面有时近基部具乳头状突起；雄蕊较花瓣短，花药箭形；雌蕊与花瓣近等长或略长，子房具腺点。核果球形，直径 6～8 mm，鲜红色，具腺点。花期 5～6 月，果期 10～12 月，有时 2～4 月。

生于海拔 90～2 000 m 的林荫下或灌丛中。分布于湖北至海南各地、西藏东南部至台湾。

2. 红凉伞品 *A. rdisia crenata* Sims var. *bicolor* (Walker) C. Y. Wu et C. Chen [*A. bicolor* Walker]

本变种与朱砂根的区别为：叶背、花梗、花萼及花瓣均带紫红色，有的植株叶两面均为紫红色。

生境分布与朱砂根基本相同。

【栽培】　生物学特性　喜温暖湿润和荫蔽的环境。忌干旱，要求通风及排水良好的肥沃土壤。

繁殖方法　种子或压条繁殖。北方春季播种，南方 12 月播种，春季压条，秋季即可分割。长江流域可露地栽培，宜选湿润荫蔽林下，或流水溅雾又不直晒之处栽培。

田间管理　北方宜盆栽室内越冬。夏、秋季要求水分充足，通风良好，保持半阴。4～10 月每月施液肥 1～2 次，新梢长至 8 cm 以上时去顶摘心，促进分枝。如枝条细弱，可于 3 月留地面 8～10 cm 剪去，随即追肥，7～10 d 1 次，植株重新萌发后可变粗壮。

【采收加工】　9～11 月采挖，切碎，晒干或鲜用。

【药材】　朱砂根 *Radix Ardisiae Crenatae* 主产于广西。

性状　根簇生于略膨大的根茎上，呈圆柱形，略弯曲。表面棕褐色或灰棕色，具多数纵皱纹及横向或环状断裂痕，皮部与木部易分离。质硬而脆，易折断，折断面不平坦，皮部厚，约占断面的一半，类白色或浅紫红色，木部淡黄色。气微，味微苦、辛，有刺舌感。

鉴别　根横切面：木栓层为 10 余列木栓细胞，内侧 1～数列细胞的内壁增厚，木化，似石细胞样。皮层宽广；内皮层明显，细胞含棕色物质，中柱鞘有单个或数个石细胞断续排列成环。韧皮部狭窄。束内形成层可见，木质部发达，导管多单列径向排列，有的含棕黄色物；木射线宽 2～6 列细胞。薄壁细胞含淀粉粒。

粉末特征：淡棕红色。淀粉粒众多，类圆形、不规则卵圆形、盔帽形，脐点点状、裂缝状，有的可见层纹；复粒由 2～4 分粒组成。石细胞类方形、不规则长方形、类三角形，壁厚薄不一，纹孔明显；散在皮层的石细胞，壁厚，腔小。木栓细胞类多角形，壁略厚。此外有具缘纹孔导管、木纤维及薄壁细胞。

品质标志　《中华人民共和国药典》2005 年版规定，照高效液相色谱法测定，本品含岩白菜素($C_{14}H_{16}O_9$)不得少于 1.5%。

【成分】　朱砂根的根含三萜皂苷：朱砂根苷(ardicrenin)[1]，朱砂根新苷(ardisicrenoside) A、B，百两金皂苷(ardisiacrispin) A、B[2]，以及以仙客来为苷元的苷：3-O-α-L-仙客来苷元 A-吡喃阿拉伯糖苷(3-O-α-L-cyclamiretin A-arabinopyranoside)[3]，3-O-β-D-吡喃葡萄糖基仙客来苷元 A-(1→2)-α-L-吡喃阿拉伯糖苷〔3-O-β-D-glucopyranosyl

【采收加工】 全年可采，鲜用或晒干。

【药性】 甘、淡，微寒。

1.《本草求原》："淡，微寒。"

2.《广西本草选编》："味微甘，性平。"

3. 广州部队《常用中草药手册》："淡，平、微凉。"

【功用主治】 凉血止血，散瘀定痛。主治咳血，吐血，衄血，尿血，便血，崩漏，胃痛，筋骨痛，跌打肿痛。

1.《药性考》："止血，下痰。"

2.《纲目拾遗》："治一切心胃及气痛。"

3.《本草求原》："散瘀止血，活筋骨中血。治下血，吐血，煎肉食。跌打肿痛，同原酒糟敷之。加葱头、醋敷之，拔一切毒风、酒风。"

4.《植物名实图考》："治痢证。"

5. 广州部队《常用中草药手册》："主治肺结核咯血，先兆流产，月经过多，尿血，痔疮出血，肠炎，菌痢，风湿骨痛。"

【宜忌】 孕妇慎服。

【选方】 1. 治肺病咯血　铁树叶 5 片，莲藕 5 斤。共捣烂绞汁服。(《新会草药》)

2. 治大便下血　红铁树根 30 g，老虎利 30 g。同猪大肠煲服。(《广西民间常用草药》)

3. 治血崩　红铁树叶 90 g，仙鹤草 60 g。水煎服。(贵县《常用草药》)

4. 治胃痛　红铁树叶 12 片。切碎，煲猪瘦肉食。

5. 治腰部扭伤疼痛　铁树叶 7～49 片，葛根 250 g。猪骨或猪尾同煲数小时服。(4、5 方出自《新会草药》)

6. 治哮喘　红铁树叶 60 g。捣烂，用蜜糖 30 g 煲，取汁服。

7. 治白浊　红铁树叶梗 30 g，猪脊骨 125 g。煲服。

8. 治鸡骨鲠喉　红铁树(烧存性)研末，取 1.5 g 装入竹筒中，吹入喉内即下，再用甘草水含漱。(6～8 方出自《广西民间常用草药》)

1830 朱砂莲 zhū shā lián (《天宝本草》)

【异名】 辟虺雷、辟蛇雷(《蜀本草》)，透水雷(《分类草药性》)。

【基原】 为马兜铃科马兜铃属植物四川朱砂莲的块根。

【原植物】 四川朱砂莲 *Aristolochia cinnabarina* C. Y. Cheng et J. L. Wu [*A. minutissima* C. Y. Cheng]

又名：斑叶朱砂莲(《四川中药材标准》)。

多年生草质藤本，全株无毛。根块状，呈不规则纺锤形，长达 15 cm 或更长，直径达 8 cm，常 2～3 个相连，表皮有不规则皱纹，内面浅黄色或橙黄色。茎细长扭曲，具纵棱和粉霜。叶柄长 4～15 cm；叶片三角状心形，生于茎下部的叶常较大，长 5～14 cm，宽 4～11 cm，先端钝，具小尖头，基部心形；全缘，上面绿色，具白色晕斑，下面脉隆起。花 2～3 朵组成短总状花序；小花梗细长，基部具叶状苞片 1 枚；花被黄绿色或暗紫色，基部球形，颈部窄缩并弯转，前部扩大并向一侧展开呈舌状，舌状体长卵形，先端圆钝或具小凸尖，有 5 条脉；管口具紫色斑块并疏生绒毛；雄蕊贴生于雌蕊周围，花药卵形；合蕊柱先端 6 裂，裂片基部向下延伸成波状圆环，柱头乳突状，子房倒卵形，微具 6 棱。蒴果长椭圆球形，基部下延，连柄长 6～7 cm，黄绿色，具粉霜，熟后自果柄处 6 裂。种子三角状心形，扁平，褐色，密被疣状突起。花期 11 月至翌年 4 月，果期 6～10 月。

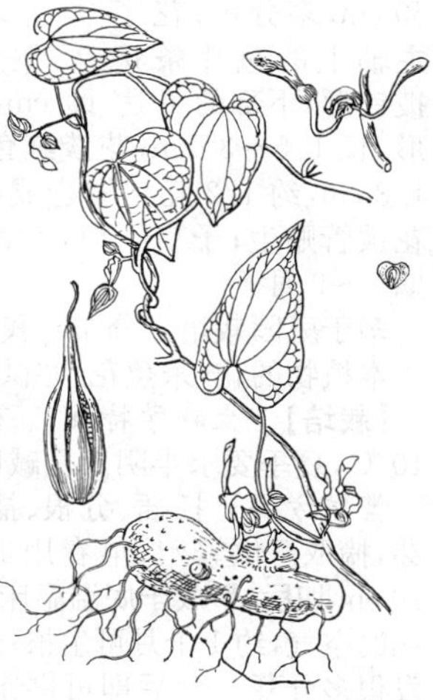

四川朱砂莲

生于海拔 150～1 600 m 的石灰岩山上或山沟两旁灌丛中。分布于湖北、广西、四川、贵州、云南。

【栽培】 生物学特性　耐阴，以荫蔽的环境为宜。若光照过强，气温高，则幼苗极易死亡。栽培多选择红紫泥土。

繁殖方法　种子繁殖，育苗移栽法。选择地势倾斜、阴湿的砂壤土作苗床。深翻细耙作高畦，畦宽 70 cm，长度不定。7 月上旬播种。撒播，覆细土约 1.5 cm，搭棚遮荫。苗龄约 60 d，真叶 5～6 片时移栽，行株距 20 cm×17 cm。

田间管理　移栽后及时搭荫棚，棚高 1.6～2 m，荫蔽度 30%左右。缺苗者需及时补栽，勤除草。移栽后施 1 次定根肥，转青后追肥 1 次。以后每年返青后追肥 1 次。生长期注意培土，防止块根外露。

病虫害防治　病害有白绢病为害块根，高温、高湿季节发病最盛，及时拔除病株并销毁，病穴用石灰消毒。雨季防止积水。与禾本科作物轮作。

【采收加工】 移栽 4 年以上时采收为宜。6～7 月挖起块根，蒸至透心(一般需 10～25 min)，再晒干或烘干。

【药材】 朱砂莲 *Radix Aristolochiae Cinnabarinae*　主产于四川。

性状　块根呈不规则结节状，长 6～18 cm，直径 3～8 cm。表面棕黄色至棕红色，有不规则瘤状突起和深皱纹，外皮破裂处呈红棕色。体重，质坚，断面棕色或红棕色，习称"朱砂岔"，角质样。气微闷臭，味极苦。

鉴别　(1) 块根横切面：木栓层由数列细胞组成。皮层外侧有 2～6 列石细胞排成环带。中柱维管束外韧型，被射线分成 12～13 束，中央为薄壁细胞。皮层及中柱薄壁组织散有分泌细胞，内含橙红色物质。

(2) 薄层色谱：取本品粉末 2 g，加乙醇 25 ml，置水浴加热 1 h，滤过。滤液浓缩至 5 ml，作供试品溶液。另取马兜铃酸制成每 1 ml 中含 1 mg 的对照品溶液。取上述两种溶液各 3 μl 点于同一硅胶 G 薄层板上，以苯-甲醇-醋酸(5∶8∶0.2)为展开剂，展开，取出，晾干，置紫外光灯(365 nm)下检视。供试品色谱中，在与对照品相应位置上，显相同颜色荧光斑点。

【成分】 根含马兜铃酸(aristolochic acid)，马兜铃酸-Ⅱ，马兜铃酸-Ⅲ[1]，马兜铃酸-Ⅲa-6-O-β-D-葡萄糖苷(aristolochic acid-Ⅲa-6-O-β-D-glucoside)，头花千金藤酮-A-N-O-β-D-葡萄糖苷(cepharanone-A-N-O-β-D-glucoside)，2-羟基-8-甲氧基头花千金藤酮-A(2-hydroxy-8-methyloxycepharanone-A)[2]，马兜铃苷(aristoloside)，马兜铃内酰胺-N-β-D-葡萄糖苷(aristolactam-N-β-D-glucoside)，马兜铃内酰胺-β-D-葡萄糖苷(aristolactam-β-D-glucoside)，tuberosinone，tuberosinone-N-β-D-glucoside，tuberosinone-N-β-D-coumaroyl-D-glucopyranose[1]。

【药理】 1. 镇痛作用　采用热板法和化学刺激法，结果显示中、高剂量(0.8 g/kg、6 g/kg)的朱砂莲对小鼠有明显

状复发[1]。

2. 治疗小儿口疮　取巴豆一个，去壳，研成膏状，掺入少许朱砂，拌匀备用。先拿一块胶布，剪取直径为 2～3 cm 的圆形胶布两个，在其中一块圆形胶布的中央剪一个直径 3～4 mm 的孔。先将有孔的圆形胶布贴在患儿的印堂穴，再把一粒梧桐子大的巴豆朱砂膏贴在胶布中央的孔内，然后把另一块圆形胶布与之重叠粘合，约 12 h 后把胶布揭掉，起泡后一般不需局部用药，若泡破后，则在局部涂少许 1%龙胆紫即可。共治疗 120 例，结果，口疮在 3 d 内痊愈为显效 76 例，占 63.33%；在 5 d 内痊愈为有效 28 例，占 23.33%；在 5 d 内未痊愈为无效 16 例，占 13.33%[2]。

【各家论述】 1.《本草汇言》："前人撰本草，遂托神农之名，而谬言治五脏百病，久服通神明，长生不老，能化为汞，岂理也哉？故唐甄氏撰《药性论》，谓其有大毒，若经伏火及一切烹炼，则毒等砒硇，服之必毙。自唐以来，上而人主，下而缙绅，曾饵斯药，杀身之祸，鲜克免者，戒之戒之。"

2.《本草正》："朱砂体重性急，善走善降，变化莫测，用治有余，乃其所长；用补不足及长生、久视之说，则谬妄不可信也。"

3.《衷中参西录》："朱砂能入肾导引肾气上达于心，则阴阳调和，水火既济；且得水火之精气以养其瞳子，故能明目。"

4.《国药诠证》："昔人以丹砂能化为汞，认为灵物，有常服以求益寿者，而其结果则往往因中毒反以促寿，皆由不明药效之故也。"

1828 朱唇 zhū chún（《全国中草药汇编》）

【异名】 三叶青（福建），香茶菜（广西），小红花、丹参（云南）。

【基原】 为唇形科鼠尾草属植物朱唇的全草。

【原植物】 朱唇 *Salvia coccinea* L.

一年生或多年生草本，高达 70 cm。根呈密集纤维状。茎直立，四棱形，被灰白色疏柔毛。单叶对生；叶柄长 0.5～2 cm；叶片卵圆形或三角状卵圆形，长 2～5 cm，宽 1.5～4 cm，边缘有锯齿，两面有毛。轮伞花序，每轮 4 至多花，疏离，组成顶生总状花序；苞片卵圆形，较花梗长；花萼长钟状，外被微柔毛，其间混生浅黄色腺点；花冠深红色或绯红色，冠檐二唇形，上唇比下唇短，下唇 3 裂，中裂片最大，倒心形；发育雄蕊 2，伸出，花丝长 4 mm；花柱伸出，先端稍膨大，2 裂。小坚果倒卵圆形，黄褐色，具棕色斑纹。花期 4～7 月。

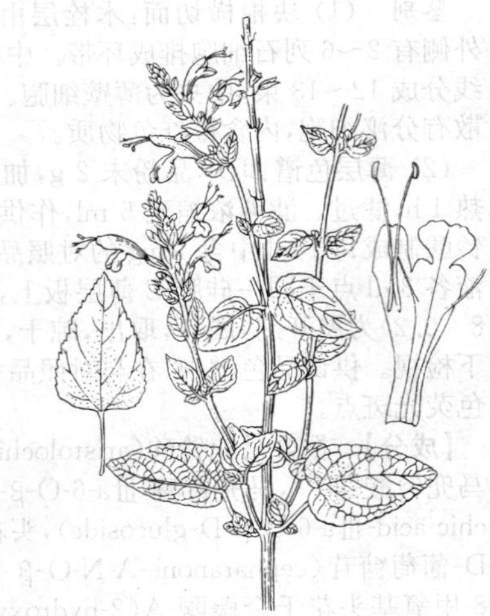

朱　唇

全国均有栽培，常作观赏植物。原产美洲。

【采收加工】 6～9 月采收，晒干。

【成分】 全草含黄酮类化合物：蹄纹天竺素-3-咖啡酰葡萄糖苷-5-二丙二酰基葡萄糖苷（pelargonidin-3-caffeoylglucoside-5-dimalonylglucoside），蹄纹天竺素-3-对香豆酰基葡萄糖苷-5-二丙二酰基葡萄糖苷（pelargonidin-3-*p*-coumaroylglucoside-5-dimalonyl glucoside），矢车菊素（cyanidin）[1]。又含朱唇二内酯（salviacoccin）[2]，脱氢熊果醇（dehydrouvaol），熊果醇（uvaol）[3]，正三十一烷醇（*n*-hentriacontanol），β-谷甾醇（β-sitosterol）[4]，原儿茶醛（protocatechualdehyde），丹参酮（tanshinone）Ⅰ、$Ⅱ_A$，亚甲基丹参醌（methylene tanshiquinone）[5]。

【药理】 耐缺氧作用　朱唇水溶性部位注射液以相当于 30 g（生药）/kg 剂量给小鼠腹腔注射，给药后 3 h 可见小鼠常压耐缺氧能力极显著提高[1]。

【药性】《全国中草药汇编》："辛、微苦、涩，凉。"

【功用主治】《全国中草药汇编》："凉血止血，清热利湿。主治血崩，高热，腹痛不适。"

【用法用量】 内服：煎汤，6～9 g。

1829 朱蕉 zhū jiāo（《植物名实图考》）

【异名】 铁树（《药性考》），朱竹（《南越笔记》），铁莲草（《家宝真传》），红叶铁树、红铁树（《广西民间常用草药》）。

【基原】 为龙舌兰科朱蕉属植物朱蕉的叶或根。

【原植物】 朱蕉 *Cordyline fruticosa*（L.）A. Cheval.［*Convallaria fruticosa* L.］

灌木，高可达 3 m。茎通常不分枝。叶在茎顶呈 2 列状旋转聚生；叶柄长 10～15 cm，腹面宽槽状，基部扩大，抱茎；叶片披针状椭圆形至长圆形，长 30～50 cm，宽 5～10 cm，绿色或染紫红，中脉明显，侧脉羽状平行，先端渐尖，基部渐狭。圆锥花序生于上部叶腋，长 30～60 cm，多分枝；花序主轴上的苞片条状披针形，下部的可达 10 cm，分枝上花基部的苞片小，卵形，长 1.5～3 mm；花淡红色至紫色；花被片条形，长 1～1.3 cm，约 1/2 互相靠合成花被管；花丝约 1/2 合生并与花被管贴生；子房下位，3 室。蒴果每室有种子数颗。花期 7～9 月。

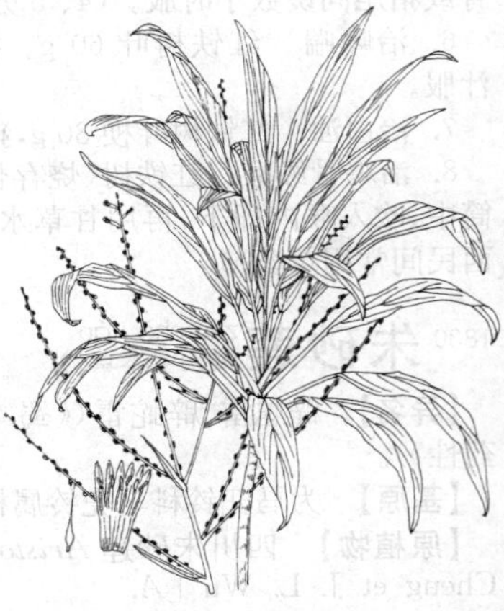

朱　蕉

多于庭园栽培。分布于我国南部热带地区。

本植物的花（朱蕉花）亦供药用，另设专条。

【栽培】 生物学特性　喜高温多湿，冬季低温临界线为 10 ℃，夏季要求半阴。忌碱性土壤。

繁殖方法　扦插、分根、播种均可繁殖。茎叶易生不定芽，摘取可供繁殖；早春用成熟枝，去除叶片，剪成长 5～10 cm 切段，平放于底温温床内，温床保持 25～30 ℃和较湿润的空气，约 1 个月可生根；老株剪去顶芽后，枝干基部将萌发很多分蘖，1 年后即可供作繁殖材料；热带较大的老龄植株，可采到种子，春季播种发芽容易。栽培管理较简易。

(2) 取本品粉末，用盐酸湿润后，在光洁的铜片上摩擦，铜片表面显银白色光泽，加热烘烤后，银白色即消失(检查汞盐)。

(3) 取本品粉末 2 g，加盐酸-硝酸(3∶1)的混合溶液 2 ml，使溶解，蒸干，加水 2 ml 使溶解，滤过。取滤液，加氢氧化钠试液，即生成黄色沉淀；取滤液调至中性，加碘化钾试液，即生成猩红色沉淀，能在过量的碘化钾试液中溶解；再以氢氧化钠试液碱化，加铵盐即生成红棕色的沉淀(检查汞盐)。取滤液，加氯化钡试液，即生成白色沉淀；分离，沉淀在盐酸或硝酸中均不溶解；取滤液，加醋酸铅试液，即生成白色沉淀；分离，沉淀在醋酸铵试液或氢氧化钠试液中溶解(检查硫酸盐)。

品质标志 《中华人民共和国药典》2005 年版规定：本品含硫化汞(HgS)不得少于 98.0%。

【成分】 朱砂主要含有硫化汞(mercuric sulfide，HgS)，含汞量为 85.41%，但常混有雄黄、磷灰、沥青等杂质[1,2]。

【药理】 1. 镇静、催眠、抗惊厥作用 连续 3 星期 2%朱砂混悬液 0.6 mg/10 g 给小鼠灌胃，能使催眠剂量的异戊巴比妥钠催眠时间延长[1]。给朱砂组(口服 0.1 g/10 g，连续 7 d)产生惊厥时间平均可推迟 80 s，其脑电图频率减慢、波幅增大[2]。

2. 抑制生育作用 雌鼠口服朱砂后受孕率低于空白对照组。从整个仔鼠的汞含量测定，妊娠期母鼠口服朱砂后，其胎儿的汞含量高于空白对照组，并有显著性差异，表明朱砂中的汞能通过胎盘屏障而进入胎儿体内[3]。

3. 其他作用 人工朱砂给家兔灌胃 0.1～0.2 g/kg，能使尿排出的总氮量增加，体重亦有增加[4]。外用能杀皮肤细菌及寄生虫[5]。朱砂还有抗心律失常作用[6]。

4. 体内过程 小鼠单次口服朱砂的吸收半衰期为 0.20 h，消除半衰期为 13.35 h。口服朱砂后在动物的心、肾、肝、脾、大脑、小脑等组织中均有不同程度的分布，而且随着服药次数的增加，组织中含汞量逐渐增大，其中尤以肾、肝含量最高[2,7]。

毒性 小鼠静脉注射朱砂煎剂的 LD_{50} 为 12.10 g/kg[8]。9.5 g/kg 1 次给小鼠灌胃，矿石粉碎水飞之朱砂、矿石经研磨之朱砂在给药 48 h 内均未见任何中毒症状及死亡[7]。

【炮制】 取原药材，除去杂质，用磁铁吸去铁屑，加入适量水，共研至细粉，再加多量水搅拌，待粗粉粒下沉，细粉粒悬浮于水中时，倾取上层混悬液。下沉部分再如上法，反复操作多次，除去杂质，合并混悬液，静置后，分取沉淀，滤去水，晾干，再研散。

饮片性状 朱砂为极细粉末状，鲜红色或暗红色，触之不染手，具闪烁的光泽，体重。无臭，无味。

贮干燥容器内，置阴凉干燥处，防尘。

【药性】 甘，凉，有毒。归心经。

1.《本经》："味甘，微寒。"

2.《药性论》："有大毒。"

3.《日华子》："凉，微毒。"

4.《品汇精要》："气薄于味，阴中之阳。臭朽。"

5.《本草经疏》："入足少阴肾经，足太阴脾经，手少阴心经。"

6.《本草述钩元》："生砂性寒而无毒，入火则热而有毒。"

7.《本草再新》："入心、肺二经。"

【功用主治】 安神定惊，明目，解毒。主治心烦，失眠，惊悸，癫狂，目昏，疮疡肿毒。

1.《本经》："主身五脏百病，养精神，安魂魄，益气，明目，杀精魅邪恶鬼，久服通神明不老。能化为汞。"

2.《别录》："通血脉，止烦满，消渴，益精神，悦泽人面，除中恶腹痛，毒气疥瘘诸疮，轻身神仙。"

3.《药性论》："镇心，主尸疰，抽风。"

4.《日华子》："润心肺，治疮疥痂，息肉。服并涂用。"

5. 李东垣："纯阴，纳浮溜之火而安神明。"(引自《纲目》)

6.《医学入门》："痘疮将出，服之解毒，令少出。治心热烦躁，润肺止渴，清肝明目，兼辟邪恶瘟疫，破瘕，下死胎。"

7.《纲目》："治惊痫，解胎毒，痘毒，驱邪疟，能发汗。"

【用法用量】 内服：研末，0.3～1 g；或入丸剂；或拌染他药(如茯苓、茯神、灯心等)同煎。外用：合他药研末干撒。

【宜忌】 本品有毒，内服不宜过量和持续服用，孕妇禁服。入药忌用火煅。

1.《吴普本草》："畏磁石。恶咸水。"

2. 徐之才："忌一切血。"(引自《纲目》)

3.《本草经疏》：丹砂"若经伏火及一切烹炼，则毒等砒硇，服之必毙。"

4.《本草从新》："独用多用，令人呆闷。"

5.《本经逢原》："入火，则烈毒能杀人，急以生羊血、金汁等解之。"

【选方】 1. 治一切惊忧思虑或梦思恍惚，作事多忘，但是一切心气不足，癫痫狂乱，悉皆治之 颗块朱砂二两，猪猪心二个，灯心三两。上将猪心切开，入朱砂、灯心在内，麻线系合，于银石器内煮一伏时出，不用猪心及灯心，只将朱砂研极细，用真茯神末二两，酒煮薄糊，和朱砂为丸，如桐子大。每服九至十五丸，加至二十一丸，用去心麦门冬煎汤下。癫痫至甚者，乳香、人参汤下；夜寝不寐或多乱梦，炒酸枣仁汤下。(《百一选方》归神丸)

2. 治中风口噤，痰厥，不省人事 辰砂、白矾等分。三伏内装入猪胆内，透风处阴干。每服一块，凉水研化灌下。(《万病回春》)

3. 治心虚遗精 猪心一个，批片相连，以飞过朱砂末掺入，线缚，白水煮熟食之。(《唐瑶经验方》)

4. 治远年风赤眼肿痛 朱砂、青盐、石胆各一分。上件药，用醋浆水一小盏，于瓷器中浸，日中曝之，候其药着于瓷器四畔，干刮取如粟米大。夜卧时着眼两眦，不过三四度瘥。(《圣惠方》)

5. 治咽喉肿痛，咽物妨闷 丹砂一分(研，水飞)，芒硝一两半(研)。上二味再同研匀。每用一字，时时吹入喉中。(《圣济总录》丹砂散)

6. 治小儿鹅口疮 朱砂、白枯矾各五钱，牙硝五钱。共为细末。搽舌上。(《片玉心书》保命散)

【临床报道】 1. 治疗精神病 朱砂粉 60 g(研细水飞成细末，清水浸泡 7 d，每日换水 1 次，然后晒干成朱砂粉)，煅磁石粉 60 g(磁石置炭中煅，醋淬 9 次，研细末并水飞成细末，清水浸泡 9 d，每日换水 1 次，然后晒干成磁石粉)，神曲 180 g(晒干，研成粉末，过筛)。将三药混匀，加蜂蜜 180 g，制成指头大的蜜丸(磁朱丸)，此为 1 剂(共 80～100 丸)。1 剂磁朱丸服 25 d 左右，每次 1～2 丸，日服 2～3 次，服完 1 剂后，根据病情需要可继续服第二剂。一般服 1～3 剂为 1 个疗程，以后不需要维持量。治疗精神病 24 例，服完 1～3 剂后患者痊愈 13 例，显效 3 例，好转 6 例，无效 2 例。其中 10 例精神分裂症中痊愈 6 例，显效 1 例，好转 3 例。对 16 例痊愈及显效的患者中 15 例进行了 2 年的随访，有 3 例症

齿短钝三角形，边缘有淡黄色毛；蝶形花冠，淡紫色或玫瑰红色；雄蕊 10，二体，花丝不等长；子房线形，花柱弯曲，柱头小。荚果扁条形，长可达 15 cm，宽约 2 cm，果瓣近木质，种子间缢缩，开裂时果瓣扭曲。种子 3～6 颗，扁圆形。花期 5～6 月，果期 11～12 月。

生于灌丛中山野草地。分布于西南及江苏、浙江、安徽、福建、江西、湖南、湖北、广东、广西、海南、台湾等地。

本植物的根（网络鸡血藤根）亦供药用，另设专条。

【采收加工】 8～9 月，割取茎藤，切成 30～60 cm 的小段，晒干。

【药材】 网络鸡血藤 *Caulis Millettiae Reticulatae* 产于福建、湖北、广东、广西、贵州、云南等地。

性状 茎呈圆柱形，直径约 3 cm。表面灰黄色，粗糙，具横向环纹，皮孔椭圆形至长椭圆形，横向开裂。质坚，难折断，折断面呈不规则裂片状。皮部约占横切面半径的 1/7，分泌物深褐色，木部黄白色，导管孔不明显，髓小居中。气微，味微涩。

鉴别 茎横切面：木栓层为数列细胞，栓内层 1～2 列，由排列较整齐的小型含晶厚壁细胞组成，含晶厚壁细胞内壁增厚尤明显。皮层散在多数石细胞和小型含晶厚壁细胞。中柱鞘为一夹杂少数纤维束的石细胞环带。韧皮射线向外稍扩大；分泌细胞多个相聚，呈切向排列，外侧散在少数石细胞群；可见晶纤维。形成层呈不规则环状。木射线较宽，平直，明显突入韧皮部；细胞壁厚，纹孔、孔沟明显；导管多单个散在，木薄壁细胞中稀见棕色物；纤维束散在。髓小，分泌细胞可见。薄壁细胞含草酸钙方晶，有的形成晶鞘。

【成分】 茎含黄酮类化合物：7-羟基-8，4′-二甲氧基异黄酮（7-hydroxy-8，4′-dimethoxyisoflavone）和阿佛洛莫生（afrormosin）即 7-羟基-6，4′-二甲氧基异黄酮（7-hydroxy-6，4′-dimethoxyisoflavone）[1]。

【药理】 护凝作用 以兔脑粉作为凝血酶原，并于兔血清中加入凝血因子 Ca^{2+}，网络鸡血藤煎液能显著延长血凝时间。其乙醇提取物能抑制由胶原诱导的兔血小板聚集作用，抑制率为 27.3%～74.2%[1,2]。

【药性】 苦、微甘，温，小毒。

1.《湖南药物志》："苦，温。"

2.《广西本草选编》："味苦、涩。有小毒。"

【功用主治】 养血补虚，活血通经。主治气血虚弱，遗精，阳痿，腰膝酸痛，麻木瘫痪，风湿痹痛，月经不调，痛经，闭经，赤白带下。

1.《中国药用植物图鉴》："茎为强壮药，功能补血行血，通经活络，暖腰膝，健筋骨。用治遗精，白浊，胃痛，月经不调，赤白带下，妇女干血痨，气血虚弱，麻木瘫痪，腰膝酸痛等症。"

2.《广西本草选编》："治关节胀痛，肝炎，放射线所致白血球减少。"

3.《安徽中草药》："治血虚痛经，风湿性关节炎，小儿麻痹后遗症。"

【用法用量】 内服：煎汤，9～30 g，鲜品 30～60 g；或浸酒。

【选方】 1. 治放射治疗中引起的白细胞减少 鸡血藤 30 g，黄芪 15 g，红枣 5 枚。煎服。（《安徽中草药》）

2. 治体虚盗汗 鲜昆明鸡血藤 90 g，煎水冲鸡蛋 2 只服。（江西《草药手册》）

3. 治风湿性关节炎 鸡血藤 30 g，枫荷梨根、威灵仙各 15 g。煎水，服时兑白酒适量。（《安徽中草药》）

1826 网络鸡血藤根 wǎng luò jī xuě téng gēn

（《浙江民间常用草药》）

【基原】 为豆科鸡血藤属植物网络崖豆藤 *Millettia reticulata* Benth. 的根。

【原植物】 参见"网络鸡血藤"条。

【采收加工】 9～10 月挖根，切成 30～60 cm 小段，晒干。

【药性】《浙江民间常用草药》："有小毒。"

【功用主治】 镇静安神。主治狂躁型精神分裂症。

【用法用量】 内服：煎汤，9～15 g，应久煎减毒。

【宜忌】《浙江民间常用草药》："服药后有出汗、恶心、呕吐等反应，必要时可作对症处理。孕妇不宜应用。"

【选方】 治精神分裂症（狂躁型） 昆明鸡血藤根 60～90 g，加水 5 碗，煎至半碗。于饭后 2 h 服，每日 1 次。服药后患者一般即可安静入睡，如果仍兴奋狂躁，第二日可继续服用。（《浙江民间常用草药》）

1827 朱砂 zhū shā

（《本草经集注》）

【异名】 丹粟（《山海经》），朱丹（《穆天子传》），赤丹（《淮南子》），丹砂（《本经》），真朱（《别录》），汞沙（《石药尔雅》），光明砂（《外台》），辰砂（《本草图经》）。

【基原】 为硫化物类辰砂族矿物辰砂。

【原矿物】 辰砂 Cinnabar

晶体结构属三方晶系。晶体为厚板状或菱面体，有时呈极不规则的粒状集合体或致密状块体出现。为朱红色至褐红色，有时带铅灰色，条痕红色。具金刚光泽。硬度 2～2.5。易碎裂成片，有平行的完全解理。断口呈半贝壳状或参差状。相对密度 8.09～8.2。

常呈矿脉产于石灰岩、板岩、砂岩中。产于湖北、湖南、广西、四川、贵州、云南等地。

本矿物经加工提炼制成品（水银）亦供药用，另设专条。

【采收加工】 劈开辰砂矿石，取出岩石中夹杂的少数朱砂。可利用浮选法，将凿碎的碎石放在直径约尺余的淘洗盘内，左右旋转之，因其比重不同，故砂沉于底，石浮于上。除去石质后，再将朱砂劈成片、块状。

【药材】 朱砂 *Cinnabaris* 主产贵州、湖南、四川等地。

商品规格 商品常以形状不同，分为珠宝砂（正洋尖砂）、镜面砂、豆瓣砂。珠宝砂呈细小颗粒或粉末状，鲜红色，明亮。镜面砂多呈斜方形、长条形或不规则片状，大小厚薄不等，光亮如镜。质脆，易碎。以其颜色质地不同，又分为红镜（鲜红色，质稍松）与青镜（色发暗，质较坚）两种。豆瓣砂形如豆状，方圆形块状，多棱角。赤红色，有亮光。

性状 本品为粒状或块状集合体，呈颗粒状或块片状。鲜红色或暗红色，有时带有铅灰色的锖色，条痕红色至褐红色，手触之不染指，具光泽。体重，质脆，片状者易破碎，块状者质较坚硬，不易破碎，粉末状者有闪烁的光泽。无臭，无味。

鉴别 （1）反射偏光镜下：反射色为蓝灰色；内反射为鲜红色；偏光色颜色常被内反射掩盖，偏光性显著；反射率 27%（伏黄）。透射偏光镜下：为红色，透明；平行消光；干涉色鲜红色；一轴晶；正光性。折射率：$No = 2.913$，$Ne = 3.272$，双折射率较高，$Ne - No = 0.359$。

两面有短毛。头状花序细小，有5～10朵小花，排成密集圆锥状，梗长2～5 mm，有小苞叶；总苞圆柱形，长7～9 mm；外层总苞片6～8，内层总苞片5～6，条状披针形；舌状花黄色，先端5齿裂。瘦果近圆柱形，暗褐色，有不明显的10条肋；冠毛黄白色。

生于山坡、路边及林缘。分布于四川、贵州、云南及西藏等地。

【采收加工】 7～10月采收，鲜用或晒干。

【成分】 根含乙酸蒲公英甾醇酯(taraxasterol acetate)[1,2]，taraxinic acid-1′-O-β-D-glucoside[3]。

【药理】 抗胃溃疡作用 肉根还阳参提取物80 mg/kg给大鼠灌胃能抑制阿司匹林引起的胃溃疡；70 mg/kg给大鼠静脉注射不影响大鼠胃腔灌注组胺引起的胃酸分泌。由此说明 taraxinic acid-1′-O-β-D-glucoside能保护胃黏膜抗胃溃疡[1]。

【药性】 苦，凉。

1.《滇南本草》："味甘、微苦，性温，阴也。"

2.《全国中草药汇编》："苦，凉。"

3.《彝药志》："性温，味苦、辛，有小毒。"

【功用主治】 清肺止咳，养肝明目。主治肺热咳嗽，百日咳，夜盲。

1.《滇南本草》："滋阴润肺，止肺中结热咳嗽，除虚痨发烧，五劳可疗。攻疮毒，利小便，洗疮神效，止咳血。"

2.《全国中草药汇编》："润肺止咳，消炎生肌。主治夜盲，支气管炎，百日咳，咳嗽。全草外用治刀枪伤、疮伤、开放性骨折。"

3.《彝药志》："活血祛瘀。主治胃痛、咽喉炎、跌打损伤。"

【用法用量】 内服：煎汤，9～20 g；或开水泡；或研末，每次1.5～3 g。外用：捣敷；或煎水洗。

【选方】 1. 治痨热咳嗽，痰带血丝，或咳血发热，小儿咳血 大一支箭五钱，续断三钱，花粉二钱，石膏五分。共为末，每服二钱，入碗内（滚水调，略盖片时温服）。（《滇南本草》）

2. 治百日咳，支气管炎，咳嗽 肉根还阳参根9～15 g。水煎服；或研末，每次1.5～3 g。蜜糖水送服，日服2次。

3. 治夜盲 肉根还阳参根9 g。研末，蒸猪肝或羊肝，饭后服。（2、3方出自《全国中草药汇编》）

1824 网眼瓦韦 wǎng yǎn wǎ wéi （《青海常用中草药手册》）

【异名】 石韦、瓦韦（《青海常用中草药手册》）。

【基原】 为水龙骨科瓦韦属植物网眼瓦韦的全草。

【原植物】 网眼瓦韦 *Lepisorus clathratus* (Clarke) Ching [*Polypodium clathratum* Clarke]

植株高10～30 cm。根茎横生，密被灰褐色、卵状披针形鳞片，有明亮的粗筛孔，边缘有长齿。叶近生；叶柄长1～4 cm，禾秆色；叶片薄草质，披针形或线状披针形，长9～26 cm，宽8～15 mm，先端钝，偶有渐尖，中部以下渐变狭，楔形，叶面光滑，背面偶有疏鳞片；叶脉网状，内藏小脉单一或分叉。孢子囊群圆形，生于中脉两侧各成1行，幼时有盾状隔丝覆盖。

生于海拔1 200～1 500 m的林中树干或岩石上。分布于华北、西北及河南、四川、云南等地。

【采收加工】 全年均可采收，晒干。

【药性】 苦、甘，微寒。

1.《青海常用中草药手册》："苦、甘，微寒。"

2.《中国药用孢子植物》："苦、甘，平。"

【功用主治】《中国药用孢子植物》："利尿通淋，凉血止血，解毒消肿。用于水肿淋病、痈肿疖疮、咳嗽吐血、赤白痢疾、外伤肿胀等。"

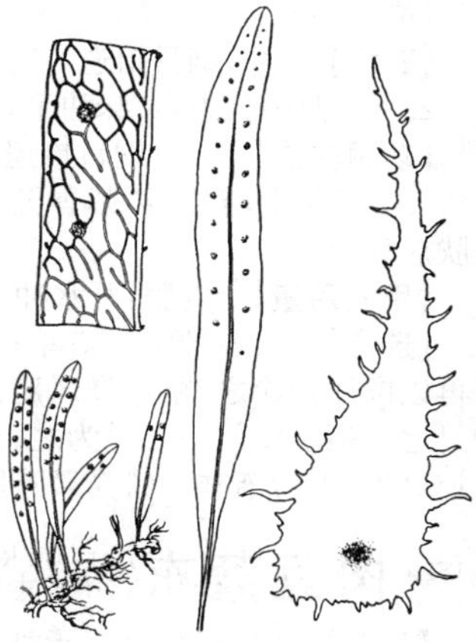

网眼瓦韦

【用法用量】 内服：煎汤，3～9 g。外用：捣敷；或研末敷。

【选方】 1. 治泌尿系感染，泌尿系结石，小便不通，血尿 石韦12 g，萹蓄9 g，车前子9 g。水煎服。

2. 治术后尿闭 柳树叶30 g，石韦15 g。水煎服。（1、2方出自《青海常用中草药手册》）

3. 治咳嗽吐血 网眼瓦韦15 g，鸭跖草15 g，仙鹤草15 g。煎服。

4. 治痢疾 网眼瓦韦15 g，酢浆草15 g。煎服。

5. 治痈肿 网眼瓦韦适量。捣敷患处。（3～5方出自《中国药用孢子植物》）

1825 网络鸡血藤 wǎng luò jī xuě téng （《浙江药用植物志》）

【异名】 黄藤、蓝藤（《湖南野生植物》），硬壳藤、石柱藤、大肠藤（《广西中兽医药用植物》），土鸡血（《杭州药用植物志》），昆明鸡血藤、青皮活血、血防藤、血灌皮（《湖南药物志》），血藤、白血藤、红藤、黄昭藤、松藤、马尿血藤、崖儿藤（《浙江民间常用草药》），白骨藤（《广西中草药》），野豆角木、白骨藤、马下消（《广西药用植物名录》），过山龙（《台湾药用植物志》）。

【基原】 为豆科鸡血藤属植物网络崖豆藤的藤茎。

【原植物】 网络崖豆藤 *Millettia reticulata* Benth. 又名：鸡血藤（《拉汉种子植物名称》）。

攀缘状灌木，高2～4 m。茎皮灰色。叶互生，奇数羽状复叶，长10～20 cm；叶柄长2～5 cm；托叶锥刺形，基部向下突起成一对短而硬的距；叶腋有多数芽胞叶，宿存；小叶5～9；小托叶针刺状；叶片长圆形、卵状长圆形，长2.5～10 cm，宽2～3.5 cm，先端钝，微凹，基部圆形或近圆形，全缘，网脉两面均明显。圆锥花序顶生，长5～10 cm，花序轴有黄色疏柔毛；花多而密集；萼钟状，5齿裂，裂

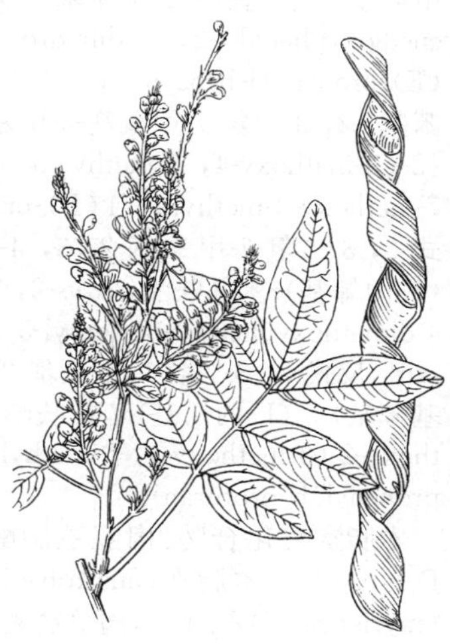

网络崖豆藤

【基原】 为樟科樟属植物肉桂 *Cinnamomum cassia* Presl 的树皮、枝、叶经蒸馏所得的芳香油。

【原植物】 参见“肉桂”条。

【药性】 1.《纲目拾遗》:“性热。”

2.《广西中药志》:“味甜辛,性温。”

【功用主治】 1.《纲目拾遗》:“功同肉桂。”

2.《广西中药志》:“芳香健胃,驱风。外用:治风湿及皮肤瘙痒。”

【用法用量】 内服:开水冲,0.2～1 分。外用:摩涂。

【选方】 治各种疟 灯草一茎,约长三四寸,以水稍润,再以肉桂油涂之,贴背脊风府穴,下至肺俞止,外以绵纸条封之。须临发前一二时为之,或先一日更妙,贴后,次日发疟更重,嗣后渐减。(《养素园传信方》)

1822 肉豆蔻衣 ròu dòu kòu yī (《中药志》)

【异名】 肉豆蔻花(李承祜《药用植物》),玉果花(《药材资料汇编》)。

【基原】 为肉豆蔻科肉豆蔻属植物肉豆蔻 *Myristica fragrans* Houtt. 的假种皮。

【原植物】 参见“肉豆蔻”条。

【采收加工】 采摘成熟果实,取出种仁(肉豆蔻)后,将新鲜的假种皮放在棚内风干至色泽发亮,皱缩,再压扁,晒干,使从鲜红色变为橙红色即可。

【药材】 肉豆蔻衣 *Arillus Myristicae* 产地参见“肉豆蔻”条。

性状 假种皮多压成扁平的裂瓣,长约 2.5 cm 或稍大,厚约 1 mm。表面淡红棕色或橙红棕色,呈半透明状。质略硬脆。水浸后渐回复原状,上部为不整齐裂瓣,基部相连,略呈碗状。具肉豆蔻固有的香气,味微苦。

【成分】 肉豆蔻衣含挥发油:肉豆蔻醚(myristicin),榄香脂素(elemicin),丁香油酚甲醚(eugenol methyl ether),异丁香油酚甲醚(isoeugenol methyl ether),黄樟醚(safrole),6-叔丁基-间苯甲酚(6-tert-butyl-*m*-cresol)[1],去氢二异丁香油酚(dehydrodiisoeugenol),愈创木脂素(guaiacin),5′-甲氧基去氢二异丁香油酚(5′-methoxydehydrodiisoeugenol)[1,2]。

苯并呋喃衍生物:2-(3,4-亚甲二氧基苯基)-2,3-二氢-7-甲氧基-3-甲基-5-(E-丙烯基)-苯并呋喃{2-(3, 4-methylenedioxyphenyl)-2, 3-dihydro -7-methoxy-3-methyl-5〔1(E)-propenyl〕-benzofuran},2-(3-甲氧基-4,5-亚甲二氧基苯基)-2,3-二氢-7-甲氧基-3-甲基-5-(E-丙烯基)-苯并呋喃{2-(3-methoxy-4, 5-methylenedioxyphenyl)-2, 3-dihydro-7-methoxy-3-methyl-5-〔1(E)-propenyl〕-benzofuran}[1],反式-2,3-二氢-7-甲氧基-2-(3,4-二甲氧基苯基)-3-甲基-5(E-丙烯基)-苯并呋喃{*trans*-2, 3-dihydro-7-methoxy-2-(3, 4-dimethoxyphenyl)-3-methyl-5-〔1(E)-propenyl〕-benzofuran},反式-2,3-二氢-7-甲氧基-2-(3-甲氧基-4,5-亚甲二氧基苯基)-5-(E-丙烯基)苯并呋喃{*trans*-2, 3-dihydro-7-methoxy-2-(3-methoxy-4, 5-methylenedioxyphenyl)-5-〔1(E)-propenyl〕benzofuran}[3]。

木脂素类化合物:肉豆蔻脂醇(fragransol)A、B[2]、C、D[3],7-澳白木脂素(austrobailignan-7)[2],肉豆蔻衣脂醇(myristicanol)A、B[3],肉豆蔻脂素(fragansin)A_2、B_1、B_2、B_3、C_1、C_2、C_{3a}、C_{3b}[4]、D_1、D_2、D_3、E_1[2],甘密脂素(nectandrin)B,渥路可脂素(verrucosin),肉豆蔻衣木脂素(macelignan)[5],3-(3,4,5-三甲氧基苯基)2E-丙烯-1-醇〔3-(3, 4, 5-trimethoxyphenyl)-2-(E)-propen-1-ol〕,峨参树脂醇(anthriscinol),2,3-二甲基-1,4-双-(3,4-亚甲二氧基苯基)-1-丁醇〔2, 3-dimethyl-1, 4-bis-(3, 4-methylenedioxyphenyl) butan-1-ol〕[3],1-(2,6-二羟基苯甲酰基)-8-(3,4-二羟基苯基)-辛烷〔1-(2, 6-dihydroxybenzoyl)-8-(3, 4-dihydroxyphenyl)-octane〕[6],内消旋二氢愈创木酸(mesodihydroguaiaretic acid)[5],赤式-1-(3,4,5-三甲氧基苯基)-2-(4-烯丙基-2,6-二甲氧基苯氧基)-1,3-丙二醇〔*erythro*-1-(3, 4, 5-trimethoxyphenyl)-2-(4-allyl-2, 6-dimethoxyphenoxy)-propan-1, 3-diol〕,苏式-1-(3-甲氧基-4-羟基苯基)-2-(4-烯丙基-2-甲氧基苯氧基)-1-丙醇〔*threo*-1-(3-methoxy-4-hydroxyphenyl)-2-(4-allyl-2-methoxyphenoxy)-propan-1-ol〕,1-(4-羟基-3-甲氧基苯基)-1-甲氧基-2-〔2-甲氧基-4-(1E-丙烯基)苯氧基〕-丙烷{1-(4-hydroxy-3-methoxyphenyl)-1-methoxy-2-〔2-methoxy-4-(1E-propenyl) phenoxy〕-propane}的赤式体和苏式体[2],苏式-1-(4-羟基-3-甲氧基苯基)-2-(4-烯丙基-2,6-二甲氧基苯氧基)丙-1-醇甲醚〔*threo* -1-(4-hydroxy-3-methoxyphenyl)-2-(4-allyl-2, 6-dimethoxyphenoxy)-propan-1-olmethyl ether〕[1],赤式-1-(3,4,5-三甲氧基苯基)-2-(4-烯丙基-2,6-二甲氧基苯氧基)-1-丙醇〔*erythro*-1-(3, 4, 5-trimethoxyphenyl)-2-(4-allyl-2, 6-dimethoxyphenoxy) propan-1-ol〕[3],赤式-1-(3-羟基-4,5-二甲氧基苯基)-2-(4-烯丙基-2,6-二甲氧基苯氧基)-1-丙醇〔*erythro*-1-(3-hydroxy-4, 5-dimethoxyphenyl)-2-(4-allyl-2, 6-dimethoxyphenoxy)propan-1-ol〕等[7]。

【药理】 对谷胱甘肽 S 转移酶的影响用 1%和 2%肉豆蔻衣的饲料喂饲小鼠 10 d,发现两种剂量均能明显增加小鼠肝中谷胱甘肽 S 转移酶的活性,2%用量还可升高可溶性硫氢酸的含量[1]。

【药性】 辛,温。归脾、胃经。

【功用主治】 健胃和中。主治脘腹胀满,不思饮食,吐泻。

【用法用量】 内服:煎汤,1.5～5 g。

1823 肉根还阳参 ròu gēn huán yáng shēn (《红河中草药》)

【异名】 大一支箭(《滇南本草》),一支箭、捕地风(《云南曲靖中草药》),万丈深、抽葶还阳参(《全国中草药汇编》)。

【基原】 为菊科还阳参属植物芜菁还阳参的根或全草。

【原植物】 芜菁还阳参 *Crepis napifera* (Franch.) Babc.

多年生草本,高 40～150 cm。根肉质,粗壮,圆柱形,具须根,富含白色乳汁。茎直立,木质,不分枝或上部分枝。基生叶丛生;叶柄长短不一;叶片近革质,椭圆形或倒披针形,长 7～26 cm,宽 2.5～6 cm,边缘有细齿,浅波状至粗倒齿或浅裂,裂片宽三角形或圆形,

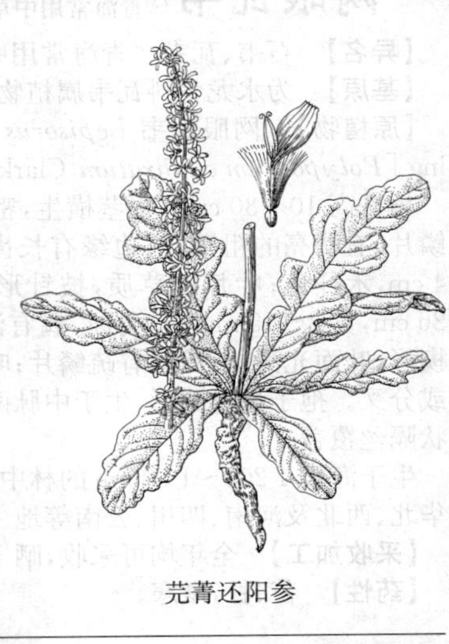

芜菁还阳参

肉豆蔻丸）

7. 治小儿霍乱不止　肉豆蔻一分(去壳)，藿香半两。上件药捣粗罗为散。每服一钱，以水一小盏，煎至五分，去滓，不计时候温服。(《圣惠方》)

8. 治霍乱呕吐不止　肉豆蔻一两(去壳)，人参一两(去芦头)，厚朴一两(去粗皮，涂生姜汁，炙令香熟)。上药捣粗罗为散。每服三钱，以水一大盏，入生姜半分，粟米二撮，煎至五分，去滓。不计时候温服。(《圣惠方》)

【各家论述】 1.《本草衍义》："肉豆蔻，善下气，多服则泄气，得中则和平其气。"

2.《药性类明》："肉豆蔻，温中补脾，泄痢久不已则用之，故《本草》言冷热虚泄，久则虽热者其气亦虚，非概用以温中也。"

3.《本草汇言》："肉豆蔻，为和平中正之品，运宿食而不伤，非若枳实、莱菔子之有损真气也；下滞气而不峻，非若香附、大腹皮之有损真气也；止泄泻而不涩，非若诃子、罂粟壳之有兜塞掩伏而内闭邪气也。"

4.《本草正》："肉豆蔻，能固大肠，肠既固则元气不走，脾气自健，故曰理脾胃虚冷，而实非能补虚也。"

5.《本草新编》："从前《本草》多言治血痢有功，而不言其止泻。夫泻不同，五更时痛泻五六次，至日间反不泻，名大瘕泻也。大瘕泻者肾泻也，肾泻乃命门无火以生脾土，至五更亥子之间，正肾气主令之会，肾火衰微，何能生土，所以作泻，故大瘕病。必须补命门之火，火旺而土自坚矣。肉豆蔻非补命门之药也，然命门之火上通于心包，心包之火不旺而命门愈衰。故欲补命门，必须上补心包也。膻中心包，一物两名之。肉豆蔻补心包之火，补心包正所以补命门也。况理脾胃虚寒，原其长扶命门旺，而脾胃又去其虚寒，脾胃得气自足，以分清浊而去水湿，又何至五更之再泻哉。""肉豆蔻温补命门而通心包，两火相生于上下，水泻止而脾胃之气自开，不求其消食，而食自化，言止肾泻，而开胃消食在其中。"

6.《玉楸药解》："肉豆蔻，调和脾胃，升降清浊，消纳水谷，分理便溺，至为妙品，而气香燥，善行宿滞，质性敛涩，专固大肠消食止泄，此为第一。"

7.《本草正义》："肉豆蔻，除寒燥湿，解结行气，专理脾胃，颇与草果相近，则辛温之功效本同，惟涩味较甚，并能固及大肠之滑脱，四神丸中有之。温脾即以温肾，是为中下两焦之药，与草果之专主中焦者微别。""香、砂、蔻仁之类，温煦芳香，足以振动阳气，故醒脾健运，最有近功，则所谓消食下气，已胀泄满者，皆其助消化之力固不可与克削破气作一例观。"

1819 肉连环 ròu lián huán
(《全国中草药汇编》)

【异名】 马牙七(《西藏常用中草药》)，九子连环草(《全国中草药汇编》)，竹叶石风丹(《云南药用植物名录》)。

【基原】 为兰科虾脊兰属植物三棱虾脊兰的根。

【原植物】 三棱虾脊兰 *Calanthe tricarinata* Lindl. ex Wall.［*C. megalopha* Franch.；*C. undulata* Schltr.］ 又名：三褶虾脊兰(《全国中草药汇编》)。

陆生植物。假茎长 4～15 cm。叶近基生，通常 3 枚；叶片椭圆形或倒披针形，长 20～30 cm，宽 5～10 cm，先端急尖，基部渐狭成鞘状叶柄。花葶从叶丛中长出，高出叶外；总状花序疏生多数花；花序轴和子房被短柔毛；花苞片小，膜质，卵状披针形，短于花梗(连子房)；萼片和花瓣淡绿色，长约 1.5 cm；萼片宽披针形，先端钝；花瓣倒卵状披针形，比萼片略窄，先端钝；唇瓣棕紫色，3 裂，中裂片近肾形，上表面具 3～5 条鸡冠状褶片，先端具缺刻，边缘波状，侧裂片较短小；无距。花期 5 月。

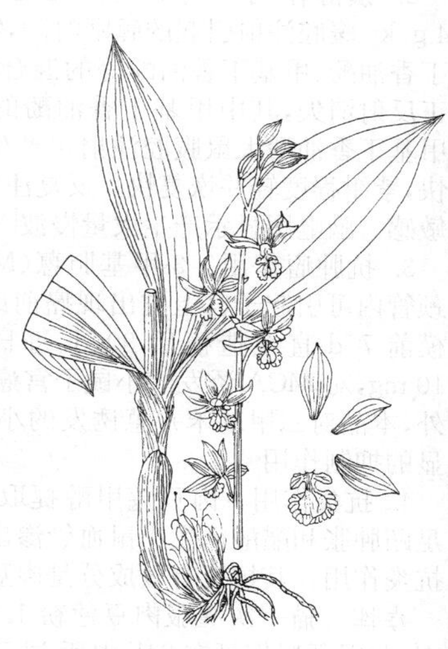

三棱虾脊兰

生于山坡、针阔叶混交林下。分布于湖北及西南、西藏、陕西(南部)、台湾等地。

【采收加工】 7～10 月采收，晒干。

【成分】 含游离氨基酸[1]。

【药性】《四川中药志》1960 年版："性温，味甘、辛，无毒。"

【功用主治】 祛风活血，解毒散结。主治风湿痹痛，腰肌劳损，跌打损伤，瘰疬，疮毒。

1.《四川中药志》1960 年版："清胃热，消瘰疬，散结核疮毒。"

2.《西藏常用中草药》："散瘀，接骨。主治胸胁损伤。"

3.《全国中草药汇编》："舒筋活络，祛风止痛。主治风湿性关节炎，类风湿性关节炎，腰肌劳损，跌打损伤，胃痛。"

4.《贵州民间方药集》："外用治九子疡，消伤肿。"

【用法用量】 内服：煎汤，6～9 g。外用：捣敷。

【宜忌】 孕妇禁服。

1820 肉桂叶 ròu guì yè

【基原】 为樟科植物肉桂 *Cinnamomum cassia* Presl 的叶。

【原植物】 参见"肉桂"条。

【采收加工】 秋季采制肉桂时采摘，阴干；也可随用随采，洗净鲜用。

【药材】 肉桂叶 *Folium Cinnamomi* 　主产于广西梧州、玉林、钦州、南宁等地。自产自销。

性状　叶呈矩圆形至近披针形，长 8～20 cm，宽 4～5.5 cm，先端尖，基部钝，全缘，上表面棕黄色或暗棕色，有光泽，中脉及侧脉明显凹下，下表面淡棕色或棕褐色，有疏柔毛，具离基三出脉且明显隆起，细脉横向平行。叶柄粗壮，长 1～2 cm，革质，易折断。具特异香气，味微辛、辣，叶柄味较浓。

【成分】 叶含挥发油 0.37%，主要成分为桂皮醛(cinnamaldehyde)占 50.04%，还有丁香烯(caryophellene)，β-榄香烯(β-elemene)，苯甲醛，菖蒲烯(calamenene)，β-荜澄茄烯(β-cadinene)等[1]。

【药理】 参见"肉桂"条。

【炮制】 拣净杂质。贮存干燥处，防霉变。

【药性】 辛，温。

【功用主治】 温中散寒，解表发汗。主治外感风寒，头痛恶寒，咳嗽，胃寒胸闷，脘痛呕吐，腹痛泄泻，冻疮。

【用法用量】 内服：煎汤，4.5～9 g，鲜品 10～30 g。外用：煎汤外洗。

1821 肉桂油 ròu guì yóu
(《纲目拾遗》)

【异名】 桂皮油(《中国药典》)。

短时间兴奋，随即转入抑制[1]。

2. 镇静作用　肉豆蔻挥发油可延长雏鸡由乙醇1～4 g/kg腹腔注射引起的睡眠时间，特别可延长深睡眠时间。丁香油酚、甲基丁香油酚等的混合液腹腔注射可使小鼠翻正反射消失，其中甲基丁香油酚的作用较强而毒性较小。甲基丁香油酚大鼠腹腔注射可产生麻醉作用，其作用产生快，紫绀程度轻并恢复快。反复注射给药，动物对该作用更敏感。脑电图显示产生大量慢波[3]。

3. 抗肿瘤作用　3-甲基胆蒽(MCA)置于Swiss小鼠宫颈管内可引起子宫上皮出现癌前或癌性损伤表现，如在造模前7 d直至造模后90 d，每日连续给予肉豆蔻每只10 mg，对MCA诱发的小鼠子宫癌有一定抑制作用[4]。另外，本品对二甲基苯并蒽诱发的小鼠皮肤乳头状瘤也有明显的抑制作用[5]。

4. 抗炎作用　肉豆蔻甲醇提取物对角叉莱胶所致大鼠足跖肿胀和醋酸诱发小鼠血管渗出性炎症均显示出持久的抗炎作用。其抗炎有效成分是肉豆蔻醚[6]。

毒性　猫一次灌服肉豆蔻粉1.9 g/kg，可引起半昏迷状态，并因肝损伤可在24h内死亡，毒性成分为肉豆蔻醚。肉豆蔻醚可引起与本品粉剂类似的症状，但不同品系动物，其中毒量有一定差别[2]。肉豆蔻醚、榄香脂素对正常人有致幻作用[7]。

【炮制】 1. 肉豆蔻　取原药材，除去杂质及灰屑，洗净，干燥。

2. 煨肉豆蔻　①米粉煨：以糯米作粉，用热汤搜裹豆蔻，在煻灰中炮，待米团子焦黄熟，然后取出子，取用，勿令犯铜。②面煨：取面粉加适量水，做成团块，压成薄片，将肉豆蔻逐个包裹，或用清水将肉豆蔻表面湿润后，如水泛丸法包裹面粉3～4层，倒入已炒熟的滑石粉或砂子中，拌炒至面皮呈焦黄色时，取出，筛去滑石粉或砂子，剥去面皮，放凉。每肉豆蔻100 kg，用滑石粉50 kg。煨肉豆蔻油质含量降低，免于滑肠，减少刺激性，增强涩肠止泻作用。③麸煨：取麦麸和肉豆蔻，同置热锅内，用文火加热，至肉豆蔻表面呈棕黄色，麦麸呈焦黄色时，取出，筛去麦麸，放凉。用时捣碎。每肉豆蔻100 kg，用麦麸40 kg。④滑石粉煨：取滑石粉，置锅内，用中火加热，至滑石粉呈灵活状态时，加入肉豆蔻，适当翻动，至肉豆蔻呈深棕色时，取出，筛去滑石粉，放凉。用时捣碎。每肉豆蔻100 kg，用滑石粉50 kg。

3. 麸蒸肉豆蔻　取净肉豆蔻浸泡1 h，捞出置笼内，1层麸皮，1层肉豆蔻，层层相间，蒸约2 h，油即润进麸皮内，去净麸皮及时切厚片，干燥，或捣碎用。

4. 炒肉豆蔻　将小麦面粉倒入锅内，用文火炒热，将肉豆蔻倒入，炒成微黄色时，出锅，筛去面粉，摊开，放凉。用时捣烂。每肉豆蔻100 kg，用小麦面粉50 kg。

5. 土炒肉豆蔻　取细黄土，置锅内加热至发泡，倒入肉豆蔻，不断翻动，炒至肉豆蔻熟透，油质渗出(防止炒黑)，取出，筛净黄土，用时捣碎。

6. 肉豆蔻霜　取肉豆蔻，研碎如泥，用多层草纸包裹，压榨去油，反复压榨至油尽为度。

饮片性状　肉豆蔻参见"药材"项。煨肉豆蔻形同肉豆蔻，表面呈棕黄色或深棕色，或附有白色粉末，油性，香气更浓，味辛辣。蒸肉豆蔻，圆形或类圆形厚片，片面可见棕黄相杂，形成类似槟榔样纹理，具油性，气芳香而强烈，味辛辣而微苦。炒肉豆蔻形同肉豆蔻，表面微黄色。土炒肉豆蔻形同肉豆蔻，表面附有土色粉末。肉豆蔻霜为松散的类黄白色至黄棕色粉末。

贮干燥容器内，密闭，置干燥处。夏季贮于灰缸中，防蛀。

【药性】 辛、微苦，温。归脾、胃、大肠经。

1.《药性论》："味苦，辛。"

2.《海药本草》："味辛，温，无毒。"

3.《雷公炮制药性解》："入肺、胃二经。"

4.《本草正》："味苦、辛而涩，性温。"

5.《本草新编》："入心、脾、大肠经。"

6.《本草用法研究》："入脾、胃、肾三经，兼入大肠经。"

【功用主治】 温中涩肠，行气消食。主治虚泻，冷痢，脘腹胀痛，食少呕吐，宿食不消。

1.《药性论》："能主小儿吐逆，不下乳，腹痛；治宿食不消，痰饮。"

2.《海药本草》："主心腹虫痛，脾胃虚冷气并，冷热虚泄，赤白痢等。凡痢以白粥饮服佳；霍乱气并，以生姜汤服良。"

3.《纲目》："暖脾胃，固大肠。"

4.《本草新编》："疗心腹胀疼，止霍乱，理脾胃虚寒，能消宿食，专温补心包之火，故又入膻中与胃经也。但能止下寒之泻，而不能止下热之痢。"

5.《医林纂要》："行相火于脾胃，以去中土之积郁。""行湿消痰。亦能醒酒。"

6.《本草经读》："治精冷。"

【用法用量】 内服：煎汤，1.5～6 g；或入丸、散。

【宜忌】 湿热泻痢及阴虚火旺者禁服。用量不宜过大，过量会引起中毒，出现神昏、瞳孔散大及惊厥。人服肉豆蔻粉7.5 g，可引起眩晕，甚至谵语、昏睡，大量可致死亡。

1.《雷公炮炙论》："勿令犯铜(《纲目》作铁)。"

2.《本草经疏》："忌铜铁器。""大肠素有火热及中暑热泄暴注，肠风下血，胃火齿痛及湿热积滞方盛，滞下初起，皆不宜服。"

【选方】 1. 治脾脏久冷，滑泄不止　肉豆蔻(去壳)五两，附子(炮裂，去皮、脐)五枚。上二味，捣罗为末，酒煮面糊为丸，梧桐子大。每服十五丸加至二十丸，温米饮下，空心食前。(《圣济总录》肉豆蔻丸)

2. 治脾胃虚弱，大便不实，饮食不思　破故纸(炒)四两，肉豆蔻(生用)二两，五味子二两，吴茱萸四两。上药为末。生姜四两切碎，红枣四十九枚，用水一碗煮姜、枣，去姜，水干，取枣肉和药丸，桐子大。每服五七十丸，空心盐汤下。(《内科摘要》四神丸)

3. 治休息痢羸瘦　缩砂一两，肉豆蔻半两。上捣罗为末，用羊肝半具，细切拌药，以湿纸三五重裹上，更以面裹，用慢火烧令熟，去焦面并纸，以软饭研丸如梧桐子大。每于食前以粥饮下。(《普济方》)

4. 治一切冷气，心腹胀满，胸膈痞滞，哕逆呕吐，泄泻虚滑，水谷不消，困倦少力，不思饮食　丁香枝杖七斤，甘草(炒)十一斤，白面(炒)六斤，肉豆蔻(面裹，煨)八斤。上炒盐十三斤同为末。每服一钱，沸汤点服，食前。(《局方》豆蔻汤)

5. 治留饮宿食不消　肉豆蔻(去核)半两(面裹煨，锉)，半夏三分(与茱萸半两同用，水一升慢火煮干，只用半夏，焙干)，巴豆七枚(去皮心膜，研出油)。上三味，捣研为末，酒煮面糊丸如梧桐子大。每服三丸，食后茶酒任下。(《圣济总录》肉豆蔻丸)

6. 治妇人白带下，腹内冷痛　肉豆蔻一两(去壳)，附子二两(炮裂，去皮、脐)，白石脂二两。上件药捣罗为末，炼蜜和丸，如梧桐子大。每于食前以热酒下三十丸。(《圣惠方》

播，种脐向下，保持荫蔽湿润，约 60 d 发芽，至真叶将展出时疏苗移栽。幼树要荫蔽，苗高 20～30 cm 时定植。在 3～4 月或 8～10 月选阴雨天种植，行株距 5 m×4 m，穴深宽各 60 cm，每穴植苗 1 株。

田间管理　幼树生长缓慢，需荫蔽，可在行间种植高秆绿肥，并勤浇水。由于冠幅大，根系浅，作纯林种植时要先种植防风林带，在台风频繁地区必须进行防风。每年施肥 3～4 次，以有机肥为主，配合化肥。幼龄期每株追施有机肥 5～10 kg 或尿素 25～50 g，冬季施堆肥。以后随树龄增加，逐渐加施肥料。

病虫害防治　病害有斑点病、疫病，可用波尔多液 1∶1∶120 倍液喷射；锈腐病、菌核病用 50%多菌灵或甲基托布津 500 倍液浇灌病穴，另有立枯病、根腐病等为害。虫害有蛴螬、地老虎、蝼蛄、金针虫等。

【采收加工】　定植后 6～7 年开花结果，10 年后产量增多，25 年达盛果期。结果期为 60～70 年，盛果期有两次，即 5～7 月及 10～12 月。采摘成熟果实，除去果皮，剥去假种皮，将种仁用 45 ℃低温慢慢烤干，经常翻动，当种仁摇之作响时即可。若高于 45 ℃，脂肪溶解，失去香味，质量下降。

【药材】　肉豆蔻 *Semen Myristicae*　主产于马来西亚及印度尼西亚。我国有少量引种，药材均从国外进口。

性状　种仁呈卵圆形或椭圆形，长 2～3 cm，直径 1.5～2.5 cm。表面灰棕色或灰黄色，有时外被白粉（石灰粉末）。全体有浅色纵行沟纹及不规则网状沟纹。种脐位于宽端，呈浅色圆形突起，合点呈暗凹陷。种脊呈纵沟状，连接两端。质坚，断面显棕黄色相杂的大理石花纹，宽端可见干燥皱缩的胚，富油性。气香浓烈，味辛。

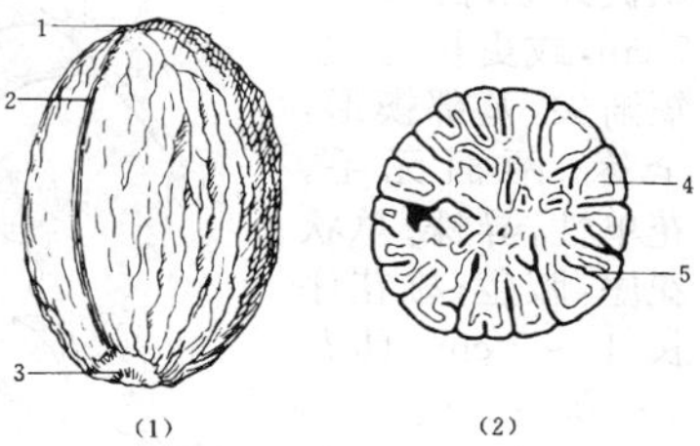

肉豆蔻（种仁）外形
（1）侧面形　（2）横切面
1. 合点　2. 种脊　3. 种脐
4. 外胚乳　5. 内胚乳

鉴别　（1）种仁横切面：可见外层外胚乳组织，由 10 余列扁平皱缩细胞组成，内含棕色物，偶见小方晶，错入组织有小维管束，暗棕色的外胚乳深入于浅黄色的内胚乳中，形成大理石花纹，内含多数油细胞。内胚乳细胞壁薄，类圆形，充满淀粉粒、脂肪油及糊粉粒，内有疏散的浅黄色细胞。淀粉多为单粒，少数为 2～6 分粒组成的复粒，脐点明显。以碘液染色，甘油装置立即观察，可见在众多蓝黑色淀粉粒中杂有较大的糊粉粒。以水合氯醛装置观察，可见脂肪油常呈块片状、鳞片状，加热即成油滴状。

（2）取本品粉末 2 g，加乙醚 8 ml，振摇，冷浸 2 h，滤过。取滤液 2 ml，置蒸发皿内，待乙醚挥散后，加茴香醛的硫酸试液 0.5 ml，则显粉红色，渐变成紫色（检查挥发油）。

（3）薄层色谱：取本品粉末 1 g，加乙醚 4 ml，冷浸 2 h，滤过，滤液作为供试品溶液。另取黄樟醚少许，用乙醚溶解后作为对照品溶液。分别点样于同一硅胶 G（黄岩）薄层板上。以苯-乙酸乙酯（95∶5）展开，展距 13 cm。干后，喷雾 5%磷钼酸乙醇溶液，加热。供试品色谱中，在与对照品色谱相应位置上，显相同颜色的斑点。

品质标志　《中华人民共和国药典》2005 年版规定：照挥发油测定法测定，本品含挥发油不得少于 6.0%（ml/g）。

【成分】　种仁含脂肪油 25%～46%，挥发油 8%～15%，内含有毒物：肉豆蔻醚（myristicin）约 4%。挥发油主含香桧烯（sabinene），α-及 β-蒎烯（pinene），松油-4-烯醇（terpinen-4-ol），γ-松油烯（γ-terpinene），柠檬烯（limonene），冰片烯（bornylene），β-水芹烯（β-phellandrene），对聚伞花素（*p*-cymene），α-异松油烯（α-terpinolene），γ-松油醇（γ-terpineol），δ-荜澄茄烯（δ-cadinene），榄香脂素（elemicin），莰烯（camphene），月桂烯（myrcene），α-水芹烯（α-phellandrene），3，4-二甲基苏合香烯（3，4-dimethylstyrene），芳樟醇（linalool），顺式辣薄荷醇（*cis*-piperitol），反式辣薄荷醇（*trans*-piperitol），龙脑（borneol），顺式丁香烯（*cis*-caryophyllene），香茅醇（citronellol），对聚伞花素-α-醇（*p*-cymen-α-ol），黄樟醚（safrole），橙花醇（nerol），β-荜澄茄油烯（β-cubebene），乙酸牻牛儿醇酯（geranylacetate），丁香油酚（eugenol），甲基丁香油酚（methyleugenol），异榄香脂素（isoelemicin）[1，2]。脂肪油中主含三肉豆蔻酸甘油酯（trimyristin）和少量的三油酸甘油酯（triolein）等[3]。

种子还含木脂素类化合物：1-（3，4-亚甲二氧基苯基）-2-（4-烯丙基-2，6-二甲氧基苯氧基）-1-丙醇〔1-（3，4-methylenedioxyphenyl）-2-（4-allyl-2，6-dimethoxyphenoxy）-propan-1-ol〕，1-（3-甲氧基-4-乙酰氧基苯基）-2-（4-烯丙基-2，6-二甲氧基苯氧基）-1-丙醇乙酸酯〔1-（3-methoxy-4-acetyloxyphenyl）-2-（4-allyl-2，6-dimethoxyphenoxy）-propan-1-ol acetate〕，1-（3，4-亚甲二氧基苯基）-2-（4-烯丙基-2，6-二甲氧基苯氧基）-1-丙醇乙酸酯〔1-（3，4-methylenedioxyphenyl）-2-（4-allyl-2，6-dimethoxyphenoxy）-propan-1-ol acetate〕，1-（3，4，5-三甲氧基苯基）-2-（4-烯丙基-2，6-二甲氧基苯氧基）丙烷〔1-（3，4，5-trimethoxyphenyl）-2-（4-allyl-2，6-dimethoxyphenoxy）propane〕，去氢二异丁香油酚（dehydrodiisoeugenol），即利卡灵（licarin）A，5′-甲氧基去氢二异丁香油酚（5′-methoxydehydrodiisoeugenol），2-（3，4-亚甲二氧基苯基）-2，3-二氢-7-甲氧基-3-甲基-5-（丙烯基）苯并呋喃｛2-（3，4-methylenedioxyphenyl）-2，3-dihydro-7-methoxy-3-methyl-5〔1-（E）-propenyl〕benzofuran｝，即利卡灵（licarin）B，2-（3，4-亚甲二氧基-5-甲氧基苯基）-2，3-二氢-7-甲氧基-3-甲基-5-（丙烯基）苯并呋喃｛2-（3，4-methylenedioxy-5-methoxyphenyl）-2，3-dihydro-7-methoxy-3-methyl-5-〔1-（E）-propenyl〕benzofuran｝，1-（3，4-二甲氧基苯基）-2-（4-烯丙基-2，6-二甲氧基苯氧基）-1-丙醇〔1-（3，4-dimethoxyphenyl）-2-（4-allyl-2，6-dimethoxyphenoxy）propan-1-ol〕，1-（3，4-二甲氧基苯基）-2-（4-烯丙基-2，6-二甲氧基苯氧基）-1-丙醇乙酸酯〔1-（3，4-dimethoxyphenyl）-2-（4-allyl-2，-dimethoxyphenoxy）propan-1-ol acetate〕，1-（3，4，5-三甲氧基苯基）-2-（4-烯丙基-2，6-二甲氧基苯氧基）-1-丙醇〔1-（3，4，5-trimethoxyphenyl）-2-（4-allyl-2，6-dimethoxyphenoxy）propan-1-ol〕，1-（3-甲氧基-4-羟基苯基）-2-（4-烯丙基-2，6-二甲氧基苯氧基）-1-丙醇〔1-（3-methoxy-4-hydroxyphenyl）-2-（4-allyl-2，6-dimethoxyphenoxy）propan-1-ol〕[4～8]等。

脱脂种仁含肉豆蔻酸（myristic acid），三萜皂苷，苷元为齐墩果酸（oleanolic acid）[9]及三甲基胆蒽[10]。

【药理】　1. 对胃肠平滑肌的影响　本品煎剂对正常家兔离体回肠有轻度兴奋作用，使收缩略有加强；高浓度表现

6.《玉楸药解》:"暖腰膝,健骨肉,滋肾肝精血,润肠胃结燥。"

7.《医林纂要》:"暖水脏,泻邪湿,敛精气,壮阳事。"

【用法用量】 内服:煎汤,10～15 g;或入丸、散;或浸酒。

【宜忌】 相火偏旺、大便滑泄、实热便结者禁服。

1. 朱丹溪:"峻补精血,骤用,反动大便溏也。"(引自《纲目》)

2.《本草汇言》:"若肾命有郁火,膀胱有湿热,与强阳易兴、精关不固者禁用。"

3.《药品化义》:"胃肠弱者忌用。"

4.《得配本草》:"忌铜、铁。火盛便闭,心虚气胀,皆禁用。"

【选方】 1. 强筋健髓 苁蓉、鳝鱼。为末,黄精酒丸服之,力可十倍。(《本草拾遗》)

2. 补精败,面黑劳伤 用苁蓉四两,水煮令烂,薄切细研,精羊肉,分为四度,下五味,以米煮粥,空心服之。(《药性论》)

3. 治聤耳,累年脓水不绝,臭秽 肉苁蓉一两,龙胆一两,白茅根一两。上件药,烧为灰,细研,以少蜜和匀后,入鲤鱼胆汁三枚,搅令稀,即以细绢,捩取稀者,沥入耳中,捻作梃子,以薄纸裹塞耳。(《圣惠方》)

4. 治下部虚损,腹内疼痛,不喜饮食 肉苁蓉二斤,酒浸三日,细切,焙干。上一味,捣罗为末,分一半,醇酒煮作膏,和一半入臼中,捣丸如梧桐子大。每服二十丸,加至三十丸,温酒或米饮下,空心食前。(《圣济总录》肉苁蓉丸)

5. 治发汗、利小便亡津液,大腑秘结 肉苁蓉(酒浸,焙)二两,沉香(别研)一两。上为细末,用麻子仁汁打糊为丸,如梧子大。每服七十丸,空心,米饮下。(《济生方》润肠丸)

6. 治破伤风,口噤身强 以肉苁蓉切作片子,晒干,用一小盏子,底上穿一孔合著,火烧,药如香烟从孔中出,熏疮口。(《小儿卫生总微论方》)

【各家论述】 1.《本草汇言》:"此乃平补之剂,温而不热,补而不峻,暖而不燥,滑而不泄,故有从容之名。"

2.《本草经疏》:"肉苁蓉,滋肾补精血之要药,气本微温,相传以为热者误也。甘能除热补中,酸能入肝,咸能滋肾,肾肝为阴,阴气滋长,则五脏之劳热自退,阴茎中寒热痛自愈;肾肝足则精血日盛,精血盛则多子。"

3.《本草正》:"以其味重而甘温,故助相火,补精兴阳益子嗣,治女人血虚不孕,暖腰膝,坚筋骨,除下焦寒痛;以其补阴助阳,故禁虚寒遗沥泄精,止血崩尿血,以其性滑,故可除茎中寒热涩痛。"

4.《本草新编》:"或疑肉苁蓉性滑而动大便,凡大肠滑者,可用乎?抑不可用乎?夫大肠滑者,多出于肾中之无火,肉苁蓉兴阳,是补火之物也,补火而不独不能坚大肠乎?故骤用之而滑者,久用之而自涩也。""王好古曾云:服苁蓉以治肾,必妨于心,何子未识也?曰:此好古不知苁蓉而妄诫之也。凡补肾之药,必上通于心,心得肾之精,而后无焦枯之患,苁蓉大补肾之精,即补心之气也,又何妨之有?"

5.《玉楸药解》:"凡粪粒坚小,形如羊屎,此土湿木郁,下窍闭塞之故。谷滓在胃,不得顺下,零星传送,断落不联,历阳明大肠之燥,炼成颗粒,秘涩难通,总缘风木枯槁,疏泄不行也。一服地黄、龟胶,及益土湿,中气愈败矣。肉苁蓉滋木清风,养血润燥,善滑大肠,而下结粪,其性从容不迫,未至滋湿败脾,非诸润药可比。"

6.《本草求原》:"精虚则或寒或热,结于精道而痛,补精以会阴阳,则虚火除,而着者去。"

7.《本草正义》:"肉苁蓉,《本经》主治,皆以藏阴言之,主劳伤补中,养五脏,强阴,皆补阴之功也。""苁蓉为极润之品,市肆皆以盐渍,乃能久藏,古书皆称其微温,而今则为咸味久渍,温性已化除净绝,纵使漂洗极淡,而本性亦将消灭无余,故古人所称补阴兴阳种种功效,俱极薄弱。"

8.《国药诠证》:"茎中寒热痛,肾有积湿也,湿滞为寒,湿化则热,寒则阻滞而痛,热则炎肿而痛。惟温散寒湿,泻去积滞,可以通阻而使不痛。寒湿既去,则五脏得养,精气自充。其治妇人癥瘕,全为泻气血中阻滞之力。"

1818 肉豆蔻 ròu dòu kòu(《药性论》)

【异名】 迦拘勒(《开宝本草》),豆蔻(《续传信方》),肉果(《纲目》),顶头肉、玉果(《全国中草药汇编》),扎地(藏名),麻尖(傣语)。

【基原】 为肉豆蔻科肉豆蔻属植物肉豆蔻的种仁。

【原植物】 肉豆蔻 *Myristica fragrans* Houtt.

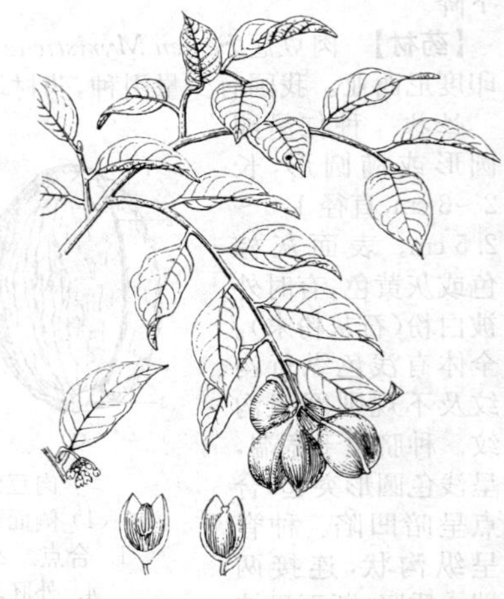

肉豆蔻

常绿乔木,高可达15 m。叶互生,革质;叶柄长4～10 mm;叶片椭圆形或椭圆状披针形,长3.5～7 cm,或更长,先端短渐尖,基部楔形,全缘,两面无毛。花单性,异株;总状花序,腋生;雄花序长1～3 cm,具花3～20朵,花长4～5 mm,花被裂片3～4,三角状卵形,密被灰褐色绒毛,花药9～12,条形,花丝连合成圆柱状;雌花序较雄花序为长,总梗粗,具花1～2朵,花长约6 mm,花被裂片3,密被微柔毛,子房椭圆形,密被锈色绒毛,花柱极短,柱头2裂。浆果肉质,常单生,具短柄,梨形或近于圆球形,长5～7 cm,淡黄色或橙红色,成熟时纵裂成2瓣,露出绯红色肉质的假种皮。内含种子1颗,木质坚硬。

热带地区广泛栽培。分布于印度尼西亚、马来西亚、西印度群岛、巴西等地。我国广东、云南、台湾等地引入栽培。

本植物的假种皮(肉豆蔻衣)亦供药用,另设专条。

【栽培】 生物学特性 喜高温湿润的环境,适宜生长气温为25～30 ℃,不耐寒,在6 ℃时即受寒害。要求雨量充沛,适宜年降雨量在2 000 mm左右,忌积水。幼树喜阴,成龄树喜光,光照充足时植株生长健壮,分枝多,开花结果亦多。夏秋季为盛花期。以土层深厚、松软、肥沃和排水良好的壤土栽培为宜。

繁殖方法 主要采用种子繁殖,留种应选稳产、高产、粒大、种仁饱满、无病虫害的优良母树上结的完全成熟自然裂开的果实。随采随播,或用湿沙贮藏。种子失水干燥即丧失发芽力。苗床土壤要松软肥沃,行株距10 cm×5 cm,穴

板上，以醋酸乙酯-甲醇-9%醋酸溶液（20∶3∶2）为展开剂，展开，取出，晾干，喷以5%三氯化铁乙醇溶液。供试品色谱中，在与对照品色谱相应的位置上，显相同颜色的斑点。

另取本品粉末1 g，加80%乙醇10 ml，加热回流10 min，滤过，滤液作为供品溶液。再取甜菜碱对照品，加80%乙醇制成每1 ml含5 mg的溶液，作为对照品溶液。吸取上述溶液各5 μl，分别点于同一以羧甲基纤维素钠为黏合剂的硅胶G薄层板上，以甲醇-水-醋酸（9∶2∶0.5）为展开剂，展开，取出，晾干，喷以改良碘化铋钾试液。供试品色谱中，在与对照品色谱相应的位置上，显相同的橙红色斑点。

品质标志 《中华人民共和国药典》2005年版规定：照高效液相色谱法测定，本品含松果菊苷（$C_{35}H_{46}O_{20}$）和毛蕊花糖苷（$C_{29}H_{36}O_{15}$）不得少于0.30%。

【成分】 肉质茎含苯乙醇苷类成分：肉苁蓉苷（cistanoside）A、B、C、H，洋丁香酚苷（acteoside），2′-乙酰基洋丁香酚苷（2′-acetylacteoside），海胆苷（echinacoside）[1]；咪唑烷类化合物：（2，5-二氧代-4-咪唑烷基）氨基甲酸〔（2，5-dioxo-4-imidazolidinyl）-carbamic acid〕[2]。还含鹅掌楸苷（liriodendrin），8-表马钱子苷酸（8-epiloganic acid），胡萝卜苷（daucosterol），甜菜碱（betaine），β-谷甾醇（β-sitosterol），甘露醇（mannitol）[1]。此外，含氨基酸类化合物：N，N-二甲基甘氨酸甲酯（N，N-dimethylglycine methyl ester）[3]，苯丙氨酸，缬氨酸，亮氨酸，异亮氨酸，赖氨酸，苏氨酸等15种[4]，多糖类[5]。

【药理】 1. 对免疫系统的影响 煎剂口服可增强泼尼松龙产生的阳虚小鼠低下的体液和细胞免疫功能[1]；增强单核-巨噬细胞吞噬能力[2]。肉苁蓉水提液50 mg/kg、100 mg/kg给小鼠灌胃，能显著增加脾脏和胸腺的重量、增强巨噬细胞吞噬率、增加溶血素和溶血空斑值、提高淋巴细胞转化率，使^{3}H-TdR掺入淋巴细胞的量增加，增强小鼠迟发性超敏反应，还可升高腹腔巨噬细胞内的cAMP水平，降低cGMP水平[3]。肉苁蓉提取物和淫羊藿总黄酮对促进免疫功能受糖皮质激素抑制的小鼠用刀豆球蛋白A（Con A）刺激的淋转有相加作用[4]。肉苁蓉低浓度（5 mg/ml）时能增加Ea玫瑰花结率，肉苁蓉高浓度（50 mg/ml）时可降低Et花结率。肉苁蓉在高浓度或低浓度时可降低酸性α-醋酸萘酯酶（ANAE）淋巴细胞百分率[5]。

2. 调整内分泌、促进代谢作用 雌性大鼠灌服肉苁蓉煎剂10 g/kg，可使大鼠垂体前叶、卵巢和子宫重量明显增加；卵巢人绒毛膜促性腺激素（HCG）/LH受体特异结合力明显提高；并使去卵巢大鼠的垂体对注射促黄体生成素释放激素（LRH）后LH的分泌反应明显增加[6]。肉苁蓉所含洋丁香酚苷（麦角甾苷）、肉苁蓉苷A和C具有对抗悬吊应激负荷所致雄性小鼠的性功能及学习行为低下的作用，所含海胆苷对性行为低下有对抗作用[7，8]。

3. 对中枢神经系统的作用 肉苁蓉的乙醇提取物100 mg/kg、200 mg/kg灌胃，能增加大鼠下丘脑去甲肾上腺素（NE）和5-羟吲哚乙酸（5-HIAA）含量，并增加多巴胺（DA）与二羟苯乙酸（DOPAC）比值，对纹状体DOPAC有一定增加作用[9]。

4. 延缓衰老作用 肉苁蓉醇提取物给小鼠灌胃，可显著提高红细胞超氧化物歧化酶活性，并降低心肌组织中脂褐质的含量。可延长果蝇的平均寿命、最高寿命和半数死亡日数[10]。小鼠灌服肉苁蓉煎剂6 g/kg，能显著升高红细胞膜Na^+，K^+-ATP酶活性[11]。D-甘露醇、肉苁蓉多糖在延缓皮肤衰老，增强机体免疫功能，激活超氧化物歧化酶（SOD）和减少体内脂褐质堆积方面均有显著作用[12]。

5. 通便作用 肉苁蓉能显著提高小鼠小肠推进度，缩短小鼠通便时间，能有效对抗阿托品的抑制排便作用，同时对大肠的水分吸收也有明显抑制作用。肉苁蓉所含缓泻成分为无机盐类和亲水性胶质类多糖[13]。

6. 其他作用 本品能显著抑制家兔动脉粥样硬化（AS）模型平滑肌细胞的变性增殖，改善其超微结构变化，降低平滑肌细胞内过氧化脂质含量，提高其SOD活性，从而发挥了拮抗家兔AS的作用[14]。肉苁蓉可拮抗蛋白质分解，调整肝脏超微结构，促进蛋白质合成[15]。大鼠静脉注射肉苁蓉1.0 g/kg，3.0 g/kg能明显增加排出尿量，3.0 g/kg剂量的肉苁蓉显著降低膀胱排尿时的最大压力[16]。肉苁蓉总苷能明显保护心肌SOD、Se-GSH-Px活性，降低MDA含量，增加再灌后冠脉流量，降低冠脉阻力，促进心肌收缩力的恢复，并明显减轻心肌超微结构损伤[17]。

【炮制】 1. 肉苁蓉 取原药材，除去杂质，大小个分开，洗净稍浸泡，闷润至内无干心时，晒至内外湿度一致，切厚片，干燥。或将盐苁蓉除去杂质，大小个分开，置多量清水中，每日换水2～3次，至尝之无咸味时，取出，晒至半干，再闷润至软硬适宜，切厚片，干燥。

2. 酒苁蓉 取肉苁蓉片，加入黄酒拌匀，装入密闭容器内，密封，隔水加热或用蒸汽吸尽，表面呈黑色时，取出，干燥。每肉苁蓉100 kg，用黄酒30 kg。

3. 黑豆制肉苁蓉 取肉苁蓉用米泔水漂泡3 d，每日换水1次去尽咸味，刮去表面鳞叶，切15 cm厚的片；然后取黑豆5 kg炒香，分成3份，每次取1份掺水和肉苁蓉用微火煮干，取出晒至半干，再蒸透后晒干，另取黑豆1份同煮，蒸晒，反复3次，晒干。每肉苁蓉100 kg，用黑豆10 kg。

饮片性状 肉苁蓉参见"药材"项。酒苁蓉形如肉苁蓉，片面黑棕色，质柔润，味微甜，略有酒气。黑豆制肉苁蓉形如肉苁蓉，片面黑色。

贮干燥容器内，酒苁蓉、黑豆制苁蓉密闭，置阴凉干燥处，防蛀。

【药性】 甘、咸，温。归肾、大肠经。

1.《本经》："味甘，微温。"

2.《别录》："酸、咸，无毒。"

3.《本草经疏》："入肾，入心包络、命门。"

4.《本草正》："味甘、咸、微辛酸，气微温。味重，阴也，降也，其性滑。"

5.《得宜本草》："味淡。"

6.《玉楸药解》："味甘、咸，气平。入足厥阴肝经、足少阴肾经、手阳明大肠经。"

【功用主治】 补肾阳，益精血，润肠道。主治肾阳虚衰、精血不足之阳痿，遗精，白浊，尿频余沥，腰痛脚弱，耳鸣目花，月经衍期，宫寒不孕，肠燥便秘。

1.《本经》："主五劳七伤，补中，除茎中寒热痛，养五脏，强阴，益精气，多子，（治）妇人癥瘕。久服轻身。"

2.《别录》："除膀胱邪气，（治）腰痛，止痢。"

3.《药性论》："益髓，悦颜色，延年，治女人血崩，壮阳，大补益，主赤白下。"

4.《日华子》："治男绝阳不兴，女绝阴不产。润五脏，长肌肉，暖腰膝，男子泄精，尿血，遗沥，带下阴痛。"

5.《本草经疏》："淡白酒，煮烂顿食，治老人便燥闭结。"

分，温经补火，引热下行，为血分虚冷之专药。牡桂，即大桂，禀离火纯阳之气，辛胜于甘而微带苦性，偏温散而能上行，治心腹冷痛，筋脉拘挛，不减肉桂。若相火不归，下元虚冷，其力不能直达下焦，为稍逊耳。上官桂，一名筒桂，辛甘性温，入经髓而宣通百脉，导引诸药。有辛温行散之功，无壮火食气之患，经络寒痹最宜之。桂心，性近肉桂，厚去外皮，入心、脾、血分而祛寒止痛，内托排脓，为治内不治外之专药。”

7.《衷中参西录》：“肉桂，味辛而甘，气香而窜，性大热纯阳。为其树身近下之皮，故性能下达，暖丹田，壮元阳，补相火。其色紫赤，又善补助君火，温通经脉，治周身血脉因寒而痹，故治关节腰肢疼痛及疮家白疽。《本经》谓其为诸药之先聘通使，盖因其香窜之气，内而脏腑筋骨，外而经络腠理，倏忽之间莫不周遍，故诸药不能透达之处，有肉桂引之，则莫不透达也。”“附子、肉桂皆气味辛热，能补助元阳，然至元阳将绝，或浮越脱陷之时，则宜用附子而不宜用肉桂。诚以附子但味厚，肉桂则气味俱厚，补益之中实兼有走散之力，非救危扶颓之大药，观仲景《伤寒论》少阴诸方，用附子而不用肉桂可知也。”

1817 肉苁蓉 ròu cōng róng（《本经》）

【异名】 肉松蓉、黑司令(《吴普本草》)，纵蓉(《本草经集注》)，地精(《石药尔雅》)，马足、马芝(《宝庆本草折衷》)，苁蓉、大芸(《中药志》)，寸芸(《全国中草药汇编》)。

【基原】 为列当科肉苁蓉属植物肉苁蓉和管花肉苁蓉的肉质茎。

【原植物】 肉苁蓉 *Cistanche deserticola* Y. C. Ma

多年生寄生草本，高 80～100 cm。茎肉质肥厚，扁平，不分枝，下部宽 5～10 cm，上部宽厚 2～5 cm。鳞叶黄色，肉质，覆瓦状排列，披针形或线状披针形，长 1.5～4 cm，宽 0.4～0.8 cm。穗状花序生于花茎顶端，每花下有 1 苞片，与叶同形，小苞片 2，狭线形，基部与花萼合生，花萼 5 浅裂；花冠管状钟形，黄色，顶端 5 裂，蓝紫色；雄蕊 4，被毛；子房上位。蒴果卵形，褐色，种子极多，细小。花期 5～6 月。

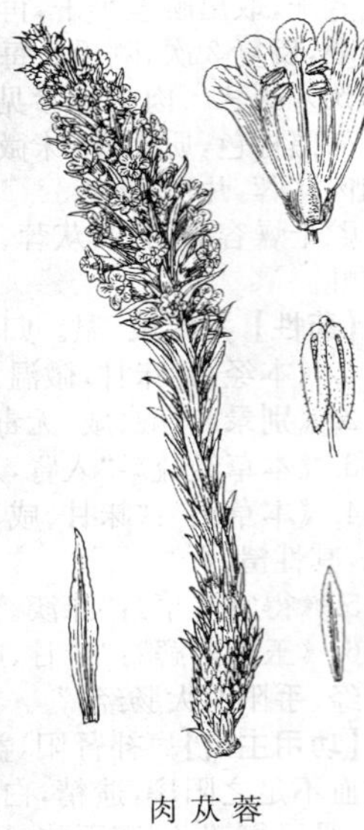
肉 苁 蓉

生于湖边，沙地梭梭林中，寄生于藜科植物梭梭(盐木)*Haloxylon ammodendron* *Bunge* 的根上。分布于内蒙古、甘肃、青海、新疆等省区。

此外，《中华人民共和国药典》2005 年版记载，同属植物管花肉苁蓉 *C. tubulosa* (Schrenk) Wightr 带鳞叶的肉质茎也作本品入药。

【栽培】 生物学特性　肉苁蓉为寄生植物，寄主为梭梭和白梭梭等。适生于沙漠环境。土壤为中细砂，呈中性或偏碱性，含盐分较高。种子多，小而轻，寿命较长。

繁殖方法　种子繁殖：可选沙土或半流沙沙漠地带，适宜寄生梭梭生长，利用天然梭梭林较集中的沙漠地，或培育人工梭梭林，在梭梭林东侧或东南侧方向 50～80 cm 处挖苗床，苗床大小不等，长 1～2 m，宽 1 m 左右，深 50～80 cm，或寄生密集处，可挖一条大苗床沟围绕许多株寄生，将种子穴播于苗床上，施骆驼粪、牛羊粪等，覆土 30～40 cm，上面留沟或苗床坑，以便浇水，播种后保持苗床湿润，诱导寄主根延伸苗床上，春、秋播种，2 年间部分床内即有肉苁蓉寄生，少数出土生长，大部分在 2～4 年内出土，开花结实。

田间管理　沙漠风大，要注意对被风吹裸露的寄主根，进行培土或用树枝围在寄主根附近防风，苗床要经常浇水保墒，除掉其他植物。肉苁蓉 5 月开花时，要进行人工授粉，提高结实率。

病虫害防治　病害有白粉病，可用 Bo-10 生物制剂 300 倍液或 25%粉锈宁 4 000 倍液喷雾防治；根腐病，可松土，发生期用 50%多菌灵 1 000 倍液灌根。虫害有种蝇，可用 90%敌百虫 800 倍液喷雾或浇灌根部。

【采收加工】 4～5 月上旬采挖刚出土的肉苁蓉，留小采大。去掉花序或苁蓉头，晾晒于干净沙滩上或房顶上，1 个多月后由黄白色变成肉质棕褐色，即为甜大芸。秋季采收者因水分大，不易干燥，故把肥大者投入盐湖中，腌 1～3 年，用时洗去盐分，叫盐大芸。

【药材】 肉苁蓉 *Herba Cistanches*　主产于内蒙古、宁夏、甘肃、新疆等地。以内蒙古、甘肃的质量佳，新疆产量大。

性状　茎肉质，呈扁圆柱形，稍弯曲，长 3～15 cm，直径 2～8 cm。表面棕褐色或灰棕色，密被覆瓦状排列的肉质鳞叶，鳞叶菱形或三角形，通常先端已断，可见鳞叶脱落后留下的弯月形叶迹。体重，质硬，微有柔性，不易折断，断面棕褐色，有淡棕色点状维管束，排列成波状环纹。表面和断面在光亮处有时可见结晶样小亮点。气微，味甜、微苦。

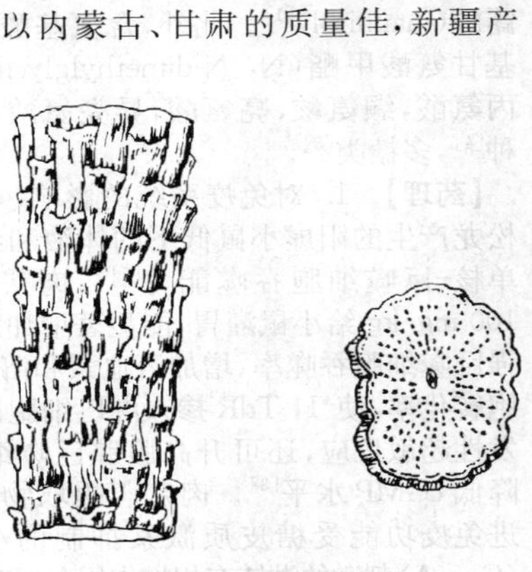
肉苁蓉(茎)外形及饮片

鉴别　(1) 茎横切面：表皮为 1 列扁平细胞，外被角质层。皮层由数十列薄壁细胞组成，排列紧密，近维管束处的细胞具纹孔，散有叶迹维管束。维管束外韧型，常 16～22 个排列成深波状或锯齿状圆环；韧皮部薄壁细胞排列紧密，有时部分成颓废状；形成层不甚明显；木质部可见非木化纤维。射线明显。髓部多角形。皮层及髓部薄壁细胞含淀粉粒。

(2) 取本品粉末 1 g，加含 5%盐酸的乙醇溶液 8 ml，加热回流 10 min，趁热滤过，滤液加氨试液调节至中性，蒸干，残渣加 1%盐酸溶液 3 ml 使溶解，滤过。取滤液 1 ml，加碘化铋钾试液 1～2 滴，生成橘红色或红棕色沉淀(检查生物碱)。

(3) 薄层色谱：取本品粉末 1 g，加甲醇 10 ml，超声处理 10 min，滤过，滤液作为供试品溶液。另取麦角甾苷对照品，加甲醇制成每 1 ml 含 2.5 mg 的溶液，作为对照品溶液。吸取上述两种溶液各 5 μl，分别点于同一硅胶 G 薄层

衄，汗血，小便因热不利，大便因热燥结，肺热咳嗽，产后去血过多，及产后血虚发热，小产后血虚寒热，阴虚五心烦热，似中风口眼歪斜，失音不语，语言蹇涩，手足偏枯，中暑昏晕，中热腹痛，妇人阴虚少腹痛，一切温热病头疼口渴，阳证发斑发狂，小儿痧疹腹疼作泻，痘疹血热干枯黑陷，妇人血热经行先期，妇人阴虚内热经闭，妇人阴虚寒热往来，口苦舌干，妇人血热经行作痛，男妇阴虚内热外寒，中暑泻利暴注如火热，一切滞下纯血，由于心经伏热，肠风下血，脏毒便血，阳厥似阴，梦遗精滑，虚阳数举，脱阴目盲等三十余证，法并忌之。”

5.《本草通玄》：“忌见火。”

6.《本经逢原》：“脉虚无力者宜；阴虚失血，脉弦细无力者忌服。”

【选方】 1. 治卒心痛，亦治久心病发作有时节者　桂心、当归各一两，栀子十四枚。捣为散，酒服方寸匕，日三五服。

2. 治心下牵急懊痛　桂三两，生姜三两，枳实五枚水一升，煮取三升，分三服。亦可加术二两，胶饴半斤。（1、2方出自《肘后方》）

3. 治小儿下痢赤白，腹痛不可食　桂心、黄连各等分。上为末，白糊丸小豆大。三十丸，米汤送下。（《普济方》桂连丸）

4. 治真寒腰痛，六脉弦紧，口舌青，阴囊缩，身战栗　肉桂三钱，附子三四钱（急则用生附子），杜仲二钱。热服；如上焦假热拒格，冷服。如膝冷而痛，加川牛膝二三钱；如兼湿者，加苍术二钱。（《会约医镜》桂附杜仲汤）

5. 治臂腰有血，痛不可忍　桂心，上一味捣末，以苦酒和涂痛处。此令人喜卧，可勤用之，再为必差。（《外台》引《范汪方》）

6. 治寒疝气，来往冲心腹痛　桂心四两，生姜三两，吴茱萸二两。上三味，切，以酒一大升，煎至三合，去滓，分温三服。如人行六七里一服。忌生葱。（《姚僧垣集验方》桂心汤）

7. 治脑头痛　桂（去粗皮），荜茇，细辛（去苗叶）。上三味等分，捣罗为散。每用一字，先满含温水一口，即畜药于鼻中；偏头痛，随痛左右用之。（《圣济总录》桂辛散）

8. 治一切冷嗽　皂荚（去皮、子，涂酥炙）、干姜（炮裂）、桂（去粗皮）各一两。上三味等分，捣罗为末，炼蜜丸如梧桐子大。每服十丸，米饮下，不拘时。（《圣济总录》五嗽丸）

9. 治打扑伤破，腹中有瘀血　桂心、当归各二两，蒲黄一升。上三味，治下筛。以酒服方寸匕，日三，夜一。（《千金方》）

10. 治白带腥臭，多悲不乐，大寒　黄柏（为引用）、知母，以上各五分，肉桂一钱，附子三钱。上㕮咀，都作一服，水二盏煎至一盏。去渣，食远热服。（《兰室秘藏》桂附汤）

11. 治霍乱，脚转筋　桂心二两，木瓜二两（干者），乌梅肉二两。上件药，捣筛为散。每服半两，以水一大盏，煎至五分，去滓，温服，日三服。（《圣惠方》）

12. 治小儿急中风，失音不语　桂心一两，石菖蒲一分。上为末。三岁一钱，水煎服。若大病后不语者，用猪胆汁调下，未语再服。（《玉机微义》桂菖散）

13. 治痈疖欲成，未见其头，但肿痛不已　官桂、陈皮等分。上杵末，水调敷肿处。（《小儿卫生总微论方》）

14. 疗乳痈　桂心、甘草各二分，乌头一分（炮），捣为末，和苦酒，涂纸覆之，脓化为水，则神效。（《肘后方》）

【临床报道】 1. 治疗腰腿痛　千年健 10 g，地枫 10 g，肉桂 9 g，将三味药混合浸入 500 ml 54 度以上的白酒中，常温下放置 1 个月，酒呈棕红色，香气浓郁。每晚喝 2 小盅，连服 15 d。共治疗 156 例，结果：痊愈 96 例，随访 1 年未见复发；有效 60 例，疼痛基本消失，劳累过度仍有感觉；总有效率 100%[2]。

2. 用于阑尾切除术后肠功能恢复　用桂萸膏（即肉桂、吴茱萸各等分，研细末过 20 目筛，将适量凡士林加热以后与药末调膏）取适量涂于纱布中央（约 2 cm×2 cm 大小），稍烘热后敷脐（神阙穴），24 h 换 1 次。观察了 72 例硬膜外麻醉手术的阑尾炎患者，其中用本法的治疗组 32 例，结果可使肛门排气时间明显提前，平均出现排气时间为 23 h，而 40 例对照组为 41 h，平均提前 18 h。临床观察表明，桂萸膏能宣通气机，通顺府道，改善术后胃肠功能紊乱或肠麻痹，防止肠粘连等术后并发症[2]。

3. 治疗小儿腹泻　丁香 1.5 g，肉桂 3 g，共研细末备用。使用时取药粉少许用水调成糊状，摊在 3 cm×3 cm 的伤湿止痛膏上，然后稍加热，将膏药贴于脐上，每 12 h 换药 1 次。共治疗 120 例，结果：敷药 1 次治愈 80 例，敷药 2 次治愈 35 例，敷药 3 次治愈 4 例，1 例无效，总有效率 99%。未发现不良反应，少数患儿脐周皮肤充血，考虑为伤湿止痛膏刺激所致，取下后充血即自行消失[3]。

【各家论述】 1.《药性类明》：“桂，导引阳气，调和营卫之气，只是辛热助气上行阳道。血为营，气为卫，营卫不相合谐，桂能导引阳气宣通血脉，使气血同行。《局方》十全大补汤用四君子和黄芪补气、四物汤补血，另加桂者，是要其调和营卫之气，使四君子、四物汤皆得以成补益之功也。”

2.《本草要略》：“桂心入二三分于补阴药中，则能行地黄之滞而补肾，由其味辛属肺而能生肾水，性温行血而能通凝滞也。能通血之凝滞其能补肾也必矣。在中次厚者曰官桂。由桂多品而取其品之高也，主中焦有寒。在上薄者俗曰薄桂，走肩臂而行肢节之凝滞，故肩臂引经多用之。其在嫩枝之最薄者曰桂枝，伤寒、伤风之有寒者宜用之，以微解表也，非固表也，惟有汗者表虚而邪微，故用此气薄辛甘之剂以轻散之，岂有辛甘之剂能固表哉，《衍义补遗》辨之明矣。”

3.《纲目》：“肉桂下行，益火之原，此东垣所谓肾苦燥，急食辛以润之，开腠理，致津液，通其气者也。《圣惠方》言，桂心入心，血化汗、化脓，盖手少阴君火，厥阴相火，与命门同气者也。《别录》云，桂通血脉是矣。”“曾世荣言，小儿惊风及泄泻，并宜用五苓散以泻丙火，渗土湿，内有桂能抑肝风而扶脾土。又《医余录》云，有人患赤眼肿痛，脾虚不能饮食，肝脉盛，脾脉弱，用凉药治肝则愈虚，用暖药治脾则肝愈盛，但于温平药中倍加肉桂，杀肝而益脾，故一治两得之。《传》云，木得桂而枯，是也。此皆与《别录》桂利肝肺气，牡桂治胁痛胁风之义相符。”

4.《本草汇言》：“肉桂，治沉寒痼冷之药也。凡元虚不足而亡阳厥逆，或心腹腰痛而呕吐泄泻，或心肾久虚而痼冷怯寒，或奔豚寒疝而攻冲欲死，或胃寒出蛔而心膈满胀，或气血冷凝而经脉阻遏，假此厚味甘辛大热，下行走里之物，壮命门之阳，植心肾之气，宣导百药，无所畏避，使阳长则阴自消，而前诸证自退矣。”

5.《玉楸药解》：“肉桂，本系树皮，亦主走表，但重厚内行，所走者表中之里，究其力量所至，直达脏腑，与桂枝专走经络者不同。”

6.《药性切用》：“甜肉桂，辛甘大热，入肝、肾、命门、血

具抗凝血酶作用。体内试验发现，肉桂甲醇提取物对内毒素诱发的大鼠实验性血栓形成有抑制作用。此外，桂皮醇提取物还能明显抑制内毒素所致肝淤血、出血等[7]。其抗血小板聚集的作用机制，是由于桂皮醛能抑制花生四烯酸(AA)的释放，从而使血小板中血栓烷A_2的产生下降所致[8]。肉桂水煎剂、肉桂水溶甲醇部分和桂皮酸对ADP诱导的大鼠血小板聚集有抑制作用，并有体外抗血液凝固作用，但对纤溶酶的活性无明显影响[9]。

4. 对心血管系统的作用　桂皮醛50～500 μg能增强豚鼠离体心脏的心肌收缩力和心搏数。应用犬的离体肾上腺灌流桂皮醛$4\times10^{-14}\sim12\times10^{-14}$ g/ml，能增加儿茶酚胺的分泌。切断内脏神经的麻醉犬，于肾上腺近动脉注射桂皮醛10^{-5} mg，能使血压升高，且此作用不受阿托品的前处理抑制，反能被增强，但能被酚妥拉明所拮抗[10]。肉桂能使离体豚鼠心脏冠脉流量和麻醉犬冠脉流量和脑血流量增加，外周血管扩张[9]。肉桂水提取物10 g/kg(生药)、肉桂油8 ml/kg灌胃，连续7 d对异丙肾上腺素引起的大鼠心功能和血流动力学改变均有对抗作用，水提取物强于挥发油。肉桂能使舒张压得到较充分提高，冠状动脉和脑动脉灌注压相应增高，促进心肌侧支循环开放[11]。

5. 对免疫功能的影响　肉桂提取物(肉桂W_2)200 mg/kg腹腔注射1次，能明显降低非特异性免疫功能和抗体的产生，200 mg/kg连续5 d能使幼鼠脾脏重量减轻[12]。桂皮多糖AX能明显提高小鼠网状内皮系统对碳粒的吞噬功能[13]。

6. 对中枢神经系统的作用　桂皮醛大于30 mg/kg腹腔注射，可使小鼠自发活动减少，高于100 mg/kg则在出现抑制前产生短暂兴奋或狂奔发作，125 mg/kg和250 mg/kg对去水吗啡或去氧麻黄碱产生的运动兴奋有抑制作用。单给桂皮醛可降低小鼠体温，但利舍平所致的体温下降，桂皮醛250 mg/kg腹腔注射却可使之恢复，此与盐酸丙咪嗪的作用相似。小鼠腹腔注射桂皮醛500 mg/kg，显著增加纹状体内3，4-二羟苯乙酸、高香草酸和5-羟吲哚乙酸[14]。

7. 抗炎作用　肉桂对急、慢性炎症反应均有一定的抑制作用。对角叉莱胶所致大鼠足跖肿、毛细血管通透性增加均有抑制作用，对佐剂性关节炎有预防作用，可防止其全身的继发症状(耳部充血、浮肿、胃肠胀气等)[15]。

8. 抗菌作用　体外实验证明，桂皮醛具有很强的杀真菌作用，尤以对皮肤癣菌作用最强，最低抑制浓度(MIC)为0.02～0.07 μl/ml，对深部致病真菌，MIC为0.1～0.3 μl/ml[16]。

9. 抗肿瘤作用　桂皮醛小鼠注射给药，对SV_{40}病毒所致的肿瘤能完全抑制[17]。肉桂以饮水方式给予对小鼠感染埃利希肿瘤的生长有明显的抑制作用，且发现肉桂还能诱发肿瘤坏死因子(TNF)的产生[18]。肉桂酸能明显抑制A_{549}细胞增殖和促进细胞分化[19]。肉桂提取物能刺激人红细胞增殖，显著增强CTL的活性；也能刺激B细胞的免疫球蛋白和单核细胞的IL-1增殖，其活性与分子量为100 KDa葡萄糖有关，可用于诊断癌症患者[20]。

10. 延缓衰老作用　肉桂显著增加老龄大鼠抗氧化酶活性和总抗氧化能力，降低自由基代谢产物含量，提高组织膜酶的活性，改善细胞脂流动性，从而保护细胞膜的完整性和功能的正常发挥，起到延缓衰老的作用[21]。肉桂水提物、乙醇提取物有抗氧化活性，乙醇提取物1.0 mg/ml能抑制$FeCl_2$-V_C诱导的体外大鼠肝脏脂质过氧化反应。乙醇提取物剂量0.05～1.0 mg/ml有较高的清除过氧根离子的作用和抗氧化活性，乙醇提取物的抗氧化活性与α-V_E相比较低[22]。

毒性　小鼠腹腔注射肉桂煎剂LD_{50}为46±4.3 g/kg，大叶清化桂LD_{50}则为42±4.2 g/kg[23]。

【药性】　辛、甘，热。归肾、脾、心、肝经。

1.《本经》："味辛，温。"

2.《别录》："味甘、辛，大热。有小毒。"

3.《药性论》："味苦、辛，无毒。"

4.《雷公炮制药性解》："入心、脾、肺、肾四经。"

5.《本草经疏》："桂心入手少阴、厥阴经血分。桂肉入足少阴、厥阴经血分。"

6.《药性切用》："入肝、肾、命门血分。"

【功用主治】　补火助阳，散寒止痛，温经通脉。主治肾阳不足，命门火衰之畏寒肢冷，腰膝酸软，阳痿遗精，小便不利或频数，短气喘促，浮肿尿少诸证；命门火衰，火不归源，戴阳、格阳，及上热下寒，面赤足冷，头晕耳鸣，口舌糜破；脾肾虚寒，脘腹冷痛，食减便溏；肾虚腰痛；寒湿痹痛；寒疝疼痛；宫冷不孕，痛经经闭，产后瘀滞腹痛；阴疽流注，或虚寒痈疡脓成不溃，或溃后不敛。

1.《本经》："牡桂，主上气咳逆结气，喉痹吐吸，利关节，补中益气。久服通神，轻身不老。箘桂，主百病，养精神，和颜色，为诸药先聘通使。久服轻身不老，面生光华，媚好常如童子。"

2.《别录》："(牡桂)主心痛，胁风，胁痛；温筋通脉，止烦，出汗。""(桂)主温中，利肝肺气，心腹寒热，冷疾，霍乱转筋，头痛，腰痛，出汗，止烦，止唾，咳嗽，鼻齆；能堕胎，坚骨节，通血脉，理疏不足，宣导百药无所畏。久服神仙，不老。"

3.《药性论》："杀草木毒。""主治九种心痛，杀三虫，主破血，通利月闭，治软脚痹不仁，治胞衣不下，除咳逆，结气拥痹，止腹内冷气，痛不可忍，主下痢，治鼻息肉。"

4.《日华子》："桂心，治一切风气，补五劳七伤，通九窍，利关节，益精明目，暖腰膝，破痃癖癥瘕，消瘀血，治风痹骨节挛缩，续筋骨，生肌肉。"

5.《珍珠囊》："去卫中风邪，秋冬下部腹痛，非桂不能除。""肉桂，散阴疮之结聚排脓，入心引血化汗化脓。"

6.《医学启源》："补下焦火热不足，治沉寒痼冷之病，及表虚自汗。《主治秘要》云：渗泄，止渴。"

7.《本草经疏》："治命门真火不足，阳虚寒动于中，及一切里虚阴寒，寒邪客里之证。"

8.《本草汇》："散寒邪而利气，利气下行而补肾。能导火归原以通其气，达子宫而破堕胎。"

9.《本草从新》："引无根之火，降而归元，从治咳逆结气，目赤肿痛，格阳，喉痹，上热下寒等证。"

10.《得配本草》："补命门之相火，通上下之阴结，升阳气以交中焦，开诸窍而出阴浊，从少阳纳气归肝，平肝邪扶益脾土，一切虚寒致病并宜治之。"

【用法用量】　内服：煎汤，2～5 g，不宜久煎；研末，0.5～1.5 g；或入丸剂。外用：研末，调敷；浸酒，涂擦。

【宜忌】　阴虚火旺，里有实热，血热妄行出血及孕妇均禁服。畏赤石脂。

1.《药对》："忌生葱、石脂。"(引自《纲目》)

2.《医学启源》："春夏为禁药也。"

3. 李东垣："血热证忌桂，用桂忌用诸葱。"(引自《药性集要》)

4.《本草经疏》："血崩血淋尿血，阴虚吐血咯血，鼻衄齿

草蟋蟀、桂虱、蚜虫等。

【采收加工】 当树龄10年以上，韧皮部已积成油层时可采剥，春秋季节均可剥皮，以秋季8～9月采剥的品质为优。环剥皮按商品规格的长度稍长(41 cm)，将桂皮剥下，再按规格宽度略宽(8～12 cm)截成条状。条状剥皮即在树上按商品规格的长宽稍大的尺寸划好线，逐条地从树上剥下来，用地坑焖油法或箩筐外罩薄膜焖制法进行加工。4～5月剥的称春桂，品质差，9月剥的称秋桂，品质佳。树皮晒干后称桂皮，加工产品有桂通、板桂、企边桂和油桂。

【药材】 肉桂 *Cortex Cinnamomi* 主产于广西、广东，海南、福建。进口肉桂主产于越南。

性状 本品呈槽状(企边桂)或卷筒状(油筒桂)，长30～40 cm，宽或直径3～10 cm，厚0.2～0.8 cm。外表面灰棕色，稍粗糙，有不规则的细皱纹及横向突起的皮孔，有的可见灰白色的斑纹；内表面红棕色，略平坦，有细纵纹，划之显油痕。质硬而脆，易折断，断面不平坦，外层棕色而较粗糙，内层红棕色而油润，两层间有1条黄棕色的线纹。气香浓烈，味甜、辣。

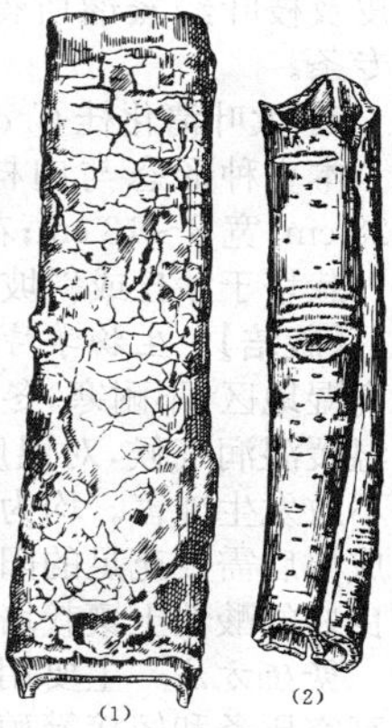

肉桂(树皮)外形
(1) 企边桂 (2) 油桂筒

进口肉桂 呈两侧向内卷曲的筒状，中央略向下凹的槽形，两端皆斜向削去外皮。外表面稍粗糙，具皱纹，有灰白色和黄棕色相间的斑块，圆形或半圆形皮孔多见；内表面棕色至棕褐色，光滑有细纵纹，指甲刻划显油痕。有特殊芳香气，味甜，微辛。

进口低山肉桂 外表面粗糙，内表皮稍粗糙。皮薄体较轻，断面浅黄色线纹明显。香气差，甜味淡，辛味较淡。

进口高山肉桂 外表面细致，内表面细致而润滑。皮厚体较重，断面浅黄色，线纹不明显。香气浓，甜味浓，辛味淡。

鉴别 (1) 树皮横切面：木栓细胞数列，最内层细胞外壁增厚，木化。皮层散有石细胞及分泌细胞。中柱鞘部位有石细胞群，继续排列成环，外侧伴有纤维束，石细胞通常外壁较薄。韧皮部射线宽1～2列细胞，含细小草酸钙针晶；纤维常2～3个成束；油细胞随处可见。薄壁细胞含淀粉粒。

粉末特征：红棕色。纤维大多单个散在，长梭形，长195～920 μm，直径约至50 μm，壁厚，木化，纹孔不明显。石细胞类方形或类圆形，直径32～88 μm，壁厚，有的一面菲薄。油细胞类圆形或长圆形，直径45～108 μm。草酸钙针晶细小，散在于射线细胞中。木栓细胞多角形，含红棕色物。

(2) 取本品粉末0.1 g，加氯仿1 ml浸渍，吸取氯仿液2滴于载玻片上，待挥干，滴加10%盐酸苯肼试液1滴，加盖玻片，镜下可见桂皮醛苯腙杆状结晶(检查桂皮醛)。

(3) 薄层色谱：取本品粉末0.5 g，加乙醇10 ml，密塞，冷浸20 min，时时振摇，滤过，滤液作为供试品溶液。另取桂皮醛对照品，加乙醇制成每1 ml含1 μl的溶液，作为对照品溶液。吸取供试品溶液2～5 μl、对照品溶液2 μl，分别点于同一硅胶G薄层板上，以石油醚(60～90 ℃)-醋酸乙酯(17∶3)为展开剂，展开，取出，晾干，喷以二硝基苯肼乙醇试液。供试品色谱中，在与对照品色谱相应的位置上，显相同颜色的斑点。

品质标志 《中华人民共和国药典》2005年版规定，照挥发油测定法测定，本品含挥发油不得少于1.2%，照高效液相色谱法测定，本品含桂皮醛(C_9H_8O)不得少于1.5%。

【成分】 桂皮含挥发油1.98%～2.06%，其主要成分为桂皮醛(cinnamaldehyde)，占52.92%～61.20%，还有乙酸桂皮酯(cinnamyl acetate)，桂皮酸乙酯(ethylcinnamate)，苯甲酸苄酯(benzyl benzoate)，苯甲醛(benzaldehyde)，香豆素(coumarin)，β-荜澄茄烯(β-cadinene)，菖蒲烯(calamenene)，β-榄香烯(β-elemane)，原儿茶酸(protocatechuic acid)，反式桂皮酸(*trans*-cinnamic acid)[1,2]等。又含儿茶素衍生物：3′-甲基-左旋-表儿茶素〔3′-O-methyl-(－)-epicatechin〕，5，3′-二甲基-左旋-表儿茶素，5，7，3′-三甲氧基-左旋-表儿茶素，4′-甲基-右旋-儿茶素〔4′-O-methyl-(＋)-catechin〕，7，4′-二甲基-右旋-儿茶素，5，7，4′-三甲基-右旋-儿茶素，左旋-表儿茶素-3-O-β-葡萄糖苷，左旋-表儿茶素-8-β-葡萄糖苷，左旋-表儿茶素-6-β-葡萄糖苷，左旋-表儿茶素，桂皮鞣质(cinnam tannin) A_2、A_3、A_4[3]；黄酮类：含原矢车菊素(procyanidin) C_1、B_1、B_2、B_5、B_7、A_2，原矢车菊素 B_2-8-C-β-D-葡萄糖苷，原矢车菊素B2-6-C-β-D-葡萄糖苷[4]；二萜类：桂皮新醇(cinncassiols) A、B、C_1、C_2、C_3、D_1、D_2、D_3、D_4、E，桂皮新醇A、B、C_1、D_1、D_2的-19-O-β-D-葡萄糖苷，D4的-2-O-β-D-葡萄糖苷[5～11]等；酚苷类：南烛木树脂酚-3α-O-β-D-葡萄糖苷(lyoniresinol-3α-O-β-D-glucopyranoside)，3，4，5-三甲氧基酚-β-D-洋芫荽糖(1→6)-β-D-葡萄糖苷〔3，4，5-trimethoxyphenol-β-D-apiofuranosyl(1→6)-β-D-glucopyranoside〕[12]。还含锡兰桂皮素(cinnzeylanine)，锡兰桂皮醇(cinnzeylanol)，脱水锡兰桂皮素，脱水锡兰桂皮醇[5]，消旋-丁香树脂酚(syringaresinol)，桂皮醛环甘油-1，3-缩醛〔cinnamic aldehydecyclicglycerol-1，3-acetal〕，桂皮醛环甘油-1，3-缩醛[12]，桂皮苷(cassioside)，桂皮苷(cinnamoside)[13]和桂皮多糖(cinnaman) AX[14]等化合物。

【药理】 1. 对胃肠运动的影响 桂皮油系芳香性健胃驱风剂，对肠胃有缓和的刺激作用，可促进唾液及胃液分泌，增强消化功能；并能解除胃肠平滑肌痉挛，缓解肠道痉挛性疼痛[1,2]。

2. 抗溃疡作用 肉桂水提取物腹腔注射或灌服50～100 mg/kg，对寒冷或水浸应激性大鼠胃溃疡均有很强的抑制作用。对5-羟色胺所致溃疡，也有明显抑制作用，且对胃液的分泌有很强的抑制作用，并能增加大鼠胃黏膜血流速率[3]。肉桂水提取物0.5～2.5 g/kg灌服3 d，对小鼠水浸应激性溃疡形成亦有明显的抑制作用[4]。从肉桂中分离出的抗溃疡活性成分桂皮苷0.15 μg/kg口服就能抑制70%乙醇、0.2 mol/L氢氧化钠、5-羟色胺所致溃疡，135 μg/kg口服能抑制应激性溃疡，150 μg/kg口服能抑制吲哚美辛所致溃疡的发生。0.15 μg/kg、1.0 μg/kg静脉注射可抑制5-羟色胺所引起的胃运动亢进。桂皮苷0.025 μg/kg胃内给药能抑制乙醇所致胃黏膜电位降低。以上说明，桂皮苷在极低剂量下对多种溃疡模型呈强抑制作用[5]。肉桂能抑制胰酶的活性[6]。

3. 抗血小板聚集作用 体外试验证明，肉桂甲醇提取物、桂皮醛能抑制血小板聚集，有抗凝血酶作用，桂皮酸亦

草药》)

4. 治结膜炎，疟疾　鲜回回蒜捣烂，先于内关穴垫以姜片，将药放于姜片上，用布包扎，待有热辣感时，将药除去。(《湖北中草药志》)

5. 治哮喘　回回蒜捣烂，敷大椎穴，发泡即除去。或取叶少量，用纱布包塞鼻孔，喘平后即除去。(《内蒙古中草药》)

6. 治牙痛　将回回蒜鲜品捣烂，取黄豆大，隔纱布敷合谷穴，左痛敷右，右痛敷左。(《昆明民间常用草药》)

7. 治胃痛，溃疡病　野桑椹鲜草洗净捣烂；或加红糖调匀，置于洗净的有凹陷的橡皮瓶塞内倒翻贴于胃俞、肾俞2穴(或配肓门、梁丘、阿是穴)，贴至微感灼痛(1～2 h)即取下，如发生水泡，消毒后挑破水泡，以无菌纱布覆盖，或不刺破，任其自行吸收，防止感染。(《陕甘宁青中草药选》)

1815 回回蒜果 huí huí suàn guǒ (《昆明民间常用草药》)

【异名】 水杨梅果(《昆明民间常用草药》)。

【基原】 为毛茛科毛茛属植物回回蒜 *Ranunculus chinensis* Bunge 的果实。

【原植物】 参见"回回蒜"条。

【采收加工】 6～7月采摘，鲜用或晒干。

【药性】 苦，微温。

【功用主治】 明目，截疟。主治夜盲，疟疾。

【用法用量】 内服：煎汤，3～9 g。外用：捣敷。

【选方】 1. 治夜盲　水杨梅果晒干研末，配羊肝煮食。

2. 治疟疾　水杨梅鲜果捏扁，发疟疾前2 h外敷手腕脉门处，男左女右。(1、2方出自《昆明民间常用草药》)

1816 肉桂 ròu guì (《新修本草》)

【异名】 菌桂(《离骚》)，牡桂(《本经》)，桂(《别录》)，大桂、筒桂(《新修本草》)，辣桂(《直指方》)，玉桂(《本草求原》)。

【基原】 为樟科樟属植物肉桂的干皮、枝皮。

【原植物】 1. 肉桂 *Cinnamomum cassia* Presl [*Laurus cinnamomum* Andr.; *L. cassia* C. G. et Th. Nees]　又名：桂木(《山海经》)，梫、木桂(《尔雅》)，桂树(《尔雅》郭璞注)。

常绿乔木，高12～17 m，芳香，树皮灰褐色；枝条被灰黄色短柔毛。叶互生或近对生；叶柄长1.2～2 cm，被黄色短绒毛；叶片长椭圆形，或近披针形，长8～34 cm，宽4～9.5 cm，先端尖或短渐尖，基部楔形，边缘内卷，上面绿色，有光泽，无毛，下面淡绿色，疏被黄色短绒毛，离基三出脉，横脉波状，近平行，革质。圆锥花序腋生或近顶生，长8～16 cm，被黄色绒毛，花序分枝末端具3朵花作聚伞状排列。花两性，长约4.5 mm，白色；花梗长3～6 mm，被黄褐色短绒毛；花被筒倒锥形，花被裂片卵状，先端钝或锐尖；能育雄蕊9，花丝被柔毛，第一、第二轮雄蕊长约2.5 mm，花药卵状长圆形，4室，上2室较小，内向瓣裂，第三轮雄蕊长约2.7 mm，花药卵状长圆形，4室，上2室较小，外侧向瓣裂，下2室外向瓣裂；退化雄蕊3，箭头状，连柄长约2 mm，柄被柔毛；子房卵球形，长约1.7 mm，无毛，花柱与子房等长，柱头小，不明显。果实椭圆形，长约1 cm，显紫色，无毛；果托浅杯状，有时略齿裂。花期6～8月，果期10～12月。

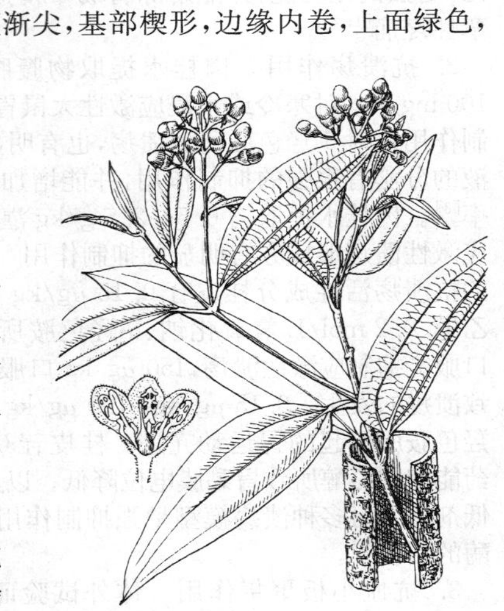

肉　桂

生于常绿阔叶林中，但多为栽培。在福建、广东、广西、海南、云南、台湾等地的热带及亚热带地区均有栽培，其中尤以广西栽培为多，大多为人工纯林。

本植物的幼嫩果实(桂丁)、嫩枝(桂枝)、叶(肉桂叶)、树皮及枝叶经蒸馏所得的芳香油(肉桂油)亦供药用，另设专条。

2. 大叶清化桂 *C. cassia* Presl var. *macrophyllum* Chu

本变种形态与肉桂的主要区别是：叶片甚大，长25～28 cm，宽8～13 cm；花丝近于无毛。

栽培于沙丘或斜坡山地。在广东、广西等有大面积栽培。

【栽培】 生物学特性　肉桂适生于热带与南亚热带高温高湿地区，不耐寒，冬季0 ℃以下易受冻害。大叶清化桂喜温暖湿润气候，对温度适应性较强，短期−3～−1 ℃低温不致发生冻害。均为半阴性树种，畏烈日直射，幼树喜阴，成树后需要充足的阳光，怕涝，宜土层深厚、质地疏松、排水良好的酸性土壤栽培。石砾土和碱性土壤不宜栽培。

繁殖方法　主要用种子繁殖，育苗移栽法；也可用扦插、高空压条和嫁接繁殖，还可萌芽更新。选速生、干直、紧厚多油、生长健壮的10～15年以上的优良母树采种。种子2～3月成熟，当果皮呈紫黑色时，即可分批收摘。将外果皮搓破脱开，即可播种，否则必须混湿沙贮藏，用清水冲洗，除去果皮，摊放阴干，但也不宜超过20 d，种子发芽率可达90%以上。播种期应随采随播，最迟不超过5月上旬。条播：行距20～24 cm，株距5～7 cm，覆土1～1.5 cm，播后盖草，淋水，保持土壤湿润，3～4星期，开始出土。1/3的种子发芽出土后，立即揭草，并搭盖荫棚或插芒萁遮荫。苗期要注意除草、松土和施肥，培育1年，苗高20～30 cm定植。造林密度，一般矮林作业，行距1.2～1.5 m，株距1.2 m，乔木林作业，行距5～6 m，株距4～5 m。3月新芽尚未萌发前，选阴天或小雨天进行定植。

扦插繁殖：在3月下旬至4月上旬，选优良母树新芽尚未萌发的嫩枝和半嫩枝作扦插材料，插后注意遮荫保湿，30～50 d开始愈合生根。高空压条繁殖：在3～4月新梢未长出时，选择生长2～3年、直径1～2 cm以上优良健壮的枝条进行高空压条。嫁接繁殖：一般于4～5月，选叶芽饱满、生长1～2年的大叶清化桂枝作接穗，以生长健壮的2～3年本地肉桂作砧木进行芽接。幼苗定植期随各地气候条件而异，行株距3 m×3 m或3.5 m×4 m。

田间管理　矮林抚育，宜间种木薯、芋头、绿肥等作物，结合农作物的中耕除草对肉桂幼树进行抚育；2～3年后停止混种作物，每年夏季和秋季各除草1次，并适当施追肥。乔木林的抚育，应多施磷肥，以促进油桂的形成。林冠过于闭郁，要进行间伐。

病虫害防治　病害有根腐病，发现病株及时拔除烧毁，用生石灰消毒畦面；桂叶褐斑病，用波尔多液喷洒；炭疽病，终年发生，以2～4月流行最盛，用50%托布津1 000倍液，50%退菌特1 000倍液喷洒，每隔7～10 d 1次，连续3～4次。虫害有肉桂木蛾，卷叶虫、肉桂褐色天牛、桂实象鼻虫、

3. 对心肌红细胞聚集性的影响　犬心脏在阻断冠脉血流后缺血区局部血液红细胞聚集性明显增大，全血屈服应力明显上升，红细胞电泳时间延长，在心肌缺血后静脉滴注回心草注射液，可阻止红细胞电泳时间的延长及聚集指数和全血屈服应力的上升，对血浆纤维蛋白原浓度无明显影响[3]。

【药性】 淡、微苦，平。

【功用主治】 养心安神。主治心悸怔忡，神经衰弱。

【用法用量】 内服：煎汤，6～9 g。

【选方】 1. 治心脏病　铁脚一把伞 3 g，大枣 30 g。冰糖适量，煎汤服。

2. 治精神病，神经衰弱　铁脚一把伞 6～9 g，辰砂草 3 g，酒少许。煎服。（1、2 方出自《云南中草药选》）

1813 回回豆 huí huí dòu（《救荒本草》）

【异名】 胡豆子（《本草拾遗》），回回豆子（《饮膳正要》），那合豆（《救荒本草》），香豆子、鸡豆、鸡头豆（《中国高等植物图鉴》）。

【基原】 为豆科鹰嘴豆属植物鹰嘴豆的种子。

【原植物】 鹰嘴豆 *Cicer arietinum* L.

一年生草本，高 25～50 cm。分枝多，有白色腺毛。奇数羽状复叶互生，有柄；托叶明显，有 3～5 个锯齿；小叶 9～15，对生或互生，叶片卵形、倒卵形或椭圆形，长 8～15 mm，宽 4～8 mm，先端尖，基部圆形，边缘有密锯齿，两面有白色腺毛。花单生叶腋，花梗长 1～2 cm，有腺毛；萼浅钟状，萼片 5，线形或披针形，急尖，有白色腺毛；花冠蝶形，白色或淡紫色，长 8～10 mm；雄蕊 10，二体；花柱内弯。荚果卵球形，膨胀，淡黄色，长约 2.5 cm，密被白色短柔毛。种子 1～2 颗，白色、红色或黑色，球形，基部具短尖，直径约 1 cm。花、果期 6～8 月。

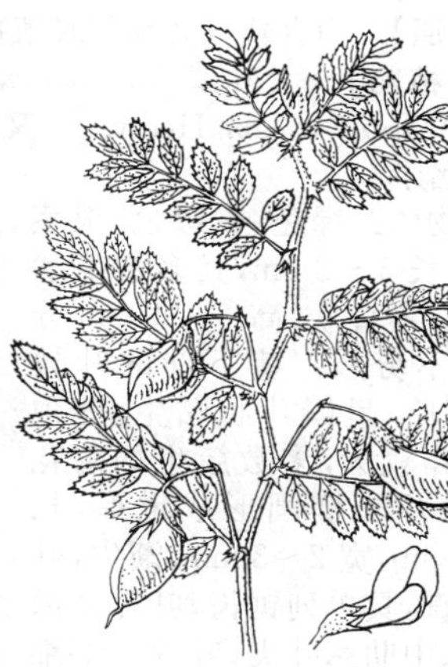

鹰 嘴 豆

栽培于我国河北、山西、陕西、甘肃、青海等地。

【采收加工】 8 月果实成熟时采收，晒干，留取种子。

【成分】 发芽种子的胚芽部分中含异黄酮成分鹰嘴豆芽素（biochanin）A、B、C[1～5]。

【药性】 《本草拾遗》："味甘，无毒。"

【功用主治】 清热解毒。主治消渴，肝炎，脚气。

1.《本草拾遗》："主消渴，勿与盐煮食之。"

2.《五杂俎》："磨入面中，极香，能解面毒。"（引自《纲目拾遗》）

【用法用量】 内服：煎汤，10～30 g；或作食品，适量。

1814 回回蒜 huí huí suàn（《救荒本草》）

【异名】 水胡椒、蝎虎草（《救荒本草》），黄花草、土细辛、鹅巴掌（《中国药用植物图鉴》），水杨梅、小桑子、糯虎掌（《昆明民间常用草药》），野桑椹、小回回蒜（《新疆中草药》），鸭脚板、山辣椒（《湖北中草药志》）。

【基原】 为毛茛科毛茛属植物回回蒜的全草。

【原植物】 回回蒜 *Ranunculus chinensis* Bunge

一年或二年生草本，高 20～70 cm。须根多数，簇生。茎直立，多分枝，中空，密生开展的淡黄色糙毛。基生叶与下部叶有长达 12 cm 的叶柄；为三出复叶；叶片轮廓宽卵形或三角形，长 2.7～7.5 cm；中央小叶 3 深裂，裂片狭长，上部有少数不规则锯齿，具长柄；侧生小叶不等 2～3 裂，具短柄；茎上部叶较小且叶柄较短；小叶两面及叶柄均有糙毛。花序有较多疏生的花；花两性，单生，直径 6～12 mm；花梗有糙毛；萼片 5，狭卵形，外面被柔毛；花瓣 5，宽卵圆形，黄色，基部有短爪，蜜槽有卵形小鳞片；雄蕊多数；花托在果期伸长，圆柱形，长达 1 cm，有白短毛；心皮多数。瘦果扁平，无毛边缘有棱，喙极短。花、果期 5～9 月。

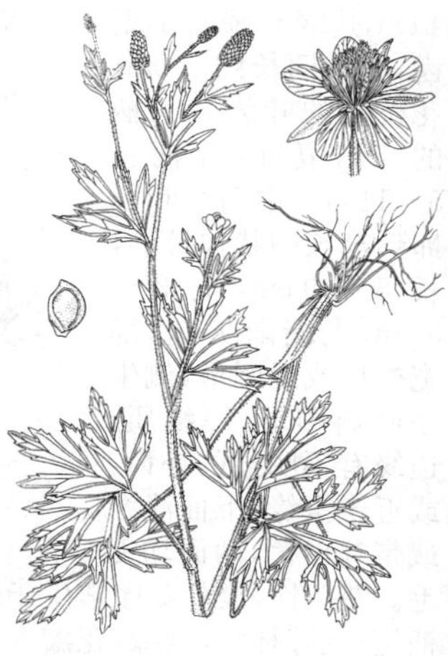

回 回 蒜

生于海拔 700～2 500 m 的平原与丘陵、溪边及田旁水湿草地。分布于东北、华北、中南、西南及江苏、安徽、江西、山东、陕西、甘肃、青海、新疆。

本植物的果实（回回蒜果）亦供药用，另设专条。

【采收加工】 5～6 月采收，晒干或鲜用。

【药性】 辛、苦，温，有毒。

1.《陕西中草药》："味淡，性温，有毒。"

2.《内蒙古中草药》："味辛，微苦，性温，有毒。"

【功用主治】 解毒退黄，定喘，镇痛。主治肝炎，黄疸，肝硬化腹水，疟疾，哮喘，胃痛，风湿痛，疮癞，牛皮癣，牙痛。

1.《中国药用植物图鉴》："全草为引赤刺激剂，并用治气管疾病。民间用以外包寸口，治疟疾，塞鼻去眼翳，包耳下治牙痛，外搽治牛皮癣。"

2.《陕西中草药》："降血压，截疟，消炎退肿，退云翳。主治高血压病，疟疾，哮喘，食管癌，恶疮痈肿，角膜云翳。"

3.《内蒙古中草药》："主治急性黄疸型肝炎。"

【用法用量】 外用：外敷患处或穴位，皮肤发赤起泡时除去，或鲜草洗净绞汁涂搽，或煎水洗。内服：煎汤，3～9 g。

【宜忌】 本品有毒，一般供外用。内服宜慎，并需久煎。外用对皮肤刺激性大，用时局部要隔凡士林或纱布。

1.《陕西中草药》："本品外敷后使局部起泡，应注意将泡刺破，并防止感染。"

2.《内蒙古中草药》："不作内服。"

【选方】 1. 治肝炎、急性黄疸型肝炎　用回回蒜全草 9 g，加苦马菜 3 g，蒸水豆腐服食。

2. 治疮癞　水杨梅煎水外洗。（1、2 方出自《昆明民间常用草药》）

3. 治牛皮癣　鲜回回蒜叶捣烂，敷患处。（《内蒙古中

(Bl.)Merr. ［*Ampelopsis heterophylla* Bl.］

木质藤本。枝无毛；卷须纤细，短而分枝，顶端有吸盘。叶异型，营养枝上的常为单叶，心形，较小，长 2～4 cm，边缘有稀疏小锯齿，小叶柄长约 1 cm；花枝上的叶为具长柄的三出复叶；叶柄长 5～11 cm；中间小叶长卵形至长卵状披针形，长 5～9 cm，宽 2～5 cm，先端渐尖，基部宽楔形或近圆形，侧生小叶斜卵形，厚纸质，边缘有不明显的小齿，或近于全缘，下面淡绿或带苍白色，两面均无毛。花两性，聚伞花序常生于短枝顶端叶腋，多分枝，较叶柄短；花萼杯状，全缘；花瓣 5，有时为 4，淡绿色；雄蕊与花瓣同数且对生；花盘不明显；子房 2 室，花柱粗短，圆锥状。浆果球形，直径约 6 mm，成熟时紫黑色，被白粉。花期 6～7 月，果期 8～9 月。

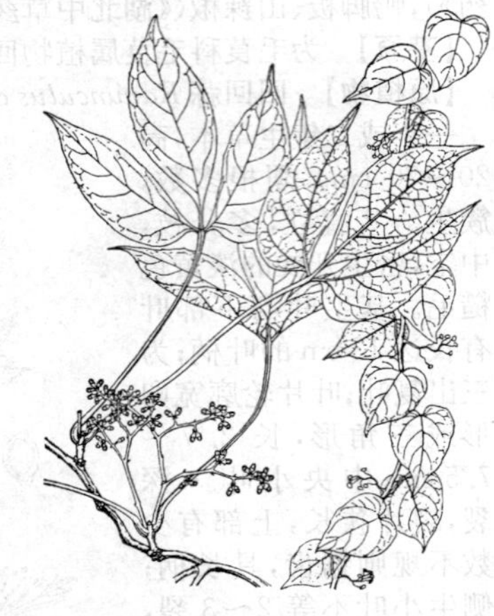

异叶爬山虎

生于海拔 900～1 200 m 的山坡灌丛或岩石上，亦有栽培。分布于浙江、安徽、福建、江西、湖北、湖南、广东、广西、海南、四川、贵州、云南、台湾等地。

【栽培】 生物学特性　喜凉爽的气候，多攀援他物生长，耐旱，忌积水。宜在疏松而富含腐殖质的砂质壤土栽培。

繁殖方法　扦插繁殖。春、夏季扦插，以春季较好。选择健壮的枝条，长 12～15 cm，剪去叶片，按行株距 5 cm×5 cm，斜插于苗床上，入土深度为插条的 1/2，稍压紧后，浇水，保持湿润。插后 20～30 d 可以定植。按行株距 100 cm×100 cm 开穴，选阴雨天种植，每穴种植 2～3 株。此外，还可以用种子繁殖。

田间管理　当藤蔓长 35～40 cm 时，搭棚架引藤蔓攀缘，每年中耕除草 3～4 次，每次中耕除草后结合追肥。在生长前期，为促进藤蔓生长，肥料以氮肥为主；以后，每年春秋季各施堆肥或厩肥 1 次。

【采收加工】 9～12 月挖取全株，摘除叶片，根、茎分别切段或切片，鲜用或晒干；叶可鲜用。

【药性】 微辛、涩，温。

1.《贵州民间药物》："苦、涩，无毒。"

2.《浙江民间常用草药》："甘、微涩，温。"

3.《全国中草药汇编》："酸、涩，温。"

【功用主治】 祛风除湿，散瘀止痛，解毒消肿。主治风湿痹痛，胃脘痛，偏头痛，产后瘀滞腹痛，跌打损伤，痈疮肿毒。

1.《浙江民间常用草药》："祛风湿，通经络，止血。"

2.《中国药用植物志》："破产后血结，主治赤白带下，瘦损不能饮食。"

3.《广西本草选编》："散瘀消肿，止痛接骨。主治风湿痹痛，赤白带下，产后腹痛，跌打肿痛，骨折，疮疡溃烂。"

【用法用量】 内服：煎汤，15～30 g。外用：煎水洗；或捣敷；或研末撒。

【宜忌】 孕妇禁服。

【选方】 1. 治风湿关节痛　异叶爬山虎根、茎 30 g，血藤 15 g，络石藤 15 g。水煎服。(《湖南药物志》)

2. 治胃痛　吊岩风鲜根或茎 60 g，红糖 15 g。水煎服。(《福建药物志》)

3. 治偏头痛　异叶地锦根 30 g，防风 9 g，川芎 6 g。水煎服，连服 3～4 d。(《浙江民间常用草药》)

4. 治手颤无力　吊岩风 60 g，薏米根 30 g。水煎服。(《福建药物志》)

5. 治月经不调，衄血　异叶爬山虎根、茎 9～15 g，茜草 15 g。水煎服。(《湖南药物志》)

6. 接骨　三角风根、倒触伞根(即白泡刺根)、白蜡树根皮各 1 把。拌苦酒糟，捣绒，炒热外包，酌情换药。(《贵州民间药物》)

7. 治疖毒，创伤　三角风根皮、苦参、野桑根等捣烂，拌和酒糟或黄酒，做成饼状，烘热敷患处。(《天目山药用植物志》)

8. 治小儿烂头疮　巴山虎叶，捣烂敷患处。(《广西民族药简编》)

1812 回心草 huí xīn cǎo (《云南中草药选》)

【异名】 铁脚一把伞(《云南中草药选》)，太阳草(陕西)。

【基原】 为真藓科大叶藓属植物大叶藓的植物体。

【原植物】 大叶藓 *Rhodobryum roseum* (Hedw.) Limpr. ［*Mnium roseum* Hedw.］ 又名：红大叶藓(《云南中药资源名录》)。

植物体鲜绿色、深绿色，根茎横走，长 5～8 cm，具多数毛状假根。茎直立，高 3～6 cm，分枝或不分枝。茎下部的叶较小，膜质，呈鳞片状贴生，茎顶部的叶较大，多数簇生如菊花状；叶片长椭圆形或锹形，长 5～8 mm，宽 2～3 mm，渐尖，叶缘平直，具单列锯齿，叶片基部微卷；中肋达叶尖；叶片上部细胞近菱形，4～6 边形，基部细胞长方形。雌雄异株；夏、秋自顶叶丛中簇生数个孢子体；蒴柄细，长 3～5 cm；孢蒴圆柱状长卵形，长 7～8 mm，红黄色，下垂。

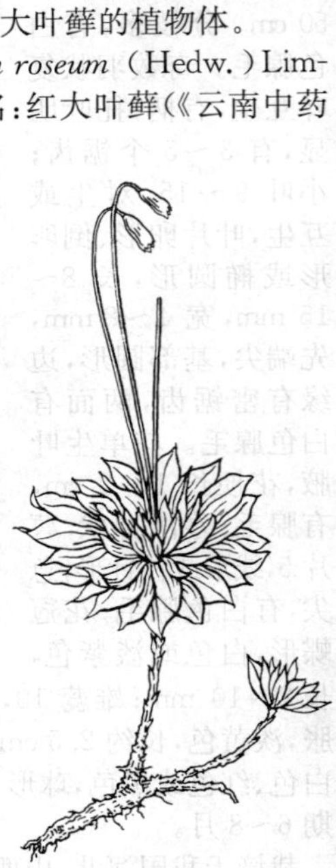

大叶藓

生于林下潮湿地、沟边土坡及岩面薄土上。分布于辽宁、吉林、黑龙江、云南等地。

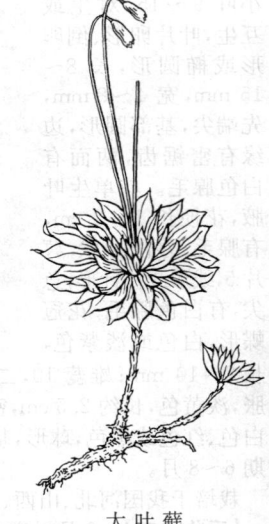

【采收加工】 全年均可采收，晒干；亦可鲜用。

【药理】 1. 降低血黏度作用　回心草注射液(1 g/ml)静脉滴注，对麻醉犬阻断冠脉血流后 30 min 引起的全血黏度及血浆黏度升高、红细胞电泳时间明显延长等，均有显著降低作用，而血细胞比容、血浆纤维蛋白浓度则无明显改变[1]。

2. 降血脂及抗动脉粥样硬化作用　在灌喂高脂饮食同时，每日服用回心草 6 g(生药)/kg，连续 8 星期，可使兔血清总胆固醇(TC)、三酰甘油(TG)和低密度脂蛋白(LDL)水平及 TC/HDL 比值明显降低，而高密度脂蛋白(HDL)明显升高，动脉内膜粥样斑块面积显著减少[2]。

4. 治黄水疮　苦树皮研粉，菜油调涂。

5. 治秃疮　苦树皮、盘龙七、黄柏各适量。共研细粉，菜油调敷。

6. 治阴道发痒　苦树皮、黄柏各适量。共研细粉，菜油调敷。（4～6方出自《陕西中草药》）

7. 治毒蛇咬伤　鲜苦树梗二重皮杵烂敷患处。（福州台江区《民间实用草药》）

1810 吊竹梅 diào zhú méi（《福建民间草药》）

【异名】　水竹草（《岭南大学校园植物名录》），金瓢羹、白带草（《福建民间草药》），吊竹菜、紫背金牛、血见愁（《南宁市药物志》），鸡舌黄、红舌草、红竹仔草（《泉州本草》），花叶竹夹菜、二打不死、百毒散（《广西民间常用中草药手册》），红竹壳菜、鸭舌红、红鸭跖草（《福建中草药》），百书草、花蝴蝶（《广西药用植物名录》），风眼草、银白风眼草（《红河中草药》）。

【基原】　为鸭跖草科吊竹兰属植物吊竹梅的全草。

【原植物】　吊竹梅 *Zebrina pendula* Schnizl.［*Cyanotis vittata* Lindl.］

多年生草本，长约1 m。茎半肉质，分枝，披散或悬垂。叶互生，无柄；叶片椭圆形、椭圆状卵形至长圆形，长3～7 cm，宽1.5～3 cm，先端急尖至渐尖或稍钝，基部鞘状抱茎，鞘口或有时全部叶鞘均被疏长毛，上面紫绿色而杂以银白色，中部和边缘有紫色条纹，下面紫色，通常无毛，全缘。花聚生于1对不等大的顶生叶状苞内；花萼连合成1管，3裂，苍白色；花瓣连合成1管，白色，长约1 cm，裂片3，玫瑰紫色；雄蕊6，着生于花冠管的喉部，花丝被紫蓝色长细胞毛；子房3室，花柱丝状，柱头头状，3圆裂。果为蒴果。花期6～8月。

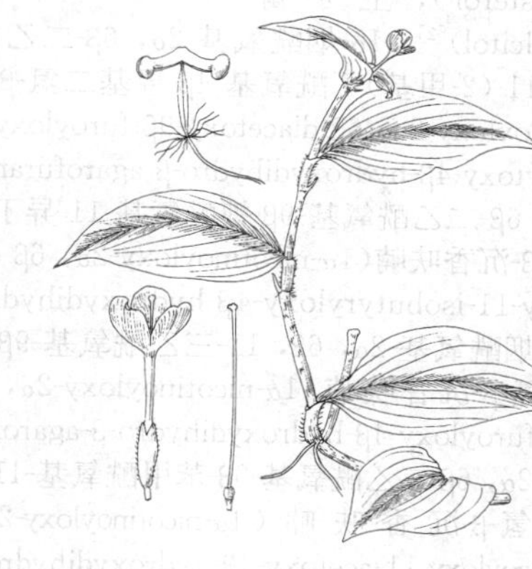

吊竹梅

生于山边、村边和沟旁以及路边较阴湿的草地上。广植于浙江、福建、广东、海南、广西等地。原产墨西哥。

【栽培】　生物学特性　喜温暖湿润气候，耐荫，不耐寒。宜选择疏松肥沃、排水良好的壤土或砂质壤土栽培。

繁殖方法　分株繁殖法。春季，挖出分株，按行株距18 cm×10 cm开穴栽植，淋水保苗。

田间管理　栽后经常浇水保湿，定期除草松土，每年追肥2～3次。

【采收加工】　全年均可采收，晒干或鲜用。

【成分】　全草含β-谷甾醇（β-sitosterol），3β，5α，6β-三羟基豆甾烷（3β，5α，6β-trihydroxyl stigmastane），琥珀酸（succinic acid）[1]。

叶含4种乙酰花色苷[2]，吊竹梅素（zebrinin）[3]和单去咖啡酰基吊竹梅素（monodecaffeylzebrinin）[4]等。

【药理】　抗肿瘤作用　吊竹梅的水提取物及醇浸膏分别于腹腔注射200 mg/kg，对小鼠腹水型肉瘤 S_{180} 的抑瘤率为45％和49％。从全草中分得3个抗肿瘤有效成分，给荷瘤小鼠注射，其抑瘤率分别为：琥珀酸43％（160 mg/kg）；β-谷甾醇91％（100 mg/kg）；3β，5α，6β-三羟基豆甾烷98％（100 mg/kg）。特别是后者，剂量增加1倍时，仍未发现毒性，体重递增也和正常组平行[1]。

【药性】　甘，淡，寒。归膀胱、肺、大肠经。

1.《海南岛常用中草药手册》："甘，淡，平。"

2.《广西本草选编》："味甘，性微寒。"

3.《浙江药用植物志》："微辛，寒。"

【功用主治】　清热利湿，凉血解毒。主治水肿，小便不利，淋证，痢疾，带下，咳嗽咯血，目赤肿痛，咽喉肿痛，疮痈肿毒，烧烫伤，毒蛇咬伤。

1.《海南岛常用中草药手册》："镇咳利水。主治咳嗽，肺水肿，肾性水肿。"

2.《广西本草选编》："主治目赤肿痛，乳腺炎。"

3.《全国中草药汇编》："主治肺结核咳嗽咯血，咽喉肿痛，急性结膜炎，细菌性痢疾，尿路感染，瘰疽，毒蛇咬伤。"

4.《广西民族药简编》："治产后流血过多，小腹痛，心脏性水肿，烧烫伤。"

5.《浙江药用植物志》："主治淋症，呕血。"

6.《福建药物志》："清热凉血，解毒消肿。主治肺炎，百日咳，关节痛，乳糜尿，失眠，狂犬咬伤，无名肿毒。"

【用法用量】　内服：煎汤，15～30 g，鲜品60～90 g；或捣汁。外用：捣敷。

【宜忌】　孕妇禁服。

【选方】　1. 治泌尿系感染　鲜吊竹梅12 g，十大功劳根15 g。水煎服。（《福建药物志》）

2. 治慢性痢疾　鲜吊竹梅全草60～90 g，白米30 g。同炒至半成炭为度，水煎服。（《福建中草药》）

3. 治白带　鲜吊竹梅全草60～120 g，冰糖30 g，淡菜30 g。酌加水煎成半碗，饭前服，每日2次。（《福建民间草药》）

4. 治咳血　鲜吊竹梅全草60～90 g，猪肺120 g。酌加水煎成1碗，饭后服，每日2次。（《福建民间草药》）

5. 治目赤肿痛（急性结合膜炎）　鲜吊竹梅全草30～60 g，一点红鲜全草30 g。共捣烂，外敷患眼。（《福建中草药》）

6. 治乳腺炎　鲜（红竹壳菜）全草适量。加生盐捣烂外敷。（《广西本草选编》）

7. 治烧烫伤　红竹壳菜捣烂敷患处。（《广西民族药简编》）

8. 治蛇咬伤　鲜（吊竹梅）全草30～60 g。捣绞汁冲酒内服，渣敷患处。（《泉州本草》）

1811 吊岩风 diào yán fēng（《贵州民间药物》）

【异名】　三皮风、三角风（《贵州民间药物》），异叶地锦、小叶红藤（《天目山药用植物志》），青藤、猴仙丹、捆仙藤（《福建药物志》），小风藤、三爪虎（《湖南药物志》），红葡萄藤、上木蛇、上木三叉虎、三叉虎、上竹龙、上树蜈蚣（《全国中草药汇编》），单吊根、爬山虎（《广西药用植物名录》），巴山虎（《广西民族药简编》）。

【基原】　为葡萄科爬山虎属植物异叶爬山虎的根、茎或叶。

【原植物】　异叶爬山虎 *Parthenocissus heterophylla*

【栽培】 生物学特性　喜温暖湿润环境。多盆栽。

繁殖方法　分株繁殖。幼株种植后，在其发根完整，有新的生长点以前，不要急于将母株切断。此外，用肉质根繁殖也可。

田间管理　冬季温度低时，务必使植株保持干燥。春、夏季生长期，应保持土壤湿润。秋季、冬季减少浇水量，但冬季也不能使土壤全干。生长期每旬施用腐熟稀薄的肥水1次，冬季每月施1次。

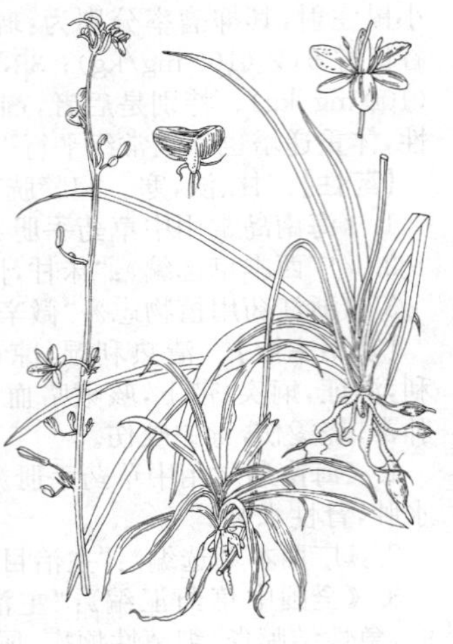

吊 兰

【采收加工】 全年均可采收，鲜用。

【成分】 全草含吊兰素[1]。

【药理】 对心血管系统的作用　石吊兰素 2.5 mg/kg 静脉注射降压时伴有左室内压峰值及外周阻力下降，5 mg/kg 静脉注射使外周阻力及血压进一步降低，舒张压的下降超过收缩压，心率、心输出量及左室内压上升速率峰值等均见明显降低。低剂量的石吊兰素的降压作用主要系舒张血管所致，石吊兰素较大剂量对心脏的抑制作用可能也参与了其降压成分[1]。

【药性】 《福建药物志》："甘、微苦，平。"

【功用主治】 《福建药物志》："清热止咳，消肿止痛。主治咳嗽，跌打损伤，痈，疔疖。"

【用法用量】 内服：煎汤，6～15 g，鲜品 15～30 g。外用：捣敷；或煎水洗。

【选方】 1. 治咳嗽　鲜吊兰 15～30 g，枇杷叶 9～15 g。水煎服。(《福建药物志》)

2. 治骨折(复位后，小夹板固定)　鲜树蕉瓜捣烂敷患处。(《文山中草药》)

3. 治疔疮肿毒　鲜挂兰叶一握。调冬蜜捣烂外敷。

4. 治痔疮肿痛　鲜挂兰全草一握。酌加水煎熏洗。(3、4 方出自《福建民间草药》)

5. 治烧伤　鲜树蕉瓜根适量，捣烂敷患处。(《文山中草药》)

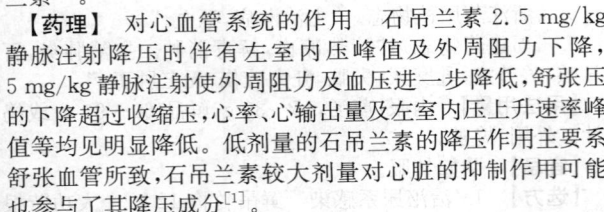

1809 吊干麻 diào gān má (《贵州草药》)

【异名】 马断肠、萝卜药(《中国经济植物志》)，老虎麻(《贵州草药》)，苦树皮、菜药、棱枝南蛇藤、大钓鱼竿(《陕西中草药》)，苦通皮、菜虫药(《全国中草药汇编》)。

【基原】 为卫矛科南蛇藤属植物苦皮藤的根及根皮。

【原植物】 苦皮藤 *Celastrus angulata* Maxim.　又名：南山叶(《亨利中国植物名录》)，苦树(《中国树木分类学》)，大马桑、酸枣子藤(《中国经济植物志》)。

藤状落叶灌木，长 5～7 m。小枝亮红褐色，密生细小皮孔，常有 4～6 锐棱。叶互生；叶柄粗壮，长达 3 cm；叶片革质，宽卵形、椭圆形或近圆形，长 8～16 cm，宽 6～15 cm，先端短尖，基部近圆形，边缘具不规则圆锯齿。花雌雄异株，聚伞状圆锥花序顶生，长 10～20 cm；花小，多而密生，绿色或黄绿色；雄花萼片开放，花瓣长椭圆形；雌花子房近球形，柱头 3～4 裂。蒴果近球形，直径 1～1.2 cm，3 瓣裂，果序长达 20 cm。种子每室 2 颗，具红色假种皮。花期 4～6 月，果期 8～10 月。

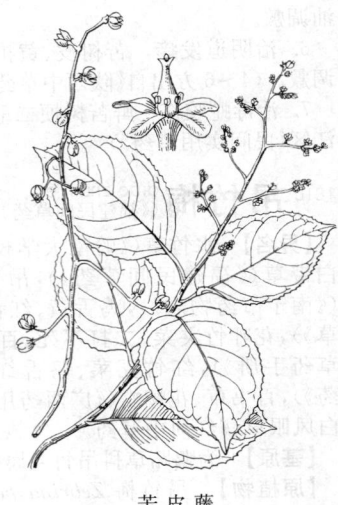

苦 皮 藤

生于山坡密林下或灌木丛中。分布于江苏、浙江、安徽、山东、湖北、湖南、广东、广西、四川、贵州、云南、陕西、甘肃。

【采收加工】 9～11 月采挖，南方全年均可采，剥取根皮，晒干。

【成分】 根及根皮中含苦皮藤素(celangulin)[1]，β-谷甾醇(β-sitosterol)，卫矛醇(dulcitol)[2]，1α-烟酰氧基-2α，6β-二乙酰氧基-9β-糠酰氧基-11-(2-甲基)丁酰氧基-4β-羟基二氢-β-沉香呋喃〔1α-nicotinoyloxy-2α，6β-diacetoxy-9β-furoyloxy-11-(2-methyl)butyrytoxy-4β-hydroxydihydro-β-agarofuran〕，1α-烟酰氧基-2α，6β-二乙酰氧基-9β-糠酰氧基-11-异丁酰氧基-4β-羟基二氢-β-沉香呋喃(1α-nicotinoyloxy-2α，6β-diacetoxy-9β-furoyloxy-11-isobutyryloxy-4β-hydroxydihydro-β-agarofuran)，1α-烟酰氧基-2α，6β，11-三乙酰氧基-9β-糠酰氧基-4β-羟基二氢-β-沉香呋喃(1α-nicotinoyloxy-2α，6β，11-triacetoxy-9β-furoyloxy-4β-hydroxydihydro-β-agarofuran)，1α-烟酰氧基-2α，6β-二乙酰氧基-9β-苯甲酰氧基-11-乙酰氧基-4β-羟基二氢-β-沉香呋喃(1α-nicotinoyloxy-2α，6β-diacetoxy-9β-benzoyloxy-11-acetoxy-4β-hydroxydihydro-β-agarofuran)[3]。

【药性】 辛、苦，凉，小毒。

1.《贵州草药》："辛，凉。"

2.《陕西中草药》："味苦，性寒。"

3.《全国中草药汇编》："苦，平，有小毒。"

【功用主治】 祛风除湿，活血通经，解毒杀虫。主治风湿痹痛，骨折伤痛，闭经，疮疡溃烂，头癣，阴痒。

1.《贵州草药》："清热透疹，舒筋活络，调经。治小儿麻疹不出，风湿，劳伤，关节疼痛，经闭。"

2.《陕西中草药》："解毒，消肿。治黄水疮，秃疮，骨折肿痛，阴道发痒。"

3.《贵州民间方药集》："生血。治贫血。"

4.《全国中草药汇编》："清热利湿，杀虫。"

【用法用量】 内服：煎汤，15～30 g；或泡酒。外用：煎水洗；或捣烂、研末敷。

【宜忌】 孕妇慎服。

【选方】 1. 治风湿，劳伤，关节疼痛　吊干麻、藤萝根、白金条各 30 g。泡酒服。

2. 治经闭　吊干麻、大过路黄根各 30 g。煨水服。用酒为引。(1、2 方出自《贵州草药》)

3. 治久年臁疮　鲜苦树梗二重皮，加猪油适量，杵烂。每日敷 2 次，连用 1～2 星期。(福州台江区《民间实用草药》)

木鳖碱(pseudostrychnine),伪马钱子碱(pseudobrucine),N-甲基-断-伪番木鳖碱(icajine),番木鳖次碱(vomicine),N-甲基-断-伪马钱子碱(novacine),马钱子碱-N-氧化物(brucine-N-oxide)[1],小檗碱(berberine)[2],16-甲氧基番木鳖碱(16-methoxystrychnine),16-乙氧基番木鳖碱(16-ethoxystrychnine),16-丙氧基番木鳖碱(16-propoxystrychnine)[3]。又含马钱子苷(loganin)[4]。

【药性】《全国中草药汇编》:"苦,温,有大毒。"

【功用主治】《纲目拾遗》:"治中毒,服毒,蛇蝎蜈蚣等伤,疫疾中风昏仆,腹痛泻痢,疟疾初作,刀斧伤,血漏,蛔虫,痞积,难产,头疮痒烂鬎鬎,潮热。"

【用法用量】 内服:磨汁,每次 0.06～0.09 g,每日 2～3 次。外用:刮末撒;或调敷。

【宜忌】 体虚、久病者慎服,孕妇禁服。本品有剧毒,如误服或剂量过大可致中毒,出现口吐白沫、烦躁不安、呼吸急促、强直惊厥、角弓反张等症状,严重者可引起死亡。

【选方】 1. 治头疮痒烂鬎鬎 吕宋果切碎,以油煎之,趁热遍擦,向火取暖,随以布向火取热,覆病人身上而睡,又以被盖,不见生风即愈。(《纲目拾遗》)

2. 治内痔外翻 吕宋果,以醋磨,涂患处。(《贵州中医验方》)

1807 吕宋楸毛 lǚ sòng qiū máo (李承祜《生药学》)

【异名】 吕宋楸荚粉、加麻刺(李承祜《生药学》),红果果毛、粗糠柴毛(《万县中草药》)。

【基原】 为大戟科野桐属植物粗糠柴果实的腺毛、毛茸。

【原植物】 粗糠柴 *Mallotus philippinensis* (Lam.) Muell. Arg. [*Croton philippinense* Lam.] 又名:香檀、香桂树(《广州植物志》),假桂树、新妇木(《广西中药志》),菲律宾桐、鹅果树(《中国经济植物志》),香楸藤、楸树(江西《草药手册》),将军树(《广西植物名录》),花樟树(《湖南中药资源名录》),鸡尾树、野荔枝(《云南药用植物名录》),痢灵树(《全国中草药汇编》),蚂蚁树(《广西民族药简编》),六年仔、大枫脑(《中药大辞典》)。

常绿小乔木,高 2～10 m。茎黑褐色或灰棕色,无毛。小枝、幼叶和叶柄均被褐色星状柔毛。叶互生或近对生;叶柄长 1～5 cm;叶片近革质,卵形、长圆形至披针形,长 5～19 cm,宽 2～7.5 cm,先端渐尖,基部钝圆或阔楔形,有基出 3 脉和 2 腺体,全缘或有钝齿,上面绿色,光滑无毛,有稀疏红色腺点,下面多粉白色,密被红褐色星状短柔毛及红色腺点。总状花序顶生或腋生,花序枝及花梗、花萼外面、子房均被褐色星状毛及红色腺点;花单性同株;花小,黄绿色,无花瓣;雄花序成束或单生,长 5～8 cm,多花,雄花萼片 3～4,卵形,膜质,雄蕊 18～32,花药 2 室;雌花序单生,长 3～7 cm;雌花萼管状,3～5 裂,子房球形,2～3 室,羽状柱头 2～3,有红色腺点,有时有退化雄蕊。蒴果三棱状球形,直径 6～10 mm,无软刺,密被鲜红色颗粒状腺点,成熟时开裂为 3 个分果爿;种子球形,黑色,平滑。花期 2～4 月,果期 7～10 月。

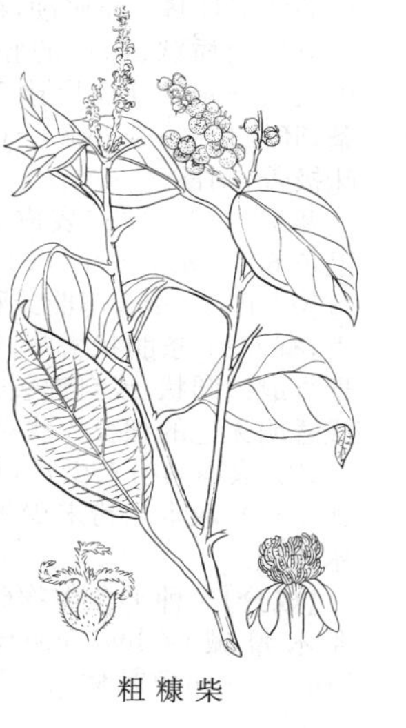

粗糠柴

生于海拔 300～1 600 m 灌丛、杂木林及林缘、路边。分布于浙江、福建、江西、海南、湖北、湖南、广东、广西、四川、贵州、云南、甘肃、台湾等地。

本植物的叶(粗糠柴叶)、根(粗糠柴根)亦供药用,另设专条。

【采收加工】 9～10 月果实充分成熟时采摘,入布袋中,摩擦搓揉抖振,擦落毛茸,拣去果实,收集毛茸,干燥即可。

【药材】 吕宋楸毛 *Hair Malloti Philippinensis* 产于广东、广西、湖南、云南、四川、福建、江西等地。

性状 毛茸呈细粒状、暗红色、浮动性粉末,无臭,无味。投水面上浮,微使水色变红。投乙醇、醚、氯仿及氢氧化钾试液中,能使溶液呈深红色。徐徐振荡之,其灰色部分(非腺毛)聚集于表面。

【成分】 本品含粗糠柴毒素(rottlerin)、异粗糠柴毒素(isorottlerin)[1,2],4-羟基粗糠柴毒素(4-hydroxyrottlerine),3,4-二羟基粗糠柴毒素(3,4-dihydroxyrottlerine)[3],间苯三酚(phloroglucinol)[4]及卡马拉查耳酮(kamalachalcone)A、B[5]。

【药理】 驱虫等作用 粗糠柴毒素及异粗糠柴毒素有驱虫作用[1],对兔小肠能提高张力,增强蠕动[2]。

【药性】 淡,平,小毒。

1.《广西中药志》:"味淡,性平。"

2.《全国中草药汇编》:"微苦、微涩,凉。"

3.《福建药物志》:"有毒。"

【功用主治】 驱虫缓泻。主治绦虫病,蛔虫病,蛲虫病。

1.《广西中药志》:"能驱除绦虫,蛔虫,蛲虫,并兼有泻下作用,故服药后无须再服泻药。民间用治烂疮,跌打,煎水洗脚肿,风湿。"

2.《中国药用植物图鉴》:"为驱除绦虫药,具有缓泻作用,适用于小儿及体弱者。"

【用法用量】 内服:研末,1～3 g;或装胶囊;或煎汤。外用:煎水洗或涂敷。

【宜忌】《全国中草药汇编》:"果实上腺毛有毒,过量则可引起中毒,发生恶心、呕吐、强烈下泻。"

【选方】 治绦虫病 红果果毛 3 g。水煎,冲服雷丸 2 粒。(《万县中草药》)

1808 吊兰 diào lán (《广西药用植物名录》)

【异名】 挂兰、匍匐兰、钓兰(《福建民间草药》),树蕉瓜、折鹤兰(《文山中草药》),兰草(《广西本草选编》),倒吊兰(《福建药物志》)。

【基原】 为百合科吊兰属植物吊兰的全草或根。

【原植物】 吊兰 *Chlorophytum comosum* (Thunb.) Baker

多年生草本。根茎短而肥厚,呈纺锤状。叶自根际丛生,多数;叶细长而尖,绿色或有黄色条纹,长 10～30 cm,宽 1～2 cm,向两端稍变狭。花葶比叶长,有时长达 50 cm,常变为匍枝,近顶部有叶束或生幼小植株;花小,白色,常 2～4 朵簇生,排成疏散的总状花序或圆锥花序,花梗关节位于中部至上部;花被叶状,裂片 6 枚;雄蕊 6,稍短于花被片,花药开裂后常卷曲;子房无柄,3 室,花柱线形。蒴果三角状扁球形,每室具种子 3～5 颗。花期 5 月,果期 8 月。

各地广泛栽培,供作观赏。原产非洲南部。

研细末。轻剂一钱，中剂二钱，大剂三钱，黄酒调服，米汤亦可。(《医宗金鉴》护膜散)

4. 治外臁　白蜡一钱，轻粉一钱，猪油三两。捶烂以油纸摊膏贴之。(《万氏秘传外科心法》三白膏)

【各家论述】1. 朱丹溪："白蜡，禀受收敛坚强之气，为外科要药。与合欢皮同入长肌肉膏中，用之效。"(引自《纲目》)

2.《本草求真》："虫蜡，味甘气温，按甘益血补中，温能通经活络，故书载能止痛生肌，补虚续绝，与桑螵蛸同有补虚之意，可为外科圣药。是以郑赞寰云，汪御章尿血，用白蜡加于凉血滋肾药中遂愈，则知虫蜡亦皆活血生肌之味。但蜜蜡味甘淡涩微温，虫蜡则味甘不淡而温也。蜜蜡因有涩性，可以止泻、治痢；虫蜡涩性差减，而痢则鲜用也。"

1805 曲花紫堇 qū huā zǐ jǐn (《甘肃中草药手册》)

【异名】弯花紫堇(《青藏高原药物图鉴》)。

【基原】为罂粟科紫堇属植物曲花紫堇的全草。

【原植物】曲花紫堇 *Corydalis curviflora* Maxim.

多年生草本，高 10～35 cm，无毛。须根簇生，中部 1～2 cm 处常呈狭纺锤形增粗或呈粗线状。茎 1～2 条，不分枝。基生叶少数，柄长 4～6 cm，叶片轮廓圆至肾形，长 5～14 mm，宽 12～24 mm，3 全裂，裂片再 2～3 深裂，或五出掌状全裂，末回裂片狭椭圆形至狭倒卵形；茎生叶 1～4，疏生于茎上部，无柄，叶片长 12～36 mm，掌状全裂，裂片条形。总状花序顶生，长 2～10 cm，有花 10～15 朵；苞片狭卵形至披针形，全缘；花冠蓝色至紫红色，长 12～14 mm，外轮上瓣具鸡冠状突起，距圆筒形，长占全瓣的 1/3，末端斜上，外轮花瓣长 7～9 mm，内轮花瓣长 6～8 mm。蒴果条状长圆形，长 12～18 mm。种子 3～6 枚。花期 4～5 月，果期 5～6 月。

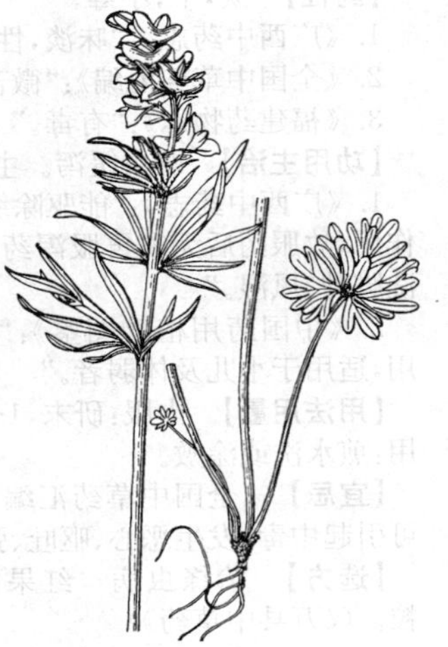

曲花紫堇

生于海拔 1 500 m 以上的山坡草地林下。分布于山西、河南、四川、云南、陕西、甘肃、青海等地。

【采收加工】7～8 月采收，晒干或阴干。

【药性】苦，寒。

1.《甘肃中草药手册》："(叶)苦，寒。"

2.《青藏高原药物图鉴》："(全草)甘，涩，温。无毒。"

【功用主治】清热毒，利肝胆，凉血止血。主治热病高热，湿热黄疸，衄血，月经过多。

1.《甘肃中草药手册》："清热解毒，利胆。主治热病发烧，湿热黄疸等症。"

2.《青藏高原药物图鉴》："止血。治鼻衄及月经过多。"

【用法用量】内服：研末，1.5～3 g。

1806 吕宋果 lǚ sòng guǒ (《纲目拾遗》)

【异名】加挖弄、宝豆(《本草补》)，苦果(《药材资料汇编》)。

【基原】为马钱科马钱子属植物吕宋豆的种子。

【原植物】吕宋豆 *Strychnos ignatii* Berg. [*S. hainanensis* Merr. et Chun]　又名：海南马钱(《海南植物志》)，马金长子(《云南植物志》)，解热豆(《广西植物名录》)。

大型木质藤本。茎粗，栗褐色；小枝常变态成腋生螺旋状曲钩。叶对生；叶柄长 7～10 mm；叶片革质，光滑，长圆形或椭圆形，长 6～17 cm，宽 3.5～7 cm，先端锐尖，基部楔形或略圆，全缘，有明显的基出 3 条叶脉。三歧聚伞花序生于上部叶腋，长 2.5～3 cm；花 5 数，芳香；花萼裂片卵形；花冠淡黄色，花冠管远长于花冠裂片；雄蕊着生于花冠管喉部，花丝极短，花药长圆形，先端长尖，基部浅 2 裂；雌蕊长约 1.5 cm，子房 2 室。浆果圆形，灰白色微带黄色渐变为褐色，径约 10 cm 或更长。种子多数，包在柔软黄色的果肉中，新鲜种子稻草色略带青绿，卵形或具钝角的三角状形，略扁，长 2～2.5 cm，宽约 2.5 cm，被银白色伏贴的毛茸。花期 4～6 月，果期 7 月至翌年 1 月。

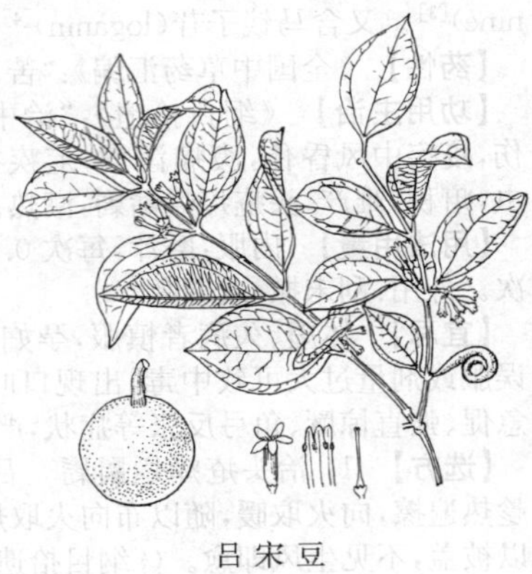

吕宋豆

生于海拔 400～800 m 的石灰岩山地疏林下或山坡灌丛中。分布于广东、广西、海南、云南等地。

【采收加工】8～10 月采收，取出种子，晒干。

【药材】吕宋果 *Semen Strychni Ignatii*　产于云南、广西、广东。

性状　种子呈不规则卵圆形，长 1.8～2.5 cm，宽约 1.3 cm，厚约 0.5 cm。全体不平坦，有钝棱。表面黄棕色或灰黑色，有稍隆起的细皱纹，少数有残留的毛茸，基部有明显的圆形种脐。质坚硬，纵剖面可见角质状、棕色的胚乳，中央具子叶 2 片，叶脉 5～7 条，胚根长 3～4 mm。气微，味极苦，剧毒。

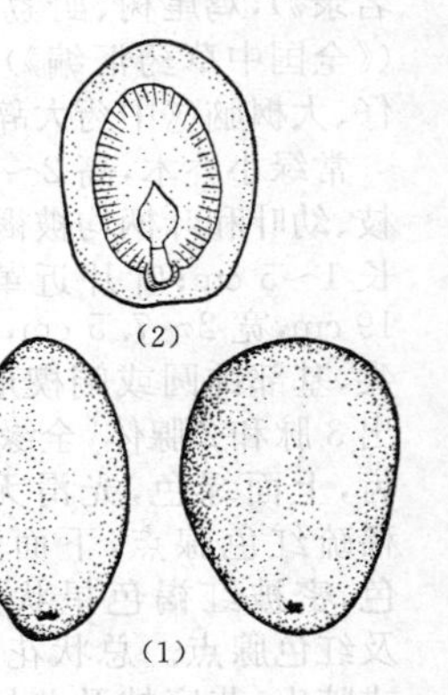

吕宋果(种子)外形

(1) 外形　(2) 纵剖面

鉴别　(1) 种皮表皮非腺毛长 600～800(～1 000) μm，直径 20～30 μm，弯曲或稍平直，有 8～9 条肋状增厚，先端聚合成钝圆状，或自然裂开而成透明无色的细长棒状；毛茸易脱落或从基部折断。

(2) 取本品粉末少量，加硝酸 1 滴，即显橙红色(检查马钱子碱)；取本品粉末少量，加矾酸铵 1 滴，显紫色(检查番木鳖碱)。

【成分】种子含生物碱：番木鳖碱(strychnine)，4-羟基番木鳖碱(4-hydroxystrychnine)，α-可鲁勃林(α-colubrine)，β-可鲁勃林(β-colubrine)，马钱子碱(brucine)，伪番

素甲、戊(longikurin A、E),香茶菜属醛(isodonal)[1],牛尾草素甲、乙、丙(rabdoternin A、B、C),冬凌草甲素(oridonin),冬凌草乙素(ponicidin)[2],细叶香茶菜甲素(sodoponin),细叶香茶菜乙素(ternifolin)即 6α-乙酰基细叶香茶菜甲素(6α-acetylsodoponin),齐墩果酸(oleanolic acid),熊果酸(ursolic acid),β-谷甾醇(β-sitosterol),豆甾醇(stigmasterol)[3],10-epiolgrine[4]。

【药理】 抑癌作用 从牛尾草叶中得到的香茶菜属酸 15 mg/kg 给移植了艾氏腹水癌的小鼠腹腔注射,连续 7 d,可显著延长荷瘤小鼠的存活时间[1]。

【药性】 苦,微辛,凉。

1.《贵州民间药物》:"性温,味辛,有小毒。"

2.《广西中草药》:"味微苦,性温。"

3.《广西本草选编》:"味微苦,性凉。"

【功用主治】 清热利湿,解毒止血。主治感冒,流感,咳嗽痰多,咽喉肿痛,牙痛,黄疸,热淋,水肿,痢疾,肠炎,毒蛇咬伤,刀伤出血。

1.《贵州民间药物》:"止痛,止血。主治牙痛,刀伤。"

2.《全国中草药汇编》:"主治感冒,支气管炎,扁桃体炎,咽喉炎,牙痛,肠炎,痢疾,黄疸型肝炎,急性肾炎,膀胱炎。"

【用法用量】 内服:煎汤,15~30 g。外用:鲜品捣敷;或煎水洗;或研末敷。

【选方】 1. 治毒蛇咬伤,肿胀疼痛 细叶香茶菜 30~60 g,水煎冲酒服;外用鲜草适量,水煎洗患处。(《广西中草药》)

2. 治牙痛虫牙 药少许,加食盐共捣,放于患处;或用虫牙药根捣烂,放于患处。

3. 治刀伤虫牙 药叶适量,捣烂敷伤口。(2、3 方出自《贵州民间药物》)

【临床报道】 治疗慢性乙型肝炎及乙肝病毒携带者 用三姐妹制成片剂,每片含生药 3.4 g,每次 3 片,每日 3 次,连服 3 星期后停药 1 星期,3 个月为 1 个疗程,部分患者连续治疗 2 个疗程。共治疗 308 例,其中慢性乙型肝炎 43 例,乙肝病毒携带者 265 例。结果总有效率为 72.4%,其中 HBsAg 转阴率为 32.8%,滴度下降率为 39.6%,HBeAg 转阴率为 58.6%,抗-HBe 转阴率为 69.2%,与对照组比较有显著差异;抗-HBcIgG 转阴率为 20.9%,与对照组相同;抗-HBs 转阴率为 9.3%,与对照组相似[1]。

1804 虫白蜡 chóng bái là (《本草会编》)

【异名】 白蜡(《纲目》),虫蜡(《本草求真》),木蜡(《新本草纲目》),树蜡(《中国药学大辞典》),蜡膏(《四川中药志》)。

【基原】 为蚧科白蜡蚧属动物白蜡虫的雄虫所分泌的蜡质精制而成。

【原动物】 白蜡虫 *Ericerus pela* Chavannes

雌虫体椭圆形,长 1.2~1.5 mm。体表褐色,有黑斑点。单眼 1 对,口器为甲壳质针状吸收器。环节不明显,无翅,触角及足皆不发达。腹面灰黄色,有多个尖棘,沿身体边缘排列。尾端有深凹陷。雄虫体色与雌虫相同。初孵化时,形与雌虫相似,但有粗大的足,腹部有硬棘及很多泌蜡孔。头部两侧有大小不等的单眼各 5 个;触角 1 对,分为 7 节。胸部圆形,有翅 1 对,长约 5 mm,膜质透明。经泌蜡后,虫体变成圆形。白蜡虫雌性无蛹期,雄虫有蛹期,卵分雌雄两性,被一层角质囊包围。春季孵化,雄性幼虫在树枝上固定不动,并分泌白色蜡质,包围体外。

栖息于木犀科植物白蜡树、女贞及女贞属其他植物枝干上。分布于江苏、浙江、福建、山东、河南、湖北、湖南、广东、广西、四川、贵州、云南、西藏、陕西等地。

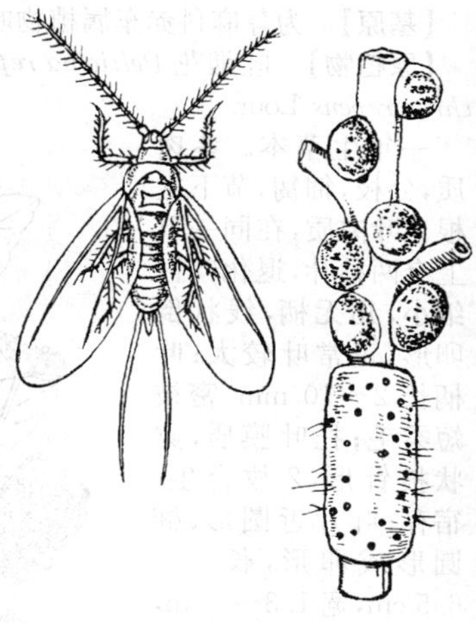

白蜡虫

【采收加工】 雄白蜡虫定干后即开始泌蜡,到处暑、白露节前后,蜡花表面开始出现白色蜡丝,应采收蜡花。采收时间最好在晨露未干、雨后初晴或微雨时,蜡花湿润,易于剥下采尽。晴天应先喷水湿润后再采。采收下的蜡花最好当日加工,否则发热、发臭、变色,影响蜡品质。当日来不及加工应摊成薄层晾冷处理。白蜡加工采取传统的水煮压榨法,劳动强度大,工效低,含渣质。另一种方法为蒸汽制蜡法,操作简便,劳动强度低,工效高,生产安全而且蜡质好。

【药材】 虫白蜡 *Cera Chinensis* 主产于四川、湖南、贵州、云南等地。以四川产量最大,品质亦佳。

性状 本品呈不规则块状,白色或类白色。表面平滑,或稍有皱纹,具蜡样光泽。体轻,质硬而稍脆,搓捻则粉碎。断面呈条状或颗粒状。气微,味淡。

鉴别 熔点:81~85 ℃;酸值:不大于 1;皂化值:70~92;碘值:不大于 9。

【药性】 甘、淡,温。归肝经。

1.《纲目》:"甘,温,无毒。"

2.《医林纂要》:"甘、淡、涩,温。"

3.《会约医镜·本草》:"入肝经。"

4.《本草撮要》:"入手太阴、足厥阴经。"

5.《四川中药志》1960 年版:"入心、脾二经。"

【功用主治】 止血,生肌,定痛。主治金疮出血,尿血,便血,疮疡久溃不敛。

1. 朱丹溪:"生肌,止血,定痛,补虚,续筋接骨。"(引自《纲目》)

2.《医学入门》:"补中虚,杀痨虫,止咳止泻,润肺脏,厚肠胃。"

3.《本经逢原》:"治下疳。以半两入鲫鱼腹中煮食,治肠红。"

4.《医林纂要》:"补肺敛气,卫心。"

5.《四川中药志》1960 年版:"治心跳累。"

【用法用量】 内服:入丸、散,3~6 g。外用:熔化调制药膏。

【选方】 1. 治打伤 白蜡一两,藤黄三钱。入麻油溶化,涂伤处。此方止痛止血,治烫伤亦愈。(《回生集》)

2. 治杖疮 真白蜡一两,猪骨髓五个,潮脑三钱。共入铫内熬成膏,用甘草煮油纸摊贴。(《洞天奥旨》白蜡膏)

3. 治渊疽(凡肋、胸、胁、腰、腹空软之处发痈疽者)当在将溃未溃之际,服之可免透膜之患 白蜡、白及各等分。共

1802 吐烟花 tǔ yān huā（广州部队《常用中草药手册》）

【异名】 吐烟草（《海南岛常用中草药手册》）。

【基原】 为荨麻科赤车属植物吐烟花的全草。

【原植物】 吐烟花 *Pellionia repens*（Lour.）Merr.［*Polychroa repens* Lour.］

一年生草本。茎肉质，分枝，匍匐，节下生根。叶肉质，在同一节上有两种叶，退化叶极细小，几无柄，线状倒卵形，正常叶较大；叶柄长 2～10 mm，密被短柔毛；托叶膜质，卵状披针形，2 枚合生，宿存；叶片近圆形、椭圆形或卵形，长 2～6.5 cm，宽 1.3～3 cm，先端钝或圆形，有时急尖，基部心形，极不对称，边缘波状或有波状圆齿，有时近全缘，上面深绿色，下面淡绿色，有线状钟乳体条纹，背面在叶脉上密被柔毛；两侧基出脉达叶片中部，粗大；雌雄异株，花序腋生；雄花序为疏散的聚伞花序，有长 5～8 cm 的总花梗；雌花序为密伞形花序，近无总花梗；雄花萼裂片 5，长 1.5～2 mm，同大；雌花萼裂片 5，长圆形，长约 1 mm，近相等，顶端有小尖头；雌蕊子房有小瘤体。瘦果淡棕色，有明显的硬瘤体。花期 5～10 月。

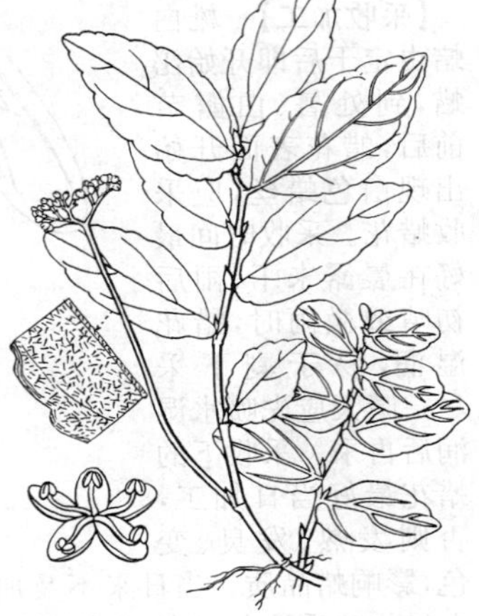

吐烟花

生于海拔 800～1 100 m 的疏林下溪旁。分布于广东、海南、贵州、云南等地。

【采收加工】 全年均可采，鲜用或蒸后晒干。

【药材】 吐烟花 *Herba Pelloniae Repentis* 产于广东、海南等地。

性状 干品多缠绕扭曲。茎细长，暗紫色，节处可见纤细的不定根或合生的小托叶。叶有两种，一种细小线形，一种较大，湿润展平后呈斜卵形，先端钝圆，基部极不对称，边缘有波状圆锯齿，表面深绿色，可见明显而稠密的线状条纹（钟乳体），尤以边缘处更密集，质脆。

【药性】 甘、微涩，凉。归肝、心、脾经。

1. 广州部队《常用中草药手册》："甘，凉，微涩。"

2.《海南岛中草药手册》："淡，平。"

【功用主治】 清热利湿，宁心安神。主治湿热黄疸，腹水，失眠，健忘，变应性皮炎，下肢溃疡，疮疖肿毒。

1. 广州部队《常用中草药手册》："清热利湿。"

2.《海南岛常用中草药手册》："解毒利水。主治黄疸型肝炎，腹水。"

【用法用量】 内服：煎汤，6～15 g，鲜品 30～60 g。外用：鲜品捣敷；或煎水外洗。

【选方】 1. 治急、慢性肝炎，神经衰弱 吐烟花干品 6～15 g，鲜品 30～60 g。水煎服。

2. 治变应性皮炎 吐烟花煎水洗。

3. 治下肢溃疡及疖肿 吐烟花鲜品捣烂外敷。（1～3 方出自广州部队《常用中草药手册》）

1803 虫牙药 chóng yá yào（《贵州民间药物》）

【异名】 三叉金、三托艾、大夫根、大箭根（《广西药用植物名录》），三姐妹（《广西中草药》），伤寒头（《广西本草选编》）。

【基原】 为唇形科香茶菜属植物牛尾草的全草或叶。

【原植物】 牛尾草 *Rabdosia ternifolia*（D. Don）Hara［*Plectranthus ternifolius* D. Don；*Isodon ternifolius*（D. Don）Kudo］ 又名：细叶香茶菜（《广西药用植物名录》），四楞草、龙胆草、鸭边窝、扫帚草、三叶扫把、牛尾巴蒿、马鹿尾（《中国植物志》）。

多年生草本或半灌木，高 0.5～2 m。茎密被绒毛状长柔毛。叶对生及 3～4 枚轮生；具极短柄；叶片披针形至狭椭圆形，长 2～12 cm，上面具皱纹，被疏柔毛至短柔毛，下面网脉隆起，密被灰白色或污黄色绒毛。穗状圆锥花序顶生及腋生，花密集，排列成顶生复圆锥花序；苞片叶状至极小；花萼钟状，密被长柔毛，果时增大呈筒状，齿 5，相等；花冠小，长 5～6 mm，白色至浅紫色，筒下弯，基部浅囊状，上唇 4 圆裂，上反，下唇圆卵形，内凹；雄蕊内藏。小坚果卵圆形，腹面具棱。花期 9 月至翌年 2 月，果期 12 月至翌年 4～5 月。

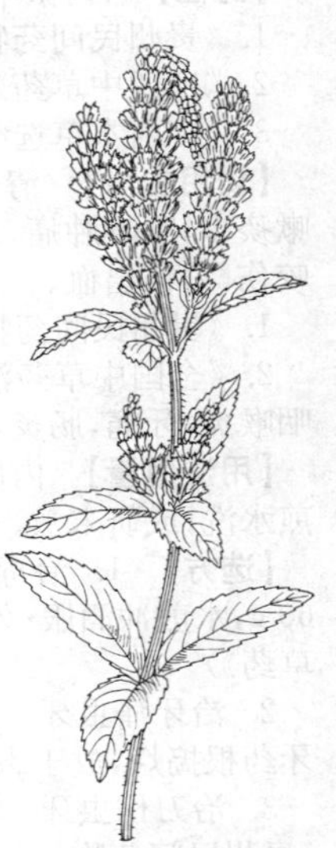

牛尾草

生于草地或灌丛。分布于广东、广西、贵州、云南等地。

【采收加工】 6～9 月采收，鲜用或晒干。

【药材】 虫牙药 *Herba seu Folium Rabdosiae Ternifoliae* 产于广东、广西、贵州、云南等地。

性状 茎被柔毛，三枚小叶轮生，狭披针形至狭椭圆形，先端锐尖或渐尖，基部阔楔形或楔形，叶缘具锯齿，坚纸质至近革质，上面榄绿色，具皱纹，被柔毛，下面较淡，网脉隆起，密被灰白色或污黄色绒毛，叶柄极短。由聚伞花序组成穗状圆锥花序，苞片叶状，花萼钟状，直立，萼齿 5，三角形，等大。种子卵圆形。气微，味微苦涩。

鉴别 （1）茎横切面：表皮 1 列细胞，非腺毛众多，由 3～7 个细胞组成。皮层细胞 2～5 列。中柱鞘纤维束继续排列成环。韧皮部较窄，木质部较宽。髓宽广，细胞类多角形。

叶表面观：表皮细胞类多角形，上有气孔、腺毛、非腺毛及毛痕，气孔不等式。腺毛黄褐色，头部 1 个细胞，柄部 1～2 个细胞，无色或含黄棕色物质。

（2）薄层色谱：取本品粉末 5 g，加甲醇 50 ml 浸泡过夜，滤过，滤液减压浓缩至 5 ml，作供试品溶液。另取木犀草素、芹菜素和 β-谷甾醇，分别加甲醇制成每 1 ml 含 0.5 mg 的溶液，作为对照品溶液。吸取上述溶液各 3 μl，分别点样于同一硅胶 G 高效板上，用氯仿-甲醇（12∶1）展开 8.5 cm，取出，晾干，喷以 5% 硫酸乙醇溶液，105 ℃ 烘 5 min。供试品色谱中，在与对照品色谱相应的位置上，显相同颜色的斑点。

【成分】 全草含香茶菜属酸（isodonic acid），长管香茶菜

行，周流不息，故云然。又曰：中半已上，气脉上行，天气主之；中半以下，气脉下行，地气主之；身则独守乎中而不行也，故人身之法象亦犹是焉。予谓瘀血在上焦与上焦之血少，则用去芦上截，瘀血在下焦与下焦之血虚，则用下截之尾；若欲行中焦之瘀与补中焦之血，则用中一段之身。”

1800 当归藤 dāng guī téng（广州空军《常用中草药手册》）

【异名】 大力王、筛箕蔃（广州空军《常用中草药手册》），虎尾草（《云南思茅中草药选》），千里香、土当归、保妇蔃、走马胎、土丹桂、小箭赶风、米筛藤（《广西药用植物名录》）。

【基原】 为紫金牛科酸藤子属植物当归藤的根与老茎。

【原植物】 当归藤 *Embelia parviflora* Wall.［*Samara parviflorum* Kurz］ 又名：小花酸藤子（《广西药用植物名录》）。

攀缘灌木或藤本，长3 m以上。小枝通常2列，密被锈色长柔毛，略具腺点或星状毛。叶2列，互生；被长柔毛；叶片坚纸质，卵形，长1～2 cm，宽0.6～1 cm，先端钝或圆形，基部近圆形，全缘，多少具缘毛，叶面仅下凹的中脉被柔毛，背面被锈色长柔毛或鳞片，近顶端具疏腺点。亚伞形花序或聚伞花序，腋生，通常下弯藏于叶下，被锈色长柔毛，有花2～4朵或略多；花梗被锈色长柔毛；小苞片披针形至钻形；花5数，萼片卵形或近三角形，先端多少具腺点，具缘毛；花瓣白色或粉红色，分离，长1.5～2.5 mm，卵形、长圆状椭圆形或长圆形，先端微凹，近先端具腺点，边缘和里面密被微柔毛；雄蕊在雌花中退化，在雄花中着生于花瓣的1/3处，花药背部具腺点；雌蕊在雌花中与花瓣等长，花柱基部被疏微柔毛，有时具腺点，柱头扁平或微裂。果球形，直径5 mm或略小，暗红色，无毛，宿存萼反卷。花期12月至翌年5月，果期5～7月。

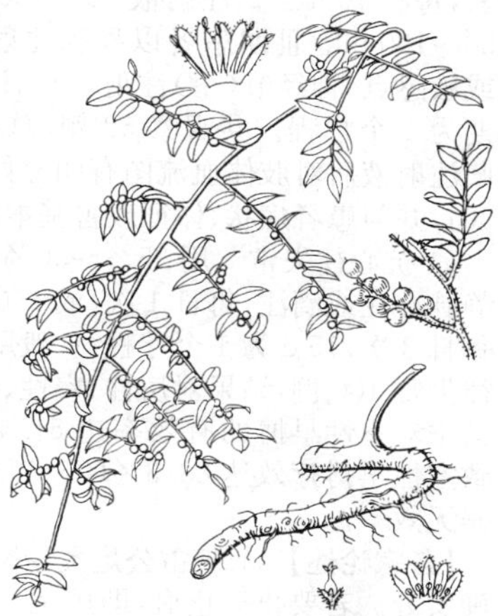

当归藤

生于海拔300～1 800 m的林下、林缘或灌丛中。分布于浙江、福建、广东、广西、海南、贵州、云南、西藏等地。

【采收加工】 全年均可采，切片，晒干。

【成分】 当归藤含正三十烷酸，正三十烷酸乙酯，α-菠甾醇及苯醌类化合物[1]。

【药性】 苦、涩，温。

1.《全国中草药汇编》："苦，涩，平。"

2.《福建药物志》："苦，温。"

【功用主治】 《全国中草药汇编》："补血调经，强腰膝。主治贫血，闭经，月经不调，白带，腰腿痛。"

【用法用量】 内服：煎汤，15～30 g。外用：鲜品捣敷。

1801 吐铁 tǔ tiě（姚可成《食物本草》）

【异名】 土铁、麦螺、梅螺（《闽中海错疏》），土螺（《医林纂要》）。

【基原】 为阿地螺科吐铁属（泥螺属）动物泥螺的肉。

【原动物】 泥螺 *Bullacta exarata*（Philippi）

贝壳卵圆形，高10～19 mm，宽7～14 mm，约占体长的1/2，一般体长40～46 mm，宽15～30 mm。无螺塔和脐，壳薄而脆，幼时白色透明；或体黄褐色不透明，壳面平滑，具许多细弱环纹和纵纹。壳口广阔，其长度几与壳高相等，上部较下部狭窄，前端宽大，后端缩小，外唇简单而锋利，向上部扩张，超过壳顶；内唇平滑，无襞。体柔软，呈长方形，极肥大，不能完全缩入壳内（贝壳只包被内脏囊）。皮肤稍透明，色灰黄色或红黄色。体前端具头盘，大而肥厚，呈拖鞋状，前端微凹，后端略分为两叶，覆被贝壳前端的一部分。眼退化，埋藏于头盘的皮肤中。在头盘两侧下方具有一个梭形的感觉器（由众多颗粒组成），生活时呈鲜黄色。外套膜不发达，大部分被贝壳包被，唯其后端变成肥厚的叶片，游离，且一部分向体背部翻转，遮盖贝壳的后部。腹足短，约占体长的3/4，足底面宽大，前端圆形，后端略成截形。侧足发达，遮盖贝壳两侧的一部分。鳃位于外套膜右侧的长形腔内，呈三角形，由17～20个小鳃片组成。

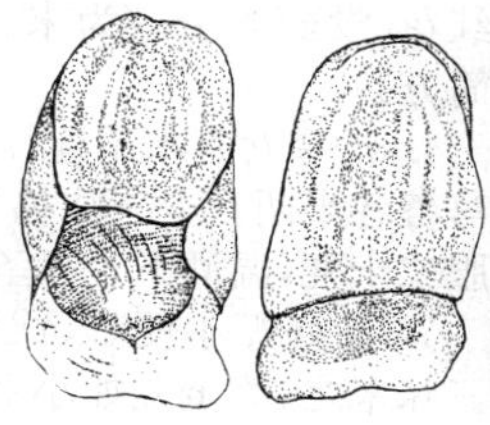

泥 螺

生活于海湾内潮间带泥沙滩，底栖硅藻丰富，风浪不大，潮流较缓的海区内。杂食性，以有机腐殖质、硅藻、海藻碎片、无脊椎动物的卵及小型甲壳类等为食。雌雄同体，但异体受精。性成熟时，每当退潮后，可见其在滩涂上进行交尾。我国沿海均有分布，尤以东海为多。

【采收加工】 5～9月间，在海滩上捕捉。

【药材】 吐铁 *Bullacta* 产于我国东海、南海。

性状 本品呈不规则形的类长方形，长约3 cm，宽约1 cm。表面黄棕色或红棕色，头盘大而肥厚，呈履状，前端微凹，后端略分为两叶，眼退化，埋藏于头盘的皮肤中，在头盘两侧的下方，有一个由众多颗粒组成的梭形感觉器官，称亨氏器。外套膜不发达。腹足短，约占身体前部的3/4，足底宽大，前端半圆形，后端截断形。质柔韧。气微腥，味咸。

【成分】 含不饱和脂肪酸：别-顺-5，8，11，14-二十碳四烯酸即花生四烯酸（all-*cis*-5，8，11，14-eicosatetraenoic acid；arachidonic acid），7，10，13-十六碳三烯酸（7，10，13-hexadecatrienoic acid），10，13-十八碳二烯酸乙酯（10，13-octadecadienoic acid ethyl ester），鲛肝醇（chimyl alcohol），9-十六碳烯酸乙酯（9-hexadecenoic acid ethyl ester）。还含胆甾醇（cholesterol）和它的脂肪酸酯[1]。

【药性】 姚可成《食物本草》："味咸，寒，无毒。"

【功用主治】 养肝明目，生津润燥。主治眼目视物不清，咽喉炎，肺结核。

1. 姚可成《食物本草》："补肾明目，益精髓。"

2.《药性切用》："泻热益阴。"

3.《医林纂要》："除烦醒酒。"

4.《纲目拾遗》："润喉燥，生津。"

5.《中国药用海洋生物》："润肺。治咽喉炎，肺结核。"

【用法用量】 内服：盐、酒渍食，或煮服。

脉洪大而虚，重按全无　黄芪一两，当归身二钱(酒制)。上药作一服，水二盏，煎至一盏，去粗，稍热，空心服。(《兰室秘藏》当归补血汤)

3. 治月经欲来前后腹中痛　当归(米醋微炒)、延胡索、红花、没药等分。为末。每服二钱，温酒调下。(《卫生易简方》)

4. 治室女月水不通　当归(切、焙)一两，干漆(炒烟出)、芎藭各半两。上三味捣罗为末，炼蜜和丸如梧桐子大。每服二十丸，温酒下。(《圣济总录》当归丸)

5. 治妊娠小便难，饮食如故　当归、贝母、苦参各四两。三味末之，炼蜜丸如小豆大，饮服三丸，加至十丸。(《金匮要略》当归苦参丸)

6. 治妊娠胎动不安，腰腹疼痛　当归半两(锉)，葱白一分(细切)。上二味，先以水三盏，煎至二盏，入好酒一盏，更煎数沸，去渣，分作三服。(《圣济总录》安胎饮)

7. 治儿枕痛，不可忍者　当归(洗)，肉桂(去皮)，延胡索(炒)。等分为末，每服二钱，热酒或童子小便调下。(《百一选方》)

8. 治产后腹中疞痛，并腹中寒疝虚劳不足　当归三两，生姜五两，羊肉一斤。上三味，以水八升，煮取三升，温服七合，日三服。(《金匮要略》当归生姜羊肉汤)

9. 治血瘀作痛及血风筋挛骨痹，手足麻木疼痛　当归、五灵脂(炒)各二两，没药五钱。上为末，醋糊丸桐子大。每服三十丸，姜汤下。(《景岳全书》当归没药丸)

10. 治大便不通　当归、白芷等分为末，每服二钱，米汤下。(《圣济总录》)

11. 治产后自汗、盗汗　当归、黄芪各一两，麻黄根半两。上为末，每服三钱，水煎服。(《济阴纲目》当归二黄汤)

12. 治痈疽诸毒，内脓已成不穿破者为宜，服之即破　当归二钱，黄芪四钱，山甲(炒，末)一钱，皂角针一钱五分。水煎服。(《外科正宗》透脓散)

13. 治汤泼火烧疮，疼痛甚者　白蜡一两，麻油四两，当归一两半(生锉)。先将油煎当归令焦黑，滤去滓，次入蜡，候消，相次急搅之，放冷入瓷盒中收，以故帛子涂贴。(《圣惠方》神效白膏)

14. 治打扑损伤，落马坠车瘀血，大便不通，红肿暗青，疼痛昏闷，蓄血内壅欲死　川大黄一两，当归三两，麝香少许(另研)。上为末，入麝香研匀，每服三钱，热酒一盏调下，食前。(《卫生宝鉴》当归导滞散)

【临床报道】 1. 治疗痛经　用当归精油(藁本内酯)丸，每丸 50 mg，每次 150 mg，每日 3 次，于痛经发作期服用，连服 3～7 d 为 1 个疗程。观察痛经 112 例，总有效率 76.79%，服药 2 h 后疼痛开始缓解。本品气味很浓，用药后少数患者有恶心、头晕副作用，停药后即消失[1]。

2. 治疗急性缺血性脑中风　用 25% 当归注射液 200 ml，静脉点滴，每日 1 次，20 d 为 1 个疗程。共治疗 50 例，结果对头痛、头昏、恶心、呕吐等主要症状有明显的缓解作用，对偏瘫、一侧肢体感觉障碍、失语以及出现病理反射阳性者的控制亦获满意效果，对椎基底动脉系统脑血栓而致眩晕者疗效尤为明显，总有效率可达 94%(47/50)。对其中 24 例在给药前后作了血液流变学指标检测，结果血浆纤维蛋白原浓度较治疗前降低 ($P < 0.001$)，凝血酶原时间较治疗前延长 ($P < 0.001$)。红细胞电泳时间、血小板电泳时间、ATP 诱导血小板电泳减缓率、血沉、血沉方程 K 值和血小板黏附率六项指标测定值较治疗前降低 ($P < 0.001$)，而全血比黏度、血浆比黏度和全血还原黏度亦同时明显降低。临床结果均可证明当归有明显促进细胞解聚和降低血液黏度的作用，总好转率可达 94.8%[2]。

3. 治疗突发性耳聋　每次用 200% 当归注射液 20 ml，加 30% 葡萄糖 20 ml，静脉注射，每日 1 次，连用 15～20 d。治疗早期突发性耳聋 105 例，治疗后 500 Hz、1 000 Hz、2 000 Hz、3 000 Hz 听力水平均恢复到 25 dB 以内，耳鸣减轻以至消失，或听力曲线较治疗前提高 30 dB 以上，总有效率 75%。以听力曲线呈平坦型，不伴发眩晕者，疗效较好[3]。

4. 治疗血栓闭塞性脉管炎　Ⅰ期患者以敏感点注射为主，可加神经节(干)注射，每次每点注射 5% 当归注射液 5～20 ml。Ⅱ期患者除敏感点、神经节(干)注射外(用量同上)，可加动脉或静脉注射。动脉推注，每次 10% 当归注射液 10～20 ml 或 25% 当归注射液 5～10 ml。静脉注射或滴入，每次 10% 当归注射液 80～150 ml 或 25% 当归注射液 80～100 ml。Ⅲ期患者以静脉注射或滴入为主，可加动脉或敏感点、神经节(干)注射。每日 1 次，每星期 6 次，4 星期为 1 个疗程。共观察 52 例，总有效率达 88.5%。用当归注射液后对肢体血流图有明显好转，有效率为 60%(18/30)，并与患者症状、体征改善基本吻合[4]。

5. 抗心律失常　用 25%～50% 当归注射液 60～120 ml，静脉推注或滴注，每日 1 次，或 150% 当归糖浆 20 ml 口服，每日 3 次，15 d 为 1 个疗程，一般用药 2 个疗程。共观察心律失常 100 例，结果对房性、室性、房室交界性早搏均有效，其中对室性早搏的有效率达 51.4%(36/70)，而冠心病所致室性早搏疗效达 83.3%(25/30)。对房室及室内传导障碍无效[5]。

【各家论述】 1.《雷公炮炙论》："若要破血，即使头一节硬实处。若要止痛止血，即用尾。若一时用，不如不使，服食无效，单使妙也。"

2.《汤液本草》："易老云，头能破血，身能养血，尾能行血，用者不分，不如不使。"

3. 李东垣："头，止血而上行；身，养血而中守；梢，破血而下流；全，活血而不走。"(引自《纲目》)

4.《岐救正论》："当归禀土之甘味，天之温气，《别录》兼辛，大温，无毒。甘以缓之，辛以散之，润之，温以通之畅之，入手少阴、足厥阴，亦入足太阴，活血、补血之要药。"(《本草经疏》)

5.《本草正》："当归，其味甘而重，故专能补血，其气轻而辛，故又能行血，补中有动，行中有补，诚血中之气药，亦血中之圣药也。""大约佐之以补则补，故能养荣养血，补气生精，安五脏，强形体，益神志，凡有形虚损之病，无所不宜。佐之以攻则通，故能祛痛通便，利筋骨，治拘挛、瘫痪、燥、涩等证。"

6.《本草正义》："归身主守，补固有功，归尾主通，逐瘀自验，而归头秉上行之性，便血溺血，崩中淋带等之阴随阳陷者，升之固宜，若吐血衄血之气火升浮者，助以温升，岂不为虎傅翼？是止血二字之所当因症而施，固不可拘守其止之一字而误谓其无所不可也。且凡失血之症，气火冲激，扰动血络，而循行不守故道者，实居多数，当归之气味俱厚，行则有余，守则不足，亦不可过信归所当归一语，而有循名失实之咎。"

7.《医学正传》："当归一物，雷公谓头破血，身和血，尾止血，东垣又云头止血，身养血，尾破血，二说不同，岂无归一之论乎？请明以告我。曰：东垣曰当归者，使气血各有所归之功之号也。盖其能逐瘀血，生新血，使血脉通畅，与气并

11. 抗肿瘤作用　AP对腹水型肿瘤EAC及腹水型白血病L_{1210}，可延缓腹水产生，延长存活时间[94]。当归注射液500 mg/kg给移植瘤小鼠腹腔注射，可增强环磷酰胺的抗肿瘤效果[95]。

12. 抗炎镇痛及抗损伤作用　当归水煎液对多种致炎剂引起的急、慢性炎症均有显著的抑制作用，摘除双侧肾上腺后其抗炎作用仍然存在；并能降低大鼠炎症组织PGE_2的释放量，降低豚鼠补体旁路溶血活性，但不能拮抗组胺的致炎作用[96]。AP可明显减少己烯雌酚和缩宫素致痛经模型中小鼠的扭体反应次数，延长扭体反应潜伏期，还可显著抑制醋酸所致小鼠扭体反应，提高热板法所致小鼠痛觉反应的痛阈，作用强度与剂量有关[97]。

13. 其他作用　当归水煎液3 g/kg灌胃，可显著延长高压氧致小鼠惊厥潜伏期，0.9 g/kg灌胃，能够逆转脑内氨基酸类神经递质的异常改变如天冬氨酸、苏氨酸、丝氨酸、谷氨酸、甘氨酸、丙氨酸等[98, 99]。当归12 g/kg腹腔注射，可减轻大鼠坐骨神经Seddon类损伤的程度，可加快轴突发芽过程而促进神经再支配，具有促进神经再生作用，该作用可能与其改善神经代谢有关[100, 101]。当归注射液于兔耳增生性瘢痕内局部分点注射，可明显降低瘢痕组织内成纤维细胞数量及胶原含量，减轻瘢痕纤维化[102]。

毒性　当归毒性小，挥发油皮下注射和灌胃LD_{50}分别为298 mg/kg和960 mg/kg；藁本内酯腹腔注射的LD_{50}为520 mg/kg；阿魏酸钠静脉注射和灌胃的LD_{50}分别为1.7 g/kg和3.6 g/kg。犬静脉注射当归2 g/kg，连续14 d，对肝、肾、心电图及血象均无明显影响。5%当归膳食饲养小鼠，经3～5月动物生长健壮，肝脏氧化谷氨酸的能力显著提高[103]。

【炮制】 1. 当归　取原药材，除去杂质，洗净，切薄片，晒干或低温干燥。

2. 当归头　取净当归，洗净，稍润，将当归头部切4～6片，晒干或低温干燥。

3. 当归身　取切去当归头、尾的当归，切薄片，晒干或低温干燥。

4. 当归尾　取净当归尾部，切薄片，晒干或低温干燥。

5. 炒当归　取净当归片，置锅内，用文火炒至焦黄色，取出，凉透。炒当归防滑肠。

6. 酒当归　取净当归片，用黄酒拌匀，闷透，置锅内，用文火加热，炒干，取出，放凉。每当归片100 kg，用黄酒10 kg。酒当归加强活血通经作用，多用于经闭痛经，风湿痹痛，跌扑损伤。

7. 土炒当归　取净当归片，用伏龙肝细粉炒至表面挂土色，筛去土粉，取出放凉。每当归片100 kg，用伏龙肝细粉20 kg。土炒当归防滑肠。

8. 当归炭　取净当归片置锅内，用中火炒至焦褐色，喷淋清水少许，灭尽火星，取出，凉透。当归炭收涩止血，多用于血痢，崩中漏下。

饮片性状　当归、当归头、当归身参见“药材”项。炒当归形如当归，表面焦黄色，内部黄棕色，略具香气。酒当归形如当归，呈老黄色，微具焦斑，略具酒香气。土炒当归形如当归，表面挂土，色深黄，有香气。当归炭形如当归，表面焦黑色，内部棕褐色，质松脆，具焦香气，味苦、辛。

贮干燥容器内，密闭，置阴凉干燥处，防潮、防蛀。当归炭散热，防复燃。

【药性】 甘、辛、苦，温。归肝、心、脾经。

1.《本经》：“味甘，温。”

2.《医学启源》：“《主治秘要》云：性温味辛，气厚味薄，可升可降，阳中微阴。”

3.《汤液本草》：“味辛、甘而大温，气味俱轻，阳也。入手少阴经，足太阴经、厥阴经。”

4.《纲目》：“苦，温，无毒。”

【功用主治】 补血活血，调经止痛，润燥滑肠。主治血虚诸证，月经不调，经闭，痛经，癥瘕结聚，崩漏，虚寒腹痛，痿痹，肌肤麻木，肠燥便难，赤痢后重，痈疽疮疡，跌扑损伤。

1.《本经》：“主咳逆上气，温疟寒热洗洗在皮肤中，妇人漏下，绝子，诸恶疮疡金疮，煮饮之。”

2.《别录》：“温中止痛，除客血内塞，中风痓、汗不出，湿痹，中恶客气、虚冷，补五脏，生肌肉。”

3.《药性论》：“止呕逆，虚劳寒热，破宿血，主女子崩中，下肠胃冷，补诸不足，止痢腹痛。单煮饮汁，治温疟。主女人沥血腰痛，疗齿疼痛不可忍。患人虚冷加而用之。”

4.《日华子》：“治一切风，一切血，补一切劳，破恶血，养新血及主癥癖。”

5.《医学启源》：“能和血补血。《主治秘要》云：其用有三：心经药一也，和血二也，治诸病夜甚三也。又云：治上治外，酒浸洗糖黄色，嚼之大辛，可能溃坚。”

6.《注解伤寒论》：“通脉。”

7. 李东垣：“当归梢，主癥癖，破恶血，并治产后恶血上冲，去诸疮疡肿结，治金疮恶血，温中润燥止痛。”（引自《本草发挥》）

8. 王好古：“主痿躄嗜卧，足下热而痛。冲脉为病，气逆里急；带脉为病，腹痛，腰溶溶如坐水中。”（引自《纲目》）

9.《本草发挥》：“治皮肤涩痒。”

10.《纲目》：“治头痛、心腹诸痛，润肠胃筋骨皮肤。治痈疽，排脓止痛，和血补血。”

11.《长沙药解》：“治产后腹痛，妊娠小便难。”

12.《本草再新》：“治浑身肿胀，血脉不和，阴分不足，兼能安生胎，堕死胎。”

【用法用量】 内服：煎汤，6～12 g；或入丸、散；或浸酒；或熬膏。

补血用当归身，破血用当归尾，和血用全当归，止血用当归炭，用酒制能增强活血功能。

【宜忌】 热盛出血患者禁服，湿盛中满及大便溏泄者慎服。

1.《本草经集注》：“恶蕳茹。畏菖蒲、海藻、牡蒙。”

2.《药性论》：“恶热面。”

3.《雷公炮制药性解》：“风邪初旺及气郁者，宜少用之。”

4.《本草经疏》：“肠胃薄弱、泄泻溏薄及一切脾胃病恶食、不思食及食不消，并禁用之，即在产后胎前亦不得入。”

5.《本草正》：“凡阴中火盛者，当归能动血，亦非所宜。”

6.《本草汇言》：“风寒未消，恶寒发热，表证外见者，禁用之。”

7.《药笼小品》：“不宜于多痰、邪热、火嗽诸症。”

【选方】 1. 调益荣卫，滋养气血，治冲任虚损，月水不调，脐腹疞痛，崩中漏下，血瘕块硬，发歇疼痛，妊娠宿冷，将理失宜，胎动不安，血下不止，及产后乘虚，风寒内搏，恶露不下，结生瘕聚，少腹坚痛，时作寒热　当归（去芦，酒浸，炒）、川芎、白芍药、熟干地黄（酒洒蒸）各等分。共为粗末。每服三钱，水一盏半，煎至八分，去渣热服，空心食前。（《局方》四物汤）

2. 治妇人肌热躁热，目赤面红，烦渴引饮，昼夜不息，其

脉和股动脉阻力下降，血流量增加[39～41]。

(2) 抑制血管平滑肌细胞(VSMC)增殖　当归注射液可抑制兔主动脉VSMC增殖，可能与其增加SOD活性，升高PGI_2、cAMP水平，减少脂质过氧化产物，以及抑制VSMC中增殖细胞核抗原的表达有关[42,43]。当归通过抑制VSMC表型转化而减缓血管内膜增生[44]，对VSMC增殖的抑制提示其对动脉粥样硬化(AS)和经皮冠状动脉腔内血管成形术(PTCA)后再狭窄的潜在的治疗作用。

(3) 对血管内皮细胞的作用　当归水煎液终浓度500 mg/L可促进人脐静脉血管内皮细胞(EVC_{304})增殖及DNA合成[45]。当归提取液20 mg/ml可使在高剪切应力作用下使EVC_{304}的细胞间黏附分子-1(ICAM-1)的异常分布和表达趋于正常[46]。当归、阿魏酸钠可以有效地减轻高脂血清所致的EVC_{304}超微结构的损伤；并使细胞中TGF-β_1的表达明显增高，bFGF的表达降低。对内皮细胞的作用可能是其抗动脉粥样硬化的机制之一[47]。

(4) 降血脂及抗动脉硬化的作用　耳缘静脉注射25%当归注射液8 ml/d，连续4星期，可降低高脂血症家兔三酰甘油(TG)水平，改善血液流变学指标，拮抗主动脉一氧化氮水平的降低以及血浆内皮素(ET)水平的升高，具有抗动脉粥样硬化作用[48]。当归终浓度20 mg/ml，能拮抗氧化低密度脂蛋白致内皮细胞分泌一氧化氮下降和ICAM-1表达的升高，此作用可能与M型胆碱能受体兴奋有关[49]。

4. 对免疫系统的影响　(1) 对特异性免疫功能的影响　0.16～2.50 mg/ml的当归醇沉物能单独或协同ConA/LPS发挥促进小鼠脾脏及胸腺T、B淋巴细胞增殖的作用。还能对抗氢化泼尼松(HP)对ConA诱导的脾脏及胸腺T淋巴细胞增殖反应的抑制作用[50]。当归内酯250 μg/ml能增强细胞毒T细胞的功能，其杀伤活性增加80%[51]。当归提取液能显著升高日本血吸虫感染的小鼠肝组织内特异性抗体的数量[52]。当归免疫活性多糖(AIP)体外试验可促进脾细胞增殖，体内有免疫佐剂作用[53]。当归注射液给小鼠肌内注射，可明显提高其抗体数量及效价[54]。当归提取物水溶性部分(ASDP)及脂溶性部分(ASDE)分别与HBsAg合用，均可提高HBsAg的免疫原性，有免疫佐剂性效果，ASDE优于ASDP[55～57]。

(2) 对非特异性免疫功能的影响　在腹膜透析液中加入2 μg/ml当归，能增强MΦ的吞噬能力，提高NO含量，改善腹膜腔MΦ的防御功能，降低腹膜炎的发生率[58]。

(3) 对细胞因子的诱生作用　当归醇沉物(ESA)及其中性组分(ESA-1)可显著增强MΦ分泌TNF-α、IL-1。在5～20 μg/mL浓度范围，ESA的这种作用呈剂量依赖性[59]。用4种不同浓度乙醇将AP分级沉淀所得产物AP_1和AP_2能明显促进体内外小鼠脾淋巴细胞增殖，体外诱导脾淋巴细胞分泌IFNγ，增强IFNγ的生物活性[60]。

5. 对生殖系统的影响　(1) 对子宫的影响　当归的高沸点挥发油1∶50浓度即对子宫呈抑制作用，作用迅速而持久。当归水或醇溶性非挥发性物质对离体子宫有兴奋作用，使子宫收缩加强。对在体子宫，当归挥发油及非挥发性成分静注均出现兴奋作用[61～64]。当归对子宫的兴奋作用，与兴奋子宫肌上H_1受体有关，而与子宫肌上M受体、α受体和前列腺素合成酶无关[65]。

(2) 抑制前列腺增生作用　连续5～10 d皮下注射或灌服阿魏酸25 mg/kg、50 mg/kg，可拮抗外源性雄激素对去势雄性大鼠和内源性雄激素对正常雄性大鼠的前列腺增重作用[66～68]。

(3) 抗促性腺激素作用　阿魏酸可抑制垂体分泌黄体生成素和催乳素[69]，也可拮抗促性腺激素刺激性激素释放，引起雌性个体黄体损伤和血浆孕酮水平降低，导致流产，在雄性引起睾酮释放减少。给雄性大鼠注射阿魏酸引起血清促卵泡激素水平升高而垂体促卵泡激素(FSH)水平降低，有促进垂体释放FSH作用[70]。

6. 对消化系统的作用　(1) 护肝作用　当归6 g/kg、4 g/kg和2 g/kg给四氯化碳致肝纤维化大鼠灌胃，可显著降低胶原蛋白含量，减轻肝纤维化[71]。阿魏酸钠(SF) 100 mg/kg和当归醇沉物(ESA)250 mg/kg、500 mg/kg给卡介苗加脂多糖致免疫性肝损伤小鼠灌胃，两者均降低其血清ALT和谷胱甘肽S-转移酶活性，增加肝细胞中谷胱甘肽还原酶活性，同时ESA降低肝细胞浆中丙二醛含量，提示当归的护肝作用与抗脂质过氧化有关。ESA尚能明显抑制小鼠脾脏指数的增加[72]。

(2) 利胆作用　当归水提物、挥发油或阿魏酸钠对大鼠胆汁分泌量均有明显促进作用，并增加胆汁中固体物及胆酸的排泄量[73]。

(3) 抑制肠运动　当归流浸膏及挥发油对ACh引起的离体肠段收缩有抑制作用[27]。阿魏酸400 mg/kg和800 mg/kg灌胃能抑制蓖麻油引起的小鼠腹泻，番泻叶致腹泻则无效，800 mg/kg还能抑制小鼠胃肠推进运动[74]。

7. 对肾损伤的保护作用　静脉滴注当归注射液每日12.5 g/kg，可减轻家兔单纯肾缺血再灌注(IR)的损伤程度，可能与其提高肾组织中ATP酶活性和bFGF的含量以及对TNFα、IL-6和bFGF等细胞因子的调控有关[75～77]。当归注射液能调整急性出血坏死性胰腺炎(AHNP)大鼠TXA_2、PGI_2比值，纠正血液流变的异常而具有保护肾功能的作用[78]。

8. 对肺损伤的保护作用　25%当归注射液10 ml/kg腹腔注射，能显著减轻博莱霉素致急性肺损伤大鼠肺泡炎症的程度，减少肺部炎症介质的分泌，抑制丙二醛的产生。亦降低博莱霉素致肺纤维化大鼠肺系数，减轻肺泡炎及肺纤维化，抑制纤维连接蛋白增多，减少肺中MDA产生，降低血及肺匀浆羟脯氨酸含量，缓解肺纤维化病变，延缓纤维化进程[79～81]。

9. 抗氧化、清除自由基和延缓衰老作用　当归可清除次黄嘌呤-黄嘌呤氧化酶系统产生的O_2^-和Fenton反应生成的·OH，并能抑制氧自由基发生系统诱导的小鼠肝脂质过氧化作用[82]。对D-半乳糖所致衰老小鼠灌服当归水煎剂(药量分别为0.5 g/kg、1 g/kg、1.5 g/kg)，连续1个月，能明显提高小鼠大脑皮层SOD、Ca^{2+}-ATP酶活性，降低NO、Ca^{2+}含量和NOS活性，高剂量抗衰老效果较理想[83,84]。当归注射液可使更年期大鼠血SOD活性明显增加，能清除氧自由基，抗脂质过氧化物反应，对更年期大鼠心血管系统有重要的保护作用[85]。

10. 抗辐射损伤作用　当归注射液可使辐射损伤家兔染色体畸变率明显下降[86]，能显著保护^{60}Co-γ射线辐射损伤后的小鼠生殖功能[87]，使卵泡细胞和卵母细胞内的DNA和RNA含量升高，卵巢结构和功能得到保护，还能显著提高肝组织SOD活性[88～90]。预防性给予当归多糖可显著促进受照小鼠骨髓和脾脏造血功能恢复，防止胸腺继发性萎缩，提高照射小鼠30 d存活率[91]，显著促进小鼠粒系定向干细胞生成单位和多能造血干细胞形成单位的恢复[92,93]。

及网纹导管多见，直径约至 80 μm。有时可见油室碎片。

(2) 取本品粉末 3 g，加乙醚 30 ml，回流 1 h，滤过，滤液蒸去乙醚，残渣加石油醚 3 ml，振摇滤过。滤渣加乙醇 3 ml 溶解，紫外光灯下观察，显蓝色荧光。

(3) 薄层色谱：取本品细粉(20 目)100 g，用挥发油提取器提取挥发油，吸取一定量，用乙酸乙酯稀释成 10% 的溶液，作供试品液。另以丁烯酞内酯的醋酸乙酯溶液作对照品液。分别点样在同一硅胶 G 薄层板上，以乙酸乙酯-石油醚(15∶85)展开，展距 15 cm。置紫外光灯(254 nm)下，供试品色谱中，在与对照品色谱相应的位置上，显相同颜色的荧光斑点。

品质标志　《中华人民共和国药典》2005 年版规定：照醇溶性浸出物测定法热浸法测定，本品 70% 乙醇浸出物不得少于 45.0%，照高效液相色谱法测定，本品含阿魏酸($C_{10}H_{10}O_4$)不得少于 0.050%。

【成分】　根含挥发油，其酚性油中主含香荆芥酚(carvacrol)，还含苯酚(phenol)，邻甲苯酚(*o*-cresol)，对甲苯酚(*p*-cresol)，愈创木酚(guaiacol)，2，3-二甲基苯酚(2，3-dimethylphenol)，对乙苯酚(*p*-ethylphenol)、间乙苯酚(*m*-ethylphenol)，4-乙基间苯二酚(4-ethylresorcinol)，2，4-二羟基苯乙酮(2，4-dihydroxyacetophenone)，异丁香油酚(isoeugenol)，香草醛(vanillin)；中性油中主含藁本内酯(ligustilide)，还含 α-蒎烯(α-pinene)，月桂烯(myrcene)，β-罗勒烯-X(β-ocimine-X)，别罗勒烯(alloocimine)，6-正丁基-1，4-环庚二烯(6-*n*-butyl-1，4-cycloheptadiene)，2-甲基-5-十二烷酮(2-methyldodecan-5-one)，双环榄香烯(bicycloelemene)，苯乙酮(acetophenone)，β-甜没药烯(β-bisabolene)，菖蒲二烯(acoradiene)，异菖蒲二烯(isoacoradiene)，反式-β-金合欢烯(*trans*-β-âfarnesene)，γ-榄香烯(γ-elemene)，花侧柏烯(cuparene)，α-柏木烯(α-cedrene)，洋川芎内酯(senkyunolide)，正丁基苯酞(*n*-butylphthalide)，亚丁基苯酞(*n*-butylidenephthalide)，当归酮(angelic ketone)；酸性油中含樟脑酸(camphoric acid)，茴香酸(anisic acid)，壬二酸(azelaic acid)，癸二酸(sebacic acid)，肉豆蔻酸(myristic acid)，邻苯二甲酸酐(phthalic anhydride)[1, 2]。挥发油中尚含马鞭草烯酮(verbenone)，黄樟醚(safrole)，对乙基苯甲醛(*p*-ethylbenzaldehyde)，3，4-二甲基苯甲醛(3，4-dimethylbenzaldehyde)，优葛缕酮(eucarvone)，1，1，5-三甲基-2-甲酰基-2，5-环己二烯-4-酮(1，1，5-trimethyl-2-formylcyclohexa-2，5-diene-4-one)，玷𤥕烯(copaene)，2，4，6-三甲基苯甲醛(2，4，6-trimethylbenzaldehyde)，β-芹子烯(β-selinene)，香柑油烯(bergamotene)，β 和 γ-荜澄茄烯(cadinene)[3]。

有机酸：棕榈酸(palmitic acid)，香草酸(vanillic acid)，阿魏酸(ferulic acid)，6-甲氧基-7-羟基香豆素(6-methoxy-7-hydroxycoumarin)，烟酸(nicotinic acid)，琥珀酸(succinic acid)[4]。氨基酸：赖氨酸，精氨酸，苏氨酸，酪氨酸等 20 多种[5]。磷脂类成分：溶血磷脂酰胆碱(lysophosphatidylcholine)，鞘磷脂(sphingomyelin)，磷脂酰胆碱(phosphatidylcholine)，磷脂酰肌醇(phosphatidylinositol)，磷脂酰丝氨酸(phosphatidylserine)，磷脂酰乙醇胺(phosphatidylethanolamine)，磷脂酰甘油(phosphatidylglycerol)，二磷脂酰甘油(diphosphatidylglycerol)和磷脂酸(phosphatidic acid)[6]。无机元素：钾、钠、钙、镁、硅、铝、磷、铁、锰、镍、铜、锌、砷、钼、锡、硼、铼、钡、硒、锶、钛、钒、铬等 23 种元素[7]。又含多糖[8]，藁本内酯二聚体(ligustilide dimer)[9]，布雷菲德菌素(brefeldin)A[4]。

【药理】　1. 对血液与造血系统的作用　(1) 对血液流变的影响　当归水煎剂能抑制高分子右旋糖苷及 dextran 500 桥联所致红细胞聚集性增强，抑制由钙离子载体 A_{23187} 诱导的红细胞变形性改变，使红细胞在低渗液中发生溶血的时间延缓[1~4]。阿魏酸于体外或体内给药都能抑制各种诱导剂(如花生四烯酸、肾上腺素、ADP、血小板活化因子等)诱导人、兔和大鼠的血小板聚集和释放反应[5~12]，其机制可能与阿魏酸钠选择性抑制 TXA_2 合成酶活性，降低 TXA_2 含量，升高 PGI_2/TXA_2 比率[13]，升高血小板 cAMP 水平[7, 9]，抑制磷酸二酯酶[10]，直接对抗 TXA_2 和增强 PGI_2 活性[6]等生理活性相关。

(2) 对造血系统的影响　当归多糖(AP)可使白细胞和网织红细胞增加，对贫血小鼠的红细胞、血红蛋白、白细胞和股骨有核细胞数恢复有显著促进作用[14]。在有外源性粒细胞巨噬细胞集落刺激因子(GM-CSF)、IL-3、EPO 存在的条件下，AP 在体外对粒单系造血祖细胞(CFU-GM)和多向性造血祖细胞(CFUMix)的增殖分化有显著促进作用；经 AP 诱导后骨髓基质细胞、血管内皮细胞、单核细胞等表达 GM-CSF、IL-3 蛋白、IL-6 蛋白的水平和骨髓基质细胞表达 GM-CSF、IL-3mRNA 水平皆明显提高[15~17]。

2. 对心脑系统的影响　(1) 对心脏细胞的影响　当归提取液(EAS)对单个豚鼠心室肌细胞膜钠通道电流(INa)和 L 型钙通道电流(ICa-L)具浓度依赖性阻滞作用[18]。当归总挥发油中的中性、非酚性 A_3 部位(10～160 mg/l)能抑制右心房的自搏频率，降低左心房的收缩力，延长功能性不应期(FRP)；降低动作电位振幅(APA)，缩短复极时程 APD_{20} 和 APD_{90}[19]。

(2) 扩冠脉，降低心肌耗氧以及抗心肌缺血作用　当归浸膏可显著扩张离体豚鼠冠脉，增加血流量[20~22]，可降低急性缺氧动物耗氧量、耗氧速率及增强动物对缺氧的耐受性[23]。阿魏酸能拮抗垂体后叶素和结扎所致的兔急性心肌缺血[24]和急性心肌梗死，降低豚鼠离体心肌耗氧量[25]，增加小鼠心肌摄取 ^{86}Rb[26]及离体兔和豚鼠冠脉流量，降低心肌收缩幅度[24, 27, 28]。舌静脉注射 25% 当归注射液 0.8 ml/100 g，可使心肌缺血/再灌注损伤大鼠心肌梗死面积显著缩小，促使蛋白激酶 C(PKC)从细胞核转移到细胞膜，激活蛋白激酶 C(PKC)抑制心肌缺血/再灌注损伤[29]。

(3) 抗心律失常作用　阿魏酸钠可拮抗氯仿、肾上腺素诱发猫、乌头碱诱发大鼠、毒毛花苷 G 诱发豚鼠的心律失常，以及强心苷所致离体豚鼠心室肌节律不齐[30, 31]。此作用可能是减慢传导、延长有效不应期、消除折返、延长平台期、抑制异位节律点及提高致颤阈等多方面作用的结果[32]。

(4) 对脑缺血损伤的保护作用　舌静脉滴注 50% 当归注射液，可加快脑组织的血液循环，改善神经元的代谢，减小大脑中动脉栓塞大鼠脑梗面积，促进脑缺血损伤后神经生长和修复相关蛋白 cyclin D_1 和 GAP-43，促进神经细胞黏附分子(NCAM)以及促进微管相关蛋白(MAP-2)的表达，减少细胞凋亡的发生[33~36]。亦可通过促进 bcl-2 的表达对半暗带的细胞凋亡产生抑制作用[37]。

3. 对血管的作用　(1) 对外周血管、血压和血流量的影响：当归煎剂耳血管灌流可使兔血管舒张[38]，水提醇沉液 1～4 g(生药)/kg 静注可使麻醉犬动脉压下降，冠脉、脑动

3. 治外伤出血　鲜大叶火焰草全草适量。捣烂外敷。(1～3方出自《浙江药用植物志》)

1799 当归 dāng guī (《本经》)

【异名】 干归(《本经》),马尾当归(《本草经集注》),秦归、马尾归(《纲目》),云归(云南),西当归、岷当归(甘肃)。

【基原】 为伞形科当归属植物当归的根。

【原植物】 当归 *Angelica sinensis* (Oliv.) Diels [*A. polymorpha* Maxim. var. *sinensis* Oliv.]　又名:薜、山蕲、白蕲《尔雅》,文无(崔豹《古今注》)。

多年生草本,高0.4～1 m。根圆柱状,分枝,有多数肉质须根,黄棕色,有浓郁香气。茎直立,绿色或带紫色,有纵深沟纹,光滑无毛。叶三出式,二至三回羽状分裂;叶柄长3～11 cm,基部膨大成管状的薄膜质鞘;基生叶及茎下部叶轮廓为卵形,长8～18 cm,宽15～20 cm,小叶片3对,下部的1对小叶柄长0.5～15 cm,近顶端的1对无柄,末回裂片卵形或卵状披针形,长1～2 cm,宽5～15 mm,2～3浅裂,边缘有缺刻状锯齿,齿端有尖头,叶下面及边缘被稀疏的乳头状白色细毛;茎上部叶简化成囊状鞘和羽状分裂的叶片。复伞形花序顶生,花序梗长4～7 cm,密被细柔毛;伞辐9～30;总苞片2,线形,或无;小伞形花序有花13～36;小总苞片2～4,线形;萼齿5,卵形;花瓣长卵形,先端狭尖,内折;花柱短,花柱基圆锥形。果实椭圆形至卵形,长4～6 mm,背棱线形,侧棱成宽而薄的翅,翅边缘淡紫色,棱槽内油管1,合生面油管2。花期6～7月,果期7～9月。

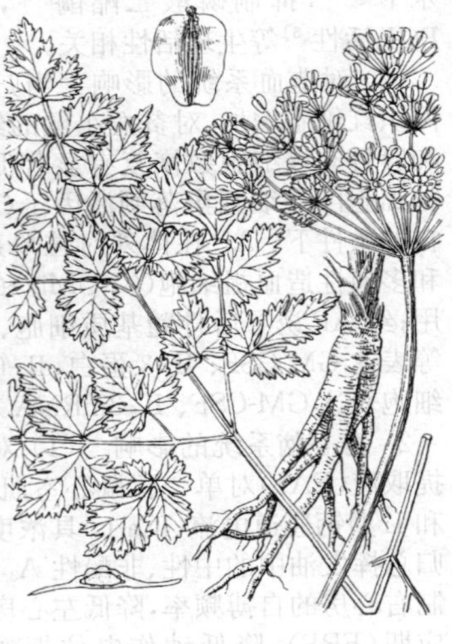

当　归

栽培于湖北、四川、云南、贵州、陕西、甘肃等地。

【栽培】 生物学特性　为低温长日照作物,喜高寒、凉爽、湿润的气候,适宜在海拔1 500～3 000 m栽培。在低海拔地区栽培抽薹率高,不易越夏。生长第一年要求温度较低,透光度为10%,忌烈日直晒;生长第二年能耐较高温度,能耐强光,阳光充足植株生长健壮。水分对播种后出苗和幼苗的生长影响较大,是丰产的主要条件。宜土层深厚、疏松肥沃、排水良好、富含腐殖质的黑土尤其是黑油沙土栽培,不宜在低洼积水或者易板结的黏土和贫瘠的砂质土栽种,忌连作。

繁殖方法　种子繁殖、直播或育苗移栽。地道产区采收当归种子时,要求当种子由红转为粉白色时分批采收,并以三年生当归所结的种子作种用。当归种子过熟呈枯黄色,播种后容易提早抽薹,长期使用提早抽薹的植株所结种子育苗抽薹率就高。直播:在海拔高(1 700 m以上)、气温低的地区,可于7月下旬至8月上旬播种,海拔低(1 700 m以下)、气温稍高的地区,可于8月中旬至9月上旬播种,播前在整好的畦面上开横沟,沟距30 cm,深3～5 cm,将种子均匀播入沟内。穴播:穴距约27 cm,深3～5 cm,每穴播种10粒左右,稍加镇压,覆细土或细粉肥,再覆盖薄层短草。育苗移栽:6月播种,将种子均匀撒播在苗床上,覆盖细土,再盖草。8月上旬揭去盖草,除草1～2次,10月上旬挖苗,扎把,堆藏或窖藏。定植地于秋季深耕,施足基肥,翌年4月栽种前耕翻,耙平,按行株距25～35 cm开穴,每穴栽2～3苗,覆土2～4 cm。幼苗生长过大,越冬时有足够营养物质时容易通过春化,第二年提早抽薹,根木质化,失去药用价值;幼苗过小,也直接影响根的产量和质量。因此,各地应选择适宜的播种期和播种量,培育中等苗子,降低抽薹率而获得高产。此外,应选择中等成熟度的种子,不使用提早抽薹植株所结种子。

田间管理　5月苗高5～7 cm时进行第一次中耕除草,要求早除浅除,6月苗高13～17 cm时第二次除草,除深除净,并培土,苗高25 cm时第三次中耕除草,除第二、第三次草时,结合拔除抽薹植株,增施饼肥、硝酸铵或尿素等。发现抽薹尽早摘除。

病虫害防治　病害有根腐病,选用无病健壮种苗,发病初期及时拔除病株,并用石灰消毒病穴,用50%多菌灵500倍液浇灌病区;褐斑病,高温高湿时发病较重,发病初期喷1∶1∶150波尔多液或用65%代森锌500倍液喷射。虫害有桃蚜、种蝇、蛴螬等。

【采收加工】 一般生长2年才能采挖。在10月上旬割去地上部分,10月下旬挖取根部,待水分稍蒸发后,扎把,搭棚熏干,先用湿柴火熏烟,使当归上色,至表皮呈赤红色,再用煤火或柴火熏干。

【药材】 当归 *Radix Angelicae Sinensis*　主产于甘肃、云南等地。甘肃岷县产量多,质量佳。

商品规格　商品分全归和归头二类。各类根据每1 kg支数分等。全归按1 kg 40支、70支、100支、110支分为一至四等;其根梢不细于2 mm。归头主为主根和根茎,按1 kg 40支、80支、120支、160支分为一至四等。出口商品按甘肃岷县规格分为篓归和箱归。再按千克支数分等。

性状　本品略呈圆柱形,下部有支根3～5条或更多,长15～25 cm。表面黄棕色至棕褐色,具纵皱纹及横长皮孔。根头(归头)直径1.5～4 cm,具环纹,上端圆钝,有紫色或黄绿色的茎及叶鞘的残基;主根(归身)表面凹凸不平;支根(归尾)直径0.3～1 cm,上粗下细,多扭曲,有少数须根痕。质柔韧,断面黄白色或淡黄棕色,皮部厚,有裂隙及多数棕色点状分泌腔,木部色较淡,形成层环黄棕色。有浓郁的香气,味甘、辛、微苦。

鉴别　(1) 根横切面:木栓层为数列细胞。皮层窄,有少数油室。韧皮部宽广,多裂隙,油室及油管类圆形,直径25～160 μm,外侧较大,向内渐小,周围分泌细胞6～9个。形成层成环。木质部射线宽3～5列细胞;导管单个散在或2～3个相聚,成放射状排列;薄壁细胞含淀粉粒。

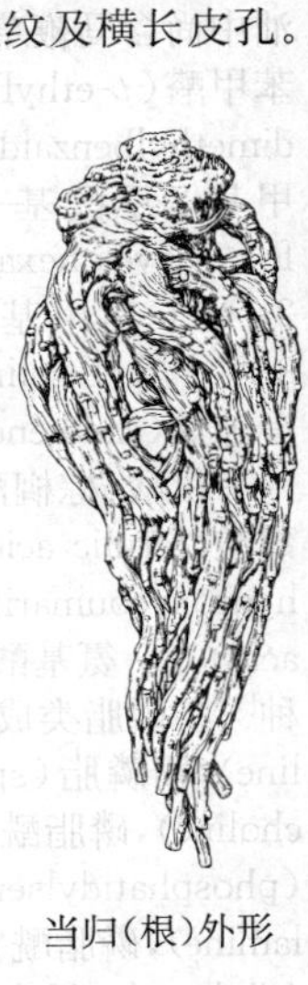

当归(根)外形

粉末特征:淡黄棕色。韧皮薄壁细胞纺锤形,壁略厚,表面有极微细的斜向交错纹理,有时可见菲薄的横隔。梯纹

患处。(《贵州草药》)

1796 光叶海桐叶 guāng yè hǎi tóng yè (《湖南药物志》)

【异名】 一朵云叶(广州部队《常用中草药手册》)。

【基原】 为海桐花科海桐花属植物光叶海桐 *Pittosporum glabratum* Lindl. 的叶。

【原植物】 参见"广枝仁"条。

【采收加工】 9～11 月采集,挖取根部或剥取根皮,切段,晒干。

【药性】 广州部队《常用中草药手册》:"甘、苦、辛,微温。有香气。"

【功用主治】 广州部队《常用中草药手册》:"消肿解毒。主治毒蛇咬伤,疮疖肿毒,过敏性皮炎,外伤出血。"

【用法用量】 外用:鲜品捣敷;或煎水洗;或干品研末撒。

【选方】 1. 治毒蛇咬伤,疮疖肿毒,过敏性皮炎　鲜一朵云叶捣烂外敷或煎水外洗。(广州部队《常用中草药手册》)

2. 治梅毒　光叶海桐叶研末涂。(《湖南药物志》)

3. 治外伤出血　一朵云叶研粉外撒。(广州部队《常用中草药手册》)

1797 光叶海桐根 guāng yè hǎi tóng gēn (《广西中草药》)

【异名】 山枝根(《四川中药志》),山栀茶根(贵州《中草药资料》),钻山虎、皮子药(《湖南药物志》)。

【基原】 为海桐花科海桐花属植物光叶海桐 *Pittosporum glabratum* Lindl. 的根或根皮。

【原植物】 参见"广枝仁"条。

【采收加工】 9～11 月挖取根部或剥取根皮,切段,晒干。

【药性】 甘、苦、辛,微温。

1.《湖南药物志》:"苦,凉。无毒。"

2. 广州部队《常用中草药手册》:"甘、苦、辛,微温。有香气。"

【功用主治】 祛风除湿,活血通络,止咳涩精。主治风湿痹痛,腰腿疼痛,头晕失眠,虚劳咳喘,遗精,跌打骨折。

1.《湖南药物志》:"消炎退热,通经活血,镇咳化痰,祛湿止痛。主治头昏目眩,四肢麻木,腰背疼痛,盗汗。"

2.《贵州民间药物》:"补虚弱,治咳喘,清热。主治虚弱遗精,多年哮喘,色痨或房事过度。"

3. 广州部队《常用中草药手册》:"活血通络,解痉止痛。主治风湿性关节炎,坐骨神经痛,跌打骨折,小儿麻痹后遗症,产后风瘫,心胃气痛,牙痛。"

【用法用量】 内服:煎汤,9～15 g;或浸酒。外用:捣敷;或研末敷;或煎水洗;或浸酒搽。

【宜忌】 1.《贵州民间药物》:"忌酸冷食物和发物。"

2.《广西民族药简编》:"孕妇忌服。"

【选方】 1. 治风湿骨痛,产后风瘫,胃痛,牙痛　光叶海桐根 9～15 g。水煎服。(《广西中草药》)

2. 治风湿性关节炎　山栀茶根 60 g,枫荷梨 30 g。泡酒 500 ml,每服酒 15 ml,早晚服。(贵州《中草药资料》)

3. 治虚劳咳嗽　山枝根皮、白花菜根各 15 g,瑞香 6 g。水煎,每日 3 次分服。

4. 治多年哮喘　山枝根皮 9 g,醉鱼草根 9 g,百合 30 g。炖猪蹄吃。

5. 治肾虚遗精,前列腺炎　山枝根 250 g,浸米烧酒 2 500 g,10 d 后过滤或澄清。每日服 2 次,每次 30～60 g。(3～5 方出自《常用中草药配方》)

6. 治色痨或房事过度　山栀茶根皮、干白花菜根(土升麻)、干野梦花根各 15 g。煎水兑酒服,每日 3 次,每次服半茶杯。(《贵州草药》)

【临床报道】 治疗高血压病　取光叶海桐根皮切细,加白酒以浸没药面为度,封闭浸泡 7 d 后应用。每次 5～15 ml(根据患者酒量增减),每日服 3 次。治疗 55 例,其中血压高于 26.6/15.96 kPa(200/120 mmHg)者 13 例,在 26.6/14.63 kPa(200/110 mmHg)左右者 34 例。随诊观察 5 个月,于 2 星期后血压下降者 39 例,降至正常水平者 19 例。临床症状特别是伴随的神经衰弱症群,均有不同程度好转[1]。

1798 光板猫叶草 guāng bǎn māo yè cǎo (《天目山药用植物志》)

【异名】 石苋菜(《江西药用植物名录》),龙鳞草、毛舌辣草(《广西药用植物名录》)。

【基原】 为景天科景天属植物大叶火焰草的全草。

【原植物】 大叶火焰草 *Sedum drymarioides* Hance [*S. drymarioides* Hance var. *genuium* Hamet]　又名:荷莲豆叶景天(《拉汉种子植物名称》),毛佛甲菜(《台湾植物志》)。

一年生肉质草本,高 7～25 cm。上部有分枝。全株被白色腺毛。茎下部叶对生或 4 叶轮生,上部叶互生,质较薄,卵形至宽椭圆形,长 2～4 cm,宽 1.4～2.5 cm,先端钝圆,基部下延成叶柄,全缘。疏散圆锥状花序,顶生,花少数,两性;萼片 5,深裂,长圆形至狭披针形;花瓣 5,白色,长圆形,长 3～4 mm;雄蕊 10,2 轮;鳞片 5,宽匙形,先端有微缺至浅裂;心皮 5,略叉开,与花瓣等长。蓇葖果,有多数细小种子,种子有纵纹。花期 4～6 月,果期 8 月。

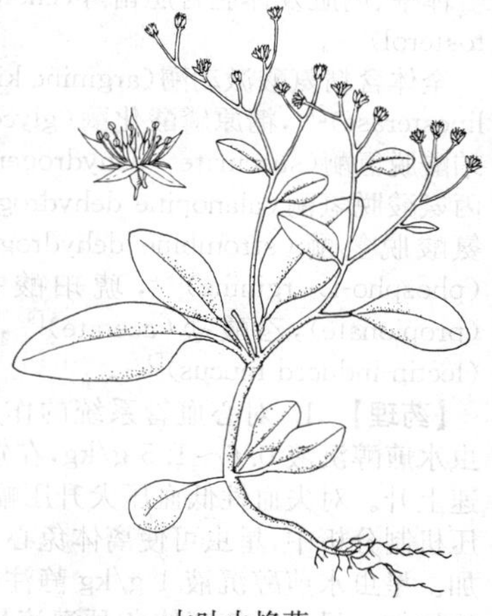

大叶火焰草

生于海拔 940 m 以下低山阴湿的岩石上或砖墙、碎石缝中。分布于浙江、安徽、福建、江西、河南、湖北东部、湖南、广东、广西、台湾等地。

【采收加工】 5～7 月采收,鲜用;或用沸水潦过,晒干。

【药性】 《浙江药用植物志》:"苦,平。"

【功用主治】 《浙江药用植物志》:"清热凉血,消肿解毒。主治吐血、咳血,肺炎,小儿消化不良,外伤出血。"

【用法用量】 内服:煎汤,20～30 g;鲜品绞汁,60～90 g。外用:鲜品捣敷。

【选方】 1. 治吐血,咳血　大叶火焰草新鲜全草 60 g,绞汁服;或全草 30 g,水煎服。

2. 治肺炎　大叶火焰草鲜叶 60～90 g。捣烂绞汁,开水冲服。

穴居在沿海潮间区滩涂内，以低潮线处最多。涨潮时钻出洞穴，也能在水中作蛇形游泳，以有机质为食。我国沿海均有分布。

【采收加工】 7～10月到低潮线沙滩掘取，除去内脏，洗净，加水煮至虫体由红变白时，捞起晒干。

【药材】 光裸星虫 *Sipunculus Nudus* 我国沿海均产。

性状 全体呈扁长圆柱形，形状略似蚯蚓，体长12～22 cm，表面灰白色至淡棕黄色。吻短，基部有一环状钩，前端有一圆触手，形成皱褶。躯干遍布纵横沟纹，构成格子状花纹，周围共有29～30行方格。体后端钝，肛门呈一横裂缝，位于接近体前1/6的背面。气微腥，味咸。

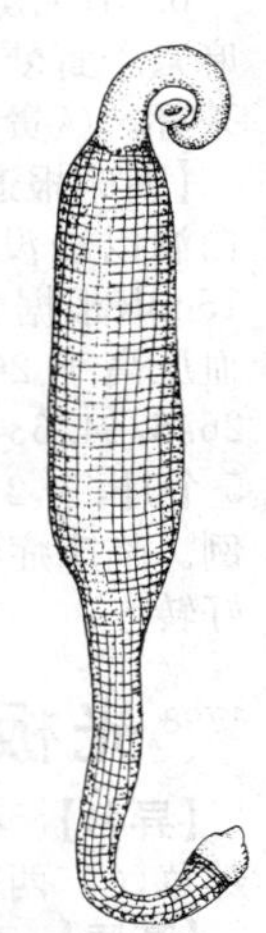

裸体方格星虫

【成分】 肌肉含磷酸盐(phosphate)，果糖-2，6-二磷酸盐(fructose-2，6-bisphosphate)，腺苷酸(adenylic acid)，腺苷三磷酸(adenosine triphosphate)[1]，副肌球蛋白(paramyosin)[2]。

表皮含胶原蛋白(collagen)，黏多糖(mucopolysaccharide)[3]；亚表皮结缔组织含绿色素(green pigments)[4, 5]。

体壁、内脏及体腔含胆甾醇(cholesterol)，β-谷甾醇(β-sitosterol)[5]。

全体含精氨酸激动酶(arginine kinase)[6]，胆碱酯酶(cholinesterase)[7]，糖原磷酸化酶(glycogen phosphorylase)，琥珀酸脱氢酶(succinate dehydrogenase)，N-(1-羧乙基)-L-丙氨酸脱氢酶(alanopine dehydrogenase)，N-羧甲基-L-丙氨酸脱氢酶(strombine dehydrogenase)，磷酸-L-精氨酸(phospho-L-arginine)[8]，琥珀酸盐(succinate)，丙酸盐(propionate)，乙酸盐(acetate)[9]，植物凝集素诱导黏液(lectin-induced mucus)[10]。

【药理】 1. 对心血管系统的作用 麻醉犬静脉注射星虫水煎醇沉液0.6～1.5 g/kg，在短暂轻度降压后，血压迅速上升。对失血性低血压犬升压幅度大于正常血压犬。升压机制分析中，星虫可使离体兔心、在体犬心冠脉血流量增加。星虫水煎醇沉液1 g/kg静注，可使犬心率、心输出量均增加。星虫还使离体兔耳灌流量显著减少，1.5 g/kg静注可拮抗血管舒缓素0.3 u/kg静注而产生的扩张犬血管作用。酚妥拉明和普萘洛尔能部分阻断星虫的心血管作用。这表明，星虫可能具有似肾上腺素作用，能使α和β受体兴奋[1]。

2. 增强耐缺氧能力 100%星虫煎剂0.2 ml/10 g给小鼠腹腔注射，显著提高小鼠负压缺氧耐受力。预先给予大剂量普萘洛尔，星虫的保护作用不明显，可能因星虫的β作用被阻断[1]。

3. 镇静、镇痛及兴奋平滑肌作用 100%星虫水煎醇沉液0.2 ml/10 g给小鼠腹腔注射，对小鼠自发活动有抑制作用，对酒石酸锑钾所致扭体反应有抑制作用[1]。星虫对离体肠段、子宫有轻度兴奋作用，使自主收缩频率、张力略增，对肾上腺素所致肠段松弛，兴奋作用更明显[1]。

毒性 星虫水煎醇沉液小鼠腹腔注射的LD_{50}为224±31.01 g/kg。星虫对家兔尿量、小鼠凝血时间均无显著影响[1]。

【药性】 《中国药用海洋生物》："咸，寒。"

【功用主治】 滋阴降火。主治阴虚盗汗，骨蒸潮热，肺痨咳嗽，牙龈肿痛。

1.《中国药用海洋生物》："滋阴降火。用于骨蒸潮热，阴虚盗汗，肺痨咳嗽，胸闷痰多等症。"

2.《南海海洋药用生物》："治牙肿痛。"

3.《中国药用动物志》："健脾。主治夜尿症。"

【用法用量】 内服：煎汤，10～20 g；或泡酒。

【选方】 1. 活血强身 星虫10～20只。去内脏，以好酒浸半月。常服之。

2. 治病后体弱 取老鸭1只洗净，去毛和内脏，劈开鸭头，纳入5只除去内脏的星虫，以线缝好，加酱油、盐，蒸烂后食之。(1、2方出自《海药掇英》)

1795 光叶山黄麻 guāng yè shān huáng má (《贵州草药》)

【异名】 硬壳朗(《贵州草药》)，蛇药草(《福建药物志》)。

【基原】 为榆科山黄麻属植物光叶山黄麻的根皮或全株。

【原植物】 光叶山黄麻 *Trema cannabina* Lour. 又名：滑朗树(《贵州草药》)，麻木、双思草、茶木、细叶麻木(《广西药用植物名录》)。

灌木或小乔木。当年生枝呈锈褐色或红褐色。叶互生；叶柄长3～9 mm；托叶早落；叶片卵形、卵状披针形或椭圆状披针形，长4～12 cm，宽1.5～5 cm，先端尾状渐尖，基部楔形，上面平滑、无毛，下面通常无毛，边缘具锯齿；具明显3出脉，侧脉3～4对。聚伞花序常成对腋生；雄花长约1 mm，雌花长约2 mm。核果卵圆形或近球形，具短柄，长约3 mm，无毛。花期5～7月。

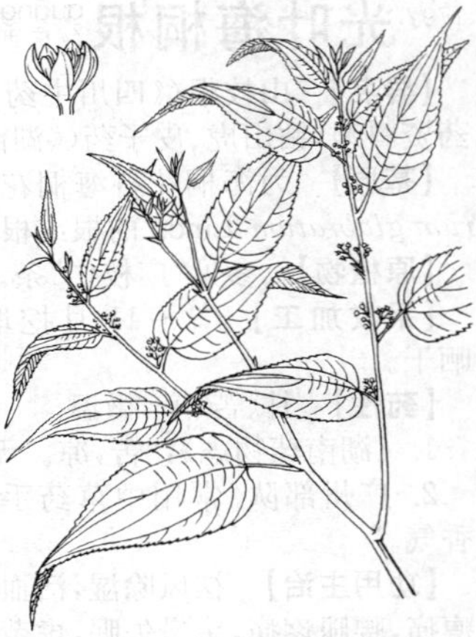

光叶山麻黄

生于向阳山坡、干燥的山谷、旷地或灌木林中。分布于浙江、福建、江西、湖南、广东、广西、贵州、台湾等地。

【采收加工】 7～10月采收，鲜用或晒干。

【药性】 《贵州草药》："性平，味甘、微酸。"

【功用主治】 利水，解毒，活血祛瘀。主治水泻，流感，毒蛇咬伤，筋骨折伤。

1.《贵州草药》："健脾利水，化瘀生新。"

2.《福建药物志》："清热解毒。主治流感，根治毒蛇咬伤。"

【用法用量】 内服：煎汤，15～30 g。外用：捣烂炒热敷。

【选方】 1. 治水泻 硬壳朗30 g。煨水服。(《贵州草药》)

2. 治流感 光叶山黄麻1 500 g。水煎去渣，浓缩晒干，再加大黄粉125 g，研均匀。每次6～9 g，开水送服，日2次。

3. 治毒蛇咬伤 光叶山黄麻根30 g。水煎服，日2剂，连服5 d。(2、3方出自《福建药物志》)

4. 治骨折 硬壳朗、月季花根各等分。捣绒，炒热包敷

患处。(《山东中草药手册》)

2. 治咽喉肿痛　山慈姑鳞茎15 g。水煎服。

3. 治脸上疔疮　山慈姑鳞茎,磨汁搽。(2、3方出自《湖北中草药志》)

4. 治乳腺癌　光慈姑6 g,蒲公英15 g,白蚤休9 g。水煎服。药渣捣敷患处。(《湖北中草药志》)

1792 光叶石楠 guāng yè shí nán (《天目山药用植物志》)

【异名】 千年红、石眼树(《湖南药物志》)。

【基原】 为蔷薇科石楠属植物光叶石楠 *Photinia glabra* (Thunb.) Maxim. 的叶。

【原植物】 参见"醋林子"条。

【采收加工】 全年均可采,晒干,切丝。

【药材】 光叶石楠 *Folium Photiniae glabrae*　产于安徽、江西、湖南、福建、广西、四川、贵州。

性状　叶椭圆形、长圆形或椭圆状倒卵形,长5～9 cm,宽2～4 cm,先端渐尖或短渐尖,基部楔形,边缘具细锯齿,两面均无毛;叶柄长0.5～1.5 cm,无毛。叶革质。气微,味苦。

【成分】 叶含正烷烃(*n*-alkane),氢氰酸,苯甲醛(benzaldehyde)[1],熊果酸(ursolic acid),表无羁萜醇(epi-fridelinol)[2]。

【药性】 《湖南药物志》:"苦、辛,无毒。"

【功用主治】 《湖南药物志》:"解热利尿,镇痛。治跌打损伤,头疼。"

【用法用量】 内服:煎汤,3～9 g。外用:捣敷。

1793 光头前胡 guāng tóu qián hú (《湖北中草药志》)

【异名】 岩防风(《贵州草药》),棕包头(《湖北中草药志》),鸡脚前胡、独活(《广西药用植物名录》),岩棕、官防风(《贵州中草药名录》)。

【基原】 为伞形科前胡属植物华中前胡和岩前胡的根及根茎。

【原植物】 1. 华中前胡 *Peucedanum medicum* Dunn

多年生草本,高0.5～2 m。根颈长圆柱形,直径1～1.2 cm,有明显环状叶痕;根圆柱形,下部常分叉,表面有不规则纵沟纹。茎圆柱形,多细条纹,光滑无毛。叶柄基部有宽叶鞘;叶片轮廓广三角状卵形,长14～40 cm,宽7～20 cm,二至三回三出式分裂或二回羽状分裂,第一回羽片3～4对,羽片3全裂,两侧裂片斜卵形,长2～5 cm,宽1.5～5 cm,中间裂片卵状菱形,3浅裂或深裂,略带革质,边缘具粗大锯齿。伞形花序直径7～15 cm,中央花序有大至20 cm的;伞辐15～30或更多,伞辐及花柄具短柔毛;花瓣白色,花柱基圆锥形。果实椭圆形,长6～7 mm,宽3～4 mm,褐色或灰褐色,中棱和背棱线形突起,

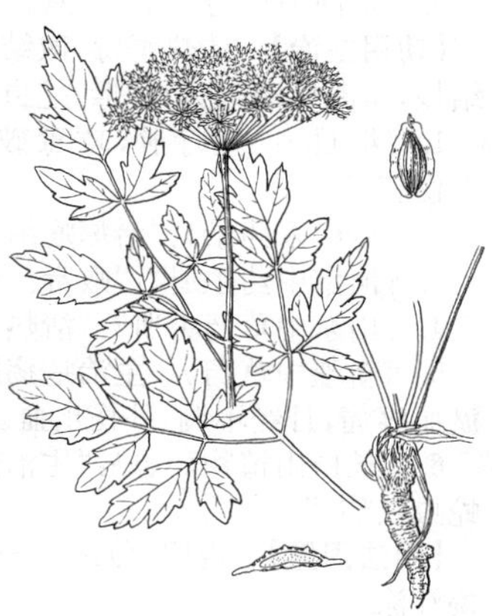

华中前胡

每棱槽内有油管3,合生面有油管8～10。花期7～9月,果期10～11月。

生于海拔700～2 000 m的山坡草丛中和湿润的岩缝中。分布于江西、湖北、湖南、广西、广东、四川、贵州等地。

2. 岩前胡 *P. medicum* Dunn var. *gracile* Dunn　又名:光前胡(重庆)。

本变种与华中前胡的主要区别在于:植株较细柔,叶裂片狭窄,质地较薄。生于山坡草丛中及岩石缝中。分布于湖北与四川东部等地。

【采收加工】 9～12月地上部分枯萎时采挖,晒干或炕干。

【药材】 光头前胡 *Radix et Rhizoma Peucedani Medici* 产于四川、湖北、贵州等地。

性状　本品长圆锥形,下部分歧或弯曲,表面黄棕色,具纵向皱纹及皮孔样突起,有时密集成环,略呈竹节样。根头部可见少量纤维状叶柄残基,质坚但易折断,断面平坦,皮部白色,木质部黄色,气微,味略苦。

鉴别　根茎横切面:木栓细胞12～26列。无皮层。韧皮部宽阔,油管类圆形,上皮细胞7～11个。木质部导管单生或3～10个成群,木化;木薄壁组织中厚壁与薄壁细胞群相间排列,形成数轮厚化细胞环带,厚化细胞壁微木化。射线细胞1～4列,于韧皮部外侧强烈弯曲。髓部细胞大多数破碎,髓周油管1列。

【成分】 华中前胡根含香豆素类化合物:异欧芹素乙(isoimperatorin),珊瑚菜内酯(phellorerin),佛水柑内酯(bergapten),氧化前胡素水合物(oxypeucedanin),白当归素(byakangelicin)。还含β-谷甾醇(β-sitosterol),亥茅酚(hamardol)、甘露醇[1]。

【药性】 辛、苦,平。归肺、肝经。

1.《四川中药志》1960年版:"性微寒,味苦、辛。无毒。入肺、脾二经。"

2.《贵州草药》:"性温,味辛、微苦。"

【功用主治】 宣肺祛痰,降气止咳,定惊。主治感冒,咳嗽,痰喘,胸闷,风湿痛,小儿惊风。

1.《四川中药志》1960年版:"宣散风热,祛痰镇咳,下气。治感冒风热,痰稠,喘满,头痛及胸闷。"

2.《贵州草药》:"祛风,散寒,清热,除湿,镇惊。治风寒感冒,风湿,小儿惊风。"

【用法用量】 内服:煎汤,3～9 g;或研末;或浸酒。

【宜忌】 《四川中药志》1960年版:虚弱性咳嗽及肺病咳血者勿用。

1794 光裸星虫 guāng luǒ xīng chóng (《中国药用动物志》)

【异名】 沙虫(《中国药用海洋生物》),沙肠子、海肠子(《中国药用动物志》),星虫(《海药掇英》)。

【基原】 为星虫科星虫属动物裸体方格星虫的全体。

【原动物】 裸体方格星虫 *Sipunculus nudus* Linnaeus 又名:方格星虫(《山东药用动物》)。

体长圆形,略似蚯蚓,体长120～220 mm,大者宽约10 mm。体壁纵肌成束,30～31条,与环肌交错排列成方格状布纹,纵横分明。吻长约为体长的1/10,吻基部有一环沟,有许多覆瓦状皮肤小凸,不规则排列;吻前段光滑,前端有一圈触手,伸张时呈星状,收缩时成皱褶,口即位于其中。近体前1/6的背面,有一横裂突起的裂缝。即肛门的开口,肛门腹面前方两侧各有一肾孔,消化道细长,约为体长的2倍,扭曲成螺旋形。体后端钝。体乳白色而略带淡红色。

2.《品汇精要》："味咸、甘，性平软，味厚于气，阴中之阳。"

【功用主治】 消食化积，祛风明目，解毒。主治食积脘胀，食物中毒，目赤肿痛，泪眵多。

1.《雷公炮炙论》："开盲明目。"

2.《新修本草》："主头面诸风，目赤痛，多眵泪。"

3.《纲目》："功同戎盐，而力差次之。"

【用法用量】 内服：煎汤，0.9～1.5 g；或入丸、散。外用：化水洗目。

【选方】 治久风目赤兼胎赤 光明盐六分，杏仁油五合。以净铜锣一尺面者一枚，内盐油，即取青柳枝如箸大者一握，急束，截令头齐，用研之三日，候如稠墨，即先剜地作一小坑，置瓦于底，又取熟艾一鹅子许，于瓦上烧火，即安前药锣覆坑上令烟熏之，勿令火灭，候火尽，可收置于铜合子或垍合子中，每夜用点眦间，便卧，频点之。(《外台》)

【各家论述】《纲目》："光明盐得清明之气，盐之至精者也，故入头风眼目诸药尤良，其他功同戎盐，而力差次之。"

1791 光慈姑 guāng cí gū (《中药志》)

【异名】 山慈姑(《纲目》)，老鸦头、棉花包(《植物名实图考》)，毛地梨(《中国药用植物志》)，光菇(《中药形性经验鉴别法》)，山蛋(《山西中药志》)。

【基原】 为百合科郁金香属植物老鸦瓣及伊犁郁金香的鳞茎。

【原植物】 1. 老鸦瓣 *Tulipa edulis* (Miq.) Baker [*Orithyia edulis* Miq.]

多年生草本。鳞茎卵形，直径 1.5～2.5 cm，外层皮纸质，内面密被长柔毛。茎长 10～25 cm，通常不分枝，无毛。叶 2 枚，长条形，长 10～25 cm，宽 5～9 mm，两面无毛。花单朵顶生；靠近花基部具 2 枚对生(少 3 枚轮生)的苞片，苞片狭条形，长 2～3 cm；花被片 6，狭圆状披针形，长 20～30 mm，宽 4～7 mm，白色，背面有紫红色纵条纹；雄蕊 3 长 3 短，花丝无毛，中部稍扩大；子房长椭圆形，花柱长约 4 mm。蒴果近球形，有长喙，长 5～7 mm。花期 3～4 月，果期 4～5 月。

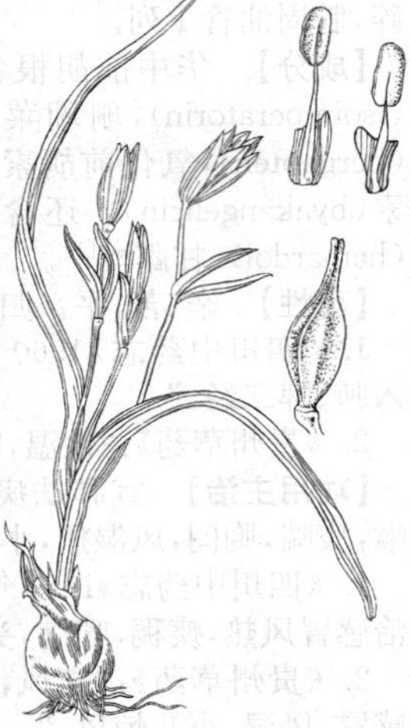

老鸦瓣

生于山坡草地及路旁。分布于辽宁、江苏、浙江、安徽、江西、山东、湖北、湖南、陕西。

伊犁郁金香

2. 伊犁郁金香 *T. ulipailiensis* Regel

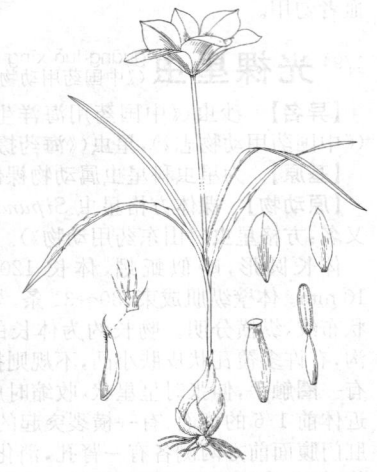

形态与上种相似，其特点是：鳞茎，直径 1～2 cm，鳞茎皮黑褐色，薄革质，上部和基部有伏毛。茎上部通常被密柔毛或疏毛。叶 3～4 枚，近轮生；叶片条形或条状披针形，宽 0.5～1.5 cm，伸展或反曲，边缘平展或波状。花常单朵顶生；花被片外轮长圆形，内轮倒卵状长圆形，长 2.5～3.5 cm，宽 0.4～2 cm，外花被片背面有绿紫红色、紫绿色或黄绿色色彩，内花被片黄色；雄蕊 6，等长；子房矩圆形，3 室，近无花柱。蒴果卵圆形，长 1.8～2.5 cm。种子扁平，近三角形。花期 3～5 月，果期 5 月。

生于海拔 400～1 000 m 的山前平原和低山坡地。分布于新疆天山一带。

【采收加工】 春、秋、冬季均可采收。挖取鳞茎，除去须根及外皮，晒干或鲜用。

【药材】 光慈姑 *Bulbus Tulipae Edulis* 老鸦瓣主产于安徽、河南、山东、江苏等地。伊犁郁金香主产新疆。

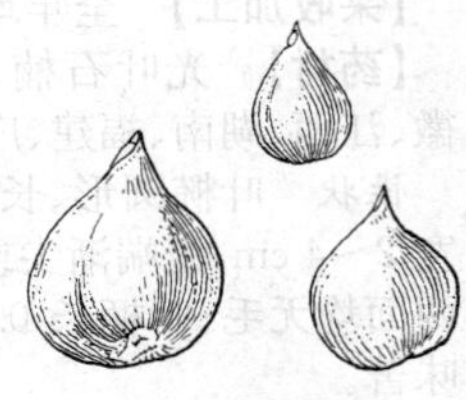

老鸦瓣鳞茎

性状 老鸦瓣 鳞茎呈卵状圆锥形，顶端渐尖，基部圆平，中央凹入。高 1～2 cm，直径 0.5～1 cm。表面粉白色或黄白色，光滑，一侧有纵沟，自基部伸向先端。质硬而脆，断面白色，粉质，内有一圆锥形心芽(经加工蒸煮的表面呈浅黄或浅棕色，断面呈角质)。气微弱，味淡。

伊犁郁金香 外层鳞茎皮呈革质，黑褐色。

鉴别 粉末特征：类白色。淀粉粒为单粒，呈灯泡形，椭圆形或不规则形，少数类圆形，脐点呈点状、裂缝状或"人"字形，位于较小端，层纹不明显。导管多为网纹导管。

【成分】 老鸦瓣含秋水仙碱(colchicine)[1]。

【药理】 1. 抗肿瘤作用 本品给小鼠腹腔注射(2 mg)，可抑制细胞的有丝分裂，使之停止于中期。其对分裂较快的肿瘤细胞最敏感；且对急性淋巴细胞白血病和急性粒细胞白血病患者的血细胞脱氢酶有抑制作用[1]。

2. 抗痛风 本品因含秋水仙碱，对急性痛风性关节炎效果较好[1]。

【药性】 甘、辛，寒，小毒。

1.《纲目》："甘，微辛，有小毒。"

2.《植物名实图考》："味甘，性温。"

3.《岭南采药录》："味甘、淡，性平。"

4.《山东中草药手册》："甘、辛，寒，有毒。"

5.《全国中草药汇编》："凉。"

【功用主治】 清热解毒，散结消肿。主治咽喉肿痛，瘰疬结核，瘀滞疼痛，痈疖肿毒，蛇虫咬伤。

1.《纲目》："主疔肿，攻毒破皮，解诸毒蛊毒，蛇虫、狂犬伤。"

2.《岭南采药录》："治瘰疬结核，痨伤，和猪肉煮食。"

3.《河南中药手册》："败毒。治产后血闷攻心。"

4.《山东中草药手册》："清热解毒，消肿散结。"

5.《新疆中草药》："主治疮疡肿毒，淋巴结核，跌打损伤，瘀血疼痛，月经不调，外伤出血。"

6.《长白山植物药志》："主治热毒痈肿，各种肿瘤，时疫，蛇虫咬伤。"

【用法用量】 内服：煎汤，3～6 g。外用：研末醋调敷；或捣汁涂。

【选方】 1. 治痈疽，疔肿，瘰疬 鲜光慈姑适量捣烂敷

6～11 cm，宽 0.7～2 cm；叶脉两面扁平，每边 9～12 条，近叶缘网结成一条边脉。伞形状聚伞花序腋生，通常着花 2～4 朵；花萼裂片 5，内面基部有众多小腺体；花冠近辐状，直径 2～2.5 cm，裂片白色，内面有紫红色条纹，被缘毛；副花冠双轮，外轮生于花冠的基部，环状，边膜质，先端截平，内轮生于雄蕊的基部，5 枚，长三角形；花粉块每室 1 个，长圆形，下垂。子房由 2 枚离生心皮组成，无毛，柱头膨大，基部具 5 棱，先端凸起。蓇葖果长圆状披针形，双生或单生。种子卵圆形，先端具长达 2 cm 的白色绢质种毛。花期 7～9 月，果期冬季。

生于海拔 750 m 的溪旁潮湿灌木丛中或低丘陵林地潮湿沟边岩石上。分布于广东、广西、云南等地。

【采收加工】 9～11 月采收，切段，晒干。

【成分】 根含强心苷类：尖槐藤强心四糖苷（oxyline）[1]，尖槐藤强心二糖苷（oxystelmoside）和 5β-羟基尖槐藤强心二糖苷（oxystelmine）[2]；孕甾烷苷类：尖槐藤星苷（oxysine）[3]，尖槐藤亭苷（oxystine）[4]和尖槐藤种苷（esculentin）[5]。

【功用主治】 《全国中草药汇编》："全株有抗癌作用，根主治黄疸。"

【用法用量】 内服：煎汤，9～15 g。外用：研末调敷；或鲜叶捣敷。

1788 尖尾风根 jiān wěi fēng gēn（《本草求原》）

【基原】 为马鞭草科紫珠属植物尖尾枫 *Callicarpa longissima* (Hemsl.) Merr. 的根。

【原植物】 参见"尖尾风"条。

【采收加工】 7～10 月采收，切片，晒干或鲜用。

【药性】 辛、微苦，温。

1.《生草药性备要》："味辛，性温。"

2.《本草求原》："辛、苦，温。"

【功用主治】 祛风，活血，止痛。主治风湿痹痛，跌打瘀肿，龋齿痛。

1.《本草求原》："散风湿肿痛，酒风，手足痹痛，理跌打。"

2.《福建药物志》："祛风散寒。治风湿关节痛，乳痈，蛀牙痛。"

【用法用量】 内服：煎汤，15～30 g，鲜品加倍；或浸酒。外用：捣敷。

1789 光石韦 guāng shí wěi（《四川常用中草药》）

【异名】 石韦、一包针（《广西药用植物名录》），石莲姜、牛皮凤尾草、大石韦、岩莲鸡尾（《四川常用中草药》），铁牛皮（《全国中草药汇编》），牛舌条（《贵州中草药名录》）。

【基原】 为水龙骨科石韦属植物光石韦的全草。

【原植物】 光石韦 *Pyrrosia calvata* (Bak.) Ching [*Polypodium calvatum* Bak.]

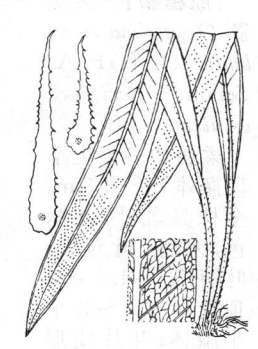

植株高 20～60 cm。根茎粗短，横生或斜升，顶部密被披针形鳞片，长渐尖头，边缘有锯齿。叶簇生；叶柄长 4～10 cm，以关节着生于根茎上；叶片革质，披针形，长 20～50 cm，宽 2～4 cm，渐尖头，向基部变狭成楔形下延；叶片上面偶有一二星状毛及小凹点，下面幼时有白色细长星状毛，最后完全脱落并为绿色；侧脉略可见。孢子囊群在叶片背面中部以上散生；无囊群盖。

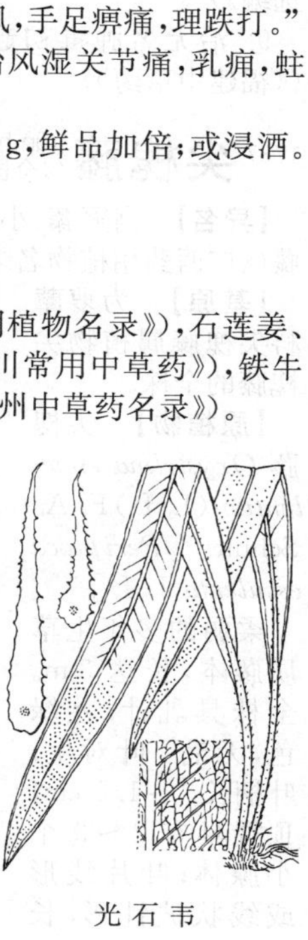

光石韦

生于海拔 400～1 800 m 的林下石上或树干上，成丛生长。分布于西南及福建、湖北、湖南、广东、广西、陕西、甘肃等地。

【采收加工】 全年均可采收，鲜用或晒干。

【药材】 光石韦 *Herba Pyrrosiae Clavatae* 主产于广西、四川、贵州等地。

性状 叶多卷成压扁的管状或平展，革质，一型。叶片长披针形，先端渐尖，基部渐狭而不下延，全缘。上表面黄绿色或黄棕色，有小凹点；用扩大镜观察，可见叶下表面有星状毛或细绒毛，孢子囊群密布于叶下表面的中部以上。叶柄有纵棱。气微，味淡。

鉴别 (1) 叶横切面：叶肉无栅栏组织和海绵组织的分化。主脉下侧和叶肉组织有数个分体中柱。靠近上表皮有下皮细胞。主脉靠近下表皮的厚壁组织发达，连成半环形，而靠近上表皮者较少。

叶表面观：下表皮的星状毛稀少，具 5～6 个分枝，柄由 1～5 个细胞组成。孢子长约 70 μm。

(2) 参见"石韦"条。

【成分】 含杧果苷（mangiferin）11.4%，异杧果苷（isomangiferin）7.84%及绿原酸（chlorogenic acid）[1]。

【药性】 苦、酸，凉。

1.《四川常用中草药》："性微寒，味苦、微辛。"

2.《全国中草药汇编》："甘、酸，平。"

3.《四川中药志》1979 年版："苦、酸、微辛，凉。"

【功用主治】 清热，利尿，止咳，止血。主治肺热咳嗽，痰中带血，小便不利，热淋，沙淋，颈淋巴结核，烧烫伤，外伤出血。

1.《四川常用中草药》："能除湿，泻肺热，利小便；治咳嗽，吐血，小便不利等症。"

2.《全国中草药汇编》："清热止血，消肿散结。主治泌尿系结石，颈淋巴结核。外用治外伤出血、烧烫伤。"

【用法用量】 内服：煎汤，15～30 g。外用：研末撒或调敷。

【选方】 1. 治泌尿系感染及结石 牛皮凤尾草 30 g，银花藤 30 g，土牛膝 15 g。水煎服。（《四川中药志》，1979）

2. 治外伤出血 光石韦晒干，研末外敷。（《全国中草药汇编》）

3. 治颈淋巴结结核 光石韦 30 g，蛇莓果 15 g，泡酒 500 g。每服 10 ml，每日 3 次。（《中国药用孢子植物》）

1790 光明盐 guāng míng yán（《新修本草》）

【异名】 圣石（《雷公炮炙论》），水晶盐（《纲目》）。

【基原】 为氯化物类石盐族石盐的无色透明的晶体。

【原矿物】 石盐 Halite

晶体结构属等轴晶系。以其光明纯净而与大青盐有别。为在较稳定环境下结出的较大晶体，多呈不规则块状，大小不一。无色透明。具玻璃样光泽，少数因灰尘污染而呈油脂状光泽，或因潮解而光泽变暗时，其新鲜断面仍可见较强光泽，或带晕彩。立方体解理完全。硬度同指甲，易砸开。

产于内蒙古及西南、甘肃、青海、新疆等地。

【采收加工】 全年均可采，采得后刮净外面杂质。

【成分】 主要成分同大青盐，杂质较少[1]。

【药性】 咸，平。归肝、胃经。

1.《新修本草》："味咸、甘，平，无毒。"

基部楔形至圆形，侧脉每边15条。顶生聚伞花序，有花6～12朵，长3～5 cm；花萼5深裂，裂片长圆形，先端急尖；花冠白色，高脚碟状，花冠裂片5，长卵圆形或倒披针形，比花冠筒长，向左覆盖，偏斜不正；副花冠鳞片状，鳞片先端2～3裂；雄蕊5，着生于花冠筒下部。浆果椭圆形，橙红色，先端短尖，长3.5～5.3 cm。种子压扁，近圆形或长圆形，边缘不规则波状。花期4～9月，果期6月至翌年3月。

生于海拔300～1 400 m的山地疏林中或山坡路旁。分布于广东、广西、海南和贵州等地。

【采收加工】 全年均可采，切段，晒干。

【成分】 全株含15种生物碱：11，19(R)-二羟基他波宁〔11，19(R)-dihydroxytabersonine〕，11-羟基-14，15α-环氧他波宁(11-hydroxy-14，15α-epoxy tabersonine)，N_b-氧化攀缘山橙碱(scandine N_b-oxide)，攀缘山橙碱(scandine)，摩洛斯堪多灵碱(moloscandonine)，10-羟基攀缘山橙碱(10-hydroxyscandine)，柯蒲木宁碱(kopsinine)，15α-羟基柯蒲木宁碱(15α-hydroxykopsinine)，印度鸭脚树碱(venalstonine)，他波宁(tabersonine)，11-甲氧基他波宁(11-methoxytabersonine)，11-羟基他波宁(11-hydroxytabersonine)，土波台文碱(tubotaiwine)，长春尼宁(vindolinine)，去乙酰基匹克拉林碱deacetylpicraline)[1]。

【药性】 苦、辛，平。

【功用主治】 祛风湿，活血。主治风湿痹痛，跌打损伤。

《全国中草药汇编》："活血，祛风，补肺，通乳。主治风湿性心脏病。"

【用法用量】 内服：煎汤，6～9 g。

1786 尖尾风 jiān wěi fēng (《本草求原》)

【异名】 尖尾峰、起疯晒(《生草药性备要》)，赶风晒、赶风帅(《本草求原》)，赤药子(《植物名实图考》)，赶风柴(《岭南采药录》)，黑节风、握手风、穿骨风、大风叶(《广西药用植物名录》)，雪突、牛舌癀(《福建中草药》)。

【基原】 为马鞭草科紫珠属植物尖尾枫的茎、叶。

【原植物】 尖尾枫 *Callicarpa longissima* (Hemsl.) Merr. 又名：鸭屎樵、风草(福建)。

灌木或小乔木，高2～5 m。小枝四棱形，紫褐色，幼时稍有多细胞的单毛，节上具毛环。单叶对生；叶柄长1～1.5 cm；叶片披针形至狭椭圆形，长14～23 cm，宽2～6 cm，先端锐尖，基部楔形，边缘具不明显小齿或全缘，表面主脉及侧脉有多细胞的单毛，背面无毛，有细小黄色腺点，干时下陷成蜂窝状小洼点。聚伞花序腋生，花小而密集，花序被多细胞的单毛，花序梗长1.5～3 cm；花萼有腺点，杯状或截头状，萼齿不明显；花冠淡紫色，无毛，长约2.5 mm；雄蕊4；子房无毛。果实扁球形，白色，具细小腺点。花期7～9月，果期10～12月。

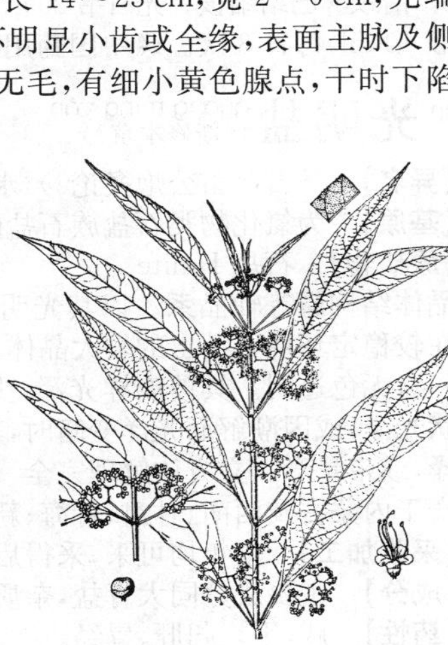

尖尾枫

生于海拔1 200 m以下的山坡、山谷、丛林中或荒野。分布于福建、江西、广东、广西、四川、台湾等地。

本植物的根(尖尾风根)亦供药用，另设专条。

【采收加工】 7～10月采收，晒干或鲜用。

【药性】 辛、微苦，温。

1. 广州部队《常用中草药手册》："辛，温，气香。"

2.《广西本草选编》："味辛、微苦，性温。"

【功用主治】 祛风散寒，散瘀止血，解毒消肿。主治风寒咳嗽，寒积腹痛，风湿痹痛，跌打损伤，内外伤出血，无名肿毒。

1. 广州部队《常用中草药手册》："行气活血，祛风消肿。治跌打损伤，骨折，风湿性腰腿痛，毒蛇咬伤。"

2.《福建药物志》："治咳嗽，胃出血，产后风，小儿腹胀，流火，外伤出血。"

【用法用量】 内服：煎汤，10～15 g，鲜品加倍；或捣汁饮。外用：捣敷；或研末撒。

【选方】 1. 治风寒咳嗽　尖尾枫鲜叶24 g(刷去茸毛)，冰糖15 g。水煎服。

2. 治寒积腹痛　尖尾枫干叶15 g，千金藤干根15 g。水煎服。(1、2方出自《福建中草药》)

3. 治风湿关节痛　尖尾枫、紫苏、蓖麻各用鲜叶等量，水煎熏洗；手患加桑寄生，足患加土牛膝。(《福建药物志》)

4. 治产后风　尖尾枫鲜叶捣汁半杯，黄酒半杯，姜汁2～3滴。调匀炖温服。(《福建中草药》)

5. 治瘫痪，小儿麻痹后遗症　尖尾风全株15～24 g，水煎服；或用30～60 g，水煎外洗。

6. 治咯血，吐血，衄血，便血　尖尾风全株15～30 g，水煎服；或研粉，每服1.5～3 g，开水送服。(5、6方出自《广西本草选编》)

7. 治跌打损伤　尖尾枫鲜叶捣烂，调黄酒外敷。(《福建中草药》)

8. 治外伤出血　尖尾风叶研粉撒布伤处。(《广西本草选编》)

9. 治无名肿毒初起　尖尾枫鲜叶和红糖捣烂外敷。(《福建中草药》)

1787 尖槐藤 jiān huái téng (《全国中草药汇编》)

【异名】 高冠藤、小双飞蝴蝶(《全国中草药汇编》)，催奶藤(《广西药用植物名录》)。

【基原】 为萝藦科尖槐藤属植物尖槐藤的全株。

【原植物】 尖槐藤 *Oxystelma esculentum* (L. f.) F. A. Schult. [*Periploca esculenta* L. f.]

柔弱的多年生草质藤本，长达3 m。全株具乳汁；茎绿色，无毛。叶对生；叶柄长1～1.5 cm，顶端具有2～3个小腺体；叶片线形或线状披针形，长

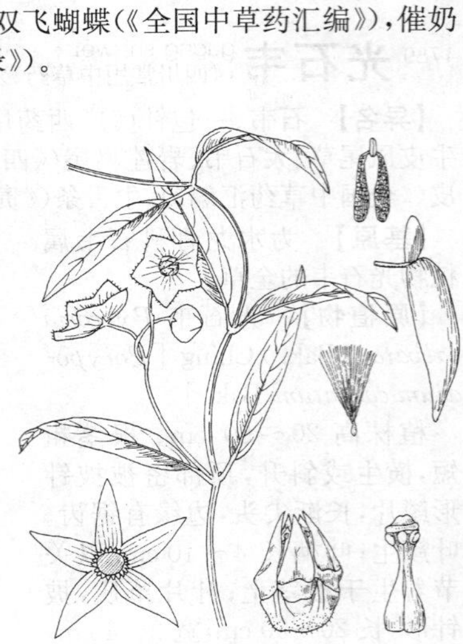

尖槐藤

状，膨大，5浅裂。蒴果细长圆柱形，长2～3 cm，直径约3 mm，有时散生长柔毛，具多数种子。花期5～8月。

生于海拔500～1 500 m的水田或浅水池塘中。分布于浙江、福建、江西、广东、广西、海南、四川、云南等地。

【采收加工】 7～10月采收，鲜用或晒干。

【药性】 苦、微甘，寒。

1.《生草药性备要》："味淡，性寒。"

2.《福建民间草药》："甘，寒。无毒。"

3.《四川中药志》1960年版："性平，味淡、苦。"

【功用主治】 清热，利尿，解毒。主治感冒发热，伤暑，燥热咳嗽，高热烦渴，淋痛，水肿，咽痛，喉肿，口疮，风火牙痛，疮痈疔肿，烫火伤，跌打伤肿，毒蛇、狂犬咬伤。

1.《天宝本草》："利湿热，行水道，治筋骨疼痛。"

2.《纲目拾遗》："治打伤跌肿损折，捣汁服之。罨诸肿毒。"

3.《本草求原》："敷皮肤热毒，背痈大疮，蛇咬伤，坐板疮。"

4.《生草药性备要》："理酒病，敷背痈。治蛇伤，颠狗咬伤，利小便，捣汁饮。"

5. 汪连仕《采药书》："治妇女白带、白淫，合生白酒服。"（引自《纲目拾遗》）

【用法用量】 内服：煎汤，10～30 g；或捣汁。外用：捣烂敷或烧灰调敷；或煎汤洗。

【宜忌】 脾胃虚寒者慎服。

【选方】 1. 治温热失津，舌苔燥裂，大便不通，小便短赤　取鲜过江龙全草洗净捣烂，取自然汁1小杯，再经炖开后服。或放适量冬蜜调服。（《闽南民间草药》）

2. 治小儿麻疹初期发热　过塘蛇、野菊花叶各30 g。水煎加红糖服。（《北海民间常用中草药手册》）

3. 治淋浊　鲜水龙全草30 g，冰糖15 g。酌加水煎，饭前服。日2次。（《福建民间草药》）

1783 过江龙子 guò jiāng lóng zǐ （《岭南采药录》）

【基原】 为豆科羊蹄甲属植物龙须藤 *Bauhinia championii*（Benth.）Benth. 的种子。

【原植物】 参见"九龙藤"条。

【采收加工】 10～11月果实成熟时采收，晒干，打出种子。

【功用主治】 行气止痛，活血化瘀。主治胁肋胀痛，胃脘痛，跌打损伤。

1.《岭南采药录》："止气痛，理跌打伤，去瘀生新。"

2.《生草药手册》："妇科消郁气痛，肝胃痛。"

【用法用量】 内服：煎汤，6～15 g。

1784 邪蒿 xié hāo （《千金方》）

【基原】 为伞形科岩风属植物香芹的根。

【原植物】 香芹 *Libanotis seseloides*（Fisch. et Mey. ex Turcz.）Turcz.［*Ligusticum seseloides* Fisch. et Mey. ex Turcz.；*Seseli seseloides*（Fisch. et Mey.）Hiroe］　又名：野胡萝卜（黑龙江）。

多年生草本，高40～120 cm。根颈粗短，有环纹，顶端残留枯萎叶鞘纤维；根圆柱形，直径0.5～1.5 cm，灰色或灰褐色。茎直立，粗壮，光滑，无毛，下部有棱角状突起深条纹，茎节处有短柔毛。基生叶叶柄长4～18 cm；叶片轮廓椭圆形或宽椭圆形，长5～18 cm，宽4～10 cm，三回羽状全裂，末回裂片线形至线状披针形，先端有小尖头，边缘反卷，中肋突出，长3～15 mm，宽1～4 mm，无毛或沿叶脉及边缘有短硬毛；茎生叶叶柄短，顶部叶无柄，仅有叶鞘；叶片与基生叶相似。复伞形花序多分枝，顶生或侧生，直径2～7 cm；总苞片0～5；伞辐8～20；小伞形花序有花15～30；小总苞片8～14；萼齿三角形或披针状锥形；花柱长，开展，卷曲。子房密生短毛。分生果卵形，长2.5～3.5 mm，果棱显著；每棱槽内有油管3～4，合生面油管6。花期7～9月，果期8～10月。

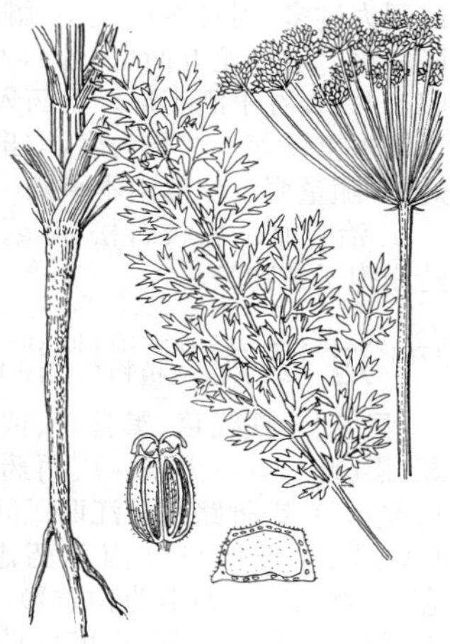

香　芹

生于开阔的山坡、草地、林缘、灌丛间及草甸。分布于东北及内蒙古、江苏、山东、河南等地。

【采收加工】 5～6月未开花前采挖，扎成束晒干。

【成分】 根和果实含食用当归素（edultin）[1]。

【药性】 辛，平，归脾、胃经。

1.《千金方》："味辛，温，涩，无毒。"

2.《嘉祐本草》："味辛，温平。"

【功用主治】 化浊，醒脾，通脉。主治湿阻痞满，胃呆食少，痢疾，疮肿。

1.《千金方》："主胸膈中臭恶气，利肠胃。"

2. 孟诜："通血脉，续不足气。"（引自《纲目》）

3.《食医心镜》："治五脏邪气厌谷者；治脾胃肠澼，大渴热中，暴疾，恶疮。以煮令熟，和酱醋食之。"

【用法用量】 内服：煎汤，6～20 g。

【宜忌】 孟诜："生食微动气（一作风），不与胡荽同食，令人汗臭气。"（引自《纲目》）

1785 尖山橙 jiān shān chéng （《广西药用植物名录》）

【异名】 乳藤（《粤志》），竹藤、藤皮黄、乳汁藤、鸡腿果、石芽枫（《广西药用植物名录》），岩山枝（《贵州草药》），黄狗合藤（《全国中草药汇编》），驳筋树（广西）。

【基原】 为夹竹桃科山橙属植物尖山橙的枝叶。

【原植物】 尖山橙 *Melodinus fusiformis* Champ. ex Benth.

粗壮木质藤本。全株具乳汁；茎皮灰褐色；幼枝、嫩叶、叶柄、花序被短微毛，渐变无毛。叶对生，近革质；叶柄长4～6 mm；叶片椭圆形或长椭圆形长4.5～12 cm，宽1～5.3 cm；先端渐尖，

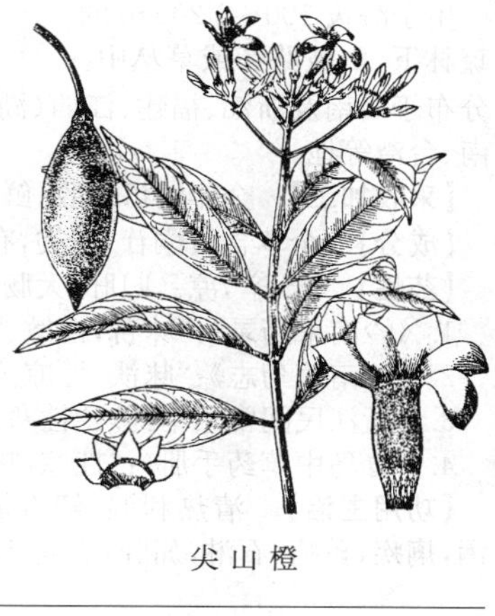

尖 山 橙

【用法用量】 内服：煎汤，9～15 g；或浸酒。外用：捣烂敷；或水煎洗。

【选方】 1. 治膀背疼痛，手足麻木不仁，周身经络疼痛，或用力过多，周身疼痛发困，脚腿转筋，寒湿伤筋、经络，作胀酸疼　过江龙五两（去叶），八仙草二两，牛膝五钱，全当归三两，真谷子酒十斤。将药入罐内，罐口扎紧，无令泄气，于锅内重汤煎一炷香为度，取出露一夜，去火毒。临用将酒炖热，随量服。（《滇南本草》）

2. 治吐血　扁枝石松 30 g。捣烂冲淘米水服。（《中国药用孢子植物》）

1781 过坛龙 guò tán lóng （《植物名实图考》）

【异名】 铁线草、黑骨芒、秧居草（《岭南采药录》），螺靥蕨、黑脚蕨、五爪黑蕨（《广西药用植物图志》），乌脚枪（《陆川本草》），铁脚路萁（《江西民间草药》），铁鲁基、黑骨芒萁、乌蝇翼、小熊胆（《岭南草药志》），旱猪毛七（《四川中药志》），鸡爪莲（《湖南药物志》），铁脚狼萁、双甲草、乌脚鸡、五爪蕨（《浙江常用民间草药》），铁丝分筋（《神农架中草药》）。

【基原】 为铁线蕨科铁线蕨属植物扇叶铁线蕨的全草或根。

【原植物】 扇叶铁线蕨 *Adiantum flabellulatum* L.［*A. fuscum* Retz.；*A. amoenum* Wall.］ 又名：铁线蕨（《广州植物志》）。

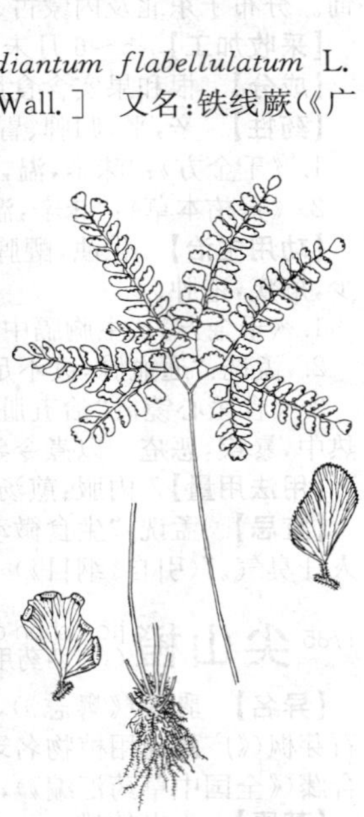

扇叶铁线莲

植株高 20～50 cm。根茎短，近直立，密被棕色、有光泽的线状披针形鳞片。叶簇生；叶柄长 10～25 cm，亮紫黑色，基部有少数绒毛，向上微有光泽；叶片近革质，无柄，叶轴和羽轴密被红棕色短刚毛，下面无毛，扇形至不整齐的阔卵形，长 15～20 cm，宽 8～22 cm，二至三回不对称的鸟足状二叉分枝；叶脉扇形分叉，伸达叶缘，两面均明显。孢子囊群椭圆形，背生于小羽片上缘及外缘的小脉先端，每小羽片有 2～8 个；囊群盖椭圆形，黑褐色，膜质，全缘。

生于海拔 100～1 200 m 的疏林下、山坡路旁或草丛中。分布于西南及浙江、福建、江西、湖北、湖南、广东、广西、海南、台湾等地。

【采收加工】 全年均可采收，鲜用或晒干。

【成分】 全草含黄酮苷，酚类，有机酸，氨基酸，糖[1]

【药性】 苦、辛，凉。归肝、大肠、膀胱经。

1.《岭南采药录》："味苦，性散。"

2.《岭南草药志》："味淡，性凉。"

3.《浙江民间常用草药》："性寒，味微苦涩。"

4.《青岛中草药手册》："性凉，味苦。"

【功用主治】 清热利湿，解毒散结。主治流感发热，泄泻，痢疾，黄疸，石淋，痈肿，头面疔疮，瘰疬，蛇虫咬伤，跌打肿痛。

1.《岭南草药志》："清利表里热及郁滞，舒筋活络定痛。"

2. 南药《中草药学》："主治流感发热，传染性肝炎，肠炎，泌尿系结石。"

3.《植物名实图考》："治疮毒，研末敷之。"

4.《青岛中草药手册》："止咳止血，解毒，消肿祛瘀。主治牙痛，痢疾，阴囊红肿，大便下血，尿路结石，疔毒，蛇伤。"

5.《岭南采药录》："去痰火结核，功胜夏枯草。理湿热便血，治夹色，均水煎服。捣烂外敷，治百足咬伤，理跌打损伤肿痛。"

【用法用量】 内服：煎汤，15～30 g；鲜品加倍；或捣汁。外用：捣敷；或研撒，或调敷。

【宜忌】 《植物名实图考》："疮破不可擦。"

【选方】 1. 治红白痢疾　过坛龙、凤尾蕨各 60 g。煎汤服。如白多，加过坛龙量，减凤尾蕨量，红多则反之。（《广西药用植物图志》）

2. 治感冒　乌蝇翼、鱼草、一枝香、艾叶（均生用），各用 30 g。水煎服。（《岭南草药志》）

3. 治黄疸型肝炎　①旱猪毛七 30 g，三颗针 30 g，矮茶风 15 g。水煎服。（《四川中药志》1979 年版）　②黄疸型或无黄疸型肝炎　过坛龙 15 g，长叶小蘖（全株）、紫金牛各 30 g。水煎服。（《浙江民间常用草药》）

4. 治急性尿路感染　旱猪毛七 30 g，海金沙藤 30 g，石韦 30 g。水煎服。（《四川中药志》1979 年版）

1782 过塘蛇 guò táng shé （《生草药性备要》）

【异名】 水盖菜、崩草（《生草药性备要》），草里银钗、白玉钗草（汪连仕《采药书》），玉钗草（《纲目拾遗》），水瓮菜（《本草求原》），过江龙（《天宝本草》），水芥菜（《岭南采药录》），水菜岳（《福建民间草药》），狗肠草（《民间常用草药汇编》），过江藤（《四川中药志》），假蕹菜（《广西中草药》），水浮藤（《福建中草药》）。

【基原】 为柳叶菜科丁香蓼属植物水龙的全草。

【原植物】 水龙 *Ludwigia adscendens* (L.) Hara［*Jussiaea adscendens* L.；*J. repens* L.］

多年生水生草本，茎匍匐或上升，高 30～60 cm。根茎甚长，横走泥中，具白色囊状呼吸根，节上有须根；浮水茎伸长达 4 m。植物体通常无毛，但在陆地上的分枝幼时密被长柔毛。叶互生；叶柄长达 1.5 cm，有时近无柄；叶片倒披针形或椭圆形，长 1.5～5 cm，宽 0.5～2.5 cm，先端钝或浑圆，基部渐窄成柄，全缘，上面绿色，下面紫红色。花两性，单生于叶腋，白色，基部淡黄色，花梗长 2～3 cm，先端常有鳞片状小苞片 2；花萼裂片 5，披针形，长 6～7 mm，外面疏被长柔毛，萼筒与子房贴生；花瓣 5，乳白色，基部黄色，倒卵形，长 1～1.2 cm；雄蕊 10，不等长；子房下位，外面疏被长柔毛，柱头头

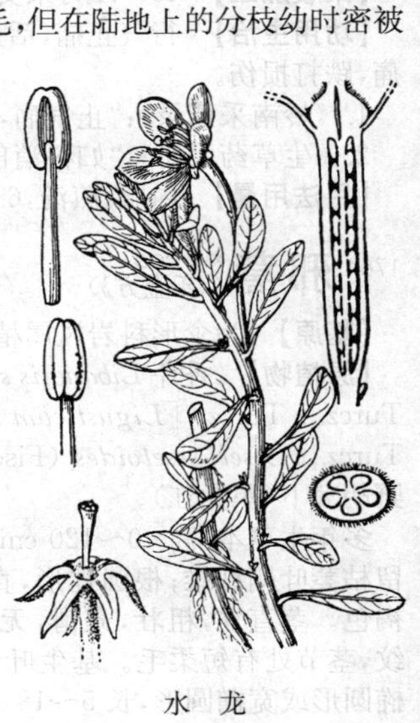

水　龙

【选方】 1. 治牙周炎　饭消扭嫩梢、车前草各 30 g。捣烂取汁涂患处。

2. 治急性结膜炎　饭消扭嫩梢适量，捣烂取汁过滤。滴眼，每日 3 次。

3. 治外伤出血　饭消扭鲜叶捣烂或干叶研细粉外敷。(1～3 方出自《浙江民间常用草药》)

4. 治小儿暑疖　饭消扭叶，捣烂取汁外敷。(《天目山药用植物志》)

5. 治断指再植　三月泡鲜叶、鲜连钱草、鲜四季葱根(煨软)、白糖各等量。将断指复位后，用上药捣烂外敷，固定。每日换药 1 次。或加穿心莲和蒲公英，可进一步控制感染和肿胀。(《全国中草药汇编》)

6. 治喉痛，牙痛，头痛，衄血　刺菠叶 9 g。加食盐少许，炖服。(《闽东本草》)

1779 过山龙 guò shān lóng (《陕西中草药》)

【基原】 为葡萄科蛇葡萄属植物乌头叶蛇葡萄的根皮。

【原植物】 乌头叶蛇葡萄 *Ampelopsis aconitifolia* Bunge　又名：蛇葡萄(《救荒本草》)，乌头叶白蔹(《北京植物志》)，草葡萄(《陕甘宁青中草药选》)，草白蔹(《新华本草纲要》)，羊葡萄蔓(《秦岭巴山天然药物志》)。

木质藤本，全株无毛。老枝暗灰褐色，具纵棱和皮孔；幼枝稍带红紫色；卷须与叶对生，二分叉。叶掌状 3～5 全裂，轮廓宽卵形，具长柄；全裂片披针形或菱状披针形，长 3～8 cm，宽 1～2 cm，先端锐尖，基部楔形，常羽状深裂，裂片全缘或具粗牙齿，上面绿色，无毛，下面淡绿色，沿脉稍被柔毛。花两性，二歧聚伞花序与叶对生，总花梗较叶柄长；花小，黄绿色；花萼不分裂；花瓣卵形；花盘边缘平截；雄蕊 5，较花瓣为短；子房 2 室，花柱细。浆果近球形，成熟时橙黄色或橙红色。种子 1～2 颗。花期 5～6 月，果期 8～9 月。

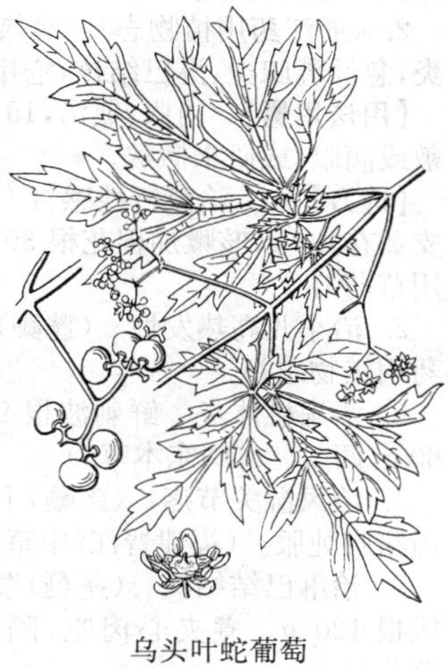
乌头叶蛇葡萄

生于海拔 1 500 m 以下的山坡灌丛或林缘。分布于华北及山东、河南、陕西、甘肃等地。

【采收加工】 7～9 月采收，挖出根部，刮去栓皮，剥取皮部，鲜用或晒干。

【药性】 《陕西中草药》："辛，热。"

【功用主治】 《陕西中草药》："活血散瘀，消炎解毒，生肌长骨，除风祛湿。主治跌打损伤，骨折，疮疖肿痛，风湿性关节炎。"

【用法用量】 内服：煎汤，10～15 g；研末，1.5～3 g。外用：捣烂敷。

1780 过江龙 guò jiāng lóng (《滇南本草》)

【异名】 铺地虎、地蜈蚣(《滇南本草》)，仙人撒网、木金草、公鱼秧草、凤尾草、筋骨草(《湖南药物志》)，猴子草、过山龙、扁叶石松、蒲地虎(《云南中草药》)，伸筋草、扁心草(《贵州民间方药集》)。

【基原】 为石松科石松属植物扁枝石松的全草或孢子。

【原植物】 扁枝石松 *Diphasiastrum complanatum* (L.) Holub [*Lycopodium complanatum* L.]

多年生草本，植株匍匐蔓生，长达 1 m。侧枝近直立，高 10～20 cm，绿色，多回二叉分枝，小枝明显扁压状。叶 4 行排列，稀疏，三角形，基部贴生于枝上，先端尖锐略内弯，无长芒，全缘，革质。孢子枝高 10～20 cm。孢子囊穗圆柱形，3～6 个生于分枝的孢子枝顶端，长约 2 cm，宽约 0.3 cm；孢子叶宽卵形，先端呈尾状，边缘皱曲有钝齿，膜质。孢子囊生于孢子叶腋，圆肾形，黄色，长、宽各为 0.5 mm，厚约 0.2 mm；孢子四面体球形。

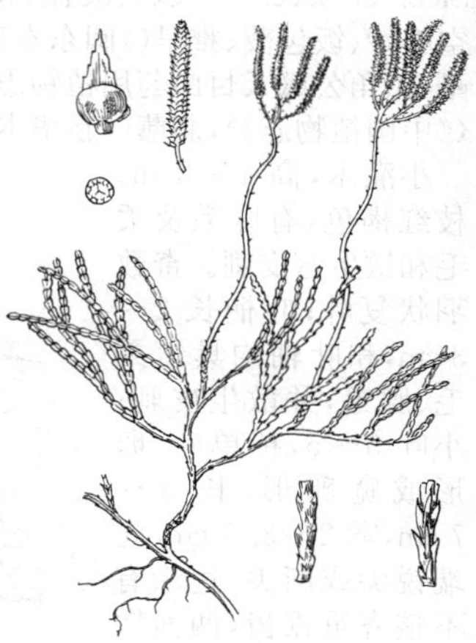
扁枝石松

生于海拔 850 m 以上的山坡草地或林缘。分布于西南及辽宁、吉林、江苏、浙江、福建、江西、广东、广西、台湾等地。

【采收加工】 6～7 月间采收全草，除去根茎、须根，晒干或鲜用；7～8 月间小穗变黄，孢子成熟时采收，用 40 ℃以下的温度烘干，搓取孢子。

【成分】 扁枝石松含生物碱：石松碱(lycopodine)，N-甲基石松嵩碱(N-methyllycodine)等；萜类化合物：α-芒柄花醇(α-onocerin)，千层塔烯二醇(serratenediol)，21-表千层塔烯三醇(21-episerratenetriol)，石松三醇(lycoclavanol)，21-表千层塔烯二醇(21-episerratenediol)，21-表石松稳四醇(21-epilycocryptol)，石松四醇酮(lycoclavanin)，石松五醇(lyclanitin)，二表千层塔烯二醇(diepiserratenediol)，千层塔三醇(tohogenol)，16-氧代千层塔烯三醇(16-oxoserratriol)及 16-氧代石松三醇(16-oxolycoclavanol)[1, 2]；甾醇类化合物：谷甾醇(sitosterol)，豆甾醇(stigmasterol)，麦角甾醇(ergosterol)及二氢菜子甾醇(dihydrobrassicasterol)等[3]。

【药性】 辛、苦，温。

1.《滇南本草》："味辛，性大温。"

2.《广西本草选编》："味微甘，性温。"

【功用主治】 祛风除湿，舒筋活血。主治风湿痹痛，手足麻木，跌打损伤，月经不调，淋病。

1.《滇南本草》："行周身经络，发散表汗，(治)手足湿痹不仁、麻木，湿气流痰，筋骨疼痛，或打伤筋骨、误伤经络，用力劳伤；能强筋舒筋，活络定痛，发散风寒湿气，(治)膀背疼痛、背寒困痛。"

2.《云南中草药》："祛风除湿，活络止痛。主治风湿腰痛，关节痛，骨折。"

3.《湖南药物志》："利尿，舒筋，治淋病。"

4.《贵州民间方药集》："治风寒咳嗽，咳血。又治筋骨疼痛，脚转筋，筋骨僵硬。"

5.《广西本草选编》："活血。治月经不调。"

冬瓜子、车前子、白茅根、陈葫芦壳、冬瓜皮、海金砂各 15 g，水煎服。(《江西草药》)

1777 托盘 tuō pán (《救荒本草》)

【基原】 为蔷薇科悬钩子属植物托盘的根。

【原植物】 托盘 *Rubus hirsutus* Thunb. [*R. thunbergii* Sieb. et Zucc.] 又名：泼盘(《救荒本草》)，空腹莲、刺菠、空腹妙、饭包菠、雅旱(《闽东本草》)，饭消扭、地苗、田母、蓬虆、田角公(《天目山药用植物志》)，三月泡、割田藨、野杜利(《中国植物志》)，刺藨(《新华本草纲要》)。

小灌木，高 1～2 m。枝红褐色，有腺毛及柔毛和散生弯皮刺。奇数羽状复叶；叶柄长 2～3 cm，和叶轴均具短柔毛、腺毛，并散生皮刺；小叶 3～5，稀单叶，卵形或宽卵形，长 3～7 cm，宽 2～3.5 cm，先端锐尖或渐尖，边缘有不整齐重锯齿，两面散生白色柔毛，下面疏生腺毛。花常单生于小枝的顶端，白色，直径 3～4 cm；花梗长 3～6 cm，有柔毛、腺毛及很少小皮刺；萼裂片三角状披针形，先端尾尖，外面有腺毛，两面密生绒毛。聚合核果近球形，直径 1.5～2.5 cm，红色。花期 4～5 月，果期 5～6 月。

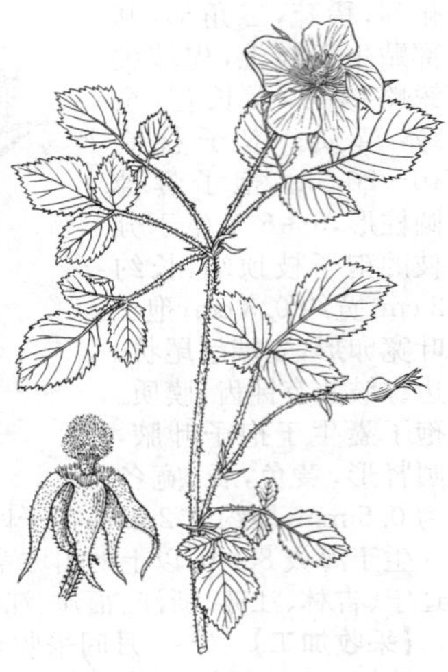

托 盘

生于海拔达 1 500 m 的山坡路旁阴湿处或灌丛中。分布于江苏、浙江、安徽、福建、江西、河南、广东、台湾。

本植物的叶(托盘叶)亦供药用，另设专条。

【采收加工】 6～9 月采挖，鲜用或晒干。

【药理】 1. 抗炎镇痛作用 托盘根醇提物 1.51 g/kg、0.76 g/kg 剂量灌胃，能明显抑制小鼠蛋清性足肿胀，明显抑制大鼠的角叉菜胶性足肿胀及小鼠二甲苯性耳肿胀。抑制小鼠腹腔毛细血管通透性增高。表明托盘根醇提物对炎症早期有抑制作用，而且对炎症的晚期也有抑制作用[1]。

2. 抗肿瘤作用 体外抑瘤实验表明，托盘根醇提物(RCE)对肉瘤 S_{180} 及人肺癌细胞 SPC-A1 均有杀伤作用，IC_{50} 分别为 257.7 μg/ml 和 293.7 μg/ml。体内实验表明，一定剂量托盘根醇提物对小鼠移植性肿瘤 S_{180}、艾氏腹水癌 EAC、HepA 及 Lewis 肺癌四种实体型瘤株均有明显抑制作用，抑制率与剂量呈正相关。并且可延长 EAC、HepA 腹水型肿瘤小鼠生命率。另外，400 mg/kg，800 mg/kg 对小鼠 Lewis 肺癌肺转移有抑制作用，可减少转移瘤结节数目，抑制转移后肿瘤生长[2]。

3. 提高免疫功能作用 托盘根醇提物对荷瘤小鼠，可增加其碳粒廓清能力和 DNCB 反应，提高溶血素水平及溶血空斑形成能力，对正常小鼠、老龄小鼠及环磷酰胺所致免疫低下小鼠的淋巴细胞转化均有促进作用[3]。托盘根乙醇提取物 400 μg/ml、200 μg/ml、100 μg/ml 对老龄小鼠脾淋巴细胞 IL-2 的生成均有促进作用[4]。

4. 抗氧化、延缓衰老作用 托盘根醇提取物(9.7 g/100 g) 0.5 g/L、0.25 g/L、0.125 g/L 灌胃均能极显著抑制大鼠肝脾匀浆过氧化脂质的生成。以 30.2 mg/20 g，15.1 mg/20 g 两个剂量给小鼠灌胃，均能显著抑制血浆及肝脾匀浆过氧化脂质的生成，并且明显降低小鼠肝、心脂褐素含量。此外，本品乙酸乙酯萃取物(1.625 g/100 g 生药)、正丁醇提取物(1.5 g/100 g 生药)，氯仿提取物(0.12 g/100 g 生药)均能显著抑制组织过氧化脂质的生成[5]。托盘根醇提取物(9.7 g/100 g)以每日 30 mg/20 g 的剂量给小鼠灌胃，连续 40 d，可使 D-半乳糖所致衰老模型小鼠心、肝脂褐素和血清 LPO 的含量明显下降[6]。

5. 耐缺氧、抗疲劳作用 托盘根醇提取物(9.7 g/100 g)以每日 30 mg/20 g 的剂量给小鼠灌胃，能非常显著延长小鼠窒息死亡时间及持续游泳时间[6]。

【药性】 酸、微苦，平。

1.《天目山药用植物志》："性平，酸。"

2.《全国中草药汇编》："甘、微苦，平。"

【功用主治】 清热解毒，消肿止痛，止血。主治流行性感冒，小儿高热惊厥，咽喉肿痛，牙痛，头痛，风湿筋骨痛，瘰疬，疖肿。

1.《全国中草药汇编》："祛风活络，清热镇惊。主治小儿惊风，风湿筋骨痛。"

2.《浙江药用植物志》："清热解毒，活血止痛。主治牙周炎，急性乳腺炎，淋巴结核，疮疖，外伤出血，断指，骨折。"

【用法用量】 内服：煎汤，15～60 g。外用：捣烂取汁，涂敷或滴眼；或研末撒敷。

【选方】 1. 治流行性感冒 (蓬虆)根 60 g，白英(或一支黄花)30 g，咳嗽加棉花根 30 g。水煎服。(《浙江民间常用草药》)

2. 治小儿高热发惊 (蓬虆)根 3 g。水煎服。(《天目山药用植物志》)

3. 治扁桃体炎 鲜刺波根 90 g，粳米 30 g。水煎，加蜜 60 g，调服。(《闽东本草》)

4. 治风湿关节疼 (蓬虆)干根 30～60 g。水煎，加酒或与猪脚炖服。(福建晋江《中草药手册》)

5. 治淋巴结结核 (蓬虆)根、马棘根、芒根各 30 g，猕猴桃根 120 g。煮夹心肉吃，隔日 1 剂。(《浙江民间常用草药》)

1778 托盘叶 tuō pán yè (《救荒本草》)

【异名】 饭消扭叶(《天目山药用植物志》)，三月泡叶(《全国中草药汇编》)，刺菠叶(《福建药物志》)。

【基原】 为蔷薇科悬钩子属植物托盘 *Rubus hirsutus* Thunb. 的叶或嫩枝梢。

【原植物】 参见"托盘"条。

【采收加工】 6～9 月采收，鲜用或晒干。

【药性】 微苦、酸，平。

1.《天目山药用植物志》："性平，味酸。"

2.《全国中草药汇编》："甘、微苦，平。"

【功用主治】 清热解毒，收敛止血。主治牙龈肿痛，暴赤火眼，疮疡疖肿，外伤出血。

《全国中草药汇编》："消炎，接骨。"

【用法用量】 外用：鲜叶捣敷；或干叶研末撒；或捣汁涂搽、滴眼。

给予清醒的肾性高血压大鼠，对心收缩力和血压有显著影响[6]。Ames 试验，本品水提取物有一定抗诱变作用，诱变抑制率在 10%以上[7]。此外，本品对实验动物肿瘤有抑制作用[8]，扛板归明胶纤维素有止血作用[4]。

【炮制】 取原药材，除去杂质、根及泥屑，喷潮，润软，切段，干燥，筛去灰屑。

饮片性状　为不规则的段状，茎略呈四棱形，表面紫红色或紫棕色，具棱，棱上有倒钩刺，断面黄白色，有髓或中空。叶互生，叶片多皱缩，完整叶片呈盾状着生，灰绿色至红棕色，下面叶脉及叶柄均有倒生钩刺。顶端有短穗状花序，花小。瘦果球形，黑色。气微，茎味淡，叶味酸。

贮干燥容器内，置于通风干燥处。

【药性】 酸、苦，平。归肺、小肠经。

1.《万病回春》："味酸。"

2.《本草求原》："苦，平。"

3.《贵阳民间药草》："酸、苦，寒。有小毒。"

4.《青岛中草药手册》："入肝经。"

5. 南药《中草药学》："入肺、小肠经。"

【功用主治】 清热解毒，利湿消肿。主治感冒发热，肺热咳嗽，百日咳，疟疾泻痢，黄疸，臌胀，水肿，淋浊带下，吐血，便血，疔疮痈肿，丹毒，痄腮，乳腺炎，聤耳，喉蛾，瘰疬，痔瘘，鱼口便毒，风火赤眼，跌打肿痛，蛇虫咬伤。

1.《物理小识》："治瘰疬，亦可截疟。"

2.《生草药性备要》："止泻，浸疳，疔、痔疮，能散毒。"

3. 王安卿《采药志》："治翻胃噎膈，疟疾，吐血，便血，喉痹，食积心疼，虚饱腹胀，阴囊肿大，跌打内肭，发背，疔疮，乳痈，产后遍身浮肿。"

4.《上海常用中草药》："治肾炎水肿，风火赤眼，带下，蜂刺。"

5.《福建药物志》："治腮腺炎，急性扁桃体炎，脱肛，中耳炎。"

【用法用量】 内服：煎汤，10～15 g，鲜品 20～45 g。外用：捣敷；或研末调敷；或煎水熏洗。

【宜忌】 体质虚弱者及孕妇慎服。

【选方】 1. 治单腹臌胀（肝硬化腹水）　扛板归茎叶 1 000 g，白英 250 g。焙干研末，加面粉 500 g，炼蜜为丸。每服 12 g，每日 3 次，饭后冬酒送服。（《江西草药》）

2. 治缠腰火丹（带状疱疹）　鲜扛板归叶捣烂绞汁，调雄黄末适量，涂患处，每日数次。（《江西民间草药》）

3. 治乳痈痛结　鲜扛板归叶洗净杵烂，敷贴于委中穴；或与叶下红共捣烂，敷脚底涌泉穴，右痛敷左，左痛敷右。（《闽东本草》）

4. 治附骨疽　扛板归 20～30 g。酒水各半煎 2 次，分服；以渣捣烂敷患处。（《江西民间草药》）

5. 治痔疮、肛漏　扛板归 30 g，猪大肠 60 g。炖汤服。（《江西草药》）

6. 治湿疹，手足癣，鹅掌风，脓疱疱疹，荨麻疹，皮炎，神经性皮炎　扛板归鲜汁 300 ml，加凡士林 500 g 和氧化锌 100 g 调膏外搽，也可直接取鲜叶捣烂取汁外搽；或汤浴配合煎汤内服；局部炎症可用鲜汁拔水罐，拔水罐前先在创面用消毒细针点刺，然后用适量大小去底的玻璃瓶，使底部接触创面，瓶内倾入鲜汁适量，顶部加盖橡皮帽，抽去空气即可。（《湖北中草药志》）

7. 治蛇咬伤　扛板归叶，不拘多少，捣汁，酒调随量服之；用渣搽伤处。（《万病回春》）

8. 治下肢关节肿痛　鲜扛板归全草 60～90 g。水煎服。（《福建中草药》）

【临床报道】 1. 用于痔瘘术后　用扛板归制成：①注射液：每 1 ml 相当于扛板归 1 g，肌内注射，每日 1～2 次，每次 2～4 ml。②扛板归胶囊：每粒胶囊含干扛板归为 1 g，口服，每日 3 次，每次 4～5 粒。③扛板归软膏：每 1 g 软膏相当于扛板归 1 g，外用。治疗痔瘘术后防治感染和作止血用药。用法：手术后常规口服扛板归胶囊 3 d，同时配合扛板归软膏外用，若出现出血或感染，加用扛板归注射液。治疗 159 例，其中口服加外用的 111 例，口服加肌注加外用的 48 例。结果：防止感染平均每例用药 3.69 d，止血平均 3.96 d，基本上代替了过去使用抗生素和止血药，且未发现不良反应[1]。

2. 治疗百日咳　取扛板归 30 g（婴儿酌减），用白酒微炒后加冰糖水煎，每日分 2 次服；或加鱼腥草 30 g，一枝黄花 9 g 煎服。单用扛板归治疗 26 例，显效 19 例，有效 5 例，无效 2 例[2]。

3. 治疗急性肾炎　扛板归煎服，8～12 岁 10～15 g（鲜品 20～30 g），8 岁以下酌减，每日 1 剂，分 3 次服。治疗 30 例全部治愈。一般服 5～10 剂症状体征消失，尿液检查由好转至正常，服药 8～15d 后治愈，平均 10.1 d[3]。

1776 扛板归根 gāng bǎn guī gēn（《福建民间草药》）

【异名】 杠板归根（《江西草药》），河白草根（南药《中草药学》）。

【基原】 为蓼科蓼属植物扛板归 *Polygonum perfoliatum* L. 的根。

【原植物】 参见"扛板归"条。

【采收加工】 6～7 月采挖根部，鲜用或晒干。

【成分】 根和根茎含靛苷（indican），并含少量大黄素（emodin）和大黄酚（chrysophanol）。根皮含鞣质 33%[1, 2]。

【药理】 1. 抗菌作用　本品所含成分大黄素，体外实验表明，对金黄色葡萄球菌、铜绿假单胞菌、大肠杆菌、福氏痢疾杆菌、甲型链球菌、肺炎链球菌、流感杆菌、卡他球菌以及白喉杆菌、枯草杆菌、副伤寒杆菌等均有不同程度的抑制作用。对须发癣菌、犬小孢子菌等真菌有对抗作用。能杀灭钩端螺旋体[1]。

2. 抗肿瘤作用　本品所含成分大黄素对小鼠 B16 黑色素瘤（BL）有明显抑制作用，对小鼠乳腺癌和艾氏腹水癌（EAC）也有抑制作用[1]。

3. 其他作用　大黄素有止咳、解痉、降低血压和利尿作用[1]。

【药性】 酸、苦，平。

【功用主治】 解毒消肿。主治对口疮，痔疮，肛瘘。

【用法用量】 内服：煎汤，9～15 g；鲜品 15～30 g。外用：捣敷。

【选方】 1. 治对口疮　鲜扛板归根 60 g，水煎服；另取鲜叶捣烂，敷患处。（《福建中草药》）

2. 治痔疮瘘管　扛板归鲜根 24～36 g（干品 18～24 g），炒焦，放冷后和红薯烧酒 300～500 g 炖 1 h。饭前服，每日服 1 次。或取根和瘦猪肉 120～180 g，红薯烧酒 300～360 g，炖 2 h。饭前服，每日服 1 次。（《福建民间草药》）

3. 预防稻田皮炎　河白草根 45 g，石菖蒲根茎 30 g，煎水洗手足。（南药《中草药学》）

4. 治水肿　扛板归根 120 g，水煎熏洗，暖睡取汗；另用

要》)，雷公藤(《救生苦海》)，霹雳木、方胜板、倒金钩、烙铁草、倒挂紫金钩、河白草、犁尖草、括耙草、龙仙草、鱼尾花(《纲目拾遗》)，刺犁头、蛇不过、急改索、退血草(《植物名实图考》)，虎舌草(《天宝本草》)，有竻犁头草(《岭南采药录》)，刺酸浆(《贵州民间方药集》)，拦蛇风(《民间常用草药汇编》)，有刺粪箕笃(《南宁市药物志》)，犁头藤、三角藤(《江西民间草药》)，蛇倒退(《贵阳民间药草》)，有竻火炭藤、大蜢脚(《广西中药志》)，猫爪刺、蛇牙草、南蛇风(《四川中药志》)，老虎刺、猫公刺(《湖南药物志》)，杠板归、豆干草、酸藤(《江西草药》)，降龙草、蛇见退(《陕西中草药》)，穿叶蓼(《云南中草药》)，有刺犁头藤(《福建药物志》)。

【基原】 为蓼科蓼属植物扛板归的全草。

【原植物】 扛板归 *Polygonum perfoliatum* L.

多年生蔓生草本，长1～2 m。全株无毛；茎有棱，棱上有倒钩刺。叶互生；叶柄盾状着生，几与叶片等长；托叶鞘叶状，圆形或卵形，抱茎，直径2～3 cm；叶片近三角形，长、宽均为2～5 cm，淡绿色，下面叶脉疏生钩刺，有时叶缘也散生钩刺。短穗状花序顶生或生于上部叶腋，两性花；花小，多数，具苞，苞片圆形；花被白色或淡红色，5裂，裂片卵形，果时增大，肉质，变为深蓝色；雄蕊8；花柱3叉状。瘦果球形，暗褐色，有光泽。花期6～8月，果期9～10月。

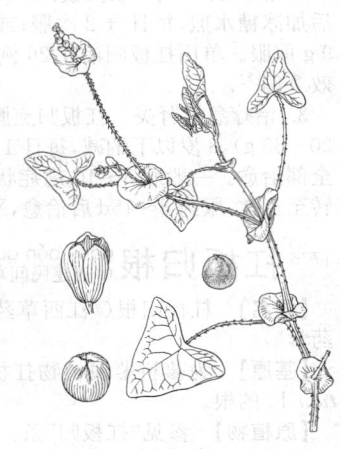

扛板归

生于荒芜的沟岸、河边及村庄附近。全国均有分布。本植物的根(扛板归根)亦供药用，另设专条。

【栽培】 生物学特性 喜温暖、向阳环境，土壤以较肥沃的夹沙土为好。

繁殖方法 种子繁殖。9～10月采收成熟果实，堆放10 d左右，在水里搓去果肉，晾干后贮藏备用。春季3～4月播种。耕翻土地，开1.3 m宽的畦，按行窝距各33～40 cm挖浅窝，每窝播种子5～6粒，播后，每窝施拌有人畜粪水的火灰一把，再盖细土约1 cm厚。

田间管理 苗高15～17 cm时进行匀苗、补苗，每窝留苗2～3株。匀苗后，中耕除草、追肥1次，在植株封畦前进行第二次，肥料以人畜粪水为主，也可适当施用氮素化肥，并在畦上稀疏插立竹丫或小树枝，以供攀缘。

【采收加工】 7～10月割取地上部分，鲜用或晾干。

【药材】 扛板归 *Herba Polygoni Perfoliati* 产于江苏、浙江、福建、江西、广东、广西、四川、云南、贵州等地。

性状 茎细长，略呈方柱形，表面红棕色、棕黄色或黄绿色，生有倒生钩状刺；节略膨大，具托叶鞘脱落后的环状痕；质脆，易折断，断面黄白色，有髓部或中空。叶互生；叶片多皱缩或破碎，完整者展平后近等边三角形，淡棕色或灰绿色，叶缘、叶背主脉及叶柄疏生倒钩状刺。短穗状花序顶生，或生于上部叶腋，苞片圆形，花小，多萎缩或脱落。气微，味微酸。

鉴别 (1) 茎横切面：表皮为一列厚壁细胞，内含红棕色物质。皮层薄，3～5列细胞。中柱鞘纤维束连续成环(嫩茎)，或被射线割断成断续环层(老茎)，细胞壁厚，木化。韧皮部老茎具韧皮纤维，壁厚木化，形成层明显。木质部导管大，单个或3～5个成群。髓部细胞大，有的中空；老茎在皮层、韧皮部、射线及髓部可见多数草酸钙簇晶，嫩茎则少见或无。

叶表面观：上表皮细胞不规则多角形，垂周壁近平直或微弯曲；其下有类圆形的分泌细胞；腺毛少数，头部2～8细胞，柄短。下表皮细胞垂周壁波状弯曲；气孔平轴式或不等式，腺毛稍多；非腺毛多为单细胞。主脉和叶缘疏生由多列斜方形或长方形细胞组成的钩状刺。叶肉细胞含草酸钙簇晶。

(2) 取本品粗粉1 g，加甲醇10 ml，热浸，滤过。取滤液1 ml，加3～5滴浓盐酸及少量镁粉，加热，显淡红色(检查黄酮)。取滤液1 ml，加1%三氯化铁乙醇液2～3滴，显暗蓝紫色(检查酚性物质和鞣质)。

(3) 取本品粗粉1 g，加10%硫酸10 ml，于沸水浴上加热，冷后，置分液漏斗中，加乙醚5 ml，振摇，取乙醚层，加10%氨水2 ml，振摇后放置，醚层退为无色，碱液显橙红色(检查蒽醌)。

【成分】 扛板归全草含黄酮类化合物：山柰酚(kaempferol)，槲皮素(quercetin)，槲皮素-3-β-D-葡萄糖醛酸甲酯(quercetin-3-β-D-glucuronide methyl ester)[1]，perfoliatumin A、B[2]；香豆素类化合物：3，4-二氢-5-羟基-7-甲氧基-4-(4′-甲氧基苯基)香豆素〔3，4-dihydro-5-hydroxy-7-methoxy-4-(4′-methoxyphenyl) courmarin〕，3，4-二氢-4-(4′-羟基苯基)-5，7-二羟基香豆素〔3，4-dihydro-4-(4′-hydroxyphenyl)-5，7-dihydroxycourmarin〕，3，4-二氢-5-羟基-4-(4′-羟基苯基)-7-甲氧基香豆素〔3，4-dihydro-5-hydroxy-4-(4′-hydroxyphenyl)-7-methoxycourmarin〕，3，4-二氢-5，7-二羟基-4-(4′-甲氧基苯基)香豆素〔3，4-dihydro-5，7-dihydroxy-4-(4′-methoxyphenyl)courmarin〕[3]；酚酸类化合物：对香豆酸(*p*-coumaric acid)，阿魏酸(ferulic acid)，咖啡酸甲酯(caffeic acid methyl ester)，咖啡酸(caffeic acid)，原儿茶酸(protocatechuic acid)，香草酸(vanillic acid)，3′，4，4′-四甲基并没食子酸(3，3′，4，4′-tetramethylellagic acid)，3，3′-二甲基并没食子酸(3，3′-dimethylellagic acid)等；三萜类化合物：熊果酸(ursolic acid)，白桦脂酸(betulic acid)，白桦脂醇(betulin)等。此外，还含柠檬苦素类化合物脱乙酰诺米林-1-O-没食子酸酯(deacetylnomilin-1-O-gallate)[4]，植物甾醇-β-D-葡萄糖苷(phytosteryl-β-D-glucoside)及甾醇脂肪酸酯、内消旋酒石酸二甲酯(dimethyl mesotartrate)及长链脂肪酸酯[1]，靛苷(indican)和鞣质[5]。

【药理】 1. 抗菌作用 本品煎剂对志贺、斯密茨、福氏和宋内痢疾杆菌的抗菌效价分别为1∶512，1∶128，1∶64和1∶15[1]。此外，本品煎剂对金黄色葡萄球菌、乙型链球菌、炭疽杆菌、白喉杆菌、枯草杆菌、大肠杆菌、伤寒杆菌、铜绿假单胞菌及流感嗜血杆菌等也有较强抗菌作用[2～5]。

2. 抗病毒作用 本品煎剂鸡胚外抗病毒试验，对亚洲甲型流感病毒和副流感Ⅰ型病毒的抗病毒效价分别为1∶160和1∶64；鸡胚内试验则效果不明显[5]。

3. 其他作用 本品的95%乙醇提取物对肾性高血压大鼠有抗高血压作用。其有效成分3，3′-二甲基并没食子酸

朴子》)，鸯龟(《本草经集注》)，呷蛇龟(《新修本草》)，啖蛇龟(《食疗本草》)，克蛇龟(《浙江中药手册》)。

【基原】 为龟科闭壳龟属动物黄缘闭壳龟或三线闭壳龟的全体。

【原动物】 1. 黄缘闭壳龟 *Cuora flavomarginata*(Gray)

背甲长 127～142 mm，宽 92～97 mm。壳高 63～65 mm。头部光滑无小鳞；吻端平切直下，上喙口缘明显钩曲；背甲显著拱起，边缘齐，嵴棱三条，钝圆不显；颈盾较大，后面较宽，第一枚椎盾前宽后窄，第二枚反之，第三、第四枚宽大于长，缘盾近方形，背面盾片均具明显的同心环。腹甲大而平坦，前后浑圆，无同心环，喉盾左右合拢时呈心形，肛盾单枚，其上有1行盾沟为肛盾长度的一半左右；甲桥不明显，无腋盾及胯盾，背腹甲及胸、腹盾片间有韧带相连，壳可完全闭合，前臂鳞片宽大，略呈覆瓦状，掌跖部具扁平大鳞，指趾间半蹼，尾甚短，背甲棕褐色，正中嵴棱蜡黄或浅褐色，腹面黑褐色，腹甲边缘及甲桥黄色，眼后有一镶黑边的柠檬黄纵纹，在枕部相连成"V"形斑，下喙正中橘红，喉部黄色，四肢背面铁灰，腹面蜡黄，尾背具黑褐色纵纹。

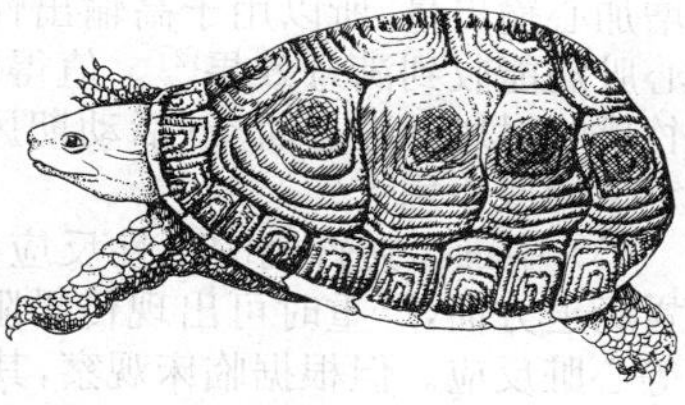

黄缘闭壳龟

栖息于陆地。以蚯蚓、蜗牛、昆虫以及植物等为食。分布于江苏、浙江、福建、河南、湖北、台湾等地。

2. 三线闭壳龟 *C. trifasciata*(Bell) 又名：红肚龟、金头龟、三棱闭壳龟《中国药用动物志》。

背甲长 90～165 mm，宽 71～112 mm，高 37～58 mm。头较小，光滑无鳞，吻较尖钝，上喙缘稍钩曲，鼓膜小而显，背甲嵴棱3条，中央宽圆，两侧不显。颈盾窄小，第一枚椎盾三角形，第二、第三、第四枚六角形，第五枚扇形，第八、第九枚缘盾最大，腹甲大而平坦，前缘深圆，后缘有缺刻。背腹甲和胸、腹盾片间以韧带相连，甲壳可完全闭合。甲桥不明显，无腋盾，胯盾极小。指、趾间全蹼，爪细而弯曲，尾短小。背面棕褐色，三条纵棱黑色，腹甲黑色，其边缘为黄色，甲桥上有一长黑纹，头背蜡黄色，与头侧黑色截然分明，并在眼后嵌有红褐色椭圆斑。幼龟嵴棱明显，缘盾边缘略向上翘。

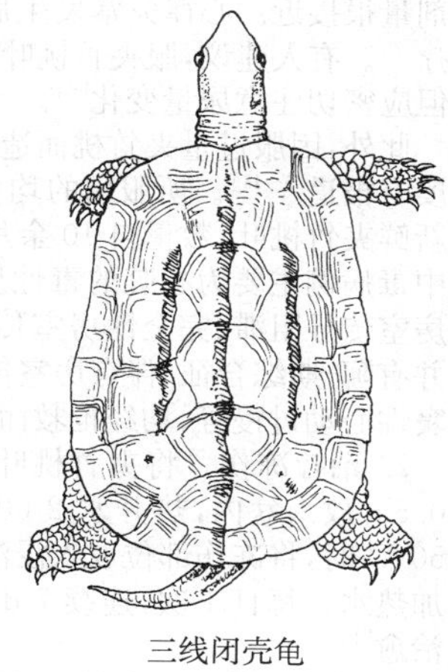

三线闭壳龟

生活于山谷河流。分布于福建、广东、广西、海南等地。

三线闭壳龟为国家二级保护动物，禁止滥捕。

以上动物的肉(夹蛇龟肉)亦供药用，另设专条。

【采收加工】 春、夏、秋三季捕捉，或活体饲养，加工成全龟炭。

【药材】 夹蛇龟 *Cuora* 黄缘闭壳龟产于福建、台湾、江苏、浙江、湖南、河南、湖北等地。三线闭壳龟产于福建、海南、广东、广西等地。

性状 黄缘闭壳龟 背甲长 12～14 cm，宽 9～10 cm，壳高 6～6.5 cm。背部显著拱起，边缘整齐，嵴棱3条，钝圆不显，棕褐色，正中嵴棱蜡黄或浅褐色。腹甲大而平坦，前后浑圆，无同心环，腹甲边缘及甲桥黄色。

三线闭壳龟 背甲长 9～16 cm，宽 7～11 cm，壳高 3.5～6 cm。嵴棱3条，中央宽圆，两侧不显著，棕褐色。腹甲大而平坦，前缘浑圆，后缘缺刻，黑色，边缘黄色。

【成分】 黄缘闭壳龟的全体含精氨酸、甘氨酸、脯氨酸、谷氨酸、丝氨酸等17种人体必需氨基酸，还含铬、镍、钴、锌、铜、铁、锶、镁、硅等微量元素[1]。

【炮制】 将活龟整只用泥封固，放炉中，四周用炭火均匀煅煨，勿开裂或泄气。煅至青烟清淡，取出冷却，敲去泥，将焦黑色的龟炭研粉，过筛备用。另法：将活体入汤锅内，上覆铁盖，用泥封固。放锅于炉中，四周用炭火均匀煅煨。煅至青烟清淡，取出冷却后，取龟炭研粉，过筛备用。

【药性】《中国动物药志》："甘，寒。"

【功用主治】 活血祛瘀，解毒消肿。主治跌打损伤，咽喉肿痛，瘰疬，骨关节结核，慢性骨髓炎，肥大性脊椎炎。

1.《本草图经》："疗蛇毒。"

2.《中国动物药》："活血破瘀，解毒。治跌打损伤，瘰疬，恶疮，双单乳蛾等症。""将摄龟制成注射剂、片剂等，用于各种结核、痔瘘及癌症化疗后产生的白细胞下降等。"

3.《中国药用动物志》："全龟炭有活血，消肿，解毒的作用。主治咽喉肿痛、瘰疬、脓肿、风湿痹痛、慢性骨髓炎、骨关节结核、肥大性脊椎炎等。"

【用法用量】 内服：烧炭研末，3～9 g。

【选方】 1. 治脊椎肥大症 鲜摄龟1个。去肠杂，用黄泥包封，烧存性，取出研粉。每服2 g，日服2次，黄酒送服。

2. 治骨结核、肺结核、淋巴结结核 摄龟背腹甲，焙焦研细末，炼蜜为丸，10 g重。每服1丸，日服2次，连服2个月。(1、2方出自《中国动物学》)

1774 夹蛇龟肉 jiá shé guī ròu (《食性本草》)

【基原】 为龟科闭壳龟属动物黄缘闭壳龟 *Cuora flavomarginata*(Gray)或三线闭壳龟 *C. trifasciata*(Bell)的肉。

【原动物】 参见"夹蛇龟"条。

【采收加工】 7～10月捕捉后，杀死去内脏、外壳，取肉鲜用。

【药性】《纲目》："甘，寒，有毒。"

【功用主治】 滋补强壮，活血解毒。主治体虚羸瘦，关节痛，跌打损伤，风湿痹痛，毒蛇咬伤。

1.《食性本草》："主筋脉，补损，肉生研厚涂。"

2.《日华子》："肉可生捣，罯敷蛇毒。"

3.《中国药用动物志》："具滋补作用，又治肥大性脊椎炎。"

【用法用量】 内服：煮食，适量。外用：生捣敷。

【选方】 1. 治脊椎肥大症 黄缘闭壳龟1只(杀死去壳，洗净，除去肠杂)，火腿肉 50 g，老姜数片，黄酒少许。炖熟，蘸酱油当菜，分2次服完。

2. 治跌打损伤 黄缘闭壳龟1只。去内脏，鲜肉捣烂，外敷患处。(1、2方出自《常见药用动物》)

1775 扛板归 gáng bǎn guī (《万病回春》)

【异名】 犁头刺藤(《物理小识》)，老虎利(《生草药性备

过筛，装有色瓶内，用乙醇泡浸1～2星期，配成10%酊剂外搽。(《全国中草药汇编》)

6. 治秃疮，顽癣　夹竹桃花晒干研细末，加等量枯矾末和匀，以茶油调搽患处。(《安徽中草药》)

【临床报道】 1. 治疗心力衰竭　夹竹桃有类似洋地黄的强心作用，且生物效价较后者为高，因此临床曾试用于各种原因引起的心力衰竭，取得了较好疗效。

(1) 制剂、剂量及用法　临床多采用新鲜红花或白花夹竹桃叶作为药材，但不同的采集时间、叶片老嫩的选择，都可能使其具有不同的生物效价。一般多采用不老不嫩的绿叶[1,2]，有的则采用秋季摘下的老叶[3,4]。叶片采集后，用湿布抹拭干净，置于60～70℃温箱内烘干，研粉过筛，装入胶囊或制成片剂内服。用法用量颇多差别：第一日用0.2～0.3 g，2～3次分服，以后在临床严密观察下根据症状、心率酌情使用；病情好转后可改为每日0.05～0.1 g维持量，持续至症状、体征消失后停药[5]。有的报道用量更小，第一日成人用0.06～0.09 g，分1～2次服；以后每日用0.06 g，一次顿服或分2次服；至产生疗效后用0.03～0.06 g，每日1次，作为维持量。并认为开始剂量每日不宜超过0.09 g，维持量每日不宜超过0.06 g[6]。此外，有的单位将夹竹桃叶用数种不同方法制备，区别使用。甲法：于9月中旬连续数日晴天后，在中午12时左右采集较老的叶，洗涤晒干，磨粉装胶囊。一般每次50 mg，每日2～3次，服2～3 d，以后用维持量每日25～100 mg，绝大多数为每日50 mg。乙法：于晴天上午10时左右，均匀采摘老、中、嫩三种叶片，洗涤后放在70℃温箱内烘干，磨粉装胶囊。剂量约高于甲法1倍，即第一、第二日每日300～400 mg，分3～4次服用，当心率减慢以及其他症状减轻时，改为每日100 mg，维持5～7 d后停药。丙法：以夹竹桃的老叶1片，作为相当于洋地黄0.1 g×20计算，晒干磨粉备用；夹竹桃化的剂量相当于老夹竹桃叶0.5～1片，维持量为1/30～1/20片。丁法：于8月中旬下午3～4时采摘白花夹竹桃叶，洗净置于50～60℃温箱内焙干研粉备用。夹竹桃化剂量为150～450 mg(多数用200 mg)，在1～4 d内完成(大部分2～3 d内完成)；维持量每日50～100 mg。实践证明，叶的老嫩、采集时间、气候及焙制方法可影响强心苷的含量，宜统一规格[7]。除了口服法外，也可采用灌肠法，主要用于对口服有恶心呕吐而影响治疗的病例。每次用桃叶粉0.2 g加水20 ml，于清洁灌肠后作保留灌肠，根据病情每日用1～3次[5]。

(2) 疗效观察　临床曾试用于风湿性心脏病、肺源性心脏病、动脉硬化性心脏病、高血压性心脏病、梅毒性心脏病以及先天性心脏病、产后心脏病、病毒性心肌炎等所致的心力衰竭，均取得较好效果，有效率在90%以上[5~7]。大多数病例用药后均有明显好转或不同程度的改善，表现为尿量增加，水肿消退或改善，肝脏缩小，心率、脉率减慢，肺部啰音消失或减少，气急、胸闷、咳嗽、发绀等症状消失或减轻，静脉压下降，臂肺、臂舌循环时间缩短。伴有心房颤动的病例，少数恢复为窦性心律，多数虽心室率减慢，但心房纤维颤动仍然存在[3~5]。疗效发生时间，最快的在用药12 h内[2,3,5,8]，有的在1～2 d内[3,6]，也有的在3～4 d后始见效果[1,4]。心力衰竭基本控制时间大多在1星期左右[1,2,6]。普遍认为夹竹桃的作用发生较洋地黄为快而蓄积作用较弱。夹竹桃的利尿作用显著，用药后尿量增加，虽未加用利尿剂，但水肿能很快消退[2,5]；但也有认为夹竹桃的疗效以解除气短及降低心率最为显著，消退水肿及利尿作用较次[4]；或谓服药后对呼吸、心率、血压恢复较早，而肺部啰音、水肿、肝大等消失较迟[3]。文献记载夹竹桃有缓解冠状动脉痉挛的作用，而临床证明用它治疗心肌梗死、动脉硬化性心脏病、梅毒性心脏病有心绞痛症状的心力衰竭，亦确有效果，此点似较洋地黄为优[1,2,5]。此外，有人指出夹竹桃的疗效，以高血压性心脏病、风湿性心脏病的心力衰竭最为显著[6]。也有认为由于夹竹桃叶直接作用于心肌，能增加心输出量，所以用于高输出性心力衰竭如慢性肺源性心脏病能收到满意效果[2]。值得注意的是，曾有人指出夹竹桃叶对风湿性心肌炎(活动期风湿性心脏病)可能不利，宜慎用或不用[4]。

(3) 中毒　夹竹桃的毒性反应类似洋地黄，主要表现在胃肠道方面，严重时可出现传导阻滞、心动过缓、异位节律等心脏反应。但根据临床观察，其毒性反应较洋地黄为低，可能与用量小、排泄快、蓄积作用弱有关。按上述剂量服用而发生反应的占30%左右[2,6,7]。大多表现为恶心、呕吐、食欲下降、腹痛、腹泻，个别有头晕、倦怠、指尖或口唇发麻、思睡及暂时性痴呆、紫斑等。少数病例出现心律失常，如期前收缩、传导阻滞、房室分离、由窦性心律变为心房颤动等[2,3,5,7]。也有认为服夹竹桃后部分患者出现恶心、呕吐，乃是消化道受激惹所致，并不表示中毒，应慎重地与洋地黄过量时的恶心呕吐相鉴别；如继续服药，这些消化道症状可日渐减轻。但应该注意，毒性反应不仅与剂量偏高有关，而且与患者的耐受程度及敏感性等亦有密切关系[4,6]。临床曾报道1例虽用量不多，但却引起阵发性室上性心动过速、完全性房室传导阻滞、室性期外收缩的严重后果，由于未能及时掌握病情变化而及早停药，结果造成死亡[6]。

因此，严格掌握剂量和用法，严密观察病情变化(包括心电图观察)，是防止中毒的重要一环。毒性反应发生后，一般经停药、减量或对症处理即可消失。如呕吐严重、影响治疗者可并用氯丙嗪[4]，腹泻者可投予鞣酸蛋白[2]。心律失常者虽然不多，但也有出现，说明夹竹桃的治疗剂量与毒性剂量很接近。心律失常发生后应立即停药，并配合钾盐治疗[7]。有人建议，服夹竹桃叶的同时，应给氯化钾每日3 g，但应密切注意尿量变化[5]。

此外，因服过量夹竹桃而造成严重中毒或死亡的，国内亦屡有报道[9~13]。所服用的均为患者自己或其家属采摘的新鲜夹竹桃叶，数量自10余片至60片不等。除死亡者外，中毒病例主要为心脏的毒性反应，表现为第二度或完全性房室传导阻滞、完全性房室传导阻滞伴有窦性心动过缓或并有阿-斯综合征、伴有房室传导阻滞的发作性心动过速及窦性心动过慢等，均经抢救而渐恢复。

2. 治疗冻伤　将夹竹桃叶烘干研末过筛。取夹竹桃粉0.5 g放入盆内，热开水2 000 ml冲开拌匀，水温到40～50℃时，将冻伤部位放入浸泡0.5 h以上，水温降低时，可加热水。每日1次，连续7 d。共治疗400例，均在7 d内治愈[19]。

3. 治疗外伤　夹竹桃叶阴干碾粉，每100 g夹竹桃叶粉溶于95%的乙醇100 ml中，浸泡15～30 d，倒出上面黑液，用棉签蘸涂患处，每日3次。共治疗100例外伤，痊愈57例，显效25例，有效14例，无效4例，有效率96%。注意皮肤损害、骨折、骨裂、内脏损害或破裂者不宜采用[20]。

1773 夹蛇龟 jiá shé guī (《新修本草》)

【异名】 摄龟(《尔雅》)，陵龟(《尔雅》郭璞注)，蠳龟(《抱

倒卵形；副花冠鳞片状，先端撕裂；雄蕊 5，着生于花冠筒中部以上，花丝短，被长柔毛，花药箭头状，与柱头连生，基部具耳，药隔延长呈丝状；无花盘；心皮 2，柱头近圆球形。蓇葖果 2，平行或并连，长圆形，两端较窄，长 10～23 cm，绿色，无毛，具细纵条纹。种子长圆形，褐色，种皮被锈色短柔毛，先端具黄褐色绢质种毛。花期几乎全年，果期一般在冬、春季。栽培很少结果。

全国各地均有栽培，尤以南方为多。

【栽培】 *生物学特性* 喜温暖湿润、阳光充足的气候，较能耐干旱，不耐寒，具耐碱性，多生长于低海拔地区。

繁殖方法 扦插或压条繁殖，通常多以扦插育苗为主。春季选取健壮枝条，截成 15～20 cm 长的插条，将其 1/3～1/2 插入苗床中，保持湿度，在 16～18 ℃下生根，待成活后移栽。

【采收加工】 对 2～3 年生以上的植株，结合整枝修剪，采集叶片及枝皮，晒干或炕干。

【药材】 夹竹桃 *Folium et Cortex Nerii Indici* 全国各地均有栽培。

性状 叶窄披针形，长可达 15 cm，宽约 2 cm，先端渐尖，基部楔形，全缘稍反卷，上面深绿色，下面淡绿色，主脉于下面凸起，侧脉细密而平行；具叶柄。厚革质而硬。气特异，味苦，有毒。

鉴别 叶横切面：复表皮 1～3 列细胞，最外 1 列细胞较小，外被厚角质层。等面叶，上表皮内方栅栏细胞 2 列，细胞较长，下表皮内方栅栏细胞 1 列，细胞较短；海绵组织细胞间隙较大，下表皮内方可见气孔窝，有的表皮细胞外壁延伸呈非腺毛状。主脉维管束双韧型。薄壁组织中散有乳管群。

【成分】 树皮含强心苷：夹竹桃苷（odoroside）A、B、D、F、G、H、K[1]，欧夹竹桃苷乙（adynerin）；三萜类：齐墩果酸（oleanolic acid），熊果酸（ursolic acid）等[2～4]。

叶含强心苷：夹竹桃苷（oleandrin），16-去乙酰基去水夹竹桃苷（16-deacetyl anhydro oleandrin），欧夹竹桃苷乙，16-去氢欧夹竹桃苷乙（Δ^{16}-dehydroadynerin）[2～4]，8β-羟基-16 去氢-8β-羟基洋地黄毒苷（8β-hydroxy-Δ^{16}-8β-hydroxydigitoxigenin），Δ^{16}-neriagenin[5]。还含桉树油（eucalyptus oil）[6]，中性多糖 NIB-1[7]。

【药理】 1. 强心作用 本品含多种强心苷，具有显著的强心作用，皮及木心的作用较强，叶的作用次之，花的作用最弱[1]。叶的醇提取液对离体蛙心、豚鼠心和兔心以及在位猫心和豚鼠心均表现显著强心作用，其生物效价比洋地黄还强[2]。从夹竹桃叶中分离出的夹竹桃苷属慢效强心苷类。强心苷的最小致死量（MLD）既表示毒性，也表示其生物活性。夹竹桃苷对鸽的平均致死量为 0.44±0.04 mg/kg，其效价约相当于洋地黄毒苷的 1.8 倍[3]。夹竹桃苷具有较小的蓄积作用和较大的口服吸收率以及较强的生物活性，可用以代替地高辛使用[4]。夹竹桃苷的猫单位平均 0.27 mg/kg，猫口服后 3 h 吸收 50%左右，静注后在猫体内经 1 d 后平均蓄积 20%，3 d 后平均蓄积 10%，治疗指数（治疗量与最小致死量之比）为 8.6。犬静注夹竹桃苷 0.05 mg/kg，不影响心率而显著增加主动脉收缩压和左室峰压，可使左室收缩力增加 50%以上，V_{max} 增加 32%[5]。

2. 镇静作用 夹竹桃叶煎剂和醇提取物皮下注射能抑制小鼠自发活动，延长环已巴比妥的睡眠时间，拮抗咖啡因和苯丙胺所致活动亢进，镇静作用可能为所含强心苷或苷元所致[6，7]。另外，夹竹桃叶煎剂 1 g/kg 腹腔注射可明显延迟士的宁所致小鼠惊厥出现时间，表明其有镇静、抗惊厥作用[8]。

3. 抗肿瘤作用 黄花夹竹桃苷（TS）0.05～0.1 μg/ml 体外对肝癌细胞 SMMC-7721、胃癌细胞 SGC-7901 和宫颈癌细胞 HeLa 的 Na^+，K^+-ATP 酶活性有明显的抑制作用，可能是其抗肿瘤的机制之一[9]。

4. 灭杀钉螺 0.01%，0.05%，0.10%和 0.25% 4 个浓度夹竹桃叶水浸液均能浸杀钉螺，配合枫杨叶与土大黄全草可提高灭螺效果[10，11]。

5. 其他作用 夹竹桃叶浸剂及醇提取液对大鼠和豚鼠均有显著利尿作用[8]。红花夹竹桃含糖苷的提取物对大鼠子宫有催产作用，对小鼠则可引起流产[12]，所含粗多糖对有丝分裂和巨噬细胞介导的细胞毒性有兴奋作用[13]，在肿瘤坏死因子试验中亦呈现免疫兴奋作用[14]。

毒性 猫静滴夹竹桃苷的毒性反应主要是恶心、呕吐，多数猫在给药后尿量增多，精神呈抑制状态，活动减少，嗜睡，食欲不振，严重者发生惊厥而死亡。麻醉犬（体重 8 kg）静滴 1∶20 000 夹竹桃苷 1 ml/min，8 min 后，先发生心率减慢、血压略有升高，继续静滴，12 min 后心缩不规则，20 min 后发生传导阻滞，心率却逐渐增加，42 min 时心跳停止于舒张期[15]。

【药性】 苦，寒，大毒。归心经。

1.《岭南采药录》："味苦，性大寒。"

2.《云南中草药》："辛，温，剧毒。"

3.《青岛中草药手册》："性平，味苦、微涩，有大毒。入心经。"

【功用主治】 强心利尿，祛痰定喘，镇痛，祛瘀。主治心脏病心力衰竭，喘咳，癫痫，跌打肿痛，血瘀经闭。

1.《岭南采药录》："堕胎，通经。"

2.《广西中药志》："（叶）有强心作用。民间用新鲜叶治跌打。"

3.《湖南药物志》："通利关节。主治心脏病，心力衰竭。"

4.《云南中草药》："祛风解痉，杀虫。"

5.《青岛中草药手册》："强心利尿。主治心脏病，心力衰竭，水肿。"

6.《全国中草药汇编》："祛痰杀虫。主治癫痫，外用治甲沟炎，斑秃。"

【用法用量】 内服：煎汤，0.3～0.9 g；研末，0.05～0.1 g。外用：捣敷或制成酊剂外涂。

【宜忌】 本品有毒，应严格控制剂量；毒性反应主要为头痛，恶心，呕吐，腹痛，腹泻，以及心律失常，传导阻滞。《浙江药用植物志》："体弱者及孕妇忌服。"

【选方】 1. 治心力衰竭 夹竹桃叶粉末 0.1 g，加等量小苏打，装入胶囊。成人量：每日 0.25～0.3 g，分 3 次口服。症状改善后改为维持量，每日 0.1 g。（《福建药物志》）

2. 治哮喘 夹竹桃叶 7 片，粘米 1 小杯。同捣烂，加片糖煮粥食之，但不宜多服。（《岭南采药录》）

3. 治癫痫 （白花夹竹桃）小叶 3 片，铁落 60 g。水煎，日服 3 次，2 d 服完。（《云南中草药》）

4. 治化脓性感染 三季红鲜叶适量，捣成糊状，外敷患处，覆以纱布，再用橡皮胶贴牢，每日更换 1～3 次。伴有全身发热及有败血症预兆者，同时用其他方法联合治疗。〔《中草药通讯》1977，（5）：35〕

5. 治斑秃 夹竹桃老叶（11～12 月雨后采），阴干，研末，

20 cm；苞片2，卵状披针形，先端尖锐；花萼5深裂，萼片披针形或卵状披针形，长约为花冠的1/2；花冠蓝紫色，长1.5～2 cm，下部为筒形，上部稍弯曲，具2唇，上唇宽，先端常凹成2裂，下唇3裂，裂片卵圆形；雄蕊4，二强，花药无毛，花丝有毛；雌蕊1；子房上位，花柱比花冠稍短或略等长，柱头膨大，黄色。蒴果2裂，卵状椭圆形，具多数种子。花期4～7月，果期7～9月。

生于沙丘、山坡及沟边草地上，常寄生于菊科蒿属（*Artemisia*）植物的根上。分布于华北、东北、西北地区以及山东、湖北、四川、云南、西藏等地。

2. 黄花列当 *O. pycnostachya* Hance

本种与列当的区别是：全株密被腺毛。花冠黄色；花药有毛，花丝基部疏被短腺毛。

生于沙丘山坡及草原上，寄生于蒿属（*Artemisia*）植物的根上。分布于华北、东北及安徽、山东、河南、陕西等地。

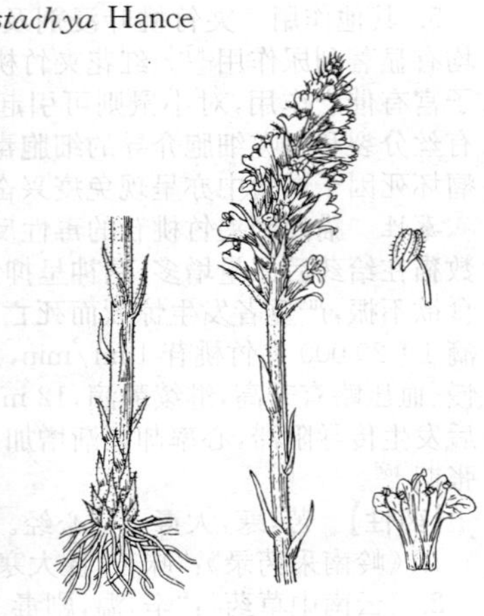

黄花列当

【采收加工】 5～7月采收，晒成七八成干，扎成小把，再晒至全干。

【药材】 列当 *Herba Orobanchetis* 产于辽宁、吉林、黑龙江、陕西、河北、山西等地。

性状 列当 干燥全草被白色柔毛。茎肥壮，肉质，表面黄褐色或暗褐色，具纵皱纹。鳞片互生，卵状披针形，先端尖，黄褐色皱缩，稍卷曲。花序顶生，长7～10 cm，黄褐色，花冠筒状，蓝紫色或淡紫色，略弯曲。蒴果卵状椭圆形，长1 cm。气微，味微苦。

黄花列当 被短腺毛。花黄色，花柱较花冠稍长。

【炮制】 取原药材，除去杂质，洗净，润软，切成中段，干燥，筛去灰屑。

饮片性状 为不规则的段状。茎圆形，表面黄棕色或黑褐色，具纵皱缩纹，切面中间具棕黄色或白色髓，叶鳞片状，披针形，黄棕色。花序暗黄褐色。气微，味微苦。

贮干燥容器内，置阴凉干燥处，防蛀。

【药性】 甘，温。归肾、肝、大肠经。

1.《开宝本草》："味甘，温，无毒。"

2.《湖北中草药志》："微苦，温。"

3.《秦岭巴山天然药物志》："甘、苦，温。"

【功用主治】 补肾壮阳，强筋骨，润肠。主治肾虚阳痿，遗精，宫冷不孕，小儿佝偻病，腰膝冷痛，筋骨软弱，肠燥便秘。外用治小儿肠炎。

1.《开宝本草》："主男子五劳七伤，补腰肾，令人有子，去风血。"

2.《本草原始》："诸疮可作汤洗。"

3.《陕西中药志》："强精，补腰肾。主治五劳七伤，神经错乱，阳痿，遗精，膀胱炎。"

4.《吉林中草药》："补精壮阳，祛风活血。治阳痿、腰痛、小儿腹泻。"

5.《东北常用中草药手册》："治神经官能症。"

【用法用量】 内服：煎汤，3～9 g；或浸酒。外用：煎汤洗。

【宜忌】 阴虚火旺者慎服。

【选方】 1. 治身体虚弱 列当6 g，菟丝子12 g，山药12 g。水煎服。（《山东中草药手册》）

2. 兴阳事 粟当二斤，捣筛毕，以酒一斗浸，经宿，遂性饮之。（《食医心镜》）

3. 治肾虚阳痿、遗精 列当、肉苁蓉、枸杞子各9 g。水煎服。（《宁夏中草药手册》）

4. 治体虚腰酸腿软 列当、续断、寄生各9 g。水煎服。（《河北中草药手册》）

5. 治小儿发育不良（佝偻病） 列当酒泡后蒸1次，或用盐水浸渍5～6 d再蒸。每次4.5 g，水煎服。（《沙漠地区药用植物》）

6. 治体虚大便干燥 列当、火麻仁各9 g。水煎服。（《河北中药手册》）

7. 治小儿消化不良，腹泻 列当60 g。煎水泡洗双脚。（《陕甘宁青中草药选》）

8. 治肠炎，细菌性痢疾 列当30 g，加水1 000 ml，煮沸10～20 min，稍凉后用煎液洗脚5～10 min（勿洗过膝），每日洗1次。（《全国中草药汇编》）

【临床报道】 治疗婴幼儿腹泻 以3%的列当煎液给腹泻的小儿洗脚（温度适宜），每日2～3次，每次洗泡30 min左右，但不能洗过膝关节（易出现便秘），洗后用毛巾将双足包裹，注意保暖。以该法治疗后，大便性质转为正常，每日1～2次，大便化验无异常者为治愈。共治42例，均为6个月至2岁的婴幼儿。其中单纯性消化不良者30例，治愈29例，效果不明1例；秋季腹泻12例，治愈11例，效果不明1例。治愈率95%[1]。

1772 夹竹桃 jiá zhú táo（《植物名实图考》）

【异名】 拘那夷、拘拏儿（《竹谱详录》），俱那卫、柳叶桃（《花历百詠》），枸那、桃叶桃（《花镜》），叫出冬（《中国树木分类学》），枸那异（《植物名实图考》），水甘草（《现代实用中药》），九节肿、大节肿（《湖南药物志》），白羊桃（《云南中草药》），三季红〔《中草药通讯》1977，（5）：35〕，红花夹竹桃（《全国中草药汇编》），状元竹、柳竹桃（《福建药物志》），柳条花（东北），三季红、三季白（江苏）。

【基原】 为夹竹桃科夹竹桃属植物夹竹桃的叶及枝皮。

【原植物】 夹竹桃 *Nerium indicum* Mill.

常绿直立大灌木，高达5 m。枝条灰绿色。叶3～4枚轮生，下枝为对生，叶柄扁平，长5～8 cm；叶片窄披针形，长11～15 cm，宽2～2.5 cm；先端急尖，基部楔形，叶缘反卷，表面深绿色，背面淡绿色，有多数洼点，侧脉密生而平行，每边达120条，直达叶缘。顶生聚伞花序；着花数朵；苞片披针形；花萼5深裂，红色，内面基部具腺体；花芳香；花冠深红色或粉红色，单瓣或重瓣，花冠筒内被长柔毛，花冠裂片5，

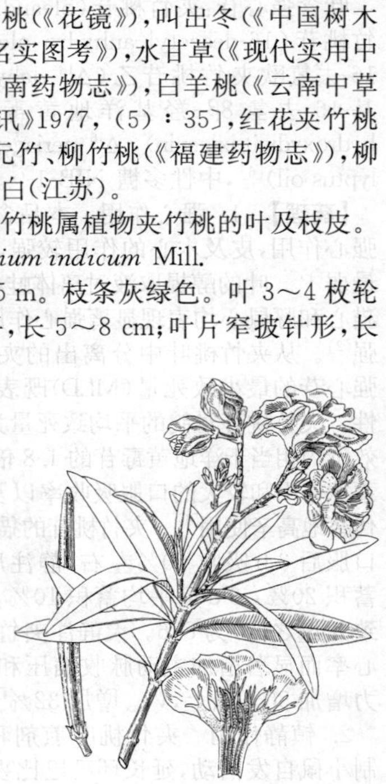

夹竹桃

【宜忌】《南方主要有毒植物》:“全株有毒,以根部为最毒,中毒症状为腹泻。”

【选方】 治湿疹、皮炎　灰叶根 9 g,煎水洗患处。(《全国中草药汇编》)

1768 灰贯众 huī guàn zhòng (《湖南药物志》)

【异名】 蜈蚣草(《湖南药物志》),胃痛药(《贵州中草药名录》)。

【基原】 为鳞毛蕨科耳蕨属植物对生耳蕨的全草或叶。

【原植物】 对生耳蕨 *Polystichum deltodon* (Bak.) Diels [*Aspidium deltodon* Bak.]　又名:对生叶耳蕨(《中国蕨类植物图谱》)。

植株高 20～35 cm。根茎直立,与叶柄基部密被披针形鳞片。叶簇生;叶柄长 5～10 cm,向上疏生鳞片;叶片披针形,长 15～25 cm,中部宽 2.5～3.5 cm,近光滑,一回羽状;中部羽片斜长方形或菱状三角形,锐尖头,基部上侧较宽,三角形突起,下侧平切,边缘具三角状锯齿;叶脉羽状分叉。孢子囊群生于小脉先端,通常仅在中脉上侧排成 1 行(有时下侧上部有 1～3 枚);囊群盖圆盾形,多少有锯齿。

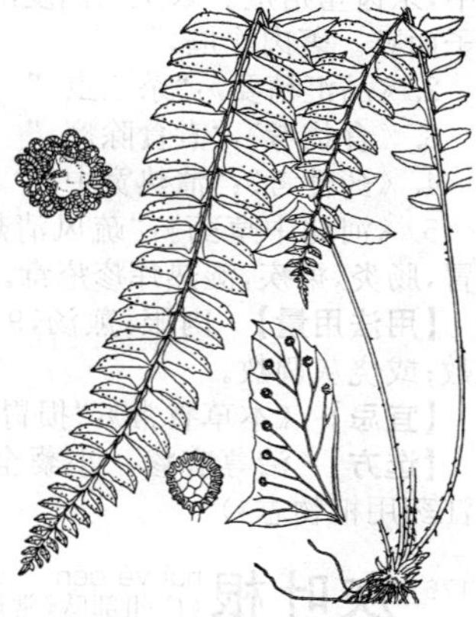
对生耳蕨

生于海拔 700～1 800 m 的山坡石灰质岩石缝中。分布于安徽、湖北、湖南、广东、广西、西南及台湾等地。

【采收加工】 全年均可采收,鲜用或晒干。

【药性】《湖南药物志》:“酸,涩,微寒。”

【功用主治】《湖南药物志》:“活血止痛,消肿,利尿。用于预防感冒,治跌打损伤,外伤,蛇咬伤。”

【用法用量】 内服:煎汤,15～30 g。外用:捣敷或研末撒。

【选方】 1. 预防感冒　(对生耳蕨)全草 15 g。水煎作茶饮。

2. 治跌打损伤　生耳蕨全草、马鞭草。捣碎,敷患处。

3. 治外伤,蛇咬伤　先将患处污血吸出,后用对生耳蕨叶捣碎,敷患处;如伤口溃烂,则将此叶研末敷患处;如肿向上升,用对生耳蕨全草 30 g,大蒜 3 g,雄黄少许。水煎服。(1～3 方出自《湖南药物志》)

1769 灰藋子 huī diào zǐ (《本草拾遗》)

【基原】 为藜科藜属植物小藜 *Chenopodium serotinum* L. 的种子。

【原植物】 参见“灰藋”条。

【药性】《纲目》:“甘,平,无毒。”

【采收加工】 6～7 月采收成熟果实,打出种子,晒干。

【功用主治】《本草拾遗》:“杀三虫。”

【用法用量】 内服:煎汤,9～15 g。

1770 达仑木 dá lún mù (《广西本草选编》)

【基原】 为茜草科乌口树属植物乌口树的枝叶。

【原植物】 乌口树 *Tarenna attenuata* (Voigt) Hutch. [*Stylocoryna attenuata* Voigt]　又名:狗节木(《海南植物志》),假桂乌口树(《广西植物名录》),茶山虫、土五味子(《广西本草选编》)。

灌木至小乔木,高 2～6 m。全株无毛。叶对生;叶柄长 6～12 mm;托叶长 5～7 mm,基部合生成一完整鞘包围着小枝;叶片长圆状披针形或倒披针形,长 6～12 cm,宽 2～4 cm,先端渐尖,基部楔形,两面均无毛而具光泽。花序顶生,为伞房花序式排列的聚伞花序,分枝对生;小苞片极小,钻形;花具短梗;萼管陀螺状,萼檐裂片三角形;花冠白色,喉部有毛,先端 5 裂,开放时外反;花柱无毛;胚珠每室 1 颗。果实球形,干时黑色。花期 3～7 月。

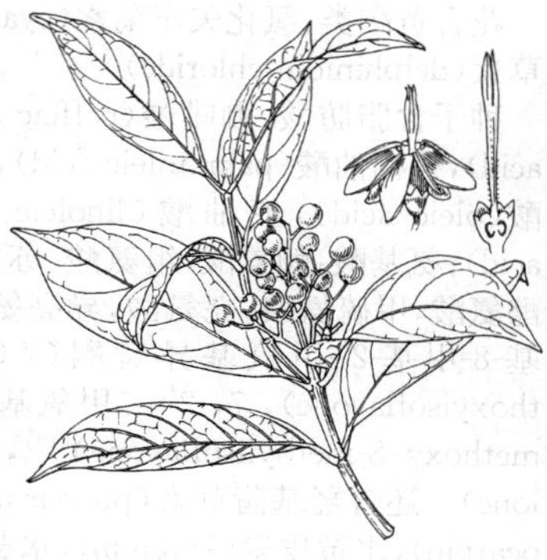
乌口树

生于低海拔次生林中。分布于广东、广西、海南等地。

【采收加工】 6～10 月采收,切段,切成碎片或扎成捆,晒干。

【药性】《广西本草选编》:“味酸、辛、微苦,性微温。”

【功用主治】《广西本草选编》:“祛风消肿,散瘀止痛。主治跌打损伤,风湿骨痛,蜂窝组织炎,脓肿,胃肠绞痛,口腔炎。”

【用法用量】 外用:浸酒擦;或药酒湿敷。内服:煎汤,15～30 g;或浸酒服;或水煎含漱。

【选方】 1. 治跌打损伤,风湿骨痛　(达仑木)枝叶适量,以好白酒浸泡 15 d,外擦。

2. 治胃肠绞痛　达仑木浸酒内服,每次 10～20 ml,每日 3 次。

3. 治蜂窝组织炎,脓肿　达仑木浸酒湿敷。

4. 治口腔炎　(达仑木)枝叶适量。水煎含漱。(1～4 方出自《广西本草选编》)

1771 列当 liè dāng (《开宝本草》)

【异名】 草苁蓉(《新修本草》),栗当(《食医心镜》),花苁蓉(《日华子》),兔子拐杖(《东北药用植物志》),独根草(《河北药材》),兔子腿(《辽宁经济植物志》)。

【基原】 为列当科列当属植物列当和黄花列当的全草。

【原植物】 1. 列当 *Orobanche coerulescens* Steph.　又名:裂马嘴(《中国高等植物图鉴》),紫花列当。

二年生或多年生寄生草本,高 10～40 cm。全株密被蛛丝状长绵毛。茎直立,不分枝,基部常膨大。叶干后黄褐色,生于茎下部的较密集;上部的渐变稀疏;卵状披针形,长 1.5～2 cm,宽 5～7 mm。花多数,排列成穗状花序,长 10～

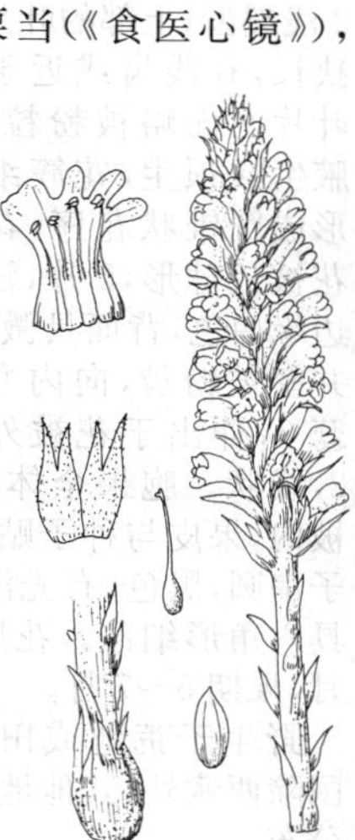
列　当

茎叶含黄酮类化合物：serratin 7-O-〔β-D-glucopyranonsyl-(1→4)-O-β-D-galactopyranoside〕[5]，槲皮素（quercetin）。另含β-谷甾醇[6]。

豆荚中含灰叶酮（tephrone）[7]。

花含黄酮类：氯化矢车菊素（cyanidin chloride），氯化飞燕草素（delphinidin chloride）[8]。

种子含脂肪酸：咖啡酸（caffeic acid）[9]，棕榈酸（palmitic acid），棕榈油酸（palmitoleic acid），硬脂酸（stearic acid），油酸（oleic acid），亚油酸（linoleic acid），亚麻酸（linolenic acid）；氨基酸：赖氨酸，组氨酸，苏氨酸，缬氨酸，苯丙氨酸，酪氨酸，甲硫氨酸，亮氨酸，异亮氨酸[7]；黄酮类：7-O-乙酰基-8-甲基-2′-甲氧基异黄酮（7-O-acetyl-8-methyl-2′-methoxyisoflavone），7，2′-二甲氧基-8-甲基异黄酮（7，2′-dimethoxy-8-methylisoflavone）[10]，无毛水黄皮黄酮（kanjone）。还含羟基茜草素（purpurin），异合生果素（isolonchocarpin），水黄皮素（karanjin），水黄皮二酮，谷甾醇，披针灰叶素 B[11]，灰毛苯并呋喃酮（purpuritenin）A、B，灰叶甲醚（purpureamethide）[12]。

【药性】 微苦，凉，有毒。

1. 广州部队《常用中草药手册》："微苦，凉。"

2.《全国中草药汇编》："微苦，平，有毒。"

【功用主治】 广州部队《常用中草药手册》："治风热感冒，湿疹，皮炎。"

【用法用量】 内服：煎汤，15～30 g。外用：煎水洗。

【宜忌】 全株有毒，易致腹泻。

1766 灰藋 huī diào（《雷公炮炙论》）

【异名】 金锁夭（《雷公炮炙论》），灰藜、水落藜（《救荒本草》），灰条（《野菜谱》），灰涤菜（《纲目》），灰蒴、灰苋（《医林纂要》），灰苋菜（《草木便方》），灰灰菜（《四川中药志》）。

【基原】 为藜科藜属植物小藜的全草。

【原植物】 小藜 *Chenopodium serotinum* L.

一年生草本，高 20～50 cm。茎直立，单一或多分枝，具角棱及绿色条纹。叶互生；叶柄细长而弱；叶片椭圆形或狭卵形，长 2.5～5 cm，宽 1～3.5 cm，通常 3 浅裂，中裂片两边近平行，先端钝或急尖，并具短尖头，边缘具波状锯齿；侧裂片位于中部以下，通常各具 2 浅裂齿；上部的叶片渐小，狭长，有浅齿或近于全缘；叶片两面略被粉粒。花序腋生或顶生，花簇细而疏，形成圆锥状花序；花两性，花被近球形，5 片，浅绿色，边缘白色，背面具微纵隆脊并密被粉粒，向内弯曲；雄蕊 5，伸出于花被外；花柱 2，线状。胞果全体包于花被内，果皮与种子贴生。种子扁圆，黑色，有光泽，表面具六角形细洼。花期 4～5 月，果期 5～7 月。

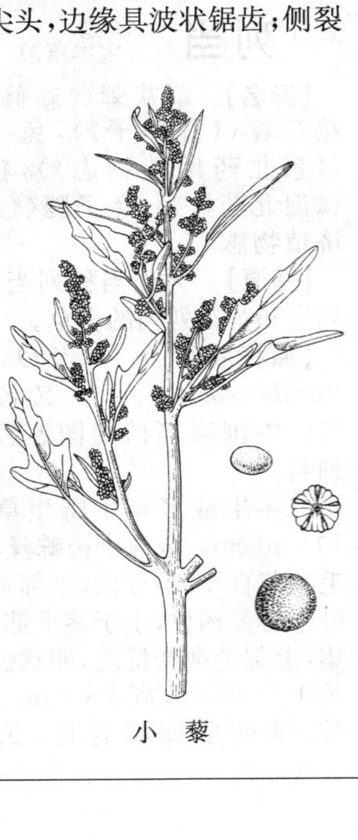

小 藜

野生于荒地或田间。我国除西藏外，其他地区均有分布。

本植物的种子（灰藋子）亦供药用，另设专条。

【采收加工】 3～4 月采收，鲜用或晒干。

【药性】 苦、甘，平。

1.《本草拾遗》："味甘，平。无毒。"

2.《救荒本草》："味微苦、涩，性凉。"

3.《河北中草药》："淡，平。有小毒。"

4.《浙江药用植物志》："甘、苦，凉。"

【功用主治】 疏风清热，解毒去湿，杀虫。主治风热感冒，腹泻，痢疾，荨麻疹，疮疡肿毒，疥癣，湿疮，痈疮，白癜风，虫咬伤。

1.《本草拾遗》："主恶疮，虫、蚕、蜘蛛等咬，捣碎和油敷之；亦可煮食，亦作浴汤，去疥癣风瘙；烧为灰，口含内齿孔中，杀齿䘌疳疮。取灰三四度淋取汁，蚀息肉，除白癜风、黑子面皯。著肉作疮。"

2.《品汇精要》："杀三虫。"

3.《食物考》："煮食除瘀。"

4.《药性考》："清热宽中。"

5.《河北中草药》："疏风清热，解毒，祛湿。用于风热感冒，肠炎，痢疾，湿热痒疹疮毒。"

【用法用量】 内服：煎汤，9～15 g。外用：煎水洗；或捣敷；或烧灰调敷。

【宜忌】《本草省常》："损胃。"

【选方】 治荨麻疹 小藜全草，适量。煎水外洗。（《浙江药用植物志》）

1767 灰叶根 huī yè gēn（广州部队《常用中草药手册》）

【基原】 为豆科灰毛豆属植物灰叶 *Tephrosia purpurea* (L.) Pers. 的根。

【原植物】 参见"灰叶"条。

【采收加工】 7～10 月采收，切片，晒干。

【成分】 根含左旋异合生果素〔(－)-isolonchocaspin〕，水黄皮二酮（pongamol），披针灰叶素（lanceolatin）A、B[1]，半秃灰叶呋黄素（tephroglabrin），灰叶二醇（tepurindiol），邻甲基水黄皮二酮（*o*-methylpongamol）[2]，灰叶苯并吡喃酮（purpurenone），右旋羟基茜草素（purpurin），去氢异鱼藤烯查尔酮（dehydroisoderricin），山槐素（maackiain），伪半秃灰叶双呋并黄素（pseudosemiglabrin），左旋半秃灰叶双呋并黄素（semiglabrin）[3]，槲皮素（quercetin）[4]，鱼藤酮（rotenone），鱼藤醇酮（rotenolone），甲基水黄皮二酮（methylpongamol），〔(2S)-7-甲氧基-8-(3-甲氧基)-3-甲丁基-1-烯基〕黄烷酮〔(2S)-7-methoxy-8-(3-methoxy)-3-methylbut-1-enyl flavanone〕[5]。还含甾醇类化合物：β-谷甾醇（β-sitosterol），菜油甾醇（campesterol），豆甾醇（stigmasterol），4-豆甾烯-3-酮（stigmast-4-en-3-one），4，22-豆甾二烯-3-酮（stigmast-4，22-dien-3-one）[6]。

【药性】 微苦，凉，有毒。

1. 广州部队《常用中草药手册》："微苦凉。"

2.《海南岛常用中草药手册》："微苦、涩，微温。"

【功用主治】 清热化滞，行气止痛，收湿止痒。主治消化不良，胃炎，腹胀，腹痛，湿疹，皮炎。

1. 广州部队《常用中草药手册》："清热消滞。主治胃肠气胀，消化不良，胃炎疼痛。"

2.《海南岛常用中草药手册》："健胃行气止痛。主治消化不良，腹胀腹痛，慢性胃炎。"

【用法用量】 内服：煎汤，9～15 g。外用：9 g，煎水洗。

【用法用量】 内服：煎汤，6～10 g。

【选方】 治风热目赤、视物昏花 百脉根花 10 g，为末，蒸鸡蛋或鸡肝服。（《四川中药志》1979 年版）

1763 百部还魂 bǎi bù huán hún（《广西中药志》）

【异名】 还魂草（《广西中药志》），狗笠耳（《广西药用植物名录》），白折耳根、水折耳（《贵州中草药名录》），摘耳荷、裸蕊（《湖南药物志》）。

【基原】 为三白草科裸蒴属植物裸蒴的全草或叶。

【原植物】 裸蒴 *Gymnotheca chinensis* Decne

蔓生草本，无毛，具腥味。茎纤细，圆柱形，具节，节上生根。叶互生，纸质，无腺点；叶柄与叶片近等长，扁圆形，腹面具纵槽；叶片肾状心形，长 3～6 cm，宽 4～7 cm，先端阔短尖或圆，基部耳状心形，全缘或呈不明显的圆齿状，叶脉 5～7 条；托叶膜质，与叶柄边缘合生，基部扩大抱茎，长为叶柄之半。穗状花序与叶对生，花序柄长 3～5 cm，花序轴压扁，两侧具棱或几成翅状；苞片倒披针形；花小，白色，两性；苞片 1 枚，倒卵形；花被缺；雄蕊 6，花药长圆形，花丝粗短；心皮 4，合生为一室，花柱 4，线形，外卷。果实含多数种子。花期 4～11 月。

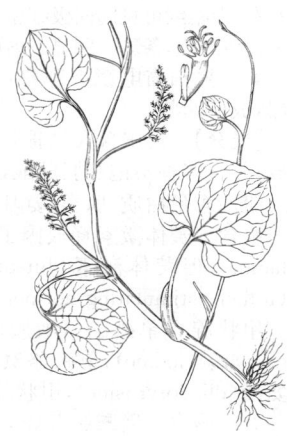

裸 蒴

生于水沟和山溪旁以及阴湿疏林下。分布于湖北、湖南、广东、广西、四川、贵州和云南等地。

【采收加工】 7～10 月采挖，鲜用或晒干。

【药性】 辛，温。归脾、肝经。

1.《贵州民间药物》："性平，味甘、淡。"

2.《广西本草选编》："味辛，性温。"

【功用主治】 消食，利水，活血，解毒。主治食积腹胀，痢疾，泄泻，水肿，小便不利，带下，跌打损伤，疮疡肿毒，蜈蚣咬伤。

1.《湖南药物志》："消食积，解毒排脓。"

2.《贵州民间药物》："治肺痨咳嗽，跌打，消水积。"

3.《广西本草选编》："祛风，活血，解毒，消肿。"

4.《广西中药志》："敷跌打损伤。"

【用法用量】 内服：煎汤，6～30 g。外用：鲜品捣敷。

【选方】 1. 治小儿食积 裸蕊 15 g，地枇杷嫩尖 15 g，山胡椒根 30 g。共捣烂，淘米水冲服。

2. 治小儿蛔虫 裸蕊 9 g，使君子 6 g，韭菜子 3 g。水煎服。（1、2 方出自《湖南药物志》）

3. 治腹胀水肿 水折耳 90 g，炖肉吃，或煎米水服。

4. 治白带，白浊 水折耳 30 g，煮甜酒服。（3、4 方出自《贵州民间药物》）

5. 治跌打内伤，风湿骨痛，慢性痢疾 用百部还魂 6～15 g，水煎服。（《广西本草选编》）

6. 治疮毒脓疡 裸蕊叶 30 g，湿纸包，煨热，捣烂敷。（《湖南药物志》）

7. 治蜈蚣咬伤，乳疮 用百部还魂鲜叶捣烂外敷。（《广西本草选编》）

1764 百蕊草根 bǎi ruǐ cǎo gēn（《本草图经》）

【基原】 为檀香科百蕊草属植物百蕊草 *Thesium chinense* Turcz 的根。

【原植物】 参见"百蕊草"条。

【采收加工】 夏、秋季采挖根，洗净，晒干。

【药性】 微苦、辛，平。

【功用主治】 《本草图经》："下乳，通顺血脉，调气。"

【用法用量】 内服：煎汤，3～10 g。

1765 灰叶 huī yè（广州部队《常用中草药手册》）

【异名】 乌仔草、紫草藤（《台湾药用植物志》），野青树、野青子、野蓝靛（《中国高等植物图鉴》）。

【基原】 为豆科灰毛豆属植物灰叶的全草。

【原植物】 灰叶 *Tephrosia purpurea*（L.）Pers.［*Cracca purpurea* L.］ 又名：红花灰叶（《中国主要植物图说·豆科》）。

半灌木，高 30～60 cm。幼枝被白色疏柔毛。茎圆柱形，近直立，多分枝。奇数羽状复叶，互生；小叶 7～17，小叶片椭圆披针形，长 2 cm，宽 0.5 cm，先端钝或略凹，有小锐尖，背面有白色平伏短柔毛，侧脉多而密；托叶线状，锥尖。总状花序顶生或与叶对生；花序轴、花萼及旗瓣外面均有白色柔毛；花冠淡紫色，长约 7 mm。荚果扁条状，先端外弯略似镰刀状，长 3～5 cm，疏生短柔毛。种子 4～10 颗，肾形，黑褐色。花期 7 月，果期 9～10 月。

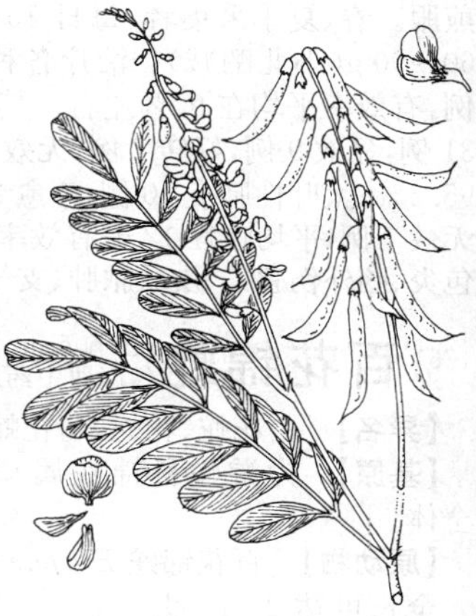

灰 叶

生于山坡、旷野间、河边、村旁草丛中。分布于福建、广东、广西、海南、云南、台湾。

本植物的根（灰叶根）亦供药用，另设专条。

【采收加工】 7～10 月割取地上部分，晒干。

【药材】 灰叶 *Herba Tephrosiae* 主产于广东、广西、福建、云南等地。

性状 全草长 30～60 cm。茎圆柱形，基部木质，多分枝，幼枝密被柔毛。羽状复叶，小叶 7～17，多皱缩破碎，完整小叶片展平后呈长椭圆状倒披针形，下面有白色短柔毛，侧脉多而密，近无柄。有时可见总状花序。气微，味微苦。

【成分】 全草含披针灰叶素（lanceolatin）B，异灰叶素（α-toxicarol），鱼藤素（deguelin），灰叶素（tephrosin），邻-甲基倒卵灰毛豆素（*o*-methylobovatin），去氢鱼藤素（dehydrodeguelin）[1]。黄酮类成分：tephrorins A、B，tephnosone[2]，水黄皮二酮（pongamol）。还含熊果酸（ursolic acid），β-谷甾醇（β-sitosterol），α-菠菜甾醇（α-spinasterol）[3]。

叶含 β-谷甾醇（β-sitosterol），羽扇豆醇（lupeol），芸香苷（rutin），生物碱[4]。

2. 治大叶性肺炎,支气管肺炎,肺脓疡　百蕊草 30～60 g。开水泡,当茶饮,或煎服。(1、2 方出自《安徽中草药》)

3. 治慢性气管炎　百蕊草 60 g,筋骨草 45 g。水煎,每日分 3 次服。(《浙南本草新编》)

4. 治急性扁桃体炎,急性肾炎　百蕊草、鸭跖草、白茅根各 30 g。开水泡当茶饮。

5. 治急性胆囊炎,肠炎　百蕊草、茵陈各 30 g。开水泡当茶饮。(4、5 方出自《安徽中草药》)

6. 治毒蛇咬伤　鲜百蕊草、龙芽草各 30 g。水煎服。

7. 治肾虚腰痛　百蕊草 15 g。用瘦猪肉 120 g 煮汤,用肉汤煎药,去渣,兑黄酒服。

8. 治头晕　百蕊草 12～15 g。水煎取汁,同鸡蛋 2 个煮服。(6～8 方出自江西《草药手册》)

9. 治跌挫内伤　百蕊草 15 g,隔汤煎汁,以白糖少许冲服;若不省人事,针刺人中或涌泉穴,同时灌服。(《浙南本草新编》)

10. 治血崩腹痛　百蕊草 6 g,荔枝壳 60 g。水煎服。(《湖南药物志》)

【临床报道】 治疗各种急性炎症　取百蕊草全草(干品)煎服。春、夏季采集者,每日 15～30 g;秋季采集者,每日 60～90 g(小儿酌减)。治疗各种急性炎症 30 余种 200 余例,有效率平均在 90%左右。其中急性乳腺炎 44 例,痊愈 31 例,显效 9 例,好转 2 例,无效 2 例,平均疗程 4 d,有效率 95.5%;大叶性肺炎 40 例,痊愈 30 例,显效 2 例,好转 1 例,无效 7 例,平均疗程 12 d,有效率 82.5%。其他如化脓性心包炎、脑外伤感染、皮肤脓肿、支气管肺炎等,亦有良效[1]。

1761 百花锦蛇 bǎi huā jǐn shé (《广西中药志》)

【异名】 白花蛇、花蛇、菊花蛇(《广西药用动物》)。

【基原】 为游蛇科锦蛇属动物百花锦蛇除去内脏的全体。

【原动物】 百花锦蛇 *Elaphe moellendorffi* (Boettger)

全长可达 2 m。头呈梨形,与颈明显区别,头背赭红色,背部灰绿色,正中有红棕色镶黑边的大斑块 29～32 个,体侧色斑较小,与正脊交错排列;尾背有红棕与橘红色横斑 11～13 个,相间排列。眶前鳞 1(2),眶后鳞 2;颞鳞 2(3)+3(4);上唇鳞 4-2-3 或 3-3-3 式,少数 5-2-3 式。背鳞 25(27)-27(25)-19(21)行,除最外 2 行平滑,余均具弱棱;腹鳞 267～292;肛鳞 2 分;尾下鳞 80～102 对。

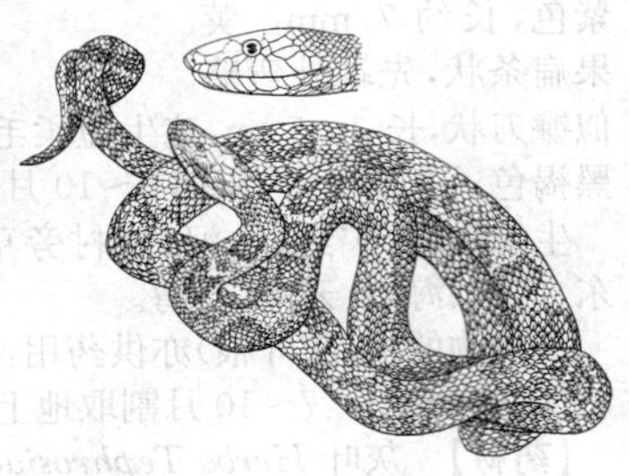

百花锦蛇

生活于海拔 50～300 m 的石山区及山石脚、田坝、草丛中。行动迅速,以鼠类为食。分布于广东、广西。

【采收加工】 7～10 月捕捉。饼蛇:剖腹去内脏,以头为中心,卷成圆盘状,用竹 3 根,交叉横穿蛇身,使之固定,烘干。盘蛇:从头到尾端剖腹,去内脏,用剃刀将接近脊椎骨处两边的肋骨割断,然后将蛇体展开摊平,以头为中心,卷成圆盘形,每一圈之间用线缝合起来,用竹片撑开,烘干。

【药材】 百花锦蛇 *Elaphe*　主产于广西、广东、贵州等地。

性状　本品呈圆盘形。头居中,长圆形,头背赭红色。口有细牙,体背面具有 3 行略呈六角形的大斑块,斑块边缘蓝色或蓝黑色,中央褐绿色。尾背部具赭红色环。饼蛇圆盘形,直径 15 cm,一般有 3 根竹条交叉横穿蛇身,用铁丝夹固定的饼蛇则缺竹条。盘蛇呈平板状,体扁薄,直径 30 cm 以上。背鳞呈菱形,鳞片上半部边缘整齐,下半部不齐,鳞片有弱棱,前有 1 对端窝,类圆形,鳞片透明无色,表面平滑光滑。气腥,味咸。

鉴别　粉末特征:淡黄色。角质鳞片众多,大多破碎。一种无色,表面有同方向、交错排列的条纹,密度在 50 条/mm 左右,尚隐约可见同向极细密小条纹饰;另一种鳞片碎片布满黄褐色斑点,条斑不明显。另可见骨碎片、横纹肌纤维碎片。

鳞片置扫描电镜下观察,具纵条状沟纹,形似人大脑皮层,成沟回状。

【成分】 蜕皮含大量骨胶原(collagen),由多种氨基酸组成;并含多种不饱和脂肪酸,以 $C_{20:4}$、$C_{24:1}$ 脂肪酸为主[1]。

肌肉含蛋白质、肽类、氨基酸、脂肪[1]。

脑含促黄体激素释放因子(luteinizing hormone releasing factor),促黄体激素(luteotropic hormone),促卵泡激素(follicle-stimulating hormone)[1]。

甲状腺含单碘酪氨酸脱碘酶(monoiodotyrosine deiodinase),碘(iodine),单碘酪氨酸(monoiodotyrosine),二碘酪氨酶(diiodotyrosine),甲状腺素(thyroxine)[1]。

红细胞含三磷酸腺苷(adenosinetriphosphate),肌醇(inositol),多磷酸盐(polyphosphate),2,3-二磷酸甘油酸酯(2,3-diphosphoglycerate)[1]。

【药性】 《广西药用动物》:"性温,味甘、咸。入肝、肾经。"

【功用主治】 《广西药用动物》:"搜风胜湿,通经络,定抽搐,强腰膝。主治中风半身不遂,口眼㖞斜,筋脉拘急,湿痹不仁,骨节疼痛,麻风疥癣,小儿惊风和破伤风。"

【用法用量】 内服:浸酒,20～30 ml。

【宜忌】 《广西药用动物》:"阴虚血少,内热生风的人慎用。"

【选方】 治风湿痹痛,半身不遂　百花锦蛇除去内脏,以白酒浸泡(每 500 g 蛇用酒 2 000 ml)3 个月后饮用。每次 20 ml,日饮 2 次。(《中国动物药》)

1762 百脉根花 bǎi mài gēn huā (《四川中药志》)

【异名】 三月黄花(《四川常用中草药》)。

【基原】 为豆科百脉根属植物百脉根 *Lotus corniculatus* L. 的花。

【原植物】 参见"百脉根"条。

【采收加工】 5～7 月采花,晾干备用。

【成分】 花含黄酮类:槲皮万寿菊素-3-半乳糖苷(quercetagetin-3-galactoside),槲皮万寿菊素-7-葡萄糖苷(quercetagetin-7-glucoside)[1]。

【药性】 微苦、辛,平。

1.《四川常用中草药》:"性平,味淡、辛。"

2.《四川中药志》1979 年版:"甘、微苦,凉。"

【功用主治】 清肝明目。主治风热目赤,视物昏花。

1.《四川常用中草药》:"治眼雾。"

2.《四川中药志》1979 年版:"清热明目。用于风热目赤,视物昏花。"

鞘为断续的石细胞环带。射线宽窄不等。形成层明显。木质部发达，导管近圆形，多单个分布。本品薄壁细胞含淀粉粒。

(2) 取本品粗粉1 g，加乙醇10 ml，浸泡过夜，滤过。滤液蒸干，残渣加稀盐酸4 ml溶解，滤过。取滤液1 ml，加改良碘化铋钾试液2滴，产生大量橙色沉淀。另取滤液1 ml，加碘化汞钾试液2滴，产生大量黄白色沉淀(检查生物碱)。

(3) 薄层色谱：取本品粗粉10 g，用乙醇50 ml回流1 h，放冷，滤过。滤液减压浓缩至干，残渣用20%盐酸溶液5 ml溶解，滤过。滤液加氨水碱化，用苯提取3次，合并苯提取液减压浓缩至干，取少量残渣用氯仿溶解为供试液。另以异谷树碱、左旋箭毒碱、轮环藤碱为对照品。吸供试液、对照品液适量点样于碱性硅胶G薄层板上，用氯仿-甲醇(9∶1)展开，展距13 cm。以碘化铋钾试剂喷雾显色。供试液色谱中，在与对照品色谱相应位置上，显相同颜色的斑点。

【成分】 粉叶轮环藤根主含生物碱：轮环藤宁碱(cycleanine)，左旋箭毒碱(curine)，异谷树碱(isochondrodendrine)，轮环藤酚碱(cyclanoline)，小檗胺(berbamine)，异粉防己碱(isotetrandrine)及木兰花碱(magnoflorine)等[1]。

茎含生物碱：异谷树碱、左旋箭毒碱及轮环藤宁碱[1]。

【药性】 苦，寒。归肺、大肠、肝经。

【功用主治】 广州部队《常用中草药手册》："清热解毒，祛风，利水。主治咽喉肿痛，白喉，牙痛，尿路感染及结石，风湿骨痛，蛇伤肿毒。"

【用法用量】 内服：煎汤，10～30 g。

【选方】 1. 治慢性气管炎　凉粉藤、百部各15 g，穿心莲12 g。水煎2次。每次煎沸后，放置4 h以上，过滤，两次滤液浓缩至30～60 ml，每日1次顿服，10 d为1个疗程。

2. 治痢疾　凉粉藤、凤尾草各15 g，水煎服。(1、2方出自《全国中草药汇编》)

3. 治蛇咬伤　用百解藤根适量，米酒浸过药面泡7 d。内服10～20 ml，每日3次，并用药酒从上而下外搽伤肿处，忌搽伤口。(《广西本草选编》)

1760 百蕊草 bǎi ruǐ cǎo (《本草图经》)

【异名】 百乳草(《本草图经》)，地石榴(《贵州民间方药集》)，草檀(广西)，积药草(山东)。

【基原】 为檀香科百蕊草属植物百蕊草或其变种长梗百蕊草的全草。

【原植物】 1. 百蕊草 *Thesium chinense* Turcz.　又名：珍珠草(《东北草本植物志》)。

多年生半寄生草本，高15～40 cm。全株多少被白粉，无毛；茎细长，簇生，基部以上疏分枝，斜升，有纵沟。叶线形，长1.5～3.5 cm，宽0.5～1.5 mm，先端急尖或渐尖，具单脉。花单一，5数，腋生；花梗短或很短；苞片1枚，线状披针形；小苞片2枚，线形，边缘粗糙；花被绿白色，长2.5～3 mm，花被管呈管状，花被裂片先端锐尖，内弯；雄蕊不外伸；子房无柄，花柱很短。坚果椭圆形或近球形，长或宽2～2.5 mm，淡绿色，表面有明显、隆起的网脉，先端的宿存花被近球形；果柄长3.5 mm。花期4～5月，果期6～8月。

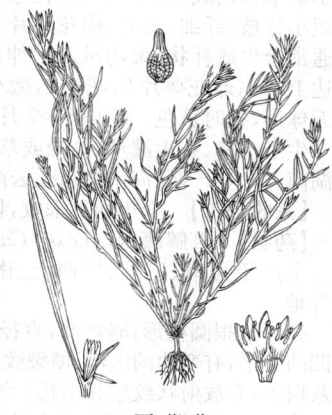

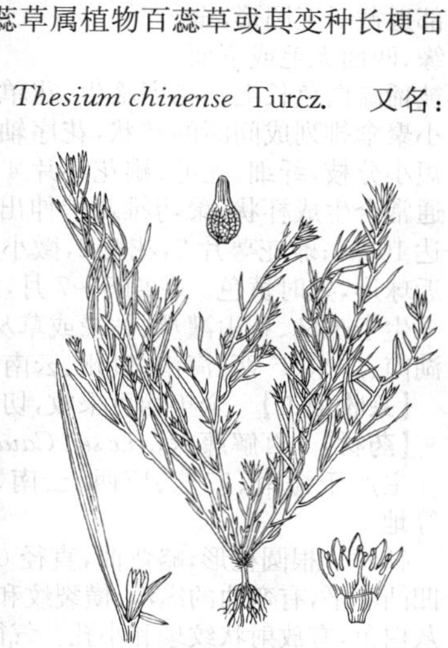

百蕊草

生于沙地草丛中或石坎边。分布于东北、华北及陕西至长江以南大部分地区。

本植物的根(百蕊草根)亦供药用，另设专条。

2. 长梗百蕊草 *T. chineuse* Turcz. var. *longipedunculatum* Chu

本变种的果柄长可达8 mm，余与百蕊草相同。

生于草坡。分布于辽宁、吉林、黑龙江、山西、广东、四川等地。

【采收加工】 4～7月拔取全草，晒干。

【药材】 百蕊草 *Herba Thesii*　产于河北、河南、山西、安徽、浙江、广西、贵州等地。

性状　全草多分枝，长20～40 cm。根圆锥形，表面棕黄色，有纵皱纹，具细支根。茎丛生，纤细，暗黄绿色，具纵棱；质脆，易折断，断面中空。叶互生，线状披针形，灰绿色。小花单生于叶腋，近无梗。坚果近球形，表面灰黄色，有网状雕纹，有宿存叶状小苞片2枚。气微，味淡。

鉴别　(1) 茎横切面：类圆形，有5～10棱。表皮细胞长方形，外壁稍厚。皮层外侧为2～3列厚角细胞，棱处更发达；薄壁细胞椭圆形或类圆形，向内细胞渐大。中柱鞘纤维束帽状，位于韧皮部外侧。维管束外韧型。形成层通常不明显。木质部导管单个散在或2～3个成群；木射线宽1列细胞，壁稍厚，木化。髓部常因薄壁细胞破裂而成空洞。

叶表面观：上、下表皮细胞呈多角形或长方形，垂周壁平直。气孔平轴式。叶缘细胞常见有角质层突起。

(2) 取本品粉末1 g，加甲醇10 ml，回流提取30 min，滤过。取滤液5 ml，加少量盐酸及镁粉，呈橙红色(检查黄酮)。

【成分】 全草含黄酮类化合物：3，5，7，4′-四羟基黄酮-3-葡萄糖基-鼠李糖苷(3，5，7，4′-tetrahydroxyflavone-3-glucosylrhamnoside)，紫云英苷(astragalin)即3，5，7，4′-四羟基黄酮-3-葡萄糖苷(3，5，7，4′-tetrahydroxyflavone-3-glucoside)，山柰酚(kaempferol)等。还含琥珀酸(succinic acid)[1]，D-甘露醇(D-mannitol)[2]。

【药性】 辛、微苦，寒。归肺、脾、肾经。

1.《贵州草药》："性温，味辛、苦、涩。"

2.《内蒙古中草药》："苦、甘、微辛，性微寒。"

3.《青岛中草药手册》："性平，味苦、辛。入脾、肾经。"

【功用主治】 清热，利湿，解毒。主治风热感冒，中暑，肺痈，乳蛾，淋巴结结核，乳痈，疖肿，淋证，黄疸，腰痛，遗精。

1.《国药提要》："治头疮及颈淋巴腺炎。"

2.《贵州民间方药集》："治头昏体弱，腰痛，遗精，滑精。"

3.《陕西中草药》："清热，利湿，利胆，利尿。主治肝炎，黄疸。"

4.《湖南药物志》："消肿止痛，行气活血，解毒。用于腹痛，气痛，血崩腹痛，颈淋巴腺炎，小儿疳积。"

5.《甘肃中草药手册》："补肝肾，祛风湿，消食，解毒。主治头晕，肾虚腰痛，风湿疼痛，消化不良，毒蛇咬伤。"

6.《湖北中草药志》："解毒凉血，益肾补虚，安神，解暑。"

【用法用量】 内服：煎汤，9～30 g；研末或浸酒。外用：研末调敷。

【选方】 1. 治感冒　百蕊草15～30 g。开水泡当茶饮。

另设专条。

【采收加工】 9～10月挖根，晒干。

【成分】 根主含黄酮类化合物：百脉根素（corniculatusin），百脉根素-3-O-β-D-半乳糖苷（corniculatusin-3-O-β-D-galactoside），3，5，8，3′，4′-五羟基-7-甲氧基黄酮（3，5，8，3′，4′-pentahydroxy-7-methoxyflavone），棉花皮素-7-甲醚-3-O-半乳糖苷（gossypetin-7-methylether-3-O-galactoside）[1]，非瑟素（fisetin），5-去羟异鼠李素（geraldol），5-去氧山柰酚（5-deoxykaempferol），柠檬素（limocitrin），3，5，7，4′-四羟基-8-甲氧基黄酮（sexangularetin），棉子皮亭（gossypetine）[2]。

【药性】《新修本草》："味甘、苦，微寒，无毒。"

【功用主治】《新修本草》："下气，止渴，去热，除虚劳，补不足。"

【用法用量】 内服：煎汤，9～18 g；或浸酒；或入丸、散。

1758 百眼藤 bǎi yǎn téng（《广西本草选编》）

【异名】 鸡眼藤、猪糠藤（《广西本草选编》），爬山虎、五眼子、泥藤草、大甘草、小叶羊角藤（《全国中草药汇编》）。

【基原】 为茜草科巴戟天属植物细叶巴戟天的全株。

【原植物】 细叶巴戟天 *Morinda parvifolia* Bartl. ex DC.

攀缘灌木。小枝顶部被短粗毛。叶对生；叶柄长4～8 mm；托叶膜质；叶片倒卵状椭圆形，长2～6 cm，宽1～2（～3）cm，先端急尖或钝而具小凸尖，基部楔形，上面无毛，下面脉腋内有短束毛和有时沿主脉上被短粗毛，纸质。花序由2～6个小头状花序组成伞形花序式顶生，小头状花序直径5～8 mm，有花4～8朵，着生于长5～10 mm的总花梗上；萼筒半球形；花冠白色或绿白色，裂片4，几达基部，长圆状披针形，近中部以下密被卷绒毛，顶端内弯。聚合果扁球形，熟时红色。花期夏季。

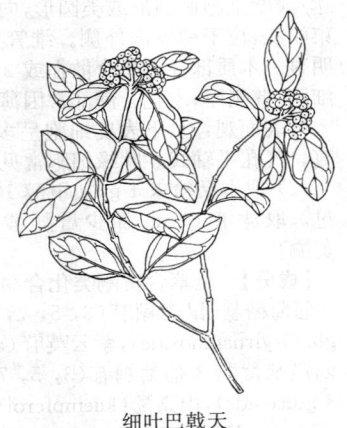

细叶巴戟天

生于山野灌丛中。分布于华南和东南。

【采收加工】 7～10月采收，晒干。

【成分】 全株含蒽醌类成分：百眼藤醌（morindaparvin）A[1]、B[2]，茜草素-1-甲醚（alizarin-1-methyl ether）[1]，光泽定-ω-乙醚（lucidin-ω-ethyl ether），光泽定-ω-甲醚（lucidin-ω-methyl ether），锈色洋地黄醌醇（digiferruginol），1-羟基-6-或7-羟甲基蒽醌（1-hydroxy-6-or 7-hydroxymethyl anthraquinone）和2-羟甲基蒽醌（2-hydroxymethylanthraquinone）[2]。

【药理】 抑瘤作用 本品所含成分百眼藤醌A对小鼠体内P_{388}淋巴细胞白血病具有较强的抑制作用[1]。在每日10 mg/kg剂量下，百眼藤醌A抗小鼠P_{388}淋巴细胞白血病的T/C（治疗动物生存率/对照动物生存率）为129%[2]。体外细胞培养试验表明，百眼藤醌A和从百眼藤中新分离出的百眼藤醌B抑制P_{388}淋巴细胞白血病组织细胞生长的ED_{50}分别为1.85 μg/ml和10.5 μg/ml，抑制鼻咽癌（KB）细胞生长的ED_{50}分别为10 μg/ml和4.0 μg/ml[2]。

【药性】《广西本草选编》："甘，性凉。"

【功用主治】 清热止咳，和胃化湿，散瘀止痛。主治感冒咳嗽，百日咳，消化不良，湿疹，跌打损伤，腰肌劳损。

1.《广西本草选编》："疏风清热，散瘀化湿。主治感冒，消化不良，大便秘结，跌打扭伤，腰肌劳损。"

2.《全国中草药汇编》："清热利湿，化痰止咳，散瘀止痛。主治感冒咳嗽，支气管炎，百日咳，腹泻，跌打损伤，腰肌劳损，湿疹。"

【用法用量】 内服：煎汤，15～60 g。

【宜忌】《广西本草选编》："孕妇慎服。"

【选方】 治支气管炎，百日咳 百眼藤30～60 g（百日咳用30 g，加糖少许）。水煎服。（《全国中草药汇编》）

1759 百解藤 bǎi jiě téng（《全国中草药汇编》）

【异名】 金线风（《陆川本草》），凉粉藤、寄山龙、山豆根（《广西野生资源植物》），青藤仔、蛤仔藤（《海南植物志》），金锁匙、独脚乌桕（《广西本草选编》）。

【基原】 为防己科轮环藤属植物粉叶轮环藤的根或藤茎。

【原植物】 粉叶轮环藤 *Cyclea hypoglauca*（Schauer）Diels

缠绕藤本。根粗壮，圆柱状弯曲，直径1～2 cm，外皮灰褐色。老茎具纵向扭曲的粗条纹，小枝纤细，除叶腋或分枝处有簇毛外，余均无毛。单叶互生；叶柄纤细，长1.5～4 cm；叶片薄纸质，阔卵状三角形至卵形，长2.5～7 cm，宽1.5～5 cm，先端渐尖，基部近截平至圆形，全缘，两面无毛或下面被稀疏白色长毛。花序腋生；花单性，雌雄异株；雄花序由小聚伞排列成间断的穗状，花序轴不分枝或有时近基部有短小分枝，纤细，无毛；雄花萼片4或5，分离，花瓣4或5，通常合生成杯状，聚药雄蕊稍伸出；雌花序排列成总状，长达10 cm；雌花萼片2，花瓣2，微小，贴生在萼片基部。核果近球形，熟时黄色。花期5～7月，果期7～9月。

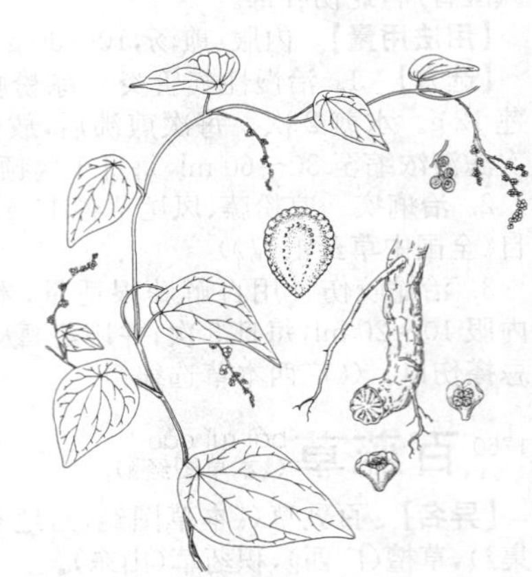

粉叶轮环藤

生于疏林、石山灌丛、林缘或草丛中。分布于福建、江西、湖南、广东、广西、海南、贵州、云南、台湾等地。

【采收加工】 全年均可采收，切段，晒干。

【药材】 百解藤 *Radix seu Caulis Cycleae Hypoglaucae*

主产于海南、广东、广西、云南、贵州、湖南、江西、福建等地。

性状 根圆柱形，略弯曲，直径0.5～3 cm。表面暗褐色，凹凸不平，有弯曲的纵沟、横裂纹和少数支根痕。质硬，断面灰白色，有放射状纹理和小孔。气微，味苦。

鉴别 （1）根横切面：木栓层由近10列细胞组成。中柱

汗血，口鼻妄行，但声未失者　百草霜五钱，槐花末二两。每服二钱，茅根汤下。(《纲目》引《刘长春经验方》)

2. 治血虚内热，血不归源而崩　陈槐花一两，百草霜半两。为末。每服一二钱，烧红秤锤淬酒下。(《妇人良方》)

3. 治卒下血不止　灶突中尘一升，黄连五两，地榆三两。上三味，捣筛为散。粥饮服方寸匕，日三服，重者夜一。(《外台》引崔氏方)

4. 治血痢，不问远近　黄连一两(去须，微炒)，灶突墨二两，木香半两。上件药，捣细罗为散。每于食前，以粥饮调下二钱。(《圣惠方》)

5. 治霍乱吐下　锅底墨煤半钱，灶额上墨半钱，百沸汤一盏，急捣数十下，服之。(《经验方》)

6. 治小儿食积痞膨　百草霜三钱，巴豆霜一分。研匀，以飞罗面打糊为丸，如绿豆大。每服一丸，白汤化下。

7. 治咽喉无故肿闭　百草霜、白硼砂各二钱。研细末，吹入喉中。

8. 治口舌生疮　百草霜二钱，甘草一钱，肉桂五分。为末，频频搽之。(6～8方出自《方脉正宗》)

9. 治舌肿起如猪胞　釜下墨末，以酢敷舌上下，脱去更敷。若先决出血汁，竟，敷之弥佳。(《千金方》)

10. 治妇人白带　百草霜一两，香金墨半两。研末。每服三钱，猪肝一叶，批开入药在内，纸裹煨熟。细嚼，温酒送之。(《永类钤方》)

【临床报道】　治疗咯血　取百草霜冲服，每次1.5～3 g，每日3～4次。共治14例，其中多数为肺结核，结果11例在用药后1～3 d咯血停止或显著减少。对中、小量咯血效果较优，对大量咯血则较差[1]。

【各家论述】　1.《纲目》："百草霜、釜底墨、梁上倒挂尘，皆是烟气结成，但其体质有轻虚结实之异，重者归中、下二焦，轻者入心、肺之分。古方治阳毒发斑黑奴丸三者并用，而内有麻黄、大黄，亦是攻解三焦结热，兼取火化从治之义，其消积滞，亦是取其从化，故疸、膈、疟、痢诸病多用之。其治失血胎产诸病，虽是血见黑即止，亦不离从化之理。"

2.《本草汇言》："百草霜，解三焦结热，化脏腑瘀血之药也……苏颂主小儿食积癥块、妇人气痞血瘕，取此得火气之轻扬，而散阴凝陈聚之物也。濒湖治黄疸疟胀、咽喉肿闭、口舌生疮，取此得火气之轻升，而发越湿热痰气搏结之疾也……杂病方用治吐、衄、崩血不止者，谓其轻浮火化之质，且色之黑也，血见黑即止，亦从治热胜动血而安营血之暴走也。"

1756 百药煎 bǎi yào jiān (《本草蒙筌》)

【基原】　为五倍子同茶叶等经发酵制成的块状物。

【制法】　将五倍子捣碎，研末过筛，每500 g加入茶叶末30 g，酵糟120 g，同置容器中拌匀捣烂，摊平，切成3 cm见方的小块，俟发酵到表面长出白霜时取出，晒干，贮藏于干燥处。

【药性】　酸、平。归肺、胃经。

1.《纲目》："酸、咸、微甘，无毒。"

2.《本草正》："味酸、涩、微甘。"

3.《本草求真》："专入肺、胃。"

【功用主治】　润肺化痰，止血止泻，解热生津。主治久咳劳嗽，咽痛，口疮，牙疳，便血，血痢，泄泻，脱肛，暑热口渴。

1.《本草蒙筌》："治肺胀喘咳不休。"

2.《医学入门》："润肺治嗽，化痰，止渴。疗肠风下血；为末糁诸疮，干水敛口。"

3.《纲目》："清肺化痰，定嗽解热，生津止渴，收湿消酒，乌须发。止下血，久痢，脱肛，牙齿宣䘌，面鼻疳蚀，口舌糜烂，风湿诸疮。"

【用法用量】　内服：3～9 g，布包；或为丸，噙化；或作散。外用：研末撒或调敷；或煎汤含漱。

【宜忌】　外感咳嗽、湿热泻痢及积滞未清者慎服。

【选方】　1. 治劳嗽　诃子、百药煎、荆芥穗。上等分为末，姜汁入蜜和丸，芡子大。时时噙之，敛肺劫嗽。(《丹溪心法》定嗽劫药)

2. 治咽痛　百药煎五钱，硼砂一钱五分，甘草二钱。为末。每服一钱，米饮调，食后细细咽之。(《医学心悟》百药煎散)

3. 治大肠便血　百药煎、荆芥穗(烧存性)等分。为末，糊丸梧子大。每服五十丸，米饮下。(《圣惠方》)

4. 治下痢脱肛　百药煎一块，陈白梅三个，木瓜一握。以水一碗，煎半碗，日二服。(《圣济总录》)

5. 治暑渴，消暑止渴　百药煎、腊茶等分。为末，乌梅肉捣和丸，芡子大。每含一丸。(《纲目》引《事林广记》水瓢丸)

6. 治乳结硬痛　百药煎末，每服三钱，酒一盏，煎数沸。服之取效。(《经验方》)

7. 治肠痈内痛　大枣(连核烧存性)、百药煎等分。为末。每服一钱，温酒服。(《直指方》)

8. 治脚肚生疮，初起如粟米大，搔之不已，成片，包脚相交，唾黄水出，痒不可忍，久成痼疾　百药煎末，唾调，逐疮四围涂之，自外入内。先以贯仲煎汤洗之，日一次。(《医林集要》)

1757 百脉根 bǎi mài gēn (《新修本草》)

【基原】　为豆科百脉根属植物百脉根的根。

【原植物】　百脉根 *Lotus corniculatus* L.　又名：牛角花(《植物名实图考》)，都草、黄金花、五叶草、乌距草。

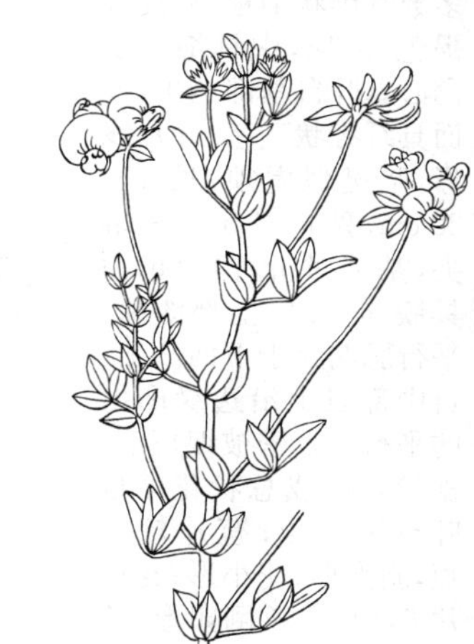
百 脉 根

多年生草本，高10～60 cm。茎丛生，有疏长柔毛或后来无毛。小叶5片，3小叶生于叶柄的顶端，2小叶生于叶柄的基部；小叶柄极短；叶纸质，叶片卵形或倒卵形，长5～20 mm，宽3～12 mm，先端尖，基部圆楔形，全缘，无毛或于两面主脉上有疏长毛。花3～4朵排成顶生的伞形花序，具叶状总苞；花长1～1.4 cm；花萼黄绿色，宽钟形，近于膜质，内外均具长硬毛，萼齿5，三角形；蝶形花冠，黄色，旗瓣宽倒卵形，具较长的爪，翼瓣较龙骨瓣稍长，龙骨瓣弯曲；雄蕊10，二体；子房无柄，花柱长而弯曲，柱头小。荚果长圆筒形，褐色，长2～2.7 cm，内含多粒种子。花期5～7月，果期8～9月。

生于海拔2 300～3 400 m的冷杉和高山栎混交林或山坡草地、田间湿润处。分布于西南及湖北、湖南、广西、陕西、甘肃等地。

本植物的花(百脉根花)及地上部分(地羊鹊)亦供药用，

的土质肥厚、湿润的灌木丛中。分布于云南西南部。

【采收加工】 全年均可采，切片，晒干或鲜用。

【药性】 《云南中草药》："味甘、微苦，性温，有毒。"

【功用主治】《云南中草药》："舒经活络，补虚平喘。主治风湿，跌打损伤，支气管哮喘，风湿性心脏病，红崩白带，贫血，外伤出血，骨折。"

【用法用量】 内服：煎汤，6～15 g。外用：鲜品捣敷；或干品研末撒敷。

【宜忌】 孕妇慎服。

《云南中草药》："中毒出现抽搐，可生嚼毛桃子数个解。"

【选方】 1. 治风湿，跌打损伤 百灵草根 9～15 g。水煎，点酒为引，或泡酒，或炖猪脚服。

2. 治支气管哮喘，风湿性心脏病，红崩白带 百灵草根 6 g。研末，蒸蜂蜜、鸡蛋服。

3. 治贫血 百灵草根 6 g。炖肉服。

4. 治外伤出血，骨折 百灵草全株捣烂敷患处，或研末撒布上敷贴患处。（1～4 方出自《云南中草药》）

1754 百味参 bǎi wèi shēn（《滇南本草》）

【异名】 虎须草（《滇南本草》），绵毛肺筋草（《滇南本草》整理本），白花痢疾草（《玉龙山药用植物》），鹿子草、盗汗草、鹿吃草（云南）。

【基原】 为百合科粉条儿菜属植物穗花粉条儿菜的全草。

【原植物】 穗花粉条儿菜 *Aletris pauciflora*（Klotz.）Franch. var. *khasiana*（Hook. f.）Wang et Tang［*A. lanuginosa* Bur. et Franch.；*A. khasiana* Hook. f.］

多年生草本，高 23～35 cm。根茎极短，丛生多数纤维状细根，外皮淡褐色，肉质，中具细木质髓心。叶自基部丛生，外面具纤维状残基；叶片线形，坚挺似虎须，长 4～20 cm，宽 1～4 mm，先端尖，基部对折，白绿色而具膜质边缘，上部淡绿，平行脉明显于下面凸出，自中部以上沿边缘凸出的平行脉上密被细短毛。穗状花序或总状花序自叶丛中抽出；苞片较花短，斜卵形；花小形；花被片 6，白色，长倒卵形，长 2.5～4 mm；雄蕊 6，着生于花被基部；花丝基部较宽，花药椭圆形，背着；子房上位，花柱 3，柱头不显。蒴果卵形，熟后 3 裂，种子多数，细小。花、果期夏、秋季。

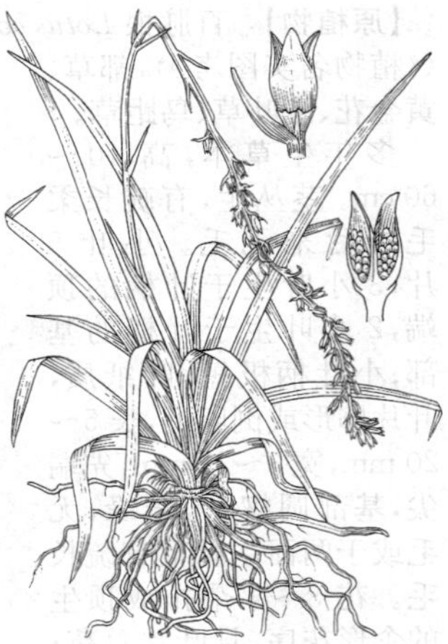

穗花粉条儿菜

生于海拔 2 300～4 800 m 的山间草地或路旁。分布于四川、云南、西藏等地。

【采收加工】 8～10 月采收，晒干。

【药性】 辛、微苦，温。归肺、脾经。

1.《滇南本草》："味辛、微苦，性温。入肺、脾二经。"

2.《滇南本草图说》："气味辛、苦。入手太阴、足阳明。"

【功用主治】 补虚敛汗，止血。主治体虚自汗，盗汗，神经衰弱，吐血，便血。

1.《滇南本草图说》："主治诸虚百损，妇人劳。久服延年，五经虚热最良。"

2.《全国中草药汇编》："补虚敛汗，止血。主治体虚多汗，神经衰弱，肺结核咯血，盗汗。"

【用法用量】 内服：煎汤，15～30 g；或炒炭存性研末。

【选方】 治吐血、下血 百味参全草烧灰存性，内服。（《昆明民间常用草药》）

1755 百草霜 bǎi cǎo shuāng（《本草图经》）

【异名】 月下灰（《补缺肘后方》），灶突墨、釜下墨（《千金方》），灶突中尘（《外台》），釜脐墨、釜月中墨（《四声本草》），铛墨（《开宝本草》），灶额上墨、釜底墨（《本草图经》），锅底墨（《普济方》），铛底煤（《品汇精要》），灶额墨、釜煤、釜炲（《纲目》），锅底灰（《本草再新》），灶烟煤、灶煤（《中国医学大辞典》），锅烟子（《全国中草药汇编》）。

【基原】 为稻草、麦秸、杂草燃烧后附于锅底或烟囱内的黑色烟灰。

【采收加工】 从烧柴草的锅底或烟囱内刮取，用细筛筛去杂质，置瓶中用。

【药材】 百草霜 *Palvis Fumi Carbonisatus* 全国各地均产。

性状 本品为粉末状，或粘结成小颗粒状，手捻之即成粉末。黑色。体轻，质细似霜，入水则漂浮而分散。触之沾手，无油腻感。气微，味淡微辛。

【成分】 主含碳粒[1]。

【药性】 苦、辛，温。归肝、肺、脾、胃经。

1.《纲目》："辛，温，无毒。"

2.《玉楸药解》："味辛，气平。入足厥阴肝经。"

3.《本草求真》："专入肝，兼入肾。"

4.《要药分剂》："入肝、肺、胃三经。"

5.《本草再新》："入肝、脾二经。"

【功用主治】 止血，消积，解毒散火。主治吐血，衄血，便血，血崩，带下，食积，痢疾，黄疸，咽喉肿痛，口舌生疮，臁疮，白秃头疮，外伤出血。

1.《开宝本草》："主蛊毒中恶，血晕吐血，以酒或水细研，温服之；亦涂金疮，生肌止血。"

2.《本草图经》："主消化积滞，今人下食药中多用之。"

3.《纲目》："消食积，舌肿，喉痹。""止上下诸血，妇人崩中带下，胎前产后诸病，伤寒阳毒发狂，黄疸，疟痢，噎膈，咽喉口舌一切诸疮。"

4.《本草汇言》："解三焦结热，化脏腑瘀血。"

5.《医林纂要》："泻心降火，去妄热，止妄血，下气消积行痰。"

6.《本草再新》："补脾燥气，敷疮败毒。"

【用法用量】 内服：煎汤，3～9 g；或入丸、散，1～3 g。外用：研末撒；或调敷。

【宜忌】 阴虚内热者慎服。

1.《开宝本草》："铛墨，金疮在面，慎勿涂之，黑入肉为印。"

2.《本草经疏》："虽能止血，无益肠胃，救标则可，治本则非，故不宜多服。"

3.《本草汇言》："阴虚火燥，咳嗽肺损者，勿用。"

4.《本草骈比》："无瘀滞者忌用。"

【选方】 1. 治吐血及伤酒食醉饱，低头掬损肺脏，吐血

多少具腺点，无毛；花瓣白色或粉红色，卵形，里面多少被细微柔毛，具腺点；雄蕊较花瓣略短，花药狭长圆状披针形；雌蕊与花瓣等长或略长，胚珠5枚，1轮。果球形，直径5～6 mm，鲜红色，具腺点。花期5～6月，果期10～12月，有时植株上部开花，下部果熟。

生于海拔100～2 400 m的山谷、山坡疏林下或灌丛中。分布于长江以南各地（海南未见）。

2. 大叶百两金 *A. crispa*(Thunb.)A. D C. var. *amplifolia* Walker

形态与百两金相似，但植株较粗壮，叶长可达20～25 cm，宽可达4～6 cm，侧生特殊花枝通常无叶。

生于海拔1 000～2 500 m的密林下阴湿处。分布于西南及广东、广西等地。

3. 细柄百两金 *A. crispa*(Thunb.) A. D C. var. *dielsii* (Lévl.) Walker

形态与百两金相似，但植物较矮小，高1 m以下，叶狭长披针形，长12～21 cm，宽1～2(～3.5)cm，侧脉弯曲上升。

生于海拔900～2 100 m的山坡疏密林下阴湿处。分布于西南及广东、广西、台湾等地。

【采收加工】 10～12月采挖，鲜用或晒干。

【药材】 百两金 *Radix et Rhizoma Ardisiae Crispae* 主产于福建、浙江、江西等地。

性状　根茎略膨大。根圆柱形，略弯曲，长5～20 cm，直径2～10 mm，表面灰棕色或暗褐色，具纵皱纹及横向环状断裂痕，木部与皮部易分离。质坚脆，断面皮部厚，类白色或浅棕色，木部灰黄色。气微，味微苦、辛。

【成分】 根含岩白菜素(bergenin)，紫金牛酸(ardisic acid)[1]，百两金皂苷(ardisiacrspin)A、B[2]。

【药理】 1. 抗炎作用　3%百两金醇提物外涂对巴豆油混合致炎液诱发小鼠耳郭炎症，醇提物0.45 g/kg灌胃、6 mg/kg腹腔注射对大鼠蛋清性足跖肿胀，均有明显的抑制作用。醇提取物0.4 g/kg、0.2 g/kg灌胃，对蛋清所致小鼠皮肤毛细血管通透性增高，有显著的对抗作用。表明醇提取物对炎症早期毛细血管通透性亢进、渗出和水肿，有显著抑制作用。醇提取物6 mg/kg、3 mg/kg分别腹腔注射，连续6 d，对大鼠肩部植纸片诱发肉芽肿增生也有显著的抑制作用，醇提后水提取物未见有抗炎效果，表明其抗炎有效部位为95%乙醇提取物，但无抑菌作用[1]。

2. 解热作用　0.3%醇提物6 mg/kg腹腔注射，对霍乱、伤寒等混合菌苗所致之家兔发热，有较强的退热作用[1]。

3. 抗生育作用　百两金中的两种新皂苷，是收缩子宫的活性成分[2]。

毒性　百两金醇提取物小鼠灌胃、腹腔注射的LD_{50}，分别为2.345 g/kg和18.16 mg/kg。小鼠多数在36 h内死亡，死前表现活动减少，安静、呼吸困难，最后呼吸抑制而死亡[1]。

【药性】 苦、辛，凉。

1.《本草图经》："味苦，性平，无毒。"

2.《分类草药性》："味涩。"

3.《四川常用中草药》："性微寒，味苦、辛、微甘。"

4.《福建中草药》："微甘、辛，凉。"

【功用主治】 清热利咽，祛痰利湿，活血解毒。主治咽喉肿痛，咳嗽咯痰不畅，湿热黄疸，小便淋痛，风湿痹痛，跌打损伤，疔疮，无名肿毒，蛇咬伤。

1.《本草图经》："治壅热，咽喉肿痛，含一寸许咽津。晒干用，治风涎。"

2.《分类草药性》："治一切跌打损伤，风湿筋骨疼痛，叶包损伤，涂一切诸疮。通淋。"

3.《四川常用中草药》："除风湿，解热毒。治劳伤咳嗽，喉头生蛾，无名肿毒，蛇咬伤。"

4.《湖南药物志》："通气活血，散瘀消肿，去风解热，止泻。"

【用法用量】 内服：煎汤，9～15 g；或煎水含咽。外用：鲜品捣敷。

【选方】 1. 治喉蛾(扁桃体炎)　鲜百两金30 g，水煎服；或鲜百两金根30 g水煎加醋少许，漱喉或频频咽下；或干百两金根或叶，放新瓦上焙干为末，吹喉，每日数次。(《福建中草药》)

2. 治喉头溃烂　百两金根9 g。水煎，用猪肝汤兑服。(江西《草药手册》)

3. 治肺病咳嗽，痰出不畅　百两金根15 g。炖猪肺服。(江西《中草药学》)

4. 治肾炎水肿　鲜百两金根30 g，童子鸡1只(去头、足、翼、内脏)，水炖，食鸡服汤。(江西《草药手册》)

5. 治筋骨酸痛，腰痛　百两金15 g，鲜菝葜根、鲜虎杖各30 g。煎水，服时兑酒少许。(《安徽中草药》)

6. 治齿痛　百两金根15 g。水煎，频频含咽。(江西《草药手册》)

7. 治睾丸肿大坠痛　百两金根30～60 g，荔枝核14枚。酒水煎服。

8. 治秃疮，疥癣　干百两金根皮为末，调茶油抹患处；或加水浓煎，洗患处。(7、8方出自《福建中草药》)

9. 治烫伤　百两金根研末，油调敷。(《湖南药物志》)

1753 百灵草 bǎi líng cǎo (《云南中草药》)

【异名】 小对节生、出浆藤、云百部、小爬角、小白药(《云南中草药》)，小掰角(《全国中草药汇编》)。

【基原】 为萝藦科牛奶菜属植物百灵草的全株。

【原植物】 百灵草 *Marsdenia longipes* W. T. Wang ex Tsiang et P. T. Li　又名：长柄牛奶藤(《云南中草药》)。

攀缘灌木，长约1 m。主根分叉，侧根发达。除花序外，全株无毛。叶对生，纸质；叶柄长1～2.5 cm；叶片长圆形至披针状长圆形，长5～10 cm，宽2～4 cm，先端渐尖，基部圆形；侧脉4～6对，弧形上升，未达叶缘即网结。伞形状聚伞花序腋生，着花10～15朵；总花梗细长，长达10 cm；花冠紫蓝色，长达1.2 cm，裂片长圆状披针形，向右覆盖；副花冠5裂，着生于雄蕊背部，裂片基部有距；花药先端具膜片，高出副花冠；花粉块每室1个，直立；子房由2枚离生心皮组成，无毛，柱头短圆锥状。蓇葖果披针形。种子先端具白色绢质种毛。花期2～3月，果期秋季。

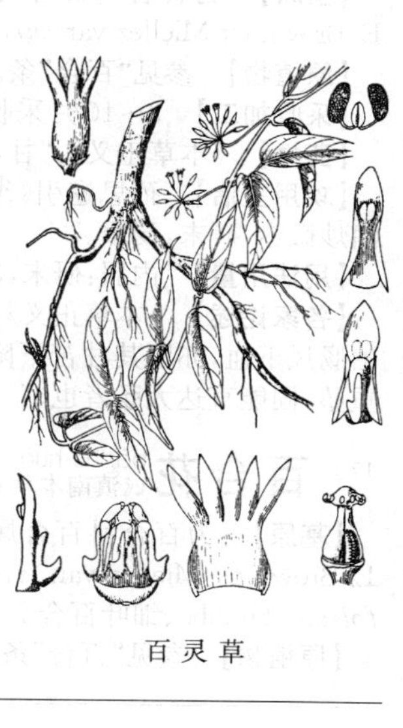

百灵草

生于海拔2 000 m以下

【原动物】 黑鸫 *Turdus merula* Linnaeus 又名：乌鸫《脊椎动物分类学》，乌鹊、乌鹩《中国经济动物志》。

体长约 28 cm。通体几乎纯黑色。雌雄鸟的腋羽和翼下覆羽均为纯黑褐色，翅也几纯黑色。雄鸟上体褐而沾暗锈色，两翼黑色，初级飞羽具浅淡色外缘，尾羽也黑色。颏、喉淡栗褐，缀黑褐色纵纹；下体余部黑褐而沾染锈色，腹部色较淡。尾下覆羽黑色，羽端稍沾淡棕。雌鸟上下体的锈色渲染较雄鸟浓著，下体接近暗锈褐色。虹膜褐色；嘴黄色，跗跖和趾黑褐色。

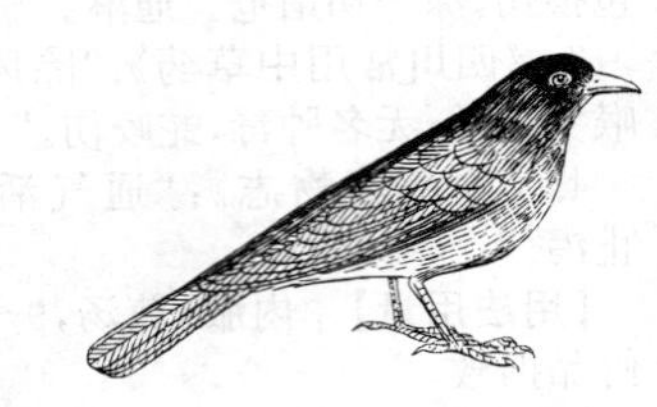

黑 鸫

栖息于平原草地或园圃间，常结小群在地面上奔驰。亦常觅食在垃圾堆或厕所附近。主食昆虫类。分布于江苏、浙江、福建、湖北、湖南、广东、广西、海南、四川、贵州、西藏、甘肃、新疆等地。

【采收加工】 捕捉后，除去羽毛及内脏，取肉鲜用或焙干。

【成分】 肉含蛋白质，肽类，氨基酸，脂类[1]。

【药性】 《四川中药志》1960 年版："性平，味甘咸，无毒。"

【功用主治】 补气益血，杀虫止痛。主治血虚头晕，小儿语迟，虫积胃痛。

1.《本草拾遗》："主虫咬；炙食之，亦主小儿久不语。"

2.《日用本草》："主胃中作痛。"

3.《四川中药志》1960 年版："治黑头晕。"

4.《中国动物药》："止痛，补养，强壮。治头目眩晕，胃痛，小儿语迟。"

5.《贵州药用动物》："杀虫。主治诸虫。"

【用法用量】 内服：炙食或炖汤，30～50 g；或焙研，5 g。

【选方】 治诸虫 乌鸫 1 只，去羽毛及内脏，加水煮熟，一次吃下，或将乌鸫去羽毛及内脏的全体，干研末，用开水冲服，每次 5 g，每日早晚各 1 次。（《贵州药用动物》）

1750 百合子 bǎi hé zǐ（《纲目》）

【基原】 为百合科百合属植物百合 *Lilium brownii* F. E. Brown ex Miellez var. *viridulum* Baker 等的种子。

【原植物】 参见"百合"条。

【采收加工】 9～10 月采收，晒干备用。

【药性】 《本草正义》："甘，苦。"

【功用主治】 孙思邈引《纲目》："治肠风下血 百合子，酒炒微赤，研末，汤服。"

【用法用量】 内服：研末，3～9 g。

【各家论述】 《本草正义》："孙思邈以百合子酒炒，研末，治肠风下血，亦取其甘苦下降，能息风阳而清血热；且子尤重坠，固能直达大肠者也。"

1751 百合花 bǎi hé huā（《滇南本草》）

【基原】 为百合科百合属植物百合 *Lilium brownii* F. E. Brown ex Miellez var. *viridulum* Baker、卷丹 *L. lancifolium* Thunb.、细叶百合 *L. pumilum* D C. 的花。

【原植物】 参见"百合"条。

【采收加工】 6～7 月采摘，阴干或晒干。

【成分】 细雨叶百合花含 β-胡萝卜素（β-carotene），(3S, 5R, 3′S, 5′R)-辣椒红素酯〔(3S, 5R, 3′S, 5′R)-capsorubin ester〕，(3R, 3′S, 5′R)-辣椒红素酯〔(3R, 3′S, 5′R)-capsanthin ester〕，正二十九酸（*n*-nonacosane），正二十七酸（*n*-heptacosane），正二十五酸（*n*-pentacosane），正二十三酸（*n*-tricosane）[1]。

【药性】 甘、微苦，微寒。归肺、肝、心经。

1.《滇南本草》："味甘、平、微苦，性微寒。入肺。"

2.《本草正义》："甘，凉。"

【功用主治】 清热润肺，宁心安神。主治咳嗽痰少或黏，眩晕，心烦，夜寐不安，天疱湿疮。

1.《滇南本草》："止咳嗽，利小便，安神，宁心，定志。味甘者，清肺气，易于消散；味酸者，敛肺。"

2.《要药分剂》："润肺清火。"

【用法用量】 内服：煎汤，6～12 g。外用：研末调敷。

【宜忌】 《滇南本草》："味酸者，敛肺，有风邪者忌用。"

【选方】 1. 治老弱虚晕，有痰有火，头目眩晕 百合花三朵，皂角子 7 个（微焙）。或蜜或沙糖同煎服。（《滇南本草》）

2. 治小儿天疱湿疮 百合花暴干研末，菜子油涂。（《纲目》）

【各家论述】 《本草正义》："百合之花，夜合朝开，以治肝火上浮，夜不成寐，甚有捷效。不仅取其夜合含义，盖甘凉泄降，固有以靖浮阳而清虚火也。"

1752 百两金 bǎi liǎng jīn（《本草图经》）

【异名】 八爪龙（《草木便方》），山豆根、地杨梅（《植物名实图考》），开喉箭、叶下藏珠、状元红（《天宝本草》），铁雨伞、真珠凉伞（《福建药物志》），野猴枣、珍珠伞（江西《草药手册》），竹叶胎、蛇连天（《广西药用植物名录》），八爪金龙（《贵州中草药名录》），白八爪、高脚凉伞（《新华本草纲要》）。

【基原】 为紫金牛科紫金牛属植物百两金或其变种大叶百两金、细柄百两金的根及根茎。

【原植物】 1. 百两金 *Ardisia crispa*（Thunb.）A. D C. [*Bladhia crispa* Thunb.]

灌木，高 1～2 m。具匍匐根茎，直立茎除侧生特殊花枝外，无分枝。叶片膜质或近坚纸质，椭圆状披针形或狭长圆状披针形，顶端长渐尖，基部楔形，长 7～12 cm，宽 1.5～3 cm，全缘或略波状，具明显的边缘腺点，背面多少具细鳞片，无腺点或具极疏的腺点；叶柄长 5～8 mm。花序近于伞形，着生于侧生特殊花枝顶端，花枝通常无叶，长 13～18 cm 者，则中部以上具叶 2～3 片；花长 4～5 mm，萼片长圆状卵形或披针形，

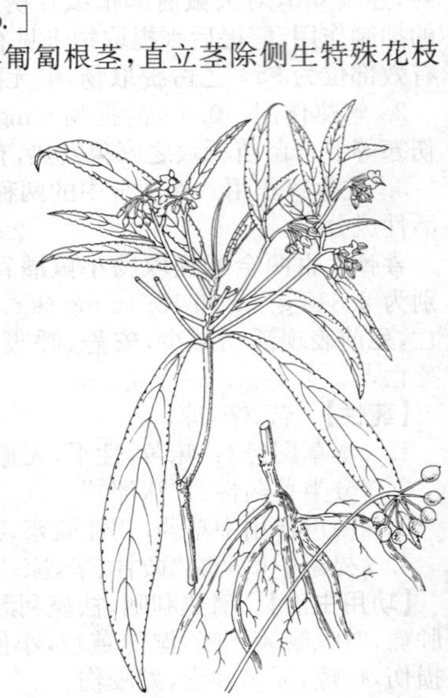

百 两 金

个疗程，临床症状消失，显著减轻或减轻的计139例，有效率为90.8%；经X线复查的计72例，病灶消失或显示进步6例，病灶钙化2例，硬结的12例，部分硬结3例，吸收好转14例，溶解期及溶解播散期转为浸润期4例，病灶缩小或稳定但分期同前15例，共56例，X线检查好转率占77.7%。无进步的16例。多数服用1～2个疗程后，症状改善，食欲增进，体重增加[2]。

3. 治疗慢性气管炎　用百部20 g，水煎2次，合并药液约60 ml。每服20 ml，每日3次，10 d为1个疗程，连服3个疗程。临床观察110例，结果，近控36例(32.73%)，显效35例(31.81%)，好转25例(22.73%)，无效14例(12.73%)。总有效率87.27%。对于单纯型疗效较好，对喘息型的疗效差。服药期间偶见上腹部不适、腹泻、口干等反应，不影响治疗[3]。

4. 治疗蛲虫病　生百部30 g，加水200 ml，煎成20～30 ml浓缩液，于夜间11时左右作保留灌肠，连续治疗10～12 d为1个疗程。临床观察177例，治愈134例(75.7%)，未愈43例(占24.3%)。但如辅以使君子粉和大黄泡水口服者，疗效可以提高，其治愈率为88%(治疗58例，痊愈51例)[4]。

5. 治疗皮肤瘙痒症　用百部50 g，60%乙醇500 ml，甘油50 ml。先将乙醇和甘油混合均匀，然后将生百部50 g加入，浸泡48 h即可。用浸泡液每日外擦3～4次，直至痊愈。共治疗200例，结果痊愈113例，好转69例，无效18例。总有效率91%[5]。

6. 治疗阴虱病　生百部与75%乙醇按1∶4的比例，浸泡10 d后装瓶备用。使用时取适量涂阴毛或腋毛处，每日2次，待瘙痒症状消失后连续用药2 d停药。共治疗81例，全部治愈[6]。

【各家论述】　1.《纲目》："百部，亦天门冬之类，故皆治肺病、杀虫。但百部气温而不寒，寒嗽宜之；天门冬性寒而不热，热嗽宜之，此为异耳。"

2.《本草经疏》："百部根，苦而下泄，故善降。肺气升则喘嗽，故善治咳嗽上气。能散肺热，故《药性论》主润肺。其性长于杀虫，传尸骨蒸劳，往往有虫，故亦主之。疳热有虫，及蛔虫、寸白虫、蛲虫，皆能杀之。""百部味苦，脾胃虚弱人宜兼保脾安胃药同用，庶不伤胃气。"

3.《本草述》："百部，乃先哲多谓其能治久嗽，损庵所云，治久嗽用以保肺者也。以此治暴嗽者，宜于肺气素虚之人，而随分寒热，有以佐之，如寒则生姜，热则和蜜，如治久嗽者加蜜，固为其虚而定有热也，岂漫无区别乎哉！"

1748 百日草 bǎi rì cǎo（《湖南药物志》）

【异名】　十姊妹(《湖南药物志》)，火毡花(东北)，对叶菊、步步登高(北京)，节节高(上海)。

【基原】　为菊科百日菊属植物百日菊的全草。

【原植物】　百日菊 *Zinnia elegans* Jacq.　又名：鱼尾菊(《广州植物志》)。

一年生草本，高30～100 cm。茎直立，被糙毛或长硬毛。叶对生；无柄；叶片宽卵圆形或长圆状椭圆形，长5～10 cm，宽2.5～5 cm，全缘，基部稍心形抱茎，两面粗糙，下面密被短糙毛，基出3脉。头状花序径5～6.5 cm，单生枝端；总苞宽钟状，总苞片多层，宽卵形或卵状椭圆形，边缘黑色；托片上端有延伸的附片，附片紫红色，流苏状三角形；舌状花深红色、玫瑰色、紫堇色或白色，舌片倒卵圆形，上面被短毛，下面被长柔毛；管状花黄色或橙色，长7～8 mm，先端裂片卵状披针形，上面被黄褐色密茸毛。雌花瘦果倒卵圆形，扁平，腹面正中和两侧边缘各有1棱，先端截形，被密毛；管状花瘦果倒卵状楔形，极扁，被疏毛，先端有短齿。花期6～9月，果期7～10月。

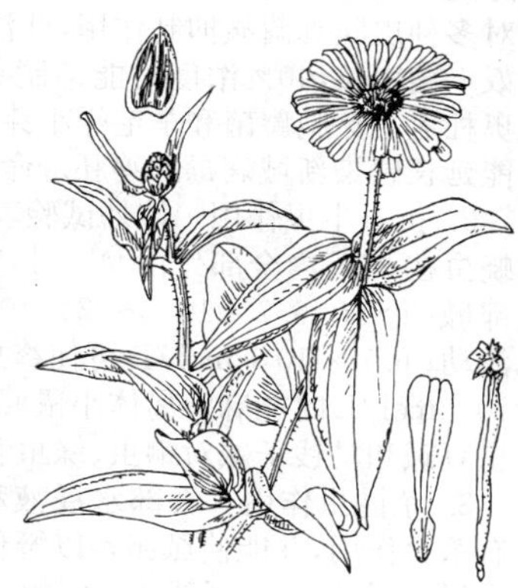
百日菊

原产墨西哥。现全国各地多有栽培，有时逸为野生。

【采收加工】　4～7月采收，鲜用或切段晒干。

【成分】　叶含哈阿格百日菊内酯(haageanolide)[1]。

花含黄酮苷类：山柰酚-3-O-β-D-葡萄糖苷(kaempferol-3-O-β-D-glucoside)，槲皮素-3-O-β-D-葡萄糖苷(quercetin-3-O-β-D-glucoside)，芹菜素-7-O-β-D-葡萄糖苷(apigenin-7-O-β-D-glucoside)，芹菜素-4′-O-β-D-葡萄糖苷(apigenin-4′-O-β-D-glucoside)，山柰酚-3-木糖苷-7-葡萄糖苷(kaempferol-3-xyloside-7-glucoside)，木犀草素-7-葡萄糖苷(luteolin-7-glucoside)[2]，乙酰化的矢车菊素-3，5-二葡萄糖苷(acetylated cyanidin-3，5-diglucoside)，乙酰化的蹄纹天竺素-3，5-二葡萄糖苷(acetylated pelargonidin-3，5-diglucoside)[3]。

种子油的主要成分为棕榈酸(palmitic acid)22.3%，硬脂酸(stearic acid)3.8%，油酸(oleic acid)39.7%和亚油酸(linoleic acid)25.2%[4]等脂肪酸。又含皂苷类(saponins)化合物[5]。

【药性】　《四川中药志》1979年版："苦、辛，凉。"

【功用主治】　清热，利湿，解毒。主治湿热痢疾，淋证，乳痈，疖肿。

1.《湖南药物志》："治痢疾，淋症，乳头痛。"

2.《四川中药志》1979年版："清热利湿，解毒。用于湿热泻痢，乳痈。"

【用法用量】　内服：煎汤，15～30 g。外用：鲜品捣敷。

【选方】　1. 治痢疾　百日菊30 g，凤尾草15 g。水煎服。(《四川中药志》1979年版)

2. 治淋症　百日草30 g，猪肉30 g。蒸服。(《湖南药物志》)

3. 治乳痈，疖肿　鲜百日菊适量。洗净，捣烂敷患处。(《四川中药志》1979年版)

【临床报道】　治疗百日咳　用百日草(干鲜均可入药，霜打者更佳)40 g(鲜者70 g)，加水300 ml，文火缓煎15～20 min，过滤去渣，加适量冰糖服。每日3～4次，每次50 ml。共治36例患儿，其中34例服药1星期内临床症状完全消失，血象恢复正常[1]。

1749 百舌鸟 bǎi shé niǎo（《本草拾遗》）

【异名】　反舌、反舌鸟(《易通卦验》)，交喙(《春秋保乾图》)，鹖鴠(《尔雅》郭璞注)，牛屎唎哥(《纲目》)，牛屎了(《本草求原》)，牛屎八(《四川中药志》)。

【基原】　为鶲科鸫属动物黑鸫的肉。

能抑制脑膜炎双球菌生长，对其带菌者进行喉头喷雾治疗，1次喷雾3 d后的菌检转阴率达61.7%[4]。50%浓度的乙醇提取物能抑制铜绿假单胞菌生长[5]。百部水浸液(1∶3)对多种皮肤真菌显抑制作用，此液20%浓度时能抑制星形奴卡菌生长，40%浓度时能抑制堇色毛癣菌、许兰黄癣菌、奥杜盎小芽胞癣菌和羊毛样小芽胞癣菌生长[6]。百部煎剂能延长感染新城病毒的鸡胚寿命[7]。

2. 抗寄生虫作用　体外试验表明，百部50%药液可使鼠蛲虫在20 h内全部死亡[8]。其生物碱成分之一的对叶百部碱(TS)在$6.7\times10^{-6}\sim2\times10^{-5}$ mol/L时能麻痹蛔虫的活动；6.7×10^{-5} mol/L可使绦虫出现收缩性活动；6.7×10^{-5} mol/L时能麻痹离体小鼠回肠的活动；TS还能拮抗毒扁豆碱和马钱子碱对蛔虫、绦虫和离体小鼠回肠的影响[9]。

3. 杀昆虫作用　百部水浸液和醇浸液对体虱和阴虱均有杀灭作用，并能使虱卵难以孵化，醇浸液的灭虱作用远较水浸液强[10, 11]。百部还对蝇蛆、孑孓、臭虫、柑橘蚜、烟螟、地老虎等10余种有毒杀作用，并认为百部属接触杀虫剂[12]。百部碱对草原革蜱、日本血蜱、青海血蜱成虫的LD_{50}为37.22～60.29 μg/虫。施用0.5%百部碱醇溶液后，日本血蜱和青海血蜱若虫24 h死亡率为100%。成虫48 h死亡率为100%。草原革蜱、血红扇头蜱、麻点璃眼蜱的若虫48 h死亡率为100%，成虫72 h死亡率为100%[13]。百部碱对敏感品系德国小蠊2、4、6龄期若虫和成虫的LD_{50}分别为0.0045 μg/虫、1.08 μg/虫、10.83 μg/虫、46.9 μg/虫，对抗溴氰菊酯和氯菊酯的德国小蠊成虫的LD_{50}为48.22 μg/虫[14]。

4. 镇咳、祛痰和平喘作用　百部生物碱能降低动物呼吸中枢的兴奋性，抑制咳嗽反射[7]。100%百部生物碱提取液0.2 ml，对组胺所致的离体豚鼠支气管平滑肌痉挛有松弛作用，其作用强度与氨茶碱相似，但缓慢而持久[15]。对叶百部碱对于豚鼠机械刺激引咳有镇咳作用(静注：ED_{50}为26.2 mg/kg)[16]。

5. 其他作用　对叶百部碱(TS)具有弱的中枢抑制作用，小鼠200 mg/kg灌胃可抑制自主运动；100 mg/kg则能延长己烯巴比妥引起的睡眠时间；静注20 mg/kg对醋酸所致小鼠扭体反应呈镇痛作用；对多种药物引起的小鼠痉挛反应，仅能抑制烟酸痉挛(静注，ED_{50} 4.4 mg/kg)，家兔静注TS 1 mg/kg，呈呼吸兴奋及降压作用，心电图无明显变化[16]。TS部分起着膜通道开放阻断剂的作用，它结合在通道开放活动状态中的受体上，所需浓度在0.1 mmol/L以上；对谷氨酸盐引起的兴奋效应也有抑制作用[17]。

毒性　对叶百部碱小鼠LD_{50}静注62.0 mg/kg，灌胃1 079.4 mg/kg[15]。

【炮制】 1. 百部　取原药材，除去残留根茎及杂质，洗净，润透，切厚片，干燥。

2. 蜜百部　先将炼蜜加适量开水稀释后，加入净百部拌匀，闷透，置锅内。用文火炒至表面呈黄色，不粘手为度，取出放凉。每百部片100 kg，用炼蜜12.5 kg。蜜百部用于润肺止咳。

3. 炒百部　取净百部片，置锅内用文火炒至微黄色时，取出放凉。

饮片性状　百部参见"药材"项。蜜百部色泽较深呈黄色，滋润，带黏性，偶有粘连块。味甜。炒百部表面微黄色，略有焦斑。

贮干燥容器内，蜜百部、炒百部密闭，置阴凉干燥处。

【药性】 苦、微甘，微温。归肺经。

1.《别录》："微温。"

2.《本草经集注》："似天门冬而苦强，亦有小毒。"

3.《品汇精要》："味苦甘，性微寒。气厚味薄，阳中之阴。臭腥。"

4.《眼科全书》："性平。"

5.《本草新编》："入肺经，亦入脾、胃。"

【功用主治】 润肺止咳，杀虫灭虱。主治新久咳嗽，肺痨，百日咳，蛲虫病，体虱，癣疥。

1.《抱朴子》："治咳及杀虫。"

2.《本草拾遗》："去虫蚕咬兼疥癣疮。"

3.《日华子》："治疳、蛔及传尸骨蒸劳，杀蛔虫、寸白、蛲虫。"

4.《纲目》："气温而不寒，寒嗽宜之。"

5.《本草汇言》："清痰利气，治骨蒸劳嗽之圣药也。"

6. 广州部队《常用中草药手册》："百日咳，肺结核，支气管炎，皮炎，湿疹，荨麻疹，脚癣，阿米巴痢疾。"

【用法用量】 内服：煎汤，3～10 g。外用：煎水洗；或研末外敷；或浸酒涂擦。

【宜忌】 脾胃虚弱者慎服。

1.《药性纂要》："多服恐滑肠。"

2.《得配本草》："热嗽，水亏火炎者禁用。"

【选方】 1. 治卒得咳嗽　生姜汁、百部汁和同合煎，服二合。(《肘后方》)

2. 治三十年嗽　百部根二十斤。捣取汁，煎如饴。服一方寸匕，日三服。(《千金方》)

3. 治肺寒壅嗽，微有痰　百部三两(炒)，麻黄三两(去节)，杏仁四十个(去皮尖，微炒，煮三五沸)。上为末，炼蜜丸如芡实大。加松子仁肉五十粒，糖丸之，含化大妙。(《小儿药证直诀》百部丸)

4. 治小儿百日咳　蜜炙百部、夏枯草各9 g。水煎服。(《青岛中草药手册》)

5. 治肺实鼻塞，不闻香臭　百部二两，款冬花、贝母(去心)、白薇各一两。上四味，捣罗为散。每服一钱匕，米饮调下。(《圣济总录》百部散)

6. 治蚰蜒入耳　百部(切、焙)。上一味，捣罗为末，以一字生油调，涂于耳门上，其虫自出。(《圣济总录》涂耳百部方)

7. 治头癣　鲜百部30 g，鲜松针60 g，水煎。剃净头发，洗除患处白痂，再用煎液洗；继用松香、百草霜等量研取细粉，调茶油，涂患处。

8. 治发虱、阴虱　百部捣烂，按1∶5比例浸于75%乙醇或米醋中12 h，取浸出液涂患处。对家畜体虱亦有很好疗效。(7、8方出自《福建药物志》)

9. 治绣球风　百部根、赤螺(烧存性)、露蜂房(烧存性)各等分。上为细末，用醋并酱相和涂之。(《新本草纲目》)

【临床报道】 1. 治疗百日咳　用百部糖浆(每百部原药150 g，制糖浆100 ml)，2岁以下每次服10 ml，2岁以上每次服15 ml，每日3次，观察期为1个月，治疗百日咳95例，治愈42例，有效39例，无效14例。治愈时间最快者3 d，最慢者19 d，平均是12 d。一般于服药后第四日起即有显效，未发现副作用[1]。

2. 治疗肺结核　百部晒干研细末，童雌鸡去内脏及头足加水煮极烂取浓汁(每1 kg净童雌鸡肉煨汁750 g)，调和为丸(每1 kg百部粉配鸡汁750 g)。每服10 g，每日早晚各服1次，20 d为1个疗程。临床观察153例，服药1～7.5

朵成总状花序，黄绿色带紫色条纹，花药附属物呈钻状或披针形。蒴果倒卵形而扁。花期5～6月。

生于向阳的灌木林下。分布于浙江、福建、湖北、湖南、广东、广西、四川、贵州、云南、台湾等地。

【栽培】 生物学特性 喜阴凉湿润、较温暖的环境，耐寒性强，怕干旱，忌积水。以土层深厚、疏松肥沃、排水良好、富含腐殖质的砂质壤土栽培为宜。

繁殖方法 种子繁殖或分株繁殖。种子繁殖用育苗移栽法：北方3月下旬～4月上旬；南方8～9月播种，在畦上开横沟，沟心距25～30 cm，深7～10 cm，播幅约10 cm，将种子匀播沟中，施人畜粪水，盖草木灰，再盖细土4～5 cm，然后盖谷壳。当年11月后移栽。按行株距50 cm×35 cm，穴深15～20 cm，底平，每穴1株，覆土，浇淡人畜粪水。分株繁殖：在冬季倒苗后或春季未萌发前，结合收获，挖出块根，剪下大个的供药用，分割成小株，每株具有壮芽2～3个和小块根2～3个，开穴栽种。

田间管理 每年4月和6月各进行1次中耕除草追肥。蔓生百部苗高20 cm左右时，在株旁插一竹竿或树枝，供蔓茎缠绕，并将相邻的竹竿顶端每3～4个扎在一起，更为坚固，便于管理。春季苗期干旱应及时浇水，雨季及时排除田间积水，防止烂根。冬季清除干枯茎叶后培土，并施杂肥1次。

【采收加工】 定植2～3年后采挖。于秋后地上部枯萎或春季萌芽前，挖出块根，洗净后在沸水中烫至无白心，取出晒干或烘干。也可鲜用。

【药材】 百部 *Radix Stemonae* 直立百部主产于安徽、江苏、湖北、浙江、山东；蔓生百部主产于浙江；对叶百部主产于湖南、湖北、广东、福建、四川、贵州。

商品规格 分直立百部、蔓生百部、对叶百部3种，各分大、小2种。福建、贵州、河南、广西等地所产者较大；山东、江苏、四川、安徽、浙江所产者较细小。

性状 直立百部 块根呈纺锤形，上端较细长，皱缩弯曲，长5～12 cm，直径0.5～1 cm。表面黄白色或淡棕黄色，有不规则深纵沟，间或有横皱纹。质脆，易折断，断面平坦，角质样，淡黄棕色或黄白色，皮部较宽，中柱扁缩。气微，味甘、苦。

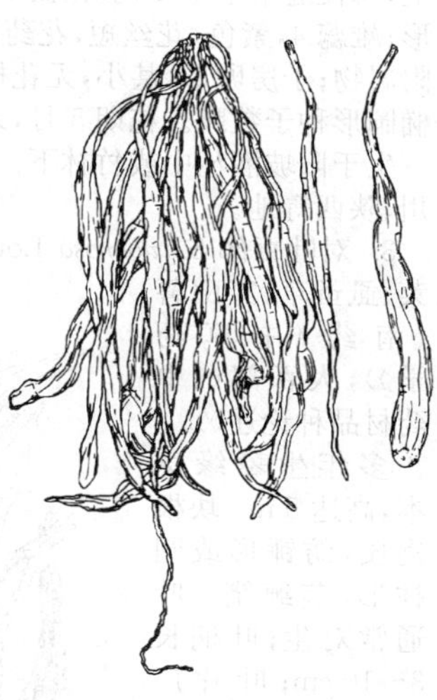

百部(块根)外形

蔓生百部 块根两端稍狭细，表面多不规则皱褶及横皱纹。

对叶百部 块根呈长纺锤形或长条形，长8～24 cm，直径0.8～2 cm。表面浅黄棕色至灰棕色，具浅纵皱纹或不规则纵槽。质坚实，断面黄白色至暗棕色，中柱较大，髓部类白色。

鉴别 (1) 根横切面：直立百部 根被为3～4列细胞，壁木栓化及木化，具致密的细条纹。皮层较宽。中柱韧皮部束与木质部束各19～27个，间隔排列，韧皮部束内侧有少数非木化纤维；木质部束导管2～5个，并有木纤维及管胞，导管类多角形，径向直径约至48 μm，偶有导管深入髓部。髓部散有少数细小纤维。

蔓生百部 根被为3～6列细胞。韧皮部纤维木化。导管径向直径约至184 μm，通常深入至髓部，与外侧导管束作2～3轮状排列。

对叶百部 根被为3列细胞，细胞壁无细条纹，其内层细胞的内壁特厚。皮层外侧散有纤维，类方形，壁微木化。中柱韧皮部束36～40个。木质部束导管圆多角形，直径至107 μm，其内侧与木纤维及微木化的薄壁细胞连接成环层。

(2) 取本品粉末5 g，加70%乙醇50 ml，加热回流1 h，滤过，滤液蒸去乙醇，残渣加浓氨试液调节pH至10～11，再加氯仿5 ml振摇提取，分取氯仿层，蒸干，残渣加1%盐酸溶液5 ml使溶解，滤过。滤液分为两份：一份中滴加碘化铋钾试液，生成橙红色沉淀；另一份中滴加硅钨酸试液，生成乳白色沉淀(检查生物碱)。

(3) 薄层色谱：取本品粉末0.5 g，加水饱和正丁醇50 ml，放置过夜，再超声提取20 min，取上清液减压蒸干，加甲醇1 ml溶解作供试品溶液。另取对叶百部碱和原百部次碱各1 mg，分别加甲醇1 ml溶解，作对照品溶液。在硅胶G-CMC薄层板上，分别点上述溶液各10 μl，以氯仿-乙醚-甲醇(10∶2∶1)为展开剂，展距10 cm，取出晾干。喷改良碘化铋钾试液显色。供试品色谱在与对照品色谱的相应位置上，显相同颜色的斑点。

品质标志 《中华人民共和国药典》2005年版规定：照水溶性浸出物测定法热浸法测定，本品含水溶性浸出物不得少于50.0%。

【成分】 1. 直立百部 根含百部碱(stemonine)，原百部碱(protostemonine)，对叶百部碱(tuberostemonine)，百部定碱(stemonidine)，异百部定碱(isostemonidine)，霍多林碱(hordorine)，直立百部碱(sessilistemonine)[1～3]等生物碱。

2. 蔓生百部 根含百部碱，二氢百部碱、二氢原百部碱[2, 3]、百部定碱，异百部定碱，原百部碱，蔓生百部碱(stemonamine)，异蔓生百部碱(isostemonamine)[2]，stemonamide，isostemonamide[4]，对叶百部碱(tuberostemonine)B、C，双去氢对叶百部碱(bisdehydrotuberostemonine)B、C，isomaistemonine[5]等生物碱。

3. 对叶百部 根含百部碱，对叶百部碱，异对叶百部碱(isotuberostemonine)，百部次碱(stenine)，次对叶百部碱(hypotuberostemonine)，氧代对叶百部碱(oxotuberostemonine)[6]，滇百部碱(stemotinine)，异滇百部碱(isostemotinine)[7]，对叶百部酮碱(tuberostemonone)，对叶百部醇碱(tuberostemonol)，对叶百部酰胺(stemoamide)，对叶百部螺碱(tuberostemospironine)，二去氢对叶百部碱didehydrotuberostemonine)[8]，N-氧化对叶百部碱(N-oxytuberostemonine)，异二去氢对叶百部碱(esodidehydrotuberostemonine)[9]等生物碱。还含甲酸(formic acid)，乙酸(acetic acid)，苹果酸(malic acid)，枸橼酸(citric acid)，琥珀酸(succinic acid)，草酸(oxalic acid)等脂肪酸[10]。

【药理】 1. 抗病原微生物作用 体外抗菌试验表明，百部乙醇浸液对金黄色葡萄球菌、白色葡萄球菌、乙型溶血性链球菌、炭疽杆菌、肺炎杆菌、痢疾杆菌、变形杆菌、鼠疫杆菌、大肠杆菌、铜绿假单胞菌、伤寒杆菌、副伤寒杆菌和人型结核杆菌有抗菌作用[1, 2]。百部50%水煎液能抑制大肠杆菌生长，但不能抑制金黄色葡萄球菌生长[3]。20%水煎液

手少阴心家热也;涕泪,肺肝热也。清阳明三焦心部之热,则上来诸病自除。”

2.《本草述》:“百合之功,在益气而兼之利气,在养正而更能去邪,故李梃氏谓其为渗利和中之美药也。如伤寒百合病,《要略》言其行住坐卧,皆不能定,如有神灵,此可想见其邪正相干,乱于胸中之故,而此味用之以为主治者,其义可思也。”

3.《本经逢原》:“百合,能补土清金,止嗽,利小便。仲景百合病,兼地黄用之,取其能消瘀血也。《本经》主邪气腹胀心痛,亦是散积蓄之邪。其曰利大小便者,性专降泄耳。其曰补中益气者,邪热去而脾胃安矣。”

4.《本草从新》:“朱二允曰,久嗽之人,肺气必虚,虚则宜敛。百合之甘敛,甚于五味之酸收也。”

5.《医林纂要》:“百合,以敛为用,内不足而虚热、虚嗽、虚肿者宜之,与姜之用正相反也。”

6.《本草正义》:“百合,乃甘寒滑利之品,《本经》虽曰甘平,然古今主治,皆以清热泄降为义,其性可见。《本经》主邪气,《别录》主寒热,皆以蕴结之热邪言之。主腹胀心痛,利大小便,除浮肿胪胀,痞满疼痛,乳难,喉痹,皆滑润开结,通利泄导之功用。《本经》又以为补中益气,《日华》又有安心益志等说,皆谓邪热去而正气自旺,非径以甘寒之品为补益也。仲景《金匮》以主伤寒后之百合病,《外台秘要》中更多此法,则百合病者,本为伤寒病后余热未清之证,所以神志恍惚,莫名苦,故谓之百脉一宗,悉致其病,百合能清泄肺胃之热,而通调水道,导泄郁热,是以治之。然则凡䐜胀浮肿等证,必系热阻气郁,百合方为正治,而寒湿交滞,脾肾阳衰者皆当忌之。甄权谓其除心下急满,治脚气,亦必以有热者为宜。甄权又主热咳,洁古为止嗽,又必以肺热炽甚,气火灼金之证,乃为合法;而风寒外束,肺气不宣之咳,为禁品。古方以百合、款冬花同熬成膏,名曰百花膏,治久咳痰血之病,亦以阴虚火旺,上烁燥金,故以百合之清润降火,合之款冬之微温开泄者,宜散气火,滋益肺虚,是为正治。而世俗或以百合通治外感之嗽者,又未免寒降遏抑,反令肺气窒塞,外邪无从宣泄矣。”

1747 百部 bǎi bù
(《本草经集注》)

【异名】 百部根、白并、玉箫、箭杆(《别录》),嗽药(《本草经集注》),百条根、野天门冬、百奶(《杨氏经验方》),九丛根(《草木便方》),九虫根(《分类草药性》),一窝虎(《江苏植物药材志》),九十九条根(《中国土农药志》),山百根(《中药志》),牛虱鬼(《闽东本草》),药虱药(《全国中草药汇编》)。

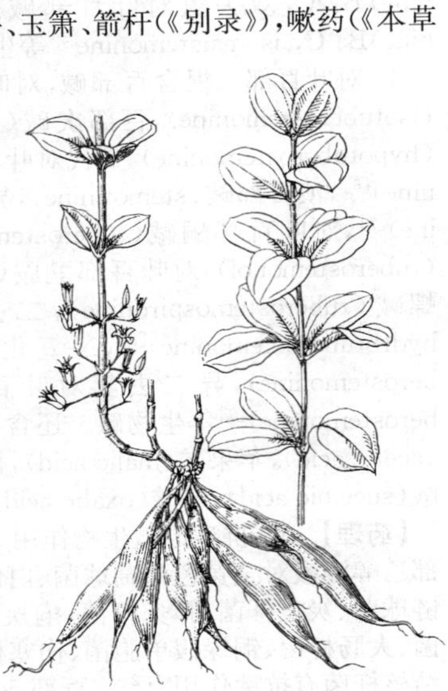
直立百部

【基原】 为百部科百部属植物直立百部、蔓生百部和对叶百部的根。

【原植物】 1. 直立百部 *Stemona sessilifolia*(Miq.) Franch. et Sav.

多年生草本,高 30~60 cm。块根簇生,肉质,纺锤形。茎直立,不分枝。叶 3~4 片轮生;有短柄或几无柄;叶片卵形至椭圆形,长 3.5~5.5 cm,宽 1.8~3.8 cm,先端急尖或渐尖,基部楔形;叶脉通常 5 条,中间 3 条特别明显。花腋生,多数生于茎下部鳞叶腋内,花梗细长;花被片 4,卵状披针形;雄蕊 4,紫色,药隔膨大成披针形附属物,花药线形,先端有狭卵状附属物;子房卵形,柱头短,无花柱。蒴果。花期 4~5 月,果期 7 月。

生于山地林下或竹林下。分布于华东及河南、湖北等地。

2. 蔓生百部 *S. japonica*(Bl.) Miq. 又名:百部草(《抱朴子》),婆妇草(《日华子》),蔓草百部(《中药大辞典》)。

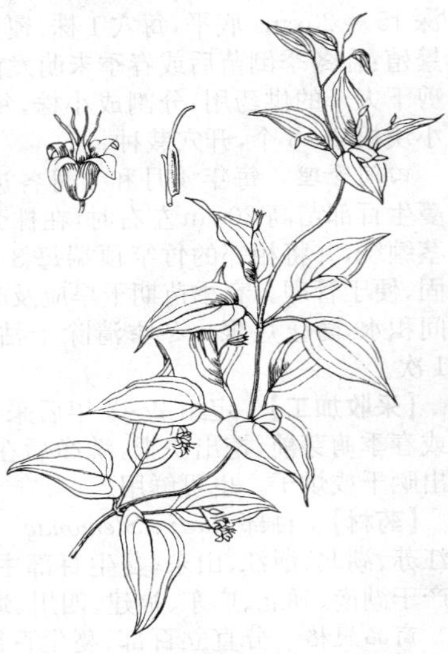
蔓生百部

多年生草本,高 60~90 cm。全株无毛。根肉质,数个至数十个簇生。茎下部直立,上部蔓状。叶 3~4 片轮生;叶柄长 1.5~3 cm;叶片卵形或卵状披针形,长 4~9 cm,宽 1.8~4 cm,先端锐尖或渐尖,基部圆形或截形,全缘;叶脉 5~9 条。花梗丝状,长 1.5~2.5 cm,其基部贴生于叶片中脉上,每梗通常单生 1 花;花被 4 片,淡绿色,卵状披针形至卵形;雄蕊 4,紫色,花丝短,花药内向,线形,先端有一箭头状附属物;子房卵形,甚小,无花柱。蒴果广卵形而扁,内有长椭圆形种子数颗。花期 5 月,果期 7 月。

生于阳坡灌丛中或竹林下。分布于华东及湖南、湖北、四川、陕西等地。

3. 对叶百部 *S. tuberosa* Lour. 又名:大叶百部、大春根菜、虱蚤草、穿山薯(南药《中草药学》),大百部(《中药材品种论述》)。

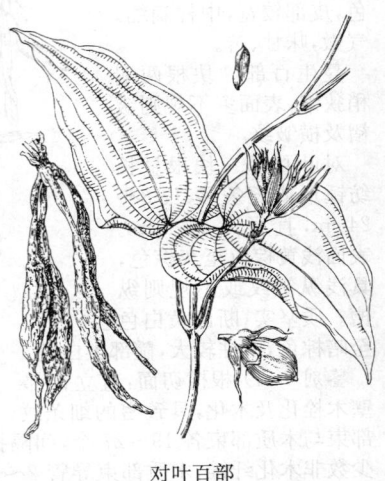
对叶百部

多年生攀缘草本,高达 5 m。块根肉质,纺锤形或圆柱形,茎缠绕。叶通常对生;叶柄长 3~10 cm;叶片广卵形,长 8~30 cm,宽 2.5~10 cm,基部浅心形,全缘或微波状;叶脉 7~15 条。花梗腋生,不贴生于叶片中脉上,花单生或 2~3

著延长戊巴比妥钠睡眠时间，并使阈下剂量戊巴比妥钠睡眠率显著提高[1]。

4. 对免疫功能的影响　小鼠灌服百合水提取液 10 g/kg，每日 2 次，连续 10 d，显著抑制二硝基氯苯(DNCB)所致迟发型超敏反应[1]。百合多糖 250 μg/ml 与小鼠脾淋巴细胞共同培养，可显著促进 DNA 和 RNA 的合成，同时淋巴细胞存活率也增多[4]。百合中的水溶性多糖(BHP)能够促进机体细胞免疫功能，对小鼠免疫功能具有明显的调理作用[5]。百合多糖 0.2 g/kg 和 0.4 g/kg 给环磷酰胺致免疫低下小鼠灌胃，可显著提高免疫低下小鼠腹腔巨噬细胞的吞噬百分率和吞噬指数，促进溶血素及溶血空斑形成，促进淋巴细胞转化功能[6]。

5. 降血糖作用　百合多糖单体 LP_1、LP_2 分别以 100 mg/kg、200 mg/kg 两种剂量给四氧嘧啶致高血糖小鼠灌胃，均有明显的降血糖功能，且降血糖作用与多糖浓度呈正相关[7]。

6. 抗氧化作用　百合多糖 200 mg/kg、400 mg/kg 灌胃，可使 D-半乳糖致衰老小鼠血中 SOD、CAT 及 GSH-Px 活力升高，血浆、脑匀浆和肝匀浆中 LPO 水平明显下降[8]。

【炮制】 1. 百合　取原药材，除去杂质及走油瓣。

2. 蜜百合　取炼蜜用适量开水稀释后，加入净百合拌匀，闷透，置锅内，用文火加热，炒至不粘手为度，取出放凉。每百合 100 kg，用蜜 5 kg。

饮片性状　百合参见“药材”项。蜜百合形如百合，表面老黄色，滋润，略有光泽，味微甜。

贮干燥容器内，蜜百合密闭，置通风干燥处。

【药性】 甘、微苦，微寒。归心、肺经。

1.《本经》：“味甘，平。”

2.《药性论》：“有小毒。”

3.《日华子》：“红百合：凉，无毒。”

4.《救荒本草》：“甘、辛，平。”

5.《雷公炮制药性解》：“入心、肺、大、小肠四经。”

6.《本草经疏》：“味甘，微寒。”

7.《医林纂要》：“甘、苦、涩，平。”

【功用主治】 养阴润肺，清心安神。主治阴虚久咳，痰中带血，热病后期，余热未清，或情志不遂所致的虚烦惊悸、失眠多梦、精神恍惚，痈肿，湿疮。

1.《本经》：“主邪气腹胀、心痛。利大小便，补中益气。”

2.《别录》：“除浮肿胪胀，痞满，寒热，通身疼痛，及乳难，喉痹，止涕泪。”

3.《药性论》：“主百邪鬼魅，涕泣不止，除心下急、满、痛，治脚气，热咳逆。”

4.《日华子》：“安心，定胆，益志，养五脏。治癫邪啼泣、狂叫，惊悸，杀蛊毒气，熁乳痈、发背及诸疮肿，并治产后血狂运。”

5.《本草衍义》：“治伤寒坏后百合病。”

6.《医学入门》：“治肺痿，肺痈。”

7.《本草汇言》：“养肺气，润脾燥。治肺热咳嗽，骨蒸寒热，脾火燥结，大肠干涩。”

8.《萃金裘本草述录》：“治消渴。”

9.《上海常用中草药》：“治干咳久咳，热病后虚热，烦躁不安。”

【用法用量】 内服：煎汤，6～12 g；或入丸、散；亦可蒸食、煮粥。外用：捣敷。

【宜忌】 风寒咳嗽及中寒便溏者禁服。

1.《雷公炮制药性解》：“虽能补益，亦伤肺气，不宜多服。”

2.《本草经疏》：“中寒者勿服。”

3.《本经逢原》：“性专降泄，中气虚寒，二便滑泄者忌之。”

4.《本草求真》：“初嗽不宜遽用。”

【选方】 1. 治肺脏壅热烦闷　新百合四两，用蜜半盏，拌和百合，蒸令软，时时含如枣大，咽津。(《圣惠方》)

2. 治咳嗽不已，或痰中有血　款冬花、百合(焙，蒸)等分。上为细末，炼蜜为丸，如龙眼大。每服一丸，食后临卧细嚼，姜汤咽下，噙化尤佳。(《济生续方》百花膏)

3. 治肺痈　白花百合，或煮或蒸，频食，拌蜜蒸更好。(《经验广集》百合煎)

4. 治百合病发汗后者　百合七枚(擘)，知母三两(切)。上先以水洗百合，渍一宿，当白沫出，去其水，更以泉水二升，煎取一升，去渣；别以泉水二升煎知母，取一升，去渣后，合和煎取一升五合，分温再服。(《金匮要略》百合知母汤)

5. 治百合病吐之后者　百合七枚(擘)，鸡子黄一枚。上先以水洗百合，渍一宿，当白沫出，去其水，更以泉水二升，煎取一升，去渣，内鸡子黄，搅匀，煎五分，温服。(百合鸡子黄汤)

6. 治百合病不经吐下发汗，病形如初者　百合七枚(擘)，生地黄汁一升。上以水洗百合，渍一宿，当白沫出，去其水，更以泉水二升煎取一升，去渣，内地黄汁煎取一升五合，分温再服，中病勿更服，大便当如漆。(《金匮要略》百合地黄汤)

7. 治百合病变发热者　百合一两(炙)，滑石三两。上为散，饮服方寸匕，日三服，当微利者止服，热则除。(《金匮要略》百合滑石散)

8. 治神经衰弱，心烦失眠　百合 15 g，酸枣仁 15 g，远志 9 g。水煎服。(《新疆中草药手册》)

9. 治心口痛，服诸热药不效者　百合一两，乌药三钱。水二杯，煎七分服。(《时方歌括》)

10. 治疮肿不穿　野百合同盐捣泥敷之良。(《包会应验方》)

11. 治耳聋、耳痛　干百合为末，温水服二钱，日二服。(《千金方》)

【临床报道】 1. 外用止血　取百合粉 15 g，加入蒸馏水配成 15%混悬液，再加温约至 60 ℃，并搅动使成糊状，俟冷，放入 2～4 ℃冰箱内冻结；冻结成海绵状后再放入石灰桶内，或用纱布包好挂起，使之慢慢解冻，继将海绵体中之水分挤去，再剪成所需之大小与形状，装在瓶内高压消毒。临床以百合海绵填塞治疗鼻衄及用于鼻息肉切除、中下鼻甲部分截除等手术后止血，据 100 余例观察，止血效果良好。百合海绵在鼻腔中 3 min 即开始溶化，14 min 完全消失，能被组织吸收而无不良过敏反应[1]。

2. 治疗老年性便秘　百合 50～60 g(鲜者 80～100 g)，蜂蜜 20 g。将干百合浸泡 4 h(鲜者无需浸泡)，加水 300 ml，文火煎 30 min，煮至百合烂熟后入蜂蜜和匀。每日 1 剂，分早晚 2 次服。15 d 为 1 个疗程，一般治疗 1 个疗程。共治疗 35 例，结果痊愈 27 例；好转 5 例；无效 3 例。总有效率 91.4%[2]。

【各家论述】 1.《本草经疏》：“百合，主邪气腹胀。所谓邪气者，即邪热也，邪热在腹，故腹胀，清其邪热则胀消矣；解利心家之邪热，则心痛自瘳；肾主二便，肾与大肠二经有热邪则不通利，清二经之邪热，则大小便自利；甘能补中，热清则气生，故补中益气；清热利小便，故除浮肿、胪胀、痞满、寒热、通身疼痛。乳难，足阳明热也；喉痹者，手少阳三焦、

3. 细叶百合 *L. pumilum* DC.［*L. tenuifolium* Fisch.］又名：山丹（《食疗本草》）。

草本，高 30～60 cm。鳞茎圆锥形或长卵形，高 2.5～4 cm，直径 1.8～3.5 cm。叶线形，长 3～10 cm，宽 1～3 mm。花 1～3 朵，下垂，鲜红色或紫红色，花被片长 3～4.5 cm，宽 5～7 mm，反卷，无斑点或有少数斑点；花药具红色花粉。蒴果近球形，直径 1.7～2.2 cm。花期 6～8 月，果期 8～9 月。

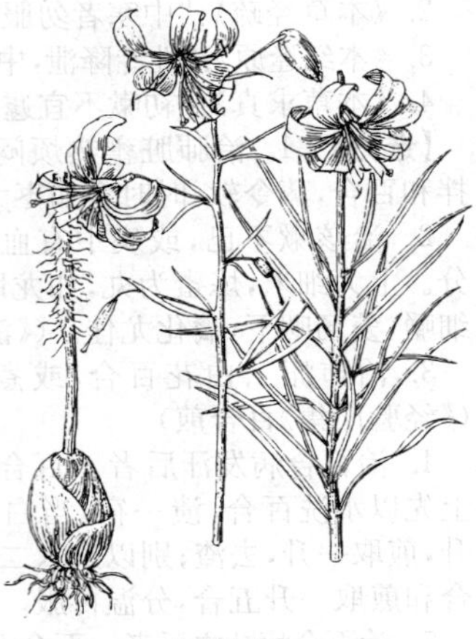

细叶百合

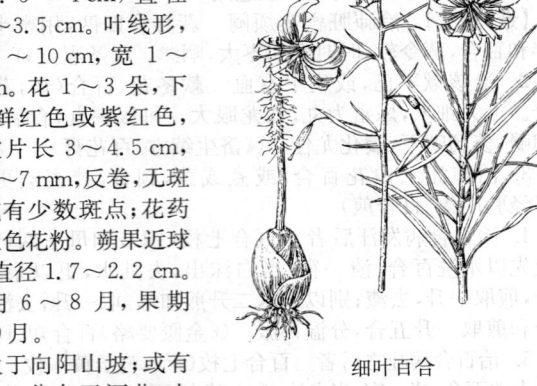

生于向阳山坡；或有栽培。分布于河北、山西、内蒙古、东北、山东、河南、陕西、甘肃、青海、宁夏等省区。

【栽培】 生物学特性 适应性较强。喜温暖稍带冷凉而干燥的气候。耐荫，耐寒，耐干旱，最忌酷热和雨水过多。为长日照植物，生长前期和中期喜光照。宜选向阳、土层深厚、疏松肥沃、排水良好的砂质壤土栽培，低湿地不宜种植。忌连作，与豆类作物轮作较好。

繁殖方法 鳞片、小鳞茎和珠芽繁殖。鳞片繁殖：秋季采挖鳞茎，剥取里层鳞片，选肥大者在 1∶500 的多菌灵中浸 30 min，取出，阴干，基部向下插入苗床内，第二年 9 月挖出，按行株距 15 cm×6 cm 移栽，经 2～3 年培育可收获。小鳞茎繁殖：采收时，将小鳞茎按行株距 15 cm×6 cm 播种，经 2 年培育可收获。珠芽繁殖：夏季采收珠芽，用湿砂混合贮藏于阴凉通风处，当年 8～9 月播于苗床上，第二年秋季地上部枯萎后，挖取鳞茎，按行株距 20 cm×10 cm 播种，到第三年秋采收，较小者再培育 1 年。

田间管理 苗出齐后和 5 月间，各中耕除草 1 次，同时追肥、培土，用人畜粪水、油饼、草木灰、过磷酸钙等混合施用。亦可用 0.2%磷酸二氢钾进行叶面追肥。5 月下旬要去顶，并打珠芽，6～7 月孕蕾期间，应及时摘除花茎。夏季高温多雨季节，要注意排水。

病虫害防治 病害有病毒病，选择无病鳞茎繁殖，并消灭传染病害的蚜虫；立枯病，要避免连作，注意排水，发现病株，立即拔除，并撒石灰消毒。虫害有蚜虫等。

【采收加工】 定植后第二年，9～10 月茎叶枯萎后，选晴天采挖，将小鳞茎选留做种，将大鳞茎洗净，从基部横切一刀，使鳞片分开，然后于开水中烫 5～10 min，当鳞片边缘变软，背面有微裂时，迅速捞起，放清水冲洗去黏液，薄摊晒干或炕干。未干时不要随便翻动，以免破碎。

【药材】 百合 *Bulbus Lilii* 卷丹产于河北、河南、山东、江苏、安徽、浙江、江西、湖北、湖南、广东、广西、四川、云南、西藏、陕西、甘肃等地；百合产于河北、河南、安徽、江西、浙江、湖北、湖南、陕西等地；细叶百合产于辽宁、吉林、黑龙江、河北、山东、河南、山西、内蒙古、陕西、甘肃、宁夏、青海等地。

性状 鳞叶呈长椭圆形，长 2～5 cm，宽 1～2 cm，中部厚 1.3～4 mm。表面类白色、淡棕黄色或微带紫色，有数条纵直平行的白色维管束。顶端稍尖，基部较宽，边缘薄，微波状，略向内弯曲。质硬而脆，断面较平坦，角质样。无臭，味微苦。

鉴别 粉末特征：卷丹 米黄色。未糊化淀粉粒呈长卵圆形、类圆形或不规则形，直径 4～29 μm，长约至 46 μm，脐点不明显，呈人字状或短缝状，多位于小端，层纹隐约可见。表皮细胞垂周壁稍增厚，有的呈连珠状；气孔类圆形，直径 60～68 μm，副卫细胞 3～5 个，保卫细胞有纹理。螺纹、网纹导管直径约至 30 μm。

百合 灰白色。未糊化淀粉粒呈卵形或长圆形，两端圆或稍平截，脐点人字状、三叉状或马蹄状，层纹明显。表皮细胞壁薄，微波状。

细叶百合 灰白色。未糊化淀粉粒卵圆、椭圆形或略呈贝壳状，较小端稍尖突，脐点人字状、点状或短缝状，层纹明显，复粒由 2～4 分粒组成。表皮细胞壁波状弯曲；气孔副卫细胞 4～5 个。

品质标志 《中华人民共和国药典》2005 年版规定：照水溶性浸出物测定法冷浸法测定，本品含水溶性浸出物不得少于 18.0%。

【成分】 百合鳞茎含皂苷：岷江百合苷（regaloside）A、D，3，6′-O-二阿魏酰蔗糖（3，6′-O-diferuloylsucrose），26-O-β-D-吡喃葡萄糖基-奴阿皂苷元-3-O-α-L-吡喃鼠李糖基-(1→2)-β-D-吡喃葡萄糖苷〔26-O-β-D-glucopyranosyl-nuatigenin-3-O-α-L-rhamnopyranosyl(1→2)-β-D-glucopyranoside〕，26-O-β-D-吡喃葡萄糖基-奴阿皂苷元-3-O-α-L-吡喃鼠李糖基-(1→2)-O-〔β-D-吡喃葡萄糖基(1→4)〕-β-D-吡喃葡萄糖苷｛26-O-β-D-glucopyranosyl-nuatigenin-3-O-α-L-rhamnopyranosyl(1→2)-O-〔β-D-glucopyranosyl-(1→4)〕-β-D-glucopyranoside｝，百合皂苷（brownioside），去乙酰百合皂苷（deacylbrownioside），27-O-(3-羟基-3-甲基戊二酸单酰基)-异呐索皂苷元-3-O-α-L-吡喃鼠李糖基-(1→2)-O-〔β-D-吡喃葡萄糖基-(1→4)〕-β-D-吡喃葡萄糖苷｛27-O-(3-hydroxy-3-methylglutaroyl)isonarthogenin-3-O-α-L-rhamnopyranosyl-(1→2)-O-〔β-D-glucopyranosyl-(1→4)〕-β-D-glucopyranoside｝，澳洲茄胺-3-O-α-L-吡喃鼠李糖基-(1→2)-O-〔β-D-吡喃葡萄糖基-(1→4)〕-β-D-吡喃葡萄糖苷｛solasodine-3-O-α-L-rhamnopyranosyl-(1→2)-O-〔β-D-glucopyranosyl-(1→4)〕-β-D-glucopyranoside｝；又含 1-O-阿魏酰甘油（1-O-feruloylglycerol），1-O-对香豆酰甘油（1-O-*p*-coumaroylglycerol）及 β_1-澳洲茄边碱（β_1-solamargine）[1]等。

卷丹茎、叶含百合苷（lilioside）C[2]。

【药理】 1. 镇咳、平喘、祛痰作用 小鼠灌服百合水提取物 20 g/kg，可显著延长二氧化硫引咳潜伏期，减少开始 2 min 内的咳嗽次数。显著增加气管酚红排出量，表明可通过增加气管分泌而起祛痰作用[1]。蜜炙后可使止咳效果更好[2]。

2. 抗应激性损伤作用 百合水提取液 10 g/kg 给小鼠灌服，连续 2 次，显著增加小鼠负荷（5%体重）游泳时间，对抗异丙肾上腺素所致缺氧作用，显著延长耐缺氧时间。10 g/kg 灌服，可显著延长小鼠常压耐缺氧时间。百合水提取液 10 g/kg 灌服，每日 2 次，连续 5～6 d，显著延长烟熏法所致“肺气虚”模型小鼠的游泳时间、肾上腺皮质激素所致“阴虚”模型小鼠的负荷（5%体重）游泳时间和甲状腺素所致“甲亢阴虚”小鼠的耐缺氧时间[1]。卷丹在小鼠耐缺氧试验中，给药剂量 30～35 g/kg，给药后 45 min，药效最好[3]。

3. 镇静催眠作用 小鼠灌服百合水提取液 20 g/kg，显

花瓣多数，匙状条形；雄蕊多数，花药长圆形；心皮7～9。聚合果直径约1 cm，蓇葖果，长约1 cm。种子椭圆形，长约1 mm，有光泽。花期5～7月，果期8月。

生于海拔2 900～4 100 m间的山地草坡、水边草地或林中。分布于云南西北部、西藏、甘肃南部。

本植物的花（西藏鸡爪草花）亦供药用，另设专条。

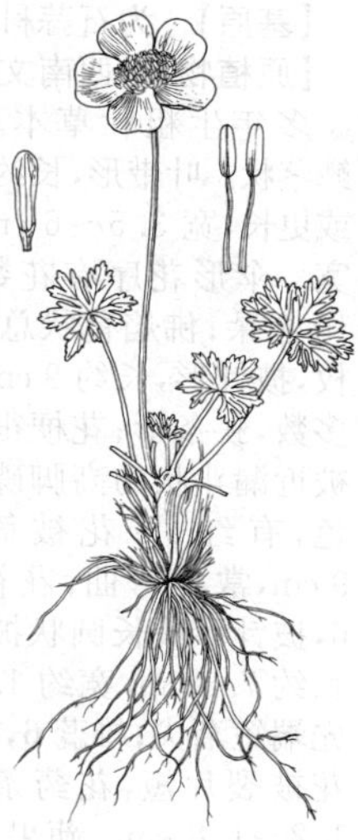

毛茛状金莲花

【采收加工】 6～8月采收，晒干。

【药材】 西藏鸡爪草 *Herba Trollii Ranunculoidis* 产于云南、西藏、四川、青海、甘肃。

性状 茎不分枝，多被包裹在基生叶叶柄的叶鞘内。叶青棕色，湿润展平，五角形，3全裂，裂片再细裂，小裂片具1～2枚三角形锐齿，两面无毛；具叶柄，基部膨大呈鞘状。花皱缩，湿润展平，圆形；萼片5～8，黄绿色，倒卵形；花瓣棕色，匙状线形；雄蕊多数。气微，味辛。

【药性】 《全国中草药汇编》："甘、辛，温。"

【功用主治】 《全国中草药汇编》："散寒解表。主治风湿麻木，淋巴结核，鸡爪风。"

【用法用量】 内服：煎汤，9～12 g。

1744 西藏花椒种子 xī zàng huā jiāo zhǒng zǐ（《西藏常用中草药》）

【基原】 为芸香科花椒属植物西藏花椒 *Zanthoxylum tibetanum* Huang 的种子。

【原植物】 参见"西藏花椒"条。

【采收加工】 9～10月采收成熟的果实，晒干，将果实与种子分开，留取种子。

【功用主治】 《全国中草药汇编》："行水。主治水肿，胀满。"

【用法用量】 内服：煎汤，3～6 g。

1745 西藏鸡爪草花 xī zàng jī zhuǎ cǎo huā（《甘肃中草药手册》）

【基原】 为毛茛科金莲花属植物毛茛状金莲花 *Trollius ranunculoides* Hemsl. 的花。

【原植物】 参见"西藏鸡爪草"条。

【采收加工】 5～7月开花时采收，阴干。

【药性】 《甘肃中草药手册》："苦，寒。"

【功用主治】 解热，排脓。主治胸中烦热，创伤化脓。

1.《甘肃中草药手册》："排脓生肌，解热。"

2.《全国中草药汇编》："治化脓创伤。"

【用法用量】 内服：研末，3～6 g。外用：研末外敷。

【选方】 1. 治胸中烦热 金莲花适量，研末内服，每日1～2次，每次3～6 g。

2. 治创伤化脓 金莲花适量，研末外敷。（1、2方出自《甘肃中草药手册》）

1746 百合 bǎi hé（《本经》）

【异名】 韭番（《南都赋》），重迈、中庭（《吴普本草》），重箱、摩罗、强瞿（《别录》），百合蒜（《玉篇》）。

【基原】 为百合科百合属植物卷丹、百合、细叶百合等的鳞茎。

【原植物】 1. 卷丹 *Lilium lancifolium* Thunb. [*L. tigrinum* Ker-Gawl.] 又名：山百合《新华本草纲要》。

多年生草本，高1～1.5 m。鳞茎卵圆状扁球形，高4～7 cm，直径5～8 cm。茎直立，淡紫色，被白色绵毛。叶互生，无柄；叶片披针形或线状披针形，长5～20 cm，宽0.5～2 cm，向上渐小成苞片状，上部叶腋内常有紫黑色珠芽。花3～6朵或更多，生于近顶端处；花下垂，橘红色，花蕾时被白色绵毛，花被片6，长5.7～10 cm，宽1.3～2 cm，向外反卷，内面密生紫黑色斑点；雄蕊6，短于花被，花药紫色；子房长约1.5 cm，柱头3裂，紫色。蒴果长圆形至倒卵形，长3～4 cm。种子多数。花期6～7月，果期8～10月。

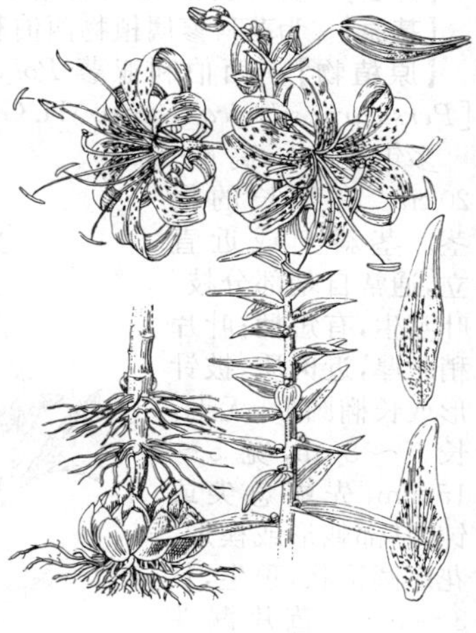

卷 丹

生于林缘路旁及山坡草地。现全国各地都有栽培。分布于河北、江苏、浙江、安徽、江西、山东、河南、湖北、湖南、广东、四川、贵州、云南、西藏、陕西、甘肃等地。

2. 百合 *L. brownii* F. E. Brown ex Miellez 又名：夜合花（《本草崇原》），白花百合（《经验广集》）。

草本，高达1.5 m。鳞茎近球形，高3.5～5 cm，直径5 cm，其暴露部分带紫色，鳞叶广展如荷花状。茎无毛，常有紫色条纹。叶有短柄；叶片披针形或窄披针形，长2～10 cm，宽0.5～1.5 cm。花1至数朵生于茎端；花被片6，乳白色，微黄，长约15 cm，背面中肋带淡紫色，顶端向外张开或稍反卷。蒴果长圆形，长约5 cm。花期5～7月，果期8～10月。

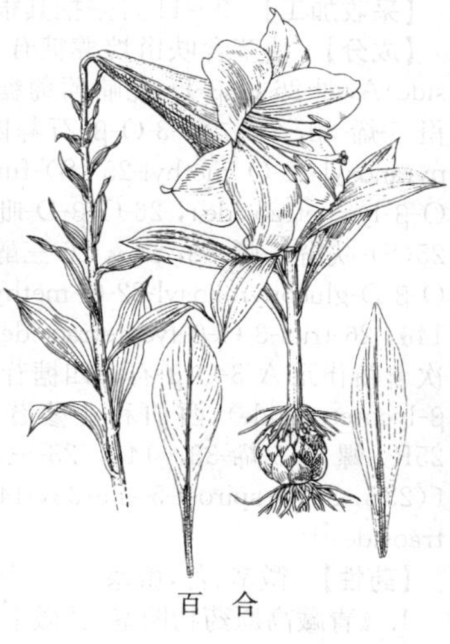

百 合

生于山坡林下或溪沟边；或有栽培。分布于河北、江苏、浙江、安徽、福建、江西、河南、湖北、湖南、广东、广西、四川、贵州、云南、陕西、甘肃等地。

其倒卵叶变种 *L. brownii* F. E. brown ex Miellez var. *viridulum* Baker 即是药典收载的种类。区别在于叶片倒披针形或倒长卵形，宽1.5～4 cm。生于山坡或石缝中，分布与百合相同，大都栽培。

本植物的花（百合花）、种子（百合子）亦供药用，另设专条。

【用法用量】 内服：煎汤，1.5～3 g。

1741 ## 西伯利亚蓼 xī bó lì yà liǎo（《青藏高原药物图鉴》）

【异名】 剪刀股、野茶（《甘肃中草药手册》）。

【基原】 为蓼科蓼属植物西伯利亚蓼的根茎。

【原植物】 西伯利亚蓼 *Polygonum sibiricum* Laxm. [*Persicaria sibirica*（Laxm.）H. Gross.]

多年生草本，高 6～20 cm。有细长的根茎。茎斜上或近直立，通常自基部分枝。叶互生，有短柄；叶片稍肥厚，近肉质，披针形或长椭圆形，无毛，长 5～8 cm，宽 5～15 mm，先端急尖或钝，基部戟形或楔形。花序圆锥状，顶生，长 3～5 cm；苞片漏斗状；花梗中上部有关节；花黄绿色，有短梗；花被 5 深裂，裂片长圆形，长约 3 mm；雄蕊 7～8；花柱 3，甚短，柱头头状。瘦果椭圆形，有 3 棱，黑色，平滑，有光泽。花、果期秋季。

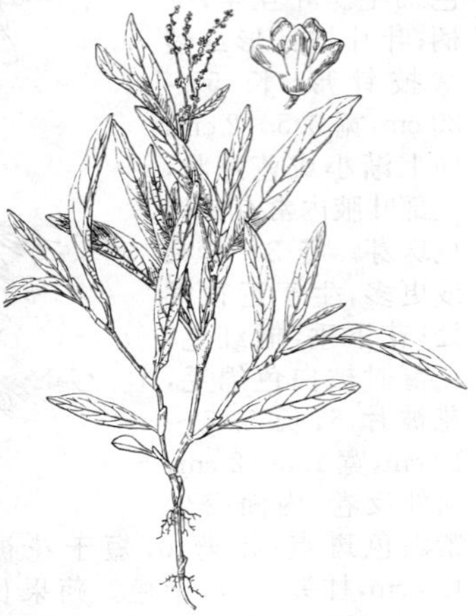

西伯利亚蓼

生于盐碱荒地或砂质含盐碱土壤。分布于黑龙江、吉林、辽宁、内蒙古、河北、山西、甘肃、山东、江苏、四川、云南和西藏等地。

【采收加工】 9～11 月采挖其根茎，晾干。

【成分】 块茎含呋甾烷醇糖苷：西伯利亚蓼苷（sibiricoside）A，即 26-O-β-D-吡喃葡萄糖基-22-O-甲基-25（S）-呋甾-5-烯-3β，26-二醇-3-O-β-石蒜四糖苷〔26-O-β-D-glucopyranosyl-22-O-methyl-25（S）-furost-5-ene-3β，26-diol-3-O-β-lycotetraoside〕，26-O-β-D-吡喃葡萄糖基-22-O-甲基-25（S）-呋甾-5-烯-3β，14α，26-三醇-3-O-β-石蒜四糖苷〔26-O-β-D-glucopyranosyl-22-O-methyl-25（S）-furost-5-ene-3β，14α，26-triol-3-O-β-lycotetraoside〕；螺甾烷醇糖苷：新巴拉次薯蓣苷元 A-3-O-β-石蒜四糖苷（neoprazerigenin A-3-O-β-lycotetraoside），西伯利亚蓼苷（sibiricoside）B 即（23S，25R）-螺甾-5-烯-3β，14α，23-三醇-3-O-β-石蒜四糖苷〔（23S，25R）-spirost-5-ene-3β，14α，23-triol-3-O-β-lycotetraoside〕[1]。

【药性】 微辛、苦，微寒。

1.《青藏高原药物图鉴》："微辛，平。"

2.《甘肃中草药手册》："甘、苦，微寒。"

【功用主治】 疏风清热，利水消肿。主治目赤肿痛，皮肤湿痒，水肿，膨胀。

1.《青藏高原药物图鉴》："治水肿。"

2.《甘肃中草药手册》："散风热，明目，利水。"

【用法用量】 内服：研末，3 g。外用：煎水洗。

【选方】 1. 治目赤肿痛 西伯利亚蓼适量，煎水洗眼。

2. 治下肢浮肿 西伯利亚蓼适量，研末内服，每次 3 g，每日 2 次，开水送下。（1、2 方出自《甘肃中草药手册》）

1742 ## 西南文殊兰 xī nán wén shū lán（《全国中草药汇编》）

【基原】 为石蒜科文殊兰属植物西南文殊兰的叶。

【原植物】 西南文殊兰 *Crinum latifolium* L.

多年生粗壮草本。根茎鳞茎状。叶带形，长约 70 cm 或更长，宽 3.5～6 cm 或更宽。伞形花序有花数朵至 10 余朵；佛焰苞状总苞片 2 枚，披针形，长约 9 cm；苞片多数，狭条形；花梗很短；花被近漏斗状的高脚碟状，白色，有红晕；花被筒长约 9 cm，常稍弯曲；花被裂片 6，披针形或长圆状披针形，长约 7.5 cm，宽约 1.5 cm，先端短渐尖；雄蕊 6，花丝比花被裂片短，花药条形，长 1.2～1.8 cm。蒴果。花期 6～8月。

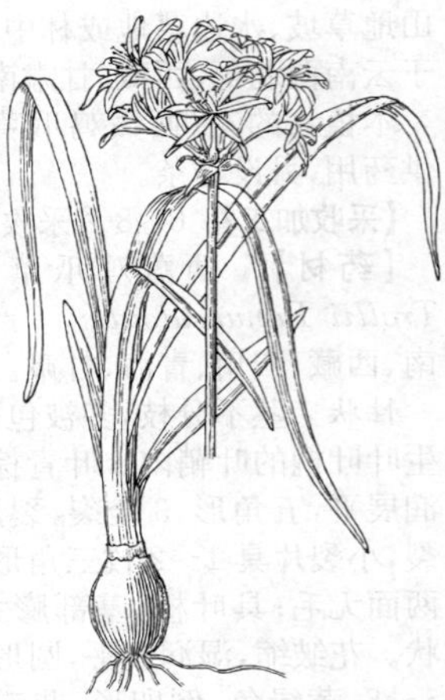

西南文殊兰

常生长于河床、沙地上，村边沟旁或山中水边，人工栽培亦广。分布于广西、四川、贵州、云南等地。

【采收加工】 全年均可采收，切碎，晒干或鲜用。

【成分】 叶含生物碱：石蒜碱（lycorine），波叶尼润碱（undulatine），车瑞灵（cherylline）[1]，小星蒜碱（hippeastrine）[2]。

【药理】 对免疫系统的作用 西南文殊兰中的 1β，2β-环氧安贝灵 5 μg/ml 对小鼠脾淋巴细胞有中等的激活作用。该化合物与叶中的另一化合物以 1∶1 混合，同浓度时，相比刀豆球蛋白，对脾淋巴细胞有显著激活作用[1]。所含葡聚糖 A 5～20 μg/ml，磷脂酰石蒜碱 5～10 μg/ml 分别以不同浓度混合，对体外以吐温-80 诱导的大鼠肥大细胞脱颗粒有保护作用，对马血清致敏的肥大细胞也有效。体内试验中，混合物 10～20 mg/kg 对化合物 48/80 诱导的脱颗粒也有保护作用[2]。

【药性】 辛、苦，凉，小毒。

【功用主治】 活血祛瘀，通络止痛，清热解毒。主治跌打伤肿，骨折，关节痛，牙痛，恶疮肿毒，痔疮，带状疱疹，牛皮癣。

【用法用量】 外用：捣敷；或绞汁涂；或炒热敷。内服：煎汤，3～9 g；或研末。

【宜忌】 内服宜慎。

1743 ## 西藏鸡爪草 xī zàng jī zhuǎ cǎo（《全国中草药汇编》）

【异名】 鸡爪草、金莲花（《高原中草药治疗手册》）。

【基原】 为毛茛科金莲花属植物毛茛状金莲花的全草。

【原植物】 毛茛状金莲花 *Trollius ranunculoides* Hemsl.

多年生草本。植株全部无毛。茎高 4～18 cm，不分枝。基生叶 3～10，茎生叶 1～3，生茎下部，柄长 3～13 cm，基部有鞘；叶片圆五角形，长 1～2.5 cm，宽 1.4～4.2 cm，基部深心形，3 全裂，中央全裂片宽菱形或菱状宽倒卵形，二回细裂，末回裂片近邻接或分开，有尖牙齿，侧全裂片斜扇形，不等 2 裂近基部。花单生茎顶；萼片 5～8，黄色，干时多少变绿色，倒卵形或扇状倒卵形，长 1～1.5 cm，宽 1～1.8 cm；

颗,红棕色,有橙红色假种皮。

生于海拔 1 000 m 以下山地林中。分布于安徽、江西、湖北、湖南、四川、贵州、云南、陕西等地。

【采收加工】 7～10 月采收,鲜用;或切片,或剥皮晒干。

【药性】《浙江药用植物志》:"微甘,微温。"

【功用主治】《浙江药用植物志》:"活血通络,祛风湿,补肾。治血栓闭塞性脉管炎,风湿性关节痛,腰痛,跌打损伤,痔疮,漆疮。"

【用法用量】 内服:煎汤,15～30 g;或浸酒。外用:煎汤洗或鲜品捣敷。

【选方】 1. 治血栓闭塞性脉管炎 西南卫矛根 30～125 g,土牛膝 15～30 g。水煎服,连服数十剂。

2. 治痔疮 西南卫矛根、桂圆肉各 125 g。水煎服。(1、2 方出自《浙江药用植物志》)

1739 西洋菜干 xī yáng cài gān (《生草药手册》)

【异名】 豆瓣菜、无心菜(《植物名实图考》),西洋菜(《上海蔬菜品种志》),水蔊菜(《经济植物手册》)。

【基原】 为十字花科豆瓣菜属植物豆瓣菜的全草。

【原植物】 豆瓣菜 *Nasturtium officinale* R. Br.

多年生水生草本,高 20～40 cm。全株光滑无毛。茎匍匐或浮水生,多分枝,节上生不定根。奇数羽状复叶;小叶片 3～9 枚,宽卵形、长圆形或近圆形,先端一片较大;长 2～3 cm,宽 1.5～2.5 cm,先端有钝头或微凹,近全缘或呈浅波状,基部截平,小叶柄细而扁;侧生小叶与顶生的相似,基部不对称,叶柄基部成耳状,略抱茎。总状花序顶生,花多数;萼片 4,边缘膜质,基部略成囊状;花瓣白色,倒卵形或宽匙形,具脉纹,长约 3～4 mm,先端圆,基部渐狭成细爪;雄蕊 6,4 长 2 短,雌蕊 1,子房近圆柱形。长角果圆柱形而扁,长 1.5～2 cm;果梗在果轴上开展着生或向上微弯。种子每室 2 行,扁圆形或近椭圆形,红褐色,表面具稀疏而大的凹陷网纹。花期 4～5 月,果期 5～7 月。

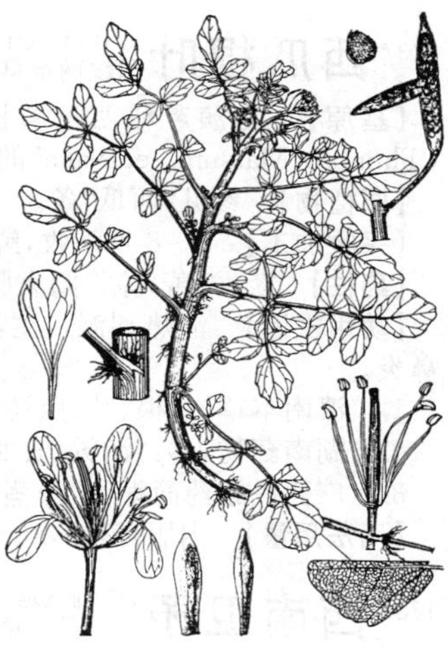

豆瓣菜

栽培或野生于水中、水沟边、山涧河边、沼泽地或水田中。分布于河北、山西、黑龙江、江苏、安徽、山东、河南、广东、广西、四川、贵州、云南、西藏、陕西等地。

【采收加工】 春季或冬季采收,晒干。

【药材】 西洋菜干 *Herba Nasturtii Officinalis* 产于广东省。

性状 匍匐茎细长缠绕成团,节上有多数纤细的不定根,易断。叶多皱缩,奇数羽状复叶,小叶 1～4 对,小叶片宽卵形或长椭圆形,先端 1 枚较大,全缘或波状,基部宽楔形;侧生小叶基部不对称;叶柄基部下延成耳状,略抱茎。长角果圆柱形而扁,先端有宿存的短花柱。种子扁圆形或近椭圆形,红褐色,有网状纹理。气微,味苦、辛。

【成分】 全草含葡萄糖豆瓣菜素(gluconasturtiin)[1];酚性成分:羟基苯甲酸、羟基桂皮酸及类黄酮成分[2];挥发性成分:苯丙腈(phenylpropionitrile),8-甲硫基辛腈(8-methylthiooctane nitrile),9-甲硫基壬腈(9-methylthiononane nitrile),3-丁烯腈(3-butenenitrile),7-甲硫基庚腈(7-methylthioheptane nitrile),苯乙腈(phenylacetonitrile)[3]。还含维生素 A、B、C[1]。

种子含芥酸(erucic acid),芥子油苷(glucosinolate)[4]及胡萝卜素(carobenoid)[5]。

【药性】 甘、淡,凉。

【功用主治】 清肺凉血,利尿,解毒。主治肺热燥咳,淋症,疔毒痛肿,皮肤瘙痒。

1.《生草药手册》:"治肺病及肺热燥咳。"

2.《全国中草药汇编》:"用为利尿、强壮及抗坏血病药;并用于治疗气管炎及皮肤瘙痒症。"

【用法用量】 内服:煎汤,10～15 g;或煮食。外用:捣敷。

1740 西藏花椒 xī zàng huā jiāo (《西藏常用中草药》)

【异名】 西藏野花椒(《全国中草药汇编》)。

【基原】 为芸香科花椒属植物西藏花椒的果皮。

【原植物】 西藏花椒 *Zanthoxylum tibetanum* Huang 又名:叶尔玛(西藏)。

攀缘性灌木,高 1 m。嫩枝初时被微柔毛,暗灰色,着生短小而下弯的皮刺。奇数羽状复叶互生,纸质,连叶柄长 10～15 cm;叶柄及叶轴表面下陷成小沟状,被短柔毛,并着生短小而下弯的刺;小叶柄极短;小叶片 9～15,卵形、广卵形或为长圆状卵形,长 2.5～5 cm,宽 1.5～3.5 cm,先端急尖或突尖,基部宽楔形或近圆形,边缘具锐锯齿,齿缝及叶背上有粗大的腺点,上面深绿色,有光泽,下面浅绿色,侧脉,未达叶缘连结成网,向两面微凸起。聚伞状圆锥花序顶生,雌雄异株;花轴及花梗几无毛,有时着生短小而下弯的皮刺。果梗浑圆,长 5～8 mm,心皮常为 4 数。蓇葖果,成熟时直径 6～7 mm,果皮棕褐色,果皮上的油点干后因凹陷而呈窝穴状,灰黑至褐黑色。种子圆球形,黑色,有光泽。果期 9～10 月。

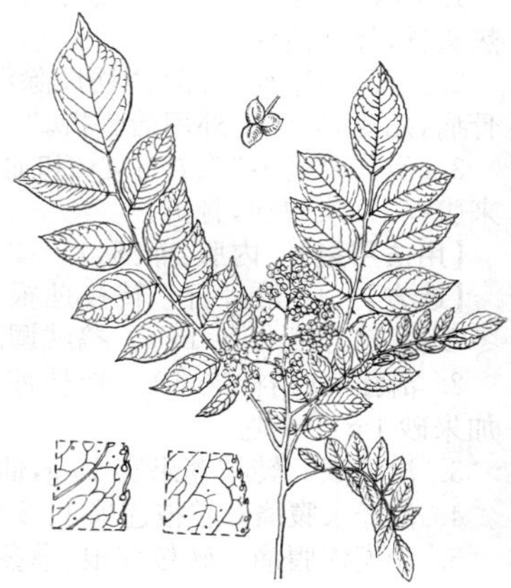

西藏花椒

生于海拔 2 000～2 900 m 的常绿阔叶林中。分布于西藏等地。

本植物的种子(西藏花椒种子)亦供药用,另设专条。

【采收加工】 9～10 月采收成熟的果实,晒干,将果皮与种子分开,留取果皮。

【药性】《西藏常用中草药》:"辛,温,有小毒。"

【功用主治】《西藏常用中草药》:"温中散寒,燥湿杀虫。治胃脘冷痛,呕吐,寒湿泻痢,蛔虫病。"

繁殖方法　扦插繁殖。剪长15 cm的嫩枝于5月插于沙床或泥炭土中，保持20 ℃左右，生长容易，也可用种子繁殖，春、秋均可播种。

【采收加工】 7～10月地上部生长茂盛时采收，晒干。

【成分】 含白杨素(chrysin)，苯并二氮杂嗪类化合物[1]。又含新西兰鸡蛋果氰苷B-4-硫酸酯(tetraphyllin B-4-sulfate)，表新西兰鸡蛋果氰苷B-4-硫酸酯(epitetraphyllin B-4-sulfate)[2]，氰苷类化合物。

全草含黄酮的葡萄糖C苷：芹菜素(apigenin)和木犀草素(luteolin)的葡萄糖C苷[3,4]，芹菜素-8-C-双葡萄糖苷(apigenin-8-C-diglucoside)[4]，牡荆素(vitexin)，异牡荆素(isovitexin)，皂草苷(saponarin)，荭草素(orientin)，异荭草素(isoorientin)为苷元的葡萄糖C苷。还含类脂(lipid)化合物[5]。

叶含类黄酮苷，二酚黄酮色素(diphenolic flavone pigments)，一酚黄酮苷(monophenolic flavonosides)[6]化合物。

花和果穗中含没食子酸(gallic acid)，棕榈酸(palmitic acid)，油酸(oleic acid)，亚油酸(linoleic acid)，亚麻酸(linolenic acid)，肉豆蔻酸(myristic acid)等有机酸。还含谷甾醇(sitosterol)，焦性儿茶酚(pyrocatechol)，葡萄糖等[7]。

【药性】 苦，温。

1.《四川中药志》1960年版："性温，味苦，无毒。"

2.《贵州草药》："性平，味甘。"

【功用主治】 祛风，除湿，活血，止痛。主治感冒头痛，外感风热咳嗽，风湿关节痹痛，疝痛，痛经，失眠。

1.《四川中药志》1960年版："清热除风，止咳化痰。治风热头昏，鼻塞流涕。"

2.《全国中草药汇编》："祛风除湿，活血止痛。主治风湿骨痛，疝痛，痛经。外用治骨折。"

3.《贵州草药》："安神宁心，和血止痛。治狂症，失眠，经来腹痛，痢疾腹痛，骨折。"

【用法用量】 内服：煎汤，15～20 g。外用：鲜品捣敷。

【选方】 1. 治骨折　转枝莲根15 g，玉枇杷叶30 g，水冬瓜根皮、续断根各15 g。捣绒调酒包敷患处。

2. 治狂症(精神失常)　转枝莲根15～25 g，炖猪心(内加朱砂1 g)1个吃。

3. 治失眠　转枝莲果实15 g，仙鹤草30 g。煨水服。

4. 治经来腹痛　转枝莲果1、2个，白薇根10 g。泡酒服。

5. 治痢疾腹痛　转枝莲根、拳参各10 g。煨水服。(1～5方出自《贵州草药》)

1735 西瓜子仁 xī guā zǐ rén (《纲目》)

【基原】 为葫芦科西瓜属植物西瓜 *Citrullus lanatus* (Thunb.) Matsum. et Nakai的种仁。

【原植物】 参见"西瓜"条。

【采收加工】 6～8月食用西瓜时，收集瓜子，晒干，去壳取仁用。

【药性】 甘，平。归肺、大肠经。

1.《纲目》："甘，寒，无毒。"

2.《本经逢原》："甘，淡，微温。"

3.《医林纂要》："甘，平。"

【功用主治】 清肺化痰，和中润肠。主治久嗽，咯血，便秘。

1.《随息居饮食谱》："生食化痰涤垢，下气清营；一味浓煎，治吐血，久嗽。"

2.《药性切用》："性能涤垢，善消暑烦、结燥之痰。"

3.《得配本草》："炒食补中。"

4.《本草求原》："止痢，解烟毒。炒则温中，开豁痰涎。"

5.《纲目》："清肺润肠，和中止渴"

【用法用量】 内服：煎汤，9～15 g；生食或炒熟。

【宜忌】《医林纂要》："多食惹咳生痰。"

【选方】 使面容光彩　西瓜子仁五两，桃花四两，白杨柳皮二两。为末，食后米汤调服一匙，一日三服。一月面白，五十日手足俱白。无白杨皮或用橘皮亦可。(《验方新编》)

1736 西瓜子壳 xī guā zǐ ké (《本草撮要》)

【基原】 为葫芦科西瓜属植物西瓜 *Citrullus lanatus* (Thunb.) Matsum. et Nakai的种皮。

【原植物】 参见"西瓜"条。

【采收加工】 剥取种仁时收集，晒干。

【药性】 淡，平。归胃、大肠经。

【功用主治】《本草撮要》："治吐血，肠风下血。"

【用法用量】 内服：煎汤，60～90 g。

【选方】 1. 治吐血，肠风下血　瓜子壳一茶盅，煎汤一碗吃下，血即止。(《纲目拾遗》引《不药良方》)

2. 治肠红，不论新久　地榆炒黑一钱，白薇一钱五分，蒲黄炒黑一钱，桑白皮一钱五分，瓜子壳二两。煎汤代水。(《纲目拾遗》引《传信方》)

1737 西瓜根叶 xī guā gēn yè (《滇南本草》)

【基原】 为葫芦科西瓜属植物西瓜 *Citrullus lanatus* (Thunb.) Matsum. et Nakai的根、叶或藤茎。

【原植物】 参见"西瓜"条。

【采收加工】 6～8月采收，鲜用或晒干。

【药性】 淡、微苦，凉。归大肠经。

【功用主治】 清热利湿。主治水泻，痢疾，烫伤，萎缩性鼻炎。

1.《滇南本草》："根、叶：煎汤服，治水泻、痢疾。"

2.《湖南药物志》："治烫伤：西瓜叶，烤热，捣汁外搽。"

3.《广西民族药简编》："藤茎，水煎服治萎缩性鼻炎。"

【用法用量】 内服：煎汤，10～30 g。外用：鲜品捣汁搽。

1738 西南卫矛 xī nán wèi máo (《万县中草药》)

【基原】 为卫矛科卫矛属植物西南卫矛的根、根皮、茎皮、枝叶。

【原植物】 西南卫矛 *Euonymus hamiltonianus* Wall.

乔木，高5～10 m。叶对生；叶柄长1.5～5 cm；叶片长圆状椭圆形、长圆状卵形或长圆状披针形，长7～12 cm，宽3～7 cm，先端急尖或短渐尖，叶背脉上常有短毛。聚伞花序有5至多花，总花梗长1～2.5 cm；花白绿色，4数，花丝细长，花药紫色。蒴果粉红带黄，倒三角形，上部4浅裂，直径1 cm以上。种子每室1～2

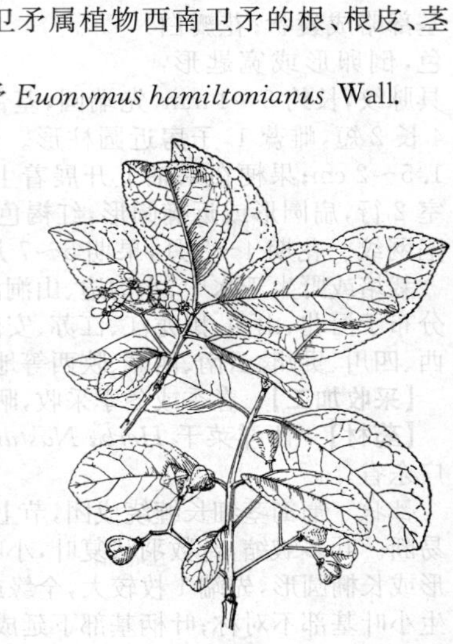

西南卫矛

6. 抗肿瘤作用　西洋参根多糖（CPPQ）50 mg/kg、100 mg/kg、200 mg/kg 灌胃，连续 15 d，可抑制荷瘤 S_{180} 鼠的肿瘤生长，并能明显诱导脾淋巴细胞合成 IL-3 样活性物质。调节机体免疫活性细胞、增强机体免疫功能可能是其抗肿瘤的主要机制[17]。

7. 对生殖功能的影响　西洋参 0.43 g/kg、3.4 g/kg 灌服可使小鼠跨骑潜伏期明显缩短，3.4 g/kg 可使跨骑频度明显增加，交尾潜伏期也明显缩短。去势小鼠口服西洋参 0.43 g 和 3.4 g/kg 不能使副性腺增重，但 3.4 g/kg 能使正常幼小鼠睾丸重量增加[18]。

8. 其他作用　西洋参二醇组皂苷 10 mg/kg 静脉点滴，可降低血浆及肺组织 MDA 含量，降低肺组织湿重/干重，减轻肺组织学损伤。证实 PQS 能减轻氧自由基对肺组织的损伤，保护肺脏功能[19]。西洋参总皂苷和西洋参总提取物能降低豚鼠的肝糖原含量，增加肝脏 DNA 和 RNA 的含量[20]。西洋参能明显促进幼鼠的体重增长，并有保护小鼠红细胞膜的作用[21]。还有抗利尿作用[1]。西洋参总皂苷及西洋参总提取物可使豚鼠血浆皮质酮升高[20]。西洋参水提物腹腔注射，能缩短小鼠尾静脉出血时间[22]。西洋参能改善甲亢型阴虚小鼠的虚弱症状，还能促进正常家兔的唾液分泌[23]。

毒性　小鼠腹腔注射西洋参总苷 450 mg/kg，连续观察 7 d，未见明显的毒性反应和动物死亡[2]。西洋参水提取液对小鼠经口急性毒性 LD_{50}≥12.5 g/kg，属实际无毒级。致突变试验中 Ames 试验显示了西洋参液无致基因突变作用，微核试验和精子致畸试验都证实了西洋参液对小鼠体细胞染色体无损伤作用，也无致小鼠生殖细胞畸变作用[24]。溶血作用：最低溶血浓度：西洋参根总皂苷 10 g/L，西洋参根原人参二醇组皂苷 0.80 g/L；单体人参皂苷中-F_2 0.12 g/L，-Rg_1 0.20 g/L，-Rg_2 0.16 g/L[25]。

【药性】　甘、微苦，寒。归肺、胃、心、肾经。

1.《本草从新》："苦，寒，微甘。味厚气薄。"

2.《本草再新》："味甘，辛，性凉，无毒。入心、肺、肾经。"

【功用主治】　补气养阴，清火生津。主治气虚阴亏火旺，咳喘痰血，虚热烦倦，内热消渴，口燥咽干。

1.《本草从新》："补肺降火，生津液，除烦倦。虚而有火者相宜。"

2.《药性切用》："补气清肺。"

3.《药性考》："补阴热退，姜制益元，扶正药配。"

4.《本草再新》："治肺火旺，咳嗽痰多，气虚呵喘，失血，劳伤，固精安神，生产诸虚。"

5.《本草求原》："清肺肾，凉心脾以降火，消暑，解酒。"

6. 张秉成《本草便读》："益气培脾。"

7.《衷中参西录》："能补助气分，兼能补益血分。"

8.《中国药用植物志》："补血，强壮。"

【用法用量】　内服：煎汤（另煎汁和服），3～6 g；或入丸散。

【宜忌】　中阳虚衰，寒湿中阻及湿热郁火者慎服。《纲目拾遗》："反藜芦，忌铁刀、火炒。"

【选方】　1. 治夏伤暑热，舌燥喉干，主生津润燥，敛气消烦　洋参一钱，麦冬三钱，北五味九粒。当茶饮。（《喉科金钥》生脉散）

2. 治小儿夏季热　西洋参 10 g，麦冬 10 g，橄榄 1 枚（打碎）。大田蛙 1 只，去肠杂，纳入上三味。水煎服。〔《大众中医药》1990，(3)：7〕

3. 治原因不明长期低热　西洋参 3 g，地骨皮 6 g，粉甘皮 6 g。同煎饮服。每剂浓煎 2 次，每日 1 剂，以热退为止。〔《中西医结合杂志》1990，10(1)：14〕

4. 治顽固性盗汗　穞豆衣 30 g，西洋参 3 g。分别煎煮，合兑服，每日 1 剂。〔《中西医结合杂志》1990，10(1)：14〕

5. 治过度体力劳伤，疲乏难复　仙鹤草 30 g，红枣 7 枚，浓煎；另煎西洋参 3 g，合兑服。〔《中西医结合杂志》1990，10(1)：14〕

6. 治食欲不振，体倦神疲　西洋参 10 g，白术 10 g，云苓 10 g。水煎服。〔《大众中医药》1990，(3)：7〕

【临床报道】　治疗频发性早搏　用单味西洋参 10～15 g 煎服，观察 1～3 d，然后根据病情辨证选方配合治疗。共治 25 例，结果，显效 12 例，有效 11 例，无效 2 例，总有效率为 88%[1]。

【各家论述】　1.《本草求原》："肺气本于肾，凡益肺气之药，多带微寒，但西洋参苦寒，唯火盛伤气，咳嗽痰血，劳伤失精者宜之。"

2.《本草便读》："西洋参，清养之力有余，补助之功不足，大抵肺部虚热者宜之。"

3.《衷中参西录》："西洋参，性凉而补，凡欲用人参而不受人参之温补者，皆可以次代之。"

1734 西番莲 xī fān lián（《植物名实图考》）

【异名】　王蕊花（《花镜》），转心莲、西洋鞠（《植物名实图考》），转枝莲（《四川中药志》），转盘花、子午莲（《西昌中草药》），时计草（《全国中草药汇编》）。

【基原】　为西番莲科西番莲属植物西番莲的全草。

【原植物】　西番莲 *Passiflora coerulea* L. [*P. lauseirii* G. Don; *P. chinensis* Hort ex Mast.]

多年生草质藤本。茎圆柱形，略具棱槽，有多数分枝，老枝常带紫红色；卷须腋生，长 13～17 cm。叶互生；叶柄长 2～3 cm；中部散生 2～6 个小腺体；托叶较大，肾形，抱茎；叶掌状 5 深裂，长 5～7 cm，宽 6～8 cm，裂片长椭圆形，中央的较大，两侧的略小，全缘。单花腋生，花大，直径 6～10 cm，淡绿色；苞片 3，宽卵形；萼 5，背面近先端有一角状物；花瓣 5，长圆状披针形，与萼片近等长；副花冠裂片 3 轮，丝状，白色，上下两端带蓝色或紫红色；内花冠流苏状，紫红色，其下具花盘；雄蕊 5，花丝基部与子房柄合生；子房卵圆形，花柱 3，紫红色。浆果卵形或近球形，熟时黄色。种子多数，有红色假种皮。花期 5～7 月。

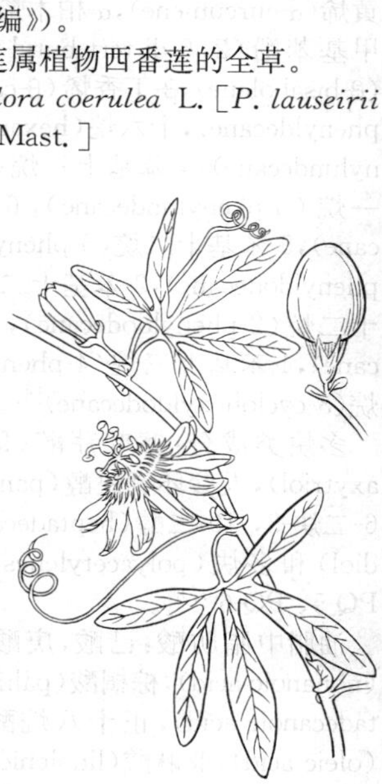

西番莲

江西、广东、广西、四川、贵州、云南等地有引种栽培，在云南有时逸生于湿润山坡密林中。原产南美洲。

【栽培】　生物学特性　喜阳光充足、温暖湿润的气候，不耐寒，夏天可露地种植。宜在含腐殖质而湿润的砂质壤土栽种。

同一硅胶G薄层板上，以氯仿-醋酸乙酯-甲醇-水（15：40：22：10）5～10 ℃放置12 h的下层溶液为展开剂，展开，取出，晾干，喷以10%硫酸乙醇溶液，在105 ℃加热至斑点显色清晰，分别置日光及紫外光灯（365 nm）下检视。供试品色谱中，在与对照品色谱相应的位置上，分别显相同颜色的斑点或荧光斑点。

品质标志 《中华人民共和国药典》2005年版规定：照高效液相色谱法测定，本品含人参皂苷Rg_1（$C_{42}H_{72}O_{14}$）、人参皂苷Re（$C_{48}H_{82}O_{18}$）和人参皂苷Rb_1（$C_{54}H_{92}O_{23}$）的总量不得少于2.0%。

【成分】 西洋参主含三萜皂苷，以齐墩果烷为苷元的有：人参皂苷（ginsenoside）-Ro；以20（S）原人参二醇为苷元的有：人参皂苷-Rb_1、-Rb_2、-Rb_3、-Rc、-Rd、-RAo、-F_2，丙二酰基人参皂苷（malonylginsenoside）-Rb_1、-Rb_2、-Rd，西洋参皂苷（quinquenoside）-R_1，绞股蓝苷（gypenoside）Ⅺ、Ⅹ、Ⅷ；以20（S）原人参三醇为苷元的有人参皂苷-Re、-Rf、-Rg_1、-Rg_2、-Rg_3、-Rh_1、-F_3；以奥克梯醇（ocotillol）为苷元的有：假人参皂苷（pseudoginsenoside）F_{11}[1～5]。

挥发油：β-金合欢烯（β-farnesene），含量可达26.45%，还含辛醇（octanol），己酸（hexanoic acid），十一烷（undecane），松香芹醇（pinocarveol），辛酸（octanoic acid），十二烷（dodecane），3-苯基己烷（3-phenylhexane），1-苯基己烷（1-phenylhexane），胡薄荷酮（pulegone），2-甲氧基-4-（1-丙烯基）苯酚〔2-methoxy-4-（1-propenyl）phenol〕，β-古芸烯（β-gurjunene），辣薄荷烯（peperitene），长叶烯（longifolene），α-姜黄烯（α-curcumene），α-柏木烯（α-cedrene），2，6-二叔丁基-4-甲基苯酚（2，6-di-tert-butyl-4-methylphenol），β-甜没药烯（β-bisabolene），β-丁香烯（β-caryophyllene），3-苯基癸烷（3-phenyldecane），十六烷（hexadecane），6-苯基十一烷（6-phenylundecane），4-苯基十一烷（4-phenylundecane），3-苯基十一烷（3-phenylundecane），6-苯基十二烷（6-phenyldodecane），5-苯基十二烷（5-phenyldodecane），4-苯基十二烷（4-phenyldodecane），3-苯基十二烷（3-phenyldodecane），2-苯基十二烷（2-phenyldodecane），5-苯基十三烷（5-phenyltridecane），4-苯基十三烷（4-phenyltridecane），3-环己烷基十二烷（3-cyclohexyldodecane）[6]。

多炔类成分：镰叶芹醇（falcalinol），人参炔三醇（panaxytriol），人参环氧炔醇（panaxydol），1，8-十七碳二烯-4，6-二炔-3，10-二醇（heptadeca-1，8-diene-4，6-diyne-3，10-diol）和多炔（polyacetylenes）PQ-1、PQ-2、PQ-3、PQ-4、PQ-5、PQ-6[7，8]。

油脂中脂肪酸：己酸，庚酸（heptanoic acid），辛酸，壬酸（nonanoic acid），棕榈酸（palmitic acid），正十七烷酸（*n*-heptadecanoic acid），正十八烷酸（*n*-octadecanoic acid），油酸（oleic acid），亚麻酸（linolenic acid），9，12，15-十八碳三烯酸（9，12，15-octadecatrienoic acid），其中亚麻酸含量占总油量的44.78%[9]。

磷脂：二磷脂酰甘油（diphosphatidyl glycerol），其次是磷脂酰胆碱（phosphatidyl choline），还有溶血磷脂酰胆碱（lysophosphatidylcholine），磷脂酰肌醇（phosphatidyl inositol），磷脂酰丝氨酸（phosphatidyl serine），磷脂酰乙醇胺（phosphatidyl ethanolamine）[10]。

糖类总量达68.2%～74.3%，内有人参三糖（panose）3.3%～6.4%，山梨糖1.1%～2.4%，果糖1.2%～3.9%，葡萄糖3.9%～6.8%，蔗糖6.5%～9.0%，麦芽糖4.6%～11.0%；另含果胶（pectin）2.57%～3.98%，由半乳糖醛酸，半乳糖，阿拉伯糖，鼠李糖和木糖组成的[11]。

氨基酸总量为11.70%，其中必需氨基酸为6.97%，主要有天冬氨酸，苏氨酸，丝氨酸，谷氨酸等16种[12]。

此外，还含甾体化合物：胡萝卜苷（daucosterol）[2，4]，豆甾烯醇（stigmastenol），3，5-豆甾二烯-3-酮（stigmast-3，5-dien-3-one）[3]。另含铁、铝、钙、钡、铜、锰、磷、锶、钛、锆、镉、铬、镍等无机元素[12，13]以及维生素A、B_1、B_2、B_6[14]。

【药理】 1. 对中枢神经系统的影响 （1）中枢抑制作用 西洋参皂苷具有明显的中枢抑制作用，60 mg/kg腹腔注射，小鼠表现安静少动，并显著抑制戊四唑引起的惊厥率[1，2]。

（2）改善学习记忆能力作用 西洋参口服液对小鼠剥夺睡眠后学习记忆能力的损害有明显改善[3]。

2. 对免疫功能的影响 西洋参有促进幼鼠胸腺器官发育的作用[4]。西洋参总皂苷腹腔注射，能明显对抗注射促皮质激素（ACTH）小鼠所致肾上腺维生素C含量降低和幼年小鼠胸腺和脾脏的萎缩[5]。0.33 g/L和1.0 g/L西洋参剂量依赖性抑制脾淋巴细胞内游离钙浓度，有利于防止细胞内游离钙浓度过高造成免疫功能衰退。西洋参可能影响细胞内调节游离钙的机制，如通过Na^+-Ca^{2+}交换或Ca^{2+}泵加强钙离子的主动转运[6]。西洋参多糖（PPQ）可协同亚剂量ConA促进脾淋巴细胞转化及白介素2（IL-2）合成。将PPQ-1进一步分离得到4种成分（PPQ-1-1～4），PPQ-1-1～4既可单独也可协同亚剂量ConA促进脾淋巴细胞转化和合成白介素1（IL-1）及IFN，PPQ-1-1～4单独还可明显诱导脾细胞合成IL-3样活性物质[7，8]。西洋参根粗多糖（PPQ）200 mg/kg灌胃对环磷酰胺所致外周血白细胞减少具有明显保护作用，亦能使胸腺、脾脏重量增加，并能增强免疫低下小鼠网状内皮系统的吞噬功能，促进淋巴细胞转化，而对IL-2活性无明显影响[9，10]。西洋参多糖（200 μg/ml）可使ConA激活的T淋巴细胞钙依赖性钾通道开放概率增加、开放时间延长、关闭时间缩短，但单独不能激活通道。说明西洋参多糖可使活化的T淋巴细胞内游离钙增加。这对于理解西洋参多糖提高免疫力的机制具有重要意义[11]。

3. 对心血管系统的影响 西洋参皂苷60 mg/kg静注，对氯仿诱发小鼠室颤具有保护作用；80 mg/kg静注，对氯化钡诱发大鼠心律失常具有明显的预防和治疗作用，且能明显提高毒毛花苷G诱发豚鼠室早、室速、室扑颤以及停搏的阈剂量。60 mg/kg、80 mg/kg静注，对垂体后叶制剂所致大鼠心肌缺血和心律失常均有明显拮抗作用[12]。

4. 对机体抗应激能力的影响 西洋参水提取液5 g/kg灌胃能明显延长低压缺氧和窒息性小鼠生存时间，对结扎两侧颈总动脉所造成小鼠脑缺氧、用氰化钾造成小鼠组织缺氧及用异丙肾上腺素增加小鼠心肌耗氧量，均有良好的全身性抗缺氧作用，其作用对肾上腺皮质功能可能有依赖关系[13]。

5. 抗疲劳作用 西洋参含片0.6 g/kg、1.2 g/kg、2.4 g/kg灌胃，连续30 d，能够明显延长小鼠负重游泳时间，降低运动时血清尿素氮水平，减少肝糖原的消耗量，减少运动后高剂量组乳酸的含量，达到抗疲劳的目的。而且西洋参不同制剂如西洋参冲剂、西洋参丸、西洋参口服液均有不同程度的抗疲劳作用[14，15]。西洋参人参皂苷给小鼠灌服15 d，可提高其LDH活力及肌糖原、肝糖原含量，灌服29 d，小鼠在运动后血乳酸值明显降低[16]。

物志》)。

【基原】 为五加科人参属植物西洋参的根。

【原植物】 西洋参 *Panax quinquefolium* L.

多年生草本,高25~35 cm。根肉质,纺锤形,有分枝。茎直立,圆柱形,具纵条纹。掌状复叶,生长3~5年以上有3~5枚叶轮生于茎顶,叶柄长5~7 cm,压扁状。小叶通常5枚,下方2片较小,近无柄;上方3片小叶的小叶柄长1~2 cm;小叶片倒卵形、宽卵形至宽椭圆形,长4~9 cm,宽2~5 cm,先端急尾尖,基部楔形,边缘具粗锯齿,上面叶脉有稀疏的刚毛。伞形花序单一,顶生,总花梗长10~20 cm,有20~80余朵小花集成圆球形,花梗细短,基部有卵形小苞片1枚;花萼绿色,钟状,先端5齿裂;花瓣5,绿白色,长圆形;雄蕊5,与花瓣互生;雌蕊1,子房下位,2室,花柱2,花盘肉质,环状。核果状浆果,扁球形,成熟时鲜红色至暗红色,有光泽,内含种子1~4粒,多为2粒。花期5~7月,果期6~9月。

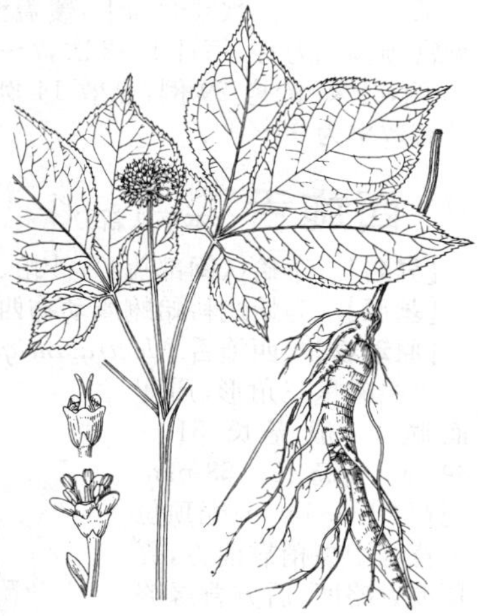

西洋参

原产北美(加拿大及美国),现我国华北(北京、河北、河南、山东)、东北三省有大量的栽培。浙江、安徽、江西、福建、湖北、湖南等地也有引种。

【栽培】 生物学特性 西洋参是一种阴生性植物,喜凉爽湿润、半阴半阳的环境,适宜生长温度10~30 ℃,最适生长温度20~25 ℃,较耐寒,能耐 −20 ℃以下的低温。原产地年降水量1 100 mm左右。对土壤要求较严格,以森林灰棕壤、表层灰褐色、有团粒结构、富含腐殖质、pH5.3~6.5、通透性良好的土壤为宜。前作物宜选禾本科及豆科植物,不宜在烟草、茄等茄科作物土壤上栽培。土壤宜选透水性能好,肥沃,并夹有大粒粗砂的砂质壤土。

西洋参喜荫,弱光、散射光有利生长,忌强光照射,故栽培时需搭棚遮光,林区空地栽培需调节透光度,一般透光度为20%~25%。不同季节透光度应有不同,春季透光度稍大(22%)可减轻病害,夏季高温季节透光度宜小。

繁殖方法 种子繁殖。于7月下旬至8月上旬果实呈鲜红色时,采集留种参地里4~5年生成熟的果实,放入筛子中搓去果肉,再用水冲洗、漂净。种子可用50%多菌灵500倍液消毒10~15 min,取出稍晾干,进行层积处理。

将选好的地耙平整细后,南北走向做畦,畦宽1.2~1.8 m,畦高25~30 cm,畦间距50 cm。秋播或春播,秋播用新鲜种子,春播用层积处理的种子。播前用压穴板压穴,播种深度3 cm,行株距5 cm×5 cm或10 cm×5 cm,多用手工点播法,每穴点放1粒。播后畦面覆稻草10 cm,充分浇水,水分宜透过覆草层与畦面湿土相接。用苇帘或尼龙网搭棚遮荫,透光度20%。播种后1年或2年的秋季移栽。选无病、健壮、芽苞大、完整的参栽,按大、中、小分别栽种,并用50%多菌灵500倍液浸泡10 min,取出晾干即可栽种。按行株距(15~25)cm×(10~15)cm,深8~10 cm开穴,栽后在芽苞上覆土3~4 cm,然后覆稻草10 cm,再覆10 cm土,安全越冬,春季从盖草层将压土除掉。

田间管理 生长期间,参畦内要及时清除杂草。根据田间需水情况,采用浇灌或喷灌方式浇水,使土壤含水量在40%左右。生长期、花果期、休眠期均需追肥。不留种地,当花茎抽出1~2 cm时,选晴天及时摘除。冬季注意防冻。

病虫害防治 病害:立枯病,可用50%多菌灵防治;锈腐病、根腐病,发病初期用50%多菌灵或50%甲基托布津500倍液,浇灌病穴;猝倒病、黑斑病等。虫害有蛴螬、地老虎、金针虫等,人工捕捉或用毒饵诱杀。

【采收加工】 从育苗到收获需长4年,于9月下旬至10月上旬,地上部分枯萎时采收。把参根泥土冲洗干净,置于室外稍风干,放进干燥室干燥架上,摊薄,加温或红外线干燥,初期温度保持21~22 ℃,每日使温度略略增加,并行翻动,适时排潮,最后干燥的温度不宜超过33 ℃,大约1个月干透,按大、中、小分等。

【药材】 西洋参 *Radix Panacis Quinquefolii* 主产于美国及加拿大,法国亦产,以美国威斯康辛州所产最为著名。我国有栽培,近年来产量、质量均有大幅度增长。

性状 根呈纺锤形、圆柱形或圆锥形,长3~12 cm,直径0.8~2 cm。表面浅黄褐色或黄白色,可见横向环纹及线状皮孔,并有细密浅纵皱纹及须根痕。主根中下部有一至数条侧根;多已折断。有的上端有根茎(芦头),环节明显,茎痕(芦碗)圆形或半圆形,具不定根(艼)或已折断。体重,质坚实,不易折断,断面平坦,浅黄白色,略显粉性,皮部可见黄棕色点状树脂道,形成层环纹棕黄色,木部略呈放射状纹理。气微而特异,味微苦、甘。

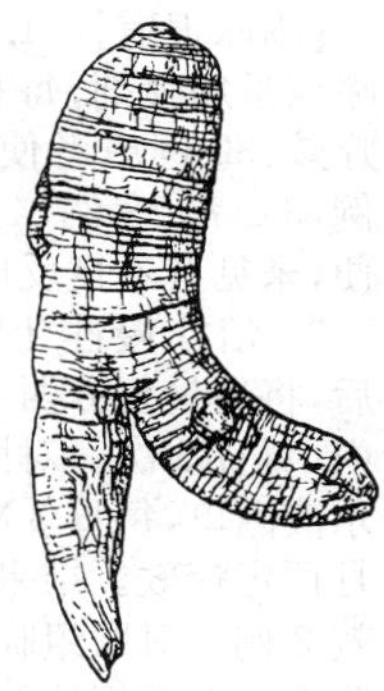

西洋参(根)外形

鉴别 (1) 粉末特征:淡米黄色或淡黄白色。树脂道纵断面观呈管道状,内含大量金黄色油滴状分泌物和少量橘红色条块状分泌物;横断面观呈类圆形、圆多角形或类长圆形,内径34~340 μm,由5~11个分泌细胞围成,分泌物多呈油滴状,少为颗粒状或团块状;周围分泌细胞中含油滴状或颗粒状分泌物。草酸钙簇晶较多,直径17~78 μm。木栓细胞无色、淡黄色或淡黄棕色,表面观类多角形或类方形,垂周壁薄,细波状弯曲,内偶见草酸钙小方晶。导管主要为网纹、梯纹导管,少数为环纹、螺纹,穿孔多位于侧壁。薄壁细胞类圆形或类长圆形,含细颗粒状物。淀粉粒单粒类圆形、类椭圆形或卵形,直径7~22 μm,脐点点状、裂缝状、人字状或V字形,少数十字形,层纹不明显;复粒较少,2~8分粒组成。

(2)薄层色谱:取本品粉末1 g,加甲醇25 ml,加热回流1 h,放冷,滤过,滤液蒸干,残渣加水20 ml使溶解,用乙醚振摇提取2次,每次10 ml,弃去乙醚液,水层用水饱和的正丁醇振摇提取3次,每次15 ml,合并正丁醇提取液,用水洗涤2次,每次10 ml,分取正丁醇液,蒸干,残渣加甲醇1 ml使溶解,作为供试品溶液。另取拟人参皂苷F_{11}、人参皂苷Rb_1、Re、Rg_1对照品,加甲醇制成每1 ml各含2 mg的溶液,作为对照品溶液。吸取上述5种溶液各2 μl,分别点于

3. 祛痰作用　小鼠气管酚红法表明，0.24 g/kg 的桂林西瓜霜能显著增加小鼠气管段酚红排泌量，提示适量的桂林西瓜霜喷剂具有一定的祛痰作用[1]。

毒性　急性毒性：小鼠灌胃 LD_{50} 为 1.3±0.12 g/kg。长期毒性：桂林西瓜霜 4 g/kg、2 g/kg、0.2 g/kg(分别相当于临床日用量的 100 倍、50 倍和 5 倍)大鼠灌胃长期毒性试验未见明显毒性反应[1]。

【药性】《本草再新》："味辛，性平，有小毒。入脾、肺二经。"

【功用主治】 清热解毒，利咽消肿。主治喉风，喉痹，白喉，口疮，牙疳，久嗽咽痛，目赤肿痛。

1.《疡医大全》："治咽喉口齿，双蛾喉痹。"

2.《本草再新》："治喉痹久嗽。"

3.《上海常用中草药》："清热消肿。"

【用法用量】 内服：1～2 g，冲服。外用：研末吹喉。

【宜忌】《全国中草药汇编》："虚寒患者忌用。"

【选方】 1. 治一切喉证，肿痛白腐，退炎消肿　西瓜霜五钱，西月石五钱，飞朱砂六分，僵蚕五分，冰片五分。研极细末，吹患处。阴虚白喉忌用。(《喉痧症治概要》玉钥匙)

2. 治白喉　西瓜霜二两，人中白一钱(煅)，辰砂二钱，雄精二分，冰片一钱。共研细末，再乳无声。如非白喉，减去雄精。(《治喉捷要》瓜霜散)

【临床报道】 1. 治疗口腔溃疡　治疗方法：于溃疡创面喷西瓜霜喷剂，每日 3～5 次，每次喷溃疡创面覆盖位置。疗效：82 例患者使用治愈率为 98%，1 d 者 5 例，2 d 者 9 例，3 d 者 18 例，4～6 d 者 46 例，另 4 例未复诊。使用方便，未见有不良反应[1]。

2. 治疗慢性牙周炎　实验组 50 例患牙行超声洁治术后，将适量复方西瓜霜喷剂喷敷于患牙牙周表面和牙周袋内，每日 3 次。对照组 48 例患牙行超声洁治术后，用朵贝尔液漱口，每日 3 次。两组均以 7 d 为 1 个疗程，随访 3 个月评定疗效。结果：实验组临床治愈 31 例，好转 17 例，无效 2 例。对照组临床治愈 25 例，好转 14 例，无效 9 例。实验组与对照组比较，$P<0.05$[2]。

3. 用于口腔护理　对需要作口腔护理的 180 个病例，按作第一次口腔护理的先后顺序将其分为两组，各组 90 例。用传统口腔护理法为观察组，加用西瓜霜润喉片含化的为实验组。口腔擦拭液一般选用生理盐水。实验组在每次口腔护理后让患者含化西瓜霜润喉片 1 片，可以根据需求重复使用，最多可达到每小时 1 片。观察内容：患者有无口臭(经口腔护理组专门观察员确定)；患者主观口感舒适与不舒适；追踪至出院记录口腔炎症病例。结果：实验组 87 例无口臭发生，另 3 例发生口臭；口感舒适 84 例，另 6 例口感不舒适。观察组 71 例无口臭发生，另 19 例发生口臭；70 例口感舒适，另 20 例口感不舒适。统计表明实验组效果明显好于观察组[3]。

4. 治疗褥疮　70 例患者按 4∶3 随机分为西瓜霜组和褥疮膏组。西瓜霜组在溃疡面喷上西瓜霜(规格 0.6 g)，每日 3 次，对有泡的炎性浸润期褥疮，先在无菌操作下剪去表皮，然后均匀喷上西瓜霜。对溃疡面褥疮，先用无菌等渗盐水清洗创面，除去坏死组织及分泌物，再在创面上喷满西瓜霜，并充分暴露创面。10 d 为 1 个疗程。褥疮膏组使用褥疮膏(规格 20 g)，每日 1 次，2 星期为 1 个疗程，对溃疡面褥疮处理同西瓜霜组。结果，西瓜霜组和褥疮膏组的患者症状都有所改善。西瓜霜组显效 23 例，有效 14 例，无效 3 例，总有效率 92.5%；褥疮膏组显效 6 例，有效 20 例，无效 4 例，总有效率 80%。2 组差异有显著性($P<0.05$)[4]。

5. 治疗重度宫颈糜烂　常规消毒外阴及阴道，暴露宫颈，清洗阴道后，用干棉球擦干(印干)宫颈和阴道，然后用西瓜霜喷洒在宫颈糜烂面上，覆盖整个糜烂面，厚度以看不见宫颈颜色为宜，每日 1～2 次，7～10 d 为 1 个疗程。共治 50 例，结果：治愈 29 例，显效 14 例，有效 6 例，无效 1 例。总有效率为 98%[5]。

1732 西施舌 xī shī shé (《本草从新》)

【异名】 车蛤(《闽部疏》)，沙蛤、土匙(《闽中海错疏》)。

【基原】 为蛤蜊科蛤蜊属动物西施舌的肉。

【原动物】 西施舌 *Mactra antiquata* Spengler

贝壳略呈三角形，质薄而脆，一般壳长 51～69 mm，壳高 42～58 mm，壳宽 26～36 mm；壳顶位于背缘中央稍靠前方，壳顶前方略凹，后方背缘略凸，前后缘夹角 90°。小月面近椭圆形，楯面狭长，壳表黄褐色，壳皮平滑发亮。生长线明显；细密而均匀，无放射肋。壳顶部淡紫色。壳内面淡蓝紫色，顶部色较深，大的个体比小的颜色较淡。外韧带小，黄褐色；内韧带发达，棕黄色。铰合部较宽，左壳主齿 1 枚，呈人字形；右壳主齿 2 枚，呈八字形。前后侧齿均呈薄片状，左壳单片，右壳双片，两片中间形成一狭沟。外套痕明显，外套窦宽而浅，半圆形。前闭壳肌痕略呈长方形，背缘延长呈带状；后闭壳肌痕略大，近圆形。足舌状，甚发达。

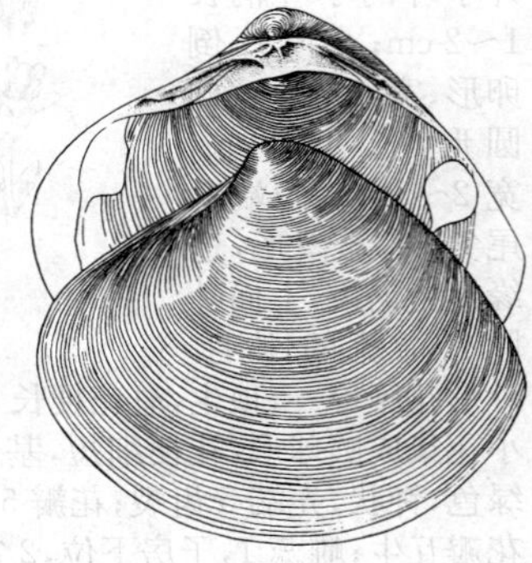

西施舌

生活于潮间带下区及浅海沙滩，埋栖深度 60～70 mm，繁殖季节为春、夏季间。我国沿海均有分布，为习见种。现已进行人工养殖。

【采收加工】 四季均可采捕，捕得后入沸水中烫过，取肉，鲜用或晒干。

【成分】 全体含蛤蜊素(mactin)A、B[1]。

【药性】 甘、咸，平。

1.《本草从新》："甘、咸，平。"

2.《医林纂要》："甘、咸，寒。"

【功用主治】 滋阴养血，清热凉肝。主治肝肾阴虚，腰膝酸重，目赤，消渴。

1.《本草从新》："补阴，益精，润脏腑，止烦渴。"

2.《随息居饮食谱》："开胃，滋阴，养心，清热，熄风，凉肝，明目。"

3.《中国药用动物志》："补阴血，益精髓，清肝热。治肝肾阴虚，腰膝酸重，目赤。"

【用法用量】 内服：煮食，30～50 g。

1733 西洋参 xī yáng shēn (《纲目拾遗》)

【异名】 西洋人参(《本草从新》)，洋参(《药性考》)，西参(《增订伪药条辨》)，花旗参、广东人参(《中国药用植

【原植物】 参见“西瓜”条。

【采收加工】 6～8月收集西瓜皮，削去内层柔软部分，晒干。也有将外面青皮削去，仅取其中间部分者。

【药材】 西瓜皮 *Exocarpium Citrulli* 全国各地均产。

性状 外层果皮常卷成管状、纺锤状或不规则形的片块，大小不一，厚0.5～1 cm。外表面深绿色、黄绿色或淡黄白色，光滑或具深浅不等的皱纹，内表面色稍淡，黄白色至黄棕色，有网状筋脉（维管束），常带有果柄。质脆，易碎，无臭，味淡。

鉴别 粉末特征：淡黄褐色。表皮细胞表面观多角形，黄绿色，壁较厚，角质化。淀粉粒细小，单粒呈长圆形或卵圆形，两端略尖，脐点和层纹不明显，最大颗粒长仅8 μm左右，常充塞于薄壁细胞中或散落于细胞外。石细胞成群或单个散生，淡黄棕色，呈不规则圆形或多角形。导管稀少，环纹或螺纹，直径17～27 μm。

【成分】 鲜翠衣含总糖（mg/kg）12 755.6，可滴定酸1 214.11，蛋白质3 383.6，氮541.2，鞣质（tannin）297，钾413.6，钠50.6，钙3.3，镁4.6，铁0.2，磷3.3，锌0.4，锰0.04，硼0.04，总提取物约2%。还含氨基酸：天冬氨酸，苏氨酸，丝氨酸，谷氨酸，甘氨酸，丙氨酸，半胱氨酸，缬氨酸，甲硫氨酸，异亮氨酸，亮氨酸，酪氨酸，苯丙氨酸，赖氨酸，组氨酸，精氨酸，脯氨酸，以谷氨酸和赖氨酸含量较高[1]。

【药性】 甘，凉。归心、胃、膀胱经。

1.《纲目》：“甘，凉，无毒。”

2.《萃金裘本草述录》：“甘，寒。入手太阴、足太阳、阳明经。”

3.《饮片新参》：“淡，平，微苦。”

4.《山东中草药手册》：“甘，微寒。”

5.《青岛中草药手册》：“入心、胃经。”

【功用主治】 清热，解渴，利尿。主治暑热烦渴，小便短少，水肿，口舌生疮。

1.《随息居饮食谱》：“凉惊涤暑。”

2.《药性切用》：“泻皮间湿热，治肤黄、肤肿。”

3.《萃金裘本草述录》：“清金除烦，利水通淋，涤胸膈躁烦，泄膀胱热涩，治天行火疟，风瘟热证最佳之品，脾胃湿热取汁热服。”

4.《上海常用中草药》：“主治中暑发热，烦闷口渴，小便量少色黄；急性热病发高热，口渴，汗多，烦躁；冬季因气候干燥而出现的咽喉干痛及嘴唇燥裂。”

5.《福建药物志》：“治痢疾、小儿夏季热、扁桃体炎、天疱疮、烫伤、脱肛、丹毒。”

【用法用量】 内服：煎汤，9～30 g；或焙干研末。外用：烧存性研末撒或鲜者绞汁涂患处。

【宜忌】《四川中药志》1960年版：“脾胃虚寒者忌用。”

【选方】 1. 治肾脏炎，水肿 西瓜皮（须用连髓之厚皮，晒干者入药为佳，若中药店习用之“西瓜翠衣”则无著效）干者40 g，白茅根鲜者60 g。水煎，每日3次分服。（《现代实用中药》）

2. 治咽喉干燥疼痛或口唇燥裂 西瓜翠衣30 g。水煎，每日服2次，连服数日。（《吉林中草药》）

3. 治心热躁，口舌生疮 西瓜翠衣15 g，炒栀子6 g，赤芍9 g，黄连、生甘草各4.5 g。煎服。（《安徽中草药》）

4. 治糖尿病，口渴，尿混浊 西瓜皮、冬瓜皮各15 g，天花粉12 g。水煎服。（《食物中药与便方》）

5. 治坐板疮 用八、九月的西瓜皮，刮薄存一粒米厚者，日中晒脆研细。疮有脓则干掺，无脓将自己津涎调末敷上，少顷疮中即流出水来，敷二次即愈。（《种福堂公选良方》）

【临床报道】 治疗肾炎 取西瓜1个，9 kg上下为宜，于一端挖1个5～6方寸的口，取出瓜瓤，放入紫皮大蒜312 g，冬瓜皮94 g，如加白蔻仁、砂仁各106 g则效果更佳，将原皮盖口，竹签扎牢，外糊1层1.5～2 cm厚的泥，放入自制窑内用木柴火烧4～7 h，冷却后，破泥壳，取黑炭研末而成“肾宁散”。每日服6～7 g，早、晚饭前各服一半，以白茅根煎液为引，有的适当给以补肝药物及抗炎剂，给无盐或低盐饮食。在一般情况下，都采用连续治疗方法。共治疗500多例肾炎，据收集到的近200例资料统计，彻底治愈无复发者占29.03%，基本治愈，恢复工作者占31.45%，疗效显著者占12.42%[1]。另有报道，用肾宁散为主治疗慢性肾炎，治疗期间，除降压药外，停用其他治疗肾炎西药。A组：肾宁散7 g，每日2次；白茅根50 g，煎水400 ml，分2次与肾宁散同服。B组（有反复感冒，影响病情者）：肾宁散7 g，每日2次；白茅根50 g，黄芪30 g，煎水400 ml，分2次与肾宁散同服。治疗期间，每星期测清晨尿常规1次，治疗前后测24 h尿蛋白定量及肾功能各1次。共治疗44例。结果：两组增进食欲，利尿消肿作用明显（60%～80%）；降低感冒发病率分别为：A组20%，B组76%（$P<0.05$）；尿蛋白消失率：A组35.5%，B组70%（$P<0.05$）；红细胞消失率：两组无明显差异；肾功能损害：6例BUN、Cr升高者，用药后无改善[2]。

1731 西瓜霜 xī guā shuāng

（《本草再新》）

【异名】 西瓜硝（《本草再新》）。

【基原】 为葫芦科西瓜属植物西瓜 *Citrullus lanatus* (Thunb.) Matsum. et Nakai 的果皮和皮硝混合制成的白色结晶性粉末。

【原植物】 参见“西瓜”条。

【制法】 疡医大全：“治咽喉口齿双蛾喉痹，命在须臾用大黄泥钵一个，将西瓜一个照钵大小，松松装入钵内，将瓜切盖，以皮消装满瓜内，仍以瓜盖盖，竹签插定，再以一样大的黄泥钵一个合上，外用皮纸条和泥将缝封固，放阴处过数日，钵外即吐白霜，以鹅毛扫下收好，仍将钵存阴处，再吐再扫，以钵外无霜为度，收好。”

【药材】 西瓜霜 *Mirabilitum Praeparatum* 全国各地均产。

性状 本品呈白色粉粒状结晶，形似盐，遇热熔化。气微，味微咸。

品质标志 《中华人民共和国药典》2005年版规定：本品（干燥品）含硫酸钠（Na_2SO_4）不得少于95.0%。

【药理】 1. 抑菌作用 平皿法试验表明，桂林西瓜霜对变形杆菌、金黄色葡萄球菌、甲型链球菌、白念珠菌、大肠杆菌和铜绿假单胞菌均有不同程度的抑菌作用。稀释度为1∶16、1∶32、1∶64，最低抑菌浓度为分别为1.56 mg/ml、3.13 mg/ml、6.26 mg/ml[1]。

2. 抗炎镇痛作用 桂林西瓜霜0.48 g/kg、0.24 g/kg、0.06 g/kg灌胃可减轻巴豆油致小鼠耳郭肿胀率，相同剂量给予大鼠，可降低角叉菜胶致大鼠足跖肿胀率及棉球肉芽肿胀率，提高热板致痛的痛阈，抑制醋酸扭体反应，抑制毛细血管通透性增高，促进口腔溃疡大鼠黏膜溃疡愈合，具有显著的抗炎镇痛作用[1]。

Nakai [*C. vulgaris* Schrad. ex Eckl. et Zeyh.]

一年生蔓性草本。茎细弱，匍匐，有明显的棱沟。卷须 2 歧，被毛。叶互生；叶柄长 3～12 cm；叶片三角状卵形、广卵形，长 8～20 cm，宽 5～18 cm，3 深裂或近 3 全裂，中间裂片较长，两侧裂片较短，裂片再作不规则羽状深裂或二回羽状分裂，两面均为淡绿色，边缘波状或具疏齿。雌雄同株，雄花、雌花均单生于叶腋；雄花直径 2～2.5 cm，花梗细，被长柔毛，花萼合生成广钟形，被长毛，先端 5 裂，裂片窄披针形或线状披针形，花冠合生成漏斗状，外面绿色，被长柔毛，上部 5 深裂，裂片卵状椭圆形或广椭圆形，先端钝；雄蕊 5，其中 4 枚成对合生，1 枚分离，花丝粗短；雌花较雄花大，花萼和雄花相似，子房下位，卵形，外面多少被短柔毛，花柱短，柱头 5 浅裂。瓠果近圆形或长椭圆形，径约 30 cm，表面绿色、浅绿色，多具深浅相间的条纹。种子多数，扁形，略呈卵形，黑色、红色、白色或黄色，或有斑纹，两面平滑，基部钝圆，经常边缘稍拱起。花、果期夏季。

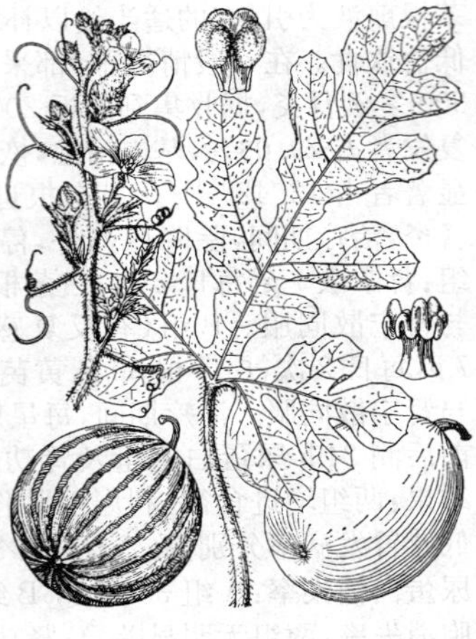

西 瓜

全国各地均有栽培。

本植物的外层果皮(西瓜皮)与种仁(西瓜子仁)、种皮(西瓜子壳)以及根、叶或藤茎(西瓜根叶)、果皮和皮硝混合制成的白色结晶性粉末(西瓜霜)亦供药用，另设专条。

【栽培】 生物学特性 喜温暖较燥的气候。耐热，怕低温，耐旱，喜光。对土壤适应性较广，宜选河岸冲积土和耕作层深厚的砂质壤土栽培。

繁殖方法 种子繁殖，直播或育苗移栽法。直播法：春播于 3～4 月，将经浸种、消毒、催芽的种子，按行株距 2 m×0.4 m 开穴播种，每穴播种子 4 粒。播前施基肥，播后用松土覆盖 2～3 cm，瓜苗长 3～4 片真叶时定苗，每穴选留良苗 1 株。育苗移栽法：春播于 2～3 月，将按上法处理的种子，播于保温苗床上的营养土块上，每块播种 2 颗，待出苗后，将其中 1 株弱苗去除。当瓜苗长出 3～4 片真叶时，即可带土块移栽。

田间管理 苗期加强中耕除草、松土，防止土壤板结。坐果前施 1～2 次稀薄人畜粪水。坐果后重施人畜粪水或复合肥。在采收高峰时，应采收一批，施追肥 1 次。采用 3 种整枝蔓方式：单蔓式，每株只留主蔓，去除所有子蔓；双蔓式，除主蔓外，在植株下部 3～4 节间留 1 条子蔓，其余子蔓全部去除；三蔓式，除主蔓外，在植株下部 3～4 节间选留 2 条子蔓，其余子蔓均去除。在阴雨天，辅以人工授粉，提高结果率。

【采收加工】 6～8 月采收成熟果实，一般鲜用。

【成分】 西瓜汁含氨基酸：瓜氨酸(citrulline)[1]，α-氨基-β-(1-咪唑基)丙酸[α-amino-β-(1-imidazolyl) propionic acid][2,3]，丙氨酸，α-氨基丁酸(α-aminobutyric acid)，γ-氨基丁酸，谷氨酸[4]，精氨酸，磷酸，苹果酸(malic acid)，乙二醇(glycol)，甜菜碱(betaine)，腺嘌呤，果糖，葡萄糖，蔗糖，维生素 A、B_2、C，β 及 γ-胡萝卜素(carotene)，番茄烃(lycopene)，六氢番茄烃(phytofluene)以及钾盐为主的盐类等[5～8]。

瓜瓤含无机元素：钾，钠，钙，镁，铁，磷，锌，锰，硼；且含天冬氨酸，苏氨酸，丝氨酸，谷氨酸，组氨酸，丙氨酸，半胱氨酸，缬氨酸，甲硫氨酸，异亮氨酸，亮氨酸，酪氨酸，苯丙氨酸，赖氨酸，组氨酸，脯氨酸，精氨酸等氨基酸[9]。

【药性】 甘，寒。归心、胃、膀胱经。

1.《饮膳正要》："甘，平。无毒。"

2.《日用本草》："味甘，寒。"

3.《纲目》："甘，淡，寒。"

4.《玉楸药解》："入手太阴肺、足太阳膀胱、足阳明胃经。"

5.《本草求真》："入心包、胃。"

【功用主治】 清热利尿，解暑生津。主治暑热烦渴，热盛津伤，小便不利，喉痹，口疮。

1.《饮膳正要》："主消渴，治心烦，解酒毒。"

2.《日用本草》："消暑热，解烦渴，宽中下气，利小水，治血痢。"

3.《滇南本草》："治一切热症，痰涌气滞。"

4.《随息居饮食谱》："清肺胃，治火毒，时证。"

5.《中国药用植物图鉴》："西瓜汁膏用于糖尿病有效。"

6.《玉楸药解》："甘寒疏利，清金利水。涤胸膈烦躁，泄膀胱热涩。"

7. 汪颖《食物本草》："疗喉痹。"

8.《医学入门》："病热口疮者食之立愈。"

【用法用量】 内服：取汁饮；或作水果食。

【宜忌】 中寒湿盛者禁服。

1.《延寿书》："北人禀厚，食之犹惯，南人禀薄，多食易至霍乱，冷病终身也。"

2.《纲目》："西瓜、甜瓜皆属生冷。世俗以为醍醐灌顶，甘露洒心，取其一时之快，不知其伤脾助湿之害也。"

3.《随息居饮食谱》："中寒多湿，大便滑泄，病后、产后均忌之。"

【选方】 1. 治阳明热甚，舌燥烦渴者，或神情昏冒、不寐、语言懒出者 好红瓤西瓜剖开，用汁一碗，徐徐饮之。(《本草汇言》)

2. 治阳性水肿 大西瓜 1 个，开一小孔，灌入捣烂的紫皮大蒜 2 头，蒸熟后，服汁。每次 1 碗，每日服 2 次。(《吉林中草药》)

3. 治中暑，小便不利 西瓜汁适量，冲莲子心汤服。(《安徽中草药》)

4. 治夏、秋腹泻，烦躁不安 西瓜、大蒜。将西瓜切开十分之三，放入大蒜七瓣，用草纸包七至九层，再用黄泥全包封，用空竹筒放入瓜内出气，木炭火烧干。研末，开水吞服。(《草医草药简便验方汇编》)

5. 治口疮甚者 用西瓜浆水徐徐饮之。(《丹溪心法》)

6. 治痔突出，坐立不便 用西瓜煮汤熏洗。(《卫生易简方》)

1730 西瓜皮 xī guā pí (《纲目》)

【异名】 西瓜青(《摄生众妙方》)，西瓜翠衣(《临证指南医案》)。

【基原】 为葫芦科西瓜属植物西瓜 *Citrullus lanatus* (Thunb.) Matsum. et Nakai 的外层果皮。

约 3.5 cm，黑色或紫黑色，种鳞肾形或扇状肾形，长 0.8～1.2 cm，宽 1.5～2 cm，苞鳞先端突尖，微露出。种子倒三角状卵圆形，种翅楔形。气微，味微苦。

【药性】 甘、涩、微辛，平。

1.《陕西中草药》："味涩、微辛，性平。"

2.《全国中草药汇编》："甘，平。"

【功用主治】 平肝，调经止血，止带。主治高血压病，头痛，眩晕，心神不安，月经不调，崩漏，带下。

1.《陕西中草药》："平肝熄风，调经活血，止血，止带，安神定志。主治高血压病，头痛，头晕，心神不安，月经不调，崩漏，白带。"

2.《全国中草药汇编》："调经，止血，消炎，止痛。主治月经不调，崩中带下，头痛眩晕及虚弱等症。"

【用法用量】 内服：煎汤，6～9 g。

【宜忌】《全国中草药汇编》："孕妇慎用。"

1725 朴树叶 pò shù yè（《中国药用植物图鉴》）

【基原】 为榆科朴属植物朴树 *Celtis tetrandra* Roxb. subsp. *sinensis* (Pers.) Y. C. Tang 的叶。

【原植物】 参见"朴树皮"条。

【采收加工】 5～7 月采收，鲜用或晒干。

【药性】 微苦，凉。

1.《广西本草选编》："味苦、涩，性平。"

2.《福建药物志》："微苦，凉。"

【功用主治】 清热，凉血，解毒。主治漆疮，荨麻疹。

1.《中国药用植物图鉴》："叶汁可治漆疮。"

2.《福建药物志》："清热凉血，治漆过敏。"

【用法用量】 外用：鲜品捣敷；或捣烂取汁涂敷。

1726 朴树皮 pò shù pí（《中国药用植物图鉴》）

【基原】 为榆科朴属植物朴树的树皮。

【原植物】 朴树 *Celtis tetrandra* Roxb. subsp. *sinensis* (Pers.) Y. C. Tang [*C. sinensis* Pers.; *C. labilis* Schneid.]

又名：拨树、千粒树、朴榆、桑仔、朴子树、小叶牛筋树、沙朴(《中国药用植物图鉴》)。

落叶乔木，高达 20 m。树皮灰色，平滑；一年生枝密被毛，后渐脱落。叶互生；叶片革质，通常卵形或卵状椭圆形，先端急尖至渐尖，基部圆形或阔楔形，偏斜，中部以上边缘有浅锯齿，上面无毛，下面沿脉及脉腋疏被毛；基出 3 脉。花杂性，同株，1～3 朵，生于当年枝的叶腋，黄绿色，花被片 4，被毛，雄蕊 4，柱头 2。核果单生或 2 个并生，近球形，熟时红褐色；果核有凹陷和棱脊。花期 4～5 月，果期 9～10 月。

生于山坡、山沟、丘陵等处。分布于华东、中南及四川、贵州、陕西、台湾等地。

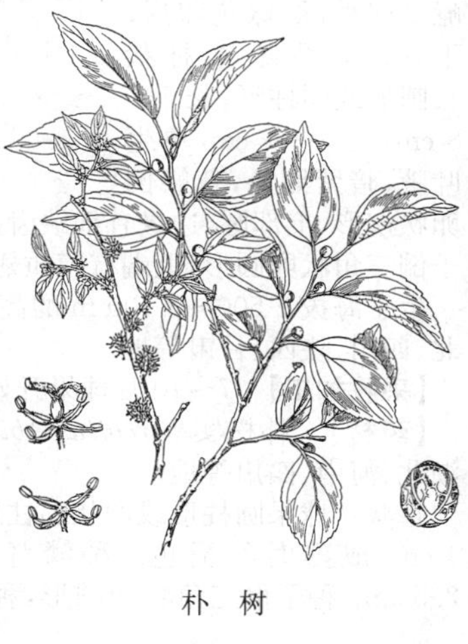

朴　树

本植物的树叶(朴树叶)与果实(朴树果)、根皮(朴树根皮)亦供药用，另设专条。

【采收加工】 5～9 月采剥，切片，晒干。

【药材】 朴树皮 *Cortex Celtis Tetrandrae* 产于江苏、浙江、安徽、江西、广东、广西、福建等地。

性状　树皮呈板块状，表面棕灰色，粗糙而不开裂，有白色皮孔；内表面棕褐色。气微，味淡。

【成分】 树皮含生物碱及皂苷[1]。

【功用主治】 祛风透疹，消食化滞。主治麻疹透发不畅，消化不良。

1.《浙江药用植物志》："祛风透疹，健脾活血。主治麻疹，消化不良，腰痛。"

2.《中国药用植物图鉴》："调经，治麻疹。"

【用法用量】 内服：煎汤，15～60 g。

【选方】 治腰痛　(朴)树皮 120～150 g，苦参 60～90 g。水煎冲黄酒、红糖，早、晚空腹各服 1 次。(《天目山药用植物志》)

1727 朴树果 pò shù guǒ（《广西本草选编》）

【基原】 为榆科朴属植物朴树 *Celtis tetrandra* Roxb. subsp. *sinensis* (Pers.) Y. C. Tang 的成熟果实。

【原植物】 参见"朴树皮"条。

【采收加工】 11～12 月果实成熟时采摘，晒干。

【药性】 味苦、涩，性平。

【功用主治】 清热利咽。

【用法用量】 内服：煎汤，3～6 g。

【宜忌】 孕妇忌服。

【选方】 治感冒风寒，咳嗽声哑　(朴树)果 6 g。水煎服。

1728 朴树根皮 pò shù gēn pí（《天目山药用植物志》）

【基原】 为榆科朴属植物朴树 *Celtis tetrandra* Roxb. subsp. *sinensis* (Pers.) Y. C. Tang 的根皮。

【原植物】 参见"朴树皮"条。

【采收加工】 7～10 月采收，刮去粗皮，鲜用或晒干。

【药性】 苦、辛，平。

1.《广西本草选编》："味苦、涩，性平。"

2.《福建药物志》："微苦，凉。"

【功用主治】 祛风透疹，消食止泻。主治麻疹透发不畅，消化不良，食积泻痢。

1.《浙江药用植物志》："祛风透疹，健脾活血。主治麻疹，消化不良，腰痛。"

2.《广西本草选编》："散瘀止泻。"

3.《福建药物志》："清热凉血。治月经不调，白带，疝气。"

【用法用量】 内服：煎汤，15～30 g。外用：鲜品捣敷。

【选方】 1. 治痔疮下血，食滞腹泻，久痢不止　(朴树)根皮 30 g。水煎，调姜汁少许服。(《广西本草选编》)

2. 治跌打扭伤　(朴树)鲜根皮捣烂外敷，或取根皮 30～60 g 炖瘦猪肉服。(《广西本草选编》)

1729 西瓜 xī guā（《日用本草》）

【异名】 寒瓜(《本草经集注》)，天生白虎汤(汪颖《食物本草》)。

【基原】 为葫芦科西瓜属植物西瓜的果瓤。

【原植物】 西瓜 *Citrullus lanatus* (Thunb.) Matsum. et

2. 治暴癥　腹中有物如石，痛如刺，昼夜啼呼　大黄末半斤，朴消三两，蜜一斤。合于汤上煎，可丸如梧子。服十丸，日三服之。(《肘后方》)

3. 治胃热呕吐，手足心皆热者　朴消、栀子(炒黑)各等分。为末，滚水服一二匙。(《经验广集》朴栀散)

4. 治小儿赤眼　黄连二分，朴消(令干)一分。上二味，以妇人奶汁浸之，点眼。(《外台》引刘氏方)

5. 治风眼赤烂　明净皮消一盏，水二碗煎化，露一夜，滤净澄清。朝夕洗目。(《纲目》引《杨诚经验方》)

6. 治咽喉肿痛　朴消(别研)四两，甘草末(生)一两。上件研匀，每用半钱，干掺口中。如肿甚者，用竹筒子吹入喉内。(《杨氏家藏方》吹喉散)

7. 治痈疽疮发，大小便秘涩不通　朴消(研)、大黄(炒)、杏仁(研)、葶苈子(微炒)各二两。上四味，先以三味捣罗为细末，入朴消和匀，炼蜜为丸，如梧桐子大。每食后煎黄芪汤下二十丸，以通利为度，未利再服。(《圣济总录》朴消丸)

8. 治痔疮　朴消、五倍子等分。上为细末。每用三两，水三碗，同煎至三四沸，淋渫。(《鸡峰普济方》朴消散)

9. 治产后伤寒，恶露不行，腹胀，烦闷欲死　朴消(生)、大黄(生)。上等分为细末。每服二钱，取桃仁去皮、尖及双仁者，碎之，浓煎汤调下，以通为度。(《卫生家宝产科备要》)

【临床报道】 1. 治疗胸腰椎及骨盆骨折后腹胀　取朴硝100 g，装进预制的15 cm×10 cm小布袋中，封闭袋口。在脐周均匀涂上松节油，将盛有朴消的小布袋直接放在脐部，其上覆一折叠8层的热毛巾，热毛巾上置一盛有70 ℃热水的热水袋以保持温度，温度不可过高，防止烫伤。为防止渗湿衣物，毛巾不可太湿，且在热水袋上盖一塑料布，持续外敷4 h，效果差者可持续使用直至腹胀减轻。共治31例，治疗1次后，结果显效19例，有效10例，无效2例[1]。

2. 治疗肝硬化腹水　64例患者分为治疗组和对照组各32例，对照组常规控制水和钠盐摄入，使用利尿剂，补充白蛋白或血浆。治疗组除上述常规治疗外加用朴消500 g装入布袋，敷于腹部，每日不少于12 h。两组病例均观察1星期，治疗期间每日测体重、量腹围。结果：治疗组体重减轻2～6.5 kg，平均为4.6 kg；对照组体重减轻1.6～5.8 kg，平均为4.1 kg。治疗组腹围减少3～11 cm，平均5.8 cm；对照组腹围减少2.8～10.5 cm，平均4.6 cm。两组比较有显著差异($P<0.05$)，治疗组腹胀明显减轻26例，对照组23例，治疗组明显优于对照组[2]。

3. 治疗复发性口腔溃疡　生甘草60 g，朴消60 g，分包。先取生甘草60 g，加水约500 ml，浸泡10 min，煎煮20 min后，放入朴消60 g溶化，待药液温度降至30～40 ℃时，取以上药液三分之一量含漱约10 min，每日1剂，分早、午、晚3次饭后漱口。每6剂为1个疗程，每疗程间隔1 d，连续治疗2个疗程后即可停止治疗。治疗62例，治愈48例，好转9例，无效5例，总有效率91.94%。在治愈48例中，1个疗程20例，2个疗程28例[3]。

1724 朴松实 pǔ sōng shí (《陕西中草药》)

【异名】 冷杉果、蒲松果、松梅(《陕西草药》)。

【基原】 为松科冷杉属植物秦岭冷杉、巴山冷杉的球果。

【原植物】 1. 秦岭冷杉 *Abies chensiensis* Van Tiegh. 又名：枞树(《中国裸子植物志》)，陕西冷杉(《华北经济植物志要》)。

常绿乔木，高达50 m。一年生枝淡黄灰色、淡黄色或淡褐黄色，无毛或凹槽中疏生细毛；冬芽圆锥形，有树脂。叶在枝上排成近二列状，条形，长1.5～4.8 cm，上面深绿色，下面有2条白色气孔带；果枝之叶先端尖或钝，树脂道中生或近中生，营养枝及幼树叶的先端2裂或微凹，树脂道边生。球果圆柱形或卵状圆柱形，长7～11 cm，径3～4 cm，近无梗，幼时绿色，成熟时褐色，中部种鳞肾形，长约1.5 cm，宽约2.5 cm，鳞背露出部分密生短毛；苞鳞长约为种鳞的3/4，不外露，上部圆形，边缘有细缺齿，中央有短尖头；种子较种翅为长，倒三角状椭圆形，种翅宽大，倒三角形。

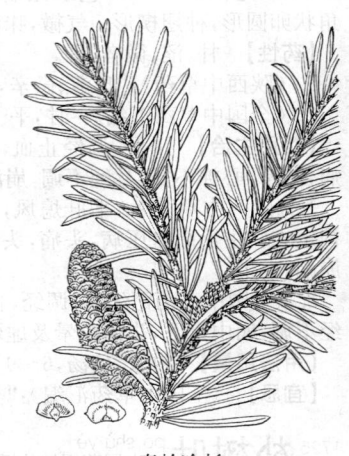

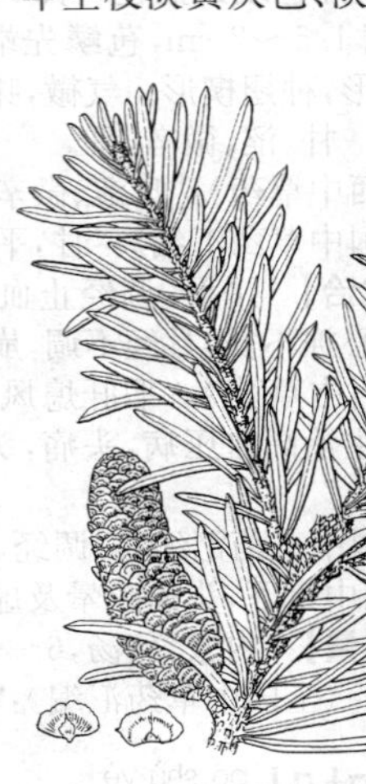

秦岭冷杉

生于海拔2 300～3 000 m高山地带。分布于湖北、陕西、甘肃等地。

2. 巴山冷杉 *A. fargesii* Franch. [*A. sutchuensis* (Franch.) Rehd. et Wils.]　又名：鄂西冷杉、太白冷杉(《中国树木分类学》)，川枞(《中国裸子植物志》)，洮河冷杉(《经济植物手册》)，四川冷杉、松墨(《陕西中草药》)。

乔木，高达40 m。树皮粗糙，暗灰色或暗灰褐色，块状开裂。一年生枝红褐色或褐色，微有凹槽，无毛，稀凹槽内疏生短毛。叶条形，在枝条下面排成2列，长1.5～3 cm，宽1.5～4 mm，先端钝，微凹或尖，上面中脉凹下，有光泽，下面沿中脉两侧有2条粉白色气孔带；横切面树脂道2个，中生。雌雄同株，雄球花卵形，下垂。球果直立，柱状长圆形或圆柱形，长5～8 cm，径3～4 cm，单生叶腋，暗紫黑色，苞鳞倒卵状楔形，上部圆，边缘有细缺齿，先端有急尖，微露出。种子倒三角状卵圆形，上端有膜质翅。

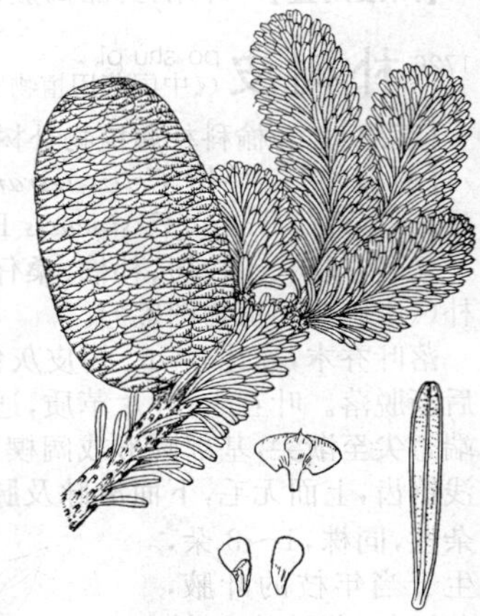

巴山冷杉

生于海拔1 500～3 700 m的高山地带。分布于河南、湖北、四川、陕西、甘肃等地。

【采收加工】 7～10月球果开始成熟时采摘，晒干。

【药材】 朴松实 *Strobilus Abietis*　主产于陕西、甘肃、湖北、河南、四川等地。

性状　球果圆柱形或卵状圆柱形，长7～11 cm，直径3～4 cm，成熟时红褐色。种鳞肾形，长约1.5 cm，宽约2.5 cm。种子倒三角状椭圆形，种翅宽大，倒三角形，直径

长1～1.2 cm，直径3～6 mm，茶褐色，柄多弯曲，直径2～4 mm，灰白色或灰黑色，具纵纹；质脆，易折断，断面疏松或空瘪。气香，味微咸（菌核）或淡（子座）。

鉴别　子座横切面：子囊壳埋生于子座内，烧瓶形或鞋底形，长325～585 μm，直径65～156 μm；子囊长304～398 μm，直径3～5 μm，子囊孢子线形，长182～325 μm，直径1.5～2 μm，横隔不明显；壁部菌丝排列紧密；菌髓菌丝排列疏松。

【成分】　亚香棒虫草含甘露醇（mannitol），麦角甾醇（ergosterol），糖，氨基酸，生物碱及有机酸[1]。氨基酸主要有天冬氨酸，苏氨酸，丝氨酸，谷氨酸，脯氨酸，甘氨酸，缬氨酸，甲硫氨酸，丙氨酸，异亮氨酸，亮氨酸，酪氨酸，苯丙氨酸，赖氨酸，组氨酸及精氨酸[2,3]。还含有维生素C，烟酸（nicotinic acid），烟酰胺，锌，铜，锰，铁，钴和铬[3]。

【药理】　1. 对中枢的影响　10%亚香棒虫草水浸液按2.5 g/kg剂量给小鼠灌胃给药，对小鼠自发活动有明显的抑制作用。按同样剂量小鼠连续灌胃给药15 d，对士的宁引起的小鼠死亡具有明显的对抗作用[1]。

2. 耐缺氧作用　小鼠每日按2.5 g/kg剂量灌胃1次给予10%亚香棒虫草水浸液，均能显著提高小鼠耐缺氧能力[1]。

3. 滋补强壮作用　亚香棒虫草1.25 g/kg、2.5 g/kg灌胃，能明显增加雄性幼小鼠肾上腺的重量，可对抗氢化可的松所致"肾阳虚"小鼠、环磷酰胺所致免疫低下雄性大鼠和去势雄性大鼠的免疫、生殖器官的重量下降，并能明显提高大鼠的生育能力[2]。

毒性　大鼠受孕后第七日开始用2.25 g/kg、4.5 g/kg和9.0 g/kg亚香棒虫草灌胃给药，连续10 d，有部分（3.0%～7.5%）仔鼠出现畸形（分叉舌），而对照组无异常[2]。

【药性】《中国药用孢子植物》："甘、微辛，温。"

【功用主治】《中国药用孢子植物》："保肺益肾，补精益髓，止血化痰。治虚劳咳嗽，阳痿遗精，肺结核咯血。"

【用法用量】　内服：煎汤，6～10 g；或与鸡、鸭炖食。

【选方】　治肺结核咯血　亚香棒虫草6 g，白及12 g，贝母9 g，百部9 g。煎服。（《中国药用孢子植物》）

1722 芝麻壳 zhī má ké

【基原】　为胡麻科植物脂麻子 *Sesamum indicum* DC. 的果壳。

【原植物】　参见"黑脂麻"条。

【功用主治】　治半身不遂，烫伤。

【选方】　1. 治半身不遂　芝麻壳五钱，酒煎服，出汗。（《纲目拾遗》千金不易方）

2. 治汤火伤　芝麻壳烧存性，研细，遇火伤者，用麻油调搽，倘湿烂，干掺之。（《杨春涯经验方》）

1723 朴消 pǔ xiāo （《本经》）

【异名】　朴消石（《吴普本草》），消石朴（《别录》），海末（《石药尔雅》），皮消（《杨诚经验方》），盐消（《纲目》），海皮消、毛消（《药材学》）。

【基原】　为硫酸盐类芒硝族矿物芒硝或人工制品芒硝的粗制品。

【原矿物】　芒硝 Mirabilite

晶体结构属单斜晶系。晶体呈短柱状或针状，有时为板条状或似水晶的假六方棱柱状。集合体通常为致密或疏松的块体，或呈皮壳、被膜或盐华。无色透明，多为白色及带浅黄、灰白或绿、蓝等色调，含有机质者发黑。条痕白色。半透明至近透明，新鲜断面玻璃光泽，风化面无光泽；致密集合体表面不平呈蜡状、油脂状光泽。一组解理完全。断口贝壳状。硬度1.5～2。性脆，易碎为粉末状。纯者相对密度1.49；失水者密度增大。味凉而微带苦咸。极易溶于水。在干、热条件下风化失水转化为白色粉末状无水芒硝。强烧之火焰为黄色钠盐，经常含共存矿物组分；主要为钙、镁、钾的硫酸盐、硝酸盐及卤化物（如石膏、钙芒硝、泻利盐、石盐、钠硝石）以及黏土矿物等。

多产于海边碱土地区、矿泉、盐场附近较潮湿的山洞中。主要分布于天津、河北、内蒙古、山西、江苏、安徽、福建、山东、河南、湖北、四川、贵州、云南、陕西、青海、新疆等地。

本矿物的提纯品（芒硝）亦供药用，另设专条。

【药材】　朴硝 *Natrii Sulfas*　产于青海、新疆、内蒙古、河北、天津、山东、河南、江苏、安徽、山西等地。

性状　本品呈小块片粒状，灰白色或灰黄色，略透明，在阳光下可见多量灰屑等杂质。易结块、潮解。质脆，易碎裂。气无，味苦咸。

鉴别　本品显钠盐及硫酸盐的反应，参见"芒消"条。

【药性】　苦、咸，寒。归胃、大肠经。

1.《本经》："味苦，寒。"

2.《别录》："辛，大寒，无毒。"

3.《药性论》："味苦、咸，有小毒。"

4.《本草从新》："酷涩性急。"

5.《本草求真》："入肠，胃，兼入肾。"

6.《本草撮要》："入手、足太阴，阳明经。"

【功用主治】　泻热软坚，解毒消肿。主治实热积滞，腹胀便秘，目赤肿痛，喉痹，痈疮肿毒，停痰积聚，妇人瘀血腹痛。

1.《本经》："主百病，除寒热邪气，逐六府积聚，结固，留癖。能化七十二种石，炼饵服之轻身神仙。"

2. 皇甫谧："主疗热，腹中饱胀，养胃消谷，去邪气。"

3.《别录》："主胃中食饮热结，破留血闭绝，停痰痞满，推陈致新。"

4.《药性论》："治腹胀，大小便不通，女子月候不通。"

5.《日华子》："主通泄五脏百病及癥结，治天行热疾，消肿毒及头痛，排脓，润毛发。凡入饮药，先安于盏内，搅热药浇服。"

6.《本草蒙筌》："诸石药毒能化，六腑积聚堪驱。润燥粪推陈致新，消痈肿排脓散毒。却天行疫痢，破留血闭藏。伤寒发狂，停痰作痞。凡百实热，悉可泻除。又善堕胎。"

【用法用量】　外用：研末吹喉；或水化罨敷、点眼、调搽、熏洗。一般不供内服。内服都用其精制品芒硝或玄明粉。

【宜忌】　脾胃虚寒及孕妇禁服。

1.《本草经集注》："畏麦句姜。"

2.《儒门事亲》："畏三棱。"

3.《品汇精要》："妊娠不可服。"

4.《本草经疏》："血涸津枯以致大肠燥结，阴虚精乏以致大热骨蒸，火炎于上以致头痛目昏，耳聋咽痛，吐血衄血，咳嗽痰壅，虚极类实等证，切戒勿施。"

【选方】　1. 治伤寒食毒，腹胀气急，大小便不通　朴消、大黄（锉，炒）、芍药各一两，当归（切，焙）、木香各半两。上五味粗捣筛，每服五钱匕，水一盏半，生姜三片，煎至八分，去滓，空心温服。（《圣济总录》朴消汤）

壁细胞,壁稍厚。纤维层为1列排列紧密的纤维细胞,略径向延长,直径3～5 μm,壁厚,木化,胞腔较窄,层纹隐约可见。颓废层细胞不明显。色素层为一层扁平壁薄细胞,内含棕红色物质。胚乳及子叶细胞多角形,内含脂肪油及糊粉粒。糊粉粒直径7～14 μm,含拟晶体及拟球体1～2个。

(3) 取本品粉末0.5 g,置试管中,加水少许,试管中悬挂一条浸有10%碳酸钠溶液的三硝基苯酚试纸,管口紧塞软木塞(试纸勿接触粉末与管壁),置于40～60 ℃水浴中,10 min后,试纸呈砖红色(检查氰苷)。

【成分】 种子含脂肪油30%～40%,油中脂肪酸:亚油酸(linoleic acid),亚麻酸(linolenic acid),油酸(oleic acid),肉豆蔻酸(myristic acid),棕榈酸(palmitic acid)等。甾醇类化合物:胆甾醇(cholesterol),菜油甾醇(campesterol),豆甾醇(stigmasterol),谷甾醇(sitosterol),6-燕麦甾醇(Δ^6-avenasterol);萜类化合物:环木菠萝烯醇(cycloartenol),24-亚甲基环木菠萝烷醇(24-methylene cycloartanol),牻牛儿基牻牛儿醇(geranylgerninol),亚麻苦苷(linamarin)[1,2]。

子叶及幼芽含酚性化合物:对香豆酸(*p*-coumaric acid),咖啡酸(caffeic acid),阿魏酸(ferulic acid),芥子酸(sinapic acid)的酯[3]。

子叶及幼苗含黄酮苷类化合物:光牡荆素-7-鼠李糖苷(lurcenin-7-rhamnoside),荭草素-7-鼠李糖苷(orientin-7-rhamnoside),异荭草素-7-葡萄糖苷(isoorientin-7-glucoside)等[3]。

【药理】 1. 降血脂、抗血栓及抗动脉粥样硬化 γ-亚麻油酸预防性给药(5 ml/kg),可显著降低高脂饮食大鼠血清TG、TC、LDL-Ch及VLDL-Ch含量;对高脂饮食家兔血清TC、LDL-Ch及VLDL-Ch含量也有显著降低作用,但对TG水平无明显影响;γ-亚麻油酸治疗性给药,可降低家兔血脂TG、TC、LDL-Ch及VLDL-Ch以及心肌组织中TG和TC含量,并可显著降低家兔全血黏度低切变率[1]。亚麻子油可通过调节血浆TXA_2、PGI_2水平以抗血栓及动脉粥样硬化的形成[2]。用添加10%亚麻子的饲料喂养蛋鸡10星期,鸡蛋黄中α-亚麻酸(ALA)和二十二碳六烯酸(DHA)的含量呈明显上升趋势,并发现蛋鸡的肝脏、脑中DHA含量也相应增加,有利于降低血浆三酰甘油及血压[3]。

2. 调理机体炎性反应 亚麻籽油1 ml灌胃,连续2星期,可下调全肠外营养(TNP)支持的腹腔感染(盲肠结扎加穿孔)大鼠血清TNF、IL-6水平,有调理机体炎性反应的作用;另外,还有潜在的减少体重丢失和改善生存情况的作用[4]。

毒性 摄入3.0%亚麻子油饲料时,兔血糖、ALT等指标的影响较轻,肝脏未见明显的病理性损伤;6.0%亚麻子油饲料使兔血糖、ALT、AST明显增高,且肝细胞浊肿、坏死、炎细胞浸润发生率均很高,说明过量摄入亚麻子油对兔肝脏有损伤[5]。

【药性】 甘,平。归肝、肺、大肠经。

1.《本草图经》:"味甘,微温,无毒。"

2.《滇南本草》:"味甘、辛,性平。"

3.《本草经疏》:"足厥阴经血分药也。"

4.《本经逢原》:"入阳明经。"

5.《陕西中药志》:"入肺、脾、肝、肾四经。"

【功用主治】 养血祛风,润燥通便。主治麻风,皮肤干燥,瘙痒,脂溢性脱发,疮疡湿疹,烫火伤,肠燥便秘,以及咳嗽气喘。

1.《本草图经》:"治大风疾('疾'《纲目》引作'疮癣')。"

2.《滇南本草》:"治肺痨吐血;熬膏服食,健燥脾胃。"

3.《冯氏锦囊》:"专治三十六种风,内有紫点风瘙痒彻骨者,同生地、连翘、丹皮、赤芍解毒凉血之药最妙。"

4.《药性考》:"疗风癣秃。"

5.《山西中草药》:"补益肝肾,养血祛风润燥。治病后虚羸,虚风眩晕,肠燥便秘等症。"

【用法用量】 内服:煎汤,5～10 g;或入丸、散。外用:榨油涂。

【宜忌】 大便滑泄者禁服,孕妇慎服。

【选方】 1. 治老人皮肤干燥,起鳞屑 亚麻子、当归各90 g,紫草30 g。做成蜜丸。每服9 g,开水送服,每日2次。(《全国中草药汇编》)

2. 治疮疡湿疹 亚麻仁15 g,白鲜皮12 g,地肤子15 g,苦参15 g。水煎,熏洗患处。(《山东中草药手册》)

3. 治过敏性皮炎,皮肤瘙痒 亚麻子、白鲜皮、地骨皮各60 g。做蜜丸。每服9 g,开水送服,每日2次。(《全国中草药汇编》)

4. 治老年或病后体虚便秘 亚麻仁、当归、桑椹子各等分。白蜜制丸。每服9 g,每日3次。(《宁夏中草药手册》)

1721 亚香棒虫草 yà xiāng bàng chóng cǎo (《中国药用孢子植物》)

【基原】 为麦角菌科虫草属真菌亚香棒虫草的菌核及子座。

【原植物】 亚香棒虫草 *Cordyceps hawkesii* Gray 又名:霍克斯虫草(《虫草》)。

子座由寄主头端伸出,顶端露出地面,细圆柱状,多单生,罕为2～4个,长4～8 cm,粗3～5 mm,基部稍粗,为7～8 mm。柄多弯曲,灰白色至灰褐色,上有纵皱纹和微细绒毛。子座椭圆形至圆柱状;顶端钝圆,无不孕先端,长1.4～2.5 cm,粗4～5 mm,茶褐色。子囊壳埋于子座的四周,椭圆至卵形,(640～800)μm×(224～320)μm,壳孔点粒状,直径35～53 μm。子囊埋生于子囊壳内,蠕虫形,上部宽,下部略细,顶端具8个平行排列的孢子。子囊孢子线形,长短几与子囊相等,粗1～1.8 μm,光滑,无色,孢子弹射后横断成(3.5～5.3)μm×(1～1.8)μm的小段。

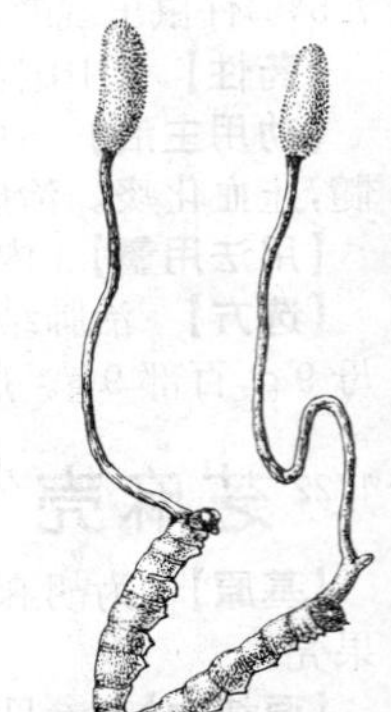

亚香棒虫草

生于林中落叶层下鳞翅目(*Lepidoptera*)的幼虫上。分布于安徽、湖北、湖南、广东、广西、四川、云南等地。

【采收加工】 11～12月采收,采后晒干。

【药材】 亚香棒虫草 *Cordyceps Hawkesii* 主产于安徽、江西、湖南、广西等地。

性状 本品为虫体及其头部长出的子座组成。虫体似蚕,长3～4 cm,直径4～5 mm,头部红黄色或紫黑色,体表类白色,有20～30个环节,近头部有足3对,尾部1对,中部4对,气门点状,黑色,刮去外层灰白色菌膜,可见褐色或栗褐色虫体角皮;质脆,易折断,断面略平坦,黄白色。子座单生,间或2～3个,长4～8 cm,头部短圆柱形,顶端圆钝,

5 cm，顶端微凹陷，具小突尖，基部心形，全缘或波状，上面暗绿色，下面黄绿色，两面密被黄棕色绒毛，老时部分毛脱落。花小，淡黄色，雌雄异株；雄花为圆锥状聚伞花序，腋生，萼片4(5～6)，花瓣4，合成一杯状体，花药4，横列，花丝合生；雌花为总状花序，聚生于叶状小苞片内，苞片肾状或近圆形，雌蕊1，柱头3裂。核果卵形，成熟时红色；种子扁平，马蹄形，背有小瘤体。花期4～5月，果期5～7月。

生于海拔200(～600)～1 300 m的河谷、小溪两岸沙滩或荒地。分布于广西、贵州、云南、西藏等地。

【采收加工】 春、秋季采收，晒干。

【药材】 亚乎奴 *Herba Cissampelotis* 产于云南、广西、贵州等省区。

性状 根呈扁圆柱形，多弯曲，长短不一，直径约1 cm。表面棕褐色或暗褐色，有皱纹及支根痕；断面枯木状。匍匐茎圆柱形，节略膨大，常有根痕或细根；表面棕褐色，节间有扭旋的纵沟纹；易折断，折断时有粉尘飞扬，断面具放射状纹理；缠绕茎纤细，有分枝，表面被黄棕色绒毛。叶互生，有柄，微盾状着生；叶片多皱缩，展平后呈心状扁圆形，先端微凹，具小突尖，上表面疏被白色柔毛，下表面密被褐黄色绒毛。气微，味苦、微甜。

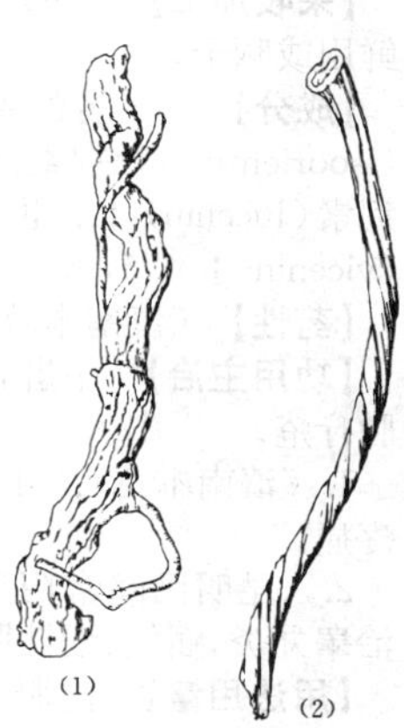

亚乎奴(根、茎)外形
(1) 根 (2) 茎

鉴别 (1) 粉末特征：灰棕色。淀粉粒甚多，单粒圆形、半圆形或多角形，直径2～21 μm，脐点点状或裂缝状；复粒由2～4分粒组成。石细胞多，淡黄色，类方形、椭圆形或多角形，直径30～65 μm；另有类梭形，长80～180 μm。具缘纹孔导管直径24～140 μm。纤维细长，可至1 000 μm，直径约24 μm，壁厚，木化。草酸钙方晶较少，极细小。非腺毛1～5列细胞，长220～1 260 μm。

(2) 取本品粉末5 g，加乙醇40 ml，浸泡2 h，滤过。取滤液约20 ml，蒸干，残渣用稀醋酸溶解后，加水适量，置分液漏斗中，加氨试液使成碱性，用氯仿适量振摇提取，分取氯仿液，再加稀醋酸适量振摇提取。分取醋酸液2 ml，加碘化汞钾试液2滴，生成红棕色沉淀；另取醋酸液2 ml，加碘化铋钾试液2滴，生成红棕色沉淀(检查生物碱)。

【成分】 全草含生物碱：锡生藤碱(cissampareine)[1]，粉防已碱单N-2′-氧化物(tetrandrine mono-N-2′-oxide)，南美木防已箭毒碱(chondrocurine)[2]，pareirubrine[3]，pareitropone[4]，pareirubrinis A、B[5]，norimelutein，norruffscine[6]。

根含生物碱：海牙亭碱(hayatine)[7]，海牙替定碱(hayatidine)[8]，海牙替宁碱(hayadinine)[9]，氯化锡生藤酚灵(cissamine chloride)[10]，右旋-4″-O-甲基箭毒碱(4″-O-methylcurine)[11]，荷苞牡丹碱(dicentrine)，去氧荷苞牡丹碱，轮环藤宁碱(cycleanine)，岛藤碱(insularine)及右旋异谷树碱(isochondrodendrine)[12]；根皮含左旋箭毒碱(curine)，海牙亭碱，海牙替宁碱，右旋异谷树碱[13]，门尼斯明碱(menismine)，锡生藤酚灵，软齿花根碱(pareirine)[14]。

叶含轮环藤宁碱，箭毒碱，海牙替定碱，海牙亭碱生物碱及右旋槲皮醇(quercitol)[15]。

【药理】 1. 肌松作用 海牙亭碱碘甲烷盐有肌松作用，家兔垂头效价为箭毒碱的2.13倍，对猫、犬横纹肌的麻痹效价为箭毒碱的1.14倍[1]。云南锡生藤中分离出的锡生藤碱Ⅱ家兔垂头剂量为0.137 9 mg/kg，该作用可被新斯的明所对抗[2]。锡生藤碱甲碘甲烷盐的肌松作用较箭毒碱弱[3]。有人认为锡生藤碱甲和锡生藤碱Ⅱ与海牙亭碱可能是同一物质[4]。

2. 心血管作用 锡生藤叶、茎水煎剂对离体兔心有兴奋作用。锡生藤碱甲(海牙亭碱)对在位兔心及离体蛙心均有强心作用，对家兔及犬的血压未见影响，但对猫可引起明显血压下降。而在临床麻醉中，人的血压、脉搏、心率均较平稳。对猫用海牙亭碱碘甲烷季铵盐2.5 mg/kg静脉注射，可使其血压明显而持久下降[5]，降压作用被证明是由于释放组胺所致，抗组胺药则可拮抗之[6]。

3. 抗癌作用 锡生藤碱对人体鼻咽癌(KB)细胞有细胞毒活性，ED_{50}为1.1～3.8 μg/ml。轮环藤碱对HeLa人体癌(HE)细胞有细胞毒活性，ED_{50}为12 μg/ml[7]。

【药性】 苦，温。归肝、脾经。

1.《云南中草药》："微麻，温。"

2.《云南中药志》："甘、苦，温。"

【功用主治】 活血止痛，止血生肌。主治跌打损伤，挤压伤，创伤出血，腰痛，风湿疼痛。现用其提取物锡生藤碱作手术麻醉的肌松剂。

1.《云南中草药》："活血止痛，止血，生肌。主治跌打损伤、挤压伤、创伤出血。"

2. 南药《中草药学》："麻醉止痛，止血生肌。""民间曾用于治疗喘息和心脏病。"

【用法用量】 内服：煎汤，9～15 g。外用：鲜品捣敷；或干粉外敷；或用酒或蛋清调敷。

【宜忌】 重症肌无力患者禁服。

【临床报道】 对肌肉的松弛作用 由锡生藤提取的锡生藤碱Ⅱ(有认为即海牙亭碱)属非极化型肌松剂，本身无麻醉作用，可与洋金花或西药麻醉剂配合应用。以锡生藤碱Ⅱ 0.2～0.3 mg/kg，同洋金花配合应用观察近200例，表明可使腹部肌肉松弛，时间可持续30～40 min[1]。

1720 亚麻子 yà má zǐ (《本草图经》)

【异名】 胡麻子(《博济方》)，壁虱胡麻(《纲目》)，亚麻仁(《国药的药理学》)，大胡麻、胡麻仁(《药材学》)。

【基原】 为亚麻科亚麻属植物亚麻 *Linum usitatissimum* L.的种子。

【原植物】 参见"亚麻"条。

【采收加工】 8～10月间果实成熟时割取全草，捆成小把，晒干，打下种子，晒干。

【药材】 亚麻子 *Semen Lini* 主产于东北地区。

性状 种子呈扁平卵圆形，一端钝圆，另端尖而略偏斜，长4～6 mm，宽2～3 mm。表面红棕色或灰褐色，平滑有光泽，种脐位于尖端的凹入处；种脊浅棕色，位于一侧边缘。种皮薄，胚乳棕色，薄膜状；子叶2，黄白色，富油性。无臭，嚼之有豆腥味。

鉴别 (1) 取本品少量，加温水浸泡后，表皮黏液层膨胀而成一透明黏液膜，包围整个种子。

(2) 种子横切面：表皮细胞较大，类长方形，壁含黏液质，遇水膨胀显层纹，外面有角质层。下皮为1～5列薄

【功用主治】 清热利湿，化瘀止血。主治湿热臌胀，小便涩痛，阴部湿痒，白带，血崩，鼻衄，跌打伤肿，外伤出血，肺热咳嗽。

1.《天目山药用植物志》："治湿热臌胀。"

2.《浙江药用植物志》："治小便涩痛，白带，血崩，鼻衄，跌打损伤，外伤出血，烫伤。"

3.《福建药物志》："清热止血。治淋病，咳嗽，血崩，跌打损伤。"

【用法用量】 内服：煎汤，15～30 g；或研末。外用：鲜品捣敷。

【选方】 1. 治湿热臌胀　鲜芒萁根茎 250 g。水煎取汁，冲入烧酒适量，每日早晚饭前各服 1 次。(《天目山药用植物志》)

2. 治阴部湿痒　芒萁根 6～9 g，烧灰，调入千里光膏内。先用千里光、臭牡丹、金银花藤，煎水洗，后用本品外搽。(江西《草药手册》)

3. 治妇女血崩　芒萁根茎心 30 g。烧灰研末，酒送服。(台湾《常见草药》)

4. 治鼻衄　鲜芒萁根茎 250 g，乌韭 60 g，黑豆 250 g。水煎冲白糖服。(《浙江药用植物志》)

1718 亚麻 yà má (《本草图经》)

【异名】 鸦麻(《本草图经》)，胡麻饭(《滇南本草》)，山西胡麻(《植物名实图考》)。

【基原】 为亚麻科亚麻属植物亚麻的根、叶。

【原植物】 亚麻 *Linum usitatissimum* L.

一年生草本，高 30～100 cm。茎直立，上部分枝，基部稍木质，表面具纵纹。单叶互生；无柄；叶片披针形或线状披针形，长 1.8～3.2 cm，宽 2～5 mm，先端渐尖，基部较窄，全缘，叶脉常 3 出。花单生于枝顶及上部叶腋，花梗长 2～3 cm；萼片 5，绿色，卵形，顶端渐尖，基部近于圆形，上面具脉 3 条，中间 1 条较粗，延至萼片的顶端，萼宿存；花瓣 5，蓝色或白色，倒卵形或广倒卵形，长 7～10 mm，先端微凹，基部渐狭，边缘微有波状缺刻；雄蕊 5，与花瓣互生，花药线状，纵列，花丝细长，线形而扁，基部逐渐膨大，退化雄蕊 5，仅留齿状痕迹；子房椭圆状卵形，5 室，花柱 5，分离，柱头条形。蒴果近球形，稍扁，淡褐色或暗褐色，有光泽。花期 6～7 月，果期 7～9 月。

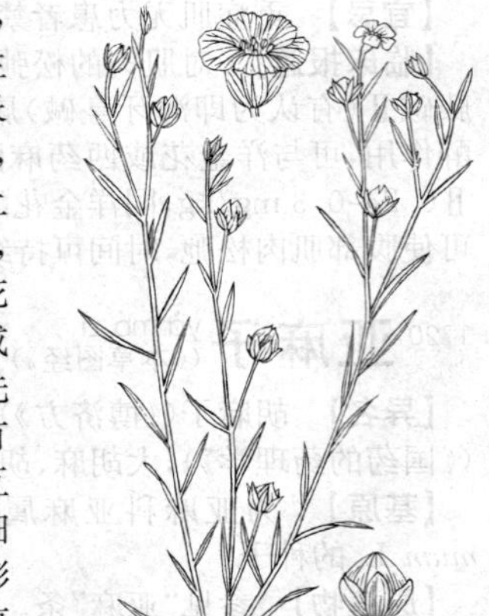

亚　麻

全国各地栽培。分布于河北、山西、内蒙古、吉林、黑龙江、山东、河南、湖北、四川、云南、陕西等地。

本植物的种子(亚麻子)亦供药用，另设专条。

【栽培】 生物学特性　喜凉爽湿润气候。耐寒，怕高温。种子发芽最低温度 1～3 ℃，最适宜温度 20～25 ℃；营养生长适宜温度 11～18 ℃。土壤含水量达到田间最大持水量的 70%～80%。生育期 70～80 d。前作以玉米、小麦或大豆为好。以土层深厚、疏松肥沃、排水良好的微酸性或中性土壤栽培为宜，含盐量在 0.2% 以下的碱性土壤亦能栽培。

繁殖方法　品种有纤维型和油用型。用种子繁殖：播前种子用化肥拌种。4 月下旬至 5 月上旬播种，纤维型的按行距 7.5 cm 开条沟播种；油用型的按行距 22～26 cm 开宽幅条沟，播后 7～8 d 出苗。

田间管理　生长期易遭杂草混生，应及时除草。雨季要开沟排水，旱季及时灌溉。根据不同土类，施肥氮磷钾要适宜配比，需施较多钾肥，以提高抗倒伏能力；施用锌、锰、铜等微量元素，可以提高品质。

病虫害防治　病害有亚麻锈病、亚麻炭疽病、立枯病、叶斑病等。虫害有草地螟、亚麻夜蛾、黏虫、白边地老虎、甘蓝夜蛾、金龟子等。

【采收加工】 8～10 月挖根，切片，晒干。5～6 月采叶，鲜用或晒干。

【成分】 叶、茎含黄酮苷：荭草素(orientin)，异荭草素(isoorientin)，牡荆素(vitexin)，异牡荆素(isovitexin)，光牡荆素(lucenin) Ⅰ、Ⅱ，6-C-木糖基-8-C-葡萄糖基芹菜素(vicenin-Ⅰ)，6，8-二-C-葡萄糖基芹菜素(vicenin Ⅱ)[1, 2]。

【药性】 《滇南本草》："味甘、辛，性平，无毒。"

【功用主治】 平肝，活血。主治肝风头痛，跌打损伤，痈肿疔疮。

1.《滇南本草》："叶：治风邪入窍，口不能言。根：治头风疼痛。"

2.《昆明民间常用草药》："种子及根：平肝，顺气，润肠。治睾丸炎，疝气，慢性肝炎，肝风头痛，便秘。"

【用法用量】 内服：煎汤，根，15～30 g。外用：捣烂敷；或研末调敷。

【选方】 1. 治跌打损伤　亚麻根加香附或细辛，同捣烂外敷。

2. 治刀伤出血　鲜亚麻叶捣烂或干叶研粉，加少许冰片外敷。(1、2 方出自江西《草药手册》)

1719 亚乎奴 yà hū nú (《中华人民共和国药典》)

【异名】 亚乎鲁(《云南药品标准》)，金丝荷叶(南药《中草药学》)，鼠耳草、亚红龙(《全国中草药汇编》)。

【基原】 为防己科锡生藤属植物锡生藤的全株。

【原植物】 锡生藤 *Cissampelos pareira* L. var. *hirsuta* (Buch. ex DC.) Forman

多年生蔓生或缠绕草质藤本，长可达 3 m。根粗壮，扁圆柱形，长可达 30 cm，直径 4～10 mm，表面灰棕色，多弯曲。匍匐茎圆柱形，节略膨大，表面棕褐色，具扭旋的纵沟纹，光滑；缠绕茎纤细，绿褐色，多分枝，密被黄棕色柔毛。单叶互生，叶柄长 1～2 cm，近叶基部处盾状着生，密被黄棕色绒毛，叶片心状肾圆形，纸质，长 2～4.5 cm，宽 2.5～

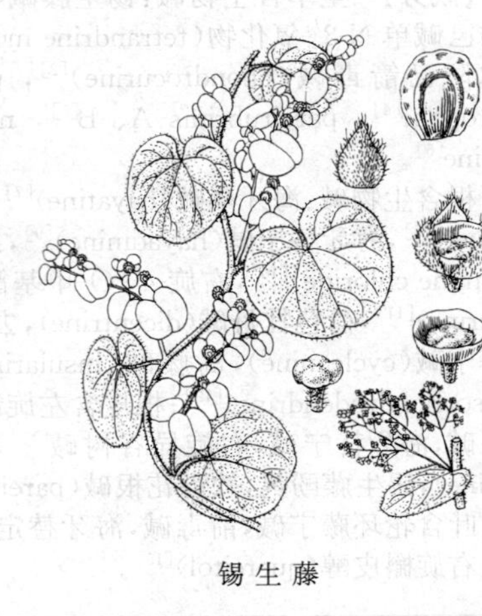

锡 生 藤

长而横走，被棕色毛。叶远生，纸质，下面灰白色或浅蓝色；叶柄棕禾秆色，长 20～55 cm；叶轴一至二回或多回分叉，各分叉的腋间有 1 休眠芽，密被茸毛，并具 1 对叶状苞片，宽披针形；基部两侧有 1 对篦齿状托叶；末回羽片披针形或宽披针形，顶端渐狭，尾状，篦齿状深裂几达羽轴；裂片 35～50 对，线状披针形，长 1.5～3 cm，先端钝，常微凹，平展，羽片基部上侧的数对呈三角形或三角状长圆形。长 4～10 mm，各裂片基部汇合，全缘，边缘软骨质；侧脉斜展，每组有 3、4 条平行小脉。孢子囊群圆形，由 5～8 个孢子囊组成，着生于每组侧脉的上侧小脉的中部，在主脉两侧各排成 1 行。

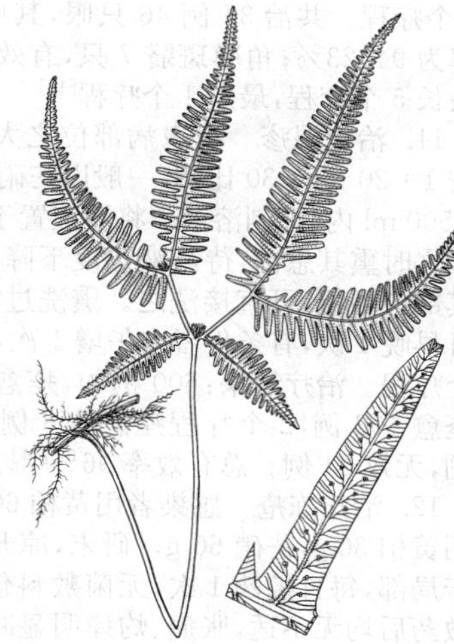
芒 萁

生于强酸性的红壤丘陵、荒坡林缘或马尾松林下。分布于西南及江苏、安徽、浙江、福建、江西、湖北、湖南、广东、广西、甘肃南部、台湾等地。

本植物的根茎(芒萁骨根)亦供药用，另设专条。

【采收加工】 全年均可采收，晒干或鲜用。

【药材】 芒萁骨 *Herba Dicranopteridis pedatae* 产于长江以南各地。

性状 叶卷缩，叶柄褐棕色，光滑，长24～56 cm，叶轴一至二回或多回分叉，各回分叉的腋间有 1 个休眠芽，密被绒毛，并有 1 对叶状苞片；末回羽片展开后呈披针形，长 16～23.5 cm，宽 4～5.5 cm，篦齿状羽裂，裂片条状披针形，顶端常微凹，侧脉每组有小脉 3～5 条；上表面黄绿色，下表面灰白色。气微，味淡。

鉴别 粉末特征：叶上表皮细胞壁波状弯曲，无气孔；下表皮细胞壁平直，稍弯曲，气孔较多，不定式。叶柄皮层细胞类圆形，壁薄。梯纹管胞直径 15～39 μm。单细胞非腺毛壁平滑，厚约 5.2 μm。淀粉粒单粒类圆形或不规则形，直径 5～8 μm，层纹及脐点均不明显。纤维成束，棕红或棕黄色，纹孔明显，直径约 31 μm，壁厚约 10 μm。下皮细胞黄色，长方形或长多边形，壁厚 5～8 μm，纹孔明显。内皮层细胞长方形，排列整齐。

【成分】 全草含酚性成分：原儿茶酸(protocathechuic acid)，阿福豆苷(afzelin)，槲皮苷(quercitrin)，1-(1-羟乙基)-4β-芸香糖氧基苯〔1-(1-hydroxyethyl)-4β-rutinosyloxybenzene〕[1]；甾醇类：β-谷甾醇(β-sitosterol)，β-谷甾醇葡萄糖苷(β-sitosteryl-glucoside)，豆甾醇(stigmasterol)，豆甾醇葡萄糖苷(stigmasteryl-glucoside)。还含对-β-芸香糖氧基苏合香烯(*p*-β-rutinosyloxystyrene)[2]。

【药性】 微苦、涩，凉。

1.《广西本草选编》："味甘、淡，性平。"

2.《全国中草药汇编》："苦、涩，平。"

【功用主治】 化瘀止血，利尿消肿。主治妇女血崩，跌打伤肿，外伤出血，热淋涩痛，白带，小儿腹泻，痔瘘，目赤肿痛，烫火伤，毒虫咬伤。

1.《天目山药用植物志》："清热化湿，祛瘀止血。主治妇女白带，小便涩痛，烫伤火伤，跌扑伤痛，刀伤出血，妇女血崩。"

2.《全国中草药汇编》："主治鼻衄，肺热咳血，尿道炎，小便不利，水肿，月经过多；外用治骨折，蜈蚣咬伤。"

3.《广西本草选编》："清热利尿。主治膀胱炎，尿路感染，血崩，白带，跌打损伤。"

4.《福建药物志》："治皮肤瘙痒。"

【用法用量】 内服：煎汤，9～15 g；或研末。外用：研末敷；或鲜品捣烂敷。

【选方】 1. 治水火烫伤 芒萁茎心烧灰，研末，桐油调敷。(《天目山药用植物志》)

2. 治小儿腹泻 芒萁 15 g，焦山楂 9 g。煎服。

3. 治目赤肿痛 鲜芒萁、车前草各适量。水煎浓汁，熏眼，每日 2、3 次。(2、3 方出自《安徽中草药》)

1716 芒气笋子 máng qì sǔn zi (《全国中草药汇编》)

【基原】 为禾本科芒属植物芒 *Miscanthus sinensis* Anderss. 含寄生虫的幼茎。

【原植物】 参见"芒茎"条。

【采收加工】 6～8 月采收，晒干。

【药性】 《全国中草药汇编》："甘，平。"

【功用主治】 《全国中草药汇编》："调气，补肾，生津。主治妊娠呕吐，精枯阳痿。"

【用法用量】 内服：煎汤，5～10 g；或研末。

【选方】 1. 治肾虚阳痿 芒气笋子 5～7 个。水煎服；或烧存性，开水冲服。(《浙江药用植物志》)

2. 治妊娠呕吐 芒气笋子 5～7 个，猪肉适量。同煮熟，食肉服汤。(《浙江药用植物志》)

1717 芒萁骨根 máng qí gǔ gēn (《福建民间草药》)

【基原】 为里白科芒萁属植物芒萁 *Dicranopteris pedata* (Houtt.) Nakai 的根茎。

【原植物】 参见"芒萁骨"条。

【采收加工】 全年均可采挖，晒干或鲜用。

【药材】 芒萁骨根 *Radix Dicranopteridis pedatae* 产于长江以南各地。

性状 本品根状茎细长，有分枝，粗2.2～5 mm，褐棕色，坚硬，木质，被棕黄色毛，具短须根；易折断，断面明显分为二层，外层为棕色皮层，中央为淡黄色中柱。

鉴别 根状茎横切面：表皮细胞 1 列。下表皮细胞壁木化加厚，近内皮层的 4～6 列细胞壁强烈加厚，几无胞腔；内皮层凯氏点明显。原生中柱，维管束周韧型。薄壁细胞含有淀粉粒。

【成分】 根茎中含二萜醇类化合物(6S，13S)-cleroda-3，14-diene-6，13-diol 及其糖苷[1]，(6S，13S)-6-〔6-O-acetyl-β-D-glucopyranosyl-(1→4)-α-L-rhamnopyranosyloxy〕-13-〔α-L-rhamnopyranosyl-(1→4)-β-D-fucopyranosyloxy〕-cleroda-3，14-diene[2]。还含有黄酮类：阿福豆苷(afzelin)，槲皮苷(quercitrin)[2]。

【药性】 微苦，凉。

1.《天目山药用植物志》："性平，味甘。"

2.《福建药物志》："微苦，平。"

次之，小剂量组最差[1]。

2. 治疗重症胰腺炎所致腹胀　重症胰腺炎患者60例，随机分成2组，治疗组40例，对照组20例。在一般治疗的同时，对治疗组用芒硝腹壁外敷。方法：芒硝500 g装入20 cm×30 cm纱布袋内，首先在患者中上腹部的皮肤垫一层薄棉布，以保护腹壁皮肤，再将装入芒硝的袋平敷于棉布的上面，经过6～8 h后芒硝遇热结成块，似板状，需更换，一般8 h 1次。对照组只采取一般治疗。结果：治疗组显效34例，有效5例，无效1例；对照组显效8例，有效7例，无效5例。治疗组疗效优于对照组[2]。

3. 治疗小儿中毒性肠麻痹　在积极抗感染，改善循环，纠正电解质紊乱等抢救措施的同时，用芒硝100～200 g，装入约12 cm大小的方形布袋内。布袋用单层手帕或双层纱布缝制而成。外敷于中下腹部，用胶布固定。再置热水袋于布袋上面，盖好衣被。热敷约0.5～1 h后，芒硝受热溶解，布袋潮湿，即可撤去热水袋。持续外敷时间依腹胀消退情况而定。共治疗285例中重症肺炎138例，新生儿败血症32例，小儿肠炎99例，中毒性菌痢9例，坏死性肠炎7例。结果：4 h内痊愈118例，好转158例，无效9例（均属抢救无效死亡者）。总有效率达96.8%[3]。

4. 治疗外科感染　取冰片、芒硝，按1∶10的比例混匀研末备用，按病变范围大小，取适当纱布1块展平，将所备冰片、芒硝适量均匀撒在纱布中央，约0.5 cm厚，将纱布四边褶包好，贴敷患处，用胶布固定或用绷带包扎，防药粉撒出。每2～3 d更换1次，不宜过勤换药，以免药粉溶解不完全而影响疗效。共治230例患者，均治愈，平均换药3次（仅阑尾周围脓肿为3、4次）[4]。

5. 治疗急性阑尾炎　用芒硝60 g，大黄末60 g，大蒜头12个。先将蒜头去外皮洗净，和芒硝同捣成糊状，用醋先在压痛处涂擦，再取上药约3 cm厚，周围以纱布围成圈，防止药液外流，2 h后去掉，以温水洗净，再以醋调大黄末敷12 h，治疗534例，有效率96.2%[5]。

6. 退乳　取芒硝200 g（炎热季节用300 g），用纱布包裹，分置于两侧乳房上，用胸带固定，经24 h（天热12 h）取下。如1次未见效，可继续敷1～2次。共观察33例，用药2 d后乳退者占85%，其余均于用药3 d后乳退。但产后乳房未胀，用皮硝作预防性退乳无效[6]。

7. 治疗前列腺增生合并急性尿潴留　取芒硝20～40 g，装布袋内或用纱布包好敷在脐上，再把热水袋放在布袋上热敷，热水袋温度以患者能耐受为准，脐部有潮湿感，药量较大时，可有药水外渗，持续敷至排尿，之后每日敷1～3次以巩固疗效，5 d为1个疗程。结果：敷脐后患者感觉腹部舒适，有温热感；另有患者腹中有气下行感，腹部疼痛减轻。共治30例，敷1次尿畅通者29例，敷2次后尿畅通者1例[7]。

8. 治疗腮腺炎　芒硝、地龙各等分，共研细末，用米醋拌匀（醋药之比2∶1），外敷于患处，每日4次，保持湿润，或以开水浸泡10 min后用纱布吸湿敷于患处。共治28例，经敷药后次日疼痛消失，继用2～3 d，肿块全无[8]。

9. 治疗急性血栓性浅静脉炎　大黄、芒硝各250 g，研碎后用陈醋调成糊状，摊于无菌纱布上，厚度不应小于3 mm，范围应大于病变部位1～2 cm，外敷于患处，每日更换1次，10 d为1个疗程。治疗58例，结果：敷药3～5 d治愈18例，6～8 d治愈14例，9～10 d治愈4例，治愈率为62.07%。总有效率达100.00%[9]。

10. 治疗角膜翳　取玄明粉50 g，食用（白）醋500 g，瓦罐闷浸。搅拌，文火熬干。乳钵研末，过筛（200目），瓶装密封待用。用时撒少许于结膜囊下，每日2～3次，20 d为1个疗程。共治37例46只眼，其中角膜云翳19只，有效率为94.23%；角膜斑翳7只，有效率28.57%。治疗时间最长5个疗程，最短1个疗程[10]。

11. 治疗湿疹　视患病部位之大小，取适量芒硝与沸水按1∶20～1∶30比例（一般以芒硝50 g，溶于沸水1 000～1 500 ml内）配制溶液。将溶液置于搪瓷盆内，先趁热气上蒸之时熏其患部，待药液热度下降后再以其洗之。如果熏其部位不便，可直接洗之。熏洗过程中注意避免烫伤。每日早晚1次，有条件者中午增1次，每次约30 min，5 d为1个疗程。治疗结果：600例中，痊愈360例（其中1个疗程痊愈102例，2个疗程痊愈258例），显效120例，有效96例，无效24例。总有效率96%[11]。

12. 治疗冻疮　感染者用黄柏60 g，芒硝30 g；未感染者用黄柏30 g，芒硝60 g。研末，凉开水调成糊状，取适量敷于局部，每日敷药1次，无菌敷料包扎。共治62例，结果：敷药后均无不适，胀痛、灼痒明显减轻。感染者3～6 d，未感染者2～4 d愈合[12]。

13. 治疗痱子　用1∶30芒硝溶液，一般用量约1 000 ml，并可根据痱子面积的大小决定溶液量的多少。如果痱子已出现小的脓点，可用1∶20芒硝溶液局部外洗，亦可用棉球或纱布蘸此溶液涂抹。每日可洗1～2次，疗程为2 d。预防痱子的发生，可每日1∶60的芒硝溶液外洗，每日1～2次均可，即能阻止痱子的出现。共治96例，均于1个疗程治愈[13]。

【各家论述】　1. 成无己："《内经》云：咸味下泄为阴。又云，咸以软之，热淫于内，治以咸寒。气坚者以咸软之，热盛者以寒消之，故张仲景大陷胸汤、大承气汤、调味承气汤皆用芒硝以软坚去实热。"

2.《本草蒙筌》："按七消（朴硝、芒硝、英硝、马牙硝、硝石、风化硝、玄明粉）气味相同，俱善消化驱逐，但朴消力紧，芒硝、英消、马牙消力缓，消石、风化消、玄明粉缓而又缓也。以之治病致用，病退即已。"

3.《纲目》："朴消澄下，消之粗者也，其质重浊。芒硝、牙消结于上，消之精者也，其质清明。甜消、风化消，则又芒硝、牙消之去气味而甘缓轻爽者也。故朴消止可施于卤莽之人及傅涂之药；若汤散服饵，必须芒硝、牙消为佳。张仲景《伤寒论》只用芒硝不用朴消，正此义也。"

4.《药品化义》："芒硝味咸软坚，故能通燥结，性寒降下，故能去火烁，主治时行热狂，六腑邪热或上焦膈热或下部便坚。《经》曰热淫于内，治以咸寒，以此为君剂，以水克火也，佐以苦辛，与大黄苦辛之品相须而治。因咸走血，亦能通经闭，破蓄血，除痰癖，有推陈致新之功。"

1715 芒萁骨 máng qí gǔ（《福建民间草药》）

【异名】　草芒、山蕨（《福建民间草药》），芒萁、芒仔、山芒（《闽南民间草药》），蕨萁、鹧萁（《广西本草选编》），铁狼萁、铁芒萁（《贵州中草药名录》）。

【基原】　为里白科芒萁属植物芒萁的幼叶、叶柄。

【原植物】　芒萁 *Dicranopteris pedata*（Houtt.）Nakai [*Polypodium pedatum* Houtt.; *D. dichotoma*（Thunb.）Bernh.]

多年生草本，植株高40～100 cm。直立或蔓生。根茎细

烧，火焰即显鲜黄色(检查钠盐)。

(3) 取本品水溶液，加氯化钡试液，即发生白色沉淀；沉淀在盐酸或硝酸中均不溶解(检查硫酸盐)。

品质标志 《中华人民共和国药典》2005 年版规定：本品含硫酸钠(Na_2SO_4)不得少于 99.0%。

【成分】 芒硝主要含硫酸钠($Na_2SO_4 \cdot 10H_2O$)，尚含食盐、硫酸钙和硫酸镁等杂质。芒硝在大气中易失去水，故表面常呈白粉状；此种风化的芒硝，其硫酸钠含量可超过 44.1%[1,2]。

【药理】 1. 泻下作用 芒硝 9 g/kg 灌胃对小鼠小肠运动有明显的推进作用[1]。芒硝中的主要成分硫酸钠内服后，其硫酸根离子不易被肠黏膜吸收，在肠内形成高渗盐溶液，保持大量水分，肠道被扩张，引起机械刺激，促进肠蠕动；对肠黏膜也有化学性刺激作用，但并不损害肠黏膜。空腹时服用，同时饮用大量温开水，服后 4～6 h 泻下，排出流体粪便[2,3]。

2. 其他作用 芒硝 12 g/kg 灌胃对二甲苯所致小鼠耳郭肿胀有一定的抑制作用，芒硝对常见致病菌均无抑菌作用，清热消肿作用并非抑菌所致[1]。

3. 相恶配伍 三棱与芒硝配伍属“十七畏”范畴，实验表明，三棱对醋酸致痛有镇痛作用，有促进肠蠕动、兴奋兔离体肠肌等作用，与芒硝合用后，上述作用均有所降低；芒硝有升高红细胞数作用，与三棱合用后，多有降低；单味三棱、芒硝均可升高白细胞数、提高脾脏指数，合用后多有降低。据此，两者属相恶配伍[4]。

毒性 芒硝煎液腹腔注射小鼠 LD_{50} 为 6.738 g/kg。给药后 1 h 死亡，动物表现肾缺血现象[5]。

【药性】 咸、苦，寒。归胃、大肠经。

1.《别录》：“味辛苦，大寒。”

2.《药性论》：“味咸，有小毒。”“马牙消，味甘，大寒，无毒。”

3.《医学启源》：“《主治秘要》云：性寒，味咸。气薄味厚，沉而降，阴也。”

4.《药品化义》：“入肺、胃、大肠三经。”

5.《本草经解》：“入手太阳小肠经，手少阳三焦经。”

6.《本草再新》：“入肝、脾、肾三经。”

【功用主治】 泻火通便，软坚，消肿。主治实热积滞，大便秘结，腹胀痞痛，肠痈，乳痈，丹毒，目赤翳障，咽喉肿痛，口疮。

1.《别录》：“主五脏积聚，久热胃闭，除邪气，破留血，腹中痰实结搏，通经脉，利大小便及月水，破五淋，推陈致新。”

2.《医学启源》：“《主治秘要》云，其用有三：治热淫于内一也；去肠内宿垢二也；破坚积热块三也。”

3.《本草再新》：“涤三焦肠胃湿热，推陈致新，伤寒疫痢，积聚结癖，停痰淋闭，瘰疬疮肿，目赤障翳，通经堕胎。”

4.《汤液本草》：“消肿毒，疗天行热痛。”

5.《本草蒙筌》：“清心肝明目，涤肠胃止痛。”

6.《药性论》：“通女子月闭癥瘕，下瘰疬，黄疸病，主堕胎。患漆疮，汁敷之。主时疾壅热，能散恶血。”“马牙消，能除五脏积热伏气。末筛点眼及点眼药中用，甚去赤肿，障翳，涩泪痛。”

7.《本草求原》：“马牙消，治齿痛，食蟹龈肿，喉痹肿痛，重舌口疮，鹅口。”

【用法用量】 内服：煎汤，10～15 g；或研末，用药汁、开水冲服；或入丸剂。外用：研末敷；或化水点眼；或煎水熏洗。

【宜忌】 脾胃虚寒及孕妇禁服。

1.《本草经集注》：“畏麦句姜。”

2.《伤寒明理论》：“结不致坚者，不可用也。”

3.《医学启源》：“妇人有孕忌之。”

4.《药品化义》：“痧子忌用，恐咸品内凝不能发出。”

5.《本草述钩元》：“元阳之虚者，是为禁药，而元阴虚者投此至阴之化气，反为绝其生化之元，贻害不小也。”

6.《国药诠证》：“有热无结者不可用，有结无热者亦不可用。苟无结而误攻则气聚，无热而误清则阴盛。”

【选方】 1. 治阳明病，腹满而喘，有潮热，手足濈然汗出者，大便硬 大黄四两(酒洗)，厚朴半斤(炙，去皮)，枳实五枚(炙)，芒硝三合。上四味，以水一斗，先煮二物，取五升，去滓，纳大黄，更煮取二升，去滓，纳芒硝，更上微火一两沸。分温再服，得下，余勿服。(《伤寒论》大承气汤)

2. 治伤寒六七日，结胸热实，脉沉而紧，心下痛，按之石硬者 大黄六两(去皮)，芒硝一升，甘遂一钱匕。上三味以水六升，先煮大黄，取二升，去滓，纳芒硝，煮一两沸，纳甘遂末。温服一升，得快利，止后服。(《伤寒论》大陷胸汤)

3. 治食物过饱不消，遂成痞膈 马牙消一两(碎之)，吴茱萸半升(陈者)。煎取吴萸浓汁，投消。乘热服，良久未转，更进一服。(《经验方》)

4. 治天行壮热，狂言谬语五六日者 鸡子三枚，芒硝方寸匕，井花水一杯。上三味合搅，尽服之。心烦下则愈。(《外台》引《古今录验方》)

5. 治暴赤眼，涩痛难开 马牙消一分，上一味，为细末，安于鉴上，侧置铜盆中，夜露之，令露滴消，铜盆内盛，取点目中。(《圣济总录》)

6. 治眼有翳 芒硝一大两，置铜器中，急火上炼之，放冷后，以生绢细罗，点眼角汁，每夜欲卧时一度点。(《孙真人食忌》)

7. 治乳蛾 芒硝一钱五分，胆矾八分，雄黄八分，明矾八分。俱研细，和匀，吹入喉中。(《医学广笔记》)

8. 治一切痈肿 生地黄三升，芒硝三合，豉一升。上三味同捣，薄之，热即易之，取瘥。(《千金方》)

9. 治疮肿，一切风热 大黄二两(半生半熟)，芒硝、甘草各一两。上为末，炼蜜丸如弹子大。每服半丸，食后，茶清、温酒任化下，童便半盏研化服亦得。(《卫生宝鉴》破棺丹)

10. 治走注风脚疼痛筋脉拘急 马牙消(煅)一两，草乌二枚(烧存性)。上为末，每二三钱，姜汁一盏，慢火熬成膏，摊帛上贴痛处，日二次换。亦可用芥子末鸡蛋清调敷。(《医林类证集要》)

11. 治隐疹百疗不瘥者 黄连、芒硝各五两。上二味以水六升，煮取半，去滓，洗之，日四五。(《千金方》)

【临床报道】 1. 治疗老年便秘 将芒硝按大(30 g)、中(20 g)、小(10 g)剂量称取后，置于灌肠筒内，加入 39～41 ℃ 的温水 500 ml，溶化后，常规灌肠。如法灌肠 1 次后，观察排便时间及自行排便维持时间。共观察 208 例，大剂量组 71 例中，15～20 min 开始排便者 64 例，21～26 min 排便者 7 例。中剂量组 66 例中，15～20 min 排便者 27 例，21～26 min 排便者 17 例，27～30 min 排便者 9 例。小剂量组 71 例中，15～20 min 排便者 15 例，21～26 min 排便者 9 例，27～30 min 排便者 11 例。自行排便维持时间：大剂量维持 5～7 d 者 30 例，7～14 d 者 26 例，14～28 d 者 15 例。中剂量组维持 5～7 d 者 15 例；7～14 d 者 2 例；小剂量组维持 5～7 d 者 2 例。通便效果为大剂量组最好，中剂量组

朵，炖陈腊肉服。(1、2方出自江西《草药手册》)

3. 治鹤膝风　芋头花配生姜、葱子、灰面共捣烂酒炒，包患处。(《四川中药志》1960年版)

4. 治盗汗　芋头花21～30 g，猪瘦肉60 g，同煮服。(江西《草药手册》)

1711 芒花 máng huā (《全国中草药汇编》)

【异名】　芭茅花(《草木便方》)。

【基原】　为禾本科芒属植物芒 *Miscanthus sinensis* Anderss. 的花序。

【原植物】　参见"芒茎"条。

【采收加工】　9～11月采收。

【成分】　花穗含黄酮糖苷：洋李苷(prunin)和芒花苷(miscanthoside)[1]等。

【药理】　对免疫系统的作用　芭芒花穗水提取物对小鼠 IgE 形成具有抑制作用，成分 MSIS(一种不可透析成分，相对分子质量＞50 000D)对 IgE 形成有很强的抑制作用。MSIS 腹腔注射或鼻腔内给药，对注射二硝基苯基——卵清蛋白抗原引起的原发性和继发性免疫反应均有抑制作用[1]。

【药性】　《全国中草药汇编》："甘，平。"

【功用主治】　活血通经。主治月经不调，闭经，产后恶露不净，半身不遂。

1.《草木便方》："治产后恶露胀，月闭血竭，去瘀。"

2.《全国中草药汇编》："活血通经。主治月经不调，半身不遂。"

【用法用量】　内服：煎汤，30～60 g。

【选方】　治半身不遂　芒花序60～90 g，瘪桃干30 g。水煎，冲烧酒服，早晚各1次。(《浙江药用植物志》)

1712 芒茎 máng jìng (《本草拾遗》)

【异名】　杜荣(《尔雅》)，笆芒(《太平寰宇记》)，笆茅(《纲目》)，芒秆草(《广西药用植物名录》)。

【基原】　为禾本科芒属植物芒的茎。

【原植物】　芒 *Miscanthus sinensis* Anderss.

宿根多年生草本。高1～2 m。无毛或在花序以下疏具柔毛。叶鞘均长于节间，除鞘口有长柔毛外，余均无毛；叶舌钝圆，长1～2 mm，先端具纤毛；叶片线形，长20～50 cm，宽6～10 mm，无毛，或下面疏具柔毛并被白粉。圆锥花序扇形，长15～40 cm，分枝较强壮而直立，每节具1短柄和1长柄小穗；穗轴节间长4～8 mm，无毛；短柄长1.5～2(～3) mm，长柄向外开展，长4～6 mm；小穗披针形，长4.5～5 mm，基盘具白色至黄褐色之丝状毛；第一颖先端渐尖，具2脊，背部全部无毛，具3脉，第二颖舟形，先端

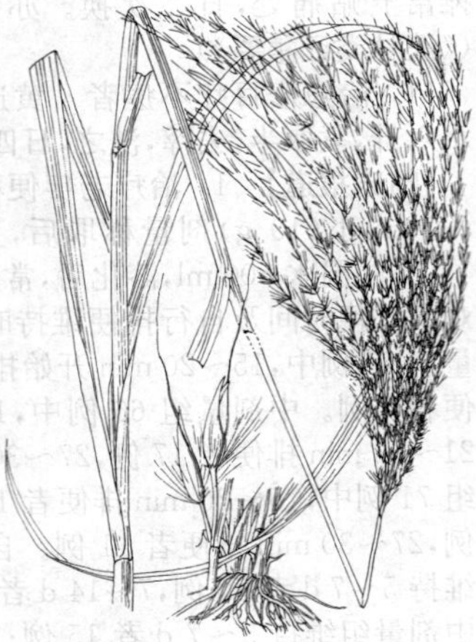

芒

渐尖，背部无毛，边缘具小纤毛；第一外稃长圆状披针形，先端钝；第二外稃较狭，在先端1/3处以上具2齿，齿间具1芒，芒长8～10 mm，膝曲，芒柱稍扭曲，内稃微小，先端不规则地齿裂。花、果期7～11月。

生于山坡草地或河边湿地。广布南北各地。

本植物的花序(芒花)、根状茎(芒根)、含寄生虫的幼茎(芒气笋子)亦供药用，另设专条。

【采收加工】　7～10月采收，切段，鲜用或晒干。

【成分】　茎含三酰甘油，酚酸，甾醇酯，游离甾醇，游离脂肪酸，蜡，*n*-石蜡，糖醇，单糖，双糖[1]及多糖[2]。

【药性】　《本草拾遗》："味甘，平，无毒。"

【功用主治】　清热利尿，解毒，散血。主治小便不利，虫兽咬伤。

1.《本草拾遗》："主治人、畜为虎、狼等伤，恐毒入肉者。取茎杂葛根浓煮服之，亦取汁。"

2.《纲目》："煮汁服，散血。"

3.《动植物民间药》："利尿，解热，解毒。治风邪。"

【用法用量】　内服：煎汤，3～6 g。

1713 芒根 máng gēn (《国药提要》)

【异名】　芭茅根(《草木便方》)。

【基原】　为禾本科芒属植物芒 *Miscanthus sinensis* Anderss. 的根状茎。

【原植物】　参见"芒茎"条。

【采收加工】　8～11月采收，晒干。

【药性】　《全国中草药汇编》："甘，平。"

【功用主治】　止咳，利尿，止渴，活血。主治咳嗽，小便不利，热病口渴，干血痨，带下。

1.《分类草药性》："治咳嗽，淋症，女子带症。"

2.《国药提要》："为利尿、止渴剂。"

3.《全国中草药汇编》："主治小便不利，热病口渴。"

4.《民间常用草药汇编》："通气血，治妇女干病。"

【用法用量】　内服：煎汤，60～90 g。

【宜忌】　《民间常用草药汇编》："孕妇忌服。"

1714 芒硝 máng xiāo (《伤寒论》)

【异名】　芒消(《别录》)，马牙消(《药性论》)，英消(《开宝本草》)，盆消(《本草图经》)。

【基原】　为硫酸盐类芒硝族矿物芒硝 *Mirabilite* 的提纯品。

【原矿物】　参见"朴硝"条。

【药材】　芒硝 *Natrii Sulfas*　主产于河北、天津、山东、河南、江苏、安徽、山西等海边地或盐场附近。

性状　本品为针状、粒状集合体，呈棱柱状、长方形或不规则块片状及颗粒状。无色透明或类白色半透明。露置空气中表面渐风化成一层白色粉末(无水芒硝)。体轻，质脆，易碎。断面不整齐，呈玻璃样光泽。气无，味咸微苦、凉。极易溶于水，并能溶于甘油。

鉴别　(1) 透射偏光镜下，多呈板状或板条状；薄片中无色透明；折光率 $Np=1.394$，$Nm=1.396$，$Ng=1.398$，负突起很低。最高干涉色为1级黄；斜消光，消光角：$Ng \wedge C \approx 31°$。二轴晶；负光性。

(2) 取本品水溶液，加醋酸氧铀锌试液，即发生黄色沉淀；取铂丝，用盐酸湿润后，蘸取本品粉末，在无色火焰中燃

3.《日华子》:"冷。"
4.《绍兴本草》:"其经火熟者,味甘,平,无毒。"
5.《滇南本草》:"味甘,麻。"
6.《药性切用》:"味辛,凉,滑。"
7.《本草求真》:"入肠、胃。"
8.《本草求原》:"甘,温。"

【功用主治】 健脾补虚,散结解毒。主治脾胃虚弱,纳少乏力,消渴,瘰疬,腹中癖块,肿毒,赘疣,鸡眼,疥癣,烫火伤。

1.《别录》:"主宽肠胃,充肌肤,滑中。"
2.《新修本草》:"蒸煮冷啖,疗热止渴。"
3.《食疗本草》:"浴,去身上浮风。"
4.《本草拾遗》:"食之令人肥白。吞之开胃,通肠闭。产后煮食之破血。饮其汁,止血、渴。"
5.《日华子》:"破宿血,去死肌。和鱼煮,甚下气,调中补虚。"
6.《滇南本草》:"治中气不足,久服补肝肾,添精益髓,又能横气。"
7.《本草药性大全》:"主治虫疮疥癣,蛇虫咬并痈肿毒,疗癖气。"
8.《本草求真》:"生用则可以治腹中癖气,头上软疖;熟用则充饥泽肤,解毒稀痘。冷啖则能止渴生津,痒热除烦,通肠开结,和血,食则能下气宽中。烧灰则能以治疮冒风邪。"
9.《随息居饮食谱》:"煮熟甘滑利胎,补虚涤垢,(治)消渴。生嚼治绞肠痧,捣涂痈疡初起。丸服散瘰疬。"
10.《中国药用植物图鉴》:"调以胡麻油,敷治火伤、开水烫伤;用芋片不断摩擦疣部,可涂去。"

【用法用量】 内服:煎汤,60~120 g;或入丸、散。外用:捣敷,或醋磨涂。

【宜忌】 1.《本草经集注》:"生则有毒,莶不可食。"
2.《千金方》:"不可多食,动宿冷。"
3.《食疗本草》:"久食令人虚劳无力。"
4.《绍兴本草》:"多食善动风气、痼疾;生者食之戟人,乃有小毒。"
5.《本草衍义》:"多食滞气困脾。"
6.《本草求真》:"多食则不免有动气发冷泄泻,及难克化之弊矣。"

【选方】 1. 治瘰疬不论已溃未溃　香梗芋艿(拣大者)不拘多少。切片,晒干,研细末,用陈海蜇漂洗,大荸荠煎汤泛丸,如梧桐子大。每服 9 g,陈海蜇皮、荸荠煎汤送下。(《中国医学大辞典》芋艿丸)
2. 治一切无名肿毒及诸毒　生芋头一个,独核肥皂一个,葱白七个。同捣烂敷之,如干即换,过一周时,未成者即散,已成者略出脓血即愈。(《同寿录》)
3. 治骨痛,无名肿毒,蛇虫指,蛇虫伤　芋头磨麻油搽;未破者用醋磨涂患处。(《湖南药物志》)
4. 治便血日久　芋头 12 g,水煎服,白痢兑白糖,红痢兑红糖。(江西《草药手册》)
5. 治牛皮癣　大芋头、生大蒜,共捣烂,敷患处。(《湖南药物志》)

【临床报道】 导致接触性荨麻疹(CU) 48 例(男 20 例、女 28 例)CU 患者,年龄 12~49 岁,平均 33.3 岁。接触芋头汁液后 15~60 min 出现症状体征。临床表现:①非免疫性 CU 27 例,其中手等部位接触后发生剧烈瘙痒,迅速加剧(16 例),也有症状逐渐加剧者(11 例),以点状、斑片状水肿性淡红斑、风团为主要表现,皮肤境界清晰,形态多样,可波及前臂及躯干;因搔抓无度可致抓伤、结痂及小水疱等(4 例)。②免疫性 CU 16 例,以手及头面部(口唇、眼睑、鼻孔周围)血管性水肿为主,境界不清,造成器官变形,皮肤紧张发亮、质软(非凹性水肿)、麻木、瘙痒、有肿胀感等,可伴胸闷、气急,轻微呼吸困难,偶闻哮鸣音,有轻微腹痛、恶心等消化道症状(6 例)。③机制不明型 CU 5 例,临床表现为以上两型表现兼有,局部皮温升高,多呈急性病容。各型患者就诊时,轻者烦躁不安,情绪不稳定;重者思维奔放,语言激昂,出现精神、神经质等激惹现象,为兴奋性增强表现[1]。

1709 芋梗 yù géng (《本草衍义》)

【异名】 芋荷杆(《民间常用草药汇编》),芋茎(《湖南药物志》)。

【基原】 为天南星科芋属植物芋 *Colocasia esculenta* (L.)Schott 的叶柄。

【原植物】 参见"芋头"条。

【采收加工】 8~9 月采收,除去叶片,鲜用或切段晒干。

【药性】《福建药物志》:"辛,平,生用有小毒。"

【功用主治】 祛风,利湿,解毒,化瘀。主治荨麻疹,过敏性紫癜,腹泻,痢疾,小儿盗汗,黄水疮,无名肿毒,蛇头疔,蜂螫伤。

1.《本草衍义》:"擦蜂螫处,愈。"
2.《本草求真》:"茎烧灰敷痘疮无瘢。"
3.《民间常用草药汇编》:"利水,和脾,消肿。"
4.《福建药物志》:"驱风行瘀。治荨麻疹,过敏性紫癜,癥瘕。"

【用法用量】 内服:煎汤,15~30 g。外用:捣敷;或研末掺或调敷。

【选方】 1. 治荨麻疹　芋叶柄 60 g,老鼠耳根、红枣、红糖各 30 g。水煎服。(《福建药物志》)
2. 治盗汗　芋茎或花 21~30 g,猪瘦肉 60 g。同煮服。(江西《草药手册》)

1710 芋头花 yù tóu huā (《民间常用草药汇编》)

【异名】 芋苗花(《生草药性备要》)。

【基原】 为天南星科芋属植物芋 *Colocasia esculenta* (L.)Schott 的花序。

【原植物】 参见"芋头"条。

【采收加工】 花开时采收,鲜用或晒干。

【药性】《四川中药志》1960 年版:"性平,味麻,有毒。"

【功用主治】 理气止痛,散瘀止血。主治气滞胃痛,噎膈,吐血,子宫脱垂,小儿脱肛,内外痔,鹤膝风。

1.《生草药性备要》:"治隔食,炒用。"
2.《民间常用草药汇编》:"治胃气痛,除湿。"
3.《四川中药志》1960 年版:"治内外痔疮,吐血及小儿脱肛。"
4.《全国中草药汇编》:"治子宫脱垂,痔疮核脱出。"

【用法用量】 内服:煎汤,15~30 g。外用:捣敷。

【宜忌】《四川中药志》1960 年版:"无炎症及出血者忌用。"

【选方】 1. 治吐血　芋头花 15~30 g,炖腊肉或猪肉服。
2. 治子宫脱垂,小儿脱肛,痔疮脱出　鲜芋头花 3~6

3.《全国中草药汇编》："清热解毒，凉血消肿。主治感冒发热，肺热咳嗽，喉痛，急性结膜炎，肠炎，痢疾，蛇咬伤，跌打损伤，痈疮肿毒，乳腺炎，湿疹。"

【用法用量】 内服：煎汤，10～15 g。外用：捣敷；或煎水洗，或漱口。

【选方】 1. 治大便下血　耳草 30 g，白米 30 g。捣烂，开水炖服。

2. 治毒蛇咬伤　耳草 1 握，胡椒目 3 g。加水捣烂，外敷，每日换 1 次。

3. 治蜈蚣咬伤　耳草 30 g，绿豆 60 g。加水煎服。(1～3 方出自《福建民间草药》)

1707 芋叶 yù yè (《日华子》)

【异名】 芋荷(《医林纂要》)，芋苗(《青囊杂纂》)，青皮叶、独皮叶(《中国植物志》)。

【基原】 为天南星科芋属植物芋 *Colocasia esculenta* (L.) Schott 的叶片。

【原植物】 参见"芋头"条。

【采收加工】 7～8 月采收，鲜用或晒干。

【成分】 叶含 β-胡萝卜素(β-carotene)，少量 α-胡萝卜素[1]，还含脂类成分：单半乳糖基二甘油酯(monogalactosyl diglycer ide)，二半乳糖基二甘油酯(digalactosyl diglyceride)，磷脂酰胆碱(phosphatidylcholine)，还含亚麻酸(linolenic acid)，棕榈酸(palmitic acid)[2]。

叶柄含黄酮类：蹄纹天竺素-3-葡萄糖苷(pelargonidin-3-glucoside)，矢车菊素-3-鼠李糖苷(cyanidin-3-rhamnoside)，矢车菊素-3-葡萄糖苷(cyanidin-3-glucoside)[3]。

【药性】 辛、甘，平。

1.《日华子》："冷，无毒。"

2.《纲目》："辛，冷。"

3.《医林纂要》："甘，平。"

【功用主治】 止泻，敛汗，消肿，解毒。主治泄泻，自汗，盗汗，痈疽肿毒，黄水疮，蛇虫咬伤。

1.《日华子》："除烦止泻，疗妊孕心烦迷闷，胎动不安。盐研傅蛇虫咬，并痈肿毒，及罯敷毒箭。"

2.《本草药性大全》："止渴，止痛。"

3.《纲目》："涂蜘蛛伤。"

4.《医林纂要》："敛自汗盗汗。"

5.《本草求真》："敷痘疮溃烂成疮。"

6.《民间常用草药汇编》："利水，和脾，消肿。"

7.《全国中草药汇编》："主治蜂螫，黄水疮。"

8.《福建药物志》："散结拔毒，治对口疮。"

【用法用量】 内服：煎汤，15～30 g；鲜品 30～60 g。外用：捣汁涂，或捣敷。

【选方】 1. 治对口疮　芋叶、明矾、桐油籽同捣烂敷患处。(《福建药物志》)

2. 治黄水疮　芋苗晒干，烧存性研搽。(《青囊杂纂》)

1708 芋头 yù tóu (《本草衍义》)

【异名】 蹲鸱(《史记》)，芋魁(《汉书》)，芋根(《汉书》颜师古注)，土芝(《别录》)，芋奶(《种芋法》)，芋渠(《纲目》)，狗爪芋、百眼芋头(《岭南采药录》)，芋艿(《中国医学大辞典》)，毛芋(福建)，水芋(海南)。

【基原】 为天南星科芋属植物芋的根茎。

【原植物】 芋 *Colocasia esculenta* (L.) Schott [*Arum esculentum* L.]

湿生草本。根茎卵形，常生多数小球茎，褐色，具纤毛。叶基生，2、3 枚或更多，叶柄肉质，长 20～90 cm，绿色，基部呈鞘状；叶片卵状广椭圆形，长 20～50 cm，质厚，盾状着生，先端短而锐尖，基部耳形，耳片钝头，全缘，呈波状。花序柄常单生，短于叶柄；佛焰苞长短不一，一般为长 20 cm 左右；管部绿色，长约 4 cm，粗 2.2 cm，长卵形；檐部披针形或椭圆形，长约 17 cm，展开成舟状，边缘内卷，淡黄色至绿白色；肉穗花序长约 10 cm，短于佛焰苞；雌花序位于下部，长 3～3.5 cm，中性花序位于中部，长 3～3.3 cm，雄花序位于上部，长 4～4.5 cm，先端骤狭，附属器钻形，长约 1 cm。花期 2～8 月。

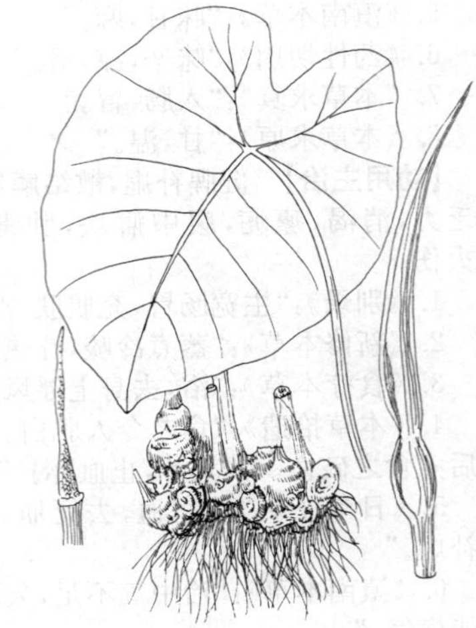

芋

我国南方及华北各地均有栽培。

本植物的叶片(芋叶)与叶柄(芋梗)、花序(芋头花)亦供药用，另设专条。

【栽培】 生物学特性　喜温暖湿润气候，忌高温干旱，较耐荫，不耐涝。宜选土层深厚肥沃的黏质壤土栽培。

繁殖方法　用种芋繁殖法。秋季采收时，选择子芋作种，贮藏待播。春季播种，按行株距(60～80)cm×(50～40)cm 开穴，施足基肥栽种。

田间管理　栽后生长期，中耕除草培土 3～4 次；结合中耕除草培土，追肥 3、4 次；定期灌水，保持土壤湿润。

【采收加工】 9～11 月采挖，鲜用或晒干。

【药材】 芋头 *Rhizoma Colocasiae Esculentae*　全国各地均有栽培。

性状　根茎呈椭圆形、卵圆形或圆锥形，大小不一。有的顶端有顶芽，外表面褐黄色或黄棕色，有不规则的纵向沟纹，并可见点状环纹，环节上有许多毛须，或连成片状，外皮栓化，易撕裂。横切面类白色或青白色，有黏性，质硬。气特异，味甘微涩，嚼之有黏性。

鉴别　根茎横切面：最外为数列栓化细胞。皮层较薄。薄壁组织中散有周木型维管束，并有大型黏液腔散在，直径 140～400 μm，薄壁细胞类圆形或椭圆形，内含淀粉粒。并有含草酸钙针晶束的黏液细胞。

【成分】 根茎含蛋白质[1]，多糖[2]，维生素 B_1，维生素 B_2，烟酸(nicotinic acid)等[3]。还含二羟基甾醇(dihydroxysterol) Ⅰ、Ⅱ[4]。还含黄酮类：蹄纹天竺素-3-葡萄糖苷(pelargonidin-3-glucoside)，矢车菊素-3-鼠李糖苷(cyanidin-3-rhamnoside)，矢车菊素-3-葡萄糖苷(cyaridin-3-glucoside)及花白苷(leucoanthocyanin)[5]。

【药性】 甘、辛，平。归胃经。

1.《别录》："辛，平，有毒。"

2.《本草经集注》："生则有毒，性滑。"

Kadsura heteroclita (Roxb.) Craib 的果实。

【原植物】 参见"地血香"条。

【采收加工】 8～11月采收,除去果柄,晒干。

【药性】 《全国中草药汇编》:"辛,微温。"

【功能主治】 《全国中草药汇编》:"补肾宁心,止咳祛痰。主治肾虚腰痛,神经衰弱,支气管炎。"

【用法用量】 内服:煎汤,6～9 g。

1705 地涌金莲 dì yǒng jīn lián (《滇南本草》)

【异名】 地金莲、地涌莲(《云南中草药》)。

【基原】 为芭蕉科地涌金莲属植物地涌金莲的花。

【原植物】 地涌金莲 *Musella lasiocarpa* (Franch.) C. Y. Wu ex H. W. Li [*Musa lasiocarpa* Franch; *Ensete lasiocarpum* (Franch.) Cheesm.] 又名:地母金莲(《中国植物志》)。

多年生丛生草本,具水平向根茎。假茎矮小,高不及 60 cm,基径约 15 cm,基部不膨大,有宿存的叶鞘。叶片长椭圆形,长达 0.5 m,宽约 20 cm,先端锐尖,基部近圆形,两侧对称,有白粉。花序直立,直接生于假茎上,密集如球穗状,长 20～25 cm,苞片干膜质,黄色或淡黄色,有花2列,每列4～5花;合生花被片卵状长圆形,先端具5(3+2)齿裂,离生花被片先端微凹,凹陷处具短尖头。浆果三棱状卵形,长约 3 cm,直径约 2.5 cm,外面密被硬毛,果内具多数种子;种子大,扁球形,宽 6～7 mm,黑褐色或褐色,光滑,腹面有大而白色的种脐。

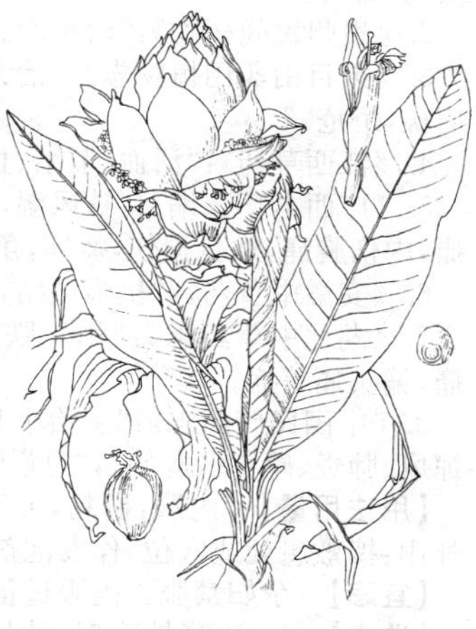
地涌金莲

生于海拔 1 500～2 500 m 的山间坡地或栽于庭园。分布于云南中部至西部。

【栽培】 生物学特性 喜温暖湿润气候,忌严寒,忌涝。宜选向阳坡地栽培。

繁殖方法 分株繁殖。春季,挖掘母株的分生小苗,按行株距 1 m×1 m 开穴,穴大小 20～30 cm,施基肥定植。也用吸芽的离体培养进行繁殖。

田间管理 生长期,中耕除草 2、3 次,追肥 1～2 次。冬季注意防寒。

【采收加工】 7～10月花期采收,晒干或鲜用。

【成分】 本品地上部分含正二十四烷(*n*-tetracosane),β-谷甾醇(β-sitosterol),硬脂酸(stearic acid),2,4-二羟基苯甲酸(2,4-dihydroxy benzoic acid),豆甾烷-7,22-二烯-3β-O-葡萄糖苷(stigmast-7,22-dien-3β-O-glucoside)[1]。

【药性】 《滇南本草》:"味苦、涩,性寒。"

【功用主治】 止带,止血。主治白带,崩漏,便血。

1.《滇南本草》:"治妇人白带,红崩日久,大肠下血。""又血症日久欲脱,用之亦可以固脱。"

2.《云南中草药》:"收敛止血。"

【用法用量】 内服:煎汤,10～15 g。

1706 耳草 ěr cǎo (《福建民间草药》)

【异名】 较剪草(《生草药性备要》),鲫鱼胆草(《岭南采药录》),山过路蜈蚣、蜈蚣草、行路蜈蚣(《福建民间草药》),节节花、鲫鱼草、龙胆草、苦胆草(《广东中药》),节节白花、细叶假红兰、散血草(《广西药用植物名录》),黑头草、荞糕草(《云南药用植物名录》),野甘草(贵州)。

【基原】 为茜草科耳草属植物耳草的全草。

【原植物】 耳草 *Hedyotis auricularia* L. [*Oldenlandia auricularia* (L.) F. Muell.]

多年生草本,高 30～100 cm。茎近直立或平卧,小枝密被短粗毛,幼时近四棱柱形,老时圆柱形,节上常生根。叶对生;叶柄长 2.7 mm,托叶膜质,被毛,合生成一短鞘,先端5～7裂成刚毛状;叶片近革质,披针形或椭圆形,长 3～8 cm,宽 1～2.5 cm,先端急尖或渐尖,基部楔形或微下延,上面平滑或粗糙,下面常被粉末状短毛。聚伞花序密集成头状,腋生;无总花梗;苞片披针形,微小;花4数,近无梗;萼筒长 1 mm,被毛,裂片披针形;花冠白色,长 2.5～3 mm,裂片广展;雄蕊生于花冠筒喉部,花药伸出;柱头2裂。蒴果球形,直径 1.2～1.5 mm,熟时不裂。种子每室 2～6 颗,种皮有小窝孔。花期春末夏初。

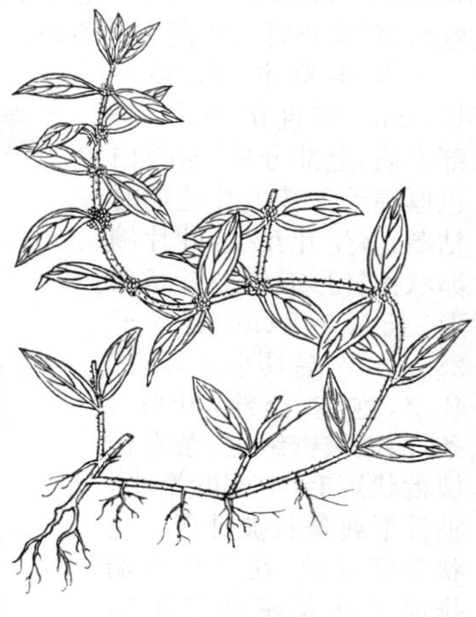
耳 草

生于草地、林缘和灌丛中。分布于华南和西南。

【采收加工】 5～8月采收,鲜用或晒干。

【药材】 耳草 *Herba Hedyotidis Auriculariae* 主产于福建、广东。

性状 全草长 25～50(～100)cm。根粗壮坚硬。茎圆柱形,小枝稍具四棱,密被短毛,节稍膨大,有须根。叶对生,黄绿色,薄革质,微向内卷,展平后呈卵形或椭圆状披针形,先端渐尖,基部楔形,全缘,上面稍粗糙,下面被柔毛,脉凸出,侧脉 3～6 条;托叶2片,合成一短鞘状,先端裂成5～7条刚毛状刺,膜质,被柔毛。叶腋间常有残留聚伞花序或小果。气微,味极苦。

【成分】 全草含β-谷甾醇(β-sitosterol)[1],耳草碱(auricularine)[2]。

【药性】 苦,凉。

1.《生草药性备要》:"味苦,性平。"

2.《广东中药》:"味苦,性凉。"

【功用主治】 清热解毒,凉血消肿。主治感冒发热,肺热咳嗽,咽喉肿痛,中痧呕吐,肠炎,痢疾,痔疮出血,崩漏,毒蛇咬伤,乳腺炎,痈疖肿毒,湿疹,跌打损伤。

1.《生草药性备要》:"行气敷疮止痛,理蛇伤,生津液,止喉痛。"

2.《岭南采药录》:"清肝火。"

二钱，煎猪肉汁澄清调下，食后，并夜卧，日三服。（《简要济众方》独胜散）

4. 治通身肿　出子萝卜、浮麦。上二味（不拘多少），一处浸汤服。（《普济方》）

1702 地膏药 dì gāo yào（《昆明民间常用草药》）

【异名】　岩白菜、雾水草、白头翁（《广西药用植物名录》），地毛香（《玉溪中草药》），棱干青、野水牛蒿（《湖南药物志》），兔耳风（《贵州药用植物目录》），老鸦绵（《全国中草药汇编》），大棉花草（《万县中草药》）。

【基原】　为菊科鼠曲草属植物贴生鼠曲草的全草或叶。

【原植物】　贴生鼠曲草 *Gnaphalium adnatum*（Wall. ex DC.）Kitam.［*Anaphalis adnata* Wall. ex DC.；*G. formosanum* Hayata］　又名：宽叶鼠曲草（《中国高等植物图鉴》），贴生香青（《中药大辞典》）。

一年生草本，高 60～100 cm。茎直立，粗壮，基部木质，上部分枝，密被白色厚绵毛。基生叶花期时枯萎；茎生叶互生，叶片倒卵状披针形或倒披针状条形，长 4～8 cm，宽 7～25 mm，先端具小尖，基部狭窄，抱茎，全缘，叶脉 3 条，两面被密绒毛，杂有密糠秕状短毛，上部叶渐小，披针形或条状披针形。头状花序多数，在茎和枝端排成球状紧密的复伞房状；总苞球状，长约 6 mm；总苞片 5～6 层，白色或淡黄白色，干膜质，外层苞片短，密被绒毛；花黄色，外围有多数雌花，中央有 4～7 个两性花；雌花花冠丝状，有 3、4 个小齿，两性花筒状，5 齿裂。瘦果长圆形，有乳头状突起；冠毛 1 列。花期 8～10 月。

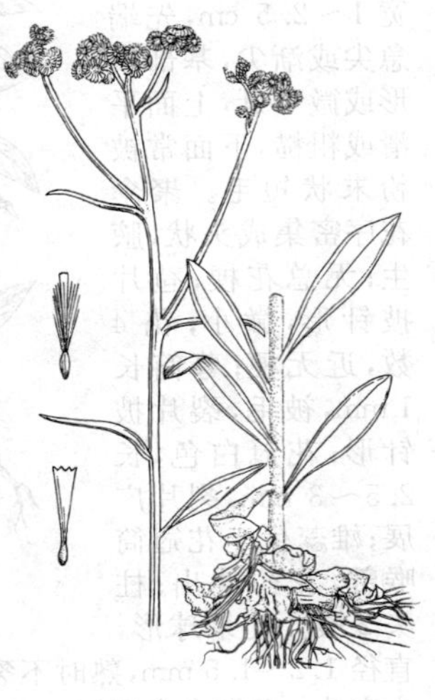
贴生鼠曲草

生于林边、山坡草地或灌丛中。分布于江苏、浙江、江西、福建、湖南、广东、广西、四川、贵州、云南及台湾等地。

【采收加工】　8～10 月采收，晒干或鲜用。

【药性】　《四川常用中草药》："性寒，味苦。"

【功用主治】　清热燥湿，解毒散结。主治湿热痢疾，痈疽肿毒，瘰疬，外伤出血。

1.《四川常用中草药》："清热解毒，燥湿。治湿热痢疾，瘰疬等症。"

2.《福建药物志》："消炎，散肿，止血。治痈，刀伤出血。"

【用法用量】　内服：煎汤，9～15 g。外用：捣敷。

1703 地下明珠 dì xià míng zhū（《中国民族药志》）

【异名】　落地珍珠、铁秤锤、土地子（《江西民间草药》），一粒金丹（《浙江民间草药》），陈伤子（《杭州药物志》），铁钮子（《贵州民间药物》），山砒霜、泥里珠、寸金黄、一滴金丹（《浙江民间常用草药》），地下珍珠、内宝珠（《湖南药物志》），茅膏菜根（《中药大辞典》）。

【基原】　为茅膏菜科茅膏菜属植物茅膏菜 *Drosera peltata* Smith var. *multisepala* Y. Z. Ruan 或光萼茅膏菜 *D. peltata* Smith var. *glabrata* Y. Z. Ruan 的球茎。

【原植物】　参见"茅膏菜"条。

【采收加工】　6 月全草枯萎前采挖，采得后贮存砂土内，鲜用或晒干。

【药性】　甘、微苦，平，小毒。归肺、肝、胃经。

1.《贵州民间药物》："性温，味苦、辛、微酸。"

2.《天目山药用植物志》："性平，味甘，有毒。"

3.《广西本草选编》："味甘、微酸，性温，有小毒。"

【功用主治】　祛风胜湿，止痛，散结。主治筋骨疼痛，腰痛，偏头痛，跌打损伤，疟疾，瘰疬，肿毒，目赤，翳障，疥疮。亦可用于妇女白带，血崩，小儿惊风，小儿破伤风，肺炎，感冒。

1.《杭州药用植物志》："治风湿性疼痛，头痛，四肢痛及跌伤、碰伤。"

2.《贵州民间药物》："治难产。"

3.《天目山药用植物志》："治无名肿毒，疯痛，眼生星翳，疟疾，疥疮。"

4.《江西草药》："活血、散结、止痛。"

5.《广西本草选编》："祛风湿，散结止痛。主治风湿关节痛，内伤胸痛，跌打损伤，瘰疬，角膜云翳，翼状胬肉。"

6.《安徽中草药》："抗疟散结，清热止痢，止血。"

7.《湖北中草药志》："用于跌打损伤，腰肌劳损，筋骨疼痛，偏头痛等症。"

8.《中国民族药志》："主治小儿破伤风"（仫佬族），"小儿惊风、肺炎、感冒"（彝族），"急慢性角膜炎"（壮族）。

【用法用量】　内服：研粉，0.5～1.5 g；或磨汁；或泡酒。外用：捣敷患处或穴位，作发泡剂；或与猪油配成 5% 油膏。

【宜忌】　孕妇禁服。内服过量可有头晕、思睡现象。

【选方】　1. 治筋骨冷痛，跌打损伤　茅膏菜根 5 粒，樟脑 6 g，膏药 1 张。先将樟脑放在膏药上，用火烘熔，再将根捣烂，放在膏药中心，贴痛处，经 1～2 d，将膏药揭开，皮肤出现小泡，用针挑破，放出黄水，再换膏药贴之。（《湖南药物志》）

2. 治疟疾　茅膏菜根，压碎放膏药上，贴脊椎骨第二节。（《湖北中草药志》）

3. 治瘰疬　先用小针当疬顶刺入疬之中心部位为止，出针后，用茅膏菜鲜根 1 粒，压扁，放针孔处，外用膏药盖贴，1、2 d 换 1 次，贴后稍有脓出，疬块渐消散。（《浙江民间常用草药》）

4. 治眼生星翳　茅膏菜根研细，放膏药上，贴太阳穴。（《天目山药用植物志》）

5. 治慢性支气管炎，过敏性鼻炎，慢性前列腺炎　取地下明珠适量，研粉调敷穴位上，外盖敷料固定，8～12 h 取下，发泡。10 d 1 次，3 次 1 个疗程。慢性支气管炎，过敏性鼻炎，敷大椎穴、肺俞穴；慢性前列腺炎，敷关元、命门穴等。（《新编常用中草药手册》）

【临床报道】　治疗疔疮　以茅膏菜新鲜球根去其外衣，根据疔疮大小取 1～2 粒置于 3.3 cm 见方胶布中央，用镊子压扁球根，疮面行常规消毒后揩干，外贴疔疮顶部，4～6 h 取下即可，治疗疔疮百余例均有良效。本品敷后以呈现黑色水泡为佳，若溃破，可用 1% 龙胆紫外搽。[1]

1704 地血香果 dì xuě xiāng guǒ（《云南思茅中草药》）

【基原】　为五味子科南五味子属植物异型南五味子

8. 治火眼 斑鸠窝熬水洗，或蒸猪肝食。(《贵阳民间药草》)

【临床报道】1. 治疗细菌性痢疾 用鲜地锦草 150～200 g 或干品 30～50 g(儿童用量适减)煎汁，虚者可用米汤代水浓煎并加红糖 30 g，分 3、4 次服用。治疗 562 例，结果痊愈 474 例；有效 50 例；无效 38 例[1]。

2. 治疗婴幼儿腹泻 取地锦草 300 g、车前草 150 g、青木香 60 g，洗净后煎液 2 次，共 700 ml，趁热加入蔗糖 300 g，溶解后继续煮沸 10 min。过滤，滤液中加蒸馏水至 1 000 ml 即得。每日口服 3 次，每次 15 ml，若患儿呕吐频繁，则可采取少量多次服用的方法。治疗 55 例，年龄均小于 3 岁，病程少于 3 d。每日腹泻 3～15 次，呈水样便或蛋花汤样便，均有轻度脱水，伴有呕吐者 35 例，发热 20 例，咳嗽 5 例，大便镜检脂肪球+～+++ 46 例。结果：显效 35 例，有效 18 例，无效 2 例；总有效率为 96.4%[2]。

3. 治疗"粪毒"(钩蚴性皮炎) 用鲜地锦草捣烂外敷，干燥后即换，每日数次，直至痊愈。治疗 124 例由钩蚴穿入皮肤所致的皮炎，症见局部皮肤红肿，奇痒不止，甚至搔抓后感染化脓。结果：治疗 1 d 症状消失者 58 例，治疗 2 d 症状消失者 34 例，治疗 3 d 症状消失者 29 例，无效者 3 例。除 5 例因感染严重配合抗生素治疗外，其余均迅速减轻奇痒症状[3]。

1700 地锦槭 dì jǐn qì (《全国中草药汇编》)

【异名】红枫叶(《青岛中草药手册》)，色木、五龙皮(《全国中草药汇编》)。

【基原】为槭树科槭属植物色木槭的枝、叶。

【原植物】色木槭 *Acer mono* Maxim. [*A. pictum* Thunb.] 又名：水色树(《中国高等植物图鉴》)。

落叶乔木，高 15～20 m。树皮粗糙，常纵裂，灰褐色；小枝细瘦，无毛，当年生嫩枝绿色或紫绿色，多年生枝灰色或淡灰色，具圆形皮孔。叶对生；叶柄长 4～6 cm，细瘦，无毛；叶片纸质，近椭圆形，长 6～8 cm，宽 9～11 cm，5 裂；裂片卵形或宽三角形，长渐尖，全缘，无毛，仅主脉腋间有簇毛，主脉 5 条，上面光绿色，下面淡绿色。花多数，杂性，雄花与两性花同株，多数常成圆锥状伞房花序顶生，无毛；花带绿黄色，总花梗长 1～2 cm；萼片 5，长圆形，黄绿色；花瓣 5，椭圆形，淡白色；雄蕊 8，无毛，比花瓣短，花药黄色；子房无毛，在雄花中不发育，花柱无毛，柱头 2 裂，反卷。翅果嫩时紫绿色，成熟时淡黄色，小坚果压扁状；翅长圆形，连同小坚果长 2～2.5 cm，张开成锐角或近于钝角。花期 5 月，果期 9 月。

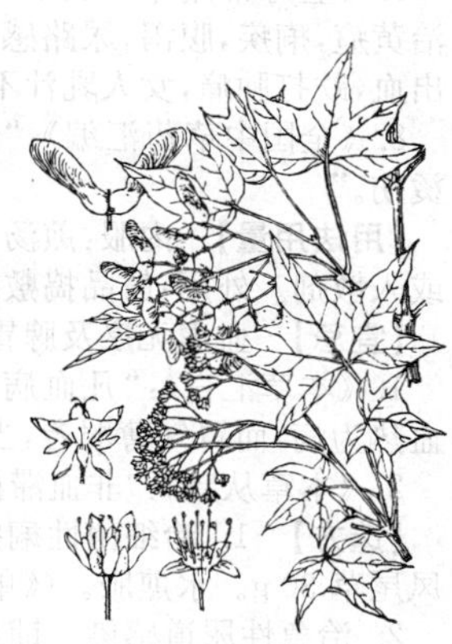

色木槭

生于海拔 800～1 500 m 的山坡或山谷疏林中。分布于东北、华北、华中、华东、西南各地。

【采收加工】6～8 月采收，鲜用或晒干。

【成分】叶含黄酮类：矢车菊苷(chrysanthemin)，卡宁(canin)，卡拉花青苷(karacyanin)，石蒜花青苷(lycoricyanin)，芍药花苷(paeonin)，矢车菊素(cyanidin)，飞燕草素(delphinidin)，芍药花素(peonidin)，锦葵花素(malvidin)[1]。

【药性】辛、苦，温。

1.《青岛中草药手册》："性温，味苦、涩。"

2.《全国中草药汇编》："辛，温。"

【功用主治】祛风除湿，活血止痛。主治偏正头痛，风寒湿痹，跌打瘀痛，湿疹，疥癣。

1.《青岛中草药手册》："散风祛湿，活血止痛。主治偏正头痛，失眠，疥癣湿疹。"

2.《全国中草药汇编》："祛风除湿，活血逐瘀。治风湿骨痛，骨折，跌打扭伤。"

【用法用量】内服：煎汤，10～15 g，鲜品加倍。外用：煎水洗。

【选方】治头痛、失眠 红枫鲜叶 60 g，鸡子 7 个。共煮，水沸后将鸡子打破，再煮，分 2 次食。(《青岛中草药手册》)

1701 地骷髅 dì kū lóu (《纲目拾遗》)

【异名】仙人骨(《博济方》)，出子萝卜(《普济方》)，老萝卜头(《分类草药性》)，老人头(《天宝本草》)，地枯萝(《现代实用中药》)，气萝卜(《江苏植物药材志》)，枯萝卜(《山东中药》)，空莱菔(《苏州本产药材》)，老萝卜(《湖南药物志》)。

【基原】为十字花科萝卜属植物莱菔 *Raphanus sativus* L. 开花结实后的老根。

【原植物】参见"莱菔"条。

【采收加工】待种子成熟后，连根拔起，剪除地上部分，将根洗净晒干，贮干燥处。

【药材】地骷髅 *Radix Raphani* 全国各地均产。

性状 根圆柱形，长 20～25 cm，直径 3～4 cm，微扁，略扭曲，紫红色或灰褐色，表面不平整，具波状纵皱纹或网状纹理，可见横向排列的黄褐色条纹及长 2～3 cm 的支根或支根痕；顶端具中空的茎基，长 1～4 cm。质轻，折断面淡黄色而疏松。气微，味略辛。

【药性】甘、微辛，平。归脾、胃、肺经。

1.《分类草药性》："性温。"

2.《山东中药》："味淡、微辛。"

3.《药材学》："性平，味甘。"

【功用主治】行气消积，化痰，解渴，利水。主治食积气滞，腹胀痞满，痢疾，咳嗽痰多，消渴，脚气，水肿。

1.《纲目拾遗》："能大通肺气，解煤炭熏人毒。"

2.《分类草药性》："消肿气，止咳化痰，消面积，治痢症。"

3.《天宝本草》："治胃火，消痰，除积聚，诸般气滞，肚腹胀满。"

4.《现代实用中药》："利尿退肿。"

【用法用量】内服：煎汤，10～30 g；或入丸、散。

【选方】1. 治痞块 陈年木瓜一个，地骷髅四两。煎汁，时常服一小盏。气痞、食痞俱治。(《纲目拾遗》引《医宗汇编》)

2. 治黄疸变为臌胀、气喘、翻胃、胸膈饱闷、中脘疼痛，并小儿疳疾结热，噤口痢疾，结胸伤寒，伤力黄肿并脱力黄各证 人中白(火煅醋淬七次)一两，神曲、白萝卜子、地骷髅各五钱，砂仁二钱(以上俱炒)，陈香橼一个。共为末，蜜丸桐子大，每服三五七丸，或灯草汤下，或酒下。(《纲目拾遗》引《海昌方》万应丹)

3. 治消渴 用出子萝卜三枚，净洗薄切，日干为末，每服

褐色。无臭,味微涩。

斑地锦　叶上表面具红斑,蒴果被稀疏白色短柔毛。

鉴别　(1)粉末特征:绿褐色。叶表皮细胞外壁呈乳头状突起。叶肉组织中,细脉末端周围的细胞,放射状排列成圆形。非腺毛3～8个细胞,直径约14 μm,多破碎。无节乳汁管中可见细小片状淀粉粒。

(2)取本品粗粉2 g,加甲醇20 ml,冷浸过夜,滤过。滤液用石油醚抽取3次,将甲醇提取液浓缩至4 ml。将提取液滴在滤纸上,滴加1%三氯化铝乙醇溶液,置紫外光灯下观察,斑点加深为深黄色;取提取液2 ml加入数滴浓盐酸及少量镁粉,溶液呈红色(检查黄酮类)。将提取液滴在滤纸上,再滴加0.1%溴酚蓝溶液,立即在蓝色的背景上显黄色斑点(检查有机酸)。

品质标志　《中华人民共和国药典》2005年版规定:照高效液相色谱法测定,本品含槲皮素($C_{15}H_{10}O_7$)不得少于0.10%。

【成分】 1. 地锦草　含黄酮类:山柰酚(kaempferol),槲皮素(quercetin)[1],芹菜素,木犀草素及其苷类[1,2]。还含香豆素类:东莨菪素(scopoletin),伞形花内酯(umbelliferone),阿牙潘泽兰内酯(ayapin)。又含有机酸:棕榈酸(palmitic acid)[3],并没食子酸(ellagic acid)[2],没食子酸(gallic acid),没食子酸甲酯(methylgallate)[4]。鞣质有:euphormisins M_1、M_2、M_3,老鹳草鞣质(geraniin)[5]等。还有短叶老鹳草素(brevifolin),β-谷甾醇(β-sitosterol)[2]。

2. 斑叶地锦　含三萜类:β-香树脂醇乙酸酯(β-amyrin acetate),乙酸蒲公英赛醇酯(taraxerylacetate),乙酸羽扇烯醇酯(lupenylacetate),3β-乙酰氧基-30-去甲羽扇豆烷-20-酮(3β-acetoxy-30-norlupan-20-one),α-香树脂酮醇(α-amyrenonol),乙酸黏霉烯醇酯(glut-5-en-3-yl acetate),乌苏-9(11),12-二烯-3β-醇〔ursa-9(11)12-dien-3β-ol〕[6],supinenolone E即3β-hydroxyfern-8-en-7-one,3β-hydroxymultiflor-8-en-7-one[7]。还含黄酮类:异多花独尾草烯醇(isomultiflorenol),山柰酚(kaempferol),槲皮素(quercetin)[8],斑叶地锦素(euma-culin)A,紫云英苷(astragalin),异槲皮苷(isoquercitrin),山柰酚-3-O-(2″-O-没食子酰)-β-D-葡萄糖苷〔kaempferol-3-O-(2″-O-galloyl)-β-D-glucoside〕,槲皮素-3-O-(2″-没食子酰)-β-D-葡萄糖苷〔quercetin-3-O-(2″-galloyl)-β-D-glucoside〕,1,3,4,6-四-O-没食子酰-β-D-葡萄糖(1,3,4,6-tetra-O-galloyl-β-D-glucose),老鹳草鞣质(geraniin)[9],没食子酸(gallic acid),棕榈酸(palmitic acid),谷甾醇(sitosterol)[6],胡萝卜苷(daucosterol)[8]。

【药理】 1. 抗菌和抗寄生虫作用　地锦草的乙醇提取物及地锦素在体外均对金黄色葡萄球菌有较强的抗菌作用;对肠道致病菌如各种痢疾杆菌、伤寒和副伤寒杆菌、变形杆菌、致病性大肠杆菌及其他某些细菌均有程度不同的抗菌作用[1]。本品提取物表现出由于控制嘌呤系统转换酶活性而达到抗寄生虫作用[2]。

2. 抗氧化作用　地锦草总黄酮(TFEH)具有很强的清除和抑制H_2O_2体系产生羟自由基以及脱氧核糖(DR)为H_2O_2诱导氧化产生MDA的作用[3]。地锦草对羟自由基有显著的清除作用,并能保护DNA的氧化损伤,而且它们清除羟自由基及抗DNA氧化损伤的作用与它们的浓度之间存在正比性依赖关系[4]。地锦草可使肾缺血再灌注损伤大鼠MDA含量明显下降,SOD活性显著增强,对小鼠肝匀浆MDA的抑制作用明显,表明地锦草是一种较强的抗氧化植物[5]。

3. 保肝作用　地锦草水煎剂每日0.5 g/kg给小鼠腹腔注射,连续4 d,可显著降低D-半乳糖胺所致ALT升高,地锦草水煎剂每日1 g/kg给小鼠灌胃,连续6 d,可显著降低异硫氰酸2-萘酯所致ALT、AST以及血清胆红素升高,表明地锦草有保肝作用[6]。

4. 解毒作用　地锦草能减轻六六六中毒小鼠各脏器如心、肝、脾、肾组织的严重损害,效果优于维生素C[7]。

5. 止血作用　地锦草有快速缩短凝血时间的作用,能显著增加血小板数量,但不能对抗华法林的抗凝作用[8]。

【药性】 辛,平。归肝、大肠经。

1.《嘉祐本草》:"味辛。"

2.《品汇精要》:"味辛,性温、散。气之厚者,阳也。"

3.《本草汇言》:"味辛,性平。"

4.《四川中药志》1960年版:"性平,味辛、微苦、涩。"

5.《青岛中草药手册》:"性平,味酸、苦。入肝、大肠、膀胱经。"

6. 南药《中草药学》:"入肝、胃、膀胱经。"

【功用主治】 清热,利湿,退黄,止血。主治痢疾,泄泻,脏毒赤白,黄疸,咳血,吐血,齿衄,尿血,便血,崩漏,外伤出血,乳汁不下,跌打肿痛及热毒疮疡,臁疮烂疮。

1.《嘉祐本草》:"主通流血脉,亦可用治气。"

2.《品汇精要》:"主调气和血。"

3.《纲目》:"主痈肿恶疮,金刃扑损出血,血痢,下血,崩中,能散血止血,利小便。"

4.《本草求原》:"治蛇伤。"

5.《民间常用草药汇编》:"治胃部痞满疼痛,冷骨风,臭痰,痔疮及下乳。"

6.《浙江民间草药》:"健胃止泻,治小儿疳积。"

7.《上海常用中草药》:"止血,利尿,健胃,活血,解毒。治黄疸,痢疾,腹泻,尿路感染,便血,尿血,子宫出血,痔疮出血,跌打肿痛,女人乳汁不通,头疮,皮肤疮毒。"

8.《全国中草药汇编》:"外用治下肢溃疡,皮肤湿疹,烧烫伤。"

【用法用量】 内服:煎汤,10～15 g,鲜者可用15～30 g;或入散剂。外用:鲜品捣敷或干品研末撒。

【宜忌】 血虚无瘀及脾胃虚弱者慎服。

1.《本草汇言》:"凡血病而因热所使者,用之合宜,设非血热为病,而胃气薄弱者,当斟酌行之。"

2.《本草从新》:"非血滞血瘀勿用。"

【选方】 1. 治细菌性痢疾　地锦草30 g,铁苋菜30 g,凤尾草30 g。水煎服。(《单方验方调查资料选编》)

2. 治急性尿道感染　铺地草、海金沙、爵床各60 g,车前草45 g。水煎服。(《福建药物志》)

3. 治妇人乳汁不通　取鲜地锦草全草30～45 g(干草24～36 g)和瘦猪肉120～180 g,酌加红酒或开水,炖2 h后服。(《福建民间草药》)

4. 治小儿疳积　地锦草全草6～9 g。同鸡肝一具或猪肝90 g煮熟,食肝及汤。(《江西民间草药》)

5. 治咽喉发炎肿痛　鲜地锦草15 g,咸酸甜草15 g。捣烂绞汁,调蜜泡服,日3次。

6. 治风疮疥癣　血见愁草同满江红草捣末敷。(《纲目》引《乾坤秘韫》)

7. 治缠腰蛇(带状疱疹)　鲜地锦草捣烂,加醋搅匀,取汁涂患处。(《福建中草药》)

血，牙痛，胸骨痛，腰痛，痛经，跌打损伤，咳喘，虚弱咳嗽盗汗。

1.《浙江民间常用草药》："清热解毒，敛疮止血。治骨髓炎，骨结核，口腔炎，外伤出血，蝮蛇咬伤。"

2.《贵州草药》："治小儿白口疮，发烧，气喘，胸骨痛。"

3.《四川常用中草药》："散瘀血，消瘰疬。治跌打损伤。"

4.《湖南药物志》："止血，消炎。用于阴道流血，子宫出血，血崩，急性肠炎，疔毒。"

5.《全国中草药汇编》："清热解毒，止痛止血。主治肠炎，痢疾，牙痛，胃痛，腰痛，胃肠出血，月经过多，产后或流产后出血过多。外用治烧、烫伤，毒蛇咬伤。"

6.《秦岭巴山天然药物志》："清热解毒，止咳化痰，凉血止血，消坚破结。"

7.《贵阳民间药草》："治肺虚咳嗽喘息，跌打损伤，疯狗咬伤，腹泻痢疾。"

【用法用量】 内服：煎汤，10～15 g；研末服，1～3 g；或浸酒。外用：捣敷；或煎水洗；或研末撒。

【选方】 1. 治急性肠炎　三叶翻白草根 30 g，樟树根 3 g，洗净切片，烘干研粉，成人每次 3～6 g，每日 3 次，小儿酌减。(《湖南药物志》)

2. 治骨髓炎　三叶委陵菜根(捣碎)、大蓟根各 15 g。用水或烧酒炖服，严重者连服 3 个月。另外用半边莲 2 份，椰榆根皮 8 份，捣烂外敷，每日换药 1 次。最后用本种全草或根捣烂外敷收口，痊愈为止。(《浙江常用民间草药》)

3. 治小儿白口疮　白地莓 3～9 g，水煎浓汁，用布蘸汁洗患处。或取叶研末，加冰片少许，布包药末，蘸开水口含。(《贵州草药》)

4. 治妇女崩漏(包括子宫功能性出血)及产后出血不止　三叶委陵菜鲜根 30～60 g，煎服；或干根研末 1.5 g，冲服，连服 1 星期。或配红孩儿 15 g，煎服。(江西《中草药学》)

5. 治跌打损伤、瘀肿疼痛　地蜂子 9 g，菊叶三七 12 g，白芷 6 g，羌活 9 g。研末，酒调服，每服 6 g，或水酒各半调敷患处。(《四川中药志》1982 年版)

1699 地锦草 dì jǐn cǎo (《嘉祐本草》)

【异名】 草血竭、血见愁草(《世医得效方》)，血见愁(《乾坤秘韫》)，小虫儿卧单、铁线草(《救荒本草》)，酱瓣草(《庚辛玉册》)，血风草、马蚁草、雀儿卧单、猢狲头草(《纲目》)，扑地锦(《本草原始》)，奶花草(《植物名实图考》)，奶草、奶汁草、铺地锦、铺地红、红莲草(《福建民间草药》)，斑鸠窝、三月黄花(《民间常用草药汇编》)，地蓬草、铁线马齿苋、蜈蚣草(《江西民间草药》)，奶疳草、红茎草(《浙江民间草药》)，红斑鸠窝、地马桑、红沙草、凉帽草、小苍蝇翅草(《四川中药志》)，红丝草、小红筋草(《杭州药用植物志》)，仙桃草(《湖南药物志》)，莲子草、软骨莲子草、九龙吐珠草(《闽东本草》)，地瓣草(《贵州草药》)，粪脚草、粪触脚、花被单(《上海常用中草药》)，铺地草(《福建药物志》)，被单草(《秦岭植物志》)，星星草、斑雀草、多叶果(《东北草本植物志》)，凤凰窝、九头狮子草(《陕西中草药》)。

【基原】 为大戟科大戟属植物地锦草及斑地锦的全草。

【原植物】 1. 地锦 *Euphorbia humifusa* Willd.

一年生匍匐小草本，茎纤细，长约 20 cm，呈叉状分枝，初带红色，秋季变为紫红色，无毛或疏生短细毛。全草含白色乳汁。叶通常对生，无柄或具短柄，叶片长圆形或椭圆形，长 5～10 mm，宽 3～6 mm，先端钝圆，基部偏斜，边缘有不甚明显的细锯齿，绿色或带红紫色，两面无毛或疏生短毛。杯状聚伞花序单生于叶腋；总苞倒圆锥形，浅红色或绿色，顶端 4 裂，裂片长三角形；腺体 4，横长圆形，具白色花瓣状附属物；子房 3 室，花柱 3，2 裂。蒴果三棱状球形，无毛。种子卵形，黑褐色或黑灰色，外被白色蜡粉，长约 1.2 mm。花期 7～8 月，果期 8～10 月。

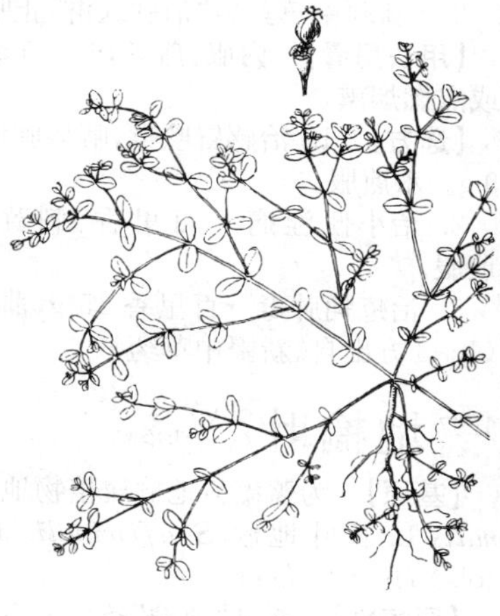

地锦草

生于原野荒地、路旁、田间。分布几遍全国各地。

2. 斑地锦 *E. maculata* L.

本种极似地锦，但斑地锦茎密被白色细柔毛，叶上面中央有长线状紫红色斑。叶和蒴果被稀疏白色短柔毛。种子灰红色。

生于原野荒地、路旁、田间。分布于山东、江苏、安徽、浙江、江西、福建、广东、广西、台湾等地。

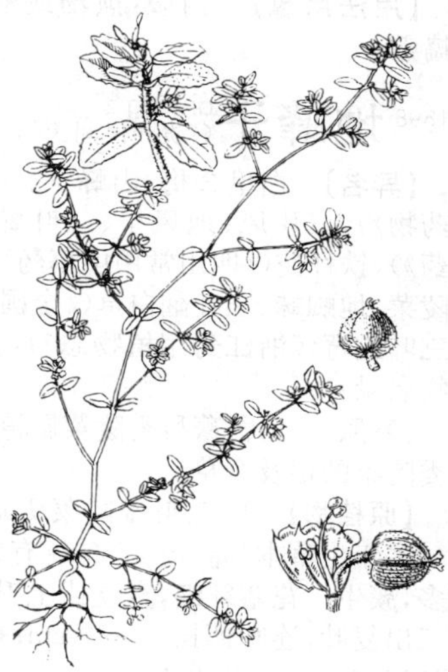

斑叶地锦

【栽培】 生物学特性　喜温暖湿润气候，稍耐荫蔽，较耐湿。以疏松肥沃、排水良好的砂质壤土或壤土栽培为宜。可与玉米间作。

繁殖方法　种子繁殖。秋季 9～10 月待果实成熟时，采收，晒干，贮藏备用。春播 3～4 月，种子与草木灰拌匀，条播，按行距 15 cm 开条沟，将种子均匀播入沟内，薄覆细土，稍加镇压。

田间管理　出苗后，要及时拔除杂草。施肥以人粪为主。待玉米收获后要加强田间管理，促使植株旺盛生长。

【采收加工】 10 月采收全株，晒干或鲜用。

【药材】 地锦草 *Herba Euphorbiae Humifusae*　地锦草除广东、广西外，全国各地均产；斑地锦主产于华东地区。

性状　地锦　常皱缩卷曲，根细小。茎细，呈叉状分枝，表面带紫红色，光滑无毛或疏生白色细柔毛；质脆，易折断，断面黄白色，中空。单叶对生，具淡红色短柄或几无柄；叶片多皱缩或已脱落，展平后呈长椭圆形，长 5～10 mm，宽 4～6 mm；绿色或带紫红色，通常无毛或疏生细柔毛；先端钝圆，基部偏斜，边缘具小锯齿或呈微波状。杯状聚伞花序腋生，细小。蒴果三棱状球形，表面光滑。种子细小，卵形，

喉肿痛，热淋涩痛，疮痈肿毒；灭蚤虱蚊虫。

1.《纲目拾遗》："辟蚤虱。"

2.《新疆中草药》："消肿通淋，止呕化痰，解毒杀虫。"

【用法用量】 内服：煎汤，6～15 g。外用：适量，煎汤洗；或点燃烟熏。

【选方】 1. 治感冒咳嗽，咽喉肿痛　百里香 6 g，牛蒡子 9 g。水煎服。

2. 治小便涩痛　百里香、刺黄柏、车前子各 9 g。水煎服。

3. 治疮痈肿毒　百里香 15 g，蒲公英 30 g。煎水外洗。(1～3 方出自《新疆中草药》)

1697 地榆叶 dì yú yè
(《药性论》)

【基原】 为蔷薇科地榆属植物地榆 *Sanguisorba officinalis* L. 长叶地榆 *S. officinalis* L. var. *longifolia* (Bertol.) Yü et Li 的叶。

【原植物】 参见"地榆"条。

【采收加工】 6～8 月采收，鲜用或晒干。

【药性】 苦，微寒。归胃经。

【功用主治】 清热解毒。主治热病发热，疮疡肿痛。

1.《药性论》："作饮代茶解热。"

2.《河南中草药》："解毒，消肿。"

【用法用量】 内服：煎汤或泡茶，3～9 g。外用：鲜品捣敷。

1698 地蜂子 dì fēng zǐ
(《贵州民间药物》)

【异名】 白里金梅、山蜂子、三爪金、铁枕头(《贵州民间药物》)，三片风、地风子、三叶蛇子草(《浙江民间常用草药》)，铁秤砣(《四川常用中草药》)，蜂子芪、独脚伞、独脚委陵菜，地蜘蛛，三叶翻白草(《全国中草药汇编》)，三叶蒲扇、三叶蛇莓(《浙江药用植物志》)，大花假蛇莓(《云南种子植物名录》)。

【基原】 为蔷薇科委陵菜属植物三叶委陵菜和中华三叶委陵菜的根及全草。

【原植物】 1. 三叶委陵菜 *Potentilla freyniana* Bornm.

多年生草本，高 8～25 cm。有纤匐枝或不明显。根分枝多，簇生。花茎纤细，直立或上升，被疏柔毛。基生叶掌状三出复叶，连叶柄长 4～30 cm；托叶膜质，褐色，外被稀疏长柔毛；小叶片长圆形、卵形或椭圆形，先端急尖或圆钝，基部楔形或宽楔形，边缘有多数急尖锯齿，两面疏生平铺柔毛，下面沿脉较密；茎生叶 1～2，小叶与基生叶相似，唯叶柄很短，叶边缘锯齿减少；托叶草质，呈缺刻状锐裂，有稀疏长柔毛。花两性；伞房状聚伞花序顶生；花直径 0.8～1 cm；萼片 5，三角卵形，先端渐尖，副萼片 5，披针形，先端渐尖，与萼片近等长，外被平铺柔毛；花瓣 5，长圆状倒卵形，先端微凹或圆钝，淡黄色；花柱近顶生，上部粗，基部细。成熟瘦果卵球形，直径 0.5～1 mm，表面有显著脉纹。花、果期 3～6 月。

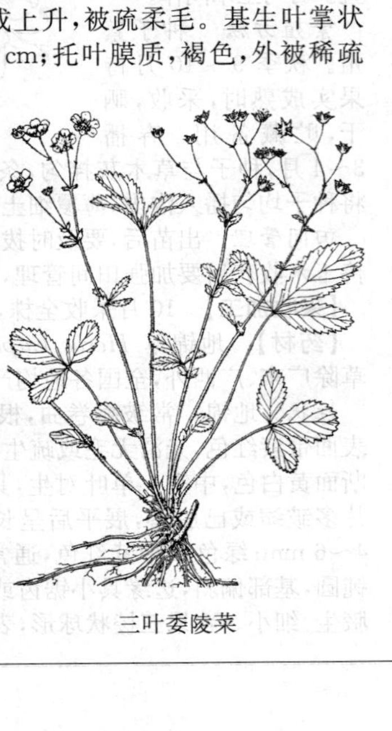

三叶委陵菜

生于海拔 300～2 100 m 的山坡草地、溪边及疏林下阴湿处。分布于东北、西南及河北、山西、浙江、福建、江西、山东、湖北、湖南、陕西、甘肃等地。

2. 中华三叶委陵菜 *P. freyiniana* Bornm. var. *sinica* Migo.

与三叶委陵菜主要不同点是：本变种茎和叶柄上柔毛较密。小叶两面被开展或微开展柔毛，尤其沿脉较密，小叶片菱状卵形或宽卵形，边缘具圆钝锯齿，花茎或纤匐枝上托叶卵圆形且全缘，极稀先端 2 裂，花、果期 4～5 月。

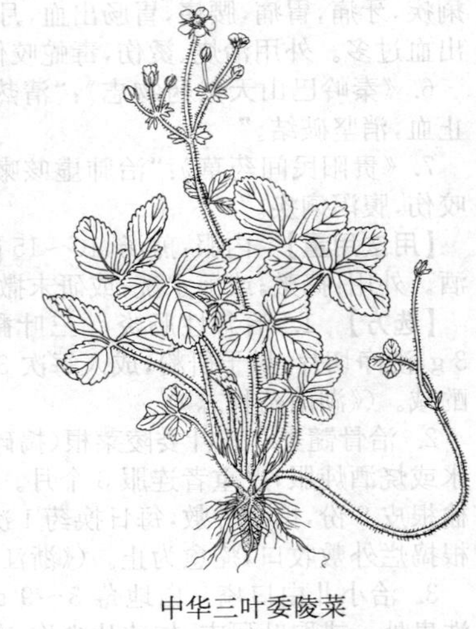

中华三叶委陵菜

生于海拔 200～800 m 的草丛中及林下阴湿处。分布于江苏、浙江、安徽、江西、湖北、湖南等地。

【采收加工】 5～8 月采挖带根的全草，晒干或鲜用。

【药材】 地蜂子 *Radix et Herba Potentillae* 产于河北、江苏、浙江、江西、福建、湖南、湖北、四川、云南、贵州等地。

性状　根茎呈纺锤形、圆柱形或哑铃形，微弯曲，有的形似蜂腹，表面灰褐色或黄褐色，粗糙，有皱纹和突起的根痕及须根，顶端有叶柄残基，被柔毛。质坚硬，不易折断，断面颗粒状，深棕色或黑褐色，中央色深，在放大镜下可见白色细小结晶。气微，味微苦而涩，微具清凉感。

鉴别　(1) 根横切面：木栓层为数列细胞。皮层狭窄；内皮层较特殊，有 2 层，其中间隔有两层薄壁细胞，凯氏点明显。中柱鞘为 1 列薄壁细胞。韧皮部较宽，可见筛管群。形成层呈环。木质部导管较少，作放射状排列。髓部小。薄壁细胞含淀粉粒及草酸钙簇晶。

(2) 取本品粗粉 1 g，加乙醇 20 ml，回流 15 min，滤过。取滤液 1 ml，加亚硝酸钠少许，加硫酸约 1 ml，溶液显红色；取滤液 1 ml，加 1%三氯化铁乙醇液 1、2 滴，溶液显蓝绿色(检查酚性化合物)。

(3) 取(2)项下滤液 4 ml，置蒸发皿中，蒸干，加入醋酐 1 ml 溶解，沿蒸发皿壁加入 1 滴浓硫酸，先呈紫红色，后变为绿色(检查皂苷)。

【药性】 苦、涩，微寒。

1.《贵阳民间药草》："酸，温，无毒。"

2.《浙江民间常用草药》："性微寒，味苦。"

3.《四川常用中草药》："性微温，味涩。"

4.《秦岭巴山天然药物志》："有小毒。"

【功用主治】 清热解毒，止血，止痛。主治痢疾，肠炎，发热，痈肿疔疮，烧、烫伤，口舌生疮，骨髓炎，骨结核，瘰疬，痔疮，毒蛇咬伤，崩漏，月经过多，产后出血，外伤出血，胃痛出

【选方】 1. 治久嗽不止　地菍根、百合、桑根各 30 g，猪肺 1 只煎服。(《闽东本草》)

2. 治黄疸　鲜地茄根 90 g，白茅根 30 g，白糖 30 g，甜酒 30 g。先将地茄、白茅根煎水，加白糖冲甜酒服。(《湖南药物志》)

3. 治久疟不愈　地菍根 30 g，凤尾草全草 60 g，鹅不食草全草 15 g。白糖为引，水煎 2 次分服。每日 1 剂。(江西《草药手册》)

4. 治疝气　地菍根 60 g，加桂圆肉 15 g(或橘核 15 g)，炖服。(《福建民间草药》)

1695 地梢瓜 dì shāo guā (《救荒本草》)

【异名】 女青(《新修本草》)，山角、地瓜儿(《植物名汇》)，羊不奶果、小丝瓜、浮瓢棵(《河南中草药手册》)，老瓜瓢、沙奶奶、马奶奶(《内蒙古中草药》)，沙奶草、细叶牛皮消、雀瓜、罗汉草(《沙漠地区药用植物》)。

【基原】 为萝藦科白前属植物地梢瓜或雀瓢的全草。

【原植物】 1. 地梢瓜 *Cynanchum thesioides* (Freyn) K. Schum. [*C. sibiricum* (L.) R. Br.; *Vincetoxicum thesioides* Freyn] 又名：地梢花(《江苏南部种子植物手册》)，砂奶奶、列骨瓢(《指示植物》)，细叶白前(《中药大辞典》)。

直立半灌木。地下茎单轴横生。茎自基部多分枝。叶对生或近对生；叶片线形，长 3～5 cm，宽 2～5 mm，下面中脉隆起。伞形聚伞花序腋生；花萼外面被柔毛；花冠绿白色；副花冠杯状，裂片三角状披针形，渐尖，高过药隔的膜片。蓇葖果纺锤形，先端渐尖，中部膨大，长 5～6 cm，直径约 2 cm。种子扁平，暗褐色，长达 8 mm，种毛白色绢质，长达 2 cm。花期 5～8 月，果期 8～10 月。

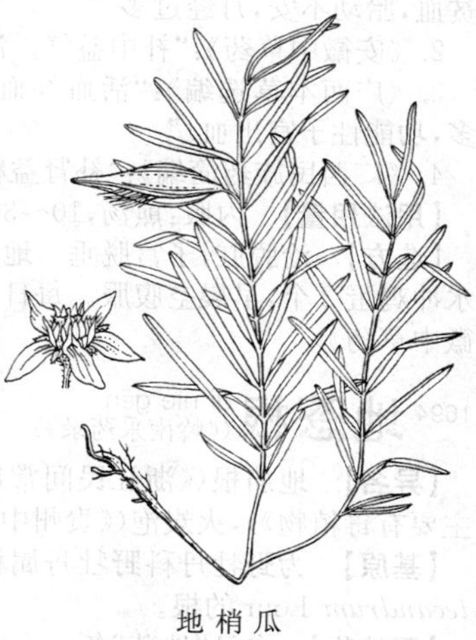

地 梢 瓜

生于海拔 200～2 000 m 的山坡、沙丘或干旱山谷、荒地、田边等处。分布于东北、华北及江苏、安徽、山东、河南、陕西、甘肃、新疆等地。

2. 雀瓢 *C. thesioides* (Freyn) K. Schum. var. *australe* (Maxim.) Tsiang et P. T. Li [*C. sibiricum* R. Br. var. *australe* Maxim. et Kom.]

与原种相似，茎柔弱，分枝较少，茎端通常伸长而缠绕。叶线形或线状长圆形；花较小，较多。花期 3～8 月，果期 5～10 月。

生于水沟旁及河岸边或山坡、路旁的灌木丛或草地上。分布于河北、内蒙古、辽宁、江苏、山东、河南、陕西等地。

【采收加工】 6～10 月采收，晒干。

【成分】 地梢瓜全草甾醇类：含 β-谷甾醇(β-sitosterol)，胡萝卜苷(daucosterol)；有机酸：阿魏酸(ferulic acid)，琥珀酸(succinic acid)；黄酮类：槲皮素(quercetin)，1，3-O-二甲基-肌醇(1，3-O-dimethyl-myo-inositol)[1]，柽柳素(tamarixetin)，柽柳素-3-O-β-D-半乳糖苷(tamarixetin-3-O-β-D-galactopyranoside)，地梢瓜苷(thesioideoside)；三萜类：β-香树脂醇乙酸酯(β-amyrin acetate)，羽扇豆醇乙酸酯(lupeol acetate)，α-香树脂醇正辛烷酸酯(α-amyrin caprylate)，1，3-二棕榈酰-2-山梨酰-甘油(glyceride-1，3-dipalmito-2-sorbate)[2]。

雀瓢全草含黄酮类：柽柳素和槲皮素[3]。

【药性】 《内蒙古中草药》："性平，味甘。"

【功用主治】 清虚火，益气，生津，下乳。主治虚火上炎，咽喉疼痛；气阴不足，神疲健忘，虚烦口渴，头昏失眠；产后体虚，乳汁不足。

1.《内蒙古中草药》："清热降炎，消炎止痛，通乳。主治乳汁不通，咽喉痛。"

2.《青岛中草药手册》："主治气血亏虚，脑神经衰弱，咽喉肿痛。"

3.《全国中草药汇编》："益气，通乳。主治体虚乳汁不下，外用治瘊子。"

【用法用量】 内服：煎汤，15～30 g；或鲜果嚼服。

【选方】 1. 治气血亏虚　地梢瓜全草 30 g，土黄芪 60 g。水煎服。

2. 治脑神经衰弱　地梢瓜全草 500 g。水煎取汁，用药汁打鸡蛋(2 个)茶喝。日服 2 次。(1、2 方出自《河南中草药手册》)

1696 地腊香 dì là xiāng (《纲目拾遗》)

【异名】 百里香、地椒(《新疆中草药》)。

【基原】 为唇形科百里香属植物阿尔泰百里香的全草。

【原植物】 阿尔泰百里香 *Thymus altaicus* Klok. et Shost.

半灌木。茎匍匐或上升，末端具不育枝或花枝；不育枝多为侧生或基生，上升或匍匐，被短柔毛；花枝在基部上升，大多数长 4～8 cm，在花序以下被向下的微柔毛或短柔毛，至基部近无毛，具 2～4 个节间。叶长圆状椭圆形或卵圆形，稀有倒卵圆形，长 5～10 mm，宽 1～3 mm，先端钝或锐尖，基部渐狭成短柄，全缘，在基部常具有少数的长缘毛，两面无毛，腺点明显或不明显。花序头状，有时在花序下具有 1～2 个不发育的轮伞花序；花梗长 1～4 mm，密被短柔毛；花萼钟形，上唇齿近三角形至披针形，无缘毛或被短硬毛；花冠红紫色，长 5.5～6.5 mm，外被短柔毛。花期 7～8 月。

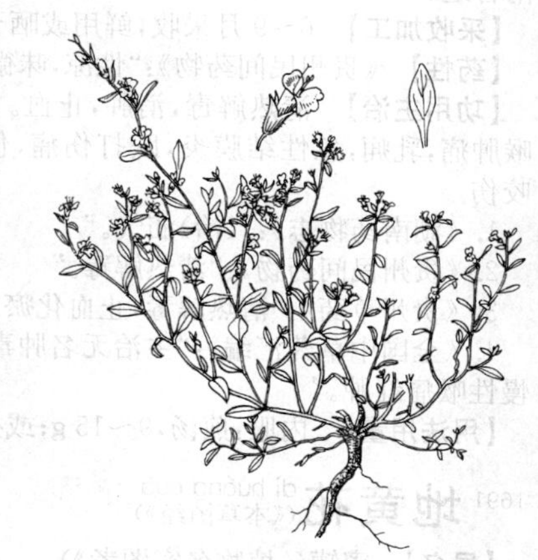

阿尔泰百里香

生于沟边、草地及石砾地上。分布于新疆北部。

【采收加工】 8～9 月采收，晒干。

【药性】 《新疆中草药》："辛，凉，有小毒。"

【功用主治】 清热，利水通淋，杀虫。主治感冒咳嗽，咽

物》),犁头草(《广西药用植物名录》)。

【基原】 为堇菜科堇菜属植物紫花堇菜的全草。

【原植物】 紫花堇菜 *Viola grypoceras* A. Gray 又名:紫花高茎堇菜(《拉汉种子植物名称》),曲角堇(《中国种子植物分类学》)。

多年生草本。具发达主根。根茎短粗,垂直,褐色;地上茎数条,花期高5~20 cm,果期高可达30 cm。基生叶叶片心形或宽心形,长1~4 cm,宽1~3.5 cm,先端钝或微尖,基部弯缺,边缘具钝锯齿,两面密被褐色腺点;茎生叶三角状心形或狭卵状心形,长1~6 cm;基生叶叶柄长达8 cm,茎生叶叶柄较短;托叶褐色,狭披针形,先端渐尖,边缘具流苏状长齿。花淡紫色,无芳香;花梗自茎基部或茎生叶的叶腋抽出,长6~11 cm;萼片5,披针形,被褐色腺点,基部附属物末端截形,具浅齿;花瓣5,狭长,有褐色腺点,距长6~7 mm,通常向下弯;子房无毛,柱头向前弯曲成短喙,喙端具较宽柱头孔。蒴果椭圆形,长约1 cm,密被褐色腺点,先端短尖。花期4~5月,果期6~8月。

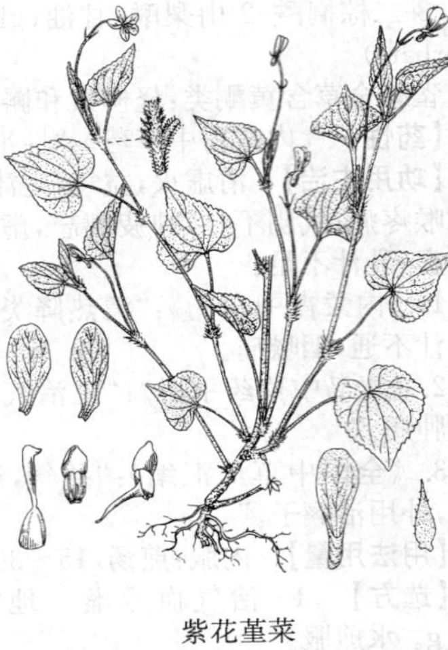
紫花堇菜

生于水边草丛或林下湿地。分布于华北、华东、中南、西南各地。

【采收加工】 6~9月采收,鲜用或晒干。

【药性】 《贵州民间药物》:"性凉,味微苦。"

【功用主治】 清热解毒,消肿,止血。主治疮痈肿毒,咽喉肿痛,乳痈,急性结膜炎,跌打伤痛,便血,刀伤出血,蛇咬伤。

1.《湖南药物志》:"(治)疝气。"

2.《贵州民间药物》:"清热解毒。"

3.《贵州草药》:"清热解毒,止血化瘀,消肿。"

4.《全国中草药汇编》:"主治无名肿毒,刀伤、跌打肿痛,慢性喉痛红肿。"

【用法用量】 内服:煎汤,9~15 g;或捣汁。外用:捣敷。

1691 **地黄花** dì huáng huā (《本草图经》)

【异名】 蜜罐(《植物名实图考》)。

【基原】 为玄参科地黄属植物地黄 *Rehmammia glutinosa* (Gaertn.) Libosch. 的花。

【原植物】 参见"鲜地黄"条。

【功用主治】 治消渴,肾虚腰痛。

1.《本草图经》:"为末服食,功同地黄。"

2.《纲目》:"治肾虚,腰脊痛,为末酒服方寸匕,日三。"

【选方】 1. 治消渴:地黄花阴干,捣罗为末,每用粟米两合,净淘煮粥,候熟,入末三钱匕,搅匀,更煮令沸,任意食之。(《圣济总录》地黄花粥)

2. 治坠睛风热所攻 猪肝一具,黑豆花(曝干)、槐花(曝干)、地黄花(曝干)各一两。上件药除猪肝外,捣细罗为散,和猪肝纳铛中,以水二斛,缓火煎,候上有凝脂,似酥片子,此是药炙上物,掠尽为度,以瓷合中盛,每以铜箸取如黍米大,点眦中,日三四度。(《圣惠方》)

1692 **地黄实** dì huáng shí

【基原】 为玄参科地黄属植物地黄 *Rehmammia glutinosa* (Gaertn.) Libosch. 的种子。

【原植物】 参见"鲜地黄"条。

【功用主治】 《本草图经》:"阴干捣末,水服方寸匕,日三服,功与地黄等。"

1693 **地菍果** dì niè guǒ (《生草药性备要》)

【基原】 为野牡丹科野牡丹属植物地菍 *Melastoma dodecandrum* Lour. 的果实。

【原植物】 参见"地菍"条。

【采收加工】 7~9月果实成熟时分批采摘采收,晒干。

【成分】 果实含鞣质2.02%[1]。

【药性】 《生草药性备要》:"味甘、酸,性平温。"

【功用主治】 补肾养血,止血安胎。主治肾虚精亏,腰膝酸软,血虚萎黄,气虚乏力,崩漏,胎动不安,阴挺,脱肛。

1. 广州部队《常用中草药手册》:"补血安胎。主治孕妇贫血,胎动不安,月经过多。"

2.《安徽中草药》:"补中益气。治脱肛,子宫脱垂。"

3.《广西本草选编》:"活血补血,固涩。治贫血,月经过多,功能性子宫出血。"

4.《广西民族药简编》:"补肾益精。"

【用法用量】 内服:煎汤,10~30 g;或浸酒。

【选方】 治脱肛,子宫脱垂 地菍果60 g,红糖30 g。煎水冲鸡蛋2个,早晨空腹服。每日1剂,连服1星期。(《安徽中草药》)

1694 **地菍根** dì niè gēn (《岭南采药录》)

【异名】 地茄根(《浙江民间常用草药》),地稔根(《南方主要有毒植物》),火炭泡(《贵州中草药名录》)。

【基原】 为野牡丹科野牡丹属植物地菍 *Melastoma dodecandrum* Lour 的根。

【原植物】 参见"地菍"条。

【采收加工】 8~12月采挖,切碎,晒干或鲜用。

【药性】 苦、微甘,平。归肝、脾、肺经。

1. 广州部队《常用中草药手册》:"涩,平。"

2.《贵州草药》:"性温,味甘、酸。"

3.《安徽中草药》:"性平,味微甘、酸,苦。"

【功用主治】 活血,止血,利湿,解毒。主治痛经,难产,产后腹痛,胞衣不下,崩漏,白带,子宫脱垂,咳嗽,吐血,痢疾,黄疸,血淋,久疟,风湿痛,牙痛,瘰疬,疝气,跌打劳伤,毒蛇咬伤。

1.《植物名实图考》:"治劳损。"

2.《岭南采药录》:"治产后腹痛,赤白痢,取其根煎服。"

3. 广州部队《常用中草药手册》:"涩肠止痢,舒筋活络。主治肠炎,菌痢,腰腿痛,风湿骨痛。"

4.《安徽中草药》:"清热解毒,行瘀利湿。"

【用法用量】 内服:煎汤,9~15 g(鲜品加倍);或捣汁。外用:煎汤洗或捣敷。

【宜忌】 孕妇慎服。

glucoside)，槲皮素-3-O-β-D-葡萄糖苷（quercetin-3-O-β-D-glucoside)，槲皮素-3-O-β-D-芸香糖苷（quercetin-3-O-β-D-rutinosides)，木犀草素-4′-O-β-D-吡喃葡萄糖苷（luteolin-4′-O-β-D-glucopyranoside）[2]。

【药性】 甘、辛，凉。归脾、肺经。

1.《生草药性备要》："味淡，性平。"

2.《广西中药志》："味淡、微甘，性凉，无毒。"

3.《贵州民间药物》："性平，味辛。"

4.《云南中草药》："辛、微涩，温。"

【功用主治】 祛风利湿，消肿，解毒。主治感冒，风湿痹痛，痢疾，泄泻，水肿，淋证，带下，月经不调，跌打肿痛，甲状腺肿大，喉痹，乳痈，痈疮，毒蛇咬伤。

1.《生草药性备要》："治跌打，根煲酒饮。"

2.《广西中药志》："根及茎治痢疾。叶敷疮及毒蛇咬伤。"

3.《贵州民间药物》："通络散瘀。"

4.《贵州草药》："利湿。""解毒，活血，祛瘀，取异物。"

5. 广州部队《常用中草药手册》："祛风利湿，清热解毒。主治风湿痹痛，肠炎痢疾，毒蛇咬伤，跌打损伤。"

6.《云南中草药》："祛风除湿，消肿排脓。主治风湿关节痛，风湿瘫痪，感冒，疔疮。"

7. 南药《中草药学》："治月经不调，白带多，腰肌劳损。"

8.《福建药物志》："主治胃痛、疟疾、劳倦乏力、乳腺炎、新旧伤痛、骨折。"

9.《湖北中草药志》："益气健脾，祛风活血，解毒散结。用于甲状腺肿大，脱肛，外伤出血。"

【用法用量】 内服：煎汤，30～60 g；或捣汁；或浸酒。外用：捣敷。

【宜忌】 脾胃虚寒者禁服。

《云南中草药》："忌鱼腥、豆类。"

【选方】 1. 治流感，小儿肺炎　肖梵天花全草 9 g，万年青 6 g，陈石灰 6 g。水煎服。（《湖南药物志》）

2. 治风湿痹痛　肖梵天花、三椏苦、两面针、昆明鸡血藤各 30 g。水煎服。（《福建药物志》）

3. 治痢疾，白带　寄马桩根 30 g，飞扬草 15 g。水煎服。（《四川中药志》1979 年版）

4. 治毒蛇咬伤　肖梵天花鲜根二重皮 30 g，雄黄、五灵脂各 6 g。酒炖服，渣外敷伤口。（《福建药物志》）

1688 地核桃 dì hé táo（《贵州民间方药集》）

【异名】 山核桃、箭头草、匙头菜（《贵州民间方药集》），银地匙、白毛叶地丁草（《泉州本草》），地丁子（《贵州民间药物》），怀胎草（《陕西中药名录》）。

【基原】 为堇菜科堇菜属植物毛果堇菜的全草。

【原植物】 毛果堇菜 *Viola collina* Bess.

又名：球果堇菜（《中国植物图鉴》），圆叶毛堇菜（《东北师范大学科学研究通报》）。

多年生草本，花期高 4～9 cm，果期高可达 20 cm。根茎粗而肥厚，具结节，黄褐色，垂直或斜生；根多条，淡褐色。叶均基生，呈莲座状；叶柄具狭翅，有毛；托叶膜质，披针形，边缘具较稀疏的流苏状细齿；叶片宽卵形或近圆形，长 1～3.5 cm，宽 1～3 cm，边缘具浅而钝的锯齿，果期叶片显著增大，长可达 8 cm，宽可达 6 cm，基部心形，两面密生白色短柔毛。花淡紫色，有长梗；萼 5，长圆状披针形或狭长圆形，先端圆或钝，有毛，基部有短而钝的附属物。蒴果球形，密生白色长柔毛，成熟时果梗常向下弯曲，使果实接近地面。花、果期 5～8 月。

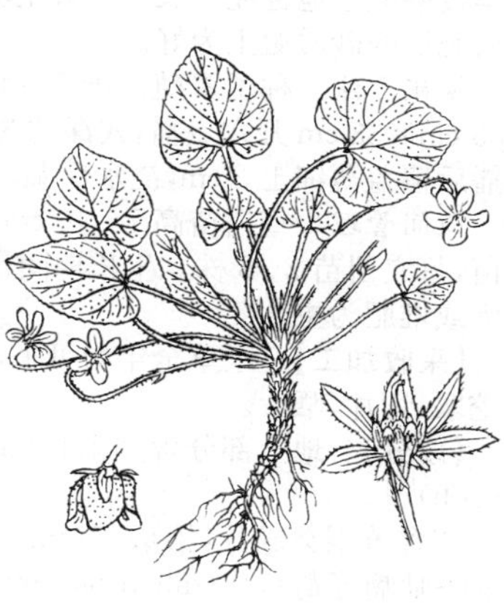

毛果堇菜

生于林下或林缘、灌丛、草坡、沟谷及路旁较阴湿处。分布于华北、东北及江苏、安徽、浙江、山东、河南、湖南、四川、贵州、陕西、甘肃、宁夏等地。

【采收加工】 6～9 月采收，鲜用或晒干。

【药材】 地核桃 *Herba Viola Collinae*　产于贵州、湖南、江苏及长江流域以北各地。

性状　多皱缩成团，深绿色或枯绿色。根茎稍长，主根圆锥形。全株有毛茸，叶基生，湿润展平后，叶片呈心形或近圆形，先端钝或圆，基部稍呈心形，边缘有浅锯齿。花基生，具柄，淡棕紫色，两侧对称。蒴果球形，具毛茸，果柄下弯。气微，味微苦。

【药性】 苦、辛，寒。归肺、肝经。

1.《救荒本草》："其叶味甜。"

2.《贵阳民间药草》："辛、苦，平。"

3.《甘肃中草药手册》："苦、辛，寒。"

【功用主治】 清热解毒，散瘀消肿。主治疮疡肿毒，肺痈，跌打损伤疼痛，刀伤出血，外感咳嗽。

1.《贵阳民间药草》："镇痛，清热，外敷疮毒。"

2.《贵州民间药物》："清热解毒，止血止痛。"

3.《甘肃中草药手册》："清热解毒，散瘀消肿，治痈疮肿毒，跌打损伤，刀伤。"

4.《长白山植物药志》："根用于治疗咳嗽。"

【用法用量】 内服：煎汤，9～15 g，鲜品 15～30 g，或 60 g；或浸酒。外用：捣敷。

【宜忌】 虚寒性疮疡及疮疡已破溃者禁用。

《贵州民间药物》："忌鸡、血、面、蛋等食物。"

【选方】 1. 治肺痈　毛果堇菜 24 g，鱼腥草 15 g，宝剑草 60 g。水 1 500 ml，煎存 500 ml，分 4 次调食盐或糖。每隔 2 h 服 1 次，连续 5～7 d。（《泉州本草》）

2. 治跌打损伤，伤在胸背，疼痛不止　鲜（毛果堇菜）叶 90～120 g。捣绞汁，酌加红糖调酒服。连服 2～3 次。（《泉州本草》）

3. 治食滞胃痛　地核桃根 9 g。煎水，煮肉丸子汤内服。（《贵阳民间药草》）

1689 地黄叶 dì huáng yè（《食疗本草》）

【基原】 玄参科地黄属植物地黄 *Rehmannia glutinosa* (Gaertn.) Libosch. 的叶。

【原植物】 参见"鲜地黄"条。

【功用主治】 治恶疮，手、足癣。

【用法用量】 外用：捣汁涂或揉搓。

【选方】 治恶疮似癞者　地黄叶捣烂日涂，盐汤先洗。（《千金方》）

1690 地黄瓜 dì huáng guā（《湖南药物志》）

【异名】 肾气草（《湖南药物志》），黄瓜香（《贵州民间药

缘腺毛长达 5 mm，紫红色，叶上面腺毛较短。螺状聚伞花序 1～2，自叶丛抽出，长 4～16 cm，花序柄、花柄及花萼均被细柔毛状头状腺毛；苞片钻形；花萼 5，钟形，宿存；花瓣 5，倒卵形，紫红色；雄蕊 5；子房椭圆形，花柱 3，每柱 2 裂达基部，宿存。蒴果倒三角形，内卷，熟时 3 裂。种子多而小，卵形或椭圆形，黑色，具蜂房格状脉纹。花、果期 3～9 月。

生于阴湿的斜坡和岩石间灌丛或草丛中，以及湿地水沟旁。分布于福建、广东、台湾。

【采收加工】 5～8 月采收，鲜用或晒干。

【药材】 地毡草 *Herba Droserae Spathulatae* 主产于福建、广东等地。

性状　全草卷团状。茎极短缩，基部常有细长的须状根，顶端有残留的花茎。叶基生，呈镶嵌式重叠，叶片展平后匙形或倒卵形，基部渐窄，叶缘具有密集而稍长的紫红色腺毛，长约 5 mm，叶上面腺毛较短，下面几无毛；无明显的叶柄。花茎长 10～15 cm，花多脱落。气微，味稍苦。

【药性】 《福建药物志》："淡，寒。"

【功用主治】 《福建药物志》："清热解毒，利尿通淋。主治流行性感冒，咳嗽咽喉肿痛，扁桃体炎，急性肝炎，五淋，乳糜尿，糖尿病，肾盂肾炎，疔疮肿毒。"

【用法用量】 内服：煎汤，鲜品 15～30 g；或捣汁。外用：捣敷。

【选方】 1. 治吐血，咯血　鲜地毡草 30 g。捣烂绞汁，调蜜服。

2. 治金钱癣　鲜地毡草擦患处（干者，先浸米醋，再擦），每日 1、2 次。（1、2 方出自《泉州本草》）

3. 治乳糜尿　鲜小毛毡苔 60 g，同猪小肠，食盐少许同炖，露一宿冷服。（《福建药物志》）

4. 治对口疮　鲜小毛毡苔、连钱草各适量，加食盐、冷饭或红糖少许，捣烂敷患处。（《福建中草药》）

5. 治急性肝炎　鲜小毛毡苔 60 g，金钱草 30 g，水煎，加红糖 60 g 服。（《福建药物志》）

1686 地莓子 dì méi zǐ （《陕西中草药》）

【异名】 黄帽子、黄刺儿根。

【基原】 为蔷薇科悬钩子属植物黄果悬钩子 *Rubus xanthocarpus* Bur. et Franch. 的根。

【原植物】 参见"黄果悬钩子"条。

【采收加工】 春、秋季挖根，除去茎叶及细根，切片，晒干。

【药性】 酸，微寒。

【功用主治】 消炎止痛。主治结膜炎，睑缘炎，无名肿毒。

【用法用量】 外用：捣敷；或煎水熏洗。

1687 地桃花 dì táo huā （《广西药用植物图志》）

【异名】 天下捶（《生草药性备要》），八卦拦路虎（《福建民间草药》），假桃花、粘油子（《南宁市药物志》），八卦草（《闽南民间草药》），迷马桩、野桃花（《贵州草药》），梵尚花（《广西药用植物图志》），羊带归、虱麻头（《广西中药志》），寄马桩、红孩儿、石松毛、牛毛七（《四川中药志》），半边月、拔脓膏、大梅花树、野茄子（《广西民间常用草药手册》），山茄簸、油玲花、土杜仲、野桐乔、山棋菜（《福建中草药》），刀伤药（南川《常用中草药手册》），三角风、桃子草（《湖南药物志》），刺头婆（《常用中草药彩色图谱》），千下锤（江西《草药手册》），大迷马桩棵、土黄芪、巴巴叶、窝吼（《云南中草药》），地马椿（《贵州中草药名录》）。

【基原】 为锦葵科梵天花属植物地桃花或粗叶地桃花的根或全草。

【原植物】 1. 地桃花 *Urena lobata* L.　又名：肖梵天花（《广州植物志》）。

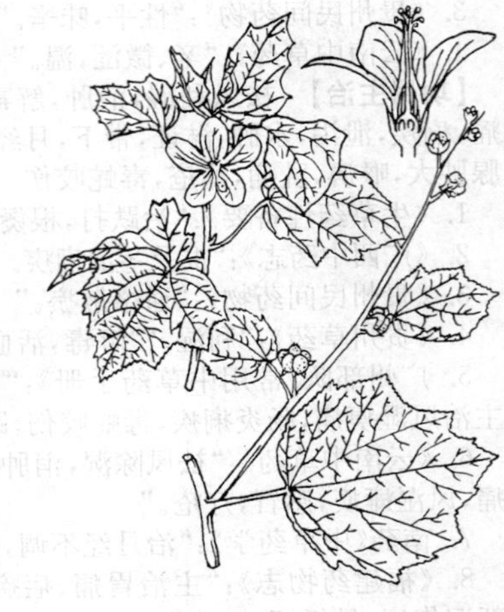

地 桃 花

直立亚灌木状草本，高达 1 m。小枝被星状绒毛。叶互生；叶柄长 1～4 cm，被灰白色星状毛；托叶线形，早落；茎下部的叶近圆形，长 4～5 cm，宽 5～6 cm，先端浅 3 裂，基部圆形或近心形，边缘具锯齿；中部的叶卵形；上部的叶长圆形至披针形；叶上面被柔毛，下面被灰白色星状绒毛。花腋生，单生或稍丛生，淡红色，直径约 15 mm；花梗被绵毛；小苞片 5，基部合生；花萼杯状，裂片 5，两者均被星状柔毛；花瓣 5，倒卵形，长约 15 mm，外面被星状柔毛；雄蕊柱无毛；花柱枝 10，微被长硬毛。果扁球形，直径约 1 cm，分果爿被星状短柔毛和锚状刺。花期 7～10 月。

生于干热的空旷地、草坡或疏林下。我国长江以南地区均有分布。

2. 粗叶地桃花 *U. lobata* L. var. *scabriuscula* (DC.) Walp.　又名：消风草（《植物名实图考》），千捶打野桃花、狗扯尾（《贵州中草药名录》），痴头婆（《广西药用植物名录》）。

本变种与上种极相似，主要区别是：叶密被粗短绒毛和绵毛，下部的叶较宽而很少分裂，先端通常 3 浅裂，基部近心形，上部的叶卵形或近圆形，具锯齿；小苞片线形，密被绵毛，略长过于萼片；花瓣长 10～13 mm。

生于海拔 500～1 500 m 的草坡、山边灌丛和路旁。分布于西南及福建、广东、广西等地。

【栽培】 生物学特性　喜温暖湿润气候，适应性强，较干旱贫瘠的土地也能生长。一般土壤均可种植，但以向阳、疏松肥沃的砂质壤土为好。

繁殖方法　种子繁殖。于 3～4 月播种，直播，按行株距 33 cm×33 cm 开穴点播，穴深约 3 cm，每穴播 4、5 粒种子。播后覆盖薄细土 2 cm，浇水保湿。

田间管理　直播苗高 7～10 cm 时，结合中耕除草进行间苗，每穴留苗 2、3 株。生长期间需追肥 2、3 次，以人畜粪水或堆肥为主。

【采收加工】 全草全年均可采，切碎，晒干。根部于冬季挖取，切片，晒干。

【成分】 地上部分含熊果苷（mangiferin），槲皮素（quercetin）[1]。

花含黄酮类成分：银椴苷（tiliroside），二氢山柰酚-4′-O-β-D-吡喃葡萄糖苷（dihydrokaempferol-4′-O-β-D-glucopyranoside），山柰酚-3-O-β-D-葡萄糖苷（kaempferol-3-O-β-D-

之热，宜别而用。”

3.《本草新编》：“地骨皮，非黄柏、知母之可比，地骨皮虽入肾而不凉肾，止入肾而凉骨耳，凉肾必至泄肾而伤胃，凉骨反能益肾而生髓。黄柏、知母泄肾伤胃，故断不可多用以取败也；地骨皮益肾生髓，断不可少用而图功。欲退阴虚火动，骨蒸劳热之症，用补阴之药，加地骨皮或五钱或一两，始能凉骨中之髓，而去骨中之热也。”

4.《本草求真》：“地骨皮，虽与丹皮同治骨蒸之剂，但丹皮味辛，能治无汗骨蒸；此属味甘，能治有汗骨蒸。且丹皮原属入血散瘀之品。汗者，血也。无汗而见血瘀，则于辛于寒最宜，若有汗骨蒸而更用以丹皮辛散，不竟使夺汗无血乎？经曰：热淫于内，泻以甘寒，地骨皮是也。按地骨皮入肺降火，入肾凉血、凉骨，凡五内热淫而见肌肉潮热，二便癃闭，胸胁痛楚，与夫于头而见风痛不休，于表而见潮热无定，于肺而见消渴咳嗽不宁，靡不用此解除。”

5.《要药分剂》：“丹溪云，地骨皮能治风者，肝肾同治也；肝有热则自生风，与外感之风不同，热退则风自息。夫地骨皮本非入肝之药，丹溪云然者，以肝肾同位而同治。骨皮既能退肾家虚热，则龙火不炽，雷火亦平，自能息肝热所生之风，虽不入肝经，而肝风亦并治也。且骨皮入肾、三焦二经之外，不入肝，更不入肺，即肺中伏火亦能降泄，则不必疑于肝风之不能息也。总之，肾药兼治肝，乙癸同源也；肾药兼治肺，金水相涵也。”

1684 地牯牛 dì gǔ niú
（《民间常用草药汇编》）

【异名】 砂挼子、倒行狗子、睡虫（《本草拾遗》），沙谷牛（《生草药性备要》），沙牛（《本草求原》），蚁蛳（《动物学大辞典》），金沙牛（《生草药手册》），地拱（《四川中药志》）。

【基原】 为蚁蛉科蚁蛉属动物黄足蚁蛉的幼虫。

【原动物】 黄足蚁蛉 *Hagenomyia micans*（Maclchlan）

体长 32 mm，翅展 73 mm。身体瘦长，似蜻蜓。头宽于前胸，两复眼褐色，头黑色，口器黄色，触角棒状黑色，柄节黄色。前胸黄色，背面有两条宽的褐色纵带，前胸有黄色长毛。中、后胸黑色，明显大于前胸。足黄色，并有黄色长毛，翅透明，有淡彩色的反光，翅膜质柔弱。前后翅形状大小和翅脉相似，翅脉黄色。腹部暗褐色。幼虫形似蜘蛛，体长 6～18 mm，土黄色至污白色，有黑褐色花纹，身上有散生和丛生的黑褐色硬毛，头部有 1 对钳状的颚，无翅，胸足 3 对，腹部较大。

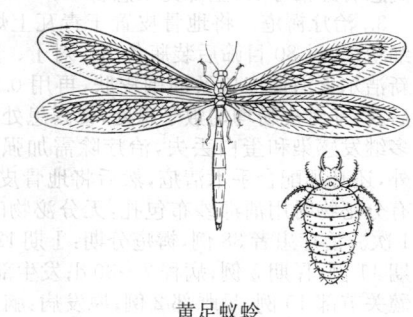

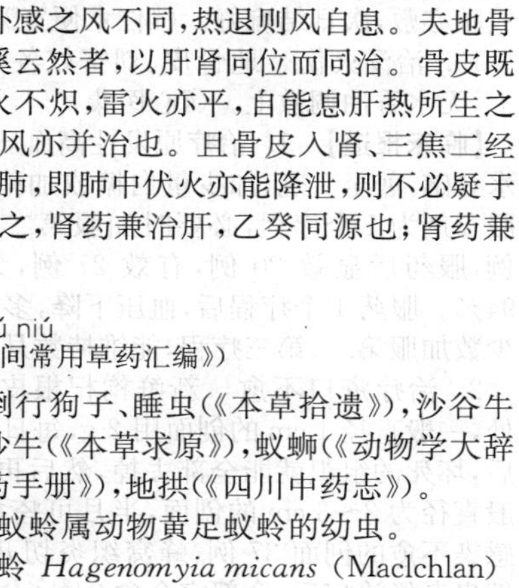

黄足蚁蛉

成虫生活于草丛中，多于黄昏时飞行，幼虫居于干燥砂地土中，营漏斗状穴，潜伏穴底，待小昆虫堕入，即捕食。分布于华南及四川、台湾等地。

【采收加工】 春、秋季捕捉，鲜用，或用沸水烫死，晒干或烘干。

【药性】 辛、咸，平，有毒。

1.《本草拾遗》：“有毒。”

2.《四川中药志》1960 年版：“性温，味辛、咸，有毒。”

【功用主治】 通淋，截疟，软坚，拔毒。主治砂淋，疟疾，疟母，腹腔癥块，瘰疬结核破烂，阴疽久溃不敛，扭伤，劳伤。

1.《生草药性备要》：“治瘰疬，初起消散，破烂拔毒埋口。”

2.《本草求原》：“通窍利水。治淋，炒研同白糖汤下。”

3.《民间常用草药汇编》：“退疮管。”

4.《四川中药志》1960 年版：“治癥块，疟母，大小便秘结不通，退竹木刺及铁沙入肉。”

【用法用量】 内服：研末，1.5～5 g（或 3～10 只）。外用：捣敷或研末撒。

【选方】 1. 治腹中癥块　地牯牛、蝼蛄各 3 个。焙干研末，分 3 次服。（《万县中草药》）

2. 治疔毒　地牯牛 7 个。以 6 个捣绒敷疔顶，另 1 个不捣放疔头上，用布包好。（《贵州省中医验方秘方》）

3. 治附骨疽（骨与关节结核）成流注　沙猫、干羌（干姜）各等量，焙干研末，和米饭适量捣匀，搓成条锭阴干。将药锭插入瘘管中，24～48 h 后药锭溶化，继续插至瘘管周围肉芽增生，至药锭插不进为止，再用蜈蚣、全蝎等量研末，撒于疮口，一般 1～4 d 疮口愈合。〔《广东中医》1963，(6)：31 沙猫干羌锭〕

4. 治慢性骨髓炎有死骨　地牯牛、干姜各等量。研粉，用纸捻蘸粉送入。（《万县中草药》）

5. 治竹木刺及铁沙入肉不出　①地牯牛配南瓜瓤敷患处。（《四川中药志》1960 年版）②地牯牛 7 个，芹菜、韭菜各适量，捣烂外敷。（《万县中草药》）

【临床报道】 治疗肾结石　用温开水冲服地牯牛末 3.0 g，日 3 次，连续服药 7 d 后，停药 3 日再服。30 d 为 1 个疗程，每个疗程间可停药 1 星期。根据病情变化，治疗 1～3 个疗程后进行 X 线腹部平片复查。治疗 200 例患者，均经 X 线腹部平片及静脉肾盂造影检查，确诊为含钙肾结石。其中单发性结石 168 例，多发性结石 32 例。结石大小按 X 线腹部平片上密影计算，在 1.0 cm×1.5 cm 以内。结果：治愈率达 84.0%，排出最大结石为 0.9 cm×1.4 cm。治愈病例治疗时间最短 3 d，48.8%病例在 45 d 内治愈。多发性结石在治疗过程中没有出现输尿管阶梯石。所有患者在治疗过程中未出现副作用[1]。

1685 地毡草 dì zhān cǎo
（《泉州本草》）

【异名】 金雀梅、小毛毡苔、天地花（《泉州本草》），地红花（《福建中草药》）。

【基原】 为茅膏菜科茅膏菜属植物匙叶茅膏菜的全草。

【原植物】 匙叶茅膏菜 *Drosera spathulata* Labill.

多年生草本。茎短缩，不具球茎。叶皆基生，镶嵌式排列成莲座状，紧贴地面；叶柄扁平，自下向上渐扩大；托叶膜质，淡红色，长 4～6 mm，通常 3 裂，中间裂片再作 2～3 浅或深裂；叶片匙形，长 1～2 cm，宽 2～5 mm，叶

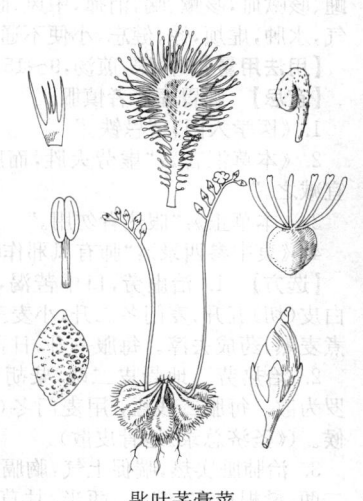

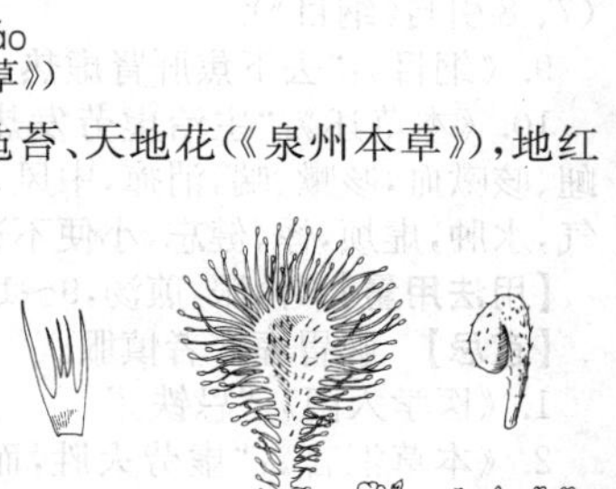

匙叶茅膏菜

0.2 ml/只，连续7 d，对环磷酰胺和^{60}Co照射所致的白细胞数降低有明显的升白细胞作用，而对免疫器官的重量和常压耐缺氧作用无明显影响[11]。地骨皮醇提物4.0 g/kg及8.0 g/kg灌胃，抑制小鼠扭体反应次数，提高小鼠热致痛及家兔电刺激致痛痛阈值[12]。

毒性　地骨皮煎剂与注射剂腹腔注射对小鼠的LD_{50}分别为12.83 g/kg与10.73 g/kg[13, 14]。

【炮制】1. 地骨皮　取原药材，除去杂质及残留木心，洗净，略润，切段，晒干，筛去灰屑。

2. 炒地骨皮　先将锅烧热，加入麦麸至冒烟时，倒入地骨皮片，拌炒至表面微黄色，取出，筛去麦麸，放凉。

饮片性状　地骨皮参见"药材"项。炒地骨皮形如地骨皮，淡黄色。

贮干燥容器内，炒地骨皮密闭，置通风干燥处。

【药性】甘，寒。归肺、肾经。

1.《本经》："味苦、寒。"

2.《别录》："大寒。"

3.《宝庆本草折衷》："味苦、甘，寒。"

4.《汤液本草》："入足少阴经，手少阳经。"

5.《本草药性大全》："味苦、平，性寒。"

6.《纲目》："味甘、淡，寒。"

7.《本草汇言》："性沉，入手足少阴、足厥阴经。"

【功用主治】清虚热，泻肺火，凉血。主治阴虚劳热，骨蒸盗汗，小儿疳积发热，肺热喘咳，吐血、衄血、尿血，消渴。

1.《本经》："主五内邪气，热中，消渴，周痹。""久服坚筋骨，轻身不老。"

2.《别录》："主风湿，下胸胁气，客热头痛。补内伤大劳嘘吸，坚筋骨，强阴，利大小肠。"

3.《药性论》："主治肾家风良。"

4.《食疗本草》："去骨热消渴。"

5.《本草别说》："治金疮有神验。"

6.《医学启源》："解骨蒸肌热，主消渴，风湿痹，坚筋骨。《主治秘要》云：阴，凉血。"

7. 王好古："泻肾火，降肺中伏火，去胞中火，退热，补正气。"

8. 吴瑞："治上膈吐血；煎汤漱口，止齿血，治骨槽风。"（7、8引自《纲目》）

9.《纲目》："去下焦肝肾虚热。"

10.《本草述》："主治虚劳发热，往来寒热，诸见血证、鼻衄、咳嗽血，咳嗽、喘，消瘅，中风，眩晕，痉痫，腰痛，行痹，脚气，水肿，虚烦，悸，健忘，小便不通，赤白浊。"

【用法用量】内服：煎汤，9～15 g；大剂量可用15～30 g。

【宜忌】脾胃虚寒者慎服。

1.《医学入门》："忌铁。"

2.《本草汇言》："虚劳火胜，而脾胃薄弱，食少，泄泻者，宜减之。"

3.《本草正》："假热者勿用。"

4.《衷中参西录》："肺有风邪作嗽者忌用，其性能敛也。"

【选方】1. 治虚劳，口中苦渴，骨节烦热或寒　枸杞根白皮（切）五升，麦门冬二升，小麦三升。上三味，以水二升，煮麦熟，药成去滓。每服一升，日再。（《千金方》枸杞汤）

2. 治热劳　地骨皮二两，柴胡（去苗）一两。上二味，捣罗为散。每服二钱匕，用麦门冬（去心）煎汤调下，不计时候。（《圣济总录》地骨皮散）

3. 治肺脏实热，喘促上气，胸膈不利，烦躁鼻干　地骨皮二两，桑根白皮（锉）一两半，甘草（炙，锉），紫苏茎叶各一两。上四味，粗捣筛。每服三钱匕，水一盏，煎至七分，去滓，食后临卧温服。（《圣济总录》地骨皮汤）

4. 治小儿肺盛，气急喘咳　地骨皮、桑白皮（炒）各一两，甘草（炙）一钱。上锉散，入粳米一撮，水二小盏，煎七分。食前服。（《小儿药证直诀》泻白散）

5. 治消渴日夜饮水不止，小便利　地骨皮（锉）、土瓜根（锉）、栝楼根（锉）、芦根（锉）各一两半，麦门冬（去心，焙）二两，枣七枚（去核）。上六味锉如麻豆。每服四钱匕，水一盏，煎取八分，去滓，温服。（《圣济总录》地骨皮饮）

6. 治黄疸　地骨皮四两，木通一两，车前子（研烂）四两。上三味，用阴阳水各一碗煎，露一宿，空心服。（《仁术便览》）

7. 治风虫牙痛　枸杞根白皮，煎醋漱之，虫即出，亦可煎水饮。（《肘后方》）

8. 治耳聋，有脓水不止　地骨皮半两，五倍子一分。上二味，捣为细末。每用少许，渗入耳中。（《圣济总录》）

9. 治鸡眼　地骨皮、红花同研细。于鸡眼痛处敷之，或成脓亦敷，次日结痂好。（《仁术便览》金莲稳步膏）

10. 治汤火伤　地骨皮、刘寄奴各等分。为末。有水干上，无水香油调敷上。（《心医集》）

【临床报道】1. 治疗原发性高血压病　用地骨皮60 g，水3碗，煎至1碗，加少量白糖或加猪肉煎煮。隔日1剂，服5剂为1个疗程，必要时加服第二、第三疗程。共治50例，服药后显效20例，有效27例，无效3例，总有效率94%。服药1个疗程后，血压下降，多数维持2～3星期，有少数加服第二、第三疗程，能维持数月或数年[1]。

2. 治疗疮口不愈　新鲜枸杞根皮，洗净后捣烂敷于患处，一般直径1 cm的创面用2 g，每日1次，经2、3次换药后，坏死的组织就能全部去掉，然后再按外科常规换药，一般直径为2～3 cm的创面，半月可痊愈。用上法治疗外伤感染不愈的创面37例，蜂窝织炎切开引流术后不愈的13例患者经治疗后，全部完全愈合[2]。

3. 治疗褥疮　将地骨皮置于青瓦上焙干、焙黄，碾成极细粉末，过80目筛后装瓶备用。对Ⅰ、Ⅱ期褥疮，先用1‰新洁尔灭消毒疮口及周围皮肤，再用0.9%生理盐水清洗后，将地骨皮粉均匀敷于患处，暴露患处；对Ⅲ、Ⅳ期褥疮，多继发感染和蛋白丢失，治疗除需加强营养、治疗原发病外，还必须配合手术清疮，然后将地骨皮粉均匀敷于患处，有分泌物时用消毒纱布包扎，无分泌物时暴露疮面。每日1次。治疗患者38例，褥疮分期：Ⅰ期12例，Ⅱ期10例，Ⅲ期11例，Ⅳ期5例；病程7～30 d；发生部位：骶尾部26例，髋关节部10例，足踝部2例；原发病：脑血管病瘫痪25例，骨盆骨折5例，股骨颈骨折5例，截瘫3例，其中合并糖尿病2例。结果：痊愈28例，占73.68%；好转9例，占23.68%；1例因糖尿病营养差而无效，占2.63%。总有效率为97.37%。Ⅰ、Ⅱ期用药20 d，Ⅲ、Ⅳ期用药40 d[3]。

4. 治疗鸡眼及胼胝　地骨皮、红花研末，每用3～5 g加植物油调成糊状，涂纱布上敷于患处。不可着水或揭开。3 d换药1次，每次换药前先用热水洗足并刮去软化角质。治疗期为3～6 d。结果：经治79例鸡眼，痊愈64例，显效13例，好转2例。15例胼胝中，痊愈8例，显效5例，好转1例。两者总有效率为98.9%[4]。

【各家论述】1.《本草正》："地骨皮其性辛寒，善入血分，凡不因风寒而热在精髓阴分者最宜。此药凉而不峻，可理虚劳；气轻而辛，故亦清肺。"

2.《药品化义》："牡丹皮能去血中之热，地骨皮能去气中

疾病76例,显效60例,进步13例,无效3例。有的患者用药2～4 d后,出血即停止。未见明显副作用[1]。

1683 地骨皮 dì gǔ pí (《大观本草》)

【异名】 杞根、地骨、地辅、地节(《本经》),枸杞根、苟起根(《本草经集注》),枸杞根皮(《药性论》),山杞子根、甜齿牙根、红耳坠根(《河南中药手册》),山枸杞根、狗奶子根皮(《山东中药》),红榴根皮(《中药材手册》),狗地芽皮(《四川中药志》)。

【基原】 为茄科枸杞属植物枸杞、宁夏枸杞的根皮。

【原植物】 1. 枸杞 *Lycium chinense* Mill. 又名:杞(《诗经》),枸檵(《毛诗传》),枸忌(《本经》),苦杞(《广雅》),仙人仗(《抱朴子》),地仙(《日华子》),枸棘(《本草衍义》)。

落叶灌木,植株较矮小,高1 m左右。蔓生,茎干较细,外皮灰色,具短棘,生于叶腋,长为0.5～2 cm。叶片稍小,卵形、卵状菱形、长椭圆形或卵状披针形,长2～6 cm,宽0.5～2.5 cm,先端尖或钝,基部狭楔形,全缘,两面均无毛。花紫色,边缘具密缘毛;花萼钟状,3～5裂;花冠管部和裂片等长,管之下部急缩,然后向上扩大成漏斗状,管部和裂片均较宽;雄蕊5,着生花冠内,稍短于花冠,花药丁字形着生,花丝通常伸出。浆果卵形或长圆形,长10～15 mm,直径4～8 mm,种子黄色。花期6～9月,果期7～10月。

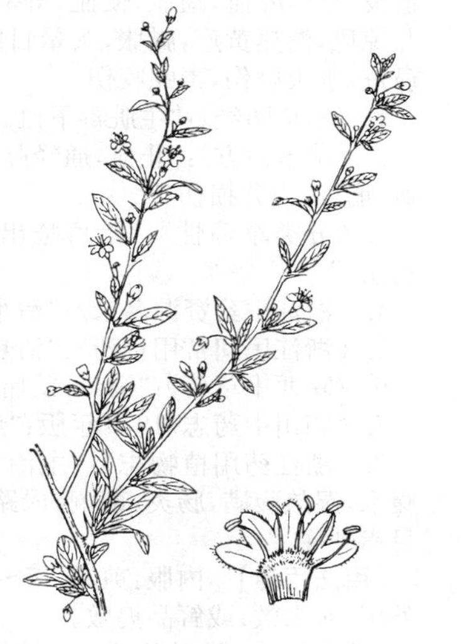

枸　杞

生于山坡、田埂或丘陵地带。全国大部分地区有分布。

2. 宁夏枸杞 参观“枸杞子”条。

本植物的叶(枸杞叶)、果实(枸杞子)亦供药用,另设专条。

【采收加工】 早春、晚秋采挖根部,剥取皮部,晒干。或将鲜根切成6～10 cm长的小段,再纵剖至木质部,置蒸笼中略加热,待皮易剥离时,取出剥下皮部,晒干。

【药材】 地骨皮 *Cortex Lycii* 主产于山西、河北、河南、浙江、江苏、宁夏等地。以山西、河南产量大,江苏、浙江的质量佳。

性状　根皮呈筒状或槽状,长3～10 cm,宽0.5～1.5 cm,厚0.1～0.3 cm。外表面灰黄色至棕黄色,粗糙,有不规则纵裂纹,易成鳞片状剥落。内表面黄白色至灰黄色,较平坦,有细纵纹。体轻,质脆,易折断,断面不平坦,外层黄棕色,内层灰白色。气微,味微甘而后苦。

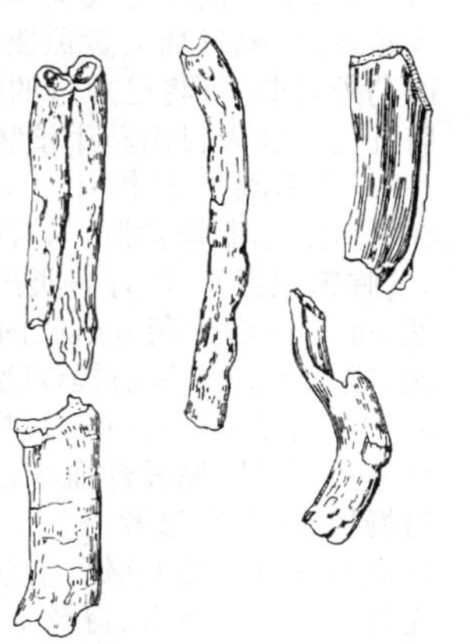

地骨皮(根皮)外形

鉴别　(1)根皮横切面:木栓层为4～10余列细胞,其外有较厚的落皮层。韧皮部射线大多宽1列细胞;纤维单个散在或2至数个成束;偶见石细胞。薄壁细胞含草酸钙砂晶,并含多数淀粉粒。

粉末特征:米黄色。草酸钙砂晶随处散在,有的薄壁细胞充满砂晶,形成砂晶囊。纤维常与射线细胞连接;纤维梭形或纺锤形,木化或微木化,具稀疏斜纹孔,有的胞腔含黄棕色物。淀粉粒单粒类圆形或椭圆形;复粒由2～8分粒组成。另可见石细胞、木栓细胞及落皮层薄壁细胞。

(2)药材新鲜断面置紫外灯下观察:外面木栓层呈棕色,韧皮部呈蓝色荧光(陈旧的药材呈淡黄色荧光)。粉末的5%水浸液或碱性水浸液均显深污绿色荧光。粉末的70%乙醇提取液在紫外灯下观察显淡蓝色荧光。

【成分】 枸杞根皮含生物碱:甜菜碱(betaine)[1],苦可胺(kukoamine) A[2],1,2,3,4,7-五羟基-6-氮杂双环[3.3.0]辛烷〔1,2,3,4,7-pentahydroxy-6-nitro-bicyclo[3.3.0]-octane〕,1,4,7,8-四羟基-6-氮杂双环[3.3.0]辛烷(1,4,7,8-tetrahydroxy-6-nitrobicyclo[3.3.0]-octane)[3],东莨菪素(scopoletin)[4]。又含枸杞环八肽(lycium) A和B[5]。有机酸:(S)-9-羟基-10E,12Z-十八碳二烯酸〔(S)-9-hydroxy-10E,12Z-octadecadienoic acid〕和(S)9-羟基-10E,12Z,15Z-十八碳三烯酸〔(S)-9-hydroxy-10E,12Z,15Z-octadecatrienoic acid〕。尚含枸杞酰胺(lyciumamide)即乙酸橙黄胡椒酰胺酯(aurantiamideacetate)[6],亚麻酸(linolenic acid),蜂花酸(melissic acid),桂皮酸(cinnamic acid),柳杉酚(sugiol),5α-豆甾烷-3,6-二酮(5α-stigmastane-3,6-dione)[7],β-谷甾醇葡萄糖苷(β-sitosterol glucoside)[8]。

根含以正二十三烷(*n*-tricosane)和正三十三烷(*n*-tritriacontane)为主的具15～33个碳原子的正烷烃;具18～31个碳原子的长链醇;胆甾醇(cholesterol),菜油甾醇(campesterol),豆甾醇(stigmasterol),谷甾醇(sitosterol)以及硬脂酸(stearic acid),棕榈酸(palmitic acid),油酸(oleic acid)[9]。

同属植物宁夏枸杞根含生物碱:阿托品(atropine)和天仙子胺(hyoscyamine)[10]。

【药理】 1. 解热作用　地骨皮的乙醇提取物,水提取物及乙醚残渣水提物灌服或静注对热原发热家兔有显著解热作用。地骨皮的乙醇部分水提物相当生药0.75～7.5 g/kg时也有强的解热作用[1]。

2. 降血压作用　地骨皮的甲醇提取物0.5 g/kg静注,对大鼠有明显降压活性,苦可胺A 5 mg/kg静注对大鼠有显著的降压作用,地骨皮的氯仿提取物及进一步纯化得到的2个成分(S)-9-羟基-10E,12Z-十八碳二烯酸和(S)-9-羟基-10E,12Z,15Z-十八碳三烯酸或它们的盐对血管紧张素Ⅰ转化酶有抑制作用[2～4]。枸杞环八肽A和B对肾素和血管紧张素Ⅰ转化酶亦有抑制作用[5]。

3. 降血糖作用　地骨皮水煎剂50 g/kg灌胃,对葡萄糖性高血糖和肾上腺素高血糖小鼠有明显的降血糖作用,而对正常空腹小鼠血糖无作用[6]。地骨皮水煎剂每日2.5 g/kg、5.0 g/kg灌胃,连续2星期,均可降低四氧嘧啶糖尿病小鼠血糖[7],还可减轻小鼠胰岛β细胞的形态结构损害[8];其降低血糖的有效部位是水溶性小分子[9]。地骨皮对培养的胰岛β细胞分泌胰岛素显著有促进作用[10]。

4. 其他作用　地骨皮多糖1 mg/ml给小鼠腹腔注射

1682 地柏枝 dì bǎi zhī
（《草木便方》）

【异名】 地柏（《本草图经》），岩柏草、石柏（《天目山药用植物志》），山扁柏、细叶狼鸡、红鸡草、并草、垟柏、发治草（《浙江民间常用草药》），孔雀毛、高脚红萝卜、夹韦草、土黄连、石金花、帅石草、石掌柏（《江西草药》），岩柏枝、四叶莱（《贵州草药》），岩花、石松柏、千步还阳（《陕西中草药》），百叶草、百叶卷柏（《广西本草选编》），伤寒草（《安徽中草药》），曲兰草、岩柏、软鸡草、拨云草（《四川中药志》），黄疸卷柏（南药《中草药学》）。

【基原】 为卷柏科卷柏属植物江南卷柏的全草。

【原植物】 江南卷柏 *Selaginella moellendorfii* Hieron. 又名：摩来卷柏（《中国主要植物图说》）。

多年生草本，高可达 40 cm。主茎直立，圆形或具棱，禾秆色；下部不分枝，上部三至四回分枝，复叶状，呈卵状三角形，长 5～12 cm；分枝上的叶小，二型，排列成 4 行，两行侧叶的叶卵状三角形，长 1.5～2.5 mm，宽 1～2 mm，先端急尖，两侧不对称，基部圆形或近心形，边缘为膜质薄边，具微齿；中叶较小，分 2 行排列于分枝上，疏生，卵圆形，长 1～1.5 mm，宽 0.5～1 mm，渐尖并具芒刺，基部心形，中脉明显，有白边和微齿。孢子囊穗四棱形，单生枝端，长 3～12 mm；孢子叶卵状三角形，龙骨状；大孢子囊圆肾形，生在囊穗中部，小孢子囊圆肾形，生在囊穗两端或囊穗全为小孢子囊；孢子二型，孢子期 8～10月。

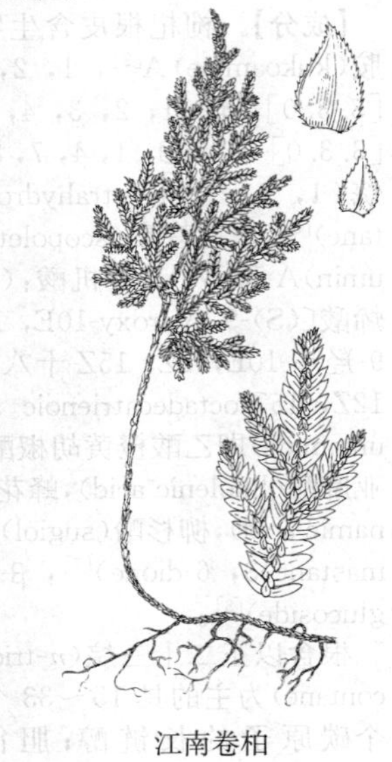

江南卷柏

生于潮湿山坡、林下、溪边或石缝中。分布于长江以南各地及陕西、甘肃。

【采收加工】 7月（大暑前后）拔取全草，鲜用或晒干。

【药材】 地柏枝 *Herba Selaginellae Moellendorfii* 主产于浙江、江西、四川、陕西、湖北、贵州。

性状 根茎灰棕色，屈曲，根自其左右发出，纤细，具根毛。茎禾秆色或基部稍带红色，下部不分枝，疏生钻状三角形叶，贴伏于上，上部分枝羽状，全形呈卵状三角形。叶多扭曲皱缩，上表面淡绿色，背面灰绿色，二型，枝上两侧的叶为卵状披针形，大小近于茎上叶，贴生小枝中央的叶形较小，卵圆形，先端尖。孢子囊穗少见。茎质柔韧，不易折断；叶质脆，易碎。气微，味淡。

鉴别 茎横切面：表皮及其下的数层细胞均为厚壁细胞，木化，皮层与中柱之间有空隙；维管束周韧型，木质部呈长条状。

叶表面观：鳞叶上表皮细胞狭长形，气孔附近的下表皮细胞则近等径形。气孔不定式，副卫细胞 5～7，上表皮气孔较少。

【成分】 含异茴芹香豆素（isopimpinellin），β-谷甾醇，棕榈酸，硬脂酸[1]。

【药理】 凝血作用 江南卷柏提取物的注射液（可能为醛类成分）1 ml/kg 给家兔静脉注射，给药 2 h 后，出血时间和凝血时间均缩短 50%，有加速血凝及止血作用。在试管内有延迟纤维蛋白的溶解作用。其注射液 2 ml/kg 给兔静脉注射能增加末梢血液中血小板总数，白细胞数亦有升高[1]。

毒性 对小鼠静脉注射人用量的 125 倍（按体重计），观察 3 d，活动无异常。健康人每日静脉注射 2 ml，连用 3 d，无异常感觉，心电图、肝功能等检查均无异常变化。静脉注射后血小板及白细胞数均有短时间上升，如肌内注射则上升时间持续更久[1]。

【药性】 辛、微甘，平。

1.《草木便方》："辛，平。"

2.《天目山药用植物志》："性平，味淡、微辛。"

3.《浙江民间常用草药》："性平，味微甘。"

4.《陕西中草药》："味涩、微苦。"

5.《四川中药志》1979 年版："甘、淡，凉。"

【功用主治】 止血，清热，利湿。主治肺热咯血，肺痨咳血及浮肿，吐血，衄血，便血，痔疮出血，外伤出血，发热，小儿惊风，湿热黄疸，臌胀，头晕目眩，淋病，水肿，小儿口疮，鼻疮，水火烫伤，毒蛇咬伤。

1.《本草图经》："主脏毒下血。"

2.《草木便方》："止血，通经脉，镇心除烦，安五脏。治下血，崩淋，刀斧损伤。"

3.《分类草药性》："治痔疮出血，解热毒，并治咳嗽，汤火伤。"

4.《浙江中药资源名录》："治小儿风热。"

5.《浙江民间常用草药》："清热利尿，消肿和血。"

6.《陕西中草药》："清热，镇痛，明目，止血。"

7.《四川中药志》1979 年版："用于血小板减少症。"

8.《浙江药用植物志》："主治急性、迁延性肝炎，肝硬化腹水，湿热腹满，肠炎，菌痢，尿路感染，疮疖肿毒，咽喉炎，目赤肿痛。"

【用法用量】 内服：煎汤，15～30 g，大剂量可用至 60 g。外用：研末敷；或鲜品捣敷。

【选方】 1. 治肺热咳血 地柏枝、猪鬃草各 30 g。水煎调白糖服。（《四川中药志》1979 年版）

2. 治脏毒下血 地柏枝与黄芪等分，末之。米饮服二钱。（《本草图经》）

3. 治黄疸型肝炎 ①地柏枝、凤尾草各 30 g，地耳草、虎杖各 15 g。水煎服。（《四川中药志》1979 年版）②岩柏枝、柳花、酸咪咪各 9 g。煨水服。（《贵州草药》）

4. 治单腹胀（箮箕胀）便闭 （摩来卷柏）全草 120 g，加鲜麦芽 60 g（干燥品 21～24 g）。水煎冲烧酒，早、晚饭前各服 1 次；第二剂须加大黄 60 g，水煎冲烧酒服；第三剂不加大黄，以后隔日加大黄煎服。忌食酸辣、芥菜、萝卜菜。除服药外，同时须将已煎过的摩来卷柏拣出，加食盐捣烂敷肚脐孔处。（《天目山药用植物志》）

5. 治哮喘 石柏 45 g，铁角蕨根 30 g，猪肝、蜜糖各 60 g。水炖，服汤食肝。（《江西草药》）

【临床报道】 治疗各类出血与血小板减少症 岩柏注射液，每 1 ml 含生药 8 g，肌内注射，每次 2～4 ml，每日 2～3 次；或每 1 ml 含氯仿提取物 10 mg，静脉注射，每次 2 ml，加 50% 葡萄糖 20～40 ml，缓慢推注或滴注，10～15 d 为 1 个疗程；对急性、原发性血小板减少性紫癜可用 1～2 个疗程；对慢性、继发性患者用 3 个月至半年以上。治原发性、继发性血小板减少症 60 例，治愈 13 例，显效 17 例，进步 24 例，无效 6 例。治咯血、胃及十二指肠溃疡出血、食管静脉曲张破裂出血、鼻衄、功能性子宫出血、术后出血等各类出血性

10. 治虚劳目暗　地肤子二升(阴干捣末),生地黄十斤。上件药,捣取生地黄汁,和拌地肤子末,干却,捣细罗为散。每服,以温水调下二钱。日三服。(《圣惠方》补肝散)

11. 治雀目　地肤子五两,决明子一升。上二味捣筛,米饮和丸。每食后,以饮服二十丸至三十丸。(《外台》引《广济方》地肤子丸)

12. 治柔风,肢体弛缓不收,里急不能仰息,兼治妇人产后中风　地肤子(炒)二两,紫葛(锉)一两半,白头翁(锉,炒)一两。上三味,捣罗为散。每服二钱匕,加至三钱匕,温酒调下。(《圣济总录》地肤子散)

13. 治跳跃举重,卒得阴癞　白术五分,地肤子十分,桂心三分。上三物,捣末。服刀圭,日三。(《肘后方》)

14. 治瘊子　独扫子、白矾二味等分。为末,煎汤洗,不数次即尽去。(《百一选方》)

【临床报道】 1. 治疗荨麻疹　用地肤子 50～100 g(儿童按年龄折减),水煎 2 次,再浓缩至 400～500 ml。每日 1 剂,分 2 次口服。药渣用纱布包好,趁热涂擦皮损局部。3 d 为 1 疗程。据 44 例急慢性患者临床观察,显效 31 例,好转 9 例,无效 4 例,总有效率为 90.8%。一般 1～7 个疗程治愈,且复发率低,远期疗效好。但对炎症性荨麻疹无效[1]。

2. 治疗急性乳腺炎　用地肤子 50 g,水煎后加红糖适量,趁热服下,取微汗,每日 1 剂。据 33 例临床观察,体温迅速恢复正常,局部炎症均获消散,无 1 例化脓。一般服药 2 剂症状减轻,4 剂痊愈,个别有服 6 剂者[2]。

3. 治疗慢性乙型肝炎　地肤子丸(地肤子、甘草共为粉末,炼蜜为丸,重 9 g),每次 1 丸,每日 3 次;饭后服用,3 个月为 1 个疗程,按要求观察各项指标。并停服其他药物。治疗患者 86 例,病程多在 1～6 年以上,均有乏力,纳差,肝区痛等。其中,慢性活动型肝炎 48 例,慢性迁延型肝炎 38 例。结果:治愈 20 例,显效 46 例,有效 15 例,无效 5 例,总有效率为 94.2%。副作用:有 15 例出现轻度恶心,但不影响继续服药,对肝功能、肾功能、血尿常规均无影响[3]。

4. 治疗乙肝病毒携带者　应用地肤子丸(地肤子、甘草共为粉末,炼蜜为丸,重 9 g),成人每次 2 丸,每日 3 次;儿童每次 1 丸,每日 3 次;饭后服用,3 个月为 1 个疗程;治疗前后均查肝功能,肾功能,血、尿常规,乙肝系列等。共治疗 100 例,男 62 例,女 38 例;年龄 12～42 岁。乙肝系列:HbsAG(+),HbeAG(+),抗 HBc(+),HBV-DNA(+),病程在 1 年以上。疗效标准:治愈:HBsAG、HBeAG、HBV-DNA 阴转;有效:HBeAG、HBV-DNA 阴转;无效:各项指标无变化。结果:治愈 26 例,有效 58 例,总有效率 84%,无效 16 例[4]。

【各家论述】 1.《本草述》:"地肤之味,始微甘而后纯苦,且其气寒,应属清热之剂。每见用之者或假酒力,或不须酒。愚谓清热则酒可不用。如用之起阴达阳,则宜以火酒浸一日夜,于饭上蒸透,晒干以去其寒性,乃为得之。"

2.《本草乘雅半偈》:"地肤之功,上治头而聪耳明目,下入膀胱而利水去疝,外去皮肤热气而令润泽。服之病去,必小水通长为外征也。"

3.《本草求真》:"地肤子,治淋利水,清热,功颇类于黄柏。但黄柏其味苦烈,此则味苦而甘,黄柏大泻膀胱湿热,此则其力稍逊。凡小便因热而见频数,及或不禁,用此苦以入阴,寒以胜热,而使湿热尽从小便而出也。但虚火偏旺,而热得恣,固当用以清利,若不佐以补味同入,则小水既利而血益虚,血虚则热益生,热生则淋益甚矣。故宜佐以牡蛎、山药、五味收涩之剂,俾清者清,补者补,通者通,涩者涩,滋润条达而无偏胜为害之弊矣。且能以治因热癞疝,并煎汤以治疮疥。至书所谓益精强阴,非真具有补益之能,不过因其热除,而即具有坚强之意耳。"

4.《本草求原》:"地肤子,清利膀胱邪热,补膀胱阴血,热去则小便利,中焦之阴气自受益,而耳目聪明矣。故有阴火而小便不禁,尿数或淋疝,客热丹毒并治,为末酒服治白带,同白蔹为丸治白浊。"

5.《本草正义》:"地肤子,苦寒泄热,止有清导湿热,通泄小便之用。《本经》又谓其补中益精气,《别录》称其强阴者,乃湿热不扰而阴精自安之意,断不可拘泥字面,认为补益之品。"

1681 地肤苗 dì fū miáo (《别录》)

【异名】 扫帚苗(《沙漠地区药用植物》)。

【基原】 为藜科地肤属植物地肤 *Kochia scoparia* (L.) Schrad. 的嫩茎叶。

【原植物】 参见"地肤子"条。

【采收加工】 5～8 月割取嫩茎叶,鲜用或晒干。

【成分】 含哈尔满(harman),哈尔明碱(harmine)[1],钙、镁、铁、锌、铜、磷等元素[2]。

【药性】 苦,寒。归肝、脾、大肠经。

1.《本草图经》:"叶:苦,寒,无毒。"

2.《救荒本草》:"叶:味甘。"

3.《本草省常》:"性微寒。"

【功用主治】 清热解毒,利尿通淋。主治赤白痢、泄泻,小便淋痛,痹证,小儿疳积,目赤涩痛,雀盲,皮肤风热赤肿,恶疮疥癣。

1.《别录》:"捣绞取汁,主赤白痢;洗目,去热暗、雀盲、涩痛。苗灰主痢亦善。"

2.《本草图经》:"主大肠泄泻,止赤白痢,和气,涩肠胃,解恶疮毒。"

3.《纲目》:"煎水日服,治手足烦疼,利小便诸淋。""烧灰煎霜,制砒石、粉霜、水银、硫黄、雄黄、硇砂。"

4.《本草备要》:"叶:作浴汤,去皮肤风热丹肿。"

5.《药性通考》:"周身风痒,洗之即止,煎汤服之更妙。"

6.《医林纂要》:"叶:去皮肤风热,明目,去毒。煎汤浴,治疱疥及丹肿。"

7.《食物考》:"明目止痛,头风可歇。"

8.《本草省常》:"涩大便,利小便,益气明目。"

9.《浙江药用植物志》:"治风湿性关节炎,手足关节疼痛。"

【用法用量】 内服:煎汤,30～90 g。外用:煎水洗;或捣汁涂。

【选方】 1. 治妊娠患子淋,小便数,出少,或热痛酸疼及足肿　地肤草三两。以水四升,煮取二升半。分三服,日三夜一剂。(《外台》引《经心录》地肤饮)

2. 治眼为物所伤,或肉胬　生地肤苗五两,净洗,捣绞取汁,瓷盒中盛。以铜箸频点目中。冬月以干者,煮汁点之。(《圣惠方》)

3. 治头痛　地肤苗、马屎烧灰,共捣烂,敷头顶。(《湖南药物志》)

【各家论述】 1.《医学正传》:"抟兄弟七十,秋间患淋,二十余日,百方不效,后得一方,取地肤草,捣自然汁服之,遂通。至贱之物,有回生之功如此,是苗叶亦有功也。"

2.《纲目》:"地肤苗叶,能益阴气,通小肠,无阴则阳无以化,亦东垣治小便不通用黄柏、知母滋肾之意。"

品质标志　《中华人民共和国药典》2005年版规定：照高效液相色谱法测定，本品含地肤子皂苷Ⅰc（$C_{41}H_{64}O_{13}$）不得少于1.8%。

【成分】　果实主含三萜及其苷类：齐墩果酸（oleanolic acid），3-O-〔β-D-吡喃木糖基(1→3)β-D-吡喃葡萄糖醛酸基〕齐墩果酸{3-O-〔β-D-xylopyranosyl(1→3)β-D-glucuronopyranosyl〕-oleanolic acid}，3-O-〔β-D-吡喃木糖基(1→3)β-D-吡喃葡萄糖醛酸甲酯基〕齐墩果酸{3-O-〔β-D-xylopyranosyl(1→3)β-D-methylglucuronopyranosylate〕-oleanolic acid}，3-O-〔β-D-吡喃木糖基(1→3)β-D-吡喃葡萄糖醛酸基〕齐墩果酸-28-O-β-D-吡喃葡萄糖苷{3-O-〔β-D-xylopyranosyl(1→3)β-D-glucuronopyranosyl〕-oleanolic acid-28-O-β-D-glucopyranoside}[1]，还有木鳖子苷（momordin）Ⅰc，6′-甲酯木鳖子苷（6′-methyl ester momordin）Ⅰc，木鳖子苷（momordin）Ⅱc，2′-O-β-D-吡喃葡萄糖基木鳖子苷Ⅰc（2′-O-β-D-glucopyranosylmomordin Ⅰc），2′-O-β-D-吡喃葡萄糖基木鳖子苷Ⅱc（2′-O-β-D-glucopyranosylmomordin Ⅱc）[2]，Kochianosides Ⅰ，Ⅱ，Ⅲ，Ⅳ[3]。还含正三十烷醇（*n*-triacontanol），饱和脂肪酸[1]，甾体成分：20-羟基蜕皮素（20-hydroxyecdysone），5，20-二羟基蜕皮素（5，20-dihydroxyecdy sone），20-羟基-24-亚甲基蜕皮素（20-hydroxy-24-methyleneecdysone），20-羟基-24-甲基蜕皮素（20-hydroxy-24-methylecdysone）[4]。

【药理】　1. 抑菌作用　纸片法抑菌试验表明，地肤子有效成分皂苷类、40%乙醇洗脱得到的黄酮Ⅰ及80%乙醇洗脱得到的黄酮Ⅱ，分别对铁锈色小芽胞癣菌、石膏样小芽胞癣菌、许兰黄癣菌、石膏样毛癣菌、絮状表皮癣菌、奥杜盎小芽胞癣菌、羊毛状小芽胞癣菌及红色毛癣菌中的几种浅部真菌有明显的抑制作用[1]。

2. 对免疫功能的影响　地肤子水提物500 mg/kg使小鼠碳粒廓清速率明显降低，同时减少肝脏和脾脏对碳粒的摄取；水提物100 mg/kg、500 mg/kg能明显抑制腹腔巨噬细胞对鸡红细胞（CRBC）的吞噬作用，对2，4，6-三硝基氯苯（PC）诱导的迟发型超敏反应（PC-DTH）及绵羊红细胞诱导的迟发型超敏反应（SRBC-DTH）的诱导相及效应相均有一定的抑制趋势[2]。

3. 对胃排空的影响　地肤子的正丁醇部位及乙酸乙酯部位50 mg/kg抑制小鼠胃排空，水相无明显作用，石油醚相50 mg/kg则促进胃排空；乙醇、利舍平及吲哚美辛预处理减弱地肤子正丁醇部位的作用，而阿托品预处理则增强其作用[3]。

4. 降血糖作用　地肤子总苷50 mg/kg，100 mg/kg，200 mg/kg灌胃给药，对正常小鼠血糖无明显影响，高剂量尚使血糖略有升高，但降低四氧嘧啶所致高血糖小鼠的血糖水平；地肤子总苷明显抑制灌胃葡萄糖引起的小鼠血糖升高，而对腹腔注射葡萄糖所致小鼠血糖上升无显著影响；地肤子总苷剂量依赖性抑制正常小鼠胃排空[4]。地肤子正丁醇部分（NBFK）25、50 mg/kg明显抑制灌胃葡萄糖、静脉注射四氧嘧啶所致高血糖小鼠和皮下注射胰岛素所致低血糖小鼠的胃排空；NBFK 125～500 μg/ml抑制大鼠小肠黏膜蔗糖酶、麦芽糖酶和乳糖酶的活性，100～800 μg/ml浓度依赖性减少大鼠小肠对葡萄糖的吸收[5]。

毒性　急性毒性实验，水煎剂给小鼠尾静脉注射，LD_{50}为7.15±0.03 g/kg。水煎液40 g/kg给小鼠灌胃，观察72 h，均未发生死亡[1]。

【炮制】　1. 地肤子　取原药材，除去枝梗，筛去土及杂质。

2. 炒地肤子　取净地肤子，用文火炒至微黄色略深，有香气时，取出，放凉。

饮片性状　地肤子参见“药材”项。炒地肤子形如地肤子，微黄色略深，气微香，味微苦。

贮干燥容器内，置通风干燥处，防蛀。

【药性】　苦，寒。归肾、膀胱经。

1.《本经》：“味苦，寒。”

2.《别录》：“无毒。”

3.《纲目》：“甘，寒。”

4.《要药分剂》：“入肾、膀胱二经。”

【功用主治】　清热利湿，祛风止痒。主治小便不利，淋浊，带下，血痢，风疹，湿疹，疥癣，皮肤瘙痒，疮毒。

1.《本经》：“主膀胱热，利小便。补中，益精气。久服耳目聪明，轻身耐老。”

2.《别录》：“去皮肤中热气，散恶疮，疝瘕，强阴，使人润泽。”

3.《药性论》：“治阴卵癀疾，去热风，可作汤沐浴。”

4.《日华子》：“治客热丹肿。”

5.《滇南本草》：“利膀胱小便积热，洗皮肤之风，疗妇人诸经客热，清利胎热，妇人湿热带下用之良。”

6.《本草蒙筌》：“多服益精强阴，久服明目聪耳，浴身却皮肤瘙痒热疹，洗眼除热暗、雀目涩痛。”

7.《玉楸药解》：“疗头目肿痛，狐疝阴㿉，腰疼胁痛，血痢，恶疮。”

8.《医林纂要》：“补肾，坚肾，利膀胱水。”

【用法用量】　内服：煎汤，6～15 g；或入丸、散。外用：煎水洗。

【宜忌】　内无湿热，小便过多者忌服。

《本草备要》：“恶螵蛸。”

【选方】　1. 治下焦结热，致患淋证，小便赤黄不利，数起出少，茎痛或血出　地肤子三两，知母、黄芩、猪苓、瞿麦、枳实、升麻、通草、葵子、海藻各二两。上十味㕮咀，以水一斗，煮取三升，分三服。大小便皆闭者加大黄三两。（《千金方》地肤子汤）

2. 治肾炎水肿　地肤子10 g，浮萍8 g，木贼草6 g，桑白皮10 g。水煎去滓，每日3次分服。（《现代实用中药》）

3. 治阳虚气弱，小便不利　野台参四钱，威灵仙钱半，寸麦冬六钱（带心），地肤子一钱。煎服。（《衷中参西录》宣阳汤）

4. 治阴虚血亏，小便不利　怀熟地一两，生龟版五钱（捣碎），生杭芍五钱，地肤子一钱。煎服。（《衷中参西录》济阴汤）

5. 治久血痢，日夜不止　地肤子一两，地榆三分（锉），黄芩三分。上药捣细，罗为散。每服，不计时候，以粥饮调下二钱。（《圣惠方》）

6. 治阴囊湿痒　地肤子、蛇床子、苦参、花椒各等量。煎水外洗。（《湖北中草药志》）

7. 治雷头风肿　地肤子，同生姜研烂，热酒冲服，取汗愈。（《圣济总录》）

8. 治丹毒　地肤子、金银花、菊花各30 g，荆芥、防风各15 g。水煎服。（《陕甘宁青中草药选》）

9. 治疔疮及脑疽　地肤子、槐子（炒）、地丁草各五钱。水煎温服。加蟾酥少许尤妙。（《仙拈集》夺命丹）

地栽培。

繁殖方法　种子繁殖，直播法。夏季采收成熟种子，晒干贮藏待播。翌年春季，按行距 20 cm 开浅沟条播，上覆细土 1～2 cm。

田间管理　播后注意适当浇水，保持土壤湿润；出苗后定期清除杂草、松土；生长期施肥 1～2 次。

【采收加工】 6～8 月采割全草，剪取果实，分别晒干。

【药性】《本草拾遗》："味辛、平，无毒。"

【功用主治】《本草拾遗》："主赤白痢，取茎、子煎服。"

【用法用量】 内服：煎汤，3～9 g。

1679 地茄子 dì qié zǐ（《分类草药性》）

【异名】 小铜锤、地钮子（《四川中药志》），地扣子（《贵州药用植物调查》），地石榴、米汤果（《云南中草药》）。

【基原】 为桔梗科铜锤玉带草属植物铜锤玉带草 *Pratia nummularia*（Lam.）A. Br. et Aschers. 的果实。

【原植物】 参见"铜锤玉带草"条。

【采收加工】 8～9 月采收，鲜用或晒干。

【药性】《四川中药志》1979 年版："苦、辛，凉。"

【功用主治】 祛风，利湿，理气，散瘀。主治风湿痹痛，疝气，跌打损伤，遗精，白带。

1.《分类草药性》："治男子遗精，女子白带，顺气散瘀。治一切头晕，补气，炖肉服。"

2.《四川中药志》1979 年版："祛风除湿，活血散瘀。用于风湿痹痛，跌打损伤，膀胱疝气，白带，遗精。"

【用法用量】 内服：煎汤，30～60 g。外用：鲜品捣敷。

【宜忌】 孕妇慎服。

《四川中药志》1979 年版："服药时忌大蒜。"

【选方】 1. 治膀胱疝气　地茄子 30 g，川楝子 12 g，小茴香 12 g。水煎服。

2. 治跌打损伤、局部瘀滞肿痛　鲜地茄子、莲钱草等量，捣烂敷患处。

3. 治白带　地茄子 30 g，三白草根 30 g，白果根 30 g，白木槿花根 120 g。熬水，用药水炖猪瘦肉服。（1～3 方出自《四川中药志》1979 年版）

4. 治角膜溃疡　铜锤玉带草鲜果实取汁点眼。（《云南中草药》）

1680 地肤子 dì fū zǐ（《本经》）

【异名】 地葵（《本经》），地麦（《别录》），益明（《药性论》），落帚子（《日华子》），独扫子（《百一选方》），竹帚子（《滇南本草》），千头子（《万病回春》），帚菜子（《新疆药材》），铁扫把子（《四川中药志》），扫帚子（《浙江药用植物志》）。

【基原】 为藜科地肤属植物地肤的成熟果实。

【原植物】 地肤 *Kochia scoparia*（L.）Schrad. [*Chenopodium scoparium* L.]　又名：葥、王蔧《尔雅》，王帚、落帚（《尔雅》郭璞注），涎衣草、地麦草《新修本草》，鸭舌草、独帚《本草图经》，白地草《纲目》，黄蒿《本经逢原》，地面草《中药大辞典》，扫帚菜《中药志》，蒿帚菜、野扫帚《新华本草纲要》。

一年生草本，高 0.5～1.5 cm。茎直立，多分枝，秋天常变为红紫色，幼时具白色柔毛，后变光滑。单叶互生，稠密；几无柄，叶片狭长圆形或长圆状披针形，长 1～7 cm，宽 0.1～0.7 cm，先端渐尖，基部楔形，全缘，无毛或具短柔毛；幼叶边缘有白色长柔毛，其后逐渐脱落。花小，杂性，黄绿色，无梗，1 朵或数朵生于叶腋；花被基部连合，先端 5 裂，裂片三角形，向内弯曲，包被子房，中肋突起，在花被背部弯曲处有一绿色突起物，果时发达为横生的翅；雄蕊 5，与花被裂片对生，伸出花外；子房上位，扁圆形，花柱短，柱头 2，线形。胞果扁球形，基部有 5 枚带翅的宿存花被。种子 1 枚，棕色。花期 7～9 月，果期 9～10 月。

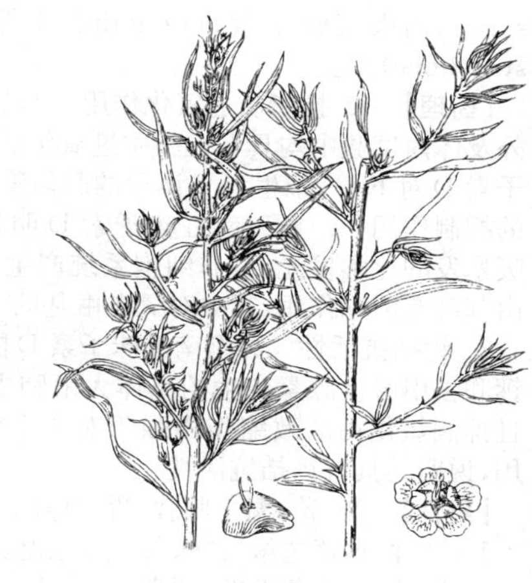

地　肤

生于山野荒地、田野、路旁或庭园栽培。分布几遍全国。本植物的嫩茎叶（地肤苗）亦供药用，另设专条。

【采收加工】 8～10 月割取全草，晒干，打下果实，备用。

【药材】 地肤子 *Fructus Kochiae*　主产于江苏、山东、河南、河北等地。

性状　胞果呈扁球状五角星形，直径 1～3 mm，外被宿存花被。表面灰绿色或淡棕色，周围具三角形膜质小翅 5 枚，背面中心有微突起的点状果梗痕及放射状脉纹 5～10 条，剥离花被，可见膜质果皮，半透明。种子扁卵形，长约 1 mm，黑色。无臭，味微苦。

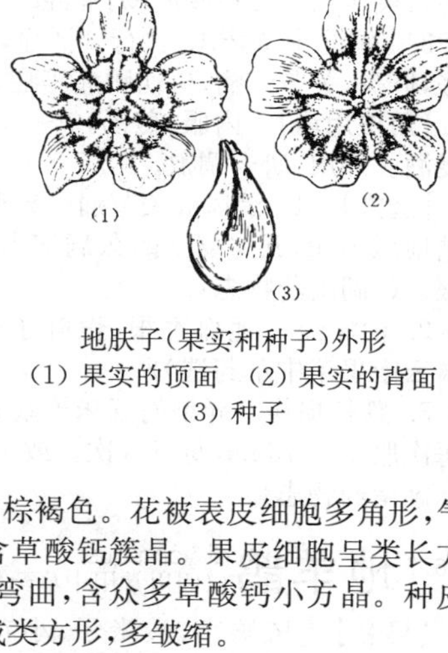

地肤子（果实和种子）外形
(1) 果实的顶面　(2) 果实的背面
(3) 种子

鉴别　(1) 粉末特征：棕褐色。花被表皮细胞多角形，气孔不定式，薄壁细胞中含草酸钙簇晶。果皮细胞呈类长方形或多边形，壁薄，波状弯曲，含众多草酸钙小方晶。种皮细胞棕褐色，呈多角形或类方形，多皱缩。

(2) 取本品粉末 10 g，加 15% 硫酸 30 ml，以 100 ml 氯仿提取。取氯仿提取液 5 ml，置蒸发皿中蒸干，滴加三氯化锑的氯仿饱和溶液后，则显棕紫色（检查甾萜类）。

(3) 薄层色谱：取本品粉末 2 g，加乙醇 20 ml，盐酸 1.5 ml，加热回流 2 h，滤过，滤液浓缩至约 5 ml，加水 10 ml，混匀，置分液漏斗中，加石油醚（60～90 ℃）20 ml 振摇提取，分取醚液，蒸干，残渣加乙醇 2 ml 使溶解，作为供试品溶液。另取齐墩果酸对照品，加乙醇制成每 1 ml 含 1 mg 的溶液，作为对照品溶液。吸取上述供试品溶液 2 μl、对照品溶液 4 μl，分别点于同一以羧甲基纤维素钠为黏合剂的硅胶 H 薄层板上，以氯仿-甲醇（40∶1）为展开剂，展开，取出，晾干，喷以磷钼酸试液，在 105 ℃加热至斑点显色清晰。供试品色谱中，在与对照品色谱相应的位置上，显相同颜色的斑点。

toxycoccinic acid)，12α-羟基黑老虎酸(12α-hydroxycoccinic acid)[7]。另外还分得5个新木脂素类化合物异型南五味子素(heteroclitin)A、B、C、D、E，以及南五味子素(kadsurin)，内南五味子素(interiorin)，4-谷甾烯-3-酮(4-sitosten-3-one)[8]。

【药理】 1. 抗脂质过氧化作用 本品中含木脂素，在体外及体内试验中均具有抗脂质过氧化活性[1]。异型南五味子素D对Fe^{2+}-维生素C诱导的肝匀浆脂质过氧化有很强的抑制作用[2]。异型南五味子素D明显抑制吞噬细胞呼吸暴发的化学发光，对非细胞系统产生的氧自由基与羟自由基都有清除作用，其中对氧自由基的清除作用较强[3]。

2. 钙拮抗活性 异型南五味子素D能抑制氯化钾、氯化钙和去甲肾上腺素产生的离体大鼠胸主动脉血管收缩，而且抑制氯化钙的致缩作用强于对去甲肾上腺素的收缩作用，说明其具有钙拮抗活性[4]。

【药性】 辛、苦，温。归脾、胃、肝经。

1.《广西本草选编》："味苦、辛，性温。"

2.《全国中草药汇编》："辛，微温。"

3.《湖北中草药志》："苦，温。"

【功用主治】 祛风除湿，行气止痛。主治风湿痹痛，胃痛腹痛，肝炎，痛经，产后腹痛，跌打损伤。

1.《广西本草选编》："祛风镇痛，舒筋活络。主治风湿痹痛，慢性腰腿痛，胃痛，腹痛，痛经。"

2.《全国中草药汇编》："祛风除湿，理气止痛，活血散瘀。主治风湿筋骨疼痛，腰肌劳损，坐骨神经痛，急性胃肠炎，慢性胃炎，胃、十二指肠溃疡，痛经，产后腹痛，跌打损伤。"

3.《湖北中草药志》："行气活血，消胀止痛。用于腹痛腹胀，肝炎，关节疼痛，劳伤腰痛等症。"

【用法用量】 内服：煎汤，9～15 g；或研末，1.5～3 g；或浸酒。外用：研末调敷。

【选方】 1. 治风湿关节痛 异型南五味子根15～30 g，钻地风15 g，五加皮9 g，久病加当归15 g，川芎9 g。水煎服。(《湖南药物志》)

2. 治痛经 地血香根、歪叶子兰、胡椒适量。泡酒服。(《云南思茅中草药选》)

3. 跌打损伤 异型南五味子茎90 g，泡酒500 g。5 d后每次服10～15 ml，每日3次。或用干茎研粉，醋调敷患处。(《湖南药物志》)

1677 地羊鹊 dì yáng què (《四川常用中草药》)

【异名】 斑鸠窝、酸米子、小花生藤(《四川常用中草药》)，黄花草、黄瓜草、金花菜(《新华本草纲要》)。

【基原】 为豆科百脉根属植物百脉根 *Lotus corniculatus* L. 的地上部分。

【原植物】 参见"百脉根"条。

【采收加工】 6～8月采收，鲜用或晒干。

【成分】 全草含山柰酚-3，7-二鼠李糖苷(kaempferitrin)，堇黄质(violaxanthin)，环氧叶黄素(xanthophyllepoxide)，亚麻苦苷(linamarin)[1]。

叶含大豆皂醇(soyasopogenol)B，尿囊素(allantoin)[2]。种子含半乳糖[3]。

【药性】 甘、微苦，凉。

1.《四川常用中草药》："性平，味淡，辛。"

2.《四川中药志》1979年版："甘、微苦，凉。"

【功用主治】 清热，止咳，平喘，消痞。主治风热咳嗽，咽喉肿痛，胃脘痞满疼痛，疔疮，无名肿毒，湿疹，痢疾，痔疮便血。

1.《四川常用中草药》："清热，止咳，平喘，消痞满，下乳。治风热咳嗽无痰，胃部痞满疼痛，痔疮。"

2.《全国中草药汇编》："清热解毒，止咳平喘。主治风热咳嗽，咽炎，扁桃体炎，胃中痞满疼痛；外用治湿疹，疮疖，痔疮。"

3.《四川中药志》1979年版："治肺热咳嗽，痰稠不利，胸部闷胀。"

【用法用量】 内服：煎汤，9～18 g。外用：捣敷。

【选方】 治肺热咳喘 百脉根(地上部分)15 g，吉祥草15 g，麦冬草15 g。水煎服。(《四川中药志》1979年版)

1678 地杨梅 dì yáng méi (《本草拾遗》)

【基原】 为灯心草科地杨梅属植物地杨梅和多花地杨梅的全草或果实。

【原植物】 1. 地杨梅 *Luzula capitata* (Miq.) Miq. ex Kom. [*L. campestris* (L.) DC. var. *capitata* Miq.]

多年生草本，高10～30 cm。茎丛生，地下有小块根。叶鞘闭合；叶线形，长7～15 cm，宽2～6 mm，边缘具缘毛。花序自叶丛中抽出，排成1个头状花序；花被片6，白绿色至赤褐色，长2.5～3 mm；雄蕊6，长约为花被片的2/3，花药狭长椭圆形，花丝较短。蒴果淡绿色至淡褐色，长约等于花被片。种子3颗，暗褐色；种阜淡黄色，长约为种子1/2。花、果期4～6月。

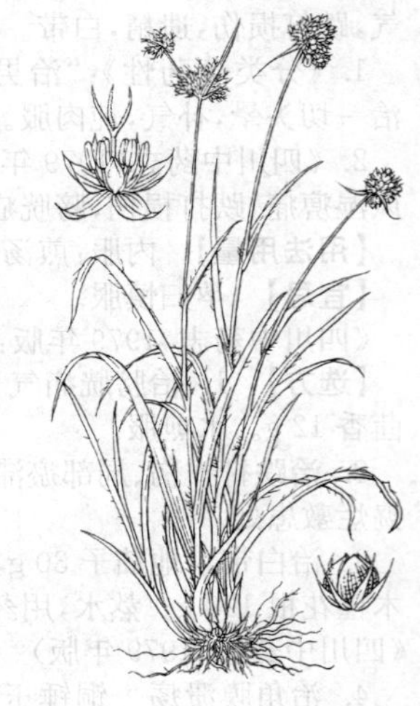
地杨梅

生于山坡、草原或平地。分布于东北及河北、河南等地。

2. 多花地杨梅 *L. multiflora* (Retz) Lej. [*Juncus multiflora* Retz.; *L. campestris* (L.) DC. var. multiflora (Retz.) C. B. Clarke]

本种与上种形态相似，其特点是：花序常由5～12个小头状花序集生成聚伞花序；小头状花序梗长短不等，多花；花被片黄褐色或黑褐色；雄蕊花药长约为花丝2倍；柱头刷状而旋卷。花、果期7～8月。

生于山坡草丛、路旁潮湿处。我国南、北各地普遍分布。

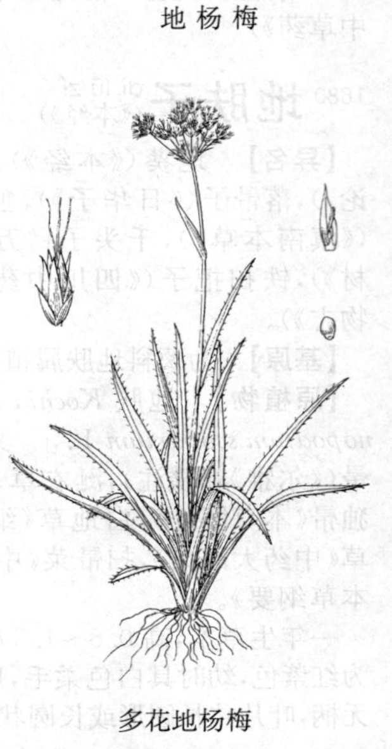
多花地杨梅

【栽培】 生物学特性 喜温暖气候，耐严寒。对土壤条件要求不严，一般土壤均可栽培，但宜选择肥沃、疏松的坡地或林下

条。叶近基生，密聚成丛；叶柄长约 5 mm；叶片长圆形至斜倒披针形，长 3～13 cm，宽 2～4 cm，先端圆钝，基部楔形，边缘具圆齿波状，叶上面绿色，下面淡绿色，两面疏被小刺毛。花葶数条，分枝处各有 1 对苞片；花淡紫红色，腋生于苞片内；萼 5 深裂，裂片极狭；花冠管状，上部膨大，宽达 1.5 cm，冠檐 5 裂，裂片近相等；雄蕊 4，二强。蒴果棒状，长约 2 cm，基部狭。种子多数，生于果的上部。花期 5～7 月。

生于山坡、草丛地边或灌木丛中。分布于贵州、云南、四川。

【采收加工】 7～10 月采收，切段，晒干。

【药材】 地皮消 *Herba Pararuelliae Delavayanae* 产于四川、云南、贵州。

性状 根茎横生，节密；向下有十余条根，根略肉质。外表面棕黄色。质脆易折断，断面不整齐，皮部棕褐色，中心木部黄白色，易与皮部分离呈裂缝状。气微，味微甜。

【药性】 《云南中草药》："甘、淡，平。"

【功用主治】 《云南中草药》："清热解毒，消肿止痛。主治骨折，淋巴结核，腮腺炎，外伤出血。"

【用法用量】 内服：煎汤，9～15 g。外用：研末撒或煎汤洗。

【宜忌】 《云南中草药》："忌酸冷、鱼腥。"

【选方】 1. 治急性扁桃体炎 地皮消 9 g。每日 2 次煎服。〔《曲靖医药》1972，(1)：21〕

2. 治疮疡未溃 红头翁 25 g，鳖甲 30 g(打碎，先煎)，黄芪 30 g，羌活 12 g。水煎服。

3. 治疮疡已溃 红头翁研末，撒局部。(2、3 方出自《元江哈尼族药》)

4. 治消化不良，腹胀 红头翁 3 g。研粉，分 2 次炖鸡蛋服。(《玉溪中草药》)

1676 地血香 dì xuě xiāng
(《云南思茅中草药选》)

【异名】 大饭团、梅花钻、风藤(《广西中草药》)，吹风散、大钻骨风、绣球香、通血香(《云南思茅中草药选》)，风藤、红吹风(《广西本草选编》)，南蛇风(《湖南药物志》)，冷饭团(《湖北中草药志》)。

【基原】 为五味子科南五味子属植物异型南五味子的根或藤茎。

【原植物】 异型南五味子 *Kadsura heteroclita* (Roxb.) Craib [*Uvaria heteroclita* Roxb.]

木质大藤本，长 6～10 m。老茎有松而厚的栓皮层块状纵裂，内皮红色，清香。叶互生，纸质；叶柄长 0.5～2.5 cm；叶片卵状椭圆形或宽椭圆形，长 6～15 cm，宽 3～7 cm，先端渐尖或急尖，基部宽楔形或近圆形，上部边缘有疏齿或全缘。花单性，生叶腋，雌雄异株，花被淡黄色，11～15 片，排成 4～5 轮，外轮和内轮较小，中轮较大，椭圆形至倒卵形，长 8～16 mm；雄蕊群球形，先端无附属物，雄蕊 50～65，稀 35；雌蕊群球形，心皮 30～55，柱头盾状。聚合果近球形，直径 2.5～5 cm，小浆果倒卵形，长 1～2.2 cm。种子 2～3，长圆形或肾形，长 5～6 mm。花期 5～8 月，果期 8～12 月。

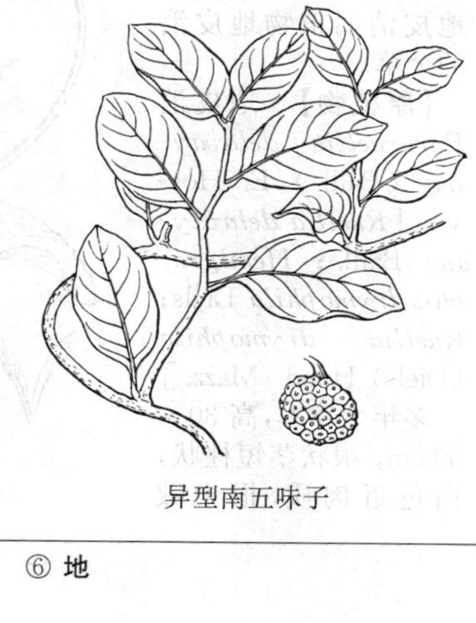

异型南五味子

生于海拔 400～2 000 m 的山坡林缘或疏林中。分布于广东、广西、海南、贵州、云南等地。

本植物的果实(地血香果)亦供药用，另设专条。

【采收加工】 全年均可采挖，切片，晒干。

【药材】 地血香 *Caulis Kadsurae Heteroclitae* 产于广西、广东、湖南、湖北、云南等地。

性状 藤茎呈圆柱形，稍弯曲，直径 1.5～5 cm，老藤栓皮黄白色，柔软而富弹性，厚达 7 mm，具纵向陷沟和横裂隙，将栓皮分割成条块状，常附有苔类和地衣，栓皮易块状剥落，剥落处呈暗红紫色。质坚硬，不易折断，横切面皮部窄，红褐色，纤维性强，木部宽，浅棕色，导管孔洞状，排列成明显的轮状，髓部小，黑褐色，呈空洞状，具特异香气，味淡而微涩。

根呈圆柱形，分枝多，多弯曲，长短不一。表面深棕色或棕黑色，具多数直皱纹和稀疏的明显横向裂横。质坚韧，不易折断，断面栓皮灰白色，间有脱离，皮部较薄，棕红色，粉性小，嚼之有轻微樟香气及黏性感，渣多。皮部与木质部不易剥落，剥离后常有纤维黏于木质部。木质部灰棕色，针孔状导管粗。气微香，微苦。

鉴别 (1) 茎横切面：木栓层极发达，为百余列木栓细胞，细胞形大，其间夹有小型木栓细胞层，大小木栓细胞组呈数个似"年轮"的环带，栓内层明显，细胞数列，切向排列。皮层细胞切向延长，壁较厚，有时可见径向细条状纹理，嵌晶石细胞多数，散在，增厚的胞壁上嵌有众多小形草酸钙方晶。中柱鞘纤维束多数，环列韧皮部窄；韧皮射线明显，宽 1～3 列细胞；韧皮纤维壁极厚，嵌有众多小形的草酸钙方晶，成嵌晶纤维。形成层不明显。木质部宽广，导管大小不一；纤维管胞壁较厚，孔沟明显，排列在导管四周；木射线明显，宽 1～3 列细胞。髓部细胞多已颓废，有的含棕色物。

粉末特征：深棕色。嵌晶石细胞大多分枝呈不规则星状，壁极厚，增厚的胞壁中嵌有众多小形的草酸钙方晶。嵌晶纤维众多，两端渐尖，壁极厚，增厚的胞壁中嵌有众多细小草酸钙方晶。草酸钙方晶存在于嵌晶石细胞及嵌晶纤维胞壁中。中柱鞘纤维少见，胞腔明显，纹孔、孔沟均不明显。导管为具缘纹孔导管。此外，可见木栓细胞、木射线细胞。

(2) 薄层色谱：取本品粉末 1 g，加正己烷 40 ml，水浴回流提取 4 h，提取液蒸干，加 1 ml 氯仿使溶解，作为供试品溶液。另取南五味子素、内南五味子素对照品，配成 1 mg/ml 甲醇液作对照溶液。取上述两种溶液各 10 μl，点于同一硅胶 G 薄板上，以氯仿-乙酸乙酯(9：1)为展开剂，展开 17 cm，晾干，置紫外灯下检视，供试品色谱中，在与对照品色谱相应的位置上，显相同的暗色斑点。

【成分】 根中含异安五酸(isoanwuweizic acid)[1]。

茎含木脂素类及甾类：南五味子内酯(kadsulactone)A，β-谷甾醇(β-sitosterol)[2]，新南五味子酸(neokadsuranic acid)A，(24Z)-3-O-8，24-羊毛甾二烯-26-酸〔(24Z)-3-oxolanosta-8，24-dien-26-oic acid〕[3]，开环新南五味子酸(seconeokadsuranic acid)A[4,5]，(24Z)-3，4-开环-4(30)，8，24-羊毛甾三烯-3，26-二酸〔(24Z)-3，4-secolanosta-4(30)，8，24-triene-3，26-dioic acid〕[5,6]，12β-乙酰氧基黑老虎酸(12β-acetoxycoccinic acid)，12β-羟基黑老虎酸(12β-hydroxycoccinic acid)，12α-乙酰氧基黑老虎酸(12α-ace-

2. 治久年不治的水积黄肿病　地瓜根 60 g，麦斗草 60 g，佛顶珠 60 g。炖猪心、猪肺兑糖服。

3. 治内、外痔疮　鲜地瓜根 500 g，苦参 60 g，爬墙果 60 g。炖猪大肠头服。（1～3 方出自《重庆草药》）

1674 地瓜藤 dì guā téng（《贵州民间方药集》）

【异名】 过江龙、土瓜（《草木便方》），地蜈蚣（《天宝本草》），过山龙（《贵州民间药物》），牛马藤、过石龙（《贵州民间方药集》），铺地蜈蚣（《四川中药志》1960 年版），地瓜茎、牛托鼻、拦路虎、地木耳（《湖南药物志》），野地瓜藤（《贵州草药》），霜坡虎、爬地牛奶、钻地龙（《广西中草药》），遍地金、地板藤、地枇杷、万年扒（《云南中草药》）。

【基原】 为桑科无花果属植物地瓜榕的茎、叶。

【原植物】 地瓜榕 *Ficus tikoua* Bur.

多年生落叶匍匐灌木。全株有乳汁。茎圆柱形或略扁，棕褐色，分枝多，节略膨大，触地生细长不定根。单叶互生；叶柄长 1～2 cm；叶片坚纸质，卵形或倒卵状椭圆形，长 1.6～8 cm，宽 1～4 cm，先端钝尖，基部近圆形或浅心形，边缘有疏浅波状锯齿，上面绿色，被短刺毛，粗糙，下面浅绿色，沿脉被短毛；具三出脉。隐头花序，成对或簇生于无叶的短枝上，常埋于土内，球形或卵圆形，直径 1～2 cm，成熟时淡红色；基生苞片 3；雄花及瘿花生于同一花序托内，花被片 2～6，雄蕊 1～3(～6)；雌花生于另一花序托内。果为瘦果。花期 4～6 月，果期 6～9 月。

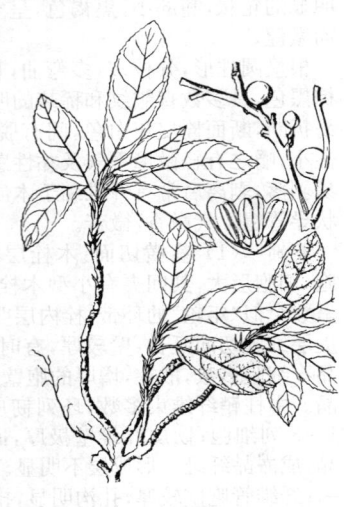

地瓜榕

生于低山区的疏林、山坡、沟边或旷野草丛中。分布于西南及湖北、湖南、广西、西藏、陕西等地。

本植物的隐花果（地瓜果）与根（地瓜根）亦供药用，另设专条。

【栽培】 生物学特性　喜温暖湿润的环境。对土壤要求不严，以疏松、肥沃的夹砂土较好。

繁殖方法　扦插繁殖。2～3 月割取匍匐茎，剪成 20～40 cm 长的插条。栽时，翻整土地，按行株距各约 33 cm 开穴，每穴扦插 2、3 枝，顶端两节要露出土面，填土压紧，再盖土与地面齐平，浇水。

田间管理　栽后每年春、夏季各除草 1 次。春季除草或收获后，都要追施畜粪水 1 次。

病虫害防治　虫害有蚜虫。

【采收加工】 9～10 月采收，晒干。

【药材】 地瓜藤 *Caulis et Folium Fici Tiuouae*　产于广西、云南、四川、贵州、湖南等地。

性状　茎枝圆柱形，常附有须状不定根。表面棕红色至暗棕色，具纵皱纹，幼枝有明显的环状托叶痕。质稍硬，断面中央有髓。叶多皱折，破碎；完整叶倒卵状椭圆形，先端急尖，基部圆形或近心形，边缘具细锯齿，上面灰绿色至深绿色，下面灰绿色，网脉明显。纸质易碎。气微，味淡。

【药性】 苦，寒。

1.《天宝本草》："性平、温。"

2.《四川中药志》1960 年版："性寒，味苦，无毒。"

3.《云南中草药》："苦、涩。"

4.《全国中草药汇编》："苦、微甘。"

【功用主治】 清热利湿，通络，消肿。主治肺热咳嗽，痢疾，水肿，黄疸，小儿消化不良，蛔虫症，风湿疼痛，荨麻疹，经闭，带下，跌打骨折，瘰疬，乳痈，痔疮出血，无名肿毒，疥癣，汤火伤。

1.《天宝本草》："专治红白两痢症。"

2.《分类草药性》："叶，包疮毒。"

3.《四川中药志》1960 年版："利小便，消湿热黄肿，通月闭，止白带；治痔疮出血及牙龈肿痛。"

4.《湖南药物志》："清肺，解毒，利尿消肿。治水肿，腹水。"

5.《广西中草药》："健脾利湿，清肺止咳。主治小儿消化不良，湿热黄疸，风热咳嗽，风湿骨痛。"

6.《云南中草药》："收敛止痢。主治痢疾，腹痛，瘰疬，毒蛇咬伤，骨折。"

7.《湖北中草药志》："祛湿散瘀，强筋壮骨，健脾止泻。用于慢性支气管炎，腹泻，乳腺炎，月经不调，便血，接骨，疯狗咬伤，脓疱疮。"

【用法用量】 内服：煎汤，15～30 g。外用：捣敷；或煎水洗。

【宜忌】 《四川中药志》1960 年版："无湿热瘀滞者勿用。"

【选方】 1. 治慢性支气管炎　地枇杷、蜂蜜各 30 g，用炼蜜制成小蜜丸。日服 3 次，每次服 6 g。（《湖北中草药志》）

2. 治痢疾，跌打损伤，水肿　地枇杷嫩叶尖 30 g，仙鹤草、蒲公英各 15 g。水煎服。（《湖北中草药志》）

3. 治急性胃肠炎，小儿消化不良　地枇杷 1 500 g，加水 10 L，煎至 3 000 ml。成人每次服 100 ml，每日 2 次，小儿消化不良每次服 20～30 ml。（《全国中草药汇编》）

1675 地皮消 dì pí xiāo（《云南中草药选》）

【异名】 地皮胶、刀口药、蛆药、一扫光（《云南中草药选》），红头翁（《玉溪中草药》），岩威灵仙（《贵州药用植物目录》）。

【基原】 为爵床科地皮消属植物地皮消的全草。

【原植物】 地皮消 *Pararuellia delavayana* (Baill.) E. Hossain［*Ruellia delavayana* Baill.；*Hemigraphis drymophila* Diels；*Ruellia drymophila* (Diels) Hand.-Mazz.］

多年生草本，高 30～50 cm。根状茎短柱状，白色近肉质，根十数

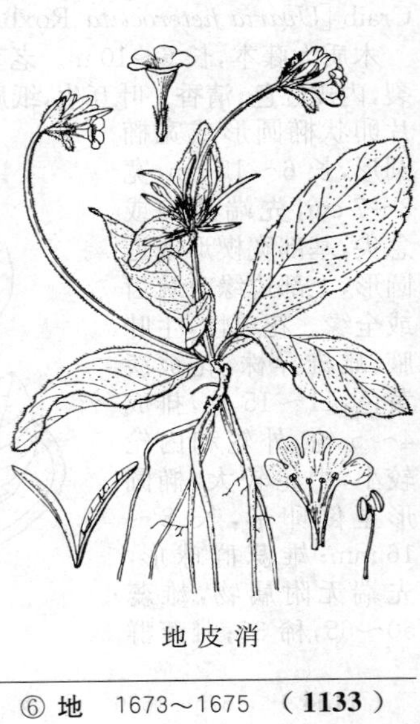

地皮消

枝叶丛的叶腋间；花梗纤细，中部有1对线形小苞片；萼片5，披针形，边缘具白毛，基部附属物短；花瓣5，长椭圆状倒卵形；矩极短。蒴果长圆形，长约1 cm，无毛。花期3～5月，果期5～8月。

生于山地林下、林缘、草坡、溪谷旁、岩石缝隙中。分布于安徽、福建、浙江、湖南、四川、云南、西藏、台湾等地。

【栽培】 生物学特性 喜温暖、阴凉、湿润环境。在半荫蔽凉爽而潮湿的地方生长茂盛。以含腐殖质较多的土壤栽培为宜。

繁殖方法 种子繁殖。春季于3～4月播种。直播，按行距25 cm开沟，深10 cm，用草木灰与种子拌匀后撒播入沟内，覆盖细土1 cm，浇水保湿。

田间管理 幼苗高约4 cm时间苗，每隔7 cm左右留苗1株，并松土、追施稀薄人粪尿1次。以后6、8月各追施人粪尿或复合肥1次，每次追肥后进行培土。

【采收加工】 5～9月挖取全草，晒干或鲜用。

【药材】 地白草 *Herba Violae Diffusae* 产于长江流域各地。

性状 多皱缩成团，并有数条短的匍匐茎。根圆锥形。湿润展开后，叶基生，卵形，叶端稍尖，边缘有细锯齿，基部下延于叶柄，表面有毛茸。花茎较叶柄长，具毛茸，花淡棕紫或黄白色。气微，味微苦。

【药性】 苦、辛，寒。归肺、肝经。

1.《四川中药志》1960年版："味淡，无毒。"

2.《湖南药物志》："寒，无毒。一说甘、微苦，寒，无毒。"

3.《安徽中草药》："微酸。"

【功用主治】 清热解毒，消肿，止咳。主治疮疡肿毒，眼结膜炎，肺热咳嗽，肺痈，百日咳，小儿久咳声嘶，黄疸，带状疱疹，烫伤，跌打骨折，毒蛇咬伤。

1.《天宝本草》："清寒化痰。（治）诸般咳嗽与风寒周身骨节疼痛症，虚火上炎亦当然。"

2.《四川中药志》1960年版："除风清热。治小儿发热咳嗽，疯狗咬伤，刀伤及疮毒。"

3.《湖南药物志》："消肿退热，生肌接骨，排脓解毒。主治瘰疬，疔毒，对口疮，目赤肿，目生翳，乳吹，脐风。"

4.《贵州民间药物》："清热，解毒，散瘀。主治风火眼翳，骨折外伤。"

5. 广州部队《常用中草药手册》："止咳平喘。治咳嗽。"

6.《陕西中草药》："祛腐生肌，清肺止咳。主治跌打损伤，睑缘炎。"

7.《云南中草药》："凉血解毒，消肿止痛。主治毒蛇咬伤。"

8.《甘肃中草药手册》："治水火烫伤。"

9.《安徽中草药》："治急性结膜炎，半夏中毒，久咳声音嘶哑。"

10.《全国中草药汇编》："治肝炎，百日咳，目赤肿痛，外用治急性乳腺炎，带状疱疹。"

【用法用量】 内服：煎汤，9～15 g，鲜品30～60 g；或捣汁。外用：捣敷。

【选方】 1. 治疮毒红肿 野白菜、芙蓉叶各15 g。共捶细，敷于患处，每日换1次。（《贵州民间药物》）

2. 治急性结膜炎、睑缘炎 黄瓜香15 g（鲜草30 g），水煎服。并用鲜草适量，捣烂敷患侧太阳穴，每日换2次。（《陕甘宁青中草药选》）

3. 治骨折 野白菜、接骨丹、泽兰、赤葛及苎麻根各等分（上五味均用鲜品）。捶绒包敷伤处，再用杉木皮夹住捆好，3 d换药1次。（《贵州民间药物》）

1672 地瓜果 dì guā guǒ （《贵州民间药物》）

【异名】 地石榴（《滇南本草》），地郎果（《贵州民间药物》），地枇杷果（《贵州草药》），地瓜（《湖南药物志》）。

【基原】 为桑科无花果属植物地瓜榕 *Ficus tikoua* Bur. 的隐花果（榕果）。

【原植物】 参见"地瓜藤"条。

【采收加工】 6～8月采收尚未成熟的隐花果（榕果），晒干。

【药材】 地瓜果 *Fructus Fici Tikouae* 产于贵州等地。

性状 隐花果呈球形或卵圆形，直径0.4～1.2 cm。表面黄绿或淡红色，皱缩，基部有短柄。剖开后可见肉质花托内壁着生许多小瘦果。气微，味微甘、微涩。

【药性】 《贵州民间药物》："性凉，味甜。"

【功用主治】 清热解毒，涩精止遗。主治咽喉肿痛，遗精滑精。

1.《贵州民间药物》："清热散毒，祛风除湿。治咽喉疼痛。"

2.《云南中草药》："治遗精，滑精。"

【用法用量】 内服：煎汤，9～30 g；或用开水泡饮。

【选方】 1. 治咽喉疼痛 嫩地枇杷果，晒干。每次9 g，泡开水，随时服用。（《贵州民间药物》）

2. 治梅毒 地瓜30 g，野枇杷30 g，大麦冬15 g，小麦冬21 g。水煎服。（《湖南药物志》）

1673 地瓜根 dì guā gēn （《草木便方》）

【基原】 为桑科无花果属植物地瓜榕 *Ficus tikoua* Bur. 的根。

【原植物】 参见"地瓜藤"条。

【采收加工】 6～9月采挖全株，除去地上部分，晒干或鲜用。

【药材】 地瓜根 *Radix Fici Tikouae* 产于广西、湖南等地。

性状 根类圆柱形，直径约7 mm。表面暗紫棕色，具不规则纵皱纹。质硬，断面皮部暗紫色，木部灰黄色。气微，味淡。

【药性】 苦、涩，凉。归脾、肾经。

1.《滇南本草》："味苦、涩，性温、凉。"

2.《草木便方》："苦，性微寒。"

【功用主治】 清热利湿，消肿止痛。主治泄泻，痢疾，黄肿，风湿痹痛，遗精，白带，产后血气痛，瘰疬，痔疮，牙痛，跌打伤痛。

1.《滇南本草》："治妇人白带，遗精，滑精，男子白浊，管痛，小腹疼痛。"

2.《草木便方》："利水，消热；治黄疸，月闭，带下，通乳汁；治牙痛，消肿，跌伤。"

3.《分类草药性》："治瘰疬，痒子，泻症，白带；下乳，补虚。"

4.《重庆草药》："治湿热痢疾，黄肿，痔疮。"

5.《广西民族药简编》："治胃溃疡出血，腰痛，风湿，跌打。"

【用法用量】 内服：煎汤，30～60 g。

【选方】 1. 治腹泻，红痢 地瓜根、红六合草、臭椿根各60 g。煎水内服。

(4) 薄层色谱：取本品粉末 4 g，加 0.1%硫酸 80 ml 冷浸，放置过夜，滤过，将滤液倾入经预处理过的苯乙烯磺酸钠型树脂柱，调节适度的流速，缓缓流出。样品液流完以后，将树脂倒出，用蒸馏水洗数次，滤去水分，置盘中干燥。加入适量 10%氨水碱化，静置 20 min，置索氏提取器中，加氯仿回流洗脱，氯仿液用水洗至中性，加无水硫酸钠少量，滤过。滤液蒸干，加氯仿 1 ml 溶解，为脂溶性总生物碱部分。上述用氯仿回流过的树脂挥尽氯仿后，加乙醇回流洗脱，收集乙醇液减压蒸干，加甲醇 1 ml 溶解，为水溶性总生物碱部分。吸取供试液各 0.6 μl，另以高阿罗莫宁碱、异粉防己碱、小檗胺、轮环藤宁碱、头花千金藤碱、木兰花碱、轮环藤酚碱为对照品，分别点样于同一碱性硅胶 G 薄层板上。脂溶性总生物碱部分用氯仿-甲醇(10∶1)，水溶性生物碱部分用氯仿-甲醇-氨水(15∶4∶1)作展开剂，展开 18 cm，在紫外光灯(254 nm)下观察斑点；另用改良碘化铋钾-碘化钾(1∶1)混合试液显色，生物碱显橙色。结果可见血散薯有与对照品西法安生、左旋四氢巴马亭、青风藤碱、高阿罗莫林碱、木兰花碱相对应的斑点；广西地不容有与对照品异粒枝碱、小檗胺、西法安生、异紫堇定碱、左旋四氢巴马亭及木兰花碱相对应的斑点；云南地不容有与粉防己碱、西法安生、左旋四氢巴马亭及木兰花碱相对应的斑点。

【成分】 地不容含生物碱：轮环藤宁碱(cycleanine)，头花千金藤碱(cepharanthine)，左旋箭毒碱(curine)[1,3,4]，异紫堇定(isocorydine)，荷包牡丹碱(dicentrine)，青藤碱(sinomenine)，橄榄形暗罗醇碱(oliveroline)[2]，小檗胺(berbamine)[3]，异谷树碱(isochondrodendrin)，黄心树宁碱(ushinsunine)[5]。

云南地不容块根含生物碱：青风藤碱(sinoacutine)，左旋四氢掌叶防己碱(tetrahydropalmatine)，右旋光千金藤碱(stepharine)，左旋光千金藤定碱(stepholidine)，左旋紫堇达明碱(corydalmine)，千金藤碱(stephanine)，掌叶防己碱(palmatine)，去氢紫堇达明碱(dehydrocorydalmine)，千金藤宁碱(stepharanine)及斑点亚洲罂粟碱(roemerine)。其中青风藤碱的含量为 0.84%，左旋四氢掌叶防己碱为 0.51%，右旋光千金藤碱为 0.10%，去氢紫堇达明碱为 0.02%[6]。此外尚含头花千金藤碱(cepharanthine)[3]。

【药理】 升白细胞作用　千金藤素(头花千金藤碱)有升白细胞作用，可防治辐射和化学疗法引起的白细胞减少症[1]。

【药性】 苦，寒，有毒。归肝、胃经。

1.《滇南本草》："味苦，性温，有毒。"

2.《滇南本草图说》："味苦、辛，性温，有小毒。"

3.《云南中草药》："苦、辛，寒。"

【功用主治】 涌吐痰食，截疟，解疮毒。主治疟疾，食积腹痛，痈肿疔毒。

1.《滇南本草》："治一切疟疾，吐痰倒食。""专治一切痈疽疔毒发背。"

2.《云南中草药选》："清热解毒，镇静，理气，止痛。治急性胃肠炎，神经衰弱，疮疖。"

3.《四川常用中草药》："治疟疾，腹痛，心气痛。"

4.《云南中草药》："理气止痛，祛风除湿。主治感冒，口腔炎，喉炎，慢性胃炎，胃痛，消化不良，食积腹痛，风湿性关节炎，腰膝痛。"

【用法用量】 内服：煎汤，1.5～3 g；研末，0.5～1 g。外用：鲜品捣敷，或研末敷。

【宜忌】 孕妇禁服，体弱者慎服。内服宜炮制。过量易致呕吐。

1.《滇南本草》："气虚者禁忌。"

2.《滇南本草图说》："气血虚弱之人，忌用此药。只可敷疮，不可妄服。"

【选方】 1. 治疟疾，食积胃痛　地不容末开水送服或水煎服。(《昆明民间常用草药》)

2. 治痈疽发背，无名肿毒，不出头者　地不容，用鸡蛋清调搽，留顶，一夜即出头。出头后，切勿妄敷。热毒只采叶贴患处即愈。若服即中其毒，慎之。(《滇南本草图说》)

3. 治毒蛇咬伤　(地不容)取汁同雄黄末调之，大解蛇毒。以其淬敷伤处，虽蝮蛇五步之内，毒亦不加害。蛇药甚多，其效至速不出此药。(《湖南通志》)

【临床报道】 防治白细胞下降　用云南地不容中的千金藤素制成千金藤素片预防及治疗因肿瘤放疗和化疗引起的白细胞减少 166 例，每日 60 mg，分 3 次服。其中预防给药 121 例。即在放、化疗开始时即给药，直至疗程结束，有效率为 79.3%；治疗给药 45 例，即在放、化疗后白细胞降至 3 500 时再给药，直至疗程结束，有效率为 78%[1]。

【各家论述】《滇南本草》："气血虚者禁忌。吐痰甚于常山，恐伤人命。常山吐痰，有转达之能，地不容无转达之能，故尔忌用。"

1671 地白草 dì bái cǎo (《天宝本草》)

【异名】 七星莲(《植物名实图考》)，天芥菜草、白菜仔、鸡疴粘草(《福建民间草药》)，黄瓜草(《广西中兽医药用植物》)，白地黄瓜、狗儿草(《四川中药志》)，黄瓜菜、细通草、毛毛藤、黄瓜香(《湖南药物志》)，野白菜(《贵州草药》)，冷毒草(《云南中草药选》)，匍伏堇(《中华人民共和国药典》)，小黄瓜香、提脓草(《陕西中药名录》)，地白菜、王瓜香、银茶匙、石白菜、雪里青(《全国中草药汇编》)，抽脓拔(《浙江药用植物志》)，茶匙黄(《台湾药用植物志》)。

【基原】 为堇菜科堇菜属植物蔓茎堇的全草。

【原植物】 蔓茎堇 *Viola diffusa* Ging.　又名：蔓茎堇菜(《中国高等植物图鉴》)。

一年生草本。全株被糙毛或白色柔毛，花期生出地上匍匐枝。匍匐枝先端具莲座状叶丛，通常生不定根。根茎短，具多条白色细根及纤维状根。基生叶多数，丛生呈莲座状，或于匍匐枝上互生；叶柄长 2～4.5 cm，具明显的翅；托叶线状披针形，2/3 离生，边缘具长齿；叶片卵形或卵状长椭圆形，长 1.5～3.5 cm，宽 1～2 cm，先端钝或稍尖，基部楔形或截形，两面散生白色柔毛，边缘具钝齿及缘毛。花较小，淡紫色或浅黄色，具长梗，生于基生叶或匍匐

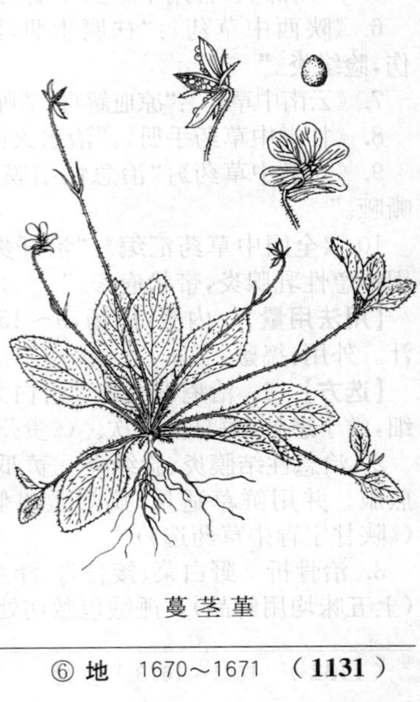

蔓茎堇

多年生草质藤本，全株无毛。块根近长圆状纺锤形或不规则块状，常露于地面，直径10～15 cm，外皮褐色、粗糙、有许多疣状小乳突。茎常带紫红色，枝、叶折断有红色液汁流出。叶互生，纸质；叶柄与叶片等长或稍长，于叶柄近基部处盾状着生；叶片阔三角状卵形，长、宽均为6～12 cm，先端有小突尖，基部平截或近圆形，全缘或有时具数个不规则粗齿。伞形聚伞花序腋生，雌雄异株；雄花序复伞形，小聚伞花序有明显的梗，疏松簇生于假伞梗的末端，萼、瓣均紫色，花瓣贝壳状，内凹，内面无腺体，雄蕊花丝合生成柱状；雌花序头状，花期不见假伞梗，花被左右对称，萼片1，花瓣2。核果较小，内果皮长不超过1 cm，其上的雕纹末端呈弯钩状。花期5～7月，果期7～9月。

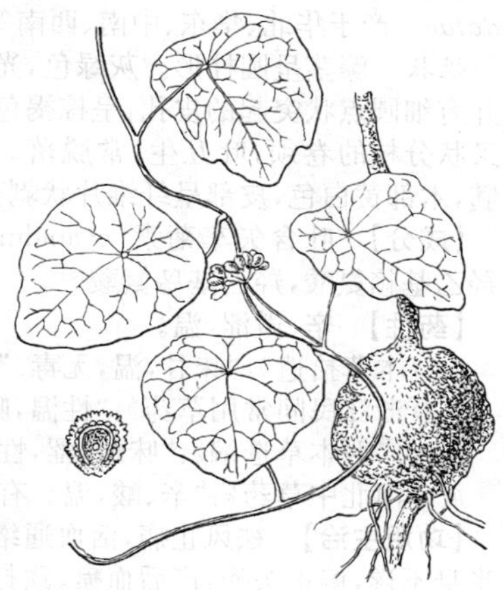

血散薯

生于山谷、溪边、林中、石缝及峭壁上。分布于湖南、广东、广西、贵州等地。

2. 广西地不容 *S. kwangsiensis* H. S. Lo

本种形态与血散薯相似，其特点是：块根扁球形或不规则球形，内面淡黄色或黄色，茎枝圆，有直条纹，无毛。叶互生；叶柄长4～9 cm，基部膝曲，盾状着生；叶片三角状圆形或近圆形，长、宽近相等，均为5～12 cm，先端短尖或锐尖，基部圆形，全缘或有时上部有角状粗齿，两面无毛，上面淡绿色，下面苍白色，密生小乳突。雄株和雌株均为复伞形聚伞花序，腋生；雄花序的总花序梗长1～7 cm，假伞梗6～10个，长0.5～2 cm，有小苞片，小聚伞花序很多，伞房状密集于假伞梗的近末端，雄花萼片6，淡绿色，排成2轮，外面密生透明小乳突，花瓣3，淡黄色，肉质，贝壳状，外面密生透明小乳突，内面有两个垫状大腺体，雄蕊柱长0.7～1 mm，花药4个；雌花序的总花序梗较粗，假伞梗长3～4 mm，雌花花被左右对称，萼片1，花瓣2，子房无毛。核果红色，花期5～6月，果期6～8月。

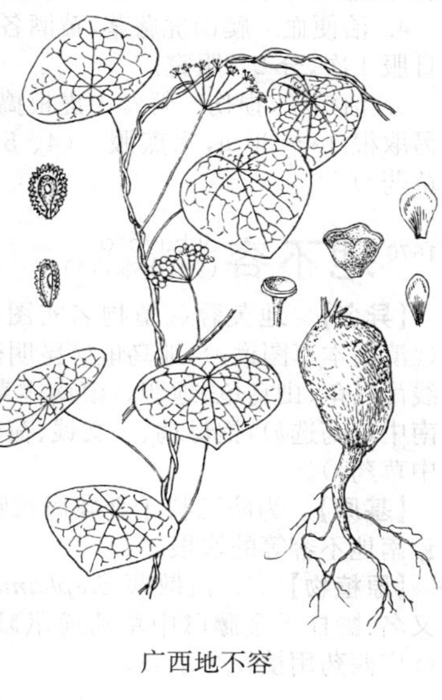

广西地不容

生于石灰岩山壁缝穴中。分布于广西西南部、云南东南部。

3. 云南地不容 *S. yunnanensis* H. S. Lo　又名：一滴血、红藤（云南红河）。

本种形态与广西地不容相似，其特点是：枝、叶折断有紫红色汁液渗出。叶片三角状圆形或三角状扁圆形，长3.5～11.5 cm，宽4～12.5 cm，先端短尖或钝，基部近平截或微凹。雄花萼片具紫色斑纹。核果宽倒卵形，内果皮长5～6.5 mm，背部有4行短柱状雕纹，先端膨大呈头状，每行15～17颗，胎座迹近正中穿孔。花期5～6月，果期6～9月。

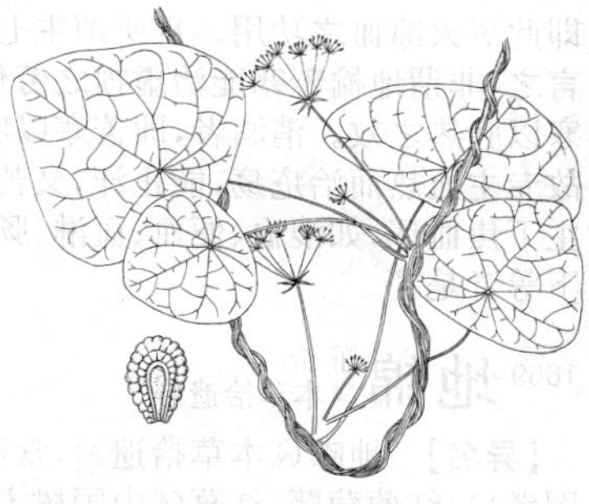

云南地不容

生于湿热河谷的石灰岩上。分布于云南。

【采收加工】 秋冬季采挖，去除须根，洗净，切片，晒干。

【药材】 血散薯 *Radix Stephaniae Dielsianae* 主产于广东；广西地不容 *Radix Stephaniae Kwangsiensis* 主产于广西、云南；云南地不容 *Radix Stephaniae Yunnanensis* 主产于云南。

性状　血散薯　块根略呈扁球形或球形，直径6～13 cm，顶端微凹陷，残留茎基直径5～7 mm。表面深棕色，粗糙，有纵向突起的皮孔，长1～3 mm。商品多为类圆形的横切块片，直径3～7 cm，厚2～5 mm，略卷曲，切面可见维管束（三生构造）排成3～4个同心环。气微、味苦。

广西地不容　块根类球形，直径5～25 cm。切片直径3～12 cm，厚0.5～1 cm，略卷皱，表面凹凸不平，切面灰黄色或浅灰棕色，有略呈环状纹理。折断面淡黄色。

云南地不容　块根略呈扁球形，直径4～18 cm。切片直径2～6 cm，厚3～5 mm，卷曲不平，外皮可见突起的类圆形皮孔，切面皱缩不平，略可见三生维管束环状排列呈同心圆状。折断面黄色或灰黄色。

鉴别　(1) 块根横切面：血散薯　木栓层有数列木栓细胞。靠近栓内层处有石细胞3～5个或多个成群，断续排列成环，石细胞类圆形或类方形；薄壁细胞内含多数草酸钙方晶、棒晶或针晶。中柱占根的大部分，为三生构造，有多数外韧型维管束环状排列成数个同心环，靠中央的木质部束较大。本品薄壁细胞充满淀粉粒，单粒呈圆形、盔帽形或椭圆形，脐点裂隙状或点状，层纹隐现；少复粒，由2～3个分粒组成。

广西地不容　石细胞较大，椭圆形、长椭圆形或类方形。薄壁细胞含多数针晶，常成束状，偶见柱晶。淀粉粒单粒脐点不明显，复粒由2～10分粒组成。

云南地不容　石细胞壁厚，大多类圆形，有的呈长圆形，少数石细胞壁较薄。薄壁细胞中含针晶及棒状结晶。淀粉粒单粒圆形或椭圆形，脐点少数呈点状。

(2) 检查生物碱的方法参见“白药子”条。加改良碘化铋钾试液，发生大量橙色沉淀；加碘化汞钾试液，产生大量黄白色沉淀。

(3) 块片的新断面或粉末，置紫外光灯(254 nm)下观察，血散薯靠外方显黄色，中部显淡蓝紫色；广西地不容显亮黄色；云南地不容显淡蓝紫色，并有黄色荧光点。

多恶肉，地榆清热凉血，故止疡患作痛，而能除恶肉。《本经》又疗金疮，《别录》谓止脓血，恶疮热疮，可作金疮膏，皆即此清火凉血之功用。且所谓主七伤，补绝伤，亦皆指外疡言之，非谓地榆苦寒能治虚损之劳伤也。止汗而除消渴，皆寒以胜热之效。消酒者，即苦寒以胜湿退热也。地榆凉血，故专主血热而治疮疡，能止汗，又苦寒之性，沉坠直降，故多主下焦血证，如溲血、便血、血淋、肠风、血痔、血痢、崩中、带下等皆是。”

1669 地锦 dì jǐn（《本草拾遗》）

【异名】 地噤(《本草拾遗》)，常春藤、土鼓藤(《植物名实图考》)，红葡萄藤、红葛(《中国树木分类学》)，大风藤、过风藤(《江西中药》)，三角枫藤、蝙蝠藤、爬岩虎、野枫藤、日光子、枫藤、爬龙藤、野葡萄、腹水藤、三叶茄(《浙江民间常用草药》)，假葡萄藤(《广西本草选编》)，走游藤、飞天蜈蚣(《全国中草药汇编》)，大叶山天蓼(《浙江药用植物志》)，爬树龙、红风藤(《广西药用植物名录》)。

【基原】 为葡萄科爬山虎属植物爬山虎的藤茎或根。

【原植物】 爬山虎 *Parthenocissus tricuspidata* (Sieb. et Zucc.) Planch. ［*Ampelopsis tricuspidata* Sieb. et Zucc.］

又名：爬墙虎(《中国高等植物图鉴》)。

落叶木质攀缘大藤本。枝条粗壮；卷须短，多分枝，枝端有吸盘。单叶互生；叶柄长 8～20 cm；叶片宽卵形，长 10～20 cm，宽 8～17 cm，先端常 3 浅裂，基部心形，边缘有粗锯齿，上面无毛，下面脉上有柔毛，幼苗或下部枝上的叶较小，常分成 3 小叶或为 3 全裂，中间小叶倒卵形，两侧小叶斜卵形，有粗锯齿。花两性，聚伞花序通常生于短枝顶端的两叶之间；花绿色，5 数；花萼小，全缘；花瓣先端反折；雄蕊与花瓣对生；花盘贴生于子房，不明显；子房 2 室。浆果，熟时蓝黑色，直径 6～8 mm。花期 6～7 月，果期 9 月。

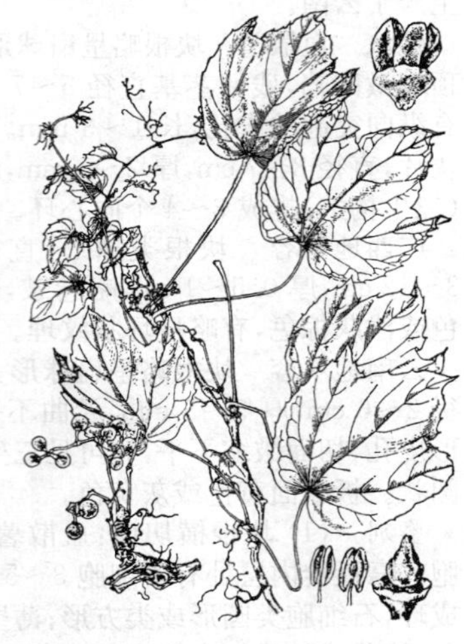

爬山虎

常攀缘于疏林中、墙壁及岩石上，亦有栽培。分布于华北、华东、中南、西南各地。

【栽培】 生物学特性　喜温暖湿润的气候。在雨量充沛和土壤及空气湿度大的条件下植株生长健壮，但忌积水。对土壤要求不严，一般土壤均能种植。

繁殖方法　扦插繁殖。3 月中旬至 4 月中旬，选择无病虫、健壮的植株，剪取 12～15 cm 长的枝条，斜插于苗床上。约 30 d 左右生根出叶时定植。按行株距 1 m×1 m 开穴种植，每穴栽 2、3 株。

田间管理　定植后每年中耕除草 3、4 次，春季追 1 次人粪尿或尿素等氮肥，秋、冬季施 1 次堆肥、厩肥等有机肥。每次施肥后结合培土。当藤蔓长到 35～40 cm 长时，搭棚架，引藤蔓攀缘。冬季末春初，修剪密枝、病枝。

【采收加工】 藤茎部于秋季采收，去掉叶片，切段；根部于冬季挖取，切片，晒干，或鲜用。

【药材】 地锦 *Radix seu Caulis Parthenocissi Tricuspidatae*　产于华北、华东、中南、西南等地。

性状　藤茎呈圆柱形。灰绿色，光滑。外表有细纵条纹，并有细圆点状突起的皮孔，呈棕褐色。节略膨大，节上常有叉状分枝的卷须，叶互生，常脱落。断面中央有类白色的髓，木部黄白色，皮部呈纤维片状剥离。气微，味淡。

【成分】 叶含矢车菊素(cyanidin)[1]。爬山虎的冠瘿含羟乙基赖氨酸，羟乙基鸟氨酸[2]。

【药性】 辛、微涩，温。

1.《本草拾遗》："味甘，温，无毒。"

2.《浙江民间常用草药》："性温，味甘、微涩。"

3.《广西本草选编》："味酸、涩，性平。"

4.《河北中草药》："辛、酸，温。有小毒。"

【功用主治】 祛风止痛，活血通络。主治风湿痹痛，中风半身不遂，偏正头痛，产后血瘀，跌打损伤，痈肿疮毒，蛇伤，带状疱疹，溃疡不敛。

1.《本草拾遗》："主破老血，产后血结，妇人瘦损，不能饮食，腹中有块，淋沥不尽，赤白带下，天行心闷，并煎服之，亦浸酒。"

2.《江西中药》："活血祛风。凡筋骨疼痛，及妇人赤白带下等之由于血滞者，皆主治之。近时用作祛风止痛药，适用于关节风湿，腰脚软弱等症。"

3.《浙江民间常用草药》："祛风湿，通经络，止血。"

4.《广西本草选编》："祛风止痛，去腐生肌。"

5.《全国中草药汇编》："祛风通络，活血解毒。主治风湿关节痛，外用治跌打损伤，痈疖肿毒。"

【用法用量】 内服：煎汤，15～30 g；或浸酒。外用：煎水洗；或磨汁涂；或捣烂敷。

【选方】 1. 治风湿性关节炎　①爬山虎藤茎或根 30 g，石吊兰 30 g。炖猪脚爪连服 3、4 次。②地锦藤茎、卫茅、高粱根各 30 g。水煎，用黄酒冲服。(《浙江民间常用草药》)

2. 治半身不遂　爬山虎藤 15 g，锦鸡儿根 60 g，大血藤根 15 g，千斤拔根 30 g，冰糖少许。水煎服。

3. 治偏头痛　爬山虎根 30 g，防风 9 g，川芎 6 g。水煎服，连服 3、4 剂。(2、3 方出自《江西草药》)

4. 治便血　爬山虎藤茎、黄酒各 500 g。加适量水煎，每日服 4 次，分 2 d 服完。

5. 治疖子，损伤　鲜爬山虎根捣烂，和酒酿拌匀敷患处；另取根 15～30 g，水煎服。(4、5 方出自《浙江民间常用草药》)

1670 地不容 dì bù róng（《滇南本草》）

【异名】 地芙蓉(《植物名实图考》)，乌龟梢、金丝荷叶(《滇南本草图谱》)，地乌龟(《昆明药用植物调查报告》)，金线吊乌龟、山乌龟、地胆(《滇南本草》整理本)，金不换(《云南中草药选》)，抱母鸡、一文钱、荷叶暗消、乌龟抱蛋(《云南中草药》)。

【基原】 为防己科千金藤属植物血散薯、广西地不容和云南地不容等的块根。

【原植物】 1. 血散薯 *Stephania dielsianae* Y. C. Wu

又名：黔桂千金藤〔《中草药通讯》1978，(4)：171〕，一点血(《广西药用植物名录》)。

2.《本草衍义》:"若虚寒人及水泻白痢,即未可轻使。"

3.《医学入门》:"热痢初起亦不可用,恐涩早故也。"

4.《本草经疏》:"胎产虚寒泄泻、血崩,脾虚作泄,法并禁服。"

5.《本草汇言》:"痈疮久病无火,并阳衰血证,并禁用。"

6.《本经逢原》:"气虚下陷而崩带及久痢脓血瘀晦不鲜者,又为切禁。性能伤胃,误服多致口噤不食。"

7.《药性通考》:"血虚忌用。"

8.《本草正义》:"气滞痰凝之乳痈,及气虚不摄之带下,非其治也。"

【选方】 1. 治下血不止二十年者 地榆、鼠尾草各二两,水二升,煮一升,顿服。(《肘后方》)

2. 治结阴便血不止,渐而极多者 地榆四钱,砂仁七枚,生甘草一钱半,炙甘草一钱,水煎温服。(《医学入门》)

3. 治胃溃疡出血 生地榆 9 g,乌贼骨 15 g,木香 6 g。水煎服。(《宁夏中草药》)

4. 治红白痢,噤口痢 白地榆二钱,乌梅(炒)五枚、山楂一钱,水煎服。红痢红糖为引,白痢白糖为引。(《滇南本草》)

5. 治原发性血小板减少性紫癜 生地榆、太子参各30 g,或加怀牛膝30 g,水煎服,连服 2 月。(《全国中草药新医疗法资料展览会选编》)

6. 治大小肠痈 地榆一斤,水十碗,煎三碗,再用生甘草二两、金银花一两,同煎一碗,服一剂,服完则消,不须两服也,俱神效。(《洞天奥旨》三真汤)

7. 治指头炎(蛇头疔) 地榆、垂盆草各适量,煎汁,将患指放入药汁中泡 2 h,再以地榆叶、鲜垂盆草各适量,捣烂敷患处,干则更换。(《安徽中草药》)

8. 治热疮 生地榆根二斤。上以水煎取五升,去滓。适冷暖,以洗浴,日三度。(《刘涓子鬼遗方》)

9. 治病百疗不瘥 楝实一升,地榆根、桃皮、苦参各五两,上四味㕮咀,以水一斗,煮取五升,稍温洗之,日一。(《千金方》)

10. 治烫火伤 急用地榆磨油如面,麻油调敷,其痛立止。如已起泡,则将泡挑破放出毒水,然后敷之,再加干末撒上,破损者亦然。(《外科证治全书》)

11. 治阴囊下湿痒、搔破出水,干即皮剥起 地榆、黄柏、蛇床子各三两,槐白皮(切)一升。水七升,煎取三升,暖以洗疮,日三四。(《医心方》)

12. 治骨折,软组织挫伤 生地榆 120 g,放麻油 500 g 中熬,待地榆呈焦黄色,去渣,另用地榆炭 120 g,冰片 6 g,研粉和上油调成膏状敷患处。(《南京地区常用中草药》)

13. 治中暑昏迷,不省人事欲死者,并治伤暑烦躁、口苦口干、头痛恶心、不思饮食及血痢 地榆、赤芍药、黄连、青皮(去白)各等分。每服三钱,浆水调服;若血痢,水煎服。(《医门法律》泼火散)

【临床报道】 1. 治疗咯血 取干地榆 3 kg,煎煮 2 次,浓缩至 1.2 L,成人每次服 30 ml(相当于生药 7.5 g),每日 4 次,儿童酌减。或用干地榆水煎制成浸膏片(每片含地榆浸膏 1.5 g),成人每次服 5 片,每日 4 次。共治疗 136 例。结果:服汤剂的 74 例中,有效 72 例,无效 2 例;服片剂的 62 例中,有效 60 例,无效 2 例。咯血停止时间平均 4.2 d。服药时不可同服蛋白质类饮食如牛奶、鸡蛋等,以免影响有效成分的吸收[1]。亦有用地榆、甘草各 12 g,加水 400 ml,煎服。每日 1 剂。共治疗 33 例(其中肺结核咯血 24 例,其他原因咯血 9 例)。结果:服药 3 d 内止血 21 例,其中 1 d 以内止血 4 例;3~7 d 止血 12 例。对肺结核咯血显效占 62%[2]。

2. 治疗溃疡病出血 取地榆每日 12 g,煎汤,分 2 次服。大量失血者配合输血,少数患者并用抗酸药及止痛剂。对大量失血并发休克的 15 例同时配合输血抢救。共治疗 60 例,其中呕血 34 例,便血 56 例。呕血者,用药后 31 例立即停止,另 2 例再呕血 1 次,1 例再呕血 3 次,以后停止。便血者,用药后 41 例未再便血,另 14 例再便血 1~3 次后完全停止,仅 1 例持续 14 d。大便黑转黄或潜血试验转阴平均 5 d。最后 60 例均获治愈,无 1 例死亡和手术。观察发现,内服地榆对溃疡有直接收敛作用,亦有止痛作用。治疗过程中发生便秘较多[3]。

3. 治疗细菌性痢疾 用地榆片(每片含 0.175 g),每次 6 片,每日服 3 次,小儿酌减。共治疗 91 例。结果:总有效率 95.6%。另治疗健康带菌者 43 例,1 星期后复查,阴转率为 88.37%[4]。

4. 治疗皮肤病 用地榆火炙焦黄,研细过筛,以凡士林配成 30%地榆膏,外敷患部。敷药前依皮损情况分别以油类或 1∶8 000 高锰酸钾液洗或敷。治疗湿疹,皮炎,足癣,瘙痒等各种皮肤病 109 例。结果治愈 47 例,平均治愈为 8.31 d,显效 26 例,有效 24 例,无效 12 例。以湿疹及湿疹样皮炎的治愈率最高。对脂溢性湿疹及下肢静脉曲张性湿疹共 26 例全部有效[5]。

5. 治疗带状疱疹 地榆 30 g,紫草 18 g,蜈蚣 6 g,凡士林适量,将前三味药物研细粉,用凡士林适量调匀成膏。每次用药适量涂于患处,每日 2 次。治疗带状疱疹患者 34 例,病程 1~15 d;其中 25 例有明显的皮疹伴疼痛,9 例皮疹轻微而以局部疼痛为主。结果:34 例全部治愈,用药最长 7 d,最短 3 d[6]。

6. 治疗小儿肠伤寒 用地榆 30 g,白花蛇舌草 15 g,水煎至 50 ml 内服,4 岁以下减半,每日 2~3 次,待体温下降后改为每日服 1 次,至大便培养阴性为止。治疗 57 例 14 岁以下的患儿。结果:49 例治愈,8 例无效。治愈退热平均为 7.3 d,治疗中未见副作用[7]。

【各家论述】 1.《纲目》:"地榆,除下焦热,治大小便血证。止血,取上截切片炒用,其梢能行血,不可不知。"

2.《本草经疏》:"妇人乳痓痛者,厥阴肝经有热,以致血分热壅所致也。七情伤于带脉,故带下也;五漏者,阳明大肠湿热伤血病也。血热则肿而作痛,恶肉者,亦血热极则瘀,故肿而成恶肉也。伤则出血,血出必发热而作痛,金疮是也。脓血不止,皆血热所致。诸瘘恶疮,莫不由血热所生。苦寒能凉血泄热,热散则血活肿消,故并主如上诸疾也。性行而带补,味兼甘酸,故补绝伤及产后内塞也。消酒、除渴、明目,止纯血痢、疳痢极效。治肠风者,皆善祛湿热之功也。沉寒入下焦,故多主下部湿热诸病。"

3.《本草求真》:"地榆,诸书皆言因其苦寒,则能入于下焦血分除热,俾热悉从下解,又言性沉而涩,凡人症患吐衄崩中,肠风血痢等症,得此则能涩血不解。按此不无两歧,讵知其热不除,则血不止,其热既清,则血自安,且其性主收敛,既能清降,又能收涩,则清不虑其过泄,涩亦不虑其或滞,实为解热止血药也。"

4.《本草正义》:"地榆苦寒,为凉血之专剂。妇人乳痛带下,多由于肝经郁火不疏,苦寒以清泄之,则肝气疏达,斯痛可已,而带可止。然气滞痰凝之乳痈,及气虚不摄之带下,非其治也。止痛除恶肉,皆以外疡言之,血热火盛,则痛而

en-28-oic acid)，3，11-二氧代-19α-羟基-12-乌苏烯-28-酸(3，11-dioxo-19α-hydroxyurs-12-en-28-oic acid)，坡模醇酸(pomolic acid)，2α-羟基坡模醇酸(2α-hydroxypomolic acid)即委陵菜酸(tormentic acid)[13, 14]。

【药理】 1. 止血作用　以地榆粉或炒炭地榆粉 5 g/kg 给小鼠灌胃，出血时间分别缩短 31.9%和 45.5%[1]。地榆中的鞣质及其多元酚对纤维蛋白溶酶有强的抑制作用[2]。地榆成分 3，3′，4-三-O-甲基并没食子酸有止血作用[3]。地榆水煎液 20 g/kg 给家兔灌服，连续 2 日早晚各 1 次，可使血液中红细胞百分比含量增高，导致全血黏度升高，从而起到止血之功效[4]。

2. 抗炎作用　腹腔注射地榆水提取剂 400 mg/kg 或醇提取剂 650 mg/kg，对大鼠甲醛性足趾肿胀均有抑制作用；腹腔注射水提取剂 500 mg/kg 能抑制巴豆油合剂对小鼠耳郭致肿作用，800 mg/kg 腹腔注射对前列腺素 E_1 引起的大鼠皮肤微血管通透性增加呈明显抑制作用；水提取剂 750 mg/kg 及醇提取剂 800 mg/kg 对大鼠棉球肉芽肿有显著抑制作用[5, 6]。地榆抗炎作用的有效成分为 3，3′，4-三-O-甲基并没食子酸[7]。小鼠耳部涂抹地榆鞣质 4 mg，显著抑制巴豆油诱发的耳郭肿胀，每日口服此化合物 1 g/kg，连续 4 d，也有效抑制巴豆油诱发的耳郭肿胀[8]。

3. 抗菌作用　体外试验表明地榆对大肠杆菌、宋内痢疾杆菌、变形杆菌、伤寒杆菌、副伤寒杆菌、铜绿假单胞菌、霍乱弧菌、结核杆菌、脑膜炎双球菌等有抗菌作用[9～11]。

4. 抗癌作用　体外实验地榆对人子宫颈癌 JTC_{26} 株有抑制作用[12]。地榆鞣质 3.125 mg/L 可诱导肝癌细胞 SMMC-7721 发生凋亡，两个组分 STM 和 STL 均有抗癌活性，并有剂量关系；与 MMC 合用抗癌活性显著增强。流式细胞仪分析 SMMC-7721 分裂周期各时象 DNA 变化显示，药物作用后，S 期细胞明显减少，增殖指数降低，并诱导出凋亡峰[13, 14]。

5. 镇吐作用　以地榆水煎剂 3 g/kg 给鸽灌胃每日 2 次，连用 2 d，可抑制洋地黄引起的催吐作用，其镇吐效果与肌注 0.25 mg/kg 氯丙嗪相仿；但不能抑制阿朴吗啡引起的犬呕吐反应[15]。

6. 其他作用　小鼠口服地榆鞣质 20 mg/kg 明显对抗氨基匹林合并亚硝酸钠($NaNO_2$)引起的急性肝损伤，2.5 μg/ml 明显抑制 O_2^- 的产生，60 μg/ml 显著对抗过氧化氢(H_2O_2)诱发的溶血，160 μg/ml 对羟自由基(OH·)有明显清除作用[8]。地榆水提液 50 mg/kg 给大鼠灌胃，对脂多糖内毒素引起的肾功能不全有保护作用，能降低血清尿素氮、肌酐、亚硝酸盐含量，并降低一氧化氮合酶活性[16]。

毒性　水提溶液及醇提溶液小鼠腹腔注射 LD_{50} 分别为 1.60±0.29 g/kg 和 2.17±0.49 g/kg。说明地榆口服毒性极小[5]。大鼠每日口服水提取物(1∶3)20 ml/kg，共 10 d，未见明显中毒症状，但在给药 5～10 d 作肝穿刺检查，发现脂肪浸润的细胞数较对照组有所增加[17]。

【炮制】 1. 地榆　取原药材，除去杂质。洗净，除去残茎，稍浸，润透，切厚片，干燥。生品清热凉血之力较强。

2. 地榆炭　取地榆片置锅内，用武火加热，炒至表面呈焦黑色，内部棕褐色，喷淋清水少许，灭尽火星，取出凉透。地榆炭长于止血，常用于便血、尿血、崩漏等出血证。

3. 醋地榆　取地榆片，加麸醋拌匀，吸尽后放锅内用武火加热，炒至棕褐色，取出晾干，筛去灰屑。每地榆炭 100 kg，用麸醋 10 kg。醋地榆长于收敛止血，常用于崩漏下血。

4. 酒地榆　取地榆片，加白酒拌匀，吸尽后放入锅内用武火加热，炒至棕褐色，取出晾干，筛去灰屑。每地榆片 100 kg，用白酒 5 kg。

5. 盐地榆　取地榆片，用武火炒至外黑内老黄色，喷洒盐水炒匀，取出晾干。每地榆片 100 kg，用食盐 3 kg。

地榆炭水煎液的钙元素比生品有较大的增高，镁元素与锰元素也比生品有所增高；铁、锌、铬元素含量则比生品有所降低。制备地榆炭以武火炒至表面大部分具焦黑色斑，内部焦黄色，小部分炭化为宜，该炮制品的鞣质和可溶性钙含量都较高。地榆炭可溶性钙增高的原因是炒炭后地榆的组织结构发生了变化，部分不溶于水的草酸钙晶体在高温条件下释放出能促进血液凝固的可溶性 Ca^{2+}；生地榆与地榆炭的其他成分亦有较大差异，这可能就是生地榆与地榆炭在用途上有所区别的原因。地榆炭若按得率折合成生品计重，则鞣质含量降低，且随温度的升高和加热时间延长，含量降低更多；止血作用也较生品减弱。不过，中医临床是以地榆炭的实际重量作为用药剂量的。

饮片性状　地榆参见“药材”项。地榆炭形如地榆片，表面焦黑色，内部棕褐色。醋地榆表面棕褐色，微有醋气。酒地榆表面棕褐色，微有酒气。盐地榆表面焦黑色，内部老黄色，味微咸涩。

贮干燥容器内，地榆炭、制地榆密闭，置阴凉干燥处。地榆炭散热防复燃。

【药性】 苦、酸，微寒。归肝、胃、大肠经。

1.《本经》：“味苦，微寒。”

2.《别录》：“甘、酸，无毒。”

3.《药性论》：“苦，平。”

4.《本草衍义》：“性沉寒，入下焦。”

5.《滇南本草》：“苦、涩，温。”

6.《雷公炮制药性解》：“入大肠、肝二经。”

7.《本草经疏》：“入足厥阴、少阴，手、足阳明经。”

【功用主治】 凉血止血，清热解毒。主治吐血、咯血、衄血、尿血、便血、痔血、血痢、崩漏、赤白带下，疮痈肿痛，湿疹，阴痒，水火烫伤，蛇虫咬伤。

1.《本经》：“主妇人乳痓痛，七伤，带下病，止痛，除恶肉，止汗，疗金疮。”

2.《别录》：“止脓血，诸瘘，恶疮，热疮，消酒，除消渴，补绝伤，产后内塞，可作金疮膏。”“主内漏不止，血不足。”

3.《药性论》：“能治产后余瘀，疹痛，七伤，治金创，止血痢，蚀脓。”

4.《新修本草》：“主带下十二病。”

5.《日华子》：“排脓，止吐血、鼻洪、月经不止、血崩、产前后诸血疾，赤白痢并水泻，浓煎止肠风。”

6.《开宝本草》：“别本注云，止冷热痢及疳痢热。”

7. 李东垣：“治胆气不足。”(引自《纲目》)

8.《滇南本草》：“治酒寒，面寒疼，肚腹痛。”

9.《纲目》：“捣汁涂虎、犬、蛇、虫伤，除下焦热，治大小便血症。”

10.《昆明民间常用草药》：“治胃痛。”

【用法用量】 内服：煎汤，6～15 g；鲜品 30～120 g；或入丸、散，亦可绞汁内服。外用：煎水或捣汁外涂；也可研末外掺或捣烂外敷。

【宜忌】 脾胃虚寒，中气下陷，冷痢泄泻，崩漏带下，血虚有瘀者均应慎服。

1.《本草经集注》：“恶麦门冬。”

地榆。

与地榆的主要区别：根富纤维性，折断面呈细毛状。基生小叶线状长圆形至线状披针形，基部微心形至宽楔形，茎生叶与基生叶相似，但较细长。穗状花序圆柱形，长 2～6 cm。花、果期 8～11 月。

生于山坡草地、溪边、灌丛、湿草地及疏林中。分布于华东、中南、西南及河北、山西、辽宁、黑龙江、甘肃等地。

本植物的叶(地榆叶)亦供药用，另设专条。

【栽培】 生物学特性　喜温暖湿润的气候，耐寒。以富含腐殖质的砂壤土、壤土及黏壤土栽培为好。

繁殖方法　种子和分根繁殖。种子繁殖：分秋播和春播两种。秋播多在 8 月中、下旬，春播多在 3、4 月播种。条播，行距 45 cm，开浅沟，将种子均匀撒入沟内，覆土 1 cm 左右，如遇土壤干旱需进行浇水，约 2 星期出苗。分根繁殖：早春母株萌芽前，将上年的根全部挖出，然后分成 3～4 株不等，分别栽植。每穴 1 株，株距 35～45 cm，行距 60 cm。

田间管理　苗高 10 cm 左右时，需间苗 1 次，株距 35～45 cm，在植株生长期间要注意松土除草，抽茎期注意追肥，以追施氮肥和磷肥为主，施用人粪尿、豆饼、过磷酸钙、草木灰等，抽花茎时要及时摘除。

病虫害防治　病害有白粉病，春季开始发生；主要以勤除杂草，合理密植，使田间通风透光，避免湿度过高的方法来预防。虫害有金龟子。

【采收加工】 第二、第三年于春季发芽前，秋季枯萎前后挖出，晒干，或趁鲜切片干燥。

【药材】 地榆 *Radix Sanguisorbae*　地榆产于全国大部分地区；长叶地榆产于黑龙江、辽宁、江苏、浙江、湖南、安徽等地，习称"绵地榆"。

性状　根呈不规则纺锤形或圆柱形，稍弯曲或扭曲，长 5～25 cm，直径 0.5～2 cm。表面灰褐色、棕褐色或暗紫色，粗糙，有纵皱纹、横裂纹及支根痕。质硬，断面较平坦或皮部有众多的黄白色至黄棕色绵状纤维，木部黄色或黄褐色，略呈放射状排列。切片呈不规则圆形或椭圆形，厚 0.2～0.5 cm；切面紫红色或棕褐色。无臭，味微苦涩。

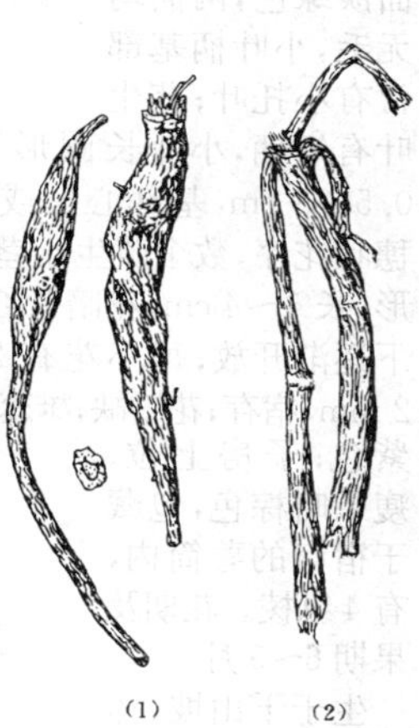
(1)　(2)
地榆(根)外形
(1) 地榆　(2) 长叶地榆

鉴别　(1) 根横切面：地榆木栓细胞 8～9 列，排列整齐。皮层细胞 1～3 列，常切向延长。韧皮部宽广，筛管群可见，韧皮纤维常单个散在，壁厚，腔小，多木化。形成层呈环状，由 2～4 列细胞组成。木质部导管稀疏，集成 3～5 束，导管周围有木纤维，壁厚，常 3～5 成群，射线细胞放射状排列，初生木质部四原型。薄壁细胞中充满淀粉粒，有的含草酸钙簇晶。

长叶地榆　皮层较宽，纤维多见，常单个散在。韧皮纤维众多，散在或成束，非木化。形成层环状弯曲。木质部较发达，导管周围有较多纤维。

(2) 取本品粉末 2 g，加乙醇 20 ml，加热回流约 10 min，滤过，滤液滴加氨试液调节 pH 至 8～9，滤过，滤渣备用，滤液蒸干，残渣加水 10 ml 使溶解，滤过，取滤液 5 ml，蒸干，加醋酐 1 ml 与硫酸 2 滴，溶液显红紫色，放置后变为棕褐色。

(3) 取(2)项下的备用滤渣少量，加水 2 ml，加三氯化铁试液 2 滴，显蓝黑色。

(4) 薄层色谱：取本品粉末 2 g，加水 50 ml，煮沸 30 min，放冷，离心 10 min，取上清液，用盐酸饱和的乙醚振摇提取 2 次，每次 15 ml，合并乙醚液，挥干，残渣加甲醇 1 ml 使溶解，作为供试品溶液。另取没食子酸对照品，加甲醇制成每 1 ml 含 0.5 mg 的溶液，作为对照品溶液。吸取供试品溶液 2～4 μl、对照品溶液 2 μl，分别点于同一以羧甲基纤维素钠为黏合剂的硅胶 G 薄层板上，以甲苯(用水饱和)-醋酸乙酯-甲酸(6：3：1)为展开剂，展开，取出，晾干，喷以 1%三氯化铁乙醇溶液。供试品色谱中，在与对照品色谱相应的位置上，显相同颜色的斑点。

品质标志　《中华人民共和国药典》2005 年版规定：照鞣质含量测定法测定，本品含鞣质不得少于 10.0%。

【成分】 根中含多种鞣质：地榆素(sanguiin)H-1、H-2、H-3[1]、H-4[2]、H-5、H-6[3]、H-7、H-8、H-9、H-10、H-11[4]，1，2，6-三没食子酰-β-D-葡萄糖(1，2，6-trigalloyl-β-D-glucose)，1，2，3，6-四没食子酰-β-D-葡萄糖(1，2，3，6-tetragalloyl-β-D-glucose)，2，3，4，6-四没食子酰-D-葡萄糖(2，3，4，6-tetragalloyl-D-glucose)，1，2，3，4，6-五没食子酰-β-D-葡萄糖(1，2，3，4，6-pentagalloyl-β-D-glucose)[5]，6-O-没食子酰甲基-β-D-吡喃葡萄糖苷(methyl-6-O-galloyl-β-D-glucopyranoside)，6-O-双没食子酰甲基-β-D-吡喃葡萄糖苷(methyl-6-O-digalloyl-β-D-glucopyranoside)，4，6-O-双没食子酰甲基-β-D-吡喃葡萄糖苷(methyl-4，6-di-O-galloyl-β-D-glucopyranoside)，2，3，6-O-三没食子酰甲基-β-D-吡喃葡萄糖苷(methyl-2，3，6-tri-O-galloyl-β-D-glucopyranoside)，3，4，6-O-三没食子酰甲基-β-D-吡喃葡萄糖苷(methyl-3，4，6-tri-O-galloyl-β-D-glucopyranoside)，2，3，4，6-O-四没食子酰甲基-β-D-吡喃葡萄糖苷(methyl-2，3，4，6-tetra-O-galloyl-β-D-glucopyranoside)，没食子酸-3-O-β-D-(6′-O-没食子酰)-吡喃葡萄糖苷〔gallicacid-3-O-β-D-(6′-O-galloyl)-glucopyranoside〕[6]，3，4，3′-三-O-甲基并没食子酸(3，4，3′-tri-O-methylellagic acid)[7]，地榆酸双内酯(sanguisorbic acid dilactone)[1]。2 种没食子酰金缕梅糖衍生物：5，2′-双-O-没食子酰金缕梅糖(5，2′-di-O-galloylhamamelose)，2′，3，5-三-O-没食子酰-D-呋喃金缕梅糖(3，5，2′-tri-O-galloyl-D-hamamelofuranose)[8]。黄烷-3-醇衍生物：右旋儿茶素(catechin)[9]，7-O-没食子酰-右旋-儿茶素〔7-O-galloyl-(+)-catechin〕，3-O-没食子酰前矢车菊素 B-3(3-O-galloylprocyanidin B-3)[5]，3-O-没食子酰前矢车菊素 C-2(3-O-galloyl-procyanidin C-2)[2]，棕儿茶素(gambiriin) A-1，B-3 (gambiriin B-3)[5]。糖苷类：地榆糖苷(ziyu-glucoside) Ⅰ及Ⅱ[10]，地榆皂苷(sanguisorbin)A、B、C、D、E[11]，甜茶皂苷(sauvissimoside) R_1，坡模醇酸-28-O-β-D-吡喃葡萄糖酯苷(pomolic acid-28-O-β-D-glucopyranoside)[9]。又含 2，4-二羟基-6-甲氧基苯乙酮(2，4-dihydroxy-6-methoxy-acetophenone)，3，3′，4-三-O-甲基并没食子酸(3，3′，4-tri-O-methyl ellagic acid)，3，4，4′-三-O-甲基并没食子酸(3，4，4′-tri-O-methyl ellagic acid)，地榆皂苷元(sanguisorbigenin)，胡萝卜苷(β-sitosterol-β-D-glucoside)[12]，3-氧代-19α-羟基-12-乌苏烯-28-酸(3-oxo-19α-hydroxyurs-12-

(《陕甘宁青中草药选》)

4. 治月经不调　地椒 15 g,白花苍菜 30 g。每日 1 剂,煎服 2 次。(内蒙古《中草药新医疗法资料选编》)

5. 治大骨节病　地椒 9 g,柳梢(带叶)9 g。水煎服。(《沙漠地区药用植物》)

1667 地筋 dì jīn (《别录》)

【异名】 菅根、土筋(《别录》),黄菅(《纲目》),毛针子草(《贵州草药》)。

【基原】 为禾本科扭黄茅属植物黄茅的根茎或全草。

【原植物】 黄茅 *Heteropogon contortus* (L.) Beauv. ex Roem. et Schult.

多年生草本。须根质较坚韧。秆直立,丛生,高 40～90 cm,光滑无毛。叶鞘扁压而具脊,光滑无毛或鞘口具细柔毛;叶舌较硬,膜质,长约 1 mm,截平,具纤毛;叶片线形,长达 15 cm,宽 3～5 mm,两面均粗糙或上面基部疏生柔毛。总状花序单生,长 3～6 cm(芒除外),直立或稍弯曲,下部具 3～14 个同性对,上部可多达 12 个异性对;孕性小穗线形,长 6～8 mm(包括长约 2 mm 的基盘);第一颖草质,边缘包卷同质之第二颖,第二颖等长而窄于第一颖,具 2 脉;第二外稃膜质,极窄,延伸成芒;芒两回膝曲,长 6～10 cm;不育小穗偏斜而略扭转,覆盖孕性小穗,绿色或带紫色。花、果期 7～11 月。

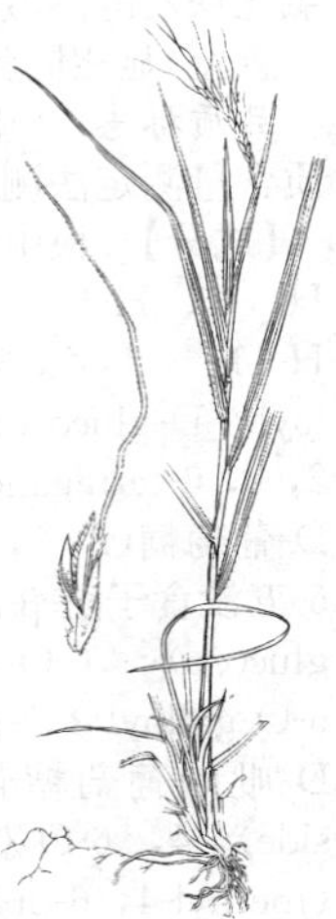

黄　茅

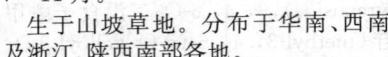

生于山坡草地。分布于华南、西南及浙江、陕西南部各地。

【采收加工】 5～10 月采收。晒干或鲜用。

【成分】 干草(开花期采集)含水分 11.2%,灰分 4.9%,蛋白质 3.9%,脂类 1.5%,粗纤维 36.0%,碳水化合物 42.5%[1]。还含对香豆酸(*p*-coumaric acid)和阿魏酸(ferulic acid)的环二聚物(cyclodimers)[2]。

【药性】 甘,寒。

1.《别录》:"味甘,平,无毒。"

2.《本草求原》:"甘,寒。"

3.《全国中草药汇编》:"甘,温。"

【功用主治】 清热止渴,祛风除湿。主治内热消渴,风湿痹痛,咳嗽,吐泻。

1.《别录》:"主益气,止渴,除热在腹脐,利筋。"

2.《生草药性备要》:"治热咳,止吐泻,理小肠气。"

3.《本草求原》:"止水泻,理心气热痛,小肠气痛。"

4.《岭南采药录》:"治消渴,理小肠疝气,止血,治内伤,散瘀疹,止崩漏,中河豚毒,昏迷痰涌,又理跌打内伤。"

5.《贵州草药》:"驱风除湿,散寒止咳。"

【用法用量】 内服:煎汤,15～30 g;或捣汁;或浸酒。外用:捣敷。

【选方】 1. 治风湿关节疼痛　毛针子草根 30 g,大血藤、小血藤、观音柴各 15 g。泡酒服。

2. 治枪伤　毛针子草、迷马桩各等量。捣烂敷伤处。(1、2 方出自《贵州草药》)

3. 解河豚毒,昏迷痰涌　地筋草根、生螃蜞。捣烂取汁,尽量饮之。(《岭南采药录》)

1668 地榆 dì yú (《本经》)

【异名】 酸赭(《别录》),豚榆系(《石药尔雅》),白地榆、鼠尾地榆(《滇南本草》),西地榆(《四川中药志》),地芽、野升麻(《中国经济植物志》),马连鞍(《广西中草药》),花椒地榆、水橄榄根、线形地榆、水槟榔、山枣参、蕨苗参(《云南中草药》),红地榆、岩地芨、血箭草(《湖南药物志》),黄瓜香(《中药材手册》)。

【基原】 为蔷薇科地榆属植物地榆、长叶地榆的根。

【原植物】 1. 地榆 *Sanguisorba officinalis* L.　又名:玉豉(《神仙服食经》)。

多年生草本,高 50～150 cm。根茎粗壮,着生多数暗棕色肥厚的纺锤形根。茎直立,有细棱,无毛,上部分枝。基生叶为奇数羽状复叶,具长柄,小叶通常 9～13 片,具短柄,小叶片卵圆形或长圆状卵形,先端尖或钝圆,基部心形或微心形,边缘有具芒尖的粗锯齿,上面绿色,下面淡绿色,两面均无毛,小叶柄基部常有小托叶;茎生叶有短柄,小叶长圆形至长圆状披针形,长 2～7 cm,宽 0.5～3 cm,基部心形或歪楔形,托叶抱茎,镰刀状,有齿。穗状花序,数个疏生于茎顶;花小,密集成近球形或短圆柱形,长 1～4 cm,花暗紫红色、紫红色或红色,自花序顶端向下逐渐开放;每小花有 2 膜质苞片;萼片 4,花瓣状,长约 2 mm,宿存;花瓣缺;雄蕊 4,花丝丝状,与萼片近等长,花药黑紫色;子房上位。瘦果暗棕色,包藏于宿存的萼筒内,有 4 纵棱。花期及果期 6～9 月。

地　榆

生于干山坡、林缘、草原、草甸、灌丛及田边等地。分布于华北、东北、华东、西南、西北及河南、湖北、湖南、广西等地。

2. 长叶地榆 *S. officinalis* L. var. *longifolia* (Bertol.) Yü et Li [*S. longifolia* Bert.]　又名:绵

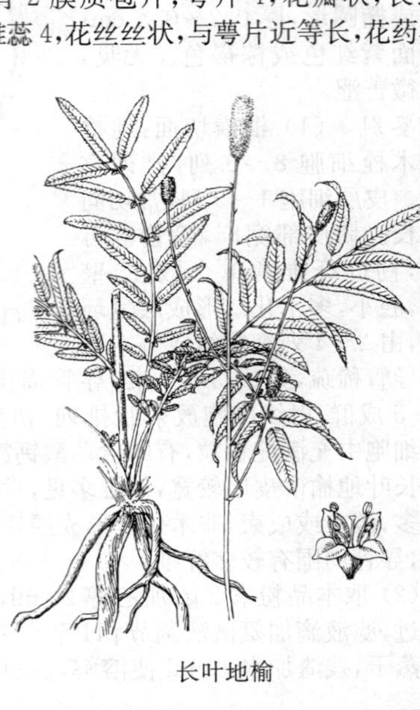

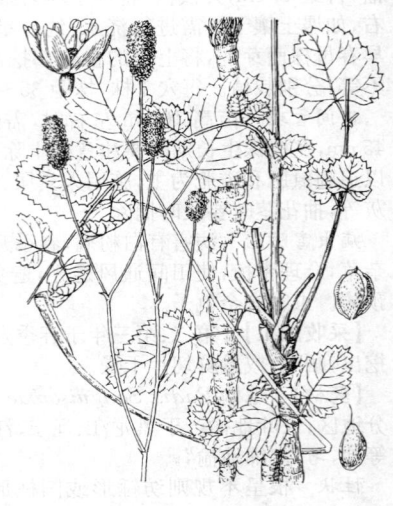

长叶地榆

酒服。(《闽东本草》)

6. 治月经过多　铺地荵 30 g，红铁树叶 60 g。水煎服。(《北海民间常用中草药手册》)

7. 治白带　鲜地荵全草 60 g，鲜三白草 30 g，鲜白木槿花 90 g，鲜精肉 120 g。同炖，分 2 次服汤吃肉。每日 1 剂。(江西《草药手册》)

8. 治胎动不安　地稔、岗稔各 15 g。水煎服。(《香港中草药》)

9. 治痔疮　地茄 250 g，明矾 90 g，五倍子 15 g，醋 500 g，炖醋熏洗；另用白芷、地荵叶、五倍子同研细末，调麻油涂抹。(《闽东本草》)

10. 治乳痈初起红肿疼痛　铺地粘、蒲公英、雾水葛、水芙蓉、红糖各适量，捣烂敷患处。(《广西民间常用草药手册》)

【临床报道】 1. 治疗消化道出血　将地荵草按 1∶2 浓度制成水剂，成人每次服 20～40 ml，每日 3 次。必要时加服 1～2 次。儿童酌减，用微温水冲服(忌用开水)。共治 70 例，其中胃及十二指肠溃疡合并出血 62 例，余为血小板减少性紫癜 1 例，钩虫病 1 例，6 例原因不明。结果：治愈 56 例，好转 1 例，无效 3 例；治愈率 80%，有效率 95.7%。其止血作用，可能与其所含鞣质及酚类有关。部分患者服药后，有便秘现象[1]。

2. 治疗带状疱疹　用新鲜地荵 250 g，比常用圆珠笔芯略大的小爆竹 10 只，干净泉水 500 g。把新鲜地荵捣碎，放置盆装泉水里搅拌几下，去其渣，然后把小爆竹全部对中折断，点燃其硝，使其火星往地荵水里面窜，最后用这些药水频擦患处。治疗 35 例患者中，病程 3～9 d。结果：优 25 例，良 5 例，显效 3 例，无效 2 例。总有效率为 94.28%[2]。

1666 地椒 dì jiāo (《嘉祐本草》)

【异名】 地花椒(《海上名方》)，山椒(《中国药用植物图鉴》)，山胡椒(《辽宁经济植物志》)。

【基原】 为唇形科百里香属植物百里香或展毛地椒的全草。

【原植物】 1. 百里香 *Thymus mongolicus* Ronn.　又名：野百里香(《中药大辞典》)，地姜、千里香、地椒叶、地角花(《中国植物志》)。

半灌木。不育枝从茎的末端或基部长出，花枝高 2～10 cm，在花序下密被倒向或稍开展的疏柔毛，向下毛变短而疏。叶 2～4 对；下部叶柄长约为叶片 1/2，上部的变短；叶片卵形，长 4～10 mm，侧脉 2～3 对，腺点多少明显。花序头状；花萼筒状钟形或狭钟状，长 4～4.5 mm，内面在喉部有白色毛环，上唇具 3 齿，齿三角形，下唇齿钻形；花冠紫红色至粉红色，长 6.5～8 mm，上唇直伸，下唇开展，3 裂，中裂片较长。小坚果近圆形或卵圆形，光滑。花期 7～8 月。

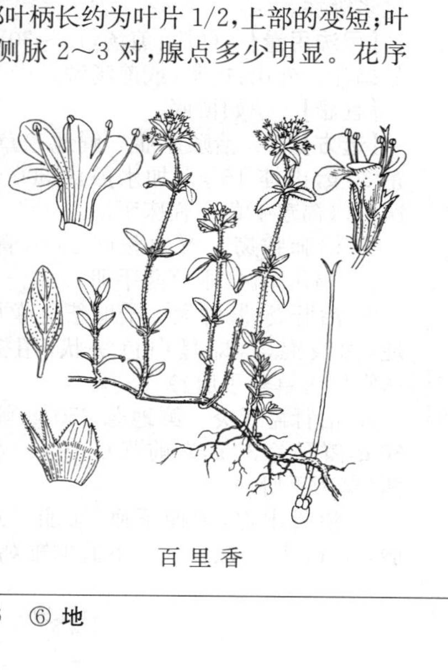

百里香

生于山地、溪旁、杂草丛中。分布于河北、山西、陕西、甘肃、青海。

2. 展毛地椒 *T. quinquecostatus* Célak. var. *przewalskii* (Kom.) Ronn.　又名：兴凯百里香(《全国中草药汇编》)。

半灌木。茎丛生，不育枝有下弯的疏柔毛，花枝较多，高 3～15 m，毛较短。叶片宽卵状披针形，长 10～12 mm，宽 4～5 mm，先端钝或锐尖，基部渐狭，全缘，具 7～9 脉，腺点细密；苞片圆形，边缘下部被长缘毛。花序头状；花梗被短柔毛，花序轴密被平展的毛；花萼管状钟形，长 5～6 mm，下面具平展柔毛，上唇齿披针形，被缘毛或无毛，下唇稍短；花冠长 6.5～7 mm，冠管比萼短。花期 8 月。

生于山坡、海边低丘上。分布于河北、山西、辽宁、山东、河南等地。

【采收加工】 7～8 月采收，鲜用或晒干。

【药材】 百里香 *Herba Thymi Mongolici*　产于辽宁、陕西、甘肃、青海等地；展毛地椒 *Herba Thymi Quinquecostati*　主产于辽宁、河北。

性状　百里香　茎方柱形，多分枝，长 5～18 cm，直径约 1 mm；表面紫褐色，幼茎被白色柔毛，节明显，匍匐茎节上具细根。叶多皱缩，展平后呈卵圆形，先端钝或稍锐尖，基部楔形，全缘，下面腺点明显。小花集成头状，紫色或淡紫色。小坚果近圆形或卵圆形，压扁状。气芳香，味辛。

展毛地椒　叶呈宽卵状披针形。

鉴别　(1) 叶表面观：上表皮细胞壁波状弯曲，角质纹理明显，气孔直轴式，腺鳞较多。腺鳞头部 8 细胞，四周有角质纹理，其与分泌细胞之间，贮有浅黄色分泌物，柄极短，单细胞，四周有 12～17 个表皮细胞呈辐射状排列。腺毛较多，头部单细胞，柄短，单细胞。叶脉处的表皮细胞长方形，有单细胞腺毛，并有 1～2 细胞的非腺毛。近叶柄处的非腺毛细长，3～8 细胞，表面有疣状突起。

(2) 薄层色谱：分别取百里香、展毛地椒挥发油，脱水后用少量乙醚溶解，作供试品液；另取香荆芥酚、麝香草酚作对照品。分别点样于同一硅胶 G-CMC 薄板上，以二氯甲烷展开，展距 16 cm。取出，晾干。喷以 5% 香草醛浓硫酸溶液，于 100 ℃烘 5 min。供试品色谱中，在与对照品色谱相应位置，显相同颜色的斑点。

【药性】 辛，平，小毒。

1. 《嘉祐本草》："味辛，温，有小毒。"

2. 《甘肃中草药手册》："辛，微寒。"

【功用主治】 祛风止咳，行气，利湿。主治感冒头痛，咳嗽，百日咳，脘腹疼痛，消化不良，呕吐腹泻，牙痛，外伤周身痛，小便涩痛，湿疹脚气，疮痈肿痛，产后出血，预防中暑。

1. 《嘉祐本草》："主淋渫肿痛。"

2. 《甘肃中草药手册》："清暑解热，和胃止呕。主治中暑烦热，恶心呕吐，不思饮食，大便泄泻等症。"

3. 《陕西中草药》："温中散寒，健脾消食，祛风镇痛。治胃寒痛，小腹胀满，消化不良，周身疼痛，牙痛。"

4. 《山西中草药》："止咳化痰，解痉祛风，消肿通淋，解毒杀虫。"

【用法用量】 内服：煎汤，9～12 g；或研末；或浸酒。外用：研末撒；或煎水洗。

【选方】 1. 治百日咳，喉头肿痛　地椒、三颗针、车前草各 9 g。水煎服。(《陕甘宁青中草药选》)

2. 治不思饮食，泄泻　地椒 15 g，滑石 30 g，甘草 6 g，麦芽 12 g。水煎服。(《甘肃中草药手册》)

3. 治烦热呕吐　地椒 15 g，薄荷、生姜各 9 g。水煎服。

水，搅混，待沉淀后取上清液。亦可取黄土煎煮，冷却沉淀，取上清液。

【药性】 甘，寒。

1.《别录》："寒。"

2.《日华子》："无毒。"

3.《品汇精要》："味甘，性平、寒。气之薄者，阳中之阴。"

4.《本草再新》："入肝、肺二经。"

【功用主治】 清热，解毒，和中。主治中暑烦渴，食物、药物中毒，霍乱痢疾，伤食吐泻，脘腹胀痛。

1.《别录》："主解中毒烦闷。"

2.《品汇精要》："解食生肉中毒。"

3.《纲目》："解一切鱼肉果菜药物诸菌毒，疗霍乱及中暍卒死者，饮一升妙。"

4.《本草备要》："泻热解毒，治泄痢冷热赤白，腹内热毒绞痛及虫蜞入腹。"

【用法用量】 内服：煮沸饮；或代水煎药。

【选方】 1. 治热渴心闷　服地浆一盏。(《圣惠方》)

2. 治食生肉中毒　掘地深三尺，取土三升，以水五升，煎五沸，清之，(服)一升。(《梅师集验方》)

3. 治中砒霜毒　地浆调玄明粉服之，立解。(《本草经疏》引《集玄方》)

4. 蜀椒闭口者有毒，误食之，戟人咽喉，气病欲绝，或吐下白沫，身体痹冷，急治之　地浆饮之。(《金匮要略》)

5. 治服药过剂闷乱　地浆饮之。(《肘后方》)

6. 治干霍乱病，不吐不利，胀痛欲死　地浆三五盏，服。大忌米汤。(《千金方》)

【各家论述】 1.《纲目》："按罗天益《卫生宝鉴》云：中暑霍乱，乃暑热内伤，七神迷乱所致。阴气静则神藏，躁则消亡，非至阴之气不愈。坤为地，地属阴，土平曰静顺。地浆作于墙阴坎中，为阴中之阴，能泻阳中之阳。"

2.《本经逢原》："煎中暑神昏药用地浆水，取救垂绝之阴也。"

1665 地菍 dì niè (《岭南采药录》)

【异名】 山地菍(《生草药性备要》)，地茄(《植物名实图考》)，铺地锦(《岭南采药录》)，地吉桃、地葡萄、地红花(《广西中兽医药用植物》)，金头石榴(《泉州本草》)，地石榴(《湖南药物志》)，铺地菍(广州部队《常用中草药手册》)，红地茄(《浙江民间常用草药》)，落地稔、地稔藤(《南方有毒植物》)，矮脚补翁、杜茄、土地榆、小号埔淡(《福建药物志》)，铺地粘(《广西民间常用草药手册》)。

【基原】 为野牡丹科野牡丹属植物地菍的地上部分。

【原植物】 地菍*Melastoma dodecandrum* Lour.

矮小灌木，高10～30 cm。茎匍匐上升，逐节生根，分枝多，披散，地上各部被糙伏毛。叶对生；叶柄长2～6 mm；叶片坚纸质，卵形或椭圆形，长1～4 cm，宽0.8～3 cm，先端急尖，基部广楔形，全缘或具密浅细锯齿；基出脉3～5条。聚伞花序顶生，有花1～3朵，基部有叶状总苞2；花5数，花萼管长约5 mm，裂片披针形，长2～3 mm，边缘具刺毛状缘毛，裂片间具1小裂片；花瓣淡紫色至紫红色，菱状倒卵形，上部略偏斜，长1.2～2 cm，先端有1束刺毛，被疏缘毛；雄蕊5长5短，长者药隔基部延伸，短者药隔不伸延；子房下位，先端具刺毛。蒴果坛状球形，平截，近先端略缢缩，肉质，不开裂，长7～9 mm，宿存萼被糙伏毛。花期5～7月，果期7～9月。

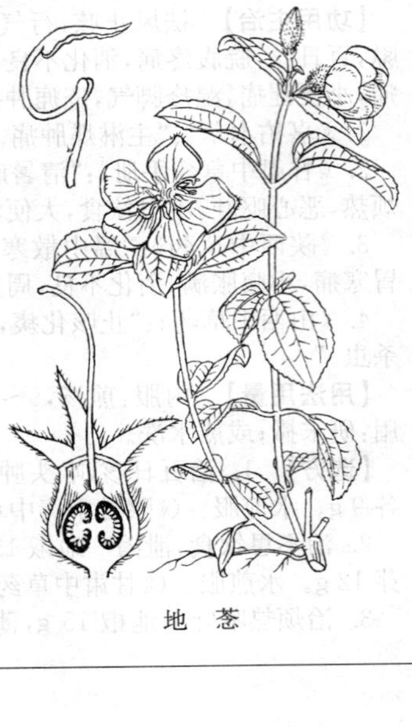

地　菍

生于海拔1 250 m以下的山坡矮草丛中，为酸性土壤常见的植物。分布于浙江、江西、福建、湖南、广东、广西、贵州等地。

本植物的果实(地菍果)与根(地菍根)亦供药用，另设专条。

【采收加工】 5～6月采收，晒干或烘干。

【成分】 本品叶含鞣质7.40%[1]。

【药性】 甘、涩，凉。

1.《湖南药物志》："凉，涩。"

2.《福建药物志》："微甘，平。"

【功用主治】 清热解毒，活血止血。主治肺痈，白喉，咽肿，牙痛，口疮牙疳，赤白痢疾，黄疸，水肿，痉母，风湿痹痛，胃痛，吐衄，崩漏，痛经，带下，产后腹痛，子宫脱垂，疝气，瘰疬，疔疮，脓疱疮，痔疮，毒蛇咬伤，水火烫伤。

1.《生草药性备要》："洗疳痔，热毒，麻疥，烂脚。理蛇伤。"

2.《湖南药物志》："清热解毒，止痛，利大小便。主治黄疸，水肿，疳积，劳损白带，经漏，瘰疬。"

3.《广西本草选编》："治痔疮，湿疹，外伤出血。"

4.《福建药物志》："清热凉血，消肿解毒。主治风湿痛、疝气、肾炎、肾盂肾炎、菌痢、慢性扁桃体炎、喉炎、小儿脱肛、疳积、胎动不安、白带、血崩、外伤出血、便血、内外痔，预防流行性脑脊髓膜炎；叶治牙疳、肺脓疡、痈疽疔疮。"

5.《广西民族药简编》："水煎当茶饮，治习惯性流产；捣汁服，治消化不良的呕吐。"

6.《湖北中草药志》："清热利湿，舒筋活络，补血止血。用于腰腿痛、风湿骨痛、肠炎、痢疾、久疟不愈、盆腔炎、月经过多等症。"

【用法用量】 内服：煎汤，15～30 g，鲜品用量加倍；或鲜品捣汁。外用：捣敷，或煎汤洗。

【宜忌】 孕妇慎服。

【选方】 1. 治败血症　鲜地菍草30 g，何首乌30 g，白芷30 g，肉桂15 g。加水煎成500 ml，每服20 ml，日服3次。(《福建中草药临床手册》)

2. 治肺脓疡　鲜地菍草30 g，青鸡蛋壳2个。开水炖服。(福州军区《中草药手册》)

3. 治肝炎，肝肿大　干地菍全草60 g，兔子1只，分别水炖，两液混匀，即呈白色块状，用瓷匙装服。上为1剂。(《常用青草药手册》)

4. 治肾盂肾炎　鲜地菍250 g，鲜海金沙茎叶(根尤佳)30 g，鲜马兰30 g，车前草6～9 g。水煎服，每日1剂。(江西《草药手册》)

5. 治胃出血，大便下血，血崩　地菍30 g，煎汤分4次服，隔4 h服1次。大便下血加雉鸡尾、粗糠柴各等分炖白

中央具1枚烟囱型气孔，孔口边细胞4列，呈十字形排列。腹面鳞片紫色；假根平滑或带花纹。雌雄异株。雄托盘状，波状浅裂，精子器埋于托的背面；雌托扁平，先端深裂成9～11个指状裂瓣；孢蒴生于托的指腋腹面。叶状体背面前端常生有杯状的无性芽胞杯，内生胚芽，行无性生殖。

生于阴湿的土坡或湿石及潮湿墙基。全国各地均有分布。

【采收加工】 7～10月采收，鲜用或晒干。

【成分】 植物体含地钱素(marchantin)A、B、C、D、E、G、J、K、L，间羟基苯甲醛(*m*-hydroxybenzaldehyde)，对羟基苯甲醛(*p*-hydroxybenzaldehyde)，半月苔酸(lunularic acid)，半月苔素(lunularin)，对映-9-氧代-α-花柏烯(*ent*-9-oxo-α-chamigrene)，对映-α-香附酮(*ent*-α-cyperone)，对映-7β-罗汉柏醇(*ent*-thujopsan-7β-ol)，对映罗汉柏烯酮(*ent*-thujopsenone)，环丙烷花侧柏醇(cyclopropanecuparenol)[1]，2-羟基-3，7-二甲氧基菲(2-hydroxy-3，7-dimethoxyphenanthrene)，片叶苔素(riccardin)C，光萼苔种素(perrottetin)E，异地钱素(isomarchantin)C，异片叶苔素(isoriccardin)C[2]，β-花柏烯(β-chamigrene)，花侧柏烯(cuparene)[3]，左旋全萼苔烯〔(一)gymnomitrene〕，罗汉柏烯(thujopsene)，δ-二氢花侧柏烯(δ-cuprenene)，韦得醇(widdrol)，δ-花侧柏醇(δ-cuparenol)，β-叉叶苔醇(β-herbertenol)，罗汉柏烯酮(thujopsenone)[4]。还含黄酮类：木犀草素(luteolin)，木犀草素-7-O-葡萄糖醛酸苷(luteolin-7-O-glucuronide)，芹菜素(apigenin)，芹菜素-7-O-葡萄糖醛酸苷(apigenin-7-O-glucuronide)等[5]。又含α-胡萝卜素(α-carotene)，β-胡萝卜素(β-carotene)，β-胡萝卜素环氧化合物(β-carotene epoxide)，β-隐黄质(β-cryptoxanthin)，玉蜀黍黄质(zeaxanthin)，叶黄素(lutein)等胡萝卜素类化合物[6,7]，金鱼草素-6-O-葡萄糖醛酸苷(aureusidin-6-O-glucuronide)[8]，鱼精蛋白(protamine)[9]，泛醌-8(ubiquinone-8)，泛醌-10(ubiquinone-10)[10]，以及葡萄糖，果糖，蔗糖和淀粉[11]。

【药性】 淡，凉。

1.《贵州民间药物》："性凉，味淡。"

2.《浙江药用植物志》："淡，寒。"

【功用主治】 清热利湿，解毒敛疮。主治湿热黄疸，肺结核，疮痈肿毒，毒蛇咬伤，水火烫伤，癣，骨折，刀伤。

1.《贵州民间药物》："生肌，拔毒，清热。"

2.《全国中草药汇编》："解毒，祛瘀，生肌。外用治烧烫伤，骨折，毒蛇咬伤，疮痈肿毒，臁疮，癣。"

【用法用量】 内服：煎汤，5～15 g；或入丸、散。外用：捣敷；或研末调敷。

【选方】 1. 治黄疸性肝炎及肺结核　地钱9～15 g。水煎内服。(《云南中草药》)

2. 治毒蛇咬伤　(地钱)鲜全草适量，捣烂敷患处；另用雄黄9 g，白芷3 g，共研细粉，用白酒送服。(《浙江药用植物志》)

3. 治多年烂脚疮　地梭罗焙干，头发烧枯存性，等分。共研末，调菜油敷患处。(《贵州民间药物》)

1663 地笋 dì sǔn (《嘉祐本草》)

【异名】 泽兰根(《嘉祐本草》)，地瓜儿、地瓜(《救荒本草》)，地蚕子、地笋子(《草木便方》)，地藕(《分类草药性》)，野三七、水三七、旱藕(《民间常用草药汇编》)。

【基原】 为唇形科地笋属植物地笋 *Lycopus lucidus* Turcz. 和毛叶地笋 *L. lucidus* Turcz. var. *hirtus* Regel 的根茎。

【原植物】 参见"泽兰"条。

【采收加工】 9～10月采挖，晒干。

【药材】 地笋 *Rhizoma Lycopi Lucidi* 产于东北、陕西、河北、四川及云南。

性状 根茎形似地蚕，长4～8 cm，直径约1 cm。表面黄棕色，有7～12个环节。质脆，断面白色。气香，味甘。

【成分】 参见"泽兰"条。

【药性】 甘、辛，平。

1.《嘉祐本草》："温，无毒。"

2.《救荒本草》："味甘。"

3.《纲目》："甘、辛，温。"

4.《四川常用中草药》："性平，味甘。"

【功用主治】 化瘀止血，益气利水。主治衄血，吐血，产后腹痛，黄疸，水肿，带下，气虚乏力。

1.《本草拾遗》："利九窍，通血脉，排脓，治血。"

2.《日华子》："止鼻洪，吐血，产后心腹痛，产妇可作蔬菜食。"

3.《嘉祐本草》："治一切血病，肥白人。"

4.《草木便方》："调和五脏，安心神。治走注流风，酒浸除溪毒。"

5.《分类草药性》："和气养血，补精固气。治女子虚弱面白。"

6.《民间常用草药汇编》："治虚弱，补中气，消水，疗白带。"

7.《四川常用中草药》："调和气血，补精髓，除风，利水除湿。治头昏晕。"

8.《沙漠地区药用植物》："治黄疸。"

【用法用量】 内服：煎汤，4～9 g；或浸酒。外用：捣敷；或浸酒涂。

【选方】 治黄疸　泽兰根、赤小豆各60 g。水煎当茶饮。(《沙漠地区药用植物》)

1664 地浆 dì jiāng (《别录》)

【异名】 土浆(《本草经集注》)，地浆水(《会约医镜》)。

【基原】 为新掘黄土加水搅混或煎煮后澄取的上清液。

【原矿物】 黄土 Loess

为第四纪陆相黏土质粉砂沉积物。多呈灰黄色，富含钙质及钙质结核，呈疏松或半固结块状。遇水崩解后易加水拌合成悬浊液。其矿物组分按粒度分为砂粒、粉砂与黏土三级。肉眼显见颗粒的砂粒及肉眼难分辨颗粒的粉砂(0.025～0.003 9 mm大小)级矿物主要是石英、长石和云母(它们在浆中沉底而不进入浆水中)。显微镜下才能分辨颗粒的黏土级矿物可有高岭石、水云母、伊利石、多水高岭石、蒙脱石等；地浆中可悬浮有这些黏土矿物。黄土中，充填于孔隙胶结砂粒、粉砂与黏土矿物的物质是隐晶或非晶质的二氧化硅(SiO_2)、三氧化二铝(Al_2O_3)、氧化钙(CaO)、氧化镁(MgO)及一氧化铁(FeO)的化合物乃至碳酸钙($CaCO_3$)、硫酸钙($CaSO_4$)等，地浆中可溶盐成分主要来自这些胶结物或孔隙充填物。黏土矿物，既可向地浆提供某些可溶成分，也可在沉降时吸附、带走浆水中另一些可溶成分。

黄土广泛分布于华北地区及东北南部、西北；其他地区或有土层其矿物组分与此类似，但胶结物、可溶成分不同于黄土。

制法：掘黄土地作坑，深60～70 cm，然后向坑中灌清洁

3.《药性论》：“能宣出瘰疬，根从小便出，上亦吐之，治鼻齆。”

4.《宝庆本草折衷》：“续说云：张松谓地胆又治妇人血积，有似怀孕，连年累月，羸瘦而腹大。”

5.《纲目》：“治疝积疼痛，余功同斑蝥。”

6.《药性考》：“专疗癌疮。”

【宜忌】 内服宜慎，体虚者及孕妇禁服。外用：酒煮汁涂。内服：入丸、散，0.3～0.6 g，或1～2只。

1.《本草经集注》：“恶甘草。”

2.《品汇精要》：“妊娠不可服。”

【选方】 1. 治瘰疬成疮有脓　地胆（去头、足、翅，糯米炒，令米黄）、斑蝥（去头、足、翅，糯米炒，令米黄）、牛黄（别研）各一分，芫青十枚（去头、足、翅，糯米炒，令米黄），生大豆黄三十枚。上五味，捣罗四味为末，入牛黄再研匀，炼蜜为丸，如梧桐子大。每服一丸，空腹茶下。（《圣济总录》地胆丸）

2. 治鼻息肉肿大，气息闭塞不通　生地胆十枚，细辛半分（末），白芷半分（末）。上以地胆压取汁，和药末，以涂于息肉之上，以消为度。亦可单以地胆汁于竹筒中盛，当上灌之。无生者，干用酒煮汁用之。（《圣惠方》）

3. 治小肠气痛　地胆（去翅、足、头，微炒）、朱砂各半两，滑石一两。为末，用苦杖酒食前调服二钱。（《宣明论方》）

【各家论述】 1.《直指方》：“癌者，上高下深，岩穴之状，颗颗累垂，裂如瞽眼，其中带青，由是簇头各露一舌，毒根深藏，穿孔透里，男则多发于腹，女则多发于乳，或项或肩或臂，外证令人昏迷。治法急用蓖麻子等药外傅，以多出其毒水；以地胆为主，以白牵牛、滑石、木通佐之，而后可以宣其毒矣；更服童尿，又可以灌涤余毒，切戒忌风邪入之。”

2.《本经逢原》：“地胆有毒，而能攻毒，性专破结堕胎，又能除鼻息肉，下石淋，功同斑蝥，力能上涌下泄。”

1661 地蚕 dì cán（《全国中草药汇编》）

【异名】 土虫草（《陆川本草》），土冬虫草、白冬虫草、白虫草、肺痨草（《全国中草药汇编》），土石蚕、（《新华本草纲要》）。

【基原】 为唇形科水苏属植物地蚕的根茎或全草。

【原植物】 地蚕 *Stachys geobombycis* C. Y. Wu　又名：五眼草、野麻子（《中国植物志》）。

多年生草本，高40～50 cm。根茎横走，肉质，肥大。茎具四槽，茎、叶柄及叶片上均被柔毛状刚毛。叶柄长1～4.5 cm；叶片长圆状卵圆形，长4.5～8 cm，宽2.5～3 cm，先端钝，基部浅心形或圆形，边缘有整齐的粗大圆齿状锯齿；苞叶变小，最下一对苞叶与茎叶同形。轮伞花序腋生，4～6花，组成穗状花序；苞片少数，线状钻形；花梗、花萼、花冠、花丝均被微柔毛；花萼倒圆锥形，细小，齿5，先端具胼胝尖头；花冠淡紫至紫蓝色，亦有淡红色，冠筒长约7 mm，冠檐二唇形，上唇直伸，长圆状卵圆形，下唇水平开展，轮廓卵圆形，3裂，中裂片最大，侧裂片卵圆形；雄蕊4，前对稍长，花丝丝状，花药卵圆形；花柱丝状，略超出雄蕊，先端相等2浅裂；花盘杯状。小坚果黑色。花期4～5月。

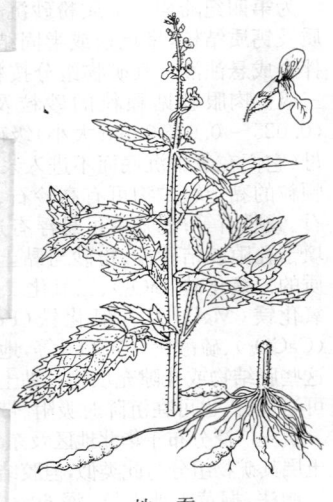

地　蚕

生于荒地、田野及草丛湿地上。分布于浙江、福建、江西、湖南、广东及广西。

【采收加工】 8～10月采收根茎，鲜用或蒸熟晒干。

【药材】 地蚕 *Rhizoma Stachydis Geobombycis*　产于华南及中南多数地区。

性状　块茎呈纺锤形，两头尖，长2～5 cm，直径3～8 mm。表面淡黄色或棕黄色，略皱缩而扭曲，具环节4～15个，节上有点状芽痕和须根痕。质脆，易折断，断面略平坦，类白色，颗粒状，可见棕色形成层环。气微，味甜，有黏性。本品放水中浸泡时易膨胀，结节状明显。

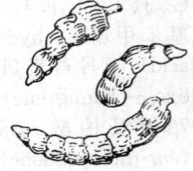

地蚕（根茎）外形

鉴别　粉末特征：类白色。薄壁组织较多，呈碎块状，薄壁细胞类圆形。螺纹或孔纹导管，壁微木化。后生表皮组织碎片，顶面观表皮细胞呈多角形，侧面观呈长多角形，壁较厚，棕褐色，细胞壁具条状纹孔。腺鳞单个散在或连着鳞叶或胚芽组织碎片，头部2或4细胞，偶见单细胞，柄1～3个细胞。

【药性】 《全国中草药汇编》：“甘，平。”

【功用主治】 益肾润肺，补血消疳。主治肺痨咳嗽，吐血，盗汗，肺虚气喘，血虚体弱，小儿疳积，烫伤。

1.《全国中草药汇编》：“益肾润肺，滋阴补血，清热除烦。主治肺结核咳嗽，肺虚气喘，吐血，盗汗，贫血，小儿疳积。”

2.《香港中草药》：“润肺生津，止咳，止渴。治肺结核，烫伤。”

【用法用量】 内服：煎汤，9～15 g。外用：研末调敷。

【选方】 1. 治虚劳久咳　地蚕、冰糖各30 g。水煎服，每日1剂。

2. 治肺结核　地蚕、小蓟各30 g。水煎服，3 d服1剂。

3. 治哮喘　地蚕30 g，辣椒根15 g。水煎服，每日1剂。（1～3方出自《全国中草药汇编》）

1662 地钱 dì qián（《湖南药物志》）

【异名】 脓痂草（《陕西中草药》），地浮萍、一团云、地梭罗（《贵州民间药物》），地龙皮（《西昌中草药》），龙眼草（《秦岭巴山天然药物志》）。

【基原】 为地钱科地钱属植物地钱的叶状体。

【原植物】 地钱 *Marchantia polymorpha* L.

叶状体暗绿色，宽带状，多回二歧分叉，长5～10 cm，阔1～2 cm，边缘微波状，背面具六角形，整齐排列的气室分隔，每室

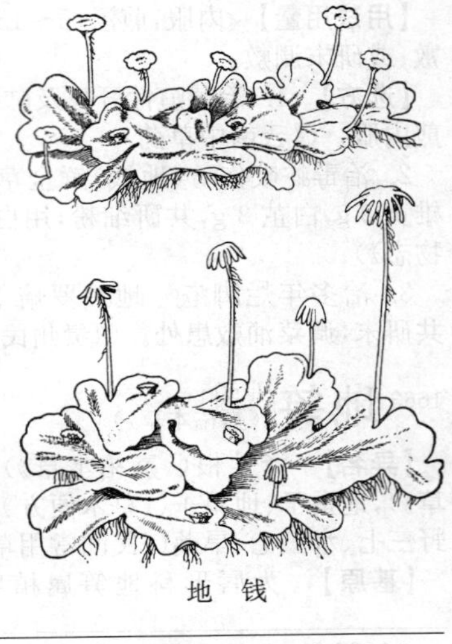

地　钱

目 录

（九画以上）

九 画

十　画

十 一 画

十 二 画

十 三 画

十 四 画

十 五 画

二十画以上

九　画

3141 **春茸** chūn róng（《四川中药志》）

【异名】 水鹿茸(《中国药用动物志》)。

【基原】 为鹿科鹿属动物水鹿雄性尚未骨化的嫩角。

【原动物】 水鹿 *Cervus unicolor* Kerr　又名:黑鹿、春鹿、山马、山牛、水牛鹿、麖、哈那(藏名)(《中国药用动物志》)。

体形粗壮,雄性可达 200 kg 以上,体长约 2 m,颈粗,具长而蓬松的鬣毛;雄鹿有角,全角每支三叉。体毛粗糙,多栗棕色;颈鬣毛深棕色;体两侧栗棕色,背部色浅,有一条宽窄不等的深棕色显黑色的带纹。尾毛长,尾较粗大。鼠蹊与腋下白色或浅黄色。

栖息于热带、亚热带山区的各类次生林、阔叶林、针叶林,而多以针阔混交林为主。机警善奔跑,性喜水,以植物为食。一般 4～5 龄角长全成三叉,春季换角,并长出新茸角,茸期约 2 个月。分布于江西、台湾、湖南、广东、海南、广西、四川、贵州、云南等地。水鹿为国家二级保护动物,资源渐少,禁止捕捉。

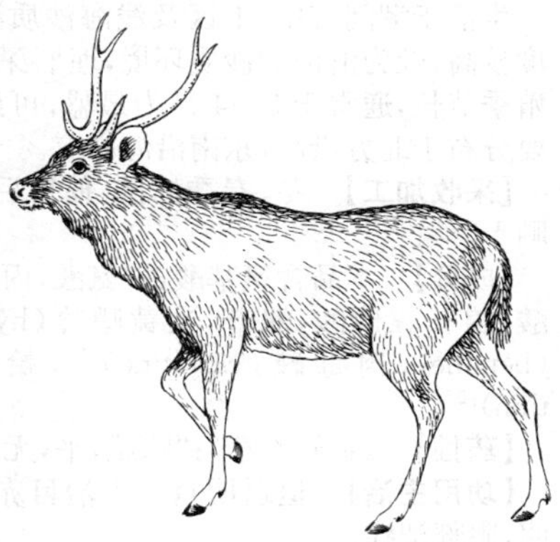

水　鹿

【采收加工】 有锯茸、砍茸。参见"鹿茸"条。

【药材】 春茸 *Cornu Cervi Umicolor Pantotrichum*　产地参见"鹿茸"条。

性状　本品呈类圆柱形,茸体较细瘦,多为二岔,少为三岔。主枝长 50～70 cm,从近磨盘处发出斜向上伸的单分枝,顶端细尖与主体之间成一锐角,磨盘直径 4～6 cm。主枝较直,顶端弯曲,向上方伸出。第二分枝较短或仅呈一突起状并不伸出,毛茸稀而长粗,黑褐色或深灰褐色。茸体表面有纵棱筋及突起的疙瘩钉,习称"苦瓜棱"及"苦瓜丁"。老茸该特征更明显。横切面有细密蜂窝状小孔。茸上段切面淡黄色或灰黄色,中段以下色渐淡,并见骨质。气微腥,味咸。

【药性】《四川中药志》1960 年版:"性温,味甘、咸,无毒。入肝、肾、心三经。"

【功用主治】 补阳,益精血,壮筋骨。主治阳痿滑精,耳聋目眩,腰膝酸痛,崩漏带下。

1.《四川中药志》1960 年版:"补血生精,壮骨,补肝益肾。治阳痿精滑,崩漏带下,腰膝酸痛,目眩耳聋。春茸用于男子阳虚效好。"

2.《中国药用动物志》:"壮元阳,补气血,益精髓,强筋骨。主治虚劳羸瘦,精神倦乏,眩晕、目暗,子宫虚冷,崩漏,带下。"

【用法用量】 内服:入丸、散,0.3～0.6 g。

【宜忌】《四川中药志》1960 年版:"阴虚火旺大便结燥及尿血者禁用。"

3142 **春不见** chūn bú jiàn（《陕西中草药》）

【异名】 蕨萁(《植物名实图考》),一朵云(《陕西中草药》)。

【基原】 为阴地蕨科蕨萁属植物蕨萁的根或全草。

【原植物】 蕨萁 *Botrypus virginianus*（L.）Holub［*Osmunda virginiana* L.; *Botrychium virginianum*（L.）Sw.］　又名:假阴地蕨(《中国药用孢子植物》)。

多年生蕨类植物,植株高 30～50 cm。具短而直立的根茎及簇生多数肉质粗糙不分枝的长根。总叶柄长 15～30 cm,草质而多汁,干后扁平,基部有长 2.5～3 cm的棕色托叶状的苞。叶二型;营养叶阔三角形,长 12～18 cm,基部宽 20～30 cm,薄草质,三至四回羽状分裂,一回羽片 6～8 对,二回羽状或基部下方为三回羽裂;二回羽片无柄,长圆状披针形,深羽裂;末回裂片狭长圆形,有长而粗的尖锯齿。孢子叶自营养叶的基部生出,柄长 14～18 cm。孢子囊穗直立,复圆锥状,长 8～16 cm,宽 4～6 cm,成熟后高出于营养叶之上,几无毛或略具疏长毛;孢子囊无柄,成熟时横裂。

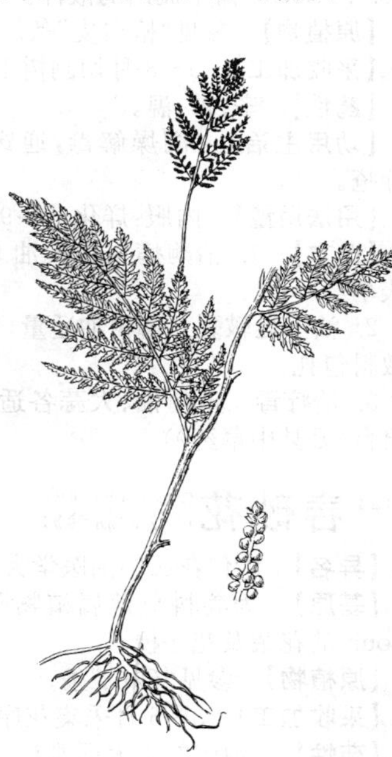

蕨　萁

生于海拔 1 600～3 200 m的山谷林下阴湿处。分布于山西、陕西、浙江、湖北、四川、云南等地。

【采收加工】 5～6 月采挖,晒干或鲜用。

【药性】 甘、苦,微寒。

1.《陕西中草药》:"味苦、涩,性凉。"

2.《秦岭巴山天然药物志》:"甘、淡,微寒。"

【功用主治】 清热解毒,祛风定惊。主治肺痈,疮毒,蛇虫咬伤,小儿急惊风,瘰疬,风湿痹痛,跌打损伤。

1.《陕西中草药》:"清热解毒,平肝散结。主治肺痈,结膜炎,劳伤,蛇咬伤,瘰疬。"

2.《全国中草药汇编》:“消肿散结。主治跌打损伤。”

3.《秦岭巴山天然药物志》:“清热解毒,消肿散结,补虚润肺,止咳化痰。主治肺热咳嗽,小儿惊风,目生云翳,淋巴结核,风湿性腰腿疼痛,虚弱。”

【用法用量】 内服:煎汤,6～9 g。外用:捣敷。

【选方】 1. 治肺热咳嗽 春不见根 9 g。蒸鸡蛋吃或水煎服。(《秦岭巴山天然药物志》)

2. 治肺脓疡 假阴地蕨 30 g,金荞麦 15 g。煎服。(《中国药用孢子植物》)

3. 治小儿高热,手足抽搐 春不见、龙胆草各等量。研末,每次 3～6 g,温开水吞服。

4. 治目生云翳 春不见根、蝉蜕各等量。焙研为末,每次 3～6 g,温开水吞服。

5. 治淋巴结核 鲜春不见、夏枯草各 15 g。水煎代茶饮。

6. 治风湿腰腿疼 春不见 9 g,梁英(八棱麻)9 g。水煎服。(3～6 方出自《秦岭巴山天然药物志》)

3143 **春尖油** chūn jiān yóu (《重庆草药》)

【异名】 椿树油(《万县中草药》)。

【基原】 为楝科香椿属植物香椿 *Toona sinensis* (A. Juss.) Roem. 树干流出的液汁。

【原植物】 参见“椿白皮”条。

【采收加工】 5～8 月切割树干,流出液汁,晒干。

【药性】 辛、苦,温。

【功用主治】 润燥解毒,通窍。主治齁病,手足皲裂,疔疮。

【用法用量】 内服:烊化,6～9 g。外用:溶化捣敷。

【选方】 1. 治齁病 春尖油 9 g,混人乳蒸化服。(《重庆草药》)

2. 治手足皲裂 椿树油适量。加温溶化后敷伤处,再用敷料包扎。

3. 治疔毒 椿树油、大蒜各适量。捣烂外敷。(2、3 方出自《万县中草药》)

3144 **春砂花** chūn shā huā (《饮片新参》)

【异名】 砂仁花(《中国医学大词典》)

【基原】 为姜科豆蔻属植物阳春砂 *Amomum villosum* Lour. 的花朵及花序梗。

【原植物】 参见“砂仁”条。

【采收加工】 3～6 月采集花序,阴干。

【药性】 《中国医学大词典》:“辛,平,无毒。”

【功用主治】 1.《中国医学大词典》:“利肺快膈,调中和胃。”

2.《饮片新参》:“宽胸理气,化痰,治喘咳。”

【用法用量】 内服:煎汤,1.5～3 g;或入丸、散。

3145 **珂** kē (《别录》)

【异名】 马珂、马珂螺(徐表《异物志》),珬(《通典》),马鹿贝(《动物学大辞典》)。

【基原】 为蛤蜊科蛤蜊属动物中国蛤蜊的壳。

【原动物】 中国蛤蜊 *Mactra chinensis* Philippi [*Mactra sulcataria* Deshayes] 又名:凹线蛤蜊(《中国北部海产经济软体动物》),蛤蜊(俗称)。

贝壳长椭圆形,质稍厚而坚,一般壳长 50 mm 左右,高约为长的 3/4,宽约为长的 1/2。壳顶于背缘中央稍靠前方,小月面及蝗面宽大,呈宽披针形。壳表黄绿色或黄褐色,生长线极显著,于壳顶处细致,在中部和腹缘上方形成同心环形的凹线。自壳顶至腹缘有深浅色调不同、宽窄不等的放射状色带。壳前缘圆;后缘稍尖,腹缘弧形。壳顶有时剥蚀状,略呈蓝白色。壳内面白色,后背缘和凹陷部分微带蓝紫色。韧带槽三角形,内韧带黄褐色,铰合部左壳主齿 1 枚,二叉状,前、后侧齿单片;右壳主齿 2 枚,前、后侧齿双片。外套痕明显,外套窦短,末端钝圆,向前略超过后闭壳肌痕。前闭壳肌痕小,卵圆形;后闭壳肌痕大,半圆形。水管短,愈合,末端具小触手。足部大。

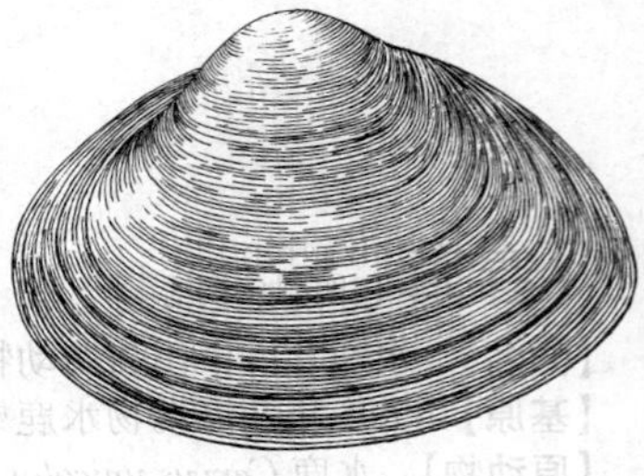

中国蛤蜊

生活于潮间带中、下区及浅海沙质海底,喜潮流通畅、盐度较高,较为清洁的沙质环境,埋栖深度 100～300 mm。繁殖季节长,通常于 3～4 月为最盛,可延续至 9 月。我国主要分布于北方沿海,东南沿海亦有。

【采收加工】 冬、春季捕捞,捕得后,沸水烫,去肉取壳,晒干。

【成分】 本品含氨基酸:甘氨酸,丙氨酸。另含腺苷一磷酸,腺苷三磷酸,肌苷,次黄嘌呤(hypoxanthine),甜菜碱(betaine),肉毒碱(carnitine)[1],蛤蜊黄质(mactraxanthin)[2]。

【药性】 《新修本草》:“味咸,平,无毒。”

【功用主治】 退翳明目。主治目赤,翳膜,胬肉,远视不明,眼部涩痒。

1.《新修本草》:“主目中翳,断血,生肌。”

2.《海药本草》:“《别录》云,消翳膜及筋弩肉,并刮点之。”

3.《纲目》:“去面黑。”

4.《中国动物药志》:“有消翳,生肌,止血的功能。治眼赤痛,远视不明,痒涩等病。”

【用法用量】 外用:研细粉点眼。

【选方】 治目生浮翳 马珂三分,白龙脑半钱,枯过白矾一分。研匀点之。(《圣惠方》)

3146 **玳瑁** dài mào (《绍兴本草》)

【异名】 瑇瑁(《本草拾遗》),瑇蝐(《桂海虞衡志》),瑇瑁甲(《本草汇言》),明玳瑁、文甲(《药材学》)。

【基原】 为海龟科玳瑁属动物玳瑁的背甲。

【原动物】 玳瑁 *Eretmochelys imbricata* (Linnaeus) 又名:鹰嘴海龟(《浙江动物志》),十三棱龟(俗称)。

体长 60～170 cm。头部具对称的鳞片,前额鳞 2 对。鼻孔近于吻端,吻长而侧扁,上颌钩曲,嘴似鹦鹉,颌缘锯齿状。幼时背甲的角板呈覆瓦状排列,随着年龄的增长而逐渐呈平铺状镶嵌排列。颈角板短宽;椎角板 5 块,中央有一明显的棱脊;肋角板左右各 4 块,第二块最大;缘角板每侧各 11 块,相邻第二对肋角板处的缘角板开始排列呈锯齿状；臀角板2块，其间有一缝隙。腹甲前缘有较小的喉角板；两侧自肱角板、胸角板、腹角板、股角板至肛角板中间，均有1条隆起。在腹部中沟两侧形成两条明显的棱嵴，每侧甲桥处有4块下缘角板，在腋、胯区尚有数块小角板。四肢扁平呈桨状，覆被大鳞，前肢较大，具有2爪，后肢短小，仅具1爪。尾短小，不露于甲外。背甲棕红色或棕褐色，有光泽，缀有浅黄色小花纹，头及四肢呈棕色，腹部黄黑色有褐斑。

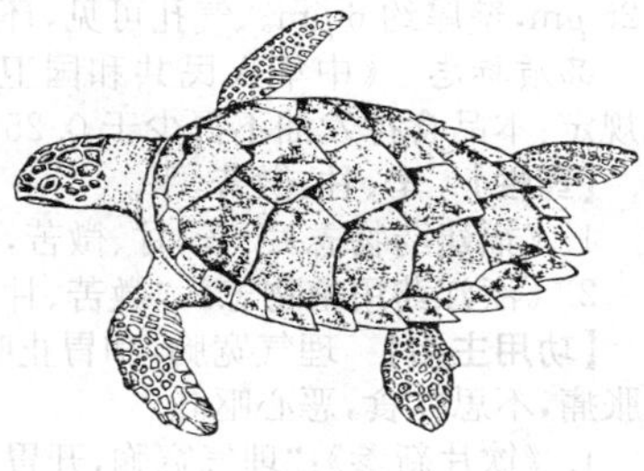

玳瑁

栖息于热带和亚热带海洋中。分布于江苏、浙江、福建、山东、广东、广西、台湾及海南西沙群岛等地。野生玳瑁为国家二级保护动物，禁止滥捕。

玳瑁的肉(玳瑁肉)亦供药用，另设专条。

【养殖】 生活习性　栖息于温、热带海洋中，性凶猛，以鱼、虾、蟹、软体动物及海藻类等食物为主。

繁殖技术　春季开始繁殖。产卵期，离水登陆，在沙滩上挖坑穴产卵其中，每穴130～250枚不等，孵化期为2个月。

饲养管理　池养玳瑁水温以20℃左右，天然海水或人工海水，将海水晶和精盐按1∶5比例混合，加入经过1星期曝晒的自来水中配置成浓度为3.3%的人工海水(盐度为1.020)，每季换水1次。

【采收加工】 将捕获的活玳瑁倒挂悬起，用沸醋泼之，使其背部鳞片剥落，去除残肉，洗净。

【药材】 玳瑁 *Carapax Eretmochelydis*　主产于台湾、福建、广东、海南等地。

性状　本品呈长方形、菱形、三角形、多角形或近圆形板片状，长8～24 cm，宽8～17 cm，厚1～3 mm，中间较厚，边缘薄似刀刃，有不整齐的锯齿状。外表面平滑而有光泽，半透明状，有暗褐色与乳黄色相间的不规则花纹，背鳞甲中间有隆起的棱脊，斜切面显层纹；内表面有条纹形成云彩样纹理。质坚韧，不易折断，断面角质。气微，味淡。

鉴别　(1) 本品醇浸出液，置紫外光下观察，显淡蓝绿色荧光。

(2) 取本品烧之，有羽毛焦臭，爆鸣声及闪光，不冒烟。

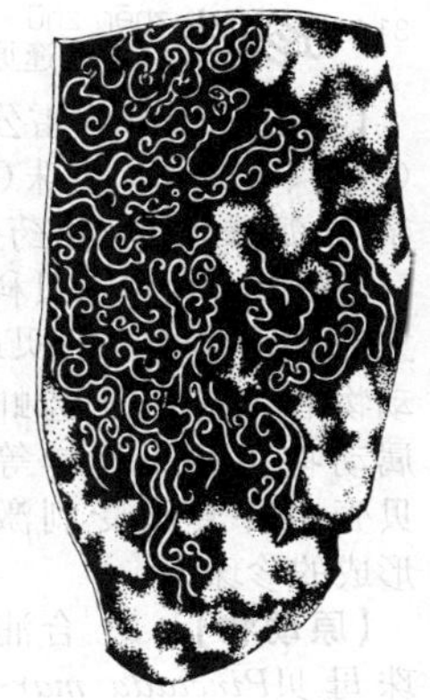

玳瑁(背甲)外形

【成分】 玳瑁的背甲含角蛋白(keratin)，其中含有赖氨酸、组氨酸等多种氨基酸；体脂含脂肪酸：月桂酸(lauric acid)，棕榈酸(palmitic acid)，肉豆蔻酸(myristic acid)，硬脂酸(stearic acid)，花生酸(arachidic acid)，山萮酸(behenic acid)，C_{14}、C_{16}、C_{18}、C_{20}、C_{22}、C_{24}不饱和酸等[1]。

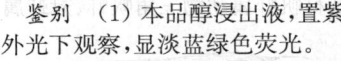

【药理】 对免疫功能的影响　玳瑁的乙醇提取液，在体外对鼻咽癌患者T调节细胞亚群的T4和T8阳性细胞，仅有微弱诱导作用[1]。

【炮制】 1. 玳瑁　取原药材，刷净，用温水浸软，切成细丝，干燥或研成细粉。

2. 制玳瑁　取滑石粉置锅内，用文火炒热，加入净玳瑁丝，拌炒至表面微黄色，鼓起，取出，筛去滑石粉，放凉，碾成粉末。

饮片性状　玳瑁呈粉末或不规则的丝状。淡黄棕色或灰黄色，玳瑁丝一面光滑，一面有白色沟纹，对光照视可见紧密透明小点，质坚韧，不易折断，气微腥，味淡。制玳瑁形如玳瑁丝，鼓起，质脆。粉末呈淡黄色。

贮干燥容器内，置阴凉干燥处。

【药性】 甘、咸，寒。归心、肝经。

1.《开宝本草》："寒，无毒。"

2.《绍兴本草》："味咸，微寒。"

3.《宝庆本草折衷》："平，寒。"

4.《纲目》："甘，寒。"

5.《本草汇言》："入手少阴、足厥阴经。"

6.《本草求原》："入心、脾。"

【功用主治】 平肝定惊，清热解毒。主治热病高热，神昏谵语抽搐，小儿惊痫，眩晕，心烦失眠，痈肿疮毒。

1.《食性本草》："疗心风邪，解烦热。"

2.《日华子》："破癥结，消痈毒，止惊痫。"

3.《开宝本草》："主解岭南百药毒。"

4.《纲目》："解痘毒，镇心神，急惊客忤，伤寒热结，狂言。"

5.《本草求原》："凉血解毒，行气血，利大小肠，解蛊毒、百药毒。预解痘毒及痘疮黑陷，迎风目泪。"

6.《本草用法研究》："平肝镇惊，定心气，且入心，主血，有解毒、解热之功。"

【用法用量】 内服：煎汤，9～15 g；或磨汁；亦可入丸、散。外用：研末调涂。

【宜忌】 虚寒证无火毒者禁服。

1.《本经逢原》："同犀角，解痘毒。"

2.《本草汇言》："诸病虚寒无火毒者，勿用。"

3.《本经逢原》："虚寒而陷者，勿用。"

【选方】 1. 治急风及中恶，不识人，面青，四肢逆冷　生玳瑁五两(捣罗为末)，安息香五两(用酒煮似糊，用绢滤去滓)，朱砂二两(细研，水飞过)，雄黄半两(细研)，琥珀一两(细研)，麝香一两(细研)，龙脑一钱(细研)。上药都研令匀，以安息香糊和丸，如鸡子实大。用童子小便三合，生姜自然汁半合，相合暖过，不计时候，研下三丸。(《圣惠方》玳瑁丸)

2. 治中风不语，精神冒闷及中恶不语　瑇瑁(镑)、丹砂(研)、雄黄(研)、白芥子各半两，麝香(研)一分。上五味，捣罗为末，再同研匀，别以银石器酒煎安息香一两为膏，和丸如绿豆大。每服十丸，温童子小便下，不拘时候服。(《圣济总录》玳瑁丸)

3. 治脓毒血病、血中毒、痈疽疔疮、痘疮　玳瑁10 g，犀角2 g，紫草根10 g，水500 ml，煎至200 ml，每日3服。(《现代实用中药》)

4. 治痘疮黑陷，乃心热血凝也　生玳瑁、生犀角同磨汁一合。入猪心血少许，紫草汤五匙，和匀温服。(《纲目》引《痘疹论》)

5. 疗中蛊毒　生玳瑁以水磨如浓饮，服一盏即解。(《产乳集验方》)

6. 治迎风流泪，乃心肾虚热也　生瑇瑁、羚羊角各一两，石燕子一双。为末。每服一钱，薄荷汤下，日一服。（《纲目》引《飞鸿集》）

【各家论述】 1.《本草衍义》："生者入药，盖性味全也，既入汤火中，即不堪用，为器物者是矣，与生、熟犀其义同。"

2.《纲目》："玳瑁，解毒清热之功同于犀角，古方不用，至宋时'至宝丹'始用之也。"

3147 玳玳花 dài dài huā（《药材资料汇编》）

【异名】 代代花（《饮片新参》），枳壳花（《草花谱》），酸橙花（《药材学》）。

【基原】 为芸香科柑橘属植物玳玳花的花蕾。

【原植物】 玳玳花 *Citrus aurantium L.* var. *amara* Engl. [*C. aurantium* cv. Daidai]　又名：玳玳橘、玳玳圆、回青橙、回春橙。

常绿灌木或小乔木，高 5～10 m。小枝细长，疏生短棘刺。叶互生，具柄；叶翼宽阔；叶片革质，椭圆形至卵状长圆形，长 5～10 cm，宽2.5～5 cm，先端渐尖，钝头，基部阔楔形，边缘具微波状齿，叶面具半透明油腺点。花单生或簇生于叶腋；花萼杯状，先端 5 裂，近卵圆形，有缘毛；花瓣通常 5，长圆形，白色；雄蕊约 25 个，花丝基部连合成数束；子房上位，扁球形，花柱圆柱形，柱头头状。柑果橙红色（留在树上至次年夏间又转为污绿色），近圆球形，径 7～8 cm，有增大的宿存花萼；瓤囊约 10 瓣。种子椭圆形，先端楔形。花期 5 月，果熟期 12 月。

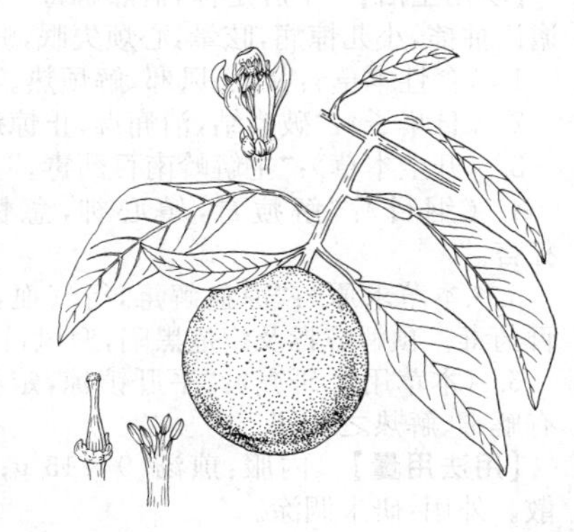

玳 玳 花

分布于我国南部各地，江苏、浙江、广东、贵州等地有栽培。

【采收加工】 立夏前后，选晴天上午露水干后，摘取含苞未开的花朵，用微火烘干。

【药材】 玳玳花 *Flos Citri Aurantii*　主产于江苏、浙江等地。

性状　花蕾略呈长卵圆形，先端稍膨大，长 1～1.5 cm，直径 6～8 mm，有梗。花萼灰绿色，皱缩不平，基部联合，裂片 5 片，有凹陷的小油点；花瓣 5 片，覆瓦状抱合，黄白色或浅黄棕色，表面有棕色油点和纵纹；雄蕊多数，黄色，花丝基部联合成数束；雌蕊棒状，子房倒卵形，暗绿色。体轻，质脆易碎。气香，味微苦。

鉴别　粉末特征：淡黄色。花粉粒众多，淡黄色，类球形，直径 26～43 μm，具 4 个萌发孔，表面有网状雕纹。花粉囊内壁细胞壁呈肋条状增厚。草酸钙结晶多存在于薄壁细胞中，呈方形、菱形，棱尖、锐尖或钝尖，直径5～13 μm。非腺毛单细胞多破碎，有时可见 2～3 个分隔，直径 16～26 μm，壁厚约 6 μm。气孔可见，环式，副卫细胞 6 个。

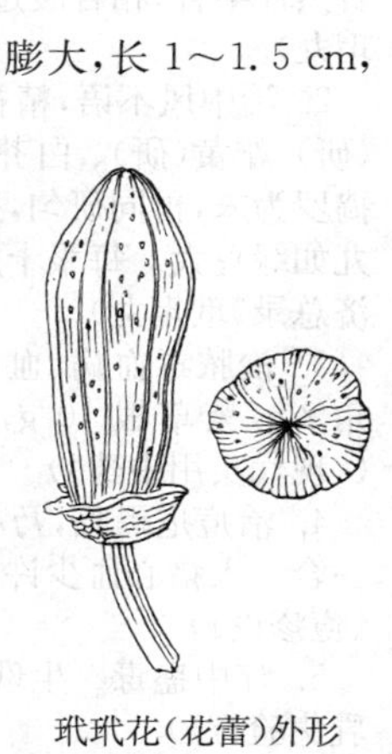

玳玳花（花蕾）外形

品质标志　《中华人民共和国卫生部药品标准》1992 年规定：本品含挥发油不得少于 0.25%(ml/g)。

【药性】 辛、甘、微苦，平。

1.《福建药物志》："辛、甘、微苦，平。"

2.《浙江药用植物志》："微苦、甘，平。"

【功用主治】 理气宽胸，和胃止呕。主治胸中痞闷，脘腹胀痛，不思饮食，恶心呕吐。

1.《饮片新参》："理气宽胸，开胃止呕。"

2.《福建药物志》："理气宽胸，开胃解酒。主治食欲不振，食后胀闷，恶心呕吐，酒醉。"

3.《浙江药用植物志》："疏肝利气，止痛。主治气郁不舒，胃脘作痛，脘腹胀满。"

【用法用量】 内服：煎汤，1.5～2.5 g；或泡茶。

【选方】 1. 治胸腹胀满　玳玳花适量，沸水冲泡代茶饮；或代代花、玫瑰花、厚朴花各 3 g。水煎服。

2. 治胃脘作痛　代代花 3 g，制香附、川楝子、白芍各9 g。水煎服。（1、2 方出自《浙江药用植物志》）

3148 玳瑁肉 dài mào ròu（《食性本草》）

【基原】 为海龟科玳瑁属动物玳瑁 *Eretmochelys imbricata* (Linnaeus) 的肉。

【原动物】 参见"玳瑁"条。

【采收加工】 加工玳瑁时取肉。

【药性】 甘，平。

【功用主治】 祛风除痰，行气活血。主治咳嗽痰多，月经不调。

1.《食性本草》："主诸风毒，行气血，去胸膈中风痰，镇心神，逐邪热，利大小肠，通妇人经脉。"

2.《中国药用海洋生物》："祛痰，解毒，利肠。用于咳嗽痰多，月经不调等。"

【用法用量】 内服：适量，煎汤或煮食。

3149 珍珠 zhēn zhū（《本经逢原》）

【异名】 真珠（《雷公炮炙论》），蚌珠（《南方志》），真珠子（《绍兴本草》），药珠（《宝庆本草折衷》），珠子（《儒门事亲》），濂珠（《增订伪药条辨》）。

【基原】 为珍珠贝科珠母贝属动物合浦珠母贝、珠母贝、大珠母贝、长耳珠母贝或蚌科帆蚌属动物三角帆蚌、冠蚌属动物褶纹冠蚌、无齿蚌属动物背角无齿蚌等贝壳中外套膜受刺激形成的珍珠。

【原动物】 1. 合浦珠母贝 *Pinctada martensii* (Dunker) [*Pteria martensii* (Dunker)]　又名：马氏珍珠贝、珍珠贝。

贝壳为斜四方形，壳质较脆，壳长 50～90 mm，宽 18～32 mm，

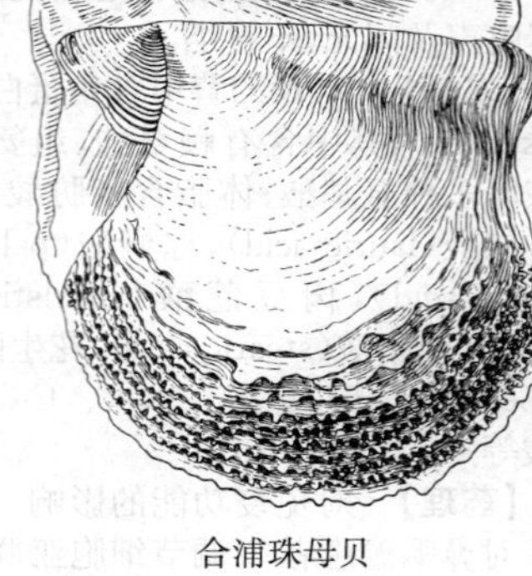

合浦珠母贝

高与长相近，较大个体高可达 100 mm 以上。壳顶位于前方，两侧有耳，前耳较后耳稍小。两壳不等，右壳较平，左壳稍凸，右壳前耳下方有一明显的足丝凹陷。背缘平直；腹缘圆，壳面淡黄褐色，同心生长轮脉极细密，成片状，薄脆易脱落，壳中部常呈磨损状，近腹缘的排列紧密，延伸成小舌状，末端稍翘起，足丝孔大，足丝呈毛发状。壳内面中部珍珠层厚而发达，具极强的珍珠光泽。有的外套膜受刺激后，上皮组织急剧裂殖，形成珍珠囊，且不断分泌珍珠质，才逐渐形成珍珠。壳内面边缘淡黄色，无珍珠层。铰合线直，有一突起主齿，沿铰合线下方有一长齿片。韧带紫褐色，前上掣肌痕明显，位于壳顶下方，闭壳肌痕大，长圆形，前端稍尖，位于壳中央稍近后方。

栖息于风浪较为平静的海湾中，在泥沙、岩礁或石砾较多的海底，以足丝固着生活于岩礁或石块上，以潮流通畅、水质较肥的海区生长较好。从低潮线附近至水深 10 m 左右均有生长，通常在 5 m 的深处较多。以硅藻为主食，适宜生长温度在 15～30 ℃之间，产卵期 5～10 月，生长速度较快，一般 2 年壳高即可达 70 mm 左右。分布于广东、广西沿海，尤以北部湾较为常见，广西合浦产量最高。

2. 珠母贝 *P. margaritifera*(Linnaeus) 又名：珍珠贝。

贝壳呈不规则圆形，壳质坚厚，一般壳长 110～150 mm，大者可达200 mm左右，高与长近等，左壳稍凸略大于右壳，壳顶位于背缘前端并向前弯，右壳顶前方有一凹陷，为足丝出孔，两壳耳不明显，壳表面棕褐色或绿褐色，壳顶光滑，暗绿色，其余部分被有同心形鳞片，鳞片延伸至壳的边缘呈棘状或锯齿状，中部鳞片常脱落，多数留有淡白色放射纹。壳内面珍珠层厚，有虹彩光泽，铰合线直，无齿，韧带强壮，紫褐色，前上掣肌痕较小，闭壳肌痕宽大，长圆形，略呈葫芦状，外套缘黑色，肛门膜具黑色素，肥厚宽大，顶端有一小突起。

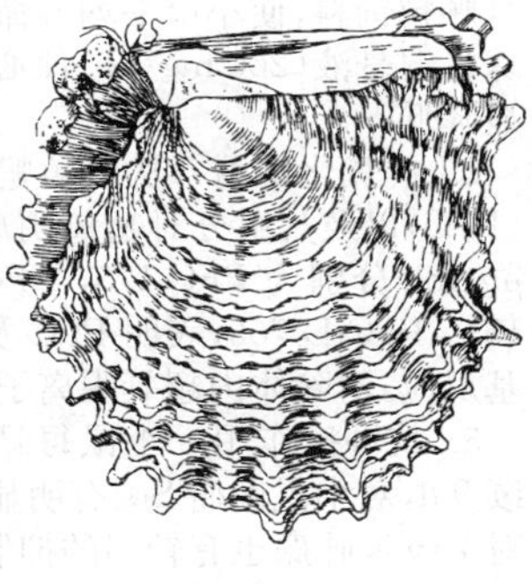
珠母贝

栖息于潮间带低潮线附近，以足丝固着于岩礁缝隙或珊瑚礁内，且多固着于背风浪的岩石基部。分布于广东、海南、广西及西沙群岛等沿海。为育珠的良种之一。

3. 大珠母贝 *P. maxima*(Jameson) 又名：白蝶贝，珍珠贝。

贝壳近五边形，略圆，壳质坚实厚重，成体壳长超过 200 mm，大者可达 300 mm 以上，重达4～5 kg，是珍珠贝中最大的一种，壳稍平，壳顶位于背缘前端，前耳小，无后耳。壳 表面鳞片排列不规则，呈灰黄褐色，放射肋淡褐色，老贝壳体鳞片常脱落，显露珍珠层，放射肋不明显。壳内面具很厚的银白色珍珠层，边缘部黄褐色。铰合部后端稍突出。韧带宽厚，脱落后有一凹痕。闭壳肌痕宽大，近肾形，痕面不平滑，有许多横纹。肛门膜舌形，末端宽圆。

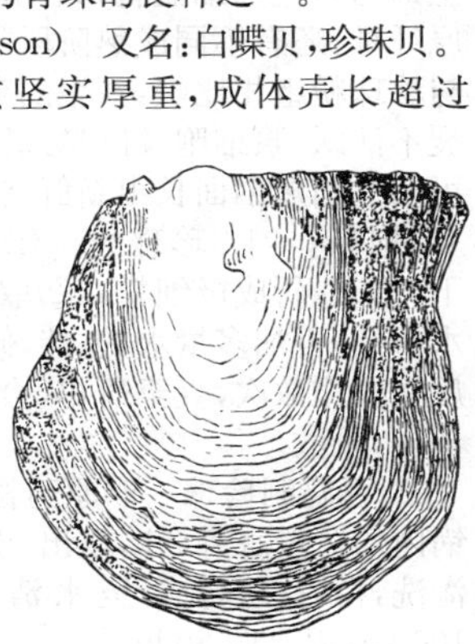
大珠母贝

多栖息于水深 20 m 左右的海区，在 60 m 的深处也能采到。分布于海南及西沙群岛，为热带亚热带种。大珠母贝为国家二级保护动物，不能随意采集。

4. 长耳珠母贝 *P. chemnitzi*(Philippi) 又名：解氏珠母贝。

贝壳近方形，壳长 100 mm 左右，个体比合浦珠母贝稍大，壳顶位于前方，无前耳，后耳较长，成翼状突起，右壳较平，左壳稍凸。壳表边缘鳞片层薄，成片状翘起。壳内面具银白色珍珠层，闭壳肌痕细长。

生境与分布同合浦珠母贝。

5. 三角帆蚌 *Hyriopsis cumingii*(Lea) 又名：大燕蛤蜊。

贝壳大而扁平，壳质坚硬，外形略呈三角形。左右两壳顶紧接在一起，后背缘长，并向上突起形成大的三角形帆状后翼，前背缘短小，呈尖角状。腹缘近直线，略呈弧形。壳面不平滑，壳顶部刻有粗大的肋脉。生长线同心环状排列，距离宽。贝壳内面平滑，珍珠层乳白色。

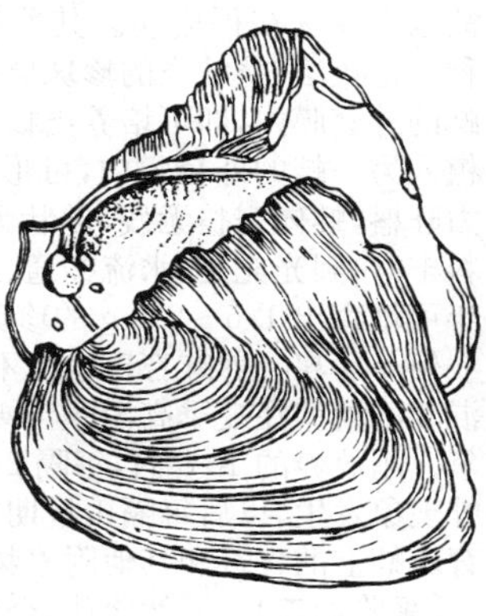
三角帆蚌

生活于淡水泥底稍带沙质的河湖中。分布于河北、江苏、安徽、浙江等地。

6. 褶纹冠蚌 *Cristaria plicata*(Leach) 又名：湖蚌、燕蛤蜊、大江贝、水壳。

贝壳较大，略呈不等边三角形。前背缘冠突不明显，后部长高，后背缘向上斜出伸展成为大形的冠。壳的后背部自壳顶起向后有一系列的逐渐粗大的纵肋。腹缘长近直线。壳面深黄绿色至黑褐色，壳顶常受侵蚀而丢失表层颜色。珍珠层有光泽。

生活于江河、湖泊的泥底，行动迟缓。分布于全国各地。

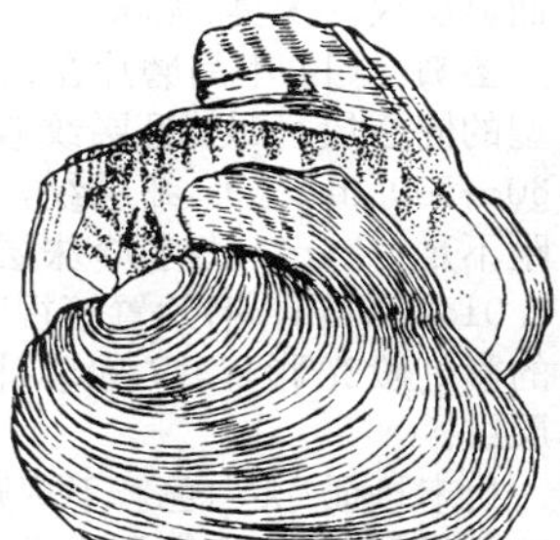
褶纹冠蚌

7. 背角无齿蚌 *Anodonta woodiana*(Lea) 又名：河蛤蜊、蛤蜊、河蚌。

贝壳外形呈有角突的卵圆形，前端稍圆，后端呈斜切状，腹缘呈弧形。后背部有自壳顶射出的 3 条粗肋脉。壳面绿褐色。闭壳肌痕长椭圆形。壳内面珍珠层乳白色。

生活于江河湖沼泥底。分布于全国各地。

褶纹冠蚌、三角帆蚌或合浦珠母贝的贝壳(珍珠母)，褶纹冠蚌、三角帆蚌和背角无齿蚌等蚌类的肉(蚌肉)、体内分泌液(蚌泪)、贝壳制成的粉(蚌粉)亦供药用，另设专条。

【养殖】 生活习性 合浦珠母贝，生活于较为平静的海湾中，泥沙、岩礁或石砾较多的海底。蚌一般生活在江、河、湖泊、池沼、小溪等泥质、沙质或石砾之中。珍珠分天然珍珠和人工养殖珍珠两种。天然珍珠：当珍珠贝和蚌在水中生长时，在一定的刺激下，刺激点附近的外套膜上分泌珍珠质的外套膜上皮组织急剧裂殖，逐渐包围刺激源，然后形成完整的珍珠囊，以刺激点为中心，外套膜不断分泌珍珠质，渐次一层层地包围，逐渐形成珍珠。在自然条件下的刺激是外界砂粒、寄生虫等，形成核珍珠。如动物本身外套膜上皮细胞因病态或其他外因刺激而离开原来的位置，进入组织中也可以形成珍珠囊而形成无核珍珠。

养殖技术　根据自然珍珠形成的原理，我国先后在海水、淡水中养珠获得成功。其养殖方法分植核法和植皮法两种。植核法：将蚌壳的珍珠层磨成小核，用专门的器械插入蚌的外套膜内，即可培养出核珍珠。植皮法：将外套膜小片植入另一蚌的外套膜内，可形成无核珍珠。一般宜选生活力旺盛，蚌体完整无残，健壮无病的蚌，接种好的吊养在饵料丰富、阳光充足、水流畅通、水深 1 m 以上的水域内，2～3 年可培育出 1.5～2.0 g 的珍珠。

饲养管理　养蚌育珠水面不能同时种植水生植物。鱼蚌混养的池塘在夏季高温季节要经常冲水，保持水质新鲜有氧。刚放养的 10 d 内，每隔 2～3 d 检查 1 次，有无吐片、死蚌现象发生，以后每隔 1 星期或半个月检查 1 次，同时洗刷育珠蚌上的青苔和其他附着物。

【采收加工】　天然珍珠，全年可采，以 12 月为多，从海中捞取珠蚌，剖取珍珠，洗净即可。人工养殖的无核珍珠，在接种后 2～3 年采收的珍珠质量较佳。采收的适宜时间为秋末，因河蚌分泌珍珠质主要在 4～11 月。采收后及时将珍珠置于饱和盐水中浸 5～10 min，洗去黏液，最后用清水洗净即可。

【药材】　珍珠 *Margarita*　海水珍珠主产广东、广西、台湾等地，淡水养殖珍珠主产黑龙江、江苏、安徽及上海等地。

性状　本品呈类球形、长圆形、卵圆形、棒形等，直径 1.5～8 mm。表面类白色、浅粉红色、浅黄色、浅蓝色等，半透明，光滑或微有凹凸，具特有的彩色光泽。质坚硬，破碎面显层纹。无臭，无味。

鉴别　(1) 本品磨片在显微镜下观察，可见粗、细两种类型的同心层环纹，粗层纹较明显，连续成环，层间距离在 60～500 μm 之间；细层纹，有些部位明显，多不甚明显，间距不足 32 μm。海水珍珠层厚 0.1～8 μm，淡水珍珠层厚 0.015～3 μm。磨片置暗视野显微镜下观察，可见珍珠特有的彩虹般光彩环，又称珍珠虹光环。断面应全部具同心层纹。

粉末特征：类白色。不规则碎块，半透明，具彩虹样光泽，表面显颗粒性，由数至十数薄层重叠，片层结构排列紧密，可见致密的成层线条或极细密的微波状纹理。

(2) 取本品粉末，加稀盐酸，即发生大量气泡，滤过，蘸于用盐酸湿润后的铂丝，在无色火焰中燃烧，火焰即显砖红色。

(3) 本品横剖面置荧光灯下观察：天然珍珠显浅蓝色荧光，养殖珍珠显亮黄绿色荧光，通常环周部分较明亮。

(4) 将珍珠自 60 cm 高处落下至玻璃板上，海产珍珠弹跳高度 15～75 cm，淡水珍珠弹跳高度为 5～10 cm。

(5) 珍珠火烧后表面黑色，有爆裂声，并可见层层剥落的银灰色小片。

【成分】 1. 合浦珠母贝　珍珠含 16 种无机元素，以碳酸钙为主，次为硅、钠、镁的化合物；其角蛋白中含 16 种氨基酸，以丙氨酸、甘氨酸含量较高，次为天冬氨酸、亮氨酸、精氨酸[1]。还含有牛磺酸(taurine)[2]，酸性多糖[3]。

2. 珠母贝　珍珠主要含有碳酸钙，约 92%，有机物占 5%左右，无机元素有铝、铜、铁、镁、锰、钠、锌、硅、钛等。还含氨基酸：组氨酸、精氨酸、苏氨酸、丝氨酸等十多种。黄色珍珠色素含类胡萝卜素，贝壳硬蛋白(conchioline)样蛋白，卟啉类(porphyrins)，铁等。紫色素含毛莨黄素(flavoxanthin)[4]。

3. 三角帆蚌　珍珠含有 20 种无机元素，含量最高的是钙，其次为钠，低的是铍[5]。此外，还富含氨基酸，其中甘氨酸和丙氨酸含量较高，苏氨酸含量甚低。三角帆蚌的珍珠层粉的氨基酸种类与含量明显少于该珍珠本身[6]。

4. 褶纹冠蚌　珍珠含有钙、钠、镁、锶、铁、锰等 20 种无机元素及碳酸根、草酸根等酸根阴离子。富含 15 种以上的氨基酸，其中以甘氨酸、丙氨酸的含量最高，次为天冬氨酸、丝氨酸和亮氨酸[6,7]。

【药理】 1. 延缓衰老作用　以珍珠粉药液浸泡的优质桑叶给家蚕食用，发现三角帆蚌珍珠粉使家蚕幼虫期显著缩短(5%浓度组缩短 3.48%，10%组缩短 1.26%)，同时使家蚕成虫期较大幅度地延长(5%组延长 57.74%，10%组延长 25.72%)，表明低浓度组效果更为显著。5%组珍珠粉延长家蚕总寿命 2.33%。给小鼠饲含 1%珍珠粉的配合颗粒饲料，使小鼠平均寿命延长达 21.6%。腹腔注射珍珠粉混悬液(200 mg/kg)使心肌和脑组织的脂褐素含量明显降低[1]。

2. 抗氧化作用　从三角帆蚌珍珠中提取的总卟啉成分(PFC)以及其组分对超氧阴离子的半数抑制发光率(IC_{50}，μg/ml)分别为 PFC-170，PFC-A 140，PFC-B 124，PFC-C 151，PFC-D 706，表明 PFC 及其分离后的产物可抑制自由基反应，清除体内超氧阴离子的作用[2]。

3. 抗肿瘤作用　小鼠每日腹腔注射 PFC 40 mg/kg，连续 9 d，对小鼠肉瘤 S_{180} 有明显抑制作用，抑制率达 34.8%；对 Lewis 肺癌也有较弱的抑制，但无统计学差异；对 P_{388}/J 淋巴性白血病小鼠可明显延长其生存时间，并明显减轻动物脾重；在体外，PFC 50 μg/ml 和 100 μg/ml 对 P_{388}/J 细胞的杀伤率分别为 25.0%和 24.8%[3]。

4. 促进创面肉芽增生作用　选用健康雄性家兔，在其前肢背侧建立金黄色葡萄球菌开放感染创面，术后 3 d 开始外敷珍珠粉。待两侧肉芽组织新鲜时，取肉芽组织标本做病理检查，镜下组织学观察发现：珍珠粉组新生的肉芽组织全部为新生毛细血管，其间填充大量纤维母细胞及少量胶原纤维，还有不同成熟阶段的浆细胞、巨噬细胞等。对照组与珍珠粉组相比较，新生的毛细血管和纤维母细胞少，且分裂不活跃，浆细胞及巨噬细胞数量较少。此外，珍珠粉组还可明显缩短创面长出新鲜肉芽组织的时间[4]。

【炮制】 1. 珍珠粉　①取原药材，除去杂质，洗净，晾干，捣碎，研成极细粉。②取净碎珍珠置乳钵内，加入适量水研细，再加多量水，搅拌，倾出混悬液，下沉部分再按上法反复操作数次，直至研尽，合并混悬液，静置后，分取沉淀，干燥，研散。

2. 豆腐制珍珠　取原药材，置布袋内，扎固，与豆腐同置锅内加适量水煮 2 h，取出，洗净，干燥，研成粗粉，反复水浸淘洗，除去悬浮物至水清，再水飞成极细粉。每珍珠 100 kg，用豆腐 80 kg。

3. 煅珍珠　取净珍珠，大小分开，置铁锅内，上面扣一碗，用中火加热，煅至爆炸声尽，取出，晾凉，水飞或研成极细粉。

饮片性状　珍珠粉为乳白色的极细粉，以舌舔之不具沙性，臭微，味淡。豆腐制珍珠、煅珍珠，形同珍珠粉。

贮干燥容器内，密闭，置通风干燥处。

【药性】　甘、咸，寒。归心、肝经。

1.《别录》："寒。"

2.《本事方》："入肝经。"

3.《本草发挥》："咸，寒。"

4.《纲目》："咸、甘，寒。"

5.《雷公炮制药性解》："入心经。"

6.《本草求真》："专入心、肝，兼入脾、胃。"

【功用主治】　安神定惊，清肝明目，解毒生肌。主治惊悸怔忡，心烦失眠，惊风癫痫，目赤翳障，口舌生疮，咽喉溃腐，疮疡久不收口。

1.《别录》："治目肤翳。"

2.《药性论》："治眼中翳障白膜，亦能坠痰。"

3.《海药本草》："主明目，除面䵟，止泄。合知母疗烦热消渴，以左缠根治小儿麸豆疮入眼。"

4.《日华子》："安心，明目，驻颜色。"

5.《开宝本草》："主手足皮肤逆胪，镇心，绵裹塞耳主聋，敷面令人润泽好颜色，粉点目中主肤翳障膜。"

6.《绍兴本草》："破毒，定心，利经络。"

7.《本草衍义》："小儿惊热药中多用。"

8.《纲目》："安魂魄，止遗精白浊，解痘疔毒，主难产，下死胎胞衣。"

9.《本草汇言》："镇心，定志，安魂，解结毒，化恶疮，收内溃破烂。"

10.《本经逢原》："煅灰入长肉药，及汤火伤，敷之。"

【用法用量】　内服：研末，每次 0.3～1 g，多入丸、散，不入汤剂。外用：研末干撒、点眼或吹喉。

【宜忌】　孕妇慎服。

1.《海药本草》："真珠为药，须久研如粉面，方堪服饵。研之不细，伤人脏腑。"

2.《宝庆本草折衷》："娠妇忌服。"

3.《本草经疏》："病不由火热者勿用。"

4.《本草新编》："疮毒若内毒未净，遽用真珠以生肌，转难收口。"

【选方】　1. 治大人惊悸怔忡，癫狂恍惚，神志不宁，魂魄散乱，及小儿气血未定，遇触即惊，或急慢惊风，痫瞤搐搦　真珠一钱(研极细末)，茯苓、钩藤、半夏曲各一两，甘草、人参各六钱。同炒黄，研极细末。总和匀，炼蜜丸龙眼核大。每服一丸，生姜汤化下。(《本草汇言》)

2. 治肝经因虚，内受风邪，状若惊悸　真珠母(未钻真珠也，研如粉)三分，当归(去芦，薄切，焙干后称)、熟干地黄(酒洒，九蒸九曝，焙干)各一两半，人参(去芦)、酸枣仁(微炒，去皮，研)、柏子仁(研)各一两，犀角(镑为细末)、茯神(去木)、沉香、龙齿各半两。上为细末，炼蜜为丸，如梧子大，辰砂为衣。每服四、五十丸，金、银、薄荷汤下，日午夜卧服。(《本事方》真珠丸)

3. 治小儿惊啼及夜啼不止　真珠末、伏龙肝、丹砂各一分，麝香一钱。同研如粉，炼蜜和丸，如绿豆大。候啼即温水下一丸。量大小，以意加减。(《圣济总录》真珠丸)

4. 治小儿中风，手足拘急　真珠末(水飞)一两，石膏末一钱。每服一钱，水七分，煎四分，温服，日三。(《圣惠方》)

5. 治风痰火毒，喉痹，及小儿痰搐惊风　珍珠三分，牛黄一分。上研极细，或吹或掺；小儿痰瞤，以灯心调服二三分。(《医级》珠黄散)

6. 治口内诸疮　珍珠三钱，硼砂、青黛各一钱，冰片五分，黄连、人中白各二钱(煅过)。上为细末。凡口内诸疮皆可掺之。(《丹台玉案》珍宝散)

7. 治眼久积顽翳，盖覆瞳人　真珠一两，地榆三两(锉)。以水二大盏，同煮至水尽，取出真珠，以醋浸五日后，用热水淘令无醋气，即研令极细。每以铜箸，取少许点翳上，以瘥为度。(《圣惠方》)

8. 治目中生肉，稍长欲满目，及生珠管　真珠、贝齿等分。上二味并研如粉，拌令和，以注肉上，日三四度。(《外台》引《肘后方》)

9. 治一切诸毒疽疮，穿筋溃络，烂肌损骨，破关通节，脓血淋漓，溃久不收之证　真珠一钱(研极细末)，胞衣一具(烘燥，研极细末)。白蜡一两，猪脂油一两，火上共熔化，和入胞衣末、真珠末，调匀。先以猪蹄汤淋洗毒疮净，将蜡油药，轻轻敷上，再以铅粉麻油膏药贴之。(《本草汇言》油蜡膏)

10. 治下疳皮损肉烂，痛极难忍，及诸疮新肉已满，不能生皮，又汤泼火烧皮损肉烂，疼痛不止者　青缸花五分，珍珠一钱(研极细)，真轻粉一两。上三味共研千转，细如飞面。凡下疳初起皮损，搽之；腐烂疼痛者，甘草汤洗净，猪脊髓调搽；如诸疮不生皮者，用此干掺。又妇人阴蚀疮，亦可搽。汤泼火烧痛甚者，用玉红膏调搽之。(《外科正宗》珍珠散)

11. 治一切清洁疮面及烧伤、烫伤，上皮生长迟缓　珍珠(煅，研)4.5 g，当门子 1.5 g，琥珀粉 15 g，滴乳香 30 g。共研极细粉末。薄撒患处。撒布后，很快结痂，切勿清除其痂皮，以防影响上皮生长。(《赵炳南临床经验集》珠香散)

12. 治幼孩遍体胎火胎毒，臀赤无皮，音哑鼻塞，或赤游丹毒　真珠三分，血珀五分，飞滑石八分。共为末，每服三分，乳汁调下。(《疡科心得集》猴疳化毒丹)

13. 治虚劳梦泄　真珠六两(以牡蛎六两，用水同煮一日，去牡蛎，只取真珠用)，捣细，水飞，候干，用蒸饼和，丸如梧桐子大。每服，食前以温酒下二十丸。(《圣惠方》镇精珍珠丸)

【临床报道】　1. 治疗中老年高血压病　90 例患者，口服珍珠粉胶囊每次 0.5 g，每日 2 次，30 d 1 个疗程。1 个疗程后，降压总有效率为 75.6%，其中治前收缩压增高者 78 例，治后有效 22 例，无效 56 例；舒张压增高者 76 例，治后显效 42 例，有效 23 例，无效 11 例。症状总有效率为 78.1%[1]。

2. 治疗老年性白内障　口服珍珠末每次 1 g，每日 3 次，2 星期为 1 个疗程，视力提高再服 2 星期，以后改为每次 1 g，每日 1 次维持半年。无效(视力增 1 行或低于 1 行)30 只眼(30%)，有效者(视力增加 2 行)42 只眼(42%)，显效者(视力增加 3 行以上)28 只眼(28%)，有效率 70%[2]。

3. 治疗皮肤和软组织缺损　常规消毒伤口，把珍珠末均匀涂在创面上，厚度约 0.2 cm，最后用无菌纱布盖好胶布包扎固定。每 1～2 d 换药 1 次，直至痊愈。共治 26 例，显效 17 例，有效 9 例，伤口全部愈合并脱痂[3]。

4. 治疗 2 型糖尿病　对照组和观察组各 30 例，分别服用安慰剂和水溶珍珠粉胶囊，摄入量为 1.5 g/d，每日 3 次，连服 30 d，水溶珍珠粉对糖尿病主要临床症状有改善作用，观察组总有效率为63.33%(对照组为23.33%),能降低空腹血糖、餐后2 h血糖及尿糖($P<0.05$),对血清胰岛素水平无影响。由此可见,水溶珍珠粉有近期降血糖作用[4]。

【各家论述】《宝庆本草折衷》:“诸方以真珠为镇心要药,而许叔微又取为入肝之第一也。夫心主火,肝主木,火炎则暴扰,木病则枯槁。珠生于水,禀水之性,以水降火,则成既济之功,以木得水,则有相生之益。”

3150 珍珠风 zhēn zhū fēng (《草木便方》)

【异名】 珍珠柳(《草木便方》),鱼子、漆大白(《四川中药志》),珠子树、爆竹树(《湖南药物志》)。

【基原】 为马鞭草科紫珠属植物紫珠的根、茎叶。

【原植物】 紫珠 *Callicarpa bodinieri* Lévl. [*C. giraldiana* Hesse var. *subcanescens* Rehd.] 又名:珍珠枫、菊盘花、米筛子(《中国高等植物图鉴》)。

灌木,高1~2 m。小枝、叶柄和花序均被粗糠状星状毛。单叶对生;叶柄长0.5~1 cm;叶片卵状长圆形至椭圆形,长7~8 cm,宽4~10 cm,先端长渐尖至短尖,基部楔形,边缘具细锯齿,表面有短柔毛,背面密被星状毛,两面均密生暗红色或红色细粒状腺点。聚伞花序宽3~4.5 cm,4~5次分歧,总花梗长约1 cm,苞片线形,细小;花萼4裂,长约1 mm,外被星状毛和暗红色腺点,萼齿钝三角形;花冠先端4裂,紫红色,长约3 mm,被星状柔毛和暗红色腺点;雄蕊4,长约6 mm,花药椭圆形,药隔有暗红色腺点;子房有毛。果球形,熟时紫红色,径约2 mm。花期6~7月,果期8~11月。

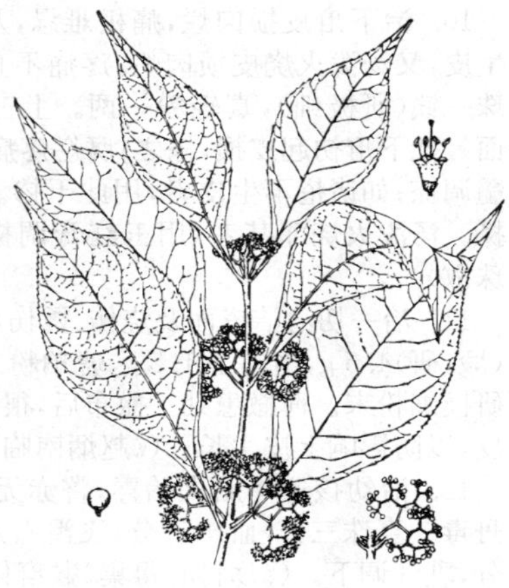

紫 珠

生于海拔200~2 300 m的林下、灌丛中或林缘。分布于西南及江苏、浙江、安徽、江西、湖北、湖南、广东、广西等地。

紫珠的果实(珍珠风子)亦供药用,另设专条。

【采收加工】 6~10月采收,切片晒干或烘干。

【药性】 苦、微辛,平。

1.《草木便方》:“辛,平。”

2.《湖南药物志》:“微苦、涩,无毒。”

3.《四川中药志》1982年版:“苦、涩、凉。”

【功用主治】 散瘀止血,祛风除湿,解毒消肿。主治血瘀痛经,衄血,咯血,吐血,崩漏,尿血,风湿痹痛,跌打瘀肿,外伤出血,烫伤,丹毒。

1.《草木便方》:“祛风胜湿,消积毒。治瘀血停滞,产后血气闷痛。”

2.《分类草药性》:“治风湿麻木,筋骨疼痛,妇人红崩,白带,月经不调。”

3.《湖南药物志》:“舒筋活络,凉血止血,止痛消肿。”

【用法用量】 内服:煎汤,10~15 g;或浸酒。外用:捣敷;研末撒或调敷。

【选方】 1. 治鼻衄,咯血,咳血 珍珠风30 g。水煎服。(《四川中药志》1982年版)

2. 治胃出血 珍珠枫、仙鹤草、藕节各15 g。水煎服。(《湖南药物志》)

3. 治血崩 珍珠风根30 g。水煎服。(《万县中草药》)

4. 治尿血 珍珠风、石韦各30 g。水煎服。(《四川中药志》1982年版)

5. 治跌伤筋骨痛,肌肉红肿 珍珠枫全草捣烂,酒调,揉敷患处。(《湖南药物志》)

6. 治创伤出血 珍珠风以粉末撒患处。

7. 治疮肿,烧烫伤 珍珠风研粉,调菜油外敷。(6、7方出自《四川中药志》1982年版)

8. 治带状疱疹 珍珠风叶适量研末,麻油调搽;并用其茎叶30 g煎水,内服及外洗。(《万县中草药》)

3151 珍珠母 zhēn zhū mǔ (《饮片新参》)

【异名】 珠牡、珠母(《本草图经》),真珠母(《宝庆本草折衷》),明珠母(《中药志》)。

【基原】 为蚌科冠蚌属动物褶纹冠蚌 *Cristaria plicata* (Leach)、帆蚌属动物三角帆蚌 *Hyriopsis cumingii* (Lea)或珍珠贝科珠母贝属动物合浦珠母贝 *Pinctada martensii* (Dunker)的贝壳。

【原动物】 参见“珍珠”条。

【采收加工】 全年均可采收。捞取贝壳后,除去肉质、泥土,放入碱水中煮,然后放入淡水中浸洗,取出,刮去外层黑皮,晒干或烘干。

【药材】 珍珠母 *Concha Margaritifera* 三角帆蚌主产于河北、安徽、江苏、浙江等地;褶纹冠蚌产于全国大部分地区;合浦珠母贝主产于广西合浦。

性状 三角帆蚌 完整的贝壳略呈不等边四角形。壳面生长轮呈同心环状排列。后背缘向上突起,形成大的三角形帆状后翼。壳内面外套痕明显;前闭壳肌痕呈卵圆形,后闭壳肌痕略呈三角形。左、右壳均具2枚拟主齿,左壳具2枚长条形侧齿,右壳具1枚长条形侧齿;具光泽。质坚硬,气微腥,味淡。

褶纹冠蚌 完整的贝壳呈不等边三角形。后背缘向上伸展成大形的冠。壳内面外套痕略明显;前闭壳肌痕大呈楔形,后闭壳肌痕呈不规则卵圆形,在后侧齿下方有与壳面相应的纵肋和凹沟。左、右壳均具1枚短而略粗的后侧齿及1枚细弱的前侧齿,均无拟主齿。

合浦珠母贝 完整贝壳呈斜四方形,后耳大,前耳小,背缘平直,腹缘圆,生长线极细密,成片状。闭壳肌痕大,长圆形,具一突起的长形主齿。

鉴别 (1) 粉末特征:灰白色。珍珠层较大碎块灰白色、灰黄色或淡黄棕色,小碎块近无色。表面多不平整,呈明显的颗粒性,有的块片呈片层结构而较松散,易断裂,边缘具不规则锯齿状,小碎片几为单片。棱柱层碎块少见,淡黄色或灰黄色,断面呈棱柱状,断端大多平截,有的一端渐尖,有明显的横向条纹,少数条纹不明显;顶面观偶见,呈多角形或类方形。

(2) 取本品粉末,加稀盐酸,即发生大量气泡,滤过,滤液用铂丝蘸取,在无色火焰中燃烧,火焰即显砖红色(检查钙盐)。

(3) 取本品水溶液,加草酸铵试液,即发生白色沉淀;分离所得沉淀不溶于醋酸,但溶于盐酸(检查钙盐)。

【成分】 1. 合浦珠母贝　贝壳主含碳酸钙 92%以上，有机物 5%，其中以角壳蛋白为主[1]。尚含铝、铜、铁、镁、钠、锌、磷、钡、硫、氯、钾、硅等[2,3]多种无机元素。贝壳珍珠层粉含氨基氮 0.35%[4]，其贝壳硬蛋白(conchiolin)由苏氨酸，甘氨酸，脯氨酸，天冬氨酸等 17 种氨基酸组成。还含牛磺酸，鸟氨酸，丝氨酸磷酸酯[5]。

珍珠层粉中的无机元素有钙、钠、钾、镁、硅等 16 种[6]。

贝壳棱柱层含氨基酸以甘氨酸、亮氨酸、丝氨酸、组氨酸为主[1]。

珠母层含氨基酸以丙氨酸、甘氨酸、缬氨酸、天冬氨酸为主[1]。又含磷酸乙醇胺(phosphorylethanolamine)，半乳糖基神经酰胺[7]。

2. 珠母贝　珠母层主要成分为贝壳硬蛋白和碳酸钙，碳酸钙的含量在 92%左右，有机物占 5%左右，含铝、铜、铁、镁、锰、钠、锌、硅、钛等无机元素；组氨酸、精氨酸、苏氨酸、丝氨酸、谷氨酸、甘氨酸、丙氨酸等 14 种氨基酸[8]。

棱柱层水解液中含丝氨酸和甘氨酸等[9]。

珍珠层含贝壳硬蛋白和其他蛋白质[10]，另含卟啉(porphyrin)[11]。

【药理】 1. 对实验性白内障的作用　3 周龄 SD 大鼠，以含 50%半乳糖饲料喂养，形成白内障，水晶体重量较正常者增加。如果造型的同时，双眼同时滴入合浦珠母贝经浓盐酸水解制成的珍珠层粉滴眼液，每日 5～6 次，在裂隙灯显微镜下观察，可见对照组水晶体空泡期平均从第四日延迟到第八日出现，延迟 4 d，核心混浊则从第十五日延迟至第二十四日，水晶体重量也比对照组减轻，能非常显著地延迟大鼠白内障形成[1]。采用 D-半乳糖胺腹腔和球后注射诱发大鼠和豚鼠白内障，于 14 d 内每日用珍珠粉滴眼液 3 次，对初期半乳糖性白内障也有明显疗效[2]。

2. 抗溃疡作用　乙酸型胃溃疡大鼠灌服珍珠层粉注射液 2.5 g/kg，每日 2 次，连续 14 d，能显著促进溃疡面愈合；如一次灌服 5 g/kg，能显著减少幽门结扎大鼠 5 h 胃液排出量，并减少总酸排出量[3]。

3. 抗氧化作用　冠心病患者，每日服珍珠层粉 9 g，共服 1 个月，可使血清过氧化脂质明显降低，但对血清总胆固醇、三酰甘油和高密度脂蛋白胆固醇则无明显影响[4]。

毒性　三角帆蚌、褶纹冠蚌或背角无齿蚌制成的珍珠层粉水溶液给大鼠灌服，LD_{50}大于 21.5 g/kg，经去毛后皮肤外用，LD_{50}大于 31.6 g/kg，观察 1 星期，未见明显中毒症状。将珍珠层粉均匀混于饲料连续喂养 2 个月，478×10^{-6} 组和 $1\,434\times10^{-6}$ 组对体重增长未见影响，43×10^{-4} 组大鼠体重明显减轻，该组血红蛋白量也明显降低，血尿素氮则明显升高，其他未见明显异常，重要脏器病理切片亦未见异常[5]。

【炮制】 1. 珍珠母　取原药材，除去杂质及灰屑，打碎。

2. 煅珍珠母　取净珍珠母置适宜容器内，用武火加热，煅至酥脆，取出放凉，打碎。

3. 珍珠层粉　取净珍珠母用砂轮磨去外、中层，保留内层(珍珠层)，浸入 50×10^{-6} 的高锰酸钾中消毒 30 min，再用清水洗净，粉碎，过 130 目筛，水飞，烘干，再粉碎，过 200 目筛后干燥即可。

饮片性状　珍珠母呈不规则鳞片状碎块，黄玉白色、淡黄褐色或银灰色，有光泽，可剥离，质硬而重，微臭，味淡。煅珍珠母形如珍珠母，青灰色，质酥脆易碎，无臭，味微咸。珍珠层粉为白色的微细粉末，入口有化感，无味。贮干燥容器内，置干燥处，防尘。

【药性】 甘、咸，寒。归肝、心经。

1.《中国医学大辞典》："甘，咸，冷，无毒。入心、肝两经。"

2.《饮片新参》："咸、平，凉。微腥。"

【功用主治】 平肝潜阳，安神定惊，清肝明目。主治头痛眩晕，心悸失眠，癫狂惊痫，肝热目赤，翳膜遮睛。

1.《中国医学大辞典》："滋肝阴，清肝火。治癫狂惊痫，头眩，耳鸣，心跳，胸腹膜胀，妇女血热血崩，小儿惊搐发痉。"

2.《饮片新参》："平肝潜阳，安神魄，定惊痫，消热痞、眼翳。"

3.《吉林中草药》："止血。治吐血，衄血，崩漏。"

【用法用量】 内服：煎汤，10～30 g，打碎先煎；或研末，每次 1.5～3 g；或入丸、散。

【宜忌】 脾胃虚寒者慎服。

【选方】 1. 治肝阳上升，头晕头痛，眼花耳鸣，面颊燥热　珍珠母 15～30 g，制女贞、旱莲草各 9 g。水煎服。(《常用中草药图谱》)

2. 治身无他苦，饮食如常，惟彻夜不寐，间日轻重，如发疟然，起伏而又延久不愈，左关独弦数，余部平平者　真珠母八钱，龙齿二钱，柴胡一钱(醋炒)，薄荷一钱，生地六钱，归身二钱，白芍一钱五分(酒炒)，丹参、柏子仁、夜合花各二钱，沉香五分，红枣十枚，夜交藤四钱(切)。煎服。(《医醇賸义》甲乙归藏汤)

3. 治羊痫风　珍珠母 6 g，生代赭石 9 g。研细末，每日 2 次，每次 3 g，开水送服。(《广西药用动物》)

4. 治内眼疾患(晶体混浊，视神经萎缩)　珍珠母 60 g，苍术 24 g，人参 3 g。水煎，日服 2 次。(《吉林中草药》)

【临床报道】 1. 治疗角膜白斑　取珍珠层粉 20 g，医用眼膏基质 80 g，制成珍珠层粉眼膏。每次用绿豆大小涂于患者结膜囊内，涂后立即给予湿热敷或蒸汽熏浴 30 min，每日 2 次；同时口服珍珠层粉片每次 1.5 g，每日 3 次，4 星期为 1 个疗程。治疗 28 例 32 只眼，痊愈 3 只眼，特效 5 只眼，显效 6 只眼，微效 7 只眼，无效 11 只眼，总有效率 65.62%。据观察，外伤性角膜白斑效果较好，炎症性次之，营养不良性最差，其有效率分别为 100%，61.11%和 42.86%[1]。

2. 治疗小儿智能发育不全　用珍珠层粉(要用未经火煅或碱水煮过，而用水磨成粉的)制成片剂(每片含珍珠层粉 0.25 g)。每岁服 1～2 片，每日 3 次，每日最高量不超过 16 片，3 个月为 1 个疗程，连服 3～4 个疗程。观察 175 例和 50 例，有效率分别为 80%和 92%。服药期间有食欲不振、便秘等副作用。胃酸缺乏者慎用[2]。

3. 治疗褥疮　治疗组 40 例，先用生理盐水清洗局部，彻底清创后用珍珠母油膏(主要成分是珍珠母和茶油)均匀涂于疮面，然后覆盖无菌纱布，每日换药 2 次。注意疮面避免受压，帮助患者定时更换体位。对照组 40 例，采用常规庆大霉素换药，并用红外线烤灯照射患处 20 min，每日 2 次。两组均治疗 1 星期为 1 个疗程。治疗组 3 星期内褥疮愈合有 38 例，而对照组仅 13 例，两者比较有显著性差异($P<0.05$)[3]。

3152 珍珠伞 zhēn zhū sǎn (《云南中草药》)

【异名】 紫绿果根、小罗伞、天青地红(《云南中草药》)，紫背绿(《新华本草纲要》)。

【基原】 为紫金牛科紫金牛属植物珍珠伞的全株。

【原植物】 珍珠伞 *Ardisia maculosa* Mez [*A. patens* Mez] 又名:多斑紫金牛。

灌木,高1～2 m。除侧生特殊花枝外,无分枝。叶互生;叶柄长1～1.5 cm;叶片坚纸质,椭圆形或长圆状披针形,长10～18 cm,宽3～6 cm,先端渐尖或近尾状渐尖,基部楔形,几全缘或具浅圆齿,具边缘腺点,背面有时被疏鳞片。复亚伞形聚伞花序,着生于侧生特殊花枝顶端,花枝全部有叶;花梗长1～2 m,被微柔毛;萼片卵形或长圆状卵形,先端急尖或近圆形,具疏腺点;花瓣粉红色,卵形,长5～6 mm,先端急尖,无腺点或腺点极不明显;雄蕊比花瓣略短,花药披针形,背部无腺点;雌蕊与花瓣近等长。果球形,直径7～9 mm,红色或带黑色,无腺点或腺点不明显。花期5～6月,果期12月至翌年3月。

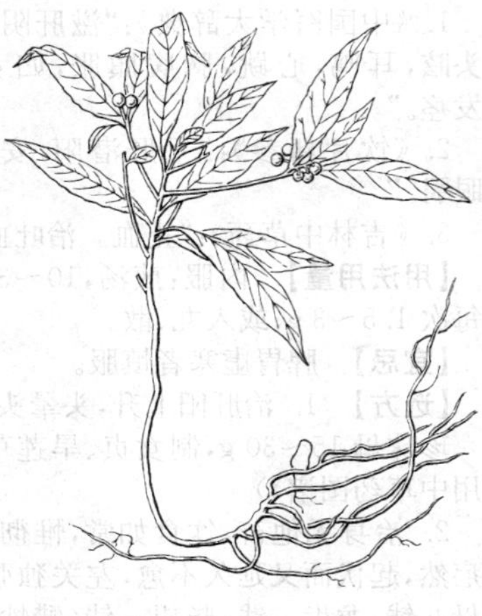

珍珠伞

生于海拔1 200～1 900 m的沟谷林下潮湿处。分布于云南。

【采收加工】 7～10月采收,鲜用或切片晒干。

【药性】 辛、苦,微温。

《云南中草药》:"麻、苦,温。"

【功用主治】 活血止痛,清利咽喉。主治跌打损伤,骨折,风湿痹痛,白喉,咽喉肿痛,胃溃疡。

1.《云南中草药》:"舒筋活络,强筋壮骨,清利咽喉。"

2.《全国中草药汇编》:"理气止痛,舒筋活络,清利咽喉。外用治骨折,跌打损伤。内服治咽喉肿痛,胃痛,急性肠炎,风湿关节痛。"

【用法用量】 内服:煎汤,9～45 g;或泡酒。外用:捣敷。

【选方】 1. 治开放性骨折 鲜珍珠伞捣细炒热,与热鸡血拌匀敷患处,每日换药1次。

2. 治白喉 珍珠伞0.9 g,研粉,吹喉。

3. 治胃溃疡 每晚用珍珠伞0.3～0.6 g,生嚼吃。(1～3方出自《云南中草药》)

3153 珍珠莲 zhēn zhū lián (《天目山药用植物志》)

【基原】 为桑科榕属植物珍珠莲的根、藤。

【原植物】 珍珠莲 *Ficus sarmentosa* Buch.-Ham. ex J. E. Smith var. *henryi* (King ex Oliv.) Corner[*F. henryi* King ex Oliv.] 又名:珍珠榕(《贵州植物志》),冰粉树(《全国中草药汇编》),大风藤(《福建药物志》)。

常绿攀缘状灌木。幼枝密被褐色柔毛,后变无毛。叶互生;叶柄长1～3.5 cm;叶片近革质,卵形或椭圆状卵形,长6～12 cm,宽2.5～3.6 cm,先端渐尖或尾状急尖,基部卵圆形或楔形,全缘或略带微波状,上面深绿色,有光泽,无毛,下面浅绿色,密被褐色柔毛;基生脉3出,侧脉6～8对,网脉在背面隆起成蜂窝状。隐头花序,花序托单生或成对着生于叶腋,卵圆形或近圆形,直径1.2～2 cm,顶部中央有脐状突起,基部有苞片3枚,宽三角形;雄花、瘿花着生于同一花序托的内壁;雌花生于另一花序托内壁。瘦果小。花期4～5月,果期8～10月。

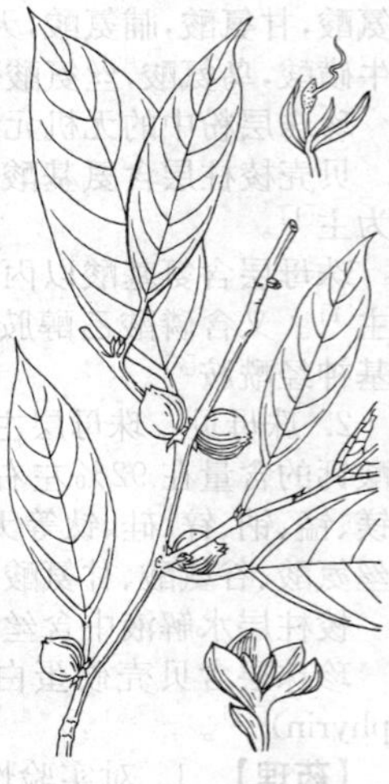

珍珠莲

生于低山疏林或山麓、山谷及溪边树丛中。分布于华东、中南和西南各地。

【采收加工】 全年均可采收,切片,鲜用或晒干。

【药性】 微辛,性平。

1.《全国中草药汇编》:"辛,温。"

2.《福建药物志》:"微辛,平。"

【功用主治】 祛风除湿,消肿止痛,解毒杀虫。主治风湿关节痛,脱臼,乳痈,疮疖,癣症。

1.《全国中草药汇编》:"祛风除湿,消肿解毒,杀虫。主治风湿性关节炎,乳腺炎,疮疖,癣。"

2.《福建药物志》:"行气消肿。主治脱臼。"

【用法用量】 内服:煎汤,30～60 g。外用:捣敷;或和米汤磨汁敷。

【选方】 1. 治慢性关节痛风 (珍珠莲)藤或根、钻地风根、毛竹根各60～90 g,白牛膝30～120 g,丹参30～60 g。水煎,冲黄酒,早、晚空腹服。

2. 治乳痈 (珍珠莲)鲜根30～60 g。煎服。(1、2方出自《天目山药用植物志》)

3. 治疮疖,癣 (珍珠莲)鲜根适量,加米汤磨汁。外敷患处。(《浙江药用植物志》)

3154 珍珠菜 zhēn zhū cài (《南京民间药草》)

【异名】 扯根菜、矮桃(《植物名实图考》),狗尾巴草(《南京民间药草》),山高粱、山地梅、山酸汤秆、黄参草、大红袍、山马尾(《贵州民间方药集》),通筋草、白花蓼草〔《浙江中医杂志》1958,(12):31〕,蓼子草(《贵阳民间药草》),红根草(《浙江中药资源名录》),狼尾草(《江苏药材志》),野荷子、荷树草、金鸡土下黄、红头绳、水荷子、矮脚荷、赤脚草(《江西草药》),红丝毛、高脚酸味草、大酸米草、酸罐罐(《陕西中草药》),狼尾巴花(《宁夏中草药手册》),阉鸡尾(《云南中草药选》)。

【基原】 为报春花科珍珠菜属植物虎尾珍珠菜的根或全草。

【原植物】 虎尾珍珠

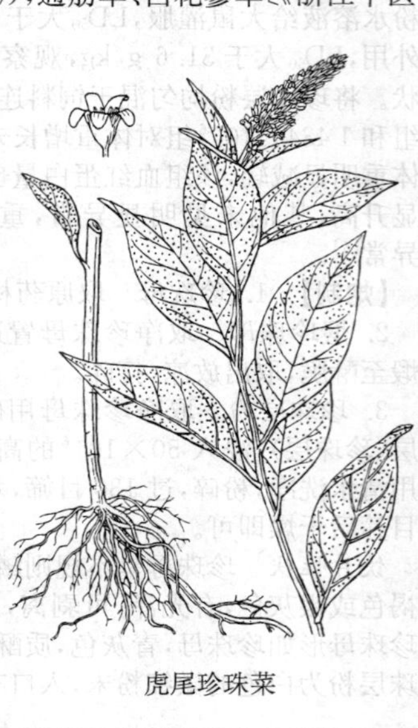

虎尾珍珠菜

菜 *Lysimachia clethroides* Duby

多年生草本，高 40～100 cm。全株多少被黄褐色卷曲柔毛。根茎横走，淡红色；茎直立，单一，圆柱形，基部带红色，不分枝。单叶互生；具长 2～10 mm 的柄；叶卵状椭圆形或阔披针形，长6～14 cm，宽2～5 cm，先端渐尖，基部渐狭，边缘稍背卷，两面疏生毛和黑色腺点。总状花序顶生；盛花期长约6 cm，花密集，常转向一侧，后渐伸长，果时长 20～40 cm；花梗长 4～6 mm；苞片线状钻形；花萼 5 裂，裂片狭卵形，长2.5～3 mm，先端圆钝，周边膜质，有腺状缘毛；花冠白色，长 5～6 mm，5 裂片，基部合生，裂片狭长圆形，先端圆钝；雄蕊内藏，5 数，花丝基部连合并贴生于花冠基部，被腺毛，花药长圆形；子房卵珠形，花柱稍短于雄蕊。蒴果近球形，直径 2.5～3 mm。花期 5～7 月，果期 7～10 月。

生于山坡、路旁、溪边草丛中等湿润处。分布于我国东北、华北、华东及陕西等地。

【采收加工】 7～10 月采收，鲜用或晒干。

【成分】 虎尾珍珠菜含黄酮：紫云英苷(astragalin)，异槲皮苷(isoquercitrin)，山柰酚-3-O-芸香糖苷(kaempferol-3-O-rutinoside)，山柰酚-3-O-(2，6-二-O-吡喃鼠李糖基)吡喃葡萄糖苷〔kaempferol-3-O-(2，6-di-O-rhamnopyranosyl) glucopyranoside〕[1]，3-O-甲基槲皮素-7-O-〔α-L-吡喃鼠李糖和(1→2)吡喃葡萄糖苷〕{3-O-methylquercetin-7-O-〔α-L-rhamnopyranosyl and (1→2) glucopyranoside〕}，槲皮素-3-O-β-D-吡喃葡萄糖苷(quercetin-3-O-β-D-glucopyranoside)等多个山柰酚、槲皮素为苷元的糖苷，左旋表儿茶素(epicatechin)[2,3]。

根含多种皂苷，苷元是报春花皂苷元(primulagenin)A 和二氢药用缨草皂苷元(dihydropriverogenin)A[4]。

种子含脂肪油 32.24%[5]。

【药理】 1. 抗肿瘤作用　从珍珠菜全草中得到珍珠菜黄酮苷，273 mg/kg 连续腹腔注射 7 d，对大鼠 W_{256} 肝癌的抑制率为 45.2%；625 mg/kg 剂量，连续注射 10 d 左右，对小鼠肿瘤 L1-皮下型、小鼠肉瘤 S_{180}、小鼠宫颈癌 U_{14}、肝癌腹水型(HAC)转实体(HSC)、艾氏腹水型(EAC)转实体(ESC)的抑制率分别为 58.3%、51.9%、49.6%、46.7%、48.78%，对小鼠网状细胞肉瘤腹水型(ARS)生命延长率达 63.6%，作用均极显著；珍珠菜黄酮苷对 ARS 瘤细胞有显著破坏作用，并对瘤细胞有丝分裂有明显抑制作用[1]。珍珠菜黄酮苷对小鼠 L_{615} 白血病有较明显抑制作用，以 500 mg/kg剂量组抑制作用最显著，生命延长率为 260.7%，3/6小鼠长期存活。长期存活小鼠肝脾病理形态观察比起空白模型组白血病细胞浸润轻微，肝脾结构尚存在，说明本品似有破坏白血病细胞作用[2]。

2. 抗菌作用　全草 50%煎剂，用平板小沟法，对金黄色葡萄球菌有抑制作用[3]。

毒性　小鼠一次腹腔注射珍珠菜黄酮苷，观察 6 d，以简化卡氏法测得 LD_{50} 为 1 450 mg/kg。动物死亡均在 6 h 内。死亡者，脏器呈血管扩张，瘀血肿胀，血管内凝血。未死者于第六日处死，唯见肝细胞空泡状或气球状变性明显，肝窦消失[1]。

【药性】 苦、辛，平。

1.《江西草药》："性平，味辛、微涩。"

2.《云南中草药》："酸、涩，平。"

3.《宁夏中草药手册》："苦，凉。"

【功用主治】 清热利湿，活血散瘀，解毒消痈。主治水肿，热淋，黄疸，痢疾，风湿热痹，带下，经闭，跌打，骨折，外伤出血，乳痈，疔疮，蛇咬伤。

1.《植物名实图考》："散血。"

2.《贵阳民间药草》："行血调经。外洗消肿。"

3.《云南中草药》："活血，祛风湿。治骨折，风湿，死胎不下，崩漏，白带，黄疸型肝炎，支气管炎，乳痈。"

4.《陕西中草药》："清热凉血，调经，解毒。主治小儿发热，月经不调，痛经，淋症，红线疔(急性淋巴管炎)，疯狗咬伤。"

5.《广西本草选编》："治急性肾炎，小便不利。"

6.《贵州民间方药集》："利水，通经，祛痰，止痛，止血。治水肿，咳喘，腰痛，劳伤，跌打，经闭，血崩，刀伤出血等。"

【用法用量】 内服：煎汤，15～30 g；或泡酒；或鲜品捣汁。外用：煎水洗；或鲜品捣敷。

【选方】 1. 治水肿胀满　狼尾巴花 15 g，玉米须 30 g。水煎服。(《宁夏中草药手册》)

2. 治尿路感染　珍珠菜、萹蓄各 15 g，车前草 30 g。煎服。(《安徽中草药》)

3. 治黄疸型肝炎　狼尾巴花、茵陈各 15 g，柴胡 9 g。水煎服。(《宁夏中草药手册》)

4. 治痢疾　狼尾巴花 12 g，黄柏 9 g。水煎服。(《宁夏中草药手册》)

5. 治白带　珍珠菜、平地木各 15 g，椿根白皮 9 g。煎服。(《安徽中草药》)

6. 治经闭　珍珠菜鲜根 30 g，茜草 15 g。水煎，黄酒、红糖冲服。(江西《草药手册》)

7. 治月经过多　珍珠菜、金樱子根各 30 g，棕榈根 15 g。水煎服，每日 1 剂。(江西《草药手册》)

8. 治跌打损伤　鲜珍珠菜、五爪龙等量。捣烂，敷伤处。(《湖北中草药志》)

9. 治跌打损伤，风湿性关节炎　阉鸡尾根 60 g，泡酒 500 ml，5～7 d 后可服，每次 5～10 ml，每日 2 次。(《云南中草药选》)

10. 治乳痈　珍珠菜根 15 g，葱白 7 个。酒水各半煎服。(《江西草药》)

11. 治咽喉肿痛　珍珠菜、连翘各 9 g，薄荷 4.5 g(后下)。煎服。(《安徽中草药》)

12. 治流火肿毒　珍珠菜根 15～30 g，金银花藤 30 g。煎水冲黄酒、红糖服，渣外敷。或加用蛇根草 15 g，服法同前。(江西《草药手册》)

13. 治蛇咬伤　狼尾巴草 1 棵，打烂混酒调和涂伤口处。(《江苏药材志》)

14. 治口鼻出血　珍珠菜鲜根 30 g，茜草 15 g。水煎服。(《湖南药物志》)

15. 治小儿疳积　珍珠菜根 18 g，鸡蛋 1 个。水煎，服汤食蛋。(《江西草药》)

3155 珍珠梅 zhēn zhū méi (《东北常用中草药手册》)

【异名】 山高粱、八木条(《东北常用中草药手册》)，珍珠杆、花儿杆(《宁夏中草药手册》)。

【基原】 为蔷薇科珍珠梅属植物高丛珍珠梅、珍珠梅、星毛珍珠梅的茎皮或果穗。

【原植物】 1. 高丛珍珠梅 *Sorbaria arborea* Schneid. 又名：野生珍珠梅(《经济植物手册》)。

落叶灌木，高达6 m。枝条开展；小枝圆柱形，稍有棱角，幼时黄绿色，微被星状毛或柔毛，老时暗红褐色，无毛。冬芽卵形或近长圆形，紫褐色，外被绒毛。羽状复叶；小叶片13～17枚，连叶柄长20～32 cm；托叶三角卵形，长8～10 mm；小叶片对生，相距2.5～3.5 cm，披针形至长圆披针形，长4～9 cm，宽1～3 cm，先端渐尖，基部宽楔形或圆形，边缘有重锯齿，上下两面无毛或下面微具星状绒毛，羽状网脉，侧脉20～25对。顶生大型圆锥花序，分枝开展，直径15～25 cm，长20～30 cm；花梗长2～3 mm，总花梗与花梗微具星状柔毛；苞片线状披针形，长4～5 mm；花白色，直径6～7 mm；萼筒浅钟状，萼片长圆形，花瓣近圆形，长3～4 mm；雄蕊20～30，着生在花盘边缘，约长于花瓣1.5倍；心皮5；无毛，花柱长不及雄蕊的一半。蓇葖果圆柱形，无毛，长约3 mm，萼片宿存，反折，果梗弯曲，果实下垂。花期6～7月，果期9～10月。

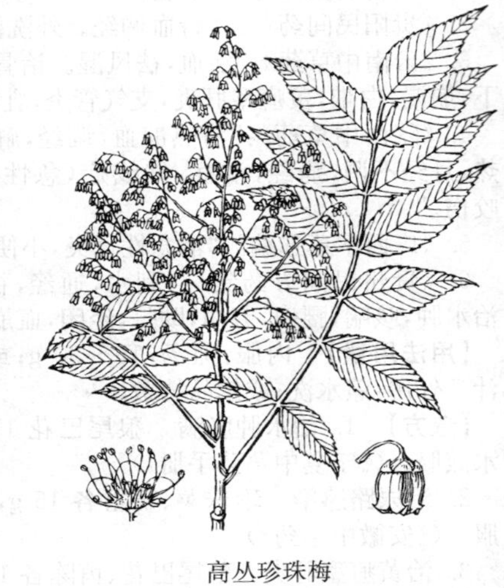
高丛珍珠梅

生于海拔2 500～3 500 m的山坡林边、山溪沟边。分布于陕西、甘肃、新疆、江西、湖北、四川、贵州、云南、西藏等地。

2. 珍珠梅 *S. sorbifolia*(L.) A. Br.　又名：华楸珍珠梅(《东北木本植物图志》)，东北珍珠梅(《中国高等植物图鉴》)。

本种与高丛珍珠梅不同之处是，高达2 m。小枝稍屈曲。羽状复叶连叶柄长13～23 cm，宽10～13 cm；小叶片相距2～2.5 cm，披针形至卵状披针形，长5～7 cm，宽1.8～2.5 cm，侧脉12～16对。顶生大型密集圆锥花序，分枝近于直立，长10～20 cm，直径5～12 cm；苞片长5～10 mm；花直径10～12 mm，花瓣长5～7 mm，雄蕊40～50。果梗直立。

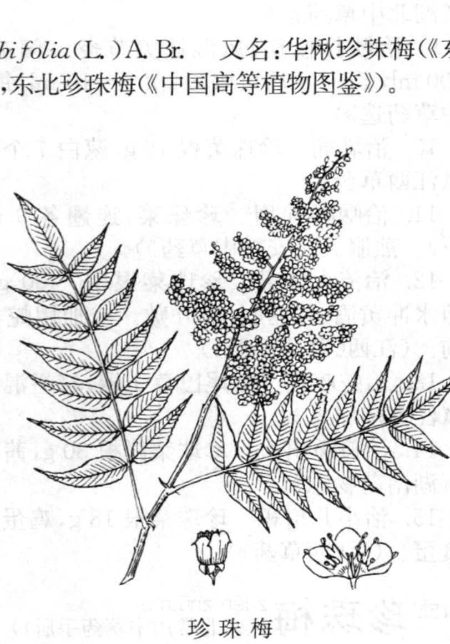
珍珠梅

生于海拔250～1 500 m的山坡疏林中。分布于黑龙江、吉林、辽宁、内蒙古等地。

3. 星毛珍珠梅 *S. sorbifolia*(L.) A. Br. var. *stellipila* Maxim.

本变种花序及叶轴密被星状毛，叶背具疏生星状毛，果实具疏生短柔毛。

分布于吉林、黑龙江。

【栽培】 生物学特性　喜光耐阴，抗寒耐旱，对土壤要求不严，一般土壤均可栽培，但宜选择排水良好、肥沃、湿润的砂质壤土栽培。

繁殖方法　分株繁殖和扦插繁殖法。分株法：于早春萌芽前或晚秋落叶后，将母株根部丛生的萌蘖苗挖出，剪掉顶端，每个枝条留2～3个芽，每2～3枝为1丛，按行株距60 cm×50 cm开穴定植，覆土后浇1次透水。扦插法：于3～4月进行硬枝扦插，插活培育1年后，同上法定植。

田间管理　在栽前施底肥后，一般可不施追肥。在春季叶芽萌动后至开花前，灌3次透水，立秋至霜冻前浇水2～3次；其余大旱时要及时浇水。花谢时，剪除残留花枝；秋后或春初，剪除病、虫枝和老弱枝。

病虫害防治　虫害有红蜘蛛等。

【采收加工】 9～12月采收，晒干。

【成分】 1. 高丛珍珠梅　含倒地铃素-5-(4-羟基)-反式桂皮酸酯〔cardiospermin-5-(4-hydroxy)-*trans*-cinnamate〕，2-吡喃葡萄糖氧基-3-甲基丁腈(heterodendrin)[1]，2-β-D-吡喃葡萄糖氧基-4-对羟基苯甲酰氧基-3-亚甲基丁腈(2-β-D-glucopyranosyloxy-4-*p*-hydroxybenzoyloxy-3-methylenebutyronitrile)[2]。

2. 珍珠梅含黄酮　汉黄芩素(wogonin)，5，7，3′，4′-四羟基-3-甲氧基黄酮(5，7，3′，4′-tetrahydroxy-3-methoxyflavone)。还含去甲丁香色原酮(noreugenin)，原儿茶酸(protocatechuic acid)，对羟基苯甲酸(*p*-hydroxybenzoic acid)，苯甲酸(benzoic acid)，大黄素(emodin)，胡萝卜甾醇(daucosterol)[3]。

【药理】 1. 抗缺氧作用　东北珍珠梅的浓缩水煎液2 g/kg腹腔注射可使结扎两侧颈总动脉小鼠生存时间较对照小鼠明显延长。测定其10 min内耗氧量，证明较后者明显减少。以本品浓缩水煎液3～4 g/kg腹腔注射可使氰化物中毒小鼠、2%亚硝酸钠溶液腹腔注射小鼠的生存时间明显延长。表明本品对脑循环障碍性缺氧以及由氰化物或亚硝酸钠引起的组织中毒性缺氧均有保护作用[1]。

2. 抑瘤作用　给小鼠接种S_{180}肉瘤后，灌胃珍珠梅提取物，16.7 g/kg、8.4 g/kg珍珠梅乙酸乙酯提取物对S_{180}肉瘤的抑制率分别为46%、57%[2]。

3. 清除自由基　珍珠梅乙酸乙酯提取物能显著提高肝脏癌前病变大鼠血清及肝匀浆中的超氧化物歧化酶和谷胱甘肽过氧化物酶的活性，增高谷胱甘肽含量，降低丙二醛的含量[3]。

【药性】 苦，寒，有毒。

1.《东北常用中草药手册》："苦，寒。"

2.《北方常用中草药手册》："有毒。"

【功用主治】 活血祛瘀，消肿止痛。主治跌打损伤，骨折，风湿痹痛。

1.《东北常用中草药手册》："活血祛瘀，消肿止痛。治骨折，跌打损伤。"

2.《全国中草药汇编》："治关节扭伤，红肿疼痛，风湿性关节炎。"

【用法用量】 内服：茎皮、果穗，研末，0.6～1.2 g；枝条，煎汤9～15 g。外用：研末调敷。

【宜忌】 服后如有恶心呕吐可减量，或暂停服用。

1.《东北常用中草药手册》："如恶心呕吐可减量。"

2.《全国中草药汇编》:"中毒有恶心、呕吐等症状。轻者服甘草水,重者应对症处理。"

【选方】 1. 治骨折,跌打损伤　珍珠梅茎皮 3 g,五加皮 9 g,穿山龙 6 g,鳖甲 15 g。共研细粉。每服 2～3 g,每日 3 次,黄酒送下。

2. 治风湿性关节炎　珍珠梅枝条、穿山龙、接骨木各 15 g。水煎服。(1、2 方出自《全国中草药汇编》)

3156 珍珠风子 zhēn zhū fēng zǐ (《中国药用植物志》)

【基原】 为马鞭草科紫珠属植物紫珠 *Callicarpa bodinieri* Lévl. 的果实。

【原植物】 参见"珍珠风"条。

【采收加工】 8～11 月采收果实,晒干。

【成分】 果实中含有矢车菊素(cyanidin)和芍药花素(peonidin)[1]。

【药性】 辛,温。

【功用主治】《中国药用植物志》:"为儿科伤寒发表药。"

【用法用量】 内服:煎汤,6～12 g。

3157 珍珠露水草 zhēn zhū lù shuǐ cǎo (《曲靖专区中草药手册》)

【异名】 血见愁、蚌花草(《广西药用植物名录》),换肺草、如意草、露水草(《曲靖专区中草药手册》),鸡冠参、蓝耳草(《云南中草药》),老来红(《云南药用植物名录》),竹叶草、贝母、鸡爪参(《贵州中草药名录》),鸡出头草《新华本草纲要》)。

【基原】 为鸭跖草科蓝耳草属植物蛛丝毛蓝耳草的根。

【原植物】 蛛丝毛蓝耳草 *Cyanotis arachnoidea* C. B. Clarke[*C. bodinieri* Lévl. et Vant.]　又名:大蓝耳草(《广西药用植物名录》)。

多年生草本,高 15～80 cm。全株被丝状白色绵毛。根数条,直径 1～2 cm,稍肉质。基生叶丛生,无柄;叶片带状,长8～20 cm,宽 7～12 mm;茎生叶互生,长卵形,长 2～3 cm,先端渐尖或钝,基部下延成明显的膜质叶鞘,全缘。聚伞花序顶生或腋生,集成头状花序,稀单生,无梗或具短梗;苞片大,叶状,小苞片折叠,镰刀状弯曲;萼片 3;花冠蓝紫色,长约7 mm,中部连合成筒,两端分离,上部有裂片;雄蕊 6,全育,花丝被珠丝状长绒毛;子房 3 室,先端簇生长刚毛。蒴果倒卵状三棱形,长约 3 mm。种子小,先端有窝孔。花期 7～8月。

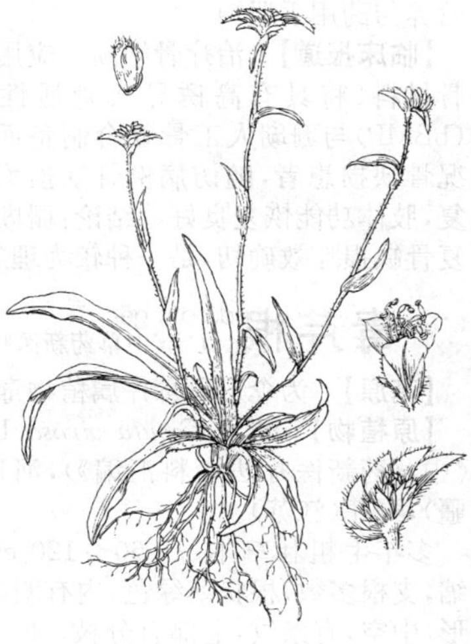

蛛丝毛蓝耳草

生于海拔 1 100～2 700 m 的山坡、路旁向阳缓坡草地或湿处。分布于广西、云南等地。

【成分】 珍珠露水草含蜕皮甾类化合物:β-蜕皮激素(β-ecdysone),β-蜕皮激素-2-乙酸酯(β-ecdysone-2-acetate)[1]。甾体类:β-谷甾醇(β-sitosterol)[2],筋骨草甾醇(ajugasterone)C,尖叶土杉甾酮(panasterone)A 等。又含大豆卵磷脂(soybeam lecithin)[3]。

【药性】 辛,微苦,温。

1.《云南中草药》:"辛、微苦,温。"

2.《全国中草药汇编》:"甘,平。"

【功用主治】 通络止痛,利湿消肿。主治风湿痹痛,腰腿痛,四肢麻木,水肿,湿疹。

1.《云南中草药》:"温经通络,除湿止痛。主治风湿性关节炎,四肢麻木。"

2.《全国中草药汇编》:"祛风活络,利湿消肿,退虚热。主治腰腿痛,肾炎水肿,虚热不退;外用治湿疹,脚癣,刀伤。"

【用法用量】 内服:煎汤,9～15 g;或炖肉,30～60 g。外用:鲜品捣敷。

【选方】 治风湿性关节炎、四肢麻木　(露水草)根 30～60 g。炖鸡或炖肉服。(《云南中草药》)

3158 珊瑚 shān hú (《新修本草》)

【异名】 大红珊瑚(《方脉正宗》),红珊、火树(《药材学》),红珊瑚(邹仁林《南海研究与开发》)。

【基原】 为红珊瑚科红珊瑚属动物红珊瑚、日本红珊瑚、巧红珊瑚、皮滑红珊瑚、瘦长红珊瑚等多种红珊瑚的骨骼。

【原动物】 1. 红珊瑚 *Corallium rubrum* (Linnaeus)

群体灌木状分枝,最大群体高度约 45 cm,分枝不在一个面上,各个面上的分枝表面生有多数水螅体,即称珊瑚虫,其珊瑚萼呈半球形,疣状,上有羽状触手 8 条,触手中央有口,虫体所分泌的石灰质形成的骨骼,即通称为"珊瑚"。骨骼的表面和中轴均为殷红色(或称牛血红色)。中轴硬,皮层薄,其皮层骨针呈对称辐射状多瘤突绞盘形,大小 6.6～10 μm,为其鉴别特征。

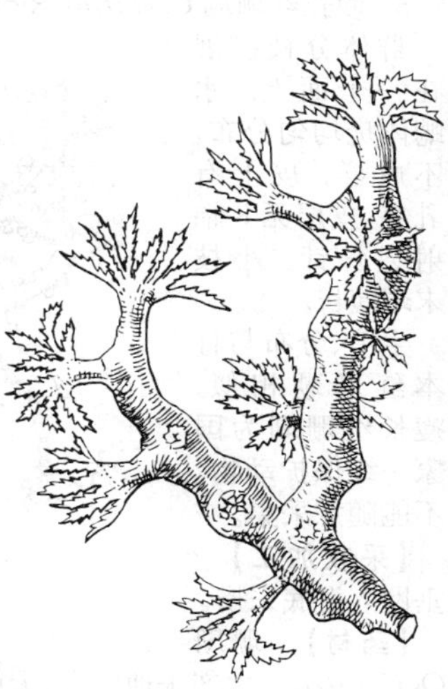

红 珊 瑚

红珊瑚一般均生长于深水区,不论在大西洋—地中海区系或印度洋—太平洋区系都产于深海。地中海的红珊瑚幼体在 5～60 m 深处经常能发现,成体一般均生长在 60～300 m 深处。生境的条件:要求硬底,无沉积物,水清,流急,低光照,低温(8～20 ℃)。生长速度慢,成体每年夏季产卵,其浮浪幼虫是负趋光性,从幼虫附着后,生长 12 年开始性成熟,年生长率为 0.5～2 cm,平均寿命为75 年。分布于地中海、波斯湾,古来从波斯等地进口至我国。

2. 日本红珊瑚 *C. japonicum Kishinouye*　又名:桃色珊瑚。

群体分枝扩展如扇,分歧较细,皮层有 6,7,8-辐射突和十字形骨针。外表面为公牛鲜血红色。

生长于太平洋区海域。水深 100～400 m 范围内是成体(指商业产品)生长丰富的区域,近年来新发现的红珊瑚产地为水深 1 000～1 500 m。本种主产于日本海、小笠原群岛、琉球群岛、中途岛。我国分布于台湾东部、北部海域,及澎湖列岛和南沙群岛的南威岛等海域。日本红珊瑚为国家一级保护动物,不能随意采集。

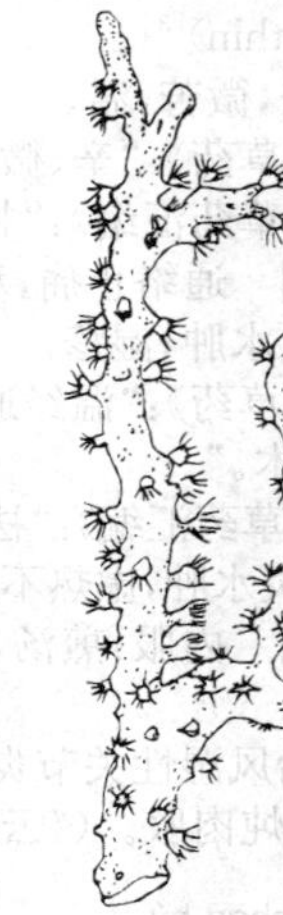
日本红珊瑚

3. 巧红珊瑚 *C. secundum* Dana

群体分枝扩展在一个面上,最大高度可达 75 cm。正面的小枝瘦长而多。水螅体疣均匀分布,不呈丛状(小枝顶端除外),皮上乳突密。皮层有双茄形 8-辐射突骨针。

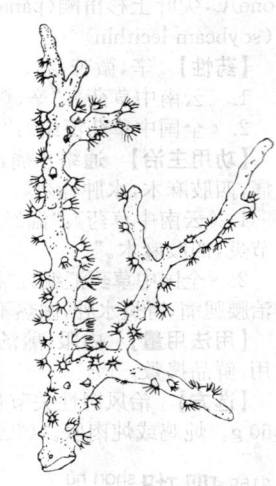

生境、分布与日本红珊瑚相似。

4. 皮滑红珊瑚 *C. konojoi* Kishinouye　又名:石珊瑚(《中国中药资源》)。

群体分枝扩展在一个面上。水螅体疣成群成丛。皮光滑,皮层无 8-辐射突骨针。小枝末端厚。

生境、分布与日本红珊瑚相似。皮滑红珊瑚为国家一级保护动物,不能随意采集。

5. 瘦长红珊瑚 *C. elatius* Ridley

群体分枝扩展在一个面上。水螅体疣均匀分布,不成群。皮上有乳突,皮层无 8-辐射突骨针。小枝末端瘦长。

生境、分布与日本红珊瑚相似。瘦长红珊瑚为国家一级保护动物,不能随意采集。

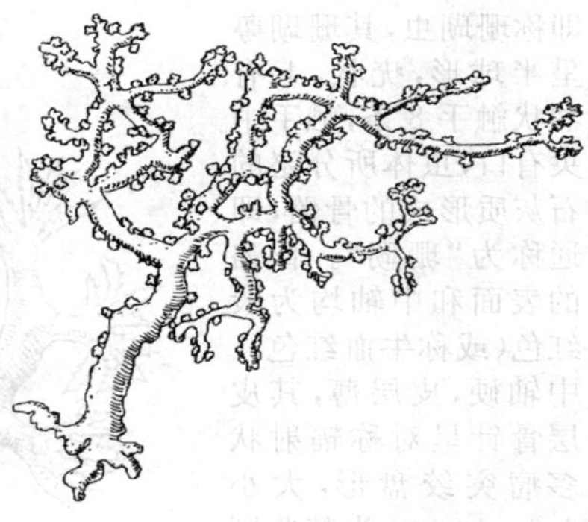
瘦长红珊瑚

【采收加工】　垂网入海底采捞。

【药材】　珊瑚 *Os Corallii*　主产于地中海、大西洋的深海中,我国南部沿海产量少。

性状　日本红珊瑚呈断碎的树枝状或短棒状,长 1～1.5 cm,直径 2～6 mm。表面红色而油润,部分呈黄色,具瓷样光泽,并有明显的细密纵沟,有的可见散在的小突起和小孔。质坚硬不易折断,断面中心部多呈黄色,粗大者呈空心筒状,细小者平坦无孔。气味均无。

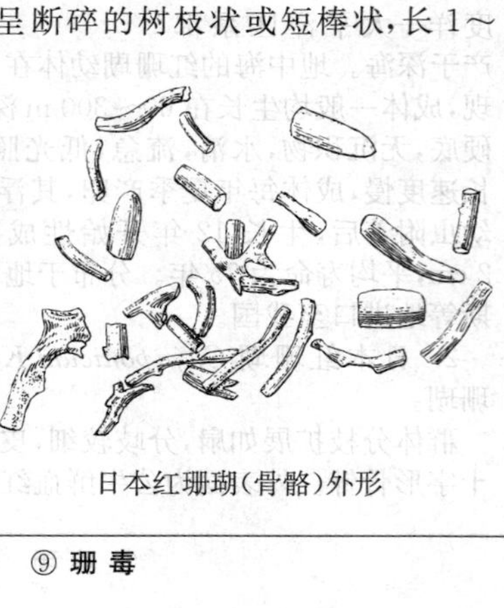
日本红珊瑚(骨骼)外形

鉴别　(1) 生物显微镜下,粉末呈半透明的具棱角状的颗粒,并可见少量的珊瑚虫触手残段。偏光镜下,可见颗粒状及纤维状晶粒,并有薄片状晶粒,其大小和排列方式不同,均为明显的正或负突起,明显的双折射和高级白的干涉色。

(2) 取粉末少许置载玻片上,滴加 2 mol/L 盐酸 1 滴,1 mol/L硫酸 1 滴,在显微镜下观察,有针状、针簇状或片状结晶(检查碳酸钙)。

(3) 热差分析:吸热为 165 ℃(宽),930 ℃(大);放热335 ℃(小),20～200 ℃增重 1%,200～940 ℃失重 44.5%。

【炮制】　取原药材,除去杂质,洗净,研成细粉,再水飞制成极细粉,干燥。

饮片性状　呈极细粉末状,粉红色或灰白色。以舌舔之无沙砾感。质重,气微,味淡。

贮干燥容器内,密闭,置阴凉干燥处。

【药性】　《新修本草》:"味甘,平,无毒。"

【功用主治】　去翳明目,安神镇惊,敛疮止血。主治目生翳障,惊痫,吐衄,烧烫伤。

1.《新修本草》:"主宿血,去目中翳。鼻衄,末,吹鼻中。"

2.《海药本草》:"主消宿血、风痫等疾。"

3.《日华子》:"镇心,止惊,明目。"

4.《纲目》:"点眼,去飞丝。"

【用法用量】　内服:研末,0.3～0.6 g。外用:研细末点眼;或调敷。

【选方】　1. 治小儿眼有障翳　珊瑚,细研如粉。每点时,取如黍米大,纳在翳上,日再点之。(《圣惠方》珊瑚散)

2. 治心神昏冒,惊痫卒倒,或怔忡烦乱　大红珊瑚、琥珀、真珠各一钱(研极细),人参、白术、当归、胆星各三钱(共研末)。和珊瑚等末,每服一钱,灯心汤调下。(《方脉正宗》)

3. 治心肺郁热,吐衄不止　大红珊瑚,徐徐研极细如粉。每服二分,百合煮成糊,调服。(《彭氏家抄方》)

4. 治水火烫伤　珊瑚研末,用麻油调涂患处。(《水产品营养与药用手册》)

【临床报道】　治疗骨缺损　应用珊瑚—bBMP 复合人工骨材料〔将具有高诱导成骨活性的牛骨形态发生蛋白(bBMP)与珊瑚人工骨复合制备而成〕,治疗 21 例不同情况骨缺损患者,随访病例骨缺损均于 4～6 月得到满意修复,肢体功能恢复良好。结论:珊瑚—bBMP 复合人工骨修复骨缺损疗效确切,是一种较为理想的骨缺损修复材料[1]。

3159 毒芹根 dú qín gēn (辽宁《中草药新医疗法资料汇编》)

【基原】　为伞形科毒芹属植物毒芹的根和根茎。

【原植物】　毒芹 *Cicuta virosa* L.　又名:走马芹(辽宁《中草药新医疗法资料汇编》),河毒(东北),野胡萝卜(新疆),野芹(江苏)。

多年生粗壮草本,高 60～120 cm。全株无毛。主根短缩,支根多数;根状茎绿色,内有明显横膈膜。茎单生,圆筒形,中空,有条纹,上部有分枝。叶片轮廓呈三角形或三角状披针形,长 10～20 cm,二至三回羽状分裂;最下部的羽片 3 裂至羽裂,裂片线状披针形或窄披针形,长 1.5～6 cm,宽 3～10 mm,边缘疏生钝或锐锯齿;较上部的茎生叶分裂,形状同基生叶;最上部的茎生叶一至二回羽状分裂,末回裂片狭披针形,长 1～2.5 cm,宽 2～5 mm,边缘疏生锯齿。复伞形花序顶生或腋生，花序梗长 2.5～10 cm；总苞片 1 或无，线形；伞辐 6～25；小总苞片多数，线状披针形。小伞形花序有花15～35；萼齿明显，卵状三角形；花瓣白色，倒卵形或近圆形，先端有内折的小舌片；花柱基扁压。双悬果近卵圆形，长、宽均 2～3 mm，合生面收缩，主棱阔，木栓质，每棱槽内有油管 1，合生面 2，胚乳腹面微凹。花果期 7～8 月。

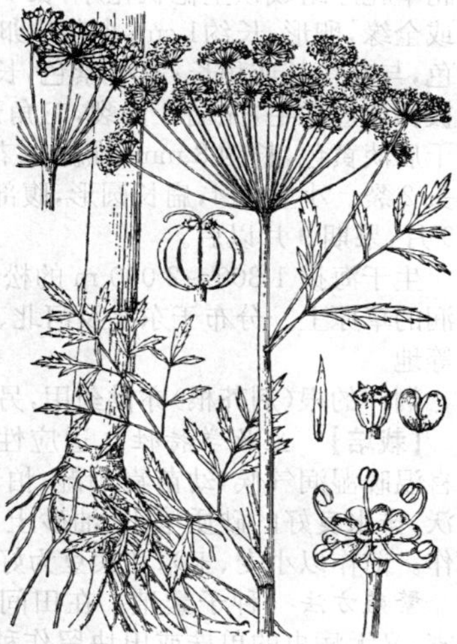

毒芹

生于海拔 400～2 900 m的杂木林下、沟边、沼泽地、湿地。分布于华北、东北及四川、陕西、新疆等地；历史上江苏兴化有栽培。

【采收加工】 5～10 月采挖，除去地上部分，鲜用或晒干。

【药材】 毒芹根 *Radix et Rhizoma Cicutae Virosae* 主产于辽宁。

性状 根茎粗大，短柱状或块状，长 2～4(～5)cm，直径 2～3.5 cm。表面棕黄色或枯草黄色，纵切面观可见髓部中空并具若干横隔；顶端连接粗大茎基，茎中空，节处有横隔；条状须根多数，生块茎上者簇生，生茎基上者于节部轮生，长 8～15 cm，直径 2～4 mm，表面黄棕色，具纵皱纹，并见支根或支根痕。质松，易折断，断面黄白色，皮部多见裂隙及多数棕色细点状油室，木部圆形，亦见径向裂隙。气特异而久贮转微弱，味微辛。

鉴别 肥大不定根横切面：木栓层细胞数列，扁方形，棕色或暗棕色；栓内层中可见油管。韧皮部宽厚，具多数油管，圆形，细胞 10～20 余个，尚见小型细胞组成的筛管群；韧皮射线先端弯曲；裂隙较多。初生木质部常为四原型；次生木质部中木质束的外侧部分导管密集且伴有非木化纤维。

粉末特征：木栓层细胞多角形或方形，棕色或暗棕色，直径 29～47 μm。油管圆形，宽大，直径 65～179 μm，上皮细胞 10 数至 20 余个。导管多为梯纹，亦见网纹或螺纹，直径 15～34 μm。

【成分】 根茎含毒芹素(cicutoxin)、毒芹醇(cicutol)[1]。

【药性】 辛、微甘，温，大毒。

1.《黑龙江中药》："味甜。"

2.《新疆中草药》："甘，寒，有毒。"

【功用主治】 拔毒，祛瘀，止痛。主治急、慢性骨髓炎，痛风，风湿痛。

1.《辽宁常用中草药手册》："治疗急性或慢性骨髓炎已成瘘道或长期不愈者。"

2.《新疆中草药》："消肿杀虫。灭蝇蛆。"

3.《全国中草药汇编》："拔毒祛瘀，灭臭虫。"

4.《东北药用植物》："治慢性发疹病，癫痫，破伤风，产褥期痉挛，痛风或风湿，神经痛。"

【用法用量】 外用：捣敷；或研末调敷。

【宜忌】 本品有剧毒，严禁内服。

《黑龙江中药》："根茎味甜，故能引诱误食招致中毒。"

【选方】 治骨髓炎 毒芹根适量。洗净后，以石器捣碎（忌铁器），晾干，研成细末，以鸡蛋清调后敷疮面；或用鲜毒芹捣碎，调鸡蛋清敷疮面。每日上药 1 次，连上 3～5 次。（辽宁《中草药新医疗法资料选编》）

3160 哉果 zāi guǒ（《晶珠本草》）

【基原】 为伞形科棱子芹属植物西藏棱子芹的根或全草。

【原植物】 西藏棱子芹 *Pleurospermum hookeri* C. B. Clarke var. *thomsonii* C. B. Clarke［*P. dochenense* W. W. Smith.；*P. tibetanicum* Wolff］

多年生草本，高 20～40 cm。全株无毛。根细圆柱形，暗褐色，径 4～6 mm。茎直立，单一或丛生，圆柱形，有条纹。茎生叶多数，连叶柄长 10～20 cm；叶片轮廓三角形，二至三回羽状分裂，羽片 7～9 对，一回羽片披针形或卵状披针形，末回裂片宽楔形，长宽各约 5 mm，羽片深裂呈线形小裂片；茎上部叶与基生叶同形，叶柄呈鞘状。复伞形花序顶生或侧生；总苞片 5～7，线状披针形，顶端尾状分裂，边缘淡褐色透明膜质；伞辐 6～12；小总苞片7～9，与总苞片同形；小伞形花序花多数，萼齿狭三角形；花瓣白色，近圆形；花药暗紫色；花柱短，叉开。双悬果卵圆形，长3～4 mm，果棱有狭翅，每棱槽内有油管 3，合生面油管 6。花期 8 月，果期9～10 月。

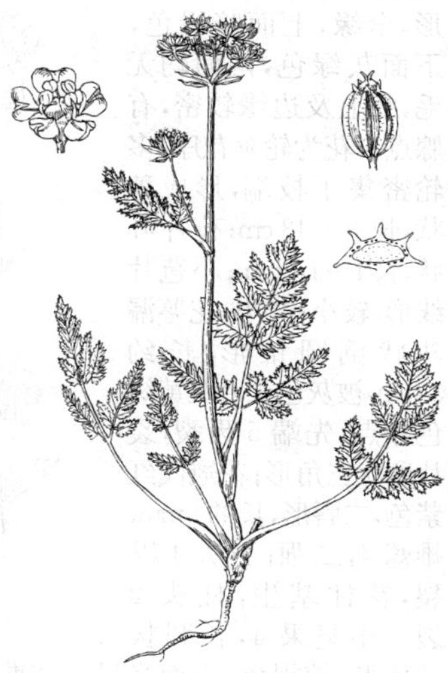

西藏棱子芹

生于海拔3 500～4 500 m 的山地草坡上。分布于四川、云南、甘肃、青海、西藏等地。

【采收加工】 7～10 月采收，晒干。

【成分】 西藏棱子芹全草含黄酮类：川陈皮素(nobiletin)，镰叶芹二醇(falcarindiol)，异甘草次苷元(isoliquiritigenin)，甘草查耳酮(licochalcone)A。又含杜鹃花酸(azelaic acid)，反式阿魏酸(*trans*-ferulic acid)，4，22-豆甾二烯-3-酮(stigmasta-4，22-dien-3-one)，月桂醛(lauric anhydride)，β-谷甾醇(β-sitosterol)[1]。

【药性】《西藏常用中草药》："性温，味辛。"

【功用主治】 理气健胃，活血利湿。主治消化不良，腹痛，肾炎，腰痛，月经不调，黄水病。

1.《晶珠本草》："治黄水病，腰肾寒症。"

2.《西藏常用中草药》："理气活血止痛。治月经不调，瘀滞腹痛。"

3.《青藏高原药物图鉴》："滋补健胃。治肾炎，腰痛，消化不良，黄水等。"

【用法用量】 内服：煎汤，3～9 g；或入丸、散。

3161 荆芥 jīng jiè （《吴普本草》）

【异名】 假苏、鼠蓂（《本经》），姜芥（《别录》）。

【基原】 为唇形科裂叶荆芥属植物裂叶荆芥和多裂叶荆芥的茎叶和花穗。

【原植物】 1. 裂叶荆芥 *Schizonepeta tenuifolia* (Benth.) Briq. [*Nepeta tenuifolia* Benth.] 又名：香荆芥（河北），四棱杆蒿（北方各省），小茴香（四川）。

一年生草本，高 60～100 cm。具强烈香气。茎直立，四棱形，上部多分枝，基部棕紫色。全株被灰白色短柔毛。叶对生；茎基部的叶片无柄或近无柄，羽状深裂，裂片 5，中部及上部叶无柄，羽状深裂，裂片 3～5，长 1～3.5 cm，宽 1.5～2.5 cm，先端锐尖，基部楔状渐狭并下延至叶柄，裂片披针形，全缘，上面暗绿色，下面灰绿色，两面均无毛，脉上及边缘较密，有腺点。花为轮伞花序，多轮密集于枝端，形成穗状，长 3～13 cm；苞片叶状，长4～17 mm；小苞片线形，较小；花小，花萼漏斗状倒圆锥形，长约 3 mm，被灰色柔毛及黄绿色腺点，先端 5 齿裂，裂片卵状三角形；花冠浅红紫色，二唇形，长约4 mm；雄蕊 4，二强；子房 4 纵裂，花柱基生，柱头 2 裂。小坚果 4，长圆状三棱形，棕褐色，表面光滑。花期 7～9 月，果期 9～11 月。

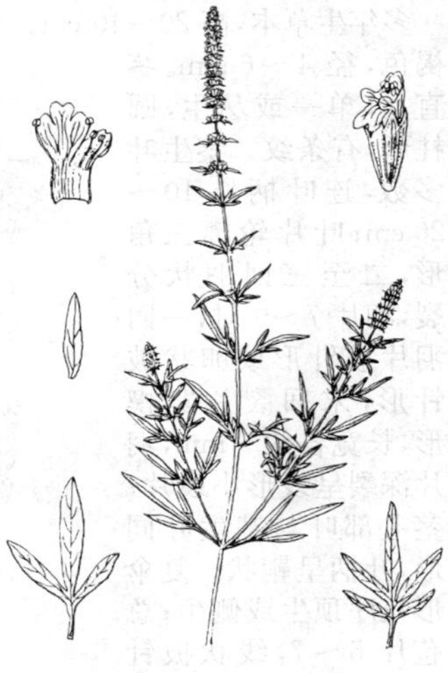

裂叶荆芥

生于山坡路旁或山谷、林缘。海拔在 540～2 700 m 之间。分布于河北、山西、黑龙江、辽宁、河南、四川、贵州、陕西、甘肃、青海等地；江苏、浙江、福建、云南等地有栽培。

2. 多裂叶荆芥 *S. multifida* (L.) Briq. [*Nepeta multifida* L.] 又名：裂叶荆芥（《中药志》）。

多年生草本，高可达 40～50 cm。茎基部木质化，上部四棱形，被白色长柔毛。叶对生；叶柄长约1.5 cm；叶羽状深裂，有时浅裂至全缘，裂片卵形或卵状披针形，全缘或具疏齿，长 2～3.4 cm，宽 1.5～2 cm，先端锐尖，基部近截形至心形，上面深绿色，微被柔毛，下面白黄色，被白色短硬毛，脉上及边缘被睫毛，有腺点。多数轮伞花序组成顶生穗状花序，长 6～12 cm；苞片叶状，深裂或全缘，卵形，长约1 cm；小苞片卵状披针形或披针形，带紫色，与花等长或稍长；花萼紫色，长约 5 mm，有 15 条脉，外被稀疏短柔毛，先端 5 齿裂，三角形；花冠二唇形，蓝紫色，干后淡黄色，长约 8 mm；雄蕊 4，花药淡紫色；花柱细长，柱头 2 裂。小坚果 4，扁长圆形，腹部稍具棱，褐色。花期 7～9 月，果期 9 月以后。

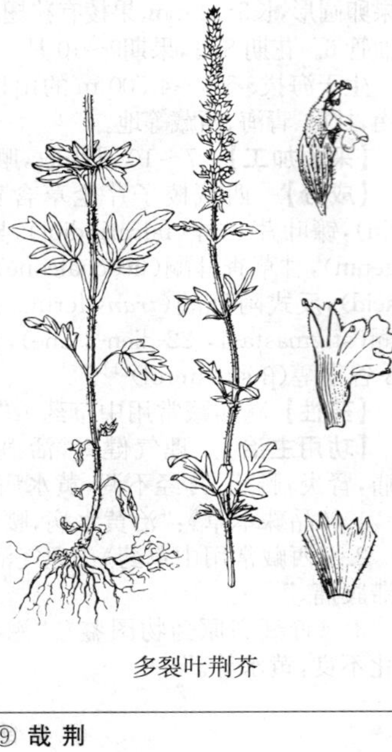

多裂叶荆芥

生于海拔 1 300～2 000 m 的松林林缘、山坡草丛中或湿润的草原上。分布于东北及河北、山西、内蒙古、陕西、甘肃等地。

荆芥的根（荆芥根）亦供药用，另设专条。

【栽培】 生物学特性 适应性强，我国南北均可栽培。喜温暖湿润气候，幼苗喜潮湿，怕干旱，忌积水。以疏松肥沃，排水良好的砂质壤土、油砂土、夹砂土栽培为宜。忌连作。前作以小麦、玉米和大豆为好。

繁殖方法 种子繁殖。在田间选择株壮、枝繁，穗多而密，又无病虫的单株或田块留作种用，种子需充分成熟、饱满、呈深褐色或棕褐色时采收。直播或育苗移栽法。春播，于 3 月下旬至 4 月上旬为适期；秋播于 9～10 月。穴播，行株距各 17～20 cm。每 1 hm^2 用种量 3.75～4.5 kg。条播行距 20 cm，深 5 cm。每 1 hm^2 用种量 7.5 kg。撒播，每 1 hm^2 用种量 7.5～11.25 kg。育苗移栽法，春播，4 月上旬撒播，每 1 hm^2 用种量 11.25～15 kg。5～6 月苗高约15 cm 时移栽，行株距行株距 20 cm×15 cm。

田间管理 苗期注意间苗、补苗。中耕除草 1～2 次，幼苗期浅锄，以免损伤幼苗。追肥以氮肥为主，适当施用磷钾肥。一般追肥 3 次。幼苗期遇旱及时浇水，遇涝及时排除积水。

病虫害防治 病害有立枯病，注意排水或选用高畦栽种，发病时用 50%多菌灵 1 000 倍液浇灌；茎枯病，与禾本科等植物轮作，选干燥地种植，雨季注意排水，增施磷、钾肥，加强田间管理，发病初期，喷 50%托布津、多菌灵可湿性粉剂 1 000 倍液，每 7～10 d 1 次，连续 2～3 次。虫害有银纹夜蛾、跳甲、小地老虎、蝼蛄等。另有菟丝子寄生于植株上，菟丝子开花前收获荆芥，减少来年为害，初期一旦发现，应立即彻底清除，并用 20%硫酸亚铁 100 倍液喷洒地面。

【采收加工】 8～9 月花开穗绿时割取地上部分，晒干。也可先摘下花穗，再割取茎枝，分别晒干。

【药材】 荆芥 *Herba Schizonepetae* 主产于河北、江苏、浙江、江西、湖北、湖南等地。

性状 本品茎呈方柱形，上部有分枝，长 50～80 cm，直径 0.2～0.4 cm；表面淡黄绿色或淡紫红色，被短柔毛；体轻，质脆，断面类白色。叶对生，多已脱落，叶片 3～5 羽状分裂，裂片细长。穗状轮伞花序顶生，长 2～9 cm，直径约 0.7 cm。花冠多脱落，宿萼钟状，先端 5 齿裂，淡棕色或黄绿色，被短柔毛；小坚果棕黑色。气芳香，味微涩而辛凉。

鉴别 (1) 茎横切面：表皮细胞 1 列，外壁厚而角质化；气孔少数；腺毛柄为单细胞，头部类圆形，2 细胞；腺鳞头部类圆形，8～13 细胞，直径约 85 μm，柄极短，单细胞；非腺毛 1～8 细胞，以 4～5 细胞多见，长约 700 μm，壁具疣状突起，茎四棱处表皮内侧为厚角组织；皮层 2～6 列细胞。中柱鞘纤维束断续成环，壁微木化。形成层不明显。木质部较宽，导管及木纤维主要分布在茎四棱处。射线 1～2 列细胞。中央为髓部。

粉末特征：黄棕色。宿萼表皮细胞垂周壁深波状弯曲。腺鳞头部8细胞，直径96～112 μm，柄单细胞，棕黄色。小腺毛头部1～2细胞，柄单细胞。非腺毛1～6细胞，大多具壁疣。外果皮细胞表面观多角形，壁黏液化，胞腔含棕色物。内果皮石细胞淡棕色，垂周壁深波状弯曲，密具纹孔。纤维直径14～43 μm，壁平直或微波状。

(2) 取荆芥全草挥发油2滴，放入小试管中，加乙醇2 ml溶解后加1%香草醛浓硫酸2滴，振摇混匀，滤液呈淡红色(检查胡薄荷酮)。

(3) 取荆芥全草挥发油2滴，加入小试管中，加2,4-二硝基苯肼试液0.5 ml，振摇，溶液显黄色，并呈混浊状。继将试管放入沸水浴中加热5 min，溶液澄清，分层，上层显红色(检查酮类成分)。

(4) 薄层色谱：取荆芥全草100 g切碎，按挥发油测定方法提取出挥发油，作供试品。以薄荷酮、胡薄荷酮和柠檬烯作对照品。上述供试品和对照品点于同一硅胶G(青岛)薄层板上，以己烷-乙酸乙酯(90∶10)展开，展距12 cm，取出晾干，喷以2,4-二硝基苯肼试剂，100 ℃加热5 min，供试品色谱中在与对照品色谱相应的位置上显相同的色斑。

品质标志　《中华人民共和国药典》2005年版规定：本品含挥发油不得少于0.60%；照高效液相色谱法测定，本品含胡薄荷酮($C_{10}H_{16}O$)不得少于0.020%。

【成分】　1. 裂叶荆芥　地上部分、穗、梗各含挥发油1.12%、1.69%、0.60%，其中主要成分均为胡薄荷酮(pulegone)，薄荷酮(menthone)，异薄荷酮(isomenthone)，异胡薄荷酮(isopulegone)。还含新薄荷醇(neomenthol)，薄荷醇(menthol)，辣薄荷酮(piperitone)，辣薄荷烯酮(piperitenone)，葛缕酮(carvone)，二氢葛缕酮(dihydrocarvone)，马鞭草烯酮(verbenone)等几十种[1]。

穗状花序含单萜类成分：荆芥苷(schizonepetoside) A、B[2]、C[3]、D、E，荆芥醇(schizonol)，荆芥二醇(schizonodiol)；黄酮类成分：香叶木素(diosmetin)，橙皮苷(hesperidin)，木犀草素(luteolin)[4]，芹菜素-7-O-葡萄糖苷(apigenin-7-O-β-D-glucoside)，木犀草素-7-O-葡萄糖苷(luteolin-7-O-β-D-glucoside[3]；酚酸类成分：咖啡酸(caffeic acid)，迷迭香酸(rosmarinic acid)，迷迭香酸单甲酯(rosmarinic acid monomethyl ester)，荆芥素(schizotenuin) A[5]，1-羧基-2-(3,4-二羟苯基)乙基-(E)-3-〔3-羟基-4-[(E)-1-甲氧基羰基-2-(3,4-二羟苯基)-乙烯氧基]〕丙烯酸酯{1-carboxy-2-(3,4-dihydroxyphenyl)ethyl-(E)-3-〔3-hydroxy-4-[(E)-1-methoxycarbonyl-2-(3,4-dihydroxyphenyl)ethenoxy]〕propenoate}等[6~8]。

2. 多裂叶荆芥　穗含挥发油1.34%，其中主要成分为胡薄荷酮和薄荷酮，还含：环己酮(cyclohexanone)，3-甲基环己酮，1-辛烯-3-醇，异松油烯(terpinolene)，乙酸-1-辛烯酯(octen-1-ol acetate)，4α,5-二甲基-3-异丙基八氢萘酮〔octahydro-4α,5-dimethyl-3-(1-methylethyl)naphthalenone〕，辣薄荷酮，丁香烯，马鞭草烯酮，环辛二烯酮(cyclooctenone)等十几种[9]。有机酸：二十四酸(tetracosanoic acid)，山萮酸(behenic acid)，琥珀酸(succinic acid)，去氧齐墩果酸(deoxyoleanolic acid)[10]，neoenneaanetetraoic acid，又含dehydrosylvestrene[11]。

【药理】　1. 解热和降温作用　荆芥煎剂4.4 g(生药)/kg腹腔注射，对伤寒、副伤寒甲菌苗与破伤风类毒素混合制剂所致家兔发热，有显著解热作用[1]。荆芥挥发油0.5 ml/kg灌胃，对正常大鼠有降体温作用，给药后1 h体温逐渐下降，3 h后较用药前体温可下降2.2 ℃，表明荆芥挥发油有降低正常大鼠体温的作用[2]。

2. 镇静作用　荆芥挥发油0.5 ml/kg腹腔注射，使家兔活动明显减少，四肢肌肉略有松弛，呈现镇静作用[2]。

3. 镇痛作用　荆芥水煎剂15 g/kg灌胃，给药后1 h，雌性小鼠热板法试验，使痛阈提高200%，4～5 h后提高300%[1]。荆芥油中主成分d-薄荷酮100 mg/kg灌胃，对小鼠醋酸扭体反应的抑制率为41.3%，其强度与氨基比林相当[3]。

4. 抗炎作用　荆芥挥发油主要成分胡薄荷酮100 mg/kg灌胃，对腹腔渗出的抑制率为39.8%，其抗炎作用强度与氨基比林大致相等。3-辛醇和β-蒎烯也有一定抗炎作用[3]。荆芥花蕾中所含苯并呋喃基丙烯酸衍生物也有明显抗炎作用，在体外对3α-羟基类固醇脱氢酶的IC_{50}为2.4 μg/ml[4]。

5. 止血作用　荆芥炭脂溶性提取物(StE)有显著止血作用，42 mg/kg给大鼠灌胃，22 mg/kg给兔灌胃或11.16 mg/kg给兔腹腔注射，可显著缩短动物的凝血酶原时间(PT)、凝血酶时间(TT)、白陶土部分凝血活酶时间(KPTT)、血浆复钙时间(RT)和优球蛋白溶解时间(ELT)，并能抑制纤溶活性(FA)；30 mg/kg能明显缩短肝素化小鼠的凝血时间，具有体内抗肝素作用[5~7]。但另有报道，荆芥在0.01～0.04 g(生药)/ml时，有强大的抗凝血酶作用[8]。

6. 对心脏的作用　荆芥油4 μg/ml使离体蟾蜍心脏心率减慢和心收缩力代偿性增强。当浓度提高至0.04 mg/ml时，能明显抑制心脏收缩，直至停搏，但换液后仍可恢复跳动[2]。荆芥花所含迷迭香酸有钙拮抗剂作用，其抑制尼群地平与兔骨骼肌膜蛋白结合的IC_{50}为1.2×10^{-6} mol/L[9]。

7. 对肠管和子宫平滑肌的作用　荆芥水煎剂对兔十二指肠平滑肌有较强的抑制作用[1]。StE对大鼠离体子宫有一定兴奋作用，浓度为8.0×10^{-6} g/ml时开始作用，达1.6×10^{-5} g/ml时兴奋作用增强，但达3.2×10^{-5} g/ml时兴奋作用消失[7]。

8. 对机体免疫功能的影响　荆芥油对致敏豚鼠平滑肌的慢反应物质(SRS-A)释放有抑制作用，并能直接拮抗SRS-A所致豚鼠回肠的收缩，表明其有抗SRS-A作用。荆芥油对大鼠被动皮肤过敏反应(PCA)均有一定抑制作用[2]。荆芥穗50%甲醇提取物，在0.05 g(生药)/ml时有中等强度的抗补体作用。从该提取物中分离出的香叶木素、木犀草素和荆芥醇在1.5 mg/ml时均显示有一定程度的抗补体作用[10]。

9. 抗氧化作用　荆芥甲醇提取物中含有能抑制大鼠脑匀浆过氧化脂质(LPO)生成的物质。在这些物质中，迷迭香酸相关化合物的作用较强，并在甲酯化后活性增强[11]。

10. 抗微生物作用　荆芥100%浸液在试管内对痢疾杆菌、变形杆菌、肺炎杆菌、伤寒杆菌、大肠杆菌和金黄色葡萄球菌等也有不同程度的抑制作用[12]。50%荆芥水煎剂有明显抑制流感病毒A3的作用[13]。

11. 其他作用　荆芥提取物对地西泮受体、多巴胺受体、血管紧张素Ⅱ受体有轻度抑制作用，对胆囊收缩素、β-羟基-β甲基戊二酸辅酶A(HMG-CoA)还原酶有较明显的抑制作用[14]。此外荆芥对磷酸二酯酶[15]和腺苷酸环化酶[16]有抑制作用。

毒性　荆芥水煎剂小鼠腹腔注射的 LD_{50} 为 39.8 g(生药)/kg[1]。荆芥油小鼠灌胃的 LD_{50} 为 1.1 ml/kg[2]。荆芥炭脂溶性提取物(StE)小鼠灌胃的 LD_{50} 为 2.652 g/kg,相当原炭药 41.90 g/kg,为临床剂量的 244～367 倍。StE 小鼠腹腔注射的 LD_{50} 为 1.945 g/kg[17]。

【炮制】 1. 荆芥　取原药材,除去残根及杂质,喷淋清水,洗净,润透,切段,晒干。

2. 荆芥穗　摘取花穗,筛去灰尘,切段。

3. 炒荆芥　取荆芥段置锅内,用文火加热,炒至微黄色,取出放凉。

4. 荆芥炭　取荆芥段,置锅内,用武火加热,炒至表面黑褐色,内部焦褐色时,喷淋清水少许,灭尽火星,取出,晾干,凉透。荆芥炭有止血功能,用于便血、崩漏。

5. 荆芥穗炭　取净芥穗,置锅内,用武火加热,炒至表面焦黑色,内部焦褐色时,喷淋清水少许,灭尽火星,取出,晾干,凉透。荆芥穗炭凉血、止血。

6. 醋荆芥　取荆芥段加醋炒至大部黑色,存性为度。每荆芥段 100 kg,用米醋 10 kg。

7. 蜜荆芥　取炼蜜用适量开水稀释后,加入净荆芥段拌匀稍闷,置锅内,用文火加热,炒至表面黄色,不粘手为度,取出放凉。每荆芥段 100 kg,加炼蜜 25 kg。

饮片性状　荆芥、荆芥穗为不规则的小段,参见"药材"项。炒荆芥表面焦黄色,气味稍弱。荆芥炭表面黑褐色,内部焦褐色,略具香气,味苦而辛。醋荆芥色泽加深,略具醋气。蜜荆芥表面显黄火色,味微甜。

贮干燥容器内,醋荆芥、蜜荆芥密闭,置阴凉干燥处,防潮。荆芥炭防复燃。

【药性】 辛、微苦,微温。归肺、肝经。

1.《本经》:"味辛,温。"

2.《别录》:"无毒。"

3.《医学启源》:"味辛苦。"

4. 张洁古:"气味俱薄,浮而升,阳也。"(引自《纲目》)

5. 王好古:"肝经气分药也,能搜肝气。"(引自《纲目》)

6.《滇南本草》:"性微温。"

7.《雷公炮制药性解》:"入肺、肝二经。"

8.《药品化义》:"味辛兼苦,性凉,能升能降。"

【功用主治】 祛风,解表,透疹,止血。主治感冒发热,头痛,目痒,咳嗽,咽喉肿痛,麻疹,风疹,痈肿,疮疥,衄血,吐血,便血,崩漏,产后血晕。

1.《本经》:"主寒热,鼠瘘,瘰疬生疮,破结聚气,下瘀血,除湿痹。"

2.《药性论》:"治恶风贼风,口面㖞斜,遍身顽痹,心虚忘事,益力添精。主辟邪毒气,除劳。""主通利血脉,传送五脏不足气,能发汗,除冷风;又捣末和醋封毒肿。"

3.《本草拾遗》:"《新注》云,产后中风身强直,研末酒和服。"

4.《食性本草》:"主血劳,风气壅满,背脊疼痛,虚汗,理丈夫脚气,筋骨烦痛及阴阳毒,伤寒头痛,头旋目眩,手足筋急。"

5.《日华子》:"利五脏,消食下气,醒酒。作菜生熟食并煎茶,治头风并汗出;豉汁煎治暴伤寒。"

6.《本草图经》:"治头风,虚劳,疮疥,妇人血风。"

7.《滇南本草》:"上清头目诸风,止头痛明目。解肺、肝、咽喉热痛,消肿,除诸毒,发散疮痈。治便血,止女子暴崩,清风热,通肺气鼻窍塞闭。"

8.《雷公炮制药性解》:"主结气,瘀血,酒伤食滞;能发汗,去皮毛诸风;凉血热,疗痛痒诸疮。其穗治产晕如神。"

9.《痧胀玉衡》:"透肌解表,散痧毒,痧筋隐隐不发者,非此不现。"

【用法用量】 内服:煎汤,3～10 g;或入丸、散。外用:煎水熏洗;捣烂敷;或研末调散。祛风解表生用,止血炒炭用。

【宜忌】 表虚自汗,阴虚头痛者禁服。

1.《药性论》:"久食动渴疾。"

2.《食疗本草》:"多食熏人五脏神。"

3.《纲目》:"反驴肉、无鳞鱼。"

4.《本草经疏》:"病人表虚有汗者忌之;血虚寒热而不因于风湿风寒者勿用;阴虚火炎面赤,因而头痛者,慎勿误入。"

5.《苇航纪谈》:"凡服荆芥风药忌食鱼。"(引自《纲目》)

【选方】 1. 治风热头痛　荆芥穗、石膏等分。为末,每服二钱,茶调下。(《永类钤方》)

2. 治寒邪伏于肺肝,头目眩疼,鼻流清涕,目珠胀疼,羞明怕日　荆芥穗一钱,白菊花一钱五分,川芎一钱,栀仁二钱(炒)。引用灯心草煎服。(《滇南本草》)

3. 治风痰上攻,头目昏眩,咽喉疼痛,涎涕稠黏　荆芥穗二两,牛蒡子(炒)一两,薄荷一两。为末,食后,茶下三钱。(《扁鹊心书》)

4. 治风热齿痛　荆芥、薄荷、细辛等分。为末。每服二钱,以沸汤点,漱口含咽,并用搽牙。

5. 治隐疹　赤小豆、荆芥穗。晒为末。鸡子清调,薄傅。(4、5 方出自《直指方》)

6. 治疔肿　荆芥一握,切,以水五升,煮取二升,冷分二服。(《药性论》)

7. 治风毒瘰疬,赤肿痛硬　鼠粘子一升(微炒),荆芥穗四两。捣粗罗为散。每服三钱,以水一中盏,煎至五分,去滓,入竹沥半合,搅匀服之,日三服。(《圣惠方》)

8. 治阴囊肿大　荆芥穗一两,朴硝二两。上为粗末。萝卜、葱白同煎汤淋洗。(《洁古家珍》失笑散)

9. 治痔漏肿痛　荆芥煮汤,日日洗之。(《简便单方》)

10. 治脚丫湿烂　荆芥叶捣敷之。(《简便单方》)

11. 治子宫不收　荆芥穗、藿香叶、臭椿树皮。煎汤熏,即入。(《世医得效方》)

12. 治口鼻俱出血　荆芥一握,烧灰,置地上出火毒,细研。每服三钱,陈米汤下。(《急救仙方》)

13. 治损伤吐唾出血　荆芥穗、淡竹茹、当归(切、焙)各八两。上三味,粗捣筛。每服三钱匕,水一盏,煎至七分,临熟入地黄汁少许搅匀,去滓温服,不计时候。(《圣济总录》荆芥汤)

14. 治小便尿血　荆芥(锉碎)一合,大麦一合(生),黑豆一合(生),甘草二钱(生)。上件拌匀,用水一盏半,煎至一盏,去滓,作两次温服,食后、临卧。(《杨氏家藏方》归血散)

15. 治大便出血　荆芥,炒,为末。每米饮服二钱,妇人用酒下。亦可拌面作馄饨食之。(《经验方》)

16. 治妇人血崩及白痢、血痢　荆芥、楮树皮等分。锉散。治血崩,每服二钱,水一盏,煎至七分,去滓放温服;如血痢,则为末,冷醋调,徐徐呷服;白痢,热醋调下。(《世医得效方》)

17. 治产后血晕,眼前生花,甚则令人闷绝不知,口噤,神昏气冷　荆芥一两,川芎半两,泽兰叶、人参各一分。上为末,用温酒、热汤各半盏,调一钱急灌之。下咽即开眼,气定

即醒。(《妇人良方》清魂散)

18. 治破伤风　荆芥(炒黄)五钱,鱼鳔五钱,黄蜡五钱,艾叶三斤。入无灰酒一碗,重汤煮熟饮之。汗出愈,百日内忌鸡。(《鲟溪单方选》)

19. 治一切风,口眼偏斜　青荆芥一斤,青薄荷一斤。一处砂盆内研,生绢绞汁,于磁器内煎成膏,余滓三分,去一分,将二分滓日干为末,以膏和为丸,如梧桐子大。每服二十丸。早至暮可三服。忌动风物。(《经验后方》)

20. 治小儿惊痫　荆芥穗二两,白矾一两(半生半枯)。上药为末,面糊为丸,黍米大,米砂为衣。每服二十丸,姜汤送下。(《丹溪心法》三痫丸)

【临床报道】 1. 治疗出血症　治疗组 107 例内、五官和妇科各类出血患者,给予止血宁胶囊(中药炮制品荆芥炭提取物 StE 的口服制剂),一般 100～200 mg/d,重症病例可酌情增加剂量至 400～500 mg/d。每日剂量分为 2～4 次口服。3 d 为 1 个疗程。一般以 2～4 个疗程为限,慢性出血病例可适当延长用药时间。对照组 93 例,予常规止血药。治疗组有效率为 98.13%、治愈率达 65.42%,而对照组有效率、治愈率分别为 81.72%和 22.58%;经统计学处理,两者具有显著差异[1]。

2. 治疗扁平疣　64 例患者,病程 3 个月至 2.5 年,用新鲜荆芥叶捣烂成糊状敷于面部皮损处,10 min 后再用温水清洁面部即可,每日 1 次,连用 3 d 后,再隔日 1 次,有感染者先行抗感染治疗。治愈 62 例,2 例失去联系未复诊。敷药后扁平疣颜色变深,逐渐萎缩干燥,表面角化脱落。疗程 10～30 d,治愈后皮损恢复正常。追踪随访 1 年,均未复发[2]。

【各家论述】 1.《宝庆本草折衷》:"续说云,(荆芥)旧经言性温,固失本真,张松性寒之说,尤其太过。今稽之方书,参其治疗,酌以平凉二字,而订之于薄荷条后,并论之矣。"

2.《纲目》:"荆芥,入足厥阴经气分,其功长于祛风邪,散瘀血,破结气,消疮毒。盖厥阴乃风木也,主血而相火寄之,故风病、血病、疮病为要药。"

3.《本草经疏》:"假苏,入血分之风药也,故能发汗。其主寒热者,寒热必由邪盛而作,散邪解肌出汗,则寒热自愈。鼠瘘由热结于足少阳、阳明二经火热郁结而成,瘰疬为病亦属二经故也。生疮者,血热有湿也,凉血燥湿,疮自脱矣。破积聚气者,辛温解散之力也。下瘀血入血分,辛以散之,温以行气之功也。痹者,风寒湿三邪之所致也,祛风燥湿散寒,则湿痹除矣。"

3162 荆芥根 jīng jiè gēn (《纲目》)

【基原】 为唇形科裂叶荆芥属植物裂叶荆芥 *Schizonepeta tenuifolia* (Benth.) Briq. 和多裂叶荆芥 *S. multifida* (L.) Briq. 的根。

【原植物】 参见"荆芥"条。

【采收加工】 7～10 月挖取根部,晒干,或鲜用。

【功用主治】 止血,止痛。主治吐血,崩漏,牙痛,瘰疬。

【用法用量】 内服:研末,每次 3～5 g;或鲜品捣汁。

【选方】 1. 治非时吐血　荆芥连根洗净,捣汁半盏饮之。(《产育宝庆集》)

2. 治崩漏年深　荆芥根(瓦上焙干焦,存性)、茴香各等分。上为末。每服三钱,温酒调下。只一服即效。(《朱氏集验》)

3. 治风热牙痛　荆芥根、乌桕根、葱根等分。煎汤频含漱之。(《纲目》)

4. 治瘰疬溃烂　荆芥根下一段,剪碎,煎沸汤,温洗良久,看烂破处紫黑,以针一刺,去血再洗;用樟脑、雄黄等分,为末,麻油调扫上,出水,次日再洗再扫,以愈为度。(《活法机要》)

3163 茜草 qiàn cǎo (《本草经集注》)

【异名】 茹藘(《诗经》),茹卢本(《五十二病方》),茅蒐(《毛诗传》)蒐茹(《黄帝内经》),蒐(《说文》),茜根(《本经》),蒨草、地血、牛蔓(陆玑《诗疏》),芦茹(《刘涓子鬼遗方》),血见愁(《土宿本草》),过山龙(《格致余论》),地苏木、活血丹(《纲目拾遗》),红龙须根(《贵州民间方药集》),沙茜秧根(《河南中药手册》),五爪龙、满江红、九龙根(《江苏省植物药材志》),红棵子根、拉拉秧子根(《山东中药》),小活血龙(《浙江民间草药》),土丹参、四方红根子(《闽东本草》),红茜根(《江苏省药材志》),入骨丹、红内消(《中药志》)。

【基原】 为茜草科茜草属植物茜草的根及根茎。

【原植物】 茜草 *Rubia cordifolia* L. [*Rubia akane* Nakai] 又名:卢茹(《五十二病方》),染绯草(《蜀本草》),西天王草、四岳近阳草、铁塔草、风车草(《土宿本草》),五叶藤(《履巉岩本草》),土茜苗(《救荒本草》),八仙草(《纲目拾遗》),锯子草(《植物名实图考》),四轮草、穿骨草、山龙草、拈拈草、涩涩草、草本入骨丹、红根藤、红根草、锯锯草、粘蔓草、破血丹、小女儿红。

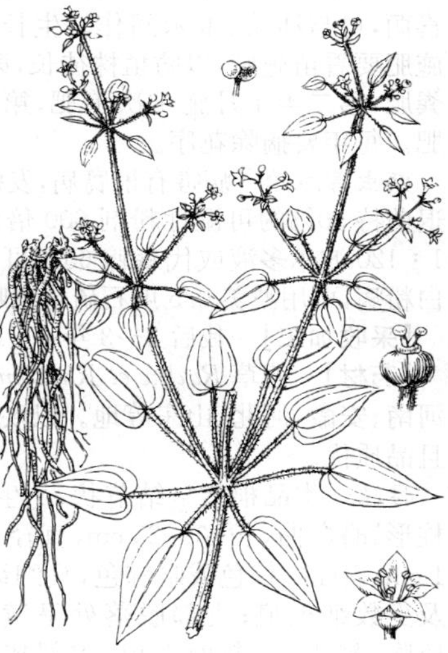

茜　草

多年生攀缘草本。根数条至数十条丛生,外皮紫红色或橙红色。茎四棱形,棱上生多数倒生的小刺。叶四片轮生,具长柄;叶片形状变化较大,卵形、三角状卵形、宽卵形至窄卵形,长 2～6 cm,宽 1～4 cm,先端通常急尖,基部心形,上面粗糙,下面沿中脉及叶柄均有倒刺,全缘,基出脉 5。聚伞花序圆锥状,腋生及顶生;花小,黄白色,5 数;花萼不明显;花冠辐状,直径约 4 mm,5 裂,裂片卵状三角形,先端急尖;雄蕊 5,着生在花冠管上;子房下位,2 室,无毛。浆果球形,直径 5～6 mm,红色后转为黑色。花期 6～9 月,果期 8～10 月。

生于山坡路旁、沟沿、田边、灌丛及林缘。分布于全国大部分地区。

茜草的地上部分(茜草藤)亦供药用,另设专条。

此外,作为茜草使用的还有:①大叶茜草 *Rubia schumanniana* Pritz. 为四川茜草的主流品种,云南、广西也作茜草使用。②披针叶茜草 *R. lanceolata* Hayata　四川、贵州将根、藤一起收购当茜草使用,福建、广西、陕西南部也作茜草使用。③钩毛茜草 *R. oncotricha* Hand. -Mazz. 云南作茜草收购。④红花茜草 *R. podantha* Diels 形态与上种相似，云南丽江、大理地区当茜草收购。⑤洋茜草 *R. tinctorum* L. 新疆作茜草收购使用。⑥膜叶茜草 *R. membranacea* (Franch.)Diels 四川、云南、陕西南部民间以根作茜草使用。⑦金剑草 *R. alata* Wall. 四川、贵州当茜草使用。⑧林茜草 *R. sylvatica* Nakai 东北地区当茜草收购。⑨狭叶茜草 *R. truppeliana* Loes. 山东烟台当茜草使用。⑩光茎茜草 *R. wallichiana* Dence. 云南当茜草使用。⑪卵叶茜草 *R. ovatifolia* Z. Y. Zhang 四川、陕西南部当茜草使用。

【栽培】 生物学特性　喜温暖湿润气候。适应性较强，南、北各地均可栽培。以肥沃的砂质壤土栽培为宜。

繁殖方法　种子繁殖、扦插繁殖或分株繁殖。种子繁殖：10月种子成熟时采收。10月下旬或翌年3月上旬播种，按行距30～50 cm开浅沟，条播，覆土压实。扦插繁殖：2～3月，选择呈圆形而未枯的老藤，剪成3个节以上约33 cm长的插条，在已整好的地上，开1.3 m宽的畦，按行株距50 cm×33 cm开穴，深15～20 cm，每穴插2～3根，插条顶端露出畦面，填土压紧，浇水。分株繁殖：11月上旬或3月，将植株根部挖起，剪去粗根入药，留下根茎分切成每丛有芽2～3个，并带有9 cm长须根的小段，按行株距35 cm×30 cm，深20 cm开穴，每穴栽种1株，覆土，压实，浇水。

田间管理　苗高30 cm左右，应搭支架以利生长。苗期喜荫，可与油菜、玉米间作。生长期注意松土除草、灌溉。施肥要看苗施肥，以防植株徒长，第一年4月下旬追施人畜粪肥，第二年4月施1次追肥，第三、第四年可增施磷、钾肥。每年要摘除花序。

病虫害防治　病害有根腐病，发病初期可用2%石灰水或退菌特50%的可湿性粉剂600倍液喷射；褐斑病，可用1∶1∶120波尔多液或代森锌65%可湿性粉剂600倍液喷射；白粉病，可用波美0.5度石硫合剂喷射。虫害有蚜虫等。

【采收加工】 栽后2～3年，于11月挖取根部，晒干。

【药材】 茜草 *Radix et Rhizoma Rubiae* 主产于陕西、河南、安徽、河北、山东等地。以陕西渭南、河南嵩县产量大且品质优。

性状　本品根茎呈结节状，丛生粗细不等的根。根呈圆柱形，略弯曲，长10～25 cm，直径0.2～1 cm；表面红棕色或暗棕色，具细纵皱纹及少数细根痕；皮部脱落处呈黄红色。质脆，易折断，断面平坦，皮部狭，紫红色，木部宽广，浅黄红色，导管孔多数。无臭，味微苦，久嚼刺舌。

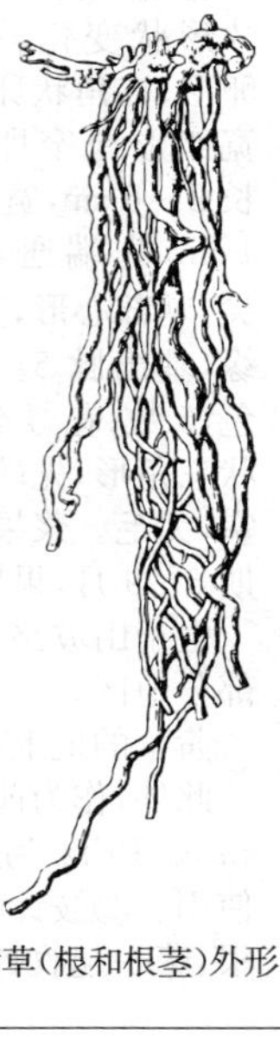

茜草(根和根茎)外形

鉴别　(1) 根横切面：木栓细胞6～12列，含棕色物。皮层薄壁细胞有的含红棕色颗粒，部分细胞含草酸钙针晶束，针晶束与根的长轴平行排列。韧皮部细胞较小，薄壁细胞亦含针晶束。形成层不甚明显。木质部占根的主要部分，全部木化，射线不明显。

(2) 取本品粉末0.2 g，加乙醚5 ml，振摇数分钟，滤过。滤液加氢氧化钠试液1 ml，振摇，静置使分层，水层显红色；醚层无色，置紫外光灯(365 nm)下观察，显天蓝色荧光。

(3) 薄层色谱：取本品粉末0.5 g，置锥形瓶中，加甲醇10 ml，超声处理30 min，滤过，滤液浓缩至约1 ml，作为供试品溶液。另取大叶茜草素对照品，加甲醇制成每1 ml含2.5 mg的溶液，作为对照品溶液。吸取上述两种溶液各5 μl，分别点于同一以羧甲基纤维素钠为黏合剂的硅胶G薄层板上，以石油醚(60～90 ℃)-丙酮(4∶1)为展开剂，展开，取出，晾干，置紫外光灯(365 nm)下检视。供试品色谱中，在与对照品色谱相应的位置上，显相同颜色的荧光斑点。

品质标志　《中华人民共和国药典》2005年版规定：照高效液相色谱法测定，本品含大叶茜草素($C_{17}H_{15}O_4$)不得少于0.40%。

【成分】 茜草根含蒽醌衍生物：茜草素(alizarin)，羟基茜草素(purpurin)，异茜草素(purpuroxanthine，xanthopurpurin)，异茜草素-3-O-β-D-葡萄糖苷[1～4]，1-羟基-2-甲氧基蒽醌(1-hydroxy-2-methoxyanthraquinone)等1-羟基蒽醌衍生物[2,5～7]；1，2-二羟基蒽醌-2-O-β-D-木糖(1→6)-β-D-葡萄糖苷〔1，2-dihydroxyanthraquinone-2-O-β-D-xylosyl(1→6)-β-D-glucoside，ruberythric acid〕[1]，1，3-二甲氧基-2-羧基蒽醌(1，3-dimethoxy-2-carboxyanthraquinone)，1，3-二羟基-2-甲基蒽醌(1，3-dihydroxy-2-methylanthraquinone，rubiadin)，1，3，6-三羟基-2-甲基恩醌，1，3，6-三甲基-2-甲基恩醌-3-O-(3′-O-2酰基)-2-鼠李糖(12)葡萄糖苷等1，3-二羟基蒽醌衍生物[2,3,6,8,9]，1，4-二羟基-2-乙氧基羰基蒽醌(1，4-dihydroxy-2-carboethoxy-anthraquinone)等1，4-二羟基蒽醌衍生物[4～8]；1-甲氧基-2-甲氧基甲基-3-羟基蒽醌(1-methoxy-2-methoxymethyl-3-hydroxyanthraquinone)，4-羟基-2-羧基蒽醌(4-hydroxy-2-carboxyanthraquinone)[6]，乌楠醌(tectoquinone)[7]，1-乙酰氧基-6-羟基-2-甲基蒽醌-3-O-α-鼠李糖-(1→4)-α-葡萄糖苷〔1-acetoxy-6-hydroxy-2-methylanthraquinone-3-O-α-rhamnosyl(1→4)-α-glucoside〕[9]，去甲虎刺醛(nordamnacantal)，大黄素甲醚(physcion)，1-羟基-2-甲基蒽醌(1-hydroxy-2-methylanthraquinone)[4]。

萘醌衍生物：2-氨基甲酰基-3-甲氧基-1，4-萘醌(2-carbamoyl-3-methoxy-1，4-naphthoquinone)，2-氨基甲酰基-3-羟基-1，4-萘醌(2-carbamoyl-3-hydroxy-1，4-naphthoquinone)[7]，2-羧甲基-3-异戊烯基-2，3-环氧-1，4-萘醌(2-carboxylmethyl-3-prenyl-2，3-epoxy-1，4-naphthoquinone)[10]等1，4-萘醌衍生物；大叶茜草素(mollugin，rubimaillin)[4]，二氢大叶茜草素(dihydromollugin)[11]，2′-甲氧基大叶茜草素(2′-methoxymollugin)，2′-羟基大叶茜草素(2′-hydroxymollugin)等大叶茜草素及其衍生物；还有钩毛茜草聚萘醌(rubioncolin)B[10]，去氢-α-拉杷醌(dehydro-α-lapachone)[7]，呋喃大叶茜草素(furomol-lugin)[12]，茜草内酯(rubilactone)[11]。

萘氢醌衍生物：2-甲酯基-3-异戊烯基-1，4-萘氢醌-双-β-D-葡萄糖苷(2-carbomethoxy-3-prenyl-1，4-naphthohydroquinone-di-β-D-glucoside)[8]，3-甲酯基-2-(3′-羟基)-异戊基-1，4-萘氢醌-1-O-β-D-葡萄糖苷〔3-carbomethoxy-2-(3′-hydroxy)-isopentyl-1，4-naphthohydroquinone-1-O-β-D-glucoside〕[11]等。

具抗癌作用的环己肽：RA(rubia akane)Ⅰ、Ⅱ、Ⅲ、Ⅳ[13]、Ⅴ、Ⅶ[14]、Ⅵ、Ⅷ[15]、Ⅸ、Ⅹ[16]、Ⅺ、Ⅻ、XⅢ、XⅣ[17]、XⅤ、XⅥ[18]；

三萜化合物：黑果茜草萜(rubiprasin)A、B，茜草阿波醇

(rubiarbonol) D[2]，齐墩果酸乙酸酯(oleanolic acid acetate)[5]，齐墩果醛乙酸酯(oleanolic aldehyde acetate)[12]。

其他：6-甲氧基都桷子苷酸(6-methoxygeniposidic acid)[11]，东莨菪素(scopoletol，scopoletin)，脂肪酸[5]，β-谷甾醇(β-sitosterol)及胡萝卜苷(daucosterol)[19]，茜草萜三醇(rubiatriol)[20]，右旋-异落叶松脂醇(isolariciresinol)[21]。

【药理】 1. 止血作用　家兔口服适量茜草温浸液 2～4 h内，或腹腔注射同种剂量之茜草液后 30～60 min 均有明显的促进血液凝固作用。表现为复钙时间、凝血酶原时间及白陶土部分凝血活酶时间缩短[1]。茜草还能明显地纠正肝素所引起的凝血障碍。家兔口服温浸液后，在体内可部分纠正肝素所致的复钙时间及白陶土部分凝血活酶时间的延长[2]。

2. 抗血小板聚集作用　在试管内，大叶茜草素对花生四烯酸(AA)和胶原诱导的家兔血小板聚集有很强的抑制作用，对血小板激活因子(PAF)诱导的聚集也有一定的抑制性。1，3，6-三羟基-2-甲基-蒽醌对胶原诱导的血小板聚集有很强抑制作用，1，3，6-三羟基-2-甲基蒽醌-3-O-(3′-O-乙酰基)-2-鼠李糖(1→2)葡萄糖苷、异茜草素-3-O-β-D-葡萄糖苷及异茜草素为胶原诱导的血小板聚集的选择性抑制剂[3]。

3. 升高白细胞作用　茜草的粗提取物具有升高白细胞作用[4]。茜草双酯对正常小鼠、犬的白细胞有升高作用，小鼠一次口服 2.5 mg/只，给药 8 h 后白细胞明显升高。犬一次口服 200 mg/只，给药 6 h 白细胞明显增加，18～24 h 达最高峰，48～72 h 逐渐恢复到给药前水平。茜草双酯还有促进小鼠骨髓造血干细胞增殖和分化的作用，防治环磷酰胺所致犬白细胞减少症[5]。

4. 抗癌作用　茜草根所含的环己肽类化合物 RA(rubia akane)-Ⅴ 10 mg/kg，RA-Ⅶ 4 mg/kg 腹腔注射，连续 5 d，对小鼠淋巴细胞白血病 P_{388} 均有显著疗效[6, 7]。RA-Ⅴ对小鼠淋巴白血病 L_{1210}、MM_2 乳腺癌；RA-Ⅶ对小鼠 L_{1210}、B_{16} 黑色素瘤、结肠腺癌 Colon-38、Lewis 肺癌、艾氏癌等有明显的活性[7]。小鼠体内肿瘤试验表明，从茜草根提取的有抗癌活性的单体 RC-18，能显著延长 P_{388}、L_{1210} 和 B_{16} 的小鼠寿命，但对 Lewis 肺癌和肉瘤 S_{180} 无明显抑制作用。RC-18 抗瘤谱的实验结果提示，RC-18 可能发展成为一种有效的抗癌剂[8]。此外，2-甲氧基羰基-3-异戊烯基-2，3-环氧-1，4-萘醌和二萘氢醌衍生物体外试验，对仓鼠肺(V_{79})细胞、淋巴白血病(P_{388})和人鼻咽癌细胞(KB)有抗癌活性。整体试验中对小鼠腹水型 S_{180} 有效[9]。

5. 对尿路结石的作用　茜草根提取液给大鼠灌服能明显提高尿液稳定性，降低尿石形成的危险性，且有一定的降尿钙作用[10]。

6. 对实验性心肌梗死的治疗作用　持续性结扎犬的左冠状动脉前降支，造成人工心肌梗死模型，静注用不同方法分离的茜草提取物茜Ⅰ、茜Ⅱ，均有降低 ST 段的抬高和缩小心肌梗死范围的作用[11]。茜草提取物的水溶部分给小鼠腹腔注射对麻醉犬的急性心肌缺血有保护作用，使心肌损伤范围减小，损伤程度减轻，能增加冠状动脉流量[12]。

毒性　小鼠腹腔注射油酸乙酯茜草双酯混悬液的 LD_{50} 为 3 012.4±66.4 mg/kg。犬长期毒性结果表明，每日口服茜草双酯 5.4 g/只，连续 90 d，未见毒性反应，剂量增至 9.6 g/只，则出现明显毒性反应，个别动物死亡[5]。茜草根提取物对沙门菌属伤寒杆菌 TA_{100} 和 TA_{98} 有致突变作用，主要由其活性物质蒽醌衍化物光泽定(lucidin)所致[13, 14]。

【炮制】 1. 茜草　取原药材，除去杂质，洗净润透，切厚片或段，干燥，筛去灰屑。生用凉血止血，活血祛瘀。

2. 茜草炭　取净茜草段或片，置锅内用武火加热，炒至表面焦黑色，内部棕褐色，喷淋清水少许，灭尽火星，取出再炒至水气逸尽，取出，晾干，凉透。炒炭后寒性降低，性变收涩，止血作用增强。

3. 炒茜草　取净茜草段或片，置锅内用文火加热，炒黄。

4. 酒制茜草　取净茜草片与黄酒拌匀，置锅内用文火微炒，取出，晾干。每茜草片 100 kg，用黄酒 25 kg。

饮片性状　茜草参见“药材”项。茜草炭形如茜草片或段，呈焦黑色，内部棕褐色。略具焦糊气，味苦。炒茜草形如茜草，表面焦黄色。酒制茜草形如炒茜草，微具酒气。

贮干燥容器内，置通风干燥处。酒制茜草密闭，茜草炭及时散热，防止复燃。

【药性】 苦，寒。归肝、心经。

1.《本经》：“味苦，寒。”

2.《别录》：“咸，平，无毒。”

3.《药性论》：“味甘。”

4. 杨士瀛：“色赤入营，气温，味酸入肝，兼咸走血。”(引自《要药分剂》)

5. 朱丹溪：“热。”(引自《纲目》)

6.《纲目》：“手、足厥阴血分之药。”

7.《本草经疏》：“入足厥阴，手、足少阴。”

【功用主治】 凉血止血，活血化瘀。主治血热咯血、吐血、衄血、尿血、便血、崩漏，经闭，产后瘀阻腹痛，跌打损伤，风湿痹痛，黄疸，疮痈，痔肿。

1.《本经》：“主寒湿风痹，黄疸，补中。”

2.《别录》：“止血，内崩下血，膀胱不足，踒跌，蛊毒。久服益精气，轻身。”“主痹及热中，伤跌折。”

3. 徐之才：“汁，制雄黄。”(引自《纲目》)

4.《日华子》：“止鼻洪，带下，产后血晕，乳结，月经不止，肠风痔瘘，排脓，治疮疖，泄精，尿血，扑损瘀血。”

5.《伤寒类要》：“治心瘅，烦心，心中热。”

6.《珍珠囊》：“去诸死血。”

7.《珍珠囊补遗药性赋》：“理风寒，解中虫毒。”

8.《纲目》：“通经脉，治骨节风痛。”

9.《本草经疏》：“行血凉血。”

10.《得宜本草》：“疗霉毒。”

【用法用量】 内服：煎汤，10～15 g；或入丸、散；或浸酒。

【宜忌】 脾胃虚寒及无瘀滞者慎服。

1.《本草经集注》：“畏鼠姑。”

2.《本草蒙筌》：“勿犯铜铁。”

3.《本草经疏》：“病人虽见血症，若加泄泻、饮食不进者，勿服。”

4.《本草正》：“气虚不摄血及脾寒者勿用。”

5.《本草汇言》：“精虚血少者，脾虚胃弱者，阴虚火胜者，俱禁用之。”

6.《本草从新》：“无瘀滞者忌投。”

7.《本草求真》：“血虚发热者忌用。”

【选方】 1. 治吐血不定　茜草一两。生捣罗为散。每服二钱，水一中盏，煎至七分，放冷，饭后服之良。(《简要济众方》)

2. 治吐血后虚热躁渴及解毒　茜草（锉）、雄黑豆（去皮）、甘草（炙、锉）各等分。上三味，捣罗为细末，井华水和丸如弹子大。每服一丸，温水化下，不拘时候。（《圣济总录》茜草丸）

3. 治衄血无时　茜草根、艾叶各一两，乌梅肉（焙干）半两。上为细末，炼蜜丸如梧子大。乌梅汤下三十丸。（《本事方》茜梅丸）

4. 治咯血、尿血　茜草 9 g，白茅根 30 g。水煎服。（《河南中草药手册》）

5. 治女子经水不通　茜草一两。黄酒煎，空心服。（《经验广集》）

6. 治跌打损伤　茜草根 30～60 g，水酒各半炖服；或茜草根和地鳖虫各 15 g，酒水各半炖服。（《福建药物志》）

7. 治风湿痛，关节炎　鲜茜草根 120 g，白酒 500 g。将茜草根洗净捣烂，浸入酒内 1 星期，取酒炖温，空腹饮。第一次要饮到八成醉，然后睡觉，覆被取汗，每日 1 次。服药后 7 d 不能下水。（《江苏验方草药选编》）

8. 治脚气并骨节风痛因血热者　茜草根一两，木瓜、牛膝、羌活各五钱。水煎服。（《本草汇言》）

9. 治黄疸　茜草根水煎代茶饮。（《本草汇言》引《方脉正宗》）

10. 治肾炎　茜草根 30 g，牛膝、木瓜各 15 g。水煎备用。另取童子鸡 1 只，去肠杂，蒸出鸡汤后，取汤一半同上药调服，剩下鸡肉和汤同米炖吃。（《福建药物志》）

11. 治热病，下痢脓血不止　茜根一两，黄芩三分，栀子一分，阿胶半两（捣碎，炒令黄燥）。上件药，捣筛为散。每服四钱，以水一中盏，煎至六分，去滓，不拘时候温服。（《圣惠方》茜根散）

12. 治脱肛不收　茜草、石榴皮各一握。酒一盏，煎七分，温服。（《圣惠方》）

13. 治牙痛　鲜茜草 30～60 g。水煎服。（《河南中草药手册》）

14. 治风热喉痹　茜草一两，作一服。降血中之火。（《丹溪治法心要》）

15. 治痈疽，蚀恶肉　漆头芦茹、矾石、硫黄、雄黄各二分。上四味捣筛，搅，令箸兑头，纳疮口中，恶肉尽止，勿使过也。（《刘涓子鬼遗方》芦茹散方）

16. 治疔疮　地苏木，阴干为末。重者八钱，轻者五钱，好酒煎服；如放黄者，冲酒服。渣罨疔上。（《纲目拾遗》）

17. 治乳痈　茜草、枸橘叶各 9 g。水煎，酌加黄酒服。外用鲜茜草茎叶捣烂敷患处。（《河南中草药手册》）

18. 治时行瘟毒，痘疮正发　煎茜草根汁，入酒饮之。（《奇效良方》）

19. 治干瘙（即疥）取茹卢本，𤆵之，以酒渍之，后日一夜，而以涂之，已。（《五十二病方》）

【临床报道】 1. 治疗软组织损伤　取茜草根 200 g，川军 100 g，共锉粗末，布包煮 20 min，先洗，温后敷患部，冷后放置，可再次加热使用。共治 300 例，用药 3～8 d，以肿胀全消，活动功能恢复为痊愈，反之为无效，仅肿消仍疼痛者为好转。结果：痊愈 260 例，好转 16 例，无效 2 例，不明者 22 例，治愈率为 86.67%[1]。

2. 治疗拔牙出血　茜草、1%呋喃西林、薄荷油各适量。先将茜草磨细，过 80 目筛，再加入后两药，调和拌匀，并用干热法间歇灭菌消毒（温度 80 ℃，每日 1 次，每次 1 h，连续 7 d）备用。拔牙后，用喷粉器将茜草粉喷洒于拔牙创内，创面不需再用纱布卷或棉球压迫。一般在喷药后 1～2 min，拔牙创内即有血块凝结。30 min 后复查创口，仍有出血者可再喷 1 次。如血块过高可除去，令患者漱口后，再喷药即能止血。喷药后 5 min 内拔牙创有血凝结且不出血者为有效，超过 15 min 仍有出血者为无效。共观察 1 041 例（拔牙 1 361 个），有效者 1 022 例，无效 19 例。无效者中有 17 例在喷药 15 min 拔牙创仍有出血或血块凝结较松，经去除过高或凝结较松之血块，漱口后再次喷药，均能止血；2 例失败，因拔牙时牙龈边缘有撕裂等。追踪观察 46 例术后 24～48 h 的情况，除 1 例血块凝结稍差外，余 45 例复查拔牙创，不但血块凝结良好，且无炎症[2]。

3. 治疗龋齿疼痛　茜草根（干）1 g，用纱布包好，放在消毒碗内，加乳汁（人乳或牛乳）10 ml，浸泡数分钟，待药液成淡红色即可应用。用时将茜草乳浸液用棉球或滴管滴入牙痛患者两眼的泪囊口处，每 1～2 min 滴 1 次，每滴 1 次可取出像虫一样的蛋白纤维样异物，数量不等，直至取完为止。共观察 1 700 例，一般 1 次止痛，少数病例 2 次止痛。用药后 30 min 症状减轻，1～3 h 症状消失[3]。

4. 治疗慢性结膜炎　观察组 214 例用茜草滴眼液治疗、对照组 49 例用常规抗生素滴眼液治疗。5 个疗程后停药、观察远期效果。显效率与总有效率观察组分别为 74.51% 和 94.14%，对照组为 38.89%和 66.67%，总有效率两组比较，差异有极显著性（$\chi^2<68.02$，$P<0.05$）[4]。

5. 治疗慢性气管炎　鲜茜草 18 g（干品 9 g），橙皮 18 g，加水 200 ml，煎成 100 ml。每日服 2 次，每次 50 ml。或将茜草、橙皮煎汁浓缩压片，每片 0.6 g（含生药茜草、橙皮各 0.5 g）。每日服 3 次，每次 10～15 片。皆 10 d 为 1 个疗程。治 123 例，1 个疗程后显效率为 40.7%；2 个疗程后显效率为 69.1%。据观察，喘息型疗效略优于单纯型；不吸烟者疗效较高；男性显效率高于女性；年龄小、病程短、病情轻者疗效均较好。茜草止咳作用较强，祛痰、平喘次之，并有一定的消炎作用；服药后肺部干、湿啰音及哮鸣音多数减少或消失。半年后随访 1 次，显效以上为 36.6%，复发率为 46.5%。1 年后第二次随访，显效以上仍为 33.3%，复发率为 65.2%。服药期间未发现严重的副作用[5]。

6. 治疗慢性肾炎血尿　52 例表现有明显血尿的慢性肾炎患者被随机分为两组，茜草双酯加泼尼松治疗者为治疗组 32 例，泼尼松为主治疗者为对照组 20 例。疗程均为 8 星期，观察两组治疗前后尿红细胞数的变化。结果治愈率治疗组为 53.1%，对照组 20%。两组比较有显著性差异（$P<0.05$）。提示茜草双酯有良好的消除慢性肾炎血尿的作用，又毒副作用小[6]。

7. 治疗小儿腹泻　治疗组 60 例，用茜草 50 g，水适量，浸泡，置灶煎煮 30 min 取汁，稍冷却至适温（>40 ℃）将小儿双足放入药汁中浸洗，揉搓脚心。至皮肤发红（不能过踝），每日 2 次。蒙脱石按说明口服，对照组 60 例，按说明单纯口服西药蒙脱石。每日 3 次，2 d 为 1 个疗程。治疗组总有效率为 96.7%，对照组总有效率 85%[7]。

【各家论述】 1.《纲目》："茜草，气温行滞，味酸入肝，而咸走血，专于行血活血。俗方治女子经水不通，以一两煎酒服之，一日即通，甚效。"

2.《本草经疏》："茜草，行血凉血之要药也。非苦不足以泄热，非甘不足以活血，非咸不足以入血软坚，非温少阳之气不足以通行，故主痹及疸。疸有五，此其为治，盖指蓄血发黄，而不专于湿热者也。痹者血病，行血软坚则痹自愈。

甘能益血而补中，病去血和，补中可知矣。苦寒能下泄热气，故止内崩及下血。除热，故益膀胱。踒跌则瘀血，血行则踒跌自安。凉无病之血，行已伤之血，故治蛊毒。《药性论》味甘主六极伤心肺，吐血泻血；《日华子》味酸止鼻洪，带下，产后血晕，乳结，月经不止，肠风痔瘘，排脓，治疮疖，泄精，尿血，扑损瘀血，皆取其凉血行血，苦寒泄热之功耳。”

3.《药义明辨》：“茜草，入肝与心包经，二经滞血为病宜此。方书用以疗吐血、衄血及尿血、泻血、诸热证，意主于从治而导瘀耳，非谓其性凉能止动血也。”

3164 茜草藤 qiàn cǎo téng（《四川中药志》）

【基原】 为茜草科茜草属植物茜草 *Rubia cordifolia* L. 的地上部分。

【原植物】 参见“茜草”条。

【采收加工】 7～10月采集，切段，鲜用或晒干。

【药材】 茜草藤 *Herba Rubiae* 产于四川、江苏、上海、浙江等地。

性状 干燥茎下端粗 3～4 mm，呈圆形，外表面淡紫红色或棕红色；上端茎呈四方形，枯绿色，茎的棱上有粗糙细毛刺。体轻，质脆，易断，断面平整，内心色白而松。茎节上轮生叶片，叶柄及叶背中肋上均有倒刺毛。叶多脱落。气微，味微苦。

【成分】 全草含茜草萜酸（rubifolic acid）及茜草香豆酸（rubicoumaric acid）[1]。

【炮制】 取原药材，除去杂质，洗净润软，切段，干燥，筛去灰屑。

饮片性状 为茎、叶混合，呈段状。

贮干燥容器内，置通风干燥处。

【药性】 苦，凉。

1.《履巉岩本草》：“凉，无毒。”

2.《四川中药志》1960年版：“性温，味苦，无毒；入心、肝、肾、大肠、小肠、心包络六经。”

【功用主治】 止血，行瘀。治吐血，血崩，跌打损伤，风痹，腰痛，痈毒，疔肿。

1.《履巉岩本草》：“大能活血，治便血等疾。”

2.《植物名实图考》：“行血，治腰痛。”

3.《民间常用草药汇编》：“止血，和血，行血。治风痹，寒湿，黄疸。”

4.《四川中药志》1960年版：“配成药酒，作打药、补药或调经药用。治风湿瘙痒、痒疮、粪毒发痒，煮水外洗。”

【用法用量】 内服：煎汤，9～15 g，鲜品 30～60 g；或浸酒。外用：煎水洗；或捣敷。

【宜忌】《四川中药志》1960年版：“凡血虚发热泄泻无瘀滞者均忌用。”

【选方】 1. 治热症吐血，妇女血崩，经出色黑 茜草茎 60 g。熬水服。（《四川中药志》1960年版）

2. 治跌打愈后，筋骨酸痛 干茜草头 24 g。合猪脚节炖服。（《泉州本草》）

3. 治疔疽 茜草鲜嫩叶略加食盐，捣烂，敷疔疽疮头。（《现代实用中药》）

4. 治痈肿 新鲜（茜草）茎叶适量。捣烂外敷。（《上海常用中草药》）

3165 荚蒾 jiá mí（《贵州草药》）

【异名】 酸汤杆（《贵州草药》）。

【基原】 为忍冬科荚蒾属植物荚蒾的茎、叶。

【原植物】 荚蒾 *Viburnum dilatatum* Thunb. 又名：猪婆子藤、糯米树、糯米子、招果（《湖南药物志》）。

落叶灌木，高达 3 m。树皮灰褐色；嫩枝被星状毛。叶对生；叶柄长 10～15 cm；叶宽倒卵形、倒卵形或宽卵形，长3～10 cm，宽 2～6 cm，先端急尖或渐尖，基部宽楔形，近圆形或近心形，边缘具三角状锯齿，上面疏被短柔毛或星状毛，下面有黄色小腺点并被星状毛，脉上毛尤密，脉腋有簇毛，侧脉 5～8 对，直达齿端。复伞形式聚伞花序稠密，生于具 1 对叶短枝之顶，直径 4～10 cm；花萼筒形，萼檐 5 齿裂；花冠白色微黄，辐状，径 4～5 mm，5 深裂；雄蕊 5，高出花冠；花柱高出萼齿，柱头 3 裂。核果红色，椭圆状卵圆形，长 7～8 mm；核扁，卵形，有 3 条浅腹沟和 2 条浅背沟。花期 5～6 月，果期 8～10 月。

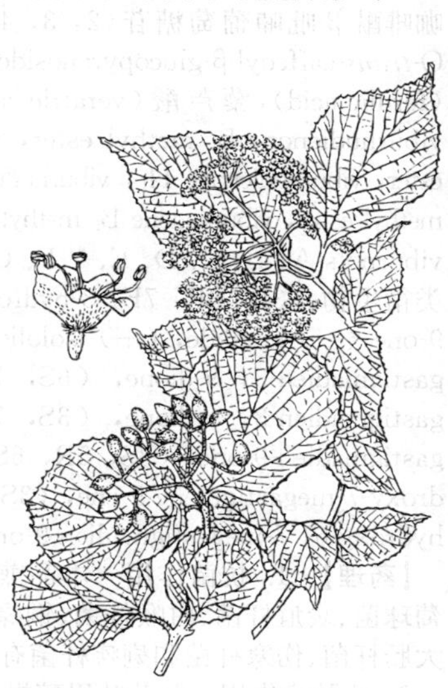

荚 蒾

生于海拔 100～1 000 m 的向阳山坡、林下、灌木丛中。分布于华中、西南及河北、陕西、江苏、浙江、安徽、福建、江西、广东、广西、台湾等地。

荚蒾的根（荚蒾根）亦供药用，另设专条。

【采收加工】 4～7月采收，鲜用或切段晒干。

【成分】 叶含荚蒾螺内酯（dilaspirolactone），熊果酸（ursolic acid）。还含酚苷类：对羟苯基-β-D-阿洛糖苷（*p*-hydroxyphenyl-β-D-alloside）[1]，对羟苯基-6-O-反-咖啡酰基-β-D-葡萄糖苷（*p*-hydroxyphenyl-6-O-*trans*-caffeoyl-β-D-glucoside），对羟苯基-6-O-反式咖啡酰基-β-D-阿洛糖苷（*p*-hydroxyphenyl-6-O-*trans*-caffeoyl-β-D-alloside），4-烯丙基-2-甲氧基苯基-6-O-β-D-芹菜酰基（1→6）-β-D-葡萄糖苷〔4-allyl-2-methyoxy phenyl-6-O-β-D-apiosyl（1→6）-β-D-glucoside〕，熊果苷（arbutin），呋喃卡苷（furocatin），毛柳苷（salidroside）[2]；黄酮苷：山柰酚（kaempferol），槲皮素（quercetin），异槲皮苷（isoquercitrin），左旋及右旋表儿茶素（epicatechin），山柰酚-3-O-刺槐二糖苷（kaempferol-3-O-robinobioside），山柰酚-3-O-芸香糖苷（kaempferol-3-O-rutinoside），山柰酚-3-O-（2G-鼠李糖基）芸香糖苷〔kaempferol-3-O-（2G -rhamnosyl） rutinoside〕，山柰酚-3-O-龙胆二糖（kaempferol-3-O-gentiobioside），芸香苷（rutin），槲皮素-3-O-（2G-鼠李糖基）芸香糖苷〔quercetin-3-O-（2G -rhamnosyl）rutinoside〕[3]，木脂素类：苏型和赤型 1-（4′-羟基-3′-甲氧苯基）-2-〔2″-羟基-4″-（3-羟丙基）苯氧基〕-1，3-丙二醇-1-O-β-D-吡喃葡萄糖苷｛1-（4′-hydroxy-3′-methoxyphenyl）-2-〔2″-hydroxy-4″-（3-hydroxypropyl）phenoxyl〕-1，3-propanediol-1-O-β-D-glucopyranoside｝，南烛木糖苷（lyoniside）和裸柄吊钟花木糖苷（nudiposide）；酚酸类：新绿原酸甲酯（neochlorogenic acid methyl ester），隐绿原酸甲酯（cryptochlorogenic acid methyl ester),3-O-对香豆酰奎尼酸(3-O-*p*-coumaroylquinic acid),4-O-对香豆酰奎尼酸(4-O-*p*-coumaroylquinic acid)[4],2,3,4-三羟丁基-6-O-反式咖啡酰-β-吡喃葡萄糖苷(2,3,4-trihydroxybutyl-6-O-*trans*-caffeoyl-β-glucopyranoside)和2,3,4,5-四羟己基-6-O-反式咖啡酰-β-吡喃葡萄糖苷(2,3,4,5-tetrahydroxyhexyl-6-O-*trans*-caffeoyl-β-glucopyranoside)[5],顺式和反式阿魏酸(ferulic acid),藜芦酸(veratric acid)[6];三萜类化合物:viburnudienone B_1 methyl ester,viburnudienone B_2 methyl ester,viburnudienone H_1,viburnudienone H_2,viburnenone B_1 methyl ester,viburnenone B_2 methyl ester[7]。达玛烷型三萜:viburnols A、B、C、D、E、[8] F、G、H、I、J、K[9];环己烯类衍生物:(3R,6R,7E)-3-hydroxy-4,7-megastigmadien-9-one,(−)-loliolide,(+)-isololiolide,(6R,7E)-4,7-megastigmadien-3,9-dione,(6S,7E)-6-hydroxy-4,7-megastigmadien-3,9-dione,(3S,7E)-3-hydroxy-5,7-megastigmadien-9-one,(3S,5R,6S,7E)-5,6-epoxy-3-hydroxy-7-megastigmene-9-ene,(3S,5R,7E,8R)-3,5-dihydroxy-6,7-megastigmadien-9-one[6]。

【药理】 1. 抗菌作用 本品煎剂在试管内对金黄色葡萄球菌、炭疽杆菌、白喉杆菌、铜绿假单胞菌、乙型链球菌、大肠杆菌、伤寒杆菌和痢疾杆菌有不同程度的抑制作用[1]。

2. 抗肿瘤作用 荚蒾叶甲醇提取物50 μg/ml,在体外对人表皮样瘤鼻咽癌(KB)细胞有明显抑制作用,其抑制率为36.2%。果实无效[2]。

3. 抗胆碱酯酶作用 本品甲醇提取物对人血浆胆碱酯酶在体外试验中有显著抑制作用,其抑制率大于80%[3]。

【药性】 酸,微寒。

1.《贵州草药》:"性微寒,味酸。"

2.《湖南药物志》:"甘苦平无毒,一说微甘。"

【功用主治】 疏风解表,清热解毒,活血。主治风热感冒,疔疮发热,产后伤风,跌打骨折。

1.《贵州草药》:"清热解毒,疏风解表。主治疔疮发热,风热感冒。"

2.《湖南药物志》:"活血。"

3.《全国中草药汇编》:"外用治过敏性皮炎。"

【用法用量】 内服:煎汤,9~30 g。外用:鲜品捣敷或煎水外洗。

【选方】 治外伤骨折 荚蒾茎叶,荨麻、水桐树根、糯米(各适量)。共捣烂,敷患处。(《湖南药物志》)

3166 荚蒾子 jiá mí zǐ (《唐本草》)

【基原】 为忍冬科荚蒾属植物荚蒾 *Viburnum dilatatum* Thunb. 的果实。

【原植物】 参见"荚蒾"条。

【采收加工】 8~10月采收,晒干或烘干。

【药性】《唐本草》:"味甘。"

【功用主治】《千金翼方》:"主破血,止痢消肿,除蛊疰、蛇毒。"

【用法用量】 内服:煎汤,9~15 g。

3167 荚蒾根 jiá mí gēn (《湖南药物志》)

【基原】 为忍冬科荚蒾属植物荚蒾 *Viburnum dilatatum* Thunb. 的根。

【原植物】 参见"荚蒾"条。

【采收加工】 7~10月采挖,切段,晒干。

【功用主治】 祛瘀消肿,解毒。主治跌打损伤,牙痛,淋巴结炎。

《全国中草药汇编》:"祛瘀消肿。主治淋巴结炎(丝虫病引起),跌打损伤。"

【用法用量】 内服:煎汤,15~30 g;或加酒煎。

【选方】 治牙痛 荚蒾根15 g,石榴根15 g。水煎汤。(《湖南药物志》)

3168 荚果蕨贯众 jiá guǒ jué guàn zhòng (《中药志》)

【异名】 小叶贯众(《陕西中草药》),黄瓜香(《长白山植物药志》)。

【基原】 为球子蕨科荚果蕨属植物荚果蕨的根茎。

【原植物】 荚果蕨 *Matteuccia struthiopteris* (L.) Todaro [*Osmunda struthiopteris* L.]

植株高约90 cm。根茎直立,与叶柄基部密被披针形鳞片。叶簇生,二型,有柄;营养叶长圆倒披针形,长40~90 cm,宽15~25 cm,叶轴和羽轴偶有棕色柔毛,二回深羽裂;下部10多对羽片向下逐渐缩短成小耳形,中部羽片宽1.2~2 cm;裂片边缘浅波状或顶端具圆齿;侧脉单一。孢子叶较短,直立,有粗硬较长的柄,一回羽状,纸质;羽片向下反卷成有节的荚果状,包围囊群。孢子囊群圆形,着生于侧脉分枝的中部,成熟时汇合成条形;囊群盖膜质,白色,成熟时破裂消失。

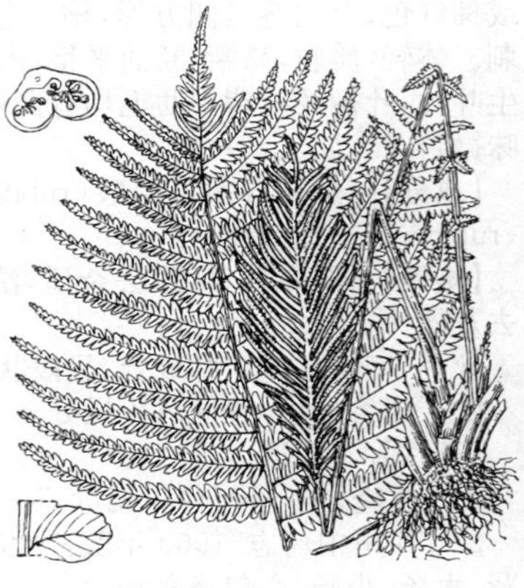

荚果蕨

生于海拔800~3 200 m的高山林下。分布于东北、华北及陕西、甘肃、河南、四川、西藏等地。

【采收加工】 春、秋季采挖,削去叶柄、须根,晒干或鲜用。

【药材】 荚果蕨贯众 *Rhizoma Matteucciae* 产于黑龙江、吉林、辽宁、河北、北京等地。

性状 本品呈倒卵形或长圆形,上部钝圆,下部稍尖,稍弯曲,长10~16 cm,直径在4~7 cm;棕褐色;全体密被叶柄残基、须根和少量鳞片。叶柄残基上部扁平,向下渐窄,背部隆起,中央有1条纵棱,近上端可见"V"或"M"形凸皱纹;质硬而脆,易折断,断面略平坦,有黄白色小点(分体中柱)2个,呈"八"字形排列。叶柄基部生有1~3条须根,多分支,有时具棕色绒毛。气微而特异,味涩。

鉴别 (1)根茎横切面:表皮常脱落,最外面为数列至10余列厚壁细胞,分体中柱10余个,断续环状排列。内皮层明显。木质部由多角形管胞组成;周围为韧皮部;薄壁组织中有大形裂隙,细胞内充满细小淀粉粒。

叶柄基部横切面:分体中柱2个,呈"八"字形排列;内皮层明显;木质部两端呈弯钩状折叠;周围为韧皮部。维管束周围可见棕褐色的分泌细胞。

(2) 薄层色谱:取样品粗粉 5 g,在沙氏提取器中,用氯仿回流提取 3 h,回收氯仿至 20 ml 供点样用。以β-蜕皮激素为对照品。用硅胶 G(上海荧光化学厂)铺板 105 ℃活化 1 h。以氯仿-甲醇(9∶1)展开,展距 15 cm。用 5%磷钼酸乙醇溶液喷雾,供试品色谱中,与对照品相应位置处均显蓝色斑点。

【成分】 含甾体化合物:蜕皮甾酮(ecdysterone),尖叶土杉甾酮(ponasterone)A,蕨甾酮(pteosterone)[1],β-谷甾醇(β-sitosterol)[2]。又含东北贯众素(dryocrassin)[3],以花生四烯酸(arachidonic acid)为主的脂肪酸[4]及多糖[5]。

【药理】 抑制猪蛔虫作用 荚果蕨根茎及叶柄基部的煎剂稀释到 16%浓度时,体外对猪蛔虫头段有不同程度的抑制和松弛作用。50%~70%的煎剂对整体猪蛔虫作用 2~6 h 后,猪蛔虫不同程度的抑制[1]。

【药性】 苦,微寒。

1.《陕西中草药》:"味涩、苦,性寒,有小毒。"

2. 南药《中草药学》:"苦,微寒。"

【功用主治】 清热解毒,杀虫,止血。主治热病发斑,痄腮,湿热疮毒,蛔虫腹痛,蛲虫病,赤痢便血,尿血,吐血,衄血,崩漏。

1.《陕西中草药》:"清热解毒,止血,杀虫。预防流行性感冒、麻疹、流行性乙型脑炎、流行性腮腺炎等传染病。治便血、尿血、鼻衄、月经过多、蛔虫症、蛲虫症。"

2.《内蒙古中草药》:"治热病发斑。"

3. 南药《中草药学》:"治赤痢,湿热肿痛。"

【用法用量】 内服:煎汤,5~15 g,大剂量可用至 50 g。外用:捣敷;或煎水洗。清热解毒宜生用;止血宜炒炭。

【宜忌】 孕妇慎服。

【选方】 1. 预防流行性感冒、流行性乙型脑炎、流行性腮腺炎 荚果蕨 9 g,水煎服,每日 1 次;或水缸中放入 1~2 个,2 星期换 1 次。(《内蒙古中草药》)

2. 治流行性腮腺炎,鼻出血 ①荚果蕨 9 g,干地黄15 g,白茅根 15 g。水煎服。(《中国药用孢子植物》) ②荚果蕨、白芷等分。研末,油调外敷。(《唐山中草药》)

3. 治虫积腹痛 (荚果蕨)15 g,乌梅 9 g,大黄 5 g。水煎服,每日 2 次。(《实用蒙药学》)

4. 治蛲虫病 小叶贯众 9~12 g。水煎服。另取 30 g,煎水,晚上睡前洗肛门。(《陕西中草药》)

5. 治头疮、白秃、漆疮作痒 (荚果蕨)研末,油调外敷。(《唐山中草药》)

6. 治功能性子宫出血 (荚果蕨)30 g,海螵蛸 12 g,艾叶炭 12 g。共研细粉。每次 3~4.5 g,开水送服,每日 3 次。(《实用蒙药学》)

3169 荛花 yáo huā (《本经》)

【基原】 为瑞香科荛花属植物荛花的花蕾。

【原植物】 荛花 *Wikstroemia canescens* (Wall.) Meissn. [*Daphne canescens* Wall.] 又名:黄根构皮、山皮条、铁扇子、半边梅、矮陀陀(《云南中草药》)。

落叶灌木,高 30~90 cm。枝细长,小枝有灰色或淡黄色柔毛。叶互生或对生;叶柄长约3 mm,被柔毛;叶片长圆状披针形,长2.5~7.5 cm,宽 1.5~2.5 cm,先端急尖,基部阔楔形,全缘,上面绿色,近无毛或疏生短柔毛,下面灰绿色,密生柔毛,叶脉隆起。花黄色,成顶生或腋生穗状花序,或再合成圆锥花序,被柔毛;花被管长 6~8 mm,先端 4 裂,裂片钝尖;花盘鳞片状线形;雄蕊 8,二轮,花丝短;子房上位,花柱短,柱头球形。核果,窄卵圆形,黑色,有丝状毛。花期 5~6 月,果期 6~7 月。

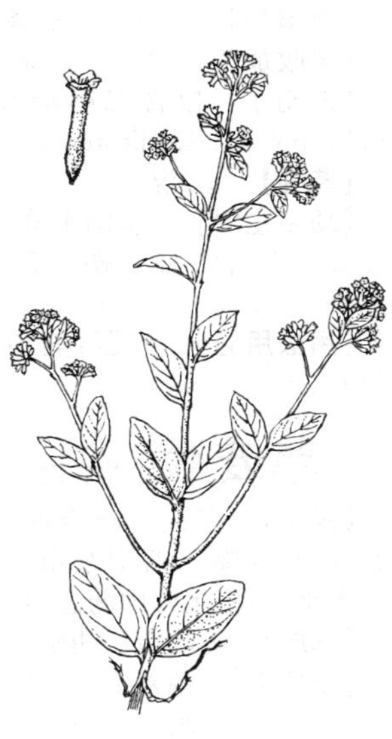
荛 花

生于山地石壁隙缝或山坡沟边较潮湿处,也有栽培者。分布于江西、湖北、湖南、云南、西藏、陕西等地。

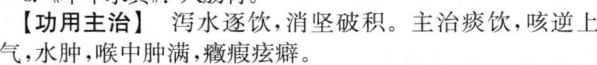

荛花的根(荛花根)亦供药用,另设专条。

【采收加工】 5~6 月花未开时采收,晾干。

【药性】 辛、苦,性寒,有毒。

1.《本经》:"味苦,寒。"

2.《别录》:"辛,微寒,有毒。"

3.《本草求真》:"入肠胃。"

【功用主治】 泻水逐饮,消坚破积。主治痰饮,咳逆上气,水肿,喉中肿满,癥瘕痃癖。

1.《本经》:"主伤寒温疟,下十二水,破积聚、大坚癥瘕,荡涤肠胃中留癖、饮食,疗寒热邪气,利水道。"

2.《别录》:"疗痰饮咳嗽。"

3.《药性论》:"治咳逆上气,喉中肿满,痃癖气块,下水肿等。"

【用法用量】 内服:煎汤,2.5~4.5 g;或入丸剂。

【宜忌】 体质虚弱及孕妇禁服。

1.《本草汇言》:"元气虚乏,正负而邪胜者禁用之。"

2.《药性考》:"虚人禁服。"

【选方】 1. 治肿及支满澼饮 芫花、荛花各半两,甘草、大戟、甘遂、大黄、黄芩各一两,大枣十枚。上八味,细切。以水五升,煮成一升六合。分四服,空心服,以快下为度。(《千金方》干枣汤)

2. 治腹中积聚邪气、寒气,消谷 甘遂一分,荛花一分,芫花一分,桂心一分,巴豆一分,杏仁一分,桔梗一分。上七味,荛花、芫花熬令香,巴豆、杏仁去皮熬令变色已,各异捣,下细筛,捣合丸,以白蜜捣万杵。服如小豆一丸,日三行,长将服之。伤寒增服,膈上吐,膈下利,小儿亦服,妇人兼身亦服。忌猪肉、芦笋、生葱。(《范汪方》捶凿丸)

【各家论述】 1.《本草衍义》:"张仲景《伤寒论》以荛花治利者,以其行水也;水去则利止,其意如此。然今人用时,当以意斟酌,不可使过与不及也。仍须是有是证者方可用。"

2.《本草求真》:"荛花虽与芫花形式相同,而究绝不相似,盖芫花叶尖如柳,花紫似荆;荛花苗茎无刺,花细色黄。至其性味,芫花辛苦而温,此则辛苦而寒。若论主治,则芫花辛温,多有达表行水之力;此则气寒,多有入里走泄之效,故书载能治利。然要皆属破结逐水之品,未可分途而别视也。"

3170 荛花根 yáo huā gēn (《全国中草药汇编》)

【基原】 为瑞香科荛花属植物荛花 *Wikstroemia canes-*

cens(Wall.) Meissn. 的根。

【原植物】 参见“荛花”条。

【采收加工】 7～10 月采根,鲜用或切片晒干。

【成分】 根含二萜酯类化合物佛波醇-12,13-二酯(phorbol-12,13-diesters)[1]。

【药性】 辛,温。

【功用主治】《全国中草药汇编》:“通经活络,祛风除湿,收敛。主治跌打损伤,筋骨疼痛,腮腺炎,乳腺炎,淋巴腺炎。”

【用法用量】 内服:煎汤,3～9 g;或浸酒。外用:鲜品捣敷。

3171 荜茇 bì bá (《雷公炮炙论》)

【异名】 荜拨(《新修本草》),毕勃(《本草拾遗》),荜拨梨、阿梨诃咃(《酉阳杂俎》),椹圣(侯宁极《药谱》),蛤蒌(《赤雅》),鼠尾(《中药志》)。

【基原】 为胡椒科胡椒属植物荜茇的果穗。

【原植物】 荜茇 *Piper longum* L.

多年生草质藤本。根状茎直立,多分枝。茎下部匍匐,枝横卧,质柔软,有纵棱和沟槽,幼时被粉状短柔毛。叶互生;下部的叶卵圆形,具较长的柄,向上的叶渐成为卵状长圆形,柄较短,顶端叶无柄,基部抱茎,下面脉上被短柔毛;掌状脉 7 条,全部基出。花单性异株,无花被;穗状花序与叶对生;雄花序长 4～5 cm,直径约 3 mm;总花梗长 2～3 cm,被短柔毛;苞片近圆形,盾状;雄蕊 2,花丝极短;雌花序长 1.5～2.5 cm,直径约4 mm,于果期延长;苞片直径约 1 mm;子房卵形,柱头 3。浆果下部与花序轴合生,先端有脐状凸起,直径约 2 mm。花期春季,果期 7～10 月。

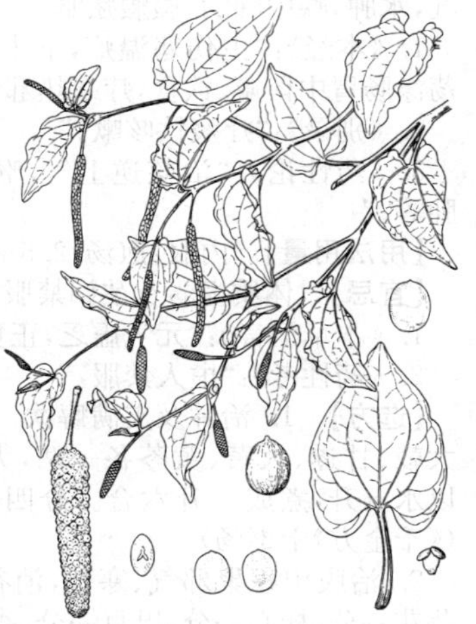

荜 茇

生于海拔约 600 m 的疏林中。分布于云南东南至西南部,福建、广东和广西有栽培。

荜茇的根(荜茇根)亦供药用,另设专条。

【栽培】 *生物学特性* 原产热带,喜高温潮湿气候,幼苗需适度遮荫,否则因光照太强抑制生长,影响产量。花果期需充足光照。宜选山间、盆地、沟边湿润、疏松、肥沃的壤土种植。

繁殖方法 扦插繁殖或压条繁殖,可提早开花结实,保持母株优良性状及控制雌雄株比例,也可种子繁殖。扦插繁殖:宜在高温、湿润季节进行,插条或压条长度以带 3～4 个节为宜,用细沙或壤土作苗床,保持湿润,15～20 d 可生根。待长出 4～5 个新节时,即可按行株距 50 cm×50 cm 定植。从外地引种,为便于运输也可用种子繁殖。种子阴干可保存半年,晒干则丧失发芽率。气温 22～25 ℃时播种,播前用 30～40 ℃草木灰液浸 2 h,除去种子表层蜡质有利于出苗。苗高 20 cm 左右可定植。

田间管理 扦插或播种后保持土壤湿润,经常除草、松土,花果期多施磷钾肥,苗期及定植后需搭棚适度荫蔽,至开花结果期去除荫蔽。当主蔓上发出新蔓时应搭架供茎蔓攀援。早春疏剪,除去过密枝、病枝及部分营养枝,以利通风透光、营养集中,提高产量。

【采收加工】 9 月果穗由绿变黑时采收,晒干。包装后放荫凉干燥处,注意防止霉变或虫蛀。

【药材】 荜茇 *Fructus Piperis Longi* 原产于印度尼西亚的苏门答腊以及菲律宾、越南。我国主产于云南、广东、海南等地。

性状 果穗圆柱形,稍弯曲,由多数小浆果集合而成,长 1.5～3.5 cm,直径 0.3～0.5 cm。表面黑褐色或棕色,有斜向排列整齐的小突起,基部有果穗梗残余或脱落痕;质硬而脆,易折断,断面不整齐,颗粒状。小浆果球形,直径约 1 mm。有特异香气,味辛辣。

鉴别 (1) 果穗横切面:果穗轴正中为薄壁组织,有一轮外韧型维管束,中央有的有空隙。每个浆果呈纵切面观,其顶端有的可见微突起的柱头薄壁细胞,外果皮为 1 列多角形表皮细胞,浅黄色,偶见小腺毛,表皮下有 2～4 列厚角组织。中果皮外侧有石细胞及油细胞散在,此外,另有油细胞层,靠近内果皮处有细小维管束分布。内果皮为 1 列方形或径向延长的薄壁细胞。种皮为 2～3 列棕褐色扁平细胞。外胚乳薄壁细胞充满淀粉粒;内胚乳细胞及胚仅于通过种子上端可见。各浆果间的中果皮薄壁组织界线不易区分。有的部位可见两浆果间存在的苞片,为径向延长的薄壁细胞组成,亦有油细胞及维管束分布。

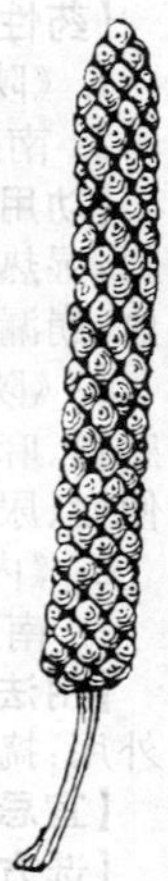

荜茇(果穗)外形

粉末特征:灰褐色。石细胞类圆形、长卵形或多角形,直径 25～61 μm,长至 170 μm,壁较厚,有的层纹明显。油细胞类圆形,直径 25～60 μm。内果皮细胞长多角形,垂周壁不规则疣状增厚,有的似连珠状。种皮碎片深棕色,表面观长条形或类方形,直径 12～40 μm,壁厚 3～9 μm。淀粉粒细小,常聚成团块。

(2) 本品粉末或切片遇浓硫酸显鲜红色,渐变红棕色,后转棕褐色(检查胡椒碱)。

(3) 薄层色谱:取本品粉末 0.8 g,加无水乙醇 5 ml,超声处理 30 min,滤过,滤液作为供试品溶液。另取胡椒碱对照品,置棕色量瓶中,加无水乙醇制成每 1 ml 含 4 mg 的溶液,作为对照品溶液。吸取上述两种溶液各 2 μl,分别点于同一硅胶 G 薄层板上,以苯-醋酸乙酯-丙酮(7∶2∶1)为展开剂,展开,取出,晾干,置紫外光灯(365 nm)下检视。供试品色谱中,在与对照品色谱相应的位置上,显相同的蓝色荧光斑点;喷以 10%硫酸乙醇溶液,加热至斑点显色清晰,供试品色谱中,在与对照品色谱相应的位置上,显相同的褐黄色斑点。

品质标志 《中华人民共和国药典》2005 年版规定,照高效液相色谱法测定,本品按干燥品计算,含胡椒碱($C_{17}H_{19}NO_3$)不得少于 2.5%。

【成分】 荜茇果实含生物碱:胡椒碱(piperine)[1],荜茇明宁碱(piperlonguminine),二氢荜茇明宁碱(dihydropiperlonguminine)。酰胺类:胡椒酰胺(pipercide),几内亚胡椒酰胺(guineensine),N-异丁基十八碳-2,4-二烯酰胺〔Nisobutyloctadeca-2(E), 4(E)-dienamide〕, N-异丁基二十碳-2, 4-二烯酰胺〔N-isobutyleicosa-2(E), 4(E)-dienamide〕, N-异丁基二十碳-2, 4, 8-三烯酰胺〔N-isobutyleicosa-2(E), 4(E), 8(Z)-trienamide〕[2], N-异丁基癸二烯-反-2-反-4-酰胺(N-isobutyldeca-*trans*-2-*trans*-4-dienamide); 哌啶类: 荜茇壬二烯哌啶(pipernonaline), 荜茇十一碳三烯哌啶(piperundecalidine)[3], 荜茇壬三烯哌啶(dehydropipernonaline)[4]。还含挥发油[1], 棕榈酸(palmitic acid), 四氢胡椒酸(tetrahydropiperic acid), 十一碳-1-烯-3, 4-亚甲基二氧苯(1-undecylenyl-3, 4-methylene-dioxybenzene), 芝麻素(sesamin)[5]。

种子中含长柄胡椒碱(sylvatine), 双异桉脂素(diaeudesmin)[6]。

【药理】 1. 降血脂作用 荜茇挥发油非皂化物(OPUM)20 mg/kg、30 mg/kg、40 mg/kg 灌胃 20 d 能显著降低外源性及内源性高胆固醇血症小鼠血清总胆固醇及肝胆固醇含量, 作用随剂量增加而增强[1, 2]。胡椒酸甲酯(methyl piperate, MP)为 OPUM 中的主要降胆固醇化合物, MP 20 mg/kg 灌胃显著提高大鼠血清卵磷脂胆固醇酰基转移酶的活性, 有效地抑制 Triton-WR-1339 诱发的小鼠血清总胆固醇水平的升高, 提示 MP 降低血清总胆固醇作用与抑制胆固醇的合成, 促进胆固醇的酯化和排泄有关[3]。

2. 耐缺氧、抗心肌缺血作用 荜茇挥发油能对抗多种条件所致的缺氧及心肌缺血作用[4]。

3. 抗心律失常作用 荜茇挥发油静脉注射能预防氯仿—肾上腺素所致家兔室性心律失常, 抗氯化钡所致大鼠心律失常, 延长乌头碱所致大鼠室性早搏、室性心动过速及室性纤颤和心脏停搏时间[5]。

4. 镇静、镇痛、解热作用 荜茇挥发油在增强乌头总碱镇痛作用的同时, 还能降低其毒性, 进一步研究证实, 荜茇挥发油确有镇痛、镇静、解热作用[5]。

5. 其他 荜茇果实的醋酸乙酯可溶部分, 对冠状血管和肠管平滑肌有很强的松弛作用[6]。荜茇油具有广谱抗菌作用, 对金黄色葡萄球菌、蜡样芽胞杆菌、枯草杆菌、痢疾杆菌、伤寒杆菌、结核杆菌等都有抑制作用[7]。

毒性 OPUM 小鼠灌胃的 LD_{50} 及 95%可信限为 491.73±46.78 mg/kg[2]。

【药性】 辛, 热。归胃、脾、大肠经。

1.《海药本草》:"味辛, 温。"

2.《开宝本草》:"味辛, 大温, 无毒。"

3.《纲目》:"气热, 味辛。阳也, 浮也。入手、足阳明经。"

4.《雷公炮制药性解》:"入肺、脾、胃、膀胱四经。"

5.《本草正》:"入手足阳明, 亦入肝肾。"

6.《轩岐救正论》:"辛燥, 香辣, 疏泄。"

7.《药物图考》:"味极辛, 有毒。"

【功用主治】 温中散寒, 下气止痛。主治脘腹冷痛, 呕吐, 泄泻, 头痛, 牙痛, 鼻渊, 冠心病心绞痛。

1.《本草拾遗》:"温中下气, 补腰脚, 杀腥气, 消食, 除胃冷, 阴疝, 痃癖。"

2.《海药本草》:"主老冷心痛, 水泻, 虚痢, 呕逆醋心, 产后泄利, 与阿魏和合良。亦滋食味。"

3.《日华子》:"治霍乱, 冷气, 心痛血气。"

4.《本草图经》:"治气痢神良。"

5.《本草衍义》:"走肠胃中冷气, 呕吐, 心腹满痛。"

6.《医学入门》:"消痰破积, 治肾寒疝腰脚售。"

7.《纲目》:"治头痛, 鼻渊, 牙痛。"

8.《本草备要》:"除胃冷, 散浮热。"

9.《医林纂要》:"去肠中沉寒。"

10.《天宝本草》:"荜茇辛温壮骨精, 跌打损伤脚手疼, 腹内疱块腰脊痛, 通关利窍效如神。"

11.《现代实用中药》:"治神经性头痛, 慢性鼻黏膜炎症, 鼻塞等症。"

12.《本草钩沉》:"治急慢性气管炎, 咳嗽, 气急, 痰多。"

【用法用量】 内服: 煎汤, 1～3 g; 或入丸、散。外用: 研末搐鼻; 或为丸纳龋齿孔中, 或浸酒擦患处。

【宜忌】 阴虚火旺者禁服。

1.《本草衍义》:"多服走泄真气, 令人肠虚下重。"

2.《纲目》:"辛热耗散, 能动脾肺之火, 多用令人目昏, 食料尤不宜之。"

3.《本草正》:"其味大辛, 须同参、术、归、地诸甘温剂用之尤效。"

4.《本草易读》:"多用令人上气。"

【选方】 1. 治心腹冷气刺痛, 妨胀, 不能下食 荜拨、胡椒、桂心各一分, 为末。米三合, 煮作粥, 下荜拨等末, 搅和, 空心食之。(《食医心鉴》荜茇粥)

2. 治久寒积冷, 脏腑虚弱, 心腹疞痛, 胁肋胀满, 泄泻肠鸣, 自利自汗, 米谷不化; 阳气暴衰, 阴气独胜, 手足厥冷, 伤寒阴盛, 神昏脉短, 四肢怠惰 荜拨、肉桂各四斤, 干姜、高良姜(炮)各六斤。为细末, 水煮面糊为丸, 如梧桐子大。每服二十粒, 米饮汤下, 食前服之。(《局方》大巳寒丸)

3. 治冷痰饮恶心 荜茇, 捣细罗为散。每于食前用清粥饮调下半钱。(《圣惠方》)

4. 治冷痰, 饮食不下, 膈脘不快 荜拨(炒)一两, 诃黎勒(煨, 去核)三分, 干姜(炮)半两。上三味, 为细末, 煮面糊丸梧桐子大, 每服二十丸, 生姜汤下, 不拘时。(《圣济总录》荜拨丸)

5. 治气痢久不差, 及诸痢困弱者 荜拨(为末)三钱匕, 牛乳半升。上二味, 同于银石器中, 慢火煎令减半, 空腹顿服。(《圣济总录》荜拨煎)

6. 治飧泄气痢, 腹胀满, 不下食 荜拨半两, 肉豆蔻(去壳, 半生半煨)一两, 干姜(炮)半两, 诃黎勒(半生半炮, 去核)一两, 白术三分, 甘草(半生半炙, 锉)半两, 木香(半生半炒)一两。上七味, 捣罗为散。每服二钱匕, 空心米饮调下, 日晚再服。(《圣济总录》荜拨散)

7. 治瘴气成块, 在腹不散 荜茇一两, 大黄一两。并生为末, 入麝香少许, 炼蜜丸梧子大。每冷酒调服三十丸。(《永类钤方》)

8. 治妇人无时月水来, 腹痛 荜拨(盐炒, 去盐为末)、蒲黄(炒)各一两。为细末, 炼蜜丸如梧桐子大。每服三四十圆, 食后用盐水、米饮吞下。(《妇人大全良方》荜拨圆)

9. 治年深头风, 痰厥呕吐, 恶闻人声, 头不能举, 目不能开 荜拨为细末, 每服一大钱, 茶清调下, 仍搐少许鼻中, 食后。(《杨氏家藏方》)

10. 治牙痛 荜茇末揩之, 煎苍耳汤漱去涎, 治风虫牙痛。(《纲目》)

11. 治鼻流清涕 用荜拨末吹鼻内即止, 治鼻流清涕不止。(《卫生易简方》)

12. 治满口白烂 荜茇一两, 厚黄柏一两(火炙)。上为末, 用米醋煎数沸后, 调上药, 漱口。(《丹溪治法心要》)

【各家论述】 1.《纲目》:"荜茇为头痛、鼻渊、牙痛要药,取其辛热能入阳明经散浮热也。”

2.《本草求真》：“(荜茇)气味辛热。凡一切风寒内积，逆于胸膈，而见恶心、呕吐；见于下部，而见肠鸣、冷痢、水泻；发于头面，而见齿牙头痛、鼻渊；停于肚腹，而见中满痞塞疼痛，俱可用此投治，以其气味辛温，则寒自尔见除。”

3172 荜茇根 bì bá gēn (《本草拾遗》)

【异名】 荜拨没、毕勃没《本草拾遗》。

【基原】 为胡椒科胡椒属植物荜茇 *Piper longum* L. 的根。

【原植物】 参见“荜茇”条。

【采收加工】 7～10月采挖，晒干。

【成分】 荜茇根含生物碱：胡椒碱(piperine)，荜茇明碱(piplartine, piperlongumine)，荜茇明宁碱(piperlongumi-nine)[1,2]，胡椒酰胺(pipercide)，几内亚胡椒酰胺(guineensine)，荜茇酰胺(longamide)[5]，马兜铃内酰胺(aristolactam) AⅡ，胡椒内酰胺(piperolactam) A、B[4]及C[6]。还含3，4，5-三甲氧基桂皮酸甲酯(methyl 3，4，5-trimethoxycinnamate)[3]，头花千金藤酮(cepharanone)B，头花千金藤二酮(cepharadione)A及B，去甲头花千金藤二酮(norcepharadione)B，荜茇二酮(piperadione)，去甲荜茇二酮〔2-hydroxy-1-methoxy-4H-dibenzo [de, g] quinoline-4，5-(6H)-dione〕[4]。

【药性】 《本草拾遗》：“味辛，温，无毒。”

【功用主治】 温中行气，降逆消食，散寒止痛，截疟。主治中寒脘腹胀满，呕逆，食积不化，疝肿，妇女宫寒不孕，疟疾。

1.《本草拾遗》：“主冷气呕逆，心腹胀满，食不消，寒疝核肿，妇人内冷无子；治腰肾冷，除血气。”“主五劳七伤，阴汗，核肿。”

2.《中国民族药志》：“解热截疟。治疗发烧，疟疾。”

【用法用量】 内服：煎汤，3～10 g；或研末，每次1～2 g，每日2～3次。

3173 荜澄茄 bì chéng qié (《雷公炮炙论》)

【异名】 澄茄(《南州记》)，毗陵茄子(《开宝本草》)，毕茄(《本草求真》)。

【基原】 为胡椒科胡椒属植物荜澄茄的果实。

【原植物】 荜澄茄 *Piper cubeba* L.

常绿攀缘藤本，长约6 m。叶互生，椭圆状卵形或长卵形，先端渐尖，基部圆形或斜心形，全缘，两面均光滑无毛。花单性，雌雄异株，成单生的穗状花序，长约10 cm；花小，白色，无花被。核果球形，直径约5 mm，黑褐色。果期8～9月。

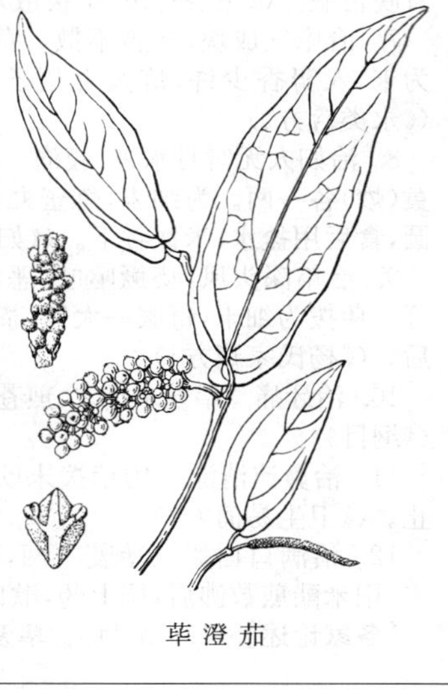

荜 澄 茄

分布于印度尼西亚、马来半岛、印度、西印度群岛等地。我国广东、海南、广西等地有引种栽培。

【采收加工】 在果实充分成长而未成熟仍呈青色时采收，连果枝摘下，晒干。干燥后摘下果实(每粒须连小柄)。

【药材】 荜澄茄 *Fructus Piperis Cubebae* 原产于印度尼西亚、马来西亚等地；我国广西、海南、广东等地有栽培。

性状 果实上部近圆球形，直径3～6 mm。表面暗棕色至黑棕色，有网状皱纹，先端有一不甚明显的小突起柱头残迹；基部果皮延长，形成细直的假果柄，长3～7 mm，直径约1 mm，表面有纵皱纹。外果皮和中果皮稍柔软，内果皮薄而坚脆，内含未成熟种子1粒，黄棕色，富油质，有的皱缩干瘪。气强烈芳香，味苦。

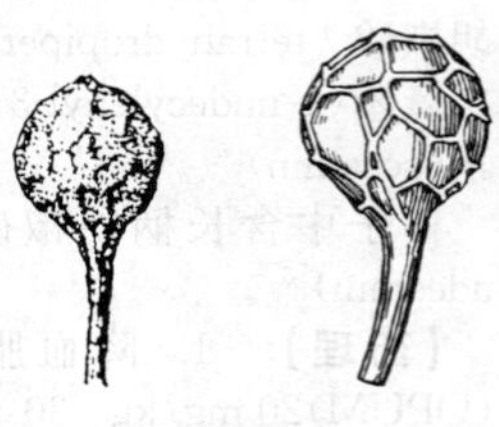

荜澄茄(果实)外形

【成分】 荜澄茄果实含多种木脂素类：荜澄茄脂素(cubebin)，荜澄茄酸(cubebic acid)，荜澄茄内酯(cubebinolide)[1]，左旋扁柏内酯(hinokinin)，左旋克氏胡椒脂素(clusin)，左旋二氢荜澄茄脂素(dihydrocubebin)，左旋二氢克氏胡椒脂素(dihydroclusin)，左旋荜澄茄脂素灵(cubebinin)[2]，左旋荜澄茄脂酮(cubebinone)，左旋亚太因(yatein)，左旋异亚太因(isoyatein)，左旋欧侧柏内酯三甲醚(di-O-methylthujaplicatin methylether)，左旋荜澄茄脂素灵内酯(cubebininolide)，2-(3″，4″-亚甲二氧基苄基)-3-(3′，4′-二甲氧基苄基)-丁内酯〔(2R，3R)-2-(3″，4″-methylenedioxybenzyl)-3-(3′，4′-dimethoxybenzyl)-butyrolactone〕[3]，柳叶玉兰脂素(magnosalin)，高雄细辛脂素(heterotropan)，α及β-型的O-乙基荜澄茄脂素(O-ethylcubebin)，5″-甲氧基扁柏内酯(5″-methoxyhinokinin)，二氢荜澄茄脂素-4-乙酸酯(hemiariensin)[4]，胡椒环已烯醇(piperenol) A及B，长穗巴豆环氧素(crotepoxide)，锡兰紫玉盘环已烯醇(zeylenol)[5]。

挥发油：荜澄茄脑(cubeben camphor)[6]，荜澄茄烯(cadinene)[7]，双环倍半水芹烯(bicyclosesquiphellandrene)，1-表双环倍半水芹烯(1-epibicyclosesquiphellandrene)[8]。

【药理】 抑制血吸虫作用 荜澄茄体外直接观察及体外培养观察，对日本血吸虫有抑制作用[1]。

【药性】 辛，温。归胃、脾、肾、膀胱经。

1.《海药本草》：“味辛、苦，微温，无毒。”

2.《开宝本草》：“味辛，温。”

3.《品汇精要》：“味辛，性温散。气之厚者，阳也。臭香。”

4.《玉楸药解》：“入足太阴脾、足阳明胃经。”

5.《得配本草》：“辛，微温。入足太阳经气分。”

6.《要药分剂》：“入脾、胃、肾、膀胱四经。”

7.《本草撮要》：“味辛，大热，有毒。”

8.《药物图考》：“有小毒，味微辛。”

【功用主治】 温中散寒，行气止痛，暖肾。主治胃寒呕逆，脘腹胀满冷痛，肠鸣泄泻，寒疝腹痛，寒湿小便淋沥浑浊。

1.《海药本草》：“主心腹卒痛，霍乱吐泻，痰癖冷气。”

2.《日华子》：“治一切气，并霍乱泻肚腹痛，肾气膀胱冷。”

3.《开宝本草》：“主下气消食，皮肤风，心腹间气胀，令人能食，能染发及香身。”
4.《纲目》：“暖脾胃，止呕吐哕逆。”
5.《要药分剂》：“散寒解结兼通。”
6.《万国药方》：“化痰行气，在溺管内发功力。主治白带、淋症、咽喉炎症。”(引自《药物图考》)
7.《应用本草分类辑要》：“利小便，治膀胱久炎及白浊。”
8.《本草用法研究》：“温中散逆，下气豁痰。”
9.《现代实用中药》：“用于痢疾及血吸虫病之下痢等。”
【用法用量】 内服：煎汤，1～5 g，或入丸、散。外用：研末擦牙或搐鼻。
【宜忌】 阴虚火旺及实热火盛者禁服。
1.《本经逢原》：“阴虚血分有热，发热咳嗽禁用。”
2.《得配本草》：“得豆蔻仁，治噎食；配荆芥、薄荷，治鼻塞；佐良姜，治寒呃。”
3.《本草撮要》：“得荜茇为末擦牙，治齿浮热痛。”“多食损肺发疮。”
【选方】 1. 治伤寒呕哕，日夜不止 荜澄茄、高良姜各三分。上二味，粗捣筛。每服二钱匕，水一盏，煎十余沸，入醋少许，搅匀去滓，热服，不拘时。(《圣济总录》荜澄茄汤)
2. 治反胃吐食，吐出黑汁，治不愈者 用荜澄茄为末，米糊丸梧子大。每姜汤下三四十丸，日一服。愈后服平胃散三百帖。(《纲目》引《永类钤方》)
3. 治中焦痞塞，气逆上攻，心腹疞痛 荜澄茄半两，良姜二两，神曲(炒)、青皮(去白)、官桂(去皮)各一两，阿魏半两(醋，面裹煨熟)。为末，醋、面糊为丸桐子大。每服二十丸，生姜汤下，不计时候。(《宣明论方》荜澄茄丸)
4. 治脾胃虚弱，胸膈不快，不进饮食 荜澄茄不拘多少。为细末，姜汁打神曲末煮糊为丸，如桐子大。每服七十丸，食后淡姜汤下。(《济生方》荜澄茄丸)
5. 治噎食不纳 荜澄茄、白豆蔻等分，为末，干舐之。(《纲目》引《寿域神方》)
6. 治鼻塞不通 荜澄茄半两，薄荷叶三钱，荆芥穗一钱。为末，炼蜜丸如樱桃大。每服一丸。噙化咽津。(《卫生易简方》)
7. 治痘疮入目，羞明生翳 荜澄茄末，吹少许入鼻中，三五次效。(《纲目》引《飞鸿集》)
8. 治蜈蚣咬伤 荜澄茄嚼敷即愈。(《本草撮要》)
【临床报道】 治疗阿米巴痢疾 将荜澄茄连皮研细，装入胶囊中。每次 1 g，隔 2 h 1 次，每日 4 次，视病情轻重连服 3～5 d。如服后有胃肠道刺激反应，可加入等量碳酸镁。共治 60 例，其中 42 例疗后复查大便，结果 38 例未再发现阿米巴原虫，症状消失；4 例无效。其余 18 例未复查大便，疗后 16 例症状消失，2 例无效。总治愈率 90%[1]。
【各家论述】 1.《本草述》：“愚按此味在《日华子》言其治肾气膀胱冷，而严用和《济生方》治脾胃虚弱、胸膈不快，不进饮食，是则益脾胃令人食者，其本在于能暖肾与膀胱之气也。虽然暖肾之味，固上行而益中土，并及中土阳虚之病矣。然何以多治逆上诸症？是由温补而下气为此味兼长。”“荜澄茄，言与胡椒同其主治，然其温脾胃同，而疗肾气膀胱冷气者少类于蜀椒；下气同，而治阴逆、下气寒者少类于吴茱。投剂者亦宜知所用之。”
2.《本草便读》：“荜澄茄，形如胡椒，味苦辛温，不如胡椒之热。但入脾胃温中散逆、下气豁痰，又能治肾与膀胱冷气，亦凡子皆降之意。”

3174 莳实 shī shí (《海药本草》)

【异名】 自然谷、禹余粮(张华《博物志》)，师草实(《本草拾遗》)，海米(《方孝孺集》)，砂贡子(《中国经济植物志》)。
【基原】 为莎草科苔草属植物砂钻苔草的果实。
【原植物】 砂钻苔草 *Carex kobomugi* Ohwi.
多年生草本。根茎粗壮，木质，匍匐或垂直向下。秆粗壮，高 10～20 cm，直径 2～3 mm，钝三角形，坚硬，基部有黑褐色残留叶鞘。苞片短叶状革质；叶片长线形，革质，黄绿色，长 10～15 cm，宽约 5 mm，中肋在叶背突起，边缘有微锯齿，基部有长鞘。雌雄异株；小穗多数，顶生；雄穗状花序长圆形，长约4 cm，宽约 2 cm，鳞片披针形，锐尖，背部有 3 或多脉，边缘近膜质；雌穗状花序长卵状，长 4～5 cm，宽 2～4 cm，鳞片革质，多脉，先端渐狭成芒，边缘有小锯齿。果囊卵状披针形，长约 1 cm，平凸状，皮革质，栗色，具多脉，边缘有狭翅，先端渐尖成喙，喙先端具 2 小齿。小坚果倒卵状柱形，长 5～6 mm，花柱基部盘状，柱头 3。花、果期 5～8 月。

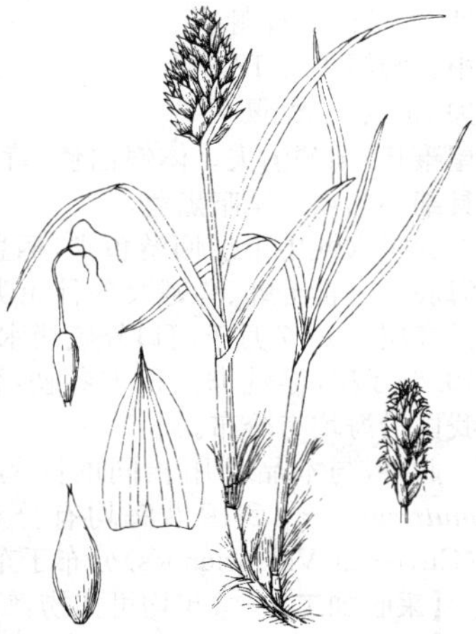
砂钻苔草

生于沿海沙滩。分布于东北及河北、江苏、浙江、山东、台湾等地。
【采收加工】 7～8 月间果实成熟时采收，晒干。
【药性】 甘，平。归脾、胃经。
1.《本草拾遗》：“味甘，平，无毒。”
2.《本草撮要》：“入手足太阴、阳明经。”
【功用主治】 健脾益气，降逆止呕。主治脾胃虚弱，呕吐呃逆。
1.《本草拾遗》：“主轻身。”
2.《海药本草》：“主补虚羸乏损，温肠胃，止呕逆，久食健人。”
【用法用量】 内服：煎汤，6～9 g。

3175 带鱼 dài yú (《本草从新》)

【异名】 鞭鱼(《医林纂要》)，带柳(《福清县志》)，裙带鱼(《柑园小识》)，海刀鱼、鳞刀鱼、白带鱼(《黄渤海鱼类调查报告》)。
【基原】 为带鱼科带鱼属动物带鱼的肉、鳞、油。
【原动物】 带鱼 *Trichiurus haumela* (Forskal) 又名：刀鱼、牙带(《中国药用海洋生物》)。
体带状，很侧扁。前部背腹缘几平行，体长一般 50～70 cm，大者长达 120 cm。头狭长，尖突，吻尖长。眼中大，位高，眼间隔平坦，中央微凸。口大；平直，口裂后缘达眼下方。下颌长于上颌，突出。牙强大，侧扁而尖，两颌前端各有 2 对倒钩状大犬牙，上颌具侧牙 10～13；下颌具侧牙

12～14。鳃孔宽大，鳃耙(8～14)＋(15～24)，细短。体光滑，鳞退化为银膜。侧线于胸鳍上方显著下弯，沿腹缘伸达尾端。背鳍 125～145，起点在头后部，延达尾端。臀鳍 88～113，完全由分离小棘组成，仅棘尖外露，第一鳍棘甚小。胸鳍 11～12，短尖而低。无腹鳍。尾鞭状，尾鳍消失。体银白色，背鳍上半部及胸鳍浅灰色，具细小黑点。尾暗黑色。

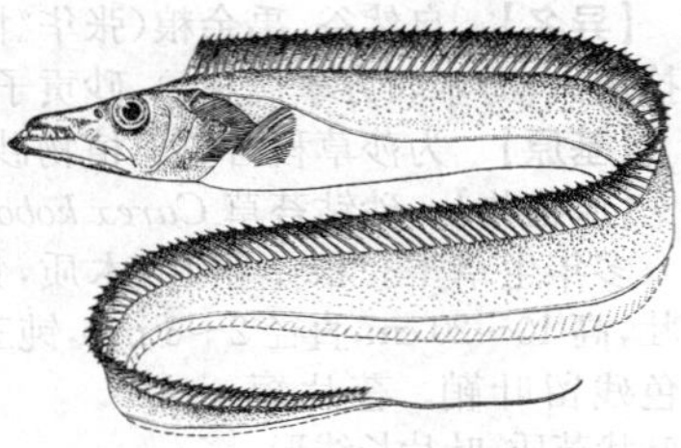

带 鱼

为暖水性中下层回游鱼类，栖息于水深 60～100 m 泥质海底。主食毛虾、乌贼及各种鱼类，白天沉至深处，夜间上浮表层。5～7 月于河口外咸淡水区产卵，怀卵量 3.5 万～19.6 万粒，浮性卵。秋末冬初，鱼群由北往南越冬回游。我国沿海均有分布。

此外，与本品功用相同的同属动物尚有：①小带鱼 *T. multicus* Gray 我国沿海均有分布。②沙带鱼 *T. savala* (Cuvier et Valenciennes)分布于东海和南海。

【采收加工】 常年均可捕捞，鲜用。

【成分】 带鱼食部含水分，蛋白质，脂肪，灰分，钙，磷，铁，硫胺素(thiamine)，核黄素(riboflavine)，烟酸(nicotinic acid)，碘等[1]。

【药性】 甘，平。

1.《本草从新》："甘，温。"

2.《医林纂要》："甘，咸，平。"

【功用主治】 补虚，解毒，止血。主治病后体虚，产后乳汁不足，疮疖痈肿，外伤出血。

1.《本草从新》："补五脏，去风杀虫。"

2.《食物宜忌》："和中开胃。"(引自《纲目拾遗》)

3.《随息居饮食谱》："暖胃，补虚，泽肤。"

4.《中国药用海洋生物》："养肝止血。用于肝炎，外伤出血，疮疖，痈肿。"

5.《中国动物药》："滋补强壮，解毒，止血。"

【用法用量】 内服：鱼肉煎汤或炖服，150～250 g；或蒸食其油；或烧存性研末。外用：鱼鳞敷患处。

【宜忌】 不宜多食。

1.《食物考》："多食发疥。"

2.《随息居饮食谱》："发疥、动风病人忌食。"

【选方】 1. 治病后体虚　带鱼、糯米各适量，加调味品，蒸熟内服。(《海洋药物民间应用》)

2. 治产妇乳汁不足　鲜带鱼 200 g，木瓜 250 g。煎汤服。(《常见药用动物》)

3. 治肝炎　鲜带鱼蒸熟后上层油食用，不限量。(《中国药用海洋生物》)

4. 治呃逆　带鱼火烧存性，研末，用量 2～5 g。(《常见药用动物》)

5. 治疮疖痈肿　将砒霜放入带鱼腹内，挂阴凉处，2～3 个月后(即过 1 个冬天)，鱼身上出来一层薄霜，将此霜刮下，加凤仙花种子焙干研末，外敷疮痈患处。

6. 治外伤出血　带鱼鳞外敷患处。(5、6 方出自《中国药用海洋生物》)

3176 草龙 cǎo lóng (《广西中药志》)

【异名】 水映草、田石梅、针筒草(广州部队《常用中草药手册》)，水仙桃、田浮草、香须公(《广西中草药》)，细叶水丁香(《台湾植物志》)，化骨溶、假木瓜(《全国中草药汇编》)。

【基原】 为柳叶菜科丁香蓼属植物线叶丁香蓼的全草。

【原植物】 线叶丁香蓼 *Ludwigia hyssopifolia* (G. Don) Exell [*Jussiaea linifolia* Poir; *J. hyssopifolia* G. Don]

一年生草本，高 20～60 cm，全株无毛。茎直立，具 3～4 棱，分枝纤细。单叶互生；叶片披针形，长 1～3(～9) cm，宽 0.2～1.5(～3) cm，先端渐尖，基部狭楔形，全缘。花腋生；萼片 4，披针形，3 脉；花瓣 4，黄色，长椭圆形，长约 2.5 mm，短于萼片；雄蕊 8；子房下位，花柱短，柱头扁球形。蒴果绿色或淡紫色，长 1.2～2 cm，直径 1～2 mm；种子多数。花期夏、秋季。

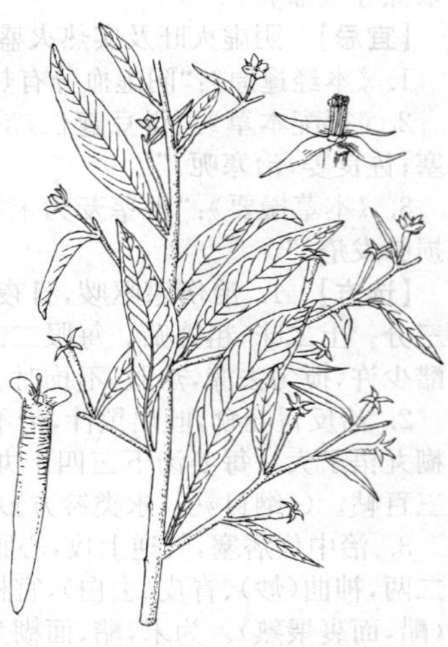

线叶丁香蓼

生于海拔 240～750 m 的沼泽、湿草地、田边、水沟边、河滩。分布于华南、西南及台湾各地。

线叶丁香蓼的根(草龙根)亦供药用，另设专条。

【采收加工】 7～10 月采收全草，切段，晒干或鲜用。

【药性】 广州部队《常用中草药手册》："淡，凉，微涩。"

【功用主治】 清热解表，解毒利尿，凉血止血。主治感冒发热，咽喉肿痛，牙痛，口舌生疮，湿热泻痢，水肿，淋痛，疳积，咯血，咳血，吐血，便血，崩漏，痈疮疖肿。

1.《广西中药志》："治小儿身热，疮疖。"

2. 广州部队《常用中草药手册》："清热解毒，去湿消肿。治感冒发烧，咽喉肿痛，口腔发炎，肠炎腹泻，疮疡疖肿。"

3.《广西中草药》："去腐生肌。治溃疡。"

【用法用量】 内服：煎汤，10～30 g。外用：捣敷或煎汤含漱。

3177 草果 cǎo guǒ (《宝庆本草折衷》)

【异名】 草果仁(《局方》)，草果子(《小儿卫生总微论方》)，老蔻(《广西药用植物名录》)。

【基原】 为姜科砂仁属植物草果的果实。

【原植物】 草果 *Amomum tsao-ko* Crevost et Lemarie [*A. hongtsaoko* C. F. Liang et D. Fang; *A. guixiense* D. Fang] 又名：红草果(《中国植物志》)，广西草果(《广西药用植物名录》)，桂西草果(《中草药》)。

多年生草本，高 2～2.5 m。全株有辛辣气味。茎基部膨大。叶 2 列，11～14 枚，无叶柄，或上部叶有短柄；叶舌带紫色，长 1～2 cm，膜质；叶鞘具条纹，叶舌及叶鞘边缘近革质；叶片长圆状披针形至卵形，长 20～83 cm，宽 5～19 cm，先端长渐尖，基部楔形，全缘，两面无毛。花葶从茎基部抽出，长 13～28 cm；总花梗长 4～13 cm；鳞片阔卵形；穗状花序长9～15 cm；苞片淡红色，长圆形，长 3.3～4 cm，外面疏被短柔毛；小苞片管状，长 1.7～2 cm，2 浅裂；外被疏短柔毛；花浅橙色，长 5.5～7 cm；小花梗长不超过 5 mm；花萼 3 齿裂，一侧浅裂，近无毛或疏被短柔毛；花冠管被短柔毛，裂片长圆形，后方一枚兜状；唇瓣长圆状倒卵形，边缘多皱，中脉两侧各有一条红色条纹；雄蕊长 2～2.5 cm，花丝长约1 cm，花药长 1.3～1.5 cm，药隔附属体具啮蚀状牙齿；花柱被疏短毛，柱头漏斗状；子房无毛。蒴果成熟时暗紫色，近球形，长 2.5～4.5 cm，直径 2～2.5 cm，干时变橄榄形，黑褐色，先端具残存的花被管，基部有短柄。种子多数。花期 4～5 月，果期 8～9 月。

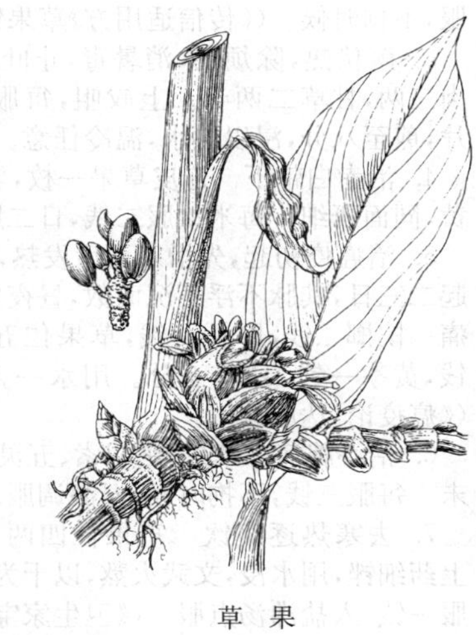

草 果

生于沟边林下。分布于广西和云南南部地区。

【栽培】 生物学特性 喜温暖湿润而阴凉的气候，怕热，怕旱，怕霜冻。以在海拔 1 000～2 000 m，年平均温度 18～20 ℃，荫蔽度 50%～60%的林下或溪旁湿润的山谷坡地，疏松肥沃、富含腐殖质、排水良好、pH 4.5～6.5 的微酸性黄壤或砂质壤土栽培为宜。

繁殖方法 种子繁殖或分株繁殖。种子繁殖：8～9 月果实成熟果皮呈紫红色时采收，剥去果皮，洗净果肉，再用清水浸种 10 h 左右，然后拌湿沙贮藏。8～11 月播种，也可在翌年 2～3 月播种。条播，行距 15 cm，播深 1.5～2 cm，覆土盖草淋水。播后约 1 个月出土，需搭荫棚遮荫，追施草木灰和腐熟的猪牛粪。经培育 1～2 年，苗高 60～120 cm，可出圃定植。在 4 月上旬，按行株距 1.7 m×2 m，穴宽 30 cm，深 15 cm 开穴，每穴栽苗 1～2 株，选阴雨天进行定植。分株繁殖：每年 2～3 月间，选健壮母株带芽的根茎分株，每丛有苗 2～3 株，剪去下部叶片，只留上部 2～3 片叶，种后填细土踏实，盖草，淋水。

田间管理 定植后每年于春、秋季中耕除草 2～3 次。在秋季除草时，剪去枯株、病株和已结过果的老株，中耕除草结合追肥，采用环状沟施绿肥、堆肥和磷肥等。在开花前进行培土，促使幼芽生长健壮。在整个生长发育过程中，对种植地内隐蔽树进行适当疏株和疏林，使隐蔽度控制在 50%～60%之间。

病虫害防治 病害有立枯病，为害幼苗，可将病株拔除，周围撒石灰粉，或用 50%多菌灵 1 000 倍液浇灌；叶斑病，用多菌灵 600 倍液或甲基托布津 800 倍液喷洒；另有花腐病、果腐病等。虫害有钻心虫，蛞蝓，蝗虫、钻心虫等。

【采收加工】 当果实红褐色时采收，晒干或烘干，或用沸水烫 2～3 min 后，再晒干或烘干。

【药材】 草果 *Fructus Tsaoko* 主产于云南、广西。

性状 果实呈长椭圆形，具三钝棱，长 2～4 cm，直径 1.2～2.5 cm。表面灰棕色至红棕色，具纵沟及棱线，顶端有圆形突起的柱基，基部有果梗或果梗痕。果皮质坚韧，易纵向撕裂。剥去外皮，中间有黄棕色隔膜，将种子团分成 3 瓣，每瓣有种子多为 8～11 粒。种子呈圆锥状多面体，直径约 5 mm；表面红棕色，外被灰白色膜质的假种皮，中央有凹陷合点，种脊为一条纵沟，尖端有凹状的种脐；质硬，胚乳灰白色。有特异香气，味辛、微苦。

鉴别 (1) 种子横切面：假种皮薄壁细胞含淀粉粒。种皮表皮细胞棕色，长方形，壁较厚；下皮为 1 列薄壁细胞，含黄色物；油细胞层为 1 列油细胞，类方形或长方形，切向 42～162 μm，径向 48～68 μm，含黄色油滴；色素层为数列棕色细胞，皱缩。内种皮为 1 列栅状厚壁细胞，棕红色，内壁与侧壁极厚，胞腔小，内含硅质块。外胚乳细胞含淀粉粒及少数细小草酸钙簇晶及方晶。内胚乳细胞含糊粉粒及淀粉粒。胚细胞含糊粉粒，并含脂肪油滴。

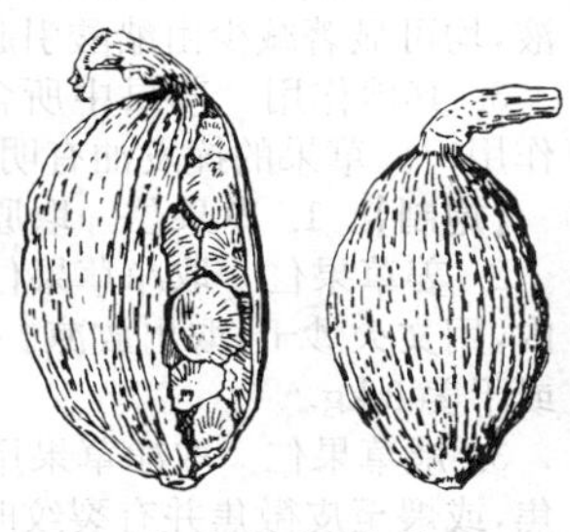

草果(果实)外形

粉末特征：黄白色或棕白色。种皮表皮细胞表面观长条形，末端渐尖或钝圆，长至 263 μm，直径 20～45 μm，外具角质层。下皮细胞长方形或长条形，长 74～149 μm，直径 28～46 μm，常与种皮表皮细胞上下层垂直排列。油细胞含油滴。内种皮厚壁细胞表面观多角形或类圆形，大小 (24～42)μm×(32～60)μm，壁厚约 7 μm，非木化，胞腔内含硅质块，大小 (15～23)μm×(19～35)μm；切面观细胞排成栅状，胞腔位于一端，内含硅质块。

(2) 薄层色谱：取本品挥发油，加乙醇制成每 1 ml 含 50 μl的溶液，作为供试品溶液。另取桉油精对照品，加乙醇制成每 1 ml 含 20 μl 的溶液，作为对照品溶液。吸取上述两种溶液各 1 μl，分别点于同一硅胶 G 薄层板上，以正己烷-醋酸乙酯(17：3)为展开剂，展开，取出，晾干，喷以 5% 香草醛硫酸溶液，于 105 ℃烘至斑点显色清晰。供试品色谱中，在与对照品色谱相应的位置上，显相同的蓝色斑点。

品质标志 《中华人民共和国药典》2005 年版规定：本品种子团含挥发油不得少于 1.4%(ml/g)。

【成分】 果实含挥发油，油中的主要成分为 α 及 β-蒎烯(pinene)，1，8-桉叶素(1，8-cineole)，对聚伞花烃(*p*-cymene)，芳樟醇(linalool)，α-松油醇(α-terpineol)，橙花叔醇(nerolidol)，壬醛(nonanal)，癸醛(capric aldehyde)，反-2-十一烯醛(*trans*-2-undecenal)，橙花醛(neral)，牻牛儿醇(geraniol)[1]。又含双环壬烷化合物：tsaokoin[2]；酚性化合物：(－)儿茶素(catechin)，(＋)-表儿茶素(epicatechin)，原儿茶醛(protocatechualdehyde)，原儿茶酸(protocatechuic acid)，香草酸(vanillic acid)，对羟基苯甲酸(*p*-hydroxybenzoic acid)，2，6-二甲基苯酚(2，6-dimethoxyphenol)[3]，1，7-双(4-羟苯基)-1，7-庚二醇〔(＋)-hannokinol〕[4]。还含 1，7-双[4-羟基]-3，5-二羟基(3R，5S)or(3S，5S)-庚烷〔1，7-bis[4-hydroxyphenyl]-3，5-dihydroxy(3R，5S) or (3S，5S)-heptane〕，6-甲酰基-2-羟基 3，4-(3′，2′-去二氢哌啶基)-吡啶〔6-formyl-2-hydroxy-3，4-(3′，2′-dedihydropiperidinyl)pyridine〕[5]。

【药理】 1. 对胃肠道平滑肌影响　生、炒、姜100%草果煎剂1 ml均能使离体家兔十二指肠自发活动的紧张性升高，振幅加大，但有时不显著，剂量加大或减小未有明显作用。3种炮制品煎剂均可拮抗肾上腺素对回肠活动的抑制作用。对乙酰胆碱引起的肠管收缩，生、炒草果表现为紧张性下降，振幅逐渐加大，但未能恢复到原来水平，而姜草果在给药后出现瞬时的紧张性加强，随后减弱，振幅加大[1]。

2. 镇痛作用　给小鼠腹腔注射10%草果不同制品水煎液，均可显著减少由醋酸引起的扭体次数[1]。

3. 其他作用　草果中所含的α和β-蒎烯具有镇咳祛痰作用[2]。草果的挥发油有明显抗真菌作用[3]。

【炮制】 1. 草果仁　取原药材，除去杂质。

2. 姜草果仁　取净草果仁加姜汁，充分拌匀，闷透，置锅内，用文火炒干，取出放凉。每草果仁100 kg，用生姜10 kg或干姜3 kg。

3. 煨草果仁　取净草果用面做皮包好，置热灰内煨至皮焦，或煨至皮微焦并有裂纹时，剥去外皮即可。

4. 炒草果仁　取净草果置锅内，用武火炒至外表黑褐色，发泡，有香气时取出，筛去灰屑放凉。用时捣碎。或取净草果仁置锅内，用文火炒至微鼓起，取出放凉。用时捣碎。

饮片性状　草果仁为不规则的多角形颗粒，参见“药材”项。姜草果仁形如草果仁，色泽加深，鼓起，味辛辣。煨草果仁形如草果仁，微鼓起。炒草果仁形如草果仁，表面焦黄至棕褐色，鼓起。

贮干燥容器内，密闭，置阴凉干燥处。

【药性】 辛，温。归脾、胃经。

1.《宝庆本草折衷》：“味辛，温，无毒。”

2.《品汇精要》：“气之厚者，阳也。臭香。”

3.《雷公炮制药性解》：“入脾、胃二经。”

4.《本草汇言》：“味辛、苦、涩，性热。浮也，阳也。”

5.《药性切用》：“性味辛烈。”

【功用主治】 燥湿温中，祛痰截疟。主治脘腹冷痛，恶心呕吐，胸膈痞满，泄泻，下痢，疟疾。

1.《宝庆本草折衷》：“主温中，去恶气，止呕逆，定霍乱，消酒毒，快脾暖胃。”

2.《饮膳正要》：“治心腹痛，止呕，补胃，下气。”

3.《本草元命苞》：“健脾消饮。”

4.《品汇精要》：“消宿食，导滞逐邪，除胀满，去心腹中冷痛。”“截诸般疟疾，治山岚瘴气。”

5.《本经逢原》：“除寒，燥湿，开郁，化食，利膈上痰，解面食、鱼、肉诸毒。”

6.《本草求原》：“尤善消冷食停痰，破瘴治疟。水肿滞下，由于寒湿郁滞者均宜。”

【用法用量】 内服：煎汤，3～6 g；或入丸、散。

【宜忌】 阴虚血少者禁服。

1.《本草蒙筌》：“大耗元阳，老弱虚羸，切宜戒之。”

2.《本草汇言》：“凡疟疾由于阴阳两虚，不由于瘴气者；心痛胃脘痛，由于火而不由于寒湿饮食瘀滞者；泄泻暴注、口渴由于暑热，不由于鱼腥生冷伤者；痢疾赤白、后重里急，小水不利因作胀满，由于暑气湿热，不由于暑气湿寒者，皆不当用，用之增剧。”

3.《本草备要》：“忌铁。”

【选方】 1. 治脾胃虚寒，反胃呕吐　草果仁4.5 g，熟附子、生姜各6 g，枣肉12 g。水煎服。（《全国中草药汇编》）

2. 治胃肠冷热不和，下痢赤白及伏热泄泻，脏毒便血　草果子、甘草、地榆（炒）、枳壳（去瓤，麸炒）各等分。上为粗末。每服二钱，用水一盏半，煨姜一块拍碎，同煎七分，去滓服，不拘时候。（《传信适用方》草果饮）

3. 解伏热，除烦渴，消暑毒，止吐痢　草果仁四两，乌梅肉三两，甘草二两半。上㕮咀，每服半两，水一碗，生姜十片，煎至八分，浸以热水，温冷任意。（《妇人良方》缩脾饮）

4. 治赤白带下　连皮草果一枚，乳香一小块。面裹煨焦黄，同面研细。每米饮服二钱，日二服。（《卫生易简方》）

5. 治瘟疫初起，先憎寒而后发热，日后但热而无憎寒，初起二三日，其脉不浮不沉而数，昼夜发热，日晡益甚，头身疼痛　槟榔二钱，厚朴一钱，草果仁五分，知母一钱，芍药一钱，黄芩一钱，甘草五分。用水一盅，煎八分，午后温服。（《瘟疫论》达原饮）

6. 治心脾痛　草果、延胡索、五灵脂、没药。四味等分为末。每服三钱，不拘时候，温酒调服。（《简便单方》）

7. 去寒热逐痰饮　草果仁四两，甘草二两，生姜五两。上药细锉，用水浸，文武火熬，以干为度，取出焙碾为末。每服一钱，入盐沸汤点服。（《卫生家宝》草果汤）

8. 治瘴疟　草果、常山、贝母、槟榔、大枣、甘草、乌梅等分，青蒿倍之。每服四钱，用水一盏半，煎至七分，通口服。滓再煎。（《朱氏集验方》草果七枣汤）

9. 治脾寒疟疾　紫苏叶、草果仁、川芎、白芷、高良姜（炒）、青橘皮（去白，炒）、甘草（炒）。上药等分为末。每服二大钱，水一盏，煎至七分，去滓热服。二滓并煎。当发日连进三服。（《局方》草果饮）

10. 治大肠脱肛　用草果去壳槌碎，解头上髻发开，留此药于脑上髻发中。少缚定，待肠头收上门边，即急去了药。若妇人产后衣不下，用此药去壳槌碎，缚两脚底心即下。（《普济方》）

【临床报道】 治疗妇科腹部手术后腹胀　草果3枚，加水250 ml，浸泡10 min后，煎至100～150 ml，去渣，取汁顿服。治35例妇科腹部手术后腹胀总有效率达100%[1]。

【各家论述】 1.《纲目》：“草果，与知母同用，治瘴疟寒热，取其一阴一阳，无偏胜之害，盖草果治太阴独胜之寒，知母治阳明独胜之火也。”

2.《本草汇言》：“草果仁，治脾胃寒湿，逐瘴疟之药也。盖脾胃喜温而恶寒，喜燥而恶湿，喜利而恶滞，喜香而恶秽。草果气味香辛而热，香能达脾，辛能破滞，热能散寒与湿，故凡湿郁于中，胸满腹胀；湿积于脾，吞酸吐酸；湿聚于胃，呕吐恶心；湿蒸于内，黄疸黄汗，是皆湿邪之为病也。又有避暑受凉而为脾寒瘴疟；或中寒感寒而为腹痛吐利；或食瓜、桃、鱼腥、生冷而为冷积泄泻，是皆寒与湿之为病也。用草果并能治之。”

3.《本草求真》：“草果与草豆蔻，诸书皆载气味相同，功效无别，服之皆能温胃逐寒。然此气味浮散，凡冒巅雾不正瘴疟，服之直入病所而皆有效。”

3178 草莓 cǎo méi
（《台湾药用植物志》）

【基原】 为蔷薇科草莓属植物草莓的果实。

【原植物】 草莓 *Fragaria ananassa* Duch.［*F. grandiflora* Ehrh.］　又名：荷兰草莓（《台湾药用植物志》），凤梨草莓（《中国植物志》）。

多年生草本，高10～40 cm。茎低于叶或近相等，密被开展黄色柔毛。叶三出；叶柄长 2～10 cm，密被开展黄色柔毛；小叶具短柄，倒卵形或菱形，长 3～7 cm，宽 2～6 cm，先端圆钝，基部阔楔形，侧生小叶基部偏斜，边缘具缺刻状锯齿，锯齿急尖，上面深绿色，几无毛，下面淡白绿色，疏生毛，沿脉较密；叶片质地较厚。聚伞花序，有花 5～15 朵；花序下面具一短柄的小叶；花两性，直径 1.5～2 cm；萼片卵形，比副萼片稍长，副萼片椭圆披针形，全缘，果时扩大；花瓣白色，近圆形或倒卵椭圆形；雄蕊 20，不等长；雌蕊极多。聚合果大，直径达3 cm，鲜红色，宿存萼片直立，紧贴于果实；瘦果尖卵形，光滑。花期 4～5 月，果期 6～7 月。

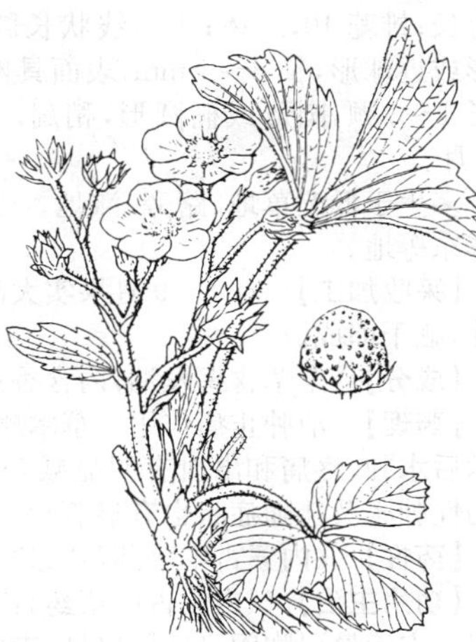

草莓

我国各地栽培。本种为园艺杂种，亲本系美洲产 *Fragaria virginiana*. Duch. 与 *F. chiloensis* (L.) Ehrh. 杂交成功的八倍体($2n=56$)植物。

【采收加工】 草莓开花后约 30 d 即可成熟，在果面着色 75%～80%时即可采收，每隔 1～2 d 采收 1 次，可延续采摘 2～3 星期，采摘时不要伤及花萼，必须带有果柄，轻采轻放，保证质量。

【药材】 草莓 *Fructus Fragariae Ananssae* 全国大部分地区有栽培。

性状 聚合果肉质膨大成球形或卵球形，直径 1.5～3 cm，鲜红色，瘦果多数嵌生在肉质膨大的花托上。气清香，味甜、酸。

【成分】 果实含并没食子酸(ellagic acid)[1]。

果皮含鞣质类成分：右旋儿茶素(catechin)，左旋表儿茶素-右旋儿茶素(epicatechin-catechin)，右旋儿茶素-右旋儿茶素(catechin-catechin)，右旋儿茶素-右旋儿茶素-右旋儿茶素(catechin-catechin-catechin)[2]。

【药理】 抑制化学致癌物作用 从草莓中分离的并没食子酸可以抑制多种化学致癌物所导致的癌症，如环芳香族碳氢化合物，N-亚硝胺，黄曲霉素，芳香胺等[1]。

【功用主治】 清凉止渴，健胃消食。主治口渴，食欲不振，消化不良。

《台湾药用植物志》："清凉止渴，滋养。"

【用法用量】 内服：作食品。

3179 草菇 cǎo gū（刘波《中国药用真菌》）

【异名】 稻草菇、兰花菇、秆菇、麻菇(《中国药用真菌图鉴》)，家生菇、南华菇(《新华本草纲要》)，草菌、美味苞、脚菇(《云南中药资源名录》)。

【基原】 为光柄菇科小包脚菇属真菌草菇的子实体。

【原植物】 草菇 *Volvariella volvacea* (Bull. ex Fr.) Sing. [*Volvaria volvacea* (Bull.) Quél.; *Agaricus volvaceus* Bull.]

菌盖宽 5～19 cm，近钟形，后伸展且中部稍凸起，表面干燥，灰色至灰褐色，中部色较深，具有辐射状条纹。菌肉白色，松软，中部稍厚。菌褶白色后变粉红色，稍密，宽，离生，不等长。菌柄近圆柱形，长 5～18 cm，粗 0.8～1.5 cm，白色或稍带黄色，光滑，中实。菌托较大，苞状，厚，污白色至灰黑色。孢子印粉红色。孢子光滑，椭圆形，$(6\sim8.4)\mu m\times(4\sim5.6)\mu m$。褶缘囊状体棍棒状，顶端突尖或近尾尖，$(95\sim100)\mu m\times(16\sim35)\mu m$。

生于稻草等草堆上。夏、秋季多人工栽培。分布于福建、湖南、四川、云南、西藏、台湾等地。

【栽培】 生物学特性 草菇是一种高温型腐生真菌，其生长发育温度范围为 10～44 ℃，相对湿度要求在80%～95%。属好气性真菌，酸碱度以 pH 6～7.5 为宜。

培育技术 培养料种类很多，其中以棉籽壳产量最高，稻草栽培产量高、质量好，甘蔗渣次之。辅料有干牛粪、米糠、麦麸、石灰等。草菇室内外均可栽培。室外栽培：在室外当气温稳定在22 ℃以上时即可做畦床，床宽 1 m，高25 cm，两边工作行60 cm，将泥土翻于畦床上，混入 5%干牛粪、混匀后压实，然后准备稻草。用 1%石灰水将稻草湿透，扭成"∞"字形小把，在畦床上先铺一层稻草，厚 3～5 cm，草上放第一层草把，在草地边缘内 1.5～2 cm处撒一圈菌种，宽幅 3 cm，中间不放菌种，然后放第二层草把，每层都撒一圈菌种，并向内缩进 1.5～3 cm，使草堆呈梯形。一般堆 4～5 层，最上面堆放一层压实后高20 cm的稻草，称"龙骨草"，将堆踩实压紧，表面淋水。建堆后保持堆温，调节湿度，下种后 2～3 d 堆温达50～60 ℃，5～6 d 后堆温下降到 30～40 ℃，开始出菇，这时草堆湿度控制在 70%～90%，空气相对湿度以 85%～95%为宜，可覆盖塑料薄膜控制和调节草堆温湿度。采收二至三潮菇后追施牛粪粉、尿水或尿素等补充营养。在栽培畦四周土中喷洒防虫药剂。室内栽培：在人为控制温、湿度、营养、通气、光照等条件下，可避室外受台风、暴雨等不利自然因素的影响，全年均可栽培，堆草与栽培方法与室外基本相同。

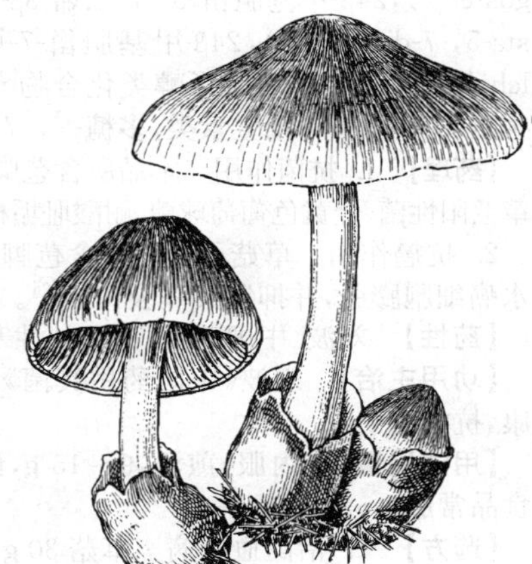

草菇

管理方法 主要控制适宜的温度湿度和空气。露天栽培时必须搭荫棚。播种后第二日如果料温达到 45 ℃以上，及时揭膜通风降温，必要时喷水降温，使草堆内温度保持在 30～35 ℃。根据菌丝生长和天气情况进行通风降温揭膜和盖膜管理，一般每日揭 2～3 次，每次 1～2 h，待菌丝长好布满料面时便可揭去薄膜。

病虫害防治 病害主要有绿霉菌、鬼伞等杂菌，引发原因为培养料 pH 偏低，播种后雨水过多，培养料过湿，发菌初期料凉以及料含氧量过高等，因此要有适当的石灰用量，大田栽培要开沟排水，发菌期适当降低空气湿度等，控制杂菌的发生。虫害有菇蝇、螨类等，用敌敌畏红糖混合液驱杀。

【采收加工】 6～10 月采收，晒干。

【药材】 草菇 *Fructificatio Volvariellae Volvaceae* 产于福建、台湾、湖南、广西、四川等地。

性状　子实体多已纵切成两瓣，完整者菌盖钟形，或平展后中部微凸起，直径 5～19 cm，灰色或灰黑色，有暗色纤毛，形成辐射条纹。菌肉中部较厚，松软，黄白色。菌褶较密而宽，不等长，白色或粉红色。菌柄近圆柱形，长 5～18 cm，直径 0.8～1.5 cm，黄白色或淡黄色，内实。菌托较大，厚，杯状，污白色，上缘黄黑色。气香，味特异。

【成分】 草菇含苞脚菇毒素（volvotoxin），狐衣酸（vulpinic acid）[1]。又含麦角甾醇（ergosterol），麦角甾烯醇（γ-ergostenol），24β-甲基胆甾-5，7-二烯-3β-醇（24β-methylcholesta-5，7-dien-3β-ol），24β-甲基胆甾-7-烯-3β-醇（24β-methylcholesta-7-en-3β-ol）等甾醇类化合物[2]；维生素 C[3]、原维生素 D_2、D_4[2]等维生素类，多糖[4]，17 种氨基酸[5]。

【药理】 1. 抗菌作用　本品所含苞脚菇毒素及狐衣酸，对革兰阳性菌、金黄色葡萄球菌、耐酸耻垢杆菌有抗菌作用[1]。

2. 抗癌作用　草菇子实体内含苞脚菇毒素，可使小鼠腹水癌细胞膨胀，并抑制其呼吸作用[2]。

【药性】 刘波《中国药用真菌》："性寒，味甘。"

【功用主治】 刘波《中国药用真菌》："消暑去热，增益健康，抗癌。"

【用法用量】 内服：煎汤，9～15 g，鲜品 30～90 g；或作食品常服。

【选方】 1. 治高血压病　草菇 30 g。煮食。

2. 治各种肿瘤　草菇（鲜）60 g，猴头（鲜）60 g。炒食。

3. 治齿龈出血，瘀点性皮疹　草菇（鲜）90 g。炒食，经常食用。（1～3 方出自《中国药用孢子植物》）

3180 草木犀 cǎo mù xī
（《内蒙古中草药》）

【异名】 马层子（《内蒙古中草药》），臭苜蓿（《内蒙古植物志》）。

【基原】 为豆科草木犀属植物细齿草木犀的全草。

【原植物】 细齿草木犀 *Melilotus dentatus* (Waldst. et Kitag.) Pers.［*Trifolium dentatum* Waldst. et Kitag.］又名：黄花草木犀。

二年生草本，高 20～50 cm。茎直立，有分枝，无毛。叶为三出复叶；托叶线形或线状披针形；叶片倒卵状长圆形，长 15～30 mm，宽 4～10 mm，先端圆或钝，基部圆形或近楔形，边缘具密细锯齿。总状花序细长，腋生，花多而密；花萼钟状，长约 2 mm，萼齿三角形；花黄色，长 3.5～4 mm，旗瓣椭圆形，先端圆或微凹，翼瓣比旗瓣稍短，龙骨瓣与翼瓣近等长；雄蕊 10，二体；子房线状长圆形，花柱细长。荚果卵形或近球形，长 3～4 mm，表面具网纹，成熟时黑褐色。种子 1～2 颗，圆形或椭圆形，稍扁。花期 6～8 月，果期 7～9 月。

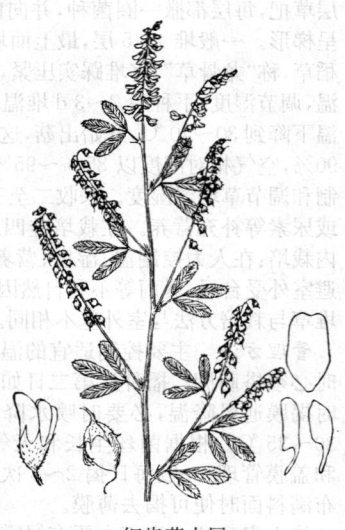

细齿草木犀

多生于低湿草地、路旁、滩地。分布于东北、华北、西北、华东等地。

【采收加工】 在 8～9 月果实大部分成熟时收获，割起全株，晒干即成。

【成分】 全草含挥发油，内含香豆素（coumarin）[1]。

【药理】 消肿止痛作用　草木犀流浸液片剂对肛门直肠术后水肿、疼痛和出血有明显减轻作用[1]。对其他外科损伤性肿胀及伴随症状也有显著疗效[2]。

【药性】 《内蒙古中草药》："味辛，性平。"

【功用主治】 《内蒙古中草药》："和中健胃，清热化湿，利尿。主治暑湿胸闷，口腻，口臭，赤白痢，淋病，疖疮。"

【用法用量】 内服：煎汤，9～15 g。

【选方】 1. 治暑湿胸闷，头胀痛，口臭　草木犀 9 g，水煎服。

2. 治淋病　草木犀 15 g，瞿麦、木通、滑石各 9 g。水煎服。（1、2 方出自《内蒙古中草药》）

3181 草乌头 cǎo wū tóu
（侯宁极《药谱》）

【异名】 堇（《庄子》），芨（《尔雅》），乌头、乌喙、奚毒、即子（《本经》），鸡毒（《淮南子》），毒公、耿子（《吴普本草》），土附子（《日华子》），草乌（《圣济总录》），竹节乌头、金鸦（《纲目》），五毒根、耗子头（《中药材手册》）。

【基原】 为毛茛科乌头属植物乌头（野生种）、北乌头等的块根。

【原植物】 1. 乌头（野生品）*Aconitum carmichaeli* Debx. 植物形态特征及分布地区，参见"川乌头"条。

2. 北乌头 *A. kusnezoffii* Reichb.　又名：鸡头草（东北），小叶芦、勒革拉花（山西）。

多年生草本，高 65～150 cm。块根倒圆锥形或胡萝卜形，长 2.5～5 cm，直径 0.7～15 mm，外皮黑褐色。茎直立，通常分枝。叶互生，茎下部叶在开花时枯萎；叶柄长 2～12 cm，无毛；叶片五角形，长 6～16 cm，宽 8～20 cm，基部心形，3 全裂，中央全裂片菱形，近羽状分裂，末回裂片披针形；侧全裂片斜扇形，不等 2 深裂，上面疏被短曲毛，下面无毛，纸质或近革质。总状花序顶生，有 9～22 朵花；花序轴和花梗无毛；下部苞片 3

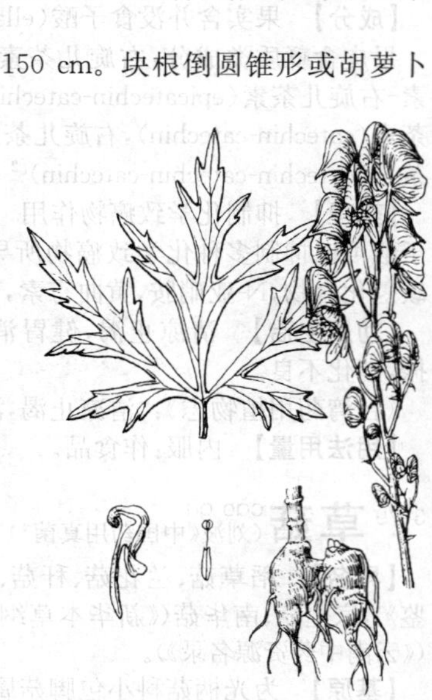

北乌头

裂，上部苞片线形；下部花梗长1.8～5 cm；小苞片生花梗中部或下部，线形；花两性，两侧对称；萼片5，花瓣状，上萼片盔形或高盔形，高1.5～2.5 cm，有喙，下缘长约1.8 cm，侧萼片长1.4～1.7 cm，下萼片长圆形，外面有疏曲柔毛或几无毛；花瓣2，瓣片宽3～4 mm，唇长3～5 mm，距长1～4 mm，向后弯曲或近拳卷，无毛；雄蕊多数；心皮5。果长8～20 mm。种子多数，扁椭圆球形，沿棱有狭翅，只在一面有横膜翅。花期8～9月，果期9～10月。

以上植物块根的汁制成的膏剂(射罔)亦供药用，另设专条。

此外，作草乌头入药的同属植物尚有：①展毛乌头 *Aconitum carmichaeli* Debx. var. *truppelianum*(Ulbr.) W. T. Wang et Hsiao. 分布于辽宁南部、山东、江苏、浙江北部。②黄山乌头 *A. carmichaeli* Debx. var. *hwangshanicum* W. T. Wang et Hsiao[*A. chinense* Paxt. var. *hwangshanicum* W. T. Wang et Hsiao] 分布于安徽南部、浙江西北部、江西东北部。③毛叶乌头 *A. carmichaeli* Debx. var. *pubescens* W. T. Wang et Hsiao 分布于陕西西南部、甘肃南部。④多根乌头 *A. kerakolicum* Rap. 分布新疆。⑤直喙乌头 *A. transsectum* Diels. 分布于云南西北部。

【栽培】 生物学特性 喜凉爽湿润、阳光充足环境，耐寒，冬季地下根部可耐－30 ℃左右的严寒。天气干旱或土壤缺水时，植株生长迟缓，叶缘干枯，叶片脱落，但雨季要注意防涝。对高温高湿适应性差，易引起退化或根部腐烂。土壤以肥沃疏松的砂质壤土为最好，黏土或低洼易积水地区则不宜栽培。

繁殖方法 分根繁殖或种子繁殖，以分根繁殖为主。分根繁殖：每年秋季或早春，挖取老根旁所生的子根栽种。开浅沟，行株距(30～45)cm×(9～15)cm，将子根均匀排在沟内，栽后覆土压实。春栽20 d左右出苗，秋栽到第二年春萌芽。种子繁殖：须选用当年种子，秋播或春播，条播或穴播。温度在18～23 ℃，有足够湿度，播种后约15 d出苗。苗高9～15 cm时，间苗1次。

田间管理 生长前期，应及时浇水和锄草，7、8月雨季要排水。为了增加根的产量，6～8月间可分别追肥1次，以氮、磷肥为主。

病虫害防治 见"附子"条。

【采收加工】 当年晚秋或次年早春采收，将地下部分挖出，剪去根头部，晒干。

【药材】 草乌头 *Radix Aconiti Kusnezoffii* 北乌头主产于东北、华北各地；乌头(野生品)主产中南、西南各地。

性状 块根呈不规则长圆锥形，略弯曲，长2～7 cm，直径0.6～1.8 cm。顶端常有残茎和少数不定根残基，有的顶端一侧有一枯萎的芽，一侧有一圆形或扁圆形不定根残基。表面灰褐色或黑棕褐色，皱缩，有纵皱纹、点状须根痕和数个瘤状侧根。质硬，断面灰白色或暗灰色，有裂隙，形成层环纹多角形或类圆形，髓部较大或中空。无臭，味辛辣、麻舌。

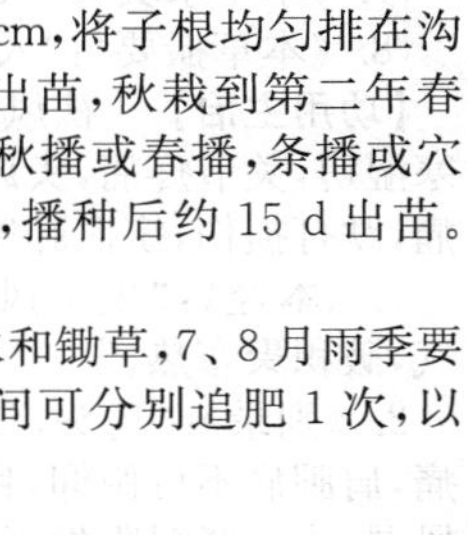

草乌头(北乌头)外形

鉴别 (1) 块根横切面：后生皮层为7～8列棕黄色栓化细胞；皮层有石细胞，单个散在或2～5个成群，类长方形、方形或长圆形，胞腔大；内皮层明显。韧皮部宽广，常有不规则裂隙，筛管群随处可见。形成层环呈不规则多角形或类圆形。木质部导管1～4列或数个相聚，位于形成层角隅的内侧，有的内含棕黄色物。髓部较大。薄壁细胞充满淀粉粒。

粉末特征：灰棕色。淀粉粒单粒类圆形，直径2～23 μm；复粒由2～16分粒组成。石细胞无色，与后生皮层连结的显棕色，呈类方形、类长方形、类圆形、梭形或长条形，直径20～133(234) μm，长至465 μm，壁厚薄不一，壁厚者层纹明显，纹孔细，有的含棕色物。后生皮层细胞棕色，表面观呈类方形或长多角形，壁不均匀增厚，有的呈瘤状突入细胞腔。

(2) 取本品粉末0.5 g，加乙醚10 ml与氨试液0.5 ml，振摇10 min，滤过，滤液置分液漏斗中，加0.25 mol/L硫酸溶液20 ml，振摇提取，分取酸液适量，用水稀释后，用分光光度计测定，在231 nm与275 nm的波长处有最大吸收。

(3) 取本品粗粉1 g，加乙醚15 ml与氨试液1 ml，浸渍1 h，时时振摇，滤过，取滤液5 ml，蒸干，残渣加7%盐酸羟胺甲醇溶液5滴与0.1%麝香草酚酞甲醇溶液1滴，滴加氢氧化钾饱和的甲醇溶液至显蓝色后，再多加2滴，置60 ℃水浴上加热1～2 min，用冷水冷却，滴加稀盐酸调节pH至2～3，加三氯化铁试液和氯仿各1滴，振摇，上层液显紫色。

(4) 薄层色谱：取本品粉末1 g，加10%氨溶液1 ml后，用乙醚10 ml冷浸24 h，滤过。滤液挥干，残渣用二氯甲烷洗入1 ml容量瓶中定容，作为样品溶液。另以乌头碱、中乌头碱、次乌头碱，用二氯甲烷配制成1 mg/1 ml的对照品溶液。在高效硅胶GF_{254}板上点样品及对照品溶液各4 μl，以环己烷-乙酸乙酯-二乙胺(8∶1∶1)展开，挥去溶剂，以碘蒸气熏后，供试品色谱中与对照品色谱相应位置处，各斑点均现污紫色。

【成分】 1. 乌头根含生物碱：乌头碱(aconitine)，中乌头碱(mesaconitine)，次乌头碱(ypaconitine)，塔拉乌头胺(talatisamine)[1]，和乌胺(higeramine)即是消旋去甲基衡州乌药碱(demethylcoclaurine)，棍掌碱氯化物(coryneine chloride)[2]，异飞燕草碱(isodelphinine)，苯甲酰中乌头碱(benzoyl mesaconitine)，新乌宁碱(neoline)，附子宁碱(fuziline)[3]，北草乌碱(beiwutine)，多根乌头碱(karakoline)，去氧乌头碱(deoxyaconitine)[4,5]，附子亭碱(fuzitine)，准噶尔乌头碱(songorine)，尿嘧啶(uracil)，江油乌头碱(jiangyouacon itine)，新江油乌头碱(neojiangyouaconitine)[6]，去甲猪毛菜碱(salsolinol)[7]，aldohypaconitine，准噶尔乌头胺(songoramine)[8]。此外，还含多糖(polysaccharide)FI[9]。

2. 北乌头 根主要含生物碱：中乌头碱，次乌头碱，乌头碱，3-去氧乌头碱(3-deoxyaconitine)，北草乌碱[10～13]，beiwusine A、B[14]，乌胺[15]。去甲二萜类生物碱：acsonine[16]，beiwudine[17]。

【药理】 1. 镇痛作用 小鼠尾部加压实验证明，口服草乌头(野生品)子根0.1～1 g/kg可抑制疼痛反应，使痛阈值提高30%～40%[1]。北乌头注射液腹腔注射5 mg/kg可使小鼠热痛阈提高2倍以上[2]。乌头与北乌头在等毒剂量(1/10或1/5 LD_{50})口服，均有明显镇痛作用，北乌头略强于乌头[3]。乌头碱类生物碱是草乌头镇痛的主要有效成分。草乌头用甘草、黑豆炮制后毒性降低，但镇痛效力不受

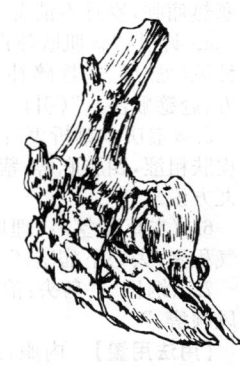

影响[4]。乌头注射液具有显著的镇痛作用,其2 mg/kg腹腔注射作用强度与吗啡10 mg/kg相当。药效消除基本呈一级动力学过程并基本符合血管外给药的一房室开放模型,其药效达峰时间为80.16 min,药效持续时间为6～7 h[5]。

2. 抗炎作用 北乌头煎剂5 g/kg可促进蛋清所致大鼠足跖水肿消退[6]。北乌头口服等毒剂量(1/5 LD_{50})对巴豆油引起的鼠耳肿胀和腹腔毛细血管通透性增强抑制率分别为29%和32%,而乌头的抑制率分别为21%和15%,表明两者均有抗炎作用[7]。

3. 对心脏的影响 以家兔心电图变化为指标的研究表明,北乌头总碱能增强肾上腺素对心肌的作用,对抗氯化钙所致T波倒置,对抗垂体后叶素所致初期的ST段上升和继之发生的ST段下降。豚鼠实验还可见有增强毒毛花苷G对心肌的毒性[8]。去甲乌药碱对大鼠离体心房具有正性肌力和正时性作用,可以松弛大动脉,抑制血小板聚集,具有抗血栓作用,能够抑制脂多糖诱导的NO产物和iNOSmRNA的表达[9]。

4. 其他作用 北乌头总碱还有抗组胺[8]、局部麻醉[10]等作用。

毒性 小鼠口服乌头(草乌头)浸膏剂LD_{50}(生药量)为1 827±11.4 mg/kg,北乌头为5 780±4.4 mg/kg;腹腔注射乌头为1.62±1.1 mg/kg,北乌头435±4.4 mg/kg[11]。

乌头碱的药理参见“川乌头”条。

【炮制】 1. 生草乌 取原药材,除去杂质及残茎,洗净,捞出,干燥。

2. 制草乌 (1) 炮制、煮或蒸制 取生草乌,大小个分开,用水浸泡至内无干心,取出,加水煮沸4～6 h或蒸6～8 h,至取大个及实心者切开内无白心,口尝微有麻舌感时,取出,晾至六成干,切薄片,干燥。

(2) 黑豆制 先将黑豆煮至膨胀,再将泡透的生草乌倒入锅内,煮至熟透为度。每草乌10 kg,用黑豆1 kg。

(3) 甘草制 ①取甘草打碎,去粗皮,与生草乌同置适宜的容器内,加水浸泡,夏季泡10 d左右,冬季泡15 d左右,每日换水2～3次,泡至口尝稍有麻辣感时,捞出,拣去甘草,再置锅内,加水适量,煮透,捞出,晾至半干,切顺刀片0.8～1 mm厚,晒干。每生草乌500 kg,用甘草30 kg。②取净草乌加甘草及水,用大火煮0.5～1 d,至七成软,捞出闷2～3 d,切1 mm厚片,晒干。每草乌100 kg,用甘草2 kg。

(4) 白矾、黑豆、甘草制 ①取净草乌,大小分开,用清水浸漂,每日换水1次,换水时翻动,至口尝微有麻辣感取出,晾至六成干。再与熬好的甘草、黑豆、白矾水共煮,至内无白心时,取出,微晾,切片晾干。每草乌100 kg,用甘草5 kg,黑豆10 kg,白矾2 kg。②用捣碎的黑豆、甘草煮水,至黑豆烂时,将黑豆、甘草捞出,再投入白矾4.5 kg,煮沸,倒入泡过的草乌(以水淹没为度),煮至内无白心,口尝无麻辣味时捞出,晒七八成干,置于缸内闷润退矾,俟表面出现白霜时取出,清水洗净,除去残茎,切厚片,压平,晾干。每草乌100 kg,用白矾12.5 kg,黑豆10 kg,甘草5 kg。

(5) 生姜、皂角、甘草制 取净草乌,用清水泡透心(每日换水1次),取出,切成厚片。另取生姜、皂角、甘草捣绒煎汁,过滤,滤液泡草乌片2～3 d,使药汁渗入草乌内,再置容器中蒸4～8 h,至无白心,微有麻味,取出,干燥。每草乌100 kg,用生姜6.24 kg,皂角6.24 kg,甘草6.24 kg。

制草乌要求口尝微有麻味,但全国各地检查方法不一,差异较大,为了准确可靠,可用下法检查:①舌尝部位在舌前1/3处。②取样量为100～150 mg。③在口内咀嚼时间为半分钟。④咀嚼当时不麻,经2～3 min即出现麻舌感。⑤舌麻时间维持20～30 min才逐渐消失。

草乌通过炮制,可降低毒性,其中所含以乌头碱为代表的双酯型生物碱可水解为毒性较小的单酯型生物碱或进一步水解为毒性极小的胺醇型生物碱。其水解产物仍然有效。

在众多的炮制方法中,高压蒸制法操作简便,生产周期短,原料损耗小,对总生物碱含量影响不大,而双酯型生物碱含量甚低,故减毒存效的效果较好。

制草乌要求酯型生物碱含量不得高于0.15%;总生物碱含量以乌头碱计,不得少于0.2%。

饮片性状 生草乌参见“药材”项。制草乌为不规则的类圆形或近三角形薄片,表面黑褐色,中心部较浅,呈灰色,外层有灰白色曲折的环纹(形成层)及筋脉小点(维管束),并有空隙。周边褐色,有深皱纹或弯曲的深缺刻。质坚脆。无臭,味微辛辣,稍有麻舌感。黑豆制草乌,形如生草乌,表面颜色加深,味微辛辣,稍有麻舌感。

贮干燥容器内,置通风干燥处,防蛀。生草乌应按毒性中药专人管理。

【药性】 辛、苦,热,大毒。归心、肝、脾经。

1.《本经》:“味辛,温。”

2.《吴普本草》:“乌头:神农、雷公、桐君、黄帝:甘,有毒……乌喙:神农、雷公、桐君、黄帝:有毒;李氏:小寒。”

3.《别录》:“乌头:甘,大热,有大毒……乌喙:味辛,微温,有大毒。”

4.《药性论》:“乌头:味苦、辛,大热,有大毒。”

5.《新修本草》:“味辛、甘,温,大热,有大毒。”

6.《本草从新》:“大燥。”

7.《本草求真》:“入肝,兼入脾。”

8.《本草撮要》:“入手厥阴、少阳经。”

【功用主治】 祛风除湿,温经散寒,消肿止痛。主治风寒湿痹,关节疼痛,头风头痛,中风不遂,心腹冷痛,寒疝作痛,跌打损伤,瘀血肿痛,阴疽肿毒等。并可用于麻醉止痛。

1.《本经》:“主中风,恶风洗洗出汗,除寒湿痹,咳逆上气,破积聚寒热。”

2.《别录》:“乌头,消胸上痰冷,食不下,心腹冷疾,脐间痛,肩胛痛不可俯仰,目中痛不可久视,又堕胎。”“乌喙,主风湿,丈夫肾湿阴囊痒,寒热历节掣引腰痛,不能行步,痈肿脓结,又堕胎。”

3.《药性论》:“乌头,能治恶风憎寒,湿痹,逆气,冷痰包心,肠腹疞痛,痃癖气块。益阳事,治齿痛,主强志。”“乌喙,能治男子肾气衰弱,阴汗,主疗风温(应作“寒”)湿邪痛;治寒热痈肿,岁月不消者。”

4. 许洪:“解肌肤热毒风,疗筋骨疼痛,除湿痹,治三十六种风(见《局方》骨碎补丸注)。”“治风去痰,疗齿痛(见《局方》赴筵歌注)。”(引自《宝庆本草折衷》)

5.《宝庆本草折衷》:“治宿患风癣,遍身黑色,肌体如木,皮肤粗涩,四肢麻痹;紫癜如墨,风疹疮疡。”(集许叔微乌头丸方说)

6.《本草蒙筌》:“理风痹,却风痰,散寒邪,除寒痛,破滞气积聚,去心下痞坚。”

7.《纲目》:“乌头:治头风,喉痹,痈肿疔毒。”“乌喙:主大风顽痹。”

【用法用量】 内服:煎汤,3～6 g;或入丸、散。外用:研末调敷;或用醋、酒磨涂。

【宜忌】 阴虚火旺、各种热证患者及孕妇禁服。老弱及婴幼儿慎服。反半夏、栝楼、天花粉、川贝母、浙贝母、白蔹、白及。内服须炮制后用，入汤剂应先煎 1～2 h，以减低毒性。酒剂，酒煎服，易致中毒，应慎用。内服过量可致中毒，中毒症状见“川乌头”条。

1.《吴普本草》：“乌喙，所畏、恶、使尽与乌头同。”

2.《本草经集注》：“莽草为之使。”“反半夏、栝楼、贝母、白蔹、白及。恶藜芦。”

3.《药性论》：“远志为之使。”“忌豉汁。”

4.《宝庆本草折衷》：“与茶相宜。”

5. 许叔微：“畏绿豆。”(引自《宝庆本草折衷》)

6.《本草蒙筌》：“孕妇且忌。”

7.《纲目》：“畏饴糖。黑豆、冷水，能解其毒。”

8.《本草汇言》：“平素禀赋薄弱，或向有阴虚内热吐血之疾，并老人、虚人、新产人切宜禁用。”

【选方】 1. 治风，身体疼痛 草乌头(炒令黑，存性)三两，地龙(瓦上焙过)一两，五灵脂半两，麝香(研)一分。上四味，除研者外，为细末，和匀，醋煮面糊为丸，如绿豆大。每服十丸，温酒下。(《圣济总录》黑神丸)

2. 治寒湿气，四肢骨节疼痛剧 草乌(煮熟去黑皮，研)、苍术、甘草各一分。(共研末)，酒调吃。(《云林神彀》三分散)

3. 治膝踝关节疼痛，能除风湿，健步 草乌、防风、细辛各等分。为末。擦鞋袜中。(《扶寿精方》膝风方)

4. 治偏正头痛 草乌头四两，川芎四两，苍术半斤，生姜四两，连须生葱一把。捣烂，同入瓷瓶，封固，埋土中，春五、夏三、秋五、冬七日，取出晒干，拣去葱、姜，为末，醋、面糊和丸，如梧桐子大。每服九丸，临卧温酒下。(《戴古渝经验方》)

5. 治心胃攻痛，疰心寒疝，常发不愈 草乌(切片，醋炒)、吴茱萸(炒)各等分。红曲打稀糊为丸，麻子大。每服十丸，日三。(《本草汇言》)

6. 治一切瘫痪风 草乌头(生)、五灵脂各等分。为末，滴水为丸，如弹子大。四十岁以下一丸分六服；病甚，一丸分两服。薄荷酒磨下，微觉麻为度。(《本草方》黑神丸)

7. 治脚气肿痛，行履无力及打扑伤折，痛不可忍 草乌(去皮、尖，生用)、干姜、五灵脂各一两，浮麦(炒黑焦)一分。上为细末，每用醋一盏，入药三钱，熬成膏。摊纸上，敷痛处。(《普济方》整痛膏)

8. 治久新诸疮，破伤中风，项强背直，腰为反折，口噤不语，手足抽掣，眼目上视，喉中沸声 丹砂一两，草乌头三两(一半生用，一半以火烧存性，于米醋内淬令冷)，麝香(研)、生乌豆(同草乌一处为末)各一分。上为细末，和匀。破伤风，以酒一小盏调半钱，神效。(《局方》急风散)

9. 治跌打损伤，痛不可忍 草乌(去皮、尖，生用)，乳香(火煨)、没药(火煨)、五灵脂各三两，生麝香少许。上为末，酒糊丸如指头大，朱砂五钱(研)为衣。每服一丸，薄荷、生姜研汁磨化服。痛止。(《世医得效方》寻痛丸)

10. 治一切热肿，欲结疮疖，蔻红疼痛 草乌头(生，捣为细末)一两，蚌粉半两。拌匀，用新汲水调，摊纸上贴之。(《圣济总录》拔毒散方)

11. 治疔疮 草乌头一两，蟾酥七钱，巴豆七分(去皮)，麝香一字。上为细末，面糊和，捻作锭子。如有恶疮透疔，不痛无血者，用针深刺到痛处有血，用此锭子纴之，上用膏药贴之。疔疮四畔纴之，其疔三二日自然拔出。此药最当紧用。(《外科精义》回疮锭子)

12. 治乳痈 草乌七个，赤小豆七粒，拒霜叶一两(阴干)。为末。井华水调涂四角畔，留顶。(《世医得效方》)

13. 治瘰疬初作未破，作寒热 草乌头半两，木鳖子二个。以米醋磨细，入捣烂葱头、蚯蚓粪少许，调匀敷上。(《医林正宗》)

14. 治口舌生疮 草乌、南星各一个，生姜一块(焙干)。为末。每取二钱，临卧时以好醋调作靥子，贴手脚心。(《卫生易简方》)

15. 治蛀发癣 草乌连皮切片，炙脆，研粉。醋调，日涂三次。数日愈。(《外科证治全书》)

16. 治白癜风 草乌头半两，巴豆一分(细切)。用米醋和湿，以布裹，浴罢擦之。频浴为佳。(《百一选方》)

17. 治肠风年久不瘥 草乌头(去皮、尖，切，炒令焦色，尝味不麻方佳)，为末，用韭菜搅自然汁和丸，如梧桐子大。每服空心陈米饮下十四丸，不过两服即瘥。(《普济方》乌头丸)

【临床报道】 治疗风湿性关节炎等 将草乌制成注射液，肌注。成人每次 2 ml(含总生物碱 2 mg)，每日 1 次；或穴位注射，每次 0.5 ml，每次 2～3 穴(每日 1 次)，或 1～2 穴(每日 2 次)，10 d 为 1 个疗程，停药 2～3 d 后可继续用药。孕妇忌用，心脏病慎用。治疗风湿性关节炎、腰腿痛、神经痛等共 64 例，总有效率为 95.8%以上。大多治疗 6～10 d 疼痛即见减轻，对重症风湿性关节炎止痛效果尤为明显[1]。

【各家论述】 1.《纲目》：“草乌头、射罔乃至毒之药，非若川乌头、附子人所栽种，加以酿制，杀其毒性之比，自非风顽急疾，不可轻投。甄权《药性论》言其益阳事，治男子肾气衰弱者，未可遽然也。此类只能搜风胜湿，开顽痰，治顽疮，以毒攻毒而已，岂有川乌头、附子补右肾命门之功哉！”

2.《本草汇言》：“草乌头去风寒湿气，逐痰攻毒之药也。其性猛劣有毒，其气锋锐且急，能通经络，利关节，寻蹊达径，而直达病所。宜其入风寒湿痹之证，或骨内冷痛，及积邪入骨，年久痛发，并一切阴疽毒疡诸疾，遇冷毒即消，热毒即溃，自非顽风急疾不可轻投入也。观其煎汁敷箭镞能杀禽兽，闻气即堕仆。非性之锋锐捷利，酷劣有毒，能如是乎?”

3.《本经逢原》：“草乌头，《本经》治恶风洗洗汗出，但能祛恶风，而不能回阳散寒可知。乌、附五种，主治攸分：附子大壮元阳，虽偏下焦，而周身内外无所不至；天雄峻温不减于附，而无顷刻回阳之功；川乌专搜风湿痛痹，却少温经之力；侧子善行四末，不入脏腑；草乌悍烈，仅堪外治。此乌、附之同类异性者。至于乌喙，禀气不纯，服食远之可也。”

4.《医林纂要》：“草乌，辛苦大热，毒尤甚，亦可制用，以治风湿，攻顽痰，去久痹，奸人用以作蒙汗药。绿豆、甘草皆可解。”

5.《本草正义》：“按《本经》乌头(草乌头)主治，亦与附子、天雄大略相近。所谓中风恶风洗洗出汗者，乃以外受之寒风而言，皮毛受风，故见风必恶……此辛温之药，固以逐寒祛风为天职者。石顽《逢原》乃谓《本经》治恶风洗洗汗出，但能去恶风，而不能回阳散寒，竟以恶字如字读，有意过求其深，殊非正旨。本是辛温，何得云不能回阳散寒？惟此是刚燥激烈大毒之物，自非病情针对，不可妄投。”

3182 **草石蚕** cǎo shí cán
（《本草会编》）

【异名】 甘露子、滴露（《饮膳正要》），地蚕（《日用本草》），甘露儿（《救荒本草》），土蛐（《余冬录》），宝塔菜（《中国植物图鉴》），蜗儿菜（《江苏植物药材志》），土虫草（《陆川本草》），土人参、土蕊子、毛菜、风子草（《湖南药物志》），地牯牛草、地纽（《贵州草药》），螺丝菜（《浙江药用植物志》）。

【基原】 为唇形科水苏属植物草石蚕的块茎及全草。

【原植物】 草石蚕 *Stachys sieboldii* Miq.

多年生草本。根状茎匍匐，其上密集须根及在顶端有串珠状肥大块茎的横走小根状茎；茎高30～120 m，在棱及节上有硬毛。叶对生；叶柄长1～3 cm；叶片卵形或长椭圆状卵形，长3～12 cm，宽1.5～6 cm，先端微锐尖或渐尖，基部平截至浅心形，边缘有规则的圆齿状锯齿，两面被贴生短硬毛。轮伞花序通常6花，多数远离排列成长5～15 cm顶生假穗状花序；小苞片条形，具微柔毛；花萼狭钟状，连齿长约9 mm，外被具腺柔毛，10脉，齿5，三角形，具刺尖头；花冠粉红色至紫红色，长约1.2 cm，筒内具毛环，上唇直立，下唇3裂，中裂片近圆形。小坚果卵球形，黑褐色，具小瘤。花期7～8月，果期9月。

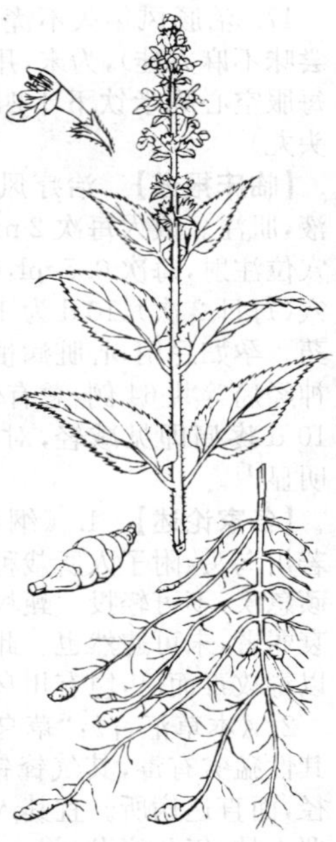

草石蚕

生于水边或湿地。分布于河北、山西、江苏、浙江、安徽、四川等地。

【栽培】 生物学特性 对气候要求不严，而以稍凉爽的气候较好，耐寒性极强。土壤以肥沃、疏松的油砂土为宜。

繁殖方法 块茎繁殖。在11月倒苗后至春季发芽前，随挖随栽。在整好的地上，开1.3 m宽的畦，按行株距各约25 cm开穴，深约7 cm，每穴栽块茎2～3个，盖土3～4 cm。

田间管理 出苗后，中耕除草、追肥2次，第一次在4月，第二次在5月，可施人畜粪水。6月地上茎高33 cm时摘心，促使块茎生长。整个生长期，保持土壤湿润。

病虫害防治 病害有霜霉病，用50%代森铵1 000倍液喷雾防治。虫害有红蜘蛛、蚜虫等。

【采收加工】 春季采收在4月初清明节前后，秋季采收在10月下旬；挖取块茎，晒干。5～10月采全草，鲜用或晒干。

【药材】 草石蚕 *Rhizoma Stachydis Sieboldii* 产于西北、华北各地。

性状 根茎多呈纺锤形，顶端有的呈螺旋状，两头略尖，长1.5～4 cm，直径3～7 mm。表面棕黄色，多皱缩，扭曲，具5～15个环节，节间可见点状芽痕及根痕。质坚脆，易折断，断面平坦，白色。气微，味微甘。用水浸泡后易膨胀，节结明显。

【成分】 地上部分含黄酮类化合物：异高山黄芩素-4′-甲基醚-7-O-β-(6″-O-乙酰基-2″-阿洛糖基)葡萄糖苷〔isoscutellarein-4′-methyl ether-7-O-β-(6″-O-acetyl-2″-allosyl) glucoside〕，异高山黄芩素-7-O-β-(6″-O-乙酰基-2″-阿洛糖基)葡萄糖苷〔isoscutellarein-7-O-β-(6″-O-acetyl-2″-allosyl) glucoside〕。还含洋丁香酚苷(acteoside)[1]。

块茎中含水苏苷(stachysoside)A、B、C[2]。

叶中含薰衣草叶水苏苷(lavandulifolioside)即水苏苷B，水苏苷(stachysoside)C、D[3]。

【药理】 草石蚕地上部分含有的异高山黄芩素-4′-甲基醚-7-O-β-(6″-O-乙酰基-2″-阿洛糖基)葡萄糖苷0.25 mmol/L能增强氯化钙所致透明质酸酶的活化作用，直到0.2 mol/L仍呈浓度依赖性活化作用，但在0.5 mol/L时此作用明显减弱；洋丁香酚苷0.5 mmol/L浓度下对透明质酸酶活性呈浓度依赖性增强作用；异高山黄芩素7-O-β-(6″-O-乙酰基-2″-阿洛糖基)葡萄糖苷完全未见增强作用，反可较弱抑制透明质酸酶活性[1]。

【药性】 甘，平。

1.《饮膳正要》："甘，平，无毒。"

2.《贵州草药》："性平，味甘、微辛。"

【功用主治】 解表清肺，利湿解毒，补虚健脾。主治风热感冒，虚劳咳嗽，黄疸，淋证，疮毒肿痛，毒蛇咬伤。

1.《饮膳正要》："利五脏，下气，清神。"

2.《全国中草药汇编》："祛风热，利湿，活血散瘀。主治黄疸，尿路感染，风热感冒，肺结核。外用治疮毒肿痛，蛇虫咬伤。""湖南认为本品能补中益气，故用以治神经衰弱，头晕目眩，病后体虚，气虚头痛，疳积等症。"

【用法用量】 内服：煎汤，全草15～30 g，根30～60 g；或浸酒；或焙干研末。外用：煎水洗；或捣敷。

【宜忌】《纲目》："不宜生食及多食，生寸白虫。与诸鱼同食，令人吐。"

【选方】 1. 治风热感冒 地牯牛草60 g。煎水服。

2. 治肺痨 地牯牛草根120 g。炖猪肺常吃。（1、2方出自《贵州草药》）

3. 治关节酸痛 （草石蚕）全草15 g。水、酒各半煎服。（《浙江药用植物志》）

4. 治跌打损伤 （草石蚕）根（晒干研末）6 g，杜衡（晒干研末）1.5 g。共用水酒送服。

5. 治黄疸 （草石蚕）根15 g，积雪草60 g，栀子根30 g，鲜茵陈30 g，精肉90 g。水炖服。

6. 治蛇伤 （草石蚕）鲜全草、积雪草、生半夏，捣敷。（4～6方出自江西《草药手册》）

3183 **草龙根** cǎo lóng gēn
（《广西药用植物名录》）

【基原】 为柳叶菜科丁香蓼属植物线叶丁香蓼 *Ludwigia hyssopifolia*(G. Don)Exell. 的根。

【原植物】 参见"草龙"条。

【采收加工】 9～10月采挖，鲜用或晒干。

【功用主治】 平喘止咳，消积，散结。主治哮喘，咳嗽，疳积，瘰疬。

【用法用量】 内服：煎汤，6～15 g。外用：捣敷。

3184 **草血竭** cǎo xuè jiě
（《植物名实图考》）

【异名】 草血结、回头草（《滇南本草》），土血竭、拱腰老（《中药形性经验鉴别法》），迂头鸡、一口血、蛇疙瘩（《四川中药志》），拳参、鸢头鸡（《贵州草药》），紫花根、地蜂子、地黑蜂、老腰弓（《云南中草药选》）。

【基原】 为蓼科蓼属植物草血竭的根茎。

【原植物】 草血竭 *Polygonum paleaceum* Wall.

多年生草本，高 15～50 cm。根茎肥厚，横生，常弯曲，外面棕黑色，内面粉红色，具多数坚韧须根。茎直立，不分枝，淡绿色，有棱，无毛。基生叶有长柄，长 3～7 cm，有棱；叶片狭长披针形，长 7～12 cm，宽 1.5～2.5 cm，先端渐尖或钝，基部渐狭，呈楔形，稍不对称，且不下延成翅状，边缘有不明显细齿，且常反卷，中脉有时呈红色，网脉明显，尤以边脉显著，两面无毛；茎生叶互生，下部叶有柄，上部的无柄，叶片较基生叶小；托叶鞘膜质，长达 5 cm，棕色，疏被短柔毛，有纵脉多条，先端常 2 裂状。总状花序穗状，单生于茎顶，近直立，长 3～4 cm，小花粉红色，苞片卵状披针形，花被 5 深裂，裂片卵状椭圆形；雄蕊 5；子房长卵形，花柱极小，2 裂。瘦果扁卵形，红褐色或棕黑色，光亮，包藏于宿存花被内。花期 5～10 月，果期 9～12 月。

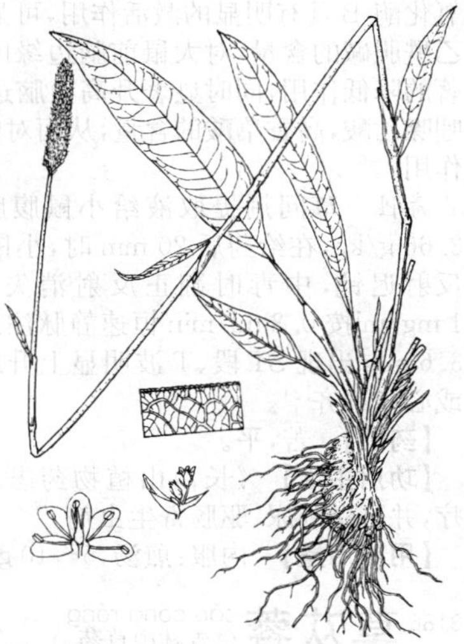

草血竭

生于高山草原石间，以阴坡为多。分布于四川、贵州、云南等地。

【栽培】 生物学特性 喜凉爽、向阳的环境。土壤以肥沃深厚、排水良好的腐殖质土较好。

繁殖方法 分株繁殖。在冬季或早春结合采挖，取有须根和芽嘴的根茎分成单株作种。在整好的地上，开 1.3 m 宽的畦，按行株距各约 26 cm 开穴，深 10～13 cm，每穴栽苗 3 株，成品字形，芽嘴向上，盖土浇水。

田间管理 在春季新叶出齐后除草、松土 1 次，第二次在 6～7 月，第三次在 10～11 月，并培土壅蔸。每次中除后都要追肥 1 次，前两次用人畜粪水，第三次用腐殖质土或草木灰撒在畦上。2～3 年后，只需在每年春、冬两季各中除、追肥 1 次。

【采收加工】 8～10 月采挖，晒干。

【药材】 草血竭 *Rhizoma Polygoni Paleacei* 主产于云南等地。

性状 根茎扁圆柱形，常弯曲，两端略尖，一面隆起，另面微有凹槽，长 2～6 cm，直径 0.8～2 cm。表面紫褐色至黑褐色，具密粗环纹，并有残留细根及根痕。质硬，不易折断，折断面不平坦，红棕色或灰棕色，维管束点 25～40 个，断续排列成环。气微，味涩、微苦。

鉴别 (1) 根茎横切面：木栓层较厚。皮层较窄。维管束外韧型；韧皮部较窄，形成层不明显，木质部导管常多数相聚，木纤维较少。本品薄壁细胞含有草酸钙簇晶、淀粉粒及棕黄色树脂状物。

(2) 取本品粉末 0.5 g，加水约 5 ml，微热，滤过。取滤液 1 ml，加三氯化铁试剂 1 滴，产生蓝黑色沉淀，稍振摇后，滤液即呈茶色(检查鞣质)。

【成分】 草血竭根茎含混合性鞣质[1]。

【药理】 1. 抗炎镇痛作用 草血竭乙醇提取物对二甲苯致小鼠耳肿和角叉菜胶致小鼠足肿均有抑制作用，热板法试验有镇痛作用[1]，其抗炎机制与清除氧自由基、抗脂质过氧化、稳定溶酶体膜和减少炎性细胞因子如 IL-1β 和 TNFα 的生成有关[2]。

2. 抗肿瘤作用 草血竭在体内外均有抗肿瘤作用，草血竭体外抑制 K_{562} 和 HL-60 的 IC_{50} 为 26.2～36.7 mg/L，1.6 g/kg，对 S_{180} 和 HepA 抑制率分别为 47.3% 和 52.9%[3]。

3. 对胃肠功能的影响 草血竭提取物能抑制小鼠排便反射，延缓胃排空，抑制肠内容物推进，并有镇痛作用，但不影响兔离体肠管自发性和乙酰胆碱诱发的收缩[4]。

【药性】 苦、辛，寒。

1.《滇南本草》："味苦、辛、微涩，性微温。"

2.《贵州草药》："性寒，味苦、涩。"

3.《四川中药志》1982 年版："酸、苦，寒。"

【功用主治】 散瘀止血，下气消积，解毒，利湿。主治癥瘕积聚，跌打损伤，外伤出血，吐血，咯血，衄血，经闭，崩漏，慢性胃炎，胃、十二指肠溃疡，食积停滞，痢疾，肠炎，水肿，疮毒，蛇咬伤，烫火伤。

1.《滇南本草》："宽中下气，消宿食，消痞块年久坚积板硬，胃气疼，面寒疼，妇人癥瘕。消浮肿，破瘀血，止咳嗽。"

2.《贵州草药》："清热和血，止痢，止血，定惊。"

3.《全国中草药汇编》："活血散瘀，止血止痛，收敛。治慢性胃炎，胃、十二指肠溃疡，肠炎，月经不调，跌打损伤。"

【用法用量】 内服：煎汤，10～15 g；研末，1.5～3 g，或浸酒。外用：研末调敷。

【选方】 1. 治男女痞块疼痛，癥瘕积聚 草血竭焙为末。每服一钱，砂糖热酒服。气盛者，加槟榔、台乌。(《滇南本草》)

2. 治跌打损伤肿痛 草血竭 15 g，接骨草(陆英) 18 g。水煎，加酒少许兑服。(《四川中药志》1982 年版)

3. 治外伤出血 草血竭研粉，外涂伤口。(《云南中草药选》)

4. 治吐血，咯血，衄血 草血竭 15 g，血盆草 30 g。水煎服。(《四川中药志》1982 年版)

5. 治菌痢 草血竭干粉 3～5 g，吞服，每日 3 次。(《云南中草药选》)

6. 治寒湿气浮肿 草血竭三钱，茴香根三钱，草果子二钱。共为末，同鳅鱼煮吃三四次。(《滇南本草》)

7. 治水肿、肋下有包块 草血竭 15 g，马鞭草 18 g，大蓟 30 g。水煎服。

8. 治疮肿及蛇伤 草血竭研末，适量外敷。(7、8 方出自《四川中药志》1982 年版)

9. 治烫伤，火伤 鸢头鸡研末 3 g，冰片 1.5 g。调蓖麻油外搽患处。

10. 治母猪疯 鸢头鸡研末 3 g，白矾末 1.5 g。开水吞服。

11. 治产后血虚 鸢头鸡 9 g，玉竹 15 g，萱草根 6 g。炖肉吃。(9～11 方出自《贵州草药》)

3185 草问荆 cǎo wèn jīng (《长白山植物药志》)

【异名】 马胡须(《新华本草纲要》)。

【基原】 为木贼科问荆属植物草问荆的全草。

【原植物】 草问荆 *Equisetum pratense* Ehrh.

多年生草本，高 15～50 cm。根茎横走，黑褐色。春季孢子囊茎稍呈肉质，淡褐色，有密生的绿色轮状分枝。叶鞘长约1.5 cm，叶鞘齿分离，长三角形，长尖，中部棕褐色，边缘白色，膜质。营养茎常单一，有锐棱脊及刺状突起，分枝细长，常水平或成直角展开。孢子囊穗钝头；孢子成熟时茎先端枯萎，产生分枝，渐变绿色，和营养茎同出。

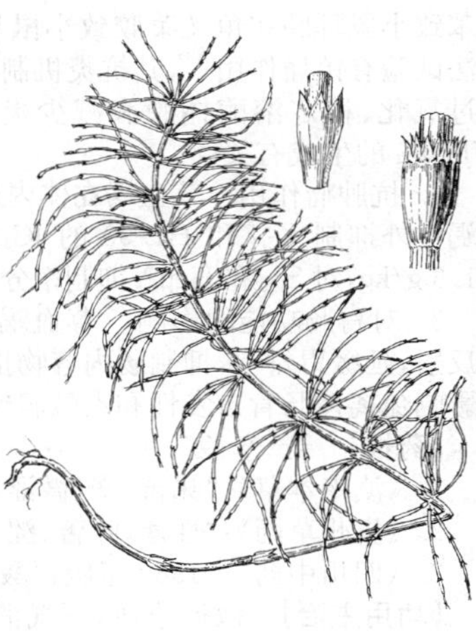

草 问 荆

生于林内、山沟林缘、灌丛杂草等处。分布于东北、华北、西北及湖北等地。

【采收加工】 6～8 月采挖，晒干或鲜用。

【药材】 草问荆 *Herba Equiseti Pratensis* 主产于吉林、湖北、新疆等地。

性状 全草干缩，枝常脱落。茎有多数轮生的细长分枝。叶鞘齿分离，长三角形，长约 1.5 cm，先端尖，中部棕褐色，边缘白色膜质。气微，味淡。

【成分】 全草含黄酮类：槲皮素（quercetin），山柰酚（kaempferol）[1]，山柰酚-3-双葡萄糖苷（kaempferol-3-diglucoside），山柰酚-3-芸香糖苷（kaempferol-3-rutinoside），山柰酚-3，7-双葡萄糖苷（kaempferol-3，7-diglucoside），山柰酚-3-双葡萄糖-7-葡萄糖苷（kaempferol-3-diglucoside-7-glucoside），槲皮素-3-芸香糖-7-葡萄糖苷（quercetin-3-rutinoside-7-glucoside）[2]；长链脂肪酸（C_{22}～C_{30}）：14-甲基二十九烷二酸（14-methylnonacosanedioic acid），14，15-二甲基三十烷二酸（14，15-dimethyltriacontanedioic acid）等[3]。

【药理】 1. 降压作用 草问荆水提取液（1∶1）对家兔不同途径给药（灌服、腹腔注射、静脉注射）都有非常显著的降压作用，口服降压维持 3～6 h，较正常血压下降 31.2%（平均值），反复应用无快速耐受性。草问荆水提取液使乙酰胆碱的降压作用增敏，M-胆碱能受体阻滞药阿托品给予后，其降压作用减弱或消失。草问荆有抑制肾上腺素的升压作用；对阻断颈总动脉血流所致加压反应有抑制作用；切断迷走神经后降压作用显著减弱，故认为草问荆有中枢抑制作用[1]。

2. 抗心肌缺血作用 草问荆提取物〔1 g(生药)/ml〕静脉注射 1.5～3.0 g/kg 对豚鼠由垂体后叶素所致的标准Ⅱ导程心电图 ST 段和 T 波增高、心率减慢，都有显著的对抗作用。可使心电图 RR、PQ、QT 和 QRS 间期较给药前显著延长。草问荆提取物 10～15 g/kg 给小鼠腹腔注射，能提高在低压和常压条件下耐缺氧能力，增强预先给予异丙肾上腺素所致的耐缺氧能力，使小鼠耗氧率较对照组降低 32.8%。心肌^{86}Rb 摄取率在低剂量组（10 g/kg）和高剂量组（15 g/kg）较对照组分别降低 8.2%、26.4%；并能对抗异丙肾上腺素所致心肌与血浆中 cAMP 含量增高[2]。

3. 中枢神经抑制作用 用草问荆提取液 0.2 g/10 g 或 0.4 g/10 g 给小鼠灌胃能加强戊巴比妥钠的催眠作用，使入睡所需时间缩短及睡眠时间延长。草问荆在 0.2 g/10 g 腹腔注射给药时，对小鼠有微弱的对抗士的宁惊厥作用，能延长惊厥潜伏期；同样剂量亦能明显延长小鼠对尼可刹米惊厥的潜伏期。在热板法证明草问荆提取液 0.2 g/10 g 腹腔注射有明显镇痛作用[3]。草问荆总生物碱对小鼠脑单胺氧化酶-B 具有明显的激活作用，可显著降低大鼠纹状体内乙酰胆碱的含量，对大鼠前脑边缘区的单胺类递质具有显著的降低作用，同时显著升高前脑边缘区单胺代谢物 5-羟吲哚乙酸、高香草酸的含量，从而对中枢神经系统产生抑制作用[4～6]。

毒性 草问荆提取液给小鼠腹腔注射 LD_{50} 为 38.9±2.66 g/kg，在给药后 20 min 时，小鼠活动减弱，眼睑下垂，反射迟钝，中毒时翻正反射消失等[1]。草问荆提取液 1 mg/ml按 0.3 ml/min 恒速静脉注射，给药后平均 40.4±3.6 min 出现 ST 段、T 波明显上升或倒置，QRS 间期延长或心律不齐[2]。

【药性】 苦，平。

【功用主治】 《长白山植物药志》："用于动脉硬化的治疗，并可做利尿、驱肠寄生虫剂。"

【用法用量】 内服：煎汤，5～10 g，鲜品 30～60 g。

3186 草苁蓉 cǎo cóng róng（《吉林中草药》）

【异名】 金笋、地精、肉松蓉（《现代实用中药》），苁蓉（《长白山植物药志》）。

【基原】 为列当科草苁蓉属植物草苁蓉的全草。

【原植物】 草苁蓉 *Boschniakia rossica*（Cham. et Schlecht.）Fedtsch.［*Orobanche rossica* Cham. et Schlecht.；*B. glabra* C. A. Mey.］

一年生寄生草本，高 15～35 cm。全株近无毛。根状茎横走，圆柱状，通常有 2～3 条直立的茎，茎不分枝，粗壮，中部直径1.5～2 cm，基部增粗。叶密集生于茎近基部，向上渐稀疏，三角形或宽卵状三角形，长、宽各为 6～8(～10)mm。穗状花序，圆柱形，长 7～22 cm，直径1.5～2.5 cm；苞片 1 枚，宽卵形或近圆形；花萼杯状，长 5～7 mm，先端不整齐地 3～5 齿裂；花冠宽钟状，暗紫色或暗紫红色，筒膨大成囊状，上唇直立，近盔状，下唇极短，3 裂；雄蕊 4，稍伸出于花冠之外，花药卵形，药隔较宽；心皮 2；子房近球形，柱头 2 浅裂。蒴果近球形，长 8～10 mm，2 瓣开裂。种子小，椭圆形，多数。花期5～7 月，果期 7～9 月。

生于海拔1 500～1 800 m的山坡、林下低湿处及河边，常寄生于桤属（*Alnus*）植物的根上。分布于黑龙江、吉林、内蒙古等地。

【采收加工】 5～8 月采收，晒干或晾干后切段。

【成分】 全草含糖苷类：草苁蓉苯丙烯醇苷（rossicaside）A、B、C、D[1，2]，草苁蓉苷（boschnaside），草苁蓉醛苷（boschnaloside），松脂酚-β-D-吡喃葡

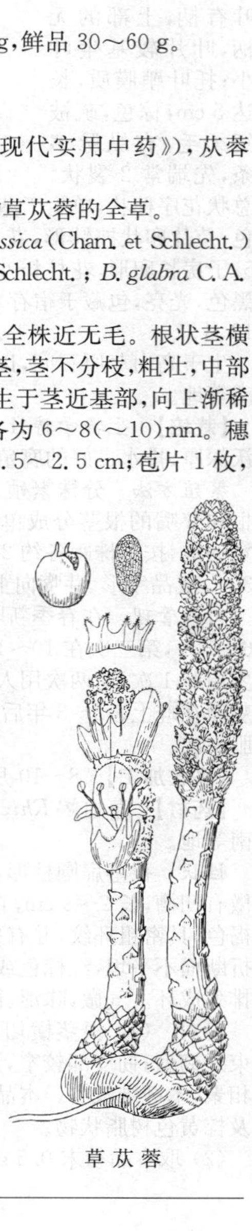

草 苁 蓉

萄糖苷(pinoresinol-β-D-glucopyranoside)[2]。环烯醚萜苷类:boschnaloside, boschnarol, bosnarol methylether[3];酸类:8-表去氧马钱子苷酸(8-epideoxyloganic acid)[4], 7-去氧基-8-表马钱子苷酸(7-deoxy-8-epiloganic acid),没食子酸(gallic acid),桂皮酸(cinnamic acid),咖啡酸(caffeic acid)[5],对香豆酸(*p*-coumaric acid),对香豆酸甲酯,齐墩果酸(oleanolic acid),3-表齐墩果酸。此外,含β-谷甾醇(β-sitosterol)[1]及其吡喃葡萄糖苷[5],β-D-吡喃葡萄糖基(1→4)-α-吡喃鼠李糖基-(1→3)-D-(4-O-咖啡酰基)吡喃葡萄糖〔β-D-glucopyranosyl(1→4)-α-L-rhamnopyranosyl-(1→3)-D-(4-O-caffeoyl)-glucopyranose〕[2],4,5,6-三羟基噢哢(4,5,6-trihydroxyaurone)[5]。

地上部分含草苁蓉醛碱(boschniakine)和草苁蓉内酯(boschnialactone)[6]。

根茎含甘露醇(mannitol),生物碱[7]。

【药理】 1. 抗癌作用 500 mg/kg 剂量的甲醇提取物对二乙基亚硝胺诱发的 F_{344} 大鼠肝脏中谷胱苷肽-S-转移酶阳性灶的形成有抑制作用,而且其突变型 P_{53} 蛋白及 ras 基因产物 P_{21} 蛋白的表达水平显著低于癌前病变大鼠[1]。草苁蓉提取物在大鼠肝脏化学致癌初期对血清超氧化物歧化酶、谷胱甘肽过氧化物酶、过氧化氢酶的活性及肿瘤坏死因子含量有回升作用,并能降低由于癌前病变的形成所增高的谷胱甘肽-S-转移酶活性及丙二醛含量,这可能是草苁蓉的抗致癌机制之一[2]。

2. 延缓衰老作用 草苁蓉提取物对D-半乳糖所致衰老大鼠的大脑皮质神经元脑组织琥珀酸脱氢酶活性下降、乳酸脱氢酶活性升高及脂褐素含量增多有明显的抑制作用,对线粒体等细胞器的变性具有改善作用,从而对衰老大鼠脑组织有明显的保护作用[3]。

3. 抗氧化作用 在对体外培养的 Wistar 乳鼠肝细胞观察发现,草苁蓉作用后,乳鼠肝细胞脂褐素颗粒随着日龄的增加而明显减少,超氧化物歧化酶活性增强,丙二醛含量下降[4]。草苁蓉甲醇提取后进一步分离的水层成分能增强二乙基亚硝胺所致的肝癌前病变大鼠血清的超氧化物歧化酶活性,降低丙二醛的含量[5]。

4. 对免疫功能的影响 草苁蓉提取液可促进小鼠脾脏抗体分泌细胞的功能[6],草苁蓉多糖可增强脾细胞对细菌脂多糖的增殖反应和其体外培养性,明显促进小鼠脾细胞的有丝分裂[7]。

【药性】 甘、咸,温。

1.《现代实用中药》:"微臭,和缓。甘、酸、咸,温。"

2.《全国中草药汇编》:"甘、咸,温。"

【功用主治】 补肾壮阳,润肠通便,止血。主治肾虚阳痿,遗精,腰膝冷痛,小便遗沥,尿血,宫冷不孕,崩漏,带下,肠燥便秘。

《现代实用中药》:"为强壮补精药。治遗精,阳痿,暖腰膝,催情欲。对于膀胱炎、膀胱出血及肾脏出血时为止血药用。""滋润五脏,益髓,强筋,治五劳七伤,绝阳不兴,绝阴不产,腰膝冷痛,遗精带下。"

【用法用量】 内服:煎汤,15~30 g;或泡酒。

【宜忌】《长白山植物药志》:"阴虚火旺,阳强易举而精不固,及脾虚作泻者不宜。"

【选方】 1. 治阳痿 苁蓉 50 g,菖蒲 20 g,菟丝子 20 g。水煎服。或苁蓉 25 g,山萸肉 20 g,补骨脂 15 g。水煎服。(《长白山植物药志》)

2. 治不孕症兼有强心功效 草苁蓉 100 g,白酒 500 g。浸泡1星期后服用。(《东北药用植物》)

3. 治老人习惯性便秘 草苁蓉 30 g,大麻仁 15 g。水煎,日服2次。(《吉林中草药》)

3187 草豆蔻 cǎo dòu kòu (《雷公炮炙论》)

【异名】 豆蔻(《别录》),漏蔻(《南方异物志》),草果(《通志》),豆蔻子(《广济方》),草蔻(《本草从新》),大草蔻(《药材资料汇编》),偶子(《中药志》),草蔻仁、飞雷子、弯子(《广东中药》)。

【基原】 为姜科山姜属植物草豆蔻的种子团。

【原植物】 草豆蔻 *Alpinia katsumadai* Hayata[*Languas katsumadai* (Hayata) Merr.]

多年生丛生草本,株高1.5~3 m。叶柄长1.5~2 cm;叶片狭椭圆形或线状披针形,长50~65 cm,宽6~9 cm,先端渐尖,基部渐狭,有缘毛,两面无毛或仅在下面被极疏的粗毛;叶舌卵形,外被粗毛。总状花序顶生,直立,长20~30 cm,花序轴密被粗毛,小苞片乳白色,阔椭圆形,长约3.5 cm,先端钝圆,基部连合;花萼钟状,白色,长1.5~2.5 cm,先端有不规则3钝齿,1侧深裂,外被毛;花冠白色,花冠管长约8 mm,裂片3,长圆形,上方裂片较大,长约3.5 cm,先端2浅裂,边缘具缺刻,前部具红色或红黑色条纹,后部具淡紫红色斑点;侧生退化雄蕊披针形;雄蕊1,长2.2~2.5 cm,花药椭圆形,药隔背面被腺毛,花丝扁平;子房卵圆形,下位,密被淡黄色绢毛。蒴果近圆形,直径约3 cm,外被粗毛,熟时黄色。花期4~6月,果期6~8月。

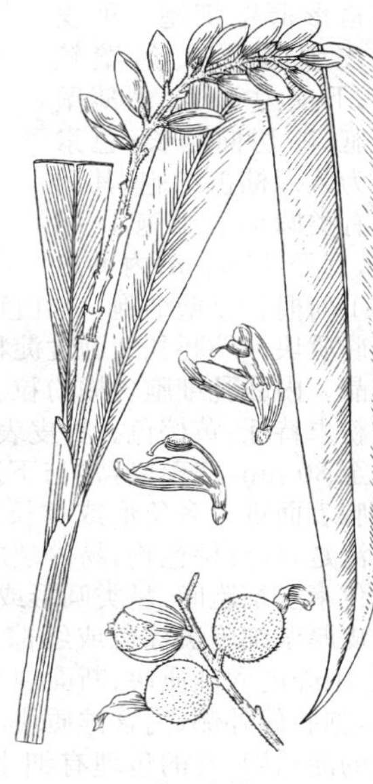

草豆蔻

生于山地、疏林、沟谷、河边及林缘湿处。分布于广东、海南、广西等。

【栽培】 生物学特性 喜温暖湿润气候和半荫蔽的环境。以选稀林下土层深厚、肥沃疏松的壤土地栽培为宜。

繁殖方法 种子繁殖或分株繁殖。种子繁殖:选有一定荫蔽条件的地块作苗床,6~7月间,按行距20 cm开沟条播,覆土2~3 cm。出苗后及时除草、追肥。第二年春季,按行株距80 cm×80 cm定植。分株繁殖:2~3月将母株挖起,选1~2年生健壮而且尚未结果的分蘖株作种移栽。

田间管理 定植后经常注意中耕除草、培土、追肥,干旱时及时灌水,遇雨季及时排水。根据草豆蔻生育期要求的光强调整荫蔽度,荫蔽度过大则砍除过多的荫蔽树枝,荫蔽度过小则补种荫蔽树。

【采收加工】 8~10月果实略变黄色时采收,采后晒至八九成干,剥去果皮,再晒至足干。或将果实用沸水略烫后晒至半干,去其果皮,再晒至足干。置阴凉干燥处。

【药材】 草豆蔻 *Semen Alpiniae Katsumadai* 主产于海南、广西。

性状 种子团类球形或椭圆形，具较明显的 3 钝棱及 3 浅沟，直径 1.5～3 cm；表面灰褐色；中间有黄白色的隔膜将种子团分成 3 瓣，每瓣有种子多数，粘连紧密，种子团略光滑。种子呈卵圆状多面体，长 3～5 mm，直径约 3 mm，外被淡棕色膜质假种皮，背面稍隆起，较厚一端有圆窝状种脐，合点位于较扁端的中央微凹处，种脊为一条纵沟，自种脐直达合点；质硬，将种子沿种脊纵剖两瓣，纵断面观呈斜心形，种皮沿种脊向内伸入部分约占整个表面积的 1/2；断面乳白色。气芳香，味辛、辣。

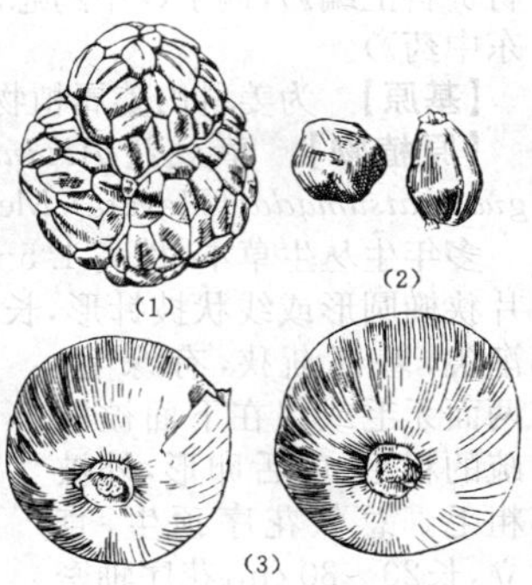

草豆蔻（果实及种子）外形
(1) 种子团 (2) 单粒种子 (3) 果实

鉴别 (1) 种子横切面：假种皮有时残存，为多角形薄壁细胞。种皮表皮细胞类圆形，壁较厚；下皮为 1～3 列薄壁细胞，略切向延长；色素层为数列棕色细胞，其间散有类圆形油细胞 1～2 列，直径约50 μm；内种皮为 1 列栅状厚壁细胞，棕红色，内壁与侧壁极厚，胞腔小，内含硅质块。外胚乳细胞含淀粉粒及草酸钙方晶和少数细小簇晶。内胚乳细胞含糊粉粒。胚细胞含糊粉粒及油滴。

粉末特征：黄棕色。种皮表皮细胞表面观呈长条形，直径约至 30 μm，壁稍厚，常与下皮细胞上下层垂直排列；下皮细胞表面观长多角形或类长方形。色素层细胞皱缩，界限不清楚，含红棕色物，易碎裂成不规则色素块。油细胞散列于色素层细胞间，呈类圆形或长圆形，含黄绿色油状物。内种皮厚壁细胞黄棕色或红棕色，表面观多角形，壁厚，非木化，胞腔内含硅质块；断面观细胞 1 列，栅状，内壁及侧壁极厚，胞腔偏外侧，内含硅质块。外胚乳细胞充满淀粉粒集结成的淀粉团，有的包埋有细小草酸钙方晶。内胚乳细胞含糊粉粒及脂肪油滴。

(2) 薄层色谱：取本品粉末 1 g，加甲醇 5 ml，置水浴中加热振摇 5 min，滤过，滤液作为供试品溶液。另取山姜素和小豆蔻明对照品，加甲醇制成每 1 ml 各含 2 mg 的混合溶液，作为对照品溶液。吸取上述两种溶液各 5 μl，分别点于同一硅胶 G 薄层板上，以苯-醋酸乙酯-甲醇（15∶4∶1）为展开剂，展开，取出，晾干，于 100 ℃加热至斑点显色清晰，置紫外灯（365 nm）下检视。供试品色谱中，在与山姜素对照品色谱相应的位置上，显相同的浅蓝色荧光斑点；在与小豆蔻明对照品色谱相应的位置上，显相同的棕褐色斑点。再喷以 5％三氯化铁乙醇溶液，日光下检视，供试品色谱中，在与小豆蔻明对照品色谱相应的位置上，显相同的褐色斑点。

品质标志 《中华人民共和国药典》2005 年版规定：本品含挥发油不得少于 1.0％（ml/g）。

【成分】 种子含黄酮类化合物：7，4′-二羟基-5-甲氧基黄烷酮（7，4′-dihydroxy-5-methoxyflavanone）[1]，槲皮素（quercetin），山柰酚（kaempferol），鼠李柠檬素（rhamnocitrin），熊竹素（kumatakenin）[2]，山姜素（alpinetin），小豆蔻查耳酮（cardamonin）[3，4]，生松黄烷酮（pinocembrin）[5]；二苯基庚烷类化合物：(5R)-反-1，7-二苯基-5-羟基-6-庚烯-3-酮〔(5R)-*trans*-1，7-diphenyl-5-hydroxy-6-hepten-3-one〕，(3S，5S)-反-1，7-二苯基-3，5-二羟基-1-庚烯〔(3S，5S)-*trans*-1，7-diphenyl-3，5-dihydroxy-1-heptene〕，反-1，7-二苯基-5-羟基-1-庚烯（*trans*-1，7-diphenyl-5-hydroxy-1-heptene），反，反-1，7-二苯基-5-羟基-4，6-庚二烯-3-酮（*trans*，*trans* -1，7-diphenyl-5-hydroxy-4，6-heptadien-3-one），(3S，5R)-3，5-二羟基-1，7-二苯基庚烷〔(3S，5R)-3，5-dihydroxy-1，7-diphenylheptane〕，反，反-1，7-二苯基-4，6-庚二烯-3-酮（*trans*，*trans*-1，7-diphenyl-4，6-heptadien-3-one）[4]；芪类化合物：1-(E)-1-(1-萜品烯-4-醇基)-3-甲氧基芪〔1-(E)-1-(1-terpinen-4-olyl)-3-methoxystilbene〕，(Z)-3-甲氧基-5-羟基芪〔(Z)-3-methoxy-5-hydroxystilbene〕和(Z)-3，5-二甲基芪〔(Z)-3，5-dihydroxystilbene〕[5]；种子的挥发油中含反式桂皮醛（*trans*-cinnamaldehyde）[4]，反，反-金合欢醇（*trans*，*trans*-farnesol）[3，4]，桉叶素（1，8-cineole），α-葎草烯（α-humulene），芳樟醇（linalool），樟脑（camphor），4-松油醇（terpineol-4），莳萝艾菊酮（carvotanacetone），乙酰龙脑酯（bornyl acetate），乙酸牻牛儿酯（geranyl acetate），桂皮酸甲酯（methyl cinnamate），橙花叔醇（nerolidol）[6]，莰烯（camphorene），柠檬烯（limonene），α、β-蒎烯（pinene），龙脑（borneol）[7]。

【药理】 对消化系统的作用 10％草豆蔻浸出液对三通巴甫洛夫小犬胃的总酸排出量无明显影响，但是可使胃蛋白酶的活力显著升高[1]。雏鸡腹腔内给予草豆蔻后，经口给予催吐药硫酸铜，草豆蔻的氯仿及甲醇提取物可使干呕次数减少[2]。煎剂 10 g/kg 给大鼠灌胃 5 d，可使动物胃黏膜血流量和血清胃泌素有不同程度的提高。能增加胃液分泌量，还能使胃黏膜组织 SOD 活性升高，MDA 含量降低[3]。

【炮制】 1. 草豆蔻 取原药材，除去杂质、果柄及残留的果壳，筛去灰屑，用时打碎。

2. 炒草豆蔻 取净草豆蔻仁，置锅内，用文火加热，炒至微黄色并有香气逸出时，取出放凉，用时捣碎。

3. 姜制草豆蔻 取净草豆蔻，置锅内，用文火炒热，喷洒姜汁拌炒至干，用时捣碎。每草豆蔻 100 kg，用生姜 10 kg。

4. 盐制草豆蔻 取净草豆蔻，置锅内，边炒边洒盐水，炒至水干色黑。每草豆蔻 100 kg，用盐 1.5 kg，水 5 kg。

饮片性状 草豆蔻参见“药材”项。炒草豆蔻形如草豆蔻，种仁微黄色。姜制草豆蔻形如草豆蔻，种仁表面色泽加深，微有姜气。盐制草豆蔻形如草豆蔻，种仁色黑，味微咸。

贮干燥容器内，置阴凉干燥处，炒草豆蔻、姜制草豆蔻、盐制草豆蔻密闭，防潮。

【药性】 辛，温。归脾、胃经。

1.《别录》：“味辛，温，无毒。”

2.《千金方》：“味辛，温，涩。”

3.《珍珠囊》：“浮也，阳也。”

4.《医学启源》：“气热，味大辛。”

5.《汤液本草》：“入足太阴、阳明经。”

6.《本草汇言》：“味甘、苦。”

7.《药性考》：“香散性热。”

8.《本草再新》：“入心、脾、肺三经。”

【功用主治】 温中燥湿，行气健脾。主治寒湿阻滞脾胃之脘腹冷痛，痞满作胀，呕吐，泄泻，食谷不化，痰饮，脚气，瘴疟，口臭。

1. 《别录》："主温中，心腹痛，呕吐，去口臭气。"

2. 《药性论》："主一切冷气。"

3. 《开宝本草》："下气，止霍乱。"

4. 《本草衍义》："调散冷气力甚速。"

5. 《珍珠囊》："益脾胃、去寒，又治客寒心胃痛。"

6. 《纲目》："治瘴疠寒疟，伤暑吐下泄痢，噎膈反胃，痞满吐酸，痰饮积聚，妇人恶阻、带下，除寒燥湿，开郁破气，杀鱼肉毒。"

7. 《本草原始》："磨积滞。"

【用法用量】 内服：煎汤，3～6 g，宜后下；或入丸、散。

【宜忌】 阴虚血少，津液不足者禁服，无寒湿者慎服。

1. 朱丹溪："若热郁者不可用。"（引自《纲目》）

2. 《纲目》："过多亦能助脾热，伤肺损目。"

3. 《本草经疏》："凡疟不由于瘴气；心痛、胃脘痛由于火而不由于寒；湿热瘀滞，暑气外侵而成滞下赤白，里急后重，及泄泻暴注口渴，湿热侵脾，因作胀满，或小水不利，咸属暑气湿热，皆不当用。"

4. 《本草备要》："忌铁。"

5. 《本经逢原》："阴虚血燥者忌之。"

6. 《得宜本草》："得熟附子，治寒疟；得乌梅，治久疟不止。"

【选方】 1. 治脾胃虚弱，不思饮食，呕吐满闷，心腹痛　草豆蔻肉八两，生姜一片，甘草四两（锉碎）。上三味匀和入银器内，用水过药三指许，慢火熬令水尽，取出，焙干，杵为末。每服一钱，沸汤点服。夏月煎之，作冷汤服亦妙。（《博济方》豆蔻汤）

2. 治心腹胀满，短气　草豆蔻一两，去皮为末。以木瓜、生姜汤下半钱。（《千金方》）

3. 治大肠虚冷腹痛，不思饮食　草豆蔻一两半，白术、高良姜各三分，陈橘皮、厚朴各一分。上为细末。每服二钱，水一中盏煎至七分，空心食前和滓温服。（《鸡峰普济方》草豆蔻散）

4. 治冷痰呕逆，胸膈不利　草豆蔻（去皮）、半夏（汤洗去滑，切，焙）各半两，陈橘皮（汤浸去白，焙）三分。上三味，粗捣筛。每服三钱匕，水一盏，入生姜五片，煎至七分，去滓温服，不拘时候。（《圣济总录》豆蔻汤）

5. 治山岚瘴气　草豆蔻（去皮）、高良姜、甘草（炙）各半两。上三味，粗捣筛。每服五钱匕，煎作熟水，频饮之。（《圣济总录》草豆蔻饮）

6. 治小儿脏寒泄泻不止　草豆蔻一枚，剥开皮，入乳香一块在内，复用白面裹，慢火烧令熟，去面及豆蔻皮不用；上为细末，以粟米饮丸如麻子大。每服五七丸，米饮下，无时。（《史载之方》豆蔻丸）

7. 治虚寒泄泻，腹痛无度　厚朴（姜制）二两，肉果（面煨）十枚，草豆蔻（煨）十枚。右为末，每服二钱，水煎服。（《赤水玄珠》草果散）

8. 治呕逆不下食，腹中气逆　豆蔻子七枚（碎），生姜五两，人参一两，甘草一两（炙）。上四味切，以水四升，煮取一升五合，去滓。分温二服，相去如人行五、六里。忌海藻、菘菜。（《广济方》豆蔻子汤）

9. 治小儿霍乱吐泻　草豆蔻、槟榔、甘草等分。上为末。姜煎一钱，空心服。（《普济方》）

10. 治霍乱心烦渴，吐利不下食　草豆蔻（去皮）一分，黄连（去须）一两。上二味，粗捣筛。每服三钱匕，水一盏，乌豆五十粒，生姜三片，煎至七分，去滓温服，日三。（《圣济总录》草豆蔻汤）

【各家论述】 1. 朱丹溪："草豆蔻，性温，能散滞气，消膈上痰。若明知身受寒邪，日食寒物，胃脘作疼，方可温散，用之如鼓应桴。或湿痰郁结成病者亦效。"（引自《纲目》）

2. 《本草汇言》："草豆蔻和中暖胃、消宿滞之药也，专主中膈不和，吞酸吐水，心疼肚痛，泄泻积冷，凡一切阴寒壅滞之病，悉主治也。其功用与白豆蔻相同。白者入脾胃，复入肺经，行气而又有益气之妙。草者仅入脾胃二经，长于利气破滞而已。"

3. 《本草求真》："草豆蔻，辛热香散，功与肉豆蔻相似，但此辛热燥湿除寒，性兼有涩，不似肉豆蔻涩性居多，能止大肠滑脱不休也。又功与草果相同，但此止逐风寒客在胃口之上，症见当心疼痛，不似草果辛热浮散，专治瘴疠寒疟也。故凡湿郁成病，而见胃脘作痛，服之最为有效。"

4. 《本草求原》："辛散外寒，温淡而香，大温中土。味又先苦，故燥湿，凡寒冷食滞及寒痰湿郁而成病者宜之。无毒，主呕吐，健脾消食，冷气胀满，短气，泄泻，虚弱不食，痰饮积聚，噎膈、霍乱烦渴及客寒侵而心胃腹痛、腰痛，著痹癥瘕。"

3188 草牡丹 cǎo mǔ dān（《天目山药用植物志》）

【异名】 牡丹藤（《天目山药用植物志》）。

【基原】 为毛茛科铁线莲属植物大叶铁线莲的全株。

【原植物】 大叶铁线莲 *Clematis heracleifolia* DC. [*C. heracleifolia* DC. var. *ichangensis* Rehd. et Wils.]　又名：木通花（《经济植物手册》），草本女萎（《天目山药用植物志》）。

直立草本，基部木质。高 0.3～1 m。主根粗大，表面棕黄色。茎粗壮，纵条纹明显，密生白色糙绒毛。叶对生，三出复叶，长达 30 cm；叶柄长 4.5～15 cm，被毛；小叶片亚革质或厚纸质，宽卵形、卵圆形或近圆形，长 6～13 cm，宽 4～10 cm，先端短尖，基部圆形或楔形，有时偏斜，边缘有不整齐粗锯齿，齿尖有短尖头，上面暗绿色，近无毛，下面有曲柔毛，脉上尤多；顶生小叶柄长，侧生小叶柄短。聚伞花序顶生或腋生，花梗粗壮，有白色糙绒毛，每花下有一个线状披针形苞片；花杂性，两性花与雄花异株；花直径 2～3 cm；萼片 4，蓝紫色，窄长圆形或宽线形，长 1.5～2 cm，先端常反卷，下半部靠合呈管状，外面有白色厚绢状短柔毛，边缘密生白色绒毛；花瓣无；雄蕊多数，长约 1 cm，药隔有疏长柔毛；心皮多数，有白色绢毛。瘦果卵形，红棕色，宿存花柱羽毛状，长达3 cm。花期 8～9 月，果期 9～10 月。

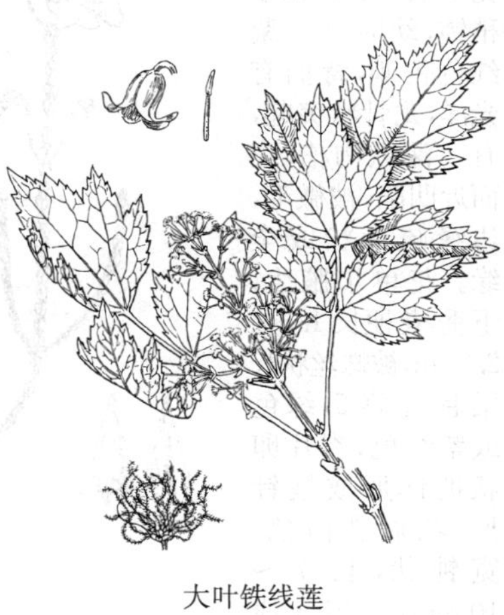

大叶铁线莲

生于山坡沟谷、路旁或林边。分布于河北、山西、吉林、辽宁、江苏、浙江、安徽、山东、河南、湖北、湖南、陕西。

【采收加工】 6～10 月采收，切段，晒干。

【药材】 草牡丹 *Herba Clematidis Heracleifoliae* 产于吉林、辽宁、河北、河南、浙江、山东等地。

性状 根粗大，木质化；表面棕黄色。茎圆柱形，多切成段，直径 5～8 mm，下段茎木化，上段茎草质，黄绿或绿褐色，具纵棱。叶对生，完整叶为三出复叶，先端小叶较大，宽卵形，长宽均 6～13 cm，先端短尖，基部楔形，不分裂或 3 浅裂，边缘有粗锯齿，具柄；侧生小叶近无柄，较小。聚伞花序顶生或腋生，花梗粗壮有白色糙毛，花淡蓝色。气微，味微苦。

【药性】《青岛中草药手册》："性微温，味甘、苦。"

【功用主治】 祛风除湿，止泻痢，消痈肿。主治风湿性关节痛，腹泻，痢疾，结核性溃疡。

1.《天目山药用植物志》："治手足关节痛风。"

2.《青岛中草药手册》："祛风除湿，解毒消肿，止痢。"

【用法用量】 内服：煎汤 9～15 g；或泡酒。外用：煎汤熏洗。

【选方】 1. 治风湿性关节肿痛 ①草本女萎、五加皮各 9 g，牛膝、威灵仙各 12 g。水煎服。②草本女萎、透骨草各 30 g。水煎液熏洗患处。

2. 治结核性溃疡、瘘管 草本女萎适量。水煎洗患处。（1、2 方出自《青岛中草药手册》）

3189 草灵芝 cǎo líng zhī（《新华本草纲要》）

【异名】 铁刷把、万年青（《云南中药资源名录》）。

【基原】 为杜鹃花科岩须属植物岩须的全株。

【原植物】 岩须 *Cassiope selaginoides* Hook. f. et Thoms. [*C. mariei* Lévl.] 又名：长梗岩须（《峨眉植物图志》）。

常绿矮小半灌木，高 5～25 cm。分枝多而密，有时铺散成垫状，小枝密生交互对生的叶。叶硬革质，披针形至披针状长圆形，长 2～3 mm，宽 1～1.7 mm，基部稍宽，2 裂，叉开，顶端稍钝，幼时具一紫红色芒刺，背面有光泽，龙骨状突起，有一深纵沟槽，腹面近凹陷，被微毛，边缘疏齿状或全缘。花单个腋生，下垂，花梗长 1.5～2.2 cm，被蛛丝状长柔毛；花萼 5，绿色或紫红色，裂片卵状披针形或披针形；花冠乳白色，宽钟状，长 7～10 mm，口部 5 浅裂，裂片宽三角形；雄蕊 10，较花冠短，花丝被柔毛。蒴果球形，直径 5～8 mm，花柱宿存。花期 4～5 月，果期 6～7 月。

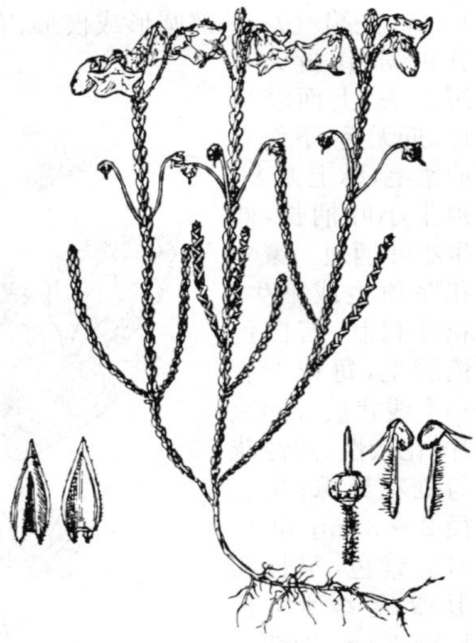

岩 须

生于海拔 2 000～4 000 m 的灌丛中或垫状灌丛草地。分布于四川东南部。

【采收加工】 6～10 月采收，切段晒干。

【成分】 叶含 8 种黄酮苷类化合物：杨梅树皮素（myricetin）的 3-O-葡萄糖苷、3-O-鼠李糖苷、3-O-阿拉伯糖苷（2 种异构体）和 7-O-葡萄糖苷；槲皮素（quercetin）的 3-O-鼠李糖苷，3-O-阿拉伯糖苷以及 3-O-鼠李葡萄糖苷[1]。还含苯丙苷化合物：martynoside[2]。

【药性】 辛、微苦，平。

《全国中草药汇编》："辛、微苦，平。"

【功用主治】 行气，活血，止痛，安神。主治肝胃气滞，胁肋脘腹胀痛，风湿痹痛，跌打损伤，失眠。

《全国中草药汇编》："行气止痛，安神。主治肝胃气痛，食欲不振，神经衰弱。"

【用法用量】 内服：煎汤，15～30 g。

【选方】 1. 治肝胃气痛 草灵芝为末，用 3 g，开水送服。

2. 治风湿关节痛 草灵芝 15 g。泡酒服或配方用。

3. 治食欲不振 （草灵芝）配鸡屎藤、山药各 9 g。共为细末，每服 6 g，开水送服。

4. 治神经衰弱，头昏耳鸣，心悸失眠 草灵芝 30 g，炖鸡服；或研末，每用 6 g，蒸蛋服。（1～4 方出自《西昌中草药》）

3190 草果药 cǎo guǒ yào（《滇南本草》）

【异名】 豆蔻（《植物名实图考》），小草果、草果子（《滇南本草》整理本）。

【基原】 为姜科姜花属植物草果药的果实。

【原植物】 草果药 *Hedychium spicatum* Ham. ex Smith 又名：长穗姜花（《中国高等植物图鉴》）。

多年生草本，高约 1 m。根茎块状。叶无柄或具长 1～1.5 cm 的柄；叶舌长 1.5～2.5 cm，膜质，全缘；叶片长圆形或长圆状披针形，长 10～40 cm，宽 4～12 cm，上下两面无毛或下面被极稀疏的长柔毛。穗状花序长约 20 cm；苞片长圆形，长约 2.5 cm，每一苞片内有花 1 朵；花萼管长 3～3.5 cm；花冠黄色，管长 5～6.5 cm，裂片线形，长 2.5 cm；侧生退化雄蕊匙形，白色，较花冠裂片稍长；唇瓣倒卵形，长 2.5～3 cm，深 2 裂，白色或变黄，花丝淡红色，较唇瓣为短。蒴果球形，直径约 1.5 cm。熟时开裂为 3 瓣。花期 6～7 月，果期 10～11 月。

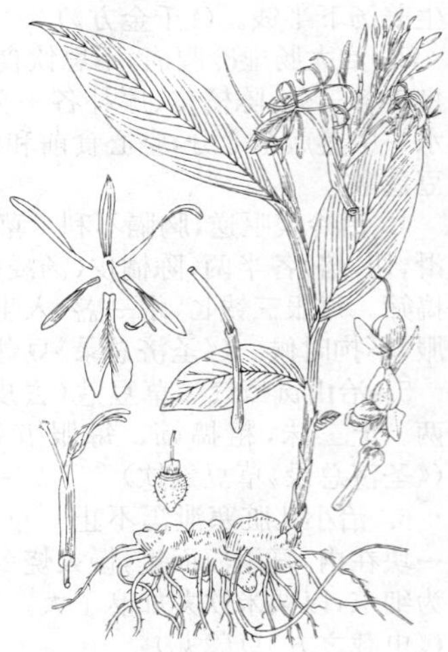

草 果 药

生于海拔 1 200～2 900 m 的山地密林中。分布于西南及西藏等地。

【采收加工】 10～11 月果实将熟时采收，烘干。

【药性】《滇南本草》："味辛、微苦，性大温。"

【功用主治】《滇南本草》："宽中理气，消胸膈膨胀，开胃，消宿食。"

【用法用量】 内服：煎汤，3～9 g；或研末。

【选方】 治九种胃气疼痛，面寒疼，痞块疼痛 草果药

(新瓦焙)二两,木香三钱。共为细末。每服一钱,热烧酒服。(《滇南本草》)

3191 草金杉 cǎo jīn shān (《红河中草药》)

【异名】 登亚严(《广西药用植物名录》),七头风、糙叶地丁、松香草、野杉根(《红河中草药》)。

【基原】 为菊科苇谷草属植物白背苇谷草的全草。

【原植物】 白背苇谷草 *Pentanema indicum*(L.) Ling var. *hypoleucum*(Hand.-Mazz.) Ling [*Inula indica* L. var. *hypoleuca* Hand.-Mazz.]

一年或二年生草本,高达1 m。茎直立,圆柱形,紫黑色,上部分枝伸展,具纵沟,疏被白色柔毛。单叶互生,粗糙;叶片线形,长2～5 cm,宽约3 mm,先端稍钝,基部耳状抱茎,全缘,反卷,上面暗绿色,疏被白色短毛,下面密被白色厚茸毛。头状花序单生枝顶及叶腋,花梗密被棕黄色短毛;苞片披针状线形,2～3列,被棕黄色毛;舌状花鲜黄色,中央管状花金黄色。瘦果有刺状冠毛。花期2～7月,果期10月。

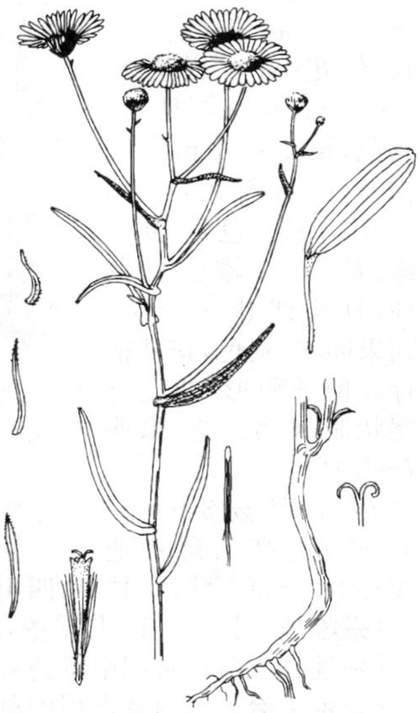
白背苇谷草

生于海拔700～2 000 m的较干燥的半山坡草地。分布于广西、贵州、云南等地。

【采收加工】 6～10月采收,鲜用或晒干。

【成分】 全草含黄酮类:6-羟基木犀草素-7,3′-二甲酯(6-hydroxyluteolin 7, 3′-dimethylether)[1]。

【功用主治】 清热解毒,利水通淋。主治痄腮,咽喉肿痛,石淋。

【用法用量】 内服:煎汤,15～30 g。外用:捣敷;或煎水洗。

【选方】 1. 治腮腺炎 草金杉15 g,葱、姜适量,煎服。外用葱、白糖、明矾等量捣敷。

2. 治扁桃体炎 草金杉15 g。煎服。

3. 治肾结石,膀胱结石,尿道结石 草金杉30 g。煎服,米酒汁或白酒和糖为引。

4. 治眼结膜炎,角膜云翳 鲜草金杉煎水外洗,同时内服。(1～4方出自《红河中草药》)

3192 草柏枝 cǎo bǎi zhī (《昆明民间常用草药》)

【异名】 松叶接骨草、松叶蒿、蜈蚣草(《全国中草药汇编》)。

【基原】 为玄参科松蒿属植物草柏枝的全草。

【原植物】 草柏枝 *Phtheirospermum tenuisectum* Bur. et Franch. 又名:细裂叶松蒿(《中国植物志》)。

多年生草本,高10～55 cm。全株被腺毛。根茎短,直立或斜生,其下有根数条,丛生,细而弯曲。茎直立,不分枝,细弱,成丛。叶对生;叶片三角状卵形,长1～4 cm,二至三回羽状全裂,小裂片条形,先端圆钝或有小凸尖,两面均被粗毛。花单生叶腋;萼钟状,5裂,裂片卵形至披针形,边缘多变化;花冠黄色或橙黄色,外被腺毛及柔毛,筒长8～15 mm,喉部被毛,上唇裂片卵形,下唇3裂片均为倒卵形,边缘被缘毛;雄蕊内藏;子房被长柔毛。蒴果卵形,长4～6 mm。种子小,扁平,卵形,有喙,具网纹。花、果期5～9月。

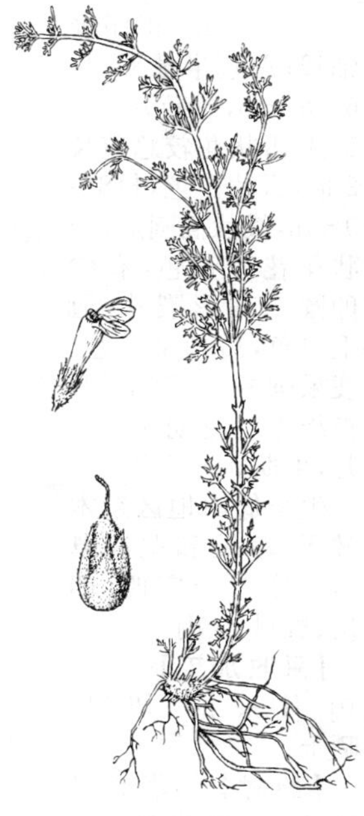
草柏枝

生于山坡、灌丛阴湿处。分布于四川、贵州、云南、西藏、青海。

【采收加工】 8～10月采收,晒干。

【药材】 草柏枝 *Herba Phtheirtspermi Tenuisecti* 产于四川、云南、贵州、青海、西藏等地。

性状 全株密被腺毛。根茎短,根数条,细而弯曲。叶对生,二至三回羽状全裂,叶片淡绿色,长1～1.5 cm,裂片狭细,线形。花黄色,萼钟状,花冠黄色。蒴果压扁,有喙,室裂。味辣、微苦。

【药性】 《四川中药志》1982年版:"辛、微苦,平。"

【功用主治】 散瘀解毒,养心安神。主治骨折肿痛,咳嗽,痰中带血,咽喉肿痛,心悸怔忡,蛇犬咬伤。

1.《全国中草药汇编》:"清热解毒,养心安神,止痛。主治心脏衰弱,心悸,咳嗽,痰中带血,咽喉肿痛,蛇、犬咬伤,骨折疼痛。"

2.《四川中药志》1982年版:"凉血散瘀,解毒。"

【用法用量】 内服:煎汤,10～15 g;或泡酒。外用:捣敷。

【选方】 1. 治骨折疼痛 草柏枝全草30 g,加金铁锁9 g.泡酒服。

2. 治蛇、犬咬伤 草柏枝全草捣烂敷患处。(1、2方出自《全国中草药汇编》)

3. 治心悸怔忡,咳嗽痰中带血 草柏枝30 g,竹林霄30 g。水煎服。(《四川中药志》1982年版)

3193 草威灵 cǎo wēi líng (《滇南本草》)

【异名】 威灵仙、小黑药、铁脚威灵、铜脚威灵、黑威灵(《滇南本草》),黑根(《贵州民间药物》),草灵仙(《昆明民间常用草药》),黑升麻、小黑根(《云南经济植物》),威灵菊(《全国中草药汇编》)。

【基原】 为菊科旋覆花属植物显脉旋覆花的根。

【原植物】 显脉旋覆花 *Inula nervosa* Wall.

多年生草本,高20～70 cm。根茎粗短,密生多数根;根肉质,暗褐色,粗1.5～3 mm。茎直立,单生或少数簇生;全部被开展的、上部被极密的具疣状基部的黄褐色长硬毛;上部或从中部起有细长分枝。叶互生;叶片椭圆形、披针形或倒披针形,基部叶较小;下部和中部叶长5～10 cm,宽2～3.5 cm,下部渐狭成长柄,边缘从中部以上有浅或明显的锯齿,上部急狭,先端稍尖,两面有基部疣状的糙毛,但叶脉在下面具开展的长密毛，侧脉4对，几与下部叶缘平行；上部叶小，无柄。头状花序在枝端单生或少数排列成伞房状，径1.5～2.5 cm，花序梗细长；总苞半球形，长6～8 mm；总苞片4～5层；舌状花较总苞长2倍，舌片白色，长8～9 mm，线状椭圆形；管状花花冠黄色，有尖卵圆三角形裂片；冠毛白色，后稍带黄色。瘦果圆柱形，有细沟，被绢毛。花期7～10月，果期9～12月。

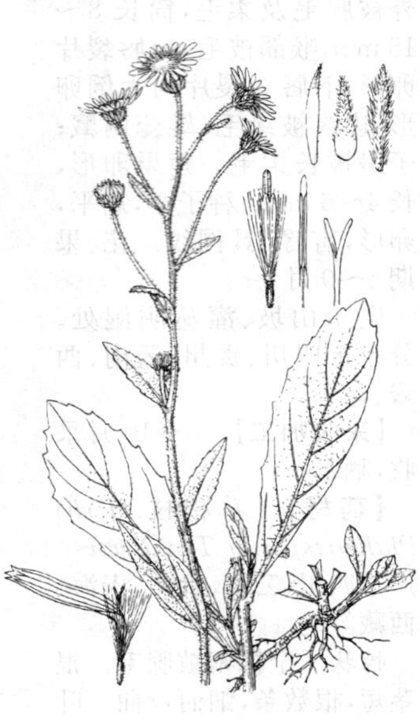

显脉旋覆花

生于低山地区杂木林下、草坡和湿润草地。分布于广西、四川、贵州、云南。

【采收加工】 8～10月采挖，切段，晒干。

【药材】 草威灵 *Radix Inulae Nervosae* 主产于广西、四川、云南、贵州等地。

性状 本品根状茎短，不规则形，上有多数茎的痕迹，并着生许多棕色毛茸或者没有毛茸；下有10数条须根，表面黑褐色或灰褐色，长10～20 cm，直径1～3 mm，常扭曲，具皱纹。易折断，断面有淡黄色的心(木质部)，常从形成层处与皮部分离。味香略苦。

【成分】 全草含百里酚(thymol)，异丁基百里酚(isobutyryl thymol)，7，8-二羟基异丁基百里酚(7，8-dihydroxy-isobutyryl thymol)，2，4-二甲基-6-(3′-甲基异丁基-5′-异丙基)-苯基3，5-已二酮〔2,4-dimethyl-6-(3′-methyl-isobutenyl-5′-isopropyl)-phenyl-3，5-hexan-dione〕，达玛二烯乙酯(dammadiene acetate)，单亚麻酸-1-甘油酯(1-glyceryl monolinoleate)，亚麻酸-1，3-甘油酯(1，3-glyceryl dilinoleate)，胡萝卜甾醇(daucosterol)及豆甾醇(stigmasterol)[1]。

【药性】 辛、苦，温。

1.《滇南本草》："味辛、苦，性温。"

2.《贵州民间药物》："性温，味辛、甘。"

【功用主治】 祛风湿，通经络，消积止痛。主治风湿疼痛，脘腹冷痛，食积腹胀，噎膈，风湿脚气。

1.《滇南本草》："治胸膈中冷寒气痛，开胃气，能治噎膈，寒湿伤筋骨，止湿脚气，祛脾风。"

2.《云南中草药》："祛风除湿，活络止痛，健胃消食。主治风湿疼痛，腰膝痿软，食滞，胃痛。"

【用法用量】 内服：煎汤，9～15 g。

【选方】 1. 治背寒痛不可忍 威灵仙三钱，夏枯草五分。煎汤冲烧酒服。

2. 治伤食，结滞胃中不消，日久面黄肌瘦，胸膈膨胀，肚大青筋，或时作泄，乍寒乍热，肢体酸困 威灵仙三钱，砂糖三钱。点水酒服之。

3. 治脚湿气，脚边肿痛，经络痛，步履难行 威灵仙三钱。点水酒服。(1～3方出自《滇南本草》)

4. 治冷汗不止 黑根90 g。蒸鸡蛋或瘦肉吃。

5. 治头晕盗汗 黑根60 g。炖肉或煎鸡蛋吃。(4、5方出自《贵州民间药物》)

3194 草香附 cǎo xiāng fù (《西藏常用中草药》)

【基原】 为灯心草科灯心草属植物走茎灯心草的根茎。

【原植物】 走茎灯心草 *Juncus amplifolius* A. Camus

多年生草本，高20～30 cm。具长的横走根茎。秆直立，光滑，具纵条纹。叶多集生于茎2/3以下部分，生于分蘖者长达15 cm；茎生者长5～8 cm，宽2.5～3.5 mm，先端钝尖；叶鞘紧密抱茎，无明显叶耳。花序有2～3个小头状花序，每个小头状花序有3～10朵花；叶状总苞长1～4 cm；花有短梗，红褐色，长5.5～7 mm；花被片6，披针形，长约5 mm，具白色膜质边缘；雄蕊6；雌蕊具花柱，柱头线状3分叉。蒴果卵状，褐色，花柱宿存。种子卵形，两端有尾状附属物。花、果期7～8月。

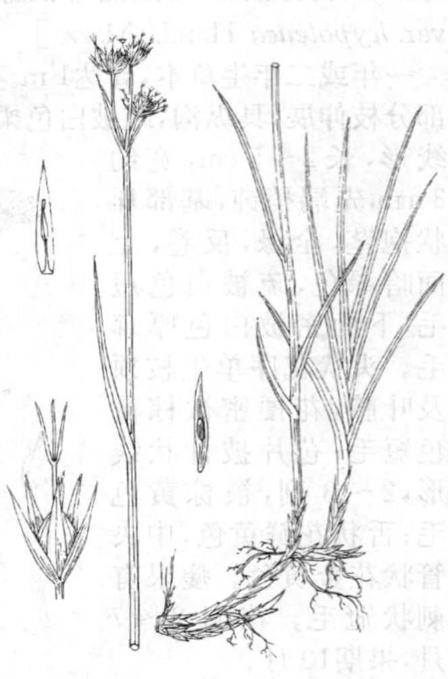

走茎灯心草

生于海拔3 100～3 300 m的高山湿草地或林缘，分布于陕西、甘肃、四川、云南、西藏等地。

【采收加工】 7～10月采挖，除去须根，晒干。

【药性】《西藏常用中草药》："性平，味辛、微苦。"

【功用主治】《西藏常用中草药》："理气止痛，调经活血。主治肝郁气滞，胸胁疼痛，月经失调，崩中带下。"

【用法用量】 内服：煎汤，3～9 g。

3195 草独活 cǎo dú huó (《云南中草药》)

【异名】 小白升麻(《西昌中草药》)，牛角七(《云南中草药》)，九股牛(《云南中草药选》)，龙眼独活、大力股牛、力股牛(《云南药用植物名录》)，珠钱草、松香痯药(《全国中草药汇编》)。

【基原】 为五加科楤木属植物云南龙眼独活的根。

【原植物】 云南龙眼独活 *Aralia yunnanensis* Franch. 又名：云南独活(《拉汉种子植物名称》)。

多年生草本，高约1 m。根纺锤形，粗大。叶二至三回羽状复叶，长30～50 cm；叶柄长3～15 cm；托叶叶状，膜质。羽片有小叶3～5，卵形至长卵形，长2～7 cm，宽1.3～4.5 cm，先端尖至长渐尖，基部截形

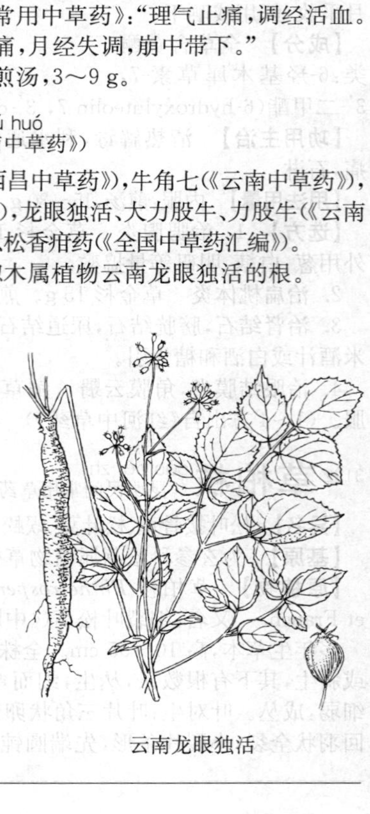

云南龙眼独活

至浅心形，上面深绿色，疏生白色刺毛，下面灰白色，沿脉密生白色刺毛，边缘有细锯齿。伞形花序组成圆锥花序，顶生及腋生，分枝稀疏，基部有叶状总苞，伞形花序有花 10～30 朵，总花梗长2～8 cm；苞片线状披针形；萼杯状，边缘有 5 齿，三角形；花瓣 5，暗紫色，三角状长圆形；雄蕊 5；子房 5 室，花柱 5，分离。核果球形浆果状，紫黑色，具 5 棱。花期 7～8 月，果期 9～10 月。

生于海拔 2 000～2 700 m 的疏林、灌丛或山坡草丛中。分布于四川、云南等地。

【采收加工】 7～10 月采挖，鲜用或晒干。

【药性】 苦、辛，微温。

1.《云南中草药》："辛、微甘、涩，微温。"

2.《全国中草药汇编》："苦、辛，微温。"

【功用主治】 发散风寒，健脾利水，舒筋活血，截疟。主治风寒感冒，咳嗽，脾虚水肿，小儿疳积，胸胁疼痛，跌打肿痛，风湿疼痛，腰痛，骨折，月经不调，外伤出血，疟疾。

1.《云南中草药》："发散风寒，健脾利湿，强筋壮骨。"

2.《全国中草药汇编》："主治感冒，咳嗽，胸满胁痛，腰痛，跌打风湿，月经不调，小儿疳积。"

【用法用量】 内服：煎汤，9～15 g；或泡酒。外用：鲜品捣敷；或研末外撒。

【宜忌】《云南中草药》："孕妇忌服。"

【选方】 1. 治慢性肝炎，小儿疳积，体虚水肿　牛角七 30 g。炖肉或猪肝吃。

2. 治跌打，风湿　牛角七 30 g。煎服或泡酒分服。（1、2 方出自《云南中草药》）

3. 治骨折　九牛股捣烂，加盐外敷。（《云南中草药选》）

4. 治外伤出血　鲜牛角七适量。捣烂敷患处。（《云南中草药》）

5. 治烧伤　小白升麻研末，调清油外搽患处。（《西昌中草药》）

3196 草蜘蛛 cǎo zhī zhū （《纲目》）

【异名】 花蜘蛛（《小儿卫生总微论方》）。

【基原】 为草蛛科漏斗网蛛属动物草蛛的全虫。

【原动物】 草蛛 *Agelena labyrinthica* (Clerck)

体椭圆形，雄蛛体长约 8 mm，雌蛛长约 9 mm，全体灰绿色。头胸部有白色车轮状斑纹；口小，适于吮吸；单眼 4 对，位于头胸部背面的前端；下有附肢 6 对，第一对呈单螯状，内通毒腺；第二对为脚须，似触角，雄性末节膨大成交配器；其余 4 对，均为步足，由 7 节组成，跗节末端有钩爪 2 枚。腹椭圆形，有八字形的白斑 5 对，前腹面有生殖孔，上有生殖板覆盖；腹面后端有肛门，前方有 3 对疣状的纺锤突，第三对纺锤突延伸成 1 对尾状。纺锤突尖端有小孔，内通纺绩腺，能分泌黏液，凝成丝质而结网。

营单独生活，5～6 月间，抽丝张漏斗状的网于灌木、草丛间，捕食其他小虫。

【成分】 含中性毒素[Neurotoxin]Agl1[1]。

【功用主治】《本草拾遗》："主丁肿出根。"

【用量用法】《本草拾遗》："作膏涂之。"

3197 草鞋青 cǎo xié qīng （《全国中草药汇编》）

【异名】 鹅仔草（《全国中草药汇编》）。

【基原】 为金星蕨科新月蕨属植物单叶新月蕨的全草。

【原植物】 单叶新月蕨 *Pronephrium simplex* (Hook.) Holtt. [*Meniscium simplex* Hook.; *Abacopteris simplex* (Hook.) Ching]

植株高 30～40 cm。根茎细长横生，被披针形鳞片。叶远生，二型，单一；营养叶柄长 14～18 cm，禾秆色；叶片纸质，干后绿色，椭圆状披针形，长 15～20 cm，宽4～5 cm，基部心形或偶有 1 对耳片，全缘或具粗钝齿；叶脉网状，在侧脉间形成 2 行整齐的方形网眼。孢子叶高出营养叶，叶柄长 30～35 cm；叶片披针形，长5～10 cm，宽 8～15 cm，基部心形或戟形，全缘。孢子囊群生于小脉上，幼时圆形，成熟时满布叶片下面；无囊群盖。

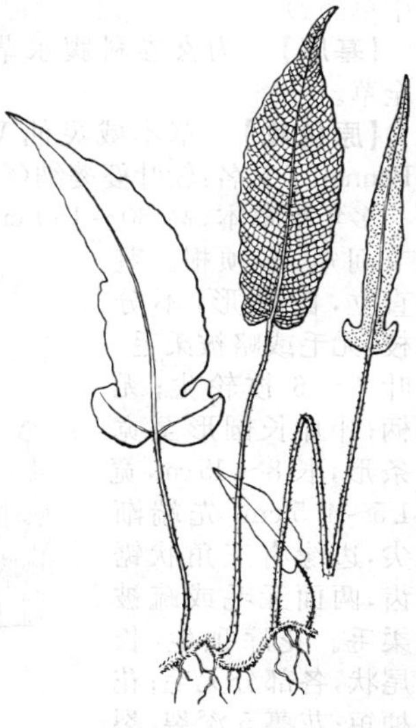

单叶新月蕨

生于海拔 50～1 500 m 的林下溪边。分布于福建、广东、广西、海南、云南、台湾等地。

【采收加工】 全年均可采收，晒干或鲜用。

【药性】《全国中草药汇编》："甘、微涩，凉。"

【功用主治】 清热解毒。主治咽喉肿痛，痢疾，毒蛇咬伤。

1.《全国中草药汇编》："清热解毒，利咽消肿。"

2.《中国药用孢子植物》："用于扁桃体炎，蛇咬伤，痢疾等。"

【用法用量】 内服：煎汤，15～30 g。外用：捣敷。

【选方】 1. 治急性扁桃体炎　草鞋青 30～60 g。水煎冲酒含服。（《全国中草药汇编》）

2. 治蛇咬伤　单叶新月蕨 15 g，续随子草 1.5 g。煎服，并取适量捣敷患处。（《中国药用孢子植物》）

3198 草本三角枫 cǎo běn sān jiǎo fēng （《昆明民间常用草药》）

【异名】 变豆菜（《西昌中草药》），肺形草、山芹菜（《贵州中草药名录》）。

【基原】 为伞形科变豆菜属植物川滇变豆菜 *Sanicula astrantiifolia* Wolff ex Kretsch. 的全草。

【原植物】 参见"小黑药"条。

【采收加工】 6～9 月采收，晒干。

【药性】 辛、微苦，温。

【功用主治】 祛风湿，通经络。主治风湿痹痛，筋脉拘挛，跌打损伤。

【用法用量】 内服：煎汤，3～9 g；或泡酒。外用：煎汤外洗。

【选方】 1. 治风湿腰痛　变豆菜 30 g。泡酒 250 g，早晚各服 30 g。

2. 治跌打劳伤　变豆菜、土杜仲、黑骨藤各 15 g。煎水服。

3. 治虚弱　变豆菜 60 g。炖肉服。（1～3 方出自《西昌中草药》）

3199 ## 草本威灵仙 cǎo běn wēi líng xiān (《中国药用植物图鉴》)

【异名】 九盖草(《中国药用植物图鉴》),狼尾巴花、九节草、山鞭草、草玉梅(《辽宁经济植物志》),九轮草、斩龙剑(《吉林中草药》),秆杆升麻、草龙胆、山红花、二郎箭(《陕西中草药》)。

【基原】 为玄参科腹水草属植物草本威灵仙的根及全草。

【原植物】 草本威灵仙 *Veronicastrum sibiricum* (L.) Pennell 又名:轮叶婆婆纳(《东北植物检索表》)。

多年生草本,高 80~150 cm。根状茎横走,长达 13 cm,节间短,多须根。茎直立,圆柱形,不分枝,无毛或略被柔毛。叶 4~6 枚轮生;无柄;叶片长圆形至宽条形,长 8~15 cm,宽 1.5~4.5 cm,先端渐尖,边缘有三角状锯齿,两面无毛或疏被柔毛。花序顶生,长尾状,各部分无毛;花梗短;花萼 5 深裂,裂片不等长,前面最长者约为花冠的一半,钻形;花冠红紫色、紫色或淡紫色,长 5~7 mm,4 裂,裂片宽度不等,花冠筒内面被毛;雄蕊 2。蒴果卵形,长约 3 mm,4 瓣裂,两面有沟。种子椭圆形。花期7~9 月。

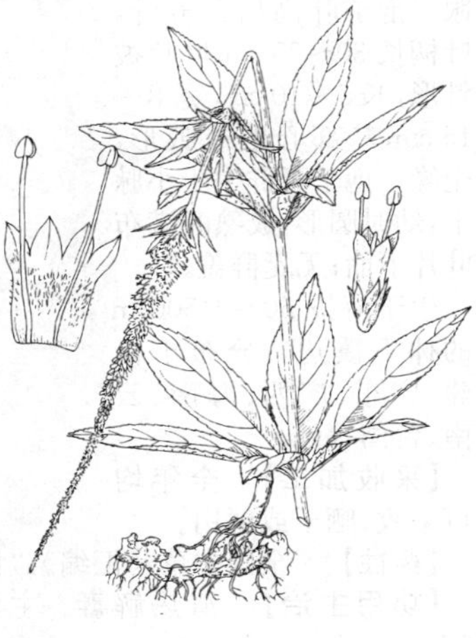

草本威灵仙

生于路边、山坡草地及山坡灌丛内。分布于东北、华北、陕西北部、甘肃东部及山东半岛。

【采收加工】 7~10 月采收,根切片,全草切碎,晒干。

【成分】 全草含酚酸类:异阿魏酸(isoferulic acid),3,4-二甲氧基桂皮酸(3,4-dimethoxy cinnamic acid)。还含 3-O-乙酰齐墩果酸(3-O-acetyloleanolic acid),D-甘露醇(D-mannitol),胡萝卜苷(daucosterol),β-谷甾醇(β-sitosterol)[1]。

根含糖苷类:米内苷(minecoside),桃叶珊瑚苷(aucubin),6-去氧-8-异阿魏酰哈帕苷(6-deoxy-8-isoferuloyl harpaside);甾醇类:β-谷甾醇-3-O-D-葡萄糖苷(β-sitosteryl 3-O-D-glucoside),菜油甾醇 3-O-D-葡萄糖苷(campesteryl 3-O-D-glucoside),β-谷甾醇,菜油甾醇(campesterol),豆甾醇(stigmasterol)。还含甘露醇,梓醇(catalpol),6-O-藜芦基梓醇酯(6-O-veratryl catalpol ester)[2]。

种子含脂肪酸:棕榈酸(palmitic acid),硬脂酸(stearic acid),油酸(oleic acid),亚油酸(linoleic acid)等[3]。

【药理】 抗炎镇痛作用 草本威灵仙的乙醇提取物具有显著的抗炎镇痛作用。经与毛茛科的三种威灵仙比较,其抗炎作用的强度为:草本威灵仙>威灵仙>棉团铁线莲>东北铁线莲;其镇痛强度为:草本威灵仙>棉团铁线莲>东北铁线莲>威灵仙。经进一步筛选,从中分出并鉴定了 6 个化合物,药理实验结果表明:异阿魏酸具有很强的抗炎镇痛作用,为抗风湿的主要活性成分。3-O-乙酰齐墩果酸具有抗炎作用。3,4-二甲氧基桂皮酸亦有抗炎镇痛作用。甘露醇具有镇痛作用[1]。

毒性 急性毒性试验表明,轮叶婆婆纳乙醇提取物小鼠灌胃给药的 LD_{50} 为 47.75 g/kg[1]。

【药性】 辛、微苦,寒。

1.《东北常用中草药手册》:"微苦,寒。"

2.《陕西中草药》:"味苦、辛,性凉。"

【功用主治】 祛风除湿,清热解毒。主治感冒风热,咽喉肿痛,腮腺炎,风湿痹痛,虫蛇所伤。

1.《药用植物图鉴》:"有利尿、镇痛、祛风湿功效。治关节痛,肌肉痛及痰饮积聚等症。"

2.《东北常用中草药手册》:"祛风除湿,解毒止痛。治风湿性腰腿痛,肌肉痛,感冒,膀胱炎,肺结核咳嗽,创伤出血,毒蛇咬伤,毒虫螫伤。"

3.《陕西中草药》:"发表祛风,泻火解毒。主治感冒周身骨节痛,扁桃体炎,腮腺炎。"

4.《内蒙古中草药》:"治水臌胀满。"

【用法用量】 内服:煎汤,10~15 g,鲜品 30~60 g。外用:鲜品捣敷;或煎水洗。

【选方】 治毒蛇咬伤 鲜草本威灵仙 45 g,或干品 15~30 g。水煎服。另用鲜品适量,捣烂敷患处。(《全国中草药汇编》)

3200 ## 茼蒿 tóng hāo (《千金方》)

【异名】 同蒿(《嘉祐本草》),蓬蒿(《饮膳正要》),同蒿菜(《滇南本草》),蓬蒿菜(《本草从新》),蒿菜(《得配本草》),菊花菜(《植物名实图考》),茼蒿菜(《食物中药与便方》)。

【基原】 为菊科茼蒿属植物蒿子杆和南茼蒿的茎叶。

【原植物】 1. 蒿子杆 *Chrysanthemum carinatum* Schousb. [*C. coronarium* auct. non L.]

一年生草本,高30~70 cm。茎直立,光滑无毛,通常自中上部分枝。基生叶花期枯萎,中下部茎叶倒卵形至长椭圆形,长 8~10 cm,二回羽状深裂,一回深裂几全裂,侧裂片 3~8 对,二回为深裂或浅裂,裂片披针形、斜三角形或线形,宽 1~4 mm。头状花序通常 2~8 个生茎枝顶端,有长花梗,但不形成明显的伞房花序,或头状花序单生茎顶;总苞直径 1.5~2.5 cm;总苞片 4 层;舌状花的舌片长 15~25 mm。舌状花的瘦果有 3 条宽翅肋;管状花的瘦果两侧压扁,有 2 条突起的肋,余肋稍明显。花果期 6~8 月。

农田栽培作蔬菜食用。吉林省有野生。

2. 南茼蒿 *C. segetum* L. [*C. coronarium* L. var. *spatiosum* Bailey]

本种与蒿子杆的区别是:叶边缘有不规则大锯齿或羽状分裂。舌状花瘦果有 2 条明显突起的椭圆形侧肋。

我国南方各地普遍栽培作蔬菜食用。

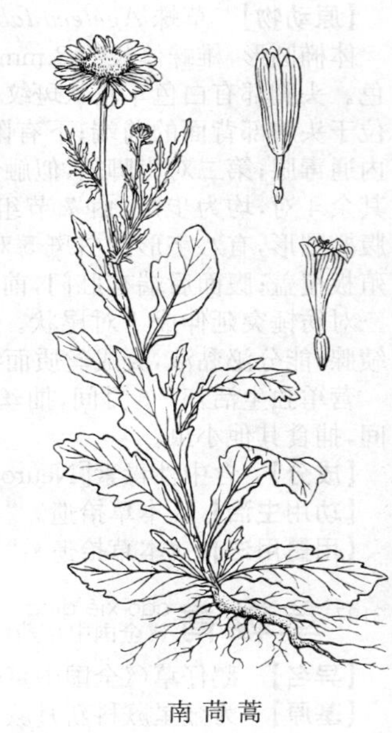

南茼蒿

【采收加工】 5~7 月采收,鲜用。

【成分】 1. 蒿子茎叶含黄酮类化合物 槲皮素(quercetin),芦丁(rutin),异槲皮素(isoquercetin)等[1]。

地上部分含香豆素类:花椒毒素(xanthotoxin),香柑内酯(bergapten),异茴芹香豆素(isopimpinellin),东莨菪素(scopoletin);甾醇类:α 和 β-菠菜甾醇(spinasterol),β-谷甾醇(β-sitostero),豆甾醇(stigmasterol),菜油甾醇(campesterol),胆甾醇(cholesterol)[2]。

2. 南茼蒿地上部分含香豆素类 伞形花内酯(umbelliferone),东莨菪素,7-甲氧基香豆素(herniarin)[1]。

【药性】 辛、甘,凉。入心、脾、胃经。

1.《千金方》:"味辛,平,无毒。"

2.《饮膳正要》:"甘,平。"

3.《滇南本草》:"味辛、微苦,性微寒。"

4.《本草从新》:"甘、辛,凉。"

5.《医林纂要》:"甘,温。"

6.《得配本草》:"辛,温。入足阳明经。"

7.《本草求真》:"入心、脾、肠、胃、肾。"

【功用主治】 和脾胃,消痰饮,安心神。主治脾胃不和,二便不通,咳嗽痰多,烦热不安。

1.《千金方》:"安心气,养脾胃,消痰饮。"

2.《日用本草》:"消水谷。"

3.《滇南本草》:"行肝气,止疝气疼,治偏坠气疼,利小便。"

4.《医林纂要》:"开胃,和脾。"

5.《得配本草》:"通血脉,除膈中臭气。"

6.《现代实用中药》:"为祛痰剂,用于感冒,咳嗽痰多;又为健胃药,治慢性胃肠病,习惯性便秘。"

【用法用量】 内服:煎汤,鲜品 60～90 g。

【宜忌】 1.《嘉祐本草》:"动风气,熏人心,令人气满,不可多食。"

2.《得配本草》:"泄泻者禁用。"

【选方】 1. 治热咳痰浓 鲜茼蒿菜 90 g。水煎去渣,加冰糖适量熔化后分 2 次饮服。

2. 治高血压性头昏脑胀 鲜茼蒿菜 1 握。洗,切,捣烂取汁。每服 1 酒杯,温开水和服,每日 2 次。

3. 治烦热头昏,睡眠不安 鲜茼蒿菜、菊花脑(嫩苗)各 60～90 g。煮汤,每日 2 次饮服。(1～3 方出自《食物中药与便方》)

【各家论述】《本经逢原》:"茼蒿气浊,能助相火。禹锡言多食动风气,熏人心,令人气满。《千金方》言安心气,养脾胃,消痰饮,利肠胃者,是指素禀火衰而言,若肾气本旺,不无助火之患。"

3201 茵芋 yīn yú (《本经》)

【异名】 卑山共(《吴普本草》),莞草、卑共(《别录》),茵蓣(《千金方》),因预(《纲目》)。

【基原】 为芸香科茵芋属植物茵芋或乔木茵芋茎叶。

【原植物】 1. 茵芋 *Skimmia reevesiana* Fort. 又名:黄山桂(《中国高等植物图鉴》)。

常绿灌木,高 0.5～1 m。全株有芳香。单叶互生,常集生于枝顶;叶柄长 4～10 mm,绿色或淡红色;叶片革质,具腺点,长椭圆状披针形或披针形,长 7～11 cm,宽 2～3 cm,先端渐尖,基部楔形,全缘或有时中部以上有疏而浅的锯齿,上面深绿色,主脉上密被短柔毛,下面淡绿色,侧脉不明显,无毛。花常为两性,白色,芳香;苞片小,卵形;萼片 5,广卵形;花瓣 5,长圆形至卵状长圆形,长 3～5 mm,在花蕾时各瓣大小略有不等;雄蕊 5,与花瓣等长或较长;子房上位,近圆球形,4～5 室,花柱短,柱头头状。浆果状核果,长圆形至卵状长圆形,长 10～15 mm,红色,有残存花萼。花期 4～5 月,果期 10～12 月。

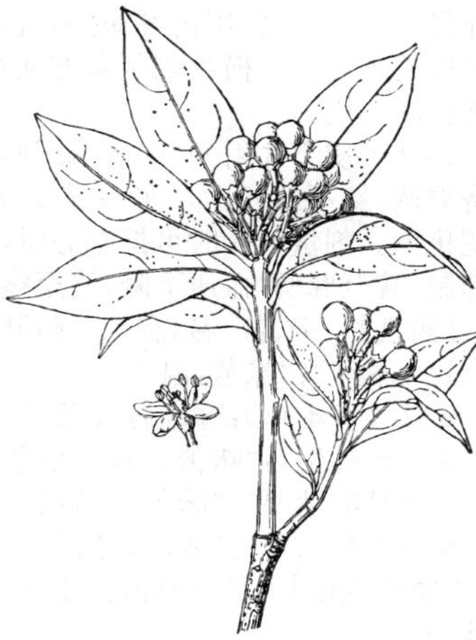

茵 芋

生于树阴下。分布于华东、西南及湖北、湖南、广东、广西、台湾等地。

2. 乔木茵芋 *S. arborescens* T. Anders.

常绿小乔木,高 3～7 m。单叶互生,常集生于枝顶;叶柄长 1.2～2 cm;叶片纸质,长圆形或为倒披针形,长 8～18 cm,宽 2.5～6 cm,先端长渐尖,基部楔形,全缘,干后表面中脉微凸,侧脉清晰,两面无毛。聚伞状圆锥花序顶生,长 2～4 cm,花轴被微柔毛;花为杂性;苞片小,广卵形;萼片 5,卵形;花瓣 5,白或黄色,倒卵形或倒卵状长圆形,长 4～5 mm;雄花的雄蕊较花瓣长,退化雌蕊先端 3 深裂;两性花的雄蕊比花瓣略短;雌花的不育雄蕊比花瓣短,花丝细小,子房近圆球形,柱头增大。浆果状核果,圆球形,直径 6～8 mm,黑色。花期 4～6 月,果期 7～9 月。

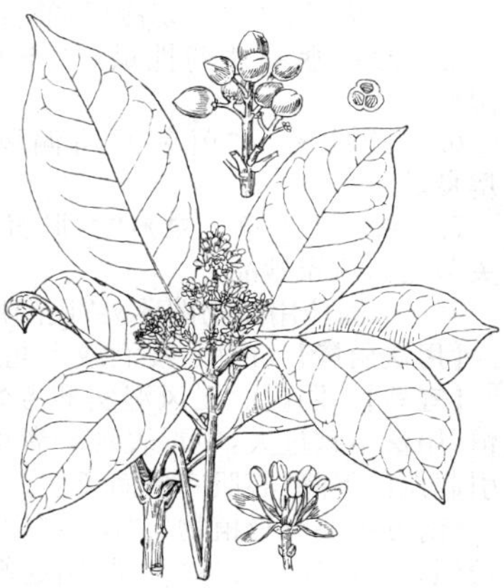

乔木茵芋

生于海拔较高林下。分布于广东、广西、云南等地。

【采收加工】 全年均可采收,茎叶切段,晒干。

【成分】 茎皮含呋喃喹啉生物碱:7-异戊烯氧基-γ-崖椒碱(7-isopentenyloxy-γ-fagarine),茵芋碱(skimmianine),单叶芸香品碱(haplopine),吴茱萸定碱(evodine),吴茱萸素(evoxine),茵芋宁碱(reevesianine)A、B;香豆素类化合物:7-异戊烯氧基-8-异戊烯基香豆素(7-isopentenyloxy-8-isopentenyl coumarin),橙皮油内酯(aurapten),欧芹酚甲醚(osthol),异橙皮内酯(isomeranzin),野栓翅芹素(pranferin),R-(—)-二氢山芹醇[R-(—)-columbianetin],伞形花内酯(umbelliferone),橙皮内酯水合物(meranzin hydrate)和茵芋苷(skimmin)[1]。

叶含茵芋苷和茵芋碱[2]。

【药理】 茵芋碱有麻黄碱样作用,可升高麻醉猫血压,加强肾上腺素对血压及子宫的作用,加强猫和兔的在位子宫收缩，抑制小肠收缩及扩张冠状血管等。对中枢神经有兴奋作用，亦可使横纹肌张力提高，脊髓反射兴奋性增强；切除肾上腺后，其作用仍可保持。它对神经节无作用，对猫或大鼠的神经——横纹肌制备亦无显著影响，亦不翻转拟交感药的作用[1]。

毒性　皮下注射 600 mg/kg 剂量时，小鼠可出现抑制，共济失调，然不致死亡。实验猫皮下注射 50 mg/kg，无明显变化[1]。剂量较大时可抑制心肌，兔在静注后，可产生心肌抑制，甚至麻痹，血压下降，终至痉挛而死[2]。

【药性】　辛、苦，温，有毒。归肝、肾经。

1.《本经》："味苦，温。"

2.《吴普本草》："微温，有毒。"

3.《药性论》："味苦、辛，有小毒。"

4.《品汇精要》："味苦，性温泄。气厚味薄，阳中之阴。"

5.《本草求真》："入肝、肾。"

【功用主治】　祛风胜湿。主治风湿痹痛，四肢挛急，两足软弱。

1.《本经》："主五脏邪气，心腹寒热羸瘦如疟状，发作有时，诸关节风湿痹痛。"

2.《别录》："疗久风湿走四肢，脚弱。"

3.《药性论》："治诸关节中风痹拘急挛痛，男子女人软脚毒风，治温疟发作有时。"

4.《日华子》："治一切冷风，筋骨怯弱羸颤，入药炙用。"

5.《珍珠囊补遗药性赋》："止心腹痛，通关节，主风寒湿痹。"

6.《药性考》："茵芋酒治偏风有效，煎汤嗽虫牙，喉痹良。"

7.《萃金裘本草述录》："主肝肾之损，能补风虚，以为透关节之治风家妙品。"

8.《中国药用植物图鉴》："民间用治痛风。"

【用法用量】　内服：浸酒或入丸剂，0.9～1.8 g。

【宜忌】　阴虚而无风湿实邪者禁服。有毒之品，内服宜慎，用量不宜过大，中毒表现轻者可见轻度痉挛，重者则可引起血压下降，心肌麻痹而死亡。

《南方主要有毒植物》："茵芋有毒部位：果和叶，以叶含毒较烈。中毒症状：误食少量，引起轻度痉挛，大量则引起血压下降，心肌麻痹而死亡。"

【选方】　1. 治风气积滞成脚气，常觉微肿，发则或痛　茵芋叶(锉，炒)、薏苡仁各半两，郁李仁(去皮、尖，微炒)一两，牵牛子三两(生取末一两半)。上研细末，炼蜜为丸，如梧子大。每服二十丸，五更姜枣汤下。未利加至三十丸，日三，快利为度，白粥补。(《本事方》茵芋丸)

2. 治产后中风　木防己半升，茵芋五两。上二味㕮咀，以苦酒九升，渍一宿，猪膏四升，煎三上三下膏成。炙手摩千遍。(《千金方》木防己膏)

【各家论述】　1.《纲目》："《千金方》、《外台》诸古方，治风痫有茵芋丸，治风痹有茵芋酒，治妇人产后中风有茵芋膏，风湿诸方多用之。茵芋、石南、莽草皆古人治风之妙品，而近世罕知，亦医家之疏缺也。"

2.《本经逢原》："茵芋大毒，世亦罕用。《本经》虽有治羸瘦如疟状一语，皆是五脏有邪气，心腹寒热所致，非能疗虚羸寒热也。其治关节风湿痹痛，是其正治。"

3202 茵陈蒿 yīn chén hāo (《本经》)

【异名】　因尘(《吴普本草》)，马先(《广雅》)，茵蒿(《雷公炮炙论》)，茵陈(《本草经集注》)，因陈蒿(《本草拾遗》)，石茵(《日华子》)，绵茵陈(《本经逢原》)，绒蒿(《广西中兽医药用植物》)，臭蒿、安吕草(《江苏省植物药材志》)，婆婆蒿(《山东中药》)，野兰蒿(《湖南药物志》)。

【基原】　为菊科蒿属植物猪毛蒿或茵陈蒿的地上部分。春采的去根幼苗，习称"绵茵陈"，夏割的地上部分称"茵陈蒿"。

【原植物】　1. 猪毛蒿 *Artemisia scoparia* Waldst. et kit. [*A. capillaris* Thunb. var. *scoparia* Pamp.]　又名：滨蒿(《中药志》)。

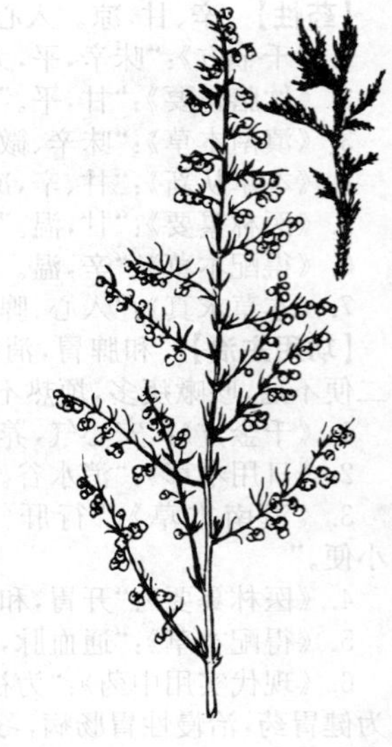

猪毛蒿

二年生至多年生草本。根纺锤形或圆锥形，多垂直。全植物幼时被灰白色绢毛，成长后高45～100 cm。茎常单一，基部常木化。表面紫色或黄绿色，有纵条纹，多分枝，老枝近无毛，幼嫩枝被灰白色绢毛，有时具叶较大而密集的不育枝。叶密集，下部叶与不育枝的叶同形，有长柄，叶片长圆形，长1.5～5 cm，2 或 3 次羽状全裂，最终裂片披针形或线形，顶端尖，常被绢毛或上面较稀；中部叶长 1～2 cm，2 次羽状全裂，基部抱茎，裂片线形或毛管状，有毛或无毛；上部叶无柄，3 裂或不裂，裂片短，毛管状。头状花序极多数，有梗，在茎的侧枝上排列成复总状花序；总苞卵形或近球形，直径1～2 mm，总苞片 3～5 层，每层 3 片，覆瓦状排列，近无毛；花杂性，均为管状花；外层者为雌花 5～15，以 10～12 个为多见，能育，柱头 2 裂，叉状，伸出花冠外，内层为两性花3～9，先端稍膨大，5 裂，子房退化，不育。瘦果小，长圆形或倒卵形，长约 0.7 mm，具纵条纹，无毛。花期 8～9 月，果期9～10 月。

生于山坡，旷野，路旁及半干旱或半湿润地区的山坡、林缘、路旁、草原、黄土高原和荒漠边缘地区。分布几遍全国。

2. 茵陈蒿 *A. capillaris* Thunb.

半灌木状多年生草本。根分枝，常斜生，或为圆锥形而直生，但不呈纺锤状。茎常数个丛生，斜上，第一年生长者常单生，基部较粗壮，木质化程度较猪毛蒿为强。有时中部毛管状小裂片较前种细弱挺直而长，可达2.5 cm。外层的雌花 4～12 个，常为 7 左右。瘦果较前种的稍大，长可达1 mm。其余均与猪毛蒿相似。

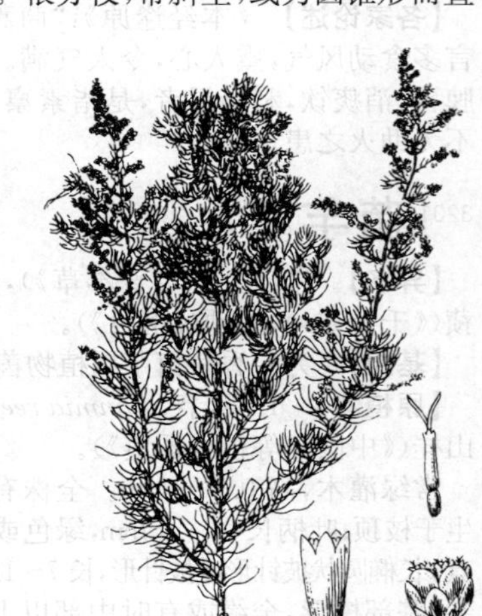

茵陈蒿

生于低海拔地区河岸、海岸附近的湿润砂地、路旁及低山坡地区。分布于华东、中南及辽宁、陕西、河北、台湾、四川等地。

此外，尚有以下5种蒿属植物的幼苗，在不同地区充当茵陈蒿入药：①莳萝蒿 *Artemisia anethoides* Mattf.（西北及山东、天津）。②大莳萝蒿 *A. anethifolia* Weber ex Stechm.（内蒙古）。③海州蒿 *A. fauriei* Nakai[*A. haichowensis* Chang]（河北、山东、江苏）。④冷蒿（小白蒿）*A. frigida* Willd.（吉林及新疆部分地区）。⑤白莲蒿（万年蒿）*A. sacrorum* Ledeb.（黑龙江）。

【栽培】 生物学特性 喜温暖湿润气候，耐寒性较强，生活力极强，抗旱，耐涝，去掉生长点后，留在地下部分的根又重新形成新的多个生长点。以向阳、土层深厚、疏松肥沃、排水良好的砂质壤土栽培为宜。

繁殖方法 种子繁殖或分株繁殖。种子繁殖：直播或育苗移栽，直播，于春季3月播种，将种子与细砂混合后，按行株距25 cm×20 cm开穴播种。条播、按行株距25 cm开条沟，将种子均匀播入；育苗移栽法，2月育苗、撒播，上覆细土一层，以不见种子为度。苗高6～8 cm时，要及时拔去杂草，苗高10～12 cm移栽。分株繁殖：3～4月挖掘老株，分株移栽。

田间管理 生长期间，每年中耕除草2～3次；并结合追施人粪尿2～3次。

病虫害防治 病害有根腐病、菌核病。虫害有地老虎等。

【采收加工】 栽后第二年3～4月即可采收嫩梢，连续收获3～4年。

【药材】 茵陈蒿 *Herba Artemisiae Scopariae* 猪毛蒿主产于陕西、河北、山西等地；茵陈蒿主产于山东、江苏、浙江、福建等地。春季采收的习称“绵茵陈”，秋季采割的称“茵陈蒿”。陕西产者称西茵陈，质量最佳。

性状 绵茵陈 多卷曲成团状，灰白色或灰绿色，全体密被白色茸毛，绵软如绒。茎细小，长1.5～2.5 cm，直径0.1～0.2 cm，除去表面白色茸毛后可见明显纵纹。质脆，易折断；叶具柄，展平后叶片呈一至三回羽状分裂，叶片长1～3 cm，宽约1 cm；小裂片卵形或稍呈倒披针形、条形，先端锐尖。气清香，味微苦。

茵陈蒿 茎呈圆柱形，多分枝，长30～100 cm，直径2～8 mm；表面淡紫色或紫色，有纵条纹，被短柔毛；体轻，质脆，断面类白色。叶密集，或多脱落；下部叶二至三回羽状深裂，裂片条形或细条形，两面密被白色柔毛；茎生叶一至二回羽状全裂，基部抱茎，裂片细丝状。头状花序卵形，多数集成圆锥状，长1.2～1.5 mm，直径1～1.2 mm，有短梗；总苞片3～4层，卵形，苞片3裂；外层雌花6～10个，可多达15内，内层两性花2～10个。瘦果长圆形，黄棕色。气芳香，味微苦。

鉴别 (1) 叶片表面观：猪毛蒿 表皮细胞垂周壁波状弯曲，长径37～82(～138)μm，气孔不定式。表面密布“T”字形毛，顶端细胞较平直，长614～1 362(～1 638)μm，中部略折成“V”字形，两臂不等长，细胞壁极厚，胞腔常呈细缝状；柄细胞1～2个，壁厚1.3～3.4(～5)μm。偶见腺毛，呈椭圆形或鞋底状，有2个半圆形分泌细胞，常充满淡黄色油状物。

茵陈蒿 表皮细胞长径25～58(～112)μm；丁字形毛柄细胞壁厚2.5～4.7(～7.5)μm。

(2) 取本品粗粉1 g，加乙醇20 ml，置水浴中回流30 min，滤过。滤液显淡黄绿色，置紫外光灯(365 nm)下观察，显紫红色荧光。

(3) 取本品粗粉各2 g，分别加水30 ml于沸水浴中温浸4 h，冷后滤过。分别取滤液20 ml，以等量氯仿萃取3次（首次萃取加入乙酸乙酯5 ml），合并萃取液，用无水硫酸钠脱水后，蒸去溶剂，分别得到黄色油状物备用。取黄色油状物，用乙醇0.5 ml溶解（在水浴上稍热），加入0.5% 2，4-二硝基苯肼2 mol/L盐酸溶液4滴，振摇，猪毛蒿溶液即呈橘红色且析出颗粒状沉淀；而茵陈蒿溶液呈淡橘红色且沉淀极少，或几无沉淀（检查对羟基苯乙酮）。

(4) 薄层色谱：取上述黄色油状物，用氯仿0.5 ml溶解后作供试品溶液。以对羟基苯乙酮和蒿属香豆素的乙醇溶液作为对照品溶液。将供试品溶液和对照品溶液分别点样于同一硅胶G薄板上，用石油醚（沸程60～90 ℃）-乙酸乙酯-丙酮(6∶3∶0.5)展开，展距14 cm。在紫外光灯(254 nm)下观察，或用0.5% 2，4-二硝基苯肼的2 mol/L盐酸溶液显色，供试品色谱在与对照品色谱的相应位置上，显相同颜色的斑点。

【成分】 1. 猪毛蒿 全草含挥发油，以单萜为主(80.74%)，主要成分有丁香油酚(eugenol)20.38%，丁香油酚戊酸酯(eugenyl valerate)5.49%，丁香油酚异戊酸酯(eugenyl isovalerate)4.24%，丁香油酚丁酸酯(eugenyl butyrate)2.85%，桉叶素(cineole)，柠檬烯(limonene)4.98%，对聚伞花素(*p*-cymene)4.59%，β-丁香烯(β-caryophyllene)[1]，葛缕酮(carvone)，侧柏酮(thujone)，侧柏醇(thujylalcohol)，欧芹脑(apiol)，月桂烯(myrcene)，α、β-蒎烯(pinene)，荜澄茄烯(cadinene)，乙酸牻牛儿醇酯(geranylacetate)[2, 3]等。酚酸类成分：3，5-二羟基-5-甲氧基桂皮酸(3.5-dihydroxy-5-methoxycinnamic acid)，咖啡酸(caffeic acid)，6，7-二甲氧基桂皮酸(6，7-dimethoxycoumarin)[4]，绿原酸(chlorogenic acid)[5]。还含槲皮素-3-O-β-D-葡萄糖苷(queretin-3-O-β-D-glucoside)[4]，大黄素(emodin)[6]。

花蕾、花和果实含香豆素类：蒿属香豆素：马栗树皮素二甲醚(esculetin dimethylether)[5]，异泽兰素(eupalifin)，7-甲基马栗树皮素(7-methylesculetin)和东莨菪素(scopoletin)[6]。花序含黄酮类化合物：芸香苷(rutin)，槲皮素-3-O-葡萄糖半乳糖苷(quercetin-3-O-glucogalactoside)，山柰酚-3-O-葡萄糖半乳糖苷(kaempferol-3-O-glucogalactoside)，槲皮素-3，7-芸香糖半乳糖苷，槲皮素-3，7-芸香糖二半乳糖苷[8]，7-甲基香橙素(7-methylaromadendrin)，鼠李柠檬素(rhamnocitrin)，滨蓟黄素(cirsimaritin)，泽兰苷元(eupatolitin)[7]。

地上部分还含蒿黄素(artemetin)，紫花牡荆素(casticin)，匙叶桉油烯醇(spathulenol)和茵陈素(capillarin)[9]。

2. 茵陈蒿 地上部分含挥发油，主要有萜类有：α、β-蒎烯，柠檬烯(limonene)，α、γ-松油烯(terpinene)，月桂烯，对聚伞花素，β-丁香烯(β-caryophyllene)等二十多种；苯乙炔，双亚乙基类成分：茵陈二炔(capillene)，茵陈烯酮(capillone)，茵陈二炔酮，降茵陈二炔(norcapillene)，茵陈炔醇(capillanol)，邻甲氧基茵陈二炔(*o*-methoxycapillene)等；酚类有：苯酚(phenol)，邻、对、间甲苯酚(cresol)，邻和对乙基苯酚(ethylphenol)，丁香油酚；脂肪酸：棕榈酸(palmitic acid)，硬脂酸(stearic acid)，亚油酸(linoleic acid)，油酸(oleic acid)，肉豆蔻酸(myristic acid)等15种[10, 11]；还含苯氧基色原酮类成分：茵陈色原酮(capillarisin)[12]，6-去甲氧基茵陈色原酮(6-demethoxycapillarisin)等5种；黄酮类成分：中国蓟醇(cirsilineol)，滨蓟黄素，芫花素(genkwanin)，

鼠李柠檬素[13]，茵陈蒿黄酮(arcapillin)，异茵陈蒿黄酮(isoarcapillin)，artemisidin A；香豆素类：capillartemisin A、B，artemicapin A、B、C、D[14]，茵陈素，马栗树皮素二甲醚[10, 11]。还含茵陈蒿酸(capillartemisin)A、B[15]，3，5-二甲氧基烯丙苯(3，5-dimethoxyallylbenzene)，去氢镰叶芹醇(dehydrofalcarinol)，去氢镰叶芹酮(dehydrofalcarinone)[10, 11]。

花序含东莨菪素，异东莨菪素(isoscopoletin)，茵陈蒿灵(artepillin)A、C，茵陈素及滨蓟黄素[15]。

花蕾含马栗树皮素二甲醚，茵陈色原酮，4′-甲基茵陈色原酮，7-甲基茵陈色原酮，茵陈蒿黄酮，中国蓟醇，滨蓟黄素，泽兰苷元，异鼠李素(isorhamnetin)，槲皮素(quercetin)，鼠李柠檬素，异鼠李素-3-O-半乳糖苷(cacticin)，异鼠李素-3-O-葡萄糖苷(isorhamnetin-3-O-glucoside)及金丝桃苷(hyperin)[16]。

芽含芳香-姜黄烯(ar-curcumene)，5-苯基-1，3-戊二炔(5-phenyl-1，3-pentadiyne)，茵陈二炔(capillen)，capillin，capillarin，甲基丁香油酚(methyleugenol)，乙酸龙脑酯(bornyl acetate)[17]。

根含去氢镰叶芹醇(dehydrofalcarinol)[18]。

【药理】 1. 利胆作用　本品煎剂[1～5]、水浸剂、去挥发油水浸剂[6]、挥发油[7]、挥发油中的茵陈二炔、茵陈二炔酮和茵陈素[8, 9]、醇提取物[5, 7]、蒿属香豆素、绿原酸[10, 11]等均有促进胆汁分泌和排胆作用。从茵陈中分离的多种成分有增加大鼠胆汁分泌的作用，利胆作用强度依次为茵陈蒿酸A，茵陈蒿酸B，蒿属香豆素、茵陈色原酮[12]。也有认为茵陈色原酮的利胆作用较蒿属香豆素强[13]。蒿属香豆素0.2 g/kg或0.3 g/kg大鼠十二指肠给药，30 min后胆汁分泌量平均增加50%或180%。慢性胆囊造瘘犬灌服0.3 g/kg，3 h内胆汁平均增加73.86%[14]。茵陈色原酮静注100 mg/kg可使大鼠胆汁分泌量显著增加，而100 mg/kg的蒿属香豆素作用不明显。给麻醉犬静注10 mg/kg茵陈色原酮利胆作用也很显著[15]。对羟基苯乙酮25～50 mg/kg十二指肠给药，对大鼠有明显利胆作用。50 mg/kg时还能增加胆汁中固体物、胆红素和胆酸的含量。对四氯化碳所引起的肝损害，也能增加胆汁分泌[16]。

2. 保肝作用　茵陈蒿水煎剂5 g/kg、10 g/kg给小鼠灌胃，连续7 d，能防治四氯化碳引起的肝损伤，降低丙氨酸氨基转移酶和血清胆固醇[17]。茵陈蒿中一些黄酮和香豆素成分有抗四氯化碳或半乳糖胺诱发大鼠肝细胞毒性的作用，其作用强度依次为茵陈色原酮、蒿属香豆素、茵陈蒿黄酮、槲皮素、异鼠李素[18]。此外，蒿属香豆素对肝细胞损害呈强抑制作用[19]。从猪毛蒿的幼苗中分离出的胆碱有抗脂肪肝作用[20]。从茵陈蒿中提取分离的水溶性成分茵陈多肽具有显著抗药物肝损伤作用，且作用强于茵陈蒿汤[21]。

3. 对心血管系统的作用　茵陈水浸液、乙醇浸液及挥发油均有降压作用。蒿属香豆素0.4～10 mg/kg静注或十二指肠给药，对全麻或局麻大鼠、猫与兔均有显著降压效果。实验结果表明其降压作用可能为中枢性的[22～24]。蒿属香豆素能抑制NE、5-HT、组胺和血管紧张素Ⅱ对血管平滑肌的收缩作用。其作用方式与硝酸甘油很相似[25]。静注蒿属香豆素1.25 mg/kg、2.5 mg/kg、5 mg/kg，可使家兔血压下降，脑血流量增加，作用与剂量相关，对股动脉血流量无明显影响，血压最大降低值及脑血流量增加最大值分别为对照组的15%及20%，结果表明蒿属香豆素可能选择性扩张脑血管[26]。

4. 解热镇痛消炎作用　小鼠分别腹腔注射蒿属香豆素水悬剂40 mg/kg、80 mg/kg，对正常体温有明显降温作用。大鼠灌服或腹腔注射(125 mg/kg、250 mg/kg、500 mg/kg和5 mg/kg、20 mg/kg、40 mg/kg)，对正常体温均有明显的下降，作用的强弱与给药剂量呈正相关、降温幅度随剂量加大而增加，作用时间随剂量加大而延长。对鲜啤酒酵母、2，4-二硝基苯酚致热大鼠也有明显退热作用，对伤寒杆菌苗致热家兔也有较好退热作用[27]。蒿属香豆素在醋酸扭体法及热板法中均有镇痛作用，对角叉莱胶引起的大鼠足浮肿有抗炎作用[28]。

5. 抗病原微生物作用　体外试验表明，茵陈煎剂对金黄色葡萄球菌、白喉杆菌、炭疽杆菌、伤寒杆菌、甲型副伤寒杆菌、铜绿假单胞菌、大肠杆菌、痢疾杆菌、枯草杆菌、脑膜炎双球菌等有不同程度的抑制作用[29～34]。10%煎剂能完全抑制人型结核杆菌的生长[35]。

6. 抗肿瘤作用　茵陈蒿煎剂灌服对AFB_1诱发的小鼠活体细胞遗传损伤有很好的拮抗作用，剂量为12～50 g(生药)/kg时，对AFB_1诱发的小鼠骨髓细胞微核、染色体畸变和姐妹染色单体交换数细胞3项实验均有显著抑制作用，且呈量效关系[36]。给移植了Meth A肉瘤的小鼠口服茵陈水提物，即显示出抗肿瘤效果。其抗肿瘤作用是直接杀伤肿瘤细胞的增殖所致。茵陈色原酮对L-929和KB细胞的IC_{50}(50%抑制浓度)为$1～2\times10^{-5}$ g/ml，对HeLa细胞和艾氏腹水癌细胞的IC_{50}则分别为3.4×10^{-6}和3×10^{-8} g/ml[37]。

7. 细胞保护作用　蒿属香豆素能拮抗顺铂引起的家兔原代培养肾小管上皮细胞内游离Ca^{2+}超载，减轻Ca^{2+}超载对细胞的损伤[38]，还可显著提高被顺铂抑制的家兔原代肾小管细胞乳酸脱氢酶、碱性磷酸酶和N-乙酯-β-氨基葡萄糖苷酶活力，使肾小管上皮细胞溶酶体免受顺铂的损伤[39]。

8. 其他作用　茵陈色原酮对突变链球菌在牙齿上的黏附力有明显削弱作用，提示其具有防龋作用[40]。醛糖还原酶活性增加和血小板聚集是引起糖尿病并发症的两个原因，茵陈蒿提取物对于APP、PAF、花生四烯酸钠和骨胶原诱导的家兔血小板聚集显示了很强的抑制作用[41]。

毒性　蒿属香豆素小鼠灌服的LD_{50}为497 mg/kg，死前有阵发性惊厥。30～50 mg/kg静注，可使部分猫、兔心电图出现一过性房室性传导阻滞及室内传导阻滞[22]。茵陈二炔酮小鼠灌胃的LD_{50}为6.98 mg/kg[42]。对羟基苯乙酮小鼠腹腔注射的LD_{50}为0.5 g/kg，口服给药为2.2 g/kg[16]。

【炮制】 取原药材，除去残根、老茎及杂质，搓碎，筛去灰屑。

饮片性状　本品为松散的碎团块，灰白色或灰绿色，全体密被白茸毛，绵软如绒。气清香，味微苦。

贮干燥容器内，置通风干燥处，防潮、防蛀。

【药性】 微苦、微辛，微寒。归脾、胃、膀胱经。

1.《本经》："味苦，平。"

2.《吴普本草》："神农、岐伯、雷公：苦，无毒。黄帝：辛，无毒。"

3.《别录》："微寒，无毒。"

4.《药性论》："味苦辛，有小毒。"

5. 张洁古："苦，甘。阴中微阳。入足太阳经。"(引自《纲目》)

6.《本草经疏》："入足阳明、太阴、太阳三经。"

7.《本草三家合注》(叶注):“入手太阴肺、足太阳膀胱、手少阴心经。”

8.《本草再新》:“入肝、肾二经。”

【功用主治】 清热利湿,退黄。主治黄疸,小便不利,湿疮瘙痒。

1.《本经》:“主风湿寒热邪气,热结黄疸。久服轻身益气耐老。”

2.《别录》:“(主)通身发黄,小便不利,除头热,去伏瘕。面白悦,长年。”

3.《本草经集注》:“治久风湿痹。”

4.《本草拾遗》:“通关节,去滞热,伤寒用之。”

5.《日华子》:“治天行时疾,热狂,头痛头旋,风眼疼,瘴疟,女人癥,并内损乏绝。”

6.《医学启源》:“治烦热,主风湿、风热。”

7.《本草再新》:“泻火,平肝,化痰,止咳,发汗,利湿消肿,疗疮火诸毒。”

【用法用量】 内服:煎汤,10～15 g;或入丸、散。外用:适量,煎水洗。

【宜忌】 脾虚血亏而致的虚黄、萎黄,一般不宜使用。《本草经疏》:“蓄血发黄者,禁用。”

【选方】 1. 治阳明病,但头汗出,身无汗,齐颈而还,小便不利,渴饮水浆,瘀热在里,身发黄者　茵陈蒿六两,栀子十四枚(擘),大黄二两(去皮)。以水一斗二升,先煮茵陈,减六升,内二味,煮取三升,去滓分三服。小便当利,尿如皂角汁状。(《伤寒论》茵陈蒿汤)

2. 治黄疸,遍身悉黄,小便如浓栀子汁　茵陈四两,黄芩三两,枳实(炙)二两,大黄三两。四味捣筛蜜丸如梧子大。空腹,以米饮服二十丸,日一服,渐加至二十五丸,微利为度。忌热面、蒜、荞麦、黏食、陈臭物。(《外台》引自《广济方》茵陈丸)

3. 治大便自利而灰　茵陈蒿三钱,栀子、黄连各二钱。水二盏,煎至八分,去滓服。(《伤寒活人指掌图》茵陈栀子黄连汤)

4. 治发黄,脉沉细迟,肢体逆冷,腰以上自汗　茵陈二两,附子一个作八片,干姜(炮)一两半,甘草(炙)一两。上为粗末。分作四帖,水煎服。(《玉机微义》茵陈四逆汤)

5. 治一切胆囊感染　茵陈 30 g,蒲公英 12 g,忍冬藤 30 g,川军 10 g。水煎服。(《青岛中草药手册》)

6. 治热病发斑　茵陈二两,川大黄(锉碎,微炒)、玄参各一两,栀子仁一分,生甘草半两。捣筛为散。每服四钱,以水一中盏,煎至六分,去滓,不计时候服。(《圣惠方》茵陈散)

7. 治疬疡　茵陈蒿两握,以水一斗五升,煮取七升,(先)以皂荚汤洗疬疡上令伤,然后以汤洗之,汤冷更温洗,可作三四度洗,隔日作佳,不然恐痛难忍。(《外台》引自《崔氏方》)

8. 治风瘙瘾疹,遍身皆痒,搔之成疮　茵陈五两(生用),苦参五两。上细锉。用水一斗,煮取二升,温热得所,蘸绵拭之,日五七度。(《圣惠方》)

9. 治慢性肝炎　茵陈 200 g,当归 200 g,郁金(醋)200 g,枳实(炒)150 g,败酱草 250 g。以上五味,茵陈、败酱草按煎煮法煎煮,其余三味共研细粉,制成褐色水丸,口服,每次 6 g,每日 3 次。(《陕西省医院制剂规范》1983 年;《吉林省药品标准》1986 年)

【临床报道】 1. 治疗传染性肝炎　168 例重型病毒性肝炎患者在综合疗法的基础上,治疗组加生大黄和茵陈各 50 g 开水泡浓液 200 ml,每日 1 次顿服,对照组单纯采用综合疗法,对比两组的治疗效果。结果:治疗组中 HBeAg、HBV-DNA 转阴率分别为 39.5%、61.5%,对照组转阴率分别为 14.3%、21.4%,经统计处理有显著差异($P<0.05$)[1]。

2. 治疗高脂血症　每日用茵陈 15 g 煎汤代茶饮,1 个月为 1 个疗程。用于 82 例高胆固醇血症,治疗前血清胆固醇平均为 7.017 mmol/L,治疗后平均为 6.617 mmol/L,平均降低 1.021 mmol/L。统计表明,血清胆固醇愈高者,下降幅度愈大。茵陈副作用较少,仅 1 例服后恶心而停药[2]。

3. 治疗口腔溃疡　茵陈每日 30 g,煎汤内服或漱口。经治 40 例,3～4 d 均愈,其中对单纯性口腔黏膜溃疡效果较好[3]。

【各家论述】 1.《雷公炮制药性解》:“按茵陈专理溲便,本为膀胱之剂,又何以治疸? 盖疸之为病,脾受伤也,而脾之所恶,湿乘土也,得茵陈以利水,则湿去土安,而疸自愈矣。”

2.《本草经疏》:“茵陈,其主风湿寒热邪气,结热黄疸,通身发黄,小便不利及头热,皆湿热在阳明、太阴所生病也。苦寒能燥湿除热,湿热去,则诸证自退矣。”

3.《药义明辨》:“茵陈蒿,为治黄疸之君药,《乘雅》谓其芳香宣发,与他味之渗利为功者不同。然于外感之阳黄、阴黄皆宜,于内伤之湿热者亦宜,而于内伤之寒湿合者则不宜。盖内伤之寒湿,是阳气不足之所化,不可以有余之治法治之,惟补阳如术附汤可矣。”

4.《本草正义》:“茵陈,味淡利水,乃治脾、胃二家湿热之专药。湿疸、酒疸,身黄溲赤如酱,皆胃土蕴湿积热之证,古今皆以此物为主,其效甚速。荡涤肠胃,外达皮毛,非此不可。盖行水最捷,故凡下焦湿热瘙痒,及足胫跗肿,湿疮流水,并皆治之。”

3203 茴香虫 huí xiāng chóng (《本草衍义》)

【异名】 蘹香虫(《纲目》)。

【基原】 为凤蝶科凤蝶属动物黄凤蝶与凤蝶的幼虫。

【原动物】 1. 黄凤蝶 *Papilio machaon* Linnaeus　又名:金凤蝶、胡萝卜凤蝶(《中国动物药志》)。

成虫体色鲜黄,腹部背面有深黑色宽纵纹 1 条。翅鲜黄色,外缘及翅脉两侧深黑色。两性翅面斑纹无显著不同,唯雌蝶体型略大,翅面黑纹较宽。幼虫长圆筒形,体表光滑无毛,淡黄绿色,各节中部有宽阔的黑色横带纹 1 条。后胸节及第一至第八腹节上的黑条纹有间距略等的橙红色圆点 6 个,色泽鲜艳。

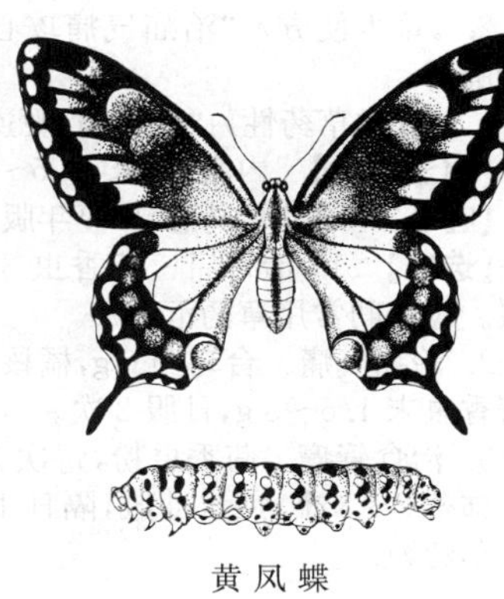

黄凤蝶

幼虫寄生于茴香、胡萝卜、芹菜等伞形科植物上。全国各地均有分布。

2. 凤蝶 *P. xuthus* Linnaeus　又名:花椒凤蝶(《中国动物药志》)。

成虫体色暗黄或淡黄绿色,腹面有黑带,由胸前方直达腹末端，两侧有淡黄白色边缘。前翅似张开的弓形，棕黑色，沿翅的外缘，列生8个月牙形的黄斑，前翅每一翅室基部各有黄斑1枚。后翅黑色，有黄斑。幼虫长圆筒形，黄绿色。后胸两侧各有眼状黄斑1枚，胸腹两侧近气门线有白色纵行斑1列。

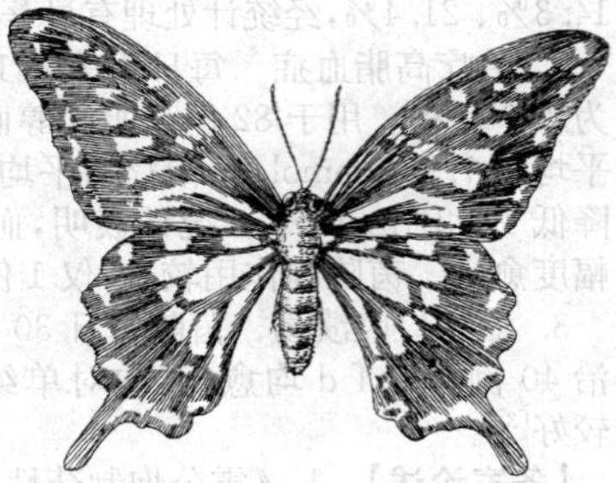

凤　蝶

幼虫多寄生于柚、柑、橘的嫩芽或嫩叶上。我国大部分地区均有分布。

【采收加工】 6～8月捕捉，鲜用；或以酒醉死，文火焙干。

【成分】 黄凤蝶幼虫体中精油的成分有：对甲氧基桂皮醛(*p*-methoxy cinnamaldehyde)，对甲氧基桂皮酸(*p*-methoxy cinnamic acid)，对甲氧基苯甲醛(*p*-methoxy benzaldehyde)，对甲氧基苯甲酸(*p*-methoxy benzoic acid)[1]。凤蝶翅含13种以上黄色素，其中有蝶色素(papiliochrome)Ⅱa，蝶色素Ⅱb，蝶色素Ⅲa，蝶色素Ⅲb[1]。

眼及睾丸含红色素二氢眼黄质(dihydroxanthommatin)，虫眼黄素(xanthommatin)[1]。

蛹含色氨酸，3-羟基犬尿氨酸(3-hydroxy kynurenine)，邻氨基苯甲酸，α和β-胡萝卜素，叶黄素(lutein)，甘油0.5%[1]。

蛹皮肤含大量酮类胡萝卜素：蝶刺桐酮(papilioerythrinone)，鸡油菌黄质(canthaxanthin)，蝶刺桐碱(papilioerythrin)，虾黄质(astaxanthin)[1]。

脂肪体含叶黄素的单酯及二酯[1]。

蛹含臭腺分泌异丁酸(isobutyric acid)，α-甲基丁酸(α-methylbutyric acid)[1]。

【药性】 辛、甘，温。归肝、胃经。

1.《品汇精要续集》："味甘、辛，性温。臭香。"

2.《草木便方》："入小肠经。"

【功用主治】 理气，化瘀，止痛。主治胃脘痛，疝气腹痛，呃逆，噎膈。

1.《本草衍义》："治小肠气。"

2.《草木便方》："治疝气痛攻心，奔豚，瘕疭，伏梁，反胃噎膈。"

3.《分类草药性》："治气痛，呃逆。"

【用法用量】 内服：研末，1.5～3 g；或1～3条。

【宜忌】《四川中药志》1960年版："胃有热及体虚者忌服。"

【选方】 1. 治胃痛　茴香虫3 g，焙干，研细末，甜酒冲服。(《民间常用草药汇编》)

2. 治疝气痛　台乌药6 g，橘核、荔枝核各6 g，煎水冲服茴香虫末1.5～3 g，日服2次。

3. 治食管癌　茴香虫粉，每次3 g，用茴香根、木香各9 g，柿蒂2～3个，煎水冲服，隔日1次。(2、3方出自《万县中草药》)

3204 茴香根 huí xiāng gēn (《本草图经》)

【基原】 为伞形科茴香属植物茴香 *Foeniculum vulgare* Mill. 的根。

【原植物】 参见"小茴香"条。

【采收加工】 7月间采挖，留根，鲜用，或晒干。

【成分】 茴香根含挥发油。油含莳萝油脑(dillapiol)，α和γ-松油烯(α and γ-terpinene)，异松油烯(terpinolene)，α和β-蒎烯(α-pinene)，β-月桂烯(β-myrcene)，α-水芹烯(α-phellandrene)，对聚伞花素(*p*-cymene)，柠檬烯(limonene)等[1]。又含甾醇类：棕榈酸豆甾醇酯(stigmasteryl palmitate)，豆甾醇(stigmasterol)；香豆素类：5-甲氧基呋喃香豆素(5-methoxyfuranocoumarin)，伞形花内酯(umbelliferone)[2]。

【药性】 辛、甘，温。

【功用主治】 温肾和中，行气止痛，杀虫。主治寒疝，耳鸣，胃寒呕逆、腹痛，风寒湿痹，鼻疳，蛔虫病。

1.《千金方》："疗恶毒肿，或著阴卵，或偏著一边疼急挛痛，牵少腹不可忍。"

2.《草木便方》："暖丹田，通肾经，纳气归肾。(治)肾气冲心卒恶痛。"

3.《分类草药性》："治一切气痛，膀胱疝气。"

4.《天宝本草》："治胃气胀满。"

5.《贵州民间方药集》："消阴囊肿，膀胱气，表风寒，治腹痛。"

6.《四川中药志》1960年版："配筋骨草炖猪蹄子服，治丹停，肿胀。"

【用法用量】 内服：煎汤，9～15 g，鲜品加倍；或鲜品捣汁；或泡酒。外用：捣敷；或煎汤洗。

【宜忌】 阴虚火旺者禁服。

【选方】 1. 治耳鸣　小茴香根30 g，响铃草、泡参各9 g。煨水服。(《西昌中草药》)

2. 治风湿关节痛　茴香根、白茯苓、土茯苓各30 g。煨水服。(《贵州草药》)

3. 治鼻疳　茴香根、南瓜子、头发灰各等分。研末，酒调敷患处。

4. 治蛔虫　茴香根、南瓜子、头发灰各等分。研末，每次9 g，开水冲服。(3、4方出自《湖南药物志》)

3205 茴香茎叶 huí xiāng jīng yè (《药性论》)

【异名】 茴香菜(《千金方》)，草蘹香(《本经逢原》)，香丝菜(《植物名实图考》)。

【基原】 为伞形科茴香属植物茴香 *Foeniculum vulgare* Mill. 的茎叶。

【原植物】 参见"小茴香"条。

【采收加工】 5～7月割取地上部分，晒干或鲜用。

【成分】 叶含挥发油：柠檬烯(limonene)，反式茴香脑(*trans*-anethole)，还包括α、β-蒎烯(pinene)，月桂烯(myrcene)，小茴香酮(fenchone)，γ-松油烯(γ-terpinene)，爱草脑(estragola)，反式小茴香醇乙酸酯(*trans*-fenchol acetate)，莰烯(camphene)，茴香脑(anethole)，茴香醛(anisaldehyde)等[1]。茴香脂肪油中的脂肪酸：月桂酸(lauric acid)，肉豆蔻酸(myristic acid)，十五烷酸(pentadecanoic acid)，棕榈酸(palmitic acid)，十七烷酸(heptadecanoic acid)，10-十八碳烯酸(octadec-10-enoic acid)，硬脂酸(stearic acid)，十九烷酸(nonadecanoic acid)，亚麻酸(linolenic acid)，花生酸(arachidic acid)，二十一烷酸(heneicosanoic acid)，山萮酸(behenic acid)，二十四烷酸(tetracosanoic acid)[2]。

【药性】 甘、辛，温。

1.《千金方》："味苦、辛，微寒，涩，无毒。"

2.《广西本草选编》:“味辛、甘,性温。”

【功用主治】 理气和胃,散寒止痛。主治恶心呕吐,疝气,腰痛,痈肿。

1.《药性论》:“卒恶心,腹中不安,煮食之即瘥。”

2.《千金方》:“主霍乱,辟热,除口气。”

3.《食物考》:“治呕恶呃,小肠气痛,骑马痈疖,和酒煮饮,渣敷效捷。”

4.《南京民间药草》:“煎服,顺气,发汗;泡酒,治小肠气。”

【用法用量】 内服:煎汤,10～15 g,或捣汁、浸酒;外用:捣敷。

【选方】 1. 治卒肾气冲胁,如刀刺痛,喘息不得 生捣茴香茎叶汁一合,投热酒一合服之。(《食疗本草》)

2. 治腰痛并或时挫闪 用茴香茎叶,捣汁一碗,分三服,渣敷痛肿处。(《急救良方》)

3. 治肾虚耳鸣 茴香叶适量,捣绒取汁。右耳鸣滴左耳心,左耳鸣滴右耳心。(《贵州草药》)

4. 治小儿麻疹发热,疹出不透 用小茴香鲜全草 6～9 g,水煎服,并用鲜全草揉搓全身。(《广西本草选编》)

5. 治恶毒痈肿,或连阴髀间疼痛急挛,牵入少腹不可忍 茴香苗叶,捣取汁一升服之,日三四用,其滓贴肿上。(《本草图经》)

6. 治鼻疳赤烂 茴香叶二钱(烧灰),铜青、轻粉各五分。上为末干贴。(《景岳全书》兰香散)

3206 茱苓草 zhū líng cǎo (《陕西中草药》)

【基原】 为龙胆科龙胆属植物太白龙胆的全草。

【原植物】 太白龙胆 *Gentiana apiata* N. E. Br. (*G. tsinlingensis* Limpr. f.) 又名:秦岭龙胆(《秦岭植物志》)。

多年生草本,高 10～15 cm。基部被黑褐色枯老膜质叶鞘。根茎缩短,斜伸,具多数近肉质的须根。枝 2～4 个丛生,其中有 1～3 个营养枝和 1 个花枝;花枝直立,常紫红色,中空,光滑。基生叶柄长 2～5 cm;叶片线状披针形,长 1.5～8 cm,宽 0.4～0.7 cm,先端钝,基部渐狭,中脉在两面明显;茎生叶短或几无柄,叶 2～4 对,叶片狭椭圆形至线状披针形,长 2～3.5 cm,宽 0.3～0.6 cm;上部叶较密集。花多数,顶生或腋生,聚成头状;无花梗;花萼管状钟形,长 10～15 mm,萼裂片反折或开展,不整齐;花冠黄色,具多数蓝色斑点,先端 5 齿裂,裂片间具褶;雄蕊 5,着生于花冠下部;子房长8～11 mm,两端渐狭,子房柄长 9～11 mm,花柱粗,柱头 2 裂。蒴果内藏,卵状椭圆形果柄长至 17 mm。种子黄褐色,长圆形。花、果期 6～9 月。

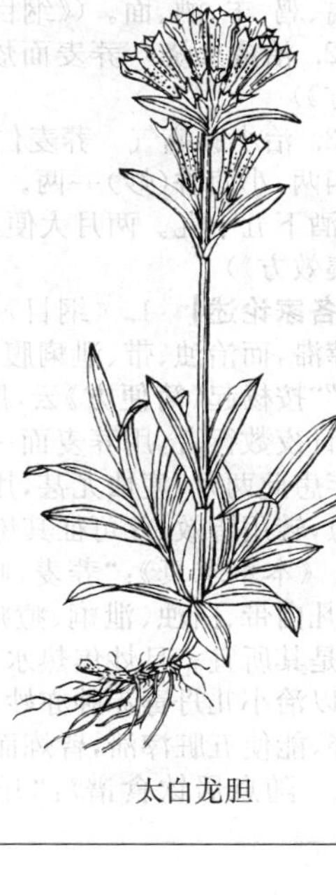

太白龙胆

生长于海拔1 900～3 400 m 的山坡山顶。特产于陕西秦岭、太白山。

【采收加工】 6～9 月开花时采收,晒干。

【药性】 苦,平。

【功用主治】《陕西中草药》:“调经活血,清热明目,利小便。主治月经不调,痛经,头晕失眠,小便不利,淋证,崩漏,白带,痢疾,腹痛。”

【用法用量】 内服:煎汤,6～12 g;研粉冲服,3～6 g。

【选方】 1. 治月经不调,痛经 茱苓草 60 g,研粉。每次 6 g,每日 2 次,黄酒冲服。(《陕西中草药》)

2. 治受寒湿热,红白痢疾,里急后重,肚痛,小便不利 茱苓草、石耳子各 6 g,朱砂七 9 g,羌活 3 g。将药煎好,加香油 30 g 及红、白糖少许,待稍凉后,用以冲服太白米 1.5～1.8 g。(《陕西草药》苓砂汤)

3207 荞麦 qiáo mài (《千金方》)

【异名】 花麦(《宝庆本草折衷》),乌麦、莜麦(《日用本草》),花荞、甜荞(《纲目》),荞子(《草木便方》),三角麦(《全国中草药汇编》)。

【基原】 为蓼科荞麦属植物荞麦的种子。

【原植物】 荞麦 *Fagopyrum esculentum* Moench [*F. sagittatum* Gilib.; *Polygonum fagopyrum* L.] 又名:净肠草(《植物名实图考》),流注草。

一年生草本,高 40～100 cm。茎直立,多分枝,光滑,淡绿色或红褐色,有时生稀疏的乳头状突起。叶互生,下部叶有长柄,上部叶近无柄;托叶鞘短筒状,顶端斜而平截,早落;叶片三角形或卵状三角形,先端渐尖,基部心形或戟形,全缘,两面无毛或仅沿叶脉有毛。花序总状或圆锥状,顶生或腋生;花梗长;花淡红色或白色,密集;花被 5 深裂,裂片长圆形;雄蕊 8,短于花被;花柱 3,柱头头状。瘦果卵形,有三锐棱,长大于宽,顶端渐尖,黄褐色,光滑。花果期 7～10 月。

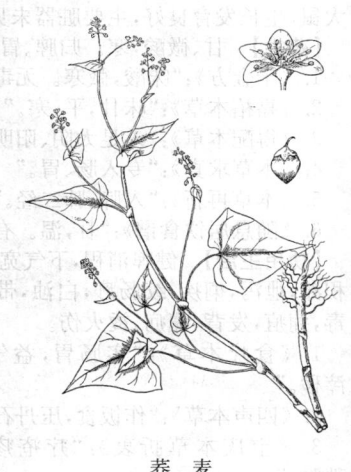

荞 麦

全国各地均有栽培。原产中亚。

荞麦的叶(荞麦叶)、茎叶(荞麦秸)亦供药用,另设专条。

【采收加工】 霜降前后种子成熟时收割,打下种子,晒干。

【成分】 瘦果中含水杨酸(salicylic acid),4-羟基苯甲胺(4-hydroxybenzylamine),N-亚水杨基水杨胺(N-salicylidene-salicylamine)[1]。

种子含黄酮:槲皮素(quercetin),槲皮苷(quercitroside),金丝桃苷(hyperoside),芸香苷(rutin)[2];脂肪酸:油酸(oleic acid),亚麻酸(linoleic acid)。又含邻和对-β-D-葡萄糖氧基苄基胺(β-D-glucopyranosyloxy benzyl amine),类胡萝卜素(carotenoid)[3],三种胰蛋白酶抑制剂 TI_1、TI_2 和 TI_4[4]。

【药理】 1. 降压作用 以含荞麦粉的饲料饲养大鼠 4 星期,血压有轻度下降[1]。本品对血管紧张素转化酶(ACE)有强大抑制作用,其有效成分可能是耐热的低分子物质[2]。从荞麦种子核心部分提取的一种三肽,对 ACE 的

IC_{50}为12.7 μmol/L，实验表明对自发性高血压大鼠(SHR)有抗高血压作用[3]。

2. 对血脂和血糖的影响　志愿者吃荞麦粉4星期，使高密度脂蛋白-胆固醇/总胆固醇的比值明显增加，极低密度脂蛋白-胆固醇、极低密度脂蛋白-三酰甘油、低密度脂蛋白-三酰甘油和高密度脂蛋白-三酰甘油明显降低，并使血糖降低，口服葡萄糖的耐受能力改善[4]。以含荞麦粉的饲料饲养4星期的大鼠，对葡萄糖的耐受能力也提高，并在葡萄糖负荷后1 h，胰岛素的利用速度加快[1]。高脂饮食兔服用荞麦提取物12星期后，可轻微降低血中丙二醛(MDA)浓度，但显著增加肝中抗坏血酸自由基的含量并伴随血中β-脂蛋白水平和肝中胆固醇和三酰甘油浓度的降低，血中苯乙酸睾丸素也同时增加，作用远远强于芸香苷[5]。荞麦种子总黄酮具有抑制高脂血症大鼠血清胆固醇、三酰甘油、空腹血糖的升高和肝脂质过氧化作用，可使糖尿病小鼠空腹血糖降低，改善糖耐量，对血浆胰岛素和C肽无影响，但胰岛素敏感指数明显高于实验对照组[6]。

3. 其他作用　从干燥荞麦种子提取的胰蛋白酶抑制剂(TI)共有3种(TI_1、TI_2和TI_4)，除对胰蛋白酶有抑制作用外，TI_1和TI_2对糜蛋白酶尚有一定抑制作用。此外，这些TI对互生链格孢菌(*Alternaria alternata*)的孢子有萌发及菌丝体生长也有抑制作用[7]。荞麦花粉的水提取液具有和硫酸亚铁相似的抗缺铁性贫血作用，饮用水提取液的大鼠，生长发育良好，主要脏器未见损害[8]。

【药性】 甘、微酸，寒。归脾、胃、大肠经。

1.《千金方》："味酸，微寒。无毒。"

2.《嘉祐本草》："味甘，平、寒。"

3.《得配本草》："入足太阴、阳明经。"

4.《本草求真》："专入肠、胃。"

5.《本草再新》："入脾、肺二经。"

6.《随息居饮食谱》："甘，温。有微毒。"

【功用主治】 健脾消积，下气宽肠，解毒敛疮。主治肠胃积滞，泄泻，痢疾，绞肠痧，白浊，带下，自汗，盗汗，疱疹，丹毒，痈疽，发背，瘰疬，烫火伤。

1.《食疗本草》："实肠胃，益气力，续精神，能炼五脏滓秽。"

2.《四声本草》："作饭食，压丹石毒，甚良。"

3.《宝庆本草折衷》："疗疮疹病重，肌体溃腐，脓血秽腥。"

4.《日用本草》："治小儿火丹赤肿。"

5.《纲目》："降气宽肠，磨积滞，消热肿风痛，除白浊白带，脾积泄泻。"

6.《本草备要》："解酒积。"

7. 柴裔《食鉴本草》："治肠胃沉积，泄痢带浊；敷痘疮溃烂，汤火灼伤。"

8.《医林纂要》："去肠胃积秽，解热毒。"

9.《药性切用》："化积快胃，降气宽胸。"

【用法用量】 内服：入丸、散，或制面食服。外用：研末掺或调敷。

【宜忌】 不宜久服。脾胃虚寒者禁服。

1.《千金方》："荞麦食之难消，动大热风。黄帝云：作面和猪、羊肉热食之，不过八九顿，作热风，令人眉须落，又还生，亦希少。"

2.《本草图经》："荞麦不宜多食，亦能动风气，令人昏眩。"

3.《日用本草》："久食发病，或成风癞。"

4.《品汇精要》："不可与平胃散及矾同食。"

5.《医林纂要》："荞，春后食之动寒气，发痼疾。"

6.《得配本草》："脾胃虚寒者禁用。"

7.《药性切用》："胃虚无热者忌。"

8.《食物考》："性燥伤血。"

9.《本草省常》："同羊肉食，发痼疾；同黄鱼食、白矾食伤人。"

【选方】 1. 治男子败积，女人败血，不动真气　荞麦面三钱，大黄二钱半，为末。卧时酒调服之。(《纲目》引《多能鄙事》通仙散)

2. 治禁口痢疾　荞麦面每服二钱，砂糖水调下。(《纲目》引《坦仙皆效方》)

3. 治男子白浊，女子赤白带下　莜麦炒焦为末，鸡子白和，丸梧子大。每服五十丸，盐汤下，日三服。(《纲目》引魏元君济生丹)

4. 治咳嗽上气　荞麦粉四两，茶末二钱，生蜜二两，水一碗，顺手搅千下，饮之，良久下气不止，即愈。(《儒门事亲》)

5. 治十水肿喘　生大戟一钱，荞麦面二钱，水和作饼，炙熟为末。空心茶服，以大小便利为度。(《圣惠方》)

6. 治头风风眼　荞麦作钱大饼，贴眼四角，以米大艾炷灸之，即效如神。(《纲目》)

7. 治盗汗　荞麦粉早晨作汤圆，空心服，不用油盐。(《方症汇要》)

8. 治疮疹病重，肌体溃腐，脓血秽腥　荞麦粉厚布席上，令病人辗转卧之，不数日间，疮痂自脱，亦无瘢痕。(《宝庆本草折衷》)

9. 治痈疽发背，一切肿毒　莜麦面、硫黄各二两。为末，井华水和作饼晒收。每用一饼，磨水敷之，痛则令不痛，不痛则令痛。(《仁斋直指方》)

10. 治脚鸡眼　以荸荠汁同荞麦调敷脚鸡眼。三日，鸡眼疔即拔出。(《本草撮要》)

11. 治蛇盘瘰疬，围接项上　荞麦(炒，去壳)、海藻、白僵蚕(炒去丝)等分。为末，白梅浸汤，取肉减半，和丸绿豆大。每服六七十丸，食后临卧米饮下，日五服。其毒当从大便泄去。若与淡菜连服尤好。淡菜生于海藻上，亦治此也。忌豆腐、鸡、羊、酒、面。(《纲目》)

12. 治烫火烧　荞麦面炒黄色，以井华水调敷。(《奇效良方》)

13. 治小肠疝气　荞麦仁(炒，去尖)、胡芦巴(酒浸晒干)各四两，小茴香(炒)一两。为末，酒糊丸，梧子大。每空心盐、酒下五十丸。两月大便出白脓，去根。(《纲目》引《孙天仁集效方》)

【各家论述】 1.《纲目》："荞麦，最降气宽肠，故能炼肠胃滓滞，而治浊、带、泄痢腹痛上气之疾。气盛有湿热者宜之。""按杨起《简便方》云，肚腹微微作痛，出即泻，泻亦不多，日夜数行者，用荞麦面一味作饭，连食三四次即愈。予壮年患此两月，瘦怯尤甚，用消食化气药俱不效，一僧授此而愈，转用皆效，此可征其炼积滞之功矣。"

2.《本草求真》："荞麦，味甘性寒，能降气宽肠，消积去秽，凡白带、白浊、泄痢、痘疮溃烂、汤火灼伤、气盛湿热等症，是其所宜。且炒焦热水冲服，以治绞肠痧腹痛；醋调涂之，以治小儿丹毒赤肿亦妙，盖以味甘入肠，性寒泻热，气动而降，能使五脏滓滞，皆炼而去也。"

3.《随息居饮食谱》："开胃宽肠，益气力，御风寒，炼滓秽,磨积滞,与芦菔同食良。”

3208 荞麦七 qiáo mài qī (《陕西中药志》)

【异名】 白药子、金翘仁(《陕西中药志》),石天荞(《陕西中草药》),红要子(《河南中草药手册》),红药子(南药《中草药学》),金荞仁(《全国中草药汇编》)。

【基原】 为蓼科翼蓼属植物翼蓼的块根。

【原植物】 翼蓼 *Pteroxygonum giraldii* Dammer et Diels

多年生蔓性草本。茎蔓延,不分枝,长达 2 m 以上。叶通常 2～4 个簇生,叶柄长 3～8 cm,红色;具托叶鞘;叶片三角形或三角状卵形,长 4～8 cm,宽 3～5 cm,先端尾尖或渐尖,基部凹入,两侧基角呈耳形或圆形,全缘;具 5～7 条基出脉,背脉上微有毛。总状花序腋生;总花梗果期可伸长达20 cm;花为单被花;花被 5 裂,裂片椭圆形或卵形,果时宿存,不增大;雄蕊 8,排成 2 轮;子房上位,柱头 3 叉,头状。果实三角形,下垂,顶部有 3 翅,基部有 3 角,果梗有 2 翼,其下具披针形膜质苞片。花期 6～8 月,果期 8～9 月。

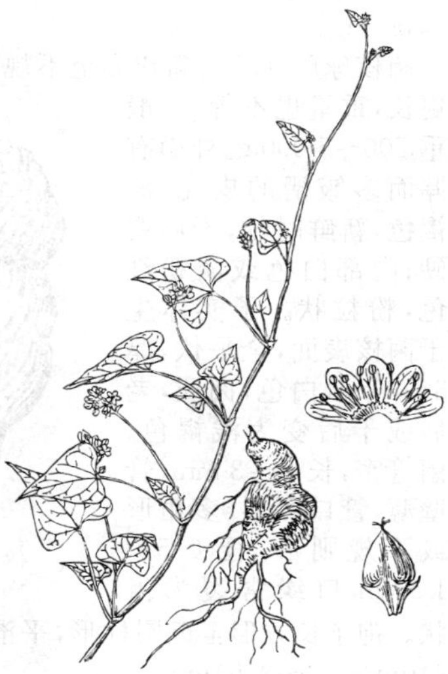

翼 蓼

生于高山密林或山坡草丛中。分布于河北、山西、河南、四川、陕西、甘肃等地。

【采收加工】 8～10 月挖出块根,切片晒干。

【药材】 荞麦七 *Radix Pteroxygoni Giraldii* 主产于陕西、四川、河北等地。

性状 块根近圆柱形,长约 10 cm,直径 2～8 cm。根头部留有突起的茎基或支根残基,凹凸不平,有的已切成块片。表面棕红色至棕色,光滑或皱缩,剖面可见纵横走向的维管束及纤维。质坚硬,难折断。气微,味苦。

鉴别 (1) 块根横切面:木栓层为 12～18 列黄棕色木栓细胞。栓内层为 7～8 列细胞;皮层薄,有纤维散在。韧皮部较窄,束间形成层不明显;木质部导管稀少,直径 20～80 μm,周围有纤维;射线宽广。髓部及其相邻的木质部有不同分化阶段的异型维管束散在。本品薄壁细胞含草酸钙簇晶,并含淀粉粒。

(2) 取本品粉末 0.5 g,加乙醇适量回流提取 2 h,过滤。取乙醇提取液 3 ml,滴加 2%氢氧化钠 1 ml,显淡棕色(检查蒽醌)。

取乙醇提取液 3 ml,滴加 1%三氯化铁显草绿色(检查酚性化合物)。

取乙醇提取液滴于滤纸上,置荧光灯(254 nm)下观察,显紫红色荧光。

(3) 薄层色谱:取本品粉末(40 目)0.2 g,加甲醇 5 ml 冷浸片刻,滤过。于水浴上将甲醇蒸干,加水 2 ml,用 5 ml 乙醚振摇,分取醚层,浓缩至少量,作供试液;另取大黄素、大黄素甲醚作对照品。分别点样于同一硅胶 G 薄层板上,以石油醚-己烷-甲酸乙酯-甲酸(1∶3∶1.5∶0.1)加水 0.5 ml振摇,不待分清时,取有机溶剂层展开,日光下供试液色谱在与对照品色谱的相应位置上,显相同的黄色斑点;用氨气熏后显红色。

【成分】 荞麦七块根含蒽醌类:大黄素(emodin),大黄素甲醚(physcione)。并含鞣质[1]。

【药理】 抗菌作用 本品煎剂在试管内对金黄色葡萄球菌有较强的抗菌作用[1]。

【药性】 苦、涩、辛,凉。

1.《陕西中药志》:“辛,平,有小毒。”

2.《陕西中草药》:“味苦、涩、微甘,性凉。”

【功用主治】 清热解毒,凉血止血,除湿止痛。主治咽喉肿痛,疮疖肿毒,烧伤,吐血,衄血,便血,崩漏,痢疾,泄泻,风湿痹痛。

1.《陕西中药志》:“祛痰止血,消肿解毒。主治咳嗽,吐血,衄血,咽喉肿塞,恶疮痈肿。”“治红白痢疾,崩带,风湿痹痛。”

2.《秦岭巴山天然药物志》:“清热解毒,凉血止血,止痛,除风湿。主治肠炎,痢疾,腰腿痛,便血,崩漏;外用治烧烫伤。”

【用法用量】 内服:煎汤,6～15 g;或研末。外用:捣敷;或研末调敷。

【宜忌】《陕西中药志》:“脾胃虚寒者慎用。”

【选方】 1. 治疮疖 鲜荞麦七适量,捣烂外敷。(《陕西中草药》)

2. 治烧伤 红药子 500 g,冰片 15 g。分别研细混合,麻油调,敷患处(不必包扎)。(南药《中草药学》)

3. 治鼻衄 翼蓼 60 g,白茅根 30 g。水煎服。(《河北中草药》)

4. 治腹泻,痢疾,便血 红要(药)子 30 g,地榆 30 g。共研面,每服 9 g,每日 2～3 次,开水冲服。(《河南中草药手册》)

5. 治腰痛 荞麦七、芋儿七、桃儿七各 6 g。共研细粉。白酒冲服,每次 3 g,每日 2 次。(《陕西中草药》)

3209 荞麦叶 qiáo mài yè (《千金方》)

【基原】 为蓼科荞麦属植物荞麦 *Fagopyrum esculentum* Moench 的叶。

【原植物】 参见“荞麦”条。

【采收加工】 6～9 月采收,鲜用或晒干。

【药理】 1. 对心肌肥厚的作用 皮下注射异丙肾上腺素以建立大鼠心肌肥厚模型,同时用荞麦叶总黄酮灌胃,能明显减轻心脏重量、缩短心肌纤维直径,减少心室 RNA、AngⅡ、丙二醛的含量并升高超氧化物歧化酶活性、抑制血清乳酸脱氢酶和肌酸磷酸激酶的活性[1]。

2. 降血糖、调血脂作用 用链脲佐菌素和高脂饲料诱发大鼠糖尿病和高脂血症,以荞麦叶总黄酮口服治疗 12 星期,能降低血中空腹血糖,三酰甘油,低密度脂蛋白-C,升高高密度脂蛋白-C,改善糖耐量,增加胰岛素敏感指数和胰岛素与受体的结合力,存在剂量依赖性。同时能降低血清和肝组织中丙二醛含量,增加血清 SOD 活力[2]。

【功用主治】 利耳目,下气,止血,降压。主治眼目昏糊,耳鸣重听，嗳气，紫癜，高血压病。

1.《食性本草》："下气，利耳目。"

2.《医林纂要》："滑肠，下气。"

【用法用量】 内服：煎汤，5～10 g，鲜品 30～60 g。

【宜忌】 不宜生食、多食。脾胃虚寒者慎服。

1.《千金方》："生食，动刺风，令人身痒。"

2.《食性本草》："多食则微泄。"

【选方】 治高血压病，眼底出血，毛细血管脆性出血，紫癜 鲜荞麦叶 30～60 g，藕节 3～4 个。水煎服。（《全国中草药汇编》）

3210 **荞麦秸** qiáo mài jié（《纲目》）

【基原】 为蓼科荞麦属植物荞麦 *Fagopyrum esculentum* Moench 的茎叶。

【原植物】 参见"荞麦"条。

【采收加工】 6～9 月采收，鲜用或晒干。

【药材】 荞麦秸 *Herba Fagopyri Esculenti* 产于江苏、浙江等地。

性状 茎枝长短不一，多分枝，绿褐色或黄褐色，节间有细条纹，节部略膨大；断面中空。叶多皱缩或破碎，完整叶展开后呈三角形或卵状三角形，长 3～10 cm，宽 3.5～11 cm，先端狭渐尖，基部心形，叶耳三角状，具尖头，全缘，两面无毛，纸质；叶柄长短不一；有的可见托叶鞘筒状，先端截形或斜截形，褐色，膜质。气微，味淡略涩。

【功用主治】 下气消积，清热解毒，止血，降压。主治噎食，消化不良，痢疾，白带，痈肿，烫伤，咯血，紫癜，高血压病，糖尿病并发视网膜炎。

1.《纲目》："秸烧灰淋汁，取碱熬干，同石灰等分，密收，能烂痈疽，蚀恶肉，去靥痣。"

2.《中国药用植物图鉴》："茎、叶应用于毛细血管脆弱性的高血压病，可以预防脑出血，及因毛细血管脆弱所诱致的各种出血症和非结核性所引起的肺出血；又能治疗糖尿病的视网膜炎。"

3.《全国中草药汇编》："茎叶降压，止血。"

【用法用量】 内服：煎汤，10～15 g。外用：烧灰淋汁熬膏涂；或研末调敷。

【宜忌】 脾胃虚寒者慎服。

【选方】 1. 治噎食 荞麦秸烧灰淋汁，入锅内，煎取白霜一钱，入蓬砂一钱，研末，每服半钱。（《海上名方》）

2. 治白带 荞麦全草炒黄，研末，加鲜鸡蛋清制成黄豆大的丸药，每次 30～50 粒，每日 3 次，盐开水送服。（《福建药物志》）

3. 治深部痈肿 荞麦全草 30 g，打汁，用陈酒冲服，药渣外敷。（苏州医学院《中草药手册》）

4. 治发背痈疽，疔肿恶疮 用荞麦秸灰、灰条杆灰、石灰、旋风草灰，其草于三月上旬丙丁日连根拔，焙干烧灰。四味不拘多少，务匀停，每升灰用滚水二升泡于桶内，淋出汁晒。春三日，夏二日，秋四日，冬五日，入锅慢火熬至七分，复入小铜铫内，熬成膏，入黄丹搅匀，以瓷器盛之，如不浓，添石灰搅。不问年深久远无名恶疮，瘰疬痳靥，瘤子起出，刺字用药，点之其效如神。凡点恶疮，红血出者，再点至黑血出，就用纸封疮上即愈；若点上就出黑血者难疗。痔疮在内，用纸裹药点之。（《卫生易简方》）

5. 治出靥 用荞麦秸一担，不烂者，烧灰存性，入石灰半斤，同灰一齐过冷火灭，然后以热水淋灰，淋下灰水，用铁器内煮，以漆匙搅成膏子，于靥上点出。或先以草茎刺破亦可。（《普济方》）

6. 治烫火伤 荞麦全草炒黄，研末，开水调敷患处。（《福建药物志》）

3211 **茯苓** fú líng（《本经》）

【异名】 茯菟（《本经》），松腴、不死面（《记事珠》），松薯、松苓、松木薯（《广西中药志》）。

【基原】 为多孔菌科卧孔属真菌茯苓的菌核。

【原植物】 茯苓 *Poria cocos*（Schw.）Wolf.［*Pachyma cocos* Fr.］

菌核球形、卵形、椭圆形至不规则形，长 10～30 cm 或者更长，重量也不等，一般重 500～5 000 g。外面有厚而多皱褶的皮壳，深褐色，新鲜时软，干后变硬；内部白色或淡粉红色，粉粒状。子实体生于菌核表面，全平伏，厚 3～8 cm，白色，肉质，老后或干后变为浅褐色。菌管密，长 2～3 mm，管壁薄，管口圆形、多角形或不规则形，径 0.5～1.5 mm，口缘常裂为齿状。孢子长方形至近圆柱形，平滑，有一歪尖，大小(7.5～9)μm×(3～3.5)μm。

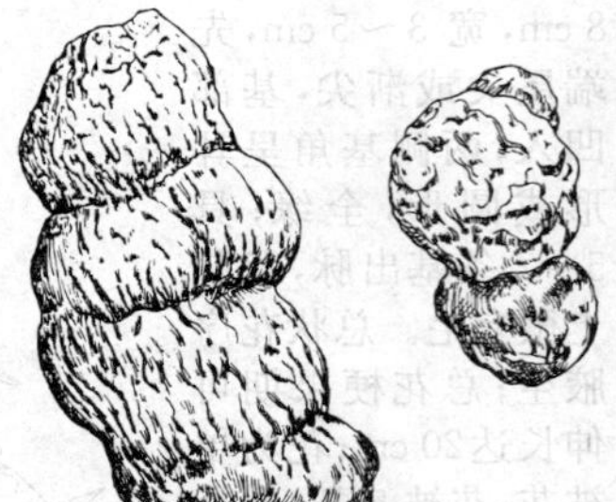

茯苓（菌核）外形

生于松树根上。分布于吉林、浙江、安徽、福建、河南、湖北、广西、四川、贵州、云南、台湾。

茯苓菌核的外皮（茯苓皮）、菌核中间抱有松根（茯神木）、菌核中间抱有松根的白色部分（茯神）、干燥菌核近外皮部的淡红色部分（赤茯苓）亦供药用，另设专条。

【栽培】 生物学特性 茯苓为兼性寄生菌，野生在海拔 600～1 000 m 山区的干燥、向阳山坡上的马尾松、黄山松、赤松、云南松、黑松等树种的根际。孢子 22～28 ℃萌发，菌丝 18～35 ℃生长，于 25～30 ℃生长迅速，子实体 18～26 ℃分化生长并能产生孢子。段木含水量以 50%～60%，土壤以含水量 20%、pH3～7、坡度 10°～35°的山地砂性土较适宜生长。在昼夜温差大的条件下有利茯苓的生长。

繁殖方法 茯苓可用段木、树蔸及松针栽培，但目前仍以段木窖培为主。选直径 10～45 cm 的中龄松树，砍伐后每隔 3～7 cm 相间纵削 3 cm 宽的树皮，深入木质部 0.5 cm，称"剥皮留筋"，当松木断口停止排脂，敲之有声时锯料，截成长 65～85 cm 的节段，放通风向阳处，按"井"字形堆垛备用。选背风向阳、微酸偏砂的缓坡地，挖直径 90 cm、深 50～65 cm 的窖，窖距上下为 33 cm，左右 17 cm，四周挖好排水沟。取木段 3～5 根，粗细搭配，分层放置于窖中。菌种也称引子，有菌丝引、肉引、木引三种，现多用菌丝引。用 PDA 培养基从菌核组织中分离出纯菌种，栽培种培养基用松木屑 76%、麸皮 22%、石膏和蔗糖各 1%，含水量 65%，装入广口瓶，灭菌后接入纯菌种，在 25～28 ℃条件下培养半月，翻转瓶在 22～24 ℃下再培养半月，即为菌丝引。肉引在接种前半月内采挖鲜菌核为引。木引是在接种前两个月选直径4～10 cm的梢部无节筒木，锯成长50 cm的木段，每5根为一堆，分2层堆叠，将新鲜菌核250 g贴在木段上靠皮处，覆土3 cm，60 d左右菌丝可长满筒木。早春3～4月份接种，用菌丝引接种，宜选晴天将窖中细木段削尖，插入栽培瓶中，粗木段靠在周围，覆土厚3 cm。肉引接种时用刀剖开苓种，将苓肉面贴在筒料的上端截面或侧面，苓皮朝外。木引可锯成5～6 cm长，靠在料筒的上端截面或将引木锯成二段、三段，夹在料筒中间。

田间管理　有茯苓窖的地方要开好排水沟。栽种时用呋喃丹与碾碎黄土1∶3混合，栽时窖底撒50 g，中段木上撒100 g，不要撒在菌种上。下种1星期后，检查是否上引，如在树段接种处见白色菌丝外延，说明接种成功，否则另选树段补放菌种。3个月后有茯苓菌核出土，或土的表皮开裂，及时补土填缝，土切勿盖厚。如菌核内白，表皮黄色，苓小不长，用小杂树枝叶覆盖窖上或树蔸上，减少水分蒸发。

病虫害防治　黑翅白蚁常蛀食松木段，选苓场时应避开蚁源，挖地时注意清除腐烂树根，或在苓场周围设诱杀坑，埋入松木或蔗渣，诱白蚁集中于坑中，即可捕杀之。同时可引进白蚁天敌——蚀蚁菌，蚁群只要有一只染病，全巢无一幸免，灭蚁率达100%。

【采收加工】　通常栽后8～10个月茯苓成熟，其成熟标志为苓场再次出现龟裂纹，扒开观察菌核表皮颜色呈黄褐色，未出现白色裂缝，即可收获。选晴天挖出后去泥砂，堆在室内盖稻草发汗，等水气干了，苓皮起皱后削去外皮，干燥。

【药材】　茯苓 *Poria*　主产于云南、安徽、湖北等地。

性状　完整的茯苓呈类圆形、椭圆形、扁圆形或不规则团块，大小不一。外皮薄，棕褐色或黑棕色，粗糙，具皱纹和缢缩，有时部分剥落。质坚实，破碎面颗粒状，近边缘淡红色，有细小蜂窝样孔洞，内部白色，少数淡红色。有的中间抱有松根，习称“茯神块”。气微，味淡，嚼之粘牙。

鉴别　(1) 粉末特征：灰白色。用斯氏液装片，可见无色不规则形颗粒团块、末端钝圆的分枝状团块及细长菌丝；遇水合氯醛液粘化成胶冻状，加热团块物溶化。用5%氢氧化钾溶液装片，可见细长的菌丝，稍弯曲，有分枝，无色(内层菌丝)，或带棕色(外层菌丝)，长短不一，直径3～8(～16)μm，横隔偶见。

(2) 粉末少许加碘化钾试液1滴，显深红色；加α-萘酚及浓硫酸，显橙红色至淡红色(检查多糖类)。

(3) 取粉末0.5 g，加丙酮10 ml，水浴温浸10 min，滤过。滤液蒸干，残渣加冰醋酸1 ml使溶解，再加硫酸1滴，显淡红色，后变淡褐色(检查麦角甾醇)。

(4) 薄层色谱：取粉末2 g，加乙醚4 ml，冷浸24 h，滤过。滤液浓缩至1 ml，点样于中性氧化铝板上，用苯-95%乙醇(9∶1)上行展开，在紫外光灯(254 nm)下观察，有黄绿色及紫色两个荧光斑点。

【成分】　菌核含多种成分：①三萜类：茯苓酸(pachymic acid)，16α-羟基齿孔酸(tumulosic acid)[1]，β-对羟基苯酰基去氢齿孔酸(β-*p*-hydroxybenzoyldehydrotumulosic acid)[2]，3β-羟基-7，9(11)，24-羊毛甾三烯-21-酸〔3β-hydroxylanosta-7，9(11)，24-trien-21-oic acid〕[3]，茯苓酸甲酯(pachymic acid methyl ester)，16α-羟基齿孔酸甲酯(tumulosic acid methyl ester)，7，9(11)-去氢茯苓酸甲酯〔7，9(11)-dehydropachymic acid methyl ester〕，3β，16α-二羟基-7，9(11)，24(31)-羊毛甾三烯-21-酸甲酯〔3β，16α-dihydroxylanosta-7，9(11)，24(31)-trien-21-oic acid methyl ester〕，多孔菌酸C甲酯(polyporenic acid C methyl ester)[4]，3-氢化松苓酸(trametenolic acid)，齿孔酸(eburicoic acid)，去氢齿孔酸(dehydroeburicoic acid)，茯苓新酸(poricoic acid)A、B、C、D、DM、AM[5]，β-香树脂醇乙酸酯(β-amyrin acetate)，3β-羟基-16α-乙酰氧基-7，9(11)，24-羊毛甾三烯-21-酸〔3β-hydroxy-16α-acetyloxylanosta-7，9(11)，24-trien-21-oic acid〕[6]，7，9(11)去氢茯苓酸〔7，9(11)-dehydropachymic acid〕[7]。O-乙酰基茯苓酸(O-acetylpachymic acid)，O-乙酰基-25-羟基茯苓酸(O-acetylpachymic acid-25-ol)，O-乙酰基茯苓酸甲酯(methyl-O-acetylpachymate)，茯苓酸甲酯(methyl pachymate)，灵芝酸(ganoderic acid)[7]。②多糖：茯苓聚糖(pachyman)，茯苓次聚糖(pachymaran)[8]及高度〔(1，3)、(1，6)〕，分支的β-D-葡聚糖 H_{11} (glucan H_{11})[9]。

其他尚含麦角甾醇(ergosterol)[2]，辛酸(caprylic acid)，十一烷酸(undecanoic acid)，月桂酸(lauric acid)，十二碳烯酸(dodecenoic acid)，棕榈酸(palmitic acid)，十二碳烯酸酯(dodecenoate)，辛酸酯(caprylate)[10]以及无机元素[11,12]。

【药理】　1. 利尿作用　25%茯苓醇浸剂经正常兔腹腔注射0.5 g/kg，出现利尿作用[1]。用茯苓灰分与茯苓浸剂对清醒家兔慢性实验，证明醇浸剂有利尿作用，而灰分无此作用，说明其利尿作用不是由于钾盐，而是由于钾盐以外的其他成分所致[1]。对正常人稍有利尿作用，给家兔灌服，未能肯定其利尿效果[2]。用切除肾上腺的大鼠实验，于注射去氧皮质酮时合并应用30%茯苓煎剂，比单用去氧皮质酮者尿量增多，尿钠和尿钾的排出量亦增加，从而认为不具有抗去氧皮质酮作用，而与影响肾小管对 Na^+ 的重吸收有关[3]。

2. 对消化系统功能的影响　①预防胃溃疡：茯苓水浸膏给大鼠口服，可预防轻度胃溃疡的发生[4]，对小鼠也有预防水侵袭所致应激性胃溃疡的效果[5]。②对肝损伤的防治作用：大鼠皮下注射茯苓注射液，对四氯化碳引起的肝细胞损伤及丙氨酸氨基转移酶升高有良好防治效果[6]。

3. 抗癌作用　茯苓多糖灌胃，抑制小鼠肉瘤 S_{180} 和艾氏腹水癌，提高接种艾氏腹水癌的NIN小鼠体内肿瘤坏死因子的水平和自然杀伤细胞的活性[7]。以尿素处理茯苓聚糖所得茯苓聚糖复合物对小鼠肉瘤 S_{180} 的抑瘤率为57.8%。从茯苓聚糖加工制成的羧甲基茯苓多糖对鼻咽癌、胃癌等恶性肿瘤和慢性肝炎有治疗作用[8]。并可阻止小鼠宫颈癌的肺转移[9]。茯苓多糖的较大剂量也能有效地抑制小鼠肉瘤 S_{180}[10]。国产茯苓菌核提取的茯苓素体外对小鼠白血病 L_{1210} 细胞的DNA合成有明显不可逆的抑制作用[11]，作用点在细胞膜上，抑制作用随剂量的增大而增强，茯苓素可显著抑制 L_{1210} 细胞的核苷转运，抑制 L_{1210} 细胞DNA合成的补偿途径的各个环节，对DNA聚合酶没有影响，对胸苷激酶有一定的抑制作用，但抑制程度远小于对核苷转运的抑制。茯苓素在体内外均有明显增强巨噬细胞产生诱生肿瘤坏死因子的能力，且有显著的剂量依赖关系。在体内对小鼠移植性肿瘤 S_{180} 细胞有明显的抑制生长作用，其作用强弱与肿瘤坏死因子的水平呈正相关[12]。茯苓素对抗癌药有增效作用[13]。

4. 免疫增强作用　茯苓聚糖对正常及荷瘤小鼠的免疫功能有增强作用，能增强小鼠巨噬细胞吞噬功能，使脾脏抗体分泌细胞数明显增多，增加荷瘤小鼠ANAE阳性淋巴细胞数，拮抗因荷瘤引起的胸腺萎缩和脾脏增大[14]。皮下注射羧甲基茯苓多糖，可明显提高正常小鼠腹腔巨噬细胞的吞噬功能，并能对抗醋酸可的松所致巨噬细胞功能的降低。还可明显提高荷瘤小鼠腹腔巨噬细胞的吞噬功能，使其吞噬百分数增加142.47%，吞噬指数增加136.36%，同时使正常小鼠脾重显著增加[15]。服用茯苓多糖也可改善老年人的细胞免疫功能，对体液免疫无明显影响[16]。茯苓多糖不能对抗环磷酰胺引起的大鼠白细胞减少，但可使白细胞回升加速[10]。

5. 其他作用　茯苓的水、乙醇及乙醚提取物对离体蛙心均有增强收缩及加快心率的作用[17]。100%茯苓煎剂用平板打洞法，对金黄色葡萄球菌、大肠杆菌、变形杆菌均有抑制作用[18]。乙醇提取物可杀死钩端螺旋体[19]。茯苓水浸膏给小鼠口服，可抑制氯化三硝基酚形成的接触性皮炎[20]。茯苓水提取液能使健康人的离体红细胞2，3-二磷酸甘油酸（2，3-DPG）水平上升25%，并能有效地延缓温育过程中2，3-DPG的耗竭。小鼠静脉给药，整体红细胞中2，3-DPG水平显著升高，有效成分为水溶性小分子多糖[21]。茯苓水或醇浸膏给家兔灌胃，出现暂时性血糖先升后降作用[22]。从茯苓的甲醇提取液中分得三萜能抑制由12-氧-十四(烷)酰佛波醇-13-乙酸引起的鼠耳肿[23]。研究结果表明，在10^{-5} M浓度8个茯苓三萜化合物及其茯苓的乙醚提取物和茯苓皮的甲醇提取物使胰岛素的分化诱导活性增强，白色脂肪细胞ST_{13}前脂肪细胞的分化增强[24]。

【炮制】 1. 茯苓　取原药材，大小个分开，浸泡，洗净，润透，稍蒸后趁热切厚片或块，干燥。生品具利水渗湿，健脾宁心的功效。

2. 朱茯苓　取茯苓片，加定量朱砂细粉拌匀。每茯苓100 kg，用朱砂2 kg。朱茯苓用于心神不安，惊悸失眠。

饮片性状　茯苓为不规则厚片或块，大小不一，表面白色、淡红色或淡棕色。体重，质坚实，切面颗粒性。无臭，味淡，嚼之粘牙。朱茯苓形如茯苓片，表面朱红色。

贮干燥容器内，置阴凉干燥处。

【药性】 甘、淡，平。归心、脾、肺、肾经。

1.《本经》："味甘，平。"

2.《医学启源》："《主治秘要》云：性温，味淡。气味俱薄，浮而升，阳也。"

3.《汤液本草》："白者入手太阴经，足太阳经、少阳经。"

4.《本草蒙筌》："入膀胱、肾、肺。"

5.《雷公炮制药性解》："入肺、脾、小肠三经。"

6.《本草经疏》："入手、足少阴，手太阳，足太阴、阳明经。"

【功用主治】 利水渗湿，健脾和胃，宁心安神。主治小便不利，水肿胀满，痰饮咳逆，呕吐，脾虚食少，泄泻，心悸不安，失眠健忘，遗精白浊。

1.《本经》："主胸胁逆气，忧恚惊邪，恐悸，心下结痛，寒热烦满，咳逆，口焦舌干，利小便。久服安魂养神，不饥延年。"

2.《别录》："止消渴，好睡，大腹，淋沥，膈中痰水，水肿淋结。开胸腑，调脏气，伐肾邪，长阴，益气力，保神守中。"

3.《药性论》："开胃，止呕逆，善安心神，主肺痿痰壅，治小儿惊痫，疗心腹胀满，妇人热淋。"

4.《日华子》："补五劳七伤，安胎，暖腰膝，开心益智，止健忘。"

5.《本草衍义》："行水之功多，益心脾。"

6.《伤寒明理论》："渗水缓脾。"

7.《医学启源》："止消渴，利小便，除湿益燥，利腰脐间血，和中益气为主。治小便不通，溺黄或赤而不利。《主治秘要》云，其用有五：止泻一也。利小便二也。开腠理三也。除虚热四也。生津液五也。"

8.《珍珠囊》："渗泄，止渴，伐肾邪。小便多则能止之，涩则能利之。"

9.《药征》："主治悸及肉瞤筋惕，旁治头眩烦躁。"

【用法用量】 内服：煎汤，10～15 g；或入丸散。宁心安神用朱砂拌。

【宜忌】 阴虚而无湿热、虚寒滑精、气虚下陷者慎服。

1.《本草经集注》："马蔺为之使。得甘草、防风、芍药、紫石英、麦门冬，共疗五脏。""恶白敛，畏牡蒙、地榆、雄黄、秦艽、龟甲。"

2.《药性论》："忌米醋。"

3.《医学启源》："如小便利或数服之，则损人目；如汗多人服之，损元气，夭人寿。"

4.《汤液本草》："酒浸，与光明朱砂同用，能秘真。"

5.《本草正》："若以人乳拌晒，乳粉既多，补阴亦妙。"

6.《本草经疏》："病人肾虚，小水自利或不禁或虚寒精清滑，皆不得服。"

7.《得宜本草》："得人参能下气，得半夏能涤饮。"

8.《得配本草》："上热阳虚（虚阳上浮故热），气虚下陷，心肾虚寒，汗多血虚，水涸口干，阴虚下陷俱禁用。"

【选方】 1. 治太阳病，发汗后，大汗出，胃中干，烦躁不得眠，脉浮，小便不利，微热消渴者　猪苓十八铢（去皮），泽泻一两六铢，白术十八铢，茯苓十八铢，桂枝半两（去皮）。上五味，捣为散。以白饮和服方寸匕，日三服。多饮暖水，汗出愈。（《伤寒论》五苓散）

2. 治小便多，滑数不禁　白茯苓（去黑皮），干山药（去皮，白矾水内湛过，慢火焙干）。上二味，各等分，为细末。稀米饮调服之。（《儒门事亲》）

3. 治孕妇转胞　茯苓赤白各五钱，升麻一钱五分，当归二钱，川芎一钱，苎根三钱。急流水煎服，或调琥珀末二钱服更佳。（《医学心悟》茯苓升麻汤）

4. 治水肿　白术（净）二钱，茯苓三钱，郁李仁（杵）一钱五分。加生姜汁煎。（《不知医必要》茯苓汤）

5. 治皮水，四肢肿，水气在皮肤中，四肢聂聂动者　防己三两，黄芪三两，桂枝三两，茯苓六两，甘草二两。上五味，以水六升，煮取二升，分温三服。（《金匮要略》防己茯苓汤）

6. 治心下有痰饮，胸胁支满目眩　茯苓四两，桂枝、白术各三两，甘草二两。上四味，以水六升，煮取三升，分温三服，小便则利。（《金匮要略》苓桂术甘汤）

7. 治卒呕吐，心下痞，膈间有水，眩悸者　半夏一升，生姜半斤，茯苓三两（一法四两）。上三味，以水七升，煮取一升五合，分温再服。（《金匮要略》小半夏加茯苓汤）

8. 治胃反，吐而渴欲饮水者　茯苓半斤，泽泻四两，甘草二两，桂枝二两，白术三两，生姜四两。上六味，以水一斗，煮取三升，内泽泻，再煮取二升半，温服八合，日三服。（《金匮要略》茯苓泽泻汤）

9. 治飧泄洞利不止　白茯苓一两，南木香半两（纸裹煨）。上二味，为细末，煎紫苏木瓜汤调下二钱匕。（《百一选方》）

10. 治丈夫元阳虚惫，精气不固，余沥常流，小便白浊，梦寐频泄，及妇人血海久冷，白带、白漏、白淫，下部常湿，小便如米泔，或无子息　黄蜡四两，白茯苓四两（去皮，作块，用猪苓一分，同于瓷器内煮二十余沸，出，日干，不用猪苓）。上以茯苓为末，溶黄蜡为丸，如弹子大。空心细嚼，满口生

津,徐徐咽服,以小便清为度。(《局方》威喜丸)

11. 治心气不足,思虑太过,肾经虚损,真阳不固,旋有遗沥,小便白浊如膏,梦寐频泄,甚则身体拘倦,骨节酸疼,饮食不进,面色黧黑,容枯肌瘦,唇干口燥,虚烦盗汗,举动力乏 茯苓(去皮)四两,龙骨二两,五倍子六两。上为末,水糊为丸,每服四十粒,空心用盐汤吞下,日进二服。(《局方》秘传玉锁丹)

12. 治盗汗只自心头出,名曰心汗 用茯苓二两半,为末。每服二钱,浓煎艾汤调下。(《普济方》陈艾汤)

13. 治下虚消渴,上盛下虚,心火炎烁,肾水枯涸,不能交济而成渴证 白茯苓一斤,黄连一斤。为末,熬天花粉作糊,丸梧桐子大,每温汤下五十丸。(《德生堂经验方》)

14. 治头风虚眩,暖腰膝,主五劳七伤 茯苓粉同曲米酿酒饮。(《纲目》茯苓酒)

【临床报道】 1. 治疗水肿 以茯苓制成含量为30%的饼干,成人每次服8片饼干(每片含生药约3.5 g),每日3次,儿童量减半,1星期为1个疗程,停用一切其他利尿药,治疗30例水肿患者(20例为非特异性水肿患者,10例为器质性疾病如心、肾疾病致水肿患者)。结果:显效23例,有效7例。对器质性疾病水肿患者一般在服饼干后第二日尿量增加,1星期左右排尿量高于正常量的峰值,此后浮肿明显消退;对非特异性水肿患者服饼干后1星期,尿量明显增加,此后浮肿渐趋消退。据观察,茯苓饼干的疗效比同等剂量茯苓水煎剂的疗效满意[1]。

2. 治疗婴幼儿秋冬季腹泻 以单味茯苓研细过筛成粉末,炒后盛入瓶内备用。1岁以内每次0.5 g,1~2岁每次1 g,每日3次口服。据93例观察,治愈79例,好转8例,无效6例,有效率达93.7%,与对照组(普通西药治疗)有效率无明显差异,但在控制症状、缩短病程方面,茯苓组优于对照组[2]。

3. 治疗精神分裂症 用茯苓60 g水煎,每日1剂,连续服1~3个月。治慢性精神分裂症53例。3个月后,不仅使血清铜蓝蛋白与免疫球蛋白IgA有明显下降,而且还使其磷酸肌酸酶(CRK)亦明显下降,同时还与临床症状的好转有密切关系。临床疗效痊愈3例,显效11例,好转16例,无效23例,总有效率为56.60%[3]。

【各家论述】 1.《用药心法》:"茯苓,淡能利窍,甘以助阳,除湿之圣药也。味甘平补阳,益脾逐水。湿淫所胜,小便不利,淡味渗泄,阳也。治水缓脾,生津导气。"

2.《本草衍义补遗》:"茯苓,仲景利小便多用之,此治暴新病之要药也,若阴虚者,恐未为宜。"

3.《纲目》:"茯苓,《本草》又言利小便,伐肾邪,至李东垣、王海藏乃言小便多者能止,涩者能通,同朱砂能秘真元。而朱丹溪又言阴虚者不宜用,义似相反,何哉?茯苓气味淡而渗,其性上行,生津液,开腠理,滋水之源而下降,利小便,故张洁古谓其属阳,浮而升,言其性也;东垣谓其为阳中之阴,降而下,言其功也。《素问》云,饮食入胃,游溢精气,上输于肺,通调水道,下输膀胱。观此,则知淡渗之药,俱皆上行而后下降,非直下行也。小便多,其源亦异。《素问》云,肺气盛则便数而欠,虚则欠咳,小便遗数,心虚则少气遗溺,下焦虚则遗溺,胞遗热于膀胱则遗溺,膀胱不利为癃,不约为遗溺,厥阴病则遗溺闭癃。所谓肺气盛者,实热也,其人必气壮脉强,宜用茯苓甘淡以渗其热,故曰小便多者能止也。若夫肺虚、心虚、胞热、厥阴病者,皆虚热也,其人必上热下寒,脉虚而弱,法当用升阳之药,以升水降火。膀胱不约,下焦虚者,乃火投于水,水泉不藏,脱阳之症,其人必肢冷脉迟,法当用温热之药,峻补其下,交济坎离,二证皆非茯苓辈淡渗之药所可治,故曰阴虚者不宜用也。"

4.《本草经疏》:"(茯苓)其味甘平,性则无毒,入手足少阴、手太阳、足太阴、阳明经,阳中之阴也。胸胁逆气,邪在手少阴也;忧恚惊邪,皆心气不足也;恐悸者,肾志不足也;心下结痛,寒热烦满,咳逆,口焦舌干,亦手少阴受邪也。甘能补中,淡而利窍,补中则心脾实,利窍则邪热解,心脾实则忧恚惊邪自止,邪热解则心下结痛、寒热烦满、咳逆、口焦舌干自除。中焦受湿热,则口发渴,湿在脾,脾气弱则好睡。大腹者,脾土虚不能利水,故腹胀大也。淋沥者,脾受湿邪,则水道不利也。膈中痰水水肿,皆缘脾虚所致。中焦者,脾土之所治也,中焦不治,故见斯病,利水实脾,则其证自退矣。开胸腑,调脏气,伐肾邪者何,莫非利水除湿,解热散结之功也。"

5.《本草正》:"(茯苓)若以人乳拌晒,乳粉既多补阴,亦妙。"

3212 茯神 fú shén (《别录》)

【异名】 伏神(《本草经集注》)。

【基原】 为多孔菌科卧孔属真菌茯苓 *Poria cocos* (Schw.) Wolf. 菌核中间抱有松根(即"茯神木")的白色部分。

【原植物】 参见"茯苓"条。

【采收加工】 取茯苓切去白茯苓后,选茯苓中间抱有松根者,晒干。

【药材】 茯神 *Poria cum Radix Pini* 产地参见"茯苓"条。

性状 本品为茯苓块中穿有坚实细松根者。商品多已切成方形的薄片,质坚实,具粉质,切断的松根呈棕黄色,横断面可见年轮纹理。气微,味淡。

【药性】 甘、淡,平。归心、脾经。

1.《别录》:"平。"

2.《药性论》:"味甘,无毒。"

3.《本草经疏》:"入心。"

4.《药品化义》:"味甘、淡,性微温。入心、脾二经。"

5.《本草经解》:"入手太阴肺经,足太阴脾经。"

6.《要药分剂》:"入心经,兼入肝经。"

【功用主治】 宁心,安神,利水。主治惊悸,怔忡,健忘失眠,惊痫,小便不利。

1.《别录》:"疗风眩、风虚、五劳、口干,止惊悸、多恚怒、善忘,开心益智,安魂魄,养精神。"

2.《药性论》:"主惊痫,安神定志,补劳乏;主心下急痛坚满,人虚而小肠不利加而用之。"

3.《珍珠囊》:"疗风眩、心虚,非此不能除。"

4.《本草药性大全》:"专理心经,善补心气。止恍惚惊悸,除恚怒健忘。"

5.《本草再新》:"治心虚气短,健脾利湿。"

【用法用量】 内服:煎汤,9~15 g;或入丸、散。

【宜忌】 肾虚小便不利或不禁、虚寒滑精者慎服。

1.《得宜本草》:"得枣仁能安神;得乳香、木瓜、酒治筋骨挛缩。"

2.《得配本草》:"得灯草,退心火;配金银,镇惊悸;配竹茹,利惊痰;佐沉香,消阴气。使远志,逐心邪;使菖蒲,散心气。""血虚者禁用。"

【选方】 1. 治心神不定,恍惚不乐 茯神二两(去皮),沉香半两。并为细末,炼蜜丸,如小豆大。每服三十丸,食后人参汤下。(《百一选方》朱雀丸)

2. 治健忘不记事者　白茯神、远志(制)、石菖蒲(去毛)各三两。上为末，每服四钱，食后各一服，水一盏，煎八分和渣服。(《古今医统》三神散)

3. 治心肾不交，惊悸痞塞，食少，遗精梦泄，大能益气清神，降火升水　茯神四两，香附一片。为末，蜜丸弹子大，每一丸，空心细嚼。用本方加甘草少许为末，调热汤送下。(《医学入门》交感丹)

4. 治心腹虚气郁郁膨闷不食　用茯神去皮为末，炼蜜丸如桐子大，每服七丸，温酒送下，日三服。(《卫生易简方》)

【各家论述】 1.《纲目》："《神农本草》止言茯苓，《名医别录》始添茯神，而主治皆同。后人治心病必用茯神，故洁古张氏谓风眩心虚非茯神不能除，然茯苓未尝不治心病也。"

2.《本草求真》："茯神功与茯苓无异，但神抱心以生，苓则不从心抱，故苓则能入脾与肾，而神则多入心耳。书曰服此开心益智，安魂定魄，无非入心导其痰湿，故能使心与肾交通之谓耳。"

3.《本草述钩元》："茯神补心，须佐远志。盖茯神专补心之阳，必藉远志举阴中之阳以上奉，乃可补心也。"

3213 茯苓皮 fú líng pí (《纲目》)

【异名】 苓皮(《四川中药志》)。

【基原】 为多孔菌科卧孔属真菌茯苓 *Poria cocos* (Schw.) Wolf. 菌核的外皮。

【原植物】 参见"茯苓"条。

【采收加工】 加工茯苓时将茯苓的紫黑外皮削下，阴干或晒干。

【药材】 茯苓皮 *Cortex Poriae*　产地参见"茯苓"条。

性状　本品多呈不规则片状，外表面棕褐色或黑褐色，内表面白色或淡棕色。质较松软，略具弹性。气微，味淡。

【药理】 抗沙眼衣原体作用　茯苓皮体外有较强的抗泌尿生殖道沙眼衣原体的活性，随着浓度的升高，衣原体包涵体的体积和数量逐渐减小、减少，最后消失[1]。

【炮制】 取原药材，拣去杂质，用清水洗净，捞起，切片，片厚约 1.5 cm，当日晒干或烘干。筛去灰屑。置干燥容器内。防止霉变。

【药性】 《四川中药志》1960 年版："性平，味甘、淡，无毒。"

【功用主治】 利水消肿。主治水湿肿满，小便不利。

1.《纲目》："主水肿肤胀，开水道，开腠理。"

2.《医林纂要》："行皮肤之水。"

【用法用量】 内服：煎汤，15～30 g。

【选方】 1. 治水肿　茯苓皮、椒目二味不拘多少，煎汤饮。(《经验良方》)

2. 治男子妇人脾胃停滞，头面四肢悉肿，心腹胀满，上气促急，胸膈烦闷，痰涎上壅，饮食不下，行步气奔，状如水病　生姜皮、桑白皮、陈橘皮、大腹皮、茯苓皮各等分。上为粗末，每服三钱，水一盏半，煎至八分，去滓，不计时候，温服。忌生冷油腻硬物。(《中藏经》五皮散)

3. 治湿温，头胀，身痛呕逆，小便不利，神识昏迷，舌白，渴不多饮，先宜芳香通神利窍，继用淡渗分消浊湿　茯苓皮五钱，生薏仁五钱，猪苓三钱，大腹皮三钱，白通草三钱，淡竹叶二钱，水八杯，煮取三杯，分三次服。(《温病条辨》茯苓皮汤)

3214 茯神木 fú shén mù (《纲目》)

【异名】 黄松节(《药性论》)，松节(《脚气治法总要》)，茯神心(《卫生宝鉴》)，茯神心木(《本草备要》)，茯苓木(《上海市中药饮片炮制规范》)。

【基原】 为多孔菌科卧孔属真菌茯苓 *Poria cocos* (Schw.) Wolf. 菌核中间的松根。

【原植物】 参见"茯苓"条。

【采收加工】 采收茯苓后，选择中有松根者，敲去苓块(作茯苓用)，拣取细松根。

【药材】 茯神木 *Radix Pini in Poria*　产地参见"茯苓"条。

性状　本品多呈弯曲的松根，似朽木状。外部残留有茯神，呈白色或灰白色，内部呈木质状。质松，体轻。气微，味淡。

品质标志　每根的直径不得超过 2.5 cm，其周围必须带有 2/3 的茯苓肉。

【炮制】 取原药材，拣去杂质，用清水浸 2～4 h，捞起，中途淋水，待润透切片，片厚约 1.5 mm，晒干或烘干，筛去灰屑。或取原药材劈成小块，或碾碎用。

置干燥容器内。

【药性】 甘，平。

1.《本草求真》："味苦，性温。"

2.《要药分剂》："甘，平，无毒。"

【功用主治】 平肝安神。主治惊悸健忘，中风语蹇，脚气转筋。

1.《药性论》："治中偏风，口面㖞斜，毒风筋挛，不语，心神惊掣，虚而健忘。"

2.《纲目》："治脚气痹痛，诸筋牵缩。"

3.《得配本草》："治骨风，止指节痛，除血中湿。"

【用法用量】 内服：煎汤，6～9 g；或入丸、散。

【宜忌】 《得配本草》："血虚者禁用。"

【选方】 1. 治中风舌强语涩　茯神心(炒)一两，薄荷(焙)二两，蝎梢(去毒)二两。上为末。每服二钱，温酒调下。(《卫生宝鉴》茯神散)

2. 治脚气冷搏于筋，转筋挛痛　松节(取茯神中根心子用)一两(锉如米)，乳香一钱(捶碎)。上置银石器中，炒令焦，只留一二分性，出火毒，研细。每服一钱至二钱，热木瓜酒调下。(《脚气治法总要》松节散)

【各家论述】 《要药分剂》："肝风内煽，发厥不省人事者，余每重用茯神木治之，无不效。盖此证虽属肝，而内煽则必上薄于心，心君为之不宁，故致发厥。茯神木治心，而中抱之木又属肝，以木制木，木平则风定，风定则心宁，而厥自止也。"

3215 荃皮 quān pí (《陕西中药志》)

【异名】 全皮、前皮(《中药志》)，小柳拐、山救驾(《陕西中草药》)，黑牛眼(《新华本草纲要》)。

【基原】 为木犀科素馨属植物黄素馨的根。

【原植物】 黄素馨 *Jasminus floridum* Bunge subsp. *giraldii* (Diels) Miao[*J. giraldii* Diels]　又名：黄馨(《中国树木分类学》)，毛叶探春(《中国高等植物图鉴》)。

直立或攀缘灌木，高 0.3～3 m。小枝通常被短柔毛，当年生枝草绿色，扭曲，具四棱。叶互生，复叶，小叶 3 或 5 枚，稀 7 枚，小枝基部常有单叶；叶柄长 2～10 mm；叶片纸质至薄革质；小叶片卵形、卵状椭圆形至椭圆形，长 1～4 cm，宽 0.5～1.8 cm，上面光滑或疏被短柔毛，下面灰白色，疏被至密被白色长柔毛；顶生小叶片常稍大，具小叶柄，侧生小叶片近无柄；单叶通常为宽卵形、椭圆形或近圆形。聚伞花序或伞状聚伞花序顶生，苞片锥形；花萼具 5 条突起的肋，疏被短柔毛，萼管长1～2 mm，裂片锥状线形，长1～

3 mm;花冠黄色,近漏斗状,花冠管长 0.9～1.5 cm,裂片卵形或长圆形,长 4～8 mm,先端锐尖,边缘具纤毛。果长圆形或球形,长5～10 mm,成熟时呈黑色。花期5～10月,果期 8～11 月。

分布于山西、河南、湖北、四川、陕西、甘肃。

【采收加工】 全年或 9～10 月采挖,切片,鲜用或晒干。

【药材】 茎皮 *Radix Jasmini Giraldii* 主产于陕西、甘肃、河南等地。

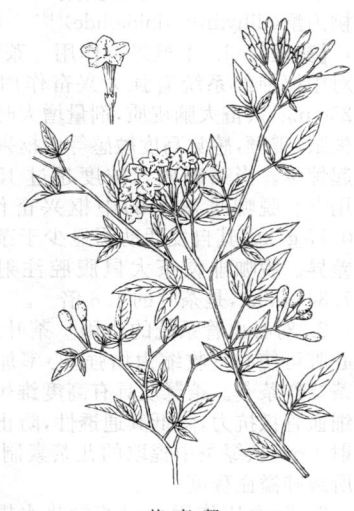

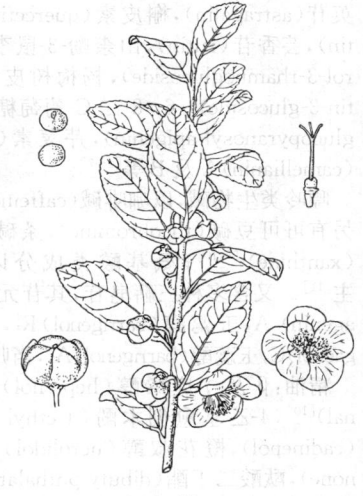

黄素馨

性状 根呈圆柱形或不规则的段、块,大小不等。外表面黄色或棕黄色,有细纵纹,裂纹处有黄色粉状物。栓皮较实,无鳞状剥落。体较重,质硬而脆,易折断。断面皮部外层黄色,中层棕色,内层褐色,木部黄棕色。气浓,味微苦、涩。

鉴别 粉末特征:黄棕色。石细胞甚多,3～5 成群,类长方形、类椭圆形,黄色,长径 75～330 μm,短径 37～70 μm,孔沟明显,胞腔小。纤维多成束,直径约 75 μm。薄壁细胞类圆形、卵圆形,黄色,直径 30～40 μm。木栓细胞表面观类圆形,长径 105～180 μm,短径约 85 μm。

【药性】《陕西中草药》:"味微苦、涩,性温。"

【功用主治】《陕西中草药》:"活血祛瘀,生肌,收敛。治跌打损伤,瘀血内滞,骨折,刀伤。"

【用法用量】 内服:煎汤,3～9 g。外用:鲜品捣敷;或干品研末撒。

3216 茶子 chá zǐ (《纲目》)

【异名】 茶实(《续名家方选》)。

【基原】 为山茶科茶属植物茶 *Camellia sinensis* (L.) O. Kuntze 的果实。

【原植物】 参见"茶叶"条。

【采收加工】 10～12月果实成熟时采收。

【药材】 茶子 *Fructus Camelliae Sinensis* 主产于浙江、江苏、福建、安徽等地。

性状 果实扁球形,具 3 钝棱,先端凹陷,直径 2～5 mm,黑褐色,表面被灰棕色毛茸,果皮坚硬,不易压碎。萼片宿存,5 片,广卵形,长 2～5 mm,上表面灰棕色,具毛茸,下表面棕褐色,质厚,木质化。果柄圆柱形,上端稍粗,微弯曲,其下方有一突起的环节,棕褐色。气微,味淡。

【成分】 茶子含皂苷:茶皂苷(theasaponin),系由茶皂醇(theasapogenol)A、B、C、D、E 和山茶皂苷元(camelliagenin) D 与醋酸(acetic acid),当归酸(angelic acid),巴豆酸(tiglic acid)结合成酯,再与阿拉伯糖(arabinose),木糖(xylose),半乳糖(galactose),葡萄糖醛酸(glucuronic acid)组成的皂苷[1～5];种子油中的主要脂肪酸成分:棕榈酸(palmitic acid),硬脂酸(stearic acid),油酸(oleic acid),亚油酸(linoleic acid),还有月桂酸(lauric acid),肉豆蔻酸(myristic acid),顺二十碳-9-烯酸(gadoleic acid),芥酸(erucic acid),十五烷酸(pentadecanoic acid),十七烷酸(heptadecanoic acid);甾体化合物:菜油甾醇(campesterol),菜子甾醇(brassicasterol),豆甾醇(stigmasterol),β-谷甾醇(β-sitosterol)[6],菠菜甾醇(spinasterol),菠菜甾酮(spinasterone),燕麦甾醇(avenasterol),24-甲基胆甾-7-烯醇(24-methyllathosterol),22,23-二氢菠菜甾醇(22,23-dihydrospinasterol),22,23-二氢菠菜甾酮(22,23-dihydrospinasterone)[7]。此外,还含哌啶-2-酸(pipecolic acid)[8],咖啡酸(caffeic acid),香草醛(vanillin),对羟基苯甲醛(*p*-hydroxybenzaldehyde),香草酸(vanillic acid),松柏醛(coniferaldehyde)[9]。

【药性】《纲目》:"苦,寒,有毒。"

【功用主治】 降火消痰平喘。主治痰热喘嗽,头脑鸣响。《纲目》:"治喘急咳嗽,去痰垢。"

【用法用量】 内服:0.5～1.5 g,或入丸、散。外用:研末吹鼻。

【选方】 1. 治痰喘 茶种子适量,研末,喘时服 1 g。(《草木便方今释》)

2. 治头脑鸣响,状如虫蛀 茶子为末,吹入鼻中,取效。(《医方摘要》)

3. 治痫证茶子吐法 茶子一升捣烂煎汤。令患者先一夕勿食,次晨以帛束其少腹,于无风处饮而吐之。得大吐即止,不必尽剂。(《易简方论》)

3217 茶叶 chá yè (《宝庆本草折衷》)

【异名】 苦茶、槚(《尔雅》),茶、茗、荈(《尔雅》郭璞注),苦搽(《新修本草》),莈(《茶经》),腊茶(《圣济总录》),茶芽(《本草别说》),芽茶(《简便单方》),细茶(《万氏家抄方》),酪奴(《纲目》)。

【基原】 为山茶科茶属植物茶的嫩叶或嫩芽。

【原植物】 茶 *Camellia sinensis* (L.) O. Kuntze [*Thea sinensis* L.]

常绿灌木,高 1～3 m;嫩枝、嫩叶具细柔毛。单叶互生;叶柄长 3～7 mm;叶片薄革质,椭圆形或倒卵状椭圆形,长 5～12 cm,宽 1.8～4.5 cm,先端短尖或钝尖,基部楔形,边缘有锯齿,下面无毛或微有毛,侧脉约 8 对,明显。花两性,白色,芳香,通常单生或 2 朵生于叶腋;花梗长 6～10 mm,向下弯曲;萼片 5～6,圆形,被微毛,边缘膜质,具睫毛,宿存;花瓣5～8,宽倒卵形;雄蕊多数,外轮花丝合生成短管;子房上位,被绒毛,3 室,花柱 1,顶端 3 裂。蒴果近球形或扁三角形,果皮革质,较薄。种子通常 1 颗或 2～3 颗,近球形或微有棱角。花期 10～11 月,果期次年 10～11 月。

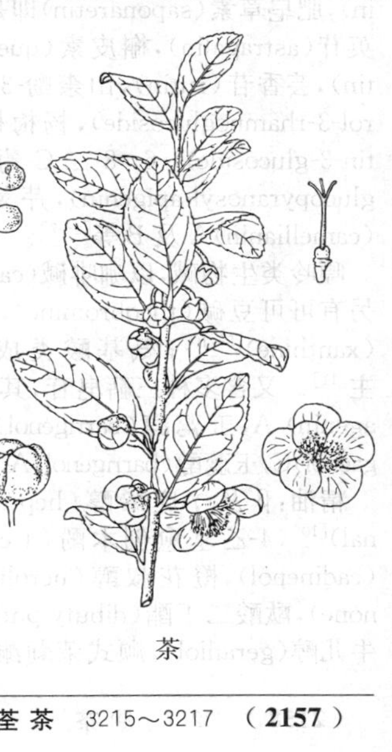

茶

原产我国南部,现长江流域及其以南各地广为栽培。

茶的种子(茶子)、

花(茶花)、根(茶树根)、干燥嫩叶浸泡后,加甘草、贝母、橘皮、丁香、桂子等和煎制成的膏(茶膏)、泡过的茶叶(烂茶叶)亦供药用,另设专条。

【采收加工】 培育3年即可采叶。4～6月采春茶及夏茶。各种茶类对鲜叶原料采收标准要求不同,一般红、绿茶采摘标准是1芽1～2叶;粗老茶可为1芽4～5叶。加工方法因茶叶种类的不同而有差异,可分全发酵、半发酵、不发酵三大类。鲜叶采摘后,经杀青、揉捻、干燥制成绿茶。绿茶加工后用香花熏制成花茶。鲜叶经凋萎、揉捻、发酵、干燥成红茶。还可以加工成茶砖。

【药材】 茶叶 *Folium Camelliae Sinensis* 主产于江苏、安徽、浙江、福建、江西、湖南、湖北、四川、贵州、云南、陕西等地。

性状 叶常卷缩成条状或成薄片状或皱褶。完整叶片展平后,叶片披针形至长椭圆形,长1.5～4 cm,宽0.5～1.5 cm,先端急尖或钝尖,叶基楔形下延,边缘具锯齿,齿端呈棕红色爪状,有时脱落;上下表面均有柔毛;羽状网脉,侧脉4～10对,主脉在下表面较凸出,纸质较厚,叶柄短,被白色柔毛;老叶革质,较大,近光滑;气微弱而清香,味苦涩。

鉴别 (1) 叶横切面:上下表皮细胞各1列,外方覆有较厚的角质层;下表皮具气孔,单细胞非腺毛,长112～740 μm,壁厚,基部木化;叶缘锯齿处呈弯钩状。叶肉组织不等面形,栅栏细胞2列不通过主脉,上列长圆柱形,下列细胞上部较宽。主脉维管束1个,外韧型,周围有柱鞘纤维束环列,其壁不甚厚,木化,韧皮薄壁细胞内含草酸钙小结晶或簇晶。其余薄壁细胞含簇晶,薄壁组织内散有大型分枝状石细胞,壁较厚,木化,具纹孔。

(2) 取粉末进行微量升华,得白色针状结晶,偶有呈杆状或粒状结晶。加浓盐酸1滴,升华物溶解,滴加氯化金试液,即得黄色细针状结晶或集成松针状(检咖啡碱)。

【成分】 茶叶主要含黄酮类成分茶多酚,以黄烷醇类化合物为主;主要:左旋表没食子儿茶素酯〔(—)epigallocatechin gallate〕,左旋表没食子儿茶素(epigallocatechin),没食子酸表儿茶素酯(epicatechin gallate),左旋表儿茶素(epicatechin),没食子酸左旋没食子儿茶素酯〔(—)gallocatechin gallate〕,消旋儿茶素(catechin),没食子酸儿茶素酯(catechin gallate)[1～3]等。其他黄酮类成分:牡荆素(vitexin),肥皂草素(saponaretin)即是异牡荆素(isovitexin),紫云英苷(astragalin),槲皮素(quercetin),异槲皮素(isoqueretin),芸香苷(rutin),山柰酚-3-鼠李糖葡萄糖苷(kaempferol-3-rhamnoglucoside),杨梅树皮素-3-葡萄糖苷(myricetin-3-glucoside),6,8-二-C-葡萄糖基芹菜素(6,8-di-C-β-glucopyranosyl apigenin),芹菜素(apigenin),山茶黄酮苷(camellianin)A及B等[4～7]。

嘌呤类生物碱,以咖啡碱(caffeine)为主,含量1%～5%,另有可可豆碱(theobromine),茶碱(theophylline),黄嘌呤(xanthine)[8～10];氨基酸类成分以茶氨酸(theanine)为主[11]。又含多种三萜皂苷,其苷元为山茶皂苷元(camelliagenin) A,玉蕊醇(barrigenol) R_1,玉蕊皂苷元(barringtogaenol)C,玉蕊醇(barrigenol)A_1,当归酸(angelic acid)[12,13]。

精油:β及γ-庚烯醇(heptenol),α及β-庚烯醛(heptenal)[10],4-乙基愈创木酚(4-ethyl guaiacol),荜澄茄烯醇(cadinenol),橙花叔醇(nerolidol),α及β-紫罗兰酮(ionone),酞酸二丁酯(dibutylphthalate),芳樟醇(linalool),牻牛儿醇(geraniol),顺式茉莉酮(*cis*-jasmone),顺式及反式芳樟醇氧化物(linalool oxide),吲哚(indole),茶螺酮(theaspirone),5,6-环紫罗兰酮(5,6-epoxyionone),二氢猕猴桃内酯(dihydroactinidiolide)[14～16]等。

【药理】 1. 中枢兴奋作用 茶叶中所含茶碱和咖啡碱对中枢神经系统有强大兴奋作用。小剂量咖啡碱(85～250 mg)兴奋大脑皮质,剂量增大时能产生紧张,焦虑烦躁,失眠,震颤,感觉高度敏感等中枢兴奋症状。再大剂量时引起惊厥。当茶碱血药浓度超过15 μg/ml,常产生催吐作用[1]。脱咖啡碱茶的中枢兴奋作用较弱,给小鼠灌胃0.77 g/kg,其自发活动明显少于茶叶,与生理盐水无显著差异。脱咖啡碱茶大鼠腹腔注射的半数致惊厥剂量为7.341 g/kg,是茶叶的1.8倍[2]。

2. 对心血管系统的作用 茶叶水浸剂对蛙和蟾蜍离体心脏可使心室收缩力增强,心率加快,作用强度绿茶>青茶>红茶[3]。茶鞣质具有高度维生素P样活性,能增强毛细血管抵抗力,降低其通透性,防止其破坏。给小鼠皮下注射1 mg从绿茶中提取的儿茶素制剂能显著减轻抽气减压所致肺溢血程度[4,5]。

3. 降血压作用 绿茶的热水提取物有明显降压作用,20 mg/kg可使麻醉兔血压下降4.7～5.3 kPa[6],其中主要有效成分(—)没食子酸没食子儿茶素酯(GCG)0.1 mg/kg静脉注射就能使麻醉兔血压显著下降,0.5 mg/kg时下降4.0～5.3 kPa,并维持较长时间[7]。绿茶热水提取物中腺苷酸组分0.23 mg/kg、0.45 mg/kg和0.9 mg/kg分别使兔血压下降3.7 kPa、4.5 kPa和5.6 kPa[8]。随意饮用绿茶8星期,可使自发性高血压大鼠(SHR)血压明显下降[9]。静脉给予大鼠0.5 mg/kg茶多酚后30 s,即出现降压作用,降压效应及时间与剂量成正比。它可使大鼠后肢灌注流出量增加,具有扩张血管作用,同时可使离体心脏收缩力增加,心输出量及冠脉流量增加,对常压密闭所致小鼠缺氧有对抗作用[10]。

4. 对平滑肌和骨骼肌的作用 茶碱10 mg/kg或茶黄素30 mg/kg静脉注射能对抗前列腺素 $F_{2\alpha}$($PGF_{2\alpha}$)所致麻醉豚鼠的支气管收缩[11]。红茶多酚和茶黄素等,在豚鼠回肠标本有对抗缓激肽和前列腺素的作用[12]。10%茶热水提取物或茶鞣质能降低大鼠和兔离体肠张力和收缩,对毛果芸香碱和氯化钡所致痉挛性收缩有解痉作用[13]。

5. 利尿作用 茶叶的利尿作用是咖啡碱和茶碱共同作用的结果,咖啡碱特别是茶碱能抑制肾小管再吸收而有利尿作用[14]。茶碱通过强心增加肾血流量和肾小球滤过率,增加水和电解质排泄,钾排泄增加不明显。茶碱可增加强效利尿药的作用,与碳酸酐酶抑制剂合用,则利尿作用加强[1]。

6. 降血脂和抗动脉硬化作用 茶叶确有明显降血脂作用。以饮茶代替饮水,对高胆固醇喂养大鼠,能使血浆胆固醇、三酰甘油及器官组织中脂肪含量均显著低于对照组[15]。茶叶多糖(TP)25 mg/kg和50 mg/kg腹腔注射,使正常小鼠血清胆固醇分别降低18%和24%;50 mg/kg和100 mg/kg灌胃能有效地防止实验性高胆固醇血症的形成。对高脂血症大鼠也能降低血清总胆固醇、三酰甘油和低密度脂蛋白胆固醇(LDL-Ch),并升高HDL-Ch水平[16]。对高胆固醇喂养的家兔,绿茶或花茶2 g/d,3%乌龙茶500 ml/d,均能防止或延缓主动脉脂质斑块的形成[17,18]。

7. 降血糖作用 茶色素可抑制由链脲霉素诱致的大鼠糖尿病,降低血糖。这可能与茶色素具有保护β-细胞免受链脲霉素毒性的作用有关[19]。

8. 抑制血小板聚集和抗血栓作用　各种茶的热水提取物对胶原和 ADP 诱导的血小板聚集均有抑制作用[20]，由茶叶中提取的芇三酮阳性化合物剂量依赖性抑制兔血凝血酶诱导的 TXB_2 形成，作用强度为咖啡碱的 40 倍[21]。茶黄酮化合物在体外有抗凝及促纤溶作用[22]。绿茶多酚 400 mg/kg和 800 mg/kg 灌胃对大鼠血栓重量抑制率分别为 42.7%和 47.4%；连用 7 d 能显著抑制 TXB_2 形成，而对6-酮-前列腺素 $F_{1\alpha}$浓度无明显影响[23]。

9. 抑制亚硝基化合物合成　茶叶多酚和儿茶素均为茶叶中N-亚硝化的抑制剂，能抑制脯氨酸的 N-亚硝化[24]。绿茶和红茶对人体内源性 N-亚硝化也有抑制作用，饭后饮用比饭前饮用更有效[25]。

10. 抗诱变作用　绿茶、乌龙茶和红茶等均有一定的抗诱变作用，其中绿茶及其有效成分效果较好。如绿茶和红茶提取物在试管内和大鼠体内均能抑制 N-甲基-N-硝基-N-亚硝基胍(MNNG)对大肠杆菌 WP2 的诱变作用，绿茶中的儿茶素类(－)EGC 和红茶中低分子量鞣质是其有效成分之一[26]。

11. 抗癌作用　茶叶及其提取物在体外和体内对多种肿瘤均有显著抗癌作用。体外试验，绿茶或龙雾茶提取物对人胃腺癌细胞(BGC-823)、人肝癌 BEL-7402 细胞株和 QCY-7703 细胞株有显著细胞毒作用，能直接杀伤癌细胞，并使部分肿瘤细胞形成集落的增殖能力受到抑制[27～30]。绿茶提取物与细胞周期非特异性药物丝裂毒素 C 或细胞周期特异性药物氟尿嘧啶联合应用对人肝癌 BEL-7402 细胞株有相加效应[27]。此外绿茶或龙雾茶提取物能阻断 L_{1210} 白血病细胞由 G_1 期向 S 期移行，阻断效应发生在细胞分化的早期阶段，并明显抑制 BGC-823 细胞的 DNA 合成[28,29]。体内试验，绿茶提取物 10～50 mg/kg 腹腔注射对小鼠艾氏腹水癌(EAC)的抑瘤率为 28%～45%，绿茶浸剂灌胃给药也同样有效[28,31]。亚硝胺类致癌物诱发小鼠癌变的抑制作用表明，喂饲绿茶与红茶提取物的动物其肿瘤繁殖量分别减少了 67%和 65%。0.6%的红茶提取物约减少 63%的肿瘤发生量[32]。红茶提取物(主体为茶色素)和绿茶提取物对鼠的乳腺组织、鼠的呼吸道上皮细胞以及人肺上皮细胞的肿瘤转移都有强的抑制作用，并可显著抑制苯并芘与人体 DNA 的结合，提高Ⅱ相酶、谷胱甘肽 S 转移酶和醌还原酶的活性，抑制 TPA 诱导产生自由基的作用，从而达到化学预防癌症发生的目的[33]。

12. 茶叶对红系细胞造血功能的影响　1%、3%和 5%白茶(白牡丹，特级)能显著提升血清促红细胞生成素水平，且作用强度与茶浓度与给茶时间长短有关[34]。

13. 其他作用　条茶提取物 0.6 g/kg 灌胃，连用 7～14 d 能显著升高兔白细胞；1.3 g/kg 灌胃，对大鼠 ^{60}Co-γ 射线照射和小鼠环磷酰胺所致白细胞降低有明显对抗作用[35]。茶叶有延缓衰老作用，在培养基中加入 5%、10%和 15%红茶、花茶或绿茶，均能显著延长果蝇的寿命[36]。茶叶提取物(814)有杀精子作用，能损伤精子质膜、顶体、线粒体和微管，使精液凝固，精子头部形成结节状隆起及精子卷尾，“814”可能成为毒性低、副作用少、杀精作用强的外用避孕药[37,38]。茶叶多糖提高佐剂性关节炎大鼠过低的脾淋巴细胞增殖反应和 IL-2 趋势，对佐剂性关节炎大鼠腹腔巨噬细胞产生过高的 IL-1 也有降低趋势[39]。茶叶可干扰胃肠道内铁的吸收[40]。

14. 体内过程　咖啡碱和茶碱口服易吸收，前者 1 h，后者 2 h 血药浓度达高峰。咖啡碱在脑组织及脑脊液中浓度较高，茶碱约 50%与血浆蛋白结合。咖啡碱和茶碱主要由肝脏代谢消除，其代谢产物前者主要有 1-甲基尿酸和 1-甲基黄嘌呤，后者主要有 1,3-二甲基尿酸、1-甲基尿酸和3-甲基黄嘌呤；原型肾排前者仅占 1%，后者约 10%。咖啡碱的血浆半衰期为 3.5 h，茶碱在幼儿为 3.5 h，成人 8～9 h，在肝硬化或急性肺水肿患者消除缓慢[1]。茶鞣质易由消化道吸收和肾脏排泄[41]。

【药性】　苦、甘，凉。归心、肺、胃、肾经。

1.《神农食经》：“味甘、苦，微寒，无毒。”(引自《太平御览》)

2.《千金方》：“味苦、咸、酸，冷。”

3.《汤液本草》：“入手、足厥阴经。”

4.《日用本草》：“味苦、甘，平，凉。”

5.《纲目》：“苦而寒，阴中之阴，沉也，降也。”

6.《雷公炮制药性解》：“入心、肝、脾、肺、肾五经。”

7.《医林纂要》：“苦、辛、甘，微寒。”

8.《本草求真》：“入胃、肾经。”

【功用主治】　清头目，除烦渴，消食，化痰，利尿，解毒。主治头痛，目昏，目赤，多睡善寐，感冒，心烦口渴，食积，口臭，痰喘，癫痫，小便不利，泻痢，喉肿，疮疡疖肿，水火烫伤。

1.《神农食经》：“令人有力，悦志。”“主瘘疮，利小便，少睡，去痰渴，消宿食。”(引自《太平御览》)

2. 华佗《食论》：“久食益意思。”(引自《太平御览》)

3.《新修本草》：“主下气。”

4.《食疗本草》：“利大肠，去热，解痰。”

5.《本草拾遗》：“除瘴气。久食令人瘦，去人脂。”

6.《本草别说》：“治伤暑。合醋治泄泻甚效。”

7. 张洁古：“清头目。”(引自《本草发挥》)

8.《汤液本草》：“治中风昏愦。”

9.《日用本草》：“除烦止渴，解腻清神。炒煎饮，治热毒赤痢。”

10.《纲目》：“浓煎，吐风热痰涎。”

【用法用量】　内服：煎汤，3～10 g；或入丸、散，沸水泡。外用：研末调敷，或鲜品捣敷。

【宜忌】　脾胃虚寒者慎服。失眠及习惯性便秘者禁服。服人参、土茯苓及含铁药物者禁服。服使君子饮茶易致呃。过量易致呕吐、失眠等。

1. 黄帝：“不可共韭食，令人身重。”(引自《千金方》)

2. 胡洽：“与榧同食，令人身重。”(引自《纲目》)

3.《本草拾遗》：“食之宜热，冷即聚痰。”

4.《宝庆本草折衷》：“凡啜者，宜热而少，不宜冷而多。故冷则停寒聚痰，多则消脂瘦体。”

5.《日用本草》：“啜多妨寐。”

6. 李鹏飞：“大渴及酒后饮茶，水入肾经，令人腰、脚、膀胱冷痛，兼患水肿，挛痹诸疾。”(引自《纲目》)

7.《本草求原》：“如暑月以生姜，冬月以食茱萸，则不致伤阳。”

8.《纲目》：“服威灵仙、土茯苓者，忌饮茶。虚寒及血弱之人，久饮有害。”

9.《雷公炮制药性解》：“过食伤脾，令人面黄消瘦。”

10.《本经逢原》：“精气寒滑，触之易泄者，勿食。”

11.《本草用法研究》：“忌萆薢，反铁质。”

12.《广西民族药简编》：“忌吃酸物。”

【选方】　1. 治卒头痛如破，非中冷又非中风，是痛是膈中痰厥气上冲所致，名为厥头痛，吐之即瘥　单煮茗作饮二三升许，适冷暖，饮二升。须臾擿即吐，吐毕又饮，如此数过，剧者须吐胆乃止，不损人而渴则瘥。(《千金方》)

2. 治霍乱后烦躁，卧不安　干姜(炮为末)二钱匕，好茶末一钱匕。上二味，以水一盏，先煎茶末令熟，即调干姜末服之。(《圣济总录》姜茶散)

3. 治食积　干嫩茶叶 9 g。泡水服。(《福建中草药》)

4. 治咳嗽，喉中如锯，不能睡卧　好茶末一两，白僵蚕一两。上为细末，放碗内，用盏盖定，倾沸汤一小盏。临卧，再添汤点服。(《重订瑞竹堂方》僵蚕汤)

5. 治羊痫风　经霜老茶叶一两，生明矾五钱。上二味为细末，水泛为丸，朱砂作衣。每服三钱，白滚汤下。(《纲目拾遗》引《周益生家宝方》)

6. 治风痰癫疾　茶芽、栀子各一两。煎浓汁一碗服。良久探吐。(《摘玄方》)

7. 治痰火发狂　鲜嫩茶叶 120～240 g。水煎服。(《福建中草药》)

8. 治虚冷下痢白脓　腊茶一钱，入热醋少许，调服。乳食前，大小以意加减。(《小儿卫生总微论方》)

9. 治痢疾发热发渴　细茶、乌梅(水洗，剥去核，晒干)各一两。共为末，生蜜捣作丸，弹子大。每一丸，冷水送下。(《医鉴》仙梅丸)

10. 治腰痛难转　煎茶五合，投醋二合。顿服。(《食疗本草》)

11. 治肿毒　鲜茶叶捣烂敷患处。(《湖南药物志》)

12. 治阴疮痒痛出黄水，久不瘥者　腊茶、五倍子各等分，腻粉少许。同为细末，先以浆水、葱椒汤洗之，频敷。

13. 治软疖　建茶一盏。捣罗为细末，油调敷之。(12、13 方出自《百一选方》)

14. 治脚趾缝烂疮，及因暑手抓两脚烂疮　细茶研末调烂敷之。(《摄生众妙方》)

【临床报道】 1. 治疗急、慢性肠炎　口服 100% 茶叶煎剂，每次 2 ml 或 5 ml，日 3～4 次。观察急性肠炎 57 例，治愈率达 90% 以上。平均治愈日数为 2 d。慢性肠炎 12 例，服药 4～21 d 后，10 例临床症状完全消失，大便恢复正常；2 例接近正常[1,2]。

2. 治疗急性结膜炎　春茶叶 20 g(干品)，黄连 5 g(研末)，加开水 200 ml，于砂锅内煮沸 10 min，用消毒纱布过滤后，静置于消毒杯中，待凉、沉淀后，取黄色澄清液装入滴管瓶或注射器内备用。配 1 次 3 d 内用完，过期勿用。每次每只眼点 2 滴，每日 4 次。连续 3 d 或至愈。预防则每只眼点 1 滴，每日 2 次，连用 3 d。治、防组均设对照组，以 0.25% 氯霉素眼药水点眼，方法同上。治疗组：以茶连液观察组总有效率 98.8%(336/340)。以氯霉素观察组总有效率 95.0%(304/320)。预防组：以茶连液观察 300 例，发病者 6 例，占 2.0%。以氯霉素观察 300 例，发病者 81 例，占 27.0%[3]。

3. 治疗牙本质过敏症　次级红茶 30 g，水煎。先用煎液含漱，然后饮服。每日至少 2 次，直至痊愈，不可中断。不宜服用二煎。共治全口性及局部性牙本质过敏症 20 例，治愈 12 例(对冷热、酸甜及探针在牙齿上划时敏感消失)，好转 6 例(敏感未消失但减轻)，不明 2 例(未来复诊)。认为次级红茶含氟量较高，而牙齿的组织成分主要是氢氮磷灰石，与氟接触后变成氟磷灰石，具有较高的抗酸能力，且分子结构较稳固，对牙质内神经纤维束传导性可减弱，故对牙本质过敏症具有脱敏作用[4]。

4. 治疗婴儿皮皱糜烂　患儿 30 例，年龄 2～10 个月；属轻度者(局部红肿，有少许渗液)18 例，属中度者(红肿明显，有脓液，皮肤点状破溃)9 例，属重度者(红肿、糜烂面广，脓液较多伴发热)3 例。先将茶叶研成细末，在患儿入睡前将患处用温水洗净晾干，撒上茶叶末。轻度者每日治疗 1 次，中重度者每日 2 次。结果轻者经治疗 1 次，重者治疗 6 次全部治愈[5]。

5. 治疗带状疱疹　患者 39 例，疱疹发于头面部 5 例，背部 10 例，胸部 8 例，腰腹部 13 例，臂部 3 例。将铁落适量放入无菌容器内，茶叶(绿茶为佳)适量用开水浸泡 10～20 min后，取茶水适量将铁落调成物状，用无菌棉棒将其均匀涂敷于患处，每日 2～3 次，直至痊愈。一般采用暴露疗法，39 例中，4 d 内治愈 17 例，5～7 d 治愈 20 例，8～9 d 治愈 2 例，治愈率 100%[6]。

【各家论述】 1.《食疗本草》："茗，当时成者良，蒸捣经宿，用陈故者，即动风发气。"

2.《汤液本草》："茗，治阴证汤药内用此，去格拒之寒，及治伏阳，大意相似。茶苦，经云：苦以泄之。其体下行，如何是清头目。"

3.《本草蒙筌》："茶茗所治，本经以清头目为上，后医坚执《素问》苦以泄之之说，乃云其体下行如何头目得清也？殊不知头目不清，多由热气上熏，用苦泄之，则热降而上清矣！且茶体轻浮，采摘之时芽蘖初萌，正得春生之气，是以味虽苦而气则薄，乃阴中之阳，可升可降也。故云清利头目有何悖乎？"

4.《纲目》："茶苦而寒，阴中之阴，沉也，降也，最能降火。火为百病，火降则上清矣。然火有五，火有虚实。若少壮胃健之人，心肺脾胃之火多盛，故与茶相宜。温饮则火因寒气而下降，热饮则茶借火气而升散。又兼解酒食之毒，使人神思闿爽，不昏不睡，此茶之功也。又浓茶能令人吐，乃酸苦涌泄为阴之义，非其性能升也。""茶苦而寒，若虚寒及血弱之人，饮之既久，则脾胃恶寒，元气暗损，土不制水，精血潜虚，成痰饮，成痞胀，成痿痹，成黄瘦，成呕逆，成洞泻，成腹痛，成疝瘕，种种内伤，此茶之害也。民生日用，蹈其弊者，往往皆是，而妇妪受害更多，习俗移人，自不觉尔。况真茶既少，杂茶更多，其为患也，又可胜言哉？人有嗜茶成癖者，时时咀嚼不止，久而伤营伤精，血不华色，黄瘁危弱，抱病不悔，尤可叹惋。陶隐居《杂录》言丹丘子、黄山君服茶轻身换骨，壶公《食忌》言苦茶久食羽化者，皆方士谬言误世者也。时珍早年气盛，每饮新茗必致数碗，轻发汗而肌骨清，颇觉痛快。中年胃气稍损，饮之即觉为害，不痞闷呕恶，即腹冷洞泄。"

5.《医林纂要》："茶，苦辛微寒，得清高之气。甘则能补，而泄肺逆，泻心火，燥脾湿，坚肾水，开爽心神，良品也。能升清降浊，止渴除烦，清头目，去痰热，止咳嗽，醒昏睡，此皆泄肺逆、泻心火之功。又能消宿食，解酒毒，去一切油腻烧炮之火毒、热毒，而利大小便，此燥脾湿和肠胃之功也。浮火去则肾水坚，且使相火不作，又降中有补。"

6.《本草求原》："杂茶皆苦寒而涩，伐胃肝，伤包络。新茶多饮令人音暗，以其郁遏火邪也。"

3218 茶花 chá huā (《湖南药物志》)

【基原】 为山茶科茶属植物茶 *Camellia sinensis* (L.) O. Kuntze 的花。

【原植物】 参见“茶叶”条。

【采收加工】 9～10月开花时采摘,鲜用或晒干。

【药材】 茶花 *Flos Camelliae Sinensis* 主产于江苏、安徽、浙江、福建、江西、湖南、湖北、四川、云南、陕西等地。

性状 花蕾类球形。萼片5片,黄绿色或深绿色,花瓣5片,类白色或淡黄白色,近圆形。气微香。

【成分】 花粉含黄酮类成分:茶花粉黄酮(pollenitin)即是3,5,8,4′-四羟基-7-甲氧基黄酮(3,5,8,4′-tetrahydroxy-7-metho-xyflavone),茶花粉黄酮苷(pollenin)A和B;苷A即是茶花粉黄酮-3-鼠李糖葡萄糖苷(pollenitin-3-rhamnoglucoside),苷B即是茶花粉黄酮-3-葡萄糖苷(pollenitin-3-glucoside)[1]。

【药性】 微苦,凉。

【功用主治】 清肺平肝。主治鼻疳,高血压病。

1.《湖南药物志》:“治小儿疳疮。”

2.《福建药物志》:“清肝平肺。治高血压病。”

【用法用量】 内服:煎汤,6～15 g。

【选方】 治小儿鼻疳 茶花6～9 g。水煎服。(《湖南药物志》)

3219 茶油 chá yóu (《随息居饮食谱》)

【异名】 楂油(《农政全书》)。

【基原】 为山茶科茶属植物油茶 *Camellia oleifera* Abel 种子的脂肪油。

【原植物】 参见“油茶子”条。

【采收加工】 8～10月果实成熟时采收种子,榨取油。

【药材】 茶油 *Oleum Camelliae* 主产于福建等地。

性状 本品为淡黄色的澄清液体。在氯仿、乙醚、二硫化碳中易溶,在乙醇中微溶。相对密度在25 ℃时为0.909～0.915。折光率在25 ℃时为1.466～1.470。碘值为80～88。皂化值为185～196。酸值不大于3。

鉴别 (1) 取本品2 ml,小心加入新制放冷的发烟硝酸-硫酸-水(1∶1∶1)10 ml中,放置片刻,两液接界处显蓝绿色。

(2) 取本品3 ml,加石油醚3 ml,溶解成澄清液,加亚硝酸钠结晶少量与稀硫酸数滴,即有气泡发生,强力振摇后,静置片刻观察,油液层应澄清,油液与酸液接界处亦不得显混浊(检查是否掺桐油)。

(3) 取本品5 ml,置试管中,加含硫黄的二硫化碳溶液(1→100)与戊醇的等容混合液5 ml,置饱和食盐水浴中,注意缓缓加热至泡沫停止(除去二硫化碳),继续加热使水浴保持沸腾,2 h内不得显红色(检查是否掺棉子油)。

【成分】 茶油中含三萜皂苷类成分[1]。

【药理】 1. 对心肌细胞保护作用 皮下注射异丙肾上腺素诱发大鼠心肌损伤后,心肌线粒体MDA含量明显升高、SOD及GSH-Px活性显著降低;油茶皂苷能对抗异丙肾上腺素所致上述指标的改变,并呈剂量依赖关系[1]。同时模型组动物的心肌线粒体 Mg^{2+} 含量明显减少,Na^{+}、Ca^{2+} 含量显著增多;Na^{+},K^{+}-ATP酶、Ca^{2+}、Mg^{2+}-ATP酶活性显著下降。油茶皂苷能显著对抗缺血心肌线粒体 Na^{+}、Ca^{2+}、Mg^{2+} 含量及 Na^{+},K^{+}-ATP酶、Ca^{2+},Mg^{2+}-ATP酶活性的上述改变[2]。

2. 抗菌作用 油茶皂苷提取物对大肠杆菌、桔青霉、黑曲霉、金黄色葡萄球菌和117产阮假丝酵母均有抑制作用,其中对大肠杆菌和黑曲霉抑制作用较强,对金黄色葡萄球菌无抑制作用[3]。

3. 对子宫平滑肌的作用 油茶皂苷对缩宫素及高 K^{+} 去极化后所引起的离体大鼠子宫平滑肌收缩均有明显的抑制作用,油茶皂苷尚对缩宫素所致离体大鼠子宫平滑肌的依细胞内 Ca^{2+} 以及依细胞外 Ca^{2+} 的收缩反应均有抑制作用[4]。

毒性 油茶干粉(其含量>85%),对SD大鼠经口 LD_{50} 为4 466.8 mg/kg,经皮 LD_{50} >10 000 mg/kg,油茶皂苷提取物蓄积系数为5.3,说明该物质仅具轻度蓄积作用[5]。

【药性】 甘,苦,凉。

1.《救荒本草》:“性寒。”

2.《调疾饮食辨》:“性热而滑。”

3.《福建药物志》:“甘,平。”

【功用主治】 清热解毒,润肠,杀虫。主治痧气腹痛,便秘,蛔虫腹痛,蛔虫性肠梗阻,疥癣,汤火伤。

1.《救荒本草》:“疗一切疮疥,涂数次即愈。能退湿热。”

2.《随息居饮食谱》:“润燥,清热,息风,解毒杀虫,上利头目,泽发不蒸。”

【用法用量】 内服:冷开水送服,30～60 g。外用:涂敷。

【宜忌】 脾虚便溏者慎服。

【选方】 1. 治绞肠痧 油茶种子油60 g。冷开水送服。(《福建中草药》)

2. 治肠梗阻 茶油30～60 g。冷开水送服。(《浙江药用植物名录》)

3. 治肺结核 茶油、蜂蜜各半汤匙。每日服3次。

4. 治滞产 茶油1汤匙,鲜鸡蛋1个(去壳),没药(研末)6 g。调匀服。(3、4方出自《福建药物志》)

5. 治小儿脸部生癣 茶油涂患部,日涂数次。

6. 治汤火伤 茶油、鸭蛋白、百草霜共擂匀,搽伤处。(5、6方出自《岭南草药志》)

7. 治褥疮 取生姜适量,洗净晾干,切成1 mm的薄片,浸泡于茶油中8～12 h。取出外敷患处。Ⅱ度有水泡者,先在无菌操作下用注射器抽去泡内渗液,然后敷茶油姜片,消毒纱布覆盖,胶布固定。创面大的Ⅲ度褥疮,应除去坏死组织,经生理盐水清洗创面,然后再如上法敷药。〔《中医杂志》,1991,(7):13〕

【临床报道】 1. 治疗急性蛔虫性肠梗阻 口服茶油,1～2岁5～8 ml,3～4岁9～15 ml,5～6岁16～20 ml。如无茶油,麻油等亦可。服药前15 min可皮下注射硫酸阿托品0.1～0.3 mg,服油后2 h可按小儿剂量口服驱虫药。若有脱水酸中毒,可先补液纠正酸中毒。共治小儿急性蛔虫性肠梗阻60例,结果:显效45例,好转12例,无效3例[1]。

2. 治疗新生儿尿布疹 先温水洗净新生儿臀部,拭干。消毒棉签沾茶油涂于患处,再撒上消毒脐粉(滑石粉150 g、硼酸50 g、氧化锌50 g混匀,常规高压蒸汽灭菌),每日5～6次,并勤换尿布,保持臀部清洁、干燥。共治300例,连用3～5 d,均痊愈[2]。

【各家论述】 《随息居饮食谱》:“(茶油)烹调肴馔,日用所宜。蒸熟用之,泽发生光。诸油唯此最为轻清,故诸病不忌……其渣浣衣去垢,岂他油之浊腻可匹哉。”

3220 茶膏 chá gāo (《食物考》)

【基原】 为山茶科茶属植物茶 *Camellia sinensis* (L.) O. Kuntze的干燥嫩叶浸泡后,加甘草、贝母、橘皮、丁香、桂子等和煎制成的膏。

【原植物】 参见"茶叶"条。

【药性】 苦、甘，凉。

【功用主治】《食物考》："止渴生津，宽胸开胃，解酒怡神。舌糜口臭、喉痹俱清。"

【用法用量】 内服：煎汤，3～10 g；或沸水泡服。

3221 茶油粑 chá yóu bā（《广东中医》）

【异名】 枯饼（《药性考》），茶枯（《中国药用植物志》），茶麸、茶子饼〔《广东中医》，1961，(2)：46〕，茶子麸、茶油麸（《岭南草药志》）。

【基原】 为山茶科茶属植物油茶 *Camellia oleifera* Abel 种子榨去脂肪油后的渣滓。

【原植物】 参见"油茶子"条。

【成分】 茶油饼含黄酮苷类：山柰酚-3-O-葡萄糖基(6→1)鼠李糖苷〔kaempferol-3-O-β-D-glucopyranosyl(6→1)-O-α-L-rha-mnopyranoside〕，山柰酚-3-O-葡萄糖基〔(2→1)葡萄糖基〕(6→1)鼠李糖苷{kaempferol-3-O-β-D-glucopyranosyl-〔(2→1)-O-β-D-glucopyranosyl〕(6→1)-O-α-L-rhamnopyranoside}[1]。还含皂苷[2]。

【药理】 抗菌作用 油茶饼中所含油茶粗皂苷，在体外对玫瑰色毛癣菌、红色毛癣菌和铁锈色小孢子菌有不同程度抑制作用，其最低抑菌浓度(MIC)分别为0.375%、5%和5%[1]。茶子饼的提取物结晶Ⅰ在试管内1 mg/ml时，对石膏样小孢子菌、絮状表皮癣菌、石膏样癣菌和堇色毛癣菌有杀菌作用[2]。在含有血吸虫卵的犬粪中加入1%、5%和10%茶子饼粉，置30 ℃作用24 h，粪便孵化转为阴性，或仅有极少数毛蚴，表明茶子饼有杀灭血吸虫卵的作用[3]。其他作用参见"油茶子"条。

【药性】 辛、苦、涩，平，小毒。

1.《岭南草药志》："嗅微有油脂辛腥气，味辛、苦、涩，性有小毒。"

2.《全国中草药汇编》："苦，平。"

【功用主治】 燥湿解毒，杀虫去积，消肿止痛。主治湿疹痛痒，虫积腹痛，跌打伤肿。

1.《药性考》："烧灰敷疮，亦可下积。"

2.《岭南草药志》："能除垢涤污，驱湿杀虫，治湿疹痛痒。"

3.《全国中草药汇编》："清热解毒，活血散瘀，止痛。外用治皮肤瘙痒。"

【用法用量】 外用：煎水洗；或研末调涂。内服：煅存性，研末，3～6 g。

【宜忌】《岭南草药志》："内服必须煅存性，否则有剧烈催吐作用。"

【选方】 1. 治阴囊湿疹 茶麸60 g，青蒿15 g，熟烟15 g。煎水，洗患处。

2. 治心气痛（包括寄生虫心腹痛） 茶麸适量，煅存性。为末，水一大碗，煎沸送服。

3. 治跌打损伤 茶麸12 g，酒糟60 g。将茶麸用火煨，研末，加上酒糟，调匀敷患处。

4. 治夹色伤寒 茶麸30～90 g。打碎，用清水2碗煎至1碗，温服。服后约1 h便大吐，吐后可愈。

5. 治子宫脱垂 茶麸120 g，黑醋500 g。煎汤先熏后洗。同时用补中益气汤加煅牡蛎30 g煎服。

6. 治铁钉刺伤脚底 茶油麸和桐油捣敷患处，钉刺自出。（1～6方出自《岭南草药志》）

【临床报道】 治疗蛔虫病 ①将茶子饼浸于温水中，24 h后漂取茶子油（除去壳及外衣），反复洗涤至无泡沫为止，晒干研粉。②将茶子饼打碎浸于清水中，不去壳及外衣，洗数次，晒干研成粉。1～3岁儿童每次服1.5 g，4～6岁每次服2 g，7～10岁每次服3 g。第一组服①法制成的粉末，第二组服②法制成的粉末，均服1次。第三组服②法制成的粉末，每日服3次，共治1 733例，驱出蛔虫者1 105例，排出率63.8%。其中，第一组315例，驱出蛔虫者126例，排虫率40.0%；第二组1 203例，驱出蛔虫者822例，排虫率68.3%；第三组215例，驱出蛔虫者157例，排虫率73.0%。用药过程中，除第三组有12例发生轻度头晕外，其余无任何反应。此药刺激口腔黏膜，小孩不甚乐意服。此药也能驱除蛲虫[1]。

3222 茶树根 chá shù gēn（《纲目拾遗》）

【基原】 为山茶科茶属植物茶 *Camellia sinensis*(L.) O. Kuntze的根。

【原植物】 参见"茶叶"条。

【采收加工】 全年均可采挖，鲜用或晒干。

【药理】 1. 降血脂作用 茶树根片30～40 g(生药)/d，连用1～2个月对高脂血症患者有较好降低血清三酰甘油及胆固醇作用。茶树根对实验性动脉粥样硬化家兔能减少主动脉斑块面积和脂质含量，使冠状动脉口病变和狭窄程度减轻[1]。

2. 增加心肌血流量 茶树根70%乙醇提取物2.1 g/kg和1.4 g/kg腹腔注射能显著增加小鼠心肌对^{86}Rb的摄取率，表明有增加心肌营养血流量的作用[2]。

3. 对肿瘤生长抑制作用 茶树根提取物可使化学物诱导的小鼠体内实体瘤血清中碱性磷酸酶升至正常组，给药组荷瘤小鼠与非给药组荷瘤小鼠相比凝血时间延长，Hb及WBC总计数减少，并有显著差异。60 d时荷瘤小鼠血清SOD活性明显下降。而茶树根提取物组中SOD活性增加[3]。

毒性 茶树根70%乙醇提取物小鼠腹腔注射的LD_{50}为4.25 g(生药)/kg[2]。

【药性】 苦，凉。归心、肝、肺经。

1.《救生苦海》："味苦。"（引自《纲目拾遗》）

2.《全国中草药汇编》："苦，平。"

3.《福建药物志》："苦，凉。"

【功用主治】 强心利尿，活血调经，清热解毒。主治心脏病，水肿，肝炎，痛经，疮疡肿毒，口疮，汤火灼伤，带状疱疹，牛皮癣。

1.《全国中草药汇编》："强心利尿，抗菌消炎，收敛止泻。主治肝炎，心脏病水肿。"

2.《福建药物志》："清热解毒。治带状疱疹，漆过敏，牙痛，心律不齐，冠心病。"

【用法用量】 内服：煎汤，15～30 g，大量可用至60 g。外用：水煎熏洗，或磨醋涂患处。

【选方】 1. 治心脏病 （茶树）根（10年以上者为好）30～60 g。加糯米酒适量，水煎，临睡前顿服。如为风湿性心脏病，加树参30 g，万年青6 g；高血压心脏病加锦鸡儿根30 g；同煎服。（《浙江药用植物志》）

2. 治口烂 茶树根煎汤代茶，不时饮。（《纲目拾遗》引《救生苦海》）

3. 治痛经，不孕 茶叶树根15 g，小茴根15 g，凌霄60 g。月经来潮时，将前二味药加米酒适量炖好，加红糖兑服；经

净第二日再将后一味药炖白母鸡，加少许米酒、食盐内服，1个月服1次，连服3个月。(《安义草药》)

4. 治汤火灼伤　茶树根切片。温开水泡，搅动起白沫，取沫搽患处。(江西《草药手册》)

5. 治带状疱疹　茶树鲜根适量。磨酸醋涂患处。(《福建药物志》)

6. 治牛皮癣　茶树根内层红色细皮，加茶叶汁盛杯里，用力搅动，取液面上泡涂患处，或以老茶树根磨米泔水涂。(江西《草药手册》)。

7. 治外痔　(茶树)根250 g。煎汤坐浴熏洗患处。(《浙江药用植物志》)

8. 治漆过敏　茶树鲜根6～9 g。水煎熏洗患处。(《福建药物志》)

【临床报道】 1. 治疗冠心病高脂血症　治疗组94例，给予茶树根片剂，每次5片(相当于生药茶树根2.5 g)，日服3次。对照组30例，服用多烯康，每次4粒，每检0.45 g。所有病例用药前2星期停用降脂中西药及影响血液流变学之药物，饮食习惯不变。结果表明，茶树根能显著降低载脂蛋白B_{100}，与对照组比较差异有显著性($P<0.05$)，并且可明显提高载脂蛋白A1与$ApoB_{100}$之比值($P<0.001$)，并降低丙二醛、脂蛋白(a)，两组比较差异有显著性($P<0.05$或$P<0.01$)。血液流变学亦获得显著改善[1]。

2. 治疗心律不齐　用复方茶树根片观察冠心病、心肌炎后遗症等导致的心律不齐(包括室上性早搏、室性早搏、窦性心动过缓等)共30例。结果显效13例，有效7例，无效10例。有效病例半数以上在2～4星期内获效。初步观察，以对室上性早搏、室性早搏疗效较显著，而对窦房阻滞、Ⅲ度房室传导阻滞及持久性房颤等似无效果。制剂及用法：每片复方茶树根含老茶树根煎膏粉285 mg(相当于生药5 g)，路丁10 mg，维生素B_6 5 mg。一般每次2片，日服3次；部分病例于无效后增加至每次3片或4片。服后一般无明显副作用，部分患者引起失眠，少数患者觉胃脘不适，但加用胃舒平后即可缓解，能继续服药[2]。

3223 茖葱 gè cōng (《新修本草》)

【异名】 格葱(《千金方》)，山葱(《新修本草》)，隔葱、鹿耳葱(《救荒本草》)，角葱(《尔雅义疏》)，天蒜(《植物名汇》)。

【基原】 为百合科葱属植物茖葱的鳞茎。

【原植物】 茖葱 *Allium victorialis* L.

多年生草本。鳞茎柱状圆锥形，单生或数枚聚生，鳞茎外皮黑褐色，网状纤维质。叶具长柄；叶片2～3枚，长卵形或长椭圆形乃至宽椭圆形，长8～20 cm，宽3～10 cm，先端短尖或钝，向叶柄渐狭，全缘，质软而平滑，稍带粉白色；叶脉平行。花茎长30～60 cm；花小，绿白色乃至淡紫色，簇生于茎顶，成伞形花序排列；花被片6；雄蕊6，花丝比花被片长1.5倍；子房上位，具短柄，3室，每室有1胚珠。蒴果，室背开裂。种子黑色。花、果期6～8月。

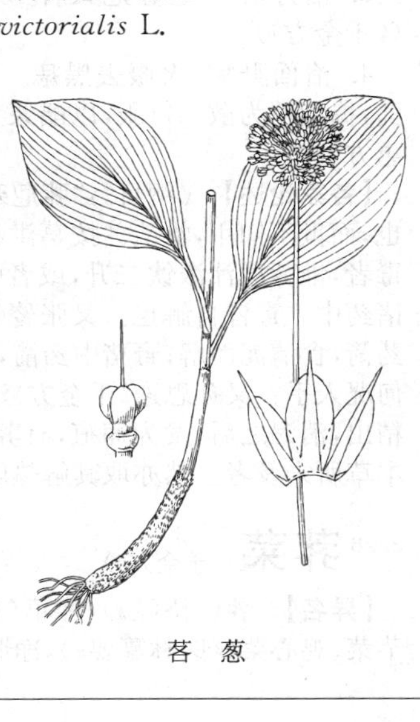

茖　葱

生于山野林荫、草甸。分布于东北、华北和陕西、甘肃、安徽、浙江等地。

【采收加工】 6～10月采挖，鲜用。

【成分】 鳞茎含硫化物：甲基烯丙基二硫化物(methyl allyl disulfide)，二烯丙基二硫化物(diallyldisulfide)和甲基烯丙基三硫化物(methylallyltrisulfide)等[1]；黄酮类：紫云英苷(astragalin)，山柰酚的糖苷allivicin。皂苷：20-O-β-D-吡喃葡萄糖基-22ξ-甲氧基-(25R和25S)-5α-呋甾-2α，3β，6β，26-四醇-3-O-β-D-吡喃葡萄糖基(1→2)-O-〔β-D-吡喃木糖基-(1→3)〕-O-β-D-吡喃葡萄糖基-(1→4)-β-D-吡喃葡萄糖苷{20-O-β-D-glucopyranosyl-22ξ-methoxy-(25R and S)-5α-furostan-2α，3β，6β，26-tetraol 3-O-β-D-glucopyranosyl (1→2)-O-〔β-D-xylopyranosyl-(1→3)〕-O-β-D-glucopyranosyl-(1→4)-β-D-galactopyranoside}[2]。

全草还含二硫杂苯化合物：3，4-二氢-3-乙烯基-1，2-二硫杂苯(3，4-dihydro-3-vinyl-1，2-dithiin)，2-乙烯基-4H-1，3-二硫杂苯(2-vinyl-4H-1，3-dithiin)[3]。

【药性】 辛，温。

1. 《千金方》："味辛，微温，无毒。"

2. 《本草省常》："性温。"

【功用主治】 散瘀，止血，解毒。主治跌打损伤，血瘀肿痛，衄血，疮痈肿痛。

1. 《千金方》："除瘴气恶毒，久食益胆气，强志。"

2. 《新修本草》："主诸恶截、狐尿刺毒，山溪中沙虱、射工等毒。煮汁浸，或捣薄贴。"

3. 《内蒙古中草药》："止血，散瘀镇痛。主治衄血，瘀血疼痛，跌打损伤。"

【用法用量】 内服：煎汤，鲜品15～30 g。外用：捣敷。

【宜忌】 阴虚火盛者慎服。

《本草省常》："多食伤人。"

3224 荠苧 qí níng (《本草拾遗》)

【异名】 臭苏、青白苏(《日华子》)。

【基原】 为唇形科石荠苧属植物荠苧的茎和叶。

【原植物】 荠苧 *Mosla grosseserrata* Maxim.［*Orthodon grosseserratum* (Maxim.) Kudo］

一年生草本，高20～50 cm。茎直立，四棱形，被倒生短柔毛。叶对生，叶柄长5～15 mm；叶片卵形或卵状菱形，长1～3 cm，宽1～2.5 cm，先端锐尖，基部楔形，边缘具粗锯齿。轮伞花序2花，在主茎及侧枝上组成顶生的假总状花序，长3～7 cm，其上的花朵排列不甚紧密，花序中轴节上具白色短毛，小花梗长2～3 mm；苞片披针形，比小花梗长；花萼钟形，长约3 mm，

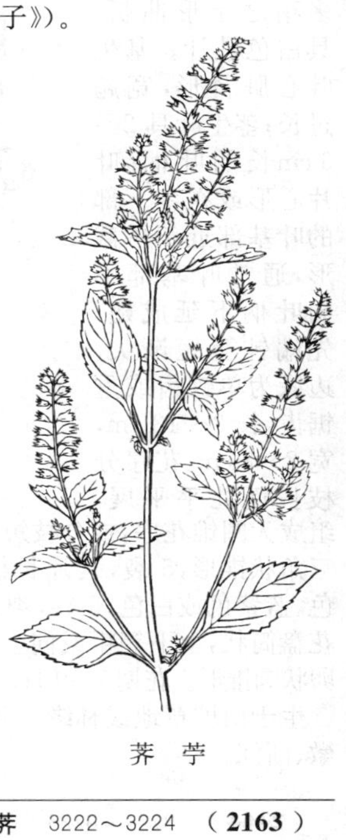

荠　苧

外面被短柔毛，并具腺点，上唇3齿，中齿较短；花冠唇形，长约4 mm，白色，上唇短，先端微缺，下唇3裂；雄蕊4，后对能育，花药2室，不育雄蕊的药室明显；子房4裂，花柱基生，柱头2裂。小坚果近球形，具疏网纹。花期7～8月，果期8～11月。

生于河边草地、路旁或灌木丛中。分布于吉林、辽宁、山东、江苏和安徽等地。

【采收加工】 7～8月采收全草，晒干。

【成分】 茎叶含挥发油，主要为百里香酚(thymol)，香荆芥酚(carvacrol)，水芹烯(phellandrene)和百里香醌(thymoquinone)[1]。

【药性】 辛，温。归胃、大肠经。

1.《纲目》："辛，温，无毒。"

2.《本草汇言》："味辛、苦，温。入手、足阳明经。"

【功用主治】 利水消肿，和胃制酸。主治腹水水肿，泄泻，胃酸过多，虫积腹痛，痔疮肿痛。

1.《本草拾遗》："除蚁瘘，挼碎敷之。亦主冷气泄痢。可为生菜，除胃间酸水。"

2.《现代实用中药》："为收敛剂，治慢性下痢，及胃酸过多；又为驱虫剂。"

【用法用量】 内服：煎汤，9～15 g。外用：捣敷。

【选方】 治痔疮肿痛 荠苎全草适量，煎水熏洗。(山东《常用药物》)

3225 荠苨 jǐ ní (《别录》)

【异名】 苨、莀苨(《尔雅》)，甜桔梗(《纲目》)，土桔梗(《本草原始》)，空沙参(《本草从新》)，梅参、长叶沙参(《浙江民间常用草药》)。

【基原】 为桔梗科沙参属植物荠苨、薄叶荠苨的根。

【原植物】 1. 荠苨 *Adenophora trachelioides* Maxim.

又名：心叶沙参、杏叶菜、老母鸡肉(《中国高等植物图鉴》)。

多年生草本，高40～120 cm。全株无毛。茎单生，常多稍之字形曲折，具白色乳汁。基生叶心脏肾形，宽超过长；茎生叶具2～6 cm长的叶柄；叶片心形或在茎上部的叶基部近于平截形，通常叶基部不向叶柄下延成翅，先端钝至短渐尖，边缘为单锯齿或重锯齿，长3～13 cm，宽2～8 cm。花序分枝长而几乎平展，组成大圆锥花序，或分枝短而组成狭圆锥花序；花萼筒部倒三角状锥形，5裂，裂片长椭圆形或披针形；花冠钟状，蓝色、蓝紫色或白色，5裂，裂片宽三角状半圆形，先端急尖；花盘筒状，上下等粗或向上渐细；花柱与花冠近等长。蒴果卵状圆锥形。花期7～9月。

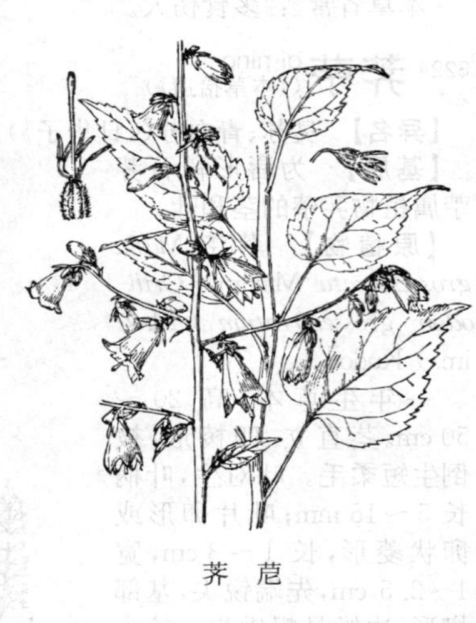

荠 苨

生于山坡草地或林缘。分布于辽宁、河北、山东、江苏、安徽、浙江。

本植物的苗叶(荠苨苗)亦供药用，另设专条。

2. 薄叶荠苨 *A. remotiflora* (Sieb. et Zucc.) Miq. [*Campanula remotiflora* Sieb. et Zucc.]

本种与荠苨的主要区别为：茎生叶基部圆钝至宽楔形，或仅茎下部的叶有时浅心形，叶片薄，膜质。花萼筒部倒卵状或倒卵状圆锥形。花期7～8月。

生于海拔1 700 m以下的林缘、林下或草地。分布于黑龙江、吉林、辽宁。

【采收加工】 4～6月采挖，除去茎叶，晒干。

【药性】 甘，寒。归肺、脾经。

1.《别录》："甘，寒。"

2.《千金翼方》："无毒。"

3.《本草从新》："甘、淡，微寒。"

4.《得配本草》："入手太阴经。"

5.《本草求真》："入肺、脾经。"

【功用主治】 润燥化痰，清热解毒。主治肺燥咳嗽，咽喉肿痛，消渴，疔痈疮毒，药物中毒。

1.《别录》："主解百药毒。"

2.《食医心镜》："利肺气，和中，明目，止痛。"

3.《食疗本草》："丹石发动，取根食之尤良。"

4.《日华子》："杀虫毒。治蛇虫咬，热狂温疾，罯毒箭。"

5.《纲目》："主咳嗽，消渴，强中，疮毒疔肿，辟沙虱短狐毒。"

6.《得配本草》："解上焦热邪。"

7.《饮片新参》："治虚损肺热燥咳，生津液，养胃退蒸。"

8.《长白山植物药志》："清热，化痰，解毒。""主治肺热咳嗽，咽喉痛，消渴，疔毒疮肿。"

【用法用量】 内服：煎汤，5～10 g。外用：捣烂敷。

【选方】 1. 治急慢性支气管炎 (荠苨)鲜根(刮去外表粗皮)30 g(干的9 g)，枇杷叶(去毛)15 g。水煎服。(《浙江民间常用草药》)

2. 治强中之病，茎长兴盛，不交精液自出，消渴之后，即作痈疽 猪肾一具，大豆一升，荠苨、石膏各三两，人参、茯神(一作茯苓)、磁石(绵裹)、知母、葛根、黄芩、栝楼根、甘草各二两。上十二味，㕮咀，以水一斗五升，先煮猪肾、大豆，取一斗，去滓下药，煮取三升，分三服，渴乃饮之。(《千金方》猪肾荠苨汤)

3. 治疔肿 老荠苨根汁一合。去滓，涂。不过三度。(《千金方》)

4. 治面皯黯，灭瘢去黑痣 荠苨二两，桂心三分，上件药，捣细罗为散。每服，以醋浆水调下一钱，日三服。(《圣惠方》)

【各家论述】《纲目》："荠苨寒而利肺，甘而解毒，乃良品也，而世不知用，惜哉。按葛洪《肘后方》云：一药而兼解众毒者，惟荠苨汁浓饮二升，或者嚼之，亦可作散服。此药在诸药中。毒皆自解也。又张鷟《朝野佥载》云：各医言虎中药箭，食清泥而解；野猪中药箭，豗荠苨而食。物犹知解毒，何况人乎？又孙思邈《千金方》治强中为病，茎长兴盛，不交精出，消渴之后，发为痈疽，有荠苨丸、猪肾荠苨汤方，此皆本草所未及者。然亦取其解热解毒之功尔，无他义。"

3226 荠菜 jì cài (《千金方》)

【异名】 荠(《诗经》)，靡草(《礼记》)，护生草(《纲目》)，芊菜、鸡心菜(《医林纂要》)，净肠草(《植物名实图考》)。

【基原】 为十字花科荠属植物荠菜的全草。

【原植物】 荠菜 *Capsella bursa-pastoris* (L.) Medic. [*Thlaspi bursa-pastoris* L.]

一年或二年生草本，高 20～50 cm。茎直立，有分枝，稍有分枝毛或单毛。基生叶丛生，呈莲座状，叶柄长 5～40 mm；叶片大头羽状分裂，长可达 12 cm，宽可达 2.5 cm，顶生裂片较大，卵形至长卵形，长 5～30 mm，侧生者长 2～20 mm，裂片 3～8 对，较小，狭长，呈圆形至卵形，先端渐尖，浅裂或具有不规则粗锯齿；茎生叶狭披针形，长 1～2 cm，宽 2～15 mm，基部箭形抱茎，边缘有缺刻或锯齿，两面有细毛或无毛。总状花序顶生或腋生，果期延长达 20 cm；萼片长圆形；花瓣白色，匙形或卵形，长 2～3 mm，有短爪。短角果倒卵状三角形或倒心状三角形，长 5～8 mm，宽扁平，无毛，先端稍凹，裂瓣具网脉。种子 2 行，呈椭圆形，浅褐色。花果期 4～6 月。

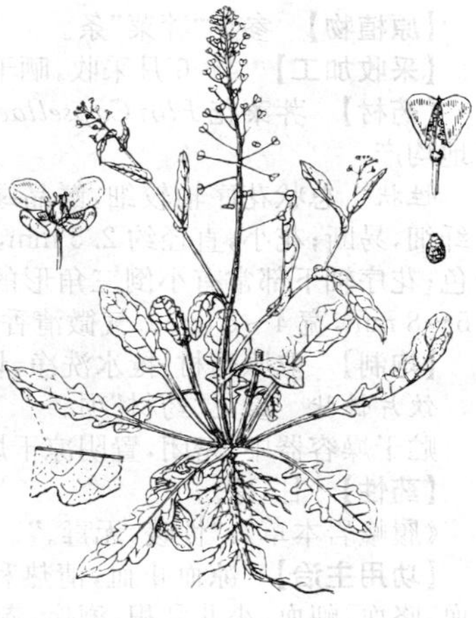

荠 菜

全国各地均有分布或栽培。

荠菜的种子(荠菜子)、花序(荠菜花)亦供药用，另设专条。

【采收加工】 3～5 月采收，晒干。

【药材】 荠菜 *Herba Capsellae Bursa-pastoris* 全国各地均产。

性状 主根圆柱形或圆锥形，有的有分枝，长 4～10 cm；表面类白色或淡褐色，有许多须状侧根。茎纤细，黄绿色，易折断。根出叶羽状分裂，多卷缩，展平后呈披针形，顶端裂片较大，边缘有粗齿；表面灰绿色或枯黄色，有的棕褐色，纸质，易碎；茎生叶长圆形或线状披针形，基部耳状抱茎。果实倒三角形，扁平，顶端微凹，具残存短花柱。种子细小倒卵圆形，着生在假隔膜上，成 2 行排列。搓之有清香气，味淡。

【成分】 全草含黄酮类：二氢非瑟素(dihydrofisetin)，山柰酚-4′-甲醚(kaempferol-4′-methylether)，槲皮素-3-甲醚(quercetin-3-methylether)，棉花皮素六甲醚(gossypetin hexamethyl ether)，香叶木苷(diosmin)，3，4′，7-三羟基黄烷酮(garbanzol)，洋槐黄素又名刺槐乙素(robinetin)[1]，芸香苷(rutin)，木犀草素-7-芸香糖苷(luteolin-7-rutinoside)[2,3]；生物碱类：胆碱(choline)，乙酰胆碱(acetylcholine)[4]，芥子碱(sinapine)[5]，育亨宾(yohimbine)，麦角克碱(ergocristine)[6]；脂肪酸类：棕榈酸(palmitic acid)[4]，延胡索酸(fumaric acid)[7]，草酸(oxalic acid)，酒石酸(tartaric acid)，苹果酸(malic acid)；氨基酸类：对氨基苯磺酸，精氨酸，天冬氨酸，脯氨酸，甲硫氨酸，亮氨酸，谷氨酸，甘氨酸，丙氨酸，胱氨酸，半胱氨酸。还含侧金盏花醇(adonitol)[8]，黑芥子苷(sinigrin)[9]。

【药理】 1. 兴奋子宫 荠菜煎剂与流浸膏对大鼠离体子宫，麻醉兔、猫在位子宫和兔慢性子宫瘘管，均有显著兴奋作用，其兴奋子宫的有效成分溶于水及含水醇中[1]。

2. 对凝血时间的影响 小鼠腹腔注射荠菜流浸膏挥发液，毛细管法和玻片法均证明能缩短出血时间。荠菜煎剂小鼠灌胃给药，小剂量时使凝血时间缩短，大剂量时出血时间反而延长[1]。

3. 对血压的影响 荠菜的醇提取物给犬、猫、兔、大鼠静脉给药可产生一过性血压下降，兔静脉注射荠菜提取物可降压，但不能翻转肾上腺素的作用。荠菜煎剂或流浸膏挥发液对麻醉犬有短暂降压作用，若先用阿托品可对抗血压的下降[1～3]。

4. 抗肿瘤作用 荠菜全草提出物给小鼠腹腔每日注射 0.14 g/kg，可引起其皮下移植的 Ehrlich 实体瘤生长抑制 50%～80%。该肿瘤内出现多发性坏死并有宿主纤维组织细胞长入。从该提出物中分离得有效成分为一酸性物质并已鉴定为延胡索酸。延胡索酸在每日 10 mg/kg 剂量下即能抑制 Ehrlich 实体瘤生长，而其腹腔注射的小鼠 LD_{50} 为 266 mg/kg[4]。

5. 其他作用 醇提取物可使由阿托品引起的豚鼠小肠抑制产生收缩作用[2]。

【炮制】 取原药材，除去杂质，抢水洗净，切段，干燥，筛去灰屑。

饮片性状 为不规则的段片，根呈须状分枝。茎生叶狭披针形，多破碎，叶缘呈不规则的缺刻或锯齿。总状花序，呈十字展开。短角果呈扁三角状心形，有细柄，淡黄色。种子细小，倒卵圆形，深褐色。气微，味淡而涩。

贮干燥容器中，密闭，置阴凉干燥处，防霉。

【药性】 甘、淡，凉。归肝、脾、膀胱经。

1.《别录》："味甘，温，无毒。"

2.《千金方》："味甘，涩，温。"

3.《日用本草》："味辛，凉，甘，平。"

4.《滇南本草》："辛、苦，性平。"

5.《本草撮要》："入手少阴、太阴，足厥阴经。"

6. 南药《中草药学》："甘、淡，微凉。入肝、胃经。"

【功用主治】 凉肝止血，平肝明目，清热利湿。主治吐血，衄血，咯血，尿血，崩漏，目赤疼痛，眼底出血，高血压病，赤白痢疾，肾炎水肿，乳糜尿。

1.《别录》："主利肝气，和中。"

2.《药性论》："烧灰，能治赤白痢。"

3. 崔禹锡《食经》："补心脾。"

4.《日华子》："利五脏。根疗目疼。"

5.《滇南本草》："清肺热，消痰，止咳嗽，除小肠经邪热，利小便。"

6.《品汇精要》："散风毒，消瘴翳。"

7.《纲目》："明目，益胃。"

8.《本草汇言》："解酒积去滞，而又能收敛浮气。""治痢去积滞，不行者可通，久痢多行者可止。"

9.《医林纂要》："利水和脾，辟蚤虱，散郁热。"

【用法用量】 内服：煎汤，15～30 g；鲜品 60～120 g；或入丸、散。外用：捣汁点眼。

【选方】 1. 治内伤吐血 荠菜 30 g，蜜枣 30 g。水煎服。(《湖南药物志》)

2. 治崩漏及月经过多 荠菜 30 g，龙芽草 30 g。水煎服。(《广西中草药》)

3. 治尿血 鲜荠菜 125 g。水煎，调冬蜜服，或加陈棕炭 3 g，冲服。(《福建药物志》)

4. 治肺热咳嗽 (荠菜)全草用鸡蛋煮吃。(《滇南本草》)
5. 治高血压病 荠菜、夏枯草各 60 g。水煎服。(《全国中草药汇编》)
6. 治暴赤眼,疼痛碜涩 荠菜根,捣绞取汁,以点目中。(《圣惠方》)
7. 治风湿性心脏病 荠菜 60 g,鲜苦竹叶 20 个(去尖)。水煎代茶饮,每日 1 剂,连服数月。(《青岛中草药手册》)
8. 治肿满腹大,四肢枯瘦,小便涩浊 甜葶苈(纸隔炒)、荠菜根等分。上为末,蜜丸如弹子大。每服一丸,陈皮汤嚼下。(《三因方》葶苈大丸)
9. 治乳糜尿 荠菜(连根)120～500 g,洗净煮汤(不加油盐),顿服或 3 次分服,连服 1～3 月。〔《中华外科杂志》1956, 4(12):948〕

3227 荠苨苗 jì nǐ miáo (《纲目》)

【异名】 隐忍(陶弘景)。

【基原】 为桔梗科沙参属植物荠苨 *Adenophora trachelioides* Maxim. 的苗叶。

【原植物】 参见"荠苨"条。

【采收加工】 春季苗出时采收,鲜用。

【药性】 《纲目》:"甘苦,寒,无毒。"

【功用主治】 1.《本草图经》:"主腹脏风壅,咳嗽上气。"

2.《纲目》:"蛊毒腹痛,面目青黄,淋露骨立,煮汁一二升饮。"

【用法用量】 内服:煎汤,3～9 g。

3228 荠菜子 jì cài zǐ (《千金方》)

【异名】 蒫、荠实(《尔雅》),荠熟干实(《五十二病方》),荠子(《药性论》),蒫实(《纲目》)。

【基原】 为十字花科荠属植物荠菜 *Capsella bursa-pastoris*(L.)Medic. 的种子。

【原植物】 参见"荠菜"条。

【采收加工】 6 月间果实成熟时,采摘果枝,晒干,揉出种子。

【药材】 荠菜子 *Semen Capsellae Bursa-pastoris* 全国各地均产。

性状 种子呈小圆球形,或卵圆形,直径约 2 mm。表面黄棕色或棕褐色,一端可见类白色小脐点。种皮薄,易压碎。气微香,味淡。

【成分】 种子含脂肪油 22.5%[1]。

【药理】 对毛细血管的作用 香叶木苷有维生素 P 样作用,其降低兔毛细血管渗透性的作用比芦丁强[1],治疗毛细血管脆性增加的效果比芦丁好,并且毒性较低[2]。

【药性】 《纲目》:"甘,平,无毒。"

【功用主治】 祛风明目,主治目痛,青盲翳障。

1.《吴普本草》:"治腹胀。"

2.《别录》:"主明目,目痛。"

3.《药性论》:"主青盲病不见物,补五脏不足。"

4.《食性本草》:"主壅,去风毒邪气,明目去翳障,能解毒。久食视物鲜明。"

【用法用量】 内服:煎汤,10～30 g。

【宜忌】 1.《药性论》:"患气人食之动冷疾。"

2.《食疗本草》:"不与面同食,令人胸闷,服丹石人不可食。"

【选方】 治黄疸 荠菜子 30～60 g,大青根或叶 30～60 g。水煎服。(《湖南药物志》)

3229 荠菜花 jì cài huā (《履巉岩本草》)

【异名】 荠花(《植物名实图考》),地米花(《贵州民间方药集》)。

【基原】 为十字花科荠属植物荠菜 *Capsella bursa-pastoris*(L.) Medic. 的花序。

【原植物】 参见"荠菜"条。

【采收加工】 4～6 月采收,晒干。

【药材】 荠菜花 *Flos Capsellae Bursa-pastoris* 全国各地均产。

性状 总状花序轴较细,鲜品绿色,干品黄绿色;小花梗纤细,易断;花小,直径约 2.5 mm,花瓣 4 片,白色或淡黄棕色;花序轴下部常有小倒三角形的角果,绿色或黄绿色,长 5～8 mm,宽 4～6 mm。气微清香,味淡。

【炮制】 取原药材,抢水洗净,切段,干燥。

饮片性状 参见"药材"项。

贮干燥容器中,密闭,置阴凉干燥处,防霉。

【药性】 甘,凉。

《履巉岩本草》:"性暖,无毒。"

【功用主治】 凉血止血,清热利湿。主治崩漏,尿血,吐血,咯血,衄血,小儿乳积,痢疾,赤白带下。

《植物名实图考》:"能消小儿乳积,烧灰治红白痢。"

【用法用量】 内服:煎汤,10～15 g;或研末。

【选方】 1. 治久痢 (荠菜花)阴干研末,枣汤日服二钱。(《纲目》引《日华子》)

2. 治崩漏 鲜荠菜花 30 g,水煎服;或配丹参 6 g,当归 12 g。水煎服。(江西《草药手册》)

3. 治吐血,咯血,鼻出血,齿龈出血 荠菜花、白及各 15 g。水煎服。

4. 治高血压病,眼底出血 荠菜花 15 g,墨旱莲 12 g。水煎服。(3、4 方出自《食物中药与便方》)

5. 预防流脑 荠菜花 30 g,水煎代茶,可隔日或 3 d 服 1 次,连服 2～3 星期。(《饮食治疗指南》)

3230 茭白 jiāo bái (《本草图经》)

【异名】 出隧、蘧蔬(《尔雅》),绿节(《西京杂记》),菰菜、茭首(《食疗本草》),菰首(《本草拾遗》),菰蒋节(《子母秘录》),菰手(《本草图经》),茭莒(《日用本草》),茭笋(《救荒本草》),菰笱、茭粑(《纲目》),茭瓜、茭耳菜(《植物名实图考》)。

【基原】 为禾本科菰属植物菰的嫩茎秆被菰黑粉菌 *Yenia esculenta*(P. Henn.) Liou 刺激而形成的纺锤形肥大部分。

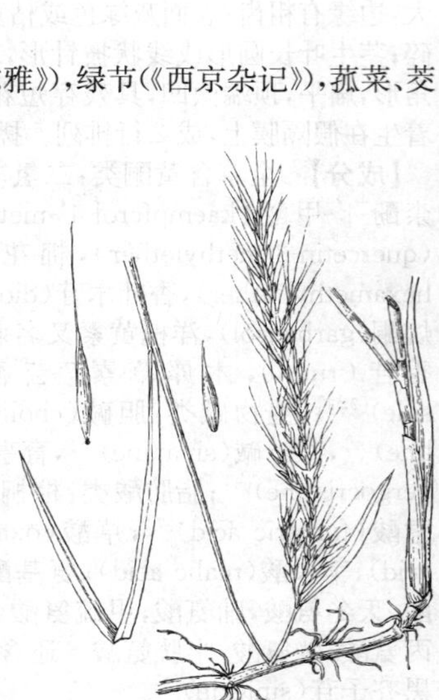

菰

【原植物】 菰 *Zizania caduciflora* (Turcz. ex Trin.) Hand.-Mazz. 又

名:蒋草(《说文》),菰蒋草、茭草(《本草经集注》)。

多年生水生草本,常有根茎。秆直立,高 90～180 cm。叶鞘肥厚,长于节间,基部者常有横脉纹;叶舌膜质,略呈三角形,长达15 mm;叶片扁平而宽广,表面粗糙,背面较光滑,长 30～100 cm,宽 10～20 mm。圆锥花序大型,长 30～60 cm,分枝多簇生,开花时上举,结果时开展;雄小穗长 10～15 mm,两侧多少压扁,常带紫色,常着生于花序下部开展或上升的分枝上,脱节于小穗柄上,惟其柄较细弱;颖退化不见;外稃先端渐尖或有短尖头,并有 5 脉,厚纸质;花药6～9 mm;雌小穗长 15～25 mm,外稃有芒长 15～30 mm,内稃与外稃同质,常均有 3 脉,为外稃所紧抱;雄花中有 6 枚发育雄蕊。颖果圆柱形,长约 10 mm。花、果期秋季。

分布于我国南北各地。

本植物的果实(菰米)、根茎及根(菰根)亦供药用,另设专条。

【采收加工】 7～9 月采收,鲜用或晒干。

【药性】 甘,寒。归肝、脾、肺经。

1.《食疗本草》:"寒。"

2.《本草拾遗》:"味甘,无毒。"

3.《日华子》:"微毒。"

4.《日用本草》:"甘,寒。"

5.《本草汇言》:"味甘,淡,气冷,性滑。"

6.《本草再新》:"入肝、脾二经。"

7.《本草撮要》:"入手、足太阴经。"

【功用主治】 解热毒,除烦渴,利二便。主治烦热,消渴,二便不通,黄疸,痢疾,热淋,目赤,乳汁不下,疮疡。

1.《食疗本草》:"利五脏邪气,酒皶面赤,白癞,疬疡,目赤,热毒风气,卒心痛,可盐、醋煮食之。"

2.《本草拾遗》:"去烦热,止渴,除目黄,利大小便,止热痢,解酒毒。"

3.《日用本草》:"治肠胃积热。"

4.《本草汇言》:"润大肠,疏结热。"

5.《随息居饮食谱》:"清湿热。止烦渴、热淋。"

6.《食物考》:"消胀。"

7.《河北中草药》:"清热,解毒,除烦,止渴,并有调经、通乳作用。"

【用法用量】 内服:煎汤,30～60 g。

【宜忌】 脾虚泄泻者慎服。

1.《食疗本草》:"滑中,不可多食。""性滑,发冷气,伤阳道,令下焦冷滑。""杂蜜食之,发痼疾。"

2.《本草汇言》:"脾胃虚冷、作泻之人勿食。"

3.《随息居饮食谱》:"精滑、便泻者勿食。"

【选方】 1. 治温病狂热,神志昏闷,烦渴引饮　菰笋、水芦根各一两,忍冬、淡竹叶、阶前草根各三钱,石菖蒲根、水灯心各一钱五分。水煎服。(《草药新纂》引《文堂集验方》)

2. 治便秘,心胸烦热,高血压病　鲜茭白 60 g,旱芹菜 30 g。水煎服。(《食物与治病》)

3. 催乳　茭白 15～30 g,通草 9 g。猪脚煮食。(《湖南药物志》)

4. 治虚劳咳嗽,吐血,肺痿,肺痈吐脓血垂危者　茭白细根约三四两捣碎,陈酒煮绞汁,每日服一二次。(《鲟溪单方选》)

5. 治小儿风疮久不瘥　烧菰蒋节,末以敷上。(《子母秘录》)

6. 治酒皶鼻　生茭白捣烂,每晚敷患部,次日洗去;另取生茭白 30～60 g,煮服。(《浙江药用植物志》)

7. 治小儿赤游丹　茭白烧存性,研细末,撒布患部,或以麻油调涂。(《食物中药与便方》)

3231 茺蔚子 chōng wèi zǐ (《本经》)

【异名】 益母子(《本草经解》),冲玉子(《湖南药材手册》),益母草子(《江苏药材志》),小胡麻(《江苏省药材志》)。

【基原】 为唇形科益母草属植物益母草 *Leonurus japonicus* Houtt. 和细叶益母草 *L. sibiricus* L. 的果实。

【原植物】 参见"益母草"条。

【采收加工】 8～11 月在全株花谢、果实成熟时割取全株,晒干,打下果实。

【药材】 茺蔚子 *Fructus Leonuri*　全国各地均产。

性状　小坚果呈长圆形,具三棱,长 2～3 mm,直径 1～1.5 mm。表面灰褐色或褐色,有稀疏深色斑点,上端较宽,平截状,下端渐窄而钝尖,有凹入的果柄痕。果皮薄,褐色,胚乳、子叶白色,富油质,气微、味苦。

鉴别　(1) 果实横切面:外果皮为 1 列浅黄色径向延长的细胞。中果皮为 2～3 列类方形薄壁细胞,近内果皮的细胞中含草酸钙方晶。内果皮坚硬,为 1 列径向延长的石细胞,木化。种皮为 1 列切向延长的棕色色素细胞。胚乳和子叶细胞含糊粉粒及脂肪油。

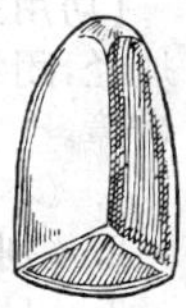

茺蔚子(果实)外形

粉末特征:黄棕色至深棕色。外果皮细胞横断面观略径向延长,长度不一,形成多数隆起的脊,脊中央为黄色网纹细胞,壁非木化;表面观类多角形,有条状角质纹理,网纹细胞具条状增厚壁。内果皮厚壁细胞断面观略切向延长,界限不甚明显,内壁极厚,外壁薄,胞腔偏靠外侧,内含草酸钙方晶;表面观呈星状或细胞界限不明显,方晶明显。中果皮细胞表面观类多角形,壁薄,细波状弯曲。种皮表皮细胞类方形,壁稍厚,略波状弯曲,胞腔内含淡黄棕色物。内胚乳细胞含脂肪油滴及糊粉粒。

(2) 薄层色谱:取本品粗粉 5 g,加盐酸-甲醇(1∶100)液 50 ml冷浸过夜,滤过,取滤液 45 ml 浓缩,再加入蒸馏水 5 ml,再次滤过,浓缩后,加正丁醇至 2 ml,作供试液,另取水苏碱作对照品,分别点样于硅胶 G 板上,用正丁醇-乙酸乙酯-盐酸(4∶0.5∶1.5)展开,干后以碘化铋钾试剂显色,供试品色谱中在与对照品色谱相应的位置处显相同的橙红色斑点。

【成分】 益母草果实含生物碱:益母草宁碱(leonurinine),水苏碱(stachydrine);脂肪油 26%,油中主要成分为油酸(oleic acid)占油总量的 63.75%及亚麻酸(linolenic acid)占 21.13%,另含维生素 A 样物质 0.04%[1,2]。

全草含酚苷类:leonuriside A、B;黄酮苷:芦丁(rutin),异槲皮苷(isoquercitrin),椴树苷(tiliroside),异鼠李素-3-O-芸香糖苷(sorhamnetin 3-O-rutinoside);环烯醚萜苷类:leonuride[3]。

细叶益母草果实种油含丙二烯类脂肪酸:phlomic acid,7,8-二十碳二烯酸(7,8-eicosadienoic acid)[4]。

【药理】 1. 降压作用　茺蔚子水浸出液或醇水浸出液对麻醉动物静脉注射有轻微降压作用[1]。

2. 对子宫的作用　茺蔚子总碱和水苏碱对离体子宫均有兴奋作用。表现为张力增高,收缩力增加,频率加快。但高浓度的茺蔚子总碱对离体小鼠子宫的兴奋作用减弱[2]。

毒性　人一次口服茺蔚子 30 g 以上,可于 4～6 h 后出现中毒反应,症状为全身无力,下肢不能活动,周身酸麻疼痛,重者汗多呈虚脱状态[3]。

【炮制】 1. 茺蔚子　取原药材，除去杂质，洗净，干燥。

2. 炒茺蔚子　取净茺蔚子，置锅内，用文火加热炒至鼓起有爆裂声时，取出，放凉。

饮片性状　茺蔚子呈三棱形，表面灰褐色，有深色斑点，果皮薄，种子类白色，富油性。气无，味苦。炒茺蔚子形如茺蔚子，表面微鼓起，色泽加深。

贮干燥容器内，置通风干燥处。

【药性】 甘、辛，微寒，小毒。归肝经。

1.《本经》："味辛，微温。"

2.《别录》："甘，微寒，无毒。"

3.《纲目》："味甘、微辛，气温，阴中之阳，手足厥阴经药也。"

4.《得配本草》："入足厥阴经血分。"

5.《本草经解》："入手太阴肺经，足太阴脾经。气味俱升，阳也。"

【功用主治】 活血调经，清肝明目。主治妇女月经不调，痛经，闭经，产后瘀滞腹痛；肝热头痛，头晕，目赤肿痛，目生翳障。

1.《本经》："主明目，益精，除水气，久服轻身。"

2.《别录》："疗血逆大热，头痛心烦。"

3.《日华子》："治产后血胀。"

4.《开宝本草》："作煎及捣绞取汁服之，下死胎也。"

5.《履巉岩本草》："去热气。"

6.《日用本草》："春仁，生食补中益气，通血脉，填精髓，止渴，润肺。"

7.《医学入门》："善行瘀血，养新血。治血逆心烦，益心力，逐水气浮肿，去风热疮毒。治折伤内损有瘀，天阴则痛。"

8.《纲目》："治风解热，顺气活血，养肝益心，安魂定魄，调女人经脉，崩中带下，产后胎前诸疾。"

9.《得配本草》："制三黄、砒石。"

10.《本草求原》："益精，通血脉，养肝，凡肝气虚而滞，致经脉不调，崩中、带下最宜。"

【用法用量】 内服：煎汤，6～9 g；或入丸、散；或捣绞取汁。

【宜忌】 瞳孔散大者及孕妇禁服。

1.《经效产宝》："忌铁器。"

2.《本草从新》："虽曰行中有补，终是滑利之品，非血滞、血热者勿与。"

3.《本草用法研究》："血崩者禁用。患内障者、水肿不由于静脉郁血而由于虚弱性者、腹泻者均忌用。"

【选方】 1. 治子宫脱垂　茺蔚子 15 g，枳壳 12 g。水煎服。（《湖南药物志》）

2. 治头昏晕，目赤肿痛　茺蔚子 10 g，菊花 10 g，白蒺藜 10 g，川牛膝 10 g。水煎服。（《四川中药志》1979 年版）

3. 治高血压病　茺蔚子、黄芩各 9 g，夏枯草、生杜仲、桑寄生各 15 g。水煎服。（《青岛中草药手册》）

4. 治乳痈恶痛　用茺蔚子捣敷及取汁服。

5. 治小儿疳痢痔疾　茺蔚子煮食之。

6. 治耳聤　茺蔚子汁滴耳中。（4～6 方出自《普济方》）

【临床报道】 治疗高血压病　用茺蔚子、桑枝、桑叶各等分制成洗剂（生药 75 g）、糖浆（每 1 ml 含生药 6 g）、注射液（每 1 ml 含生药 0.45 g）3 种剂型。用法：每晚临睡前双脚浸泡于 40～50 ℃洗剂中 30～40 min；糖浆剂每日服 3 次，每次 30～40 ml，7 d 为 1 个疗程；注射液肌内注射，每日 2 次，每次 2 ml，7 d 为 1 个疗程。共治 214 例，其中一期高血压病 134 例，二期高血压病 52 例，三期高血压病 28 例，结果各期显效分别为 132 例、31 例、18 例；有效分别为 2 例、17 例、4 例，无效分别为 0 例、4 例、6 例，有效率分别为 100%、92.3%、78.6%，总有效率为 95.3%。以上结果表明，该疗法对一期高血压病疗效较好，对二期和三期的疗效次之[1]。

【各家论述】 1. 朱丹溪："茺蔚子，活血行气，有补阴之功，故名益母。凡胎前产后所恃者，血气也。胎前无滞，产后无虚，以其行中有补也。"（引自《纲目》）

2.《纲目》："茺蔚子，治妇女经脉不调，胎产一切血气诸病，妙品也。而医方鲜知用，时珍常以之同四物、香附诸药治人，获效甚多。盖包络生血，肝藏血，此物能活血补阴，故能明目、益精、调经，治女人诸病也。东垣李氏言瞳子散大者禁用茺蔚子，为其辛温主散，能助火也。当归虽辛温，而兼苦甘，能和血，故不禁之。愚谓目得血而能视，茺蔚行血甚捷，瞳子散大，血不足也，故禁之，非助火也。血滞病目则宜之，故曰明目。"

3.《本草正义》："茺蔚，古人止用其子。《本经》之明目益精，则温和养血，而又沉重，直达下焦，故为补益肾阴之用。除水气者，辛温下降，故能通络而逐水……《别录》加以微寒，则亦温亦寒，大是不妥，盖当时以治热证，因而羼入此说。疗血逆者，温和行血，又子能重坠下降，故能平逆。惟主大热头痛心烦，则与温养之性不符，存而不论可也。"

4.《本草用法研究》："《本经》首言能明目，虽云行中有补，止可用于肝血瘀滞及血滞瞳神之证，若无瘀滞而欲其补益，则未必耳。"

3232 茳芒 jiāng máng
（《别录》）

【异名】 槐叶决明（《纲目》），望江南（北京）。

【基原】 为豆科决明属植物茳芒决明的种子。

【原植物】 茳芒决明 *Cassia sophera* L.

灌木或半灌木，高 1～2 m。分枝多，通常被毛。偶数羽状复叶，互生，叶柄近基部有 1 个腺体；托叶卵状披针形，早落；小叶 5～10 对，叶片卵形、长卵形至椭圆状披针形，长 1.7～4.2 cm，宽 0.7～2 cm，先端急尖或短渐尖，基部近圆形，边缘有刺毛，上面绿色，下面被白粉，有臭气。伞房状总状花序有少数花，顶生或腋生；花萼筒短，花托状，萼片 5，倒卵形或近于圆形；花黄色，花瓣 5，直径约 2 cm，倒卵形；雄蕊 10，7 枚发育，3 枚退化；雌蕊 1，子房柄密被白色硬毛，花柱先端弯曲。荚果近圆筒形，膨胀，边缘棕黄色，中间棕色，长 7～9 cm，疏生毛。花期 7～9 月，果期 10～11 月。

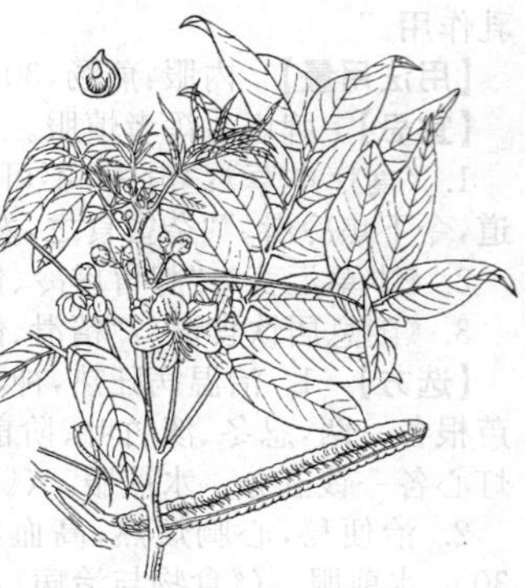

茳芒决明

生于山坡路旁或栽培。分布于华东、中南、西南及河北等地。

茳芒决明的根（茳芒根）亦供药用，另设专条。

【采收加工】 10～11 月果实成熟时采收，剪下荚果，晒干，打出种子晒干备用。

【药材】 茳芒 *Semen Cassiae Sopherae* 主产于山东、河南、河北、浙江等地。

性状 种子呈广卵形而扁，直径 3～4 mm。表面黄绿色或绿褐色，微有光泽，两表面中央有椭圆形凹斑，偏斜，一端略尖，旁有种脐。质坚硬，气微、味微苦。

【成分】 种子含抗坏血酸和去氢抗坏血酸[1]。

【药性】 甘、苦，性平。

1.《本草拾遗》："性平，无毒。"

2.《纲目》："味甘滑。"

【功用主治】 清肝明目，健胃调中，润肠解毒。主治目赤肿痛，头晕头胀，口腔糜烂，习惯性便秘，小儿疳积，痢疾，疟疾。

1.《本草拾遗》："火炙作饮极香，除痰止渴，令人不睡，调中。"

2.《浙江药用植物志》："清热。"

【用法用量】 内服：煎汤，9～15 g。

3233 茳芒根 jiāng máng gēn （《全国中草药汇编》）

【异名】 苦参、野苦参（《云南药用植物名录》）。

【基原】 为豆科决明属植物茳芒决明 *Cassia sophera* L. 的根。

【原植物】 参见"茳芒"条。

【采收加工】 9～10 月挖根，切片晒干

【药性】《全国中草药汇编》："苦，寒。"

【功用主治】 清热解毒，杀虫。主治痢疾，咽喉炎，淋巴结炎，阴道滴虫，烧烫伤。

1.《全国中草药汇编》："消炎，止痛，健胃。治痢疾，胃痛，肝脓疡，喉炎，淋巴腺炎。外治阴道滴虫，烧烫伤。"

2.《浙江药用植物志》："强壮，利尿。"

【用法用量】 内服：煎汤，9～15 g。外用：煎水熏洗。

3234 荡皮参 dàng pí shēn （《南海海洋药用生物》）

【异名】 乌虫参、乌参、红参（《南海海洋药用生物》）。

【基原】 为海参科海参属动物玉足海参（去内脏）的全体。

【原动物】 玉足海参 *Holothuria leucospilota* (Brandt) [*H. vagabunda* Selenka] 又名：白斑海参。

体圆筒状，后部常较粗大，一般体长为 20～30 cm。背面散生少数疣足和管足，腹面管足较多，排列不规则，但幼小个体的管足常排列成 3 纵带。皮内骨片主要为桌形体和扣状体。桌形体的底盘为圆形，中央有 4 个大孔，周围有 8～14 个小孔，塔顶有一大圆孔，周围有 8～11 个小齿；另有较小的桌形体，底盘近方形，中央有大孔 4 个，角上有小孔 4 个。扣状体骨片多为椭圆形，有穿孔 3～4 对。生活时背面为暗褐色，老年个体色常较深，幼小个体常带紫褐色。腹面色较淡。

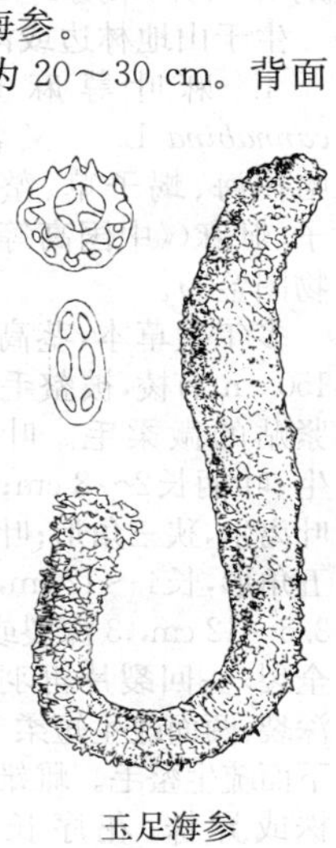

玉足海参

多生活于石堆间水洼中；幼体常栖息于潮间带珊瑚礁或岩石下。我国分布自福建东山、广东、海南至西沙群岛。

【采收加工】 参见"海参"条。

【成分】 玉足海参全体含皂苷：海参苷(holothurin) A、B[1]。又含纤毛氨基酸(cilaamino acid)[2]，副肌球蛋白(paramyosin)[3]及海参毒素Ⅰ、Ⅱ、Ⅲ[4]。

干体壁含脂肪(2.5%～30.55%)，蛋白质(1.08%～3.74%)，碳水化合物(0.000 06%～0.000 41%)[5]，两种岩藻糖酸性多糖 HL-S 及 HL-P，HL-S 系聚岩藻糖硫酸酯(polyfucose sulfate)，HL-P 系硫酸黏多糖(sulfatedmucopolysaccharide)[6]。

脂肪部分含 3 个神经酰胺的糖苷：神经节苷酯(ganglioside) HLG-1 (Ⅰ)、HLG-2 (Ⅱ)、HLG-3 (Ⅲ)[7]。

【药理】 1. 抗肿瘤作用 玉足海参粗制剂浓度为 10～100 μg/ml 及玉足海参毒素Ⅰ、Ⅱ、Ⅲ浓度为 1～100 μg/ml 时，对人宫颈癌(HeLa)细胞均有细胞毒作用，尤以毒素Ⅰ和Ⅲ为强，仅次于长春新碱。但对正常细胞毒性作用小于长春新碱[1]。每日给小鼠腹腔注射玉足海参粗提取物 50 mg/kg，连续 5 d 及毒素Ⅰ 2 mg/kg，连续 6 d，对小鼠肉瘤 S_{180} 均有一定的抑瘤作用，其抑制率分别为 46.7%和 57.7%，同时发现毒素Ⅰ的毒性亦较大[2]。玉足海参多糖 HL-P50 mg/kg(腹腔注射)，对小鼠 MA_{733} 乳腺癌、Lewis 肺癌、肉瘤 S_{180} 和 B_{16} 黑色素瘤生长抑制率分别为 68.1%、35.2%、38%和 43.3%[3]。

2. 抗真菌作用 玉足海参提取的皂苷混合物，当浓度为 10～14 μg/ml 时，对黄癣菌、断发癣菌及新型隐球菌等均有抑制生长作用。海参素(皂苷)Ⅰ当浓度为 25～40 μg/ml，Ⅳ为 10～20 μg/ml，Ⅴ为 20 μg/ml 时，对黄癣菌、断发癣菌、产黄青霉、圆弧青霉、细小青霉及新型隐球菌等均有抑制作用[4]。

3. 抗凝血作用 玉足海参多糖(HL-P 和 HL-S)体外 0.05～0.04 μg/ml 均可延长牛凝血酶时间，尤以 HL-P 更为明显，且作用强于肝素[5]。给家兔静脉注射玉足海参多糖(HL-P) 0.65 mg/kg 10 min 后，凝血酶时间(TT)、白陶土部分凝血活酶时间(KPTT)显著延长，40 min 后作用消失；当剂量增大为 2 mg/kg 时，静脉注射 10 min 和 40 min 后，TT 和 KPTT 均显著延长，至 240 min 时恢复[6]。HL-P 的终浓度为 12.8～320 μg/ml 时，可明显促进花生四烯酸(AA)诱导兔血小板聚集，且随剂量增加作用增强。兔静脉注射 HL-P 2 mg/kg，亦能显著促进 AA 诱导的血小板聚集。体外 Ca^{2+} 和 Mg^{2+} 均可显著加强 HL-P 促进 AA 诱导兔血小板聚集作用，同时 Mg^{2+} 也有直接促进 AA 诱导血小板聚集作用。HL-P 促进 AA 诱导血小板聚集机制可能是 HL-P 增强血小板膜前列腺素受体的活性，从而增强 AA 的作用；HL-P，AA 和 Ca^{2+} 或 Mg^{2+} 同时作用于前列腺素受体，使血小板聚集性增强，HL-P 也可能促进 Ca^{2+} 和 Mg^{2+} 内流，使血小板的反应性增强[7]。玉足海参提取的糖胺聚糖降低受细菌脂多糖刺激内皮细胞的促凝活性、组织因子抗原的表达和组织因子 mRNA 的转录，升高凝血酶调节蛋白抗原的表达和凝血酶调节蛋白 mRNA 的转录[8]。

4. 对免疫功能的影响 小鼠腹腔注射玉足海参多糖 HL-P 0.5～12 mg/kg，对巨噬细胞 FCR 花环形成率均有明显促进作用，且与剂量呈正相关。小鼠腹腔注射 HL-P 0.5～4 mg/kg，对 K 细胞介导的抗体依赖性细胞毒实验(ADCC)效应细胞有一定的增强作用，尤其在高剂量时更为明显[9]。HL-P 能增强巨噬细胞的吞噬功能，促进血液

中胶体炭粒的清除率，并有对抗环磷酰胺、氢化考的松的免疫抑制作用[10]。小鼠每日灌胃玉足海参的酶解产物 HYB 4 g/kg，连续 7 d，可显著增强小鼠单核巨噬细胞及小鼠腹腔巨噬细胞的吞噬功能，并能增加小鼠脾脏重量，明显延长戊巴比妥钠睡眠时间，但对正常小鼠肝匀浆细胞色素 P_{450} 含量无明显影响[11]。

5. 其他作用　玉足海参毒素Ⅰ能使小鸡颈二腹肌挛缩，阻遏刺激神经或肌肉所引起的肌肉收缩。并可收缩离体兔耳血管，空肠及豚鼠支气管平滑肌。对离体心脏小剂量兴奋，大剂量则引起挛缩[12]。

毒性　小鼠静脉注射 HL-P 的 LD_{50} 为 222～236 mg/kg[6]。

【药性】　甘、咸，温。

【功用主治】　补肾养血，催乳，止血。主治虚弱劳怯，产后乳少，肠燥便秘，外伤出血。

【用法用量】　内服：煮食，适量。

【选方】　1. 治记忆力衰减　玉足海参适量，煮服。

2. 治虚劳　玉足海参配竹笋、荻菜适量，煮服。

3. 治便秘　玉足海参、木耳（切碎），入猪大肠煮食。

（1～3 方出自《海味营养与药用指南》）

3235 荨麻 qián má （《本草图经》）

【异名】　焬麻（《益部方物略记》），蕁草（《白香山集》），毛蕁（苏轼《分门集注杜工部诗》），蕁麻（《墨庄漫录》），藿草、藿麻（《蜀语》），蝎子草（《人海记》），螫麻（通称）。

【基原】　为荨麻科荨麻属植物宽叶荨麻、荨麻、狭叶荨麻、麻叶荨麻的全草。

【原植物】　1. 宽叶荨麻 *Urtica laetevirens* Maxim.　又名：螫麻（《全国中草药汇编》），哈拉海（东北），痒痒草（河北），虎麻草（湖北），青活麻（西藏）。

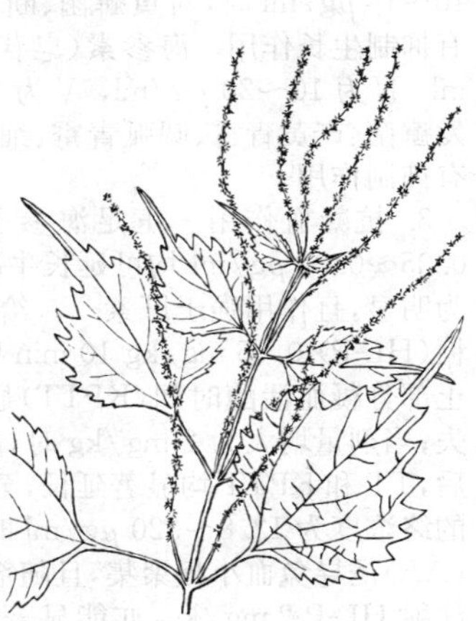

宽叶荨麻

多年生草本。茎高 40～100 cm。疏生螫毛和微柔毛，不分枝或分枝。叶对生；叶柄长 1～3 cm；托叶每节 4 枚，离生，有时上部多少合生，披针形；叶片狭卵形至宽卵形，长 4～9 cm，宽 2.5～4.5 cm，先端短渐尖至长渐尖，基部宽楔形或圆形，边缘有锐牙齿或锯齿，两面疏生刺毛和细糙毛，钟乳体短杆状，有时点状；基出脉 3 条。雌雄同株；雄花序生于茎上部叶腋，长约达 8 cm；花被片 4，雄蕊 4；雌花序生于下部叶腋，较短；花被片 4，有细糙毛，柱头画笔头状。瘦果卵形，稍扁。花期3～5 月，果期 5～8 月。

生于山地林下或沟边。分布于东北、华北及陕西、甘肃、青海、山东、湖北、湖南、四川、云南、西藏等地。

2. 荨麻 *U. fissa* Pritz.　又名：火麻（《秦岭植物志》），火麻草（《湖北植物志》），白活麻、活麻草（《四川中药志》），裂叶荨麻（《高等植物图鉴》）。

多年生草本，茎高 60～100 cm。生螫毛和反曲的微柔毛。叶对生；叶柄长 1～7 cm；托叶合生，卵形；叶片宽卵形或近五角形，长及宽 5～12 cm，先端渐尖，基部圆形或浅心形，近掌状浅裂，裂片三角形，有不规则牙齿，下面生微柔毛，沿脉生螫毛。雌雄同株或异株；雄花序长达10 cm，具稀疏分枝，在雌雄同株时生雌花序之下；雄花直径约 2 mm，花被片 4；雌花序较短，分枝极短，雌花小，长约 0.4 mm，柱头画笔头状。瘦果近球形，扁平，有细柔毛。种子有黄色细点。花期 9～10 月，果期 10～11 月。

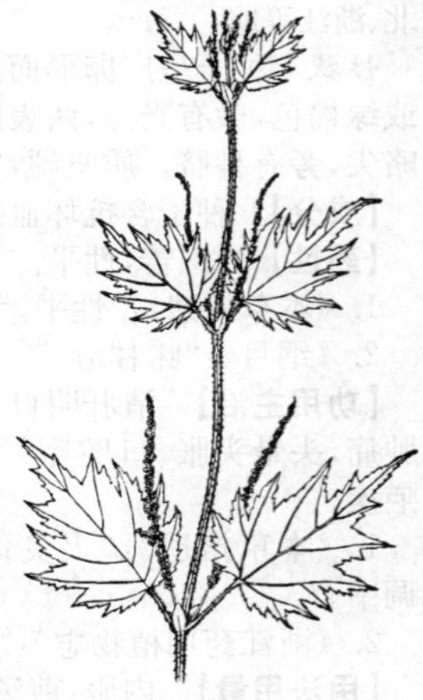

荨　麻

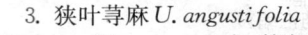

生于海拔 1 000 m左右的山坡路旁草丛中或沟边。分布于陕西、甘肃、安徽、浙江、福建、河南、湖北、湖南、广西、四川、贵州、云南等地。

3. 狭叶荨麻 *U. angustifolia* Fisch. et Hornem.　又名：螫麻子、小荨麻、哈拉海（东北）。

多年生草本，高达 150 cm。茎直立，有四棱，被螫毛。单叶对生；叶柄长 8～17 mm；托叶线形，分离；叶片长圆状披针形或披针形，长 4～12 cm，宽 1.2～2.8 cm，先端渐尖，基部圆形，边缘有粗锯齿，齿尖朝向叶的先端。雌雄异株，花序长达 4 cm，多分枝；雄花直径约2 mm，花被 4；雄蕊 4；雌花较雄花小，花被片 4，果期增大；子房长圆形，柱头画笔头状。瘦果卵形，长约 1 mm，包于宿存的花被内。花期 7～8 月，果期 8～10 月。

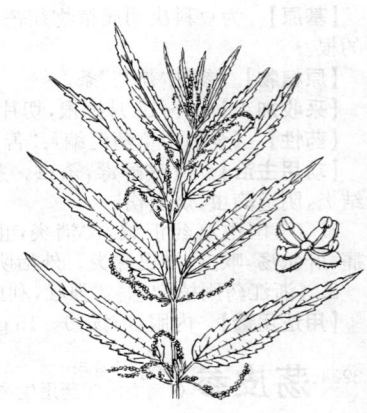

狭叶荨麻

生于山地林边或沟边。分布于东北、华北等地。

4. 麻叶荨麻 *U. cannabina* L.　又名：哈拉海、蝎子草、螫麻子、焮麻（《中国高等植物图鉴》）。

多年生草本，茎高达 150 cm。有棱，被螫毛和紧贴的微柔毛。叶对生；叶柄长2～8 cm；托叶离生，狭三角形；叶片五角形，长4～12 cm，宽 3.5～12 cm，3 深裂或 3 全裂，一回裂片再羽状深裂，两面疏生短柔毛，下面疏生螫毛。雌雄同株或异株；花序长达

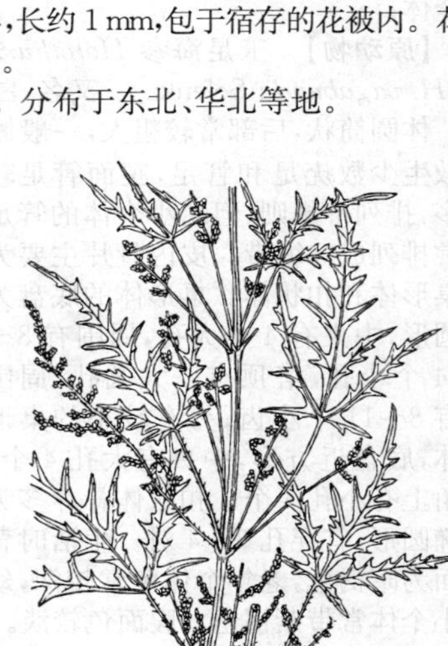

麻叶荨麻

12 cm，雄花序多分枝，雄花直径约2 mm，花被片4，雄蕊4；雌花花被片花后增大，长达2.5 mm，有短柔毛和少数螫毛，柱头画笔头状。瘦果卵形，扁，长约2 mm，光滑。花期7～8月，果期8～9月。

生于干燥山坡或沙丘坡上。分布于东北、华北、西北及四川、云南等地。

宽叶荨麻、荨麻、狭叶荨麻、麻叶荨麻等的根（荨麻根）亦供药用，另设专条。

【采收加工】 6～9月采收，切段，晒干。

【药材】 荨麻 Herba Urticae 产于全国大部分地区。

性状 宽叶荨麻 切成短段，长短不等，茎长1.4～3.8 cm，直径1.5～4 mm，绿色至红紫色，有钝棱，疏生螫毛和短柔毛，节上有对生叶，叶绿色，皱缩易碎。花序穗状，皱缩，数个腋生，具短总梗。瘦果密集，宽卵形，稍扁，长约1.5 mm。体轻，质软。气微，味淡、微辛。

荨麻 叶片具5～7对掌状浅裂，裂片有三角状粗锯齿。

鉴别 茎横切面：宽叶荨麻 表皮细胞外被角质层，毛茸少；腺毛的头2～4个细胞，柄为单细胞；非腺毛1～2个细胞，弯曲。表皮细胞1层，扁平长方形或稍不规则多边形的细胞，外壁较厚，细胞中有不定形浅黄棕色块状物。皮层较宽，厚角组织分布在茎的表皮下的四角处，有2～10层厚角细胞，在棱角处较多，亦含有浅黄棕色不定形块状物，往内为数层至10余层薄壁细胞，近韧皮部有厚壁细胞2～5层，排成弧形，其中散在少量纤维；厚壁细胞多边形、类圆形或不规则形，层纹明显，胞腔大。维管束外韧型，韧皮部较窄，筛管群散在，形成层明显，木质部较宽，木化，由导管、木纤维、木细胞和木射线组成，木射线1～4列细胞。髓部发达，薄壁细胞较大，近木质部细胞稍小，中心有髓腔。簇晶在韧皮部分布较多，排成弧形，在皮层和髓细胞中亦散在。

叶表面制片：下表皮细胞垂周壁弯曲，气孔不定式、不等式，非腺毛较上表皮多。上、下表皮有类结晶状或不定形块状物，浅黄棕色。腺毛头2～4个细胞，柄单细胞。

【成分】 麻叶荨麻全草含多种维生素，鞣质[1]，香叶木苷(diosmin)[2]，小苏碱(stachydrine)[3]。

茎皮含蚁酸(formic acid)，丁酸(butanoic acid)[4]。

【药理】 1. 抗炎镇痛作用 荨麻水煎液均有显著的抗炎活性，能明显抑制小鼠的急性耳郭肿胀和足跖肿胀。荨麻水煎液给药后使小鼠热板致痛反应的痛阈值提高[1]。

2. 抗凝作用 用荨麻水煎液给小鼠灌胃10 d后，用玻片法、毛细玻管法、断尾法测得的凝血时间均比生理盐水组为长，说明荨麻有明显的抗凝作用[2]。

【药性】 苦、辛，温，有毒。

1.《本草图经》："有大毒。"

2.《纲目》："辛、苦，寒，有大毒。"

3.《全国中草药汇编》："苦、辛，温，有小毒。"

【功用主治】 祛风通络，平肝定惊，消积通便，解毒。主治风湿痹痛，产后抽风，小儿惊风，小儿麻痹后遗症，高血压病，消化不良，大便不通，荨麻疹，跌打损伤，虫蛇咬伤。

1.《本草图经》："疗蛇毒。"

2.《纲目》："风疹初起，以此点之。"

3.《药性考》："能疗蛇伤，风疹涂浴。"

4.《纲目拾遗》："浴风，采取煮汁洗。"

5.《全国中草药汇编》："祛风定惊，消食通便。主治风湿关节痛，产后抽风，小儿惊风，小儿麻痹后遗症，高血压病，消化不良，大便不通。外用治荨麻疹初起，蛇咬伤。"

【用法用量】 内服：煎汤，5～10 g。外用：捣汁擦；或捣烂外敷；或煎水洗。

【宜忌】 内服不宜过量；脾胃虚弱者慎服。

《本草图经》："人误服之，吐利不止。"

3236 荨麻根 qián má gēn （《贵州民间方药集》）

【基原】 为荨麻科荨麻属植物宽叶荨麻 *Urtica laetevirens* Maxim.、荨麻 *U. fissa* Pritz.、狭叶荨麻 *U. angustifolia* Fisch. et Hornem.、麻叶荨麻 *U. cannabina* L. 等的根。

【原植物】 参见"荨麻"条。

【采收加工】 7～10月采挖，晒干或鲜用。

【功用主治】 祛风，活血，止痛。主治风湿疼痛，荨麻疹，湿疹，高血压病。

《贵州民间方药集》："治虚弱劳伤，舒筋活血，又可驱风。"

【用法用量】 内服：煎汤，15～30 g；或浸酒。外用：煎水洗。

【宜忌】 本品有毒。过量服用，可致剧烈呕吐，腹痛，头晕，心悸，以至虚脱。

【选方】 1. 治风湿久痛，类风湿关节炎，风湿性瘫痪 荨麻根配金缕半枫荷、滇白珠各15～30 g，五加皮9～15 g。切细，加糖、酒炒香，水煎服。另用荨麻全草煎水洗澡后入睡。

2. 治阴疽 荨麻鲜根、生半夏、橘叶加酒糟捣烂敷。（1、2方出自《湖南药物志》）

3. 治湿疹 荨麻（宽叶荨麻）根、麻黄根各60 g。煎水洗患处。（《秦岭巴山天然药物志》）

4. 治高血压病，手足发麻 荨麻根30 g。水煎服。（《新疆中草药手册》）

3237 荩草 jìn cǎo （《本经》）

【异名】 菉竹（《诗经》），王刍（《毛诗传》），莀草（《说文解字》），黄草（《吴普本草》），蓐、鸱脚莎（《尔雅》郭璞注），盭草（《汉书》晋灼注），菉蓐草（《新修本草》），细叶秀竹（《广州植物志》），马耳草（《吉林中草药》）。

【基原】 为禾本科荩草属植物荩草的全草。

【原植物】 荩草 *Arthraxon hispidus* (Thunb.) Makino

一年生草本。秆细弱无毛，基部倾斜，高30～45 cm，分枝多节。叶鞘短于节间，有短硬疣毛；叶舌膜质，边缘具纤毛；叶片卵状披针形，长2～4 cm，宽8～15 mm，除下部边缘生纤毛外，余均无毛。总状花序细弱，长1.5～3 cm，2～10个成指状排列或簇生于秆顶，小穗孪生，有柄小穗退化成0.2～1 mm的柄；无柄小穗长4～4.5 mm，卵状披针形，灰绿色或带紫色；第一颖边缘带膜质，有7～9脉，先端钝；第二颖近膜质，与第一颖等长，舟形，具3脉，先端

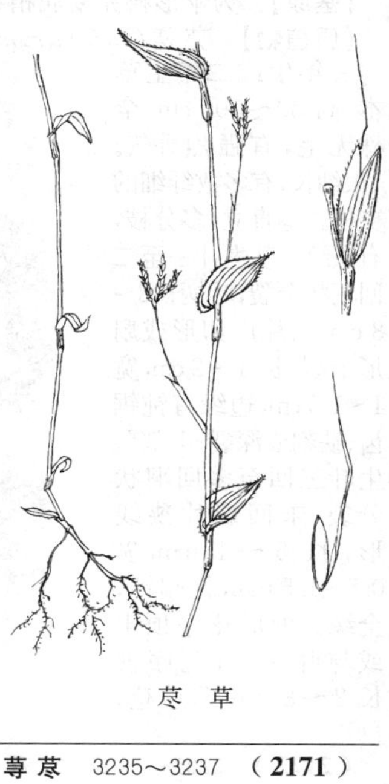

荩 草

尖；第一外稃，长圆形，先端尖，第二外稃与第一外稃等长，近基部伸出1膝曲的芒，芒长6～9 mm，下部扭转；雄蕊2；花黄色或紫色。颖果长圆形，与稃体几等长。花、果期8～11月。

生长于山坡、草地和阴湿处，全国均有分布。

【采收加工】 7～9月割取全草，晒干。

【成分】 叶和茎含黄酮类化合物：木犀草素（luteolin），木犀草素-7-葡萄糖苷（luteolin-7-glucoside），荩草素（arthraxin）。还含乌头酸（aconitic acid）[1]。

【药性】 苦，平。

1.《本经》："味苦，平。"

2.《别录》："无毒。"

3.《福建药物志》："微苦，平。"

【功用主治】 止咳定喘，解毒杀虫。主治久咳气喘，肝炎，咽喉炎，口腔炎，鼻炎，淋巴结炎，乳腺炎，疮疡疥癣。

1.《本经》："主久咳上气喘逆，久寒，惊悸，痂疥，白秃疡气，杀皮肤小虫。"

2.《吴普本草》："治身热邪气，小儿热气。"

3.《药性论》："治一切恶疮。"

4.《全国中草药汇编》："清热，降逆，止喘，解毒，祛风湿。主治肝炎，久咳气喘，咽喉炎，口腔炎，鼻炎，淋巴腺炎，乳腺炎；外用治疥癣，皮肤瘙痒，痈疖。"

5.《福建药物志》："除湿。主治阑尾炎，淋浊。"

【用法用量】 内服：煎汤，6～15 g。外用：煎水洗或捣敷。

【宜忌】《本草经集注》："畏鼠妇。"

【选方】 1. 治气喘上气　马耳草12 g。水煎，日服2次。（《吉林中草药》）

2. 治疥癣，皮肤瘙痒，痈疖　荩草60 g。水煎外洗。（《全国中草药汇编》）

3238 胡荽 hú suì （《食疗本草》）

【异名】 香荽（《韵略》），香荽（《本草拾遗》），胡菜（《外台》），蒝荽（《唐小说》），园荽（《东轩笔录》），芫荽、胡葰（《日用本草》），莞荽（《普济方》），莛荽菜、莛葛草、满天星（《湖南药物志》）。

【基原】 为伞形科芫荽属植物芫荽的带根全草。

【原植物】 芫荽 *Coriandrum sativum* L.

一年生或二年生草本，高30～100 cm。全株无毛，有强烈香气。根细长，有多数纤细的支根。茎直立，多分枝，有条纹。基生叶一至二回羽状全裂，叶柄长2～8 cm；羽片广卵形或扇形半裂，长1～2 cm，宽1～1.5 cm，边缘有钝锯齿、缺刻或深裂；上部茎生叶三回至多回羽状分裂，末回裂片狭线形，长5～15 mm，宽0.5～1.5 mm，先端钝，全缘。伞形花序顶生或与叶对生，花序梗长2～8 cm；无总苞；伞辐3～8；小总苞片2～5，线形，全缘；小伞形花序有花3～10，花白色或带淡紫色，萼齿通常大小不等，卵状三角形或长卵形；花瓣倒卵形，长1～1.2 mm，先端有内凹的小舌片；辐射瓣通常全缘，有3～5脉；花柱于果成熟时向外反曲。果实近球形，直径约1.5 mm。背面主棱及相邻的次棱明显，胚乳腹面内凹，油管不明显，或有1个位于次棱下方。花、果期4～11月。

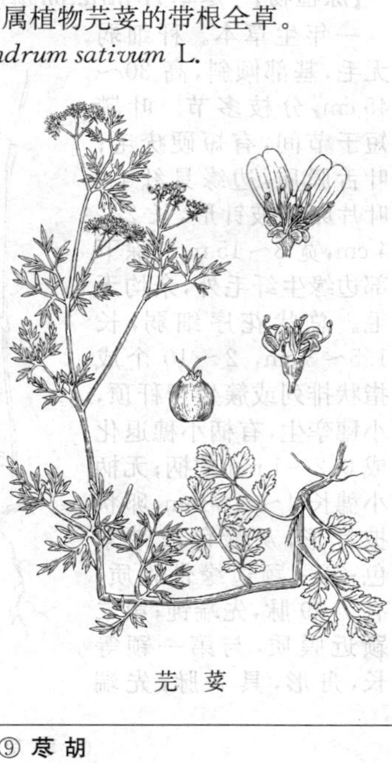

芫　荽

现我国各地多有栽培。原产地中海地区。

芫荽的果实（胡荽子）、茎梗（芫荽茎）亦供药用，另设专条。

【采收加工】 3～5月采收，晒干。

【药材】 胡荽 *Herba Coriandri Sativi*　全国各地均有栽培。

性状　多卷缩成团，茎、叶枯绿色，干燥茎直径约1 mm，叶多脱落或破碎，完整的叶一至二回羽状分裂。根呈须状或长圆锥形，表面类白色。具浓烈的特殊香气，味淡微涩。

【成分】 全草含维生素C 98.1 mg/100 g[1]，正癸醛，壬醛和芳樟醇（linalool）[2]等。

地上部分含4个异香豆素类物质：芫荽异香豆素（coriandrin），二氢芫荽异香豆素（dihydrocoriandrin），芫荽异香豆酮（coriandrone）A、B[3]。

叶香豆素类：含香柑内酯（bergapten），欧前胡内酯（imperatorin），伞形花内酯（umbelliferone），花椒毒酚（xanthotexol）和东莨菪素（scopoletin）[4]；黄酮类：槲皮素-3-葡萄糖醛酸苷（quercetin-3-glucuronide），异槲皮苷（isoquercitrin），芸香苷（rutin）[5]。

【炮制】 除去杂质，用清水洗净，切中段，干燥。

饮片性状　为段状片，段长10～15 mm，根、茎、叶、花、果混合。茎圆柱形，淡棕色，中空；叶片多皱缩破碎；复伞形花序；果实近球形。气特殊而强烈，味辛。

贮干燥容器内，置阴凉干燥处。

【药性】 辛，温。归肺、脾、肝经。

1.《食疗本草》："平。"

2.《嘉祐本草》："味辛，温（一云微寒）。微毒。"

3.《品汇精要》："气之厚者，阳也，香，"

4.《雷公炮制药性解》："入肺、脾二经。"

5.《本草汇言》："可升可降，阳中阴也。入手少阴，足太阴、厥阴经。"

6.《本草再新》："味苦，性凉。无毒。"

【功用主治】 发表透疹，消食开胃，止痛解毒。主治风寒感冒，麻疹透发不畅，食积，脘腹胀痛，呕恶，头痛，牙痛，脱肛，丹毒，疮肿初起，蛇伤。

1.《食疗本草》："利五脏，补筋脉，主消谷能食。可和生菜食治肠风。热饼裹食甚良。"

2.《嘉祐本草》："消谷，治五脏，补不足，利大小肠，通小腹气，拔四肢热，止头痛，疗痧疹。豌豆疮不出，作酒喷之立出。通心窍。"

3.《日用本草》："消谷化气，通大小肠结气，治头疼，齿痛，解鱼、肉毒，消蛊毒。"

4.《医林纂要》："外散阴气，辟邪气，发汗，托疹。"

5.《本草再新》："清热除烦。"

6.《分类草药性》："治小儿痘疹不出，辟四时不正之气，发表散寒，治鼻塞不通。"

【用法用量】 内服：煎汤，9～15 g，鲜品15～30 g；或捣汁。外用：煎汤洗；或捣敷；或绞汁服。

【宜忌】 疹出已透,或虽未透出而热毒壅滞,非风寒外束者禁服。

1.《千金方》:"叶不可久食,令人多忘。华佗云:胡荽菜,患胡臭人,患口气臭,䘌齿人,食之加剧。腹内患邪气者,弥不得食,食之发宿病。金疮尤忌。"

2.《食疗本草》:"久冷人食之脚弱。又不得与斜蒿同食,食之令人汗臭难瘥。不得久食,此是薰菜,损人精神。"

3.《本草拾遗》:"根发痼疾。"

4.《纲目》:"凡服一切补药及药中有白术、牡丹者,不可食此。伏石钟乳。"

5.《本草经疏》:"气虚人不宜食,疹痘出不快非风寒外侵及秽恶之气触犯者不宜用。"

6.《医林纂要》:"多食昏目,耗气。"

【选方】 1. 治风寒感冒,头痛鼻塞　苏叶 6 g,生姜 6 g,芫荽 9 g。水煎服。(《甘肃中草药手册》)

2. 治小儿疹痘,欲令速出　胡荽三两,细切。以酒两大盏,煎令沸,沃胡荽,便以物合定,不令气出,候冷去滓,微微从项以下,喷背膂及两脚胸腹令遍,勿喷于面。(《圣惠方》胡荽酒)

3. 治热毒气盛,生疱疮如豌豆　胡荽一握(细切),生地黄三两(细切)。上药相和,捣绞取汁,空心顿服。(《圣惠方》)

4. 治孩子赤丹不止　胡荽汁敷之。(《兵部手集方》)

5. 治消化不良,腹胀　鲜芫荽全草 30 g。水煎服。

6. 治虚寒胃痛　鲜芫荽 15～24 g。酒水煎服。(5、6 方出自《福建中草药》)

7. 治浮肿　胡荽适量,放鲫鱼腹中,用香油煎食。(《吉林中草药》)

8. 治肛门脱出　胡荽(切)一升,炒,以烟熏肛。(《子母秘录》)

9. 治肛门瘙痒　胡荽研末,加熟蛋黄,共捣烂,调麻油塞入肛门,连用 3 次。(《湖南药物志》)

10. 治中蛊毒　胡荽根捣汁半盏,不计时候服之,其蛊立下,和酒服之更妙。(《圣惠方》)

11. 治众蛇毒　合口椒、胡荽苗等分。捣敷之。(《千金方》)

【各家论述】 1.《纲目》:"胡荽,辛温香窜,内通心脾,外达四肢,能辟一切不正之气,故痘疮出不爽快者,能发之。诸疮皆属心火,营血内摄于脾,心脾之气得芳香则运行,得臭恶则壅滞故尔。按杨士瀛《直指方》云,痘疹不快,宜用胡荽酒喷之,以辟恶气。""若儿虚弱及天气阴寒,用此最妙;如儿壮实及春夏晴暖阳气发越之时,加以酒曲助虐,以火益火,胃中热炽,毒血聚蓄,则变成黑陷,不可不慎。"

2.《医林纂要》:"芫荽,补肝,泻肺,升散,无所不达,发表如葱,但专行气分。"

3239 胡椒 hú jiāo (《新修本草》)

【异名】 昧履支(《酉阳杂俎》),浮椒(《世医得效方》),玉椒(《通雅》)。

【基原】 为胡椒科胡椒属植物胡椒的果实。

【原植物】 胡椒 *Piper nigrum* L.

攀缘状藤本,长达 5 m。节显著膨大,常生须根。叶互生;叶柄长 1～2 cm;叶片厚革质,阔卵形或卵状长圆形,长 9～15 cm,宽 5～9 cm,先端短尖,基部圆,常稍偏斜,叶脉 5～7 条,最上 1 对离基1.5～3.5 cm从中脉发出,其余为基出。花通常单性,雌雄同株,少有杂性,无花被;穗状花序与叶对生,比叶短或近等长;总花梗与叶柄近等长;苞片匙状长圆形,下部贴生于花序轴上,上部呈浅杯状;雄蕊 2,花药肾形,花丝粗短;子房球形,柱头 3～4。浆果球形,直径 3～6 mm,成熟时红色,未成熟时干后变黑色。花期 6～10 月。

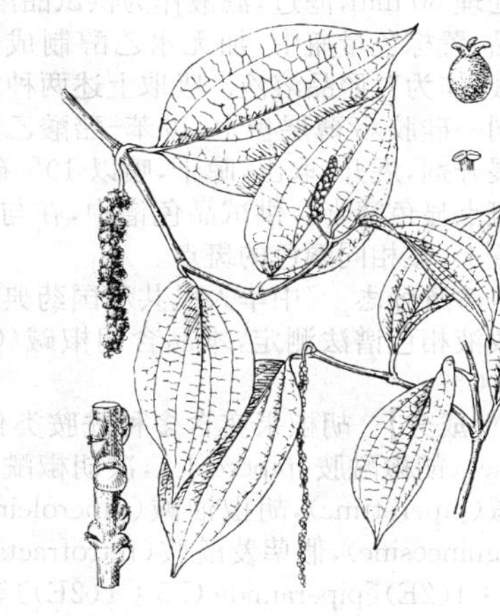

胡　椒

原产东南亚,现广植于热带地区。我国福建、广东、广西、海南、云南、台湾等地有栽培。

【栽培】 生物学特性　属热带温湿型植物。适宜生长于年平均温度 22～28 ℃及年降雨量 1 800～2 800 mm 的地区。旬平均温度 15 ℃时基本停止生长。苗期和定植初期需荫蔽,成龄期要阳光充足。蔓枝攀柱生长,怕大风危害,宜选静风环境栽培。要求土层深厚、肥沃、通气、保水力强、微酸性的土壤,过湿或积水易发生水害和瘟病。

繁殖方法　扦插繁殖。结合整形剪蔓,选优良母株的健壮主蔓,割取长 30～40 cm 具 5～7 个节的插条,扦插在苗圃中,生根后及时定植。春、秋季选阴天或晴天下午,按行株距 1.8 m×1.8 m 或 2 m×3 m 开穴栽种。

田间管理　定植初期要遮荫,及时浇水施肥。苗抽新蔓时立枝、绑蔓以助攀援。主蔓生长到一定长度要打顶、摘花、摘叶,加速树型形成和使养分集中。定植后期要整形修剪。

病虫害防治　病害有胡椒疫病、细菌性叶斑病、花叶病、炭疽病等,防治采用土壤消毒及喷射硫酸铜。虫害有介壳虫类、蚜虫、盲蝽、网蝽、刺蛾、金龟子、蚂蚁、粉虱等。

【采收加工】 一般定植后 2～3 年封顶放花,3～4 年收获。果穗先晒,后去皮,充分晒干,即为商品黑胡椒。果穗用流水浸至果皮腐烂去皮,晒干即为商品白胡椒。

【药材】 胡椒 *Fructus Piperis*　原产于国外,现我国云南、海南、广西等地已有大量栽培。

性状　黑胡椒　果实呈球形,直径 3.5～5 mm。表面黑褐色,具隆起网状皱纹,顶端有细小花柱残迹,基部有自果轴脱落的瘢痕。质硬,外果皮可剥离,内果皮灰白色或淡黄色。断面黄白色,粉性,中有小空隙。气芳香,味辛辣。

白胡椒　表面灰白色或淡黄白色,平滑,顶端与基部有多数浅色线状色纹。

鉴别　(1) 粉末特征:黑胡椒　暗灰色。外果皮石细胞类方形、长方形或形状不规则,直径 19～66 μm,壁较厚。内果皮石细胞表面观类多角形,直径 20～30 μm;侧面观方形,壁一面薄。种皮细胞棕色,多角形,壁连珠状增厚。油细胞较少,类圆形,直径 51～75 μm。淀粉粒细小,常聚集成团块。

白胡椒　黄白色。种皮细胞、油细胞、淀粉粒同黑胡椒。

(2) 取本品粉末少量,加硫酸 1 滴,显红色,渐变红棕色,后转棕褐色(检查胡椒碱)。

(3) 薄层色谱：取本品粉末 0.5 g，加无水乙醇 5 ml，超声处理 30 min，滤过，滤液作为供试品溶液。另取胡椒碱对照品，置棕色量瓶中，加无水乙醇制成每 1 ml 含 4 mg 的溶液，作为对照品溶液。吸取上述两种溶液各 2 μl，分别点于同一硅胶 G 薄层板上，以苯-醋酸乙酯-丙酮(7∶2∶1)为展开剂，展开，取出，晾干，喷以 10%硫酸乙醇溶液，加热至斑点显色清晰。供试品色谱中，在与对照品色谱相应的位置上，显相同颜色的斑点。

品质标志　《中华人民共和国药典》2005 年版规定：照高效液相色谱法测定，本品含胡椒碱($C_{17}H_{19}NO_3$)不得少于 3.0%。

【成分】 胡椒果实含多种酰胺类化合物：胡椒碱(piperine)，胡椒酰胺(pipercide)，次胡椒酰胺(piperylin)，胡椒亭碱(piperettine)，胡椒油碱(piperolein)B，几内亚胡椒酰胺(guineesine)，假荜茇酰胺(retrofractamide) A，胡椒酰胺-C 5∶1(2E)〔piperamide C 5∶1(2E)〕等[1]，N-反式阿魏酰哌啶(N-*trans*-feruloyl piperidine)，类阿魏酰哌啶(feruperine)，二氢类阿魏酰哌啶(dihydroferuperine)[2]，墙草碱(pellitorine)，N-异丁基二十碳-2E，4E，8Z-三烯酰胺(N-isobutyl-2E，4E，8Z-eicosatrienamide)，N-异丁基十八碳-2E，4E-二烯酰胺(N-isobutyl-2E，4E-octadecadienamide)[3]，N-反式阿魏酰酪胺(N-*trans*-feruloyl tyramine)，类对香豆酰哌啶(coumaperine)[4]，N-异丁基二十碳-反-2-反-4-二烯酰胺(N-isobutyl eicosa-*trans*-2-*trans*-4-dienamide)[5]；又含挥发油：向日葵素(piperonal)，二氢香芹醇(dihydrocarveol)，氧化丁香烯(caryophyllene oxide)，隐品酮(cryptone)[6]，顺式对䓝-2-烯-1-醇(*cis*-*p*-2-menthen-1-ol)，顺式对䓝-2，8-二烯-1-醇(*cis*-*p*-2，8-menthadien-1-ol)，反式松香芹醇(*trans*-pinocarveol)[7]，胡椒酮(pipertone)[8]，倍半香桧烯(sesquisabinene)[9]，β-蒎酮(β-pinone)，1，1，4-三甲基环庚-2，4-二烯-6-酮(1，1，4-trimethylcyclohepta-2，4-dien-6-one)，松油-1-烯-5-醇(1-terpinen-5-ol)，对-3，8(9)-䓝二烯-1-醇〔3，8(9)-*p*-menthadien-1-ol〕，对-1(7)，2-䓝二烯-6-醇〔1(7)，2-*p*-menthadien-6-ol〕，N-甲酰哌啶(N-formyl piperidine)，荜澄茄-5，10(15)-二烯-4-醇〔5，10(15)-cadinene-4-ol〕，对聚伞花素-8-醇甲醚(*p*-cymen-8-ol methyl ether)[10]等。

【药性】 辛，热。归胃、大肠、肝经。

1.《新修本草》："味辛，大温，无毒。"

2.《日用本草》："味辛，热，有毒。"

3.《本草经疏》："入手足阳明经。"

4.《本草正》："善走气分。"

5.《本草汇言》："味辛，气大热，有小毒。气味俱薄，可升可降，阳也。入足太阴、少阴、厥阴经。"

【功用主治】 温中散寒，下气止痛，止泻，开胃，解毒。主治胃寒疼痛，呕吐，受寒泄泻，食欲不振，中鱼蟹毒。

1.《新修本草》："主下气，温中，去痰，除脏腑中风冷。"

2.《海药本草》："去胃口虚冷，宿食不消，霍乱气逆，心腹卒痛，冷气上冲。和气。"

3.《日华子》："调五脏，止霍乱、心腹冷痛；壮肾气及主冷痢，杀一切鱼、肉、鳖、蕈毒。"

4.《本草衍义》："去胃中寒痰，吐水，食已即吐，甚验。大肠寒滑亦用，须以他药佐之。"

5.《本草蒙筌》："疗产后气血刺痛，治跌扑血滞肿痛。"

6.《医学入门》："消食下气宽胸。"

7.《纲目》："暖肠胃，除寒湿反胃，虚胀冷积，阴毒，牙齿浮热作痛。"

8. 马培之《药性歌括》："助命门之真火，理腹内之绞痛。"

【用法用量】 内服：煎汤，1～3 g；或入丸、散。外用：研末调敷，或置膏药内外贴。

【宜忌】 热病及阴虚有火者禁服，孕妇慎服。

1.《海药本草》："不宜多服，损肺。"

2.《本草衍义》："过剂则走气。"

3.《本草衍义补遗》："食之快膈，喜食者大伤脾、胃、肺气，积久而大气则伤，凡病气疾大其祸也。"

4.《纲目》："辛热纯阳，走气助火，昏目发疮。"

5.《得配本草》："得木香、蝎梢，治背膜寒癖；配绿豆为末，治冷热下痢；使芒硝，治大小便秘；入麝香，治伤寒呃逆。"

6.《随息居饮食谱》："多食动火烁液，耗气伤阴，破血堕胎，发疮损目。故孕妇及阴虚内热、血证等患，或有咽喉、口齿、目疾者皆忌之。"

7.《本草害利》："此药犹如桂、附，使与阳虚火衰，必与归、地同用，则无偏胜之弊也。"

8.《萃金裘本草述录》："肠胃无寒湿者不宜。"

9.《现代实用中药》："服小量有增进食欲之效；用大量则刺激胃黏膜，引起充血性炎症之局部作用。"

【选方】 1. 治五脏风冷，冷气心腹痛，吐清水　胡椒，酒服之佳，亦宜汤服。若冷气吞三七枚。(《食疗本草》)

2. 治翻胃　胡椒一味。醋浸之，晒干，醋浸不计遍数，愈多愈好，碾末，醋糊为丸。淡醋汤下十丸，加至三四十丸。(《证治要诀》)

3. 治心下大痛　胡椒四十九粒，乳香一钱。研匀，男用生姜，女用当归酒下。又方，胡椒五分，没药三钱，研细，分二服，温酒下。(《纲目》引《寿域方》)

4. 治心痛，精神闷乱　胡椒、高良姜、乌头(炮裂，去皮脐)各一两。上三味捣罗为细末，米醋三盏，熬令硬软得所，丸如皂子大。每服一丸，盐汤嚼下，妇人醋汤下。(《圣济总录》胡椒丸)

5. 治脾疼不可忍，及疗冷气痛　陈茱萸二两，浮椒、蚌粉(炒赤色)各一两。为末，醋糊丸如梧子大。每服二十丸，用温酒或盐汤下。遇发时服，甚者不过二三服立效。(《世医得效方》浮椒丸)

6. 治泄泻　用胡椒为末，姜汁调敷脐上。(《幼科指南》)

7. 治夏令吐泻　夏月冷泻及霍乱：胡椒碾末，饭丸梧子大。每米饮下四十丸。(《卫生易简方》)

8. 治水气脚肿，腹胀，上气喘满　胡椒二百粒(生用)，巴豆十粒(去皮并心膜，用竹纸数重，裹压，频换纸，去油尽为度)。上二味同碾为细末，醋糊圆如绿豆大，每服一丸，淡姜汤下，食后服。(《卫生家宝》胡椒丸)

9. 治哮证遇冷即发，属中外皆寒者　胡椒四十九粒。入活蛤蟆腹中，盐泥固，煅存性，卧时分五次好酒调服。有热者误用，其喘更甚。(《证治宝鉴》椒蟾丸)

10. 治寒冷咳逆，胸中有冷，咽中如有物状，吐之不出　胡椒五分，干姜六分，款冬花三分。上三味捣筛，蜜和丸如梧子大。米饮服三丸，日再服，以知为度。(《外台》小胡椒丸)

11. 治小肠淋，沙石难出疼痛　胡椒、朴硝各一两。上二味捣罗为细散。温汤调下二钱匕，并二服。(《圣济总录》二拗散)

12. 治小便不通　白胡椒 7 粒，葱白 1 根。共捣如泥，填敷脐上，盖以塑料薄膜，胶布固定。一般敷药 2～3 h 即效。〔《新中医》1984，(9)：封四〕

13. 治阴囊湿疹　胡椒10粒。研成粉，加水2 000 ml，煮沸。外洗患处，每日2次。(《草医草药简便验方汇编》)

14. 治一切疮口黑烂死肉　胡椒半两，腻粉一分，乌梅肉半两(烧存性)。上三味同研匀。每用少许敷死肉上，外用醋调面糊靥子盖之。次日蚀下，即用生肉药贴之。(《鬼遗方》)

15. 治蜈蚣咬伤　取胡椒嚼封之，即不痛。(《纲目》引《多能鄙事》)

16. 治牙疼　胡椒末一钱，蟾酥一字大(浸过)。上药同研令相得，丸如麻子大。以绵裹于痛处咬之。有涎即吐却。(《圣惠方》)

【临床报道】 1. 治疗婴幼儿单纯性腹泻　将白胡椒粉1 g，用胶布固定于神阙及长强穴上，每日更换1次，连用3次为1个疗程，观察214例，有效率为97.20%。同时设用常规西药治疗组，观察286例，有效率为89.86%。经统计学处理，显示明显优于西药对照组($P<0.01$)。两组均属中医寒湿型腹泻，加用长强穴比单用神阙穴好[1]。

2. 治疗癫痫　取胡椒粉1.7份，萝卜粉8.3份；或胡椒6份，萝卜粉4份；或胡椒、党参、车前子各3份，绿豆1份；或胡椒、荜茇各3份，滑石、淀粉各1.24份，绿豆0.02份，酵母粉1.5份。分别加工制成抗痫原方粉、抗痫1号、抗痫10号及抗痫35号粉。每次2～4 g，每日3次饭后服。每日服胡椒总量为2.7～3.6 g，如病情需要可加倍。并酌配西药抗痫药。若为大发作当时，可用西药针剂。采用自身对照法观察。以抗痫原方粉共治131例，显效率12.9%，总有效率61.7%。以抗痫1号共治68例，显效率26.6%，总有效率83.9%；以抗痫10号共治43例，显效率21%，总有效率93%；以抗痫35号共治80例，显效率28.75%，总有效率92.5%。在上述基础上，经研究发现胡椒与荜茇所含胡椒碱有抗惊厥作用，遂以胡椒、荜茇为原料，从中提取含胡椒碱的粗提物，并制成抗痫片，每片含胡椒碱、荜茇生药各0.5 g，每次2～4片，每日2次口服。西药的配用及诊疗标准同上。共治各种癫痫150例，显效率27.3%；总有效率为93.3%。疗效较前述粉剂显著提高，且对大发作型疗效尤佳(显效率33.3%)。其中71例完全撤去西药(经半年治疗)，42例在未用抗痫片前西药不能减少，而药后西药用量均减少。疗效出现时间较西药苯妥英钠等长。有刺激胃，引致上火，以及对口疮、痔疮刺激等副作用，但在观察剂量下，有用药1年亦未见任何中毒反应[2]。

3. 治疗室上性心动过速　患者46例，所有病例经胸部X线，心脏彩色超声检查，无器质性心脏病。取胡椒粉0.1 g用塑料吸管将胡椒粉吹入患者鼻腔内，左右交替吹入，待鼻腔刺激感明显时，连续打喷嚏数次，结束治疗。有91%(42/46)可成功诱发连续打喷嚏。有24%(11/46)的患者室上性心动过速中止发作[3]。

4. 治疗咳嗽　患者166例，病程2 d～1个月，其中136例曾经其他治疗而咳嗽不能缓解，全部临床检查均未发现肺气肿、肺心病及其他明显器质性病变。用食用胡椒粉，加清凉油适量调成膏，摊于3 cm×5 cm大小之麝香追风膏上，贴于双侧肺俞穴。每8～12 h换药1次。5 d为1个疗程。结果121例痊愈，36例好转，9例无效，总有效率为95%。一般多在用药后的2～3 d即可起效。未发现不良反应[4]。

【各家论述】 1.《纲目》："胡椒大辛热，纯阳之物，肠胃寒湿者宜之。热病人食之，动火伤气，阴受其害。时珍自少嗜之，岁岁病目，而不疑及也，后渐知其弊，遂痛绝之，目病亦止。才食一二粒，即便昏涩，此乃昔人所未试者。盖辛走气，热助火，此物气味俱厚故也，病咽喉口齿者亦宜忌之。近医每以绿豆同用治病有效，盖豆寒椒热，阴阳配合得宜，且以豆制椒毒也。按张从正《儒门事亲》云，噎膈之病，或因酒得，或因气得，或因胃火，医氏不察，火里烧姜，汤中煮桂，丁香未已，豆蔻继之，荜茇未已，胡椒继之，虽曰和胃，胃本不寒，虽曰补胃，胃本不虚。况三阳既结，食必上潮，止宜汤丸小小润之可也。时珍窃谓此说虽是，然亦有食入反出无火之证，又有痰气郁结得辛热暂开之证，不可执一也。"

2.《本草经疏》："胡椒，其味辛，气大温，性虽无毒，然辛温太甚，过服未免有害，气味俱厚，阳中之阳也。其主下气、温中、去痰，除脏腑中风冷者，总因肠胃为寒冷所乘，以致脏腑不调，痰气逆上，辛温暖肠胃而散风冷，则痰气降，脏腑和，诸证悉瘳矣。""凡胃冷呕逆，宿食不消，或霍乱气逆，心腹冷痛，或大肠虚寒，完谷不化，或寒痰积冷，四肢如冰，兼杀一切鱼、肉、鳖、蕈等毒，诚为要品，然而血分有热，与夫阴虚发热，咳嗽吐血，咽干口渴，热气暴冲，目昏口臭，齿浮鼻衄，肠风脏毒，痔漏泄澼等证，切勿轻饵，误服之，能令诸病即时作剧，慎之慎之。"

3.《本草求真》："胡椒，辛热纯阳，比之蜀椒，其热更甚。凡因火衰寒入，痰食内滞，肠滑冷痢，及阴毒腹痛，胃寒呕水，牙齿浮热作痛者，治皆有效，以其寒气既除而病自可愈也。但此止有除寒散邪之力，非同附、桂终有补火益元之妙，况走气动火，阴热气薄，最其所忌。"

4.《本草便读》："胡椒，能宣能散，开豁胸中寒痰冷气。虽辛热燥散之品，而又极能下气，故食之即觉胸膈开爽。又能治上焦浮热口齿诸病。至于发疮助火之说，亦在用之当与不当耳。"

3240 胡子七 hú zǐ qī (《甘肃中草药手册》)

【异名】 黑毛七、小山桃儿七、九百棒、九龙丹、鸳鸯七(《陕西中草药》)，猪毛七、红毛七(《甘肃中草药手册》)。

【基原】 为毛茛科铁筷子属植物铁筷子的根及根茎。

【原植物】 铁筷子 *Helleborus thibetanus* Franch. [*H. chinensis* Maxim.; *H. viridis* L. var. *thibetanus* (Franch.) Finet et Gagnep.]

多年生草本，高30～50 cm。根状茎直径约4 mm，密生肉质长须根。茎直立，无毛，上部分枝，基部有2～3个鞘状叶。基生叶1～2，无毛；叶柄长20～24 cm；叶片肾形或五角形，长7.5～16 cm，宽14～24 cm，鸡足状3全裂，中央全裂片倒披针形，宽1.6～4.5 cm，在下部以上叶缘有密锯齿；侧全裂片扇形，不等3全裂，具短柄；茎生叶较基生叶为小，中央全裂片狭椭圆形，侧全裂片不等2～3深裂；近无

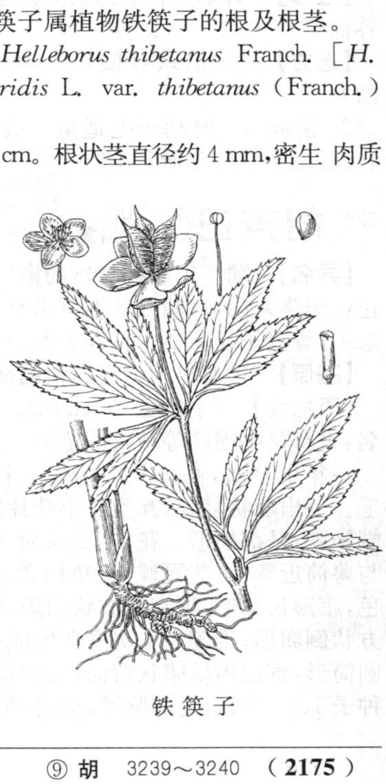

铁筷子

柄。花两性，通常1朵生茎或枝端，在基生叶刚抽出时开放，无毛；萼片5，花瓣状，椭圆形，或狭椭圆形，长1.1～2.3 cm，粉红色，至果期变绿色，宿存；花瓣8～10，圆筒状漏斗形，具短柄，长5～6 mm，腹面稍2裂，淡黄绿色；雄蕊多数；心皮2～3。蓇葖果扁，长1.6～2.8 cm，有横脉，喙长约6 mm。种子椭圆形，扁，有1条纵肋。花期4月，果期5～6月。

生于海拔1 100～3 700 m的山地林中或灌木丛中。分布于陕西、甘肃、湖北、四川。

【栽培】 生物学特性 喜光，耐阴，耐寒，低温对其无冻害，气温5 ℃以上即可返青，高温易灼伤幼苗。不耐旱，耐涝。以中性偏酸的轻壤土或砂壤土为宜。

繁殖方法 种子繁殖或分根繁殖。种子繁殖：5月下旬采收种子，晾干，于当年秋播，春播一般不发芽。播后盖细土，压紧，撒一层草木灰。初冬浇防冻水。分根繁殖：秋季地上部分枯萎后，将宿根挖出，剪去须根，按芽多少，自上而下分割成多块，埋入地下2～3 cm处，翌年开始返青。

田间管理 1年生植株每月浇水2次，二年生植株每月1次，浇透即可，三年生植株靠自然降水及土壤水即可基本满足需求，天旱时浇1次水即可。4月中旬杂草萌生时浅锄，结合中耕除草，在株旁侧培土成梯形，点播或撒播者，周围培土成圆锥形，高3～6 cm。3～4月以人粪尿作追肥，穴施法进行。

【采收加工】 7月中旬地上部分完全枯萎后采挖，晒干或鲜用。

【成分】 根含铁筷子苷(desglucohellebrin)[1]。

【药性】 苦，凉，小毒。

1.《陕西中草药》："味苦，性凉，有小毒。"

2.《甘肃中草药手册》："苦、辛，凉，有小毒。"

【功用主治】 《陕西中草药》："清热解毒，活血散瘀，消肿止痛。主治膀胱炎，尿道炎，疮疖肿毒，跌打损伤，劳伤。"

【用法用量】 内服：煎汤，3～6 g；或泡酒。外用：鲜品捣烂敷。

【宜忌】 《陕西中草药》："服药后2 h内，忌食热物及荞面。"

【选方】 1. 治跌打损伤 胡子七4.5 g。水煎，兑黄酒服。

2. 治疮疖 鲜胡子七适量。捣烂，敷患处。(1、2方出自《甘肃中草药手册》)

3241 胡芦巴 hú lú bā (《医学启源》)

【异名】 胡芦巴(侯宁极《药谱》)，苦豆(《饮膳正要》)，芦芭(《医学入门》)，胡巴(《本草求真》)，季豆(《东北药用植物志》)，香豆子(《新疆中草药手册》)。

【基原】 为豆科胡卢巴属植物胡卢巴的种子。

【原植物】 胡卢巴 *Trigonella foenumgraecum* L. 又名：香草(《中国高等植物图鉴》)。

一年生草本，高30～80 cm。全株有香气。茎、枝被疏毛。三出羽状复叶，互生。小叶片倒长卵形或倒披针形，先端钝圆，基部楔形。花1～2朵腋生；萼筒状，萼齿披针形，与萼筒近等长；花冠蝶形，黄白色或淡黄色，基部稍带紫堇色，旗瓣长圆形，顶端深波状凹陷，翼瓣狭长圆形，龙骨瓣长方状倒卵形；雄蕊10，9枚合生成束，1枚分离。荚果线状圆筒形，直或稍呈镰状弯曲，先端具长喙，表面有纵长网纹。种子10～20颗，近椭圆形，稍扁，黄褐色。花期4～7月，果期7～9月。

多为栽培或野生，分布于东北、西南及河北、江苏、浙江、安徽、山东、河南、湖北、广西、陕西、甘肃、新疆。

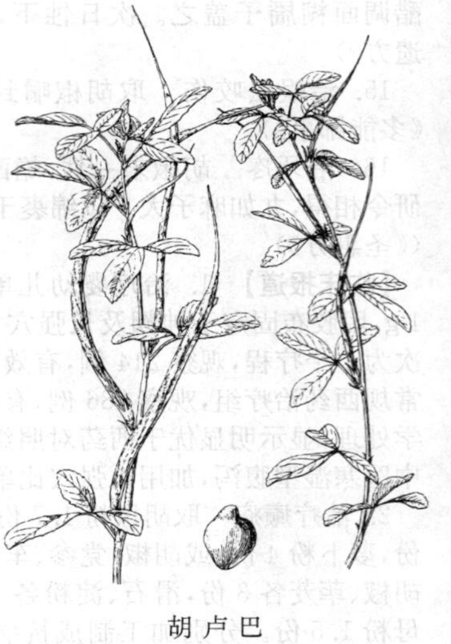

胡芦巴

【栽培】 生物学特性 喜温暖气候，耐旱性较强。地势宜高燥、向阳、排水良好。对土壤要求不严，我国南方各地均宜栽培。一般以肥沃疏松的砂质壤土为佳。

繁殖方法 种子繁殖：南方多采用秋播(10～11月)，北方以春播(4～5月上旬)为宜。穴播，穴行距各30 cm，穴深6～9 cm，每穴下种6～10粒。条播，于畦面上横向开沟，行距20～25 cm，沟深10～15 cm。

田间管理 苗高3～10 cm时，即可除草匀苗、补苗，每穴留壮苗3～5株。条播的株距约10 cm留苗1株，苗高10～15 cm时，浅锄土表，除尽杂草，并施人粪水提苗，至开花前期，再行清沟培土，防止倒伏。

病虫害防治 病害有白粉病，南方多在5～7月发生为害，发病初期可喷托布津500倍液，亦可用波美0.3度石硫合剂喷雾；菌核病，4～7月发生，根部腐烂，可用50%托布津500倍液浇灌，轮作。虫害有地老虎，在苗期为害，可人工诱杀；此外，花期前后有蚜虫为害。

【采收加工】 南方6～7月，北方9～10月，当植株由绿变黄，下部果荚变黄时，用刀齐地割下全株，晒干后打下种子，除尽灰渣杂质即成。

【药材】 胡芦巴 *Semen Trigonellae* 主产于安徽、四川、河南等地。

性状 种子略呈菱形，一端略尖，长3～4 mm，宽2～3 mm，厚约2 mm。表面淡黄棕色至淡棕色，两侧各有1条深斜沟，种脐点状，位于两沟相连接处，质坚硬，不易破碎。纵切后可见种皮，质薄，胚乳半透明，遇水有黏性，子叶2片，淡黄色，胚根粗长，弯曲。气微，味微苦。

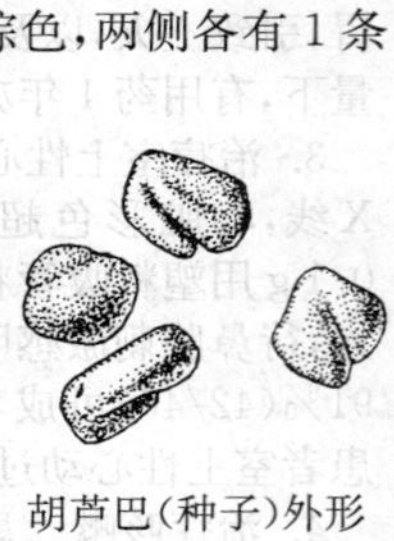

胡芦巴(种子)外形

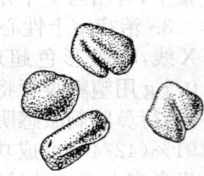

鉴别 (1) 种子横切面：种皮最外为1列栅状细胞，外被角质层，栅状细胞先端尖，壁厚，层纹明显，微木化，其外侧有光辉带，胞腔内常有棕色内含物。向内为1列支柱细胞，呈扁梯形，有大形细胞间隙，外侧平周壁增厚，侧壁具放射状条形增厚纹理，其下为3～4列薄壁细胞。胚乳最外为1列糊粉层，细胞类方形，内含棕色物质，其余的胚乳细胞较大，类圆形，初生壁薄，次生壁极厚，黏液化，胚乳内含有大量的黏液细胞。子叶细胞较小，细胞内含糊粉粒及脂肪油滴。

(2) 取本品粉末2 g，加水20 ml，水浴温热15 min，滤过，取滤液2～3 ml，置具塞试管中，振摇半分钟，产生蜂窝状泡沫，放置 10 min，泡沫不消失（检查皂苷）。

（3）薄层色谱：取本品粉末 1 g，加乙醇 30 ml，加热回流 0.5～1 h，滤过，滤液蒸干，加乙醇 2 ml 溶解作为供试品溶液；另取胆碱，加乙醇配制成每 1 ml 含 1 mg 溶液作为对照品溶液。分别点样于同一硅胶 G 薄层板上，以正丁醇-醋酸-水（4∶1∶5）展开，取出晾干，喷改良碘化铋钾-碘化钾（1∶1）试剂。供试液色谱中在与对照品色谱的相应位置上呈相同棕色斑点。

品质标志 《中华人民共和国药典》2005 年版规定：照高效液相色谱法测定，本品含胡芦巴碱（$C_7H_7O_2$）不得少于 0.45%。

【成分】 种子含胡芦巴肽酯（fenugreekine）[1]，(2S，3R，4R)-4-羟基异亮氨酸〔(2S，3R，4R)-4-hydroxyisoleucine〕[2]，及多种黄酮：6-C-木糖基-8-C-葡萄糖基芹菜素（vicenin Ⅰ），6，8-二-C-葡萄糖基芹菜素（vicenin Ⅱ），肥皂草素（saponaretin），合模荭草苷（homoorientin）[3]，牡荆素（vitexin），牡荆素-7-葡萄糖苷（vitexin-7-glucoside）[4]，槲皮素（quercetin）和木犀草素（luteolin）[5]。还含皂苷类成分：薯蓣皂苷元（diosgenin），芰脱皂苷元（gitogenin），替告皂苷元（tigogenin），新替告皂苷元（neotigogenin），雅姆皂苷元（yamagenin），丝兰皂苷元（yuccagenin）[6]，胡芦巴皂苷（graecunin）H、I、J、K、L、M、N[6] 和胡芦巴素 B（fenugrin B），其苷元都是薯蓣皂苷元[7]。还含生物碱：胡芦巴碱（trigonelline），胆碱（choline）[8]，番木瓜碱（carpaine）[9]。叶中分得胡芦巴皂苷 A、B、C、D、E、G[10, 11]。

【药理】 1. 对糖尿病及其并发症的防治作用 给正常小鼠口服胡芦巴种子水提物和甲醇提取物有降血糖作用[1]。胡芦巴种子水提物中的活性物质给糖尿病家兔口服，有缓慢而持久的降血糖作用[2]。胡芦巴粉末给予能使四氧嘧啶性糖尿病大鼠血红蛋白、糖基化血红蛋白和总脂质等含量下降，增加谷胱甘肽、维生素 C 含量，降低 α-生育酚，提高 β-生育酚[3]。胡芦巴乙醇提取物给予能抑制四氧嘧啶性糖尿病大鼠血糖升高和体重下降，也防止白内障形成[4]。胡芦巴水煎剂灌胃对链脲佐菌素诱发糖尿病的大鼠能减少尿蛋白排泄率，降低血肌酐和尿素氮水平，减轻肾脏病变程度[5]。胡芦巴可溶性膳食纤维成分给 2 型糖尿病大鼠口服，降低血清果糖胺，减少三酰甘油、胆固醇、低密度脂蛋白水平，增加高密度脂蛋白水平[6]。

2. 抗肿瘤作用 胡芦巴种子粉添加到饲料中喂饲抑制 1，2-二甲基肼诱导的大鼠结肠肿瘤发生，减少结肠 β-葡萄糖醛酸酶和黏蛋白酶含量[7]。胡芦巴种子乙醇提取物腹腔注射，可抑制接种 ECA 腹水癌细胞小鼠的肿瘤增长。胡芦巴种子提取物可以增强腹膜渗出物细胞和巨噬细胞数[8]。胡芦巴中的成分能抑制人白血病 HL-60 细胞生长，诱导 HL-60 细胞凋亡，但对人胃癌 KATO Ⅲ细胞作用弱[9]。

3. 抗溃疡作用 胡芦巴分离的水提物和凝胶部分能保护酒精所致大鼠胃溃疡溃疡面，抗溃疡作用与抗分泌、保护黏膜上糖蛋白有关。胡芦巴能增强胃黏膜的抗氧化性，阻止乙醇导致的脂质过氧化物的增长，降低黏膜损伤[10]。

4. 对甲状腺功能的影响 胡芦巴种子提取物给予成年雄性小鼠和大鼠，降低血清三碘甲状腺氨酸（T_3）的浓度和 T_3/T_4 比例，但增加四碘甲状腺氨酸（T_4）浓度和动物体重[11]。胡芦巴种子对甲状腺素诱导的大鼠高血糖有降低血糖和甲状腺素的水平的作用[12]。

5. 保肝作用 胡芦巴水提物对实验性乙醇中毒大鼠肝脏、大脑损伤有保护作用，提高肝脏、大脑超氧化物歧化酶、过氧化氢酶、谷胱甘肽过氧化物酶、谷胱甘肽-S-转移酶和谷胱甘肽还原酶水平[13]。胡芦巴灌胃对四氯化碳、D-氨基半乳糖所致小鼠急性肝损伤模型及四氯化碳所致大鼠慢性肝损伤模型均有保护作用，降低肝脏丙二醛含量，谷胱甘肽过氧化酶活力升高[14, 15]。

6. 其他作用 胡芦巴乙醇提取物腹腔注射抑制大鼠角叉菜胶性足肿胀，有抗炎作用[8]。雄性大鼠灌服胡芦巴种子提取物，精液量、精子能动力下降，降低睾丸、精囊等重量，附睾及睾丸等总蛋白质和唾液酸的浓度也下降，具有抗生育和抗雄激素活性[16]。胡芦巴水提物灌胃提高小鼠胸腺、肝重量，增加胸腺、骨髓细胞，提高迟发型超敏反应，提高体液免疫和巨噬细胞吞噬能力，刺激淋巴细胞增殖[17]。胡芦巴提取物有刺激毛发生长的作用[18]。胡芦巴总皂苷灌胃，对结扎双侧颈总动脉造成急性不完全性脑缺血的模型小鼠能延长平均存活时间；延长断颅小鼠喘息时间。胡芦巴总皂苷体外抑制兔血小板聚集，在低、中切变率能降低兔血黏度，具有抗脑缺血作用[19]。胡芦巴总皂苷腹腔注射改善小鼠东莨菪碱所致记忆获得障碍、亚硝酸钠所致记忆巩固障碍及乙醇所致记忆再现障碍[20]。

【炮制】 1. 胡芦巴 取原药材，除去杂质，洗净，干燥。

2. 炒胡芦巴 取净胡芦巴置锅内，用文火炒至表面黄棕色，微鼓起，时有爆裂声，有香气逸出时，取出放凉。

3. 盐胡芦巴 取净胡芦巴，用盐水拌匀，闷透，置锅内，用文火炒至微鼓起、时有爆裂声，有香气逸出时，取出放凉。

4. 酒胡芦巴 取净胡芦巴与酒拌匀，稍闷，俟酒液被吸尽，置锅内，用文火炒至黄色，有香气逸出时，取出放凉；或置笼内蒸 2 h，取出，干燥。

饮片性状 葫芦巴参见“药材”项。炒胡芦巴形如胡芦巴，表面色泽加深，微鼓起，或现裂口，有香气。盐胡芦巴形如胡芦巴，微鼓起，色泽加深，有香气，味微咸。酒胡芦巴形如胡芦巴，表面黄色，具酒香气味。

贮干燥容器内，盐胡芦巴密闭保存，防潮；酒胡芦巴密闭，置阴凉干燥处，防潮，防蛀。

【药性】 苦，温。归肝、肾经。

1.《饮膳正要》：“味苦，温，无毒。”

2.《雷公炮制药性解》：“入肾、膀胱二经。”

3.《玉楸药解》：“味苦辛，气温。入足阳明胃、足少阴肾经。”

4.《本草再新》：“入心、肾二经。”

5. 张秉成《本草便读》：“入肝、肾二经。”

【功用主治】 温补肾阳，祛寒逐湿。主治寒疝，腹胁胀满，寒湿脚气，肾虚腰痛，阳痿遗精，腹泻。

1.《嘉祐本草》：“主元脏虚冷气。”

2.《纲目》：“治冷气疝瘕，寒湿脚气；益右肾，暖丹田。”

3.《国药的药理学》：“为滋养强精药，用于阴痿、遗精及早泄。”

【用法用量】 内服：煎汤，3～10 g；或入丸、散。

【宜忌】 阴虚火旺或有湿热者慎服。

1.《品汇精要》：“妊妇勿服，服之令儿矮。”

2.《本草汇言》：“肾脏有邪火内热者，宜斟酌。”

3.《本草从新》：“相火炽盛，阴血亏少者禁之。”

【选方】 1. 治小肠气攻刺 胡芦巴（炒）一两。为末。每服二钱，茴香炒紫，用热酒沃，盖定，取酒调下。（《仁斋直指方》胡芦巴散）

2. 治气攻头痛 葫芦巴（炒）、荆三棱（酒浸，焙）各半两，干姜（炮）二钱半。上为细末。每服二钱，温生姜汤或温酒

调服，不拘时候。(《济生方》葫芦巴散)

3. 治肾脏虚冷，腹胁胀满　葫芦巴二两，附子(炮裂，去皮、脐)、硫黄(研)各五分。上三味，捣研为末，酒煮面糊丸，如梧桐子大。每服二十丸至三十丸，盐汤下。(《圣济总录》葫芦巴丸)

4. 治一切寒湿脚气，腿膝疼痛，行步无力　葫芦巴(浸一宿)四两，破故纸(炒香)四两。上件为细末，用大木瓜一枚，切顶去穰，填药在内，满为度，复用顶盖之，用竹签签定，蒸熟取出，烂研，用前件填不尽药末，搜和为丸，如梧桐子大。每服五十丸，温酒送下，空心食前。(《杨氏家藏方》葫芦巴丸)

5. 治肾虚精冷自遗　胡芦巴四两，枸杞子三两，配六味地黄丸。每早服五钱，淡盐汤下。

6. 治脾胃虚寒，洞泻不止　胡芦巴四两，补骨脂三两，白术二两，人参一两。俱炒黄为末，饴糖为丸。每服三钱，汤酒任下。(5、6方出自《本草汇言》)

7. 治乳岩，乳痈　胡芦巴三钱。捣碎，酒煎服，渣敷之。未成散，已溃愈。(《蕙怡堂经验方》)

8. 治腰痛　胡芦巴(焙研)三钱，木瓜酒调服。(《疡医大全》)

【各家论述】 1.《纲目》："胡芦巴，右肾命门之药也。元阳不足，冷气潜伏，不能归元者，宜之。张子和《儒门事亲》云：有人病目不睹，思食苦豆，即胡芦巴，频频不缺，不周岁而目中微痛，如虫行入眦，渐明而愈。按此亦因其益命门之功，所谓益火之原，以消阴翳是也。"

2.《本草汇言》："胡芦巴，壮元阳，补肾命之药也，能敛互水火两肾之元阳，故主元藏虚冷，命门火衰，不能生土，以致脾胃洞泄不禁，精冷自遗。又治寒疝冲心，及奔豚瘕癖，寒湿脚气，诸阴冷证，无不奏功，因其益命门之力，所谓益火之原，以消阴翳是也。"

3.《本草求真》黄宫绣："(胡芦巴)功与仙茅、附子、硫黄恍惚相似，然其力则终逊于附子、硫黄，故补火仍须兼以附、硫、茴香、吴茱萸等药同投方能有效。"

4.《本草正义》："胡芦巴，乃温养下焦，疏泄寒气之药，后人以治疝瘕，脚气等证，必系真阳式微，水寒气滞者为宜，苟挟温邪，即为大忌。"

3242 胡豆草 hú dòu cǎo (《四川中药志》)

【异名】 石蜈蚣草(《中国植物志》)，吊鱼杆(《新华本草纲要》)。

【基原】 为唇形科黄芩属植物无柄黄芩的全草。

【原植物】 无柄黄芩 *Scutellaria sessilifolia* Hemsl.

多年生草本。根状茎横走，密生须根，节上生匍枝；茎高约50 cm，纤细，微具翅。叶几无柄；叶片卵形，长1.9～3.5 cm，近全缘或具3～4个不明显的浅圆齿，上面略被具节糙伏毛。花序总状，3～7花，顶生或腋生，长为叶长的2倍，均偏于一侧而下垂；苞片小，卵状钻形；花萼长约2 mm，盾片高约1.5 mm，果时均增大；花冠基部白色，上部淡紫至紫红，长约18 mm，花冠筒部前方有长达2 mm向下延伸的囊距，下唇中裂片三角状卵圆形；雄蕊4，二强；花盘前方隆起；花柱丝状，先端微裂，子房4裂，后对裂片较大。花期6～8月，果期8～9月。

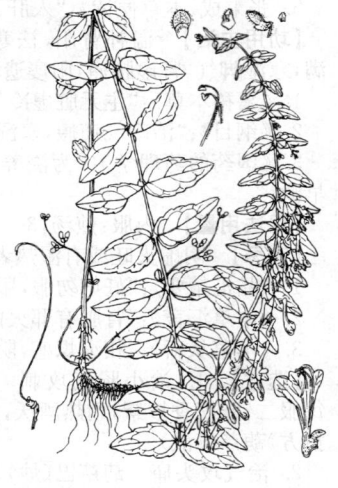

无柄黄芩

生于海拔800～2 000 m的亚热带沟谷林下、灌丛中或潮湿的石山上。分布于四川。

【采收加工】 6～8月采收，鲜用或晒干。

【药性】《四川中药志》1982年版："苦、辛，凉。"

【功用主治】《四川中药志》1982年版："清热解毒，活血散瘀。用于目赤肿痛，痈肿疮毒，跌打损伤。"

【用法用量】 内服：煎汤，18～30 g。外用：捣敷。

【选方】 1. 治目赤肿痛，痈肿疮毒　胡豆草30 g，夏枯草30 g，蒲公英30 g，地龙胆30 g。水煎服。

2. 治跌打损伤，瘀肿疼痛　胡豆草30 g，大二郎剑30 g，威灵仙12 g，七叶一枝花9 g。水煎，加酒冲服。(1、2方出自《四川中药志》1982年版)

3243 胡枝子 hú zhī zǐ (《救荒本草》)

【异名】 随军茶(《救荒本草》)，扫皮、胡枝条(《青岛木本植物名录》)，虾夷山萩(《国产牧草植物》)，野花生(《福建民间草药》)，过山龙、羊角梢、豆叶柴(《江西民间草药》)，夜合草、假花生(《闽东本草》)，横条、横笆子、扫条(《内蒙古植物志》)。

【基原】 为豆科胡枝子属植物胡枝子的枝叶。

【原植物】 胡枝子 *Lespedeza bicolor* Turcz.　又名：萩子梢(《中国树木志》)。

直立灌木，高达2 m。茎多分枝，被疏柔毛。叶互生，三出复叶；托叶条形，长3～4 mm；顶生小叶较大，宽椭圆形，长圆形或卵形，长1.5～5 cm，宽1～2 cm，先端圆钝，微凹或有极小短尖，基部宽楔形或圆形，上面绿色，近无毛，下面淡绿色，疏生平伏柔毛，侧生小叶较小，具短柄。总状花序腋生，较叶长；小苞片长圆形或卵状披针形，有毛；花萼杯状，长4～5 mm，紫褐色，被柔毛，萼齿4裂；花冠蝶形，紫红色，旗瓣倒卵形，基部有爪，翼瓣长圆形，有爪和短耳，龙骨瓣基部有爪；雄蕊10，二体；子房线形，有毛。荚果1节，扁平，倒卵形，有密柔毛。种子1颗。花期7～8月，果期9～10月。

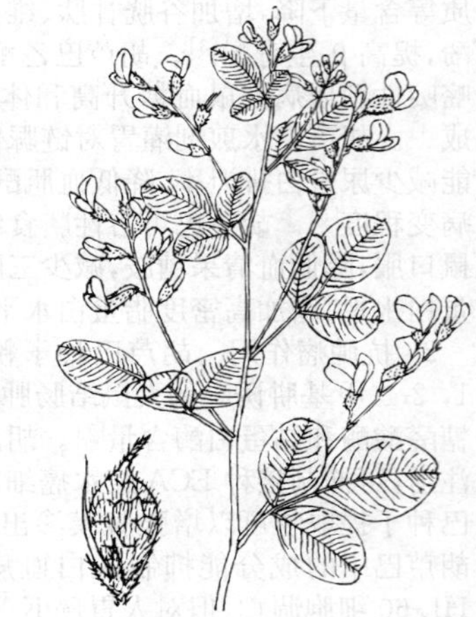

胡枝子

生于山地灌木林下。分布于华北、东北及浙江、江西、福建、河南、湖北、四川、陕西等地。

胡枝子的花(胡枝子花)、根(胡枝子根)亦供药用，另设专条。

【采收加工】 6～9月采收，鲜用或切段晒干。

【成分】 枝叶含黄酮类化合物：槲皮素(quercetin)，山柰酚(kaempferol)，三叶豆苷(trifolin)，异槲皮素(isoquercetin)，荭草素(orientin)，异荭草素(isoorientin)[1]。还含必需氨基酸[2]，鞣质[3]。

【药理】 1. 抗炎镇痛作用 胡枝子叶总黄酮1 g/kg腹腔注射对角叉菜胶、琼脂、右旋糖酐及甲醛性大鼠足肿均有显著抑制作用，并能显著抑制组胺所致大鼠皮肤毛细血管通透性增加，对于切除肾上腺大鼠的角叉菜胶性足肿仍具有显著的抗炎效果[1]。从本品茎枝中提得的总黄酮对小鼠还有镇痛活性，此黄酮可能属槲皮素类成分[2]。胡枝子地上部分总黄酮腹膜内注射，热板法研究其止痛作用，50 mg/kg剂量组痛阈值明显提高，100 mg/kg剂量组出现最大止痛效应，最大止痛效果是在注射各剂量后的30 min，作图法计算胡枝子止痛作用ED_{50}为47.5 mg/kg[3]。

2. 抗过敏作用 胡枝子叶总黄酮可显著对抗大鼠皮肤被动过敏反应[1]。

3. 对肾功能的影响 本品所含黄酮灌服1～2 g/kg，可使甘油所致急性肾功能不全大鼠尿素及尿量排泄增多[4]。对肾功能的作用 胡枝子叶中的总黄酮，以每日100～200 mg/100 g的剂量口服给药，对丙三醇引起的大鼠急性肾功能不全有明显的治疗作用，尿量增加的同时，血中的残余氮降低。其酊剂亦有利尿作用，并减少血中尿素含量，而使尿中的肌酸酐和尿素的排出量增加[5]。

【药性】 甘，平。

1.《救荒本草》："性温。"

2.《内蒙古中草药》："味甘，性平。"

【功用主治】《内蒙古中草药》："润肺解热，利尿止血。主治感冒发热，咳嗽，眩晕头痛，小便不利，便血，尿血，吐血。"

【用法用量】 内服：煎汤，9～15 g，鲜品30～60 g；或泡作茶饮。

【选方】 1. 治肺热咳嗽，百日咳 胡枝子鲜全草30～60 g，冰糖15 g。酌冲开水炖1 h服，每日服3次。

2. 治小便淋漓 胡枝子鲜全草30～60 g，车前草15～24 g，冰糖30 g。酌加水煎，每日服2次。(1、2方出自《福建民间草药》)

3244 胡荽子 hú suí zǐ (《千金方》)

【异名】 芫荽子(《普济方》)。

【基原】 为伞形科芫荽属植物芫荽 *Coriandrum sativum* L. 的果实。

【原植物】 参见"胡荽"条。

【采收加工】 8～9月果实成熟时采收，晒干。

【药材】 胡荽子 *Fructus Coriandri Sativi* 主产于江苏、安徽、湖北。

性状 果实为2小分果合生的双悬果，呈圆球形，直径3～5 mm。淡黄棕色至土黄棕色，顶端可见极短的柱头残迹，多分裂为2，周围有宿存的花萼5枚。表面较粗糙，有不甚明显的波状纵棱10条与明显的直纵棱10条相间排列。基部钝圆，有时可见小果柄或果柄痕。小分果背面隆起，腹面中央下凹，具3条纵行的棱线，中央稍直，两侧呈弧形弯曲，有时可见悬果柄。质稍坚硬。气香。用手揉碎则散发浓烈的特殊香气，味微辣。

鉴别 (1) 取本品粗粉2 g，加乙醚10 ml，振摇提取30 min，滤过，取滤液2 ml挥干，加1%香荚兰醛硫酸溶液1～2滴，即现玫瑰色(检查挥发油)。

(2) 取本品粗粉5 g，加甲醇30 ml，置水浴上加热回流10 min，滤过，取滤液5 ml，浓缩至约0.5 ml，分别于滤纸上滴加2点，其中一点上加1%三氯化铝乙醇液，置紫外光灯下观察，滴加三氯化铝乙醇液的蓝色荧光斑明显加强(检查黄酮素)。

品质标志 《江苏省中药材标准》(1989年版)规定：本品含挥发油不得少于0.5%(ml/g)。

【成分】 果实含挥发油1%～1.4%，脂肪26%[1]；挥发油成分：α、β-蒎烯(pinene)，莰烯(camphene)，柠檬烯(limonene)，水芹烯(phellandrene)，芳樟醇(linalool)，樟脑(camphor)。松油醇(terpineol)，龙脑(borneol)，乙酸牻牛儿酯(geranyl acetate)，牻牛儿醇(geraniol)；脂肪油中脂肪酸：棕榈酸(palmitic acid)，棕榈油酸(palmitoleic acid)，硬脂酸(stearic acid)，亚油酸(linoleic acid)和较高数量油酸系列的不饱和酸[2]。还含黄酮类化合物[3]，三萜衍生物芫荽甾醇苷(coriandrinol)[4]。

种子含挥发油1%，脂肪20%～25%，糖类20%，含氮物质13%～15%，无机物7%。挥发油的主要成分(约70%)是d-芳樟醇(linalool)，其他尚有α、β-蒎烯，柠檬烯(dipentene)，α、β、γ-松油烯(α、β、γ-terpinene)，对聚伞花素(*p*-cymene)，牻牛儿醇，龙脑，水芹烯，乙酸龙脑酯(bornyl acetate)，乙酸牻牛儿酯，乙酸芳樟醇酯(linalyl acetate)，莰烯，月桂烯(myrcene)，樟脑[5,6]。脂肪酸主要有棕榈酸，油酸(oleic acid)，岩芹酸(petroselinic acid)，亚油酸[7]，5，6-十八碳烯酸($\Delta^{5,6}$-octadecenoic acid)[8]。种子所含磷脂主要成分为：磷脂酰胆碱(phosphatidylcholine)，磷脂酰乙醇胺(phosphatidylethanolamine)，磷脂酰肌醇(phosphatidylinositol)[9]。此外，还含黄酮苷，β-谷甾醇，D-甘露醇[10]和芫荽萜酮二醇(coriandrinonediol)[11]。

【药理】 1. 降血糖作用 胡荽子可降低小鼠链脲霉素性糖尿病的高血糖水平，降低体重消失率，它不影响血浆胰岛素的降低，能阻止小鼠链脲霉素性糖尿病的发展[1]。

2. 对血管的作用 胡荽子挥发油能明显对抗去甲肾上腺素的缩血管作用，而增加离体下肢及离体兔耳的灌流量，但对肾上腺素所致收缩性主动脉条作用不明显[2]。

【炮制】 取原药材，除去杂质，抢水洗净，晒干。用时捣碎。

饮片性状 参见"药材"项。

贮干燥容器内，置阴凉干燥处，防蛀。

【药性】 辛、酸，平。归肺、胃、大肠经。

1.《千金方》："味酸，平。无毒。"

2.《饮膳正要》："辛，温。"

3.《纲目》："辛、酸，平。"

4.《四川中药志》1960年版："入肺、胃二经。"

【功用主治】 健胃消积，理气止痛，透疹解毒。主治食积，食欲不振，胸膈满闷，脘腹胀痛，呕恶反胃，泻痢，肠风便血，脱肛，疝气，麻疹，痘疹不透，秃疮，头痛，牙痛，耳痛。

1.《千金方》："消谷，能复食味。"

2.《食疗本草》："治食着诸毒肉，吐下血不止，肠头出。"

3.《本草拾遗》："主小儿秃疮，油煎敷之。亦主蛊毒，五野鸡病及食肉中毒下血，煮令子拆，服汁。"

4.《纲目》："发痘疹，杀鱼腥。"

5.《四川中药志》1979年版："收涩固肠，止血止痛。用于痔漏脱肛，泻痢出血，牙齿疼痛。"

【用法用量】 内服：煎汤，6～12 g；或入丸、散。外用：煎水含漱或熏洗。

【宜忌】 有火热者禁服。

《四川中药志》1960年版:"胃热者忌用。"

【选方】 1. 治消化不良,食欲不振 芫荽子 6 g,陈皮 9 g,生姜 3 片,神曲 9 g。水煎服。(《山东中草药手册》)

2. 治恶心反胃 胡荽子、萝卜子各 50 g。研末,每次 10 g,日服 2 次。(《吉林中草药》)

3. 治胆道蛔虫 胡荽子 50 g,捣碎,加水 300 ml,浓煎取汁,1 次服用。5 岁以下小儿减半。〔《新医学》1974,5(6):298〕

4. 治痢疾亦治泻血 芫荽子一合。捣碎,赤者用冰糖调,白者用生姜自然汁调,温服。一方酒调服。(《普济方》)

5. 治五痔结核,痒痛时有脓血,远年不差 胡荽子(用纸盛锅内,慢火炒令香熟)、芸薹子(用纸盛锅内炒)、破故纸(生用)。上三味各适量,捣罗为细末。每服三钱,煨核桃一个,烂嚼后用米饮调下,空心服。(《卫生家宝》妙应散)

6. 治脱肛痔漏 胡荽子一升,乳香少许,粟糠半升或一升。上先泥成炉子,止留一小眼,可抵肛门大小,不令透烟火,熏之。(《儒门事亲》)

7. 治麻疹透发不畅 芫荽子 9 g。水煎服。或芫荽子适量,置炭中烟熏。(《浙江药用植物志》)

8. 治齿痛 胡荽子五合,水五合,煮一合,含之。(《卫生易简方》)

9. 治中耳炎 芫荽子略炒,加枯矾等量,冰片少许。研极细末。每用少许吹入耳中。(《山东中草药手册》)

3245 胡桐泪 hú tóng lèi (《新修本草》)

【异名】 胡桐律(《汉书》颜师古注),石律(《日华子》),石泪(《岭表录异》),胡桐硷(《纲目》)。

【基原】 为杨柳科杨属植物胡杨的树脂流入土中,多年后形成的产物。

【原植物】 胡杨 *Populus euphratica* Oliv. [*P. diversifolia* Schrenk] 又名:胡桐(《汉书》)。

落叶乔木,高 10~15 m。树皮淡灰褐色,下部条裂。芽椭圆形,褐色,长约 7 mm。苗期和萌枝叶披针形或线状披针形,全缘或具不规则的波状齿牙;成年树小枝泥黄色;枝内富含盐分,叶形多变;叶柄微扁,约与叶片等长,萌枝叶柄长仅 1 cm;叶片卵圆形、卵状披针形、三角状卵形或肾形,先端有粗齿牙,基部楔形、阔楔形、圆形或截形,基部有 2 腺点,两面同色。雄花序长2~3 cm,轴有短柔毛;雄蕊 15~25,花药紫红色,花盘边缘有不规则齿牙;苞片略呈菱形,上部有疏齿牙;雌花序长约2.5 cm,果期长达9 cm,子房长卵形,柱头 3,2 浅裂,鲜红或淡黄绿色。蒴果长卵圆形,长 10~12 cm,2~3 瓣裂,无毛。花期 5 月,果期 7~8 月。

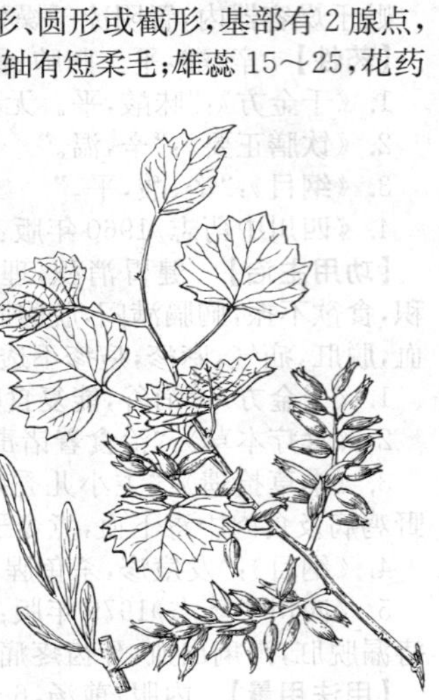

胡 杨

生于海拔 250~1 800 m的盆地、河谷和平原等地的盐碱地。分布于内蒙古、甘肃、青海、新疆。

【采收加工】 多在冬季采收,干燥。

【药材】 胡桐泪 *Resina Populi Euphraticae* 主产新疆。

性状 本品不规则的颗粒状小块或小薄片状,多相互粘结成疏松的团块。表面棕黄色至棕色,具角质样光泽。质脆易碎,断面颜色稍浅,放置则逐渐变深。气极微,味微苦、涩,嚼之微粘牙,稍有砂粒感。

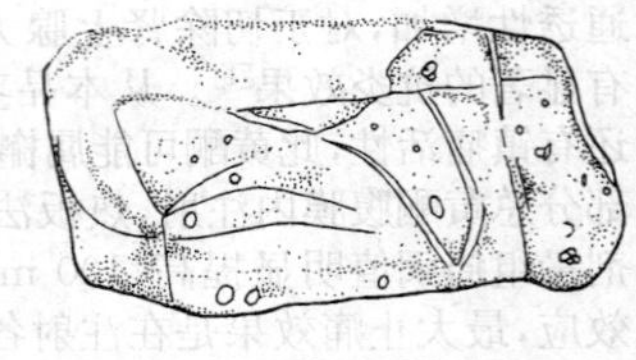

胡桐泪(树脂)外形

鉴别 (1) 粉末特征:棕黄色。树脂状物呈不规则的多角形,淡黄色,常带裂隙和纹理。多混杂有两种非腺毛,一种长而细,直径约 10 μm;一种短而粗,直径约20 μm;叶组织细胞中含有草酸钙簇晶,直径 10~20 μm。有时可见具散孔型花粉粒,直径约 20 μm,并有少量的淀粉粒和草酸钙方晶。

(2) 取胡桐泪的 1%甲醇液,加盐酸 2 滴,振摇后再加镁粉少许,微加热,5~10 min 后溶液显棕红色(检查黄酮类)。

(3) 取本品加热软化融溶,燃之微起泡,呈亮黄色火焰;微有芳香气散出,残渣黑色。

(4) 取本品甲醇液 0.5 ml,加 5%亚硝酸钠 2 滴,溶液呈乳状淡黄色;再加 5%硝酸铝 2 滴,则析出大量黄色沉淀;最后加入 5%氢氧化钠 2~4 滴,则变成暗血红色溶液(检查酸羟基)。

(5) 薄层色谱:用微量吸管吸取胡桐泪甲醇液,以水杨酸为对照品,分别点样于同一硅胶 CMC 薄板上,以氯仿-乙酸乙酯-甲醇-甲酸(25:3:1:1)展开,展距 13 cm,在紫外光灯下观察,供试品色谱中在与对照品色谱相应位置,有相同颜色的荧光斑。

【炮制】 取原药材,除去杂质,置石灰缸中干燥,捣碎,除去异物,过 60 目筛。

饮片性状 本品呈结晶性碎粒,土黄色或樱绿色,有吸湿性。气微,味咸。

贮干燥容器内,密闭,置阴凉干燥处。

【药性】 苦、咸,寒。归肺、胃经。

1.《新修本草》:"味咸、苦,大寒,无毒。"

2.《本草经疏》:"入足阳明经。"

3.《本草汇言》:"气味俱厚,阴中之阴也。"

4.《本草求真》:"入胃,兼入肾。"

【功用主治】 清热解毒,化痰软坚。主治咽喉肿痛,齿痛,牙疳,中耳炎,瘰疬,胃痛。

1.《新修本草》:"主大毒热,心腹烦满,水和服之取吐。"

2.《海药本草》:"主风疳齿牙疼痛,骨槽风劳,能软一切物。"

3.《日华子》:"治风蚛牙齿痛,兼杀火毒并面毒。"

4.《本草图经》:"治口齿家为最要之物。""伏砒石。"(引自《纲目》)

5.《医学启源》:"瘰疬非此不能除。"

6.《纲目》:"咽喉热痛,水磨扫之,取涎。"

7.《本草汇言》:"降火热,清痰结。"

8.《医林纂要》:"补心血,泻心火,散结热,杀虫。"

【用法用量】 内服:煎汤,6~10 g;或入丸、散。外用:煎水含漱;或研末撒。

【宜忌】 多服可致呕吐。脾胃虚寒者禁服。

1.《海药本草》:"多服,令人吐也。"

2.《本草汇言》:"胃家虚寒不食者,勿用。"

【选方】 1. 治咽喉急胀,肿结不通　胡桐泪三钱,硼砂二钱,生矾一钱,胆星一钱五分。共为末,用一二茶匙,姜汤调咽。(《本草汇言》)

2. 治齿缝血出不止　胡桐泪半两。研罗为末,用贴齿缝,如血出不定,再贴。

3. 治牙疳宣露,脓血,口气　枸杞根一升(切),胡桐泪一两。上件药,和匀,分为五度用。每度以水二大盏,煎至一盏,去滓,热含冷吐。(2、3 方出自《圣惠方》)

4. 治小儿疳疮　胡桐泪一两,铜绿一钱,麝香少许。上研令匀,每用少许,以鸡翎扫之。(《普济方》胡桐泪散)

5. 治中耳炎,痔疮　胡桐泪研粉吹入或敷患处。(《全国中草药汇编》)

6. 治急黄或黑汗,黄汗　胡桐泪三钱,白汤调服。(《本草汇言》)

7. 治瘰疬结核　胡桐泪研末外敷。(《医林纂要》)

8. 治胃及十二指肠溃疡,胃痛,胃酸过多　10%胡桐泪精制品溶液,成人每次 10 ml;或粉剂每次 1 g,每日 2 次,饭后服,7 d 为 1 个疗程。(《全国中草药汇编》)

【各家论述】 1.《纲目》:"石泪,入地受卤气,故其性寒能除热,其味咸能入骨软坚。"

2.《本草经疏》:"胡桐泪,《经》曰:热淫于内,治以咸寒;又曰:在高者因而越之。苦以涌吐,寒以胜热,故主大毒热,心腹烦满,取吐而效也。《日华子》以之治风虫牙齿痛,李珣谓其能治骨槽风、齿,元素言瘰疬非此不能除,皆资其苦能杀虫,咸能入骨软坚,大寒能除极热之用耳。"

3.《本草汇言》:"如急患大热火毒,咽喉口齿肿胀不通,或心腹胀满而胀者,用此咸能润下,苦能涌上,或下而愈,或吐而痊。"

3246 胡桃仁 hú táo rén (《七卷食经》)

【异名】 虾蟆(《酉阳杂俎》),胡桃穰(《梅师方》),胡桃肉(《海上集验方》),核桃仁(《纲目》)。

【基原】 为胡桃科核桃属植物胡桃的种仁。

【原植物】 胡桃 *Juglans regia* L.[*J. orientis* Dode; *J. sinensis* (C. DC.) Dode]　又名:羌桃(《名物志》),播罗斯(《梵书》),核桃(《纲目》),播师罗(《广群芳谱》)。

落叶乔木,高 20～25 m。树皮灰白色,幼时平滑,老时浅纵裂。小枝被短腺毛,具明显的叶痕和皮孔;冬芽被芽鳞;髓部白色,薄片状。奇数羽状复叶,互生,长 40～50 cm,小叶5～9 枚,有时 13 枚,先端 1 片常较大,椭圆状卵形至长椭圆形,长 6～15 cm,宽 3～6 cm,先端钝圆或锐尖,基部偏斜,近于圆形,全缘,表面深绿色,有光泽,背面淡绿色,有侧脉11～19 对,脉腋内有一簇短柔毛。花单性,雌雄同株,与叶同时开放;雄葇荑花序腋生,下垂,长5～10 cm,花小而密集,雄花有苞片 1,长圆形,小苞片 2,长卵形,花被片 1～4,均被腺毛,雄蕊 6～30;雌花序穗状,直立,生于幼枝顶端,通常有雌花 1～3 朵,总苞片 3 枚,长卵形,贴生于子房,花后随子房增大,花被 4 裂,裂片线形,高出总苞片,子房下位,2 枚心皮组成,花柱短,柱头 2 裂,呈羽毛状,鲜红色。果实近球形,核果状,直径 4～6 cm,外果皮绿色,由总苞片及花被发育而成,表面有斑点,中果皮肉质,不规则开裂,内果皮骨质,表面凹凸不平,有 2 条纵棱,先端具短尖头,内果皮壁内具空隙而有皱折,隔膜较薄,内里无空隙。花期 5～6 月,果期 9～10 月。

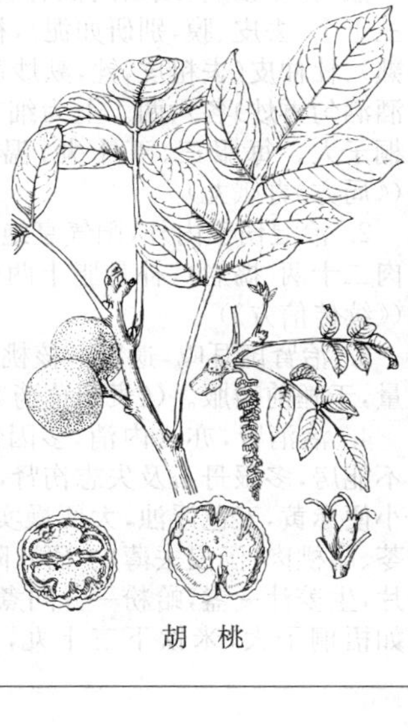

胡　桃

生于山地及丘陵地带。我国南北各地均有栽培。

胡桃的叶(胡桃叶)、花(胡桃花)、嫩枝(胡桃枝)、根或根皮(胡桃根)、树皮(胡桃树皮)、成熟果实的内果皮(胡桃壳)、未成熟的果实(青胡桃果)、未成熟果实的外果皮(胡桃青皮)、果核内的木质隔膜(分心木)、种仁的脂肪油(胡桃油)及种仁返油而变成黑色者(油胡桃)亦供药用,另设专条。

【栽培】 生物学特性　喜凉爽干燥气候,耐干旱,耐寒冷,怕湿热、涝、盐碱。寿命长达 200～300 年,一般 2～4 年为始果期,20～30 年为盛果期。以阳光充足、土层深厚、疏松肥沃、排水良好的中性砂质土壤和壤土栽培为宜。过黏重的土壤和瘠薄土壤生长不利。

繁殖方法　种子繁殖、嫁接繁殖或压条繁殖。种子繁殖:以选薄壳的单株母种,待果皮由绿色变黄色或黄绿色,50%果实顶端已开裂,青果皮易剥离时采种,不易脱皮时可在室内堆积 3～5 d,晾干。种子处理常用冷水浸泡 2～3 d,用湿沙贮藏。待壳破露芽时,分批播种。播前深翻土地,施足基地,可用腐熟厩肥,整平畦面,作垄。秋播或春播。条播按行距 30～40 cm,株距 10～15 cm。播后约 1 个月出苗。5～6 月追施人畜粪肥,7～8 月施过磷酸钙进行根外追肥。冬季苗木要做好防寒措施。嫁接繁殖:芽接或枝接,砧木可选本砧或核桃楸、麻核桃、野核桃等。接芽选中下部发育充实的当年生新枝,忌雄花枝作接穗和接芽。嫁接苗可在春季 2 月下旬至 3 月上中旬,秋季 10 月下中旬至 11 月上中旬移栽,按行株距 7 m×8 m 开穴,穴径 1 m,穴深 0.8～1 m,底层施腐熟厩肥,每穴栽种 1 株,填土,踏实,浇水。

田间管理　幼树林可与豆类、瓜类、草莓等间作,并施氮肥为主。成树林花期增施磷、钾肥;果期施氮、磷、钾混合肥。幼树需整形修剪,定植后要整形定干,成自然半圆形或自然开心形。冬季培土、涂白防寒。成年树要培养骨架,调节营养枝。老树要进行更新复壮。

病虫害防治　病害有黑斑病、核桃炭疽病、核桃枯叶病等。虫害有木尺蠖、云斑天牛、绿肥大蚕蛾、核桃缀叶螟、核桃举肢蛾、核桃黄须球小蠹、核桃小吉丁虫、芳香木蠹蛾等虫害。

【采收加工】 9～10 月中旬,待外果皮变黄、大部分果实顶部已开裂或少数已脱落时,打落果实。青果可用乙烯利 200～300 倍液浸 0.5 min,捞起,放通风水泥地上 2～3 d,或收获前 3 星期用乙烯利 200～500 倍液喷于果面催熟。核果用水洗净,倒入漂白粉中,待变黄白色时捞起,冲洗,晾晒,40～50 ℃烘干。将核桃的合缝线与地面平行放置,击开核壳,取出核仁,晒干。

【药材】 胡桃仁 *Semen Juglandis Regiae*　全国多数地区均产,以河北产量大,山西汾阳所产品质佳。

性状　种子完整者类球形,由两片呈脑状的子叶组成,直径 1～3 cm，一端可见三角状突起的胚根。通常两瓣裂或破碎成不规则块状。种皮菲薄，淡棕色至深棕色，有深色纵脉纹。子叶黄白色，碎断后内部黄白色或乳白色，富油性，气微香，味甜，种皮微涩。

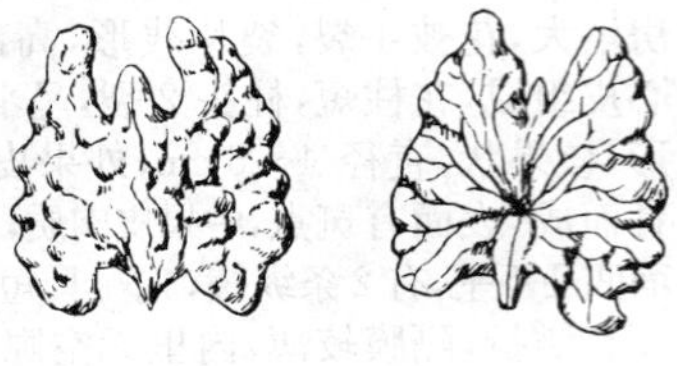

胡桃仁(种子)外形

鉴别　粉末特征：黄白色，富油性。表皮细胞表面观类多角形，直径 14～34 μm，壁薄，垂周壁有的略呈念珠状增厚。在冷水合氯醛装置下观察，可见不规则棕色块。气孔常突出表面，不定式，副卫细胞 3～8 个。子叶表皮细胞表面观类长方形、长条形，壁薄，不规则纵横交错排列。子叶细胞类椭圆形或类圆形，含有糊粉粒及脂肪油滴。网纹细胞偶见，存在于种皮维管束基部，长卵圆形，直径 23～45 μm，长 60～140 μm，壁稍厚，具斜向、横向长条状或网状纹孔。螺纹导管细小，直径 7～10 μm。脂肪油滴极多，散在。糊粉粒多数。

【成分】 胡桃仁含粗蛋白 22.18%，其中可溶性蛋白的组成以谷氨酸为主，其次为精氨酸和天冬氨酸。粗脂类 64.23%，其中中性脂类占 93.05%；中性脂类中三酰甘油 82.05%，甾醇脂 3.86%，游离脂肪酸 4.80%。总脂和中性脂类中脂肪酸组成主要为亚油酸(linoleic acid)64.48%～69.95%和油酸(oleic acid)13.89%～15.36%；三酰甘油所含脂肪酸主要为亚麻酸(linolenic acid)69.98[1]；甾醇：β-谷甾醇(β-sitosterol)，并有少量的菜油甾醇(campesterol)，豆甾醇(stigmasterol)，燕麦甾-5-烯醇(Δ^5-avenasterol)，豆甾-7-烯醇(Δ^7-stigmasterol)[2]；糖类 13%[3]；多种游离的必需氨基酸[4]。

果实含 1，4-萘醌(1，4-naphthoquinone)，胡桃叶醌(juglone)，4-羟基-1-萘基-β-D-吡喃葡萄糖苷(4-hydroxy-1-napthalenyl-β-D-glucopyranoside)，4，8-二羟基-1-萘基-β-D-吡喃葡萄糖苷(4，8-dihydroxy-1-naphthalenyl-β-D-glucopyranoside)[5]。

【药理】 1. 抗癌作用　胡桃叶和果实中含胡桃叶醌。小鼠腹腔注射胡桃叶醌对肝癌腹水型小鼠生命延长率可达 95%，对小鼠肉瘤 S_{180} 实体型抑制率达 50%。在体外对小鼠肝癌细胞 DNA 合成有抑制作用，从电子显微镜观察，胡桃叶醌主要影响肝癌细胞线粒体[1]。

2. 其他作用　给犬喂饲含有胡桃油的混合脂肪食饵，可加快其体重增长，并使其血清清蛋白增加，血胆甾醇水平升高较慢。研究证明，它可能影响胆甾醇在体内合成及其氧化、排泄[2]。

【炮制】 取原药材，除去杂质及分离的木质隔膜。

饮片性状　胡桃仁呈不规则的碎块，淡黄色或棕黄色，参见"药材"项。

贮干燥容器内，置阴凉干燥处。

【药性】 甘，涩，温。归肾、肝、肺经。

1.《七卷食经》："味甘，温。"(引自《医心方》)

2.《千金方》："味甘，冷滑，无毒。"

3.《本草拾遗》："味甘，平，无毒。"(引自《医心方》)

4.《本草图经》："性热。"

5.《品汇精要》："味甘，性平缓。气之薄者，阳中之阴。"

6.《纲目》："入肾、肺。"

7.《雷公炮制药性解》："入肺、肝、肾三经。"

8.《玉楸药解》："味甘、涩，气平。入足阳明胃、手太阴肺经。"

【功用主治】 补肾益精，温肺定喘，润肠通便。主治腰痛脚弱，尿频，遗尿，阳痿，遗精，久咳喘促，肠燥便秘，石淋及疮疡瘰疬。

1.《七卷食经》："去积气。"(引自《医心方》)

2.《食疗本草》："除风，令人能食。""通经脉，润血脉，黑鬓发。""常服，骨肉细腻光润，能养一切老痔疾。"

3. 崔禹锡《食经》："下气了，主喉痹，杀白虫。"(引自《医心方》)

4.《本草拾遗》："食之令人肥健，润肤黑发，去野鸡病。"(引自《医心方》)

5.《日华子》："润肌肉，益发，食酸齿𪘨，细嚼解之。"

6.《开宝本草》："敷瘰疬疮，拔白须发。多食利小便，去五痔。"

7.《本草药性大全》："补下元。"

8.《纲目》："补气养血，润燥化痰，益命门，利三焦，温肺润肠。治虚寒喘嗽，腰脚重痛，心腹疝痛，血痢肠风；散肿毒，发痘疮，制铜毒。"

9.《医林纂要》："补肾，润命门，固精，润大肠，通热秘，止寒泻虚泻。"

【用法用量】 内服：煎汤，9～15 g；单味嚼服，10～30 g；或入丸、散。外用：研末调敷。

【宜忌】 痰火积热，阴虚火旺，以及大便溏泄者禁服。不可与浓茶同服。

1.《千金方》："不可多食，动痰饮，令人恶心，吐水吐食。"

2. 马志："多食动风，脱人眉。同酒食，多令人咯血。"(引自《纲目》)

3. 汪颖《食物本草》："多食生痰，动肾火。"(引自《纲目》)

4.《本草经疏》："肺家有痰热，命门火炽，阴虚吐衄等证，皆不得施。"

5. 姚可成《食物本草》："小儿痧疹后不可食，须忌半年，犯之刮肠，痢不止。"

6.《得配本草》："泄泻不已者禁用。"

【选方】 1. 治肾虚气弱，风冷乘之，或血气相搏，腰痛如折，起坐艰难，俯仰不利，转侧不能，或因劳役过度，伤于肾经，或处卑湿，地气伤腰，或坠堕伤损，或风寒客搏，或气滞不散，皆令腰痛，或腰间似有物重坠，起坐艰辛者　胡桃肉三十个(去皮、膜，别研如泥)，补骨脂(用芝麻同于银器内炒熟)、杜仲皮(去粗皮，锉，麸炒黄色，去麸，乘热略杵碎，又用酒洒匀再炒)各六两。上为细末，入研药令匀，酒糊丸如梧桐子大。每服三、五十丸，温酒、盐汤下，空心，食前服。(《局方》青娥丸)

2. 治湿伤于内外，阳气衰绝，虚寒喘嗽，腰脚疼痛　胡桃肉二十两(捣烂)，补骨脂十两(酒蒸)。研末，蜜调如饴服。(《续传信方》)

3. 治肾虚耳鸣，遗精　核桃仁 3 个，五味子 7 粒，蜂蜜适量，于睡前嚼服。(《贵州草药》)

4. 治消肾，亦云内消，多因快情纵欲，极意房中，年少惧不能房，多服丹石及失志伤肾，遂致唇口干燥，精溢自出，或小便赤黄，五色浮浊，大便燥实，小便大利而不甚渴　白茯苓、胡桃肉(汤浸去薄皮，研)、附子大者一枚(去皮、脐，切作片，生姜汁一盏，蛤粉一分同煮，焙干)。上等分为末，蜜丸，如梧桐子大，米饮下三十丸，或为散，米饮调下，食前服。

(《三因方》胡桃丸)

5. 治久嗽不止　核桃仁五十个(煮熟,去皮),人参五两,杏仁三百五十个(麸炒,汤浸去皮)。研匀,入炼蜜,丸梧子大。每空心细嚼一丸,人参汤下,临卧再服。(《纲目》引《萧大尹方》)

6. 治血寒凝滞不行,筋骨酸痛　以胡桃肉三十枚,浸酒饮之。如不饮酒者,以胡桃肉,早晚各食二枚,白汤过下,七日愈。(《简便方》)

7. 治急心气痛　核桃一个,枣子一枚。去核桃夹,纸裹煨熟,以生姜汤一盅,细嚼送下。(《神效名方》盏落汤)

8. 治翻胃　胡桃肉、旧铜钱、蜂蜜各五钱。上捣三千下,丸如弹子大,噙舌下,不可嚼,待消自化下即愈。若随食随吐者,加珍珠二分。(《鲁府禁方》)

9. 治小肠气痛　胡桃一枚。烧炭研末,热酒服之。(《奇效良方》)

10. 治肠风下血,老人更宜　胡桃仁(去油)四两,皂角刺(炒焦)二两,补骨脂(微炒)两半,槐花(炒)一两。上为末,每服二钱,米汤或汤调下。(《古今医统》胡桃散)

11. 治妇人少乳及乳汁不行　核桃仁(去皮)十个捣烂,穿山甲一钱。上捣和一处,黄酒调服。(《济阴纲目》胡桃散)

12. 治石淋痛楚,便中有石子者　胡桃肉一升,细米煮浆粥一升,相和顿服即瘥。(《海上方》)

13. 治一切痈肿、背痈、附骨疽未成脓者　胡桃十个(煨熟去壳),槐花一两(研末),杵匀,热酒调服。(《古今录验》)

14. 治小儿头疮不愈　胡桃和皮,灯上烧存性,碗盖出火毒,入轻粉少许,生油调涂,一二次愈。(《保幼大全》)

15. 治痘疮倒　用胡桃一个烧灰存性,干胭脂三钱,为末。以胡荽煎汤调下一钱服。(《卫生简易方》)

【临床报道】　治2型糖尿病　胡桃饮组84例,每日取12枚胡桃敲破,加水750 ml,文火煎60 min,药汤约剩300 ml,去除硬壳及分心木,将药汤及果肉分为3等份,于饭前半小时服1份,每日3次,仍用其他降糖药物治疗的患者,本方与原降糖药物合用3星期,待尿糖减少(+～++)后逐渐停用原药。降糖灵组治疗28例,对照组:口服降糖灵片,每次25 mg,每日3次,饭前服。两组均以治疗30 d为1个疗程。在改善临床症状方面前者优于后者,治疗前后两组血糖均显著下降($P<0.01$),两组间无显著性差异。两组的总有效率分别为84.5%、78.6%[1]。

【各家论述】　1.《纲目》:"(胡桃仁)外皮水汁皆青黑,故能入北方,通命门,利三焦,益气养血,与破故纸同为补下焦肾、命之药。夫命门气与肾通,藏精血而恶燥。若肾、命不燥,精气内充,则饮食自健,肌肤光泽,肠腑润而血脉通。此胡桃佐补药,有令人肥健能食、润肌、黑发、固精、治燥、调血之功也。命门既通,则三焦利,故上通于肺而虚寒喘嗽者宜之,下通于肾而腰脚虚痛者宜之,内而心腹诸痛可止,外而疮肿之毒可散矣。洪氏《夷坚志》止言胡桃治痰嗽,能敛肺,盖不知其为命门三焦之药也。""胡桃仁,味甘气热,皮涩肉润,孙真人言其冷滑,误矣。近世医方,用治痰气喘嗽、醋心及疠风诸病,而酒家往往醉后嗜之,则食多吐水、吐食、脱眉及酒同食咯血之说,亦未必然也。但胡桃性热,能入肾肺,惟虚寒者宜之,而痰火积热者,不宜多食耳。"

2.《本草求真》:"(胡桃)味甘则三焦可利,汁黑则能入肾通命,皮涩则气可敛而喘可定,肉润则肺得滋而肠可补。是以疮肿、鼠瘘、痰核,取其用能通郁解结。养血去皮用,敛涩连皮用。"

3.《衷中参西录》:"其性又能消坚开瘀,治心腹疼痛,砂淋、石淋杜塞作疼,肾败不能漉水,小便不利。或误吞铜物,多食亦能消化。又善消疮疽及皮肤疥癣,头上白秃;又能治疮毒深入骨髓,软弱不能步履。"

3247 胡桃叶 hú táo yè (《贵州草药》)

【基原】　为胡桃科核桃属植物胡桃 *Juglans regia* L. 的叶。

【原植物】　参见"胡桃仁"条。

【采收加工】　5～10月均可采收,鲜用或晒干

【成分】　胡桃叶含黄酮类化合物:槲皮苷(quereitrin),金丝桃苷(hyperoside),胡桃苷(juglanin),槲皮素-3-α-阿拉伯糖苷(quercetin-3-α-arabinoside)[1,2];酚酸:水杨酸(salicylic acid),对羟基苯甲酸(*p*-hydroxybenzoic acid),香草酸(vanillic acid),龙胆酸(gentisic acid),对羟基苯基乳酸(*p*-hydroxyphenyllactic acid),没食子酸(gallic acid),对香豆酸(*p*-coumaric acid),阿魏酸(ferulic acid),咖啡酸(caffeic acid),芥子酸(sinapic acid),原儿茶酸(protocatechuic acid),丁香酸(syringic acid)和绿原酸(chlorogenic acid)[3];挥发油(0.02%～0.04%),其主要成分有大牻牛儿烯(germacrene)D,丁香烯(caryophyllene),β-罗勒烯(β-ocimene),β-蒎烯(β-pinene),柠檬烯(limonene)[4],芳樟醇(linalool),β-桉叶醇(β-eudesmol),小茴香酮(fenchone),guacazulene等[5]。还含胡桃叶醌(juglone)[6]。

【药理】　1. 抗菌作用　叶的水提取物(不含胡桃醌)对炭疽杆菌、白喉杆菌的杀菌作用强,对枯草杆菌、霍乱弧菌、链球菌、肺炎链球菌、金黄色葡萄球菌及伤寒杆菌、大肠杆菌、痢疾杆菌的杀菌作用微弱,对结核杆菌无效[1]。纯化的胡桃醌及叶的水提物在体外能中和白喉、破伤风毒素,在体内无此作用[2]。试管试验证实1∶100以上的浓度叶浸剂能杀灭钩端螺旋体[3]。

2. 抗癌作用　"胡桃醌"抗癌药理参见"核桃楸果"条。

3. 其他作用　叶中所含黄酮类化合物能降低犬的血压[4],叶煎剂能加速大鼠体内糖原的合成,并有降低血糖作用[5]。

【药性】　苦、涩,平。

【功用主治】　收敛止带,杀虫,消肿。主治妇女白带,疥癣,象皮腿。

1.《贵州草药》:"杀虫解毒。"

2.《全国中草药汇编》:"解毒消肿。主治象皮肿,白带过多,疥癣。"

【用法用量】　内服:煎汤,15～30 g。外用:煎水洗;熏或捣敷。

【选方】　1. 治白带过多　胡桃树叶10片,加鸡蛋2只。煎服。(苏医《中草药手册》)

2. 治象皮腿　胡桃树叶60 g,石打穿30 g,鸡蛋3个。同煎至蛋熟,去壳,入汤继续煎至蛋色发黑为度。每日吃蛋3个,14 d为1个疗程。另用白果树叶适量,煎水熏洗患足。(《全国中草药新医疗法展览会资料选编》)

3248 胡桃壳 hú táo ké (《纲目》)

【基原】　为胡桃科核桃属植物胡桃 *Juglans regia* L. 成熟果实的内果皮。

【原植物】　参见"胡桃仁"条。

【采收加工】　采收胡桃仁时,收集核壳(木质内果皮),晒干。

【成分】 胡桃壳(内皮)含抗艾滋病病毒及肿瘤的多糖[1]。

【药性】 苦、涩,平。

【功用主治】 止血,止痢,散结消痈,杀虫止痒。主治妇女崩漏,痛经,久痢,疟母,乳痈,疥癣,鹅掌风。

1.《纲目》:"烧存性,入下血、崩中药。"

2.《本经逢原》:"烧灰存性,治乳痈。"

3.《本草求原》:"通郁结。"

【用法用量】 内服:煎汤,9～15 g;或煅存性研末,每次3～6 g。外用:煎水洗。

【选方】 1. 治妇女血气痛 核桃硬壳 60 g,陈老棕30 g。烧成炭,淬水服。(《重庆草药》)

2. 治疟痞(即病久胁下成块疼痛,名疟母) 核桃壳(煅灰,研末)三钱,木香(研细)八分。好酒调服,三五次即消。(《文堂集验方》)

3. 治久痢 胡桃壳,水煎频服。〔《国医论坛》1986,(2):52〕

4. 治乳痈 胡桃壳烧灰存性,取灰末二钱,酒调服,未肿即消,已溃渐敛。(《本经逢原》)

5. 治鹅掌风 核桃壳(鲜者更佳),鹁鸽屎等分。煎水,频洗立效。(《成氏秘传外科心法》)

6. 治疥癣 胡桃壳,煎,洗。(苏医《中草药手册》)

3249 胡桃花 hú táo huā (《重庆草药》)

【基原】 为胡桃科核桃属植物胡桃 *Juglans regia* L. 的花。

【原植物】 参见"胡桃仁"条。

【采收加工】 5～6月花盛开时采收,鲜用或晒干。

【成分】 胡桃雌花含左旋茉莉酮酸(jasmonic acid),6-表西葫芦子酸(6-epicucurbic acid),6-表-7-异西葫芦子酸(6-epi-7-isocucurbic acid)[1]。

【功用主治】 《重庆草药》:"泡酒涂瘊子(疣)。"

【用法用量】 外用:浸酒涂搽。

3250 胡桃枝 hú táo zhī (《贵州草药》)

【基原】 为胡桃科核桃属植物胡桃 *Juglans regia* L. 的嫩枝。

【原植物】 参见"胡桃仁"条。

【采收加工】 5～8月采摘嫩枝叶,鲜用。

【功用主治】 杀虫止痒,解毒散结。主治疥疮,瘰疬,肿块。

1.《贵州草药》:"杀虫解毒。"

2.《山西中草药》:"可治食管癌,乳腺癌,胃癌,淋巴系统肿瘤等。"

【用法用量】 内服:煎汤,15～30 g。外用:煎水洗。

【选方】 1. 治疥疮 鲜核桃枝叶、化槁树枝叶各等量。煨水洗患处。(《贵州草药》)

2. 治淋巴结肿 核桃树鲜嫩枝、鲜大蓟等分。煎水当茶饮;另煮马齿苋当菜吃。(《新疆中草药单验方选编》)

3. 治宫颈癌 鲜核桃树枝 33 cm,鸡蛋 4 个。加水同煮,蛋熟后去壳,入汤再煮 4 h。每次吃蛋 2 个,每日 2 次,连续吃。此方可试用于各种癌症治疗。(《新编中医入门》)

3251 胡桃油 hú táo yóu (《药性考》)

【基原】 为胡桃科核桃属植物胡桃 *Juglans regia* L. 种仁的脂肪油。

【原植物】 参见"胡桃仁"条。

【采收加工】 将净胡桃种仁压榨,收集榨出的脂肪油。

【药性】 辛、甘,温。

【功用主治】 温补肾阳,润肠,驱虫,止痒,敛疮。主治肾虚腰酸,肠燥便秘,虫积腹痛,耵耳出脓,疥癣,冻疮,狐臭。

1.《药性考》:"杀虫。治疠风,疥癣,杨梅,白秃。"

2.《纲目拾遗》:"补火。"

3.《现代实用中药》:"缓下剂,能驱绦虫;外用于皮肤病,疥癣,冻疮,腋臭等。"

【用法用量】 内服:炖温,9～15 g。外用:涂搽。

【宜忌】 《纲目拾遗》:"坏核桃榨取者,有毒,味劣,不宜食。"

【选方】 1. 治伤耳或疮出汁者 胡桃,杵取油,纳入。(《普济方》)

2. 治耳疳 核桃仁研烂,拧油去渣,得油一钱,兑冰片二分。每用少许,滴于耳内。(《医宗金鉴》滴耳油)

3. 治湿疹,皮炎,渗出糜烂 胡桃仁,略炒,轧取油。每100 ml 加煅炉甘石粉 100 g,调匀。薄涂于创面,能迅速止痒,减少渗出,创面感染者亦有效,加冰片 3 g 尤佳。(《疮疡外用本草》)

4. 治宫颈糜烂 核桃馏油 300 g,甘油适量,甘油明胶适量。制成 1 000 粒栓剂,用时先将外阴部洗净,然后将药栓送入阴道深部,每次 1 粒,每日 1 次,连用 7 d 为 1 个疗程。(《辽宁省药品标准》1987 年)

3252 胡桃根 hú táo gēn (《重庆草药》)

【基原】 为胡桃科核桃属植物胡桃 *Juglans regia* L. 的根或根皮。

【原植物】 参见"胡桃仁"条。

【采收加工】 全年均可采收,挖取根,切片;或剥取根皮,切片,鲜用。

【成分】 胡桃根皮含醌类化合物:胡桃叶醌(juglone),3, 3′-双胡桃叶醌(3, 3′-bisjuglone)及环三胡桃叶醌(cyclotrisjuglone)[1]。

【功用主治】 止泻,止痛,乌须发。主治腹泻,牙痛,须发早白。

1.《药性考》:"根皮:止泄,沐头染褐。"

2.《重庆草药》:"杀虫,攻毒。治老年牙痛,兼能补气。"

【用法用量】 内服:煎汤,9～15 g。外用:煎水洗。

【选方】 染须发 胡桃根皮一秤,莲子草十斤(切)。以瓮盛之,入水五斗,浸一月去滓,熬至五升,入芸苔子油一斗,慢火煎取五升,收之。凡用,先以炭灰汁洗,用油涂之。外以牛蒡叶包住,绢裹一夜洗去,用七日即黑也。(《圣惠方》)

3253 胡黄连 hú huáng lián (《新修本草》)

【异名】 割孤露泽(《开宝本草》),胡连(《本草正义》),假黄连(《全国中草药汇编》)。

【基原】 为玄参科胡黄连属植物胡黄连和印度胡黄连的根茎。

【原植物】 1. 胡黄连*Picrorhiza scrophulariiflora* Pennell.

多年生草本,高 5～10 cm。根茎粗壮,长圆锥形,横走,长 15～50 cm，节间紧密，常有暗棕色鳞片状老叶及圆柱状支根。叶近基生，常集成莲座状；叶片匙形至卵形，长 2～7 cm，宽 1.5～3.5 cm，先端圆或钝，基部渐窄成短柄，边缘除基部外均有钝锯齿，无毛，干时变黑。花葶自叶丛中生出，高 5～15 cm，被腺毛，花密集成顶生穗状的圆锥聚伞花序；苞片、花萼均被毛，苞片卵形；萼片 4，长 5～6 mm，其中一裂片几线形，其他 4 裂片近披针形、狭长圆形至狭长椭圆形；花冠暗紫色或浅蓝色，二唇形，内外具疏柔毛；雄蕊 4，二强，着生于花冠管中部；子房 2 室，胚珠每室多数，花柱细长，柱头头状。蒴果卵圆形，长 9～12 mm，先端 4 裂。种子多数，长圆形，有光泽，具网眼。花期 6～8 月，果期 8～9 月。

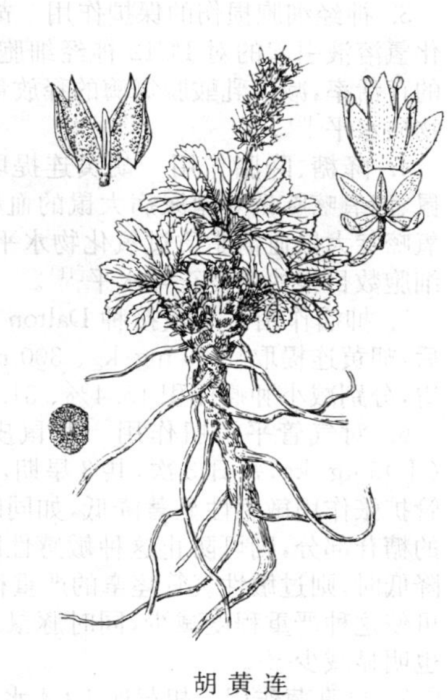

胡黄连

生于海拔3 600～4 400 m的高寒地区的岩石上及石堆中，或浅土层的向阳处。分布于四川、云南、西藏。

2. 印度胡黄连 *P. kurroa* Royle

多年生草本，有毛。根茎圆柱形，稍带木质，长 15～20 cm。叶近于根生，稍带革质；叶片匙形，长 5～10 cm，先端尖，基部狭窄成有翅的具鞘叶柄，边缘有细锯齿。花茎长于叶；穗状花序长 5～10 cm，下有少数苞片；苞片长圆形或披针形，与萼等长；萼片 5，披针形，长约 5 mm，有缘毛；花冠短于花萼，先端 5 相等的裂片，裂片卵形，具缘毛，内面具疏柔毛，外面无毛或近无毛；雄蕊 4，花丝细长，伸出花冠，无毛；子房 2 室，花柱细长，柱头单一。蒴果长卵形，长 6 mm，侧面稍有槽，室间开裂。种子长圆形。花期 6 月，果期 7 月。

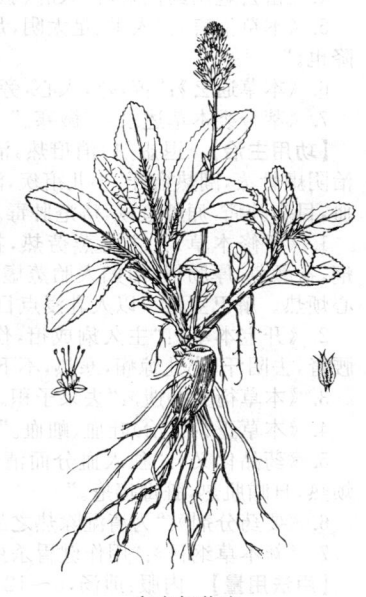

印度胡黄连

生于高山草地。分布于喜马拉雅山区西部。

【栽培】 生物学特性 喜凉爽湿润、土质肥沃，适合在高海拔地段栽培。

繁殖方法 种子繁殖。选成熟的种子，在秋末播种。事前做苗床，床面高出地面 20 cm，随当地的地形做成长方形，四周设排水沟，播种后覆土，盖草保湿防寒，翌年春天出苗。如阳光太强，需支设遮阴棚。

【采收加工】 8～10 月地上部分枯萎时采挖，晒干。

【药材】 胡黄连 *Rhizoma Picrorhizae* 主产于西藏。

性状 根茎呈圆柱形，略弯曲，偶有分枝，长 3～12 cm，直径 0.3～1 cm。表面灰棕色至暗棕色，粗糙，有较密的环状节，具稍隆起的芽痕或根痕，上端密被暗棕色鳞片状的叶柄残基。体轻，质硬而脆，易折断，断面略平坦，淡棕色至暗棕色，木部有 4～10 个类白色点状维管束排列成环。气微，味极苦。

鉴别 (1) 根茎横切面：表皮 1 列细胞，较粗根茎的表皮常不存在。木栓层为数列或 10 余列木栓细胞。皮层薄壁细胞壁稍厚，有的具数个大的圆形单纹孔或网状纹孔，胞腔内含脂肪油滴；内皮层细胞长方形。中柱鞘为 2～3 列薄壁细胞。韧皮部薄壁细胞含淀粉粒、脂肪油滴及树脂块。束间形成层不明显。木质部由导管、木薄壁细胞及木射线组成，木化。初生射线宽 9 列细胞。髓部为类圆形的薄壁细胞，细胞间隙明显，有的细胞壁具圆形单纹孔及网状纹孔。

(2) 取本品粉末 0.5 g，置适宜器皿中，60～80 ℃升华 4 h，置显微镜下观察，可见针状、针簇状、棒状、板状结晶及黄色球状物。

(3) 取本品粉末 5 g，加水 50 ml，置 60 ℃水浴中温浸 20 min，滤过。取滤液 1 ml，加三氯化铁乙醇溶液 2 滴，生成暗绿色沉淀；另取滤液 1 ml，加 5% α-萘酚乙醇溶液 2 滴，摇匀，生成黄白色浑浊，缓缓沿管壁加硫酸 0.5 ml，两液接界处显紫色环，振摇后颜色变深，加水稀释生成暗紫色沉淀。

(4) 薄层色谱：取鉴别(2)项下的升华物，加氯仿数滴使溶解，作为供试品溶液。另取香草酸、肉桂酸对照品，加氯仿制成每 1 ml 各含 1 mg 的混合溶液，作为对照品溶液。吸取上述两种溶液各 5 μl，分别点于同一硅胶 GF_{254} 薄层板上，以正己烷-乙醚-冰醋酸(5∶5∶0.1)为展开剂，展开，取出，晾干，置紫外光灯(254 nm)下检视。供试品色谱中，在与对照品色谱相应的位置上，显相同颜色的斑点。

品质标志 《中华人民共和国药典》2005 年版规定：照高效液相色谱法测定：本品含胡黄连苷Ⅰ($C_{24}H_{28}O_{11}$)与胡黄连苷Ⅱ($C_{23}H_{28}O_{13}$)的总量不得少于 9.0%。

【成分】 胡黄连根茎中含有环烯醚萜糖苷：胡黄连苦苷(picroside)Ⅰ、Ⅱ、Ⅲ[1]、Ⅳ[2]，桃叶珊瑚苷(aucubin)，梓醇(catalpol)[1]；酚苷：scrosides A～C[2]，盾叶夹竹桃苷(androsin)；葫芦素类糖苷：25-乙酰氧基-2β-吡喃葡萄糖氧基-3，16，20-三羟基-9-甲基-19-去甲羊毛甾-5，23-二烯-22-酮(25-acetoxy-2β-glucopyranosyloxy-3，16，20-trihydroxy-9-methyl-19-norlanosta-5，23-diene-22-one)，2β-吡喃葡萄糖氧基-3，16，20，22-四羟基-9-甲基-19-去甲羊毛甾-5，24-二烯(2β-glucopyranosyloxy-3，16，20，22-tetrahydroxy-9-methyl-19-norlanosta-5，24-diene)[1,3]；酚酸类：香草酸(vanillic acid)，桂皮酸(cinnamic acid)，阿魏酸(ferulic acid)[1]。

印度胡黄连根中含环烯醚萜糖苷：胡黄连苦苷Ⅰ～Ⅲ[4,5]，香草酰基梓醇(6-vanilloyl catalpol)[5]，胡黄连苷(kutkoside)[6]，6-阿魏酰梓醇(6-feruloylcatalpol)，婆婆纳苷(veronicoside)，米内苷(minecoside)，云杉苷(picein)，盾叶荚竹桃苷[7]，五乙酰基-6′-桂皮酰基梓醇(pantaacetyl-6′-cinnamoyl catalpol)，六乙酰基-6-香草酰基梓醇(hexaacetyl-6-vaniloyl catalpol)，六乙酰基梓醇(hexaacetyl catalpol)[8]， pikuroside[9]；葫芦素类糖苷：海绿甾苷Ⅰ(cucurbitacin B-2-O-glucoside arvenin Ⅰ)[11]，海绿甾苷(arvenin)Ⅱ[12]、Ⅲ[13]，葫芦苦素(cucurbitacin)、葫芦苦素B、D的糖苷[11]，25-乙酰氧基-2-β-葡萄糖氧基-3，16，20-三羟基-9-甲基-19-去甲-5，23-羊毛甾二烯-22-酮(25-acetoxy-2-β-glucosyloxy-3，16，20-trihydroxy-9-methyl-19-norlanosta-5，23-diene-22-one)[10]等羊毛甾烯糖苷近20种[11~15]。又含茶叶花宁(apocynin)[16]。

【药理】 1. 保肝利胆作用　婆婆纳苷、米内苷、6-阿魏酰基梓醇、云杉苷、盾叶夹竹桃苷、胡黄连苦苷Ⅰ和Ⅱ、梓醇和桃叶珊瑚苷在体外，对四氯化碳或半乳糖胺引起的原代培养大鼠肝细胞毒性有较弱的抗肝毒作用[1]。胡黄连苦苷Ⅰ和Ⅱ在体外对补体介导的原代培养小鼠肝细胞毒性也有保肝作用[2]。一种胡黄连苦苷Ⅰ和胡黄连苷的混合物称为kutkin，对于半乳糖胺诱发的大鼠肝损害和贝氏疟原虫(*Plasmodium berghei*)诱发的多乳鼠肝损害均有保肝作用[3]。胡黄连苦苷Ⅰ和胡黄连苷按1∶15比例的混合物称为Picroliv，给大鼠灌服每日12.5 mg/kg或25 mg/kg，连续7 d，对硫代乙酰胺诱发的肝损害有明显保肝作用，对硫代乙酰胺产生的血清天冬氨酸氨基转移酶(AST)、丙氨酸氨基转移酶(ALT)和碱性磷酸酶活性的升高，Picroliv均可使之降低，但对血清胆红素的升高则并无降低作用；对硫代乙酰胺诱发的肝细胞琥珀酸脱氢酶和葡糖-6-磷酸酶活性降低，酸性核糖核酸酶活性升高，DNA和RNA含量增加，Picroliv可使这些变化明显减少；对5′-核苷酸酶和γ-谷氨酰转肽酶活性的升高，Picroliv只在每日25 mg/kg时才有降低作用[4]。清醒大鼠灌服Picroliv水溶液每日1.5～12 mg/kg，连服7 d，产生剂量依赖性利胆作用，胆汁流量明显增加，胆盐、胆酸和脱氧胆酸含量也显著增加；对醋氨酚诱发的大鼠胆汁郁积和胆盐减少，灌服Picroliv每日6 mg/kg和12 mg/kg，连服7 d，可完全逆转胆汁流量的减少，减少的胆酸和脱氧胆酸含量也基本恢复；对炔雌醇诱发的大鼠胆汁郁积和胆盐减少也有相似效果。灌服Picroliv每日6 mg/kg和12 mg/kg连续7 d的麻醉豚鼠，可使胆汁流量显著增加，胆盐、胆酸和脱氧胆酸也明显增加；对醋氨酚诱发胆汁郁积的麻醉豚鼠，同样剂量的Picroliv可使减少的胆汁流量完全恢复，减少的胆盐、胆酸和脱氧胆酸亦可完全恢复[5]。胡黄连能明显降低四氯化碳、对乙酰氨基酚和硫代乙酰胺所引起的急性肝损伤小鼠血清ALT、AST的升高。对四氯化碳所致的亚急性肝损伤大鼠血清ALT、AST升高有明显抑制作用，同时可升高总蛋白的含量。增加正常大鼠胆汁流量[6]。

2. 对免疫功能的影响　胡黄连根和根茎的水提物对补体激活的经典途径和旁路途径均有很强的抑制作用，对游走抑制因子(MIF)的产生则有明显的兴奋作用。其抑制补体经典途径的IC_{50}为0.6 μg/ml。水提物中所含小分子化合物可抑制被酵母多糖激活的多形核(PMN)白细胞氧自由基的产生，其有效成分经分析为茶叶花宁、胡黄连苦苷Ⅱ和香草酸，抑制PMN白细胞氧自由基产生的IC_{50}分别为1 μg/ml、18 μg/ml和19 μg/ml，茶叶花宁的作用最强，胡黄连苦苷Ⅰ的IC_{50}的浓度比胡黄连苦苷Ⅱ大1 000倍以上[7]。另有报道胡黄连根提取物在体外能减少美洲商陆激活淋巴细胞产生的MIF[8]。胡黄连冷水或热水提取物能溶于甲醇的部分对补体激活的经典途径有较强的抑制作用，而冷水提取物中不溶于甲醇的部分则对经典途径和旁路途径均有较强的抑制作用[9]。

3. 神经细胞损伤的保护作用　胡黄连苷Ⅱ能减轻过氧化氢溶液引起的对PC12神经细胞的损伤，明显提高细胞的存活率，减少乳酸脱氢酶的释放量，降低细胞内氧化活性物质水平[10]。

4. 降糖、降脂作用　胡黄连提取物能降低正常禁食大鼠、四氧嘧啶诱导糖尿病大鼠的血糖，提高糖耐量，降低四氧嘧啶大鼠血清脂质过氧化物水平，且使血中尿素氮和白细胞数目很快恢复正常水平[11]。

5. 抑瘤作用　小鼠接种Dalton's淋巴腹水瘤细胞30 d后，胡黄连提取物60 mg/kg、300 mg/kg、1 500 mg/kg灌胃，分别减小肿瘤体积15.4%、31.2%和50.4%[12]。

6. 对气管平滑肌作用　豚鼠皮下注射异丙肾上腺素(Ⅰ)5 μg/kg，每日3次，共3星期，此时豚鼠对Ⅰ引起的气管扩张作用敏感性显著降低，如同时给予从胡黄连中提取的糖苷部分，则可防止这种敏感性降低。豚鼠对Ⅰ敏感性降低时，则过敏性气管痉挛的严重程度增加，而胡黄连糖苷可使这种严重程度减少，同时豚鼠对组胺的气管收缩效应也明显减少[13]。

7. 抗真菌作用　胡黄连1∶4水浸液在体外对堇色毛癣菌、同心性毛癣菌、石膏样毛癣菌、许兰黄癣菌、奥杜盎小芽胞癣菌、铁锈色小芽胞癣菌、羊毛样小芽胞癣菌、石膏样小芽胞癣菌、腹股沟表皮癣菌、红色表皮癣菌、KW表皮癣菌、星形奴卡菌等均有抑制作用[14]。

【药性】 苦，寒。归肝、胃、大肠经。

1.《新修本草》："大寒。"

2.《开宝本草》："味苦，平，无毒。"

3.《品汇精要》："味苦，性平寒泄。气薄味厚，阴中之阳。"

4.《雷公炮制药性解》："入肝、胆、胃三经。"

5.《本草汇言》："入手、足太阴，足阳明、足厥阴经，沉也，降也。"

6.《本草通玄》："苦，寒，入心，旁通肝胆。"

7.《萃金裘本草述录》："微寒。"

【功用主治】 退虚热，消疳热，清热燥湿，泻火解毒。主治阴虚骨蒸，潮热盗汗，小儿疳疾，湿热泻痢，黄疸，吐血，衄血，目赤肿痛，痈肿疮疡，痔疮肿毒。

1.《新修本草》："主骨蒸劳热，补肝胆，明目，治冷热泄痢，益颜色，厚肠胃，治妇人胎蒸虚惊，治三消五痔，大人五心烦热。解巴豆毒。以人乳浸点目甚良。"

2.《开宝本草》："主久痢成疳，伤寒咳嗽，温疟，骨热，理腰肾，去阴汗，小儿惊痫，寒热，不下食，霍乱下痢。"

3.《本草衍义补遗》："去果子积。"

4.《本草正》："(治)吐血、衄血。"

5.《药品化义》："独入血分而清热，主治血虚骨蒸，五心烦热，日晡肌热，脏毒痔疮。"

6.《要药分剂》："为清湿除热之品。"

7.《新本草纲目》："用作健胃杀虫药。"

【用法用量】 内服：煎汤，6～12 g；或入丸、散。外用：研末调敷；或浸汁点眼。

【宜忌】 脾胃虚弱者慎服。

1.《新修本草》："恶菊花、玄参、白鲜皮。"

2.《本草求真》："小儿肾脏不足，脾胃虚寒者，其切忌焉。"

【选方】 1. 治伤寒劳复，身热，大小便赤如血色者　胡黄连一两，山栀子二两(去皮)，入蜜半两拌和，炒令微焦，二味捣罗为末，用猪肠汁和丸，如梧桐子大。每服用生姜二

片，乌梅一个，童子小便三合，浸半日，去滓，食后，煖小便令温，下十丸，临卧再服，甚效。（《本草图经》）

2. 治小儿盗汗，潮热往来　南蕃胡黄连、柴胡等分。罗极细，炼蜜为丸，如鸡头大，每服二丸至三丸，银器中用酒少许，化开，更入水五分，重汤煮沸三二十沸，放温，食后和滓服。（《孙尚药方》）

3. 治骨蒸劳气烦热，四肢无力，夜卧虚汗，唇口干焦，面无血色，日渐羸瘦　胡黄连二两，柴胡二两（去苗），鳖甲二两（生用）。上件药，捣细罗为散，每服，用生姜酒调一钱，每日早晨、日午、临卧各一服。（《圣惠方》三圣散）

4. 治小儿疳热，肚胀，潮热，发焦　胡黄连五钱，灵脂一两。为末，雄猪胆汁和丸绿豆大。米饮服，每服一二十丸。（《全幼心鉴》）

5. 治肥疳热　川黄连五钱，胡黄连五钱，朱砂一钱（另研）。上二物为细末，入朱砂末，都填入猪胆内，用淡浆水煮，以杖于铫子上用线钓之，勿著底，候一炊久取出。研入芦荟、麝香各一分，饭和丸如麻子大。每服五七丸至二三十丸，米饮下，食后。（《小儿药证直诀》胡黄连丸）

6. 治冷热不调下泻　胡黄连半两，绵姜一两（炮熟）。上为细末。每服半钱，草节汤调下，食前。（《小儿卫生总微论方》草节汤）

7. 治血痢　胡黄连、乌梅肉、灶下土。上等分为末，腊茶清调下，空心温服。（《普济方》黄连丸）

8. 治小儿疳痢，腹痛不止　胡黄连、木香各一分。上件药捣罗为末，用糯米饭和丸如绿豆大，每服以粥饮下五丸，日三四服。（《圣惠方》胡黄连丸）

9. 治小儿黄疸　胡黄连、川黄连各一两。为末。用黄瓜一个，去瓤留盖入药，合定面里煨熟，去面捣丸，绿豆大，每量大小，温水下。（《小儿卫生总微论方》）

10. 治吐血、衄血　生地黄、胡黄连各等分。上为末，用猪胆汁为丸，如梧桐子大。每服五十丸，临卧煮茅花汤送下。（《普济方》胡黄连散）

11. 治一切久新赤目疼痛，不能坐卧，并大小人口疮　胡黄连、槟榔各半两，麝香少许别研。上为细末，研细点之。如口疮，每服半钱，麝香一字匀口疮大小贴之。忌食鱼、猪油腻物。（《宣明论方》胡黄连散）

12. 治旋耳疮　胡黄连。上一味，研细末，麻油调搽。（《外科证治全书》）

13. 治咽喉中壅塞如核，连颊肿痛　胡黄连一分，升麻半两，铅霜（研）一分。上除铅霜外，捣罗为散，再同和匀，每服半钱匕。以棉裹含化咽津。日三五度，不计时候。（《普济方》胡黄连汤）

14. 治痈疳疮肿，已溃未溃者皆可用之胡黄连、穿山甲（烧存性）等分为末。以茶或鸡子清调涂。（《易简方》）

15. 治痔漏不拘远年近日，有漏通肠，污从孔出者　胡黄连一两（切片，姜汁拌炒），刺猬皮一两（炙，切片再炒黄为末），麝香二分。软饭为丸麻子大，每服一钱，食前酒下，服药后脓水反多，是药力到也，勿惧之。（《外科正宗》胡连追毒丸）

16. 治痔疮疼肿，不可忍者　胡黄连末，鹅胆汁调涂之。（《孙天仁集效方》）

【临床报道】 1. 治疗菌痢　将胡黄连烘干研末，成人每日 2～6 g，分 3 次服。治疗 45 例，结果全部治愈[1]。

2. 治疗小儿流涎　患儿 42 例，年龄 6 个月～2 岁；病程 10 d～3 个月。以吴茱萸 8 g，胡黄连 8 g 共研细末，加适量食醋调成糊状，涂于双层纱布上，贴敷于足心，以胶布固定。临睡时贴上，次晨取下，每日 1 次。平均用药 4 d 后，42 例患儿全部获效，其中治愈 36 例，口角流涎及伴随症状全部消失；6 例有效，口角仅有少量流涎，伴随症状基本消失[2]。

【各家论述】 1.《本草经疏》："胡黄连，得天地清肃阴寒之气，故其味至苦，其气大寒，性则无毒。善除湿热，故主久痢成疳，及冷热泄痢，厚肠胃。伤寒咳嗽者，邪热在手太阴、足阳明也。温疟骨蒸者，热在骨间也。理腰肾，去阴汗者，肾虚湿热下流客之，使热伏肾间也。小儿惊痫、寒热下不食者，热则生风，故发惊痫，热在胃口，故不下食也。心主五色，脾胃主肌肉，二经湿热去，则颜色自佳也。三消五痔，大人五心烦热者，无非湿热在肠胃，及火在五脏间也。大寒至苦，极清之性，能清热，自肠胃以次于肾，一切湿热、邪热、阴分伏热所生诸病，莫不消除。""胡黄连，气味苦寒之至，设使阴血太虚，真精耗竭，而胃气脾阴俱弱者，虽见如上诸证，亦勿轻投。即欲用之，亦须健脾安胃等药同用。乃可无弊，慎之。"

2.《药义明辨》："《纲目》谓性味功用似黄连，不知黄连专功于火土之相因，此味则效长于土木之交病，观先哲首言其补肝胆，而诸方多合猪胆以佐之，其义固可思矣。"

3.《本草正义》："按胡连之用，悉与川连同功。惟沉降之性尤速，故清导下焦湿热，其力愈专，其效较川连为捷。凡热痢脱肛，痔漏疮疡，血痢血淋，溲血泻血及梅毒疳疮等证，湿火结聚，非此不能直达病所，而小儿疳积腹膨之实证亦可用之。盖苦降直坠，导热下趋，最为迅疾，且不致久留中州，妨碍脾胃冲和之气耳。""胡连大苦大寒，纯阴用事，且较川连尤为峻烈。自苏恭有主妇人胎热之说，而后之本草皆仍其旧，须知胎前实火，止是百病中之一端，惟妊身养胎，最重脾胃，苦寒峻药，胡可轻投。苏恭又以治骨蒸劳瘵，则热入骨髓，精血已枯，虽曰火炎，实由阴竭，大寒大苦，戕伐生机，火纵可息，而大命何如？适以速之蹶耳。缪氏《经疏》又谓主久痢成疳，似以小儿疳劳言之，然久痢之余，岂可峻用苦寒，再戕脾气！"

3254 胡萝卜 hú luó bō（《绍兴本草》）

【异名】 黄萝卜（《本草求原》），胡芦菔、红芦菔（《随息居饮食谱》），丁香萝卜（《现代实用中药》），金笋（《广州植物志》），红萝卜（《岭南草药志》），伞形棱菜（《广西药用植物名录》）。

【基原】 为伞形科胡萝卜属植物胡萝卜的根。

【原植物】 胡萝卜 *Daucus carota* L. var. *sativa* Hoffm.

二年生草本，高达 120 cm。根肉质，长圆锥形，粗肥，呈橙红色或黄色。茎单生，全株被白色粗硬毛。基生叶叶柄长 3～12 cm；叶片长圆形，二至三回羽状全裂，末回裂片线形或披针形，先端尖锐，有小尖头；茎生叶近无柄，有叶鞘，末回裂

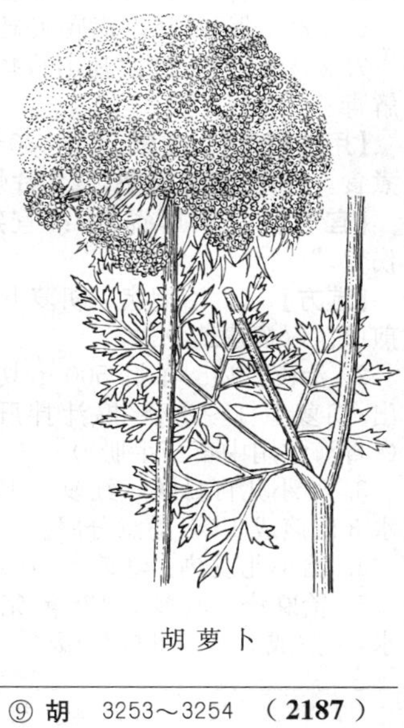

胡萝卜

片小或细长。复伞形花序；花序梗长 10～55 cm，有糙硬毛；总苞片多数，呈叶状，羽状分裂，裂片线形；伞辐多数，结果期外缘的伞辐向内弯曲；小总苞片 5～7，不分裂或 2～3 裂；花通常白色，有时带淡红色；花柄不等长。果实圆卵形，棱上有白色刺毛。花期 5～7 月。

我国各地广泛栽培。

胡萝卜的种子(胡萝卜子)、基生叶(胡萝卜叶)亦供药用，另设专条。

【采收加工】 10～12 月采挖根部。

【成分】 根含糖 3%～15%，脂肪油 0.1%～0.7%，挥发油 0.014%。多种类胡萝卜素：α、β、γ 和 δ-胡萝卜素(carotene)，番茄烃(lycopene)，六氢番茄烃(phytofluene)等，还含维生素B_1(0.1 mg%)、B_2(0.3 mg%)，花色素，伞形花内酯(umbellifoerone)等[1]。挥发油中含 α-蒎烯(α-pinene)，莰烯(camphene)，月桂烯(myrcene)，α-水芹烯(α-phellandrene)，甜没药烯(bisabolene)等[2]。

【药理】 降糖作用　干胡萝卜石油醚提取部分，分离出的无定形黄色成分，溶于杏仁油，注于兔或犬均有明显降血糖作用[1]。

【药性】 甘、辛，平。归脾、肝、肺经。

1.《绍兴本草》："味甘，平。无毒。"

2.《日用本草》："味甘、辛。"

3.《品汇精要》："气之薄者，阳中之阴，香。"

4.《纲目》："味甘、辛，微温。"

5.《本草求真》："专入肺，兼入脾。"

6.《本草省常》："生性寒，熟性平。"

7.《本草撮要》："入手、足阳明经。"

8.《医林纂要》："生微辛、苦，熟则纯甘。"

9.《岭南采药录》："味甘、淡。"

【功用主治】 健脾和中，滋肝明目，化痰止咳，清热解毒。主治脾虚食少，体虚乏力，脘腹痛，泄痢，视物昏花，雀目，咳喘，百日咳，咽喉肿痛，麻疹，水痘，疖肿，汤火伤，痔漏。

1.《绍兴本草》："下气，调利肠胃。"

2.《日用本草》："宽中下气，散胃中邪滞。"

3.《纲目》："下气补中，利胸膈肠胃，安五脏，令人健食，有益无损。"

4.《医林纂要》："润肾命，壮元阳，暖下部，除寒湿。"

5.《本草省常》："黄者养气，红者养血，久食令人强健。"

6.《本草撮要》："以锅底灰煨之，去外皮，治痰喘。"

7.《岭南采药录》："凡出痘疹，始终以此煎水饮，能消热解毒。"

【用法用量】 内服：煎汤，30～120 g；或生吃；或捣汁；或煮食。外用：煮熟捣敷；或切片烧热敷。

【宜忌】《本草省常》："宜熟食，多食损肝难消，生食伤胃。"

【选方】 1. 治痢疾　胡萝卜 30～60 g，冬瓜糖 15 g。水煎服。(《福建药物志》)

2. 治夜盲症　羊肝 500 g，切片，入沸水煮 2～3 min，捞出；胡萝卜 1～2 个，捣汁拌肝片，加调味品，随意食用。(《青海常用中草药手册》)

3. 治小儿百日咳　红萝卜 125 g，红枣 12 枚(连核)。以水 3 碗煎成 1 碗，随意分服。

4. 治小儿发热　红萝卜 60 g。水煎，连服数次。

5. 治麻疹　红萝卜 125 g，芫荽 90 g，荸荠 60 g。加多量水，久熬成 2 碗，1 d 内分服。

6. 治水痘　红萝卜 125 g，风栗 90 g，芫荽 90 g。煎服。(3～6 方出自《岭南采药录》)

7. 治臁疮　胡萝卜适量，用水煮熟，趁热捣烂，敷患处。

8. 治痔疮，脱肛　胡萝卜切片，用慢火烧热，趁热敷患处。凉了再换，每回轮换 6～7 次。(7、8 方出自《吉林中草药》)

【各家论述】 1.《医林纂要》："胡萝卜，甘补辛润，故壮阳暖下，功用似蛇床子。"

2.《本草求真》："胡萝卜，因味辛则散，味甘则和，质重则降，故能宽中下气，而使肠胃之邪与之俱去也。但书又言补中健食，非是中虚得此则补，中虚不食得此则健，实因邪去而中受其补益之谓耳。"

3255 胡麻叶 hú má yè (《本草经集注》)

【异名】 青蘘、巨胜苗(《本经》)，蔓、梦神(《吴普本草》)，胡麻苗(《寿亲养老新书》)。

【基原】 为胡麻科胡麻属植物脂麻 *Sesamum indicum* DC. 的叶。

【原植物】 参见"黑脂麻"条。

【药性】 甘，寒。

1.《本经》："味甘，寒。"

2.《本草图经》："甘，滑。"

【功用主治】 主治风寒湿痹，崩中，吐血，阴部湿痒。

1.《本经》："主五脏邪气，风寒湿痹。益气，补脑髓，坚筋骨。久服耳目聪明。"

2.《药性论》："患崩中血凝疰者，生取一升捣，纳热汤中绞取(汁)半升(服之)。"

3.《千金方》："主伤暑热。"

4.《本草图经》："利大肠。"

5.《纲目》："祛风解毒，润肠。又治飞丝入咽喉者，嚼之。"

【用法用量】 内服：煎汤或捣汁。外用：研末干擦。

【选方】 1. 治吐血：胡麻嫩茎叶，水煎，兑糖服。(《湖南药物志》)

2. 治阴部湿痒：胡麻叶、朝阳花、朱砂。共研末，干擦。(《湖南药物志》)

3256 胡麻花 hú má huā (《千金方》)

【异名】 乌麻花(《千金方》)。

【基原】 为胡麻科胡麻属植物脂麻 *Sesamum indicum* DC. 的花。

【原植物】 参见"黑脂麻"条。

【采收加工】 6～8 月采收已开放的花，鲜用。

【功用主治】 主治秃发，冻疮。

1.《千金方》："生秃发。"

2. 苏轼《物类相感志》："身上生肉丁，擦之。"

3.《纲目》："润大肠。"

【用法用量】 内服：煎汤或研末。外用：研末调敷酒浸涂擦。

【选方】 1. 治眉毛稀疏　七月(采)乌麻花阴干，末之，以生麻油渍之，二日一涂。(《千金方》)

2. 治冻疮　白芝麻花，须于三伏时采收，浸于烧酒瓶中，勿令泄气，迨至冬天，冻疮将发，取以涂擦患处。虽已红肿有块，亦能消散。〔《幸福杂志》(4)：32，1934〕

3257 胡颓子 hú tuì zǐ (《本草经集注》)

【异名】 卢都子(《中藏经》)，雀儿酥(《雷公炮炙论》)，王婆奶(《履巉岩本草》),蒲颓子、半含春(《纲目》),半春子、甜棒捶(《植物名实图考》),牛奶子(《草木便方》),羊奶奶(《贵州民间方药集》),假灯笼、梅花泡(《广西药用植物名录》),咸匏头(《福建民间草药》),柿蒲(《泉州本草》),土萸肉、补阴丹(《闽东本草》),野枇杷、野水葡萄、甜果儿、麦榄(《浙江民间常用草药》),清明子(《江西草药》),潘桑果、野枣子(《上海常用中草药》),羊头泡、白叶丹、半钱子、小青六、郎郎崽(《湖南药物志》),斑楂、旗杞(《浙江药用植物志》)。

【基原】 为胡颓子科胡颓子属植物胡颓子的果实。

【原植物】 胡颓子 *Elaeagnus pungens* Thunb.

常绿直立灌木,高 3～4 m。具刺,刺长 20～40 mm,深褐色;小枝密被锈色鳞片,老枝鳞片脱落后显黑色,具光泽。叶互生;叶柄长 5～8 mm;叶片革质,椭圆形或阔椭圆形,长 5～10 cm,宽 1.8～5 cm,两端钝或基部圆形,边缘微反卷或微波状,上面绿色,有光泽,下面银白色,密被银白色和少数褐色鳞片。花白色或银白色,下垂,被鳞片,1～3 朵生于叶腋;花梗长 3～5 mm,花被筒圆形或漏斗形,长 5～7 mm,先端 4 裂,裂片内面被短柔毛;雄蕊 4,花丝极短;子房上位,花柱直立,无毛。果实椭圆形,长 12～14 mm,幼时被褐色鳞片,成熟时红色;果核内面具白色丝状棉毛。花期 9～12 月,果期翌年 4～6 月。

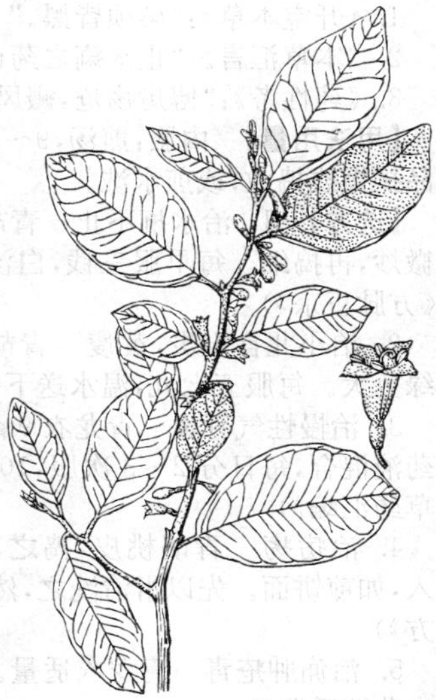

胡 颓 子

生于海拔 1 000 m 以下的向阳山坡或路旁。分布于江苏、浙江、安徽、福建、江西、湖北、湖南、广东、广西、四川、贵州等地。

胡颓子的叶(胡颓子叶)、根(胡颓子根)亦供药用,另设专条。

【栽培】 生物学特性 适应性较强,耐寒,耐干旱贫瘠。对土壤要求不严,沙土、砂质壤土、壤土、黏壤土、黏土均可。萌芽力和根蘖性都很强。

繁殖方法 种子繁殖、扦插繁殖或嫁接繁殖。种子繁殖:在果实成熟后及时采种,堆放后熟,洗净晾干后播种。多秋播,条播、点播或撒播。作畦高 30 cm、宽 80 cm、长 1.5～2 m。苗高 30 cm 以上时移植。西南地区多用扦插繁殖:于梅雨季节进行,采当年生半木化枝条 8～12 cm,留叶 3～5 片,在苗床上每隔 10～15 cm 插 1 条,直插入土中 1/2,成活后按株距 2 m 定植。嫁接:采用"T"形腹接或单芽切接。

田间管理 扦插后注意除草,天旱时浇水。第二年 3～4 月新芽萌发时,除浅耕除草 1 次外,还要追施清淡人畜粪水 1 次。以后在 6、8、11 月各中耕除草 1 次,11 月中耕除草后追肥 1 次过冬。第三年管理与第二年相同。

【采收加工】 4～6 月果实成熟时采收,晒干。

【成分】 种子含水 18 种氨基酸,其中有 8 种为人体必需氨基酸,还含糖,有机酸,维生素及铁、镁、锌、铜、锰等微量元素[1]。

【药性】 酸、涩,平。

1.《中藏经》:"酸涩。"

2. 马琬《食经》:"味甘。"

3.《纲目》:"酸,平,无毒。"

4.《现代实用中药》:"酸、涩,平。"

5.《全国中草药汇编》:"甘、酸,平。"

【功用主治】 收敛止泻,健脾消食,止咳平喘,止血。主治泄泻,痢疾,食欲不振,消化不良,咳嗽气喘,崩漏,痔疮下血。

1. 马琬《食经》:"补益五脏。"

2.《本草拾遗》:"止水痢。"

3.《草木便方》:"消渴,止饮,镇心神,除烦热。"

4.《现代实用中药》:"收敛,止泻。治痢疾,疮疥。"

5.《全国中草药汇编》:"消食止痢。主治肠炎,痢疾,食欲不振。"

【用法用量】 内服:煎汤,9～15 g。外用:煎水洗。

【选方】 1. 治腹泻,不思饮食 胡颓子果 15～24 g,水煎服。(《青岛中草药手册》)

2. 治痢疾 (胡颓子)果 15 g,水煎服。

3. 治脚软无力 (胡颓子)果 15 g,席草根 15 g,煮鸡蛋食。(2、3 方出自《湖南药物志》)

4. 治咳嗽哮喘 胡颓子适量,炒枯研末,加炒米粉等量拌匀,每日服 2 次,每次 9 g,酌加白糖或蜂糖,用开水冲服。(江西《草药手册》)

5. 治崩漏,白带,大便下血经久不愈 胡颓子果实 60 g,猪大肠 90 g,大枣 5 个。黄酒适量,加水煮熟,吃肠喝汤。(《河南中草药手册》)

6. 治痔疮 (胡颓子)果煎水,洗患处。

7. 治跌打损伤 (胡颓子)果 15～30 g,水煎服。(6、7 方出自《湖南药物志》)

3258 胡燕卵 hú yàn luǎn (《别录》)

【基原】 为燕科燕属动物金腰燕的卵。

【原动物】 金腰燕 *Hirundo daurica japonica* Temminck et Schlegel 又名:胡燕、夏候(陶弘景)。

体长约 18.5 cm。雌雄相似。上体大都呈金属蓝黑色;后颈具栗色领环;腰部栗黄,形成宽阔的腰带,各羽微缀以黑色干纹。两翼除小、中复羽与背相同外,余与尾羽均黑褐色。眼先棕灰,羽端缀黑;耳羽暗棕色;自眼先上方有一栗色眉纹,直伸至颈侧而与后颈同色的领环相接续。下体白色沾棕,满杂以黑色羽干纹;这些纵纹在颏和喉等处较粗而密,向后渐细而疏;尾下复羽的羽端为辉蓝黑色。眼暗褐;嘴黑;脚暗红褐至黑褐色。

大都栖息于山地村落间。夏季在我国中部和东部繁殖,至秋季南迁过冬。

本动物的巢泥(燕窠土)亦供药用,另设专条。

【采收加工】 产卵时捡取。

【功用主治】 主治卒水浮肿。

【用量用法】 每吞 10 枚。

3259 胡枝子花 hú zhī zǐ huā (《新华本草纲要》)

【异名】 胡枝花、鹿鸣花(《国产牧草植物》)。

【基原】 为豆科胡枝子属植物胡枝子 *Lespedeza bicolor* Turcz. 的花。

【原植物】 参见"胡枝子"条。

【采收加工】 7～8月间花开时采收，阴干。

【药性】 甘，平。

【功用主治】 清热止血，润肺止咳。主治便血，肺热咳嗽。

【用法用量】 内服：煎汤，9～15 g。

3260 胡枝子根 hú zhī zǐ gēn （《江西民间草药》）

【异名】 野山豆根（《江西民间草药》），扫皮（《全国中草药汇编》）。

【基原】 为豆科胡枝子属植物胡枝子 *Lespedeza bicolor* Turcz. 的根。

【原植物】 参见"胡枝子"条。

【采收加工】 7～10月采根，切片，晒干。

【药材】 胡枝子根 *Radix Lespedezae Bicoloris* 产于东北、华北及江西、福建、河南等地。

性状 根呈圆柱形，稍弯曲，长短不等，直径 0.8～1.4 cm。表面灰棕色，有支根痕，横向突起及纵皱纹。质坚硬，难折断。断面中央无髓，木部灰黄色，皮部棕褐色。气微弱，味微苦涩。

【药性】 甘，平。

1.《全国中草药汇编》："辛，微苦，凉。"

2.《秦岭巴山天然药物志》："甘，平。"

【功用主治】 祛风除湿，活血止痛，止血止带，清热解毒。主治感冒发热，风湿痹痛，跌打损伤，鼻衄，赤白带下，流注肿毒。

1.《江西民间草药》："治腰痛，风湿肌肉关节痛，跌打伤，妇人赤白带下，流注痰毒，黄肿。"

2.《全国中草药汇编》："解表。治感冒发热。"

【用法用量】 内服：煎汤，9～15 g，鲜品 30～60 g；或炖肉；或浸酒。外用：研末，调敷。

【选方】 1. 治风湿 胡枝子根 30～60 g，与猪脚煲服。（《广西民族药简编》）

2. 治跌打损伤后筋骨痛 胡枝子根 9～15 g，矮地茶 15～30 g，朱砂根、金樱根、血党各 9 g。水煎服。（《湖南药物志》）

3. 治腰膝疼痛 胡枝子根、瘦猪肉各 60 g，黄酒 250 g，开水一碗冲服，分二服。（《闽东本草》）

4. 治鼻衄 胡枝子根 15 g，与冰糖炖服。（《秦岭巴山天然药物志》）

5. 治妇女赤白带下 胡枝子根 30 g，用猪瘦肉 120 g 炖汤，以汤煎药服。

6. 治流注肿毒 胡枝子根皮，研极细末，鸡蛋白调敷。（5、6方出自《江西民间草药》）

3261 胡桃青皮 hú táo qīng pí （《开宝本草》）

【异名】 青胡桃皮（《救急方》），青龙衣（《山东中草药手册》）。

【基原】 为胡桃科核桃属植物胡桃 *Juglans regia* L. 成熟果实的外果皮。

【原植物】 参见"胡桃仁"条。

【采收加工】 7～10月摘下未成熟果实，削取绿色的外果皮，鲜用或晒干。

【药理】 抗炎及镇痛作用 胡桃青皮对巴豆油所致的小鼠耳壳肿胀、大鼠角叉菜胶性足肿胀、醋酸引起的小鼠腹腔毛细血管通透性增高均有明显的抑制作用；对热传导及化学刺激引起的拟痛反应有明显镇痛作用[1]。

【药性】 苦、涩，平。

1.《纲目》："苦、涩，无毒。"

2.《本草汇言》："气温。"

3.《山东中草药手册》："苦、涩，平。"

4.《全国中草药汇编》："有毒。"

【功用主治】 止痛，止咳，止泻，解毒，杀虫。主治脘腹疼痛，痛经，久咳，泄泻久痢，痈肿疮毒，顽癣，秃疮，白癜风。

1.《开宝本草》："染须皆黑。"

2.《本草汇言》："止水痢之药也。"

3.《药性考》："傅疬疡疮，癜风，嵌甲。"

【用法用量】 内服：煎汤，9～15 g；或入丸、散。外用：鲜品拭擦或捣敷；或煎水洗。

【选方】 1. 治水痢不止 青胡桃皮一两。捣碎，铁锅内微炒，再捣细。每早服三钱，白汤下立止。（《本草汇言》引《方脉正宗》）

2. 治小儿食土炭，黄瘦 青胡桃皮曝干为末，水糊丸如绿豆大。每服五七丸，温水送下。（《卫生易简方》）

3. 治慢性气管炎 青龙衣 9 g，龙葵 15 g。水煎 2 次，将药液混合，每日分 2～3 次服，10 d 为 1 个疗程。（《全国中草药汇编》）

4. 治疬疡 青胡桃皮，捣之，并少许酱清和硇砂，令相入，如煎饼面。先以泔清洗之，然后敷药。（《外台》引《救急方》）

5. 治痈肿疮毒 青龙衣适量。水煎，烫洗患处。（《山东中草药手册》）

6. 治白癜风 青胡桃皮一个，硫黄一皂子大。研匀。日日掺之，取效。（《纲目》）

7. 治牛皮癣，鱼鳞癣 在白露节前摘取绿核桃，用小刀刮去外面的薄皮，趁湿在癣疮上用力擦，每日 3～5 次。一般用 5～10 个青皮核桃，10～20 d 治愈。亦可剥下绿皮晒干，煎水洗患部。〔《中医杂志》1958，(4)：267〕

8. 治蚊虫咬伤 青龙衣 4 个，白酒 60 g。浸泡 3 d，外擦患处。（《山东中草药手册》）

9. 治嵌甲 胡桃皮，烧灰，贴患处。

10. 乌髭发 胡桃皮、蝌蚪等分。捣泥涂之。（9、10方出自《纲目》）

【临床报道】 1. 治疗银屑病 用复方青龙衣注射液（每 1 ml 含生药核桃青皮 1 g，山豆根 0.5 g）肌内注射，每日 1～2 次。共治 82 例患者，病程 2 星期至 32 年。结果治愈 23 例，显效 21 例，有效 18 例，无效 19 例。注射局部有短暂疼痛[1]。

2. 治疗白细胞减少症 核桃青皮制成 7421 注射液，每支 2 ml，每 1 ml 相当于生药 2 g。每日 1 次，每次 4 ml；或每日 2 次，每次 2 ml，用于化疗、放疗患者及化疗、放疗后白细胞计数低于 4×10^9/L 者共 71 例，有效 68 例，有效率达 95.7%。观察结果表明，本品在升白细胞总数的同时，还可使分叶核低者升高分叶核，并有升血小板之功。用药后患者临床症状改善，疼痛减轻，食欲增加。认为本品具有促进新陈代谢、增强机体抵抗力的作用，疗效不逊于维生素 B_6 和利血生等常用升白细胞药。仅 1 例出现皮疹、局部瘙痒[2]。

3. 治疗子宫脱垂　用生核桃皮 50 g,加水煎取 2 000 ml,温洗,每次 20 min,早、晚各 1 次,1 星期为 1 个疗程。Ⅱ度、Ⅲ度子宫脱垂患者配用补中益气汤煎服,并用土炒生核桃皮,每次 6 g,每日 2 次,研细冲服。观察 42 例,其中Ⅰ度脱垂 15 例,Ⅱ度 20 例,Ⅲ度 7 例。结果治愈 27 例,好转 7 例,无效 8 例,总有效率 80.9%。观察结果表明,生桃核皮有较强的促进子宫收缩作用,并有收敛、祛湿之功。煎汤外洗可使子宫明显上缩,带下、瘙痒亦随之消失[3]。

3262 胡桃树皮 hú táo shù pí (《开宝本草》)

【基原】 为胡桃科核桃属植物胡桃 *Juglans regia* L. 的树皮。

【原植物】 参见"胡桃仁"条。

【采收加工】 全年均可采收,或结合栽培砍伐整枝采剥茎皮和枝皮,鲜用或晒干。

【成分】 茎皮含左旋-胡桃种萘醌(regiolone),胡桃叶醌(juglone),谷甾醇(sitosterol),白桦脂酸(betulinic acid)[1]。

树皮含 β-谷甾醇及白桦脂醇(betulin)[2]。

【功用主治】 涩肠止泻,解毒,止痒。主治泄泻,痢疾,麻风结节,肾囊风,皮肤瘙痒。

1.《开宝本草》:"止水痢。"

2.《重庆草药》:"杀虫,攻毒。"

【用法用量】 内服:煎汤,3～9 g。外用:煎水洗;或研末调敷。

【选方】 1. 治肾囊风　胡桃树皮 250 g,麻柳叶 250 g。煎水,加食盐少许,外洗。(《重庆草药》)

2. 治麻风结节　胡桃树皮 30 g,轻粉 9 g。共研末,调香油,搽。

3. 治全身发痒　胡桃树皮,煎水洗。(2、3 方出自《湖南药物志》)

3263 胡萝卜子 hú luó bō zǐ (《纲目》)

【基原】 为伞形科胡萝卜属植物胡萝卜 *Daucus carota* L. var. *sativa* DC. 的果实。

【原植物】 参见"胡萝卜"条。

【采收加工】 6～8 月果实成熟时采收,摘取果枝,打下果实,晒干。

【成分】 果实含芹菜素-7-葡萄糖苷(apigenin-7-glucoside)[1]。

【功用主治】 燥湿散寒,利水杀虫。主治久痢,久泻,虫积,水肿,宫冷腹痛。

1.《纲目》:"治久痢。"

2.《本草撮要》:"治痰喘,并治时痢,锅底灰内煨之,去外皮。"

3.《国药提要》:"利尿。治水肿。"

4.《台湾药用植物志》:"种子可视为壮阳剂,并用于子宫疼痛。果实可治慢性腹泄。"

【用法用量】 内服:煎汤,3～9 g;或入丸、散。

3264 胡萝卜叶 hú luó bō yè (《上海中医药杂志》)

【异名】 胡萝卜英(《上海中医药杂志》1956,(1):23),胡萝卜缨子(《吉林中草药》)。

【基原】 为伞形科胡萝卜属植物胡萝卜 *Daucus carota* L. var. *sativa* Hoffm. 的基生叶。

【原植物】 参见"胡萝卜"条。

【采收加工】 冬季或春季采收,连根挖出,削取带根头部的叶,鲜用或晒干。

【成分】 叶中含木犀草素-7-葡萄糖苷(lutedin-7-glucoside)0.01%[1]。

【药性】 辛、甘,平。

【功用主治】 理气止痛,利水。主治脘腹痛,浮肿,小便不通,淋痛。

1.《上海中医药杂志》1956,(1):23:"治浮肿。"

2.《吉林中草药》:"治产后腹痛。"

3.《台湾药用植物志》:"利尿。治水肿,小便不通,砂淋及膀胱疾患。"

【用法用量】 内服:煎汤,30～60 g;或切碎蒸熟食。

【选方】 1. 治产后腹痛　胡萝卜缨子适量,日服 2 次。(《吉林中草药》)

2. 治浮肿　胡萝卜英 500 g(切碎),蒸熟服食,连服 1 星期。〔《上海中医药杂志》1956,(1):23〕

3265 胡颓子叶 hú tuì zǐ yè (《本草拾遗》)

【异名】 蒲颓叶(《中藏经》)。

【基原】 为胡颓子科胡颓子属植物胡颓子 *Elaeagnus pungens* Thunb. 的叶。

【原植物】 参见"胡颓子"条。

【采收加工】 全年均可采,鲜用或晒干。

【药材】 胡颓子叶 *Folium Elaeagni*　产于陕西、江苏、安徽、浙江、江西、福建等地。

性状　叶片椭圆形或长圆形,长 4～9 cm,宽 2～4 cm,先端钝尖,基部圆形,全缘或微波状缘,革质,上表面浅绿色或黄绿色,具光泽,散生少数黑褐色鳞片;叶背面被银白色星状毛,并散生多数黑褐色或浅棕色鳞片,主脉在叶背面突出,密生黑褐色鳞片,叶片常向背面反卷,有时成筒状。叶柄粗短,长 0.5～1 cm,灰黑色。质稍硬脆,气微,味微涩。

鉴别　叶片横切面:主脉上表皮细胞外侧角质层很厚,下表皮细胞外侧角质层较薄,有时可见非腺毛的纵切面,柄部可见 3～4 个并列的长方形细胞,上部呈水牛角状的两歧分枝,细胞壁木质化。上表皮下有 2 层排列整齐的厚角细胞,再向内为排列疏松的类圆形薄壁细胞,内中均含叶绿粒,少数细胞内含细小的草酸钙短柱晶,成丛存在于细胞中,下表皮内侧有数层厚角细胞,再向内为较大的类圆形薄壁细胞,主脉维管束呈半圆形,维管束鞘纤维分散环绕于维管束外,常 2 至数个纤维聚成一堆,壁厚,腔小,木质化。维管束木质部围成半圆形,含导管、管胞和单列射线,中央有排列疏松的薄壁细胞形成半月形似髓部,韧皮部在木质部外侧亦形成半圆形,此外偶见薄壁细胞中含有单宁物质。叶片表皮细胞同主脉,上表皮下具一列排列紧密整齐的椭圆形厚角细胞,下表皮有时可见气孔的断面及非腺毛的纵切面,栅栏组织为 2～4 层圆柱形细胞,海绵组织细胞排列疏松,宽度与栅栏组织近相等,个别细胞内含成丛的细小短柱晶。侧脉维管束分布其间。

粉末特征:黄绿色。黄棕色盾状鳞片,直径 300～500 μm,由无数一端尖锐的细长细胞放射排列组成,其另一端集中于中心,各细胞的侧壁全部相连;柄部由数枚细胞组成,所有细胞壁全部木质化。透明的星状非腺毛,头部直径 115～300 μm,由数十枚细长细胞组成,其一端略膨大,集中于中心,另一端渐尖,游离放射状伸出,侧壁仅在近中央的一端部分相连，柄部的组成与盾状鳞片相似，细胞壁全部木质化。草酸钙柱晶，长2～4 μm。纤维木质化，直径6～11 μm。上表皮细胞壁波状弯曲。下表皮细胞多角形。

【成分】 叶含羽扇豆醇(lupeol)，熊果酸(ursolic acid)，齐墩果酸(oleanolic acid)，β-谷甾醇(β-sitosterol)，熊竹素(kumatakenin)[1]及挥发油[2]。

【炮制】 取原药材，除去杂质，洗净，切丝，干燥。

饮片性状　为不规则丝状，丝宽5～10 mm，上表面光滑，下表面灰白色，被银白色鳞片，散生点状褐色鳞斑。革质，气微，味微涩。

贮干燥容器内，置通风干燥处。

【药性】 酸，微温。

1.《纲目》："酸，平，无毒。"

2.《青岛中草药手册》："性温，味酸、涩。"

3.《全国中草药汇编》："微苦，平。"

【功用主治】 止咳平喘，止血，解毒。主治肺虚咳嗽，气喘，咳血，吐血，外伤出血，痈疽，痔疮肿痛。

1.《中藏经》："治喘嗽上气。"

2.《纲目》："主治肺虚短气喘咳。"

3. 南药《中草药学》："平喘止咳。主治肺虚咳嗽，气喘。"

【用法用量】 内服：煎汤，9～15 g；或捣汁；或研末，每次2～3 g。外用：捣敷；或研末调敷；或煎汤熏洗。

【选方】 1. 治一切肺喘剧甚者　蒲颓叶焙干研为细末。米饮调酒服二钱匕，并服取瘥。(《中藏经》)

2. 治肺虚喘咳气短　胡颓子叶焙干碾细末，每次6 g，米汤调和，加饴糖适量温服。(《安徽中草药》)

3. 治支气管哮喘　胡颓子叶15 g，紫菀6 g，百部9 g。水煎服。(《青岛中草药手册》)

4. 治肺结核咳血　鲜胡颓子叶24 g(或干品15 g)，冰糖15 g。开水冲炖，饭后服，每日2次，连服1星期。(《闽东本草》)

5. 治痈疽发背，金创出血　鲜胡颓叶捣烂敷患处。(《泉州本草》)

6. 治痔疮肿痛　胡颓子茎叶240 g。煎水，先用蒸气熏，水温后坐浴，每日3次，每次10 min。(《湖南农村常用中草药手册》)

7. 治蜂、蛇咬伤　鲜胡颓叶捣烂绞汁和酒服，渣敷患处。(《泉州本草》)

【临床报道】 1. 治疗慢性气管炎　鲜胡颓叶30 g，金樱子15 g，五味子15 g。先制成浸膏后制成糖衣片15片，相当于成人1 d量。每日分3次服，10 d为1个疗程。共治老年慢性气管炎90例。结果：单纯型75例近控7例，显效33例；喘息型15例近控1例，显效6例[1]。

2. 治疗哮喘　胡颓子叶晒干，文火炒至微黄，研末。每次用热米汤送服3 g，早晚各1次，连续15 d，必要时可服数星期。共治100余例，一般10～15 d后症状即显著好转，部分患者发作次数明显减少，尤其对虚寒型患者疗效较好[2]。

【各家论述】 《纲目》："蒲颓叶治喘咳方，出《中藏经》，云甚者亦效如神。云有人患喘三十年，服之顿愈。甚者服药后，胸上生小瘾疹作痒，则瘥也。虚甚加人参等分，名清肺散。大抵皆取其酸涩，收敛肺气耗散之功耳。"

3266 胡颓子根 hú tuì zǐ gēn (《本草拾遗》)

【异名】 牛奶根(《分类草药性》)，贯榨根(《浙江民间草药》)，叶刺头(《泉州本草》)。

【基原】 为胡颓子科胡颓子属植物胡颓子 *Elaeagnus pungens* Thunb. 的根。

【原植物】 参见"胡颓子"条。

【采收加工】 7～10月采挖，切片晒干。

【药材】 胡颓子根 *Radix Elaeagni*　产于陕西、江苏、安徽、浙江、福建、湖北等地。

性状　根呈圆柱形，弯曲，多截成30～35 cm长的段，粗细不一，粗根约3 cm，细根为1 cm。表面土黄色，根皮易剥落；露出黄白色的木部。质坚硬，横断面纤维性强，中心色较深。气微，味淡。

【药性】 苦、酸，平。

1.《纲目》："酸，平，无毒。"

2.《江西草药》："性凉，味淡、涩。"

3.《四川常用中草药》："微温。"

4.《全国中草药汇编》："苦，平。"

【功用主治】 活血止血，祛风利湿，止咳平喘，解毒敛疮。主治吐血，咯血，便血，月经过多，风湿关节痛，黄疸，水肿，泻痢，小儿疳积，咳喘，咽喉肿痛，疮疥，跌扑损伤。

1.《纲目》："主治吐血不止，喉痹痛塞。"

2.《分类草药性》："治跌打损伤。和气行血，补虚清火。"

3.《浙江民间草药》："消食滞，化疳积。"

4.《江西草药》："调和肝脾，散瘀解毒。"

5.《四川常用中草药》："治痔疮。"

6.《安徽中草药》："止泻，止血。"

7.《全国中草药汇编》："祛风利湿，行瘀止血。主治传染性肝炎，小儿疳积，风湿关节痛，咯血，吐血，便血，崩漏，白带，跌打损伤。"

8.《贵州民间方药集》："益精神，安五脏，补虚劳，止咳化痰，催乳。"

9.《香港中草药》："治慢性肝炎，慢性骨髓炎，急性睾丸炎。"

【用法用量】 内服：煎汤，15～30 g；或浸酒。外用：煎汤洗；或捣敷。

【选方】 1. 治风湿痛　胡颓子根150 g，黄酒60 g，猪脚500 g。加水煮一时许，取汤一碗，连同猪脚服。(《福建民间草药》)

2. 治产后伤风、腹痛、下痢　胡颓子根60 g，红糖30 g。水煎服。(《闽东本草》)

3. 治脾虚久泻　胡颓子根30 g，桂圆肉15 g。水煎服。(《安徽中草药》)

4. 治风寒咳喘　胡颓子根30 g。水煎，冲红糖服。(《河南中草药手册》)

5. 治咽喉肿痛　胡颓子根30 g，王瓜根15 g。水煎，频频含咽，每日1剂。(《江西草药》)

6. 治乳痈　胡颓子鲜根30 g，鲜琴叶榕根30 g，鲜雪见草30 g。水酒煎服。(江西《草药手册》)

7. 治无名肿毒未破溃者　胡颓子根90～150 g。煎浓汁，涂洗患部，每日3～5次。(《食物中药与便方》)

8. 治皮肤湿疹　胡颓子根适量。煎洗。(苏医《中草药手册》)

9. 治跌打损伤　胡颓子根30 g，娃儿藤根15 g，徐长卿9 g。酒水各半煎服。(《全国中草药汇编》)

3267 荔枝 lì zhī (《食疗本草》)

【异名】 离支(《上林赋》)，荔支(《齐民要术》)，荔枝子

(《开宝本草》)，离枝、丹荔(《纲目》)，火山荔(《生草药性备要》)，丽枝(《纲目拾遗》)，勒荔(《广西中药志》)。

【基原】 为无患子科荔枝属植物荔枝的假种皮或果实。

【原植物】 荔枝 *Litchi chinensis* Sonn.

常绿乔木，高10～15 m。偶数羽状复叶，互生，叶连柄长10～25 cm，或过之；小叶2或3对，小叶柄长7～8 mm，叶片披针形或卵状披针形，长6～15 cm，宽2～4 cm，先端骤尖或尾状短渐尖，全缘，无毛，薄革质或革质。圆锥花序顶生，阔大，多分枝；花单性，雌雄同株；萼浅杯状，深5裂，被金黄色短绒毛；花瓣5，基部内侧有阔而生厚毛的鳞片；雄蕊6～7，有时8，花丝长约4 mm；子房密被小瘤体和硬毛。果卵圆形至近球形，长2～3.5 cm，成熟时通常暗红色至鲜红色。种子全部被肉质假种皮包裹。花期春季，果期夏季。

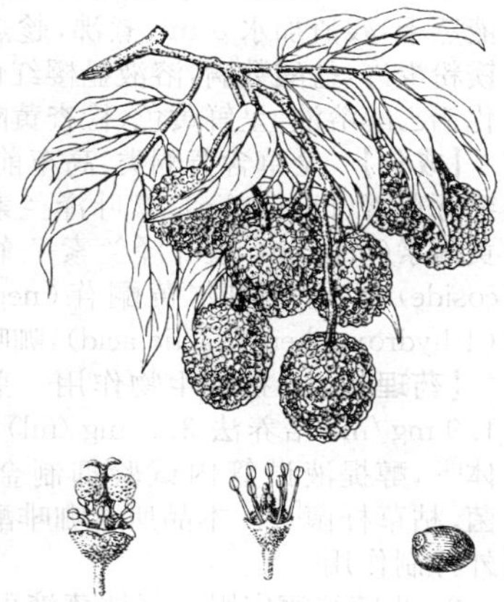

荔枝

分布于华南和西南等地，尤以广东和福建南部、台湾栽培最盛。

荔枝的叶(荔枝叶)、果皮(荔枝壳)、种子(荔枝核)、根(荔枝根)亦供药用，另设专条。

【采收加工】 6～7月果实成熟时采摘，鲜用或晒干备用。

【药材】 荔枝 *Fructus Litchi* 产于广东、广西、福建等地。

性状 果实球形，红色，有多数尖锐的疣状突起。气微，味甜。

【成分】 果肉含37种挥发性成分[1]。

【药理】 降血糖作用 荔枝口服液具有较好的降血糖作用，应用该品后四氧嘧啶所致大鼠高血糖动物血清胰岛素水平有下降的趋势[1]。

【药性】 甘、酸，温。归肝、脾经。

1.《食疗本草》："微温。"

2.《本草拾遗》："酸。"

3.《海药本草》："甘、酸。"

4.《开宝本草》："甘，平，无毒。"

5.《本草蒙筌》："味甘，微酸，气温。"

6.《玉楸药解》："入足太阴脾、足厥阴肝经。"

7.《本草述钩元》："入手足少阴、厥阴经。"

【功用主治】 养血健脾，行气消肿。主治病后体虚，津伤口渴，脾虚泄泻，呃逆，食少，瘰疬，疔肿，外伤出血。

1.《食疗本草》："益智，健气及颜色。"

2.《海药本草》："主烦渴，头重，心躁，背膊劳闷。"

3.《日用本草》："生津，散无形质之滞气。"

4.《本草衍义补遗》："消瘤赘赤肿。"

5.《纲目》："治瘰疬，疔肿，发小儿痘疮。"

6.《玉楸药解》："暖补脾精，温滋肝血。"

7.《本草从新》："解烦渴，止呃逆。"

8.《医林纂要》："补肺，宁心，和脾，开胃。治胃脘寒痛，气血滞痛。"

9.《全国中草药汇编》："益气补血，主治病后体弱，脾虚久泻。"

【用法用量】 内服：煎汤，5～10枚；或烧存性研末；或浸酒。外用：捣烂敷；或烧存性研末撒。

【宜忌】 阴虚火旺者慎服。

1.《食疗本草》："多食则发热。"

2.《海药本草》："食之多则发热疮。"

3.《纲目》："鲜者食多，即龈肿口痛，或衄血。病齿䘌及火病人尤忌之。"

【选方】 1. 治呃逆不止 荔枝七个，连皮核烧存性，为末，白汤调下。(《医方摘要》)

2. 治老人五更泻 荔枝干，每次五粒，春米一把，合煮粥食，连服三次。酌加山药或莲子同煮更佳。(《泉州本草》)

3. 治疔疮恶肿 荔枝肉、白梅各三个。捣作饼子，贴于疮上。(《济生秘览》)

4. 治风火牙痛 大荔枝一个，剔开，填盐满壳，煅研，搽之。(《孙天仁集效方》)

5. 治外伤出血，并防止疮口感染溃烂，得以迅速愈合 荔枝晒干研末(浸童便晒更佳)备用。每用取末掺患处。(《泉州本草》)

6. 治象皮腿，鞘膜积液 干荔枝果9 g，浸入盐水一夜，取出炒干研末；小茴香15 g，食盐4.5 g，共炒焦，研末。以上两种药末混匀，每用9 g，可逐渐增至24 g，和青皮鸭蛋2个，油炒，晚间用黄酒送服。(《全国中草药汇编》)

【各家论述】《玉楸药解》："荔枝，甘温滋润，最益脾肝精血，阳败血寒，最宜此味。功与龙眼相同，但血热宜龙眼，血寒宜荔枝。干者味减，不如鲜者，而气质和平，补益无损，不至助火生热，则大胜鲜者。"

3268 荔枝叶 lì zhī yè
(《岭南采药录》)

【基原】 为无患子科荔枝属植物荔枝 *Litchi chinensis* Sonn. 的叶。

【原植物】 参见"荔枝"条。

【采收加工】 全年均可采，鲜用或晒干。

【功用主治】《生草药性备要》："浸水数日，贴烂脚。"

【用法用量】 外用：煎水洗；或烧存性研末调搽。

【选方】 治耳后溃疡 (荔枝叶)晒干，烧存性，研末调茶油，抹患处。(《泉州本草》)

3269 荔枝壳 lì zhī ké
(《本草蒙筌》)

【基原】 为无患子科荔枝属植物荔枝 *Litchi chinensis* Sonn. 的果皮。

【原植物】 参见"荔枝"条。

【采收加工】 6～7月采收成熟的果实，在加工时剥取外果皮，晒干。

【功用主治】 除湿止痢，止血。主治痢疾，血崩，湿疹。

1.《纲目》："痘疮出不爽快，煎汤饮之；又解荔枝热，浸水饮。"

2.《广西中药志》："洗湿疹。"

【用法用量】 内服：煎汤，4.5～9 g；或入散剂。外用：煎水洗。

【选方】 1. 治赤白痢 橡实壳、甘草、荔枝壳、石榴皮。

上药等分，细锉。每服半两，水一盏半，煎至八分。去滓温服。(《普济方》橡实散)

2. 治血崩　荔枝壳烧灰存性，研末。好酒空心调服，每服二钱。(《同寿录》)

3270 荔枝草 lì zhī cǎo (《纲目》)

【异名】　水羊耳(《生草药性备要》)，过冬青、天明精(《经验广集》)，凤眼草、赖师草、隔冬青(汪连仕《采药书》)，雪里青(《慈航活人书》)，皱皮葱(《纲目拾遗》)，癞子草、野芝麻、癞客蚂草、野卜荷(《草木便方》)，虾蟆草(《药物图考》)，膨胀草、沟香薷(《中国药用植物图鉴》)，麻麻草、青蛙草(《民间常用草药汇编》)，野猪菜(《上海常用中草药》)。

【基原】　为唇形科鼠尾草属植物荔枝草的全草。

【原植物】　荔枝草 *Salvia plebeia* R. Br.

一年生或二年生直立草本，高 15～90 cm。多分枝。主根肥厚，向下直伸，有多数须根。茎方形，被灰白色倒向短柔毛。基生叶丛生，贴伏地面，叶片长椭圆形至披针形，叶面有明显的深皱折；茎生叶对生，叶柄长 0.4～1.5 cm，密被短柔毛；叶片长椭圆形或披针形，长 2～6 cm，宽 0.8～2.5 cm，先端钝或锐尖，基部楔形渐狭，边缘具小圆齿或钝齿，上面有皱折，被柔毛，下面密被微柔毛及金黄色小腺点，纸质。轮伞花序有 2～6 朵花，聚集成顶生及腋生的假总状或圆锥花序，花序轴被开展短柔毛和腺毛；苞片细小；花萼钟形，长约 3 mm，外面密被黄褐色腺点，沿脉被开展短柔毛，二唇形；花冠紫色或淡紫色，长 5～6 mm，冠筒直伸，内面基部有毛环，上唇盔状，下唇有 3 裂片；能育雄蕊 2；花柱与花冠等长，先端不等 2 裂，子房 4 裂，花柱着生于子房底部。小坚果倒卵圆形，褐色，光滑，有小腺点。花期 4～5 月，果期 6～7 月。

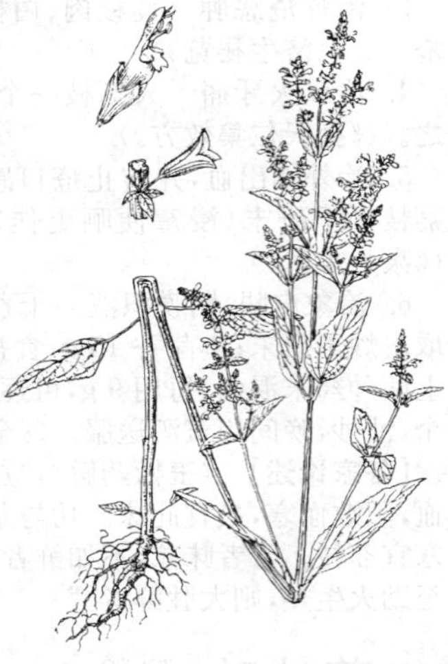

荔枝草

生于山坡、路旁、荒地、河边湿地上，海拔可至 2 800 m。除西藏、甘肃、青海、新疆外，几乎分布于全国各地。

【采收加工】　6～7 月割取地上部分，扎成小把，晒干或鲜用。

【药材】　荔枝草 *Herba Salviae Plebeiae*　主产于江苏、浙江、安徽。

性状　全草长 15～80 cm，多分枝。茎方柱形，直径 2～8 mm，表面灰绿色至棕褐色，被短柔毛，断面类白色，中空。叶对生，常脱落或破碎，完整叶多皱缩或卷曲，展开后呈长椭圆形或披针形，长 1.5～6 cm，边缘有圆锯齿或钝齿，背面有金黄色腺点，两面均被短毛；叶柄长 0.4～1.5 cm，密被短柔毛。轮伞花序顶生或腋生，花序具花 2～6，集成多轮的假总状或穗状花序；花冠多脱落；宿存花萼钟状，长约 3 mm，灰绿色或灰棕色，背面有金黄色腺点及短柔毛，内藏棕褐色倒卵圆形的小坚果。

鉴别　(1) 叶表面观：上表皮细胞呈不规则多边形，壁较平直；下表皮细胞略小，壁弯曲。气孔直轴式为主，以下表皮为多。上下表皮均有多数非腺毛，由 2～3 细胞组成，长 116～160 μm，基部的细胞膨大，直径约 40 μm，上部细胞缢缩变狭而渐尖，外壁有小刺状突起。非腺毛基部附近的表皮细胞壁常增厚。

(2) 取本品粉末 2 g，加乙醇适量，热提 10 min，滤过。滤液蒸干，残渣加水 5 ml，煮沸，趁热滤过。取滤液 1 ml，加镁粉少许，盐酸数滴，溶液显樱红色；另取滤液，加 1% 三氯化铝乙醇溶液，呈鲜黄色(检查黄酮类)。

【成分】　全草含黄酮类：高车前苷(homoplantaginin)，粗毛豚草素(hispidulin)，楔叶泽兰素(eupafolin)即是尼泊尔黄酮素(nepetin)，楔叶泽兰素-7-葡萄糖苷(eupafolin-7-glucoside)即是尼泊尔黄酮苷(nepitrin)，4-羟基苯基乳酸(4-hydroxyphenyl lactic acid)，咖啡酸(caffeic acid)[1,2]。

【药理】　1. 抗微生物作用　煎剂体外试验(直接镜检 1.9 mg/ml，培养法 3.9 mg/ml)可抑制或杀死钩端螺旋体[1]，醇提液试管内试验抑制金黄色葡萄球菌、八叠球菌、枯草杆菌[2]。本品所含咖啡酸对单纯疱疹病毒具有体外抑制作用[3,4]。

2. 止咳祛痰作用　荔枝草液可延长氨水引起的小鼠咳嗽潜伏期，减少咳嗽次数，能对抗乙酰胆碱所致豚鼠离体气管平滑肌的收缩作用，延长豚鼠引喘潜伏期[5]。荔枝草组可使酚红排出量比对照组增 42%，虽不及远志组的 112%，但具有显著的统计学意义[6]。

3. 抗氧化作用　荔枝草在油脂中具有较强的抗氧化作用，其最佳溶剂提取物在猪油中添加 0.06% 的量有大于人工合成抗氧化剂 BHT 最大允许使用量的抗氧化作用，并且与 0.02% 量的增效剂柠檬酸一起在大豆烹调油中添加后抗氧化效果比 BHA 和 BHT 都强。采用化学显色法等初步推断，其主要有效抗氧化成分为黄酮类化合物[7]。

4. 对平滑肌的作用　当磷酸组胺使家兔离体肠平滑肌强烈收缩时，盐酸苯海拉明可发挥其抗组胺作用而使曲线下移，当冲洗后再用组胺引起的曲线上升，用荔枝草可使其下降，且下降温和，不抑制正常肠肌的收缩作用[6]。

【炮制】　取原药材，除去杂质，喷淋清水，切段，干燥，筛去灰屑。

饮片性状　荔枝草为不规则的小段，根、茎、叶、花、果实混合。根为暗红色小段。茎为规则小段，直径 2～8 mm，外表被灰色小粗毛。叶片破碎皱缩，完整叶片展平后呈长椭圆状卵形或披针形，边缘有钝齿，两面疏被柔毛，花蓝紫色，小坚果倒卵圆形，黑褐色，有腺点，味苦、辛。

贮干燥容器内，置通风干燥处。

【药性】　苦、辛，凉。

1.《本草从新》："苦，大寒。"

2.《纲目拾遗》："性凉。"

3.《草木便方》："苦，寒。"

4.《分类草药性》："性辛，温，香。"

5.《江西草药》："性凉，味苦、辛。"

【功用主治】　清热解毒，凉血散瘀，利水消肿。主治感冒发热，咽喉肿痛，肺热咳嗽，咳血，吐血，尿血，崩漏，痔疮出血，肾炎水肿，白浊，痢疾，痈肿疮毒，湿疹瘙痒，跌打损伤，蛇虫咬伤。

1.《生草药性备要》："治跌打伤，去瘀，洗痔疮。"

2.《本草从新》："治咽喉急闭。"

3. 汪连仕《采药书》:"凉血,止崩漏,散一切痈毒。"

4.《纲目拾遗》:"《葛祖遗方》治咽喉十八症,消痈疡,杨梅、痔疮。"

5.《草木便方》:"解毒。白秃、疮癞、风癣除,脚胫疮痒黄水止,杀虫,干水。"

6.《天宝本草》:"专治咳嗽,耳边疮黄水相得,拔疔去毒黄糖捣,肺金火胜能消克。"

7.《分类草药性》:"治一切久年瘫疮,洗痔疮、痒疮。"

8.《江西草药》:"活血,凉血,止血,消肿。"

9.《四川中药志》1979 年版:"清热解毒,化痰止咳。用于痈肿疮毒,痔疮,咽喉肿痛,肺热咳嗽。"

【用法用量】 内服:煎汤,9～30 g(鲜品 15～60 g),或捣绞汁饮。外用:捣敷,或绞汁含漱及滴耳,亦可煎水外洗。

【选方】 1. 治喉痛或生乳蛾　用荔枝草捣烂,加米醋绢包裹,缚箸头上,点入喉中数次。(《救生苦海》)

2. 治急性乳腺炎　荔枝草 60 g,鸭蛋 2 只。水煮,服汁食蛋。或鲜全草适量,捣烂,塞入患侧鼻孔,每日 2 次,每次 20～30 min。(《浙江药用植物志》)

3. 治耳心痛,耳心灌脓　癞子草捣汁滴耳。(《重庆医药》)

4. 治咳血,吐血,尿血　鲜荔枝草根 15～30 g,猪瘦肉 60 g。炖汤服。(江西《中草药学》)

5. 治血小板减少性紫癜　荔枝草 15～30 g,水煎服。(《全国中草药汇编》)

6. 治痔疮　荔枝草二两和五倍子七枚,砂锅煎水熏洗。(《岭南采药录》)

7. 治鼠疬　过冬青五六枚,同鲫鱼入锅煮熟,去草及鱼,饮汁数次。(《经验广集》)

8. 治跌打伤　荔枝草 30 g,捣汁,以滚甜酒冲服,其渣杵烂,敷伤处。〔《江西中医药》1957,(6):57〕

9. 治慢性肾炎,尿潴留　鲜荔枝草适量,加食盐捣烂敷脐部;同时取鲜车前草,苎麻根各 60 g,水煎服。(《浙江药用植物志》)

10. 治湿疹,皮炎　鲜蛤蟆草适量。以 65%乙醇浸泡 2 d,取酒涂患处。(《青岛中草药手册》)

【临床报道】 1. 治疗急性扁桃体炎　用鲜荔枝草 1 000 g或干草 500 g,洗净后加水 1 000 ml,煎煮浓缩成汤 500 ml,每次服 50 ml,每日 2 次,5 d 为 1 个疗程,个别高热患者每日 3 次,共观察 5 000 例,治疗后患者症状能迅速改善,3 d 内绝大多数患者体温下降至正常,占 83.3%;咽喉疼痛随着体温下降而减轻,甚至消失,占 76.9%,扁桃体肿大治疗后明显缩小,甚至恢复正常,血象亦从增高而降至正常[1]。

2. 治疗慢性气管炎　①片剂:每片重 0.5 g。每次 5 g,每日 2 次。②鲜草注射液:每 1 ml 约含生药 1.4 g,每日 2 次,每次 5 ml,肌内注射。③挤汁煮沸剂:取鲜草(去根) 500 g,捣烂挤汁,药渣再加水 250 ml,煮沸至 100 ml 左右去渣,将两汁混合,再加热煮沸冷却,为 1 人的 1 d 量,分 2 次服。④鲜草蒸馏煮沸剂:用秋季采集的鲜荔枝草(去根),先蒸馏后煎煮,然后 2 次药液混合,每人每日 40 ml,分 2 次服;或以去根的干草(夏季采集),按上法制成药液,每人每日 60 ml,分 2 次服。约 10 d 为 1 个疗程。共治疗 2 619 例,观察 1 个疗程 562 例,近控 34 例(6%),显效 103 例(18.3%);2 个疗程 2 054 例,近控 167 例(8.1%),显效 541 例(26.4%)。初步认为近期控制率鲜草大于干草;不同剂型中以注射液疗效较高;对止咳、祛痰、平喘及哮鸣音消失均有相似疗效,但见效时间大部分在 24 h 以后[2]。

3. 治疗阴道炎,宫颈糜烂　用鲜荔枝草 500 g,洗净切碎,加水 3～3.5 kg,煮沸 10 min,过滤即成冲洗剂;另取鲜草 500 g,洗净切碎,加水 1 000 ml,煮烂,放在 2 层纱布内挤出药汁,再用 6 层纱布过滤,浓缩至 500 ml。治疗时先用冲洗剂冲洗阴道,然后用干棉球浸吸浓缩剂纳入阴道内宫颈处。每日治疗 1 次,7 d 为 1 个疗程,间隔 2～3 d 再进行第二个疗程。观察 441 例,其中阴道炎 140 例,宫颈糜烂 301 例。结果阴道炎经 1 个疗程治愈者 82 例,2 个疗程治愈者 33 例,3 个疗程治愈者 14 例,治愈率 92.14%;宫颈糜烂经 1、2、3 个疗程治愈者分别为 67 例、72 例、97 例,治愈率 78.41%。未治愈者也有不同程度的好转[3]。

3271 荔枝核 lì zhī hé (《本草衍义》)

【异名】 荔核(《景岳全书》),荔仁(《广西中药志》),枝核(《四川中药志》),大荔核(《药材学》)。

【基原】 为无患子科荔枝属植物荔枝 *Litchi chinensis* Sonn. 的种子。

【原植物】 参见"荔枝"条。

【采收加工】 6～7 月果实成熟时采摘,食荔枝肉(假种皮)后收集种子,晒干。

【药材】 荔枝核 *Semen Litchi*　产于广东、广西、福建等地。

性状　种子呈长圆形或卵圆形,略扁,长 1.5～2.2 cm,直径 1～1.5 cm。表面棕红色或紫棕色,平滑,有光泽,略有凹陷及细波纹,一端有类圆形黄棕色的种脐,直径约7 mm。质硬,子叶 2 枚,棕黄色。气微,味微甘、苦、涩。

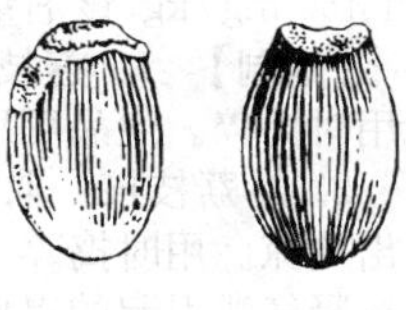

荔枝核(种子)外形

鉴别　(1) 粉末特征:棕黄色。镶嵌层细胞黄棕色,呈长条形,由数个细胞为一组,以其长轴作不规则方向嵌列。星状细胞为种皮通气组织,淡棕色,呈不规则星状分枝,分枝先端平截或稍钝圆,细胞间隙大,壁薄。石细胞成群或单个散在,呈类圆形、类方形、类多角形、长方形或长圆形,多有突起或分枝,纹孔及孔沟较稀疏,层纹不甚明显。子叶细胞呈类圆形或类圆多角形,充满淀粉粒,并可见棕色油细胞。种皮外表皮细胞黄棕色或红棕色。侧面观细胞 1 列,栅状,壁增厚,非木化,外被角质层;表面观多角形,垂周壁不均匀增厚。淀粉粒单粒类球形、卵圆形,少数一端尖或两端尖,脐点点状、三叉状或裂缝状,层纹不明显;复粒较少,2～4 分粒组成;半复粒少,脐点 2～3 个。

(2) 取本品粉末 0.5 g,加水 4 ml,微热,滤过,取滤液 1 ml,加三氯化铁试液 1 滴,呈蓝绿色反应(检查鞣质)。

【成分】 种子含皂苷(1.12%),鞣质(3.43%)[1]和 α-亚甲基环丙基甘氨酸〔α-(methylenecyclopropyl) glycine〕[2]。挥发油主要有 3-羟基丁酮(3-acetoin),2,3-丁二醇(2,3-butanediol),玷玶烯(copaene),顺式丁香烯(*cis*-caryophyllene),别香橙烯(allo-aromadendrene),葎草烯(humulene),δ-荜澄茄烯(δ-cadinene),α-姜黄烯(α-curcumene),菖蒲烯(calamenene),喇叭茶醇(ledol),愈创木薁(guaiazulene),黄根醇(xanthorrhizol)等[3]。种油脂肪酸:棕榈酸(palmitic acid)12%,油酸(oleic acid)27%,亚油酸(linoleic acid)11%,环丙烷类有机酸(42%),其中,二氢苹婆酸(dihydrosterculic acid)37%，顺-7，8-亚甲基十六烷酸（*cis*-7，8-methylenehexadecanoic acid）4%，顺-5，6-亚甲基十六烷酸（*cis*-5，6-methylenehexadecanoic acid）0.4%等[4]。

【药理】 1. 降血糖作用　荔枝核干浸膏水溶液1.3 mg/kg及2.6 mg/kg给大鼠灌胃，连续30 d，对四氧嘧啶糖尿病有显著降血糖作用[1]。荔枝核所含α-亚甲基环丙基甘氨酸给饥饿22 h的小鼠皮下注射230～400 mg/kg，使血糖从正常的3.976～7.280 mmol/L（71～130 mg/dl）降至4.2～1.96 mmol/L（75～35 mg/dl），肝糖原含量亦显著降低[2]。荔枝核能显著降低2型糖尿病伴胰岛素抵抗模型大鼠空腹血糖和口服葡萄糖耐量试验后2 h血糖，同时改善了病鼠的糖耐量减退[3]。

2. 降血脂作用　荔枝种仁油含有50.3%的不饱和脂肪酸和30.85%的环丙烷基长链脂肪酸，可以显著降低高脂大鼠血总胆固醇浓度和低密度脂蛋白胆固醇浓度，同时增加高密度脂蛋白胆固醇含量，使高密度脂蛋白胆固醇/总胆固醇含量比值极显著提高[4]。荔枝核皂苷显著降低地塞米松致胰岛素抵抗模型大鼠的总胆固醇、三酰甘油、低密度脂蛋白-胆固醇含量，显著提高高密度脂蛋白-胆固醇含量，抑制天冬氨酸氨基转移酶、丙氨酸氨基转移酶活性，降低天冬氨酸氨基转移酶/丙氨酸氨基转移酶，加强超氧化物歧化酶活性和降低丙二醛的含量，增强抗氧化能力[5]。

3. 抗乙肝病毒作用　乙肝病毒DNA斑点杂交法证明荔枝核水提取物（100 mg/ml）能完全抑制乙肝病毒的复制，是乙肝病毒复制的高效抑制剂[6]。

毒性　荔枝核皂苷混合物小鼠腹腔注射后LD_{50}为1 469 mg/kg，该剂量相当于降糖药效用量的近15倍[7]。

【炮制】 1. 荔枝核　取原药材，除去杂质，洗净，干燥。用时捣碎。生品可用于肝郁气滞的胃脘疼痛。

2. 炒荔枝核　取净荔枝核置锅内，用文火炒至微焦，取出放凉。用时捣碎。炒荔枝核散寒止痛作用较强，多用于寒凝气滞引起的胃痛、痛经及产后腹痛。

3. 盐荔枝核　取净荔枝核捣碎，用盐水拌匀，闷透，置锅内，用文火加热，炒干，取出放凉；或将荔枝核洗净，用盐水煮沸至盐水被吸尽为度，取出干燥，捣碎。每荔枝核100 kg，用食盐2 kg。盐荔枝核多用于疝气疼痛。

饮片性状　荔枝核参见"药材"项。盐荔枝核呈碎块状，断面棕褐色，偶见焦斑，味苦涩而微咸。炒荔枝核形如荔枝核，表面棕褐色微焦。

贮干燥容器内，盐荔枝核、炒荔枝核密闭，置通风干燥处。

【药性】 甘、微苦，温。归肝、肾、胃经。

1.《纲目》："甘，温，涩，无毒。入厥阴。"

2.《本草经疏》："味甘，温，入肝、肾。"

3.《医林纂要》："甘，涩，温，微咸。"

4.《本草撮要》："入足太阴、厥阴经。"

5.《广西中药志》："味甘、微苦涩，性平。"

【功用主治】 理气止痛，祛寒散滞。主治疝气痛，睾丸肿痛，胃脘痛，痛经及产后腹痛。

1.《本草衍义》："治心痛及小肠气。"

2.《纲目》："行散滞气。治㿗疝气痛，妇人血气刺痛。"

3.《本草经疏》："散滞气，辟寒邪。"

4.《本草汇言》："疏肝郁。"

5.《本草备要》："治胃脘痛。"

6.《本草求原》："辟寒以散阳滞，活血通经络，破血。主㿗疝卵肿如斗。"

【用法用量】 内服：煎汤，6～10 g；研末，1.5～3 g；或入丸、散。外用：研末调敷。

【选方】 1. 治心痛及小肠气　以（荔枝）核慢火中烧存性，为末，新酒调一枚末服。（《本草衍义》）

2. 治疝气痛极，凡在气分者最宜用之，并治小腹气痛等证　荔枝核（炮微焦）、大茴香（炒）等分。上为末。用好酒调服三钱，如寒甚者，加制吴茱萸减半用之。

3. 治心腹胃脘久痛，屡触屡发者（惟妇人多有之）　荔核一钱，木香八分。为末。每服一钱，清汤调服。（2、3方均为《景岳全书》荔香散）

4. 治疝气上冲，筑塞心脏欲死，手足厥冷者　荔枝核、陈皮、硫黄各等分。为末，饭丸梧子大。每十四丸酒下，其疼立止，如自觉疼甚不能支持，加用六丸，再不可多。（《医学入门》硫荔丸）

5. 治妇人血气刺痛　荔枝核（烧存性）半两，香附子（去毛，炒）一两。上为细末。盐汤、米饮调下二钱，不拘时候服。（《妇人良方》蠲痛散）

6. 治妇人心痛脾疼　用荔枝核灰存性为末，淡醋汤下。亦治男子小儿卒心痛，蚌粉汤下。（《普济方》）

7. 治狐臭　荔枝核焙干研末，白酒适量，调匀涂擦腋窝，每日2次。（《福建药物志》）

【临床报道】 1. 治疗乳腺增生病　患者31例取荔枝核20 g，橘核20 g，研为细末，放入容积为2.5 L暖瓶中，充满开水，放置1 h后饮用，每日1壶，10 d为1个疗程。轻症服1个疗程，重症可连服2、3个疗程。痊愈11例，显效14例，无效6例，总有效率为80%[1]。

2. 治疗糖尿病　用荔枝核加工制成的"丽仁降糖片"，口服，每日3次，每次4片（每片含生药2.5 g；个别患者每次8片），3个月为1个疗程。对45例糖尿病患者，进行1年10个月的疗效观察。结果：显效8例，有效28例，无效9例，总有效率为80%[2]。

3272 荔枝根 lì zhī gēn（《本草图经》）

【基原】 为无患子科荔枝属植物荔枝 *Litchi chinensis* Sonn. 的根。

【原植物】 参见"荔枝"条。

【采收加工】 全年均可挖根，鲜用或晒干。

【药性】 微苦、涩，温。

【功用主治】 理气止痛，解毒消肿。主治胃痛，疝气，咽喉肿痛。

《全国中草药汇编》："主治胃脘胀痛。"

【用法用量】 内服：煎汤，10～30 g，鲜品60 g。

【选方】 1. 治胃脘胀痛　荔枝根、枇杷根各30 g。水煎服。（《全国中草药汇编》）

2. 治疝气　鲜荔枝根60 g。水煎调红糖，饭前服。（《福建中草药》）

3. 治喉痹肿痛　荔枝花并根，共十二分。以水三升，煮，去滓，含，细细咽之。（《海上集验方》）

3273 南瓜 nán guā（《滇南本草》）

【异名】 麦瓜、癞瓜（《滇南本草》），番南瓜（《群芳谱》），番瓜（《本草求原》），倭瓜（《植物名汇》），阴瓜（《植物名实图考》），北瓜、金冬瓜、冬瓜（《广州植物志》），伏瓜（《民间常用草药汇编》），金瓜（《陆川本草》），老缅瓜、窝瓜、饭瓜（《中国药用植物图鉴》),番蒲(江西《草药手册》)。

【基原】 为葫芦科南瓜属植物南瓜的果实。

【原植物】 南瓜 *Cucurbita moschata* (Duch. ex Lam.) Duch. ex Poir. [*C. pepo* L. var. *moschata* Duch. ex Lam.]

一年生蔓生草本,茎长达2~5 m。常节部生根,密被白色刚毛。单叶互生;叶柄粗壮,长8~19 cm,被刚毛;叶片宽卵形或卵圆形,有5角或5浅裂,长12~25 cm,宽20~30 cm,先端尖,基部深心形,上面绿色,下面淡绿色,两面均被刚毛和茸毛,边缘有小而密的细齿。卷须稍粗壮,被毛,3~5歧。花单性,雌雄同株;雄花单生,花萼筒钟形,长5~6 mm,裂片条形,长10~15 mm,被柔毛,上部扩大成叶状,花冠黄色,钟状,长约8 cm,5中裂,裂片边缘反卷,雄蕊3,花丝腺体状,长5~8 mm,药室折曲;雌花单生,子房1室,花柱短,柱头3,膨大,先端2裂,果梗粗壮,有棱槽,长5~7 cm,瓜蒂扩大成喇叭状。瓠果形状多样,外面常有纵沟。种子多数,长卵形或长圆形,灰白色。花期6~7月,果期8~9月。

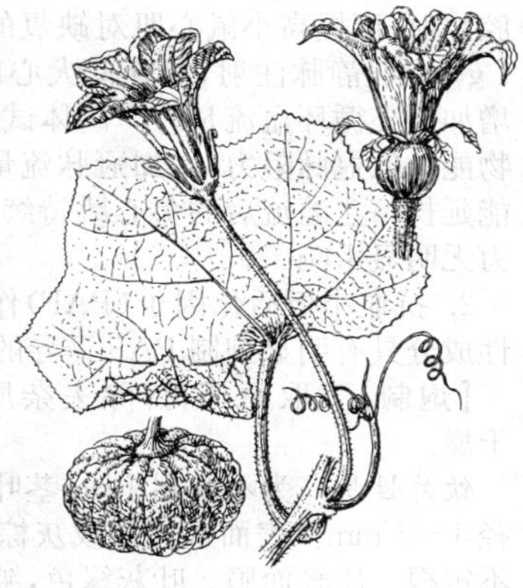

南　瓜

全国各地普遍栽培。

南瓜的种子(南瓜子)、叶(南瓜叶)、花(南瓜花)、卷须(南瓜须)、根(南瓜根)、果蒂(南瓜蒂)、茎(南瓜藤)、果瓤(南瓜瓤)、成熟果实内种子所萌发的幼苗(盘肠草)亦供药用,另设专条。

【采收加工】 8~10月,采收成熟果实,一般鲜用。

【成分】 果含氨基酸:瓜氨酸(citrulline)[1],精氨酸,天冬酰胺等;类胡萝卜素类:还含α、β-胡萝卜素(carotene),β-胡萝卜素5,6-环氧化物(β-carotene-5,6-epoxide),β-隐黄质(β-cryptoxanthin),叶黄素(lutein),蒲公英黄素(taraxanthin),玉蜀黍黄质(zeaxanthin),黄体呋喃素(luteoxanthin),异堇黄质(auroxanthin)[4]。又含葫芦苦素(cucurbitacin)B[5],胡芦巴碱(trigonelline),腺嘌呤(adenine),维生素B和C,葡萄糖,蔗糖,戊聚糖[2],甘露醇[3]等。

【药理】 1. 降糖作用　南瓜多糖给予四氧嘧啶糖尿病模型大鼠(6~8 g/kg),连续服用3星期,有降低四氧嘧啶糖尿病大鼠血糖的作用,并且效果优于消渴丸对照组[1]。

2. 降支链氨基酸作用　用南瓜多糖对正常及糖尿病模型小鼠灌胃200 mg/kg和500 mg/kg时,均有降支链氨基酸作用,正常小鼠平均可下降10.0%,而四氧嘧啶糖尿病模型小鼠平均下降31.7%,并且南瓜多糖对糖尿病模型小鼠的降支链氨基酸作用强于正常小鼠,且高剂量组下降的幅度大于低剂量组[2]。

3. 降血脂作用　南瓜多糖200和500 mg/kg水溶液,经胃分别注入正常及糖尿病模型小鼠后,南瓜多糖能显著降低正常及糖尿病小鼠血清三酰甘油、胆固醇及低密度脂蛋白,升高高密度脂蛋白及高密度脂蛋白/胆固醇[3]。

4. 抗癌作用　南瓜多糖按10 mg/ml每日灌胃0.4 ml,连续给药7 d,对肉瘤S_{180}、艾氏腹水癌的抑癌率分别为37.3%和33.3%[4]。

【药性】 甘,平。归肺、脾、胃经。

1.《滇南本草》:"味甘,平,性微寒。入脾、胃二经。"

2.《滇南本草图说》:"味甘,性温。"

3.《纲目》:"无毒。"

4.《本经逢原》:"有毒。"

5.《医林纂要》:"甘、酸,温,有小毒。"

6.《本草求真》:"专入脾、胃、肠。"

7.《本草再新》:"入心经。"

8.《本草撮要》:"入手太阴经。"

【功用主治】 解毒消肿。主治肺痈,哮证,痈肿,烫伤,毒蜂螫伤。

1.《滇南本草》:"横行经络,分利小便。"

2.《滇南本草图说》:"补中气而宽利。"

3.《医林纂要》:"益心,敛肺。"

4.《食物考》:"开胃益气。"

5.《随息居饮食谱》:"解鸦片毒,治烫火伤。"

6.《中国药用植物图鉴》:"治干性肋膜炎、肋间神经痛,有消炎止痛作用。"

【用法用量】 内服:适量,蒸煮或生捣汁。外用:捣敷。

【宜忌】 气滞湿阻者禁服。

1.《滇南本草》:"胃中有积者,吃之,令人气胀作呃逆,发肝气疼;胃气疼者,动气,不宜多吃。"

2.《滇南本草图说》:"多食发脚疾及瘟病。同羊肉食之令人滞气。"

3.《纲目》:"多食发脚气,黄疸。"

4.《食物考》:"疟疾尤忌。"

5.《本草求原》:"忌与猪肝、赤豆、荞麦面同食。"

6.《本草省常》:"百病人皆忌之。"

7.《随息居饮食谱》:"凡时病、疳、疟、疸、痢、胀满、脚气、痞闷、产后、痧痘皆忌之。"

【选方】 1. 治肺痈　南瓜500 g,牛肉250 g。煮熟食之(勿加盐、油),连服数次后,则服六味地黄汤5~6剂。(《岭南草药志》)

2. 治冷哮　匾式老南瓜一个,挖盖去子,入大麦糖二斤,候冬至蒸一个时辰为度,每晨取二调羹,滚水冲服。(《鲟溪单方选》)

3. 治胸膜炎、肋间神经痛　南瓜肉煮熟,摊干布上,敷贴患部。(《食物中药与便方》)

4. 治糖尿病　南瓜250 g(煮熟),每晚服食。5 d后,每日早晚各吃250 g。[《大众医学》1983,(3):2]

5. 解鸦片毒　生南瓜捣汁频灌。(《随息居饮食谱》)

6. 治火药伤人及汤火伤　生南瓜捣敷。(《随息居饮食谱》)

7. 治肿疡　老南瓜晒干,研末,黄醋调敷患处。(《湖南药物志》)

8. 治外伤出血　南瓜适量,捣烂敷伤口。(《壮族民间用药选编》)

【临床报道】 治疗糖尿病　治疗组、对照组分别40例,在接受胰岛素与口服药物治疗的同时,治疗组加南瓜粉进行辅助治疗,每次5 g,每日3次,连续服用18 d。两组治疗前后餐后血糖、胆固醇、三酰甘油均下降,但治疗组与对照组比较有显著差异(分别为$P<0.05$、$P<0.01$、$P<0.01$)[1]。

3274 **南藤** nán téng （《开宝本草》）

【异名】 丁父、丁公寄（《别录》），丁公藤（《本草拾遗》），搜山虎（《滇南本草》），风藤（《纲目》），巴岩香（《分类草药性》）。

【基原】 为胡椒科胡椒属植物石南藤的茎叶或全株。

【原植物】 石南藤 *Piper wallichii* (Miq.) Hand.-Mazz. [*P. wallichii* (Miq.) Hand.-Mazz. var. *hupehense* (C. DC.) Hand.-Mazz.]

常绿攀缘藤本，揉之有香气。茎深绿色，节膨大，生不定根。叶互生；叶柄长1～2.5 cm；叶片椭圆形或向下渐变为狭卵形或卵形，长7～14 cm，宽4～6.5 cm，先端渐尖，基部钝圆或阔楔形，下面被疏粗毛。花单性异株，无花被；穗状花序与叶对生；雄花序与叶片近等长；总花梗与叶柄近等长，花序轴被毛；雄花苞片圆形，直径约1 mm，具被毛的短柄，雄蕊2，花药比花丝短；雌花序短于叶片；雌花苞片柄于果期延长达2 mm，密被白色长毛；子房离生，柱头3～4。浆果球形，直径3～3.5 mm，有疣状凸起。花期5～6月；果期7～8月。

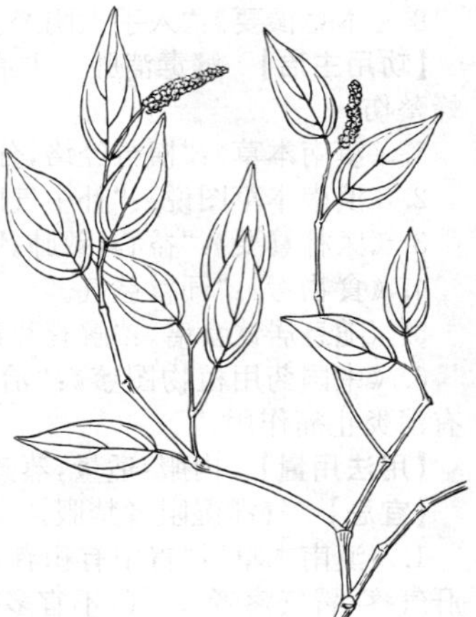

石南藤

生于山谷林中阴处或湿润处，攀缘于树上或岩石上。分布于湖北、湖南、广西、四川、贵州、云南及甘肃南部等地。

【栽培】 生物学特性　属热带温湿型植物。喜凉爽湿润的气候。较耐寒、耐半阴、耐干旱瘠薄，不耐涝。以深厚、肥沃、富含腐殖质的夹砂土较好。

繁殖方法　分株繁殖为主。3～4月选取节上有不定根和腋芽长成新枝的老株作种株，在整好的地上按行距1 m，株距0.7 m开穴，深宽各约45 cm，穴内拌填大半腐殖质土，淋水湿透，每穴栽种苗1株，栽稳按紧，上盖松土。

田间管理　栽后2年各松土除草、追肥3次，第一次在5月成活后，第二次在7～8月，并浇水防旱，第三次在10～11月，并结合培土，肥料以人畜粪水为主。以后每年在冬、春两季清除穴边杂草，并培土1次，当藤长70 cm左右时要设立支柱引藤上树，或另搭棚架以供攀缘。

【采收加工】 8～10月割取带叶茎枝或全株，晒干后，扎成小把。

【药材】 南藤 *Caulis et Folium Piperis Wallichii*　主产于四川、湖南、云南等地。

性状　茎扁圆柱形，表面灰褐色或灰棕色，有细纹，节膨大，具不定根，节间长7～9 cm；质轻而脆，横断面呈放射状排列，中心有灰褐色的髓。叶多皱缩，展平后卵圆形，上表面灰绿色至灰褐色，下表面灰白色，有5条明显突起的叶脉。气清香，味辛辣。

鉴别　茎横切面：本品与海风藤相似，主要区别点在于：角质层呈瘤状突起。皮层中散有较多的石细胞。束间部位石细胞壁厚，层纹明显。淀粉粒多为单粒。

【成分】 石南藤含海风藤酮（kadsurenone），玉兰脂（denudatin）B，N-异丁基癸-反-2-反-4-二烯酰胺（N-isobutyl-deca-*trans*-2-*trans*-4-dienamide），南藤素（wallichinine），山蒟酮（hancinone）C，盖尔格拉文（galgravin），二氢荜茇明宁碱（dihydropiperlonguminine），长穗巴豆环氧素（crotepoxide）[1]及黄酮类化合物[2]。

【药理】 1. 对冠脉循环的影响　石南藤制剂10 g/kg腹腔注射，能显著增加小鼠心肌营养性血流量；40 g/kg腹腔注射，可提高小鼠心肌对缺氧的耐力[1]。石南藤注射液1 g/kg股静脉注射，能降低犬心肌缺血区侧支血管阻力，增加侧支循环血流量[1]。离体试验表明，石南藤黄酮提取物能降低冠脉阻力、增加冠脉流量，且随剂量增加而增强；能延长停止灌流后的兔心跳持续时间，对心率和心肌收缩力无明显影响[2]。

2. 抗血小板活化因子（PAF）作用　从石南藤分离的活性成分具有明显抑制PAF诱导的血小板聚集作用[3, 4]。

【炮制】 取原药材，除去杂质，洗净，润透切成小段，干燥。

饮片性状　为不规则小段，茎叶混合。茎枝呈扁圆形，直径1～3 mm。表面灰褐色或灰棕色，有纵纹，节膨大，上生不定根。质轻而脆。叶灰绿色，皱缩。气清香，味辛辣。

贮干燥容器内，密闭。置通风干燥处。

【药性】 辛、甘，温。归肝、肾经。

1.《别录》："味甘。"

2.《本草拾遗》："气味辛烈。"

3.《开宝本草》："味辛，温，无毒。"

4.《滇南本草》："味甘、微酸，性微温。入肝、胆（一作脾）、小肠三经。"

5.《品汇精要》："气之厚者，阳也。"

6.《生草药性备要》："味劫，性平。"

7.《本草述钩元》："味辛、甘，气温。"

8.《四川中药志》1960年版："入肝、肾二经。"

【功用主治】 祛风湿，强腰膝，补肾壮阳，止咳平喘，活血止痛。主治风寒湿痹，腰膝酸痛，阳痿，咳嗽气喘，痛经，跌打肿痛。

1.《别录》："主金疮痛，延年。"

2.《本草拾遗》："磨服之，变白不老。"

3.《开宝本草》："主风血，补衰老，起阳，强腰脚，除痹，变白，逐冷气，排风邪。"

4.《本草图经》："治腰疼。"

5.《滇南本草》："治风寒湿痹，伤筋，祛风，筋骨疼痛，利小便及茎中痛，热淋初起，急速治效。"

6.《纲目》："煮汁服，治上气咳嗽。"

7.《草木便方》："通关利窍发表灵，祛风除湿消痰妙，解毒散血耳目明。"

8.《药性考》："性透经络，排风补虚，强腰健脚，诸痹冷气，浸酒为药。"

9.《四川中药志》1960年版："补肾壮阳，发表散寒。"

【用法用量】 内服：煎汤6～15 g；或浸酒、酿酒；煮汁，熬膏。外用：鲜品捣敷；捣烂炒热敷；浸酒外搽。

【宜忌】 孕妇及阴虚火旺者慎服。

1.《岭南采药录》："煮汁或浸酒服，惟服后令人发胶汗，如痴迷一样，故不可多饮。"

2.《四川中药志》1960年版："阴虚火旺者忌用。"

3.《广东省惠阳地区中草药》："孕妇慎用。"

【选方】 1. 治风虚，逐冷气，除痹痛，强腰膝　石南藤煎汁，同曲米酿酒饮。(《纲目》南藤酒)

2. 治跌打扭伤　石南藤适量。捣烂，加酒适量，蒸热，内服少许，外搽患处。(《广东省惠阳地区中草药》)

3. 治伤风　丁公藤叶一二块。煮酒服之，汗如雨下即愈。(《岭南采药录》)

4. 治哮喘，久咳　巴岩香、淫羊藿各 30 g。泡酒 500 g，常服，每次 10 ml。(《草木便方今释》)

5. 治热淋茎中痛或脓糊住马口　石南藤二钱，木贼八分，甘草一钱，八仙草二钱。水煎，点水煎服。(《滇南本草》)

6. 治牙龈肿痛　石南藤茎少许。放口内嚼烂，含痛处。(《湖南药物志》)

7. 治风疹块　石南藤、路路通、忍冬藤各 30 g。水煎，洗澡。(《湖北中草药志》)

8. 治溃疡　鲜石南藤叶。滚米汤浸软，贴患处。

9. 治妇女会阴破裂　石南藤全草适量。煲水外洗患处，每日 3 次，连洗数日，能加速伤口愈合。(9、10 方出自《粤北草药》)

【临床报道】 1. 治疗冠心病心绞痛　以瓦氏胡椒(石南藤)的藤茎为原料，制成海风藤总黄酮。取总黄酮 160 mg 加入 10%葡萄糖 250 ml 中，静脉滴注，每日 1 次，连续 14 次为 1 个疗程，间隔 3 d，以同样方法进行第二个疗程。合并糖尿病者，以等量生理盐水代替 10%葡萄糖，用法同上。共观察 56 例，结果心绞痛显效率 73.2%(41/56)，改善率 23.2%(13/56)，总有效率 96.4%(54/56)。心电图显效率 22.9%(11/48)，包括二级梯运动试验阳性转阴者 7 例，改善率 54.2%(26/48)，总有效率 77.1%(37/48)。并以随机抽样法设丹参注射液对照组，每次静滴丹参注射液 8 ml(含丹参 8 g)，方法同海风藤总黄酮组。两组心绞痛疗效虽无明显差异($P>0.05$)，而海风藤组的心电图总有效率却非常显著地高于丹参组($P<0.01$)。在用药 7 个疗程中，仅 3 例于开始治疗的 1 星期内自述有轻度头胀痛，余无不良反应。经血、尿、粪和肝功检查，均未见损害表现。对急性心肌梗死后心绞痛及陈旧性心肌梗死并发心绞痛，均较好疗效。观察表明，本品是一种治疗冠心病心绞痛安全、有效、非速效型制剂[1]。

2. 治疗脑梗死　将海风藤制成海风藤总黄酮注射液。每次取海风藤总黄酮注射液 4～8 ml(含 80～160 mg海风藤总黄酮)，加入 10%葡萄糖注射液 500 ml 中静脉滴注，每日 1 次，10 次为 1 个疗程，亦有用 15～20 次者。有意识障碍者 20 例，都配用 20%甘露醇，或 50%葡萄糖。共治 87 例，总有效率为 83.9%，显效率为 65.5%。87 例中属脑栓形成者 63 例，总有效率为 87.3%，显效率为 69.8%。属脑栓塞者 24 例，总有效率为 75%，显效率为 54.1%[2]。

3275 南丹参 nán dān shēn (《全国中草药汇编》)

【异名】 土丹参(《福建药物志》)，丹参(《中药志》)。

【基原】 为唇形科鼠尾草属植物南丹参的根。

【原植物】 南丹参 *Salvia bowleyana* Dunn

多年生草本，高约 1 m。茎粗壮，呈钝四棱形，具沟槽，被下向长柔毛。根肥厚，外表红色。叶为羽状复叶，对生；叶柄长 4～6 cm，被长柔毛；叶片长 10～20 cm，有小叶(5)7 片，顶生小叶卵圆状披针形，边缘具圆齿状锯齿。轮伞花序 8 至多花，组成长 14～30 cm 顶生总状花序或总状圆锥花序；花萼筒状，二唇形，上唇宽三角形，下唇较小，三角形，浅裂或 2 齿；花冠淡紫色、紫色至蓝紫色，冠筒长约 10 mm，伸出花萼，冠檐二唇形，上唇略呈镰刀状，下唇稍短呈长方形，3 裂，中裂片最大，倒心形；花柱伸出，先端呈不相等 2 浅裂。小坚果椭圆形。花期 3～7 月。

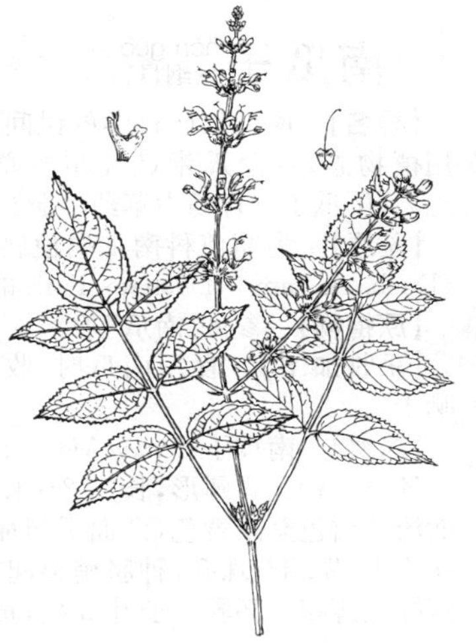

南丹参

生于山地、林间、路旁及水边。分布于浙江、福建、江西、湖南、广东及广西等地。

【采收加工】 8～10 月采挖，晒干。

【药材】 南丹参 *Radix Salviae Bowleyanae* 产于湖南、江西、浙江、福建等地。

性状　根茎粗短，上端残留有茎基。根数条，圆柱形，微卷曲，长 5～20 cm，直径 2～8 mm；表面灰棕色或灰红色。质坚硬，易折断，断面不平坦，角质样。气微，味微苦。

鉴别　(1) 根横切面：木栓层为 3～7 列木栓细胞，内侧 1～3 列细胞壁木化。皮层较宽，无厚壁组织。韧皮部较窄，筛管群稀疏。形成层成环。木质部较宽，导管束 4～8 束，导管单个散在或数个至十数个成群，略呈径向稀疏排列，木纤维主要位于木质部内侧。

粉末特征：灰白色。网纹及具缘纹孔导管直径 11～60 μm，网纹导管分子末端钝尖、钝圆或锐尖，壁较厚，穿孔位于端壁或侧壁。网孔较狭而短；具缘纹孔导管粗短，具缘纹孔类圆形，排列密集，有的具网状三生增厚。纤维管胞梭形，有的呈弯曲状，末端斜尖。

(2) 薄层色谱：取本品粗粉 2 g，用乙醚在索氏提取器中回流 4 h，回收大部分乙醚后，用 0.5%碳酸钾水溶液洗乙醚液，再用水洗后，乙醚液作供试品液；另取隐丹参酮、丹参酮ⅡA 作对照品。分别点样于同一硅胶 G(以碳酸钾水溶液制备)薄板上，用苯-甲醇(9∶1)展开 19 cm。供试品色谱中在与对照品色谱相应位置，显相同颜色的斑点。

【成分】 根含丹参酮(tanshinone)Ⅰ、ⅡA，β-谷甾醇(β-sitosterol)，咖啡酸(caffeic acid)，迷迭香酸(rosmarinic acid)，迷迭香酸甲酯(methyl rosmarinate)，丹参酚酸(salvianolic acid)A、B、C[1]，亚甲基丹参醌(methylene tanshinquinone)[2]。

【药理】 1. 抗凝血作用　南丹参水溶性注射液 0.4 g/ml 体外具有完全性抗凝血作用[1]。

2. 抗心肌缺血作用　南丹参水溶性注射液以相当于 30 g(生药)/kg 剂量给小鼠腹腔注射，极显著提高小鼠常压耐缺氧能力。以 3 mg(生药)/ml 浓度给离体豚鼠心脏灌流，能显著增加冠脉流量[2]。

【药性】《福建药物志》："苦，微寒。"

【功用主治】《福建药物志》："活血祛瘀，调经止痛。主治冠心病、头痛、失眠、关节痛、疝痛、肝炎、子宫出血、痛经、闭经、乳汁稀少、产后恶露不尽、跌打损伤，痈、丹毒、疥疮。"

【用法用量】 内服：煎汤，9～15 g；或入丸、散。

【选方】 治痛经 南丹参 15 g，乌豆 30 g。水煎服。(《福建药物志》)

3276 南瓜子 nán guā zǐ (《纲目》)

【异名】 南瓜仁(《科学的民间草药》)，白瓜子(《东北药用植物志》)，金瓜米(《陆川本草》)，窝瓜子(《陕西中药志》)，倭瓜子(《青岛中草药手册》)。

【基原】 为葫芦科南瓜属植物南瓜 *Cucurbita moschata* (Duch. ex Lam.) Duch. ex Poir. 的种子。

【原植物】 参见"南瓜"条。

【采收加工】 食用南瓜时，收集成熟种子，除去瓤膜，晒干。

【药材】 南瓜子 *Semen Moschatae* 全国各地均产。

性状 种子扁圆形，长 1.2～1.8 cm，宽 0.7～1 cm。表面淡黄白色至淡黄色，两面平坦而微隆起，边缘稍有棱，一端略尖，先端有珠孔，种脐稍突起或不明显。除去种皮，有黄绿色薄膜状胚乳。子叶 2 枚，黄色，肥厚，有油性。气微香，味微甘。

鉴别 种子横切面：种皮外表皮，为 1 列栅状细胞，壁稍厚，微木化，下皮为 8 列薄壁细胞，细胞类圆形或不规则长圆形，石细胞层 1 列细胞，类圆形，其内为薄壁细胞，细胞壁向外突起呈乳头状，细胞间隙较大；种子两端各有一维管束；种子内表皮为 1 列薄壁细胞。子叶 2 片，细胞中含有脂肪油和糊粉粒。

【成分】 种子含油 16.4%[1]，其中主要脂肪酸为亚油酸(linoleic acid)，油酸(oleic acid)，棕榈酸(palmitic acid)，硬脂酸(stearic acid)[1～3]，亚麻酸(linolenic acid)，肉豆蔻酸(myristic acid)[2]。还含类脂：三酰甘油(triglyceride)，二酰甘油(diglyceride)，单酰甘油(monoglyceride)，甾醇酯(sterolester)以及磷脂酰胆碱(phosphatidyl choline)，磷酯酰乙醇胺(phosphatidylethanolamine)，磷脂酰丝氨酸(phosphatidylserine)，脑苷脂(cerebroside)[3,4]等。含氮 8.5%，其中 50.1%为粗蛋白，还含赖氨酸[5]，南瓜子氨酸(cucurbitine)[6,7]等。此外，还含磷、钙、铜、镁、锰、铁、锌等元素[5]。

【药理】 1. 驱虫作用 南瓜子仁体外对牛肉绦虫或猪肉绦虫均有麻痹作用[1]。1∶500 南瓜子氨酸使体外犬绦虫明显兴奋，甚至挛缩，并与槟榔碱有协同作用[2]。犬灌服南瓜子氨酸，对水泡绦虫、豆状绦虫和曼氏裂头绦虫均有驱虫作用[3]。

2. 抗血吸虫作用 小鼠感染血吸虫尾蚴当日开始，每日每鼠灌服南瓜子 1～3 g，连续 28 d，能显著降低血吸虫童虫的成长率，减虫率达 85.3%～95.7%。剂量愈大，疗效愈佳。感染尾蚴的猪每日灌服 265.5 g 去油南瓜子粉，连续 28 d，亦有满意疗效。和南瓜子相似，南瓜子氨酸对性发育前期的童虫有抑制作用，实验感染血吸虫小鼠灌服南瓜子后，在宿主肝内能杀灭部分童虫，表现为炎性反应和虫体退行性变化。南瓜子或南瓜子氨酸均不能杀灭血吸虫成虫，而大剂量则可使虫体萎缩、生殖器官退化、子宫内虫卵减少、变性和消失。雌虫较雄虫敏感。但这些变化均可在停药后迅速恢复正常[2,4]。

3. 其他作用 家兔静注 150～250 mg/kg 南瓜子氨酸出现血压升高与呼吸加深加快，用 1∶3 300～1∶20 000 南瓜子氨酸盐可使豚鼠或兔的离体回肠肌收缩受到明显抑制[5]。

4. 体内过程 小鼠灌服或腹腔注射^{14}C-南瓜子氨酸 100～200 mg/kg 后，4 h 或 24 h，发现标记药物均以肝肾含量最高，上述两种途径给药后 24 h，在各组织中分布无明显差别。小鼠静注 100 mg/kg 南瓜子氨酸后，血浓度下降很快，5 min 时血浓度仅为立即取血的 1/5，1 h 后含量甚微。药物主要从尿排出。尿中代谢物分离结果表明，其中南瓜子氨酸占 97%。并报告药物能进入虫体，但不掺入虫体组织蛋白质合成[6]。

毒性 小鼠灌服南瓜子氨酸过氯酸盐与盐酸盐的 LD_{50} 分别为 1.25 g/kg 与 1.10 g/kg，小鼠腹腔注射南瓜子氨酸过氯酸盐 1.2～2.0 g/kg 30 min 后，出现体态不稳，对外界刺激反应敏感，其中 1.6～2.0 mg/kg 剂量组于给药后 4～5 h 可致兴奋狂躁，阵发性痉挛，抽搐死亡，未死者均于停药后 1 星期左右恢复正常。从病理检查表明：南瓜子与南瓜子氨酸对正常小鼠的肝、肺、肾、十二指肠等可出现暂时性病理损伤，肝糖原减少与脂肪增加，停药后可迅速恢复正常[2,4]。

【药性】 甘，平。归大肠经。

1.《现代实用中药》："甘，温，无毒。"

2.《四川中药志》1960 年版："性平，味甘，无毒。入脾、大肠、小肠三经。"

【功用主治】 杀虫，下乳，利水消肿。主治绦虫、蛔虫、血吸虫、钩虫、蛲虫病，产后缺乳，产后手足浮肿，百日咳，痔疮。

1.《现代实用中药》："为绦虫驱除药。"

2.《中国药用植物图鉴》："治产后手足浮肿，对糖尿病患者亦有效。"

3.《四川中药志》1960 年版："疗营养不良之萎黄病。"

4.《四川中药志》1979 年版："用于蛲虫病。"

【用法用量】 内服：煎汤，30～60 g；研末或制成乳剂。外用：煎水熏洗。

【选方】 1. 治绦虫病 南瓜子 60～120 g，去皮生食，或炒熟研粉，早晨空腹服下，30 min 后，再用槟榔 60～120 g，石榴皮 30 g，水煎服。2 h 后如不大便，再用芒硝 6～9 g，开水冲服。(《山东中草药手册》)

2. 治小儿蛔虫 南瓜子 30 g，韭菜叶 30 g，水竹沥 60 g。开水冲服。(《湖南药物志》)

3. 治血吸虫病 南瓜子炒黄，碾细末。每日服 60 g，分 2 次，加白糖，开水冲服。以 15 d 为 1 疗程。(《验方选集》)

4. 治钩虫病 南瓜子榨油，每次 1 茶匙，内服后 4 h 服泻下剂。(《泉州本草》)

5. 治产后缺乳 南瓜子 60 g。研末，加红糖适量，开水冲服。(《青岛中草药手册》)

6. 治产后手脚浮肿，糖尿病 南瓜子 30 g。炒熟，水煎服。(《食物中药与便方》)

7. 治百日咳 南瓜种子，瓦上炙焦，研细粉。赤砂糖汤调服少许，一日数回。〔《江西中医药》1953，(3)：20〕

8. 治内痔 南瓜子 1 000 g。煎水熏之。每日 2 次，连熏数日。(《岭南草药志》)

【临床报道】 1. 治疗绦虫病 用南瓜子 30～150 g(有大剂量用至 200～300 g)，槟榔 40～150 g(亦有大剂量用至 300 g)。晨起空腹嚼食南瓜子或冲服南瓜子粉，30 min 后再服槟榔煎剂，再过 0.5～2 h 服硫酸镁 50～150 ml，小儿用量减半。据各地 300 例左右统计，排虫率达 90%～100%。药后排虫时间 30 min 至数小时不等，一般在用药后 2 h 许出现腹胀痛、肠鸣、欲排便感。多数患者一次即排出完整之虫，亦有少数需服 2 次或 2 次以上，随后腹痛等症消失，大便检查绦虫卵转阴。此外，南瓜子与槟榔、石榴皮联合治疗猪肉绦虫、短小绦虫亦有较好疗效。副作用有恶心呕吐、腹痛腹泻、头痛头晕等[1~6]。

2. 治疗血吸虫病　①用去油粉剂，每日 240～300 g，10 岁以下减半，10～16 岁服 160～200 g。②水浸膏：(每 1 ml 相当于生药 4 g)，急性病例每日服 180 ml，慢性病例每日服 60 ml，儿童酌减。均以 30 d 为 1 个疗程。共计治 73 例急性患者，药后 1～5 d 体温下降的占 89%；6～14 d 下降的占 11%；75.3%的患者 1～10 d 内体温降正常，随之症状消失，病情好转。治疗结束时半数患者肝脏明显缩小，约 3/4 患者肝区压痛消失，多数患者大便虫卵阴性。此外，体重、血象、肝功能、心电图等一般情况均好转。服药期间有轻度腹泻、恶心、食欲减退等，不久可自行消失。浸膏剂反应较粉剂为轻。治疗中有 3 例晚期患者黄疸指数上升，停药后 2 例下降，1 例仍持续上升并发生肝昏迷，故对晚期病例应用宜慎[7]。

3. 治疗蛔虫病　南瓜子煎服或炒熟吃。儿童一般每次用 30～60 g，于早晨空腹时服，观察 5～13 岁粪检阳性患儿 56 例。服药后 1～2 d 51 例排出蛔虫；第五至第十日 48 例复查大便，有 33 例转为阴性[8]。

3277 南瓜叶 nán guā yè
(《岭南草药志》)

【基原】　为葫芦科南瓜属植物南瓜 *Cucurbita moschata* (Duch. ex Lam.) Duch. ex Poir. 的叶。

【原植物】　参见“南瓜”条。

【采收加工】　6～10 月采收，晒干或鲜用。

【功用主治】　清热，解暑，止血。主治暑热口渴，热痢，外伤出血。

《福建药物志》：“清热解毒，止血止痛。治热痢，牛皮癣，疔疮疖肿，产后子宫收缩痛。”

【用法用量】　内服：煎汤，10～15 g，鲜品加倍；或入散剂。外用：研末撒。

【选方】　1. 治夏季热　南瓜叶、苦瓜叶、丝瓜叶、梨子皮各 9 g。煎水服。(《万县中草药》)

2. 治风火痢　南瓜叶(去叶柄)7～8 片。水煎，加食盐少许服之，5～6 次即可。(《闽东本草》)

3. 治小儿疳积　南瓜叶 500 g，腥豆叶(即大眼南子叶) 250 g，剃刀柄 60 g。晒干研末。每次 15 g，蒸猪肝服。(《岭南草药志》)

4. 治汗斑　南瓜叶适量，揉出水后，蘸硫黄粉搽患处。(《壮族民间用药选编》)

5. 治刀伤　南瓜叶，晒干研末，敷伤口。(《闽东本草》)

3278 南瓜花 nán guā huā
(《分类草药性》)

【基原】　为葫芦科南瓜属植物南瓜 *Cucurbita moschata* (Duch. ex Lam.) Duch. ex Poir. 的花。

【原植物】　参见“南瓜”条。

【采收加工】　6～7 月开花时采收，鲜用或晒干。

【药性】　甘，凉。

【功用主治】　清湿热，消肿毒。主治黄疸，痢疾，咳嗽，痈疽肿毒。

1.《分类草药性》：“治咳嗽，提音，解毒，久远痼疾。”

2.《民间常用草药汇编》：“消肿，除湿热，解毒，排痰，下乳。治黄疸病及痢疾；外敷治痈疽。”

3.《福建药物志》：“治蜈蚣螫伤。”

【用法用量】　内服：煎汤，9～15 g。外用：捣烂或研末调敷。

3279 南瓜须 nán guā xū
(《江西中医药》)

【基原】　为葫芦科南瓜属植物南瓜 *Cucurbita moschata* (Duch. ex Lam.) Duch. ex Poir. 的卷须。

【原植物】　参见“南瓜”条。

【采收加工】　6～10 月采收，鲜用。

【药理】　镇痛抗炎作用　南瓜须提取液对电刺激所致小鼠疼痛对醋酸所致小鼠疼痛具有显著的镇痛作用，其作用强度与给药剂量在一定范围内成正比。对二甲苯所致小鼠耳壳炎性肿胀，南瓜须低剂量组抗炎作用与复方阿司匹林组相似，而高剂量组抗炎作用优于复方阿司匹林组[1]。

【功用主治】　治妇人乳缩(即乳头缩入体内)疼痛。

【选方】　治妇人乳缩，剧烈疼痛　南瓜须一握，加食盐少许杵烂，用开水泡服。〔《江西中医药》1954，(12)：49〕

3280 南瓜根 nán guā gēn
(《分类草药性》)

【基原】　为葫芦科南瓜属植物南瓜 *Cucurbita moschata* (Duch. ex Lam.) Duch. ex Poir. 的根。

【原植物】　参见“南瓜”条。

【采收加工】　6～10 月采挖，晒干或鲜用。

【药性】　甘、淡，平。

《四川中药志》1960 年版：“性平，味淡，无毒。”

【功用主治】　利湿热，通乳汁。主治湿热淋证，黄疸，痢疾，乳汁不通。

1.《分类草药性》：“治一切火淋，火疟，行大肠气胀。”

2.《民间常用草药汇编》：“消肿，除湿热，解毒，排痰，下乳。治黄疸病及痢疾。”

【用法用量】　内服：煎汤，15～30 g，鲜品加倍。外用：磨汁涂或研末调敷。

【选方】　1. 治小便赤热涩痛　南瓜根 15 g，车前草、水案板、水灯心各 9 g。水煎服。(《万县中草药》)

2. 治湿热发黄　南瓜根炖黄牛肉服。(《重庆草药》)

3. 治乳汁不下　南瓜根 30～60 g，炖肉服。(《民间常用草药汇编》)

4. 治便秘　南瓜根 45 g。浓煎灌肠。(《闽东本草》)

5. 治头风疼痛　南瓜根榨汁搽头部。(《泉州本草》)

6. 治疟疾　南瓜根 120 g，烂泥巴树根 30 g，三白草 15 g。煮鸡食。

7. 预防麻疹　南瓜根 180～240 g。水煎服。每日 1 次，共服 4 次。

8. 治痈疽发背　南瓜根磨浓汁，加鸡蛋清调匀，搽患处。(6～8 方出自《湖南药物志》)

9. 治烫伤　南瓜根 150 g，炉甘石 30 g，冰片 1.5 g。研细，麻油调擦。(《万县中草药》)

3281 南瓜蒂 nán guā dì
(《纲目拾遗》)

【基原】　为葫芦科南瓜属植物南瓜 *Cucurbita moschata* (Duch. ex Lam.) Duch. ex Poir. 的瓜蒂。

【原植物】　参见“南瓜”条。

【采收加工】　采收果实时，切取瓜蒂，晒干。

【药材】　南瓜蒂 *Calyx Cucurbitae Moschatae*　主产于江苏、安徽、浙江等地。

性状　本品呈五至六角形的盘状，直径2.5～5.5 cm，上附残存的柱状果柄。外表淡黄色，微有光泽，具稀疏刺状短毛及突起的小圆点。果柄略弯曲，粗1～2 cm，有隆起的棱脊5～6条，纵向延伸至蒂端。质坚硬，断面黄白色，常有空隙可见。气微，味淡。

【功用主治】　解毒，利水，安胎。主治痈疽肿毒，疔疮，烫伤，疮溃不敛，水肿腹水，胎动不安。

1.《安徽药材》："焙末用麻油调涂，治疔疮，背疽。"

2.《民间常用草药汇编》："排痰，安胎。外敷治痈疽，散肥水疙瘩。"

3.《陕西中药志》："主治百日咳。煅炭研末油调涂，治冻疮。"

【用法用量】　内服：煎汤，15～30 g；或研末。外用：研末调敷。

【选方】　1. 治疔疮　老南瓜蒂数个。焙研为末，麻油调敷。(《行箧检秘》)

2. 治对口疮　南瓜蒂烧灰，调茶油涂患处，连涂痊愈为止。(《岭南草药志》)

3. 治无名肿毒　老南瓜蒂1个，烧炭存性，研末。陈酒冲服一半，另一半用麻油调涂患处。亦可试用于乳岩。〔《河南中医》1982，(3)：40〕

4. 治慢性骨髓炎　经霜南瓜蒂，焙干敲碎，研为细末，和麻油调成糊状敷于疮面，外用纱布固定，7 d后换药1次。如朽骨或瘘管脱出，则改用其他外治药物。〔《浙江中医杂志》1983，(3)：118〕

5. 治急性乳腺炎　南瓜蒂磨洗采水涂患处。(《广西民族药简编》)

6. 治乳癌(已溃、未溃都行)　南瓜蒂烧灰存性，研末，每服2个，黄酒60 g，调和送下。每日早晚各服1次。能饮酒者，可加大酒量。已经溃烂者，亦可用香油调南瓜蒂灰外敷。(《常见抗癌中草药》)

7. 治烫伤　南瓜蒂晒干烧灰存性，研末，茶油调搽。(江西《草药手册》)

8. 治鼻息肉　南瓜蒂1个，煅存性，合枯矾3 g，研极细末，每用少许点息肉处，数次自消失。(《泉州本草》)

9. 治浮肿，腹水，小便不利　南瓜蒂烧存性，研末。每次1～2 g，每日3次，温水送服。(《食物中药与便方》)

10. 治子宫脱垂　老南瓜蒂6个。将瓜蒂剖开，煎取浓汁顿服。每日1次，5 d为1个疗程。〔《山东中医杂志》1984，(3)：50〕

【临床报道】　治疗晚期血吸虫病程度较轻的腹水　取带柄的南瓜蒂，置于瓦片上焙焦存性，研末吞服；每次0.5 g左右，每日3次，连服2～3星期。据34例观察，服药后有4例尿量显著增加，腹水逐渐消失，食量增加1倍以上；23例腹围有所缩小，体重减轻，食欲增加，精神改善，但尿量增加不显著，腹水消失迟缓；8例无效。服药期间忌盐，注意休息及补充营养[1]。

3282 南瓜藤 nán guā téng (《本草再新》)

【基原】　为葫芦科南瓜属植物南瓜 *Cucurbita moschata* (Duch. ex Lam.) Duch. ex Poir. 的茎。

【原植物】　参见"南瓜"条。

【采收加工】　6～10月采收，鲜用或晒干备用。

【药性】　甘、苦，凉。入肝、胃、肺经。

1.《本草再新》："味甘、苦，性微寒，无毒。入肝、脾二经。"

2.《本草求原》："苦、辛，凉，无毒。"

【功用主治】　清肺，平肝，和胃，通络。主治肺痨低热，肝胃气痛，月经不调，火眼赤痛，水火烫伤。

1.《本草再新》："平肝和胃，通经络，利血脉，滋肾水，治肝风，和血养血，调经理气，兼去诸风。"

2.《上海常用中草药》："清热，治肺结核低热。"

3.《福建药物志》："茎汁：清热泻火，消肿解毒。治烫伤，结合膜炎。"

【用法用量】　内服：煎汤，15～30 g；或切断取汁。外用：捣汁涂或研末调敷。

【选方】　1. 治虚劳内热　秋后南瓜藤，齐根剪断，插瓶内，取汁服。(《随息居饮食谱》)

2. 治肺结核低热　南瓜藤15 g，水煎服。(《浙江药用植物志》)

3. 治胃痛　南瓜藤汁，冲红酒服。(《闽东本草》)

4. 治各种烫伤　南瓜藤汁涂伤处，每日数次。〔《福建中医药》1957，2(1)：8〕

5. 治坐板疮　南瓜藤一枝，瓦上焙干，研细末，以桐油调敷。(《同寿录》)

【临床报道】　预防麻疹　取干南瓜藤切段洗净，加水煎煮，滤过再煎，浓缩至每10 ml含生药3 g，加少许蔗糖即成。6个月以内儿童每次5 ml，6个月至3岁每次10 ml，均每日3次，连服4 d。给麻疹流行区44例易感儿童用药结果，有5例在服药4个月后，1例在服药2个月后有风疹现象，但均未发麻疹。服药期间未发现任何毒副作用[1]。另据在麻疹流行区89名易感儿童用上药，结果：其中有直接接触史30人中只有3人发病，但症状很轻，且无并发症发生。统计表明，对控制易感者发病有效率达96.25%，对控制接触史易感者有效率达90%[2]。

3283 南瓜瓤 nán guā ráng (《纲目拾遗》)

【基原】　为葫芦科南瓜属植物南瓜 *Cucurbita moschata* (Duch. ex Lam.) Duch. ex Poir. 的果瓤。

【原植物】　参见"南瓜"条。

【采收加工】　将成熟的南瓜剖开，取出瓜瓤，除去种子，鲜用。

【成分】　瓜瓤含脂肪酸，胡萝卜素，果胶酸(pectic acid)及微量元素钙、铜、镁、锰、铁、锌等[1]。

【功用主治】　解毒，敛疮。主治痈肿疮毒，烫伤，创伤。

【用法用量】　内服：适量，捣汁。外用：捣敷。

【选方】　1. 治肿疡　南瓜瓤、马齿苋，捣烂，敷患处。(《湖南药物志》)

2. 治汤火伤　伏月收老南瓜瓤连子，装入瓶内，愈久愈佳。凡遇汤火伤者，以此敷之。(《慈航活人书》)

3. 治枪子入肉　南瓜瓤敷之。晚收南瓜，浸盐卤中备用。(《随息居饮食谱》)

4. 治打伤眼球　南瓜瓤捣敷伤眼，连敷12 h左右，其痛则止，轻者痊愈。(《岭南草药志》)

5. 治误吞农药(乐果)中毒　生南瓜瓤、生萝卜片等量，捣烂绞汁灌服，可立刻催吐，且能解毒。(《食物中药与便方》)

3284 南赤瓟 nán chì páo (《湖南药物志》)

【异名】　野冬瓜、球子莲、地黄瓜(《湖南药物志》)，麻皮栝楼、野瓜蒌、乌瓜、苦瓜蒌、秦岭赤瓟(《浙江药用植物志》)。

【基原】 为葫芦科赤瓟儿属植物南赤瓟的根或叶。

【原植物】 南赤瓟 *Thladiantha nudiflora* Hemsl. 又名:裸花赤瓟(《中国高等植物图鉴》)。

攀缘草本。根块状。茎有较深的棱沟,全株密被柔毛状硬毛。叶柄粗壮,长 3～10 cm;叶片质稍硬,卵状心形,或近圆心形,长5～15 cm,宽 4～12 cm,先端渐尖或锐尖,边缘具胼胝状小尖头的细锯齿,基部弯缺,开放或有时闭合,上面深绿色,粗糙,具短而密的刚毛,背面色淡,密被淡黄色的柔毛。花雌雄异株;雄花为总状花序,多数花着生在花序轴的上部;花序轴纤细,长 4～8 cm,密被短柔毛;花梗纤细,长 1～1.5 cm;花萼密生淡黄色柔毛,花萼筒宽钟形,裂片卵状披针形,先端急尖,3 脉;花冠黄色,裂片卵状长圆形,长 1.2～1.6 cm,先端急尖或稍钝,5 脉;雄蕊 5,着生在萼筒的檐部,花丝有微柔毛;雌花单生,花梗细,长1～2 cm;花萼花冠同雄花,但花较大;子房狭长圆形,密被淡黄色柔毛,花柱粗短,自 2 mm 处 3 裂,柱头膨大,圆肾形,2 浅裂;退化雄蕊 5,棒状。果梗粗壮;果实长圆形,干后红色或橘红色,长 4～5 cm。种子卵形或宽卵形,长 5 mm,先端尖,基部圆,表面有明显的网纹。春、夏开花,秋季果成熟。

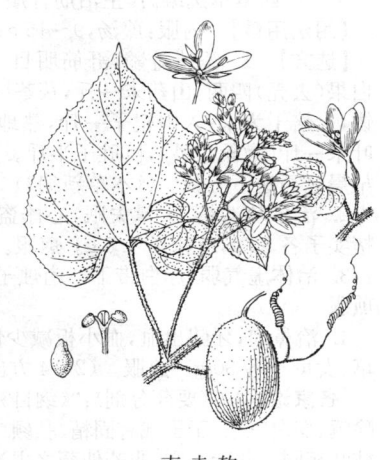

南 赤 瓟

生于海拔 900～1 700 m 的山沟边、林缘或山坡灌丛中。分布于我国秦岭各地。

【采收加工】 5～8 月采叶,鲜用或晒干。10 月后采根,鲜用或切片晒干。

【药材】 南赤瓟 *Radix seu Folium Thladianthae Nudiflorae* 产长江流域各地。

性状 根块状或块片状,灰棕色,去皮者色灰黄,有细纵纹,断面纤维性。味淡,微苦。

鉴别 根横切面:韧皮部有少数石细胞群散在;石细胞多角形或近圆形,长达 249 μm,韧皮纤维束与木部纤维束排列较不规则,有时稍呈同心环状。薄壁细胞有小方晶,长 2～16 μm,并含淀粉粒,单粒直径可达 96 μm。

解离组织:木纤维长 1 425 μm,一或两端分叉,并有分隔纤维。导管群有导管可达 16 个,导管直径可达 285 μm。

【药性】《湖南药物志》:"苦,凉。"

【功用主治】 清热解毒,消食化滞。主治痢疾,肠炎,消化不良,脘腹胀闷,毒蛇咬伤。

《湖南药物志》:"清热解毒。主治肠炎,菌痢,毒蛇咬伤。"

【用法用量】 内服:煎汤,9～18 g。外用:鲜品捣敷。

【选方】 1. 治肠炎,菌痢 (南赤瓟)叶 18 g,人苋、水蓼各 9 g。水煎服。

2. 毒蛇咬伤 (南赤瓟)成熟果实或鲜根捣烂敷。(1、2 方出自《湖南药物志》)

3. 治消化不良,脘腹胀闷 (南赤瓟)鲜叶 120 g,水煎服。(《浙江药用植物志》)

3285 南牡蒿 nán mǔ hāo (《全国中草药汇编》)

【基原】 为菊科蒿属植物南牡蒿的根或全草。

【原植物】 南牡蒿 *Artemisia eriopoda* Bunge 又名:牡蒿(《北京植物志》)。

多年生草本,高 30～70 cm。主根明显,粗短,有侧根;根状茎稍粗短,肥厚。茎直立,单生或数个丛生,近无毛,基部常密被绒毛,上部或下部常生花序枝。叶片宽 2～5 cm,通常羽状深裂,裂片 5～7 个,宽倒卵形,基部楔形,先端又掌状分裂,有时匙形而边缘有齿或浅裂;上部叶三裂或不裂,裂片条形;全部叶上面无毛,下面被微柔毛。头状花序小,多数,卵球形或近球形,直径 1～1.5 mm,下垂,在茎顶或枝端排成复总状花序;无梗或有短梗,有条形苞叶;总苞卵形,长约 2 mm;总苞片 3～4 层,无毛;雌花 4～8 朵,花冠狭管状,花柱伸出,先端 2 叉;两性花 6～10 朵,不孕育。瘦果小,长圆形。花、果期 6～11 月。

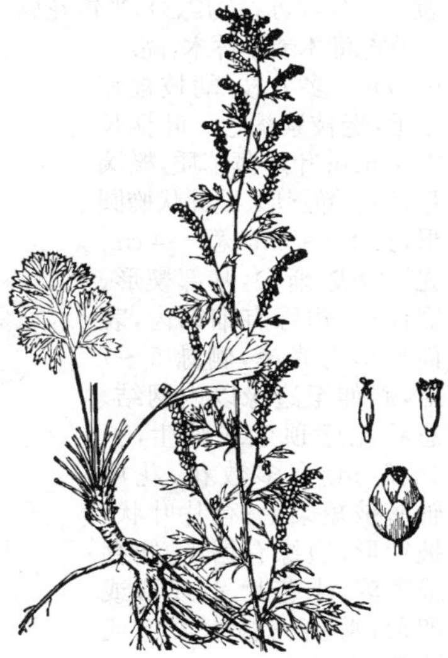

南 牡 蒿

生于山坡、路旁及林缘等处。分布于河北、山西、黑龙江、吉林、辽宁、内蒙古、江苏、安徽、山东、河南、湖北、湖南、四川、云南、陕西、甘肃等地。

【采收加工】 6～8 月割取地上部分,鲜用或晒干。8～10 月挖根,晒干。

【成分】 全草含挥发油:芳樟醇(linalool),α-松油醇(α-terpineol),δ-榄香烯(δ-elemene),γ-荜澄茄烯(γ-cadinene),菖蒲烯(calamenene),反式丁香烯(*trans*-caryophyllene),γ-依兰油烯(γ-muurolene)和玷㶲烯(copaene)[1]及桉叶烷倍半萜类挥发油[2];多炔类:(1, 8E, 13Z, 16)-十七烷四烯-4, 6-二炔-3, 11, 12-三醇〔(1, 8E, 13Z, 16)-heptadecatetraene-4, 6-diyne-3, 11, 12-triol〕,(1, 8E, 12E, 14Z)-十七烷四烯-4, 6-二炔-3, 11-二醇[(1, 8E, 12E, 14Z)-heptadecatetraene-4, 6-diyne-3, 11-diol][3]。此外,还含 β-谷甾醇,α 和 δ-香树脂醇(α and δ-amyrin)[4]。

【功用主治】《全国中草药汇编》:"祛风除湿,解毒。治风湿关节痛,头痛,浮肿,毒蛇咬伤。"

【用法用量】 内服:煎汤,10～15 g,鲜品加倍。外用:捣敷。

【选方】 治毒蛇咬伤 鲜南牡蒿叶嚼烂敷患处。敷后再用鲜南牡蒿 30 g,金银花 15 g,细辛、大黄各 3 g,水煎兑酒或黄酒服,早晚饭前各 1 次。(《全国中草药汇编》)

3286 南烛子 nán zhú zǐ (《纲目》)

【异名】 乌饭果(《药材学》)。

【基原】 为杜鹃花科越橘属植物乌饭树的果实。

【原植物】 乌饭树 *Vaccinium bracteatum* Thunb. [*V. spicatum* (Lour.) Poiret; *V. malaccense* Wight; *V. bracteatum* Thunb. var. *longitubum* Hayata] 又名：牛筋(《本草拾遗》)，黑饭草、南烛、乌饭草(《日华子》)，乌草(《开宝本草》)，南烛草木、男续、染菽、猴药、后卓、猴菽、草木之王、惟那木(《本草图经》)，墨饭草(《纲目》)，饱饭花(《植物名实图考》)，苞越橘(《江苏植物志》)，米饭花(《台湾植物志》)。

常绿灌木或小乔木，高2～6(9) m。多分枝，幼枝被短柔毛，老枝紫褐色。叶柄长2～8 mm；叶片薄革质，椭圆形、菱状椭圆形、披针状椭圆形，长4～9 cm，宽2～4 cm，先端锐尖、渐尖，基部楔形、宽楔形，边缘有细锯齿，表面平坦有光泽，侧脉5～7对，斜伸至边缘以内网结。总状花序顶生或腋生，长4～6 cm，有多数花，花序轴密被短柔毛；苞片叶状，披针形，边缘有锯齿，宿存或脱落，小苞片2，线形或卵形；萼筒密被短柔毛或茸毛，萼齿短小，三角形；花冠白色，筒状，长5～7 mm，外面被短柔毛，内面有疏柔毛，口部裂片短小，三角形，外折；雄蕊内藏；花盘密被短柔毛。浆果直径5～8 mm，熟时紫褐色。花期6～7月，果期8～10月。

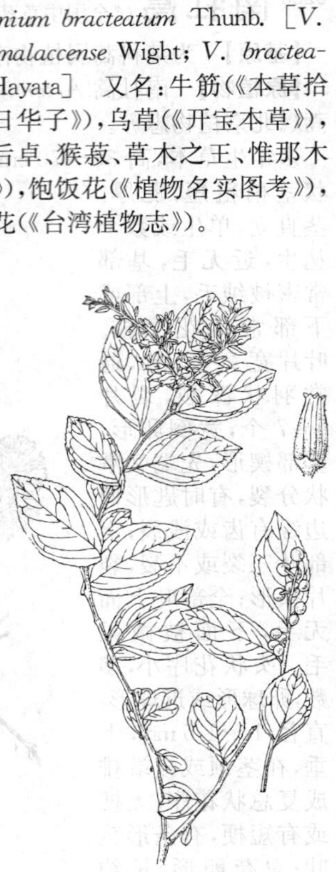
乌 饭 树

生于丘陵地带或海拔400～1 400 m的山地，常见于山坡林内或灌木丛中。分布于华东、中南至西南以及台湾等地。

乌饭树的茎或枝叶(南烛叶)、根(南烛根)亦供药用，另设专条。

【采收加工】 8～10月间果实成熟后采摘，晒干。

【药材】 南烛子 *Fructus Vaccinii Bracteati* 主产于江苏、浙江等地。

性状 果实类球形，直径4～6 mm。表面暗红褐色至紫黑色，稍被白粉，略有细纵纹。先端具黄色点状的花柱痕迹，基部有细果梗或果梗痕。有时有宿萼，包被果实2/3以上，萼筒钟状，先端5浅裂，裂片短三角形。质松脆，断面黄白色，内含多数长卵状三角形的种子，橙黄色或橙红色。气微，味酸而稍甜。

【成分】 干燥果实含糖分约20%，游离酸7.02%，以苹果酸(malic acid)为主，少量枸橼酸(citric acid)，酒石酸(tartaric acid)[1]。

【药性】 酸、甘，平。归肝、肾、脾经。

1.《本草图经》："酸美。"

2.《纲目》："酸，甘，平。无毒。"

3.《本草新编》："入肝、肾二经。"

4.《要药分剂》："入心、脾、肾三经。"

5.《广西本草选编》："味甘、酸，性温。"

【功用主治】 补肝肾，强筋骨，固精气，止泻痢。主治肝肾不足，须发早白，筋骨无力，久泄梦遗，带下不止，久泻久痢。

1.《纲目》："强筋骨，益气力，固精驻颜。"

2.《要药分剂》："为固涩之品。""治久痢久泻，痢血日久。饭后瞌睡。"

3.《广西本草选编》："主治筋骨痿软乏力，滑精。"

【用法用量】 内服：煎汤，9～15 g；或入丸剂。

【选方】 1. 添精益髓，舒筋明目 南烛子(生者)两斤，白果(去壳)四两，山药末一斤，茯苓四两，芡实半斤，同捣为饼，火焙干为末；入枸杞子一斤，熟地一斤，山萸肉一斤，桑叶末一斤(嫩桑为妙)，巨胜子半斤。共为末，蜜为丸。每日早晨老酒送下五钱。(《本草新编》)

2. 治多梦遗精，头晕失眠，心悸盗汗 南烛子、覆盆子、楮实子各30 g，五味子4.5 g。煎服。

3. 治体虚气弱，赤白带下 南烛子、芡实、金樱子各9 g。煎服。

4. 治鼻衄，牙龈出血，血小板减少性紫癜 南烛子、旱莲草、女贞子各30 g。煎服。(2～4方出自《安徽中草药》)

【各家论述】《要药分剂》："《纲目》于南烛枝叶载有止泄、除睡、变白三条，于子载有固精、驻颜二条，其强筋益力，子与枝叶相同。此殆互文，非若他药之主治，或子或枝或叶，有绝不相同者也。余尝以南烛子治久痢久泻，辄效，以治饭后瞌睡，亦效。可知止泻、除睡不独枝叶为然也。又尝以子治痢血日久症，亦效，此并《本草》所未及者。曾制一方，以南烛子为君，制首乌为臣，谷芽生、焦各半为佐，其使药则随症加用，如久痢加黄连、木香、诃子，久泻加山药、建莲，除睡加益智、远志；瘀血加黄连、槐花、当归、地榆，真是如响斯应。"

3287 南烛叶 nán zhú yè (《本草新编》)

【异名】 南烛枝叶(《开宝本草》)。

【基原】 为杜鹃花科越橘属植物乌饭树 *Vaccinium bracteatum* Thunb. 的叶或枝叶。

【原植物】 参见"南烛子"条。

【采收加工】 8～9月间采收，晒干。

【药材】 南烛叶 *Folium et Ramulus Vaccinii Bracteati* 主产于江苏、浙江等地。

性状 叶长椭圆形至披针形，长2.5～6 cm，宽1～2.5 cm，两端尖锐，边缘有稀疏的细锯齿，多向外反卷，上面暗棕色，有光泽，主脉凹陷，下面棕色，叶脉明显凸起。叶柄短而不明显。质脆，气微，味涩而苦。

【成分】 叶含黑素(melanin)3.52%，脂肪酸：以α-亚麻酸(α-linolenic acid)为主，还有棕榈酸(palmitic acid)，硬脂酸(stearic acid)，亚油酸(linoleic acid)，花生酸(arachic acid)；总黄酮为11.64%[1]，主要有槲皮素(quercetin)，异荭草素(isoorientin，homoorientin)[2]；萜类：无羁萜酮(friedelin)，表无羁萜醇(epifriedelinol)，熊果酸(ursolic acid)[3]。此外，还含对羟基桂皮酸(*p*-hydroxy-cinnamic acid)，内消旋肌醇(myoinositol)[2]，β-谷甾醇(β-sitosterol)[3]维生素B_1、B_{12}、E及微量元素铁，锌，硒等[4]。

【药性】 酸、涩，平。归心、脾、肾经。

1.《开宝本草》："味苦，平，无毒。"

2.《纲目》："酸，涩。"

3.《本草经疏》："入心、脾、肾三经。"

4.《本草汇言》："味苦，涩，气凉，无毒。"

【功用主治】 益肠胃，养肝肾。主治脾胃气虚，久泻，少食；肝肾不足，腰膝乏力，须发早白。

1.《日华子》："益肠胃，捣汁浸蒸，晒干服。"

2.《开宝本草》:"止泄,除睡,强筋,益气力。久服轻身长年,令人不饥,变白,去老。"

3.《本草药性大全》:"治大人一切风疾,多采煎汤;疗小儿误吞铜钱,单用烧末。悦颜色耐老,坚筋骨健行。"

4.《本草汇言》:"益气添精,凉血养筋。"

【用法用量】 内服:煎汤,6~9 g;或熬膏;或入丸、散。

【选方】 1. 治一切风疾,若能久服,轻健,明目,黑髭驻颜 南烛树(春、夏取枝叶,秋、冬取根及皮,拣择细锉)五斤。以水五斗,慢火煎取二斗,去滓,别于净锅中,慢火煎如稀饧,即以瓷瓶盛。每服以温酒调下一茶匙,日三服。(《圣惠方》南烛煎)

2. 助阳补阴,发白变黑 春间采南烛嫩叶,约二十斤。用蒸笼在饭锅蒸之。蒸熟晒干为末(阴干者无用)。大约一斤南烛树叶末,加入桑叶一斤,熟地二斤,山茱萸一斤,白果一斤,花椒三两,白术二斤;为末,蜜丸。白滚水送下一两,每日早晨服之。(《本草新编》)

3. 治刀斧伤 (乌饭树)叶嚼烂,敷患处。(《湖南药物志》)

4. 治牙龈腐烂 (乌饭树)叶煎汤含漱。(《浙江药用植物志》)

【各家论述】 《本草经疏》:"南烛,秉春升之气以生,《开宝本草》(原作《本经》,今据《政和》改)言其味苦气平,性无毒。然尝其味亦多带微涩,其气平者,平即凉也。《十剂》云,涩可去脱,非其味带涩,则不能止泄,非其气本凉,则不能变白。发者,血之余也。颜色者,血之华也。血热则鬓发早白而颜枯槁,脾弱则困倦嗜卧而气力不长,肾虚则筋骨软弱而行步不前。入心凉血,入脾益气,入肾添精,其云轻身长年、令人不饥者,非虚语矣。凡变白之药,多是气味苦寒,有妨脾胃,惟南烛气味和平,兼能益脾,为修真家所须。"

3288 南烛根 nán zhú gēn (《纲目》)

【异名】 乌饭树根(江西《草药手册》)。

【基原】 为杜鹃花科越橘属植物乌饭树 *Vaccinium bracteatum* Thunb. 的根。

【原植物】 参见"南烛子"条。

【采收加工】 全年均可采,鲜用或切片晒干。

【药性】 酸、微甘,平。

1.《湖南药物志》:"酸、涩,微甘,无毒。"

2.《广西本草选编》:"味甘、酸,性温。"

【功用主治】 散瘀,止痛。主治牙痛,跌伤肿痛。

1.《湖南药物志》:"止血生肌补血。"

2.《广西本草选编》:"散瘀消肿,止痛。主治跌打损伤肿痛,牙齿痛。"

【用法用量】 内服:煎汤,9~15 g;或研末。外用:捣敷;或煎水洗。

【选方】 1. 治牙齿痛 (乌饭树)鲜根 9~15 g。捣烂炖鸡蛋吃。(《广西本草选编》)

2. 治手足跌伤红肿 (乌饭树)根捣烂煎水洗。(江西《草药手册》)

3. 治白带淋症 乌饭树根 30 g,牛奶子根 30~60 g,红枣树根 15 g。煎水,炖猪肉食。(《湖南药物志》)

3289 南蛇藤 nán shé téng (《植物名实图考》)

【异名】 过山枫、挂廓鞭、香龙草(《中国药用植物志》),过山龙(《江西中药》),大南蛇、老龙皮(《湖南药物志》),穿山龙(《泉州本草》),老牛筋(《东北常用中草药手册》),黄果藤(《全国中草药汇编》)。

【基原】 为卫矛科南蛇藤属植物南蛇藤的茎藤。

【原植物】 南蛇藤 *Celastrus orbiculatus* Thunb. [*C. articulatus* Thunb.] 又名:蔓性落霜红(《中国树木分类学》),南蛇风(《中国高等植物图鉴》)。

落叶攀缘灌木,高达 3~8 m。小枝圆柱形,灰褐色或暗褐色,有多数皮孔。单叶互生;叶柄长 1~2 cm;叶片近圆形、宽倒卵形或长椭圆状倒卵形,长 5~10 cm,宽 3~7 cm,先端渐尖或短尖,基部楔形,边缘具钝锯齿。腋生短聚伞花序,有花 5~7 朵,花淡黄绿色,雌雄异株;花萼裂片 5,卵形;花瓣 5,卵状长椭圆形,长 4~5 mm;雌花具有 5 雄蕊,雌蕊 1,子房上位,近球形,柱头 3 裂;雄花的雄蕊稍长,雌蕊退化。蒴果球形,直径7~8 mm。种子卵形至椭圆形,有红色肉质假种皮。花期 4~5 月,果熟期 9~10 月。

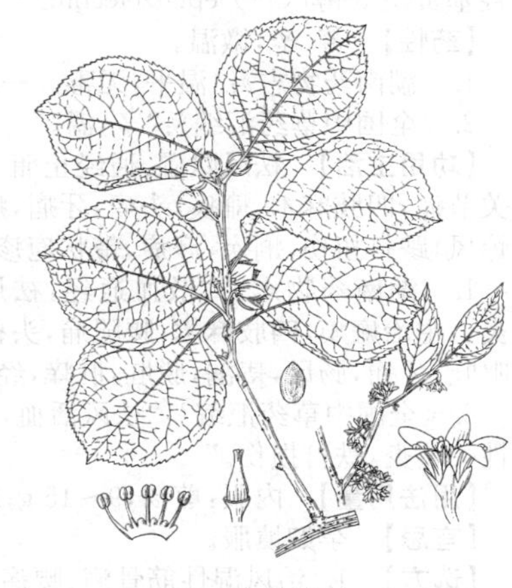

南蛇藤

生于丘陵、山沟及山坡灌丛中。分布于华北、东北、华东、西北及湖北等地。

【栽培】 生物学特性 喜阳光充足,稍耐阴,抗严寒,耐干旱,适应性较强,在土壤疏松、肥沃、排水良好及气候较湿润处生长良好,耐贫瘠薄土壤。

繁殖方法 种子繁殖、分株繁殖、压条繁殖或扦插繁殖。种子繁殖:将成熟果实放入水中用手搓揉,经漂洗取出种子,阴干。直接秋播,或沙藏 3~4 月后春播。做宽 1.2 m 的床,点播或条播,覆土约 2 cm。秋播次年春季出苗,春播当年 4~5 月出苗。分株繁殖:早春萌芽前,从露地根际下,选择较大分蘖苗,从侧面挖掘并将地下茎所发生的萌蘖苗带部分根切下栽植。压条育苗:春季萌芽前,选择生长良好的枝条,于发芽前截去先端不充实的枝梢 5~10 cm,剪口留上芽,开深约 10 cm 的浅沟,把枝条平放于沟中,间隔一定距离用木钩固定,若土壤干燥先在沟内浇水,放入藤蔓后覆以浅土。分离苗经分级后移植或假植,待翌春移植。扦插育苗:根插,于落叶后在成年植株根部挖取根条剪取或结合苗圃起苗时剪取,粗 7~10 mm,可于室内或露天扦插。亦可用枝插。栽植苗要适当重剪,苗龄不大的留 3~5 个芽,苗龄大的,主侧蔓留一定芽数,进行重剪、疏剪。

田间管理 早春或晚秋施有机肥作基肥,秋季多施钾肥,减少氮肥。进入旺盛生长期后及时补充养分,开花前多施磷、钾肥,薄肥勤施。苗期适当控水,夏初即时供水,开花期严格供水,越冬前浇水。及时排涝。移栽后藤长至 100~130 cm 时,搭架引蔓。

【采收加工】 春、秋季采收,鲜用或切段晒干。

【成分】 南蛇藤的叶(南蛇藤叶)、果实(南蛇藤果)根(南蛇藤根)亦供药用,另设专条。

南蛇藤含倍半萜烯成分：1α，2α，8β-三乙酰氧基-9β-桂皮酰氧基-β-二氢沉香呋喃（1α，2α，8β-triacetoxy-9β-cinnamoyloxy-β-dihydro agarofuran）和α，2α-二乙酰氧基-9β-桂皮酰氧基-β-二氢沉香呋喃（α，2α-diacetoxy-6β-benzoyloxy-9β-cinnamoyloxy-β-dihydroagarofuran）[1]。

地上部分含黄烷-3-醇苷类：(－)-表儿茶素〔(－)-epicatechin〕，(－)-表儿茶素-5-O-β-D-葡萄糖基-3-苯酯〔(－)-epicatechin-5-O-β-D-glucosyl-3-benzoate〕，(－)-5，7，4′-三羟基黄烷-3-醇〔(－)-epiafzelechin〕[2]。

【药性】 苦、辛，微温。

1.《湖南药物志》："温平，无毒。一说辛。"

2.《全国中草药汇编》："辛，温。"

【功用主治】 祛风除湿，通经止痛，活血解毒。主治风湿关节痛，四肢麻木，瘫痪，头痛，牙痛，疝气，痛经，闭经，小儿惊风，跌打扭伤，痢疾，痧症，带状疱疹。

1.《湖南药物志》："散血通经，祛风湿，强筋骨，解毒消炎。主治瘫痪，四肢麻木，腰腿痛，头昏痛，痢疾，小儿惊风，呕吐，牙痛，肠风，痔漏，脱肛，肛痒，经闭。"

2.《全国中草药汇编》："祛风活血，消肿止痛。主治风湿性关节炎，跌打损伤。"

【用法用量】 内服：煎汤，9～15 g；或浸酒。

【宜忌】 孕妇慎服。

【选方】 1. 治风湿性筋骨痛、腰痛、关节痛　南蛇藤、凌霄花各 120 g，八角枫根 60 g。白酒 250 g，浸 7 d。每日临睡前服 15 g。（江西《中草药学》）

2. 治牙痛　南蛇藤 30 g。煮蛋食。

3. 治小儿惊风　南蛇藤 9 g，大青根 4.5 g。水煎服。

4. 治一切痧症　南蛇藤 15 g。水煎，兑酒服。

5. 治肠风，痔漏，脱肛，肛痒　南蛇藤、槐米，煮猪大肠食。（2～5 方出自《湖南药物志》）

6. 治疝气痛　南蛇藤 15 g。黄酒煎服。（《浙江药用植物志》）

7. 治带状疱疹　南蛇藤加水磨成糊状，外敷患处，每日 4～5 次。（《浙江药用植物志》）

3290 南酸枣 nán suān zǎo（《浙江民间常用草药》）

【异名】 五眼果（《广西中草药》），山枣子、人面子（南川《常用中草药手册》），冬东子（《四川中药志》），广枣（《实用蒙药学》），酸枣（《壮族民间用药选编》）。

【基原】 为漆树科南酸枣属植物南酸枣 *Choerospondias axillaris* (Roxb.) Burtt et Hill 的果实(鲜)或果核。

【原植物】 参见"五眼果树皮"条。

【栽培】 生物学特性　喜光，喜温暖湿润的环境，耐干旱，耐寒冷酷暑，年降雨量 800～2 000 mm，酸性、碱性、中性或石灰岩风化的土壤皆能生长。萌芽力强。

繁殖方法　种子繁殖，育苗移栽。2 月中旬，在播前种子用 0.5%的福尔马林消毒后，用 60～80 ℃温水浸泡24 h。作宽 1.2 m、长 10～15 m 的苗床，步道宽 30～35 cm，畦面平整。按行距 30 cm、株距 15 cm 条播，种孔朝上插入土中，上端于地面平，覆细土 3～5 cm。上搭小拱架，盖塑料中膜。注意控温在 30 ℃以下。幼苗长出 4 片真叶时，于谷雨前后移栽。苗高 1.5 m 以上，直径 1.5 cm 以上时，按 50 cm×30 cm 行株距定植，大径级苗木可按 3 m×2 m 或2 m×2 m 密度定植。

田间管理　依墒适时浇水，一般每半月浇一次透水。移栽后半月要中耕除草，以后每浇过水后，要中耕 1 次。4～6 月上旬追氮肥，或有机肥与无机肥交替使用，6 月中旬至 7 月底施全元素复合肥，8 月以磷钾肥为主。

病虫害防治　病害有茎腐病，用 0.125%多菌灵防治。虫害有蛴螬、地老虎，幼苗期用 90%晶体敌百虫 0.1%溶液插孔灌浇。

【采收加工】 9～10 月果熟时采收，鲜用，或取果核晒干。

【药材】 南酸枣 *Fructus Choerospondiatis Axillaris* 产于浙江、福建、湖北等地。

性状　果实呈椭圆形或卵圆形，长 2～3 cm，直径 1.4～2 cm。表面黑褐色或棕褐色，稍有光泽，具不规则的皱褶；基部有果梗痕。果肉棕褐色。核近卵形，红棕色或黄棕色，顶端有 5 个（偶有 4 或 6 个）明显的小孔。质坚硬。种子 5 颗，长圆形。无臭，味酸。

鉴别　(1) 果实横切面：外果皮由表皮细胞和数列厚角细胞组成，表皮细胞外壁被有角质层，细胞内含有黄棕色色素块。中果皮宽广，最外方的数列细胞长圆形，排列整齐，从外向内细胞形状逐渐变大，切向延长，并呈不规则交错排列，细胞内含多数黄棕色的颗粒状物质，偶可见簇晶样物质，直径为 10～25 μm；内侧有压缩的中果皮颓废组织。内果皮由纤维状石细胞和少数的石细胞群组成，呈镶嵌状交错排列，内果皮组织中，可见细微的维管束组织，导管的直径稍大于其周围的纤维状石细胞，此外尚有压缩的颓废组织。

粉末特征：棕黄色。外果皮细胞为不规则多角形或类圆形，细胞内含黄棕色色素块，有时可见加厚的角质层纹理。中果皮薄壁细胞浅黄色，细胞内含丰富的颗粒状物质，偶见簇晶样物质。内果皮石细胞呈类方形、类圆形或不规则形，胞腔和纹孔明显，胞腔中常含有黄棕色色素块。内果皮纤维细胞多成群散在，偶见有细微的维管束组织通过。棕红色色素块众多，呈不规则形。

(2) 取本品粗粉 5 g，加水 50 ml，浸渍过夜，在 60 ℃水浴上温热 10 min，滤过。取滤液 1 ml，加 5% α-萘酚乙醇溶液 2～3 滴，再沿管壁加浓硫酸 1 ml，在界面处显紫红色环，振摇，放冷，加水稀释产生暗紫色沉淀。

(3) 取本品粗粉 2 g，加甲醇 50 ml，在水浴上回流 1 h，滤过，取滤液 1 ml，蒸干，加氯仿 1 ml 溶解，再加硫酸 1 ml，在紫外灯下观察，氯仿层显蓝绿色荧光，硫酸层显绿色荧光。

【成分】 南酸枣含黄酮[1]。

【药理】 1. 对心血管系统的作用　广枣总黄酮对各种实验性心律失常模型有明显的对抗作用[1]。从南酸枣果实中提取的总黄酮能明显降低小鼠耗氧速度和耗氧量，显著提高小鼠耐缺氧的能力，广枣总黄酮能明显对抗大鼠因垂体后叶素所致心电图 ST-T 变化，有对抗急性心肌缺血所致心律失常和心律减慢的作用[2]。广枣总黄酮能显著降低麻醉犬后冠脉阻力，使冠脉流量显著增加，改善血液流变学特性。广枣总黄酮能明显减慢心律，降低血压和总外周血管阻力。从而降低心肌耗氧量，对动物耐缺氧和急性心肌缺血有保护作用[3]。

2. 抑制血小板聚集作用　南酸枣果实中酚酸类化合物均具有抑制 ADP 诱导的血小板聚集作用[4]。

3. 增强免疫功能　广枣总黄酮能显著促进小鼠腹腔巨噬细胞的吞噬功能，增强小鼠细胞免疫和体液免疫功能[5]。

【药性】 甘、酸，平。

1.《广西中草药》:“味酸、涩,性寒。”

2.《四川常用中草药》:“性温,味酸、甘。”

3.《四川中药志》1979年版:“酸、涩,凉。”

4.《实用蒙药学》:“甘、酸,平。”

【功用主治】 行气活血,养心安神,消积,解毒。主治气滞血瘀,胸痛,心悸气短,神经衰弱,失眠,支气管炎,食滞腹满,腹泻,疝气,烫火伤。

1.《广西中草药》:“清热毒,杀虫收敛,消食滞。主治烫火伤,食滞腹满。”

2.《四川常用中草药》:“除湿,收敛。治湿热腹泻,口渴,吼喘等症。”

3.《实用蒙药学》:“行气活血,养心安神。主治气滞血瘀,心区作痛,神经衰弱,失眠,心跳气短,心神不安。”

【用法用量】 内服:煎汤,30～60 g;鲜果,2～3枚,嚼食;果核,煎汤,15～24 g。外用:果核煅炭研末,调敷。

【选方】 1. 治慢性支气管炎　冬东子250 g,炖肉吃。(《四川中药志》1979年版)

2. 治疝气　酸枣种仁适量,磨水内服。(《壮族民间用药选编》)

3. 治食滞腹痛　(南酸枣)鲜果2～3枚,嚼食。(《浙江药用植物志》)

4. 治烫伤　酸枣树果核适量,烧灰存性,研末,茶油调涂患处。(《福建药物志》)

3291 南鹤虱 nán hè shī
(《中华人民共和国药典》)

【异名】 野胡萝卜子(《本草求真》),窃衣子(《中药志》),鹤虱(通称)。

【基原】 为伞形科胡萝卜属植物野胡萝卜的果实。

【原植物】 野胡萝卜 *Daucus carota* L.

二年生草本,高20～120 cm。全株被白色粗硬毛。根细圆锥形,肉质,黄白色。基生叶薄膜质,长圆形,二至三回羽状全裂,末回裂片线形或披针形,长2～15 mm,宽0.5～4 mm,先端尖,有小尖头,光滑或有糙硬毛;叶柄长3～12 cm;茎生叶近无柄,有叶鞘,末回裂片小而细长。复伞形花序顶生,花序梗长10～55 cm,有糙硬毛;总苞片多数,叶状,羽状分裂,裂片线形,长3～30 mm;伞辐多数,结果时外缘的伞辐向内弯曲;小总苞片5～7,线形,不分裂或2～3裂,边缘膜质,具纤毛;花通常白色,有时带淡红色。双悬果长卵形,长3～4 mm,具棱,棱上有翅,翅上有短钩刺或白色刺毛。花期5～7月,果期6～8月。

生于山坡路旁、旷野或田间。分布于江苏、浙江、安徽、江西、湖北、四川、贵州等地。

本植物的根(野胡萝卜根)、地上部分(鹤虱风)亦供药用,另设专条。

【采收加工】 7～9月果实成熟时采收,晒干。

【药材】 南鹤虱 *Fructus Carotae* 主产于江苏、浙江、安徽、湖北等地。

性状　双悬果呈椭圆形,多裂为分果,分果长3～4 mm,宽1.5～2.5 mm。表面淡绿棕色或棕黄色,顶端有花柱残基,基部钝圆,背面隆起,具4条窄翅状次棱,翅上密生1列黄白色钩刺,刺长约1.5 mm,次棱间的凹下处有不明显的主棱,其上散生短柔毛,接合面平坦,有3条暗色纵纹(油管)及3条弧形脉纹(维管束),脉缘上具柔毛。种仁类白色,有油性。搓碎时有特异香气,味微辛、苦。

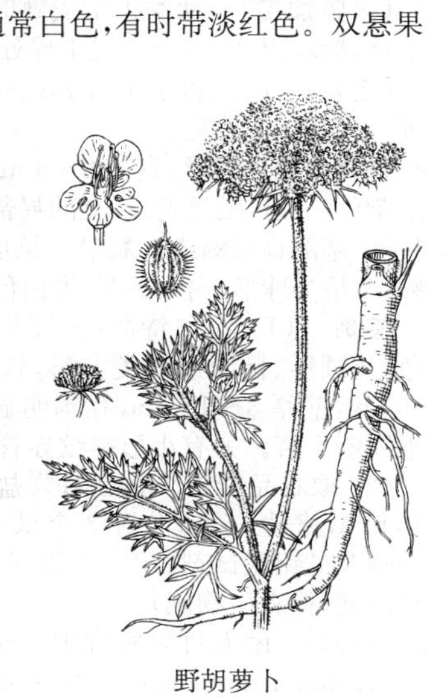

野胡萝卜

鉴别　(1) 分果横切面:外果皮细胞1列;次棱翅上大型钩刺长300～980 μm,基部直径75～265 μm,先端具一至数个横向或倒钩状弯曲的单细胞非腺毛;主棱处有分化成单细胞的非腺毛,毛长86～390 μm,基部常有数个细胞形成枕状垫。中果皮为数列薄壁细胞,每条次棱的基部各有一大型油管,接合面有2个扁长圆形油管,内含黄棕色物;主棱脊内侧各有一细小维管束,接合面有2个维管束。内果皮为1列扁平薄壁细胞。种皮细胞含红棕色物质。胚乳丰富,薄壁细胞多角形,壁稍厚,含脂肪油及糊粉粒,糊粉粒中含有细小草酸钙簇晶。

(2) 薄层色谱:取本品粗粉5 g,置挥发油测定器中提取挥发油,加无水硫酸钠脱水后,挥发油用石油醚溶解供点样,另以细辛醚为对照品,在同一硅胶G-CMC薄层板上,分别点样品液和对照品液,以已烷-乙酸乙酯-苯(7∶2∶1)展开,晾干,在紫外光灯(254 nm)下观察,用5%香兰醛-硫酸溶液显色,样品与对照品在相对应的位置处显紫红色斑点。

【成分】 果实含挥发油约2%,中含细辛醚(asarone),甜没药烯(biasabolene),巴豆酸(tiglic acid),细辛醛(asaryl-aldehyde)[1,2],芳樟醇(linalool),柠檬烯(limonene),香柑油烯(bergamotene),α和β-蒎烯(α and β-pinene),百里香酚(thymol),胡萝卜烯(daucene),榄香脂素(elemicin),α-姜黄烯(α-curcumene),牻牛儿醇乙酸酯(geranyl acetate),环氧二氢丁香烯(epoxydihydrocaryophyllin)等[3,4]。果实中还含黄酮类,季铵生物碱,氨基酸[5],胡萝卜苦苷(daucusin)[6],胡萝卜醇(daucol)[4],香豆素[7]及甾醇[1,2]。

种子的脂肪油含量24.9%,其脂肪酸组成中有岩芹酸(petroselinic acid)51.24%,还有油酸(oleic acid),亚油酸(linoleic acid),亚麻酸(linolenic acid),肉豆蔻酸(myristic acid)和棕榈酸(palmitic acid)[8]。

【药理】 1. 对心血管系统的作用　野胡萝卜果实的醇提取物,对离体猫心冠状动脉有扩张作用[1]。

2. 对平滑肌的作用　种子中的苷性成分能松弛大鼠和兔小肠及未孕子宫[2],叶提取物对已孕或未孕猫和豚鼠子宫有收缩作用[3]。

【炮制】 取原药材,除去杂质及残存果柄,筛去泥屑。

饮片性状　参见“药材”项。

贮干燥容器内,置通风干燥处。

【药性】《浙江药用植物志》:“辛、苦,平,有小毒。”

【功用主治】 杀虫,消积,止痒。主治蛔虫、蛲虫、绦虫、钩虫病,虫积腹痛,小儿疳积,阴痒。

1.《浙江药用植物志》:“驱虫。主治虫积腹痛。”

2.《湖北中草药志》:“杀虫。用于蛔虫病、绦虫病、蛲虫病等症。”

【用法用量】 内服:煎汤,6～9 g;或入丸、散。外用:煎水熏洗。

【选方】 1. 治蛔虫病、绦虫病、绕虫病　鹤虱6 g。研末水调服。(《湖北中草药志》)

2. 治钩虫病　南鹤虱45 g,浓煎两(次)汁合并,加白糖

适量调味,晚上临睡前服,连用2剂。(《浙江药用植物志》)

3. 治蛲虫病肛痒　南鹤虱、花椒、白鲜皮各15 g,苦楝根皮9 g。水煎,趁热熏洗或坐浴。(《浙江药用植物志》)

4. 治阴痒　鹤虱6 g。煎水熏洗阴部。(《湖北中草药志》)

3292 南天仙子 nán tiān xiān zǐ (《中药志》)

【基原】　为爵床科水蓑衣属植物水蓑衣 *Hygrophila salicifolia* (Vahl) Nees 的种子。

【原植物】　参见"水蓑衣"条。

【采收加工】　8～10月果熟期,割取地上部分,晒干,打下种子,备用。

【药材】　南天仙子 *Semen Hygrophilae Salicifoliae* 主产广东、广西、福建等地。

性状　种子略呈扁平心脏形,直径1～15 mm。表面棕红色或暗褐色,略平滑,无网纹,基部有种脐。表面有贴伏的黏液化的表皮毛,成薄膜状,遇水则膨胀竖立,蓬松散开,黏性甚大,湿润即粘结成团。无臭,味淡而粘舌。

鉴别　种子纵切面:切面呈长圆形。种皮细胞1列,棕色,细胞壁薄;种皮外侧有黏膜状的表皮毛。种皮内表皮细胞1列,排列整齐,细胞壁较厚。内部为2片很大的子叶,由薄壁细胞组成,细胞内含草酸钙簇晶。种子的一端有长圆形的胚根。

种子表面观:用水浸泡种子,放体视显微镜下观察,可见种子表面有1层表皮毛,毛吸水后膨胀竖立、蓬松散开。手感有黏滑性。

【功用主治】　清热解毒,消肿止痛。主治乳痈红肿热痛,疮肿。

【用法用量】　外用:研末调敷。

【宜忌】　脓成或已溃者忌用。

【临床报道】　治疗急性乳腺炎　取南天仙子约15 g。用温水调成饼状,趁湿外敷患处,以胶布固定,每24～36 h更换1次。高热者给予退热处理,但不用抗生素。共治50例,均为初产妇,均见乳房肿胀疼痛,局部皮肤轻度蔻红灼热,可触及有触痛之肿块,伴畏寒发热,胸闷纳呆,口苦咽干,脉浮数或弦数,患侧腋窝淋巴结肿大,白细胞计数升高。敷药后乳房肿块完全消退,临床症状消失,体温恢复正常为治愈。50例中,2次治愈者10例,3次治愈者25例,4次治愈者15例,治愈率100%[1]。

3293 南天竹子 nán tiān zhú zǐ (《纲目拾遗》)

【异名】　红杷子(王玷桂《不药良方》),天烛子(《三奇方》),天竺子(《鲟溪单方选》),红枸子(《现代实用中药》),南竹子(《广西中药志》),钻石黄(《上海常用中草药》)。

【基原】　为小檗科南天竹属植物南天竹的果实。

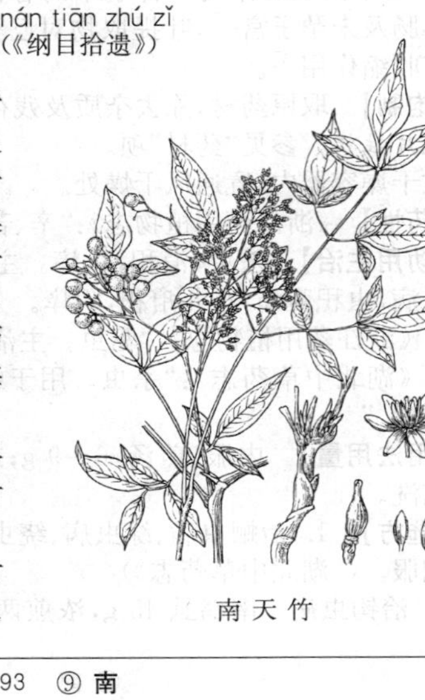

南天竹

【原植物】　南天竹 *Nandina domestica* Thunb.　又名:南天烛(《本草图经》),蓝田竹(《竹谱详录》),杨桐(《纲目》),阑天竹(《群芳谱》),大椿(《花镜》),猫儿伞、小铁树、老鼠刺、珍珠盖凉伞。

常绿灌木,高约2 m。茎直立,圆柱形,丛生,分枝少,幼嫩部分常为红色。叶互生,革质有光泽;叶柄基部膨大呈鞘状;叶通常为三回羽状复叶,长30～50 cm,小叶3～5片,小叶片椭圆状披针形,长3～7 cm,宽1～1.2 cm,先端渐尖,基部楔形,全缘,两面深绿色,冬季常变为红色。花成大型圆锥花序,长13～25 cm,花直径约6 mm,萼片多数,每轮3片,内两轮呈白色花瓣状;雄蕊6,离生,花药纵裂;子房1室,有2个胚珠,花柱短。浆果球形,熟时红色或有时黄色,直径6～7 mm,内含种子2颗,种子扁圆形。花期5～7月,果期8～10月。"

生长于疏林及灌木丛中,多栽培于庭院。分布于江苏、浙江、安徽、四川、贵州、陕西等地。

南天竹的叶(南天竹叶)、根(南天竹根)、茎枝(南天竹梗)亦供药用,另设专条。

【栽培】　生物学特性　喜温暖、湿润气候。不耐严寒,较耐旱,耐弱碱。以土层深厚、疏松肥沃、排水良好的砂质壤土栽种为宜。种子有较长的后熟期,需经120 d左右才能萌发。

繁殖方法　种子繁殖、分株繁殖或扦插繁殖。种子繁殖:秋播于10～11月果实成熟后,随采随播。将种子播于湿润的盆土内,保持20 ℃左右,4个月后出苗,苗高10 cm时定植。分株繁殖:多在初春2～3月当芽萌动时或晚秋,挖起母株分栽或挖掘母株旁的侧株栽种。切忌伤母根。扦插繁殖:于春季新芽萌发前和夏季新梢停止生长后进行。春插为3～4月,剪取壮枝,长20 cm,选择阳光不易直射,通气湿润地作苗床,夏季于6月剪取嫩枝,插于沙床,保持湿润,经30～40 d即可生根,第二年春季定植。春、秋季移栽,苗需带土或用泥浆法,按行株距70 cm×70 cm开穴,每穴栽1株,填土压实,浇水。

田间管理　南天竹要求湿度较大,但不能渍水,幼树喜阴,需搭设荫棚。每年追肥2～3次,以腐熟的有机肥为好,若施肥不当会出现烂根。每年落果后应剪去花序,秋后齐地疏剪或截去株干,以利翌年萌发新枝结果。

病虫害防治　有介壳虫为害。

【采收加工】　秋季果实成熟时或至次年春季采收,剪取果枝,摘取果实,晒干。置干燥处,防蛀。

【药材】　南天竹子 *Fructus Nandinae*　主产于浙江、江苏、上海等地。

性状　浆果球形,直径6～9 mm。表面黄红色、暗红色或红紫色,平滑,微具光泽,有的局部下陷,先端具突起的宿存柱基,基部具果柄或其断痕。果皮质松脆,易破碎。种子两粒,略呈半球形,内面下凹,类白色至黄棕色。气无,味微涩。

鉴别　(1) 粉末特征:石细胞众多,无色、淡黄色、棕黄色;类圆形、椭圆形或类方形,长径15～65 μm,短径10～30 μm,壁厚3～10 μm,孔沟明显。果皮表皮细胞多角形,垂周壁平直。另有小形螺纹导管,直径8～12 μm。

(2) 取本品粉末1 g,加1%盐酸10 ml,水浴温浸10～15 min,滤过。滤液分置3个试管,分别加碘化铋钾、碘化钾碘及硅钨酸试剂各2～3滴,各产生橙红色、棕色及灰白色沉淀(检查生物碱)。

【成分】　南天竹果实含生物碱:南天宁碱(O-methyldomesticine、nantenine)[1],N-去甲南天宁碱(N-nornantenine)，去氢南天宁碱(dehydronantenine)，4，5-二氧代去氢南天宁碱(4，5-dioxodehydronantenine)[2]，南天竹种碱(domesticine)，南天竹碱(nandinine)[3]，南天青碱(nandazurine)[4]，异紫堇定碱(isocorydine)[5]，药根碱(jatrorrhizine)[6]，原阿片碱(protopine)[1]。还含翠菊苷(callistephin)，蹄纹天竺素-3-木糖葡萄糖苷(pelargonidin-3-xylosylglucoside)[7]及脂肪酸[8]。

【药理】 1. 对心血管系统的作用　南天竹碱对离体蛙心和离体兔心有抑制作用，毒毛旋花子素有良好拮抗作用，肾上腺素次之；南天竹碱可使冠脉流量增加，可能系该药抑制心肌使紧张度降低所致，而非直接作用于冠脉血管[1]。

2. 对平滑肌的作用　南天竹碱对离体兔肠及子宫，离体犬肠皆为低浓度兴奋，高浓度抑制；对在位兔肠及子宫则皆为兴奋作用[2]。

3. 对中枢神经系统的作用　南天竹碱对蛙先轻度麻痹，继则反射亢进引起痉挛，最后因心脏麻痹死亡，对温血动物小鼠的作用性质与蛙类似[3]。

【药性】 酸、甘，平，有毒。归肺经。

1.《福建民间草药》："苦、酸、涩，无毒。"

2.《广西中药志》："味酸、甘，性平，有毒。"

3.《福建药物志》："酸、平，有小毒。"

【功用主治】 敛肺止咳，平喘。主治久咳，气喘，百日咳。

1.《王圣愈手集》："明目乌须，解肌热，清肝火，活血散瘀。"(引自《纲目拾遗》)

2.《广西中药志》："治喘息、百日咳，能强筋骨。"

【用法用量】 内服：煎汤，6～15 g；或研末。

【宜忌】 外感咳嗽初起慎服。本品有毒，过量服用，能使中枢神经系统兴奋，产生痉挛。严重时，可导致呼吸中枢麻痹，心力衰竭而死亡。

【选方】 1. 治小儿天哮　经霜天烛子、蜡梅花各三钱，水蜒蚰一条。俱预收，水煎服。(《串雅内编》三奇顶)

2. 治百日咳　南天竹子 9～15 g，酌加冰糖、开水，炖1 h，饭后服，日服2次。(《福建民间草药》)

3. 治三阴疟　南天竹隔年陈子，蒸熟。每岁一粒，每早晨白汤下。(《文堂集验方》)

4. 治肝气痛极黄　天竺子泡汤饮之。(《鲟溪单方选》)

5. 治下疳久而溃烂，名蜡烛疳　红杷子烧存性一钱，梅花冰片五厘。麻油调搽。(王玷桂《不药良方》)

6. 解砒毒，食砒垂死者　南天竹子四两，擂水服之。如无鲜者，即用干子一二两煎汤服亦可。(《纲目拾遗》)

7. 治八角虱　红杷子同水银捣烂擦之。亦可浸酒，去风痹。(《纲目拾遗》)

3294 南天竹叶 nán tiān zhú yè (《纲目拾遗》)

【异名】 南竹叶(《百草镜》)，天竹叶(《上海常用中草药》)。

【基原】 为小檗科南天竹属植物南天竹 *Nandina domestica* Thunb. 的叶。

【原植物】 参见"南天竹子"条。

【采收加工】 四季均可采叶，晒干。

【药材】 南天竹叶 *Folium Nandinae*　主产于浙江、江苏及上海等地。

性状　二至三回羽状复叶，最末的小羽片有小叶3～5枚；小叶椭圆状披针形，长3～10 cm，宽0.5～1 cm，先端渐尖，基部楔形，全缘，表面深绿色或红色。革质。气弱，味苦。

【成分】 南天竹叶含微量木兰花碱(magnoflorine)[1]，南天竹氰苷(nandinin)[2]，南天竹苷(nantenoside) A、B，穗花杉双黄酮(mentoflavone)[4]，维生素C[3]和scoulerine[5]。

【药性】 苦，寒。

1.《现代实用中药》："苦、酸、涩。"

2.《广西中药志》："味苦，性寒，无毒。"

3. 南药《中草药学》："酸、涩，平。"

【功用主治】 清热利湿，泻火，解毒。主治肺热咳嗽，百日咳，热淋，尿血，目赤肿痛，疮痈，瘰疬。

1.《广西中药志》："治目赤肿痛，疟疾，跌打。"

2.《上海常用中草药》："止血，止咳。主治尿血，百日咳。"

3.《四川中药志》1979年版："清热利湿，泻火解毒。用于湿热黄疸，泻痢，热淋，下肢关节肿痛，咽喉肿痛，目赤肿痛，感冒发热及肺热咳嗽。"

【用法用量】 内服：煎汤，9～15 g。外用：捣烂涂敷；或煎水洗。

【选方】 1. 治人稍觉头疼，身体酸困，便即感冒寒邪，急宜服此药发散，毋使传经，变成时疫　南天竹叶三十片，乌梅、红枣各三枚，灯心三十根，芫荽梗三段(无芫荽，以葱白三节代之)，甘草、麦冬各三钱，小柴胡二钱。水二钟，煎一钟。不拘时温服，微汗即愈。(《行箧检秘》却疫方)

2. 去风火热肿，眵泪赤痛　南天竹叶(煎水)洗眼。(《纲目拾遗》)

3. 治疮毒　南天竹全苗，捣烂敷。(《湖南药物志》)

4. 治风火牙痛　南天竹叶 15 g，蟋蟀草、铁马鞭各 12 g。水煎服。(《万县中草药》)

5. 治小儿疳病　南天竹叶，煎汤代茶服。(《纲目拾遗》)

3295 南天竹根 nán tiān zhú gēn (《福建民间草药》)

【异名】 土甘草、土黄连(《广西中药志》)，钻石黄、山黄连(《重庆草药》)，鸡爪黄连、山黄芩(《湖南药物志》)。

【基原】 为小檗科南天竹属植物南天竹 *Nandina domestica* Thunb. 的根。

【原植物】 参见"南天竹子"条。

【采收加工】 9～10月采收，晒干，或鲜用。

【成分】 南天竹根含生物碱：南天竹种碱(domesticine)，南天竹种碱甲醚(O-methyldomesticine)即南天宁碱，南天青碱(nandazurine)，小檗碱(erberine)及药根碱(jatrorrhizine)[1]。

【药性】《重庆草药》："味苦，性寒，无毒。"

【功用主治】 清热，止咳，除湿，解毒。主治肺热咳嗽，湿热黄疸，腹泻，风湿痹痛，疮疡，瘰疬。

1.《民间常用草药汇编》："治回食病。"

2.《重庆草药》："清热除湿。治热证火眼，吐血，风热头痛，风湿腿痛或劳动后腰腿胀痛。"

3.《陕西中草药》："健脾利湿，活血止痛。主治消化不良，腹泻，淋症，腰痛，狂犬咬伤。"

【用法用量】 内服：煎汤，9～15 g，鲜品30～60 g；或浸酒。外用：煎水洗、或点眼。

【宜忌】 孕妇禁服。

【选方】 1. 治肺热咳嗽　鲜南天竹根 30 g，鲜枇杷叶(去毛)30 g。水煎，日分3次服。(《福建中草药》)

2. 治百日咳　南天竹(根)、一煎球各 30 g。水煎，加冰糖适量，日分3～4次服。(《广西民间常用草药》)

3. 治湿热黄疸　鲜南天竹根 30～60 g，水煎服。(《福建中草药》)

4. 治发热口渴　南天竹根 9 g,水竹叶、水灯心各 6 g。水煎服。(《湖南药物志》)

5. 治食积腹泻　南天竹(根)60 g,炒麦芽 30 g。水煎,日分 3 次服。(《广西民间常用中草药手册》)

6. 治流火风痰(俗称热风关节炎)　南天竹鲜根 30～60 g,猪脚 1～2 个。酌加红酒、开水,炖 2 h,分 2～3 次服。(《福建民间草药》)

7. 治湿热下注,关节肿痛　南天竹根 30 g,银花藤 30 g。水煎服或泡酒服。(《四川中药志》1979 年版)

8. 治腰肌劳损　南天竹根 30 g,黄酒吞服。(《浙江药用植物志》)

9. 治跌打损伤,气闭晕厥　南天竹根 1 节,磨白酒 15 g 成浓汁,兑开水 1 杯温服。(《湖南农村常用中草药手册》)

10. 驱除蛔虫　南天竹根和楝树皮,煎水服。(《杭州药用植物志》)

3296 南天竹梗 nán tiān zhú gěng (《纲目拾遗》)

【基原】 为小檗科南天竹属植物南天竹 *Nandina domestica* Thunb. 的茎枝。

【原植物】 参见"南天竹子"条。

【采收加工】 全年可采,切段,晒干。

【成分】 南天竹茎含生物碱:南天竹种碱(domesticine),南天竹种碱甲醚(O-methyldomesticine),南天竹碱(nandinine)[1],异波尔定碱(isoboldine)[2]及南天青碱(nandazurine)[3]。去氢南天宁碱(dehydronantenine)[4],N-去甲南天宁碱(N-nornantenine),羟基南天宁碱(hydroxynantenine),荷叶碱(nuciferine),去氢异波尔定碱(dehydroisoboldine)[5],清风藤碱(sinoacutine)[6],小檗碱(berberine),药根碱(jatrorrhizine),木兰花碱(magnoflorine),蝙蝠葛任碱(menisperine)[1],掌叶防己碱(palmatine),黄连碱(coptisine),非洲防己碱(columbamine),芬氏唐松草定碱(thalifendine),芬氏唐松草亭碱(thalidastine),5-羟基小檗碱(berberastine),表小檗碱(epiberberine),去四氢碎叶紫堇碱(groenlandicine)[7]。

【药性】 苦,寒。

【功用主治】 清湿热,降逆气。主治湿热黄疸、泻痢,热淋,目赤肿痛,咳嗽,膈食。

1.《纲目拾遗》:"作箸,治膈食,膈气。"

2. 南药《中草药学》:"治腹泻,疝气,水火烫伤。"

【用法用量】 内服:煎汤,10～15 g。

【选方】 1. 治小儿睡觉磨牙　南天竹茎叶适量,水煎服。(《青岛中草药手册》)

2. 治膈食　南天竹鲜茎、鲜桔梗各 30 g,活鲫鱼 1 条。水煎,吃鱼和汤。(江西《草药手册》)

3297 南方荚蒾 nán fāng jiá mí (《全国中草药汇编》)

【基原】 为忍冬科荚蒾属植物南方荚蒾的根、茎、叶。

【原植物】 南方荚蒾 *Viburnum fordiae* Hance　又名:火柴树、荚蔺、满山红、苍伴木(《广西本草选编》),火斋(《全国中草药汇编》),酸汤泡(《湖南药物志》),苦茶子、人丹子、赤籽、晒谷子、荚蒾(《福建药物志》),土五味(《贵州中草药名录》)。

灌木或小乔木,高3～5 m。幼枝、芽、叶柄、花序、萼和花冠外面均被暗黄色或黄褐色的簇状毛。叶对生;叶柄长 5～12 mm;叶膜状坚纸质至膜状,叶片宽卵形或菱状卵形,长 4～7 cm,宽 2.5～5 cm,先端尖至渐尖,基部钝或圆形,边缘基部以上疏生浅波状小尖齿,上面绿色,有时沿脉散生有柄的红褐色小腺点,下面淡绿色,沿各级脉上具簇状绒毛。复伞形式聚伞花序顶生或生于具 1 对叶的侧生小枝之顶,直径 3～8 cm;总梗长 1～3.5 cm,第一级辐射枝 5 条;花着生于第三至第四级辐射枝上;花萼外被簇状毛,萼齿 5,三角形,长约0.3 mm;花冠白色,辐状,直径 4～5 mm,裂片卵形,长约1.5 mm;雄蕊 5,近等长或超出花冠。核果卵状球形,长6～7 mm,红色;核扁,有 2 条腹沟和 1 条背沟。花期 4～5 月,果期 10～11 月。

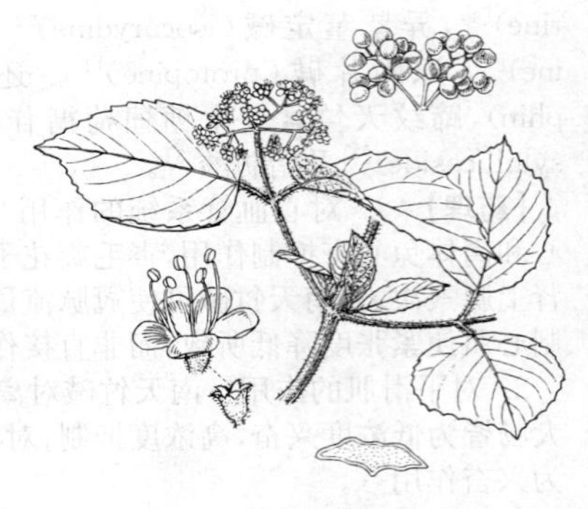

南方荚蒾

生于海拔 200～1 300 m 的山谷溪涧旁疏林、山坡灌丛中或平原旷野,分布于浙江、安徽、福建、江西、湖南、广东、广西、贵州、云南、台湾。

【采收加工】 全年均可采根,切段或切片晒干。6～9 月采收茎叶,鲜用或切段晒干。

【药性】 苦、涩,凉。

1.《全国中草药汇编》:"苦,凉。"

2.《湖南药物志》:"涩,凉。"

【功用主治】 疏风解表,活血散瘀,清热解毒。主治感冒,发热,月经不调,风湿痹痛,跌打损伤,淋巴结炎,疮疖,湿疹。

1.《全国中草药汇编》:"祛风清热,散瘀活血。主治感冒,发热,月经不调,肥大性脊椎炎,风湿痹痛,跌打骨折,湿疹。"

2.《福建药物志》:"根:祛瘀消肿;茎、叶:下气消谷,杀虫疗疳。主治小儿疳积,月经不调,跌打损伤,淋巴腺炎,过敏性皮炎,疖。"

【用法用量】 内服:煎汤,6～15 g;或泡酒。外用:捣敷;或煎水洗。

【选方】 1. 治小儿疳积　南方荚蒾茎或叶 15～30 g,芡实 3～15 g。水煎服。(《福建药物志》)

2. 治湿疹　用(南方荚蒾)根、茎 30～60 g。水煎外洗。(《全国中草药汇编》)

3. 治风火牙痛,疮疖肿毒　将(南方荚蒾)茎燃烧后,靠近铁刀面,使冷凝成油液,涂患处。(《湖南药物志》)

4. 治淋巴腺炎(丝虫病引起)　南方荚蒾、鲜满山红根各 30 g。水煎服。

5. 治过敏性皮炎、疖　鲜荚蒾叶适量,水煎,温洗患处。(4、5 方出自《福建药物志》)

3298 南板蓝叶 nán bǎn lán yè

【异名】 蓝靛叶(《四川中药志》),靛叶(《云南思茅中草药选》),大青叶(通称)。

【基原】 为爵床科马蓝属植物马蓝 *Baphicacanthus cusia* (Nees) Bremek. 的茎叶。

【原植物】 参见"青黛"条。

【采收加工】 7～9月采收，晒干。

【药材】 南板蓝叶 *Folium Baphicacanthi Cusiae* 主产福建、广东、四川，贵州等地。

性状 本品多皱缩成不规则团块状，有时带小枝。呈黑绿色或灰绿色。完整叶片长椭圆形或倒卵状长圆形，长5～15 cm，宽 3～5 cm。叶缘有细小钝锯齿，先端渐尖，基部楔形下延，中脉于背面突出较明显。纸质，质脆易碎。气微弱，味淡。

鉴别 (1) 叶表面观：上、下表皮细胞垂周壁近平直或微弯曲，气孔存在于下表皮，直轴式。上、下表皮均有腺毛及非腺毛，以下表面为多，腺毛多具单细胞柄及 4 个细胞头，少数具 6 个或 8 个细胞头，头部直径 23～40 μm；非腺毛由 3～10 个单列细胞组成，长 90～360 μm，基部直径 17～27 μm，壁上有细疣点，有的非腺毛呈塔形。叶上表皮的下层具大型含钟乳体异细胞，长纺锤形，长 57～114～330 μm，最宽处直径 16～42 μm，加稀硫酸后有大量气泡产生，并逐渐溶化后，析出硫酸钙针晶。

叶主脉横切面：上下表面均突出，表皮内侧均有厚角组织，维管束一个，呈半月形，栅栏组织 1 列，通过中脉，叶肉组织细胞含许多蓝色物质。钟乳体多存在于上表皮内侧，中脉部分薄壁组织中亦有存在。

(2) 薄层色谱：取本品 2 g，研碎，加氯仿 20 ml，加热回流提取 2 h，滤过，减压浓缩至 2 ml，作供试品溶液；另取靛玉红、靛蓝各 1 mg，加氯仿 2 ml，作为对照品溶液。吸取供试品及对照品溶液各 10 μl，点于同一块硅胶 G 薄板上，以苯-氯仿-丙酮(5：4：1)作展开剂，展开，取出，晾干，立即在日光下检视。供试品色谱在与对照品色谱相应的位置上显相同颜色的斑点。

【成分】 叶含靛苷(indican)[1]，靛玉红(indirubin)，靛蓝(indigo)[2]，色氨酮(tryptantrin)[3]。

全草含三萜类化合物：羽扇豆醇(lupeol)，白桦脂醇(betulin)，羽扇烯酮(lupenone)；喹唑酮类化合物：4(3H)-喹唑酮〔4(3H)-quinazolinone〕和 2，4(1H，3H)喹唑二酮〔2，4(1H，3H)-quinazolinedione〕[4]。

【药理】 1. 抗肿瘤作用 皮下和腹腔注射马蓝叶中所含靛玉红(4%吐温混悬液)每日 200 mg/kg，共 6～7 d，对大鼠瓦克癌肉瘤 W_{256} 的抑制率分别为 47%～52%和 50%～58%，经重复实验疗效稳定，皮下注射剂量在 100 mg/kg以下，抑制作用不明显，而注射剂量在 200～800 mg/kg递增时，抑制作用相近。靛玉红 500 mg/kg 口服对大鼠 W_{256} 抑制率为 23%～33%，皮下注射靛玉红 200 mg/kg，2 次，亦可延长 W_{256} 腹水型大鼠生存时间 43%；对小鼠肉瘤 S_{180} 也有一定抑制作用。对白血病 L_{7212} 小鼠的生存时间未见明显延长[1]。将接种 W_{256} 及 Lewis 肺癌后 24 h 的大、小鼠按 100 mg/kg 灌胃给药，每日 1 次，连续 9～10 次后处死，称取瘤重，结果靛玉红对 Lewis 肺癌的抑瘤率为 34.6%，对 W_{256} 的抑瘤率为 30.2%～31.3%，与对照组比较具有显著差异[2]。

2. 对大鼠肾上腺皮质功能的影响 靛玉红 200 mg/kg 皮下注射大鼠，共 2 次给药，按 Roe and Kuether 法测肾上腺皮质维生素 C 的含量，结果表明靛玉红对正常大鼠及带瘤大鼠的肾上腺皮质的维生素 C 含量无明显影响，提示靛玉红对肾上腺皮质功能并无特异作用[1]。

3. 对吞噬功能的影响 靛玉红 200 mg/kg 每日皮下注射连续给药 7 d，测定血中炭粒廓清率，结果对照组的 $t_{1/2}$ 为 7.93±0.36 min，靛玉红组的 $t_{1/2}$ 为 5.37±0.40 min，表明皮下注射靛玉红能提高小鼠单核巨噬系统的吞噬功能，按同法测定了小鼠灌胃给予靛玉红 500 mg/kg 连续 7 d，对正常小鼠的单核巨噬系统无明显影响。给腋下接种 W_{256} 的大鼠皮下注射 200 mg/kg 靛玉红，每日 1 次，连续给药 6 d，测试吞噬百分率和吞噬指数，结果表明靛玉红能提高荷瘤动物的吞噬能力，使之恢复到正常大鼠的水平[1]。

4. 其他 靛玉红饲喂小鼠后，用荧光偏振法测定其红细胞膜脂流动性，测定值明显降低，与正常小鼠红细胞对照，有显著差异[3]。

5. 体内过程 ^{3}H-靛玉红给小鼠口服后，可经消化道缓慢吸收，血中浓度逐渐上升，1 d 后缓慢下降，维持时间较长，这对于发挥治疗白血病作用提供了依据，^{3}H-靛玉红在小鼠体内的分布和变化表明靛玉红在小鼠体内运转的主要途径是经胃肠吸收，肝胆代谢，再经消化道随粪便排出体外[4]。

毒性 急性毒性实验：小鼠用靛玉红(1%西黄蓍胶混悬液)口服 5 g/kg，每日 1 次，连续 5 d，观察 1 星期，未见动物发生死亡和出现明显毒性反应。亚急性毒性实验：大鼠靛玉红 500 mg/kg 与 1 000 mg/kg 灌胃给药，每日 1 次，连续 3 星期，结果表明，靛玉红对大鼠的生长、外周血象、心电图、肝肾功能及心、肝、脾、肺、肾、肾上腺、十二指肠均无明显影响[1]。犬灌服靛玉红 6 个月，表明在 200 mg/kg 靛玉红的剂量下，犬的肝细胞出现肿胀、溶解性坏死及萎缩变性，在 100 mg/kg 剂量的靛玉红的作用下，可见细胞 RNA 呈不同程度增强，嗜碱质粗大等代谢增强现象，按犬 100 mg/kg剂量与人体表面积计算，人要出现类似动物的毒性反应，剂量要加大至每人每日 2 240 mg。而目前临床用量多在每人每日 150～200 mg 量，故对人是安全的[5，6]。

【药性】 苦、咸，寒。归肺、胃、心、肝经。

1.《本草述》："苦，寒。无毒。"

2.《药性考》："甘，冷。"

3.《草木便方》："咸，寒。"

4.《四川中药志》1960 年版："入心、胃二经。"

5.《广西本草选编》："味甘，苦，性寒。"

6.《云南中草药》："微苦，寒。"

【功用主治】 清热解毒，凉血止血。主治温热病，高热头痛，发斑，肺热咳嗽，湿热泻痢，黄疸，丹毒，猩红热，麻疹，咽喉肿痛，口疮，痄腮，淋巴结炎，肝痈，肠痈，吐血，衄血，牙龈出血，崩漏，疮疖，蛇虫咬伤。

1.《本草图经》："马蓝，连根采之，焙、捣下筛，酒服钱匕，治妇人败血甚佳。"

2.《药性考》："能止血崩。"

3.《草木便方》："泻肝风，消中、下二焦风热。治伤寒发斑，吐、痢血，惊痫，丹毒，蛇犬伤。"

4.《四川中药志》1960 年版："清热凉血，消炎解毒。""治伤寒，瘟疫，温热斑疹，丹毒，喉痛，乙型脑炎及大头瘟等传染病。"

5.《广西民族药简编》："水煎服，治妇女产后腰痛(壮族)；捣烂敷患处或调酒炒热敷患处，治跌打损伤，骨折(壮族，瑶族)。"

【用法用量】 内服：煎汤，6～15 g，鲜品 30～60 g；或入丸、散；或绞汁饮。外用：捣敷或煎汤洗。

【宜忌】 脾胃虚寒者慎服。

《四川中药志》1960 年版："虚弱无热者勿用。"

【选方】 1. 治流行性乙型脑炎 鲜马蓝叶 60～120 g。

水煎，多次分服。(《福建中草药》)

2. 防治流脑、流感　马蓝叶9～15 g。水煎服。(《湖南药物志》)

3. 预防麻疹　大青叶250 g，小青叶100 g，西河柳150 g。配水1 600 ml，文火煎取800 ml。1 d服1次，半岁～3岁15 ml，3～5岁20 ml，5～7岁25 ml，7岁以上30 ml。连服3 d为1个疗程。酌隔数日，再照前量服3 d。〔《福建中医药》1959，(11)：7〕

4. 治腮腺炎　鲜马蓝叶30～60 g。水煎服。另用鲜叶捣烂调蜜或绞汁调醋，涂抹患部。(《福建中草药》)

5. 治疟疾　(蓝靛)叶9 g，煎服。或用(蓝靛)鲜叶适量，捣烂包手腕部。(《云南中草药》)

【临床报道】　治疗钩端螺旋体病　大青叶(爵床科马蓝)成人每次30～45 g，小儿5岁以下每岁3 g，6～12岁18～24 g，12岁以上27～30 g。水煎服，每日4～8次。共治疗钩端螺旋体病41例，多数病例在用药后1～2 d内体温降至正常，同时中毒症状消失，疗效显著者占68.2%，与青霉素治疗组对照，疗效并不逊色，如两者合并使用，则效果似更显著[1]。

3299 南板蓝根 nán bǎn lán gēn 《中药志》

【基原】　为爵床科马蓝属植物马蓝 *Baphicacanthus cusia* (Nees) Bremek. 的根和根茎。

【原植物】　参见"青黛"条。

【采收加工】　11～12月采挖，晒干。

【药材】　南板蓝根 *Radix et Rhizoma Baphicacanthis cusiae* 主产福建、四川等地。

性状　本品根茎呈类圆形，多弯曲，有分枝，长10～30 cm，直径0.1～1 cm。表面灰棕色，具细纵纹；节膨大，节上长有细根或茎残基；外皮易剥落，呈蓝灰色。质硬而脆，易折断，断面不平坦，皮部蓝灰色，木部灰蓝色至淡黄褐色，中央有髓。根粗细不一，弯曲有分枝，细根细长而柔韧。气微，味淡。

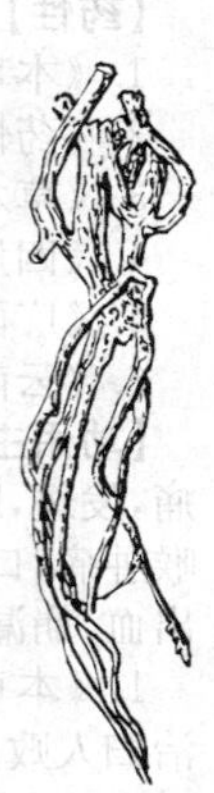

南板蓝根(根及根茎)外形

鉴别　(1) 根茎横切面：木栓层为数列细胞，内含棕色物。皮层宽广，外侧为数列厚角细胞；内皮层明显；可见石细胞。韧皮部较窄，韧皮纤维众多。木质部宽广。细胞均木化；导管单个或2～4个径向排列，木射线宽广。髓部细胞类圆形或多角形，偶见石细胞。薄壁细胞中含有椭圆形的钟乳体。

(2) 取本品粉末2 g，加乙醇20 ml，加热回流1 h，滤过。取滤液点于滤纸上，晾干，置紫外光灯(365 nm)下观察，显紫红色荧光。另取剩余滤液，蒸干，残渣加冰醋酸1 ml使溶解，加醋酐1 ml及硫酸1滴，溶液渐变为黄、红、紫、蓝、墨绿色。

(3) 薄层色谱：取本品粉末2 g，加氯仿20 ml，加热回流1 h，滤过，滤液浓缩至2 ml，作为供试品溶液。另取靛蓝、靛玉红对照品，加氯仿制成每1 ml含靛蓝和靛玉红分别为1 mg和0.5 mg的混合溶液，作为对照品溶液。吸取上述两种溶液各10 μl，分别点于同一硅胶G薄层板上，以苯-氯仿-丙酮(5∶4∶1)为展开剂，展开，取出，晾干，立即在日光下检视。供试品色谱中，在与对照品色谱相应的位置上，显相同的蓝色和紫红色斑点。

【成分】　根茎中含大黄酚(chrysophanol)[1]，靛苷(indican)[2]，靛玉红(idirubin)，靛蓝(indigo)[3]，β-谷甾醇(β-sitosterol)，羽扇豆醇(lupeol)，白桦脂醇(betulin)，羽扇烯酮(lupenone)[4]。

【炮制】　取原药材，除去杂质，抢水洗净，闷润，切成薄片，干燥，筛去灰屑。

饮片性状　为类圆形、大小不一的薄片。外表皮灰棕色或暗棕色。切断面显纤维性，中部有白色海绵状的髓。质硬而韧。气微，味微苦。

贮干燥容器内，置通风干燥处，防蛀。

【药性】　苦，寒。归心、肝、胃经。

1.《本草述》："苦，寒。无毒。"

2.《四川中药志》1960年版："入肝、胃经。"

【功用主治】　清热解毒，凉血消肿。主治温毒发斑，高热头痛，大头瘟疫，丹毒，痄腮，病毒性肝炎，流行性感冒，肺炎，疮肿，疱疹。

1.《本草图经》："(马蓝)连根采之，焙，捣，下筛，酒服钱匕，治妇人败血。"

2.《现代实用中药》："清凉解热，解毒。用于丹毒，产褥热，大头瘟，产后伤寒，小儿游丹。"

3.《四川中药志》1960年版："清热解毒，避疫杀虫。治伤寒发斑，丹毒，瘟疫发颐及大头瘟。"

【用法用量】　内服：煎汤，15～30 g，大剂量可用至60～120 g；或入丸、散。外用：捣敷或煎汤熏洗。

【宜忌】　脾胃虚寒、无实火热毒者慎服。

《四川中药志》1960年版："凡非实热及虚弱作泻者慎用。"

【选方】　1. 治流行性腮腺炎　南板蓝根30 g，或配金银花、蒲公英各15 g，水煎服；外用鲜马蓝叶捣敷。(《浙南本草新编》)

2. 治喉痛　南板蓝根30 g，开喉箭30 g，山豆根30 g，马勃9 g。煎水服。(《重庆草药》)

3. 预防小儿喘憋性肺炎　南板蓝根、金银花、一枝黄花，4～7岁各用4.5 g，3岁以下各用3 g。水煎，每日分3～4次服。

4. 治夏季微热，经久不退　南板蓝根30 g，柴胡9 g，体虚者加北沙参或孩儿参9 g。水煎，每日1剂，连服7～10 d。(3、4方出自《浙南本草新编》)

5. 治热毒疮　南板蓝根30 g，银花藤30 g，蒲公英30 g，土茯苓15 g。炖肉服。(《重庆草药》)

6. 治小儿天疱疮(传染性脓疱疮)　南板蓝根15 g。水煎服。再以青黛粉适量搽患处。(《北海民间常用中草药手册》)

【临床报道】　1. 治疗流行性乙型脑炎　取南板蓝根洗净切碎，每500 g加水2 000 ml，煎液1 000 ml。渣再加水1 500 ml，煎液600 ml。头二煎药液混合，共成1 600 ml(每10 ml内含生药约9 g)。暖水瓶贮存。按年龄大小及病情轻重，成人每次用量20～25 ml，每日量为240～300 ml；15岁以下至5岁，每次用量15～20 ml，每日量为180～240 ml；4岁以下每次用量10～15 ml，每日量为120～180 ml。隔2 h服1次，加2～5 g葡萄糖调服。昼夜连续服药，至体温降至正常时酌减剂量及次数，2 d后停药。并按照脑炎常规护理法护理，或酌情给予镇吐、镇静、镇痛等对症治疗。体温正常，一般症状消失为治愈。并设对照组。治疗组观察190例，治愈178例，占93.68%；死亡12例，占

6.31%；在死亡的12例中，进院不满24 h者4例，纠正死亡率为4.21%。治愈病例的绝大多数(77.4%)在3 d内退热，一般症状多在退热后同时消失，很少超过药后24 h者。对治愈病例中的23例在出院前行血液及脑脊液常规检查，白细胞及脑脊液中细胞数均已减少，但未恢复到正常。治愈病例中，有后遗症者5例，占2.6%。5例均有失语，4例分别兼有迟钝、痴呆、吞咽困难、偏瘫或全身瘫。对照组共10例，5例单用南板蓝根液，5例单用乙型脑炎马血清。单用南板蓝根者症状较重，治疗结果已包括在前述190例中。单用马血清者症状较轻，经治虽痊愈，但疗效不及单用南板蓝根液者。南板蓝根液治疗组退热时间比马血清组快1倍。所有患者在服药期间均未发现有任何副作用，血液及尿常规检查，亦未发现足以怀疑的改变。另有2例为腮腺炎并发脑炎，单用南板蓝根煎液治愈。此次经验证明，以单味南板蓝根治疗乙型脑炎，不管脉象如何，或偏湿热，或属营属卫，其效果是一致的[1]。

2. 防治流行性腮腺炎　取马蓝根62～125 g，小儿31～62 g。每日1剂，水煎服。也可将马蓝根制成30%溶液，外擦患处。共治387例，治愈377例，好转、无效各5例。用于预防11 295人次，有效地控制了本病的流行[2]。

3. 治疗玫瑰糠疹　取南板蓝根3 000 g，制成50%南板蓝根注射液，每2 ml含生药1 g。每日肌注4 ml，7 d为1个疗程，可连用几个疗程。共治30例，用药后均获痊愈，皮疹消退，痒感消失。疗程最短5 d，最长45 d。其中5～15 d 11例，16～30 d 17例，31～45 d 2例。绝大多数在1～3星期内治愈。未见副作用[3]。

4. 治疗流行性出血性结膜炎　用板蓝根制成10%或5%眼药水，每日由专职人员滴眼6次。观察235例，4 d内治愈223例，占94.9%。多数用药(10%浓度)1 d后球结膜水肿消失或好转，自觉症状减轻或消失，治疗早、病情轻者疗效最好，药液浓度10%比5%的效果好。对照组以0.5%氯霉素液、0.025～0.05%亚甲蓝液分别滴眼，方法同上。用氯霉素者治137例，4 d内治愈128例，占93.4%；用亚甲蓝者治62例，4 d内治愈56例，占90.3%。从治愈时间和对主要症状球结膜水肿的消退等方面看，以板蓝根药液为优[4]。

3300 南蛇簕苗 nán shé lè miáo (《南宁市药物志》)

【基原】 为豆科云实属植物喙荚云实 *Caesalpinia minax* Hance的嫩茎叶。

【原植物】 参见"苦石莲"条。

【采收加工】 5～10月均可采集，鲜用或晒干。

【药性】 苦，性凉。

《广西本草选编》："味苦，性寒。"

【功用主治】 清热解毒，活血。主治风热感冒，跌打损伤，瘰疬，疮疡肿毒，湿疹。

1.《广西中药志》："嫩苗煎水洗蛇癞，或加糯米捣烂治小儿白泡疮。"

2.《云南中草药》："疏风解毒，清热解毒。"

3.《广西本草选编》："治瘰疬，痈肿，跌打骨折，湿疹，疮疖。"

【用法用量】 内服：煎汤，10～15 g；或捣汁。外用：捣敷；或煎水洗。

【宜忌】 非实热者禁服。

1.《广西中药志》："虚寒无火者忌用。"

2.《广西本草选编》："孕妇忌用。"

【选方】 1. 治感冒发热　南蛇簕茎叶9 g，甘草1.5 g。水煎服。(《全国中草药汇编》)

2. 治瘰疬，痈肿　南蛇簕嫩茎叶捣烂，调蜜糖外敷。(《广西本草选编》)(《广西民间常用中草药手册》)

3. 治跌打骨折　南蛇簕嫩叶捣烂，调酒炒热外敷。(《广西本草选编》)

4. 治皮肤过敏，疮疖　取(石莲子)茎叶，煎水外洗。(《云南中草药》)

3301 南蛇簕根 nán shé lè gēn (《南宁市药物志》)

【基原】 为豆科云实属植物喙荚云实 *Caesalpinia minax* Hance的根。

【原植物】 参见"苦石莲"条。

【采收加工】 全年均可采收，挖出根部，切片，鲜用或晒干。

【药性】 广州部队《常用中草药手册》："性苦凉。"

【功用主治】 清热利湿，散瘀消肿。主治外感发热，痧症，淋症，泄泻，痢疾，风湿骨痛，疮肿，跌打损伤。

1.《岭南采药录》："捣烂，和好酒煮，热敷跌打伤，或浸酒服之。"

2.《广西中药志》："治大热症。"

3. 广州部队《常用中草药手册》："治疗外感高热，风湿骨痛。"

4.《广西本草选编》："治外感风热，膀胱炎，小便淋沥，急性胃肠炎，痢疾，疟疾。"

5.《全国中草药汇编》："清热解暑，消肿止痛，止痒。"

【用法用量】 内服：煎汤，10～15 g；或捣汁。外用：捣敷。

【宜忌】 脾肾虚寒者慎服。

《广西本草选编》："孕妇忌服。"

【选方】 治诸骨鲠喉　南蛇簕根切片，含于口中，徐徐咽口水。(《广西民间常用中草药手册》)

3302 南蛇藤叶 nán shé téng yè (《中国药用植物志》)

【基原】 为卫矛科南蛇藤属植物南蛇藤 *Celastrus orbiculatus* Thumb. 的叶。

【原植物】 参见"南蛇藤"条。

【采收加工】 4～6月采收，晒干。

【成分】 南蛇藤含倍半萜类化合物：1α，2α，8β-三乙酰基-9β-桂皮酰基-β-二氢沉香呋喃(1α，2α，8β-triacetoxy-9β-cinnamoyloxy-β-dihydro agarofuran)，1α，2α-二乙酰氧基-6β-苯甲酰氧基-9β-桂皮酰氧基-β-二氢沉香呋喃(1α，2α-diacetoxy-6β-benzoyloxy-9β-cinnamoyloxy-β-dihydroagarofuran)[1]。

地上部分含黄烷-3-醇苷类：(—)-表儿茶素-5-O-β-D-葡萄糖基-3-苯甲酯〔(—)-epicatechin-5-O-β-D-glucosyl-3-benzoate〕，(—)-儿茶素〔(—)-epicatechin〕和(—)-阿夫儿茶素〔(—)-epiafzelechin〕[2]。

【药性】 苦、辛，平。

【功用主治】 祛风除湿，解毒消肿，活血止痛。主治风湿痹痛，疮疡疖肿，疱疹，湿疹，跌打损伤，蛇虫咬伤。

1.《中国药用植物志》："治毒蛇咬伤，加雄黄、穿山甲研粉末，和大麦面用。"

2.《全国中草药汇编》："解毒，散瘀。主治跌打损伤，多发性疖肿。”

【用法用量】 内服：煎汤，15～30 g。外用：鲜品捣敷，或干品研末调敷。

【宜忌】 孕妇慎服。

【选方】 1. 治毒蛇咬伤　鲜南蛇藤叶适量，捣烂如泥，酌加雄黄、烧酒共捣匀，敷于伤口周围及肿处。另用鲜南蛇藤茎叶 30 g，水煎服。(《战备草药手册》)

2. 治蜂、虫伤　南蛇藤叶捣烂外敷。(《湖南药物志》)

3. 治湿疹，多发性脓肿，跌打损伤　南蛇藤叶 21～24 g。煎服。(《南京地区常用中草药》)

4. 治疱疹　南蛇藤叶 15～21 g，水煎服，或用鲜叶捣烂外敷。(《广西本草选编》)

3303 南蛇藤果 nán shé téng guǒ (《药物备考》)

【异名】 合欢花、狗葛子、皮猢子、鸦雀食《山东中草药手册》。

【基原】 为卫矛科南蛇藤属植物南蛇藤 *Celastrus Orbiculatus* Thunb. 的果实。

【原植物】 参见“南蛇藤”条。

【采收加工】 9～10 月间，果实成熟后摘下，晒干。

【药材】 南蛇藤果 *Fructus Celastri Orbiculati*　产于东北、华北、华东、西北等地。

性状　蒴果黄色，球形，直径约 1 cm，3 裂，干后呈黄棕色。种子每室 2 粒，有红色肉质假种皮。略有异臭，味甘酸而带腥。

【药性】 甘、微苦，平。

1.《山东中药》：“味苦。”

2.《山东中草药手册》：“苦、甘，平。”

【功用主治】 养心安神，和血止痛。主治心悸失眠，健忘多梦，牙痛，筋骨痛，腰腿麻木，跌打伤痛。

1.《山东中草药手册》：“养心安神，理气解郁。治失眠多梦。”

2.《东北常用中草药手册》：“补脾安神，和血止痛。治神经衰弱，惊悸不安，心烦，头痛。”

3.《北方常用中草药手册》：“强筋骨，治跌打损伤。”

【用法用量】 内服：煎汤，6～15 g。

【宜忌】 孕妇慎服。

【选方】 1. 治神经衰弱，失眠头痛　南蛇藤果 9 g。水煎服。

2. 治惊悸不安，心烦　南蛇藤果、丹参各 9 g。水煎服。(1、2 方出自《安徽中草药》)

3. 治牙痛　南蛇藤果实 50 g，煮鸡蛋。每次吃 2 个，每日 1 次。(《东北药用植物》)

4. 治腰腿麻木　南蛇藤果实 25 g。水煎服。(《东北药用植物》)

3304 南蛇藤根 nán shé téng gēn (《植物名实图考》)

【基原】 为卫矛科南蛇藤属植物南蛇藤 *Celastrus Orbiculatus* Thunb. 的根。

【原植物】 参见“南蛇藤”条。

【采收加工】 9～10 月采收，鲜用或晒干。

【药材】 南蛇藤根 *Radix Celastri Orbiculati*　产于江西、福建、湖南等地。

性状　本品呈圆柱形，细长而弯曲，有少数须根，外表棕褐色，具不规则的纵皱。主根坚韧，不易折断，断面黄白色，纤维性；须根较细，亦呈圆柱形，质较脆，有香气。

【成分】 根含倍半萜类化合物：orbiculins B、C、D、E、F、G[1]，1β，2β-乙酰氧基-6α，9α-双苯甲酰基二氢-β-沉香呋喃〔1β，2β-diacetoxy-6α，9α-bis(benzoyloxy)dihydro-β-agarofuran〕[2]。

【药理】 1. 抗菌作用　从南蛇藤根皮中提出一种红色结晶，体外能抑制枯草杆菌、金黄色葡萄球菌、普通变形杆菌、大肠杆菌[1]。

2. 抑瘤作用　根含扁蒴藤素，经体外抗癌试验，对 P_{388} 细胞的 IC_{50} 为 0.267 μg/ml，对 LAX 细胞 IC_{50} 为 0.018 μg/ml[2]。

3. 抗炎镇痛作用　南蛇藤根水煎液能明显抑制二甲苯引起小鼠耳壳的炎症以及小鼠腹腔毛细血管通透性的增加，并且还能明显抑制大鼠棉芽肉芽肿和角叉菜胶引起的大鼠踝关节肿胀，还能明显地使小鼠热烫发致痛的疼痛时间延长，使醋酸致痛的扭体次数减少，显示了显著的镇痛作用[3]。

4. 抗生育作用　从南蛇藤根中提取出的南蛇藤素对豚鼠精子的向前运动、获能、顶体反应和穿透去透明带仓鼠卵均有明显的抑制作用，其作用明显强于乙酸棉酚[4]。

5. 昆虫拒食及毒杀作用　从南蛇藤种子和根皮中得到的此类活性成分对菜青虫、亚洲玉米螟、仓库害虫赤拟谷道、黏虫具有拒食和毒杀作用[5,6]，此类成分几乎均为β-二氢沉香呋喃类化合物。

毒性　南蛇藤根皮中提出的红色结晶给小鼠腹腔注射的 LD_{50} 为 30～60 mg/kg[1]。

【药性】 辛、苦，平。归肝、脾经。

【功用主治】 祛风除湿，活血通经，消肿解毒。主治风湿痹痛，跌打肿痛，闭经，头痛，腰痛，疝气痛，痢疾，肠风下血，痈疽肿毒，水火烫伤，毒蛇咬伤。

1.《植物名实图考》：“治无名肿毒，行血气。”

2.《全国中草药汇编》：“祛风活血，消肿止痛。主治风湿性关节炎，跌打损伤，腰腿痛，闭经。”

【用法用量】 内服：煎汤，15～30 g；或浸酒。外用：研末调敷或捣敷。

【宜忌】 孕妇禁服。

【选方】 1. 治关节痛　南蛇藤根 30 g，猪蹄 1 个，酌加酒水各半煎服。(《福建民间草药》)

2. 治跌打损伤　南蛇藤根皮120 g，研末，每次 6 g，开水、黄酒送服，并用白酒调末外敷。(《青岛中草药手册》)

3. 治肠风便血　南蛇藤根、五味子根各 60 g。水煎服，白糖为引。(《江西草药》)

4. 治经闭，腰痛　南蛇藤根、金樱子根各 15 g。水煎服。(江西《草药手册》)

5. 治偏头痛　南蛇藤根、臭大青叶各 15 g。煎服。(《安徽中草药》)

6. 治夏季发痧，呕吐腹痛　南蛇藤根 15 g，青木香 9 g。煎服。(江西《中草药学》)

7. 治湿疹瘙痒　南蛇藤根 120 g，猪肉 60 g。加水煎服。(《福建民间草药》)

8. 治疔疮痈肿　南蛇藤干根或鲜根，磨烧酒，频频涂抹患处，以保持湿润为度。另取鲜南蛇藤根 60 g(干者减半)，水煎，早晚分服。气虚者加盐肤木 30 g，黄芪 15 g，同炖服。(《常用青草药选编》)

9. 治气性坏疽　南蛇藤根皮研末，调桐油涂患处。(福州军区《中草药手册》)

10. 治水火烫伤　南蛇藤根适量，研末，植物油调涂。(《湖北中草药志》)

3305 南方露珠草 nán fāng lù zhū cǎo (《湖南药物志》)

【异名】 拐子菜(《湖南药物志》)，辣椒七、白辣蓼草(《广西药用植物名录》)，假蛇床子(《元江哈尼族药》)。

【基原】 为柳叶菜科露珠草属植物南方露珠草的全草或根。

【原植物】 南方露珠草 *Circaea mollis* Sieb. et Zucc. [*C. coreana* Lévl.]

多年生草本，高 40～60 cm。茎、叶柄、叶片均被弯曲短柔毛。叶对生；叶柄长 1～2 cm；叶片狭卵形至椭圆状披针形，长 4～12 cm，宽 2～4.5 cm，先端渐尖，基部楔形，边缘有疏锯齿。总状花序顶生或腋生，花序轴被弯曲柔毛或近无毛；苞片小；花两性；萼筒卵形，先端裂片 2；花瓣 2，倒卵形，先端凹缺；雄蕊 2；子房下位，2 室。果实坚果状，倒卵状球形，直径约 3 mm，具 4 纵沟，外被钩状毛。花期 7～9 月，果期 9～11 月。

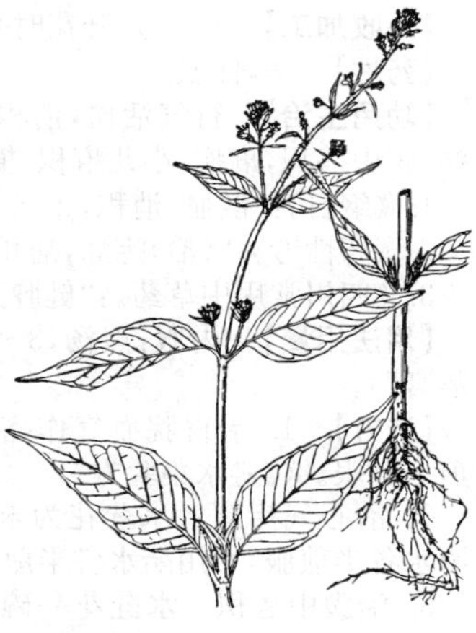

南方露珠草

生于海拔 1 000～2 400 m的山坡林下阴湿处。分布于东北、西南及河北、浙江、福建、江西、湖北、湖南、广东、广西、海南、台湾等地。

【采收加工】 6～9 月采收全草，鲜用或晒干。8～10 月挖根，鲜用或晒干。

【药性】 辛、苦，平。

《湖南药物志》："微苦、涩，平。"

【功用主治】 祛风除湿，活血消肿，清热解毒。主治风湿痹痛，跌打瘀肿，乳痈，瘰疬，疮肿，无名肿毒，毒蛇咬伤。

【用法用量】 内服：煎汤，3～9 g；或绞汁。外用：捣敷。

【选方】 1. 治跌打损伤　鲜南方露珠草捣烂敷。并以 60～90 g 水煎服，或捣烂以淘米水泡服。(《湖南药物志》)

2. 治疮疡未溃，颈淋巴结核　假蛇床子根 30 g。水煎服。

3. 治无名肿毒　假蛇床子根 20 g，毛牛舌头叶根 30 g，野荷根 30 g。水煎服。(2、3 方出自《元江哈尼族药》)

3306 荭草 hóng cǎo (《别录》)

【异名】 游龙(《诗经》)，红、茏古、蕮(《尔雅》)，龙薣(《广雅》)，红草、茏薣(《尔雅》郭璞注)，鸿蕮、天蓼、石龙(《别录》)，大蓼(《本草拾遗》)，水红(《本草图经》)，水红花(《外科集验方》)，红蓼(《普济方》)，朱蓼(《花镜》)，白水荭苗(《救荒本草》)，蓼草(《滇南本草》)，大毛蓼(《植物学大辞典》)，东方蓼(《中国药用植物志》)，水蓬稞(《东北药用植物志》)，九节龙、大接骨、果麻、追风草(《湖南药物志》)，八字蓼、捣花、辣蓼、丹药头(《闽东本草》)，家蓼(《新疆中草药手册》)，水红花草(《山西中草药》)。

【基原】 为蓼科蓼属植物荭蓼的茎叶。

【原植物】 荭蓼 *Polygonum orientale* L.

一年生草本，高 1～3 m。茎直立，中空，多分枝，密生长毛。叶互生；叶柄长 3～8 cm；托叶鞘筒状，下部膜质，褐色，上部草质，被长毛，上部常展开成环状翅；叶片卵形或宽卵形，长 10～20 cm，宽 6～12 cm，先端渐尖，基部近圆形，全缘，两面疏生软毛。总状花序由多数小花穗组成，顶生或腋生；苞片宽卵形；花淡红或白色；花被 5 深裂，裂片椭圆形；雄蕊通常 7，长于花被；子房上位，花柱 2。瘦果近圆形，扁平，黑色，有光泽。花期 7～8 月，果期 8～10 月。

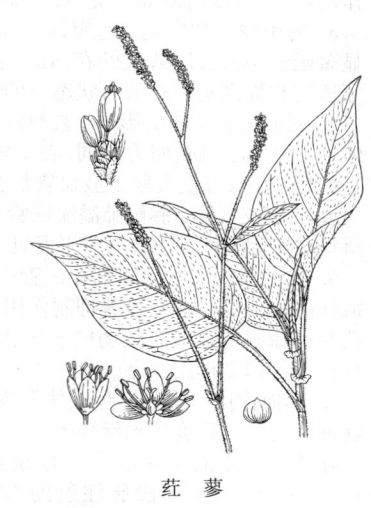

荭　蓼

生于路旁和水边湿地。除西藏自治区外，分布几遍全国。

荭蓼的花序(荭草花)、果实(水红花子)、根茎(荭草根)亦供药用，另设专条。

【采收加工】 晚秋霜后，采割茎叶，茎切成小段，晒干；叶置通风处阴干。

【成分】 地上部分主含黄酮类：洋地黄黄酮(digicitrin)，月橘素(exoticin)，槲皮苷(quercitrin)，3，3′，5，6，7，8-六甲氧基-4′，5′-亚甲二氧基黄酮(3，3′，5，6，7，8-hexamethoxy-4′，5′-methylenedioxyflavone)，5-羟基-3，3′，6，7，8-五甲氧基-4′，5′-亚甲二氧基黄酮(5-hydroxy-3，3′，6，7，8-pentamethoxy-4′，5′-methylenedioxyflavone)等亚甲二氧基黄酮衍生物[1]；木脂素类：牛蒡苷(arctiin)，牛蒡酚(lappaol)B。还含近东罂粟灵碱(orientalin)[2]。

叶含黄酮类：荭草素(orientin)，荭草苷(orientoside)A、B[3，4]，牡荆素(vitexin)[5]。

全草含柠檬苦素(limonoids)类：polygonumin A、B，去乙酰闹米林(deacetylnomilin)，闹米林(nomilin)，吴茱萸苦素(rutaevin)及其乙酸酯[6]；黄酮类：槲皮素-3′-O-α-L 鼠李糖苷(quercetin-3′-O-α-L-rhamnoside)，槲皮素-O-β-D-葡萄糖苷(quercetin-O-β-D-glucoside)，芦丁(rutin)，槲皮素-7-O-α-L-鼠李糖苷(quercetin-7-O-α-L-rhamnoside)，异鼠李素(isorhamnetin)[7]，6″-没食子异荭草素酯(isoorientin-6″-gallate)。5，4′-二氧基-2-O-β-D-吡喃葡萄糖基 l-3-O-α-L 吡喃鼠李糖芪(5，4′-dihydroxyl-2-O-β-D-glucopyranosyl-3-O-α-L-rhamnopyranosyl-stilbene)[8]。

【药理】 1. 增加心肌营养血流量　荭草注射液 20 g(生药)/kg 腹腔注射，使正常小鼠心肌摄^{86}Rb 量显著增加，表明其能明显增加小鼠心肌营养血流量，但其作用强度弱于异丙肾上腺素[1]。按 Langendorff 法灌流离体豚鼠心脏，加入荭草液 0.2 ml(相当生药 0.4 g)，可使冠脉流量增加

48.5%[2]。

2. 抗急性心肌缺血　荭草注射液40 g(生药)/kg腹腔注射对脑垂体后叶素引起急性心肌缺血的小鼠，也能明显增加心肌^{86}Rb的摄取率，表明其有对抗小鼠急性心肌缺血的作用，作用强度与双嘧达莫(100 mg/kg)相似[1]。

3. 对耐缺氧的影响　荭草液40 g(生药)/kg腹腔注射可显著延长小鼠常压缺氧的存活时间，同时能减慢小鼠的耗氧速度和提高机体在低氧状态下的用氧能力[2]。

4. 对心血管功能的影响　荭草液灌流离体豚鼠心脏和离体蛙心可使心肌收缩力减弱，心率减慢；静注荭草液0.8～1 g(生药)/只可使大鼠下肢血管扩张，血压轻度下降[2]。

5. 扩张支气管　豚鼠肺溢流试验表明，荭草液能拮抗组胺所致支气管痉挛，舒张支气管平滑肌，改善肺通气功能[2]。

6. 抗菌作用　本品煎剂在试管内对金黄色葡萄球菌、炭疽杆菌和白喉杆菌有显著抑制作用，对乙型链球菌、伤寒杆菌和铜绿假单胞菌有较弱的抗菌作用[3]。100%煎剂对痢疾杆菌有抑制作用[4]。

7. 其他作用　本品对兔在体子宫有兴奋作用；本品所含牡荆素有一定程度抗癌活性[4, 5]。

毒性　荭草液100 g(生药)/kg给小鼠腹腔注射，观察7 d，未见死亡；小鼠静脉注射的LD_{50}为33.2±3.6 g(生药)/kg[2]。

【炮制】　取原药材，除去杂质，抢水洗净，润软，切段，干燥，筛去灰屑。

饮片性状　为段状，全体暗黄绿色。茎圆柱形，密被黄色长硬毛。叶具圆筒状疏弛包茎的托叶鞘。叶全缘，两面被短柔毛。气微，味辛。

贮干燥容器内，置通风干燥处。

【药性】　辛，平，小毒。归肝、脾经。

1.《别录》："辛，有毒。"

2.《冯氏锦囊》："味辛，性凉。"

3. 南药《中草药学》："辛，温，有微毒。入胃、大肠、膀胱经。"

【功用主治】　祛风除湿，清热解毒，活血，截疟。主治风湿痹痛，痢疾，腹泻，吐泻转筋，水肿，脚气，痈疮疔疖，蛇虫咬伤，小儿疳积，疝气，跌打损伤，疟疾。

1.《别录》："治恶疮，去痹气。"

2.《新修本草》："除恶疮肿，脚气，煮浓汁渍之。"

3.《草药新纂》："治疝气。"

4. 南药《中草药学》："祛风湿，健胃，治痢。主治风湿性关节炎，痢疾，吐泻，风湿水肿，脚气，小儿疳积。"

5.《全国中草药汇编》："祛风利湿，活血止痛。"

6.《福建药物志》："治风湿关节痛，疝气，水肿，丹毒，脓肿，跌打损伤。"

【用法用量】　内服：煎汤，9～15 g；浸酒或研末。外用：研末或捣敷；或煎汁洗。

【宜忌】　内服用量不宜过大，孕妇禁服。

【选方】　1. 治霍乱转筋　陈大蓼一把，水三升，煮取二升，乘热熏洗，仍饮半盏。凡用蓼须家园种者。(《世医得效方》)

2. 治风湿性关节炎　荭草120 g，鸡蛋1～2枚，水煎服；或炖猪脚食。(《湖南药物志》)

3. 治水肿　鲜荭草30～60 g，地胆草、糯木各9 g，紫苏、樟柴各6 g。水煎服。(《福建药物志》)

4. 治疮肿　水红花叶为细末，先用水红花根锉碎，煎汤洗净，却用叶末撒疮上。每日洗一次，撒一次。(《外科集验方》生肌散)

5. 治外伤骨折　荭草6 g，石胡荽9 g。水煎服。(《湖南药物志》)

【各家论述】　《冯氏锦囊》："水红草，辛能散，寒能泄，所以下水、解毒、(治)消渴、除痹、去热、明目之用也。"

3307 荭草花 hōng cǎo huā (《纲目》)

【异名】　水荭花(《摘玄方》)，何草花、狗尾巴花(《改订植物名录》)。

【基原】　为蓼科蓼属植物荭蓼 *Polygonum orientale* L. 的花序。

【原植物】　参见"荭草"条。

【采收加工】　6～8月开花时采收，鲜用或晒干。

【药性】　辛，性温。

【功用主治】　行气活血，消积，止痛。主治头痛，心胃气痛，腹中痞积，痢疾，小儿疳积，横痃。

1.《纲目》："散血，消积，止痛。"

2.《药性考》："(治)疠痛，痞积。"

3.《四川常用中草药》："健脾开胃，治小儿疳积。"

【用法用量】　内服：煎汤，3～6 g；或研末、熬膏。外用：熬膏贴。

【选方】　1. 治胃脘血气作痛　水荭花一大撮，水二盅，煎一钟服。(《避水集验方》)

2. 治心气疠痛　水荭花为末，热酒服二钱。又法：男用酒水各半煎服，女用醋水各半煎服。(《摘玄方》)

3. 治腹中痞积　水荭花一碗，以水三碗，用桑柴文武火煎成膏，量痞大小摊贴，仍以酒调膏服。(《保寿堂方》)

4. 治痢疾初起　水荭花(取花、叶)炒末。每服9 g，红痢蜜汤下，白痢沙糖汤下。(《经验广集》)

5. 治脚气疼痛　水荭花，煮汁，浸之。(《救急良方》)

6. 治横痃　荭草花一握，红糖15 g。捣烂加热敷贴，每日换1次。(《福建民间草药》)

3308 荭草根 hōng cǎo gēn (《本草图经》)

【异名】　水红花根(《山西中草药》)，红蓼根(《广西本草选编》)。

【基原】　为蓼科蓼属植物荭蓼 *Polygonum orientale* L. 的根茎。

【原植物】　参见"荭草"条。

【采收加工】　7～10月挖取根部，晒干或鲜用。

【药性】　辛，凉，有毒。

1.《药性考》："有毒。"

2.《陕甘宁青中草药选》："味辛，性微寒，有微毒。"

【功用主治】　清热解毒，除湿通络，生肌敛疮。主治痢疾，肠炎，水肿，脚气，风湿痹痛，跌打损伤，荨麻疹，疮痈肿痛或久溃不敛。

1.《本草图经》："作汤，捋脚气。"

2.《药性考》："浓汁洗疮、脚气水肿。"

3.《山西中草药》："治痢疾，肠炎。"

4.《广西本草选编》："治风湿性关节炎，跌打损伤。"

【用法用量】　内服：煎汤，9～15 g。外用：煎汤洗。

【选方】　1. 治痢疾、肠炎　水红花根干品30 g(或鲜品60 g)。水煎服，连服2 d。(《山西中草药》)

2. 治风湿性关节炎，跌打损伤　红蓼根9～15 g，水煎

服;并用全草适量,水煎熏洗。(《广西本草选编》)

3. 治荨麻疹　荭草根适量,煎水外洗。(《浙江药用植物志》)

4. 生肌肉　水荭花根,煎汤淋洗,仍以叶晒干研末,撒疮上,每日1次。(《谈野翁试验方》)

3309 **药黄泡根** yào huáng pào gēn (《四川中药志》)

【基原】　为蔷薇科悬钩子属植物光滑高粱泡 *Rubus lambertianus* Ser. var. *glaber* Hemsl. 的根。

【原植物】　参见"黄水蘸叶"条。

【采收加工】　7～10月采挖根部,切碎,晒干。

【药性】　苦、涩,凉。

【功用主治】　清热利湿,止血敛疮,活血散瘀。主治湿热黄疸,痢疾,带下,吐血,便血,崩漏,血滞经闭,痛经,跌打损伤,风湿关节痛,黄水疮,烫火伤。

1.《贵州民间药物》:"清热,除湿,解毒。"

2.《四川中药志》1982年版:"活血散瘀,清热利湿,止血,止痛。用于血滞经闭,痛经,跌打损伤,湿热黄疸,肠炎,痢疾,带下,吐血,便血,崩漏,风湿关节痛。"

【用法用量】　内服:煎汤,15～60 g。

【选方】　1. 治湿热带下　药黄泡根60 g,粉子头15 g。水煎服。

2. 治吐血,便血,崩漏　药黄泡根250 g,黑大豆90 g。炖肉服。

3. 治风湿关节痛,腰痛　药黄泡根90 g,红活麻根90 g。水煎服。(1～3方出自《四川中药志》1982年版)

3310 **药用倒提壶** yào yòng dào tí hú (《新疆中草药手册》)

【基原】　为紫草科倒提壶属植物红花琉璃草的根。

【原植物】　红花琉璃草 *Cynoglossum officinale* L.

二年生草本,高40～60 cm。根圆锥形,表面黑褐色,老时半木质化,通常有残留的基生叶。茎直立,粗壮,具肋棱,上部有分枝,全株粗糙,被疏柔毛。基生叶具柄,茎生叶无柄;叶片排列紧密,长圆状披针形,长5～15 cm,宽1～5 cm,先端钝或尖,基部宽楔形或近圆形,上面具长柔毛,下面密生短柔毛;侧脉4对。聚伞花序成总状,顶生及腋生,花后伸长可达15 cm;花梗果期伸长,密被短柔毛;花萼长4～6 mm,裂片卵状长圆形或卵状披针形,外面密被短柔毛,果期增大,长达1.5 cm;花冠漏斗状,暗紫红色或紫红色,长5～7 mm,裂片卵形,具网脉,喉部附属物梯形;雄蕊5,花丝极短;雌蕊花柱肥厚。小坚果卵形,扁平,背面凹陷,锚状刺疏散,边缘增厚而突起,密生锚状刺。花期5～6月,果期7～9月。

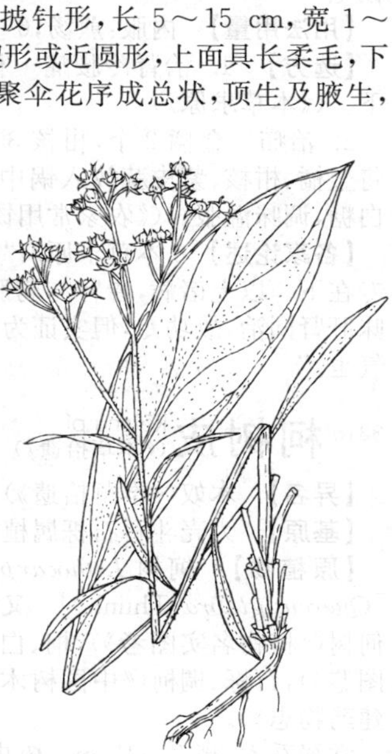

红花琉璃草

生于海拔1 500～1 800 m的阴湿山坡、山沟及草丛。分布于新疆北部。

【采收加工】　7～10月采收,晒干或鲜用。

【药材】　药用倒提壶 *Radix Cynoglossi Officinalis* 主产于新疆。

性状　根圆锥形,长8～15 cm,直径1.5～3 cm。表面粗糙,有黑褐色外皮,具支根或根痕。质较硬,断面有放射状纹理。气微,味微甘。

【成分】　根含生物碱:N-氧化天芥菜品碱(heliosupine N-oxide),N-氧化刺凌德草碱(heliotridine viridiflorate N-oxide),胆碱(choline)[1],天芥菜品碱(heliosupine),刺凌德草碱(echinatine)及绿花倒提壶酸(viridifloric acid)[2];根还含多酚酸(polyphenol acid)[3]。

药用倒提壶还含吡咯里西啶类生物碱:颈花胺(trachelanthamine),绿花倒提壶碱(viridiflorine),7-当归酰N-氧化刺德凌草碱(7-angeloylheliotridine),rinderine,3′-乙酰基刺凌德草碱(3′-acetylechinatine)[4]。

【药理】　胃肠道作用　采用气囊和电描记技术,在急、慢性犬实验证明,药用倒提壶没食子酸生物碱0.5～2 mg/kg皮下注射或口服对胃肠运动有较强的兴奋作用。这种兴奋作用是结合状态的5-羟色胺释放所致[1]。大鼠皮下注射该化合物0.25 mg/kg,刺激胃的分泌功能,使胃液分泌增多。这种作用可用促进组胺释放来解释[2]。

毒性　喂饲药用倒提壶干草常引起马死亡。患病马的中毒表现为体重减轻、黄疸、光致敏和肝性脑病。组织学检查呈现为巨红细胞症、胆管增生和肝纤维化。药用倒提壶含大量(0.6%～2.1%)有毒性的四氢吡咯生物碱,喂饲小马20 d,也引起肝纤维化和胆管增生[3]。每日给小牛总生物碱15 mg/kg、60 mg/kg,大剂量组4只小牛1次给药后全部死亡,血清γ-谷氨酰转移酶(GGT)、天冬氨酸氨基转移酶(AST)活性及血清胆汁酸、总胆红素浓度均显著提高;肝脏有大面积细胞坏死和出血。小剂量组2只小牛,1只给药后34 d死亡,另1只存活至35 d处死,血清AST和GGT活性显著提高,组织学检查有巨红细胞症,伴有胆管上皮细胞核肥大的肝坏死[4]。

【药性】　甘,平。

【功用主治】　《新疆中草药》:"清热利尿,补虚止血。"

【用法用量】　内服:煎汤,15～30 g。外用:根皮捣敷;或研末撒。

【选方】　1. 治肌炎,痢疾,疟疾,尿路感染,疝气　药用倒提壶15～30 g。水煎服。

2. 治阴虚咳嗽,白带　药用倒提壶30～60 g。炖肉吃。

3. 治外伤出血　(药用倒提壶)鲜根皮捣烂外敷,或研末敷患处。(1～3方出自《新疆中草药》)

3311 **柑** gān (《本草拾遗》)

【异名】　金实(马琬《食经》),柑子(《开宝本草》),木奴(《纲目》),瑞金奴(《群芳谱》)。

【基原】　为芸香科柑橘属植物茶枝柑等多种柑类的果实。

【原植物】　茶枝柑 *Citrus chachiensis* Hort.　又名:新会柑(《广东植物志》)。

小乔木,高2～3 m。枝多叶密,针刺极少。叶互生;常椭圆形,先端渐尖,基部楔形,叶缘锯齿不明显;叶翼小而不明显。花小白色,萼片黄绿色,花瓣5。果实扁圆形或馒头形,纵径4.5～6 cm,横径6.5～7 cm,基部平或隆起,上有浅放射沟4～8条，顶部微凹；果皮易剥离，质松脆，内层棉絮状，有香气；瓤囊11～12瓣；中心柱空虚，味酸甜；种子20余粒，卵圆形，淡黄褐色。果熟期12月中旬。

主要分布于珠江三角洲一带，以新会、四会栽培最多。广州近郊也有栽培。

柑的叶（柑叶）、果皮（柑皮）、成熟果皮（陈皮）、种子（柑核）亦供药用，另设专条。

【采收加工】 8～10月果实成熟时采收，鲜用。

【成分】 柑含黄酮类成分。又含柠檬苦素类成分[1]：柠檬苦素（limonin），闹米林（nomilin）等[2]。

【药理】 抑癌作用 柑中的黄酮有抑制HL-60白血病细胞生长和具有溶解癌细胞的作用。黄酮与黄酮醇的吡喃核双键被饱和的产物是黄烷酮，其中的苷元可以抑制致癌或艾滋病基因RNA转录酶的活性[1～3]。在豚鼠、仓鼠的动物试验中被证明，柠檬苦素类物质，尤其是柠檬苦素、闹米林能诱发和激活解毒酶谷胱甘肽转移酶的活性，而可能抑制化学致癌物质的致癌作用[4～6]。

【药性】 甘、酸，凉。

1. 崔禹锡《食经》："味甘酸，小冷，无毒。"

2.《开宝本草》："味甘，大寒。"

【功用主治】 清热生津，醒酒利尿。主治胸膈烦热，口渴欲饮，醉酒，小便不利。

1. 崔禹锡《食经》："食之下气，主胸热烦满。"

2.《开宝本草》："利肠胃中热毒，止暴渴，利小便。"

3.《医林纂要·药性》："除烦，醒酒。"

4.《随息居饮食谱》："清热，止渴，析酲。"

【用法用量】 生食，适量。

【宜忌】 脾胃虚寒者禁服。

1.《本草衍义》："脾肾冷人食其肉，多致藏寒或泄利。"

2.《医林纂要》："多食生寒痰。"

3.《随息居饮食谱》："风寒为病忌之。"

3312 柑叶 gān yè （《纲目》）

【基原】 为芸香科柑橘属植物茶枝柑 *Citrus chachiensis* Hort. 等多种柑类植物的叶。

【原植物】 参见"柑"条。

【采收加工】 6～10月采摘，鲜用。

【成分】 叶含挥发油，主要为芳樟醇（linalool）63.46%[1]。

【功用主治】《本草求原》："治胸膈逆气，行肝胃滞气，消肿散毒，消乳痈，乳吹，乳岩，胁痛，用之行经，治肺痈，熨伤寒胸痞。"

【用法用量】 内服：煎汤，3～9 g；或捣汁。外用：捣烂炒热熨；或捣汁滴耳。

【选方】 1. 治伤寒胸痞 柑叶捣烂，和面熨。

2. 治肺痈 柑叶，绞汁一盏服，吐出脓血愈。（1、2方出自《本草求原》）

3. 治聤耳流水或脓血 柑树叶嫩头七个，入水数滴，杵取汁滴。（《蔺氏经验方》）

4. 治三焦受伤，死血凝结不化，作痛，滞注胸膈，大痛不移等症 取柑子叶四两，葱白根三两，生姜片二两。以上共捣烂如泥，用锅烙热，铺盖痛处，白布裹紧，将盐炒热，包烙立止。（《万氏家传点点经》柑叶定痛散）

3313 柑皮 gān pí （《本草拾遗》）

【异名】 广陈皮、新会皮（《药性切用》），陈柑皮（《本草求原》）。

【基原】 为芸香科柑橘属植物茶枝柑 *Citrus chachiensis* Hort. 等多种柑类植物的果皮。

【原植物】 参见"柑"条。

【采收加工】 将成熟果实的果皮剥下，晒干。

【药性】 辛、甘，寒。

1.《七卷食经》："小冷。"

2.《纲目》："辛、甘，寒，无毒。"

3.《随息居饮食谱》："辛、甘，凉。"

【功用主治】 下气，调中，化痰，醒酒。主治饮食失调，上气烦满，伤酒口渴。

1. 崔禹锡《食经》："主上气烦满。"

2.《本草拾遗》："去气，调中，治产后肌浮，为末酒下。"

3.《七卷食经》："治气，胜于橘皮；去积痰。"

4.《日华子》："皮炙作汤，可解酒毒及酒渴。"

5.《纲目》："伤寒饮食劳复者，浓煎汁服。"

【用法用量】 内服：煎汤，3～9 g；或入丸、散。

【宜忌】 脾胃虚寒者慎服。

1.《食疗本草》："食多令人肺燥，冷中，发痃癖。"

2.《日华子》："多食发阴汗。"

【选方】 治酒毒或醉昏闷烦渴 柑皮二两，焙干为末，以三钱匕，水一中盏煎三五沸，入盐，如茶法服，妙。（《肘后方》）

3314 柑核 gān hé （《图经》）

【基原】 为芸香科柑橘属植物茶枝柑 *Citrus chachiensis* Hort. 等多种柑类植物的种子。

【原植物】 参见"柑"条。

【采收加工】 剥开成熟果实，食取果瓤，留下种子，晒干。

【功用主治】 温肾止痛，行气散结。主治腰痛，膀胱气痛，小肠疝气，睾丸偏坠肿痛。

1.《新修本草》："作涂面药。"（引自《纲目》）

2.《本草求原》："主肾疰腰痛，膀胱气痛，小肠疝气，卵肿偏坠。"

【用法用量】 内服：煎汤，6～9 g；或研末服。

【选方】 1. 治肾冷腰痛 柑核、杜仲等分。炒研，盐酒下。（《本草求原》）

2. 治疝 金橘2个，柑核30 g，紫皮蒜2头，白糖30 g。将金橘、柑核、紫皮蒜放入锅中，用清水2碗，煮至1碗，放白糖，调味温服。（《农家常用饮食医疗便方汇集》）

【各家论述】《本草求原》："柑核，功同青皮而核象肾，功专在下。以上诸病，皆肾与膀胱之气化郁以病乎肝也。此味肝肾同治，故功专，但实证为宜，虚者禁用，以味苦大伤胃气也。"

3315 柯树皮 kē shù pí （《本草拾遗》）

【异名】 木奴（《本草拾遗》）。

【基原】 为壳斗科石栎属植物柯树的树皮。

【原植物】 柯树 *Lithocarpus glaber* （Thunb.）Nakai ［*Quercus glabra* Thunb.］ 又名：木奴树（《临海异物志》），何树（《植物名实图考》），柯、白楣树、椆木（《中国高等植物图鉴》），石栎、椆柯（《中国树木志》），白柯、白锥、锥子（《福建药物志》）。

常绿乔木，高7～15 m。树皮暗褐黑色，内皮红褐色，具脊棱。一年生枝密被灰色或黄色短绒毛，二年生枝疏被暗黑色毛。叶互生;叶柄长1～2 cm,嫩时被毛;叶片革质,长椭圆形、倒卵状椭圆形或倒卵形,长6～14 cm,宽2.5～4 cm,先端突尖、短尾状或长渐尖,基部楔形,全缘或近顶部有2～4个浅齿,上面深绿色,光亮,下面灰白色,嫩时密被鳞毛,老时无毛,侧脉6～8对。花序单生或多个排成圆锥状,常雌雄同序,雌花位于雄花之下;雄花序长5～10 cm,花极密,花被6裂,外被毛,雄蕊10～12;雌花序长10～13 cm,花轴粗壮,花每3～5朵聚生,花柱3。壳斗杯形,近无柄,包围坚果基部,鳞片小,至三角形,紧贴,略连成环状,有灰白色细柔毛;坚果长椭圆形,先端尖,被白粉,果脐凹下,表面暗赤色,有光泽。花期9～10月,果期翌年9～10月。

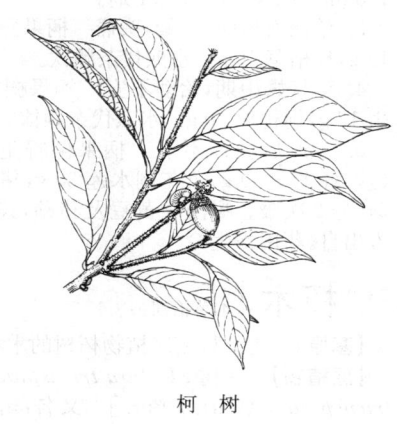

柯 树

生于海拔400～1 000 m的山地阔叶林中。分布于江苏、浙江、湖北、湖南、广东、广西等长江以南各地。

【采收加工】 全年均可采,刮去栓皮,鲜用或晒干。

【药性】 《本草拾遗》:"味辛,平,有小毒。"

【功用主治】 行气,利水。主治腹水肿胀。

1.《本草拾遗》:"主大腹水病。"

2.《福建药物志》:"行气利水。主治腹水。"

【用法用量】 内服:煎汤,15～30 g。

【选方】 治浮气 采(柯树)皮以水煮去滓,复炼候凝结,丸得为度。每朝空心饮下三丸。浮气水肿并从小便出。(《海药本草》)

3316 柯蒲木 kē pú mù (《云南思茅中草药》)

【异名】 蕊木、老鸦檬果(《西双版纳傣药志》)。

【基原】 为夹竹桃科蕊木属植物云南蕊木的果实、叶及树皮。

【原植物】 云南蕊木 *Kopsia officinalis* Tsiang et P. T. Li

乔木。树皮灰褐色,具乳汁;叶腋间及叶腋内有钻状腺体,淡黄色。叶对生;叶柄粗壮,长1～1.5 cm;叶片坚纸质,椭圆形至长椭圆形,长12～17 cm,宽3.5～5.5 cm,先端短渐尖,基部楔形,无毛或幼叶略有微毛;侧脉每边约20条。聚伞花序复总状,分二叉,着花42朵,总花梗粗壮,长达14 cm;苞片与小苞片无毛;花萼5深裂,裂片双盖覆瓦状排列,两面无毛,仅边缘有睫毛,外边具1个黑色腺体;花冠白色,高脚碟状,花冠筒近顶部膨大,内被长柔毛,花冠裂片5,向右覆盖;雄蕊5,着生于花冠筒喉部;花盘为2枚条状披针形的舌状片所组成,与心皮互生,长过心皮;心皮离生,花柱长约2.5 cm,柱头加厚,先端短2裂。核果椭圆形,成熟时黑色。种子2颗。花期4～9月,果期9～12月。

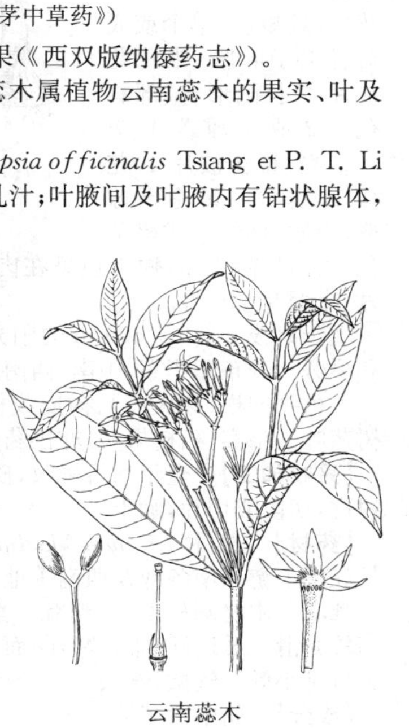

云南蕊木

生于海拔500～800 m的山间疏林中或山地路旁。分布于云南。

【采收加工】 9～12月采收果实,全年可采叶,晒干。

【成分】 果实含生物碱:象牙仔榄树宁碱(eburnamenine),柯蒲木酮碱(kopsanone),5,18-二氧代柯蒲烷(5, 18-dioxokopsane),多果树酰胺(kopsinilamine),柯蒲木宁碱(kopsinine),多果树碱(pleiocarpine),柯蒲木胺(kopsamine),N-甲酯基-12-甲氧基柯蒲木那林碱(N-carbomethoxy-12-methoxykopsinaline),N-甲酯基-11, 12-二甲氧基柯蒲木那林碱(N-carbomethoxy-11, 12-dimethoxykopsinaline),右旋异形蔓长春花胺(vincadifformine),N-甲酯基-11-羟基-12-甲氧基柯蒲木那林碱(N-carbomethoxy-11-hydroxy-12-methoxy-kopsinaline),N-甲酯基-11-甲氧基-12-羟基柯蒲木那林碱(N-carbomethoxy-11-methoxy-12-hydroxykopsinaline),N-氧化柯蒲木胺(kopsamine N-oxide)等16种[1]。

【药理】 保肝作用 柯蒲木宁碱提前24 h灌服200 mg/kg两次(间隔8 h),对四氯化碳所致小鼠血清丙氨酸氨基转移酶(ALT)和天冬氨酸氨基转移酶(AST)升高均有显著抑制作用,先以四氯化碳引起肝损伤后再灌服柯蒲木宁碱也具有明显治疗效果,可使ALT显著降低,嗜酸性变、脂肪变性、炎细胞浸润及气球样变等肝脏病理损伤也显著减轻,但对肝三酰甘油的蓄积无拮抗效果,对于醋氨酚、硫代乙酰胺、泼尼松等所致小鼠肝损伤也均有明显保护效果,其中对硫代乙酰胺所致三酰甘油升高也有一定降低作用。同剂量柯蒲木宁碱连续给药7 d对正常小鼠肝脏ALT和AST、醛缩酶以及血清ALT活性均无明显影响。0.5 μmol/L浓度的柯蒲木宁碱于体外对正常或四氯化碳中毒小鼠肝ALT活性也无明显影响,但其20 mg/kg灌服3 d,即可使肝切除小鼠再生肝重量明显增加,整个肝脏的蛋白质和DNA, RNA含量明显增加[1]。在体外1 mmol/L的柯蒲木宁碱能明显抑制四氯化碳所致大鼠肝微粒体丙二醛(MDA)的生成,甲吡酮可明显拮抗柯蒲木宁碱的抑制MDA生成作用,表明其抗四氯化碳脂质过氧化作用可能是通过激活细胞色素P450而实现的。提前24 h灌服可明显降低四氯化碳所致肝脏共轭双烯物的升高,但柯蒲木宁碱对四氯化碳与肝微粒体脂质和蛋白质共价结合的抑制作用较弱,提示其抗四氯化碳肝损伤的作用机制可能主要是阻断了四氯化碳对膜结构的损伤作用[2]。

【药性】 《西双版纳傣药志》:"性凉,味苦,有小毒。"

【功用主治】 《全国中草药汇编》:"果、叶:清热消炎,主治咽喉炎。树皮:消肿,主治水肿。"

【用法用量】 内服:煎汤,3～6 g;或泡酒饮。外用:叶煎水洗。

3317 柄果槲寄生 bǐng guǒ hú jì shēng (《福建药物志》)

【异名】 有柄槲寄生、桂花寄生、油桐寄生(《广西药用植物名录》)。

【基原】 为桑寄生科槲寄生属植物柄果槲寄生的带叶茎枝。

【原植物】 柄果槲寄生 *Viscum multinerve* (Hayata)

Hayata [*V. orientale* Willd. var. *multinerve* Hayata] 又名：油香藤寄生(《海南植物志》)。

灌木，高 0.5～0.7 m。茎圆柱状。枝交叉对生或二歧分枝，小枝披散或悬垂，节间长 4～6 cm，粗约 1 mm。叶对生，薄革质；叶柄短；叶片披针形或镰刀形，稀长卵形，长 4.5～8 cm，宽 1～2.5 cm，先端渐尖或近急尖，下半部渐狭，基出脉 5～7 条。扇形聚伞花序，1～3 个腋生或顶生，总花梗长 2～5 mm；总苞舟形，具花 3～5 朵；花排列成 1 行，中央 1～3 朵为雌花，侧生的为雄花；雄花花蕾时卵球形，萼片 4 枚，三角形，花药圆形，贴生于萼片下半部；雌花花蕾时椭圆形，萼片 4 枚，三角形，柱头乳头状。浆果黄绿色，长 7～8 mm，上半部倒卵球形或近球形，下半部骤狭呈柄状，果皮平滑。花果期 4～12 月。

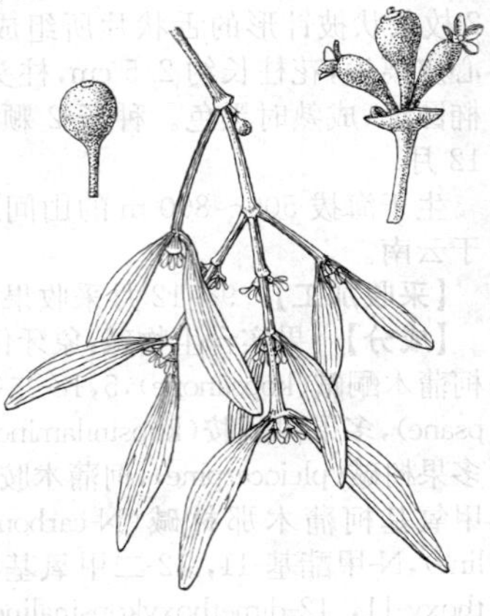
柄果槲寄生

生于海拔 200～1 600 m 的山地常绿阔叶林中，寄生于锥栗属、柯属或樟树等植物上。分布于华南及福建、江西、贵州、台湾等地。

【采收加工】 全年均可采，扎成束，晾干。

【成分】 茎枝含三萜类：β-香树脂醇(β-amyrin)，羽扇豆醇(lupeol)，β-香树脂醇乙酸酯(β-amyrin acetate)，羽扇豆醇乙酸酯(lupeoyl acetate)，β-香树脂酮(β-amyrenone)，羽扇烯酮(lupenone)，白桦脂酸(betulic acid)，齐墩果酸(oleanolic acid)；甾醇及其苷类：菜油甾醇(campesterol)，豆甾醇(stigmasterol)，β-谷甾醇(β-sitosterol)，菜油甾醇葡萄糖苷(campesteryl glucoside)，豆甾醇葡萄糖苷(stigmasteryl glucoside)，β-谷甾醇葡萄糖苷(β-sitosteryl glucoside)；黄酮类：高圣草酚(homoeriodictyol)，柚皮素(naringenin)，3′-甲基鼠李素-3-葡萄糖苷(3′-rhamnazin-3-glucoside)，高圣草酚-7-葡萄糖苷(homoeriodictyol-7-glucoside)；脂肪酸等脂肪族化合物：棕榈酸(palmitic acid)，硬脂酸(stearic acid)，花生酸(arachidic acid)，二十二酸(behenic acid)，正二十三酸(*n*-tricosanoic acid)，二十四酸(lignoceric acid)，二十五酸(pentacosanoic acid)，二十六酸(cerotic acid)和二十八酸(octacosanoic acid)二十四烷醇(tetracosanol)，二十六烷醇(hexacosanol)，二十八烷醇(octacosanol)，三十烷醇(triacontanol)，二十七烷(heptacosane)，二十八烷(octacosane)，二十九烷(nonacosane)[1]。

【药性】《中国中药资源志要》："微苦，平。"

【功用主治】 祛风湿，补肝肾，活血止痛，安胎，下乳。主治风湿痹痛，腰腿痛，跌打损伤，高血压病，胎动不安，乳汁不下。

《中国中药资源志要》："祛风除湿。用于跌打，骨折，腰腿痛。"

【用法用量】 内服：煎汤，15～30 g。

【选方】 1. 治肾虚腰痛 柄果槲寄生、女贞树寄生、五指毛桃寄生各 15～30 g，猪脊骨 200 g。加水 800 ml，煎至 200 ml，分 2 次服，每日 1 剂。

2. 治坐骨神经痛(腰腿痛) 柄果槲寄生、桑树寄生、半枫荷寄生、松寄生各 15 g，狗胫骨 30 g。加水 300 ml，煎至 150 ml，分 2 次服，每日 1 剂。

3. 治高血压病，头晕，头痛 柄果槲寄生 30 g，桑树寄生 15 g，夏枯草 10 g。水煎代茶频饮。

4. 治妊娠中期，胎动不安 柄果槲寄生 15 g，杜仲树寄生 12 g，枸杞根 10 g。水煎代茶频饮。

5. 治产后乳汁不下 柄果槲寄生、木蔓头寄生、黄豆(炒)各 15～30 g，黄花倒水莲 30 g，猪蹄 1～2 只。慢火水煎，分 2 次服。喝汤吃黄豆及猪蹄，连服 5～7 剂。(1～5 方出自《药用寄生》)

3318 柘木 zhè mù (《本草拾遗》)

【基原】 为桑科柘属植物柘树的木材。

【原植物】 柘树 *Maclura tricuspidata* Carr. [*Cudrania tricuspidata* (Carr.) Bur.] 又名：柘(《诗经》)，柘桑(《淮南子》高诱注)，文章树(《清异录》)，灰桑树(《淮阴县志》)，黄疸树、刺钉(《浙江民间常用草药》)，九重皮、大丁癀(《福建中草药》)，刺桑、奶桑(《贵州草药》)，痄腮树、黄龙蜕壳(《云南中草药》)。

落叶灌木或小乔木，高达 8 m。小枝暗绿褐色，具坚硬棘刺。单叶互生；叶柄长 0.5～2 cm；托叶侧生，分离；叶片近革质，卵圆形或倒卵形，长 5～13 cm，先端钝或渐尖，基部楔形或圆形，全缘或 3 裂，上面暗绿色，下面淡绿色，幼时两面均有毛，成长后下面主脉略有毛，余均光滑无毛；基出脉 3 条，侧脉 4～5 对。花单性，雌雄异株；均为球形头状花序，具短梗，单个或成对着生于叶腋；雄花花被片 4，长圆形，基部有苞片 2 或 4，雄蕊 4，花丝直立；雌花被片 4，花柱 1，线状。聚花果球形，肉质，橘红色或橙黄色，表面呈微皱缩，瘦果包裹在肉质的花被里。花期 5～6 月，果期 9～10 月。

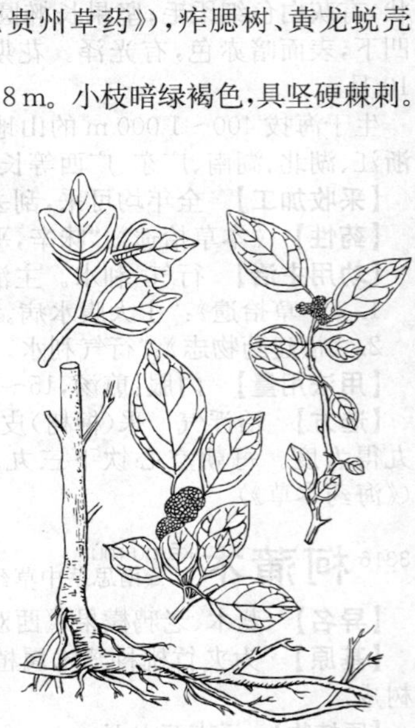
柘 树

生于海拔 200～1 500 m 的阳光充足的荒坡、山地、林缘和溪旁。分布于华东、中南、西南及河北、陕西、甘肃等地。

本植物的根(穿破石)、树皮或根皮(柘木白皮)、茎叶(柘树茎叶)、果实(柘树果实)亦供药用，各详专条。

【采收加工】 全年均可采收，砍取树干及粗枝，趁鲜剥去树皮，切段或切片，晒干。

【药材】 柘木 *Lignum Maclurae Tricuspidatae* 产于长江中下游以南各地及西南等地。

性状 木材圆柱形，较粗壮。全体黄色或淡黄棕色。表面较光滑。质地硬，难折断，断面不平坦，黄色至黄棕色，中央可见小髓。气微，味淡。

【成分】 柘木含多糖[1]。

【药理】 1. 抑瘤作用 腹腔注射柘木根水提液组分 F_1 和 F_3，对 S_{180} 荷瘤小鼠的肿瘤生长起到抑制作用[1]。柘木根中提取的一种多糖可使小鼠腹腔巨噬细胞过氧化酶活性、细胞毒活性及吞噬功能均有所提高，提示该多糖参与了机体的免疫调节作用，从而起到抗肿瘤作用[2]。

2. 抗炎、镇痛作用 柘树茎乙醇提取液 4.0 g/kg、2.0 g/kg、1.0 g/kg 灌胃给药对巴豆油引起的小鼠耳郭急性炎性肿胀和纸片埋藏引起的慢性肉芽肿均有极显著的抑制作用。6.0 g/kg 和 3.0 g/kg 1 次灌胃给药对小鼠醋酸致痛扭体反应有极显著的抑制作用，抑制率分别为 47.0% 和 41.2%，且 6.0 g/kg 组有明显提高小鼠热板法的痛阈值，痛阈提高的百分率为 65.5%[3]。

【药性】 味甘，性温。

【功用主治】 主治虚损，妇女崩中血结，疟疾。

1.《本草拾遗》："主补虚损。"

2.《日华子》："主妇人崩中血结及主疟疾。"

【用法用量】 内服：煎汤，15～60 g。外用：煎水洗。

【选方】 1. 洗目令明 柘木煎汤，按日温洗。(《海上方》)

2. 治飞丝入目 柘树浆点(目)了，绵裹箸头，蘸水于眼上缴拭涎毒。(《医学纲目》)

3319 柘耳 zhè ěr (《纲目》)

【异名】 柘黄(《纲目》)，柘上木耳、柘树耳(《药用寄生》)。

【基原】 为寄生于桑科柘属植物柘树 *Maclura tricuspidata* Carr. 上的木耳 *Auricularia auricula* (L. ex Hook.) Underw.

【原植物】 参见"木耳"条。

【采收加工】 6～9 月采收，晒干。

【药性】 《药用寄生》："味甘，性平。入肺、大肠经。"

【功用主治】 清肺解毒，化痰止咳。主治肺痈咳吐脓血，肺燥干咳。

1.《纲目》："主治肺痈咳唾脓血腥臭，不问脓成未成。"

2.《食物考》："解毒。"

【用法用量】 内服：煎汤，9～12 g；或入丸、散。

【选方】 1. 治肺痈咳唾脓血腥臭 用柘耳一两，研末，同百齿霜二钱，糊丸，梧子大，米饮下三十丸。(《纲目》)

2. 治肺燥热，干咳无痰，舌红少苔 柘耳、白木耳、冰糖各 10 g，清水炖服，每日 1 剂。

3. 治肺结核，咳嗽，潮热 柘耳 12 g，沙田柚寄生 15 g，鳖甲(炙)10 g。加水 500 ml，煎至 250 ml，冲蜜糖适量，分 3 次服，每日 1 剂。

4. 治大肠燥热，大便秘结 柘耳 10～12 g，红乌桕树寄生 10～12 g，阴阳莲 12 g，水煎代茶频饮。(2～4 方出自《药用寄生》)

3320 柘木白皮 zhè mù bái pí (《本草拾遗》)

【基原】 为桑科柘属植物柘树 *Maclura tricuspidata* Carr. 除去栓皮的树皮或根皮。

【原植物】 参见"柘木"条。

【采收加工】 全年均可采收，剥取根皮和树皮，刮去栓皮，鲜用或晒干。

【药材】 柘木白皮 *Cortex Maclurae Tricuspidatae* 产于长江中下游以南各地及西南等地。

性状 根皮为扭曲的卷筒状，外表面淡黄白色，偶有残留未除净的橙黄色栓皮，内表面黄白色，有细纵纹。树皮为扭曲的条片，常纵向裂开，露出纤维，全体淡黄白色，体轻质韧，纤维性强。气微，味淡。

【成分】 根皮含柘树咕吨酮(cudraxanthone)A、B、C[1,2]、D[2]、H、I、J、K[3]。还含黄酮类：柘树二氢黄酮(cudraflavanone)A[3,4]，柘树黄酮(cudraflavone)A、B、C、D[5,6]，环桂木生黄素(cycloartocarpesin)，杨属苷(populnin)，槲皮黄苷(quercimeritrin)[7]。

【药性】 甘、微苦，平。

1.《品汇精要》："甘，温，缓；气之厚者，阳也。"

2.《浙江民间常用草药》："性平，味苦。"

【功用主治】 补肾固精，利湿解毒，止血，化瘀。主治肾虚耳鸣，腰膝冷痛，遗精，带下，黄疸，疮疖，呕血，咯血，崩漏，跌打损伤。

1.《本草拾遗》："煮汁酿酒，主风虚耳聋，劳损虚羸瘦，腰肾冷，梦与人交接泄精。"

2.《贵州草药》："活络，镇痛，解毒，利湿，止咳。"

3.《浙江民间常用草药》："清热凉血，舒筋活络。"

4.《安徽中草药》："补肾，舒筋活络，止血。"

【用法用量】 内服：煎汤，15～30 g，大剂量可用至 60 g。外用：捣敷。

【宜忌】 孕妇禁服。

【选方】 1. 治肾虚耳鸣，遗精，腰膝冷痛 柘树白皮 30 g，补骨脂 9 g，芡实、山药各 12 g。煎服。(《安徽中草药》)

2. 治黄疸 刺桑 30 g，黄栀子 9 g。炖猪蹄吃。(《贵州草药》)

3. 治咯血，呕血 柘树根皮(去粗皮)30～60 g。炒焦，水煎，冲白糖，每日 3 次分服。(《浙江民间常用草药》)

4. 治血崩，月经过多 柘根白皮、棕榈炭各 30 g。煎水，加红糖适量服。(《安徽中草药》)

5. 治腮腺炎，疖肿，关节扭伤 用鲜柘根皮适量，捣烂敷患处。(《云南中草药》)

3321 柘树茎叶 zhè shù jìng yè (《浙江民间常用草》)

【基原】 为桑科柘属植物柘树 *Maclura tricuspidata* Carr. 的枝及叶。

【原植物】 参见"柘木"条。

【采收加工】 6～9 月采收，鲜用或晒干。

【药材】 柘树茎叶 *Ramulus et Folium Maclurae Tricuspidatae* 产于长江中下游以南各地及西南等地。

性状 茎枝圆柱形，直径 0.5～2 cm，表面灰褐色或灰黄色，可见灰白色小点状皮孔。茎节上有坚硬棘刺粗针状，有的略弯曲，刺长 0.5～3.5 cm。单叶互生，易脱落，叶痕明显。叶片为倒卵状椭圆形、椭圆形或长椭圆形，长 3～9 cm，宽 1～2.8 cm，先端钝或渐尖，或有微凹缺，基部楔形，全缘，基出脉 3 条，侧脉 6～9 对，两面无毛，深绿色或绿棕色，厚纸质或近革质。叶柄长 5～10 mm。气微，味淡。

【成分】 茎含黄酮类：桂木生黄素(artocarpesin)，降桂木生黄亭(norartocarpetin)，5-O-甲基染料木素(5-O-methylgenistein)；甾醇类：β-谷甾醇(β-sitosterol)，β-谷甾醇葡萄糖苷(β-sitosterol gluoside)[1]。

叶含植物抗毒素(phytoalexins)[2]。

【药理】 抑菌作用 柘树叶子的丙酮提取物有抑制葡萄球菌生长的活性作用[1]。

【药性】 味甘、微苦，性凉。

1.《安徽中草药》:“性温,味甘、微苦。”

2.《福建药物志》:“微苦,凉。”

【功用主治】 清热解毒,舒筋活络。主治疖腮,痈肿,湿疹,跌打损伤,腰腿痛。

《福建药物志》:“清热利湿。主治急、慢性肝炎,肺结核,肺脓肿,腰痛,风湿关节痛,跌打损伤,骨折,疔疮痈肿。”

【用法用量】 内服:煎汤,9～15 g。外用:煎水洗;或捣敷。

【选方】 1. 治疖子,湿疹 柘树茎叶煎汤外洗。(《浙江民间常用草药》)

2. 治小儿身热,皮肤生恶疮 柘树叶煎汤洗浴。(《天目山药用植物志》)

3. 治腮腺炎,疖肿,关节扭伤 用柘树鲜叶适量,捣烂敷患处。(《云南中草药》)

4. 治肺结核 柘树鲜叶 30 g。水煎服。(《福建中草药》)

【临床报道】 治疗消化道恶性肿瘤 用柘树的茎、叶加工成柘木糖浆,每次服 24 ml,每日 3 次。治疗 226 例消化道恶性肿瘤患者(其中晚期患者占 91.7%),显效率 11.28%,总有效率为 71.28%。其中食管癌 106 例,显效 16 例,有效 59 例;胃癌 95 例,显效 9 例,有效 57 例。本品对食管癌、贲门癌、胃癌及结、直肠癌有较好的近期疗效,能使肿块稳定或缩小,梗阻改善,疼痛减轻,食欲增加,体重增加,胸腹水消退等,使晚期患者抵抗力增加,恶液质改善[1]。

3322 柘树果实 zhè shǔ guǒ shí (《浙江民间常用草药》)

【异名】 佳子(《纲目》),山荔枝、水荔枝(《福建药物志》)

【基原】 为桑科柘属植物柘树 *Maclura tricuspidata* Carr. 的果实。

【采收加工】 8～10 月果实将成熟时采收,切片,鲜用或晒干。

【原植物】 参见“柘木”条。

【药材】 柘树果实 *Fructus Maclurae Tricuspidatae* 主产于长江中下游以南各地及西南等地。

性状 完整果实近球形,直径约 2.5 cm,鲜品肉质,橙黄色。干品多为对开切片,呈皱缩的半球形,全体橘黄色或棕红色,果皮内层着生多数瘦果,瘦果被干缩的肉质花被包裹,长约 0.5 cm,内含种子 1 枚,棕黑色。气微,味微甘。

【药性】 《浙江民间常用草药》:“性平,味苦。”

【功用主治】 《浙江民间常用草药》:“清热凉血,舒筋活络。”

【用法用量】 内服:煎汤,15～30 g;或研末。

【选方】 治跌打损伤 柘树将成熟果实切片晒干,研粉。每次 1 调羹,用黄酒吞服,每日 2 次,连用 5～6 d。(《浙江民间常用草药》)

3323 相思子 xiāng sī zǐ (《新修本草》)

【异名】 红豆(《王右丞集》),云南豆子(《增订伪药条辨》),郎君子(《和汉药考》),红漆豆(《现代实用中药》),相思豆、鸡母珠、难丹真珠、八重山珊瑚、美人豆(《中国主要植物图说·豆科》),观音子、鬼眼子(《南宁市药物志》),鸳鸯豆(《中药材手册》)。

【基原】 为豆科相思子属植物相思子的成熟种子。

【原植物】 相思子 *Abrus precatorius* L. 又名:相思藤、红公卯(《中国主要植物图说·豆科》),红豆树、红珠木(《台湾药用植物志》)。

攀缘灌木。枝细弱,有平伏短刚毛。偶数羽状复叶,互生;小叶 8～15 对,具短柄,长圆形,两端圆形,先端有极小尖头,长 1～2 cm,宽 0.3～0.8 cm,上面无毛,下面被稀疏的伏贴细毛。总状花序很小,长 3～6 cm,成头状,生在短枝上,无总花梗,花序轴短而粗,肉质。花小,排列紧密,具短梗;花萼黄绿色,钟形,先端有 4 短齿,外侧被毛;花冠淡紫色,旗瓣阔卵形,基部有三角状的爪,翼瓣与龙骨瓣狭窄;雄蕊 9,成 1 束;子房上位,被毛,柱头具细乳头。荚果黄绿色,革质,菱状长圆形,扁平或膨胀,先端有弯曲的喙,被刚毛状细毛。种子 4～6 颗,椭圆形,在脐的一端黑色,上端朱红色,有光泽。花期 3～5 月,果期 9～10 月。

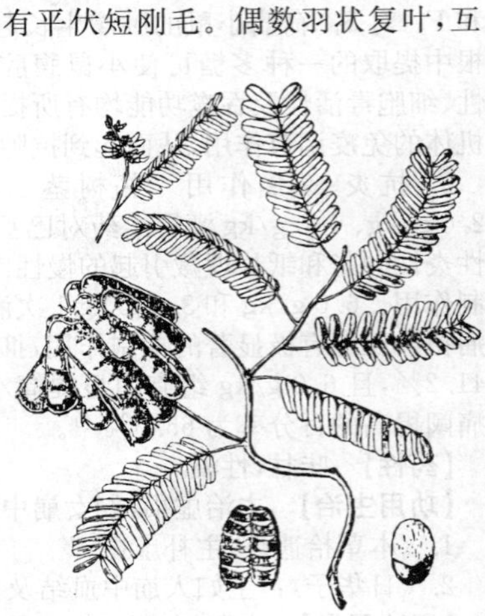

相思子

生于丘陵地带或山间、路旁灌丛中。分布于福建、广东、广西、海南、云南、台湾等地。

本植物的根(相思子根)、茎叶(相思藤)亦供药用,各详专条。

【采收加工】 7～10 月分批采摘成熟果实,晒干,打出种子。

【药材】 相思子 *Semen Abri* 主产于广东、广西。

性状 干燥成熟种子呈椭圆形,少数近于球形,长 5～7 mm,直径 3～5 mm。表面红色,种脐凹陷,白色,椭圆形,位于腹面的一端,周围呈乌黑色,占种皮表面的 1/4～1/3,种脊位于种脐一端,呈微凸的直线状。质坚硬,不易破碎,破开后内有淡黄色的胚根,及半圆形的子叶 2 片。具青草气,味微苦涩。

鉴别 (1) 种子横切面:种子表皮为 1 列外被角质层的栅状细胞,排列紧密,壁厚,非木化,具纵条纹,胞腔内侧明显,向外渐成条缝状;其下为 1 列径向延长的支持细胞,两端略膨大,边缘不规则缢缩,有类圆形、长圆形或不规则长形的细胞间隙,外胚乳为十数列切向排列的薄壁细胞,外方数列常颓废;内胚乳为 1 列类方形细胞,含糊粉粒;子叶细胞类多角形,最外一列排列整齐,类方形至长方形,胞壁较厚,内含大量糊粉粒团块。

(2) 取本品粉末 2 g,加 1% 盐酸 10 ml,水浴加热 15 min,滤过。取滤液 1 ml,加碘化铋钾试剂 1～2 滴,显橙红色沉淀;另取滤液 1 ml,加碘化钾试剂 1～2 滴,呈棕色沉淀;加磷钼酸 1～2 滴,呈污绿色(检查生物碱)。

(3) 取本品粉末 2 g,加醋酐 5 ml,水浴加热 5 min,滤过,滤液 1 ml,倾入干燥试管中,沿管壁加浓硫酸 1 ml,二液交界面即现红色,渐变红棕色(检查甾醇)。

(4) 薄层色谱:取本品粉末 5 g,加乙醇 15 ml,回流 30 min,滤过,滤液浓缩至 5 ml,供点样。同时用相思子碱的乙醇液作对照溶液。同点于硅胶 G 板上,以正丁醇-醋酸-水(4∶1∶5)为展开剂,展距 10 cm,用对二氨基苯甲醛显色,样品与对照品在相同的位置处显橙红色斑点。

【成分】 相思子种子含生物碱:相思子碱(abrine),相思子灵(abraline)[1],下箴刺桐碱(hypaphorine)[2],下箴刺桐碱甲酯(methyl ester of N, N-dimethyltryptophan methocation),相思豆碱(precatorine),胆碱(choline),胡芦巴碱(trigonelline)[3];蛋白质类:相思子毒蛋白(abrin)Ⅰ、Ⅱ、Ⅲ,相思子毒蛋白-b(abrin-b)[4],毒素(toxin),相思子凝集素(agglutinin)[5],相思子凝集素Ⅰ、Ⅱ(A. P. AⅠ、Ⅱ)[6],蓖麻毒蛋白(ricin)[7];皂苷类:常春藤皂苷元型的皂苷 abrus-saponin Ⅰ、Ⅱ[8],常春藤皂苷元甲酯[9]及齐敦果酸型皂苷 3-O-〔β-D-吡喃葡萄糖基-(1→2)-β-D-吡喃葡萄糖基〕齐敦果酸{3-O-〔β-D-glucopyranosyl-(1→2)-β-D-glucopyranosyl〕oleanolic acid}[8]槐花皂苷Ⅲ甲酯(kaikasaponin Ⅲ methyl ester)[9];黄酮苷类:precatorin Ⅰ、Ⅱ、Ⅲ[8];甾醇类:相思子甾醇(abricin),相思子甾酮(abridin),豆甾醇(stigmasterol),β-谷甾醇(β-sitosterol),胆甾醇(cholesterol),菜油甾醇(campesterol)[10],5β-胆烷酸(5β-cholanic acid)[11];脂肪酸类:棕榈酸(palmitic acid),硬脂酸(stearic acid),油酸(oleic acid),亚麻酸(linolenic acid),花生酸(arachidic acid)和山萮酸(behenic acid)[12]。此外,还含β-香树脂醇(β-amyrin),环木菠萝烯醇(cycloartenol),相思子酸(abrussic acid)[13],槐花二醇(sophoradiol),槐花二醇-22-O-乙酸酯(sophoradiol-22-O-acetate),相思子皂醇(abrisapogenol)J,相思子素(abrusin),相思子素-2″-O-芹菜糖苷(abrusin-2″-O-apioside)[14]。

种子皮中含没食子酸(gallic acid)[2],相思子苷(abranin)[3],木糖葡萄糖基飞燕草素(xyloglucosyldelphinidin)和对香豆酰没食子酰基葡萄糖基飞燕草素(*p*-coumaroylgalloylglucosyldelphinidin)[15]。

种仁中还含黄酮类:有相思子黄酮(abrectorin),去甲氧基矢车菊黄酮素-7-O-芸香糖苷(desmethoxycentaureidin-7-O-rutinoside),木犀草素(luteolin),荭草素(orientin),异荭草素(isoorientin)[16]。

【药理】 1. 抗肿瘤作用　从相思子中分得之相思子毒蛋白具有强烈的细胞毒反应和抗肿瘤作用。一个相思子毒蛋白分子可杀死一个真核细胞[1]。其对多种动物的实验性肿瘤具有显著的抑制作用,能显著减小瘤重,延长生存期[2],其作用较蓖麻毒蛋白和白喉毒素更强[3]。小剂量的相思子毒蛋白与环磷酰胺合用可发挥显著的协同抗癌作用,但毒性却不增加[4]。

2. 抗组胺、抗过敏作用　对于组胺-乙酰胆碱喷雾所致豚鼠的实验性哮喘,以所含相思子碱灌服 450 mg/kg、600 mg/kg,或腹腔注射 600 mg/kg 均可显著延长Ⅲ级反应的潜伏期。对于组胺所致大鼠皮肤毛细血管通透性亢进,相思子碱灌服 253 mg/kg 或腹腔注射 338 mg/kg 均可显著抑制,使染料透出量显著减少。对于鸡蛋白所致豚鼠的速发型过敏性休克,相思子碱 450 mg/kg 灌服有显著的防治效果,能明显延长休克发生的潜伏期[5]。

3. 抗生育作用　交配前或交配后给大鼠注射种子的提取物平均每只 1 mg,可 100%引起不孕,如交配后 20～5 d 再注射则无作用。如在交配前或后 1 d 给大鼠注射很纯的相思子甾酮,也能 100%引起不孕,血浆中雌二醇的水平比对照组明显降低[6]。

4. 其他作用　本品所含相思子凝集素有很强的致红细胞凝集作用[7],而相思子毒蛋白的血凝作用则弱,如有报告粗的相思子毒蛋白于 2.5 μg/ml 浓度时即可使绵羊红细胞凝集,而纯化的相思子毒蛋白于 100 μg/ml 浓度仍不能使绵羊红细胞发生血凝[8]。相思子碱于 0.2%浓度可抑制溶血血清所致绵羊红细胞的溶解[9]。

5. 体内过程　相思子毒素在小鼠的血浆浓度-时间过程呈二房室模型。同位数示踪法测得相思子毒素在血浆中的半衰期为 $t_{1/2(\alpha)}$ 为 6.6 min, $t_{1/2(\beta)}$ 为 5.67 h,放免分析法测得结果 $t_{1/2(\alpha)}$ 为 8.4 min, $t_{1/2(\beta)}$ 为 6.93 h。组织分布含量最多的是脾,达注射剂量的 45%,其次是肺,为 19.6%。大部分组织如脾、肝、肾、胃、肺等中的毒素浓度均比同时间血中毒素浓度高,表明相思子毒素与组织细胞表面受体有较高亲和力[7]。

毒性　相思子毒蛋白与蓖麻毒蛋白等相似,具有很强的毒性,纯化的相思子毒蛋白腹腔注射对小鼠的 LD_{100} 为 0.55 μg/kg[8]。相思子凝集素与相思子毒蛋白分子结构颇为相似,但毒性却很低[10]。相思子碱灌服对小鼠的 LD_{50} > 5 g/kg,腹腔注射为 1 362 mg/kg,小鼠灌服 840 mg/kg 除活动略有减少外,外观无其他异常。麻醉犬十二指肠给药 200 mg/kg,呼吸、血压、心电图无明显改变[5]。

【药性】 苦、辛,平,大毒。

1.《本草拾遗》:"平,有小毒。"

2.《纲目》:"苦,平,有小毒。"

3.《全国中草药汇编》:"有大毒。"

【功用主治】 清热解毒,祛痰,杀虫。主治痈疮,腮腺炎,疥癣,风湿骨痛。

1.《本草拾遗》:"通九窍,治心腹气,令人香,止热闷,头痛,风痰,杀腹脏及皮肤内一切虫。又主蛊毒。"

2.《现代实用中药》:"治皮肤疥疮、顽癣等。"

3.《全国中草药汇编》:"涌吐,杀虫。外用治癣疥,痈疮,湿疹。"

【用法用量】 外用:研末调敷;或煎水洗;或熬膏涂。

【宜忌】 本品有毒,不宜内服,以免中毒。中毒症状为腹泻,呕吐,虚脱,尿闭,幻视,溶血。

1.《广西中药志》:"体弱气虚及脾胃不健者忌用。"

2.《全国中草药汇编》:"遇有中毒,民间解救法用甘草 9 g,金银花 12 g,清水 2 碗,煎至 1 碗饮服。"

【临床报道】 治疗流行性腮腺炎　相思子微火炒至黄色,研成细粉,加入适量鸡蛋清,调成糊状软膏,涂布于塑料布或油纸上面,贴敷于患处,膏药面积大于病灶部位,每日换药 1 次。治疗 485 例,其中敷药 1 次痊愈者 402 例,2 次痊愈者 56 例,3 次痊愈者 26 例,1 例情况不明。多数患者敷药后半日内肿消病愈,治疗最长 3 d 痊愈。药膏配制应以新鲜为宜,一般临用时配制。调配膏药须用蛋清,如用醋、凡士林调配则疗效差[1]。

3324 相思藤 xiāng sī téng
(《广西药用植物图志》)

【异名】 土甘草、相思子藤(《广西药用植物图志》),山甘草(《广西中草药》)。

【基原】 为豆科相思子属植物相思子 *Abrus precatorius* L. 的茎叶。

【原植物】 参见"相思子"条。

【采收加工】 5～10 月茎叶生长旺盛时,割取带叶幼藤(除净荚果),切成小段,鲜用或晒干。

【药材】 相思藤 *Caulis Abri Precatorii* 主产广东、广西等地。

性状 茎纤细,直径约 1 mm,青绿色,表面被有稀疏刚毛,质坚脆,易折断,断面中空。叶互生,偶数羽状复叶,小叶片长方形至长方状倒卵形,上面光滑,下面有稀疏刚毛。气微,味甘回凉。

鉴别 茎横切面:木栓层细胞排列紧密,内含棕色物质;栓内层薄壁细胞含有众多草酸钙棱晶。中柱鞘厚壁细胞环的石细胞 2～3 列,邻近的薄壁细胞中有较多的草酸钙棱晶。韧皮纤维径向排列成束,射线 1～4 列,木质部导管径向排列。髓部细胞类圆形,表面有点状壁孔,细胞内亦含有草酸钙棱晶。

叶表面观:表皮细胞形状不规则,胞壁呈波状弯曲,气孔主为不定式,副卫细胞 2～7 个。单细胞非腺毛长 144～165(～578) μm,直径 13～17 μm,平直,先端锐尖,表面平滑。

【成分】 相思子叶中含三萜皂苷:相思子三萜苷(abrusoside) A、B、C、D[1]。黄酮类:5, 7, 4′-三羟基黄烷苷(5, 7, 4′-trihydroxyflavane glycoside),7, 4′-二羟基黄酮醇二糖苷(7, 4′-dihydroxyflavonol diglycoside),花旗松素-3-葡萄糖苷〔taxifolin(e)-3-glucoside〕[2],甘草甜素(glycyrrhizin)[3]。又含相思子内酯(abruslactone) A,相思子原酸(abrusgenic acid),相思子原酸甲酯[5]。

【药性】《广西中草药》:"味甘,性平。"

【功用主治】 清热解毒,利尿。主治感冒,咽喉肿痛,肺热咳嗽,乳痈,疮疖,肝炎。

1.《中国药用植物图鉴》:"叶:利尿,治支气管炎。"

2.《广西中草药》:"清热利尿。治咽喉肿痛,肝炎,支气管炎。"

3. 南药《中草药学》:"主治感冒发热。"

【用法用量】 内服:煎汤,9～15 g。外用:煎水洗;或鲜品捣敷。

3325 相思子根 xiāng sī zǐ gēn (《南宁市药物志》)

【基原】 为豆科相思子属植物相思子 *Abrus precatorius* L. 的根。

【原植物】 参见"相思子"条。

【采收加工】 全年均可采挖,切段,干燥。

【药材】 相思子根 *Radix Abri Precatorii* 主产于广西。

性状 根略呈圆柱状,直径 2～5 cm 或更粗,表面深棕色至灰褐色,粗糙,密被横向皮孔及突起的瘤状瘢痕。质地坚硬,不易折断,折断面不整齐,破裂状。气微,味微苦涩。

鉴别 根横切面:木栓层由 7～12 列切向延长的扁平细胞组成,内含棕色物质;木栓形成层明显,栓内层由 5～9 列切向延长的薄壁细胞组成,内有草酸钙棱晶及类球形淀粉粒。中柱鞘厚壁细胞环由 3～5 列椭圆形或多角形的石细胞和纤维组成,其内外侧的一列细胞内均含有草酸钙棱晶。韧皮部广阔,筛管群分布密集,周围薄壁细胞内含有众多的草酸钙棱晶;韧皮射线 1～5 列细胞,细胞内也常含草酸钙棱晶。形成层明显。木质部近外缘的导管直径 80～95(～104) μm,纵切面观多为具缘纹孔;木薄壁细胞呈不规则多角形或类圆形;木纤维成群散在;射线 1～4 列细胞,表面有细小点状壁孔,细胞内偶亦含草酸钙棱晶。

【成分】 相思子根中含相思豆醇(precol),相思子醇(abrol),相思子新碱(abrasine),相思豆碱(precasine)[1, 2],相思子醌(abruquinone) A、B、C[3]、D、E、F[4],相思子内酯(abruslactone) A,相思子原酸(abrusgenic acid)及其甲酯[5]。

【药性】 甘,凉

【功用主治】 清热解毒,利尿。主治咽喉肿痛,肺热咳嗽,黄疸。

1.《广西中草药》:"清热利尿,主治咽喉肿痛,肝炎,支气管炎。"

2.《福建药物志》:"清暑解热。"

【用法用量】 内服:煎汤,6～9 g。

3326 柚 yòu (《本草经集注》)

【异名】 櫾(《山海经》),条(《尔雅》),雷柚(《广志》),柚子(陶弘景),胡柑(《新修本草》),臭橙(《食性本草》),臭柚(《桂海虞衡志》),朱栾、香栾(《纲目》),苞(《闽游录略》),脬(《闽中记略》),文旦(《闽产录异》)。

【基原】 为芸香科柑橘属植物柚的果实。

【原植物】 柚 *Citrus grandis* (L.) Osbeck [*C. maxima* (Burm.) Merr.]

常绿乔木,高 5～10 m。小枝扁,幼枝及新叶被短柔毛,有刺或有时无刺。单身复叶,互生;叶柄有倒心形宽叶翼,长 1～4 cm,宽 0.4～2 cm;叶片长椭圆形或阔卵形,长 6.5～16.5 cm,宽 4.5～8 cm,先端钝圆或微凹,基部圆钝,边缘浅波状或有钝锯齿,有疏柔毛或无毛,有半透明油腺点。花单生或为总状花序,腋生,白色;花萼杯状,4～5 浅裂;花瓣 4～5,长圆形,肥厚;雄蕊 25～45,花丝下部连合成 4～10 组;雌蕊 1,子房长圆形,柱头扁头状。柑果梨形、倒卵形或扁圆形,直径 10～15 cm,柠檬黄色。瓤囊10～18 瓣。种子扁圆形或扁楔形,白色或带黄色。花期 4～5 月,果熟期 9～11 月。

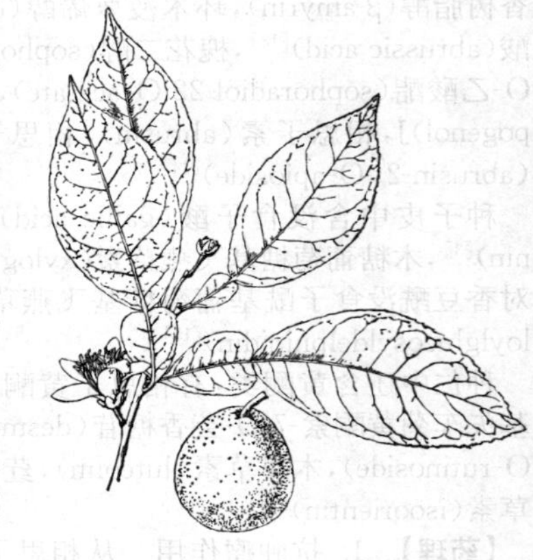

柚

栽培于丘陵或低山地带。浙江、福建、江西、湖北、湖南、广东、广西、四川、贵州、云南、台湾等地均有栽培。

以上植物的根(柚根)、叶(柚叶)、花(柚花)、果皮(柚皮)、外层果皮(化橘红)、种子(柚核)亦供药用,各详专条。

【采收加工】 9～11 月果实成熟时采收,鲜用。

【成分】 果实含黄酮类成分:柚皮素(naringenin)[1]等。柠檬苦素类成分:闹米林(nomilin)等[2]。

【药理】 1. 保肝作用 柚皮素能降低小鼠谷氨酸氨基转移酶、丙氨酸氨基转移酶、天门冬氨酸氨基转移酶的血清值。柚皮素能显著降低四氯化碳诱发的肝毒的作用,并能改善因四氯化碳引起的肝肿大及肝脂肪积累[1]。

2. 抗肿瘤作用 闹米林可以大大增加小鼠谷胱苷肽 S 转移酶的活性,因此有预防及抗肿瘤的作用[2]。

3. 治疗糖尿病作用 柚皮素可以抑制大鼠醛糖还原酶的活性,IC_{50} 值为 3.30×10^{-5} mol/L,可以治疗糖尿病[3]。

【药性】 甘、酸，寒。

1.《日华子》:"无毒。"

2.《品汇精要》:"味甘酢，性寒，无毒。"

3.《纲目》:"酸，寒。"

【功用主治】 消食，化痰，醒酒。主治饮食积滞，食欲不振，醉酒。

1.《日华子》:"治妊孕人吃食少并口淡，去胃中恶气，消食，去肠胃气，解酒毒，治饮酒人口气。"

2.《随息居饮食谱》:"辟臭，消食，解醒。"

3.《福建药物志》:"破积散气，止咳定喘。"

【用法用量】 内服:生食。

【选方】 治痰气咳嗽　用香栾去核切，砂瓶内浸酒，封固一夜，煮烂，蜜拌匀，时时含咽。(《纲目》)

3327 柚叶 yòu yè (《纲目》)

【基原】 为芸香科柑橘属植物柚 *Citrus grandis* (L.) Osbeck 的叶。

【原植物】 参见"柚"条。

【采收加工】 6～10 月采叶，鲜用或晒干备用。

【药材】 柚叶 *Folium Citri Grandis*　主产于四川、浙江、江西、福建。

性状　叶多皱缩卷曲，展平后呈卵形至椭圆状卵形，长 6～15 cm，先端渐尖或微凹，边缘具稀锯齿。表面黄绿色，背面浅绿色，对光透视，可见无数透明小点(油室)。叶柄处有倒心形宽翅，长 2～5 cm。质脆，易撕裂。气香，味微苦、微辛。

【药性】 味辛、苦，性温。

1.《本草求原》:"辛，温。"

2.《福建药物志》:"辛、苦，平。"

【功用主治】 行气止痛，解毒消肿。主治头风痛，寒湿痹痛，食滞腹痛，乳痈，扁桃体炎，中耳炎。

1.《本草求原》:"消风肿，辟秽。"

2.《重庆草药》:"治小儿寒食肚胀痛，寒湿脚膝痛，冻疮。"

3.《全国中草药汇编》:"解毒消肿，治乳腺炎，扁桃体炎。"

4.《福建药物志》:"调气降逆，解毒消肿。主治胃痛，痢疾，砒中毒，中耳炎。"

【用法用量】 内服:煎汤，15～30 g。外用:捣敷或煎水洗。

【选方】 1. 治头风痛　柚叶，同葱白捣，贴太阳穴。(《纲目》)

2. 治关节痛　柚叶 5 片，生姜 4 片，桐油 20 g。共捣烂敷患处。(《食治本草》)

3. 治乳腺炎　柚叶 20 片，金樱子根 30 g。水煎熏洗患处。

4. 治中耳炎　鲜柚叶适量，捣烂绞汁，滴耳内，每日 2～3 次。(3、4 方出自《福建药物志》)

5. 治乳痈　柚叶 4～7 枚，青皮、蒲公英各 30 g。水煎服。(《湖南药物志》)

3328 柚皮 yòu pí (《新修本草》)

【异名】 柚子皮(《本草经集注》)，五爪红(《浙江药用植物志》)，化橘红(广东)。

【基原】 为芸香科柑橘属植物柚 *Citrus grandis* (L.) Osbeck 的果皮。

【原植物】 参见"柚"条。

【采收加工】 10～11 月采集果皮，剖成 5～7 瓣。晒干或阴干备用。

【药材】 柚皮 *Pericarpium Citri Grandis*　主产于四川。

性状　果皮多为 5～7 瓣，少有单瓣者。完整者展平后的皮片直径为 25～32 cm，每单瓣长 10～13 cm，宽 5～7 cm，厚 0.5～1 cm。皮片边缘略向内卷曲；外表面黄绿色至黄棕色，有时呈微金黄色，极粗糙，有多数凹下的圆点及突起的油点，内表面白色，稍软而有弹性，呈棉絮状。质柔软。有浓厚的柚子香气。

【药理】 对免疫功能的影响　将小鼠置于柚皮气味的环境中，3 星期后测定小鼠各项免疫指标。结果柚皮组小鼠的免疫器官指数、腹腔巨噬细胞吞噬指数、脾淋巴细胞增殖功能及白介素-2 活性明显增加，与对照组比较有显著差异[1]。

【药性】 辛、甘、苦，温。归脾、肺、肾经。

1.《新修本草》:"味甘。"

2.《本草求原》:"苦、辛。"

3.《四川中药志》1960 年版:"性温，味辛、苦、甘。入脾、肾、膀胱经。"

【功用主治】 宽中理气，消食，化痰，止咳平喘。主治气郁胸闷，脘腹冷痛，食积，泻痢，咳喘，疝气。

1. 陶弘景:"下气。"(引自《纲目》)

2.《纲目》:"消食快膈，散愤懑之气，化痰。"

3.《四川中药志》1960 年版:"解酒毒，治肾脏水肿，宿食停滞，湿痰咳逆及疝气。"

【用法用量】 内服:煎汤，6～9 g；或入散剂。

【宜忌】《四川中药志》1960 年版:"孕妇及气虚者忌用。"

【选方】 1. 治肝郁气滞，脘腹胀痛　柚子皮(去白)60 g，茶芎 120 g，青木香 30 g。研末，每服 6 g，温开水送服。(《四川中药志》1979 年版)

2. 治宿食停滞不消　柚子皮 12 g，鸡内金、山楂肉各 10 g，砂仁 6 g。水煎服。(《食治本草》)

3. 治腹泻　柚子皮 10 g，细茶叶 6 g，生姜 3 片。水煎服。(《农家常用饮食医疗便方汇集》)

4. 治小儿咳喘　柚子皮、艾叶各 6 g，甘草 3 g。水煎服。(《全国中草药汇编》)

3329 柚花 yòu huā (《纲目》)

【异名】 橘花(《广西中药志》)。

【基原】 为芸香科柑橘属植物柚 *Citrus grandis* (L.) Osbeck 的花。

【原植物】 参见"柚"条。

【采收加工】 4～5 月间采花，晾干或烘干备用。

【药材】 柚花 *Flos Citri Grandis*　主产于四川、浙江、江西、福建。

性状　花多破碎，少数完整者呈倒卵状茄形，长 0.9～2.3 cm，棕黄色。花萼杯状，扭曲，有凹陷的油点。花瓣多脱落，单个花瓣呈舌形，淡灰黄色，表面密布凹陷油点。雄蕊脱落。子房球形，棕黑色，花柱存在或折断。质脆，易断。气香，味苦。

【功用主治】 行气，化痰，止痛。主治胃脘胸膈胀痛。

1.《民间常用草药汇编》:"顺气，止痛。"

2.《广西中药志》:"行气，除痰，镇痛。治胃脘胸膈间痛。"

【用法用量】 内服:煎汤，1.5～4.5 g。

3330 柚核 yòu hé (《岭南采药录》)

【基原】 为芸香科柑橘属植物柚 *Citrus grandis* (L.)

Osbeck 的种子。

【原植物】 参见“柚”条。

【采收加工】 9～11月，将成熟的果实剥开果皮，取出种子，晒干备用。

【功用主治】 《岭南采药录》：“治小肠疝气。”

【用法用量】 内服：煎汤，6～9 g。外用：开水浸泡，涂擦。

【选方】 1. 治疝 金橘2个，柑核30 g，柚核15 g，白糖30 g。将前三味药入锅中，用清水两碗煮至一碗，去渣，白糖调服。（《农家常用饮食医疗便方汇集》）

2. 治寒咳 柚子种子20余颗，加冰糖适量，水一大茶杯煎服，每日2～3次。（《常见病验方研究参考资料》）

3. 治发黄、发落（包括斑秃） 柚子核15 g，开水浸泡，每日2～3次，涂拭患部。（《食物中药与便方》）

3331 柚根 yòu gēn（《民间常用草药汇》）

【基原】 为芸香科柑橘属植物柚 *Citrus grandis* (L.) Osbeck 的根。

【原植物】 参见“柚”条。

【采收加工】 全年均可采挖，切片晒干。

【药材】 柚根 *Radix Citri Grandis* 主产于四川、浙江、江西、福建。

性状 根呈圆柱形，直径0.4～2 m。表面灰黄色或淡棕黄色，具纵向浅沟纹和细根痕，刮去粗皮显绿黄色。质硬，难折断，断面不平坦，纤维性。气微香，味苦、微辛辣，刺舌。

【药性】 辛、苦，温。

1.《重庆草药》：“味辛，性温，无毒。”

2.《福建药物志》：“苦、辛，微温。”

【功用主治】 理气止痛，散风寒。主治胃脘胀痛，疝气疼痛，风寒咳嗽。

1.《民间常用草药汇编》：“顺气，止痛。”

2.《重庆草药》：“解毒，散寒，理气，消积。治气胀，风寒咳嗽。”

【用法用量】 内服：煎汤，9～15 g。

3332 柚树寄生 yòu shù jì shēng（《生草药性备要》）

【异名】 柚寄生（《本草求原》），橼柚寄生（《岭南采药录》），大柚寄生、黄皮寄生、柑子寄生、橘子寄生、蛤凹木寄生、柿寄生、山橘寄生、无患子寄生、羊奶寄生、克李寄生（《广西药用植物名录》），杂寄生、东方槲寄生（《中药材品种论述》），瘦果槲寄生（《全国中草药汇编》）。

【基原】 为桑寄生科槲寄生属植物瘤果槲寄生的带叶茎枝。

【原植物】 瘤果槲寄生 *Viscum ovalifolium* DC. [*V. orientale* auct. non Willd.]

灌木，高约0.5 m。茎、枝圆柱状；枝交叉对生或二歧分枝，节间长1.5～3 cm，粗3～4 mm，干后具细纵纹，节稍膨大。叶对生，革质；叶柄长2～4 mm；叶片卵形、倒卵形或长椭圆形，长3～8.5 cm，宽1.5～3.5 cm，先端圆钝，基部骤狭或渐狭，基出脉3～5条。聚伞花序，一个或多个簇生于叶腋；总苞舟形，具花3朵；中央1朵为雌花，侧生的2朵为雄花，或雄花不发育，仅具1朵雌花；雄花花蕾时卵球形，萼片4枚，三角形，花药椭圆形；雌花花蕾时椭圆形，花托卵球形，萼片4枚，三角形，柱头乳头状。浆果近球形，基部骤狭呈柄状，果皮具小瘤体，成熟时淡黄色，果皮变平滑。花、果期几全年。

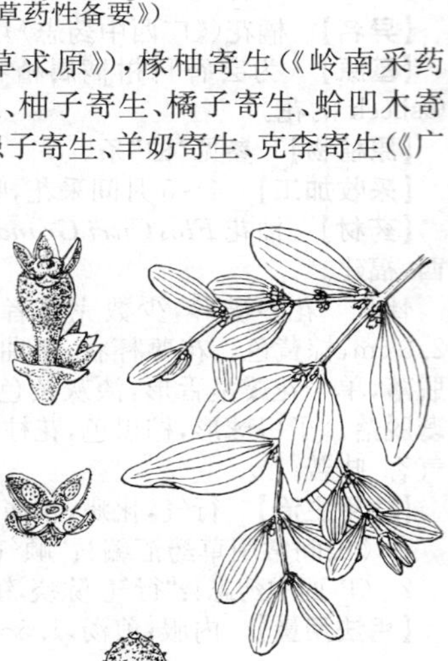

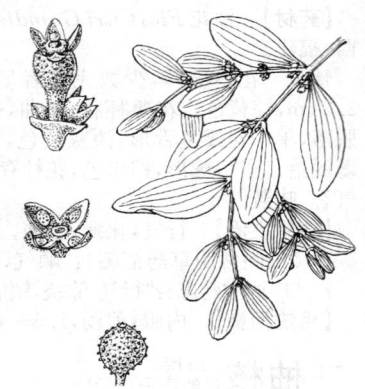

瘤果槲寄生

生于海拔1 100 m以下的沿海红树林中或平原、盆地、山地亚热带季雨林中，寄生于柚树、黄皮、柿树、无患子、柞木、板栗或海桑、海莲等多种植物上。分布于华南及云南等地。

【采收加工】 全年均可采收，扎成束，晾干。

【药材】 柚树寄生 *Herba Visci Ovalifolii* 产于广东、广西、云南等地。

性状 带叶茎枝圆柱形，2～3叉状分枝，下部粗枝可达1 cm，具细纵纹和肋线，节部稍膨大，表面黑褐色或棕褐色，光滑无毛。质硬脆，折断面不平坦，皮部褐色，木部黄白色，髓部棕褐色。叶对生多破碎或卷曲，完整叶卵形、倒卵形或长椭圆形，先端钝圆或钝，基部骤狭，基出脉3～5条，上面稍明显，表面黑褐色或棕褐色，无毛，有细皱纹。革质。叶柄短。果近球形，果皮具小瘤体。气微，味淡。

【药性】 《生草药性备要》：“味辛，性平。”

【功用主治】 祛风除湿，活血止痛，化痰止咳，解毒。主治风湿痹痛，脚肿，跌打损伤，疝气痛，牙痛，疳积，痢疾，咳嗽，麻疹，风弦烂眼。

1.《生草药性备要》：“治风湿，洗脚肿，牙痛煲水含。”

2.《本草求原》：“洗风弦湿烂眼。”

3. 南药《中草药学》：“治麻疹，产后风疹，疝气痛，跌打内伤，风湿痹痛。又可治痢疾，疳积。”

【用法用量】 内服：煎汤，9～15 g。外用：煎水洗或含漱。

【选方】 1. 治风湿关节炎 柚树寄生、小叶榕树寄生、半枫荷寄生各15 g，猪骨60 g。水煎，加酒为引，分3次服，每日1剂。

2. 治小儿疳积 柚树寄生、人面树寄生各6 g，葫芦茶5 g。水煎代茶饮。

3. 治痢疾 柏树寄生、苦楝树寄生各30 g。加水300 ml，煎至200 ml，加入红糖50 g待溶化，分2次服。每日1剂，连服2～3剂。

4. 治肺热咳嗽 柚树寄生、杧果树寄生、陈皮各10～15 g。水煎加白糖适量，分3次服。每日1剂，10 d为1个疗程。

5. 治小儿麻疹 柚树寄生6 g，芫荽（香菜）3 g，浮萍2 g。水煎代茶饮。

6. 治目赤肿痛 柚树寄生15 g，夏枯草、野菊花各10 g。水煎分3次服。每日1剂，5 d为1个疗程。（1～6方出自《药用寄生》）

3333 枳壳 zhǐ ké（《雷公炮炙论》）

【基原】 为芸香科柑橘属植物酸橙 *Citrus aurantium* L. 及其栽培品未成熟的果实。

【原植物】 参见“枳实”条。

除酸橙外，还有以下植物的未成熟果实在部分地区作枳壳入药:①代代花 *Citrus aurantium* L. var. *amara* Engl.(江苏苏州及浙江金华地区) 又名:代代花枳壳。②香圆 C. *wilsonii* Tanaka(陕西安康地区) 又名:香圆枳壳。③枸橘 *Poncirus trifoliata* (L.) Raf.(福建) 又名:绿衣枳壳。

【采收加工】 7月下旬至8月上旬,果实近成熟时采摘,大者横切成两半,晒干或微火烘干。

【药材】 枳壳 *Fructus Aurantii* 主产于四川、江西、湖南、浙江、江苏等地。四川产者称"川枳壳",江西产者称"江枳壳",湖南产者称"湘枳壳",江苏、浙江产者称"苏枳壳"。

性状 果实呈半球形,直径 3~5 cm。外果皮棕褐色至褐色,有颗粒状突起,突起的顶端有凹点状油室;有明显的花柱残迹或果梗痕。切面中果皮黄白色,光滑而稍隆起,厚 0.4~1.3 cm,边缘散有 1~2 列油室,瓤囊 7~12 瓣,少数至 15 瓣,汁囊干缩呈棕色至棕褐色,内藏种子。质坚硬,不易折断。中轴坚实,宽 5~9 mm,黄白色,一圈断续环列的维管束点。气清香,味苦、微酸。

鉴别 (1) 果皮横切面:表皮细胞 1 列,较小,外被角质层,有气孔。中果皮薄壁细胞壁不均匀增厚,有较大细胞间隙,外侧有的细胞含草酸钙方晶,长至 35 μm;油室不规则排列成 1~2 列,卵圆形或长圆形,径向长 325~1 560 μm,切向长 260~715 μm;维管束纵横散布。内侧细胞多切向延长,排列紧密。

粉末特征:黄白色或棕黄色。中果皮细胞类圆形或形状不规则,壁大多呈不均匀增厚。果皮表皮细胞表面观多角形、类方形或长方形,气孔近环式,直径 16~34 μm,副卫细胞 5~9 个;侧面观外被角质层。汁囊组织淡黄色或无色,薄膜状,表面观表皮细胞狭长、皱缩,并与下层细胞交错排列。草酸钙方晶存在于果皮和汁囊细胞中,呈斜方形、多面体形或双锥形,直径 3~30 μm。螺纹、网纹导管和管胞细小。油室碎片可见。

(2) 取本品粉末 0.2 g,置试管中加乙醇 5 ml,在沸水上煮沸 3 min,取上清液,加盐酸 2 滴,镁粉适量,置沸水浴中加热数分钟,溶液即显红色(检查黄酮类化合物)。

(3) 取本品粉末 0.5 g,加甲醇 10 ml,加热回流 10 min,滤过。取滤液 1 ml,加四氢硼钾约 5 mg,摇匀,加盐酸数滴,溶液显樱红色至紫红色(检查二氢黄酮类)。

(4) 薄层色谱:取本品粉末 1 g,加甲醇 5 ml,冷浸 48 h 以上,滤过,滤液作供试液;另取对羟基福林(辛弗林)作对照品。分别点样于同一硅胶 G 薄层板上,以氯仿-丙酮-乙醇-氨水(5∶3∶1.5∶0.5)展开 20 cm。喷茚三酮(茚三酮 0.1 g,溶于乙酸 2.5 ml 和正丁醇 47.5 ml),在 105 ℃ 烤 5 min。供试液色谱中在与对照品色谱相应的位置上显相同的红色斑点。

品质标志 《中华人民共和国药典》2005 年版规定:照高效液相色谱法测定,本品含柚皮苷($C_{27}H_{32}O_{14}$)不得少于 4.0%。

【成分】 参见"枳实"条。

【药理】 1. 对心血管系统的作用 枳壳煎剂对离体蟾蜍心脏,低浓度时使其收缩增加,高浓度时收缩减弱[1]。枳壳煎剂及乙醇提取液对兔、猫、犬静脉注射时,可致显著的血压升高,肾容积减少。当实验动物血压下降时,可用以升压、抗休克。在对麻醉犬血压升高、容积减小的同时,有暂时的抑尿作用[1,2]。

2. 对胃肠的作用 枳壳煎剂对小鼠离体肠管、家兔离体和在体肠管及麻醉犬在体胃肠运动均有显著的抑制作用[2,3]。但胃瘘慢性试验和肠瘘慢性试验,却出现一定的兴奋作用,并使胃肠收缩有力[3]。枳壳水煎剂(12.5%、25%、50%、75%、100%)均能显著抑制家兔离体十二指肠的自发活动,使收缩力降低,紧张性下降,且呈量效反应关系。对乙酰胆碱、氯化钡、5-HT 引起的回肠收缩加强均有显著的拮抗作用。而且能使先用阿托品、肾上腺素、多巴胺而紧张性降低的离体兔肠进一步松弛。酚妥拉明能微弱拮抗枳壳的抑制作用,普萘洛尔对枳壳的抑制效应影响不大[4]。枳壳能通过改变空肠、回肠的峰电活动,缩短空肠、回肠的移行复合波周期,增强峰电活动,特别使移行复合波Ⅲ相活动明显增强,增强小肠的位相收缩,加强小肠的排空作用[5]。

3. 对子宫的作用 枳壳煎剂对家兔离体及在体子宫不论已孕未孕和子宫瘘,均有明显的兴奋作用,能使其收缩有力,张力增加甚至出现强直收缩[3]。但对小鼠离体子宫无论已孕未孕均呈抑制作用[2]。

【炮制】 1. 枳壳 取原药材,除去杂质,洗净,润透,切薄片,干燥。生品擅于理气宽中,多用于脘腹胀痛。

2. 炒枳壳 取净枳壳片,置锅内,用文火炒至黄色,或用武火炒至焦黄色,喷淋清水少许,灭尽火星,取出放凉。清炒后缓和其药性。

3. 麸炒枳壳 取麸皮撒入热锅内,用中火加热,候冒烟时,加入净枳壳片,迅速拌炒至深黄色,麸皮呈焦黄色时,取出,筛去焦麸皮,放凉。每枳壳 100 kg,用麸皮 10 kg。麸炒后缓和其辛燥之性,多用于和胃消胀。

4. 盐炒枳壳 取净枳壳片,用盐水拌匀,闷润至尽,置锅内,用文火炒干,取出放凉。

5. 蜜炙枳壳 取炼蜜加适量开水稀释,加入净枳壳片拌匀,闷润至尽,置热锅内,用文火炒至不粘手为度,取出放凉。每枳壳 100 kg,用炼蜜 25 kg。

饮片性状 枳壳为不规则的薄片,表面黄白色,外皮绿褐色或棕褐色,无瓤核。气清香,味苦、微酸。炒枳壳形如枳壳片,表面黄色或焦黄色,气香,味淡。麸炒枳壳形如枳壳片,表面黄色,偶有焦斑,质脆易折断,气香,味较弱。盐炒枳壳形如枳壳片,色泽加深,气香,味微酸、咸。蜜炙枳壳形如枳壳片,表面黄色,气香,味微甜。

贮干燥容器内,麸炒枳壳、炒枳壳、蜜炙枳壳、盐炒枳壳,密闭,置阴凉干燥处。

【药性】 苦、酸,微寒。归肺、脾、胃、大肠经。

1.《雷公炮炙论》:"辛、苦、腥。"

2.《开宝本草》:"味苦、酸,微寒,无毒。"

3.《医学启源》:"气寒。"

4.《雷公炮制药性解》:"入肺、肝、胃、大肠四经。"

5.《药品化义》:"气微香,味甘、微辛,鲜者带酸,性微寒而缓。""入肺、脾、胃、大肠经。"

【功用主治】 理气宽胸,行滞消积。主治胸膈痞满,胁肋胀痛,食积不化,脘腹胀满,下痢后重,脱肛,子宫脱垂。

1.《雷公炮炙论》:"能消一切瘸。"

2.《药性论》:"治遍身风疹,肌中如麻豆恶痒,主肠风痔疾,心腹结气,两胁胀虚,关膈拥塞。"

3.《日华子》:"健脾开胃,调五脏,下气,止呕逆,消痰,治反胃,霍乱泻痢,消食,破结痃癖,五膈气,除风明目及肺气水肿,利大小肠,皮肤痒,痔肿可灸熨。"

4.《开宝本草》:"主风痒麻痹,通利关节,劳气咳嗽,背膊闷倦,散留结,胸膈痰滞,逐水,消胀满,大肠风,安胃,止风痛。"

5.《医学启源》:“治胸中痞塞,泄肺气。《主治秘要》云,其用有四:破心下坚痞一也;利胸中气,二也;化痰,三也;消食,四也。又云:破气。”

6.《食物本草》:“治产后肠出不收。”

7.《现代实用中药》:“治咳嗽,水肿,便秘,子宫下垂,脱肛。”

【用法用量】 内服:煎汤,3～9 g;或入丸、散。外用:煎水洗或炒热熨。

【宜忌】 孕妇慎服。

1. 李东垣:“气血弱者不可服枳壳,以其损气也。”(引自《本草发挥》)

2.《品汇精要》:“多用损胸中至高之气。”

3.《本草备要》:“孕妇及气虚人忌用。”

4.《赤水玄珠》:“枳壳得桔梗,能使胸中宽。”

【选方】 1. 治气滞、食饮痰火停结　用枳壳一两,厚朴八钱,俱用小麦麸皮拌炒,去麸。每用枳壳二钱,厚朴一钱六分。水煎服。(《本草汇言》)

2. 治久嗽上焦热,胸膈不利　枳壳(炒)、桔梗各三两,黄芩二两。上㕮咀,每日早用二两作一服,水三盏煎二盏,匀作三服,午时一服,申时一服,临卧时一服。(《古今医统》枳壳汤)

3. 治虚羸大便秘　枳壳(制)、阿胶(炒)各等分。上为细末,炼蜜和剂,杵二三千下,丸如桐子大,别研滑石末为衣。温汤下二十丸,半日来未通,再服三十丸,止于五十丸。(《济阴纲目》)

4. 治肠风下血,疼痛不可忍　枳壳(去瓤,麸炒)、荆芥穗各一两,槐鹅半两(炒黄)。上为末。每服二钱,温米饮调下,不拘时,未效再服。(《普济方》荣顺散)

5. 治直肠脱垂　十岁以下小儿,每日用枳壳 30 g,甘草 3～9 g,水煎,分 3～5 次服;成人每日用枳壳 30～60 g,升麻 9 g,炙甘草 6～12 g,台参、生黄芪据身体强弱,适当增减,水煎分 2 次服。〔《山东医刊》1962,(11):9〕

6. 治子宫脱垂　枳壳、蓖麻根各 15 g。水煎兑鸡汤服。每日 2 次。(《草医草药简便验方汇编》)

7. 治风疹痒不止　枳壳三两,麸炒微黄,去瓤,为末。每服二钱,非时,水一中盏,煎至六分,去滓服。(《经验后方》)

8. 治中风手足无力,口中涎出,多在右边　枳壳(去瓤,麸炒)三两,牛黄(研)、白芷各一两。上捣研为细散。每服三钱匕,空心温酒调下。(《圣济总录》枳壳散)

【临床报道】 1. 治疗子宫脱垂　取枳壳、茺蔚子各15 g,浓煎成 100 ml,加糖适量,每日 1 剂,30 d 为 1 个疗程。共治疗Ⅰ度子宫脱垂 924 例,结果:显效 602 例,有效 173 例,无效 149 例,有效率为 83.87%。与服用补中益气汤的 116 例(有效率为 54.13%)比较,疗效明显提高[1]。

2. 治疗外痔　威灵仙 80 g,枳壳 60 g,先用水 1 000 ml 浸泡 30 min 后,煮沸 30 min,趁热熏蒸患处,待药液温度降低后可入药液坐浴,时间 30 min,每日早晚各 1 次。熏洗期间忌食辛辣刺激食物,保持大便通畅。疗程 3～12 d,平均 7 d。治疗 54 例炎性血栓性外痔,治愈 34 例,好转 17 例,无效 3 例,有效率 94%。治疗期间未发现全身不适及肛周皮肤明显不良反应[2]。

3. 治疗骨折后腹胀　四磨汤口服液(含木香、乌药、枳壳、槟榔以 2∶3∶3∶3 比例组成,每 1 ml 含生药 1.5 g)。成人首次剂量 30 ml,以后每次 10 ml,每日 3 次;儿童首次剂量 15 ml,以后每次 10 ml,每日 3 次,腹胀消失后停药。治疗 93 例,有效 93 例,有效率 100%[3]。

【各家论述】 1. 王好古:“枳壳主高,枳实主下,高者主气,下者主血,故壳主胸膈皮毛之病,实主心腹脾胃之病,大同小异。朱肱《活人书》言治痞,宜先用桔梗枳壳汤,非用此治心下痞也,果知误下,气将陷而成痞,故先用此,使不至于痞也,若已成痞而用此,则失之晚矣,不惟不能消痞,反损胸中这气,先之一字有谓也。”

2.《纲目》:“枳实、枳壳,气味功用俱同,上世亦无分别,魏、晋以来,始分实、壳之用。洁古张氏,东垣李氏,又分治高治下之说。大抵其功皆能利气,气下则痰喘止,气行则痞胀消,气通则痛刺止,气利则后重除。故以枳壳利胸膈,枳实利肠胃,然张仲景治胸痹痞满,以枳实为要药,诸方治下血诸痢,大肠秘塞,里急后重,又以枳壳为通用,则枳实不独治下,而枳壳不独治高也。盖自飞门至魄门,皆肺主之,三焦相通,一气而已,则二物分之可也,不分亦无妨。”

3.《本草经疏》:“其主风痒麻痹,通利关节,止风痛者,盖肺主皮毛,胃主肌肉,风寒湿入于二经,则皮肤瘙痒,或作痛,或麻木,此药有苦泄辛散之功,兼能引诸风药入于二经,故为治风所需,风邪自散,则关节自然通利矣。其疗劳气咳嗽,背膊闷倦者,盖亦指风寒郁于上焦,则肺气滞而为闷倦咳嗽,《经》曰:肺苦气上逆,急食苦以泄之,枳壳味苦,能泄至高之气,故主治也。又肺与大肠相表里,风邪入肺,则并入大肠,风热相搏则为肠风下血,苦寒下泄之气,则血热清风自除矣。”

4.《本草汇言》:“大抵枳壳之性,专于平气,气平则痰喘止,气平则痞胀消,气平则刺痛安,气平则后重除。所以戴氏方谓枳壳能定痰喘,消胀满,止胁肋刺痛,除下痢后重急迫,正此意也。以上诸证属形盛有余,气火、风痰、食饮为病者宜之。”

3334 枳实 zhǐ shí (《本经》)

【异名】 鹅眼枳实(《本草原始》)。

【基原】 为芸香科柑橘属植物酸橙及其栽培变种或甜橙的幼果。

【原植物】 1. 酸橙 *Citrus aurantium* L.　又名:皮头橙(《中药志》),钩头橙(《全国中草药汇编》)。

常绿小乔木。枝三棱形,有长刺。叶互生;叶柄有狭长形或狭长倒心形的叶翼,长 8～15 mm,宽 3～6 mm;叶片革质,倒卵状椭圆形或卵状长圆形,长 3.5～10 cm,宽 1.5～5 cm,先端短而钝,渐尖或微凹,基部楔形或圆形,全缘或微波状,具半透明油点。花单生或数朵簇生于叶腋及当年生枝条的顶端,白色,芳香;花萼杯状,5 裂;花瓣 5,长圆形;雄蕊 20 以上;子房上位,雌蕊短于雄蕊,柱头头状。柑果近球形,熟时橙黄色;味酸。花期 4～5月,果期 6～11月。

我国长江流域及其以南各地均有栽培。常见的栽培品种有:朱栾(小红橙)、枸头橙、江津酸橙等。

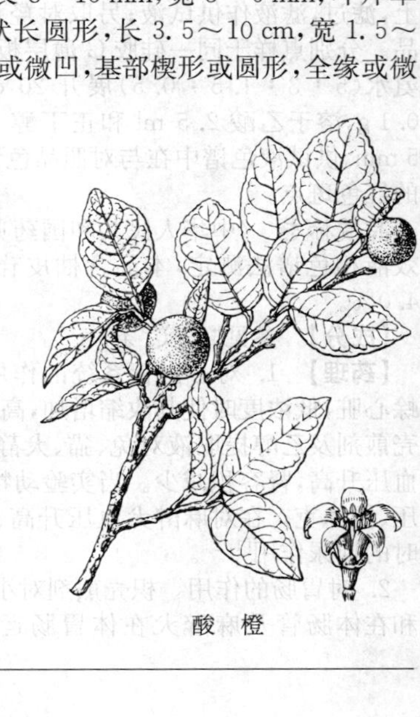

酸橙

本植物的将近成熟果实(枳壳)亦供药用,另设专条。

2. 甜橙 *Citrus sinensis* (L.) Osbeck

参见"甜橙"条。

此外,部分地区作枳实药用的有香圆 *Citrus wilsonii* Tanaka(陕西汉中),枸橘 *Poncirus trifoliata* (L.) Raf.(福建局部地区)。

【栽培】 生物学特性 喜温暖湿润气候。耐荫性强。生长适宜温度为20~25 ℃,在-5 ℃以上能安全生长。年降雨量1 000~2 000 mm,相对湿度75%时生长良好。以阳光充足,土层深厚,疏松肥沃,富含腐殖质,排水良好的微酸性冲积土或酸性黄壤、红壤栽培为宜。

繁殖方法 种子繁殖或嫁接繁殖。种子繁殖:11月果实充分成熟时采摘,堆放,取出种子洗净后冬播;或用湿河沙混合贮藏,以待春播。条播育苗,按行距30 cm开沟,株距3~6 cm,盖肥土,再覆草。出苗前要保持床土湿润,出苗后及时揭去盖草。苗高10 cm进行间苗、补苗、松土除草、追施人粪尿或尿素等,夏秋季再追肥1次,冬季需防霜盖草。遇旱及时浇水,保持苗床湿润,苗高1 m即可移栽。嫁接繁殖:用种子繁殖的幼苗作砧木,接穗选自优良母树的内膛春梢,于清晨或傍晚随采随用。一般可在2月、5~6月、9~11月进行嫁接。可用单芽切接法或丁字形芽接法。成活后在早春萌芽前于芽的上方10~15 cm处剪断,移栽。3月下旬按行株距5 m×5 m开穴,穴径70 cm,深50 cm,开穴呈三角形排列,每穴栽1株,使根部舒展,填土压实,浇透水。

田间管理 幼树栽种后要勤除草松土,结合施肥,以氮肥为主。结果树每年施肥3~4次,可于3月上旬、5~6月、7月下旬至8月上旬和11月各施肥1次。花谢后可施(8~10)×10^{-6}的2,4-D、0.5%尿素、1%过磷酸钙浸出液、3%草木灰浸出液、敌百虫1 000倍液等混合液进行叶面喷射。幼果期施过磷酸钙进行根外追肥。4~6月多雨季节要注意排水;7~9月干旱季节要浇水。整形修剪:幼树整形,主要培养骨干架,形成高产稳产树型,定植后1~2年冬季,将1 m高以上的部分剪去,留3~4个分枝作骨干枝,逐年培养分枝与侧枝,使树冠生长旺盛,骨干枝可选夏梢或秋梢,长30~35 cm,过长要摘心或短截,保留8~10片叶,在1~2年内可定型。早年始花要摘除全部花蕾,以后可适当疏去树冠中、上部枝条上的花蕾,使在下部着生适量的果实。修剪宜轻,主要剪去密生枝、荫蔽的细弱枝,适当短截长枝。结果树修剪,主要删密留疏,除去弱枝、病虫枝、枯枝、丛生枝、下垂枝、徒长枝、衰老枝等。大年结果树修剪宜重,以疏删修剪为主,短截为辅。小年树修剪以轻剪为主,尽量保留强壮枝,结果母枝不宜修剪。衰老树更新,3~5月换砧更新或修剪主枝更新。

病虫害防治 病害有溃疡病,为害叶及果实,可在芽萌动时喷1∶1∶200的波尔多液1~2次;疮痂病,为害叶、枝梢及果实,可在落花时喷1∶1∶200的波尔多液或50%退菌特可湿性粉剂500倍液;还有立枯病为害幼苗,煤烟病为害叶、枝及果实。虫害有星天牛、锈壁虱、介壳虫、桔细潜蛾、吉丁虫等。

【采收加工】 种子繁殖在栽后8~10年开花结果,嫁接苗栽后4~5年结果。于5~6月间采摘幼果或待其自然脱落后拾其幼果,大者横切成两半,晒干。

【药材】 枳实 *Fructus Aurantii Immaturus* 酸橙主产于四川江津称"川枳实",湖南沅江称"湘枳实",江西新干称"江枳实";甜橙主产于四川、贵州。

性状 果实呈半球形,少数为球形,直径0.5~2.5 cm。外果皮黑绿色或暗棕绿色,具颗粒突起和皱纹,有明显的花柱残迹或果梗痕。切面中果皮略隆起,黄白色或黄褐色,厚0.3~1.2 cm,边缘有1~2列油室,瓤囊棕褐色。质坚硬。气清香,味苦、微酸。

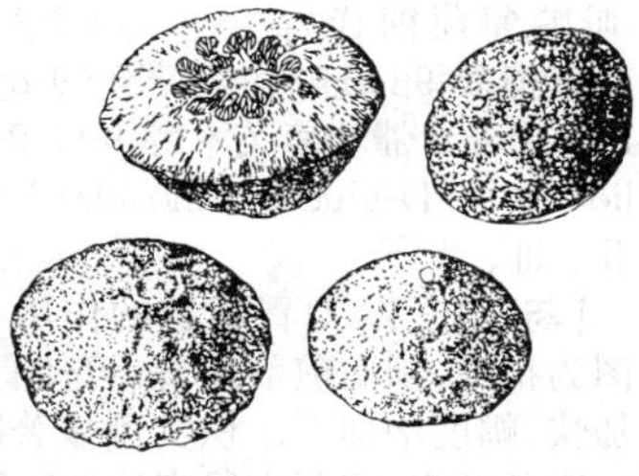

枳实(酸橙果实)外形

鉴别 (1)粉末特征:淡黄色或棕黄色。中果皮细胞类圆形或形状不规则,壁大多呈不均匀增厚呈连珠状。果皮表皮细胞表面观多角形、类方形或长方形,气孔近环式,直径18~26 μm,副卫细胞5~9个;侧面观外被角质层。草酸钙方晶存在于果皮和汁囊细胞中,以邻近表皮的细胞中为多见,呈斜方形、多面形或双锥形,直径2~24 μm。橙皮苷结晶存在于薄壁细胞中,黄色或无色,呈圆形或无定形团块,有的显放射状纹理。油室碎片多见,分泌细胞狭长而弯曲。螺纹、网纹导管和管胞细小。

(2)取本品粉末0.5 g,加甲醇10 ml,加热回流10 min,滤过。取滤液1 ml,加四氢硼钾约5 mg,摇匀,加盐酸数滴,溶液显樱红色至紫红色(检查二氢黄酮类成分)。

(3)薄层色谱:取本品粉末0.5 g,加甲醇10 ml,超声处理20 min,滤过,滤液蒸干,残渣加甲醇0.5 ml使溶解,作为供试品溶液。另取辛弗林对照品,加甲醇制成每1 ml含0.5 mg的溶液,作为对照品溶液。吸取上述两种溶液各2 μl,分别点于同一以含1%氢氧化钠的羧甲基纤维素钠溶液为黏合剂的硅胶G薄层板上,以正丁醇-冰醋酸-水(4∶1∶5)的上层溶液为展开剂,展开,取出,晾干,喷以0.5%茚三酮乙醇溶液,在105 ℃加热至斑点显色清晰。供试品色谱中,在与对照品色谱相应的位置上,显相同颜色的斑点。

品质标志 《中华人民共和国药典》2005年版规定:照高效液相色谱法测定:本品含辛弗林($C_9H_{13}NO_2$)不得少于0.30%。

【成分】 1. 酸橙 果实主要含黄酮类:橙皮苷(hesperidin),新橙皮苷(neohesperidin),柚皮苷(naringin)[1],野漆树苷(rhoifolin),忍冬苷(lonicerin)[2],川陈皮素(nobiletin)[3],福橘素(tangeritin),甜橙素(sinensitin),5,7,4′-三甲氧基黄酮(5,7,4′-trimethoxy flavone)等[4];生物碱:辛弗林(synephrine),N-甲基酪胺(N-methyltyramine)[5]。

种子含柠檬苦素类:宜昌橙苦素(ichangin),闹米林(nomilin),去乙酰闹米林,柠檬苦素(limonin),异柠檬尼酸(isolimonic acid),黄柏酮(obacunone),闹米林酸(nomilinic acid),去乙酰闹米林酸及17-β-D-葡萄糖苷[6,7]。

2. 甜橙 果实主要含黄酮类:柚皮芸香苷(narirutin),异樱花素-7-芸香糖苷(isosakuranetin-7-rutinoside),圣草枸橼苷(eriocitrin),柚皮素-4′-葡萄糖苷-7-芸香糖苷(naringenin-4′-glucoside-7-rutinoside)[1];生物碱:辛弗林,N-甲基酪胺[2]。

果皮含黄酮类:橙皮苷,柚皮苷[8],柑属苷(citrusin)A、B、C,松柏苷(coniferin)[9],2″-O-β-木糖基牡荆素(2″-O-β-xylosylvitexin),川陈皮素-3-O-β-葡萄糖苷(nobiletin-3-O-β-glucoside),3,8-二葡萄糖基芹菜素(3,8-di-C-glucosylapigenin),3,8-二葡萄糖基香叶木素(3,8-di-C-glucosyldiosmetin)[10]，福橘素，5，7，4′-三甲氧基黄酮等[5]；萜类：丁香苷(syringin)，去氢二松柏醇-4-β-D-葡萄糖苷(dehydrodiconiferyl alcohol-4-β-D-glucoside)[9]，反式香芊醇-6β-吡喃葡萄糖苷(*trans*-carveol-6β-glucopyranoside)，α-松油醇-8-β-D-吡喃葡萄糖苷(α-terpineol-8-β-D-glucopyranoside)，9-羟基芳樟醇-9β-吡喃葡萄糖苷(9-hydroxylinalool-9-β-glucopyrano-side)，催吐萝芙木醇-9-O-β-D-吡喃葡萄糖苷(vomifoliol-9-O-β-D-glucopyranoside)[11]；肽类：柑属环肽(citrusin)Ⅱ、Ⅲ、Ⅳ[12]。

【药理】 1. 对胃肠道的作用　以家兔创伤性体表胃电图为指标，枳实煎剂灌胃，可使胃肠平滑肌兴奋，胃电频率加快，幅度增加[1]。枳实可显著减小结肠肌条的平均收缩幅度及频率，抑制大鼠离体结肠肌条的收缩活动，该抑制作用部分与α受体有关[2]。

2. 对阴道平滑肌的作用　枳实有兴奋离体家兔环行阴道平滑肌的作用，能诱发肌条的节律性收缩活动或加强原有自发性收缩肌条的收缩力及收缩频率。因此，枳实对离体家兔阴道平滑肌有收缩作用[3]。

3. 对心血管系统的作用　枳实注射液及辛弗林和N-甲基酪胺静脉注射对麻醉犬能显著增强多种心肌收缩性和泵血功能的指标，具有强心、增加心输出量和收缩血管提高总外周阻力，导致左室压力和动脉血压上升[4]。枳实注射剂0.1～0.2 g对离体豚鼠心脏可增加冠脉流量，增强心收缩力，对豚鼠心肺制备使心收缩力加强，心率减慢，心输出量增加[5]。N-甲基酪胺能加强离体豚鼠心脏和在体兔心收缩力，β受体阻滞剂能拮抗此作用[6]。川陈皮素则可降低麻醉大鼠血压，其降压作用可被阿托品和苯海拉明部分阻断，普萘洛尔不能阻断。川陈皮素可抑制cAMP磷酸二酯酶，并证明多甲氧基类黄酮的抑制作用比多羟基类黄酮更强[7]。枳实可浓度依赖性地提高兔主动脉条张力，使兔主动脉平滑肌收缩[8]。低浓度枳实提取液可浓度依赖性的增大豚鼠心室肌细胞L型钙电流，有促进钙通道开放的作用；高浓度枳实提取液有抑制心室肌细胞L型钙电流，有抑制钙通道开放的作用[9]。

4. 抗炎作用　柚皮苷、橙皮苷和新橙皮苷有抗炎作用，小鼠腹腔注射100 mg/kg，对甲醛性足跖肿胀有明显抑制，但对5-HT引起的炎症无效[10]。大鼠口服柚皮苷和新橙皮苷对角叉菜胶引起的足跖肿胀有明显抑制作用[11]。多种类黄酮对角叉菜胶产生的肿胀和福氏完全佐剂产生的关节炎均有明显的抗炎作用，对创口的愈合也有抑制作用，此两作用相关。其强弱顺序如下：芹菜素＞槲皮素＞芸香苷＞橙皮苷＞柚皮苷[12]。

5. 抗菌、抗病毒作用　柚皮苷元和橙皮素在试管内对金黄色葡萄球菌、大肠杆菌、痢疾杆菌和伤寒杆菌有抑制作用，苷的作用较苷元弱[13]。有报告认为柚皮苷对酵母和真菌有抑制作用[14]，而柚皮苷元对真菌无效[15]。柚皮苷、柚皮苷元或(和)其酯或盐有抗病毒作用，有助于艾滋病治疗[16]。

6. 抗变态反应作用　大鼠口服枳实水提取液对Ⅰ型被动皮肤过敏反应(PCA)有明显抑制作用[17]。多种类黄酮如橙皮素、柚皮苷、橙皮苷、新橙皮苷等均可抑制反应素抗体(reaginic antibody)产生的被动皮肤过敏反应[18]。橙皮苷0.5～1.0 mmol/L可抑制化合物48/80诱发的大鼠肥大细胞组胺的释放，川陈皮素有较弱的作用。大鼠口服橙皮苷对被动皮肤过敏反应有明显抑制作用，但对摘除肾上腺大鼠则无效，提示橙皮苷为Ⅰ型变态反应抑制剂[19]。

7. 抗氧化作用　柚皮苷元、橙皮素对由抗坏血酸或硫酸亚铁诱导的非酶性脂质过氧化有一定程度的抑制作用，苷元作用比相应的苷作用强[20]。柚皮苷对氢过氧化枯烯(cumene hydroperoxide)在体外使红细胞膜过氧化产生丙二醛和发荧光的脂溶性产物的作用有一定的抑制作用[21]。柚皮苷还有较强的清除超氧阴离子的作用[22]。

8. 抗肿瘤作用　柚皮苷在体外对人癌组织(乳腺癌、结肠癌、肝癌)DNA合成有较强抑制作用，但对人正常组织(骨髓、脾)则无影响。柚皮苷和柚皮苷元能选择性抑制癌细胞生长，可用于对化疗、放疗耐受的癌症患者治疗[23]。川陈皮素在体外对人鳞状细胞癌HTB_{43}的生长有明显抑制作用[24]。小鼠静注柚皮苷10 μg，3 h后注射百日咳病原体，2 h后其血中肿瘤坏死因子活性增高[25]。柚皮苷及其苷元和川陈皮素对某些化学物质致突变的作用有明显的抑制[26, 27]。

9. 抗血小板聚集作用　枳实对健康大鼠及血瘀模型大鼠均具有明显的抗血小板聚集及抑制红细胞聚集的作用，其作用优于阿司匹林，并呈明显的量效关系[28]。

10. 体内过程　大鼠皮下注射橙皮苷24 h后，尿中已测不出橙皮苷及其代谢产物硫酸或葡萄糖醛酸结合物。24 h内经尿排泄总量仅为给药量的26%。提示其大部分已在体内完全代谢，且排泄较快[29]。

毒性　小鼠静脉注射枳实注射剂的LD_{50}为71.8±6.5 g/kg，腹腔注射的LD_{50}为267±37 g/kg[5]。

【炮制】 1. 枳实　取原药材，除去杂质，洗净，润透，切薄片，干燥。

2. 麸炒枳实　现行，取麸皮撒入热锅内，用中火加热，候冒烟时，加入净枳实片，迅速拌至深黄色，麸皮焦褐色，取出，筛去焦麸皮，放凉。每枳实100 kg，用麸皮10 kg。本品破气作用强烈，麸炒后缓和其峻烈之性，以免损伤正气。

3. 炒枳实　现行，取净枳实片，置锅内，用文火炒至淡黄色为度，取出放凉。

4. 枳实炭　取枳实片，置热锅内，用武火炒至外表黑色，内部黑褐色为度，喷淋清水少许，灭尽火星，取出凉透。

5. 蜜枳实　取炼蜜用适量开水稀释，加入净枳实片拌匀，闷润至尽，置热锅内，用文火炒至色泽加深，不粘手为度，取出放凉。每枳实100 kg，用炼蜜25 kg。

6. 烫枳实　取净砂子置锅内，用武火炒热，加入净枳实片，拌炒至棕褐色，取出，筛去砂子，放凉，用时捣碎。

饮片性状　枳实为半圆形薄片，余参见“药材”项。麸炒枳实形如枳实片，表面深黄色，有焦斑，质脆易折断，气焦香，味较弱。炒枳实形如枳实片，表面淡黄色，气清香，味苦、微酸。枳实炭形如枳实片，表面黑色，内部黑褐色，气微，味苦、涩。蜜炙枳实形如枳实片，色泽加深，气清香，味微苦、甜。烫枳实形如枳实片，表面棕褐色，质脆易碎，气微香，味苦、微酸。

贮干燥容器内，麸炒枳实、炒枳实、蜜炙枳实、烫枳实，密闭，置阴凉干燥处。枳实炭散热，防复燃。

【药性】 苦、辛，微寒。归脾、胃、大肠经。

1.《本经》：“味苦，寒。”

2.《别录》：“酸，微寒，无毒。”

3.《药性论》：“味苦、辛。”

4.《本草经疏》：“气味俱厚，阴也。入足阳明、足太阴经。”

5.《药品化义》：“味大苦，微辛，性寒。入脾、胃、大肠三经。”

【功用主治】 破气消积，化痰除痞。主治积滞内停，痞满胀痛，大便秘结，泻痢后重，结胸，胸痹，胃下垂，子宫脱垂，脱肛。

1.《本经》："主大风在皮肤中如麻豆苦痒；除寒热结，止痢，长肌肉，利五脏，益气轻身。"

2.《别录》："除胸胁痰癖，逐停水，破结实，消胀满、心下急痞痛、逆气、胁风痛，安胃气，止溏泄，明目。"

3.《药性论》："解伤寒结胸，入陷胸汤用。主上气喘咳，肾内伤冷，阴痿而有气，加而用之。"

4.《珍珠囊》："去胃中湿热，消心下痞痞。"

5.《医学启源》："《主治秘要》云：其用有四：主心下痞，一也；化心胸痰，二也；消宿食、散败血，三也；破坚积，四也。"

6.《本草从新》："治泻痢淋闭，痔肿肠风。"

7.《本草再新》："破气，化痰，消食宽肠，杀虫，败毒。"

8.《现代实用中药》："治胃肠无力性消化不良，并治咳嗽，水肿，便秘，子宫脱垂，内脏弛缓无力及脱肛等。"

【用法用量】 内服：水煎，3～10 g；或入丸、散。外用：研末调涂；或炒热熨。

【宜忌】 脾胃虚弱及孕妇慎服。

1.《本草蒙筌》："能损至高之气，不宜接迹服多。虚怯劳伤，尤当全禁。"

2.《医学入门》："虚而久病，慎不可误服。"

3.《得配本草》："大损元气，非邪实者不可误用。孕妇及血虚者禁用。"

【选方】 1. 治痞，消食，强胃　白术二两，枳实（麸炒黄色，去穰）一两。上同为极细末，荷叶炒裹，饭为丸，如梧桐子大。每服五十丸，多用白汤下，无时。（《内外伤辨惑论》枳术丸）

2. 治胸痹心中痞气，气结在胸，胸满胁下逆抢心　枳实四枚，厚朴四两，薤白半升，桂枝一两，栝楼实一枚（捣）。上五味，以水五升，先煮枳实、厚朴，取二升，去滓，纳诸药，煮数沸，分温三服。（《金匮要略》枳实薤白桂枝汤）

3. 治卒患胸痹痛　枳实捣（末），宜服方寸匕，日三夜一服。（《肘后方》）

4. 治两胁疼痛　枳实一两，白芍药（炒）、川芎、人参各半两。为末，空心姜、枣汤调二钱服，酒亦可。（《卫生易简方》）

5. 治大便不通　枳实、皂荚等分。为末，饭丸，米饮下。（《世医得效方》）

6. 治小儿久痢淋沥，水谷不调，形羸不堪大汤药者　枳实二两，治下筛。三岁以上饮服方寸匕。若儿小以意服，日三。（《千金方》枳实散）

7. 治产后腹痛，烦满不得卧　枳实（烧令黑，勿太过）、芍药等份。杵为散，服方寸匕，日三服。并主痈肿，以麦粥下之。（《金匮要略》枳实芍药散）

8. 治肠风下血　枳实半斤（麸炒，去穰），绵黄芪半斤（洗，锉为末）。米饮非时下二钱匕。若难服，以糊丸，汤下三五十丸。（《经验方》）

9. 治五痔不以年月日久新　枳实为末，炼蜜丸如桐子大，空心饮下二十丸。（《集验方》）

10. 治胃下垂　川枳实洗净，加 2 倍量的水浸泡 24 h，待发胀变软取出，剪为细块，再放原液中煮沸 1.5 h，过滤，滤渣加水再煎，共煎 3 次，最后将渣液挤压弃去；3 次滤液，微火浓缩成 66%或 132%浓度的煎剂。口服，每次 10～20 ml，日服 3 次，饭前 30 min 服。〔《中医杂志》1961，(4)：137〕

【临床报道】 治疗偏头痛　枳实 50 g，加水 200 ml，煎取 50 ml，过滤。连煎 3 次，将 3 次药汁混匀后代茶频饮，为1 d 量。连服 10 d 为 1 个疗程。治疗 60 例顽固性偏头痛，结果，显效 38 例（服药 10 d 后，头痛症状消失，随访 3 月不复发），有效 20 例（服药 10 d 后，头痛症状减轻，已可不服药者），无效 2 例[1]。

【各家论述】 1.《本草衍义》："枳实、枳壳，一物也。小则其性酷而速，大则其性和而缓。故张仲景治伤寒仓卒之病，承气汤中用枳实，此其意也，皆取其疏通决泄、破结实之义。"

2.《本草经疏》："枳实，细详神农主治，与本药气味大不相侔，究其所因，必是枳壳所主。盖二物古文原同一条，后人分出时误入耳。其《别录》所主除胸胁痰癖，逐停水，破结实，消胀满，心下急痞痛，逆气，胁风痛，安胃气，止溏泄者，是其本分内事，皆足阳明、太阴受病，二经气滞则不能运化精微，而痰癖停水，结实胀满所自来矣。胃之上口名曰贲门，贲门与心相连，胃气壅则心下亦自急痞痛，邪塞中焦，则升降不舒，而气上逆；肝木郁于地下，则不能条达而胁痛，得其破散冲走之力，则诸症悉除。所以仲景下伤寒腹胀结实者，有承气汤；胸中痞痛者，有陷胸汤。洁古疗心下痞满者，有枳术丸。壅滞既去，则胃气自安而溏泄亦止矣。"

3.《药品化义》："枳实，专泄胃实，开导坚结，故主中脘以治血分。疗脐腹间实满，消痰癖，祛停水，逐宿食，破结胸，通便闭，非此不能也。若皮肤作痒，因积血滞于中，不能营养肌表；若饮食不思，因脾郁结不能运化，皆取其辛散苦泻之力也。为血分中之气药，惟此称最。"

4.《本草新编》："上用枳壳缓治，下用枳实急治，断无差也。然而切不可单用，必附之补气血之药，则破气而不耗气，攻积而正不伤，逐血而血不损，尤为万全耳。"

5.《医林纂要》："枳实，人知其破气，而不知其敛阴。盖酸能补肺，所以敛阴也。《本经》言其益气明目。肺主气，壮火烁金，则能耗气，补肺降火，则所以益气。"

3335 枳茹 zhǐ rú
（《本草图经》）

【异名】 枳树皮（《本草经集注》）

【基原】 为芸香科枳属植物枸橘 *Poncirus trifoliata* (L.) Raf. 的树皮屑或果皮屑。

【原植物】 参见"枸橘"条。

【采收加工】 刮取树皮及未成熟果实的果皮晒干。

【药材】 枳茹 *Cortex seu Pericarpium Ponciri in Taeniae*　产于福建、江苏、浙江等地。

性状　树皮屑呈长条形果皮破碎块片状，卷曲，长短不一。外表面棕绿色或棕褐色；内表面黄白色或淡黄棕色。质柔韧，不易折断。气微香，味苦。

【成分】 果皮含黄酮类化合物[1]。

【功用主治】 息风止痉，化痰通络。主治中风身体强直，屈伸不利，口眼㖞斜。

1.《本草经集注》："枳树茎及皮：疗水胀，暴风，骨节疼急。"

2.《本草蒙筌》："治风中身直，久不能屈伸。"

3.《药性考》："酿酝有味，治风痰，经脉通利。"

【用法用量】 内服：煎汤，15～30 g；或浸酒。

【选方】 治卒中急风，身直不得屈伸反复者　刮枳树皮取一升。以酒一升，渍一宿，服五合至一升。酒尽更作。（《肘后方》）

3336 枳根皮 zhǐ gēn pí
（《本草拾遗》）

【基原】 为芸香科枳属植物枸橘 *Poncirus trifoliata*

(L.) Raf. 的根皮。

【原植物】 参见"枸橘"条。

【采收加工】 全年均可挖根，剥取根皮，切片，晒干。

【药材】 枳根皮*Cortex Ponciri Trifoliatae* 产于福建、江苏、浙江、河北等地。

性状 根皮呈细卷筒状或不规则片状，长短宽窄不一，厚0.3～1.2 mm。外表面灰褐色或棕褐色，较粗糙，具稀疏斜向纵皱纹；内表面淡黄棕色，具细小纵沟纹。质硬脆，易折断，断面淡棕黄色，内层易成片状剥离。气微香，叶微苦。

鉴别 根皮横切面：木栓层细胞10余列，偶见落皮层。皮层宽广，外侧具大型椭圆形分泌腔；石细胞群散在，长椭圆形或类圆形，壁厚，孔沟明显，木化；薄壁细胞含草酸钙方晶。韧皮部纤维常切向2～4列成束，排成断续的3～5个环带，以内侧较齐整，壁厚，木化或微木化，纤维束周围薄壁细胞含草酸钙方晶，形成晶纤维。射线宽1～2细胞。本品薄壁细胞含淀粉粒，单粒卵圆形或类圆形，直径1～4 μm。

【成分】 根含香豆素类：枸橼内酯(poncitrin)[1]，印度榅桲素(marmesin)[2]，去甲齿叶黄皮素(nordentatin)[3]，花椒内酯(xanthyletin)，黄皮豆素(clausarin)，枸橘福林(ponfolin)，邪蒿素(seseline)[4,5]，枸橘双香豆素(khelmarin) A、B[6]；生物碱类：5-羟基去甲降真香碱(5-hydroxynoracronycine)[3]，citracridone-I；黄酮类：5-羟基-3，7，3′，4′-四甲氧基黄酮(5-hydroxy-6，7，3′，4′-tetramethoxyflavone)，5-羟基-3，7，3′，4′-四甲氧基黄酮(5-hydroxy-6，7，3′，4′-tetramethoxyflavone)[7]，柚皮苷(naringin)，橙皮苷(hesperidin)，新橙皮苷(neohesperidine)，枳属苷(poncirin)[8]；萜类：羽扇豆醇(lupeol)，鼠尾草酸-11-甲酯(carnosic acid-11-methylether)[7]。此外，还含黄柏内酯(obaculactone)[9]，β和γ-谷甾醇(sitosterol)[5]及胡萝卜色素[10]。

【功用主治】 敛血，止痛。主治痔疮，便血，齿痛。

1.《药性论》："浸酒煎，含，治齿痛。"

2.《本草拾遗》："主野鸡病(痔)。末，服方寸匕。"

3.《本草蒙筌》："主痔瘘来红及肠风脏毒。"

【用法用量】 内服：煎汤，4.5～9 g；或研末。外用：浸酒含漱。

3337 枳椇子 zhǐ jǔ zǐ (《新修本草》)

【异名】 木蜜(陆玑《诗疏》)，树蜜、木饧(崔豹《古今注》)，蜜榇秧(《雷公炮炙论》)，鸡距子，枅栱(《埤雅》)，拐枣(《救荒本草》)，天藤(《滇南本草》)，鸡爪子、鸡橘子、结留子、曹公爪(《纲目》)，白石枣(《医林纂要》)，万寿果(《药物出产辨》)，鸡爪梨、龙爪(《中国树木分类学》)，碧久子(《广州植物志》)，金钩钩(《江苏植物药材志》)，鸡爪果(《南宁市药物志》)，枳枣(《中药志》)，转钮子(江西《草药手册》)，鸡脚爪、万字果、橘扭子(《全国中草药汇编》)，金钩子(《浙江药用植物志》)。

【基原】 为鼠李科拐枣属植物北枳椇、枳椇和毛果枳椇的成熟种子。亦有用带花序轴的果实。

【原植物】 1. 北枳椇 *Hovenia dulcis* Thunb.［*H. dulcis* Thunb. var. *glabra* Makino］ 又名：枳椇(《中国树木分类学》)。

落叶乔木，高约10 m。小枝红褐色。叶互生，具长柄；叶片广卵形，长8～15 cm，宽6～10 cm，先端尖或长尖，基部圆形或心形，边缘具不整齐粗锯齿；基出3脉，淡红色。聚伞花序腋生或顶生，不对称；花杂性，绿色，萼片5，近卵状三角形；花瓣5，倒卵形，先端平截，中微凹，两侧卷起；雄花具雄蕊5，花丝细，有退化的子房；两性花有雄蕊5，雌蕊1，子房3室，每室有1胚珠，花柱3浅裂。果实近球形，灰褐色，生于肥厚、扭曲、肉质的花梗上，成熟后味甘可食。种子扁圆，红褐色，有光泽。花期5～7月，果期8～10月。

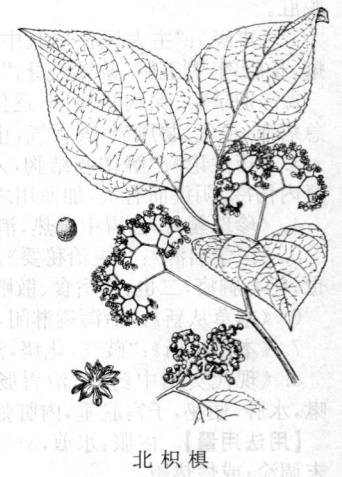

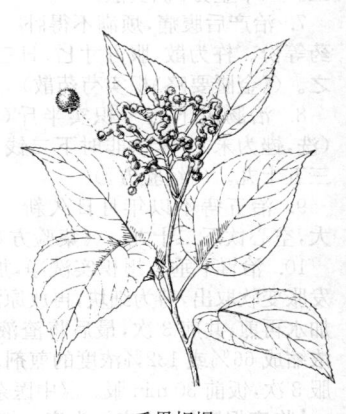

北枳椇

生于海拔200～1 400 m的次生林中或栽培。分布于华北、华东、中南、西南、西北及台湾。

2. 枳椇 *H. acerba* Lindl. 又名：鸡爪树(《中国植物志》)，南枳椇(《黄山植物的研究》)。

落叶乔木，高达10 m。树皮灰褐色，浅纵裂，不剥落。小枝红褐色，幼时被锈色细毛；冬芽卵圆形，芽鳞2。叶互生；叶柄长2～5 cm，红褐色，具细腺点；叶片卵形或卵圆形，长8～16 cm，宽6～11 cm，先端渐尖，基部圆形或心形，边缘具细尖锯齿，上面无毛，背面脉上及脉腋有细毛；三出脉，淡红色，侧脉3～5对。二歧式聚伞花序顶生或腋生；花杂性；萼片5，卵状三角形；花瓣5，倒卵形，黄绿色；雄花有雄蕊5，中央有退化的雌蕊；两性花具雄蕊5，子房上位，埋于花盘中，圆锥形，3室，柱头半裂或深裂。果实近球形，灰褐色；果柄肉质肥大，扭曲，红褐色，上具黄色皮孔，成熟后味甜可食。种子扁圆形，暗褐色，有光泽。花期5～6月。果期9～10月。

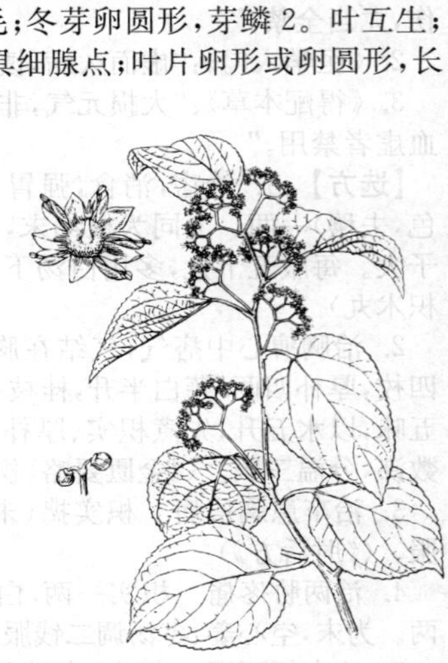

枳椇

生于海拔2 100 m以下阳光充足的山坡、沟谷及路边，也常栽培于庭园内。分布于华北、华东、中南、西南及陕西、甘肃等地。

3. 毛果枳椇 *H. trichocarpa* Chun et Tsiang 又名：枳椇(安徽、浙江)、毛枳椇(《中国树木分类学》)、黄毛枳椇(《东北林学院植物研究室汇刊》)。

高大落叶乔木，高达

毛果枳椇

18 m。小枝褐色或黑紫色，有明显的皮孔。叶纸质，长圆状卵形或宽椭圆形，先端渐尖或长渐尖，基部截形、近圆形或心形，叶下面密被黄褐色或黄灰色不脱落的绒毛。二歧式聚伞花序顶生或兼腋生；花黄绿色；花萼密被锈色柔毛，萼片具明显的网脉；花瓣卵圆状匙形；花盘密被锈色长柔毛；花柱自基部3深裂。浆果状核果球形，果序轴膨大，被锈色或棕色绒毛。种子黑色、黑紫色或棕色，近圆形，腹面中部有棱，背面有时具乳头状突起。花期5～6月，果期8～10月。

生于海拔600～1 300 m的山地林中。分布于浙江、江西、湖北、湖南、广东及贵州。

本植物的根（枳椇根）、树皮（枳椇木皮）、树干中的液汁（枳椇木汁）、叶（枳椇叶）亦供药用，另设专条。

【栽培】 生物学特性　喜温暖湿润的气候。但不耐空气过于干燥，喜阳光充足，潮湿环境，生长适温20～30 ℃，对土壤要求不严，酸性、碱性地均能生长，适应性较强。

繁殖方法　种子繁殖。种子需砂藏90 d后再播。春季条播，行距30 cm，沟深2～3 cm，将种子均匀播入沟内，覆土后稍加镇压，浇水，保持土壤湿润。当苗高35～40 cm时，按行株距400 cm×300 cm挖穴种植，每穴栽1株。

田间管理　移栽后，每年中耕除草4次，每年春、秋季各追施厩肥、堆肥等1次。冬季剪去阴枝、弱枝。促进树干直立粗壮。

【采收加工】 9～11月果实成熟时连肉质花序轴一并摘下，晒干，取出种子。

【药材】 枳椇子 *Semen Hoveniae*　北枳椇主产于陕西、湖北、江苏、安徽；枳椇主产于福建、广东、广西、湖南、湖北、四川、云南、贵州；毛果枳椇主产于江西、湖北、湖南、广东北部、贵州。

性状　北枳椇　种子扁平圆形，背面稍隆起，腹面较平坦，直径3～5 mm，厚1～1.5 mm。表面红棕色、棕黑色或绿棕色，有光泽，于扩大镜下观察可见散在凹点，基部凹陷处有点状淡色种脐，顶端有微凹的合点，腹面有纵行隆起的种脊。种皮坚硬，胚乳白色，子叶淡黄色，肥厚，均富油质。气微，味微涩。

枳椇　种子暗褐色或黑紫色，直径3.2～4.5 mm。

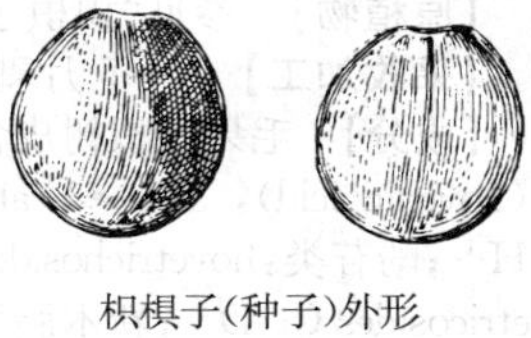

枳椇子（种子）外形

毛果枳椇　种子黑色、黑紫色或棕色，近圆形，直径4～5.5 mm，腹面中部有棱，背面有时具乳头状突起。广东、广西等地有以连肉质花序轴一并入药。

鉴别　种子横切面：北枳椇　外表皮为1列栅状细胞，外壁薄，侧壁甚厚，胞腔窄缝状，靠内壁处膨大，外侧具光辉带。色素层细胞数列，近卵形或多角形，含有棕色物，其内数列薄壁细胞较小，不含色素。内表皮细胞径向延长，排列较整齐。外胚乳细胞颓废，内胚乳细胞壁较厚，子叶细胞壁薄，均充满糊粉粒。

【成分】 北枳椇种子含生物碱：黑麦草碱（perlolyrine），β-咔啉（β-carboline）[1]；皂苷：枳椇苷（hovenoside）C、D、G、G′、H，其中枳椇苷D和G相应的苷元为酸枣苷元（jujubogenin）[2]。达玛烷型皂苷：hovenidulciosides A_1、A_2、B_1、B_2[3]；二氢黄酮类：hovenitins Ⅰ、Ⅱ、Ⅲ，二氢山柰酚（dihydrokaempferol），（+）-二氢杨梅素〔（+）-dihydromyricetin〕；黄酮类：槲皮素（quercetin），（+）-3，3′，5′，5，7-五氢黄烷酮〔（+）-3，3′，5′，5，7-pentahydroflavanone〕[4]，白蔹素〔（+）-ampelopsin〕，laricetrin，杨梅素（myricetin），（+）-没食子儿茶素〔（+）-gallocatechin〕[5]及hoduloside Ⅲ[3]。

【药理】 1. 中枢抑制作用　小鼠腹腔注射枳椇子皂苷30 mg/kg，能显著减少自发活动，并延长环己巴比妥的睡眠时间；大鼠腹腔注射30 mg/kg，能特异性地抑制条件反射，显示有一定的镇静作用。小鼠腹腔注射较大剂量（400 mg/kg以上）时，对电刺激及戊四唑或士的宁所致的惊厥均有一定的抗惊厥作用[1]。

2. 降压作用　小鼠静脉注射枳椇子皂苷3～10 mg/kg，均有短暂的降压作用[1]。静脉注射3.4～6.7 mg/kg枳椇子水提取液，会引起正常麻醉猫平均动脉压下降13～27 mmHg；静脉注射0.2～0.4 mg/kg枳椇子正丁醇提取物水溶液会引起正常麻醉猫平均动脉压下降22～24 mmHg[2]。

3. 保肝作用　枳椇子水提取液预先灌胃给药能阻止乙醇所致的小鼠肝脏丙二醛升高和谷胱甘肽下降，并能对抗乙醇所致的胆固醇、三油酸甘油酯增高[3]。枳椇子提取物能显著降低血清透明质酸、Ⅰ型前胶原、Ⅲ型前胶原及细胞生长转化因子$β_1$含量，减轻肝脏胶原纤维增生程度[4]。枳椇子水提取液能显著抑制小鼠腹腔巨噬细胞一氧化氮的释放，这可能是其保肝作用机制之一[5]。

4. 解酒毒功效　枳椇子水提取液可明显缩短乙醇诱导的小鼠睡眠时间，降低血中乙醇的浓度，降低丙二醛含量并能提高谷胱甘肽过氧化物酶活力[6]。

5. 抗肿瘤作用　2.5～100 mg/ml枳椇子水提取物对体外培养的人肝癌Bel-7402细胞的生长呈抑制作用，ID_{50}为14.0 mg/ml；体内灌胃给予枳椇子水提取物每日2 g（生药）/kg、0.4 g（生药）/kg、0.08 g（生药）/kg×10 d剂量下，对小鼠肿瘤H_{22}的抑制率依次为25.41%，36.95%和15.38%[7]。

6. 抗脂质过氧化作用　枳椇子匀浆液给雄性小鼠以6 g/kg、9 g/kg灌胃给药14 d，以硫代巴比妥酸比色法测定血清及肝、肾、脑组织中丙二醛（MAD）含量，表明能显著降低血清和组织中MAD含量并呈量效依赖关系；以邻苯三酚自氧化法测定超氧化物歧化酶（SOD），表明能显著增加小鼠肝、脑组织中的SOD含量[8]。

7. 其他作用　枳椇子匀浆液6 g/kg灌胃给药7 d能增强小鼠耐寒（−20 ℃）和耐热（50 ℃）功能，并能延长小鼠游泳时间。表明枳椇子能显著增加小鼠综合体能和抗御不良刺激的能力[8]。

【炮制】 取原药材，除去杂质及果柄，清水洗净，干燥，筛去灰屑。用时捣碎。

饮片性状　参见“药材”项。

【药性】 甘，平。入胃经。

1.《新修本草》：“味甘，平，无毒。”

2.《滇南本草》：“味甘，微温。”

3.《本草再新》：“味甘、酸，性平。无毒。入心、脾二经。”

【功用主治】 解酒毒，止渴除烦，止呕，利大小便。主治醉酒，烦渴，呕吐，二便不利。

1.《新修本草》：“主头风，小腹拘急。”

2.《本草拾遗》：“止渴除烦，去膈上热，润五脏，利大小便，功用如蜜。”

3.《滇南本草》：“治一切左瘫右痪，风湿麻木，能解酒毒，或泡酒服之，亦能舒筋络。久服轻身延年。化小儿疳虫，健胃养脾。”

4.《纲目》:“止呕逆。”

【用法用量】 内服:煎汤,6～15 g;或泡酒服。

【宜忌】 脾胃虚寒者禁服。

1.《得配本草》:“反乌头,脾胃虚寒者,禁用。”

2.《本草省常》:“多食损齿。”

【选方】 1. 治饮酒多,发积为酷热,熏蒸五脏,津液枯燥,血泣,小便并多,肌肉消烁,专嗜冷物寒浆　枳椇子二两,麝香一钱。上为末,面糊丸,梧桐子大。每服三十丸,空心盐汤吞下。(《世医得效方》枳椇子丸)

2. 治醉酒　鲜拐枣 30 g,煎水冷服。或枳椇子 12 g(杵碎),葛花 9 g,煎水冷服。(《安徽中草药》)

3. 治伤暑烦渴,头晕,尿少　枳椇子、竹叶各 30 g。水煎服。(《华山药物志》)

4. 治风湿麻木　拐枣 120 g,白酒 500 g,浸泡 3～5 d,每次服 1 小酒杯,每日 2 次。(《安徽中草药》)

5. 治手足抽搐　枳椇果实、四匹瓦、蛇莓各 15 g。水煎服。(《湖南药物志》)

6. 治小儿疳积　拐枣树种子 9 g。研末,蒸鸡肝吃。(《贵州草药》)

3338 枳椇叶 zhǐ jù yè (姚可成《食物本草》)

【基原】 为鼠李科拐枣属植物北枳椇 *Hovenia dulcis* Thunb. 枳椇 *H. acerba* Lindl. 和毛果枳椇 *H. trichocarpa* Chun et Tsiang 的叶。

【原植物】 参见“枳椇子”条。

【采收加工】 8 月采收,晒干。

【成分】 北枳椇叶含芳糖苷:kenposide A、B, icariside C_1[1];达玛烷型皂苷:hodulosides Ⅰ～Ⅴ。皂苷:hovenoside Ⅰ, saponins C_2、E、H, jujuboside B[2]。

枳椇叶含黄酮类:山柰酚(kaempferol),槲皮素(quercetin),异槲皮素(isoquercetin)及其它们的糖苷[3];达玛烷型皂苷:hovenia saponin C_2, hovacerboside A_1[4]。还含 3-O-香豆酰奎尼酸(3-O-courmaroylquinic acid),4-羟基-N-甲基脯氨酸(4-hydroxy-N-methylproline)[5]。

【功用主治】 清热解毒,除烦止渴。主治风热感冒,醉酒烦渴,呕吐,大便秘结。

1. 姚可成《食物本草》:“治死胎不出。”

2.《陕西中草药》:“熬膏服,功效同果梗,且能止呕,解酒毒及铁棒锤毒。”

【用法用量】 内服:煎汤,9～15 g;或浸酒。

【选方】 1. 治死胎不出　枳椇子树上叶十四片。水、酒各一盏,煎八分服。(姚可成《食物本草》)

2. 治风湿麻痹　拐枣叶(或树枝)120 g,白酒 500 g。浸泡 3～5 d。每次服 1 小酒杯,每日 2 次。(《安徽中草药》)

3339 枳椇根 zhǐ jù gēn (姚可成《食物本草》)

【异名】 拐枣根(《重庆草药》)

【基原】 为鼠李科拐枣属植物北枳椇 *Hovenia dulcis* Thunb. 枳椇 *H. acerba* Lindl. 和毛果枳椇 *H. trichocarpa* Chun et Tsiang 的根。

【原植物】 参见“枳椇子”条。

【采收加工】 10 月采收,切片晒干。

【药性】 甘,涩,温。

1.《重庆草药》:“味涩,性温。无毒。”

2.《福建药物志》:“甘,温。”

【功用主治】 祛风活络,止血,解酒。主治风湿筋骨痛,劳伤咳嗽,咯血,小儿惊风,醉酒。

1.《重庆草药》:“行气活血,治痨伤咳嗽,吐血,风湿筋骨痛,解酒毒。”

2.《福建药物志》:“祛风通络。治小儿惊风,手足抽搐。”

【用法用量】 内服:煎汤,9～15 g,鲜品 120～240 g;或炖肉服。

【选方】 1. 治抽筋、震颤　拐枣根 60～95 g。水煎服。(《福建药物志》)

2. 治痨伤吐血　拐枣根 240 g。炖五花肉服。

3. 治男女虚弱,脚手无力　拐枣根 120 g,黄花头、岩白菜、鸡肫草各 60 g。炖鸡服。(2、3 方出自《重庆草药》)

4. 治酒醉难醒　拐枣树根、香樟子各 15 g。煨水服。(《贵州草药》)

3340 枳椇木汁 zhǐ jù mù zhī (《纲目》)

【基原】 为鼠李科拐枣属植物北枳椇 *Hovenia dulcis* Thunb. 枳椇 *H. acerba* Lindl. 和毛果枳椇 *H. trichocarpa* Chun et Tsiang 的树干中流出的液汁。

【原植物】 参见“枳椇子”条。

【药性】《纲目》:“甘,平。无毒。”

【功用主治】《卫生易简方》:“治腋下狐气。”

【用法用量】 外用:煎水洗。

【选方】 治腋下狐气　枳椇树凿孔,取汁一二碗。用青木香、桃、柳、妇人乳,共煎一二沸,就热洗之。(《卫生易简方》)

3341 枳椇木皮 zhǐ jù mù pí (《新修本草》)

【异名】 拐枣树皮(《贵州草药》)。

【基原】 为鼠李科拐枣属植物北枳椇 *Hovenia dulcis* Thunb. 枳椇 *H. acerba* Lindl. 和毛果枳椇 *H. trichocarpa* Chun et Tsiang 的树皮。

【原植物】 参见“枳椇子”条。

【采收加工】 4～5 月剥取树皮,晒干。

【成分】 毛果枳椇树皮含羽扇豆烷型三萜及皂苷:枳椇酸(hovenic acid), 3(2→1)abeolupane glucoside, hovetrichoside H[1];酚苷类:hovetrichosides A、B[2];苯骈呋喃型糖苷:hovetricosides C、D[3];新木脂素型糖苷:南烛木树脂酚-3a-O-β-D-吡喃葡萄糖苷〔(+)-lyoniresinol-3a-O-β-D-glucopyranoside〕[1], hovetricosides E、F;苯丙素型糖苷:hovetricosides G[3]。还含 ceanothetric acid,枸橼苦素(citrusin)B[1]。

【药性】 甘,温。

1.《新修本草》:“温,无毒。”

2.《纲目》:“甘,温。”

【功用主治】 活血,舒筋,消食,疗痔。主治筋脉拘挛,食积,痔疮。

1.《新修本草》:“主五痔,和五脏。”

2.《贵州草药》:“利湿热,解酒毒。治脚转筋。”

3.《陕西中草药》:“能活血舒筋。治食积,解铁棒锤毒。”

【用法用量】 内服:煎汤,9～15 g。外用:煎水洗,适量。

【选方】 1. 治脚转筋(腓肠肌痉挛)　拐枣树皮 15 g,煨水服。另用 60 g,煨水外洗。(《贵州草药》)

2. 治风湿麻木　拐枣树皮、叶 120 g,白酒 500 ml。浸泡 3～5 d。每次服 1 小酒杯,每日 2 次。(《安徽中草药》)

3. 治酒痨　拐枣皮、淫羊藿各 120 g。炖杀口肉服。(《重庆草药》)

3342 **柞木叶** zuò mù yè (《纲目》)

【基原】　为大风子科柞木属植物柞木 *Xylosma congestum* (Lour.) Merr. 的枝叶。

【原植物】　参见"柞木皮"条。

【采收加工】　全年均可采，晒干。

【药性】　《安徽中草药》："性寒，味苦、涩。"

【功用主治】　清热燥湿，解毒，散瘀消肿。主治泄泻，痢疾，痈疖肿毒，跌打骨折，扭伤脱臼，死胎不下。

1.《纲目》："治肿毒痈疽。"

2.《草木便方》："叶敷痈疽发背。"

3.《全国中草药汇编》："清热利湿，散瘀止血，消肿止痛。主治跌打肿痛，骨折，脱臼，外伤出血。"

【用法用量】　外用：捣敷；或研粉，酒、醋调敷。

【宜忌】　孕妇禁服。

【选方】　1. 治痈疖初起　鲜柞木叶，捣烂敷患处，干则更换。

2. 治跌打骨折，扭伤脱臼　整复后，取柞木叶研粉，加酒、醋调敷。(1、2 方出自《安徽中草药》)

3. 治妇人横产，倒生，死胎在腹，胀烂不出，催生　柞木叶一把(圆，叁寸长，寸并细枝锉)，甘草一茎长(一握，如小拇指，拍破)。上二味，用水三升半，慢火同煎至一升半，去滓，用瓷瓶盛，纸封瓶口。于产妇房内，慢火煨，先服一小盏，少顷心头快，更服一小盏，三四盏内，恶物下。(《圣济总录》柞木叶饮)

3343 **柞木皮** zuò mù pí (《本草拾遗》)

【异名】　孤奴、纳葛窊《霉疠新书》。

【基原】　为大风子科柞木属植物柞木的树皮。

【原植物】　柞木 *Xylosma congestum* (Lour.) Merr. [*Croton congestum* Lour.; *X. japonicum* (Walp.) A. Gray.] 又名：凿子木(《纲目》)，凿头木(《本草求原》)，柞树(《草木便方》)，檬子树(《分类草药性》)，葫芦刺(《中国高等植物图鉴》)，刺柞、凿树(《全国中草药汇编》)。

常绿灌木或小乔木，高 2～10 m。枝干常疏生长刺，尤以小枝为多。叶革质，互生，具柄，长 3～10 mm；叶片广卵形、卵形至卵状椭圆形，长 3～8 cm，宽 2～5 cm，先端渐尖，基部圆形或阔楔形，两面无毛，边缘有锯齿；侧脉 4～6 对。花雌雄异株，总状花序腋生，长 1～2 cm，有柔毛；萼片 4～6，卵圆形；无花瓣；雄花有多数雄蕊，花盘由多数腺体组成，位于雄蕊外围；雌花花盘圆盘状，边缘略成浅波状，子房 1 室；花柱短，柱头 2 浅裂。浆果球形，成熟时黑色，先端有宿存花柱。种子 2～3 颗。花期夏季。

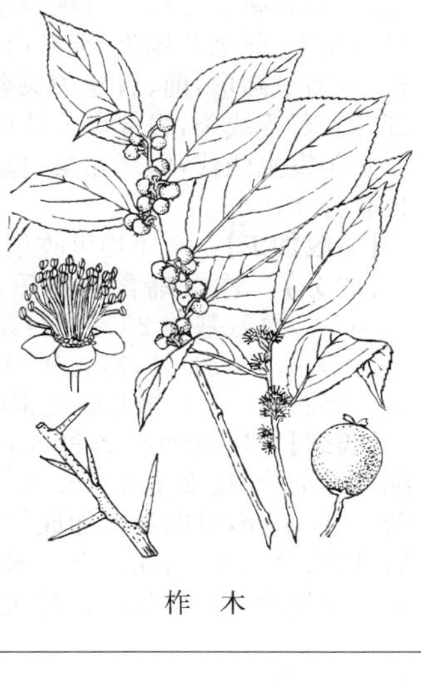

柞　木

生于平原、丘陵地、村落附近或山麓疏林中。分布于秦岭以南和长江以南各地。

本植物的根(柞木根)、枝叶(柞木叶)亦供药用，另设专条。

【采收加工】　7～10 月剥取树皮，晒干。

【药性】　苦、酸，微寒。

1.《嘉畇本草》："味苦，平，无毒。"

2.《纲目》："酸、涩。"

3.《本草求原》："辛，微寒。"

【功用主治】　清热利湿，催产。主治湿热黄疸，痢疾，瘰疬，梅疮溃烂，鼠瘘，难产，死胎不下。

1.《本草拾遗》："治黄疸病。烧末，水服方寸匕，日三。"(引自《纲目》)

2.《纲目》："治鼠瘘，难产。催生，利窍。"

3.《本草求原》："平肝降火，益阴，堕胎，破块。"

【用法用量】　内服：煎汤，6～9 g；或研末。

【宜忌】　《民间常用草药汇编》："孕妇忌服。"

【选方】　1. 治鼠瘘　柞木皮五升。上一味，以水一斗，煮熟去皮，煎，令汁得二升，稍稍服尽。当有宿肉出即愈。(《外台》引张子仁方)

2. 治产难或横或倒，死胎烂胀于腹中　生大柞木皮一大握(长一尺，净洗，寸锉)，甘草大者五寸(锉作五段)。上用新汲水三升半，同入新沙瓶内，以纸三重紧封之，文武火煎至一升半，令香。觉腹痛便准备候产。妇腰重痛欲坐草时，温温饮一小盏，便觉心下开豁。如觉再渴，又饮一盏，至三四盏，觉下重便生。切不可坐草太早及坐婆乱下手。如催生，药只消一服。(《妇人良方》催生柞木饮子)

3344 **柞木根** zuò mù gēn (《四川中药志》)

【基原】　为大风子科柞木属植物柞木 *Xylosma congestum* (Lour.) Merr. 的根。

【原植物】　参见"柞木皮"条。

【采收加工】　秋季采挖根，切片晒干备用，亦可鲜用。

【药性】　《草木便方》："味苦，平。"

【功用主治】　解毒，利湿，散瘀，催产。主治黄疸，痢疾，水肿，肺结核咯血，瘰疬，跌打肿痛，难产，死胎不下。

1.《草木便方》："黄疸烧服不留停，难产催生横逆顺，胎死腹中下安宁，利窍鼠瘘冲汁饮。"

2.《四川中药志》1960 年版："治水肿。"

3.《安徽中草药》："解毒，利湿，止痢。"

4.《全国中草药汇编》："清热利湿，散瘀止血，消肿止痛。主治跌打肿痛，骨折，脱臼，外伤出血。"

【用法用量】　内服：煎汤，12～18 g，鲜品 60～120 g；或烧存性研末酒调。

【宜忌】　《民间常用草药汇编》："孕妇忌服。"

【选方】　1. 治痢疾　柞木根 90 g。煎汤服。(《湖南药物志》)

2. 治肺结核咯血　鲜柞木根皮 60～120 g。水煎服。(《单方验方调查资料选编》)

3345 **柞树叶** zuò shù yè (《黑龙江常用中草药手册》)

【基原】　为壳斗科栎属植物蒙栎 *Quercus mongolica* Fisch. 的树叶。

【原植物】　参见"柞树皮"条。

【采收加工】 6～9月采摘嫩叶，鲜用或晒干。

【药材】 柞树叶 *Folium Querci Mongolicae* 主产于东北及河北、山东、山西、内蒙古等地。

性状 叶多破碎，完整叶片倒卵形至长椭圆状倒卵形，长7～17 cm，宽4～10 cm，先端钝或急尖，基部耳形，边缘具7～10对深波状钝齿，幼叶脉有毛，老叶无毛，侧脉7～11对；叶柄长2～5 mm。气微，味淡，微涩。

【成分】 蒙栎叶含羽扇豆醇(lupeol)，β-黏霉烯醇(glutinol)，β-谷甾醇(β-sitosterol)。长链烷烃：正二十五烷(*n*-pentacosane)，正二十六烷(*n*-hexacosane)，正二十七烷(*n*-heptacosane)，正二十八烷(*n*-octacosane)，正二十九烷(*n*-nonacosane)，正三十一烷(*n*-hentriacosane)[1]。

【药性】 味微苦、涩，性平。

【功用主治】《黑龙江常用中草药手册》："解毒。治痈疽肿毒。"

【用法用量】 内服：煎汤，3～10 g；研末，每次1～1.5 g，小儿酌减。外用：捣敷。

【选方】 1. 治细菌性痢疾，急性胃肠炎 柞树叶15～30 g。水煎服。

2. 治小儿消化不良 嫩柞树叶，阴干，碾成极细粉，用文火炒焦。1周岁内每服0.5 g，1周岁以上渐增至0.75～1 g，每日3～4次。

3. 治急、慢性支气管炎 柞树叶25 kg，水100 kg。煎煮，过滤浓缩至10 kg，于60～70 ℃的温度下干燥成固体状，粉碎，备用。每6 h服1次，每次1～1.5 g。(1～3方出自《全国中草药汇编》)

4. 治痔疮 柞树叶30 g。捣敷患处。(《黑龙江常用中草药手册》)

3346 柞树皮 zuò shù pí (《吉林中草药》)

【基原】 为壳斗科栎属植物蒙栎的树皮。

【原植物】 蒙栎 *Quercus mongolica* Fisch. 又名：蒙古栎(《中国树木分类学》)，柞栎(《东北木本植物图志》)，柞树、小叶槲树(《中国高等植物图鉴》)。

落叶乔木，高达30 m。树皮暗灰色，深纵裂；幼枝具棱，无毛，紫褐色。叶互生，多集生于小枝顶端；叶柄长2～5 mm，无毛；叶片倒卵形或倒卵状长椭圆形，长7～19 cm，宽4～10 cm，先端短钝或急尖，基部窄圆形或耳形，边缘具7～10对深波状钝齿；侧脉7～11对。花单性，雌雄同株；雄花序穗状，下垂，雄花序长5～7 cm，生于新枝叶腋；雄花花被6～7裂，雄蕊通常8；雌花序长约1 cm，有花4～5朵，花被6浅裂，1～2朵花结果。壳斗杯形，包围坚果1/3～1/2，壁厚；苞片小，三角状卵形，背部呈半球形瘤状突起，密被灰白色短绒毛；坚果卵形至长卵形。花期5～6月，果期9～10月。

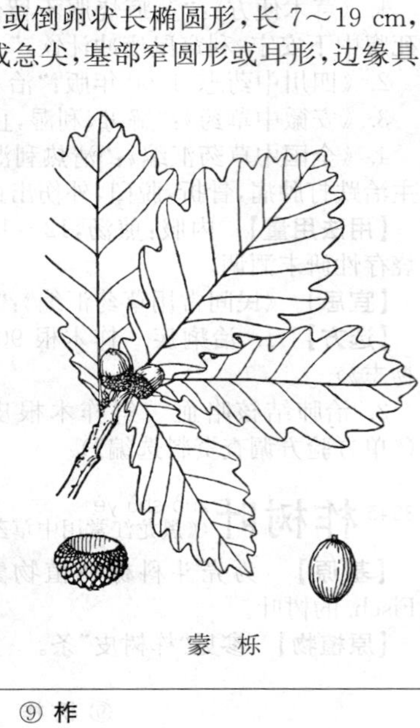

蒙 栎

生于海拔200～2 100 m的山坡向阳干燥处的疏林中，常与辽东栎、杨、桦等混生，有时成纯林。分布于华北、东北及山东等地。

本植物的叶(柞树叶)亦供药用，另设专条。

【采收加工】 春、秋季采，刮去外层粗皮，晒干或煅灰。

【药材】 柞树皮 *Cortex Querci Mongolicae* 主产于山东、河北、山西、内蒙古及东北等地。

性状 树皮外表面暗灰色，具纵深裂；内面灰白色，平滑。气微，味苦、涩。

【药性】《全国中草药汇编》："微苦、涩，平。"

【功用主治】 清热利湿，解毒消肿。主治痢疾，泄泻，小儿疳积，咳嗽痰多，黄疸，痔疮。

1.《吉林中草药》："解毒，利湿，清热。治肠炎腹泻，痢疾，黄疸。"

2.《全国中草药汇编》："主治细菌性痢疾，急性胃肠炎，小儿消化不良，黄疸，急、慢性支气管炎，痔疮。"

3.《长白山植物药志》："化痰。"

【用法用量】 内服：煎汤，5～10 g；或入丸、散。外用：煎汤熏洗；或捣敷。

【选方】 1. 治痢疾，肠炎，腹泻 柞树皮15 g。水煎，日服3次。

2. 治黄疸 柞树皮，煅炭研末。每服6 g，日服3次。

3. 治痔疮 鲜柞树皮捣烂，敷患处。(1～3方出自《吉林中草药》)

【临床报道】 治疗感染性腹泻 鲜柞树嫩皮250 g(干皮100 g)，加水2 000 ml，煎沸30 min，将药液倒进洗脸盆内，凉至40 ℃左右，让患者浸泡脚至踝关节部位，每日1次，约泡30 min。一般1～2次即愈。如无效可改口服其煎剂，按每1 kg体重1 ml计算。共治48例，结果：显效37例(77.08%)，有效8例(16.67%)，无效3例(6.25%)，总有效率93.75%[1]。

3347 柞蚕蛹 zuò cán yǒng (《东北动物药》)

【异名】 茧蛹(《东北动物药》)。

【基原】 为天蚕蛾科天蚕蛾属动物柞蚕的蛹。

【原动物】 柞蚕 *Antheraea pernyi* Geurin-Meneville

大型蛾类，翅展达11～13 cm，体翅黄褐色。头部小，两侧有复眼1对。复眼之间有触角1对，胸部由3个环节组成，各节有胸足1对。肩板及前胸前缘紫褐色，前翅较大，呈三角形，前缘紫褐色，杂有白色鳞片，顶角外伸较尖，后肢较小，略呈圆形，前、后翅中央各有1个眼状纹，纹周有白、红、黑、黄等线条，腹部呈圆球形隆起，密被毛。

一年发生两代，以蛹在茧内越冬。主产于东北，其他地区也有分布。

【采收加工】 全年均可收集，鲜用或晒干。

【成分】 柞蚕蛹含蛋白质41%以上，脂肪11.64%～15.67%，总氨基酸25%～71%，其中，人体必需氨基酸为32.50%～49.76.%，富含钙及镁、锌、铁、锰、铜等元素[1]。又含脂肪酸[2]，20-羟基蜕皮素(20-hydroxyecdysone)[3]。

【药理】 1. 雄性激素样作用 柞蚕蛹提取物的乙酸乙酯可溶部分，按2.0 g/kg、1.5 g/kg和1.0 g/kg灌胃给药，连续10 d，可明显增加成年去势小鼠和未成年小鼠前列腺-贮精囊重量，增加肝中的RNA和DNA含量，还能促进未成年雄性小鼠生长。乙醇沉淀部分也有雄激素样作用，但不如乙酸乙酯可溶部分作用强[1]。

2. 对血压的影响　蚕蛹免疫肽 5 mg/kg 静脉注入，对麻醉猫的血压基本无影响。25 mg/kg 的药物可使麻醉猫的血压明显下降，收缩压降低的同时，脉压差也明显减少，15 min后可恢复正常[2]。

3. 对肝脏作用　蚕蛹多糖 50 mg/kg、100 mg/kg 和 200 mg/kg，可降低四氯化碳造成肝损伤小鼠肝脂质过氧化产物丙二醛含量，增加肝中 5′-核苷酸活性，降低血中丙氨酸氨基转移酶的活性[3]。

4. 对免疫功能的影响　柞蚕蛹虫草醇提取液在一定剂量范围内，可提高小鼠碳廓清率和巨噬细胞的吞噬功能，小鼠淋巴细胞转化实验与对照组比较也具有显著性差异[4]。

5. 其他作用　蚕蛹氨基酸有明显促进幼年大鼠生长作用，可使成年减重家兔体重迅速恢复。蚕蛹氨基酸可增加大鼠排尿量[5]。

【功用主治】《山东药用动物》："生津止渴，消食理气，镇惊。治消渴，尿多，膨胀，淋病，痫病等。"

【用法用量】 内服：煎汤，10～15 g；或研末。

【选方】 1. 治消渴，尿多　茧蛹 15 g。水煎服，日服 2 次。

2. 治臌胀　茧蛹焙干研面。每服 6 g，日服 2 次。

3. 治癫痫　茧蛹 70 个，加冰糖适量，蒸熟。每次发作清醒后，分 2 次服下。若在发作前服用，效果更好。（1～3 方出自《山东药用动物》）

3348 柏脂 bǎi zhī（《本草经集注》）

【异名】 柏油（《纲目拾遗》）。

【基原】 为柏科侧柏属植物侧柏 *Platycladus orientalis* (L.) Franco 树干或树枝经燃烧后分泌的树脂。

【原植物】 参见"侧柏叶"条。

【药性】《草木便方》："甘，平。"

【功用主治】 除湿清热，解毒杀虫。主治疥癣，癞疮，秃疮，黄水疮，丹毒，赘疣。

1.《新修本草》："柏枝节烧取渚，疗病疥及癞疮良。"

2.《本草别说》："以其枝节烧油膏，敷恶疮久不瘥有虫者。"

3.《纲目拾遗》："搽秃疮，治癣，多年近日痈毒，头面耳上黄水疮，赤游丹。"

【用法用量】 外用：涂敷或熬膏搽。

【选方】 1. 治疥疮　柏油、明矾、花椒各等分。上为细末，入香油调，敷上数次立效。（《普济方》）

2. 治诸般癣，多年近日痈毒　生柏油一瓶。涂患处。后用年老枯桑柴火熏烤，待好即止。如一次倘不瘳，再熏。（《纲目拾遗》）

3. 治血风等疮　轻粉为末，用生柏油调，随疮大小摊纸上。先用米泔水煎甘草洗过，贴之，布扎紧勿动。先三日痛，次二日痒，再二日，共七日去药。（《外科大成》柏粉膏）

4. 治身面疣目　（柏脂）同松脂研匀涂之。（《纲目》引《圣惠方》）

3349 柏子仁 bǎi zǐ rén（《新修本草》）

【异名】 柏实（《本经》），柏子、柏仁（《本草经集注》），侧柏子（《日华子》）。

【基原】 为柏科侧柏属植物侧柏 *Platycladus orientalis* (L.) Franco [*Thuja orientalis* L.；*Biota orientalis* (L.) Endl.] 的种仁。

【原植物】 参见"侧柏叶"条。

【采收加工】 9～12 月采收成熟球果，晒干，收集种子，碾去种皮，簸净。

【药材】 柏子仁 *Semen Platycladi*　主产于山东、河北、河南。

性状　种仁长卵圆形至长椭圆形，长 4～7 mm，直径 1.5～3 mm。新鲜品淡黄色或黄白色，久置则颜色变深而呈黄棕色，显油性。外包膜质内种皮，先端略尖，圆三棱形，有深褐色的小点，基部钝圆。质软，富油性。气微香，味淡而有油腻感。

鉴别　(1) 种仁横切面：内种皮细胞 1 列，扁长形，外壁稍厚。胚乳较发达，胚乳和子叶薄壁细胞充满脂肪油和糊粉粒。

(2) 取柏子仁粗粉 2 g，加水 10 ml，煮沸 10 min，趁热滤过。取滤液 2 ml 置试管中，用力振摇 1 min，产生持久性泡沫，放置 10 min 泡沫仍不消去。

(3) 取本品粗粉 2 g，加甲醇 10 ml，回流提取 10 min，滤过。取滤液 2 ml 置水浴上蒸干，残渣加冰醋酸 1 ml 溶解，再加醋酐-浓硫酸试剂（19∶1）1 ml，则显黄色、紫色、污绿色。

【成分】 种子含二萜类成分：红松内酯（pinusolide），15，16-双去甲-13-氧代-半日花-8(17)-烯-19-酸〔15，16-bisnor-13-oxo-8(17)-labden-19-oic acid〕，15，16-双去甲-13-氧代-半日花-8(17)，11E-二烯-19-酸〔15，16-bisnor-13-oxo-8(17)，11E-labdadien-19-oic acid〕，14，15，16-三去甲半日花-8(17)-烯-13，19-二酸〔14，15，16-trisnor-8(17)-labdene-13，19-dioic acid〕，二羟基半日花三烯酸（12R，13-dihydroxycommunic acid）[1]；脂肪油约 14%[2]，内含不饱和脂肪酸[3]。又含谷甾醇（sitosterol）[1]，皂苷[4]。

果实含挥发油，主要成分是 α-柏木醇（α-cedrol）[5]。

【药理】 对神经系统的作用　柏子仁对前脑基底核破坏的小鼠被动回避学习有改善作用。用电极热损伤破坏小鼠两侧前脑基底核，每日灌胃给予柏子仁乙醇提取物 250 mg/kg及 500 mg/kg，连续 15 d，在避暗法和跳台法试验中，均证明其对损伤造成的记忆再现障碍及记忆消去促进有明显的改善；对损伤所致的获得障碍亦有改善[1]。腹腔注射柏子仁单方注射液后，睡眠时间在注射药物后第二个小时段即延长，并缓慢增加，第六个小时段增加达最大，之后缓慢降低。猫在睡眠过程中，与对照实验组相比，慢波睡眠浅睡期延长，慢波睡眠深睡期明显延长[2]。

【炮制】 1. 柏子仁　取原药材，除去杂质及残留的种皮，筛去灰屑。

2. 炒柏子仁　取净柏子仁，用文火加热，炒至油黄色，有香气逸出为度，取出，放凉。

3. 柏子仁霜　取净柏子仁，碾成泥状，经微热后，压去部分油脂，制成松散粉末。或研细，用能吸油的纸包裹多层，上压重物，使油渗透纸上，换纸，再如法操作，至油脂大部分吸尽，药渣松散不粘结为度。或取净柏子仁，研成泥状，用布包好，蒸约 30 min，用压榨机去油，反复蒸榨至油尽为度，研细。柏子仁霜滑肠作用减弱，适于惊悸失眠、健忘、盗汗而又脾虚便溏的患者。

饮片性状　柏子仁参见"药材"项。炒柏子仁表面油黄色，偶见焦斑，具焦香气。柏子仁霜为松散粉末，淡黄色，气微香。

贮干燥容器内，密闭，置阴凉干燥处。

【药性】 甘，平。归心、肾、大肠经。

1.《本经》："味甘，平。"

2.《药性论》："味甘辛。"

3.《雷公炮制药性解》："入肺、脾、肾三经。"

4.《本草经疏》："入足厥阴、少阴，亦入手少阴经。"

5.《本草新编》："入心、肝、肾、膀胱四经。"

【功用主治】 养心安神，敛汗，润肠通便。主治惊悸怔忡，失眠健忘，盗汗，肠燥便秘。

1.《本经》："主惊悸，安五脏，益气，除风湿痹，久服令人润泽美色，耳目聪明，不饥不老，轻身延年。"

2.《别录》："疗恍惚，虚损吸吸，历节，腰中重痛，益血止汗。"

3.《药性论》："能治腰中冷，膀胱冷脓宿水，兴阳道，益寿，去头风，治百邪鬼魅，主小儿惊痫。"

4.《日华子》："治风，润皮肤。"

5.《纲目》："养心气，润肾燥，安魂定魄，益智宁神；烧沥，泽头发，治疥癣。"

6.《本草正》："润心肺，养肝脾。"

7.《衷中参西录》："能涵濡肝木，治肝气横恣胁痛；滋润肾水，治肾亏虚热上浮；能入肺宁嗽定喘，导引肺气下行。"

【用法用量】 内服：煎汤，10～15 g，便溏者制霜用；或入丸、散。外用：研末调敷；或鲜品捣敷。

【宜忌】 便溏及痰多者慎服。

1.《本草经集注》："牡蛎及桂、瓜子为之使。""畏菊花、羊蹄、诸石及面曲。"

2.《本草经疏》："柏子仁体性多油，肠滑作泻者勿服，膈间多痰者勿服，阳道数举、肾家有热、暑湿作泻，法咸忌之。"

3.《得配本草》："痰多，肺气上浮，大便滑泄，胃虚欲吐，四者禁用。"

【选方】 1. 治老人虚秘 柏子仁、大麻子仁、松子仁等分。同研，溶白蜡丸桐子大，以少黄丹汤服二、三十丸，食前。(《本草衍义》)

2. 治肠风下血 柏子仁十四粒(捻破)，纱囊贮，以好酒三盏，煎至八分服之。初服反觉加多，再服立止。非饮酒而致斯疾，以艾叶煎汤服之。(《世医得效方》)

3. 治小儿躽啼，惊痫腹满，不乳食，大便青白色 柏子仁末，温水调下二钱。(《圣惠方》)

4. 治视力减退 侧柏仁、猪肝，加适量猪油蒸后内服。(《苗族药物集》)

5. 治脱发 当归、柏子仁各 250 g。共研细末，炼蜜为丸。每日 3 次，每次饭后服 6～9 g。(《全国中草药新医疗法展览会技术资料选编》)

6. 治腮腺炎，疮肿 鲜柏子仁捣烂，蛋清调敷患处。(《青岛中草药手册》)

7. 治胸痛 柏实、桂(去粗皮，锉)等分。上二味，捣罗为细散。每服二钱匕，米饮调下，日三服。(《圣济总录》柏实散)

8. 治石淋 柏子仁、芥子、滑石各等分。上三味捣筛为散，以麦汁饮服方寸匕，日三服。(《外台》)

【各家论述】 1.《纲目》："柏子仁，性平而不寒不燥，味甘而补，辛而能润，其气清香，能透心肾、益脾胃，盖上品药也，宜乎滋养之剂用之。"

2.《本草正》："柏子仁，气味清香，性多润滑，虽滋阴养血之佳剂，若欲培补根本，乃非清品之所长。"

3.《药品化义》："柏子仁，香气透心，体润滋血。同茯神、枣仁、生地、麦冬，为浊中清品，主治心神虚怯，惊悸怔忡，颜色憔悴，肌肤燥痒，皆养血之功也。又取气味俱浓，浊中归肾，同熟地、龟版、枸杞、牛膝，为封填骨髓，主治肾阴亏损，腰背重痛，足膝软弱，阴虚盗汗，皆滋肾燥之力也。味甘亦能缓肝，补肝胆之不足，极其稳当。但性平力缓，宜多用之为妙。"

4.《本经逢原》："柏子仁《本经》言除风湿痹者，以其性燥也。《经疏》以为除风湿痹之功非润药所能，当是叶之能事。岂知其质虽润而性却燥，未有香药之性不燥者也。昔人以其多油而滑，痰多作泻忌服，盖不知其性燥而无伤中泥痰之患，久服每致大便燥结，以芳香走气而无益血之功也。"

3350 柏枝节 bǎi zhī jié (《新修本草》)

【基原】 为柏科侧柏属植物侧柏 *Platycladus orientalis* (L.) Franco 的枝条。

【原植物】 参见"侧柏叶"条。

【采收加工】 全年均可采收，以 6～9 月采收者为佳，剪取树枝，置通风处风干用。

【成分】 木材含挥发油，其中大部分是倍半萜醇，约占 50%，内有：α 及 β-柏木烯(cedrene)，苇得醇(widdrol)，苇得醇-α-环氧化物(widdrol-α-epoxide)；α、β 及 γ-花侧柏萜醇(cuparenol)，α-异花侧柏萜醇(α-isocuparenol)，α 及 β-侧柏萜醇(biotol)，β-异侧柏萜醇(β-isobiotol)，姜黄烯醚(curcumenether)等；其次是倍半萜烯，约占 40%，内有：罗汉柏烯(thujopsene)，罗汉柏二烯(thujopsadiene)，α 及 β-柏木烯(cedrene)，β-花柏烯(β-chamigrene)，α 及 γ-二氢花侧柏烯(cuprenene)，α-姜黄烯(α-curcumene)，去氢-α-姜黄烯(dehydro-α-curcumene)，花侧柏萜烯(cuparene)等；还有倍半萜酮约 4%，内有：α 及 β-花侧柏萜酮(cuparenone)，麦由酮(mayurone)，又有单萜酸约 4%[1～3]。

【药性】《宝庆本草折衷》："味辛，温，无毒。"

【功用主治】 驱风除湿，解毒疗疮。主治风寒湿痹，历节风，霍乱转筋，牙齿肿痛，恶疮，疥癞。

1.《新修本草》："煮以酿酒，主风痹历节风。"

2.《本草药性大全》："疗瘑疥尤灵。"

【用法用量】 内服：研末，3～6 g。外用：捣敷；或研末调敷；或煎水洗。

【选方】 1. 治诸风及痰热上攻头面，目眩鼻塞，精神如醉，百节疼痛，口眼蠕动，若中风人 (柏枝)碾细为末。每服二钱，煎葱白汤调下，不以时服。(《宝庆本草折衷》)

2. 治霍乱转筋 先以暖物裹脚，然后以柏树木细锉。煮汤，淋之。(《经验后方》)

3. 治瘴气疫疠温毒 柏枝。曝干，末。服方寸匕。(《肘后方》)

4. 治小儿衄血吐血 柏枝(干者)，藕节(干者)。上等分，为末。三岁半钱。藕汁，入蜜，沸汤调下。(《幼科类萃》柏枝饮)

3351 柏树叶 bǎi shù yè (《分类草药性》)

【基原】 为柏科柏木属植物柏木 *Cupressus funebris* Endl. 的枝叶。

【原植物】 参见"柏树果"条。

【采收加工】 全年均可采收，剪取枝叶，阴干或鲜用。

【药材】 柏树叶 *Cacumen Cupressi* 产于华东、中南、西南及甘肃、陕西。

性状 小枝扁平，棕褐色。叶细小，鳞片形，交互对生在小枝上，叶片先端锐尖，不紧贴生于枝上，而成刺状突起，手触时有刺感，叶面黄绿色或灰绿色。质脆，易断。气淡，味涩。

鉴别 （1）显微与侧柏叶主要区别为，表皮和皮层有较多的含棕色物质的细胞，转输管胞的具缘孔少，草酸钙结晶主要为砂晶，偶见片状或柱状结晶。

（2）薄层色谱：取本品粗粉 3 g，加甲醇 30 ml，置水浴上回流 30 min。滤过，滤液蒸干，残渣加 5%碳酸钠 15 ml 溶解，用水饱和正丁醇提取 2 次，每次 10 ml，再用稀盐酸调节 pH 至 3～4，用乙醚提取 2 次，每次 10 ml，合并醚液挥干，残渣用甲醇 2 ml 溶解，作供试液。另取槲皮素适量，以甲醇溶解作对照液用。分别取上液 10 μl，点于同一硅胶 GF_{254}薄层板上，以甲苯∶乙酸乙酯∶甲酸（5∶4∶1）展开，置紫外灯下检视，供试品色谱中，在与对照品色谱相应的位置上，显相同色斑。

【成分】 柏树叶含黄酮：穗花杉双黄酮（amentoflavone），单甲基穗花杉双黄酮（monomethylamentoflavone），扁柏双黄酮（hinokiflavone），7″-单甲基扁柏双黄酮（7″-monomethylhinokiflavone），柏木双黄酮（cupressuflavone）及其衍生物[1]。还含 α-柏木萜烯（α-funebrene）[2]。

【药理】 杀蚊作用 用无水乙醇浸提柏树叶粉，对淡色库蚊Ⅲ龄幼虫有良好的毒杀效果，与对照相比，各处理存活幼虫的平均发育历期延长、蛹重减轻[1]。

【药性】 苦、涩，平。

1.《重庆草药》："味苦、辛，性温（外用性涩），无毒。"

2.《福建药物志》："苦、涩，平。"

【功用主治】 凉血止血，敛疮生肌。主治吐血，血痢，痔疮，癞疮，烫伤，刀伤，毒蛇咬伤。

1.《草木便方》："疗风痹，烧汁擦疥虫、癞。"

2.《分类草药性》："治肠风痔肿。和血。并治痢疾，吐鲜血者，兼涂小儿肥疮。"

3.《重庆草药》："止血生肌，治刀伤。"

4.《福建药物志》："凉血，止血；治吐血，痔疮，烫伤。"

【用法用量】 内服：煎汤，9～15 g；或研末。外用：捣敷或研末调敷。

【选方】 1. 治吐血 柏树子、柏树叶。打粉，兑酒用，每次 12 g。

2. 治小儿肥疮 （柏树）叶打粉（或稍煅打粉），调麻油涂。（1、2 方出自《重庆草药》）。

3. 治烫伤 （柏树）叶捣汁搽。（江西《草药手册》）

4. 治刀伤 （柏树）嫩叶，嚼烂敷。（《重庆草药》）

3352 柏树果 bǎi shù guǒ（《四川中药志》）

【异名】 柏树子（《草木便方》），香柏树子（《四川中药志》）。

【基原】 为柏科柏木属植物柏木的球果。

【原植物】 柏木 *Cupressus funebris* Endl. 又名：扁柏、松梗木、檀香（《广西药用植物名录》）。

乔木，高达35 m，胸围达2 m。树皮淡褐灰色；大枝开展，小枝细长、下垂，生鳞叶的小枝扁平，排成一平面，绿色；较老的小枝圆柱形，暗褐紫色，略有光泽。叶二型；鳞叶长1～1.5 mm，先端锐尖，中央之叶的背面有条状腺点，两侧之叶背部有棱脊。雄球花椭圆形或卵圆形，长 2.5～3 mm；雌球花长 3～6 mm，近球形。球果圆球形，径 8～12 mm，熟时暗褐色；种鳞 4 对，先端为不规则五角形或方形，中央有尖头或无，能育种鳞有 5～6 粒种子，种子宽倒卵状菱形或近圆形，淡褐色，有光泽，边缘具窄翅。花期 3～5 月，球果翌年 5～6 月成熟。

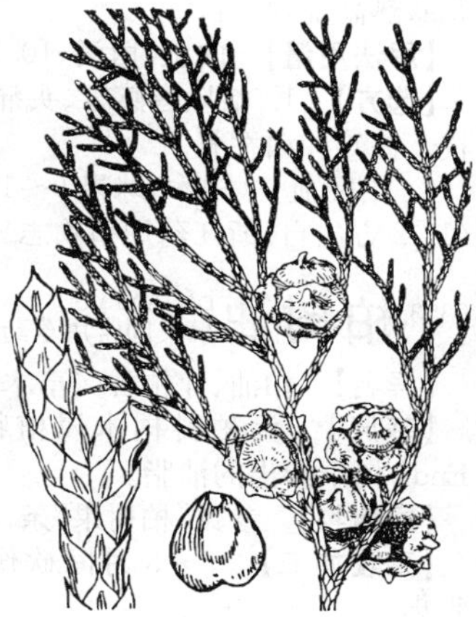

柏 木

分布于西南及浙江、福建、江西、湖北、湖南、广东、陕西、甘肃等地。以四川、湖北西部和贵州栽培最多，江苏南部也有栽培。为我国特产树种。

本植物的叶（柏树叶）、树干渗出的树脂（柏树油）及根（柏树根）亦供药用，另设专条。

【栽培】 生物学特性 柏木属亚热带植物，喜温暖湿润气候。对土壤要求不严格，能耐瘠薄干旱，且稍耐水湿，中性、微酸性、石灰质土壤均能生长。

繁殖方法 种子繁殖。种子采收后秋、冬、春三季均可播种，以秋播为好。条播，行距 20～25 cm，播幅 5 cm，覆土以不见种子为度，播后盖草。1 个月左右幼苗出土，揭去盖草。立冬前后当苗展现 3 轮以上真叶时，可追施草木灰，以保温抗寒。翌年 4～8 月追施人粪尿、硫酸铵等肥，促进苗木生长。播后育苗 3 年可移栽，立春至春分期间移植，挖径 50 cm，深 40 cm 的穴，每亩移苗 200～240 株。

田间管理 移栽当年及次年雨季应除草松土 2 次，以后每年 1 次。修枝不宜过早，一般只宜修去下部干枯枝条。

病虫害防治 赤枯病，发病初期结合苗期管理喷施波美 0.5～1.0 度的石硫合剂。害虫主要有柏毛虫为害，可于早春用击树震荡法捕捉幼虫。用灯火诱杀成虫蛾，剪去有茧、卵的枝条并烧毁之。

【采收加工】 4～5 月，球果长大而未裂开时采收，晒干。

【药材】 柏树果 *Strobilus Cupressi* 产于华东、中南、西南及甘肃、陕西。

性状 成熟干燥球果呈圆球形，直径 8～12 mm，暗褐色；种鳞 4 对，顶端为不规则五角形或方形，能育鳞有种子 5～6 粒。种子宽倒卵状菱形或近圆形，略扁，淡褐色，有光泽，长约 2.5 mm，边缘具窄翅。气微，味涩。

【成分】 球果含脂肪酸：含亚油酸（linoleic acid），油酸（oleic acid）[1]。

【药性】 苦、甘，平。

1.《草木便方》："辛，温。"

2.《分类草药性》："苦、涩。"

3.《重庆草药》："味甘、辛、微苦，性平，无毒。"

【功用主治】 祛风，和中，安神，止血。主治感冒发热，胃痛呕吐，烦躁，失眠，劳伤吐血。

1.《草木便方》："散表寒，通关利窍，祛风痰，行气散郁，止呕哕，定魄安魂。"

2.《分类草药性》："安神除烦。"

3.《四川中药志》1960 年版："治风寒感冒，胃痛及虚弱吐血。"

4.《重庆草药》:"解风邪,安神,止血;用治血热烦躁,小儿寒热高烧,吐血。"

【用法用量】 内服:煎汤,10~15 g;或研末服。

【选方】 1. 治风寒感冒、头痛、胃痛 (柏木)球果2~3枚。捣碎和酒吞服。

2. 治吐血 (柏木)球果9~15 g。晒干研粉,甜酒冲服。(1、2方出自《浙江药用植物志》)

3353 柏树油 bǎi shù yóu (《民间常用草药汇编》)

【异名】 柏油、寸柏香(《草木便方》)。

【基原】 为柏科柏木属植物柏木 *Cupressus funebris* Endl. 树干渗出的油脂。

【原植物】 参见"柏树果"条。

【采收加工】 7~8月间砍伤树干,待树脂渗出凝结后收集。

【药性】 味甘、微涩,性平。

1.《草木便方》:"甘,平。"

2.《重庆草药》:"味淡、涩,性平,无毒。"

【功用主治】 祛风,除湿,解毒,生肌。主治风热头痛,白带,淋浊,痈疽疮疡,赘疣,刀伤出血。

1.《草木便方》:"除风毒,生肌,续筋骨。治身面疣目,痈疽疮疡,刀斧损伤。"

2.《民间常用草药汇编》:"清热凉血,收敛精气。"

3.《重庆草药》:"解风热,调气,镇痛。治风热头痛(高血压病),白带淋浊。"

【用法用量】 内服:煎汤,3~9 g。外用:研末撒。

【选方】 治胸口痛 柏油3 g,柏子6 g,鱼鳅串根9 g。捣烂泡开水服。(《重庆草药》)

3354 柏树根 bǎi shù gēn (《天目山药用植物志》)

【基原】 为柏科柏木属植物柏木 *Cupressus funebris* Endl. 的根。

【原植物】 参见"柏树果"条。

【采收加工】 全年均可采,挖取根部,切片,晒干用。

【功用主治】 清热解毒。主治麻疹身热不退。

【用法用量】 内服:煎汤,6~15 g。

【选方】 治麻疹透足后,疹点经久不消,身热持续不退 (柏树)根、金银花藤各12~15 g,野刚子(马钱科醉鱼草)、夏枯草各9~12 g。煎,早晚饭前各服1次。(《天目山药用植物志》)

3355 柏根白皮 bǎi gēn bái pí (《纲目》)

【异名】 柏白皮(《别录》),柏皮(《本草经集注》)。

【基原】 为柏科侧柏属植物侧柏 *Platycladus orientalis* (L.) Franco 已去掉栓皮的根皮。

【原植物】 参见"侧柏叶"条。

【采收加工】 10~12月采挖,趁新鲜时刮去栓皮,纵向剖开,以木槌轻击,使皮部与木心分离,剥取白皮,晒干。

【药性】 苦,平。

1.《日华子》:"无毒。"

2.《纲目》:"苦,平。"

【功用主治】 凉血,解毒,敛疮,生发。主治烫伤,灸疮,疮疡溃烂,毛发脱落。

1.《别录》:"主火灼烂疮,长毛发。"

2.《本草经疏》:"凉血。"

【用法用量】 外用:入猪油或犬油内煎枯去渣,涂搽。内服:煎汤,6~12 g;或入丸、散。

【选方】 1. 治汤破疮 以大黄、柏白皮等分。上件药,捣罗为末。以生地黄汁调涂之。(《圣惠方》)

2. 治火疮败坏及中热油 以柏白皮切,以腊月猪膏合淹相得。煮四五沸,色变去滓。敷疮上。一云柏白皮末一斤。以水五升,煎至二升,滤去滓,熬成膏。涂之即愈。(《普济方》)

3. 治灸疮肿急 柏白皮三两,当归一两,薤白一握。上件药,锉。以猪脂一斤,同煎。薤白令黄焦,绞去滓。候冷涂之。亦治风水中疮及火疮。(《圣惠方》)

4. 治乳痈 猪膏年多者佳,柏皮(去黑皮)三斤。以猪膏煎之。当稍稍煎柏皮熟,黑便漉出,更煎余柏皮如初。尽以涂疮。(《外台》引《深师方》柏皮膏)

3356 栀子 zhī zǐ (《本经》)

【异名】 木丹(《本经》),鲜支(《上林赋》),樁桃(《广雅》),卮子(《汉书》孟康注),越桃(《别录》),支子(《本草经集注》),山栀子(《药性论》),枝子(《新修本草》),小卮子(《本草原始》),黄荑子(《闽东本草》),黄栀子(《江苏药材志》),黄栀、山黄栀、山栀(《浙江药用植物志》)。

【基原】 为茜草科栀子属植物栀子的果实。

【原植物】 栀子 *Gardenia jasminoides* Ellis

常绿灌木,高1~2 m。小枝绿色,幼时被毛,后近无毛。单叶对生,稀三叶轮生,叶柄短;托叶两片,生于叶柄内侧;叶片革质,椭圆形、阔倒披针形或倒卵形,长6~14 cm,宽2~7 cm,先端急尖或渐尖,基部楔形,全缘,上面光泽,仅下面脉腋内簇生短毛;侧脉羽状。花大,极芳香,顶生或腋生,具短梗;萼绿色,裂片5~7,线状披针形,通常比萼筒稍长;花冠高脚碟状,白色,后变乳黄色,基部合生成筒,上部6~7裂,旋转排列,先端圆;雄蕊与花冠裂片同数,着生于花冠喉部,花丝极短,花药线形,纵裂,2室;雌蕊1,子房下位,1室。果实深黄色,倒卵形或长椭圆形,有5~9条翅状纵棱,先端有条状宿存之萼。种子多数,鲜黄色,扁椭圆形。花期5~7月,果期8~11月。

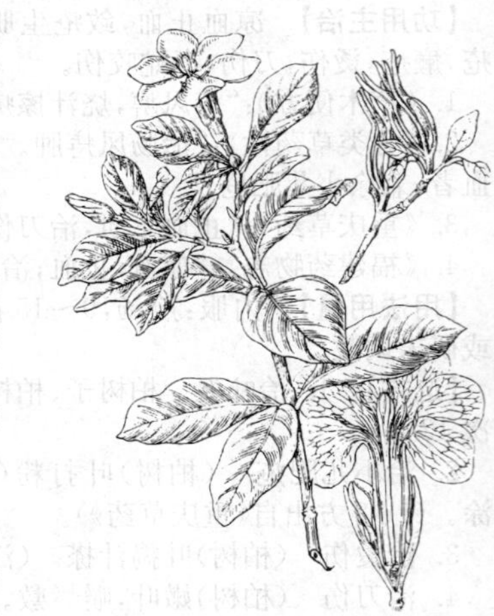

栀 子

生于丘陵山地或山坡灌林中。分布于中南、西南及江苏、浙江、安徽、江西、福建、台湾等地。

本植物的叶(栀子叶)、花(栀子花)及根(栀子根)亦供药用,另设专条。

【栽培】 生物学特性 喜温暖湿润气候,较耐旱,耐阴不耐严寒,忌积水。适宜生长温度25~28 ℃。幼苗期需要遮荫,荫蔽度以30%生长良好,但进入结果期,则喜充足的光照。以土层深厚、疏松肥沃、排水透气良好的冲积土、砾质土等酸性土壤为好，盐碱地不宜栽培。

繁殖方法　种子繁殖、扦插繁殖或分株繁殖，生产上以种子繁殖为主，种子繁殖：育苗移栽，立冬后采集成熟果实，摊开晾干。于3月播种前，剥开果皮，取出种子，置水中浸泡，并轻搓种子，除去杂质及瘪粒，用45℃温水浸种24 h播种或用湿砂相拌待播。苗床先施基肥，细碎平整后，按行距20～25 cm，开2 cm浅沟，播种，再盖火灰或细土，厚约2 cm，稍行压实并盖草保湿。出苗后分次间苗。保持株距5～8 cm，注意遮荫、除草、追肥。育苗1～2年，苗高35 cm以上，便可定植。扦插繁殖：春季2月中、下旬；秋季10月前后，选健壮植株上的二年生枝条，剪13～16 cm长，按行株距16 cm×7 cm插入床中，压实浇水。培养1年于春季2～3月；或秋季10～11月定植，行株距各为1～1.3 m，穴栽，每穴栽1株。分株繁殖：在早春或秋季挖取母株根部16～20 cm高的萌蘖苗，按定植时的行株距栽植。亦有用压条繁殖。

田间管理　栽后每年春、夏季各中耕除草和追肥1次。修剪整枝多采用单干三分枝自然形的整形方法。冬季或早春进行，宜轻剪。剪去病虫枝、枯枝、交叉枝、徒长枝以及树冠内部过密或过细弱枝条。每年采果后，于冬季前结合施肥，进行根际培土，以利保温防冻。

病虫害防治　病害有褐斑病，防治法可选用无病苗木，发病前喷洒50%托布津1 000倍液和1∶1∶100波尔多液，每隔15 d 1次，连续2～3次。虫害有大透翅天蛾、龟蜡蚧、卷叶螟、蛞蝓、栀子三纹螟等。

【采收加工】　于10月中、下旬，当果皮由绿色转为黄绿色时采收，置蒸笼内微蒸或放入明矾水中微煮，取出晒干或烘干。亦可直接将果实晒干或烘干。

【药材】　栀子 *Fructus Gardeniae*　主产于浙江、湖南、江西、湖北、福建、四川。以湖南产量大，浙江品质佳。

商品规格　按栀子果实成熟的程度分为二等。一等：果实长圆形或椭圆形，饱满。表面橙红色、红黄色、淡红色、淡黄色，具纵棱，顶端有宿存萼片。皮薄，革质。略有光泽。破开后种子聚集成团状。气微，味微酸而苦。二等：较瘦小。表面橙黄色、暗棕色或带青色，间有怪形果或破碎，余同一等。

性状　果实呈长卵圆形或椭圆形，长1.5～3.5 cm，直径1～1.5 cm。表面红黄色或棕红色，具6条翅状纵棱，棱间常有1条明显的纵脉纹，并有分枝。顶端残存萼片，基部稍尖，有残留果梗。果皮薄而脆，略有光泽，具2～3条隆起的假隔膜。种子多数，扁卵圆形，集结成团，深红色或红黄色，表面密具细小疣状突起。气微，味微酸而苦。

鉴别　(1) 果实中部横切面：圆形，纵棱处显著凸起。外果皮为1列长方形细胞，外壁增厚并被角质层；中果皮外侧有2～4列厚角细胞，向内为薄壁细胞，含黄色色素，少数较小的细胞内含草酸钙簇晶，外韧型维管束稀疏分布，较大的维管束四周具木化的纤维束，并有石细胞夹杂其间；内果皮为2～3列石细胞，近方形、长方形或多角形，壁厚，孔沟清晰，有的胞腔内可见草酸钙方晶，偶有含簇晶的薄壁细胞镶嵌其中。

种子横切面：扁圆形，一侧略凸。外种皮为1列石细胞，近方形，内壁及侧壁显著增厚，胞腔含棕红色或黄色色素，内种皮为颓废薄壁细胞。胚乳细胞多角形，中央为2枚扁平的子叶，细胞内均充满糊粉粒。

粉末特征：红棕色。果皮石细胞类长方形；果皮纤维细长，梭形，直径约10 μm，长约至110 μm，常交错、斜向镶嵌状排列；含晶石细胞类圆形或多角形，直径17～31 μm，壁厚，胞腔内含草酸钙方晶，直径约8 μm。种皮石细胞黄色或淡棕色，长多角形、长方形或形状不规则，直径60～112 μm，长至230 μm，壁厚，纹孔甚大，胞腔棕红色。草酸钙簇晶直径19～34 μm。

(2) 取本品粉末0.2 g，加水5 ml，置水浴中加热3 min，滤过。取滤液5滴，置蒸发皿中，蒸干，加硫酸1滴，即显蓝绿色，迅速变为褐色，继转为紫褐色(检查藏红花素)。

(3) 本品1%热水浸出液，滤过。取滤液10 ml，置有塞量筒中，加乙醚5 ml，振摇，水层呈鲜黄色，醚液无色(检查藏红花素)。

(4) 薄层色谱：取本品粉末1 g，加75%乙醇10 ml，置温水浴中浸2 h，滤过，滤液作为供试品溶液。另取栀子苷对照品，加乙醇制成每1 ml含4 mg的溶液，作为对照品溶液。吸取上述两种溶液各5 μl，分别点于同一硅胶G薄层板上，以醋酸乙酯-丙酮-甲酸-水(5∶5∶5∶1)为展开剂，展开，取出，晾干，喷以硫酸乙醇(5→10)溶液，在110 ℃加热至斑点显色清晰。供试品色谱中，在与对照品色谱相应的位置上，显相同颜色的斑点。

品质标志　《中华人民共和国药典》2005年版规定：照高效液相色谱法测定，本品按干燥品计算，含栀子苷($C_{17}H_{24}O_{10}$)不得少于1.8%。

【成分】　果实含环烯醚萜类成分：栀子苷(gardenoside)，都桷子苷(geniposide)，都桷子素-1-龙胆双糖苷(genipin-1-gentiobioside)，山栀苷(shanzhiside)，栀子酮苷(gardoside)，鸡屎藤次苷甲酯(scandoside methyl ester)，都桷子苷酸(geniposidic acid)，去乙酰基车叶草苷酸(deacetyl asperulosidic acid)，去乙酰车叶草苷酸甲酯(methyl deacetyl asperulosidate)，10-乙酰基都桷子苷(10-acetylgeniposide)[1]，6″-对香豆酰基都桷子素龙胆双糖苷(6″-*p*-coumaroyl genipin gentiobioside)[2]。酚酸类成分：绿原酸(chlorogenic acid)，3，4-二-O-咖啡酰基奎宁酸(3，4-di-O-caffeoyl quinic acid)，3-O-咖啡酰基-4-O-芥子酰基奎宁酸(3-O-caffeoyl-4-O-sinapoyl quinic acid)，3，5-二-O-咖啡酰基-4-O-(3-羟基-3-甲基)戊二酰基奎宁酸〔3，5-di-O-caffeoyl-4-O-(3-hydroxy-3-methyl)glutaroyl quinic acid〕，3，4-二咖啡酰基-5-(3-羟基-3-甲基戊二酰基)奎宁酸〔3，4-dicaffeoyl-5-(3-hydroxy-3-methyl glutaroyl) quinic acid〕；类胡萝卜素：藏红花素(crocin)[3]，藏红花酸(crocetin)[4]，藏红花素葡萄糖苷(crocinglucoside)[5]，藏红花素、藏红花酸二(β-龙胆糖)酯，藏红花酸-β-龙胆糖酯[6]等。还含芸香苷(rutin)[3]，熊果酸(ursolic acid)[7]等。

栀子含五乙酰基都桷子苷(penta-acetyl geniposide)[8]，多糖[9]。

【药理】　1. 对消化系统的作用　(1) 对肝脏功能的影响　由异硫氰酸α-萘酯诱发的急性黄疸大鼠灌服都桷子苷28.70 mg/kg能显著降低血清胆红素含量、丙氨酸氨基转移酶和天冬氨酸氨基转移酶活性，对肝细胞有一定的保护作用[1]。栀子生品及各种炮制品95%乙醇提取物以含生药7.5 g/kg灌胃小鼠，发现生品对四氯化碳所致小鼠急性肝损伤的保护作用最强，炒品、炒焦品、姜炙品也有较好的作用，炒炭品则无此作用[2]。

(2) 对胆汁分泌的影响　大鼠十二指肠内给予都桷子苷1 g/kg及2 g/kg，分别于5 h、2 h后对胆汁分泌呈显著的持续性的促进作用;都桷子素静脉内及十二指肠内给予 25 mg/kg、门静脉内给予 2.5 mg/kg,均与去氢胆酸钠作用相同或有过之。而水提取物于给药后 4 h 观察未见作用,都桷子苷的利胆作用是通过水解所生成的都桷子素而引起的[3]。

(3) 促进胰腺分泌和对胰腺功能的影响　都桷子苷有显著的降低胰淀粉酶作用,而其酶解产物都桷子素的增加胰胆流量作用最强,持续时间较短[4]。栀子能提高胰腺炎时机体的抗病能力,减轻胰腺炎症程度并有稳定胰腺炎时腺泡细胞膜的作用[5]。栀子可使急性胰腺炎时明显降低的大鼠胰腺细胞内琥珀酸脱氢酶升高,升高的酸性磷酸酶释放率明显降低,细胞内细胞色素 P450 增高。增强了胰腺炎时胰腺腺细胞的抗病能力[6]。

(4) 对胃功能的作用　都桷子素以 25 mg/kg 十二指肠给药,对幽门结扎大鼠呈胃液分泌抑制、胃液总酸度减小、胃液 pH 上升作用,都桷子素以相同用量静脉给药,对大鼠在体胃呈一过性抑制其自发运动及毛果芸香碱所致的运动亢进,并能使胃张力减小[3]。

(5) 泻下作用　去乙酰基车叶草苷酸甲酯有泻下作用,小鼠的 ED_{50} 为 0.53 g/kg,服用 6 h 后开始腹泻。都桷子苷亦有导泻作用,小鼠口服的 ED_{50} 为 1.2 g/kg,栀子苷的导泻作用 ED_{50} 为 300 mg/kg,两者均为服药后 3 h 起作用;栀子苷酸的导泻作用 $ED_{50} > 800$ mg/kg[7]。

2. 对中枢神经系统的作用　栀子醇提取物给小鼠腹腔注射 5.69 g/kg,能减少小鼠自发活动,具镇静作用,且与环己巴比妥钠有协同作用,能延长睡眠时间近 12 倍。但它不能拮抗苯丙胺诱发的活动和戊四氮、硝酸士的宁、电击等方法所致的惊厥,也无镇痛作用[8]。栀子有效成分熊果酸能提高戊四氮所致小鼠半数惊厥剂量,有明显的抗惊作用[9, 10]。栀子生品及各种炮制品的 95%乙醇提取物以含生药 1 g/100 g 灌胃大鼠,对致热剂 15%鲜酵母混悬液以 2 ml/100 g皮下注射大鼠颈背部所致发热有较好的解热作用,以生品作用强于炮制品[11]。

3. 对心血管系统的作用　栀子提取物能降低心肌收缩力。麻醉犬、鼠静注栀子提取物 500 mg/kg 引起的血压下降是由于心收缩容积及心输出量下降。大鼠静注大剂量 1 g/kg的栀子甲醇提取物时,心电图可呈现心肌损伤及房室传导阻滞[12]。栀子果实的热水提取物能刺激体外培养的牛主动脉内皮细胞的增殖。50 μg/ml 栀子果实的热水提取物能有效地增进 ^{3}H-胸腺嘧啶脱氧核苷和 ^{14}C-亮氨酸的掺入,表明可显著增加细胞中 DNA 和蛋白质的合成。栀子果实的热水提取物对增殖的刺激作用可为 1 μmol/L 蛋白质合成抑制剂放线菌酮所抑制。栀子中仅低分子量成分能刺激内皮细胞的增殖,从而使血管内膜得以修复[13]。栀子具有增加内脏血流量的作用,对大鼠出血坏死性胰腺炎早期脏器血流有显著性的影响,使它们保持正常血流水平。栀子还能显著地增加正常肝血流量[14]。

4. 抗菌和抗炎作用　平板打洞法证明栀子水提取物及醇提取物对金黄色葡萄球菌、脑膜炎双球菌、卡他球菌等有抑制作用[15]。栀子水浸剂在体外对许兰黄癣菌、腹股沟表皮癣菌、红色表皮癣菌等多种真菌有抑制作用[16, 17]。水煎剂具有杀死钩端螺旋体[18]及血吸虫成虫的作用[19]。栀子乙醇提取物,乙酸乙酯部分和都桷子苷外敷对二甲苯和巴豆油所致小鼠耳壳肿胀及对甲醛致大鼠亚急性足跖肿胀均具有明显的抑制作用,对动物软组织损伤的实验有较好的治疗作用[20]。

5. 抑瘤作用　栀子多糖对 S_{180} 肉瘤细胞及腹水肝癌细胞有一定的抑制作用[21]。

毒性　都桷子素静注 LD_{50} 为 153 mg/kg,腹腔注射为 190 mg/kg,口服为 237 mg/kg[22]。小鼠皮下注射藏红花素、藏红花酸钠致死量分别为 15 g/kg 与 5 g/kg[23]。小鼠腹腔注射熊果酸的 LD_{50} 为 680 mg/kg[10]。

【炮制】 1. 栀子　取原药材,除去杂质,碾碎。或取原药材,去杂质,研碎,过筛,去皮壳取仁或去仁取皮壳用。全栀子清热泻火,凉血解毒。栀子仁善去内热。栀子皮善去肌表热。

2. 炒栀子　取栀子碎块置锅内,用文火加热,炒至深黄色,取出放凉。炒制可　缓和药性。

3. 炒栀子仁　取栀子仁置锅内,用文火加热,炒至老黄色为度。

4. 焦栀子　取栀子碎块置锅内,用武火加热,炒至焦黄色,取出放凉。焦栀子凉血止血,用于血热吐衄、尿血、崩漏。

5. 焦栀子仁　取栀子仁置锅内,用武火加热,炒至焦橙色,取出放凉。

6. 栀子炭　取栀子碎块置锅内,用武火加热,炒至表面黑褐色,喷淋清水少许,灭尽火星,取出凉透。栀子炭用于收敛止血。

7. 姜栀子　取栀子碎块,加姜汁拌匀,润透,置锅内,用文火加热炒干,取出放凉。每栀子 100 kg,用鲜生姜 10 kg,或干姜 3 kg。姜制可加强除烦止呕之功。

8. 盐栀子　取净栀子,用武火加热,炒至内心半透,喷洒定量盐水,炒至黑褐色,取出放凉。每栀子 100 kg,用食盐 3 kg。

饮片性状　栀子为不规则碎块状,参见“药材”项。炒栀子表面黄红色或黄褐色。炒栀子仁呈扁卵圆形,表面老黄色。焦栀子表面焦黄色。焦栀子仁表面焦橙色,具焦香气。栀子炭表面黑褐色或焦黑色。姜栀子表面金黄色,具姜辣味。盐栀子表面黑褐色,味咸微苦。

贮干燥容器内,炒栀子、炒栀子仁、焦栀子、焦栀子仁、栀子炭、姜栀子、盐栀子密闭,置阴凉干燥处。栀子炭防复燃。

【药性】 苦,寒。归心、肝、肺、胃、三焦经。

1.《本经》:“味苦,寒。”

2.《医学启源》:“性寒,味苦,气薄味厚,轻清上行,气浮而味降,阳中阴也。”

3.《汤液本草》:“气寒,味微苦。入手太阴经。”

4.《药品化义》:“入肺、胃、肝、胆、三焦、胞络六经。”

【功用主治】 泻火除烦,清热利湿,凉血解毒。主治热病心烦,肝火目赤,头痛,湿热黄疸,淋证,吐血,衄血,血痢,尿血,口舌生疮,疮疡肿毒,扭伤肿痛。

1.《本经》:“主五内邪气,胃中热气,面赤,酒皰、皶鼻,白癞赤癞,疮疡。”

2.《别录》:“疗目热赤痛,胸心大小肠大热,心中烦闷,胃中热气。”

3.《药性论》:“杀䗪虫毒,去热毒风,利五淋,主中恶,通小便,解五种黄病,明目,治时疾,除热及消渴口干,目赤肿病(痛)。”

4.《食疗本草》:“主瘖哑,紫癜风,黄疸积热心躁。”

5.《医学启源》:“其用有四:去心经客热一也;除烦躁二也;去上焦虚热三也;治风热四也。”

6. 朱丹溪:“泻三焦火,清胃脘血。治热厥心痛,解热郁,

行结气。”(引自《纲目》)

7.《纲目》:“治吐血衄血,血痢下血,血淋,损伤瘀血,及伤寒劳复,热厥头痛,疝气,汤火伤。”

8.《本草新编》:“止心胁疼痛,泄上焦火邪,祛湿中之热,消五瘅黄病,止霍乱转筋,赤痢。用之吐则吐,用之利则利。”

9.《医林纂要》:“泻心火,安心神,敛相火妄行,瀹三焦之水道。”

【用法用量】 内服:煎汤,5～10 g;或入丸、散。外用:研末掺或调敷。清热泻火多生用,止血每炒焦用。

【宜忌】 脾虚便溏,胃寒作痛者慎服。

1.《本草汇言》:“吐血衄血,非阳火暴发者忌之。”

2.《得配本草》:“邪在表,虚火上升,二者禁用。”

3.《得配本草》:“得滑石,治血淋溺闭;得良姜,治寒热腹痛;得柏皮,治身热发黄;配连翘,治心经留热;佐柴胡、白芍,治肝胆郁火;使生地、丹皮,治吐衄不止。”

【选方】 1. 治伤寒虚烦不得眠,心中懊侬　栀子十四个(剖),香豉四个(绵裹)。以酒四升,先煮栀子得二升半,纳豉煮取一升半。去滓,分为二服。温进一服,得吐者止后服。(《伤寒论》栀子豉汤)

2. 治中外诸热,寝汗、咬牙、睡语、惊悸、溺血、淋闭、咳衄,瘦弱,头痛并骨蒸,肺痿喘嗽　栀子、黄连、黄柏、黄芩各等分。为末,滴水为丸,如小豆大。每服二三十丸,新汲水下。小儿丸如麻子大三五丸。(《宣明论方》大金花丸)

3. 治伤寒身黄发热　肥栀子十五个(剖),甘草一两(炙),黄柏二两。上三味,以水四升,煮取一升半,去滓,分温再服。(《伤寒论》栀子柏皮汤)

4. 治伤寒急黄　栀子仁、柴胡(去苗)、朴硝(别研)、茵陈蒿各半两。上除朴硝外,各细锉。用水三大盏,煎二大盏,去滓,下朴硝,搅令匀,不计时候,分温三服,取利为度。(《普济方》)

5. 治血淋涩痛　生山栀子末、滑石等分。葱汤下。(《经验良方》)

6. 治热水肿　山栀子五钱,木香一钱半,白术二钱半。细切,水煎服。(《丹溪心法》)

7. 治阴阳痞结,咽膈噎塞,状若梅核,妨碍饮食,久而不愈,即成翻胃　山栀子(炒)、干姜(炮)各一两。上件为粗末。每服二钱,水一盏,同煎至五分,去滓,食后热服。(《杨氏家藏方》二气散)

8. 治胃脘火痛　大山栀七枚或九枚。炒焦,水一盏,煎七分,入生姜汁饮之。(《丹溪纂要》)

9. 治气实心痛　山栀子(炒焦)六钱,香附一钱,吴茱萸一钱。上为末,蒸饼丸如花椒大。以生地黄酒洗净,同生姜煎汤,送下二十丸。(《丹溪心法》)

10. 治肝热目赤肿痛　山栀七枚,钻透入塘火煨熟,水煎去滓。入大黄末三钱匕,搅匀,食后旋旋温服。(《圣济总录》栀子汤)

11. 治鼻出血　山栀子、乱头发(烧灰)。共为末,吹入鼻中。(《片玉心书》吹鼻散)

12. 治暴吐衄血,因热极妄行者　用山栀子炒黑一两,怀生地二两,炮姜灰五钱。水三碗,煎一碗,徐徐服。(《本草汇言》引《龙潭家秘》)

13. 治火疮未起　栀子仁灰,麻油和封,惟厚为佳。(《千金方》)

【临床报道】 1. 治疗踝关节扭挫伤　生栀子粉 50 g,生蜜适量,调成黏膏状,备用。将调成的药膏平摊于棉垫上(视损伤部位的大小),贴于患处,绷带包扎。嘱抬高患肢,适当活动,患处保暖。每 2 d 换药 1 次,3 次为 1 个疗程[1]。

2. 治疗冠心病　栀子、桃仁各 12 g,共轧成末,加炼蜜 30 g(或蛋清)调成糊状。将药摊敷在心前区,纱布敷盖固定。开始每 3 d 换药 1 次,2 次后 7 d 换药 1 次,6 次为 1 个疗程。治疗冠心病 50 例,经治疗 1 个疗程症状无改善者 6 例,其余 44 例症状均有好转,其中显效者 22 例,改善者 22 例。心电图显效者 7 例,改善者 18 例,25 例无改变[2]。

3. 治疗小儿发热　取生山栀 9 g,研碎,浸入 70%乙醇或白酒中 30～60 min,取浸泡液与适量面粉和匀,做成 4 个如 5 分镍币大小的面饼,临睡前贴压于患儿的双侧涌泉穴、内关穴,外包纱布,固定,次晨取下,以皮肤呈青蓝色为佳。用于小儿发热 60 例,结果经 1～3 次治疗 60 例患儿体温均恢复正常。其中外用 1 次即热退者 28 例,2 次热退者 21 例,3 次热退者 11 例,总有效率 100%[3]。

4. 治疗婴幼儿腹泻　取生山栀子(有条件者取新鲜者尤佳)捣如泥,加少许食盐混匀,外贴于手厥阴心包经荥穴劳宫上,外用纱布包扎固定。每隔 12 h 调换,直至吐泻完全停止。有脱水表现者加因米汤频服,少数重度脱水者补液纠正电解质紊乱。治疗婴幼儿腹泻 45 例,结果 12 h 内治愈 25 例,24 h 内治愈 17 例,无效而改用其他方法者 3 例。总有效率为 93.3%[4]。

5. 治疗急性卡他性结膜炎　生栀子 6～12 g,捣碎后用开水浸泡,当茶饮用,每日更换药物 1 次。治疗急性卡他性结膜炎 58 例,结果显效 35 例,有效 17 例,总有效率为 89.7%[5]。

【各家论述】 1.《本草衍义》:“栀子,仲景治(伤寒)发汗吐下后虚烦不得眠;若剧者,必反复颠倒,心中懊侬,栀子豉汤治之。虚,故不用大黄,有寒毒故也。栀子虽寒无毒,治胃中热气,既亡血、亡津液,脏腑无润养,内生虚热,非此物不可去。”

2.《丹溪心法》:“山栀子仁,大能降火,从小便泄去。其性能屈曲下降,人所不知。亦治痞块中火邪。”又“大凡心膈之痛,须分新久。若明知身受寒气,口吃寒物而得病者,于初得之时当与温散或温利之药。若曰病得之稍久则成郁,久郁则蒸热,热久必生火,《原病式》中备言之矣。若欲行温散温利,宁无助火添病耶!古方中多以山栀子为热药之向导,则邪易伏,病易退,正易复而病安。”

3.《本草求原》:“生用泻火;酒炒去心肝血热;炒黑止血;童便炒滋肾血,降阴火;姜汁炒,开郁、止痛、止烦呕。上热连皮,表热用皮;内热、下焦热用仁。亦说生用其气乃存,炒黑则无用。”

4.《本草思辨录》:“栀子,苦寒涤热,而所涤为瘀郁之热。黄疸之瘀热在表,其本在胃,栀子入胃涤热下行,更以走表利便之茵陈辅之,则瘀消热解而疸以愈。至治肝则古方不可胜举,总不离乎解郁火。凡肝郁则火生,胆火外扬,肝火内伏,栀子解郁火,故不治胆而治肝。古方如泻青丸、凉肝汤、越鞠丸、加味逍遥散之用栀子皆是。”

3357 栀子叶 zhī zǐ yè
(《本草求原》)

【异名】 黄枝叶(《生草药性备要》)。

【基原】 为茜草科栀子属植物栀子 *Gardenia jasminoides* Ellis 的叶。

【原植物】 参见“栀子”条。

【采收加工】 5～8 月采收，晒干。

【成分】 叶含环烯醚萜类：栀子苷(gardenoside)，都桷子苷(geniposide)[1]。萜类：栀子醛(cerbinal)[2]，二氢茉莉酮酸甲酯(methyl dihydrojasmonate)，桂皮酸-α-香树脂醇酯(α-amyrin cinnamate)，柠檬烯(limonene)，芳樟醇(linalool)[3]等。

【药性】 苦、涩，寒。

1.《本草求原》："涩，寒。"

2.《岭南采药录》："味涩、苦，性寒。"

【功用主治】 活血消肿，清热解毒。主治跌打损伤，疔毒，痔疮，下疳。

1.《生草药性备要》："消肿，理跌打伤。"

2.《本草求原》："洗疳痔疗，散毒疮；同鸡煮，则祛风。"

【用法用量】 内服：煎汤，3～9 g。外用：捣敷；或煎水洗。

3358 栀子花 zhī zǐ huā (《滇南本草》)

【异名】 砑下花(《酉阳杂俎》)，野桂花、白蟾花、雀舌花(《滇南本草》)，山栀花(《纲目》)，玉瓯花、玉荷花(《浙江药用植物志》)。

【基原】 为茜草科栀子属植物栀子或重瓣栀子的花。

【原植物】 1. 山栀 *Gardenia jasminoides* Ellis 参见"栀子"条。

2. 重瓣栀子 *Gardenia jasminoides* Ellis var. *fortuniana* (Lindl.) Hara 常绿灌木或小乔木状，高达 2 m。花萼筒倒圆锥形，顶端 6 深裂，裂片条状披针形；花冠筒长 4～8 cm，重瓣，花瓣卵形、倒卵形或椭圆形；雌雄蕊退化。花期 6～7 月。

华东、中南各地栽培。

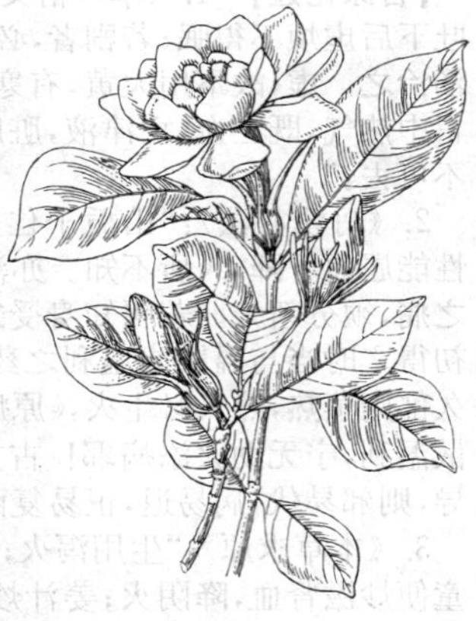

重瓣栀子

【采收加工】 6～7 月采摘，鲜用或晾干。

【药材】 栀子花 *Flos Gardeniae* 主产于广东、广西、四川等地。

性状 本品为不规则团块或类三角锥形。表面淡棕色或棕色。萼筒卵形或倒卵形，先端 5～7 裂，裂片线状披针形。花冠旋卷，花冠下部连成筒状，裂片多数，倒卵形至倒披针形。雄蕊 6，花丝极短。质轻脆，易碎。气芳香，味淡。

【成分】 山栀花含三萜成分：栀子花酸(gardenolic acid)A、B，栀子酸(gardenicacid)[1,2]；单萜类：芳樟醇，龙脑的二糖苷(linalyl and bornyl disaccharide glycosides)[3]。

【药性】《滇南本草》："味苦，性寒。"

【功用主治】 清肺止咳，凉血止血。主治肺热咳嗽，鼻衄。

1.《滇南本草》："泻肺火，止肺热咳嗽，止鼻衄血，消痰。"

2.《纲目》："悦颜色，《千金翼》面膏用之。"

【用法用量】 内服：煎汤，6～10 g；或焙研吹鼻。

【选方】 1. 治伤风，肺有实痰、实火，肺热咳嗽 栀子花三朵，蜂蜜少许，同煎服。

2. 治鼻血不止 栀子花数片。焙干，为末，吹鼻。(1、2 方出自《滇南本草》)

3359 栀子根 zhī zǐ gēn (《分类草药性》)

【基原】 为茜草科栀子属植物栀子 *Gardenia jasminoides* Ellis 的根。

【原植物】 参见"栀子"条。

【采收加工】 全年均可采，鲜用或切片晒干。

【药材】 栀子根 *Radix Gardeniae* 主产于广东、广西、四川等地。

性状 根呈圆柱形，有分枝，多已切成短段，长 2～5 cm。表面灰黄色或灰褐色，具有瘤状突起的须根痕。质坚硬，断面白色或灰白色，具放射状纹理。气微，味淡。

【药性】 味甘、苦，性寒。

1.《分类草药性》："苦。"

2.《岭南草药志》："味苦、微甘，性凉。"

3. 广州部队《常用中草药手册》："苦，寒。"

【功用主治】 清热利湿，凉血止血。主治黄疸，痢疾，感冒高热，吐血，衄血，淋证，水肿，乳痈，风火牙痛，疮痈肿毒，跌打损伤。

1.《分类草药性》："治妇女血气不和。"

2.《四川中药志》1960 年版："开心窍，解心热，通小便。治黄疸，吐血，痢血，五淋，跌打等症。"

3.《岭南草药志》："凉血止血，清热利湿。治胡豆黄，黄疸，感冒高热，赤痢，水肿，鼻衄，牙痛，瘰疬，跌打损伤。"

4. 广州部队《常用中草药手册》："清热解毒，凉血泻火。主治黄疸型肝炎，菌痢，口舌生疮，乳腺炎，疮疡肿毒。"

【用法用量】 内服：煎汤，15～30 g。外用：捣敷。

【选方】 1. 治黄疸 山栀根 30～60 g。煮瘦肉食。

2. 治鼻血 山栀根 30 g，白芍 15 g。水煎服。(1、2 方出自《岭南草药志》)

3. 治便血 鲜栀子根 30 g，黑地榆 9 g。水煎服。(《福建药物志》)

4. 治赤白痢疾 栀子根和冰糖炖服。(《闽东本草》)

5. 治肾脏性水肿 黄栀子根 120 g，孵仔母鸡 1 只。将药根与鸡加水炖烂，去渣食之。(《岭南草药志》)

6. 治牙痛 栀子根 30 g，臭茉莉根、石仙桃各 15 g。水煎服。(《福建药物志》)

3360 柃木 líng mù (《湖南药物志》)

【异名】 吹木叶(《湖南药物志》)，钓茄子(江西《草药手册》)，细叶茶(《四川省中药资源普查名录》)。

【基原】 为山茶科柃属植物柃木的枝叶或果实。

【原植物】 柃木 *Eurya japonica* Thunb. 又名：海岸柃(《中国高等植物图鉴》)。

灌木，高 1～3 m。嫩枝有棱。单叶互生；叶柄长 2～5 mm；叶片革质，成两列状，椭圆形至长圆状披针形，长 3～6 cm，

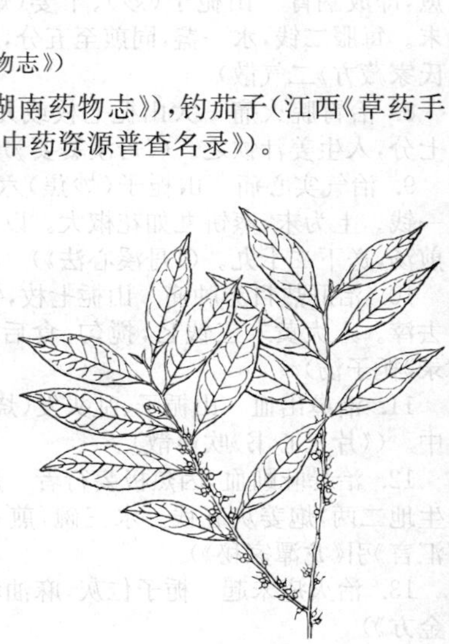

柃　木

宽 1.5～3 cm，先端锐尖或渐尖，微凹，基部楔形，边缘具钝齿，上面深绿色，下面黄绿色，主脉在上面下陷，侧脉不明显。花单性，雌雄异株，常 1～3 朵簇生于叶腋和枝侧；花梗短，下垂；萼片 5，近圆形，宿存；花瓣 5，白色或黄绿色，卵形，基部连合；雄花的雄蕊多数，短于花瓣，退化子房有或无；雌花无雄蕊，花柱短，先端 3 浅裂。浆果圆球形，成熟时紫黑色。花期 3～4 月，果期 7～8 月。

生于山坡阴湿处。分布于浙江、湖南、四川、台湾等地。

【采收加工】 全年可采枝叶，8 月采果实，鲜用或晒干。

【药材】 柃木 *Ramulus seu Fructus Euryae Japonicae* 主产于湖南、四川、贵州等地。

性状 枝条灰色，皮孔明显，有枝痕和叶柄痕。叶多破碎，完整叶片披针形，长 4～6 cm，宽 1.5～2 cm；先端急尖或渐尖，基部楔形，边缘有细圆锯齿或呈锯齿状；表面黄绿色或暗绿色，嫩叶色淡，有柔毛，老叶色深，较光滑；革质。果实呈不规则的球形，皱缩，直径 3～4 mm，暗红色或紫黑色。气微，味微苦。

【成分】 新鲜的叶中含维生素 C 29～219 mg/100 g[1]。

果实含黄酮类：矢车菊苷（chrysanthemin）[2]，矢车菊素 3-乙酰芸香糖苷（cyanidin 3-acetylrutinoside）[3]。

【药性】 苦、涩，凉。

1.《湖南药物志》："味涩。"

2.《贵州草药》："性平，味苦、涩。"

3.《四川中药志》1982 年版："苦、涩，凉。"

【功用主治】 祛风清热，利水消肿，止血生肌。主治风湿痹痛，腹水臌胀，发热口干，疮肿，跌打肿痛，创伤出血。

1.《湖南药物志》："清热消肿。治发热口干，外伤，腹水。"

2.《全国中草药汇编》："主治风湿关节疼痛，腹水，外伤出血。"

3.《四川中药志》1982 年版："清热消肿，止血生肌。用于外伤出血，肿痛。"

【用法用量】 内服：煎汤，10～30 g。外用：鲜品捣敷；或煎汤熏洗。

【选方】 1. 治创伤出血 柃木叶研末，敷伤处。

2. 治跌打损伤肿痛 柃木叶 15 g，飞蛾七 15 g。水煎服。（1、2 方出自《四川中药志》1982 年版）。

3361 枸橘 gǒu jú（《纲目》）

【异名】 枳实（《本经》），臭橘（《本草图经》），枸棘子（《履巉岩本草》），野橙子（《纲目》），唐橘（《中国树木分类学》），绿衣枳实、绿衣枳壳（福建）。

【基原】 为芸香科枳属植物枸橘幼果或未成熟果实。

【原植物】 枸橘 *Poncirus trifoliata*（L.）Raf.［*Citrus trifoliata* L.］ 又名：枳（《周礼》），铁篱笆（《植物名实图考》），铁篱寨、绿角刺（河南）。

落叶灌木或小乔木。茎分枝多，小枝呈扁压状。茎枝具腋生粗大的棘刺，长1～5 cm，刺基部扁平。叶互生，三出复叶；叶柄长 1～3 cm，宽 2～5 mm；顶生小叶倒卵形或椭圆形，长 1.5～6 cm，宽 0.7～3 cm，先端微凹或圆，基部楔形，边缘有不明显小锯齿；侧生小叶较小，椭圆状卵形，基部稍偏斜，幼嫩时在主脉上有短柔毛，具半透明油腺点。花白色，具短柄，单生或成对生于二年生枝条叶腋，常先叶开放，有香气；萼片 5，卵状三角形；花瓣 5；雄蕊 8～20 或更多，长短不等；雌蕊 1，子房近球形，密被短柔毛，6～8 室，每室具数枚胚珠，花柱粗短，柱头头状。柑果球形，直径 2～5 cm，熟时橙黄色，密被短柔毛，具很多油腺，芳香，柄粗短，宿存于枝上。种子多数。花期4～5 月，果期 7～10 月。

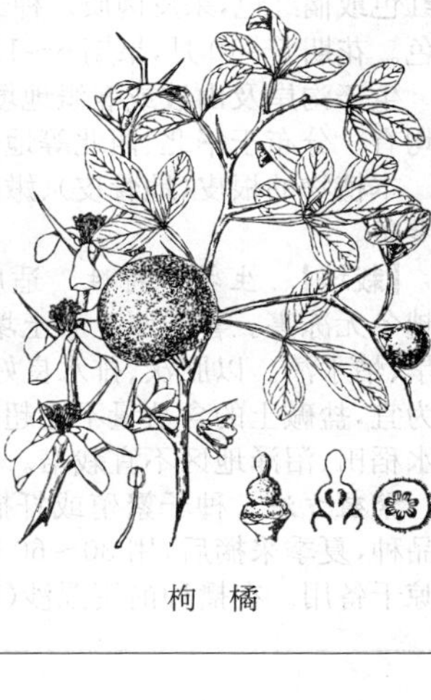

枸 橘

多栽培于路旁、庭园作绿篱。河北、山东、江苏、浙江、安徽、福建、江西、河南、湖北、湖南、广东、广西、四川、贵州、云南、陕西、甘肃、台湾等地均有栽培。

本植物的根皮（枳根皮）、树皮屑（枳茹）、棘刺（枸橘刺）、叶（枸橘叶）、幼果（枳实）、将成熟的果实（枳壳）、种子（枸橘核）亦作药用，另设专条。

【栽培】 生物学特性 宜疏松肥沃、排水良好的壤土或沙壤土。

繁殖方法 种子繁殖、压条繁殖、扦插繁殖或嫁接繁殖。育苗移栽：选未育过柑橘类苗木的土地，整地施足基肥，作宽 1 m的畦。种子随采随播，秋播，用火烧土盖种，以不见种子露面为宜，覆盖草帘或茅草，防雨后土壤板结。种子发芽后揭去部分盖物，而后全部揭除改用搭棚遮荫。苗稍大后以 3～4 cm 间苗，第三年春季按 3 m×3 m 行距定植，每穴 3 株。高空压条：选取 13～16 年健壮、无病虫害的母树，在 1～3 年生的树条上进行高空压条，待环割处长根后，于第二年春季从母树上剪下定植。扦插繁殖：选择 10 年以上的结果母树，剪取二年生枝条，除去硬刺，剪成数段，每段留芽 2～3 个，在砂质壤土上进行扦插，浇一次透水，以后注意土壤保湿，1 年后定植。嫁接繁殖：砧木选用二年生野生的绿衣枳实幼苗。采用带木质部嵌芽接法，用"T"字形芽接，从芽的上方 0.8～1.0 cm 处向下斜削一刀，长约 1.5 cm，后在芽的下方 0.5～0.8 cm 处，向下斜切至第一刀刀口底部，使两刀斜切面呈 30°夹角，取下芽片插入砧木的切口处。砧木切口比芽片稍长，芽片插入后，其上端必须露出一线砧木皮层，最后绑紧。

田间管理 出苗后，经常拔草，薄施腐熟人粪或复合肥，防积水，旱时勤灌水。每年四个季节各施 1 次肥，春秋两季重施保果肥和保树肥，保果肥开花前进行，以发酵过的人畜粪尿、塘泥、堆肥、草木灰、过磷酸钙及硫胺为主，采用环状沟施肥法、水平沟施肥法。冬季施越冬肥，施后在树的周围堆积 15～18 cm 腐熟草皮，再铺上塘泥土。隔一定时候进行中耕除草。春季进行整形修剪，剔除病虫枝条及枯枝，剪去重叠枝、交叉枝、密生枝及下垂枝。

【采收加工】 7～8 月拾取自然脱落在地上的幼小果实，晒干；略大者自中部横切为两半，晒干者称绿衣枳实；未成熟果实，横切为两半，晒干者称绿衣枳壳。

【药材】 枸橘 *Fructus Ponciri Trifoliatae* 主产福建。

性状 绿衣枳实 呈圆球形或剖成两半，直径 0.8～1.2 cm；外表面绿褐色，密被棕绿色毛茸，基部具圆盘状果柄痕；横剖面：类白色，边缘绿褐色，可见凹陷的小点，瓤囊黄白色；味苦涩。

绿衣枳壳 多为半球形，直径 2.5～3 cm；外皮灰绿色或黄绿色，有微隆起皱纹，被细柔毛；横剖面果皮厚 3～5 mm，边缘有油点 1～2 列，瓤囊 5～7 瓣，中轴宽 2～5 mm。气香，味微苦。

鉴别 粉末特征：淡棕黄色或绿色。果皮表皮细胞不规则多角形，壁厚3～6 μm；横切面观，细胞径向延长，平周壁及垂周壁外方增厚。非腺毛由1～14个细胞组成，平直或稍弯曲，顶端渐尖或钝圆，壁疣明显，壁厚5～7 μm。中果皮细胞类圆形，壁厚7～10 μm。油室大小悬殊，长径91～715 μm。草酸钙结晶斜方形、菱形或多面体。

【成分】 果实含黄酮类：枳属苷(poncirin)，橙皮苷(hesperidin)，野漆树苷(rhoifolin)，柚皮苷(naringin)，新橙皮苷(neohesperidin)等。

果皮含挥发油约0.47%，其中有单萜类成分：α-蒎烯(α-pinene)，β-蒎烯(β-pinene)，月桂烯(myrcene)，柠檬烯(limonene)，莰烯(camphene)，γ-松油烯(γ-terpinene)，对聚伞花素(*p*-cymene)，丁香烯(caryophyllene)等。还含茵芋碱(skimmianine)[1]。

【药理】 1. 抗病毒作用 将小鼠纤维细胞放置于200 μg/ml的橙皮苷中预先孵化，能保护细胞不受水疱性口炎病毒的侵害维持24 h。果实中所含橙皮苷预先处理HeLa细胞，能预防流感病毒的感染，但其抗病毒活性可被透明质酸酶所破坏[1]。

2. 抗炎作用 小鼠腹腔注射柚皮苷100 mg/kg可降低甲醛性踝肿胀，大鼠注射100 mg/kg，也有显著的抗炎作用[2]。橙皮苷和柚皮苷对豚鼠因维生素C缺乏所致眼球结膜血管内血细胞凝聚及微血管抵抗力降低，有改善作用[3]。能增强维生素C缺乏的豚鼠肾上腺、脾及白细胞中抗坏血酸的含量[4]。

3. 其他作用 果皮所含橙皮苷和柚皮苷都能抑制大鼠眼晶状体的醛糖还原酶，在大鼠体内柚皮苷的 10^{-4} mol/L浓度，抑制作用为80%[2]。

【炮制】 取原药材，除去杂质，洗净，润软，对剖，干燥，筛去灰屑。

饮片性状 为半球形。表面绿黄色或绿橙色，密布凹下的小油点及微细的网状皱纹，被稀疏的短柔毛，顶端有隆起的环圈。果瓤6～8瓣，每瓣有种子数枚。气香而浊，味酸而苦。

贮干燥容器内，置通风干燥处。

【药性】 辛、苦，温。归肝、胃经。

1.《本经逢原》："辛，温。"

2.《上海常用中草药》："辛、苦，温。"

3.《青岛中草药手册》："入肝、胃经。"

【功用主治】 疏肝和胃，理气止痛，消积化滞。主治胸胁胀满，脘腹胀痛，乳房结块，疝气疼痛，睾丸肿痛，跌打损伤，食积，便秘，子宫脱垂。

1.《本经逢原》："破气散热，解酒毒。"

2.《纲目拾遗》："疔子痈及疝气，俱取整个枸橘，煅存性研末，陈酒送服。"

3.《植物名实图考》："治跌打。"

4.《中国药用植物图鉴》："治胸腹满、胸腹痛；祛痰、利尿、发汗及健胃。"

5.《上海常用中草药》："利气，健胃，通便。治胃部胀满，消化不良，便秘，子宫脱垂，脱肛，疝气，乳房结核。"

【用法用量】 内服：煎汤，9～15 g；或煅研粉服。外用：煎水洗；或熬膏涂。

【宜忌】《青岛中草药手册》："气血虚弱及孕妇慎服。"

【选方】 1. 治胃脘胀痛，消化不良 枸橘9 g，水煎服；或煅存性研粉，温酒送服。(《浙江药用植物志》)

2. 治疝气 枸橘6个。用250 g白酒泡7 d。每服药酒2盅，日服3次。(《河北中草药》)

3. 治牙痛 铁篱寨6 g，小茴香9 g。水煎服。(《河南中草药手册》)

4. 治内伤诸痛 枸橘，醋浸熬胶，摊贴。贴即痛止，但须久贴，方不复发。(《本经逢原》)

5. 治下痢脓血 枸橘、萆薢各等分。炒存性，研粉。每次6 g。用茶汁送服。(《浙江药用植物志》)

3362 枸杞子 gǒu qǐ zǐ (《别录》)

【异名】 苟起子(《本草经集注》)，枸杞红实(《宝庆本草折衷》)，甜菜子(《救荒本草》)，西枸杞(《纲目》)，狗奶子(《广雅疏证》)，红青椒、枸蹄子(《河南中药手册》)，枸杞果(《河北药材》)，地骨子、枸茄茄(《山西中药志》)，红耳坠、血枸子(《中药材手册》)，枸杞豆、血杞子(《药材学》)。

【基原】 为茄科枸杞属植物宁夏枸杞的果实。

【原植物】 宁夏枸杞 *Lycium barbarum* L. [*L. halimifolium* MilL.] 又名：中宁枸杞(《拉汉种子植物名称》)。

灌木或经栽培后而成大灌木，高1～3 m。主茎数条，粗壮；小枝有纵棱纹，有不生叶的短棘刺和生叶、花的长棘刺；果枝细长，通常先端下垂，外皮淡灰黄色，无毛。叶互生或数片簇生于短枝上；叶柄短；叶片披针形或长圆状披针形，长2～8 cm，宽0.5～3 cm，先端尖，基部楔形或狭楔形而下延成叶柄，全缘，上面深绿色，背面淡绿色，无毛。花腋生，常单1或2～6朵簇生在短枝上；花梗细；花萼钟状，先端2～3深裂，裂片宽卵状或卵状三角形；花冠漏斗状，先端5裂，裂片卵形，粉红色或淡紫红色，具暗紫色脉纹，管内雄蕊着生处上方有一圈柔毛；雄蕊5；雌蕊1，子房长圆形，2室，花柱线形，柱头头状。浆果卵圆形、椭圆形或阔卵形，长8～20 mm，直径5～10 mm，红色或橘红色，果皮肉质。种子多数，近圆肾形而扁平，棕黄色。花期5～10月，果期6～11月。

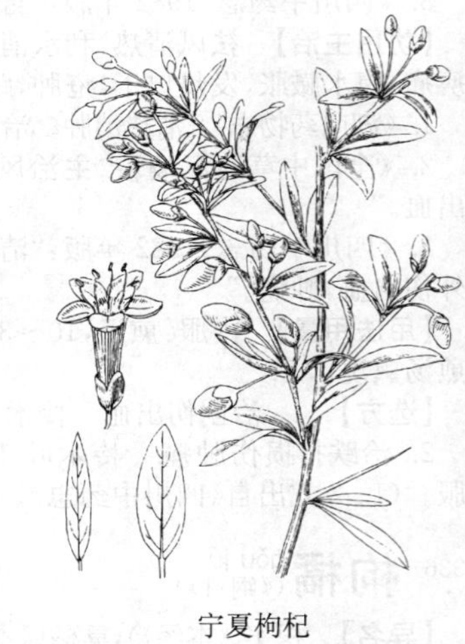

宁夏枸杞

生于沟岸及山坡或灌溉地埂和水渠边等处。野生和栽培均有。分布于华北、西北等地。

本植物的根皮(地骨皮)、嫩茎叶(枸杞叶)亦供药用，另设专条。

【栽培】 生物学特性 适应性强，耐寒，在－25.6 ℃下越冬无冻害。喜光照。对土壤要求不严，耐盐碱、耐肥、耐旱、怕水渍。以肥沃、排水良好的中性或微酸性轻壤土栽培为宜，盐碱土的含盐量不能超过0.2%，在强碱性、黏壤土、水稻田、沼泽地区不宜栽培。

繁殖方法 种子繁殖或扦插繁殖。种子繁殖：选用优良品种，夏季采摘后，用30～60 ℃温水浸泡，搓揉种子，洗净，晾干备用。在播种前用湿沙(1∶3)拌匀，置20 ℃室温下催芽,待有30%种子露白时或用清水浸泡种子一昼夜,再行播种。春、夏、秋季均可播种,以春播为主。3月下旬至4月上旬,按行距40 cm开沟条播,深1.5~3 cm,覆土1~3 cm,幼苗出土后,要根据土壤墒情,注意灌水。苗高1.5~3 cm松土除草1次,以后每隔20~30 d松土除草1次。苗高6~9 cm时定苗,株距12~15 cm,每1 hm^2 留苗15万~18万株。结合灌水在5、6、7月追肥3次,为保证苗木生长,应及时去除幼株离地40 cm部位生长的侧芽,苗高60 cm时应行摘心,以加速主干和上部侧枝生长,当根粗0.7 cm时,可出圃移栽。扦插繁殖:在优良母株上,采粗0.3 cm以上的已木质化的一年生枝条,剪成18~20 cm长的插穗,扎成小捆竖在盆中用 100×10^{-6} α-萘乙酸浸泡2~3 h,然后扦插,按株距6~10 cm斜插在沟内,填土踏实。

田间管理 在5、6、7月各中耕除草1次。10月下旬至11月上旬施羊粪、猪粪、厩肥、饼肥等作基肥。追肥可于5月施尿素和6~7月施磷、钾复合肥。幼树整形,枸杞栽后当年秋季在主干上部的四周选3~5个生长粗壮的枝条作主枝,并于20 cm左右处短截,第二年春在此枝上发出新枝时于20~25 cm处短截作为骨干枝。第三、第四年仿照第二年办法继续利用骨干枝上的徒长枝扩大,加高充实树冠骨架。经过5~6年整形培养进入成年树阶段。成年树修剪,每年春季剪枯枝、交叉枝和根部萌蘖枝,夏季去密留疏,剪去徒长枝、病虫枝及针刺枝。秋季全面修剪,整理树冠,选留良好的结果枝。

病虫害防治 病害有枸杞黑果病(炭疽病),为害花蕾、花和青果,可合理密植,保持良好的通风透光性,及时排除田间积水,控制田间湿度,发病前用1∶1∶120波尔多液喷射,发病初期喷50%可湿性退菌特1 000倍液,7~10 d喷1次;根腐病,可用50%托布津1 000~1 500倍液或50%多菌灵1 000~1 500倍液浇注根部,或及时挖除病株,并在病穴施入石灰消毒,充分曝晒一夏后,补植健株。虫害有枸杞实蝇,可在越冬成虫羽化时,在杞园地面撒50%西维因粉3 kg/亩,摘除蛆果深埋、秋冬季灌水或翻土杀死土内越冬蛹;枸杞负泥虫,可在春季灌溉松土,破坏越冬场所杀死虫源,4月中旬于杞园地面撒5%西维因粉(1 kg兑细土5~7 kg),杀死越冬成虫,或用1.5%苦参素1 200倍液喷雾防治;枸杞蛀果蛾,可于4月上、中旬第一代幼虫为害时,喷90%敌百虫800~1 000倍液防治;枸杞蚜虫,用1.5%苦参素乳油或2%百草1号乳油1 000~1 200倍液,2.5%扑虱蚜可湿性粉剂3 000~3 500倍液喷雾;枸杞瘿螨,用0.9%爱福丁2 000~3 000倍液防治。

【采收加工】 6~11月果实陆续红熟,要分批采收,迅速将鲜果摊在果栈上,厚不超过3 cm,一般以1.5 cm为宜,放阴凉处晾至皮皱,然后曝晒至果皮起硬,果肉柔软时去果柄,再晒干;晒干时切忌翻动,以免影响质量。遇多雨时宜用烘干法,先用45~50 ℃烘至七八成干后,再用55~60 ℃烘至全干。

【药材】 枸杞子 *Fructus Lycii* 主产于宁夏。

商品规格 商品有西枸杞、津枸杞(血枸杞)。西枸杞系指宁夏、甘肃、内蒙古、新疆等地的产品,分五个等级。血枸杞系指河北、山西等地产品,分三个等级。出口商品分特级(贡果面)、甲级(贡果王)、乙级(贡果)、丙级(超王杞)。

性状 果实呈类纺锤形或椭圆形,长6~20 mm,直径3~10 mm。表面红色或暗红色,顶端有小凸起状的花柱痕,基部有白色的果柄痕。果皮柔韧,皱缩;果肉肉质,柔润。种子20~50粒,类肾形,扁而翘,长1.5~1.9 mm,宽1~1.7 mm,表面浅黄色或棕黄色。气微,味甜。

鉴别 果皮横切面:外果皮1列细胞,切向壁增厚,非木化或微木化,外被角质层,外缘不规则细齿状。中果皮为10余列细胞,最外层细胞略切向延长,其下细胞类圆形、长圆形、类长方形,向内细胞渐增大,最内侧有的细胞较小,壁稍增厚;细胞含众多橙红色素颗粒,有的含草酸钙砂晶;维管束双韧型,多数,散列,导管细小。内果皮1列细胞,细胞壁全面增厚,木化。

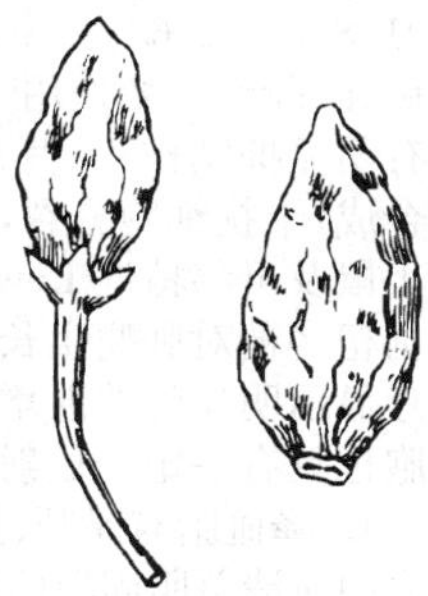
枸杞子(果实)外形

粉末特征:黄橙色或暗红色。种皮石细胞表面观不规则多角形或长多角形,垂周壁深波状弯曲或微波状弯曲,直径37~117 μm,长至196 μm,壁厚5~27 μm;断面观类方形或扁方形,侧壁及内壁增厚,内壁稍弯曲,外壁黏液化。外果皮细胞表面观类多角形或长多角形,垂周壁细波状弯曲或平直,外平周壁表面有较细密平行角质条纹。中果皮薄壁细胞类多角形,胞腔内含橙红色或红棕色色素颗粒;有的含草酸钙砂晶。另有内胚乳细胞,含脂肪油滴及糊粉粒。

品质标志 《中华人民共和国药典》2005年版规定:照紫外可见分光光度法测定:本品含枸杞子多糖以葡萄糖($C_6H_{12}O_6$)计,不得少于1.8%;照薄层色谱法测定:本品含甜菜碱($C_5H_{11}NO_2$)不得少于0.30%。

【成分】 果实含生物碱:甜菜碱(betaine)[1],阿托品(atropine),天仙子胺(hyoscyamine)[2],丙烯胺类lyciumide A[3]。多糖约7.09%[4],主要有:多糖LBP-I[5],LLBP[6,7],糖肽[8]。又含脑苷脂(cerebroside)[9],熊果酸(uronic acid)[10],玉蜀黍黄质,酸浆果红素[1],隐黄质(cryptoxanthin)[11],东莨菪素(scopoletin)[12],对香豆酸(*p*-coumaric acid),胡萝卜甾醇(daucosterol),β-谷甾醇(β-sitosterol)[13],胡萝卜素,硫胺素,核黄素,烟酸,维生素C[11]。还含钾、钙、钠、锌、铁、铜、锰、硒、铬、锶、铅、镍、镉、砷、钴、镁等元素[14]。

种子含氨基酸:天冬氨酸,脯氨酸,丙氨酸,亮氨酸,苯丙氨酸,丝氨酸,甘氨酸,谷氨酸,半胱氨酸,赖氨酸,精氨酸,异亮氨酸,苏氨酸,组氨酸,酪氨酸,色氨酸,甲硫氨酸[12],牛磺酸,γ-氨基丁酸[15]。

【药理】 1. 对免疫功能的影响 枸杞多糖(LBP)对小鼠T、B淋巴细胞因子呈双向调节作用,剂量大至1 mg/ml时呈抑制作用,小至 10^{-5} mg/ml时呈增长作用[1]。LBP 10 mg/kg给小鼠灌胃,能显著地增加巨噬细胞 C_{3b} 和Fc受体的数量和活力,并能减弱醋酸氢化可的松对巨噬细胞 C_{3b} 和Fc受体的抑制作用[2]。LBP5 mg/kg、10 mg/kg,腹腔注射,可提高小鼠脾脏T淋巴细胞的增殖功能,增强细胞毒T淋巴细胞(CTL)的杀伤功能,可以对抗环磷酰胺(CY)对小鼠T淋巴细胞、CTL和自然杀伤细胞(NK细胞)的免疫抑制作用[3]。1 mg/ml浓度的LBP对环磷酰胺和 ^{60}Co 照射所致的白细胞数降低有明显的升白细胞作用[4]。小鼠淋巴细胞转化率、腹腔巨噬细胞吞噬功能、抗体分泌功能的检测和胸腺、脾重的结果显示,枸杞水浸液具有明显的抗X射线辐射作用[5]。

2. 延缓衰老作用 LBP注射老龄小鼠可显著促进脾细

胞增殖[6]。26月龄衰老大鼠心肌β受体密度降低，枸杞子可使之显著升高，接近年轻大鼠水平，提示对心肌β受体数目的调节是枸杞子发挥延缓衰老作用的分子基础之一[7]。

3. 抗肿瘤作用　用枸杞子的丙酮提取液对致癌剂诱导的突变株 TA_{98}、TA_{100} 有抑制突变作用，抑制率分别为91.8%、82.6%。说明枸杞子含有抗突变物质和具有抗御、阻断致突变作用[8]。枸杞子对人胃腺癌KATO-Ⅲ细胞有明显抑制作用，其作用机制主要表现在抑制细胞DNA合成，干扰细胞分裂，细胞再殖能力下降[9]。用 $C_{57}BL$ 纯系小鼠及可移植性Lewis肺癌模型实验，结果表明，单独使用枸杞多糖对肿瘤生长无明显抑制作用，而枸杞多糖结合放疗显示明显的放射增敏作用，枸杞多糖对急性乏氧肿瘤细胞也具有一定的放射增敏效应[10]。

4. 降血脂与保肝、抗脂肪肝作用　枸杞子液有明显降低血中血清总胆固醇(TC)、三酰甘油(TG)、低密度脂蛋白胆固醇(LDL-C)的作用以及降低肝内TC、TG的作用[11]。小鼠灌服枸杞水浸液对四氯化碳引起的肝损害有轻微的抑制脂肪在肝细胞内沉积和促进肝细胞新生的作用[12]。用天冬氨酸甜菜碱也观察到对四氯化碳中毒性肝炎的保护效果[13]。

5. 对造血系统的影响　每只灌服10%枸杞煎剂0.5 ml，连续10 d，对正常小鼠造血功能有促进作用，可使白细胞增多[14]。LBP10 mg/kg腹腔注射，连续3 d，小鼠骨髓中爆式红系集落形成单位(BFU-E)和红系集落形成单位(CFU-E)分别上升到对照组的342%和192%，外周血网织红细胞比例于给药后第六日上升到对照组218%，LBP注射后还可促进小鼠脾脏T淋巴细胞分泌集落刺激因子，提高小鼠血清集落刺激活性水平；在体外培养体系中，LBP对粒——单系祖细胞无直接刺激作用，但可加强集落刺激因子(SF)的集落刺激活性[15]。

6. 抗遗传物质损伤作用　枸杞子可减少老年大鼠心、脑、骨骼肌组织线粒体DNA缺失，提高心、脑线粒体三磷酸腺苷(ATP)的合成和心、骨骼肌线粒体呼吸链复合酶Ⅳ活力及脑线粒体呼吸链复合酶Ⅰ活力[16]。枸杞子水提物对丝裂霉素C诱发微核的拮抗作用，发现枸杞子具有明显的抗丝裂霉素C诱发微核作用[17]。

7. 降血糖作用　给正常小鼠灌胃枸杞多糖50 mg/kg及100 mg/kg，可使血糖明显降低，给四氧嘧啶中毒小鼠枸杞多糖100 mg/kg，高血糖水平亦明显降低，糖耐量实验表明，枸杞多糖100 mg/kg可明显对抗正常小鼠给5 g/kg葡萄糖引起的血糖升高[18]。

8. 降压作用　枸杞水提取物有降低血压作用[19]。枸杞子多糖可降低肾性高血压大鼠收缩期、舒张期血压，降低血浆及血管中丙二醛、内皮素含量，增加降钙素基因相关肽的释放[20]。

9. 抑菌作用　枸杞子浸出液对金黄色葡萄球菌、表皮葡萄球菌、溶壁微球菌、伤寒杆菌H-901、伤寒杆菌O-901、甲型副伤寒杆菌、乙型副伤寒杆菌、丙型副伤寒杆菌、鼠伤寒杆菌、痢疾杆菌、大肠杆菌、产气杆菌、铜绿假单胞菌、枯草杆菌、炭疽杆菌(无毒株)、鼠疫杆菌(无毒株)、白念球菌等17种细菌均有较强的抑制作用[21]。

10. 其他作用　枸杞提取物能促进乳酸杆菌之生长，并刺激其产酸[22]。枸杞水煎剂(13.23%浓度)给予小鼠口服0.3 ml/20 g，每日1次，30 d后可使小鼠皮肤羟脯氨酸含量增加15.5%，能显著增强小鼠的耐缺氧能力，能显著延长小鼠游泳时间[23]。

毒性　枸杞毒性很小。甜菜碱进入体内以原形排出，大鼠静注2.4 g/kg，未见毒性反应[24]。小鼠腹腔注射25 g/kg，10 min内出现全身痉挛，呼吸停止[19]。枸杞水提取物小鼠皮下注射的 LD_{50} 为8.32 g/kg，而甜菜碱为18.78 g/kg，表明前者毒性较后者大1倍多[25]。

【炮制】 1. 枸杞子　取原药材，除去杂质，摘去残留果梗和蒂。

2. 炒枸杞子　取净枸杞子，用文火炒至表面有焦斑点，取出放凉。

3. 盐枸杞子　将食盐置锅内，用文火炒热后，再加入枸杞子炒至黄色发胀时，筛去盐即可。

饮片性状　枸杞子参见"药材"项。炒枸杞子形同枸杞子，有焦斑点。盐枸杞子形如枸杞子，表面暗红色或污黄色，微鼓起，味微咸。

贮干燥容器内，炒枸杞子、盐枸杞子密闭，置阴凉干燥处，防热，防潮，防蛀。

【药性】 甘，平。归肝、肾、肺经。

1.《药性论》："味甘，平。"

2.《本草蒙筌》："味甘、苦，气微寒，无毒。"

3.《本草汇言》："味甘，微苦，气寒，性润无毒。可升可降，阴中阳也。入足少阴、足厥阴经。"

4.《本草新编》："味甘、苦，气微温。"

5.《本草经解》："入足少阴肾经、手少阴心经，气味俱降，阴也。"

6.《要药分剂》："入肝、肾二经，兼入肺经。"

【功用主治】 养肝，滋肾，润肺。主治肝肾亏虚，头晕目眩，目视不清，腰膝酸软，阳痿遗精，虚劳咳嗽，消渴引饮。

1.《本草经集注》："补益精气，强盛阴道。"

2.《药性论》："能补益精诸不足，易颜色，变白，明目，安神，令人长寿。"

3. 王好古："主心病嗌干心痛，渴而引饮，肾病消中。"(引自《纲目》)

4.《纲目》："滋肾，润肺，明目。"

5.《本草汇言》："润肺生津，补肾添精。"

6.《本草述》："疗肝风血虚，眼赤痛痒昏翳。""治中风眩晕，虚劳，诸见血证，咳嗽血，痿、厥、挛，消瘅，伤燥，遗精，赤白浊，脚气，鹤膝风。"

【用法用量】 内服：煎汤，5～15 g；或入丸、散、膏、酒剂。

【宜忌】 脾虚便溏者慎服。

1.《本草经疏》："若病脾胃薄弱，时时泄泻者勿入。"

2.《本草汇言》："如脾胃有寒痰冷癖，时作泄泻者勿入。"

3.《药品化义》："人参固气令精不遗，枸杞滋阴使火不泄，二品相须而用。"

4.《得配本草》："得麦冬，治干咳；得北五味，生心液；配椒、盐，理肾而除气痛；佐术、苓，补阴而不滑泄。"

【选方】 1. 治肝肾不足，眼目昏暗，瞻视不明，茫茫漠漠，常见黑花，多有冷泪　枸杞子三两，巴戟(去心)一两，甘菊(拣)四两，苁蓉(酒浸，去皮，炒，切，焙)二两。上为细末，炼蜜丸，如梧桐子大。每服三十丸至五十丸，温酒或盐汤下，空心食前服。(《局方》菊睛丸)

2. 治男子肾脏虚耗，水不上升，眼目昏暗，远视不明，渐成内障　枸杞子(酒蒸)四两，白茯苓(去皮)八两，当归二两，菟丝子(酒浸，蒸)四两，青盐(另研)一两。上为细末，炼蜜和丸，如桐子大。每服七十丸，食前用白汤送下。(《证治准绳》杞苓丸)

3. 治肾虚腰痛　枸杞子、地骨皮各一斤，川萆薢、川杜仲各十两。俱晒燥，微炒，以好酒三斗，净罈内浸之，煮一日，滤出渣。早晚随量饮之。（《千金方》）

4. 治虚劳烦渴不止　枸杞子（酒拌微炒）八两，地骨皮（微炒）十两，共研为末；麦门冬（去心）、熟地黄各四两，酒煮捣膏，和前药共为丸，梧子大。每早晚各服四钱，白酒下。（《千金方》）

5. 安神养血，滋阴壮阳，益智，强筋骨，泽肌肤，驻颜色　枸杞子（去蒂）五升，圆眼肉五斤。上二味为一处，用新汲长流水五十斤，以砂锅桑柴火慢慢熬之，渐渐加水煮至杞圆无味，方去渣，再慢火熬成膏，取起，磁罐收贮。不拘时频服二三匙。（《摄生秘剖》杞圆膏）

6. 治劳伤虚损　枸杞子三升，干地黄（切）一升，天门冬一升。上三物，细捣，曝令干，以绢罗之，蜜和作丸，大如弹丸。日二。（《古今录验》枸杞丸引《医心方》）

7. 治一切痈疽恶毒，溃烂不已；及瘰疬结核，马刀肉瘿，延结不休；或风毒流注，上愈下发，左消右起，延串不止；或便毒鱼口，杨梅破烂，日久不合　枸杞子一味。每早晚一两干嚼，以川萆薢五钱，煎汤传送，服百日痊愈。（《外科全书》引《本草汇言》）

【临床报道】 1. 调节免疫功能　枸杞多糖 45 mg，口服，每日 3 次。用于 60 例恶性肿瘤放疗患者。结果，放疗后 T_3、T_4 细胞比例，T_4/T_3 比值、淋巴细胞转化率及巨噬细胞吞噬率均较放疗前明显提高。放疗结束时，白细胞总数、淋巴细胞绝对值及 T_3、T_4 细胞比例、T_4/T_3 比值均较单纯放疗组显著提高，淋巴细胞转化率及巨噬细胞吞噬率也有明显增加[1]。

2. 治疗心力衰竭　人参 10 g，枸杞子 10 g，桂圆肉10 g，大枣 9 枚。先煎人参 20 min 后再加入其他药物，再煮沸 10 min 即可。每剂分 2 次服下，服药时连同药物（药渣）一同吃下，药渣也分 2 次用完。人参选用红参。治疗心力衰竭 73 例，结果显效 51 例，有效 19 例，无效 3 例，总有效率 95.8%[2]。

3. 治疗男性不育症　每晚嚼食枸杞子 15 g，连服 1 个月为 1 个疗程，一般精液常规检查正常后再服 1 个疗程，服药期间忌房事。共治 42 例，均属精液异常而不能生育者，结果经 1 个疗程治疗，精液常规转正常者 23 例，2 个疗程转正常者 10 例，6 例无精子者无效，3 例效不佳。2 年后随访，精液转正常的 33 例均已有后代[3]。

【各家论述】 1.《纲目》："枸杞之滋益不独子，而根亦不止于退热而已。但根、苗、子之气味稍殊，而主治亦未必无别。盖其苗乃天精，苦甘而凉，上焦心肺客热者宜之；根乃地骨，甘淡而寒，下焦肝肾虚热者宜之。此皆三焦气分之药，所谓热淫于内，泻以甘寒也。至于子则甘平而润，性滋而补，不能退热，止能补肾润肺，生精益气。此乃平补之药，所谓精不足者，补之以味也。分而用之，则各有所主；兼而用之，则一举两得。"

2.《本草经疏》："老人阴虚者十之七八，故枸杞子服食家为益精明目之上品，昔人多谓其能生精益气、除阴虚内热、明目者，盖热退则阴生，阴生则精血自长，肝开窍于目，黑水神光属肾，二脏之阴气增益，则目自明矣。"

3.《本草正》："枸杞，味重而纯，故能补阴，阴中有阳，故能补气。所以滋阴而不致阴衰，助阳而能使阳旺。虽谚云离家千里，勿食枸杞，不过谓其助阳耳，似亦未必然也。此物微助阳而无动性，故用之以助熟地最妙。其功则明耳目，添精固髓，健骨强筋，善补劳尤止消渴，真阴虚而脐腹疼痛不止者，多用神效。"

4.《本草通玄》："枸杞子，补肾益精，水旺而骨强，而消渴，目昏，腰疼膝痛，无不愈矣。平而不热，有补水制火之能，与地黄同功。"

5.《本草求真》："枸杞（子）甘寒性润，据书皆载祛风明目，强筋健骨，补精壮阳，然究因于肾水亏损，服此甘润，阴从阳长，水至风息，故能明目强筋，是明指为滋水之味，故书又载能治消渴。今人因其色赤，妄谓枸杞（子）能补阳，其失远矣，岂有甘润气寒之品，而尚可言补阳耶？"

3363 枸杞叶 gǒu qǐ yè （《别录》）

【异名】 地仙苗（《日华子》），枸杞尖（《滇南本草》），天精草（《保寿堂经验方》），枸杞苗（《纲目》），枸杞菜（《生草药性备要》），枸杞头（《江苏省植物药材志》）。

【基原】 为茄科枸杞属植物枸杞 *Lycium chinense* Mill. 及宁夏枸杞 *L. barbarum* L. 的嫩茎叶。

【原植物】 参见"地骨皮"及"枸杞子"条。

【采收加工】 3～6 月采摘，多鲜用。

【药材】 枸杞叶 *Folium Lycium Chinensis*　产于山西、河北、河南、浙江、江苏等地。

性状　单叶或数片叶簇生于嫩枝上。叶片皱缩，展平后卵形或长椭圆形，长 2～6 cm，宽 0.5～2.5 cm，全缘。表面深绿色。质脆，易碎。气微，味苦。

【成分】 枸杞　含链状二萜苷类：lyciumosides Ⅳ-Ⅸ[1]。

宁夏枸杞　含四个环肽化合物：lyciumins A、B、C、D；3 个二萜苷类：lyciumosides Ⅰ、Ⅱ、Ⅲ。还含丙氨酸苷、单萜苷及甾醇苷[2]，及甜菜碱（betaine）[3]。

【炮制】 取原药材，除去杂质及枯叶，筛去灰屑。

饮片性状　完整叶有短柄，叶片卵状披针形或菱状卵形，先端尖或钝，基部窄楔形，全缘，灰绿色或黄绿色，无毛。气微，味淡。

贮干燥容器内，置通风干燥处。

【药性】 苦、甘，凉。归肝、脾、肾经。

1.《药性论》："味甘，平。"

2.《千金方》："味苦，平，涩，无毒。"

3.《纲目》："味苦甘而气凉。"

4.《要药分剂》："入心、肺、脾、肾四经。"

【功用主治】 补虚益精，清热明目。主治虚劳发热，烦渴，目赤昏痛，障翳夜盲，崩漏带下，热毒疮肿。

1.《药性论》："能补益精诸不足，易颜色，变白，明目，安神。和羊肉作羹，益人，甚除风，明目。若渴，可煮汁饮，代茶饮之。发热诸毒烦闷，可单煮汁解之，能消热面毒。主患眼风障，赤膜昏痛，取叶捣汁注眼中。"

2.《食疗本草》："坚筋耐老，除风，补益筋骨，能益人，去虚劳。"

3.《日华子》："除烦益志，补五劳七伤，壮心气，去皮肤骨节间风，消热毒，散疮肿。"

4.《纲目》："去上焦心肺客热。"

5.《生草药性备要》："明目，益肾亏，安胎宽中，退热，治妇人崩漏下血。"

【用法用量】 内服：煎汤，鲜品 60～240 g；或煮食；或捣汁。外用：煎水洗；或捣汁滴眼。

【宜忌】 《药性论》："与乳酪相恶。"

【选方】 1. 治五劳七伤，房事衰弱　枸杞叶半斤（切），粳米二合。上件以豉汁相和，煮作粥，以五味末葱白等，调

和食之。(《圣惠方》枸杞粥方)

2. 治阳气衰,腰脚疼痛,五劳七伤　枸杞叶一斤,羊肾一对(细切),米三合,葱白十四茎。上四味细切,加五味煮粥,如常法,空腹食。(《圣济总录》枸杞羊肾粥)

3. 治急性结膜炎　枸杞叶 60 g,鸡蛋 1 只。稍加调味,煮汤吃,每日 1 次。(广西《中草药新医疗法处方集》)

4. 治视力减退及夜盲　枸杞菜 60 g,柄猪草 30 g,夜明砂 9 g,猪肝 120 g。水煎服。(《陆川本草》)

5. 治痔疮炎肿　鲜枸杞茎叶一握。煎汤熏洗。(《福建民间草药》)

6. 治年少妇人白带　枸杞尖作菜,同鸡蛋炒食。(《滇南本草》)

【临床报道】 治疗复发性口疮　枸杞叶鲜品 60 g 或干品 20 g,每日 1 剂,开水浸泡,代茶,不拘时饮用,连服 7 d。治疗复发性口疮 134 例,结果治愈 43 例,好转 86 例,未愈 5 例,总有效率为 96.26%[1]。

3364 枸骨子 gǒu gǔ zǐ (《本经逢原》)

【异名】 功劳子(《全国中草药汇编》),枸骨果(《湖北中草药志》)。

【基原】 为冬青科冬青属植物枸骨 *Ilex cornuta* Lindl. ex Paxt. 的果实。

【原植物】 参见“功劳叶”条。

【采收加工】 11～12 月采摘成熟的果实,晒干。

【药材】 枸骨子 *Fructus Ilicis Cornutae*　产于江苏、安徽、浙江、江西、湖北等地。

性状　果实圆球形或类球形,直径 7～8 mm;表面浅棕色至暗红色,微有光泽,外果皮多干缩而形成深浅不等凹陷;顶端具宿存柱基,基部有果柄痕及残存花萼,偶有细果柄。外果皮质脆易碎,内有分果核 4 枚,分果核呈球体的四等分状,黄棕色至暗棕色,极坚硬,有隆起的脊纹,内有种子 1 枚。气微,味微涩。

【成分】 枸骨子中含脂肪油 9.84%[1],生物碱、皂苷、鞣质[2]。

枸骨还含熊果酸(ursolic acid)等三萜类化合物[3,4]。

【药性】 南药《中草药学》:“苦、涩,微温。”

【功用主治】 补肝肾,强筋活络,固涩下焦。主治体虚低热,筋骨疼痛,崩漏,带下,泄泻。

1.《本经逢原》:“为活血散瘀,坚强筋骨之专药。又为填补髓藏,固敛精血之要品。”

2.《南京民间药草》:“治筋骨痛。”

3.《江苏省植物药材志》:“用于阴虚内热,作滋养解热药,与女贞子同功。”

4.《上海常用中草药》:“补肝肾,止泻。治身体虚弱的低热,崩带,泄泻。”

【用法用量】 内服:煎汤,6～10 g;或泡酒。

【选方】 1. 治泄泻　枸骨子、白扁豆各 9 g。煎服。(《安徽中草药》)

2. 治小儿疳积　枸骨果 6～9 g。煎水,加冰糖内服。(江西《草药手册》)

3. 治百日咳　枸骨子 9 g。煎水,加冰糖适量,分 3 次服。(《安徽中草药》)

3365 枸橘叶 gǒu jú yè (《纲目》)

【异名】 臭橘叶(《普济方》)。

【基原】 为芸香科枳属植物枸橘 *Poncirus trifoliata* (L.) Raf. 的叶。

【原植物】 参见“枸橘”条。

【采收加工】 6～9 月采叶,鲜用或晒干。

【药材】 枸橘叶 *Folium Ponciri Trifoliatae*　产于福建、江苏、浙江等地。

性状　叶多为三出复叶,小叶片卷曲,完整者展平后呈椭圆形至倒卵形,长 1.5～5 cm,宽 1～3 cm,先端圆或微凹,基部楔形,稍不对称,边缘有波形锯齿,上面暗黄绿色,主脉被疏短柔毛,下面灰黄绿色,对光透视有多数透明腺点;总叶柄长 0.5～3 cm,具翼,宽 3～5 mm。微革质而脆。有特异香气,味辛辣、微苦。

【成分】 叶含黄酮类:枳属苷(poncirin),新枳属苷(neoponcirin),柚皮苷(naringin),野漆树苷(rhoifolin)[1]等。

枸橘还含橙皮苷(hesperidin),新橙皮苷(neohesperidine)等黄酮类化合物[2]。

【药性】《纲目》:“辛,温,无毒。”

【功用主治】 理气止呕,消肿散结。主治噎膈,反胃,呕吐,梅核气,疝气。

1.《纲目》:“主治下痢脓血后重。”“又治喉瘘,消肿导毒。”

2.《上海常用中草药》:“行气消结,止呕。治噎膈,反胃,呕吐,口疮。”

【用法用量】 内服:煎汤,6～15 g,鲜品 30 g;或炒研末,每次 3～6 g。

【选方】 1. 治咽喉间生肉,层层相叠,渐渐肿起,不痛,多日乃有窍子,臭气自出,遂退(原作进)食饮　用臭橘叶煎汤。连服愈。(《普济方》)

2. 治梅核气(慢性咽炎)　铁篱寨嫩芽 15 g,腊肉若干。每晚煎汤服。(《河南中草药手册》)

3. 治肝胃气痛,小肠疝气　枸橘嫩枝带叶 30 g(鲜品 60 g)。加黄酒和水合煎,去渣,每日 2 次分服。(《食物中药与便方》)

4. 治下痢脓血、后重　枸橘叶、萆薢等分。炒存性,研,每茶调二钱服。(《纲目》)

3366 枸橘刺 gǒu jú cì (《纲目》)

【异名】 臭橘刺(江苏)。

【基原】 为芸香科枳属植物枸橘 *Poncirus trifoliata* (L.) Raf. 树上的棘刺。

【原植物】 参见“枸橘”条。

【采收加工】 全年均可采,剪取枝刺,晒干。

【药材】 枸橘刺 *Spina Ponciri Trifoliatae*　主产福建、江苏、浙江等地。

性状　刺单一,多带有部分小枝,长 1～7 cm,基部常扁平,刺端锐尖。表面黄绿色至暗绿色,顶部略带黄棕色,有细纵纹及点状突起。质坚,不易折断,断面淡黄绿色。气微香,味淡。

【功用主治】《药性考》:“疗牙痛。”

【用法用量】 外用:水煎,含漱。

【选方】 治风虫牙痛　以枸橘刺一合。煎汁,含之。(《纲目》)

3367 枸橘核 gǒu jú hé (《纲目》)

【异名】 臭橘子核(江苏)。

【基原】 为芸香科枳属植物枸橘 *Poncirus trifoliata* (L.) Raf. 的种子。

【原植物】 参见"枸橘"条。

【采收加工】 果实成熟时，剖开，取出种子，晒干备用。

【成分】 种子含香豆素类：欧芹属素乙(imperatorin)，香柑内酯(bergapten)，橙皮油内酯(aurapten)，独活内酯(heraclenin)，6-甲氧基皮油内酯(6-methoxyaurapten)；脂肪油1.9%，其中脂肪酸有棕榈酸(palmitic acid)，硬脂酸(stearic acid)，亚油酸(linoleic acid)，油酸(oleic acid)，亚麻酸(linolenic acid)。此外，本品尚含柠檬烯(limonene)，β-谷甾醇(β-sitosterol)[1~5]。

【功用主治】《药性考》："下血不止，宜用。"

【用法用量】 内服：煎汤，9～15 g；或研末，1.5～3 g，每日2次。

【选方】 1. 治肠风下血不止 枸橘核同樗根白皮等分。炒，研。每服一钱，皂荚子煎汤调服。(《纲目》)

2. 治肠风下血 枸橘核15 g，大青根15 g，臭牡丹15 g。水煎服。(《湖南药物志》)

3368 枸骨树皮 gǒu gǔ shù pí (《本草拾遗》)

【基原】 为冬青科冬青属植物枸骨 *Ilex cornuta* Lindl. ex Paxt. 的树皮。

【原植物】 参见"功劳叶"条。

【采收加工】 全年均可采剥，晒干。

【药性】 微苦，凉。

1.《纲目》："微苦，凉，无毒。"

2.《本经逢原》："微苦、甘，平，无毒。"

【功用主治】 补肝肾，强腰膝。主治肝肾不足，腰脚痿弱。

1.《本草拾遗》："浸酒，补腰脚令健。"

2.《本草从新》："补阴，益肝肾。"

【用法用量】 内服：煎汤，15～30 g；或浸酒。

3369 柳叶 liǔ yè (《本经》)

【基原】 为杨柳科柳属植物垂柳 *Salix babylonica* L. 的叶。

【原植物】 参见"柳枝"条。

此外，同属植物细柱柳 *Salix gracilistyla* Miq. 其叶亦作柳叶入药。分布于东北地区。

【采收加工】 5～8月采收，鲜用或晒干。

【药材】 柳叶 *Folium Salicis Babylonicae* 产于全国大部分地区。

性状 叶狭披针形，长9～16 cm，宽0.5～1.5 cm，先端长渐尖，基部楔形，两面无毛，边缘有锯齿，全体灰绿色或淡绿棕色。有叶柄，长0.5～1 cm。质地柔软，气微，味微苦、涩。

【成分】 茎叶含鞣质[1]。

【药性】 苦，寒。归肺、肾、心经。

1.《纲目》："苦、寒，无毒。"

2. 柴裔《食鉴本草》："味苦，平。"

3.《本草再新》："柳头(枝梢嫩叶)味苦，性凉。入心、脾二经。"

【功用主治】 清热，解毒，利尿，平肝，止痛，透疹。主治咳喘，热淋，石淋，白浊，高血压病，痈疽肿毒，烫火伤，关节肿痛，牙痛，痧疹，皮肤瘙痒。

1.《别录》："疗心腹内血，止痛。"

2.《日华子》："治天行热病，疔疮，传尸骨蒸劳，汤火疮毒入腹热闷，服金石药人发大热闷；并下水气；煎膏续筋骨，长肉止痛；牙痛煎含。"

3.《纲目》："疗白浊，解丹毒。"

4.《本草再新》："柳头平肝，发(散)热，能托能升，败毒，发斑。治小儿痧痘等症。"

5.《全国中草药汇编》："治慢性气管炎，尿道炎，膀胱炎，膀胱结石，高血压病；外用治关节肿痛，痈疽肿毒，皮肤瘙痒。"

【用法用量】 内服：煎汤，15～30 g；鲜品30～60 g。外用：煎水洗；或捣敷；或研末调敷；或熬膏涂。

【选方】 1. 治老年慢性气管炎 鲜垂柳叶、鲜栗叶、鲜侧柏叶各60 g。水煎服(煎1 h以上)，10 d为1个疗程，间隔2～3 d，再服1个疗程。

2. 治高血压病 新鲜柳树叶250 g。水煎浓缩成100 ml，分2次服，6 d为1个疗程。(1～3方出自《全国中草药汇编》)

3. 治卒得恶疮，不可名识者，及面上恶疮 柳叶或皮，水煮汁，入少盐频洗之。(《肘后方》)

4. 治疖肿，乳腺炎 柳树叶切碎煮烂，过滤，浓缩至糖浆状，外敷。(《全国中草药新医疗法展览会资料选编》柳叶膏)

5. 治背痈 垂柳鲜叶、鲜丝瓜各适量。捣烂敷患处。(《福建药物志》)

【临床报道】 治疗出血性结膜炎 新鲜柳叶200 g，加水1 000 ml，浓缩至500 ml，加95%乙醇1 000 ml。放置、过滤、减压回收乙醇。将提取液调至pH6～7，用0.3 μm滤膜，抽滤为淡黄色透明液体。最后定容至1 000 ml，灌封红于100 ml无菌玻璃瓶中。蒸气灭菌30 min。滴眼，每日4次。治疗出血性结膜炎72例，其中40例双眼均用柳叶提取液，32例左眼用阿昔洛韦，右眼用柳叶提取液。结果柳叶提取液对出血性结膜炎疗效较常规阿昔洛韦点眼治愈日数明显缩短[1]。

3370 柳花 liǔ huā (《本经》)

【异名】 杨花(《摘玄方》)，柳椹(《岣嵝神书》)，柳蕊(《纲目拾遗》)。

【基原】 为杨柳科柳属植物垂柳 *Salix babylonica* L. 的花序。

【原植物】 参见"柳枝"条。

【采收加工】 春季花初开放时采收，鲜用或晒干。

【药性】 苦，寒。

1.《本经》："苦，寒。"

2.《药性论》："苦。"

3.《品汇精要》："味苦，性寒，泄。味厚于气，阴也。香。"

【功用主治】 祛风利湿，止血散瘀。主治风水，黄疸，咳血，吐血，便血，血淋，经闭，疮疥，齿痛。

1.《本经》："主风水，黄疸，面热黑。"

2.《别录》："主痂疥，恶疮，金疮。"

3.《药性论》："主止血。治湿痹四肢挛急，膝痛。"

4.《品汇精要》："主齿痛。"

5.《滇南本草图说》："治吐血，咯血，咳血，唾血，下血，血淋，一切血症。"

【用法用量】 内服：煎汤，6～12 g；或研末，3～6 g；或捣汁。外用：烧存性，研末撒。

【选方】 1. 治热郁小水不通　柳花，煎汤饮之。(《本草汇言》)

2. 治走马牙疳　杨花烧存性，入麝香少许。搽。(《小儿卫生总微论方》)

3371 柳杉 liǔ shān (《天目山药用植物志》)

【基原】 为杉科柳杉属植物柳杉的根皮或树皮。

【原植物】 柳杉 *Cryptomeria fortunei* Hooibrenk ex Otto et Dietr. [*C. japonica* (L. f.) D. Don var. *sinensis* Sieb.] 又名：宝树(《植物名实图考》)，长叶孔雀杉(《中国裸子植物志》)，孔雀松、沙罗树(《青岛中草药手册》)，天树、温木(《福建药物志》)，玉杉、桉杉、华杉树(《浙江药用植物志》)。

乔木，高达40 m，胸围2 m以上。树皮红棕色，裂成长条片脱落；大枝近轮生，平展或斜展；小枝细长下垂。叶钻形，长1～1.5 cm，略向内弯曲，先端内曲，四边有气孔线。雄球花单生叶腋，长椭圆形，集生于小枝上部，成短穗状花序状；雌球花顶生短枝上。球果种鳞20左右，上部具4～5(稀至7)短三角形裂齿，齿长2～4 mm，苞鳞尖头长3～5 mm，发育种鳞具2种子。种子褐色，近椭圆形，扁平。花期4月，球果10～11月成熟。

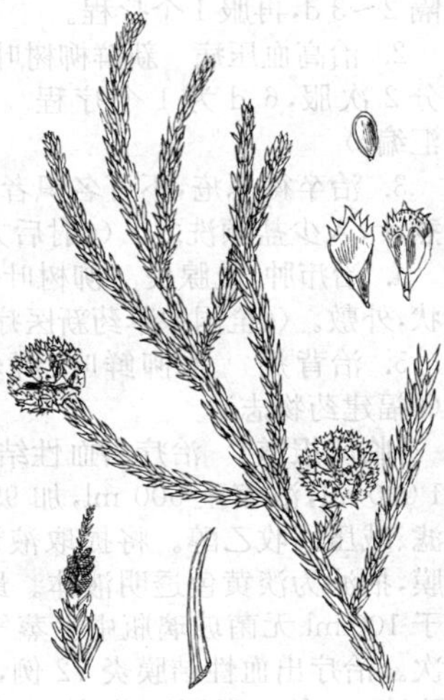

柳　杉

生于东部海拔1 000～1 400 m以下，西部海拔2 000～2 400 m的地带；分布于长江流域以南至广东、广西、云南、贵州、四川等地，江苏、安徽、山东、河南等地有栽培。浙江天目山，江西庐山，云南昆明有数百年的老树。

本植物的枝叶(柳杉叶)亦供药用，另设专条。

【采收加工】 全年均可采根皮，去栓皮；春、秋季采剥树皮，切片，鲜用或晒干。

【成分】 柳杉含黄酮：扁柏双黄酮(hinokiflavone)[1]，柳杉双黄酮(cryptomerin)A、B[2,3]，榧双黄酮(kayaflavone)，金松双黄酮(sciadopitysin)[4]。还含榜利烯(kaurene)，α-podocarprene[5]。柳杉树脂酚(cryptojaponol)[6]。

【药性】 苦、辛，寒。

1.《青岛中草药手册》："性温，味辛。"

2.《全国中草药汇编》："苦，寒。"

【功用主治】 解毒，杀虫，止痒。主治癣疮，鹅掌风，烫伤。

1.《青岛中草药手册》："散肿，消胀，祛风解毒。主治心胃胀痛，咳嗽痰多，一切顽癣。"

2.《全国中草药汇编》："解毒，杀虫。"

3.《福建药物志》："杀虫止痒。主治癣、鹅掌风。"

【用法用量】 外用：捣敷或煎水洗。

【选方】 1. 治癣疮　柳杉鲜根皮(去栓皮)250 g，捣细，加食盐30 g，开水冲泡，洗患处。(《天目山药用植物志》)

2. 治顽癣　鲜柳杉皮120 g，土槿皮120 g，加食盐30 g。水煎洗患处。(《青岛中草药手册》)

3. 治烫伤　柳杉茎皮煅存性，青油调敷。(《浙江药用植物志》)

3372 柳枝 liǔ zhī (《本草拾遗》)

【异名】 杨柳条(《摘元方》)，柳条(《芷园臆草》)。

【基原】 为杨柳科柳属植物垂柳的枝条。

【原植物】 垂柳 *Salix babylonica* L.　又名：小杨(《说文》)，杨柳(《本草拾遗》)，青丝柳(《本草求原》)。

乔木，高可达18 m。树冠开展而疏散。树皮灰黑色，不规则开裂；枝细，下垂，无毛。芽线形，先端急尖。叶狭披针形，长9～16 cm，宽0.5～1.5 cm，先端长渐尖，基部楔形，边缘具锯齿；叶柄长(3～)5～10 mm，有短柔毛；托叶仅生在萌发枝上。花序先叶或与叶同时开放；雄花序长1.5～3 cm，有短梗，轴有毛；雄蕊2，花药红黄色；苞片披针形，外面有毛；腺体2；雌花序长2～5 cm，有梗，基部有3～4小叶，轴有毛；子房椭圆形，无柄或近无柄，花柱短，柱头2～4深裂；苞片披针形，外面有毛；腺体1。蒴果长3～4 mm。花期3～4月，果期4～5月。

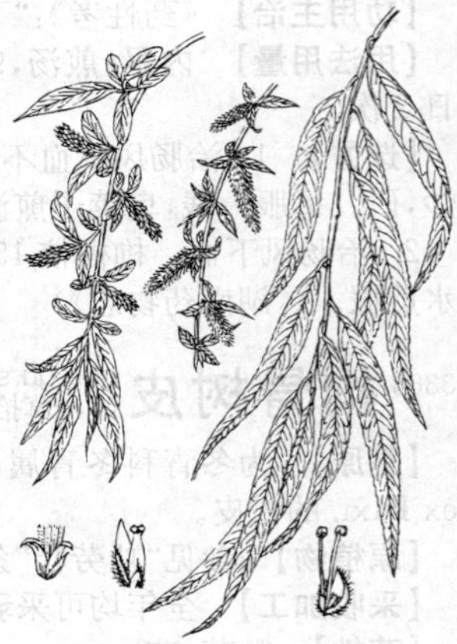

垂　柳

分布于长江及黄河流域，其他各地均有栽培。

本植物的叶(柳叶)、花(柳花)、根(柳根)、茎枝蛀孔中的蛀屑(柳屑)、带毛种子(柳絮)、根皮或树皮(柳白皮)亦供药用，另设专条。

【采收加工】 全年可采，切段，晒干。

【药材】 柳枝 *Ramulus Salicis Babylonicae*　产于全国大部分地区。

性状　嫩枝圆柱形，直径5～10 mm，表面微有纵皱纹，黄色。节间长0.5～5 cm，上有交叉排列的芽或残留的三角形瘢痕。质脆易断，断面不平坦，皮部薄而浅棕色，木部宽而黄白色，中央有黄白色髓部。气微，味微苦、涩。

鉴别　枝横切面：表皮为1列细胞，外被较厚角质层，较粗的枝可见木栓层。皮层明显，中柱鞘部位可见纤维束群，老枝为断续排列的环状，韧皮部宽广，有纤维束散在，形成层成环，木质部占绝大部分，导管常单个或1～3个相连。中央髓部发达，由大型薄壁细胞组成。皮层和韧皮部薄壁细胞中有草酸钙簇晶和方晶。

【成分】 柳枝含水杨苷(salicin)[1]。

【炮制】 取原药材，除去杂质，稍浸洗净，润透，切厚片，干燥。

饮片性状　本品为圆形厚片，表面浅白色，中心髓部小。周边绿褐色或棕褐色，有灰色点状物及细纹。质坚韧。气微，味淡、微涩。

贮干燥容器内，置通风干燥处。

【药性】 苦，寒。归胃、肝经。

1.《新修本草》："味苦，寒，无毒。"

2.《滇南本草图说》："气味苦、辛。"

3.《得配本草》:"入足阳明、厥阴经。"

【功用主治】 祛风利湿,解毒消肿。主治风湿痹痛,小便淋浊,黄疸,风疹瘙痒,疔疮,丹毒,龋齿,龈肿。

1.《新修本草》:"主痰热淋。可为吐(《纲目》作浴)汤,煮洗风肿痒。酒煮含主齿痛。"

2.《日华子》:"可消食。"

3.《滇南本草图说》:"主治血凝气滞,风寒外束;小儿痘症,有乌头陷顶,浆升不起者,服此,可以透达,浆随暖而行矣。以此煎服或浴之。"

4.《纲目》:"煎服,治黄疸,白浊;酒煮,熨诸痛肿,祛风,止痛,消肿。"

5.《得配本草》:"去风热,除湿痹。"

【用法用量】 内服:煎汤,15~30 g。外用:煎水含漱;或熏洗。

【选方】 1. 治小便淋浊不清 柳枝一握,甘草三钱。煎汤饮之。(《肘后方》)

2. 治黄疸 柳枝三大升。以水一斗,煮取浓汁,搦半升。一服令尽。(《外台》引崔氏方)

3. 治急、慢性肝炎 一寸以内嫩柳枝 60 g。加水 1 000 ml,煎至 200 ml,每日 1 剂,分 2 次服。(《新疆中草药单方验方选编》)

4. 治疔毒及反花疮 煎柳枝叶作膏涂之。(《独行方》)

5. 治天灶丹毒,赤从背起 柳木灰水调涂之。(《外台》)

6. 治齿断肿,连耳脑肿疼 垂柳枝、槐白皮、桑白皮、白杨皮各一握。上药细锉,每用半两,以水一大盏,煎至七分,去滓,入盐一钱,搅令匀,热含冷吐。(《圣惠方》柳枝汤)

3373 柳根 liǔ gēn (《本草图经》)

【异名】 杨柳须(《开宝本草》),水柳须(《中医药实验研究》),红龙须(《修订增补天宝本草》),青龙须(《四川中药志》)。

【基原】 为杨柳科柳属植物垂柳 *Salix babylonica* L. 的根及须状根。

【原植物】 参见"柳枝"条。

【采收加工】 4~10 月采挖,鲜用或晒干。

【药材】 柳根 *Radix Salicis Babylonicae* 产于全国各地。

性状 须根条众多细长,呈不规则尾巴状,多弯曲,有分枝,表面紫棕色至深褐色,较粗糙,有纵沟及根毛,外皮剥落后露出浅棕色内皮和木部。质脆,易折断,断面纤维性。气微,味涩。

【药性】 苦,寒。

1.《滇南本草》:"味苦,寒。"

2.《滇南本草图说》:"气味甘,寒,无毒。"

【功用主治】 利水通淋,祛风除湿,泻火解毒。主治淋证,白浊,水肿,黄疸,痢疾,白带,风湿疼痛,黄水疮,牙痛,烫伤,乳痈。

1.《滇南本草》:"治一切五淋、白浊,血淋,沙淋。"

2.《纲目》:"煎服,治黄疸,白浊;酒煮,熨诸痛肿,祛风,止痛消肿。"

3.《本草省常》:"泻火解毒,利水通淋。"

4.《草木便方》:"祛风除湿。疗热痢,崩、带,四肢拘挛,筋骨疼,汤火伤,牙痛。"

5.《分类草药性》:"治水肿。"

【用法用量】 内服:煎汤,15~30 g。外用:煎水熏洗;或酒煮温熨。

【选方】 1. 治黄水湿疮 水柳须烧存性,研末,麻油调涂。

2. 治风火牙痛 水柳须 15~21 g,猪精肉 60~90 g。以汤煎药服。

3. 治痔疮 水柳须 60~90 g,水煎滚,加入皮硝 9 g,再煎数滚,倾入罐或盆内;另用圆桶 1 只,将罐放桶中,坐桶上,使药气熏入肛内,水冷为止,渣再煎,日熏 2 次。(1~3 方出自《中医药实验研究》)

4. 治瘿病 柳根三十斤。以水一斛,煮得五斗,同米三斗酿之,酒成。先食服一升,日三。(《姚僧垣集验方》)

5. 治哮喘 垂柳根 30 g。放入羊肚内炖服。(《福建药物志》)

6. 治奶发痛不可忍 水杨柳根新采者一握,捶碎,以好酒同甘草、乌梅煎至七分,去滓。时时温服。(《妇人良方》)

3374 柳屑 liǔ xiè (《新修本草》)

【异名】 柳蚛屑(《圣惠方》),柳蛀粪(《圣济总录》)。

【基原】 为杨柳科柳属植物垂柳 *Salix babylonica* L. 茎枝蛀孔中的蛀屑。

【原植物】 参见"柳枝"条。

【采收加工】 6~10 月采收,晒干。

【功用主治】 《新修本草》:"主风瘙痒瘾疹。"

【用法用量】 外用:煎水洗浴;或炒热熨。

【选方】 1. 治风瘾疹 柳蚛屑一斤,蒴藋根一斤,黄栌木一斤(挫),盐二合。上药,以水五斗,煎至三斗,去滓。暖室中看冷热,洗浴后,宜避风。(《圣惠方》柳蚛屑浴汤方)

2. 治柔风筋骨疼痛,手脚拳挛 柳蚛粪二升。上一味,甑上炊一饭顷。摊于床上,著旧夹衣盖衬,令患人卧,蒸熨所患处。(《圣济总录》)

3. 治湿气腿肿 空心柳树中屑,取出筛细,入锅内炒热,以臭泔水洒湿,又炒,加面少许拌匀。趁热取起,敷腿上,候水出再炒,敷数次。(《慈幼新书》)

3375 柳絮 liǔ xù (《本经》)

【异名】 柳实(《本经》),柳子(《别录》)。

【基原】 为杨柳科柳属植物垂柳 *Salix babylonica* L. 的带毛种子。

【原植物】 参见"柳枝"条。

【采收加工】 4~5 月果实将成熟时采收,干燥。

【药材】 柳絮 *Semen Salicis Babylonicae* 产于全国大部分地区。

性状 种子细小,倒披针形,长 1~2 mm,黄褐色或淡灰黑色。表面有纵沟,顶端簇生白色丝状绒毛,长 2~4 mm,成团状包围在种子外部。

鉴别 种子在光镜下呈鞋底形,一端稍尖,一端较大。在尖端套有一环,极易脱落,环上环生细长非腺毛,长 504~3 024 μm或更长。非腺毛单细胞,基部壁孔明显。表皮细胞长方形,表面观细胞平周壁上有众多条形或点状突出物。侧面观成半环形。

【药性】 《本草别说》:"性凉。"

【功用主治】 凉血止血,解毒消痈。主治吐血,创伤出血,痈疽,恶疮。

1.《本经》:"主溃痈,逐脓血。"

2.《本草别说》:"絮贴灸疮良。"

3.《纲目》："可贴疮止血裹痹之用。"

【用法用量】 内服：研末；或浸汁。外用：敷贴；或研末调搽；或烧成灰撒。

【选方】 1. 治吐血 柳絮，不拘多少。焙干，碾为细末。温米饮下。(《经效良方》柳絮散)

2. 治金疮血出不止 柳絮封之。(《千金方》)

3. 治一切恶毒，脓血胀痛不溃化 柳絮敷上，脓泄毒减。(《外科撮要》)

4. 治脚气 将柳絮烧成灰敷患处。未溃者用香油调敷，已破出水者烧灰干敷。〔《山东医刊》1996，(2)：48〕

5. 治冻疮局部溃烂或流水 将柳絮煅成炭灰状，研面。先将局部用温开水(或过氧化氢溶液)冲洗清洁，将药面均匀撒入创面，敷料包扎，隔日换1次。〔《山东中医杂志》1989，8(1)：49〕

3376 柳叶菜 liǔ yè cài (《陕西中草药》)

【异名】 水丁香、通经草、水兰花(《云南中草药选》)，水接骨丹、九牛造接骨丹(《陕西中草药》)，水接骨、继母怀胎(《西昌中草药》)，绒棒紫花草、长角草、光明草(《全国中草药汇编》)，小杨柳(《贵州中草药名录》)，锁匙筒(《广西药用植物名录》)。

【基原】 为柳叶菜科柳叶菜属植物柳叶菜的全草。

【原植物】 柳叶菜 *Epilobium hirsutum* L. 又名：钝叶柳叶菜、西柳叶菜(《新华本草纲要》)。

多年生草本，高约1 m。茎密生展开的白色长柔毛及短腺毛。下部叶对生，上部叶互生；无柄，有叶延，略抱茎，两面被柔毛；叶片长圆状披针形至披针形，长4～13 cm，宽7～17 mm，基部楔形，边缘具细齿。花两性，单生于叶腋，浅紫色；萼筒圆柱形，裂片4，外面被毛；花瓣4，宽倒卵形，先端凹缺，2裂；雄蕊8，4长4短；子房下位，柱头4裂，短棒状至棒状。蒴果圆柱形，具4棱，4开裂，被长柔毛及短腺毛；果柄密生小乳突。种子椭圆形，棕色，先端具一簇白色种缨。花期4～11月。

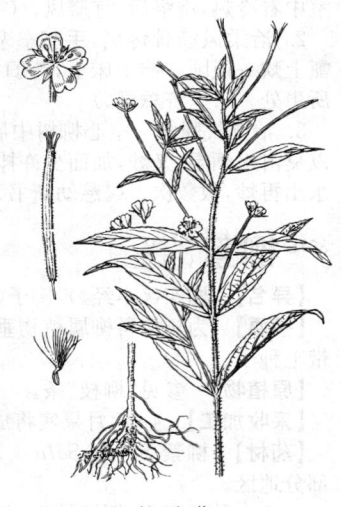

柳叶菜

生于海拔500～2 800 m的林下湿处，沟边或沼泽地。分布于华北、东北和浙江、江西、西藏、新疆、台湾等地。

本植物的花(柳叶菜花)、根(柳叶菜根)亦供药用，另设专条。

此外，与本种功效相似的同属植物还有：抱茎柳叶菜 *Epilobium adnatum* Griseb.、高山柳叶菜 *E. alpinum* L.、新疆柳叶菜 *E. minutiflorum* Hausskn.、显脉柳叶菜 *E. nervosum* Bioss et Buhe.、短毛柳叶菜 *E. velutinum* Nevski 均分布于新疆；圆柱柳叶菜 *E. cylindricum* D. Don 分布于西南及湖北、新疆；多枝柳叶菜 *E. fastigiatoramosum* Nakai 分布于华北、东北及新疆；异叶柳叶菜 *E. propinquum* Hasskn. 分布于东北及新疆。各自的全草与根可代替本种入药。

【采收加工】 全年均可采，鲜用或晒干。

【药性】 苦、淡，寒。

1.《云南中草药》："淡，平。"

2.《陕西中草药》："味淡，性凉。"

3.《湖南药物志》："甘，寒。无毒。"

【功用主治】 清热解毒，利湿止泻，消食理气，活血接骨。主治湿热泻痢，食积，脘腹胀痛，牙痛，月经不调，经闭，带下，跌打骨折，疮肿，烫火伤，疥疮。

1.《云南中草药》："清热解毒，活血止血。主治月经不调。"

2.《陕西中草药》："消炎止痛，去腐生肌。主治月经过多，骨折，跌打损伤，疮疖痈肿，烫火伤。"

3.《湖南药物志》："治疮毒高热，水泻肠炎。"

【用法用量】 内服：煎汤，6～15 g；或鲜品捣汁。外用：捣敷；或捣汁涂。

【选方】 1. 治水泻肠炎 柳叶菜全草30 g。水煎服。(《湖南药物志》)

2. 治食积腹胀，胃痛 柳叶菜、矮子常山各15 g，九牛股9 g。水煎服。

3. 治牙痛 水接骨、枸杞叶各15 g。煎水服。(2～3方出自《西昌中草药》)

4. 治月经不调 水丁香鲜草30 g。红糖为引，煎水服。(《云南中草药》)

5. 治皮下瘀肿 水丁香叶捣绒外敷。(《昆明民间常用草药》)

6. 治疔疮 柳叶菜全草适量，捣烂敷患处。(《湖南药物志》)

3377 柳白皮 liǔ bái pí (《纲目》)

【异名】 柳皮(《新修本草》)。

【基原】 为杨柳科柳属植物垂柳 *Salix babylonica* L. 的树皮或根皮。

【原植物】 参见"柳枝"条。

【采收加工】 多在冬、春季采收，趁鲜剥取树皮或根皮，除去粗皮，鲜用或晒干。

【药材】 柳白皮 *Cortex Salicis Babylonicae* 产于全国各地。

性状 树皮呈槽状或扭曲的卷筒状，或片状。厚0.5～1.5 mm，外表面淡黄色，灰褐色，有残留的棕黄色木栓，粗糙，具纵向皱纹及长圆形结节状瘢痕；内表面灰黄色，有纵皱纹，易纵向撕裂。体轻，不易折断，断面裂片状。气微，味微苦、涩。

根皮表面深褐色，粗糙，有纵沟纹，栓皮剥落后露出浅棕色木部。质脆，易折断，断面纤维性。气微，味涩。

鉴别 树皮横切面：木栓层多已除去或有残留。皮层较窄，薄壁细胞类长圆形，有的含棕褐色物。韧皮部占大部分，散有韧皮纤维束和晶纤维，韧皮射线宽1列细胞。薄壁细胞含有草酸钙簇晶和方晶。

【药理】 1. 中枢抑制作用 小鼠腹腔注射柳白皮注射液10 g(生药)/kg，能明显抑制小鼠的自发活动；延长硝酸士的宁所致惊厥的发作时间；小鼠腹腔注射20 g/kg，协同异戊巴比妥钠阈下催眠剂量的催眠作用；使睡眠量的异戊巴比妥钠出现睡眠所需的时间缩短，睡眠维持时间延长。且有常压耐缺氧作用[1]。此外，水杨苷有退热作用[2]。

2. 降压作用　家兔耳静脉注射柳白皮注射液 0.5 g/kg，血压立即下降，且降压作用随剂量的增加而加强。柳白皮灌胃 2 g/kg，也有明显降压效果[3]。

【药性】《新修本草》："枝皮味苦，寒，无毒。"

【功用主治】 祛风利湿，消肿止痛。主治风湿骨痛，风肿瘙痒，黄疸，淋浊，白带，乳痈，疔疮，牙痛，烫火伤。

1.《新修本草》："枝皮主痰、热淋，可为吐(《纲目》作"浴")汤，煮洗风肿痒；酒煮含，主齿痛。"

2.《宝庆本草折衷》："枝皮浴小儿寒热，亦治痈疽肿毒，妒乳丁疮。根皮治乳痈肿痛坚紫。"

3.《纲目》："煎服，治黄疸，白浊；酒煮，熨诸痛肿，祛风，止痛消肿。"

4.《全国中草药汇编》："主治白带，风湿性关节炎；外用治烧烫伤，黄水疮。"

【用法用量】 内服：煎汤，15～30 g。外用：煎水洗；酒煮或炒热温熨。

【选方】 1. 治疟疾及风湿骨痛　(清明柳)柳枝去其木心及外面黄黑之粗皮，用其青色之皮。鲜用一两至一两五钱。水煎服。(《岭南采药录》)

2. 治走注气痛或风毒卒肿　白酒煮杨柳白皮，暖熨之。(《姚僧垣集验方》)

3. 治妇人乳痈妒肿　削柳根皮，熟捣，火温，帛囊贮，熨之，冷更易。(《肘后方》)

4. 治风虫牙痛　杨柳白皮，卷如指大，含咀，以汁渍齿根，数过。(《纲目》引《古今录验方》)

5. 治汤火所灼，未成疮者　柳白皮细切，和猪膏煎，以涂之。

6. 治汤火灼成疮　柳皮烧灰，以粉涂之。(5、6 方出自《肘后方》)

7. 治中耳炎　柳树皮(烧存性)6 g，枯矾、冰片各 3 g。共研细面，吹耳。(《全国中草药新医疗法展览会资料选编》)

3378 柳杉叶 liǔ shān yè (《浙江药用植物志》)

【基原】 为杉科柳杉属植物柳杉 *Cryptomeria fortunei* Hooibrenk ex Otto et Dietr. 的枝叶。

【原植物】 参见"柳杉"条。

【采收加工】 4～6 月采摘，鲜用或晒干。

【成分】 叶含黄酮类：榧双黄酮(kayaflavone)，金松双黄酮(sciadopitysin)，扁柏双黄酮(hinokiflavone)，苏铁双黄酮(sotetsuflavone)，柳杉双黄酮(cryptomerin)。又含挥发油，主要成分为萜类，醇类，酸类等[1]。

【功用主治】 清热解毒。主治痈疽疮毒。

【选方】 1. 治对口疽　柳杉嫩叶适量，捣烂，外敷患处。

2. 治疮毒　柳杉枝叶适量，煎水洗患处。

3379 柳穿鱼 liǔ chuān yú (《内蒙古中草药》)

【基原】 为玄参科柳穿鱼属植物柳穿鱼的全草。

【原植物】 柳穿鱼 *Linaria vulgaris* Mill. subsp. *sinensis* (Bebeaux) Hong [*L. vulgaris* Mill var. *sinensis* Bebeaux]

多年生草本，高 20～80 cm。茎直立，无毛，常在上部分枝。叶多互生，下部少有轮生；无柄或近无柄；叶片条形至条状披针形，长 2～6 cm，宽 2～4 mm，全缘，无毛。总状花序顶生，花密集，果期伸长而果疏离，各部被腺毛；花梗长 2～8 mm；苞片条形及狭披针形，超过花梗；花萼 5 深裂，裂片披针形，长约 4 mm，外面无毛，内面被腺毛；花冠黄色，除距外长 1.5～1.8 cm，距长 1～1.5 cm，下唇在喉部向上隆起，檐部呈假面状，喉部密被毛；雄蕊 4，两两靠近。蒴果卵圆形，长 8～10 mm，先端 6 瓣裂。种子盘状，边缘有宽翅，成熟时中央常有瘤状凸起。花期 6～9 月。

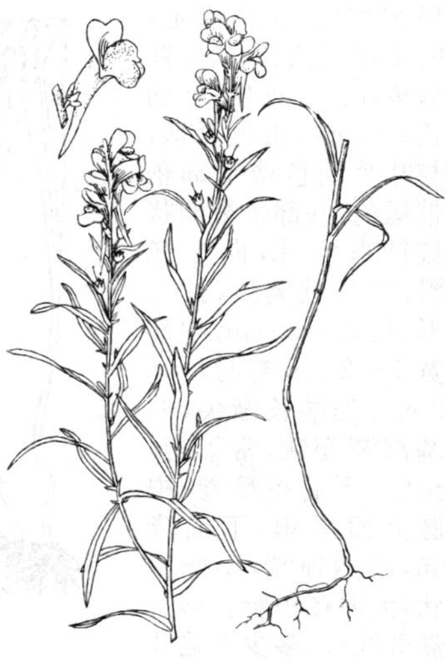

柳穿鱼

生于沙地、山坡草地及路边。分布于长江以北各地区。

【采收加工】 6～9 月花盛开时采收，阴干。

【成分】 全草含乙酰柳穿鱼苷(acetyl pectolinarin)[1]，γ-羟基谷氨酸(γ-hydroxyglutamic acid)[2]；地上部分含鸭嘴花碱(peganine)[3]。叶含龙头花苷(antirrinoside)[4]。花含蒙花苷(linarin)，柳穿鱼苷(pectolinarin)[5]，新蒙花苷(neolinarin)[6]。

【药理】 1. 对心血管系统的作用　10%全草浸剂，能显著降低麻醉兔、猫和犬的血压，减慢心率，使心电图上 PQ 间期延长，T 波改变。1∶600～1∶2 000 使离体蛙心收缩幅度加大，频率减慢，对离体兔耳有收缩血管的作用[1]。另有报道，全草所含乙酰柳穿鱼苷(Ⅰ)2 mg/kg，静脉注射有轻度升血压作用，5 mg/kg 时作用更明显；Ⅰ 2 mg/kg 使兔心收缩幅度增大 2～3 倍，静脉注射后其正性肌力作用可持续 56 min[2]。

2. 镇静作用　10%浸剂 2.5～6 g/kg，皮下或腹腔注射，能抑制小鼠的自发运动，并能延长环己巴比妥所致小鼠睡眠时间[1]。

3. 其他作用　10%全草浸剂对麻醉兔、猫、犬有兴奋呼吸的作用，并能降低离体兔或猫小肠的张力[1]。

毒性　10%柳穿鱼浸剂对小鼠 LD_{100}(未说明给药途径)的用量为 20 g/kg[1]。乙酰柳穿鱼苷(Ⅰ)的毒性较叶花中所含柳穿鱼苷毒性低，Ⅰ对小鼠皮下注射的 LD_{50} 为 825 mg/kg[2]。

【药性】《内蒙古中草药》："甘、微苦，寒。"

【功用主治】 清热解毒，散瘀消肿。主治感冒，头痛头晕，黄疸，痔疮便秘，皮肤病，汤火伤。

1.《内蒙古中草药》："清热解毒，散瘀消肿。治头痛，头晕，黄疸，痔疮便秘，皮肤病，烫火伤。"

2.《全国中草药汇编》："清热解毒，利尿。治黄疸，小便不利。外用治痔疮。"

【用法用量】 内服：煎汤，10～15 g；或研末。外用：研末调敷；或煎水熏洗。

【选方】 治汤火伤　柳穿鱼 9 g，地榆炭 15 g，大黄12 g，冰片 3 g。共研极细末，油调外敷。(《内蒙古中草药》)

3380 柳叶剑蕨 liǔ yè jiàn jué (《中国药用孢子植物》)

【异名】 肺痨草(《广西药用植物名录》)，石虎(《陕西草药》)。

【基原】 为剑蕨科剑蕨属植物柳叶剑蕨的全草。

【原植物】 柳叶剑蕨 *Loxogramme salicifolia* (Makino) Makino [*Gymnogramme salicifolia* Makino]

植株高 15～35 cm。根茎细弱,长而横走,密被棕褐色、卵状披针形鳞片。叶远生;叶柄长2～5 cm,或近无柄,与叶片同色或下部稍带褐色,基部疏被卵状披针形鳞片,向上光滑;叶片近肉质,披针形,长12～30 cm,中部宽 1～2 cm,有时可达 3 cm,先端长渐尖,向基部渐变狭,常下延,全缘,干后稍反卷;中脉上面平坦,下面隆起,不达顶端,小脉网状,无内藏小脉。孢子囊群线形,多少下陷叶肉,通常在 10 对以上,由中脉斜上,分布在叶片中部以上,沿中脉两侧各成 1 行;无囊群盖。

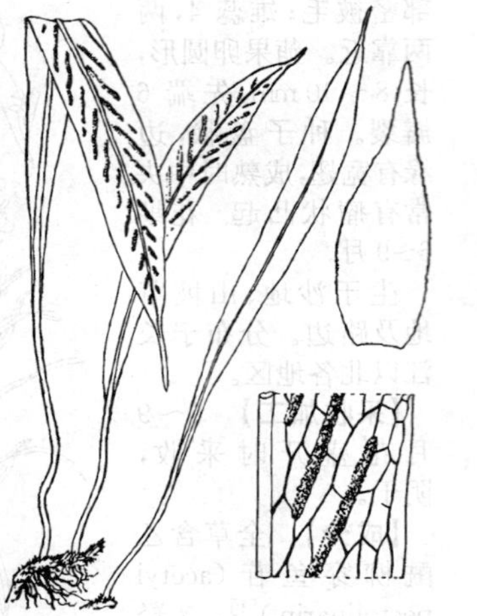

柳叶剑蕨

附生于海拔 200～1 200 m 的山坡树干或岩石上。分布于中南、西南及福建、陕西、台湾等地。

【采收加工】 6～9 月采收,去须根及叶柄,晒干。

【药性】 《中国药用孢子植物》:"微苦,凉。"

【功用主治】 《中国药用孢子植物》:"清热解毒。治犬咬伤,尿路感染等。"

【用法用量】 内服:煎汤,15～30 g。

【选方】 1. 治尿路感染 柳叶剑蕨 30 g,海金砂藤30 g。煎服。(《安徽采药录》)

2. 治疯狗咬伤 石虎、石花、射干各 30 g。同米煎汤服。(《陕西草药》)

3381 **柳叶菜花** liǔ yè cài huā (《全国中草药汇编》)

【异名】 地母怀胎草花(《云南中草药选》),水丁香花(《昆明民间常用草药》)。

【基原】 为柳叶菜科柳叶菜属植物柳叶菜 *Epilobium hirsutum* L. 的花。

【原植物】 参见"柳叶菜"条。

【采收加工】 6～9 月采收,阴干。

【成分】 花含有机酸:棕榈酸(palmitic acid),硬脂酸(stearic acid),亚油酸(linoleic acid),齐墩果酸(oleanolic acid),山楂酸(crategolic acid),委陵菜酸(tormentic acid),阿江榄仁酸(arjunolic acid)和 23-羟基委陵菜酸(23-hydroxytormentic acid)[1]。

【功用主治】 《全国中草药汇编》:"清热消炎,调经止带,止痛。治牙痛,急性结膜炎,咽喉炎,月经不调,白带过多。"

【用法用量】 内服:煎汤,9～15 g。

【选方】 1. 治牙痛,火眼,月经不调 地母怀胎草花 9～15 g。水煎服。(《云南中草药选》)

2. 治白带过多 水丁香花 9～15 g。水煎服。(《昆明民间常用草药》)

3382 **柳叶菜根** liǔ yè cài gēn (《全国中草药汇编》)

【异名】 地母怀胎草根(《云南中草药选》),水丁香根(《昆明民间常用草药》),白带丹根(《玉溪中草药》)。

【基原】 为柳叶菜科柳叶菜属植物柳叶菜 *Epilobium hirsutum* L. 的根。

【原植物】 参见"柳叶菜"条。

【采收加工】 8～11 月采挖,切段,晒干。

【药性】 苦,平。归肝、胃经。

【功用主治】 《全国中草药汇编》:"理气活血,止血。主治闭经,胃痛,食滞饱胀,骨折,跌打损伤,疔疮痈肿,外伤出血。"

【用法用量】 内服:煎汤,6～15 g。外用:捣敷;或研末敷。

【选方】 1. 治食滞饱胀,胃寒气痛 水丁香根 9～15 g。水煎服。(《昆明民间常用草药》)

2. 治闭经 地母怀胎草根 9～15 g。水煎加冰糖少许内服。(《云南中草药选》)

3. 治急性结膜炎,牙痛 白带丹根 15～24 g。水煎服,红糖为引。

4. 治骨折 鲜白带丹根适量,红糖少许,捣烂,复位后外包固定,3 d 换药 1 次。(3、4 方出自《玉溪中草药》)

3383 **柳树寄生** liǔ shù jì shēng (《贵州中草药名录》)

【异名】 柳寄生(《纲目》),杂寄生(《中药材品种论述》),寄生包(《贵州中草药名录》),花椒寄生(《新华本草纲要》)。

【基原】 为桑寄生科钝果寄生属植物柳树钝果寄生的带叶茎枝。

【原植物】 柳树钝果寄生 *Taxillus delavayi* (Van Tiegh.) Danser [*Phyllodesmis delavayi* Van Tiegh.; *Loranthus delavayi* (Van Tiegh.) Engl.; *L. balfourianus* Diels] 又名:寄生草(《云南植物志》),西南寄生(《贵州植物志》)。

灌木,高 0.5～1 m。全株无毛。二年生枝条黑色,具光泽。叶互生,有时近对生或数枚簇生于短枝上,革质;叶柄长 2～4 mm;叶片卵形、长卵形、长椭圆形或披针形,长 3～5 cm,宽1.5～2 cm,先端圆钝,基部楔形,稍下延;侧脉 3、4 对。伞形花序,1、2 个腋生或生于小枝已落叶腋部,具花2～4 朵,花梗长 4～6 mm;苞片卵圆形,长约2 mm;花红色;花托椭圆状,长约2.5 mm;副萼环状,全缘或具 4 浅齿;花冠花蕾时管状,长 2～3 cm,稍弯,顶部椭圆状,裂片 4 枚,披针形,反折;雄蕊 4;花柱线状,柱头头状。浆果椭圆形,长 8～10 mm,黄色或橙色。花期 2～7 月,果期 5～9 月。

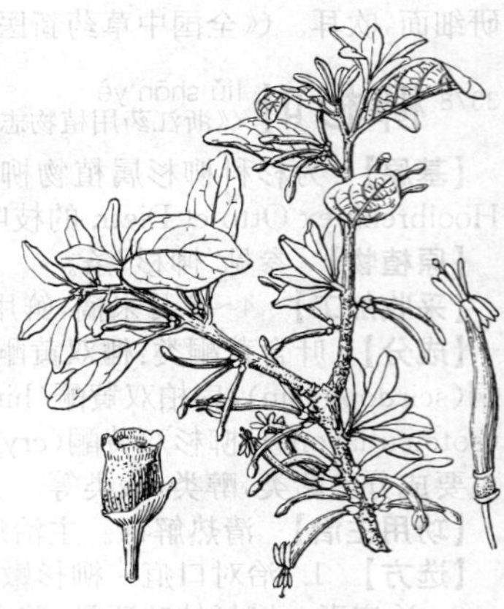

柳叶钝果寄生

生于海拔 1 500～3 500 m 的高原或山地阔叶林或针叶、阔叶混交林中,寄生于花楸、山楂、樱桃、梨树、桃树、马桑或柳属、桦属、栎属、槭属、杜鹃属等植物上,稀云南油杉上。

分布于西南及广西、西藏等地。

【采收加工】 全年均可采收，鲜用；或扎成束，晾干。

【药材】 柳树寄生 *Herba Taxilli Delavayi* 主产于四川、云南、贵州、西藏等地。

性状 茎枝略呈棱柱状，无叶或稍带叶，有分枝。表面光滑，略带光泽，老枝黑褐色或灰褐色，小枝紫褐色，有黄褐色圆形皮孔和细而疏的纵向细皱纹和裂纹，有突起的枝痕和叶痕。质坚硬，易折断，断面不平坦，皮部菲薄，棕褐色，木部宽阔，黄白色，有放射状纹理，髓部褐色。叶易脱落，在长枝上互生或近对生，在短枝上簇生，常破碎；完整者长卵形或长椭圆形至宽披针形，先端钝或近圆形，基部渐狭，稍下延，具短柄；黄褐色或茶褐色，全缘，侧脉 3～4 对，略明显，上、下面均无毛，纸质而脆。花果常脱落，花蕾管状，稍弯，顶部卵圆形，末端急尖；果长圆形，黄褐色，顶端钝，基部钝圆。气微，味微涩、苦。

【药性】 《纲目》："苦，平，无毒。"

【功用主治】 《中国中药资源志要》："舒筋活络。用于胎动，风湿腰痛。"

【用法用量】 内服：煎汤，10～15 g；或浸酒；或捣汁；或炖肉。外用：煎水洗。

【选方】 1. 治肾虚腰痛，腰膝酸软 柳树寄生 30 g，黑大豆 30 g(炒)，猪尾 2 条。文火炖汤，滤去药渣，喝汤并吃黑豆和猪尾，每 2 d 服 1 剂，连服 10 d 为 1 个疗程。

2. 治孕妇腰痛 柳树寄生、杜仲寄生、桑树寄生各 30 g，猪腰(肾脏)1、2 个(切片)。文火煎煮，喝汤吃猪肾，连服 7 d 为 1 个疗程。

3. 治风湿腰腿痛 柳树寄生 120 g，大风艾、小风艾各 100 g。水煎加黄酒适量，熏洗患处，每日洗 1～2 次，连续 5～7 d 为 1 个疗程。

4. 治妇女崩漏(功血) 柳寄生、桃寄生、杜仲寄生各 30 g，海螵蛸、茜根炭各 15 g。水煎分 2 次服，每日 1 剂，7 d 为 1 个疗程。

5. 治先兆流产，阴道流血 柳树寄生、菟丝子各 30 g，阿胶(另烊化)15 g。水煎冲阿胶饮服，每日 1 剂，10 d 为 1 个疗程。(1～5 方出自《药用寄生》)

3384 柳叶见血飞 liǔ yè jiàn xuè fēi (《云南中草药》)

【异名】 见血飞、血见愁、大伸筋(《云南中草药》)。

【基原】 为毛茛科铁线莲属植物五叶铁线莲的全株或根。

【原植物】 五叶铁线莲 *Clematis quinquefoliolata* Hutch.

木质藤本。茎和枝有纵条纹。叶对生，一回羽状复叶，有长柄；小叶 5，叶片薄革质，长圆状披针形、卵状披针形、长卵形或卵形，长 4～9 cm，宽 1～3.5 cm，先端突尖或渐尖，基部圆或为楔形，全缘，两面无毛。聚伞花序或总状、圆锥状聚伞花序，腋生或顶生，有花 3～10 余朵；花序梗和花梗疏生短柔毛；花两性；萼片 4，开展，近长圆形或倒卵状椭圆形，长1～2 cm，白色，外面被短柔毛，边缘密被绒毛；花瓣无；雄蕊多数；心皮多数，被短柔毛，花柱被绢状毛。瘦果卵形或椭圆形，扁，有柔毛，宿存花柱羽毛状，长达 6 cm。花期 6～8 月，果期 7～9 月。

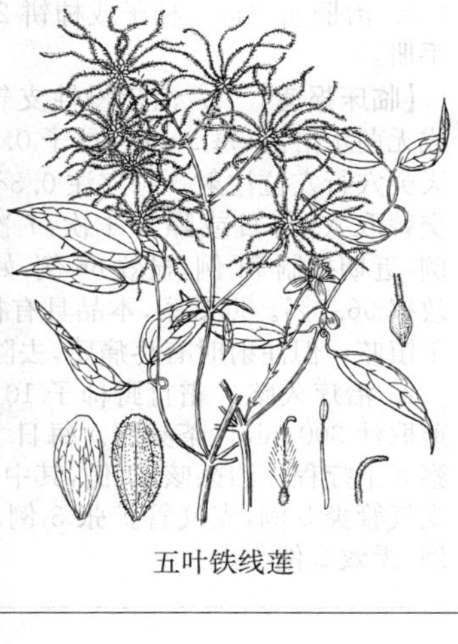
五叶铁线莲

生于山坡、路旁灌木丛中或水沟边。分布于湖北西部、湖南、四川、贵州、云南。

【采收加工】 9～12 月采集，切碎，晒干。

【药材】 柳叶见血飞 *Herba Clematidis Quinquefoliolatae* 主产于云南、贵州等地。

性状 根细长圆柱形，直径约 1 mm，数条簇生在不规则根茎上。茎藤缠绕或成段，表面绿褐色或枯绿色，具纵棱。叶对生，羽状复叶，具长柄；小叶 5 片，卵状披针形，先端渐尖，基部楔形，全缘，两面光滑，枯绿色；小叶柄常扭曲；质地薄脆，易破碎。有时可见花序。气微，味微辛苦。

【药性】 《云南中草药》："辛辣，温。"

【功用主治】 《全国中草药汇编》："祛风除湿，温中理气，散瘀止痛。主治风湿关节疼痛，跌打损伤，扭挫伤，胃痛，痛经，偏头痛，面神经麻痹，鱼骨鲠喉。"

【用法用量】 内服：煎汤，10～15 g；或泡酒。

【宜忌】 孕妇禁服。

【选方】 1. 治风湿关节疼痛，跌打损伤，扭挫伤 柳叶见血飞 15 g。泡酒服。(《全国中草药汇编》)

2. 治虚寒胃痛，痛经 柳叶见血飞 10 g。研末，炖蛋吃，每日 1 剂。

3. 治跌打损伤，瘀血肿痛 柳叶见血飞 30 g。泡酒 250 g，1 d 后服。每次 10～20 ml，日服 2 次；或研末，每次 3 g，酒送服，日服 2 次；也可泡酒外搽。

4. 治鱼骨鲠喉 柳叶见血飞 15 g，水煎汁缓咽；或加醋少许内服。(2～4 方出自《全国中草药汇编》)

3385 柳兰叶风毛菊 liǔ lán yè fēng máo jú (《青藏高原药物图鉴》)

【基原】 为菊科风毛菊属植物柳叶莱风毛菊的全草。

【原植物】 柳叶莱风毛菊 *Saussurea epilobioides* Maxim.

多年生草本，高 30～60 cm。具短的根状茎；地上茎无毛。叶互生；条状长圆形，长 3～10 cm，宽 1～2 cm，先端长渐尖，基部渐狭成深心形的耳，半抱茎，边缘具长尖头的细密齿，上面被糙短毛，下面具腺体；上部叶较小，基部无明显的耳；全部叶均无叶柄。头状花序，多数，梗短，在茎端密集成伞房状；总苞卵形，长约 10 mm，外面被蛛丝状毛，总苞片上部及边缘黑色，除最内层外，全部在先端有长钻状的附片；管状小花粉紫色，长 10～11 mm。瘦果长 3～4 mm，冠毛污白色，外层糙毛状，内层羽毛状。花期 8～9 月。

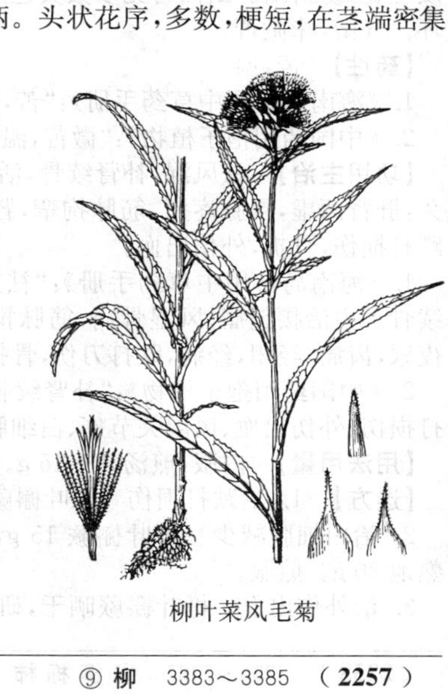
柳叶莱风毛菊

生于海拔 2 600～4 000 m的高山草坡。分布于四川、甘肃、青海、宁夏等地。

【采收加工】 6～9

月采收，鲜用或晒干。

【成分】 全草含镁，铬，硅，磷，钙，铁，锶，砷等21种微量元素[1]。

【药性】 苦，平。

【功用主治】《青藏高原药物图鉴》："镇痛，止血，解毒，愈创。治刀伤，产后流血不止等症。"

【用法用量】 内服，煎汤，5～15 g。外用：鲜品捣敷。

3386 栎叶槲蕨 lì yè hú jué（《海南岛常用中草药手册》）

【异名】 树上槲蕨、树骨碎补（《海南岛常用中草药手册》）。

【基原】 为槲蕨科槲蕨属植物栎叶槲蕨的根茎。

【原植物】 栎叶槲蕨 *Drynaria quercifolia*（L.）J. Smith［*Polypodium quercifolium* L.］

植株高约150 cm。根茎肉质，横生，粗约2 cm，幼嫩顶部密被深棕色披针形鳞片，顶端呈钻形，基部阔卵形，盾状着生，边缘有细密的小齿。叶二型；营养叶厚革质，坚硬，棕色，阔卵形，长达30 cm，宽约25 cm，基部心脏形而有耳，无柄，边缘深裂；裂片长圆状三角形，长2～5 cm，宽1.5～2.5 cm，先端钝圆，两面无毛，全缘；侧脉两面均隆起，上部的斜上，中部的平展，下部的向下反折或弧形，侧脉与横脉相连，小脉连结成伸长的网眼；孢子叶薄革质，坚硬，两面无毛，长圆形，长达100 cm，宽约40 cm，羽状深裂在叶轴两侧形成狭翅；羽片阔披针形，长约20 cm，宽3～4 cm，先端渐尖，基部稍扩大，全缘而有软骨质的边，略斜向上；叶轴棕色，中脉禾秆色，基部下面有腺体，侧脉明显斜展，横脉在侧脉间构成5～6行斜四方形大网眼，网眼内的小脉结成许多小网眼。孢子囊群圆形至椭圆形，在每对侧脉之间有2行，每个大网眼内有2个，大小不等。

生于林缘、路旁的老树干上或季雨林的树干上及岩石上。分布于海南等地区。

【采收加工】 9～12月采收，用刀削去表皮鳞毛后，晒干。

【药材】 栎叶槲蕨 *Rhizoma Drynariae Quercifoliae* 产于海南等地。

性状　根茎呈扁平长条形。表面棕色，密生鳞片，鳞片卵圆形，具长钻头，有锯齿，基部盾状着生。两侧及上面基部盾状着生。两侧及上面有圆形叶柄痕，下面残留有细根。质轻脆，易折断。断面可见多数黄色点状分体中柱，排列成环。气微，味微苦。

【药性】 苦，温。

1.《海南岛常用中草药手册》："苦，温。"

2.《中国药用孢子植物》："微苦，温。"

【功用主治】 祛风湿，补肾续骨，活血止血。主治痹证日久，肝肾两虚，腰膝疼痛，筋脉拘挛，肾虚耳鸣，牙痛，尿多，跌打损伤，骨折，外伤出血。

1.《海南岛常用中草药手册》："祛风湿，行血止痛，补肾续骨。主治腰腿痛，风湿骨痛，筋脉拘挛，耳鸣，肾虚久泄，夜尿，齿痛，经闭，经痛，跌打刀伤，骨折。"

2.《中国药用孢子植物》："补肾续骨，活血止血。用于跌打损伤、外伤出血、风湿关节痛、白细胞减少等。"

【用法用量】 内服：煎汤，9～15 g。外用：研末敷。

【选方】 1. 治跌打损伤　栎叶槲蕨15 g，煎服。

2. 治白细胞减少　栎叶槲蕨15 g，当归15 g，虎杖9 g，熟地30 g。煎服。

3. 治外伤出血　栎叶槲蕨晒干，研末外敷。（1～3方出自《中国药用孢子植物》）

3387 柿子 shì zǐ（《滇南本草图说》）

【基原】 为柿科柿树属植物柿 *Diospyros kaki* Thunb. 的果实。

【原植物】 参见"柿蒂"条。

【采收加工】 霜降至立冬间采摘，经脱涩红熟后，食用。

【成分】 果实含蔗糖，葡萄糖，果糖，未熟果实含鞣质，其组成主要是花白苷（leucoanthocyanin）[1]。又含瓜氨酸[2]。

【药性】 甘，涩，凉。归心、肺、大肠经。

1.《别录》："味甘，寒，无毒。"

2.《千金方》："味甘，寒，涩，无毒。"

3.《本草衍义》："性凉。"

4.《滇南本草》："金柿（俗呼牛心柿）味甘。""味甘、涩，性温，无毒。"

5.《雷公炮制药性解》："入心、肺、大肠三经。"

【功用主治】 清热，润肺，生津，解毒。主治咳嗽，吐血，热渴，口疮，热痢，便血。

1.《别录》："主通鼻耳气，肠澼不足。""软熟柿解酒毒，止口干，压胃间热。"

2.《千金方》："主火疮，金疮，止痛。"

3. 崔禹锡《食经》："主下痢，理痈肿，口焦，舌烂。"

4.《食疗本草》："主补虚劳不足。"

5.《日华子》："润心肺，止渴，涩肠，疗肺痿，心热，嗽，消痰，开胃。亦治吐血。"

6.《嘉祐本草》："红柿补气，续经脉气。醂柿涩下焦，健脾胃气，消宿血。"

7.《湖南药物志》："解桐油毒。"

【用法用量】 内服：作食品；或煎汤；或烧炭研末；或在未成熟时，捣汁冲服。

【宜忌】 凡脾胃虚寒、痰湿内盛、外感咳嗽、脾虚泄泻、疟疾等症，禁食鲜柿。

1.《本草图经》："凡食柿不可与蟹同，令人腹痛大泻。"

2.《本草经疏》："肺经无火，因客风寒作嗽者忌之；冷痢滑泄，肠胃虚脱者忌之；脾家素有寒积及感寒腹痛、感寒呕吐者，皆不得服。"

3.《随息居饮食谱》："凡中气虚寒，痰湿内盛，外感风寒，胸腹痞闷，产后、病后、泻痢、疟、疝、痧痘后皆忌之。"

【选方】 1. 治地方性甲状腺肿　柿未成熟时，捣取汁，冲服。（江西《中草药学》）

2. 治桐油中毒　柿子或柿饼2、3个内服。（江西《草药手册》）

【临床报道】 1. 治疗慢性支气管炎　用柿子浸出液制成无菌水溶液（每2 ml含柿子0.6 g），于膻中、定喘、肺俞、天突穴行穴位注射。每穴注0.3～0.5 ml，每次取1、2穴，交替取穴，每日或隔日1次，7次为1个疗程。治疗194例，近期控制71例，显效66例，好转51例，无效6例，总有效率96.7%。据观察，本品具有祛痰、镇咳作用，且祛痰强于镇咳。但注射时有疼痛感，去除蛋白后则疼痛轻微[1]。

2. 治疗久咳　霜打野柿子10枚，切片，加水500 ml，水煎取汁300 ml，代茶频服。每日1次，10 d为1个疗程，观察3个疗程。治久咳31例，其中上呼吸道感染23例，慢性支气管炎5例，支气管扩张3例。结果治愈24例，好转4例，无效2例[2]。

【各家论述】 1.《纲目》:"柿乃脾、肺血分之果也。其味甘而气平,性涩而能收,故有健脾涩肠,治嗽止血之功。"

2.《本草经疏》:"鼻者肺之窍也,耳者肾之窍也,二脏有火上炎,则外窍闭而不通,得柿甘寒之气,俾火热下行,窍自清利矣。肺与大肠相表里,湿热伤血分,则为肠澼不足,甘能益血,寒能除热,脏气清而腑病亦除也。"

3388 柿叶 shì yè (《滇南本草》)

【基原】 为柿科柿树属植物柿 *Diospyros kaki* Thunb. 的叶。

【原植物】 参见"柿蒂"条。

【采收加工】 霜降后采收,晒干。

【成分】 含黄酮苷,鞣质,酚类,树脂,香豆素类化合物,还原糖,多糖,挥发油,有机酸,叶绿素等[1]。有机酸有白桦脂酸(betulinic acid),齐墩果酸(oleanolic acid),熊果酸(ursolic acid)[2],琥珀酸(succinic acid),苯甲酸(benzoic acid),水杨酸(salicylic acid),焦黏酸(pyromucic acid)及丁香酸(syringic acid);香豆素类有:东莨菪素(scopoletin)即6-甲氧基-7-羟基香豆素(6-methoxy-7-hydroxycoumarin),6-羟基-7-甲氧基香豆素(6-hydroxy-7-methoxycoumarin)[3];黄酮苷有紫云英苷(astragalin),异槲皮苷(isoquercitrin)[4, 5],芸香苷(rutin)[6]。又含丰富的维生素C[7],胡萝卜素(carotenes),胆碱(choline)等[6]。另报道还含乌苏醇(uvaol),19α-羟基熊果酸(19α-hydroxyursolic acid),19α, 24-二羟基熊果酸(19α, 24-dihydroxyursolic acid)[8]。

【药理】 1. 对心血管系统的作用 柿叶提取物能使麻醉犬冠脉血流量平均增加78.3%,对大鼠实验性心肌缺血保护率为60%;可抑制氯化钾引起的离体家兔大动脉的收缩,抑制率为75.1%[1]。分别静注柿叶醇提取物50 mg/kg、100 mg/kg对麻醉犬能增加心输出量,心脏指数与心搏指数,减慢心率;减轻心脏后负荷,对前负荷无明显影响;明显增加冠脉流量,降低分钟张力时间指数,使心脏每分钟耗氧量下降[2]。

2. 对血液的影响 柿叶能使小鼠出血时间缩短44.7%;凝血时间缩短34.3%[1]。柿叶有效成分琥珀酸100 mg/kg静注能提高兔红细胞电泳率,使血浆和全血比黏度下降,对实验性血栓有明显的抑制作用[3]。

3. 降血糖和调血脂作用 小鼠每日口服柿叶提取物40 mg/kg、80 mg/kg,连续30 d,能明显降低四氧嘧啶所致糖尿病模型小鼠血糖,同时能明显调节四氧嘧啶所致的糖尿病模型小鼠血清中的总胆固醇、三酰甘油和低密度脂蛋白胆固醇的升高,以及高密度脂蛋白胆固醇的降低[4]。给肥胖高血脂大鼠喂饮鲜柿叶汁后,与实验对照组比较,低浓度组和高浓度组的期末体重与增重水平均明显降低,低浓度组的LDL-C含量明显降低,高浓度组的TG、TC和LDL-C含量均明显下降,高浓度组的HDL-C含量明显增高[5]。

4. 抗氧化作用 柿叶黄酮可以清除羟自由基,抑制羟自由基所致丙二醛的产生,减少红细胞溶血,减轻肝线粒体膨胀程度[6]。柿叶黄酮能明显抑制由晚期氧化蛋白产物刺激的血管外膜成纤维细胞增殖[7]。

5. 增强免疫功能 柿叶提取物能明显抑制抗体的形成,并能有效地防止淋巴细胞对羊红细胞的溶血作用;大剂量对移植物抗宿主反应及ConA诱导兔心脏血淋巴细胞转化有抑制作用,小剂量则无明显影响。这表明柿叶提取物具有抑制体液免疫及保护羊红细胞膜的作用,大剂量时有抑制细胞免疫的作用[8]。

6. 其他作用 柿树叶对亚硝胺所诱发的小鼠前胃鳞状上皮增生与癌变有阻止作用[1]。柿树叶制成注射液在体外对金黄色葡萄球菌、卡他球菌有一定的抑制作用,给兔腹腔注射有解热作用[1]。

【药性】 《本草再新》:"味苦,性寒,无毒。专入肺经。"

【功用主治】 止咳定喘,生津,止血。主治咳喘,消渴及各种内出血,臁疮。

1.《滇南本草》:"经霜叶敷臁疮。"

2.《本草再新》:"治咳嗽吐血,止渴生津。"

3.《分类草药性》:"治咳嗽气喘,消肺气胀。"

4.《湖南药物志》:"治高血压病。"

【用法用量】 内服:煎汤,3～9 g;或泡茶。外用:研末敷。

【选方】 1. 治高血压病 柿叶研末,每次服6 g。

2. 治紫癜风 柿叶研末,每次服3 g,每日服3次。(1、2方出自《湖南药物志》)

【临床报道】 1. 治疗出血 取秋季自然脱落之柿树叶,洗净晒干,研细过筛内服,每次5 g(重者10 g),每日3次。治疗胃溃疡出血4例,平均9 d止血;肺结核出血5例,均有效;支气管扩张咯血5例,止血4例,减少1例;肿瘤放疗出血5例,止血4例,减少1例;功能性子宫出血7例,止血5例,减少2例;痔瘘便血60例,止血34例,减少16例,无效10例;另鼻衄6例,月经过多5例,眼底出血1例,红斑狼疮出血1例,尿血1例,皆有一定效果。其止血机制尚待研究[1]。

2. 治疗面部褐斑 将柿叶研成细粉,加入熔化的凡士林中搅拌,以成膏为度,装瓶备用。每日用本品搽面部褐斑处3次,一般用1瓶(45 g)后,褐斑减轻或消退,少数重度患者用3瓶后见效。共治疗面部黄褐斑247例,其中痊愈50例,显效118例,有效78例,无效1例[2]。

3389 柿皮 shì pí (《滇南本草》)

【基原】 为柿科柿树属植物柿 *Diospyros kaki* Thunb. 的外果皮。

【原植物】 参见"柿蒂"条。

【采收加工】 将未成熟的果实摘下,削取外果皮,鲜用。

【功用主治】 《滇南本草》:"贴疔疮、无名肿毒。"

【用法用量】 外用:鲜品,贴敷。

3390 柿花 shì huā (《滇南本草》)

【基原】 为柿科柿树属植物柿 *Diospyros kaki* Thunb. 的花。

【原植物】 参见"柿蒂"条。

【采收加工】 4～5月花落时采收,晒干或研成粉。

【药性】 甘,平。归脾、肺经。

【功用主治】 《滇南本草》:"滋润五脏。治一切呕吐、吞酸流液。"

【用法用量】 内服:煎汤,3～6 g。外用:研末搽。

【选方】 治痘疮破烂 柿花晒干为末,搽之。(《滇南本草》)

3391 柿饼 shì bǐng (《日用本草》)

【异名】 火柿(《别录》),乌柿(《本草经集注》),干柿(《日华子》),白柿(《本草图经》),柿花(《纲目》),柿干(《本草备要》)。

【基原】 为柿科柿树属植物柿 *Diospyros kaki* Thunb. 的果实经加工而成的饼状食品，有白柿、乌柿两种。

【原植物】 参见“柿蒂”条。

【采收加工】 秋季将未成熟的果实摘下，剥除外果皮，日晒夜露，经过1个月后，放置席圈内，再经1个月左右，即成柿饼。

【药性】 甘，平，微温。

1.《本草经集注》：“日干者性冷；火熏者性热。”

2.《日华子》：“干柿，平；火柿，性暖。”

3.《纲目》：“白柿：甘，平，涩，无毒”。“乌柿：甘，温，无毒。”

4.《本草通玄》：“甘寒而涩。”

【功用主治】 润肺，止血，健脾，涩肠。主治喉干音哑，咯血，吐血，便血，尿血，脾虚消化不良，反胃，泄泻，痢疾，颜面黑斑，热涩淋痛。

1.《别录》：“火柿主煞毒，疗金疮，火疮，生肉止痛。”

2.《本草经集注》：“乌柿，火熏者断下，又疗狗啮疮。”

3.《食疗本草》：“厚肠胃，涩中，健脾胃气，消宿血。”“治秋痢。”

4.《本草拾遗》：“日干者温补，多食去面皯，除腹中宿血；火干者，人服药口苦及欲吐逆，食少许立止。”

5.《日华子》：“润声喉，杀虫。”

6.《日用本草》：“健脾胃，消宿血，涩肠止泻，杀小虫，润喉音，治小儿秋深久痢。”

7.《纲目》：“白柿治反胃，咯血，血淋，肠澼，痔漏下血。”

8.《本草通玄》：“止胃热口干，润心肺，消痰。治血淋、便血。”

【用法用量】 内服：嚼食；或煎汤；或烧存性入散剂。

【宜忌】 脾胃虚寒，痰湿内盛者，慎服。

【选方】 1. 治痰嗽带血 青州大柿饼，饭上蒸熟，批开，每用1枚，掺真青黛一钱。卧时食之，薄荷汤下。（《丹溪纂要》）

2. 治小便血淋 ①白柿、乌豆盐花煎汤，入墨汁服之。（《经验方》） ②干柿，烧灰存性，为末。米饮调服。（《世医得效方》柿樊散）

3. 治肠风下血 棉花核（炒黑，去壳）三两，侧柏叶（炒黑）四两，槐米（炒）一两。柿饼蒸烂捣丸，清晨滚汤下四五钱。（《绛囊撮要》柿饼丸）

4. 治小儿秋痢 ①（柿饼适量），作饼及糕，与小儿食。②以粳米煮粥，熟时入干柿末，再煮三两沸食之。奶母亦食之。（《食疗本草》）

3392 柿根 shì gēn（《纲目》）

【异名】 狐柿子根皮（《证治准绳》），柿子根（《重庆草药》）。

【基原】 为柿科柿树属植物柿 *Diospyros kaki* Thunb. 的根或根皮。

【原植物】 参见“柿蒂”条。

【采收加工】 9～10月采挖，鲜用或晒干。

【药性】 《重庆草药》：“味涩，性平，无毒。”

【成分】 根含3-甲氧基-7-甲基-胡桃叶醌（3-methoxy-7-methyl-juglone）和新柿醌（neodiospyrin），此外还有强心苷、蒽苷、皂苷、鞣质[1]。

【功用主治】 清热解毒，凉血止血。主治血崩，血痢，痔疮，蜘蛛背。

1.《纲目》：“治血崩，血痢，下血。”

2.《民间常用草药汇编》：“清热凉血。治吐血，痔疮。”

【用法用量】 内服：煎汤，30～60 g。外用：鲜品捣敷。

【选方】 1. 治血痢，红崩 柿子根、红斑鸠窝各60 g。第一剂煎水服，第二剂炖肉服。（《重庆草药》）

2. 治蜘蛛背 紫背草、狐柿子根皮。砍烂，糟炒缚之。（《证治准绳》柿根膏）

3393 柿蒂 shì dì（《本草拾遗》）

【异名】 柿钱（《洁古家珍》），柿丁（《中药志》），柿子把（《中药材手册》），柿萼（《药材学》）。

【基原】 为柿科柿树属植物柿的宿存花萼。

【原植物】 柿 *Diospyros kaki* Thunb. 又名：镇头迦（《纲目》）。

落叶大乔木，高达14 m。树皮深灰色至灰黑色，长方块状开裂；枝开展，有深棕色皮孔，嫩枝有柔毛。单叶互生；叶柄长8～20 mm；叶片卵状椭圆形至倒卵形或近圆形，长5～18 cm，宽2.8～9 cm，先端渐尖或钝，基部阔楔形，全缘，上面深绿色，主脉生柔毛，下面淡绿色，有短柔毛，沿脉密被褐色绒毛。花杂性，雄花成聚伞花序，雌花单生叶腋；总花梗长约5 mm，有微小苞片；花萼下部短筒状，4裂，内面有毛；花冠黄白色，钟形，4裂；雄蕊在雄花中16枚，在两性花中8～16枚，雌花有8枚退化雄蕊；子房上位，8室，花柱自基部分离。浆果形状种种，多为卵圆球形，直径3.5～8 cm，橙黄色或鲜黄色，基部有宿存萼片。种子褐色，椭圆形。花期5月，果期9～10月。

多为栽培种。分布于华东、中南及河北、山西、辽宁、陕西、甘肃、台湾等地。

本植物的叶（柿叶）、花（柿花）、果实（柿子）、外果皮（柿皮）、果实经加工而成的饼状食品（柿饼）、果实制成柿饼时外表所生的白色粉霜（柿霜）、未成熟果实经加工制成的胶状液（柿漆）、树皮（柿木皮）、根或根皮（柿根）亦供药用，另设专条。

【采收加工】 9～12月收集成熟柿子的果蒂（带宿存花萼），去柄，晒干。

【药材】 柿蒂 *Calyx Kaki* 主产于山东、河南等地。

性状 宿萼近盘状，先端4裂，裂片宽三角形，多向外反卷或破碎不完整，具纵脉纹，萼筒增厚，平展，近方形，直径1.5～2.5 cm，表面红棕色，被稀疏短毛，中央有短果柄或圆形凹陷的果柄痕；内面黄棕色，密被锈色短绒毛，放射状排列，具光泽，中心有果实脱落后圆形隆起的瘢痕。裂片质脆，易碎，萼筒坚硬木质。质轻，气微，味涩。

鉴别 （1）粉末特征：棕色。非腺毛较多，单细胞，直径20～26 μm，一种长150～300 μm，壁厚约8 μm，含棕色物质；另一种长可至850 μm，壁厚约5 μm。石细胞众多，有分枝，壁厚5～30 μm，纹孔细密，孔沟明显。草酸钙方晶直径6～30 μm。下表皮细胞近方形或多角形；气孔不定式，副卫细胞5～7个。腺毛少见，头部由2～3个细胞组成，胞腔内充满棕红色物质，柄1～2个细胞。

（2）薄层色谱：取本品粗粉2 g，加70%乙醇10 ml，温浸2 h，滤过，滤液蒸干，残渣加甲醇1 ml使溶解，作为供试品溶液。另以没食子酸与槲皮素醇溶液为对照品。分别点样于同一以羧甲基纤维素钠为黏合剂的硅胶G薄层板上，用甲苯（用水饱和）-甲酸乙酯-甲酸（5∶4∶1），展开10 cm。取出晾干。以1%三氯化铁醇试剂喷雾显色，没食子酸呈蓝黑色。以2%三氯化铝醇试剂喷后显色，于紫外光灯（254 nm）下观察，槲皮素显黄绿色荧光。供试品色谱中，在与对照品色谱相应的位置上，显相同颜色的斑点。

【成分】 果实含蔗糖，葡萄糖，果糖。未熟果实含鞣质，其组成主要是花白苷(leucoanthocyanin)。又含瓜氨酸(l-citrulline)。新鲜柿子含碘 49.7 mg%[1]。

【药理】 1. 抗心律失常作用 0.5%柿蒂提取物 50 mg/kg 腹腔注射，能显著对抗氯仿诱发的小鼠室颤；亦能对抗乌头碱、氯化钡所致大鼠心律失常；每日用柿蒂提取物 12.5 mg/kg腹腔注射，连续 5 d，能对抗毒毛花苷 G(哇巴因)所致豚鼠室性心律失常[1]。

2. 镇静作用 柿蒂提取物 100 mg/kg 腹腔注射，可使小鼠自发活动明显减少，增强阈下剂量戊巴比妥钠的催眠作用，延长其睡眠时间，并明显拮抗吗啡引起的小鼠竖尾反应[1]。

3. 抗生育作用 在家兔抗生育筛选中，初步证实柿蒂有一定的抗生育作用，柿蒂"柄"优于柿蒂"蒂"，柿蒂柄的抗生育率为 79.6%[2]。

4. 对胃平滑肌条运动的影响 柿蒂水煎剂体外对大鼠胃底肌条为兴奋效应，但对其他部位肌条则表现为兴奋或抑制不同的效应，说明对离体胃平滑肌条既有兴奋作用，也有抑制作用[3]。

【炮制】 1. 柿蒂 取原药材，除去杂质，洗净，干燥。

2. 姜柿蒂 取生姜捣烂榨汁，加入净柿蒂拌匀，润至姜汁吸尽，置锅内用文火加热，炒干，取出放凉。每柿蒂 100 kg，用生姜 12.5 kg。

饮片性状 柿蒂参见"药材"项。姜柿蒂形如柿蒂，具焦气，味涩，微辣。

贮干燥容器内，姜柿蒂密闭，置通风干燥处，防蛀。

【药性】 苦、涩，平。归胃经。

1.《纲目》："涩，平。无毒。"

2.《本草汇言》："味苦、涩，气温，无毒。入手太阴肺经。"

3.《医林纂要》："苦，寒。"

4.《本草求真》："专入肺、胃。"

【功用主治】 降逆下气。主治呃逆，噫气，反胃。

1.《本草拾遗》："煮服之，止哕气。"

2.《滇南本草》："治气隔反胃。"

3.《青岛中草药手册》："温中下气。治呕逆、呃逆及夜尿等症。"

【用法用量】 内服：煎汤，5～10 g；或入散剂。外用：研末撒。

【选方】 1. 治呃逆 柿钱、丁香、人参各等分。上为细末，水煎，食后服。(《洁古家珍》柿钱散)

2. 治伤寒呕哕不止 干柿蒂七枚，白梅三枚。上二味，粗捣筛，只作一服，用水一盏，煎至半盏，去滓温服，不拘时。(《圣济总录》柿蒂汤)

3. 治胸满咳逆不止 柿蒂、丁香各一两。上细切。每服四钱，水一盏半，姜五片，煎至七分，去滓热服，不拘时候。(《济生方》柿蒂汤)

4. 治血淋 干柿蒂烧存性为末。每服二钱，空心米饮调服。(《奇效良方》柿蒂散)

5. 治聤耳 柿蒂 4.5 g，细辛 0.9 g，海螵蛸 6 g，梅片 0.3 g。共研细末，拭净耳内脓水，吹入药末。(《湖南药物志》)

【临床报道】 1. 治疗肿瘤化疗后呃逆 取柿蒂 9 g，丁香 6 g，生姜 9 g，大枣 5 g，煎汤代水饮用，每次口服 20～50 ml，每日 3 次。共治疗 80 例，结果：58 例显效，18 例有效，4 例无效，有效率为 95%[1]。

2. 治疗中枢性呃逆 35 例患者，其中脑出血 11 例，脑栓塞 21 例，蛛网膜下腔出血 3 例。用柿蒂 4 个，加适量水煮沸 5～10 min，放置温凉后频服。结果：治疗后 3 h 呃逆消失 21 例，5 h 消失 9 例，12 h 消失 4 例，无效 1 例。治愈率 97.1%[2]。

3. 治疗婴幼儿腹泻 取柿蒂 10～15 个(4～6 g)，洗净加入水 250 ml，文火煎至60 ml，加少许砂糖，分次喂服，每次 5 ml，每日 3 次，疗程 2～4 d。服药期间患儿不需禁食；母乳喂养者，可适当减少喂乳次数；人工喂养儿可酌情稀释加用米汤等，治疗期间均未使用抗生素，仅加用维生素 B_1 片及钙片，有 4 例因夜间哭闹加用非那根片。共治疗 76 例，结果：显效 45 例，有效 29 例，无效 2 例，总有效率为 97.36%。显效者平均用药 1.06±0.25 d。可继续用 2 d。20 例观察5～7 d，均无复发[3]。

4. 治疗新生儿脐炎 取柿蒂 10 g，微火焙干，研成细末，外敷脐部，用无菌纱布包扎。每日换药 1 次。共治疗 35 例，全部治愈。治疗时间最长为7 d，最短 4 d，平均治愈时间为 5.5 d[4]。

【各家论述】 1.《纲目》："咳逆(指'呃逆')者，气自脐下冲脉直上至咽喉，作呃忒、蹇逆之声也。朱肱《南阳书》以哕为咳逆，王履《溯洄集》以咳嗽为咳逆，皆误矣。哕者，干呕有声也。咳逆有伤寒吐下后，及久病、产后、老人、虚人阴气大亏，阳气暴逆，自下焦逆至上焦，而不能出者；有伤寒失下，及平人痰气抑遏而然者。当视其虚实阴阳，或温或补，或泄热，或降气，或吐或下可也。古方单用柿蒂煮汁饮之，取其苦温能降逆气也。《济生》柿蒂散加以丁香、生姜之辛热，以开痰散郁，盖从治之法，而昔人亦常用之收效矣。至易水张氏，又益以人参，治病后虚人咳逆，亦有功绩。丹溪朱氏但执以寒治热之理，而不及从治之法，矫枉之过矣。若陈氏《三因》，又加以良姜之类，是真以为胃寒而助其邪火者也。"

2.《本草汇言》："沈则施曰，按丹溪翁谓人之阴气，依胃为养。土伤则木挟相火，直冲清道而作咳逆，宜竹茹黄连柿蒂汤主之，此言热呃也。《济生》论谓阳竭于下，孤阴独存，阴气亦将旋脱，故逆上而作呃，宜丁附人参柿蒂汤主之，此言寒呃也。又按《准绳》论呃逆之证，有伤寒吐下后、久病、产后阴血大亏，阳气暴逆，自下逆上而作呃者，非大温中补中之剂不能治。又有平人饮食痰气抑遏，而气自脐下冲脉直上咽膈，而作呃忒蹇逆之声，用平胃二陈汤，加柿蒂数枚煎服，亦可止也。观于柿蒂之苦涩，但可以散逆气，而因寒、因热、因虚、因滞者，则佐以丁、姜、茹、连、参、术、平胃、二陈辈，当仔细斟酌，毋轻视也。"

3.《本草求真》："柿蒂，虽与丁香同为止呃之味，然一辛热而一苦平，合用深得寒热兼济之妙。如系有寒无热，则丁香在所必用，不得固执从治必当佐以柿蒂。有热无寒，则柿蒂在所必需，不得泥以兼济之必杂以丁香。是以古人用药，有合数味而见效者，有单用一味而见效者，要使药与病对，不致悖谬而枉施耳。"

3394 柿漆 shì qī (《纲目》)

【异名】 柿涩(《药材资料汇编》)。

【基原】 为柿科柿树属植物柿 *Diospyros kaki* Thunb. 及同属植物的未成熟果实，经加工制成的胶状液。

【原植物】 参见"柿蒂"条。

【采收加工】 采摘未成熟的果实，捣烂，置于缸中，加入清水，搅动，放置若干时，将渣滓除去，剩下胶状液，即为柿漆。

【成分】 含鞣质样物质柿漆酚(shibuol),胆碱(choline),乙酰胆碱(acetylcholine)[1]。

【药理】 胆碱及乙酰胆碱样作用　从柿漆的提取物中,可得到胆碱及乙酰胆碱,还有某种与胆碱结构类似、性质不明的氨基酸样物质,能降低兔血压,抑制离体蛙心,兴奋豚鼠肠管,此等作用可被阿托品阻断;在水蛭背肌标本上,其作用强度相当于乙酰胆碱的3/4[1,2]。在体外柿漆有溶血作用,注射入兔体,则引起红细胞的形态变化及淋巴细胞的减少[3]。

【药性】《现代实用中药》:"涩、苦。"

【功用主治】《现代实用中药》:"治高血压病。"

【用法用量】 内服:20～40 ml。

【选方】 治高血压病　柿漆1～2匙,用牛乳或米饮汤和服,每日2或3次。(《现代实用中药》)

3395 柿霜 shì shuāng (《滇南本草》)

【基原】 为柿科柿树属植物柿 *Diospyros kaki* Thunb. 的果实制成"柿饼"时外表所生的白色粉霜。

【原植物】 参见"柿蒂"条。

【制法】 取近成熟的柿子,剥去外皮,日晒夜露(防雨、防虫蝇,防尘),经月余后,放置席圈内,再经月余,即成柿饼。其上生有白色粉霜,用洁净竹片刮下即成柿霜。除去杂质及残留宿萼,过40目筛。将柿霜放锅内加热熔化,成饴状时,倒入模型中,晾至七成干,用刀铲下,再晾至全干,刷净,即成柿霜饼。

贮干燥瓷缸内,置石灰箱内保存,防潮。

【药材】 柿霜 *Mannosum Kaki*　主产于山东、河南等地。

性状　柿霜　呈白色粉末状,质轻,易潮解。气微,味甜,具有清凉感。

柿霜饼　呈扁圆形,底平,上面微隆起,直径约6 cm,厚约6 mm,灰白色或淡黄色,平滑。质硬,易破碎,易潮解。

【成分】 含熊果酸(ursolic acid),齐墩果酸(oleanolic acid),白桦脂酸(betulinic acid),三萜酸和糖类[1]。另含柿萘醇酮(shinanolone)[2]。

【药性】 甘,凉。归肺、心经。

1.《本草汇言》:"味甘、微涩,气平,无毒。""入手少阴、太阴经。"

2.《玉楸药解》:"味甘,性凉。"

3.《医林纂要》:"甘,寒。"

【功用主治】 润肺止咳,生津利咽,止血。主治肺热燥咳,咽干喉痛,口舌生疮,吐血,咯血,消渴。

1.《滇南本草》:"治气膈不通。"

2.《滇南本草图说》:"消痰止嗽。"

3.《本草蒙筌》:"治劳嗽。"

4.《纲目》:"清上焦心肺热,生津止渴,化痰宁嗽,治咽喉口舌疮痛。"

5.《本草经疏》:"长于清肃上焦火邪,兼能益脾开胃。"

6.《本草求真》:"专清肺胃之热。""治肠风痔漏。"

7.《随息居饮食谱》:"甘凉清肺。治吐血,咯血,劳嗽,上消,咽喉、口舌诸病甚良。"

【用法用量】 内服:冲服,3～9 g;或入丸剂噙化。外用:撒敷。

【宜忌】 风寒咳嗽患者禁服。

《滇南本草图说》:"忌同蟹食。"

【选方】 1. 治咽喉嗽痛　柿霜、硼砂、天冬、麦冬各二钱,元参一钱,乌梅肉五分。蜜丸含化。(《杂病源流犀烛》柿霜丸)

2. 治臁胫烂疮　柿霜、柿蒂等分。烧研敷之。(《卫生杂兴》)

3. 治慢性气管炎,干咳喉痛　柿霜12～18 g。温水化服,每日2次分服。(《全国中草药汇编》)

【临床报道】 治疗复发性口腔溃疡　柿霜粉涂患处,每日3～5次,每次少许。结果显效29例,好转1例。未见不良反应[1]。

【各家论述】 1.《纲目》:"真正柿霜,乃其(柿)精液,入肺病上焦药尤佳。"

2.《本草汇言》:"柿霜,清上焦虚火之药也。如病久畏药味者,用此可作药中果珍,每日早晚白汤调服数钱。"

3.《本经逢原》:"干柿白霜,专清肺胃之热。在元气未漓,可胜寒润者,用之固宜,但虚劳烦嗽喘乏,得此郁闭虚阳,病根日固,与埋薪灰烬何异。"

4.《衷中参西录》:"柿霜入肺,而甘凉滑润。其甘也,能益肺气;其凉也,能清肺热;其滑也,能利肺痰;其润也,能滋肺燥。"

3396 柿木皮 shì mù pí (《本草图经》)

【基原】 为柿科柿树属植物柿 *Diospyros kaki* Thunb. 的树皮。

【原植物】 参见"柿蒂"条。

【采收加工】 全年均可采收,剥取树皮,晒干。

【功用主治】 清热解毒,止血。主治下血,汤火伤。

1.《本草图经》:"治下血不止。"

2.《纲目》:"治汤火疮。"

【用法用量】 内服:研末,5～6 g。外用:烧灰,调敷。

【选方】 1. 治下血不止　柿木皮,暴干更焙,筛末。米饮和二钱匕服之。(《本草图经》)

2. 治汤火疮　柿木皮,烧灰,油调敷。(《纲目》)

3397 柿寄生 shì jì shēng (《广西药用植物名录》)

【异名】 万寿木寄生、樟木寄生、梨寄生(《广西药用植物名录》),桑寄生(《西藏常用中草药》),椰风(《全国中草药汇编》),荷树寄生、广丁香寄生(《福建药物志》)。

【基原】 为桑寄生科槲寄生属植物棱枝槲寄生的带叶茎枝。

【原植物】 棱枝槲寄生 *Viscum diospyrosicolum* Hayata [*V. angulatum* auct. non Heyne ex DC.] 又名:青刚栎寄生(《海南植物志》)。

亚灌木,高0.3～0.5 m。直立或披散,枝交叉对生或

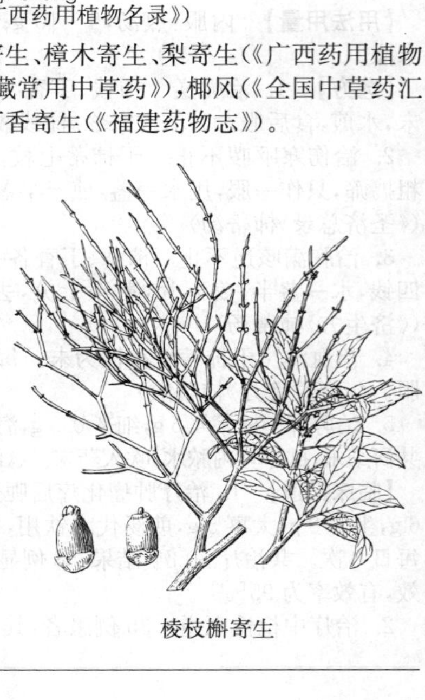

棱枝槲寄生

二歧分枝，位于茎基部或中部以下的节间近圆柱状，小枝的节间稍扁平，长 1.5～3.5 cm，宽 2～2.5 mm，干后具明显的纵肋 2、3 条。幼苗期具叶 2、3 对；叶片椭圆形或长卵形，长 1～2 cm，宽 3.5～6 mm，先端钝，基部狭楔形，基出脉 3 条，薄革质；成长植株的叶退化呈鳞片状。聚伞花序，1～3 个腋生，总花梗几无，总苞舟形，长 1～1.5 mm，具花 1～3 朵；3 朵花时中央 1 朵为雌花，侧生的为雄花，通常仅具 1 朵雌花或雄花；雄花花蕾时卵球形，长1～1.5 mm，萼片 4 枚，三角形，花药圆形，贴生于萼片下半部；雌花花蕾时椭圆状，长 1.5～2 mm，花托椭圆形，萼片 4 枚，三角形，柱头乳头状。浆果椭圆形或卵球形，长 4～5 mm，黄色或橙色，果皮平滑。花、果期 4～12 月。

生于海拔 2 100 m 以下的平原或山地常绿阔叶林中，寄生于柿树、樟树、梨树、油桐或壳斗科等多种植物上。分布于华南、西南及浙江、福建、江西、湖北、湖南、陕西、甘肃、台湾等地。

【采收加工】 6～9 月采收，扎成束，晾干。

【药性】《西藏常用中草药》："性平，味苦。"

【功用主治】 祛风湿，强筋骨，止咳。主治风湿痹痛，腰腿酸痛，咳嗽，慢性支气管炎，咯血，胃痛，胎动不安，乳痈，瘰疬，疖肿，高血压病。

1.《西藏常用中草药》："强筋骨，降血压，祛风湿。治风湿性关节炎，腰腿酸痛，高血压病，胎动，乳少。"

2.《福建药物志》："祛风除湿，散结消肿。主治风湿关节痛，咳嗽，胃痛，肾炎，瘰疬，疖肿，中耳炎。"

【用法用量】 内服：煎汤，9～15 g，大剂量可用至 60 g；或浸酒、炖肉。外用：研末调敷。

【选方】 1. 治风湿关节炎　棱枝槲寄生 30 g，松节60 g，四方藤 120 g。用米酒 450 ml 浸泡 15 d，早、晚各饮服 1 次，每次 10 ml，15 d 为 1 个疗程。

2. 治腰膝酸痛，足软无力　棱枝槲寄生 10～15 g，金樱子寄生 30 g，猪肾脏 1 个（切片）。米酒少量，加水 450 ml，煎至 150 ml，分 2 次服，喝汤吃猪肾脏，每日 1 剂。

3. 治肺结核咯血　棱枝槲寄生 10 g，猪肺 120 g。加水 300 ml，煎至 150 ml，分 2 次服汤，并吃猪肺。

4. 治妊娠胎动不安　棱枝槲寄生 10 g，桑树寄生 15 g，菟丝子 15 g，鸡蛋 3 个。煎煮至蛋熟后，去蛋壳再慢火煎 30 min，喝汤吃蛋。每日服 3 次，每次吃 1 蛋，药汤送服。

5. 治原发性高血压病　棱枝槲寄生、钩藤根、夏枯草、罗芙木根各 10 g。水煎分 3 次服。每日 1 剂，服 5～7 剂后血压降至正常为止。（1～5 方出自《药用寄生》）

3398 柠条 níng tiáo（《沙漠地区药用植物》）

【异名】 马集柴、老虎刺（《沙漠地区药用植物》）。

【基原】 为豆科锦鸡儿属植物中间锦鸡儿的全草。

【原植物】 中间锦鸡儿 *Caragana intermedia* Kuang et H. C. Fu

矮小灌木，高 30～100 cm。多分枝，树皮灰黄色，幼枝被丝质柔毛。长枝上的托叶宿存，硬化成针刺，长 4～7 mm；偶数羽状复叶；叶轴长 2.5～5 cm，密被白色短柔毛；小叶 3～8 对，小叶片椭圆形或倒卵状椭圆形，长 3～8 mm，宽 2～7 mm，先端圆或尖，具刺尖，基部楔形，两面密被白色短柔毛。花单生；花梗长 15～25 mm，密被绢状柔毛，常在中部以上具关节；萼筒管状钟形，长约 1 cm，密被短柔毛，萼齿宽三角形；花冠蝶形，黄色，长 2～2.5 cm，宽约 1.5 cm，先端尖，基部具短爪；雄蕊 10，二体；子房无毛或下部疏被短绒毛。荚果扁，披针形或长圆状披针形，长 3～4 cm，花柱宿存，暗褐色或黑褐色。种子红色。花期 5 月，果期 6 月。

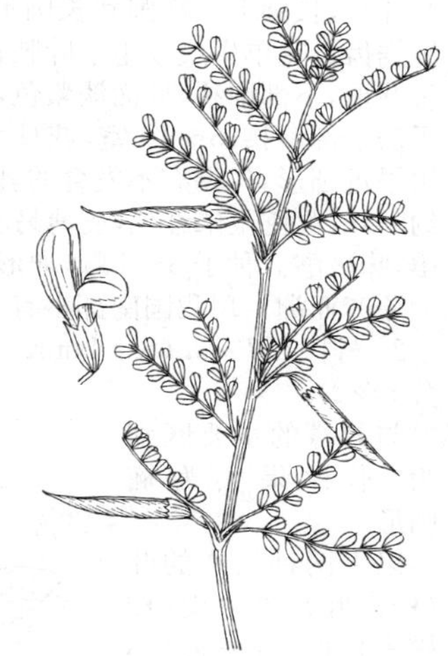

中间锦鸡儿

生于沙丘、山坡及干燥坡地。分布于内蒙古、陕西、甘肃、宁夏等地。

本植物的花（柠条花）、种子（柠条子）、根（柠条根）亦供药用，另设专条。

【采收加工】 6～10 月采收，切碎，鲜用或晒干。

【药理】 抗炎作用　本品煎剂每日灌服 50 g/kg，对大鼠甲醛性脚肿有明显抑制作用，能减少渗出期水肿程度，但对炎症后期之组织变性坏死无明显影响。对于大鼠棉球性肉芽肿也无抑制作用。由于本品不能使幼年小鼠胸腺重量减轻，也不能降低大鼠肾上腺中维生素 C 的含量，提示其本身无糖皮质激素作用，也不能增强肾上腺皮质功能[1]。

【药性】 甘，微温。

1.《内蒙古中草药》："味苦，性平。"

2.《沙漠地区药用植物》："味甘性温。"

【功用主治】 滋阴补血，活血。主治月经不调。

1.《内蒙古中草药》："活血，止血，止痛，增进食欲。"

2.《沙漠地区药用植物》："滋阴养血。治月经不调，试用于癌症。"

【用法用量】 内服：煎汤，9～15 g，鲜品 20～30 g。

【选方】 1. 治妇女月经不调　柠条全草，水煎服。（《沙漠地区药用植物》）

2. 治宫颈癌，乳腺癌　柠条 60～120 g。水煎服，每日 1 剂。同时用柠条液冲洗阴道，或用柠条注射液局部封闭，每日 1 次。（《全国中草药新医疗法展览会资料选编》）

3. 治癌肿　柠条 15 g。水煎，每日分 3 次服完，1 个月为 1 个疗程。（《内蒙古中草药》）

3399 柠檬 níng mēng（《岭南采药录》）

【异名】 黎檬子（《东坡志林》），黎朦子（《桂海虞衡志》），黎檬子（《岭外代答》），宜母子、里木子、黎檬干（《事物绀珠》），药果（《广东新语》），檬子、梦子（《通雅》），宜檬子、宜母果（《岭南杂志》），柠果（《南宁市药物志》）。

【基原】 为芸香科柑橘属植物黎檬或柠檬的果实。

【原植物】 1. 黎檬 *Citrus limonia* Osbeck

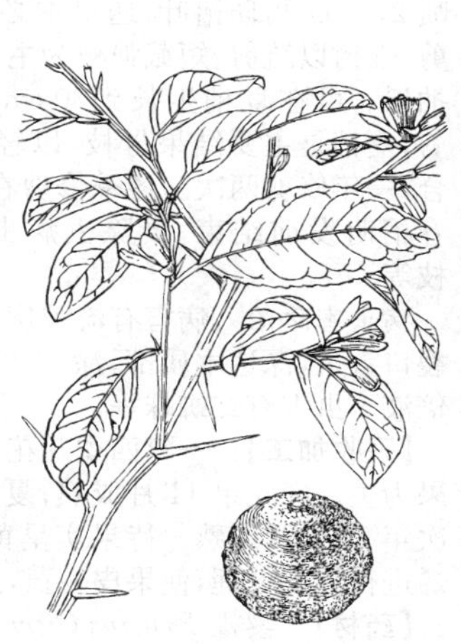

黎　檬

又名：里木树(《粤语》)，柠檬(广东)，广东黎檬(《海南植物志》)。

常绿灌木，具硬刺。叶互生，叶柄短，有狭翼，顶端有节。叶片小，长圆形至椭圆状长圆形，先端短锐尖或钝，边缘有钝锯齿。花单生或簇生于叶腋；萼5裂，杯状；花瓣5，条状长圆形，下部渐狭，外面淡紫色，内面白色；雄蕊20个以上；子房上部渐狭，8～10室，花柱大，脱落，每室有胚珠数个。柑果近圆形，先端有不发育的乳头状突起，长约4.5 cm，宽约5 cm，黄色至朱红色，皮薄易剥，且有黏土味，瓤囊8～10瓣，味极酸。种子3～4颗，卵形。花期春季。

原产亚洲。现我国南部多有栽培。

2. 柠檬 *C. limon* (L.) Burm. f. 又名：洋柠檬(《中国果树分类学》)。

与黎檬的主要区别为：本种果实为椭圆形。

以上两种植物的叶(柠檬叶)、外果皮(柠檬皮)、根(柠檬根)亦供药用，另设专条。

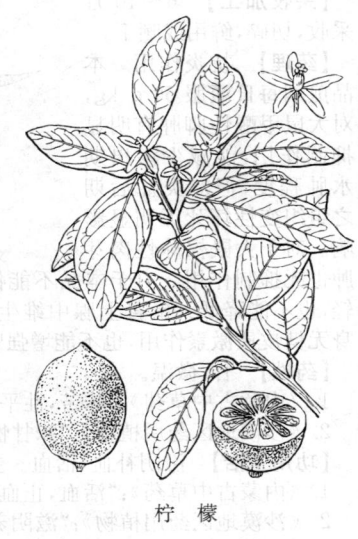

柠　檬

【栽培】 生物学特性　喜温暖湿润气候，不耐寒。适宜于冬季较温暖、夏季不酷热、气温较平稳的地区生长。以疏松肥沃、富含腐殖质、排水良好的砂质壤土或壤土栽培为宜。柠檬1年可抽生3次新梢，春梢3月中旬至4月下旬；夏梢5月中旬至6月下旬；秋梢8月中旬至10月上旬，主要结果母枝是8月秋梢，其次是3～4月抽发的春梢。1年开花3～4次。

繁殖方法　嫁接繁殖。选粗柠檬、红橘、枳等作砧木，选良种的枝条作接穗。用切接、芽接等方法，培育成嫁接苗。按行株距4 m×3 m开穴栽种。

田间管理　根据其抽新梢及开花习性，施肥宜在抽梢及开花时进行，每年5或6次，以春、秋、冬肥为主，可施硫酸铵。开花时施过磷酸钙。冬季采果后，结合清洁田园进行喷2,4-D，可防落叶，遇旱季必须进行灌溉。修剪，幼树修剪，强树以疏剪、短截强枝为主，弱树以疏剪弱枝为主，间密抽稀。可在夏梢生长到30 cm长时，短截1/2。成年树修剪，夏梢是主要结果母枝，以轻剪为主，要疏剪、短截相结合，一年修剪两次。冬季修剪在采果后，越早越好，最迟在春梢萌发前结束，要除去病虫枝、纤弱枝、干枯枝、衰老枝等。

病虫害防治　病害有流胶病，可将病部粗皮刮去，再纵切裂口数条，深达木质部，涂50％托布津或多菌灵100～200倍液。虫害有红蜘蛛等。

【采收加工】 一年四季开花，春、夏、秋季均能结果，以春果为主。春花果11月成熟；夏花果12～1月成熟；秋花果次年5～6月成熟。待果实呈黄绿色时，分批采摘，再用乙烯进行催熟处理，使果皮变黄，鲜用或切片晒干。

【药材】 黎檬 *Fructus Citri Limoniae*　主产于广东、广西、贵州等地；柠檬 *Fructus Citri Limi*　主产于广西、广东、台湾、四川等地。

性状　黎檬　果实近圆形或扁圆形，长约4.5 cm，直径约5 cm，一端有短果柄，长约3 cm，另端有乳头状突起。外表面黄褐色，密布凹下油点。纵剖为两瓣者，直径3～5 cm，瓤囊强烈收缩。横剖者，果皮外翻显白色，瓤囊8～10瓣，种子长卵形，具棱，黄白色。质硬，味酸、微苦。

柠檬　果实长椭圆形，长4～6.5 cm，直径3～5 cm。

【成分】 黎檬　果皮含橙皮苷(hesperdin)，β-谷甾醇(β-sitosterol)，γ-谷甾醇(γ-sitosterol)[1]。

柠檬　果皮含橙皮苷(hesperidin)，香叶木苷(diosmin)[2]，柚皮苷(naringin)[3]，新橙皮苷(neohesperidin)[4]，咖啡酸(caffeic acid)[5]。种子含黄柏酮(obacunone)，柠檬苦素(limonin)[6]。

【药理】 1. 抗菌抗病毒作用　柠檬成分咖啡酸有广泛的抗菌作用，在体内能被蛋白质灭活[1]。果皮所含橙皮苷(200 mg/ml)能预防水疱性口炎病毒及流感病毒。抗病毒活性可被透明质酸酶所消除[2]。

2. 抗炎作用　柠檬果皮的成分香叶木苷腹腔注射对角叉莱胶所致大鼠足跖水肿有消炎作用，ED_{50}为100 mg/kg[3]。橙皮苷20 mg每日给予豚鼠能增强维生素C的作用[4,5]。香叶木苷具有维生素P样的作用，可降低家兔毛细血管渗透性；并具有维生素C样的作用，能增强豚鼠毛细血管的抵抗力[6]。

3. 止血作用　咖啡酸有收缩、增固毛细血管，降低通透性，提高凝血功能及血小板数量的止血作用，可缩短凝血时间和出血时间31％～71％[7]。

4. 抗氧化作用　7月间收获的柠檬甲醇提取物50 μg/ml对由NADPH-ADP诱导的大鼠肝脏微粒体脂质过氧化抑制率达71.8％，11月收集的柠檬抑制率达47.4％，12月收集的柠檬抑制率达45.7％[8]。咖啡酸500 ml/kg灌服能延长亚硝酸钠中毒小鼠和氰化钾中毒小鼠的存活时间，腹腔注射200 mg/kg，能对抗脑垂体后叶素引起的大鼠急性心肌缺血[9]。

5. 其他作用　尼日利亚产的苦柠檬饮料在碱性增加时可减弱其杀精子作用；苦柠檬软包装饮料在性交后作冲洗用，可达到异常高的杀精效果[10]。给两组小鼠分别灌服20％乙醇溶液和含柠檬酸40 g/L的20％乙醇溶液，发现柠檬酸可抑制乙醇的胃排空，增加乙醇在胃中氧化比例，减少肝脏负担，最终减轻乙醇中毒的程度[11]。

【药性】 酸、甘，凉。入胃、肺经。

1.《桂海虞衡志》："味极酸。"

2.《四川中药志》1979年版："苦、辛，平。"

3.《西双版纳傣药志》："性凉，味酸。"

【功用主治】 生津解暑，和胃安胎。主治胃热伤津，肺燥咳嗽，中暑烦渴，食欲不振，脘腹痞胀，妊娠呕吐。

1.《食物考》："浆饮渴瘳，孕妇宜食，能辟暑。"

2.《粤语》："以盐腌，可治伤寒痰火。"

3.《岭南随笔》："治哕。"

4.《纲目拾遗》："腌食，下气和胃。"

5.《四川中药志》1979年版："行气健胃，解暑，用于脘腹气滞胀痛。暑天作清凉饮料。"

【用法用量】 内服：绞汁饮或生食。

【选方】 1. 治脘腹气滞痞胀，嗳气少食　柠檬10 g，香附10 g，厚朴10 g。水煎服。(《四川中药志》1979年版)

2. 治妊娠呕吐　鲜柠檬500 g，去皮、核后切块，加白糖250 g，渍1 d，再放锅内用小火熬至汁快干时，拌少许白糖，

随意食用。〔《大众中医药》1990，(4)：11〕

3. 美容，活血，舒筋　柠檬4个去皮切片，苹果1个去心切片，用米酒1瓶浸3个月以上饮。(《台湾青草药》)

4. 治乳腺炎　取柠檬汁湿敷于患处。(《西双版纳傣药志》)

【临床报道】　防治术后恶心呕吐　妇科腹部手术及阴道手术患者50例，随机分为实验组和对照组。实验组术后予柠檬果气味吸入，对照组按一般妇科术后常规处理。方法：实验组患者术毕回病房后即将备好的新鲜柠檬果切片，约0.5 cm厚，放于患者口鼻之间，余下的用保鲜薄膜包好。20～30 min更换1次，现切现用；术后8 h可根据患者恶心呕吐的情况酌情间歇吸入。术后实验组2例需注射止吐药，占4%，对照组6例需注射止吐药，占12%。差异有统计学意义[1]。

3400 **柠条子** níng tiáo zǐ (《沙漠地区药用植物》)

【基原】　为豆科锦鸡儿属植物中间锦鸡儿 *Caragana intermedia* Kuang et H. C. Fu的种子。

【原植物】　参见"柠条"条。

【采收加工】　6月果实成熟时采收，剥取种子，晒干。

【药性】　苦，平。

【功用主治】　燥湿解毒，杀虫止痒。主治黄水疮，神经性皮炎，牛皮癣。

1.《内蒙古中草药》："燥湿，解毒。治黄水疮。"

2.《沙漠地区药用植物》："止痒、杀虫。治神经性皮炎、牛皮癣、黄水疮。"

【用法用量】　外用：熬油外涂；或研末撒。

【选方】　1. 治黄水疮　柠条子适量。研面，油调敷患处。(《内蒙古中草药》)

2. 治神经性皮炎，牛皮癣，黄水疮　柠条子熬油外涂。或将柠条子烧炭存性，研末撒于疮面。(《沙漠地区药用植物》)

3401 **柠条花** níng tiáo huā (《沙漠地区药用植物》)

【基原】　为豆科锦鸡儿属植物中间锦鸡儿 *Caragana intermedia* Kuang et H. C. Fu的花。

【原植物】　参见"柠条"条。

【采收加工】　5月采收，鲜用或晒干。

【药性】　甘，温。

【功用主治】　《沙漠地区药用植物》："滋阴养血，主治高血压病，头晕。"

【用法用量】　内服：煎汤，6～15 g。

【选方】　治高血压病、头晕　柠条花12 g，沙地旋覆花9 g。水煎服，每日2次。(《沙漠地区药用植物》)

3402 **柠条根** níng tiáo gēn (《沙漠地区药用植物》)

【基原】　为豆科锦鸡儿属植物中间锦鸡儿 *Caragana intermedia* Kuang et H. C. Fu的根。

【原植物】　参见"柠条"条。

【采收加工】　9～10月采挖根部，切片，鲜用或晒干。

【成分】　根含芒柄花素(formononetin)，伪赝靛苷元(pseudobaptigenin)，β-谷甾醇(β-sitosterol)[1]，3，4′-二甲氧基-异黄酮-7-O-葡萄糖苷(3，4′-dimethoxy-isoflavone-7-O-glucoside)，4′-甲氧基-异黄酮-7-O-葡萄糖苷(4′-methoxy-isoflavone-7-O-glucoside)，3′，4′-亚甲二氧基-7-O-葡萄糖苷(3′，4′-methylenedioxy-7-O-glucoside)，β-谷甾醇棕榈酸酯(β-sitosteryl palmitate)[2]。5，7，4′-三羟基-3，3′-二甲氧基黄酮(5，7，4′-trihydroxy-3，3′-dimethoxyflavone)，3，5，7，8，4′-五基黄酮(3，5，7，8，4′-methoxyflavone)，槲皮素(quercetin)，柠檬黄酮醇(limocitrin(4))，槲皮素-3-甲醚(5，7，3′，4′-tetrahydroxy-3-methoxyflavone)，2(S)-7，3′，5′-三羟基二氢黄酮(2(S)-7，3′，5′-trihydroxyyflavanone)，5，7，3′，4′-四羟基-3，8-二甲氧基黄酮(5，7，3′ 4′-tetrahydroxy-3，8-dimethoxyflavone)，紫铆酮(butein)，甘草素(liquiritigenin)，5，7，4′-三羟基-3，8-二甲氧基黄酮(5，7，4′-trihydroxy-3，8-dimethoxyflavone)[3]。

【药性】　微辛，温。

【功用主治】　《沙漠地区药用植物》："滋阴养血。主治高血压病、头晕、心慌、气短、四肢无力、疲乏。"

【用法用量】　内服：煎汤，9～15 g。

【选方】　1. 治心慌，气短，四肢无力，疲乏　柠条根9～15 g，蘑菇6 g。水煎服。

2. 治高血压病、头晕　鲜柠条根24～30 g。水煎汁加白糖适量，分3次服。(1、2方出自《沙漠地区药用植物》)

3403 **柠檬叶** níng méng yè (《生草药性备要》)

【基原】　为芸香科柑橘属植物黎檬 *Citrus limonia* Osbeck或柠檬 *C. limon* (L.) Burm. f. 的叶。

【原植物】　参见"柠檬"条。

【采收加工】　全年均可采，晒干。

【药性】　辛、甘、微苦，微温。

1.《生草药性备要》："味辛，性温。"

【功用主治】　化痰止咳，理气和胃，止泻。主治咳喘痰多，气滞腹胀，泄泻。

《生草药性备要》："退热，止咳化痰，开胃。切鱼生用些，辟腥甚佳。"

2.《本草求原》："止咳，消痰，顺气。"

【用法用量】　内服：煎汤，9～15 g。

3404 **柠檬皮** níng méng pí (《广西中药志》)

【基原】　为芸香科柑橘属植物黎檬 *Citrus limonia* Osbeck或柠檬 *C. limon* (L.) Burm. f. 的外果皮。

【原植物】　参见"柠檬"条。

【采收加工】　果实成熟时采摘，剥取外果皮，晒干。

【药材】　柠檬皮 *Exocarpium Citri Limi*　主产于广西、广东。

性状　外果皮呈螺旋状，长2～3 cm，有时呈带状及不规则片状，厚1.5～2.5 mm。外表面黄色至棕黄色，有多数凹入的油点；内表面淡黄色至类白色，常有线形脉络。易折断，断面颗粒性。气香，味微苦。

【药性】　酸、辛、微苦，温。

【功用主治】　行气，和胃，止痛。主治脾胃气滞，脘腹胀痛，食欲不振。

1.《广西中药志》："行气，祛痰，健胃。"

2.《中国药用植物图鉴》："柠檬皮及柠檬油作为芳香、健胃、矫臭、矫味剂及清凉饮料等用。"

【用法用量】　内服：煎汤，9～15 g。

3405 **柠檬根** níng méng gēn (《陆川本草》)

【基原】　为芸香科柑橘属植物黎檬 *Citrus limonia* Osbeck 或柠檬 *C. limon*（L.）Burm. f. 的根。

【原植物】 参见“柠檬”条。

【采收加工】 7～10 月采挖，切片晒干。

【功用主治】 行气活血，止痛，止咳。主治胃痛，疝气痛，跌打损伤，咳嗽。

【用法用量】 内服：煎汤，15～30 g。

3406 柠檬桉叶 níng méng ān yè （《广西中药志》）

【基原】 为桃金娘科桉属植物柠檬桉的叶。

【原植物】 柠檬桉 *Eucalyptus citriodora* Hook. f. ［*E. maculata* Hook. var. *citriodora*（Hook. f.）Bailey］ 又名：油桉树（《中国树木分类学》），留香久（《中药大辞典》），香桉（《全国中草药汇编》），柠檬香桉树（《台湾药用植物志》），鱼鳞木（《贵州中草药名录》）。

大乔木，高达 28 m。树皮光滑，灰白色，大片状脱落。幼嫩叶片披针形，有腺毛，基部圆形，叶柄盾状着生；成熟叶片狭披针形，宽约 1 cm，长 10～15 cm，稍弯曲，基部楔形，两面有黑色腺点，揉之有浓厚的柠檬气味；过渡性叶阔披针形，宽 3～4 cm，长 15～18 cm，叶柄长 1.5～2 cm。圆锥花序腋生；花梗长 3～4 mm，有 2 棱；花蕾长倒卵形，长 6～7 mm；萼管长 5 mm；帽状体长 1.5 mm，先端圆，有 1 小尖突；雄蕊多数，排成 2 列，花药椭圆形，背部着生，药室平行；子房与萼管合生。蒴果壶形，长 1～1.2 cm，宽 8～10 mm，果瓣藏于萼管内。花期 4～9 月。

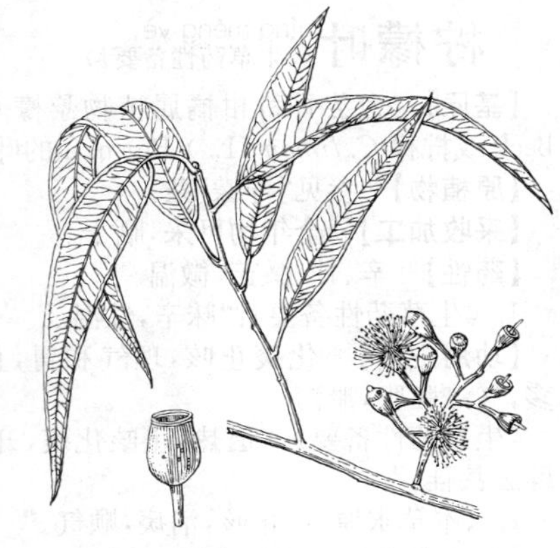

柠檬桉

栽培于福建、广东、广西，海南、台湾，常作行道树或造林。原产澳大利亚。

本植物的果实（柠檬桉果）、树干上流出的黑褐色硬脂（柠檬桉树脂）亦供药用，另设专条。

【栽培】 生物学特性　属阳性树种，喜温暖气候。较耐旱。对土壤要求不严，凡土层深厚、疏松肥沃、排水良好的红壤、砖红壤、红黄壤、黄壤和冲积土均生长良好。

繁殖方法　种子繁殖，育苗移栽。选 8～15 年无病虫害生长健壮的植株为采种母树，在 7～11 月当果呈褐色时采下，日晒，收集种子，即可播种；或用布袋装好，放干燥通风阴凉处贮藏备用。用营养杯育苗，幼苗带土种植，成活率高。培育营养容器苗，用塑料袋、纸袋以及用稻草泥浆制成容器，内装肥沃营养土，再直播种子和移植幼苗培育成苗木造林。苗木高达 70 cm 时，可大田种植，应合理密植，一般在春季 2～5 月栽培成活率高，生长最好。

田间管理　幼苗定根后 2～3 个月和 7～8 个月，各松土除草 1 次，连续 2 年，在松土除草的同时，在根蔸施化肥或土杂肥，3～4 年即可封林。结合采收枝叶，适度矮化和间伐。间伐时应保留伐桩，以利萌发。

病虫害防治　病害有苗基腐病，阴雨连绵，高温高湿时易发生，应及时清除病苗，并在无病苗基部喷 1∶1∶100 的波尔多液。虫害有袋蛾，主食树叶，用 90%敌百虫 1 000 倍液喷杀。

【采收加工】 秋季晴天采收，晒干或鲜用。

【药材】 柠檬桉叶 *Folium Eucalypti Citriodorae* 产广西、广东、福建。

性状　幼嫩叶片披针形，有腺毛，基部圆形，叶柄盾状着生；成熟叶片狭披针形，宽约 1 cm，长 10～15 cm，稍弯曲，两面有黑腺点；过渡性叶阔披针形，宽 3～4 cm，长 15～18 cm，叶柄长 1.5～2 cm。干后叶片呈枯绿色，揉之有浓厚的柠檬气味，味微苦而辛。

【成分】 叶含挥发油，主要成分为香茅醛（citronellal），香茅醇（citronellol），异胡薄荷醇（isopulegol），1，8-桉叶素（cineole）[1]和愈创木薁醇（guaiol）[2]；尚含槲皮素（quercetin），槲皮苷（quercitrin），芸香苷（rutin）[3]，杨梅树皮素（myricetin），槲皮素-3-O-葡萄糖苷（quercetin-3-O-glucoside），杨梅树皮素-3-O-鼠李糖苷（myricetin-3-O-rhamnoside），杨梅树皮素-3-O-葡萄糖苷（myricetin-3-O-glucoside）[4]，莽草酸（shikimic acid），奎宁酸（quinic acid），戊二酸（glutaric acid），琥珀酸（succinic acid），苹果酸（malic acid），枸橼酸（citric acid）[5]，阿魏酸（ferulic acid）[6]，没食子酸（gallic acid），并没食子酸（ellagic acid），栗木鞣花素（castalagin）[7]，柠檬桉苷（citriodorin）[8]，桉树素（eucalyptin），对蓋烷-顺式-3，8-二醇（*p*-menthane-*cis*-3，8-diol），对蓋烷-反式-3，8-二醇（*p*-menthane-*trans*-3，8-diol）[6]。树胶含香橙素 7-甲醚（aromadendrin 7-monomethyl ether），山柰酚 7-甲醚（kaempferol 7-monomethyl ether），并没食子酸，香橙素二甲醚（aromadendrin dimethyl ether）和柠檬桉醇（citriodorol）[9]。

【药理】 1. 抗结核作用　柠檬桉树胶中成分柠檬桉醇 1∶100 万浓度即能抑制人型结核杆菌 H37RV 的生长；另外，1∶60 万能抑制金黄色葡萄球菌，1∶5 万能抑制草分支杆菌的生长。对某些真菌也有抑制作用[1,2]。

2. 抗肿瘤作用　柠檬桉叶挥发油在体外抗肿瘤试验及动物移植性肿瘤抑瘤试验中，均显示了抑瘤作用。在艾氏腹水癌小鼠，腹腔注射给药的抑瘤率达 67.5%～98.4%；在 S_{180} 小鼠及 W_{256} 大鼠肿瘤模型，亦有 30%以上的抑瘤率。用对称二甲肼（DMH）诱发的小鼠大肠癌模型，每日灌服 2.5%柠檬桉叶挥发油乳剂 0.75 ml，共治疗 7 星期，结果表明，治疗组小鼠的大肠肿瘤数显著低于对照组，镜检治疗组小鼠肿瘤的浸润程度亦低于对照组，提示柠檬桉叶挥发油具有抑制小鼠大肠癌的作用。在实验中，本品对小鼠重要脏器未见明显毒性[3]。

【药性】 《广西中药志》：“味苦，气芳香，性温。无毒。”

【功用主治】 散风除湿，健胃，止痒。主治风寒感冒，风湿骨痛，胃气痛，食积，痧胀吐泻，痢疾，哮喘，疟疾，疮疖，风疹，湿疹，顽癣，水火烫伤，炮弹伤。

1.《广西中药志》：“外用煎汤洗疮疖，治皮肤诸病及风湿痛。民间用治痢疾。”

2. 广州部队《常用中草药手册》：“功与大叶桉叶基本相同，能清热解毒，防腐止痒。防治感冒，流感，流脑，脑炎；治丹毒，蜂窝织炎，深部脓肿，创伤感染，小儿头疮，烫伤，神经性皮炎。”

3.《福建药物志》：“生肌，活血，健胃祛痰。治疟疾，哮喘，筋骨酸痛，荨麻疹，皮炎，外伤出血。预防麻疹。"

【用法用量】 内服：煎汤，3～6 g。外用：煎汤外洗。

【选方】 治疟疾　柠檬桉叶 7 片，水煎。冲泡鸡蛋 1 个，或酥饼 1～2 个，于发作前 1～2 h 服。(《福建药物志》)

3407 柠檬桉果 níng méng ān guǒ (《贵州中草药名录》)

【基原】 为桃金娘科桉属植物柠檬桉 *Eucalyptus citriodora* Hook. f. 的果实。

【原植物】 参见"柠檬桉叶"条。

【采收加工】 秋季果实成熟时采收，晒干。

【功用主治】 祛风解表，散寒止痛。主治风寒感冒，胃气痛，痧胀腹痛，消化不良。

【用法用量】 内服：煎汤，3～9 g。

3408 柠檬桉树脂 níng méng ān shù zhī (《福建药物志》)

【基原】 为桃金娘科桉属植物柠檬桉 *Eucalyptus citriodora* Hook. f. 树干上流出的黑褐色硬脂。

【原植物】 参见"柠檬桉叶"条。

【采收加工】 全年均可采。

【功用主治】 《福建药物志》："治外伤或轻度感染伤口。"

【用法用量】 外用：溶入乙醇或甘油中外涂。

【选方】 治外伤或轻度感染伤口　取柠檬桉树脂适量，研末，加 2～3 倍量的 75% 乙醇，搅拌，促溶，静置沉淀，倾取上清液，兑入 4 倍浓茶液搅匀，将绷带或纱布浸入，高压消毒。将创面清洁处理后再将带药绷带或纱布敷上。或取树脂 25 g，研末，放入 100 ml 甘油中，3 d 后甘油呈黑红色即可，为减少刺激，还可加蒸馏水适量，涂于经清洁后的创面。(《福建药物志》)

3409 柽柳 chēng liǔ (《本草图经》)

【异名】 柽(《诗经》)，河柳(《毛诗传》)，殷柽(《尔雅》郑玄注)，雨师(陆玑《诗疏》)，人柳(《三辅旧事》)，赤柽木(《日华子》)，三春柳(《开宝本草》)，春柳(《本草图经》)，三眠柳(《本草衍义》)，长寿仙人柳(《履巉岩本草》)，观音柳(《卫生易简方》)，垂丝柳、雨丝、蜀柳(《纲目》)，西河柳(《本草汇言》)，赤柽柳(《本草备要》)，山柽柳(《山西中草药》)。

【基原】 为柽柳科柽柳属植物柽柳的嫩枝叶。

【原植物】 柽柳 *Tamarix chinensis* Lour. [*T. juniperina* Bunge] 又名：西湖柳、红筋条(《中国树木分类学》)，桧柽柳(《中国高等植物图鉴》)，华北柽柳、钻天柳、溪河柳、香椿柳。

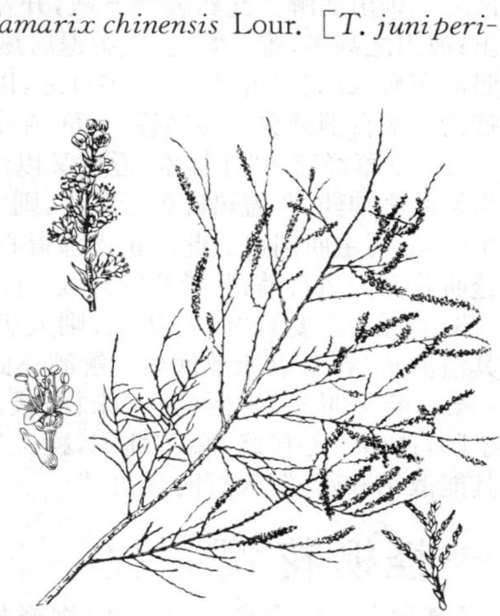

柽　柳

灌木或小乔木，高 3～6 m。幼枝柔弱，开展而下垂，红紫色或暗紫色。叶鳞片状，钻形或卵状披针形，长 1～3 mm，半贴生，背面有龙骨状脊。每年开花 2～3 次；春季在去年生小枝上侧生总状花序，花稍大而稀疏；夏、秋季在当年生幼枝顶端形成总状花序组成顶生大型圆锥花序，常下弯，花略小而密生，每朵花具 1 线状钻形的绿色小苞片；花 5 数，粉红色；萼片卵形；花瓣椭圆状倒卵形，长约 2 mm；雄蕊着生于花盘裂片之间，长于花瓣；子房圆锥状瓶形，花柱 3，棍棒状。蒴果长约 3.5 mm，3 瓣裂。花期 4～9 月，果期 6～10 月。

喜生于河流冲积地、海滨、滩头、潮湿盐碱地和沙荒地。野生于河北、辽宁、江苏、安徽、山东、河南等地；我国东部至西南部各地有栽培。

同属植物多枝柽柳 *T. ramosissima* Ledeb.　分布于内蒙古、宁夏、甘肃、青海、新疆等地，在产地也作柽柳使用。

本植物的花(柽柳花)亦供药用，另设专条。

【栽培】 生物学特性　适应性强，对气候土壤要求不严，耐碱，耐旱。在黏壤土、砂质壤土及河边冲积土中均可生长，常栽于河边、路边、沟边、庭院等处。

繁殖方法　种子繁殖或扦插繁殖。种子繁殖：3～4 月播种育苗，行距 15～18 cm，开沟条播，覆土约 1 cm，苗高 15 cm时，按株距 12 cm 间苗。春秋季时按行株距 (1～2) m×1 m，穴深 1 m 移栽，栽后浇水。扦插育苗繁殖：在早春末发芽前，选 2～3 年生枝，剪成 17～20 cm 长的插条。畦面按行距 33 cm 开深 15 cm 的横沟，再按株距 10 cm 把插条插入沟中，上端露出 3 cm 左右，覆土压实，保持土壤湿润并适当追肥。2 年后移栽，宜在早春发芽前进行，按行株距 1 m×1 cm 开穴，每穴栽种 1 株，成活后浇人畜粪水。

田间管理　移栽后，夏季应松土除草，冬季施土杂肥。第二年夏、冬季再松土除草，追肥各 1 次。

病虫害防治　虫害有蓑衣虫、蚜虫等。

【采收加工】 4～8 月采收，晒干。

【药材】 柽柳 *Cacumen Tamaricis*　主产于辽宁、河北、河南、山东、江苏、安徽、湖北、广东、福建、云南等地。

性状　枝细圆柱形，直径 0.5～1.5 mm，表面黄绿色，节较密，叶鳞片状，钻形或卵状披针形，长 1～3 mm，背面有龙骨状脊。质脆，易折断，断面黄白色，中心有髓。气微，味淡。

鉴别　(1) 茎枝横切面：木栓层为多列木栓细胞。皮层窄，近木栓处有 2～4 列厚壁细胞，壁稍厚，木化。中柱鞘纤维壁木化；纤维束周围细胞含草酸钙结晶，形成晶纤维。韧皮部较窄，木质部导管多单个散在或 2～3 个相聚；髓射线宽 2、3 列细胞。髓部小。

粉末特征：灰绿色。叶表皮细胞横断面观类方形，外壁稍隆起，有的(叶缘)呈乳头状突起，角质层厚 6～9 μm，内缘细齿状；表面观类方形、多角形或长方形，垂周壁细密连珠状增厚，有的可见半月形角质突起。气孔下陷，副卫细胞 4～6 个，有的特小。草酸钙结晶直径 5～34 μm，棱角大多明显，另有少数呈方形或小针状结晶。纤维壁稍厚，木化或微木化；纤维周围细胞含草酸钙结晶，形成晶纤维。髓薄壁细胞类圆形，有的含草酸钙结晶，此外，有薄壁细胞及叶柄基部纤维和导管等。

(2) 取本品粉末 1 g，加甲醇 10 ml，在水浴上回流提取 20 min，滤过。取滤液 1 ml，加镁粉少许，加盐酸 3～4 滴，在水浴上加热，显橘红色；取滤液分别滴在滤纸片上，用氨蒸气熏显黄色，喷 1% 三氯化铝乙醇液，显明显黄色；取滤液1 ml，置蒸发皿中，在水浴上蒸干，加饱和硼酸丙酮试液 1 ml，10% 枸橼酸丙酮试液 1 ml，在水浴上蒸干，在紫外光灯下观察，可见强烈的黄绿色荧光(检查黄酮)。

(3) 薄层色谱：取本品粉末 2 g，加甲醇 25 ml，在水浴上回流 1 h，滤过，滤液回收甲醇。残渣溶于 2 ml 甲醇中，滤过，滤液供点样用。以槲皮素为对照品。同点于硅胶 G 薄层板上，用苯-甲醇(8∶2)为展开剂，展距 10 cm，用氨熏后紫外光灯下观察。供试品色谱中在与对照品色谱相应位置处显相同颜色斑点。

【成分】 干燥柽柳嫩枝叶含柽柳酚(tamari-xinol)，柽柳酮(tamarixone)，柽柳醇(tamarixol)，β-谷甾醇(β-sitosterol)，胡萝卜苷(daucosterol)，槲皮素-3′，4′-二甲醚(quercetin-3′，4′-dimethylether)，硬脂酸(stearic acid)，正三十一烷(hentriacontane)，12-正三十一烷醇(12-hentriacontanol)，三十二烷醇乙酸酯(dotriacontanyl acetate)[1]。又含山柰酚-4′-甲醚(kaempferol-4′-methylether)，山柰酚-7，4′-二甲醚(kaempferol-7，4′-dimethylether)，槲皮素(quercetin)，槲皮素-3′-甲醚(quercetin-3′-methylether)即异鼠李素(isorhamnetin)，没食子酸(gallic acid)[2]，没食子酸甲酯-3-甲醚(methyl gallate-3-methyl ether)及反式的 2-羟基-4-甲氧基桂皮酸(2-hydroxy-4-methoxycinnamic acid)[3]。

【药理】 1. 对呼吸系统的作用　柽柳煎剂 5 g/kg 腹腔注射，对氨水喷雾所致的小鼠咳嗽有明显抑制作用，但小鼠酚红法试验表明无祛痰作用；1 g/kg 腹腔注射，对组胺喷雾所致豚鼠哮喘无明显平喘作用[1]。另报道，以 1×10^{-5} g 组胺使正常豚鼠离体气管致痉，5 min 后加入柽柳醇提物或水提物 1×10^{-4} g(生药)，显示强大而持久的抗组胺作用，5 min内的对抗强度超过 100%[2]。

2. 保肝作用　柽柳的 70%乙醇提取物灌胃给药，对四氯化碳诱发的急性肝炎小鼠有保肝作用，给药组小鼠的天冬氨酸氨基转移酶(AST)和丙氨酸氨基转移酶(ALT)值比对照组明显降低，并可减轻四氯化碳所致肝重的增加，减轻肝组织变性程度[3]。

3. 抗菌作用　柽柳煎剂在体外对肺炎链球菌、甲型链球菌、白色葡萄球菌和流感杆菌有抑制作用[1]。柽柳成分柽柳酮及柽柳醇对抗药性金黄色葡萄球菌有较强抑制作用[4]。

4. 抗炎作用　按高(50 g/kg)、中(25 g/kg)、低(12.5 g/kg)3 个剂量组，该小鼠连续灌胃给药 3.5 d，发现低剂量组无抗炎作用，中、高剂量组均出现非常明显的抗炎作用，并显示了一定的量效关系[5]。

5. 解热、镇痛作用　柽柳煎剂按 50 g/kg 灌胃给药时有明显镇痛作用，并在给药 1 h 后作用最明显。另外，煎剂按 7.5 g/kg 灌胃或 12 g/kg 皮下注射，对人工发热的家兔有一定的退热作用[5]。

毒性　以 0.5 ml/10 g 最大容许量给小鼠灌胃，给药 7 d，未发现小鼠死亡。另报道，柽柳煎剂小鼠腹腔注射的 LD_{50} 为 21.6 g/kg[5]。

【药性】 甘，辛，平。归肺、胃、心经。

1.《日华子》："温。"

2.《开宝本草》："无毒。"

3.《履巉岩本草》："凉，无毒。"

4.《纲目》："甘，咸，温。无毒。"

5.《本草经疏》："浮而升，阳也。入足阳明，手太阴、少阴经。"

6.《本草汇言》："味苦微咸。"

7.《本草从新》："甘，咸，平。"

8.《医林纂要》："甘、辛、咸，寒。"

【功用主治】 疏风，解表，透疹，解毒。主治风热感冒，麻疹初起，疹出不透，风湿痹痛，皮肤瘙痒。

1.《开宝本草》："主剥驴马血入肉毒。"

2.《纲目》："消痞，解酒毒，利小便。"

3.《东医宝鉴》："主疥癣及一切恶疮。"

4.《本草备要》："治痧疹不出，喘嗽闷乱。"

5.《本经逢原》："去风，煎汤浴风疹身痒效。"

6.《得配本草》："解瘟疫之躁乱，开肌肉之邪结，一切风火疠气，非此不能达表。"

7.《现代实用中药》："为解热利尿药，治急性或慢性关节风湿。"

【用法用量】 内服：煎汤，10～15 g；或入散剂。外用：煎汤擦洗。

【宜忌】 麻疹已透及体虚多汗者禁服。

【选方】 1. 治痧疹发不出，喘嗽，烦闷，躁乱　西河柳叶，风干为末。水调四钱，顿服立定。(《纲目拾遗》)

2. 治麻疹伏而过期不出　西河柳为末。以茅根煎汤下三四钱，白水下亦可。(《麻科活人全书》独圣散)

3. 治一切风，不问远近　柽叶半斤(细锉。如无，枝叶亦可)，荆芥半斤(细锉)。以水五升，煮取二升，滤去滓，澄清。白蜜五合，竹沥五合，上相和，以新瓷瓶盛，用油单子盖紧系于釜中，以重汤煮，勿令入水，从初五更煮至日出后即佳。每服一小盏，日三服。(《普济方》柽叶煎)

4. 治风湿痹痛　西河柳、虎杖根、鸡血藤各 30 g。水煎服。(《浙江药用植物志》)

5. 治痞　用观音柳煎汤，露一宿，至五更饮数次。痞自消。(《卫生易简方》)

6. 治酒病　长寿仙人柳，不以多少，晒干为细末。每服一钱，用酒调下。(《履巉岩本草》)

【临床报道】 治疗肾炎　每日取西河柳 30 g，水煎分 2 次空腹温服，15 d 为 1 个疗程，连服 1～4 个疗程。用于急性肾炎迁延期及慢性肾炎 10 例，病程 3 个月至 2 年不等，尿蛋白＋～＋＋＋。结果：显效 8 例，有效 2 例。获效时间 7～20 d，平均 14 d。服药期间未见明显副作用[1]。

【各家论述】 1.《本草汇言》："柽柳，解痧毒之药也。古云痧疹，即今之痞疹也，其毒起于肺胃之间，发于皮毛之分，外因风寒触感之邪，内因风火血热之郁，相感为病，宜苦凉轻散之剂则出而解。此药轻清升散，开发痞毒，如痞毒内闭不出；或出之甚多，难于解退；或解退后热发不止，或喘嗽不消，肌肉羸瘦，致成痞疳、痞劳者多有之，以此煎汤代茶日饮，痞疹诸疾渐自消减矣。与桔梗、甘草、牛蒡子同用更善。"

2.《本草经疏》："赤柽木，近世又以治痧疹热毒不能出，用为发散之神药。""盖热毒炽于肺胃，则发瘾疹于肌肉间，以肺主皮毛，胃主肌肉也。此药正入肺胃心三经，三经毒解，则邪透肌肤而内热自消，此皆开发升散、甘咸微温之功用也。"

3.《药性纂要》："时行热躁，则人患痞疹。柽柳发痞，取其清凉疏透，所以能散郁热。解酒亦此义也。"

4.《药义明辨》："西河柳，味甘、咸，气微温，痧疹热邪壅于肺，逆传于心包络，喘咳烦闷，躁乱狂越者，非此不治，以其能散结和营，解天行时热也。"

3410 柽柳花 chēng liǔ huā (《岭南采药录》)

【基原】 柽柳科柽柳属植物柽柳 *Tamarix chinensis* Lour. 或多枝柽柳 *T. ramosissima* Ledeb. 的花。

【原植物】 参见“柽柳”条。
【采收加工】 4～9月采收，鲜用或晒干。
【功用主治】 治中风，又清热毒，发麻疹。
【用法用量】 内服：煎汤，3～9 g。

3411 树刁 shù diāo（《四川中药志》）

【异名】 葳参、玉术（《滇南本草》），树吊（四川）。
【基原】 为百合科黄精属植物点花黄精的根茎。
【原植物】 点花黄精 *Polygonatum punctatum* Royle ex Kunth［*Convallaria punctatum* Wall.；*P. anomalum* Hua］

多年生草本，高30～70 cm。根状茎多少呈连珠状，直径1～1.5 cm，密生肉质须根。茎具紫红色斑点。叶互生，具短柄；叶片卵形、卵状长圆形至长圆状披针形，长6～14 cm，宽1.5～5 cm，先端尖至渐尖，幼时稍肉质，老时厚纸质或近革质。花序腋生，具2～6花，略呈总状，总花梗上举而花后平展；花梗长2～10 mm；花被合生略呈坛状，全长7～9 mm，裂片6，花柱稍短于子房，柱头稍膨大。浆果近球形，直径约7 mm，熟时红色，具8～10颗种子。花期4～6月，果期9～11月。

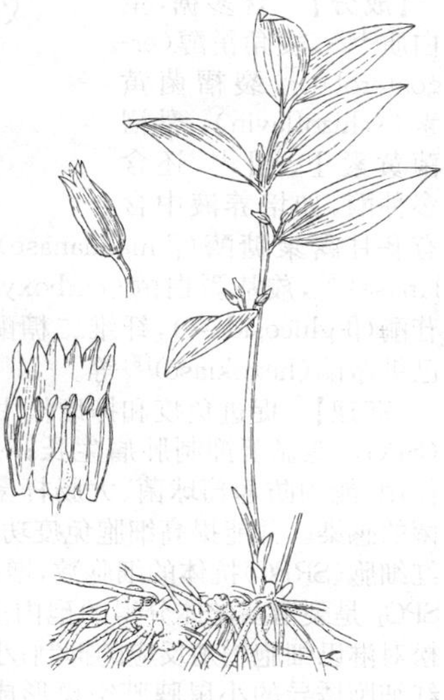
点花黄精

生于林下岩石上或附生树上。分布于西南及广东、广西、海南、西藏等地。

【采收加工】 7～10月采挖，鲜用或蒸后晒干。
【药性】 甘、微苦，平。归脾经。
1.《滇南本草》：“味甘，微苦，性平，微温。入脾。”
2.《四川中药志》1960年版：“味辛，性平，无毒。”
【功用主治】 补脾益血，解毒消痈。主治脾虚血少，头昏少食，倦怠乏力，痈疽肿毒。
1.《滇南本草》：“补气血，补中健脾。”
2.《四川中药志》1960年版：“解热毒，搽疮疡。治痈疽肿毒，疔疮疥癞。”
【用法用量】 内服：煎汤，9～15 g。外用：捣敷。
【选方】 1. 治男妇虚证，肢体酸软，自汗盗汗　葳参五钱，丹参二钱五分。水煎服。此方之义，效古书八珍汤。葳参补气，丹参补血。（《滇南本草》）
2. 治疮　树刁、蟾酥。捣涂患处。（《四川中药志》1960年版）
【各家论述】《滇南本草》：“葳参，一名玉术。入脾，补气血，补中健脾。脾经多气多血，故气血双补。脾、胃为人之总统，后天根本，灌溉经络，长养百骸。脾、胃盛而资以为生者是也。蒸露三次晒干用。”

3412 树舌 shù shé（刘波《中国药用真菌》）

【异名】 赤色老母菌、扁芝（刘波《中国药用真菌》），梨菌、枫树芝、老母菌（《中国药用真菌图鉴》），扁蕈、白斑腐菌（《长白山植物药志》），木灵芝、树耳朵（《西藏真菌》）。
【基原】 为多孔菌科灵芝属真菌平盖灵芝的子实体。
【原植物】 平盖灵芝 *Ganoderma applanatum*（Pers. ex Wallr.）Pat.［*Fomes applanatum*（Pers. ex Wallr.）Gill.；*Polyporus applanatus*（Pers.）Wallr.］

子实体多年生，侧生无柄，木质或近木栓质。菌盖扁平，半圆形、扇形、扁山丘形至低马蹄形，（5～30）cm×（6～50）cm，厚2～15 cm；盖面皮壳灰白色至灰褐色，常覆有一层褐色孢子粉，有明显的同心环棱和环纹，常有大小不一的疣状突起，干后常有不规则的细裂纹；盖缘薄而锐，有时钝，全缘或波状。管口面初期白色，渐变为黄白色至灰褐色，受伤处立即变为褐色；管口圆形，每1 mm间4～6个；菌管多层，在各层菌管间夹有一层薄的菌丝层，老的菌管中充塞有白色粉末状的菌丝。孢子卵圆形，一端有截头壁双层，外壁光滑，无色，内壁有刺状突起，褐色，（6.5～10）μm×（5～6.5）μm。

生于多种阔叶树的树干上。分布于全国各地，为世界广布种。

【采收加工】 7～10月采成熟子实体，切片，晒干。民间常用生皂角树上者。
【药材】 树舌 *Fructificatio Ganodermatis Applanati* 产于全国各地。

性状　子实体无柄。菌盖半圆形，剖面扁半球形或扁平，表面灰色或褐色，有同心性环带及大小不等的瘤状突起，皮壳脆，边缘薄，圆钝。管口面污黄色或暗褐色，管口圆形，每1 mm间4～6个。纵切面可见菌管一层至多层。木质或木栓质。气微，味淡。

鉴别　生殖菌丝淡褐色，壁薄，直径3～6 μm。骨架菌丝褐色，壁厚至实心，树状分枝或呈针状，骨架干直径5～6 μm，分枝末端形成鞭毛状无色缠绕菌丝。缠绕菌丝无色或微带褐色，壁厚，分枝，直径1～2 μm。孢子卵形或顶端平截，长7～10 μm，直径4.3～6.2 μm。

【成分】 含麦角甾醇（ergosterol），麦角甾-7，22-二烯-3-酮（ergosta-7，22-dien-3-one），麦角甾-7，22-二烯-3β-醇（ergosta-7，22-dien-3β-ol）[1]，麦角甾-5，8，22-三烯-3β，15-二醇（ergosta-5，8，22-trien-3β，15-diol），麦角甾-7，22-二烯-3β-醇棕榈酸酯（ergosta-7，22-dien-3β-ol-palmitate）[2]，麦角甾醇过氧化物（ergosterol peroxi-de）[3]，24-甲基胆甾烷-7，22-二烯-3β-醇（24-methylcholesta-7，22-dien-3β-ol）[4]，灵芝-22-烯酸（ganoderenic acid）A、F、G，灵芝-22-烯酸H、I甲酯（methylganoderenate H、I），7-表灵芝酸A甲酯（7-epiganoderate A），呋喃灵芝酸（furanoganoderic acid），灵芝酸A、P甲酯（methyl ganoderate acid A、P）[5]，树舌环氧酸（applanoxidic acid）A、B、C、D[6]，赤杨烯酮（alnusenone），无羁萜（friedelin）[2]，无羁萜醇（friedelinol），表无羁萜醇（epifriedelinol），D：B-弗瑞德齐墩果-5-烯-3-酮（D：B-friedoolean-5-en-3-one）即是赤杨烯酮[1]，色素葡聚糖（glucan）CF_1、CF_2[7,8]，多糖[9]和棕榈酸（palmitic acid）[1]，亚油酸[10]等脂肪酸。

【药理】 1. 对免疫功能的影响　树舌多糖在浓度为125～500 μg/ml时可轻度直接刺激小鼠体外脾细胞转化，以500 μg/ml剂量最佳，并可协同刀豆球蛋白A（Con A）激活小鼠T淋巴细胞增殖。树舌多糖62.5～250 μg/ml可单独刺激小鼠腹腔M，诱导其分泌IL-2样活性物质[1,2]。口服或腹腔注射树舌多糖制剂可增强对蛋白质抗原的迟发性过敏反应，增强 T 淋巴细胞对 IgG 抗体应答的记忆功能，树舌多糖增强迟发性过敏反应可能是通过激活非特异性增强 T 细胞所致[3]。树舌核酸提取物可减少鸡胚胎成纤细胞(CEF)组织培养中的牛天花病毒空斑数。静脉注射核酸提取物可保护小鼠对蜱媒脑炎病毒株 K_5 的致命感染。在 CEF 组织培养中，树舌核酸提取物有轻微诱导干扰素样物质生成的作用，在体内，只有树舌中提取物的 RNA 可诱导小鼠脾细胞产生干扰素样物质[4]。

2. 抗肿瘤作用　从树舌子实体中分离出 G-F 和 G-Z 2 个多糖成分对移植肉瘤 S_{180} 的生长抑制率为 95.3%和 54.7%[5]。树舌中分离得到 2 种相对分子质量分别约为 3.12×10^5 和 1.05×10^6 的 β-D-葡聚糖，在 1～5 mg/kg，对移植小鼠肉瘤 S_{180} 有抑制作用，并且相对分子质量小的作用较强[6～9]，从中分离出的 3 种杂半乳聚糖也有抗肉瘤 S_{180} 的作用[10]。此外，树舌菌丝体中 1 种 β-葡聚糖对移植小鼠肉瘤 S_{180} 也有显著抑瘤作用，其 IC_{50} 为 0.74 mg/kg[11]。给荷肉瘤 S_{180} 小鼠每日皮下注射树舌多糖 20 mg/kg，可使小鼠体内自然杀伤(NK)细胞活性和脾细胞产生 γ-IFN，IL-2 能力明显增强，小鼠带瘤率降低，瘤重减轻，显示明显抑瘤作用，其可能与其免疫增强作用有关[1]。树舌多糖作用于 HepA(腹水型肝癌)小鼠，抑瘤效果显著。树舌多糖作用后，能明显降低其染色体 SCE 值；P_{16} 基因、Rb 基因、TNF-α 表达显著增强；P_{53} 癌基因、Ras 表达下降。结果是可启动细胞周期的负反馈调节，细胞周期的负调节增强，从而阻止无限制从 G_1 期进入 S 期，抑制细胞增殖失控，起到抗肿瘤作用[12～15]。

【药性】　微苦，平。

1.《全国中草药汇编》："微苦，平。"

2. 刘波《中国药用真菌》："性平。"

【功用主治】　《全国中草药汇编》："抗癌。主治食管癌。"

【用法用量】　内服：煎汤，10～30 g。

【选方】　1. 治食管癌　赤色老母菌(生于皂角树上者)30 g，炖猪心、肺服，每日 2～3 次。(刘波《中国药用真菌》)

2. 治鼻咽癌　树舌、蒲葵子各 30 g。水煎分 3 次服。

3. 治慢性咽喉炎　树舌 90 g，蜂蜜 60 ml。水煎分 3 次缓缓饮下。(2、3 方出自《中国民间生草药原色图谱》)

3413 树花 shù huā
(《中国药用真菌图鉴》)

【异名】　白参(《中国药用真菌图鉴》)，天花菌、八担柴(《云南中药资源名录》)。

【基原】　为裂褶菌科裂褶菌属真菌裂褶菌的子实体。

【原植物】　裂褶菌 *Schizophyllum commune* Fr. [*Agaricus alneus* L.；*S. alneum* Schrot.]

子实体往往覆瓦状叠生。菌盖无柄，侧生，或背面有附着点，革质，强韧，干时卷缩，润湿时恢复原状，扇形或肾形，宽 1～4 cm。盖面白色至灰白色，有绒毛或粗毛，常有环纹；盖缘反卷，有多数裂瓣，呈小云状锯齿。菌肉薄干、韧，白色带褐色。菌褶幅窄，从基部放射而出，直达盖缘尽头，有长短不同的三种褶；沿边缘纵裂反卷，白色、灰褐色至淡肉桂色。孢子印白色。孢子长椭圆形，无色，光滑，(4～6) μm × (2～3) μm。

生于阔叶树或针叶树的倒木、枯立木、原木、伐桩及木材上。分布于东南及西藏、陕西、甘肃、台湾等地。

【采收加工】　全年均可采收，晒干。

【药材】　树花 *Fructificatio Schizophylli Communis* 产于云南、福建等地。

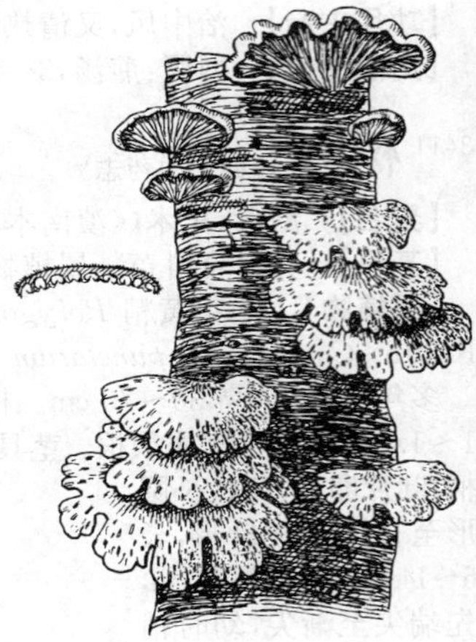
裂褶菌

性状　菌盖卷缩，湿润后呈扇形或肾形，直径 1～3 cm，白色、灰白色或淡紫色，表面有绒毛或粗毛，边缘反卷，并呈瓣裂，裂瓣边缘波状；革质。菌肉薄，类白色。菌褶狭窄，从基部辐射而出，白色、灰白色或淡紫色，边缘纵裂而反卷。无菌柄。气微，味淡。

【成分】　含多糖，蛋白质[1,2]，麦角甾醇(ergosterol)[3]，裂褶菌黄素(schizoflavin)，裂褶菌黄素Ⅰ、Ⅱ[4]，还含多种酶，如培养液中含有 β-甘露聚糖酶(β-mannanase)，木聚糖内切酶(endoxylanase)[5]，羧基蛋白酶(carboxyl proteinase)[6]，β-葡萄糖苷酶(β-glucosidase)，纤维二糖酶(cellobiase)[7]；菌体中含己糖激酶(hexokiase)[8]等。

【药理】　促进免疫和抑瘤作用　裂褶菌提取的裂褶多糖(SPG)，能显著抑制肿瘤生长；对动物急、慢性感染有防御作用，能预防葡萄球菌、大肠杆菌、铜绿假单胞菌等多种细菌的感染。并能提高细胞免疫功能，显著增加脾脏产生绵羊红细胞(SRBC)抗体的细胞数，增强迟发型皮肤超敏反应[1]。SPG_1 是裂褶菌丝体分得的孢内多糖，可显著对抗氢化可的松对淋巴细胞增殖反应的抑制；小鼠腹腔注射后显著增强羊红细胞诱导的小鼠脾脏空斑形成细胞(PFC)反应。从发酵培养液分得的孢外多糖 SPG_2 和 SPG_1 都能促进刀豆素 A (Con A)诱导的小鼠脾淋巴细胞的增殖；均可恢复老龄小鼠低下的脾淋巴细胞增殖反应；还能使老年小鼠的 PFC 反应恢复到成年水准[2,3]。裂褶菌多糖 1 mg/kg 腹腔注射荷肉瘤 S_{180} 小鼠，连续 10 d，可抑制肿瘤重量达 99%[4]。

【药性】　刘波《中国药用真菌》："性平，味甘。"

【功用主治】　滋补强身，止带。主治体虚气弱，带下。

【用法用量】　内服：煎汤，9～16 g。

【选方】　1. 作滋补剂　裂褶菌 9～16 g。水煎，以红糖为引，日服 2 次。

2. 治白带　(裂褶菌)和鸡蛋炖服。(1、2 方出自刘波《中国药用真菌》)

3414 树葱 shù cōng
(《云南中草药选》)

【异名】　石葱、蜈蚣草(《云南中草药选》)，岩葱(《云南思茅中草药选》)，毛兰(《全国中草药汇编》)。

【基原】　为兰科毛兰属植物指叶毛兰的全草。

【原植物】　指叶毛兰 *Eria pannea* Lindl.

多年生附生草本，高约 20 cm。具匍匐根茎。除叶外，均被白色绒毛。茎短，在根茎上，每相距 2～5 cm 具 3～4 枚叶，下部生根。叶肉质，圆柱形，长 4～20 cm，粗约 3 mm，具槽，先端钝，基部套叠。总状花序腋生，有花 1～3 朵；花苞片小，卵状三角形；花被片外面被白色绒毛，内面黄褐色，疏生绒毛；中萼片卵状长圆形；侧裂片卵状三角形，明显较大，背面具龙骨，顶端急尖；萼囊较长，先端钝；花瓣椭圆形，与中萼片等长，唇瓣深褐色，肉质肥厚，长圆形，长约1 cm，宽5 mm，先端钝，基部和先端各具1粒胼胝体，边缘稍波状；蕊柱短，具蕊柱足；花粉块8，棍棒状。

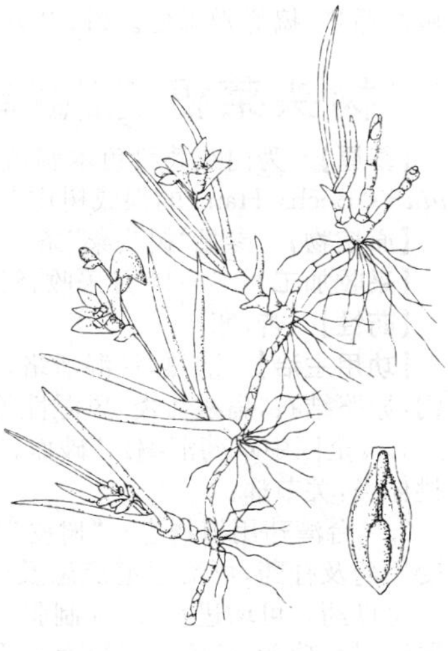

指叶毛兰

附生于海拔800 m上下的山坡阔叶林中树上或树下岩石上。分布于广东、广西、云南、西藏等地。

【采收加工】 全年均可采收，鲜用或蒸后晒干。

【药性】 微苦，凉。

《云南中草药》：“苦，凉。”

【功用主治】 散瘀止痛，清热解毒。主治腰腿痛，跌打损伤，骨折，痈疮疖肿，烫火伤，药物中毒。

1.《云南中草药》：“清热解毒，消肿止痛。主治水马桑中毒，蕈类中毒，雪上一枝蒿中毒，草乌中毒，断肠草中毒，磷化锌中毒，荨麻疹，腰腿痛，跌打损伤，骨折，痈疮疖肿，烫伤。”

2.《全国中草药汇编》：“活血散瘀，解毒消肿。”

【用法用量】 内服：煎汤，6～9 g。外用：捣敷。

【宜忌】《全国中草药汇编》：“孕妇忌服。”

【选方】 1. 治骨折 岩葱、白及、胡椒。捣烂包敷。(《云南思茅中草药选》)

2. 治药物(水马桑、蕈类、一支蒿、草乌、断肠草、磷化锌)中毒、荨麻疹 石葱干品3～9 g。水煎服，日服2次。(《文山中草药》)

3415 树头菜 shù tóu cài (《植物名实图考》)

【异名】 鹅脚木叶(《南宁市药物志》)，鼓槌果(《广西药用植物名录》)，苦洞树、鸡爪菜、帕贡(《新华本草纲要》)。

【基原】 为白花菜科鱼木属植物树头菜的茎、叶。

【原植物】 树头菜 *Crateva unilocularis* Buch. -Ham. [*C. religiosa* auct. non Forst. f.] 又名：虎王、龙头花、鹅脚木(《中药大辞典》)，单色鱼木(《广东植物志》)。

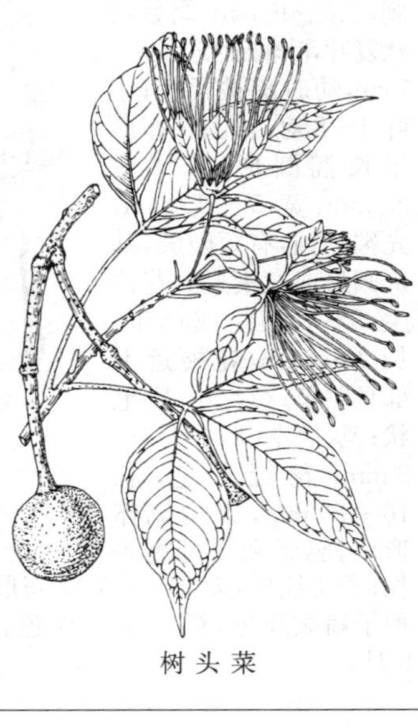

树头菜

落叶无刺乔木，高达10 m以上。指状复叶；具长柄；小叶3枚，卵形或卵状披针形，长7～12 cm，宽3～5 cm，先端急尖或渐尖，背灰绿色。伞房花序顶生；花大，杂性，直径5～7 cm，初绿黄色，后变淡紫色；萼片4，下部与花盘黏合；花瓣4，卵形或矩圆形，先端钝或短尖，有柄；雄蕊多数，与雌蕊柄的基部合生；子房具柄，1室。浆果近球形，直径2.5～4 cm。种子多数。花期3～4月，果期7～8月。

多栽培于村边道旁。分布于广东、广西、云南等地。

本植物的根或树皮(树头菜根)亦供药用，另设专条。

【采收加工】 7～10月采收，鲜用或晒干。

【药性】 苦，寒。

【功用主治】《台湾药用植物志》：“茎叶煎服或捣碎局部贴敷，对头痛及下痢有效，或治风湿及刀伤。”“叶可治脚肿胀及脚剧烈疼痛。以叶作烟吸可治鼻骨溃疡(印度)。”“叶治月经不调(菲律宾)。”

【用法用量】 外用：捣敷。内服：煎汤，6～9 g。

【宜忌】 孕妇禁服。

3416 树韭菜 shù jiǔ cài (《贵州民间药物》)

【异名】 龙须草(《贵州民间药物》)，木莲金(《浙江药用植物志》)，丝带蕨(《贵州中草药名录》)。

【基原】 为书带蕨科书带蕨属植物平肋书带蕨的全草。

【原植物】 平肋书带蕨 *Vittaria fudzinoi* Makino [*V. suberosa* Christ]

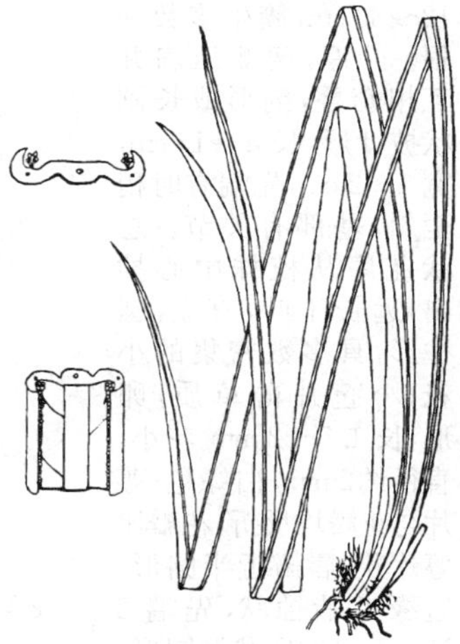

平肋书带蕨

植株高30～40 cm。根茎斜上或横生，顶部密被灰褐色、粗筛孔状有虹光的钻状线形鳞片，顶端纤维状，边缘有疏锯齿。叶簇生，无毛，近于无柄；叶片厚，近肉质，线形，长30～40 cm，宽3～5 mm，先端渐尖，基部渐缩狭并下延至叶柄基部，全缘；上面中脉狭而不甚明显，两侧各有1条纵沟，下面中脉较宽而平坦，两侧也稍下陷呈不明显的纵沟。孢子囊群生于叶缘内的边脉上，满布在中脉与叶边之间的沟内，多少为反卷的叶边覆盖，具有长柄的环状隔丝。

附生于1 300～2 800 m的林下岩石或树干上。分布于西南及浙江、福建、江西、湖北、广西等地。

【采收加工】 全年均可采收，鲜用或晒干。

【药材】 树韭菜 *Herba Vittariae Fudzinoi* 产于四川、湖北、贵州、广西等地。

性状 根茎短，基部生有棕褐色鳞片。叶簇生，几无柄；叶片革质，狭线形，长27～29 cm，宽3～4 cm；上面中脉两侧有2行纵沟，下面中脉平坦。孢子囊群沿叶近边缘着生。气微，味苦、涩。

【药性】 微苦，微温。

1.《贵州民间药物》：“性微温，味微苦。”

2.《浙江药用植物志》：“苦，涩，凉。”

【功用主治】 活血，理气，止痛。主治筋骨疼痛，跌打损伤，劳伤痛，胃气痛，小儿惊风，疳积，目翳，干血痨。

1.《贵州民间药物》："活血，止痛，理气。"

2.《全国中草药汇编》："治胃痛，筋骨疼痛。"

3.《浙江药用植物志》："清热，退翳，活络，接骨。主治小儿惊风，疳积，目翳，干血痨，跌打损伤，骨折。"

【用法用量】 内服：煎汤，15～30 g，大剂量可用至 90 g；或泡酒。外用：鲜品，捣敷。

【宜忌】 《贵州民间药物》："孕妇忌服。忌生冷食物。"

【选方】 1. 治肝胃气痛　鲜树韭菜 30 g。煎水，加酒少许，分 2 次服。(《贵州草药》)

2. 治小儿惊风　(平肋书带蕨)全草 30～90 g。加红糖，水煎服。(《浙江药用植物志》)

3417 树扁竹 shù biǎn zhú (《云南思茅中草药选》)

【异名】 燕尾扁竹兰(《云南思茅中草药选》)，鱼尾巴草、树竹、老鼠尾(《云南中草药》)，石扁兰、野扁竹(《全国中草药汇编》)。

【基原】 为兰科鸢尾兰属植物鸢尾兰的全草。

【原植物】 鸢尾兰 *Oberonia iridifolia* (Roxb.) Lindl. [*Cymbidium iridifolium* Roxb.] 又名：鸢尾叶莪白兰(《海南植物志》)。

多年生附生草本，高 12～30 cm，簇生多数须根。叶厚，两侧压扁并互相套叠，剑形或长圆状披针形，长 4～13 cm，宽 1～2 cm，先端有时稍歪斜，基部有关节。总状花序从植株中心抽出，远长于叶，直立，圆柱形，具多数密集的小花；小苞片薄革质，卵形，长 1.5～2 mm。花小，直径约 2 mm，白绿色；萼片与花瓣均反折，花瓣比萼片狭；唇瓣近半圆形，边缘近啮蚀状，先端 2 裂。蒴果倒卵状椭圆形，长约 5 mm。花期 10～11 月，果期 11～12 月。

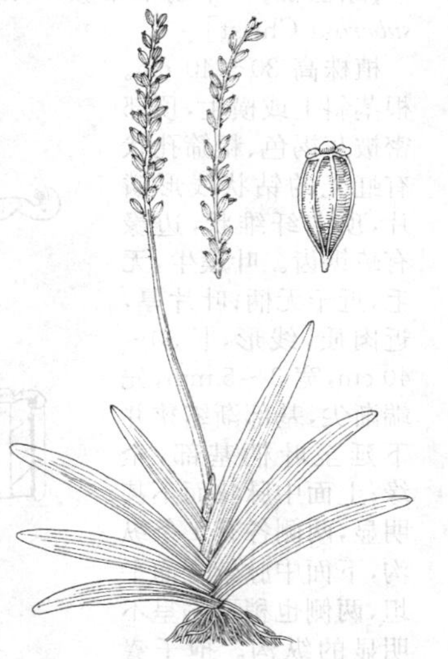

鸢尾兰

附生于乔木或岩石上。分布于海南及云南。

【采收加工】 全年均可采收，开水烫后晒干。

【药性】 微苦，凉。

1.《云南中草药》："苦，平。"

2.《全国中草药汇编》："淡，凉。"

【功用主治】 清热利湿，活血通络。主治尿路感染，支气管炎，哮喘，肠炎，消化不良，跌打损伤，骨折。

1.《云南中草药》："健脾利湿，活血通络。主治消化不良，哮喘，肠炎，腹泻，尿路感染，骨折，跌打损伤。"

2.《全国中草药汇编》："理气消食，清热利尿，止咳止痛。主治消化不良，胃痛，肠炎，尿路感染，咳嗽，支气管炎，哮喘，跌打损伤，骨折，毒蛇咬伤。"

【用法用量】 内服：煎汤，9～15 g。外用：鲜品捣敷。

【选方】 1. 治消化不良　(老鼠尾)3 g。切细，蒸鸡蛋服。

2. 治骨折，跌打损伤　(老鼠尾)9 g，米酒引，煎服。外用鲜品适量，捣烂敷患处。(1、2 方出自《云南中草药》)

3418 树头菜根 shù tóu cài gēn (《云南思茅中草药选》)

【基原】 为白花菜科鱼木属植物树头菜 *Crateva unilocularis* Buch.-Ham. 的根或树皮。

【原植物】 参见"树头菜"条。

【采收加工】 9～11 月采收，鲜用或晒干。

【药性】 苦，寒。

【功用主治】 清热，祛湿活络，止痛。主治肝炎，痢疾，腹泻，尿路结石，扁桃体炎，风湿性关节炎，胃痛。

1.《全国中草药汇编》："破血，退热。主治催产，胃痛，扁桃体炎，关节痛。"

2.《台湾药用植物志》："树皮为缓和药，解热药，镇静剂，变质药及补药，可治尿道疾患及热病。树皮及根皮为结石疾患良药。可增进食欲，抑制胆汁分泌，具轻泻作用及调整尿道器官功能(印度)。""根为变质药，树皮液汁治搐搦及臌胀(菲律宾)。"

【用法用量】 内服：煎汤，6～9 g。外用：捣敷或煎水洗。

【宜忌】 《全国中草药汇编》："孕妇忌服，忌与鸡肉汤同服。"

【选方】 治黄疸型肝炎　树头菜根配鬼针草、小黄散，水煎服。一般 3～5 剂后退黄，5～7 剂肝功能恢复。(《云南思茅中草药选》)

3419 树锦鸡儿 shù jǐn jī ér (《新华本草纲要》)

【异名】 锦鸡儿根(《吉林中草药》)，柠条(内蒙古)。

【基原】 为豆科锦鸡儿属植物树锦鸡儿的根、根皮或花。

【原植物】 树锦鸡儿 *Caragana arborescens* (Amm.) Lam. [*Aspalathus arborescens* Amm.] 又名：蒙古锦鸡儿(《中国主要植物图说》)。

灌木或小乔木，高 2～5 m。树皮灰绿色，平滑而有光泽，小枝细弱，暗褐绿色，有棱。托叶针刺状，生于长枝者，有时宿存并硬化成针刺，长 5～10 mm。偶数羽状复叶，叶轴细瘦，长 5～7 cm，幼时疏被柔毛；小叶 4～8 对，长圆状卵形至长椭圆形，长 8～25 mm，宽 5～13 mm，先端圆钝，有短硬尖，基部圆形或宽楔形。花顶生，3～5 簇生或单生，长 2～6 cm，花梗近上部具关节；苞片小，刚毛状；萼筒钟形，长 6～8 mm；花冠黄色，长 16～20 mm，旗瓣宽卵形，与翼瓣和龙骨瓣等长；子房线形，无毛。荚果圆筒形，稍扁，长 4～6 cm，无毛。种子扁椭圆形，褐色至紫褐色。花期 5～6 月，果期 7～8 月。

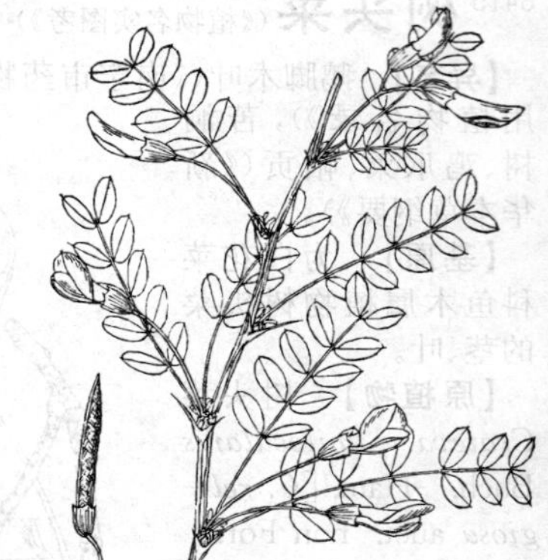

树锦鸡儿

生于海拔 1 600～1 900 m 的山顶灌丛、岩缝和山坡、林缘。分布于华北、东北、西北等地。

【采收加工】 9～11 月采挖根部，切片或剥取根皮，鲜用或晒干；5～6 月采花，晒干。

【成分】 树皮、叶和种子含植物凝集素(lectin)[1]，地上部分含芸香苷(rutin)，异槲皮苷(isoquercitrin)，槲皮苷(quercitrin)[2]。

【药性】 《全国中草药汇编》："甘、微辛，平。"

【功用主治】 健脾益肾，祛风利湿。主治肾虚耳鸣，眼花头晕，食少羸瘦，脚气浮肿，男子淋浊，女子带下，血崩，乳汁不畅，风湿骨节疼痛。

1.《吉林中草药》："根皮：滋养，利尿，祛风湿。治男子淋浊、妇女带下、杨梅结核、麻木、脚气肿、乳汁不足、肺伤出血、劳伤、血崩。花：滋肾。治头晕耳鸣，腰膝酸痛，劳热咳嗽。"

2.《全国中草药汇编》："通乳，利湿。主治乳汁不通，白带，脚气，麻木浮肿。"

【用法用量】 内服：煎汤，15～30 g。

【选方】 1. 治身体枯瘦、不思饮食及年老耳鸣、眼花 锦鸡儿根皮 15 g。研末，蒸鸡蛋吃。

2. 治头痛 鲜锦鸡儿根 30 g，鸡蛋 2 个。炖服。

3. 治乳汁不足 锦鸡儿根皮 30 g。炖猪蹄，日服 3 次。

4. 治风湿性关节炎 鲜锦鸡儿根 30 g，猪蹄 1 只。酒水各半炖之，早晚各服 1 次。

5. 治头痛、头晕、耳鸣及一切虚损 锦鸡儿花 9 g，蒸鸡蛋吃。(1～5 方出自《吉林中草药》)

3420 咸虾花 xián xiā huā (广州空军《常用中草药手册》)

【异名】 大叶咸虾花、狗籽菜(《广州植物志》)，鲫鱼草(广州空军《常用中草药手册》)，狗仔花(《广西中草药》)，万重花(《广西药用植物名录》)，牛鞭子草(《红河中草药》)，蜻蜓饭、蜂仔草(福建)。

【基原】 为菊科斑鸠菊属植物咸虾花的全草。

【原植物】 咸虾花 *Vernonia patula* (Dryand.) Merr. [*Conyza patula* Dryand.]

一年生粗壮草本，高 60～100 cm。根垂直，具多数纤维状根。茎直立，多分枝，枝圆柱形，具明显条纹，被灰色短柔毛。叶互生；叶柄长 10～20 mm；基部和下部叶在花期常凋落，中部叶具柄；叶片卵形、卵状椭圆形，长 2～9 cm，宽 1～5 cm，先端钝或短尖，基部宽楔状狭成叶柄，边缘波状或有浅齿，上面近无毛，下面有灰色密柔毛，具腺点；上部叶向上渐小。头状花序较大，直径约 1 cm，通常 2～3 个生于枝端或排列成圆锥状或伞房状花序，具 75～100 个花；花序梗长 5～25 mm，密被绢状长柔毛，无苞片；总苞扁球形，直径 6～8 mm，总苞片 4～5 层，绿色，卵状披针形，锐尖，外面有短柔毛；花托稍凸起，具窝孔；花淡红紫色，花冠管状，长 4～5 mm，裂片线状披针形。瘦果近圆柱形，具 4、5 棱，长约 1.5 mm，无毛，有腺点；冠毛白色，1 层，易脱落。花期 7 月至翌年 5 月。

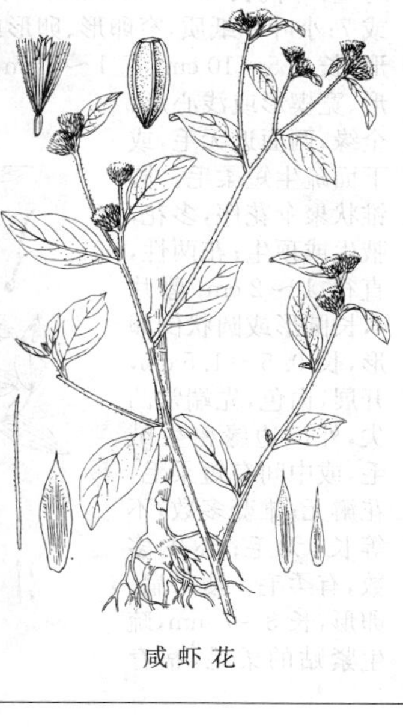

咸 虾 花

生于荒地、旷野、田边、路旁。分布于浙江、福建、广东、广西、海南、贵州、云南、台湾等地。

【采收加工】 全年均可采收，晒干或鲜用。

【药材】 咸虾花 *Herba Vernoniae Patulae* 产于广西、贵州、云南、广东、福建、浙江等地。

性状 主茎粗 4～8 mm，茎枝均呈灰棕色或黄绿色，有明显的纵条纹及灰色短柔毛，质坚而脆，断面中心有髓。叶互生，多破碎，灰绿色至黄棕色，被灰色短柔毛。小枝通常带果序，瘦果圆柱形，有 4～5 棱，无毛，有腺点，冠毛白色，易脱落。气微，味微苦。

【药性】 苦、辛，平。

1.《广西中草药》："苦，平，无毒。"

2.《广西本草选编》："味苦、辛，性平。"

3.《全国中草药汇编》："辛，微苦，平。"

4.《福建药物志》："苦，凉。"

【功用主治】 疏风清热，利湿，消肿。主治感冒发热，疟疾，肝阳头痛，高血压病，泄泻，痢疾，风湿痹痛，湿疹，荨麻疹，疮疖，乳痈，瘰疬，跌打损伤，疮口不合，木薯中毒。

1.《广西中草药》："清热止泻。治热泻，头痛，感冒风热。"

2.《广西本草选编》："疏风清热，凉血解毒。治久热不退，疟疾，高血压，肠炎，荨麻疹，湿疹，乳腺炎，木薯中毒。"

3.《全国中草药汇编》："清热利湿，散瘀消肿。治急性胃肠炎，痢疾。外用治疮疖，跌打损伤。"

4.《福建药物志》："消肿解毒。治颈淋巴结核。"

【用法用量】 内服：煎汤，15～30 g，鲜品 30～60 g。外用：煎水洗或捣烂水调敷。

【选方】 1. 治感冒风热 狗仔花 30 g，山芝麻 30 g。水煎，日分 2 次服。(《广西民间常用中草药手册》)

2. 治小儿水肿 (咸虾花)根 3～5 个，加猪瘦肉煎服，可略下盐。

3. 治慢性喉痧 (咸虾花)鲜叶加片糖少许，捣烂含咽。(2、3 方出自阳春《草药手册》)

4. 治乳腺炎 狗仔花 60 g。和酒捶烂榨汁，加温内服，第 1 日服 2 次，以后每日服 1 次。病情重者，兼用药渣贴于患处。〔《广东医学》1966，(2)：19〕

5. 治颈淋巴结核 咸虾花根 60 g，猪瘦肉适量。炖服。(《福建药物志》)

3421 咸秋石 xián qiū shí (《药物出产辨》)

【基原】 为食盐的人工煅制品。

【制法】 取食盐加洁净泉水煎煮，过滤，将滤液加热蒸发，干燥成粉霜，再将粉霜放在有盖的瓷碗内，置炉火上煅 2 h，冷却后即凝成块状固体。

【药材】 咸秋石 *Sal Praeparatum* 主产于安徽等地。

性状 为细粒集合体。完整者呈盆状、馒头状；上端截平，中间略下凹，下端半圆形，直径 6～7 cm。表面平滑，白色或淡黄白色，有光泽；不透明。体较重，质硬而脆，易砸碎，断面呈不规则晶粒，具玻璃样光泽。易潮解。气微，味咸。本品易溶于水。

鉴别　取本品 0.5 g,加水 5 ml,使溶解,滤过,滤液显钠盐和氯化物的各种反应(参见"大青盐"条)。

【成分】　含氯 59.82%,硫酸盐 0.70%,钠 38.79%,钾 0.49%,钙 0.29%,稀盐酸不溶物 0.02%等,主要成分为氯化钠(NaCl)[1]。

【药理】　抗炎、退热作用　采用大鼠蛋清足跖浮肿容积法和化学刺激致热退热法发现,咸秋石具有抑制蛋清性足跖肿胀和缓解大鼠体温升高的作用,且其水煎液(0.8 g/kg 和 1.6 g/kg)作用效果差别不大,但 1.6 g/kg 的咸秋石水煎液对大鼠有明显利尿、排便增多的现象[1]。

【药性】　《宝庆本草折衷》:"味苦而咸。"

【功用主治】　滋阴涩精,清心降火。主治骨蒸劳热,虚劳咳嗽,遗精,赤白带下,暑热心烦,口疮,咽喉肿痛。

1.《现代实用中药》:"滋肾水,退骨蒸,明目,清心降火,消咳嗽。多作口腔咽喉诸疮之外用药。又为肾炎患者用作食盐之代用品。"

2. 南药《中草药学》:"滋阴,除虚热,涩精。主治虚劳咳嗽,骨蒸劳热,遗精,赤白带下。"

【用法用量】　内服:研末,每次 1.5～4.5 g,每日 2 次;或入丸、散。外用:研末吹喉。

【宜忌】　水肿患者慎服。

1.《宝庆本草折衷》:"患肿渴及嗽,更服盐,反增其极矣。"

2. 南药《中草药学》:"为水肿患者的食盐代用品,但不宜太多。"

3422 咸酸蔃 xián suān qiáng (《生草药性备要》)

【异名】　丧间(《生草药性备要》),入地龙、酸味蔃(《岭南采药录》),水林果、枪子果、蓑衣果(《云南中草药》),早禾藤(《全国中草药汇编》),牛皮藤、牛尾藤、小种南藤、羊公板仔、碎米果、黑头果(《新华本草纲要》)。

【基原】　为紫金牛科酸藤果属植物白花酸藤果的根或叶。

【原植物】　白花酸藤果 *Embelia ribes* Burm. f.

攀缘灌木或藤本,长 3～6 m。老枝有明显的皮孔。叶互生;叶柄长 5～10 mm,两侧具狭翅;叶片坚纸质,倒卵状椭圆形或椭圆形,长 5～8 cm,宽约 3.5 cm,先端钝渐尖,基部楔形或圆形,全缘,背面有时被薄粉,腺点不明显。圆锥花序,顶生,长 5～15 cm,被疏乳头状突起或密被微柔毛;花梗长1.5 mm以上;小苞片钻形或三角形,长约1 mm,外面被疏微柔毛;花 5 数,稀 4 数;花萼基部连合达萼长的 1/2,萼片三角形,外面被柔毛,有时被乳头状突起,具腺点;花瓣淡绿色或白色,分离,椭圆形或长圆形,长 1.5～2 mm,外面被疏微柔毛,边缘和内面被密乳头状突起,具疏腺点;雄蕊在雄花中着生于花瓣中部,与花瓣几等长,在雌花中较花瓣短;雌蕊在雄花中退化,较花瓣短,柱头头状或盾状。果球形或卵形,直径 3～4 mm,红色或深紫色,无毛,干时具皱纹或隆起的腺点。花期 1～7 月,果期 5～12 月。

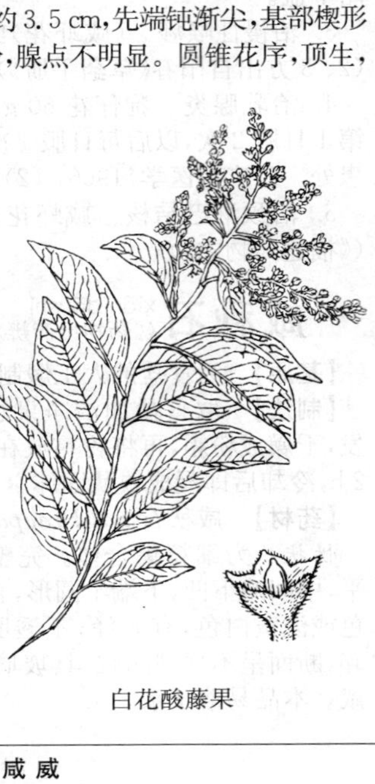

白花酸藤果

生于海拔 50～2 000 m 的林缘、山坡或路旁灌丛中。分布于福建、广东、云南等地。

【采收加工】　全年均可采,切片晒干或鲜用。

【药材】　咸酸蔃 *Folium Seu Radix Embeliae Ribis*　产于云南、贵州、广西等地。

性状　叶片多破碎,完整者展平后呈倒卵状椭圆形或长圆状椭圆形,长 5～7 cm,宽约 2.5 cm,先端钝渐尖,基部楔形或圆形,全缘,两面无毛,背面有时被薄粉,腺点不明显;叶柄长 5～7 mm。气微,味微酸、涩。

【药性】　辛、酸,平。

1.《生草药性备要》:"味甘、酸,性平。"

2.《本草求原》:"甘、辛,平。"

3.《云南中草药》:"微涩,平。"

【功用主治】　活血,清热利湿,消肿。主治闭经,痢疾,泄泻,小儿头疮,皮肤瘙痒,跌打损伤,外伤出血,毒蛇咬伤。

1.《生草药性备要》:"消肿,散毒,止痛,理跌打。"

2.《本草求原》:"浸酒壮筋骨,洗小儿烂头。"

3.《岭南采药录》:"煎水洗止痒。去瘀生新,凡闭经,以之和猪精肉煎服即通。"

4.《云南中草药》:"清热解毒,止血消炎。主治急性胃肠炎,痢疾,腹泻,刀枪伤,外伤出血。"

【用法用量】　内服:煎汤,9～15 g。外用:鲜品捣敷;或煎水洗;或研末撒。

3423 威灵仙 wēi líng xiān (侯宁极《药谱》)

【异名】　能消(《开宝本草》),铁脚威灵仙(《宝庆本草折衷》),灵仙(《药品化义》),黑脚威灵仙(《生草药性备要》),黑骨头(《贵州民间方药集》)。

【基原】　为毛茛科铁线莲属植物威灵仙、棉团铁线莲、东北铁线莲的根及根茎。

【原植物】　1. 威灵仙 *Clematis chinensis* Osbeck [*C. chinensis* Retz.; *C. sinensis* Lour.]

木质藤本,长 3～10 m。干后全株变黑色。茎近无毛。叶对生;叶柄长 4.5～6.5 cm;一回羽状复叶,小叶 5,有时 3 或 7;小叶片纸质,窄卵形、卵形或卵状披针形,或线状披针形,长 1.5～10 cm,宽 1～7 cm,先端锐尖或渐尖,基部圆形、宽楔形或浅心形,全缘,两面近无毛,或下面疏生短柔毛。圆锥状聚伞花序,多花,腋生或顶生;花两性,直径 1～2 cm;萼片 4,长圆形或圆状倒卵形,长 0.5～1.5 cm,开展,白色,先端常凸尖,外面边缘密生绒毛,或中间有短柔毛;花瓣无;雄蕊多数,不等长,无毛;心皮多数,有柔毛。瘦果扁、卵形,长 3～7 mm,疏生紧贴的柔毛,宿存

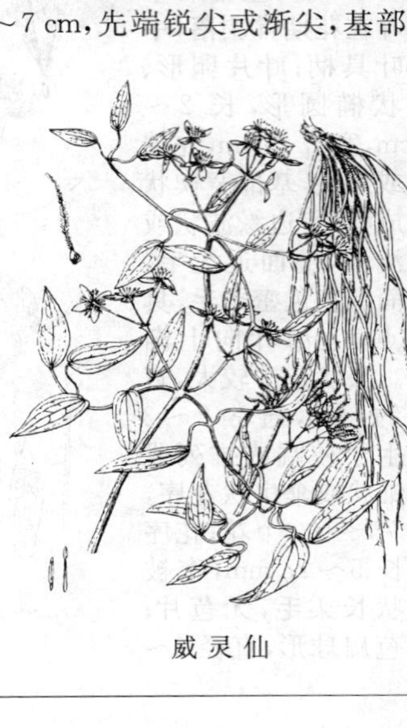

威灵仙

花柱羽毛状，长达 2～5 cm。花期 6～9 月，果期 8～11 月。

生于海拔 80～1 500 m 的山坡、山谷灌木丛中、沟边路旁草丛中。分布于陕西南部、江苏南部、安徽淮河以南、浙江、福建、江西、中南、四川、贵州、云南南部、台湾。

本植物的叶(威灵仙叶)亦供药用，另设专条。

2. 棉团铁线莲 *C. hexapetala* Pall. [*C. angustifolia* Jacq.]

直立草本，高 30～100 cm。茎圆柱形，有纵沟，疏生柔毛，后脱落无毛。叶对生；叶柄长 0.5～3.5 cm；叶片近革质，绿色，干后常变黑色，一至二回羽状深裂，裂片线状披针形、长椭圆状披针形、椭圆形或线形，长 1.5～10 cm，宽 0.1～2 cm，先端锐尖或凸尖，有时钝，全缘，两面或沿叶脉疏被长柔毛或近无毛，网脉突起。聚伞花序顶生或腋生，通常具 3 花，有时为单花，花梗有柔毛；苞片线形；花两性，直径 2.5～5 cm；萼片 4～8，通常 6，长椭圆形或狭倒卵形，长 1～2.5 cm，白色，开展，外面密生白色绵毛，花蕾时像棉花球，内面无毛；花瓣无；雄蕊多数，花丝细长，无毛，花药线形；心皮多数，被白色柔毛。瘦果倒卵形，扁平，长约 4 mm，密生柔毛，宿存花柱羽毛状，长 1.5～3 cm。花期 6～8 月，果期 7～10 月。

棉团铁线莲

生于干山坡、山坡草地或固定的沙丘上。分布于河北、内蒙古、辽宁、吉林、黑龙江、山西、陕西、甘肃东部、山东及中南地区。

3. 东北铁线莲 *C. terniflora* DC. var. *mandshurica* (Rupr.) Ohwi [*C. mandshurica* Rupr.]

攀缘藤本。茎和分枝除节上有白色柔毛外，其余无毛或近无毛。一回羽状复叶，小叶片全缘，近革质，卵形、长卵形或披针状卵形，先端渐尖或锐尖，很少钝，不微凹，上面无毛，网脉明显，下面近无毛。花序较长而挺直，长可达 25 cm，花序梗、花梗近无毛或稍有短柔毛；萼片外面除边缘有绒毛外，其余无毛或稍有短柔毛。瘦果较小，长 4～6 mm。花期 6～8 月，果期 7～9 月。

生于山坡灌木丛中，杂木林下或林边。分布于东北及内蒙古、山西等地。

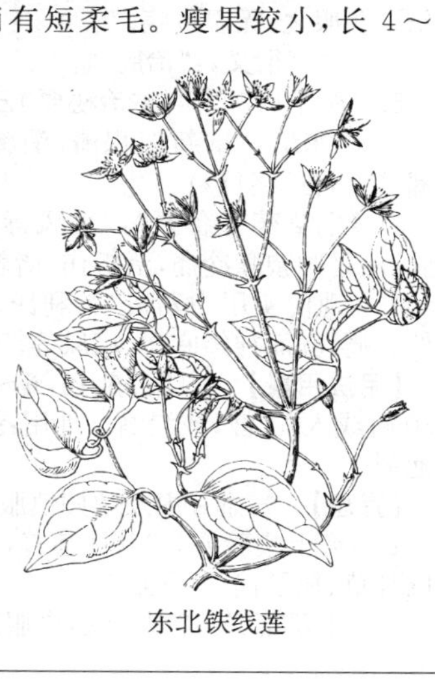

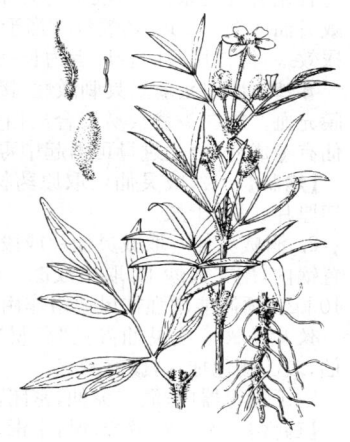

东北铁线莲

【栽培】 生物学特性　喜温暖湿润气候，以含腐殖质的石灰质土壤最适宜栽培。

繁殖方法　种子繁殖或根芽繁殖。种子繁殖：9 月种子成熟期间及时分批采种。4 月上、中旬育苗，先浇水，然后把种子撒播于苗床内，上覆薄土，经常保持土壤湿润，温度适宜，约 10 d 出苗。苗高 3 cm 时可间苗 1 次，并注意浇水，除草，播后 1～1.5 月，即可定植。穴栽行株距 36 cm×30 cm，栽后覆土，压紧，浇水。根芽繁殖：移栽后 2～3 年的植株就可用作根芽繁殖的材料。早春未出枝叶前把根挖出，用刀把芽分开，以行株距各 30 cm 开穴栽植；也可用压条和扦插的方法繁殖。

田间管理　当苗高 30～45 cm 时，要搭支架，架高 90～120 cm，将藤引到架上，以利生长，在支架前追肥 1 次。

【采收加工】 9～11 月挖出，晒干，或切成段后晒干。

【药材】 威灵仙 *Radix et Rhizoma Clematidis* 威灵仙主产于江苏、浙江、江西、湖南、湖北、四川；棉团铁线莲主产于辽宁、吉林、黑龙江和山东等地；东北铁线莲主产于东北各省。

性状　威灵仙　根茎横长，呈圆柱状，长 1.5～10 cm，直径 0.3～1.5 cm，两侧及下方着生多数细根；表面淡棕黄色至棕褐色，皮部常脱裂而呈纤维状，节隆起，顶端常残留木质茎基；质较坚韧，断面纤维性。根细长圆柱形，稍扭曲，长 7～15 cm，直径 0.1～0.3 cm；表面棕褐色或黑褐色，有细纵纹，有时皮部脱落，露出淡黄色木部；质硬脆，易折断，断面皮部较宽，木部淡黄色，略呈方形，皮部与木部间常有裂隙。气微，味微苦。

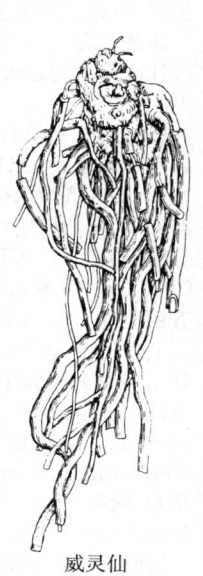

威灵仙
(根及根茎)外形

棉团铁线莲　根茎呈短柱状，长 1～4 cm，直径 0.5～1 cm。根较少，长 4～20 cm，直径 0.1～0.2 cm；表面棕褐色至棕黑色；断面木心圆形细小，占根直径的 1/2 以下。味咸。

东北铁线莲　根茎呈柱状，长 1～11 cm，直径 0.5～2.5 cm。根多数，细长密集如马尾状；表面棕黑色或棕褐色，有多数明显的细皱纹；断面皮部白色，木心近圆形，较细小。味辛辣。

鉴别　(1) 根横切面：威灵仙　表皮细胞外壁较厚，棕黑色。皮层宽，均为薄壁细胞，外皮层切向延长；内皮层明显。韧皮部外侧常有纤维束及石细胞，纤维直径 18～43 μm。形成层明显。木质部全部木化。薄壁细胞含淀粉粒。

棉团铁线莲　外皮层细胞多径向延长，紧接外皮层的 1、2 列细胞壁稍增厚。韧皮部外侧无纤维束及石细胞。

东北铁线莲　外皮层细胞径向延长，老根略切向延长。韧皮部外侧偶有纤维及石细胞。

(2) 取本品水提取液(1：10)，置试管内用力振摇后产生持久性泡沫。分别取提取液 1 ml 放入两支试管内，一管加 5%氢氧化钠 2 ml，另管加入 5%盐酸 2 ml，振摇后，两管持续存在的泡沫高度相等(检查三萜类皂苷)。

(3) 将本品甲醇提取液(1：2)放入试管内，蒸去甲醇，加入醋酐 1 ml，沿试管壁滴加浓硫酸，则两液交界处呈现红色环，最后变成蓝色(检查三萜类)。

(4) 取本品粗粉 10 g，加入苯 200 ml，放入锥形瓶内密闭，放置过夜，滤过。滤液回收苯至干，放冷，加入 1%盐酸羟胺及 10%氢氧化钾(1：1)混合液 2 ml，在室温放置

10 min，加入10%盐酸至pH3～4后，再加1%三氯化铁试液1～2 ml，则产生红色沉淀（检查白头翁素）。

（5）薄层色谱：取本品粗粉50 g，加水浸泡24 h（30 ℃）后，用水蒸气蒸馏，收集馏出液，以氯仿萃取3次，氯仿与馏出液之比为1∶10、1∶20、1∶20。萃取液在45～50 ℃减压回收氯仿至小体积，作为供试品溶液。另取白头翁素对照品少许用氯仿溶解后作为对照品溶液。分别吸取供试品与对照品溶液点样于同一硅胶G薄层板上。以苯-乙醚（4∶1）展开19 cm。喷0.5% 2，4-二硝基苯肼试液后，于80 ℃烘干30 min显色。供试品色谱在与对照品色谱相应位置上，显相同颜色的斑点。

品质标志 《中华人民共和国药典》2005年版规定：照醇溶性浸出物测定法热浸法测定，本品含醇溶性浸出物不得少于15.0%。

【成分】 威灵仙根含原白头翁素（protoanemonin）[1]及以常春藤皂苷元（hederagenin）、表常春藤皂苷元（epihederagenin）和齐墩果酸（oleanolic acid）为苷元的皂苷：威灵仙-23-O-阿拉伯糖皂苷（CP_0），威灵仙单糖皂苷（CP_1），威灵仙二糖皂苷CP_2、CP_{2b}、CP_{3b}，威灵仙三糖皂苷CP_3、CP_4、CP_5、CP_6，威灵仙四糖皂苷CP_7、CP_{7a}、CP_8、CP_{8a}，威灵仙五糖皂苷CP_9、CP_{10}，威灵仙-23-O-葡萄糖皂苷（CP_{2a}），威灵仙表二糖皂苷（CP_{3a}）等[2～6]。另含二氢-4-羟基-5-羟甲基-2（3H）-呋喃酮（dihydro-4-hydroxy-5-hyroxymethyl-2（3H）-furanone）[7]，β-谷甾醇（β-sitosterol），胡萝卜苷（daucosterol），棕榈酸（palmitic acid），异阿魏酸（isoferulic acid），亚油酸（linoleic acid），白头翁素（anemonin），5-羟甲基呋喃甲醛（5-hydroxymethyl-2-furancarboxaldehyde），5-羟基乙酰丙酸（5-hydroxy-4-oxo-pentanoic acid）[8]。

【药理】 1. 镇痛作用 热板法实验表明，腹腔注射威灵仙煎剂2.5 g/kg，能提高小鼠痛阈[1]，并且酒炙品的镇痛作用较强且持久[2]。

2. 利胆作用 100%威灵仙煎剂和200%醇提取物3～4 ml/kg灌胃，均能促进大鼠胆汁分泌。200%醇提取物0.5～1 ml/kg静脉注射能迅速促进麻醉犬胆汁分泌及松弛总胆管末端的括约肌，更有利于胆汁分泌[3]。

3. 对平滑肌作用 麻醉犬灌服威灵仙煎剂，可使食管蠕动节律增强，频率加快，幅度增大。对离体兔肠平滑肌，有对抗组胺的兴奋作用[4]。本品醇提取物能直接松弛豚鼠离体回肠平滑肌，并可对抗乙酰胆碱和组胺引起的回肠收缩[3]。威灵仙注射剂亦能松弛豚鼠离体回肠平滑肌，可对抗组织胺或乙酰胆碱引起的回肠收缩反应[5]。

4. 引产作用 稀醇提取物15 g（生药）/kg，肌内注射，连续5 d，对小鼠中期妊娠有引产作用，完全产出者占80%以上[6]。

5. 抗微生物作用 本品100%煎剂对金黄色葡萄球菌、志贺痢疾杆菌有抑制作用。抗菌有效成分可能是原白头翁素及其聚合物白头翁素。原白头翁素对革兰阳性及阴性细菌和真菌都具有较强的抑制作用，对链球菌的有效浓度为1∶60 000；对大肠杆菌为1∶83 000～1∶33 000；对白念珠菌为1∶10 000[7]。威灵仙水浸剂（1∶3）体外对奥杜盎小芽胞癣菌有抑制作用[8]。威灵仙提取液对感染拘氏鼠疟小鼠的原虫有抑制作用，灌胃时可使小鼠红细胞疟原虫感染率明显降低[9]。

6. 消炎作用 威灵仙注射剂能显著抑制二甲苯引起的小鼠耳郭肿胀，能显著抑制纸片引起的大鼠肉芽组织生长[5]。

7. 其他作用 威灵仙大剂量组（20%煎剂0.5 ml）给金黄地鼠灌胃，能降低血清胆固醇的水平[5]。威灵仙对离体蟾蜍心脏有先抑制后兴奋作用，浸剂的药效比煎剂大3～5倍。煎剂可使麻醉狗的血压下降，肾容积缩小，其煎剂药效比浸剂弱1/2倍。威灵仙浸剂与煎剂对小鼠、大鼠和豚鼠均有显著抗利尿作用，浸剂与煎剂的作用大致相似。50%威灵仙煎剂0.2 ml其效价相当于垂体后叶素0.1 u的抗利尿效果，但作用时间较后者为长[10]。

毒性 原白头翁素具刺激性，接触过久可使皮肤发泡，黏膜充血。原白头翁素易聚合成白头翁素，白头翁素为威灵仙有毒成分，服用过量可引起中毒[3]。

【炮制】 1. 威灵仙 取原药材，除去杂质，洗净，润透，切厚片或段，干燥。

2. 酒威灵仙 取威灵仙片或段，加黄酒拌匀，闷润至透，置锅内，用文火炒干，取出放凉。每威灵仙100 kg，用黄酒10 kg。酒制能增强祛风通络作用。

饮片性状 威灵仙参见"药材"项。酒威灵仙形如威灵仙，表面颜色加深，微有酒气。

贮干燥容器内；酒威灵仙，密闭，置阴凉干燥处，防潮。

【药性】 辛、咸、微苦，温，小毒。归膀胱、肝经。

1.《开宝本草》："味苦，温，无毒。"

2.《医学启源》："气温，味苦、甘。《主治秘要》云：味甘，纯阳。"

3.《纲目》："味微辛、咸，不苦。"

4.《本经逢原》："苦、辛，温。小毒。"

5.《本草求真》："专入膀胱，兼入肠、胃诸经。"

6.《本草再新》："味辛，性温。无毒。入肺、肾二经。"

7.《本草求原》："苦，温。入心、肝。"

【功用主治】 祛风除湿，通络止痛。主治风湿痹痛，肢体麻木，筋脉拘挛，屈伸不利，脚气肿痛，疟疾，骨哽咽喉。并治痰饮积聚。

1.《新修本草》："腰肾脚膝、积聚、肠内诸冷病，积年不差者，服之无不立效。"

2.《海上集验方》："去众风，通十二经脉，疏宣五藏冷脓宿水变病，微利不泻人，服此四肢轻健，手足温暖，并得清凉。"

3.《开宝本草》："主诸风，宣通五脏，去腹内冷滞，心膈痰水，久积癥瘕，痃癖气块，膀胱宿脓恶水，腰膝冷疼，及疗折伤。久服之，无温疫疟。"

4.《本草衍义》："治肠风。"

5.《医学启源》："《主治秘要》云：去太阳之风。"

6. 李东垣："推新旧积滞，消胸中痰唾，散皮肤、大肠风邪。"（引自《纲目》）

7.《生草药性备要》："去风毒，除痰，通五脏膀胱，消水肿，治足肿腰膝冷痛，治折伤，诸般骨哽。"

8.《现代实用中药》："为利尿、通经药，有镇痛之效。治偏头痛，颜面神经麻痹，痛风等。"

【用法用量】 内服：煎汤，6～9 g，治骨哽咽喉可用至30 g；或入丸、散；或浸酒。外用：捣敷；或煎水熏洗；或作发泡剂。

【宜忌】 气血亏虚及孕妇慎服。

1.《海上集验方》："其性甚善，不触诸药，但恶茶及面汤。以甘草、栀子代饮可也。"

2.《本草衍义》："根性快，多服疏人五藏气。"

3.《本草汇言》："凡病血虚生风，或气虚生痰，脾虚不运，气留生湿、生痰、生饮者，咸宜禁。"

【选方】 1. 治肾藏风壅积，腰膝沉重　威灵仙末蜜和丸，桐子大。初服温酒下八十丸，平明微利恶物如青浓(脓)胶，即是风毒积滞也。如未利，夜再服一百丸。取下后，吃粥药补一月，仍常服温补药。(姚僧垣《集验方》)

2. 治一切风痹瘫痪，筋骨疼痛，并大麻恶风　甘草、威灵仙各一斤(切片)，水二担。将药煎五六滚，入大缸内，用板凳坐其中，周围用席围定熏之。待水温方浸洗，令浑身汗透淋漓。大忌风寒。(《仙拈集》二妙汤洗法)

3. 治手足麻痹，时发疼痛，或打扑伤损，痛不可忍，或瘫痪等　威灵仙(炒)五两，生川乌、五灵脂各四两。为末，醋糊丸，梧子大。每服七丸，用盐汤下。忌茶。(《普济方》)

4. 治疝气，腰疼风冷，手足顽麻　威灵仙四两，当归、肉桂各二两。为末，酒糊丸，如桐子大。每服二三十丸，空心煎茴香汤下。若妇人用红花煎酒下。(《卫生易简方》)

5. 治脚气久不瘥　威灵仙(洗净，阴干)半斤，牛膝(净去根，酒浸三日)半斤。上为细末，酒糊为丸，如梧子大。每服五十丸，空心木瓜酒下。(《普济方》仙灵丸)

6. 治停痰宿饮，喘咳呕逆，全不入食　威灵仙(焙)、半夏(姜汁浸，焙)。为末，用皂角水熬膏，丸绿豆大。每服七至十丸，姜汤下，一日三服，一月为验。忌茶、面。(《纲目》)

7. 治痞积　威灵仙、楮桃儿各一两。上为细末。每服三钱重，用温酒调下。(《普济方》化铁丸)

8. 治男妇气痛，不拘远近　威灵仙五两，生韭根二钱半，乌药五分，好酒一盏，鸡子一个。灰火煨一宿，五更视鸡子壳软为度。去渣温服，以干物压之，侧睡向块边；渣再煎，次日服。觉块刺痛，是其验也。(《纲目》引《摘玄方》)

9. 治肠风病甚不瘥　威灵仙(去土)，鸡冠花各二两。上二味锉劈，以米醋二升煮干，更炒过，捣为末，以生鸡子清和作小饼子，炙干，再为细末。每服二钱匕，空心，陈米饮调下，午复更一服。(《圣济总录》灵仙散)

10. 治五痔肿痛，下血不止，或营卫滞涩，身体疼痛，大便风闭不通　威灵仙十两，木香一两。上为末，蜜丸桐子大。每服五十丸，荆芥汤下，不拘时。(《普济方》能消丸)

11. 治痘疮黑陷　铁脚威灵仙一钱(炒为末)，脑子一分。温水调服。取下疮痂为效。(《纲目》引《儒门事亲》)

12. 治破伤风及金刃伤打扑损　威灵仙末半两，独头蒜一枚，香油一钱。同捣烂，热酒调服，汗出即效。(《卫生易简方》)

13. 治诸骨哽咽　威灵仙一两二钱，砂仁一两，砂糖一盏，水二钟，煎一钟。温服。(《纲目》)

14. 治急性乳腺炎　威灵仙适量。研末，以米醋拌和成糊状，30 min后贴敷于患处，随干随换，一般1～3 d即愈。〔《浙江中医杂志》1984，(1)：39〕

15. 治膈噎，大便燥结，饮食良久复出，及朝食暮吐，暮食朝吐者，其功甚捷　新取威灵仙四两(捣汁，四、五月开花者)，生姜四两(捣汁)，真麻油二两，白砂蜜四两(煎沸，掠去上沫)。上四味，同入银石器内搅匀，慢火煎，候如饧。时时以筯挑食之。一料未愈，再服一料决效。(《医学正传》润肠膏)

16. 治年高之人，津液枯燥，无以润养，肠间干涩，气血俱衰，艰于运化，其脉躁大　黄芪一两(蜜炙，切)，威灵仙半两(去土，洗)，枳壳一两。上为细末，炼蜜和丸如梧子大。生姜汤下二十丸。又将紫苏子、麻仁研水取汁煮粥食甚佳。(《鸡峰普济方》威灵仙丸)

17. 治尿路结石　威灵仙60～90 g，金钱草50～60 g。每日1剂，煎服。〔《上海中医药杂志》1983，(5)：30〕

【临床报道】 1. 治疗脊柱肥大症　用威灵仙注射液注射于肥大椎体左右两侧之华佗夹脊穴，一般取2～4个穴，得气后注药，每穴注射1～2 ml，每日或隔日1次，10次为1个疗程。治疗颈、胸、腰椎等椎体肥大100例，有效率为87%。另设生地注射液组83例，有效率为83%。二组疗效无显著差异。有效治疗次数最短5次，最长40次，平均治1.5个疗程[1]。

2. 治疗偏头痛　威灵仙2 g泡茶饮，每日2次。30 d为1个疗程。疗效不明显者可进行第二个疗程治疗。仍无效则终止此疗法。共治疗30例，结果第一个疗程结束后痊愈18例，第二个疗程结束后痊愈5例，4例头痛有不同程度好转，3例无效[2]。

3. 治疗足跟痛症　威灵仙5～10 g，捣烂，用陈醋调呈膏状备用。先将患足浸泡热水中5～10 min，擦干后将药膏敷于足跟，外用纱布绷带包扎。晚间休息时可将患足放在热水袋上热敷。每日换药1次。共治89例，痊愈76例，平均治疗6.5次；好转11例，平均治疗3次；无效2例，平均治疗5次[3]。

4. 治疗胆石症　威灵仙60 g，每日分2次煎服，共治120例。结果：治疗后临床症状消失，大便能找到结石，且1年以上无复发者共60例；临床症状消失，但B超检查胆囊内仍有较大结石者共44例；临床症状无好转或中转手术者共16例。总有效率为87%。治疗结果表明，对于结石直径在15 mm以上者仅可使临床症状缓解或为中转手术创造条件，而对结石直径小于15 mm，特别是肝胆管泥沙样结石疗效显著。在120例中，肝胆管泥砂样结石26例，临床治愈23例，好转3例。从动物实验和临床疗效看，威灵仙治疗胆石症的作用可能是促进肝内胆汁分泌，同时也能使奥狄括约肌张力明显松弛，从而为排石创造良好条件[4]。

5. 治疗淋病尿道狭窄　单味威灵仙20～30 g，水煎，每日3次空腹服用。治62例痊愈50例，好转12例。疗程最短者7 d，最长者25 d[5]。

6. 中期妊娠引产　取威灵仙鲜根，洗净后用碘酊和75%乙醇消毒，然后沿孕妇子宫壁徐徐送入宫腔，直至有阻力为止。通过149例各种月份孕妇的临床使用，引产有效率为95.6%，其中不全产14.6%。多数在上药后24～48 h内流产。但有高烧、寒颤等副作用[6]。

【各家论述】 1. 朱丹溪："威灵仙属木，治痛风之要药也，在上下者皆宜服之，尤效。其性好走，亦可横行。"(引自《纲目》)

2.《本草汇言》："威灵仙主风湿痰饮之疾。治中风不语，手足顽痹，口眼㖞斜及筋骨痛风，腰膝冷疼，肐踝酸痛，疠风酷毒，皮肤风痒，肾脏风壅，头风眩晕，脑漏流涕，伤寒瘴气，憎寒壮热，黄疸黑疸，冷热气胀，胃痛膈气，膀胱宿脓、宿垢、恶水，气利，脚气，痔疾，瘰疬，疥癣，妇人月闭，气血冲心，产后恶露不行，及大人暗风痫风，癫狂心风，小儿胎风脐风等证，并皆治之。大抵此剂宣行五脏，通利经络，其性好走，亦可横行直往。追逐风湿邪气，荡除痰涎冷积，神功特奏。"

3.《药品化义》："主治风湿痰壅滞经络中，致成痛风走注，骨节疼痛，或肿或麻木。风胜者患在上，湿胜者患在下，二者郁遏之久化为血热，血热为本而痰则为标矣。以此疏通经络，则血滞痰阻无不立豁。若中风手足不遂，以此佐他药宜行气道。”

4.《轩岐救正论》：“威灵仙性疏利，方家盛称其善疗诸风，蠲痿宣毒，功能不可尽阐，愚亦以为大谬也。若病非实症从外得者，不可轻饵也。故《本草纲目》有云，此物能疏人真气，稍涉虚者宜禁之，意可知矣。大凡一药具补泻两性，只宜于实，不宜于虚，只宜暂用，不宜久服。人知其泻之有功，而不知其补之无能。殊昧扶羸之理，益彰通治之害。”

3424 威灵仙叶 wēi líng xiān yè （《全国中草药汇编》）

【基原】 为毛茛科铁线莲属植物威灵仙 *Clematis chinensis* Osbeck 的叶。

【原植物】 参见“威灵仙”条。

【采收加工】 7～10月采叶，鲜用或晒干。

【药材】 威灵仙叶 *Folium Clematidis Chinensis* 产于江苏、安徽、浙江、江西等地。

性状 鲜叶绿色，干后呈绿褐色，小叶多破碎。完整的叶片呈狭卵形或三角状卵形，长 3～7 cm，宽 1.5～3 cm，先端尖，基部圆形或宽楔形，全缘，主脉 3 条。微呈革质。气微，味淡。

【成分】 叶含原白头翁素（protoanemonin）[1]。

【药性】 辛、苦，平。

【功用主治】 《全国中草药汇编》：“消炎解毒。主治咽喉炎，急性扁桃体炎。”

【用法用量】 内服：煎汤，15～30 g；或浸酒。外用：发泡，取鲜叶适量，捣烂敷贴于一定穴位，经 30 min 左右，局部有轻度辣感时去掉药物，约 1 d 后局部起小水泡。

【选方】 1. 治疗咽喉炎 鲜威灵仙叶，洗净捣烂，布包绞汁。将 4～5 cm 长消毒棉绒捻成条（适合患者鼻孔大小），一头浸透威灵仙叶汁，塞入鼻孔，达上鼻道（左痛塞左，右痛塞右）。经 4～6 min，患者即流泪，打喷嚏，到 30 min 左右，症状可显著减轻。如未愈，须隔 4～6 h 再用前法治疗。（《全国中草药汇编》）

2. 治鹤膝风 威灵仙鲜叶，捣成泥状，加入少量红糖（如无嫩叶，可用干品水浸后捣烂），敷患侧的内外膝眼，当有蚁行感时立即除去。（《痹证通论》）

3. 治麦粒肿、结膜炎 取 2.5 cm×2.5 cm 胶布一块，中央剪一黄豆大小孔，贴于患眼对侧内关穴上，胶布小孔对准内关穴，以威灵仙鲜叶捣烂，捻成黄豆大一粒，置于小孔内，再覆盖胶布一块，约 40 min，敷药处有轻度灼热感时去药，1 d后可见水泡，勿使破损，经 3 d 左右即治愈。〔《新中医》1972，(2～3)：38〕

4. 治跌打损伤 威灵仙全草浸酒服。（《天目山药用植物志》）

【临床报道】 治疗急性咽炎、急性扁桃体炎 鲜威灵仙叶 20 g，生甘草 10 g，鲜橄榄果 4 枚。将上药洗净后用冷开水浸泡15 min，捞起捣烂，布包或榨汁机绞汁，可得原汁约 10 ml，用冷开水稀释 1 倍即可服用。亦可按上药比例榨取原汁密封置放冰柜急冻冷藏，应用时解冻稀释。16 岁以下每次服原汁 10 ml，每日 1～2 次。16 岁以上每次服原汁 10 ml，每日 2～3 次。小儿每次服原汁 5 ml，每日 2～3 次。共治疗 112 例，其中急性咽炎、急性扁桃体炎的 42 例，经治疗 3～5 d 症状全部消失为治愈；慢性咽炎急性发作 38 例，经治疗症状全部消失，检查咽后壁仍可见少许滤泡，但咽喉无不适感为显效；慢性扁桃体炎急性发作有 28 例经治疗症状全部消失为显效，其余 4 例经治疗 5 d，仍发热，咳嗽，咽痛，扁桃体肿大，为无效[1]。

3425 歪头菜 wāi tóu cài （《救荒本草》）

【异名】 山苦瓜（《植物名实图考》），三铃子、野豌豆、豆菜（《贵州民间药物》），豌豆花（《青海常用中草药手册》），山野豌豆、土黄芪（《新华本草纲要》）。

【基原】 为豆科野豌豆属植物歪头菜及短序歪头菜的全草。

【原植物】 1. 歪头菜 *Vicia unijuga* A. Br.

多年生草本，高达 1 m。幼枝被淡黄色疏柔毛。卷须不发达变成针状；小叶 1 对，大小和形状变化大，叶片卵形至菱形，长 3～10 cm，宽 1～5 cm，先端急尖，基部斜楔形；叶柄短；托叶戟形，大，边缘有粗牙齿。总状花序腋生，总花梗长达 10 cm；萼斜钟状，萼齿 5，三角形，下面 3 齿长，疏生短毛；花冠蝶形，紫色或紫红色，旗瓣提琴形，先端微缺，长约 15 mm，翼瓣先端钝，具耳和爪，长约 13 mm，龙骨瓣曲卵形，与翼瓣等长，具耳和爪；雄蕊 10，二体，(9)＋1；子房具柄，无毛，花柱上半部被白色短柔毛。荚果狭长圆形，扁，长 3～4 cm，褐黄色。种子扁圆形，棕褐色。花期 6～8 月，果期 9 月。

生于海拔 200～3 800 m 的草地、山沟、林下或向阳的灌丛中。分布于东北、华北、华东、西南及湖北、湖南、陕西、甘肃、宁夏。

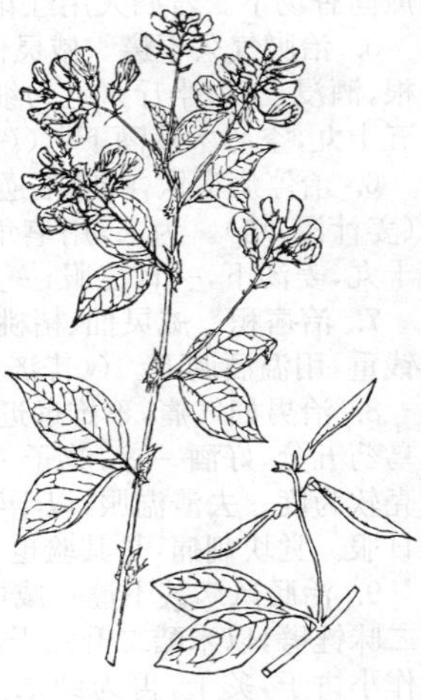

歪头菜

2. 短序歪头菜 *V. unijuga* A. Br. var. *apoda* Maxim.

本种与正种相似，所不同者，从叶腋生出 1 至多数总状花枝（或总状花序的花轴于基部再分枝），其总花梗均极短，花序密集于叶腋，常如头状。

【采收加工】 7～10 月采挖，切段，晒干。

【成分】 鲜叶含大波斯菊苷（cosmosiin）和木犀草素-7-葡萄糖苷（luteolin-7-glucoside）[1] 和植物凝集素（lectin）[2]。种子含赤式-γ-羟基精氨酸（erythro-γ-hydroxyarginine）[3]。叶尚含木脂素（lignin）及其他酚性物[4]。

【药性】 甘，平。

1.《救荒本草》：“味甜。”

2.《植物名实图考》：“涩。”

3.《贵州民间药物》：“味甘，性平。”

【功用主治】 补虚，调肝，利尿，解毒。主治虚劳，头晕，头痛，胃痛，浮肿，疔疮。

1.《贵州民间药

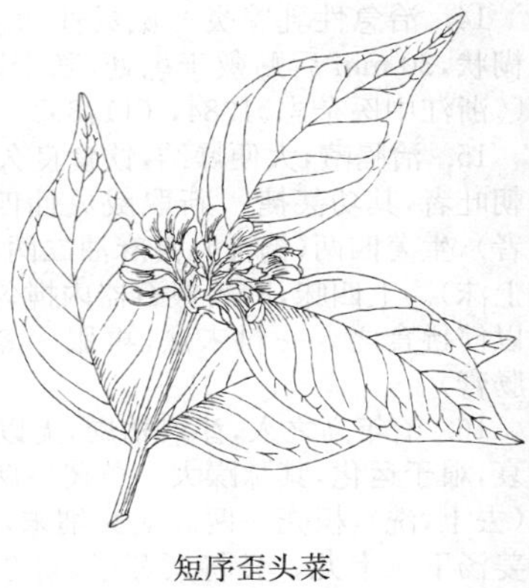

短序歪头菜

物》："补虚。治痨伤、头晕。"

2.《内蒙古中草药》："强壮，利尿，解热。治头晕，浮肿。外用治疔毒。"

3.《湖南药物志》："清热利尿，补虚理气。治劳伤乏力，头晕目眩，疮疖肿毒。"

4.《长白山植物药志》："补虚调肝，理气止痛，主治胃痛，体虚浮肿。"

【用法用量】 内服：煎汤，9～30 g；或研末，3 g。外用：捣敷。

【选方】 1. 治病后体虚　豌豆花 15 g，小米、蕨麻各等分。水煎服。（《青海常用中草药手册》）

2. 治劳伤　三铃子根 15 g，蒸酒 30 g。每日服 3 次。

3. 治头晕　三铃子嫩叶 9 g，蒸鸡蛋吃。（2、3 方出自《贵州民间药物》）

4. 治水肿　歪头菜 30 g，车前草 30 g，大戟 1.5 g。水煎服。（《青岛中草药手册》）

3426 砗磲 chē qú
（《海药本草》）

【异名】 车渠（《海药本草》），海扇（《积霏雪录》），蚵筋（《南海海洋药用生物》）。

【基原】 为砗磲科砗磲属动物鳞砗磲、长砗磲等同属动物的贝壳。

【原动物】 1. 鳞砗磲 *Tridacna squamosa* Lamarck

贝壳卵圆形，厚重坚实，壳长约 200 mm，壳高约 130 mm，壳宽约 136 mm。两壳大小相等，两侧亦近等。壳顶位于背缘中央，壳顶前方有一长卵形的足丝孔，孔边缘具有肋状突起若干条，近壳顶的大而突出，排列紧密，向前端渐稀不清。壳背缘稍平。外韧带黄褐色，长约为具壳后半部的 3/4。壳表黄白色，生长线细密，具有4～6 条强大的放射肋，肋上有宽而翘起的大鳞片，肋间沟内又有宽的放射肋纹数条。肋与沟使腹缘弯曲呈波状。于壳顶附近常因磨损而使鳞片脱落。壳内面白色，具有光泽，铰合部长，左壳有主齿及后侧齿各 1 枚；右壳有主齿 1 枚及并列的后侧齿 2 枚。后闭壳肌痕卵圆形，位于壳中部。外套痕明显，生活时外套膜缘红褐色。

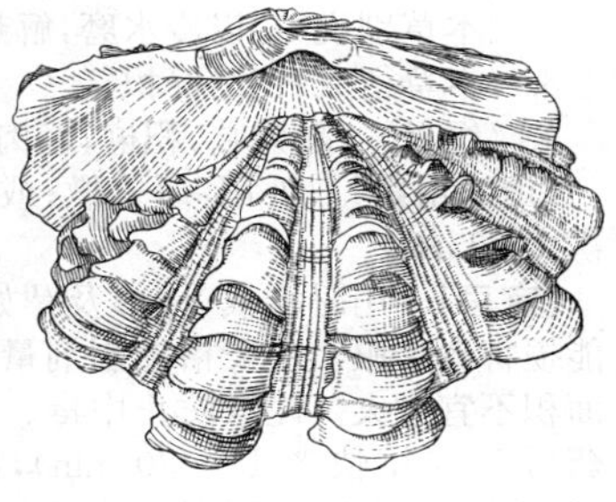

鳞砗磲

生活于潮间带珊瑚礁间。我国分布于南海，如海南、西沙群岛等沿海。

2. 长砗磲 *T. elongata* Lamarck［*T.* (Chamestrachea) *maxima* (Roding)］

贝壳长卵圆形，壳极坚厚，一般壳长约170 mm，壳高约 90 mm，宽与高近等。两壳大小相似。前端突出，延长；后端短。壳顶前方中凹，为长卵圆形的足丝孔，孔周缘有排列稀疏的齿状突起，壳背缘斜。韧带黄褐色，长几达腹缘。壳表黄白色，具有自顶部直达腹缘而向前方斜走的强大鳞状放射肋 5～7 条，肋宽显著大于肋沟。近壳顶部放射肋的鳞片低伏，多呈覆瓦状排列；近腹缘的鳞片较突起，腹缘呈弓形弯曲。壳内面白色，边缘淡黄色，具光泽，并有与壳表放射肋相应的凹沟。铰合部长达末端，左壳有主齿及后侧齿各 1 枚；右壳有主齿 1 枚及并列的后侧齿 2 枚。后收足肌痕与闭壳肌痕近相等。外套痕明显。生活时外套膜边缘为蓝色。

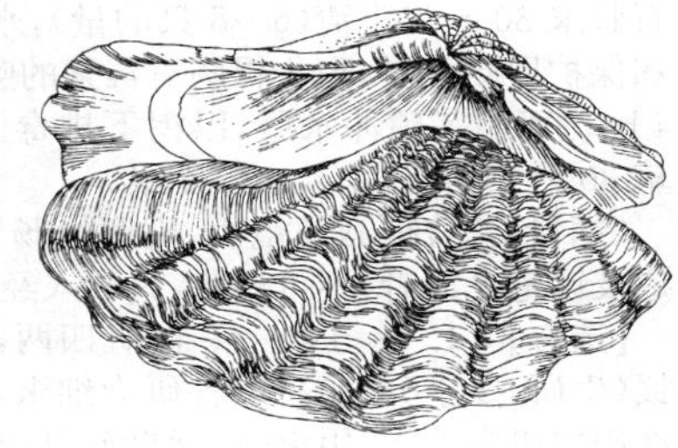

长砗磲

生活于浅海珊瑚礁间，在潮间带低潮线附近积水处亦可见到。分布同上种。

本动物的肉（砗磲肉）亦供药用，另设专条。

【采收加工】 四季均可捕捉，捕得后，取壳，晒干。

【成分】 长砗磲含蛋白质[1]，凝集素（agglutinin）[2]；肾含含砷核苷：5′-脱氨-5′-二甲基胂基腺嘌呤核苷（5′-deoxy-5′-dimethylarsinyladenosine）[3]，(2S)-3-〔5-脱氧-5-(二甲基胂氧基)-β-D-呋喃核糖氧基〕-2-羟基丙基硫酸氢酯{(2S)-3-〔5-deoxy-5-(dimethylarsinoyl)-β-D-ribofuranosyloxy〕-2-hydroxypropyl hydrogen sulfate}[4]。

【药性】 味甘、咸，性寒。

1.《海药本草》："大寒，无毒。"

2.《纲目》："甘、咸。"

【功用主治】 安神，解毒。主治心神不安，失眠多梦，蜂虫螫伤。

1.《海药本草》："主安神，解诸毒药及虫螫，以玳瑁、车磲等同，以人乳磨服。"

2.《药性纂要》："点目去翳。"

3.《中国药用海洋生物》："镇惊，安神，解毒。用于心神不安，虫螫。"

【用法用量】 内服：磨粉，5～15 g。

【选方】 1. 治腹内癥瘕、积块、血瘀等肿瘤性疾病　砗磲壳煅烧，醋淬为丸，日服 15～20 g。

2. 治有热毒症状的大肠癌和肺癌　砗磲壳 50 g，山豆根 6 g，败酱草 30 g，三七粉 3 g。前三味水煎，取药液冲三七粉内服。（1、2 方出自《海药掇英》）

3427 砗磲肉 chē qú ròu
（姚可成《食物本草》）

【基原】 为砗磲科砗磲属动物鳞砗磲 *Tridacna squamosa* Lamarck 和长砗磲 *T. elongata* Lamarck 等的肉。

【原动物】 参见"砗磲"条。

【采收加工】 全年均可捕捉，去壳取肉，鲜用或晒干。

【药性】 甘、咸，寒。

【功用主治】《食物本草》："润五脏，止消渴，利关节，治痿痹，泄痢便脓血。服丹石人宜之，免生疮肿热毒。"

【用法用量】 内服：煮食，200～250 g。

3428 砒石 pī shí
（《纲目》）

【异名】 砒黄（《日华子》），人言（《本事方》），信石（《救急易方》）。

【基原】 为氧化物类矿物砷华，或硫化物类矿物毒砂、雄黄、雌黄经加工制成的三氧化二砷。

【原矿物】 1. 砷华 Arsenolite

晶体结构属等轴晶系。晶形为八面体，偶尔也有菱形十二面体。歪晶为粒状、板柱状；微晶呈星状、毛发状；集合体呈钟乳状、皮壳状和土状。无色至灰白色，多数带灰蓝、黄或红色色调。条痕白色或带有黄色。有玻璃至金刚样光泽，无晶面可见时则为油脂、丝绢样光泽。解理多组完全，交呈棱角。极脆。硬度为1.5，相对密度为3.7～3.9。能缓慢溶解于水。有剧毒。

分布于江西、湖南、广东、贵州等地。

2. 毒砂 Arsenopyrite

参见"礜石"条。

3. 雄黄 Realgar

参见"雄黄"条。

4. 雌黄 Orpiment

参见"雌黄"条。

【采收加工】 少数选取天然砷华矿石，除去杂质即可。多数是用毒砂、雄黄或雌黄加工制成，取毒砂、雄黄或雌黄，砸成小块，燃之，燃烧时产生气态的三氧化二砷及二氧化硫，冷却后，三氧化二砷即凝固而得。二氧化硫另从烟道排出。

【药材】 砒石 *Arsenicum* 主产于江西、湖南等地。

性状 砒石有红、白之分，药用以红砒为主。

红砒 呈不规则块状。淡红色、淡黄色或红、黄相间。略透明或不透明。具玻璃样光泽或绢丝样光泽或无光泽。质脆，易砸碎，断面凹凸不平或呈层状。气无，烧之，有蒜样臭气。极毒，不能口尝。

白砒 无色或白色。有的透明。质较纯，毒性比红砒剧。

鉴别 (1) 透射偏光镜下：无色透明；有时呈现异常双折射，折射率 $N=1.75$，高正突起；具交错解理纹。正交偏光镜下：显均质性。全消光。

(2) 取本品少量，置闭口管中加热，生成白色升华物(检查砷盐)。

(3) 取本品少量，置木炭火烧之，发生白色气体，并有蒜臭气，于木炭上显一层白色被膜(检查砷盐)。

(4) 取本品少量，加水煮沸，使溶解，溶液呈弱酸性，通硫化氢则生成黄色沉淀(检查砷盐)。

(5) 差热分析曲线 吸热335 ℃(小)，825 ℃(微)；放热740 ℃(小)，230 ℃开始到740 ℃前，失重——属砷华。

【成分】 主要成分为三氧化二砷，即亚砷酐(arsenous oxide, arsenous acid anhydride, As_2O_3)。三氧化二砷加高热可以升华，故精制比较容易；升华物普通名砒霜，成分仍为 As_2O_3[1]。呈红黄色的砒石，含硫、铁等其他杂质[2]。

【药理】 1. 抗哮喘作用 建立小鼠卵蛋白哮喘模型，灌胃给予砒石，哮喘小鼠肺组织5-脂氧合酶激活蛋白基因表达水平、支气管肺泡灌洗液中白三烯 C_4 水平均较正常对照组显著升高。1.25 mg/kg、2.50 mg/kg及5.00 mg/kg剂量的砒石可下调哮喘小鼠5-脂氧合酶激活蛋白mRNA表达的量，抑制哮喘小鼠支气管肺泡灌洗液中白三烯 C_4 水平。说明砒石具有抗哮喘活性[1]。

2. 分布 三氧化二砷是毒性较大的砷化物，口服吸收后可随血流分布到全身各脏器，以骨和毛发贮存量最多，时间亦长，即使脱离接触数月至数年仍可测得。主要由肾脏和消化道，部分由皮肤、毛发和指甲排出。哺乳妇女可由乳汁排出[2]。

毒性 三氧化二砷为原浆毒，对蛋白质的巯基有巨大亲和力，能抑制在代谢过程中起重要作用的许多含巯基的酶，如抑制丙酮酸氧化酶，影响细胞的正常代谢；抑制磷酸酯酶，损害细胞的染色体，阻碍细胞的有丝分裂；抑制葡糖-6-磷酸脱氢酶、乳酸脱氢酶和细胞色素氧化酶等，使细胞呼吸和氧化过程发生障碍[3,4]。三氧化二砷还直接损害小动脉和毛细血管壁，也可抑制血管舒缩中枢，使血管平滑肌麻痹，毛细血管扩张，血管渗透性增加；砷剂能使肝脏脂肪变性、肝小叶中心坏死，心、肝、肾、肠充血，上皮细胞坏死[3～6]。

【炮制】 1. 砒石 取原药材，除去杂质，碾细。

2. 制砒石 ①豆腐制：取净砒石捣碎，加入豆腐和水，使水浸过料面，煮8 h，至豆腐变黑变硬，除去豆腐。每砒石100 kg，用豆腐20 kg。②煨制：取原药材，砸成小块，用白面包裹，置热锅内，不断翻动，用文火炒至微黄色，剥掉白面。每砒石100 kg，用白面50 kg。③矾制：《医宗粹言》："每将砒石一两打碎，用明矾一两为末，盖砒上贮罐中，入明火一煅，以矾枯为度，砒之悍气随烟而去，驻形于矾中者庶几无大毒，用之不伤也，用砒霜即用矾霜是也。"《外科大成》："白砒与明矾共为末入小罐内，炭火煅红，青烟尽，白烟起片时，约上下通红，住火置地上，一宿取出。"

饮片性状 砒石为不规则碎块状或细粉。参见"药材"项。

贮干燥容器内，置阴凉干燥处，防尘，专柜保存。

【药性】 辛、酸，热，大毒。归肺、脾、胃、大肠经。

1.《日华子》："暖，亦有毒。"

2.《开宝本草》："苦、酸，暖，有毒。"

3.《纲目》："辛酸，大热，有大毒。"

4.《本草求真》："入肠、胃。"

5.《本草撮要》："入手足太阴、阳明经。"

【功用主治】 蚀疮，杀虫，祛痰，截疟。主治痔疮，瘰疬，溃疡腐肉不脱，走马牙疳，顽癣，寒痰哮喘，疟疾。

1.《日华子》："治疟疾，肾气，带辟蚤虱。"

2.《本草别说》："以冷水磨，解热毒，治痰壅。"

3.《本草衍义》："治辟积气。"

4.《纲目》："除齁喘，积痢，烂肉，蚀瘀腐，瘰疬。"

【用法用量】 外用：研末撒；或调敷。内服：入丸、散，每次1～3 mg。

【宜忌】 用时宜慎，体虚及孕妇、哺乳妇女禁服，肝肾功能损害者禁服。应严格控制剂量，单用要加赋形剂。外敷面积不宜过大。注意防止中毒。中毒表现：急性中毒在用药后1～2 h(快者15～30 min)，出现咽喉烧灼感，口渴流涎，上腹部不适，剧烈呕吐，继而出现阵发性或持续性腹痛，泻下黏液血便或米汤样粪便，甚至血水样便，可引起脱水、酸中毒及休克。神经系统症状主要是头晕、头痛、烦躁不安，惊厥，昏迷，或胸闷气急，腹式呼吸消失等膈神经麻痹症状；或出现循环衰竭；血尿，尿闭；黄疸等，一般于24 h死于贫血。其特征是"七窍流血"或肝、肾功能衰竭和呼吸中枢麻痹。慢性中毒可见食欲减退，疲乏，迟钝，发落视蒙，烦躁，肢麻，腿痛跛行；长期接触者，皮肤可见青铜色色素沉着，指甲薄脆易损，失去光泽。解救不宜用催吐法，可用赤石脂末30 g，鸡蛋清(6～8只的量)，水调冷服，以吸附砒石和保护胃肠黏膜，阻止胃肠对毒素的吸收。若服药超过3～4 h者，可用芒硝冲水服，以泻下排毒。并用绿豆120 g，甘草30 g，夏枯草30 g，水煎冷服。

《纲目》："若得酒及烧酒，则腐烂肠胃，顷刻杀人。""凡头疮及诸疮见血者，不可用此，其毒入经，必杀人。"

【选方】 1. 治五痔 好白矾四两，生砒二钱半，朱砂一钱(生研，令十分细)。上各研为细末，先将砒安在建盏中，次用白矾末盖之，用火煅令烟绝，其砒尽随烟去，止是借砒气于白矾中，将枯矾取出，研令为细末，再入朱砂末。水调

涂痔上，一日三次，痔头变焦黑，不数日能自落。(《魏氏家藏方》枯药)

2. 治瘰疬　信州砒黄细研，滴浓墨汁丸如梧桐子大，于铫子内炒令干后，用竹筒子盛。要用于所患处灸破或针，将药半丸敲碎贴之，以自然蚀落为度，觉药尽时更贴少许。(《灵苑方》)

3. 治鼠疬　信石(入绿豆同研)、斑蝥(去足、翅，为末)。上面糊为丸，黄丹为衣。用时打破，以醋浸一宿，其疮先以艾灸，次用此抹。(《朱氏集验方》)

4. 治走马牙疳　信砒、铜绿各一分。研为细末，摊纸上，涂疳蚀处。(《普济方》青金散)

5. 治童子遍身生云头癣，作圈如画，或大如钱，或小如笔管文印　砒石一二分。研极细，以米汤五六匙稀调。以新毫笔依癣圈涂之。(《本草汇言》)

6. 治遇天气欲作雨便发齁喘，甚至坐卧不得，饮食不进　白砒一钱(生用)，枯矾三钱(另研)，淡豆豉(出江西者)一两，水润其皮，蒸研如泥，旋加二味末合匀。上捻作丸，如绿豆大。但觉举发，用冷茶送下七丸，甚者九丸，以不喘为愈，再不必多增丸数，慎之慎之！小儿服一二丸殊效。(《万病回春》紫金丹)

【临床报道】 1. 治疗斑秃　白信石 0.6 g，鲜生姜 3 块(拇指头样大小)，高度白酒 60 ml。将上药装瓶泡浸，2 d 后取用。取浸制的生姜擦患处，边擦边蘸药液。每日 3 次，每次 1～3 min。治疗 200 余例，取效甚佳[1]。

2. 治疗淋巴结核　将砒石研极细粉末，每次用 1～2 g 加白开水 60～80 ml，放入烧瓶内，置酒精灯上加热，待水煮沸，瓶口冒出蒸气时，熏蒸手心劳宫穴，每手心熏 15～20 min，每日 1 次，10 d 为 1 个疗程。一般 1～2 个疗程，多者 3 个疗程，疗程间应停药 7 d。治疗 10 例，7 例治愈，3 例显效[2]。

【各家论述】《本草汇言》："砒石，祛时疟，除齁喘，化瘀肉之药也。凡时行疟疾，因暑热外受，生冷内伤，寒热不均，相因病疟，内蓄痰涎，伏于营分，故发则寒热往来，头眩胸闷，少服一厘，冷水吞下，伏涎顿消，故疟疾可止。如齁喘之病，因肺有伏积冷涎，或触冒寒暑风湿之邪即发，或遇怒色劳伤即发，或值饥饱失度即发，少用一二厘，温汤调服，伏涎顿开，故齁喘可除。如化瘀肉一证，凡痈疽发背，诸溃疡证，脓血内闭不出，瘀肉坚硬不腐，以致脓溃日深，生肉日败，以砒石末数厘，和入黄蜡条内，纳入痈毒疮中，则瘀腐自化，脓血自行，但见效即去，不可多用久用也。然大毒之性，又不可轻行妄试，如疟疾邪未汗出，表邪未消(宜清解温散)，或久疟阴虚阳乏(宜大补气血)，砒石不可用也；如齁喘肺热里虚，或兼阴虚劳损(宜滋养正气)，砒石不可用也；如瘀血不化，由于阳气不充，胃虚不食，痈疡见七恶而神气萎弱者，砒石不可用也。"

3429 砒霜 pī shuāng (《日华子》)

【异名】 白砒(《中药志》)。

【基原】 为砒石经升华而成的三氧化二砷精制品。

制法：将砒石捣碎，放在阳城罐内，罐口用铁碗底盖住，碗和罐的接合处用盐泥封固，铁碗内装满水，将罐放在炉上用慢火烧 2～3 h，使其产生升华附着在铁碗底部，凉后揭开取下，并除去罐里残留的杂质，将升华物再入罐内反复烧炼 2～3 次，即得极净的砒霜。

【药材】 砒霜 *Arsenicum*　主产湖南、江西、贵州。

性状　本品为块片或粉末状。白色，体重，无臭，无味，极毒，不可口尝。

鉴别　参见"砒石"条。

【成分】 主要是三氧化二砷(As_2O_3)[1]。

【药理】 1. 抑制多种肿瘤细胞生长作用　MTT 法显示三氧化二砷能抑制结肠癌 LoVo 细胞的增殖，这种抑制作用呈现一定的时间、剂量依赖关系。形态学观察发现三氧化二砷诱导的 LoVo 细胞死亡呈现凋亡特征。三氧化二砷在低浓度时主要干扰细胞在 S 期的通过，高浓度时则选择性诱 S 期细胞凋亡[1]。对于培养的髓性白血病细胞 NB_4 和 HL-60 细胞株，三氧化二砷诱导细胞凋亡是始自瀑布式激活 Caspases 酶的远端，通过多聚的磷酸腺苷聚合酶裂解来实现的。蛋白激酶 C 的激活，对于三氧化二砷诱导的细胞凋亡无影响[2]。三氧化二砷使骨髓瘤细胞生长抑制，可使细胞周期蛋白依赖性激酶抑制因子 P_{15}、P_{16} 和 P_{21} 重新表达或表达增强，从而影响细胞增殖周期[3]。不同浓度的三氧化二砷作用于肝癌细胞有明显的时间和剂量依赖性，发生作用后细胞生长有明显的凋亡特征性改变：细胞膜完整、染色质固缩、核碎裂、凋亡小体形成；琼脂糖凝胶电泳显示肝癌细胞存在 G_2/M 期阻滞，在 G_1 峰前出现明显的凋亡峰；且出现明显的凋亡特征性梯状条带[4]。三氧化二砷腹腔注射 1 mg/kg 和 5 mg/kg 均能在小鼠体内诱导鼻咽癌细胞凋亡。在 5 mg/kg 剂量组，凋亡诱导最明显且能诱导鼻咽癌细胞分化，并有显著的抑制肿瘤生长作用，抑瘤率为 70%[5]。三氧化二砷可有效抑制人膀胱癌细胞株 BIU_{87} 的生长，具有浓度、时间依赖性特点。细胞中与凋亡有关蛋白 *fas*、*bcl-2* 的表达分别与浓度增加呈正、负相关[6]。

2. 对呼吸道的作用　小剂量的三氧化二砷(每日 1.0～2.0 mg/kg)雾化吸入能够显著减少哮喘豚鼠气道嗜酸粒细胞，从而减轻哮喘的气道炎症[7]。

毒性　每日 2 mg/kg、4 mg/kg 三氧化二砷腹腔注射，大鼠精子头数和每日精子生成量较对照组有所减少，8 mg/kg则明显减少；对附睾精子扩散液进行检测发现三种剂量三氧化二砷对平均曲线运动速度、平均直线运动速度及平均路径速度均有明显影响，但对精子运动的其他指标精子平均摆幅值、精子平均鞭打频率、运动的直线性、运动的摆动性及运动的前向性的影响均无统计学差异。说明三氧化二砷可引起精子生成量的减少和精子运动能力的降低而产生男(雄)性生殖毒性[8]。其他毒性参见砒石。

【药性】 辛、酸、热，大毒。归肺、脾、胃、大肠经。

1.《日华子》："暖。"

2.《开宝本草》："味苦酸，有毒。"

3.《玉楸药解》："味苦、辛，热，大毒。""入足太阴脾、手太阴肺、足厥阴肝经。"

4.《医林纂要》："辛、苦、咸，大热，毒。"

【功用主治】 蚀疮，杀虫，劫痰，截疟。主治痔疮，瘰疬，痈疽恶疮，走马牙疳，癣疮，寒痰哮喘，疟疾，休息痢。

1.《日华子》："治妇人血气冲心痛，落胎。"

2.《开宝本草》："主诸疟，风痰在胸膈，可作吐药。"

3.《本草蒙筌》："截疟除哮，膈上风痰可吐；溃坚磨积，腹内宿食能消。"

4.《医学入门》："主恶疮瘰疬，腐肉，和诸药敷之，自然蚀落。又治蛇尿着人手足，肿痛肉烂，指节脱落。"

5.《纲目》："蚀痈疽败肉，枯痔，杀虫。"

6.《玉楸药解》："治寒痰冷癖，久疟积痢，疗痔漏瘰疬，心疼齁喘，蚀痈疽腐肉，平走马牙疳。"

【用法用量】 外用:研末撒或调敷。内服:入丸、散,每日量 1～3 mg。

【宜忌】 本品大毒,内服宜慎。体虚及孕妇禁服,肝、肾功能不全者禁用。外用面积不宜过大。

1.《开宝本草》:"不可久服,能伤人。"

2.《品汇精要》:"不可轻服,能伤人,妊娠不可服。"

3.《纲目》:"砒乃大热火毒之药,而砒霜之毒尤烈,鼠雀食少许即死,猫犬食鼠雀亦殆,人服至一钱许亦死。"

4.《医学折衷》:"大伤胸气,脾胃虚者,切宜戒之。"

【选方】 1. 治哮嗽 砒霜、面、海螵蛸各一钱。为末,水调作饼子,慢火炙黄,再研令细。每服一字,用井花水作一呷,服良久,吐出为度。小儿减半。忌食热物。(《赤水玄珠》)

2. 治疟百方不瘥者 砒霜一钱,乳香五钱,半夏十钱。为细末,用棕子尖和为丸,如皂角子大。大发时以醋汤下一丸。(《奇效良方》)

【临床报道】 治疗哮喘 砒霜 3 g,淡豆豉 30 g,加工制成紫金丹 1 000 粒。每晚临睡前服 1～6 粒。开始先用 1～2 粒,如无明显反应,再逐渐增至足量。治疗 11 例,除 1 例合并有肺门淋巴结核效果不满意外,其余均能基本控制症状。通常服药 1 d 后见效,3 d 后症状基本控制。少数服药后有轻度头痛头晕,颜面浮肿,可在服药后 3～5 d 内自行消失[1]。

【各家论述】 1.《本草经疏》:"砒霜,禀火之毒气,复兼煅炼,《本经》虽云味苦酸,而其气则大热,性有大毒也。酸苦涌泄,故能吐诸疟风痰在胸膈间。大热大毒之物,故不可久服,能伤人也。""砒黄既已有毒,见火则毒愈甚,而世人多用砒霜以治疟,不知《内经》云夏伤于暑,秋必痎疟,法当清暑、益气、健脾,是为正治,岂宜用此大热大毒之药。如果元气壮实,有痰者服之,必大吐,虽暂获安,而所损真气实多矣。"

2.《本经逢原》:"砒霜疟家常用,入口吐利兼作,吐后大渴,则与绿豆汤饮之。砒性大毒,误食必死。然狂痴之病,又所必需,胜金丹用之无不应者。枯痔散与白矾同用,七日痔枯自落,取热毒之性以枯歹肉也。"

3430 厚朴 hòu pò (《本经》)

【异名】 厚皮(《吴普本草》),重皮(《广雅》),赤朴(《别录》),烈朴(《日华子》),川朴、紫油厚朴(通称)。

【基原】 为木兰科木兰属植物厚朴和庐山厚朴的树皮、根皮和枝皮。

【原植物】 1. 厚朴 *Magnolia officinalis* Rehd. et Wils.

落叶乔木,高 5～15 m。树皮紫褐色,小枝粗壮,淡黄色或灰黄色。冬芽粗大,圆锥形,芽鳞被浅黄色绒毛。叶柄粗壮,长 2.5～4 cm,托叶痕长约为叶柄的 2/3。叶近革质,大形,叶片 7～9 集生枝顶,长圆状倒卵形,长 22～46 cm,宽 15～24 cm,先端短尖或钝圆,基部渐狭成楔形,上面绿色,无毛,下面灰绿色,被灰色柔毛。花单生,芳香,直径 10～15 cm,花被 9～12 或更多,外轮 3 片绿色,盛开时向外反卷,内两轮白色,倒卵状匙形;雄蕊多数,长 2～3 cm,花丝红色;雌蕊多数,分离。聚合果长圆形,长 9～15 cm,蓇葖果具 2～3 mm 的喙。种子三角状倒卵形,外种皮红色。花期 4～5 月,果期 9～10 月。

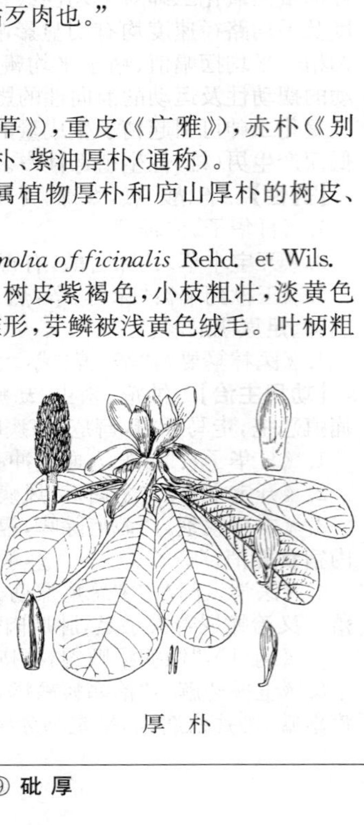

厚 朴

喜生于温凉湿润气候和排水良好的酸性土壤。分布于浙江、江西、湖南、湖北、四川、贵州、陕西、甘肃等地。现在有些地区已多栽培。

2. 庐山厚朴 *M. officinalis* Rehd. et Wils. var. *biloba* Rehd. et Wils. [*M. biloba* (Rehd. et Wils.) Cheng] 又名:凹叶厚朴(《中国高等植物图鉴》)。

本种与厚朴十分相似,主要区别是,本种叶先端凹缺成 2 个钝圆的浅裂片。聚合果基部较窄。花期 4～5 月,果期 9～10 月。

生于山坡山麓及路旁溪边的杂木林中。分布于浙江、安徽、福建、江西、湖南。

以上两种植物的花(厚朴花)及果实(厚朴果)亦供药用。另设专条。

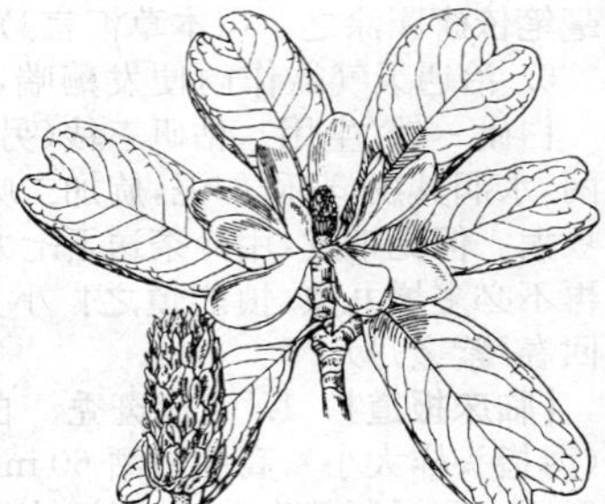

庐山厚朴

【栽培】 生物学特性 喜温和、潮湿、雾多、雨量充沛的气候,怕炎热,较耐寒,忌水涝。幼苗怕强光,成年树宜向阳。适宜生长温度为 25～28 ℃。以土层深厚、疏松肥沃、排水良好、富含腐殖质的中性或微酸性粉砂质壤土栽培为宜。

繁殖方法 种子繁殖、压条繁殖或扦插繁殖。种子繁殖:在 10～11 月采收成熟果实,即可播种,或用湿砂贮藏至春季播种。播种前应浸种 48 h 后,用砂搓去蜡质层。条播为主,行距 30 cm×33 cm,按粒距 3～6 cm,将种子播于沟内,并覆土盖草。苗期要经常除草,每年追肥 1～2 次,多雨季节要防积水,并搭棚遮荫。压条繁殖:在 11 月上旬或 2 月选择生长 10 年以上成年树的萌蘖,横割断蘖茎一半,向切口相反方向弯曲使茎纵裂,在裂缝中夹一小石块,培土覆盖。次年生有多数根后割下定植。扦插繁殖:2 月选茎粗 1 cm的 1～2 年生枝条,剪成长约 20 cm 的插条,扦插于苗床中培育。繁殖的幼苗,均于 2～3 月或 10～11 月落叶后定植,按株行距 3 m×4 m 或 3 m×3 m 开穴,每穴栽苗 1 株。

田间管理 幼树每年中耕除草 2 次。林地郁闭后一般仅冬季中耕除草、培土 1 次。结合中耕除草进行追肥,可施人畜粪肥、厩肥、堆肥等。

病虫害防治 病害有叶枯病,喷 1∶1∶100 波尔多液防治;根腐病、立枯病,可拔除病株,病穴用石灰消毒,还可喷 50%托布津 1 000 倍液防治。虫害有褐天牛,可捕杀成虫。

【采收加工】 定植 20 年以上即可采剥树皮,主要是砍树剥皮,宜在 4～6 月生长盛期进行。根皮和枝皮直接阴干或卷筒后干燥,称根朴和枝朴;干皮可环剥或条剥后,卷筒置沸水中烫软后,埋置阴湿处发汗。待皮内侧或横断面都变成紫褐色或棕褐色,并现油润或光泽时,将每段树皮卷成双筒,用竹篾扎紧,削齐两端,曝晒干燥即成。

【药材】 厚朴 *Cortex Magnoliae Officinalis* 主产于四川、湖北、浙江、安徽等地。四川、湖北产者称"川朴",质量较佳。浙江产者称"温朴",产量较大。

商品规格　各地产品因生长部位及加工形式不同而有筒朴、靴筒朴、根朴、枝朴、耳朴等规格。温朴筒朴、川朴筒朴分四个等级，靴筒朴(蔸朴)分三个等级，根朴分二个等级。

性状　干皮　呈卷筒状或双卷筒状，长 30～35 cm，厚 2～7 mm，习称“筒朴”；近根部的干皮一端展开如喇叭口，长 13～25 cm，厚 0.3～0.8 cm，习称“靴筒朴”。外表面灰棕色或灰褐色，粗糙，栓皮呈鳞片状，较易剥落，有明显的椭圆形皮孔和纵皱纹，刮去栓皮者显黄棕色。内表面紫棕色或深紫褐色，较平滑，具细密纵纹，划之显油痕。质坚硬，不易折断。断面颗粒性，外层灰棕色，内层紫褐色或棕色，有油性，有的可见多数小亮星。气香，味辛辣，微苦。

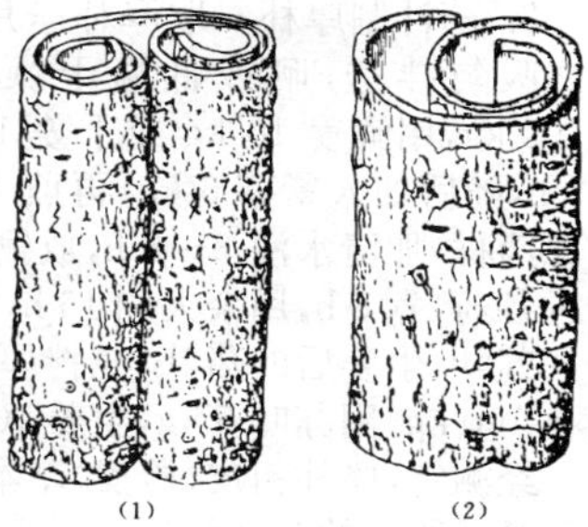
(1)　　(2)

厚朴(干皮)外形

(1) 双卷筒　(2) 单卷筒

根皮(根朴)　呈卷筒状、片块状、羊耳状等；细小根皮形弯曲似鸡肠，习称“鸡肠朴”。外表面灰黄色或灰褐色。质硬，较易折断，断面纤维性。

枝皮(枝朴)　呈单筒状，长 10～20 cm，厚 1～2 mm。外表面灰褐色，内表面黄棕色。质脆，易折断，断面纤维性。

鉴别　(1) 树皮横切面：木栓层为 10 余列木栓细胞，有时可见落皮层。皮层外侧有石细胞环带，内侧散有石细胞群及多数油细胞，油细胞切向延长，长约至 140 μm，有的石细胞呈分枝状；纤维束稀少。韧皮部占绝大部分，韧皮射线宽 1～3 列细胞，向外渐变宽；纤维束众多，略切向断续排列成层，壁极厚；油细胞颇多，单个散在或2～5 个相连。本品薄壁细胞含黄棕色物、淀粉粒(多糊化)，并有少数草酸钙小方晶。

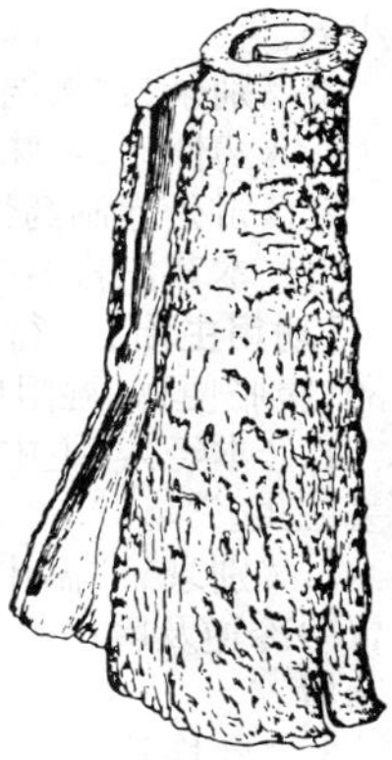

靴筒朴外形

枝皮横切面：韧皮部外侧具大型纤维束(多达 400 多个细胞)，即中柱鞘纤维束。

粉末特征：棕色。纤维甚多，直径 15～32 μm，壁甚厚，有的呈波浪形或一边呈锯齿状，木化，孔沟不明显。石细胞类方形、椭圆形，卵圆形或不规则分枝状，直径 11～65 μm，有时可见层纹。油细胞椭圆形或类圆形，直径 50～85 μm，含黄棕色油状物。

(2) 取本品粗粉 3 g，加氯仿 30 ml，回流 30 min，滤过。取氯仿液 5 ml 置试管中，在荧光灯下顶面观显紫色，侧面观上面黄绿色，下面棕色。取氯仿液 15 ml，蒸去氯仿，残渣加 95%乙醇 10 ml 溶解，滤过，分别取滤液各 1 ml，加 5%三氯化铁甲醇溶液(1∶1)1 滴，显蓝黑色(厚朴酚的酚羟基反应)；加 Millon 试剂 1 滴，显棕色沉淀；加间苯三酚盐酸溶液 5 滴，显红色沉淀(厚朴酚的烯丙基反应)。

(3) 薄层色谱：取本品粉末 0.5 g，加甲醇 5 ml，密塞，振摇 30 min，滤过，滤液作为供试溶液，另取厚朴酚与和厚朴酚对照品，加甲醇制成每 1 ml 各含 1 mg 的混合溶液，作为对照品溶液。吸取上述两种溶液各 5 μl，分别点于同一硅胶 G 薄层板上，以苯-甲醇(27∶1)为展开剂，展开，取出，晾干，喷以 1%香草醛硫酸溶液，在 100 ℃加热至斑点显色清晰。供试品色谱中，在与对照品色谱相应的位置上，显相同颜色的斑点。

品质标志　《中华人民共和国药典》2005 年版规定：照高效液相色谱法测定，本品按干燥品计算，含厚朴酚($C_{18}H_{18}O_2$)与和厚朴酚($C_{18}H_{18}O_2$)的总量不得少于 2.0%。

【成分】　1. 厚朴　树皮含木脂素类化合物：厚朴酚(magnolol)，和厚朴酚(honokiol)，和厚朴新酚(obovatol)，6′-O-甲基和厚朴酚(6′-O-methylhonokiol)，厚朴醛(magnaldehyde)B、C，厚朴木脂素(magnolignan)A、B、C、D、E及台湾檫木醛(randain al)，单萜木脂素类化合物：辣薄荷基厚朴酚(piperitylmagnolol)，双辣薄荷基厚朴酚(dipiperitylmagnolol)，辣薄荷基和厚朴酚(piperitylhonokiol)及龙脑基厚朴酚(bornylmagnolol)；降木脂素类化合物：台湾檫木酚(randiol)，厚朴三酚(magnatriol)B，厚朴醛 D、E；双木脂素类化合物：厚朴木脂体 F、G、H 及 I[1]；生物碱：木兰箭毒碱(magnocurarine)和柳叶木兰碱(salicifoline)[2]；挥发油：含 30 多种成分，主要的有 β-桉叶醇(β-eudesmol) 17.4%，荜澄茄醇(cadinol)14.6%，愈创木薁醇(guaiol) 8.7%，对聚伞花素(*p*-cymene)7.8%，1，4-桉叶素(1，4-cineol)5.6%，丁香烯(caryophellene)5.0%，芳樟醇(linalool) 4.6%，α-松油烯(α-terpineol)4.5%，4-松油烯醇(4-terpinenol)3.4%，蓝桉醇(globulol)3.1%及 α-柠檬烯(α-limonene)3.0%[3，4]等。还含芥子醛(sinapicaldehyde)，丁香树脂酚(syringaresinol)，丁香树脂酚-4′-O-β-D-吡喃葡萄糖苷(syringaresinol-4′-O-β-D-glucopyranoside)及 1-(4-羟基-3-甲氧基苯基)-2-〔4-(ω-羟丙基)-2-甲氧基苯氧基〕-1，3-丙二醇{1-(4-hydroxy-3-methoxyphenyl)-2-〔4-(ω-hydroxypropyl)-2-methoxyphenoxy〕-1，3-propanediol}[1]。根皮含厚朴酚，和厚朴酚，松脂酚二甲醚(pinoresinol dimethylether)，鹅掌楸树脂酚 B 二甲醚(lirioresinol B dimethylether)及望春花素(magnolin)[5]。另有报道厚朴还含 O-甲基丁香油酚(O-methyleugenol)，5，5′-双-2-丙烯基-2-羟基-3，2′，3′-三甲氧基-1，1′-联苯(5，5′-di-2-propenyl-2-hydroxy-3，2′，3′-trimethoxy-1，1′-biphenyl)及 4，4′-双-2-丙烯基-3，2′，6′-三甲氧基-1，1′-联苯醚(4，4′-di-2-propenyl-3，2′，6′-trimethoxy-1，1′-diphenylether)[6]。

2. 庐山厚朴　树皮和根皮含 β-桉叶醇(β-eudesmol)，厚朴酚(magnolol)及和厚朴酚(honokiol)[7，8]。根皮还含 α-桉叶醇[8]。

【药理】　1. 肌肉松弛作用　厚朴生物碱对横纹肌有松弛作用，静注使兔垂头剂量为 13.8 mg/kg，用相同剂量反复给兔静注，其肌松作用并不减弱，显示本品无快速耐受现象。在大鼠的膈神经——膈肌标本试验中，0.3 mg/ml 的厚朴生物碱可使膈肌收缩幅度减小到给药前的 40%左右，当浓度增高至 0.4 mg/ml 时膈肌收缩幅度几乎处于停止状态。小鸡静注厚朴生物碱 40 mg/kg 以上时，呈弛缓性瘫痪[1]。厚朴酚与和厚朴酚腹腔注射具有中枢性肌肉松弛作用。较大剂量时，可使小鼠的翻正反射消失，厚朴醚提取物也具有上述作用。在小鸡脊髓反射试验中，厚朴酚及和厚朴酚腹腔注射均能明显抑制伸肌反射[2]。厚朴具有兴奋正常胃肠运动的作用，且明显改善休克时胃肠运动的抑制，使胃电快波的振幅指数、快波频率上升[3]。

2. 抗溃疡作用　厚朴酚对幽门结扎，水浸应激性溃疡以及巯基乙胺所致的胃溃疡，均有抑制效果[4]。对大鼠幽门结扎型及应激型两种急性实验性胃溃疡模型，厚朴生品、姜炙品均有抗溃疡作用，清炒品则无；厚朴姜制后抗胃溃疡作用加强[5]。

3. 抗病原微生物作用　厚朴煎剂有广谱抗菌作用，体外实验，厚朴对葡萄球菌、溶血性链球菌、白喉杆菌、炭疽杆菌、大肠杆菌、变形杆菌、痢疾杆菌、伤寒杆菌、副伤寒杆菌等均有抗菌作用[6, 7]。厚朴煎剂对许兰毛癣菌、铁锈色毛癣菌、絮状表皮癣菌、犬小芽胞癣菌、同心性毛癣菌、红色毛癣菌、堇色毛癣菌等皮肤真菌有抑制作用[8]。厚朴酚、和厚朴酚对革兰阳性菌、耐酸菌及真菌有明显的抗菌活性[9]。厚朴的乙醚和甲醇提取物以及水提取物对致龋病原菌——变异链球菌有高效快速杀菌作用，其抗菌活性成分确定为厚朴酚与和厚朴酚，两者对变形链球菌的最低抑菌浓度为6.3～10 μg/ml[10～14]。

4. 抗炎镇痛作用　厚朴乙醇提取物5 g/kg、15 g/kg均有明显镇痛作用，均明显减少乙酸引起的小鼠腹腔毛细血管通透性升高，并明显抑制二甲苯引起的小鼠耳肿及角叉菜胶引起的小鼠足拓肿胀[15]。

5. 抗肿瘤作用　厚朴酚、和厚朴酚及单萜基厚朴酚是12-O-十四烷酰佛波醇-13-乙酸酯（TPA）诱导的Epstein-Barr病毒早期抗原（EBV-EA）活化作用的抑制剂。厚朴甲醇提取物和厚朴酚对体内二期致癌试验引起的对小鼠皮肤瘤的促进有明显的抑制作用[16, 17]。

6. 抗凝作用　厚朴酚与和厚朴酚均可抑制胶原和花生四烯酸诱导的兔富血小板血浆的聚集和ATP释放，而对ADP、血小板激活因子（PAF）或凝血酶诱导者则无作用。对洗过的血小板聚集其抑制作用比富血小板血浆强，对全血的抑制作用最小。厚朴酚与和厚朴酚对胶原、花生四烯酸或凝血酶引起的血栓烷B_2生成均有抑制作用；对花生四烯酸或胶原引起的细胞内Ca^{2+}升高也有抑制作用。厚朴酚与和厚朴酚的抗血小板作用是由于对血栓烷B_2生成和细胞内钙流动的抑制[18]。

7. 其他作用　和厚朴酚及厚朴酚拮抗钙调素（CaM）对环核苷酸磷酸二酯酶的刺激作用，两者IC_{50}分别为27 μmol/L和82 μmol/L。在无Ca^{2+}及CaM体系中，和厚朴酚及厚朴酚对环核苷酸磷酸二酯酶具有刺激作用；和厚朴酚在160 μmol/L、厚朴酚在280 μmol/L时，均达最大刺激活性，为基础活性的2.5倍和3.6倍[19]。厚朴酚对急性实验性肝损伤具有降血清丙氨酸氨基转移酶（ALT）及降血氨的作用；对免疫性肝纤维化防治作用的病理学，免疫荧光组织化学观察表明，厚朴酚可明显防止肝纤维化及肝硬变的形成；对小鼠T细胞亚群及白介素-2的影响，该药可提高机体的细胞免疫功能；厚朴酚对于肝免疫性纤维化大鼠具有提高血浆超氧化物歧化酶（SOD）活性，降低过氧化脂质（LPO）含量的生物效应；并具有降低炎区毛细血管壁通透性，抑制白细胞游走及抑制纤维组织增生的作用[20]。

8. 体内过程　厚朴酚给大鼠口服吸收迅速，15 min血药浓度达到峰值，8 h又有一次峰值，提示厚朴酚及其代谢物有肝肠循环，主要分布于胃肠道和肝脏，次为肾脏、胰脏和肺。从胆汁排出的主要代谢产物为[环-^{14}C]厚朴酚-2-O-葡萄糖醛酸酯[21]。

【炮制】 1. 厚朴　取原药材，刮去粗皮，洗净，润透，切丝，干燥。

2. 姜厚朴　取厚朴丝，加姜汁拌匀，润透，置锅内，用文火加热，炒干，取出，放凉。每厚朴100 kg，用生姜10 kg；或取净厚朴，锯成长节，另取生姜捣烂煎汁，反复淋润至透心，并煮至汁水被吸尽，取出，切丝，干燥。每厚朴100 kg，用生姜20 kg；或取净鲜姜片，加适量水，熬汁，去渣，取姜汁喷淋厚朴丝内，润透，晾干。每厚朴100 kg，用鲜姜10 kg；或取生姜磨汁，拌厚朴蒸透，切片，焙至八成干，用瓦缸封固6～8个月。每厚朴100 kg，用老生姜12 kg。姜制可消除厚朴对咽喉的刺激作用，并增强宽中和胃的功效。

3. 药汁制厚朴　取厚朴净片，将下列药汁趁热拌入，使之吸匀拌透，晒或低温干燥，筛去灰屑。每厚朴净片100 kg，用鲜姜10 kg或干姜1.7 kg，加水15 kg左右，煎1 h，随后加入紫苏5 kg，再煎15～20 min，去渣取汁；或取原药材，加清水浸3～6 h，放铜锅内，加苏叶、生姜，加水浸过各药，煮8 h，用余火焖16 h，取出，刮去粗皮切片；再取滤去苏叶、生姜后的药汁，浇拌厚朴片，待吸干后晒干。每厚朴100 kg，用苏叶5 kg，生姜10 kg。

经测定，厚朴粗皮（栓皮）基本不含厚朴酚及和厚朴酚[1]。姜厚朴所含的厚朴酚较生品低，但仍符合药典对药材规定的限量标准[2]。

饮片性状　厚朴为丝状，宽2～3 mm，外表面棕褐色或紫褐色，较平滑。切面粗糙，显油性，有的可见多数小亮点。气香，味辛微苦。姜厚朴形如厚朴，色泽加深，稍具姜辣气味。药汁制厚朴形如厚朴，颜色加深，微有紫苏和生姜混合气味。

贮干燥容器内，姜厚朴、药汁制厚朴密闭，置阴凉干燥处。

【药性】 苦、辛，温。归胃、大肠经。

1.《本经》："苦，温。"

2.《吴普本草》："神农、岐伯、雷公：苦，无毒。李氏：小温。"

3.《别录》："大温，无毒。"

4.《药性论》："味苦、辛，大热。"

5.《雷公炮制药性解》："入脾、胃二经。"

6.《本草汇言》："味苦、辛，气温，性燥。"

【功用主治】 行气导滞，燥湿，降逆平喘。主治食积气滞，腹胀便秘，湿阻中焦，脘痞吐泻，痰壅气逆，胸满喘咳。

1.《本经》："主中风伤寒，头痛，寒热惊悸，气血痹，死肌，去三虫。"

2.《别录》："温中益气，消痰下气。疗霍乱及腹痛胀满，胃中冷逆及胸中呕不止，泄痢淋露，除惊，去留热心烦满，厚肠胃。"

3.《药性论》："主疗积年冷气，腹内雷鸣，虚吼，宿食不消，除痰饮，去结水，破宿血，消化水谷，止痛。大温胃气，呕吐酸水。主心腹满，病人虚而尿白。"

4.《日华子》："健脾。主反胃，霍乱转筋，冷热气，泻膀胱，泄五藏一切气。妇人产前产后腹藏不安。调关节，杀腹藏虫，明耳目。"

5. 王好古："主肺气胀满，膨而喘咳。"（引自《纲目》）

6.《本草正》："温降，散滞，除寒湿泻痢。"

7.《萃金裘本草述录》："温中散结气，除胀满，湿滞胃中，冷逆呕吐，腹痛泄利，寒湿霍乱，化水谷，解暑，利膈宽胸。"

【用法用量】 内服：煎汤，3～10 g；或入丸、散。燥湿、泄满宜生用，止呕宜姜汁炒用。

【宜忌】 气虚、津伤血枯者及孕妇慎服。

1.《本草经集注》："恶泽泻、寒水石、消石。"

2.《药性论》："忌豆，食之者动气。"

3.《医学启源》："若元气虚弱，虽腹胀，宜斟酌用之；误服，脱人元气，切禁之。《主治秘要》云：孕妇忌之。”

4.《丹溪心法》：“专泻凝滞之气。久服大能虚人，气滞稍行即去之。”

5.《本草经疏》：“凡呕吐不因寒痰冷积，而由于胃虚火气炎上；腹痛因于血虚脾阴不足，而非停滞所致；泄泻因于火热暴注，而非积寒伤冷；腹满因于中气不足、气不归元，而非气实壅滞；中风由于阴虚火炎、猝致僵仆，而非西北真中寒邪；伤寒发热头疼，而无痞塞胀满之候；小儿吐泻乳食，将成慢惊；大人气虚血槁，见发膈证；老人脾虚不能运化，偶有停积；妊妇恶阻，水谷不入；娠妇胎升眩晕；娠妇伤食停冷；娠妇腹痛泻利；娠妇伤寒伤风；产后血虚腹痛；产后中满作喘；产后泄泻反胃。以上诸证，法所咸忌。”

6.《本草汇言》：“气之盛者，用无不验，气之弱者，宜少用之。”

7.《药品化义》：“若暴泻如水、滑泻无度者，肠胃已虚者，忌此辛散。”

【选方】 1. 治腹满痛大便闭者　厚朴八两，大黄四两，枳实五枚。上三味，以水一斗二升，先煮二味，取五升，内大黄煮取三升。温服一升，以利为度。（《金匮要略》厚朴三物汤）

2. 治湿困脾胃，脘腹胀满，不思饮食，口淡无味，呕吐恶心，嗳气吞酸，常多泄泻，肢体沉重，怠惰嗜卧，舌苔白腻而厚，脉缓　苍术四两（去黑皮，捣为粗末，炒黄色），厚朴三两（去粗皮，涂生姜汁，炙令香熟），陈橘皮二两（洗令净，焙干），甘草一两（炙黄）。上药四味，捣罗为散。每服二钱，用水一盏，入生姜二片，大枣二枚，同煎至七分，去滓，空腹时温服。（《医方类聚》引《简要济众方》平胃散）

3. 治反胃　厚朴（去皮，锉作小块子）、附子（去皮、脐，锉作小块子）各一两，生姜八两（去皮取汁）。将上两味，以姜汁同煮，尽汁为度，烤干为末，酒煮，和丸如梧桐子大。米饮下三粒，食前服。（《全生指迷方》朴附丸）

4. 治脾胃虚寒，痰盛呕吐　厚朴（去粗皮，姜汁炙）一斤，半夏（洗去滑，焙，切）半斤，枣（生绢袋盛）三斤，生姜三斤（研取汁尽，更入水二碗，绞取汁）。上四味，银器内用文武火煮尽姜汁，取厚朴、半夏焙干，捣罗为末，枣去皮、核，入前药于臼内，再捣为丸，如梧桐子大。每服空心临卧，温酒下二十丸。（《圣济总录》厚朴丸）

5. 治小儿吐泻，胃虚及有痰惊　厚朴一两，半夏（淹泡七次，姜汁浸半日，晒干）一钱。以米泔三升同浸一百刻，水尽为度，如未尽，少加火熬干，去厚朴，只研半夏。每服半钱或一字，薄荷汤调下。（《小儿药证直诀》梓朴散）

6. 治胃虚泄泻，老人脏泄尤效　乌头（炮）三分，厚朴（姜炙）、甘草（炙）、干姜（炮）各一分。每服一钱，水三合，生姜二片，煎至二合。热服，并二服止。（《苏沈良方》健脾散）

7. 治暑毒，食滞，溏泄，水泄　锦纹大黄（酒煮三昼夜，捣、晒）半斤，川厚朴（姜汁炒）四两八钱，广木香（为末）五钱。和大黄杵丸绿豆大。每姜汤下二三钱。功倍香连丸。（《何氏济生论》朴黄丸）

8. 治冷滑下痢不禁虚羸者　厚朴（去粗皮，姜汁制）、附子（炮，去皮、脐）、干姜（炮裂）、橘红各等分。上为末，曲糊丸如梧桐子大。每服四十丸，食前米饮下，日二服。（《续易简方》朴附丸）

9. 治咳而脉浮者　厚朴五两，麻黄四两，石膏如鸡子大，杏仁半升，半夏半升，干姜二两，细辛二两，小麦一升，五味子半升。上九味，以水一斗二升，先煮小麦熟，内诸药，煮取三升。温服一升，日三服。（《金匮要略》厚朴麻黄汤）

10. 治妇人咽中如有炙脔　半夏一升，厚朴三两，茯苓四两，生姜五两，干苏叶二两。以水七升，煮取四升。分温四服，日三夜一服。（《金匮要略》半夏厚朴汤）

11. 治食鱼及生肉，住胸膈中不化，吐之不出，便成癥瘕　厚朴一两（去粗皮，涂生姜汁，炙令香熟），川大黄二两（锉碎，微炒）。上件药，细锉。分为二服，每服，以酒一大盏，煮取六分，去滓，放温尽服，良久再服。（《圣惠方》）

12. 治虫积　厚朴、槟榔各二钱，乌梅二个。水煎服。（《保赤全书》）

13. 治心脾不调，肾气弱，或便尿白浊　厚朴一两（生姜汁制，微炒用），白茯苓一钱。上罗匀作一服，水酒各一碗，煎至一碗。分作二服，食前温服。（《普济方》莹泉散）

14. 治思虑过度，致便浊遗精者　厚朴（去粗皮，姜制研末）二两，羊胫炭（再煅红，窨过）一两。各研如粉，虚冷甚者，入炼熟朱砂半两，水煮面糊丸如梧桐子大。每服百丸至二百丸，空心米饮下。（《宝庆本草折衷》引《刘信父方》秘真丹）

【临床报道】 1. 治疗咽异感症　用半夏厚朴汤（半夏、厚朴、茯苓、苏叶、生姜等分），水煎服，每日 2 次，连服 5 d 为 1 个疗程。共治 60 例，结果 48 例治愈，咽部异物感消失；12 例好转，症状明显减轻。随访 2 年，在此期间如又有症状出现，可再用此药 2 个疗程[1]。

2. 治疗胃痞　观察病例共 90 例，按 2∶1 随机分为治疗组 60 例，对照组 30 例，西医诊断为慢性浅表性胃炎、胃神经症、功能性消化不良等。治疗组用厚朴生姜半夏甘草人参汤，每日 1 剂，水煎服。对照组用多潘立酮，10 mg，每日 3 次。疗程 2 星期。结果：治疗组临床治愈 16 例，显效 20 例，有效 20 例，无效 3 例，总有效率 95%；对照组分别为 8、9、11、2 例，总有效率 90.3%。Ridit 分析检验示，结果两组之间疗效无显著性差异[2]。

3. 治疗阿米巴痢疾　将厚朴制成煎剂内服，每次 20 ml（相当于生药 6 g），每日 2 次。共治疗 46 例，用药 3～9 d 后，有 43 例获愈，2 例进步，1 例无效。治愈者绝大多数在 3 d 左右后临床症状即基本消失。平均腹痛消失为 3.8 d，大便成形，黏液血便消失为 2.7 d，大便次数恢复正常为 3.2 d，里急后重消失为 3 d，大便镜检恢复正常为 4.5 d。但对阿米巴痢疾脱水及中毒症状严重者应酌情补液及维持电解质平衡。少数患者有轻微耳鸣及便秘，不影响治疗[3]。

4. 用于制止针麻下全子宫切除术的鼓腹现象　试用厚朴粉于手术前 12 h 1 次吞服，体重 50 kg 以下者 5～7.5 g，50 kg 以上者 7.5～10 g。按此剂量用于 36 例手术，仅 1 例在手术过程中肠曲鼓出，使手术无法进行而改用硬膜外麻醉，其余在切开腹膜后肠曲不鼓，少数轻度鼓起，但轻轻一推即可将肠曲推上。与未服厚朴粉的 163 例肠曲情况对照，经统计学处理两者有显著性差异。术后一般在 24～36 h间有肛门排气现象出现，自诉无其他不适[4]。

【各家论述】 1. 李东垣：“厚朴，苦能下气，故泄实满；温能益气，故能散湿满。”（引自《纲目》）

2.《本草衍义补遗》：“厚朴，气药之温而能散，泻胃中之实也，而平胃散用之，佐以苍术，正为上焦之湿，平胃土不使之太过而复其平，以致于和而已，非谓温补脾胃，习以成俗，皆为之补，哀哉！”“厚朴能治腹胀，因其味辛以提其气。”

3.《衷中参西录》：“厚朴，治胃气上逆，恶心呕哕，胃气郁结胀满疼痛，为温中下气之要药。为其性温味又兼辛，其力不但下行，又能上升外达，故《本经》谓其主中风、伤寒头痛。味之辛者，又能入肺以治外感咳逆；且能入肝，平肝之横恣，以愈胁下掀疼。兼入血分，甄权谓其破宿血，古方治月闭亦有单用之者。诸家多谓其误服能脱元气，独叶香岩谓多用则破气，少用则通阳，诚为确当之论。”

4.《本草述》：“先贤于此味（厚朴），首以除胀满为言。夫胀满之虚而无邪者，不宜此也。若寒湿之为胀满，此实也，固须此；即湿热之为胀满，如厚味积热及外感郁热，此亦是也，苦寒除之而亦无假此也。唯中气虚而患湿热者，乃虚中夹实，即审中气之虚，与邪气之实，孰多孰少，以为攻补之多少，更审久暂之时，以定功补之多少，如此味又何可少也。”

5.《国药诠证》：“厚朴，为治一切湿病之专药，凡热病挟寒湿者，以温药治之则助热，以清药治之则助寒，均不能适中病势，惟有以厚朴燥湿散寒，则寒湿俱化而可以获愈。或畏其燥而不敢用，不知湿非燥不除，遇湿病正求燥而不得，岂可舍燥而不用。近人宗养阴之说者，都未能善用燥药，是以对于湿病往往不能应手而愈。”

3431 厚皮香 hòu pí xiāng（《植物名实图考》）

【异名】 白花果、称杆红（《昆明民间常用草药》），莫红砍、山茶树（《云南中草药》），猪血柴、气血藤（《浙江药用植物志》）。

【基原】 为山茶科厚皮香属植物厚皮香的叶或全株。

【原植物】 厚皮香 *Ternstroemia gymnanthera*（Wight et Arn.）Sprague［*Cleyera gymnanthera* Wight et Arn.］

灌木或小乔木，高 3～8 m，全体无毛。树皮灰褐色；小枝粗壮，圆柱形，带棕褐色，近轮生或多次分叉。单叶互生，常数枚簇生枝端；叶柄长 5～15 mm；叶片革质，长圆状倒卵形或椭圆形，长 4～11 cm，宽 2.5～5 cm，先端急尖、渐尖或钝，基部楔形或渐狭而下延，全缘。花两性，单生叶腋或簇生小枝顶端；花淡黄色，径约 1.8 cm；花梗长 1～2 cm，通常下弯；小苞片 2，卵状三角形；萼片 5，几圆形，基部稍连合，宿存；花瓣 5，倒卵状篦形，基部合生；雄蕊多数，排成两轮；子房上位，2～3 室，花柱 1，粗短，柱头 3 裂。蒴果为干燥的浆果状，近球形或椭圆状卵形，径 1～1.5 cm，黄色。种子红色。花期 7～8 月，果期 8～10 月。

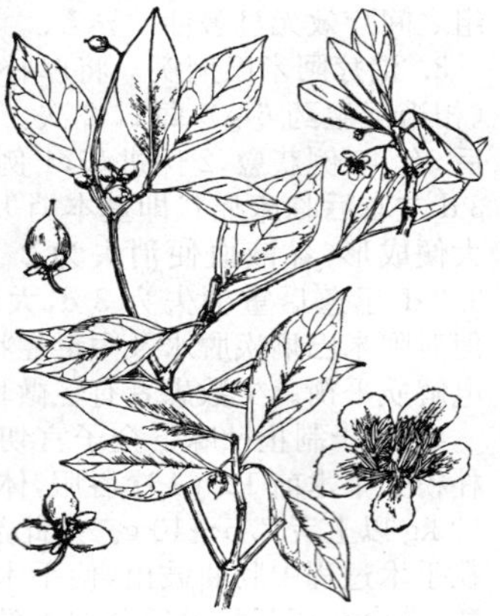

厚 皮 香

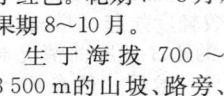

生于海拔 700～3 500 m的山坡、路旁、杂木林或灌丛中。分布于浙江、安徽、福建、江西、湖北、湖南、广东、广西、四川、贵州、云南等地。

本植物的花（厚皮香花）亦供药用，另设专条。

【采收加工】 全年均可采收，切碎，晒干或鲜用。

【药材】 厚皮香 *Folium Ternstroemiae Gymnantherae* 主产于云南、贵州等地。

性状　叶常破碎，完整叶片倒卵状长圆形；先端渐尖或短尖，基部楔形，全缘；表面绿色或棕绿色，光滑，革质。具短柄。气微，味苦、涩。

【药性】 苦，凉，小毒。

1.《昆明民间常用草药》：“性凉，味腥苦。花果有小毒。”

2.《云南中草药》：“气清香，苦、微甘，温。”

【功用主治】 清热解毒，散瘀消肿。主治疮痈肿毒，乳痈、感冒。

1.《昆明民间常用草药》：“清热解毒，消痈肿。”

2.《云南中草药》：“散寒逐瘀，杀虫。”

【用法用量】 外用：鲜品捣敷或擦患处。内服：煎汤，6～10 g。

【选方】 治大疮痈疡，乳腺炎　用（厚香皮）鲜叶适量捣烂敷患处。（《昆明民间常用草药》）

3432 厚朴花 hòu pò huā（《饮片新参》）

【异名】 调羹花（《中药材手册》）。

【基原】 为木兰科木兰属植物厚朴 *Magnolia officinalis* Rehd. et Wils. 或庐山厚朴 *M. officinalis* Rehd. et Wils. var. *biloba* Rehd. et Wils. 的花蕾。

【原植物】 参见“厚朴”条。

【采收加工】 厚朴定植 8 年开始开花。于 3～4 月采收将开放的花蕾，置蒸笼中蒸至上气后约 10 min 取出，晒干或用文火烘干，晒时注意翻动次数不宜过多，否则影响质量。

【药材】 厚朴花 *Flos Magnoliae Officinalis* 主产四川、湖北、浙江等地。四川、湖北产者称“川朴花”，浙江产者称“温朴花”。

性状　花蕾呈长圆锥形，长 4～7 cm，基部直径 1.5～2.5 cm。红棕色至棕褐色。花被多为 12 片，肉质，外层的呈长方倒卵形，内层的呈匙形。雄蕊多数，花药条形，淡黄棕色，花丝宽而短。心皮多数，分离，螺旋状排列于圆锥形的花托上。花梗长 0.5～2 cm，密被灰黄色绒毛。质脆，易破碎。气香，味淡。

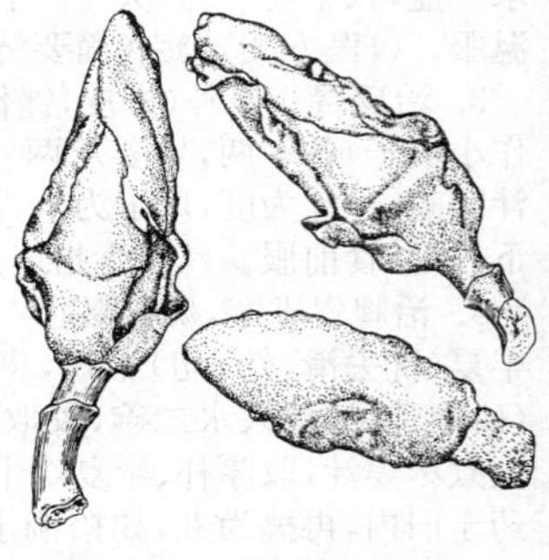

厚朴花（花蕾）外形

鉴别　（1）花梗横切面：表皮细胞 1 列，具非腺毛。皮层有石细胞群和油细胞散在，油细胞椭圆形或卵圆形，直径 35～115 μm；并有较大的花被迹维管束散在。中柱维管束径向窄长，环列。髓部散有油细胞及石细胞。

粉末特征　红棕色。花被表皮细胞多角形或椭圆形，表面有密集的疣状突起，有的具细条状纹理。石细胞众多，呈不规则分枝状，壁厚 7～13 μm，孔沟明显，胞腔大。油细胞类圆形或椭圆形，直径 37～85 μm，壁稍厚，内含黄棕色物。花粉粒椭圆形，长 48～68 μm，直径 37～48 μm，具一远极沟，表面有细网状雕纹。非腺毛 1～3 细胞，长 820～2 300 μm，壁极厚，有的表面具螺状角质纹理，单细胞者先端长尖，基部稍膨大，多细胞者基部细胞较短或明显膨大，壁薄。

（2）薄层色谱：取本品粉末 1 g，加甲醇 8 ml，密塞，振摇 30 min，滤过，滤液作为供试品溶液。另取厚朴酚、和厚朴酚对照品，加甲醇制成每 1 ml 各含 1 mg 的混合溶液，作为对照品溶液。吸取上述两种溶液各 5 μl，分别点于同一硅胶 G 薄层板上，以苯-甲醇（27∶1）为展开剂，展开，取出，晾干，喷以 1%香草醛硫酸溶液，在 100 ℃加热至斑点显色清晰。供试品色谱中，在与对照品色谱相应的位置上，显相同颜色的斑点。

品质标志　《中华人民共和国药典》2005年版规定：照高效液相色谱法测定，本品含厚朴酚($C_{18}H_{18}O_2$)与和厚朴酚($C_{18}H_{18}O_2$)的总量不得少于2.0%。

【成分】　花蕾含厚朴酚(magnolol)，和厚朴酚(honokiol)和樟脑(camphor)[1]。

【炮制】　1. 厚朴花　取原药材，除去杂质及残留的枝梗，筛去灰屑。

2. 姜厚朴花　取净厚朴花，用姜汁拌匀，置锅内用文火微炒，取出，晒干。每厚朴花100 kg，用生姜10 kg。

3. 蒸厚朴花　取厚朴花洗净，置容器内，蒸30 min，取出，晒干。

饮片性状　参见"药材"项。姜厚朴花形如厚朴花而无柄，颜色加深，微有姜气。蒸厚朴花，颜色加深。

贮干燥容器内，姜厚朴花、蒸厚朴花密闭，置阴凉干燥处。

【药性】　辛、微苦，温。归脾、胃、肺经。

1.《饮片新参》："微苦，温。"

2.《四川中药志》1960年版："味甘、微苦，性温。入脾、肝、胃三经。"

【功用主治】　行气宽中，开郁化湿。主治肝胃气滞，胸脘胀闷，食欲不振，纳谷不香，感冒咳嗽等证。

1.《饮片新参》："宽中理气。治胸闷，化脾胃湿浊。"

2.《四川中药志》1960年版："宽胸理膈，降逆理气。"

3.《全国中草药汇编》："治感冒咳嗽，胸闷不适。"

【用法用量】　内服：煎汤，3～5 g。

【宜忌】　《饮片新参》："阴虚液燥者忌用。"

【选方】　治梅核气　(厚朴)花15～30 g。水煎服。(《浙江药用植物志》)

3433 厚朴果 hòu pò guǒ (《四川中药志》)

【异名】　逐折、百合、厚实(《别录》)，厚朴实(《纲目》)。

【基原】　为木兰科木兰属植物厚朴 *Magnolia officinalis* Rehd. et Wils. 的果实。

【原植物】　参见"厚朴"条。

【采收加工】　9～10月采摘果实，去梗，晒干。

【药材】　厚朴果 *Fructus Magnoliae Officinalis*　产于四川、湖北等地。

性状　聚合果长椭圆形，长9～12 cm，直径4.5～6 cm，顶端钝圆，基部近圆形，棕色至棕褐色，蓇葖果多数，纵向紧密排列，木质，先端有外弯尖头，内含种子1、2粒；种子扁卵形或三角状倒卵形，长9～11 mm，直径6～9 mm，腹部具沟槽，外皮棕红色，内皮棕褐色，背部具纵皱纹。气弱，味微涩。

【药性】　甘，温。

1.《纲目》："甘，温，无毒。"

2. 姚可成《食物本草》："味甘平。"

3.《全国中草药汇编》："微苦，温。"

【功用主治】　消食，理气，散结。主治消化不良，胸脘胀闷，鼠瘘。

1.《别录》："疗鼠瘘，明目益气。"

2. 姚可成《食物本草》："主消食，宽中利气。"

3.《全国中草药汇编》："治感冒咳嗽，胸闷不适。"

4.《四川中药志》1960年版："温中健胃。治胃部膨胀及鼠瘘。"

【用法用量】　内服：煎汤，2～5 g。

3434 厚皮香花 hòu pí xiāng huā (《云南中草药》)

【基原】　为山茶科厚皮香属植物厚皮香 *Ternstroemia gymnanthera* (Wight et Arn.) Sprague 的花。

【原植物】　参见"厚皮香"条。

【采收加工】　7～8月采集，鲜用或晒干。

【功用主治】　杀虫止痒。主治疥癣瘙痒。

【用法用量】　外用：捣烂外敷或擦患处。

3435 厚叶牛耳草 hòu yè niú ěr cǎo (《全国中草药汇编》)

【异名】　石灰草(《云南中草药选》)，岩白菜(《全国中草药汇编》)。

【基原】　为苦苣苔科旋蒴苣苔属植物厚叶旋蒴苣苔的全草。

【原植物】　厚叶旋蒴苣苔 *Paraboea crassifolia* (Hemal.) Burtt [*Boea crassifolia* Hemsl.]　又名：厚叶蚌毛苣苔(《中国植物志》)。

多年生草本。根状茎圆柱形，长0.5～1.5 cm，具多数须根。叶基生；近无柄；叶片厚而肉质，倒卵状匙形或狭倒卵形，长3.5～9 cm，宽1.5～3.2 cm，先端圆形或钝，基部渐狭，上面被灰白色绵毛，后变近无毛，绿色，下面具白色或淡褐色珠丝状绵毛，边缘向上反卷，具不整齐锯齿。聚伞花序有少数花；花序梗长8～12 cm，被淡褐色蛛丝状绵毛；苞片2，钻形，长约2 mm；花萼长约3 mm，5裂至基部，裂片狭线形，外面被淡褐色短绒毛；花冠紫色，长1～1.4 cm，筒短，檐部二唇形，上唇2裂，下唇3裂，裂片近圆形；能育雄蕊2，内藏，花药先端连着，退化雄蕊2；雌蕊无毛，花柱伸出，柱头1，头状。蒴果长达2.7 cm，螺旋状扭曲。花期6～7月。

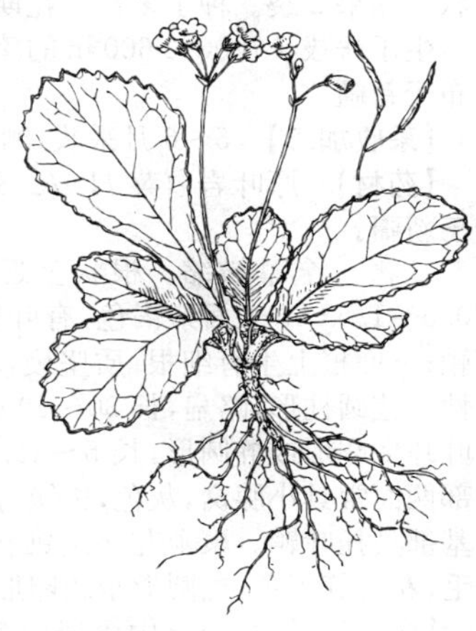

厚叶旋蒴苣苔

生于海拔约700 m的山地岩石上。分布于湖北、四川、贵州、云南等地。

【采收加工】　5～6月采收，晒干。

【药性】　《全国中草药汇编》："甘、平。"

【功用主治】　《全国中草药汇编》："滋补强壮，止血，止咳。主治肝脾虚弱，劳伤吐血，内伤咯血，肺病咳喘，白带，无名肿毒等症。"

【用法用量】　内服：煎汤，30～60 g。

3436 厚叶岩白菜 hòu yè yán bái cài (《新疆药用植物志》)

【异名】　岩白菜(《新疆中草药》)。

【基原】　为虎耳草科岩白菜属植物厚叶岩白菜的全草。

【原植物】　厚叶岩白菜 *Bergenia crassifolia* (L.) Fritsch. [*Saxifraga crassifolia* L.]

多年生草本，高5～50 cm，无毛。根茎粗，横走，棕褐色，有鳞片和枯残托叶鞘。茎直立，无叶或具1个小叶。叶基生；叶柄长3～9 cm，基部具托叶鞘；叶片质厚，近革质，有光泽，圆形或宽椭圆形，长5～12.5 cm，宽3.2～9.5 cm，先端钝圆，基部通常楔形，两面多具小腺窝，无毛，边缘具钝齿或不明显的细锯齿。聚伞花序圆锥状顶生；长3.5～13 cm，多花；花梗长2～4 mm；花萼钟状，5裂，裂片圆形；花瓣5，倒卵形，长10～12 mm，先端微凹，基部渐狭成爪，多脉，白色，或淡粉红色；雄蕊10；子房卵球形，半下位，花柱2，柱头头状。蒴果2裂。种子多数。花期5～7月，果期9～10月。

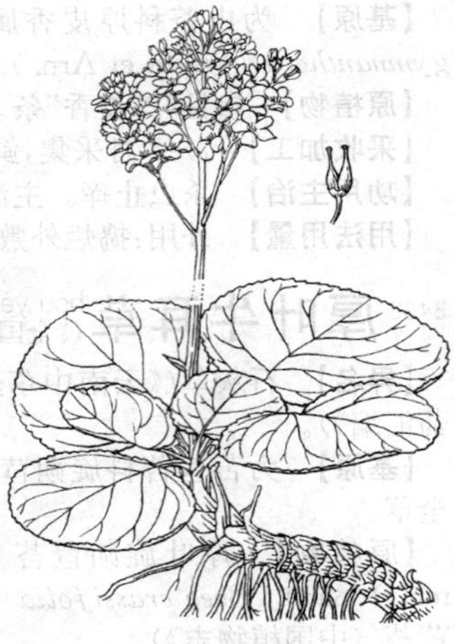
厚叶岩白菜

生于海拔1 700～2 600 m的落叶松林下悬崖石缝中。分布于新疆。

【采收加工】 5～6月采收，晒干。

【药材】 厚叶岩白菜 *Herba Bergeniae Crassifoliae* 产于新疆。

性状　全草皱缩。根状茎近圆柱形，长1.7 cm，直径0.5～1.5 cm，表面紫褐色，有叶柄残基和鳞片状枯残托叶鞘；下面根上生有细根；质坚硬，不易折断，断面棕红色，粉性。茎圆柱形，略扁，长30～60 cm。叶基生，多破碎，完整叶片倒卵形或椭圆形，长5～12.5 cm，宽3.2～9.5 cm，基部两面常具小腺窝，灰色，边缘有细锯齿，叶柄长3～9 cm，基部具托叶鞘。聚伞花序圆锥状；花梗与花序分枝均有腺毛；花瓣红紫色，椭圆形至阔卵形。气微，味酸、涩。

【成分】 根和根茎中含岩白菜素(bergenin)[1]。叶中含鞣质(tannin)，熊果苷(arbutin)[2]。厚叶岩白菜还含黄酮苷，为山柰酚(kaempferol)和槲皮素(quercetin)的3-O-单糖苷和3-O-双糖苷[3]。

【药理】 消炎作用　从新疆厚叶岩白菜中提取的岩白菜素给动物灌胃进行的抗炎试验表明，它能抑制二甲苯引起的小鼠耳郭肿胀，对抗角叉莱胶所致小鼠足跖肿胀，该作用于致炎剂作用后1 h起效，持续3 h；并能对抗棉球引起的大鼠肉芽肿[1]。本品有效成分岩白菜素的止咳、祛痰、抗菌等其他药理作用见"岩白菜"条。

【药性】 《新疆中草药》："微酸、涩，凉。"

【功用主治】 《新疆中草药》："收敛止血，止咳定喘。"

【用法用量】 内服：煎汤，9～15 g；或研末，3 g。外用：研末撒敷。

【选方】 1. 治便血，血崩，咯血，吐血　厚叶岩白菜9～15 g。水煎服。

2. 治急性胃肠炎，痢疾　厚叶岩白菜研末。每服3 g，每日服3次。

3. 治外伤出血　厚叶岩白菜研成细粉，敷患部。

4. 治慢性气管炎　厚叶岩白菜15 g，阿里红、牛蒡子各9 g。水煎服。(1～4方出自《新疆中草药》)

3437 砂仁 shā rén (《本草蒙筌》)

【异名】 缩沙蜜(《药性论》)，缩砂仁(《医学启源》)，缩砂蔤(《纲目》)。

【基原】 为姜科砂仁属植物阳春砂仁、绿壳砂仁和海南砂仁的成熟果实或种子。

【原植物】 1. 阳春砂仁 *Amomum villosum* Lour. 又名：春砂仁(《古今药物别名录》)，阳春砂(《中药志》)。

多年生直立草本，株高1.2～2 m。根茎圆柱形，匍匐于地面，节上具鞘状膜质鳞片。芽鲜红色，锥状。茎直立，圆柱形。叶无柄或近无柄；叶舌半圆形，长3～5 mm，棕红色或有时绿色；叶2列，叶片狭长椭圆形或披针形，长15～40 cm，宽2～5 cm，先端尾尖，基部渐狭或近圆形，全缘，两面无毛或有时下面有微毛。花葶从根茎上抽出，长7～15 cm；总花梗长3～10 cm，被细柔毛；鳞片膜质，椭圆形，褐色或绿色，长0.8～2.5 cm，先端钝圆，基部常连合成管状，穗状花序椭圆形，总苞片膜质，长椭圆形，长约1.8 cm；苞片管状，白色，长约1.1 cm，膜质，先端2裂；花萼管状，白色，长约1.7 cm，先端具三浅齿；花冠管细长，白色，长1.8～2.0 cm；唇瓣圆匙形，白色，长宽1.6～2.0 cm，中央部分稍加厚，呈淡黄色或黄绿色，间有红色斑点，先端2浅裂，反卷；侧生退化雄蕊2，位于唇瓣的基部，呈乳头状突起；雄蕊1，长约1 cm，花药长约6 mm，药隔附属体3裂，花丝扁平，较花药略短；子房被白色柔毛。蒴果椭圆形，长1.5～2 cm，直径约1.5 cm，具不分枝的软刺，棕红色。种子多数，聚成一团，有浓郁的香气。花期3～5月，果期7～9月。

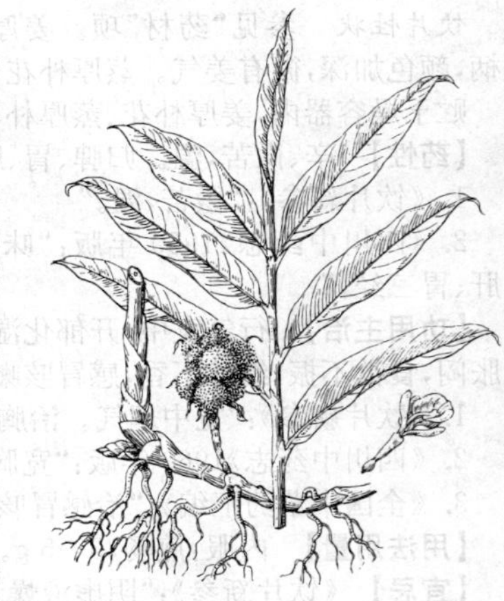
阳春砂仁

生于气候温暖、潮湿、富含腐殖质的山沟林下阴湿处。分布于福建、广东、广西、云南等地。现广东、广西、云南等地区均大面积栽培。

2. 绿壳砂仁 *A. villosum* Lour. var. *xanthioides* (Wall. ex Baker) T. L. Wu et Senjen [*A. xanthioides* Wall. ex Baker]

本变种与正种外部形态极相似，区别点是：本变种根茎先端的芽、叶舌多呈绿色，果实成熟时亦为绿色。花期4～5月，果期7～9月。

生于海拔600～800 m的山沟林下阴湿处或栽培。分布于云南南部。

3. 海南砂仁 *A. longiligulare* T. L. Wu

与砂仁不同之处为：本种叶舌极长，长2～4.5 cm。果具明显钝3棱，果皮厚硬，被片状、分裂的柔刺，极易识别。花期4～6月，果期6～9月。

生于山谷密林中。分布于海南。现广东、海南大面积栽培。

【栽培】 生物学特性　喜热带南亚热带季雨林温暖湿润的气候，不耐寒。年平均气温19～22 ℃、年降水量在

1 000 mm以上、空气相对湿度在80%以上时生长良好,怕干旱,忌水涝。需适当荫蔽,喜漫射光。以土层深厚、疏松、保水保肥力强、富含腐殖质的壤土和砂壤土栽培,不宜在黏土、砂土栽种。

繁殖方法 种子繁殖或分株繁殖。种子繁殖:此法可使品种获得复壮,繁殖快。采果后9~10月初,种子新鲜时及早播种,发芽率高,早成苗,次年5~6月雨季初可出圃定植。如当年不能播种,可将种子用湿沙贮存至次年2~3月升温时播种。老产区种苗充足,多采用分株繁殖,直接从大田或苗圃地里割取带有1、2条萌发匍匐茎,具有5~10片叶的壮实幼苗作种苗。行株距1 m×1 m,挖穴长、宽、深约30 cm×20 cm×20 cm,每穴栽苗1株,覆土6~7 cm,压实,淋水,盖草,保湿。

田间管理 种植后的第一、第二年幼龄期,每年除草3~4次,开花结果后每年除草2次,施肥培土2~3次,以有机肥为主,化肥为辅。为保持各生育期的荫蔽度,应修砍过荫的荫蔽树,以调整荫蔽度,可抑制营养生长,促进生殖生长。旱季浇水覆盖地面保墒,雨季注意排除积水。砂仁的花是典型的虫媒花,在自然条件下,必须依赖昆虫传粉才能结果。因此,在缺少传粉昆虫的栽培地,花期应进行人工授粉,用抹粉法,可大幅度提高砂仁的结果率和产量。同时要保护或引进传粉的昆虫,有黄绿彩带蜂、埃氏彩带蜂和虹彩带蜂。为防止落果,可喷(5~10)×10^{-6} 2, 4-D。

病虫害防治 病害有立枯病,苗期发生,可喷1:1:120~140波尔多液防治;叶斑病,苗期发生,用1:1:150波尔多液或50%托布津1 000倍液交替喷雾;果疫病。虫害有黄潜蝇。

【采收加工】 种植后2~3年开花结果。7~10月初果实由鲜红转为紫红色,种子呈黑褐色,破碎后有浓烈辛辣味即可采收。用剪刀剪断果序,晒干,也可用火焙法焙干。

【药材】 砂仁 *Fructus Amomi* 阳春砂主产于云南、广东,质量较好;绿壳砂主产于云南;海南砂主产于海南、广东,品质较差。

商品规格 商品有国产砂仁和进口砂仁两类。国产砂仁有阳春砂仁、绿壳砂仁、海南砂仁,因加工不同分壳砂仁和(净)砂仁两种。进口砂仁习称"缩砂",分壳砂和原砂仁。

性状 阳春砂、绿壳砂 果实呈椭圆形或卵圆形,有不明显的三棱,长1.5~2 cm,直径1~1.5 cm。表面棕褐色,密生刺状突起,顶端有花被残基,基部常有果梗。果皮薄而软。种子集结成团,具三钝棱,中有白色隔膜,将种子团分成3瓣,每瓣有种子5~26粒。种子为不规则多面体,直径2~3 mm;表面棕红色或暗褐色,有细皱纹,外被淡棕色膜质假种皮;质硬,胚乳灰白色。气芳香而浓烈,味辛凉、微苦。

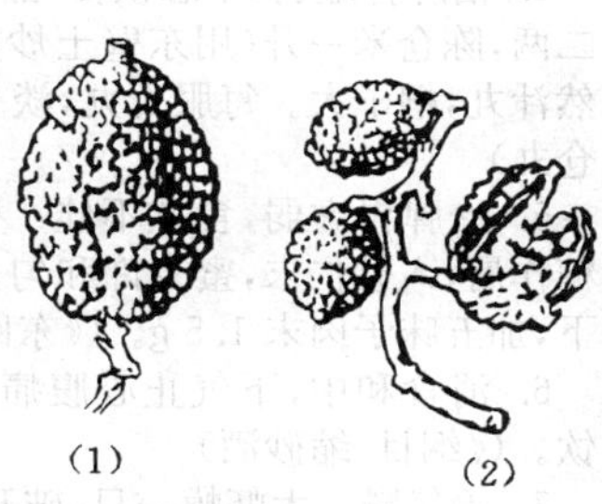
(1) (2)

阳春砂仁(果实)外形
(1) 果实 (2) 果序

海南砂 果实呈长椭圆形或卵圆形,有明显的三棱,长1.5~2 cm,直径0.8~1.2 cm。表面被片状、分枝的软刺,基部具果梗痕。果皮厚而硬。种子团较小,每瓣有种子3~24粒;种子直径1.5~2 mm。气味稍淡。

鉴别 (1) 阳春砂种子横切面:假种皮有时残存。种皮表皮细胞1列,径向延长,壁稍厚;下皮细胞1列,含棕色或红棕色物。油细胞层为1列细胞,长76~106 μm,宽16~25 μm,含黄色油滴。色素层为数列棕色细胞,细胞多角形,排列不规则。内种皮为1列栅状厚壁细胞,黄棕色,内壁及侧壁极厚,细胞小,内含硅质块。外胚乳细胞含淀粉粒,并有少数细小草酸钙方晶。内胚乳细胞含细小糊粉粒及脂肪油滴。

粉末特征:灰棕色。内种皮厚壁细胞红棕色或黄色,表面多角形,壁厚,非木化,胞腔内含硅质块;断面观为1列栅状细胞,内壁及侧壁极厚,胞腔偏外侧,内含硅质块。种皮表皮细胞淡黄色,表面观长条形,常与下皮细胞上下层垂直排列;下皮细胞含棕色或红棕色物。色素层细胞皱缩,界限不清楚,含红棕色或深棕色物。外胚乳细胞类长方形或不规则形,充满细小淀粉粒集结成的淀粉团,有的包埋有细小草酸钙方晶。内胚乳细胞含细小糊粉粒及脂肪油滴。油细胞无色,壁薄,偶见油滴散在。

(2) 薄层色谱:取本品挥发油,加乙醇制成每1 ml含20 μl的溶液,作为供试品溶液。另取醋酸龙脑酯对照品,加乙醇制成每1 ml含10 μl的溶液,作为对照品溶液。吸取上述两种溶液各1 μl,分别点于同一硅胶G薄层板上,以环己烷-醋酸乙酯(22:1)为展开剂,展开,取出,晾干,喷以5%香草醛硫酸溶液,加热至斑点显色清晰。供试品色谱中,在与对照品色谱相应的位置上,显相同的紫红色斑点。

品质标志《中华人民共和国药典》2005年版规定:照挥发油测定法测定,阳春砂、绿壳砂种子团含挥发油不得少于3.0%(ml/g);海南砂种子团含挥发油不得少于1.0%(ml/g)。

【成分】 1. 砂仁 种仁含挥发油,经鉴定,成分有乙酰龙脑酯(bornyl acetate),樟脑(camphor),柠檬烯(limonene),莰烯(camphene),α-蒎烯(α-pinene),β-蒎烯(β-pinene),龙脑(borneol),β-榄香烯(β-elemene),β-丁香烯(β-caryophyllene),β-香柑油烯(β-bergamotene),α-侧柏烯(α-thujene),月桂烯(myrcene),α-水芹烯(α-phellandrene),芳樟醇(linalool),α-金合欢烯(α-farnesene),β-金合欢烯(β-farnesene),β-甜没药烯(β-bisabolene),γ-荜澄茄烯(γ-cadinene),棕榈酸(palmitic acid),α-石竹烯(α-caryophyllene),石竹烯氧化物(caryophylleneoxide)等近50种[1,2,3]。果实含有香草酸(vanillic acid),硬脂酸(stearic acid),棕榈酸[3],多种微量元素(μg/g):锌64.2,铜8.8,铁44.0,锰138.0,钴0.10,铬1.2,钼1.15,镍6.69,钛0.95,钒0.09等[4];叶的挥发油与种子挥发油各成分含量虽有差别,但其组成基本相同[5]。

2. 绿壳砂仁 果实含挥发油,其成分有:橙花叔醇(nerolidol)14.87%,樟脑17.65%,乙酰龙脑酯12.79%,芳樟醇7.86%,龙脑6.94%,樟脑烯(camphorene)1.15%,柠檬烯1.15%,β-蒎烯0.01%等[6];还含具有镇静作用的2-菠醇葡萄糖苷类(2-bornanol glucosides),如豆蔻苷(amomumoside)等[7],及多种微量元素(μg/g):锌87.6,铜10.2,铁74.7,锰921,铬2.84,钼4.11,钛3.13,钒0.47,镍0.90,钴0.12等[4]。

3. 海南砂仁 果实含挥发油,油中的主要成分为α-蒎烯,β-蒎烯,桉叶素(1, 8-cineole),对聚伞花素(*p*-cymene),芳樟醇,柠檬烯,莰烯,乙酰龙脑酯,樟脑,橙花叔醇,β-金合欢烯,γ-荜澄茄烯,3-蒈烯(Δ^3-carene),白菖烯(calarene)

等[8]。多种微量元素(μg/g):锌 81.7,铜 8.3,铁65.0,锰 312.7,铬 1.19,钼 0.1,钒 0.15,钛 1.90 等[4]。

【药理】 1. 抗血小板聚集作用 砂仁 0.6 g/kg、1.2 g/kg,家兔灌胃给药,对 ADP 诱导的血小板聚集有明显的抑制作用,剂量增加,则作用时间相应延长。砂仁对花生四烯酸或胶原与肾上腺素合剂所诱发的小鼠急性死亡有明显保护作用,砂仁的这种保护作用,除由于抑制血小板聚集作用外,也与扩张血管或抑制血栓烷合成有关[1]。

2. 对消化系统的作用 砂仁 0.3 g/kg、0.6 g/kg、1.2 g/kg灌胃给药,对束缚水浸法小鼠应激性溃疡有明显抑制作用;0.6 g/kg 灌胃,可显著减少大鼠的胃酸分泌;试管实验表明,砂仁可明显抑制胃蛋白酶活性[2]。砂仁抑制大鼠胃酸分泌的作用,可能是由于促进胃黏膜细胞释放前列腺素,致使胃酸分泌受到抑制的结果[3]。砂仁对盐酸引起的急性胃黏膜损伤、吲哚美辛-乙醇引起的胃黏膜细胞障碍都有明显抑制作用。砂仁醇提物有明显持久的利胆作用,胆汁分泌量明显增加且呈剂量依赖关系,无疑对清除水谷不化治疗脘腹胀满起了促进作用。砂仁对番泻叶刺激大肠性腹泻有效,对蓖麻油刺激小肠性腹泻无效,可能与其在小肠中迅速被吸收后又浓集(如分泌等)到大肠,或在肠内细菌作用下产生活性代谢物有关。引起腹泻的最直接原因是肠腔积液和肠推进运动亢进两个方面[4]。砂仁挥发油主要成分乙酸龙脑酯有显著抑制番泻叶所致小鼠腹泻和离体家兔小肠平滑肌运动的作用[5]。砂仁种子提取液(0.5 g/L、1.2 g/L、4 g/L)能明显加强豚鼠离体回肠的节律性运动,并使收缩幅度增大。大剂量则使张力减弱,振幅降低,并能拮抗乙酰胆碱及氯化钡对肠管的兴奋作用。砂仁还能促进小鼠肠道运动,增进胃肠运输功能[6,7]。

3. 其他作用 醋酸扭体法实验表明,砂仁 0.3 g/kg、0.6 g/kg、1.2 g/kg,小鼠灌胃给药,有明显镇痛作用。并能显著减少小鼠抗体细胞数[1]。

【炮制】 1. 砂仁 取原药材,除去杂质及果柄。用时捣碎。

2. 盐砂仁 取净砂仁用盐水拌匀,闷透,置锅内,用文火加热,炒干,取出放凉。每砂仁 100 kg,用盐 2.5 kg。

3. 姜制砂仁 取净砂仁与姜汁拌匀,闷透至姜汁尽,置锅内用文火微炒,取出,放凉。每砂仁 1 kg,用生姜 0.2 kg。

饮片性状 砂仁参见"药材"项。盐砂仁形如砂仁,色泽加深,味微咸。姜制砂仁形如砂仁,稍具姜辣气味。

贮干燥容器内,密闭,置阴凉干燥处。

【药性】 辛,温。归脾、胃、肾经。

1.《药性论》:"味苦、辛。"

2.《本草拾遗》:"味酸。"

3.《海药本草》:"味辛、平,咸。"

4.《开宝本草》:"温,无毒。"

5.《汤液本草》:"入手、足太阴经、阳明经、太阳经,足少阴经。"

6.《纲目》:"辛,温,涩,无毒。"

【功用主治】 化湿,行气,温脾,安胎。主治湿阻气滞,脘腹胀满,不思饮食,恶心呕吐,腹痛泄泻,妊娠恶阻,胎动不安,血崩,一切食毒。

1.《药性论》:"主冷气腹痛,止休息气痢,劳损,消化水谷,温暖脾胃。"

2.《本草拾遗》:"主上气咳嗽,奔豚,鬼疰,惊痫邪气。"

3.《日华子》:"治一切气,霍乱转筋,心腹痛。能起酒香味。"

4.《开宝本草》:"主虚劳冷泻,宿食不消,赤白泄痢,腹中虚痛,下气。"

5.《医学启源》:"治脾胃气结滞不散。"

6. 杨士瀛:"和中,行气,止痛,安胎。"(引自《纲目》)

7.《纲目》:"补肺醒脾,养胃益肾,理元气,通滞气,散寒饮胀痞,噎膈呕吐,止女子崩中,除咽喉口齿浮热,化铜铁骨鲠。"

8.《明医指掌》:"通经破滞。"

9.《痧胀玉衡》:"顺气开郁,散痧。"

10.《药性通考》:"祛痰逐冷,醒酒。"

【用法用量】 内服:煎汤,3~6 g,后下;或入丸、散。

【宜忌】 阴虚有热者禁服。

1.《本草经疏》:"凡腹痛属火,泄泻得之暑热,胎动由于血热,咽痛由于火炎,小儿脱肛由于气虚,肿满由于湿热,上气咳嗽由于火冲迫肺而不由于寒气所伤,皆须详察鉴别,难以概用。"

2.《药品化义》:"肺有伏火忌之。"

3.《本草从新》:"血虚火炎者勿用。胎妇多服耗气,必致难产。"

4.《得配本草》:"孕妇气虚,血热胎动,肺热咳嗽,气虚肿满,四者禁用。"

5.《药性考》:"有痧忌。"

【选方】 1. 破滞气,消宿食,开胃进食 木香、砂仁各五钱,枳实(麸炒)一两,白术(米泔浸,炒)二两。上为末,荷叶裹,烧饭为丸,桐子大。每服五十丸,白术汤下。(《景岳全书》香砂枳术丸)

2. 治一切气疾,心腹胀满,胸膈噎塞,噫气吞酸,胃中痰逆呕吐,及宿酒不解,不思饮食 缩砂仁八两,香附子(炒去毛)三十二两,甘草(爁)四两。上为细末。每服一钱,用盐汤点下。或锉为粗末,入生姜同煎,名小降气汤。(《局方》快气汤)

3. 治胸膈噎闷,心腹冷痛 缩砂仁一两,高良姜、天南星(汤洗 7 次,焙干)各四两。上为细末,生姜自然汁煮面糊为丸,如梧桐子大。每服五十丸至七十丸,生姜汤下,不拘时候。(《局方》缩砂丸)

4. 治脾胃虚弱,不思饮食,翻胃不食 砂仁、白豆蔻仁各二两,陈仓米一升(用东壁土炒,去土不用)。上末,生姜自然汁丸,桐子大。每服百丸,淡生姜汤下。(《赤水玄珠》太仓丸)

5. 治脾胃虚弱,食欲不佳 砂糖一两,缩砂末一钱。砂糖作屑,入砂仁末,蜜少许和匀,每一两做三十丸。细嚼咽下,加五味子肉末 1.5 g。(《东医宝鉴》砂糖丸)

6. 消食和中,下气止心腹痛 砂仁炒研,袋盛浸酒,煮饮。(《纲目》缩砂酒)

7. 治气臌 大虾蟆一只,破开,大砂仁填满腹中,黄泥封固,炭火煅红,冷定去泥,研末。陈皮汤调服。(《鲜溪单方选》)

8. 治冷滑下痢不禁,虚羸 缩沙蜜、炮附子(末)、干姜、厚朴、陈橘皮等分。为丸。日二服,四十丸。(《药性论》)

9. 治噤口痢 砂仁二钱(研),砂糖七钱,细茶五钱,生姜五片(捣烂)。上水二钟半,煎八分,露一宿,次早温服。(《简便单方》)

10. 治小儿滑泄,肛头脱出 缩砂一两。去皮为末,每用一钱,以猪腰子一片劈开,入药末在内,绵系,米泔煮熟,与

儿食之，次服白矾丸。(《小儿卫生总微论方》缩砂散)

11. 治大肠虚而夹热，脱肛红肿　缩砂、黄连、木贼。为末。每服二钱，米饮调下。(《直指方》缩砂汤)

12. 治疝气　茄蒂、砂仁五分。茄蒂伏天晒干，切片，交秋不用。蒸，好酒服。(《静耘斋集验方》疝气方)

13. 治妊娠胃虚气逆，呕吐不食　缩砂仁不拘多少，上为细末。每服二钱，入生姜自然汁少许，沸汤点服，不拘时候。(《济生方》缩砂散)

14. 治妇人血气攻刺，小腹痛不可忍　缩砂、附子(炮制去皮脐)各一两。上为末，醋煮饭和令熟为丸，如梧桐子大。每服食前，以热酒下十丸。(《普济方》)

15. 治骨鲠　缩砂、威灵仙各一钱五分。用水二钟，入砂糖半碗，煎一钟。噙在口中慢慢呷下，四五次即出。(《疡科选粹》三仙汤)

16. 治牙齿常疼痛　缩砂常嚼之。(《直指方》)

17. 治口疮　砂仁火煅存性为末，掺上。(《疡医大全》)

【各家论述】 1.《纲目》："按韩忞《医通》云：肾恶燥，以辛润之，缩砂仁之辛，以润肾燥。又云：缩砂属土，主醒脾调胃，引诸药归宿丹田，香而能窜，和合五脏冲和之气，如天地以土为冲和之气，故补肾药用同地黄丸蒸，取其达下之旨也。"

2.《本草汇言》："砂仁，温中和气之药也。若上焦之气梗逆而不下，下焦之气抑遏而不上，中焦之气凝聚而不舒，用砂仁治之，奏效最捷。然古方多用以安胎何也？盖气结则痛，气逆则胎动不安，此药辛香而窜，温而不烈，利而不削，和而不争，通畅三焦，温行六腑，暖肺醒脾，养胃养肾，舒达肝胆不顺不平之气，所以善安胎也。沈则施曰：砂仁温辛香散，止呕通膈，达上气也；安胎消胀，达中气也；止泻痢、定奔豚，达下气也。"

3.《药品化义》："砂仁，辛散苦降，气味俱厚。主散结导滞，行气下气，取其香气能和五脏，随所引药通行诸经。若呕吐恶心，寒湿冷泻，腹中虚痛，以此温中调气；若脾虚饱闷，宿食不消，酒毒伤胃，以此散滞化气；若胎气腹痛，恶阻食少，胎胀不安，以此运行和气。"

4.《本草新编》："砂仁，止可为佐使，以行滞气，所用不可过多，用之补虚丸中绝佳，能辅诸补药，行气血于不滞也。补药味重，非佐之消食之药，未免过于滋益，反恐难于开胃，入之砂仁，以苏其脾胃之气，则补药尤能消化，而生精生气，更易之也。"

5.《本草求真》："缩砂，书号为醒脾调胃要药。其言醒脾调胃，快气调中，则于腹痛痞胀有功；入大肠则于赤白泻痢有效；入肺则于咳嗽上气克理；至云止痛安胎，并咽喉口齿浮热能消，亦是中和气顺之意。"

3438 砂茴香 shā huí xiāng (《内蒙古中草药》)

【异名】 刚前胡、牛叫磨(《内蒙古中草药》)，沙茴香、沙前胡、赛防风、假防风、野茴香(《沙漠地区药用植物》)。

【基原】 为伞形科阿魏属植物硬阿魏的带根全草。

【原植物】 硬阿魏 *Ferula bungeana* Kitag. [*Peucedanum rigidum* Bunge; *F. borealis* Kuan; *F. rigida* (Bunge) Wolff]

多年生草本，高 30～100 cm。植株密被短柔毛。根圆柱形，粗约 8 mm，根颈残存枯萎的棕黄色叶鞘纤维。茎单一，有分枝，苍白色，从下部向上分枝成伞房状。基生叶莲座形，柄基部扩展成鞘；叶片轮廓广卵形至三角形，二至三回羽状全裂，末回裂片长椭圆形或广椭圆形，再羽状深裂，小裂片楔形至倒卵形，长 1～3 mm，宽 1～2 mm，常 3 裂，先端细尖，被密集短柔毛，灰蓝色；茎生叶少，一至二回羽状全裂；上部叶片简化成披针形叶鞘。复伞形花序生于茎、枝和小枝顶端，直径 4～12 cm；总苞片缺或 1～3，锥形；伞辐 4～15；小伞形花序有花 5～12；小总苞片 3～5，线状披针形；萼齿卵形；花瓣黄色，广椭圆形，先端内弯；花柱基扁圆锥形，花柱延长，柱头增粗。分生果广椭圆形，果棱突起，长 10～15 mm，宽 3～6 mm，每棱槽中有油管 1，合生面油管 2。花期 5～6 月，果期 6～7 月。

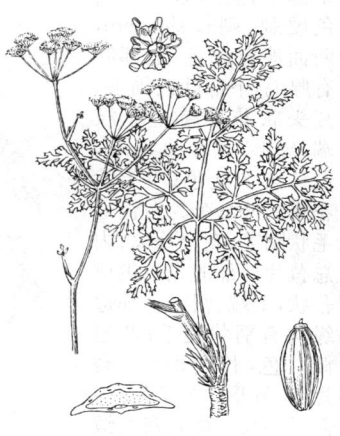

硬阿魏

生于固定沙丘、沙地、戈壁滩冲沟、旱田、路边及砾石质山坡上。分布于东北、华北及河南、陕西、甘肃、宁夏等地。

本植物的种子(砂茴香子)亦供药用，另设专条。

【采收加工】 7～10 月采挖，晒干。

【药材】 砂茴香 *Herba Ferulae Bungeanae*　主产于内蒙古。

性状　根呈长圆柱形，质地柔软。断面皮部类白色。气微香，味微甜。

【药性】 甘、微苦，凉。归肺经。

1.《内蒙古中草药》："味甘，性平。"

2.《沙漠地区药用植物》："味苦、辛，性微寒。"

【功用主治】 清热宣肺，祛痰，止痛。主治感冒发热，咽喉肿痛，咳喘，骨痨，瘰疬，疮疡，腰扭伤。

1.《内蒙古中草药》："清热解毒，消肿止痛，抗结核。治骨结核，淋巴结核，脓疡，扁桃体炎，肋间神经痛，闪腰岔气。"

2.《沙漠地区药用植物》："解热，镇咳，祛痰。治感冒，发热头痛，气管炎咳嗽，喘息，胸闷，大叶性肺炎。"

【用法用量】 内服：煎汤，6～20 g。

【选方】 1. 治感冒　硬阿魏 6 g，桑叶 9 g，葱白 15 g，生姜 6 g。水煎服。

2. 治上呼吸道感染，咳嗽　硬阿魏 6 g，桑皮 15 g，杏仁 9 g。水煎服。(1、2 方出自《新乡地区中草药选编》)

3. 治肋间神经痛，闪腰岔气　砂茴香 60 g。水煎分 2 次服。

4. 治骨结核　砂茴香 60 g。水煎服。连服 2 个月。(3、4 方出自《内蒙古中草药》)

3439 砂漏芦 shā lòu lú (《沙漠地区药用植物》)

【异名】 刺甲盖、恶背火草、火绒草、刺头(《沙漠地区药用植物》)。

【基原】 为菊科蓝刺头属植物砂蓝刺头的全草。

【原植物】 砂蓝刺头 *Echinops gmelinii* Turcz.

一年或多年生草本，高 30～60 cm。不分枝或下部分枝，有腺毛。叶互生；无叶柄；叶片条状披针形，长 2～5 cm，宽 1～1.5 cm，先端锐尖，基部半抱茎，边缘有白色硬刺，刺长约5 mm，两面淡黄绿色，上部叶有腺毛，下部叶被绵毛。复头状花序单生于枝端，球形，直径约 3 cm，白色或淡蓝色；小头状花序的外总苞为白色冠毛状刚毛，完全分离；内总苞片外部的先端尖成芒状，上端缕状，上部边缘均有羽状睫毛；花冠筒白色，长约3 mm，裂片5，条形，淡蓝色，与筒近等长。瘦果密生绒毛；冠毛下部联合。花期 6～9 月。

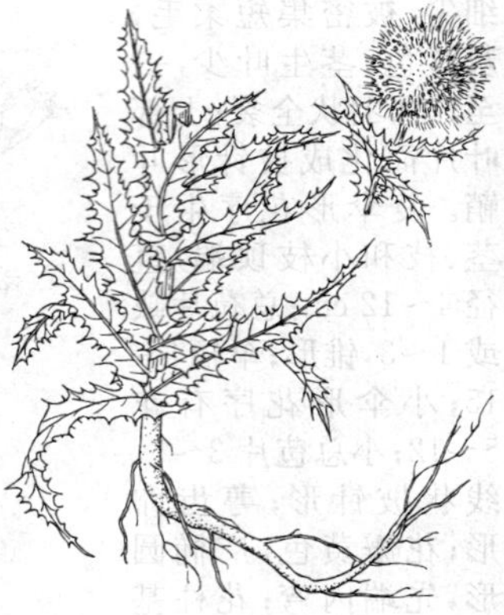

砂蓝刺头

生于路边沙丘地带。分布于东北及河北、山西、内蒙古、河南、陕西、甘肃、青海等地。

本植物的根(砂漏芦根)亦供药用，另设专条。

【采收加工】 7～10 月采集，切碎，晒干。

【成分】 含蒲公英甾醇乙酸酯(taraxasteryl acetate)，伪蒲公英甾醇乙酸酯(pseudotaraxasteryl acetate)，蒲公英甾醇(taraxasterol)，伪蒲公英甾醇(pseudotaraxasterol)，β-香树脂醇乙酸酯(β-amyrin acetate)，β-香树脂醇棕榈酸酯(β-amyrin palmitate)[1]。

【药性】 咸、苦，寒。

【功用主治】 止血，安胎。主治先兆流产，产后出血。

【用法用量】 内服：煎汤，6～15 g。

3440 砂茴香子 shā huí xiāng zǐ (《沙漠地区药用植物》)

【异名】 沙前胡子。

【基原】 为伞形科阿魏属植物硬阿魏 *Ferula bungeana* Kitag. 的种子。

【原植物】 参见“砂茴香”条。

【采收加工】 9～10 月果实成熟时采收，晒干。

【药性】 苦、辛，微寒。

【功用主治】 理气健胃。治消化不良，急慢性胃炎。

【用法用量】 内服：研末，1～3 g。

【选方】 治消化不良，急、慢性胃炎 沙前胡子、公丁香、广木香、锁阳等分。研细末，每服 1.5～3 g，日服 2～3 次，饭前服。

3441 砂漏芦根 shā lòu lú gēn (《沙漠地区药用植物》)

【基原】 为菊科蓝刺头属植物砂蓝刺头 *Echinops gmelinii* Turcz. 的根。

【原植物】 参见“砂漏芦”条。

【采收加工】 春、秋季采挖，切片，晒干。

【药材】 砂漏芦根 *Radix Echinopsis Gmelinii* 产于东北、西北及河南等地。

性状 根呈倒圆锥形，较细小，完整者长 15～25 cm，直径 4～8 mm；根头部无纤维状叶柄维管束，但有少数白色绵毛。表面土黄色或淡黄色，有细的纵皱纹，下部常有支根；质地坚硬，不易折断，断面黄白色，呈裂片状，无黄黑相间的菊花纹；气微，味淡。

鉴别 根横切面：最外层由 2～3 列木栓细胞组成，皮层中有 10～20 个长椭圆形树脂道；韧皮部较窄，外侧有 5～45 个类圆形分泌腔；木质部发达，木射线由 1～3 列细胞组成，壁稍增厚且木化，韧皮射线不明显；本品菊糖结晶极少，且形较小。

【药性】 《沙漠地区药用植物》：“味咸、苦，性寒。”

【功用主治】 《沙漠地区药用植物》：“清热解毒，排脓，通乳。治腮腺炎，淋巴结核，痔漏，疖肿，乳腺炎，乳汁不通。”

【用法用量】 内服：煎汤，6～12 g。

【选方】 1. 治痈疖初起，红肿热痛 砂蓝刺头、连翘各 15 g，大黄、生甘草各 10 g。水煎服。

2. 治乳汁不下，乳房胀痛 砂蓝刺头、瓜蒌、蒲公英、土贝母各 15 g。水煎服。

3. 治闪腰岔气，跌打损伤 砂蓝刺头 15 g。水煎加红糖，早、晚分服。(1～3 方出自《东北药用植物》)

3442 面筋 miàn jīn (宁原《食鉴本草》)

【基原】 为小麦面和麸皮入水揉洗后所获得的胶黏状物质。

【药性】 甘，凉。

1. 宁原《食鉴本草》：“性凉寒。”
2. 《纲目》：“甘，凉。”
3. 《医林纂要》：“咸，寒。”

【功用主治】 和中，解热，止烦渴。

1. 宁原《食鉴本草》：“宽中，益气。”
2. 《纲目》：“解热，和中，劳热人宜煮食之。”
3. 《医林纂要》：“解面毒，和筋养血，去瘀。”
4. 《随息居饮食谱》：“解热，止渴，消烦。”

【用法用量】 内服：煮食。

3443 面根藤 miàn gēn téng (《分类草药性》)

【异名】 富子根、兔儿苗、狗儿秧、秧子根(《救荒本草》)，打破碗、蒲(铺)地参、盘肠参(《滇南本草》)，燕覆子(《植物名实图考》)，面根草、狗儿完(《天宝本草》)，奶浆藤(《分类草药性》)，小旋花(《植物学大辞典》)，南面根(《民间常用草药汇编》)，常春藤、叶天剑、狗儿蔓(《陕西中草药》)，米线草(《滇南本草》整理本)。

【基原】 为旋花科打碗花属植物打碗花的全草。

【原植物】 打碗花 *Calystegia hederacea* Wall. [*Convolvulus japonicus* Thunb.]

一年生草本，高 8～40 cm。具细长白色的根。茎自基部分枝，平卧，有细棱。单叶互生；叶柄长 1～5 cm；基部叶片长圆形，长 2～5 cm，宽 1～2.5 cm，先端圆，基部戟形，上部叶片 3 裂，中裂片长圆形或长圆状

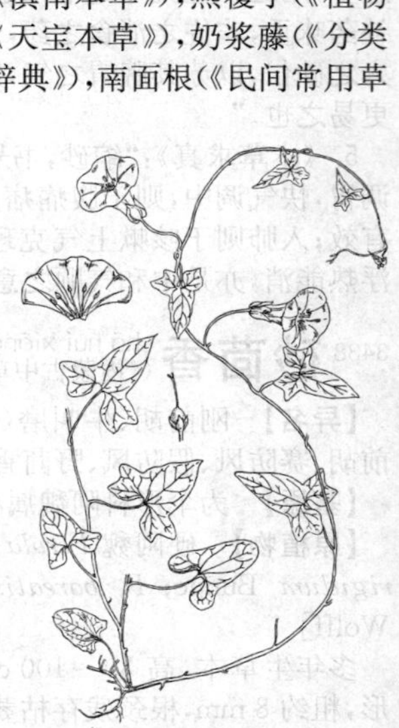

打碗花

披针形，侧裂片近三角形，全缘或2～3裂，叶基心形或戟形。花单一腋生；花梗长于叶柄；苞片宽卵形；萼片5，长圆形；花冠淡紫色或淡红色，钟状，冠檐近截形或微裂；雄蕊5，花丝基部扩大，贴生于花冠管基部，被小鳞毛；子房卵球形，柱头2裂，裂片长圆形，扁平。蒴果卵球形，外包宿存萼片。种子黑褐色，表面有小疣。花期夏季。

从平原至高海拔的地方都有生长，常见于农田、荒地、路旁。全国各地均有分布。

【采收加工】 6～10月采收，鲜用或晒干。

【药材】 面根藤 *Herba Calystegiae Hederaceae* 产于湖北、四川等地。

性状 根茎细长，直径约1 mm，表面灰黄色，有细纵皱纹。茎细长，常盘曲扭卷，表面灰棕色或灰褐色，有纵向棱线而扭曲；质脆，易折断。叶互生，有长柄，叶片淡绿色，多皱缩破碎，完整叶片展平后呈戟形。气微，味淡。

【成分】 根茎含防己内酯(columbin)[1]，掌叶防己碱(palmatine)[2]。叶含山柰酚-3-半乳糖苷(kaempferol-3-galactoside)[3]。

【药性】 甘、微苦，平。

1.《四川中药志》1960年版："性平，味淡、微甜，无毒。"

2.《陕西中草药》："味甘、淡。"

【功用主治】 健脾，利湿，调经。主治脾胃虚弱，消化不良，小儿吐乳，疳积，五淋，带下，月经不调。

1.《天宝本草》："健脾开胃，疗瘦肥肌。"

2.《分类草药性》："治白带，通月经并五淋，小儿呕吐乳症。"

3.《民间常用草药汇编》："治疳积和产后感冒。"

4.《四川中药志》1960年版："健胃消食，补虚弱，下乳汁。治妇女白带。"

5.《陕西中草药》："活血，调经，利尿。主治月经不调，消化不良，糖尿病。"

【用法用量】 内服：煎汤，10～30 g。

【选方】 1. 治小儿脾弱气虚　面根藤根，鸡矢藤。做糕服。

2. 治肾虚耳聋　鲜面根藤根、响铃草各120 g。炖猪耳朵服。(1、2方出自《重庆草药》)

【临床报道】 治疗跖疣及寻常疣　用新鲜打碗花(即面根藤)叶、茎适量，清水洗净，捣烂或取其茎中乳白色液体浸透3～5层纱布，加压敷贴疣体表面，最外层及周围用胶布密封固定，每隔24～48 h换新药1次。连续治疗至疣体全部自然脱落。治疗跖疣及手足部寻常疣40例，治愈33例，好转4例，无效3例。观察中发现外敷打碗花不但能控制疣体增生，而且对其有明显的腐蚀作用，而对疣体周围的正常皮肤未发现腐蚀现象[1]。

3444 牵牛子 qiān niú zǐ (《雷公炮炙论》)

【异名】 草金铃(《雷公炮炙论》)，金铃(《本草图经》)，黑牵牛、白牵牛(《直指方》)，黑丑、白丑(《纲目》)，二丑(《中药材手册》)。

【基原】 为旋花科牵牛属植物牵牛、圆叶牵牛的种子。

【原植物】 1. 牵牛 *Pharbitis nil* (L.) Choisy　又名：盆甑草(《酉阳杂俎》)，狗耳草(《纲目》)，牵牛花(《花镜》)，勤娘子、姜花(《植物名实图考》)。

一年生缠绕性草本。茎左旋，长2 m以上，被倒向的短柔毛及杂有倒向或开展的长硬毛。叶互生；叶柄长2～15 cm；叶片宽卵形或近圆形，深或浅3裂，偶有5裂，长4～15 cm，宽4.5～14 cm，基部心形，中裂片长圆形或卵圆形，渐尖或骤尖，侧裂片较短，三角形，裂口锐或圆，叶面被微硬的柔毛。花腋生，单一或2～3朵着生于花序梗顶端，花序梗长短不一，被毛；苞片2，线形或叶状；萼片5，近等长，狭披针形，外面有毛；花冠漏斗状，长5～10 cm，蓝紫色或紫红色，花冠管色淡；雄蕊5，不伸出花冠外，花丝不等长，基部稍阔，有毛；雌蕊1，子房无毛，3室，柱头头状。蒴果近球形，直径0.8～1.3 cm，3瓣裂。种子5、6颗，卵状三棱形，黑褐色或米黄色。花期7～9月，果期8～10月。

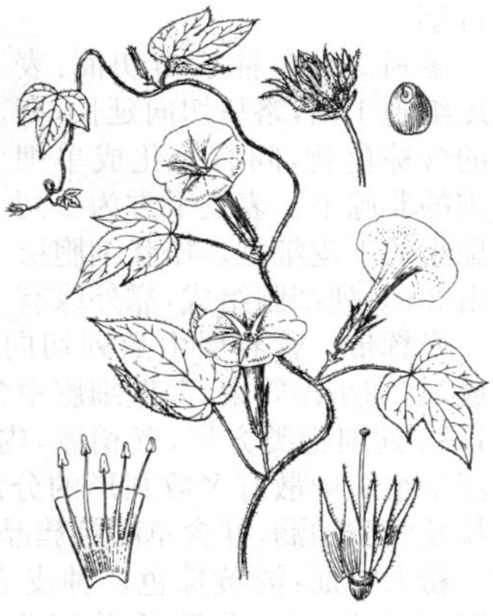

牵　牛

原产美洲，我国各地常见栽培，也常逸为野生。

2. 圆叶牵牛 *P. purpurea* (L.) Voigt　又名：紫花牵牛(《广州植物志》)。

形态与牵牛相似，主要区别点是：叶片圆心形或宽卵状心形，长4～18 cm，宽3.5 cm，通常全缘。花腋生，单一或2～5朵成伞形聚伞花序，萼片卵状披针形。

生于平地以至海拔2 800 m的田边、路旁、宅旁或山谷林内，栽培或野生。我国大部分地区有分布。

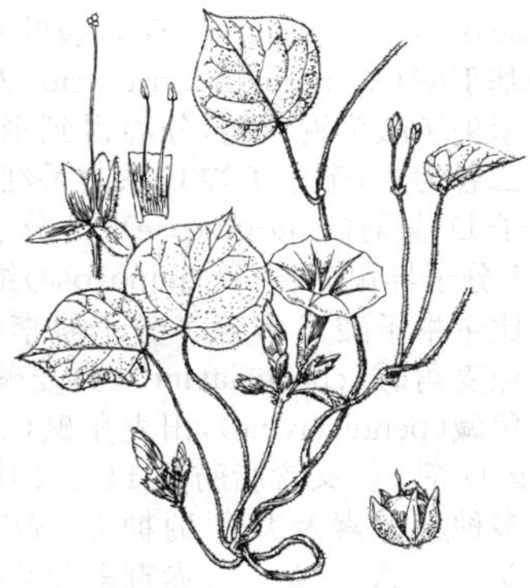

圆叶牵牛

【栽培】 生物学特性　牵牛适应性较强，对气候土壤的要求不严，但以温和的气候和中等肥沃的砂质壤土为宜。

繁殖方法　种子繁殖。3～5月播种，穴播。行距30～50 cm，株距23～33 cm，每穴播种3～4颗，覆土压实，10 d左右出苗。待苗齐后每穴留苗1～2株。

田间管理　在藤蔓尚短时松土除草1～2次，藤蔓较长时须设立支架，或间种玉米、高粱等作物使其攀缘向上生长。前期施以人粪尿、硫酸铵等氮肥，后期施以草木灰、骨粉等磷钾肥。

病虫害防治　中害有红蜘蛛。

【采收加工】 8～10月果实成熟未开裂时将藤割下，晒干，收集自然脱落种子。

【药材】 牵牛子 *Semen Pharbitidis*　全国各地均产，主产辽宁。

性状　种子似橘瓣状，略具3棱，长4～8 mm，宽3～5 mm。表面灰黑色(黑丑)或淡黄白色(白丑)，背面弓状隆起，两侧面稍平坦，略具皱纹，背面正中有一条浅纵沟，腹面棱线下端为类圆形浅色种脐，微凹。质坚硬，横切面可见淡黄色或黄绿色皱缩折叠的子叶 2 片。气微，味辛、苦，有麻舌感。

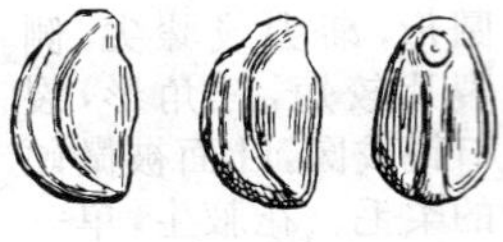
牵牛子(种子)外形

鉴别　(1) 种子横切面：表皮细胞 1 列，略呈切向延长，有的含棕色物，间有分化成单细胞的非腺毛。表皮下方为 1 列扁小的下皮细胞。栅状细胞层由 2～3 列细胞组成，靠外缘有一光辉带。营养层由数列切向延长的细胞及颓废细胞组成，有细小维管束，薄壁细胞中含细小淀粉粒。内胚乳最外 1～2 列细胞类方形，壁稍厚，内侧细胞的壁黏液化。子叶薄壁组织中散有多数圆形的分泌腔；薄壁细胞中充满糊粉粒及脂肪油滴，并含草酸钙簇晶。

粉末特征：淡黄棕色。种皮表皮细胞深棕色，形状不规则，壁微波状。非腺毛单细胞，黄棕色，稍弯曲，长 50～240 μm。子叶碎片中有分泌腔，圆形或椭圆形，直径 35～106 μm。草酸钙簇晶直径 10～25 μm。栅栏组织碎片及光辉带有时可见。

(2) 取本品，加水浸泡后种皮呈龟裂状，手捻有明显的黏滑感。

(3) 取本品粗粉 2 g，加石油醚 20 ml，浸泡 2～4 h，滤过。滤渣加甲醇 20 ml，冷浸 4 h，滤过。取滤液 3 ml，置蒸发皿内蒸干，加浓硫酸 1 滴，于水浴上加热，残渣呈红色至紫红色；用毛细管将滤液滴在滤纸上，再滴加 5%磷钼酸试液，于 120 ℃ 烘烤 2 min，则显蓝至蓝黑色斑点(检查牵牛子苷)。

【成分】　1. 牵牛　种子含牵牛子苷(pharbitin)约 3%[1, 2]，系树脂性苷，用碱水解得到牵牛子酸(pharbitic acid)，巴豆酸(tiglic acid)，裂叶牵牛子酸(nilic acid)，α-甲基丁酸(α-methylbutyric acid)及戊酸(valeric acid)等[1]。牵牛子酸为混合物，分离得到牵牛子酸 A、B、C、D，以后二者为主；牵牛子酸 C 系由番红醇酸(ipurolic acid)与 2 分子 D-葡萄糖(D-glucose)，2 分子 L-鼠李糖(L-rhamnose)，1 分子异鼠李糖(D-quinovose)缩合而成的苷，牵牛子酸 D 比牵牛子酸 C 多含 1 分子鼠李糖[3, 4]。种子还含生物碱：裸麦角碱(chanoclavine)，野麦碱(elymoclavine)，狼尾草麦角碱(penniclavine)，田麦角碱(agroclavine)，麦角醇(lysergol)等[5]。又含脂肪油 11%及其他糖类[1]。未成熟种子含多种赤霉素及其葡萄糖苷：赤霉素(gibberellin) A_3、A_5、A_{20}[6]、A_{26}、A_{27}[7]；赤霉素葡萄糖苷(gibberellin glucoside) Ⅰ、Ⅱ、Ⅲ、Ⅳ、Ⅴ、Ⅵ、Ⅶ[8]、F-Ⅶ[9]。

2. 圆叶牵牛　种子含赤霉素 A_3、A_5、A_8[10, 11]、A_{17}、A_{19}、A_{20}、A_{26}、A_{27}、A_{29}、A_{33}、A_{44}、A_{55}[11]。又含圣苯素-7-O-β-D-吡喃木糖基-O-β-D-吡喃阿拉伯糖苷(eriodictyol-7-O-β-D-xylopyranosyl-O-β-D-arabinopyranoside)[12]，2-羟基-1-苯基-1，4-戊二酮(2-hydro-xy-1-phenyl-1，4-pentadione)[13]，2，3，22，23-四羟基胆甾-6-酮(brassinone)，栗木甾酮(castasterone)[14]和麦角类生物碱(ergot alkaloid)[15]。

【药理】　1. 泻下及利尿作用　牵牛子苷有强烈的泻下作用[1]。牵牛子苷在肠道内遇胆汁及肠液分解出牵牛子素，刺激肠道，增进蠕动，导致泻下[2]。牵牛子的泻下作用机制与硫酸镁、大黄不同，在泻下时不引起血糖的剧烈变化，但能加速菊糖在肾脏中的排出，可能有利尿作用，但经煎煮后即失去作用。除去牵牛子苷后的水溶液，似仍有泻下作用，故除已知的牵牛子苷外，可能还有其他泻下成分[2]。牵牛子水提取物 20 μg/ml 对由猪新鲜肾皮质中分离精制的 15-羟前列腺素脱氢酶具有抑制作用，抑制率达 65.7%，从而延长了前列腺素 E_2 的利尿作用[3]。

2. 对平滑肌作用　牵牛子苷能兴奋离体兔肠和离体大鼠子宫[2]。牵牛子苷水解产物的碱性盐，可使豚鼠小肠、大肠和盲肠收缩，其敏感顺序为大肠＞小肠＞盲肠，而煎剂及牵牛子苷本身无此作用[4]。

3. 对神经系统的作用　牵牛子提取物对钙调神经磷酸酶有激活作用，对东莨菪碱所致小鼠记忆获得性障碍有比较明显的改善作用[5]。

毒性　牵牛子苷小鼠皮下注射的 LD_{50} 为 37.5 mg/kg[2]。对人有毒性，但不大。大剂量除对胃肠的直接刺激引起呕吐、腹痛、腹泻与黏液血便外，还可能刺激肾脏，引起血尿，重者尚可损及神经系统，发生语言障碍，昏迷等[6]。

【炮制】　1. 牵牛子　取原药材，除去杂质，洗净，捞出，晒干。用时捣碎。生品擅于泻水消肿，杀虫攻积，多用于水肿胀满，虫积腹痛。

2. 炒牵牛子　取净牵牛子置锅内，用文火加热，炒至微鼓起，颜色加深微带焦斑，有香气逸出时，取出放凉。炒后易于捣碎和煎出有效成分，药性缓和，毒性降低，以消痰涤饮，多用于痰饮咳嗽，水肿胀满，二便不通，气逆喘咳。

饮片性状　牵牛子参见“药材”项。炒牵牛子形如牵牛子，表面微鼓起或有裂隙，色略深或黄带焦斑，有焦香气。

贮干燥容器内，炒牵牛子密闭，置通风干燥处。

【药性】　苦、辛，寒，有毒。归肺、肾、大肠经。

1.《别录》：“味苦，寒，有毒。”

2.《药性论》：“味甘，有小毒。”

3.《纲目》：“走气分，通三焦，达右肾命门。”

4.《雷公炮制药性解》：“入大、小肠二经。”

5.《本草正》：“味苦、辛，热。气雄烈，性急疾。”

6.《本草通玄》：“入肺，大、小肠。”

7.《本草新编》：“味辛而苦，气寒。入脾与大、小肠，兼通膀胱。”

8.《本经逢原》：“苦、辛，温。”

【功用主治】　利水，泻下，消积，杀虫。主治水肿，腹水，脚气，痰壅喘咳，大便秘结，食滞虫积，腰痛，阴囊肿胀，痈疽肿毒，痔漏便毒等。

1.《别录》：“主下气，疗脚满水肿，除风毒，利小便。”

2.《药性论》：“治痃癖气块，利大小便，除水气虚肿。落胎。”

3.《日华子》：“取腰痛，下冷脓，泻蛊毒药，并一切气壅滞。”

4. 李东垣：“除气分湿热，三焦壅结。”(引自《纲目》)

5. 王好古：“利大肠，下水积。色白者，泻气分湿热上攻喘满，破血中之气。”(引自《纲目》)

6.《纲目》：“逐痰消饮，通大肠气秘风秘，杀虫，达命门。”

7.《本草汇言》：“逐积追虫，行水消胀。”

8.《医林纂要》：“(黑牵牛)补肝，润肾命，行水，破痃癖，去下焦积湿郁热。”

【用法用量】　内服：煎汤，3～10 g；丸、散，每次 0.3～1 g，每日 2、3 次。炒用药性较缓。

【宜忌】　孕妇禁服，体质虚弱者慎服。不宜多服、久服，以免引起头晕头痛，呕吐，剧烈腹痛腹泻，心率加快，心音低钝，语言障碍，突然发热，血尿，腰部不适，甚至高热昏迷，四肢冰冷，口唇发绀，全身皮肤青紫，呼吸急促短浅等中毒反应。

1. 李东垣："辛热雄烈，泄人元气。"（引自《纲目》）

2.《本草衍义补遗》："若非病形与证俱实者勿用。"又"不胀满、不大便秘者勿用。"

3.《品汇精要》："妊娠不可服。"

4.《纲目》："病在血分及脾胃虚弱而痞满者，则不可取快一时及常服，暗伤元气也。"

5.《药性切用》："气虚者忌之。"

6.《本草用法研究》："肺与大肠无水湿邪滞坚结者，不可轻投。"

【选方】 1. 治水肿　牵牛子末之。水服方寸匕，日一，以小便利为度。（《千金方》）

2. 治停饮肿满　黑牵牛头末四两，茴香一两（炒），或加木香一两。上为细末。以生姜自然汁调一二钱，临卧服。（《儒门事亲》禹功散）

3. 治腰脚湿气疼痛　黑牵牛、大黄各二两，白术一两。上为细末，滴水丸如桐子大。每服三十丸，食前生姜汤下。如要快利，加至百丸。（《世传神效名方》牛黄白术丸）

4. 治气筑奔冲不可忍　黑牵牛半两，槟榔一分（锉）。上为末，每服一大钱，浓煎紫苏生姜汤调下。（《卫生家宝方》牵牛丸）

5. 治惊疳，啼哭烦躁，面赤痰喘　黑丑头末一两，雄黄一两，天竺黄二两。为末，饭丸粟米大。每岁五丸，入粥内与食。（《婴童类萃》）

6. 治大肠风秘，壅热结涩　牵牛子（黑色。微炒，捣取其中粉）一两，别以麸炒去皮、尖桃仁（末）半两。以熟蜜和丸如梧桐子。温水服三二十丸。不可久服。（《本草衍义》）

7. 治一切所伤，心腹痞满刺痛，积滞不消　黑牵牛二两（炒，末），五灵脂（炒），香附（炒）各一两。上为末，醋糊丸如小豆大。每服三十丸，食后生姜汤下。（《卫生宝鉴》消滞丸）

8. 治小儿心腹气胀，喘粗，不下食　牵牛子（微炒）、木香、马兜铃各一份。上件药，捣粗罗为散。每服一钱，以水一小盏，煎至五分，去渣，不计时候，量儿大小，以意加减。（《圣惠方》）

9. 治小儿疳证　木香二钱半，黑牵牛半两（生用）。为细末，面糊为丸，如绿豆大。三岁儿三十丸，用米饭汤送下，不拘时服。（《奇效良方》分气丸）

10. 治一切虫积　牵牛子二两（炒，研为末），槟榔一两，使君子肉五十个（微炒）。俱为末。每服二钱，砂糖调下，小儿减半。（《永类钤方》）

11. 治冷气流注，腰疼不能俯仰　延胡索二两，破故纸（炒）二两，黑牵牛子三两（炒）。上为细末，煨大蒜研，搜丸如梧桐子大。每服三十丸，煎葱须盐汤送下，食前服。（《杨氏家藏方》牵牛丸）

12. 治肾气作痛　黑牵牛（炒熟）、白牵牛（炒熟），等分。上为末。每服挑三钱匕，猪腰一副，薄切开缝，入川椒五十粒，茴香一百粒，以牵牛末遍掺入肾中，线系湿纸数裹煨，香熟，出火气。灯后空心嚼吃，好酒送下，少顷就枕，天明取下恶物即愈。（《直指方》腰子散）

13. 治一切痈疽发背，无名肿毒　牵牛黑、白者各一合。用布包槌碎，好酒一碗，煎至八分，露一夜。温热服，以大便出脓血为度。（《鲁府禁方》黑白散）

14. 治风热赤眼　黑丑仁为末，调葱白汤，敷患处。（《泉州本草》）

【临床报道】 1. 治疗癫痫　用牵牛子制成的蜜丸（每丸重 6 g，含牵牛子 3 g）和粗提牵牛子苷制成的片剂。每片 0.1 g，相当含生药 1.5 g，2 片相当于 1 蜜丸。12 岁以下儿童，每日服 1、2 次，每次 1/2～1 丸（或 1～3 片）；12 岁以上患者，每日 2 次，每次 1～1.5 丸（或 1.5～4 片）。开始先用小剂量，以后逐渐增加用量，直至出现疗效。共观察 115 例，结果总有效率为 56.7%，片剂与丸剂疗效相似。副作用主要表现为腹泻，一般为软便或稍稀，1～2 个月后逐渐恢复正常，多不影响治疗和疗效，未发现对造血、肝、肾功能有不良影响[1]。

2. 治疗顽固性便秘　将牵牛子洗净置锅内，文火炒约 5 min，研粉每晚睡前 30 min 温开水送服 2～3 g，疗程 1 个月。治疗 25 例，治痊愈 8 例，显效 9 例，好转 7 例，无效 1 例，总有效率为 96%[2]。

3. 治疗蛔虫病　先将黑、白丑各等分，研成粉末，然后用鸡蛋 1 个煎至成块时，把药粉撒在蛋上面，卷成筒状，待煎熟鸡蛋后，于早上空腹服食，成人每次用 3～4.5 g，小儿 0.5～3 g，每隔 3 d 1 次，严重者可服 3 次，一般病者服 2 次。共治疗 41 例，服用 2、3 次后均愈。服药后一般有轻微腹泻，大便次数增多症状，个别患者会出现短暂的腹痛[3]。

4. 治疗淋巴结核　用二丑 30～60 g，壁钱若干个（1 岁 1 个，成人 20 个），糯米 500 g。将糯米炒黄，壁钱、二丑用米炒烫放入，等米冷后一同加工成粉。每次用粉 30 g，煮糊吃，每日 2 次，服完上药为 1 个疗程。共治疗 30 余例，轻者 1 个疗程治愈，重者 2 个疗程即可[4]。

【各家论述】 1. 李东垣："牵牛非《神农》之药也，本草《名医续注》云：味苦寒，能除湿，利小水，治下疰脚气。据所说，气味主治俱误矣。何以明之？凡药中用牵牛者，少则动大便，多则下水，此乃泄气之药。试取尝之，即得辛辣之味，久而嚼之，猛烈雄壮渐渐不绝，非辛如何？续注家乃谓味苦寒，其苦寒果安在哉？""若以为泻湿之药，犹不知其的也。何则？此物但能泻气中之湿热，不能泻血中之湿热。""夫湿者水之别称，有形者也，若肺先受湿，则宜用之。今用药者不问有湿无湿，但伤食，或欲动大便，或有热服，或作常服克化之药俱用牵牛，岂不误哉？殊不知牵牛辛烈，泻人元气，比之诸辛药泻气尤甚，以其辛之雄烈故也。若病湿胜，湿气不得施化，致大小便不通，则宜用之耳，湿去则气得周流，所谓五脏有邪，更相平也。"（引自《本草发挥》）

2.《本草正义》："《别录》谓其苦寒，至李氏东垣，以其兼有辛莶气味，遂谓是辛热雄烈。按此物甚滑，通泄是其专长，试细嚼之，惟其皮稍有辛味，古今主治，皆用之于湿热气滞，实肿胀满，二便不通，则东垣以为辛热，张石顽和之，亦谓辛温，皆属不确，当以《别录》之苦寒为正。又莶气戟人喉舌，细味之亦在皮中，所谓有毒，盖即在此。古方中凡用末子，均称止用头末，正以其皮黏韧，不易细碎，只用头末，则弃其皮，而可无辛莶之毒，颇有意味可思。"

3.《本草求原》："黑、白牵牛，辛热达右肾命门，走精隧，泄血中之气以治湿。湿本属血，因气先不化，湿邪乃结实壅闭，致二便秘塞。此时补正不得，徒用硝、黄治血分，多致拒吐，须于硝、黄剂中，合此以开阴湿之气而破结。故湿无论寒热，果结实而上壅下秘，总宜佐此为血中开导，倘热实无湿，及湿热未实不可混用。"

4.《本草新编》："夫牵牛利下焦之湿，于血中泄水，极为相宜；不能泄上焦之湿，于气中泄水，未有不损元气者也。

李东垣辨之至明，似无容再辨，但未论及中焦也。中焦居于气血之中，牵牛既利血中之水，安在中焦不可半利其血中之水乎。嗟乎，水湿乃邪也，牵牛既能利水，岂分气血。但水从下受，凡湿邪从下受者，乃外来之水邪，非内伤之水邪也。牵牛止能泄外来之水，而不能消内伤之湿。上焦之满肿，乃气虚不能化水，故水入之而作胀，久则与水无异，故用牵牛往往更甚。下焦之水肿，若是气虚，用牵牛迅逐，亦每无功，与上焦正复相同。惟真正水邪，用牵牛利之始效验如响，可见牵牛止可治外来之水，而不能治内伤之湿也明矣。非止治血中之水，而不能治气中之水也。然则外来之水与内伤之水何以辨之？亦辨之于皮肉而已。外邪之水，手按皮肉，必然如泥；内伤之水，手按皮肉，必随按随起，即或按之不起，必不如泥，而可团捻也。按之或起或不起者，又有分别，按之即起者，气虚而犹有命门之火也；按之久而不起者，气虚极而并少命门之火矣。按之如泥者，必须用牵牛以泄水；按之不如泥，而或起或不起者，必须补肾中先天之气，而又加健脾开胃，以益后天之气，始能奏功，倘亦用牵牛，岂特耗气而已，有随利水随亡者矣，可不慎乎。”又“外来之水，有从下而外入者，有从中而外入者；有从下而外入者，乃从脚而入也，从中而外入者，乃从腰脐而入也。世人止知外邪之水，从脚而入，未知从腰脐入也。从脚入者，其脚先肿，人易识；从腰脐入者，其腰重而肿，人难识也。水肿不分脚与腰脐，而概以牵牛泄水之湿，毋怪乎其有效有不效也。然则用牵牛之法，又乌可不分别之乎？凡治水从脚入者，用牵牛、甘草、甘遂以消之；若水从腰脐入者，用牵牛于白术之中，一剂而腰脐重除，再剂而腰脐肿平，三剂而腰脐俱利矣。”

3445 **鸥** ōu（汪颖《食物本草》）

【异名】 鹥（《诗经》），水鸮（《说文》），江鸥、海鸥（《南越志》）。

【基原】 为鸥科鸥属动物红嘴鸥及多种鸥类的肉。

【原动物】 红嘴鸥 *Larus ridibundus* L.

体长 40 cm。嘴赤红色，先端黑色。虹膜暗褐色。头和颈的全部朱古力褐色，后缘转为黑褐色；眼周有白色羽圈；下背、肩、腰及两翅的内侧覆羽和次级飞羽均为珠灰色，飞羽先端近白；上背、外侧大覆羽和初级覆羽均为白色。第一枚初级飞羽白色，内、外翈边缘及先端黑色；第二至第五枚飞羽的黑色外缘逐渐减小，内翈渐转为深灰色，内缘及羽端仍为黑色；第六枚飞羽深灰色，仍具黑色内缘，羽端白色；其余初级飞羽均为纯灰色；体上余羽纯白。脚和趾亦红色，冬时转为橙黄色；爪黑色。

栖息于海岸或内陆河流、湖泊和池沼等处。繁殖在我国东北，越冬时几遍全国，沿海各地尤为常见。

除红嘴鸥外，银鸥 *L. argentatus vegae* Palmen 及燕鸥属动物燕鸥 *Sterna hirundo longipennis* Nordman 等亦同等入药。

【采收加工】 常年均可捕捉，捕获后，除去羽毛及内脏，取肉鲜用或焙干。

【药性】 《医学入门》：“甘，无毒。”

【功用主治】 《医学入门》：“主燥渴狂邪。”

【用法用量】 《医学入门》：“五味淹炙食之。”

3446 **残槁蕹** cán gǎo qiáng（《岭南采药录》）

【异名】 大疳根（《广西药用植物名录》），潺槁木姜、香胶木、山胶木（《广西本草选编》），青桐胶、野果木、牛耳枫、山加龙、潺果、三苦花（《中药大辞典》）。

【基原】 为樟科木姜子属植物潺槁树的树皮、叶。

【原植物】 潺槁树 *Litsea glutinosa*（Lour.）C. B. Rob. [*Sebifera glutinosa* Lour.] 又名：潺槁木姜子（《海南植物志》）。

常绿灌木或小乔木，高 3～15 m。全株有香气。单叶互生；叶柄长 1～2.6 cm，有黄色绒毛；叶片倒卵形、倒卵状长圆形或椭圆状披针形，长 6～10(～26)cm，宽 5～10 cm，先端钝或圆，基部楔形、钝或近圆形。幼时两面均有毛，老时上面仅中脉略有毛，下面有灰黄色绒毛或近无毛。伞形花序生于小枝上部叶腋，单生或几个生于短枝上；花单性，雌雄异株；苞片 4；花被不完全或缺；雄花中能育雄蕊通常 15，或更多，花丝长，有灰色柔毛，退化雌蕊椭圆形，无毛；雌花中子房近于圆形，无毛，花柱粗大，柱头漏斗状，退化雄蕊有毛。果球形，直径约 7 mm。花期5～6 月，果期 9～10 月。

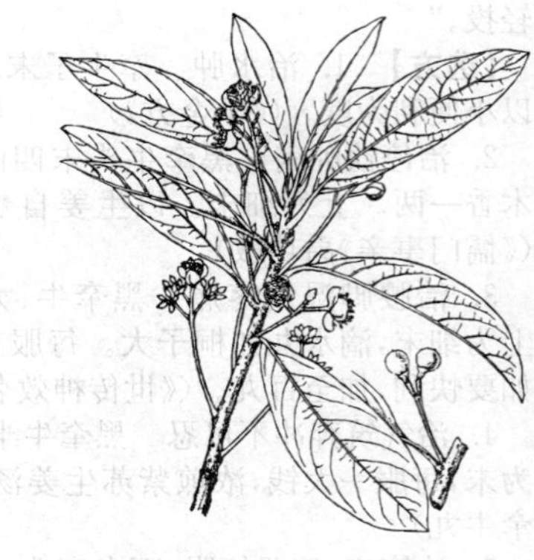

潺槁树

生于山地林缘、溪旁、疏林或灌丛中。分布于福建、广东、广西、云南等地。

本植物的根或根皮（残槁蕹根）亦供药用，另设专条。

【栽培】 生物学特性 喜亚热带气候。幼苗喜荫，需有适当的荫蔽。成龄树在阳光充足下生长。以土层深厚肥沃、排水良好的酸性土壤栽培为宜。

繁殖方法 种子繁殖。将采回的鲜果除去果皮，漂洗干净。因种皮很薄，易干缩，不宜日晒和久存。当秋季种子成熟时，应随采随播，按行距 15～20 cm 开沟，粒距 4～6 cm 播种，覆土 2 cm，盖草，浇水。种子发芽时，除去盖草并搭棚或插芒萁遮荫。育苗 1 年后，苗高 30 cm 以上即可移植，按行株距 3.0 m×2.5 m 定植。

田间管理 定植 2～3 年内，可间种花生、黄豆等作物。每年夏、秋季各除草 1 次，并追施有机肥料，冬季应注意修剪树型。

病虫害防治 病害有斑枯病，在夏、秋季发生，受害部位叶片呈褐色斑点，即用 1∶1∶100 倍波尔多液喷射。虫害有大头蟋蟀、地老虎等为害幼苗，可用毒饵诱杀。

【采收加工】 树龄 4～5 年以上，秋后冬初采收叶片，以晾干为佳。树龄在 10 年以上可在 7～8 月剥取树皮，晾干或熏干为佳，若用日光晒干，每日上午晒 4 h，连晒 1 星期即可。

【成分】 叶含有柚皮苷（naringin），紫云英苷（astragalin），槲皮素-3-鼠李糖苷（quercetin-3-rhamnoside），山柰酚-7-葡萄糖苷（kaempferol-7-glucoside），蹄纹天竺素-3-葡萄糖苷（pelargonidin-3-glucoside）[1]，鞣质（tannin）[2]。树皮含有水溶性的阿拉伯木聚糖（arabinoxylan），其中木糖与阿拉伯糖的摩尔比为 1.0∶3.4[3]。

【药性】 甘、苦，凉。归心、肝经。

1.《南宁市药物志》：“苦，寒。”

2. 广州部队《常用中草药手册》:"甘、苦、涩,凉。"

3.《广西本草选编》:"味微甘,气香,性平。"

【功用主治】 拔毒,生肌,止血,消肿。主治疮疖痈肿,跌打损伤,外伤出血。

1.《南宁市药物志》:"外用拔毒生肌。捣溶敷疮疡。"

2.《广西民族药简编》:"叶:捣外敷患处,治外伤出血,捣烂调醋加热敷患处治疮疖;茎皮:可作骨折药的赋形剂。"

3.《广西本草选编》:"散瘀消肿,接骨,止血。"

【用法用量】 外用:捣敷;或研末撒。

【选方】 1. 治疮疡、乳腺炎初起　潺槁树皮、叶,捣敷患处。(广州部队《常用中草药手册》)

2. 治跌打损伤,骨折,疮疖红肿　用(潺槁木姜)鲜叶或鲜树皮捣烂外敷。(《广西本草选编》)

3. 治外伤出血　潺槁叶,晒干,研粉,高压消毒后备用。伤口经消毒处理后撒上药粉;外用纱布包扎。(《全国中草药汇编》)

3447 残槁蕴根 cán gǎo qiáng gēn (《岭南采药录》)

【基原】 为樟科木姜子属植物潺槁树 *Litsea glutinosa* (Lour.) C. B. Rob. 的根或根皮。

【原植物】 参见"残槁蕴"条。

【采收加工】 在树龄8~10年,于冬季采挖根及根皮,置坑内熏干或晒干;或鲜用。

【药性】 甘、苦,凉。归肝、胃、大肠经。

1.《南宁市药物志》:"苦,寒。"

2. 广州部队《常用中草药手册》:"甘、苦、涩,凉。"

3.《广西本草选编》:"味微甘、气香、性平。"

【功用主治】 清湿热,消肿毒。主治腹泻痢疾,跌打损伤,腮腺炎,糖尿病,急慢性胃炎及风湿骨痛。

1.《岭南采药录》:"治恶毒大疮,剥取其皮,捣烂敷之。"

2.《南宁市药物志》:"内服治久痢。"

3. 广州部队《常用中草药手册》:"清湿热,消肿毒。"

4.《广西民族药简编》:"根皮水煎服治急慢性胃炎,并有壮阳作用,可作骨折药的赋形剂。"

5.《全国中草药汇编》:"根,内服治腹泻,跌打损伤,腮腺炎,糖尿病。"

【用法用量】 内服:煎汤,10~30 g。外用:捣敷。

【选方】 治肠炎腹泻,跌打损伤,腮腺炎,痈疮　潺槁干根15~30 g。水煎服。(广州部队《常用中草药手册》)

3448 挂金灯 guà jīn dēng (《救荒本草》)

【异名】 酸浆实(《本经》),灯笼儿(《救荒本草》),王母珠、洛神珠(《纲目》),天泡草铃儿(《卫生杂兴》),金灯笼、天灯笼(汪连仕《采药书》),红姑娘(《纲目拾遗》),灯笼果(《铁岭县志》),天泡果(《贵州民间方药集》),包铃子(《安徽药材》),端浆果、野胡椒(《江苏省植物药材志》),锦灯笼(《山西中药志》),天泡灯、鬼灯笼(《浙江民间草药》),水辣子、浆水罐、勒马回(《陕西中药志》),红灯笼(南药《中草药学》)。

【基原】 为茄科酸浆属植物挂金灯 *Physalis alkekengi* L. var. *francheti* (Mast.) Makino 及酸浆 *P. alkekengi* L. 的带宿萼的果实。

【原植物】 参见"酸浆"条。

【采收加工】 9~10月果实成熟时采摘,晒干。

【药材】 挂金灯 *Calyx et Fructus Physalis*　主产于江苏。

性状　宿萼膨大而薄,略呈灯笼状,多皱缩或压扁,长2.5~4.5 cm,直径2~4 cm;表面橘红色或淡绿色,有5条明显的纵棱,棱间具网状细脉纹,先端渐尖,微5裂,基部内凹,有细果柄。体轻,质韧,中空,或内有类球形浆果,直径约1.2 cm,橘黄色或橘红色,表面皱缩,内含多数种子。种子细小,扁圆形,黄棕色。气微,宿萼味苦,果实微甜、微酸。

鉴别　(1) 宿萼(中部)横切面:上、下表皮细胞各1列,皆切向延长,外被角质层,下表皮且具少数腺毛、非腺毛与气孔。主脉上凹下凸,上、下表皮内侧各有少许厚角细胞,维管束半月形、双韧型。叶肉分化不明显。细胞为长多角形,其内充满橙红色颗粒,细胞间隙大形,以叶肉的下半部为多。

宿萼粉末特征:浅橙红色。下表皮细胞垂周壁波状弯曲,气孔不等式或不定式。上表皮细胞垂周壁平整、无气孔。非腺毛由3~4个细胞单列组成,壁常具小疣点。腺毛头部单细胞,椭圆形,胞内常有淡黄绿色挥发油,柄部由3~4个细胞单列组成。叶肉细胞含多数橙红色颗粒。

浆果横切面:外果皮细胞1列,切向延长,外被角质层。中果皮广阔,其中散有小形双韧型维管束。种皮最外为1列石细胞,排列紧密,细胞类方形,壁作U字形增厚,外壁甚薄,非木化,常皱缩,侧壁及内壁均增厚并木化;石细胞层顶面观呈网状,细胞为不规则多角形。壁波状弯曲,互相镶嵌。石细胞层下方为若干列切向延长的薄壁细胞,皆已颓废破碎。胚乳细胞多角形,含有大量糊粉粒及脂肪油滴。胚根及子叶位于横切面两端,其组织略有分化。

(2) 取本品粉末1 g,加甲醇10 ml,置水浴上回流加热10 min,趁热滤过,滤液置水浴上蒸干,残渣用冰醋酸1 ml溶解,加入醋酸酐-浓硫酸(19∶1)试剂1 ml,混合均匀。溶液迅即经黄、红、紫、青,最终呈污绿色(检查植物甾醇)。

【成分】 果实含枸橼酸(citric acid)[1],种子含酸浆甾醇(physanol)A、B,β-谷甾醇(β-sitosterol)[2],胆甾醇(cholesterol),24-甲基胆甾醇(24-methylcholesterol),24-乙基胆甾醇(24-ethylcholesterol),豆甾醇(stigmasterol),24-甲基-5,24-胆甾二烯醇(24-methylcholesta-5, 24-dienol),28-异岩藻甾醇(28-isofucosterol),24-亚甲基胆甾醇(24-methylenecholesterol),24-乙基-5,24-胆甾二烯醇(24-ethylcholesta-5, 24-dienol),胆甾烷醇(cholestanol),24-甲基胆甾烷醇(24-methylcholestanol),24-乙基胆甾烷醇(24-ethylcholestanol),7-胆甾烯醇(cholest-7-enol)[3],8-羊毛甾烯-3β-醇(lanost-8-en-3β-ol),羊毛甾醇(lanosterol),24-亚甲基-8-羊毛甾烯-3β-醇(24-methylenelanost-8-en-3β-ol),环木菠萝烷醇(cycloartanol),环木菠萝烯醇(cycloartenol)及24-亚甲基环木菠萝烷醇(24-methylenecycloartanol)[4]。

【药理】 镇痛作用　500 mg/kg或800 mg/kg的挂金灯煎剂在灌胃后30 min、60 min或90 min,分别用扭体法、热板法、电刺激鼠尾-嘶叫法,观察其对痛反应的影响。结果挂金灯在灌胃后60 min能抑制小鼠的扭体反应,还能显著延长小鼠舔爪的潜伏期和抑制大鼠的嘶叫反应。1 mg/kg的纳洛酮能翻转挂金灯对大鼠的镇痛作用[1]。

【药性】 酸、甘,寒。归肺、肾经。

1.《卮言》:"酸、甘。"

2.《陕西中药志》:"入肝、脾二经。"

3.《辽宁常用中草药手册》:"甘、微苦,寒。"

【功用主治】 清肺利咽,化痰利水。主治肺热痰咳,百日咳，音哑咽痛，骨蒸劳热，小便淋涩，天疱湿疮，难产。

1.《本经》："产难吞其实立产。"

2.《本草经集注》："小儿食之能除热，亦主黄病多效。"

3.《嘉祐本草》："人有骨蒸多服之。"

4.《辽宁常用中草药手册》："清热，化痰。治咽喉肿痛，痰热咳嗽。"

5.《山东中草药手册》："利尿，镇咳，清热解毒。"

6.《东北常用中草药手册》："主治肺结核发热，咳嗽，咽喉肿痛，肺炎，小便不利，湿疮，角膜炎。"

【用法用量】 内服：煎汤，4.5～9 g。外用：捣敷或煎水熏洗。

【宜忌】 脾胃虚寒及孕妇禁服。

《陕西中药志》："脾虚泄泻者忌用。"

【选方】 1. 治肺热咳嗽，咽干舌燥　锦灯笼 9 g，杏仁 6 g，玄参 9 g。水煎服。(《山西中草药》)

2. 治咽喉肿痛　锦灯笼 15 g，甘草 6 g。水煎服。(《山东中草药手册》)

3. 治尿(路)结石　天泡果 15 g，龙胆草 3 g，草药(红茯苓) 9 g，香樟根 3 g，生车前草 15 g。煎水服。(《贵阳民间药草》)

4. 治水肿、小便不利　金灯笼 12 g，车前草 15 g，西瓜皮 24 g。水煎服。(《山东中草药手册》)

5. 治角膜炎　锦灯笼适量。水煎熏洗。(《山西中草药》)

【临床报道】 治疗小儿上呼吸道感染　将锦灯笼制成锦灯笼注射液(原生药煎液每 1 ml 相当于原生药 1 g)、锦灯笼 1 号注射液(原煎液提取物每 1 ml 相当于 0.9 g 原生药)、锦灯笼 2 号注射液(原煎液除去 1 号物，每 1 ml 相当于 1 g 原生药)，分 3 组病例肌内注射。5 岁以下，每次肌注锦灯笼注射液或锦灯笼 2 号注射液 2 ml，或锦灯笼 1 号注射液 1.5 ml。5 岁以上每次药量加倍，每日 2 次。疗程为 7 d。体温降至正常，脓栓消失即停药。共治疗小儿上呼吸道感染 191 例，其中包括化脓性扁桃体炎 169 例，疱疹性咽炎 6 例，其他 16 例。结果第一组(锦灯笼注射液组) 120 例，痊愈 91 例，有效 22 例，无效 7 例，有效率为 94.2%；第二组(锦灯笼 1 号注射液组) 41 例，痊愈 29 例，有效 11 例，无效 1 例，有效率为 97.5%；第三组(锦灯笼 2 号注射液组) 30 例，痊愈 25 例，有效 3 例，无效 2 例，有效率为 93.3%。三组平均有效率达 94.7%。多数病例体温及渗出物在 2～3 d 内趋于正常或消失。个别使用锦灯笼 1 号注射液的患者注射部位有疼痛、吸收不好现象，但不影响治疗[1]。

3449 挂苦绣球根 guà kǔ xiù qiú gēn (《四川中药志》)

【异名】 六蛾戏珠(《全国中草药汇编》)，涎塌棒(《四川中药志》)。

【基原】 为虎耳草科绣球属植物黄脉绣球的根。

【原植物】 黄脉绣球 *Hydrangea xanthoneura* Diels 又名：黄脉八仙花、仙桃盘(《植物分类学报》)。

落叶灌木，高 1～3 m。小枝粗壮，有狭椭圆形皮孔。叶对生；叶柄长 2～3.5 cm；叶片椭圆形至长圆状椭圆形，长 10～18 cm，宽 5～8 cm，基部楔形或近楔形，上面近无毛，下面脉上有短柔毛，脉腋间有束毛，边缘有锯齿。伞房状聚伞花序顶生；花二型，不育花有长梗，具 4 枚萼瓣，全缘，长 1～1.7 cm；能孕花小，萼筒有疏毛，裂片 4～5，三角形；花瓣与萼裂片同数，离生；雄蕊 10；花柱 3(～4)，子房半下位。蒴果近卵形，长约 3 mm，约一半突出于萼筒之上，顶端孔裂。种子线状狭纺锤形，两端有翅。花期 7～8 月，果期 8～9 月。

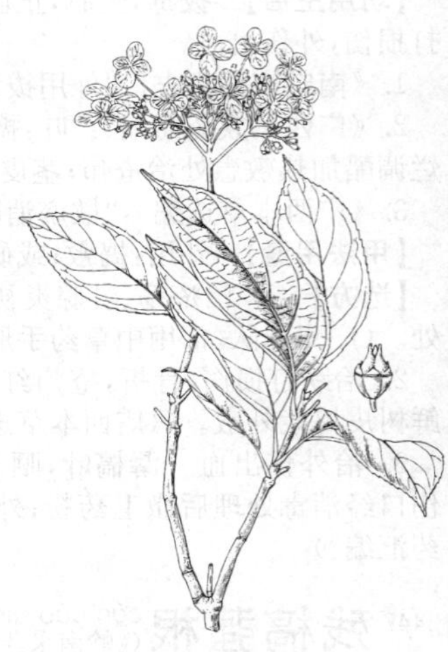

黄脉绣球

生于海拔 1 000～2 800 m的灌丛中或荒地上。分布于西南及陕西等地。

本植物的树皮(挂苦绣球树皮)亦供药用，另设专条。

【采收加工】 7～10 月采挖，切段晒干。

【药材】 挂苦绣球根 *Radix Hydrangeae Xanthoneurae* 主产于陕西、甘肃、四川等地。

性状　根圆柱形，扭曲，长约8 cm或更长，直径约 2 mm。表面灰褐色，有纵皱纹及细根或根痕。外皮易脱落，脱落处显淡黄色。质韧，难折断，断面黄白色，纤维性。气微，味辛。

鉴别　粉末特征：淡黄白色。木栓细胞类多角形，壁较厚。针晶较多，多成束存在。纤维多成束存在，偶有散在，壁较厚，胞腔较明显。

【药性】 辛，温。

1.《全国中草药汇编》："辛，温。"

2.《四川中药志》1979 年版："苦，凉。"

【功用主治】 活血祛瘀，接骨续筋。主治骨折，风湿性腰痛。

1.《全国中草药汇编》："活血祛瘀，续筋接骨。主治骨折。"

2.《四川中药志》1979 年版："治风湿性腰痛。"

【用法用量】 内服：煎汤，15～30 g；或泡酒。外用：捣敷。

3450 挂苦绣球树皮 guà kǔ xiù qiú shù pí (《四川中药志》)

【基原】 为虎耳草科绣球属植物黄脉绣球 *Hydrangea xanthoneura* Diels 的树皮。

【原植物】 参见"挂苦绣球根"条。

【采收加工】 6～10 月剥取树皮，晒干或鲜用。

【药性】 苦，凉。

【功用主治】 清热解毒。主治无名肿毒，恶疮。

【用法用量】 外用：鲜品捣敷；或干品研细末用醋调敷。

【选方】 治无名肿毒，恶疮　挂苦绣球鲜皮，切碎捣烂，或干皮研细末调醋敷患处。(《四川中药志》1979 年版)

3451 指天椒 zhǐ tiān jiāo (《岭南采药录》)

【异名】 长柄椒(《苏南种子植物手册》)。

【基原】 为茄科辣椒属植物朝天椒的果实。

【原植物】 朝天椒 *Capsicum annuum* L. var. *conoides* Irish [*C. conoides* Mill.；*C. frutescens* L. var. *conoides* Bailey]

一年生草本。茎多二歧分枝。单叶互生；叶卵形，长 4～7 cm，宽 2～4 cm，全缘，先端尖，基部渐狭；有柄。花常单生于叶腋间；萼钟状，先端 5 齿；花冠白色或带紫色，5 裂；雄蕊 5，着生于花冠基部，花药纵裂；雌蕊 1，子房 2 室，花柱细长，柱头略呈头状。浆果圆锥形或矩圆状圆柱形，长

1.5～3 cm，通常直立，萼宿存。果实成熟后红色或紫色，味极辣。几全年开花结果。

【采收加工】 全年均可采收，鲜用或晒干。

【药材】 指天椒 *Fructus Capsici Conoidis* 全国各地均产。

性状 果实鲜品圆锥形，长 2～5 cm，直径1 cm，顶端渐尖，基部稍圆，具宿萼及果柄。表面红色，有光泽，光滑，果肉稍厚。横切可见中轴胎座，每室有类白色扁圆形种子。气特异，催嚏性，味辛辣如灼。

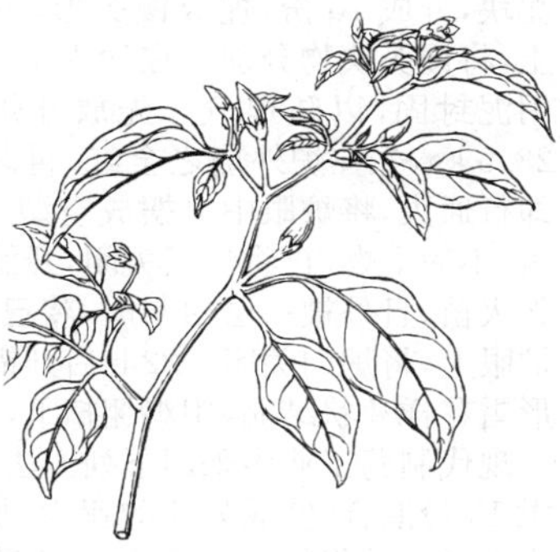

朝天椒

【成分】 果实中含辣椒萜苷(capsianoside)Ⅱ、Ⅲ、C、D[1]。

【药性】 辛，温。

【功用主治】 《岭南采药录》："敷手疮，洗脚气，治狗咬伤。"

【用法用量】 外用：煎水洗；或捣敷。

【选方】 治癫狗、胎狗咬伤 指天椒子、假茎、紫苏、青苔、片糖。捣烂敷。(《岭南采药录》)

3452 指甲兰 zhǐ jiǎ lán (《浙江药用植物志》)

【基原】 为兰科虾脊兰属植物短茎萼脊兰的全草。

【原植物】 短茎萼脊兰 *Sedirea subparishii* (Tsi) E. A. Chr. [*Hygrochilus subparishii* Tsi] 又名：仙人华日兰(《浙江植物志》)。

多年生附生常绿草本。茎短而斜上，被对褶叶基所包围，下部丛生气生根。气生根粗壮而长，弯曲，白色，无毛。叶 3～5 枚，2 列，稍肉质，长圆形或长圆状披针形，长 6～12 cm，宽 2～3.5 cm，先端钝或斜而 2 浅裂，基部收窄抱茎，具线缝状关节，中脉明显。花茎 1～4 个，生于茎基部叶腋；总状花序长 5～17 cm，疏生花 4～10 余朵；花苞片卵圆形，长 7～12 mm；花淡黄绿色；萼片和花瓣近相似，长椭圆形，长 18～20 mm，稍肉质，开展；唇瓣 3 裂，中裂片肉质，狭长圆形，从基部至先端具 1 枚高约 1.5 mm的褶片，侧裂片直立，半圆形边缘具微齿，距口处具 1 枚圆锥状胼胝体；距角状，长约1 cm，稍弧形，向前伸；蕊柱长13～15 mm，具蕊状翅，蕊喙伸长 2 裂，蕊喙柄先端扩大；黏盘圆形。蒴果长椭圆形，连柄长约 7 cm。花期 5～6 月，果期9 月。

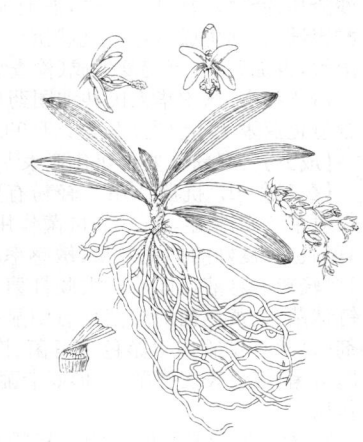

短茎萼脊兰

附生于海拔 300～1 100 m 的常绿阔叶林的树干上。分布于浙江、湖北、湖南、四川等地。

【采收加工】 全年均可采，鲜用。

【药性】 苦，凉。

【功用主治】 《浙江药用植物志》："治小儿惊风。"

【用法用量】 内服：煎汤，鲜品 30 g。

【选方】 治小儿惊风 (指甲兰)鲜全草 30 g，水煎。加白糖适量，每日分数次灌服。(《浙江药用植物志》)

3453 指甲花叶 zhǐ jiǎ huā yè (《国药提要》)

【基原】 为千屈菜科散沫花属植物散沫花的叶。

【原植物】 散沫花 *Lawsonia inermis* L. 又名：指甲花(《南方草木状》)。

大灌木，高可达 6 m。茎圆柱形，小枝略呈四棱形，无毛。叶交互对生，薄革质；叶片椭圆形或椭状披针形，长 1.5～5 cm，宽 1～2 cm；先端短尖，基部楔形或渐狭成叶柄。圆锥花序顶生，长 7～15 cm，或更长；花极香，白色或玫瑰红色至朱红色，直径盛开时 8～10 mm；花萼长 2～5 mm，4 深裂，裂片阔卵状三角形；花瓣 4，略长于萼裂片，边缘内卷，有齿；雄蕊通常 8，花丝丝状，长为花萼裂片的 2 倍；子房近球形，花柱丝状，略长于雄蕊，柱头钻状。蒴果扁球形，直径 6～7 mm。种子多数，肥厚，三角状尖塔形。花期 6～10 月，果期 12 月。

江苏、浙江、福建、广东、广西、海南、台湾等地庭园均有栽培。

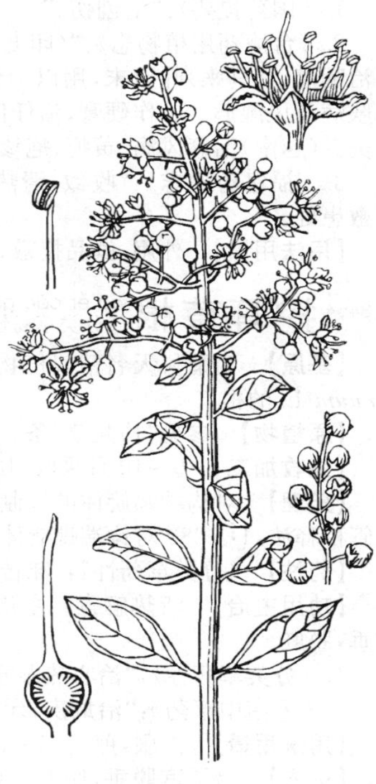

散沫花

【采收加工】 7～10 月采收，鲜用或晒干。

【成分】 叶含呫吨酮类衍生物：指甲花醌(lawsone)[1,2]，散沫花呫吨酮(laxanthone)Ⅰ、Ⅱ、Ⅲ[3～5]；香豆素类：秦皮素(fraxetin)，东莨菪素(scopoletin)，马栗树皮素(esculetin)[6]，散沫花香豆素(lacoumarin)[7]；黄酮类：木犀草素(luteolin)，木犀草素-7-O-葡萄糖苷(luteolin-7-O-glucoside)，刺槐素-7-O-葡萄糖苷(acacetin-7-O-glucoside)[4,8]，木犀草素-3′-葡萄糖苷(luteolin-3′-glucoside)，芹菜素-7-葡萄糖苷(apigenin-7-glucoside)，芹菜素-4′-葡萄糖苷(apigenin-4′-glucoside)[8]；甾醇类：β-谷甾醇(β-sitosterol)，豆甾醇(stigmasterol)[9]，β-谷甾醇葡萄糖苷(β-sitosterol-D-glucoside)[8]；萘衍生物：1，4-萘醌(1，4-naphthoquinone)[2,10]，1，2-二羟基-4-葡萄糖氧基萘(1，2-dihydroxyl-4-glucosyloxynaphthalene)[9]，2-羟基-1，4-萘醌(2-hydroxy-1，4-naphthoquinone)，1，3-二羟基萘(1，3-dihydroxynaphthalene)[11]；酚苷成分：散沫花苷

(lawsoniaside)，黑麦草苷(lalioside)[12]；无机元素：铜、镍、钼、钒、铊、锰、钡、锶、铁、铝等[13]。还含没食子酸(gallic acid)[2,11]。

【药理】 1. 杀虫作用 散沫花叶提取物可抑制丝虫体线粒体苹果酸盐脱氢酶及线粒体苹果酸酶[1]。

2. 护肝作用 散沫花(花朵)的醇水(1∶1)提取物对四氯化碳引起的肝损伤有护肝作用，提取物对环己巴比妥诱导睡眠、磺溴酞钠(BSP)清除及某些生化指标均显示有保肝作用，对胆汁流量无作用[2]。

3. 其他作用 散沫花成分指甲花醌与维生素K结构相似，故有止血作用[3]。其种子有缓慢的大脑兴奋作用，可用于青年记忆差或精神不振[4]。

毒性 散沫花醇水(1∶1)提取物无任何毒性，小鼠灌胃最小致死量大约为2.0 g/kg[2]。

【功用主治】 收敛，止血。主治创伤出血。

1.《国药提要》："治创伤。"

2.《台湾药用植物志》："(印度)叶外用治头痛，煎汁含漱治咽痛。(马来)叶研末，用以治包皮环切术之伤口，疖、皮肤病及风湿病。叶作硬膏，治任何指甲疾患，包括脓性指头炎。(越南)治麻风病、黄疸、疱疹。"

3.《福建药物志》："收敛，清热。治创伤，外用鲜叶捣烂敷患处。"

【用法用量】 外用：鲜品捣敷；或焙干研末敷患处。

3454 挖耳草根 wā ěr cǎo gēn (《分类草药性》)

【基原】 为菊科天名精属植物烟管头草 *Carpesium cernuum* L. 的根。

【原植物】 参见"杓儿菜"条。

【采收加工】 9～10月采收，切片晒干。

【药理】 对钩端螺旋体的抑制作用 杓儿菜根煎剂用试管稀释法，1∶1 280对钩端螺旋体有抑制作用[1]。

【药性】 《分类草药性》："味苦，性凉。"

【功用主治】 清热解毒。主治痢疾，牙痛，乳蛾，子宫脱垂，脱肛。

1.《分类草药性》："治心热湿寒，兼治虚火。"

2.《云南中草药》："治痢疾，牙痛，子宫脱垂，脱肛。"

【用法用量】 内服：煎汤，5～15 g。

【选方】 治子宫脱垂，脱肛 (挖耳草)根9 g。炖肉服。(《云南中草药》)

3455 轻粉 qīng fěn (《本草拾遗》)

【异名】 水银粉、汞粉、峭粉(《本草拾遗》)，腻粉(《传家秘宝》)，银粉(《纲目》)，扫盆(《本草便读》)。

【基原】 为用升华法炼制而成的氯化亚汞结晶。又名甘汞(化学名称)。

【制法】 轻粉系人工炼制品，其炼制方法有多种，如《纲目》载："升炼轻粉法：用水银一两、白矾二两、食盐一两，同研不见星，铺于铁器内，以小乌盆覆之。筛灶灰，盐水和，封固盆口，以炭打二炷香，取开，则粉升于盆上矣。其白如雪，轻盈可爱。一两汞，可升粉八钱。又法：水银一两、皂矾七钱、白盐五钱，同研，如上升炼。又法：先以皂矾四两、盐一两、焰消五钱，共炒黄为曲。水银一两，又曲二两、白矾二钱，研匀，如上升炼。"目前按传统加工法用砖砌一炉灶，上留10个炉眼，每一炉眼放一平底锅，先将胆矾1.75 kg、食盐1.5 kg，放于盆内，加水约1.5 L混合。放入水银3.125 kg，搅拌成粥状，再加入红土约10大碗，拌和成半干半湿的软泥块，分成10份，捏成馒头形，另在平底锅中央撒一层沙土，将馒头块物分别放在沙土上，并用陶碗或瓷盆盖上，再用泥封固，以防泄气。先放在炉旁，每炉约用上等木炭23.5 kg，先在炉外烧之全红，再装入各炉眼内，略烧片刻，即行通火，将炉眼中央摆成空型，若见有火苗之处，用炭压盖，不使上燃，再将炉门关闭，开始闷火。等到炭已烧透，至无火苗，且外被一层白灰时，将已封固的平底锅，放在每个炉眼上，将炉门关闭。22 h后开锅，则见锅内出现多数多角形雪花样片状结晶，用鸡翎扫下，拣去杂质，即得轻粉。

现代制药工业多采用下列方法制造：①将硫酸汞15份与汞10份混合，使成为硫酸亚汞，加食盐3份，混合均匀，升华即得。升华物呈结晶状，与中药传统方法制得者相似，多供外用。②硫酸亚汞10份和硝酸1.5份与蒸馏水88.5份混合，加食盐3份的水溶液，即得氯化亚汞沉淀，倾泻上层清液，以蒸馏水洗涤沉淀物，至无氯离子反应为止，过滤，避光微温，干燥。为非晶形粉末，因不含二氯化汞，故宜供内服。

【药材】 轻粉 *Calomelas* 主产于湖北、湖南、四川、天津、河北、云南等地。

性状 本品为白色有光泽的鳞片状或雪花状结晶，或结晶性粉末；半透明或微透明。体轻，质脆，用手捻之，易碎成细粉。遇光颜色缓缓变暗。气无，味淡。

鉴别 (1) 透射偏光镜下：无色透明；片状，不规则长片状、长条形，先端；常呈角状。高正突起。双晶为对称消光，双晶面平行解理面；单晶为平行消光，有的具晕彩。

(2) 本品遇氢氧化钙试液、氨试液或氢氧化钠试液，即变成黑色(检查汞盐)。

(3) 取本品，加等量的无水碳酸钠，混合后，置干燥试管中，加热，即分解析出金属汞，凝集在试管壁上，管中遗留的残渣加稀硝酸溶解后，滤过，滤液加硝酸使成酸性后，加硝酸银试液，即生成白色凝乳状沉淀；分离，沉淀加氨试液即溶解，再加硝酸，沉淀复生成(检查氯化物)。

品质标志 《中华人民共和国药典》2005年版规定：本品含氯化亚汞(Hg_2Cl_2)不得少于99.0%。

【成分】 轻粉主要含氯化亚汞[1]。

【药理】 1. 抗菌作用 轻粉有广泛的抑菌作用。它不仅对革兰阳性菌有较好的抗菌作用，而且对革兰阴性菌和真菌也有良好的抑菌效果，敏感率均为100%[1]。0.5%～1%轻粉混悬液在体外对大肠杆菌、变形杆菌、乙型溶血性链球菌、金黄色葡萄球菌均有明显抑制作用[2]。轻粉水浸剂(1∶3)在试管内对堇色毛癣菌、许兰黄癣菌、奥杜盎小芽胞癣菌、红色表皮癣菌、星形奴卡菌等均有不同程度的抑制作用[3]。

2. 对皮肤及黏膜的影响 轻粉直接撒布于兔耳完好的皮肤不产生组织坏死；如撒布于受损皮肤则产生明显的组织变性坏死。1%～4%轻粉混悬液对兔耳健康皮肤无损害；2%以上浓度用于兔耳受损皮肤2d后产生组织性坏死。1%轻粉混悬液对兔耳鼓膜可引起纤维组织间血管扩张、充血；2%时可见出血、渗出物和炎性细胞浸润；3%产生灶性坏死。正常兔耳鼓膜黏膜上滴1%轻粉混悬液后稍充血；滴2%该液产生出血伴有渗出物；滴3%该液后黏膜变性坏死。对兔耳中耳炎病理模型：刺破鼓膜后接种细菌，第三日培养致病菌阳性，兔耳流脓，第四日后滴1%轻粉混悬液治疗1星期，耳流脓停止，感染部培养阴性[2]。

3. 泻下作用　甘汞口服后在肠中遇碱及胆汁，小部分变成易溶的二价汞离子，它能抑制肠壁细胞的代谢与功能活动，阻碍肠中电解质与水分的吸收而引起泻下。且可抑制肠道中细菌将胆绿素变为胆红素，又因肠内容物迅速排出，影响了胆绿素的转变，故服药后大便可成绿色[4]。

4. 利尿作用　二价汞离子吸收后，可与肾小管细胞中含巯基酶结合，抑制酶的活性，影响其再吸收功能出现利尿作用。大量可致中毒[4]。

毒性　用阿拉伯胶制成轻粉混悬液灌胃，小鼠 LD_{50} 为 410 mg/kg，大鼠为 1 740 mg/kg。中毒后小鼠的心、肝、肾皆有不同程度的病变，肾小管上皮细胞最显著，有浊肿、脂肪变、坏死等，卵巢中部分较大滤泡破碎，且有白细胞浸润[5]。轻粉给家兔 1.5 g/kg(人服量的 50 倍)、0.99 g/kg、0.66 g/kg 经口给药，在1～3 d 内全部死亡。尸检肉眼见各内脏有不同程度的瘀血。各剂量组动物的心肌有轻度浊肿，心肌纤维变粗，横纹消失，大剂量组心肌还可见轻度空泡变性。多数动物可见肺小动脉痉挛，管壁变厚，管腔变小，肺泡壁充血，部分小血管内还有透明血栓形成，肺内有灶性炎症。肝有浊肿，脂肪变性及点状坏死和灶性坏死。肾有明显浊肿，近曲小管上皮有坏死，细胞核破碎或溶解。卵巢中卵泡的崩解破坏增多[6]。另有报道小鼠灌胃轻粉、西黄耆胶混悬液的 LD_{50} 为 2.068 g/kg，中毒现象为全身瘫软[7]。

【药性】　辛，寒，有毒。归肝、肾、大肠经。

1.《嘉祐本草》："辛冷，无毒。"

2.《纲目》："温燥有毒，升也，浮也。"

3.《本草正》："味微辛，性温燥，有大毒。升也，阳也。"

4.《玉楸药解》："味辛，性寒。入足少阴肾、足厥阴肝经。"

5.《本草从新》："辛凉而燥。"

6.《本草再新》："入肝、肺二经。"

7.《本草用法研究》："入脾、胃、肝、肾四经。"

【功用主治】　外用攻毒，祛腐，杀虫，止痒；内服祛痰，逐水，通便。外用主治疮疡溃烂，梅毒，疳疮，疥癣痒疹，酒皶鼻，痤疮；内服用于急慢惊风，痰壅喘逆，水肿胀满，二便不利。

1.《本草拾遗》："通大肠，转小儿疳并瘰疬，杀疮疥癣虫及鼻上酒皶，风疮瘙痒。"

2.《本草衍义》："下涎药并小儿涎潮、瘈疭多用。"

3. 张洁古："洁净府，去膀胱中垢腻。"(引自《纲目》)

4.《医学入门》："消水肿，止血痢，吐风涎。"

5.《纲目》："治痰涎积滞，水肿鼓胀，毒疮。"

6.《本草正》："尤治瘰疬诸毒疮，去腐肉，生新肉。"

7.《玉楸药解》："搽疥癣，涂杨梅。"

8.《医林纂要》："劫顽痰，风痰，消坚积，热毒。"

【用法用量】　外用：研末调敷或干撒。内服：0.06～0.15 g，入丸、散用，不入汤剂。

【宜忌】　以外用为主，但外用亦不可过量和久用。内服宜慎，服后及时漱口，以免口腔糜烂及损伤牙齿。孕妇、小儿及体弱者禁服。

1.《本草拾遗》："畏磁石、石黄。忌一切血。"

2.《本草衍义》："不可常服及过多，多则其损兼行。若兼惊则尤须审慎，盖惊为心气不足，不可下，下之里虚，惊气入心，不可治。若其人本虚，便须禁此一物，慎之至也。"

3.《纲目》："若服之过剂，或不得法，则毒气被蒸，窜入经络筋骨，莫之能出。痰涎既去，血液耗亡，筋失所养，营卫不从，变为筋挛骨痛，发为痈肿疳漏，或手足皲裂，虫癣顽痹，经年累月，遂成废痼，其害无穷……陈文中言轻粉下痰而损心气，小儿不可轻用，伤脾败阳，必变他证，初生尤宜慎之。"

4.《本草经疏》："凡闭结由于血虚不能润泽；小儿疳病，脾胃两虚；小儿慢惊，痰涎壅上；杨梅结毒，发于气虚久病之人，咸不宜服。"

5.《本草正》："轻粉下痰而损心气，小儿不可轻用，伤脾败阳必变他证，初生者尤宜慎之。"

6.《疮疡外用本草》："临床上有因调制药膏时未待油冷即将轻粉搅入，在外用引起接触性皮炎的病例，制膏时尤当注意。"

【选方】　1. 治金疮化脓，久不收口　木香、轻粉各一钱，黄丹、枯矾各五钱。共为细末，以腊月猪胆汁和匀，仍装入胆内，悬挂一百日，阴干，再研细用。此散去瘀搜脓生肌，盖无瘀则肉自生也。(《救伤秘旨》神效生肌散)

2. 治一切痈疽溃后，胬肉凸出　轻粉一钱，乌梅肉(煅)三钱。上药各研匀细末，混匀。掺胬肉上，外用膏贴。(《片石居疡科辑要》)

3. 治臁疮　用轻粉一钱，黄连末二钱，以猪肚一个，针刺七孔，滴下汁在盏内，调成稠糊。用竹摊满疮口上，以纸数层盖药，用无褙青绢紧紧拴住，过十日再换。(《卫生易简方》)

4. 治小儿口疮赤烂　腻粉一钱，黄柏末一两。上药相和令匀，薄薄掺之。(《普济方》)

5. 治疮痛痒，流水流血　轻粉三分，萝卜子一钱，桃仁(去皮尖)十四个。研为末，擦疮上。(《洞天奥旨》轻粉散)

6. 治杨梅疮毒　轻粉一钱，杏仁(去皮)七个。共捣烂，将疮去痂，先抹猪胆汁，后涂药。(《古今医鉴》白杏膏)

7. 治下疳皮损腐烂，痛极难忍，及诸疮新肉已满，不能生皮；又汤泼火伤，皮损肉烂，疼痛不止者　青缸花(如无，用头刀靛花轻虚色翠者代之，终不及缸花为妙)五分，珍珠(不论大小以新白为上。入豆腐内煮数滚，研至极细无声方用)一钱，真轻粉一两。上三味共研千转细如飞面，方入罐收。凡下疳初起皮损，搽之即愈；腐肉疼痛者，甘草汤洗净，猪脊髓调搽。如诸疮不生皮者，用此干掺，即可生皮。又妇阴蚀痛，或新嫁内伤痛甚者，亦可用此搽之。汤泼火烧痛甚者，用玉红膏调搽之。(《外科正宗》月白珍珠散)

8. 治面及身上生疣目　腻粉一两，巴豆一枚。上研细。以针轻拨破疣目上点之，成疮自落，后用黄连末傅之，便干。(《普济方》)

9. 治腋下体臭妙方　水银粉半钱，椒半两，黄丹一钱。上先将水银粉入瓶子内，却将椒末纸裹，却留在粉瓶内，经一宿。去了椒不用，将黄丹同粉涂上，却将米醋再抹之。(《普济方》)

10. 治面皯、手指肌肤皱涩不泽　轻粉、定粉各三钱，密陀僧二钱。上三味为细末，用皂角子取白仁，以热浆水浸成膏子调药，稀硬得所。涂患处，涂贴无时。(《御药院方》玉屑膏)

11. 治小儿涎喘　无雄鸡子一个，用鸡子清调入轻粉一分拌匀，银器盛，置汤瓶上蒸熟，三岁儿食尽，当吐痰或泄而愈。壮实者乃可用。(《串雅内编》轻粉顶)

12. 治水肿鼓胀，气促，大小便不通　轻粉三钱，韭菜子五钱，共捣作膏，姜汁调敷脐上；或作末药，每服八分，姜汤

调服亦可。(《方脉正宗》)

【临床报道】 1. 治疗狐臭　轻粉 5 g,滑石粉 5 g。将轻粉在乳钵中研细,通过 180～200 目筛后与滑石粉充分混匀,即成腋臭散。开始每晚涂擦腋窝 1 次,数日后隔日 1 次,1 月后即数日 1 次。治疗狐臭 100 余例,均收到良好效果,无不良反应[1]。

2. 治疗汗斑　轻粉、海螵蛸各等分。先将海螵蛸置瓦片上焙干研粉,再入轻粉和匀,即成汗斑散,瓶装备用。用时先洗净局部,再扑擦汗斑散适量(若微汗后擦之效果更好)。治疗汗斑 31 例,结果初发者 1 次即愈,最多 3 次可愈,无复发病例[2]。

3. 滥用轻粉治疗银屑病的不良反应　观察到 11 例患者,其中 8 例曾用轻粉煎汤外洗患处每日多次,1 例曾将轻粉调成糊状外涂,2 例放入煎剂内服,剂量不详。所有病例皆于用药 7～15 d 后皮疹恶化,发展为剥脱性皮炎或红皮症。其中 2 例齿龈有暗色铅线,追问患者曾同时服用樟丹,剂量不详。实验室检查:白细胞皆略升高,肝、肾功能均有不同程度的损害。24 h 尿汞值在 0.026～0.04 mg/L 之间,皆高于正常值 0.01 mg/L,其中 2 例有铅线者 24 h 尿铅值分别是 0.13 mg/L 和 0.16 mg/L,明显高于正常值 0.08 mg/L。11 例患者住院后,7 例用地塞米松 10 mg/d 静脉滴注治疗,4 例先后用环孢菌素、依曲替唑治疗,病情虽有好转但进展不快。各病例在证实尿汞值升高后都给予二巯基丙磺酸钠驱汞治疗,每日 0.12 g,连用 3 d,停用 4 d 为 1 个疗程,2 个疗程后皆明显好转或基本痊愈。因此,对于银屑病严重恶化发生剥脱性皮炎或红皮症的患者,除了查明是否与内外用激素有关外,还应查明是否有内外用轻粉、樟丹等中药的病史。对可疑者应查 24 h 尿中的汞铅含量,及时驱汞驱铅[3]。

【各家论述】 1.《医学入门》:"轻粉,抑论《经》云利大肠,东垣又云抑肺而敛肛门,何也?盖轻粉经火本燥,原自水银性冷,用之于润药则利,用之于涩药则止,所以又能消水肿,止血痢,吐风涎。"

2.《纲目》:"水银乃至阴毒物,因火煅丹砂而出,加以盐、矾炼而为轻粉,加以硫黄升而为银朱,轻飞灵变,化纯阴为燥烈,其性走而不守,善劫痰涎,消积滞,故水肿风痰湿热毒疮被劫,涎从齿龈而出,邪郁为之暂开,而疾因之亦愈。若服之过剂,或不得法,则毒气被蒸,窜入经络筋骨,莫之能出,痰涎既去,血液耗亡,筋失所养,营卫不从,变为筋挛骨痛,发为痈肿疳漏,或手足皲裂,虫癣顽痹,经年累月,遂成废痼,其害无穷。"

3. 刘完素:"银粉能伤牙齿,盖上下齿龈属手足阳明之经,毒气感于肠胃,而精神气血水谷既不胜其毒,则毒即循经上行,而至齿龈嫩薄之分为害也。"(引自《纲目》)

4.《本草经疏》:"大肠燥热则不通,小儿疳病,因多食甘肥,肠胃结滞所致,辛凉总除肠胃积滞热结,故主治也。其主瘰疬疥癣虫及鼻上酒齄风疮瘙痒者,皆从外治,无非取其除热杀虫之功耳。"

3456 鸦片 yā piàn
(《本草药性大全》)

【异名】 阿芙蓉、阿片(《纲目》)。

【基原】 为罂粟科罂粟属植物罂粟 *Papaver somniferum* L. 果实中的乳汁经干燥而得。

【原植物】 参见"罂粟"条。

【采收加工】 一般于罂粟蒴果近成熟,果皮由绿转黄而呈显蜡被,产量及吗啡含量最高时采收。采时用利刀或特制的锯齿切伤器,于晴天傍晚,浅割果皮(直割或斜割),将散布于果皮部组织中的乳汁管切断,即有白色乳汁自割缝渗出成滴状,暴露于空气中后则由白色转为微红色和棕色,并逐渐凝固成黏稠状物,翌晨用涂油的竹篾或竹刀刮取,每枚果实可采取 3～4 次。刮得的鸦片,以罂粟叶包裹,置暗处阴干。

【药材】 鸦片 *Opium*　由国家指定农场生产。

性状　本品形状不一,圆球形、饼形、砖块状或不规则形,棕色或黑色,带有蜡质,外面往往覆有罂粟叶或纸片。新鲜时质软,具可塑性,贮藏日久,则渐变硬而脆。内部呈颗粒状或平滑状,红褐色,常缀有色较淡的部分,稍有光泽。臭特异,带麻醉性,味极苦而特异。

鉴别　(1) 取本品 0.02 g,加氯仿 3 ml 及氨试液 0.5 ml,振摇 10 min,分取氯仿层,滤过,滤液置于水浴上,蒸发至干,残渣滴加甲醛硫酸溶液 2 滴,溶液现赤紫色,渐变紫色(检查吗啡、可待因)。

(2) 取本品 0.1 g,加水 5 ml,振摇 5 min 后,滤过。滤液加羟胺盐酸溶液(3→10)1 ml 及三氯化铁试液 1 滴,振摇时,溶液现赤褐色(检查罂粟酸)。

【成分】 主含生物碱,大多与酸结合成盐而存在:吗啡(morphine),可待因(codeine),β-可待因(β-codeine)即是尼奥品(neopine),蒂巴因(thebaine)[1,2],罂粟碱(papaverine),右旋的和消旋的网叶番荔枝碱(reticuline),杷拉乌定碱(palaudine),消旋半日花酚碱(laudanine),半日花酚碱(laudanidine),半日花酚碱甲醚(laudanosine),亚美罂粟碱(armepavine),可旦民碱(codamine)[2~4],那碎因(narceine),α 及 β-那可汀(narcotine),罂粟壳碱(narcotoline)[2,5],原阿片碱(protopine),隐品碱(cryptopine),别隐品碱(allocryptopine)[2],右旋四氢非洲防已碱(tetrahydrocolumbamine)即是异紫堇杷明碱(isocorypalmine)[6],左旋斯氏紫堇碱(scoulerine),消旋异种荷包牡丹碱(coreximine),左旋光千金藤定碱(stepholidine)[7],异波尔定碱(isoboldine)[6],罂粟红碱(papaverrubine)B、C、D、E,粉绿罂粟碱(glaudine)[6],氢化可他宁碱(hydrocotarnine)[8]等。还含环鸦片甾烯醇(cyclolaudenol)[9],胡萝卜苷(daucosterol),右旋-10-二十九醇(10-nonacosanol),环木菠萝烯醇(cycloartenol)[10]以及卵磷脂(lecithin),脑磷脂(cephalin)[11]等。

【药理】 1. 镇痛作用　吗啡有显著的镇痛作用,并有高度选择性,镇痛时不但患者的意识未受影响,其他感觉亦存在。对持续性疼痛(慢性痛)效力胜过其对间断性的锐痛,如增加剂量对锐痛亦有效。其镇痛机制除提高痛阈外,对疼痛反应的改变也是一个重要因素,用吗啡后,痛刺激虽照旧感觉到,但紧张、恐惧、退缩等普遍应有的反应却已消失,患者痛而不苦。经常伴随疼痛的不愉快情绪若被取消,疼痛也就极易耐受[1]。可待因的镇痛作用约为吗啡的 1/4[2]。对鸦片镇痛作用的研究证实在体内存在着阿片受点[3]。

2. 催眠作用　吗啡有催眠作用,但睡眠浅而易醒,不能视为真正的催眠药。可待因则不导致睡眠[1]。

3. 呼吸抑制与镇咳作用　吗啡对呼吸中枢有高度选择性抑制作用,在低于镇痛的剂量时对呼吸已有抑制。呼吸中枢麻痹为吗啡中毒的直接致死原因[3]。在吗啡的作用下,颈动脉体的化学感受器反应性提高,这是呼吸抑制造成缺氧的结果,吗啡抑制呼吸与低位脑干乙酰胆碱含量下降有关[4]。吗啡的止咳作用也很强，主要由于对咳嗽中枢的抑制。可待因镇咳作用不及吗啡强，而又没有吗啡的许多缺点（成瘾性强，易致便秘，抑制呼吸等），所以为最常用的镇咳药。那可汀具有与可待因相等的镇咳作用，但无其他中枢抑制作用，不会产生精神或肉体的依赖性，亦不抑制呼吸，对动物，大量用反有兴奋呼吸的作用[5]。

4. 对心血管系统的作用　吗啡有舒张外周小血管及释放组胺的作用。血容量减少的患者应用吗啡易引起低血压，吗啡与酚噻嗪类药物合用对呼吸抑制有协同作用，并有引起低血压的危险[5]。吗啡通过对中枢阿片受点的作用影响血压及脉搏，影响部位在延髓背侧表面，皮下注射也是在此部位起作用，在此涂敷纳洛酮可有对抗作用[3]。罂粟碱能松弛各种平滑肌，尤其是大动脉平滑肌，当存在痉挛时，松弛作用更加显著，可用于外周动脉和肺动脉栓塞。对狗有长时间舒张冠状血管及增加冠脉流量的作用，但因其表现正性肌力及收缩压降低的作用，故并不足以防止心绞痛[5]。那可汀也能抑制平滑肌及心肌，但在止咳剂量时，这些作用并不出现。那碎因能强烈降低血压。原阿片碱、隐品碱和别隐品碱主要影响心脏，是有效的冠状动脉血管舒张剂，静脉注射于兔和豚鼠，开始血压轻度上升，而后很快出现心律不齐[6]。

5. 耐受性　反复应用吗啡后可产生耐受性，但只有中枢抑制作用有耐受性，如镇痛、催眠、抑制呼吸等。一般连续服用2～3星期后即产生耐受性，停药后耐受性于数日至2个星期以内消失。如再用，第二次耐受产生更快。获得耐受性的瘾者，剂量可用到普通治疗量的20～200倍，甚至有1 d用至5 g而不中毒者。瘾者如到时得不到吗啡，则5～8 h后即呈现严重戒断症状。可待因的“欣快”症与成瘾性均很低。罂粟碱与那可汀没有成瘾性。应用心钠素放射免疫测定和分子杂交技术发现吗啡耐受大鼠血浆心钠素水平显著降低，心房内心钠素含量明显升高，同时心房内心钠素特异性mRNA水平也相应提高，提示在吗啡耐受时大鼠心房内心钠素的合成和贮存增加，释放减少[7]。

6. 体内过程　吗啡口服或皮下注射吸收俱好，但口服吸收较慢，故效果也较差。吸收后，仅10%在体内破坏，90%排出体外，主要通过肾脏，其中结合的吗啡较游离的吗啡至少要多5倍。结合的过程主要在肝内进行。乳腺可有少量排泄，故须注意到婴儿中毒的可能性。吗啡容易透过胎盘进入胎儿的血液循环，孕妇、产妇不宜应用。可待因在胃肠道的吸收与吗啡相似。吸收后部分在肝内脱去酚羟处的甲基，变成吗啡，脱下的甲基氧化成二氧化碳从肺排出。另有部分可待因被脱去氮上的甲基。在体内变化后多从尿排出。游离体和结合体同时存在。罂粟碱于各种途径给药时均有效，但其作用短暂，消除也很快。用药后无论组织中、尿或粪中均找不到本品，可能在体内全部破坏。那可丁口服也易吸收[8]。

毒性　应用吗啡后的不良反应有头痛、头晕、恶心、呕吐、便秘、尿急而又排尿困难、出汗、胆绞痛等，但最危险者为呼吸抑制。急性吗啡中毒有三大特征，即昏睡，瞳孔缩小及呼吸抑制。呼吸可慢至每1 min 2～4次，并可见潮式呼吸。患者发绀。吗啡对脊髓有兴奋作用，婴儿中毒可能出现惊厥，但强直型罕见。血压在中毒初期正常，但如缺氧不纠正则可续发休克。新生儿对吗啡有很大的敏感性，显然因其呼吸中枢尚未稳定之故，也可能由于其药酶系统尚未发育完全而对吗啡的解毒能力还很不够。一般规定出生后6个月以内禁用吗啡。甲状腺功能不足者，小量吗啡即可致中毒，故亦禁用。慢性中毒即吗啡瘾，已如上述。吗啡及其所含生物碱对各种动物的LD_{50}值依给药途径不同而有所不同。吗啡给大鼠口服和腹腔注射的LD_{50}为255 mg/kg和160 mg/kg；小鼠皮下注射、腹腔注射和口服吗啡的LD_{50}分别为360 mg/kg、293 mg/kg和745 mg/kg，小鼠静脉注射吗啡的LD_{50}为190 mg/kg；豚鼠、家兔和猫皮下注射吗啡的MLD分别为500 mg/kg、320 mg/kg和60 mg/kg。小鼠和家兔静脉注射罂粟碱的LD_{50}分别为25 mg/kg和18 mg/kg；小鼠和大鼠口服罂粟碱的LD_{50}分别为230 mg/kg和325 mg/kg；小鼠和大鼠皮下注射罂粟碱的LD_{50}分别为280 mg/kg和151 mg/kg，腹腔注射的LD_{50}分别为117 mg/kg和64 mg/kg；家兔口服和皮下注射罂粟碱的MLD分别为190 mg/kg和250 mg/kg。小鼠、大鼠口服可待因的LD_{50}分别为250 mg/kg和600 mg/kg，皮下注射可待因的LD_{50}分别为190 mg/kg和420 mg/kg，腹腔注射可待因的LD_{50}分别为200 mg/kg和130 mg/kg；小鼠和家兔静脉注射可待因的LD_{50}分别为54 mg/kg和34 mg/kg。此外，豚鼠口服和腹腔注射原阿片碱的LD_{50}分别为237 mg/kg和116 mg/kg；大鼠腹腔注射原阿片碱的MLD为100 mg/kg。小鼠皮下注射和腹腔注射蒂巴因的LD_{50}分别为1171 mg/kg和20 mg/kg。小鼠口服、皮下注射和静脉注射那可丁的LD_{50}分别为1 090 mg/kg、725 mg/kg和83 mg/kg。豚鼠皮下注射隐品碱的LD_{50}为160 mg/kg。家兔皮下注射那碎因的LD_{50}为1 800～2 200 mg/kg[8]。

【药性】 苦，温，有毒。归肺、肾、大肠经。

1.《纲目》：“酸、涩，温，微毒。”

2.《得配本草》：“入足少阴经。”

3.《本草求真》：“入命门。”

4.《本草撮要》：“入手足太阴、阳明、少阴经。”

5. 张秉成《本草便读》：“大苦大热。”

【功用主治】 止痛，涩肠，镇咳。主治心腹痛，久泻，久痢，咳嗽无痰。

1.《本草药性大全》：“止痢，醒酒，壮阳。”

2.《纲目》：“主治泻痢脱肛不止，能涩丈夫精气。”

3.《本草求真》：“补火，涩精，秘气。”

4.《药性考》：“止痢缩便，助神聚精。”

5.《本草求原》：“性功同于粟壳，而止痢、止痛、行气之效尤胜。”

6.《本草省常》：“暂服避风寒，解劳倦，固气涩精，止疼止泻。”

7. 张秉成《本草便读》：“涩精止痢，醒睡助阳，通气血。”

【用法用量】 内服：入丸、散，0.15～0.3 g。

【宜忌】 本品有成瘾性，禁长期服用。婴儿、孕妇及哺乳期、肺源性心脏病、支气管哮喘患者禁服。

1.《医林集要》：“忌葱、蒜、浆水。”

2.《纲目》：“忌酸物、生冷、油腻、茶、酒、面。”

3.《本草述》：“止痢功胜粟壳，但忌常服，久反无验，且伤耗阴液，虽提助精神，而损折人寿，宜切戒之。”

4.《本草省常》：“常服丧气血，竭精神，消铄真火，令人虚寒懒惰。久服令人失颜色。”

【选方】 1. 治痢疾　木香、黄连、白术、鸦片各等分。研细末，捣饭粒为丸。随用大小，每服壮者各用一分，老稚只用半分，服时在空心或觉腹饥，用米汤送下。最忌酸物酒

醋，生冷油腻。若渴亦只用米汤略饮之，不可茶汤太过，三日过，俱不忌。（《摄生众妙方》）

2. 治偏正头风，小肠气，一切气痛，咳嗽，喘急　阿芙蓉一分。用粳米饭同捣烂作丸，分作三丸，每服一丸，未效更进一丸，不可多服。偏头风，川芎汤下；正头风，羌活汤下；小肠气，川楝子汤下；一切气痛，木香磨酒下；咳嗽，生姜汤下；喘急，葶苈汤下。（《古今医鉴》一粒金丹）

【各家论述】1.《随息居饮食谱》："鸦片……以吸之入口，直行清道，顷刻而遍一身，壅者能宣，郁者能舒，陷者能举，脱者能收，凡他药所不能治之病，间有一吸而暂效者。人不知其为劫剂，遂诧以为神丹，而曰病吸此，尤易成引（瘾）；迨引（瘾）既成，脏气已与相习，嗣后旧疾复作，必较前更剧，而烟亦不能奏效矣。"

2.《本草便读》："本草皆言味酸温，然究属大苦大热，其毒烈之性，竟与花壳不同，一物之性相反如此，亦异事也。止泻痢，壮元阳，通气血，却有神效。然吸食一法，不知何人创始，固无性命之虑，然每每病根未除，烟瘾已上，为终身之累，追悔莫及耳。"

3457 鸦葱 yā cōng（《救荒本草》）

【异名】雅葱、土参、黄花地丁（《南京民间药草》），人头发、老鹤咀子（《江苏药材志》），谷罗葱、兔儿奶、笔管草、老观笔（《全国中草药汇编》）。

【基原】为菊科鸦葱属植物鸦葱、蒙古鸦葱、叉枝鸦葱的根或全草。

【原植物】1. 鸦葱 *Scorzonera ruprechtiana* Lipsch. et Krasch. [*S. austriaca* Willd.; *S. austriaca* Willd. subsp. *glabra* Lipsch. et Krasch.]　又名：罗罗葱。

多年生草本，高15～25(～50)cm。根圆柱形，根颈部具多数残存纤维状叶鞘，黑褐色。茎无毛，直径3～6mm，常在头状花序下膨大。基生叶宽披针形至长椭圆状卵形，基部渐狭成有翅的叶柄，长20～30(～40)cm，宽1.2～3.5(～5)cm，无毛，边缘平展；茎生叶2～3枚，下部的宽披针形，上部鳞片状。头状花序，单生枝端，大，长3.5～4.5cm；总苞宽1.2～1.5cm；外层总苞片宽卵形，无毛，内层长椭圆形；舌状花黄色，两性，结实。瘦果，长10～13mm，无毛，有纵肋；冠毛污白色，羽状。花期4～5月，果期6～7月。

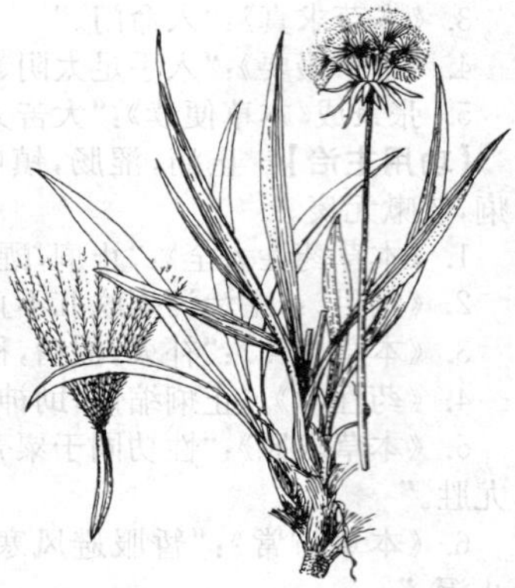

鸦　葱

生于山坡草地。分布于华北、东北、华东、及西北等地区。

2. 蒙古鸦葱 *S. mongolica* Maxim.　又名：羊奶子、羊角菜、滨雅葱、张牙牙、兔儿苗（《沙漠地区药用植物》）。

多年生草本，高6～30cm。灰绿色，无毛。根垂直，圆柱状，粗或细，单头或多头；根颈被纤维状硬鞘，褐色或乳黄色，内面有厚或薄绵毛。茎多数，上部分枝，直立或自基部铺散。叶肉质，灰绿色，粗涩，具不明显的3～5脉；基生叶披针形或条状披针形，基部收缩成短柄，柄基扩大成鞘状；茎生叶无柄，条状披针形。头状花序，单生茎端或分枝顶端，狭圆锥状，长1.8～2.8cm，果期达3.5cm；总苞片无毛或有微毛，外层卵形，内层长椭圆状条形；舌状花黄色，干时红色。瘦果，长7mm，有纵肋，上部有疏柔毛；冠毛白色，羽状。花期5～9月，果期7～9月。

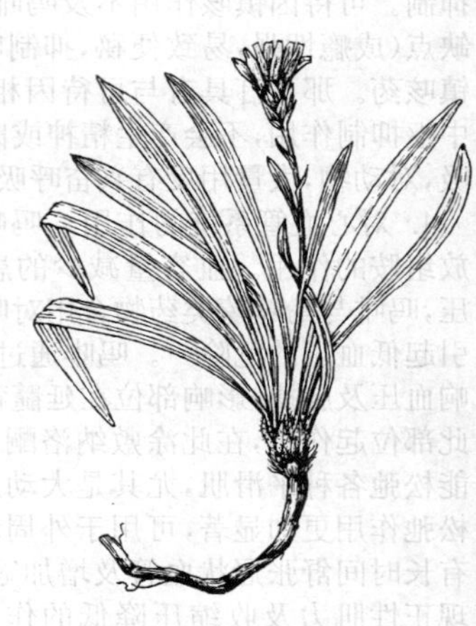

蒙古鸦葱

生于盐碱地或河边湿地。分布于河北、山西、内蒙古、山东、甘肃、青海等地。

3. 叉枝鸦葱 *S. divaricata* Turcz.　又名：苦葵鸦葱（《中国高等植物图鉴》），拐轴鸦葱（《黄土高原植物志》），分枝鸦葱（《沙漠地区药用植物》）。

多年生草本，高约50cm。根状茎被鞘状或纤维状撕裂的残叶。全株黄绿色或灰绿色，有白粉，通常自根状茎上部发出多数铺散或直立的茎；茎叉状分枝、少分枝、不分枝或仅花序茎有分枝。叶条形，长3～12cm，宽1～3(～5)mm，无毛，先端反卷弯曲或不反卷弯曲，上部叶渐小。头状花序，单生顶端，有4～5个舌状花，总苞圆柱形，宽约5mm，被白色短柔毛或脱毛；总苞片3～4层，外层卵形，内层长椭圆状披针形；花全部舌状，黄色，两性，结实。瘦果，无毛无喙；冠毛羽状。花期4～6月，果期6～8月。

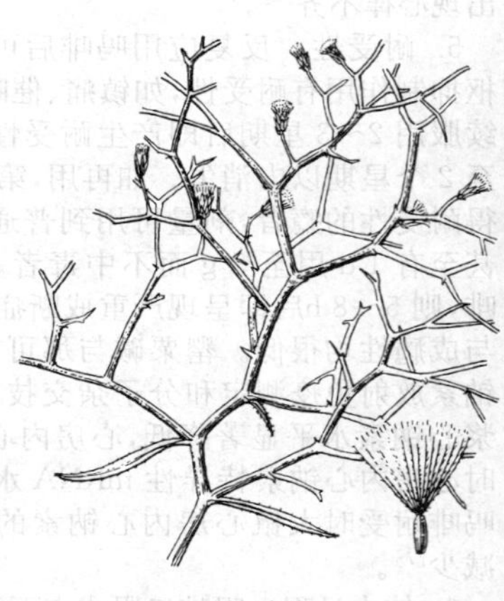

叉枝鸦葱

生于山坡向阳地及河谷砾石地。分布于山西、内蒙古、陕西、甘肃、青海、宁夏、新疆等地。

【采收加工】7～10月采收，鲜用或晒干。

【药材】鸦葱 *Radix seu Herba Scorzonerae Ruprechtianae*　产于华北、华东等地。

性状　根呈长圆柱形，长可达20cm以上，直径0.6～1cm；根头部残留众多棕色毛须（叶基纤维束与维管束）。表面棕黑色，直立，上部具密集的横皱纹，全体具多数瘤状物。质较疏松，断面黄白色，有放射状裂隙。气微，味微苦涩。

【成分】鸦葱根含菊糖，胆碱（choline）[1]。叶含镍、铬、钴、钙、镁、铁等微量元素[2]。

【药理】抗腹泻、抗炎及对离体肠管的影响　鸦葱口服液18.2g/kg、10.3g/kg灌胃，对蓖麻油、番泻叶所引起的小鼠腹泻具有显著的抑制作用；10.8g/kg对二甲苯所致小鼠耳壳肿胀、醋酸所引起的小鼠腹腔毛细血管通透性增高也有显著的抑制作用；体外实验，鸦葱7.2mg/ml、11.5mg/ml对兔离体十二指肠有抑制作用，但对大肠杆菌和金黄色葡萄球菌均无抑制作用[1]。

毒性　鸦葱口服液小鼠的 LD_{50} 灌胃给药＞54 g/kg，急性毒性试验：腹腔注射 LD_{50}＞9.2 g/kg[1]。

【药性】　苦、辛，寒。

1.《救荒本草》："味微辛。"

2.《宁夏中草药手册》："微苦，寒。"

【功用主治】　清热解毒，消肿散结。主治疔疮痈疽，乳痈，跌打损伤，劳伤。

1.《南京民间药草》："治五痨七伤。""可敷治疔疮及妇女乳房肿胀。"

2.《内蒙古中草药》："清热解毒。治疗毒恶疮，近有试用于治疗胃癌，甲状腺癌。"

3.《沙漠地区药用植物》："消肿散结。"

【用法用量】　内服：煎汤，9～15 g；或熬膏。外用：捣敷；或取汁涂。

【选方】　1. 治癌症　叉枝鸦葱、苦菜各 500 g，熬膏。服时可酌加蜂蜜，每次 3 g，开水送服。(《内蒙古中草药》)

2. 治瘊子　分枝鸦葱新鲜汁涎外涂。(《沙漠地区药用植物》)

【临床报道】　治疗妊娠恶阻　鸦葱全草鲜品 15～30g(无鲜品者干品 5～10 g 浸泡后用亦可)，加水 300 ml，水煎代茶，多次少量饮用，待恶心呕吐缓解后，用鲜鸦葱 10～30 g切碎，加鸡蛋 1～3 个炒食之，每日 2 次，直至痊愈。共治 88 例，结果痊愈 58 例，好转 27 例，无效 3 例，总有效率 96.7%，多数患者用药后 1～5 d 恶心呕吐明显减轻，10～15 d 基本痊愈[1]。

3458 鸦胆子 yā dǎn zǐ (《纲目拾遗》)

【异名】　老鸦胆(《生草药性备要》)，鸦胆、苦榛子(《吉云旅钞》)，苦参子(《纲目拾遗》)，鸦蛋子(《植物名实图考》)，鸭蛋子(《衷中参西录》)，鸭胆子(《中药志》)。

【基原】　为苦木科鸦胆子属植物鸦胆子的果实。

【原植物】　鸦胆子 *Brucea javanica* (L.) Merr. [*Rhus javanica* L.]

常绿灌木或小乔木，高 1.5～3(～8)m，全株均被黄色柔毛。小枝具有黄白色皮孔。奇数羽状复叶互生，长 20～40 cm；小叶 5～11，通常 7，对生，卵状披针形，长 4～11 cm，宽 2～4.5 cm，先端渐尖，基部宽楔形，偏斜，边缘具三角形粗锯齿，上面疏被、下面密被伏柔毛，脉上尤密。聚伞状圆锥花序腋生，狭长，可达50 cm；雄花序长过于叶，萼片 4，卵形，长不及1 mm，外面疏被淡黄色硬伏毛，边缘疏生腺体，花瓣 4，长圆状披针形，外面有硬毛，边缘有腺体，雄蕊 4，花盘发达，半球形；雌花序短于叶，萼片、花瓣同雄花，但稍大，雄蕊具不发育的花药，花盘杯状，4 浅裂，心皮通常 4，卵圆形，无毛，花柱反折，紧贴子房。核果椭圆形，紫红色转黑色，长约 8 mm，宽 5～6 mm，干时具凸

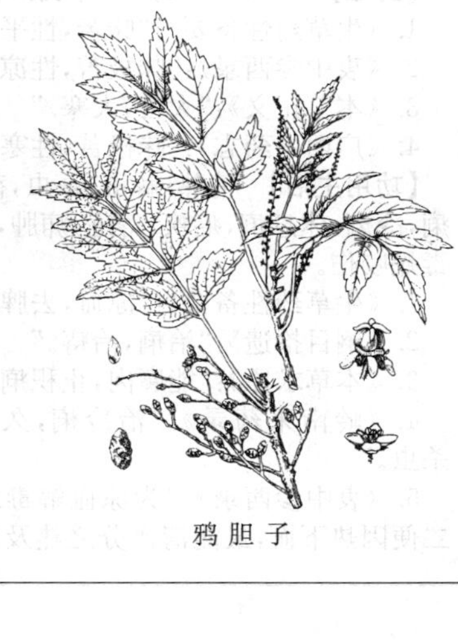

鸦 胆 子

起的网状皱纹，略偏斜。花期 4～6 月，果期 8～10 月。

生于海拔 950～1 000 m 的石灰山疏林中。分布于福建、广东、广西、海南、贵州、云南、台湾等地。

本植物的叶(老鸦胆叶)、根(老鸦胆根)亦供药用，另设专条。

【栽培】　生物学特性　喜温暖湿润气候，不耐寒，耐旱，耐瘠薄。以选向阳、疏松肥沃、富含腐殖质的砂质壤土栽培为宜。

繁殖方法　种子繁殖，育苗移栽。8～9 月采收黑色成熟果实，洗去果肉，阴干后及时播种，或用湿沙贮藏，于 9～10 月播种，行距 20～30 cm 开沟，将种子均匀播入沟内，覆土、盖草、浇水，经常保持湿润，出苗后揭去盖草。平均温度 26～29 ℃，约至 15 d 出苗。苗高 30 cm 时定植，按行株距 1 m×1.5 m 开穴，穴径 25～30 cm，穴深 25～30 cm，每穴栽 2～3 株，填土压实，浇足水。

田间管理　栽种 1～2 年，每年中耕除草 2 次，追肥 2 次。春、夏季施氮肥，秋季施堆肥、过磷酸钙等。幼苗成活后，每穴留雌株 1 株，田块内适当留雄株，以供授粉用，需要适当摘心，促进分枝，早春或冬季进行修剪。

【采收加工】　7～12 月果实成熟，果皮变黑紫色时，分批采收，扬净，晒干。

【药材】　鸦胆子 *Fructus Bruceae*　主产于广东、广西，以广东产量最大，质佳。

性状　核果卵形或椭圆形，略扁，长 0.6～1 cm，直径 4～7 mm，表面黑色，有隆起网状皱纹，顶端有鸟嘴状短尖的花柱残基，腹背两侧有明显的棱线，基部钝圆，有凹点状果柄痕，果肉易剥落；果核坚硬，破开后内面灰棕色平滑，内含种子 1 颗。种子卵形，长 5～6 mm，直径 3～5 mm，表面乳白色或黄白色，有稍隆起的网纹，顶端短尖呈鸟嘴状，其下有长圆形种脐，近基部有棕色圆形合点，种脐与合点间有稍隆起的种脊；种皮薄，胚乳和胚富油性。气微特异，味极苦。

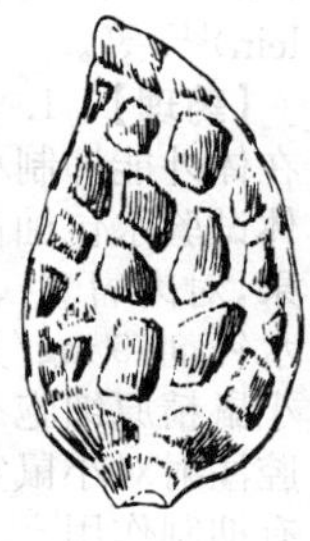

鸦胆子
(果实)外形

鉴别　(1)果实横切面：外果皮最外 1 列表皮细胞，较小，有气孔；其内为2～3 列类方形薄壁细胞，内含红棕色物。中果皮为 6～20 余列类圆形薄壁细胞，中部有维管束环列，薄壁细胞含草酸钙簇晶。内果皮由 2 条石细胞环带及 1 条厚壁细胞环带构成，向外形成多个角状突起；外侧环带为 1～5 列大形石细胞，类圆形或方圆形，壁较厚，木化，壁孔和孔沟明显；中部环带为 1～6 列厚壁细胞，壁稍木化，通常壁孔及孔沟不明显，胞腔内含棕黄色物，近内侧的胞腔内有草酸钙方晶；内侧环带最宽，为多列纵横交织的石细胞团，细胞界限多不明显，壁甚厚，有孔沟，木化较强。种皮表皮细胞 1 列；其内为 1 至数列营养层薄壁细胞；再内为狭窄的黏液层；胚乳及子叶薄壁细胞充满糊粉粒和脂肪油。

粉末特征：果皮粉末棕褐色。表皮细胞多角形，含棕色物。薄壁细胞多角形，含草酸钙簇晶及方晶，簇晶直径约至 30 μm。石细胞类圆形或多角形，直径 14～38 μm。

种子粉末黄白色。种皮细胞略呈多角形，稍延长。胚乳和子叶细胞含糊粉粒。

(2) 取样品粉末 0.5 g，用乙醇 20 ml 回流提取 10 min，滤过。取滤液数滴置瓷蒸发皿中，于水浴上蒸干，残渣滴加浓硫酸 3～5 滴，溶液由黄色变为紫红色(检查苦味素)。

(3) 薄层色谱：取脱脂样品粉末 4 g，于水浴上用水提取 2 次，合并水提取液并浓缩至 10 ml，用氯仿萃取 2 次(10 ml，5 ml)，合并氯仿液，浓缩至 1 ml 供点样用。以鸦胆子苦醇为对照品，点样于同一硅胶-G 板上，用氯仿-甲醇(9∶1)展开，干后喷 5%三氯化铁乙醇液显色，供试品色谱在与对照品色谱的相应位置上，显相同的蓝紫色斑点。

【成分】 鸦胆子含 30 余种结构上类似苦木素(quassin)的苦味成分：鸦胆子苦素(bruceine)A、B、C、D、E、F、G、H、I[1~7]，鸦胆子苦醇(brusatol)[3]，去氢鸦胆子苦醇(dehydrobrusatol)，去氢鸦胆亭醇(dehydrobruceantinol)[8]，去氢鸦胆子苦素 (dehydrobruceine) A、B，二氢鸦胆子苦素 (dihydrobruceine)，鸦胆亭(bruceantin)，鸦胆亭醇(bruceantinol)[9]，鸦胆子酮酸(bruceaketolic acid)[10]，鸦胆子苦素 E-2-葡萄糖苷(bruceine E-2-β-D-glucopyranoside，yadanzigan)[11]，鸦胆子苦烯(bru-ceene)[12]，鸦胆子苦内酯(yadanziolide) A、B、C、D[13]，鸦胆子苷(yadanzioside) A、B、C、D、E、F、G、H、I、J、K、L、M、N、O、P[13, 15]，鸦胆子苦苷(bruceoside) A、B[6]，鸦胆子双内酯(javanicin)[16]等。还含黄花菜木脂素(cleomiseosin)A[17]，4-乙氧甲酰基喹诺-2-酮(4-ethoxycarbonyl-2-quinolone)，香草酸(vanillic acid)，金丝桃苷(hyperin)，木犀草素-7-O-β-D-葡萄糖苷(luteolin 7-O-β-D-glucoside)[7]，胡萝卜苷(daucosterol)[18]。油(鸦胆子油)含脂肪酸：三油酸甘油酯(triolein)[19]等。

【药理】 1. 抗肿瘤作用　鸦胆子油的水包油静脉乳液在体外能抑制小鼠艾氏腹水癌细胞及腹水型肝癌细胞；整体试验水包油静脉乳液对小鼠艾氏腹水癌有较好抗癌效果，对肉瘤 S_{37}、肉瘤 S_{180} 局部给药也有一定疗效。鸦胆子水针剂(9 mg/只睾丸)和水包油静脉乳液(3 mg/只睾丸)对小鼠精原细胞有丝分裂有明显抑制作用[1]。鸦胆子乳剂腹腔注射对小鼠实体型和腹水型肝癌及大鼠癌肉瘤 W_{256} 均有抑制作用[2]。鸦胆子油乳剂和油中所含油酸在体外均能抑制^{3}H-TdR 掺入小鼠艾氏腹水癌细胞 DNA，表明其能抑制癌细胞 DNA 的合成，其作用随浓度增加而加强，除去药物后仍保留一定的后作用[3~5]。鸦胆子水浸剂和水浸剂的氯仿提取物在体外对来自鼻咽癌的 KB 细胞有抑制作用，其 IC_{50} 分别为 16.85 μg/ml 和 0.55 μg/ml[6]。小鼠每日腹腔注射鸦胆亭 0.25～1 mg/kg 对淋巴细胞白血病 P_{388} 有明显效果；每日注射鸦胆子苦苷 A 6 mg/kg 或鸦胆子苦醇 125～250 μg/kg 也有效；鸦胆子苦素 D 和 E 则无效[7]。鸦胆子苷 K、I 和 L 对小鼠白血病 P_{388} 细胞有抑制作用[8]，鸦胆子苷 N 和 O 的苷元可控制小鼠白血病 P_{388} 细胞的生长[9]。Yoshimura 等则报道鸦胆子苷 A～G 和 I～L 对小鼠淋巴细胞白血病 P_{388} 有抗白血病作用[10]。在体外，鸦胆子苦素 A 和鸦胆亭可抑制小鼠 TLX_5 淋巴瘤细胞对^{3}H-胸腺嘧啶脱氧核苷的摄取，其 ID_{50} 分别为 0.31 μg/ml 和 0.003 μg/ml[11]。

2. 抗疟作用　鸡疟试验证明，鸦胆子仁口服或以其粗提物肌内注射都有显著的抗疟作用，使血中疟原虫减少乃至转阴[12]。鸦胆子仁煎剂肌内注射有显著抗鸡疟作用，最小有效量为 0.02 g(生药)/kg，浸膏最小有效量为 0.002 5 g/kg。口服较大剂量也同样有效。结果提示，其抗疟有效成分易溶于水，耐热。鸦胆子叶也有抗疟作用[13]。在体外，以抗氯喹恶性疟原虫摄取[^{3}H]次黄嘌呤为指标，测得鸦胆子各有效成分的 IC_{50} 值(μg/ml)如下：鸦胆亭 0.000 8，鸦胆亭醇 0.002，鸦胆子苦素 A 0.011、B 0.011、C 0.005、D 0.015，去氢鸦胆子苦素 A 0.046，鸦胆子苦醇 0.003，鸦胆子苷 A 0.031、F 5.00、I 22.04，二磷酸氯喹 0.210。整体试验中，对感染疟原虫小鼠寄生虫血症测得的 ED_{50} 和 ED_{90}〔mg/(kg·d)〕如下：鸦胆子苦素 A 3.36 和 26.72，鸦胆子苦素 B 0.90 和 2.82，鸦胆子苦醇 1.27 和 3.03，鸦胆子苦素 D 2.79 和 8.19[14]。

3. 抗阿米巴作用　去油鸦胆子水浸液和乙醚浸膏加入感染粪便，能杀灭阿米巴原虫，鸦胆子油无作用[15]。鸦胆子仁水浸液(1%)在体外 15～20 min 内可杀死阿米巴原虫，1∶1 000水溶液可抑制其生长，鸦胆子仁口服或浸剂灌肠对阿米巴痢疾有良好效果[16]。在体外，鸦胆子丁醇提取物、苦木素、鸦胆子苦素 C 和鸦胆亭均有明显抑制溶组织内阿米巴原虫的作用，其 IC_{50} 分别为 8.25 μg/ml、0.50 μg/ml、10 μg/ml 和 0.35 μg/ml。以苦木素的作用最有价值[17]。

4. 抗菌、抗病毒作用　鸦胆子油部分Ⅱ、Ⅲ对金黄色葡萄球菌、大肠杆菌、铜绿假单胞菌、白念珠菌、溶血性链球菌、淋球菌都具有较强的抑制作用和较强的抗阴道滴虫作用，并具有一定的镇痛、止痒、抗炎作用[18]。鸦胆子苷 A、C、F 和 G 具抗病毒作用[19]。

5. 其他作用　用鸦胆子油栓塞日本大耳白兔肾动脉以研究本药的栓塞效果，1 星期及 4 星期后复查造影，动物被栓塞侧肾动脉均未见再通，对侧正常。病理检查栓塞肾平均皮髓质总厚度较对侧小，有高度显著性差异[20]。

毒性　小鸡肌内注射鸦胆子仁煎剂的 LD_{50} 为 0.25 g/kg，口服则为 0.4 g/kg，鸦胆子连壳煎剂肌内注射的 LD_{50} 则为 0.788 g/kg[13]。小鼠尾静脉注射鸦胆子水针剂 LD_{50} 为 2.16 g/kg[21]，鸦胆子油静脉乳则为 6.25 g/kg[1]。小鼠灌服鸦胆子煎剂 LD_{50} 为 2.4 g/kg，氯仿提取物则为54 mg/kg[22]。亚急性毒性实验表明，家兔静脉注射鸦胆子油静脉乳每日 10 g/kg，连续 7 d 或 18 d，对体重、氨基转移酶、尿素氮及血象等都无明显变化[1]。鸦胆子挥发油对皮肤黏膜有刺激作用，其毒性成分溶于水、具有苦味[21]。

【炮制】 1. 鸦胆子　除去果壳及杂质。

2. 鸦胆子霜　取净鸦胆子仁，炒热后研碎，用多层吸油纸包裹，压榨去油，反复数次，至松散成粉不再黏结成饼为度，取出碾细。

饮片性状　鸦胆子参见“药材”项。鸦胆子霜为类白色粉末，略显油性，味极苦。

贮干燥容器内，鸦胆子霜密闭，置阴凉干燥处。

【药性】 苦，寒，小毒。归大肠、肝经。

1.《生草药性备要》：“味苦，性平。”

2.《衷中参西录》：“味极苦，性凉。”

3.《本草正义》：“大苦，大寒。”

4.《广西中药志》：“味极苦，性寒，有毒。”

【功用主治】 清热，解毒，杀虫，截疟，蚀疣。主治热毒血痢，冷痢，休息痢，疟疾，痔疮，痈肿，阴痒，白带，瘰疬，鸡眼，毒蛇咬伤。

1.《生草药性备要》：“凉血，去脾家疮，理跌打。”

2.《纲目拾遗》：“治痢，治痔。”

3.《本草求原》：“能腐肉，止积痢。”

4.《岭南采药录》：“治冷痢，久泻。去皮肤恶毒，又能杀虫。”

5.《衷中参西录》：“为凉血解毒之要药，善治热性赤痢，二便因热下血，最能清血分之热及肠中之热，防腐生肌，诚有奇效。”“连皮捣细，醋调，敷疔毒甚效，立能止疼。其仁捣如泥，可以点痣。”

6.《科学的民间药草》：“是截疟和治阿米巴性痢疾的特效药。”“制成油质，可治外耳道乳状瘤、乳头瘤，以及尖锐性湿疣。”

7.《现代实用中药》：“治诸痔，通肠，去积滞，化湿热，杀虫，止赤痢。”“捣涂痔疮之炎肿出血亦效。”

8.《广西中药志》：“治疳䘌。外用（油亦可）治皮肤瘤。”

9.《抗癌本草》：“治直肠癌，食管癌，外耳道皮肤鳞状上皮癌，大肠癌，子宫颈癌。”

【用法用量】 内服：多去壳取仁，用胶囊或龙眼肉包裹吞服，治疟疾每次10～15粒，治痢疾每次10～30粒。外用：捣敷；或制成鸦胆子油局部涂敷；或煎水洗。

【宜忌】 对胃肠道有刺激作用，可引起恶心，呕吐，腹痛，对肝肾亦有损害，故不宜多服久服。脾胃虚弱呕吐者禁服。

1.《岭南采药录》：“生食令人吐，忌食油腻荤腥酸物，并忌饮酒。”

2.《现代实用中药》：“不可嚼碎，以免发生呕吐及上腹部不适。”

3.《广西中草药》：“孕妇和小儿慎用。”

【选方】 1. 治热性赤痢，及二便因热下血　鸦胆子（去皮），每服二十五粒，极多至五十粒，白糖水送下。（《衷中参西录》）

2. 治痢久，脓血腥臭，肠中欲腐，兼下焦虚惫，气虚滑脱者　生山药（轧细）一两，三七（轧细）二钱，鸭蛋子（去皮）五十粒。上药三味，先用水四盅，调和山药末煮作粥。煮时，不住以箸搅之，一两沸即熟，约得粥一大碗。即用其粥送服三七末、鸭蛋子。（《衷中参西录》三宝粥）

3. 治疟疾　鸦胆子仁10粒，入桂圆肉内吞服。每日3次，第三日后减半量，连服5 d。

4. 治早期血吸虫病　鸦胆子果仁10粒，每日2次，连服4～5 d。（3、4方出自《广西中草药》）

5. 治痔　鸦胆子七粒。包圆眼肉，吞下。（《纲目拾遗》）

6. 治疣　鸦胆子去皮，取白仁之成实者，杵为末，以烧酒和涂少许，小作疮即愈。（《衷中参西录》）

7. 治鸡眼，胼胝　先用热水烫洗患处，发软后用刀削去隆起处及表面硬的部分，贴上剪孔的胶布，孔的大小与病变相等，而后将捣烂的鸦胆子盖满患处，再以胶布敷盖，每隔6 d换药1次，一般3次。〔《中华皮肤科杂志》1965，17(6)：397〕

8. 治花柳毒淋，有热　丈菊子（即向日葵，捣碎）一两，鸭蛋子四十粒。将丈菊子蒸汤一盅，送服鸭蛋子仁。（《衷中参西录》消毒二仙丹）

9. 治慢性鼻炎　将鸦胆子油涂于双鼻腔下、鼻腔黏膜前后端和游离缘，2～4 d 1次。〔《中医外治杂志》1992，(3)：45〕

【临床报道】 1. 治疗溃疡性结肠炎　将鸦胆子乳剂50 ml，加入0.9%生理盐水50 ml保留灌肠，每晚睡前1次，15 d为1个疗程。各疗程可连续进行。共治23例，其中1例并用口服法，每日三餐前15～20 min口服10 ml。结果治愈15例，有效7例，无效1例[1]。

2. 抑制幽门螺杆菌　鸦胆子乳剂10 ml，每餐前30 min口服，每日3次，共8星期。临床观察消化性溃疡幽门螺杆菌阳性者91例。结果45例幽门螺杆菌转阴，阴转率为49.5%，明显优于西咪替丁（甲氰咪胍）对照组[2]。

3. 治疗消化性溃疡　10%鸦胆子油乳剂口服20 ml 1次，每日2次。服药45 d后复查胃镜并活检。共治疗41例，其中胃溃疡26例，痊愈22例，好转3例，总有效率96.2%；十二指肠球部溃疡15例，痊愈8例，好转4例，总有效率80%[3]。

4. 治疗阴道炎　鸦胆子25 g，加水2 500 ml，微火煎至500 ml，过滤去滓，高压消毒。灭菌状况下用500 ml冲洗阴道，每日1次，7 d为1个疗程。共治270例，其中滴虫性37例，真菌性41例，急性细菌性192例。结果痊愈240例，占94.1%；15例无效，占5.9%。另15例中断治疗，未作统计。225例1个疗程治愈[4]。

5. 治疗肛周尖锐湿疣　取鸦胆子30 g捣细入100 ml香油内浸泡1星期备用。每次排便后温水肛门坐浴5～10 min，如有皮损炎症则用1/5 000高锰酸钾液坐浴。根据湿疣范围大小与多少用备好的鸦胆子浸泡油调血竭药末1～2 g成糊状，摊在消毒纱布敷料上，对准湿疣区覆盖。最后用胶布固定，每日1次，1星期为1个疗程，疗程之间可间隔2～3 d。一般2～3个疗程疣体枯萎脱落而愈，疣体较大者需4～5个疗程。治疗期间忌食膏粱厚味，腥辣酒之发物。共治50例，治愈46例，复发4例，复发者继用上述方法治疗仍有效。复发者不排外重复感染之可能[5]。

6. 治疗乳头状瘤　①用乙醚提取鸦胆子油，滴入耳内，治疗外耳道乳头状瘤42人，治愈30人，占71.4%；其余12人中，3人先用手术，继用鸦胆子油涂布治愈；3人好转，5人中断治疗，1人手术治愈[6]。②用氯仿提取鸦胆子油，涂布于手术切除乳头状瘤后之基底部，治疗56例；直接涂布治疗15例。共71例（其中外耳道者60例，手部5例，头部3例，其他部位3例），全部有效。观察1～30年，未见复发[7]。

7. 治疗鼻息肉　取鸦胆子仁30粒，置于捣罐内，捣碎成黏性小碎片备用。患者坐位，头后仰，剪去鼻毛，用1%的卡因、肾上腺素棉片贴于鼻腔侧壁及鼻息肉根部，10 min后取出。用枪状镊子将两片油纱条分别置于鼻腔内壁及外侧壁。然后，夹取所需小碎药片，先置于鼻息肉蒂茎处的周围，再置于鼻息肉的周围，而后，将松薄的干棉片置于鼻腔下壁、内壁及外侧壁，使药物紧贴于息肉上并与鼻腔黏膜隔开。最后将大小适宜的干棉球填塞前鼻孔。共治30例，结果：于24 h后检查鼻腔，30例息肉均已完全脱落。鼻腔黏膜有轻度充血，5例蒂茎有丝状残留，用鼻息肉钳夹掉，无出血。鼻腔无需填塞。无毒副作用[8]。

8. 治疗传染性软疣　取鸦胆子10枚碾碎（家庭可用蒜白捣碎）加水500～1 000 ml（自来水即可）搅拌均匀后置于炉灶上加温，煮沸后继续加热5 min，然后取下冷却，待降低到合适温度（用手插入药液中不感觉烫手为宜），取干净毛巾或纱布一块浸入药液中，用浸入药液的毛巾或纱布在患处反复擦洗。每日可擦洗1～3次（药液凉时可再加温），当日洗完后将药液弃之，第二日再取鸦胆子10枚，重复上述配制过程及用法，3 d为1个疗程。治疗37例，结果：第一个疗程治愈33例，占89.2%，其中第一个疗程刺痒感消失者35例，占94.6%。其余4例在第二个疗程中全部治愈，用药后未出现副作用[9]。

9. 治疗软纤维瘤　鸦胆子10 g，去外壳，取鸦胆子仁，研成细末；小麦粉10 g，加100%冰醋酸50 ml，再玻璃瓶中均匀搅拌，成稀浆糊状，加盖，密封，放置1～2 d即可使用。用后立即加盖，以免失去效用。用法：先用75%乙醇棉球轻擦瘤体,待皮肤干燥,用竹签黏上少许鸦胆子糊剂,仔细地均匀涂布于瘤体之上,而不要黏在正常的皮肤上。对于较大的软纤维瘤,则可用胶布或麝香止痛膏1小块,中间剪1个小洞,刚好与瘤体同大,保护好周围正常皮肤,而后涂上鸦胆子糊剂少许,再复上一小块胶布固定。24 h后,取下胶布,瘤体已完全坏死,1星期内结痂自行脱落。如1星期后仍有少许残留的瘤体。可再用上述方法涂布1次。观察103例患者,最多者生有130只,最少的20余只,共有4 265只软性纤维瘤。其中最大的为5 mm×5 mm,最小为1 mm×1 mm。结果痊愈:1次脱落2 566只,2次脱落612只,共3 178只,占总数97.35%。好转:(即过1～2个月又重新长出者)173只,占2.64%。原因多为用药量不足,涂药不均匀,只使瘤体部分坏死,或过早用水清洗所致。一般只要重复用药仍可痊愈[10]。

10. 治疗寻常疣　鸦胆子油制备:取干燥鸦胆子200 g研成粉,置密闭器内加乙醚500 ml,浸渍24 h,将醚层倾出,再混入300 ml乙醚,浸渍24 h后倾出,将2次浸渍液用水浴蒸馏回收乙醚后即得鸦胆子油。分装3 ml小瓶内备用,患者以棉签蘸浸直接涂抹在皮肤患处,每日2～3次,疗程1星期。观察38例,结果:痊愈29例,有效7例,无效2例,总有效率94.7%。本组病例未出现全身或局部不良反应[11]。

11. 治疗癌症　①用鸦胆子油静脉乳剂治疗肺癌脑转移100例。方法:静脉滴注法:10%油水型鸦胆子静脉乳20～30 ml加入5%葡萄糖液或生理盐水250～500 ml中,每日1次,连用30 d为1个疗程,共98例。用10%复方鸦胆子油静脉乳剂(每10 ml中含5-Fu 40 mg)2例。口服法:10%鸦胆子油口服乳10～20 ml,每日3次,常与静注法交替使用。静注法:以10%鸦胆子油静脉乳20～30 ml加生理盐水或25%～50%葡萄糖20～40 ml中静脉注入,只在颅内高压显著者或静滴方法不能进行者用。结果:90%的患者症状改善,生存期平均8.27月,26.9%超过1年。久用无毒性,副作用小[12]。②另用10%鸦胆子油乳治疗膀胱肿瘤和手术后复发者25例。其中10例用鸦胆子油乳50 ml行膀胱灌注,每星期1～2次,10次为1个疗程,共1～8个疗程,无1例复发;13例口服,每次50 ml,每日3次,15 d为1个疗程,共1～4个疗程,3例复发;余2例晚期转移癌,用鸦胆子油乳20 ml加50 ml生理盐水静滴,每日1次,10次为1个疗程,均无明显效果而死亡。未发现毒副作用[13]。

【各家论述】《衷中参西录》:"鸦胆子,其性善凉血止血,兼能化瘀生新。凡痢之偏于热者,用之皆有捷效,而以治下鲜血之痢、泻血水之痢则尤效。""鸦胆子又善清胃腑之热,凡胃脘有实热充塞,噤口不食者,服之即可进食。"

3459 鸦跖花 yā zhí huā
(《甘肃中草药手册》)

【基原】 为毛茛科鸦跖花属植物鸦跖花的花及全草。

【原植物】 鸦跖花 *Oxygraphis glacialis* (Fisch.) Bunge [*Ficaria glacialis* Fisch. ex DC.]

多年生小草本,高2～9 cm。根状茎短,须根簇生,细长。叶基生;叶柄长1～4 cm,较宽扁,基部扩大成鞘状;叶为卵形、倒卵形或长圆形,长0.3～3 cm,宽5～25 mm,全缘,或具不明显的锯齿,基部楔形。花葶1～3,无毛;花两性,单生,直径1.5～3 cm;萼片5,宽倒卵形,长4～10 mm,近革质,无毛,绿色,果期增大,宿存;花瓣10～15,披针形或长圆形,长8～15 mm,橙黄色或表面白色,基部渐狭成爪,蜜槽呈杯状凹穴;雄蕊多数,花丝细,比花药长2～4倍,花药长0.5～1.2 mm;花托宽扁;心皮多数。瘦果楔状菱形,长2.5～3 mm,有4条纵肋,背肋明显,喙短而硬,基部两侧有翼。花果期6～8月。

生于海拔3 000～5 100 m的高山草甸或高山灌木丛中。分布于四川、云南、西藏、陕西、甘肃、青海及新疆。

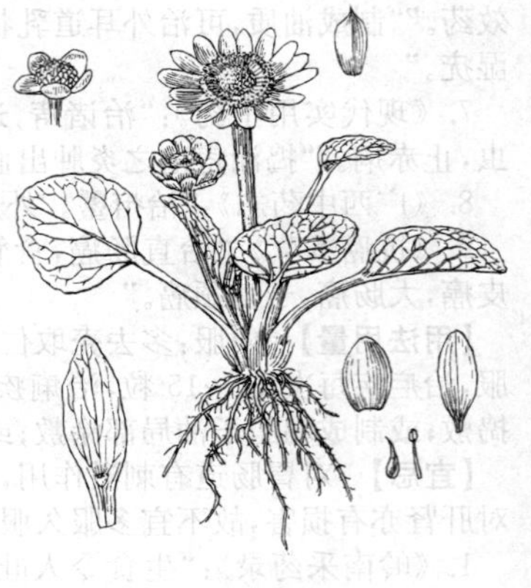

鸦跖花

【采收加工】 7～8月采花或全草,晒干。

【药材】 鸦跖花 *Herba Oxygraphidis Glacialis* 产于陕西、甘肃、青海、新疆、四川、云南、西藏。

性状　根茎较短,直径3～6 mm。须根丛生,棕色至黑褐色,长可达20 cm,直径小于1 mm,具纵直纹;折断面棕色。叶丛生,黄绿色,叶片卵圆形或长圆形,长0.2～2.8 cm,宽0.5～2.2 cm;叶柄长1～4 cm,上部有狭翅。花皱缩成团,萼片5,近圆形,黄绿色;花瓣棕色,有时脱落,雄蕊多数。气香,味辛。

【药性】 微苦,寒。

1.《甘肃中草药手册》:"微苦,寒。"

2.《青藏高原药物图鉴》:"淡,苦,凉。"

【功用主治】 祛瘀止痛,清热燥湿。主治头部外伤,瘀血疼痛,疮疡。

1.《甘肃中草药手册》:"活血祛瘀,清热燥湿,解疮毒。"

2.《青藏高原药物图鉴》:"消炎镇痛,治头痛,头伤。"

3.《全国中草药汇编》:"疏风散寒,开窍通络。"

【用法用量】 内服:研末,1.5～3 g。

【宜忌】《全国中草药汇编》:"气虚有汗,血虚头痛、阴虚咳嗽者忌用。"

【选方】 1. 治头部外伤,阵发性疼痛,疮疡流黄水　鸦跖花适量。研末内服,每次1.5～3 g,每日2次。

2. 治瘀血作痛,气喘　鸦跖花、沉香、降香各等分。研末内服,每次1.5～3 g,每日2次。(1、2方出自《甘肃中草药手册》)

3460 韭子 jiǔ zǐ
(《本草经集注》)

【异名】 韭菜子(《滇南本草》),韭菜仁(《岭南采药录》)。

【基原】 为百合科葱属植物韭 *Allium tuberosum* Rottl. ex Spreng. 的种子。

【原植物】 参见"韭菜"条。

【采收加工】 韭抽薹开花后,约经30 d种子陆续成熟,种壳变黑,种子变硬时,用剪刀剪下花茎,分期分批进行,将剪下的花茎扎成小把,挂在通风处,或放在席上晾晒,待种子能脱粒时再行脱粒,晒干。

【药材】 韭子 *Semen Allii Tuberosi*　全国各地均产,以河北、山西、吉林、江苏、山东、安徽、河南等地产量较大。

性状　种子呈半圆形或半卵圆形,略扁,长2～4 mm,宽1.5～3 mm。表面黑色,一面凸起,粗糙,有细密的网状皱纹,另一面微凹,皱纹不甚明显。顶端钝,基部稍尖,有点状突起的种脐。纵切面可见种皮菲薄,胚乳灰白色,胚白色,弯曲，子叶1枚。质硬。气特异，味微辛。

鉴别　种子横切面：种皮表皮细胞较平整，细胞壁厚，外壁被有薄角质层，细胞腔含暗褐色物质，其下为数列棕黄色薄壁细胞。胚乳细胞形大，壁甚厚，有大形纹孔，胞腔内含有糊粉粒及脂肪油。

粉末特征：灰黑色。种皮表皮细胞黑色或棕黑色，长条形、类圆形、多角形或不规则形，直径（37～）74～139（～200）μm，表面具网状纹理。胚乳细胞众多，多破碎，有较多大的类圆形或长圆形纹孔。

【成分】　含烟草苷（nicotianoside）C，1-O-α-L-鼠李糖（22S）-胆甾-5-烯-1β，3β，16β，22-四羟基-16-O-β-D-葡萄糖苷〔（22S）-cholest-5-ene-1β，3β，16β，22-tetrol-1-O-α-L-rhamnopyranosyl-16-O-β-D-glucopyranoside〕，胡萝卜苷（daucostrol），腺嘌呤核苷（adenosine），胸腺嘧啶核苷（thymidine）[1,2]，韭子碱乙（tuberosine B）7-羟基2，5-二甲基-4H-1-苯基吡喃-4-酮（7-hydroxy-2，5-dimethyl 4H-1-Benzopyran-4-one），香草酸（vernolic acid），3-甲氧基-4-羟基苯甲酸（3-methoxy-4-hydroxybenzoic acid），对羟基苯甲酸（*p*-hydroxybenzoic acid），3，5-甲氧基-4-羟基苯甲酸（3，5-methoxy-4-hydroxybenzoic acid）[3]。

【炮制】　1. 韭子　取原药材除去杂质，筛去灰屑。用时捣碎。

2. 盐水炒韭子　取净韭子，用文火炒至有爆裂声时，边炒边喷洒盐水，再炒干。每韭子100 kg，用盐2 kg。

饮片性状　韭子参见“药材”项。盐水炒韭子形状同韭子，鼓起，有爆裂纹，质酥，味微咸。

贮干燥容器内，置通风干燥处，防潮。

【药性】　辛、甘，温。归肝、肾经。

1.《滇南本草》：“性温，味辛、咸。”

2.《纲目》：“辛，甘，温，无毒。入足厥阴经。”

3.《本草经疏》：“入足厥阴、少阴经。”

【功用主治】　补益肝肾，壮阳固精。主治肾虚阳痿，腰膝酸软，遗精，尿频，尿浊，带下清稀，及顽固性呃逆。

1.《别录》：“主梦泄精，溺白。”

2.《四声本草》：“合龙骨服，甚补中。”

3.《日华子》：“暖腰膝。治鬼交甚效，入药炒用。”

4.《滇南本草》：“补肝肾，暖腰膝，兴阳道，治阳痿。”

5.《纲目》：“补肝及命门。治小便频数，遗尿，女人白淫、白带。”

6.《本草汇言》：“通淋浊，利小水。”

7.《本草正》：“（治）妇人阴寒，少腹疼痛。”

8.《本草再新》：“治筋骨疼痛，赤白带下。”

9.《岭南采药录》：“患烂鼻渊，烧烟熏之。内服能散跌打损伤积瘀。”

10.《现代实用中药》：“治疝痛。”

【用法用量】　内服：煎汤，6～12 g；或入丸、散。

【宜忌】　阴虚火旺者禁服。

1.《得配本草》：“肾火盛而遗精者禁。”

2.《本草求原》：“阴虚有火人勿用，多食令人昏。”

【选方】　1. 治虚劳尿精　韭子二升，稻米三升。上二味，以水一斗七升煮如粥。取汁六升，为三服。（《千金方》）

2. 治失精　韭子一升，龙骨三两，赤石脂三两。凡三物以水七升，煮取二升半，分三服。（《小品方》韭子汤）

3. 治玉茎强硬不萎，精流不住，时时如针刺，捏之则痛，其病名强中，乃肾滞漏疾也　韭子、破故纸各一两。为末，每服三钱，水一盏，煎服，日三。（《经验方》）

4. 治白浊茎痛　韭菜子五钱，车前子三钱。白酒煎，露一宿，空心热服。（《同寿录》）

5. 治阴疝，撮痛不可忍者　韭子（炒）、芎䓖。上二味等分为末，炼蜜丸如梧桐子大。每服三十丸，空心温酒下。（《圣济总录》应痛丸）

6. 治腰脚无力　韭子一升（拣净，蒸两炊久，曝干，簸去黑皮，炒黄，捣粉），安息香二大两（水煮一二百沸，慢火炒赤色）。和捣为丸，梧子大，如干，入少蜜。每日空腹酒下三十丸，以饭三五匙压之。（《海上集验方》）

7. 治白痢、赤痢　（韭子）研末。治白痢白糖拌，治赤痢黑糖拌，陈米饮下。（姚可成《食物本草》）

8. 治耳聋　韭子一分（微炒），头发一分（烧灰），巴豆半分（去心皮）。上件药，用研令细，绵裹塞耳中，一日一换。（《圣惠方》）

9. 烟熏虫牙　瓦片煅红，安韭子数粒，清油数点，待烟起，以筒吸，引至痛处。良久，以温水漱吐。（《急救易方》）

【临床报道】　治疗恶性肿瘤化疗后呃逆　对照组61例用阿托品0.2 mg、甲氧氯普胺5 mg加0.9%氯化钠注射液至4 ml，分别注入双侧内关、足三里穴，每个穴位注射1 ml，2次/d。观察组65例用韭子粉（置韭子于瓦片上，用文火焙干、研粉）3 g，温开水冲服，2次/d。两组用药1～3次，统计、评价其效果。结果：对照组显效19例，有效31例，无效11例，有效率81.97%；观察组显效38例，有效25例，无效2例，有效率96.92%。两组有效率比较$P<0.01$[1]。

【各家论述】　1.《纲目》：“韭乃肝之菜，肾主闭藏，肝主疏泄。《素问》曰，足厥阴病则遗尿，思想无穷，入房太甚，发为筋痿，及为白淫，男随溲而下，女子绵绵而下。韭子之治遗精漏泄，小便频数，女人带下者，能入厥阴，补下焦肝及命门之不足。命门者藏精之府，故同治云。”

2.《本经逢原》：“韭子，惟肾气过劳，不能收摄者为宜。若阴虚火旺及亢阳不交，独阴失合误用，是抱薪救焚矣。大抵韭之功用，全在辛温散结，子则涩精，而壮火炽盛，则为戈戟，今人以韭子熏龋齿出虫，然能伤骨坏齿，不可不知。”

3.《本草求原》：“韭子辛甘而温，补肝，温达三焦，令肺胃合气下降以归于命门，治梦泄遗精，溺血，溺数，遗尿，白带，白淫，筋痿，下元虚冷，暖腰膝；同故纸为末滚水下，治茎强不萎，精流刺痛。是其治下焦皆元阳虚而有滞以为漏者，得上焦辛甘施化而病愈，通上以摄下也。盖韭之功在辛温散结，子则包含少火未散，故收精壮火。”

3461 韭根 jiǔ gēn
（《别录》）

【异名】　韭菜根（通称）。

【基原】　为百合科葱属植物韭 *Allium tuberosum* Rottl. ex Spreng. 的根。

【原植物】　参见“韭菜”条。

【采收加工】　全年均可采，鲜用或晒干。

【成分】　含硫化物：甲基烯丙基二硫化物（methyl allyl disulfide），二甲基二硫化物（dimethyl disulfide），2-丙烯基（烯丙基）二硫化物〔2-propenyl（allyl）disulfide〕[1]。此外，还含蒜氨酸（alliin）[2]。

【药理】　1. 抗菌作用　韭菜鳞茎中主要含有蒜氨酸（alliin），蒜氨酸本身无抗菌作用，但在大蒜酶作用下可转变成大蒜辣素而显示强大的抗菌作用，抗菌范围广，对多种革兰阳性、阴性菌均有抑制作用，且对真菌，立克次体及阿米巴原虫也有效[1]。

2. 溶血作用 韭菜鳞茎中所含的皂苷有很强的溶血作用，因皂苷与血中胆固醇的亲和力特别强，可形成分子络合物作用于红细胞表面类脂质而破坏红细胞之故[1]。

3. 祛痰作用 皂苷能刺激胃黏膜，反射性地引起呼吸道黏膜分泌增加而显示祛痰作用[1]。

【药性】 辛，温。

1.《纲目》："温。"

2.《医林纂要》："甘、辛、酸，热。"

【功用主治】 温中，行气，散瘀，解毒。主治里寒腹痛，食积腹胀，蛔虫腹痛，胸痹疼痛，赤白带下，衄血，吐血，漆疮，疮癣，癫犬咬伤，跌打损伤及盗汗、自汗。

1.《别录》："主养发。"

2.《本草拾遗》："叶及根生捣汁服，解药毒，疗狂狗咬人欲发者，亦杀诸蛇、虺、蝎、恶虫毒。又捣根汁多服，主胸痹骨痛不可触者。"

3.《纲目》："功用与韭叶相同。"

4. 姚可成《食物本草》："治诸癣。"

5.《医林纂要》："大补命火，去瘀血，续筋骨，逐陈寒，疗损伤；加酒服之，回阳救急。"

6.《分类草药性》："清风热，消食积，治女子劳复，明目清昏，补遗精，止鼻衄，清虚火，搽痄疮，熏喉蚁痒。"

7.《现代实用中药》："治吐血及衄血，又捣汁涂漆疮。"

8.《福建药物志》："下气，消瘀。主治过敏性紫癜，鼻衄，倒经，血崩，漆疮，乳腺炎，误吞金属针钉。"

【用法用量】 内服：煎汤，鲜者 30～60 g；或捣汁。外用：捣敷；或温熨；或研末调敷。

【宜忌】 阴虚内热者慎服。

【选方】 1. 治中恶，心神烦闷，腹胁刺痛 韭根一把，乌梅七颗，吴茱萸一分（汤浸七遍，焙干微炒）。以水一大盏，煎至七分，去滓，不计时候分温二服。（《圣惠方》）

2. 治少、小腹胀满 韭根汁和猪脂煎。细细服之。（《千金方》）

3. 治赤白带下 韭根捣汁，和童尿露一夜。空心温服。（《海上仙方》）

4. 治鼻衄 韭根、葱根同捣，枣大。纳鼻中，少时更著。（《千金方》）

5. 治时气鼻衄，日夜不止，面色如金黄 韭根一握，捣取汁，铒中盛。以索悬于井中，浸良久，急取出。滴二七滴于鼻中。（《圣惠方》）

6. 治小儿黄病 韭根汁，滴少许入鼻中。出黄水即瘥。（《圣济总录》）

7. 治血晕昏迷欲死者 急取韭菜根一大握，切细，放在小口瓶内，用滚热酸醋泡在瓶中，将瓶口冲在患者鼻口内，使韭气直冲透经络，血行即活再用后方。（《医便》）

8. 治伤寒后阴阳易，头重百节解痛，翕翕气劣，着床不能运动，甚者手足拳，卵肿疼痛 韭根、瓜蒌根各二两，青竹茹、干姜（炮）各半两。细锉和匀分八服。每服用水一大盏，煎至五分，去滓入鼠粪末一字搅匀，不拘时服。（《证治准绳》韭根散）

9. 治目内障星 韭根，捣烂，贴脉上，俟起水泡，用银针挑破，流出黏液，颇效。（《文堂集验方》）

10. 住痛生肌止血 韭菜根二两，未毛鼠二个，嫩石灰二两。同放石臼内捣烂作饼，阴干为度。用时以刀刮末敷伤处，布裹即愈。（《跌损妙方》）

3462 韭菜 jiǔ cài（《滇南本草》）

【异名】 丰本（《礼记》），草钟乳（《本草拾遗》），起阳草（侯宁极《药谱》），懒人菜（《尔雅翼》），长生韭（王祯《农书》），壮阳草（《本草述》），扁菜（《广西药用植物图志》）。

【基原】 为百合科葱属植物韭的叶。

【原植物】 韭 *Allium tuberosum* Rottl. ex Spreng.

多年生草本，具特殊强烈气味。根茎横卧，鳞茎狭圆锥形，簇生；鳞茎外皮黄褐色，网状纤维质。叶基生，条形，扁平，长 15～30 cm，宽 1.5～7 mm。花茎自叶丛中抽出，高 25～60 cm，总苞 2 裂，白色，膜质，宿存；伞形花序簇生状或球状，多花；花梗为花被的2～4倍长；具苞片；花白色或微带红色；花被片 6，狭卵形至长圆状披针形，长 4.5～7 mm；花丝基部合生并与花被贴生，长为花被片的 4/5，狭三角状锥形；子房外壁具细的疣状突起。蒴果具倒心形的果瓣。花、果期 7～9 月。

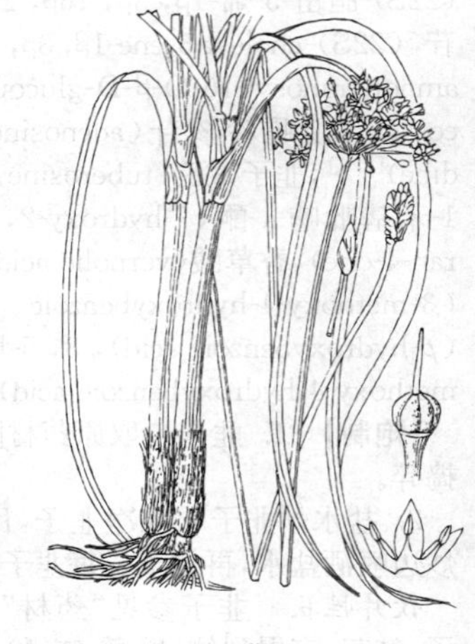

韭

全国广泛栽培。

本植物的种子（韭子）、根（韭根）亦供药用，另设专条。

【采收加工】 4 叶心即可收割第一刀，经养根施肥后，当植株长到 5 片叶收割第二刀。根据需要也可连续收割 5～6 刀，鲜用。

【成分】 叶含甲基烯丙基二硫化物（methyl allyl disulfide），二甲基二硫化物（dimethyl disulfide），2-丙烯基（烯丙基）二硫化物〔2-propenyl(allyl) disulfide〕[1]，山柰酚葡萄糖苷（glycoside of kaempferol），槲皮素葡萄糖苷（glycoside of quercetin），芹菜素葡萄糖苷（glycoside of apigenin），异鼠李素葡萄糖苷（isorhamnetin-glycoside）[2]，3-O-槐糖基-7-O-β-D-(2′-O-阿魏酰葡萄糖基)山柰酚〔3-O-sophorosyl-7-O-β-D-(2′-O-feruloylglucosyl)kaempferol〕[3]，3-O-β-槐糖基-7-O-β-D-(2-O-阿魏酰基)-葡萄糖基山柰酚〔3-O-β-sophorosyl-7-O-β-D-(2-O-feruloyl) glucosylkaempferol〕，3，4′-二-O-β-D-(2-阿魏酰)葡萄糖基山柰酚〔3，4′-di-O-β-D-(2-feruloyl)glucosylkaempferol〕，3-O-β-D-(2-O-阿魏酰基)-葡萄糖基-7，4′-二-O-β-D-葡萄糖基山柰酚〔3-O-β-D-(2-O-feruloyl)-glucosyl-7，4′-di-O-β-D-glucosylkaempferol〕，3，4′-二-O-β-D-葡萄糖基山柰酚（3，4′-di-O-β-D-glucosylkaempferol），3，4′-二-O-β-D-葡萄糖基槲皮素（3，4′-di-O-β-D-glucosylquercetin）及 3-O-β-槐糖基山柰酚（3-O-β-sophorosylkaempferol）[4]，左旋-(3S)-1，2，3，4-四氢-β-咔啉基-3-羧酸〔(−)-(3S)-1，2，3，4-tetrahydro-β-carboline-3-carboxylic acid〕，L-酪氨酸（L-tyrosine）[5]，类胡萝卜素（carotenoid），β-胡萝卜素（β-carotene）[6]，抗坏血酸[7]，大蒜辣素（allicin），蒜氨酸（alliin）[8]，丙氨酸（alanine），谷氨酸（glutamic acid），天冬氨酸（aspartic acid），缬氨酸

(valine)[9]。全草含二甲基硫代亚磺酸酯〔dimethylthiosulfinate〕,二丙烯基硫代亚磺酸酯〔dipropenylthiosulfinate〕,丙烯基硫代亚磺酸甲酯〔methylpropenylthiosulfinate〕,甲基硫代亚磺酸丙烯酯〔propenylmethylthiosulfinate〕,(Z)和(E)-甲基硫代亚磺酸-1-烯丙酯〔(Z) and (E)-1-propenylmethylthiosulfinate〕,(E)-1-丙烯基硫代亚磺酸甲酯〔(E)-methyl-1-propenylthiosulfinate〕,(Z)和(E)-二丙烯基硫代亚磺酸酯〔(Z) and (E)-dipropenylthiosulfinate〕,2,3-二甲基-5,6-二硫代二环[2.1.1]己烷 5-氧代化合物〔2,3-dimethyl-5,6-dithiabicyclo[2.1.1]hexane 5-oxides〕[10]。

【药理】 1. 抗突变作用 应用SOS显色试验证明,韭菜叶水溶性提取物有抗突变作用。其对大肠杆菌 GW_{1060} 和 GW_{1104} 42 ℃诱发的SOS反应有抑制作用,且有量效关系,但对大肠杆菌 GW_{2707} 的 SOS 反应无明显影响。SOS 反应的表达有两个作用点,一是 Rec A 蛋白酶的被激活;二是 Lex A 蛋白对阻遏作用的释放。在菌株 GW_{1060} 和 GW_{1104} 中,SOS 反应是由 Rec A 蛋白在 42 ℃自动产生蛋白酶活力,从而分解 Lex A 蛋白。韭菜叶水提物通过在细胞内抑制 Rec A 蛋白酶调控的 Lex A 抑制体的裂解,从而产生抗突变作用。此外,韭菜叶的水溶性提取物与致突变剂 MNNG(N-甲基-N′-硝基-N-亚硝基胍)或 β(α)P(苯并芘)作用后,降低其致突变作用,即在细胞外尚有直接灭活致突变物的作用[1]。

2. 抗滴虫作用 韭菜叶研磨后的滤液,1∶4 在试管内接触 30 min,对阴道滴虫有杀灭作用[2]。

【药性】 辛,温。归肾、胃、肺、肝经。

1.《别录》:"味辛、酸,温,无毒。归心。"

2.《日华子》:"热。"

3.《日用本草》:"归肾、心。"

4.《滇南本草》:"性温,味辛、咸。入肾。"

5.《纲目》:"生性涩,熟甘、酸。入厥阴经。"

6.《雷公炮制药性解》:"入肺、脾、肾三经。"

7.《本草求真》:"入肝、肾、肠、胃经。"

【功用主治】 补肾,温中,散瘀,解毒。主治肾虚阳痿,里寒腹痛,噎膈反胃,胸痹疼痛,气喘,衄血,吐血,尿血,痢疾,痔疮,乳痈,痈疮肿毒,疥疮,漆疮,跌打损伤。

1.《别录》:"安五脏,除胃中热,利病人,可久食。"

2.《本草经集注》:"以煮鲫鱼酢,断卒下利。"

3.《食疗本草》:"治胸膈咽气,利胸膈。"

4.《本草拾遗》:"温中,下气,补虚,调和脏腑,令人能食,益阳,止泄白脓,腹冷痛,并煮食之。叶及根生捣绞汁服,解药毒,疗狂犬咬人欲发者;亦杀诸蛇、虺、蝎、恶虫毒。"

5.《日华子》:"止泄精尿血,暖腰膝,除心腹痼冷,胸中痹冷,痃癖气及腹痛等食之。肥白人中风失音,研汁服。心脾胃痛甚,生研服;蛇犬咬并恶疮,捣敷。"

6.《本草衍义补遗》:"研汁冷饮,可下膈中瘀血,能充肝气。"

7.《滇南本草》:"滑润肠道中积,或食金、银、铜器于腹内,吃之立下。"

8.《纲目》:"饮生汁,主上气喘息欲绝,解肉脯毒。煮汁饮,止消渴,盗汗,熏产妇血运,洗肠痔脱肛。"

9.《药性切用》:"活血助阳,散瘀止血,为血瘀噎膈专药。捣汁用。"

10.《全国中草药汇编》:"健胃,提神,止汗固涩。"

【用法用量】 内服:捣汁,60~120 g;或煮粥、炒熟、作羹。外用:捣敷;煎水熏洗;热熨。

【宜忌】 阴虚内热及疮疡、目疾患者慎食。

1.《食疗本草》:"热病后十日不可食热韭,食之即发困。"

2.《日华子》:"多食昏神暗目,酒后尤忌,不可与蜜同食。"

3.《本草经疏》:"胃气虚而有热者勿服。"

4.《本草汇言》:"疮毒食之,愈增痛痒;疔肿食之,令人转剧。"

5.《本草求真》:"火盛阴虚,用之为最忌。"

6.《随息居饮食谱》:"疟疾,疮家,痧、痘后均忌。"

【选方】 1. 治阳虚肾冷,阳道不振,或腰膝冷疼,遗精梦泄 韭菜白八两,胡桃肉(去皮)二两。同脂麻油炒熟,日食之,服一月。(《方脉正宗》)

2. 治霍乱上吐下泻 用韭菜捣汁一盏,重汤煮熟,热服之,立止。(《寿世保元》)

3. 治一切翻胃噎膈 韭汁二两,牛乳一盏,生姜半两(取汁),竹沥半两,童便一盏。上五味和匀,顿暖服,或加入煎剂内,尤为至效。(《古今医鉴》)

4. 治食郁久,胃脘有瘀血作痛者 生韭菜捣自然汁一盏,加温酒一二杯服。或先嚼桃仁十余粒,用韭汁送下亦佳。(《不知医必要》)

5. 治胸痹,心中急痛如锥刺,不得俯仰,自汗出,或痛彻背上,不治或至死 生韭或根五斤(洗),捣汁。灌少许,即吐胸中恶血。(《孟诜方》)

6. 治吐血、唾血、呕血、衄血、淋血、尿血及一切血证 韭菜十斤,捣汁,生地黄五斤(切碎)浸韭菜汁内,烈日下晒干,以生地黄黑烂,韭菜汁干为度;入石臼内,捣数千下,如烂膏无渣者,为丸,弹子大。每早晚各服二丸,白萝卜煎汤化下。(《方脉正宗》)

7. 治痔疮 韭菜不以多少,先烧热汤,以盆盛汤在内,盆上用器具盖之,留一窍,却以韭菜于汤内泡之,以谷道坐窍上,令气蒸熏;候温,用韭菜轻轻洗疮数次。(《袖珍方》)

8. 治脱肛不缩 生韭一斤。细切,以酥拌炒令熟,分为两处,以软帛裹,更互熨之,冷即再易,以入为度。(《圣惠方》)

9. 治过敏性紫癜 鲜韭菜 500 g。洗净,捣烂绞汁,加健康儿童尿 50 ml。每日 1 剂,分 2 次服。(《福建省中草药新医疗法资料选编》)

10. 治荨麻疹 韭菜、甘草各 15 g。煎服,或用韭菜炒食。(苏医《中草药手册》)

11. 治跌扑打伤,瘀血不散积聚 用韭菜捣汁,令渐呷服之,约尽五斤而散。(《杏苑生春》)

12. 治金疮出血 韭汁和风化石灰,日干,每用为末,敷之。(《濒湖集简方》)

13. 治成人盗汗,肺或淋巴结核 韭菜或韭黄同蚬肉(猪肝或羊肝亦可)一起煮食喝汤。(《食物中药与便方》)

14. 治小儿聤耳 研韭汁点之,日二三度用之。(《普济方》)

15. 治产后血晕 韭菜(切)入瓶内,注热醋,以瓶口对鼻。(《妇人良方》)

16. 治中风失音 用韭菜汁灌之。(《寿世保元》)

【临床报道】 1. 治疗鼻衄 鲜韭菜洗净,捣取汁口服,每次 200 ml,小儿用量酌减,并配少量红糖调味。治疗 150 例,服 1 剂痊愈者 135 例,占 90%;服 2 剂痊愈者 10 例,占 6.6%;服 3 剂痊愈 5 例,占 3.3%[1]。

2. 治疗跌打损伤　对急性损伤者，先在局部瘀血明显处以三棱针刺络拔罐排出瘀血。将市售新鲜韭菜切碎，不去汁，加适量面粉和水(或白酒)调敷患处，以圆形厚肉质树叶(或纱布)覆盖，绷带包扎加压(或胶布黏贴)固定，每日换1次，连换2～5 d。治疗期间不用其他药物，嘱患者抬高患肢。共治49例，全部获效，其中急性肌肉扭挫伤换药1～2次后即痊愈。治疗过程中未见不良反应[2]。

3. 治疗脚癣　新鲜紫根韭菜500 g，清水洗净，置于盆中，加沸水4 500 ml浸泡，以水温不烫手时为度，将韭菜捞入纱布内包好，然后用双手挤压，将其汁挤入浸泡韭菜的水内，患脚放于盆内浸泡10 min，每日1次，5 d为1个疗程，并发淋巴管炎者同时口服灭滴灵。治疗144例，结果1个疗程痊愈136例，2个疗程痊愈8例[3]。

【各家论述】 1. 朱丹溪："心痛，有食热物及怒郁，致死血留于胃口作痛者，宜用韭汁、桔梗加入药中，升提气血。有肾气上攻，以致心痛者，宜用韭汁和五苓散为丸，空心茴香汤下。盖韭性急，能散胃口血滞也。"(引自《纲目》)

2.《纲目》："韭叶热，根温，功用相同；生则辛而散血，熟则甘而补中。"

3.《本经逢原》："韭，昔人言治噎膈，惟死血在胃者宜之。若胃虚而噎，勿用，恐致呕吐也。"

4.《药义明辨》："(韭菜)入肝经散诸血之凝滞，是血中行气药也。凡暴见吐血、衄血、尿血及扑伤损，妇人经滞血逆，上冲心腹等证，生捣汁用，皆可取用效，不独能消胃脘瘀血而已。熟之则甘而补中。"

5.《本草求原》："生则辛而散血，治血留胃口作痛，及吐衄，扑打，下血，尿血，噎膈，停痰反胃，及痰带血丝。熟则甘则补，除心腹痼冷痃癖，助肾益阳。"

3463 韭叶芸香草 jiǔ yè yún xiāng cǎo (《滇南本草》)

【异名】 野香茅(《广州植物志》)，括花草(《中国主要植物图说》)，芸香草(《中药形性经验鉴别法》)，臭草(《中国经济植物志》)。

【基原】 为禾本科香茅属植物扭鞘香茅的全草。

【原植物】 扭鞘香茅 *Cymbopogon tortilis* (Presl) A. Camus

多年生草本，高60～100 cm，节被白粉色微小毛茸。叶线形，扁平，长30～50 cm，宽4～6 mm，上面基部被微小茸毛；叶鞘无毛，叶舌长2～5 mm，先端钝圆，无毛。伪圆锥花序稍密集，长25～35 cm；总状花序孪生，叉开，长8～18 mm，其下托以长12～15 mm之佛焰苞；无柄小穗长圆状披针形，长3.5～5 mm，基盘具微毛；第一颖先端微呈裂齿状，具2脊，第二颖舟形，先端尖；第一外稃长圆状披针形，约较颖短1/4，第二外稃极狭，较颖短1/3，顶端具2齿裂；芒从齿间抽出，中部膝曲；无内稃；雄蕊3；有柄小穗长3.5～5 mm，无芒。花、果期8～10月。

多生长于山坡草地。分布福建、湖北、湖南、广东、广西、四川、贵州、云南、台湾等地。

【采收加工】 夏季割取全草，晒干。

【药性】 《滇南本草》："性微寒，味辛微苦。"

【功用主治】 辟秽，解毒。主治山岚瘴气，不服水土，呕吐腹泻，四时感冒，水毒，疮毒。

1.《滇南本草》："治山岚瘴气，不服水土，有感冒风寒暑湿，四时不正之气，乍寒乍热，体困酸软，寒热往来，似疟非疟或发瘴疟，胸膈膨胀，饮食无味，肚腹疼痛，呕吐水泻等症。"

2.《中药形性经验鉴别法》："解水毒，治疮毒。""韭叶芸香草，傣族人民用以避孕。"

【选方】 治伤暑霍乱，呕吐水泻，肚腹疼痛，头疼发热怕冷，或中烟瘴，不服水土：韭叶芸香草一钱，木瓜五分，苍术一钱，陈皮一钱，厚朴一钱，甘草五分，生姜一片。水煎服。忌油荤。(《滇南本草》)

3464 点腺过路黄 diǎn xiàn guò lù huáng (《湖南药物志》)

【异名】 女儿红、露天过路黄、露天金钱草(《湖南药物志》)。

【基原】 为报春花科珍珠菜属植物点腺过路黄的全草。

【原植物】 点腺过路黄 *Lysimachia hemsleyana* Maxim.

多年生草本。茎簇生，平铺地面，先端伸长成鞭状，长可达90 cm，圆柱形，密被多细胞柔毛。叶对生；叶柄长5～18 mm；叶片卵形或阔卵形，长1.5～4 cm，宽1.2～3 cm，先端锐尖，基部近圆形或截形，全缘，上面绿色，密被小糙伏毛，下面淡绿色，毛被较疏，两面均有褐色或黑色粒状小点。花单生于茎中部叶腋；花梗长7～15 mm，果时下弯，可增长至2.5 cm；花萼分裂近达基部，裂片狭披针形，被稀疏小柔毛，散生褐色腺点；花冠黄色，钟状辐形，裂片椭圆形，先端锐尖或稍钝，散生暗红色或褐色腺点；花丝下部合生成筒，花药长圆形；子房卵珠形。蒴果近球形。花期4～6月，果期5～7月。

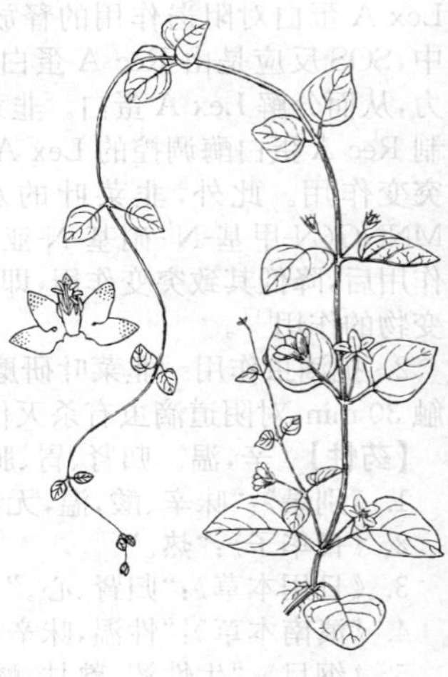

点腺过路黄

生于山谷林缘、溪旁和路边草丛中。分布于江苏、浙江、安徽、湖北、湖南、四川、陕西等地。

【采收加工】 5～7月采收，鲜用或晒干。

【成分】 全草含黄酮类、皂苷、内酯类和有机酸等[1]。

【药理】 1. 利胆作用　大鼠每日口服100%点腺过路黄煎剂5 ml，连续6星期，在全身麻醉急性实验情况下，与对照组比较，有促进胆汁排泄的作用。如剂量较低或服用期短，则作用不明显。连续服煎剂2～3 d后，动物大便变稀，颜色变棕褐色，但未发现中毒现象。大鼠无胆囊，故促进胆汁的排泄并非由增强胆囊收缩所引起[1]。

2. 对免疫功能的影响　点腺过路黄氯仿提取部分可显著增强活化的淋巴细胞的增殖，正丁醇提取部分可显著抑制活化的B淋巴细胞的增殖，在10^{-6} g/ml时可显著增强活化的T淋巴细胞的增殖，而在10^{-8}～10^{-6} g/ml时则显著抑制活化的T淋巴细胞增殖[2]。正丁醇提取部分(10^{-10}～10^{-6} g/ml)对脾淋巴细胞释放IL-2具有双向调节作用，并增强巨噬细胞的吞噬功能[3]。

【药性】 《湖南药物志》："微苦，平。"

【功用主治】 《湖南药物志》："清热解毒，活血通经。用于经闭干瘦，肾盂肾炎，膀胱炎，慢性肝炎，虫牙痛。"

【用法用量】 内服：煎汤，30～60 g。

【选方】 1. 治虫牙痛　点腺过路黄全草 60 g，鸡蛋 3 个。煮熟后去蛋壳再煮，吃蛋饮汁，取渣外敷患处。

2. 治经闭干瘦　点腺过路黄全草 30～60 g，丹参 18 g。水煎服。（1、2 方出自《湖南药物志》）

3465 省藤 shěng téng（《本草拾遗》）

【异名】 红藤、赤藤（《纲目》）。

【基原】 为棕榈科黄藤属植物黄藤的茎。

【原植物】 黄藤 *Daemonorops margaritae*（Hance）Becc. [*Calamus margaritae* Hance]

有刺大藤本。茎初时直立，后攀缘状。叶羽状全裂，全长 2～3 m，叶轴顶端延伸成具爪状刺的纤鞭；裂片近对生，50～75 对，条状披针形，长 25～45 cm，宽 1～2 cm，先端渐尖，叶轴背面有大小不等下弯或劲直的刺；叶鞘无纤鞭但有扁平的刺。肉穗花序开花前为佛焰苞包着，呈纺锤形，长 25～30 cm，先端尾状渐尖，外面 1 枚密被褐色、扁平的直刺，里面的佛焰苞少刺或无刺，开花结果后佛焰苞脱落。雄花序上的小穗轴密集，长约 3 cm，花密集，雄花长圆状卵形，长 5 mm；花萼杯状，浅 3 齿；花冠 3 裂，约 2 倍长于花萼；雄蕊 6，长约 3.5 mm，总苞浅杯状。雌花的花萼短筒形，先端 3 齿裂；花瓣披针形，长约为花萼的 2 倍；子房卵形，柱头 3 枚。果实球形，直径 1.8～2 cm，有 18～20 行纵列的鳞片，鳞片在每 1 列上有 10～20 个，黄色而光亮，有槽纹。种子肾状球形。花期 5 月，果期 6～10 月。

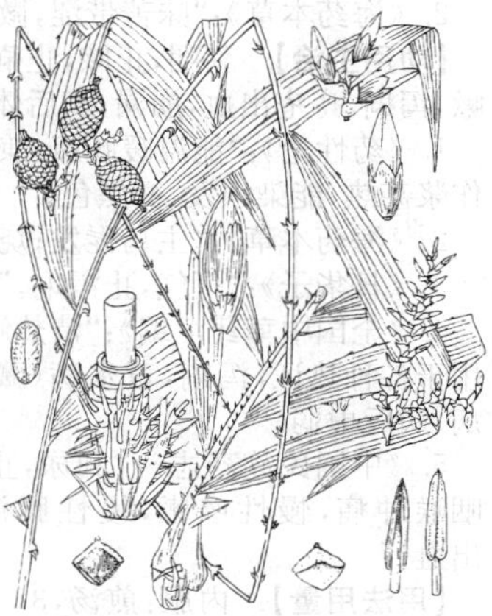

黄　藤

常见于中海拔或低海拔的森林中。分布于广东东南部，广西、海南、云南西双版纳及台湾有栽培。

【采收加工】 全年均可采，切段，晒干。

【药性】 《本草拾遗》："味苦，平，无毒。"

【功用主治】 驱虫，通淋，驱风止痛。主治蛔虫、蛲虫、绦虫病，小便淋痛，齿痛。

1.《本草拾遗》："主蛔虫，煮汁服之；又主齿痛，打碎口中含之。"

2.《纲目》："治诸风，通五淋，杀虫。"

3.《全国中草药汇编》："驱虫，利尿，驱风镇痛。主治蛔虫，蛲虫，绦虫，小便热淋涩痛。"

【用法用量】 内服：煎汤，5～10 g；或研末，每次 1 g；或打碎口含。

【选方】 治五淋涩痛　赤藤、白茯苓、苎麻根等分。为末。百沸汤下，每服一钱。（《纲目》引《究原方》）

3466 省沽油 shěng gū yóu（《救荒本草》）

【异名】 珍珠花（《救荒本草》），双蝴蝶（《浙江天目山药植志》）。

【基原】 为省沽油科省沽油属植物省沽油的果实。

【原植物】 省沽油 *Staphylea bumalda* DC.

落叶灌木，高达 3 m。复叶对生；叶柄长 3～8 cm，有早落性托叶；小叶 3 枚，椭圆形或椭圆状卵形，长 3～7 cm，宽 1～3 cm，先端渐尖，基部楔形，边缘细锯齿有小尖头，两面脉上疏生细毛；小叶柄极短。圆锥花序顶生；花萼 5，黄白色；花瓣 5，约与萼片等长，白色；雄蕊 5；心皮 2，子房被粗毛，花柱 2。蒴果扁平，倒三角形，长约 2 cm，果皮膜质，有横纹。种子圆形而扁，黄色而有光泽。花期 6 月。果期 7～9 月。

生于山坡路边或溪谷两旁灌丛中。全国大部分地区有分布。

【采收加工】 根全年均可采挖，切片，鲜用或晒干；8～10 月果实成熟时采摘果实，晒干。

【功用主治】 《浙江天目山药植志》："治干咳，果实 9～12 g，水煎服。"

3467 省沽油根 shěng gū yóu gēn（《天目山药用植物志》）

【基原】 为省沽油科植物省沽油 *Staphylea bumalda* DC. 的根。

【原植物】 参见"省沽油"条。

【采收加工】 全年均可采挖，切片，鲜用或晒干。

【药性】 辛，平。

【功用主治】 治妇女产后瘀血不净。

【用法用量】 内服：煎汤，9～15 g。

【宜忌】 忌食酸辣、芥菜。

【选方】 治妇女产后瘀血不净　鲜省沽油根 90 g，红花 15 g，茜草 30 g。水煎，冲红糖、黄酒，早、晚饭前各服 1 次。

3468 星蕨 xīng jué（《中国药用孢子植物》）

【异名】 野苦荬（《广西药用植物名录》）。

【基原】 为水龙骨科星蕨属植物星蕨的全草。

【原植物】 星蕨 *Microsorium punctatum*（L.）Copel. [*Acrostichum punctatum* L.]

植株高 35～70 cm。根茎粗短而横生，灰白色，密生须根，疏被暗棕色、具粗筛孔的阔卵形鳞片，盾状着生，易脱落。叶近簇生；叶柄短或近于无柄，禾秆色，基部疏被鳞片；叶片纸质，淡绿色，阔披针形，长 35～55 cm，宽 4～8 cm，先端渐尖，向基部渐狭而形成狭翅，或呈圆楔形或近耳形，全缘或有时呈不规则的波状，有软骨质的狭边；叶脉网状，小脉纤细而曲折，内藏小脉分叉。孢子囊群小而密，橙黄色，通常仅叶背面上部能育，一般生于内藏小脉顶部，不规则散生或有时密集汇合；无囊群盖。

附生于海拔 500～1 100 m 的林中老树干或墙壁石上。分布于华南、西南及台湾等地。

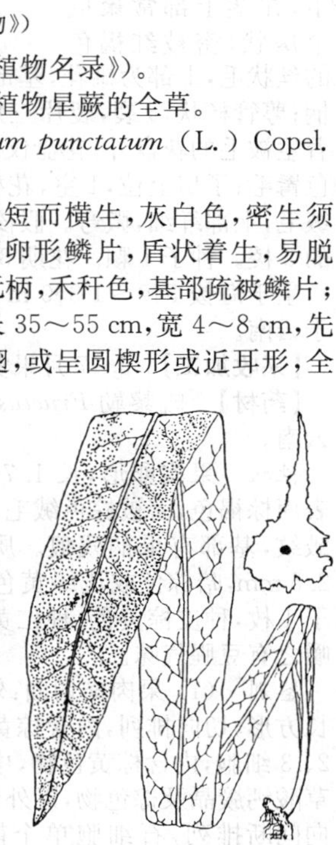

星　蕨

【采收加工】 全年均可采收，洗净，鲜用或晒干。

【成分】 星蕨全草中含有三萜类化合物：21-甲基旱地菊-12，22(29)-二烯〔21-methylbacchara-12，22(29)-diene〕，21-甲基达玛-18(28)，22(29)-二烯〔21-methyldammara-18(28)，22(29)-diene〕[1]。

【药性】《中国药用孢子植物》："微苦，凉。"

【功用主治】《中国药用孢子植物》："清热利尿。治尿路感染、痢疾等。"

【用法用量】 内服：煎汤，10～30 g。

【选方】 治尿路感染 星蕨 30 g，石韦 15 g。煎服。(《中国药用孢子植物》)

3469 毗黎勒 pí lí lè (《新修本草》)

【基原】 为使君子科榄仁树属植物毗黎勒的果实。

【原植物】 毗黎勒 *Terminalia bellirica* (Gaertn.) Roxb. [*Myrobalanus bellirica* Gaertn.]

落叶乔木，高 18～35 m，胸围可达1 m。枝灰色，具纵纹及明显的螺旋状上升的叶痕，小枝、幼叶及叶柄基部常具锈色绒毛。叶螺旋状聚生枝顶；叶柄长 3～9 cm，无毛，常于中上部有 2 腺体；叶片阔卵形或倒卵形，纸质，长 18～26 cm，宽6～12 cm，全缘，边缘微波状，先端钝或短尖，基部渐狭或钝圆，两面无毛，较疏生白色细瘤点，具光泽；侧脉 5～8 对，背面网脉细密，瘤点较少。穗状花序腋生，在茎上部常聚成伞房状，密被红褐色的丝状毛，上部为雄花，基部为两性花；花 5 数，淡黄色，无柄；萼管杯状，5 裂，裂片三角形，被绒毛；花瓣缺；雄蕊 10，着生被毛的花盘外；花盘仅出现在两性花上，10 裂，被红褐色髯毛；子房上位，1 室，花柱棒状，下部粗壮，被疏生的长绒毛，上部纤细，微弯。假核果卵形，密被锈色绒毛，具明显的 5 棱。种子 1 颗。花期 3～4 月，果期 5～7 月。

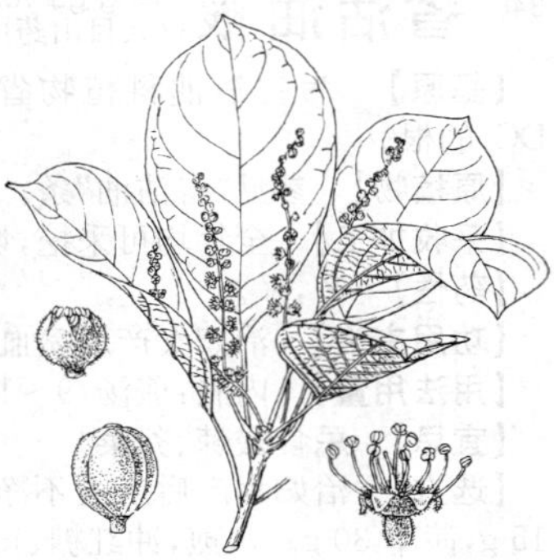

毗 黎 勒

生于海拔 540～1 350 m 的山坡向阳处及疏林中。分布于云南。

【采收加工】 6～7 月果实成熟后采收，晒干。

【药材】 毗黎勒 *Fructus Terminaliae Belliricae* 产于云南。

性状 果实卵形，长 1.7～3.5 cm，直径 1.6～2.5 cm。表面棕褐色，密被棕色绒毛。较细腻，具五棱脊及不规则纵皱纹，基部有果柄残痕。质坚硬，不易破碎。果肉厚 1～2.5 mm，暗棕色或浅绿黄色。果核淡棕黄色，质坚硬。种子 1 枚，种皮棕黄色，种仁黄白色，具油性。气微，味微苦，嚼之有豆腥气味。

鉴别 (1) 果肉横切面：外果皮细胞 1 列，细胞类方形或长方形，切向排列，内含棕黄色物。外被非腺毛，非腺毛为 2、3 细胞，内含棕黄色物，中果皮为数十列薄壁细胞，内含草酸钙簇晶及棕色物，近外侧有数列具维管的索状组织，切向间断排列，石细胞单个散在或成群，有周韧型维管束分布。

粉末特征：黄褐色。具维管的索状组织，长 25～370 μm，直径 18～28 μm，壁厚、木化。非腺毛易见，为 2～3 细胞，内含棕黄色物。草酸钙簇晶众多。石细胞类圆形、卵形或长方形，壁厚 3～10 μm，孔沟明显，具层纹。内果皮纤维木化，孔沟明显。外种皮细胞具网纹。螺纹导管直径 8～13 μm。油滴类圆形或卵形。

(2) 取本品粗粉 1 g，加水 20 ml，60 ℃水浴中加热 10 min，滤过，取滤液 1 ml，加氯化钠-明胶试液 1～2 滴，产生白色沉淀(检查鞣质)。

【成分】 含诃子酸(chebulinic acid)，诃黎勒酸(chebuligic acid)，1，3，6-三-O-没食子酰基葡萄糖(1，3，6-tri-O-galloyl-β-D-glucose)[1]。

【药性】 苦、微涩，寒。

1.《新修本草》："味苦，寒，无毒。"

2.《海药本草》："味苦带涩，微温。"

【功用主治】 利咽，止咳，止痢，止血。主治咽喉肿痛，咳嗽，泻痢，痔疮出血，崩漏，病后体虚。

1.《药性论》："能温暖肠腹，兼去一切冷气。蕃中人以此作浆甚热，能染须发，变黑色。"

2.《海药本草》："主乌髭发；烧灰(治)干血效。"

3.《日华子》："下气，止泻痢。"

4.《全国中草药汇编》："清热解毒，调和诸病，收敛养血。用于各种热证，泻痢，黄水病(藏医病名，非黄水疮)，肝胆病，病后虚弱。"

5.《中国民族药志》："利尿，止痛，生津，止渴。治头痛，咽喉肿痛，慢性咳嗽，慢性腹泻，肠炎，痔疮流血，子宫出血。"

【用法用量】 内服：煎汤，3～10 g；或研末。外用：烧灰为末撒，或调涂。

【选方】 1. 治温疫热病初期或后期，劳累过度虚弱 诃子 300 g，毛诃子 200 g，余甘子 240 g。共研粗末，每服 3～5 g。每日 3 次，水煎服。(《中国民族药志》三果汤散)

2. 治大风头面，髭须脱落 毗黎勒烧灰，干掺患处。(《普济方》)

3470 胃友 wèi yǒu (《昆明民间常用草药》)

【异名】 清香桂(《云南中草药选》)，叶上花(《云南中草药》)，大风消、三两金、三两银(《湖南药物志》)，黑杆草、铁铃胆(《广西药用植物名录》)，观音柴、断虫草(《贵州中草药名录》)。

【基原】 为黄杨科野扇花属植物野扇花的根。

【原植物】 野扇花 *Sarcococca ruscifolia* Stapf

常绿灌木，高 1～4 m。有发达的纤维状根系。分枝较密，小枝被密或疏短柔毛。叶互生；叶柄长 3～6 mm；叶片变化很大，常见为卵形或椭圆状披针形，长 3.5～

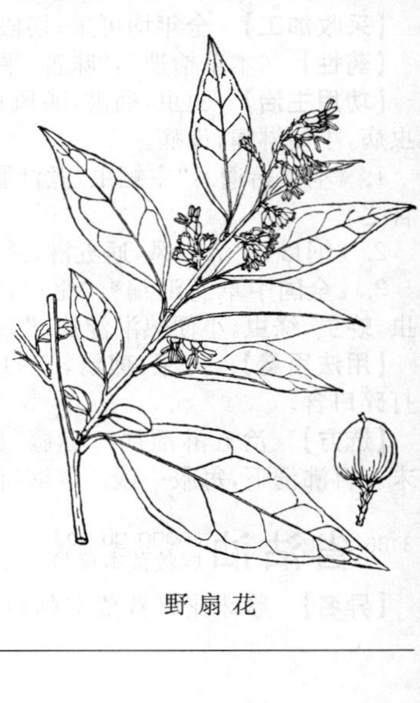

野 扇 花

5.5 cm,宽 10～25 mm,先端急尖或渐尖,基部急尖或渐狭或圆,一般中部或中部以下较宽,上面亮绿,下面淡绿;大多数中脉近基部有 1 对互生或对生侧脉,多少成离基三出脉,叶背中脉稍平或凸出。花单性,雌雄同序,花序短总状,长 1～2 cm,花序轴被微细毛;苞片披针形或卵状披针形;花白色,芳香;雄花 2～7,大部分生花序轴上方,通常下方雄花有具 2 小苞片,小苞片卵形;萼片 4(亦有 3 或 5),内方的阔椭圆形或阔卵形,先端圆,具小纤毛,花丝白色,花药黄色,背部着生,不育雌蕊细小,扁平;雌花 2～5,生花序轴下部,具多枚小苞片,狭卵形,覆瓦状排列;萼片 6;子房卵状长圆形,花柱 3。核果球形,熟时猩红至暗红色,宿存花柱 3 或 2。花、果期 10 月至翌年 2 月。

生于海拔 200～2 600 m 的山坡、林下或沟谷中,亦有栽培。分布于西南、湖南、广西等地。

本植物的果实(胃友果)亦供药用,另设专条。

【采收加工】 全年均可采挖,鲜用或晒干。

【药性】《云南中草药》:"辛、苦,平。"

【功用主治】 行气活血,祛风止痛。主治胃脘疼痛,风寒湿痹,跌打损伤。

1.《云南中草药》:"活络,止痛。治胃痛,跌打损伤。"

2. 南药《中草药学》:"理气止痛,活血舒筋。主治胃炎,胃痛,风湿疼痛。"

【用法用量】 内服:煎汤,9～15 g,鲜品 30～60 g;或研末,0.9～1.5 g。

【选方】 1. 治胃痛 野扇花粉末 1.5～2.4 g,吞服,每日 3 次;或用鲜品 9～15 g,水煎服。

2. 治跌打损伤 野扇花鲜根 30～60 g。水酒各半煎服。(1、2 方出自南药《中草药学》)

3471 胃友果 wèi yǒu guǒ (《昆明民间常用草药》)

【异名】 野樱桃(《昆明民间常用草药》)。

【基原】 为黄杨科野扇花属植物野扇花 *Sarcococca ruscifolia* Stapf 的果实。

【原植物】 参见"胃友"条。

【采收加工】 10 月至翌年 2 月采收果实,鲜用或晒干。

【药性】 甘、微酸,平。

【功用主治】 养肝安神。主治头晕,目花,心悸,夜眠不安。

【用法用量】 内服:煎汤,3～9 g。

3472 虾 xiā (《别录》)

【基原】 为长臂虾科沼虾属动物日本沼虾等的全体或肉。

【原动物】 日本沼虾 *Macrobrachium nipponense* (de Haan)

又名:青虾(《纲目》),河虾(统称)。

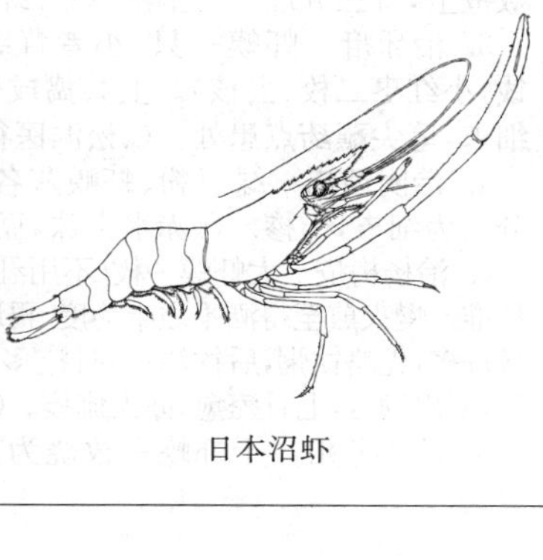
日本沼虾

体长 40～80 mm,体形粗短。额角短于较粗大的头胸甲,上缘平直,具 11～14 齿,下缘具 2～3 齿,第一触角柄较短,第二触角鳞片与额角前端等长。第一对步足钳状,甚小,雄体第二对步足特别强大,长度为体长的 1.25～1.3 倍;雌体较短,仅为体长的 3/4 或 5/6,后 3 对步足形状相同,均呈爪状,第五步足指节较短。尾节短于尾肢,末缘中央呈刺状,后侧缘各具 2 个小刺,背面有 2 对短小的活动刺。生活时体呈深青绿色具棕色斑纹,有时雌体棕色较显著。

生活于淡水湖沼中或河口附近,常栖息于水草丛中,食性很杂。我国南北各地均有分布。

【养殖】 生活习性 青虾具有明显的变态期,一生经过受精卵(胚胎)、幼体、成虾三个阶段,形态各异。青虾喜栖息于湖、河、沟、汊的浅水区或水草丛生的缓流中,常在水草、石坎间和水底爬行。夏、秋季在沿岸的浅水区索食或繁殖,冬季则向深水区潜伏越冬。游泳能力弱,前行不如后退迅速。繁殖季节可白天进行交配。夜间捕食,食性较复杂,幼虾阶段主要摄食浮游生物,成虾阶段转入底栖生活,主要摄食动物尸体、豆饼、花生饼、糠麸和豆渣。酒糟、糖渣等发酵饲料尤喜食。春季水温上升后,越冬后的青虾便开始移向浅水区,在岸边索食和交配。每年的夏、秋季是青虾的繁殖旺期,6～7 月为产卵旺期。

养殖技术 青虾交配时,雄虾将雌虾抱住,身体的腹面相贴,将精液排放到雌虾的腹胸部中央,凝成团块,供受精用。交配后的雌虾在 24 h 内产卵,多在夜间进行,1 个生殖期可产 2～3 次。当第一次产的卵开始孵化时,即可进行第二次交配、产卵,间隔 20～25 d。产出的卵附着在胸足基部的抱卵囊内,并在其中受精发育,经 20～25 d 即可孵化成幼虾,每批卵 4～6 h 孵化完毕。

人工养虾多利用鱼池,靠近水源,水深在 100～150 cm,浅水区可种植水生植物,供青虾栖息和摄食。

饲养管理 青虾饲养可鱼、虾混养,也可用池养、塘养、网箱饲养等方法。也有的地方利用稻田饲养。人工饵料为米糠、麸皮、糖糟、酒糟、豆饼等,可适当搭配一些螺、蚌、蚬、小杂鱼等动物性饲料。食物不足时可互相残杀。

【采收加工】 每年 5 月和 11 月分两批捕捞。捕捉方式可用干塘法或网捕法。捕得后,鲜用或焙干入药。

【药材】 虾 *Macrobrachium Nipponensis* 产于全国各地。

性状 体较短粗,长 40～80 mm,有青绿色及棕色斑纹。头胸部较粗大,前部有三角形的剑额。头部附肢 5 对,胸部附肢 8 对,腹部 7 节,附肢 6 对,第六对为尾肢,与尾节组成尾鳍。尾节背面有 2 对短小的活动刺。气腥,味鲜。

【成分】 虾可食部分含钙,磷,铁,硫胺素(thiamine),核黄素(riboflavine),烟酸(nicotinic aicd),维生素 A,细胞色素(cytochrome) C,肌酸酐(creatinine)[1,2]。锯齿长臂虾肉含淀粉酶(amylase),蛋白酶(protease)[3],游离氨基酸(free amino acids)[4];游离氨基酸主要有甘氨酸,精氨酸,脯氨酸,丙氨酸等[5]。腹肌含游离氨基酸,主要有丝氨酸,丙氨酸,脯氨酸[5,6]及游离脂肪酸[7]。肌肉含 D-丙氨酸[8]。

【药理】 1. 抗氧化作用 以抑制小鼠肝匀浆产生脂质过氧化物的方法,测定虾青素制剂的抗氧化作用。结果表明虾青素的抗氧化能力比 α-生育酚强得多(10^{-9} mol/L 或 10^{-6} mol/L)[1]。

2. 其他作用 犬静脉注射虾肉提取物,可使淋巴中蛋白浓度升高,凝固性下降,胸导管淋巴流量显著增加,血浆中有磷酸腺苷类出现,而组胺增加不显著[2]。

【药性】 甘,微温。归肝、胃、肾经。

1.《食疗本草》:"平。"

2.《饮膳正要》:"味甘,有毒。"
3.《日用本草》:"味甘、辛。"
4.《品汇精要》:"味甘,性微寒。气薄味厚,阴中之阳。臭腥。"
5.《纲目》:"甘,温,有小毒。"
6.《本草再新》:"入肝、胃二经。"

【功用主治】 补肾壮阳,通乳,托毒。主治肾虚阳痿,产妇乳少,麻疹透发不畅,阴疽,恶核,丹毒,臁疮。

1.《食疗本草》:"小儿患赤白游肿,捣碎傅之。"
2.《本草拾遗》:"主五野鸡病。"
3.《纲目》:"作羹,治鳖癥,托痘疮,下浮汁;法制,壮阳道;煮汁,吐风痰;捣膏,傅虫疽。"
4.《随息居饮食谱》:"通督壮阳,补胃气,敷丹毒。"
5.《食物宜忌》:"治疣去癣。"

【用法用量】 内服:煮食或炒食。外用:生品捣敷。

【宜忌】 湿热泻痢、痈肿热痛、疥癞瘙痒者慎服。

1.《千金方》:"虾鲙共猪肉食之,令人常恶心,多唾,损精色。虾无须,腹下通乌色者,食之害人,大忌勿轻。"
2.《食疗本草》:"动风,发疮疥。""无须及煮色白者,不可食。"
3.《宝庆本草折衷》:"凡泻痢、痰嗽、疮肿者,甚忌之也。"
4.《饮膳正要》:"多食损人。"
5.《随息居饮食谱》:"多食发风动疾,生食尤甚,病人忌之。"

【选方】 1. 治阳痿 鲜活河虾 60 g,清水中漂洗净,滚热黄酒半杯,将虾烫死后吃虾、喝酒,每日 1 次,连吃 7 d 为 1 个疗程。(《食物中药与便方》)

2. 治无乳及乳病 鲜虾米一斤,取净肉捣烂,黄酒热服,少时乳至,再用猪蹄汤饮之,一日几次,其乳如泉。(《纲目拾遗》虾米酒)

3. 治小儿麻疹,水痘 活虾煮汤服。能促其早透早回,经过顺利,并可减少并发症。

4. 治阴疽、恶核、寒性脓疡(包括骨结核)致流脓流水,久不收口者 活虾肉 7~10 只,生黄芪 9 g。水煮汤服。(3、4 方出自《食物中药与便方》)

5. 治血风臁疮 生虾、黄丹。捣和贴之,每日一换。(《澉湖集简方》)

6. 宣吐风痰 连壳虾半斤,入葱、姜、酱煮汁。先吃虾后吃汁,紧束肚腹,以翎探吐。(《纲目》)

3473 虾蟆 há má (《本经》)

【异名】 蟼、蟆(《尔雅》),蛤(《岑表录异》),蛤蟆(《急救良方》)。

【基原】 为蛙科蛙属动物泽蛙的全体。

【原动物】 泽蛙 *Rana limnocharia* Boie

体长 40~55 mm 左右,雄蛙略小,头长宽相等,吻端尖圆,吻棱圆;鼻孔距吻较距眼略近,眼间距窄,为上眼睑宽的 1/2,鼓膜为眼径的 2/3;犁骨齿两团,向后集中而不相遇。指、趾端钝尖;第一指发达,指长顺序 3,1,4,2;关节下瘤及掌突发达。后肢短,胫跗关节前达眼部附近,左右跟部稍重叠,趾间的蹼约达趾长的 2/3;关节下瘤小而明显;内跖突窄长,有时与跗褶相连,外跖突小,有时与第五趾之跖褶相连。背面的皮肤有许多不规则、分散排列之长短纵肤褶,而无背侧褶,体侧多为圆形疣,后肢背面也有小疣,头部两上眼睑后方有一窄的横肤沟;颞褶明显;腹面皮肤光滑。生活时颜色变异颇大,背面为棕灰色或灰棕橄榄绿色,有时杂以赭红色,深棕色斑纹颇显著;上下唇缘有 6~8 条明显的纵纹;两眼之间有横斑;背面在前肢肩部多少成"VV"形斑,断续情况不一,两侧斑纹的凹入部分适于肩部浅色点相对;背后端有"V"字形纹或短横纹,四肢有横纹,雄性咽部黑色,其余为白色。雄性第一指上浅色婚垫发达,有单咽下外声囊。

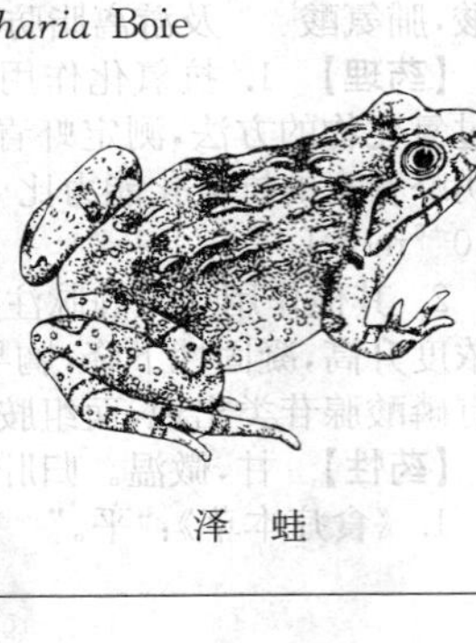

泽 蛙

广泛生活在田野、池沼附近的山区。食物以蛛形动物及膜翅类昆虫为主,5~7 月产卵,蝌蚪橄榄绿色上有棕赭色麻点,沿尾鳍上缘有若干的短黑横斑,腹无斑纹;口小;角质颌不强,唇乳突从口角两侧延至下唇两侧,而下唇中部乳突缺如。分布于江苏、浙江、安徽、福建、江西、山东、河南、湖北、湖南、广东、广西、海南、四川、贵州、云南、西藏、陕西、甘肃、台湾等地。

本动物的幼体(蝌蚪)、皮(虾蟆皮)、肝(虾蟆肝)、胆汁(虾蟆胆)及脑髓(虾蟆脑)亦供药用,另设专条。

【采收加工】 7~10 月捕捉,捕得后洗净入药。

【成分】 全体含氨基酸、甾类、胆碱及吲哚类衍生物。胆囊中含胆酸(cholic acid),3α, 7α, 12α-三羟基-5β-胆甾烷酸(3α, 7α, 12α-trihydroxy-5β-cholestanoic acid),5β-硫酸蟾毒醇(5β-bufol sulfate)及其牛磺酸(taurine)以酰键连接的化合物[1]。

【药性】 甘,寒。归心、脾经。

1.《本经》:"味辛,寒。"
2.《日华子》:"冷,无毒。"
3.《本草衍义补遗》:"味甘,性寒。"
4.《雷公炮制药性解》:"入脾经。"
5.《医林纂要》:"甘、辛、咸,温。"

【功用主治】 清热解毒,健脾消积。主治痈肿,疔疖,口疮,乳痈,瘰疬,小儿疳积,热痢。

1.《本经》:"主邪气,破癥坚血,痈肿阴疮。服之不患热病。"
2.《药性论》:"涂痈肿及治热结肿。"
3.《日华子》:"治犬咬及热狂,贴恶疮,解烦热。"
4.《雷公炮制药性解》:"疗儿疳,贴痈肿,疗火伤。"
5.《医林纂要》:"滋阴助阳,补虚羸,健脾胃,杀疳积。"

【用法用量】 外用:捣敷或研末掺。内服:入丸、散。

【选方】 1. 治瘰疬溃烂 黑色虾蟆一枚。去肠,焙研,油调敷之。忌铁器。(《纲目》)

2. 治湿病 干虾蟆一个。烧灰,细研为末,以猪脂调,涂敷疮上,日三五度。(《圣济总录》虾蟆灰涂敷方)

3. 治牙疳 虾蟆一只(小者背绿眼光者是用),明矾二钱,小红枣二枚(去核)。上共捣成膏作一丸,火煅存性,为细末,笔尖蘸药点患处。(《松涯医径》)

4. 治阴蚀疮 绿豆粉、虾蟆灰各二钱半,胭脂胚一钱二分。为细末,干掺。(《赤水玄珠》豆胚散)

5. 治杨梅疮 大虾蟆一枚(不用红眼者)。入瓶,加酒封固,秤准。慢火煎至得酒重之半为度,再取酒服之,取汗,避风。上身疮多,先略饮粥,后饮酒;下身疮多,空腹饮酒。重者三四日后,表出满身,七日痊愈,亦无瘢痕。(《王氏医存》)

6. 治小儿疳 干虾蟆一枚烧为灰,蛇蜕皮一分炒令黄,

蝉壳一分。上为末，入麝香末半钱研匀。至午时后，以暖水调半钱，一二岁儿即服一钱。(《普济方》)

7. 治小儿洞泄下痢　烧虾蟆末，饮调方寸匕服。(《子母秘录》)

【各家论述】《本草衍义补遗》："虾蟆味甘性寒，南人多食之，《本草》明言可食，不患热病，由是病人煮食之矣。《本草》之义，盖是或炙，或干，或烧，或灰，在药剂用之，非若世人煮为羹，入盐、椒而啜其汤。此物大能发湿，久则湿以化热。《衍义》谓解劳热，非羹之谓也。"

3474 虾子花 xiā zǐ huā (《云南思茅中草药选》)

【异名】红蜂蜜花(《云南思茅中草药选》)，红虾花、野红花、破血药(《云南药用植物名录》)，洞荒、铜皮树(《西双版纳傣药志》)。

【基原】为千屈菜科虾子花属植物虾子花的根或花。

【原植物】虾子花 *Woodfordia fruticosa* (L.) Kurz [*Lythrum fruticosum* L.]　又名：吴福花(《广州植物志》)。

灌木，高3～5 m。分枝细长，披散；幼枝有短柔毛，后脱落。叶对生，近革质，几无柄；叶片披针形或卵状披针形，长3～14 cm，宽1～4 cm，先端渐尖，基部圆形或心形，上面通常无毛，下面生灰白色短柔毛，并有黑腺点，有时全部无毛。聚伞花序腋生呈圆锥状，长约3 cm，花序轴有毛；花梗长3～5 mm；萼筒花瓶状，鲜红色，长9～15 mm，口部略偏斜，有6齿，齿间有小附属体；花瓣6，淡黄色，线状披针形；雄蕊12，突出萼外，子房长圆形，2室，花柱细长，超出雄蕊。蒴果线状长椭圆形，膜质，长约7 mm，2瓣裂。种子多数，卵状或圆锥状。花期3～4月。

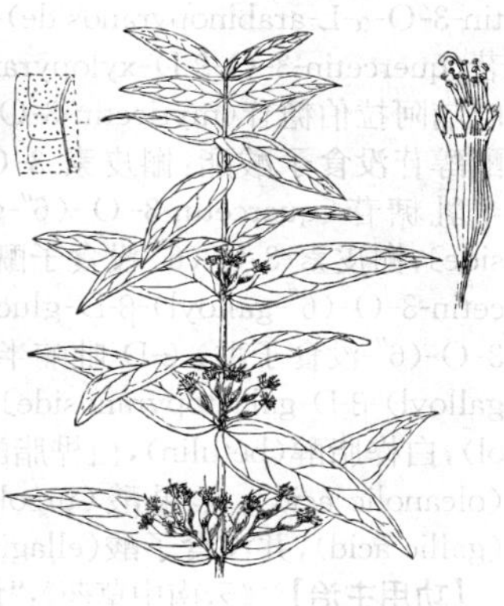

虾子花

生于路旁河边及山坡向阳处。分布于广东、广西及云南等地。

本植物的叶(虾子花叶)亦供药用，另设专条。

【采收加工】9～12月挖取根部，切片，鲜用或晒干。3～4月采花，烘干。

【成分】花含多种可水解鞣质：虾子花鞣质(woodfordin) A、B、C、D、E、F、G、H、I，异峨眉木荷鞣质(isoschimawallin) A，月见草鞣质(oenothein) A、B，新唢呐草素(tellimagrandin) I，路边青鞣质(gemin) D，太子参环肽(heterophyllin) A，1，2，4，6-四-O-没食子酰-β-D-葡萄糖(1，2，4，6-tetra-O-galloyl-β-D-glucose)，1，2，3，6-四-O-没食子酰-β-D-葡萄糖(1，2，3，6-tetra-O-galloyl-β-D-glucose)，1，2，3，4，6-五-O-没食子酰-β-D-葡萄糖(1，2，3，4，6-penta-O-galloyl-β-D-glucose)[1～3]。黄酮类化合物：蓼属苷(polystachoside)，杨梅树皮素-3-半乳糖苷(myricetin-3-galactoside)，槲皮素-3-鼠李糖苷(quercetin-3-rhamnoside)，柚皮素-7-葡萄糖苷(naringenin-7-glucoside)，山柰酚-3-葡萄糖苷(kaempferol-3-glucoside)，蹄纹天竺素-3，5-二葡萄糖苷(pelargonidin-3，5-diglucoside)，矢车菊素-3，5-二葡萄糖苷(cyanidin-3，5-diglucoside)[4～7]。还含并没食子酸(ellagic acid)[4]，大黄酚-8-O-β-D-吡喃葡萄糖苷(chrysophanol-8-O-β-D-glucopyra-noside)[5]，海柯皂苷元(hecogenin)[7]，二十八醇(octacosanol)，β-谷甾醇(β-sitosterol)[5]，内消旋-肌醇(meso-inositol)[6]，去甲岩白菜素(norbergenin)[8]。

【药理】1. 抗肿瘤作用　从虾子花的干花中分离得到的虾子花鞣质D及月见草鞣质A是具有大环结构的两种新的抗肿瘤三聚水解鞣酸成分[1]。虾子花的甲醇提取物是一个新的DNA拓扑异构酶Ⅱ(TopoⅡ)的抑制剂，通过体内外抗肿瘤活性的研究，与著名的TopoⅡ抑制剂阿霉素(ADR)及依托泊苷(ETP)比较，虾子花对DNA TopoⅡ的抑制活性强于ETP及ADR，虾子花明显抑制细胞内DNA合成，而不抑制RNA和蛋白质合成，虾子花对各种人类肿瘤细胞生长抑制作用弱于ETP及ADR，虾子花能明显地对抗PC-1细胞及中等度地抗MKN45及KB细胞，上述结果提示虾子花抗肿瘤作用的机制可能通过TopoⅡ的抑制[2]。

2. 其他作用　印度产虾子花的花，水煎剂给人工发热大鼠灌服，有明显退热作用，且退热作用强于阿司匹林[3]。

【药性】微甘，涩，温。

1.《云南中草药》："辛、涩，温。"

2.《全国中草药汇编》："微甘、涩，温。"

【功用主治】活血止血，舒筋活络。主治痛经，闭经，血崩，鼻衄，咳血，肠风下血，痢疾，风湿痹痛，腰肌劳损，跌打损伤。

1.《云南中草药》："疏经活络，破血调经。主治：花，闭经，痞块，月经不调。根，风湿性关节炎，肌肉痉挛，腰肌劳损，跌打损伤，肠风下血。"

2.《全国中草药汇编》："调经活血，凉血，止血，通经活络。主治妇女血崩，月经不调，风湿关节炎，腰肌劳损，鼻衄，咳血。"

【用法用量】内服：煎汤，10～30 g；或浸酒。

【宜忌】《云南中草药》："孕妇忌服。"

【选方】1. 治痛经，经闭　虾子花、泽兰、茜草、韭菜根、棕树根。泡酒服。(《云南思茅中草药选》)

2. 治风湿关节炎，肌肉痉挛，腰肌劳损，跌打损伤　(红虾花)根15 g，泡酒分服。(《云南中草药》)

3475 虾须草 xiā xū cǎo (《植物名实图考》)

【异名】绿绿草、草麻黄(《贵州草药》)。

【基原】为菊科植物虾须草属虾须草的全草。

【原植物】虾须草 *Sheareria nana* S. Moore　又名：沙小菊(《钟氏考订名称》)。

一年生草本，高15～40 cm。茎直立，自下部起分枝，绿色或稍带紫色，有纵棱，无毛或稍被软柔毛。叶稀疏，无柄；叶片线形或倒披针形，长1～3 cm，宽1～4 mm，先端尖，全缘；上部叶小，鳞片状。头状花序，顶生或腋生，直径2～4 mm，有长3～5 mm的花序梗；总苞片2层，4～5个，宽卵形，

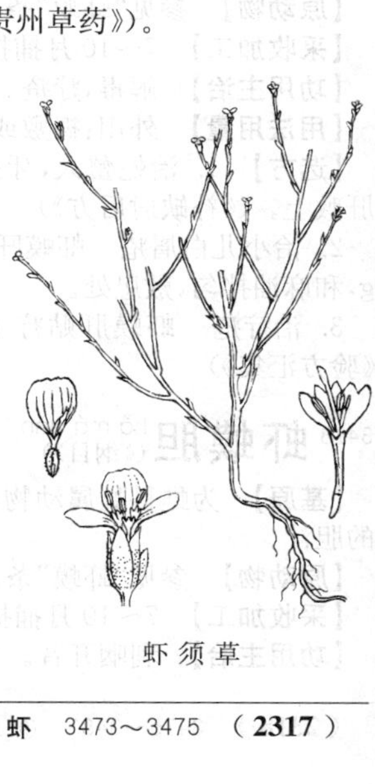

虾须草

长约2 mm,稍被细毛,外层较内层小;花托平,无托片;花少数;雌花舌状,白色或有时淡红色;舌片宽卵状长圆形,长约1.5 mm,近全缘或先端具5钝齿;两性花筒状,先端有5齿裂;花药长椭圆形,先端有近三角形附片。瘦果,长椭圆形,长3.5～4 mm,褐色,具3条翅棱,无冠毛。花、果期8～9月。

生于山坡、田边、湖边草地或河边草地与沙滩上。分布于江苏、安徽、湖南、广东、贵州、云南等地。

【采收加工】 7～10月采收,鲜用或晒干。

【药性】 苦,平。

1.《植物名实图考》:"性凉。"

2.《贵州草药》:"性平,味苦。"

【功用主治】《贵州草药》:"清热解毒,利水消肿,疏风。主治水肿,无名肿毒,风热头痛。"

【用法用量】 内服:煎汤,15～30 g。外用:捣敷。

【选方】 治无名肿毒 绿绿草、野菊花枝叶各30 g。煨水服,每日3次。另取药渣捣绒,敷患处。(《贵州草药》)

3476 虾蟆皮 há má pí (《纲目拾遗》)

【基原】 为蛙科蛙属动物泽蛙 *Rana limnocharis* Boie 的皮。

【原动物】 参见"虾蟆"条。

【采收加工】 7～10月捕捉后,取皮,鲜用或烘干。

【功用主治】 解毒,消肿,散结。主治疖肿,瘰疬,臁疮。

【用法用量】 外用:贴患处;或煅灰油调敷。

【选方】 1. 治有虫痒臁疮 用活虾蟆剥去皮,趁热贴之,连换二三次。其虫自出,甚妙。(《外科启玄》)

2. 治头上软疖 虾蟆剥皮贴之。(《活幼全书》)

3. 治瘰疬脓已尽,肿已平,疮口未敛,以此贴之 虾蟆皮二个(要活剥者),鼠皮二张,蛇退二条,蜂房(大者)一个。上四味,俱煅灰,将水胶一两,用井花水一酒钟化开后,加蜜一两;蜈蚣煎麻油一小钟,搅匀前四味灰,临起入麝香一分。将绢摊来不湿为度。(《纲目拾遗》瘰疬敛口膏药)

4. 治脱肛 一片虾蟆皮,瓶中烧烟熏。(《妇人大全良方》)

3477 虾蟆肝 há má gān (《纲目》)

【基原】 为蛙科蛙属动物泽蛙 *Rana limnocharis* Boie 的肝。

【原动物】 参见"虾蟆"条。

【采收加工】 7～10月捕捉后,取肝,鲜用或烘干。

【功用主治】 解毒,疗疮。主治蛇咬伤,白屑疮,疔疮。

【用法用量】 外用:捣敷或烧存性调敷。

【选方】 1. 治蛇螫人,牙折入肉中,痛不可堪 以虾蟆肝敷上。(《补缺肘后方》)

2. 治小儿白屑疮 虾蟆肝10个,烧存性研末,加梅片1 g,和麻油拌匀,敷患处。

3. 治疔疮 虾蟆肝贴疔上。(2、3方出自福州台江区《验方汇集》)

3478 虾蟆胆 há má dǎn (《纲目》)

【基原】 为蛙科蛙属动物泽蛙 *Rana limnocharis* Boie 的胆汁。

【原动物】 参见"虾蟆"条。

【采收加工】 7～10月捕捉后,取胆鲜用。

【功用主治】 利咽开音。主治小儿失音。

【用法用量】 外用:取胆汁点舌。

【选方】 治小儿失音不语 取(胆)汁点舌上。(《孙天仁集效方》)

3479 虾蟆脑 há má nǎo (《别录》)

【基原】 为蛙科蛙属动物泽蛙 *Rana limnocharis* Boie 的脑髓。

【原动物】 参见"虾蟆"条。

【采收加工】 7～10月捕捉后,取脑备用。

【功用主治】《别录》:"明目,疗青盲。"

【用法用量】 内服:炖服。

3480 虾子花叶 xiā zǐ huā yè (《云南中草药》)

【基原】 为千屈菜科虾子花属植物虾子花 *Woodfordia fruticosa* (L.) Kurz 的叶。

【原植物】 参见"虾子花"条。

【采收加工】 全年均可采,鲜用。

【成分】 叶含虾子花素(woodfruticosin),即是虾子花鞣质C;黄酮醇苷:槲皮素-3-O-α-L-吡喃阿拉伯糖苷(quercetin-3-O-α-L-arabinopyranoside),槲皮素-3-O-β-D-吡喃木糖苷(quercetin-3-O-β-D-xylopyranoside),杨梅树皮素-3-α-L-吡喃阿拉伯糖苷(myricetin-3-O-α-L-arabinopyranoside);黄酮醇苷没食子酸酯:槲皮素-3-O-(6″-没食子酰)-β-D-吡喃半乳糖苷〔quercetin-3-O-(6″-galloyl)-β-D-galactopyranoside〕,槲皮素-3-O-(6″-没食子酰)-β-D-吡喃葡萄糖苷〔quercetin-3-O-(6″-galloyl)-β-D-glucopyranoside〕,杨梅树皮素-3-O-(6″-没食子酰)-β-D-吡喃半乳糖苷〔myricetin-3-O-(6″-galloyl)-β-D-galactopyranoside〕[1];三萜类:羽扇豆醇(lupeol),白桦脂醇(betulin),白桦脂酸(betulinic acid),齐墩果酸(oleanolic acid),熊果酸(ursolic acid)[2];又含没食子酸(gallic acid),并没食子酸(ellagic acid)[1],生物碱[3]。

【功用主治】《云南中草药》:"角膜云翳,用叶泡水点眼。"

【用法用量】 外用:泡水点眼。

3481 虻虫 méng chóng (《本草经集注》)

【异名】 蜚虻(《本经》),牛虻(《本草崇原》),牛蚊子(《中药形性经验鉴别法》),绿头猛钻(《青海药材》),牛苍蝇(《浙江中药手册》),瞎虻虫、瞎蚂蜂(《河北药材》),瞎蠓(《中药志》),牛魔蚊(《四川中药志》),牛蝇子、瞎眼蠓(《中药材手册》)。

【基原】 为虻科虻属动物华虻及其同属多种昆虫和黄虻属双斑黄虻的雌性全体。

【原动物】 1. 华虻 *Tabanus mandarinus* Schiner 又名:中华虻、白斑虻、灰虻(《中国药用动物志》)。

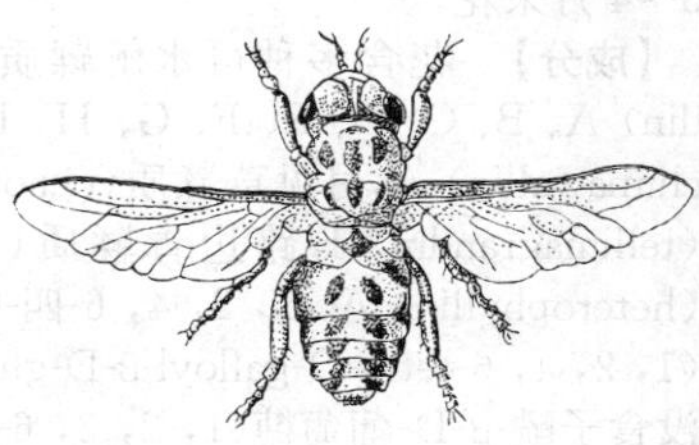

华 虻

雌虫体长16～18 mm,灰黑色。前额黄灰色,基胛近卵圆形,黄棕色。触角第1环节基部棕红色,有明显锐角突起。翅透明,翅脉棕色。胸部背板灰色,有5条明显黑灰纵带。腹部圆钝形,有明显的白斑。雄虫与雌虫相似,较雌虫稍大,仅腹部呈圆锥形。

雌虫吸食牛、马等动物血液，雄虫不吸血，吸食植物汁液。常居于草丛及树林中，性喜阳光，多在白昼活动。全国各地均有分布。

2. 双斑黄虻 *Atylotus bivittateinus* Takahasi　又名：复带虻(《中国药用动物志》)。

雌虫体长 13～17 mm，黄绿色。眼大型，中部有一条细窄的黑色横带。前额黄色或略带淡灰色。触角橙黄色，第三节有明显钝角突。翅透明，翅脉黄色。腹部暗黄灰色，多金黄色毛及少数黑毛。背板两侧具大块黄色斑，腹板灰色。雄虫与雌虫相似，但体较小。

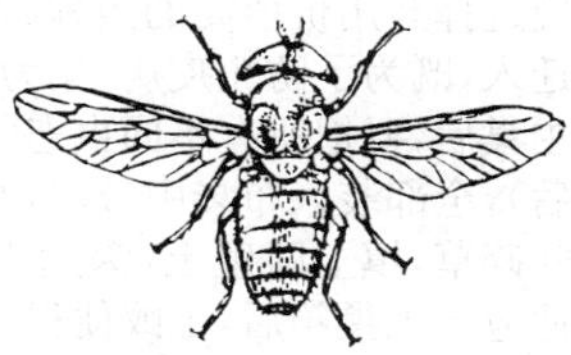

双斑黄虻

成虫白日活动，喜强烈阳光。雌虫吸食牲畜的血液。广泛分布于华北、东北及华东各地。

【采收加工】　7～10 月捕捉，捕后用沸水烫死，晒干。

【药材】　虻虫 *Tabanus*　主产于广西、四川、浙江、江苏、湖南、湖北、山西、河南、辽宁等地。

性状　华虻　干燥的虫体呈长椭圆形，长 1.3～1.7 cm，宽 5～10 mm。头部呈黑褐色，复眼大多已经脱落；胸部黑褐色，背面呈壳状而光亮，翅长超过尾部，胸部下面突出，灰色，有 5 条明显黑灰纵带，具足 3 对，多碎断。腹部棕黄色，有明显的白斑，有 6 个体节。质松而脆。气臭，味苦、咸。

双斑黄虻　黄绿色，眼大型，中央有 1 条细横的黑色带；翅透明，翅脉黄色；腹部暗灰黄色，有较多的金黄色毛茸及少数黑色毛茸。

鉴别　华虻　单眼呈钝六边形，中间有凹陷，排列整齐、紧密。

双斑黄虻　单眼呈钝六边形，排列疏松。

【成分】　含蛋白质，氨基酸，胆固醇及钙、镁、磷、铁、钴、铜、锰、锶、锌、铝等 24 种无机元素[1]。

【药理】　1. 抗凝作用　虻虫在体外有较弱的抗凝血酶作用，体外和体内均有活化纤溶系统的作用[1]。虻虫水提取物每日 540 mg/kg 和 270 mg/kg 灌胃，连续 7 d，均能显著延长大鼠的出血时间，显著减少血浆纤维蛋白原含量；大剂量组对血小板最大聚集率也有明显抑制作用[2]。华虻水浸液 560 mg(生药)/kg 或粗蛋白提取液 150 mg/kg 灌胃，每日 1 次，连续 7 d，能显著减少家兔血浆中纤维蛋白原含量，抑制血小板黏附性，降低全血黏度比和血浆黏度比，并能一定程度地降低血细胞比容[3]。虻虫能显著延长凝血时间，并能降低内、外源凝血系统因子的活性，增加纤溶系统活力，进而防止血栓的形成和发展[4]。虻虫可降低血细胞比容，改善红细胞聚集性，亦可降低血栓弹力图最大幅度、弹力度、最大凝固时间，还可改善红细胞变形能力，降低血小板黏附性和血浆纤维蛋白原，改善红细胞电泳率[5]。

2. 对小肠功能的影响　虻虫水煎剂对小鼠离体回肠运动有明显抑制作用。灌胃给药，对小鼠小肠推进功能无明显影响。按千克体重计算，以相当于人用量的 200 倍，连续 2 d给小鼠灌服虻虫水煎液，也未见稀软便、黏液或脓血便。表明虻虫不阻止肠道水分的吸收，也无明显刺激作用，不但无“致泻”作用，相反使小鼠白天的排便次数明显减少[6]。

3. 抗炎作用　虻虫提取物 B、C 和 D 组分 80 mg/kg，分别腹腔注射，均能明显抑制大鼠角叉菜胶性足肿胀，其中 B 组分作用较强，后者静注 10 mg/kg、20 mg/kg 或 40 mg/kg，即有显著作用，强度相当于静注 10～20 mg/kg 的阿司匹林[7]。

4. 镇痛作用　虻虫提取物 A 或 B 组分 100 mg/kg 灌胃，能明显对抗苯醌所致小鼠扭体反应，其中 B 组分作用较强[7]。

5. 其他作用　虻虫对家兔离体子宫有兴奋作用[8]，对内毒素所致肝出血性坏死病灶的形成有显著抑制作用[1]，虻虫醇提取物有明显溶血作用[9]。

【炮制】　1. 虻虫　取原药材，除去杂质。

2. 炒虻虫　取净虻虫置锅内，用文火加热，微炒，取出放凉。

3. 米炒虻虫　取净虻虫与米置锅内，用文火加热，拌炒至米呈深黄色为度。取出筛去米粒，摊凉。每虻虫 100 kg，用米 20 kg。

饮片性状　虻虫略呈椭圆形。头部呈黑棕色而有光泽，有突出的两眼及长形的吸吻，背部黑棕色，有光泽，腹部黄褐色，有横纹节。质脆，易破碎。有臭气，味苦、咸。炒虻虫、米炒虻虫形如虻虫，表面色泽加深。

贮干燥容器内，密闭，置通风干燥处，防蛀。

【药性】　苦、微咸，凉，有毒。归肝经。

1.《本经》：“味苦，微寒。”

2.《别录》：“有毒。”

3.《纲目》：“肝经血分药。”

4.《本草求真》：“微苦、微咸。”

5.《医林纂要》：“辛、苦、咸，寒。”

6.《要药分剂》：“入肝经，兼入三焦经。”

【功用主治】　破血通经，逐瘀消癥。主治血瘀经闭，产后恶露不尽，干血痨，少腹蓄血，癥瘕积块，跌打伤痛，痈肿，喉痹。

1.《本经》：“主逐瘀血，破下血积、坚痞、癥瘕，寒热，通利血脉及九窍。”

2.《别录》：“主女子月水不通，积聚，除贼血在胸腹五脏者，及喉痹结塞。”

3.《日华子》：“破癥结，消积脓，堕胎。”

4.《本草崇原》：“治痘不起发，每加牛虻。”

5.《本草新编》：“止两目赤痛，眦伤泪出。”

【用法用量】　内服：煎汤，1.5～3 g；研末，0.3～0.6 g；或入丸剂。外用：研末敷或调搽。

【宜忌】　气血虚者、孕妇及月经期均禁服。

1.《药性论》：“恶麻黄。”

2.《品汇精要》：“妊娠不可服，服之堕胎。”

3.《本草经疏》：“伤寒发黄，脉沉结，少腹硬，如小便不利者为无血证，非蓄血也，不宜用；瘀血未审的者不宜用；女子月水不通，由于脾胃薄弱，肝血枯竭，而非血结闭塞者不宜用；孕妇腹中有癥瘕积聚不宜用；凡病气血虚甚，形质瘦损者忌之。”

【选方】　1. 治太阳病，身黄，脉沉结，少腹硬，小便自利，其人如狂者　水蛭(熬)、虻虫(去翅、足)各三十个，桃仁二十个(去皮、尖)，大黄三两(酒洗)。上四味，以水五升，煮取三升，去滓。温服一升，不下，更服。(《伤寒论》抵当汤)

2. 治腕折瘀血　虻虫二十枚，牡丹一两。上二味，治下筛，酒服方寸匕，血化为水。(《千金方》)

3. 治血痣初起(其形如痣，渐大如痘，触破时长流血水)，未触破，未流血者虻虫为末，姜醋调搽。(《血证论》)

4. 治肿毒　虻虫、松香等分。为末，置膏药中贴患部。(《现代实用中药》)

【临床报道】 治疗心绞痛 用虻虫 6～12 g，陈皮 12 g；气虚加党参 15 g，阴虚加玉竹 12 g。煎服，每日 1 剂，连服 30 d 为 1 疗程。治疗心绞痛发作 18 例，其中合并高血压病 8 例，心肌梗死 1 例，心律不齐 3 例。使用本方治疗 1 个疗程者 12 例，2 个疗程以上者 6 例。结果：显效 12 例，好转 6 例，总有效率 100%；心电图示：显效 6 例，改善 7 例，无效 5 例，总有效率 72.2%，其中对改善 ST 段降低及 T 波改变的效果好，对室性早搏及完全性右束支传导阻滞、房室传导阻滞效果不明显。未见不良反应[1]。

【各家论述】 1.《本草经疏》："蜚虻，其用大略与䗪虫相似，而此则苦胜，苦能泄结，性善啮牛、马诸畜血，味应有咸，咸能走血。故主积聚癥瘕、一切血结为病，如《经》所言也。苦寒又能泄三焦火邪迫血上壅，闭塞咽喉，故主喉痹结塞也。今人以其有毒多不用，然仲景抵当汤、丸，大黄䗪虫丸中咸入之，以其散脏腑宿血结积有效也。"

2.《本草求真》："虻虫，微苦微寒，治一切血结诸病。凡病血蓄而见身黄脉结，腹痛如狂，小便利，并坚瘕积块、疟母，九窍闭塞者，服之自克有效，以苦泄结，咸走血故也。仲景合水蛭，用此以治太阳蓄血如狂，亦是此意。"

3.《国药诠证》："虻虫，《本经》主逐瘀血破血，血积坚痞，均为血阻所致，故用以破血而通阻也。血脉不通则寒热往来，九窍不利，故破血可以通血脉而利九窍。《别录》主月水不通，此为血阻所致，故破血可以通经，设非血阻不可用也。血滞则气阻而为积聚，故破血可以除积聚，胸腹五脏有积血，则气不通畅，百病丛生矣。《别录》用虻虫以攻胸腹五脏之积血，以其能透达于各处也。喉痹结塞，血化为毒而肿胀也，故破血可以治喉痹而通结塞。成无已云，苦走血，血结不走者以苦攻之，其实苦并不能走血，凡血病之挟湿者，燥湿可以行血，虻虫既有破血之效，而加以味苦，故能破一切湿阻积滞之血也。"

3482 蚂蚁 mǎ yǐ（《中国动物药志》）

【异名】 蚁、蚍蜉、马蚁（《纲目》）。

【基原】 为蚁科蚁属动物丝光褐林蚁及刺黑蚁属拟黑多翅蚁等多种无毒蚂蚁的全体。

【原动物】 1. 丝光褐林蚁 *Formica fusca* Linnaeus 又名：黑蚂蚁（《四川中药志》），大黑蚁（《中国动物药志》）。

工蚁体长约13 mm。全体漆黑，平滑有光泽，头圆三角形。复眼 1 对，椭圆形，单眼 3 个，品字排列。触角屈膝状，12 节。前胸背板甚发达，中胸背板较小。足 3 对，胸部和腹部相接处缩小成细柄状。有向上的鳞片 1 枚；腹部 5 节。兵蚁与工蚁相似。雌蚁与雄蚁相似，均有翅，触角细长，不呈屈膝状。幼虫头胸部细小，腹部较宽，体黄白色，无足，蛹白色。

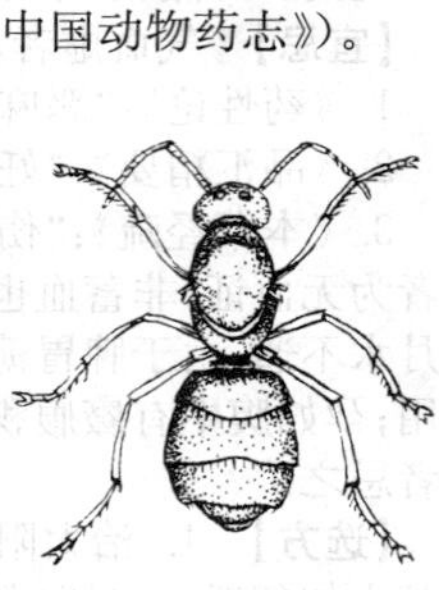

丝光褐林蚁

营群体生活，常筑巢于地下。广泛分布于全国各地。

2. 拟黑多翅蚁 *Polyrhachis vicina* Roger.

体形较丝光褐林蚁小，工蚁体长约6 mm，雄蚁体长 6～7 mm，雌蚁体长7～9 mm。

分布于广西、云南等地。

【养殖】 生活习性 蚂蚁为社会性巢居生活的昆虫。蚁巢有雌雄两性的生殖蚁，雄性寿命很短，大量的个体是工蚁，还有专司保卫的兵蚁。同巢中世代重叠，具有很强的恋巢性。多数种类筑巢于地下，也有的居于树上或枯木之中。杂食性。在一般气候条件下没有明显的休眠或滞育现象。

养殖技术 首先设置蚂蚁饲养池，池的大小可根据应用数量而定。池壁可三面用砖砌涂水泥，一面用木板遮挡，以便于调节池内温湿度。池内放入半朽树墩或树干 1 至数个，并填满砂壤腐殖土。饲养池备好后，即着手投放蚁种，应选择药用价值高的当地蚁种，一般不应将异地蚁种随意迁入，既为了防止疫病，又为了防止过剩成灾。在野外挖到主巢后，要把所有不同虫态的个体（蚁卵、蛹、工蚁、蚁王、蚁后），全部装入布袋中带回，及时倒入饲养池中，上面盖上枯叶碎草，填上腐殖土，深达 1 m，可保持群体结构。待蚁群适应人工巢箱后，工蚁便很快造室定居，3～5 d 后即可见工蚁在土面上活动。这时，即可用木板制作的食盘，投入少量熟制品、植物残渣试喂，如很快吃完，可适当增量，加快蚁群繁殖。蚂蚁为全变态昆虫，不同种类的生物学特性变动很大。如大黑木工蚁是在地下 36～104 cm 处筑巢、巢口周围常有土粒或蚁粪堆成的火山口形成坟堆形的土冢。每个巢中在春、夏、秋季均有卵、幼虫（茧）、蛹、成虫各虫态，冬季则缺少卵和蛹态，每年秋季产生有性蚁并渡过冬天，越冬后的春末夏初出洞婚飞，经交配后雄蚁不久即死亡。雌蚁经脱翅后选择适当场所筑巢，繁殖新的蚁群。一般在雨后闷热的天气，在 2 d 之内即可完成婚飞、交配、脱翅、筑巢等一系列分群活动。

【采收加工】 采收时间应在婚飞之前进行。尽量选择阴雨天，在蚁群大部分归巢、数量集中时进行。要连蚂蚁带土装入布袋中带走。然后过筛而取成蚁置于 60 ℃水中迅速处死（水温高于 60 ℃时，蚁酸等药用成分会大量挥发），晾干。

【药材】 蚂蚁 *Formica* 丝光褐林蚁主产于东北；拟黑多翅蚁主产于广西、云南等地。

性状 丝光褐林蚁 体长 13 mm 左右，黑色，平滑，有光泽。前胸背板甚发达，中胸背板较小，柄腹有 1 枚向上的鳞片。质脆，易碎，常有头足缺损，舔之有酸味。

拟黑多翅蚁 体长 4～5 mm，黑色，胸部两侧有刺。质脆，易碎，常有头足缺损，舔之有酸味。

【成分】 1. 丝光褐林蚁 全体含多种九碳到十九碳的饱和直链和支链烷烃，十三碳的不饱和烷烃，金合欢醇（farnesene），高金合欢醇（homofarnesene）[1]，甲酸（formic acid），多种游离氨基酸[2]，R，S-3，4-二氢-8-羟基-3，5，7-三甲基异香豆素（R，S-3，4-dihydro-8-hydroxy-3，5，7-trimethylisocoumarin），3，4-二氢-8-羟基-3-甲基异香豆素（3，4-dihydro-8-hydroxy-3-methylisocoumarin）[3]。

2. 拟黑多翅蚁 含以脯氨酸，丙氨酸，谷氨酸和丝氨酸为主的多种氨基酸；硒，锗等无机元素；维生素 B_1、B_2、E、B_{12}，粗蛋白，脂肪等[4, 5]。另外，还含油酸（oleic acid），棕榈酸（palmitic acid），硬脂酸（stearic acid），亚麻酸（linolenic acid）和亚油酸（linoleic acid）等多种脂肪酸[6]。

3. 赤蚁 全体含以十一烷（undecane）为主的饱和及不饱和非偶数碳的烷烃。多种甲酸酯，以十六烷基甲酸酯（hexadecyl formate）含量较高，另含 3-乙基-4-甲基戊酸甲酯（methyl 3-ethyl-4-methylpentanoate）[7]，3-异丙基戊酸甲酯（methyl 3-isopropyl pentanoate）[8]，3，4-二氢-8-羟基-3-甲基异香豆素（3，4-dihydro-8-hydroxy-3-methyliso-

coumarin)[3]。此外,尚含游离和结合的去甲肾上腺素(noradrenaline)[9]及蛋白质[10]等成分。

4. 黄猄蚁　含多种挥发性成分,主要有十一烷(undecane),十三烷(tridecane),十五烷(pentadecane),1-辛醇(1-octanol),龙脑(borneol),橙花醇(nerol),1-壬醇(1-nonanol),3-癸醇(3-decanol),3-癸酮(3-decanone),3-十二烷酮(3-dodecanone),己酸己酯(hexyl hexanoate),己酸辛酯(octyl hexanoate)。尚含脂肪酸(fatty acids)[11,12]。

【药理】 1. 镇静、镇痛作用　拟黑多刺蚁的醇提取物(简称蚁膏)6 g/kg 小鼠灌胃,结果表明,蚁膏能明显抑制小鼠自发活动,显示出镇静作用[1]。同时蚂蚁液既可提高小鼠电刺激的痛阈,又可以减少化学致痛引起的扭体反应数,说明具有明显的镇痛作用[2]。

2. 抗炎作用　给小鼠灌胃蚁膏 12 g/kg,连续 5 d,对小鼠耳部二甲苯所致炎症有明显抑制作用。蚁膏 4 g/kg 灌胃给药,有明显抗大鼠甲醛性关节炎的作用,通过脾脏和肾上腺称重,其抗炎机制与机体的垂体-肾上腺皮质系统功能无关,可能是直接作用[1]。蚂蚁粉能显著抑制注射佐剂引起的原发性足肿胀且能减轻耳部红斑和尾部结节程度,能缓解角叉菜胶急性炎肿,能明显拮抗大鼠甲醛性关节炎和植入棉球所致的结缔组织增生[3]。

3. 对免疫功能的影响　每日分别给老龄小鼠腹腔注射 25%蚂蚁水提取液 0.5 ml/只和醇提取液 0.5 ml/只,连用 4 星期,结果表明,两种提取液均能促进胸腺、脾脏的增生、发育。能使血中白细胞和溶菌酶增加,提高抗原刺激后产生的抗体细胞数和血清抗体水平,使淋巴细胞绝对值 E_a 和 E_t 花环形成及外周血中淋巴细胞酸性 α-醋酸萘酯酶染色(ANAE)阳性细胞增加[4,5]。可促进免疫球蛋白的形成及淋巴细胞的转化[6]。蚂蚁乙肝宁能明显增强丝裂原刀豆蛋白 A(ConA)对小鼠脾细胞的刺激作用,明显增强 ConA 诱导的小鼠脾细胞产生 IL-2 增强小鼠 B 胞对细菌脂多糖的增殖反应[7]。此外,蚂蚁又可通过免疫调节,协助 T 细胞与抑制 T 细胞的平衡,起免疫抑制剂的作用。蚂蚁清风酒能明显增加老年雄性小鼠外周血白细胞数,对 T 细胞介导的 2,4-二硝基氟苯致右耳肿胀迟发型超敏反应有明显的抑制作用[8]。

4. 对内分泌的影响　蚂蚁提取物能明显增加授乳鼠的泌乳量,使母鼠血清催乳素含量增加,具有促进乳腺泌乳功能改善的作用[9]。蚂蚁制剂有促进幼年鼠睾丸发育的作用,睾丸组织中 RNA 和 DNA 含量用药后显著增高[10]。蚂蚁清风酒能使雄性去势小鼠的精液囊、前列腺和包皮腺重量显著增加,使正常小鼠睾丸和附睾重量及精子数目显著提高,并使老年小鼠已萎缩的睾丸显著增重[11]。

5. 提高耐力,延缓衰老　80%蚂蚁水提取液 25 ml/kg 小鼠灌胃,连续 7 d,结果表明,有显著的抗疲劳、耐低温、耐高温、耐缺氧的作用[12]。蚂蚁能有效地清除机体内的自由基和过氧化脂质[13,14]。分别给大鼠灌胃大黑蚂蚁(*Polyrhachis dives* Smith)匀浆液(即全蚁)和提取液(弃蚁渣)0.7 ml/只,连续 4 星期,具有明显的提高红细胞超氧化物歧化酶(SOD)活性,降低血清过氧化脂质及心肌自由基水平的作用[15]。

6. 保肝作用　蚁膏 2.4 g/kg 灌胃,连续 6 d,能对抗四氯化碳所致大鼠血清丙氨酸氨基转移酶(ALT)的升高,具有护肝作用[16]。临床上蚂蚁可使部分患者乙型肝炎病毒血清标志物(HBV-M)转换[17]。还可使部分乙型肝炎表面抗原(HBsAg)阳性的病转阴[18]。

7. 其他作用　蚁膏 1.6 g/kg 豚鼠腹腔注射,有一定平喘作用;能对抗乙酰胆碱和氯化钡所致豚鼠离体肠管痉挛,其平喘和解痉作用可能与抗胆碱及直接抑制平滑肌有关[16]。

毒性　急性毒性小鼠灌胃能耐受蚁膏 66.7 g/kg。亚急性毒性大鼠灌服人用量 60 倍蚁膏 14 d,各项检测指标均正常[16]。大鼠喂食蚁粉 1 g/kg、4 g/kg、7 g/kg,各 6 个月,也无异常反应[19]。

【药性】《四川中药志》1960 年版:"性平,味咸,有毒。"

【功用主治】 补肾,通经络,消肿毒。主治肾虚头昏耳鸣,失眠多梦,阳痿遗精,风湿痹痛,中风偏瘫,手足麻木,红斑性狼疮,硬皮病,皮肌炎,痈肿疔疮,毒蛇咬伤。

1.《本草拾遗》:"独脚蚁,主疗肿疽疮,烧令黑,和油涂之。"

2.《药性考》:"食之长力。"

3.《中国动物志》:"清热解毒。治疗毒肿痛,蛇咬伤等。"

【用法用量】 内服:研末,2～5 g;或入丸剂;或浸酒饮。外用:捣烂涂敷。

【选方】 1. 益气力,泽颜色(美容),催乳汁,用于病后体力不足,产后缺乳等　良种无毒蚁 9～15 g,炒黄研面冲服。〔《江苏中医杂志》1989,(11):43〕

2. 治男性不育症　蚂蚁干粉每日 15 g,1 次或分次口服,30 d 为 1 个疗程。本品能提高精子数量和质量。〔《浙江中医杂志》1993,28(9):401〕

3. 治类风湿关节炎,风湿性关节炎　良种蚂蚁烘干粉碎,蜜丸。成人每次 5 g,日服 3 次。〔《中医杂志》1986,(7):63〕

4. 治手足麻木,全身窜痛(末梢神经炎或周围神经炎)以白酒 0.5 kg,泡大蚂蚁 60 g,半月后即可应用。成人每次口服 15～30 ml,早、晚各 1 次。〔《上海中医药杂志》1989,(3):35〕

5. 治小儿疳积　用鸡蛋 1 个打入碗内,加水等量,然后将蚂蚁粉 3 g 兑入,和匀后隔水炖服。〔《上海中医药杂志》1989,(3):35〕

6. 治疗毒肿痛　黑蚂蚁、苍耳虫共舂绒涂。

7. 治蛇咬伤　黑蚂蚁舂绒涂。(6、7 方出自《四川中药志》1960 年版)

【临床报道】 治疗类风湿关节炎　应用蚂蚁制剂玄驹珍丸治疗 189 例类风湿关节炎(RA),并设五痹丸为对照组双盲对比治疗。药剂制备:玄驹珍丸(广西产大黑蚂蚁的干燥粉末,加蜂蜜为丸)、五痹丸(由麻黄、没药、乳香、制马钱子、防风、狗脊、穿地龙、熟附子等中药组成)。治法:每次 1 丸,每日 3 次,治疗期间禁用其他抗风湿药物。30 d 为 1 个疗程。结果表明玄驹珍丸具有较强的抗炎及免疫调节作用。患者关节肿痛、晨僵等关节功能明显改善及消失,血中 IgG、IgA、IgM 以及补体(CH)明显下降,淋巴细胞转化率(CTR)明显增高,血沉下降曲线明显,类风湿因子(RF)转阴率为 74.3%,其作用明显优于对照组[1]。

3483 蚂蚁花根 mǎ yǐ huā gēn 《云南中药资源名录》

【异名】 野牡丹根(《玉溪中草药》)。

【基原】 为野牡丹科金锦香属植物蚂蚁花 *Osbeckia nepalensis* Hook. f.　的根。

【原植物】 参见"大叶金锦香"条。

【采收加工】 9～10 月采收,鲜用或切片晒干。

【药材】 蚂蚁花根 *Radix Osbeckiae Nepalensis* 主产于广西、云南等地。

性状 根部弯曲细长,表面显棕褐色或黑褐色,有纵皱纹,偶有须根,根长约 2.8 cm,直径 0.1～1.2 cm;主根粗壮,支根较少,根顶端与茎相接处膨大,有绒毛,毛黄褐色。根质地坚韧,不易折断,断面显黄色,纤维性。

【药性】《全国中草药汇编》:"苦、涩,凉。"

【功用主治】《全国中草药汇编》:"清肝热,消炎,止泻。主治黄疸型肝炎,肠炎,痢疾;外用治外伤瘀血。"

【用法用量】 内服:煎汤,9～12 g,水煎服。外用:捣敷。

【选方】 1. 治黄疸型肝炎 野牡丹根 9 g,水煎服。

2. 治肠炎,痢疾 野牡丹根 9～12 g,水煎,红糖为引服。或用野牡丹根 15 g,红地榆 30 g,水煎,红糖为引服。

3. 治外伤瘀血 鲜野牡丹根、叶适量,捣烂,调酒少许外包;或以野牡丹根、黄锁梅叶各适量,捣烂外包。(1～3 方出自《玉溪中草药》)

3484 响叶杨 xiǎng yè yáng (《天目山药用植物志》)

【异名】 白杨树(《天目山药用植物志》),绵杨(《陕西中药名录》)。

【基原】 为杨柳科杨属植物响叶杨的根皮、树皮或叶。

【原植物】 响叶杨 *Populus adenopoda* Maxim. 又名:风响树、团叶白杨(《中国树木分类学》)。

乔木,高达 15～30 m。树皮灰白色,光滑;老时深灰色,纵裂。小枝暗赤褐色,被柔毛;老枝灰褐色,无毛。芽圆锥形,有黏质,无毛。叶互生,叶柄侧扁,长 2～8(～12)cm,顶端有 2 显著腺点;叶片卵状圆形或卵形,长 5～15 cm,宽4～7 cm,先端长渐尖,基部截形或心形,边缘有内曲圆锯齿,齿眼有腺点。葇荑花序下垂,雄花序长 6～10 cm,苞片条裂,有长缘毛,花盘齿裂。果序长 12～20(～30)cm;序轴有毛;蒴果卵状长椭圆形,长 4～6 mm,先端锐尖,无毛,有短柄,2 瓣裂。种子倒卵状椭圆形,暗褐色。花期 3～4月,果期 4～5月。

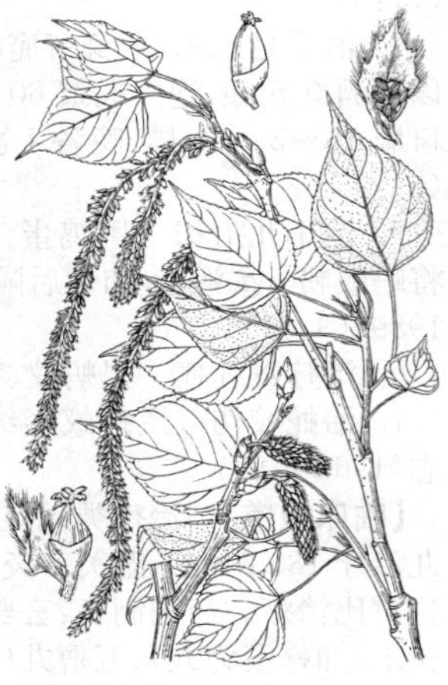

响叶杨

生于海拔 300～2 500 m 的阳坡灌丛中、杂木林中,或沿河两旁,有时成小片纯林或与其他树种混交成林。分布于江苏、浙江、安徽、江西、福建、四川、贵州、云南、陕西等地。

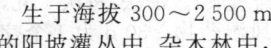

【采收加工】 冬、春季采收,趁鲜剥取根皮和树皮,鲜用或晒干;夏季采收叶,鲜用或晒干。

【药性】 苦,平。归肝、脾经。

【功用主治】 祛风止痛,活血通络。主治风湿痹痛,四肢不遂,龋齿疼痛,损伤瘀血肿痛。

1.《全国中草药汇编》:"散瘀,活血,止痛。主治风湿关节痛,四肢不遂,损伤瘀血肿痛。"

2.《浙江药用植物志》:"祛风活络。治龋齿疼痛。"

【用法用量】 内服:煎汤,9～15 g;或泡酒。外用:煎水洗;或鲜品捣敷。

【选方】 1. 治风痹,四肢不遂 (响叶杨)干燥树皮(去粗皮)15 g。酒蒸服。

2. 治龋齿 (响叶杨)叶。水煎含漱。

3. 治损伤瘀血肿痛 (响叶杨)根皮加苦参、蛇葡萄根等量。和酒糟捣烂包敷伤处。(1～3 方出自《天目山药用植物志》)

3485 响铃豆 xiǎng líng dòu (《云南中草药》)

【异名】 黄花地丁(《滇南本草》),马口铃(《广西本草选编》),小响铃、狗响铃(《云南思茅中草药选》),摆子药、土蔓荆(《云南中草药》),假花生、黄疸草(《广西药用植物名录》)。

【基原】 为豆科野百合属植物响铃豆的全草。

【原植物】 响铃豆 *Crotalaria albida* Heyne

一年生或多年生直立灌木状草本,高 15～100 cm。单叶互生,几无叶柄;托叶极小,刚毛状;叶片倒披针形,枝上部叶较小,下部叶较大,先端圆钝,基部渐狭,上面绿色,无毛,下面灰绿色,被柔毛。总状花序顶生及腋生,有花 6～20 朵,花疏生;苞片细小,线形或丝状;花萼管短,花萼长 6～8 mm,5 深裂,裂片不等大,长圆形或线状披针形,被绢毛;蝶形花冠,淡黄色,伸出花萼之外,旗瓣先端边缘略被毛;雄蕊 10,单体,花丝基部连合,上部分离,花药异型;花柱长,弯曲,柱头细小。荚果圆柱形,长 7～10 mm,花柱宿存。种子 6～12 颗。花期 5～11 月,果期 6～12月。

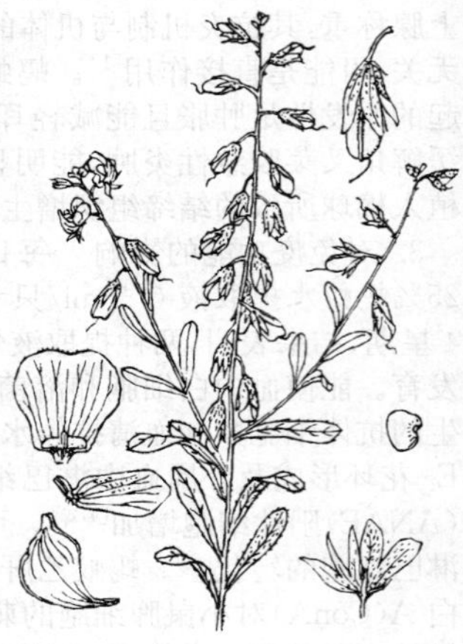

响铃豆

生于山野荒坡。分布于浙江、安徽、江西、福建、湖南、广东、广西、四川、贵州、云南、台湾等地。

【采收加工】 6～10 月采收,鲜用,或扎成把晒干。

【药理】 1. 抗炎作用 响铃豆对二甲苯、巴豆油致鼠耳郭肿胀有明显的抑制作用,对酵母致热大鼠有解热作用[1]。

2. 抗菌作用 乙型溶血链球菌对响铃豆呈低度敏感,对大肠杆菌、伤寒杆菌、金黄色葡萄球菌、痢疾杆菌、变型杆菌则不敏感[1]。

【药性】《滇南本草》:"味苦、微辛,性寒。入肺。"

【功用主治】 泻肺消痰,清热利湿。主治咳喘痰多,湿热泻痢,黄疸,小便淋痛,心烦不眠,乳痈,痈肿疮毒。

1.《滇南本草》:"发散疮痈,解疮毒痈肿,消痰,定喘,止咳嗽,肺痿等症。"

2.《云南中草药》:"清热利尿,治小便不利,肝炎,胃肠炎,口舌起泡,疟疾,小儿惊风,心烦不眠。"

3.《广西本草选编》:"治黄疸,痢疾,中暑发热,乳腺炎,目赤肿痛。"

4. 南药《中草药学》:"消肿解毒。"

5.《全国中草药汇编》:"清热解毒,止咳平喘,截疟。主治尿道炎,膀胱炎,肝炎,胃肠炎,痢疾,支气管炎,肺炎,哮喘;外用治痈肿疮毒,乳腺炎。”

【用法用量】 内服:煎汤,9～15 g。外用:鲜品捣敷。

【选方】 1. 治久远咳嗽,痰喘气粗,喉内如拽锯之声,夜卧不宁 黄花地丁(响铃豆)二钱(蜜炒),响铃草二钱(蜜炒)。竹叶为引,煎汤服之。(《滇南本草》)

2. 治尿道炎,膀胱炎 响铃豆 30～45 g。水煎,白酒为引,内服。(《全国中草药汇编》)

3. 治目赤肿痛 用响铃豆鲜全草水煎熏洗。(《广西本草》)

4. 治急性黄疸型肝炎 黄花地丁、茵陈、虎杖各 30 g。水煎分 3 次微温服。

5. 治宫颈癌,阴茎癌 黄花地丁、喜树皮、蒲葵子各 30 g。水煎冲青黛 2 g 服。(4、5 方出自《中国民间生草药原色图谱》)

3486 **响铃草** xiǎng líng cǎo (《滇南本草》)

【异名】 马响铃(《滇南本草》),响铃豆(《拉汉种子植物名称》),假花生(《广西本草选编》)。

【基原】 为豆科野百合属植物假地蓝或条叶猪屎豆的根或全草。

【原植物】 1. 假地蓝 *Crotalaria ferruginea* Gran. 又名:狗响铃、马铃草《广西本草选编》。

灌木状多年生草本。根长达 60 cm 以上,分枝很多。全株几被长而扩展的绢毛。单叶互生,几无叶柄;托叶披针形,长 4～6 mm,反折。叶片长圆形、长卵形或长椭圆形,长 2～6 cm,宽 1～3 cm,先端钝或微尖,基部狭或略呈楔形。总状花序顶生及腋生,有花 2～6 朵;苞片及小苞片披针形,花萼长约 1 cm,5 深裂,几达基部,裂片披针形;蝶形花冠,黄色,长约 1 cm;雄蕊 10,单体,花药异型;子房线形,花柱内弯,柱头略偏。荚果长圆形,膨胀成膀胱状,长 2.5～3 cm。种子肾形,20～30 颗。花、果期 6～10 月。

生于丘陵、山坡荒地。分布于江苏、浙江、安徽、福建、江西、湖北、湖南、广东、广西、四川、贵州、云南、西藏、台湾等地。

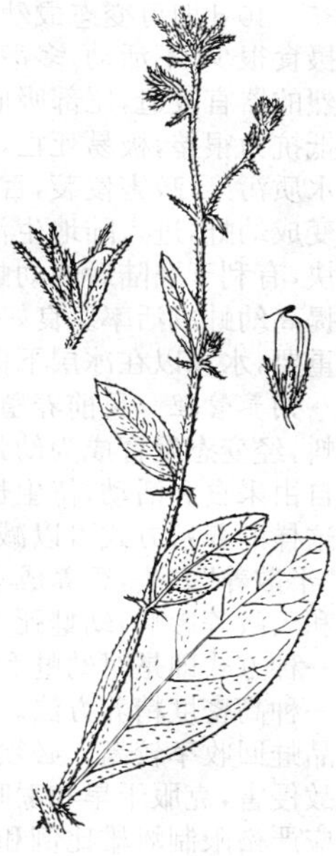

假地蓝

2. 条叶猪屎豆 *C. linifolia* L. f. 又名:线叶猪屎豆(《广西植物名录》)。

形态与上种相似,其特点是:无托叶;叶片长圆形,倒披针形,稀有线形,长 2～5 cm,宽 1～2 cm,基部圆钝。总状花序,有多花;苞片和小苞片均为线形;花萼管短,长 6～8 mm,5 深裂,裂片不等大,上面 2 裂片近合生;子房长圆形,花柱细长,柱头头状。荚果四角菱形,熟时黑色,花柱宿存。种子 8～10 颗。花、果期 5～11 月。

生于荒山坡草丛中。分布于江苏、浙江、安徽、福建、江西、湖北、湖南、广东、广西、四川、贵州、云南、西藏、台湾等地。

【采收加工】 7～10 月采收,晒干。

【药材】 响铃草 *Radix seu Herba Crotalariae Ferrugineae* 主产云南、贵州、四川等地。

性状 干燥全草,茎圆柱形,多弯曲,全体有黄棕色茸毛;带根者,根较长,圆条形,少分枝,须根细长,表面土黄色。叶片多卷曲,或已脱落,展开后呈椭圆形或卵形,黄绿色,有黄棕色茸毛。枝端常带有膨胀呈矩圆形的果实,长 2.5～3 cm,内有 20～30 颗种子,摇之有声,如响铃,或种子已散落。种子肾形。气微,味微苦。种子具豆腥气。

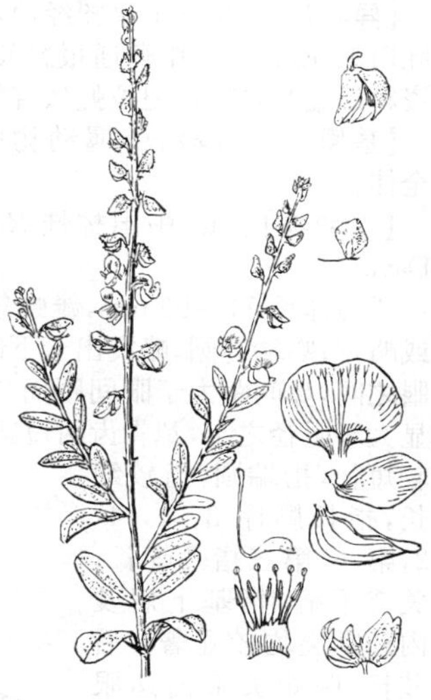

条叶猪屎豆

【药性】 苦、微酸,平。归肺、肝、肾经。

1.《滇南本草》:“味苦、微酸,性寒,入肺。”

2.《滇南本草图说》:“气味辛、酸、苦。”

3.《草木便方》:“甘。”

4.《分类草药性》:“性温热。”

5.《四川中药志》1960 年版:“入肾经。”

6.《贵州草药》:“性平,味甘、微苦。”

【功用主治】 养肝肾,止咳喘,利湿。主治耳鸣,耳聋,头目眩晕,遗精,月经过多,白带,久咳痰血,哮喘,肾炎,小便不利,扁桃体炎,腮腺炎,疔疮肿毒。

1.《滇南本草》:“敛肺气,止咳嗽,消痰,定喘。治久咳嗽,痰中带血。”

2.《滇南本草图说》:“主治石淋内结,止咳嗽吐痰,定喘降气,捣烂敷疮。”

3.《草木便方》:“治崩淋,补中益气,疗耳鸣,头目昏眩,消肿痛,泻火清热,平肝风。”

4.《分类草药性》:“(治)耳聋气虚,补脾肾。”

5.《四川中药志》1960 年版:“治肾亏遗精及妇女干血痨。”

6.《湖南药物志》:“解毒透疹。”

7.《贵州草药》:“补肾,理气。”

8.《云南中草药》:“消炎,利尿。主治小便不利,白浊,肾炎,淋巴结炎,腮腺炎,扁桃体炎,慢性支气管炎,哮喘。”

9. 南药《中草药学》:“主治:肝肾不足,耳鸣、耳聋、头晕、目眩;月经过多;咳喘,慢性支气管炎;慢性肾炎,膀胱炎;疔疮。”

10.《全国中草药汇编》:“养肝滋肾,调经。主治月经不调,白带。”

【用法用量】 内服:煎汤,15～30 g。外用:鲜品捣敷。

【选方】 1. 治气虚耳鸣 响铃草 30 g。炖猪耳朵 1 对,加食盐服。

2. 治病后耳聋 响铃草 24 g,石菖蒲 9 g。煎水服。

3. 治夜梦遗精 响铃草 15 g,夜寒苏 15 g,爬岩龙 15 g,毛药 15 g,双肾草 9 g。炖肉服。

4. 治虚弱气坠 响铃草根 15 g,一朵云 9 g。炖肉服用。(1～4 方出自《贵阳民间药草》)

5. 治疝气 响铃豆 30～60 g。熬水熏洗。(《贵州草药》)

3487 **哈士蟆** hā shì má 《饮片新参》

【异名】 山蛤(《本草图经》),田鸡(《辽宁主要药材》),红肚田鸡、哈什蟆〔《中药通报》1950, 2(5):205〕,雪蛤(《药材资料汇编》),蛤蟆、吧拉蛙(《吉林中草药》)。

【基原】 为蛙科蛙属动物中国林蛙或黑龙江林蛙的全体。

【原动物】 1. 中国林蛙 *Rana temporaria chensinensis* David

雌蛙体长 71～90 mm,雄蛙较小;头较扁平,头长宽相等或略宽;吻端钝圆,略突出于下颌,吻棱较明显;鼻孔位于吻眼之间,鼻间距大于眼间距而与上眼睑等宽;鼓膜显著,明显大于眼径之半,犁骨齿两短斜行,位于内鼻孔内侧。前肢较短壮,指端圆,指较细长,指长顺序 3, 1, 4, 2,第一、第三指几等长;关节下瘤,指基下瘤及内外掌突均较显著。后肢长,胫跗关节前达眼或略超过,左右跟部明显重叠,胫长超过体长之半,足与胫等长或略长;趾端钝圆;趾细长,第三、第五趾达第四趾的第二、第三关节下,瘤之中部,蹼发达,除第四趾外,其余各趾的蹼多少至趾端而蹼缘缺刻较大,外侧跖间具蹼而不发达;关节下瘤小而明显,内跖突窄长,外跖突小而圆。皮肤上细小痣粒颇多,口角后端颌腺十分明显,背侧褶在颞部不平直而成曲折状,在鼓膜上方侧褶略斜向外侧,随即又折向中线,再向后延伸达胯部;两侧褶间有少数分散的疣粒,在肩部有排成"人"形者;腹面皮肤光滑。跖褶 2。两眼间深色横纹及鼓膜处三角斑清晰,背面与体侧有分散的黑斑点,一般都在疣粒上;四肢横斑清晰;腹面灰色斑点颇多,有的甚至自咽至腹后端都有斑纹。雄蛙前肢较粗壮,第一指上灰色婚垫极发达;有 1 对咽侧下内声囊。

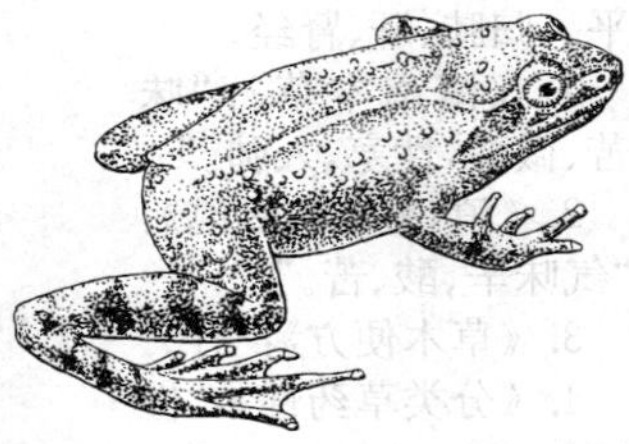

中国林蛙

栖息在阴湿的山坡树丛中,离水体较远,9 月底至次年 3 月营水栖生活。在严寒的冬季它们都成群地聚集在河水深处的大石块下进行冬眠。分布于河北、山西、内蒙古、东北、江苏、山东、四川、西藏、陕西、甘肃、青海、新疆。

2. 黑龙江林蛙 *R. amurensis* Boulenger

形态与上种相似,其特点是:雄性体长 63～66 mm,雌性比雄性略大;头长宽几相等;吻端尖圆。后肢短,胫跗关节前达肩部,胫短,左右跟部稍重叠,足长于胫,趾端钝圆而略尖;蹼发达,除第五趾外,其余各趾的蹼虽未达指端,而蹼缘的缺刻不深;外侧跖间蹼几达基部,第五趾外侧无缘膜;关节下瘤显著而小,内跖突较细长;外跖突圆小或无。皮肤粗糙;背侧褶不平直;两侧褶间有分散的疣或长或圆,大致成行排列;后部的疣多而小,一般不成行;体侧、腹部两侧及后肢背面有许多小疣。腹面一般光滑,仅腹侧及腹后端有刺粒。颜色变异颇大。腹面有红色与深灰色花斑。

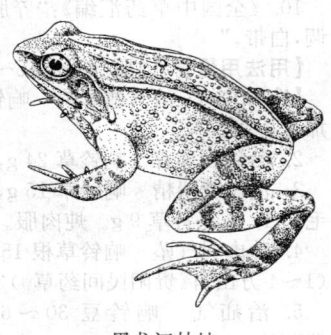

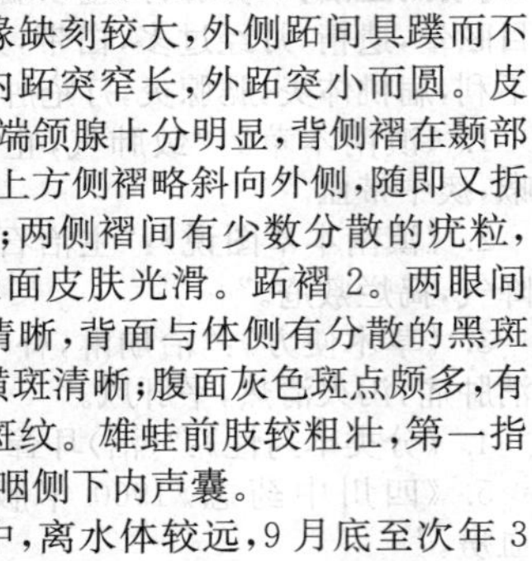

黑龙江林蛙

栖息潮湿的林荫树丛中。分布于辽宁、吉林、黑龙江。

本动物的输卵管(哈士蟆油)亦供药用,另设专条。

【养殖】 生活习性 哈士蟆的生活史可分为水中生活和陆地生活两个阶段。水中生活阶段是在较深的水域中进入冬眠状态,以度过寒冷的冬季,一般从 10 月中下旬到翌年 4 月中旬,历时 150～180 d 主要完成冬眠和繁殖后代;陆地生活阶段是 5 月上旬到 9 月下旬,哈士蟆完成生殖活动后,即进入陆地山林的草丛或灌丛中,营陆地生活。随着气温的升高,哈士蟆逐渐由低地向高地,由阳坡向阴坡迁移。此时摄食旺盛,蛙体渐肥,幼蛙也正处于迅速生长时期,从 9 月中旬开始,又从陆地生活转入水中生活。哈士蟆蝌蚪在水中为鳃呼吸,以植物碎屑、藻类、植物嫩芽、嫩叶等为食,为植物性食性期,约 30 d。变成蛙后即离水登陆,转变成动物性食性,以昆虫,蜘蛛,蜗牛等活饵为食,因有特殊结构和功能的蛙舌,故有很强的放舌捕捉各种小型飞虫的能力。

养殖技术 人工繁殖须注意孵化期、变态期和越冬期 3 个环节。哈士蟆每年繁殖 1 次。产卵量 2 000 枚左右,呈团状黏聚。最适产卵温度为 10 ℃左右。这时应及时将卵团移入孵化池中。在水温 20 ℃条件下 3 d 后即可见蝌蚪陆续孵出。随着蝌蚪的体形增大,每 10 d 左右疏散 1 次,35～40 d 即可变态成幼蛙,离水登陆。蝌蚪进入变态期时,摄食很少,不活动,多潜伏在水池边缘浅水内,经过体内剧烈的器官改造,尾部吸收,长出四肢。这时的代谢率很低,抵抗力很差,极易死亡,必须严密看管,特别防止水温骤变。水质污染,敌害侵袭,否则会造成大量死亡。约 7 d 即可转变成幼蛙,进入陆地生活。水池周边的灌木,草丛、砖石瓦块,有利于登陆后的幼蛙隐蔽遮光,必要时可增设草帘,可提高幼蛙成活率。良好的越冬水域对当年幼蛙和成蛙非常重要,水深以在冰层下保持 1 m 左右为宜。

饲养管理 目前养殖哈士蟆多是采取人工繁殖和培育蝌蚪,经变态发育成为幼蛙之后即散放森林、草地之中,任其自由采食和活动,待生长发育成熟后(2 年以上)进行回捕。这样的养殖方式可以减少对大量蛙群的活饵供给,是一种"半散养"方法,饲养成本降低。但由于生活环境,食物供应和天敌等影响,幼蛙死亡率较高,商品蛙回收率也较低。另一种方式即是对幼蛙和成蛙实行圈养,人工给予活饵。为一种高密度精养方法。这种方法投资较大,技术性较强,商品蛙回收率较高。必须有活饵充足供应,围墙防逃,防止天敌侵害,克服干旱和曝晒,有宽阔的隐蔽所等条件。回捕时应严格限制雌雄比例和年龄,避免平衡失调。

【采收加工】 于白露节前后捕捉。捕得雄蛙后即剖腹去内脏,洗净,挂起风干或晒干;若捕得雌蛙,先取出输卵管(参见"哈士蟆油"条),再除去其他内脏,然后晒干。

【成分】 中国林蛙含蛙醇(ranol)。腓肠肌含三磷酸腺苷(adenosine triphosphate),二磷酸腺苷(adenosine diphosphate)[1],蛋白质,氨基酸[2],雌二醇(estradiol),睾酮(testosterone),孕酮(progesterone)等性激素[3],并含缓激肽(bradykinin)[4]。

【药性】 甘、咸,凉。归肺、肾经。

1.《四川中药志》1960 年版:"性凉,味腥、咸,无毒;入肺、肾二经。"

2.《内蒙古中草药》:"味甘,性寒。"

【功用主治】 补肺滋肾，利水消肿。主治虚劳咳嗽，小儿疳积，水肿腹胀，疮痈肿毒。

1.《本草图经》："主小儿劳瘦及疳疾等。"

2.《四川中药志》1960年版："养肺滋肾。治虚劳咳嗽。"

3.《内蒙古中草药》："补虚退热，利水消肿。治体虚，水肿，腹胀。"

【用法用量】 内服：炖食，1～3个。外用：捣敷。

【宜忌】 《四川中药志》1960年版："痰湿咳嗽及便溏者忌用。"

【选方】 1. 治疳积，虚损，水肿，腹胀　田鸡1、2只。煮熟或炙熟食之。

2. 治疮痈肿毒　田鸡1只，苍耳6 g。共捣烂敷之。(1、2方出自《内蒙古中草药》)

3488 哈士蟆油 hā shì má yóu (《中药志》)

【异名】 田鸡油、哈什蟆油、哈蚂油〔《中药通报》1956，(5)：205〕。

【基原】 为蛙科蛙属动物中国林蛙 *Rana temporaria chensinensis* David　或黑龙江林蛙 *R. amurensis* Boulenger 的输卵管。

【原动物】 参见"哈士蟆"条。

【采收加工】 选肥大的雌蛙，用麻绳从口部穿起，挂于露天风干。干燥后，用热水浸润，立即捞起，放麻袋中闷一夜，次日剖开腹皮，将输卵管轻轻取出，去净卵子及其内脏，置通风处阴干。

【药材】 哈士蟆油 *Oviductus Ranae*　主产于辽宁、黑龙江、吉林、内蒙古等地。

性状　本品呈不规则块状，弯曲而重叠，长1.5～2 cm，厚1.5～5 cm。表面黄白色，呈脂肪光泽，偶有带灰白色薄膜状干皮。摸之有滑腻感，置温水中浸泡，膨胀时输卵管破裂，24 h后呈白色棉絮状，体积可膨胀10～20倍。加热煮沸不溶化，手捏不黏手。脱水干燥后可恢复原样，但失去光泽。遇火易燃，离火自熄，燃烧时发泡，并有噼啪之响声。无烟，有焦糊气，不刺鼻。气腥，味微甘，嚼之有黏滑感。

鉴别　(1) 哈士蟆油加碘酒染色后，在显微镜下呈金黄色。腺体细胞肥大，呈长椭圆形，排列整齐，细胞壁明显，靠腺体内腔一端较窄，细胞壁凸起，细胞核椭圆形；位于细胞中间稍偏向腺体内腔一面，腺体底部较宽，上端较狭，呈圆锥形。腺体开口呈心脏形内凹，腺体内脏较宽，整个腺体布满细小纹理。

(2) 取样品各1 g，于45 ℃烘干磨碎，过60目筛。加15 ml蒸馏水浸泡12 h后过滤，取滤液25 ml，双缩脲反应为深紫红色，茚三酮反应为深蓝紫色。

(3) 取哈士蟆油0.1 g，加入3 ml 50%乙醇浸渍12～24 h，取上清液备用。将此上清液滴加于白色滴板的凹穴中，置紫外分析仪中观察标定荧光。对颜色及荧光的标定以 Royal Horticultural Society：R. H. S. Colour chart(1966, London)为依据。颜色及荧光在254 nm紫外光下，在浸出液pH为6时，哈士蟆油呈明显的蓝白色荧光。

品质标志　《中华人民共和国药典》2005年版规定：本品的膨胀度不得低于55。

【成分】 中国林蛙的输卵管含甾醇类：胆固醇(cholesterol)，胆固醇十六烷酸酯(cholesterol, palmitote)，脂肪酸及衍生物：棕榈酸(palmitic acid)[1]，棕榈酸-α-单甘油酯(palmitic acid, 2, 3-dihydroxypropyl ester)，棕榈酸-α, α'-甘油二酯(palmitic acid, 2-hydroxy-1, 3-propanediyl ester)，油酸-α-单甘油酯(9-octadecenoic acid, 2, 3-dihydroxypropyl ester)，硬脂酸(octadecenoic acid)，棕榈酰胺(hexadecanamide)，棕榈酸乙酯(hexadecanoic acidethyl ester)，硬脂酸乙酯(octadecenoic acidethyl ester)[2]

【药理】 1. 强壮作用　哈士蟆输卵管有显著的强壮作用。每个鼠每日给予哈士蟆干粉0.02 g，连续5星期，可显著延长小鼠的游泳时间及耐高温能力[1]。

2. 对血小板聚集和血脂的影响　哈士蟆卵油有强的抑制血小板聚集活性及降低血脂的作用。将每日0.5 g的哈士蟆卵油拌入饲料给每只兔喂服，发现其对ADP诱导体外血小板聚集抑制率可高达86%，高于月见草油3倍，并可显著降低血清三酰甘油(TG)、低密度脂蛋白-胆固醇(LDL-C)及升高高密度脂蛋白-胆固醇(HDL-C)的作用，上述作用可能与哈士蟆雌二醇含量高有关[2]。

3. 抗氧化作用　哈士蟆油能明显提高老年雌性大鼠血中超氧化物歧化酶、GSH-PX(谷胱甘肽过氧化物酶)的活性，降低肝脏中MDA(丙二醛)的含量，具明显的抗氧化作用[3]。

【炮制】 取原药材，除去杂质及卵子，剥去膜衣。

饮片性状　呈不规则的厚块状，弯曲、重叠，略呈卵形，长15～20 mm，厚1.5～3 mm。外表面黄白色，显脂肪样光泽，偶带灰白色薄膜状的干皮，手摸之有滑腻感，遇水可膨胀10～15倍。气特殊，味淡，嚼之黏滑。

贮干燥容器内，密闭，置阴凉干燥处。防潮、防蛀。

【药性】 甘、咸，平。归肺、肾经。

1.《饮片新参》："甘，腥，凉，腻。"

2.《四川中药志》1960年版："性温，味甘、咸，无毒；入肺、肾二经。"

3.《甘肃中草药手册》："甘，平。"

【功用主治】 补肾益精，养阴润肺。主治病后体虚，神经衰弱，心悸失眠，痨嗽吐血，潮热盗汗，产后无乳。

1.《饮片新参》："养肺、肾阴。治虚劳咳嗽。"

2.《四川中药志》1960年版："滋补强身，润肺生津；治肺痨吐血、神经衰弱，病后失调及盗汗不止等症。"

3.《内蒙古中草药》："用于神经衰弱性头痛、眩晕、失眠、体虚弱等症。"

4.《甘肃中草药手册》："补虚退热。"

5.《山东药用动物》："治产后无乳及一些消耗性疾病。"

【用法用量】 内服：炖汤，5～15 g；或入丸剂。

【宜忌】 1.《饮片新参》："痰湿咳嗽及便溏者忌用。"

2.《四川中药志》1960年版："外感初起者忌用。"

【选方】 1. 治神经衰弱，产后、病后虚弱，慢性胃病，胃下垂，身体消瘦不复　干哈士蟆油3～6 g。清水250 ml，泡1夜，第二日再加冰糖适量炖服，每日1次，连服10～20 d。(《山东药用动物》)

2. 治肺痨吐血　哈士蟆油5 g，白木耳2 g，白糖适量。加水蒸服，每日服2次。(《中国动物药》)

3. 治老年慢性气管炎　哈士蟆油2副。蒸熟1次服。10～15 d为1个疗程。(《全国中草药汇编》)

3489 咬人狗 yǎo rén gǒu (《纲目拾遗》)

【异名】 刺䓘(《纲目拾遗》)，咬人猫(《台湾药用植物志》)。

【基原】 为荨麻科树头麻属植物咬人狗火麻树的嫩枝叶

及根。

【原植物】 咬人狗火麻树 *Dendrocnide meyeniana*（Nalp.）Chew［*Urtica meyeniana* Walp.；*Laportea pterostigma* Wedd.；*L. meyeniana*（Walp.）Warb.］ 又名：咬人狗艾麻（《中国树木志》）。

常绿小乔木。树皮灰白色，平滑，小枝、叶柄、叶背及花序被白色柔毛。单叶互生；叶柄长5～13 cm；叶片长圆状卵形，长15～40 cm，基部宽，浅心形，上面光滑，下面被刺毛，全缘或有齿；羽状脉。雌雄异株；雄花为圆锥花序；雌花生于花枝顶端，呈2列着生于扁平的团伞花序托上，紫色或白色。瘦果扁球形，直径2～3 cm。

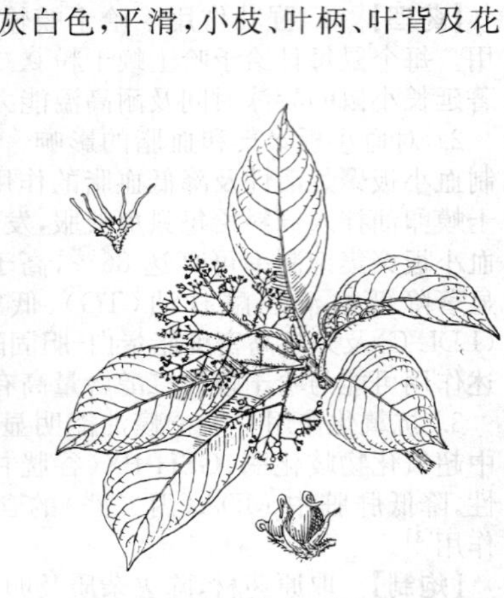
咬人狗火麻树

生于平地或山麓阴湿地及溪岸边。分布于台湾。

【采收加工】 全年均可采挖，鲜用或晒干。

【药性】 辛，温。

【功用主治】 解毒散结，消肿。主治瘰疬，痈肿。

1.《台海使搓录》："治瘰疬。"（引自《纲目拾遗》）

2.《纲要台湾民间药物志》："叶及根敷瘰疬及痈。"

【用法用量】 外用：鲜品捣敷。

【宜忌】 叶上毛刺有毒，刺入人毛孔后即致瘙痒，继而红肿、灼痛，故使用时切勿使毛刺刺伤皮肤。

3490 咳嗽草 ké sòu cǎo（《新华本草纲要》）

【异名】 土香薷（《西藏常用中草药》），野香薷（《新疆中草药手册》）。

【基原】 为唇形科香薷属植物密花香薷和萼果香薷的全草。

【原植物】 1. 密花香薷 *Elsholtzia densa* Benth.

一年生草本，高20～60 cm。茎直立，四棱形，被短柔毛。叶对生；叶柄长3～13 mm，被毛；叶片长圆状披针形或椭圆形，长1～4 cm，宽5～15 mm，先端急尖，基部楔形，边缘在基部以上具锯齿，两面被毛。轮伞花序多花密集成假穗状花序，长2～6 cm，密被串珠状长柔毛；苞片倒卵形，长约1.5 mm，被具节长柔毛；花萼钟状，长约1 mm，密被紫色串珠状长柔毛，萼齿5，近三角形，果时花萼膨大近球形，直径3～4 mm，外被长柔毛；花冠淡紫色，长约2.5 mm，外面被串珠状长柔毛，上唇直立，先端微缺，下唇3裂，中裂片较大，雄蕊4，前对较长，微露出，花药近圆形；子房4裂，花柱微伸出，柱头2裂。小坚果卵圆形，长约2 mm，暗褐色，被微柔毛，先端具小疣突起。花期7～9月，果期8～10月。

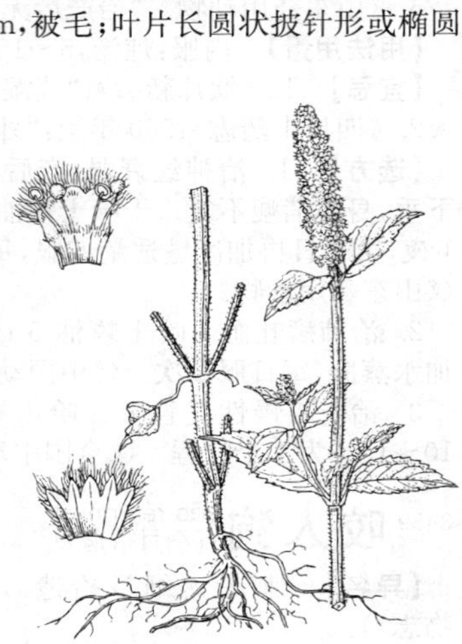
密花香薷

生于海拔1 800～4 100 m的高山草甸、林下、林缘、河边或山坡荒地。分布于河北、山西、四川、云南、西藏、陕西、甘肃、青海、新疆等地。

2. 萼果香薷 *E. densa* Benth. var. *calycocarpa*（Diels）C. Y. Wu et S. C. Huang［*E. calycocarpa* Diels］

本变种的区别在于植株矮小，扭曲，红色，基部多分枝，枝平出上升；叶较小而狭，但非披针形。

生于海拔2 200～3 500 m的山坡荒地、田边。分布于四川、云南、甘肃、青海等地。

【采收加工】 7～9月采收，割取地上部分，阴干，扎把，切碎，或鲜用。

【药性】 辛，微温。

1.《西藏常用中草药》："性微温，味辛。"

2.《内蒙古中草药》："味辛，性温。"

3.《甘肃中草药手册》："微辛，平。"

【功用主治】 发汗解表，化湿和中。主治暑天感冒，头痛身重，无汗恶寒，腹痛吐泻，食欲不振，水肿，疮痈肿毒，蛲虫病，阴道滴虫。

1.《西藏常用中草药》："发汗解表，清暑化湿，利水消肿。治伤暑头痛，无汗恶寒，腹痛吐泻，水肿。还可外用于脓疮及皮肤病等。"

2.《新疆药用植物志》："清热解毒，消炎。"

3.《甘肃中草药手册》："和中健胃，止血，杀虫。治脾胃不和，食欲不振，身重乏力，外伤出血，蛲虫，阴道滴虫。"

【用法用量】 内服：煎汤，3～9 g；或研末。外用：捣烂敷；或研末敷。

【宜忌】 表虚多汗慎服。

【选方】 1. 治伤暑感冒　野香薷、藿香各9 g。水煎服。

2. 治伤暑呕吐，胃痛　野香薷、扁豆各9 g，厚朴9 g。水煎服。

3. 治急性肾炎，浮肿尿少　野香薷、白术各6 g。水煎服。（1～3方出自《内蒙古中草药》）

4. 治伤暑湿，呕吐泄泻，转筋　萼果香薷、紫苏、藿香各9 g，木瓜15 g，炙甘草6 g。水煎服。（《新疆中草药》）

5. 治疗咳嗽　咳嗽草（或磨盘草）、绞股蓝、地胆草。水煎服。〔《中国民族医药杂志》，1996，2(4)：19〕

3491 骨节草 gǔ jié cǎo（《贵州民间方药集》）

【异名】 节节菜（《中国药用植物图鉴》），洗碗草、节节草、接骨筒（《闽东本草》）。

【基原】 为木贼科木贼属植物犬问荆的全草。

【原植物】 犬问荆 *Equisetum palustre* L. 又名：沼泽问荆（《中国药用孢子植物》）。

多年生草本，高15～35 cm。根茎匍匐，细长，黑褐色，常具块茎。营养茎和孢子囊茎同时生出，直立，丛生，细弱，具深沟及棱脊5～12条，常有轮生分枝。叶退化，轮生，鞘筒狭长，有时呈漏斗形，鞘齿三角状卵形，先端棕褐色，边缘膜质，白色，尖端延长为白色长刚毛。孢子囊穗长圆形，有梗，顶生，初呈紫褐色，后带黄色；孢子囊生于盾状孢子叶下面；孢子同形，具2条丝状弹丝，十字形着生，绕于孢子上，遇水即弹开，以便繁殖。

生于水田、沟旁和阴湿地带。分布于华北、东北、西北及福建、湖北、四川、贵州、西藏。

【采收加工】 5～7月采收，拔起全株，晒干或鲜用。

【药材】 骨节草 *Herba Equiseti Palustris* 主产于福建、贵州等地。

性状 茎常成束，有时带黑褐色细长根茎。茎细弱，长15～35 cm，具5～12条棱脊，每节常有多数轮生的分枝，折断后可见中心孔细小。叶鞘齿三角状卵形，不连接，先端棕褐色，边缘白色，膜质，向尖端延长成白色长刚毛。气微，味淡。

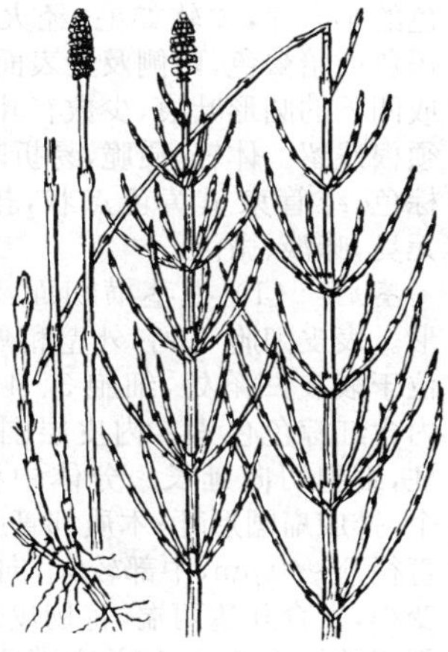

犬问荆

【成分】 全草含犬问荆碱（palustrine），犬问荆定碱（palustridine），烟碱（nicotine），山柰酚-3-双葡萄糖-7-葡萄糖苷（kaempferol-3-diglucoside-7-glucoside），山柰酚-3，7-双葡萄糖苷（kaempferol-3，7-diglucoside），山柰酚-3-鼠李糖葡萄糖苷（kaempferol-3-rhamnosylglucoside），槲皮素-3-芸香糖-7-葡萄糖苷（quercetin-3-rutinoside-7-glucoside），乌头酸（aconitic acid）[1]。

【药性】《中国药用孢子植物》："甘、微苦，平。"

【功用主治】 疏风明目，活血止痛。主治目赤云翳，迎风流泪，风湿痛，跌打损伤。

1.《中国药用植物图鉴》："为解热、利尿药。又用以接骨，治眼疾，舒筋活血。"

2.《长白山植物药志》："治疗风湿性关节炎，痛风，动脉粥样硬化。还具有驱肠寄生虫作用。"

3.《中国药用孢子植物》："疏风明目。治结膜炎，跌打损伤。"

【用法用量】 内服：煎汤，6～9 g，鲜品15～30 g。

【宜忌】 阴虚火旺者慎服。

【选方】 1. 治目疔目翳 鲜骨节草全草30 g，冰糖15 g，猪赤肉60 g。水炖，分早晚服。

2. 治跌打伤筋 骨节草干全草15 g，猪赤肉酌量。水炖服。

3. 治石淋，小儿虚 骨节草鲜全草30 g，冬蜜15 g。开水1杯冲炖服。（1～3方出自《闽东本草》）

3492 骨牌草 gǔ pái cǎo《宁夏中草药手册》

【异名】 金鸡尾、大石韦、七星剑（《贵州民间药物》），瓦韦、石茶（《宁夏中草药手册》）。

【基原】 为水龙骨科瓦韦属植物黄瓦韦的全草或根。

【原植物】 黄瓦韦 *Lepisorus asterolepis*（Bak.）Ching [*Polypodium asterolepis* Bak.] 又名：小瓦韦（《中国高等植物图鉴》）。

植株高12～15 cm。根茎长而横生，密被卵形鳞片，钝头，全缘。叶远生；叶柄长1～3 cm，以关节着生于根茎上；叶片坚革质，披针形，长2～12 cm，宽2～3 cm，中部以下最宽，渐尖头，向基部急缩狭而下延，干时黄色；中脉明显。孢子囊群大，卵圆形，背生于叶片上部中脉和叶边之间。

附生于海拔800 m左右的山坡林中树干或岩石上。分布于西南及江苏、浙江、安徽、江西、湖北、湖南、广西、陕西、宁夏等地。

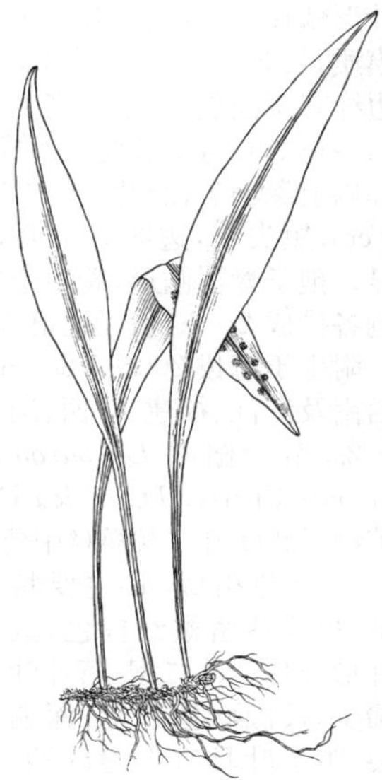

黄瓦韦

【采收加工】 全年均可采收，晒干或鲜用。

【药性】《贵州民间药物》："性微寒，味苦。"

【功用主治】 清热解毒，利尿，止血。主治发热咳嗽，咽喉肿痛，小便淋痛，便秘，疮痈肿毒，外伤出血。

1.《贵州民间药物》："解热，治刀伤，止咳嗽。"

2.《宁夏中草药手册》："清热，利尿，解毒，止血。"

【用法用量】 内服：煎汤，9～15 g；或捣汁。外用：研末撒；或捣敷。

【宜忌】 服本品时禁服性燥、辛辣食物。

【选方】 1. 治发烧 七星剑根（适量）。兑酒捣烂，取汁服。

2. 治小儿白口疮 以七星剑叶背的金星点炒后研成细末，用草筒吹0.3 g入小儿口腔患处。（1、2方出自《贵州民间药物》）

3. 治尿路感染，小便涩痛，尿血 瓦韦、蒲黄各9 g，茅根30 g。水煎服。

4. 治外伤出血 瓦韦适量。焙干，研细末，撒敷伤口。（3、4方出自《宁夏中草药手册》）

3493 骨碎补 gǔ suì bǔ《药性论》

【异名】 猴姜、猢狲姜（《本草拾遗》），石毛姜（《本草图经》），石庵闾（《开宝本草》），过山龙（《植物名实图考》），石良姜（《分类草药性》），爬岩姜、石岩姜、碎补（《四川中药志》），树蜈蚣、地蜈蚣、搜山虎（《云南中草药选》），猴掌姜、石连姜（《广西民间常用中草药手册》），石巴掌（《四川中草药治疗手册》），毛姜、申姜（《湖北中草药手册》），岩姜（《浙江药用植物志》）。

【基原】 为槲蕨科槲蕨属植物槲蕨、秦岭槲蕨及光叶槲蕨的根茎。

【原植物】 1. 槲蕨 *Drynaria fortunei*（Kunze）J. Smith [*Polypodium fortunei* Kunze] 又名：西南槲蕨（《西双版纳植物名录》），板崖姜（《鼎湖山植物手

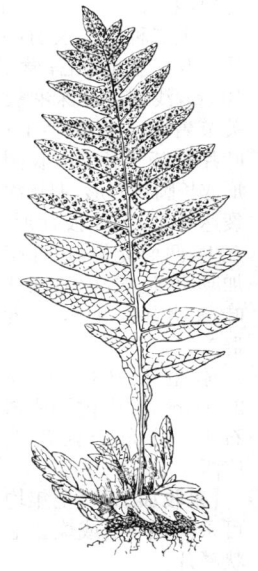

槲蕨

册》)，飞鹅草、大飞龙(《广西药用植物名录》)。

植株高 25～40 cm。根状茎横生，粗壮肉质，密被钻状披针形鳞片，有绿毛。叶二型；营养叶灰棕色，卵形，无柄，干膜质，长 5～7 cm，宽约3.5 cm，基部心形，背面有疏短毛，边缘有粗浅裂；孢子叶高大，纸质，绿色，无毛，长椭圆形，宽 14～18 cm，向基部变狭而成波状，下延成有翅膀的短柄，中部以上深羽裂；裂片 7～13 对，略斜上，长 7～10 cm，宽 2～3 cm，短尖头，边缘有不明显的疏钝齿；网状脉，两面均明显。孢子囊群圆形，着生于内藏小脉的交叉点上，沿中脉两侧各排成 2～3 行；无囊群盖。

附生于海拔 200～1 800 m的林中岩石或树干上。分布于西南及浙江、福建、江西、湖北、湖南、广东、广西等地。

2. 秦岭槲蕨 *D. baronii* (Christ) Diels [*Polypodium baronii* Christ; *D. sinica* Diels]　又名：华槲蕨(《中国蕨类植物图谱》)，中华槲蕨(《中药志》)。

与上种相似，其主要特征：根状茎密被红棕色、披针形鳞片。叶二型；营养叶稀少，长圆状披针形，深羽裂；孢子叶具有狭翅的柄，基部有关节；叶片阔披针形，深羽裂几达叶轴；裂片 20～30 对，宽 5～15 mm，钝尖头，边缘具缺刻状锯齿。孢子囊群圆形，着生于内藏小脉的交叉点上。在中脉两侧各成 1 行；无囊群盖。

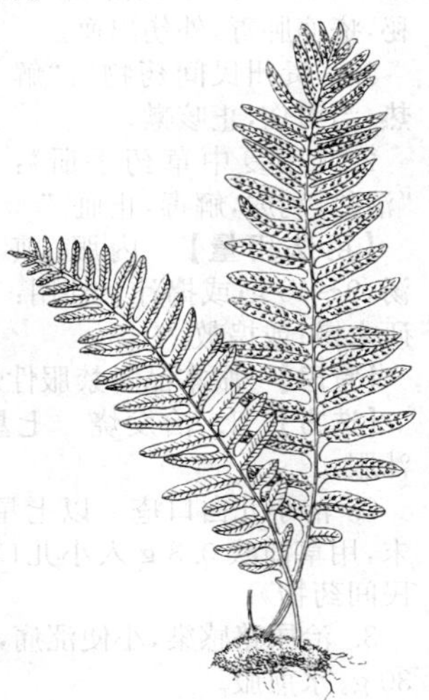
秦岭槲蕨

附生于海拔 900～2 800 m的林缘石上或山谷岩石间。分布于西南及山西、陕西、甘肃、青海、宁夏。

3. 光叶槲蕨 *D. propinqua* (Wall.) J. Smith [*Polypodium propinquum* Wall.]　又名：石莲姜槲蕨(《中药志》)，老鹰翅膀(《云南药用植物名录》)。

与上二种主要区别：根状茎被不透明棕褐色的披针形鳞片。叶二型，无毛；营养叶阔卵形，长 8～15 cm，宽 5～10 cm，浅羽裂至深羽裂；孢子叶叶柄长 8～20 cm，基部以关节着生于根状茎上；叶片长25～45 cm，长圆形或长圆状卵形，羽状深裂达叶轴，裂片披针形，互生，两面光滑，边缘略加厚，有疏浅缺刻；网状叶脉明显。无孢子囊群盖。

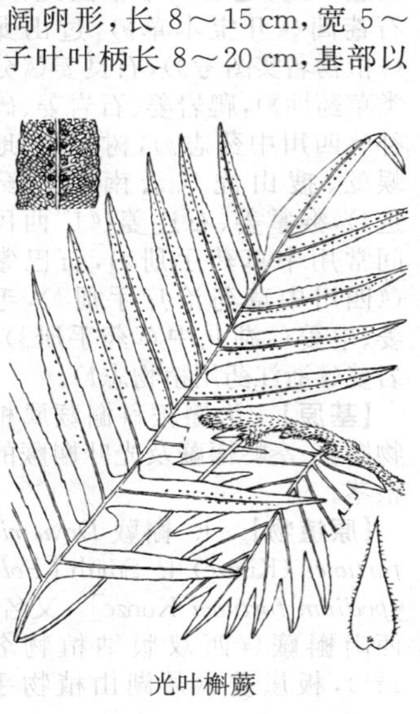
光叶槲蕨

附生于海拔 500～2 400 m的林中树干或岩石上。分布于西南及广西。

【采收加工】　全年均可采挖，干燥，或燎去毛状鳞片。

【药材】　骨碎补 *Rhizoma Drynariae*　主产于湖南、浙江、广西、江西，以湖南产量最大。

性状　根茎呈扁平长条状，多弯曲，有分枝，长 5～15 cm，宽 1～1.5 cm，厚 0.2～0.5 cm。表面密被深棕色至暗棕色的小鳞片，柔软如毛，经火燎者呈棕褐色或暗褐色，两侧及上表面均具凸起或凹下的圆形叶痕，少数有叶柄残基及须根残留。体轻，质脆，易折断，断面红棕色，维管束呈黄色点状，排列成环。无臭，味淡、微涩。

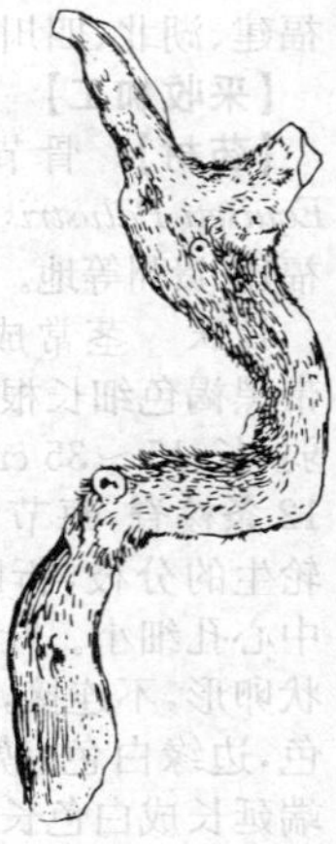
骨碎补(根茎)外形

鉴别　(1) 根茎横切面：呈长扁圆形。表皮细胞 1 列，外壁稍厚；鳞片基位于表皮凹陷处，细胞 3、4 列，壁厚，内含红棕色色素。内皮层围绕分体中柱，细胞切向延长。分体中柱 18～28 个，排成扁圆形环；木质部管胞多角形，直径 6～40 μm，中部较大，向两端渐次变小，发育几达两端，将韧皮部分为内外两部分，内侧韧皮部有的细胞壁增厚，并充满黄棕色分泌物。

(2) 薄层色谱：取本品粉末 0.5 g，加甲醇 30 ml，加热回流 1 h，放冷，滤过，滤液蒸干，残渣加甲醇 1 ml 使溶解，作为供试品溶液。另取柚皮苷对照品，加甲醇制成每 1 ml 含 0.5 mg 的溶液，作为对照品溶液。吸取上述两种溶液各 4 μl，分别点于同一硅胶 G 薄层板上，以苯-醋酸乙酯-甲酸-水(1∶12∶2.5∶3)的上层溶液为展开剂，展开，取出，晾干，喷以三氯化铝试液，置紫外光灯(365 nm)下检视。供试品色谱中，在与对照品色谱相应的位置上，显相同颜色的荧光斑点。

品质标志　《中华人民共和国药典》2005 年版规定：照高效液相色谱法测定，本品按干燥品计算，含柚皮苷($C_{27}H_{32}O_{14}$)不得少于 0.50%。

【成分】　1. 槲蕨根茎含柚皮苷(naringin)[1]，何帕-21-烯(hop-21-ene)，9(11)羊齿烯[fern-9(11)ene]，7-羊齿烯(fern-7-ene)，3-雁齿烯(filic-3-ene)，β-谷甾醇(β-sitosterol)，豆甾醇(stigmasterol)，菜油甾醇(campesterol)及四环三萜类化合物：环木菠萝甾醇乙酸酯(cycloardenyl acetate)，环水龙骨甾醇乙酸酯(cyclomargenyl acetate)，环鸦片甾烯醇乙酸酯(cyclolaudenyl acetate)，9，10-环羊毛甾-25-烯醇-3β-乙酸酯(9，10-cyclolanost-25-en-3β-yl acetate)[2]，里白烯(diploptene)，里白醇(diplopterol)，环劳顿醇(cyclolaudenol)，环劳顿酮(cyclolaudenone)，环麻根醇(cyclomargenol)，三十二烷酸(*n*-dotriacontanic acid)[3]。

2. 崖姜蕨根茎含 21-何帕烯，13(18)新何帕烯[neohop-13(18)-ene]，9(11)-羊齿烯，β-谷甾醇，豆甾醇，菜油甾醇及四环三萜类化合物：环木菠萝甾醇乙酸酯，环水龙骨甾醇烯醇乙酸酯，环鸦片甾烯醇乙酸酯，9，10-环羊毛甾-25-烯醇-3β-乙酸酯[2]。

【药理】　1. 强骨作用　秦岭槲蕨水煎剂 7.5 g/kg、10 g/kg、25 g/kg、50 g/kg 连续灌胃 1～3 个月，能改善骨性关节炎模型大鼠软骨细胞功能，推迟细胞退行性变，降低骨性关节病的病变率，发病时间推迟，发病程度减轻[1，2]。应用^{45}Ca 同位素示踪法证明，骨碎补具有促进骨对钙的吸收作用，同时提高血钙和血磷的水平，有利于骨钙化和骨质的形成[3]。骨碎补提取液对组织培养中的鸡胚骨原基的生长和钙磷沉积有明显的促进作用，提高组织中碱性磷酸酶活性，促进蛋白多糖合成，但抑制胶原合成[4]。用骨碎补水提醇沉液饲喂新孵出莱亨鸡10～20 d，对小鸡骨发育有显著的促进作用，可增加小鸡股骨的湿重和体积、单位长度皮质骨的钙、磷、羟脯氨酸、氨基己糖的含量[5]。尚能显著抑制醋酸可的松引起的骨丢失，防治激素引起的大鼠骨质疏松[6]。其水提物对鼠成骨细胞有抗氧化作用，防止过氧化氢诱导的鼠成骨细胞死亡，且无细胞毒性作用[7]。骨碎补对骨愈合过程中转化生长因子、骨形态发生蛋白等相关基因表达具有有益的调节作用[8]。

2. 抑制链霉素的耳毒性作用　骨碎补煎服和链霉素一起或其单独使用，对链霉素急性毒副作用头痛、头晕、耳鸣、唇、面麻木有较好的防治效果，但对耳聋效差[9]。用骨碎补水剂作为链霉素溶媒，能明显降低豚鼠耳蜗毛细胞损伤百分率，参考Preyer耳郭反射和听性脑干反应测试，证明骨碎补有抑制链霉素耳毒性的作用[10]。证实能使链霉素所致耳蜗一回和二回毛细胞的损伤减轻[11]。50%骨碎补注射液作为链霉素溶剂，对链霉素抗菌活性、pH及澄明度均无影响[12]。骨碎补煎剂灌服亦能减轻卡那霉素对豚鼠的耳蜗毒副作用，但不能控制停药后毒性耳聋的发展[13]。

3. 降血脂作用　骨碎补注射液0.8 g/kg肌内注射，可以预防高脂血症家兔血脂(胆固醇、三酰甘油)升高；1.7 g/kg肌内注射能降低家兔高脂血症，防止动脉粥样硬化斑块的形成，连续用药5～10星期后效果明显[14]；能拮抗实验性高脂血症家兔血管内皮损伤，促进肝、肾上腺内胆固醇代谢过程，从而使无粥样硬化区主动脉壁、肝脏、肾上腺中胆固醇含量明显下降[15]。抗动脉硬化的活性成分之一骨碎补多糖酸盐10 mg/kg、25 mg/kg、50 mg/kg，能抑制家兔血清胆固醇含量升高，减少主动脉粥样硬化斑块的形成，且有明显的量效关系[16]；50 mg/kg饲喂6星期，能保护家兔肝及肾上腺的细胞器，增强细胞功能，促进肝及肾上腺细胞内胆固醇的转化与排出[17]。

4. 强心作用　从骨碎补中分离出的双氢黄酮苷，0.5%溶液10～12.5 mg/kg静脉注射给药，可使家兔心肌收缩增强，作用维持2 h以上，而对心率、血压无明显影响。其强心作用是直接作用于心肌而非作用于交感神经系统[18,19]。

5. 其他作用　黄烷酮苷125 mg/kg小鼠腹腔注射有明显镇静镇痛作用，并能增强小鼠常压耐缺氧能力[18]；250 mg/kg灌胃给药，能明显减少戊巴比妥钠所致小鼠翻正反射发生率及缩短翻正反射消失持续时间，可能与其诱导激活肝药酶，加速戊巴比妥钠代谢有关[20]。骨碎补在试管内对金黄色葡萄球菌、溶血性链球菌、炭疽杆菌、白喉杆菌、福氏痢疾杆菌、大肠杆菌、铜绿假单胞菌有较强的抑制作用，对伤寒杆菌亦有抑制作用[21]。骨碎补能抑制小鼠对Ⅱ型胶原免疫反应，调节动物对Ⅰ型胶原的免疫反应[22]。

毒性　临床报道，成人大剂量(100～150 g/d)水煎口服，可致急性中毒，表现为口干、多语、心悸、胸闷、神志恍惚、瞳孔散大等，经对症处理后症状消失[23]。

【炮制】 1. 骨碎补　取原药材，除去杂质，洗净，润透，切薄片，干燥。

2. 烫骨碎补　取净砂子置锅内，炒热，加入骨碎补片，不断翻动，烫至鼓起，取出，筛去砂子，放凉，撞去绒毛。

3. 炒骨碎补　取骨碎补片，置锅中，炒至鼓起呈老黄色，取出，放凉。

4. 酒骨碎补　取烫骨碎补片，加酒拌匀，闷透，文火炒干，取出放凉。每骨碎补片100 kg，用白酒10 kg。酒骨碎补常用于疗伤接骨。

5. 盐骨碎补　取烫骨碎补片，加盐水拌匀，闷透，文火炒干，取出放凉。每骨碎补片100 kg，用食盐2 kg。盐骨碎补长于补肾健骨。

砂烫骨碎补的柚皮苷含量高于清炒骨碎补，其外观形态亦优于清炒品。

饮片性状　骨碎补参见“药材”项。烫骨碎补无毛，鼓起，颜色加深，有焦斑，质轻脆，无臭，味淡、微苦、涩。炒骨碎补呈老黄色。酒骨碎补微具酒气。盐骨碎补微有咸味。

贮干燥容器内，盐骨碎补、酒骨碎补密闭，置通风阴凉干燥处。

【药性】 苦，温。归肝、肾经。

1.《日华子》：“平。”

2.《开宝本草》：“味苦，温。无毒。”

3.《纲目》：“足少阴药也。”

4.《本草正》：“乃足少阴、厥阴肝、肾药也。”

5.《得配本草》：“辛、苦，温。”

6.《本草求真》：“专入肾，兼入心。”

7.《本草辑要》：“入足少阴经，兼入手、足厥阴经。”

【功用主治】 补肾强骨，活血止痛。主治肾虚腰痛，足膝痿弱，耳鸣耳聋，牙痛，久泄，遗尿，跌打骨折及斑秃。

1.《雷公炮炙论》：“治耳鸣，亦能止诸杂痛。”

2.《药性论》：“主骨中毒气，风血疼痛，五劳六极，口手不收，上热下冷。”

3.《本草拾遗》：“主伤折，补骨碎。”

4.《日华子》：“治恶疮，蚀烂肉，杀虫。”

5.《开宝本草》：“主破血，止血，补伤折。”

6.《本草图经》：“治闪折筋骨伤损”，“又用治耳聋”，“亦入妇人血气药用”。

7.《纲目》：“治耳鸣及肾虚久泄，牙疼。”

8.《药镜》：“去风毒之发疼，疗下寒而上热，能令齿固，耳闭兼开，治肾虚之久泻，起痢后之痿废。”

9. 张秉成《本草便读》：“浸水刷能长发。”

【用法用量】 内服：煎汤，10～20 g；或入丸、散。外用：捣烂敷或晒干研末敷；也可浸酒搽。

【宜忌】 阴虚内热及无瘀血者慎服。

1.《本草经疏》：“不宜与风燥药同用。”

2.《本草汇言》：“如血虚风燥，血虚有火，血虚挛痹者，俱禁用之。”

3.《本草乘雅半偈》：“有火性者，恐生懊侬。”

4.《得配本草》：“忌羊肉、羊血、芸薹菜。”

5.《广西中药志》：“风寒外感热盛者忌用。”

【选方】 1. 治肾虚腰痛、风湿性腰腿疼　骨碎补、桑寄生各15 g，秦艽、豨莶草各9 g。水煎服。(《陕甘宁青中草药选》)

2. 治肾虚久泄　骨碎补15 g，补骨脂9 g，山药15 g，五味子6 g。水煎服。(《山西中草药》)

3. 治遗尿　骨碎补500 g，食盐50 g，水2 500 ml。先将水倒容器中，再加入食盐搅匀，待溶化后放入骨碎补，浸泡12 h后焙干、研面。每晚睡前用淡盐水冲服0.3 g。3 d为1个疗程，一般1～3个疗程基本痊愈。〔《内蒙古中医药》1986，(1)：37〕

4. 治小儿疳积　骨碎补(研粉)9 g，同瘦猪肉蒸吃。(江西《草药手册》)

5. 治耳鸣，亦能止诸杂痛　(骨碎补)去毛，细切后，用生蜜拌蒸，从巳至亥，准前暴干，捣末，用炮猪肾，空心吃。(《雷公炮炙论》引《乾宁记》)

6. 治肾虚气攻牙齿出血，牙龄痒痛　骨碎补(炒黑色)二两。上为细末，漱口后揩齿根，良久吐之，卧时再用，咽津不妨。(《普济方》骨碎补散)

7. 治病后发落不住　用骨碎补、野蔷薇枝各少许。煎汁刷之。(《本草汇言》)

8. 治被打伤破，腹中有瘀血　刘寄奴、延胡索、骨碎补各一两。上三味㕮咀，以水二升，煎取七合，复内酒及小便各一合，热温顿服。(《千金方》)

9. 治接骨入臼者，先用此药服之，软其筋骨　骨碎补、香附各二钱，草乌一钱半，川芎一钱。共为细末，每用姜酒调服，饮醋即解。(《伤科汇纂》)

10. 治鸡眼，疣子　骨碎补 9 g，碾粗末，浸泡于 95% 乙醇 100 ml 中，泡 3 d 即成。用时先以温水将足部鸡眼或疣子洗泡柔软，用小刀削去其外层厚皮，再涂擦骨碎补乙醇浸剂，每 2 h 擦 1 次，连续 4～6 次，每日最多 10 次。〔《中医杂志》1964，8：37〕

【临床报道】 1. 防治链霉素毒副作用　每日用骨碎补 30 g，水煎分 2 次服，治疗 36 例因注射链霉素引起的耳鸣及口唇、肢体、面部、头皮麻木等反应，服药 3 d 后即表现症状减轻，大部分患者在 10 d 内见效，服药 3 星期可完全消除中毒症状。长期或重复应用亦未见不良反应[1]。

2. 治疗刺瘊　骨碎补50 g放入 75% 乙醇 500 ml 中浸泡 14 d 后即可供使用。每日 6 次涂于患处。治疗 39 例患者均获痊愈，治疗 1 星期脱落者 26 例，治疗 2 星期脱落者 8 例，治疗 3 星期脱落者 5 例[2]。

【各家论述】 1.《本草乘雅半偈》："骨碎可补，功胜补骨脂矣，不唯胜负有别，即顿渐(钝尖)有殊，形藏亦有宜忌也。补骨脂渐(尖)而烈，骨碎补顿(钝)而圆，左右平均，转无峻暴之失矣。故温归于右，此生气之本也，协苦性以走骨，自内及外而皮毛。皮毛者，肺之合。自外及内而两肾，功力到时，莫不森荣，互为变化，则五藏之劳可充，五形之极可禅。毋虑气血之不流，伤折之难续，与上热下冷之藏宛形槀，不充不禅者矣。"

2.《本草求真》："骨碎补，虽与补骨脂相似，然总不如补骨脂性专固肾通心，而无逐瘀破血之治也。"

3.《本草正义》："骨碎补，甄权谓主骨中毒气，风血疼痛，上热下冷。盖温养下元，能引升浮之热，藏于下焦窟宅，是可以治上热下冷。李濒湖谓研末同猪肾煨食，可治耳鸣及肾虚久泄、牙痛，皆是此意，非可通治胃家实火之齿痛。寿颐先业师阆仙朱先生尝用以治寒痰凝滞，牙关不利，颊车隐痛之骨槽风重症，甚有捷验。又凡阴虚于下，而肝胆浮阳，挟痰上凝之齿痛，牙槽不利，及阴寒逼阳上浮之喉痛、喉癣诸证，用此亦颇有效，皆即濒湖用治牙痛之意，而阳邪实盛者，类皆不可妄试。"

3494 钟乳石 zhōng rǔ shí (《本草崇原》)

【异名】 石钟乳(《本经》)、留公乳(《太平御览》引《本经》)，虚中、钟乳(《吴普本草》)，公乳、芦石、夏石(《别录》)，黄石砂(《药性论》)，卢布、夏乳根(《石药尔雅》)。

【基原】 为碳酸盐类方解石族矿物方解石的钟乳状集合体下端较细的圆柱状管状部分。

【原矿物】 钟乳石 *Stalactite*

晶体结构属三方晶系。呈扁圆锥形、圆锥形及圆柱形。表面粗糙，凹凸不平。类白色，有的因含杂质而染成灰白色或浅棕黄白色等。玻璃光泽或暗淡。硬度 3，性脆。断面较平整，可见同心层状构造或放射状构造，中心有的有空心。相对密度 2.6～2.8。

钟乳石系含碳酸钙的水溶液，经石灰岩裂隙，从溶洞顶滴下，因水分蒸发，二氧化碳散逸，使析出的碳酸钙淀积而成，且自上向下逐渐增长，倒垂于洞顶。

分布于中南、西南、山西、陕西、甘肃等地。

本矿物钟乳状集合体附着于石上的粗大根盘(殷孽)、细管状集合体(鹅管石)亦供药用，另设专条。

【采收加工】 石灰岩山洞中采集，除去杂石，洗净，晒干。

【药材】 钟乳石 *Stalactitum*　主产于广西、湖北、四川等地。

性状　本品为钟乳状集合体，多呈圆锥形或圆柱形。表面白色、灰白色或棕黄色，粗糙，凹凸不平。体重，质硬，易砸碎，断面较平整，白色至浅灰白色，对光观察具闪星状的亮光，近中心常有一圆孔，圆孔周围具多数浅橙黄色同心环层，有的可见放射状纹理。无臭，味微咸。

鉴别　(1) 透射偏光镜下：薄片无色透明。方解石呈结晶状，其分布呈同心圆，晶体延长方向垂直中心，似环带状结构，环带接触处往往有褐铁矿，中心为孔洞。方解石闪突起明显。干涉色高级彩白。折射率：No＝1.658，Ne＝1.486；双折射率：No－Ne＝0.172。

(2) 本品显碳酸盐、钙盐的各种反应。参见"方解石"条。

(3) 差热分析曲线　吸热 913 ℃(中)，由 700 ℃后失重。

品质标志　《中华人民共和国药典》2005 年版规定：本品含碳酸钙($CaCO_3$)不得少于 95.0%。

【成分】 主要为碳酸钙($CaCO_3$)，其中 CaO 55.93%。含微量元素铁、铜、钾、锌、锰、镉。其他尚含有镁、磷、钴、镍、铅、银、铬等[1]。

【炮制】 1. 钟乳石　取原药材，除去杂质，洗净，干燥，捣成碎块或碾成粉末。

2. 煅钟乳石　取净钟乳石，砸成小块，置耐火容器内，用无烟武火煅烧至红透时，取出，放凉，捣成碎块或碾成细粉。

3. 醋淬钟乳石　取净钟乳石，装入罐中，置无烟武火上煅至红透，趁热倾入醋中淬透，冷后研碎。每钟乳石 100 kg，用醋 25 kg。

饮片性状　钟乳石参见"药材"项。煅钟乳石形如钟乳石，白色或灰黄色，质酥松，无光泽。醋淬钟乳石形如煅钟乳石，具有醋味。

贮干燥容器内，置干燥处，防潮、防尘。

【药性】 甘，温。归肺、肾、胃经。

1.《本经》："味甘，温。"

2.《吴普本草》："神农：辛。桐君、黄帝、医和：甘。扁鹊：甘，无毒。"

3.《药性论》："有大毒。"

4.《绍兴本草》："性热，无毒。其不经制炼及制炼不如法者，并有小毒矣。"

5.《纲目》："阳明经气分药也。"

6.《雷公炮制药性解》："入肺、肾二经。"

【功用主治】 温肺，助阳，利窍通乳。主治寒痰喘嗽，虚劳气喘，阳痿早泄，梦遗滑精，腰脚冷痹，乳汁不通，伤食纳少，疮疽痔瘘等。

1.《本经》："主咳逆上气，明目益精，安五藏，通百节，利九窍，下乳汁。”

2.《别录》：“益气，补虚损，疗脚弱疼冷，下焦伤竭，强阴，久服延年益寿，好颜色，不老，令人有子。”

3.《药性论》：“主泄精，寒嗽，壮元气，建益阳事，能通声。”

4.《日华子》：“补五劳七伤。”

5.《伤寒类要》：“治舌痹渴而数饮。”

6.《青霞子》：“补髓添精。”

7.《本草汇言》：“温肺气，主咳逆，壮元阳，健脚弱之药也。”

8.《本经逢原》：“（治）肺气虚寒，咳逆上气，哮喘痰清，下虚脚弱，阴痿不起，大肠冷滑，精泄不禁等疾。”

9.《医林纂要》：“补命门，破痼冷，温脾胃，生气血。”

10.《本草汇纂》：“镇阳归阴，通窍利水。”

【用法用量】 内服：煎汤，9～15 g，打碎先煎；研末，1.5～3 g；或入丸、散。外用：研末调敷。

【宜忌】 不可久服；阴虚火旺，肺热咳嗽者禁服。

1.《别录》：“不炼服之令人淋。”

2.《本草经集注》：“恶牡丹、玄石、牡蒙。畏紫石、蘘草。”

3.《药性论》：“忌羊血。”

4.《新修本草》：“不可轻服，多发淋渴。只可捣筛，白练裹之，合诸药草浸酒服之。”

5.《医学入门》：“恶磁石，畏黄石脂。”

6.《纲目》：“土宿真君曰：钟乳产于阳洞之内，阳气所结，伏之可柔五金。麦门冬、独蒜、韭实、胡葱、胡荽、猫儿眼草，皆可伏之。”

7.《本草汇纂》：“久服多服，恐损人气。”

【选方】 1. 治肺虚壅热喘急，连绵不息 生钟乳五两（细研如粉），黄蜡三两（锉）。上二味，先取黄蜡盛于细瓷器，用慢火化开，投入钟乳粉末，搅和令匀，取出，用物封盖定，于饭甑内蒸熟，研如膏，旋丸如梧桐子大。每服一二丸，温水下。（《圣济总录》钟乳丸）

2. 治肺气虚，久嗽，皮毛枯槁，唾血腥臭，或喘不已 钟乳粉（煅炼熟）、桑白皮（蜜炙）、麦门冬（去心）、紫苏各五分。水一钟，姜三片，枣一枚。煎六分，食后服。（《外科理例》钟乳粉散）

3. 治寒嗽不止 钟乳粉（修事了者）、人参、阿胶（炒）。上三味等分为末。用糯米饮调服。（《叶氏录验方》钟乳散）

4. 治五劳七伤，损肺气，阳气绝，手足冷，心中少气，髓虚腰疼脚痹，身烦口干不能食 钟乳二两（别研令细），菟丝子一两（酒浸一宿，别捣），石斛一两，吴茱萸半两。上四味，别捣筛为末，炼蜜丸如梧子。空腹服七丸，日再服之讫，行数百步，温清酒三合饮之，复行二三百步，口胸内热，热如定，即食干饭豆酱；过一日，食如常，暖将息。（《千金方》草钟乳丸）

5. 治无乳汁 石钟乳、漏芦各二两。上二味，治下筛。饮服方寸匕。（《千金方》）

6. 治乳汁不通 钟乳石 9 g，王不留行、天花粉各 12 g，漏芦、黄芪各 15 g。水煎服。（《青岛中草药手册》）

7. 治疔疮 先灸疮三壮，以钟乳为末，和酱粒和，捣敷，须臾，拔根，验。（《龙门石窟药方》疗丁疮方）

8. 治大肠冷滑不止 钟乳粉一两，肉豆蔻（煨）半两。为末，煮枣肉丸梧子大。每服七十丸，空心米饮下。（《济生方》）

9. 治溃疡病胃酸过多 钟乳石研细，每服 1.8 g，每日 3 次，饭前温开水送服。（《全国中草药汇编》）

【各家论述】 1. 朱丹溪：“石钟乳为慓悍之剂。《经》云：石药之气悍。仁哉言也。天生斯民，养之以谷，及其有病，治之以药。谷则气之和，常食而不厌；药则气之偏，可用于暂而不可久；石药则又偏之甚者也。自唐时太平日久，膏粱之家惑于方士服食致长生之说，以药石体重气厚，可以延年，习以成俗。迨宋及今，犹未已也。斯民何辜受此气悍之祸而莫之能救，哀哉！《本草》赞其久服有延年之功而柳子厚又从而述其美，予不得不深言之。”（引自《本草发挥》）

2.《纲目》：“石钟乳，乃阳明经气分药也，其气慓疾，令阳气暴充，饮食倍进，而形体壮盛。昧者得此自庆，益肆淫泆，精气暗损，石气独存，孤阳愈炽。久之，营卫不从，发为淋渴，变为痈疽，是果乳石之过耶？抑人之自取耶？凡人阳明气衰，用此合诸药以救其衰，疾平则止，夫何不可？五谷五肉，久嗜不已，犹有偏绝之弊，况石药乎？”“然须真病命门火衰者宜之，否则当审。”“《相感志》云：服乳石，忌参、术，犯者多死。”“沈括又云：医之为术，苟非得之于心，未见能臻其妙也。如服钟乳，当终身忌术，术能动钟乳也。然有药势不能蒸，须要其动而激发者。正如火少，必借风气鼓之而后发；火盛则鼓之反为害。此自然之理也。”

3.《本草经疏》：“其主咳逆上气者，以气虚则不得归元，发为斯证。乳性温而镇坠，使气得以归元则病自愈，故能主之也。通百节，利九窍，下乳汁者，辛温之力也；疗脚弱疼冷者，亦是阳气下行之验也。甄权主寒嗽、通声者，辛以散邪结，温以祛寒气故也。其他种种补益之说，当是前人好事者溢美之辞，夷考其性，恐无是理，未足信也。”

4.《本经逢原》：“昔人言钟乳与白术相反，而《千金方》每多并用，专取相反之性，激其非常之效。予常亲试，未尝有害。”

3495 钩吻 gōu wěn （《本经》）

【异名】 野葛（《本经》），秦钩吻、毒根（《吴普本草》），冶葛、胡蔓草（《南方草木状》），黄野葛（《千金方》），除辛（《蜀本草》），吻莽、断肠草（《梦溪笔谈》），黄藤、烂肠草（《纲目》），朝阳草（《生草药性备要》），大茶（柴）药、虎狼草（《岭南采药录》），梭葛草（《福建民间草药》），黄花苦晚藤（《广西药用植物图志》），大茶藤、大炮叶（《中国药用植物图鉴》），苦晚公、荷班药（《岭南草药志》），发冷藤、大茶叶、藤黄（《广西药用植物名录》），山砒霜、梭葛、大王茶（《福建药物志》）。

【基原】 为马钱科胡蔓藤属植物胡蔓藤的全株。

【原植物】 胡蔓藤 *Gelsemium elegans* (Gardn. et Champ.) Benth. [*Medicia elegans* Gardn. et Champ.]

常绿藤本，长约12 m。枝光滑，幼枝具细纵棱。单叶对生；具短柄；叶片卵状长圆形至卵状披针形，长 5～12 cm，宽 2～6 cm，先端渐尖，基部楔形或近圆形，全缘。聚伞花序多顶生，三叉分枝，苞片 2，短三角形；萼片 5，分离；花小，黄色，花冠漏斗形，先端 5 裂，内有淡红色斑点，裂片卵形，先端尖，较花筒短；雄蕊 5；子房上位，2

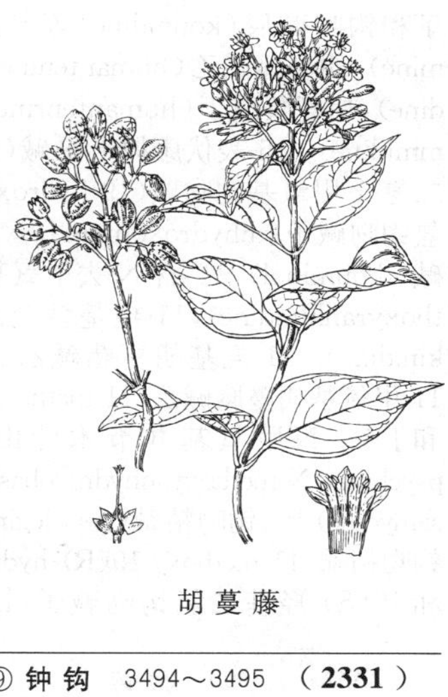

胡蔓藤

室，花柱丝状，柱头4裂。蒴果卵状椭圆形，下垂，基部有宿萼，果皮薄革质。种子长圆形，多数，具刺状突起，边缘有翅。花期5～11月，果期7月至翌年2月。

生于海拔500～2 000 m的向阳山坡、路边草丛或灌丛中。分布于浙江、福建、江西、湖南、广东、广西、海南、贵州、云南、台湾等地。

本植物的根(大茶药根)亦供药用，另设专条。

【采收加工】 全年均可采，切段，晒干或鲜用。

【药材】 钩吻 *Herba Gelsemii Elegantis* 产于广东、广西、福建、浙江、云南等地。

性状 茎呈圆柱形，外皮灰黄色至黄褐色，具深纵沟及横裂隙；幼茎较光滑，黄绿色或黄棕色，具细纵纹及纵向椭圆形突起的点状皮孔。节稍膨大，可见叶柄痕。质坚，不易折断，断面不整齐，皮部黄棕色，木部淡黄色，具放射状纹理，密布细孔，髓部褐色或中空。气微，味微苦，有毒。叶不规则皱缩，完整者展平后呈卵形或卵状披针形，先端渐尖，基部楔形或钝圆，叶脉于下面突起，侧脉4～5对，上面灰绿色至淡棕褐色，下面色较浅。气微，味微苦。

鉴别 茎横切面：嫩茎表皮细胞外壁明显角质增厚；较老的茎有木栓层。皮层较窄，散有纤维束。维管束双韧型，外侧韧皮部较内侧韧皮部宽，外侧韧皮部纤维或石细胞单个或数个成群散在。木质部细胞均木化，导管单个或2个径向排列，射线宽5～6列细胞。内侧韧皮部有的细胞呈压缩状，并有厚壁性的纤维状石细胞散在；有的细胞含草酸钙簇晶或方晶。髓部薄壁细胞含草酸钙方晶及簇晶。

粉末特征：黄棕色。木纤维成束或单个散在，稍弯曲，具多数人字形壁孔。石细胞淡黄色，单个散在，短径的石细胞长方形、椭圆形或不规则分枝状。纤维状石细胞长梭形，一端或两端钝尖或具短分叉，孔沟明显，有的层纹隐约可见。韧皮纤维单个或成束散在，多断碎，壁厚，胞腔狭小。导管多为网纹及螺纹，常破碎。叶表皮组织碎片可见平轴式气孔，副卫细胞2个，保卫细胞及副卫细胞有的具明显的角质层纹理。淀粉粒单粒，椭圆形、圆形、半圆形或类方形，脐点点状或裂缝状；复粒由2～4个分粒组成。可见草酸钙簇晶和方晶。

【成分】 钩吻含生物碱：钩吻碱子(koumine)，钩吻碱丑(kouminine)即是钩吻碱(gelsemine)，钩吻碱寅(kouminicine)，钩吻碱卯(kouminidine)，钩吻碱丙即是常绿钩吻碱(sempervirine)，钩吻碱丁(koumicine)，钩吻碱戊(koumidine)；茎中含钩吻碱子和常绿钩吻碱，叶含钩吻碱子、丑、丁和钩吻碱辰(kounidine)等[1]。胡蔓藤碱甲(humantenmine)，胡蔓藤碱乙(humantenine)，胡蔓藤碱丙(humantendine)，胡蔓藤碱丁(humantenrine)[2～4]，阿枯米定碱(akuammidine)，16-表伏康树卡平碱(16-epivocarpine)，19-羟基二氢-1-甲氧基钩吻碱(19-hydroxydihydrogelsevirine)[5]，二氢钩吻碱子(dihydrokoumine)[6]，19(R)-和19(S)钩吻醇碱(kouminol)[7]。含N-去甲氧基兰金断肠草碱(N-desmethoxyrankinidine)，11-羟基兰金断肠草碱(11-hydroxyrankinidine)，11-羟基胡蔓藤碱乙(11-hydroxyhumantenine)，11-甲氧基胡蔓藤碱乙(11-methoxyhumantenine)，胡蔓藤碱乙和丁[8]，N-甲氧基九节木叶山马茶碱(N-methoxytaberpsychine，N-methoxyanhydrovobasindiol)[9]，钩吻麦定碱(gelsamydine)[10]，钩吻精碱(gelselegine)，11-甲氧基-19(R)-羟基钩吻精碱〔11-methoxy-19(R)-hydroxygelselegine〕[11]，19(R)-和19(S)-羟基二氢钩吻碱子(hydroxydihydrokoumine)[12]，20-羟基二氢兰金断肠草碱(20-hydroxydihydrorankinidine)，N-去甲氧基胡蔓藤碱乙(N-desmethoxyhumantenine)，15-羟基胡蔓藤碱乙(15-hydroxyhumantenine)，钩吻模合宁碱(gelsemoxonine)[13]，钩吻内酰胺(gelsemamide)，11-甲氧基钩吻内酰胺(11-methoxygelsemamide)[14]，19(R)-和19(S)-羟基二氢-1-甲氧基钩吻碱(hydroxydihydrogelsevirine)，19(R)-乙酰基二氢-1-甲氧基钩吻碱〔19(R)-acetyldihydrogelsevirine〕，19(R)-羟基二氢钩吻碱〔19(R)-hydroxydihydrogelsemine〕，钩吻碱，1-甲氧基钩吻碱(gelsevirine)[15]，19(Z)-阿枯米定碱，16-表伏康树卡平碱[16]。

【药理】 1. 镇痛作用 本品全草提得之钩吻总碱有显著的镇痛作用，小鼠热板法试验腹腔注射0.5 mg/kg、1.0 mg/kg和2.0 mg/kg均有显著镇痛效果，30 min时镇痛作用的ED_{50}为0.28 mg/kg，醋酸所致小鼠扭体反应灌胃时为0.39 mg/kg，腹腔注射为0.28 mg/kg，光热刺激大鼠甩尾试验腹腔注射给药的ED_{50}为0.5 mg/kg。连续给药小鼠对钩吻总碱镇痛作用无耐受性[1]。

2. 镇静作用 钩吻总碱肌注或皮下注射0.5 mg/kg、0.7 mg/kg和1 mg/kg均可显著增强阈下剂量戊巴比妥钠及水合氯醛对小鼠的中枢抑制作用，明显增加翻正反射消失鼠数；钩吻总碱还可使大鼠自发活动明显减少，外观安静，表明钩吻总碱有持久的中枢抑制作用[1]。

3. 抗炎作用 钩吻总碱皮下或腹腔注射1 mg/kg，对鹿角菜胶、蛋清所致大鼠脚肿有显著的抑制作用，皮下注射0.5 mg/kg还可显著抑制大鼠棉球肉芽组织增生。由于钩吻总碱对幼年大鼠胸腺、肾上腺重量无明显影响，也不影响大鼠血浆皮质醇浓度，但可使鹿角菜胶所致肿胀大鼠鼠爪PGE含量明显降低，提示其抗炎机制不是通过垂体-肾上腺皮质系统，而是与抑制炎症部位前列腺素合成有关[2]。

4. 散瞳作用 实验表明所含钩吻碱对家兔有明显散瞳作用，且恢复快[3]。以1%钩吻碱溶液给人点眼，每次2滴，每5 min一次，共3次。69例志愿者可见瞳孔迅速扩大，作用强，恢复也快，滴眼后30 min即可见瞳孔直径、远视力、近视力、近点调节等均有明显改变，至6 h各指标几乎恢复至给药前水平[4]。

5. 抗肿瘤作用 钩吻碱注射液于体外对人肺腺癌细胞AGZY-83-a和胃腺癌细胞Sc-823的增殖有一定抑制作用，可使癌细胞增长速度减慢，有丝分裂指数下降，细胞膜脂流动性降低，死亡率增高[5]。钩吻醇提物每日(以生药计)0.45 g/kg、0.11 g/kg连续灌胃给药14 d，对小鼠移植性肉瘤S_{180}实体型生长均有明显的抑制作用，但对小鼠移植性肝癌实体型生长抑制不明显[6]。

6. 对免疫功能的影响 本品根茎乙醇粗提取物腹腔注射0.1 g/kg可使小鼠腹腔巨噬细胞对鸡红细胞的吞噬百分率及吞噬指数均明显增高，并明显拮抗环磷酰胺所致吞噬功能抑制；对小鼠溶血素抗体生成及体内淋巴细胞转化无明显影响，但可显著拮抗环磷酰胺的抑制作用[7]。

7. 对心脏的影响 钩吻水溶性总碱1%浓度以2 ml/kg给蟾蜍淋巴囊或大鼠腹腔注射，可见蟾蜍心率明显减慢，P波时限延长，QRS波群时间延长，ST段和QT时间延长，P波、R波和T波压均降低，表明其有负性变时、变力和变传导作用，并可能有心肌缺血存在；而对于大鼠，则除ST段电压降低及QT时限延长外，余无明显影响[8]。

8. 对平滑肌的影响 钩吻水溶性总碱对豚鼠肺支气管

灌流可显著降低流出量，表明其可使支气管平滑肌收缩，异丙肾上腺素对此有拮抗作用，但苯海拉明无拮抗效果，表明其收缩支气管平滑肌作用与组胺 H_1 受体无关，而可能与 β 受体有关[9]。

9. 其他作用　钩吻总生物碱 2.5～10 mg/ml 本身无致突变作用，但却可抑制 UV 和 MNNG(N-甲基-N-硝基-N1-亚硝基胍)引起的大肠杆菌倾向差错修复反应(SOS)，而不能抑制苯并芘〔B(a)P〕所致突变，也无抗突变作用[10]。

毒性　钩吻生物碱的毒性(小鼠腹腔注射)LD_{50}(mg/kg)：钩吻素甲 56.2，N_1-甲基钩吻素甲 63.1，钩吻素丁＞125，钩吻素戊＞125，钩吻素子 100，钩吻素己 0.165，钩吻素庚 2.83，胡蔓藤碱甲 0.21[11]。钩吻总碱注射液给麻醉大鼠静注，0.9 mg/kg 对大鼠呼吸、血压、心电及脑电四项指标均无明显影响；1.8 mg/kg(相当于人用药 10 倍)，对大鼠呼吸、脑电无明显影响，但给药后 20～40 min 期间出现血压下降、心率减慢，60 min 后逐渐恢复正常；3.6 mg/kg(相当于人用量 20 倍)对大鼠呼吸、血压、心电和脑电指标均有明显抑制作用，在动物死亡过程中首先是表现为呼吸停止，然后脑电、心电消失，说明大鼠死亡的主要原因是呼吸中枢麻痹。该药随着剂量的加大，上述四项指标中的抑制过程呈正变量效关系，提示临床使用该药时要严格控制剂量[12]。

【药性】　辛、苦，温，大毒。

1.《本经》："辛，温。"

2.《吴普本草》："雷公：有毒。"

3.《别录》："有大毒。"

4.《本草汇言》："味辛、微甘，气温。"

5.《药性考》："辛，热，大毒。"

6.《岭南采药录》："味苦，性寒。"

【功用主治】　祛风攻毒，散结，止痛。主治疥癞，湿疹，瘰疬，痈肿，疔疮，跌打损伤，风湿痹痛，神经痛。

1.《本经》："主金疮，乳痓，中恶风，咳逆上气，水肿，杀鬼疰蛊毒。"

2.《别录》："破癥积，除脚膝痹痛，四肢拘挛，恶疮疥虫，杀鸟兽。"

3.《蜀本草》："主喉痹咽中塞、声变，咳逆气，温中。"

4.《生草药性备要》："祛风毒，洗燃癞。"

5.《本经逢原》："紫者破血积，青者破痰积。"

6.《岭南采药录》："不论根茎叶，以之煎水外洗，能散风热毒；以之洗疥癞及癣，甚效。凡花柳毒、下疳，以之煎浓汁，浸二三次即愈。"

7.《全国中草药汇编》："治跌打损伤，骨折，痔疮，疔疮，麻风。"

8.《福建药物志》："外治寒湿痹痛，慢性骨髓炎，骨结核，颈淋巴结核，内外痔，甲沟炎。"

【用法用量】　外用：捣敷；或研末调敷；或煎水洗；或烟熏。

【宜忌】　本品有剧毒，误服后极易引起中毒，出现眩晕、视物模糊、瞳孔散大、剧烈腹痛、口吐白沫、呼吸麻痹、全身肌肉松弛、胃肠出血等症状，甚至可引起死亡，故只作外用，禁作内服。

1.《本草经集注》："恶黄芩。"

2.《药性考》："不宜服食，只入膏中。"

3.《岭南采药录》："有大毒，不入服剂，误食之，则唇舌腐烂而死。"

【选方】　1. 治痈疮肿毒　生断肠草 120 g，黄糖 15 g。共捣敷患处。

2. 治风湿关节痛　干断肠草 30 g，防风 6 g，独活 3 g。共研粗末，用纸卷烧烟熏患处。(1、2 方出自《广西药用植物图志》)

3. 治远年臁疮　鲜大茶药 500 g。煎水洗患处，日洗数次，洗后将药叶一张贴疮口。

4. 治瘭疽　大茶药叶、石灰。二味捣烂，贴患指第三节，有脓即溃，无脓即消。(3、4 方出自《岭南草药志》)

3496 钩栗 gōu lì (《本草拾遗》)

【异名】　巢钩子(《本草拾遗》)，甜槠子(《日用本草》)，椰子、栲槠(《医林纂要》)，猴栗(《全国中草药汇编》)，木栗(《浙江药用植物志》)，猴板栗(《贵州中草药名录》)。

【基原】　为壳斗科锥栗属植物钩栲的果实。

【原植物】　钩栲 *Castanopsis tibetana* Hance　又名：青叶槠、大叶青柴(《天目山药用植物志》)，大叶锥(《中国树木志》)，钩锥(《中国高等植物图鉴补编》)。

乔木，高达 30 m。树皮暗灰色或红褐色，浅纵裂；皮孔微凸起。叶互生；叶柄长 1.5～3 cm；叶片厚革质，卵状椭圆形、椭圆形或长椭圆形，长 15～30 cm，宽 5～10 cm，先端渐尖或突尖，基部圆形或宽楔形，两侧不对称或近对称，边缘中部以上具锯齿，叶下面被红褐色或灰棕色鳞秕，老叶下面通常灰白色，羽状侧脉15～18对。花单性，雌雄同株；雄花序圆锥状或穗状，较疏散；雌花序长可达30 cm，雌花单生于总苞内。果序长达 10～20 cm，无毛，壳斗具 1 果，球形，4 瓣裂，壳斗刺长 1.5～2.5 cm，多次分枝，基部汇合生成束，全部遮盖壳斗。坚果为顶部压扁的圆锥形，密生褐色绒毛，果脐与果底部几同大。花期 4～5 月，果期翌年 8～10 月。

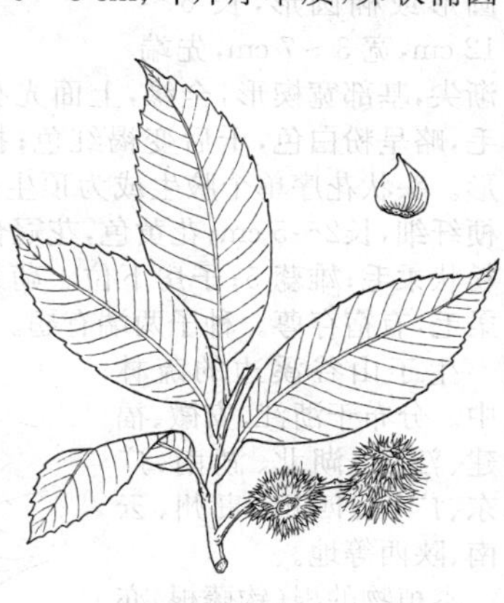

钩　栲

生于海拔 200～1 600 m 的山地杂木林中。分布于浙江、安徽、福建、江西、广东、广西、四川东部、贵州、云南东部等地。

【采收加工】　8～10 月果实成熟时采收，去壳，研粉。

【药性】　甘，平。

1.《本草拾遗》："味甘，平。"

2.《本草药性大全》："无毒。"

【功用主治】　厚肠，止痢。主治痢疾。

1.《本草拾遗》："主不饥，厚肠胃，令人肥健。"

2.《天目山药用植物志》："治痢疾。"

【用法用量】　内服：研粉，15～30 g，沸水冲。

3497 钩藤 gōu téng (《本草原始》)

【异名】　钓藤(《别录》)，吊藤(《本草经集注》)，钩藤钩子(《小儿药证直诀》)，钓钩藤(《滇南本草》)，钓藤勾(《婴童百问》)，莺爪风(《草木便方》)，嫩钩钩(《饮片新参》)，金钩藤(《贵州民间方药集》)，挂钩藤(《药材学》)，钩丁(《陕西中药志》)，倒挂金钩、钩耳(《湖南药物志》)，双钩藤、鹰爪风、倒挂刺(《全国中草药汇编》)。

【基原】 为茜草科钩藤属植物钩藤、华钩藤、大叶钩藤的带钩茎枝。

【原植物】 1. 钩藤 *Uncaria rhynchophylla* (Miq.) Miq. ex Havil. [*Nauclea rhynchophylla* Miq.] 又名：金钩莲(《贵州植物志》)。

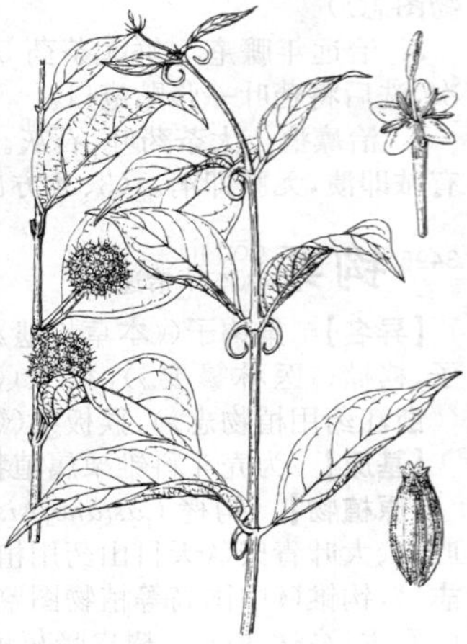
钩 藤

常绿木质藤本，长可达10 m。小枝四棱柱形，褐色。叶腋有成对或单生的钩，向下弯曲，先端尖，长1.7～2 cm。叶对生；具短柄；叶片卵形、卵状长圆形或椭圆形，长5～12 cm，宽3～7 cm，先端渐尖，基部宽楔形，全缘，上面光亮，下面在脉腋内常有束毛，略呈粉白色，干后变褐红色；托叶2深裂，裂片条状钻形。头状花序单个腋生或为顶生的总状花序式排列；总花梗纤细，长2～5 cm；花黄色，花冠合生，上部5裂，裂片外被粉状柔毛；雄蕊5；子房下位。蒴果倒卵形或椭圆形，被疏柔毛，有宿存萼。种子两端有翅。

生于山谷溪边的疏林中。分布于浙江、安徽、福建、江西、湖北、湖南、广东、广西、四川、贵州、云南、陕西等地。

本植物的根(钩藤根)亦供药用，另设专条。

2. 华钩藤 *U. sinensis* (Oliv.) Havil. [*Nauclea sinensis* Oliv.]

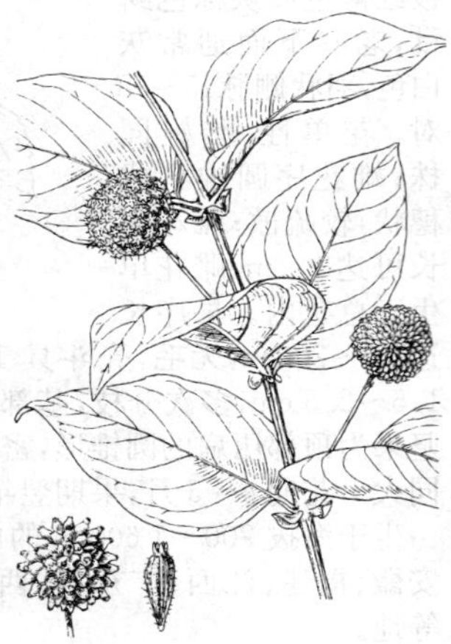
华钩藤

本种与钩藤的区别在于：叶片无毛；托叶全缘，宽三角形至圆形，或有时顶端略微陷；萼裂片线状长圆形；花和小蒴果近于无柄，花间小苞片存在。

生于山地林中。分布于湖北、湖南、广西、四川、贵州、云南等地。

3. 大叶钩藤 *U. macrophylla* Wall. 又名：大钩丁(《中药材品种论述》)。

本种与前两种的区别在于：叶片大，革质；花萼裂片线状长圆形；花和小蒴果具柄，花间小苞片无。

生于山地次生林中。分布于广东、广西、云南等地。

【栽培】 生物学特性 喜温暖湿润气候，不耐严寒。以土层深厚、疏松肥沃、富含腐殖质的壤土栽培为宜。

繁殖方法 种子繁殖或分株繁殖。种子繁殖：10～11月采收成熟种子，随即播种，条播，按行距12～15 cm开条沟，将种子均匀撒入，覆细土薄层。越冬后翌春出苗，注意浇水、施肥等管理。培育1年后春季移栽。分株繁殖：春季在母株旁边，用锄在周围适当地将根挖伤，促使萌发不定芽，经1年后，割取连根的新苗栽培。

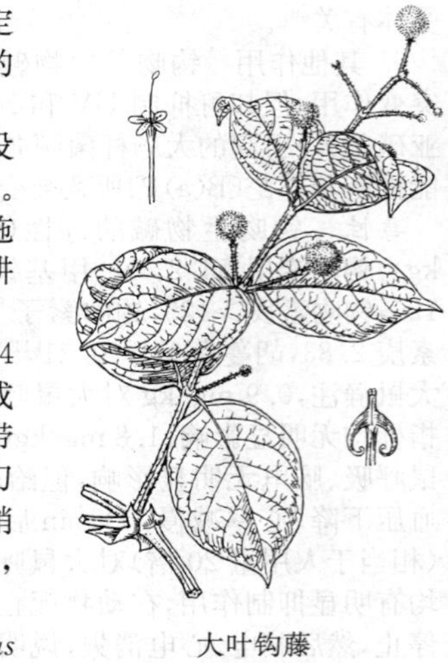
大叶钩藤

田间管理 移栽后应设棚架或攀缘于其他乔木上。在1～2年内，要除草、施肥。每次采收后，也要中耕除草、追肥1次。

【采收加工】 栽后3～4年采收，在春季发芽前，或在秋后嫩枝已长老时，把带有钩的枝茎剪下，再用剪刀在着生钩的两头平齐或稍长剪下，每段长3 cm左右，晒干或蒸后晒干。

【药材】 钩藤 *Ramulus Uncariae Cum Uncis* 主产于广西、江西、四川、云南、湖南、浙江、福建、海南以及安徽、广东等地。

性状 茎枝呈圆柱形或类方柱形，长2～3 cm，直径0.2～0.5 cm。表面红棕色至紫红色者具细纵纹，光滑无毛；黄绿色至灰褐色有的可见白色点状皮孔，被黄褐色柔毛。多数枝节上对生两个向下弯曲的钩(不育花序梗)，或仅一侧有钩，另一侧为凸起的瘢痕；钩略扁或稍圆，先端细尖，基部较阔；钩基部的枝上可见叶柄脱落后的窝点状痕迹和环状的托叶痕。质坚韧，断面黄棕色，皮部纤维性，髓部黄白色或中空。无臭，味淡。

鉴别 (1) 钩藤茎横切面：表皮细胞1列，外被略弯曲的角质层。皮层薄壁细胞含棕色内含物。中柱鞘纤维排列成断续环带。韧皮部纤维单个或成群散在，较中柱鞘纤维小，微木化。木质部导管常数个径向相连，皮层及韧皮薄壁细胞含草酸钙砂晶及少数簇晶。本品薄壁细胞含淀粉粒，单粒直径约4 μm，复粒由2～6个分粒组成，直径约7 μm。

(2) 取本品粉末1 g，加浓氨试液使湿润，加氯仿30 ml，振摇提取30 min，滤过，滤液蒸干，残渣加盐酸溶液(1→100)5 ml使溶解，滤过，滤液分置三支试管中，一管中加碘化铋钾试液1～2滴，即生成黄色沉淀；一管中加碘化汞钾试液1～2滴，即生成白色沉淀；另一管中加硅钨酸试液1～2滴，即生成白色沉淀。

(3) 薄层色谱：取本品粉末1 g，浓氨水浸润，以苯提取，回收溶剂，残渣用苯-乙酸乙酯(2∶5)溶解，作为供试品溶液。以钩藤碱、异钩藤碱、毛钩藤碱、翅果定碱对照品，用无水乙醇配制成各含0.2 mg/ml溶液为对照品溶液。分别吸取供试品溶液和对照品溶液点于同一高效薄层板(HSGF254板)上，以环己烷-乙醚-甲醇-乙酸乙酯(8∶1∶1∶0.1)展开，晾干后，紫外灯下观察，样品色谱在与对照品相应位置处显相同的褐色暗斑。

【成分】 1. 钩藤 含2-氧代吲哚类生物碱：异去氢钩藤碱(isocorynoxeine)，异钩藤碱即为异钩藤酸甲酯(isorhynchophylline, isorhynchophyllic acid methylester)，去氢钩藤碱(corynoxeine)，钩藤碱即为钩藤酸甲酯(rhynchophylline, rhynchophyllic acid methylester)，吲哚类生物碱、去氢

硬毛钩藤碱(hirsuteine),硬毛钩藤碱(hirsutine),柯楠因碱(corynantheine),二氢柯楠因碱(dihydrocorynantheine)及痕量阿枯米京碱(akuammigine)[1,2]。钩藤还含β-育亨宾(β-yohimbine)[3]及缝籽嗪甲醚(geissoschizine methyl ether)[4]。

2. 华钩藤　钩茎含2-氧代吲哚类生物碱:异翅柄钩藤酸(isopteropodic acid),翅柄钩藤酸(pteropodic acid),帽柱木酸(mitraphyllic acid),异钩藤酸(isorhynehophyllic acid),钩藤酸(rhynchophyllic acid)[5],吲哚类生物碱:四氢鸭脚木碱(tetrahydroalstomine),异翅柄钩藤碱(isopteropodine)即异翅柄钩藤酸甲酯(isopteropodic acid methyl ester),异钩藤碱,翅柄钩藤碱(pteropodine)即翅柄钩藤酸甲酯(pteropodic acid methylester),钩藤碱A(7-isoformosanine),帽柱木碱即为帽柱木酸甲酯(mitraphylline, mitraphyllic acid methyl ester)、钩藤碱、异钩藤碱N-氧化物(isorhynchophylline N-oxide),翅柄钩藤碱N-氧化物(pteropodine N-oxide),钩藤碱N-氧化物(rhynchophylline N-oxide),帽柱木碱N-氧化物(mitraphylline N-oxide)[6]。尚含东莨菪素(scopoletin)[5]。

此外,还含酚性化合物:儿茶素(catechin),表儿茶素(epicatechin),原花青素(procyanidin) B-1、B-2等[7]。

【药理】 1. 对心血管系统的作用　(1)降压作用　从大叶钩藤中提取的异钩藤碱、钩藤碱、钩藤总碱及非生物碱部分分别给麻醉大鼠股静脉持续微量输注(每小时5 ml/kg),结果以上4组成分均有降压作用,降压强度的强弱顺序为异钩藤碱(平均动脉压降低42.0%)>钩藤碱(32.1%)>钩藤总碱(21.3%)>钩藤非生物碱(12.4%)[1]。钩藤提取物给予SHR后,可抑制血管内皮细胞生成自由基,保护内皮细胞的功能;它对乙酰胆碱诱导的内皮依赖性血管松弛也有增强的趋势,故而对SHR的早期高血压病可能有血管保护的作用[2,3]。异钩藤碱5 mg/kg或10 mg/kg给麻醉猫静脉注射后的药代动力学过程符合二室开放模型,异钩藤碱的降压效应与给药剂量相关,血药浓度-效应曲线呈明显的正相关[4]。异钩藤碱的有效降压浓度为(0.38±0.06～2.36±0.44)mg/L[5]。用膜片钳单通道记录法研究钩藤碱对大鼠肺动脉平滑肌细胞的钙激活钾通道的影响,发现钩藤碱虽然缩短通道的开放时间,但浓度依赖性地增加钙激活钾通道开放概率,钩藤碱15、30、45和60 μmol/L使开放概率由加药前的0.085±0.005分别增加到0.176±0.011、0.315±0.009、0.485±0.016和0.761±0.012,说明钩藤碱能促进肺动脉平滑肌细胞钙激活钾通道的开放。由于钙激活钾通道在肺动脉高压致病机制中具有重要地位,提示钩藤碱对预防和治疗肺动脉高压可能会有一定意义[6]。

(2) 逆转心肌重构　钩藤水煎液能逆转SHR因高血压引起的左室肥厚这一不良心肌重构,钩藤治疗组大鼠的左室重与体重比明显低于对照组,已肥大的左室明显缩小,透射电镜下的超微结构基本恢复正常,同时心肌组织中原癌基因*c-fos*表达也明显受到抑制,由此推测钩藤此作用的机制可能与抑制原癌基因*c-fos*的表达有关[7]。

(3) 抗心律失常　异钩藤碱减慢大鼠心率及抑制左室压最大变化速率和心肌收缩成分缩短速率等指标的血药浓度为(1.27±0.07～2.36±0.44) mg/L[8];血浆异钩藤碱浓度在0.73～3.68 mg/L范围内呈剂量依赖性地减慢兔心率、延长窦房结传导时间、窦房结恢复时间、心房希氏束间期、希氏束心室间期以及心电图的P-R间期,其中对心率和房室传导的抑制作用明显,这说明异钩藤碱除减慢心率外,还可抑制房室及希氏束向浦肯野纤维的传导[8]。钩藤碱还能提高豚鼠的心肌兴奋性,延长其功能性不应期,抑制正阶梯现象;抑制去甲肾上腺素诱发的兔主动脉条Ⅰ、Ⅱ相收缩;减慢小鼠氧消耗速度。这说明钩藤碱具有许多钙拮抗剂的共同特点,因而能表现出抗心律失常的活性[9]。运用微电极技术研究硬毛帽柱木碱和二氢柯楠因碱对兔窦房结和豚鼠右心室及左心房膜电位的作用,发现两者浓度依赖性地降低动作电位的最大上升速率,并延长其持续时间。这表明两者通过抑制多离子通道对心肌动作电位有直接作用,此机制可用以解释两者的负性变时和抗心率失常作用[10]。

2. 对中枢神经系统的作用　(1) 镇静作用　口服给予钩藤提取物或其所含的吲哚类生物碱如柯诺辛、柯诺辛B、异钩藤碱和缝籽嗪甲醚,能显著抑制小鼠的运动反应,这一作用可能与其调节中枢多巴胺系统有关[11]。

(2) 对脑的保护作用　钩藤的甲醇提取物给大鼠腹腔注射100～1 000 mg/kg,能有效地保护暂时性前脑缺血(10 min)对海马CA_1区神经元所造成的损伤:缺血后24 h,钩藤组的大鼠海马区环氧合酶-2的生成明显受到抑制;缺血后第七日与对照组比较,钩藤组大鼠的神经元细胞受保护程度大于70%[12]。钩藤碱对大鼠脑缺血-再灌注损伤也有保护作用。由于脑内NO的生成增多与脑缺血再灌注损伤密切相关,钩藤碱能降低脑内一氧化氮合酶的活性,减少NO生成,因而能保护脑缺血所造成的损伤[13]。钩藤碱10 mg/kg、15 mg/kg明显提高颈总动脉不完全结扎小鼠2 h生存率,显著延长小鼠断头后张口喘气的时间(分别延长28.5%、27.2%);增加缺血再灌注大鼠大脑组织中的超氧化物歧化酶、乳酸脱氢酶的活性,降低自由基丙二醛和一氧化氮的含量[14]。

(3) 对神经细胞等的作用　在体外培养大鼠小脑颗粒细胞试验中,钩藤水提液能对抗谷氨酸诱发的神经细胞死亡,此保护作用呈量效关系,浓度为10^{-5}～10^{-4} g/ml的钩藤组较单用谷氨酸组有显著性差异;同时,此钩藤水提液也能剂量依赖性地阻碍谷氨酸引起的Ca^{2+}内流,提示它是通过阻碍Ca^{2+}内流而对谷氨酸诱发的神经细胞死亡起保护作用的[15]。进一步研究表明,钩藤中的氧化吲哚碱如异钩藤碱、异柯诺辛因碱、钩藤碱,吲哚碱如硬毛帽柱木碱、硬毛帽柱木因碱以及部分酚性成分如儿茶素、表儿茶素、procyanidin B-1、procyanidin B-2是起到此保护作用的有效成分[16～17]。对小鼠中枢5-羟色胺神经元系统,缝籽嗪甲醚有复合的$5\text{-}HT_{1A}$受体激动剂和$5\text{-}HT_{2A/2C}$受体拮抗剂的作用,通过阻滞$5\text{-}HT_{2A}$受体和部分兴奋$5\text{-}HT_{1A}$受体可抑制小鼠头部的颤搐反应[18]。

3. 对血液系统的作用　钩藤提取物与大鼠的离体红细胞悬浮液共同孵育,能保护红细胞膜对抗自由基诱发剂2,2′-偶氮二(2-脒基丙烷)二盐酸盐(AAPH)引起的溶血,表现出它对红细胞的保护作用[19]。钩藤碱有明显的抗血小板聚集和抗血栓形成的作用。大鼠静脉注射钩藤10～20 mg/kg,可抑制花生四烯酸(AA)、胶原及腺苷二磷酸钠盐(ADP)诱导的血小板聚集;钩藤碱还能显著降低小鼠静脉注射ADP或胶原加肾上腺素所致肺血栓形成的死亡率;10～20 mg/kg静脉注射可抑制实验性静脉血栓及脑血栓的形成。钩藤碱不影响血小板利用外源性AA合成血栓烷A_2(TXA_2),但可抑制胶原诱导TXA_2的生成;对正常血小板内cAMP浓度无明显影响,但显著抑制血小板聚集剂如凝血酶、ADP 等所引起的血小板内 CA-P 的下降；浓度为 0.65～1.30 mmol/L 时可抑制 ADP 及胶原所诱导的血小板因子 4 的释放和活化。这些提示钩藤碱抗血小板聚集和抗血栓形成的机制与抑制血小板膜释放 AA 等活性物质有关[20]。

4. 抗癌作用　钩藤总碱可逆转 KBv200 细胞（口腔上皮癌细胞 KB 的多药耐药细胞）对长春新碱的耐药性：钩藤总碱 5 μg/ml 对长春新碱在 KBv200 细胞的逆转倍数为 16.8 倍，说明其具有较强的逆转肿瘤细胞多药耐药的作用[21]。从钩藤的氯仿提取物中分得的 8 种化合物钩藤酸 A、B、C、D、E 以及 3β-羟基-27-对-(Z)-香豆酰氧齐墩果-12-烯-28-酸、3β-羟基-27-对-(E)-香豆酰氧熊果-12-烯-28-酸、3β-羟基-27-对-(Z)-香豆酰氧熊果-12-烯-28-酸对磷酯酶 $C\gamma_1$ 均具抑制作用，且呈剂量相关，IC_{50} 为 9.5～44.6 μmol/L；它们均可抑制磷酯酶 $C\gamma_1$ 过分表达的肿瘤细胞 HCT-15（结肠癌）、MCF_7（乳腺癌）、A_{549}（肺癌）和 HT-1197（膀胱癌）的增殖，IC_{50} 为 0.5～6.5 μmol/L[22]。从大叶钩藤中分得的熊果酸对体外培养的 U_2OS 骨肉瘤细胞的增殖以及小鼠实体瘤 S_{180} 肉瘤均有较强的抑制作用，显示了其在体外和体内的抗肿瘤活性[23]。

毒性　钩藤总碱盐酸盐对小鼠灌胃和腹腔注射的 LD_{50} 分别为 514.6±29.1 mg/kg 和 144.2±3.1 mg/kg[24]。钩藤碱对小鼠腹腔和皮下注射的 LD_{50} 分别为 162.3 mg/kg[24] 和 165 mg/kg[25, 26]。静注的 LD_{50} 则为 105 mg/kg[27]。异钩藤碱小鼠腹腔和静注的 LD_{50} 分别为 217 mg/kg 和 80 mg/kg；二氢柯楠因碱小鼠腹腔注射的 LD_{50} 为 89 mg/kg；硬毛钩藤碱小鼠腹腔注射和静注的 LD_{50} 分别为 110 mg/kg 和 35 mg/kg；去氢硬毛钩藤碱小鼠腹腔和静注的 LD_{50} 分别为 134 mg/kg 和 33 mg/kg[27]。每日灌服 50 mg/kg，连续 14 d，剖检未见内脏发生病理形态改变；但剂量加倍时，肝脏出现轻度炎性改变，停药后可恢复[24]。断乳大鼠灌服钩藤总碱50 mg/kg、100 mg/kg，连续 2 个月，小剂量组病理检查有肾脏轻度营养性障碍，大剂量组则可使动物致死，死亡动物的心、肝、肾脏均有明显的病变[24]。

【药性】　甘、微苦，微寒。归肝、心包经。

1.《别录》："微寒，无毒。"

2.《药性论》："味甘，平。"

3.《蜀本草》："味苦。"

4.《纲目》："初微甘，后微苦，平。手、足厥阴药。"

5.《玉楸药解》："味甘，微温。"

【功用主治】　熄风止痉，清热平肝。主治小儿惊风、夜啼，热盛动风，子痫，肝阳眩晕，肝火头胀痛，及伤寒头痛壮热，鼻衄不止。

1. 李当之："攻痘痦。"（引自《本草汇言》）

2.《别录》："主小儿寒热，十二惊痫。"

3.《药性论》："主小儿惊啼，瘈疭热壅。"

4.《日华子》："治客忤胎风。"

5.《纲目》："治大人头旋目眩，平肝风，除心热，小儿内钓腹痛，发斑疹。"

6.《本草正》："清手厥阴之火，足厥阴、足少阳之风热。"

7.《本草述》："治中风瘫痪，口眼歪斜，及一切手足走注疼痛，肢节挛急。又治远年痛风瘫痪，筋脉拘急作痛不已者。"

8.《玉楸药解》："泻湿清热，止惊安悸。治木郁筋惕，惊悸。"

9. 张秉成《本草便读》："凉血。"

10.《全国中草药汇编》："清热，平肝，熄风，止痉。主小儿高热，惊厥，抽搐，小儿夜啼，风热头痛，头晕目眩，高血压病，神经性头痛。"

【用法用量】　内服：煎汤，6～30 g，不宜久煎；或入散剂。

【宜忌】　脾胃虚寒者慎服。

1.《本草征要》："若大人有寒者，不宜多服。"

2.《本草新编》："最能盗气，虚者勿投。"

3.《本草从新》："无火者勿服。"

【选方】　1. 治小儿卒得急痫　钩藤、甘草（炙）各半两。上锉碎，以水五合，煮取二合，分八服，日五夜三。（《小儿卫生总微论方》）

2. 治小儿惊疳，腹大项细　钩藤、甘草（炙）、人参、栝楼根各一分。上四味，粗捣筛，每用一钱匕，水一小盏，煎取五分，去滓，分温二服。空心，午后服，随儿大小加减。（《圣济总录》钩藤饮）

3. 治小儿惊热　钩藤一两，硝石半两，甘草一分（炙微赤，锉）。上药捣细，罗为散。每服以温水调下半钱，日三四服。量儿大小，加减服之。（《圣惠方》延龄散）

4. 治小儿盘肠内钓，啼哭而手足上撒，或弯身如虾者　钩藤、枳壳、延胡各五分，甘草三分。水半盏，煎 2 分服。（《幼科指掌》钩藤汤）

5. 治小儿夜啼　钩藤 6 g，蝉蜕 7 个，灯心 1 札。水煎服。（《安徽中草药》）

6. 治妊娠胎动腹痛，面青冷汗，气欲绝者　钩藤钩、当归、茯神（去木）、人参各一钱，苦梗一钱五分，桑寄生一钱。上水煎服。烦热加石膏。（《校注妇人良方》）钩藤饮）

7. 治风热目赤头痛　钩藤 12 g，赤芍 10 g，桑叶 10 g，菊花 10 g。水煎服。（《四川中药志》1979 年版）

8. 发斑疹　钩藤钩子、紫草茸各等分。上为细末，每服一字或五分、一钱。温酒调下，无时。（《小儿药证直诀》紫草散）

9. 治面神经麻痹　钩藤 60 g，鲜何首乌藤 125 g。水煎服。（《浙江民间常用草药》）

10. 治呕血　钩藤、隔山消、鸟不落各 10 g。水煎服。（《湘西苗药汇编》）

【临床报道】　1. 治高血压病　治疗组 175 例，每日取钩藤 30 g，加水 1 000 ml，煎煮 10 min，早晚分服。对照组 37 例，口服复方降压片，每日 3 次，每次 2 片。均以 30 d 为 1 疗程。治疗后血压下降平均值 kPa(mmHg)：收缩压治疗组为 3.99～3.19(30～24)，对照组为 5.72～4.52(43～34)；舒张压治疗组为 3.19～1.06(24～8)，对照组为 226～2.00(17～15)。治疗组 175 例中，Ⅱ期高血压病总有效率为77.50%，Ⅲ期高血压病总有效率 73.33%；对照组总有效率为 72.97%，两组总有效率差异不显著。降压显效的时间，治疗组大多数为 3～4 星期，少数为 2 星期；而对照组少数为 1～7 d，大多数为 8～14 d。治疗组对病史 5 年以内的降压总有效率为 91.84%，而病史 10 年以上降压总有效率为 64.29%，说明对病程长者疗效差。将治疗组按中医辨证分为痰湿壅盛、阴虚阳亢、阴阳两虚及肝火亢盛四型，其降压总有效率分别为 78.94%，65.22%，78.57%，96.24%，说明对肝火亢盛型最好，痰湿壅盛型次之。钩藤煎剂以煎煮 10 min 为宜，超过 20 min 后降压效果明显下降[1]。

2. 治百日咳　以钩藤 6 g，薄荷 6 g，水煎服，每日 1 剂。共治 60 例，一般 3 剂后阵发性痉咳次数减少，持续时间缩短，6 剂后阵发性痉咳停止[2]。

【各家论述】 1.《纲目》:"钩藤,手、足厥阴药也。足厥阴主风,手厥阴主火。惊痫眩运,皆肝风相火之病。钩藤通心包于肝木,风静火熄,则诸证自除。""古方多用皮,后世多用钩,取其力锐尔。"

2.《本草汇言》:"钩藤,祛风化痰,定惊痫,安客忤,攻痘瘄之药也。本草独治小儿寒热惊痫,手足瘈疭,口眼牵动。凡胎风客忤、天吊急疾,幼科十二种惊风之证,用此通心胞、肝、胆三经,使风静火熄,则诸证自除矣。其体轻锋锐,其性捷利,祛风痰,开气闭,安惊痫于仓忙顷刻之际。""但久煎便无力,俟他药煎熟十余沸,投入即起,颇得力也。去梗纯用嫩钩,功力十倍。"

3.《本草经疏》:"钩藤,甘苦俱不甚,气味悉和平者也。为手少阴、足厥阴要药。少阴主火,厥阴主风,风火相搏,则为寒热、惊痫。此药气味甘、寒,直走二经,则风静火熄而肝心宁,寒热、惊痫自除矣。甄权主小儿惊啼、瘈疭热壅、客忤胎风者,亦此意耳。"

4.《本草新编》:"钩藤,去风甚速,有风症者必宜用之。但风火之生,多因于肾水不足,以致木燥火炎,于补阴药中,少用钩藤,则风火易散,倘全不补阴,纯用钩藤以祛风散火,则风不能熄,而火且愈炽矣。"

5.《本草正义》:"钩藤,自《别录》即以为专治小儿寒热,弘景且谓疗小儿,不入余方。盖气本轻清而性甘寒,最合于幼儿稚阴未充、稚阳易旺之体质。能治惊痫者,痫病皆肝动生风,气火上燔之病,此物轻清而凉,能泄火而能定风。甄权谓主小儿惊啼,瘈疭热壅,客忤胎风;濒湖谓治大人头旋目眩,平肝风,除心热,皆一以贯之。惟濒湖又谓其发斑疹,则本于钱仲阳之紫草散。按仲阳之所谓斑疹,即是痘疮及瘄子,非今人时病中之所谓发斑,钩藤轻能透发,清能解热,而佐以紫草凉血活血,助其流动,又以酒辅之,能发亦能清火,洵是不亢不卑稳妥之法。"

3498 钩藤根 gōu téng gēn (《闽东本草》)

【基原】 为茜草科钩藤属植物钩藤 *Uncaria rhynchophylla* (Miq.) Jacks. 的根。

【原植物】 参见"钩藤"条。

【采收加工】 7~10月采挖,切片晒干。

【成分】 根含吲哚生物碱类:钩藤碱(rhynchophylline),异钩藤碱(isorhynchophylline),去氢钩藤碱(corynoxeine),异去氢钩藤碱(isocorynoxeine),硬毛钩藤碱(hirsutine),去氢硬毛钩藤碱(hirsuteine),柯楠因碱(corynantheine),二氢柯楠因碱(dihydrocorynantheine)[1],缝籽木嗪甲醚(geissoschizine methyl ether)和阿枯米京碱(akuammigine)[2],β-育亨宾(β-yohimbine)[3]。

【药性】 广州部队《常用中草药手册》:"甘、苦,微寒。"

【功用主治】 舒筋活络,清热消肿。主治关节痛风,半身不遂,癫证,小儿高热,水肿,跌扑损伤。

1. 广州部队《常用中草药手册》:"主治风湿性关节炎,坐骨神经痛。"

2.《江西草药》:"清热平肝,活血通经。"

【用法用量】 内服:煎汤,15~24 g,大剂量可用30~90 g。

【选方】 1. 治关节痛风 (钩藤)根 250 g。加烧酒适量,浸1 d后,分3 d服。(《浙江民间常用草药》)

2. 治半身不遂 钩藤根 120 g,五加根皮、枫荷梨根各60 g。水煎去渣,同老凫鸭1只炖服。

3. 治精神分裂症(癫证) 钩藤根 30 g,石菖蒲 9 g。水煎服,每日1剂。

4. 治妊娠水肿 钩藤根 45 g。水煎去渣,同鸡1只炖服。

5. 治跌打损伤 钩藤根 150 g。水煎服,白酒为引。药渣捣烂外敷。(2~5方出自《江西草药》)

3499 看麦娘 kān mài niáng (《救荒本草》)

【异名】 路边谷、道旁谷(《青岛中草药手册》),油草(《浙江药用植物志》),棒槌草(《秦岭巴山天然药物志》)。

【基原】 为禾本科看麦娘属植物看麦娘的全草。

【原植物】 看麦娘 *Alopecurus aequalis* Sobol. [*A. amurensis* (Kom.) Kom.]

一年生草本。秆少数丛生,细瘦,光滑,节处常膝曲,高15~40 cm。叶鞘光滑,短于节间;叶舌膜质,长2~5 mm;叶片扁平,长3~10 cm,宽2~6 mm。圆锥花序圆柱状,灰绿色,长2~7 cm,宽3~6 mm;小穗椭圆形或卵状椭圆形,长2~3 mm;颖膜质,基部互相联合,具3脉,脊上有细纤毛;外稃膜质,先端钝,等大或稍长于颖,下部边缘相连合;芒约于稃体下部1/4处伸出,隐藏或外露;花药橙黄色。颖果长约1 mm。花、果期4~8月。

常生于海拔较低之田边及潮湿之地。我国大部分地区皆有分布。

【采收加工】 5~7月采收,晒干或鲜用。

【药性】 淡,凉。

1.《全国中草药汇编》:"淡,凉。"

2.《浙江药用植物志》:"淡,平。"

3.《秦岭巴山天然药物志》:"辛,凉。"

【功用主治】 清热利湿,止泻,解毒。主治水肿,水痘,泄泻,黄疸型肝炎,赤眼,毒蛇咬伤。

1.《湖南药物志》:"治水痘。"

2.《青岛中草药手册》:"主治消化不良,小儿腹泻。"

3.《全国中草药汇编》:"利水消肿,解毒。主治水肿。"

4.《浙江药用植物志》:"清热解毒,消肿。主治蛇伤。"

5.《秦岭巴山天然药物志》:"明目散翳,清火解毒。主治红眼,黄疸。"

【用法用量】 内服:煎汤,30~60 g。外用:捣敷;或煎水洗。

【选方】 1. 治水痘 看麦娘全草 30 g,野紫苏、芫荽菜各9 g。水煎服。(《浙江药用植物志》)

2. 治黄疸肝炎 棒槌草 20 g,虎杖 20 g。水煎服。

3. 治小儿腹泻、消化不良 棒槌草适量。煎水洗脚。(2、3方出自《秦岭巴山天然药物志》)

【临床报道】 治疗小儿腹泻 取鲜草4~7棵,加水1 000 ml,煎至800 ml时停火,待水温降至42 ℃左右时,将患儿双足泡在药液中,医者撩起药液在患儿膝以下部分不停地洗,约10 min,膝以上禁洗,1 d 2次。治疗90例,结果:治愈62例,好转24例,无效4例[1]。

3500 矩圆线蕨 jǔ yuán xiàn jué (《泉州本草》)

【异名】 大石韦(《浙江中药资源名录》),篦梳剑(《泉州本草》),中狭线蕨(《中国药用孢子植物》)。

【基原】 为水龙骨科线蕨属植物矩圆线蕨的全草。

【原植物】 矩圆线蕨 *Colysis henryi* (Bak.) Ching [*Gymnogramme henryi* Bak.]

植株高30~70 cm。根茎横生,密被褐色、卵状披针形鳞片,边缘有细锯齿。叶远生；叶柄长 15～35 cm，禾秆色，以关节着生于根茎；叶片光滑，长圆披针形或卵状披针形，中部宽 5～8 cm，向基部急变狭，楔形小延，渐尖头，全缘；叶脉在斜上的侧脉间成网状，内藏小脉分叉或单一。孢子囊群线形，在中脉两侧的侧脉间斜出，伸达叶边；无囊群盖。

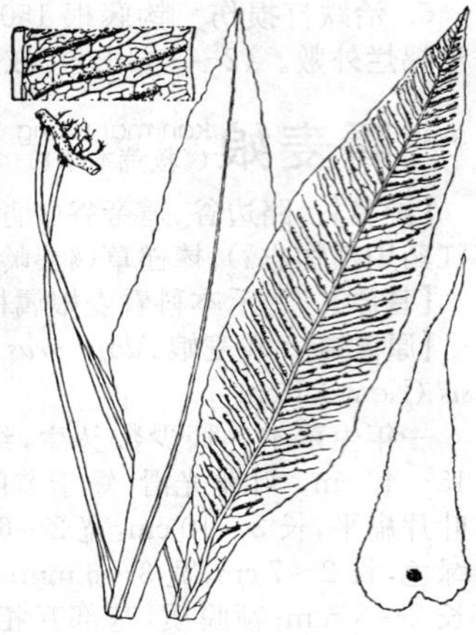

矩圆线蕨

生于海拔200～2 000 m的林下，成片聚生。分布于西南及江苏、浙江、湖北、广西等地。

【采收加工】 全年均可采收，晒干或鲜用。

【药性】 《中国药用孢子植物》："甘，微寒。"

【功用主治】 《中国药用孢子植物》："清热解毒，祛风除湿，利尿通淋。治关节炎，毒蛇咬伤，小便出血，肺热咳血，痈肿等。"

【用法用量】 内服：煎汤，15～30 g；鲜品 30～120 g。外用：捣敷。

【选方】 1. 治肺病咳血　鲜矩圆线蕨 30～60 g。水煎，加冰糖少许，日服 2 次。

2. 治小便出血　鲜矩圆线蕨 30～120 g。水煎，加红糖少许，日服 2 次。

3. 治小便不通　鲜矩圆线蕨 60～90 g。水煎，加冰糖少许，日服 2 次。（1～3 方出自《泉州本草》）

4. 治毒蛇咬伤　中狭线蕨 30 g。酒煎服，药渣敷患处。

5. 治急性关节炎　中狭线蕨 15～30 g。酒水煎服。（4、5 方出自《中国药用孢子植物》）

3501 矩形叶鼠刺 jǔ xíng yè shǔ cì （《天目山药用植物志》）

【异名】 华鼠刺、老茶王（江西《草药手册》），鸡骨柴、银牙莲（《浙江药用植物志》），糯米树、青皮柴、女人柴（《福建药物志》）。

【基原】 为虎耳草科鼠刺属植物牛皮桐的根或花。

【原植物】 牛皮桐 *Itea chinensis* Hook. et Arn. var. *oblong* (Hand. -Mazz.) Wu

又名：长圆叶鼠刺（《拉汉种子植物名称》）。

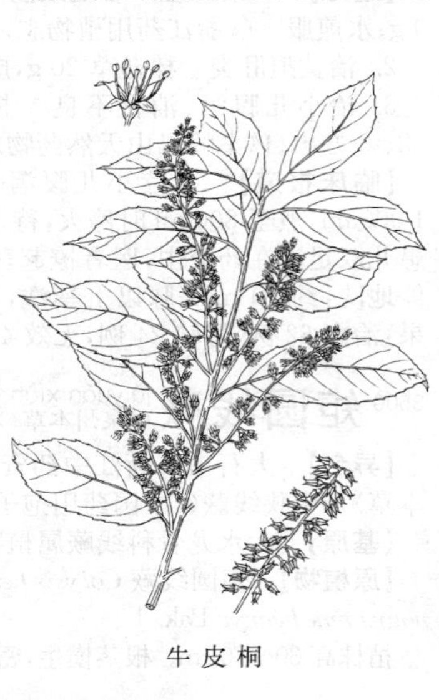

牛 皮 桐

常绿灌木，高 2～6 m。枝有片状髓。叶互生，近革质；叶柄长 1.5～2 cm；叶片倒卵形或长圆状倒卵形，长 6～12 cm，宽 2～4.5 cm，先端短渐尖，基部楔形或宽楔形，边缘密生小锯齿。总状花序生于叶腋，长 7～12 cm；具叶状苞片；花萼 5 裂，裂片长三角形，先端尖，宿存；花瓣 5，镊合状排列，白色；雄蕊 5，1 轮，生于花盘边缘下方，花药椭圆形；子房上位，常呈 2 室，心皮合生，花柱连合，柱头微 2 裂，偶 3 裂。蒴果 2 瓣裂，稀 3 裂，几全分离。种子多数，细小，线形，两端尖。花期 5～6 月，果期9～10 月。

生于山坡杂木林中、溪沟边、山坡裸岩旁或林缘路边。分布于长江流域以南各地。

本植物的叶（矩形叶鼠刺叶）亦供药用，另设专条。

【采收加工】 9～10 月采根，切段晒干；夏季采花，晒干。

【药性】 《全国中草药汇编》："苦，温。"

【功用主治】 补虚，祛风湿，续筋骨。主治身体虚弱，劳伤乏力，咳嗽，咽痛，产后关节痛，腰痛，白带，跌打损伤，骨折。

1.《全国中草药汇编》："祛风除湿，滋补强壮，止咳，解毒，消肿。主治身体虚弱，劳伤脱力，产后风痛，跌打损伤，腰痛，白带，咳嗽，咽喉肿痛。"

2.《浙江药用植物志》："接骨。主治骨折。"

3.《福建药物志》："行气活血。"

【用法用量】 内服：煎汤，根 60～90 g，花 18～21 g。

【选方】 1. 治身体虚弱，劳伤乏力　矩形叶鼠刺根 60～90 g，加六月雪同煎，早晚饭前各服 1 次。

2. 治咳嗽兼喉痛　矩形叶鼠刺干花 18～21 g，煎汁，冲黄酒，加砂糖，每日早晚饭前各服 1 次。（1、2 方出自《天目山药用植物志》）

【临床报道】 治疗产后关节痛　矩形叶鼠刺 30 g，小二仙草、兰花参各 15 g。水煎服。治疗 103 例，痊愈 56 例，好转 42 例，无效 5 例[1]。

3502 矩形叶鼠刺叶 jǔ xíng yè shǔ cì yè （《福建药物志》）

【基原】 为虎耳草科鼠刺属植物牛皮桐 *Itea chinensis* Hook. et Arn. var. *oblonga* (Hand. -Mazz.) Wu 的叶。

【原植物】 参见"矩形叶鼠刺"条。

【采收加工】 7～10 月采收，鲜用。

【药性】 苦，温。

【功用主治】 《福建药物志》："止血。治外伤出血。"

【用法用量】 外用：捣敷。

3503 香艾 xiāng ài （《广西本草选编》）

【异名】 山风（《全国中草药汇编》）。

【基原】 为菊科艾纳香属植物馥芳艾纳香的全草。

【原植物】 馥芳艾纳香 *Blumea aromatica* DC. [*Erigeron cochinchinense* Spreng.; *Conyza setschwanica* Hand. -Mazz.] 又名：香艾纳（《中国高等植物图鉴》）。

粗壮草本或亚灌木状，高 0.5～3 m。茎木质，有分枝，具粗沟纹，被黏绒毛或上部花序轴被开展的密柔毛，杂有腺毛。叶腋常有束生的白色或污白色糙毛，节间长约5 cm，在下部较短；下部叶近无柄，倒卵形、倒披针形或椭圆形，长 20～22 cm，宽 6～8 cm，先端短尖，基部渐狭，边缘有不规则粗细相间的锯齿，在两粗齿间有 3～5 个细齿，上面被疏糙毛，下面被糙伏毛，脉上的毛较密，杂有多数腺体，侧脉 10～16 对；中部叶倒卵状长圆形或长椭圆形，长 12～18 cm，宽 4～5 cm，基部渐狭，下延，有时多少抱茎；上部叶较小，披针形或卵状披针形。头状花序多数，腋生和顶生，排成具柄的大圆锥花序；总苞圆柱形或近钟形；总苞片5～6层，绿色，外层长圆状披针形，背面被短柔毛和腺体，中层和内层线形，背面被疏毛；花托蜂窝状，流苏形；花黄色，雌花多数，花冠先端2～3齿裂，裂片有腺点；两性花花冠管状，向上渐宽，有腺体。瘦果圆柱形，有12条棱，被柔毛；冠毛棕红色至淡褐色，糙毛状。花期10月至翌年3月。

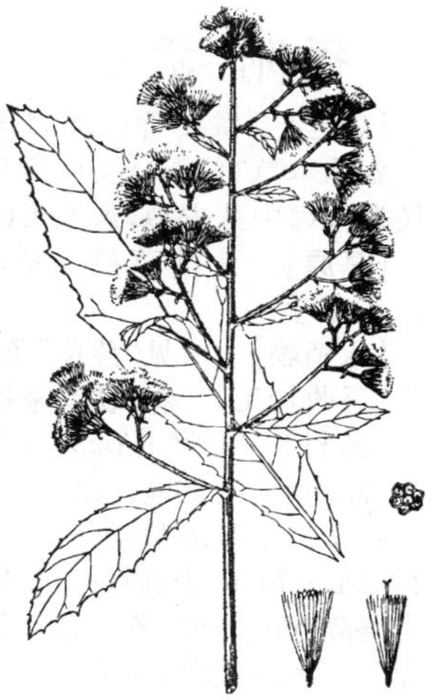

馥芳艾纳香

生于低山林缘、荒坡或山谷路旁。分布于西南、华南及福建、台湾等地。

【采收加工】 8～10月采收，鲜用或切段晒干。

【药材】 香艾 *Herba Blumeae Aromaticae* 产于福建、台湾、广东、广西、四川等地。

性状 本品长60～100 cm，茎分枝，密被灰黄色黏绒毛和腺毛，质较轻脆，易折断，断面圆形，皮部菲薄，髓部白色，占茎的大部分。老茎基部木质化，黑褐色，坚硬。单叶互生，完整叶片倒卵形或椭圆状倒披针形，先端渐尖，基部下延，有时有裂片，边缘有细锯齿，上面被疏糙毛，下面被黄褐色绒毛，在叶脉处较明显。头状花序顶生或腋生疏圆锥状，总苞半球状或近钟形，总苞片4～5层，矩圆状披针形。花托平，蜂窝状。揉搓后有清香气，味辛、微苦。

【药性】《福建药物志》："辛、微苦，温。"

【功用主治】《福建药物志》："祛风止痒，活血消肿。治风湿关节痛，湿疹，皮肤瘙痒，外伤出血。"

【用法用量】 内服：煎汤，6～12 g；或浸酒。外用：煎水洗；或捣敷；或研末撒。

【选方】 治风湿性关节痛 香艾9～15 g。浸酒或水煎冲酒服。(《广西本草选编》)

3504 香叶 xiāng yè
(《中国药用植物图鉴》)

【异名】 香艾(《广西中药志》)。

【基原】 为牻牛儿苗科天竺葵属植物香叶天竺葵的茎叶。

【原植物】 香叶天竺葵 *Pelargonium graveolens* L'Herit.

多年生直立草本，高达90 cm。茎基部木质，全株密被淡黄色长毛，具浓厚香味。叶对生或互生；叶柄长超过叶片，上部近等长；叶片宽心形至近圆形，近掌状5～7深裂，裂片分裂为小裂片，边缘具不规则的齿裂。伞形花序与叶对生，柄短，直立；花小，几无柄；萼片披针形，被密长毛，基部稍合生；花瓣玫瑰红或粉红，有紫色的脉纹，上面2片较大，长为萼片的1倍；雄蕊10；雌蕊1，子房5室，花柱5。蒴果成熟时裂开，果瓣向上卷曲。花、果期3～6月。

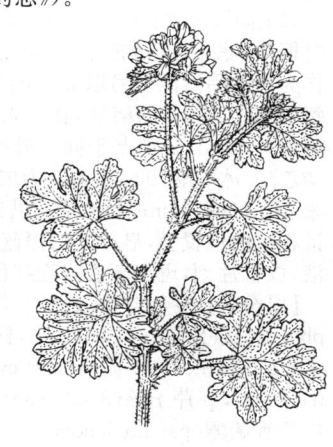

香叶天竺葵

原产于非洲南部。我国各地均有栽培。

【栽培】 生物学特性 喜温暖湿润气候，不耐寒，较耐旱。喜阳光。以疏松肥沃的壤土栽培为好，耐弱碱土壤，但酸性土壤和黏质土壤和低洼地不宜栽培。忌连作。

繁殖方法 扦插繁殖。长江流域以北不能露地越冬，作一年生植物栽培。直接扦插：于9、10月选健壮短枝作插穗进行扦插。育苗移栽法：冬季在温室或温床育苗，选一年生健壮枝条，长15 cm，具3～4个节，在沿节的下方削平，留顶叶1～2片，按行距5 cm×5 cm扦插，并需遮荫。经20 d左右即能生根。翌年4月移栽，按行株距60 cm×50 cm开穴栽种。

田间管理 幼苗展叶时、分枝时、生长旺盛时需分别追施硫酸铵和过磷酸钙等。松土除草宜勤，春季宜浅，夏季宜深。遇雨季要做好开沟排水工作。

病虫害防治 病害有根腐病；虫害有蚜虫、红蜘蛛、菜青虫、白蚂蚁等为害，应加强防治。

【采收加工】 南方4月中、下旬开始，每隔3星期采收1次，一般上半年采收3～4次，下半年2～3次。采收方法，剪长枝、老枝、匍匐枝。留短枝、嫩枝、直立枝。可连续采收2～3年，有些地区则采收2～4年。

【成分】 全草含挥发油：芳樟醇(linalool)，顺式玫瑰醚(*cis*-rose oxide)，异薄荷酮(isomenthone)，香茅醇(citronellol)，甲酸香茅酯(citronellyl formate)，愈创木烯(guaiene)，此外还含α-蒎烯(α-pinene)，反式玫瑰醚(*trans*-roseoxide)，乙酸香茅酯(citronellyl acetate)等[1]。

【药理】 1. 抗肿瘤作用 香叶挥发油中的牻牛儿醇对HL-60细胞有轻度诱导分化作用，香叶油和香茅醇对细胞毒性较大。腹腔注射发现香叶油、乙酸香茅酯、甲酸香茅酯、香茅醇、牻牛儿醇均可延长肉瘤S_{180}腹水型动物寿命，香茅醇作用最好。云南产香叶和香叶油可延长P_{388}型荷瘤动物寿命。乙酸香茅酯可延长瓦克癌肉瘤腹水实体型动物寿命[1]。动物实验表明，甲酸香茅酯抗肿瘤活性较香葵油高70%[2]。香葵治疗子宫颈癌局部应用对菜花状癌组织肉眼改变明显；精油可使宫颈癌细胞变性、坏死及脱落，与药物接触部位癌组织受影响最大，作用深度通常为癌变鳞状上皮的2/3[3]。香叶醇能抑制小鼠肝肿瘤细胞和黑色素瘤细胞的增生作用，其原理是通过抑制3-羟基-3-甲基戊二酸单酰辅酶A的还原酶活性，这个酶是甲羟戊酸合成的关键酶，从而抑制了细胞内甲羟戊酸的生物合成，导致细胞内甲羟戊酸数量的减少，限制了蛋白质的异戊烯化[4]。用人的结肠癌细胞株作为研究对象，发现香叶醇能抑制70%结肠肿瘤细胞的生长，使细胞积累在细胞生长周期的S期，伴随抑制DNA合成酶的作用，也没发现细胞的溶解。香叶醇降低了细胞内鸟氨酸脱羧酶活性的50%，该酶是细胞内多胺生物合成的关键酶，导致丁二胺在细胞内的数量减少了40%，多胺能加强肿瘤细胞的生长。研究还表明，香叶醇激活了细胞内多胺的乙酰化，加快了多胺的分解作用[5]。

2. 抗微生物活性 香叶油对16种细菌有抑制作用，尤其对革兰阳性菌的抑制更明显。香叶醇对23种细菌有抑制作用,乙酸香叶醋能抑制 24 种,且乙酰化后抑菌活性明显增强[6]。在 250×10^{-6} 浓度下,香叶醇和香茅醇能 100% 抑制真菌生长,香叶油为 60% 抑制[7]。

3. 其他作用　每日 1% 香葵精油以 0.1 ml/kg 给正常大鼠腹腔注射,连续 6 d,可显著降低末梢血中 T 淋巴细胞数,停药 7 d 时 T 淋巴细胞仍继续下降[8]。香叶醇能促进离体大鼠皮对 5-氟尿嘧啶的透皮促进作用,它增加了药物的分配系数,也增加了其扩散系数,其中扩散过程是主要因素,用香叶醇后,透皮给药能力比对照提高了 48 倍左右[9,10]。

毒性　2.5% 香葵精油乳剂给小鼠腹腔注射的 LD_{50} 为 0.293 9±0.039 g/kg[8]。香葵精油对小鼠口服或腹腔注射均为弱蓄积作用。香葵精油对小鼠腹腔注射,累积剂量为 LD_{50} 的 7.6 倍,23 d 后观察可见脏器形成水肿、粘连、变形、变性,并有死亡,其中对肠刺激尤为突出[11]。亚急性毒性试验中,每日 300 mg/kg 或 100 mg/kg,隔日 1 次灌胃给予健康雄性犬,高剂量组给药 60 次,低剂量组给药 30 次,未见明显毒性表现,血象及肝、肾功能测定均基本正常,仅肝脏细胞和肾曲管上皮细胞有轻度的变性反应。香葵精油每日以 1 200 mg/kg 或 600 mg/kg 灌胃给予大鼠,连续 30 d,大小脑以及卵巢、睾丸均无病变,对胃黏膜、肝肾细胞的影响均很轻微[12]。

【药性】　《广西中药志》:"味辛,气香,性温散。"

【功用主治】　祛风除湿,行气止痛。主治风湿痹痛,疝气,阴囊湿疹,疥癣。

1.《广西中药志》:"全草治风湿,叶治疝气。"

2.《四川中药志》1982 年版:"祛风除湿,理气止痛。用于阴囊湿疹,疥癣瘙痒。"

【用法用量】　内服:煎汤,9～15 g,鲜品 30～45 g;或泡酒。外用:煎水洗,或捣烂敷。

【选方】　1. 治风寒湿痹,关节疼痛　香叶 15 g,老鹳草 15 g,石南藤 15 g,红牛膝 15 g,伸筋草 15 g。上药用白酒 500 g 浸泡。每服 20 ml。

2. 治疝气痛　香叶 9 g,玄胡 9 g,胡芦巴 9 g,荔枝核9 g。水煎服。

3. 治阴囊湿疹,疥癣瘙痒　香叶 30 g,藿香 30 g,刺黄柏 30 g。水煎浓汁,外涂患处。(1～3 方出自《四川中药志》1982 年版)

【临床报道】　治疗宫颈癌　①用香竺葵油治疗 17 例宫旁型宫颈癌患者,其中Ⅱ期 9 例,Ⅲ期 6 例,2 例系Ⅲb 期分别应用^{60}钴外照射 2 个月及 4 个月未得控制,病理切片鳞癌 16 例,宫颈鳞状上皮增生不全角化合并继发感染 1 例。方法:香竺葵油胶丸口服,每次 330 mg,每日 3 次,同时局部给予香竺葵油栓剂 1 000～2 000 mg,每日 1 次。局部用药时先擦去宫颈阴道分泌物,用 0.05% 氯己定棉球清洗,再将栓剂置于宫颈肿瘤处,然后填塞纱条固定,使药物紧贴肿瘤表面。30 d 为 1 个疗程,治疗 30～90 d 不等。结果:显效 5 例,有效 6 例,无效 6 例。总有效率为 64.7%。观察有效病例可见宫颈局部肿瘤呈不同程度缩小,但治疗前后病理检查均无变化。认为该制剂仅适合作辅助用药而不宜单独应用[1]。②另一组给予香叶天竺葵丸剂口服,每次 360～440 mg,每日 3 次,局部用栓剂塞阴道,每日 1 次,每次 500～1 000 mg(少数病例用至 2 000 mg),棒剂(每支 300 mg)塞颈管,共治宫颈癌 43 例,其中口服加局部用药 33 例,单纯局部用药 10 例,疗程 15～110 d。结果:临床近期治愈 3 例,显效 10 例,有效 14 例,无效 16 例,总有效率 62.79%[2]。

3505 香附 xiāng fù (《纲目》)

【异名】　雀头香(《江表传》),莎草根(《别录》),香附子(《新修本草》),雷公头(《纲目》),香附米(《本草求真》),三棱草根(《中药志》),苦羌头(《中药材手册》)。

【基原】　为莎草科莎草属植物莎草 *Cyperus rotundus* L. 的根茎。

【原植物】　参见"莎草"条。

【采收加工】　春、秋季采挖根茎,用火燎去须根,晒干。

【药材】　香附 *Rhizoma Cyperi*　主产于山东、浙江、福建、湖南、河南等地。以浙江、山东质量佳。

性状　根茎多呈纺锤形,有的略弯曲,长 2～3.5 cm,直径 0.5～1 cm。表面棕褐色或黑褐色,有纵皱纹,并有 6～10 个略隆起的环节,节上有未除净的棕色毛须及须根断痕;去净毛须者较光滑,环节不明显。质硬,经蒸煮者断面黄棕色或红棕色,角质样;生晒者断面色白而显粉性,内皮层环纹明显,中柱色较深,点状维管束散在。气香,味微苦。

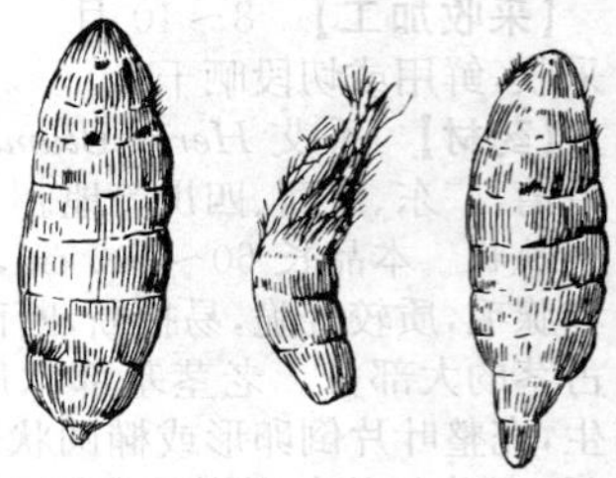

香附(根茎)外形

鉴别　(1) 根茎横切面:表皮细胞 1 列,棕黄色,其下为 2～3 层下皮细胞,壁稍厚;下皮纤维束多数,紧靠表皮排列成环。皮层与中柱间内皮层明显;皮层散有叶迹维管束,外韧型,其外围也有内皮层。中柱维管束周木型,多数,散列。薄壁组织中散有多数类圆形分泌细胞,内含黄棕色分泌物。此外,薄壁细胞含淀粉粒。

粉末特征:淡棕色。分泌细胞类圆形,直径 35～72 μm,内含淡黄棕色至红棕色分泌物,其周围 5～8 个细胞作放射状环列。表皮细胞多角形,常带有下皮纤维及厚壁细胞。下皮纤维成束,深棕色或红棕色,直径 7～22 μm,壁厚。厚壁细胞类方形、类圆形或形状不规则,壁稍厚,纹孔明显。石细胞少数,类方形、类圆形或类多角形,壁较厚。

(2) 薄层色谱:取本品粉末 1 g,加乙醚 5 ml,放置 1 h,时时振摇,滤过,滤液挥干,残渣加醋酸乙酯 0.5 ml 使溶解,作为供试品溶液。另取 α-香附酮对照品,加醋酸乙酯制成每 1 ml 含 1 mg 的溶液,作为对照品溶液。吸取上述两种溶液各 10 μl,分别点于同一硅胶 GF_{254} 薄层板上,以苯-醋酸乙酯-冰醋酸(92∶5∶5)为展开剂,展开,取出,晾干,置紫外光灯(254 nm)下检视。供试品色谱中,在与对照品色谱相应的位置上,显相同的深蓝色斑点;喷以二硝基苯肼试液,放置片刻,斑点渐变为橙红色。

【成分】　根茎含挥发油:β-蒎烯(β-pinene),莰烯(camphene),桉叶素(1,8-cineole),柠檬烯(limonene),对聚伞花素(*p*-cymene),香附子烯(cyperene),芹子三烯(selinatriene),β-芹子烯(β-selinene),α 及 β-香附酮(cyperone),广藿香烯酮(patchoulenone)[2],α 及 β-莎草醇(rotunol)[3],香附醇(cyperol),异香附醇(isocyperol)[4],香附醇酮

(cyperolone)[5]，考布松(kobusone)，异考布松(isokobusone)[6]，4α，5α-环氧-11-烯-3α桉叶醇(4α，5α-oxidoeudesm-11-en-3α-ol)[7]，香附子烯-2，5，8-三醇(sugetriol)[4]，β-榄香烯(β-elemene)，丁香烯(caryophyllene)，α-葎草烯(α-humulene)，β-芹子烯，δ-荜澄茄烯(δ-cadinene)，菖蒲烯(calamenene)，香附醇，广藿香烯醇乙酸酯(patchoulenyl acetate)，香附子烯-2-酮-8-醇乙酸酯(sugeonyl acetate)[8]。又含鼠李素-3-O-鼠李糖基(1→4)-吡喃鼠李糖苷〔rhamnetin-3-O-rhamnosyl(1→4)-rhamnopyranosi-de〕[9]。

【药理】1. 对子宫的作用　5%香附流浸膏对豚鼠、兔、猫、犬等动物的离体子宫，不论已孕或未孕，均有抑制作用，使子宫平滑肌松弛，收缩力减弱，肌张力降低[1]。香附石油醚部分分离得到的α-香附酮能有效地抑制未孕大鼠离体子宫肌的自发性收缩，同时抑制缩宫素引起的离体子宫肌的收缩，并呈剂量依赖关系[2]。

2. 雌激素样作用　去卵巢大鼠试验证明，香附挥发油有轻度雌激素样活性，皮下注射或阴道内给药，可出现阴道上皮细胞完全角质化，在挥发油成分中，以香附子烯的作用最强，香附的这一作用可能是它治疗月经不调的主要依据之一[3]。

3. 对中枢神经系统的作用　香附醇提取物对注射酵母菌引起的大鼠发热有解热作用，其效价约为水杨酸钠的6倍[4]。大鼠腹腔注射香附挥发油0.1ml/kg，可使大鼠正常体温下降，在30 min时，降温作用最强[5]。热板法试验证明，20%香附醇提取物皮下注射，能明显提高小鼠痛阈，其所含三萜类化合物5 mg/kg给小鼠灌服，镇痛效果与30 mg/kg的乙酰水杨酸相当，注射给药，效果更强[6]。香附醇提取物有安定作用，使小鼠自发活动减少，迟缓，并可消除大鼠的条件性回避反射。对去水吗啡引起的呕吐有保护作用。香附挥发油0.03 ml/kg腹腔注射可协同阈下剂量戊巴比妥钠(20 mg/kg腹腔注射)对小鼠产生催眠作用。家兔静脉注射香附挥发油0.050 mg/kg、0.075 mg/kg及0.100 mg/kg，以翻正反射消失为麻醉指标，平均麻醉时间依次为9.0 min、15.0 min、28.5 min。静脉注射阈下剂量香附挥发油0.035 ml/kg可明显延长东莨菪碱2 mg/kg对家兔产生的麻醉作用时间。腹腔注射香附挥发油0.1 ml/kg(1/3 LD_{50})对戊四唑引起的小鼠惊厥无保护作用[5]。

4. 对肠道和气管平滑肌的作用　香附醇提取物20 μg/ml浓度时，对离体兔回肠平滑肌有直接抑制作用，并可对抗乙酰胆碱、氯化钡和5-羟色胺对肠肌的收缩作用，对组胺喷雾所致豚鼠支气管痉挛有保护作用[4]。低浓度的香附挥发油可抑制离体家兔肠管的收缩。香附的有效成分α-香附酮对引起的豚鼠回肠收缩的抑制作用最强，而对去甲肾上腺素的收缩未显抑制作用[7]。

5. 对心血管系统的作用　香附水提醇沉物在低浓度时对离体蛙心及在体蛙、兔和猫心脏都具有强心和减慢心率作用，高浓度皮下注射，可使蛙心心跳停止于收缩期，其总生物碱、苷类、黄酮类和酚类化合物的水溶液也都有强心和减慢心率的作用，同时使血压降低。香附乙醇提取物20 mg/kg给麻醉犬静脉注射，血压缓慢下降，持续0.5～1 h，不影响肾上腺素和乙酰胆碱对血压的作用，但能部分阻断组胺的作用[4]。

6. 抗病原微生物作用　香附挥发油，体外对金黄色葡萄球菌有抑制作用，对宋内痢疾杆菌亦有效，抗菌有效成分为香附子烯Ⅰ及Ⅱ。香附提取物对某些真菌亦有抑制作用。香附块茎的提取物对恶性疟原虫的半数抑制浓度(IC_{50})在5～10 μg/ml[8]。该抗疟有效物是β-芹子烯的自动氧化产物，其抑制疟原虫的IC_{50}为5.6 μg/ml[9]。

7. 利胆作用　香附水煎剂30 g(生药)/kg十二指肠给药对正常大鼠有较强利胆作用，可促进胆汁分泌，提高胆汁流量，同时对由四氯化碳引起的肝损伤大鼠的肝细胞功能有保护作用[10]。

毒性　香附毒性较小，饲料中加药比例不超过25%时，大鼠可以耐受，加药量达30%～50%时，动物生长受到一定抑制[11]。香附醇提取物小鼠腹腔注射的LD_{50}为1 500 mg/kg[4]。三萜类化合物(Ⅳ-B)小鼠腹腔注射的LD_{50}为50 mg/kg[5]。腹腔注射香附挥发油以寇氏法测得的LD_{50}为0.297±0.019 ml/kg[5]。

【炮制】1. 香附　取原药材，除去毛须及杂质，碾成绿豆大粒块，或润透切薄片，干燥。生用上行胸膈，外达肌表，以理气解郁为主，多用于胸膈痞闷，胁肋胃脘疼痛等症。

2. 醋香附　取香附粒或片加入醋拌匀闷润至透，置锅内，用文火加热，炒干，取出放凉。每香附碎块或片100 kg，用米醋20 kg。醋炙后能增强疏肝止痛和消食化滞的作用，可用于疝气疼痛、气滞出血、胃脘疼痛等症。

3. 香附炭　取净香附，置锅内用武火炒至表面焦黑色，内部焦黄色，但须存性，喷淋清水，取出干燥。炒黑则止血。

4. 四制香附　取净香附碎块或片，用姜汁、盐水、黄酒、米醋拌匀，闷透，置锅内用文火加热，炒干取出放凉。每香附块或片100 kg，用黄酒、米醋各10 kg，生姜5 kg，食盐2 kg。

5. 酒香附　取香附碎块或片加黄酒拌匀，闷透，置锅内，用文火加热，炒干，取出放凉。每香附100 kg，用黄酒20 kg。酒炒则行经络。香附在历史上曾有过多种炮制方法，沿用至近代，各地习用的有以上几种，目前以醋制香附应用较多。根据香附在临床上有调经止痛之效，以解痉、止痛为指标，比较生、制香附的作用，证明两者均有降低大鼠离体子宫张力，缓解子宫痉挛以及提高小鼠痛阈作用，但以醋制香附作用较强。醋蒸法优于醋炙法。

饮片性状　香附参见“药材”项。醋香附形如香附，表面色泽加深，带有斑点，略有醋气。香附炭形如香附，表面焦黑色，内呈焦褐色，有焦糊气。四制香附形如香附，表面深棕褐色，内呈黄褐色，具有清香气。酒香附形如香附，表面红紫色，带有焦斑，略有酒气。

贮干燥容器内，置阴凉干燥处，防蛀。醋香附、四制香附、酒香附、香附炭应密闭。香附炭应散热后贮存，防止复燃。

【药性】辛、甘、微苦，平。归肝、三焦经。

1.《别录》：“味甘，微寒，无毒。”

2.《本草衍义》：“味苦。”

3.《珍珠囊》：“甘、苦，阳中之阴。”

4.《滇南本草》：“味辛，性微温。”

5.《医学入门》：“辛，甘，气平，无毒。沉也，阴中阳也。”

6.《纲目》：“辛、微苦、甘，平。足厥阴、手少阳药也。能兼行十二经、八脉气分。”

7.《雷公炮制药性解》：“入肺、肝、脾、胃四经。”

【功用主治】理气解郁，调经，安胎。主治胁肋胀痛，乳房胀痛，疝气疼痛，月经不调，脘腹痞满疼痛，嗳气吞酸，呕恶，经行腹痛，崩漏带下，胎动不安。

1.《别录》：“主除胸中热，充皮毛，久服利人，益气，长须眉。”

2.《新修本草》：“大下气，除胸腹中热。”

3.《医学启源》：“快气。”

4. 李东垣：“治一切气，霍乱吐泻腹痛，肾气膀胱冷气。”

(引自《纲目》)

5.《汤液本草》:"治崩漏。"

6.《滇南本草》:"调血中之气,开郁气而调诸气,宽中消食,止呕吐,和中养胃,进食。"

7.《医学入门》:"能去寒气及皮肤病疹,胸中虚热,消食下气,散郁逐瘀。"

8.《纲目》:"散时气寒疫,利三焦,解六郁,消饮食积聚,痰饮痞满,胕肿,腹胀,脚气,止心腹、肢体、头、目、齿、耳诸痛,痈疽疮疡,吐血,下血,尿血,妇人崩漏带下,月候不调,胎前产后百病。"

9.《药性能毒》:"开郁快气,(治)头痛、上气、胸塞、吞酸、虫积、妇人气病、带下。发汗。"

10.《医林纂要》:"补肝,破郁,宣达气血,肝家主药,兼利三焦。""治疟、痢。"

【用法用量】 内服:煎汤,5~10 g;或入丸、散。外用:研末撒,调敷。

【宜忌】 气虚无滞,阴虚、血热者慎服。

1.《雷公炮炙论》:"勿令犯铁。"

2.《汤液本草》:"多用亦能走气。"

3.《本草经疏》:"凡月事先期者,血热也,法当凉血,禁用此药。"

4.《本草汇言》:"阴虚血燥火盛,真气衰微,干咳咯血,及血热经水先期者,法当用滋阴润养之药,误用香附,病必转甚。""性燥而苦,独用、多用、久用,反能耗气损血。"

5.《得配本草》:"久服助火耗血散气,气虚作胀,血虚内热,月事先期,精血枯闭皆禁用。"

【选方】 1. 治一切气疾,心腹胀满,胸膈噎塞,噫气吞酸,胃中痰逆呕吐,及宿酒不解,不思饮食 香附子(炒去毛)三十二两,砂仁八两,甘草(爁)四两。上为细末。每服一钱,用盐汤点下。(《局方》快气汤)

2. 治脾胃不和,消食健脾,化痰顺气 香附一斤(酒浸炒),山楂肉一斤(饭上蒸),半夏曲四两(炒),萝卜子二两(炒)。共为细末,水叠为丸。白滚汤、姜汤随意服。(《婴童类萃》和中丸)

3. 治一切名利失意,抑郁烦恼,七情所伤,不思饮食,面黄形瘦,胸膈痞闷诸症 香附米一斤半(用瓦器炒令黄色,取净末一斤),茯神(去皮木,为末)四两。上为末,炼蜜丸弹子大。每服一丸,空心细嚼,白滚汤下,或降气汤下好。(《仁术便览》交感丹)

4. 治停痰宿饮,风气上攻,胸膈不利 香附(皂荚水浸)、半夏各一两,白矾末半两。姜汁、面糊丸,梧子大。每服三四十丸,姜汤随时下。(《仁存堂经验方》)

5. 治偏正头痛 川芎二两,香附子(炒)四两。上为末,以茶调服,得腊茶清尤好。《澹寮方》)

6. 治头风头皮肿痛,两太阳穴疼及头旋眼晕 香附子(炒去毛)一两,大川芎一两,桂(去粗皮)半两,蝎梢二钱半。上为细末,每服二钱,水一盏,葱白二寸,山茶少许,煎至七分,食后服。(《叶氏录验方》蝎附散)

7. 治吐血 莎草根(去毛)五两,甘草一两(锉,炙)。上二味,粗捣筛。每服二钱匕,水一盏,煎取七分,去滓温服。(《圣济总录》香草汤)

8. 治鼻衄 香附子(为末),妇人发(烧灰),研匀,汤调方寸匕服。(《卫生易简方》)

9. 治尿血 香附子、新地榆等分。各煎汤,先服香附汤三五呷,后服地榆汤。(《全生指迷方》)

10. 治癞疝胀痛及小肠气 香附末二钱,以海藻一钱,煎酒,空心调下,并食海藻。(《濒湖集简方》)

11. 安胎 香附子(炒去毛),为细末。浓煎紫苏汤调下一钱。(《中藏经》铁罩散)

12. 治经候不调 香附子一斤,(带毛)分作四份,一份好酒浸七日,一份米醋浸七日,一份小便浸七日,一份盐水浸七日,各焙干。上为细末,醋糊为丸,如梧桐子大。每服七十丸,空心食前,温酒送下。肥人只依本方服,并无加减;瘦人加泽兰叶、赤茯苓各二两重。(《瑞竹堂方》)

13. 治妇人白带,下元虚冷 香附子二两(醋煮),吴茱萸、白薇各一两,上为细末,酒糊为丸,如梧桐子大。每服五十丸,米汤下,空心服。(《普济方》香附丸)

14. 治消渴累年不愈 莎草根(去毛)一两,白茯苓(去黑皮)半两。上二味,捣罗为散。每服三钱匕,陈粟米饮调下,不计时候。(《圣济总录》莎草根散)

15. 治瘰疬流注肿块,或风寒袭于经络,结肿或痛 香附为末,酒和,量疮大小,做饼覆患处,以热熨斗熨之。未成者内消,已成者自溃。若风寒湿毒,宜用姜汁作饼。(《外科发挥》)

16. 治肝虚睛痛,冷泪羞明 香附子一两,夏枯草半两。为末。每服一钱,茶清调下,无时。(《简易方》补肝散)

17. 治牙齿疼痛,往来不歇 香附子四两,细辛半两。上锉碎。每服二钱,水一盏,煎至八分,去滓,稍热漱,冷则吐之再易。(《奇效良方》香附子散)

18. 治跌打损伤 炒香附 12 g,姜黄 18 g。共研细末。每日服 3 次,每次服 3 g,孕妇忌服。(徐州《单方验方新医疗法选编》)

【临床报道】 1. 治疗急性膀胱炎 香附 30 g,加水 300 ml,煎至 200 ml,1 剂煎 2 次,两煎兑匀,1 次顿服,当日再如法服 2 剂,一般不超过 3 d。依此共治疗 98 例,服药后 92 例在 3 d 内尿痛、尿频、尿急等症状消失,尿常规正常,随访 1 月内未复发[1]。

2. 治疗原发性痛经 香附、当归各 10 g,共研细末,制成止痛散,加红糖 5~10 g 开水冲服,用于治疗原发性痛经 56 例,治愈率 97.14%,无不良反应[2]。

3. 治疗子宫肌瘤 采用七制香附丸,6 g/次,2 次/d,口服。2 星期为 1 个疗程。治疗期间,停用其他药物,并注意忌食生冷、辛辣刺激性食物,保持精神舒畅,避免情志刺激。治疗 32 例,显效 20 例,好转 8 例,无效 4 例,总有效率 87.5%[3]。

【各家论述】 1.《汤液本草》:"香附子,益血中之气药也。方中用治崩漏,是益气而止血也。又能化去瘀血,是推陈也。"

2.《本草衍义补遗》:"香附子,必用童便浸,凡血气药必用之,引至气分而生血,此阳生阴长之理也。"

3.《纲目》:"香附之气,平而不寒,香而能窜,其味多辛能散,微苦能降,微甘能和。""生则上行胸膈,外达皮肤;熟则下走肝肾,外彻腰足。炒黑则止血,得童溲浸炒则入血分而补虚,盐水浸炒则入血分而润燥,青盐炒则补肾气,酒浸炒则行经络,醋浸炒则消积聚,姜汁炒则化痰饮。""乃气病之总司,女科之主帅也。"

4.《本草述》:"香附主治诸证,当审其为血中之气病,乃中肯窾,不漫同于诸治气之味也。""故上焦心包络所生病,如七情抑郁者能开之,以心包络主血也;中焦脾胃所生病,如霍乱吐逆及饮食积聚、痰饮痞满能畅之,以胃生血,脾统血也;下焦肝肾所生病,如膀胱连胁下气妨,如下血、尿血及女子崩漏、带下、月候不调等证,亦以胃脾为血之元,肝固血之藏,肾乃血之海也。""此味于血中行气,则血以和而生,血以和生，则气有所依而健运不穷，是之谓生血，是之谓益气，非二义也。用此于补血味中，乃能使旧血和而新血生，即气虚而事补益者，亦借此为先导，去虚中之着，韩悉所谓去虚怯甚速之义也。”“香附子类谓调气之味，不知气之为病所因不一，如痞胀喘哕噫酸噎塞，又如胃脘痛或心腹痛，《局方》概同香燥用之，或砂仁，或沉香，或蕲艾、良姜辈，止可治虚寒或寒湿之病，而火热病气者种种不一，况寒湿之久则亦化火乎？如黄鹤丹之同黄连而用，其义不可思欤？”

5.《本草正义》：“香附，辛味甚烈，香气颇浓，皆以气用事，故专治气结为病。”“气结诸症，因肝胆横逆肆虐为多，此药最能调气，故濒湖谓之专入足厥阴。其实胸胁痹结，腹笥䐜胀，少腹结痛，以及诸疝，无非肝络不疏，所谓三焦气分者，合上中下而一以贯之，固无论其何经何络也。”

3506 香茅 xiāng máo （《纲目》）

【异名】 茅香（《本草拾遗》），香麻（《本草图经》），大风茅（《岭南采药录》），柠檬茅（《种子植物名称》），茅草茶、姜巴茅（《贵州民间药物》），姜草、香巴茅（《四川中药志》），香茅草、风茅草（《广东中药》）。

【基原】 为禾本科香茅属植物香茅的全草。

【原植物】 香茅 *Cymbopogon citratus* (DC.) Stapf

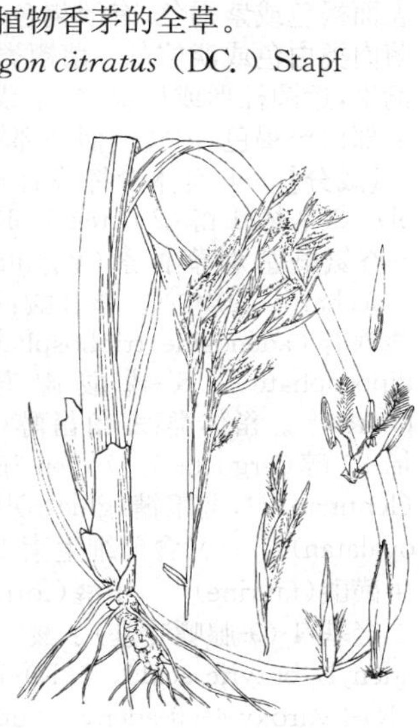

香　茅

多年生草本。秆粗壮，高达2 m。有柠檬香味。叶片长达1 m，宽15 mm，两面均呈灰白色而粗糙。佛焰苞披针形，狭窄，长1.5～2 cm，红色或淡黄褐色；伪圆锥花序线形至长圆形，疏散，具三回分枝，基部间断，其分枝细弱而下倾或稍弯曲以至弓形弯曲。第一回分枝具5～7节，第二回或第三回分枝具2～3节。总状花序孪生，长1.5～2 cm，具4节；穗轴节间，具稍长之柔毛，但其毛并不遮蔽小穗，无柄小穗两性，线形或披针状线形，无芒，锐尖；第一颖先端具2微齿，脊上具狭翼，背面微凹而在下部凹陷；脊间无脉，第二外稃先端浅裂，具短尖头，无芒，有柄小穗暗紫色。

我国华南、西南、福建、台湾地区有栽培。

本植物的花（香茅花）亦供药用，另设专条。

【采收加工】 7～10月采收，鲜用或切段晒干。

【药材】 香茅 *Herba Cymbopogonis Citrati* 我国南方如福建、广东、广西、浙江、四川、云南等地多有栽培。

性状　全草长可达2 m，秆粗壮，节处常被蜡粉。叶片条形，宽约15 mm，长可达1 m，基部抱茎；两面粗糙，均呈灰白色；叶鞘光滑；叶舌厚，鳞片状。全体具柠檬香气。

【成分】 叶含香茅素（cymbopogne）[1]，香茅甾醇（cymbopogonol）[2]黄酮类：木犀草素（luteolin），木犀草素-6-C-葡萄糖苷（luteolin-6-C-glucoside）[3]，木犀草素-7-O-β-葡萄糖苷（luteolin-7-O-β-glucoside），木犀草素-7-O-新橙皮糖苷（Luteolin-7-O-neohesperoside），异荭草素（homoorientin），2″-O-鼠李糖异荭草素（2″-O-rhamnosyl-homoorientin）。有机酸类：绿原酸（chlorogenic acid），咖啡酸（caffeic acid），对香豆酸（*p*-coumaric acid）[4,5]。另含挥发油，内有β-柠檬醛（citral）即橙花醇（neral），香茅醛（citronellal），甲基庚烯酮（methylhepte-none）[6]，二戊烯（dipentene），月桂烯（myrcene）[7]等。

【药理】 1. 抗菌作用　西亚药用植物香茅叶精油中的牻牛儿醛、橙花醛对革兰阳性菌、阴性菌皆有抑制作用。另一种成分月桂烯虽无抑制作用，但与上述两种成分混合有提高它们抑制作用的现象[1]。香茅油低浓度可使大肠杆菌细胞内物质渗漏，表明它有损伤细胞膜的作用；高浓度还有使大肠杆菌去壁菌细胞胞浆凝固的作用等[2]。香茅油在加速试验条件下，经受快速氧化，被氧化的油样品抗菌活性会降低。加入抗氧化剂，可增加油的抗菌活性[3]。香茅精油对念珠菌属真菌的最低抑制浓度（MIC）为0.05%（*V/V*），对烟曲霉菌、石膏样小孢霉菌、须发菌的MIC分别为0.1%、0.08%、0.08%（*V/V*）。其中的柠檬醛抑制真菌活性较强，而香茅醛仅对念珠菌抑制活性较强，二戊烯和月桂烯无抑制真菌活性。香茅精油还具有杀真菌作用[4]。

2. 杀蝇作用　香茅油对家蝇有较强的熏蒸活性，熏蒸毒力LC_{50}为6.580 1 μl/L，且表现出一定的触杀活性[5]。

3. 抗炎、降压等作用　20%香茅煎剂15 ml/kg给大鼠口服，对角叉莱胶诱发的足跖肿抑制率达18.6%。大鼠静脉注射煎剂，给药后出现一过性降压作用，1～2 ml/kg作用短暂，3 ml/kg作用可持续35 min以上，10%、20%香茅叶煎剂25 ml/kg给大鼠口服，有微弱的利尿作用[6]。

【药性】 甘、辛，温。

1.《本草拾遗》：“味甘，平。”

2.《岭南采药录》：“味辛，气香。”

3.《四川中药志》1960年版：“性温，味辛，辣，无毒。”

【功用主治】 祛风通络，温中止痛。主治感冒头身疼痛，风寒湿痹，脘腹冷痛，泄泻，跌打损伤。

1.《开宝本草》：“苗、叶可煮作浴汤，辟邪气，令人身香。”

2.《岭南采药录》：“散跌打伤瘀血，通经络。头风痛，以之煎水洗。将香茅与米同炒，加水煎饮，立止水泻。煎水洗身，可祛风消肿，辟腥臭。提取其油，止腹痛。”

3.《四川中药志》1960年版：“除风湿，散凉寒。治筋骨疼痛及半身麻木，风湿疼痛，风寒湿全身疼痛。”

4.《广东中药》：“祛风消肿。主治头晕头风，风疾，鹤膝症，止心痛。”

5. 广州部队《常用中草药手册》：“主治胃痛，腹痛，腹泻，风湿肿痛，脚气，月经不调。”

6.《贵州草药》：“补虚，止咳，镇痛，宁心。”

7.《全国中草药汇编》：“主治产后水肿。”

【用法用量】 内服：煎汤，6～15 g。外用：水煎洗或研末敷。

【选方】 1. 治风寒湿全身疼痛　香茅0.5 kg。煎水洗澡。（《四川中药志》1960年版）

2. 治骨节疼痛　茅草茶、石错（即辣子青药）、土荆芥各30g。捣绒加酒少许，炒热包痛处。

3. 治胃痛　茅草茶30 g。煎水服。（2、3方出自《贵州草药》）

4. 治虚弱咳嗽　茅草茶60 g。煎水当茶服。（《贵州民间药物》）

3507 **香菇** xiāng gū（《随息居饮食谱》）

【异名】　香蕈（《日用本草》），合蕈、台蕈、台菌（《菌谱》），雷惊蕈、石蕈（《吴蕈谱》），椎蕈（《皇和蕈谱》），冬菇（刘波《中国药用真菌》），菊花菇（《全国中草药汇编》）。

【基原】　为白蘑科香菇属真菌香菇的子实体。

【原植物】　香菇 *Lentinus edodes*（Berk.）Sing.

菌盖半肉质，宽 5～12 cm，扁半球形，后渐平展，菱色至深肉桂色，上有淡色鳞片。菌肉厚，白色，味美。菌褶白色，稠密，弯生。柄中生至偏生，白色，内实，常弯曲，长 3～5（～9）cm，粗 5～9 mm，菌环以下部分往往覆有鳞片，菌环窄而易消失。孢子无色，光滑，椭圆形，(4.5～5)μm×(2～2.5)μm。

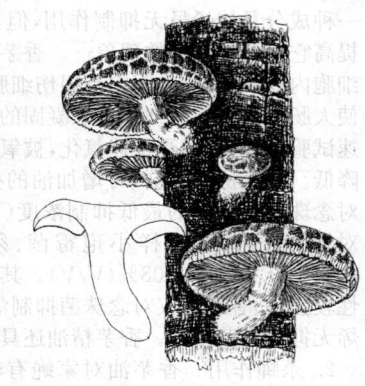

香　菇

生于阔叶树倒木上。春季、冬季多人工栽培。分布于西南及浙江、安徽、福建、江西、湖北、广东、广西、台湾等地。

【栽培】　*生物学特性*　香菇营腐生生活，其孢子萌发的最适温度为 22～26 ℃。菌丝生长的最适温度为 25～27 ℃。子实体在 5～24 ℃范围内都可发生，最适温度为 10～16 ℃，菌丝在相对湿度 60%～70%范围内生长良好，子实体分化和生长则要求空气相对湿度达到 80%～90%。并具有适合的漫射光，没有光线决不形成子实体。偏酸性 pH3.7～3.8 的菇木酸碱度，有利于出菇。

培育技术　主要采用段木栽培与代料栽培。段木栽培：选择木质坚实、树皮较厚、不含芳香油质的阔叶树种，直径以 12～20 cm 为宜。在深秋至冬初季节砍伐，截成 1～1.2 m木段，根据树种含水量适当干燥 15～30 d，使段木含水量达 40%左右，即可打孔接种。菇场选择有树荫或搭棚遮荫的条件，郁蔽度掌握在 0.7 左右，地上先撒一层双二粉和石灰，再铺厚 5～7 cm 的砂石，2～4 月上旬用打孔器或电钻在段木上打出深 1.8 cm 的接种穴，穴距 20～25 cm，横向距离 6～8 cm，两排穴"品"字形排列。香菇菌种有木屑菌种与木块菌种，都是用纯菌种通过母种→原种→栽培种三级菌种生产制作。将菌种接入接种穴，盖树皮盖后将菇木集中堆叠起来，堆叠的方式很多，常用的为"井"字形，以石头垫底，距地面 20 cm 左右，井字形一层层堆叠，堆高1.5～1.6 m。

管理方法　从接种到出菇近 1 年时间的管理工作是非常重要的，要创造良好的温、湿、光、空气条件，促进菌丝在菇木中生长。在垛上盖小树枝及塑料薄膜，保持温度在 20 ℃左右，夏季应去膜搭凉棚遮荫，天干喷水，每次要喷 1～2 h。定植后 30～50 d 开始翻垛，将菇木上下、左右、内外调换位置，雨水多的季节，每 10～15 d 就应翻垛 1 次，降低湿度和温度，防止污染杂菌。当气温开始下降时，拆堆架木，将菇木浸水后刺激出菇，然后排成"人"字形或覆瓦式架，菇木间相隔 10 cm，春秋气温在 18 ℃以下，相对湿度 80%～90%时可出菇，一般 1 年可采两季菇，夏季高温季节，菇木越夏养菌很少出菇，秋菇采收后，将菇木堆放到避风向阳处，适当覆盖保温保湿培养菌丝，为次年香菇高产创造条件，可连续采 2～3 年菇。

代料栽培：可用木屑、玉米蕊、甘蔗渣、棉子壳等配制培养基，如棉子壳培养基配方为棉子壳 78%，麦麸 20%，石膏粉 1%，加水后拌匀，装入直径 10 cm、长 40～60 cm 的塑料袋，旁开 4～5 个接种孔用胶布贴好，高压或常压灭菌后接入原种，放进 25～28 ℃的培菌室，3～4 d 后移至 23～25 ℃的菇房，空气相对湿度提高到 80%，菌丝长满后可脱去袋，室温降到 18～20 ℃，相对湿度 90%，并加强通风，10 d 左右即可出蕾，从 9 月底接种，到 11 月底可采收第一批香菇，然后加大温差，次年 1～2 月收二潮菇，此期菌筒已失水干燥，可将其泡在 15 ℃以下水中 10 h，重新搬入菇房再生菌丝，准备采三潮菇。

【采收加工】　子实体长到六七分成熟、边缘仍向内卷曲、菌盖尚未全展开，就应该及时采收，然后用火烤、电烤或日晒干燥。野生者都于秋、冬及春季采收，晒干。

【药材】　香菇 *Lentinus Edodes*　产于浙江、安徽、江西、福建、台湾、湖南、湖北、广东、广西、四川、贵州、云南等地。

性状　菌盖半肉质，扁半球形，或平展，直径 4～12 cm。表面褐色或紫褐色，有淡褐色或褐色鳞片，具不规则裂纹。菌肉类白色或淡棕色。菌褶类白色或浅棕色。菌柄中生或偏生，近圆柱形或稍扁，弯生或直生，常有鳞片，上部白色，下部白至褐色，内实。柄基部较膨大。气微香，味淡。

【成分】　子实体含挥发性成分：1-辛烯-3-醇（1-octen-3-ol），2-辛烯-1-醇（2-octen-1-ol）[1]。肽类化合物及氨基酸：γ-谷氨酰基烟草香素（γ-glutamyl nicotianine），酵母氨酸（saccharopine）[2～5]。核苷酸：香菇嘌呤（eritadenine），三磷酸腺苷（adenosine triphosphate），二磷酸腺苷（adenosine diphosphate），5′-磷酸腺苷（5′-adenosine monophosphate）[6]。甾体类：麦角甾醇（ergosterol），5，7-麦角甾二烯-3β-醇（ergosta-5，7-dien-3β-ol）[7]，多糖类：香菇多糖（lentinan）[8]，葡聚糖（glucan）[9]，水溶性杂半乳聚糖（heterogalatan）[10]。又含前维生素 D_2（provitamin D_2，PD_2）[11]，牛磺酸（taurine）[12]，甲醛（formaldehyde）[13]，2(R)，3(R)-二羟基-4-(9-腺嘌呤基)丁酸〔2(R)，3(R)-dihydroxy-4-(9-adenyl) butyric acid〕，2(R)-羟基-4-(9-腺嘌呤基)丁酸〔2(R)-hydroxy-4-(9-adenyl) butyric acid〕[14]。

【药理】　1. 调节机体免疫　香菇多糖针剂小鼠皮下注射，可以增加小鼠体重，提高腹腔巨噬细胞的吞噬功能，促进小鼠外周血 E-玫瑰花结形成，增加小鼠体内淋巴细胞转化率[1]。香菇多糖 KS-2 腹腔注射能明显增强小鼠脾抗体分泌细胞数，最佳给药剂量为 100 mg/kg[2]。香菇多糖可增加小鼠腹腔巨噬细胞的绝对数量，体内给药后在第五日达到高峰[3]。体内给药还能诱生 γ-干扰素（IFN），给药12 h血浆中 IFN 的浓度达到高峰[4]。当宿主机体注射香菇多糖（LNT）几小时后，一些具有生物活性的血清因子如急性期蛋白诱导因子、血管扩张和出血诱导因子、白介素Ⅰ生成诱导因子和集落刺激因子的水平达到峰值。这些因子作用于淋巴细胞、肝细胞、血管内皮细胞和滑液成纤维细胞后，产生许多有效免疫应答，同时，导致胸腺内的前体 T 细胞趋于成熟、分化、增殖并向外周释放。LNT 能刺激小鼠腹腔巨噬细胞活化并释放大量 NO，同时细胞内谷胱甘肽含量随 NO 生成增加而减少，具有一定的相关性[5]。

2. 抗肿瘤作用　香菇多糖对强诱变剂甲磺酸甲酯直接阻止 DNA 复制有很强的抑制作用，从而具抗诱变活性[6]。LNT 对小鼠S_{180}肉瘤有明显的抑制作用，当剂量为0.5 g/kg、2 g/kg、5 g/kg时，抑瘤率为17%、32%、42%，抑瘤率与剂量呈依赖关系[7]。给昆明小鼠接种H_{22}肝细胞24小时后腹腔注射LNT，2星期后LNT 1 ml/只、2 ml/只组对H_{22}抑瘤率分别为29%，40%。两组剂量能延长小鼠的生存期[8]。LNT具有增强肿瘤浸润细胞(TIL)抗瘤活性作用，IL-2加LNT培养的肿瘤浸润细胞对自体瘤细胞、K_{562}和Raji细胞的杀伤活性，随着培养时间的延长而明显增加，培养25 d对3种靶细胞的最大杀伤活性分别为67.18 ± 14.73，71.25± 15.86和66.15 ± 15.07[9]。

3. 抗病毒作用　硫酸化香菇多糖可抑制艾滋病毒和人类T细胞白血病病毒Ⅰ型[10]。香菇菌丝培养物中提取的KS-2对流感病毒A_2感染的小鼠有保护作用[11]。

4. 抗肝炎作用　香菇多糖有抗慢性肝炎的作用，T细胞亚群功能低下及IL-2受体表达不足是慢性肝炎患者不能清除感染的重要原因。对慢性迁延性和慢性活动性肝炎，肌注香菇多糖注射液，每日4 mg，治疗后T细胞亚群增加，IL-2受体表达细胞比治疗前增加49.6%[12]。也有报道香菇多糖对人体淋巴细胞IL-2分泌及IL-2受体表达具有双向调节作用[13]。

5. 对血小板聚集的作用　香菇水煎醇沉提取物在体内外均有抑制腺嘌呤核苷二磷酸单钠盐诱导的家兔血小板聚集作用。体外实验，在富含血小板血浆中，药物浓度为0.8 mg/ml时抑制血小板聚集作用非常显著。体内实验，静脉注射香菇提取物30 mg/kg后5 min、30 min、60 min、120 min和360 min抑制血小板聚集作用，30 min显著，尔后各时间都非常显著[14]。

6. 抗氧化作用　香菇的水提取物对过氧化氢有清除作用，其CI_{50}(设清除率为50%时，所需样品液的用量)为802.25 μl，对黄嘌呤——黄嘌呤氧化酶体系产生的氧自由基及碱性连苯三酚体系的氧自由基皆有一定的清除作用[15]。

毒性　小鼠口服KS-2急性毒性LD_{50}>12 500 mg/kg。以香菇多糖注射液人用剂量50及100倍分别给犬和大鼠肌内注射，每日1次，连续6个月。运动外观、体重、肝肾功能、血常规、病理检查、电镜观察等均无异常发现。大鼠用药达人用剂量400倍时，肝脏出现轻度损害，犬和大鼠用药分别增至人用剂量800和1 600倍时，肝脏都出现明显损害。中、高剂量组大鼠肝脏损害，分别于停药后4星期和9星期，经病理及电镜观察证实已恢复正常。说明香菇多糖长期应用，在临床治疗范围内是相当安全的[16]。

【药性】 甘，平。归肝、胃经。

1.《纲目》："甘，平；无毒。"

2.《医林纂要》："甘，寒。"

3.《本草求真》："专入胃。"

4.《本草再新》："入肝经。"

【功用主治】 扶正，益气开胃，透疹，化痰，抗癌。主治正气衰弱，神倦乏力，纳呆，消化不良，胃肠不适的腹痛，贫血，佝偻病，高血压病，高脂血症，慢性肝炎，盗汗，小便不禁，水肿，麻疹透发不畅，荨麻疹，毒菇中毒，肿瘤。

1.《日用本草》："主益气，不饥，治风破血。"

2.《本经逢原》："大益胃气。"

3.《医林纂要》："可托痘毒。"

4.《本草求真》："大能益胃助食及理小便不禁。"

5.《食物考》："开胃，通秘，破血，引毒。"

6.《本草求原》："治湿热肿胀。"

7.《随息居饮食谱》："治溲浊不禁。"

8. 刘波《中国药用真菌》："化痰理气。"

9.《全国中草药汇编》："经常食用可预防佝偻病，预防人体各种黏膜及皮肤的炎症，预防身体衰弱，毛细血管破裂，牙床以及腹腔出血等。"

10.《中国药用孢子植物》："用于佝偻病、贫血、小便失禁、痘疮、麻疹不透、高血压病、扁桃体炎等。"

【用法用量】 内服：煎汤，6～9 g，鲜品15～30 g。

【宜忌】 脾胃寒湿气滞者禁服。

1.《本草求真》："(香蕈)性极滞濡，中虚服之有益，中寒与滞，食之不无滋害。"

2.《随息居饮食谱》："痧痘后、产后、病后忌之，性能动风故也。"

【选方】 1. 治头痛，头晕　香菇煮酒，食之。

2. 治水肿　香菇(干品)16 g，鹿衔草、金樱子根各30 g。水煎服，每日2次。(1、2方出自刘波《中国药用真菌》)

3. 治盗汗　香菇15 g，酒酌量，炖后调白糖服。

4. 治麻疹不透　香菇柄15 g，桂圆肉12 g。水煎服。(3、4方出自《福建药物志》)

5. 种牛痘后用以表发　香菇(干品)6 g。水煎服，每日2次。(刘波《中国药用真菌》)

6. 治荨麻疹　香菇15 g，酒酌量。炖服。(《福建药物志》)

7. 治误食毒菌中毒　香菇(干品)90 g。水煮熟，食之。(刘波《中国药用真菌》)

【各家论述】 《本草求原》："香蕈，祛风行血，香能散，故也；其治湿热肿胀，亦香能运胃之功。"

3508 香蒲 xiāng pú (《本经》)

【异名】 蒲(《诗经》)，雎、雎蒲(《本经》)，醮、醮石(《吴普本草》)，甘蒲(《唐本草》)，蒲黄草(《经效产宝》)，鬼蜡烛(《类证活人书》)，水蜡烛(《广东新语》)，蒲草(汪连仕《采药书》)，蒲包草(《纲目拾遗》)，随手香(《草木便方》)，毛蜡烛(《天宝本草》)，芦烛、芦油烛(《闽东本草》)。

【基原】 为香蒲科香蒲属植物长苞香蒲、狭叶香蒲、宽叶香蒲或其同属多种植物的全草。

【原植物】 参见"蒲黄"条。

【采收加工】 春、夏季植株生长旺盛时割取全草，切段晒干。

【功用主治】 利尿通便，消痈。主治关格，大小便不利，乳痈。

《本草汇言》："润燥凉血，去脾胃伏火。"

【用法用量】 内服：煎汤，3～9 g；研末或烧灰入丸、散。外用：捣敷。

【选方】 1. 治小便不利　蒲灰七分，滑石三分。上二味杵为散。饮服方寸匕，日三服。(《金匮要略》蒲灰散)

2. 治产后妒乳并痈：蒲黄草，熟捣，敷肿上，日三度易之，并叶煎汁饮之亦佳，食之亦得。(《经效产宝》)

3509 香蕉 xiāng jiāo (《纲目拾遗》)

【异名】 蕉子(《桂海虞衡志》)，蕉果(《本草求原》)。

【基原】 为芭蕉科芭蕉属植物香蕉和大蕉的果实。

【原植物】 1. 香蕉 *Musa nana* Lour.

多年生草本，具匍匐茎。植株丛生，一般高不及 2 m，高型的达 4～5 m。假茎均浓绿而带黑斑，被白粉，尤以上部为多。叶柄短粗，通常长在30 cm以下，叶翼明显，张开，边缘褐红色或鲜红色。叶片长圆形，长（1.5～）2～2.2 m，宽60～70 cm，先端钝圆，基部近圆形，两侧对称，叶面深绿色，无白粉，叶背浅绿色，被白粉。穗状花序下垂，花序轴密被褐色绒毛，苞片外面暗紫色，雄花苞片不脱落，每苞片内有花 2 列；花乳白色或略带浅紫色，离生花被片近圆形，全缘，先端有锥状急尖，合生花被片的中间二侧生小裂片，长约为中央裂片的 1/2。最大的果丛有果 360 个之多，重可达 32 kg；一般的果丛有果 8～10 段，有果 150～200 个；果长圆形，长 15～25 cm，果棱明显，有 4～5 棱，先端渐狭，果柄短，果皮青绿色，果肉甜滑，无种子，香味特浓。花、果期全年。

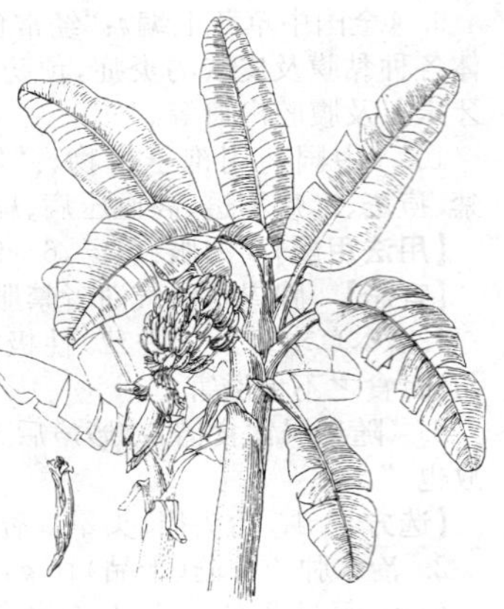

香　蕉

福建、广东、广西、云南以及台湾等地有栽培。

2. 大蕉 *Musa sapientum* L.［*M. paradisiaca* L. var. *sapientum*（L.）O. Kuntze］　又名：甘蕉（《南方草木状》），香蕉、香牙蕉、龙奶奶（《纲目拾遗》），粉芭蕉（《云南中药资源名录》），芭蕉（广东）。

与上种主要区别：叶柄甚伸长，长在30 cm以上，多白粉，叶翼闭合；穗状花序下垂，花序轴无毛，苞片卵形或卵状披针形，脱落，外面呈紫红色，内面深红色，每苞片有花二列，雄花脱落；花被片黄白色，合生花被片长 4～6.5 cm，离生花被片长约为合生花被片长之半，为透明蜡质，具光泽，长圆形或近圆形，先端具小突尖、锥尖或卷曲成一囊。果序由 7～8 段至数十段的果束组成。果长圆形，按长宽比例较短粗，果身直或微弯曲，棱角明显，果肉细腻，紧实，未成熟前味涩，成熟时味甜或略带酸味，但缺香气或微具香气，无种子或具少数种子。花、果期全年。

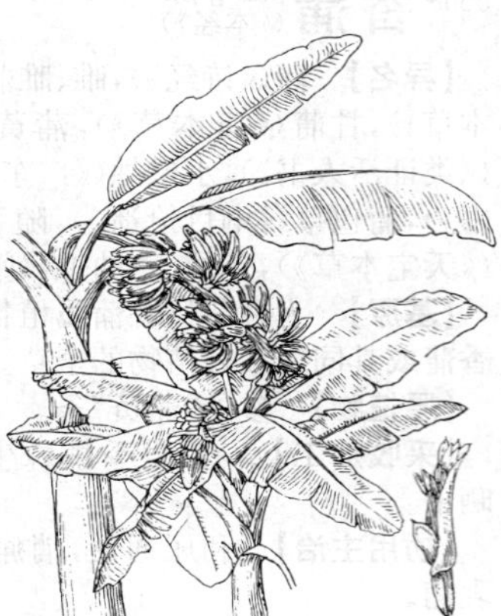

大　蕉

我国福建、广东、广西、云南及台湾等地均有栽培。原产印度、马来西亚等地。

以上两种植物的根（香蕉根）、果皮（大蕉皮）亦供药用，另设专条。

【采收加工】　果实将成熟时采收，鲜用或晒干。

【成分】　大蕉果实含甾体类：14α-甲基-9β，19-环-5α-麦角-24（28）-烯-3β-醇〔14α-methyl-9β，19-cyclo-5α-ergost-24（28）-en-3β-ol〕[1]，31-去甲环鸦片甾烯酮（31-norcyclolaudenone）[2]。另含多巴胺（dopamine），肾上腺素（epinephrine），去甲肾上腺素（norepinephrine），5-羟色胺（serotonin）[3]，蛋白质（protein）[4]，枸橼酸（citric acid）[5]，磷酸烯醇丙酮羧化酶（PEPC）[6]。

种子含黄酮类：黄烷-3，4-二醇类成分：左旋-（2S，3S，4R）-2，3-顺式-3，4-反式-4′，7-二羟基黄烷-3，4-二醇〔（—）-（2S，3S，4R）-2，3-*cis*-3，4-*trans*-4′，7-dihydroxyflavan-3，4-diol〕，左旋-（2S，3R，4R）-2，3-反式-3，4-顺式-4′，7-二羟基黄烷-3，4-二醇〔（—）-（2S，3R，4R）-2，3-trans-3，4-cis-4′，7-dihydroxyflavan-3，4-diol〕，左旋-（2S，3R，4R）-2，3-反式-3，4-顺式-4′-羟基黄烷-3，4-二醇〔（—）-（2S，3R，4R）-2，3-*trans*-3，4-*cis*-4′-hydroxyflavan-3，4-diol〕，左旋-（2S，3S，4R）-2，3-顺式-3，4-反式-4′，5，7-三羟基黄烷-3，4-二醇〔（—）-（2S，3S，4R）-2，3-*cis*-3，4-*trans*-4′，5，7-trihydroxyflavan-3，4-diol〕[7]。

果皮含 31-去甲环鸦片甾烯酮[2]，β-谷甾醇（β-sitosterol）[8]，棕榈酸环木菠萝烯醇酯（cycloartenyl palmitate）[9]。

【药理】　1. 抗溃疡作用　大鼠灌胃 6 g/kg 香蕉粉对应激性和消炎痛胃溃疡模型有良好的保护作用，其溃疡抑制率分别为 50%，38%。对乙酸法慢性胃溃疡模型有明显促进愈合作用，其溃疡抑制率为 72%[1]。

2. 抗氧化和降胆固醇作用　新鲜香蕉在体外对 ROO·、O_2^-·、·OH、H_2O_2 均有清除作用，清除率分别为 81.8%、54.5%、72.1%和 68.8%，在体内可明显降低人血浆极低密度脂蛋白（VLDL）、低密度脂蛋白（LDL）和高密度脂蛋白（HDL）中过氧化脂质水平[2]。给雄性大鼠喂饲含猪油（50 g/kg）及胆固醇（5 g/kg）饲料，观察大蕉果肉的降胆固醇作用，当冻干的大蕉果肉 300～500 g/kg 掺入饲料时，显示明显的降胆固醇作用，有效成分为大蕉果肉中水溶及水不溶纤维部分（除纤维素外）[3]。

3. 其他作用　从未成熟的香蕉中分离的食物纤维素作为天然清洁剂残渣能改变喂饲游离胆固醇及胆固醇饮食大鼠的主动脉中的甘油氨基葡萄糖浓度，同时降低了主动脉中β-葡萄糖醛酸酶（9.5%）及氨基已糖酶（19.7%）的活性[4]。

【药性】　甘，寒。

1.《新修本草》："味甘，冷。"

2.《纲目》："甘，大寒，无毒。"

3.《医林纂要》："甘，寒，微涩。"

【功用主治】　清热，润肺，滑肠，解毒。主治热病烦渴，肺燥咳嗽，便秘，痔疮。

1.《日用本草》："生食破血，合金疮，解酒毒；干者解肌热烦渴。"

2.《纲目》："除小儿客热，压丹石毒。"

3.《本草求原》："止渴润肺解酒，清脾滑肠；脾火盛者食之，反能止泻止痢。"

4.《现代实用中药》："治便秘，高血压病，血管硬化等。"

5.《福建药物志》："治大便秘结，痢疾，扁桃体炎。"

【用法用量】　内服：生食或炖熟，1～4 枚。

【选方】　1. 治咳嗽日久　香蕉 1～2 只。冰糖炖服，每日 1、2 次，连服数日。（《食物中药与便方》）

2. 治痔及便后血　香蕉 2 个。不去皮，炖熟，连皮食之。（《岭南采药录》）

3. 治高血压病血管硬化，大便秘结，手指麻木　每日吃香蕉3～5只。(《现代实用中药》)

4. 治扁桃体炎，痢疾　未成熟香蕉果2个。切片，加冰糖适量，水炖服。(《福建药物志》)

3510 香橼 xiāng yuán (《本草图经》)

【基原】 为芸香科柑橘属植物枸橼与香圆的成熟果实。

【原植物】 1. 枸橼 *Citrus medica* L.　又名：钩缘子(《南方草木状》)，香泡树、香橼柑。

常绿小乔木或灌木。枝有短硬棘刺，嫩枝光滑，带紫红色。单叶互生，革质；具短柄，无叶翼或略有痕迹，与叶片间无明显关节；叶片长圆形或倒卵状长圆形，长8～15 cm，宽3.5～6.5 cm，先端钝或短锐尖，基部宽楔形，边缘有锯齿，具半透明的油腺点。总状花序，3～10朵花生于叶腋；两性花或因雌蕊退化成雄花，具短柄；花萼浅杯状，上端5浅裂；花瓣5，内面白色，外面淡紫色；雄蕊30～60；雌蕊1，子房10～13室，每室有胚珠多数，花柱肥大，宿存，柱头头状。柑果长圆形、卵形或近球形，长10～25 cm，先端有乳头状突起，果皮粗糙或平滑，熟时柠檬黄色，芳香，瓤囊小。种子卵圆形，表面平滑。花期4月，果熟期10～11月。

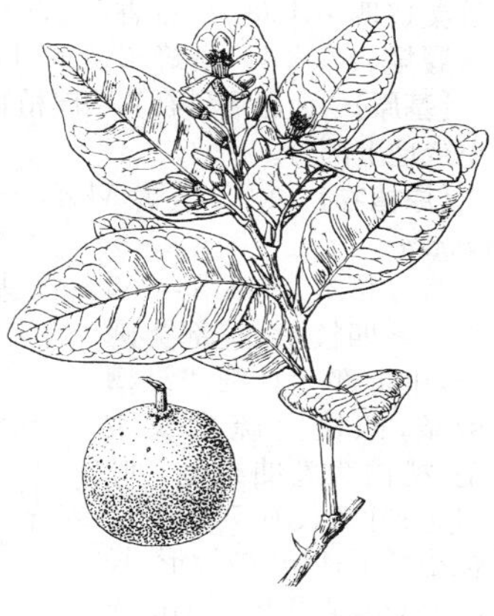

枸　橼

江苏、浙江、福建、中南、四川、云南、台湾等地皆有栽培。

2. 香圆 *C. wilsonii* Tanaka

常绿乔木，高9～11 m。分枝较密，有短刺。单身复叶互生；叶柄有倒心形宽翅，长为叶片的1/3～1/4；叶片革质，椭圆形或长圆形，长5～12 cm，宽2～5 cm，先端短而钝或渐尖，微凹头，基部钝圆，全缘或有波状锯齿，两面无毛，有半透明油腺点。花单生或簇生，也有成总状花序，花白花；雄蕊25～36；子房10～11室。柑果长圆形、圆形或扁圆形，先端有乳头状突起，果皮通常粗糙而有皱纹或平滑，成熟时橙黄色，有香气。种子多数。花期4～5月，果熟期10～11月。

江苏、浙江、安徽、江西、湖北、四川、陕西等地有栽培。

以上两种植物的叶(香橼叶)、根(香橼根)和果实之蒸馏液(香橼露)亦供药用，另设专条。

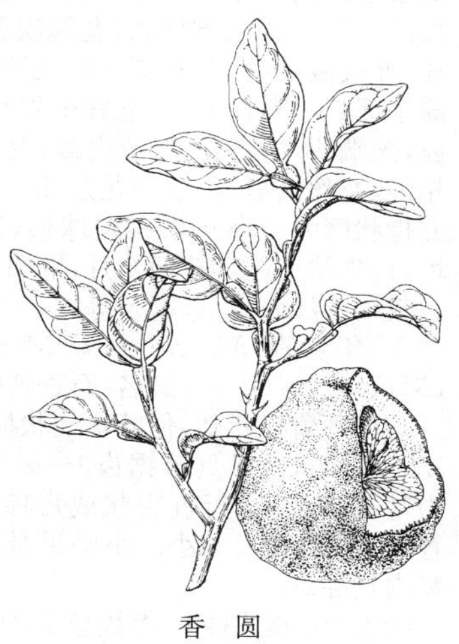

香　圆

【栽培】 生物学特性　喜温暖湿润气候，怕严霜，不耐严寒。以土层深厚、疏松肥沃、富含腐殖质、排水良好的砂质壤土栽培为宜。

繁殖方法　种子繁殖或扦插繁殖。种子繁殖：10月选成熟果实，切开取出种子，洗净，晾干，随即播种；或将种子用湿沙层积贮藏，春季播种。按行距30 cm开条沟，将种子均匀播入，覆土，浇水。培育2～3年定植。扦插繁殖：选2～3年生枝条，除去棘刺，剪成18 cm左右的小段，在春季高温高湿季节扦插。按行距30 cm开条沟，株距12 cm，斜插，将插穗露出地面1/3，覆土，压紧，浇水。培育1～2年定植。移栽，春季按行株距3 m×3 m开穴，每穴栽苗1株，覆土压紧，浇水。

田间管理　每年中耕除草、施肥2、3次。5～9月施人畜粪为主，亦可追施稀液饼肥；冬季增施过磷酸钙，可行开沟环施；修剪要剪去徒长枝、过密枝。结果期要插设支柱。

病虫害防治　病害有煤烟病为害叶、枝梢、果实。虫害有吹棉介壳虫，可用天敌大红瓢虫防治；亦可喷松脂合剂，冬季稀释8～10倍，夏季稀释20倍液。此外，还有天牛、红蜘蛛、蚜虫。

【采收加工】 定植后4～5年结果，9～10月果实变黄成熟时采摘，用糠壳堆1星期，待皮变金黄色后，切成1 cm厚，摊开曝晒；遇雨天可烘干。

【药材】 香橼 *Fructus Citri*　枸橼主产于云南、广西、四川等地；香圆主产于江苏、浙江。

性状　枸橼　为圆形或长圆形片，直径4～10 cm，厚0.2～0.5 cm。横切片外果皮黄色或黄绿色，边缘呈波状，散有凹入的油点；中果皮厚1～3 cm，黄白色，有不规则的网状突起的维管束；瓤囊10～17室。纵切片中心柱较粗壮。质柔韧。气清香，味微甜而苦辛。

香圆　为类球形，半球形或圆片，直径4～7 cm。表面黑绿色或黄棕色，密被凹陷的小油点及网状隆起的粗皱纹，顶端有花柱残痕及隆起的环圈，基部有果梗残基。质坚硬。剖面或横切薄片，边缘油点明显；中果皮厚约0.5 cm；瓤囊9～11室，棕色或淡红棕色，间或有黄白色种子。气香，味酸而苦。

鉴别　粉末特征：枸橼　浅绿色。表皮细胞类方形或多角形，气孔类圆形，副卫细胞5～6～9，排成放射状。中果皮细胞类圆形或不规则形，壁不均匀增厚，壁厚6～18 μm(不加热测量)。瓤囊表皮细胞长方形，壁稍厚。草酸钙方晶易见。螺纹或网纹导管直径8～20 μm。油室碎片可见。

香圆　淡棕黄色。表皮细胞多角形或不规则长方形，长6～16 μm，壁薄。气孔副卫细胞5～8个。中果皮细胞壁厚3～10 μm。草酸钙方晶长6～28 μm。导管主为螺纹或孔纹。油室大小悬殊，径向长360～1 170 μm，切向长195～520 μm。

【成分】 1. 枸橼　果实含橙皮苷(hesperidin)[1]；有机酸：琥珀酸(succinic acid)[2]，枸橼酸(citricacid)，苹果酸(malic acid)[2]；挥发油：乙酸芳樟醇酯(linalyl acetate)，右旋柠檬烯(limonene)，柠檬醛(citral)，水芹烯(phellandrene)，柠檬油素(citropten)[3～5]等。果实中还含β-谷甾醇(β-sitosterol)，胡萝卜苷(daucosterol)和三萜苦味素类化合物枸橼苦素(citrusin)[6]。

种子含黄柏酮(obacunone)，黄柏内酯(obaculactone)[7]。

2. 香圆　果皮中含胡萝卜素类成分：堇黄质(violaxan

thin)，叶黄素环氧化物(lutein epoxide)，羟基-α-胡萝卜素(hydroxy-α-carotene)，新黄质(neoxanthin)[8]，β-阿朴-8-胡萝卜醛(β-apo-8-carotenal)，β-胡萝卜素氧化物(mutatochrome)，η-胡萝卜素(η-carotene)，异堇黄质(auroxanthin)，黄体呋喃素(luteoxanthin)，玉米黄质(mutatoxanthin)，隐黄素(cryptoflavin)，六氢番茄烃(phytofluene)以及多量的维生素A活性物质[9]。幼果含生物碱：辛弗林(synephine)，N-甲基酪胺(N-methyltyramine)[10]。

【炮制】 1. 香橼　取原个药材，洗净，润透，去瓤，切厚片，干燥；或取原厚片，除去杂质，喷淋清水，润透，切丝，晒干。

2. 炒香橼　取净香橼片，置锅内，用文火炒至微焦，取出放凉。

3. 麸炒香橼　取麸皮撒入热锅内，用中火加热，候冒烟时，加入净香橼片或丝，拌炒至淡黄色，取出，筛去焦麸皮及瓤核，放凉。

饮片性状　香橼参见"药材"项。炒香橼形如香橼，表面黄色，质焦脆，气香。麸炒香橼形如香橼，表面淡黄，质脆，略具麸香气。

贮干燥容器内，炒香橼、麸炒香橼密闭，置阴凉干燥处。

【药性】 辛、苦、酸，温。归肝、肺、脾经。

1.《本草经集注》："温。"

2.《新修本草》："性冷。"

3.《本草拾遗》："味辛、酸，性温。"

4.《饮膳正要》："味酸、甘，平，无毒。"

5.《本草通玄》："苦、酸、辛。"

6.《冯氏锦囊》："苦，温，无毒。入肺、脾二经。"

7.《本草再新》："入肝、脾、肺三经。"

【功用主治】 理气降逆，宽胸化痰。主治胸腹满闷，胁肋胀痛，咳嗽痰多。

1.《本草拾遗》："去气，除心头痰水。"

2.《饮膳正要》："下气，开胸膈。"

3.《滇南本草图说》："(治)痰气咳嗽。煎汤，治下气痛。"

4.《本草通玄》："理上焦之气，止呕逆，进食，健脾。"

5.《医林纂要》："治胃脘痛，宽中顺气，开郁。"

6.《本草再新》："平肝舒郁，理肺气，通经利水，治腰脚气。"

7.《本草求原》："除臌胀，久哮。"

8.《本草省常》："下气，消食，化痰，解酒。散愤满之气，除恶浊之气。"

9.《随息居饮食谱》："下气，醒胃豁痰，辟恶解酲，消食止痛。"

【用法用量】 内服：煎汤，3～6 g；或入丸、散。

【宜忌】 虚人慎服。

1.《本草通玄》："香圆性虽中和，单用、多用亦损正气。"

2.《本草求原》："痢久气虚勿服。"

3. 张秉成《本草便读》："香圆皮，虽无橘皮之温，而究属香燥之品，阴虚血燥之人仍当禁用耳。"

【选方】 1. 治臌胀　陈香橼一枚(连瓤)，大核桃肉二枚(连皮)，缩砂仁二钱(去膜)。各煅存性为散，砂糖拌调。空心顿服。(《本经逢原》)

2. 治咳嗽　香橼(去核)，薄切作细片，以时酒同入砂瓶内，煮令熟烂，自昏至五更为度，用蜜拌匀。当睡中唤起，用匙挑服。(《养疴漫笔》)

3. 治三日疟　陈香橼一枚，去顶皮，入研细明雄黄，同内火中煅之，取出研极细。每服七分，干咽下，不用水。(《华佗神医秘传》)

4. 治头风　香橼不拘新旧一枚(切开)，鸭蛋一枚(煮熟，切两半)，塞入香橼内。每边包在太阳穴上，得热即愈。(《串雅外编》)

【各家论述】《本草求原》："香橼、佛手是两种，俱辛苦甘，温，无毒。佛手形如指掌，专破滞气，治下痢后重，功专于下。香橼无指，甘香尤胜，兼破痰水，治咳嗽气壅，除臌胀。"

3511 香薷 xiāng rú (《别录》)

【异名】 香菜(《千金方》)，香茅、香戎(《食疗本草》)，石香茅(《四声本草》)，石香薷、香茸(《本草图经》)，紫花香茅(《履巉岩本草》)，蜜蜂草(《纲目》)。

【基原】 为唇形科石荠苧属植物江香薷或华荠苧的带根全草或地上部分。

【原植物】 1. 江香薷 *Mosla chinensis* Maxim. cv. *jiangxiangru*

直立草本，茎高 55～65 cm。基部分枝较长，向上分枝渐短。茎四棱形，基部类圆形，中上部茎具细浅纵槽数条，四棱上疏生长柔毛，槽内为卷曲柔毛。叶对生；叶柄长 0.7～1 cm，被小纤毛；叶片披针形，长 3～6 cm，宽 0.6～1 cm，先端渐尖，基部渐狭，边缘具 5～9 个锐浅锯齿，侧脉明显，上面黄绿色，被短柔毛，间有长绵毛，下面较淡，两面均具凹陷腺点。总状花序密集成穗状，长 2～3.5 cm，苞片覆瓦状排列，倒卵圆形或圆卵形，先端短尾尖，全缘，上面上半部被疏柔毛，下部近无毛；下面密被白色长柔毛，上半部密生凹陷腺点，边缘具长睫毛，脉 7～9 条，自基部掌状生出。花梗被短柔毛。花萼钟形，萼齿 5，钻形或披针形，近相等，约为全长的 2/3，果时基部膨大；花冠淡紫色，或少有白色，伸出苞片，外被微柔毛，内面在下唇之下方冠筒上簇生长柔毛，冠筒基部具一圈长毛环，下唇中裂片边缘具不规则圆或尖锯齿，先端凹入；雄蕊、雌蕊内藏，退化雄蕊 2，发育，二药室近相等，花丝极短，着生于花冠筒内；柱头 2 裂，反卷；花盘前方指状膨大。小坚果扁圆球形，表面具疏网纹，网眼内平坦，具疣状突起。花期 6 月，果期 7 月。

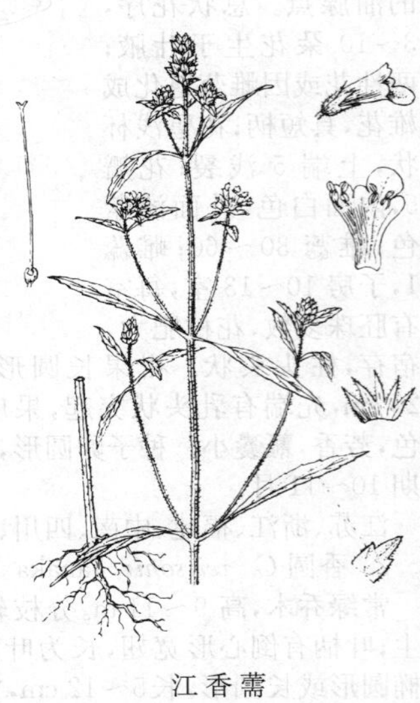

江香薷

栽培于江西分宜、新余等地。

2. 华荠苧 *M. chinensis* Maxim. [*Orthodon chinensis* (Maxim.) Kudo]　又名：石香薷(《中药材品种论述》)。

与江香薷极相似，但叶呈线状披针形，长 1.8～2.6 cm，宽 0.3～0.4 cm，边缘具疏锯齿 3～4 个；苞片多为 5 条脉；冠筒内基部具 2～3 行乳突状或短棒状毛茸；退化雄蕊多不发育，2 药室，一大一小。小坚果具深穴状或针眼状雕纹，穴窝内具腺点。

野生于草坡或林下，海拔至 1 400 m。分布于华东、中南、贵州、台湾。

【栽培】 生物学特性 适应性较强，喜温暖环境，对土壤要求不严，以排水良好、疏松肥沃的土壤为宜。低洼易积水地不宜栽培，不宜重茬。

繁殖方法 种子繁殖。4月间条播，开沟深约3 cm，均匀播种，覆土1.5 cm，轻轻镇压，2星期左右出苗。苗高6～9 cm，按株距6～9 cm留苗。6月可追肥1次，用稀释的粪尿或化肥，施后浇水。

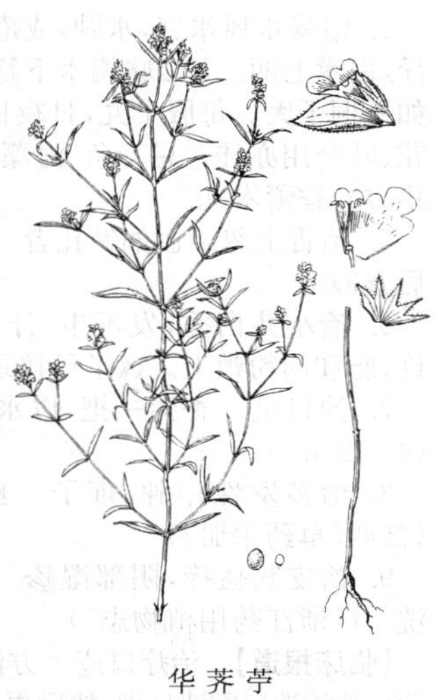
华荠苧

田间管理 幼苗出土后，适当松土除草，保持畦面湿润。苗高6～9 cm时间苗、补苗。苗高12～15 cm时，进行追肥，每亩施硫酸铵7.5 kg左右。追肥后浇水，开花后有1/3种子成熟时，停止浇水。

【采收加工】 7～9月茎叶茂盛、花初开时采割，阴干或晒干，捆成小把。

【药材】 香薷 *Herba Moslae* 产于江西、广西、湖南、四川、安徽、浙江、江苏、湖北、广东、福建、山东，以江西产量大。

性状 全体长30～50 cm，基部紫红色，上部黄绿色或淡黄色，全体密被白色茸毛。茎方柱形，直径1～2 mm，节明显，节间长4～7 cm；质脆，易折断。叶对生，多皱缩或脱落，叶片展平后呈长卵形或披针形，暗绿色或黄绿色，边缘有疏锯齿。穗状花序顶生及腋生，苞片宽卵形，脱落或残存；花萼宿存，钟状，淡紫红色或灰绿色，先端5裂，密被茸毛。小坚果4，近圆球形，具网纹，网间隙下凹呈浅凹状。气清香而浓，味微辛而凉。

鉴别 (1) 叶表面观：上、下表皮均有毛茸；气孔直轴式。叶肉细胞黄绿色，有的含黄色油滴，并可见细小草酸钙方晶。非腺毛有两种：一种为2～8细胞，常有一个细胞缢缩，或下部细胞较大，顶端细胞骤细似针刺状，壁有疣状突起或细条纹理；另一种为单细胞，较短。腺鳞头部6、8或10细胞，柄单细胞，极短；偶有头部1～2细胞，柄1(～2)细胞的小腺毛。

(2) 薄层色谱：取本品粉末100 g，置挥发油测定器中蒸馏，取挥发油一定量，用乙醚制成10%溶液，作供试液。取供试液与对照品香荆芥酚和麝香酚溶液，分别点样于同一硅胶G-0.5% CMC薄层板上，以二氯甲烷展开，喷以5%香草醛浓硫酸溶液，于100 ℃烘5 min，供试品色谱在与对照品色谱的相应位置上显相同的色斑；取供试液与对照品石竹烯和松油烯，分别点样于同一硅胶G-0.5% CMC薄层板上，以已烷展开，同上方法显色，供试液色谱在与对照品色谱相应的位置上显相同的色斑；取供试液与对聚伞花素对照品溶液，分别点样于同一硅胶GF_{254}-0.5% CMC薄层板上，以已烷展开，置紫外光灯(254 nm)下观察，供试品色谱在与对照品色谱相应的位置上显相同的荧光色斑。

品质标志 《中华人民共和国药典》2005年版规定：照气相色谱法测定，本品含麝香草酚($C_{10}H_{14}O$)与香荆芥酚($C_{10}H_{14}O$)的总量不得少于0.16%。

【成分】 1. 江香薷 全草含挥发油：香荆芥酚(carvacrol)，α-反式香柑油烯(α-*trans*-bergamotene)，β-丁香烯(β-caryophyllene)，百里香酚(thymol)，β-甜没药烯(β-bisabolene)，4-松油烯醇(terpinen-4-ol)，γ-松油烯(γ-terpinene)，对聚伞花素(*p*-cymene)，α-水芹烯(α-phellandrene)，β-蒎烯(β-pinene)，莰烯(camphene)，α-蒎烯(α-pinene)[1,2]。

2. 石香薷 全草含挥发油：香荆芥酚，对聚伞花素，对异丙基苯甲醇(*p*-isopropylbenzyl alcohol)，β-蒎烯，4-蒈烯(4-carene)，α-松油烯(α-terpinene)，百里香酚，β-金合欢烯(β-farnesene)，柠檬烯(limonene)，香叶烯(myrcene)，香荆芥酚[1,3]。黄酮类：5-羟基-6，7-二甲氧基黄酮(5-hydroxy-6，7-dimethoxyflavone)，5-羟基-6-甲基-7-O-β-D-吡喃木糖(3→1)-β-D-吡喃木糖双氢黄酮苷(5-hydroxy-6-methoxyl-7-O-β-D-xylopyranosyl(3→1)-β-D-xylopyranoside)，5，7-二羟基-4′-二甲氧基黄酮(5，7-dihydroxy-4′-dimetho- xyflavone)，洋芹素(apingenin)，山柰素-3-O-β-D-葡萄糖苷(kaempferol-3-O-β-D-glucoside)，桑色素-7-O-β-D-葡萄糖苷(morin-7-O-β-D-glucoside)，鼠李柠檬素-3-O-β-D-芹糖(1→5)芹糖-4′-O-β-D-葡萄糖苷(rhamnocitrin-3-O-β-D-apiose(1→5) apiose-4′-O-β-D-glucoside)。又含β-谷甾醇(β-sitosterol)，6-甲基三十三烷(6-methyl-tritriacontane)，熊果酸(ursolic acid)[4～6]。

【药理】 1. 解热作用 香薷散煎液30 g生药/kg灌胃，对注射啤酒酵母所致发热的大鼠，一次给药仅有短暂的退热作用，连续3次给药有显著解热作用，对发热过程的体温反应指数(体温曲线与基线间面积，TRI)也有明显影响[1]。

2. 镇痛作用 石香薷挥发油0.3 ml/kg和0.15 ml/kg灌胃，对小鼠醋酸扭体反应有明显抑制作用，并呈量效关系[2]。

3. 镇静作用 石香薷挥发油0.3 ml/kg灌胃，对阈下剂量的戊巴比妥钠的催眠作用有显著增强作用，表明有镇静作用[2]。

4. 对胃肠作用 石香薷挥发油对小鼠、大鼠、豚鼠和家兔离体回肠的自发性收缩均有显著抑制作用，其ED_{50}分别为35.1 μg/ml、14.2 μg/ml、3.6 μg/ml和7.6 μg/ml。在40 μg/ml浓度时对蛋清所致豚鼠回肠的过敏性收缩和氯化钡所致豚鼠回肠痉挛性收缩也有显著抑制作用[3]。江香薷挥发油对在体胃肠推进有明显促进作用，且小剂量(0.1 ml/kg)作用比大剂量明显[4]。

5. 免疫增强作用 石香薷挥发油每日190 mg/kg灌胃，连续7～8 d，能显著增加小鼠血清溶菌酶含量及血ACH_{50}(表明有激活补体第二途径作用)，明显促进抗体形成细胞分泌溶血素，升高血清抗绵羊红细胞(SRBC)抗体效价和外周血T淋巴细胞百分率，并使脾脏重量增加[5]。这些结果表明本品对机体非特异性及特异性免疫功能均有显著增强作用。

6. 抗菌作用 石香薷挥发油有较强的广谱抗菌作用。其抗菌有效成分为百里香酚、香荆芥酚和对聚伞花素等。1∶2 000的香薷油的抗菌作用与75%乙醇的抗菌作用相似，对金黄色葡萄球菌、卡他球菌和福氏痢疾杆菌的抗菌作用强度高于碘液，而弱于呋喃西林和苯扎溴铵[6,7]。此外，石香薷的挥发油或水煎剂对大肠杆菌、乙型链球菌、伤寒杆菌、痢疾杆菌、白喉杆菌、肺炎杆菌、变形杆菌、炭疽杆菌、铜绿假单胞菌及脑膜炎球菌等均有显著抑制作用[7~10]。

7. 抗病毒作用　本品在体外对亚洲甲型流感病毒和孤儿病毒($ECHO_{11}$)有显著抑制作用；体内试验，在 $ECHO_{11}$ 感染同时或感染后给药能延缓病变出现 72～96 h[7,11]。应用酶联免疫吸附试验的方法发现香薷能高效抑制乙型肝炎病毒表面抗原[12]。

8. 其他作用　香薷提取物在体外对血管紧张素Ⅱ受体和β-羟基-β-甲基戊二酸辅酶 A 还原酶均有明显抑制作用，提示可能具降压和降低胆固醇作用[13]。石香薷挥发油尚有利尿、镇咳和祛痰作用[14]。

毒性　石香薷和香薷挥发油小鼠灌胃的 LD_{50} 分别为 1.304～1.333 ml/kg 和 1.145 ml/kg[2]。

【药性】　辛，微温。归肺、胃经。

1.《别录》："味辛，微温。"

2.《食疗本草》："温。"

3.《日华子》："无毒。"

4.《本草正》："味苦、辛，气寒，气轻。能升能降。"

5.《雷公炮制药性解》："入肺、胃二经。"

6.《本草经解》："入足少阳胆经、手太阴肺经、手阳明大肠经。"

【功用主治】　发汗解暑，化湿，利水。主治夏月外感风寒，内伤于湿，恶寒发热，头痛无汗，脘腹疼痛，呕吐腹泻；小便不利，水肿。

1.《别录》："主霍乱腹痛吐下，散水肿。"

2.《食疗本草》："去热风，卒转筋，可煮汁顿服。又干末止鼻衄，以水服之。"

3.《日华子》："下气，除烦热，疗呕逆冷气。"

4.《开宝本草》："主调中温胃。"

5.《履巉岩本草》："截四时伤寒。"

6. 汪颖《食物本草》："夏月煮饮代茶，可无热病，调中温胃；含汁漱口，去臭气。"

7.《纲目》："主脚气寒热。"

8.《本经逢原》："热服能散暑邪，冷饮则解热利小便，治水甚捷。"

9.《医林纂要》："泻肺，舒郁暑，散结行水。"

【用法用量】　内服：煎汤，3～9 g，或入丸、散，或煎汤含漱。外用：捣敷。

【宜忌】　内服宜凉饮，热饮易致呕吐。表虚者禁服。

1.《纲目》："香薷乃夏月解表之药，如冬月之用麻黄，气虚者尤不可多服。""其性温，不可热饮，反致吐逆。饮者惟宜冷服，则无拒格之患。"

2.《本草从新》："无表邪者戒之。"

3.《医林纂要》："多服耗气。"

4.《得配本草》："火盛气虚，寒中阴脏，阴虚有热者禁用。""忌山白桃，并忌见火。"

【选方】　1. 治脾胃不和，三脘痞滞，内感风冷，外受寒邪，憎寒壮热，遍体疼痛，胸膈满闷，霍乱呕吐，脾疼翻胃，中酒不醒，四时伤寒头痛　香薷(去土)二两，甘草(炙)半两，白扁豆(炒)、厚朴(去皮，锉，姜汁炒)、茯神各一两。上为细末。每服二钱，沸汤点服，入盐亦得。不拘时。(《局方》香薷汤)

2. 治中暑烦渴　香薷二两。上一味，捣罗为散，每服二钱匕，水一盏，煎服七分，不去滓温服，不拘时候。(《圣济总录》香薷散)

3. 治霍乱吐利，四肢烦疼，冷汗出，多渴　香薷二两，蓼子一两。上二味粗捣筛。每服二钱匕，水一盏，煎七分，去渣温服，日三。(《圣济总录》)

4. 治暴水风水气，水肿，或疮中水，通身皆肿　干香薷一斤，白术七两。上二味捣术下筛，浓煮香薷取汁，和术为丸，如梧桐子大。每服十丸，日夜四、五服，利小便极良。夏取花、叶合用亦佳。忌青鱼、海藻、菘菜、桃、李、雀肉。(《僧深集方》)香薷术丸。

5. 治舌上忽出血如钻孔者　香薷汁服一升，日三。(《肘后方》)

6. 治小儿白秃，发不生，汗出，燧痛　浓煮陈香薷汁少许，脂和胡粉敷上。(《子母秘录》)

7. 治口臭　香薷一把，以水一斗煮，取三升，稍稍含之。(《千金方》)

8. 治多发性疖肿，痱子　鲜华荠苎适量。捣烂外敷。(江西《草药手册》)

9. 治皮肤瘙痒，阴部湿疹　华荠苎全草适量。水煎外洗。(《浙江药用植物志》)

【临床报道】　治疗口疮　方法：治疗组 85 例，用单味药香薷草液清洗口腔溃疡面，然后再含液并保留 3 min。每日用药 3 次，严重者用药 4 次，1 星期为 1 个疗程，全部病例只用药 1 疗程。并与硼酸液组(对照组)30 例对照观察。结果：治疗组总有效率为 98.82%，明显高于对照组(为 90.00%)[1]。

【各家论述】　1.《本草衍义补遗》："香薷有彻上彻下之功，治水甚捷。肺得之则清化行而热自下。"

2.《纲目》："世医治暑病，以香薷饮为首药，然暑有乘凉饮冷，致阳气为阴邪所遏，遂病头痛发热恶寒，烦躁口渴，或吐或泻，或霍乱者，宜用此药，以发越阳气，散水和脾。若饮食不节，劳役作丧之人伤暑，大热大渴，汗泄如雨，烦躁喘促，或泻或吐，乃劳倦内伤之证，必用东垣清暑益气汤、人参白虎汤之类，以泻火益元可也，若用香薷之药，是重虚其表而济之以热矣。"

3.《幼科要略》："参《本草》香薷辛温发散，能泄宿水，夏热气闭无汗，渴饮停水，香薷必佐杏仁，以杏仁苦降泄气。又曰，香薷辛温气升，热服易吐，佐苦降如杏仁、黄连、黄芩则不吐。"

4.《本草汇言》："香薷，和脾治水之药。伤暑用之，即消蓄水；霍乱用之，即定烦躁；水肿用之，即行小便。其辛温利水，有彻上彻下之效；甘温和脾，有拨浊回清之功；所以肺得之则清气化行而蕴热自下；脾得之则浊气不干而水道流行也。"

5.《本草正义》："香薷气味清洌，质又轻扬，上之能开泄腠理，宣肺气，达皮毛，以解在表之寒；下之能通达三焦，疏膀胱，利小便，以导在里之水。《别录》主霍乱腹痛吐下者，是夏月形寒饮冷伤其中阳，以致大气缭乱，上吐下泄，腹痛如绞，香薷能通阳气，所以可治。然此特寒霍乱之轻者耳，如果肢厥脉伏，目陷面青，唇舌淡白如纸，则是真寒直中之阴症，非大剂姜、附、连、萸，不能挽救于什一者，亦非香薷轻清所能胜任。散水肿者，水溢于肤表，本宜发表以开鬼门，且肺气开泄，清肃之令顺其下降之常而小溲自畅，水肿自消。香薷达表通阳，又能利水，故治肿甚捷，此与麻黄解表亦能消肿之理无二。《别录》用一'散'字，则所以退肿为由，重在散表，又重在利导，其旨更显。昔人每谓此物为治暑要药者，亦指暑月受凉，外寒闭其内热，有发热恶寒头痛等证，则香薷通阳解表，是其专职，而又能导水利湿，更与暑月湿热郁蒸，膀胱不利者相合,非谓暑天百病,香薷一物能通治也。”

3512 香石藤 xiāng shí téng (《云南中草药》)

【异名】 小密细藤、小血藤、满山香、黄袍(《云南中草药》),血藤、小密藤、大钻地红(《云南中药志》)。

【基原】 为五味子科五味子属植物披针叶五味子的茎藤及根。

【原植物】 披针叶五味子 *Schisandra lancifolia* (Rehd. et Wils.) A. C. Smith [*S. sphenanthera* Rehd. et Wils. var. *lancifolia* Rehd. et Wils.] 又名:长叶五味子(《云南种子植物名录》)。

落叶木质藤本。茎较纤细,小枝圆柱形。叶互生;叶柄长约1 cm,叶柄边缘具极狭的翅,有时呈啮状下延至枝上;叶片披针形或狭椭圆形,长 4~10 cm,宽 1~3 cm,先端渐狭或突尖,基部渐窄,边缘具不明显的细齿或下部全缘;上面绿色,下面淡绿色。雌雄异株;花小;花被 6~8 片,外轮淡黄绿色至黄色,内轮橙黄色或黄色带红晕;雄蕊 10~16,着生于倒卵状的花托上;雌蕊有心皮 16~21。聚合果序长 4~6 cm;小浆果球形,红色;内有 1~2 枚椭圆形扁平的种子,种皮部分平滑。花期 5~6 月,果期 9~10 月。

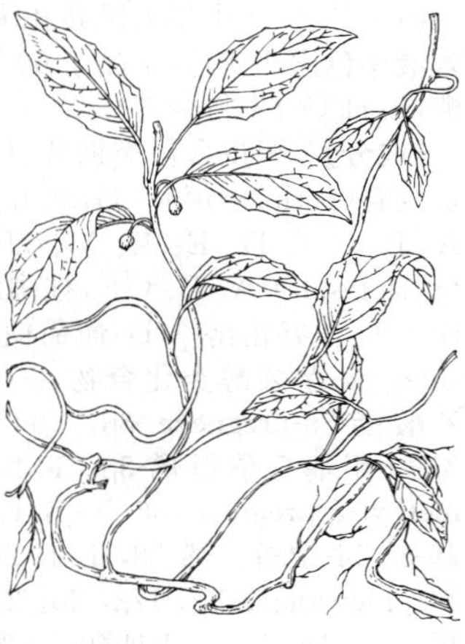

披针叶五味子

生于 1 500~2 400 m的杂木林间及岩坡、林缘溪沟边。分布于四川、云南。

本植物的叶(香石藤叶)和果实(香石藤果)亦供药用,另设专条。

【采收加工】 9~10 月采收,切片,晒干。

【药性】 《云南中草药》:“微苦,涩,温。”

【功用主治】 《云南中草药》:“止血接骨,祛瘀消肿。治跌打损伤,骨折。”

【用法用量】 内服:煎汤,9~15 g;或浸酒。外用:捣敷。

【选方】 1. 治跌打损伤,骨折 香石藤适量,捣烂,开水调,酒引外敷患处。另用香石藤根皮 15~30 g,泡酒内服。(《云南中草药》)

2. 治跌打损伤,风湿腰痛 香石藤根 60 g,泡酒 500 ml,浸泡 5~7 d。每服 10 ml,每日 3 次。(《云南中草药选》)

3513 香叶树 xiāng yè shù (《广西药用植物名录》)

【异名】 冷青子、千年树(《广州植物志》),土冬青(《广西药用植物名录》)。

【基原】 为樟科山胡椒属植物香叶树的枝叶或茎皮。

【原植物】 香叶树 *Lindera communis* Hemsl

常绿小乔木或灌木,高 4~10 m。单叶互生;具短柄;叶片厚革质,椭圆形、卵形或阔卵形,长 5~8 cm,宽 3~5 cm,先端短尖或长尖,基部阔楔形,上面无毛,光亮,下面淡灰色或淡褐色,疏生柔毛。花单性,雌雄异株;伞形花序 1 个或 2 个同生于叶腋,具短梗;苞片被毛,早落;花黄色,有毛;雄花花被裂片 6,卵形;雄蕊 9,花药 2 室,全内向瓣裂;退化雌蕊的子房卵形,无毛;雌花黄色或黄白色,退化雄蕊 9,子房椭圆形,柱头头状。核果卵形,熟时红色,位于一小花被杯内。花期 3~4 月,果期9~10 月。

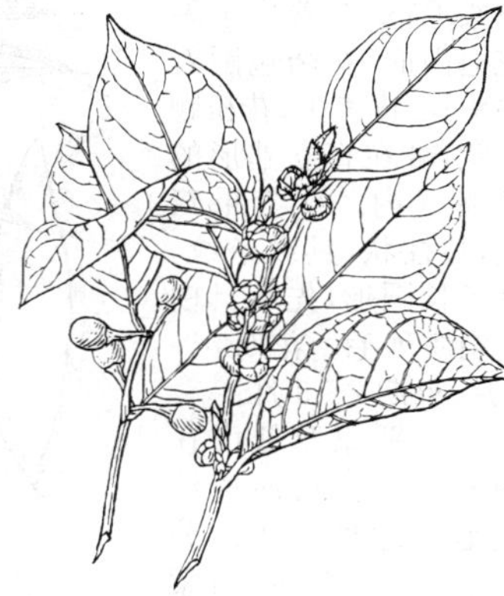

香叶树

生于丘陵和山地下部的疏林中。分布于浙江、福建、江西、四川、贵州、云南、陕西、甘肃等地。

【采收加工】 全年均可采收,树皮应刮去粗皮,晒干。

【药理】 抗菌作用

香叶树叶挥发油体外对 8 种人体皮肤真菌(新型隐球菌、申克氏孢子丝菌、羊毛状小孢子菌、石膏样小孢子菌)或细菌(大肠杆菌、枯草杆菌、白葡萄球菌、四联球菌)抗菌试验表明,该挥发油具有强大的抗菌活力[1]。

【药性】 涩、微辛,微寒。

1.《云南中草药》:“微苦、涩,凉。”

2.《广西本草选编》:“味涩、微苦,性温。”

3.《福建药物志》:“微辛、微苦,平。”

【功用主治】 解毒消肿,散瘀止痛。主治跌打肿痛,外伤出血,疮痈疖肿。

1.《云南中草药》:“清热解毒,止血接骨。”

2.《全国中草药汇编》:“散瘀消肿,止血止痛,解毒。主治骨折,跌打肿痛,疮疖痈肿。”

3.《广西本草选编》:“祛风消肿,止血生肌。”

4.《浙江药用植物志》:“消肿,排脓,活血,止血。”

【用法用量】 内服:煎汤;或开水泡服,3~9 g。外用:鲜叶捣烂敷;或干叶研末撒布。

【选方】 1. 治外伤出血,疮疖,无名肿毒 (香叶树)鲜品捣烂敷患处,或研末撒布患处。(《云南中草药》)

2. 治疔疮,对口痈 (香叶树)鲜品适量,未成脓时加白酒,已成脓时加白糖,同捣烂敷患处,每日换药 1 次,亦可同时用鲜枝叶煎汤内服。(《全国中草药汇编》)

3. 治感冒,消化不良 香叶树嫩叶 15 g。泡开水服。(《云南中草药》)

3514 香加皮 xiāng jiā pí (《四川中药志》)

【异名】 五加皮、北五加皮、杠柳皮(《科学的民间药草》),臭五加(《山东中药》),山五加皮(《山西中药志》),香五加皮(《四川中药志》)。

【基原】 为萝藦科杠柳属植物杠柳的根皮。

【原植物】 杠柳 *Periploca sepium* Bunge 又名:羊桃、小桃花(《救荒本草》)。

落叶蔓生灌木,长达 1.5 m。具乳汁,除花外全株无毛。叶对生;叶柄长约 3 mm;叶片膜质,卵状长圆形,长 5~9 cm,宽 1.5~2.5 cm,先端渐尖,基部楔形;侧脉多数。聚伞花序腋生,有花数朵;花萼 5 深裂,裂片先端钝,花萼内面基部有 10 个小腺体；花冠紫红色，裂片 5，中间加厚呈纺锤形，反折，内面被长柔毛；副花冠环状，10 裂，其中 5 裂片丝状伸长，被柔毛；雄花着生于副花冠内面，花药包围着柱头；心皮离生；花粉颗粒状，藏在直立匙形的载粉器内。蓇葖果双生，圆柱状，具纵条纹。种子长圆形，先端具白色绢质种毛。花期 5～6 月，果期 7～9 月。

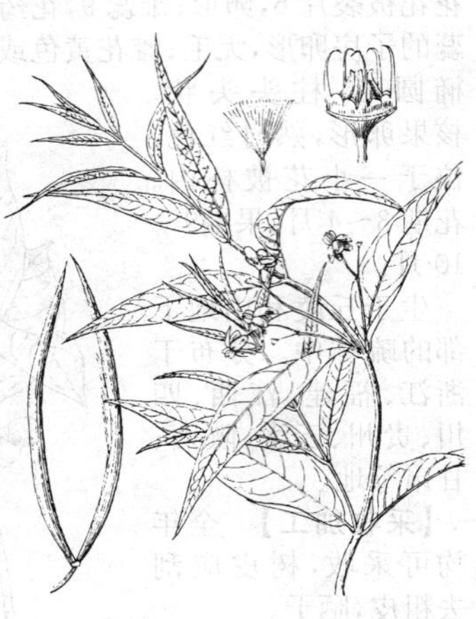

杠 柳

生于平原及低山丘的林缘、沟坡、河边沙质地或地埂等处。分布于河北、山西、内蒙古、辽宁、吉林、江苏、江西、山东、河南、四川、贵州、陕西、甘肃等地。

【栽培】 生物学特性　对气候选择不严，宜在山坡或河边向阳处栽种。土壤以土层深厚、疏松肥沃、排水良好的黄色夹沙土较好。

繁殖方法　种子繁殖、分株繁殖或根插繁殖，以分株繁殖和根插繁殖为主。分株繁殖：在冬季落叶后或早春发芽前，把老株旁长出的分蘖苗挖起，剪去过长须根和部分枝干，按行株距各约 1.7 m 开窝，每窝栽苗 1 株，盖土踩紧。根插繁殖：在冬、春季把老根挖起，切成 20 cm 左右长的插条，开窝扦插，每窝 2 根。

田间管理　栽后 1～2 年内，在春、夏、冬季各松窝、除草 1 次，并追施人畜粪水 2 次，在春、冬两季松窝后进行。

病虫害防治　虫害有蚜虫等，可用敌百虫防治。

【采收加工】 栽后 4～5 年采收，但 10 年以上的产量质量较好，夏、秋季挖取全根，除去须根，洗净，用木棒轻轻敲打，剥下根皮，晒干或炕干。

【药材】 香加皮 *Cortex Periplocae*　主产于山西、河南、河北、山东等地。

性状　根皮呈卷筒状或槽状，少数呈不规则块片状，长3～10 cm，直径 1～2 cm，厚 2～4 mm。外表面灰棕色至黄棕色，粗糙，有横向皮孔，栓皮松软常呈鳞片状，易剥落，露出灰白色皮部；内表面淡黄色至灰黄色，稍平滑，有细纵纹。体轻，质脆，易折断，断面黄白色，不整齐。有特异香气，味苦。

鉴别　(1) 粉末特征：淡棕色。石细胞淡黄色或棕色，长方形、类多角形或长条形，直径 24～70 μm，壁厚至 28 μm，孔沟短或偶有不明显。乳汁管内含无色油滴状物。草酸钙方晶多存在于薄壁细胞中，直径 5～20 μm，有的 1 个细胞含数个结晶；含晶细胞纵向连接，结晶排列成行。分泌细胞形大，呈椭圆形，壁非木化，胞腔内偶见油滴状分泌物。木栓细胞壁薄，平直或微波状弯曲，黄棕色。淀粉粒直径 3～11 μm，脐点点状；复粒由 2～7 个分粒组成。韧皮薄壁细胞长梭形，有的端壁连珠状增厚，部分表面可见网状微细纹理。

(2) 取本品粉末 10 g，加水 150 ml，加热蒸馏，馏出液有特异香气，收集馏出液 10 ml，分置 2 个试管中。一管内加 1%三氯化铁溶液 1 滴，即显红棕色；另一管加硫酸肼饱和溶液 5 ml 与醋酸钠结晶少量，稍加热，放冷，生成淡黄绿色沉淀，置紫外光灯(365 nm)下观察，显强烈黄色荧光。

(3) 取本品粉末 1 g，加乙醇 10 ml，加热回流 1 h，滤过，置 25 ml 量瓶中，加乙醇稀释至刻度。取 1 ml 置 20 ml 置瓶中，加乙醇稀释至刻度，用分光光度法测定，在 278 nm 的波长处有最大吸收。

(4) 薄层色谱：取本品粉末 2 g，加甲醇 30 ml，置水浴上回流 1 h，滤过，滤液蒸干，残渣加甲醇 2 ml 使溶解，作为供试品溶液。另取 4-甲氧基水杨醛对照品，加甲醇制成每 1 ml含 1 mg 的溶液，作为对照品溶液。吸取上述两种溶液各 2 μl，分别点于同一硅胶 G 薄层板上，以石油醚(60～90 ℃)-醋酸乙酯-冰醋酸(20∶3∶0.5)展开，取出，晾干，喷以二硝基苯肼试液。供试品色谱中，在与对照品色谱相应的位置上，显相同颜色的斑点。

品质标志　《中华人民共和国药典》2005 年版规定：照高效液相色谱法测定，本品于 60 ℃干燥 4 h，含 4-甲氧基水杨醛($C_8H_8O_3$)不得少于 0.20%。

【成分】 根皮含甾类糖苷：杠柳毒苷(periplocin)即北五加皮苷(periplocoside) G，北五加皮苷 K[1]、H_1[2]、H_2[3]、A、B、C[4]、D、E、L、M、N[5]、J、K、F、O[6]，杠柳苷(periploside) A、B、C[7]，杠柳加拿大麻糖苷(periplocymarin)[8]，β-谷甾醇-β-D-葡萄糖苷(β-sitosteryl-β-D-glucoside)[11]；孕烯醇类化合物：5-孕甾烯-3β，20(R)-二醇-3-单乙酸酯[5-pregnene-3β，20(R)-diol-3-monoacetate][5]，21-O-甲基-5-孕甾烯-3β，14β，17β，20，21-五醇(21-O-methyl-5-pregnene-3β，14β，17β，20，21-pentol)，21-O-甲基-5，14-孕甾二烯-3β，17β，20，21-四醇(21-O-methyl-5，14-pregnadiene-3β，17β，20，21-tetrol)，21-O-甲基-5-孕甾烯-3β，14β，17β，21-四醇-20-酮(21-O-methyl-5-pregnene-3β，14β，17β，21-tetrol-20-one)，昔斯马洛苷元(xysmalogenin)[8]及夹竹桃烯酮(neridie-none) A[9]，还含北五加皮寡糖(periplocae oligosaccharide) C_1、D_2、F_1、F_2[10]，4-甲氧基-水杨醛(4-methoxysalicylaldehyde)[11]。

【药理】 1. 强心、升压作用　香加皮含多量强心苷，北五加皮苷具有显著的强心作用，主要强心成分为杠柳苷。实验表明香加皮醇提取物对离体蟾蜍心脏及在位蛙心均有剂量依赖性强心作用，但剂量过大则可使心脏停搏于收缩期[1]，对衰竭心脏强心作用更为显著。粗提取物的猫单位为0.176 g原生药，其氯仿-乙醇提取物对猫的致死量为 1.6 mg/kg[2，3]。杠柳苷强心作用机制也在于其对心肌细胞膜 Na^+，K^+-ATP 酶的抑制，对 Mg^{2+}-ATP 酶抑制作用弱[4]。此外，香加皮醇提取物对兔和猫都有升压作用[1，3]。

2. 对中枢神经系统的作用　香加皮的氯仿-乙醇提取物对小鼠无镇静作用[3]。香加皮水蒸气蒸馏所得"杠柳脑"皮下注射则引起小鼠兴奋，对声、光等刺激的反应性增强[1]。香加皮的多种制剂均不能对抗巴比妥的中枢抑制作用。杠柳脑、香加皮酊及香加皮蒸出液均可缩短蟾蜍脊髓反射的潜伏期[1]。

3. 抗癌作用　香加皮氯仿-甲醇(10∶1)组分对肉瘤 S_{180} 细胞有抑制作用，有效组分为苷类[5，6]。

4. 其他作用　杠柳苷有抗胆碱酯酶作用，并因此而能增强大鼠、豚鼠和猫对乙酰胆碱的敏感性。杠柳苷还有抗放射作用，能使微波照射小鼠的生命延长 1.46 倍。此外，香加皮还有较强的杀虫作用，1∶50 浸液对 28 星瓢虫有胃毒作用，杀虫率达 88%，1∶10 浸液可使豆蚜、烟草蚜 100%杀灭[7]。

毒性　香加皮有较强毒性，较小剂量注射即可引起蟾蜍、小鼠死亡；兔、犬静注可使血压先升后降，呼吸麻痹而于数分钟内死亡；香加皮制剂 1 g/kg 给猫灌服即可致死[3]。北五加皮粗苷家鸽最小致死量为 2.62±0.11 mg/kg[8]。服用北五加皮后致中毒者主要表现为严重心律失常。说明北五加皮其毒性反应与洋地黄类药物相似，胃肠道反应如恶心呕吐是过量的早期表现[9,10]。

【药性】　苦、辛，微温，有毒。归肝、肾、心经。

1.《四川中药志》1960 年版："性微温，味甘，芳香，有毒。入心、肝、肾三经。"

2.《陕甘宁青中草药选》："味苦辛。"

【功用主治】　祛风湿，利水，强心。主治风湿痹痛，水肿，小便不利，心力衰竭，皮肤、阴部湿痒。

1.《四川中药志》1960 年版："强心镇痛，除风湿。治风寒湿痹，脚膝拘挛及筋骨疼痛，少量能强心。"

2.《陕甘宁青中草药选》："祛风湿，壮筋骨，强腰膝。"

3.《上海常用中草药》："强筋通络。"

4.《青岛中草药手册》："主治阴囊水肿，皮肤、阴部湿痒。"

【用法用量】　内服：煎汤，4.5～9 g；或浸酒；或入丸、散。外用：煎水洗。

【宜忌】　本品有毒，不可作五加科植物五加皮的代用品，亦不宜过量或持续长期服用。

《四川中药志》1960 年版："血热，肝阳上亢者忌用。"

【选方】　1. 治风湿性关节炎，关节拘挛疼痛　穿山龙、白鲜皮、五加皮各 15 g。用白酒泡 24 h，每日服 10 ml。(《陕甘宁青中草药选》)

2. 治阴囊水肿　五加皮 9 g，仙人头 30 g。水煎服。(《山东中草药手册》)

【临床报道】　治疗慢性充血性心力衰竭　北五加皮粗苷提取物(强心苷总苷相对含量为 11.2%)制成片剂或装胶囊，每片(粒)10 mg。每次口服 20 mg，每日 3～4 次，服 2～3 d后改用维持量，每日 20～40 mg。共治 21 例(风湿性心脏病 12 例，高血压性心脏病 8 例，先天性心脏病 1 例)，其中心力衰竭Ⅰ度 2 例，Ⅱ度 12 例，Ⅲ度 7 例。合并有心房颤动 14 例。结果显效(心力衰竭控制，恢复正常，或心力衰竭减轻Ⅰ度以上者)12 例，有效(心力衰竭基本控制或减轻)9 例。服药过程中，部分病例有轻度恶心，呕吐，腹泻[1]。

3515 香血藤 xiāng xuè téng (《新华本草纲要》)

【基原】　为五味子科五味子属植物红花五味子的藤茎。

【原植物】　红花五味子 *Schisandra rubriflora* (Franch.) Rehd. et Wils. [*S. chinensis* var. *rubriflora* Franch.]

落叶木质藤本。幼枝紫色或褐色，有棱，老枝灰褐色，近圆柱形。叶柄长 1～3 cm；叶片倒卵形或椭圆形至长圆状披针形，长(4～)6～15 cm，宽(2～)3～7 cm，先端急尖或渐尖，基部楔形，边缘有明显的腺状锯齿或有时全缘，上面深绿色，下面灰绿色或苍白色，网脉明显在下面凸起。花单性，雌雄异株；花单生或 2～3 朵簇生，深红色，花被 5～8，排成 2～3 轮；雄蕊 40～60，着生于长椭圆形花托上，排成 4～7 列；雌蕊心皮 60～100。聚合果果序轴粗壮，小浆果成熟时球形，红色。种子 2，肾形，种皮光滑。花期 5～6 月，果期 8～10 月。

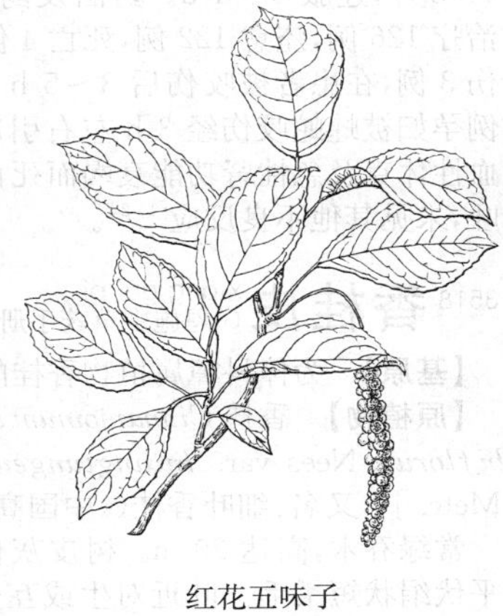

红花五味子

生于 2 500～3 400 m 的山地杂木林中。分布于湖北、四川、云南、西藏。

本植物的成熟果实(滇五味)亦供药用，另设专条。

【采收加工】　全年均可采，切片，晒干。

【成分】　藤茎含木脂素：五味子酯甲(schisantherin A)，去氧五味子素(deoxyschizandrin A)，五味子乙素、丙素(schizandrin B、C)[1]。

【药性】　辛，温。

【功用主治】　祛风除湿，活血止痛。主治风湿性关节炎。

【用法用量】　内服：煎汤，9～15 g。

3516 香茅花 xiāng máo huā (《纲目》)

【异名】　茅香花(《开宝本草》)，茆香花(《圣济总录》)。

【基原】　为禾本科香茅属植物香茅 *Cymbopogon citratus* (DC.) Stapf 的花。

【原植物】　参见"香茅"条。

【采收加工】　花期采收，晒干。

【药性】　甘、微苦，温。

1.《开宝本草》："味苦，温，无毒。"

2.《本草汇言》："入足阳明、太阴经。"

【功用主治】　温中和胃。主治心腹冷痛，恶心呕吐。

1.《开宝本草》："主中恶，温胃止呕吐，疗心腹冷痛。"

2.《药性考》："治冷寒劳久病。"

【用法用量】　内服：煎汤，6～16 g；或入丸、散。

【宜忌】　阴虚内热及胃热者禁服。

1.《本草汇言》："凡阴虚血热咳嗽与胃热作呕之证，不可用此。"

2.《医学入门》："忌腥滑发气之物。"

【选方】　治冷劳久病　茅香花、艾叶各四两。烧存性，研末，粟米饭丸梧子大。初以蛇床子汤下二十丸至三十丸，微吐不妨，后用枣汤下。(《圣济总录》)

3517 香茶菜 xiāng chá cài (《救荒本草》)

【异名】　蛇总管、山薄荷(《南宁市药物志》)，蛇通管、小叶蛇总管(《广西中药志》)，母猪花头、盘龙七(《云南中草药》)。

【基原】　为唇形科香茶菜属植物香茶菜的地上部分。

【原植物】　香茶菜 *Rabdosia amethystoides* (Benth.) Hara [*Plectranthus amethystoides* Benth.; *Isodon amethystoides* (Benth.) C. Y. Wu et Hsuan]

多年生草本，高 0.3～1.5 m。根茎肥大，疙瘩状，木质。茎直立，四棱形，被倒向柔毛。叶对生；叶柄长 0.2～2.5 cm；叶片卵状圆形、卵形或披针形，长 0.8～11 cm，宽 0.7～3.5 cm，先端渐尖、急尖或钝，基部楔形下延于叶柄，边缘基部以上具圆齿，两面被短柔毛，均具腺点。二歧聚伞花序多花，组成顶生疏散的圆锥花序；苞片卵形或针状，小，但较显著；花萼钟形，萼齿 5，三角形，近相等；花冠白、蓝白或紫色，外面被短柔毛，上唇外翻，先端 4 圆裂，下唇阔圆形，内凹呈舟形；雄蕊 4，二强，内藏；子房 4 裂，花柱与雄蕊等长，柱头 2

浅裂；花盘杯状。小坚果卵形，褐色。花期 6～10 月，果期 7～11 月。

生于海拔 200～920 m 的林下或草丛中的湿润处。分布于江苏、浙江、安徽、福建、江西、湖北、广东、广西、贵州、台湾等地。

本植物的根（香茶菜根）亦供药用，另设专条。

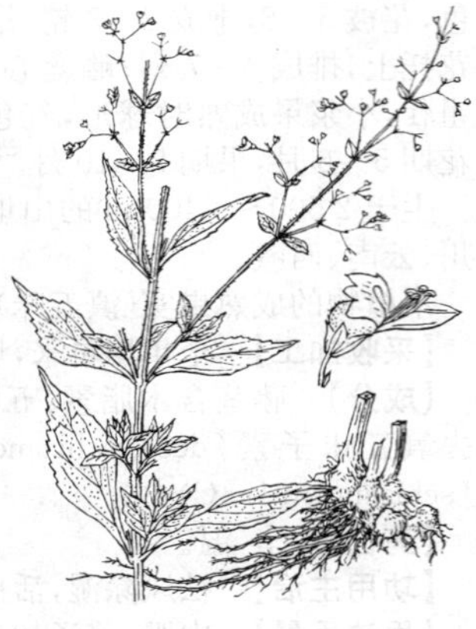
香茶菜

【采收加工】 6～10 月开花时割取地上部分，晒干。或随采随用。

【成分】 茎叶含萜类：熊果酸（ursolic acid）[1]，金合欢烯（acacia-olefin），降胡萝卜素（degradation-larotene），羊毛甾醇乙酸酯（lanosterol-acetate），毛叶醇（rabdosinaiol），齐墩果酸（oleanolic acid）[2,3]。又含 β-谷甾醇（β-sitosterol），香茶菜甲素（amethystoidin A）[1]，香茶菜醛（amethystonal），香茶菜酸（amethystonal acid）[4]，14-乙酰基耐阴香茶菜素（14-acetylumbrosin）B，耐阴香茶菜素（umbrosin）A、B，棕榈酸（palmitic acid）[5]，氢化兰萼甲素又名王枣子甲素（hydroglaucocalyxin A），兰萼甲素、乙素（glaucocalyxin A、B）[6]。

【药理】 1. 抗肿瘤作用　香茶菜含有的香茶菜甲素有抗实验肿瘤及抑制金黄色葡萄球菌作用[1]。香茶菜甲素在体外培养人体癌细胞试验中，对人体肝癌细胞株 QGY-7703、人宫颈癌 Hela 细胞及人体食管癌细胞株（CaEs-17）均有明显细胞毒作用，IC_{50} 分别为 2.74 μg/ml、1.33 μg/ml、2.57 μg/ml。在作用时间一定（3 d）时，杀伤细胞能力随药物浓度增加而增强，呈浓度依赖性。细胞杀伤动力学分析表明，该化合物对食管癌细胞株的平均致死量为 2.47 μg/ml，其敏感性强于其他细胞株[2]。香茶菜甲素给接种艾氏腹水癌的小鼠腹腔注射，每日 1 次，连续 7 d，可明显延长荷瘤小鼠存活时间[3]。

2. 抗菌作用　香茶菜甲素体外试管法测得对金黄色葡萄球菌、枯草杆菌的最低抑菌浓度分别为 7.8 μg/ml、450 μg/ml[2]。琼脂平板扩散法表明香茶菜甲素对蜡样芽胞杆菌、枯草杆菌、八叠球菌、福氏痢疾杆菌均有一定抑制作用。香茶菜甲素 31 μg/ml 对福氏痢疾杆菌即有抑制作用[4]。香茶菜体内试验也具有一定的抗菌活性[5]。

3. 抗炎作用　50%乙醇提取物以 5 g/kg、10 g/kg 给大鼠灌胃，均显著抑制正常大鼠和摘除双侧肾上腺大鼠的角叉菜胶性足肿胀，作用持续 5 h 以上。药物以 5 g/kg、10 g/kg给小鼠灌服，也能明显抑制小鼠蛋清性足肿胀。醇提物 5 g/kg、10 g/kg 分别给大鼠灌胃，连续 7 d，显著抑制大鼠巴豆油性气囊肿渗出及肉芽组织增生。醇提物 5 g/kg、10 g/kg 给小鼠灌服，明显抑制二甲苯引起的小鼠皮肤毛细血管通透性增高；抑制巴豆油所致小鼠耳郭肿胀，抑制醋酸所致小鼠扭体反应[6]。

4. 对肝损伤的保护作用　香茶菜甲素以 10 mg/kg 给大、小鼠皮下注射，连续 5～6 d，明显对抗四氯化碳所致大、小鼠血清丙氨酸氨基转移酶（ALT）升高；降低肝损伤大鼠肝内三酰甘油蓄积量，促进变性和坏死的肝细胞修复，但对正常大鼠 ALT 无影响[7]。

5. 其他作用　香茶菜酊剂提取物表现出反向肌力作用，同时表现有降血压作用[8]。香茶菜甲素的乙酰基衍生物抗菌、抗癌活性均增强，在大鼠心肌缺血再灌注实验中，该化合物能提高缺血及再灌期左室收缩压（LVSP）及左室压最大上升速率（$\pm dp/dt_{max}$），降低再灌注所致心律失常发生率，降低血浆中磷酸肌酸激酶、丙二醛、血栓烷 B_2 水平，缩小心肌梗死面积，表明其对心肌缺血再灌注损伤的保护作用与抗脂质过氧化损伤有关[9]。

毒性　香茶菜醇提液灌胃最大耐受量大于 200 g/kg[6]。香茶菜甲素小鼠口服的 LD_{50} 为 1 238.79±104.99 mg/kg，皮下注射的 LD_{50} 为 42.43±4.8 mg/kg[7]。

【药性】《广西中药志》："味苦辛，气香，性凉，无毒。入心、肝、脾三经。"

【功用主治】 清热利湿，活血，解毒。主治湿热黄疸，淋证，水肿，咽喉肿痛，关节痹痛，闭经，乳痈，痔疮，发背，跌打损伤，毒蛇咬伤。

1.《广西中药志》："清热，散血，消肿，解蛇虫毒。治跌打瘀积，毒蛇咬伤。"

2.《浙江药用植物志》："清热利湿，活血破瘀，解毒。主治湿热黄疸，闭经，乳痈，发背。"

3.《福建药物志》："清热解毒，活血消肿。主治肾炎，泌尿道感染，中暑腹痛，扁桃体炎，急性传染性肝炎，关节痛，痔疮，淋巴腺炎，胃痛，癌症疼痛。"

【用法用量】 内服：煎汤，10～15 g。外用：鲜叶捣敷；或煎水洗。

【宜忌】《广西中药志》："孕妇及虚寒者忌服。"

【选方】 1. 治肝硬化，肝炎，肺脓疡　香茶菜茎叶 15～30 g。水煎服。（《广西本草选编》）

2. 治乳痈，发背已溃　香茶菜全草、野荞麦、白英各 15～30 g。水煎服。（《浙江药用植物志》）

3. 治淋巴腺炎　香茶菜鲜叶、米酒各适量。捣烂拌匀敷患处。

4. 治关节痛　香茶菜、南蛇藤各 30 g。酒、水各半炖服。（3、4 方出自《福建药物志》）

【临床报道】 治疗毒蛇咬伤　用小叶蛇总管茎叶 60 g，了刁竹 15 g，浸入米酒（或三花酒）150 g 中，约 3 星期即可服用，首次量 50～100 ml，以后每日 3～4 次，每次 25～50 ml，连服 3～4 d。或以本品 5 份，了刁竹 2 份，制成浸膏片，每片 0.3 g，首次量 10～15 片，以后每日 3～4 次，每次 5～8 片，连服 3～4 d。药酒及药片也可外用，涂敷伤口。治疗 126 例，痊愈 122 例，死亡 4 例。死亡病例中银环蛇咬伤 3 例，在患者被咬伤后 3～5 h 经抢救无效而死亡；另 1 例孕妇被蝰蛇咬伤经 3 h 左右引起早产流血不止，并发出血性休克及急性肾功能衰竭而死亡。个别患者服药后有呕吐，未见其他不良反应[1,2]。

3518 香桂皮 xiāng guì pí
（《恩施中草药手册》）

【基原】 为樟科樟属植物香桂的树皮或根皮。

【原植物】 香桂 *Cinnamomum subavenium* Miq. [*C. albiflorum* Nees var. *kwangtungensis* Liou Ho; *C. chingii* Metc.]　又名：细叶香桂（《中国高等植物图鉴》）。

常绿乔木，高达 20 m。树皮灰色，平滑。枝条密被黄色平伏绢状短柔毛。叶近对生或互生；叶柄长 5～15 mm，密被黄色平伏绢状短柔毛；叶片卵状椭圆形或卵状披针形，长4～13.5 cm，宽2～6 cm，先端渐尖，基部楔形或圆形，全缘，上面深绿色，光亮，下面黄绿色，密被黄色平伏绢状短柔毛，后渐稀疏；三出脉或离基三出脉，中脉和侧脉在叶上面凹陷，下面凸起，侧脉脉腋有时在叶下面呈不明显囊状，上面略为泡状凸起，革质。花序腋生，密被黄色平伏绢状短柔毛，最末分枝，具3～5朵花，作聚伞状排列。花两性，淡黄色；花被筒倒锥形，花被片6，外轮长圆状披针形或披针形，内轮卵状长圆形；能育雄蕊9，第一、第二轮雄蕊4室，内向瓣裂，第三轮雄蕊花药4室，外向瓣裂；退化雄蕊3，位于最内一轮；子房球形，柱头盘状。果实椭圆形，蓝黑色；果托杯状，先端全缘。花期6～7月，果期8～10月。

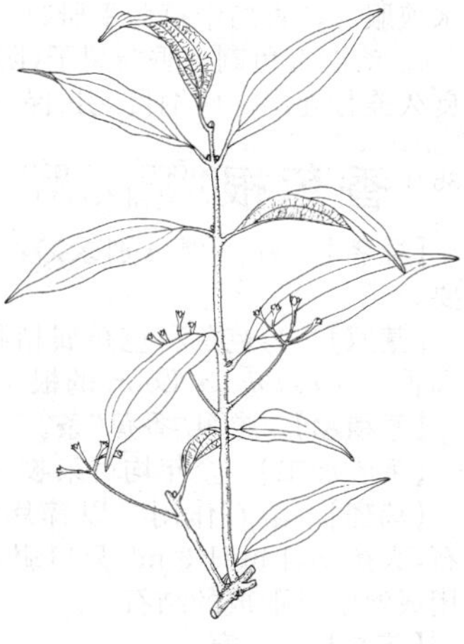

香 桂

生长于山坡、山谷常绿阔叶林中。分布于浙江、安徽、福建、江西、湖北、广东、广西、四川、贵州、云南、台湾。

【采收加工】 立夏前后，在近树根处及树干分枝处，上下各横截半周，剥取半周树皮，保留半周，让其继续生长。全年均可采，晒至7～8成干，层叠作圆筒状，再晒干，捆扎成件。

【药材】 香桂皮 *Cortex Cinnamomi Subavenii* 主产于浙江、福建、安徽及湖南等地。

性状 树皮呈不规则板片状，边缘常翘起，长短宽窄不一，厚1～4 mm。外表面灰棕色，散有大小不等的灰白色地衣斑及不明显的皮孔；内表面红棕色，光滑，具细纵纹。质坚硬，较易折断，断面较平坦，可见细纵纹。有特异芳香气，味辛而微苦。

鉴别 树皮横切面：木栓细胞数列，壁厚，木化。皮层细胞有纹孔，含棕色内含物及草酸钙小方晶；石细胞少数，散在。中柱鞘部位石细胞断续散在，石细胞类圆形或长圆形，长44～80 μm，直径32～45 μm，壁厚8～16 μm，有的和纤维束伴随。射线1～2列；多数韧皮部细胞含有棕色物。

【成分】 香桂皮含挥发油：桂皮醛（cinnamaldehyde）[1]。

【药性】 《湖南药物志》："辛辣，温，无毒。"

【功用主治】 温中散寒，理气，通脉。主治胃寒疼痛，胸满腹痛，呕吐泄泻，疝气疼痛，跌打损伤，风湿痹痛，血痢肠风。

1.《湖南药物志》："温胃散寒，宽中下气。"

2.《浙江药用植物志》："祛寒镇痛，行气健胃。"

3.《福建药物志》："暖脾胃，散风寒，通血脉。治腹冷胸满，呕吐，噎膈，风湿痹痛，跌损瘀滞，血痢肠风。"

4.《全国中草药汇编》："主治腹痛，风湿痛，创伤出血。"

【用法用量】 内服：煎汤，5～10 g；或入丸、散。外用：捣烂，或研末，外敷。

【选方】 治风湿痹痛 香桂皮或根、豨莶草、虎刺各15 g。水煎服。（《浙江药用植物志》）

3519 香排草 xiāng pái cǎo（《四川中药志》）

【异名】 排香草、香草（《四川中药志》），排草〔《广东中医》1960，5(11)：512〕，毛柄珍珠菜（《广西植物名录》），满山香（江西）。

【基原】 为报春花科星宿菜属植物细梗香草的全草。

【原植物】 细梗香草 *Lysimachia capillipes* Hemsl.

一年生草本，高40～60 cm。全株平滑无毛，有香气。茎通常2至多条簇生，直立，有四棱或狭翅。叶互生；叶柄长2～8 mm；叶片卵形至卵状披针形，长1.5～3.5 cm，宽1～2 cm，先端锐尖或有时渐尖，基部圆钝或渐狭，很少近圆形或截形，两侧常稍不对称，边缘全缘或微皱呈波状，无毛或上面被极疏的小刚毛，侧脉4～5对，在下面稍隆起，网脉不明显，无腺点。花单生腋下；花梗纤细，丝状；花萼5深裂，裂片卵形或披针形，先端渐尖；花冠黄色，5裂，分裂近达基部，裂片狭长圆形或近线形，先端稍钝；花丝5枚，基部与花冠合生约0.5 mm，分离部分明显，花药顶孔开裂；花柱丝状，稍长于雄蕊。蒴果球形。种子多数，细小，多角形。花期6～7月，果期8～10月。

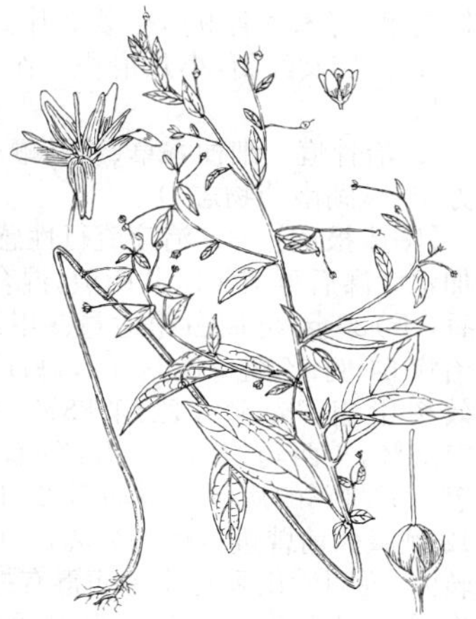

细梗香草

生于海拔300～2 000 m的山谷林下和溪边。分布于浙江、福建、江西、湖南、广东、四川、贵州等地。

【采收加工】 6～7月开花时采收，晒干或鲜用。

【成分】 全草黄酮类：槲皮素（quercetin），3′，4′，5，5′，7-五羟基黄酮（3′，4′，5，5′，7-pentahydroxyflavone），槲皮素-3-O-β-D-吡喃葡萄糖苷（quercetin-3-O-β-D-glucopy ranoside），山柰酚（kaempferol）。又含香草内酯（capilliplactone），香草素（capillipnin），胡萝卜苷（β-daucosterol），琥珀酸（succinic acid）[1]。

【药理】 1. 抗病毒作用 水煎液在鸡胚内采用不同途径给药，均能对流感病毒甲3型、乙型、丙型及副流感Ⅰ型仙台株产生抑制作用。在鸡胚内对流感病毒（亚洲甲型浙防72-4株）在60个EID_{50}感染量时有明显抑制作用。小鼠感染甲1型流感病毒FM_1株后，给予水煎液，在小鼠体内具有一定抑毒作用[1]。人胚肾单层细胞分别感染甲3型流感病毒后，可出现明显的凝集和吸附红细胞的现象，但此现象可被本品提取物E_2 0.3%水溶液所抑制[2]。

2. 解热作用 乙醇提取物对人工发热家兔有明显解热作用；水煎液作用不明显[1]。

【药性】 《四川中药志》1960年版："性平，味甘，无毒。"

【功用主治】 祛风，行气止痛，调经。主治感冒，咳嗽，风湿痹痛，脘腹胀痛，月经不调，疔疮，蛇咬伤。

1.《中国药用植物志》："治虚弱。"

2.《四川中药志》1960年版："祛风湿，理气，止气痛，醒脑除烦，搽雀斑。"

3.《湖南药物志》:"消炎退肿,理气消积,行气。用于血气痛,胃痛,妇女经闭,小儿疳积,疔疮,骨疽,蛇咬伤。"

4.《全国中草药汇编》:"祛风,止咳,调经。主治感冒咳嗽,气管炎,哮喘,月经不调,神经衰弱。"

5.《浙江药用植物志》:"清热解毒,理气止痛,宁神。主治流行性感冒,风湿痹痛,胸腹胀痛,心神不宁。"

【用法用量】 内服:煎汤,9~15 g。外用:鲜品捣敷。

【选方】 1. 治胃痛　细梗香草 9 g,芭蕉果(牛心子)3 g,铁马鞭、青木香各 9 g,生姜 3 片。水煎服。

2. 治妇女经闭,小儿疳积　细梗香草全草 9~12 g。水煎服。

3. 治骨疽　细梗香草、铁马鞭。同捣烂,敷患处。(1~3 方出自《湖南药物志》)

【临床报道】 1. 治疗流行性感冒　取满山香全草切碎,加水煮沸后再煎 1 h,共两煎,混合浓缩至每 100 ml 含满山香(干)30 g,再加白糖适量。甲组每次 50 ml,每日 2 次。治疗 64 例;乙组每次 50 ml,每日 4 次,治疗 50 例。结果有效率甲组 76.6%,乙组 88%,差异不显著。总有效率 81.6%,与西药组 50 例对照(有效率 50%),差异非常显著。58.1%的病例在服药后 24 h 内体温降至正常。本组 12 例服药前曾进行病毒分离,其中 10 例阳性,服药后 8 例转阴,说明满山香对流感病毒有抑制作用。有 27 例发生副作用,其中咽喉不适 9 例,腹泻 8 例,恶心 6 例,心窝部不适 2 例,呕吐 1 例,另 1 例出现荨麻疹,均可自行消失[1]。

2. 治疗流行性乙型脑炎　用满山香根冲剂(每袋相当满山香根 8 g),1 岁以下每日 4~8 g, 2~4 岁 12~16 g, 5~10 岁16~20 g, 11 岁以上 24 g,早晚 2 次分服。体温下降,病情基本稳定后 2 d 停药。共治 93 例,多数用药 4~7 d,与中药"清热解毒方剂"89 例对照,治愈率分别为 82.8%及 61.8%。病死率分别为 8.6%及 18%。平均退热日数、止痉日数、病程及功能障碍发生率均较对照组明显为优[2]。

3. 治疗水肿　取排草根(去枝叶)30 g,加水 1 200 ml,煎至 300 ml。每日服 2 次,每次 150 ml(儿童酌减)。观察 43 例,有效率 100%。一般服药后 1~2 d 尿量迅速增加,4~5 d水肿即基本消退。但对原发病仍需处理,无副作用及不良反应[3]。

3520 香椿子 xiāng chūn zǐ (《东北药用植物志》)

【异名】 椿树子(《生生编》),香椿铃(《陕西中药志》),香铃子(《青岛中草药手册》)

【基原】 为楝科香椿属植物香椿 *Toona sinensis* (A. Juss.) Roem. 的果实。

【原植物】 参见"椿白皮"条。

【采收加工】 8~10 月采收,晒干。

【成分】 果实含挥发油:1-已醇(1-hexanol),茴香脑(anethole),榄香烯(elemene),2-戊基呋喃(2-pentyl-furan),白菖烯(canarele)等约 40 种[1]。

【药性】《青岛中草药手册》:"性温,味苦。"

【功用主治】 祛风,散寒,止痛。主治外感风寒,风湿痹痛,胃痛,疝气痛,痢疾。

1.《民间常用草药汇编》:"发汗,治心胃气痛。"

2.《青岛中草药手册》:"收敛止血,祛风燥湿,止痒。主治赤白痢疾,虚火头晕,尿道炎,遗精,便血。"

3.《福建药物志》:"治百日咳。"

【用法用量】 内服:煎汤,6~15 g;或研末。

【选方】 1. 治外感身痛　香椿子、鹿衔草各 15 g。煎水服。(《西昌中草药》)

2. 治胸痛　香椿子、龙骨。研末开水冲服。(《湖南药物志》)

3. 治虚火头痛　香铃子 6 g,白菊花 9 g,生牡蛎 18 g。水煎服。(《青岛中草药手册》)

4. 治误吞鱼刺　香椿树子(阴干)半碗,擂碎,热酒冲服。良久连骨吐出。(《纲目》引《保寿堂方》)

3521 香蕉根 xiāng jiāo gēn (《泉州本草》)

【异名】 甘蕉根(《别录》),大蕉根(《中国中药资源志要》)。

【基原】 为芭蕉科芭蕉属植物大蕉 *Musa sapientum* L. 和香蕉 *Musa nana* Lour. 的根。

【原植物】 参见"香蕉"条。

【采收加工】 全年均可采收,切碎,鲜用或晒干。

【药理】 溶石作用　以锌片植入大鼠膀胱引起尿路结石,大蕉茎汁每日 3 ml/只口服,发现具有减轻结石形成作用或溶解已形成的结石[1]。

【药性】 甘,寒。

1.《别录》:"大寒。"

2.《新修本草》:"味甘,寒,无毒。"

3.《得配本草》:"入足阳明经。"

【功用主治】 清热,凉血,解毒。主治热病烦渴,血淋,痈肿。

1.《别录》:"主痈肿结热。"

2.《新修本草》:"捣汁服。主产后血胀闷;敷肿,去热毒亦效。"

3.《本草蒙筌》:"绞汁服,主天行狂热闷烦,误服金石燥渴,产后胀闷;捣烂敷,去小儿赤游丹毒,大人发背痈疽,风疹头疮。"

4.《本草求原》:"治一切肿痛,发背欲死,血淋涩痛。"

【用法用量】 内服:煎汤,30~60 g;或捣汁。外用:捣敷;或绞汁涂。

【宜忌】《得配本草》:"多服动冷气。胃弱脾弱、肿毒系阴分者禁用。"

【选方】 1. 治麻疹肺热痰喘　鲜香蕉根 6 g,马齿苋 30 g,六月霜 24 g。合捣烂绞汁,炖微温,去沫内服。(《泉州本草》)

2. 预防白喉　鲜香蕉根 30 g,蟛蜞菊 15 g。水煎服。

3. 治血淋　鲜香蕉根 120 g,旱莲草 30 g。水煎服。(2、3 方出自厦门《新医疗法与中草药选编》)

4. 治痈肿,疖肿　鲜香蕉根茎或叶捣烂绞汁,涂敷患部。(《食物中药与便方》)

3522 香樟根 xiāng zhāng gēn (《分类草药性》)

【异名】 土沉香、山沉香(《四川中药志》),走马胎(《贵州民间方药集》)。

【基原】 为樟科樟属植物樟 *Cinnamomum camphora* (L.) Presl 的根。

【原植物】 参见"樟木"条。

【采收加工】 春、秋季采挖,切片,晒干。不宜火烘,以免香气挥发。

【药材】 香樟根 *Radix Cinnamomi Camphorae*　产于广西、江西、浙江、湖南、湖北等地。

性状　为横切或斜切的圆片,直径 4~10 cm,厚 2~

5 mm，或为不规则条块状，外表赤棕色或暗棕色，有栓皮或部分脱落，横断面黄白色或黄棕色，有年轮。质坚而重。有樟脑气，味辛而清凉。

【成分】 根含挥发油：黄樟醚（safrole），松油醇（terpineol），α-萜品烯（α-terpinene），β-蒎烯（β-pinene），樟脑（camphor），桉叶素（1，8-cineole），对聚伞花素（*p*-cymene）[1，2]。生物碱：新木姜子碱（laurolitsine）及网状番荔枝碱（eticuline）[3]。

【药性】 辛，温。归肝、脾经。

1.《贵阳民间药草》："辛、香，温，无毒。"

2.《四川中药志》1960年版："入肝、脾二经。"

【功用主治】 温中止痛，和中，祛湿。主治胃脘疼痛，霍乱吐泻，风湿痹痛，皮肤瘙痒等。

1.《草药新纂》："为行气药，强心药。能治胃痛、霍乱、噎气等证。"

2.《贵阳民间药草》："理气行血健胃。治胃病，筋骨疼痛，狐臭脚汗。"

3.《四川中药志》1960年版："能避邪恶，除风湿；治霍乱腹胀，宿食不化，手足风湿痹痛及疥癣。"

4.《湖南药物志》："发表散寒，行气活血，消肿止痛。主治恶气中恶，心腹痛，霍乱腹胀，宿食不消，常吐酸臭水，脚气，疥癣风痒，手足风痛，腹痛，老虎咬伤。"

5.《天目山药用植物志》："作兴奋剂，又治风湿疼痛，跌打损伤。"

【用法用量】 内服：煎汤，3～10 g；或研末调服。外用：煎水洗。

【宜忌】 凡气虚有内热者禁服。

【选方】 1. 治胃寒腹痛 香通 9 g，茴香根 9 g，青藤香 9 g。水煎服。（《四川中药志》1982年版）

2. 治跌打内伤 樟根浸酒服。（《湖南药物志》）

3. 治嘴歪风（面神经麻痹） 鲜香樟根 60 g，枫香树根皮 15 g，混合捣烂外包（歪左包右，歪右包左）。

4. 治狐臭 香樟根为细末，加入米饭混合成团，搓揉腋下，四五次可好。（3、4方出自《贵阳民间药草》）

3523 香橼叶 xiāng yuán yè （《滇南本草》）

【基原】 为芸香科柑橘属植物枸橼 *Citrus medica* L. 的叶。

【原植物】 参见"香橼"条。

【采收加工】 全年均可采，鲜用或晒干。

【药性】 苦、辛。微寒。

【功用主治】 主治伤寒咳嗽。

【用法用量】 内服：煎汤，3～9 g。

3524 香橼根 xiāng yuán gēn （《民间常用草药汇编》）

【基原】 为芸香科柑橘属植物枸橼 *Citrus medica* L. 的根。

【原植物】 参见"香橼"条。

【采收加工】 夏、秋季采挖，切片晒干。

【功用主治】 理气，消胀。治胃腹胀痛，风痰咳嗽，小儿疝气。

1.《分类草药性》："治风痰咳嗽，理气和血。"

2.《民间常用草药汇编》："通气行滞，治心胃痛及小儿疝气。"

3.《重庆草药》："理气，治胸腹气痛、气滞、积胀。"

【用法用量】 内服：煎汤，3～9 g；或泡酒。

【选方】 治胃气胀，体力衰弱 香橼根二两，淫羊藿二两。泡酒常服。（《重庆草药》）

3525 香橼露 xiāng yuán lù （《纲目拾遗》）

【基原】 为芸香科柑橘属植物枸橼 *Citrus medica* L. 或香圆 *C. wilsonii* Tanaka 的果实之蒸馏液。

【原植物】 参见"香橼"条。

【药性】 淡。

【功用主治】 消痰逐滞，与金橘橙露同功。

【用法用量】 内服：炖温饮，30～60 g。

3526 香木菌桂 xiāng mù jùn guì （《现代实用中药》）

【异名】 杠谷树、刺格、猫儿刺、粘樆（《现代实用中药》）。

【基原】 为木犀科木犀属植物柊树的树皮及枝叶。

【原植物】 柊树 *Osmanthus heterophyllus* (G. Don) P. S. Green [*Ilex heterophylla* G. Don]

常绿灌木或小乔木，高 2～8 m。幼枝被柔毛。叶对生；叶柄长 5～10 mm，幼时常被柔毛；叶片革质，长圆状椭圆形或椭圆形，长 4.5～6 cm，宽1.5～2.5 cm，先端渐尖，具针状尖头，基部楔形或宽楔形，叶缘具 3、4 对刺状牙齿或全缘，上面腺点呈细小水泡突起，下面不明显；中脉在两面明显凸起，上面被柔毛，近叶柄处尤密，幼叶更密。花序簇生于叶腋；苞片被柔毛；花略具芳香；花萼裂片大小不等；花冠白色，花冠管极短，裂片长 3～3.5 mm；雄蕊着生于花冠管基部，与裂片几等长；雌蕊柱头头状，明显 2 裂；雄花内的不育雌蕊呈圆锥状。果卵圆形，呈暗紫色。花期 11～12 月，果期翌年 5～6 月。

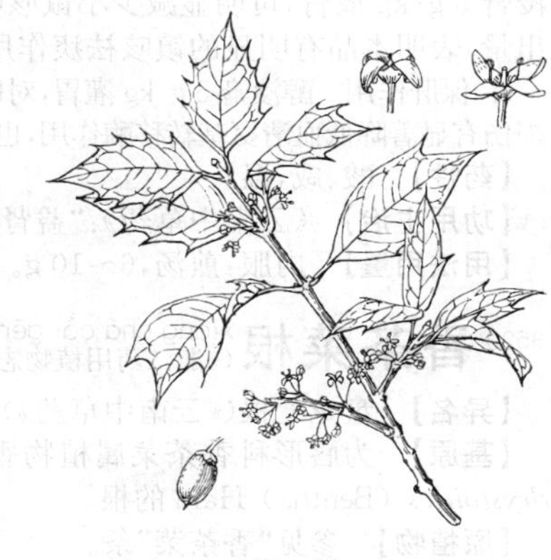

柊 树

分布于我国台湾，其他地区广有栽培。

【采收加工】 全年均可采，晒干或鲜用。

【药性】 《现代实用中药》："微苦，凉，无毒。"

【功用主治】 《现代实用中药》："为消毒药，外用治痈疔及肿毒；内服于百日咳亦有效；补肝肾，健腰膝。"

【用法用量】 内服：煎汤，5～10 g；或浸酒饮。外用：捣敷。

3527 香石藤叶 xiāng shí téng yè （《云南中草药》）

【基原】 为五味子科五味子属植物披针叶五味子 *Schisandra lancifolia* (Rehd. et Wils.) A. C. smith 的叶。

【原植物】 参见"香石藤"条。

【采收加工】 7～10 月采摘，鲜用或晒干备用。

【功用主治】 《云南中草药》："治外伤出血。"

【用法用量】 外用：捣敷；或研末撒。

3528 **香石藤果** xiāng shí téng guǒ (《云南中草药》)

【基原】 为五味子科五味子属植物披针叶五味子 *Schisandra lancifolia* (Rehd. et Wils.) A. C. smith 的果实。

【原植物】 参见"香石藤"条。

【采收加工】 秋季果实成熟未脱落时采摘,晒干。

【药材】 香石藤果 *Fructus Schisandrae Lancifoliae* 产于四川、云南。

性状 果实类球形,直径 3～5 mm。红色,干后皱缩,表面棕褐色。种子肾形,表面呈乳头状突起,并有细小密布的疣状突起。气微香,味酸、咸。

鉴别 果皮表面观:果皮表皮细胞类多角形,具角质线纹;油细胞类圆形,直径约 50 μm。种皮横切面:种皮表皮石细胞 1 列,类长方形,长约 70 μm,宽 25～35 μm,外侧壁厚,并稍突起,内侧壁极薄,含棕色物,纹孔及孔沟细密;种皮表皮下石细胞类圆形或长圆形,长 40～100 μm,宽 16～50 μm,壁厚薄不一,纹孔及孔沟明显。

【药理】 1. 镇静作用 本品醇浸膏 5 g/kg 灌胃,能明显延长小鼠对戊巴比妥钠睡眠时间[1]。

2. 镇咳、祛痰作用 通过氨水引咳及酚红排泌实验,醇浸膏 5 g/kg 灌胃,可明显减少小鼠咳嗽次数及增加酚红排出量,表明本品有明显的镇咳祛痰作用[1]。

3. 保肝作用 醇浸膏 5 g/kg 灌胃,对四氯化碳引起的小鼠肝损伤有显著降低血清氨基转移酶作用,也可降低小鼠死亡率[1]。

【药性】 酸、咸,温。

【功用主治】 《云南中草药》:"益肾固精,治神经衰弱。"

【用法用量】 内服:煎汤,6～10 g。

3529 **香茶菜根** xiāng chá cài gēn (《浙江药用植物志》)

【异名】 盘龙七根(《云南中草药》)。

【基原】 为唇形科香茶菜属植物香茶菜 *Rabdosia amethystoides* (Benth.) Hara 的根。

【原植物】 参见"香茶菜"条。

【采收加工】 7～10 月采挖,切片晒干或鲜用。

【药性】 甘、苦,凉。

1.《云南中草药》:"甘,凉。"

2.《全国中草药汇编》:"辛、苦,凉。"

【功用主治】 清热解毒,祛瘀止痛。主治毒蛇咬伤,疮疖肿毒,筋骨酸痛,跌打损伤,烫火伤。

1.《云南中草药》:"清热解毒,消肿止痛。主治毒蛇咬伤。"

2.《全国中草药汇编》:"散瘀消肿。主治跌打肿痛,筋骨酸痛,疮疡。"

3.《福建药物志》:"主治烫火伤。"

【用法用量】 内服:煎汤,15～30 g。外用:煎水洗;或鲜品捣敷;或磨水涂。

【选方】 1. 治毒蛇咬伤 盘龙七根 9～15 g。草果仁为引,水煎服,连服 2 d,另取根煎水洗患处。(《云南中草药》)

2. 治筋骨酸痛 香茶菜根 15 g。加黄酒、白糖适量,炖汁服。(《浙江药用植物志》)

3. 治肝炎 香茶菜根 30～60 g。水煎服。(《浙南本草新编》)

3530 **香唐松草** xiāng táng sōng cǎo (《中药志》)

【异名】 马尾黄连(《新疆中草药手册》),土黄连(《新疆中草药》)。

【基原】 为毛茛科白唐松草属植物香唐松草的根及根茎。

【原植物】 香唐松草 *Thalictrum foetidum* L. 又名:腺毛唐松草(《中国植物志》)。

多年生草本,高 15～100 cm。茎直立,上部分枝或不分枝。叶互生;叶柄短,有鞘;托叶膜质,褐色;基生叶和茎下部叶在开花时枯萎;茎中部叶为三至四回三出近羽状复叶,有短柄;叶片长 5.5～12 cm;小叶草质,菱状宽倒卵形、卵形或近圆形,长 4～15 mm,宽3.5～15 mm,先端急尖或钝,基部圆楔形或圆形,有时浅心形,3 浅裂,裂片全缘或有 2、3 疏齿,上面脉稍凹陷,疏被腺毛,下面脉稍隆起,沿脉生短柔毛和腺毛。圆锥花序;具少数或多数花;花两性,花梗细,被白色短柔毛和腺毛;萼片 4～5,花瓣状,卵形,淡黄绿色,外面常有疏柔毛,早落;花瓣无;雄蕊多数,比萼片长 1～2 倍,花丝上部狭线形,下部丝状,花药狭长圆形,先端有短尖;心皮 4～8,被疏柔毛,无柄,柱头三角状箭头形。瘦果倒卵形,扁平,有 8 条纵肋,柱头宿存。花期 5～7 月,果期 6～8 月。

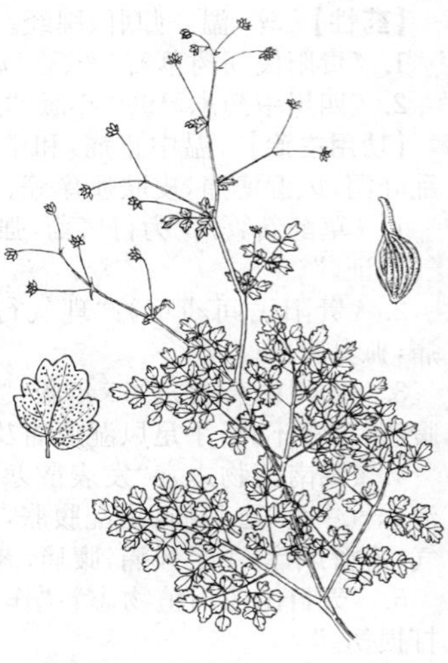

香唐松草

生于海拔 350～4 500 m 山地草坡或高山多石砾处。分布于华北及四川、陕西、西藏。

【采收加工】 春、秋季采挖,晒干,用时切段。

【药材】 香唐松草 *Radix et Rhizoma Thalictri Foetidi* 产于河北、山西、内蒙、陕西、甘肃、青海、四川、西藏。

性状 细根数十条丛生于较小的根茎下面,长 3～8 cm,直径约 1.5 mm;表面棕色。质脆,易折断,断面略呈纤维性。气微,味略苦。

鉴别 根横切面:表皮细胞 1 列。皮层细胞 3、4 列;皮层纤维连成环带;内皮层明显。初生木质部三原型;木质部束与纤维束各 3 束相间排列。

【成分】 根含生物碱:小檗碱(berberine)[1],异波尔定碱(isoboldine),木兰花碱(magnoflorine),海罂粟碱(glaucine),黄花海罂粟碱(glauvine, corunnine)[2],唐松品碱(thalphine),唐松品宁碱(thalphinine)等[3]。

【药理】 1. 抗癌作用 香唐松草碱能抑制大鼠瓦克肉瘤 W_{256} 及小鼠 Lewis 肺癌[1]。香唐松草苷 C 亦有抗肿瘤活性[2]。

2. 抗菌作用 香唐松草具有一定抗菌作用,其对结核杆菌的最小抑制浓度(MIC)为 62.5 μg/ml(无血清)或 125 μg/ml(有血清时)[3]。

【药性】 《新疆中草药手册》:"味苦,性寒。无毒。"

【功用主治】 清热燥湿,解毒。主治湿热痢疾,黄疸,目赤肿痛,风湿热痹,痈肿疮疖。

1.《西藏常用中草药》:"清热解毒,祛风凉血,消炎止痢。

主治结膜炎、传染性肝炎、痈肿疮疖、痢疾等症。”

2.《新疆中草药手册》：“清热燥湿，杀菌止痢。”

【用法用量】 内服：煎汤，3～10 g。外用：研末调敷。

【宜忌】 脾胃虚寒者慎服。

【选方】 1. 治痢疾、肠炎 马尾黄连 27 g，木香 9 g。共为细末，每次 3～6 g，每日 3 次。

2. 治渗出性皮炎 马尾黄连适量，焙干，研末，撒患处。或与松花粉各等分同用。如撒后患处干燥起裂，可用香油调敷。

3. 治脚癣 马尾黄连 15 g，黄柏 30 g，新鲜猪胆汁 1 个，冰片 0.9 g。先将前二味水煎成糊状，去渣，再下猪胆汁，微火煎 1～2 min 离火，待温加冰片搅匀。每晚擦患处。（1～3 方出自《新疆中草药手册》）。

4. 治膀胱热毒，阴囊肿胀 土黄连、赤小豆、赤芍、薏苡仁各 9 g。水煎服。（《新疆中草药》）

3531 秋石 qiū shí
（《品汇精要》）

【异名】 秋石丹（《本草蒙筌》），秋冰（《纲目》），淡秋石（《本经逢原》）。

【基原】 为人尿或人中白的加工品。

【制法】 1. 阴炼法 《苏沈良方》：“小便三五石，夏月虽腐败亦堪用，置大盆中，以新水一半以上相和，旋转搅数百匝，放令澄清。辟去清者留浊脚，又以新水同搅，水多为妙。又澄去清者，直候无臭气，澄下秋石如粉即止。暴干刮下，如腻粉光白，粲然可爱，都无气臭味为度。再研以乳男子乳，和如膏，烈日中暴干，如此九度。须拣好日色乃和，盖假太阳真气也。第九度即丸之，如梧桐子大，暴干。”

2. 阳炼法 《苏沈良方》：“小便不计多少，大约两桶为一担，先以清水，好皂角浓汁，以布绞去滓，每小便一担桶，入皂角汁一盏，用竹篦急搅，令转百千遭乃止。直候小便澄清，白浊者皆淀底，乃徐徐撇去清者不用，只取浊脚，并作一满桶。又用竹篦子搅百余匝，更候澄清，又撇去清者不用。十数担，不过取得浓脚一二斗。其小便，须是先以布滤过，勿令有滓。取得浓汁，入净锅中煎干。刮下捣碎，再入锅，以清汤煮化，乃于筲箕内，丁淋下清汁。再入锅熬干，又用汤煮化，再依前法丁淋。如熬干色未洁白，更准前丁淋，直候色如霜雪即止，乃入固济砂盒内，歇口火煅成汁，倾出。如药未成窝，更煅一两度，候莹白五色即止。细研，入砂盒内固济，顶火四两，养七昼夜，久养火尤善。再研，或用枣肉为丸，如梧桐子大。”

现代制法：取漂净晒干的人中白，研成粉末，加白及浆水作辅料，拌和后用模型压成小方块，晒干。

【药材】 秋石 *Depositum Urinae Praeparatum* 主产于华东。

性状 为粉状集合体。呈小方块形或扁圆形，有的常印有红色“淡秋石”字样，直径 1.5～2.2 cm。白色或灰白色，表面平坦而不光滑；无光泽，不透明。质硬脆，易砸碎，断面粉状，不平坦。气微，味淡。本品不溶于水。

鉴别 (1) 取本品粉末约 0.1 g，加稀盐酸 2 ml，使溶解，滤过，滤液加氨试液调至中性，再加草酸铵试液数滴，即发生白色沉淀；分离，沉淀不溶于醋酸，但溶于盐酸（检查钙盐）。

(2) 取本品粉末 0.2 g，加碳酸钠溶液（6 mol/L）2 ml，加热，微沸，放冷后，取上清液 3 滴，加浓硝酸 6 滴，再加钼酸铵试液 3 滴，加热，即发生黄色沉淀；分离，沉淀溶于氨试液（检查磷酸盐）。

【成分】 淡秋石主要为尿酸钙和磷酸钙[1]。

【药理】 抗炎、退热作用 秋石具有抑制蛋清性足跖肿胀和缓解大鼠体温升高的作用，且其水煎液（0.8 g/kg 和 1.6 g/kg）作用效果差别不大，但 1.6 g/kg 的咸秋石水煎液对大鼠有明显利尿、排便增多的现象[1]。

【药性】 咸，寒。归肺、肾经。

1.《医学入门》：“味咸，无毒。”

2.《纲目》：“咸温，无毒。”

3.《雷公炮制药性解》：“入肺、肾二经。”

4.《本草从新》：“咸平。”

5. 张秉成《本草便读》：“咸寒。”

【功用主治】 滋阴降火，止血消瘀。主治虚劳羸瘦，骨蒸劳热，咳嗽，咳血，咽喉肿痛，遗精，尿频，白浊，带下。

1.《本草蒙筌》：“滋肾水，返本还原，养丹田，归根复命，安和五脏，润泽三焦，消咳逆稠痰，退骨蒸邪热，积块软坚堪用，臌胀代盐可尝，明目清心，延年益寿。”

2.《医学入门》：“治色欲过度，羸弱久嗽，眼昏头眩，腹胀喘满，腰膝酸疼，遗精白浊。”

3.《纲目》：“治虚劳冷疾，小便遗数，漏精白浊。”

4.《本经逢原》：“能滋阴降火而不伤胃，补益下元真火，散瘀血，助阴精，降邪火，归真阳，止虚热嗽血，骨蒸劳瘵。”“阴炼淡秋石，治夏暑热淋，小便不通，及浊淋、沙石淋、血淋，老人绝欲太早，小便淋沥涩痛。”

5.《医林纂要》：“补心软坚，渗血去瘀，利三焦，通水道，澄清肾水，降逆消痰。”

6.《现代实用中药》：“应用于肺结核之骨蒸潮热，咳嗽，咽喉痛，以及口腔及喉头慢性诸炎症。”

【用法用量】 内服：入丸、散；或煎汤，5～15 g。外用：研末撒。

【宜忌】 不宜多服。脾胃虚寒慎服，阳虚水泛者禁服。

1.《纲目》：“久服令人成渴疾。”

2.《本草汇纂》：“但气薄火衰水泛亦忌。”

【选方】 1. 治男子妇人虚劳羸瘦 秋石一两，干山药一两。研末，别以酒调山药为糊，丸如桐子大，又以干山药为衣。每服二十丸，温酒米饮任下。（《洪氏集验方》）

2. 治思虑色欲过度，损伤心气，遗精，小便数 秋石、白茯苓各四两，莲肉、芡实各二两。为末，蒸枣肉和丸，梧子大。每空心盐汤下三十丸。（《永类钤方》）秋石四精丸）

3. 治赤白带下 真秋石研末，蒸枣肉捣丸，梧子大。每服六十丸，空心醋汤下。（《摘玄方》）

4. 治噎食反胃 秋石，每用一钱，白汤下，妙。（《纲目》引《医方摘要》）

【各家论述】 1.《纲目》：“叶梦得《水云录》极称阴阳二炼之妙。而《琐碎录》乃云秋石味咸走血，使水不制火，久服令人成渴疾。盖此物既经煅炼，其气近温，服者多是淫欲之人，借此放肆，虚阳妄作，真水愈涸，安得不渴耶？况甚则加以阳药，助其邪火乎？惟丹田虚冷者，服之可耳。观病淋者，水虚火极，则煎熬成沙成石，小便之炼成秋石，与此一理也。”

2.《本经逢原》：“秋石以秋命名，专取秋气下降之意。他时制者，功力则殊。火盛者宜生宜淡，阴虚者宜熟宜咸。”“其阴炼淡者，性最下渗，苟非阴分热极，难以轻投。阴虚多火，小便频数，精气不固者误服，令人小便不禁，甚则令人梦泄。其咸者可代盐蘸物食之，喘咳烦渴不寐者，以半钱匙，冲开水服之，即得安寐，觉时满口生津，亦不作渴，补阴之功可知。阴炼淡秋石，治夏暑热淋，小便不通及浊淋、沙石淋、血淋，老人小便淋沥涩痛。”

3.《医林纂要》：“秋石，润下作咸之性，大约如盐，第本于人身，得阴阳之化，自三焦而降，为旧由之道，又重之澄以石膏，和以秋露，则滋益真阴，补心清肺，去肾水之秽浊，利三焦之决渎，自应有胜于盐者。”“至于软坚去瘀，亦与盐同，其能治劳热骨蒸、虚火咳嗽、白浊遗精之功，自不可昧。《内经》云：咸走血，血病无多食咸者，以人或失血已多，血液枯少，不宜更以咸渗之耳，非指火逆血妄，火郁血瘀而言也。血妄血瘀，正宜咸补心以靖之、散之矣，安得复有无多食咸之戒。今人于虚羸火妄、吐血、咯血及腹肿臌胀，每戒食盐，而劝服秋石，夫润下作咸，秋石与盐，亦复何异欤。”

4.《本草求真》：“秋石，据书载能滋阴润脏，退蒸软坚，治痨止嗽，通淋利便，涩精固气，且云经火煅炼，去其咸寒，转为温补，温而不燥，润而不滞，清不损元，降不败胃，为滋阴降火之圣药。然绣窃谓补处少而清处多，温处少而寒处多（温止由于火煅，而非溺中浊气，具有温补之性也）。虚劳火重，服此似不甚碍，间有微功，亦非补中正剂，若使气薄，火衰水泛，纵经煅炼，终不免有虚虚之祸矣。”

3532 秋枫木 qiū fēng mù（《陆川本草》）

【异名】 秋风子（《植物名实图考》），水梁木、三叶红、鸭脚板、丢了棒（《广西药用植物名录》），大秋枫（《广西本草选编》），重阳木（《福建药物志》）。

【基原】 为大戟科重阳木属植物秋枫木的根、树皮。

【原植物】 秋枫木 *Bischofia javanica* Bl. 又名：胡杨、红桐、茄苳树、赤木（《中国树木分类学》）。

常绿或半常绿乔木，高可达 20 m。三出复叶，革质；有长达 8～20 cm 的总叶柄；侧生小叶柄长 0.5～2 cm，顶生小叶柄长 2～5 cm；小叶片卵形、倒卵形、长椭圆形、椭圆形或稀有披针形，长 7～15 cm，宽 4～8 cm，先端急尖或短尾状渐尖，基部宽楔形或钝圆，边缘有疏锯齿；两面光滑无毛。花小，单性，雌雄异株，无花瓣；圆锥状花序腋生，雌花序较长，长达 15～27 cm；萼片 5，覆瓦状排列；雄花雄蕊 5；退化子房盾状；雌花子房 3 或 4 室，每室 2 胚珠，花柱 3，不分裂。果实不开裂，球形或略扁，淡褐色。种子长约 5 mm。花、果期全年。

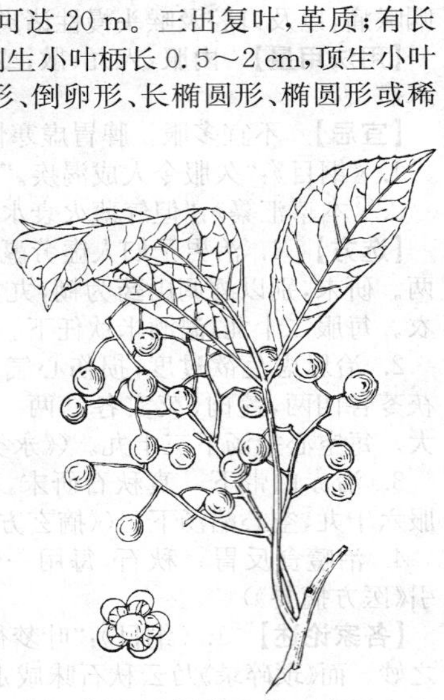
秋枫木

生于山谷阴湿的林中，多见于溪旁近水处。分布于华东、中南、西南等地。

本植物的叶（秋枫木叶）亦供药用，另设专条。

【采收加工】 7～10 月采收，鲜用，浸酒或晒干用。

【成分】 茎含甾体类：β-谷甾醇（β-sitosterol），无羁萜（friedelin），表无羁萜醇（epifriedelinol），无羁萜醇（friedelinol）及 β-谷甾醇-β-葡萄糖苷（β-sitosterol-β-glucoside）[1]。

【药性】 辛、涩，凉。

1.《广西本草选编》：“味酸、涩，性凉。”
2.《全国中草药汇编》：“味微辛、涩，性凉。”
3.《福建药物志》：“微苦、涩，平。”

【功用主治】 祛风除湿，化瘀消积。主治风湿骨痛，噎膈，反胃，痢疾。

1.《广西本草选编》：“祛风化湿。主治风湿骨痛。”
2.《全国中草药汇编》：“行气活血。”
3.《福建药物志》：“治膈食反胃。”

【用法用量】 内服：煎汤，9～15 g；或浸酒。外用：捣敷。

【选方】 1. 治风湿骨痛　秋枫木根或树皮 9～15 g，浸酒服，并用药酒外擦。（《广西本草选编》）

2. 治膈食反胃　重阳木 60 g，桑寄生、苦杏仁、白英、石菖蒲、丁葵各 15 g。水煎冲白糖少许，每日 1 剂，4 次分服。（《福建药物志》）

3533 秋牡丹根 qiū mǔ dān gēn（《浙江药用植物志》）

【基原】 为毛茛科银莲花属植物秋牡丹的根。

【原植物】 秋牡丹 *Anemone hupehensis* Lem. var. *japonica*（Thunb.）Bowles et Stearn［*A. japonica*（Thunb.）Sieb. et Zucc.］ 又名：秋芍药（《花镜》），压竹花（《植物名实图考》）。

多年生草本，高 30～80 cm。根粗长，暗褐色。基生叶为三出复叶；柄长 24～32 cm；小叶片宽卵圆形，长 5～12 cm，宽 4.5～8 cm，先端渐尖，基部截形或为浅心脏形，边缘 5～7 浅裂，并有不规则钝锯齿，齿端具尖头，两面疏生白色毛。花茎 3 歧分枝，具叶状总苞，下部的由 3 小叶所成，上部的为单叶，2、3 裂，均对生；花单生或成稀疏聚伞状花序，花重瓣，萼片 15～20 或更多，外轮绿色，边缘略带暗紫，内轮深红或淡紫红色，呈花瓣状；雄蕊多数，黄色，花丝短，细而弯曲，花药椭圆形；雌蕊心皮多数，集成球形，有细毛，柱头长方形，倾斜。瘦果聚生成球状，具白色绢状毛。花期 9～11 月，果期次年 4～5 月。

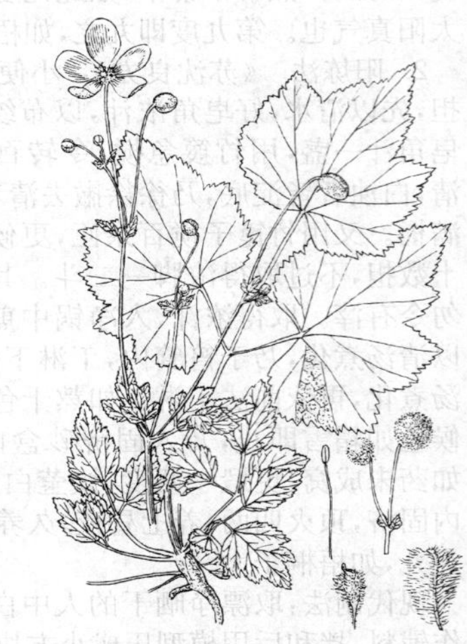
秋牡丹

生于低山或丘陵的草坡或沟边。部分地区有栽培。分布于江苏、浙江、安徽、福建、江西、广东、云南等地。

【采收加工】 7～10 月采挖，鲜用或晒干。

【药材】 秋牡丹根 *Radix Anemones Japonicae* 产于云南、四川、贵州、陕西等地。

性状　根呈长圆柱形，稍扭曲。长 10～16 cm，直径 1～1.8 cm。表面灰棕色或棕褐色，粗糙有纵纹。根头部有分枝，其上有白色绒毛及未去净的叶基。质脆易折断。断面平坦，中间可见白心。无臭，味苦微涩。

【药性】《天目山药用植物志》：“性寒，味苦，有毒。”

【功用主治】 杀虫，清热解毒。主治蛔虫病，蛲虫病，体癣，股癣，中暑发热。

1.《天目山药用植物志》:"功能下气杀虫。治小儿寸白虫、蛔虫。试治股癣、体癣、足癣等有效。"

2.《浙江药用植物志》:"杀虫,清热解毒,截疟。主治蛲虫病,蛔虫病,顽癣,白喉,疟疾,中暑。"

【用法用量】 内服:煎汤,3~9 g;或研末 0.6~1.5 g,温开水送。外用:捣汁涂或研粉外搽。

【宜忌】 孕妇慎服。

【选方】 1. 治中暑 秋牡丹根 0.6 g。捣烂,开水吞服。(《浙江药用植物志》)

2. 治白喉 秋牡丹根 3 g。捣烂,冲半杯开水,在 1 d 内频滴喉部;颈部用萝卜叶敷。(《湖南药物志》)

3534 秋枫木叶 qiū fēng mù yè (《陆川本草》)

【基原】 为大戟科重阳木属植物秋枫木 *Bischofia javanica* Bl. 的叶。

【原植物】 参见"秋枫木"条。

【采收加工】 全年均可采收,洗净,鲜用。

【药材】 秋枫木叶 *Folium Bischofiae Javanicae* 主产于山东、江苏、安徽、浙江、江西、福建、台湾、河南、湖北、湖南、广西、广东、四川、贵州及云南等地。

性状 3 小叶复叶互生;顶生小叶柄长 2~5 cm,侧生小叶柄长 0.5~2 cm;叶片近革质,棕绿色,卵形、矩圆形或椭圆状卵形,长 7~15 cm,宽 4~8 cm,先端渐尖,基部宽楔形,边缘有波状齿。气微,味微辛、涩。

【药性】 苦、涩,凉。

1.《广西本草选编》:"味酸、涩,性凉。"

2.《全国中草药汇编》:"微辛、涩,凉。"

【功用主治】 解毒散结。主治噎膈,反胃,传染性肝炎,小儿疳积,咽痛,疮疡。

1.《广西本草选编》:"消肿散结。"

2.《全国中草药汇编》:"消肿解毒。主治食道癌,胃癌,传染性肝炎,小儿疳积,肺炎,咽喉炎,外用治痈疽,疮疡。"

【用法用量】 内服:煎汤,鲜品 60~90 g;或捣汁。外用:鲜品捣敷。

【选方】 1. 治膈食反胃 重阳木鲜叶 10~15 片,猪瘦肉 60 g。水煎服。

2. 治传染性肝炎 重阳木鲜叶 10~15 片,猪瘦肉 60 g。水煎服。(1、2 方出自《福建药物志》)

3. 治肺炎 (秋枫)鲜叶 30~60 g,捣烂取汁,调蜜内服。(《全国中草药汇编》)

4. 治咽喉炎 ①重阳木鲜叶水煎漱口,含至口麻后吐掉。②重阳木鲜叶、荸荠各 30 g。捣烂绞汁服。

5. 治痈疽疮疡 重阳木鲜叶适量,用热米汤泡软,贴患处。(4、5 方出自《福建药物志》)

3535 秋海棠花 qiū hǎi táng huā (《纲目拾遗》)

【基原】 为秋海棠科秋海棠属植物秋海棠 *Begonia evansiana* Andr. 的花。

【原植物】 参见"秋海棠茎叶"条。

【采收加工】 7~10 月采收,鲜用或晒干。

【药性】 苦、酸,寒。

【功用主治】《百草镜》:"擦癣杀虫,用叶、花浸蜜,入妇人面药用。"

【用法用量】 外用:捣汁调蜜搽。

3536 秋海棠果 qiū hǎi táng guǒ (《湖南药物志》)

【基原】 为秋海棠科秋海棠属植物秋海棠 *Begonia evansiana* Andr. 的果实。

【原植物】 参见"秋海棠茎叶"条。

【采收加工】 9~10 月采果,多鲜用。

【药性】 酸、涩、微辛,凉。

【功用主治】 解毒,消肿。主治毒蛇咬伤。

【用法用量】 外用:鲜品捣敷或捣汁搽。

【选方】 治毒蛇咬伤 鲜秋海棠茎叶、果实各适量,捣烂外敷患处周围及肿处;另用金银花、鸭跖草各 30 g,野菊花 15 g,煎水当茶饮。(《安徽中草药》)

3537 秋海棠根 qiū hǎi táng gēn (《贵州民间方药集》)

【异名】 一口血(《分类草药性》),金线吊葫芦(《贵州民间方药集》),红白二丸、岩丸子(《陕西中草药》)。

【基原】 为秋海棠科秋海棠属植物秋海棠 *Begonia evansiana* Andr. 的根。

【原植物】 参见"秋海棠茎叶"条。

【采收加工】 全年均可采挖,鲜用或切片晒干。

【成分】 块茎含秋海棠皂苷(begonin)[1]。

【药性】 酸、涩,凉。

1.《湖南药物志》:"酸、涩、辛,凉。"

2.《贵州草药》:"性平,味酸、涩。"

3.《陕西中草药》:"味苦、涩、酸,性寒。"

【功用主治】 化瘀,止血,清热利湿。主治跌打损伤,吐血,咯血,衄血,刀伤出血,崩漏,血瘀经闭,月经不调,带下,淋浊,泻痢,胃痛,腹痛,咽喉肿痛。

1.《植物名实图考》:"根治妇科血症。"

2.《分类草药性》:"治吐血,跌打损伤。"

3.《湖南药物志》:"行气行血,消肿止痛,镇痉。主治瘰疬,损伤疼痛,吐血,淋浊,白浊,经闭。"

4.《贵州草药》:"活血化瘀,凉血止血。主治月家病,劳伤咳嗽。"

5.《陕西中草药》:"活血散瘀,清热,止血止痛。主治跌打损伤,吐血,衄血,胃溃疡,痢疾,肺痈,崩漏,白带。月经不调。"

6.《贵州民间方药集》:"治心悸,刀伤,喉炎。"

7.《秦岭巴山天然药物志》:"活血化瘀,清热解毒。主治肠炎,疝气,喉痛。"

【用法用量】 内服:煎汤,9~15 g;或研末,每次 3~6 g。外用:捣敷;或研末敷;或捣汁含漱。

【选方】 1. 治跌打重伤心悸,剧痛 一口血、连钱草各 3 g。捣绒冲酒服。(《贵州草药》)

2. 治肺热吐血 秋海棠 6 g,血余炭 3 g。共研细末,白茅根 30 g,煎水冲服。

3. 治血瘀经闭 秋海棠 6 g,牛膝 15 g,泽兰 12 g。煎服。(2、3 方出自《安徽中草药》)

4. 治痛经,产后出血,月经不调 一口血、见血飞、红丝毛(珍珠菜)、川芎各 6 g。水煎服。(《秦岭巴山天然药物志》)

5. 治崩漏,白带 ①红白二丸、石泽兰各 6 g。水煎服。(《陕西中草药》) ②秋海棠、椿根白皮各 9 g。煎服。(《安徽中草药》)

6. 治淋浊,白浊 白秋海棠块根末,开水送服 3 g;血尿用红秋海棠块根末,开水吞服 6 g。(《湖南药物志》)

7. 治咽喉肿痛　一口血 120 g。加冷开水 2 小碗，捣烂取汁，含漱数次。(《秦岭巴山天然药物志》)

3538 秋葡萄茎 qiū pú táo jīng (《贵州草药》)

【异名】　扁担藤(《贵州草药》)。

【基原】　为葡萄科葡萄属植物秋葡萄的茎或茎中液汁。

【原植物】　秋葡萄 *Vitis romanetii* Roman.　又名：黑葡萄(《中国高等植物图鉴》)，野葡萄(《贵州草药》)。

木质藤本。枝条粗大，幼枝紫色和叶柄密生锈色短柔毛和长腺毛。单叶互生；叶柄长 4～9 cm；叶片宽卵形或五角状卵形，长 9～20 cm，宽 8～14 cm，先端有不明显 3 浅裂或不裂，基部心形，边缘具粗齿，齿尖略呈短刺状，上面深绿色，下面淡绿色，主脉和网脉上均有棕黄色具腺的刚毛。圆锥花序与叶对生，较叶长或近等长，花序轴疏被短毛，分枝短；花小，淡黄绿色，无毛；花萼盘形，全缘；花瓣 5，上部互相合生，早落；雄蕊 5；子房上位，2 室。浆果球形，熟时黑紫色。花期 5～6 月，果期 7～8 月。

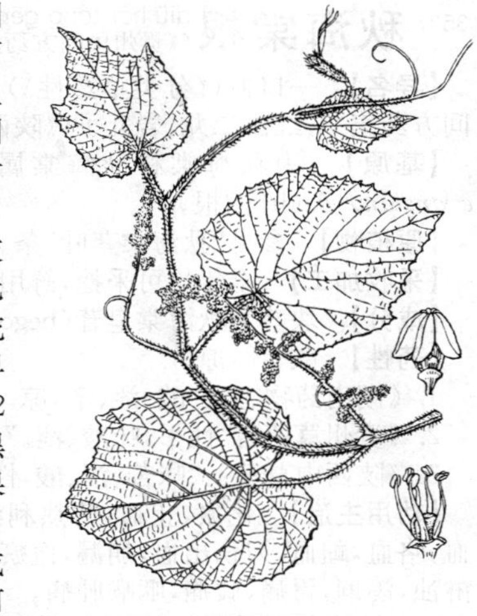

秋葡萄

生于低山灌丛中或沟边。分布于江苏、河南、湖北、湖南、陕西、甘肃。

【采收加工】　8～12 月割取茎藤，切片，晒干。或在夏、秋季生长旺盛时砍断茎藤，取液汁，鲜用。

【成分】　含鞣质(tanin)，木脂素(lignine)[1]。

【药性】　《贵州草药》："性凉，味甘、微涩。"

【功用主治】　去翳明目，止血生肌。主治翳膜遮睛，吐血，外伤出血。

1. 《贵州草药》："去翳，止血生肌。主治眼翳、刀砍斧伤。"

2. 《全国中草药汇编》："主治吐血，眼翳，跌打损伤。"

【用法用量】　外用：取茎汁点眼；或捣烂敷。内服：煎汤，15～30 g。

【选方】　1. 治眼蒙皮(眼翳)　将扁担藤去节，吹出藤内之水，用灯草点入眼内，每日数次。

2. 治刀砍斧伤　扁担藤 30 g 捶绒，先用浓茶洗净伤口，再将药包于伤处。(1、2 方出自《贵州草药》)

3539 秋海棠茎叶 qiū hái táng jīng yè (《陆川本草》)

【基原】　为秋海棠科秋海棠属植物秋海棠的茎、叶。

【原植物】　秋海棠 *Begonia evansiana* Andr.　又名：八月春、断肠花(《群芳谱》)，相思草(《漳州府志》)，断肠草(《大观录》)，大红袍(《陕西中草药》)。

多年生草本，高 60～100 cm。地下具球形块茎。茎直立粗壮，多分枝，光滑，节部膨大。叶腋间生珠芽；叶互生，叶柄长 5～12 cm；托叶披针形；叶片斜宽卵形，长 8～20 cm，宽 6～18 cm，先端尖，基部偏斜，两面生细刺毛，叶下面和叶柄部带紫红色，边缘有细尖牙齿。花单性，粉红色；雌雄同株，成腋生的叉状聚伞花序；雄花被片 4，外 2 片圆形较大，雄蕊多数，聚成头状，花丝成 1 总柄，花药黄色，雌花被片 5，在内的较小，雌蕊 1 由 3 心皮合生，子房下位，花柱 3 歧，柱头扭曲状。蒴果有 3 翅，其中 1 翅通常较大。花期 7～8 月，果期 10～11 月。

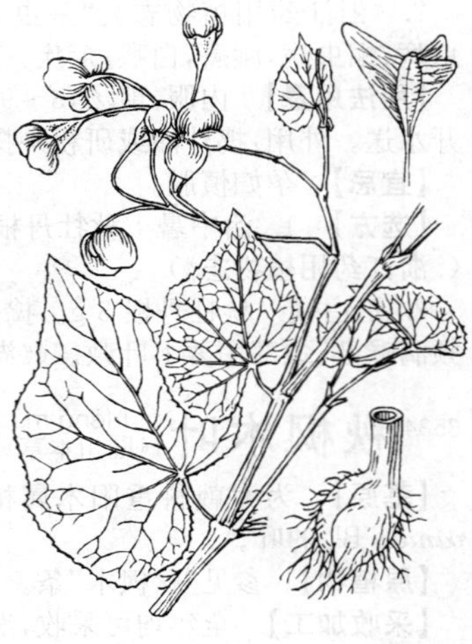

秋海棠

生于林下阴湿处，野生或栽培。分布于长江以南各地，北至河北、山东。

本植物的花(秋海棠花)、果实(秋海棠果)以及根(秋海棠根)亦供药用，另设专条。

【采收加工】　4～7 月采收茎、叶，分别切碎，晒干或鲜用。

【成分】　叶甾醇类：β-谷甾醇(β-sitosterol)，胡萝卜苷(daucosterol)，豆甾醇(stigmasterol)，豆甾醇-3-O-β-D-吡喃葡萄糖苷(stigmasterol-3-O-β-D-glucopyranoside)。又含β-香树素(β-amyrin)，5，7，4′-三羟基黄酮-6-O-β-D-吡喃葡萄糖苷(5，7，4′-trihydroxyflavone-6-O-β-D-glucopyranoside)[1]。

【药性】　酸、辛，微寒。

【功用主治】　解毒消肿，散瘀止痛。主治咽喉肿痛，疮痈溃疡，毒蛇咬伤，风湿痹痛，跌打瘀痛，皮癣。

1. 《药性考》："捣汁治咽喉痛。"

2. 《百草镜》："擦癣杀虫，用叶、花浸蜜，入妇人面药用。"

3. 《安徽中草药》："活血散瘀，凉血除湿，消肿止痛。"

4. 《贵州民间方药集》："叶治癣、疥。"

【用法用量】　外用：鲜品捣敷或绞汁含漱。

【选方】　1. 治跌打损伤疼痛　鲜秋海棠茎叶加甜米酒各适量，捣烂外敷痛处。(《安徽中草药》)

2. 治风湿痹痛　秋海棠 10 g，骨碎补 15 g，桑寄生 30 g，大血藤 30 g，虎耳草 12 g。水煎服。(《四川中药志》1979 年版)

3540 重阳木 chóng yáng mù (《全国中草药汇编》)

【基原】　为大戟科重阳木属植物重阳木的根、树皮。

【原植物】　重阳木 *Bischofia polycarpa* (Lévl.) Airy-Shaw [*B. racemasa* Cheng et Chu]

落叶乔木，高可达二十余米。全株光滑，树皮灰褐色，有裂纹。掌状复叶，小叶 3；总叶柄长 6～10 cm，侧生小叶柄长 0.5～2 cm，顶生小叶柄长 2～5 cm；小叶近圆形或广椭圆形，长 5～12 cm，宽 3.5～6.5 cm，先端尾状短尖或急尖，基部钝圆或微心形，边缘锯齿较密；两面无毛。花小，雌雄异株，淡绿色，排列成腋生的总状花序；雄花雄蕊 5，退化子房盾状；雌花具粗壮花梗，萼片有膜质边缘，早落，子房 3 室或

4室，每室有胚珠2，花柱不分裂。果实球形或略扁，蓝紫色。种子小，长圆形，先端尖，有光泽。花期4～5月，果期7～8月。

生于低山或平地的林中及河谷沟边。分布于江苏、浙江、江西、湖北、广东、广西、四川、贵州、云南等地。

本植物的叶（重阳木叶）亦供药用，另设专条。

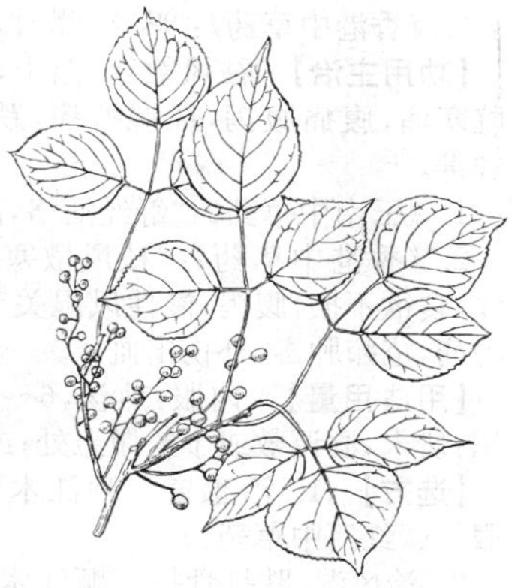

重阳木

【采收加工】 全年均可采收，浸酒或晒干用。

【药性】 辛、涩，凉。

【功用主治】 理气活血，解毒消肿。主治风湿痹痛，痢疾。

1.《广西民族药简编》："治痢疾。"

2.《秦岭巴山天然药物志》："行气活血，消肿解毒。主治风湿骨痛。"

【用法用量】 内服：煎汤，9～15 g；或浸酒。外用：捣敷；或浸酒擦。

【选方】 治风湿骨痛　重阳木根或树皮9～15 g，浸酒服，并用药酒外擦。（《秦岭巴山天然药物志》）

3541 重唇鱼 chóng chún yú（《食物本草》）

【异名】 似鲅鲋鱼（《鱼类分类学》），唇鲋（《黑龙江流域鱼类》），真口鱼、于哥、土风鱼（《中国经济动物志》），重口鱼（《中国药用动物志》）。

【基原】 为鲤科鲋属动物鲅鲋的全体。

【原动物】 鲅鲋 *Hemibarbus labeo*（Pallas）

体较长，稍侧扁，头长，吻钝而圆，眼大，侧上位，长于头侧中轴之上。口下位，呈马蹄形，唇发达，肉质，下唇两侧叶宽厚，一般具皱褶，唇后沟中断，间距甚窄。颌须一对，略短于眼径。下咽齿3行。侧线完全，前端微弯，鳞中等大。背鳍3，7，具有一光滑硬刺，其起点稍近于吻端。臀鳍3，6。体背灰褐色，腹部白色；幼鱼体侧有黑色斑点。

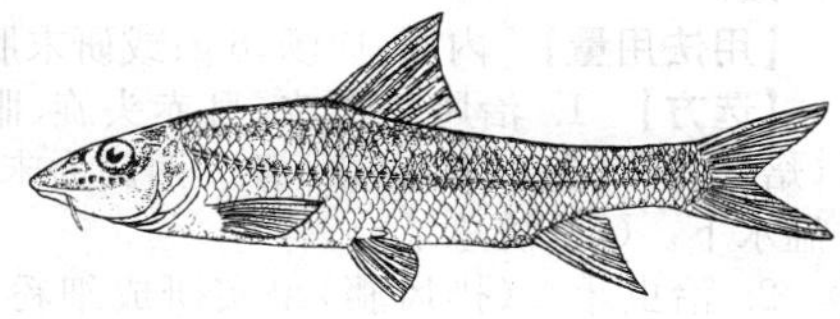

鲅　鲋

多栖息于水流湍急的河流中。以水生昆虫的幼虫为食；也食软体动物中的淡水壳菜等。2龄开始性成熟。4～6月产卵。

分布于长江流域的岷江、嘉陵江，黑龙江流域各水系中。

【采收加工】 四季均可捕捞，捕杀后，除去鳞片及内脏，洗净，鲜用或晒干。

【成分】 全鱼含甘油酯：主要为三酰甘油（triglyceride）；脂肪酸：棕榈酸（palmitic acid），十六碳烯酸（hexadecenoic acid），十八碳烯酸（octadecenoic acid），肉豆蔻酸（myristic acid），十八碳二烯酸（octadecadienoic acid）。又含胆甾醇（cholesterol），磷脂（phospholipid）[1]，硅酮（silicone）[2]。

【药性】 姚可成《食物本草》："味甘，无毒。"

【功用主治】 祛风湿，强筋骨，利小便。主治水肿，小便不利，腰膝酸痛，行动艰难。

1. 姚可成《食物本草》："治十年腰脊疼痛，腿膝酸麻，不能行动。"

2.《中国动物药》："补气利水，祛风湿，强筋骨。"

【用法用量】 内服：煮食，100～200 g。

【选方】 1. 治水肿、小便不利　重唇鱼2条，茶叶15 g，白茅根50 g。水煎熟，食肉饮汁。每日服2次。

2. 治腰膝酸痛　重唇鱼2条，狗脊15 g，杜仲15 g。水煎服，食肉饮汁。每日服2次。（1、2方出自《中国动物药》）

3542 重阳木叶 chóng yáng mù yè（《全国中草药汇编》）

【基原】 为大戟科重阳木属植物重阳木 *Bischofia polycarpa*（Lévl.）Airy-Shaw 的叶。

【原植物】 参见"重阳木"条。

【采收加工】 4～7月采摘，鲜用。

【功用主治】《秦岭巴山天然药物志》："治食管癌，胃癌，传染性肝炎，小儿疳积，肺炎，咽喉炎，痘痈，疮疡。"

【用法用量】 内服：煎汤，鲜品60～90 g；或捣汁。外用：鲜品捣敷。

【选方】 1. 治食管癌，胃癌　重阳木鲜叶60～90 g，肥肉60 g。炖服，连服30剂。

2. 治传染性肝炎　重阳木鲜叶60 g，合欢皮15 g，积雪草30 g，冰糖15 g。水煎服。

3. 治肺炎　重阳木鲜叶30～60 g，捣烂取汁，调蜜内服。

4. 治咽喉炎　重阳木鲜叶、荸荠各30 g。捣烂取汁内服。

5. 治痈疮肿痛，无名肿毒　重阳木鲜叶，捣烂外敷患处。（1～5方出自《秦岭巴山天然药物志》）

3543 复叶耳蕨 fù yè ěr jué（《中国药用孢子植物》）

【基原】 为鳞毛蕨科复叶耳蕨属植物刺头复叶耳蕨的根茎。

【原植物】 刺头复叶耳蕨 *Arachniodes exilis*（Hance）Ching［*Aspidium exile* Hance］

植株高30～90 cm。根茎长而横生，密被棕色、钻状鳞片。叶远生或近生；叶柄长15～50 cm，禾秆色，连同叶轴和羽轴常被棕色、线状钻形小鳞片；叶片纸质，三角形或卵状三角形，长20～35 cm，宽约20 cm，先端狭缩成尾状渐尖，三回羽状；羽片5～8对，斜向上，有柄，基部1对最大，卵状三角形，长15～20 cm，宽7～10 cm，其基部下侧1片小羽片特长，并为一回羽状，长8～10 cm，其余向上各对逐渐缩狭；小羽片长圆形，先端锐尖，基部

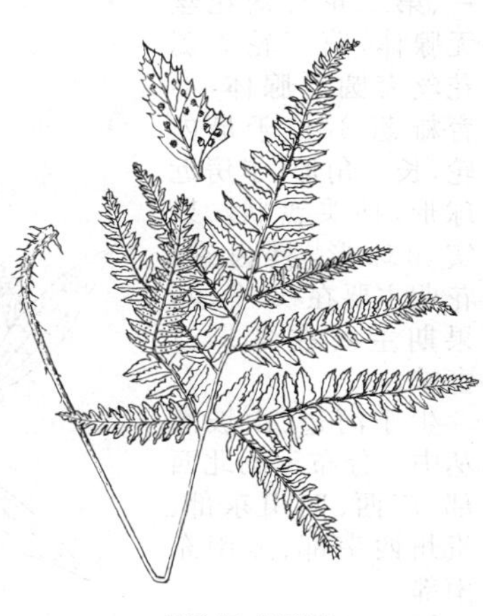

刺头复叶耳蕨

上侧略呈耳状突起或为分离的耳片，边缘浅裂或具长芒刺状锯齿，上面光滑，下面沿中脉疏生棕色小鳞片；叶脉羽状，侧脉2～4叉。孢子囊群圆形，背生于小脉顶端，位于中脉与叶边中央；囊群盖圆肾形，早落。

生于山坡林下溪沟边或路旁。分布于长江流域以南地区及山东、河南等地。

【采收加工】 全年均可采挖，鲜用或晒干。

【成分】 根茎含异绵马素(isoaspidin)BB、AB[1]。

【药理】 1. 抗生育作用　复叶耳蕨甲醇提取液分别于小鼠妊娠6～7 d、10～11 d、15～16 d腹腔注射0.8 g/kg或1.6～2.4 g/kg，连续3 d，可终止小鼠的早、中、晚期妊娠。早、中期妊娠胚胎退化后，在子宫腔内逐渐被吸收，晚期妊娠大部分在第一次或第二次用药后即将全部仔胎连同完整的胎盘排出。组织切片检查表明小鼠的子宫蜕膜组织受损，蜕膜反应被抑制。其作用具备作用于蜕膜和绒毛及发动宫缩两方面，导致妊娠组织坏死，并且由宫腔排出[1]。

2. 收缩子宫作用　复叶耳蕨水煎剂(含生药10^{-6}～10^{-4} g/ml)和甲醇提取物(含生药10^{-6}～10^{-5} g/ml)能使正常未孕小鼠及妊娠10～11 d小鼠离体子宫的节律性收缩明显增强，部分肌张力增加，但一般不易引起子宫强直性收缩[1]。

【药性】 微苦、涩，凉。

【功用主治】 清热收敛。主治痢疾，烫伤。

【用法用量】 内服：煎汤，15～30 g。外用：研末调敷。

【宜忌】 本品久服可致宫寒不孕。

【选方】 治汤火伤　复叶耳蕨(适量)。晒干，研末，菜油调涂。

3544 顺江木 shùn jiāng mù (《云南中草药》)

【基原】 为樟科樟属植物狭叶阴香的根、叶或树皮。

【原植物】 狭叶阴香 *Cinnamomum burmannii* (C. G. et Th. Nees) Bl. f. *heyneanum* (Nees) H. W. Li [*C. burmannii* (C. G. et Th. Nees) Bl. var. *angustifolium* (Hemsl.) Allen]

乔木，高达10 m。树皮光滑，灰褐色至黑褐色；枝条纤细，绿色或褐绿色。叶互生或近对生；叶片稍革质，线状披针形或披针形，有时为线形，长4～15 cm，宽0.7～4 cm，上面绿色，光亮，下面粉绿色，具离基三出脉。圆锥花序腋生或近顶生，最末分枝为3花的聚伞花序；花小，绿白色；花被筒短小，倒锥形，花被裂片6，长圆状卵形，先端锐尖；能育雄蕊9，三轮排列，第一、第二轮雄蕊花丝无腺体，第三轮雄蕊花丝有圆形腺体，不育雄蕊3，位于最内轮，长三角形；子房近球形，柱头盘状。果实卵球形，具齿裂。花期主要在秋、冬季，果期主要在冬末或春季。

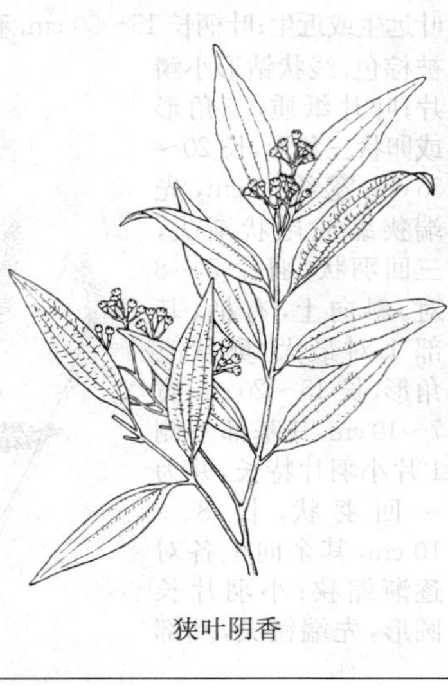

狭叶阴香

生于河边、山坡灌丛中。分布于湖北西部、广西、四川东部、贵州西南部、云南东南部。

【采收加工】 全年均可采。根切片晒干；叶鲜用或阴干。

【药性】 辛，温。

1.《云南中草药》："辛，温。"

2.《香港中草药》："味辛、微甘，性温，气香。"

【功用主治】 祛风散寒，温中，活络。主治风寒感冒，胃脘寒痛，腹痛腹泻，风湿痹痛，跌打损伤，外伤出血，疮疖肿毒。

1.《云南中草药》："舒经活络，散寒止痛。"

2.《香港中草药》："祛风散寒，温中止痛。主治寒性胃痛，食欲不振，腹泻；慢性风湿关节痛，腰腿痛；外用治跌打肿痛，疮疖肿毒，外伤出血。"

【用法用量】 内服：煎汤，6～10 g；研末，1.5～3 g。外用：研末，酒调敷或干粉撒患处；或煎水洗。

【选方】 1. 治感冒　顺江木干叶9 g，细木通9 g。煎服。(《红河中草药》)

2. 治风湿，跌打骨折　顺江木根9 g，泡酒服或水煎服；叶煎水外洗，或捣细用酒调敷患处。(《云南中草药》)

3545 鬼目 guǐ mù (《别录》)

【异名】 来甘(《别录》)，白草子(《本草经集注》)，排风子(《圣济总录》)，毛藤果(《百草镜》)。

【基原】 为茄科茄属植物白英 *Solanum lyratum* Thunb. 的果实。

【原植物】 参见"白毛藤"条。

【采收加工】 9～11月果实成熟时采收。

【成分】 含咖啡酸(caffeic acid)，香草酸(vanillil acid)[1]。

【药性】《别录》："酸，平，无毒。"

【功用主治】 明目，止痛。主治眼花目赤，迎风流泪，翳障，牙痛。

1.《别录》："明目。"

2.《四川中药志》1960年版："治虫牙。"

3.《重庆草药》："治眼雾，见风流泪，白雾遮瞳及痘风眼。"

【用法用量】 内服：煎汤，6 g；或研末服。外用：研末涂。

【选方】 1. 治风热上攻，目赤头旋，眼花面肿　排风子(焙)、甘草(炙)、菊花(焙)各一两。为末。每服二钱，卧时温水下。(《圣济总录》)

2. 治虫牙　(排风藤)果实研成细粉，放在烧红的瓦片上，再滴酒少许，趁热以酒漏斗罩着熏牙患处。(《四川中药志》1960年版)

3546 鬼笔 guǐ bǐ (《本草拾遗》)

【异名】 朝生暮落花、狗溺台(《本草拾遗》)。

【基原】 为鬼笔科鬼笔属植物细皱鬼笔的子实体。

【原植物】 细皱鬼笔 *Phallus rugulosus* Fisch.

子实体发生之初，为卵圆形，长径约2 cm，白色柔软，有弹力，内部发达时，则外皮破裂，抽出条柄，高10～15 cm。全体极软，头部的菌盖呈钟状，朱红色，有细微的皱纹，表面有黏液，发恶臭；柄的上部淡红色，下半部白色。

生于竹林等阴湿地处。分布于安徽、山东、河北、江西等省。

【采收加工】 春、夏季采收，鲜用或晒干。

【功用主治】 1.《本草拾遗》："主恶疮、疽、䘌、疥、痈、蚁瘘等，并日干，末，和油涂之。”

2.《纲目》：“研末，敷下疳疮。”

3547 鬼盖 guǐ gài（《别录》）

【异名】 朝菌（《庄子》），地盖（《别录》），鬼伞，朝生（《本草经集注》），鬼屋（《本草拾遗》），鬼菌（《广菌谱》），朝生地盖、一夜茸（《中国药用孢子植物》）。

【基原】 为伞菌科鬼伞属真菌墨汁鬼伞、粪鬼伞等的子实体。

【原植物】 1. 墨汁鬼伞 *Coprinus atramentarius*（Bull.）Fr. 又名：柳树蘑（《中国食用菌志》）。

菌盖宽 2～8 cm，初卵形且完整，后则不规则撕裂，盖表具丝光质纤毛，白色，见阳光后不久即变成灰黑色，由盖缘而中央。菌肉薄，菌褶离生，初白色，后随孢子的成熟和组织融解，与菌盖同时自溶成墨汁状。柄等粗而细长，基部稍膨大，灰褐色，中空，易折。担孢子黑褐色，椭圆形，(7～12)μm×(4～6)μm。

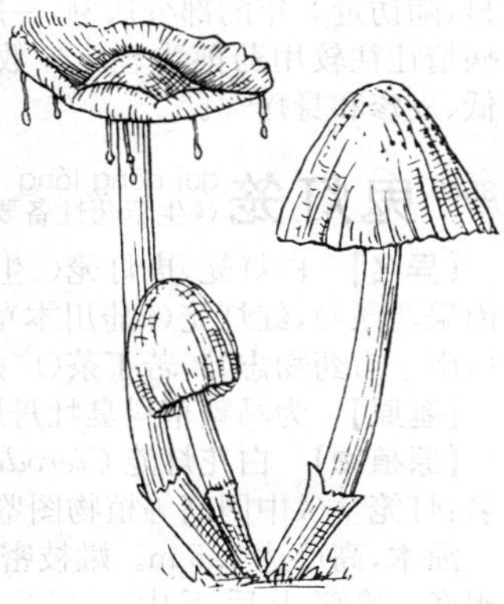

墨汁鬼伞

春、夏至秋季常丛生于道旁、林缘或草地。分布于华北、东北、华东、中南及陕西、青海、新疆等地。

2. 粪鬼伞 *C. sterquillinus* Fr.

菌盖宽 2.5～8 cm。圆锥形，渐平展。纯白色，后呈灰色，中央具浅褐色鳞片。棱纹明显。菌肉极薄，后期与菌褶均呈黑色，褶片离生。菌柄长5～18 cm，粗 0.5～0.6 cm，白色，伤后变污。柄基膨大，上部有膜质菌环，易脱落，但柄部多有残痕相系。孢子黑褐色，椭圆形，(18～24)μm×(10～13)μm。

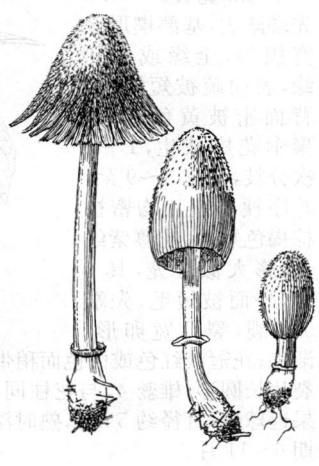

粪鬼伞

散生或群生于粪堆上。春、秋季常见。分布于河北、江苏、山东、陕西。

【采收加工】 4～10 月采收，采后洗净，立即煮熟，晒干。不可鲜晒，否则子实体潮解成墨汁。

【药材】 鬼盖 *Fructificatio Coprini* 墨汁鬼伞产于全国各地；粪鬼伞产于河北、陕西、山东、江苏、湖北、广西、云南等地。

性状 墨汁鬼伞 菌盖卵形或钟形，直径 4～11 cm，灰褐色或污褐色，中部具细小鳞片，边缘灰紫色或黑色，开裂呈不规则花瓣状。菌肉薄，类白色或黄白色。菌褶密，不等长，白色。菌柄长可达 20 cm，直径约 2 cm，污白色，下部有时可见菌托。气香，味特异；有毒。

粪鬼伞 菌盖短圆柱形、圆锥形或平展，直径 2.5～8 cm，白色或灰色，中部浅褐色，表面有鳞片，边缘具灰褐色或黑色棱纹。菌肉薄，白色。菌褶白色、粉红色或黑色。菌柄长 5～18 cm，直径 5～6 mm，基部膨大，白色或污色。菌环窄，膜质，类白色，常留在菌柄基部。气香，味特异。

【成分】 墨汁鬼伞含硒，锌[1]，镁，钙等[2]。尚含尿素(urea)[3]，植物凝集素(phytolectins)[4]。

【药性】 甘，平，小毒。

1.《别录》：“味甘，平，无毒。”

2.《本草拾遗》：“有小毒。”

3. 刘波《中国药用真菌》：“性寒，味甘。”

【功用主治】 益肠胃，化痰理气，解毒消肿。主治食欲不振，咳嗽吐痰，小儿痫病，气滞胀痛，疔肿疮疡。

1.《别录》：“主小儿寒热痫。”

2.《本草拾遗》：“和醋敷肿毒，马脊肿人，恶疮。”

3.《纲目》：“烧灰治疔肿，以针刺破四边，纳灰入内，经宿出根。”

4. 刘波《中国药用真菌》：“益肠胃，化痰理气，解毒，消肿。”

5.《中国药用孢子植物》：“治消化不良，无名肿毒和其他疮疽。”

【用法用量】 内服：煎汤，3～9 g；鲜品 15～30 g；或入丸、散。外用：研末调敷。

【宜忌】 不宜与酒、鸡肉同食。

刘波《中国药用真菌》：“饮酒时食用可能引起中毒。”

3548 鬼毛针 guǐ máo zhēn（刘波《中国药用真菌图鉴》）

【异名】 茶褐小皮伞（《中国药用真菌图鉴》）。

【基原】 为白蘑科小皮伞属真菌安络小皮伞的菌索。

【原植物】 安络小皮伞 *Marasmius androsaceus*（L. ex Fr.）Fr. 又名：点地梅小皮伞（《吉林省有用有害真菌》）。

子实体小型，菌盖宽 5～15 cm。初期半球形，后平展，中央凹陷，具放射状条纹，灰褐色、茶褐色、红褐色至深紫褐色，中央色深，成熟时色浅。菌肉白色，薄。菌褶白色，直生，不等长，稀疏。菌柄细长，光滑，长 0.3～4 cm，直径约1 mm，脆骨质，黑褐色至黑色，上部淡黄色，生在基物上的根比生在菌索上的柄短。根状菌索特别发达，脆骨质，栗黑色至黑色，顶端色浅，为淡黄色，光滑，直径 0.5～1 mm，长可达 150 cm，分枝或不分枝。孢子近卵形，无色，透明，(7.9～9)μm×(3～4.5)μm。

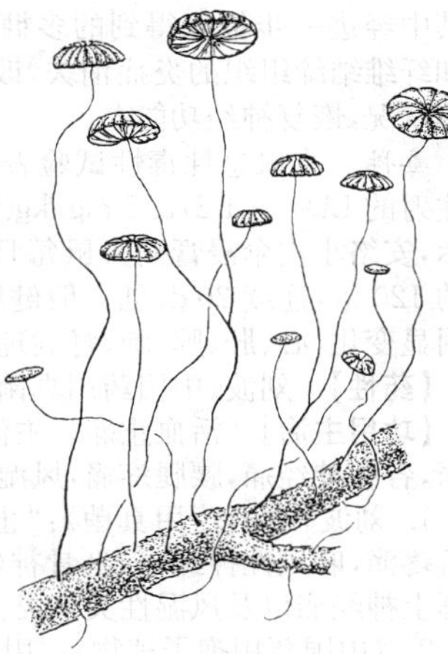

安络小皮伞

生于林下枯枝落叶上。分布于吉林、湖南、云南等地。

【栽培】 生物学特性 子实体群生或散生，在 6～8 月气温为 22～26 ℃时生长旺盛。子实体和根状菌索皆需较高的湿度。完全黑暗的条件下，只适于菌丝体生长，不能形成子实体和菌索。

繁殖方法　培养斜面菌种时的培养基组成：麦麸 10%，蔗糖或麦芽糖 2%，磷酸二氢钾 0.15%，硫酸镁 0.05%，琼脂 2%，pH5～6。菌种转接在培养基上，在23～25 ℃条件下培养 10 d 即可获得白色菌丝。

固体培养　用麦麸 70%～75%，稻壳 25%～30%配制而成。配料用水拌和，以手握紧、指缝间有水渗出而不滴下为宜。然后装瓶，进行常温灭菌。灭菌后即可接种。在 23～25 ℃温室中培养。20 h 后，菌丝开始萌发，40～50 d 全瓶长满白色菌丝体。这时，可打开瓶盖，加强通气。待菌丝表面变成褐黑色时，给以散射光使其长出根状菌索。取出根状菌索，在 60～80 ℃条件下烘干。也可用液体深层发酵法生产菌索，既可扩大药源，又可得到提纯药物，制成片剂。

培养基配方为：葡萄糖 3%，玉米浆 0.5%，硫酸镁 0.05%，磷酸二氢钾 0.1%，碳酸钙 0.4%，酵母汁 0.2%，pH5～8。适温为 22～26 ℃，最适宜的 pH 4.5～6。

【采收加工】　7～10 月采收菌索，晒干。

【成分】　安络小皮伞菌丝、菌索含甘露醇（mannitol），胆甾醇乙酸酯（cholesteryl acetate），甘氨酸，天冬氨酸，苏氨酸，缬氨酸[1]，β-谷甾醇（β-sitosterol），棕榈酸（palmitic acid），二十八碳酸（octacosanoic acid），对羟基桂皮酸（*p*-hydroxycinnamic acid）及小麦黄素（tricin）[2]，腐殖酸（humic acid）[3]，多糖（polysaccheride B_3）[4，5]。

【药理】　对中枢神经系统的作用　安络小皮伞浸膏剂 24 g/kg 小鼠灌胃给药有非常显著的抗电休克作用[1]。安络小皮伞菌丝体水提醇沉物（ANA）的镇痛作用起效慢、时效长，并呈量效关系。小鼠每日腹腔注射 100 mg/kg，连续 4 d，其显著性药效出现于第三日，持续 8 d。ANA 中分子量小于 1 万的多肽可能同镇痛有关[2]。安络小皮伞中羟基桂皮酸成分腹腔注射，小鼠扭体法也证明具有镇痛作用。并能对抗苯异丙胺而显示镇静作用[3]。从安络小皮伞中提取的粗多糖，含葡萄糖、甘露糖和果糖，纯化后得六个级分，其中经进一步提取得到的多糖 B_1 和 B_2，能促进神经组织和纤维结缔组织的炎症消失，改善局部血液循环和组织营养状况，恢复神经功能[4]。

毒性　小鼠急性毒性试验表明：对羟基肉桂酸小鼠腹腔注射的 LD_{50} 为 1 273.5 mg/kg[3]。亚急性毒性试验结果显示，安络小皮伞浸膏剂大鼠每日灌胃给药量为成人口服量的 120 倍，连续 20 d，见一般健康状况良好，外观和活动无明显变化，心、肝、脾、肺、肾病理学检查未见明显病损[1]。

【药性】　刘波《中国药用真菌》："性温，味微苦。"

【功用主治】　活血止痛。主治跌打损伤，骨折疼痛，偏头痛，各种神经痛，腰腿疼痛，风湿痹痛。

1. 刘波《中国药用真菌》："止痛，消炎。治跌打损伤，骨折疼痛，麻风性神经痛，坐骨神经痛，三叉神经痛，偏头痛，眶上神经痛以及风湿性关节炎。"

2.《中国药用孢子植物》："用于麻风性神经痛，面神经麻痹，面肌痉挛，腰肌劳损。"

【用法用量】　内服：煎汤，5～15 g；或浸酒、研末。

【选方】　治麻风病关节痛　将鬼毛针焙干，研成细粉，少量白酒兑服，每次 0.5 g，每日 2 次。（《全国中草药汇编》）

【临床报道】　1. 治疗三叉神经痛、坐骨神经痛、偏头痛、风湿性关节炎等　用安络小皮伞菌发酵培养，提取制成安络痛胶囊（每粒含安络痛浸膏 100 mg），每次 1～2 粒，每日 3～4 次，或药酒（30 g 干菌丝以 50 度米酒 500 g 浸泡而成），每日 10～20 ml，20 d 为 1 个疗程。共治多种类型神经痛、神经炎、风湿性关节炎等共 503 例，总有效率84.3%。其中治愈 95 例，显效 158 例，有效 171 例，无效 79 例。本品止痛起效较缓慢，但维持止痛时间较长，少数患者有轻微头晕，过敏性皮疹等[1]。

2. 治疗类风湿关节炎　采用鬼毛针酒剂（将鬼毛针菌丝，包括固体培养基在内，低温干燥，以 50 度米酒浸泡 15 d 后，滤得药液，使其每 1 ml 含上述干燥品 0.2 g）口服治疗，每日 3 次，每次 10～15 ml，10～12 d 为 1 个疗程，一般连服 6 个疗程。治疗类风湿关节炎 92 例，有效率为 73.9%，其中优 4 例，良 15 例，好转 49 例。疗效出现时间在 3～5 d 或 1～2 星期或更长，而一般多在 1～2 星期。近期疗效明显，随访近 2 年的部分病例，一般疗效尚稳定；也有复发，但病情往往较用药前为轻。少数病例可出现血色素轻度降低、皮疹和身痒[2]。

3549 鬼灯笼 guǐ dēng lóng 《生草药性备要》

【异名】　白灯笼、虎灯笼（《生草药性备要》），苦灯笼（《岭南采药录》），红灯笼（《陆川本草》），红花路边青、夜鬼灯笼（《南宁市药物志》），苦丁茶（广州空军《常用中草药手册》）。

【基原】　为马鞭草科臭牡丹属植物白花灯笼的茎、叶。

【原植物】　白花灯笼 *Clerodendrum fortunatum* L.　又名：灯笼草（《中国高等植物图鉴》）。

灌木，高可达 2.5 m。嫩枝密被黄褐色短柔毛，小枝暗棕褐色，髓部干后不中空。单叶对生；叶柄长 0.5～3 cm，密被黄褐色短柔毛；叶片纸质，长椭圆形、椭圆状披针形或倒卵状披针形，长 5～17 cm，宽 1.5～5 cm，先端渐尖，基部楔形至宽楔形，全缘或波状缘，表面疏被短柔毛，背面密被黄色腺点。聚伞花序腋生，1～3 次分歧，有花 3～9 朵，花序梗与苞片均密被棕褐色短毛；花萼紫红色，膨大似灯笼，具 5 棱，外面被短毛，先端 5 深裂，裂片宽卵形，渐尖；花冠淡红色或白色而稍带紫色，外面被毛，先端 5 裂，裂片长圆形；雄蕊 4，与花柱同伸出花冠外；柱头 2 裂。核果近球形，直径约 5 mm，熟时深蓝绿色，藏于宿萼内。花果期 6～11 月。

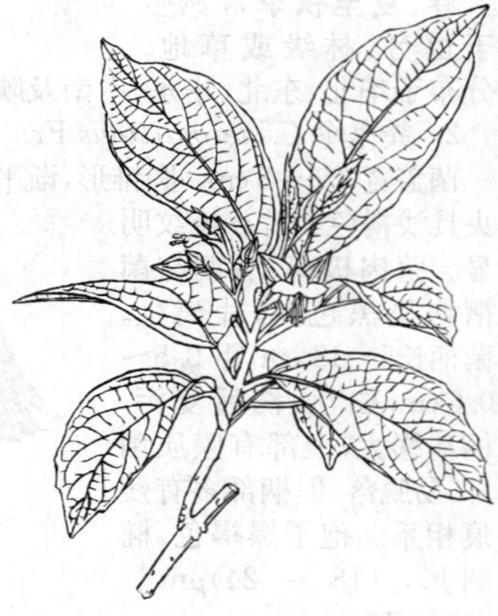

白花灯笼

生于海拔 1 000 m 以下的山坡、丘陵、村旁、路边及旷野。分布于福建、江西南部和广东、广西等地。

本植物的根或根皮（鬼灯笼根）亦供药用，另设专条。

【采收加工】　6～10 月采收，切段，晒干或鲜用。

【药材】　鬼灯笼 *Caulis et Folium Clerodendri Fortunati* 主产于广西、广东等地。

性状　茎枝圆柱形或近方柱形，老枝表面淡灰棕色、粗糙，有纵沟及凸起的圆形皮孔，幼枝棕绿色，密被短柔毛。叶对生，皱缩，易破碎，完整者展平后呈矩圆形至矩圆状披针形，先端渐尖，基部楔形，全缘或略呈波状，上面墨绿色，下面灰绿色；叶柄密被短柔毛。叶腋处常见残留数个花萼，形似灯笼并有五棱角。花冠白色，萼蓝紫色。气微，味微苦。

【成分】 鬼灯笼含有赪桐烯醇（clerodol），赪桐二醇烯酮（clerodolone），赪桐酮（clerodone），赪桐甾醇（clerosterol），甾醇（sterol）[1]。

【药性】《福建药物志》："微苦，凉。"

【功用主治】《福建药物志》："止咳利咽，清热止痛。治咳嗽，咽喉炎，肺结核潮热，胃痛，疝气，跌打损伤，疔，疖。"

【用法用量】 内服：煎汤，15～30 g。外用：捣敷。

3550 鬼羽箭 guǐ yǔ jiàn（《生草药性备要》）

【异名】 幼克草、克草（《南宁市药物志》），黑骨草、羽箭（《广东中药》），羽箭草（《全国中草药汇编》）。

【基原】 为玄参科黑草属植物黑草的全草。

【原植物】 黑草 *Buchnera cruciatas* Hamilt.

一年生直立草本，干时黑色，高 15～50 cm。全株被弯曲短毛。茎有时上部分枝。基生叶莲座状，叶片倒卵形，长1～3 cm；茎生叶下部的对生，长圆形，长2～5 cm，宽 3～5 mm，无柄，上部的有时互生，狭披针形至条形，全缘，偶有齿。穗状花序圆柱状而略带四棱形，着生于茎或分枝的顶端，长 1～4.5 cm，花密集，无梗；苞片卵形，先端渐尖；花萼下有 1 对钻状小苞片，花萼与苞片等长，筒状，短 5 裂，被柔毛；花冠蓝紫色，狭筒状，多少具棱，稍弯曲，喉部收缩，外被柔毛，花冠裂片倒卵形或倒披针形；雄蕊 4，内藏，花药 1 室，先端具短尖；子房卵形。蒴果近圆柱形，室背 2 裂，果瓣硬厚。种子多数，三角状卵形或椭圆形，具多少螺旋状的条纹。花果期 4 月至次年 1 月。

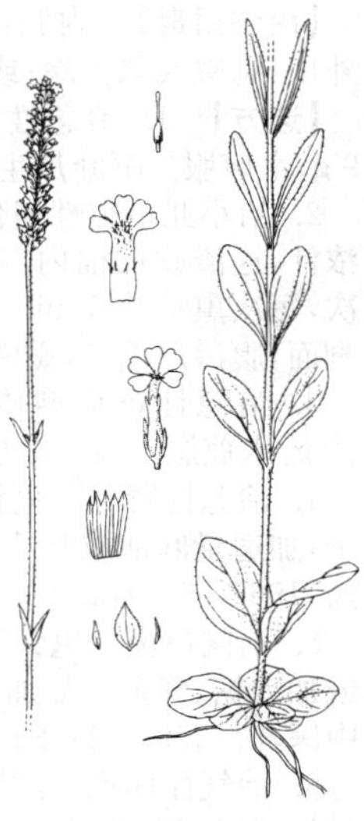

黑　草

生于旷野、山坡及疏林中。分布于福建、江西、中南、贵州、云南等地。

【采收加工】 8～10 月采收，鲜用或晒至半干，收回堆放，用麻布包盖覆，焖两日，晒干。

【药材】 鬼羽箭 *Herba Buchnerae Cruciatae* 主产于云南、广西、广东。

性状　全草呈黑色或黑褐色，稍被白毛。茎中空。根生叶卵形或倒卵形，茎生叶线形。顶端多具花序或果序。气微，味微苦。

【药性】《广西中药志》："味淡，微苦，性凉，无毒。"

【功用主治】 清热解毒，凉血止血。主治流行性感冒，中暑腹痛，身发斑痧，伤寒，癫痫，皮肤风毒肿痛。

1.《生草药性备要》："治血箭，祛癫痫。"

2.《广西中药志》："清热解毒，去痧气。治斑毒，夹色伤寒，皮肤风毒肿痛。"

3.《广东中药》："清热祛邪。治斑痧症。"

4.《全国中草药汇编》："清热解暑。治流行性感冒，中暑腹痛，蛛网膜下腔出血，荨麻疹。"

5.《福建药物志》："解暑清热。主治中暑发痧，小儿疳热，血箭。"

【用法用量】 内服：煎汤 10～15 g。外用：鲜品捣敷。

【宜忌】《广西中药志》："体虚寒及孕妇忌服。"

3551 鬼针草 guǐ zhēn cǎo（《本草拾遗》）

【异名】 鬼钗草（《本草拾遗》），鬼黄花（《福建民间草药》），盲肠草、跳虱草〔《福建中医杂志》1959，(3)：9〕，引线包、针包草、一把针（《浙江民间草药》），粘花衣、鬼菊、粘身草（《闽东本草》），小鬼针（《江苏药材志》），刺针草（《全国中草药汇编》）。

【基原】 为菊科鬼针属植物鬼针草的全草。

【原植物】 鬼针草 *Bidens bipinnata* L.　又名：鬼骨针（《江苏植物志》），婆婆针（《中国植物志》）。

一年生草本，高 50～100 cm。茎中部叶和下部叶对生；柄长 2～6 cm；叶片长 5～14 cm，二回羽状深裂，裂片再次羽状分裂，小裂片三角状或菱状披针形，先端尖或渐尖，边缘具不规则细齿或钝齿，两面略有短毛；上部叶互生，羽状分裂。头状花序；总花梗长 2～10 cm；总苞片条状椭圆形，先端尖或钝，被细短毛；舌状花黄色，通常有 1～3 朵不发育；筒状花黄色，发育，裂片 5。瘦果条形，具 3、4 棱，有短毛；先端冠毛芒状，3、4 枚。花期 8～9 月，果期 9～11 月。

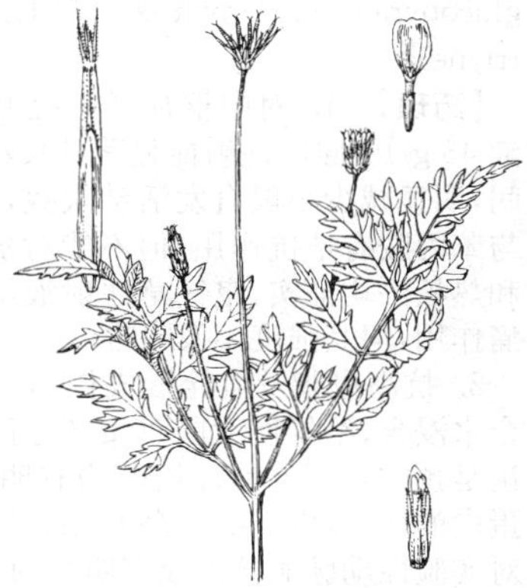

鬼 针 草

生于路边、荒野或住宅附近。全国广布。

【栽培】 生物学特性　喜温暖湿润、阳光充足的气候。以疏松肥沃、富含腐殖质的砂质壤土、黏壤土栽培为宜。

繁殖方法　种子繁殖。11 月果实成熟，割回全草，晒干，脱粒，扬净，备用。3～4 月穴播，按行株距 33 cm×24 cm 开穴，穴深 3～4 cm，播后覆土。温度在 18～21 ℃，有一定湿度的条件下，经 10～15 d 出苗。

田间管理　苗高 6～8 cm 时间苗、补苗，每穴留苗 3～4 株；并进行松土除草、追施人粪尿。生长旺盛时再施 1 次人畜粪肥。

【采收加工】 8～9 月开花盛期，收割地上部分，鲜用或晒干。

【药材】 鬼针草 *Herba Bidentis Bipinnatae* 全国大部分地区均产。

性状　茎略呈方形，幼茎有短柔毛。叶纸质而脆，多皱缩、破碎，常脱落。茎顶常有扁平盘状花托，着生 10 余个呈条形，有 3～4 棱的瘦果，冠毛 3～4 枚，有时带有头状花序。气微，味淡。

【成分】 叶黄酮类：金丝桃苷（hyperoside），异奥卡宁-7-O-葡萄糖苷（isookanin-7-O-β-D-glucopyranoside），奥卡宁（okanin），海生菊苷（maritimetin）[1]。又含水杨酸（salicylic acid)，原儿茶酸（protocatechuic acid），没食子酸（gallic acid）和脂肪酸类化合物[2]。

根含微量聚乙炔类化合物（polyacetylene）Ⅰ、Ⅱ、Ⅲ、Ⅳ[3]，鬼针聚炔苷[4]。

地上部分含4-O-(6″-O-对香豆酰基-β-D-吡喃葡萄糖)-对香豆酸〔4-O-(6″-O-*p*-coumaroyl-β-D-glucopyranosyl)-*p*-coumaric acid〕，4-O-(2″-O-乙酰基-6″-O-对香豆酰基-β-D-吡喃葡萄糖)-对香豆酸〔4-O-(2″-O-acetyl-6″-O-*p*-coumaroyl-β-D-glucopyranosyl)-*p*-coumaric acid〕，4-O-(2″，4″-O-二乙酰基-6″-O-对香豆酰基-β-D-吡喃葡萄糖)-对香豆酸〔4-O-(2″，4″-O-diacetyl-6″-O-*p*-coumaroyl-β-D-glucopyranosyl)-*p*-coumaric acid〕，(顺)-6-O-(4″，6″-O-二乙酰基-β-D-吡喃葡萄糖)-6，7，3′，4′-四羟基橙酮〔(Z)-6-O-(4″，6″-O-diacetyl-β-D-glucopyranosyl)-6，7，3′，4′-tetrahydroxyaurone〕，胡萝卜苷（daucosterol），豆甾醇葡萄糖苷（3β-gluco-stigmasterol），丁二酸（butanedioic acid），3-β-D-吡喃葡萄糖-1-羟基-6(反)-十四烯-8，10，12-三炔〔3-β-D-glucopyranosyl-1-hydroxy-6(E)-tetradecene-8，10，12-triyne〕[5]。

【药理】 1. 对中枢神经系统的作用　小花鬼针草注射液45 g/kg腹腔注射能显著延长小鼠的戊巴比妥钠睡眠时间，明显减少小鼠自发活动次数，并与氯丙嗪有协同作用，与苯丙胺有拮抗作用，但不能对抗士的宁性惊厥。扭体法和热板法均证实，鬼针草注射液给小鼠腹腔注射有一定镇痛作用，但其强度不及吗啡[1]。

2. 抗高血脂及血栓形成作用　鬼针草和小花鬼针草混合水浸膏，给雄性大鼠20 g(生药)/kg灌胃连续3星期，无论是预防给药或治疗给药均有明显的降低胆固醇和β-脂蛋白的作用，以3 g(生药)/kg、6 g(生药)/kg给大鼠静注对实验性动脉血栓形成有明显的抑制作用[2]。

3. 抗胃溃疡作用　小花鬼针草注射液(40 g/kg)皮下注射对大鼠实验性胃溃疡有明显的抑制作用。45 g/kg皮下注射对小鼠应激性溃疡可降低溃疡发生率。46 g/kg皮下注射对小鼠利血平溃疡也有显著保护作用。但对组胺溃疡、可的松溃疡无效[3]。

4. 对胃肠道平滑肌作用　鬼针草注射液对豚鼠离体胃纵行肌条的收缩、振幅、张力无明显影响，也无对抗乙酰胆碱的收缩作用。静注能完全抑制鸡在体胃的运动。45 g/kg腹腔注射能抑制小鼠肠道的对炭末的推进作用[3]。

5. 抗炎作用　鬼针草中的新天然成分——鬼针聚炔苷(bipinnatpolyacety lenic loside)能明显抑制巴豆油诱发的小鼠耳壳肿胀及蛋清性足肿胀，降低大鼠棉球肉芽肿重量，还能显著抑制小鼠毛细血管通透性和醋酸至炎的大鼠的白细胞游走，鬼针草中的黄酮混晶也有较好的抗炎作用[4]。

6. 抗肿瘤作用　鬼针草5种提取成分对体外培养的二种不同白血病细胞HL-60，V_{937}均有不同程度的抑制作用，其中聚炔苷混晶和鬼针聚炔苷活性为最佳。对两种细胞均有较强抑制作用，尤其对人组织淋巴瘤细胞V_{937}的$IC_{50} < 60\ \mu g/ml$[5]。

7. 降糖作用　鬼针草95%乙醇提取物灌胃7 d后，能降低正常小鼠和四氧嘧啶高血糖小鼠的血糖[6]。

毒性　小鼠腹腔注射鬼针草注射液的LD_{50}为173 g/kg，体外无溶血作用。对家兔角膜也无刺激作用，肌内注射局部组织有充血现象[3]。

【药性】 苦，微寒。

1.《本草拾遗》："味苦，平，无毒。"

2.《药性考》："寒。"

3.《青岛中草药手册》："微寒。"

【功用主治】 清热解毒，祛风，活血。主治咽喉肿痛，泄泻，痢疾，黄疸，肠痈，疔疮肿毒，蛇虫咬伤，风湿痹痛，跌打损伤，汤火伤，金疮出血。

1.《本草拾遗》："主蛇及蜘蛛咬，杵碎敷之，亦杵绞汁服。"

2.《药性考》："疗虫伤，风热烦躁。"

3.《江苏省植物药材志》："捣汁敷，止血。"

4.《中国药用植物图鉴》："治痢疾，咽喉肿痛，噎膈反胃，贲门痉挛及食管扩张等症，有解毒，止泻，解热功效。近用治盲肠炎。"

5.《杭州药用植物志》："强壮剂，活血，通经。"

6.《全国中草药汇编》："清热解毒，祛风活血。主治上呼吸道感染，咽喉肿痛，急性阑尾炎，急性黄疸型传染性肝炎，胃肠炎，消化不良，风湿关节疼痛，疟疾；外用治疮疖，毒蛇咬伤，跌打肿痛。"

7.《浙江药用植物志》："主治肺炎，肝炎。"

【用法用量】 内服：煎汤，15～30 g，鲜品倍量；或捣汁。外用：捣敷或取汁涂；或煎水熏洗。

【选方】 1. 治急性胃肠炎　刺针草15～30 g，车前草9 g。水煎服。呕吐加生姜5片，腹痛加酒曲2个。

2. 治小儿单纯性消化不良　刺针草鲜草3～5株。水煎浓汁，连渣放在桶内，趁热熏洗患儿双脚，一般熏洗3～4次，每次熏洗约5 min。1～5岁熏洗脚心，6～15岁熏洗到脚面，腹泻严重者，熏洗部位可适当上升至腿。

3. 治急性黄疸型传染性肝炎　鬼针草100 g，连钱草60 g。水煎服。（1～3方出自《全国中草药汇编》）

4. 治急性肾炎　鬼针草叶15 g(切细)。煎汤，和鸡蛋一个，加适量麻油或茶油煮熟食之，每日服1次。〔《福建中医药》1961，6(2)：19〕

5. 治阑尾炎　鬼针草15～30 g(鲜草45 g)。煎液内服；或加冰糖、蜂蜜。如加牛乳180 g同服，疗效更佳。〔《福建中医药》1959，(3)：8〕

6. 治气性坏疽　鲜鬼针草全草，冷水洗净，水煎汤熏洗。（《福建民间草药》）

7. 治风湿性关节炎、类风湿关节炎　臭梧桐、粘身草各120 g，做水丸。每服9 g，开水送服，每日2次。（《沙漠地区药用植物》）

8. 治跌打损伤　鲜鬼针草全草30～60 g(干的减半)。水煎，另加黄酒30 g，温服，每日服1次，一般连服3次。（《福建民间草药》）

9. 治胃气痛　鲜鬼针草全草45 g。和猪肉120 g同炖，调黄酒少许，饭前服。（《泉州本草》）

10. 治偏头痛　鬼针草30 g，大枣3枚。水煎温服。（《江西草药》）

【临床报道】 1. 预防感冒、流感　将野菊花30 g，鬼针草60 g(鲜品倍量)，浓煎至50～100 ml，每星期1次，连续服用。共用于248例，经5个月观察，在有严重流感疫情的情况下，只发生普通感冒3例，发病率为1.2%。对照组206例，发生流感5例，普通感冒8例，发病率为6.3%[1]。

2. 治疗高血压病、高胰岛素血症　治疗组56例用鬼针草颗粒剂2～3包，2～3次/d，规格30 g/包；对照组12例用尼群地平10 mg，3次/d，两组均以4星期为1个疗程。

结果治疗组获较满意疗效，有效率达到76.8%，治疗后收缩压、舒张压明显下降，以舒张压下降明显。与对照组尼群地平相比无显著性差异，能降低血浆胆固醇，提高血浆高密度脂蛋白，对血糖、糖耐量无明显影响，但能够降低血浆胰岛素水平。对高血压病的阴虚阳亢、痰浊壅盛两个中医证型尤其适用[2]。

3. 治疗小儿细菌性痢疾　治疗组42例用鬼针草煎液每毫升含生药5 g。年龄在4岁以下者每次10 ml，4～7岁每次15 ml，7岁以上每次20 ml，日服2～3次；对照组25例用复方新诺明片每日50 mg/kg，分2～3次服。每组均用药3～5 d。结果：治疗组显效11例，无效1例，总有效率为97.6%；对照组显效6例，无效3例，总有效率为88%。经统计学处理有显著性差异[3]。

4. 治疗小儿腹泻　观察婴儿腹泻289例；急性腹泻168例，迁延性腹泻86例，慢性腹泻35例。方法：每日用鬼针草鲜品300 g(若无鲜品，用干品50 g代替)加水煎汤，取药液600 ml，置小盆内，待药液不烫手时(约42 ℃)，将婴儿双足置于药液内进行洗浴，视腹泻程度决定洗足高度，最高不超过外踝尖。每日早晚各1次。另取药液擦洗患儿脐部，并以干棉球蘸取少许药液敷于脐孔处，以伤湿止痛膏固定，每日一换，3 d为1个疗程。结果：治愈249例，好转21例，未愈19例。总有效率93.43%[4]。

5. 治疗急性黄疸型肝炎　将黄牛木叶60 g、鬼针草全草60 g，水煎至300 ml，成人每次口服150 ml，每日2次，儿童酌减。20 d为1个疗程。共观察43例。结果：治愈39例，好转4例。治愈率为90.7%，治愈时间平均26.6 d。另设对照组，使用静滴葡萄糖加维生素C、肌注肝精和维生素B_{12}、口服葡醛内酯、肝维隆等，观察40例，治愈25例，好转15例；治愈率为62.5%，平均治愈时间为40.3 d。经统计学处理，两组疗效有非常显著差异。观察结果表明，黄牛木叶和鬼针草能提高急性黄疸型肝炎的治愈率，并缩短治愈时间[5]。

6. 治疗慢性前列腺炎　用20%～40%鬼针草液直流电透入法。令患者仰卧，将鬼针草液浸湿二极衬垫，置于作用极100～200 cm二极板上，放在下腹部耻骨联合上缘，接阳极；非作用极150～250 cm二极板置于腰骶近肛门部，接阴极。电流强度10～30 mA，以患者能忍受为限。每次20 min，每日1次，7～14次为1个疗程。每一疗程结束后休息7 d再行下一个疗程。治疗106例患者，痊愈26例，好转71例，无效9例，总有效率为91.4%。经7～14次治疗后，绝大多数患者排尿异常，尿道流白色分泌液，腰部、下腹部、耻骨上及腹股沟疼痛等症状均不同程度好转，尤以排尿异常和尿道流白色分泌液改善最著[6]。

3552 鬼箭羽 guǐ jiàn yǔ (《日华子》)

【异名】 鬼箭(《本经》)，六月凌(《植物名实图考》)，四面锋、篦箕柴(《浙江中药手册》)，四棱树(《中国药用植物志》)，山鸡条子(《东北药用植物志》)，四面戟(《药材学》)。

【基原】 为卫矛科卫矛属植物卫矛的具翅状物枝条或翅状附属物。

【原植物】 卫矛 *Euonymus alatus* (Thunb.) Sieb.　又名：鬼见愁(《中国树木学》)，千层皮、四棱茶(《辽宁经济植物志》)。

落叶灌木，植株光滑无毛，高2～3 m。多分枝，小枝通常四棱形，棱上常具木栓质扁条状翅，翅宽约1 cm或更宽。单叶对生；叶柄极短；叶片薄，稍膜质，倒卵形、椭圆形至宽披针形，长2～6 cm，宽1.5～3.5 cm，先端短渐尖或渐尖，边缘有细锯齿，基部楔形或宽楔形，表面深绿色，背面淡绿色。聚伞花序腋生，有花3～9朵，花小，两性，淡黄绿色；萼4浅裂，裂片半圆形，边缘有不整齐的毛状齿；花瓣4，近圆形，边缘有时呈微波状；雄蕊4，花丝短，着生于肥厚方形的花盘上，花盘与子房合生。蒴果椭圆形，绿色或紫色，1～3室，分离。种子椭圆形或卵形，淡褐色，外被橘红色假种皮。花期5～6月，果期9～10月。

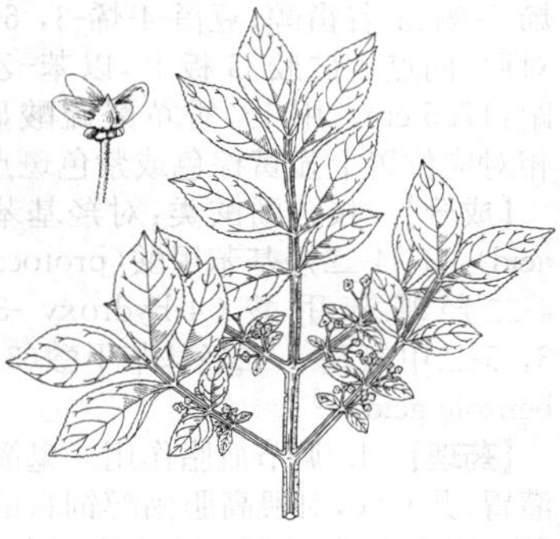

卫　矛

生于山野。分布于东北及河北、江苏、浙江、安徽、山东、湖北、湖南、四川、贵州、云南、陕西、甘肃等地。

【采收加工】 全年均可采，割取枝条后，取其嫩枝，晒干。或收集其翅状物，晒干。

【药材】 鬼箭羽 *Ramulus Euonymi Alati*　主产于湖北、河北、浙江、安徽、山东，以湖北、河北、浙江产量大。

性状　为具翅状物的圆柱形枝条，顶端多分枝，长40～60 cm，枝条直径2～6 mm，表面较粗糙，暗灰绿色至灰黄绿色，有纵纹及皮孔，皮孔纵生，灰白色，略突起而微向外反卷。翅状物扁平状，靠近基部处稍厚，向外渐薄，宽4～10 mm，厚约2 mm，表面深灰棕色至暗棕红色，具细长的纵直纹理或微波状弯曲，翅极易剥落，枝条上常见断痕。枝坚硬而韧，难折断，断面淡黄白色，粗纤维性。气微，味微苦。另，市售也有用木翅的，木翅为破碎扁平的薄片，长短大小不一，宽4～10 mm，两边不等厚，靠枝条生长的一边厚可至2 mm，向外渐薄，表面土棕黄色，微有光泽，两面均有微细致密的纵条纹或微呈波状弯曲，有时可见横向凹陷槽纹，质轻而脆，易折断，断面平整，暗红色，气微，味微涩。

鉴别　(1) 枝条横切面：表皮细胞1列，外壁显著突起，被厚角质层。皮层为10余列细胞组成，外侧为2～3列，形较小。壁微增厚的厚角细胞，其下方数列不规则形薄壁细胞，内含叶绿体；内侧的薄壁细胞较大，壁有时微木化，部分细胞具壁孔，薄壁细胞中含较多的草酸钙簇晶。韧皮部较薄，细胞大多皱缩，形成层不明显。木质部较宽，由导管、管胞、木纤维等组成，胞壁厚，木化。射线细胞单列，木化，具壁孔。木质部常有年轮。髓部由薄壁细胞组成，常呈斜“十”字形，有少数草酸钙簇晶。枝翅由下皮部位的表皮破裂后，变为数列扁平薄壁性的分生细胞，并不断向外分裂和栓化而成。

粉末特征：枝翅全为木栓化细胞的碎片，淡黄棕色，细胞长方形或方形，壁微增厚。枝条中常见有方形的木栓细胞，片状增厚的厚角细胞碎片、纤维及网状、螺纹增厚的导管和散在的簇晶。纤维直径17～20 μm，导管直径13～17 μm，簇晶大小为17～34 μm。

(2) 取本品粉末10 g，加乙醇50 ml，热提1 h，滤过，滤液蒸干，残渣用氯仿溶解。取溶液1 ml，蒸去氯仿，残渣加1 ml醋酐溶解，加入1滴浓硫酸，醋酐层成绿色；取溶液1 ml，加入浓硫酸1 ml，氯仿溶液自黄色转变成深红色(检查植物甾醇、三萜)。

(3) 薄层色谱：取(2)项下氯仿溶液，以 6β-羟基豆甾-4-烯-3-酮、β-谷甾醇、豆甾-4-烯-3，6-二酮及豆甾-4-烯-3-酮作对照，同点于硅胶 G 板上，以苯-乙醚(3∶2)为展开剂，展距：17.5 cm。用 1%香草醛硫酸显色，供试品与对照品在相对应位置上显黄棕色或紫色斑点。

【成分】 枝含酚酸类：对羟基苯甲酸(*p*-hydroxybenzoic acid)，3，4-二羟基苯甲酸(protocatechuic acid)，3-甲氧基-4-二羟基苯甲酸(4-hydroxy -3-methoxybenzoic acid)，3，5-二甲氧基-4-二羟基苯甲酸(3,5-dimethoxy-4-hydroxybenzoic acid)[1]。

【药理】 1. 调节血脂作用　鬼箭羽水煎液 3.6 g/(kg·d)灌胃，共 60 d，对喂高胆固醇饲料的日本鹌鹑具有一定的调节血脂作用，能降低高密度脂蛋白-胆固醇(HDL_3-C)和血浆总胆固醇(TC)，升高 HDL_2-C，使 HDL_2-C/HDL_3-C 比值升高，增加卵磷脂胆固醇酰基转移酶(LCAT)活力，从而调节脂质代谢和减轻动脉粥样硬化(AS)病变程度[1]。鬼箭羽水煎部位有明显降低化学性糖尿病小鼠总胆固醇的作用[2]。

2. 降血糖作用　本品煎剂提得的草酰乙酸钠对正常或四氧嘧啶性糖尿病的家兔有降低血糖、尿糖及增加体重作用。对正常麻醉犬，静脉点滴能引起低血糖及胰岛细胞增殖，胰 β-细胞增生，同时有胰 α-细胞之萎缩，说明草酰乙酸钠能刺激 β-细胞，调整不正常的代谢过程，加强胰岛素的分泌[3]。鬼箭羽 5 个提取部位对四氧嘧啶性糖尿病小鼠均有显著的降血糖、提高糖耐量作用。其降血糖强度依次为：水煎部分＞乙醚、乙酸乙酯萃取后剩余部分＞乙醇浸膏的热水不能分散部分＞乙醚萃取部分＞乙酸乙酯萃取部分[2]。

3. 对心脏和血流的作用　卫矛水提酒沉剂及其粗提物能增加心肌对 ^{86}铷、铯的摄取，说明卫矛能增加心肌营养性血流量，改善氧和营养物质的供应[4]。卫矛股静脉注射能增加冠状动脉血流量，减少冠脉阻力，降低心肌耗氧量，改善心肌缺血状态；股动脉较小剂量注射能扩张末梢血管，降低末梢血管阻力，使血流量增加[5]。鬼箭羽在降低糖尿病小鼠的血糖同时，糖尿病小鼠的高、低切变率下的全血黏度也明显下降[6]。鬼箭羽水煎醇提物对兔有红细胞变形能力增加、红细胞电泳率增加、体外血栓重量减轻等作用；对小鼠断头所致脑缺血缺氧状态下使呼吸次数增加 10%，对维持时间作用不明显；对大鼠离体心脏冠脉流量、心肌收缩幅度与心率无明显影响[7]。

4. 抗肿瘤作用　1，2，5，6-二脱水卫矛醇对体外培养 S_{180} 细胞及体内 W_{250}、L_{1210} 等 10 种瘤株均有不同程度的活性；对 L_{1210} 的治疗指数为 5.4；与阿糖胞苷和甲氨蝶呤合用有一定的协同作用[8]。

毒性　二去水卫矛醇小鼠一次腹腔注射的 LD_{50} 为(9.9±0.6)mg/kg[8]；治疗剂量对细胞无明显的致突变、致癌作用[9]。

【药性】 苦、辛，寒。归肝、脾经。

1.《本经》："味苦，寒。"

2.《吴普本草》："苦，无毒。"

3.《药性论》："有小毒。"

4.《日华子》："味甘、涩。"

5.《纲目》："酸、涩。"

6.《本草原始》："苦，平。"

7.《本草撮要》："入足厥阴经。"

8.《湖南药物志》："辛，温。"

【功用主治】 破血通经，解毒消肿，杀虫。主治癥瘕结块，心腹疼痛，闭经，痛经，崩中漏下，产后瘀滞腹痛，恶露不下，产后无乳，疝气，历节痹痛，疮肿，跌打伤痛，虫积腹痛，汤火伤，毒蛇咬伤。风湿痛，干咳感冒。

1.《本经》："主女子崩中下血，腹满汗出，除邪，杀鬼毒蛊疰。"

2.《别录》："主中恶腹痛，去白虫，消皮肤风毒肿，令阴中解。"

3.《药性论》："破陈血，能落胎。主中恶腰腹痛及百邪鬼魅。"

4.《日华子》："通月经，破癥结，止血崩带下，杀腹藏虫及产后血咬肚痛。"

5.《开宝本草》："疗妇人血气。"

6.《本草图经》："疗卒暴心痛。"

7.《医学入门》："下乳汁，杀虫，祛风邪。"

8.《本经逢原》："治贼风历节诸痹，妇人产后血晕。"

9.《医林纂要》："催生。"

10.《湖南药物志》："疏散风寒，辟瘟疫邪气。治狂犬伤，蛇虫咬伤，感冒，头痛，跌打损伤，全身时痛时痒。"

【用法用量】 内服：煎汤，4～9 g；或泡酒或入丸、散。外用：捣敷或煎汤洗；或研末调敷。

【宜忌】 孕妇、气虚崩漏者禁服。

1.《品汇精要》："妊娠不可服。"

2.《中国药学大辞典》："无瘀积者禁用。"

3.《本草用法研究》："虚人不宜用。"

【选方】 1. 治腹内包块　卫矛 6 g，赤芍 9 g，红花 9 g，赤木 3 g。水煎服。(《辽宁常用中草药手册》)

2. 治月经不调　卫矛茎枝 15 g。水煎，兑红糖服。(《湖南药物志》)

3. 治血崩　卫矛 10 g，当归 10 g，甘草 10 g。水煎，日服 2 次。(《东北药用植物》)

4. 治产后败血不散，儿枕块硬，疼痛发歇，及新产乘虚，风寒内搏，恶露不快，脐腹坚痛　红蓝花、鬼箭(去中心木)、当归(去苗，炒)各一两。上为粗散，每服三钱，酒一大盏，煎至七分，去滓，粥食前温服。(《局方》当归散)

5. 治风入心腹挛急　鬼箭羽如鸡子大一块，甘草一尺(炙，锉)，麻黄四两(去根节煎，掠去沫，焙干)，石膏如鸡卵一块。上四味，粗捣筛。每服五钱匕，水一盏半，煎至八分去滓，空心、临卧各一服。慎外风。(《圣济总录》鬼箭汤)

6. 治肾炎　鬼箭羽茎皮 60 g。水煎取汁，用药汁打鸡蛋茶喝。(《河南中草药手册》)

7. 治鬼疟　鬼箭羽、鲮鲤甲(烧存性)各一分。上二味，捣罗为细散。每服一字，嗃在鼻中，临发时用。(《圣济总录》一字散)

8. 治漆性皮炎　鬼箭羽枝叶适量，加白果叶等量，煎水洗患处。或单用本品枝叶亦可。(《陕西中草药》)

9. 治全身时痛时痒　卫矛 9～12 g，穿山甲 6 g，大蒜 500 g。水煎服。(《湖南药物志》)

【临床报道】 1. 治疗慢性活动性肝炎　取鬼箭羽 6 g，儿童用 3 g。多数病例配伍红花 10 g。共治 21 例，均有典型慢性活动性肝炎症状。治疗 1～2 个月后，显效 14 例，好转 6 例，无效 1 例。18 例检测 HBsAg，阳性 14 例，治疗后滴度下降 1 例，上升 2 例，无 1 例转阴[1]。

2. 治疗染发过敏　用鬼箭羽、甘草煎水，内服、外洗治疗因染发引起过敏患者 10 例，取得满意效果。用药时间最长 8 d，最短 3 d，平均 5 d 治愈[2]。

【各家论述】 1.《本草述》："鬼箭羽，如《本经》所治似专功于女子之血分矣。又如苏颂所述古方，更似专功于恶疰及中恶气之毒以病于血者也。第方书治女子经闭有牡丹散中入此味，而治男子见晛丸亦用此味，即苏颂所述古方之治，犹未言专治女子也。大抵其功精专于血分，如女子固以血为主，较取效于男子者更为切中耳。苏颂谓疗妇人血气大效，非无据也。”

2.《本经逢原》：“鬼箭，专散恶血，故《本经》有崩中下血之治。《别录》治中恶腹痛，去白虫，消皮肤风毒肿，即腹满汗出之治。今人治贼风历节诸痹，妇人产后血晕，血结聚于胸中，或偏于胁肋少腹者，四物倍归，加鬼箭羽、红花、玄胡索煎服，以其性专破血，力能堕胎。”

3553 鬼灯笼根 guǐ dēng lóng gēn（《本草求原》）

【异名】 土骨皮（《陆川本草》）。

【基原】 为马鞭草科臭牡丹属白花灯笼 *Clerodendrum fortunatum* L. 的根或根皮。

【原植物】 参见“鬼灯笼”条。

【采收加工】 8～10 月采挖，切片，晒干。

【药性】 苦，寒。

1.《本草求原》：“苦、甘，平。”

2.《岭南采药录》：“味苦，性寒。”

3. 广州部队《常用中草药手册》：“微苦，凉。”

4.《海南岛常用中草药手册》：“甘、微苦、微涩，性凉。”

【功用主治】 清热解毒，凉血消肿。主治感冒发热，咳嗽，咽痛，衄血，赤痢，痈疮疖肿，瘰疬，跌打肿痛。

1.《生草药性备要》：“消热毒，洗蟒脚烂疮疼痛，用白灯笼和咸酸蕹煲酒饮，即止痛消肿。跌打亦用。红者旺血，白者消毒。”

2.《本草求原》：“消热止痛。治大疮，洗蟒疥脚烂。红者破瘀凉血，白者活血生血。”

3.《岭南采药录》：“治疝气，消跌打红肿，疬核，腹中结块，按之坚痛，捣敷之。”

4. 广州部队《常用中草药手册》：“清热解毒，止咳定痛。治感冒发热，咽痛，咳嗽，肺结核；胃痛，腹痛；疔疮疖肿。”

5.《海南岛常用中草药手册》：“消炎止痛。治咽喉炎，口腔炎，白带，白浊，疮疖脓肿。”

【用法用量】 内服：煎汤，10～15 g。外用：煎水洗；或捣敷。

【选方】 治血瘙身痒　鬼灯笼根皮 15 g，猪肉皮 120 g。水煎服。（《陆川本草》）

3554 鬼箭锦鸡儿 guǐ jiàn jǐn jī ér（《高原中草药治疗手册》）

【异名】 鬼见愁（《植物名实图考》）。

【基原】 为豆科锦鸡儿属植物鬼箭锦鸡儿的根及枝叶。

【原植物】 鬼箭锦鸡儿 *Caragana jubata*（Pall.）Poir. 又名：藏锦鸡儿（《藏药标准》）。

多刺矮灌木，高 1～2 m。基部分枝，茎多刺，树皮深灰色至黑色。偶数羽状复叶，小叶 4～6 对；叶轴宿存并硬化成刺，长 5～7 cm；叶密集于枝的上部，小叶长椭圆形至线状长椭圆形，长 7～24 mm，宽 1.5～7 mm，先端圆或急尖，有针尖，两面疏生柔毛，网脉不明显；托叶与叶柄基部贴生，不硬化成刺。花单生，花梗极短，基部有关节；花萼筒状，密生长柔毛，基部偏斜，萼齿 5，披针形，长为萼筒的 1/2；花冠蝶形，淡红色或近白色；子房长椭圆形，密生长柔毛。荚果长椭圆形，密生丝状长柔毛。花期 5～7 月，果期 7～8 月。

生于海拔 3 000～5 000 m 的山坡或山顶灌林中。分布于河北、山西、内蒙古、辽宁、四川、西藏、甘肃、青海等地。

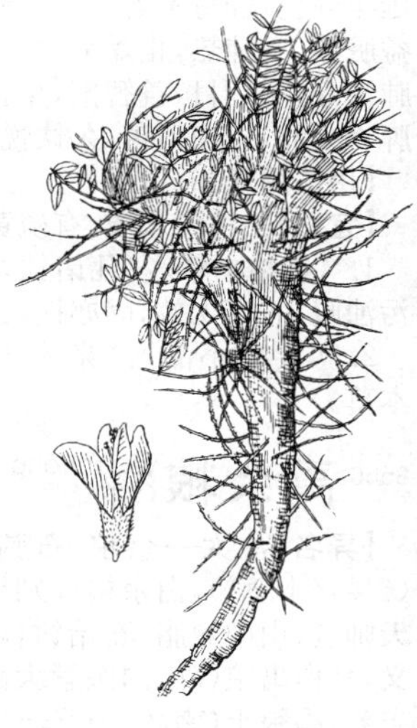
鬼箭锦鸡儿

【采收加工】 7～10 月采收枝叶，晒干；9～10 月采挖根部，切片，晒干。

【药性】 辛、苦、涩，微寒。

1.《青海常用中草药手册》：“辛苦寒。”

2.《青藏高原药物图鉴》：“涩，微寒。”

【功用主治】 清热解毒，降压。主治乳痈，疮疖肿痛，高血压病。

1.《青海常用中草药手册》：“清热散肿，生肌止痛。主治痈疽，疮疖肿痛。”

2.《青藏高原药物图鉴》：“内服平血压，治由高血压病引起之发烧；外用消毒散肿，治疖疮痈疽。”

【用法用量】 内服：煎汤，9～15 g。外用：熬膏敷。

【选方】 治高血压病　锦鸡儿（去外皮切片）30 g。水煎加白糖适量，分 3 次服。（《西宁中草药》）

3555 泉水 quán shuǐ（《本草拾遗》）

【基原】 为未受污染的天然井泉中新汲水或矿泉水。

【原物质】 水 *Water*

为无色透明液体。天然井泉水均含微量元素和盐类等杂质。

【药材】 泉水 *Mineral Water* 主产青岛、广东、贵州等地。

性状　本品为透明的澄明液体，无色，有时具有极少量矿物盐沉淀。无异臭，无异味，具有矿泉水的特征性口味。

品质标志　按《中华人民共和国国家标准》(GB8537-87)规定：① 确定饮用天然矿泉水的界限指标(mg/L)：锂 ≥ 0.2；锶 ≥ 0.2；锌 ≥ 0.2；溴 ≥ 1；碘 ≥ 0.2；偏硅酸 ≥ 25；硒 ≥ 0.01；游离二氧化碳 ≥ 250；矿物质 ≥ 1 000。② 某些元素和组分的限量指标(mg/L)：锂 < 5；锶 < 5；碘 < 1；锌 < 5；铜 < 1；钡 < 5；镉 < 0.01；铬 < 0.05；铅 < 0.05；汞 < 0.001；银 < 0.05；硼(以 H_3BO_3 计) < 30；硒 < 0.05；砷 < 0.05；氟化物(以 F 计) < 2.5；耗氧量(以 O_2 计) < 3；硝酸盐(以 NO_3 计) < 45；226 Ra 放射性 < 1.1 Bq/L。③ 污染物指标(mg/L)：酚类化合物(以苯酚计) < 0.002；氰化物(以 CN 计) < 0.01；亚硝酸盐(以 NO_2 计) < 0.005；总 β 活性 < 1.5 BO/L。④ 微生物指标：细菌总数 < 100 个 /ml；大肠菌群 < 3 个 /L。

【药性】《本草拾遗》：“味甘，平，无毒。”

【功用主治】 益五脏，清肺胃，生津，利尿。

1.《本草拾遗》：“主霍乱烦闷，呕吐腹空，转筋恐入腹及多服之，名曰洗肠，人皆惧此，尝试有效，不令腹空，空则更服。”“又主消渴，反胃，热痢，淋，小便赤涩，兼洗漆疮，射痈肿令散。久服调中，下热气，伤胃，利大小便，并多饮之，令至喉少即消下。”

2.《食物本草》:“慧山泉:主补五藏,益精神,调和荣卫,清凉肺腑,解郁闷,破忧思,散酒除渴,通灵发汗。久饮之,延年驻色,轻身不老(为天下第二泉)。浮槎泉:主补精神,益脏腑,润肺热,止燥渴,生津液,化痰涎……紫微泉:主润肺清心,明耳目,益智慧,生津止渴,利胸膈,通调脏腑。治脾胃火邪,口燥口苦,久饮悦颜色,耐老延年。”

【用法用量】 饮服。

【宜忌】 注意水质,有硫黄味、朱砂色者,均不可饮。

1.《嘉祐本草》:“凡诸饮水疗疾,皆取新汲清泉,不用停污浊暖,非直无效,固亦损人。”

2.《煮泉小品》:“泉不流者,食之有害。”(引自《食物本草》)

3556 禹余粮 yǔ yú liáng (《本经》)

【异名】 太一余粮、石脑(《本经》),太一禹余粮、禹哀(《吴普本草》),白余粮(《别录》),石中黄子(《新修本草》),天师食、山中盈脂、石饴饼(《石药尔雅》),石中黄(《本草衍义》),白禹粮(《中国医学大辞典》),禹粮石、余粮石(《中药志》),禹粮土(南药《中草药学》)。

【基原】 为氢氧化物类矿物褐铁矿(以针铁矿族矿物针铁矿水针铁矿为主组分)。

【原矿物】 褐铁矿 Limonite 以针铁矿为主组分。针铁矿 Goethite〔FeO(OH)〕

晶体结构属斜方晶系,内部为链状结构;含不定量吸附水的称水针铁矿〔$FeO(OH)\cdot nH_2O$〕。并可含纤铁矿 *Lepidocrocite*〔FeO(OH)〕、水纤铁矿、水赤铁矿($Fe_2O_3\cdot nH_2O$)及含水的二氧化硅、黏土矿物等混合物;其化学成分因产地而异,块体的不同部位亦不均一。形态为不规则隐晶质块体或分泌体、结核;肉眼见不到针铁矿晶体,或在甲壳层中有纤状微晶。纯净处黄、褐黄、黄褐至褐色(因胶凝体含水星而异)。条痕淡黄至黄褐色。含水赤铁矿处带褐红、红色;富锰土质或锰、钴等杂质处带褐黑、褐紫色;富二氧化硅或黏土部位或壳层灰白色、灰黄色。表面多凹凸不平或覆有粉末状褐铁矿,呈半金属光泽或土状光泽。不透明。无解理。断口不平坦,或见甲壳层、纹层等结构,显示出不同色调及断面形态。硬度为2~5或1~4。致密平整处硬度近于小刀,疏松处低于指甲;但可磨花指甲及硬币。相对密度3.3~4.3。无臭、无味,嚼之无砂粒感者为好。褐铁矿是分布很广的含铁矿物之一。主要形成于地表风化壳中。较纯净的是 $Fe(OH)_3$ 水胶溶体被搬运、再沉积于岩石空隙中或在沼泽中聚沉的水胶凝体;它们老化形成的褐铁矿或呈分泌体、结核,或呈致密块体产出;大量(成层)堆积的多夹杂硅质、黏土质。

主要产区有河北、江苏、浙江、河南,其他省区亦有产销。本矿物冶炼而成的灰黑色金属(铁)亦供药用,另设专条。

【采收加工】 全年可采挖,挖出后去净杂石、泥土。

【药材】 禹余粮 *Limonitum* 主产河南、江苏等地。

性状 本品呈卵球形的结核状,有核心或中空,但完整者少见;通常;壳层与核心分离,壳层碎成不规则斜方块状或扁块状;大小厚薄不等;表面;多凹凸不平;土黄色、黄褐色、褐色;内表面粗糙,附有土黄色细粉;体重质坚,但可砸碎,断面层状,色泽不一,土黄色,褐色、紫褐色,灰青色;各层厚薄不等,一般褐色层或紫褐色层最厚。中心结核近圆球形,表面粗糙,附有细粉;黄褐色至褐色;断面不呈层次,而有许多蜂窝状小孔;有的砸破后,无核心,具黄粉,手触之污指,略有滑感。土腥气,味淡。

鉴别 (1)反射偏光镜下:矿物组分由水针铁矿、石英、长石、岩屑等碎屑组成。外壳褐铁矿含量较中心部少。水针铁矿:反射光下呈胶状结构,蜂窝状构造;反射色为灰白色;略见非晶质,反射率17%(伏黄);粒径约为0.01 mm,集合体则为0.1 mm;蜂窝空缺部分为黏土质和石英充填。碎屑粒径一般为0.05~0.1 mm,呈棱角状,半接触式的胶结。胶结物主要是黏土质、碳酸盐和铁质等。

(2)取本品粉末0.2 g,加稀盐酸10 ml,振摇,静置。滤液显铁盐的各种反应,参见“蛇含石”条。

(3)取本品粉末少许,置于试管中,密闭,在火焰上加热,有小水珠附于试管壁的上方。

【成分】 主要成分为碱式氧化铁〔FeO(OH)〕及碱式含水氧化铁〔$FeO(OH)]n\cdot H_2O$,并夹有泥土及有机质等[1]。

【药理】 1.对胃肠作用 用100%禹粮石的生品、煅品、醋淬品水煎液0.25 ml/10 g分别给小鼠灌胃,观察小鼠胃肠道推进运动,发现三者均能抑制肠蠕动,其移行率分别为61.3%,50.6%,5.6%,而对照组为80.9%[1]。

2.对凝血作用的影响 100%禹粮石的生品、煅品、醋淬品水煎液按0.1 ml/10 g灌胃,每日1次,连续5 d,同时测定凝血时间及出血时间。生品禹粮石对两者均有明显缩短作用,而禹粮石经煅制后,则出现延长作用[1]。

3.抑瘤作用 禹余粮体外可抑制 S_{180} 肿瘤细胞生长,0.5 mg/ml、1.0 mg/ml组瘤重明显低于对照组[2]。

毒性 小鼠静脉注射禹粮石煎剂的 LD_{50} 为8.25 g/kg,中毒症状有拒食、肺肿大[3]。

【炮制】 1.禹余粮 取原药材,除去杂质,打碎。生品以涩肠止泻、止带为主。

2.煅禹余粮 取净禹余粮,置适宜的容器中,用无烟武火加热,煅至红透,取出,放凉,碾碎或捣碎。

3.醋禹余粮 取净禹余粮,打碎,置适宜的容器内,用无烟武火煅至红透,立即投入醋内淬酥,取出,干燥。每禹余粮100 kg,用醋30 kg。煅淬后易于粉碎,增强收涩性。醋禹余粮以收敛止血为主。

饮片性状 禹余粮参见“药材”项。煅禹余粮形如禹余粮,灰棕色或黄棕色,质酥脆,易碎。醋禹余粮呈粉末状,黄褐色或褐色,具醋气。

贮干燥容器内,醋禹余粮密闭,置干燥处,防尘。

【药性】 甘、涩,微寒。归脾、胃、大肠经。

1.《本经》:“味甘,寒。”“甘,平。”

2.《吴普本草》:“李氏:小寒。扁鹊:甘,无毒。”

3.《药性论》:“味咸。”

4.《本草发挥》:“味甘、酸而性凉。”

5.《纲目》:“手足阳明血分重剂也,其性涩。”

6.《本草新编》:“入脾、胃、大肠。”

【功用主治】 涩肠,止血,止带。主治久泻,久痢,崩漏,便血,带下。

1.《本经》:“主咳逆,寒热烦满,下赤白,血闭癥瘕,大热。”“炼饵服之不饥,轻身延年。”“主漏下,除邪气。久服耐寒暑不饥。”

2.《雷公炮炙论》:“益脾,安脏气。”

3.《别录》:“疗小腹痛结烦疼。”“肢节不利,大饱绝力身重。”

4.《药性论》:“主治崩中。”

5.《日华子》:“治邪气及骨节疼,四肢不仁,痔漏等疾。”

6.《纲目》:“催生,固大肠。”

7.《长沙药解》:“止小便之痛涩,收大肠之滑泄。”

8.《医林纂要》:“补脾,敛固胃气,泻肝,去瘀血,厚大肠。”

9.《本草述钩元》:“治气证胀满,咳嗽遗矢,血痢遗精。”

10.《现代实用中药》:“外用为撒布剂,治溃疡;配合他种强壮药,作补血剂。”

【用法用量】 内服:煎汤,10～15 g,宜先煎去渣,取汁再入其他药煎煮;或入丸、散。外用:研末撒或调敷。

【宜忌】 暴病实邪不宜使用。孕妇慎服。

1.《本草经集注》:“畏贝母、菖蒲、铁落。”

2.《本草汇言》:“髓虚血燥之证勿用。”

3.《本草经疏辑要》:“泄泻由于实热者不宜用。”

【选方】 1. 治伤寒服汤药,下利不止,心下痞硬。服泻心汤已,复以他药下之,利不止。医以理中与之,利益甚。理中者,理中焦,此利在下焦　赤石脂一斤(碎),太一禹余粮一斤(碎)。上二味,以水六升,煮取二升,去滓。分温三服。(《伤寒论》赤石脂禹余粮汤)

2. 治冷劳,大肠转泄不止　禹余粮四两(火烧令赤,于米醋内淬,如此七遍后,捣研如面),乌头一两(冷水浸一宿,去皮、脐,焙干,捣罗为末)。上药相和,用醋煮面糊和为丸,如绿豆大。每服食前,以温水下五丸。(《圣济总录》神效太乙丹)

3. 治老人多滑泄气虚者,久不止　禹余粮四两(盐泥数层封固,炭火煅半日),白术八两,甘草一两,补骨脂三两,俱用酒拌炒,研为末,和入禹余粮末内。每服三钱,早晨参汤或米汤调下。或用饴糖作丸,亦可。(《方脉正宗》)

4. 治妇人带下　白下,禹余粮一两,干姜等分;赤下,禹余粮一两,干姜半两。禹余粮用醋淬,捣研细为末。空心温酒调下二钱匕。(《胜金方》)

5. 治妇人少腹痛,面青或黄或赤或黑,不能喘息　禹余粮,为末。每服二钱匕,米饮调下,日二三服,极效。(《卫生易简方》)

6. 治五劳七伤,气胀饱满,黄病四肢无力,女子赤白带,干血劳症,久疟痞块　余粮石二斤半,好醋八斤,同煮醋干为度。(《秘传大麻疯方》)

7. 治产后烦躁　禹余粮一枚状如酸馅者,入地埋一半,四面紧筑,用炭一秤,发顶火一斤煅,去火三分,耗二为度,用湿砂土罨一宿方取,打去外面一重,只使里内细研,水淘澄五七度,将纸淋干再研数千遍。患者用甘草煎汤调二钱匕,只一服,立效。(《经验方》)

8. 治大风疠疾,眉发秃落,遍身顽痹　禹余粮二斤,白矾一斤,青盐一斤。为末,罐子固济,炭火一秤煅之,从辰至戌,候冷,研粉,埋土中,三日取出,每一两入九蒸九曝炒熟胡麻末三两。每服二钱,荆芥茶下,日二服。(《圣惠方》)

9. 灭瘢痕　禹余粮、半夏等分。末之,以鸡子黄和。先以新布拭瘢令赤,以涂之勿见风,日二。(《千金方》)

【各家论述】 1.《纲目》:“其性涩,故主下焦前后诸病。”

2.《本经逢原》:“重可以去怯,禹余粮之重,为镇固之剂。手足阳明血分药,其味甘,故治咳逆寒热烦满之病。其性涩,故主赤白带下前后诸病。仲景治伤寒下利不止,心下痞硬,利在下焦,赤石脂禹余粮丸主之,取重以镇痞逆,涩以固脱泄也。”

3.《长沙药解》:“禹余粮止小便之痛涩,收大肠之滑泄。《伤寒》禹余粮丸,治汗家重发汗,恍惚心乱,小便已阴痛者,以发汗太多,阳亡神败,湿动木郁,水道不利,便后滞气梗涩,尿孔作痛,禹余粮甘寒收涩,秘精敛神,心火归根,坎阳续复,则乙木发达,滞开而痛止矣。赤石脂禹余粮汤用之治大肠滑脱,利在下焦者,以其收涩而敛肠也。”

4.《本草求真》:“禹余粮功与赤石脂相同,而禹余粮之质重于石脂,石脂之温过于余粮,不可不辨。”

5.《国药诠证》:“禹余粮性味甘寒,《本经》主治咳逆寒热烦满,以其有收涩之力也。收涩则可以利气而止咳,湿化而不烦;湿热下注则下赤白,清热收涩即赤白自止;湿阻则血闭,收涩可以通闭,癥瘕大热为血病,禹余粮能清血热而除其癥瘕。《别录》疗小腹痛结,甄权止崩中,《大明》治邪气骨痛,均赖清热收湿之力也。凡五脏湿热之病,皆可以此治之。”

3557 追风伞 zhuī fēng sǎn (《贵州民间方药集》)

【异名】 惊风伞(《贵州民间方药集》),一把伞(《贵阳民间药草》),公接骨丹(《贵州草药》)。

【基原】 为报春花科星宿菜属植物狭叶落地梅的全草或根。

【原植物】 狭叶落地梅 *Lysimachia paridiformis* Franch. var. *stenophylla* Franch.　又名:伞叶排草(《拉汉种子植物名称》)。

多年生草本,高 20～50 cm。须根淡黄色,数条丛生。茎基部红色,上部绿色,节间长,节处稍膨大,有短柔毛。叶6～18片轮生茎端,近于无柄;叶片披针形至线状披针形,长 4～16 cm,宽 1.2～5 cm,先端渐尖或短渐尖,基部渐狭,枣红色,有柔毛,全缘,稍成皱波状;茎下部叶退化成鳞片状或有时发育成正常叶,但较顶部叶远小,对生或 3 枚轮生。花 6 至多朵集生茎端成伞形花序,有时亦生于近顶端 1～2 轮鳞片状叶腋中;花梗密被褐色腺体;花萼 5 深裂,裂片线状披针形,淡绿色;花较大,花冠钟状,黄色,5 裂,裂片长圆形,通常有黑色腺条;雄蕊 5,长约为花冠的一半,花丝下部合生成筒;子房上位,卵球形,红色,1 室,花柱细长。蒴果球形。花期 5 月,果期 5～6 月。

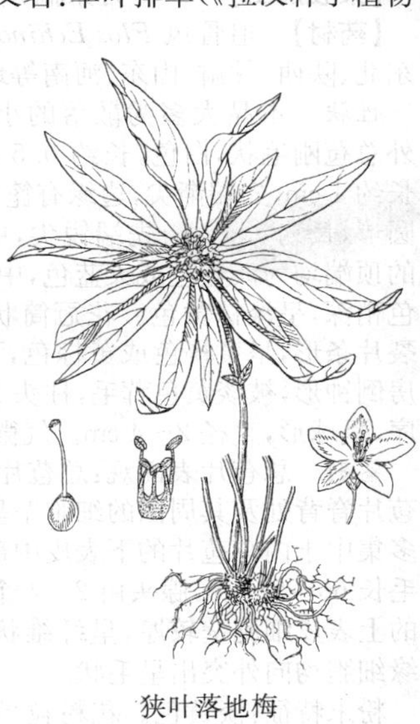

狭叶落地梅

生于山坡草地、灌木林下及沟边阴湿处。分布于湖北、湖南、广东、广西、云南等地。

【采收加工】 全年均可采,鲜用或晒干。

【药性】 辛,温。

1.《贵阳民间药草》:“辛,温。无毒。”

2.《贵州草药》:“性温,味苦、辛。”

【功用主治】 祛风通络,活血止痛。主治风湿痹痛,半身不遂,小儿惊风,跌打,骨折。

1.《贵阳民间药草》:“驱风行血。治风湿瘫痪,小儿惊风。”

2.《贵州草药》:“追风除湿,活血化瘀,定惊,生肌。治骨折,跌打劳伤。”

3.《贵州民间方药集》:“驱风镇静。治小儿惊风抽搐,风湿瘫痪,半身不遂。近有治脑震荡后遗症抽搐,有一定作用。”

4.《广西民族药简编》:“治咯血,胃溃疡出血。”

【用法用量】 内服:煎汤,15～30 g;或泡酒。外用:研末敷。

【选方】 1. 治风湿麻木　追风伞、红活麻各15 g,大风藤30 g。泡酒250 ml,每次服60 ml。

2. 治小儿惊风　追风伞根、金钩莲各9 g。煎水服。

3. 治脚抽筋　追风伞根60 g,伸筋草15 g。煨猪肉吃。(1～3方出自《贵阳民间药草》)

4. 治骨折　追风伞、岩豇豆、红四块瓦各等分晒干研末,调酒外包;若破口骨折,用开水调敷包扎,每日一换。(《贵州草药》)

3558 追骨风 zhuī gǔ fēng (《南京民间药草》)

【异名】 八里花、八里麻(《南京民间药草》),蓝刺头(《中国民族药志》)。

【基原】 为菊科漏芦属植物禹州漏芦 *Echinops latifolius* Tausch 的花序。

【原植物】 参见"漏芦"条。

【采收加工】 8～9月采摘,晒干。

【药材】 追骨风 *Flos Echinopsis Latifolii*　产于华北、东北、陕西、甘肃、山东、河南等地。

性状　本品大多为散落的小头状花序,长1.5～2 cm。外总苞刚毛状,白色,长约0.5 cm,内总苞片外层为匙形,长约1 cm,先端渐尖,边缘有篦状睫毛,内层为狭菱形至长圆形,长约1.5 cm,先端锐尖,中部以上有睫毛,内总苞片的顶端均为淡蓝色或天蓝色,中部为黄白色或黄绿色,下部色稍深,呈淡棕黄色。花冠筒状,长约1.5 cm,先端5裂,裂片条形,呈黄褐色或黄棕色,下面筒部淡黄色或白色,子房倒钟形,被淡黄色茸毛,柱头2裂。偶见完整的复头状花序,呈球形,直径2～4 cm。气微弱,味淡。

鉴别　总苞片表面观:总苞片表皮细胞多纵向延长,内总苞片脊背处及其周围的细胞壁呈连珠状增厚。气孔和腺毛多集中于内总苞片的下表皮中部以上。气孔为不定式。腺毛长60～90 μm,腺头由2～4个细胞组成。最内层总苞片的上表皮细胞壁较厚,呈纤维状。各层总苞片的顶端及边缘细胞均向外突出呈毛状。

粉末特征:淡黄色。花粉粒易见,呈椭圆形或类三角形,长径55～75 μm,短径约50 μm,外壁具稀疏的刺状突起。石细胞单个散在或数个成群,呈椭圆形、类圆形、圆形或类长方形,长径50～60 μm,短径20～40 μm,壁较厚,胞腔明显,具壁孔。柱头碎片可见,顶端呈刺状突起。腺毛极少见。非腺毛两种,一种呈长圆锥形,有的弯曲;另一种稍长,顶端钝圆。草酸钙簇晶和针晶多存在于薄壁细胞碎片中。

【药性】 苦,凉。

【功用主治】 《日华子》:"治小儿壮热,通小肠,泄精,尿血,风赤眼,乳痈,发背,瘰疬,肠风,排脓,补血。""治扑损,续筋骨,傅金疮,止血长肉,通经脉。"

【用法用量】 内服:煎汤,3～9 g。

【选方】 1. 治骨折,骨热　蓝刺头、杜仲各等量。共为细粉。每次3～6 g,每日1～3次,水煎温服。

2. 治血热头痛　蓝刺头、木鳖子、地丁、龙骨各等量。共为细粉。每次3～6 g,每日3次,水煎温服。(1、2方出自《中国民族药志》)

3559 盾果草 dùn guǒ cǎo (《湖南药物志》)

【异名】 盾形草(《全国中草药汇编》),野生地、猫条干(《湖南药物志》),黑骨风、铺墙草(《广西药用植物名录》)。

【基原】 为紫草科盾果草属植物盾果草的全草。

【原植物】 盾果草 *Thyrocarpus sampsonii* Hance [*Bothriospermum majasculum* (Hayata) Suzuki]

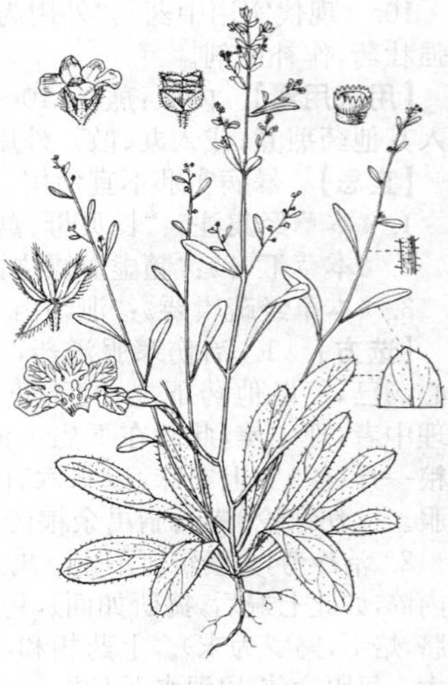

盾果草

一年生草本,高15～50 cm。茎直立或斜升,常自下部分枝,全株密被开展的长硬毛和短糙毛。基生叶丛生,有短柄,叶片匙形,长3.5～19 cm,宽1～5 cm,先端钝,基部渐狭,两面均被具基盘的长硬毛和短糙毛;茎生叶较小,无柄,叶片狭长圆形或倒披针形,长2～8 cm,宽1～2 cm。花单生于叶腋或着生于腋外,或成蝎尾状总状花序,长6～16 cm;苞片狭卵形或披针形;花萼5深裂,裂片狭椭圆形,背面和边缘有长硬毛;花冠淡蓝色或白色,花冠筒较裂片稍长,裂片近圆形,开展,喉部有5个附属物呈线形,肥厚,有乳头突起,先端微缺;雄蕊5,花丝短,内藏,着生于花冠筒中部;子房小,花柱短,柱头头状,2浅裂。小坚果4,卵圆形,黑褐色,密生疣状突起,上部分裂成2层,外层的一轮有长齿,内层全缘,内外两层紧贴,呈碗状突起。花期4～5月,果期6～8月。

生于山坡草地、路旁或石砾堆、灌丛中。分布于华东、中南及四川、贵州、云南、陕西、甘肃、台湾等地。

【采收加工】 4～6月采收,鲜用或晒干。

【药材】 盾果草 *Herba Thyrocarpi Sampsonii*　产于长江以南各地。

性状　茎较细,1至数条,圆柱形,长10～30 cm,表面枯绿色,具灰白色糙毛,质脆易折断,断面白色。基生叶丛生,皱缩卷曲,湿润展开后,匙形,具柄,枯绿色或深绿色,两面均具灰白色粗毛,茎生叶较小,无柄。叶片稍厚。有时可见蓝或紫色小花。或有两层碗状突起的小坚果,其顶部外层有直立的齿轮,内层紧贴边缘。气微,味微苦。

【药性】 苦,凉。

1.《全国中草药汇编》:"苦,凉。"

2.《湖南药物志》:"微苦、寒。"

【功用主治】 清热解毒消肿。主治痈肿,疔疮,咽喉疼痛,泄泻,痢疾。

1.《全国中草药汇编》:"清热解毒,消肿。主治痈疖疔疮,菌痢,肠炎。"

2.《湖南药物志》:"利咽,止渴。"

【用法用量】 内服:煎汤,9～15 g,鲜品30 g。外用:鲜品捣烂敷。

【选方】 治咽喉痛,口渴　(盾果草)鲜草捣烂取汁,每次服2匙,每日数次。或干品9 g煎水服,亦可配铁马鞭、青木香等。(《湖南药物志》)

3560 待霄草 cài xiāo cǎo (《湖南药物志》)

【基原】 为柳叶菜科月见草属植物待霄草的根。

【原植物】 待霄草 *Oenothera stricta* Ledeb. ex Link [*O. odorata* Jacq.] 又名:夜来香、月见草、山芝麻(《中国高等植物图鉴》),香待霄草、月下香(《中国经济植物志》),夜来开(《四川中药志》),线叶月见草(《云南植物志》)。

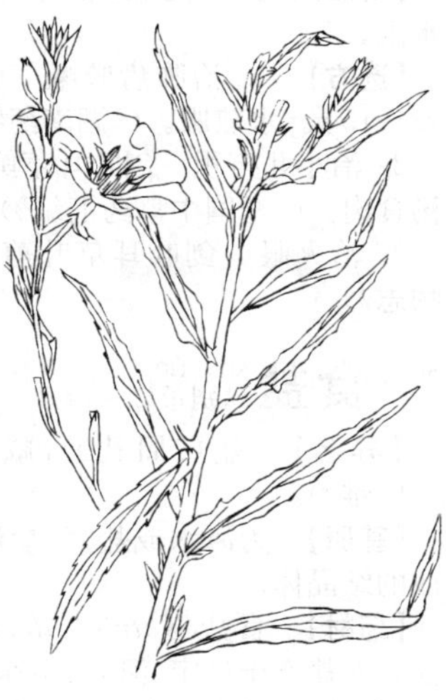

待霄草

多年生草本,高70～100 cm。主根发达,近木质。茎直立粗壮,被毛。叶丛生或互生,基生叶丛生,具柄,茎生叶互生,具短柄或无柄;叶片下部叶为线状倒披针形,上部叶为披针形或卵状披针形,长10 cm左右,宽1～1.5 cm,两面被白色短柔毛,边缘具不规则疏锯齿。花两性,单生于叶腋或枝顶,鲜黄色,无柄,夜间开放,有香气;萼筒延伸于子房之上,裂片4,披针形,开花时常两片相连,反卷;花瓣4,近倒心形,先端微凹缺;雄蕊8,等长;子房下位,柱头4裂。蒴果圆柱形,略有2钝棱,被毛。花期4～6月。

生于庭园或田野,多栽培,并有逸为野生。分布于全国各地,自东北至西南、华东、华南等地庭园均栽种。

【采收加工】 9～10月挖取根部,晒干。

【药性】 辛、微苦,微寒。

【功用主治】 《四川中药志》1982年版:"清热解毒,祛风除湿。用于感冒风热,咽喉肿痛,风湿疼痛。"

【用法用量】 内服:煎汤,6～15 g。

【选方】 1. 治风热感冒 待霄草15 g,桑叶12 g,菊花12 g。水煎服。(《四川中药志》1982年版)

2. 治急性化脓性扁桃体炎 鲜(待霄草)根、鲜玄参、土牛膝各30 g。水煎,分多次咽服。(《湖南药物志》)

3561 剑麻 jiàn má (《梧州草药及常见病多发病处方选》)

【异名】 菠萝麻(《梧州草药及常见病多发病处方选》)。

【基原】 为龙舌兰科龙舌兰属植物剑麻的叶。

【原植物】 剑麻 *Agave sisalana* Perr. ex Engelm.

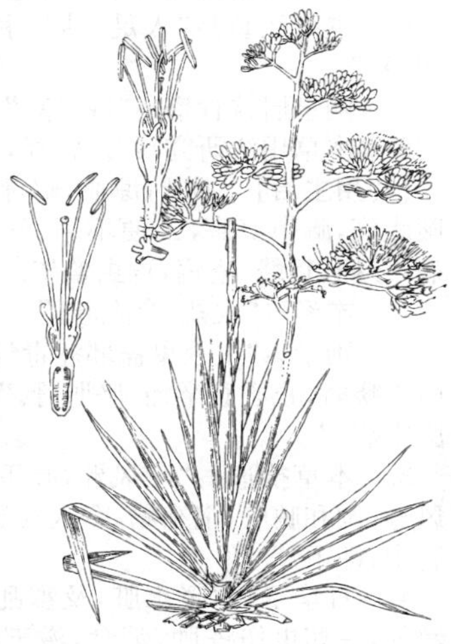

剑 麻

多年生草本。茎粗短。叶莲座状排列于茎上;叶剑形,长1～1.5 m,宽10～15 cm,挺直,肉质,初被白霜,后渐脱落而呈深蓝绿色,表面凹,背面凸,常全缘,先端有一长2～3 cm的红褐色刺尖。大型圆锥花序,高达6 m;花黄绿色,有浓烈气味;花梗长5～10 mm;花被管长1.5～2.5 cm,花被裂片卵状披针形,长1.2～2 cm;花丝着生于花被裂片的基部,长6～8 cm,花药长约2.5 cm;子房长圆形,花柱线形,柱头稍膨大。蒴果(通常不正常结实)长圆形,长约6 cm,宽2～2.5 cm。花落后,花序上产生大量吸芽。花期夏季,果期秋季。

生于山坡、林缘及路旁。分布于华南及西南地区。多栽培。

【采收加工】 剑麻定植后,叶长100 cm以上,叶片数达50片左右时就可以开割。割叶季节以冬季为好。洗净鲜用,或晒干。

【成分】 叶含皂苷元有:新替告皂苷酮(neotigogenone),新替告皂苷元(neotigogenin),替告皂苷元(tigogenin),剑麻皂苷元(sisalagenin),海柯皂苷元(hecogenin),洛柯皂苷元(rockogenin),绿莲皂苷元(chlorogenin),12-表洛柯皂苷元(12-epirockogenin),5α-孕甾烷-3β,20β-二醇(5α-pregnan-3β,20β-diol),海南皂苷元(hainangenin),红光皂苷元(hongguanggenin)[1],剑麻皂苷(sisalanin)A、B、C、D、E、F、G[2]。多糖:阿拉伯半乳聚糖(arabinogalactan),木聚糖(xylan),木葡聚糖(xyloglucan)[3]。

【药理】 神经-肌肉阻滞作用 剑麻提取物〔相当于50～250 mg(叶)/ml〕可先增强鸡腹肌神经-肌肉标本间接诱发的收缩,然后阻滞直接或间接刺激作用引起的张力持续但可逆性的变化。其作用类似去极化琥珀酰胆碱,而不同于非去极化的加兰他敏作用[1]。

【药性】 微甘、辛,凉。

【功用主治】 凉血止血,消肿解毒。主治肺痨咯血,衄血,便血,痢疾,痈疮肿毒,痔疮。

【用法用量】 内服:煎汤,9～15 g。外用:鲜品捣敷。

3562 剑叶玉簪 jiàn yè yù zān (《长白山植物药志》)

【异名】 玉簪花(《吉林中草药》)。

【基原】 为百合科玉簪属植物东北玉簪的全草、根、叶及花。

【原植物】 东北玉簪 *Hosta ensata* F. Maekawa [*H. clause* Nakai var. *normalis* F. maekawa]

多年生草本。根茎粗约1 cm,有长的走茎。叶基生;叶柄长5～26 cm;叶片长圆状披针形、狭椭圆形至卵状椭圆形,长10～15 cm,宽2～6 cm,先端近渐尖,基部楔形或钝,具5～8对侧脉;由于叶片下延而至少叶柄上部具狭翅,翅每侧宽2～5 mm。花葶高33～55 cm,具数朵至20余朵花;苞片近宽披针形,膜质;花单生,盛开时从花被管向上逐渐扩大,紫色;雄蕊稍伸出花被之外,完全离生。子房3室,花柱细长,柱头小。蒴果近圆柱形,常有棱,室背开裂。种子多数,黑色,有翅。花期8月。

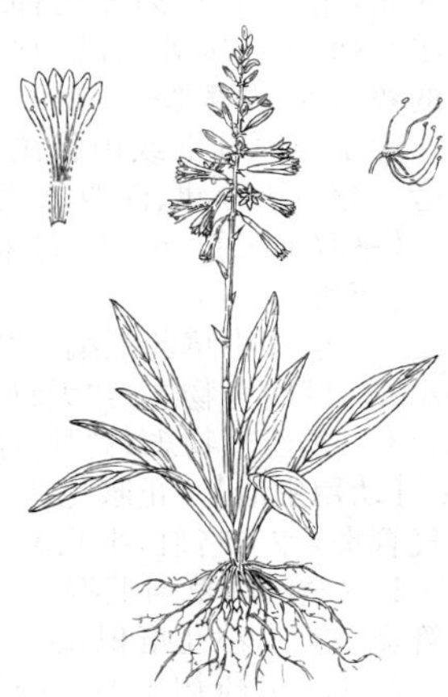

东北玉簪

生于海拔420 m的林边或湿地上。分布于吉林南部和辽宁南部。

【采收加工】 春、秋季采挖,鲜用或晒干。

【药性】 苦，微寒。

【功用主治】 清热解毒，利尿。主治疔疮肿毒，咽喉肿痛，小便不利，痛经。

1.《长白山植物药志》："根、叶：清热解毒，消肿止痛，治乳腺炎，中耳炎，疔疮肿毒，下肢溃疡；花：清咽，利尿，通经，治咽喉肿痛，小便不利，痛经。"

2.《吉林中草药》："解毒，通淋。治耳根毒，骨哽。"

【用法用量】 内服：煎汤，3～6 g；或研末，每次 3 g。外用：捣敷。

【选方】 1. 治耳根毒　玉簪花 3 g，大黄 3 g，黄柏 3 g。共研末，鸡蛋清调匀，敷患处。

2. 治鱼骨哽喉　玉簪、山楂果各捣汁半碗，合在一起，用竹筒灌入咽中。

3. 治小便不通、淋浊　玉簪花 6 g，蛇蜕 6 g。共研末，每次 3 g，白酒送下，每日 2 次。（1～3 方出自《吉林中草药》）

3563 剑叶耳草 jiàn yè ěr cǎo（《全国中草药汇编》）

【异名】 千年茶、铁扫把、长尾耳草（《全国中草药汇编》），咳嗽痨、小柴胡（《湖南药物志》），山甘草、柳枝红、甜茶、山溪黄草（《福建药物志》），少年劳（《湖南省中药资源名录》），硬杆野甘草（《中国中药资源志要》）。

【基原】 为茜草科耳草属植物剑叶耳草的全草。

【原植物】 剑叶耳草 *Hedyotis lancea*（Thunb.）O. Kuntze.［*Oldenlandia lancea*（Thunb.）O. Kuntze.］

直立分枝的灌木状草本。茎圆柱形，上部近四棱形。叶对生；叶柄长 2～7(～10)mm，稍粗壮；叶片革质，披针形，长 4～10 cm，宽 2～2.5 cm，先端渐尖或长尖，基部楔形或稍下延，侧脉 2～3 对，两面光滑无毛。聚伞花序三歧分枝，圆锥花序式排列，顶生或生于上部叶腋；花序中央的花无梗，两侧的有短梗；苞片披针形；萼筒陀螺状，裂片卵状三角形，与萼筒等长；花冠白色或淡紫色，漏斗状，裂片披针形；雄蕊伸出。蒴果椭圆形，有宿存的萼裂片，两瓣裂。

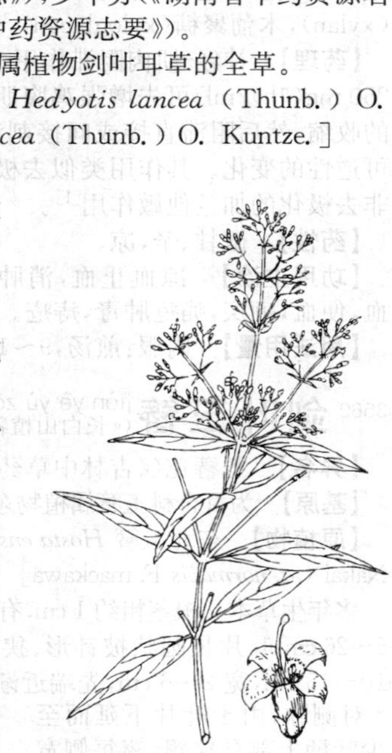

剑叶耳草

生于山地林下或山谷溪旁。分布于福建、江西、广东、广西、贵州等地。

【采收加工】 6～10 月采收，鲜用或切碎晒干。

【药性】 甘，平。

1.《全国中草药汇编》："甘，平。"

2.《湖南药物志》："无毒。"

3.《福建药物志》："甘，凉。"

【功用主治】 止咳化痰，健脾消积。主治支气管哮喘，支气管炎，肺痨咯血，小儿疳积，跌打损伤，外伤出血。

1.《全国中草药汇编》："润肺止咳，消积止血。主治支气管炎，咳血，小儿疳积，跌打肿痛，外伤出血。"

2.《湖南药物志》："祛风清热，止咳止血。主治肺痨咳嗽，咳血，火眼。"

3.《福建药物志》："疏风，退热，止泻。主治小儿发烧，咽喉痛，腹泻。"

【用法用量】 内服：煎汤，10～15 g。外用：捣敷；或煎水洗。

【选方】 1. 治肺痨咳嗽　剑叶耳草 15～30 g，石仙桃 12～15 g。水煎服。（《湖南药物志》）

2. 治小儿疳积　剑叶耳草鲜叶 30 g。与猪瘦肉同炖，服汤食肉。（《全国中草药汇编》）

3. 治火眼　剑叶耳草叶煎水洗，并可内服。（《湖南药物志》）

3564 食盐 shí yán（《别录》）

【异名】 盐（《周礼》），咸鹾（《礼记》），䴘、䴖、䴚、䴛（《广雅》）。

【基原】 为海水或盐井、盐池、盐泉中的盐水经煎、晒而成的结晶体。

【药材】 食盐 *Natrii Chloridum*　主为海盐及池盐、井盐。海盐产于辽宁、河北、山东、江苏、浙江、福建、广东、广西、台湾；池盐产于山西、陕西、甘肃、宁夏、青海、新疆等一带；井盐产于云南、四川。

性状　本品为立方体形、长方形或不规则多棱形晶体。纯净者，无色透明；通常呈白色或灰白色，半透明。具玻璃样光泽。体较重，质硬，易砸碎。气微，味咸。露置空气中易潮解。能溶于水，不溶于乙醇，在无色火焰上燃烧，火焰呈鲜黄色。

鉴别　取本品约 0.1 g，加水 10 ml，使溶解，滤过，滤液显氯化物和钠盐的反应。参见"大青盐"条。

【成分】 主要为氯化钠（$NaCl$）。又因来源和制法上的不同，夹杂的物质也有所差异。常含有氯化镁（$MgCl_2$），硫酸镁（$MgSO_4$），硫酸钠（Na_2SO_4），硫酸钙（$CaSO_4$），及不溶物质等[1]。

【药性】 咸，寒。归胃、肾、大小肠经。

1.《别录》："味咸，温，无毒。""大盐，味甘，咸，寒，无毒。"

2.《本草衍义》："大盐，新者不苦，久则咸、苦。"

3.《本草蒙筌》："味咸，气寒。"

4.《纲目》："咸，微辛，寒。""辛走肺，咸走肾。"

5.《雷公炮制药性解》："入肾、肺、肝三经。"

6.《本草经疏》："入足少阴，手少阴，足阳明，手太阴、阳明经。"

7.《随息居饮食谱》："咸，凉。"

8.《本草用法研究》："入肾经，兼入心、肝、胃三经。"

【功用主治】 涌吐，凉血，解毒，软坚。主治食停上脘，心腹胀痛，胸中痰癖，二便不通，气淋，小便血，齿龈出血，喉痛，牙痛，目翳，疮疡，毒虫螫伤。

1.《本经》："大盐，令人吐。"

2.《别录》："主杀鬼蛊邪疰毒气，下部䘌疮，伤寒寒热，吐胸中痰癖，止心腹卒痛，坚肌骨。""大盐，主肠胃结热，喘逆，胸中病。"

3.《本草拾遗》："除风邪，吐下恶物，杀虫，明目，去皮肤风毒，调和腑脏，消宿物，令人壮健。人卒小便不通，炒盐纳脐中，即下。"

4.《日华子》："暖水脏，及霍乱心痛，金疮，明目，止风泪邪气，一切虫伤疮肿，消食，滋五味，长肉，补皮肤，通大小便，小儿疝气，并纳肾气。"

5.《本草蒙筌》："塞齿缝来红，驱蚯蚓毒伤。少用接药入肾。"

6.《纲目》："解毒，凉血润燥，定痛止痒。吐一切时气风热、痰饮、关格诸病。"

7.《本经逢原》："杀蛊毒，凡水蛭、蚯蚓，得盐即化为水。毒虫螫伤，以盐擦之，其毒即解。"

8.《本草从新》："泄热润燥，补心，通二便，宜涌吐，为诸药引经。"

9.《医林纂要》："熟用补心，安神止妄，活血去瘀；生用泄肾，坚骨固齿，降逆消痰。"

10.《药性切用》："软坚杀虫，解一切荤腥毒。"

【用法用量】 内服：沸汤溶化，0.9～3 g；作催吐用 9～18 g，宜炒黄。外用：炒热熨敷；或水化点眼、漱口、洗疮。

【宜忌】 咳嗽、口渴慎服，水肿者忌服。

1.《素问》："血病无多食咸，多食则脉凝泣而变色。"

2.《别录》："多食伤肺喜咳。"

3.《蜀本草》："多食令人失色肤黑，损筋力。"

4.《本草衍义》："病嗽及水者，宜全禁之。"

5.《本草经疏》："消渴，法所大忌。"

6.《本草述钩元》："喘嗽水肿消渴者，盐为大忌。"

7.《本草用法研究》："如胸中一时痰食闭结，用此作吐，亦止可暂服。"

【选方】 1. 治贪食，食多不消，心腹坚满痛　盐一升，水三升。上二味，煮令盐消，分三服，当吐出食，便瘥。（《金匮要略》）

2. 治头痛如破，非中冷，又非中风，是胸膈中痰厥气上冲所致，名为厥头痛，吐则瘥　以盐汤吐，不吐撩出。（《肘后方》）

3. 治喜笑不休　盐（成块者）二两。火烧令通赤，放冷研细，以河水一大碗，同煎至三五沸，放温，分三次啜之，以钗探喉中。（《儒门事亲》）

4. 治阳脱虚证，四肢厥冷，不省人事，或小腹紧痛，冷汗气喘　盐炒热，熨脐下气海。（《本草汇言》引《方脉正宗》）

5. 治干霍乱，欲吐不吐，欲泻不泻，痰壅腹胀　盐一两，生姜半两（切）。上同炒，令色变。以童尿二盏，煎一盏，分为二，温服。（《直指方》姜盐饮）

6. 治霍乱吐利转筋，四肢逆冷，须臾不救　吴茱萸、木瓜、食盐各五钱。上三味同炒焦，另用磁瓶盛水三升，煎百沸入药，煎至一升，随患者意冷热服之。（《杏苑生春》茱萸食盐汤）

7. 治二便不通　盐和苦酒敷脐中，干即易，仍以盐汁灌肛内，并用纸裹盐投水中饮之。（《杨氏家藏方》）

8. 治脚气　取盐三升，蒸，候热，分裹，近壁，脚踏之，令脚心热，又和槐白皮蒸用，夜夜与之。

9. 治牙齿动摇及䘌齿　以皂荚两梃，盐半两，同烧令通赤，细研。夜夜用揩齿。一月后并瘥，其齿牢固。（8、9 方出自《食疗本草》）

10. 治风热牙痛　槐枝煎浓汤二碗，入盐一斤。煮干炒研，日用揩牙，以水洗目。（《唐瑶经验方》）

11. 治眼暗及风赤痒　煎成白盐三匙，乌贼鱼骨四枚（去净）。上二味，以清酢浆水四升，煎成二升，澄清，每旦及晚洗眼。亦去肤肉。单盐浆水煎之洗亦佳。（《外台》引张文仲方）

12. 治浮翳、宿翳，雾膜遮睛痛眼　食盐雪白者少许，置净器中，生研如尘，以灯心渗盐，轻手指定翳上，点二三次，即不痛矣。（《眼科全书》立消丹）

13. 治口鼻急疳，蚀烂腐臭　斗子盐、白面等分，为末吹之。（《本草述钩》）

14. 治悬壅（痈）肿，喉咙内食物不下　以绵裹箸头，盐揩之，如此二七遍。（《圣惠方》）

15. 治热病下部有虫生疮　熬盐绵裹熨之。（《梅师集验方》）

16. 治溃痈作痒　盐摩其四围。（《外科精义》）

17. 治手足心毒，风气毒肿　盐末、椒末等分，酢和敷之。（《肘后方》）

18. 治皮肤瘙痒症　用盐泔煎（食盐 100 kg，米泔 1 000 ml 置铁锅内煮沸 5～10 min）搽洗患部，每日 2 次，每次 1～3 min。〔《新中医》1986，(7)：51〕

19. 治诸蛇虫伤毒　用酥和盐敷之瘥。（《卫生易简方》）

【临床报道】 1. 治疗尿潴留　食盐 250 g，大蒜120 g，放铁锅内炒热，装入布袋，敷膀胱区中极、关元等穴，1 次热敷 30 min。用此法治疗尿潴留 24 例，疗效很好，一般热敷 1 次就能自行排尿，最多热敷 2 次[1]。

2. 治疗嗜盐菌性食物中毒　食盐 15 g，温开水 1 杯（约 800 ml），冲化快速饮下，未溶化食盐再冲水 1 杯连服。一般快速服 1 600 ml 后，患者即有大量水样呕吐，吐后再将剩下之食盐冲水 1 杯内服。治疗 40 例嗜盐菌性食物中毒患者，服用盐水并出现大量水样呕吐后症状迅速缓解，面色立即转红，恢复时间 1～1.5 d。本组 40 例与常规用阿托品、氯霉素与补液治疗的 40 例对比，常规组症状缓解缓慢，常需 6～8 h，恢复时间约 3 d[2]。

【各家论述】 1.《纲目》："《洪范》：水曰润下作咸，《素问》曰水生咸，此盐之根源也。夫水周流于天地之间，润下之性，无所不在，其味作咸，凝结为盐，亦无所不在，在人则血脉应之。盐之气味咸腥，人之血亦咸腥，咸走血，血病无多食咸，多食则脉凝泣而变色，从其类也。煎盐者用皂角收之，故盐之味微辛。辛走肺，咸走肾，喘嗽、水肿、消渴者，盐为大忌，或引痰吐，或泣血脉，或助水邪故也。然盐为百病之主，百病无不用之，故服补肾药用盐汤者，咸归肾，引药气入本脏也。补心药用炒盐者，心苦虚，以咸补之也。补脾药用炒盐者，虚则补其母，脾乃心之子也。积聚结核用之者，咸能软坚也。诸痈疽眼目及血病用之者，咸走血也。诸风热病用之者，寒胜热也。大小便病用之者，咸能润下也。骨病齿病用之者，肾主骨，咸入骨也。吐药用之者，咸引水聚也，能收豆腐与此同义。诸蛊及虫伤用之者，取其解毒也。"

2.《本草汇言》："食盐，和阴回阳，引吐化食，消癖，定疝，去风热，明目疾，开关格，利二便之药也。经曰：热淫于内，治以咸寒，正此之谓也。方药需用甚多，而奏效亦复不少。今发吐药用之者，咸引水聚而上逆也。化食药用之者，咸通停滞而润下也。消癖药用之者，咸能去垢而逐积也。定疝药用之者，咸能止暴而缓急也。和阴回阳用之者，咸能升清降浊，逐邪以补正也。去风热用之者，咸为水母，水化而风热自降也。明目疾用之者，咸为水精，目为水神，精与神合而目自明也。利二便用之者，咸能润下而通结也。诸痈疽肿毒用之者，咸走血而解毒也。诸虫毒及百虫咬伤用之者，咸能解蛊毒，咸能杀虫也。开关格用之者，咸气上升，而咸味下降，升而复降下，关格安有不通者乎？又论服补肾药而用盐汤者，咸归肾，引药气入本脏也。服补心药而用盐炒者，心苦虚，以咸补之也。服补脾药而用盐制者，虚则补其母也。"

3.《重庆堂随笔》:“盐味最咸,味过咸即渴者,干液之征也,既能干液,则咸味属火无疑。但味虽属火而性下行,虚火上炎者,饮淡盐汤即降,故为引火归元之妙品。吐衄不止者,盐卤浸足立愈。”

3565 胆木 dǎn mù (广州部队《常用中草药手册》)

【异名】 山熊胆、熊胆树(广州部队《常用中草药手册》),药乌檀、黄胆木、黄心木、树黄柏(《新华本草纲要》)。

【基原】 为茜草科乌檀属植物乌檀的枝、树皮。

【原植物】 乌檀 *Nauclea officinalis* Pierre. ex Pitard 又名:细叶黄棵木、黄羊木(《海南植物志》)。

乔木,高4~12 m。小枝纤细而光滑。叶对生,纸质;叶柄长10~15 mm;托叶倒卵形,长6~10 mm,先端圆,早落;叶片椭圆形,罕有倒卵形,长7~14 cm,宽4~7 cm,先端渐尖,略钝,基部楔形,全缘,侧脉8对,近边缘处彼此连接,两面均明显。头状花序顶生,单生,圆球形;总花梗长1~3 cm,中部以上有早落的苞片;花5数;萼管连成肉质体;子房下位。小坚果合成一球状体,熟时黄褐色,表面粗糙。种子椭圆形,腹面平坦,背面拱起,种皮黑色有光泽,并有微小窝孔。花期8~9月。

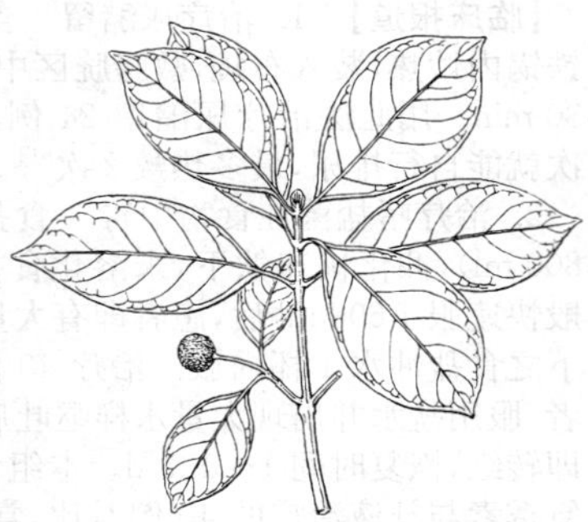

乌 檀

生于半山腰荫蔽潮湿地带的杂木林中。分布于广东、广西。

【采收加工】 全年均可采,切片,晒干。

【药材】 胆木 *Ramulus Naucleae* 产于广东、广西、海南、湖南等地。

性状 多劈成不规则的片、块,浅黄色或棕黄色,有的带皮部,外皮棕黄色,粗糙,较疏松,易剥离。横切面皮部棕褐色,木部黄色或棕黄色。质坚硬,气微,味苦。

鉴别 (1) 木材部分横切面:全组织由导管、木纤维、木薄壁细胞组成,射线较密,放射状。导管多单个散在,少数二三成群,直径40~220 μm。射线细胞1~2列,长方形,木化,具纹孔。外层木纤维少数,成群散在,壁较薄,微木化;内层纤维密集,壁厚腔小,强木化。木薄壁细胞为外层的基本组织,内层的纤维群中亦有少数,壁木化,具纹孔。

切向切面:导管节长短不一,具缘纹孔。射线高度为十数层至几十层细胞,长方形或类方形。木薄壁细胞长方形,壁呈念珠状增厚。木纤维密集,纵向延长。

胆木(木部)外形

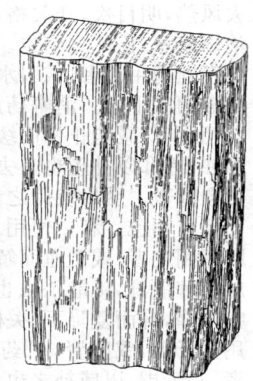

(2) 取本品粉末5 g,加60%乙醇50 ml,回流30 min,滤过。取滤液2 ml,加少量锌粉和浓盐酸,约5 min后滤液呈黄绿色;取滤液2 ml,加1%三氯化铝乙醇2 ml,滤液即显金黄色(检查黄酮类)。取滤液10 ml,碱化到pH9,用适量氯仿提取,滤过,挥干氯仿,用稀盐酸溶解残渣,加碘-碘化铋钾试液数滴,即产生棕褐色沉淀(检查生物碱)。

(3) 薄层色谱:取本品粗粉适量,用乙醇热提,蒸干,然后用0.5%盐酸处理,除去不溶部分,再蒸干,残渣用甲醇溶解,作供试品液,另取胆木碱乙少许,加甲醇溶解,作对照品。分别点于同一硅胶G薄板上,以氯仿-甲醇-乙酸乙酯(4∶1∶0.5)展开13 cm。用碘蒸气显色。供试品色谱中在与对照品色谱相应位置上,显相同的黄色斑点。

【成分】 胆木茎中主要含生物碱类和生物碱苷类,其中生物碱有:乌檀费新碱(naucleficine),乌檀费丁碱(nauclefidine),乌檀福林碱(nauclefoline),1-乙酰基咔啉(1-acetylcarboline)[1],乌檀费林碱(nauclefiline)[2]和乌檀醛碱(naucleidinal)[3]。生物碱苷有胆木碱庚(nauclecoside),胆木碱辛(nauclecosidine)和长春花苷内酰胺(vincoside lactam)[4]。另外含有奎诺酸(quinov(a)ic acid),β-谷甾醇(β-sitosterol)[3],香草酸(vanillic acid)[1]。

【药理】 1. 抑菌作用 从胆木茎中分离得到的乌檀醛碱经抑菌试验表明有抑菌作用,乌檀醛碱在100 μg/ml以上对金黄色葡萄球菌、蜡样芽胞杆菌有明显抑制作用[1]。

2. 消炎作用 胆木浸膏片对冰醋酸所致的小鼠腹部毛细血管通透性增加和二甲苯所致的小鼠耳肿胀具有非常显著的抑制作用,并显著抑制大鼠蛋清性足跖肿胀形成和棉球性慢性肉芽组织增生,对伤寒Vi多糖菌苗所致的家兔双高峰体温升高有解热作用[2]。

【药性】 广州部队《常用中草药手册》:“苦,寒。”

【功用主治】 广州部队《常用中草药手册》:“清热解毒,消肿止痛。主治急性扁桃体炎,咽喉炎,乳腺炎,肠炎,菌痢,尿路感染,胆囊炎,下肢溃疡,脚癣感染,疖肿脓疡,皮炎湿疹。”

【用法用量】 内服:煎汤,15~30 g。外用:鲜品捣敷;或煎水洗。

【选方】 1. 治上呼吸道感染 胆木注射液,每1 ml相当于生药1 g,每次肌注2 ml,每日1次。

2. 治钩端螺旋体病 ①胆木注射液(每1 ml含胆木的乙醇提取物3 g),每8 h肌内注射1次,每次2~3 ml,用至体温正常后2~3 d。有出血倾向者加紫珠草30 g,水煎,每日分3次服。②胆木、大青叶、地胆草、紫珠草各60~90 g(小儿酌减)。加水3碗,煎成1碗,分3次口服。在口服合剂的同时可加用胆木注射液。(1、2方出自《全国中草药汇编》)

3566 胆矾 dǎn fán (《品汇精要》)

【异名】 石胆、毕石(《本经》),君石(《李当之本草》),黑石、铜勒(《吴普本草》),碁石(《别录》),石液、制石液(《石药尔雅》),胆子矾(《本事方》),鸭嘴胆矾(《济生方》),翠胆矾(《本草蒙筌》),蓝矾(《中药材手册》)。

【基原】 为硫酸盐类胆矾族矿物胆矾的晶体,或为硫酸作用于铜而制成的含水硫酸铜结晶。

【原矿物】 胆矾 Chalcanthite 晶体结构属三斜晶系。

单晶体呈厚板状或短柱状,但不常见。集合体呈不规则块状、肾状或粒状。多具棱角,表面不平坦,深蓝色或附有风化物——白色粉霜,半透明,硬度2.5,性极脆,易打碎,断口贝壳状。相对密度2.1~2.3。极易溶于水,使水呈均匀的天蓝色。胆矾是由含铜硫化物氧化分解形成的次生矿物，可与蓝铜矿（扁青）、孔雀石（绿青）等矿物共生。

天然胆矾主要产于我国西北等气候干燥地区铜矿床的氧化带中。

【采收加工】 可于铜矿中挖得，选择蓝色、有玻璃光泽之结晶即可。又常存于矿水，蒸去水分即得。人工制造者，可用硫酸作用于铜片或氧化铜而制得。

【药材】 胆矾 *Chalcanthitum* 主产于云南、山西。

性状 本品呈不规则斜方扁块状、棱柱状。表面不平坦，有的面具纵向纤维状纹理。蓝色或淡蓝色；条痕白色或淡蓝色。半透明至透明。玻璃样光泽。体较轻，硬度近于指甲；质脆，易砸碎。气无，味涩。

鉴别 (1) 透射偏光镜下：呈小板状及片状。无色至淡蓝色。折射率 $Np=1.514$，$Nm=1.537$，$Ng=1.543$；双折射率：$Ng-Np=0.029$。斜消光；正延长符号。$2V \leqq 90°$。

(2) 取本品约 1 g，加热灼烧，变为白色，遇水则又变为蓝色（检查结晶水）。

(3) 取本品约 0.5 g，加水 5 ml 使溶解，滤过。取滤液约 1 ml，滴加氨试液，即生成淡蓝色沉淀，再加过量的氨试液，沉淀即溶解，生成深蓝色溶液；取滤液约 1 ml，加亚铁氰化钾试液，即显红棕色或生成红棕色沉淀（检查铜盐）。取滤液约 1 ml，加氯化钡试液，即生成白色沉淀；分离，沉淀在盐酸或硝酸中均不溶解；取滤液约 1 ml，加醋酸铅试液，即生成白色沉淀，分离，沉淀在醋酸铵试液或氢氧化钠试液中溶解（检查硫酸盐）。

【成分】 胆矾主成分为硫酸铜，通常是带 5 分子结晶水的蓝色结晶（$CuSO_4 \cdot 5H_2O$）[1,2]。

【药理】 1. 利胆作用 胆管引流的麻醉大鼠，十二指肠给予胆矾 0.6 g/kg，有明显促进胆汁分泌的作用[1]。

2. 催吐作用 内服后能刺激胃壁神经，反射引起呕吐。但因刺激性太强，损害黏膜，一般不采用[2,3]。

3. 腐蚀作用 外用能与蛋白质结合，生成不溶性的蛋白化合物而沉淀，故胆矾浓溶液对局部黏膜具有腐蚀作用。可退翳[2]。

毒性 成人口服 15 g 可致死，有人服 10 g 即致死。200%胆矾煎液小鼠灌胃 LD_{50} 为 279 mg/kg，静脉注射为 50～65 mg/kg。大鼠口服 LD_{50} 为 0.3 g/kg，也有报道为 0.96 g/kg。家兔静脉注射 LD_{50} 为 5 mg/kg。犬静脉注射 LD_{50} 为 27 mg/kg[4,5]。胆矾是多亲和性毒物，可作用于全身各系统。首先，对口腔、胃肠道有强烈的刺激作用，可引起局部黏膜充血、水肿、溃疡；对心、肝、肾有直接的毒性作用；对中枢神系统亦有很强的亲和力。此外，还能引起急性溶血性贫血[6]。

【药性】 酸、辛，寒，有毒。归肝、胆经。

1.《本经》："味酸、寒。"

2.《吴普本草》："神农：酸，小寒。李氏：大寒。桐君：辛，有毒。扁鹊：苦，无毒。"

3.《别录》："有毒。"

4.《药性论》："有大毒。"

5.《日华子》："味酸、涩，无毒。"

6.《医学入门》："辛、酸、苦，气寒。"

7.《纲目》："入少阳胆经。"

8.《药品化义》："入肝、胆二经。"

【功用主治】 涌吐，解毒，去腐。主治中风，癫痫，喉痹，喉风，痰涎壅塞，牙疳，口疮，烂弦风眼，痔疮，肿毒。

1.《本经》："主明目，目痛，金疮，诸痫痉，女子阴蚀痛，石淋，寒热，崩中下血，诸邪毒气，令人有子。"

2.《别录》："散癥积、咳逆上气及鼠瘘恶疮。"

3.《药性论》："破热毒。"

4.《新修本草》："（主）下血赤白，面黄，女子脏寒。"

5.《日华子》："主蚛牙，鼻内息肉。"

6.《本草图经》："吐风痰。"

7.《本草蒙筌》："治喉蛾毒。""杀虫，坚齿。"

8.《本草汇言》："消喉痹，疗齿疳龈烂。"

9.《玉楸药解》："治脚疽，痔瘘，杨梅，金疮，白癜，一切肿痛，带下崩中，上气，眼疼弦烂，疯狗咬伤，百虫入耳，腋下狐臭。"

10.《医林纂要》："行肝风，泻肝火，敛肺气，清肺邪，亦兼补心，软坚去毒。功用略同白矾。"

【用法用量】 内服：温汤化，0.3～0.6 g；催吐，限服 1 次；或入丸、散。外用：研末撒；或调敷；或水溶化洗；或 0.5%水溶液点眼。

【宜忌】 本品无论内服外用都应控制剂量，不宜过量或久服，体虚者禁服，严防中毒。中毒表现为口中有金属涩味，咽干，恶心呕吐，腹痛腹泻，吐出物或排泄物蓝绿色，头晕头痛，眼花，疲乏，面色苍黄，黄疸，血压下降，心动过速，呼吸困难，少尿无尿，多因肾功能衰竭而死亡。

1.《本草经集注》："畏牡桂、菌桂、芫花、辛夷、白薇。"

2.《本草用法研究》："虚人禁用。"

【选方】 1. 治酒面热盛，咽喉肿结闭塞 鸭嘴胆矾半钱，全蝎二个。上为末。以鸡羽蘸药入喉中，须臾，破开声出，次用生青荷研细，井水调下。喉吐出毒涎即愈，未吐再服。（《直指方》胆矾散）

2. 治喉内结核不消 石胆、硇砂研细。每用竹筒吹之，或以箸头蘸之。（《普济方》保安散）

3. 治口疮，喉闭，乳蛾 胆矾一钱，熊胆一钱，广木香三分。通为细末，以木鳖子一个，去壳，磨井水，以鹅翎蘸药敷。（《摄生众妙方》）

4. 治大人、小儿牙齿动摇，龈腭宣露，骨槽风毒，宣蚀溃烂，不能入食者 胆矾二钱，雄黄二钱，麝香一钱（别研），龙骨一钱。上件同研令极细。每用一字，以鹅毛蘸药扫患处，日用一二次。若小儿走马疳，唇龈蚀烂者，先泡青盐汤洗净，后用新绵拭干掺药。（《杨氏家藏方》麝香矾雄散）

5. 治口舌生疮 胆矾一分，干蟾一分（炙）。共研为末。每取小豆大，掺在疮上，良久，用新汲水五升漱口，水尽为度。（《圣惠方》）

6. 治眼生肤翳，目赤痛，痒涩 石胆半两，石盐一两，朱砂一两，盐绿半两，龙脑一分，腻粉一钱。上为细末。每以铜箸头取如小豆大，点目中，一日三四次。（《圣惠方》）石胆散）

7. 治眼忽结肿 石胆（煅令白，去火毒）、滑石（研）各一两，秦皮半两（为末），腻粉二钱匕。上四味，同研匀。每用一字，汤浸候温。闭目洗两眦头，以冷为度。（《圣济总录》洗眼石胆散）

8. 治热眼及有脓之眼目 胆矾二分，水二合。调匀贮之。（《眼科锦囊》）石胆水）

9. 治百虫入耳 胆矾末和醋灌之。（《千金方》）

10. 治甲疽 石胆一两，于火上烧令烟尽，碎研末。傅疮上，不过四五度，立瘥。（《梅师集验方》）

【临床报道】 1. 治疗拔牙术后出血 治法：胆矾按

1.5%的比例加水溶解，煮沸 15 min，冷却，过滤，250 ml 瓶灌分装，100 ℃ 30 min 灭菌备用。临用时将消毒纱布浸于止血液中浸透，以药液不会滴下为度，即为止血纱布，将止血纱布置于拔牙创面渗血点即可。共观察 132 例，结果：显效 125 例，有效 7 例，全部有效[1]。

2. 治疗复发性口腔溃疡　治法：治疗组将胆矾霜胆矾与柿霜的混合物直接涂在溃疡面上，持续 1～3 min 后用清水漱口即可。对照组用冰硼散直接涂在溃疡面上，反复用至愈合。有原发病者同时治疗原发病。结果：治疗组 87 例，平均治疗时间3.4 d，疼痛指数 4.2 分，愈合率为 100%；对照组 84 例，平均治疗时间 7.6 d，疼痛指数 9.9 分，愈合率为 62.9%。两组比较有明显差异[2]。

【各家论述】 1.《纲目》："石胆，其性收敛上行，能涌风热痰涎，发散风木相火，又能杀虫，故治咽喉口齿疮毒有奇功也。"

2.《本草述》："喉痹一证，用之亦宜审处。楼全善有云：喉痹恶寒者，皆是寒折热，寒闭于外，热郁于内，切忌胆矾酸寒等剂点喉，反使其阳郁不伸，为患反剧。若然，则此味宜于喉闭及缠喉风者，乃治阴不能蓄阳之痹，是为风淫，属不恶寒之喉痹也。其不宜者，乃不治阳不能达阴之痹，是为风虚，正属恶寒之喉痹，正全善所谓切忌者也。盖此味在李时珍云入手少阳，能散风木相火，故其治上壅之风痰及喉痹、鼠漏，皆少阳相火之为患也。如恶寒之喉痹，原因郁热，非属相火，宜消阴伸阳，不宜收阳助阴。投剂者可得卤莽乎哉。"

3.《本经逢原》："（石胆），《本经》主目痛金疮痫痉，取酸辛以散风热痰垢也。治阴蚀、崩淋、寒热，取酸寒以涤湿热淫火也。又为咽齿喉痹乳蛾诸邪毒气要药。涌吐风痰最快，方用米醋煮真鸭嘴胆矾末，醋调，探吐胶痰即瘥。又治紫白癜风，胆矾、牡蛎粉生研醋调摩之。疯犬咬伤，胆矾末水服探吐，蜜调敷之立愈。胃脘虫痛，茶清调胆矾末吐之。走马牙疳，红枣去核，入胆矾煅赤，研末傅之，追出痰涎即愈。百虫入目，胆矾和醋灌之即出。"

4.《本草求真》："胆矾，味酸而辛，气寒而涩，功专入胆，涌吐风热痰涎，使之上出。盖五味唯辛为散，惟酸为收，五性惟寒胜热。风热盛于少阳，结为痰垢，汗之气横而不解，下之沉寒而益甚。凡因湿热淫火，见为阴蚀、崩淋；寒热风痰毒气，结聚牢固，见为咽齿喉痹、乳蛾；风热痰垢结聚，见为咳逆痫痉，目痛难忍，及金疮不愈；诸毒内闭胶结，见为虫痛牙疳，种种等症，服此力能涌吐上出，去其胶痰，化其结聚，则诸症悉除。"

3567 胆星 dǎn xīng（《纲目》）

【异名】 胆南星（《本草选旨》）。

【基原】 为制天南星细粉与牛、羊或猪胆汁拌制，或生天南星细粉与牛、羊或猪胆汁经发酵而制成的加工品。

【原植物】 参见"天南星"条。

【药材】 胆南星 *Arisaema Cum Bile*　产于全国大部分地区。

性状　本品呈方块状或圆柱状，棕黄色、灰棕色或棕黑色。质硬。气微腥，味苦。

鉴别　(1) 粉末特征：粉末淡黄棕色。薄壁细胞类圆形，充满糊化淀粉粒。草酸钙针晶束长 20～90 μm。螺纹及环纹导管直径 8～60 μm。

(2) 取本品粉末 0.2 g，加水 5 ml，振摇，滤过。取滤液 2 ml置试管中，加新制的糠醛溶液（1→100）0.5 ml，沿管壁加硫酸 2 ml，两液接界处即显棕红色环。

【炮制】 取制天南星细粉，加入净胆汁（或胆膏粉及适量水）拌匀，蒸 60 min 至透，取出放凉，制成小块，干燥。或取生天南星粉，加入净胆汁（或胆膏粉及适量水），搅拌均匀，放温暖处，发酵 7～15 d 后，再连续或隔水炖 9 昼夜，每隔 2 h搅拌 1 次，除去腥臭气，至呈黑色浸膏状，口尝无麻味，取出，晾干。再蒸软，趁热制成小块。每制天南星细粉 100 kg，用牛（或猪、羊）胆汁 400 kg（胆膏粉 40 kg）。

天南星经胆汁制后辛燥之性转为苦凉，毒性大减，功能以熄风定惊为主，可用于痰热惊风、癫痫、咳喘等。胆星的质量可用总胆汁酸的含量作为控制标准，在鉴别上也可识别哪种胆汁酸。测定胆星中总胆汁酸的含量方法，初步认为重量法使用仪器简单，结果比较准确，但时间较长；容量法终点难观察，误差大；比色法只能用于牛、羊胆汁，不能应用于猪胆汁。比较胆星的传统发酵法和新法中胆酸的含量，结果表明：传统法为 0.82%，新法为 9.5%。胆星的新法炮制工艺是：取制天南星细粉与胆汁拌匀成坨，再加麻油搓揉均匀，制块，干燥。

饮片性状　参见"药材"项。

贮干燥容器内，密闭，置阴凉干燥处。

【药性】 苦、微辛，凉。归肝、胆、肺经。

1.《本草正》："味苦，性凉。"

2.《药品化义》："属阳中有阴。气和，味微辛而苦，性凉。能升能降。性气薄而味浓。入肝、胆二经。"

3.《医林纂要》："辛、苦，平。"

4.《本草再新》："有毒。入心、肝、肾三经。"

【功用主治】 清火化痰，熄风定惊。主治中风，惊风，癫痫，头痛，眩晕，喘嗽。

1.《本草正》："降痰因火动如神，治小儿急惊必用。总之实痰实火壅闭上焦而气喘烦躁、焦渴胀满者所当必用。"

2.《本草汇言》："（治）小儿惊风惊痰，四肢抽搐，大人气虚内热，热郁生痰。"

3.《药品化义》："主治一切中风，风痫，惊风，头风，眩晕，老年神呆，小儿发搐，产后怔忡，为肝胆性气之风调和之神剂也。"

4.《医林纂要》："性和缓，补肝肾，驱风痰，而不失之骤。"

5.《得配本草》："豁结气，除肝热。"

6.《药性切用》："专化风痰，以益肝胆。"

7.《本草再新》："化痰消火，凉血生津。"

【用法用量】 内服：煎汤，3～6 g；或入丸、散。

【选方】 1. 治伤风瘟疫，身热昏睡，气粗风热，痰塞壅嗽，惊风潮搐及蛊毒中暑。壮实小儿宜时与服之　天竺黄一两，雄黄（水飞）一钱，辰砂、麝香（各别研）半两，天南星四两（腊月酿牛胆中阴干百日。如无，只将生者去皮、脐，铿，炒干用）。上为细末，煮甘草水和丸，皂子大，温水化下服之。百日小儿每丸分作三四服，五岁一二丸，大人三五丸。腊月中雪水煮甘草和药尤佳。（《小儿药证直诀》抱龙丸）

2. 治小儿惊风　牛胆南星半两，朱砂、防风各二钱，麝一字。上药用腊月黄牛胆汁和南星末作饼子，挂当风处四十九日，和药末研细，浸牛胆皮汤为丸，如梧桐子大。每服一丸，井花水调下。（《直指小儿方》胆星丸）

3. 治小儿诸痫，退后不能言　天南星，泡为细散，每服一匙许，猪胆汁调下。量儿大小加减。（一方用生姜、薄荷、蜜酒调下。一方用腊月牛胆酿南星，不拘多少，每服半字，薄

荷汤调下，卧时服。儿大者服一字至半钱。)(《普济方》排关散)

4. 治伤寒头痛　天南星(末)二两，石膏(末)一两(水飞过)。上二味，填牛胆中，用薄荷包，更用荷叶外包，于风道中挂。以清明节候入龙脑少许，滴雪水为丸，如鸡头子大。每服一丸，嚼烂，薄荷汤送下。(《圣济总录》天南星丸)

【临床报道】　治疗寻常型银屑病　治疗组56例，口服胆星黛蛤丸(用胆南星、青黛、煅蛤壳研末，以2∶1∶2的比例制成，每粒含药重0.5 g胶囊)，每日3次，每次6粒(3 g)。对照组30例，口服复方青黛丸，每日3次，每次1包(6 g)。两组病例均以30 d为1个疗程，2个疗程后判断疗效。用药期间禁食辛辣、酒腥，酌情用温水洗澡，并停用其他药物治疗。结果：治疗组基本痊愈33例，显效15例，有效6例，无效2例，基本痊愈率为58.9%，总有效率为96.4%。对照组基本痊愈9例，显效10例，有效6例，无效5例，基本痊愈率为30%，总有效率为83.3%。治疗组与对照组比较，差异有显著意义[1]。

【各家论述】　1.《本草汇言》："(天南星)前人以牛胆制之，名曰胆星。牛胆苦寒而润，有益肝镇惊之功，制星之燥而使不毒。""(天南星)得牛胆汁拌制，则凉润而活利痰结。""若风痰湿痰、急闭涎痰，非南星不能散；如小儿惊风惊痰，四肢搐搦，大人气虚内热、热郁生痰，非胆星不能疗也。"

2.《本草正》："(胆星)较之南星味苦性凉，故善解风痰热滞。"

3.《药品化义》："胆星，意不重南星而重胆汁，借星以收取汁用，非如他药监制也，故必须九制则纯。是汁色染为黄，味变为苦，性化为凉，专入肝胆。《经》云肝为将军之官，十一脏取决于胆，是以肝胆之气一发，周身无处不到。假胆以清胆气，星以豁结气，大能益肝镇惊。主治一切中风，风痫，惊风，头风，眩晕，老年神呆，小儿发搐，产后怔忡，为肝胆性气之风调和之神剂也。本草言其功如牛黄者，即胆汁之精华耳。"

3568 胜红蓟 shèng hóng jì (《福建民间草药》)

【异名】　白花草(《福建民间草药》)，脓泡草、绿升麻(《贵州民间药物》)，白毛苦、毛射香(《广西民间常用中草药手册》)，白花臭草(广州部队《常用中草药手册》)，消炎草(《云南中草药选》)，胜红药、水丁药(《云南中草药》)，紫红毛草、广马草(《文山中草药》)。

【基原】　为菊科胜红蓟属植物藿香蓟的全草。

【原植物】　藿香蓟 *Ageratum conyzoides* L.　又名：咸虾花、臭垆草(《广州植物志》)。

藿香蓟

一年生草本，高50～100 cm。茎直立，多分枝，较粗壮，茎枝淡红色，通常上部绿色，具白色尘状短柔毛或长绒毛。叶对生，上部互生；叶柄长1～3 cm，生白色短柔毛及黄色腺点；叶片卵形，长5～13 cm，宽2～5 cm，上部叶及下部叶片渐小，多为卵形或长圆形，叶先端急尖，基部钝或宽楔形，边缘有钝齿。头状花序小，于茎顶排成伞房状花序；花梗长0.5～1.5 cm，具尘状短柔毛；总苞钟状或半球形，突尖；总苞片2层，长圆形或披针状长圆形，边缘撕裂；花冠淡紫色，全部管状，先端5裂。瘦果黑褐色，5棱，冠毛膜片5或6个，通常先端急狭或渐狭成长或短芒状。花、果期全年。

生于山谷、山坡林下或林缘，荒坡草地常有生长。我国福建、广东、广西、贵州、云南等地常有栽培或逸为野生。

【栽培】　生物学特性　喜温暖气候、向阳土壤。以深厚、肥沃、排水良好的砂质壤土较好。

繁殖方法　种子繁殖。3～4月播种。在整好的地上，开1.3 m宽的畦，按行、株距各约25 cm开穴，深约3 cm，拌成种子灰，撒在穴里，上盖草木灰至不见种子灰为止。也可以育苗移栽，3～4月撒播育苗，当苗高10～13 cm时，选雨后移栽，每穴栽苗3、4株，栽后施清淡人畜粪水。

田间管理　直播的在苗出齐后除草，并施清淡人畜粪水提苗。当苗高10～13 cm时匀苗、补苗，每穴留苗2、3株，并行浅薅、追肥。至6月再行中除、追肥1次，肥料以人畜粪水为主，也可施氮素化肥。育苗移栽的在栽活后浅耕、追肥1次，至6～7月再进行1次。

病虫害防治　虫害有蛞蝓，可在早晨撒石灰粉防治。

【采收加工】　6～10月采收地上部分，鲜用或切段晒干。

【成分】　全草含黄酮类：胜红蓟黄酮(ageconyflavone)A、B、C，川陈皮素(nobiletin)，甜橙素(sinensetin)，钓樟黄酮(linderoflavone)B，5′-甲氧基川陈皮素(5′-methoxynobiletin)，5，6，7，8，5′-五甲氧基-3′，4′-亚甲二氧基黄酮(5，6，7，8，5′-pentamethoxy-3′，4′-methylenedioxyflavone)，5，6，7，5′-四甲氧基-3′，4′-亚甲二氧基黄酮(5，6，7，5′-tetramethoxy-3′，4′-methylenedioxyflavone)，5，6，7，3′，4′，5′-六甲氧基黄酮(5，6，7，3′，4′，5′-hexamethoxyflavone)，5，6，7，8，3′-五甲氧基-4′-羟基黄酮(5，6，7，8，3′-pentamethoxy-4′-hydroxyflavone)，5，6，7，8，3′，5′-六甲氧基-4′-羟基黄酮(5，6，7，8，3′，5′-hexamethoxy-4′-hydroxyflavone)[1]，槲皮素(quercetin)，山柰酚-3-芸香糖苷(kaempferol-3-rutinoside)，山柰酚-3，7-双葡萄糖苷(kaempferol-3，7-diglucoside)[11]。生物碱：石松胺(lycopsamine)，刺凌德草碱(echinatine)[2]。三萜类化合物：无羁萜(friedelin)。甾醇类：β-谷甾醇(β-sitosterol)，豆甾醇(stigmasterol)[3]。挥发油：胜红蓟色烯(ageratochromene)，香豆素(coumarin)，β-丁香烯(β-caryophyllene)，7-甲氧基-2，2-二甲基色烯(7-methoxy-2，2-dimethylchromene)[4]和去甲氧基胜红蓟色烯(demethoxyageratochromene)[10]。

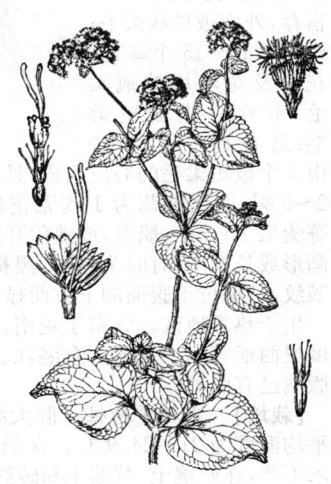

地上部分含有色烯类：7-甲氧基-2，2-二甲基色原烯(7-methoxy-2，2-dimethylchromene)，7，8-二甲氧基-2，2-二甲基色烯(7，8-dimethoxy-2，2-dimethylchromene)，7-甲氧基-8-乙酰基-2，2-二甲基色烯(7-methoxy-8-acetyl-2，2-dimethylchromene)，6-(1-甲氧基乙基)-7-甲氧基-2，2-二甲基色烯〔6-(1-methoxyethyl)-7-methoxy-2，2-dimethylchromene〕，6-(1-羟基乙基)-7-甲氧基-2，2-二甲基色烯〔6-(1-hydroxyethyl)-7-methoxy-2，2-dimethylchromene〕，6-(1-乙氧基乙基)-7-甲氧基-2，2-二甲基色烯〔6-(1-ethoxyethyl)-7-methoxy-2，2-dimethylchromene〕，6-乙烯基-7-甲氧基-2，2-二甲基色烯(6-vinyl-7-methoxy-2，2-dimethylchromene)，6-当归酰氧基-7-甲氧基-2，2-二甲基色烯(6-angeloyloxy-7-methoxy-2，2-dimethylchromene)[5]，7-甲氧基-2，2-二甲基色烯(7-methoxy-2，2-dimethylchromene)[6]。黄酮类：5，6，7，8，5′-五甲氧基-3′，4′-亚甲二氧基黄酮[6]，5′-甲氧基川陈皮素[7]，山柰酚，槲皮素[8]，5，6，7，3′，4′，5′-六甲氧基黄酮，8-羟基-5，6，7，3′，4′，5′-六甲氧基黄酮(8-hydroxy-5，6，7，3′，4′，5′-hexamethoxyflavone)[2, 9]。此外，还含有右旋芝麻素(sesamin)，丁香烯氧化物(caryophyllene oxide)[5]，7-豆甾烯-3-醇(stigmast-7-en-3-ol)，延胡索酸(fumaric acid)，咖啡酸(caffeic acid)[8]。5，22-二烯-3β-豆甾醇(5，22-diene-3β-stigmasterol)，6，7-二甲氧基-2，2-二甲基色烯(6，7-dimethoxy-2，2-dimethylchromene)[12]。

【药理】 1. 对心肌的作用　粗提取物 AgCE 增加离体豚鼠心脏的心电图 PR 间期，降低心房搏动速率，延长 A-H 时间，说明其作用于房室结，降低房室的传导性。同时 AgCE 也能抑制窦房结，导致心率减慢。其抑制房室结和窦房结的机制相同，即抑制舒张期自律细胞的 Ca^{2+} 和 Na^{+} 缓慢内流。而 AgCE 缩短 QT 间期是激活 K^{+} 通道的结果[1]。

2. 对平滑肌的作用　叶的 70%乙醇提取物中水溶性部分 WSF (0.5～3.3 mg/ml)能够对平滑肌直接产生剂量依赖性松弛作用。WSF 使去极化后的空肠对 Ca^{2+} 的敏感度下降，说明 WSF 可以通过对电压依赖性 Ca^{2+} 通道的抑制而阻断 Ca^{2+} 通过[2]。

3. 抗炎、镇痛作用　WSF(20～50 mg/kg 腹腔注射)能够减轻大鼠由于角叉菜胶引起的关节功能障碍。纳洛酮(2 mg/kg)可拮抗吗啡的镇痛作用，但却不影响 WSF 的抗伤害作用，提示 WSF 抗伤害感受作用与阿片样物质无关，对用 WSF (30～50 mg/kg，皮下注射)处理过的大鼠腹腔注射或皮下气囊注射角叉菜胶，发现中性粒细胞的迁移受到明显的抑制。相同剂量的 WSF 还可抑制角叉菜胶引起的水肿，但对葡聚糖引起的水肿无改善作用。相同剂量的 WSF 对组胺引起的表皮血管通透性增加有直接的调节作用。结果还表明 WSF 可抑制中性粒细胞迁移刺激引起的炎症反应[3]。

4. 抗菌作用　胜红蓟中得到的精油在杯碟法试验中表现出抗菌活性[4]。

【药性】 辛、微苦，凉。

1.《广西民间常用中草药手册》："味微苦，气臭，性凉，无毒。"

2.《云南中草药》："微苦、辛，凉。"

【功用主治】 清热解毒，止血，止痛。主治感冒发热，咽喉肿痛，口舌生疮，咯血，衄血，崩漏，脘腹疼痛，风湿痹痛，跌打损伤，外伤出血，鹅口疮，痈肿疔疮，湿疹瘙痒。

1.《广西民间常用中草药手册》："清热解毒，外用止血。治感冒风热，外伤出血，疮疖。"

2.《海南岛常用中草药手册》："凉血止血，清热解毒，消风止痒。"

3.《云南中草药》："拔毒消肿。"

4.《全国中草药汇编》："祛风清热，止痛，止血，排石。主治上呼吸道感染，扁桃体炎，咽喉炎，急性胃肠炎，胃痛，腹痛，崩漏，肾结石，膀胱结石；湿疹，鹅口疮，痈疮肿毒，蜂窝织炎，下肢溃疡，中耳炎，外伤出血。"

【用法用量】 内服：煎汤，15～30 g，鲜品加倍；或研末；或鲜品捣汁。外用：捣敷；研末吹喉或调敷。

【选方】 1. 治感冒发热　白花草 60 g。水煎服。(《广西民间常用中草药手册》)

2. 治喉症(包括白喉)　胜红蓟鲜叶 30～60 g，洗净，绞汁。调冰糖服，日服 3 次。或取鲜叶晒干，研为末，作吹喉散。(《泉州本草》)

3. 治肺结核咳嗽痰中带血　胜红蓟、矮茶风、麦冬、叶上珠(青荚叶)各 15 g。水煎服。(《四川中药志》1979 年版)

4. 治鼻衄　白花草鲜叶搓烂塞鼻。(《广西本草选编》)

5. 治胃溃疡，急慢性腹痛　胜红蓟煅存性，研末装瓶备用。每服 1.5 g，每日 1 次，嚼服。在 30 min 之内不喝水。镇痛作用良好。(《全国中草药汇编》)

6. 治风湿疼，骨折(复位固定后)　鲜广马草打烂敷患处。(《文山中草药》)

7. 治痈疽肿毒　胜红蓟全草洗净，和酸饭粒、食盐少许，共捣烂敷患处。(《泉州本草》)

8. 治鱼口便毒　胜红蓟鲜叶 120 g，茶饼 15 g。共捣烂，加热温敷。(《福建民间草药》)

9. 治小腿溃疡　桉树叶适量，水煎洗患处，然后用胜红蓟、红糖各适量，捣烂敷患处。(《福建药物志》)

3569 胖大海 pàng dà hǎi (《纲目拾遗》)

【异名】 安南子、大洞果(《纲目拾遗》)，胡大海、大发(《中国药学大辞典》)，大海子(《药物出产辨》)，通大海(《兽医国药及处方》)，大海(《中药志》)，大海榄(《中药临床应用》)。

【基原】 为梧桐科苹婆属植物胖大海的种子。

【原植物】 胖大海 *Sterculia lychnophora* Hance　又名：红胖大海(《西双版纳植物名录》)。

落叶乔木，高可达 40 m。树皮粗糙，有细条纹。叶互生；叶柄长 5～15 cm；叶片革质，长卵圆形或略呈三角状，长 10～20 cm，宽 6～12 cm，先端钝或锐尖，基部圆形或近心形，全缘或具 3 个缺刻，下面网脉明显。圆锥花序顶生或腋生，花杂性同株；花萼钟状，深裂，裂片披针形，宿存，外面被星状柔毛；雄花具 10～15 个雄蕊，花药及花丝均被疏柔毛，不育心皮被短柔毛；雌花具 1 枚雌蕊，由 5 个被短柔毛的心皮组成，具 1 细长纤弱的子房柄，柱头 2～5 裂，退化雄蕊为 1 簇无花丝的花药，环绕子房着生。蓇葖果 1～5 个，船形，成熟前开裂，内含 1 颗种子。种子椭圆形或长圆形，有时为梭形，黑褐色或黄褐色，表面疏被粗皱纹，种脐位于腹面的下方而显歪斜。

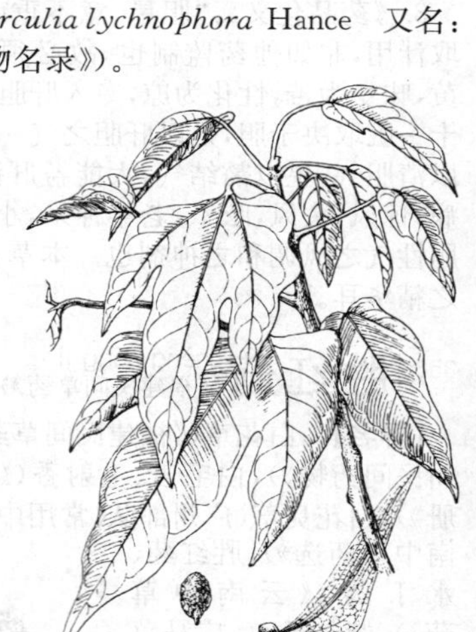

胖大海

生于热带地区。分布于越南、印度、马来西亚、泰国及印度尼西亚等地。我国广东湛江、海南、广东东兴、云南西双版纳已有引种。

【栽培】 生物学特性　胖大海原产热带，在引种区的年平均温度为 21～24.9 ℃。喜阳光，成龄期耐旱，对土壤要求不严，在砂壤土、黄壤土和砖红壤土上均生长良好。宜选择排水良好、避风地区种植。

繁殖方法　种子繁殖、空中压条繁殖或嫁接繁殖。种子繁殖：采摘种皮呈黑褐色、表面具有明显皱纹的成熟种子，播于洁净的砂床上，开沟点播，沟距 12 cm，种子之间距离约 5 cm，深约 3 cm。播后用砂盖种，再用稻草覆盖畦面，浇透水，并保持畦面湿润。待出苗后，移入营养袋育苗，苗高 30～50 cm 便可定植于大田。空中压条繁殖：选取木栓化的枝条，在距离顶端 20～30 cm 处进行环剥，环剥后经1～2 d，待伤口稍干后，用湿椰糠或稻草裹湿泥包在伤口周围，再用塑料膜包裹，经 2 个月左右便长出新根，新根若已开始木栓化，便可将枝条剪下假植于沙池中，或直接定植于大田。嫁接繁殖：采用上部树冠分枝、组织充实、直径1～1.5 cm的褐绿色较平滑的枝条，剪取长 12～15 cm 一段作为接穗，选和胖大海亲和力强的同属植物 *Scaphium wallichii* Schott et Endl. 作砧木进行枝接，也可剥取接穗的芽片进行芽接。接穗和砧木愈合后，切去砧木的主干，经常打去砧木的萌芽。

田间管理　定植后 1 年内注意除草，每季度施肥 1 次，腐熟牛栏粪或堆肥 12 000～15 000 kg，采用穴施，施后再覆土。在定植后 1 年，株高已达 1 m 左右，便可摘顶进行矮化栽培。

病虫害防治　虫害有绿鳞象甲，成虫为害叶和嫩茎，可人工捕杀，或用棉油皂 50 倍液喷雾。

【采收加工】　4～6 月果实开裂时采取成熟的种子，晒干。胖大海外种皮遇水即膨胀发芽，故果熟时要及时采收。产区因植株高大，一般都是采取砍树的方式采摘果实。

【药材】　胖大海 *Semen Sterculiae Lychnophorae*　产于越南、泰国、印度尼西亚等地。

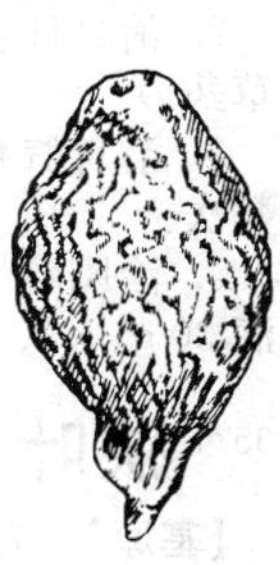

胖大海（种子）外形

性状　种子呈纺锤形或椭圆形，状如橄榄，长 2～3 cm，直径 1～1.5 cm。先端钝圆，基部略尖而歪，具浅色的圆形种脐，表面棕色或暗棕色，微有光泽，具不规则的干缩皱纹。外层种皮极薄，质脆，易脱落。中层种皮较厚，黑褐色，质松易碎，遇水膨胀成海绵状。断面可见散在的树脂状小点。内层种皮红棕色，可与中层种皮剥离，稍革质，内有 2 片肥厚胚乳，广卵形；子叶 2 枚，菲薄，紧贴于胚乳内侧，与胚乳等大。气微，味淡，嚼之有黏性。

鉴别　(1) 粉末特征：淡棕色。种皮表皮细胞表面观方形或五角形，淡棕色，垂周壁增厚，有壁孔。气孔多。腺毛头部扇形或钝椭圆形，含棕色物；柄单细胞。非腺毛较少，常破碎；完整者呈星状，直径 220～260 μm，4～13 分叉，含棕色物。种皮薄壁细胞遇水膨胀为不规则形，具单纹孔，含淡棕色物，胞间隙较大。此外有少数螺纹及环纹导管。

(2) 取本品数粒置烧杯中，加沸水适量，放置数分钟即吸取水分膨胀成棕色半透明的海绵状物。

(3) 取本品粉末 0.2 g，加水 10 ml，置水浴中加热30 min，滤过，取滤液 4 ml，加氢氧化钠试液 3 ml 及碱性酒石酸铜试液 5 ml，置水浴中加热，即生成红色沉淀（检查糖类）。

(4) 薄层色谱：取样品粉末 100 g，置沙氏提取器中，用石油醚提出总油，取油 2 g，加 0.5 mol/L 氢氧化钾乙醇液 80 ml，皂化后得总脂肪酸，用 2%浓硫酸-甲醇溶液（1∶5）30 ml 回流 2 h 进行甲基化，得总脂肪酸甲酯，作供试品，另以油酸甲酯、亚麻酸甲酯、亚油酸甲酯、棕榈酸甲酯作对照品。分别点样于硅胶 G-10% $AgNO_3$（3∶10）薄层板上，以苯展开 18 cm，喷以 0.2% 2′，7′二氯荧光素乙醇溶液，置紫外光灯（254 nm）下，供试品色谱在与对照品色谱相应位置上显相同的黄色斑点。

取胖大海种皮 5 g，加水 100 ml，煮沸 15 min，滤出膨胀的西黄芪胶黏素（Bassorin），移入 200 ml 圆底烧瓶中，加 5%硫酸于沸水浴中回流加热 1 h，滤过，滤液用 10%氢氧化钠中和后浓缩至约 5 ml，加乙醇 20 ml，混匀，滤过，作供试液，另以半乳糖、阿拉伯糖作对照品。分别点样于硅胶G-4%磷酸硼二钠薄层板上，以正丁醇-丙酮-水（4∶5∶1）展开 18 cm，喷以苯胺-二苯胺-磷酸（4∶4∶20）混合溶液，于 80 ℃烤 10 min，供试品色谱在与对照品色谱相应位置上，显相同的色斑。

【成分】　种子含 D-半乳糖（D-galactose），L-鼠李糖（L-rhamnose），蔗糖（sucrose），2，4-二羟基苯甲酸（2，4-dihydroxybenzoic acid），胡萝卜苷（daucosterol），β-谷甾醇（β-sitosterol），乙苯（ethylbenzene），二十烷酸甲酯（methyleisanoate），十八烷酸甲酯（octadecanoate）[1,2]。

【药理】　1. 泻下作用　胖大海种子浸出液，对兔有缓泻作用，因可增加肠内容积（增加容积为琼脂的 8 倍），产生机械刺激而缓泻[1]。将胖大海外层皮、软壳、仁分别水浸提取，对于麻醉犬，无论何种给药方法，皆可明显增加肠蠕动（仁的作用最强，软壳次之，外层最弱），此作用可被阿托品所拮抗；1∶40 万的仁的浸出液使离体兔肠蠕动增加，其他二层作用不明显[2]。

2. 降压作用　胖大海仁（去脂干粉）制成 25%溶液，静注、肌注或口服，皆可使犬、猫血压明显下降。进一步实验表明其降压原理可能与中枢有关[3]。胖大海仁水浸剂对麻醉犬有降压作用，而对兔却为升压（兔有效量较犬大 10 倍）；对犬、兔血压不同的影响，皆可用组织胺增敏解释[4]。

3. 杀菌作用　胖大海对大肠杆菌和痢疾杆菌的抑杀作用与痢特灵相似，同时胖大海对大肠杆菌和痢疾杆菌的杀伤强度相当[5]。

毒性　胖大海仁（去脂干粉）用于急性中毒试验，可见兔呼吸困难，运动失调；犬连续 10～15 d 用大量致死后，可见肺充血水肿，肝脂变；小鼠口服的 LD_{50} 为 12.96 g/kg[3]，兔静脉注射大量（1%，2 ml）胖大海仁浸剂，可见呼吸先停，心脏还跳，胃肠表面很红[4]。

【药性】　甘、淡，凉。归肺、大肠经。

1.《纲目拾遗》：“味甘、淡。”“其性纯阴。”

2.《全国中草药汇编》：“甘、淡，寒。”

【功用主治】　润肺利咽，清热通便。主治干咳无痰，咽喉肿痛，音哑，牙痛，热结便秘。

1.《纲目拾遗》：“治六经之火。”“治火闭痘，服之立起；并治一切热症劳伤，吐衄下血，消毒去暑，时行赤眼，风火牙痛，虫积下食，痔疮漏管，干咳无痰，骨蒸内热，三焦火症，诸疮皆效。”

2.《现代实用中药》：“为清凉性消炎药，用于喉头气管诸黏膜炎症，咽喉干灼，咳嗽声音不出。并有镇咳去痰之效。对于重伤风咳嗽失音，咽喉燥痛，咯血或牙龈肿痛等，均可用之。又可用于喉头结核，热嗽干咳无痰等症。”

3. 南药《中草药学》：“治体虚便秘。”

4.《全国中草药汇编》：“清肺热，利咽喉，清肠通便。治慢性咽炎，热结便秘。”

【用法用量】　内服：煎汤或开水泡，2～4 枚，大剂量可用至10枚；入散剂，用量减半。

【宜忌】 脾胃虚寒泄泻者慎服。

【选方】 1. 治干咳失音，咽喉燥痛，牙龈肿痛，因于外感者 胖大海五枚，甘草一钱。炖茶饮服，老幼者可加入冰糖少许。(《慎德堂方》)

2. 治肺热音哑 胖大海3枚，金银花、麦冬各6 g，蝉蜕3 g。水煎服。

3. 治慢性咽炎 胖大海3 g，杭菊花、生甘草各9 g。水煎服。(2、3方出自《全国中草药汇编》)

4. 治大便出血 胖大海数枚，开水泡发，去核，加冰糖调服。因热便血，效。〔《医界春秋》1936，(1)：93〕

【临床报道】 1. 治疗急性扁桃体炎 用胖大海4～6枚，重症8枚，放入碗内，冲入沸水，加盖闷30 min左右(天冷注意保暖)，徐徐服完，间隔4 h，再如法用沸水冲服。治疗100例，68例治愈，21例显著好转，11例效果不佳。一般经2～3 d即愈[1]。

2. 治疗细菌性痢疾 用胖大海15 g，放入碗内，冲入开水200 ml。如红痢加白糖15 g，白痢加红糖15 g，服汁并食胖大海肉。共治疗200余例，屡获良效，一般1～3剂可愈[2]。

【各家论述】 张山雷："胖大海近人用之，皆以治伤风咳嗽，鼻塞声重等症。几宜性温，故能散寒风，然其味极淡，微含甘意，温散之药，决不如此。盖全从胖大之性情作用，故善于开宣肺气，并能通泄皮毛，风邪外闭，不问为寒为热，并皆主之。抑能开音治瘖，爽嗽豁痰。赵谓治火闭之痘，盖热毒壅于肌腠，而痘出不快者，此物开发最捷，宜有速效，恕轩之说，当有征也。经用二三枚，如肺闭已甚，咳不出声，或金室音嘶者，可用至五六枚。此盖植物之果，与苗叶情性不同，故发汗而极有应验，绝无温升扰动之弊，尤其可据。"(引自《中国药学大辞典》)

3570 胖血藤 pàng xuè téng
(《贵州民间方药集》)

【异名】 荞麦蔓(《贵阳民间药草》)，毛血藤、荞叶细辛、白前蓼、百解药(《贵州民间方药集》)。

【基原】 为蓼科蓼属植物牛皮消蓼的根。

【原植物】 牛皮消蓼 *Polygonum cynanchoides* Hemsl. [*Fagopyrum cynanchoides* (Hemsl.) H. Gross] 又名：牛皮消叶蓼(《湖北植物志》)。

多年生蔓生草本。茎细长，圆柱形，被淡黄色柔毛。叶互生；叶柄通常比叶片短或近等长，被柔毛；托叶鞘短筒状，膜质，先端斜形，被锈绒毛；叶片心状箭形，长3～7 cm，宽4～8 cm，先端急尖，基部侧生裂片具小尖，全缘，两面被柔毛。圆锥花序顶生，长达20 cm；花小，花被5深裂，白色；雄蕊8，近等长或稍短于花被；花柱3，柱头缨状。瘦果卵状三棱形，黑色，有光泽，包于宿存花被内。花、果期8～10月。

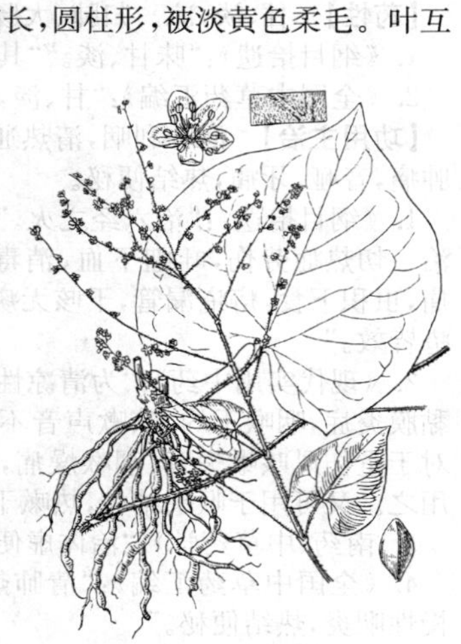

牛皮消蓼

生于河岸或山沟草丛中。分布于河南、湖北、四川、贵州、云南、陕西、甘肃等地。

【采收加工】 7～10月采挖，鲜用或晾干。

【药材】 胖血藤 *Radix Polygoni Cynanchoidis* 产于云南、贵州、四川、湖北等地。

性状 根数条聚生于节状根茎上，有时尚可见残留茎基。根长圆柱形或长条形，或有分枝，长10～20 cm，直径3～6mm；表面红褐色至棕褐色，有明显的细纵皱纹，并有须根和褐色点状须根痕。质坚硬，易折断，断面黄白色，有明显的木心。气微，味微苦、涩。

【药性】 酸、辛，凉。归肺、胃经。

1.《贵阳民间药草》："酸，涩，微寒。"

2.《贵州草药》："辛，涩，凉。"

【功用主治】 敛肺止咳，行气，化湿。主治肺痨咳嗽，痰中带血，百日咳，胃脘胀闷疼痛，风湿痹痛，阴疮久不收口。

1.《贵阳民间药草》："敛肺，止咳，止血。治肺痨，止胃痛。"

2.《贵州草药》："健胃，止咳，镇痛，解毒。"

3.《贵州民间方药集》："治胸胃气痛，惊痫等症。有解毒，镇惊，镇痛作用。"

4.《全国中草药汇编》："敛肺止咳，行气化湿，镇痛清热。"

【用法用量】 内服：煎汤，10～15 g；或浸酒。外用：捣敷。

【选方】 1. 治肺痨咳嗽、吐血 生胖血藤(去粗皮和木心)60 g。炖猪肉吃。(《贵阳民间药草》)

2. 治百日咳 毛血藤9 g，鹿衔草6 g。煎水服。(《贵州草药》

3. 治胃脘痛 胖血藤、穿心莲各15 g。煎水服，连服数次。

4. 治风湿 胖血藤、透骨草各30 g，泡酒500 g。每服药酒30 g。(3、4方出自《贵阳民间药草》)

3571 狭叶当归 xiá yè dāng guī
(《长白山植物药志》)

【基原】 为伞形科当归属植物狭叶当归的根。

【原植物】 狭叶当归 *Angelica anomala* Ave-Lall. 又名：额水独活、库页白芷、白山独活(《东北植物检索表》)，异形当归(《中国种子植物分类学》)。

多年生草本，高80～150 cm。根粗大，长达20 cm，径达3 cm，表面黄褐色至灰褐色。茎有细沟纹，带紫色，被短毛。基生叶开展，三回羽状全裂；茎生叶二至三回羽状全裂，叶柄比叶片短，基部膨大成长圆状叶鞘，抱茎，外面密被短毛；叶片长15～20 cm，宽8～15 cm，有一回羽片2～4对；末回裂片有时3裂，基部一般不下延或稍下延或翅状，无柄或有柄，边缘具尖锐细锯齿，并有白色软骨质边；茎上部叶的叶柄全部成长圆筒状的鞘，不膨大，贴伏抱茎，带紫色。复伞形花序，花序梗、伞辐和花柄均密被短糙毛；无总苞片或1片，早落；小总苞片3～7，线状，膜质，被短毛；花瓣倒卵形，白色；萼齿不明显。果实长圆形至卵形，背棱隆起，侧棱宽翅状，棱槽内油管1，黑褐色，合生面油管2。花期7～8月，果期8～9月。

生于山坡、路旁、草地、林缘、水溪旁或阔叶林下。分布于东北及内蒙古等地。

【采收加工】 5～8月采挖，晒干。

【药性】《长白山植物药志》："辛，温。"

【功用主治】《长白山植物药志》："祛风发表，止痛消肿。

治风寒头痛，鼻窦炎，眉棱骨痛，牙龈肿痛，疮疡肿毒，痔瘘便血，寒湿白带，烧伤。”

【用法用量】 内服：煎汤，6～15 g。外用：煎汤洗。

【宜忌】 阴虚火旺者慎服。

【选方】 1. 治感冒头痛 狭叶当归 10 g，菊花 15 g，生姜 3 片。水煎服。

2. 治鼻窦炎 狭叶当归 10 g，辛夷 10 g，苍耳子（炒）10 g。水煎服。（1、2 方出自《长白山植物药志》）

3572 狭头橐吾 xiá tóu tuó wǔ （《全国中草药汇编》）

【异名】 山紫菀（《全国中草药汇编》）。

【基原】 为菊科橐吾属植物窄头橐吾的根。

【原植物】 窄头橐吾 *Ligularia stenocephala*（Maxim.）Matsum. et Koidz.［*Senecio stenocephalus* Maxim.］ 又名：戟叶橐吾（《台湾植物志》）。

多年生草本，高 40～170 cm。有根头，其上着生多数须根。茎直立，上部被蛛丝状毛。基生叶有长柄，达 40 cm，基部稍抱茎；叶片心形或肾状戟形，长和宽 10～20 cm，先端圆形而有突出的尖头，边缘有细齿，基部有较大而开展的齿，下面色浅，有掌状脉；中部叶渐小，下部有鞘状抱茎的短柄；上部叶渐变为披针形或条形。头状花序多数，排列成总状，有长梗；苞叶披针形，花后常下垂；总苞筒状；总苞片 5 个，2 层，先端三角形；舌状花 1～4 个，舌片长圆形，黄色；管状花 5～10 个。瘦果圆柱形，有纵沟；冠毛污白色。花、果期 8～12 月。

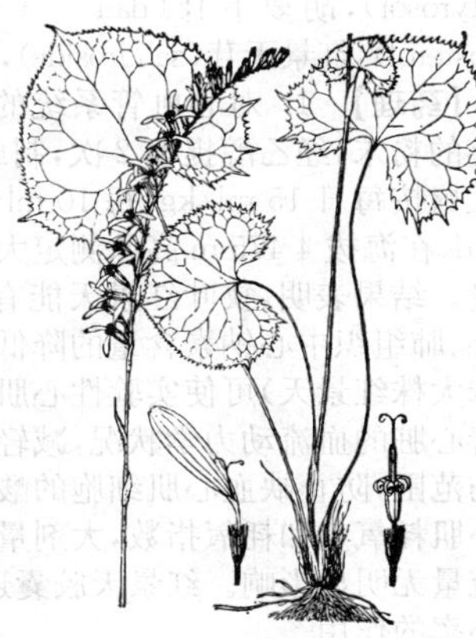

窄头橐吾

生于海拔 850～3 100 m 的山坡潮湿岩石边。分布于河北、山西、山东、江苏、浙江、河南、湖北、四川、云南、西藏、台湾等地。

【采收加工】 7～10 月采挖，晒干。

【成分】 根含 10α-H-呋喃橐吾酮（10α-H-furanoligularenone）和 10β-H-呋喃橐吾酮（10β-H-furanoligularenone）[1]，5，6-二甲氧基-2-异丙烯基苯并呋喃（5，6-dimethoxy-2-isopropenylbenzofuran）[2]。

【药性】 苦、辛，平。

【功用主治】《浙江药用植物志》：“清热，利尿，散结，解毒。主治乳痈，水肿，瘰疬，河豚鱼中毒。”

【用法用量】 内服：煎汤，30～60 g。外用：鲜全草捣敷。

【选方】 1. 治乳痈 窄头橐吾鲜全草 1 株。洗净，加红糖捣烂烘热，外敷患处。

2. 治水肿胀满 窄头橐吾鲜根适量。加烧酒捣烂，烘热敷脐部（忌食酸辣、芋艿）。

3. 治瘰疬 窄头橐吾鲜根 60 g，夏枯草 30 g。酒水各半煎服。

4. 治河豚鱼中毒 窄头橐吾鲜叶 30～60 g。水煎服或捣汁服。（1～4 方出自《浙江药用植物志》）

3573 狭叶竹节参 xiá yè zhú jié shēn （《云南药用植物名录》）

【异名】 竹根七（《云南药用植物名录》），野三七、鸡头七、土三七、藏三七（《云南植物志》），扣子七、竹节三七（《西藏常用中草药》）。

【基原】 为五加科人参属植物狭叶竹节参的根茎。

【原植物】 狭叶竹节参 *Panax japonicus* C. A. Mey. var. *angustifolius*（Burk.）Cheng et Chu［*Panax pseudo-ginseng* Wall. var. *angustifolius*（Burk.）Li］ 又名：狭叶人参（《中国植物志》）。

多年生草本，高 50～100 cm。根茎横卧，节结膨大，节间短，每节有一浅环状的茎基痕，呈竹鞭状，侧面常生数个圆锥状的肉质根。茎直立，圆柱形，有条纹，光滑无毛。掌状复叶，3～5 枚轮生于茎端；叶柄长 8～11 cm；小叶 5～7 片，狭长形或窄披针形，长为宽的 5 倍以上，最宽处在叶的中部以下，宽约 3 cm，先端长尾状渐尖，边缘具细锯齿。伞形花序单生于茎顶，有花 50～80 朵；总花梗长 12～20 cm，有条纹；花小，淡绿色；花萼具 2 齿，齿三角状卵形；花瓣 5，长卵形；雄蕊 5，花丝较花瓣短；子房下位，2～5 室，花柱 2～5，中部以下合生，果时外弯。核果状浆果，近球形，熟时红色。种子 2～5 颗，白色，三角状长卵形。花期 5～6 月，果期 7～9 月。

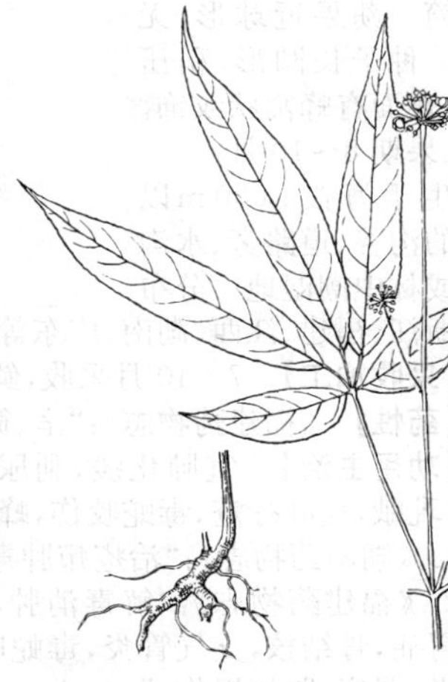

狭叶竹节参

生于海拔 2 000～3 000 m的山中灌木丛中。分布于四川、贵州、云南、西藏等地。

【采收加工】 9～10 月采挖，除去泥土及细根，晒干。

【药性】《西藏常用中草药》：“性温，味甘、微苦。”

【功用主治】《西藏常用中草药》：“止血散瘀，消肿止痛。治吐血，衄血，血痢，便血，血崩及产后出血过多，外用可治伤口出血。”

【用法用量】 内服：煎汤，3～9 g；或入丸、散；或酒浸。外用：研末敷。

【宜忌】 孕妇禁服。

《西藏常用中草药》：“血虚无瘀者忌服。”

3574 狭萼半边莲 xiá è bàn biān lián （《湖南药物志》）

【异名】 大种半边莲（《湖南药物志》），野烟叶、大号半边莲、山梗菜（《福建药物志》）。

【基原】 为桔梗科半边莲属植物线萼山梗菜的全草。

【原植物】 线萼山梗菜 *Lobelia melliana* E. Wimm. 又名：韶关大将军、东南山梗菜（《中国植物志》）。

多年生草本，高 80～150 cm。主根粗，侧根纤维状。茎禾杆色，无毛。叶互生，螺旋状排列；有短柄或近无柄；叶片多少镰状卵形至镰状披针形，长 6～15 cm，宽 1.5～4 cm，先端长尾状渐尖，基部宽楔形，光滑无毛，边缘具睫毛状小齿。总状花序生主茎和分枝顶端，长 15～40 cm，花稀疏；下部花的苞片与叶同形，向上变狭至条形，长于花，具睫毛状小齿；花梗背腹压扁；小苞片 2 枚，生中部；花萼筒半椭圆状，裂片窄条形，全缘，果期外展；花冠淡红色，檐部近二唇形，上唇裂片条状披针形，上升，下唇裂片披针状椭圆形，外展；雄蕊基部密生柔毛，在基部以上连合成筒。蒴果近球形，无毛。种子长圆形，稍压扁，表面有蜂窝状纹饰。花、果期 8～10 月。

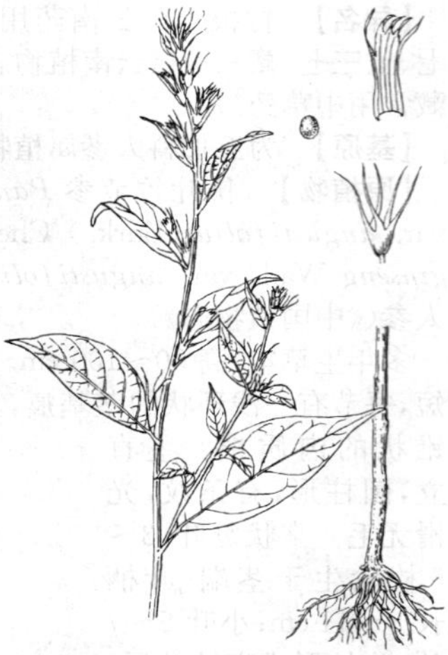

线萼山梗菜

生于海拔 1 000 m 以下的沟谷、道路旁、水沟边或林中潮湿地。分布于浙江、福建、江西、湖南、广东等地。

【采收加工】 7～10 月采收，鲜用或晒干。

【药性】 《福建药物志》："辛、微甘，温，有毒。"

【功用主治】 宣肺化痰，利尿解毒。主治咳嗽痰多，水肿，乳蛾，痈肿疔疮，毒蛇咬伤，蜂螫。

1.《湖南药物志》："治疮疖肿毒，蜂螫、蛇伤，扁桃体炎。"

2.《福建药物志》："解毒消肿，镇咳祛痰，杀虫止痒。主治胃痛，骨结核，支气管炎，毒蛇咬伤，毒虫螫伤，血栓性脉管炎，湿疹，跌打损伤。"

【用法用量】 内服：煎汤，6～9 g。外用：鲜品捣烂敷；或水煎洗患处。

【选方】 1. 治毒蛇咬伤　①鲜山梗菜 30 g，鲜三叶鬼针草 60 g。捣烂绞汁或水煎服，有喉痹者加六神丸 20 粒。②山梗菜根，酒浸 7 d 后捣烂外敷；内服山梗菜叶（研末），每次 3 g，冷开水送服。

2. 治血栓性脉管炎　山梗菜研粉，装入胶囊，每日 3 次，每次 1 粒，连服 2～3 个月；外用山梗菜 30～60 g，水煎洗。（1、2 方出自《福建药物志》）

3. 治扁桃体炎　狭萼半边莲根煎水含漱。（《湖南药物志》）

3575 狮子七 shī zǐ qī （《全国中草药汇编》）

【异名】 红景天（《中华人民共和国药典》），土三七（《新疆中草药》）。

【基原】 为景天科红景天属植物狭叶红景天的根及根茎。

【原植物】 狭叶红景天 *Rhodiola kirilowii* (Regel) Maxim.［*Sedum kirilowii* Regel］　又名：狮子草、九头狮子七、涩疙瘩（《秦岭植物志》），高壮景天（《拉汉种子植物名录》），长茎红景天（《植物分类学报》增刊）。

多年生草本，高25～50 cm，全株无毛。根粗壮，直立。根颈肥厚，块状多歧，褐色，先端被三角形鳞片。茎直立，1～2 枝或成丛，淡绿白色。叶互生，无柄；叶片条形至条状披针形，长 4～6 cm，宽 2～5 mm，先端急尖，边缘有疏锯齿，有时近全缘。聚伞花序伞房状，花多数，雌雄异株；花萼 4 或 5，三角状卵形，具棕色斑纹，先端急尖；花瓣 5 或 4，绿黄色，条状披针形至倒披针形；雄花有雄蕊 10 或 8，与花瓣同长或稍长，花药黄色；鳞片 5 或 4，近正方形或长方形，先端钝或微缺；心皮 5 或 4，直立，近基部合生。蓇葖果上部开展，有短而向外弯曲的喙。种子长圆状披针形，褐色，具翅。花期 6～8 月，果期 8～10 月。

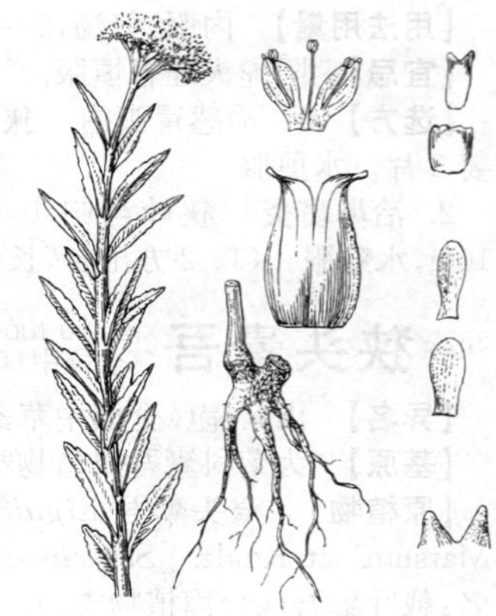

狭叶红景天

生于海拔 2 000～5 600 m 的高山灌丛、多石草地上或石坡上。分布于河北、山西、四川、云南、陕西、甘肃、青海、新疆、西藏等地。

【采收加工】 9～10 月采挖，晒干。

【成分】 全草含酪醇(tyrosol)，胡萝卜苷(daucosterol)，红景天苷(salidroside)，百脉跟苷(lotaustralin)[1]。

【药理】 1. 对心血管系统的作用　狭叶红景天根及根茎的粉末，经乙醇提取 2 次，制成膏（每 1 g 含生药 5.3 g），大鼠按每日 15 ml/kg（每 10 ml 溶液含干膏 1 g）口服，给药 9 d，在海拔 4 475 m 高原测定大鼠心、肺组织中的心钠素含量。结果表明，狭叶红景天能有效地抑制进入高原后大鼠心、肺组织中心钠素含量的降低[1]。红景天胶囊（处方为单味大株红景天）可使实验性心肌缺血犬心肌收缩性增强，改善心脏的血流动力学状况，减轻心肌缺血损伤程度，缩小损伤范围，防止缺血心肌细胞的酸中毒；并可显著降低麻醉犬心肌耗氧量和耗氧指数，大剂量能降低冠脉阻力，对冠脉血流量无明显影响。红景天胶囊还有一定的降低血压和减慢心率的作用[2]。

2. 抗血栓形成　按上述方法同样处理的本品干膏，按每日 15 ml/kg（10 ml 溶液含干膏 1 g）给大鼠口服，连续 9 d，在海拔 4 475 m 高原发现本品能有效地抑制大鼠进入高原后血栓烷 B_2 的升高及 6-酮-前列腺 $F_{1\alpha}$ 的降低，以及血栓烷 B_2/6-酮-前列腺 $F_{1\alpha}$ 比值增大的趋势，证实了该药的活血化瘀作用[3]。

3. 对代谢的影响　本品的干膏，小鼠按每日 1.0 g/kg，大鼠按每日 0.5 g/kg 灌胃，连续 15 d，以邻甲苯胺法测定血糖含量，结果表明，本品能使大、小鼠的空腹血糖升高[4]。小鼠按 1.25 g/kg 灌胃给予本品干膏，可显著降低小鼠的整体耗氧量。而大鼠按每日 2.0 g/kg 灌胃本品连续 7 d。结果表明，狭叶红景天醇浸膏可显著降低大鼠血乳酸、心肌乳酸及脑乳酸的含量。提示本品能够改善缺氧动物的有氧代谢[5]。

4. 辐射保护作用　狭叶红景天水提物可显著提高小鼠照射后的存活率，拮抗照射造成的急性骨髓造血及免疫功能的损伤，给药组小鼠 30 d 存活率提高 13.8%～21.3%。给药后 ^{60}Co 照射所引起的小鼠血清抗体合成及分泌量的下降、小鼠迟发型过敏反应的抑制和刀豆素 A(conA) 刺激的小鼠脾淋巴细胞增殖的降低均得到不同程度的恢复[6]。

【药性】 苦、涩，温。归肺、心、肝、大肠经。

1.《陕西中草药》："味涩，性温。"

2.《甘肃中草药手册》："苦，温。"

3.《新疆中草药》："酸、涩，平。"

【功用主治】 养心安神，化瘀，止血。主治气虚体弱，短气乏力，心悸失眠，头昏眩晕，胸闷疼痛，跌打损伤，月经不调，崩漏，吐血，痢疾，腹泻。

1.《陕西中草药》："止血，止痛，破坚，消积，止泻。主治跌打损伤，腰痛，吐血，崩漏，白带，月经不调，痢疾。"

2.《藏药标准》："清热解毒，消肿。用于温病肺热，中毒及四肢肿胀等症。"

【用法用量】 内服：煎汤，9～12 g。

【宜忌】《陕西中草药》："孕妇禁服，过量亦破血。"

【选方】 1. 治吐血，咳血，衄血　土三七、紫参、赤芍各15 g。水煎服。

2. 治月经过多　土三七、丹参、当归、玄参各 3 g。水煎服。

3. 治跌打损伤　土三七、土当归各 3 g。水煎服。(1～3方出自《新疆中草药》)

3576 狮子草 shī zǐ cǎo (《滇南本草图说》)

【异名】 九头狮子草(《滇南本草图说》)，滇香茶菜、四棱草、血剑草(《云南中草药》)，小铁牛(《新华本草纲要》)，疙瘩草(《云南中药资源名录》)。

【基原】 为唇形科香茶菜属植物不育红的根茎或全草。

【原植物】 不育红 *Rabdosia yuennanensis* (Hand.-Mazz.) Hara [*Plectranthus yuennanensis* Hand.-Mazz.]

多年生草本，高 30～70 cm。根茎木质，块茎状，具红色的芽眼，其上生出一或多茎。茎通常不分枝，四棱形；被白色糠秕状短柔毛及混生的具节柔毛。叶对生，狭或阔卵形，长 2.5～6 cm，宽 1.4～3.8 cm，先端锐尖稀钝，基部楔形，无柄，或渐狭成具翅的假柄，边缘具圆齿，上面密被或疏被糙伏毛，下面密被紫色腺点，尤其是脉上有糠秕状短硬毛。圆锥花序顶生，有时侧生，由聚伞花序组成；最下部的苞叶叶状，向下渐小，上部的披针形或三角形，全缘；苞片狭披针形或线形；花萼小，钟形，被红色腺点及短柔毛，萼齿 5，略短于萼筒，二唇形，后 3 齿小，前 2 齿较大，但均为阔卵形；花冠筒淡黄色或白色，略超过花萼，向上增宽，冠檐二唇形，上唇黑紫色或深紫红色，长约与冠筒相等，具 4 圆裂，裂片卵形，极外反，下唇淡黄色，具紫色斑点，与上唇近等长，狭卵形，伸展，扁平；在雄蕊退化的雌性花中雄蕊内藏于下唇中，两性花中则雄蕊与雌蕊一样长地伸出。小坚果，卵形，略扁，深褐色。花、果期 8～10 月。

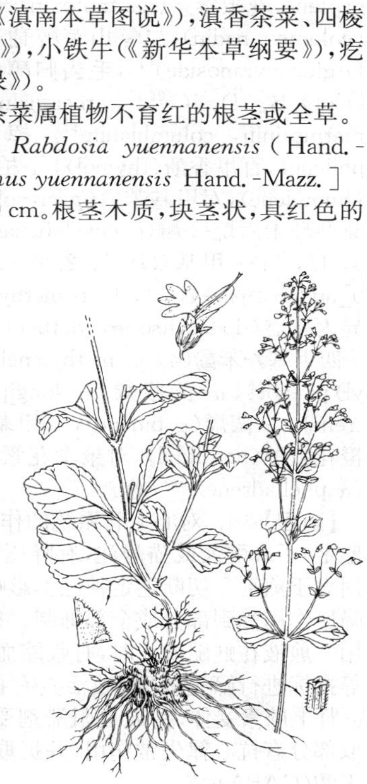

不育红

生于松林下或草丛中。分布于云南。

【采收加工】 7～10 月采收，鲜用或晒干。

【成分】 叶含狮子草素甲、乙、丙(rabyuennane A、B、C)，齐墩果酸(oleanolic acid)，熊果酸(ursolic acid)，山楂酸(crataegolic acid)，豆甾醇(stigmasterol)和 β-谷甾醇(β-sitosterol)[1]。

【药性】 辛、苦，微温。

1.《滇南本草图说》："味苦、辛，性温，有毒。阴中之阳药也。"

2.《云南中草药》："辛、涩，微温。"

【功用主治】 祛风利湿，活血，解毒。主治感冒，麻疹，风疹，风湿骨痛，痢疾，黄疸，偏瘫，食积，脘痛，痛经，经闭，崩漏，跌打损伤，瘰疬，梅毒，疮疡，疥癞，狂犬、毒蛇咬伤。

1.《滇南本草图说》："治风热积毒，脏腑不和。通十二经络，散疮痈，退黄疸。积热注于血分，肌肉成疥癞疮疾，或多食牛马，积热成疮，或杨梅结毒，一切风热等症，服之神效。"

2.《云南中草药》："发表透疹，活血散瘀，解毒。

【用法用量】 内服：煎汤，6～15 g；或研末；或泡酒。外用：捣敷；或煎汤洗。

【宜忌】 孕妇慎服。

【选方】 1. 治偏瘫　九头狮子草根 15 g，猪卵巢 2 个。烘干，共研末加酒热服。(《云南中草药》)

2. 治胃寒痛　九头狮子草根、隔山消各 9 g。水煎服。

3. 治痛经，经闭　九头狮子草根 6 g，茜草 9 g，小茜草 6 g。水煎服(2、3 方出自《丽江中草药》)

4. 治赤目　不育红根适量。蒸鸡肝吃。(《云南中草药选》)

3577 独活 dú huó (《本经》)

【异名】 胡王使者、独摇草(《别录》)，独滑(《本草蒙筌》)，长生草(《纲目》)，川独活、巴东独活(《中药志》)。

【基原】 为伞形科当归属植物重齿当归的根。

【原植物】 重齿当归 *Angelica biserrata* (Shan et Yuan) Yuan et Shan [*A. pubescens* Maxim. f. *biserrata* Shan et Yuan] 又名：重齿毛当归(《新华本草纲要》)。

多年生高大草本。根圆柱形，棕褐色，长至 15 cm，直径 1～2.5 cm，有特殊香气。茎高 1～2 m，粗至 1.5 cm，中空，常带紫色，光滑或稍有浅纵沟纹，上部有短糙毛。叶二回三出式羽状全裂，宽卵形，长 20～40 cm，宽 15～25 cm；茎生叶叶柄长达 30～50 cm，基部膨大成长管状、半抱茎的厚膜质叶鞘，开展；末回裂片膜质，卵圆形至长椭圆形，长 5.5～18 cm，宽 3～6.5 cm，先端渐尖，基部楔形，边缘有不整齐的尖锯齿或重锯齿，齿端有内曲的短尖头，顶生的末回裂片多 3 深裂，基部常沿叶轴下延成翅状，侧生的具短柄或无柄，两面沿叶脉及边缘有短柔毛；最上部的叶简化成囊状膨大的叶鞘。复伞形花序顶生和侧生；总苞片 1，长钻形，有缘毛，早落；伞辐 10～25，密被短糙毛；伞形花序有花 17～28(～36)朵；小总苞片 5～10，阔披针形，先端有长尖，背面及边缘被短毛；花白

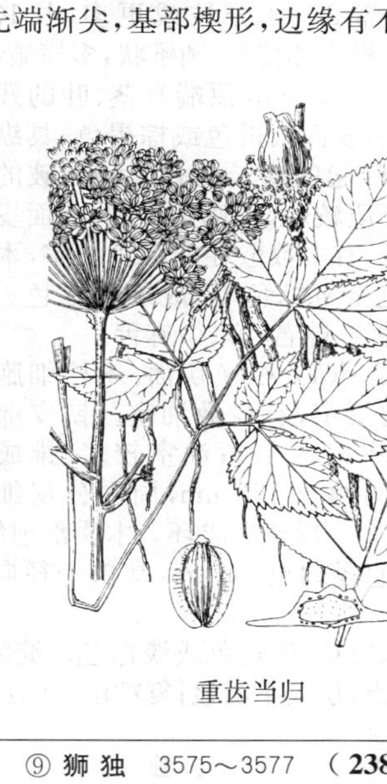

重齿当归

色；无萼齿；花瓣倒卵形，先端内凹；花柱基扁圆盘状。双悬果椭圆形，侧翅与果体等宽或略狭，背棱线形，隆起，棱槽间有油管 1～3，合生面有油管 2～6。花期 8～9 月，果期 9～10 月。

生于阴湿山坡、林下草丛中或稀疏灌丛间。分布于浙江、安徽、江西、湖北、四川等地。四川、湖北及陕西等地的高山地区已有栽培。

【栽培】 生物学特性　喜阴凉潮湿气候，耐寒，宜生长在海拔 1 200～2 000 m 的高寒山区。以土层深厚、肥沃、富含腐殖质的黑色灰泡土、黄沙土为宜，不宜在土层浅、积水地和黏性土壤上种植。

繁殖方法　种子繁殖，育苗移栽或直播。育苗移栽：撒播，开 1.3 m 宽的高畦，与火灰、人畜粪水拌成种子灰撒播畦面，薄盖火灰或腐殖质土，后覆草，保持土壤湿润，待苗出齐后，揭去覆草，于冬季倒苗后或第二年 3～4 月解冻后进行移栽，按行穴距各 33 cm 挖穴，每穴栽 1、2 株，压紧泥土。冬季栽种，盖土宜厚。直播，冬播在 10～11 月采收种子后立即进行，春播在 3 月，按穴距 33 cm 挖穴，与火灰、人畜粪水拌成种子灰，匀撒穴内，盖细土约 2 cm。亦可用根芽繁殖。

田间管理　移栽苗在 5、6、7 月各中耕除草 1 次，追肥 2 次，在出苗时和夏季植株封畦前进行，施人畜粪水为主，适当施尿素和饼肥。直播在苗高 7～10 cm 时，匀苗、补苗，中耕除草，春、夏季施人畜粪水或尿素，冬季施饼肥、过磷酸钙、堆肥(堆沤之后)。

病虫害防治　根腐病，高温多雨季节易发生，用 5%石灰水或 50%多菌灵 1 000 倍液灌病区。褐斑病，发病前与初期，喷 1∶1∶150 波尔多液或 50%多菌灵可湿性粉 1 000 倍液。胡萝卜微管蚜，5～7 月发生，在越冬卵完全孵化或幼叶尚未卷曲时进行防治。

【采收加工】 育苗移栽的在当年 10～11 月，直播的在生长 2 年后收获，挖出根部，摊晾干水气后，堆放炕楼上，用柴火熏炕，炕至五成干时，将每枝顺直捏拢，扎成小捆，炕至全干即成。

【药材】 独活 *Radix Angelicae Pubescentis* 主产于四川、湖北、陕西。

性状　根头及主根粗短，略呈圆柱形，下部 2～3 分枝或更多，长 10～30 cm。根头部膨大，圆锥状，多横皱纹，直径 1.5～3 cm，顶端有茎、叶的残基或凹陷，表面灰褐色或棕褐色，具纵皱纹，有隆起的横长皮孔及稍突破的细根痕。质较硬，受潮则变软，断面皮部灰白色，有多数散在的棕色油室，木部灰黄色至黄棕色，形成层环棕色。有特异香气，味苦、辛、微麻舌。

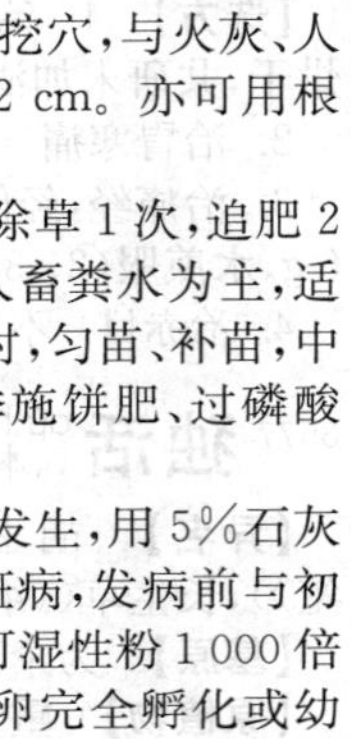

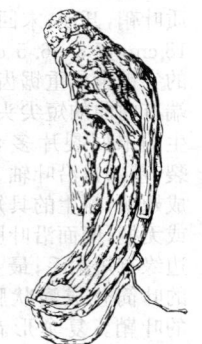

独活（根）外形

鉴别　(1) 根横切面：木栓细胞数列。皮层窄，有少数油室。韧皮部宽广，约占根的 1/2；油室较多，排成数轮，切向约至 153 μm，周围分泌细胞 6～10 个。形成层成环。木质部射线宽 1、2 列细胞；导管稀少，直径约至 84 μm，常单个径向排列。薄壁细胞含淀粉粒。

粉末特征：淡黄色或淡棕色。淀粉粒单粒类圆形或椭圆形，脐点、层纹不明显；复粒由 10 数个分粒组成。油室多破碎，横断面周围分泌细胞类长圆形，直径 9～22 μm，胞腔内大多含黄绿色或淡黄棕色分泌物及油滴。网纹、螺纹导管直径 14～81 μm。此外，有木栓细胞及类圆形或类长方形薄壁细胞。

(2) 取本品粉末 3 g，加乙醚 30 ml，加热回流 1 h，滤过。滤液蒸去乙醚，残渣加石油醚(30～60 ℃)3 ml，振摇，滤过。滤渣加乙醇 3 ml 溶解，置紫外光灯(365 nm)下观察，显紫蓝色荧光(检查香豆素)。

(3) 取上述乙醇溶液 1 ml，加新配制的 7%盐酸羟胺甲醇溶液与 10%氢氧化钾甲醇溶液 3 滴，在水浴上微热，冷后加 1%三氯化铁盐酸溶液 2 滴，摇匀显橙黄色(检查香豆素)。

品质标志《中华人民共和国药典》2005 年版规定：本品含醚溶性浸出物不得少于 3.0%；照薄层扫描法测定，本品含蛇床子素($C_{15}H_{16}O_3$)不得少于 0.50%。

【成分】 根含香豆素类化合物：二氢山芹醇(columbianetin)及其乙酸酯(columbianetin acetate)，欧芹酚甲醚(osthol)，异欧前胡内酯(isoimperatorin)，香柑内酯(bergapten)，花椒毒素(xanthotoxin)[1,2]，二氢山芹醇当归酸酯(columbia nadin)，二氢山芹醇葡萄糖苷(columbianetin-β-D-glucopyranoside)[1]，毛当归醇(anpubesol)，当归醇(angelol) B、D、G[2,3]，meranzin hydrate，nodakenetin，marmesinin，columbianin[4]。挥发油：佛术烯(eremophilene)，百里香酚(thymol)，α-柏木烯(α-cedrene)，葎草烯(humulene)，对甲基苯酚(p-cresol)，β-柏木烯(β-cedrene)，氧杂环十六烷-2-酮(oxocyclohexandecan-2-one)，8-亚甲基-4，11，11-三甲基双环[7.2.0]-4-十一碳烯〔bicyclo[7.2.0]undec-4-ene-4，11，11-trimethyl-8-methylene〕，十二烷基异丙基醚(dodecylisopropylether)，4，4′-甲撑双(2，3，5，6-四甲基)-苯酚〔4，4′-methylenebis(2，3，5，6-tetramethyl)phenol〕，α-长蒎烯(α-longipinene)，枞油烯(sylvestrene)，α-蒎烯(α-pinene)，3-甲基壬烷(3-methylnonane)，橙花叔醇(nerolidol)，对聚伞花素(p-cymene)及 α-水芹烯(α-phelladrene)[5,6]等。

【药理】 1. 对心血管系统的作用　独活粗制剂(品种未鉴定)予麻醉犬或猫静注，有降压作用，但不持久。酊剂作用大于煎剂。切断迷走神经不影响其降压，注射阿托品后，降压作用受到部分或全部抑制。独活对离体蛙心有抑制作用。煎液在蛙腿灌注时，有收缩血管作用[1,2]。以酶、受体等指标进行筛选表明，独活具有抑制血管紧张素Ⅱ受体、α-肾上腺素受体、钙通道阻滞剂受体等活性[3]。独活水提取部分有抗心律失常作用，并提取得到其有效成分 γ-氨基丁酸(GABA)[4]。

2. 对血小板聚集的影响　独活醇提取物对 ADP 体外诱导的大鼠血小板聚集有抑制作用，能明显减轻大鼠动-静脉旁路血栓的湿重，在 Chandler 法大鼠体外血栓形成实验中，可明显后延“雪暴”(血小板开始聚集时间)出现和血栓形成的时间，并使湿血栓长度缩短，湿重减轻，此外，醇提取物还可延长小鼠尾出血时间，因此有抑制血小板聚集和抗血栓形成作用[5～7]。

3. 镇痛、镇静和抗炎作用　独活煎剂或流浸膏，给大鼠或小鼠口服或腹腔注射，均可产生镇静及催眠作用，甚至可防止士的宁对蛙的惊厥作用，但不能使其免于死亡。小鼠热板法证明，独活有镇痛作用[1,2]。腹腔注射欧芹酚甲醚能显著抑制角叉菜胶诱导的大鼠后爪水肿和醋酸引起的小鼠扭体反应[8]。

4. 光敏作用　独活所含的香柑内酯、花椒毒素等呋喃香豆素类化合物为光活性物质，当它们进入机体后，可使受日光或紫外线照射处皮肤发生日光性皮炎，光敏感活性以花椒毒素最强，香柑内酯次之[9]。

5. 解痉作用　独活所含成分香柑内酯、花椒毒素等对兔回肠具有明显的解痉作用[9]。

6. 抗肿瘤作用　独活中所含的呋喃香豆素类成分如香柑内酯和花椒毒素具有抑制^{32}P掺入 HeLa 细胞（人宫颈癌细胞）的作用[10]。花椒毒素、香柑内酯等对艾氏腹水癌细胞有杀灭作用[9]。

7. 抗菌作用　独活煎剂于体外对结核杆菌的 MIC 为 1∶100[11]，花椒毒素对人型结核杆菌 $H_{37}RV$ 的 MIC 为 100 μg/ml[12]。独活中的光敏物质呋喃香豆素类化合物一般无明显抗菌活性，但当与金黄色葡萄球菌、大肠杆菌等一起曝光，也发生光敏作用，使细菌死亡[9]。

8. 其他作用　香柑内酯、花椒毒素等物质能激活大鼠脂肪细胞由肾上腺素诱导的脂肪分解[13]。香柑内酯对实验性胃溃疡有中等强度的保护作用，花椒毒素作用较弱[14]。独活静注可兴奋呼吸，使其加深、加快[9]。

毒性　大鼠肌内注射花椒毒素、香柑内酯的 LD_{50} 分别为 160 mg/kg、945 mg/kg[15]。

【炮制】 1. 独活　取原药材，除去杂质及走油变黑者，大小个分开，抢水洗净，润透，切薄片，晒干或低温干燥。

2. 炒独活　取净独活片，用文火炒至微焦，取出放凉。

饮片性状　参见“药材”项。

贮干燥容器内，置阴凉干燥处。防霉、防蛀。

【药性】 苦、辛，微温。归肾、膀胱经。

1.《本经》：“味苦，平。”

2.《别录》：“甘，微温，无毒。”

3.《医学启源》：“味甘、苦，平。足少阴肾引经药也。”“《主治秘要》云：味辛而苦，气温，性味薄而升。”

4.《滇南本草》：“行十二经络。”

5.《本草正》：“味苦，气香，性微凉。升中有降。”“入肾与膀胱两经。”

6.《药品化义》：“味苦微辛，性微温。能沉能浮，性气与味俱重。入心、肝、肾、膀胱四经。”

【功用主治】 祛风胜湿，散寒止痛。主治风寒湿痹，腰膝疼痛，头痛齿痛。

1.《本经》：“主风寒所击，金疮止痛，奔豚，痫痓，女子疝瘕。久服轻身耐老。”

2.《别录》：“疗诸贼风，百节痛风无久新者。”

3.《药性论》：“能治中诸风湿冷，奔喘逆气，皮肤苦痒，手足挛痛，劳损。主风毒齿痛。”

4.《医学启源》：“《主治秘要》云：治风须用，及能燥湿。又云：苦头眩目运，非此不能除。”

5. 张元素：“散痈疽败血。”（引自《纲目》）

6.《珍珠囊补遗药性赋》：“其用有二：诸风掉眩，颈项难伸；风寒湿痹，两足不用。”

7. 王好古：“去肾间风邪，搜肝风，泻肝气，治项强腰脊痛。”（引自《纲目》）

8.《本草通玄》：“治失音不语，手足不随，口眼歪斜，目赤肤痒。”

9.《本草正》：“善行滞气。”“专理下焦风湿，两足痛痹，湿痒拘挛。”

10.《眼科全书》：“明目，治黑花。”

【用法用量】 内服：煎汤，3～10 g；或浸酒；或入丸、散。外用：煎汤洗。

【宜忌】 阴虚血燥者慎服。

1.《本草经疏》：“血虚头痛及遍身疼痛骨痛因而带寒热者，此属内证，误用反致其剧。”

2.《本经逢原》：“气血虚而遍身痛，及阴虚下体痿弱者禁用。”“一切虚风类中，咸非独活所宜。”

【选方】 1. 治腰背痛，由肾气虚弱，卧冷湿地当风所得，不时速治，喜流入脚膝，为偏枯冷痹缓弱沉重，或腰痛挛脚重痹　独活三两，寄生、杜仲、牛膝、细辛、秦艽、茯苓、桂心、防风、芎䓖、人参、甘草、当归、芍药、干地黄各二两。上十五味，㕮咀，以水一斗，煮取三升，分三服。温身勿冷。（《千金方》独活寄生汤）

2. 治风毒脚弱痹满上气　独活五两，附子五两（生用，切）。以酒一斗，渍经三宿，服从一合，始以微痹为度。（《肘后方》独活酒）

3. 治脚气肿胀痛　真川独活五钱，木瓜、牛膝各一两。共为末，每服三钱，空心白汤调下。（《本草汇言》）

4. 治产后中柔风，举体疼痛，自汗出者及余百疾　独活八两，当归四两。上二味，㕮咀，以酒八升，煮取四升，去滓。分四服，日三夜一，取微汗出，身润则瘥。若上气者，加桂心二两，不瘥更服。（《千金方》引《小品方》）

5. 治历节风痛　独活、羌活、松节等分。用酒煮过，每日空心饮一杯。（《纲目》引《外台》）

6. 治中风不语　独活一两，酒二升，煎一升，大豆五合，炒有声，以药酒热投，盖之良久，酒服三合，未瘥再服。（《纲目》引《小品方》）

7. 治卒中急风，口噤不开者　独活四两，桂二两。以酒水二升，煮取一升半，分为三服，开口与之。温卧，火炙，令取汗。（《肘后方》）

8. 治风痓　独活半两（锉），荆芥穗一两。上以水三盏，煎荆芥汁一大盏，再入独活煎一半，去滓温服。（《全生指迷方》独活汤）

9. 治风著人面，引口偏著耳，牙车急，舌不得转　生地黄汁一升，竹沥一升，独活三两。上三味，合煎取一升，顿服之，即愈。（《千金方》）

10. 治小儿痫，手足掣纵，十指颤，舌强　独活、麻黄、人参各二分，大黄四分。上以水二升，煮麻黄，减三合，去沫，纳诸药，煎九合，分三次服。（《幼幼新书》引《婴孺》独活汤）

11. 治少阴寒郁头痛　川独活五钱，防风二钱。水煎服。（《本草汇言》）

12. 治风头眩运，倒仆不定　独活（去芦头）六两，石膏四两（碎），枳实（去瓤，麸炒）、麻黄（去根、节，先煮，掠去沫，焙）各三两。上四味，粗捣筛。每服五钱匕，水一盏，酒半盏，同煎至一盏，去滓温服，日三。（《圣济总录》四神汤）

13. 治齿根动痛　生地黄、独活各三两。上二味，㕮咀，以酒一升渍一宿，以含之。（《千金方》）

【临床报道】 治疗头痛　取独活 50 g，加水 1 000 ml，浸泡 30 min，再加鸡蛋 4 个（外壳冲洗干净），放入锅中温火煎煮至 50 ml，去药渣，吃蛋喝汤。轻度头痛者服 1 剂，中度者隔 7 d 再服 2 剂，重者每隔 7 d 连服 3 剂。治疗 165 例，治愈 50 例，好转 12 例，无效 3 例，总有效率达 96%[1]。

【各家论述】 1.《汤液本草》：“独活细而低，治足少阴伏风，而不治太阳，故两足寒湿，浑不能动止，非此不能治。”

2.《本草经疏》：“独活气细。细者治足少阴伤风头痛，两足湿痹不能行动，非此不能除，而不治太阳之证。名列君部之中，非比柔懦之主，小无不入，大无不通，故能散肌表八风之邪，利周身百节之痛。其主风寒所击金疮止痛者，金疮为风寒之所袭击，则血气壅而不行，故其痛愈甚。独活之苦甘辛温，能辟风寒，邪散则肌表安和，气血流通，故其痛自止也。奔豚者，肾之积，肾经为风寒乘虚客之，则成奔豚。此药本入足少阴，故治奔豚。痫与痉皆风邪之所成也，风去则痫痉自愈矣。女子疝瘕者，寒湿乘虚中肾家所致也，苦能燥湿，温能辟寒，辛能发散，寒湿去而肾脏安，故主女子疝瘕，及疗诸贼风、百节痛风无久新也。”

3.《本草汇言》：“凡病风之证，如头项不能俯仰，腰膝不能屈伸，或痹痛难行、麻木不用，皆风与寒之所致，暑与湿之所伤也。必用独活之苦辛而温，活动气血，祛散寒邪。故《本草》言能散脚气，化奔豚，疗疝瘕，消痈肿，治贼风百节攻痛，定少阴寒郁头疼，意在此矣。”

4.《药品化义》：“（独活）能治风，风则胜湿，专疏湿气，若腰背酸重，四肢挛痿，肌黄作块，称为良剂。”

5.《本草求真》：“独活，辛苦微温，比之羌活，其性稍缓，凡因风干足少阴肾经，伏而不出，发为头痛，则能善搜而治矣。以故两足湿痹，不能动履，非此莫痊；风毒牙痛，头眩目晕，非此莫攻。”“羌行上焦而上理，则游风头痛，风湿骨节疼痛可治；独行下焦而下理，则伏风头痛，两足湿痹可治。二治虽属治风，而用各有别，不可不细审耳。”

6.《本草正义》：“（羌活、独活）二者形色既异，气味亦有浓淡之殊。虽皆以气胜疏导血气为用，通利机关，宣行脉络，其功若一，而羌活之气尤胜，则能直上顶巅，横行支臂，以尽其搜风通痹之职；而独活止能通行胸腹腰膝耳。”又“颐之师门恒以羌活专主上部之风寒湿邪，显与独活之专主身半以下者截然分用，其功尤捷。而外疡之一切风湿寒邪，著于肌肉筋骨者，亦分别身半以上、身半以下，而以羌独各为主治。若在腰脊背膂之部，或肢节牵掣，手足上下交痛，则竟合而用之，宣通络脉，更能神应。固不仅内科著痹应手辄效，而外科之风寒湿邪亦莫不投剂立验。”

3578 独一味 dú yī wèi （《四川中药志》）

【异名】 巴拉努努、吉布孜、哈吾巴拉、达干木、达折合巴（《晶珠本草》）。

【基原】 为唇形科独一味属植物独一味的根及根茎或全草。

【原植物】 独一味 *Lamiophlomis* rotata(Benth.) Kudo

多年生无茎矮小草本。根及根茎圆柱状，强直，直径可达2 cm。叶于基部丛生，常4枚，呈辐射状平展，圆形或肾形，质厚，长6～13 cm，宽6～12 cm，边缘具圆齿，上面密被白色疏柔毛，下面网脉多凹陷，密被绒毛。轮伞花序组成头状或短穗状，长3.5～7 cm；苞片丝状，先端针形；花萼紫绿色，漏斗状，被粗硬毛，具短裂齿，齿端刺状；花冠唇形，淡紫红色，上唇近圆形，边缘具齿牙，自内面密

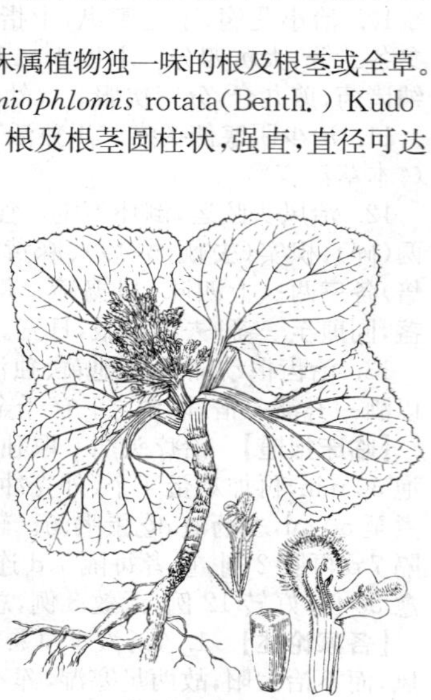

独 一 味

被柔毛，下唇3裂，中裂片较大，外被微柔毛，内面在中裂片中部被髯毛；雄蕊4，前对稍长，花药2室，室汇合，极叉开；花柱先端2浅裂。小坚果倒卵状三棱形，包被于宿萼内。花期6～7月，果期8～9月。

生于海拔2 700～4 500 m的高原或高山上强度风化的碎石滩中或石质高山草甸、河滩地。分布于四川、云南、西藏、甘肃、青海等地。

【采收加工】 9～10月采挖，用根及根茎者截去叶及须根，晒干。用全草者除去泥沙，晒干，用时切段。

【药材】 独一味 *Herba seu Radix Lamiophlomis Rotatae* 产于甘肃、青海、四川等地。

性状 根呈圆锥形，长10～15 cm，直径7～16mm，表面棕黄色，具浅槽、棱及皱纹；质脆，易折断，断面边缘浅棕色，内环黄白色，中心枯朽。茎呈方柱形，表面粗糙，被毛。叶暗绿色或褐绿色，多皱缩。完整者展平后呈菱形、扇形、肾形或三角形，先端圆，边缘有钝齿，两面均有毛。轮伞花序，花序轴密生短柔毛；花冠二唇形，紫色，多已脱落；宿萼聚集，表面观呈蜂窝状，萼齿5，外被疏刚毛，齿端具刺尖。气微香，味微甜，后微涩。

鉴别 （1）叶横切面：上、下表皮细胞1列，外被角质层，有非腺毛和腺毛；腺毛头部8细胞，柄单细胞。气孔下陷。栅栏组织2列细胞，海绵组织中有草酸钙小针晶和小方晶。主脉明显向下凸出，上面微凹，维管束外韧型。主脉上、下表皮内侧有厚角细胞1～2列。

粉末特征：棕褐色。叶表皮碎片有众多非腺毛，2～3细胞，壁较厚，具疣状突起；偶见腺毛，头部多细胞，柄单细胞。叶肉细胞不规则形，含草酸钙针晶，长7～10 μm，小方晶稀少。气孔不定式、不等式或直轴式。纤维长梭形，壁孔横裂。花粉粒类圆形，浅棕色，表面光滑，具3孔沟。

（2）本品粉末置紫外光灯下，显黄色荧光。

（3）取本品粗粉5 g，加乙醇40 ml，加热回流1 h，滤过，滤液置水浴上蒸干，加5%盐酸15 ml，搅溶，滤过。取滤液6 ml，分置3支试管内，分别加入硅钨酸、碘化汞钾及改良碘化铋钾试剂，分别出现白色、橙黄色絮状物混浊及沉淀；取滤液4 ml，用氨水调至碱性，用氯仿10 ml，3次提取，提取液合并，浓缩至0.5 ml，取0.1 ml滴于滤纸上，喷改良碘化铋钾试剂，滤纸显红色斑点（检查生物碱类）。

品质标志 《中华人民共和国药典》2005年版规定：照高效液相色谱法测定，本品按干燥品计，含木犀草素（$C_{15}H_{10}O_6$）不得少于0.15%。

【成分】 叶含黄酮类：木犀草素（luteolin），木犀草素-7-O-葡萄糖苷（luteolin-7-O-glucoside），槲皮素（quercetin），槲皮素-3-O-阿拉伯糖苷（quercetin-3-O-arabinoside），芹菜素-7-O-新陈皮苷（apigenin-7-O-neohesperidoside）[1]。

根含1-羟基-2，3，5-三甲氧基呫吨酮（1-hydroxy-2，3，5-trimethoxyxanthone），β-谷甾醇（β-sitosterol），棕榈酸（palmitic acid）[1]，独一味素（lamiophlomiol）A、B[2]、C[3]，3-羟基-4-甲氧基苯乙基-O-〔α-L-吡喃鼠李糖（1→3）〕-O-〔β-D-呋喃芹菜糖（1→6）〕-4-O-阿魏酰基-β-D-吡喃葡萄糖苷（leucosceptoside B），独一味苷（lamiophlomioside）A[4]，8-O-乙酰基山栀苷甲酯（8-O-acetylshanzhiside methyl ester），6-O-乙酰基山栀苷甲酯（6-O-acetylshanzhiside methyl ester）[5]。

地上部分含山栀苷甲酯（shanzhiside methyl ester），8-O-

乙酰基山栀苷甲酯，胡麻属苷(sesamoside)[6]。

【药理】 1. 抗肿瘤作用和对免疫功能的影响 独一味皂苷每日500 mg/kg、独一味醇提物以每日300 mg/kg或150 mg/kg给荷瘤小鼠腹腔注射，连续10 d，对移植性肿瘤EC有显著抑制作用，皂苷对Hep实体瘤株也有显著抑制作用。同样剂量的皂苷给S_{180}肉瘤小鼠连续用药12 d，也有一定疗效。皂苷还可使荷瘤小鼠脾重、胸腺重及体重有一定程度增加[1]。独一味浸膏提取出的皂苷每日50 mg/kg、100 mg/kg，连续5 d给动物腹腔注射，均显著提高巨噬细胞吞噬率及吞噬指数、E-玫瑰花结形成率及醋酸萘酯酶染色阳性率，表明独一味有显著提高非特异性免疫和特异性细胞免疫的作用[2]。

2. 镇痛作用 10%独一味浸膏以0.28 ml/10 g、0.14 ml/10 g给小鼠灌胃，有明显的镇痛作用，持续时间约2h。浸膏还可显著抑制小鼠醋酸性扭体反应，0.19～3.0 g/kg的镇痛作用与0.23 g/kg阿司匹林作用相当[2]。独一味镇痛效果与吲哚美辛相比，差别无显著性，可以作为癌痛第一阶梯的止痛药，可避免吲哚美辛产生的副作用[3]。

3. 止血作用 小鼠尾静脉止血实验中，10%、5%浸膏各0.14 ml/10 g给小鼠灌胃，有显著止血作用。独一味对大鼠肝脏切割性创口有局部止血作用[2]。独一味具有止血作用可能是通过促进骨髓巨核系祖细胞而完成的，同时能提高外周血血小板数[4]。

4. 抗菌作用 独一味浸膏在滤纸片法中对乙型溶血性链球菌和产气杆菌有抑制作用。独一味叶皂苷对痢疾杆菌、铜绿假单胞菌、产气杆菌、枯草杆菌和乙型溶血性链球菌均有显著抑制作用[2]。

毒性 小鼠一次口服独一味浸膏的LD_{50}为13.5 g/kg。浸膏1.5 g/kg给麻醉家兔肠内注入，无中毒表现。浸膏以0.1 g/kg、0.5 g/kg给犬灌服，连续21 d，对动物活动、一般状态、血象、肝及肾功能无明显影响。病理组织切片各脏器大部分未见异常，偶见血管扩张充血和肝组织坏死[2]。

【药性】 甘、苦，平。

1.《晶珠本草》："《图鉴》：山生甘，苦；川生和沼泽生性温、燥。"

2.《四川中药志》1960年版："味苦，性微寒，有小毒。入肝经。"

3.《青藏高原药物图鉴》："苦，温。"

4.《甘肃中草药手册》："苦、辛，微寒。"

5.《藏药标准》："甘、涩，平。"

【功用主治】 活血化瘀，消肿止痛。主治跌打，筋骨疼痛，关节肿痛，痛经，崩漏。

1.《晶珠本草》："固精髓，引流黄水。《图鉴》：山生独一味治风病。"

2.《四川中药志》1960年版："活血行瘀，止痛，行气，消肿，续筋接骨。治跌伤筋骨及闪腰挫气等症。"

3.《青藏高原药物图鉴》："补髓，止血。治浮肿后流黄水，关节积黄水，骨松质发炎。"

【用法用量】 内服：浸酒或作散剂，3～6 g。

【宜忌】 《四川中药志》1960年版："凡无瘀滞者及孕妇勿服。"

【临床报道】 1. 治疗瘀血性头痛 观察组97例用独一味胶囊口服，每次3粒，每日3次，连续服用；对照组72例用镇脑宁胶囊口服，每次2粒，每日3次。均服药10 d后评价疗效。结果：观察组显效62例，有效25例，无效10例，总有效率89.69%。无效的10例中，4例病程较长(2～3年)；而在大多数瘀血性头痛均获得较好的效果，一般用药3～5 d后头痛即减轻。对照组显效34例，有效22例，无效16例，总有效率77.78%。两组相比有显著性差异，观察组疗效明显优于对照组[1]。

2. 治疗上环后出血 独一味口服，1次3片，每日3次，7 d为1个疗程。治疗120例，结果：月经量多38例，治愈28例，无效10例。月经期延长40例，治愈38例，无效2例。月经周期间断出血22例，治愈19例，无效3例。上环后出血伴盆腔炎20例，治愈20例，无效0例。合计治愈率87.5%[2]。

3. 治疗褥疮 首先将独一味胶囊粉剂用凡士林搅拌成膏待用。创面不用无菌消毒，用独一味膏直接外敷于创面上行纱布包扎，视创面深度或感染程度，每日换药1～2次。观察30例，褥疮创面共48处。结果：48处创面全部治愈，治愈日数为18～72 d[3]。

3579 独脚柑 dú jiǎo gān (《生草药性备要》)

【异名】 细独脚马骝(《南宁市药物志》)，马佬含菊(《广西中药志》)，金锁匙(《闽南民间草药》)，疳积草、黄花甘(《广东中药》)，同脚草、犸骝草(《广东药用植物手册》)，地连枝(《贵州草药》)，消米虫(《湖南药物志》)，五疳草、黄花积药草、串金黄(《福建药物志》)。

【基原】 为玄参科独脚金属植物独脚金的全草。

【原植物】 独脚金 *Striga asiatica* (L.) O. Kuntze 又名：干草(《广州植物志》)，矮脚子(《中国高等植物图鉴》)。

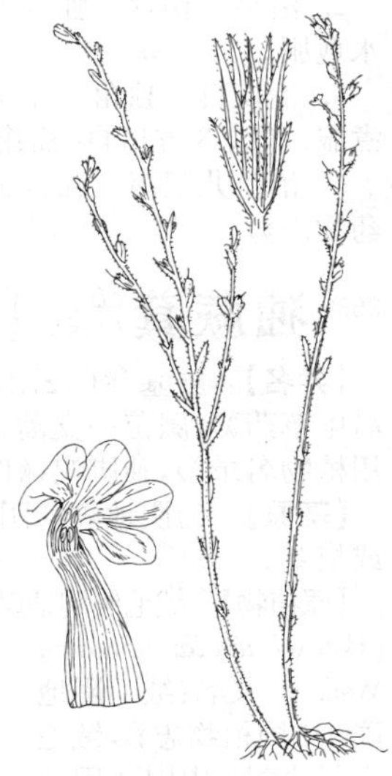

独脚金

一年生半寄生草本，高10～30 cm。全株被刚毛。茎单1，少分枝。叶下部者对生，上部者互生，叶片线形或狭披针形，长约1 cm或更短，有时退化为鳞片。花单朵腋生，或在茎顶端形成穗状花序，下部花疏，上部花紧密，无柄；苞片常长于萼；萼管状，5裂，裂片钻形，具棱10条；花冠黄色、红色或白色，花冠先端急剧弯曲，上唇短2裂，下唇3裂；雄蕊4，内藏，花药1室；花柱细长，先端棒状。蒴果卵形，包于宿存的萼内。种子多数。花期7月，果期8～9月。

生于庄稼地和荒草地，寄生于寄主的根上。分布于福建、江西、湖南、广东、广西、贵州、云南、台湾。

【采收加工】 7～10月采收，晒干。

【成分】 全草含黄酮类：木犀草素-3′，4′-二甲醚(luteolin-3′，4′-dimethylether)，木犀草素-7，3′，4′-三甲醚(luteolin-7，3′，4′-trimethylether)，刺槐素-7-甲醚(acacetin-7-methyl ether)，刺槐素(acacetin)，金圣草素(chrysoeriol)，芹菜素(apigenin)[1]。又含β-谷甾醇(β-sitosterol)，棕榈酸(palmitic acid)，香豆酸(coumaric acid)，柯伊利素(chrysoeriol)[2]。

【药理】 抑菌作用 独脚柑煎剂在试管内对金黄色葡萄球菌、炭疽杆菌和白喉杆菌有显著抑制作用，对乙型链球菌、伤寒杆菌、铜绿假单胞菌和痢疾杆菌也有一定程度的抑制作用[1]。

【药性】 甘、微苦，凉。归肝、脾、胃经。

1.《生草药性备要》："味淡，平。"

2.《本草求原》："甘淡，平。"

3.《广西中药志》："味微苦，性平，无毒。"

4.《湖南药物志》："甘凉无毒，气微香。"

【功用主治】 健脾消积，清热杀虫。主治小儿伤食，疳积黄肿，夜盲，夏季热，泄泻，黄疸肝炎，喉痒，咳嗽。

1.《生草药性备要》："除小儿黄气，五腑虫积。"

2.《本草求原》："消疳积黄肿。"

3.《广东中药》："解积，去肝火。治小儿疳积消瘦，精神烦躁，夜睡不宁，磨牙咬指，常发热，大小便不调。"

4.《湖南药物志》："驱虫，消积，退热。用于小儿疳积，夏季热，腹泻，黄疸肝炎。"

5.《贵州草药》："润肺止咳。治喉痒，咳嗽。"

6.《四川常用中草药》："清心火，解热毒。治小儿疳积，小便赤，大便热燥等症。"

7.《福建药物志》："平肝热。治消化不良，食欲不振，咽喉炎，结合膜炎，夜盲症，毒蛇咬伤。"

【用法用量】 内服：煎汤，10～15 g。

【选方】 1. 治小儿疳积、夜盲 独脚柑 9～15 g。和猪肝煮熟服，日服 1 次。(《闽南民间草药》)

2. 治小儿伤食 独脚柑干全草、截叶铁扫帚各 9～15 g。水煎服。

3. 治夜盲 独角柑干全草 15～30 g。配家禽家畜肝脏煮服。(2、3 方出自《福建中草药》)

4. 治小儿腹泻 独脚金 6 g，地锦 6 g。水煎服。(《湖南药物志》)

3580 独蕨萁 dú jué qí (《云南思茅中草药选》)

【异名】 蕨萁参(《云南思茅中草药选》)，蕨萁细辛(《西昌中草药》)，蕨苗一支蒿、蕨蕨草、蕨蕨蒿、金扇子(《云南药用植物名录》)，独脚鸡(《四川中药志》)。

【基原】 为阴地蕨科阴地蕨属植物绒毛假阴地蕨的全草或根茎。

【原植物】 绒毛假阴地蕨 *Botrypus lanuginosus* (Wall.) Holub [*Botrychium lanuginosum* Wall.] 又名：绒毛阴地蕨(《中国植物志》)，绒毛小阴地蕨(《中国药用孢子植物》)。

多年生中型蕨类植物，植株高 40～50 cm。根茎粗短，直立。根肉质而粗壮。总叶柄长 20～30 cm，粗壮，幼时密被白色长毛，基部具鞘状苞片；芽有毛，外露。营养叶片草质，三角形或卵状三角形，长 18～30 cm，宽 20～30 cm，四回羽状分裂；羽片6～8 对，互生，基部第一对羽片最大，近三角形，长 14～16 cm，宽 8～10 cm，三回羽状分裂；二回羽片7～9 对，下部的有柄，三角状卵形，基部下侧 1 片最大，长5～8 cm，宽 4～5 cm，二回羽状分裂；三回羽片卵形至狭卵形，羽状分裂，裂片长圆形或卵形，向上渐缩小为狭长圆形，叶轴及羽轴均有白色长毛；叶脉不明显。孢子囊穗由第一对羽片以上的叶轴生出，二至四回羽状，呈疏松圆锥状；穗轴具白色长毛；孢子囊圆球形，黄色。

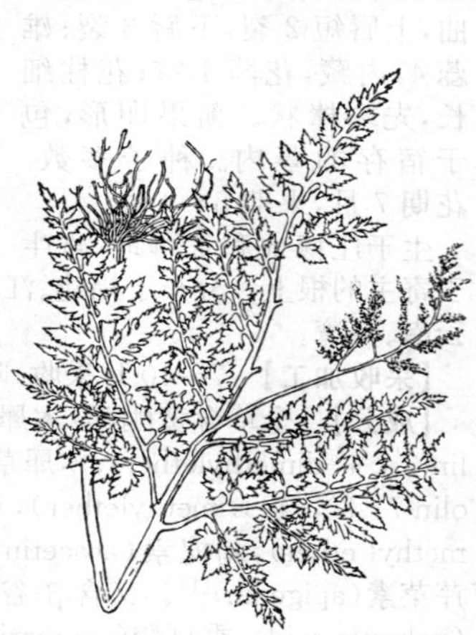
绒毛假阴地蕨

生于海拔 1 800～2 600 m 的山地常绿杂木林下。分布于湖南、广西、贵州、云南、台湾等地。

【采收加工】 四季均可采收全草，切段，晒干或鲜用。8～10 月采收根茎，晒干。

【药性】 微苦、甘，微寒。

1.《全国中草药汇编》："微苦，平。有毒。"

2.《中国药用孢子植物》："微苦，凉。"

3.《四川中药志》1982 年版："甘、辛，凉。"

【功用主治】 清热解毒，止咳平喘。主治毒蛇咬伤，乳痈，疔疮肿毒，瘰疬，咽喉炎，肺热咳喘。

1.《全国中草药汇编》："清热解毒，平肝散结。治疮毒，淋巴结肿，目中生翳。"

2.《中国药用孢子植物》："清热解毒，止咳平喘。治毒蛇咬伤，乳腺炎，咽喉炎，咳嗽，肺结核，产后体虚，肝肾虚弱，百日咳等。"

3.《四川中药志》1982 年版："治腮腺炎，肺热咳喘。"

【用法用量】 内服：煎汤，9～15 g；或入散剂。外用：鲜品捣敷；或研末撒。

【选方】 1. 治毒蛇咬伤，乳痈，疔疮肿毒 独脚鸡、一支箭、瓜子金、重楼各等分。研末，白酒冲服 9 g，并以粉末罨伤处。(《四川中药志》1982 年版)

2. 治乳腺炎 绒毛小阴地蕨 15 g，蒲公英 15 g。煎服。(《中国药用孢子植物》)

3. 治肺热咳嗽，百日咳 独脚鸡 12 g，吉祥草 12 g，青蛙草 12 g，九头狮子草 12 g。水煎服。(《四川中药志》1982 年版)

3581 独叶岩珠 dú yè yán zhū (《浙江药用植物志》)

【基原】 为兰科石豆兰属植物齿瓣石豆兰的全草。

【原植物】 齿瓣石豆兰 *Bulbophyllum psychoon* Reichb. f. [*B. levinei* Schltr.]

附生植物。假鳞茎狭圆锥形或近圆柱形，长约1 cm，粗 2～4 mm，紧密聚生于根茎上，基部生多数须根。顶生 1 叶；叶片革质，倒卵状披针形或椭圆状披针形，长 3～4 cm，宽 5～7 mm，先端钝，基部渐狭成柄，全缘。花葶从假鳞茎基部长出，纤细，通常高出叶。总状花序缩短呈伞形，具 2～6 朵花；花苞片小，膜质，狭披针形，比花梗(连子房)短，先端渐尖；花白色，中萼片近椭圆形，

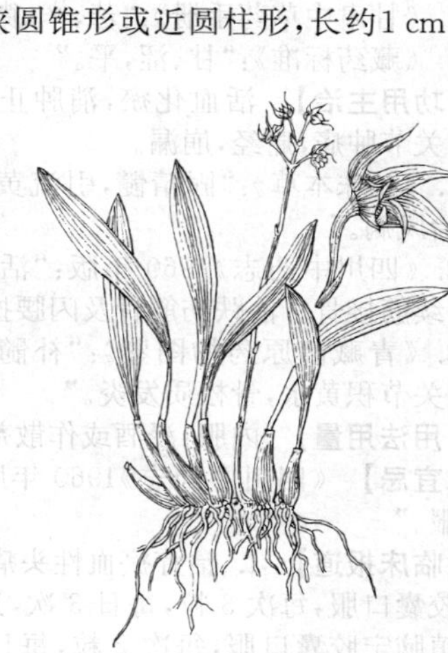
齿瓣石豆兰

先端骤尖而增厚，边缘具细齿；侧萼片狭卵状披针形，中上部增厚，向先端骤狭为尾状；花瓣靠合于萼片，卵形，先端急尖，边缘具流苏；唇瓣戟状披针形，肉质，弯曲，先端钻形，基部平截；合蕊柱短，无离生的蕊柱脚，蕊柱齿钻状。蒴果椭圆形。花期4月，果期6月。

附生于林内树上或壁上。分布于浙江、广东、云南等地。

【采收加工】 全年均可采收，鲜用或蒸后晒干。

【药性】《全国中草药汇编》："甘、淡，寒。"

【功用主治】 滋阴清热，解毒消肿。主治阴虚内热，热病口渴，肺热咳喘，咽喉肿痛，口腔炎，风湿痹痛，跌打损伤，乳痈，疔肿。

1.《全国中草药汇编》："滋阴降火，清热消肿。治急性咽炎，扁桃体炎，口腔炎，热性病高热、口渴等。"

2.《浙江药用植物志》："主治阴虚内热，肺热喘咳，小儿惊风，咽喉肿痛，风湿痹痛，跌打损伤。"

【用法用量】 内服：煎汤，6～15 g，鲜品30～60 g。外用：捣敷。

【选方】 1. 治麻疹并发肺炎 （齿瓣石豆兰）鲜全草30 g。水煎频频饮服。

2. 治面疔，乳腺炎 （齿瓣石豆兰）鲜全草适量，捣烂外敷；或全草加丁萝卜、地胆草、穿心莲各9～15 g。水煎服。(1、2方出自《浙江药用植物志》)

3582 独行千里 dú xíng qiān lǐ （《常用中草药彩色图谱》）

【异名】 扣扭子(《常用中草药彩色图谱》)，落地金鸡(《广西本草选编》)，独虎龙、勒儿根、落杆薯(《全国中草药汇编》)，黑皮蛇、尖破石(《新华本草纲要》)。

【基原】 为白花菜科槌果藤属植物尖叶槌果藤的根及叶。

【原植物】 尖叶槌果藤 *Capparis acutifolia* Sweet[*C. membranacea* Gardn. et Champ.] 又名：膜叶槌果藤(《香港中草药》)，膜叶马槟榔(《广西本草选编》)。

藤状灌木。枝无刺或有小刺。叶互生；叶柄长约6 mm，托叶两枚变刺；叶片长圆形至披针形，长7～12 cm，宽2～3 cm，先端渐尖，基部楔形或渐狭，侧脉7～9对，和网脉在叶两面均凸起。花白色，1～4朵，在叶腋稍上方排列成一短纵列；花柄长1～1.5 cm；萼片4，卵形；花瓣4，狭长圆形；雄蕊20～30，生于雄蕊柄基部；子房柄长15～20 mm。浆果球形，先端有短喙。花期4月。

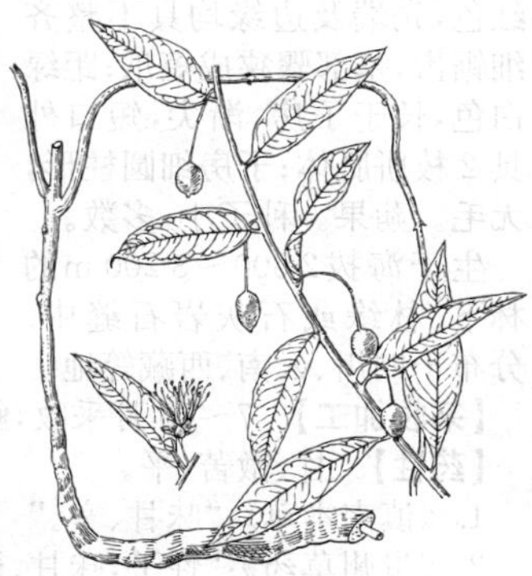

尖叶槌果藤

生于灌丛或林中。分布于我国东南至南部。

【采收加工】 7～10月采收，鲜用或晒干。

【成分】 含生物碱、氨基酸、有机酸等[1]。

【药性】 苦、涩，微温，小毒。

1.《广西本草选编》："味苦涩，性温，有小毒。"

2.《全国中草药汇编》："苦、涩，平。有毒。"

【功用主治】 活血散瘀，祛风止痛。主治跌打瘀肿，闭经，风湿痹痛，咽喉肿痛，牙痛，腹痛。

1.《广西本草选编》："消肿止痛，舒筋活络。主治风湿骨痛，咽喉肿痛，腹痛，牙痛，闭经。"

2.《全国中草药汇编》："活血散瘀，解痉止痛。外用治疮疖肿毒，跌打损伤。"

3.《香港中草药》："破血散瘀"，"止血。"

【用法用量】 内服：煎汤，根3～9 g。外用：根煎水洗或研粉水调涂；鲜叶捣敷。

【宜忌】 内服勿过量，孕妇慎服。

1.《广西本草选编》："孕妇慎服。"

2.《全国中草药汇编》："服本品后，有头晕、恶心等副作用，可用姜汁、蜂蜜调开水服，以解药毒。"

【选方】 1. 治跌打肿痛，瘀血 膜叶槌果藤根适量，浸酒外搽。

2. 治咽喉肿痛，牙痛 膜叶槌果藤根适量煎水漱口。

3. 治风湿骨痛，筋骨不舒 膜叶槌果藤3 g，盐肤木12 g。水煎服。(1～3方出自《香港中草药》)

4. 治小儿感冒发热 独行千里60 g，浸入500 ml米酒中3 d。服少量酒，兼搽前额和胸部。(《广西民族药简编》)

【临床报道】 治疗溃疡病疼痛和胃肠痉挛性疼痛 用独虎龙根制成独虎龙片（每片含生药1 g），每次2片，每日3次。共治疗414例，其中显效133例，有效194例，总有效率为79.0%[1]。

3583 独脚乌桕 dú jiǎo wū jiù （《本草求原》）

【异名】 山番薯、土大黄(《广西药用植物名录》)，独脚乌扣、山葫芦、粉藤头(《广东中草药》)。

【基原】 为葡萄科白粉藤属植物白粉藤的块根。

【原植物】 白粉藤 *Cissus repens* (Wight et Arn.) Lam. [*Vitis repens* Wight et Arn.] 又名：白薯藤、藤桑、青藤(《广西药用植物名录》)，粉藤(《台湾药用植物志》)。

草质藤本，长达数米。根具块根。卷须二叉状分枝，与叶对生；小枝通常被白粉，枝稍带肉质，绿色，有纵条纹，干时易在节上脱离。单叶互生；叶柄长4～5 cm，无毛；托叶斜菱形，基部楔形；叶片膜质，心状卵形或狭卵形，长5～10 cm，先端渐尖，基部心形或截形，边缘有疏锐小锯齿或有时仅3浅裂，上面绿色，下面浅绿色。花两性，聚伞花序与叶对生，少花，第一次分枝呈伞形状；基部常有小苞片；花萼盘状，全缘，外有微柔毛及睫毛；花瓣4，分离；雄蕊4，与花瓣对生；花盘杯状，子房略短于雄蕊，花柱极短，近钻形。浆果肉质，倒卵形或球形，熟时紫色。种子1颗。花期夏、秋季。

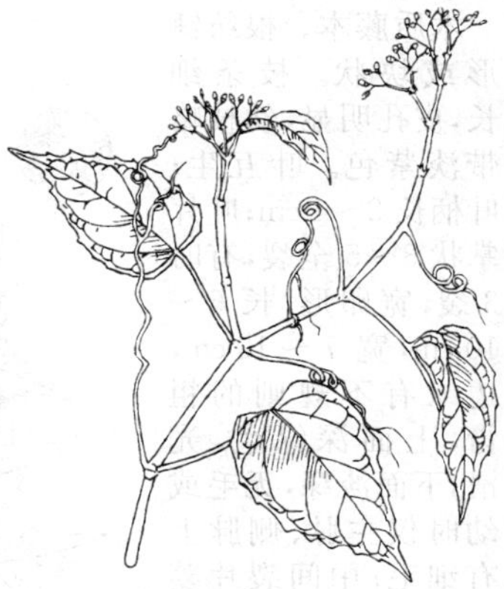

白粉藤

生于海拔600 m左右的山坡、路旁旷地或河谷两岸的疏林中。分布于华南及贵州、云南、台湾等地。

本植物的茎藤（白鸡屎藤）亦供药用，另设专条。

【采收加工】 9～12月挖取块根，切片，晒干。

【药性】 苦、微辛，凉。

1.《本草求原》：“甘、淡、腥，平。”

2.《岭南采药录》：“味甘、腥，性平。”

3.《广西本草选编》：“味淡、微辛，性凉。”

【功用主治】 活血通络，散结，消痈。主治跌打损伤，风湿痹痛，瘰疬痰核，痈肿疮毒，毒蛇咬伤。

1.《本草求原》：“(酒磨)涂疮，理蛇伤。”

2.《岭南采药录》：“横痃、白浊，煎服。”

3.《广西本草选编》：“清热解毒，消肿止痛。主治痰火瘰疬，痈疮肿毒，毒蛇咬伤。”

4.《全国中草药汇编》：“化痰散结，消肿解毒，祛风活络。主治颈淋巴结结核，扭伤骨折，腰肌劳损，风湿骨痛，坐骨神经痛，疮疡肿毒，毒蛇咬伤。”

5.《台湾药用植物志》：“清凉解毒。捣敷痈疔良效。”

【用法用量】 内服：煎汤，10～15 g；或入丸、散。外用：捣敷。

【选方】 1. 治痰火瘰疬，痈疮肿毒，毒蛇咬伤　白粉藤根9～15 g，水煎服；并用鲜茎、叶捣烂外敷。(《广西本草选编》)

2. 治赤白下痢　白粉藤根15～24 g，煎汤，赤痢加白糖，白痢加红糖服。

3. 治风毒肿痛　白粉藤根60 g，红肿属风热者合猪脚节，肿而不红属虚寒性风毒者合鸡炖服；外用全草捣烂加食盐少许敷患处。(2、3方出自《泉州本草》)

3584 独脚蟾蜍 dú jiǎo chán chú (《秦岭巴山天然药物志》)

【基原】 为葡萄科蛇葡萄属植物掌裂草葡萄的块根。

【原植物】 掌裂草葡萄 *Ampelopsis aconitifolia* Bunge var. *glabra* Diels [*A. aconitifolia* Bunge var. *palmiloba* Redb.]　又名：光叶草葡萄(《江苏南部种子植物手册》)。

木质藤本。根纺锤形或块状。枝条细长，皮孔明显，幼枝略带淡紫色。叶互生；叶柄长2～4 cm；叶片掌状3～5全裂，有时3裂，宽卵形，长6～10 cm，宽7～10 cm，边缘有不规则的粗齿，上面深绿色，光滑，下面淡绿，无毛或幼时仅主脉、侧脉上有细毛；中间裂片菱形，长6～10 cm，宽3～7 cm，先端渐尖，基部宽楔形；侧生裂片斜卵形，稍短。花两性，聚伞花序小，花序梗长4～7 cm，伸直或缠绕；花萼小；花瓣5，稀为4片；雄蕊5；花盘与子房贴生；子房上位，2室。浆果球形至扁球形，橙黄色。花期6月，果熟期9～10月。

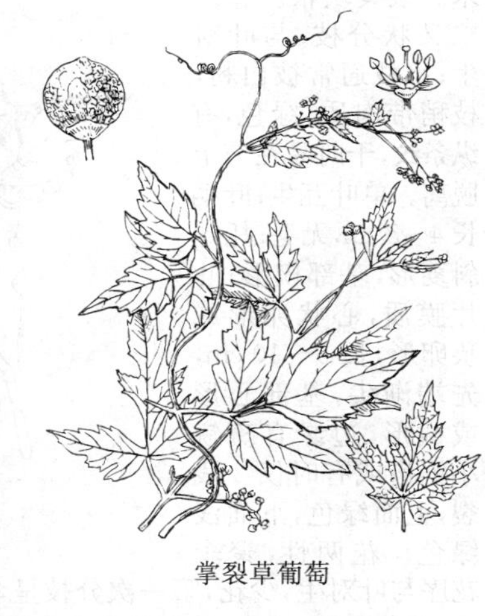

掌裂草葡萄

生于海拔1 500 m以下的山坡灌丛中或陡崖上。分布于华北及吉林、辽宁、江苏、山东、湖北、四川、甘肃等地。

【采收加工】 9～12月采挖，切片，鲜用或晒干。

【药性】《全国中草药汇编》：“甘、苦，寒。”

【功用主治】 清热化痰，解毒散结。主治热病头痛，胃痛，痢疾，痈肿，痰核。

1.《全国中草药汇编》：“清热解毒，豁痰。主治结核性脑膜炎，痰多胸闷，噤口痢，疮疖痈肿。”

2.《广西民族药简编》：“内服治胃痛；外用治无名肿毒，腮腺炎，淋巴结核。”

【用法用量】 内服：煎汤，3～6 g。外用：捣烂、磨水成浆或研末调敷。

3585 独叶一枝花 dú yè yī zhī huā (《滇南本草》)

【异名】 肾子草、雨流星草(《贵州草药》)，无柄一叶兰、扇叶舌喙兰、鸡肾参、独叶参、一面锣、单肾草(《全国中草药汇编》)，落地还阳、鸡蛋参、独叶一枝枪(《湖北中药资源名录》)。

【基原】 为兰科舌喙兰属植物扇唇舌喙兰的全草。

【原植物】 扇唇舌喙兰 *Hemipilia flabellate* Bur. et Franch. [*H. cordifolia* Lindl. var. *subflabellata* Finet]

多年生草本，高20～28 cm。块茎长椭圆形，长1.5～3.5 cm。茎稍弯曲，基部仅有1叶，广心脏形，长2～10 cm，大小变化很大，先端尖，基部心形或圆形，抱茎，全缘，上面绿色，具紫色斑点，背面紫色。花茎中部有2鳞片。总状花序常具3～10朵花；花中等大；萼片绿色，中萼片近卵形，先端钝，侧萼片斜卵形，等长，先端钝；花瓣紫红色，阔卵状披针形，稍短于萼片，近急尖；唇瓣扇形，紫红色，先端及边缘均具不整齐细锯齿，基部骤狭成短爪；距绿白色，长于子房，渐尖，短口外具2枚胼胝体；子房细圆柱形，无毛。蒴果。种子小，多数。

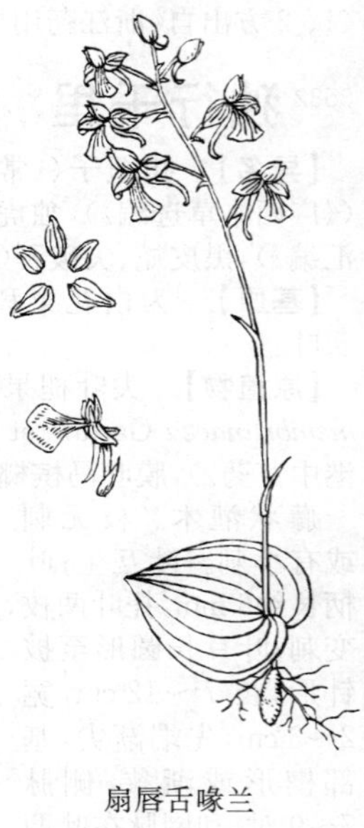

扇唇舌喙兰

生于海拔2 500～3 200 m的林下、林缘或石灰岩石缝中。分布于四川、云南、西藏等地。

【采收加工】 7～10月采收，鲜用或晒干。

【药性】 甘、微苦，平。

1.《滇南本草》：“味甘、辛。”

2.《贵州草药》：“性平，味甘、微苦。”

【功用主治】 滋阴润肺，补虚，止血。主治肺热燥咳，痨嗽，虚损劳伤，虚热，盗汗，肾虚腰痛，外伤出血。

1.《滇南本草》：“主治一切诸虚百损，五劳七伤，腰腿疼痛，取花为末，生肌长肉。”

2.《贵州草药》：“滋阴润肺，补虚益损。”

3.《全国中草药汇编》：“主治肺燥咳吐腥痰，虚热，疝气，肾虚腰痛，小便脓血，中耳炎，外伤出血。”

【用法用量】 内服：煎汤，15～30 g；或入丸、散。外用：鲜叶捣敷；或干叶研末撒。

【选方】 1. 治肺燥咳吐腥臭痰　雨流星草、马鞭草、车前草各 15 g。煨水服。

2. 治虚热　雨流星草 15～30 g。炖肉吃。(1、2 方出自《贵州草药》)

3. 乌须发　独叶一枝花同草果捣烂，晒干为末，合丸。每服一钱，以扁柏叶一钱同服。(《滇南本草》)

4. 治中耳炎　单肾草鲜块根捣烂取汁滴耳。(《全国中草药汇编》)

3586 急性子 jí xìng zǐ (《救荒本草》)

【异名】 金凤花子(《世医得效方》)，凤仙子(《纲目》)。

【基原】 为凤仙花科凤仙花属植物凤仙花的种子。

【原植物】 凤仙花 *Impatiens balsamina* L.　又名：小桃红、染指甲草(《救荒本草》)，凤仙、旱珍珠(《纲目》)。

一年生草本，高 40～100 cm。茎肉质，直立，粗壮。叶互生；叶柄长 1～3 cm，两侧有数个腺体；叶片披针形，长 4～12 cm，宽 1～3 cm，先端长渐尖，基部渐狭，边缘有锐锯齿，侧脉5～9 对。花梗短，单生或数枚簇生叶腋，密生短柔毛；花大，通常粉红色或杂色，单瓣或重瓣；萼片 2，宽卵形；旗瓣圆，先端凹，有小尖头，背面中肋有龙骨突；翼瓣宽大，有短柄，2 裂，基部裂片近圆形，上部裂片宽斧形，先端 2 浅裂；唇瓣舟形，被疏短柔毛，基部突然延长成细而内弯的距；花药钝。蒴果纺锤形，熟时一触即裂，密生茸毛。种子多数，球形，黑色。

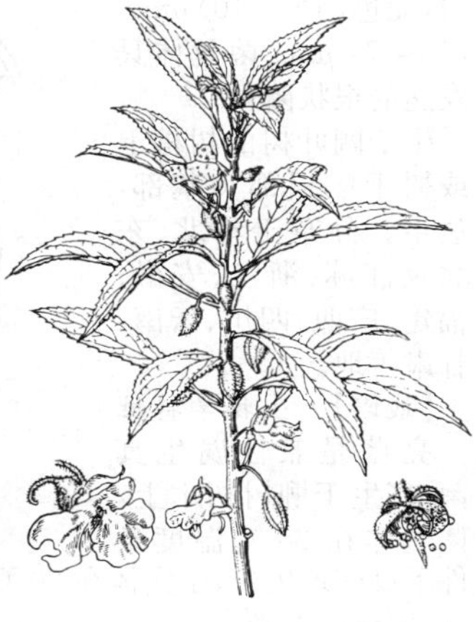

凤 仙 花

我国南北各地均有栽培。

本植物的叶(凤仙叶)、花(凤仙花)、根(凤仙根)、茎(凤仙透骨草)亦供药用，另设专条。

【栽培】 生物学特性　适应性较强，在多种气候条件下均能生长，一般土壤都可种植，但以疏松肥沃的壤土为好，涝洼地或干旱瘠薄地生长不良。

繁殖方法　种子繁殖。3～4 月播种，穴播、条播、撒播均可，按行距 30 cm 开浅沟，沟宽 20 cm，深 1～1.5 cm，将种子均匀撒于沟内，覆土 1～1.5 cm，稍加镇压，保持土壤湿润。当温度 25 ℃左右时，4 d 左右即开始出苗。

田间管理　苗高 5～10 cm 时开始间苗，苗高 15 cm 左右时，按株距 20～25 cm 定苗，干旱要及时浇水，应适时松土除草。

病虫害防治　白粉病，为害叶、花、果，发病初期喷胶体硫或甲基托布津液。冬末清园，处理病残体，减少越冬菌源。红天蛾，幼虫为害叶。忌连作及与同科作物间作。

【采收加工】 8～9 月当蒴果由绿转黄时，及时分批采摘，将蒴果脱粒，筛去果皮杂质。

【药材】 急性子 *Semen Impatientis*　主产于江苏、浙江、河北、安徽等地。

性状　种子呈椭圆形、扁圆形或卵圆形，长 2～3 mm，宽 1.5～2.5 mm。表面棕褐色或灰褐色，粗糙，有稀疏的白色或浅黄棕色小点，种脐位于狭端，稍突出。质坚实，种皮薄，子叶灰白色，半透明，油质。无臭，味淡、微苦。

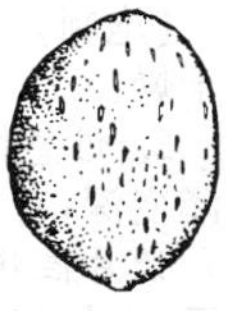

急性子
(种子)外形

鉴别　(1) 种子横切面：外种皮外被腺毛及非腺毛。下皮层 1 列细胞。色素层细胞含棕红色物质，外侧近下皮层分布有大形薄壁细胞，内含草酸钙针晶束。内种皮 1 列细胞，壁稍增厚。子叶薄壁细胞含淀粉粒及糊粉粒。

粉末特征：浅棕色。外种皮细胞垂周壁波状弯曲，有腺毛或非腺毛。腺毛头部单细胞或 2～8 细胞，直径 20～60 μm；柄为单细胞。非腺毛为单细胞，与腺毛同含黄棕色物质。含草酸钙针晶细胞椭圆形，针晶长约 50 μm。内种皮细胞长方形或多角形，壁稍增厚。

(2) 取本品粉末 1 g，加乙醇 20 ml，浸泡 4 h，滤过。取滤液 1 ml，置蒸发皿中蒸干，残渣加冰醋酸 1 ml 溶解，再加醋酐与硫酸(19∶1)混合液 3～4 滴，显红色，逐渐变为紫红色、污绿色(检查甾类)。

【成分】 种子含脂肪酸：十八碳四烯酸(parinaric acid)约 27%[1,2]。甾醇类成分：凤仙甾醇(balsaminasterol)[3]，α-菠菜甾醇(α-spinasterol)[4]，β-谷甾醇(β-sitosterol)[5]。三萜类成分：β-香树脂醇(β-amyrin)[4,6]，凤仙萜四醇(hosenkol)-A[7]。脂肪酸：9-十八碳烯酸-1-甘油酯〔(R、Z)-glycerol-1-(9-octadecenoate)〕，棕榈酸(palmitic acid)，硬脂酸(stearic acid)，油酸(oleic acid)和棕榈酸乙酯(ethyl palmitate)，硬脂酸乙酯(ethyl stearate)，油酸乙酯(ethyl oleate)[5]，蒽醌苷类[8]。黄酮类：山柰酚(kaempferol)，山柰酚-3-葡萄糖苷(kaempferol-3-glucoside)，山柰酚-3-葡萄糖鼠李糖苷(kaempferol-3-glucosyl-rhamnoside)[9]。

全株含芹菜素-4′-O-β-D-呋喃木糖基(1→2)-O-β-D-吡喃葡萄糖苷〔apigenin-4′-O-β-D-xylofuranosyl(1→4)-O-β-D-glucopyranoside〕[10]，2-甲氧基-1，4-萘醌(2-methoxy-1，4-napthoquinone)[11]。

【药理】 1. 抗生育作用　急性子煎剂 3 g/kg 给小鼠灌胃，连续 10 d，第五日开始雌雄合笼，停药 35 d 后剖检，避孕率达 100%，此作用可能与抑制排卵、使子宫和卵巢萎缩有关[1]。

2. 对子宫平滑肌的作用　急性子糖浆对小鼠离体子宫；煎剂、酊剂、水浸剂对未孕兔离体子宫及已孕或未孕豚鼠离体子宫均有明显的兴奋作用，使收缩频率增加，张力增强乃至强直收缩。麻醉兔静注或肌注急性子水浸剂 0.05～0.3 g/kg，亦有兴奋子宫作用[2]。

3. 抗菌作用　水煎剂对金黄色葡萄球菌、溶血性链球菌、铜绿假单胞菌、福氏痢疾杆菌、宋内痢疾杆菌、伤寒杆菌均有不同程度的抑制作用[3]。

4. 抗过敏作用　凤仙花 35% 乙醇提取物使鸡蛋白溶菌酶特异性过敏小鼠血压下降受到抑制，对正常小鼠或只以鸡蛋白溶菌酶激发而未致敏的小鼠注射，未发现有升压作用[4,5]。在被动皮肤过敏反应实验(PCA)中，凤仙花乙醇提取物减少 PCA 反应蓝斑点的直径，提示凤仙花乙醇提取物可抑制抗体的产生[6]。其抗过敏作用不同于 H_1 受体阻滞剂盐酸苯海拉明(DPH)的作用[7]。凤仙花乙醇提取物明显抑制一氧化氮(NO)依赖性血压降低，其作用机制为抗 NO 作用[8,9]。凤仙花乙醇提取物可明显抑制血小板激活因子(PAF)依赖性低血压和引发剂所致的低血压，认为抗过敏机制为抗 PAF 及脱颗粒抑制作用[10]。

【炮制】 1. 急性子　取原药材，除去果壳及杂质，洗净，干燥。

2. 炒急性子　取净急性子，置锅内，用文火炒至表面色泽变深，有香气逸出时，取出放凉。

饮片性状　急性子参见“药材”项。炒急性子形如急性子，微鼓起，色泽略加深，略具香气。

贮干燥容器内，置通风干燥处，防蛀。

【药性】 辛、微苦，温，小毒。归肝、脾经。

1.《纲目》：“微苦，温，有小毒。”

2.《玉楸药解》：“入足少阴肾经。”

3.《医林纂要》：“辛，平。”

4.《本草再新》：“入肝、肺二经。”

5. 南药《中草药学》：“入肝、脾经。”

【功用主治】 行瘀降气，软坚散结。主治经闭腹痛，痛经，产难，产后胞衣不下，产后瘀血未尽，噎膈，痞块，骨哽，龋齿，疮疡肿毒。

1.《纲目》：“治产难，积块，噎膈，下骨哽，透骨通窍。”

2.《本经逢原》：“软坚，搜顽痰，下死胎。”

3.《玉楸药解》：“软坚化骨，消癖，落牙。”

4.《医林纂要》：“解蛇虫毒。”

5.《本草再新》：“治诸恶疮，败一切火毒。”

6.《本草正义》：“治外疡坚块，酸肿麻木，阴发大症。研末熬膏贴患处，极能软坚消肿。”

7.《本草用法研究》：“滑窍软坚，行瘀降气。”

8.《四川中药志》1982 年版：“用于产后瘀血不尽腹痛，血滞经闭，痛经，痰核瘰疬，梅核气。”

【用法用量】 内服：煎汤，3～4.5 g。外用：研末或熬膏敷贴。

【宜忌】 内无瘀积者及孕妇禁用。

1.《纲目》：“缘其透骨，最能损齿，与玉簪根同，凡服者不可着齿也，多用亦戟人咽。”

2.《本草用法研究》：“非实证积聚不用，虚弱人禁用。”

3.《山西中草药》：“妊娠忌用。”

【选方】 1. 治产难催生　凤仙子二钱。研末，水服，勿近牙。外以蓖麻子，随年数捣涂足心。（《濒湖集简方》）

2. 治噎食不下　凤仙花子，酒浸三宿，晒干为末，酒丸绿豆大。每服八粒，温酒下，不可多用。（《纲目》引《摘元方》）

3. 治小儿痞积　急性子、水红花子、大黄各一两。俱生研末，每味取五钱，外用皮硝一两拌匀。将白鹁鸽或白鸭一个，去毛、屎，剖腹，勿犯水，以布拭净，将末装入内，用绵扎定，砂锅内入水三碗，重重纸封，以小火煮干，将鸽（鸭）翻调焙黄色，冷定。早晨食之，日西时疾软，三日，大便下血，病去矣，忌冷物百日。（《纲目》引孙天仁《集效方》）

4. 治骨哽　金凤花子嚼烂噙化下。无子用根亦可，口中骨自下，便用温水灌漱，免损齿。鸡骨尤效。一方擂碎，水化服。（《世医得效方》）

5. 治单、双喉蛾　白金凤花子研末，用纸管取末吹入喉内，闭口含之，日作二三次。（《闽南民间草药》）

6. 治跌打损伤，阴囊入腹疼痛　急性子、沉香各 1.5 g。研末冲开水送服。（《闽东本草》）

3587 ## 亮菌 liàng jūn

（刘波《中国药用真菌》）

【异名】 假蜜环菌、易逝杯伞（刘波《《中国药用真菌》），青杠钻（《中国药用真菌图鉴》），光菌（《新华本草纲要》），发光小蜜环菌（《云南中药资源名录》）。

【基原】 为白蘑科假蜜环菌属真菌发光假蜜环菌的菌丝体。

【原植物】 发光假蜜环菌 *Armillariella tabescens*（Scop. ex Fr.）Sing.［*Clitocybe tabescens*（Scop. ex Fr.）Bres.］

子实体丛生，菌盖宽 3～8 cm，扁半球形，后渐平展，中部钝；盖面不黏，蜜黄色或黄褐色，老后锈褐色，往往中部色深，有纤毛状鳞片；盖缘有时稍上翘。菌肉白色或带乳黄色。菌褶延生，较窄，不等长，白色至污白色或稍带淡肉粉色。菌柄长 3～12 cm，粗 0.3～1 cm，近等粗，上部污白色，中部以下灰褐色至黑褐色，常扭曲，有平伏丝状纤毛，内部松软，后中空。孢子宽椭圆形至近卵圆形，平滑，无色，(8～10) μm×(5～7) μm。菌丝体具发达的根状菌索。

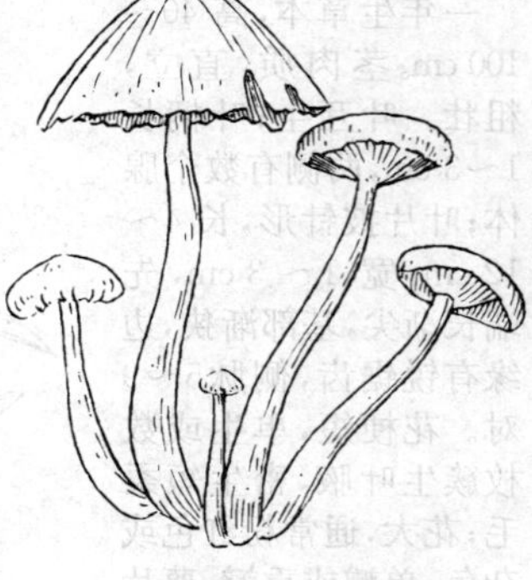

发光假蜜环菌

生于阔叶树的树桩上或树干的根部和基部，丛生。分布于华北、东北及江苏、浙江、安徽、福建、广西、四川、云南、甘肃等地。

【栽培】 生物学特性

亮菌是兼性腐生真菌，寄生于柳树朽木上，菌丝体在 28 ℃温度条件下茂密地生长，子实体在 20 ℃左右温度下分化生长。好气、菌丝体发光。

培育技术　(1) 菌种分离　将旺盛生长亮菌的朽木用自来水洗净，剥去树皮，在无菌室用乙醇进行表面消毒，挑取心材放于干面包粉（10%）、琼脂（2%）平板培养基上，于 24～28 ℃下培养 1 星期，在黑暗中观察有无发光菌落，挑取菌丝体移入斜面试管中。

(2) 培养子实体　将 20% 玉米粉培养基 200 ml 装入 500 ml三角瓶中，灭菌后接入亮菌菌种，在 26～28 ℃培养 1 个月，用无菌刀分割成小块，将数瓶混合转入圆形玻璃缸中，压平盖玻片于 20～25 ℃下散光培养 10 d 即可现蕾，将整块培养物取出，悬挂于稍大的玻璃缸内，缸底盛 1 cm 深的清水保持湿度，1 星期后子实体即可发育成熟。

(3) 固体发酵　将母种转接于玉米粉培养基中，28 ℃下培养 1 个月左右，所得菌丝用 80 ℃的水浸取，制成水剂，或将菌丝烘干磨碎制片。

(4) 液体深层发酵　以玉米粉、淀粉、黄豆饼粉、玉米浆等为培养基，28～30 ℃温度条件下进行液体深层发酵，培养 100 h 左右，发酵终止，菌丝体干燥压片。

【药材】 亮菌 *Mycelium Armillariellae Tabescentis* 产于河北、河南、江苏、安徽、浙江、福建、四川等地。

性状　菌丝体白色或黄棕色至棕褐色。菌索发达。白色菌丝体在暗处发浅蓝色荧光。

【成分】 发光假蜜环菌含假蜜环菌素（armillarisin）A、B、C，甘露醇（mannitol）[1]。另外，还含有亮菌多糖 ATM[2]、AT-HW、AT-AL[3]。

【药理】 1. 抗肿瘤作用　由亮菌菌丝用热水抽提、醇沉、去蛋白、透析得到的白色粉末 ATM_3，体内抑瘤率对小

鼠肉瘤 S_{180} 为 26.6%，对小鼠艾氏腹水癌(HAC)为 37.7%[1,2]。从子实体中分离得到两种多糖：AT-HW(热水提取物)和 AT-AL(碱性提取物)分别以每只 300 μg/d 腹腔注射，连续 5 d，对小鼠移植性肉瘤 S_{180} 有抑制作用，小鼠碳廓清试验，AT-HW 10 mg/kg腹腔注射，可显著提高网状内皮系统功能，AT-HW 每只 300 μg/d 和 AT-AL 每只 300 μg/d、100 μg/d 腹腔注射，连续 3 d，可显著提高小鼠腹腔渗出细胞。这两种多糖在小鼠体内能增强巨噬细胞的吞噬功能，主要是通过提高酸性磷酸酶活性，显著提高葡萄糖消耗及可轻微增加巨噬细胞产生的超氧化阴离子所致[3]。

2. 辐射防护和升白作用　小鼠腹腔注射亮菌悬液 75 mg/只，亮菌多糖 50 mg/只、75 mg/只、100 mg/只；犬肌注亮菌多糖 80～100 mg/只，对受致死剂量 ^{60}Co、γ 射线照射小鼠和犬有明显的防护作用，能提高机体的抗辐射能力，减轻造血组织损伤，促进造血功能恢复，提高外周血中白细胞数量。对正常犬和猕猴升白作用明显，对小鼠环磷酰胺所致白细胞减少也有提升作用。应用 ^3H-TdR 脉冲标记法研究表明，亮菌制剂及亮菌多糖能加速造血组织 DNA 的合成[4,5]。

3. 抗菌作用　亮菌所含假蜜环菌 A 和 B，对革兰阳性菌和真菌有抗菌作用[6]。

4. 其他作用　亮菌甲素(假蜜环菌素 A)可促进实验动物胆汁分泌；并对麻醉犬有降压作用[7]。以小鼠脾细胞培养用 MTT 法测定结果表明 AT-HW 和 AT-AL 有促进有丝分裂作用[3]。麻醉犬静注亮菌甲素溶液 5 mg/kg，对总胆管十二指肠联接处括约肌有松弛作用，剂量增大，作用更强[8]。

【药性】《秦岭巴山天然药物志》："苦，寒。"

【功用主治】 清热解毒。主治急、慢性胆囊炎，胆道感染，肝炎，阑尾炎，中耳炎。

1.《全国中草药汇编》："抗菌消炎。主治胆囊炎、肝炎。"

2.《秦岭巴山天然药物志》："主治阑尾炎，中耳炎。"

【用法用量】 内服：煎汤，6～15 g；研末，1.5～3 g。

【临床报道】 1. 治疗慢性胆囊炎　采用亮菌水剂，成人每日 3 次，每次服 50 ml，或亮菌普通片，每日 3 次，每次 10 片，15～30 d 为 1 个疗程，一般观察 1～3 个疗程。共治疗慢性胆囊炎 475 例。结果：临床治愈 8 例，显效 34 例，好转 320 例，总有效率为 76.3%。其中 250 例进行 2～5 年远期随访，临床治愈、显效及有效者共 231 例，占 92.4%，因反复作手术者仅占 4.4%。部分病例胆囊造影复查，造影有效率 52.4%，2～5 年远期随访部分病例，造影有效率为 33.3%[1]。

2. 治疗迁延性及慢性肝炎　常规剂量亮菌普通片(每片含 0.1 g 干菌丝体)，每次 10 片，或浓缩片(每片含 0.25 g 干菌丝体)每次 5 片，日服 3 次(观察 60 例)，如服用半月至 1 月后病情无好转者则改用大剂量，普通片 20 片，或浓缩片 10 片，日服 3 次(观察 28 例)，治疗迁延性肝炎 66 例(其中 12 例使用普通片，54 例使用浓缩片)，慢性肝炎 22 例(均使用浓缩片)。治疗 1 个月后迁延性肝炎的有效率为 89.4%，慢性肝炎为 63.6%；2 个月后迁延性肝炎的有效率为 96.96%，慢性肝炎为 77.27%。黄疸指数治疗前 23 例增高，治后均下降，其中 18 例恢复正常。丙氨酸氨基转移酶：迁延性肝炎 80%～90%下降或恢复正常，慢性肝炎疗效较差。硫酸锌浊度、麝香草酚浊度 50%患者好转。乏力，食减，肝区痛，腹胀等症状 80%～90%患者好转。对肝脏肿大回缩不理想。10 例慢性肝炎脾脏肿大，治后无变化。副作用：仅少数病例有口干，或大便次数增多至 2～3 次/d，1 星期左右可自愈。大剂量者宜于饭后服药，以免胃部不舒。在上述治疗后，对 56 例作 1 年内随访，其复发率为 30.43%[2]。

3. 治疗急性胆道感染　用亮菌甲素治疗急性胆道感染 131 例，剂量为 200～400 μg/2 ml，每日 3～4 次，肌注，总有效率 92.4%，临床治愈 66.4%。对急性胆囊炎、胆道寄生虫病合并急性胆道感染及慢性胆囊炎急性发作均较满意，特别是急性胆囊炎 43 例，全部有效，临床治愈率 79.1%；治疗慢性胆囊炎急性发作总有效率 94.3%，临床治愈达 61.4%，胆石症合并急性胆道感染无梗阻型亦较满意，而对梗阻型效果不著。多数患者治疗后腹痛迅速缓解，平均腹痛消失时间为 3.5 d；平均退热时间为 3.6 d。临床观察亮菌甲素有利胆、解痉、止痛和退热消炎作用。未发现毒副作用[3]。

3588 亮叶冬青 liàng yè dōng qīng (《福建药物志》)

【异名】 青皮子樵、猪黑樵、大叶帽子(《福建药物志》)。

【基原】 为冬青科冬青属植物亮叶冬青的叶。

【原植物】 亮叶冬青 *Ilex viridis* Champ.

常绿灌木或小乔木，高5 m。小枝绿色，四棱或具条纹，无毛。叶互生；叶柄长 3～5 mm；叶片革质，卵形、倒卵形或椭圆形，长 2.5～7.5 cm，宽 1.5～3 cm，先端渐尖，基部楔形，边缘有钝锯齿，齿端褐色，上面绿色有光泽，下面黄绿色，有褐色腺点，中脉上面深凹，下面凸起。雄花序为腋生的聚伞花序，间或有簇生者，花白色，4 数，花萼裂片宽三角形；花瓣倒卵形或圆形，基部稍结合，雄蕊短于花冠；雌花序仅含 1 花，单生叶腋，花萼裂片近圆形，全缘，花冠似雄花，子房卵形，柱头盘状。果球形，熟时黑紫色；分核 4 颗，近圆形背部具羽状突起的线纹，内果皮木质。花期 4～5 月，果期 6～10 月。

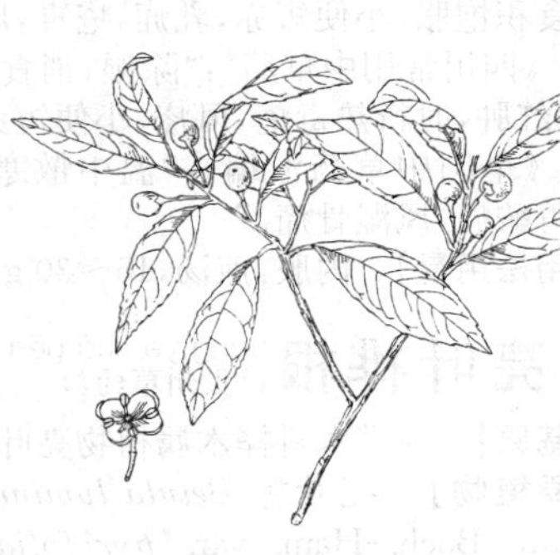

亮叶冬青

常生于低山或丘陵地区疏林、灌丛中。分布于安徽、福建、江西、广东、广西等地。

本植物的根(亮叶冬青根)亦供药用，另设专条。

【采收加工】 全年均可采收，鲜用。

【药性】《全国中草药汇编》："甘、微辛，凉。"

【功用主治】《全国中草药汇编》："凉血解毒，祛瘀生新。主治水火烫伤、外伤出血。"

【用法用量】 外用：鲜品捣敷。

【选方】 治烫火伤　亮叶冬青鲜叶、槐花各适量。加洗米水捣烂敷患处。(《福建药物志》)

3589 亮叶桦叶 liàng yè huà yè (《浙江药用植物志》)

【异名】 光叶桦叶(《天目山药用植物志》)。

【基原】 为桦木科桦木属植物亮叶桦 *Betula luminifera* H. Winkl. 的叶。

【原植物】 参见"亮叶桦根"条。

【采收加工】 4～7月采收,鲜用或晒干。

【药性】《全国中草药汇编》:"甘、辛,凉。"

【功用主治】《全国中草药汇编》:"清热利尿。主治疖毒,水肿。"

【用法用量】 内服:煎汤,10～15 g。外用:鲜叶捣敷。

【选方】 治疖毒已出脓,不收口 光叶桦鲜叶捣烂敷患处,每日换1次。(《天目山药用植物志》)

3590 亮叶桦皮 liàng yè huà pí (《四川常用中草药》)

【异名】 桦树皮、桦杆树皮(《四川常用中草药》)。

【基原】 为桦木科桦木属植物亮叶桦 *Betula luminifera* H. Winkl. 的树皮。

【原植物】 参见"亮叶桦根"条。

【采收加工】 7～10月剥取树皮,晒干或鲜用。

【药性】 甘、辛,微温。

1.《四川常用中草药》:"性微温,味苦。"

2.《全国中草药汇编》:"甘、辛,温。"

【功用主治】 祛湿散寒,消滞,解毒。主治感冒,风湿痹痛,食积饱胀,小便短赤,乳痈,疮毒,风疹。

1.《四川常用中草药》:"除湿,消食,解毒。治食积停滞,乳痈红肿,时行热毒疮,风疹,小便短赤,胸腹饱胀,黄疸。"

2.《全国中草药汇编》:"温中散寒,祛风除湿。主治感冒,胃酸痛,风湿骨痛。"

【用法用量】 内服:煎汤,15～30 g。外用:捣敷。

3591 亮叶桦根 liàng yè huà gēn (《贵州草药》)

【基原】 为桦木科桦木属植物亮叶桦的根。

【原植物】 亮叶桦 *Betula luminifera* H. Winkl. [*B. alnoides* Buch.-Ham. var. *pyrifolia* (Franch.) Burk.] 又名:光皮桦(《中国树木分类学》),光叶桦(《天目山药用植物志》),狗啃木(《贵州草药》),化桃树、花皮木(《云南思茅中草药选》),红桦树、花胶树(《全国中草药汇编》)。

乔木,高达20 m。树皮红褐色或黄灰色,平滑;枝条红褐色,有蜡质白粉;小枝黄褐色,密生短柔毛。芽鳞无毛,边缘生纤毛。叶柄长1～2 cm,密生短毛及腺点;叶片卵形至宽卵圆形,长4.5～10 cm,宽2.5～6 cm,先端骤尖或呈细尾状,基部圆形、楔形或近心形,边缘具不规则刺毛状重锯齿,上面幼时密生短柔毛,下面密生腺点,沿脉生长柔毛,脉腋间有髯毛,侧脉12～14对。雄花序2～5,通常簇生小枝顶端,花序梗密生腺体。果序多为单生,长圆柱形;果序梗下垂;果苞中裂片长圆形至披针形,侧裂片卵形,有时不发育;翅果倒卵形,膜质翅宽为果的1～2倍。

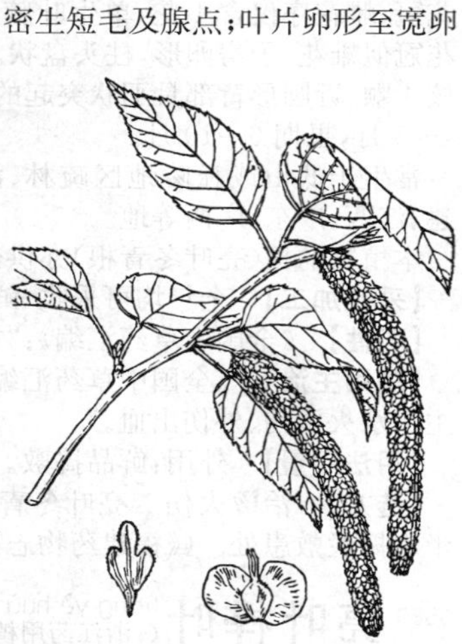

亮叶桦

生于海拔500～2 500 m的向阳山坡及杂木林内。分布于西南及浙江、江西、湖北、广东、广西、陕西、甘肃等地。

本植物的叶(亮叶桦叶)、树皮(亮叶桦皮)亦供药用,另设专条。

【采收加工】 全年均可采挖,切片,晒干。

【药性】《贵州草药》:"性凉,味甘、微辛。"

【功用主治】 清热利尿。主治小便不利,水肿。

1.《贵州草药》:"清热,利尿。"

2.《福建药物志》:"主治水肿,小便不利,疔疖。"

【用法用量】 内服:煎汤,10～15 g。

3592 亮叶冬青根 liàng yè dōng qīng gēn (《福建药物志》)

【基原】 为冬青科冬青属植物亮叶冬青 *Ilex viridis* Champ. 的根。

【原植物】 参见"亮叶冬青"条。

【采收加工】 全年均可采,切片,晒干。

【药性】 甘、微辛,凉。

【功用主治】《福建药物志》:"治关节痛。"

【用法用量】 内服:煎汤,15～30 g。

【选方】 治关节痛 亮叶冬青根30 g,猪脚1只。炖服。(《福建药物志》)

3593 疬子草 lì zi cǎo (《广西本草选编》)

【异名】 蛮刀背(《四川常用中草药》),下延叶排草、大羊古臊(《广西本草选编》),马兰花、狮子草(湖南),白当归、黑疔草(广西),树胡椒(曲江)。

【基原】 为报春花科星宿菜属植物延叶珍珠菜的全草。

【原植物】 延叶珍珠菜 *Lysimachia decurrens* Forst.

多年生粗壮草本。茎直立,有棱角,上部分枝,基部常木质化。叶互生,有时近对生;叶柄基部沿茎下延;叶片披针形或椭圆状披针形,先端锐尖或渐尖,基部楔形,下延至叶柄成狭翅,干时膜质,上面绿色,下面淡绿色,两面均有不规则的黑色腺点,有时腺点仅见于边缘,并常连结成条。总状花序顶生;苞片钻形,斜展或下弯;花萼分裂近达基部,5裂,裂片狭披针形,边缘有腺状腺毛,背面具黑色短腺条;花冠白色或带淡紫色,基部合生,5深裂,裂片匙状长圆形,先端圆钝,裂片间弯曲近圆形;雄蕊5枚,明显伸出花冠外,花丝密被小腺体,贴生于花冠裂片的基部;花药卵圆形,紫色;子房球形,花柱细长。蒴果球形或略扁,不规则开裂。花期3～4月,果期6～7月。

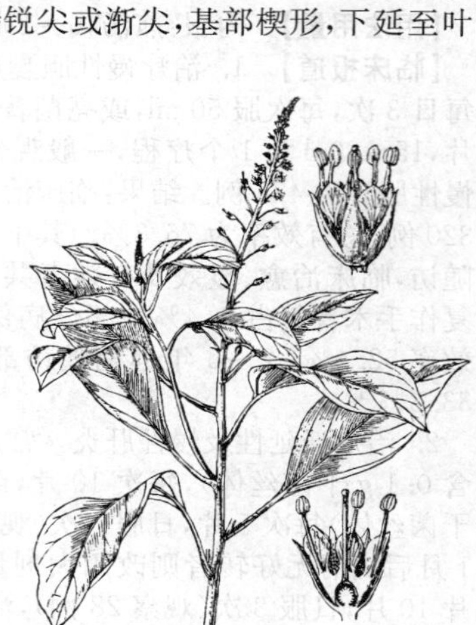

延叶珍珠菜

生于村旁荒地、路边、山谷溪边疏林下及草丛中。分布于福建、江西南部、湖南南部、广东、广西、贵州、云南南部、台湾等地。

【采收加工】 4～7月采收，鲜用或晒干。

【药性】 苦、辛，平。

1.《四川常用中草药》："性温，味苦、涩。"

2.《广西本草选编》："味苦、辛，性平。"

【功用主治】 清热解毒，活血散结。主治瘰疬，喉痹，疔疮肿毒，月经不调，跌打损伤。

1.《四川常用中草药》："祛瘀，消痈肿。治跌打损伤，扭伤，血热。"

2.《广西本草选编》："活血调经，消肿散结。主治月经不调，跌打骨折，瘰疬，疔疮肿毒。"

3.《广西民族药简编》："叶：捣烂，榨汁含咽，治急性咽喉炎、扁桃体炎，捣烂敷患处治无名肿毒。"

【用法用量】 内服：煎汤，9～15 g。外用：鲜品捣敷。

【选方】 1. 治瘰疬，疔疮肿毒　下延叶排草鲜全草适量，加酸糟少许，捣烂外敷。

2. 治跌打骨折　下延叶排草鲜全草捣烂，调酒炒热外敷。（1、2方出自《广西本草选编》）

3594 闽粤千里光 mǐn yuè qiān lǐ guāng（《湖南药物志》）

【基原】 为菊科千里光属植物闽粤千里光的全草。

【原植物】 闽粤千里光 *Senecio stauntonii* DC.

多年生草本，高40～60 cm。茎直立，常屈折，有开展分枝。叶互生；基部叶在花期枯萎；中部叶卵圆状披针形，长5～12 cm，宽1～4 cm，无柄，基部有抱茎的圆耳，先端渐尖，边缘有浅齿，有羽状中脉，两面无毛或被微柔毛；上部叶小，常近全缘。头状花序，在枝端排列成疏散伞房状，有长2～5 cm的长梗及条形苞叶；总苞近钟状；总苞片1层，约12个，近无毛，条形，先端尖，边缘狭膜质；舌状花6～7个，黄色；筒状花多数。瘦果，圆柱形，有纵沟，被微短毛；冠毛白色。

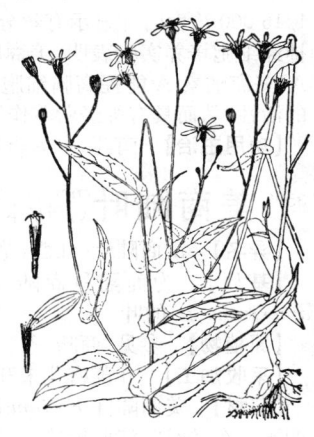

闽粤千里光

生于山坡、田野、水边及疏林中。分布于福建、湖南、广东。

【采收加工】 7～10月采收，扎把晒干。

【药性】 苦、微辛，凉。

【功用主治】 《湖南药物志》："清热解毒，消肿，止痒。主治疮疖肿毒，疥癣，湿疹。"

【用法用量】 内服：煎汤，9～15 g。外用：煎水洗；或熬膏涂；或研末调搽。

【选方】 1. 治疮疖肿毒　闽粤千里光全草15 g，银花12 g，一枝黄花9 g，乌药15 g。水煎服。

2. 治疥癣、湿疹　闽粤千里光全草煎水洗；或加野菊花；亦可熬膏；或研末调搽。（1、2方出自《湖南药物志》）

3595 美人蕉花 měi rén jiāo huā（《中药大辞典》）

【基原】 为美人蕉科美人蕉属植物美人蕉 *Canna indica* L.的花。

【原植物】 参见"美人蕉根"条。

【采收加工】 花开时采收，阴干。

【药性】 广州部队《常用中草药手册》："甘、淡，凉。"

【功用主治】 凉血止血。主治吐血，衄血，外伤出血。

1. 广州部队《常用中草药手册》："治外伤出血。"

2.《安徽中草药》："治吐血，鼻衄。"

【用法用量】 内服：煎汤，6～15 g。

【选方】 1. 治吐血，鼻衄　美人蕉花6 g，白茅根30 g。煎服。（《安徽中草药》）

2. 治外伤出血　美人蕉花10～15 g。水煎服。（广州部队《常用中草药手册》）

3596 美人蕉根 měi rén jiāo gēn（《南宁市药物志》）

【异名】 观音姜（《南宁市药物志》），小芭蕉头（《四川中药志》），状元红（《西昌中草药》），白姜（《云南思茅中草药选》）。

【基原】 为美人蕉科美人蕉属植物美人蕉的根或茎。

【原植物】 美人蕉 *Canna indica* L.［*C. chinensis* Willd.］又名：兰蕉（《农圃六书》），水蕉（《生草药性备要》），虎头蕉（《纲目拾遗》），莲蕉（《台湾府志》），洋巴蕉、破血红（《江西药用植物名录》），红花蕉（《广东药用植物名录》）。

多年生草本，高可达1.5 m。全株绿色无毛，被蜡质白粉。具块状根茎。地上枝丛生。单叶互生；具鞘状的叶柄；叶片卵状长圆形，长10～30 cm，先端尖，全缘或微波状，基部阔楔形至圆形。总状花序，花单生或对生；具1苞片，苞片卵形；萼片3，绿白色，先端带红色，长约1 cm；花冠大多红色，管长约1 cm，花冠裂片披针形，长约3 cm；唇瓣披针形，长约3 cm，弯曲；发育雄蕊花药和花丝相连接处稍呈弯曲；退化雄蕊2～3枚，鲜红色，倒披针形，长约4 cm；子房下位，3室，花柱1。蒴果，长卵形，绿色，具柔软刺状物。花、果期3～12月。

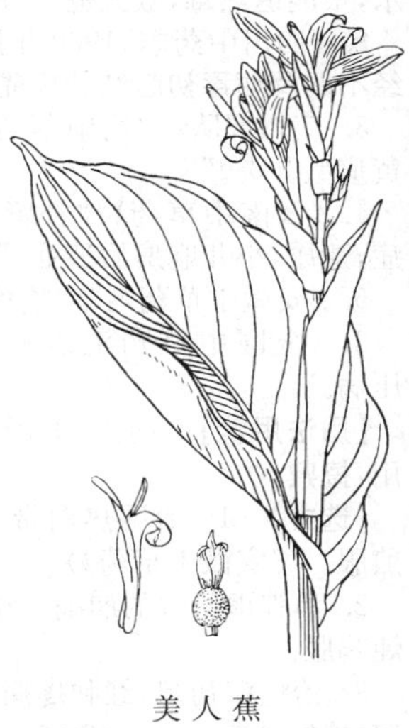

美人蕉

生于湿润草地。原产于印度。

本植物的花（美人蕉花）亦供药用，另设专条。

【采收加工】 全年可采挖，切片，晒干或鲜用。

【成分】 本品含β-植物血细胞凝集素（β-lectins）[1]。

【药理】 1. 保肝作用　1∶5美人蕉根煎剂15 ml/kg小鼠灌胃，连续5 d，对四氯化碳引起的肝损伤有预防作用，给药8 d有治疗作用，均能显著加速中毒小鼠血清溴磺酞钠的清除。表明煎剂对四氯化碳肝损伤有保护作用[1]。

2. 利胆作用　给结扎胆囊、胆总管引流的麻醉犬静注煎剂（1∶5）1 ml/kg，肝脏分泌胆汁量明显增加，且作用迅速，高峰在静注后30 min，持续约1 h[1]。含酚性物质的1∶10提取物1 ml/kg静注，也能使麻醉犬胆汁流量迅速增加。表明其利胆有效成分在所含酚性物质中。该酚性提取物对不结扎胆囊管的麻醉犬也有利胆作用。而阿托品此时无效，提示其利胆作用不是通过兴奋迷走神经所引起。给药后胆汁中胆红素含量略有增高[2]。

3. 对肠管运动的影响　在50 ml营养液的麦氏浴槽中加1∶5～1∶10煎剂1.5～2.0 ml，可使家兔离体肠管紧张性降低，收缩幅度变小，并能对抗乙酰胆碱和氯化钡引起的肠管收缩[1]。

4. 对血压的影响　麻醉犬静注1∶10煎剂1 ml/kg，血压随即下降，1～4 min降至最低点，然后逐步回升，10 min左右恢复正常[1]。

毒性　小鼠灌胃煎剂400 g(生药)/kg(相当于临床用量的200倍)未出现毒性反应，同等剂量腹腔注射，观察24 h，亦未出现死亡。大鼠口服1∶5或1∶2煎剂0.7 ml/kg，连续4星期，其体重、血象、肝肾功能及主要器官的组织学检查与对照组比较无明显差异[1]。

【药性】　甘、微苦、涩，凉。

1.《生草药性备要》："味涩，性寒。"

2.《四川中药志》1960年版："性寒，味苦、涩，无毒。"

3. 广州部队《常用中草药手册》："甘、淡，凉。"

4.《四川常用中草药》："性平，味微苦、涩。"

【功用主治】　清热解毒，调经，利水。主治黄疸，痢疾，跌打损伤，疮疡肿毒，月经不调，带下。

1.《生草药性备要》："治胎衣不下，取汁熬热服，又利小水，根能退热毒，敷大疮。""用心椎烂敷疮，消红肿。"

2.《四川中药志》1960年版："能补肾虚，治红崩白带、月经不调及痈毒初起红肿疼痛等症。"

3. 广州部队《常用中草药手册》："清热利湿。主治急性黄疸型肝炎。"

4.《云南中草药》："补肾，止血，疏经。主治遗精，神经症，遗尿，小儿麻痹后遗症。"

5.《安徽中草药》："治痢疾，跌打损伤，疮疡肿毒。"

6.《全国中草药汇编》："安神降压。治神经症，高血压病。"

【用法用量】　内服：煎汤，6～15 g，鲜品30～120 g。外用：捣敷。

【选方】　1. 治湿热白带　美人蕉根15 g，炒贯众9 g。煎服。(《安徽中草药》)

2. 治脾虚所致的崩漏　小芭蕉头根60 g，金樱子根60 g。炖鸡服。

3. 治疮疖初起，红肿疼痛　小芭蕉根适量。配醪糟或乙醇，捣绒外敷患处。(2、3方出自《四川中药志》1960年版)

4. 治遗精，红崩白带，神经症　美人蕉根30～60 g。炖鸡及糯米服。

5. 治遗尿　美人蕉根30 g。炖猪膀胱服。(4、5方出自《云南中草药》)

【临床报道】　治疗急性黄疸型肝炎　①取美人蕉鲜根60～120 g(最多不超过250 g)，水煎，分早晚服，20 d为1个疗程。观察63例，痊愈58例，好转3例，无效2例，一般多在20～30 d内治愈[1]。②用美人蕉与苛草根、铁马鞭制成合剂，治疗急性黄疸型肝炎100例，痊愈92例，基本治愈8例[2]。

3597 美商陆子 měi shāng lù zǐ (南药《中草药学》)

【基原】　为商陆科商陆属植物垂序商陆 *Phytolacca americana* L. 的种子。

【原植物】　参见"商陆"条。

【采收加工】　9～10月采摘成熟果实，晒干后取种子，再晒干。

【成分】　美商陆种子含美商陆素(americanin) A，异美商陆素(isoamericanin) A，美商陆酚(americanol) A，异美商陆酚(isoamericanol) A[1]，3-乙酰齐墩果酸(3-acetyloleanolic acid)[2]及一种单链的抗病毒蛋白，简称PAP-S[3]。

【药理】　1. 抗病毒作用　美商陆种子中所含抗病毒蛋白(PAP-S)有抗病毒作用，将PAP-S和Ⅲ型脊髓炎病毒混合液接种于致密单层细胞上，在4.17×10^{-8} mol/L时能抑制98%的病毒增殖[1]。

2. 抗肿瘤作用　抗病毒蛋白(PAP)也有抗癌作用，将PAP与特定的癌细胞衍生的单克隆抗体连接而制备的导向药物(免疫毒素，PAP-S)能有效地杀伤癌细胞[1,2]。实验表明，含有PAP的免疫毒素能有效地杀伤白血病细胞[3,4]、人乳腺肿瘤细胞[5]、黑色素瘤细胞[6]和卵巢癌细胞[7]。游离PAP-S10^{-9} mol/L时可杀伤约10%的细胞，抗人T细胞单克隆抗体Wu_{71}在10^{-9} mol/L对细胞的杀伤作用低于4%，相同浓度的Wu_{71}∶PAP-S结合物72 h则可杀伤76.4%的淋巴细胞白血病CEM细胞，而对阴性细胞仅杀灭7%，表明含PAP的免疫毒素对癌细胞有特异性杀灭作用[1]。

3. 其他作用　垂序商陆种子提取的新木脂素美商陆素A有抗肝毒作用[8]。PAP-S在无细胞系统中抑制蛋白质合成50%所需剂量(ID_{50})为0.037 nmol/L[2]。浆果提取物1/15 000浓度时即显示有丝分裂原活性[9]。乳鼠脑半球的神经细胞培养实验表明，美商陆种子中提取的异美商陆酚A、美商陆素A能提高脑细胞培养基内胆碱乙酰基转移酶的活性，从而具有神经营养作用[10]。

【功用主治】　南药《中草药学》："利尿。"

3598 美商陆叶 měi shāng lù yè (《新华本草纲要》)

【异名】　洋商陆叶(江西《草药手册》)。

【基原】　为商陆科商陆属植物垂序商陆 *Phytolacca americana* L. 的叶。

【原植物】　参见"商陆"条。

【采收加工】　叶茂盛花未开时采收，干燥。

【药材】　美商陆叶 *Folium Phytolaccae Americanae* 主产于山东、浙江、江西等地。

性状　叶常皱缩，展平后呈卵状长椭圆形或长椭圆状披针形，长10～14 cm，宽4～6 cm，全缘，上表面浅绿色，下表面浅棕黄色，羽状网脉于叶背明显突出，主脉粗壮；叶柄长约2 cm，上面具浅槽。体轻，质脆。气微，味淡。

【成分】　垂序商陆叶含黄酮类：山柰酚(kaempferol)，山柰酚-3-D-木糖苷(kaempferol-3-β-D-xyloside)，紫云英苷(astragalin)，瑞诺苷(reynoutrin)，异槲皮苷(isoquercitrin)，烟花苷(nicotiflorin)，芸香苷(rutin)[1]。又含商陆皂苷(phytolaccoside) E[2]，多糖[3]和美洲商陆抗病毒蛋白(PAP)[4]。

【药理】　1. 对代谢的影响　垂序商陆叶中所含的美洲商陆抗病毒蛋白(PAP)对真核细胞的蛋白质合成有抑制作用，能抑制兔网织细胞核糖体上珠蛋白和苯丙氨酸肽的合成[1]。PAP属于核糖体失活蛋白，以酶学作用方式使真核细胞核糖体失活，抑制蛋白质合成，引起细胞死亡[2]。PAP在无细胞系统中对苯丙氨酸合成的抑制作用比在兔网织细胞核糖体上更明显[3]。试验表明，PAP 不是作用于蛋白质合成的始动阶段，而是作用于肽链延伸阶段，使真核细胞核糖体的 60S 亚基酶失活，从而抑制了肽链的延伸[4, 5]。PAP 有较强的抑制蛋白质合成作用。叶的 PAP 和夏叶的 PAP-Ⅱ在无细胞系统中抑制蛋白质合成 50％所需剂量(ID_{50})分别为 0.24 nmol 和 0.25 nmol[2]。

2. 抗肿瘤作用　抗病毒蛋白有抗癌作用，将 PAP 与特定的癌细胞衍生的单克隆抗体连接而制备的异向药物(免疫毒素)能有效地杀伤癌细胞[2]。实验表明，含有 PAP 的免疫毒素能有效地杀伤白血病细胞[6, 7]、人乳腺肿瘤细胞[8]、黑色素瘤细胞[9]和卵巢癌细胞[10]，也可预防白血病细胞在小鼠体内生长[11]。

3. 其他作用　垂序商陆叶提取物对红细胞和白细胞均有显著凝集作用[12, 13]。

【功用主治】　南药《中草药学》："叶煎服治脚气病，鲜叶有解热功效。"

【用法用量】　内服：煎汤，3～6 g。

3599 **美蔷薇叶** měi qiáng wēi yè (《河北中草药》)

【基原】　为蔷薇科蔷薇属植物美蔷薇 *Rosa bella* Rehd. et Wils. 的叶。

【原植物】　参见"美蔷薇果"条。

【采收加工】　6～10 月采叶，鲜用或晒干。

【功用主治】　止血，解毒。主治创伤出血，痈疽疔疮。

【用法用量】　外用：鲜品捣敷；或干品研末调敷。

3600 **美蔷薇花** měi qiáng wēi huā (《内蒙古中草药》)

【异名】　山刺玫花(《内蒙古中草药》)。

【基原】　为蔷薇科蔷薇属植物美蔷薇 *Rosa bella* Rehd. et Wils. 的花。

【原植物】　参见"美蔷薇果"条。

【采收加工】　5～7 月花盛开时采摘，晾干或晒干。

【药材】　美蔷薇花 *Fols Rosae bellae*　产吉林、河北、山西、山东、陕西、甘肃等地。

性状　花呈不规则球形。花托椭圆形，萼片 5，卵圆披针形，先端尾尖，全缘，并稍宽大呈叶状，外表面有腺毛及细柔毛，内表面密被柔毛。花瓣 5，倒卵形，先端微凹，淡红或淡棕色。气芳香，味微苦涩。

【药性】《内蒙古中草药》："味甘、酸、微苦，性温。"

【功用主治】《内蒙古中草药》："理气，活血，调经，消肿，健脾。主治消化不良，气滞腹痛，乳痈，肿毒，月经不调，跌打损伤。"

【用法用量】　内服：煎汤，5～10 g；或泡酒。

【选方】　1. 治食管痉挛，咽有异物感　山刺玫花、苏梗各 3 g。沏水当茶饮。

2. 治月经过多　山刺玫花 9 g。水煎服。

3. 治轻度扭伤　山刺玫花 15 g，白酒 120 mg，浸泡 4 h 后，去渣，分 3 d 服完。(1～3 方出自《内蒙古中草药》)

3601 **美蔷薇果** měi qiáng wēi guǒ (《内蒙古中草药》)

【异名】　山刺玫(《内蒙古中草药》)。

【基原】　为蔷薇科蔷薇属植物美蔷薇的果实。

【原植物】　美蔷薇 *Rosa bella* Rehd. et Wils.

灌木，高 1～3 m；小枝有细而较直立的皮刺。羽状复叶；小叶 7～9，长椭圆形或卵形，长 1～2.5 cm，宽 0.5～1.5 cm，先端急尖，基部楔形或近圆形，边缘有锐锯齿，沿中脉有腺毛；叶柄和叶轴有柔毛和腺毛；托叶宽，大部附生于叶柄上，边缘有腺齿。花单生或 2～3 朵聚生；花梗长 5～10 mm；苞片 1～3 枚；花粉红色，直径 4～5 cm，芳香；萼外面有柔毛及腺毛。果椭圆形，深红色，先端渐细，略成颈状。花期 5～7 月，果期 8～10 月。

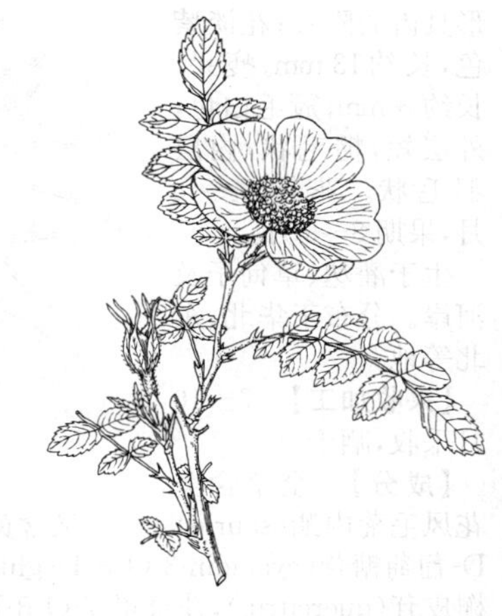

美蔷薇

生于海拔 1 700 m 的灌木丛中，山脚下或河沟旁等处。分布于河北、山西、内蒙古、河南、吉林等地。

本植物的叶(美蔷薇叶)和花(美蔷薇花)亦供药用，另设专条。

【采收加工】　9～10 月果实成熟时采摘，晒干。

【成分】　果实含 3-O-β-D-葡萄糖(6-O-对羟基反式香豆酰基)-山柰素苷(tiliroside)，蔷薇酸(euscaphic acid)，胡萝卜苷(daucosterol)，槲皮素(quercetin)，齐墩果酸(oleanolic acid)，β-谷甾醇(β-sitosterol)[1]。

【药性】　甘、酸、涩，平。

1.《内蒙古中草药》："味甘、涩，性平。"

2.《河北中草药》："酸，涩，平。入脾、肺、肾经。"

【功用主治】　固精，止泻，养血，活血。主治肾虚遗精遗尿，脾虚泻痢，带下赤白，脉管炎，高血压病头晕。

1.《内蒙古中草药》："养血，活血。治脉管炎，高血压病头晕。"

2.《河北中草药》："益肾固精，涩肠止泻。用于肾虚遗精，尿频失禁，睡后遗尿以及脾虚泄痢，带下赤白，虚弱多汗。"

【用法用量】　内服：煎汤，5～10 g。

【宜忌】《河北中草药》："本品收涩性强，有实邪慎用。"

【选方】　1. 治遗精，带下　美蔷薇果 15 g，芡实、山药各 12 g，桑螵蛸 9 g。水煎服。

2. 治脾虚久泄　美蔷薇果 12 g，茯苓、党参、白术各 9 g。水煎服。(1、2 方出自《河北中草药》)

3. 治胃痛腹胀　山刺玫 6 g，香附 9 g。水煎服。(《内蒙古中草药》)

3602 **美花风毛菊** měi huā fēng máo jú (《长白山植物药志》)

【基原】　为菊科风毛菊属植物美花风毛菊的全草。

【原植物】　美花风毛菊 *Saussurea pulchella* Fisch.　又名：球花风毛菊(《东北植物检索表》)。

多年生草本，高 25～100 cm。根状茎纺锤形。茎直立，上部分枝，被短毛和腺点。基生叶和下部叶有长柄；上部叶披针形或条形，羽状浅裂或全缘，有短柄或几无柄，两面有短粗毛和腺点；基生叶叶片长圆形或椭圆形，羽状深裂或全裂，裂片条形或披针状条形，长渐尖，又分裂或有齿。头状花序，多数在茎枝顶端排列成密伞房状或圆锥状，有长梗；总苞球形或球状钟形，总苞片多层，被疏短毛，外层条形，中层和内层卵形或长圆形，先端有膜质、粉紫色、圆形具齿的附片；花淡紫色，长约13 mm。瘦果，长约3 mm；冠毛白色，外层短，糙毛状，内层羽毛状。花期7～8月，果期8～9月。

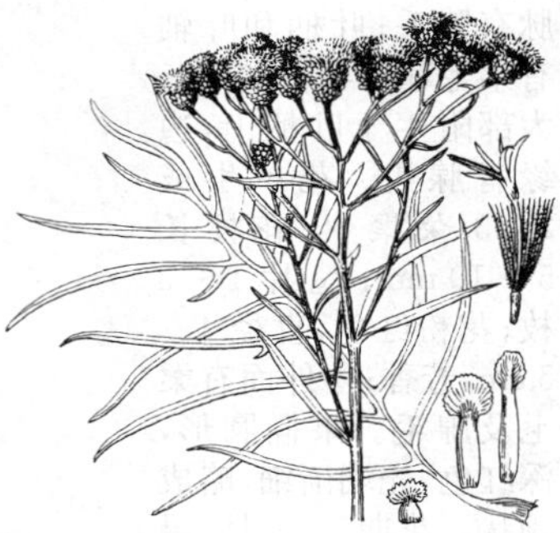

美花风毛菊

生于灌丛、草甸子及河岸。分布于华北、东北等地。

【采收加工】 7～10月采收，晒干。

【成分】 全草含美花风毛菊内酯(saurin)[1,2]。又含黄酮类：矢车菊素-3-O-β-D-葡萄糖苷(cyanidin-3-O-β-D-glucoside)，芸香苷(rutin)，槲皮苷(quercitrin)，芹菜素-7-O-β-D-葡萄鼠李糖苷(apigenin-7-O-β-D-glucorhamnoside)，木犀草素-7-O-β-D-葡萄鼠李糖苷(luteoin-7-O-β-D-glucorhamnoside)[3]。

【药性】 辛、苦，寒。

【功用主治】 可作止血、解热药，尚可作风湿性关节炎止痛剂，又治腹泻。

【用法用量】 内服：煎汤，5～10 g。

【临床报道】 治疗风湿性关节炎　共收治200例患者。随机分为治疗组100例，对照组100例。方法：治疗组：单纯服用风毛菊水煎剂。将风毛菊(80 g或100 g)加水500 ml，文火煎成100 ml汤剂。(病程半年者80 g，半年以上者100 g)，每日1剂，早晚2次空腹温服。对照组也同时停服其他药物，均服用雷公藤多苷1.5 mg/kg，分3次饭后服用。连服4星期后逐渐减量。两组患者均以2个月为1个疗程。结果：治疗组完全缓解20例，基本缓解48例，有效7例，无效25例，总有效率75%。对照组完全缓解23例，基本缓解48例，有效7例，无效22例，总有效率78% ($P>0.05$)[1]。

3603 美丽风毛菊 měi lì fēng máo jú (《陕甘宁青中草药选》)

【异名】 漏子多吾(《陕甘宁青中草药选》)。

【基原】 为菊科风毛菊属植物华丽风毛菊的根。

【原植物】 华丽风毛菊 *Saussurea superba* Anthony f. *pygmaea* Anthony

多年生草本，高4～15 cm。根茎粗壮，木质化，上端有残叶柄宿存。茎直立，疏被长柔毛。基生叶莲座状，倒披针形至椭圆形，长3～9 cm，宽1～2.5 cm，先端圆，具短尖头，叶缘疏生稀齿及缘毛，基部下延成柄，上面被粗伏毛，下面中脉处贴生长柔毛；茎生叶较小，披针形。头状花序，单一顶生，总苞钟形，总苞片紫色或具紫色边缘，具短尖，4列，外列披针形，内列线形；花全部管状，紫色，两性，长达2.5 cm，先端5裂。瘦果，长圆形，有黑色花纹；冠毛白色，外层短，糙毛状，内层羽毛状。花期7～8月。

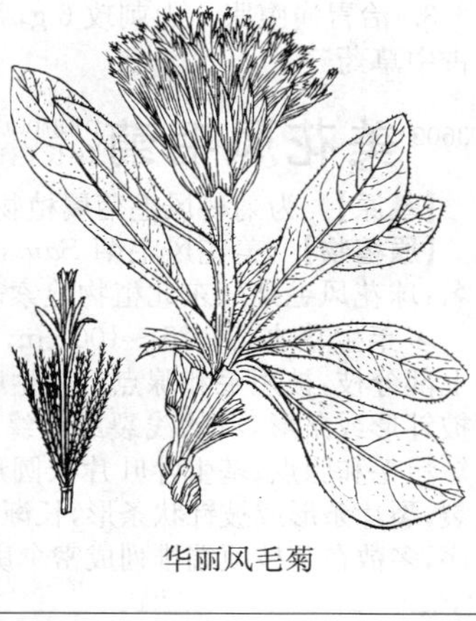

华丽风毛菊

生于海拔4 000 m以上的草原、路边、山脚。分布于云南、西藏、甘肃、青海等地。

【采收加工】 10月采挖，晾干。

【成分】 全草含黄酮类化合物[1]。

【药性】 《青藏高原药物图鉴》："苦，寒。"

【功用主治】 清热解毒，解表透疹。主治流行性感冒，咽喉肿痛，麻疹，风疹。

1.《陕甘宁青中草药选》："清热解毒，祛风。治流感，咽喉肿痛，麻疹，荨麻疹。"

2.《青藏高原药物图鉴》："治食物中毒，并有镇静麻醉作用。"

【用法用量】 内服：煎汤，3～9 g。

3604 姜石 jiāng shí (《新修本草》)

【异名】 沙姜石(《绍兴本草》)，礓砺石(《保命集》)，礓砾(《纲目》)，裂姜石(《中国矿物药》)。

【基原】 为黄土层或风化红土层中钙质结核。

【原矿物】 黄土层或风化红土层中钙质结核主要组成矿物均为方解石、石英、黏土矿。

方解石 *Calcite*

晶体结构属三方晶系。为细粒结晶及细分散隐晶皮壳状胶结物。白或灰白色。土状光泽。肉眼见不到解理。硬度3。相对密度2.7左右。因掺杂次要矿物而硬度、密度不一。

次要矿物组分有石英：细粒，肉眼难分辨；牙碜感主要是石英的硬度大所致；其他性状参见“白石英”条。

黏土矿物有高岭石、多水高岭石、伊利石或蒙脱石(性状分别参见“白石脂”、“黄石脂”、“甘土”条)。它们的种类、数量比决定着姜石的可溶出成分及吸附性、离子交换性(即微量元素成分特征)。

黄土中的姜石，其黏土组分中还含有残留的长石(性状参见“浮石”条)、角闪石(性状参见“麦饭石”条)及云母(性状参见“云母”条)等。它们与方解石呈不同结构关系：以均一间杂分布或碎屑斑杂分布为主，也有呈同心圆状、结核状、放射状结构的。

主产于华北、西北黄土地带及石灰岩古风化壳红土层中。

【采收加工】 挖取后，除去泥沙、杂石，洗净。

【药材】 姜石 *Calcaribus Loess Nodus*　主产于河北、山西、陕西等地。

性状　本品为不规则块状。土黄色或浅灰色；条痕浅黄色。不透明，土状光泽。表面浅凹凸不平，并具裂隙。体重，质坚硬，可砸碎，断面呈颗粒状，色较深，并可见结核状类圆形痕迹或灰白色结晶层。具土腥气，味淡。遇冷稀盐酸强烈起泡。

鉴别　(1) 透射偏光镜下：薄片中无色、微带褐黄色，因含黏土质和铁质呈污浊状。自形晶少见，多为不规则粒状、球粒状。矿物组分主要是方解石。方解石：折光率 $Ne=1.486$，$No=1.658$；双折射率 $No-Ne=0.172$；闪突起明显。干涉色为高级白彩带。一轴晶，负光性。在薄片可见到黏土质和微粒状石英，两者占10%左右，石英粒径约0.05 mm，呈星状分布；黏土质多呈隐晶质，似雾状分布。

(样品取自南京产的钙质结核)

(2) 取本品粉末约0.5 g,加稀盐酸5 ml,即泡沸,将发生的二氧化碳导入氢氧化钙试液中,即生成白色沉淀(检查碳酸盐)。

(3) 将上述泡沸后的溶液,滤过。滤液加甲基红指示液2滴,用氨试液中和,再滴加盐酸至恰呈酸性,加草酸铵试液,即生成白色沉淀;分离,沉淀不溶于醋酸,但可溶于盐酸(检查钙盐)。

(4) X射线衍射分析曲线(钙质结核)　方解石:3.88(1),3.05(10);石英:4.29(1),336(2)。

【成分】 主要为碳酸钙($CaCO_3$)。尚含有氟、碘、硅、铁、锌、铜、锰、钴、钒、钨、硒、钼等元素[1]。

【药性】《新修本草》:"味咸,寒,无毒。"

【功用主治】 清热解毒消肿。主治疔疮痈肿,乳痈,瘰疬,发背恶疮,豌豆疮。

1.《新修本草》:"主热豌豆疮、疔毒等肿。"

2.《本草药性大全》:"治疔疮肿毒妙方,散乳痈大效,祛背疮如神。"

3.《药性考》:"治水肿。"

【用法用量】 内服:入丸、散,每日1～3 g;或泡饮。外用:研末敷。

【选方】 1. 治疔疮肿毒痛　白姜石末和鸡子清傅之,干即易,疔自出。(《本草图经》引《崔氏方》)

2. 治乳痈肿痛如升碗大,痛不可忍　取白姜石捣末一二升,用鸡子白和如稀泥。傅肿,干更易之。(《外台》引《救急方》)

3. 治小儿眼痱,怕日赤烂,泪下疼痛,不久眼睛将落　姜石(以浓米泔浸七日,晒干,捣研水飞过)、桑耳(捣罗为末)、豉(焙干,捣罗为末)各一两。上件药同研令匀。三岁以下每服半钱,三岁以上至七岁,每服一钱,用羊肝或猪肝、牛肝两指大,去膜细切,以水研,绞取汁调下,日三服。(《圣惠方》)

4. 治产后胀冲,气噎　硃砺石、代赭石等分。为末,醋糊丸梧子大。每服三五十丸,醋汤下。(《纲目》引《保命集》)

5. 治通身水肿　姜石烧赤,纳黑牛尿中。热服,日饮一升。(《千金方》)

3605 姜叶 jiāng yè (《纲目》)

【基原】 为姜科姜属植物姜 *Zingiber officinale* Rosc. 的茎叶。

【原植物】 参见"生姜"条。

【采收加工】 6～9月采收,切碎,鲜用或晒干。

【药性】 辛,温。

【功用主治】 活血散结。主治癥积,扑损瘀血。

1.《金匮要略》:"食脍多不消,结为癥病,以姜叶汁饮之一升。"

2.《本草汇言》:"散水结,杀鱼脍生冷诸积,捣汁和酒饮。"

【用法用量】 内服:研末,每次1.5 g;或捣汁。

【选方】 治打伤瘀血　姜叶汁一升,当归三两。为末。温酒服方寸匕,日三。(《范汪方》)

3606 姜炭 jiāng tàn (《本草衍义补遗》)

【基原】 为姜科姜属植物姜 *Zingiber officinale* Rosc. 的干燥根茎经炒炭形成的炮制品。

【原植物】 参见"生姜"条。

【炮制】 取干姜片或块,置锅内。用武火加热,炒至表面焦黑色,内部棕褐色时,喷淋清水少许,灭尽火星,取出及时凉透。

饮片性状　姜炭形如炮姜,表面焦黑色,内部棕褐色,体轻,质松脆。微苦,微辣。

【药性】 苦、辛、涩,温。归脾、肝、肾经。

1. 金灵昭:"苦,平。"(引自《本草汇言》)

2.《药品化义》:"阳中微阴,体轻,色黑,气和,味苦、辛,性温,能守,气味俱轻,入肺、脾、肝经。"

3.《冯氏锦囊》:"味苦、咸。"

4.《本草经解》:"入足少阴肾经,气味俱升,阳也。"

5.《医林纂要》:"辛、苦,温。"

6.《福建药物志》:"辛、涩,热。"

【功用主治】 温经止血,温脾止泻。主治虚寒性吐血、便血、崩漏,阳虚泄泻。

1.《本草衍义补遗》:"止血。"

2.《丹溪治法心要》:"治吐血不止。"

3.《本草蒙筌》:"止唾血,痢血。"

4.《医学入门》:"童便炒黑,止鼻衄,唾血,血痢,血崩。与补阴药同用,能引血药入气分生血,治血虚发热及产后大热。"

5.《药品化义》:"温脾经,止泄泻日久。"

6.《本草备要》:"温经止血。"

7.《冯氏锦囊》:"去恶生新,使阳生阴长。"

8.《医林纂要》:"去下部沉寒积湿,回阳气于至阴,润肾,坚肾。"

9.《药性切用》:"治产后虚冷,假热外浮。"

10.《药性考》:"治反胃。"

【用法用量】 内服:煎汤,1～6 g;或入丸、散。外用:研末调敷。

【宜忌】 阴虚火旺及孕妇慎服。

1.《本草徵要》:"血寒者可多用,血热者不过用三四分为向导而已。"

2.《本草备要》:"多用损阴耗气,孕妇忌之。"

3.《得配本草》:"孕妇服之令胎内消,气虚者服之伤元,阴虚内热多汗者禁用。"

【选方】 1. 治血痢　干姜,急于火内烧黑,不令成灰,瓷碗合放冷,为末。每服一钱,米饮调下。(《集验方》)

2. 治血崩　棕榈、乌梅肉各一两,干姜一两五钱(并烧存性)。上为细末。每服二钱,乌梅酒调下,空心食前服。久患不过三服愈。(《证治准绳》如圣散)

3. 治恶露败血刺心腹,儿枕痛,坐卧不得动,余血不快　川姜七钱半(烧黑,瓶中存性),黑附子半枚(炮,去皮、脐)。为细末。挑三钱,童子小便浸,酒调下。痛止血净方住服。(《普济方》乌金散)

4. 治疟　干姜,炒令黑色,捣为细末。临发时以温酒调三钱服。已发再服。(《博济方》)

5. 治走马牙疳　干姜(烧存性)、南枣(烧存性)、枯白矾各等分。为末敷之。(《医学正传》)

【各家论述】 1.《雷公炮制药性解》:"吐衄下血崩漏淋产证,熟者反能止之,何也?盖物极则反,血去多而阴不复,则阳亢无所附,得此助阳之生而复矣,且见火则味苦色黑,守而不走,血安得不止耶?然必病久气虚,亡阳而多盗汗及手足冷者宜用;若初病火炽,遽尔投之,是抱薪救火,危亡立至矣。”

2. 金灵昭：“按前贤朱丹溪云，姜本辛热，炒黑则苦平矣，能由阳入阴，由阴出阳，所以引气药入血分而补血，引血药入血分而止血，如血虚发热、产后大热必须用之。止血痢肠红及唾血、吐血、呕血、下血、血脱，面色白而夭不泽，六脉濡弱，有阴无阳者，大宜加之，如古方有用四君子配当归、熟地，加炒黑干姜而治气虚血脱者；有用四物汤配人参、黄芪，加炒黑干姜而治血虚气弱者，有阳生阴长、阴和阳合之义。”(引自《本草汇言》)

3.《本草便读》：“干姜，炮黑则辛少苦多，燥散之性已减，温守之力尤独，能入血分，协助补药之力，故营血虚寒而欲温补者，非此不为功，即纯虚而无寒者，亦可用之，不温则虚不复也。”

4.《药性切用》：“干姜炮黑，辛苦大热，入脾胃而守中逐冷，救急回阳，为温中止血专药，产后虚冷必须之，即设假热外浮，非炮姜导之不可。”

5.《本草求原》：“后世遇失血每用姜炭，以为火从水化，使浮阳不僭而血自止。不知姜炭全失姜之本性，止宜炒以守中，配入凉血之味，使寒不凝而血乃和。”

3607 姜黄 jiāng huáng (《新修本草》)

【异名】 宝鼎香(《纲目》)，黄姜(《生草药性备要》)。

【基原】 为姜科姜黄属植物姜黄的根茎。

【原植物】 姜黄 *Curcuma longa* L.

多年生草本，高1～1.5 m。根茎发达，成丛，分枝呈椭圆形或圆柱状，橙黄色，极香；根粗壮，末端膨大成块根。叶基生，5～7片，2列；叶柄长20～45 cm；叶片长圆形或窄椭圆形，长20～50 cm，宽5～15 cm，先端渐尖，基部楔形，下延至叶柄，上面黄绿色，下面浅绿色，无毛。花葶由叶鞘中抽出，总花梗长12～20 cm；穗状花序圆柱状，长12～18 cm；上部无花的苞片粉红色或淡红紫色，长椭圆形，中下部有花的苞片嫩绿色或绿白色，卵形至近圆形；花萼筒绿白色，具3齿；花冠管漏斗形，淡黄色，喉部密生柔毛，裂片3；能育雄蕊1，花丝短而扁平，花药长圆形，基部有距；子房下位，花柱细长，基部有2个棒状腺体，柱头稍膨大，略呈唇形。花期8月。

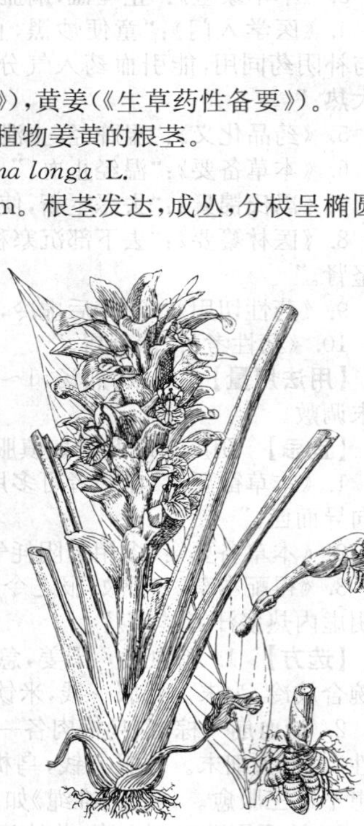

姜 黄

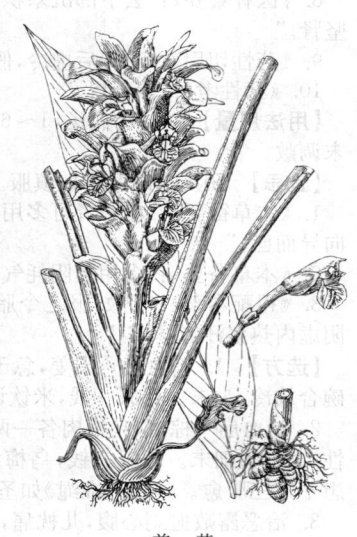

多为栽培。植于向阳、土壤肥厚质松的田园中。偶有野生的。分布于福建、江西、广东、广西、四川、云南、台湾等地。

本植物的块根(郁金)亦供药用，另设专条。

【栽培】 参见“郁金”条。

【采收加工】 12月下旬挖出地下部分，去掉泥土和茎秆，选出种根；摘下块根作黄丝郁金(参见“郁金”条)。将根茎水洗，放入开水中焯熟，烘干，撞去粗皮，即得干姜黄；也可将根茎切成0.7 cm厚的薄片，晒干。

【药材】 姜黄 *Rhizoma Curcumae Longae* 主产于四川、福建、江西等地。

性状 根茎呈不规则卵圆形、圆柱形或纺锤形，常弯曲，有的具短叉状分枝，长2～5 cm，直径1～3 cm。表面深黄色，粗糙，有皱缩纹理和明显环节，并有圆形分枝痕及须根痕。质坚实，不易折断，断面棕黄色至金黄色，角质样，有蜡样光泽，内皮层环纹明显，维管束呈点状散在。气香特异，味苦、辛。

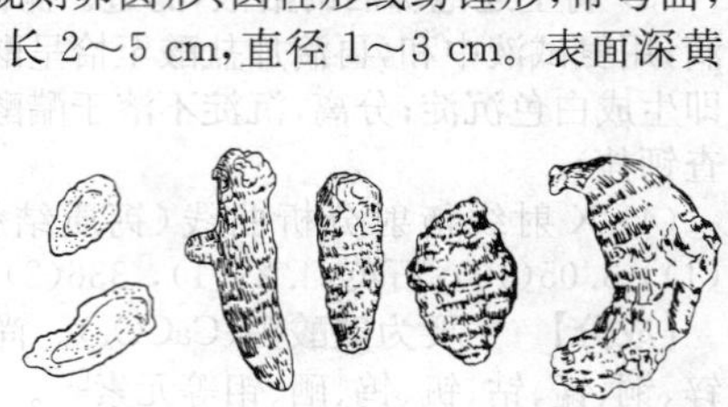

姜黄(根茎)外形及饮片

鉴别 (1) 根茎横切面：表皮细胞为1列，细胞扁平，壁薄。皮层宽广，有叶迹维管束；外侧近表皮处有6～8列木栓细胞，扁平，壁薄，排列较整齐；内皮层细胞凯氏点明显。中柱鞘为1～2列薄壁细胞；维管束有限外韧型，散列，近中柱鞘处较多，向内渐减少。薄壁细胞含油滴、淀粉粒及红棕色色素。薄壁组织中散有油细胞。

(2) 取本品粉末少量，置滤纸上，滴加乙醇及乙醚各1滴，待干，除去粉末，滤纸染成黄色，加热硼酸饱和溶液1滴，则渐变为橙红色。再加氨试液1滴，则变成蓝黑色，后渐变为褐色，久置，则又变为橙红色。

(3) 取本品细粉10 mg，加醋酐2 ml，振摇后加硫酸1～2滴，在荧光灯(365 nm)下呈血红色。

品质标志 《中华人民共和国药典》2005年版规定：本品含挥发油不得少于7.0%(ml/g)，照高效液相色谱法测定，本品按干燥品计算，含姜黄素($C_{21}H_{20}O_6$)不得少于1.0%。

【成分】 根茎含姜黄素衍生物：姜黄素(curcumin)，对，对′二羟基二桂皮酰甲烷(*p*，*p*′-dihydroxydicinnamoylmethane)，即双去甲氧基姜黄素(bisdemethoxycurcumin)，对羟基桂皮酰阿魏酰基甲烷(*p*-hydroxycinnamoylferuloylmethane)，即去甲氧基姜黄素(demethoxycurcumin)[1, 2]，二氢姜黄素(dihydrocurcumin)[3]；倍半萜类化合物：姜黄新酮(curlone)[4]，姜黄酮醇(turmeronol) A、B[5]，4-羟基甜没药-2，10-二烯-9-酮(4-hydroxybisabola-2，10-diene-9-one)，4-甲氧基-5-羟基甜没药-2，10-二烯-9-酮(4-methoxy-5-hydroxybisabola-2，10-diene-9-one)，2，5-二羟基-甜没药-3，10-二烯(2，5-dihydroxybisabola-3，10-diene)，原莪术二醇(procurcumadi-ol)，莪术双环烯酮(curcumenone)，去氢莪术二酮(dehydrocurdione)，(4S，5S)-大牻牛儿酮-4，5-环氧化物〔(4S，5S)-germacrone-4，5-epoxide〕，α-姜黄酮(α-turmerone)，甜没药姜黄醇(bisacumol)，甜没药姜黄酮(bisacurone)，莪术烯醇(curcumenol)，异原莪术烯醇(isoprocurcumenol)，莪术酮二醇(zedoaronediol)，原莪术烯醇(procurcumenol)，表原莪术烯醇(epiprocurcumenol)，4，5-二羟基-甜没药-2，10-二烯(4，5-dihydroxybisabola-2，10-diene)[6]；酸性多糖：姜黄多糖(utonan) A[7, 8]、B、C[8]、D[9]。挥发油：姜黄酮，芳香姜黄酮(ar-turmerone)，姜黄烯(curcumene)，大牻牛儿酮(germacrone)，芳香姜黄烯(ar-curcumene)，桉叶素(cineole)，松油烯(terpinene)，莪术醇(curcumol)，莪术呋喃烯酮(curzerenone)，莪术二酮(curdione)，α-蒎

烯(α-pinene),β-蒎烯(β-pinene),柠檬烯(limonene),芳樟醇(linalool),丁香烯(caryophyllene),龙脑(borneol)等[10, 11, 12]。还含菜油甾醇(campesterol),豆甾醇(stigmasterol),β-谷甾醇(β-sitosterol),胆甾醇(cholesterol),脂肪酸[13]及金属元素钾、钠、镁、钙、锰、铁、铜、锌等[14]。

【药理】 1. 抗炎作用 姜黄素和姜黄素钠腹腔注射时对大鼠角叉菜胶足肿的 ED_{50} 分别为2.1 mg/kg和0.36 mg/kg,而氢化可的松的 ED_{50} 约为10 mg/kg[1]。大鼠口服姜黄素、去甲氧基姜黄素(FHM)等对角叉菜胶产生的足肿有抑制作用,FHM作用最强,三者在30 mg/kg以下剂量时,其抗炎作用有剂量依赖性,如剂量增至60 mg/kg,则抗炎作用反而减弱[2]。每日口服姜黄挥发油0.1 ml/kg,也能抑制急性鸽足肿,切除动物肾上腺即无效,提示其早期抗炎作用由于抗组胺,而晚期抗炎作用系因兴奋垂体-肾上腺轴所致[3]。

2. 保肝作用 小鼠注射姜黄根茎50%乙醇提取物20 g(生药)/kg,对四氯化碳引起的血清ALT(丙氨酸氨基转移酶)和AST(天冬氨酸氨基转移酶)升高有明显抑制作用[4]。姜黄根茎经水及醋酸乙酯分步萃取,仅醋酸乙酯溶解部分显示抗肝毒作用。将醋酸乙酯部分进一步分离得3个组分:姜黄素、去甲氧基姜黄素和双去甲氧基姜黄素。姜黄素1 mg/ml可使四氯化碳产生的培养大鼠肝细胞的AST降低到53%,ALT降低到20%,使D-半乳糖胺产生的ALT降低到对照组的44%,去甲氧基姜黄素和双去甲氧基姜黄素也有相似的作用[5]。

3. 对心血管系统的作用 姜黄提取物灌胃能对抗静注垂体后叶素引起的大鼠心电图S-T、T波变化,小鼠灌服姜黄素能增加心肌营养性血流量[6]。犬静注姜黄素7.5 mg/kg,产生急剧而短暂的降压作用,阿托品、抗组胺药和β-肾上腺素拮抗剂不能阻断其降压作用,姜黄素对豚鼠离体心脏有抑制作用[7]。

4. 抗血凝和抑制血小板聚集作用 灌服姜黄醇提取物或姜黄素可抑制高脂血症大鼠ADP诱发的血小板聚集。姜黄素能增强纤溶活性[8]。姜黄乙醚提取物可抑制花生四烯酸诱发的人血小板聚集和血栓烷 B_2(TXB_2)的产生,同时使脂氧酶催化的产物增加[9]。大鼠腹腔注射姜黄素25 mg/kg或100 mg/kg,可抑制胶原、肾上腺素诱发的血小板聚集,但并不影响胸主动脉前列腺素 PGI_2 的合成[10]。姜黄素、双去甲氧基姜黄素和去甲氧基姜黄素腹腔注射时均可延长雄性小鼠复钙时间。为姜黄的抗凝有效成分[11]。

5. 降血脂作用 姜黄素可降低食饵性高脂血症小鼠血清TC和TG浓度,增加HDL-C含量,显著降低LPO含量,并且呈量效相关关系[12]。有研究认为,姜黄素可能通过促进肝和肾上腺对低密度脂蛋白和脂蛋白α的代谢,增加胆囊对低密度脂蛋白排泄,抑制脾对低密度脂蛋白的摄取,使血中低密度脂蛋白和脂蛋白α的含量降低,从而具有降血脂和抗动脉粥样硬化作用。近年研究发现,含姜黄素血清能增加LDL受体的数量[13]。

6. 抗氧化作用 姜黄素、去甲氧基姜黄素及双去甲氧基姜黄素对亚油酸在空气中的氧化有抗氧化作用,姜黄素作用最强,其50%抑制亚麻油酸完全氧化的浓度为 1.83×10^{-2}%(硫巴比妥酸值)及 1.15×10^{-2}%(过氧化物值),优于消旋α-生育酚(维生素E)的值。姜黄素类物质抗氧化作用与其化学结构有关,酚羟基对其抗氧化活性非常重要,与酚羟基相邻的甲氧基也与其抗氧化活性有关[14]。

7. 抗生育作用 腹腔或皮下注射姜黄煎剂,对小鼠和兔早、中、晚期妊娠均有明显终止作用,终止妊娠率可达90%~100%,但口服无效,姜黄终止小鼠妊娠的作用可被黄体酮所对抗,还可明显抑制假孕小鼠创伤性子宫蜕膜瘤的生长,故推测姜黄引起动物早期妊娠的机制,很可能是由于抗孕激素和宫缩作用所致[15]。

8. 抗肿瘤作用 姜黄素对高转移倾向的黑色素瘤 $B_{16}F_{10}$ 细胞肺转移具有抑制作用,口服200 nmol/kg剂量的抑制率达80%[16]。100 μmol/L姜黄素可显著降低 C_3H 小鼠膀胱细胞系 MBT_2 膀胱移植癌的成瘤率[17]。姜黄素口服给药可显著抑制裸鼠皮下接种激素依赖型前列腺癌细胞LNCaP的成瘤率[18]。以姜黄素处理体外培养的乳腺癌细胞株,不论是激素依赖型还是非依赖型、具耐药性或药物敏感性细胞,对姜黄素的抑制作用均敏感,而且耐药性乳腺癌细胞对姜黄素的敏感性较正常乳腺上皮细胞高35倍[19]。姜黄素对人白血病HL-60细胞及人口腔癌 HSC_4 细胞具有强于五倍子酸的细胞毒性作用[20]。姜黄素对 *erbB*$_2$ 癌基因转染的鼠胚成纤维NIH 3T3细胞及鼠肉瘤 S_{180} 细胞、人结肠癌 HT_{29} 细胞、肾癌293细胞、人肝癌 $HepG_2$ 细胞等多种癌细胞均有诱导凋亡作用,但对原代培养的大、小鼠胚纤维原细胞无诱导凋亡作用[21]。姜黄素可诱导胃癌细胞KATOIII以及结肠癌细胞HCT-116凋亡[22]。有研究认为姜黄素对鼠胸腺细胞以及人白血病T淋巴细胞(Jurkat细胞)的作用不属于传统的凋亡模式[23]。在姜黄素处理的细胞中可观察到不一致的细胞周期阻滞作用,对于不同组织类型的癌细胞来说,姜黄素对细胞周期的调控可能存在不同的机制[24~27]。

9. 姜黄素的细胞光毒效应 姜黄素对哺乳动物细胞具有光毒效应,这种光毒效应需要在有氧条件下才能产生,并且这种光毒性与氧自由基和激化态的中心碳原子的产生有关[28]。姜黄素在光照条件下可降低诱导人胃腺癌细胞MGC-803凋亡所需要的药物浓度,即光照有促进姜黄素诱导细胞凋亡的效应[29]。

毒性 姜黄粉或姜黄素按人用量的1.25~125倍喂饲大鼠,对生长喂饲效率、红细胞、白细胞、血红蛋白、总血清蛋白、清蛋白、球蛋白、血清氨基转移酶和碱性磷酸酶等均无任何不良反应[30]。小鼠服姜黄粉(饲料中含0.5%)或姜黄素(饲料中含0.015%)对骨髓嗜多染红细胞微核率、染色体结构和数量的畸变率、妊娠率、活胚胎和死胚胎数等均无明显作用,大鼠喂饲含姜黄0.5%和0.05%的饲料,对骨髓染色体畸变发生率也无明显影响[31, 32]。

【药性】 苦、辛,温。归脾、肝经。

1.《新修本草》:"味辛、苦,大寒,无毒。"

2.《本草拾遗》:"味辛,温。"

3.《纲目》:"入心、脾。"

4.《雷公炮制药性解》:"入心、肺二经。"

5.《本草经疏》:"入足太阴,亦入足厥阴。"

6.《本草汇言》:"味苦辛,性燥而温,阴中阳也,降也。"

【功用主治】 破血行气,通经止痛。主治血瘀气滞诸证,胸腹胁痛,妇女痛经,闭经,产后瘀滞腹痛,风湿痹痛,跌打损伤,痈肿,诸疮癣初生时痛痒。

1.《新修本草》:"主心腹结积,疰忤,下气破血,除风热,消痈肿。"

2.《日华子》:"治癥瘕血块,痈肿,通月经,治扑损瘀血,消肿毒,止暴风痛冷气,下食。"

3.《本草图经》:"治气胀及产后败血攻心,祛邪辟恶。"

4.《纲目》:"治风痹臂痛。"

5.《本草述》:"治气证痞证,胀满喘噎,胃脘痛,腹胁肩背及臂痛,痹,疝。"

6.《现代实用中药》:"为芳香健胃药,有利胆道及肝脏之消毒作用。用于胃及十二指肠卡他性炎症,黄疸、胸满痞闷疼痛。又为止血剂,治吐血、衄血、尿血,并治痔疾。外用于脓肿创伤。"

【用法用量】 内服:煎汤,3～10 g;或入丸、散。外用:研末调敷。

【宜忌】 血虚无气滞血瘀及孕妇慎服。

1.《本草经疏》:"凡病人因血虚臂痛,血虚腹痛,而非瘀血凝滞,气逆上壅作胀者,切勿误用。误则愈伤血分,令病转剧。"

2.《药性通考》:"虚弱之人忌用。"

3.《本草求原》:"忌见火。"

【选方】 1. 治右肋疼痛,胀满不食　片姜黄(洗)、枳壳(去瓤,麸炒)、桂心(去粗皮,不见火)各五钱,甘草(炙)二钱。上为细末,每服二钱。姜汤调服。热酒调服亦可,不拘时候。(《济生续方》推气散)

2. 治心痛　姜黄一两,桂(去粗皮)三两。上二味,捣罗为细散。每服二钱匕,醋汤调下。(《圣济总录》姜桂散)

3. 治蛔虫心痛,喜吐水,冲刺痛不可忍,或不能食,面黄腹满　姜黄一两三分,藿芦(锉)一两,鹤虱(微炒)一两一分。上捣筛,每服三钱,水一盏,煎七分,又入酒一合,更煎取沸。空心服。晚食热饭,即虫下,一服未尽,更服。(《普济方》姜黄散)

4. 治九气,膈气、风气、寒气、热气、忧气、喜气、惊气、怒气、山岚瘴气,积聚坚牢如杯,心腹刺痛,不能饮食,时去时来,发则欲死　川姜黄、甘草、香附子。为末,每服一大钱,入盐少许,空心白沸汤点服。(《世医得效方》神仙九气汤)

5. 治风痰攻臂疼痛　姜黄二两,羌活一两,白术一两半,甘草一两,已上皆生用。上㕮咀。每服约五大钱,水一盏,姜十片,煎至七分,去滓。温服。(《叶氏录验方》五痹汤)

6. 治臂背痛,非风非痰　姜黄、甘草、羌活一两,白术二两。每服一两,水煎。腰以下痛,加海桐皮、当归、芍药。(《赤水玄珠》姜黄散)

7. 治产后泄血不止,无禁度,及治腹痛胸膈闷　姜黄为末。酒服方寸匕,日三四服。(《济阴纲目》)

8. 治产后腹痛　川姜黄二分,没药一分。上为末,以水及童便各一盏,入药煎至一盏半。分作三服,通口服。约人行五七里再进一服,即止,不过三服便安。(《普济方》姜黄散)

9. 治牙痛不可忍　姜黄、白芷、细辛等分。上为粗末。擦患处,须臾吐涎,以盐汤漱口。面赤肿者,去姜黄加川芎,其肿立消。(《景岳全书》姜黄散)

10. 治五般淋　姜黄、滑石各二两,木通一两。上件为细末,每服一钱,水一盏,煎七分。温下,日三服。(《普济方》姜黄散)

【临床报道】 治疗囊虫病　治法:10%姜黄酊的配制:姜黄 100 g,轧碎加 30°白酒 1 000 ml,泡 7 d 后即可服用。服药方法:每次 50 ml, 3、4 次/d,饭后服用,6 个月为 1 个疗程,视病情轻重服 2～3 个疗程。不饮酒的患者可频服,每次 10 ml,总量同前。观察 56 例患者,结果:治愈 30 例,好转 18 例,无效 8 例[1]。

【各家论述】 1.《本草拾遗》:"蒁味苦色青;姜黄味辛温无毒,色黄,主破血下气,温,不寒;郁金味苦寒色赤,主马热病,三物不同,所用各别。""姜黄,性热不冷,《本经》云寒,误也。"

2.《纲目》:"姜黄、郁金、蒁药三物,形状功用皆相近,但郁金入心治血,而姜黄兼入脾,兼治气;蒁药则入肝,兼治气中之血,为不同尔。古方五痹汤,用片子姜黄治风寒湿气手臂痛。戴原礼《要诀》云,片子姜黄能入手臂治痛,其兼理血中之气可知。"

3.《本草经疏》:"姜黄,得火气多,金气少,故其味苦胜辛劣,辛香燥烈,性不应寒,宜其无毒,阳中阴也,降也,入足太阴,亦入足厥阴经。苦能泄热,辛能散结,故主心腹结积之属血分者。兼能治气,故又云下气,总其辛苦之力,破血除风热,消痈肿,其能事也。《日华子》谓其能治癥瘕血块,又通月经及扑损瘀血。苏颂谓其祛邪辟恶,治气胀及产后败血攻心,方书用以同肉桂、枳壳治右胁痛、臂痛有效。戴元礼云能入手臂治痛,何莫非下气破血、辛走苦泄之功欤。察其气味治疗,乃介乎京三棱、郁金之药也。"

4.《本草述》:"姜黄,试阅方书诸证之主治,如气证、痞证、胀满、喘、噎、胃脘痛、腹胁肩背及臂痛、痹、疝,虽所投有多寡,然何莫非以气为其所治之的……未有专为治血而用兹味,如《本草》所说也。且此味亦不等于破决诸剂,此味能致血化者,较之他血药有原委,不察于是,而漫谓其破血,讵知姜黄不任受'破'之一字也。"

5.《本草求真》:"姜黄,功用颇类郁金、三棱、蓬术、延胡索,但郁金入心,专泻心包之血;莪术入肝,治气中之血;三棱入肝,治血中之气;延胡索则于心肝血分行气,气分行血;此则入脾,既治气中之血,复兼血中之气耳。""陈藏器曰:此药辛少苦多,性气过于郁金,破血立通,下气最速,凡一切结气积气,癥瘕瘀血,血闭痈疽,并皆有效,以其气血兼理耳。"

6.《本草求原》:"姜黄,苦益火生气,辛温达火化气,气生化则津液行于三阴三阳,清者注于肺,浊者注于经、溜于海,而血自行,是理气散结而兼泄血也。"

7.《本草正义》:"姜黄始见《唐本草》,称其辛苦大寒,藏器已辨其非,谓辛少苦多,性热不冷,则《唐本》寒字,盖亦传写之误。然《唐本》又谓除风热,消痈肿,功力烈于郁金,则正以入血泄散,故痈疡之坚肿可消,疡科普通敷药之如意金黄散用之,即是此意。固非疏风清热作用,而乃竟以为除风热,宜乎有辛苦大寒之误矣。"

3608 姜露 jiāng lù (《纲目拾遗》)

【基原】 为姜科姜属植物姜 *Zingiber officinale* Rosc. 的鲜根茎的蒸馏液。

【原植物】 参见"生姜"条。

【功用主治】 辟寒,解中霜雾毒,驱瘴,消食化痰。

【用法用量】 内服,炖温,9～15 g。

3609 姜味草 jiāng wèi cǎo (《滇南本草》)

【异名】 地生姜(《昆明药用植物调查》),柏枝草、香草(《中国经济植物志》),小姜草、小香草(《昆明民间常用草药》)。

【基原】 为唇形科姜味草属植物姜味草的全草。

【原植物】 姜味草 *Micromeria biflora* (Ham. ex D. Don) Benth.

多年生草本,高 15～30 cm。全株有姜气味。茎基部木质,茎多丛生,紫褐色,被具节柔毛及短柔毛。叶对生;叶柄极短，被微柔毛；叶小而密集，卵圆形，长4～5 mm，宽2.5～3 mm，先端急尖，基部近圆形，全缘，上面被微柔毛，下面具金黄色腺点。轮伞花序1～5花；苞片及小苞片近等大，具缘毛；花萼筒状，萼齿5，二唇形，后3齿长三角形，先端长渐尖，前2齿钻形，先端具刺尖，齿缘均具纤毛；花冠粉红色，外面被疏微柔毛，上唇椭圆形，先端微凹，下唇3裂，裂片近等大；雄蕊4，前对较长，不超过花冠，花药2室；子房4裂，无毛，花柱不超出雄蕊，柱头2裂；花盘平顶。小坚果长圆形，褐色，无毛。花期6～7月，果期7～8月。

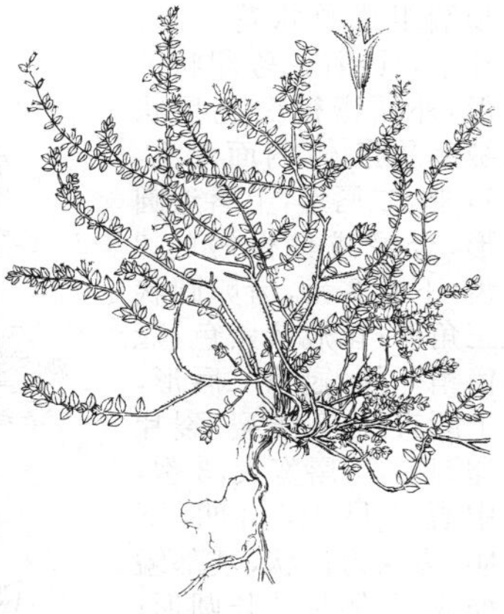

姜味草

生于海拔1 900～3 200 m的石灰岩山地、向阳山坡地或开旷的草地。分布于贵州、云南、西藏等地。

【采收加工】 6～10月采收，晒干。

【成分】 全草含挥发油：苯甲醛(phenyl aldehyde)，6-甲基-5-庚烯-2-醇(6-methyl-5-hepten-2-ol)，6-甲基-5-庚烯-2-酮(6-methyl-5-hepten-2-one)，1-环己烯-1-甲基酮(1-cyclohexenyl-1-methyl ketone)，柠檬烯(limonene)，顺式氧化芳樟醇(*cis*-linalool oxide)，反式氧化芳樟醇(*trans*-linalooloxide)，芳樟醇(linalool)，6-甲基-3，5-庚二烯-2-酮(6-methyl-3，5-heptadien-2-one)，侧柏酮(thujone)，3-对蓋烯-9-醇(3-*p*-menthene-9-ol)，氧化戊二烯(pentadiene oxide)，顺-葛缕酮(*cis*-carveol)，橙花醛(neral)，百里香酚(thymol)，乙酸香茅酯(citronellyl acetate)，乙酸橙花酯(neryl acetate)，β-丁香烯(β-caryophyllene)，葎草烯(humulene)，γ-衣兰油烯(γ-uurolene)和δ-荜澄茄烯(δ-cadinene)[1]。

【药性】《滇南本草》："味辛，性大温。"

【功用主治】 散寒解表，温中，消积。主治风寒感冒，小儿肺炎，胃寒脘痛，腹胀，恶心呕吐，泄泻，痢疾，癥瘕，寒疝，小儿虫积腹痛。

1.《滇南本草》："燥脾暖胃，进饮食，宽中下气。疗九种胃气疼痛，面寒痛，胸膈气胀，肚腹冷疼，呕吐恶心，噎膈翻胃，五积六聚，痞块疼痛，男子寒疝胀疼，妇人癥瘕作痛。"

2.《云南中草药》："温中健胃，祛风散寒，除湿。主治胃痛，腹胀，呕吐，腹泻，感冒风寒，预防痢疾。"

3.《全国中草药汇编》："治感冒咳嗽，急性胃肠炎，消化不良，疝气痛。"

【用法用量】 内服：煎汤，9～15 g；或研末。

【选方】 1. 治感冒，头痛，胃病，消化不良 姜味草干品9～15 g。煎服。头痛亦可用鲜品捣敷太阳穴。

2. 治心积 姜味草三钱，石菖蒲一钱，甘草一钱，厚朴一钱，草豆蔻二钱。共为末。每服一钱，滚水点酒服。为丸亦可。

3. 治脾积 姜味草三钱，吴萸二钱，草豆蔻三钱，吴神曲二钱，甘草五分。共为末，滚水点酒服，或为丸。

4. 治肺积 姜味草二钱，姜黄二钱，白豆蔻二钱，木香五分。共为末，或为丸。每服一钱，滚水点酒服。

5. 治肾积 姜味草三钱，益智仁二钱，沉香二钱，荔枝核七个(焙)。共为末，或为丸。每服一钱，滚水点酒服。(1～5方出自《滇南本草》)

3610 姜黄草 jiāng huáng cǎo (《植物名实图考》)

【基原】 为薯蓣科薯蓣属植物黄山药的根茎。

【原植物】 黄山药 *Dioscorea panthaica* Prain et Burkill

缠绕草质藤本。根茎横生，圆柱形，不规则分枝，表面着生稀疏须根。茎左旋，光滑无毛，草黄色，有时带紫色。单叶互生；叶片三角状心形，先端渐尖，基部深心形或宽心形，全缘或边缘呈微波状，干后表面栗褐色或黑色，背面灰白色，两面近于无毛。花雌雄异株。雄花无梗，新鲜时黄绿色，单生或2～3朵簇生组成穗状花序，花序又分枝而呈圆锥花序，单生或2～3个簇生于叶腋；苞片舟形，小苞片与苞片同形而较小；花被碟形，先端6裂，裂片卵圆形，内有黄褐色斑点，开放时平展；雄蕊6，着生于花被管的基部，花药背着。雌花序与雄花序基本相似；雌花花被6裂，具6枚退化雄蕊。蒴果三棱形，先端截形或微凹，基部狭圆，每棱翅状，半月形，表面棕黄色或栗褐色，有光泽，密生紫褐色斑点，成熟时果反曲下垂；种子每室通常2枚，着生于中轴的中部。花期5～7月，果期7～9月。

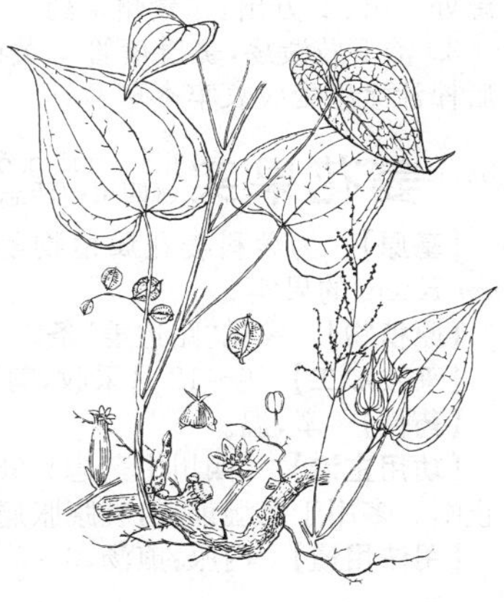

黄山药

生于海拔1 000～3 500 m的山坡灌木林下，或仅见于密林的林缘或山坡路旁。分布于西南及湖北、湖南等地。

【采收加工】 7～10月采收，切段晒干或鲜用。

【药材】 姜黄草 *Rhizoma Dioscoreae Panthaicae* 主产于云南省。

性状 根茎呈圆柱形，有的略弯曲，直径2～3 cm。表面黄棕色，有纵皱纹及须根或须根痕，呈深棕色。质硬而韧，折断后断面呈白色绒毛状并可见很多黄色点状维管束散在。气微，味微甜。

【成分】 块根含甾体皂苷：薯蓣皂苷元(diosgenin)，雅姆皂苷元(yamogenin)[1～4]，含薯蓣皂苷(dioscin)，纤细薯蓣皂苷(gracillin)[4]。

【药理】 1. 降脂和抗血小板聚集作用 给小鼠灌胃黄山药总苷(DX)(400 mg/kg和200 mg/kg)和薯蓣皂苷元(Dio)(160 mg/kg和80 mg/kg)时，Dio对小鼠高胆固醇血症有明显预防和治疗作用，而DX只有大剂量时才有一定预防作用。给大鼠灌胃DX(400 mg/kg和200 mg/kg)和Dio(200 mg/kg和100 mg/kg)，均能明显降低血中总胆固醇含量，Dio的预防效果明显优于DX。DX(60～240 μg/ml)和Dio(90～120 μg/ml)体外有明显的抗血小板聚集活性，Dio的抑制率明显高于DX[1]。

2. 抗氧化作用 黄山药总皂苷5 mg/kg静脉注射，能降低血中LPO含量，升高红细胞与心肌SOD活力，给药组

ESR谱中氧自由基信号消失[2]。

【药性】《贵州草药》:"味甘、微辛,性平。"

【功用主治】《贵州草药》:"清热解毒,理气止痛。治胃气痛,跌打劳伤,九子疡。"

【用法用量】 内服:煎汤,15～30 g。外用:鲜品绞汁涂;或捣烂敷。

【选方】 1. 治跌打劳伤 黄山药30 g。泡酒服。

2. 治九子疡 黄山药、水慈姑各30 g。研末,调甜酒敷患处。(1、2方出自《贵州草药》)

3. 治下肢溃疡,窦道瘘管 黄山药(鲜品)适量,舂捣碎后榨汁涂患处(《哀牢本草》)

3611 姜花果实 jiāng huā guǒ shí (《四川中药志》)

【基原】 为姜科姜花属植物姜花 *Hedychium coronarium* Koen. 的果实。

【原植物】 参见"路边姜"条。

【采收加工】 9～12月采收,剪下果穗,晒干。

【药性】 辛,温。

【功用主治】《四川中药志》1982年版:"温中散寒止痛,止呕。多用于寒湿郁滞,脘腹胀痛。"

【用法用量】 内服:煎汤,3～9 g。

3612 籼米 xiān mǐ (《本草蒙筌》)

【异名】 秥米(《本草药性大全》)。

【基原】 为禾本科稻属植物稻(籼稻)*Oryza sativa* L. 的种仁。

【原植物】 参见"粳米"条。

【采收加工】 收获后脱粒,取种仁。

【药性】 甘,温。归心、脾、肺经。

1.《本草药性大全》:"味甘,气凉,无毒。"

2.《纲目》:"甘,温。"

3.《本草再新》:"入心、脾二经。"

4.《随息居饮食谱》:"甘,平。"

5.《本草撮要》:"入手、足太阴经。"

【功用主治】 温中益气,健脾止泻。主治脾胃虚寒泄泻。

1.《本草蒙筌》:"温中健脾,益卫养荣,长肌肤,尤调脏腑。"

2.《纲目》:"温中益气,养胃和脾,除湿止泄。"

3.《食物考》:"长力泽肥,宽中行滞。"

4.《随息居饮食谱》:"补中,养气,益血,生津,填髓,充肌。"

【用法用量】 内服:煎汤,30～60 g;或煮粥。

【宜忌】 1.《药性切要》:"久食,助热损肌,惟当地人宜。"

2.《随息居饮食谱》:"凡患病不饥,妇人初产,感证新愈,并勿食之。"

3613 迷迭香 mí dié xiāng (《本草拾遗》)

【基原】 为唇形科迷迭香属植物迷迭香的全草。

【原植物】 迷迭香 *Rosmarinus officinalis* L.

灌木,高达2 m。茎及老枝圆柱形,皮层暗灰色,不规则的纵裂,块状剥落,幼枝四棱形,密被白色星状细绒毛。叶常在枝上丛生;具极短的柄或无柄;叶片草质,线形,长1～1.2 cm,宽1～2 mm,先端钝,基部渐狭,全缘,向背面卷曲,上面稍具光泽,近无毛,下面密被白色的星状绒毛。花对生,少数聚集在短枝的顶端组成总状花序;苞片小,具柄;花萼卵状钟形,外面密被白色星状绒毛及腺体,内面无毛,11脉,二唇形,上唇近圆形,全缘或具很短的3齿,下唇2齿,齿卵圆状三角形;花冠蓝紫色,冠筒稍外伸,冠檐二唇形,上唇直伸,2浅裂,裂片卵圆形,下唇宽大,3裂,中裂片最大,内凹,下倾,边缘为齿状,基部缢缩成柄,侧裂片长圆形;雄蕊2枚发育,着生于花冠下唇的下方,花丝中部有1向下的小齿,药室平行,仅1室能育;花柱细长,远超过雄蕊,先端不相等2浅裂,裂片钻形,后裂片短;花盘平顶,具相等的裂片;子房裂片与花盘裂片互生。花期11月。

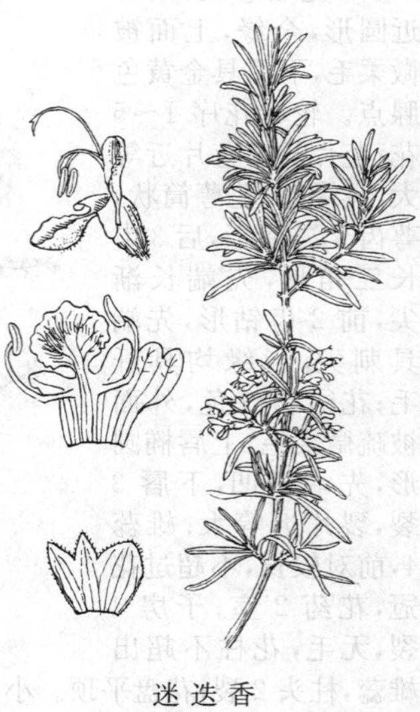

迷迭香

原产于欧洲及非洲地中海沿岸。我国引种栽培于园圃中。

【采收加工】5～6月采收,切段,晒干。

【成分】 全草含黄酮类:橙皮苷(hesperidin),香叶木苷(diosmin),滨蓟黄苷(cirsimarin),结合卵果蕨苷(phegopolin),楔叶泽兰素-3′-O-葡萄糖苷(eupafolin-3′-O-glucoside),楔叶泽兰素-4′-O-葡萄糖苷(eupafolin-4′-O-glucoside),高车前苷(homoplantaginin),尼泊尔黄酮苷(nepetrin),芹菜素-7-葡萄糖苷(apigenin-7-glucoside),木犀草素-3′-O-葡萄糖醛酸苷(luteolin-3′-O-glucuronide)[1]。生物碱:迷迭香碱(rosmaricine),异迷迭香碱(isorosmaricine)。三萜类:表-α-香树脂醇(epi-α-amyrin),α-香树脂醇(α-amyrin),β-香树脂醇(β-amyrin),白桦脂醇(betulin),芫花素(genkwanin),7-乙氧基迷迭香酚(7-ethoxyrosmanol),迷迭香酚(rosmanol),7-甲氧基迷迭香酚(7-methoxyrosmanol),熊果酸(ursolic acid),19α-羟基熊果酸(19α-hydroxyursolic acid),2β-羟基齐墩果酸(2β-hydroxyoleanolic acid),白桦脂酸(betulinic acid),迷迭香酸(rosmarinic acid),鼠尾草酸(carnosic acid)[2~5]。

根含醌类:紫杉双醌(tarodione),7α-羟基总状土木香醌(7α-hydroxyroyleanone),隐丹参酮(cryptotanshinone)[6]。

枝、叶中含挥发油0.48%～0.52%,其中含α-蒎烯(α-pinene),莰烯(camphene),1,8-桉叶素(cineole),龙脑(borneol),樟脑(camphor),α和β-松油醇(terpineol),松油烯-4-醇(terpinen-4-ol),马鞭烯醇(verbenol),乙酸龙脑酯(bornyl acetate)等[7]。

【药理】 1. 抗微生物作用 迷迭香提取物0.5%可抑制肉毒梭状芽胞杆菌生长,0.2%～0.5%可抑制枯草芽胞杆菌和蜡状芽胞杆菌生长[1]。迷迭香酸对大肠杆菌、金黄色葡萄球菌及立枯丝合菌的生长均有明显的抑制作用,其最低抑制浓度分别为300 μg/ml、400 μg/ml及800 μg/ml[2]。

2. 利胆作用 开花期迷迭香稀醇提取物对豚鼠有利胆

和促进胆汁分泌的作用[3]。

3. 抑制过氧化作用　迷迭香酸与不饱和脂肪酸竞争性与脂质过氧基结合，以终止脂质过氧化的连锁反应，降低脂质过氧化速率；迷迭香酸对 H_2O_2 引起的大鼠红细胞溶血和脂质过氧化有显著的抑制作用，对由维生素 C-NADPH 或 Fe^{2+}-半胱氨酸诱发的大鼠脑、肝、肾微粒体的脂质过氧化都有很强的抑制作用；迭香酸可抑制中性粒细胞呼吸爆发和脂质过氧化及通过减少细胞内钙离子浓度而抑制溶酶体的释放[4]，还能抑制内皮细胞调节的低密度脂蛋白的氧化[5]。研究迷迭香酸的抗氧化的构效关系，认为邻二酚羟基是清除自由基活性的物质基础，而且 C_3 位的共轭双键具有增效作用[6]。

4. 免疫抑制活性　体外人血清溶血实验中，迷迭香酸可阻断补体的经典途径（IC_{50} 为 180 μmol/L）和旁路途径（IC_{50} 为 160 μmol/L）。迷迭香酸可抑制 C_{3b} 结合到细胞上（IC_{50} 为 34 μmol/L），其机制为具有邻二酚羟基结构的迷迭香酸可特异性地与初生 C_{3b} 的 α 链上的硫酯反应，以阻止 C_{3b} 结合到细胞膜上，而产生抑制补体活性[7]。迷迭香酸对淋巴细胞特异性激酶（Lck）Sr-同源区（SH_2）与磷酸酪氨酸激酶所含有的共性序列肽的结合，有特异性抑制作用（IC_{50} 为 7 mmol/L）。对 Jurket 细胞由抗 CD3 和抗 CD4 抗体刺激下，白介素 2（IL-2）基因表达有抑制活性（IC_{50} 为 8 mmol/L）[8]。

5. 抗肾炎活性　体内实验研究表明迷迭香酸可抑制肾小球系膜细胞增殖和肾小球膨胀。体外实验迷迭香酸抑制血小板衍生生长因子（PDGF）和肿瘤坏死因子（TNF-α）诱导肾小球系膜细胞增殖，亦可抑制由 PDGF 刺激肾小球系膜细胞的 PDGF 和 *c-myc* 的 mRNA 表达。迷迭香酸亦可抑制 HIGA 小鼠的血清中 IgA 增加和肾病 IgA 沉降[9~11]。

6. 其他作用　迷迭香碱及其衍生物体外有明显的平滑肌兴奋作用和中等的镇痛作用[12]。含有 1.0%迷迭香提取物的食物可明显减少 DMBA（7, 12-二甲苯蒽）所致乳腺癌发生率，平均减少 47%。含 0.5%和 1.0%迷迭香提取物的食物体内可抑制 DMBA 与乳腺上皮细胞 DNA 结合，平均抑制率达 42%[13]。

毒性　急性毒性试验中，大、小鼠腹腔注射迷迭香提取物 2 g/kg，未见明显毒副作用[3]。

【药性】《本草拾遗》："辛，温，无毒。"

【功用主治】　发汗，健脾，安神，止痛。主治各种头痛，防止早期脱发。

1.《本草拾遗》："主恶气。"

2.《海药本草》："合羌活为丸散，夜烧之，辟蚊蚋。"

3.《中国药用植物图鉴》："为强壮剂，发汗剂，且为健胃、安神药，能治各种头痛症。和硼砂混合作成浸剂，为优良的洗发剂，且能防止早期秃头。"

【用法用量】　内服：煎汤，4.5～9 g。外用：浸水洗。

3614 前胡 qián hú 《雷公炮炙论》

【基原】　为伞形科前胡属植物白花前胡和紫花前胡的根。

【原植物】　1. 白花前胡 *Peucedanum praeruptorum* Dunn　又名：水前胡（《植物名实图考》）。

多年生草本，高 60～100 cm。根圆锥形，有少数侧根，表面黄褐色至棕黑色，根头处残留多数棕褐色叶鞘纤维。茎直立，圆柱形，上部分枝，被短柔毛，下部无毛。基生叶有长柄，基部扩大成鞘状，抱茎；叶片宽三角状卵形，三出或二至三回羽状分裂，长 15～20 cm，宽约 12 cm，第一回羽片 2～3 对，最下方的 1 对有长柄，柄长 3.5～6 cm，其他有短柄或无柄；末回裂片菱状倒卵形，先端渐尖，基部楔形至截形，边缘具不整齐的 3～4 个粗或圆锯齿，有时下部锯齿呈浅裂或深裂状，下表面叶脉明显突起；茎生叶和基生叶相似，较小；茎上部叶无柄，叶片三出分裂，裂片狭窄，基部楔形，中间一枚基部下延。复伞形花序顶生或侧生，伞辐 6～18，不等长，长 1.5～4.5 cm，有柔毛；总苞片 1 至数片，花后脱落，线状披针形，边缘膜质，有柔毛；小伞形花序有花 15～20，花梗不等长，有柔毛；小总苞片 7～12，卵状披针形，先端长渐尖，与花梗等长或超过；萼齿不显著；花瓣 5，白色，广卵形至近圆形；雄蕊 5；子房下位，花柱短，弯曲，花柱基圆锥形。双悬果卵圆形，背部扁压，棕色，背棱线形稍突起，侧棱呈翅状，比果体狭，稍厚，棱槽内有油管 3～5，合生面有油管 6～10，胚乳腹面平直。花期 7～9 月，果期 10～11 月。

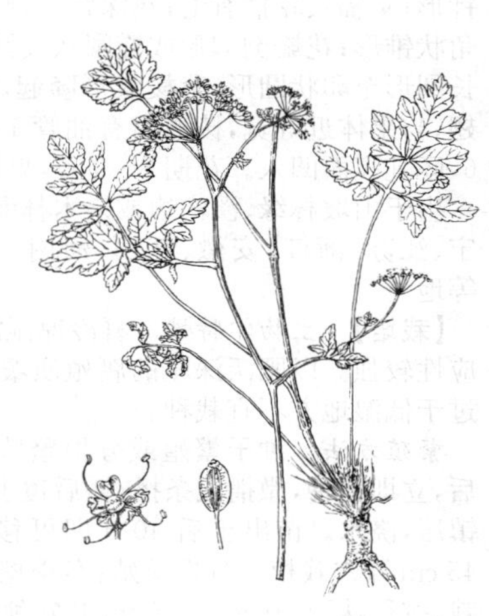

白花前胡

生于海拔 250～2 000 m 的山坡林缘、路旁或半阴性的山坡草丛中。分布于江苏、浙江、安徽、福建（武夷山）、江西、河南、湖北、湖南、广西、四川、贵州、甘肃等地。

2. 紫花前胡 *Angelica decursiva*（Miq.）Franch. et Sav. [*Peucedanum decursivum*（Miq.）Maxim.]　又名：土当归（《植物名实图考》）。

多年生草本，高 1～2 m。根圆锥形，常有数支根，表面黄褐色至棕褐色。茎直立，圆柱形，具浅纵沟纹，光滑，紫色，上部分枝，被柔毛。根生叶和茎生叶有长柄，柄长 13～36 cm，基部膨大成圆形的紫色叶鞘，抱茎；叶片三角形至卵圆形，坚纸质，一回三全裂或一至二回羽状分裂；第一回裂片的小叶柄翅状延长，侧方裂片和顶端叶片有基部联合，沿叶轴呈翅状延长，翅边缘有锯齿；末回裂片卵形或长圆状披针形，长 5～15 cm，宽 2～5 cm，先端锐尖，边缘有白色软骨质锯齿，齿端有尖头，上面深绿色，下面绿白色，主脉常带紫色；茎上部叶简化成囊状膨大的紫色叶鞘。复伞形花序顶生和侧生；伞辐 10～22，长2～4 cm；总苞片 1～3，卵

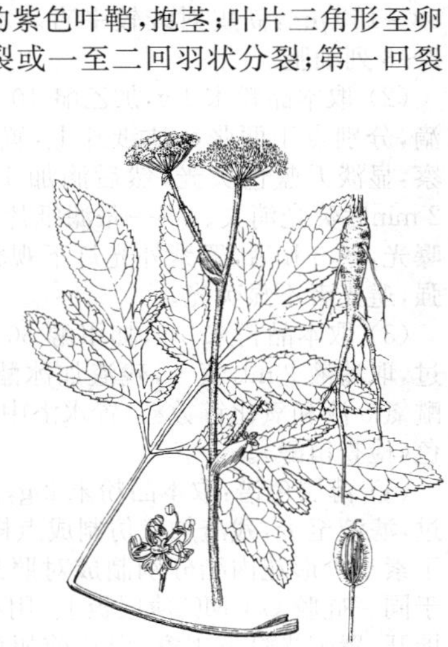

紫花前胡

圆形，阔鞘状，宿存，反折，紫色；小总苞片 3～8，线形至披针形；伞辐及花柄有毛；花深紫色；萼齿明显，线状锥形或三角状锥形；花瓣倒卵形或椭圆状披针形；花药暗紫色。果实长圆形至卵状圆形，背棱线形隆起，尖锐，侧棱有较厚的狭翅，与果体近等宽，棱槽内有油管 1～3，合生面有油管 4～6，胚乳腹面凹入。花期 8～9 月，果期 9～11 月。

生于山坡林缘、溪沟边或杂木林灌丛中。分布于河北、辽宁、江苏、浙江、安徽、江西、河南、中南、四川、陕西、台湾等地。

【栽培】 生物学特性　喜冷凉湿润气候，耐旱、耐寒。适应性较强。以肥沃深厚的腐殖质壤土生长最好，重黏土及过于低湿地方不宜栽种。

繁殖方法　种子繁殖或分根繁殖。种子繁殖：种子采收后，立即播种，撒播或条播，播后覆土以不见种子为度，稍加镇压，浇水。苗出土后 40 d 即可移栽，按行株距 60 cm×45 cm 开穴栽植。分根繁殖：春季挖出老根，有新芽的作种栽，按行株距 60 cm×45 cm 开穴种植。

田间管理　移栽成活后，及时松土除草，夏季雨后须松土，于 8 月中旬可追施磷肥和钾肥。

【采收加工】 栽种 2～3 年后，于 9～11 月挖取根部，晒干。

【药材】 前胡 *Radix Peucedani*　白花前胡主产于浙江、湖南、四川等地；紫花前胡产于江西、安徽、湖南、浙江等地。

性状　白花前胡　根呈不规则的圆柱形、圆锥形或纺锤形，稍扭曲，下部常有分枝，长 3～15 cm，直径 1～2 cm。表面黑褐色或灰黄色，根头部多有茎痕及纤维状叶鞘残基，上端有密集的细环纹，下部有纵沟、纵皱纹及横向皮孔。质松柔软，干者质硬，可折断，断面不整齐，淡黄白色，皮部散有多数棕黄色油点，形成层环纹棕色，射线放射状。气芳香，味微苦、辛。

紫花前胡　根头顶端有的有残留茎基，茎基周围常有膜状叶鞘基部残留。断面类白色，射线不明显。

鉴别　(1) 根横切面：白花前胡　木栓细胞 10 余列。韧皮部散有油室，径向 40～78 μm，切向 50～120 μm，韧皮射线稍弯曲。形成层成环。木质部有较多油室，木射线宽2～4 列细胞。本品薄壁细胞含淀粉粒。

紫花前胡　韧皮部有众多油室，径向 44～90 μm，切向 58～150 μm，韧皮射线较平直。木质部无油室，木射线宽 2～3 列细胞。

(2) 取本品粉末 1 g，加乙醚 10 ml，浸渍 2 h，取乙醚液 2 滴，分别点于两张小滤纸片上，置紫外光灯(365 nm)下观察，显淡天蓝色荧光，然后滴加 15%氢氧化钠溶液数滴，2 min后荧光消失。将一张滤纸片避光保存，另一张滤纸片曝光，约 3 h 后，置紫外光灯下观察，曝光者天蓝色荧光加强，避光者不显荧光。

(3) 取本品粉末 5 g，加甲醇 30 ml，加热回流 10 min，滤过，取滤液 2 ml，蒸干，残渣加冰醋酸 1 ml 使溶解，再加乙酰氯 5 滴和氧化锌数粒，置水浴中加热 1～2 min，溶液显红色(检查甾醇)。

(4) 薄层色谱：取本品粉末 2 g，加乙醚 6 ml 冷浸 4 h，滤过，滤液至干，残渣加氯仿制成点样液。取白花前胡丙素和丁素与伞形花内酯分别制成对照品溶液，分别取各溶液点于同一硅胶 G-CMC 薄层板上，用石油醚-乙酸乙酯(1∶1)展开，置荧光灯下观察，白花前胡色谱中与白花前胡丙素、丁素色谱相应位置显相同荧光斑点；紫花前胡色谱中，与伞形花内酯相应位置显相同荧光斑点。

品质标志　《中华人民共和国药典》2005 年版规定：本品 50%乙醇浸出物不得少于 20.0%；白花前胡根含白花前胡甲素($C_{21}H_{22}O_7$)不得少于 0.90%。

【成分】 1. 白花前胡　根含香豆素类化合物：外消旋白花前胡素(praeruptorin)A 即 Pd-Ia、B 即 Pd-Ⅱ，右旋白花前胡素 C、D[1] 及 E[2]，右旋白花前胡素 Ib(Pd-Ib)、Ⅲ(Pd-Ⅲ)，前者即为右旋-3′(R)-当归酰氧基-4′-酮基-3′，4′-二氢邪蒿素〔3′(R)-angeloyloxy-4′-keto-3′，4′-dihydroseselin〕，后者即为右旋-3(S)-当归酰氧基-4′-(S)-异戊酰氧基-3′，4′-二氢邪蒿素〔3′(S)-angeloyloxy-4′-(S)-isovalevyloxy-3′，4′-dihydroseselin〕[3,4]，北美芹素(pteryxin)，白花前胡香豆素(peucedanocoumarin)Ⅰ、Ⅱ、Ⅲ[5]，前胡香豆素(qianhucoumarin)A，补骨脂素(psoralen)，5-甲氧基补骨脂素(5-methoxypsoralen)，8-甲氧基补骨脂素(8-methoxypsoralen)[6]，左旋白花前胡醇(peucedanol)[7]；香豆素糖苷类化合物：紫花前胡苷(nodakenin)[1]，印度苷(marmesinin)，茵芋苷(skimmin)[7]，芸香呋喃香豆醇葡萄糖苷(rutarin)，异芸香呋喃香豆醇葡萄糖苷(isorutarin)，东莨菪苷(scopolin)，白花前胡苷(praeroside)Ⅰ、Ⅱ、Ⅲ、Ⅳ及Ⅴ[8,9]，紫花前胡种苷(decuroside)Ⅳ，芨芨芹苷(apterin)及芹菜糖基茵芋苷(apiosylskimmin)[10]；其他：D-甘露醇(D-mannitol)[2]，β-谷甾醇(β-sitosterol)[6]，半乳糖醇(galactitol)，胡萝卜苷(daucosterol)[7] 及紫花前胡皂苷Ⅴ(Pd-saponin Ⅴ)即 3-O-α-L-吡喃阿拉伯糖基常春藤皂苷元-28-O-β-龙胆二糖苷(3-O-α-L-arabinopyranosyl hederagenin-28-O-β-gentiobioside)[10]。

2. 紫花前胡　根含香豆素类化合物：紫花前胡素(decursidin)，紫花前胡素 C-Ⅰ(Pd-C-Ⅰ)即 3′(S)-(3-甲基-2-丁烯酰氧基)-4′(R)-羟基-3′，4′-二氢花椒内酯〔3′(S)-senecioyloxy-4′(R)-hydroxy-3′，4′-dihydroxanthyletin〕，紫花前胡素 C-Ⅱ(Pd-C-Ⅱ)即 3′(S)-羟基-4′(R)-(3-甲基-2-丁烯酰氧基)-3′，4′-二氢花椒内酯〔3′(S)-hydroxy-4′(R)-senecioyloxy-3′，4′-dihydroxanthyletin〕，紫花前胡素 C-Ⅲ(Pd-C-Ⅲ)即 3′(S)-当归酰氧基-4′(R)-乙酰氧基-3′，4′-二氢花椒内酯〔3′(S)-angeloyloxy-4′(R)-acetoxy-3′，4′-dihydroxanthyletin〕[4]，紫花前胡素 C-Ⅳ(Pd-C-Ⅳ)即 3′(S)-乙酰氧基-4′(R)-(3-甲基-2-丁烯酰氧基)-3′，4′-二氢花椒内酯〔3′(S)-acetoxy-4′(R)-senecioyloxy-3′，4′-dihydroxanthyletin〕，紫花前胡素 C-Ⅴ(Pd-C-Ⅴ)即为 3′(S)-乙酰氧基-4′(R)-异戊酰氧基-3′，4′-二氢花椒内酯〔3′(S)-acetoxy-4′(R)-isovaleryloxy-3′，4′-dihydroxanthyletin〕与 3′(S)-乙酰氧基-4′(R)-当归酰氧基-3′，4′-二氢花椒内酯〔3′(S)-acetoxy-4′(R)-angeloyloxy-3，4′-dihydroxanthyletin〕的等量混合物，紫花前胡素 I(AD-Ⅰ)即 3′(S)-当归酰氧基-4′(R)-异戊酰氧基-3′，4′-二氢花椒内酯〔3′(S)-angeloyloxy-4′(R)-isovaleryloxy-3′，4′-dihydroxanthyletin〕[11]，紫花前胡苷元(nodakenetin)及香柑内酯[4]；香豆素糖苷类化合物：紫花前胡苷[4]，紫花前胡种苷Ⅰ、Ⅱ、Ⅲ、Ⅳ及Ⅴ[12]；皂苷：紫花前胡皂苷(Pd-saponin)Ⅰ、Ⅱ、Ⅲ、Ⅳ及Ⅴ[13]。

【药理】 1. 对心血管系统的作用　(1) 对血流动力学影响　对麻醉开胸犬，静脉注射外消旋白花前胡素 A(Pd-Ia)具有剂量依赖性增加冠脉流量(CBF)、降低主动脉血压(AP)、左室收缩压最大上升速率(dp/dt_{max})、心肌耗氧量和外周血管阻力等作用[1]。

(2) 抗心律失常作用　大鼠静注白花前胡水醇提取液

(Pd-Wa)1 g(生药)/kg,对氯化钡诱发的心律失常有预治作用,可使心律失常持续时间缩短,或立即停止心律失常的发作,血压、心肌收缩最大上升速率及心率也有短时间降低[2];对结扎大鼠左冠状动脉引起的室性心律失常,可明显减少发作程度和持续时间[3]。静注白花前胡注射液 2 g(生药)/kg 对乌头碱诱发的大鼠心律失常有预防作用,使 88% 的室性心动过速转为正常节律[1]。

(3) 对心脏的作用　大鼠腹腔注射右旋白花前胡素 C(Pd-Ⅲ),可改善离体缺血再灌注工作心脏的收缩与舒张功能,并能促进心输出量、冠脉流量及心率恢复,改善心脏的工作效率,减少肌酸激酶释放和心肌线粒体钙含量,表明对心脏缺血有保护作用[4]。Pd-Ⅲ可抑制氯化钙、高钾和 Bay K8644 引起的培养大鼠心室肌细胞内游离钙[Ca^{2+}]i 增加,并呈量效关系,对毒毛旋花苷 G 引起的[Ca^{2+}]i 增加无明显作用。提示 Pd-Ⅲ降低心肌细胞[Ca^{2+}]i 的作用与抑制电压敏感性钙通道有关[5]。白花前胡甲素 Pd-Ⅰa〔(±)praeruptorin A〕能缩短心肌细胞动作电位时程 APD_{30}、APD_{50} 及 APD_{100},并有量效关系,且使慢反应动作电位振幅(APA)缩短,提示白花前胡甲素 Pd-Ⅰa 能抑制 Ca^{2+} 内流[6]。

(4) 扩血管作用　白花前胡丙素能非竞争性抑制氯化钾所诱导的大鼠尾动脉的收缩反应,白花前胡丙素对肾型高血压大鼠尾动脉有松弛作用;此外,白花前胡丙素尚能减弱血管收缩物质如去甲肾上腺素对肾型高血压大鼠的升压反应,说明白花前胡丙素在病理条件下可能既抑制经电压敏感性钙通道的钙内流又抑制受体操纵性钙通道的钙内流,进而松弛血管平滑肌[7]。8-甲氧基补骨脂素有舒张肺动脉血管,抑制血管收缩的作用,且抑制去甲肾上腺素和新福林所诱发的收缩作用较抑制 KCl 所诱发的收缩作用强,但 8-甲氧基补骨脂素的作用机理不是 Ca^{2+} 拮抗作用,可能与 α_1 肾上腺素受体作用的某些环节作用有关[8]。

(5) 对血小板聚集的影响　紫花前胡苷和紫花前胡苷元对 ADP 诱发的原发性和继发性血小板聚集,均有抗聚集作用。紫花前胡和白花前胡醚提取物和乙酸乙酯提取物,对 ADP 诱发的人血小板聚集的抑制作用较水、丁醇或已烷提取物强。而 Pd-Ⅰa 和紫花前胡素 C-Ⅴ,对原发性血小板聚集反有促进作用[9]。

2. 祛痰作用　小鼠呼吸道酚红排泌量实验结果显示,不同品种的前胡都具有较强的祛痰作用[10]。麻醉猫灌胃紫花前胡煎剂,能增加呼吸道的黏液分泌,持续达 6~7 h 以上[11]。

3. 其他作用　Pd-Ⅰa、紫花前胡素 C-Ⅱ、Pd-C-Ⅲ和 Pd-C-Ⅳ均可抑制刀豆球蛋白 A 和磷脂酰丝氨酸诱发的大鼠肥大细胞组胺的释放,此作用似与其阻滞肥大细胞钙内流相关[12]。白花前胡石油醚提取物能抑制乙酰胆碱和氯化钾所致兔离体气管平滑肌收缩,使乙酰胆碱收缩气管平滑肌的量效曲线右移,最大反应降低[13]。白花前胡挥发油在试管内对金黄色葡萄球菌的生长有抑制作用,对大肠杆菌也有一定的抑制作用[14]。

【炮制】 1. 前胡　取原药材,除去杂质及残茎,洗净,润透,切薄片,晒干,或低温干燥。

2. 炒前胡　取前胡片置锅内,文火炒至表面呈黄色,微带焦斑,取出放凉。

3. 蜜前胡　取炼蜜,用适量开水稀释后,加入净前胡片拌匀,润透,置锅内,用文火炒至不黏手为度,取出放凉。每前胡片 100 kg,用炼蜜 25 kg。

饮片性状　参见"药材"项。炒前胡形如前胡片,表面黄色,微带焦斑。蜜前胡形如前胡片,表面深黄色,略黏手,微带光泽,味微甜。

贮干燥容器内,蜜前胡密闭,置阴凉干燥处,防霉,防蛀。

【药性】 苦、辛,微寒。归肺、脾、肝经。

1.《雷公炮炙论》:"味甘,微苦。"

2.《别录》:"味苦,微寒,无毒。"

3.《药性论》:"味甘、辛。"

4.《本草约言》:"可升可降,入足厥阴肝、足阳明胃、手太阴肺。"

5.《纲目》:"味甘辛,气微平。""乃手足太阴、阳明之药。"

【功用主治】 疏散风热,降气化痰。主治外感风热,肺热痰郁,咳喘痰多,痰黄稠黏,呕逆食少,胸膈满闷。

1.《别录》:"主疗痰满,胸胁中痞,心腹结气,风头痛,去痰实,下气。治伤寒寒热,推陈致新,明目益精。"

2.《药性论》:"能去热实,下气,主时气,内外俱热。"

3.《日华子》:"治一切劳,下一切气,止嗽,破癥结,开胃下食,通五脏,主霍乱转筋,骨节烦闷,反胃呕逆,气喘,安胎,小儿一切疳气。"

4.《纲目》:"清肺热,化痰热,散风邪。"

5.《本草汇言》:"散风寒,净表邪,温肺气,消痰嗽。"

6.《本草通玄》:"止小儿夜啼。"

【用法用量】 内服:煎汤,5~10 g;或入丸、散。

【宜忌】 阴虚咳嗽、寒饮咳嗽患者慎服。

1.《本草经集注》:"恶皂荚,畏藜芦。"

2.《本经逢原》:"凡阴虚火动之风,及不因外感而有痰者禁用。"

3.《得配本草》:"气虚逆满,病非外邪实热者禁用。"

4.《本草求真》:"阴虚火动,并气不归元,胸胁逆满者切忌。"

5.《药性集要便读》:"脾阴虚痰火忌。"

【选方】 1. 治咳嗽涕唾稠黏,心胸不利,时有烦热　前胡一两(去芦头),麦门冬一两半(去心),贝母一两(煨微黄),桑根白皮一两(锉),杏仁半两(汤浸,去皮、尖;麸炒微黄),甘草一分(炙微赤,锉)。上药捣筛为散。每服四钱,以水一中盏,入生姜半分,煎至六分,去滓。不计时候,温服。(《圣惠方》前胡散)

2. 治肺喘,毒壅滞心膈,昏闷　前胡(去芦头)、紫菀(洗去苗土)、诃黎勒皮、枳实(麸炒微黄)各一两。上为散。每服一钱,不计时候,以温水调下。(《普济方》前胡汤)

3. 治妊娠伤寒,头痛壮热　前胡(去芦头)、黄芩(去黑心)、石膏(碎)、阿胶(炙,焙)各一两。上粗捣筛,每服三钱匕,水一盏,煎至七分去滓。不计时温服。(《普济方》前胡汤)

4. 治胸中气满塞短气　前胡(去苗)一两半,赤茯苓(去黑皮)二两,甘草(炙,锉)一两,杏仁二七枚(汤浸,去皮、尖、双仁,炒)。上四味,粗捣筛。每服三钱匕,水一盏,煎至六分,去滓。空心温服。(《圣济总录》前胡汤)

5. 治骨蒸热　前胡一钱,柴胡二钱,胡黄连一钱,猪脊髓一条,猪胆一个。水煎,入猪胆汁服之。(《国医宗旨》)

6. 治小儿风热气啼　前胡(去芦)。上为末,炼蜜和丸小豆大。日服一丸,熟水下。服至五六丸即瘥。(《小儿卫生总微论方》前胡丸)

【临床报道】 治疗手指疗疮　将前胡饮片捣烂,浸泡在 75%乙醇中,冬季浸泡 5 d,夏季3 d。加盖贮存,以免乙醇蒸发,使前胡能充分吸收乙醇。用时先将手指疔疮局部皮肤常规消毒后,取已备好的前胡制剂外敷,敷药面积视红肿面积而定，厚约0.5 cm，外用塑料薄膜包扎，胶布固定。每日换药1次，脓出较多者，可每日换2次。治疗38例，全部治愈，患指肿痛消失，活动自如。治疗时间：病程短、无化脓者1～3 d愈；病程短，但已开始化脓者3～7 d愈；病程长，脓已成者7～20 d愈[1]。

【各家论述】 1.《纲目》：前胡，"乃手足太阴、阳明之药，与柴胡纯阳上升入少阳、厥阴者不同也。其功长于下气，故能治痰热喘嗽、痞膈呕逆诸疾。气下则火降，痰亦降矣，所以有推陈致新之绩，为痰气要药，陶弘景言其与柴胡同功，非矣。治证虽同，而所入所主则异。"

2.《本草汇言》："前胡，散风寒，净表邪，温肺气，消痰嗽之要药也。如伤风之证，咳嗽痰喘，声重气盛，此邪在肺经也；伤寒之证，头痛恶寒，发热骨疼，此邪在膀胱经也；胸胁痞满，气结不舒，此邪在中膈之分也；又妊娠发热，饮食不甘；小儿发热，疮疹未形；大人痰热，逆气隔拒，此邪气壅闭在腠理之间也。用前胡俱能治之。""罗一经云，前胡去寒痰，半夏去湿痰，南星去风痰，枳实去实痰，蒌仁治燥痰，贝母、麦门冬治虚痰，黄连、天花粉治热痰，各有别也。"

3.《本草经疏》："前胡苦辛微寒之药也，能散有余之邪热痰实，而不可施诸气虚血少之病。故凡阴虚火炽，煎熬真阴，凝结为痰而发咳嗽，真气虚而不归元以致胸胁逆满，头痛不因于痰而因于阴血虚内热，心烦外现寒热而非外感者，法并禁用。明目益精，厥理亦缪。"

4.《本草正义》："前胡，主疗痰满，胸胁痞，心腹结气，去痰实，下气，皆降气消痰散结也。前胡微苦而降，以下气消痰为长，故能散结而泄痞满。"

5.《本草求真》："前胡功专下气，凡因风入肝胆，火盛痰结，暨气实哮喘，咳嗽呕逆，痞膈霍乱，及小儿疳气等症，升药难投，须当用此苦泄，俾邪去正复。不似柴胡性主上升，引邪外出，而无实痰实气固结于其中也。按二胡均是风药，一升一降，用各不同，若使兼有外感风邪，与痰火实结，而用柴胡上升，不亦如火益热乎，故必用此下降。"

3615 总状绿绒蒿 zǒng zhuàng lǜ róng hāo
（《青藏高原药物图鉴》）

【基原】 为罂粟科绿绒蒿属植物总状绿绒蒿的全草。

【原植物】 总状绿绒蒿 *Meconopsis horridula* Hook. f. et Thoms. var. *racemosa* (Maxim.) Prain [*M. racemosa* Maxim.]

一年生草本，高约40 cm。全株被黄褐色或淡黄色坚硬而平展的刺毛，有时刺毛的基部呈紫色。主根长达20 cm。茎圆柱形，不分枝。基生叶和茎下部叶具柄，长3～8 cm；叶片长圆状披针形、披针形至条形，长5～20 cm，宽0.7～4.2 cm，先端急尖或钝，基部狭楔形，下延至叶柄基部近鞘状，全缘或波状，稀具不规则的粗锯齿，两面绿色，被刺毛；上部茎生叶具短柄至无柄，叶片长圆状披针形，有时条形。花生于茎上部1/3以上的叶腋内，最上部者无苞片，有时生于混生的花葶上；花梗长2～5 cm；萼片长圆状卵形，外面被刺毛；花瓣5～8，倒卵状长圆形，天蓝色或蓝紫色，有时红色；雄蕊多数，花丝丝状，紫色，花药长圆形，黄色；子房卵形，4～6心皮，密被刺毛，花柱圆锥形，具棱，柱头长圆形。蒴果卵形或长卵形，密被刺毛，4～6瓣自先端开裂至全长的1/3处，宿花柱长0.7～1 cm。种子长圆形，表面具窗格状网纹，花托膨大成盘状。花期5～8月，果期7～11月。

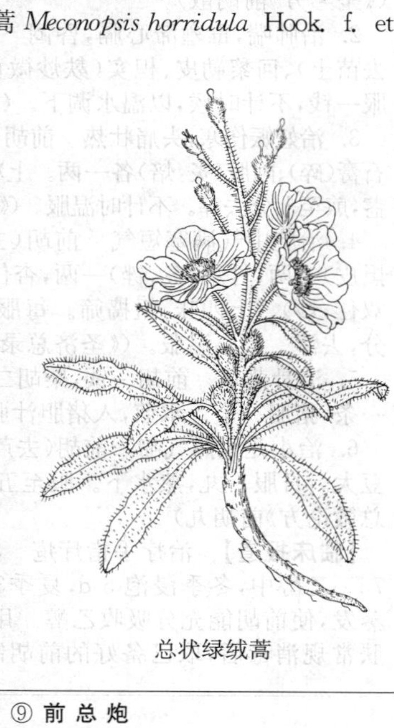
总状绿绒蒿

生于海拔3 000～4 900 m的草坡、石坡或林下。分布于四川、云南、西藏、甘肃、青海等地。

本植物的根（雪参）亦供药用，另设专条。

【采收加工】 5～7月采收，晒干。

【药理】 1. 止痛、镇静作用　总状绿绒蒿乙醇提取物具有非常明显的抗扭体作用，亦有一定镇痛作用，对小鼠有镇静作用[1]。

2. 抗疲劳作用　总状绿绒蒿根乙醇提取物高、低剂量均能显著延长气虚小鼠的爬杆时间，明显提高小鼠的抗疲劳能力，但对血细胞数及血红蛋白含量无显著影响[1]。

3. 止泻作用　总状绿绒蒿乙醇提取物具有非常显著的止泻作用，明显减少湿粪次数，而总状绿绒蒿水提取物对小鼠腹泻无显著影响[1]。

【药性】 微苦、涩，寒。

1.《青海常用中草药手册》："（花）苦，寒。"

2.《青藏高原药物图鉴》："淡，微寒。"

【功用主治】 清热解毒，止痛。主治肺炎，传染性肝炎，风热头痛，跌打损伤，骨折，关节肿痛。

1.《青海常用中草药手册》："（花）清热解毒。治肺炎，传染性肝炎。"

2.《青藏高原药物图鉴》："消炎，止骨痛。治头伤，骨折。"

3.《中草药》1984，(8)：23："解热，止痛，接骨。治风热头痛，跌打骨折，湿热关节肿痛。"

【用法用量】 内服：研末，1～1.5 g。

3616 炮姜 páo jiāng
（《本草经疏》）

【异名】 黑姜（《本草备要》）。

【基原】 为姜科姜属植物姜 *Zingiber officinale* Rosc. 干燥根茎的炮制品。

【原植物】 参见"生姜"条。

【药材】 炮姜 *Rhizoma Zingiberis Preparata* 主产于四川、贵州等地。

性状　本品呈不规则膨胀的块状，具指状分枝。表面棕黑色或棕褐色。质轻泡，断面边缘处显棕黑色，中心棕黄色，细颗粒性，维管束散在。气香特异，味微辛、辣。

鉴别　粉末特征：棕褐色。淀粉粒众多，卵圆形、椭圆形、三角状卵形、类圆形或不规则形，直径5～40 μm，脐点点状，位于较小端，也有呈裂缝状者，层纹有的明显。偶见糊化淀粉粒团块。油细胞及树脂细胞散于薄壁组织中，内含淡黄色油滴或暗红棕色物质。纤维成束或散离，先端钝尖，少数分叉，有的一边呈波状或锯齿状，直径15～40 μm，壁稍厚，非木化，具斜细纹孔，常可见菲薄的横隔。梯纹、螺纹及网纹导管多见，少数为环纹导管，直径15～70 μm，导管或纤维旁有时可见内含暗红棕色物的管状细胞，直径12～20 μm。

【药理】 1. 抗溃疡作用 每日以炮姜水煎剂4.5 g(生药)/kg灌胃,连续3 d,对大鼠应激性及幽门结扎型胃溃疡均有抑制作用;连续给药10 d,对醋酸诱发的胃溃疡也有抑制作用,而干姜无明显作用[1]。

2. 止血作用 各种姜炮制品的醚提取物,1.25%浓度33 ml/kg灌胃,炮姜的醚提取物能极显著地缩短小鼠的凝血时间[2]。炮姜的水煎剂10 g(生药)/kg灌胃,剪尾法实验表明能显著缩短小鼠出血时间;但在缩短凝血时间方面,而炮姜不显著[3]。另有报道,炮姜水煎液可显著缩短小鼠出血时间和凝血时间[4]。

毒性 炮姜水煎液小鼠灌胃的LD_{50}为170.6 g(生药)/kg[1]。

【炮制】 取净砂子置锅内,用武火炒热后加入干姜片或块,不断翻动,炒至鼓起,表面显棕褐色,内部棕黄色时,取出,筛去砂子,放凉。

据报道,干姜在220 ℃制成炮姜后,挥发油含量下降不明显,姜炭炮制温度高过300 ℃,挥发油含量下降约57%。炮姜与姜炭的薄层色谱图谱大致相同,但与干姜有明显区别。经加热炮制后,部分斑点消失,同时出现了一些新的斑点。相同Rf值斑点之间的相对含量,发生了明显改变。经薄层扫描分析,干姜、炮姜、姜炭薄层色谱图谱中,各斑点的相对含量发生了明显改变。醚提取液的气相～质谱～计算机检测表明,生姜、干姜、炮姜、姜炭中分别有22个,22个,23个,23个组分,各组分的含量都发生了变化,有些成分发生了质的变化。生姜中4种成分,在干姜和炮姜中均未能检出。干姜和姜炭的3种成分,是生姜中所没有的。不同炮制品中所含成分的变化,势必对其药理作用产生不同的影响。

【药性】 苦、辛,温。归脾、胃、肝经。

1.《珍珠囊》:"味苦。"(引自《汤液本草》)

2.《医学入门》:"味微苦。"

3.《轩岐救正论》:"性平。"

4.《本草备要》:"辛、苦,大热。"

5.《得配本草》:"辛、苦,热。入足太阴经血分。"

【功用主治】 温中止泻,温经止血。主治虚寒性脘腹疼痛,呕吐,泻痢,吐血,便血,崩漏。

1. 李东垣:"除胃冷而温中。"(引自《心印绀珠经》)

2. 王好古:"温脾燥胃,理中。"(引自《本草发挥》)

3.《本草蒙筌》:"调理痼冷沉寒,霍乱腹痛吐泻。"

4.《医学入门》:"温脾肾,治里寒水泻,下痢肠澼,疟,霍乱,心腹冷痛、胀满,止鼻衄、唾血、血痢、崩漏。"

5.《药品化义》:"退虚热。"

6.《药性微蕴》:"止呕吐,燥太阴之寒湿。"

7.《冯氏锦囊》:"治脾胃虚冷,中气不足,身凉痘白。"

8.《医林纂要》:"去沉寒,祛积湿,达阳气于太阴。"

9.《得配本草》:"除脐腹之寒痞,暖心气,温肝经。"

【用法用量】 内服:煎汤,3～6 g;或入丸、散。外用:研末调敷。

【宜忌】 孕妇及阴虚有热者禁服。

1.《药性微蕴》:"阴虚咳嗽及病久阳虚者禁之,误用必致脱汗。"

2.《冯氏锦囊》:"内实壮热者忌之。"

3.《得配本草》:"气虚者服之伤元,阴虚内热多汗者禁用。"

【选方】 1. 治心脾疼痛,宽胸下气,进美饮食,疗一切冷物所伤。养脾温胃,去冷消痰 干姜(炮)、良姜(去芦头)。上件等分为细末,面糊为丸,如梧桐子大。每服十五丸至二十丸,食后,橘皮汤下。妊娠妇人不宜服。(《局方》二姜丸)

2. 治头目旋晕,吐逆,盖胃冷生痰 川干姜二两(炮),甘草一两(炙赤色)。上二味,㕮咀为粗末,每服四五钱,用水二盏,煎至八分,食前热服。(《传信适用方》止逆汤)

3. 治肠胃虚寒,心腹冷痛,泄泻不止 干姜(炮)、附子(炮,去皮、脐)、肉豆蔻(面裹,煨)各等分。为细末,米糊为丸,如梧桐子大。每服五十丸,空心米饮下。(《济生方》火轮丸)

4. 治休息痢 干姜(炮)、建茶各一两。上为末,以乌梅取肉,丸如梧桐子大。每服三十圆,食前米饮下。(《续易简方》姜茶丸)

5. 治五饮酒癖,因饮酒冒寒或冷水过多所致 干姜(炮)、肉桂(去粗皮)各半斤,白术一斤。上三味,捣筛,蜜和丸如梧桐子大。每服二十丸,温米饮下,加至三十丸,食前服,日二服。(《局方》倍术丸)

6. 治妇人赤白带下,脐腹冷痛,面色萎黄,日渐虚损 干姜一两(炮裂,锉),禹余粮二两(炮,醋淬七遍),阿胶一两(捣碎,炒令黄燥)。上件药,捣细罗为散。每于食前,以粥饮调下二钱。

7. 治妇人血瘕痛 干姜一两(炮裂,锉),乌贼鱼骨一两,桃仁一两(汤浸,去皮、尖、双仁,微炒)。上件药,捣细罗为散。每服,空心以温酒调下二钱。

8. 治悬雍肿痛,咽中生垂肉及舌肿 干姜(炮裂,锉)、半夏(汤洗七遍,去滑)。上件药等分,捣细罗为散。先开口,以铁针刺破血出后,用药少许涂之,神效。若痒时,以生姜汁解之。(6～8方出自《圣惠方》)

9. 治牙齿疼痛不止 川姜(炮裂)、川椒(去目)各等分。上为细末。每用以指蘸药,无时擦牙痛处,后用盐汤漱之。(《御药院方》追风散)

【各家论述】 1.《得配本草》:"炮姜守而不走,燥脾胃之寒湿,除脐腹之寒痞,暖心气,温肝经,能去恶生新,使阳生阴长,故吐衄下血有阴无阳者宜之。"

2.《怡堂散记》:"柯韵伯《伤寒注》云:凡治伤寒,当知惜津液,津液一伤,病不能解。炮姜为损津液之第一药。以辛温大热之性,而更炮之以烈火,胃无真寒,何以堪此?"

3.《本草崇原》:"干姜,炮过则辛味稍减,主治产后血虚身热及里寒吐血衄血便血之证。若炮制太过,本质不存,谓之姜炭,其味微苦不辛,其质轻浮不实,又不及炮姜之功能矣。""《神农本经》只有干姜、生姜,而无炮姜。后人以干姜炮黑,谓之炮姜。《金匮要略》治肺痿用甘草干姜汤,其干姜亦炮,是炮姜之用,仲祖其先之矣。"

3617 炮弹果 páo dàn guǒ (《云南思茅中草药选》)

【异名】 藤杜仲(《云南中草药》)。

【基原】 为夹竹桃科清明花属植物清明花的根、叶。

【原植物】 清明花 *Beaumontia grandiflora* Wall. [*Echites grandiflora* Roxb.]

高大木质藤本。全株有乳状液汁,枝幼时有锈色柔毛,茎有皮孔。单叶对生;叶柄长达2 cm;叶片革质,长圆状倒卵形,长6～15 cm,宽3～8 cm,先端短渐尖,基部楔形。聚伞花序顶生,着花3～5朵;花5数;花萼裂片长圆状披针形、倒卵形或倒披针形,长2.5～4 cm;花冠长约10 cm,漏斗状,裂片卵圆形;雄蕊着生于花冠筒的喉部,花药箭头状。果形状多变,圆柱形,长15～18 cm,直径3～4 cm;内果皮亮黄色。种子长约2 cm,种毛白色绢质,长达4 cm。花期春、夏季，果期秋、冬季。

生于路边、河谷、灌木丛中或山地林中。分布于福建、云南，广东、广西有栽培。

【采收加工】 全年均可采，根切片晒干，叶多为鲜用。

【成分】 本品含洋地黄毒苷(digitoxin)，东莨菪苷(scopolin)，苄基-8-β-D-吡喃葡萄糖苷(benzyl-8-β-D-glucopyranoside)，山柰酚-3-O-β-D-吡喃葡萄糖苷(kaempferol-3-O-β-D-glucopyranoside)，山柰酚-3-O-β-芸香糖苷(kaempferol-3-O-β-rutinoside)[1]。

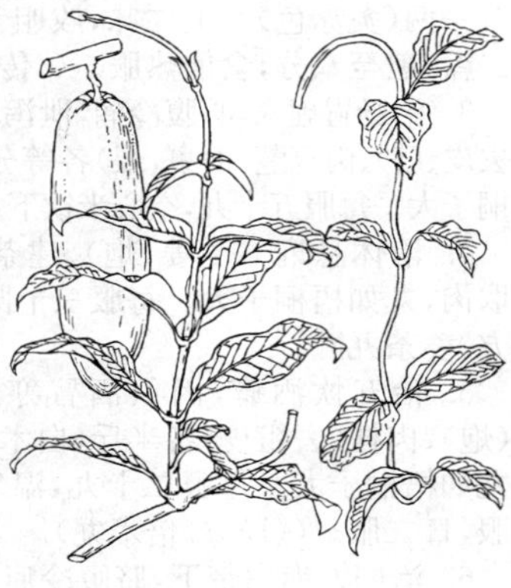
清明花

【药性】 《云南中草药》："微辛、麻，温。"

【功用主治】 《云南中草药》："祛风除湿，散瘀活血，接骨。主治骨折，跌打损伤，风湿腰腿痛，腰肌劳损，风湿性关节炎。"

【用法用量】 内服：煎汤，3～6 g；或浸酒。外用：鲜叶捣敷。

【选方】 治风湿性关节炎，风湿骨痛　炮弹果根 9～15 g，光叶巴豆15 g。浸酒 500 ml，每次 20～30 ml，每日服 3 次。(《云南思茅中草药选》)

3618 洪连 hóng lián (《西藏常用中草药》)

【异名】 藏黄连(《西藏常用中草药》)，兔耳草(《全国中草药汇编》)。

【基原】 为玄参科兔耳草属植物大萼兔耳草、全缘兔耳草或短筒兔耳草的根及全草。

【原植物】 1. 大萼兔耳草 *Lagotis clarkei* Hook. f.　又名：显茎兔耳草(《全国中草药汇编》)。

多年生草本，高 15～20 cm。根状茎粗壮，多横走，直径 7～12 mm，根多数，条形，簇生，根茎外无残留的老柄。茎 1～2 条，肥壮，蜿蜒上升，长超出叶。基生叶多数，莲座状；叶柄长 4～7 cm，边缘有翅，基部扩大成鞘状；叶片卵形至卵状长圆形，长 4～9 cm，先端渐尖或钝，基部楔形，边缘具不整齐的锯齿；茎生叶多数，无柄，与基生叶相似而较小。穗状花序长 8～10 cm，细柔，外弯，下部花稀疏，上部花稠密；苞片卵形，先端渐尖，全缘或具齿；花萼佛焰苞状，阔大，膜质，后方浅裂，裂片卵状三角形至近圆形，有短缘毛；花冠蓝紫色，被包于萼内，花冠筒稍弓曲，与唇部近等长，上唇倒卵圆形，下唇 3 裂，裂片披针形；花丝短，贴生于上唇基部边缘；花柱伸出花冠筒外，柱头 2 裂。花期 8～9 月。

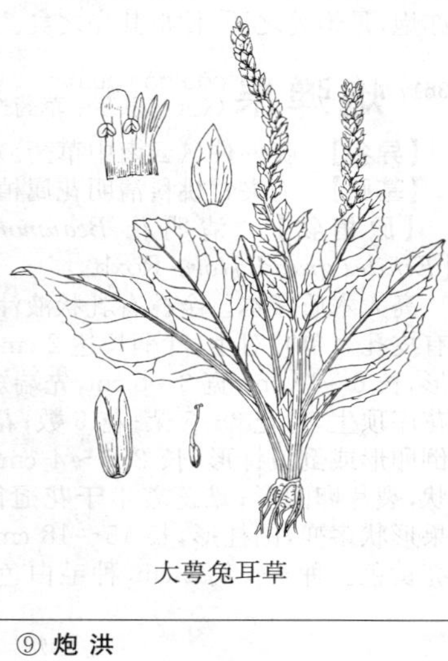
大萼兔耳草

生于海拔 4 600～5 300 m 的高山灌木隙地及高山草地上。分布于西藏南部。

2. 全缘兔耳草　*L. integra* W. W. Smith

本种与大萼兔耳草的区别：苞片全缘，花丝着生于上下唇分界处，花柱内藏或达于花冠筒口。

生于海拔 3 200～4 800 m的高山草地及高山针叶林下。分布于四川、云南、西藏、青海等地。

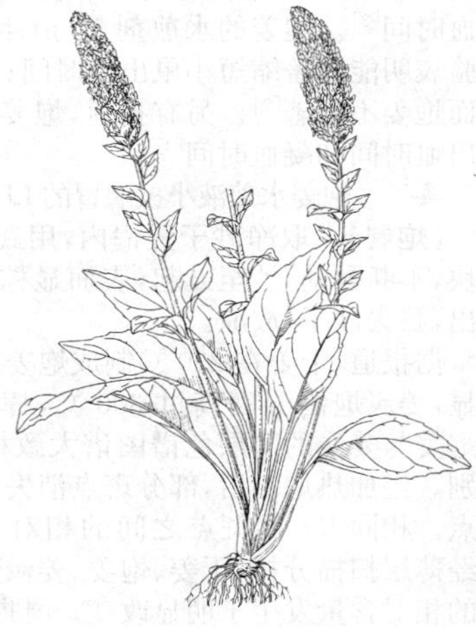
全缘兔耳草

3. 短筒兔耳草 *L. brevituba* Maxim.

本种与大萼兔耳草的区别：根茎外常有残留的鞘状老叶柄。苞片近圆形；花冠筒伸直，花冠筒部短，与唇部近等长或稍短。

生于 3 000～4 420 m 的高山草地及砂砾的坡地上。分布于西藏、甘肃、青海等地。

【采收加工】 7～9 月采收，切段，晒干。

【药材】 洪连 *Radix et Herba Lagotis*　大萼兔耳草主产西藏南部；全缘兔耳草主产于青海、云南、四川及西藏等地；短筒兔耳草产于青海及西藏等地。

性状　大萼兔耳草　全草长 10～20 cm。根茎呈圆柱形，略弯曲，节间紧密，形似蚕体，长 2～10 cm，直径 3～6 mm，表面深棕褐色或紫褐色；质脆，易折断，断面灰黄色或棕褐色，有 3～7 个白色的点状维管束，排列成环。根着生于根茎，长 3～9 cm，直径约 0.2 cm，表面深棕褐色。上部茎生叶及茎已枯萎，茎直径 0.1～0.2 cm，棕色；基生叶具长柄，叶片多卷曲破碎，完整者展平后呈卵状椭圆形，长 3～5 cm，宽 2～3 cm，先端急尖，基部宽楔形，边缘有疏锯齿，灰绿色或黄绿色；叶脉背面略呈淡紫色。穗状花序顶生，长 2～8 cm；苞片叶状，花小，淡紫色或深紫色；花萼佛焰苞状，具 2 浅齿；花冠管弯曲，上部二唇形。气微，味略苦。

全缘兔耳草　基生叶基部阔楔形，边缘近于全缘或有小而浅的齿。

短筒兔耳草　长 5～15 cm，茎紫红色。茎生叶圆形或卵圆形，先端钝圆，中部边缘具圆齿，基部楔形。花序长 2～6 cm，花紫红色；花萼呈大形苞片状，先端微凹。

鉴别　(1) 大萼兔耳草叶表面观：上表皮细胞壁较平直；下表皮细胞壁较弯曲，有的垂周壁有突起，上下表皮气孔均较多，气孔不定式。

大萼兔耳草茎横切面：表皮细胞 1 列，类方形较小；皮层细胞类圆形，排列不规则，有细胞间隙；内皮层为 1 列类方形细胞，排列整齐。中柱鞘纤维 2～5 列，非木化。韧皮部狭而成环；木质部外方有木纤维束排列成环，其内侧有非木化细胞群，细胞壁较厚，间隔排列成 1 轮；导管位于木纤维内侧。髓部薄壁细胞数列；中央大部呈空洞。

(2) 取本品粉末(20 目)5 g,加乙醇 50 ml,于水浴提取 30 min,提取液通过 10 g 氧化铝柱后,再用乙醇 20 ml 洗脱,洗脱液减压浓缩至 10 ml,加水 10 ml,用石油醚 50 ml 振摇 5 min,分取水层,加入等量正丁醇萃取 3 次,分别浓缩正丁醇及水提取液至各为 2 ml。取水提取液 1 ml,加 5%α-萘酚乙醇液 2～3 滴,摇匀后,沿试管壁缓缓加入浓硫酸 1 ml,两液交界面现紫红色环(检查糖类)。取正丁醇提取液 1 ml,加入 Godin 试剂(1%香草醛的乙醇溶液和 3%高氯酸水溶液,临用时等量混合),呈红紫色,或取间苯三酚试剂和盐酸各 1 滴,置蒸发皿中,加上述正丁醇提取液数滴,呈蓝绿色(检查环烯醚萜苷)。

(3) 薄层色谱:取(2)项正丁醇提取液作供试品液,另取梓醇标准品配成浓度为每 1 ml 含 1 mg 的对照品溶液,分别吸取供试品溶液和对照品溶液点于硅胶 G 板上,以正丁醇-乙酸乙酯-冰乙酸(10∶9∶1)展开。喷以 Godin 试剂后于 80～90 ℃烘烤 3～4 min 显色,供试品色谱在与对照品色谱相应的位置上显相同颜色的斑点。

【药理】 1. 抗溃疡作用　本品水提取物(Ⅰ)4 g/kg,在麻醉大鼠以冰醋酸造成化学损伤性胃溃疡后第一日开始灌胃给药,连续用药 7 d,第八日处死动物,以溃疡面积和溃疡容积为指标,结果表明Ⅰ能明显促进大鼠慢性胃溃疡的愈合,有抗溃疡作用[1]。

2. 镇静作用　5 g/kg 腹腔注射,给药后 10 min 小鼠自发活动开始减少,20 min 后蜷伏一处,多数闭目休息,仅个别动物略有活动,而对照组动物的活动未见减少。5 g/kg 腹腔注射尚能显著延长戊巴比妥钠的睡眠时间,表明本品有较好的镇静作用[1]。

毒性　给予 10 只大鼠Ⅰ25 g/kg 灌胃,观察 1 星期,无一死亡。小鼠腹腔注射Ⅰ的 LD_{50} 为 38.2 g/kg[1]。

【药性】 苦、甘,寒。

1.《西藏常用中草药》:"性寒,味苦。"

2.《青藏高原药物图鉴》:"苦、甘,寒。"

【功用主治】 清热解毒,降血压,调经。主治急慢性肝炎,肾炎,肺脓疡,高血压病,月经不调,乳腺癌。

1.《西藏常用中草药》:"清热解毒,平逆降压。主治急慢性肝炎,高血压病等症。"

2.《青藏高原药物图鉴》:"退烧,降血压,调经,解毒。治全身发烧,肾炎,肺病,阴道流黄黑色液物,高血压病,动脉粥样硬化,月经不调,综合性毒物中毒及心热。"

3.《中国民族药志》:"清热解毒,行血调经。用于五脏有热,血分热毒,急、慢性肝炎,月经不调。"

【用法用量】 内服:煎汤,5～10 g;或研末;或浸酒。

【选方】 治乳腺癌　兔耳草鲜根 3、4 条(6～9 g),捣烂和适量烧酒浸泡后,去渣饮酒,分 3 次 1 d 服完。同时取渣敷患处,并覆盖兔耳草叶(取叶子烧酒中浸片刻)。每日 1 次,1 星期为 1 个疗程。一般用 2～4 个疗程。(《全国中草药汇编》)

3619 活血丹 huó xuè dān
(《植物名实图考》)

【异名】 遍地香(《祝穆试效方》),地钱儿(《救荒野谱》),钹儿草(《救生苦海》),连钱草(《质问本草》),铜钱草(《慈航活人书》),九里香、半池莲、遍地金钱、金钱草(《纲目拾遗》),金钱艾(《本草求原》),马蹄草、透骨消(《植物名实图考》),透骨风、巡骨风(《分类草药性》),胡薄荷(《现代实用中药》),穿墙草(《经效实验单方》),肺风草、金钱薄荷(《福建民间草药》),江苏金钱草〔《中药通报》1959,5(1):27〕,透骨草、一串钱(《民间常用草药汇编》),大叶金钱草、野薄荷(《江西民间草药》),马蹄筋骨草、破铜钱(《四川中药志》)。

【基原】 为唇形科活血丹属植物活血丹的全草。

【原植物】 活血丹 *Glechoma longituba* (Nakai) Kupr [*G. hederacea* L. var. *longituba* Nakai]

多年生草本,高 10～30 cm,幼嫩部分被疏长柔毛。匍匐茎着地生根,茎上升,四棱形。叶对生;叶柄长为叶片的1.5 倍,被长柔毛;叶片心形或近肾形,长 1.8～2.6 cm,宽 2～3 cm,先端急尖或钝,边缘具圆齿,两面被柔毛或硬毛。轮伞花序通常 2 花;小苞片线形,被缘毛;花萼筒状,外面被长柔毛,内面略被柔毛,萼齿 5,上唇 3 齿较长,下唇 2 齿略短,顶端芒状,具缘毛;花冠蓝或紫色,下唇具深色斑点,花冠筒有长和短两型,长筒者长1.7～2.2 cm,短筒者长 1～1.4 cm,外面多少被柔毛,上唇 2 裂,裂片近肾形,下唇伸长,3 裂,中裂片最大,先端凹入;雄蕊 4,内藏,后对较长,花药 2 室;子房 4 裂,花柱略伸出,柱头 2 裂;花盘杯状,前方呈指状膨大。小坚果长圆状卵形,深褐色。花期 4～5 月,果期 5～6 月。

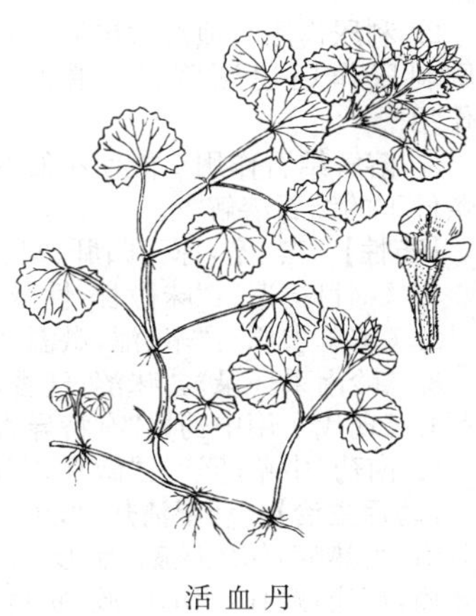

活 血 丹

生于海拔 50～2 000 m 的林缘、疏林下、草地上或溪边等阴湿处。全国各地除西藏、甘肃、青海、新疆外,均有分布。

【采收加工】 4～6 月采收全草,晒干或鲜用。

【药材】 活血丹 *Herba Glechomae Longitubae*　产于全国各地。

性状　茎呈方柱形,细而扭曲,表面黄绿色或紫红色,具纵棱及短柔毛,节上有不定根;质脆,易折断,断面常中空。叶对生,灰绿色或绿褐色,多皱缩,展平后呈肾形或近心形,边缘具圆齿;叶柄纤细。轮伞花序腋生,花冠淡蓝色或紫色,二唇形,长达 2 cm。搓之气芳香,味微苦。

鉴别　茎横切面:表皮细胞 1 列,有非腺毛及腺毛,皮层薄壁细胞约 8 列,角隅处有厚角组织;内皮层凯氏点明显。维管束外韧型,环列;韧皮部外侧有木化纤维,木质部较宽。髓部薄壁细胞较大。

粉末特征:灰绿色。非腺毛多细胞,常有一至数个细胞缢缩,另有单细胞锥状非腺毛。腺鳞头部 8 细胞。小腺毛头部单细胞;柄单细胞。叶下表皮细胞壁波状弯曲。气孔直轴式。上表皮细胞垂周壁波状弯曲,有较细密的角质纹理。螺纹、网纹导管直径 20～30 μm。

【成分】 茎叶含挥发油,主成分为左旋松樟酮(pinocamphone),左旋薄荷酮(menthone),胡薄荷酮(pulegone),α-蒎烯(α-pinene),β-蒎烯(β-pinene),柠檬烯(limonene),1,8-桉叶素(1,8-cineole),对聚伞花素(*p*-cymene),异薄荷酮(isomenthone),异松樟酮(isopinocamphone),芳樟醇(linalool),薄荷醇(menthol)及 α-松油醇(α-terpineol),欧亚活血丹呋喃(glechomafuran),欧亚活血丹内酯(glechomanolide)。此

外尚含熊果酸(ursolic acid),β-谷甾醇(β-sitosterol),棕榈酸(palmitic acid),琥珀酸(succinic acid),咖啡酸(caffeic acid),阿魏酸(ferulic acid),胆碱(choline),维生素C及水苏糖(stachyose)等[1,2]。

【药理】 1. 利胆作用 能促进肝细胞的胆汁分泌,肝胆管内胆汁增加,内压增高,胆道括约肌松弛,而使胆汁排出[1]。

2. 利尿作用 煎剂大鼠灌胃有显著利尿作用,连续应用则利尿作用逐渐降低。麻醉家兔试验也有明显利尿作用[1]。

3. 溶解结石作用 能使小便变为酸性,而使存在于碱性条件下的结石溶解[1]。

【药性】 苦、辛,凉。归肝、胆、膀胱经。

1.《纲目拾遗》:"味微甘,性微寒。"

2.《本草求原》:"辛、涩,微温。"

3.《岭南采药录》:"味涩,气香,性平。"

4.《现代实用中药》:"有特异香气。苦,寒。"

5. 南药《中草药学》:"微甘,寒;入肾、肝、胆经。"

【功用主治】 利湿清热,散瘀消肿。主治热淋石淋,湿热黄疸,暑热症,伤风咳嗽,胎咳,子肿,小儿疳积,疮痈肿痛,牙痛,痹痛,跌仆损伤,蛇咬,疥疮。

1.《百草镜》:"治跌打损伤,疟疾,产后惊风,肚痈,便毒,痔漏;擦鹅掌风;汁漱牙疼。"

2. 王安卿《采药志》:"发散头风风邪。治脑漏,白浊,热淋,玉茎肿痛。"

3.《本草求原》:"祛风湿,止骨痛。浸酒,舒筋活络,止跌打闪伤,取汁调酒更效。"

4.《植物名实图考》:"治吐血,下血。"

5.《现代实用中药》:"为强壮药,有解热,镇咳,止泻,止血,利尿之效。治小儿痫热,腹内热气,瘰疬鼠漏,研汁点暴赤眼良;以盐揉贴肿毒并风癣。"

6.《贵阳民间药草》:"治月经不调,红崩带下,解热利尿,镇咳,治肺结核。"

7.《四川中药志》1960年版:"能活血通络。治感冒咳嗽,风湿麻木,筋骨疼痛,跌打损伤,黄疸,肺痈,凝寒闪挫及涂寸耳寒(耳下腮炎)等症。"

8.《浙江民间常用草药》:"清热利湿,利尿通淋。"

【用法用量】 内服:煎汤,15~30 g;或浸酒,或捣汁,或捣烂口含。外用:捣敷或绞汁涂敷。

【宜忌】 阴疽、血虚及孕妇慎服。

《陕西中草药》:"血虚及孕妇忌用。"

【选方】 1. 利小便,治膀胱结石 连钱草、龙须草、车前草各15 g。煎服。(《浙江民间草药》)

2. 治肾炎水肿 连钱草、萹蓄草各30 g,荠菜花15 g。煎服。(《上海常用中草药》)

3. 治湿热黄疸 连钱草60 g,婆婆针75 g。水煎服。

4. 治胆囊炎,胆石症 金钱草、蒲公英各30 g,香附子15 g。煎服,每日1剂。(《浙江药用植物志》)

5. 治肺热咳嗽,肺痈 金钱草60 g,甘草30 g。用大麦煎汤浸泡1~2 h。去渣加蜂蜜15 g,当茶饮。(《吉林中草药》)

6. 治疟疾 疟发前用连钱草7叶为丸塞鼻中。(《质问本草》)

7. 治胃痛 连钱草30 g,或配五味子根9 g,水煎服;呕泛酸水者加鸡蛋壳(炒黄研粉)9 g吞服。(《浙南本草新编》)

8. 治鼻渊 透骨消、藜芦各3 g。共为细末,豆腐250 g,放砂锅内煮熟,分两次食,隔2 d食1次,食后避风寒。(《陕西草药》)

9. 治跌打损伤 连钱草(鲜)30 g,杜衡根(鲜)3 g,捣汁,水酒冲服;药渣捣烂敷患处。(《江西草药》)

10. 治痈肿 鲜连钱草、鲜马齿苋等量。煎水熏洗。(《上海常用中草药》)

11. 治疮疖,丹毒 鲜金钱草、鲜车前草各等分。捣烂绞汁,加等量白酒,擦患处。(《吉林中草药》)

12. 治湿疹 金钱草、白鲜皮各30 g,蛇床子15 g。水煎,熏洗患处。(《山东中草药手册》)

13. 治月经不调,小腹作胀 团经草(活血丹)、对叶莲各9 g,大叶艾6 g。泡酒吃。(《贵阳民间药草》)

14. 治白带 团经草15 g,杜仲9 g,木通4.5 g。煎水加白糖服。(《贵阳民间药草》)

15. 治糖尿病 连钱草(鲜)120 g,玉米根120 g,猪瘦肉90 g。水煮服汤食肉。(景德镇《草药手册》)

【临床报道】 1. 治疗腮腺炎 将连钱草洗净,加少量食盐捣烂后,敷于肿大处,不论一侧或两侧腮腺肿大,一般都两侧一起敷药,鲜品或干品疗效一样。共随访50例,全部治愈。腮腺肿大消退,体温下降平均为12 h[1]。

2. 治疗烧伤 用新鲜连钱草1把,洗净,取黄草纸包2、3层,水中浸湿后置旺火中烤熟,20~30 min取出去纸,乘热将药草揉烂取汁,盛于杯中,用消毒鸭毛蘸药汁涂搽伤面,每日搽至数十次,以保持伤面湿润为度。伤势严重的,药汁中可加入适量冰片或麝香;如创面感染化脓,须先经清洗消毒处理,然后搽药。治疗30例Ⅱ度、Ⅲ度烧伤者,其中已感染化脓者17例,伴全身症状者3例。结果:全部治愈,且无功能障碍[2]。

3620 洋虫 yáng chóng
(《药性考》)

【异名】 九龙虫(《纲目拾遗》)。

【基原】 为拟步行虫科洋虫属动物洋虫的全虫。

【原动物】 洋虫 *Martianus dermestiodes* (Chevrolata)

全体长椭圆形,长4~6 mm,宽1.5~1.9 mm。头部和前胸背板黑色,鞘翅黑棕色。上唇、触角棕褐色。胸部腹面、足及腹部腹面深棕褐色。头顶密布小刻点,着生白色短小的毛,复眼甚大,由许多圆珠状突起的小眼组成,头部小。触角着生于额之下,复眼的前方,触角上着生许多白色短毛。前胸背板矩形,密布小凹刻点和白色短毛,小盾片三角形,红棕色。两鞘翅外缘下垂内褶,后缘向下弯,内褶处有许多小刻点。每个鞘翅有8条由刻点组成的纵线,各线几乎平行。足部侧扁,腿节腹面有一纵的深沟,与胫节恰似一把铡刀状。跗节5节。胸腹板和腹板具小刻点和白色短毛。生活于粮仓内。

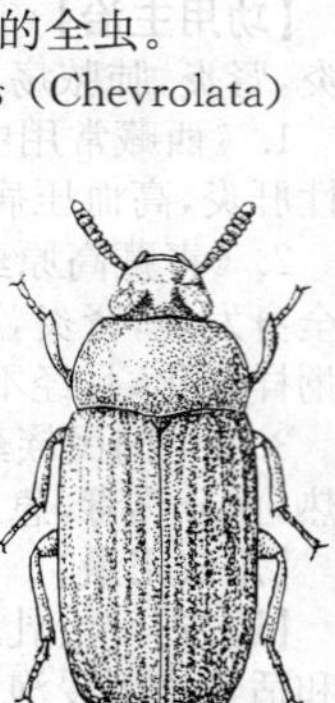

洋 虫

分布于福建、海南,江苏、浙江、广东等地均有饲养。

【养殖】 生活习性 洋虫生活周期短,卵孵化为幼虫,经蛹再羽化为成虫。成虫寿命约3个月。怕冷怕热,生活温度范围在10~40 ℃之间。喜甜食。

养殖技术 一般用木箱饲养,箱高10 cm,宽30 cm,长

50 cm。箱底钉铁丝网，网孔 2～3 mm，箱内镶铁皮或玻璃，防虫逃跑。先在箱底铺一张纸，成虫产卵产在纸上。每日要投入 1～2 次饲料。洋虫卵期短，约为 5 d。所以，每隔 5～7 d 要筛卵 1 次。筛卵时首先要将箱中的饲料和碎屑筛掉，避免箱内留有卵或幼虫。然后将卵纸一起搬到孵化箱中进行孵化。孵化箱底是木板，卵纸要分层铺放，用木条隔开，以透空气。卵上铺一层菜叶，5 d 之内即可全部孵化成幼虫。然后将卵纸全部抽出。幼虫生长发育早期（1～2 龄）可不加饲料，只放菜叶，随着幼虫的生长，逐步添加饲料。幼虫饲料配方为：玉米面 40%，麦粉 40%，花生饼粉 10%，麦麸 10%；其他如复合维生素 B 0.1%，维生素 C 0.05%，土霉素 0.03%，苯甲酸钠 0.3%。此外，还可加花生米、熟地瓜片和饼干等。

洋虫幼虫化蛹后可不必检出，待蛹羽化成虫后，上面盖一纸片，供成虫爬上，再将纸片一起移至产卵箱中饲养产卵。

【采收加工】 6～10 月捕捉。可用筛集法或甜食诱捕法。收集后用清水洗净，热水烫死，然后晒干或烘干；亦可鲜用。

【药理】 1. 抗凝血和活血作用 洋虫乙醇提取物能显著延长小鼠凝血时间，将洋虫乙醇提取物再用石油醚萃取而得到的石油醚部分也显著延长小鼠凝血时间[1]。洋虫全虫的水提液能显著降低大鼠全血高切黏度、低切黏度、血浆黏度、纤维蛋白原含量以及血细胞比容；对血沉、血沉方程 K 值、全血还原黏度、最大聚集率以及 1 min 解聚率均无明显影响[2]。

2. 清除亚硝酸盐和阻断亚硝胺合成作用 洋虫对亚硝酸钠具有清除作用，其量与清除率之间存在显著的相关关系，体外阻断二甲基亚硝胺合成实验中，洋虫量与阻断率之间也存在相关关系，体内阻断二甲基亚硝胺合成实验中，洋虫组血清丙氨酸氨基转移酶显著低于对照组[3]。

3. 延缓衰老作用 洋虫明显防止老龄鼠肝组织中丙二醛含量升高和超氧化物歧化酶活性降低[4]。

4. 护肝作用 洋虫乙醇提取液对乙醇性、CCl_4 性肝损伤有保护作用，能拮抗乙醇、CCl_4 对肝脏组织的破坏作用，抑制小鼠血清丙氨酸氨基转移酶的上升[5]。

【药性】 《纲目拾遗》："性温。"

【功用主治】 温中理气，活血止痛。主治心胃气痛，腹胀吐泻，跌打损伤，半身不遂，肢体痿痹，劳伤咳嗽，月经不调，赤白带下。

1.《药性考》："活吞数枚，止血，（治）劳怯。"

2.《纲目拾遗》："行血分，暖脾胃，和五脏，健筋骨，去湿搜风，壮阳道，治怯弱。"

3.《常见药用动物》："有活血祛瘀，温中散寒，行气止痛的功能。治胃痛，哮喘，劳嗽，吐血等症。"

【用法用量】 内服：研末或入丸剂，3～9 个。外用：捣敷。

【选方】 1. 治五劳七伤 洋虫七个，白茯苓三钱。捣烂。每日空心酒冲服，以复元为止。

2. 治劳嗽 洋虫七个，牛骨髓三钱，核桃肉三钱。共捣为丸，每丸重三钱。每日五更含化一丸。

3. 治吐血不止，喘息燥热 洋虫七个，川贝三分（研末），古墨（研浓）。陈酒冲服七次。

4. 治哮喘 洋虫九个。研末，薄荷汤送。

5. 治心疼胃痛 洋虫七个，木香为末。冲酒服。

6. 治伤食 洋虫九个。姜汤送服。

7. 治臌胀 洋虫二十四个。薄荷、陈皮汤送服。

8. 治呕吐痰水 洋虫七个。淡姜汤送服。

9. 治痢疾 洋虫七个。白痢用红糖，红痢用白糖，用陈酒冲服。

10. 治水泻不止 洋虫七个。用猪苓、白术各一钱，陈酒煎冲服。

11. 治中风不语 洋虫二十四个。薄荷、灯心汤送服。

12. 治风瘫 洋虫九个。木香汤送服。

13. 治急、慢惊风 洋虫九个。薄荷、杏仁汤送服。

14. 治小便不通 洋虫七个，灯心、车前各七根。陈酒冲服。

15. 治梦遗，白浊，血淋，白带 洋虫七个，芡实三钱（微炒，研末），白果五枚。上捣烂，用淫羊藿二钱，广皮二钱，韭子三钱同煎，加酒冲服。

16. 治疟后寒热不调 洋虫七个。未发之先，冲酒服三次。

17. 治无名肿毒 洋虫十六个。五更陈酒送服。

18. 治刀斧伤 洋虫适量。捣敷。（1～18 方出自《纲目拾遗》）

3621 洋鸭 yáng yā（《纲目拾遗》）

【异名】 西洋鸭、麝香鸭、番鸭、关鸭、旱鸭（《广西药用动物》）。

【基原】 为鸭科麝鸭属动物麝鸭的肉。

【原动物】 麝鸭 *Cairina moschata* Linnaeus

体较健壮，肉肥。头大颈短，全身呈长椭圆形。嘴黄色，基部和眼圈周围生有红色肉瘤，以雄者为发达。全身羽毛丰满，华丽且有光泽，色纯白或纯黑，间有杂彩或白色黑顶者。翼矫健，长达及尾，能飞翔。胸部平坦，宽阔。尾部瘦长。尾羽长，且向上微翘起。腿高，且与脚、蹼均呈黄色。喜生活于水滨，性驯。食蔬菜、青草及鱼、虾、田螺、蚯蚓等。

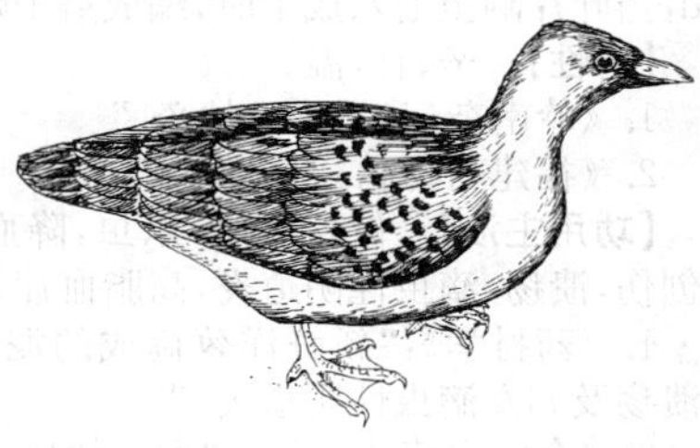

麝 鸭

原产于中美和南美。我国已有引入，现南方各省，如浙江、福建、湖南、广东、广西、台湾等地均有饲养。

【采收加工】 全年均可捕杀，除去羽毛及内脏，取肉鲜用。

【药性】 《广西药用动物》："味甘，性平。"

【功用主治】 《纲目拾遗》："助阳道，健腰膝，补命门，暖水脏。"

【用法用量】 内服：煮汁或清炖，120～240 g。

【选方】 1. 治小孩遗尿 （西洋鸭）肉适量，加油盐煮熟服。

2. 治慢性肾炎 西洋鸭 1 只（去羽毛和内脏），荷莲豆（干）100 g。共炖熟，分几次服。

3. 治瘘管（痈疽溃后，久不愈，致成瘘管，脓水常流） 纯白色西洋鸭 1 只（去羽毛和内脏），白蒺藜 120 g，香信（香菇）90 g。加水炖熟，分 2～3 次服，吃肉和汤。（1～3 方出自《广西药用动物》）

3622 # 洋葱 yáng cōng（《药材学》）

【异名】 玉葱（《植物学大辞典》），浑提葱（《云南种子植物名录》），洋葱头（北京）。

【基原】 为百合科葱属植物洋葱的鳞茎。

【原植物】 洋葱 *Allium cepa* L.

多年生草本。具强烈的香气。鳞茎大，球形或扁球形，外包赤红色皮膜。叶圆柱形，中空，长 25～50 cm，径 1～1.5 cm，中部以下最粗；绿色，有白粉。花葶高可达 1 m，圆柱形，中空；伞形花序球形，多花，密集；花梗为花被的数倍长；花被星状展开，绿白色，花被片 6，长圆形或卵状长圆形；雄蕊花丝比花被片长，约 1/5 合生并与花被贴生，内轮的基部极扩大，两侧各具 1 齿，外轮的锥形。蒴果，室背裂开，含有多数种子。种子扁形，黑色。花期 6～7 月。

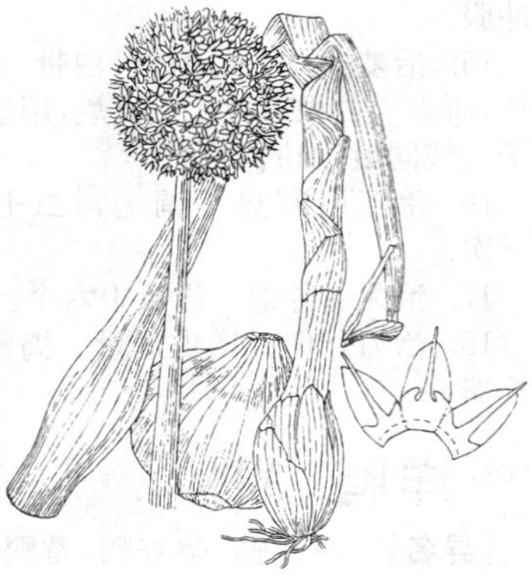

洋 葱

全国各地有栽培。

【采收加工】 当下部第一、第二片叶枯黄，鳞茎停止膨大进入休眠阶段，鳞茎外层鳞片变干时便可采收，葱头挖出后，在田间晾晒 3～4 d，当叶片晒至七八成干时，编成辫子贮藏。

【药性】 辛、甘，温。

1.《岭南杂记》："味极甘辛。"

2.《福建药物志》："辛，温。"

【功用主治】 健胃理气，杀虫，降血脂。主治食少腹胀，创伤，溃疡，滴虫性阴道炎，高脂血症。

1.《药材学》："新鲜洋葱捣成的泥剂，应用于治疗创伤、溃疡及妇女滴虫性阴道炎。"

2.《全国中草药汇编》："主治便秘。"

3.《福建药物志》："祛湿消肿。"

【用法用量】 内服：作菜生食或熟食，30～120 g。外用：捣敷或捣汁涂。

【选方】 治滴虫性阴道炎　鲜洋葱、鲜芹菜各等分。捣烂取汁，加醋适量，临睡前用带绒棉球蘸药汁塞阴道，次晨取出，连续用 1 星期。（《福建药物志》）

3623 # 洋地黄 yáng dì huáng（《中国药用植物图鉴》）

【异名】 地钟花（《中国药用植物图鉴》），洋地黄叶（《中国本草图录》）。

【基原】 为玄参科洋地黄属植物毛地黄或毛花毛地黄的叶。

【原植物】 1. 毛地黄 *Digitalis purpurea* L.　又名：紫花洋地黄（《中华人民共和国药典》1995 年版）。

多年生草本，高 60～120 cm。除花冠外，全株被灰白色短柔毛和腺毛。茎直立，单生或数条成丛。基生叶多数成莲座状；叶柄长 2～8 cm，具狭翅；叶片卵形或长椭圆形，长 5～40 cm，先端急尖或钝，基部渐狭，边缘具带短尖的圆齿，少有锯齿；茎生叶下部的与基生叶同形，向上渐小，叶柄短直至无柄而成为苞片。总状花序顶生；萼钟状，果期增大，5 裂几达基部，裂片长圆状卵形，先端钝至急尖；花冠紫红色，内面具斑点，筒状钟形，裂片短，先端被白色柔毛，上唇 2 浅裂，下唇 3 裂，中唇片较长；雄蕊 4，二强，柱头 2 裂。蒴果卵形，先端尖，密被腺毛。种子短棒状，被毛及蜂窝状细纹。花期 5～6 月。

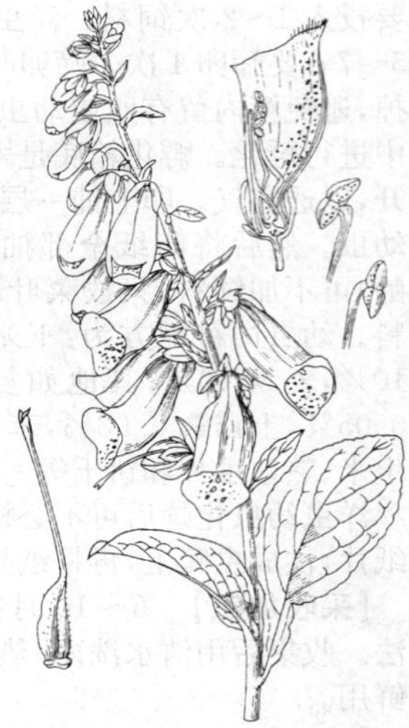

毛 地 黄

原产欧洲。北京、上海、浙江等地有引种栽培。

2. 毛花毛地黄 *D. lanata* Ehrh.　又名：狭叶洋地黄（《浙江药用植物志》）。

本种与毛地黄的区别是：叶长披针形或条状披针形，长 5～30 cm，宽约 1.5 cm，先端尖锐，基部楔形而略抱茎，全缘，基生叶边缘具不规则的锯齿，两面无毛，仅沿边缘中部以下有白色长绵毛，主脉较粗，侧脉自叶的基部伸达叶片上部，或与主脉呈锐角，向先端直走似平行脉状，无柄。花较小，长约 2 cm；花冠常为乳白色。

原产欧洲中部。北京、上海、浙江引种栽培。

【栽培】 生物学特性　喜温和气候，高温高湿不利其生长。阳光可促进植株体内有效成分的积累，故应选择阳光充足处栽培。在腐殖质较多的砂质壤土中生长较好。忌连作。北方作一年生栽培，南方可作二年生栽培。

繁殖方法　种子繁殖，育苗移栽或直播。南方采用平畦或高畦育苗，北方多采用阳畦育苗，阳畦内用腐熟的马粪作底肥，将肥料与床土充分混拌后整平，3 月上旬播种，按 6 cm的行距条播或撒播，盖蒲席保温。一般上午 10 时左右打开蒲席，下午 4 时盖席保温。在 5 月中旬幼苗长到 3～5 片叶时，按行株距 30 cm×20 cm 定植到大田，栽后浇水。直播法省工，北方于 4 月上、中旬土壤解冻后，或 11 月土壤冻结前播种；南方宜晚秋播种。可用种子直接播种，也可用 20 ℃温水催芽播种。播种时行距 30 cm，播深 1 cm 左右。

田间管理　幼苗要注意及时浇水和松土除草，以减轻病害。定植后要立即浇水，促使缓苗。第一次追肥在 6 月底至 7 月初，第二次追肥在 8 月中旬。

【采收加工】 当叶片肥厚浓绿粗糙、停止生长时，即可采收，采后在 60 ℃以下迅速干燥。

【药材】 洋地黄 *Folium Digitalis*　毛地黄主产于浙江；毛花毛地黄主产浙江。

性状　毛地黄　叶片多破碎、皱缩，完整叶片卵状披针形至宽卵形，长 10～40 cm，宽 4～11 cm；叶端钝圆，叶基渐狭成翅状叶柄，长约至 17 cm；叶缘具不规则圆钝锯齿，上表面暗绿；微有毛，叶脉下凹；下表面淡灰绿色，密被毛，羽状网脉，主脉及主要侧脉宽扁，带紫色，显著凸起，细脉末伸入叶缘每一锯齿，质脆。干时气微，湿润后具特异气味，味极苦。

毛花毛地黄　叶片常皱缩并破碎。完整叶片呈长披针形或线状披针形，无柄，长至 27 cm，宽至 1.5 cm，上表面暗绿色，下表面黄绿色，叶端渐尖，全缘；根出叶有不规则锯齿缘，基部狭缩成翅状叶柄，主脉较粗，侧脉少数，自叶基部伸达叶片上部，或自主脉呈锐角分出，直达叶端。质薄而脆，易碎，气微，味稍苦。

鉴别　粉末特征：毛地黄　黄绿色或灰绿色。上表皮细胞垂周壁略弯曲，下表皮细胞垂周壁波状弯曲。气孔不定式，以下表皮为多，副卫细胞 3～5 个。非腺毛 2～8 细胞，表面有细小疣状突起，中部常有 1～2 细胞皱缩。腺毛一种头部为 2 细胞，柄 1～2 细胞；另一种为头部单细胞，柄 1～4 细胞，头部细胞直径约 25 μm。

毛花毛地黄　暗绿色。上表皮细胞多角形，垂周壁略弯曲，稍不规则或连珠状增厚；下表皮细胞壁波状弯曲，连珠状增厚明显；断面观表皮细胞侧壁可见纵长纹孔。气孔不定式，副卫细胞 3～4 个。非腺毛 2～14 细胞，表面微有疣状突起。腺毛有两种，一种为头部 2 细胞，柄单细胞；另一种头部单细胞，柄 3～10 细胞。

【成分】 1. 毛地黄叶含强心苷，其中，由洋地黄毒苷元(digitoxigenin)衍生的苷有：紫花强心苷(purpurea glycoside) A，洋地黄毒苷(digitoxin)，洋地黄毒苷元单洋地黄毒糖苷(digitoxigenin-monodigitoxoside)，洋地黄毒苷元双洋地黄毒糖苷(digitoxigenin-bisdigitoxoside)，夹竹桃苷(odoroside) H，洋地黄普苷(digi proside)，洋地黄毒苷元-6-去氧葡萄糖苷(digitoxigenin-6-deoxyglucoside)等；由羟基洋地黄毒苷元(gitoxigenin)衍生的苷有：紫花强心苷(purpurea glycoside) B，羟基洋地黄毒苷(gitoxin)，羟基洋地黄毒苷元双洋地黄毒糖苷(gitoxigenin-bisdigitoxoside)即是芰脱林(gitorin)；芰脱苷(gitoroside，gitoside)，真地吉他林(digitalinum verum)，美丽毒毛花苷(strospeside)等；由吉他洛苷元(gitaloxigenin)衍生的苷有：吉他洛苷(gitaloxin)，葡萄糖吉他洛苷(glucogitaloxin)，吉他洛苷元单洋地黄毒糖苷(gitaloxigenin monodigitoxoside)即是毛花洋地黄毒苷(lanadoxin)，吉他洛苷元双洋地黄毒糖苷(gitaloxigenin bisdigitoxoside)，渥洛多苷(verodoxin)，葡萄糖渥洛多苷(glucoverodoxin)等。上述强心苷大多数是次级苷，属于原生苷的有：紫花强心苷 A 和 B，真地吉他林和葡萄糖吉他洛苷等[1]。还含甾体皂苷：洋地黄螺甾苷(digitonin)，芰脱皂苷(gitonin)，替告皂苷(tigonin)[2]，洋地黄孕烯三酮苷(digipronin)，紫花洋地黄孕烯酮三醇(digipurpurin)，紫花洋地黄孕烯酮苷(purpnin)，紫花洋地黄孕烯二酮苷(purpro-nin)，洋地黄酰苷(digacetinin)，洋地黄孕烯环氧二酮苷(diginin)，洋地黄富林苷(digifolein)，洋地黄他洛苷(digitalonin)[3]等；酚性苷：去鼠李糖洋丁香酚苷(desrhamnosyl acteoside)，连翘脂苷 A (forsythiaside，forsythoside A)，紫花洋地黄叶苷(purpureaside) A 和 B，3，4-二羟基苯乙醇-6-O-咖啡酰-β-D-葡萄糖苷(3，4-dihydroxyphenethylalcohol-6-O-caffeoyl-β-D-glucoside)[4]；蒽醌类：洋地黄蒽醌(digitolulein)，φ-羟基洋地黄蒽醌(φ-hydroxydigitolulein)，紫花洋地黄蒽醌(digitopurpone)，熏点霉蒽醌(phomarin)，熏点霉蒽醌-6-甲醚(6-O-methyl phomarin)，异大黄酚(isochrysophanol)[5]；黄酮类：洋地黄黄酮(digicitrin)，木犀草素(luteolin)[6]，芹菜素(apigenin)，洋毛地黄次黄酮(dinatin)，金圣草素(chrysoeriol)，尼泊尔黄酮素(nepetin)[7]等；内酯类：洋地黄内酯(digiprolactone)即是黑麦草内酯(loliolide)[8,9]。

2. 毛花毛地黄叶　含强心苷 40 余种，其中，由洋地黄毒苷元衍生的苷有：紫花强心苷 A，洋地黄毒苷元双洋地黄毒糖苷，洋地黄毒苷元单洋地黄毒糖苷，毛花强心苷(lanatoside) A，乙酰基洋地黄毒苷(acetyldigitoxin) a、b，洋地黄毒苷，洋地黄毒苷元岩藻糖葡萄糖苷(glucodigifucoside)，夹竹桃双糖苷(odorobioside) G，新夹竹桃双糖苷(neoodorobioside) G，洋地黄毒苷元葡萄糖苷(digitoxigenin-β-D-glucoside)，洋地黄毒苷元葡萄糖苷-6-去氧葡萄糖苷(digitoxigenin glucoside-6-deoxyglucoside)[1,10]，洋地黄毒苷元-6-去氧葡萄糖苷[11]，洋地黄毒苷元-3-O-β-D-洋地黄毒糖-β-D-木糖苷(digitoxigenin-3-O-β-D-digitoxosido-β-D-xyloside)，洋地黄毒苷元-3-O-β-D-双洋地黄毒糖-β-D-木糖苷(digitoxigenin-3-O-β-D-bisdigitoxosido-β-D-xyloside)[12]等；由羟基洋地黄毒苷元衍生的苷有：紫花洋地黄苷 B，羟基洋地黄毒苷，羟基洋地黄毒苷元双洋地黄毒糖苷，芰脱苷，真地吉他林，美丽毒毛旋花子苷，葡萄糖芰脱林(glucogitorin)，毛花强心苷(lanatoside) B，乙酰基羟基洋地黄毒苷(acetyl gitoxin) a 和 b，羟基洋地黄毒苷，羟基洋地黄毒苷元岩藻糖葡萄糖苷(glucogitofucoside)，芰脱林，美丽毒毛旋花子苷，真地吉他林[1,10]等；由吉他洛苷元衍生的苷有：毛花强心苷 E，乙酰基吉他洛苷(acetylgitaloxin)，吉他洛苷，吉他洛苷元单洋地黄毒糖苷，葡萄糖渥洛多苷[1,10]等；由异羟基洋地黄毒苷元(digoxigenin)衍生的苷有：毛花强心苷 C，去乙酰基毛花强心苷(desacetyllanatoside) C，α 和 β-乙酰基地毒苷(acetyldigoxin)，地毒苷(digoxin)又名地高辛，新地毒苷(neodigoxin)，异羟基洋地黄毒苷元单洋地黄毒糖苷(digoxigenin monodigitoxoside)，异羟基洋地黄毒苷元双洋地黄毒糖苷(digoxigenin-bisdigitoxoside)，异羟基洋地黄毒苷元四洋地黄毒糖苷(digoxoside)[1, 10]，异羟基洋地黄毒苷元洋地黄双糖苷(digoxigenin digilanidobioside)，葡萄糖新地毒苷(gluconeodigoxin)[12]，洋地黄苷(digilanide) A、B、C[13]，异羟基洋地黄毒苷元-3-O-β-洋地黄毒糖-β-D-葡甲基糖苷(digo-xigenin-3-O-β-digi toxosido-β-D-glucomethyloside)，异羟基洋地黄毒苷元-3-O-β-双洋地黄毒糖-β-D-葡甲基糖苷(digoxigenin-3-O-β-bisdigitoxosido-β-D-glucomethyloside)[14]，异羟基洋地黄毒苷元单洋地黄糖苷(digoxigenin monodigitaloside)[15]，异羟基洋地黄毒苷元-3-O-β-双洋地黄毒糖-β-D-2，6-二去氧葡萄糖苷(digoxigenin-3-O-β-bisdigitoxosido-β-D-2，6-dideoxyglucoside)，葡萄糖异羟基洋地黄苷元四洋地黄毒糖苷(glucodigoxoside)[16]，去甲基毛花强心苷(deslanatoside)[17]，异羟基洋地黄毒苷元-3-O-β-双洋地黄毒糖-β-D-木糖苷(digoxigenin-3-O-β-bisdigitoxosido-β-D-xyloside)[12]等；由双羟基洋地黄毒苷元(diginatigenin)衍生的苷有：毛花强心苷(lanatoside) D，去乙酰基毛花强心苷(desacetyllanatoside) D，双羟基洋地黄毒苷(diginatin)，乙酰基双羟基洋地黄毒苷(acetyldiginatin)[1,10]，双羟基洋地黄毒苷元-3-O-β-D-洋地黄糖苷(diginatigenin-3-O-β-D-digitaloside)[14]等。上述苷中属于原生苷的有：毛花洋地黄苷 A、B、C、D、E[1, 10]。还含甾体皂苷：洋地黄富林苷，毛花洋地黄富林苷(lanafolein)[18]，紫花洋地黄孕烯酮三醇苷，紫花洋地黄孕烯酮苷[19]等；黄酮类：3-去甲氧基棕鳞矢车菊苷(jaceoside)，尼泊尔黄酮素，木犀草素-7-O-β-D-吡喃葡萄糖苷(luteolin-7-O-β-D-glucopyranoside)，粗毛豚草素(hispi-dulin)[20]，5，7，4′-三羟基-6，3′-二甲氧基黄酮(5，7，4′-trihydroxy-6，3′-dimethoxyflavone)[21]，柳穿鱼素(pectolinar igenin)，去甲氧基矢车菊黄酮素(desmethoxycentaureidin)，芹菜素[22]等。

【药理】 毛地黄和狭叶洋地黄的叶含多种强心苷。临床用于治疗心力衰竭已有200多年历史。两种毛地黄叶中所含强心苷有数十种，但临床常用的只有数种，最常用的是地高辛，其次为洋地黄毒苷和去乙酰基毛花强心苷C[1]。它们的药理作用在性质上是相似的，作用的快慢和持续的时间则不同[2]。

1. 对心脏的作用　强心苷能明显加强心肌收缩性能，加强离体心乳头肌的收缩性，对体外培养的心肌细胞也能加强其搏动，这种作用是对心肌细胞的直接作用[3]。地高辛在治疗浓度(1.0～2.0 ng/ml)时，由于迷走张力增加和交感活性降低，可降低心房和房室结的自律性和最大舒张静息膜电位，对房室结也能延长有效不应期和减慢传导速度。高浓度时，可引起窦性心动过缓或停跳，及(或)延长房室传导或心传导阻滞。此外，高浓度强心苷还能加强交感神经活性并直接影响心脏自律性，导致心律失常的发生。由于细胞内钙负荷增加以及交感张力增加导致4相自发除极速率增加和迟后除极，迟后除极达到阈值即可产生可传播的动作电位。这种同时发生的自律性不均匀增加和浦肯野纤维及心室肌传导的抑制易引起心律失常并导致室性心动过速或室颤[4]。治疗量强心苷对心电图有明显影响，较早出现的是T波幅度变小，逐渐发展至平坦甚至倒置，并使ST段下降，呈鱼钩状。T波的变化是强心苷缩小各部心肌动作电位时程的差别所致。强心苷还使P-R间期延长，这反映房室传导减慢[3]。

2. 对其他器官的作用　强心苷可影响一切可兴奋的组织，包括平滑肌和中枢神经系统。胃肠道是强心苷对心脏以外最常见的作用部位。其作用有厌食、恶心、呕吐和腹泻，部分是由于对胃肠道直接作用引起，但也由于对中枢神经的作用包括刺激催吐化学感受区所致[5]。

3. 体内过程　(1) 吸收和分布　强心苷具有亲脂基团(甾核)和亲水基团(内酯环、羟基和糖)。这两种因子的平衡对强心苷吸收、代谢和排泄将起重要作用。如洋地黄毒苷脂溶性较高而地高辛则为中等[5]。前者口服吸收较为完全而恒定，吸收90%～100%；地高辛吸收较差，吸收40%～90%，平均75%，且个体差异显著[3]。在人体内洋地黄毒苷有相当程度的肝肠循环，可高达口服量的26%，消胆胺在肠腔中能与强心苷发生多价络合而中断此肝肠循环，并增加洋地黄毒苷的经肠排泄，从而有助于洋地黄毒苷中毒的治疗。消胆胺对地高辛的消除无明显影响，乃因地高辛的肝肠循环较少(约7%)[3]。地高辛与血浆蛋白的结合率为20%～40%，分布容积6.3 L/kg，洋地黄毒苷则分别大于90%和0.6 L/kg。一旦吸收入血，强心苷可广泛分布于各组织，包括中枢神经系统。地高辛在心、肾、肝的最高浓度比血浆浓度高10～50倍[5]。

(2) 代谢和排泄　在人，地高辛主要以原形经肾排泄，在肾脏病患者其清除显著减慢。与此相反，洋地黄毒苷在肝内代谢并通过胆汁排入肠内，其对心脏有活性的代谢产物(包括地高辛)及洋地黄毒苷原形可从小肠再吸收，建立起肝肠循环。地高辛在体内代谢小于20%，半衰期40 h；洋地黄毒苷在体内代谢大于80%，半衰期168 h。地高辛的有效血浆浓度为0.5～2 mg/ml，中毒血浆浓度为大于2 mg/ml；洋地黄毒苷有效血浆浓度为10～25 mg/ml，中毒血浆浓度为35 mg/ml[5]。

毒性　强心苷安全范围狭窄，据估计，一般治疗剂量约相当于60%的中毒量，故易中毒。中毒时表现有以下三方面：一是较早出现的胃肠道反应，如厌食、恶心、呕吐、腹泻。二是神经系统症状及视觉障碍，有头痛、头晕、疲倦、不适、失眠、谵妄等，还有色视障碍(黄视症或绿视症)、视觉模糊，可能与强心苷分布在视网膜中或与电解质紊乱有关。三是心脏毒性，这是强心苷中毒的危险症状，严重时可致死。临床上所见的各种心律失常几乎都可见于强心苷中毒，以室性早搏常见[3]。

【药性】 苦，温。归心经。

【功用主治】 强心，利尿。主治心力衰竭，心脏性水肿。

1.《中国药用植物图鉴》："为重要的强心剂，主要作为兴奋心室，增加心肌的收缩力，并可延缓心搏跳动。此外，并有利尿作用。"

2.《青岛中草药手册》："强心、利尿。主治心脏肥大及扩张、瓣膜伤害、代偿障碍为原因的心功能不全。脚气、萎黄病、急性热性病的心脏衰弱。由于脚气肿而引起的心脏扩张及代偿障碍，在萎缩肾及动脉硬化症时出现心脏疲劳等证。"

3.《全国中草药汇编》："强心剂，其主要作用在兴奋心肌，增加心肌收缩力，使收缩期的血液输出量大为增强，改善血液循环。对心脏性水肿患者有利尿作用。"

4. 南药《中草药学》："强心。主治充血性心力衰竭，心房颤动和心房扑动伴有心力衰竭者，阵发性心动过速(室性禁用)。"

【用法用量】 内服：粉剂，每次0.1～0.2 g，极量0.4 g。或制成片剂、注射剂用。

【宜忌】 用量的个体差异很大，必须根据患者的反应以确定剂量。

南药《中草药学》："洋地黄有蓄积性，粉、针、片剂均可能引起恶心，二联脉等中毒现象；用药期间忌用钙注射液；急性心肌炎慎用。"

3624 洋金花 yáng jīn huā (《药物图考》)

【异名】 曼陀罗花(《法华经》)，千叶蔓陀罗花，层台蔓陀罗花(《洛阳花木记》)，山茄花(《扁鹊心书》)，押不芦(《癸辛杂识》)，胡茄花(《本草原始》)，大闹杨花、(《生草药性备要》)，风茄花(《本草求原》)，佛花、天茄弥陀花(《和汉药考》)，洋大麻子花、关东大麻子花(《山东中药》)，风麻花、酒醉花(《陕西中药志》)，羊惊花、大喇叭花(《全国中草药汇编》)。

【基原】 为茄科曼陀罗属植物白曼陀罗、毛曼陀罗的花。

【原植物】 1. 白曼陀罗 *Datura metel* L.

又名：风茄儿、山茄子(《纲目》)，大颠茄(《生草药性备要》)，颠茄、闷陀罗(《广西通志》)，猪颠茄、金盘托荔枝。

一年生草本，高30～100 cm。全株近无毛。茎直立，圆柱形，基部木质化，上部呈叉状分枝，绿色，幼枝四棱形，

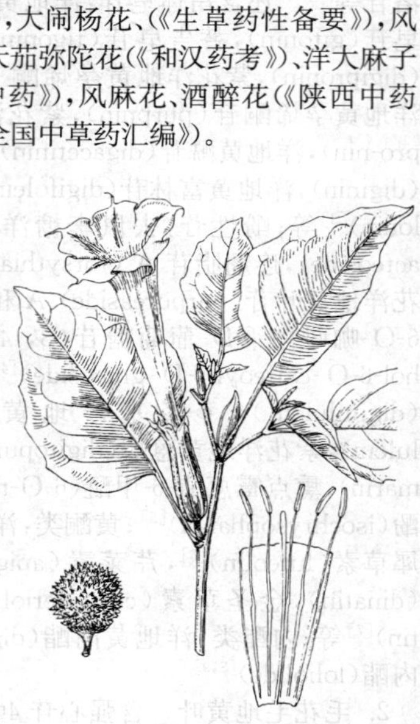
白曼陀罗

略带紫色,被短柔毛。叶互生,上部叶近对生;叶柄长2～5 cm;叶片宽卵形、长卵形或心脏形,长5～20 cm,宽4～15 cm,先端渐尖或锐尖,基部不对称,边缘具不规则短齿、或全缘而波状,叶背面脉隆起。花单生于枝杈间或叶腋;花梗长约1 cm,直立或斜伸,被白色短柔毛;花萼筒状,长4～6 cm,直径1～1.5 cm,淡黄绿色,先端5裂,裂片三角形,整齐或不整齐,先端尖,花后萼管自近基部处周裂而脱落,遗留的萼筒基部则宿存,果时增大呈盘状,直径2.5～3 cm,边缘不反折;花冠管漏斗状,长14～20 cm,檐部直径5～7 cm,下部直径渐小,向上扩大呈喇叭状,白色,具5棱,裂片5,三角形,先端长尖;雄蕊5,生于花冠管内,花药线形,扁平,基部着生;雌蕊1,子房球形,2室,疏生短刺毛,胚珠多数,花柱丝状,长11～16 cm,柱头盾形。蒴果圆球形或扁球状,直径约3 cm,外被疏短刺,熟时淡褐色,不规则4瓣裂。种子多数,扁平,略呈三角形,熟时褐色。花期3～11月,果期4～11月。

生于山坡、草地或住宅附近。分布于江苏、浙江、福建、湖北、广东、广西、四川、贵州、云南,上海、南京等地有栽培。

2. 毛曼陀罗 *D. innoxia* Mill. 又名:北洋金花、软刺曼陀罗(《中药志》),毛花曼陀罗。

一年生草本,高1～2 m。有恶臭,全株被白色细腺毛及短柔毛。茎粗壮,直立,圆柱形,基部木质化,上部多呈叉状分枝,灰绿色。叶互生或近对生;叶片广卵形,长8～20 cm,宽5～12 cm,先端急尖,基部斜心形,全缘或呈微波状,背面叶脉隆起。花大,直立或斜升,长15～20 cm,直径7～8 cm,花冠白色或淡紫色,具5棱;花萼筒部有5棱角,先端5浅裂,花后自近基部断裂,宿存部分随果实而增大并向外反折。蒴果生于下垂的果梗上,近圆形,密生柔韧针状刺并密被短柔毛,熟时先端不规则裂开。种子多数,肾形,淡褐色或黄褐色。花期5～9月,果期6～10月。

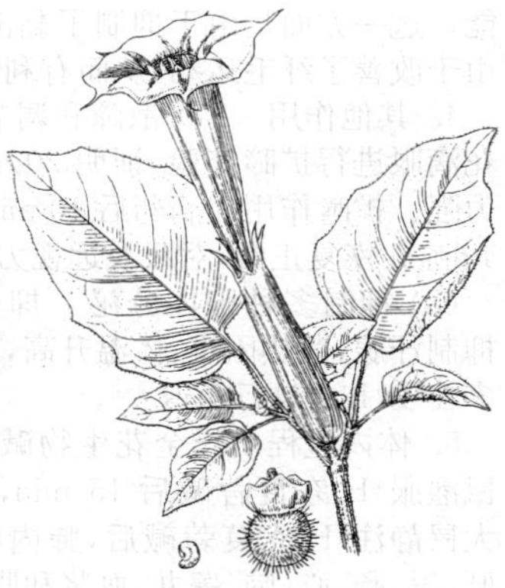

毛曼陀罗

原为栽培种,现村边路旁砂质地上也见有野生。分布于河北、辽宁、江苏、浙江、河南。

以上植物的果实或种子(曼陀罗子)、叶(曼陀罗叶)、根(曼陀罗根)亦供药用,另设专条。

【栽培】 生物学特性 喜温暖湿润、阳光充足的气候,气温5 ℃左右种子开始发芽;气温低于2～3 ℃时,植株死亡。以向阳、土层疏松肥沃、排水良好的砂质壤土栽培为宜。忌连作。前作不宜选茄科植物。

繁殖方法 种子繁殖,直播或育苗移栽。直播:在3月下旬至4月中旬进行,行株距43 cm×33 cm,每穴播种6～7颗。育苗移栽:在套种、间种田中或前作还未成熟时,为了经济利用土地,可在3月播种育苗,5～6月上旬幼苗有4～6片真叶时移栽。

田间管理 苗高10～12 cm时匀苗、补苗,每穴留壮苗1～2株,结合中耕除草、施人畜粪水1次。苗高33 cm时,再中耕除草、追肥1次,并培土以防倒伏。追肥前期以氮肥为主,后期施氮肥配合磷钾肥,做到前轻后重,有利总生物碱含量增加。留种应选主干的第一个分枝所结的果实取出种子,用水洗净晒干。

病虫害防治 病害有黑斑病,可清洁田园,烧毁残株,发病初喷50%退菌特1 000倍液。虫害有烟青虫,可在幼虫初孵期或幼龄期用90%晶体敌百虫1 000倍液喷杀。还有桃蚜、二十八星瓢虫等为害。

【采收加工】 在7月下旬至8月下旬盛花期,于下午4～5时采摘花冠伸长且露白的花朵,晒干;遇雨可用50～60 ℃烘4～6小时即干。

【药材】 洋金花 *Flos Daturae* 主产于江苏、广东、海南。

性状 本品多皱缩成条状,完整者长9～15 cm。花萼呈筒状,长为花冠的2/5,灰绿色或灰黄色,先端5裂,基部具纵脉纹5条,表面微有茸毛;花冠呈喇叭状,淡黄色或黄棕色,先端5浅裂,裂片有短尖,短尖下有明显的纵脉纹3条,两裂片之间微凹;雄蕊5,花丝贴生于花冠筒内,长为花冠的3/4;雌蕊1,柱头棒状。烘干品质柔韧,气特异;晒干品质脆,气微,味微苦。

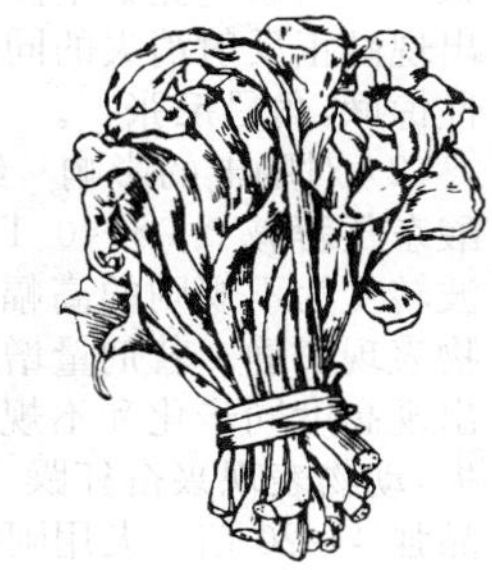

洋金花
(白曼陀罗花)外形

鉴别 (1) 粉末特征:灰棕色。花粉粒类球形或扁球形,3孔沟不甚明显,表面有自二极放射的细条状纹饰。腺毛2种,短腺毛头部2～6细胞,柄部1～2(～3)细胞;长腺毛头部单细胞,柄部2～6细胞。非腺毛1～5细胞,稀有10细胞以上,壁具疣状突起,有的非腺毛中间细胞皱缩。花冠表皮有气孔,不定式,副卫细胞3～8个。草酸钙砂晶、方晶及簇晶,多存在于花冠及花冠基部薄壁细胞中。此外,有黄棕色条块、花粉囊内壁细胞及螺纹、环纹导管。

(2) 本品乙醇浸出液浓缩至稠膏状,用1%盐酸溶解,滤过。滤液加浓氨试液使成碱性,用乙醚提取,提取液在水浴上蒸干,加4滴发烟硝酸,再蒸发至干,残渣显浅黄色,加新配的氢氧化钾无水乙醇饱和溶液数滴,即显紫堇色,后为棕红色(检查生物碱)。

(3) 薄层色谱:取本品粉末1 g,加浓氨试液1 ml,混匀,再加氯仿25 ml,摇匀,放置过夜,滤过,滤液蒸干,残渣加氯仿1 ml使溶解,作为供试品溶液。另取硫酸阿托品与氢溴酸东莨菪碱对照品,加甲醇制成每1 ml各含4 mg的混合溶液,作为对照品溶液。吸取上述两种溶液各10 μl,分别点于同一硅胶G薄层板上,以醋酸乙酯-甲醇-浓氨试液(17∶2∶1)为展开剂,展开,取出,晾干,喷以稀碘化铋钾试液。供试品色谱中,在与对照品色谱相应的位置上,显相同颜色的斑点。

品质标志 《中华人民共和国药典》2005年版规定:照高效液相色谱法测定,本品(白曼陀罗花)含生物碱以东莨菪碱($C_{17}H_{21}NO_4$)计不得少于0.15%。

【成分】 1. 白曼陀罗 花含莨菪烷型生物碱0.12%～0.82%,其中天仙子碱(hyoscine)就是东莨菪碱(scopolamine)为0.11%～0.15%,天仙子胺(hyoscyamine)又名莨菪碱为0.01%～0.37%[1,2]。还含阿托品(atropine)[3]。

2. 毛曼陀罗 花含生物碱0.19%～0.53%,其中东莨菪碱为 0.17%～0.53%，莨菪碱为 0.01%～0.49%[1, 2]。还含阿托品[3]，酪胺（tyramine），阿扑东莨菪碱（aposcopolamine）即是阿扑天仙子碱（apohyoscine）[4]。

【药理】 1. 对中枢神经系统的作用 （1）对行为的影响 兔侧脑室注射东莨菪碱 6 mg/kg，可出现闭眼，侧卧、翻正反射消失，约经 40 min 恢复，但活动仍较少[1]。腹腔注射小剂量东莨菪碱（0.1～0.2 mg/kg）使小鼠自主活动减少，大剂量（2～40 mg/kg）使活动增加。若小鼠腹腔注射东莨菪碱 4 mg/kg，能增强中枢兴奋药（苯丙胺、去氧麻黄碱、咖啡因等）引起的活动增加，并能对抗利血平及氯丙嗪引起的活动减少，表现中枢兴奋作用[2]。阿托品与东莨菪碱不同，人应用大剂量阿托品时，出现以兴奋为主的精神症状[3]。给家兔侧脑室注射阿托品（1.0～6.0 mg/kg）后，于出现翻正反射消失的同时，发生阵发性强烈抽搐，甚至强直性惊厥，角弓反张[1]。

（2）对脑电的影响 给埋藏电极的清醒猫腹腔注射氢溴酸东莨菪碱 0.05～0.1 mg/kg，5 min 后，脑电图由低幅快波转变为不规则的高幅慢波。但此时惊醒反应仍存在，动物表现安静。若剂量增至 0.25～0.5 mg/kg 时，脑电活动出现高度同步化和不规则高幅慢波，而且脑惊醒反应亦消失，动物表现兴奋狂躁[4]。东莨菪碱对脑电的作用比阿托品强 4～20 倍。犬用阿托品后，发生脑电和行为的分离，即脑电出现类似睡眠波，而行为则表现兴奋性活动。东莨菪碱对皮层活动和行为的影响则是一致的。将阿托品直接用于大脑皮层局部可发生痫样放电[5]。

（3）对痛觉的影响 用钾离子透入法刺激兔耳测痛，不同途径给予东莨菪碱（腹腔、静脉注射 4 mg/kg，脑室注射 5 μg/只），或小鼠热板法测痛，腹腔注射东莨菪碱 1.25 mg/kg，都能显著提高痛阈，具有一定强度的镇痛作用，并能加强哌替定的镇痛作用，对抗去甲肾上腺素侧脑室注射引起的痛阈降低和哌替定镇痛作用的减弱[6]。小鼠腹腔注射洋金花总碱 0.2 mg/只，15 min 后，对辐射热的痛阈可提高 54.7%[7]。洋金花能明显阻止连续应用吗啡出现的镇痛作用耐受性的发展，恢复小鼠对吗啡镇痛作用的敏感性。说明洋金花对阿片类物质成瘾可能具有较好的治疗作用[8]。

（4）与神经递质的相互影响 大鼠腹腔注射东莨菪碱 0.63 mg/kg，脑中乙酰胆碱含量可减少 31%，作用在给药后 60 min 为最强，于 120 min 时恢复正常[9, 10]。说明非侧脑室给药仍能促进脑内乙酰胆碱的释放，而使脑组织中乙酰胆碱含量下降[11]。兔脑室注射对氯丙氨酸（PCPA）5 mg/只，能延长侧脑室注射东莨菪碱 2～3 mg/kg 引起的麻醉，但脑室注射 5-HT 250 mg/只，静注优降宁 50 mg/kg 均显著缩短其麻醉时间；而脑室内注射去甲肾上腺素 200 μg/只，对东莨菪碱的麻醉时间无明显影响[12]。对延髓和脊髓有不同程度的兴奋作用，特别是对延髓的呼吸中枢，兴奋作用较明显[13]。为此，东莨菪碱可提高清醒犬的呼吸频率，从而抵消冬眠药物（哌替定和氯丙嗪）减慢呼吸的作用[14]。

2. 对循环系统的作用 （1）对心脏的作用 洋金花生物碱在小剂量时兴奋迷走中枢使心率减慢，剂量较大时，则阻滞心脏 M 胆碱受体，使心率加快。东莨菪碱能解除迷走神经对心脏的抑制，使交感神经作用占优势，故心率加快，其加速的程度随迷走神经对心脏控制的强弱而不同。在迷走神经控制最强的青壮年作用明显，但对老年人的心率无明显影响[13, 15～18]。阿托品有类似作用，而且更强[19]。正常兔和麻醉犬静注阿托品 2～4 mg/kg 或东莨菪碱 4 mg/kg后，可拮抗肾上腺素或去甲肾上腺素 50 μg/kg 所诱发的心律紊乱（房性或室性期前收缩，室性心动过速等），但不能拮抗它们引起的心率加快[20, 21]。较高浓度的莨菪类药物具有抗心律失常作用和非特异性的钙通道阻滞作用[22]。

（2）对血管的作用 离体兔耳血管灌流表明，20 mg 的东莨菪碱可以拮抗去甲肾上腺素 20 μg/0.1 ml 引起的血管收缩作用，阿托品的血管解痉作用比东莨菪碱强[20]。当甘油致家兔急性肾功能衰竭（ARF）在严重缺血时期，东莨菪碱却有解除血管痉挛，改善微循环，增加肾血流量的作用。同时预防组血浆内血管紧张素Ⅱ含量明显比对照组减少，故认为该药可能抑制血管紧张素Ⅱ的产生[23]。

（3）对微循环的影响 洋金花生物碱有改善微循环的作用，东莨菪碱能改善失血性犬的微循环[24～26]。洋金花注射液可拮抗肾上腺素或去甲肾上腺素引起的微血管收缩，能改善大鼠气管微循环，并可延长动物存活期[27]。

3. 对呼吸系统的影响 东莨菪碱能兴奋呼吸中枢，使呼吸加快，并能对抗冬眠药物的呼吸抑制[28]。洋金花生物碱具有抑制呼吸道腺体分泌，松弛支气管平滑肌的作用。这是药物作用于效应细胞的 M 胆碱受体、阻滞乙酰胆碱作用的结果。洋金花能加强正常动物和模型动物的“排痰”功能。这一方面是由于抑制了黏液的过度分泌，另一方面是由于改善了纤毛运动，从而有利于痰的排除[13]。

4. 其他作用 （1）散瞳和调节麻痹 用 5%～50%洋金花滴眼进行扩瞳实验，证明 20%洋金花比 1%阿托品扩瞳力强。扩瞳作用在滴药后 10 min 开始最大，持续 4 h，3～4 d瞳孔恢复正常，对眼及远视力无影响[29]。

（2）抑制多种腺体分泌 抑制唾液腺分泌，故感口干。抑制汗腺，散热困难，体温升高，尤以夏天明显，体温升高大多在 48 h 内自行消退[30]。

5. 体内过程 洋金花生物碱能迅速从消化道吸收。大鼠灌服 ^{3}H-东莨菪碱后 15 min，即能从血浆中测得药物。大鼠静注 ^{3}H-东莨菪碱后，肺内浓度最高，肾次之，其次是肝、胃、肠、心、脑、睾丸、血浆和脂肪，静注后 30 min 内药物浓度平均为血浆浓度的 3 倍。在脑内以纹状体、大脑皮层、海马回的药物浓度较高，膈区次之，而间脑、低位脑干及小脑浓度较低。^{3}H-东莨菪碱的药代动力学符合二室模型。大鼠静注东莨菪碱后 48 h 内，从尿中排出的总放射性为给药剂量的 62%，其中原形药为 12%，绝大部分在给药后 8 h 内排出，尤以第一小时排出最多，约占总排出量的一半。静注 1 h 内无论尿、粪或胆汁中排出的原形药仅占排出总放射量的 1/4～1/5，说明 ^{3}H-东莨菪碱在体内大部分迅速被代谢。离体组织温孵实验结果表明，肝脏是大鼠代谢东莨菪碱的主要脏器，代谢活性很高。东莨菪碱的代谢有较大的种属差异和个体差异，兔代谢能力最强，猫较弱，犬最差[31]。

毒性 洋金花注射液小鼠静注的 LD_{50} 为 8.2 mg/kg[32]。经洋金花总碱处理的体外细胞，或者治疗的患者姐妹染色单体互换率（SCE）均有非常显著的增加，洋金花总碱还能使小鼠骨髓多染红细胞微核率增加非常显著，表明洋金花总碱能诱发染色体严重损伤[33]。

【炮制】 1. 洋金花 取原药材，除去杂质及梗，筛去灰屑。

2. 制洋金花 取姜汁和酒拌匀，喷入切碎的洋金花内，待其吸收，倒入 100 ℃热锅内，用文火炒至微焦。每洋金花 100 kg，用生姜、白酒各 12 kg。

饮片性状　洋金花参见"药材"项。制洋金花形如洋金花，略具酒香气。

贮干燥容器内，制洋金花密闭，置通风阴凉干燥处，防霉，防蛀。

【药性】　辛，温，有毒。归肺、肝经。

1.《履巉岩本草》："性温，有毒。"

2.《纲目》："辛，温。"

3.《生草药性备要》："味甘。"

4. 张秉成《本草便读》："大毒。入肺。"

【功用主治】　平喘止咳，止痛，解痉。主治哮喘咳嗽，脘腹冷痛，风湿痹痛，肌肉疼痛，麻木，癫痫，惊风；外科麻醉。

1.《履巉岩本草》："治寒湿脚，面上破，生疮，晒干为末，用少许贴患处。"

2.《纲目》："主治诸风及寒湿脚气，煎汤洗之。又主惊痫及脱肛，并入麻药。"

3.《生草药性备要》："少服止痛，通关利窍，去头风。"

4.《萃金裘本草述录》："主惊痫，阳厥气逆，多怒而狂。"

5. 张秉成《本草便读》："止疮疡疼痛，宣痹着寒哮。"

6.《内蒙古中草药》："定喘，止咳，祛风，止痛。主治关节痛，哮喘，咳嗽，胃肠痉挛，神经性偏头痛，蛇咬伤，跌打损伤。"

7.《全国中草药汇编》："主治支气管哮喘，慢性喘息性支气管炎，胃痛，牙痛，风湿痛，损伤疼痛，手术麻醉。"

【用法用量】　内服：煎汤，0.3～0.5 g，宜入丸、散用。如作卷烟分次燃吸，每日量不超过 1.5 g。外用：煎水洗；或研末调敷。

【宜忌】　内服宜慎。外感及痰热喘咳、青光眼、高血压病、心脏病及肝肾功能不全者和孕妇禁用。本品有毒，用量过大易致中毒，出现口干、皮肤潮红、瞳孔散大、心动过速、眩晕头痛、烦躁、谵语、幻觉、甚至昏迷，最后可因呼吸麻痹而死亡。

《生草药性备要》："食能杀人，迷闷人。"

【选方】　1. 治哮喘　曼陀罗花五两，火硝一钱，川贝一两，法夏八钱，泽兰六钱，冬花五钱。上共研细末，用老姜一斤，捣烂取汁，将药末合匀，以有盖茶盅一只盛贮封固，隔水蒸 1 h 久，取出，以熟烟丝十两和匀，放通风处，吹至七、八成干（不可过于干燥，恐其易碎）时，贮于香烟罐中备用。每日以旱烟筒或水烟袋，如寻常吸烟法吸之。（《外科十三方考》立止哮喘烟）

2. 治慢性气管炎　曼陀罗花 0.1 g，金银花、远志、甘草各 0.5 g（每丸含量）。共研细末，加适量蜂蜜制成蜜丸。每次服 1 丸，每日 2 次，连服 30 d。（《全国中草药汇编》）

3. 治溃疡病　洋金花一个花（0.4～0.5 g），甘草粉 9 g，炒白芍 21 g，陈皮 12 g，煅瓦楞 15 g，白及 9 g，贝母 9 g。水煎浓缩至 100 ml，每次服 50 ml，每日 2 次，30～40d 为 1 个疗程。〔《中西医结合杂志》1982，(1)：41〕

4. 治风湿关节痛　曼陀罗花 30 g，白酒 500 g。将花放酒内泡半个月，每次饮半小酒盅（约 5 ml），每日 2 次。（《内蒙古中草药》）

5. 治患者难忍艾火灸痛，服此即昏睡不痛，亦不伤人　山茄花（八月收）、火麻花（八月收，"一说七月收"）。阴干，共研末。每服三钱，小儿只一钱，茶酒任下。一服后即昏睡，可灸五十壮，醒后再服再灸。（《扁鹊心书》睡圣散）

6. 治骨折疼痛，关节疼痛　曼陀罗全草晒干，研末，每服 0.03 g。（《全国中草药汇编》）

7. 治小儿慢惊　曼陀罗花七朵（重一字），天麻二钱半，全蝎（炒）十枚，天南星（炮）、丹砂、乳香各二钱半。为末。每服半钱，薄荷汤调下。（《御药院方》）

8. 治阳厥气逆多怒而狂　朱砂（水飞）半两，曼陀罗花二钱半。上为细末。每服二钱，温酒调下，若醉便卧，勿令惊觉。（《证治准绳》祛风一醉散）

9. 治面上生疮　曼陀罗花，晒干研末，少许贴之。（《卫生易简方》）

10. 治化脓性骨髓炎　洋金花研粉，加适量面粉糊拌匀，制成 2 mm 大药线，高压消毒备用。用时先清洁患处，然后将药线插入瘘管内，盖上纱布，每 2～3 d 换药 1 次。（《广西本草选编》）

【临床报道】　1. 治疗慢性气管炎　用洋金花 15 g，研成极细末，倒入装有纯 60 度粮食白酒 500 ml 之瓶中摇匀，密封存放 7 d 后，每日服酊剂 3 次，每次服 1～2 ml，最大量不得超过 2 ml，服 1 个疗程（500 ml 药液）后不愈者，可按上法继续服用。共治疗慢支 100 例，治愈 33 例，有效 55 例，无效 12 例，总有效率 88%[1]。

2. 治疗强直性脊椎炎　取洋金花注射液（每支 2 ml，每 1 ml含生药相当于东莨菪碱量 0.5 mg）或洋金花酊剂（每 10 ml 含生药相当于东莨菪碱量 0.5 mg）于每晚睡前肌内注射或口服酊剂 1 次。成人注射液量每次从 0.5～1 ml（酊剂量 5～10 ml）开始，以后每 3～5 d 增加药量，待递增至每日注射液 6～7 ml（酊剂量 55～60 ml）时，即为每日常用剂量。一般以 3 个月为 1 个疗程，共治疗患者 34 例，显效 21 例，有效 10 例，无效 3 例。与西药对照组比较，近期疗效无显著性差异，但远期复发率，西药综合治疗组高达 76.5%，而洋金花治疗组 31 例，却无一例复发，有显著性差异[2]。

3. 治疗跟骨骨质增生　用干洋金花全草 100 g（或鲜洋金花全草 250 g）水煎烧开 20 min，先熏后洗患足，每日 1 次，15 d 为 1 个疗程。1 个疗程不愈者，可休息 5 d，进行第二个疗程治疗，直至症状消失为止。治疗 21 例，结果：治疗 3 个疗程后，14 人达到临床治愈，好转 7 人。未发现毒副作用。随访 3～5 年无复发[3]。

4. 治疗急性软组织损伤　药物制作及用法：干洋金花 50 g，50 度白酒 500 ml（50%乙醇亦可），放入玻璃瓶内盖严，浸泡 3 星期后即可使用。用棉花或纱布蘸药适量，反复擦摩患处，每次 15 min，每日 2 次。3 d 为 1 个疗程。严禁内服。观察 125 例，结果：1 个疗程痊愈 25 例，2 个疗程痊愈 65 例，3 个疗程痊愈 21 例，4 个疗程痊愈 14 例，治愈率为 100%[4]。

5. 用于眼科检查　取 0.5%的洋金花溶液滴眼，每眼滴 3 次，每隔 10 min 1 次，滴完最后 1 次后 30 min，作视网膜检影验光和眼底检查，同时与 2%后马托品溶液散瞳验光作比较，各观察 400 例 800 只眼，结果用 0.5%洋金花溶液滴眼散瞳验光，每眼平均的屈光度稍高于用 2%后马托品溶液散瞳验光的屈光度，故验光的正确性亦较高，但对瞳孔散大和调节麻痹的恢复需 1 星期左右，较 2%后马托品溶液滴眼恢复为迟[5]。

3625 洋蓍草 yáng shī cǎo（《中国药用植物图鉴》）

【异名】　一支蒿、一苗蒿、锯草、蜈蚣蒿（《陕西中草药》）。

【基原】 为菊科蓍属植物蓍的全草。

【原植物】 蓍 *Achillea millefolium* L. 又名：千叶蓍、欧蓍(《东北植物检索表》)。

多年生草本，高 40～100 cm。有匍匐根茎。茎直立，有细条纹，通常生白色长柔毛，中部以上叶腋常有缩短的不育枝。叶互生；无柄；叶片长圆状披针形或近条形，长 5～7 cm，宽 1～1.5 cm，二至三回羽状全裂，裂片多数，细小，先端尖。头状花序多数，密集成复伞房状；总苞倒卵形，疏生柔毛；总苞片 3 层，覆瓦状排列，椭圆形或宽圆形，背中间绿色，边缘膜质；各头状花序有边花 5 朵，舌片近圆形，白色、粉红色或淡紫红色，先端 2～3 齿；盘花两性，管状，黄色，5 齿裂，外面有腺点。瘦果宽卵圆形，淡绿色，有淡色边肋，无冠毛。花、果期 7～9 月。

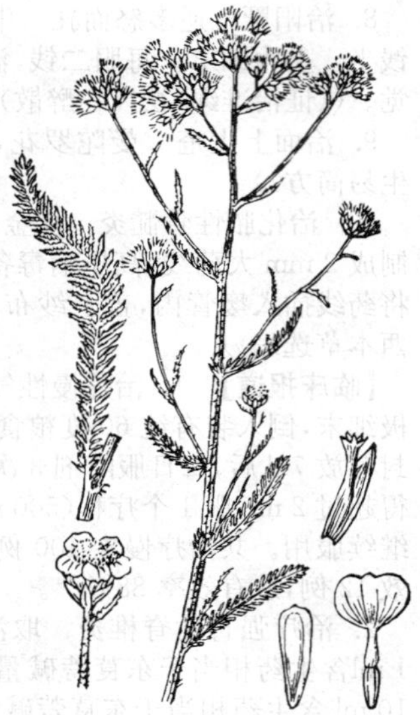
蓍

生于湿草地、荒地及铁路沿线一带。分布于东北及内蒙古、新疆等地。各地庭院多有栽培。

【采收加工】 7～10 月采收，鲜用或切段晒干。

【成分】 全草含愈创木内酯类成分：α-过氧千叶蓍酯(α-peroxyachifolid)，β-过氧异千叶蓍酯(β-peroxyisoachifolid)，10-异戊酰基脱乙酰基异凹陷蓍萜(10-isovaleryldesacetylisoapressin)，10-当归酰基脱乙酰基异凹陷蓍萜(10-angeloyldesacetylisoapressin)，异凹陷蓍萜(isoapressin)，8-巴豆酰基脱乙酰基早蒙它宁(8-tigloyldesacetylzomontanin)[1]。倍半萜内酯成分：8-乙酰氧基洋艾内酯(8-acetoxyartabsine)，8-当归酰氧基洋艾内酯(8-angeloxyartabsine)，2，3-二氢去乙酰氧基母菊内酯(2，3-dihydrodeacetoxymatricin)[2]。蒿属种萜(artecanin)，墨西哥蒿素(estafiatin)，巴尔喀蒿烯内酯(balchanolide)[3]，千叶蓍内酯(millefin)，去乙酰基母菊内酯酮(deacetylmatricarine)[4]；甾醇类成分：β-谷甾醇(β-sitosterol)，胆甾醇(cholesterol)；三萜类成分：蒲公英甾醇(taraxasterol)，伪蒲公英甾醇(pseudotaraxasterol)，α 和 β-香树脂醇(amyrin)[5]，以及 N-(α-甲基丙基)-(E，E)-2，4-癸二烯酰胺〔N-(α-methylpropyl)-(E，E)-2，4-decadienamide〕[6]；黄酮类成分：芹菜素(apigenin)，木犀草素(luteolin)，木犀草素-7-O-β-D-吡喃葡萄糖苷(luteolin-7-O-β-D-glucopyranoside)，大波斯菊苷(cosmosiin)[7]，芸香苷(rutin)[8]。挥发油的主要成分有驱蛔素(ascaridole)(47.2%)，1，8-桉叶素(1，8-cineole)(10.5%)，对聚伞花素(*p*-cymene)(7.4%)，α-松油烯(α-terpinene)(7.0%)和樟脑(camphor)(8.1%)[9]，还含蓍酸(achimilic aid)[10]。

地上部分含倍半萜内酯：8-乙酰基埃格尔内酯(8-acetylegelolide)，8-当归酰基埃格尔内酯(8-angeloylegelolide)，去乙酰基母菊内酯酮[11]，蓍草薁内酯(achillicin)[12]，环氧千叶蓍内酯(achillifolin)，二氢小白菊内酯(dihydroparthenolide)，二氢瑞诺木烯内酯(dihydroreynosin)；黄酮类成分：蒿黄素(artemetin)，6-羟基木犀草素-6，7，3′，4′-四甲基醚(6-hydroxyluteolin-6，7，3′，4′-tetramethyl ether)，尼泊尔黄酮素(nepetin)，中国蓟醇(cirsilneol)，3′-去甲中国蓟醇(cirsiliol)，三裂尾草素 salvigenin)，粗毛豚草素(hispidulin)，芹菜素，木犀草素；三萜类成分：α-香树酯醇乙酸酯(α-amyrin acetate)，β-谷甾醇(β-sitosterol)，谷甾醇-3β-葡萄糖苷(sitosteyl-3β-glucoside)，香草酸(vanillic acid)[13]。

地下部分生物碱：含[E. E. E]-2，4，6-癸三烯酸去二氢哌啶〔[E. E. E]-2，4，6-decatrienoic acid piperideide〕，[E. E. Z. Z]-2，4，6，8-癸四烯酸去二氢哌啶〔[E. E. Z. Z]-2，4，6，8-decatetraenoic acid piperideide〕，[E. E. E. Z]-2，4，6，8-癸四烯酸去二氢哌啶〔[E. E. E. Z]-2，4，6，8-decatetraenoic acid piperideide〕，[E. E]-2，4-癸二烯酸-对羟基苯乙基酰胺〔[E. E]-2，4-decadienoic acid-p-hydroxyphenethylamide〕，[E. E]-2，4-癸二烯酸-对甲氧基苯乙基酰胺〔[E. E]-2，4-decadienoic acid-*p*-methoxyphenethylamide〕等[14]。

花中含愈创木酯类成分：异千叶蓍酯二烯(isoachifolidiene)[15]，α-过氧千叶蓍内酯，β-过氧异千叶蓍酯(β-peroxyisoachifolid)[16]。黄酮类成分：蒿黄素，紫花牡荆素(casticin)，5-羟基-3，6，7，4′-四甲氧基黄酮(5-hydroxy-3，6，7，4′-tetramethoxyflavone)[17]。花和叶中还含芹菜素及木犀草素-7-葡萄糖苷和木犀草素-7-丙二酰葡萄糖苷(luteolin-7-malonyl glucoside)[18]。挥发油含兰香油烯(chamazulene)[19]。

【药理】 1. 止血作用 浸剂内服可治肠、痔出血，亦可外用治鼻、牙或外伤出血。止血作用可能是由于血小板数目的增加及出血时间的缩短[1]。在犬急性试验中，10%浸剂 2 ml/kg 可增强溴化钠的凝血作用，使凝血时间缩短。再钙化时间、肝素的耐受力实验及凝血质活力亦有相应改变，但作用较弱[2]。洋蓍碱能缩短兔的凝血时间，持续 45 min，无明显毒性[3]。它还能增加子宫肌的收缩，故可用于子宫出血[1]。

2. 抗炎作用 干燥花头的水提物有抗炎作用(小鼠下肢浮肿法)，其有效成分可能是蛋白-碳水化物复合体，能溶于水，毒性很低[4]。

3. 其他作用 干燥全草含生物碱，有降低血压作用[5]，并有微弱的退热作用[6]。洋蓍草中分离出的蓍酸混合物有抗肿瘤作用，其中的一种以 2 mg/kg 腹腔注射，可使移植 P_{388} 淋巴细胞瘤的小鼠生存时间延长 30%[7]。

【药性】 《陕西中草药》："味甘、苦、辛，性寒，有小毒。"

【功用主治】 祛风，活血，止痛，解毒。主治风湿痹痛，跌打损伤，血瘀痛经，痈肿疮毒，痔疮出血。

1.《陕西中草药》："清热解毒，凉血消肿，止痛，调经。主治蛇、犬咬伤，疮疖痈肿，名肿毒，跌打损伤，月经不调，阴虚骨蒸。"

2.《新疆中草药》："散瘀，祛风，止血。"

【用法用量】 内服：煎汤，5～10 g；或浸酒。外用：煎水洗；或捣敷。

【宜忌】《陕西中草药》："孕妇慎用。"

【选方】 1. 治跌打损伤，疔疮肿毒 千叶蓍 15 g，土当归 9 g。水煎服。并取千叶蓍适量，煎水熏洗患部。

2. 治风湿疼痛 千叶蓍、骆驼蓬等分。煎水熏洗患处。

3. 治痔疮出血，痛经，外伤出血 千叶蓍 9 g，紫参 6 g。水煎服。(1～3 方出自《新疆中草药》)

3626 突厥雀 tū jué què（《本草拾遗》）

【异名】 鹨鸠、寇雉(《尔雅》),沙鸡(《尔雅义疏》)。

【基原】 为沙鸡科沙鸡属动物毛腿沙鸡的肉。

【原动物】 毛腿沙鸡 *Syrrhaptes paradoxus* (Pallas)

雄鸟体长约 40 cm。嘴蓝灰色。虹膜暗褐。头顶前部、眉纹及头侧纯黄色;头顶后部及后颈棕灰;颈侧灰色;喉和后颈基处两侧的块斑均锈红色。上体砂棕色,满杂以黑色横斑;肩羽与背羽相同,但其先端在黑斑间还杂以栗灰色斑。尾上覆羽的杂斑在羽端处沾蓝灰色。两翅的覆羽和三级飞羽均砂棕色;三级飞羽杂以蓝灰以至黑色的不规则状斑纹;中覆羽先端缀以黑色圆斑;大覆羽外硼先端深栗色,前后各羽相骈,形成一条栗带;初级飞羽大都为蓝灰色,第一枚特尖长,末端呈丝状。尾大都呈砂棕色,具灰和黑色斑纹,中央尾羽特别延长甚细尖而呈蓝灰色;羽干黑褐色;外侧尾羽羽端缀白。胸灰棕色;下胸贯以一道淡棕色带,其中杂以数条黑色细斑;腹淡砂棕色,中央具一大形黑块;覆腿羽和尾下覆羽白色;较长的尾下覆羽具一条暗灰羽干纹;腋羽白而缀以黑端。脚仅三趾,上被羽毛;爪黑色。雌鸟羽色相似,但头、颈和背部白色。

常在开阔地带结群觅食,主食植物种子。繁殖于内蒙古、甘肃、新疆一带;冬季见于东北地区南部及河北、山东等地。

【采收加工】 捕捉后取肉,鲜用。

【药性】 《纲目》:"甘,热,无毒。"

【功用主治】 《本草拾遗》:"补虚暖中。"

【用法用量】 内服:煮食。

3627 穿山龙 chuān shān lóng（《东北药用植物志》）

【异名】 穿龙骨、穿地龙(《东北药用植物志》),山常山(《山东中药》),穿山骨(《中国药用植物图鉴》),火藤根(《陕西中草药》),黄姜、土山薯(《中国经济植物志》),竹根薯、铁根薯、雄姜、黄鞭(《浙江民间常用草药》),野山药、地龙骨、金刚骨(《河北中药手册》)。

【基原】 为薯蓣科薯蓣属植物穿龙薯蓣和柴黄姜的根茎。

【原植物】 1. 穿龙薯蓣 *Dioscorea nipponica* Makino

多年生缠绕藤本,长达5 m。根茎横生,圆柱形,木质,多分枝,栓皮层显著剥离。茎左旋,圆柱形,近无毛。单叶互生;叶柄长10～20 cm;叶片掌状心形,变化较大,茎基部叶长10～15 cm,宽9～13 cm,边缘作不等大的三角状浅裂、中裂或深裂,先端叶片小,近于全缘,叶表面黄绿色,有光泽,无毛或有稀疏的白色细柔毛,尤以脉上较密。花单性,雌雄异株。雄花序为腋生的穗状花序,花序基部常由2～4 朵集成小伞状,花序顶端常为单花;苞片披针形,先端渐尖,短于花被;花被碟形,6裂,裂片先端钝圆;雄蕊 6,着生于花被裂片的中央,花药内向。雌花序穗状,单生;花被 6 裂,裂片披针形;雌蕊柱头 3 裂,裂片再 2 裂。蒴果成熟后枯黄色,三棱形,先端凹入,基部近圆形,每棱翅状,大小不一。种子每室 2,有时仅 1 颗发育,着生于中轴基部,四周有不等的薄膜状翅,上方呈长方形,长约比宽大 2 倍。花期 6～8 月,果期 8～10 月。

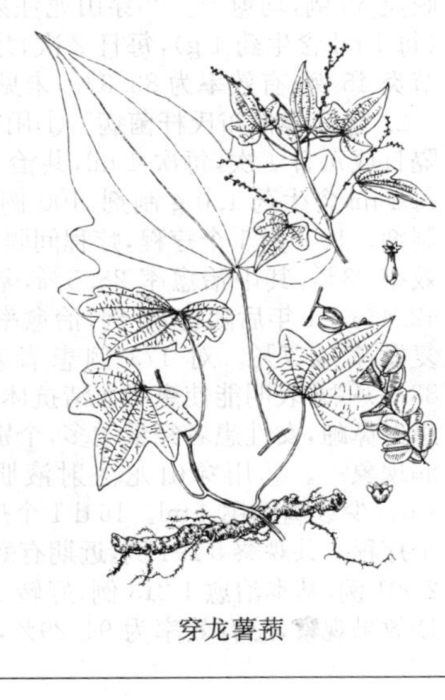

穿龙薯蓣

生长于海拔 300～2 000 m 的山坡、林边、河谷两侧或灌木丛中,山脊路旁、沟边也有。分布于华北、东北、西北(除新疆)、华东、河南、湖北、四川等地。

2. 柴黄姜 *D. nipponica* Makino subsp. *rosthornii* (Prain et Burkill) C. T. Ting

本亚种与穿龙薯蓣十分相似,主要区别在于:植株较粗壮;根茎没有剥落的栓皮;花多少有柄;叶片有较多小刺毛。花期 6～8 月,果期 8～10 月。

生于海拔 1 000～1 800 m 的河谷灌丛和稀疏杂木林下及林缘。分布于陕西秦岭以南和甘肃南部、湖北、湖南、四川、贵州等地。

【栽培】 生物学特性 适应性较强,耐严寒,耐旱,幼苗后期至成龄植株需要光照。以选疏松肥沃、排水良好的砂质壤土栽培为宜。壤土和黏壤土亦可栽种。

繁殖方法 种子繁殖或根茎繁殖。种子繁殖:春播育苗,至第二年春季移栽,行距 45～60 cm,株距 20～30 cm。根茎繁殖:春季萌芽前,将根茎挖出,选幼嫩部分切成 3～5 cm小段,按行距 45～60 cm,开深 10～15 cm 的沟,按株距 30 cm 将根茎栽于沟中,覆土压实。

田间管理 生长期间每年中耕除草 3～4 次,并搭架以供植物缠绕,第三、第四年植株生长迅速,需分次追肥,增施磷钾肥。

【采收加工】 播种的培育 4～5 年,根茎繁殖的第三年春进行采挖,去掉外皮及须根,切段、晒干或烘干。

【药材】 穿山龙 *Rhizoma Dioscoreae* 穿龙薯蓣主产于辽宁、黑龙江、吉林、河北、内蒙古、山西、陕西等地;柴黄姜产于陕西、甘肃、河南、四川、贵州、湖南、湖北。

性状 穿龙薯蓣

根茎类圆柱形,稍弯曲,有分枝,长 10～15 cm,直径 0.3～1.5 cm。表面黄白色或棕黄色,有不规则纵沟,具点状根痕及偏于一侧的突起茎痕,偶有膜状浅棕色外皮和细根。质坚硬,断面平坦,白色或黄白色,散有淡棕色维管束小点。气微,味苦涩。

穿山龙(根茎)外形

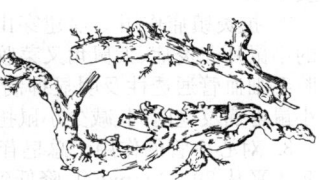

柴黄姜 根茎较粗,表面较光滑,无脱落性栓皮。

鉴别 (1) 根茎横切面:穿龙薯蓣 木栓细胞多列,常脱落。皮层较薄,细胞壁微木化,有黏液细胞,内含草酸钙针晶束。中柱散生外韧型维管束。本品薄壁细胞含淀粉粒。

柴黄姜 栓细胞扁平整齐,不脱落。

粉末特征:穿龙薯蓣淡黄色。淀粉粒椭圆形、类三角形、葫芦形、贝壳形,均较扁,两端或一端较尖,边缘有凹凸,直径 3～17 μm,长至 33 μm,脐点长缝状。草酸钙针晶束长 48～112 μm。木化薄壁细胞淡黄色,长椭圆形或类长方形,一端稍狭窄或偏斜，微木化，纹孔较小；断面观圆多角形。具缘纹孔导管直径 17～56 μm，具缘纹孔极细密；有网纹导管。另有木栓细胞。

(2) 取本品粉末约 2 g，加水 30 ml，水浴上加热 10 min，滤过。取水提取液 2 ml，置于具塞试管，振摇 1 min，产生大量蜂窝状泡沫，放置 10 min，泡沫没有明显消失；取水提取液 2 ml，加入 2%红细胞混悬液 5～10 滴，放置数分钟，血液逐渐被溶解致使提取液呈红色透明液(检查皂苷)。

(3) 取本品粉末 2 g，加 80%乙醇加热浸提，滤过。滤液蒸去乙醇，放冷，残渣溶于少量醋酸中，加醋酐和浓硫酸，应显紫红色(检查皂苷)。

(4) 薄层色谱：取本品粉末 1 g，加 2 mol/L 盐酸约10 ml，加热水解 4 h，滤过。残渣用水洗至中性，60 ℃真空干燥 2 h，加石油醚(60～90 ℃)回流提取 4 h，提取液蒸干后加氯仿 2 ml 溶解作供试液；另取薯蓣皂苷元用氯仿制成每 1 ml 含 1 mg 作对照。各取 10 μl 点于同一硅胶－10%CMC 板上，用氯仿-丙酮(93∶7)展开，喷雾 3%磷钼酸醇试液，加热显色。供试品色谱在与对照品色谱相应的位置上显相同的蓝色斑点。

品质标志 《中华人民共和国药典》2005 年版规定：按照高效液相色谱法测定，本品按干燥品计算，含薯蓣皂苷元($C_{27}H_{42}O_3$)不得少于 1.1%。

【成分】 穿山龙含甾体皂苷：薯蓣皂苷(dioscin)，纤细薯蓣皂苷(gracillin)[1]，穗菝葜甾苷(asperin)[2]。又含 25-D-螺甾-3，5-二烯(25-D-spirosta-3，5-diene)[3]及对羟基苄基酒石酸(piscidic acid)[4]。

【药理】 1. 镇咳、祛痰、平喘作用　小鼠氨水引咳法证明，口服总皂苷、水溶性或水不溶性皂苷、分子筛 1 号和腹腔注射煎剂，都有明显的镇咳作用，薯蓣皂苷元无效。镇咳的有效成分主要在极性最强部分。此外，甾体皂苷在较大剂量时也有效[1]。鼠酚红法表明灌服总皂苷、水不溶性皂苷、分子筛 1 号或腹腔注射煎剂均有显著祛痰作用，水溶性皂苷效果不显著[2]。豚鼠组胺喷雾法证明，灌服穿山龙制剂 0.15 g/kg 及 0.25 g/kg 剂量，喘息抑制率分别为 70%及 100%[3]。

2. 抗炎镇痛作用　福建穿山龙能明显抑制二甲苯引起的小鼠耳壳炎症、大鼠角叉莱胶性足关节肿胀，降低小鼠腹腔毛细血管通透性及明显抑制大鼠棉球肉芽肿；并能延长小鼠疼痛反应时间，减少小鼠扭体反应次数[4]。

3. 对心血管的作用　总皂苷 10 mg/kg 即能使兔血胆固醇水平从 29.04 mmol/L 降低到 8.06～8.32 mmol/L，还可减慢心率，增强心肌收缩力，增加每日尿量，降低 β/α 脂蛋白的比率，改善冠脉循环，降低动脉血压，尤其适用于轻、中度动脉粥样硬化[5]。能显著增加心肌营养性血流量[6]。

4. 对免疫功能的影响　小鼠每日灌喂穿山龙水煎剂 15 g(生药)/kg，连续 7 d，引起胸腺萎缩，外周血淋巴细胞 α-醋酸萘酯酶(ANAE)阳性率降低，二硝基氯苯(DNCB)所致皮肤迟发型超敏反应受抑，血清溶血素形成下降，腹腔巨噬细胞吞噬鸡红细胞的百分率和吞噬指数增加及血清溶菌酶含量升高[7]。穿山龙水煎醇提剂体外给药，可抑制ConA诱导的脾细胞增殖反应，此种抑制作用只有在培养早期加入药物才能发生[8]。1 g/kg 穿山龙总皂苷灌胃给药可明显降低小鼠绵羊红细胞溶血素抗体生成和二硝基氟苯所致迟发型超敏反应[9]。

5. 其他作用　穿山龙水煎剂有明显抗流感病毒作用，对金黄色葡萄球菌、八叠球菌、卡他球菌、脑膜炎双球菌、甲型链球菌等均有较明显的抑制作用[10]。

【药性】 苦，平。归肝、肺经。

1.《浙江民间常用草药》："性平，味苦。"

2.《辽宁常用中草药手册》："甘、苦，温。"

3.《陕西中草药》："有小毒。"

4.《青岛中草药手册》："入肝、脾经。"

【功用主治】 祛风除湿，活血，止咳。主治风湿痹痛，肢体麻木，风湿热，胸痹心痛，腹痛，慢性气管炎，跌打损伤，劳损，疟疾，痈肿，冻疮。

1.《东北药用植物志》："舒筋活血，治腰腿疼痛，筋骨麻木。"

2.《山东中药》："治风寒湿痹。"

3.《东北常用中草药手册》："主治扭挫伤，闪腰岔气。"

4.《陕西中草药》："祛风湿，消食利水，祛痰截疟，消肿止痛。主治咳嗽，消化不良，疟疾，跌打损伤，痈肿恶疮。"

5.《陕甘宁青中草药选》："主治过敏性紫癜。"

6.《浙江药用植物志》："主治劳伤乏力。"

7.《青岛中草药手册》："治腹痛，冻疮。"

8.《湖北中草药志》："用于牙周疼痛，风湿热。"

【用法用量】 内服：煎汤，干品 6～9 g，鲜品 30～45 g；或浸酒。外用：鲜品捣敷或熬膏涂。

【选方】 1. 治风湿腰腿疼痛，筋骨麻木　穿山龙 30 g，淫羊藿、土茯苓、骨碎补各 9 g。水煎服。(《陕甘宁青中草药选》)

2. 治大骨节病，腰腿疼痛　穿山龙 60 g，白酒 500 g，浸泡 7 d。每服 30 g，每日 2 次。(《河北中药手册》)

3. 治疟疾　火藤根 9 g，青蛙七、野棉花各 6 g。发病前水煎服。(《陕西中草药》)

4. 治过敏性紫癜　穿山龙 30 g，大枣 10 枚，枸杞子15 g。水煎服。(《陕甘宁青中草药选》)

5. 治痈肿恶疮　鲜火藤根适量，加等量苎麻根，捣烂敷患处。(《陕西中草药》)

【临床报道】 1. 治疗风湿和类风湿关节炎　①用穿山龙注射液每次肌注 2～4 ml(每 1 ml 相当于生药 1 g)，每日 1 次，治疗风湿性关节炎 81 例。结果：有效率为 89%，临床治愈率 26%。本法对风湿性心脏病也有相当疗效，共治 29 例，结果：临床治愈 9 例，显效 12 例，好转 8 例；又治急性结膜炎 58 例，均愈[1]。②穿山龙注射液肌内注射，每次 2 ml(每 1 ml 含生药 1 g)，每日 2 次，疗程 1 月。治疗类风湿关节炎 45 例，有效率为 83.3%，未见明显副作用[2]。

2. 治疗慢性布氏杆菌病　①用穿山龙注射液深部肌注，隔日或每日 1 次，每次 4 ml，共治 231 例，其中 131 例采用每 1 ml 含生药 1.0 g 制剂，100 例采用每 ml 含生药 0.6 g 制剂。10 d 为 1 个疗程，疗程间隔 5～7 d，共 3 个疗程。总效率 93%，其中治愈率 28.5%，基本治愈率 22.1%，好转 42.4%。1 年后随访 85 例，治愈率 9.4%，有效率 83.5%，复发率 4.7%。对 173 例患者观察，有脱敏作用的为 83.8%，并表明能使患者血清抗体效价下降。副作用：少数患者鼻衄，女性患者经量增多，个别患者注射部位有红肿浸润现象[3]。②用穿山龙注射液肌注，每日 2 ml(含生药 1 g)，少数病例用 4 ml。15 d 1 个疗程，间隔 3～7 d，再治 1 个疗程。共观察 5 294 例，近期有效率为 96.13%，其中治愈 2 901 例，基本治愈 1 213 例，好转 975 例。对 350 例进行远期效果观察，总有效率为 94.29%，但治愈率仅 17.14%，基本治愈率为34.29%。治疗期间患者未见不良反应[4]。

3. 治疗冠心病心绞痛　穿龙冠心宁片口服，每次4片(每片含穿龙薯蓣有效提取物40 mg)，每日3次，3个月1个疗程。共治216例，其中101例治疗1个疗程，115例治疗2个疗程。对资料较全的161例进行统计，结果：对心绞痛的有效率为90.7%，其中显效率为32.9%。在有心电图异常的177例中，有效率为41.2%。并有轻度降压作用，也有一定降血脂作用。副作用：9例轻度腹泻，3例便秘，胃部不适，恶心、呕吐和口腔炎2例，头晕6例，视物模糊5例，少数病例丙氨酸氨基转移酶时有升高，停药后均自行消失[5]。

3628 穿山甲 chuān shān jiǎ (《本草图经》)

【异名】 鲮鲤甲(《别录》)，鱣鲤甲(《肘后方》)，鲮鲤角(《本草衍义》)，川山甲(《三因方》)，鳖鲤甲(《本草经疏》)，山甲(《本草求真》)，甲片(《疡科遗编》)，麒麟片、麟片、随碱片(《广西中药志》)，山甲片(《中药材手册》)，钱鲤甲(《中国药用动物志》)。

【基原】 为鲮鲤科鲮鲤属动物鲮鲤的鳞片。

【原动物】 鲮鲤 *Manis pentadactyla* Linnaeus　又名：石鲮(《临海异物志》)，龙鲤(郭璞《江赋》)，石鲮鱼(《纲目》)。

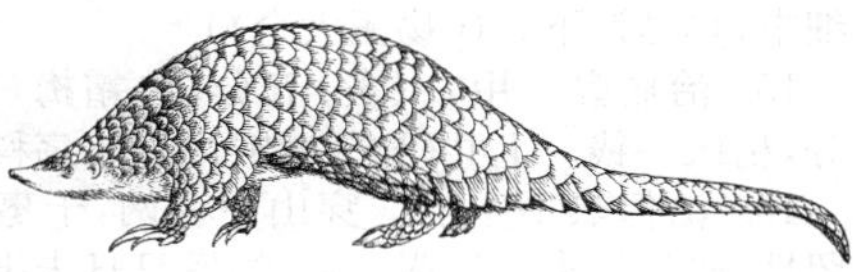

鲮　鲤

身体背面、四肢外侧和尾部披覆瓦状角质鳞片，头细，吻尖，眼小，舌长，无齿，趾(指)爪强健有力。全身的鳞片间杂有数根刚毛，颜面从下颌开始，过胸腹直至尾基以及四肢内侧无鳞而着生稀毛。两颊、眼、耳周亦被毛。四肢粗短，前肢比后肢长；前足爪长于后足爪，中间趾爪特别粗长，是为挖掘的强劲工具。鳞甲颜色有黑褐色和棕褐色两种类型，以前者为多见。老兽的鳞片边缘，呈橙褐色或灰褐色，每一鳞片自基部始有纵纹，年龄越大纹数越短少。初生兽则鳞软色白，1月龄后渐次角化并变为褐色。鳞片形状大体有3种：背鳞呈阔菱形，较扁平；腹侧，前肢近腹内侧和后肢鳞呈盾状，鳞片中央有龙骨状突起，该突起亦随年龄而减少，老年个体几乎消失；尾侧鳞呈折合状。

栖息于丘陵山地的树林、灌丛、草丛等各种环境中，但极少在石山秃岭地带。掘洞穴居，昼伏夜出，能爬树游水，遇敌受惊时，将头裹在腹部，蜷成一团。听觉、视觉差，嗅觉灵敏。食物以白蚁为主，亦食黑蚁、蚁的幼虫和其他昆虫的幼虫。发情期雌雄同居。交配后即分开，幼仔由雌兽培育，产仔期多在冬季，每胎1仔。

主要分布于我国南方，其中以福建、广东、广西和云南等地数量较多。

本动物的肉(鲮鲤肉)亦供药用，另设专条。

【采收加工】 全年均可捕捉，捕后杀死，剥取甲皮，放入沸水中烫，待鳞片自行脱落，捞出，晒干，名"甲片"。

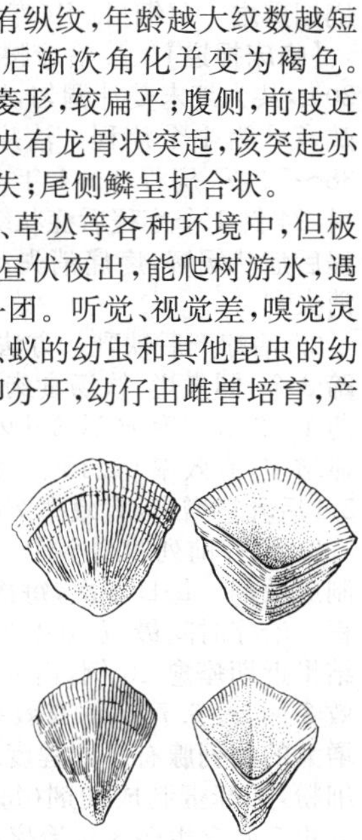

穿山甲(鳞片)外形

【药材】 穿山甲 *Squama Manis*　主产广西、云南、贵州、广东、湖南、浙江、福建、台湾等地。

性状　本品呈扇面形、三角形、菱形或盾形的扁平片状或半折合状，中间较厚，边缘较薄。大小不一，长宽各0.5～5 cm。背面黑褐色或黄褐色，有光泽，宽端有数十条排列整齐的纵纹及数条横线纹；窄端光滑，腹面色较浅，中部有一条明显突起的弓形横向棱线，其下方有数条与棱线相平行的细纹。角质，半透明，坚韧而有弹性，不易折断。气微腥，味微咸。

鉴别　(1) 粉末特征：淡黄色，呈无定形碎块，近无色、淡黄色或黄色，大多有大小不一的类圆形、椭圆形或不规则形空洞，碎块缘凹凸不平或有凹陷，偶见细纹斑。

(2) 取炮制后的穿山甲片5 g，研碎，加95%乙醇50 ml浸泡过夜，过滤得乙醇提取液。取乙醇提取液5 ml蒸干，用氯仿1 ml溶解，沿管壁滴加浓硫酸，则上层呈淡蓝色，中间有一棕色环，下层黄棕色，紫外光灯下可见绿色荧光；取醇提取液1 ml加茚三酮试剂水浴加热10 min，呈紫色。

(3) 取炮制后的穿山甲片2 g，研碎，用稀盐酸浸泡过夜，过滤，得酸水提取液加硅钨酸试剂，则可产生白色絮状沉淀。

【成分】 穿山甲的鳞片含硬脂酸(stearic acid)，胆甾醇(cholesterol)，N-丁基-二十三(碳)酰胺(N-butyl tricosylamide)，碳原子数为26和29的两个脂肪族酰胺，环(L-丝氨酰-L-酪氨酰)二肽〔cyclo(L-seryl-L-tyrosyl)〕和环(D-丝氨酰-L-酪氨酰)二肽〔cyclo(D-seryl-L-tyrosyl)〕[1]，又含锌、钠、钛、钙、铅、硅、磷、铁、锰、铬、镁、镍、铜、钒、硼、铝、钼、锡18种元素[1～3]，水含天冬氨酸，苏氨酸，丝氨酸，谷氨酸，甘氨酸，丙氨酸，半胱氨酸，缬氨酸，甲硫氨酸，异亮氨酸，亮氨酸，酪氨酸，苯丙氨酸，赖氨酸，精氨酸，脯氨酸16种游离氨基酸[1,4]。还含挥发油和水溶性生物碱等[4]。

【药理】 1. 对外周血流量的影响　100%穿山甲水提醇沉制剂，按0.04 ml/kg剂量直接注入犬股动脉，能显著增加股动脉血流量，降低外周阻力，对血管壁有直接扩张作用[1]。

2. 抗凝血、降低血液黏度作用　腹腔注射10%穿山甲片水煎液，用玻片法和毛细管法均证明有明显延长小鼠和大鼠凝血时间、降低血液黏度的作用[2]。穿山甲能显著降低大鼠血液黏度及延长凝血时间。给小鼠分别以穿山甲片水煎液及等量生理盐水灌胃给药，对小鼠亦有降低血液黏度及延长凝血时间的作用[3]。

3. 抗炎作用　穿山甲片的水提取液、醇提取液灌服后均有显著的抗巴豆油所致小鼠耳部炎症的作用[2]。

4. 对耐缺氧能力的影响　穿山甲中分离得到的化合物环(L-丝氨酰-L-酪氨酰)二肽和环(D-丝氨酰-L-酪氨酰)二肽均能提高小鼠常压缺氧的耐受能力[4]。

【炮制】 1. 穿山甲　取原药材，除去杂质及残肉，筛去灰屑，洗净，晒干。按大小分档。

2. 醋山甲　取砂子置锅内，用武火炒热后，加入净穿山甲，拌炒至鼓起，醋淬，呈金黄色时取出，筛去砂子，放凉；或炒后去砂，趁热投入醋液中稍浸，捞出，干燥。每穿山甲100 g，用醋液30 g。

3. 炮山甲　取砂子置锅内，用武火炒热后，加入净穿山甲，拌炒至鼓起，呈金黄色时取出，筛去砂子，放凉。

4. 油制山甲　取麻油置锅内，加热至沸，加入净穿山甲片，炸至鼓起，呈金黄色为度，捞出放凉。每穿山甲片100 kg，用油18 kg。

饮片性状　穿山甲，参见"药材"项。醋山甲全体膨胀呈卷曲状，黄色，酥脆，易碎，有醋气。炮山甲形如醋山甲，金黄色，气微腥，味咸。油制山甲形如醋山甲，金黄色，略带油性。

贮干燥容器内，密闭，置通风干燥处。

【药性】 咸，微寒。归肝、胃经。

1.《别录》："微寒。"

2.《药性论》："有大毒。"

3.《日华子》："凉，有毒。"

4.《绍兴本草》："味苦，微寒。"

5.《滇南本草》："味咸，性寒凉。"

6.《纲目》："入厥阴、阳明经。"

7.《雷公炮制药性解》："味甘、咸。"

【功用主治】 活血通经，下乳，消痈。主治血瘀经闭，癥瘕，风湿痹痛，乳汁不下，痈肿，瘰疬。

1.《别录》："主五邪惊啼，悲伤，烧之作灰，以酒或水和方寸匕，疗蚁瘘。"

2.《本草经集注》："疗疥癞及诸疰疾。"

3.《药性论》："治山瘴疟。恶疮烧敷之。"

4.《日华子》："治小儿惊邪，妇人鬼魅悲泣，及痔漏、恶疮、疥癣。"

5.《滇南本草》："治疥癞痈毒，破气行血，(治)胸膈膨胀逆气，又治膀胱疝气疼痛。"

6.《纲目》："除痰疟寒热，风痹强直疼痛，通经脉，下乳汁，消痈肿，排脓血，通窍杀虫。"

7.《本草备要》："和伤发痘。"

8.《本草再新》："搜风去湿，解热败毒。"

【用法用量】 内服：煎汤，3～9 g，或入散剂。外用：研末撒或调敷。

【宜忌】 气血虚弱、痈疽已溃者及孕妇禁服。

1. 李仲南："性专行散，中病即止，不可过服。"(引自《纲目》)

2.《本草经疏》："痈疽已溃不宜服，痘疹元气不足，不能起发者，不宜服。"

3.《本草备要》："元气虚者慎用。"

4.《得配本草》："性猛不可过用，肝气虚者禁用。"

【选方】 1. 治风湿痹走注肢节疼痛　川山甲(炮)、麻黄(不去节)、良姜各二两，石膏二两。上为细末。每服五钱，好酒一碗，热调下，出汗为效，休着风，衣被盖之。(《普济方》一醉散)

2. 治中风，手足偏废不举　川山甲、红海蛤(如棋子者)、川乌头(大者，生用)各二两。上为末，每用半两，捣葱白汁，和成厚饼，约径一寸半。贴在所患一边脚中心，用旧帛裹紧缚定，于无风密室中椅子上坐，椅前用汤一盆，将贴药脚于汤内浸，仍用人扶病人，恐汗出不能支持。候汗出，即急去了药，汗欲出，身麻木，得汗周遍为妙。切宜避风，自然手足可举。如病未尽除，候半月二十日以后，再依此法用一次，自除根本。仍服治风补理药，忌口远欲以自养。(《三因方》趁风膏)

3. 治痢，里急后重　穿山甲、好蛤粉等分。上为细末，每服一钱，好酒空心调服。(《普济方》)

4. 治乳汁不通　穿山甲(炮)研末。酒服方寸匕，日二服。外以油梳梳乳，即通。(《单骧方》涌泉散)

5. 治痈疽恶疮方萌　穿山甲插入谷芒热灰中，候焦黄。上为末，入麝随意。才觉便服，每服二钱半，温酒调下，或瓜蒌煎酒调下尤妙。日两服。(《直指方》内消散)

6. 治吹奶疼痛不可忍　用穿山甲(炙黄)、木通各一两，自然铜(生用)半两。三味捣罗为散，每服二钱，温酒调下，不计时候。(《本草图经》)

7. 治便毒肿结　穿山甲(蘸法醋炙焦)半两，木猪苓(法醋微炙)三钱。上为末。每服二钱，食前老酒调下，次以法醋煮肥皂，研膏傅之妙。(《直指方》退毒饮)

8. 治赤游丹　穿山甲(炒炙)、血余(煅)各等分。研末，每服五分，轻者三分，黑糖拌滚汤调下。(《疡医大全》)

9. 治气痔脓血　鲮鲤甲烧一两，存性，肉豆蔻仁三个。同为末，米饮调二钱服。甚者，加猬皮一两烧入，中病即已，不必尽剂。(《本草衍义》)

10. 治妇人阴癞，硬如卵状　随病之左右，取穿山甲之左右边五钱，以砂炒焦黄，为末，每服二钱，酒下。(《纲目》引《摘玄方》)

11. 治瘰疬溃坏　用鲮鲤甲二十一片烧研，傅之。(《纲目》引《姚氏集验方》)

12. 治聤耳生脓　穿山甲烧存性，入麝香少许，吹之。三日水干即愈。(《纲目》引《鲍氏小儿方》)

13. 治蚁瘘疮多而孔小　烧鲮鲤甲，猪膏和敷。(《肘后方》)

14. 治毒蛇咬伤　穿山甲(炮)、广木香各一钱五分。研细末，热酒调下。(《疡医大全》)

15. 治喉癣　甲片(炙)五分，白霜梅(炙)一个，雄黄五分，枯矾一钱。上共研末，吹喉内。(《疡科遗编》穿山甲散)

16. 治但热不寒疟　穿山甲一两，干枣十枚。上同烧灰留性，研为细末。每服二钱，当发日日未出时，井花水调下。(《杨氏家藏方》十枣散)

17. 治产后血气上冲心，或血晕　穿山甲一两，以童子小便浸一宿，取出慢火炙令黄。上捣罗为散，每服以热狗胆酒调下一钱，立效。(《圣惠方》)

18. 治疝气膀胱疼痛　穿山甲(炒)三钱，茴香子二钱。共为细末，每服二钱，水酒送下。(《滇南本草》)

19. 治火眼赤痛　穿山甲一片为末，铺白纸上，卷作绳，烧烟熏之。(《纲目》引《寿域神方》)

【临床报道】 1. 治疗腰椎增生　用穿山甲 40 g，白芥子 20 g，共为细末姜汁调匀，外敷腰椎增生处，纱布覆盖，加热敷，7 d 为 1 个疗程。治疗 49 例，男 29 例，女 20 例，年龄 38～52 岁，病程 1～4 年，X 线摄片示腰椎退行性变。结果：24 例 1 个疗程后症状缓解，疼痛消失；23 例用药 2 个疗程后症状缓解，疼痛消失；2 例 3 个疗程后改善症状，疼痛消失[1]。

2. 治疗产后缺乳　方法：穿山甲 15 g、王不留行 20 g、猪蹄 3 个，同煮烂，饮汤食肉，2 d 服完。观察 38 例，结果：用药 1～2 d，32 例产后 3 d 内缺乳者乳汁量渐增多，2 例无明显增多，有效率 94.1%；4 例产后 6 d 缺乳者，3 例用药 3～5 d 后乳量增多，有效率 75%[2]。

3. 治疗前列腺增生症　①穿山甲片(炒)，与肉桂按 6∶4，制成散剂。每日 2 次，每次 10 g，蜜水冲服，20 d 为 1 个疗程。治疗时间最短 20 d，最长 90 d，平均 44 d。共治 45 例，结果近期痊愈 29 例，占 64.4%；好转 13 例，占 28.9%；无效 3 例，占 6.7%；总有效率为 93.3%。治疗后 35 例患者增大的前列腺有不同程度缩小[3]。②另将炙穿山甲片研成细粉，加蜂蜜制成丸剂(每 300 g 药粉内加蜂蜜 200 g)，每丸重 5 g，含生药 3 g，治疗本病 42 例。全部患者均按每次 1 丸，每日 2 次口服，14 d 为 1 个疗程。结果：临床治愈 27

例，有效13例，无效2例。用药时间14～28 d，平均用药19 d。40例患者得以随访，随访时间6个月～4年，平均2.5年。随访结果：27例患者症状完全缓解，7例6个月后症状复发，重复用药1个疗程症状缓解，6例2年后复发，重复用药症状缓解[4]。

4. 治疗扁平疣　山甲炮透，研极细末，米酒调服，睡前服较宜。每次6 g，5～10次为1个疗程，服药30 d左右即可见效。治疗40余例，均在服药后30 d左右疣体自行脱落，且不留痕迹，经年未见复发[5]。

【各家论述】 1.《纲目》："穿山甲，古方鲜用，近世风疟、疮科、通经下乳用为要药。盖此物穴山而居，寓水而食，出阴入阳，能窜经络，达于病所故也。""又按《德生堂经验方》云：凡风湿冷痹之证，因水湿所致，浑身上下，强直不能屈伸，痛不可忍者，于五积散加穿山甲七片，看病在左右手足，或臂胁疼痛处，即于鲮鲤身上取甲，炮熟，同全蝎炒十一个，葱、姜同水煎，入无灰酒一匙，热服取汗。"

2.《本草求真》："穿山甲，治惊啼悲伤，大肠蚁瘘，外治疮疡痈肿，下乳发痘之需，总因善走之功，而为行气破血之药也。"

3.《衷中参西录》："穿山甲，味淡性平，气腥而窜，其走窜之性，无微不至，故能宣通脏腑，贯彻经络，透达关窍，凡血凝血聚为病，皆能开之。以治疔疽，放胆用之，立见功效。并能治癥瘕积聚，周身麻痹，二便秘塞，心腹疼痛。若但知其长于治疮，而忘其他长，犹浅之乎视山甲也。疔疮初起未成脓者，余恒用山甲、皂刺各四钱，花粉、知母各六钱，乳香、没药各三钱，全蜈蚣三条。以治横痃，亦极效验，其已有脓而红肿者，服之红肿即消，脓亦易出。至癥瘕积聚，疼痛麻痹，二便闭塞诸证，用药治不效者，皆可加山甲作向导。"

3629 穿心草 chuān xīn cǎo（《广西民间常用中草药手册》）

【异名】 穿钱草、顶心风（《广西民间常用中草药手册》），狮子草、穿心莲（《广西实用中草药新选》）。

【基原】 为龙胆科穿心草属植物穿心草的全草。

【原植物】 穿心草 *Canscora lucidissima* (Lévl. et Vant.) Hand. -Mazz.［*Euphorbia lucidissima* Lévl. et Vant.］

一年生草本，高10～30 cm。茎直立，黄绿色，多分枝，枝柔弱。基生叶对生，具短柄，叶片卵形；上中部茎叶为穿茎叶，叶片圆形，直径7～20 mm，上面绿色，下面灰绿色；具突出的网状脉。聚伞花序呈假二叉状分枝，具多花，苞片叶状；花萼钟形，萼筒膜质，5小齿，不等长；花白色或淡黄色。钟形，长圆状匙形；雄蕊5，着生于花冠筒上部，与裂片互生，花药不完全发育；子房长圆形，花柱丝状，柱头小，头状。蒴果内藏，宽长圆形。种子多数，扁平，黄褐色，表面具网纹。花、果期8月。

生于石灰岩山坡较阴湿的岩壁或石缝中。分布于广西、贵州等地。

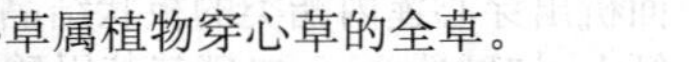

穿心草

【采收加工】 9～11月采收，鲜用或扎把晒干。

【成分】 全草含1-羟基-3，5-二甲氧基呫酮(1-hydroxy-3，5-dimethoxyxanthone)，1，5，8-三羟基-3-甲氧基呫酮(1，5，8-trihydroxy-3-methoxyxanthone)[1]。

【药理】 1. 保护心肌作用　3种穿心草呫酮（xanthone，Xan）均可明显减轻由异丙肾上腺素引起的心肌损伤，抑制天冬氨酸氨基转移酶（AST）和乳酸脱氢酶的漏出，减少异丙肾上腺素引起的心肌丙二醛（MDA）的积聚，显著提高心肌中SOD活性[1]。3种Xan不同程度地减少受伤线粒体的膨胀作用及阻止脂质过氧化的形成，增加膜脂质流动性，维护线粒体结构和功能的完整[2]。

2. 抗脂质过氧化作用　10.05 μmol/L的3种Xan均可抑制正常大鼠脑、肝、心匀浆体外过氧化脂质生成，并能对抗半胱氨酸和硫酸亚铁所致过氧化脂质生成增加；均能抑制红细胞自氧化，显著减少红细胞自氧化过程中MDA的含量；均能清除超氧阴离子自由基和羟自由基，清除羟自由基的作用更强[3]。

3. 对缺血再灌注模型心律失常的保护作用　3种Xan可不同程度地降低缺血再灌注损伤引起的室性心律失常发生率，缩短持续时间，提高超氧化物歧化酶的活性，减少脂质过氧化反应代谢产物丙二醛的含量，减少心肌天冬氨酸氨基转移酶及乳酸脱氢酶的释放量。Xan的活性与其苯环上羟自由基及甲氧基的多少及其位置有关[4]。

4. 抗炎作用　Xan腹腔注射给药对小鼠二甲苯致小鼠耳肿胀、乙酸介导的毛细血管通透性增加、鸡蛋清致大鼠足肿胀均有显著的抑制作用，具有直接的抗炎作用，Xan具有膜稳定性作用，能够使大鼠炎性组织释放的PGE_2明显减少[5]。

【药性】 微甘、微苦，凉。

1.《广西民间常用中草药》："味微甘、微苦，性平，无毒。"

2.《广西本草选编》："性凉。"

【功用主治】 清热解毒，理气活血。主治肺热咳嗽，肝炎，钩端螺旋体病，胸痛，胃痛，跌打损伤，毒蛇咬伤。

1.《广西民间常用中草药手册》："理气，止痛，止咳。治肺热咳嗽，心胃气痛，毒蛇咬伤。"

2.《广西本草选编》："理气止痛，清肺止咳。主治黄疸型肝炎，胃痛，肋间神经痛，急性支气管炎，肺炎，风湿性心脏病引起的心律不齐。"

【用法用量】 内服：煎汤，9～15 g；鲜品及治毒蛇咬伤用量加倍。外用：煎水洗。

【选方】 治肺热咳嗽　干穿心草9 g，干红薯叶9 g。水煎服。（《广西民间常用中草药手册》）

3630 穿心莲 chuān xīn lián（广州部队《常用中草药手册》）

【异名】 一见喜（《泉州本草》），榄核莲、苦胆草、斩龙剑（广州部队《常用中草药手册》），日行千里、四方莲、金香草、金耳钩、印度草（《广东中草药》），苦草（《福建中草药》）。

【基原】 为爵床科穿心莲属植物穿心莲的全草。

【原植物】 穿心莲 *Andrographis paniculata* (Burm. f.) Nees［*Justicia paniculata* Burm. f.］　又名：圆锥须药草（广州部队《常用中草药手册》）。

一年生草本。茎直立，具4棱，多分枝，节处稍膨大，易断。叶对生；叶片披针形或长椭圆形，先端渐尖，基部楔形，边缘浅波状，两面均无毛。总状花序顶生和腋生，集成大型的圆锥花序；苞片和小苞片微小，披针形；萼有腺毛；花冠淡紫色，二唇形，上唇外弯，2裂，下唇直立，3浅裂，裂片覆瓦状排列，花冠筒与唇瓣等长；雄蕊2，伸出，花药2室，药室

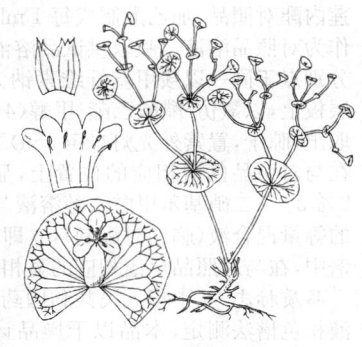

一大一小,大的基部被髯毛,花丝有毛。蒴果扁,长椭圆形,中间具一沟,微被腺毛。种子12颗,四方形,有皱纹。花期9～10月,果期10～11月。

我国南方诸地均有栽培。本种原产东南亚。

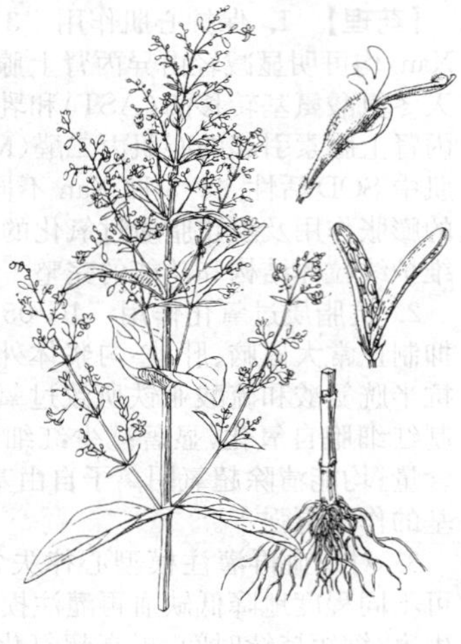

穿心莲

【栽培】 生物学特性 喜阳光充足、高温高湿的气候。怕干旱,忌水涝,不耐寒,种子发芽和幼苗生长期适温为25～30 ℃。遇0 ℃左右低温或霜冻,植株全部枯萎。以疏松肥沃、排水良好的酸性和中性砂壤土栽培为宜。忌连作。

繁殖方法 种子繁殖,育苗移栽或直播,以育苗移栽为主。当9～10月果实呈黄褐色时,在早晨露水未干前分批采摘,放在阴凉处后熟几日,待果荚全部开裂后,筛去果皮,取得种子。穿心莲种子细小,种皮坚硬,外包有一层蜡质,对播种技术要求较高,在播种前要用细砂纸或砂磨去种皮蜡质再用温水浸种,再放在30 ℃温箱中催芽,然后播种。在3月上旬至4月上旬播种。出苗前要经常保持苗床湿润,畦内相对湿度保持70%～80%为宜。苗出齐后,应控制土壤湿度,以防猝倒病发生。苗高6～7 cm,有3～4对真叶时即可移栽。直播不宜早于4月中、下旬,栽培时最好分种子田(专供采种用)和商品田(专门收割全草供药用)两种。种子田应在5～6月上旬移栽,行距50～65 cm,株距30～35 cm。商品田可在5月下旬～6月上旬栽种,行距25～33 cm,株距16～20 cm。

田间管理 及时浇水,以利幼苗扎新根,以后每隔15～20 d中耕除草、追肥1次,追肥以氮肥为主,可施人畜粪水、尿素等,特别在6、7、8三个月的田间管理十分重要,要多施氮肥,经常浇水等。株高30～40 cm时,可培土防止风害。

病虫害防治 病害有立枯病,在4～5月幼苗长出1～2对真叶期发生,可降低土壤湿度,用50%多菌灵1 000倍液浇灌病区。猝倒病在5月幼苗长出2、3对真叶时发生,可控制湿度,注意通风,加强苗床管理。黑茎病在成株期发生,可加强田间管理,及时排除积水,忌连作。发病期用50%多菌灵1 000倍液喷雾或浇灌病区。还有疫病、病毒病等为害。虫害有棉铃虫、蝼蛄等为害。

【采收加工】 播种当年9～10月花盛期和种子成熟初期采收,齐地割取全株晒干或割取全株后,摘下叶子分别晒干。

【药材】 穿心莲 *Herba Andrographis* 主产于广东、福建等地。

性状 本品茎呈方柱形,多分枝,长50～70 cm,节稍膨大;质脆,易折断。单叶对生,叶柄短或近无柄;叶片皱缩,易碎,完整者展平后呈披针形或卵状披针形,长3～12 cm,宽2～5 cm,先端渐尖,基部楔形下延,全缘或波状;上表面绿色,下表面灰绿色,两面光滑。气微,味极苦。

鉴别 (1) 叶横切面:上表皮细胞类方形或长方形,下表皮细胞较小,上、下表皮均有含圆形、长椭圆形或棒状钟乳体的晶细胞;并有腺鳞,有时可见非腺毛。栅栏组织为1～2列细胞,贯穿于主脉上方,主脉上方多为2列;海绵组织排列疏松。主脉维管束外韧型,呈凹槽状,木质部上方亦有晶细胞,韧皮部较窄。

叶表面观:上下表皮均有增大的晶细胞,内含大型螺状钟乳体,老叶甚多,嫩叶较少,上表面的晶细胞较大,下表面的较小,结晶直径约至36 μm,长约至180 μm,较大端有脐样点痕,层纹波状,有的2个晶细胞相接成双晶体,以叶脉处较多;下表皮气孔密布,直轴式,副卫细胞大小悬殊,也有不定式。腺鳞头部扁球形,4～6(～8)细胞,直径至40 μm;柄极短。非腺毛1～4细胞,长约至160 μm,基部直径约至40 μm,表面有角质纹理。

茎横切面:呈方形,四角茎棱明显外突。表皮细胞呈不规则形,其外壁稍增厚,角质化,内含众多的钟乳体;表皮表面具有单细胞头的腺毛,直径约30 μm,腺柄由3个细胞组成,长400～500 μm;厚角组织分布在茎的表皮下四角处,3～8层,胞间层不明显,细胞腔直径30～40 μm,绿皮层2～3层细胞纵向延长呈不规则的长柱状,壁薄,有细胞间隙,细胞中充满叶绿体。内皮层位于绿皮层内方,较绿皮层稍大。韧皮组织5～8层组成,细胞壁弯曲,皱缩。形成层不明显,壁薄易破裂。木质部宽阔发达,由木纤维、木细胞、导管和射线组成,初生木质部,细胞壁薄,不木化。射线1～3列,细胞较小,壁较薄,含有淀粉粒。髓部细胞不规则圆形,壁较薄,有细胞间隙,其周边细胞较小,中心细胞较大,部分细胞有少量针状结晶,散在或成束。

(2) 取本品叶用水润湿1 h,撕去表皮加碱性3,5-二硝基苯甲酸的甲醇溶液,立即置显微镜下,可见叶肉组织中出现紫红色。或取穿心莲叶,置苯液中浸泡24 h,可见叶的两面析出穿心莲内酯类的板状结晶,柱状结晶,将结晶挑置滤纸上,加碱性3,5-二硝基苯甲酸甲醇试液显紫红色。

(3) 取本品粉末约1 g,加乙醇20 ml,置水浴中加热至沸,滤过,滤液加活性炭0.3 g,搅拌,滤过。取滤液1 ml,加3,5-二硝基苯甲酸试液与乙醇制氢氧化钾试液等容的混合液1～2滴,即显紫红色(活泼次甲基的反应),另取滤液1 ml,加碱性三硝基苯酚试液1～2滴,显橙色,放置逐渐转为棕色(活泼次甲基的反应);再取滤液1 ml,加乙醇制氢氧化钾试液数滴,逐渐显红色,放置后变为黄色(检查内酯)。

(4) 薄层色谱:取本品粉末0.5 g,加乙醇5 ml回流提取30 min,提取液为供试品溶液。另取脱水穿心莲内酯、穿心莲内酯对照品,加乙醇制成每1 ml各含1 mg的混合溶液,作为对照品溶液。吸取供试品溶液6 μl、对照品溶液4 μl,分别点于同一以羧甲基纤维素钠为黏合剂的硅胶GF_{254}薄层板上,以氯仿-醋酸乙酯-甲醇(4∶3∶0.4)为展开剂,展开,取出,晾干,置紫外光灯(254 nm)下检视。供试品色谱中,在与对照品色谱相应的位置上,显相同颜色的斑点;喷以2% 3,5-二硝基苯甲酸乙醇溶液与2 mol/L氢氧化钾溶液的等量混合液(临用时配制),立即在日光下观察,供试品色谱中,在与对照品色谱相应的显相同颜色的斑点。

品质标志 《中华人民共和国药典》2005年版规定:高效液相色谱法测定,本品以干燥品计算,含脱水穿心莲内酯($C_{20}H_{28}O_4$)和穿心莲内酯($C_{20}H_{30}O_5$)的总量不得少于

0.80%。

【成分】 叶含二萜类：穿心莲内酯（andrographolide）0.6%，14-去氧穿心莲内酯（14-deoxyandrographolide）0.15%，新穿心莲内酯（neoandrographolide）0.05%，14-去氧穿心莲内酯-19-β-D-葡萄糖苷即14-去氧穿心莲内酯苷即3α-羟基穿心莲潘林内酯苷（14-deoxyandrographolide-19-β-D-glucoside），14-deoxyandrographoside，andropanoside）0.03%[1,2]，14-去氧-12-甲氧基穿心莲内酯（14-deoxy-12-methoxyandrographolide）0.001%，穿心莲潘林内酯（andrograpanin）0.03%[2]；黄酮类：木蝴蝶素（oroxylin）A，汉黄芩素（wogonin）[3]；多酚类：咖啡酸（caffeic acid），绿原酸（chlorogenic acid）及二咖啡酰奎宁酸混合物（mixture of dicaffeoylquinic acids）[4]。

根含黄酮类：穿心莲黄酮（andrographin），5，2′-二羟基-7，8-二甲氧基黄酮（panicolin）[5,6]，3′-O-甲基魏穿心莲黄素即5-羟基-7，8，2′，3′-四甲基黄酮（3′-O-methoxywightin，5-hydroxy-7，8，2′，3′-tetramethoxyflavone），芹菜素-4，7-二甲醚（apigenin-4，7-dimethylether）[6]，5-羟基-7，8-二甲氧基黄烷酮（5-hydroxy-7，8-dimethoxyflavanone），5-羟基-3，7，8，2′-四甲氧基黄酮（5-hydroxy-3，7，8，2′-tetramethoxyflavone），5-羟基-7，8-二甲氧基黄酮（5-hydroxy-7，8-dimethoxyflavone）[7]，穿心莲黄酮苷（andrographidine）A、B、C、D、E及F[8]。还含α-谷甾醇（α-sitosterol）[5,6]。

地上部分含二萜类：穿心莲新苷苷元（3，14-dideoxyandrographolide），14-去氧穿心莲内酯苷，穿心莲内酯苷即穿心莲内酯-19-β-D-葡萄糖苷（andrographiside，andrographolide-19-β-D-glucoside）[9]，穿心莲内酯，新穿心莲内酯，14-去氧-11，12-去氢穿心莲内酯（14-deoxy-11，12-didehydroandrographolide），14-去氧穿心莲内酯[10]。

全草含二萜类：穿心莲内酯，14-去氧代-11-氧-穿心莲内酯（14-deoxy-11-oxo-andrographolide），14-去氧-11，12-去氢穿心莲内酯，14-去氧穿心莲内酯、新穿心莲内酯[11]。此外，尚含香荆芥酚（carvacrol），丁香油酚（eugenol），肉豆蔻酸（myristic acid），三十一烷（hentriacontane）及三十三烷（tritriacontane）[12]。

【药理】 1. 解热作用　穿心莲内酯、新穿心莲内酯均具有抑制和延缓肺炎链球菌和溶血性乙型链球菌所引起的体温升高的作用，而后者的作用强度不及前者[1]。对于伤寒、副伤寒菌苗所致发热的家兔或2,4-二硝基苯酚所致发热的大鼠，去氧穿心莲内酯、穿心莲内酯、新穿心莲内酯及去氧去氢穿心莲内酯（即14-去氧-11，12-去氢穿心莲内酯）均有一定的解热作用，其中以去氧去氢穿心莲内酯作用最强[2,3]。

2. 抗炎作用　穿心莲的有效成分，穿心莲甲，乙，丙，丁素均有不同程度的抗炎作用。能抑制急性炎症早期的毛细血管通透性亢进而抗渗出。穿心莲灌服对大鼠蛋清，角叉莱胶足跖注射致炎模型均有明显抗炎作用，且见效快，于30 min开始，可维持8 h之久，其中大剂量组作用略强于阿司匹林，进一步验证了穿心莲的抗炎作用[4,5]。

3. 对机体免疫系统的作用　对小鼠腹腔注射穿心莲注射液后，腹腔巨噬细胞吞噬百分率和吞噬指数明显升高[6]。进一步研究结果表明，小鼠接受穿心莲药物后，可能有促进T淋巴细胞表面受体吸附红细胞的作用，致使小鼠E玫瑰花环形成率增高，表示穿心莲有提高T淋巴细胞免疫的功能[7]。穿心莲乙醇提取物中二萜穿心莲内酯能明显增加单核巨噬细胞游走指数及对大肠杆菌的吞噬作用，并对正常小鼠淋巴细胞有丝分裂反应产生明显增强作用[8]。

4. 抗癌作用　穿心莲提取物对乳腺癌细胞株MCF_7，肝癌细胞株$HEPG_2$，肠癌细胞株HT_{29}，SW_{620}和LS_{180}均有不同程度的增殖抑制作用。其中，对肝癌细胞株$HEPG_2$有明显的细胞增殖抑制作用，且其作用强度随药物浓度的增加而增强[9]。

5. 对缺血及缺血再灌注损伤的保护作用　穿心莲注射液能显著降低心肌缺血大鼠心肌与血清丙二醛和血清乳酸脱氢酶水平，改善缺血心脏心电图病理性改变与ST段的偏移，明显降低脑缺血再灌注大鼠海马组织中丙二醛水平，保护抗氧化酶和ATP酶活性，提示穿心莲对实验性心肌缺血损伤与脑缺血再灌注损伤具有保护作用[10]。

6. 抗血小板活化和抗血栓功能　API_{0134}是一种新分离的穿心莲有效成分，为黄酮类化合物，可抑制凝血酶诱导的血小板活化反应[11]。穿心莲黄酮注射后2 h，血浆TXB_2水平降低，注射后2 h，低浓度黄酮可明显降低低切变率血黏度，高浓度黄酮可明显降低高低切变率血黏度[12]。穿心莲黄酮可明显抑制二磷酸腺苷（ADP）、肾上腺素、花生四烯酸（AA）诱导的血小板聚集，并呈明显的正相关[13]。对实验性犬心肌梗死的研究表明，冠状动脉溶栓后血浆TXB_2水平显著升高，而API_{0134}治疗组TXB_2则进行性下降，再闭塞发生率也显著降低，说明API_{0134}可抑制溶栓后血小板活化，特别是减少TXB_2的产生，预防再闭塞的发生[14]。API_{0134}能强烈抑制钙调蛋白（CaM）的活力，IC_{50}为34 μg/mg。但其对CaM依赖性磷酸二酯酶（PDE-Ⅰ）的基础活力无影响。在浓度增高时API_{0134}也能抑制CaM不依赖性磷酸二酯酶（PDE-Ⅱ）的活力。IC_{50}为240 μg/mg[15]。穿心莲成分API_{0134}可使体外培养的猪主动脉内皮细胞分泌前列环素增加，血栓素A_2减少，环磷酸腺苷增加，并能使纤溶酶原激活物活性升高，纤溶酶原激活物抑制物活性下降，呈剂量效应关系[16]。

7. 保肝利胆作用　穿心莲对大鼠有利胆作用，并可增加大鼠肝重量[17]。腹腔注射穿心莲内酯后可使大鼠胆汁流量明显增加，而且所分泌胆汁的物理性质也有所改变[18]。穿心莲内酯还能对抗四氯化碳、D-半乳糖胺（800 mg/kg）和对乙酰氨基酚（3 g/kg，口服）造成的肝毒性作用，显著降低ALT、AST、HTG水平[19]。

8. 抗氧化及保护血管内皮细胞　穿心莲成分API_{0134}预防用药4星期及8星期，均能提高家兔血清一氧化氮（NO）、cGMP和超氧化物歧化酶活性，降低血浆内皮素（ET）和脂质过氧化物含量，具有抗氧化、保护内皮功能和维持NO/ET平衡的作用[20]。

9. 调脂作用及减少动脉粥样硬化发生　家兔系膜增生性肾炎模型研究表明，API_{0134}用药组血清总胆固醇、三酰甘油、低密度脂蛋白胆固醇（LDL-C）低于模型组，高密度脂蛋白胆固醇（HDL-C）及HDL-C/LDL-C高于模型组[21]。穿心莲提取物能显著降低去内皮和高胆固醇饲养诱发的粥样硬化性髂动脉狭窄发生率，减轻狭窄程度，并能显著减轻血管成形后再狭窄[22]。

10. 降压作用　穿心莲注射液4 mg/kg静脉注射，可使麻醉犬的血压产生快速而持久的降压作用，且其降压作用具有快速耐受性，对肾上腺素的升压作用没有明显的影响，推测穿心莲注射液无α受体阻断作用[23]。

毒性　穿心莲内酯、14-去氧穿心莲内酯、14-去氧-11,12-去氢穿心莲内酯1次给小鼠灌胃的最小致死量(LD_{50})均在20 g/kg以上,新穿心莲内酯在30 g/kg以上[24]。穿心莲根总黄酮给小鼠静注的LD_{50}为1.15 ± 0.28 g/kg[25]。

【药性】　苦,寒。归心、肺、大肠、膀胱经。

1.《江西草药》:"性寒,味苦。"

2.《青岛中草药手册》:"性寒,味极苦。无毒。入心、肺经。"

【功用主治】　清热解毒,泻火,燥湿。主治风热感冒,温病发热,肺热咳喘,百日咳,肺痈,咽喉肿痛,鼻窦炎,中耳炎,结膜炎,胃火牙痛,急性菌痢,肠炎,湿热黄疸,淋证,丹毒,疮疡痈肿,湿疹,毒蛇咬伤,汤火伤。

1.《福建中医药》〔1962,(3):39〕:"能解热,消炎,止痛,止痒,止血,解蛇虫咬伤毒。能降低热性充血性高血压,并能治疗淋浊及多种热病。主治流行性感冒,百日咳,中暑与湿热病,细菌性痢疾,阑尾炎,血淋与热淋,实热型吐血、鼻衄和口腔出血,充血性热型高血压病,晕船、晕车,跌打损伤,脑后疽,疔疮痈疖与无名肿毒,扁桃体炎,鼻窦炎,中耳炎。预防新生儿破伤风,麻疹与百日咳。"

2.《江西草药》:"清热凉血,消肿止痛。治胆囊炎,支气管炎,高血压病,百日咳。"

3.《广西中草药》:"止血凉血,拔毒生肌。治肺脓疡,喉炎,口腔炎,结膜炎。"

4.《广西本草选编》:"治滴虫性肠炎。"

5.《安徽中草药》:"抗痨,降压。"

6.《青岛中草药手册》:"利尿解毒。治肾炎,血淋,膀胱炎,尿道炎。"

7.《河北中草药》:"治结核性胸膜炎,颈淋巴结核,麻疹,湿疹。"

8.《四川中药志》1979年版:"用于肝炎,钩端螺旋体病,血栓闭塞性脉管炎。"

9.《湖北中草药志》:"主治肺脓疡,急性肠胃炎,中毒性消化不良,胆囊炎,肠伤寒,急性盆腔炎,麻疹。"

【用法用量】　内服:煎汤,9～15 g,单味大剂量可用至30～60 g;研末,每次0.6～3 g,装胶囊吞服或开水送服。外用:捣烂或制成软膏涂敷患处;或水煎滴眼、耳。

【宜忌】　阳虚证及脾胃虚弱者慎服。

1.《福建中医药》〔1962,(3):39〕:"对虚冷症和虚热症禁用。"

2.《湖北中草药志》:"口服药量过大,有头昏现象,停药即好转。另胃肠溃疡病患者不宜服用。"

【选方】　1. 治流感　一见喜叶研末,每日2、3次,每服3 g;预防流感,一见喜叶研细粉,吹入咽喉中,每日1次。(《青岛中草药手册》)

2. 治肺炎　一见喜、十大功劳叶各15 g,陈皮6 g。水煎服。(《福建药物志》)

3. 治肺结核(轻症)发热　①一见喜干叶研末,蜜丸梧桐子大。每次15～30粒,日2～3次,开水下。(《福建中草药》)②一见喜15 g,丰城鸡血藤30 g。水煎,分2次服。每日1剂,15～30 d为1个疗程。(江西《草药手册》)

4. 治肠伤寒　穿心莲60 g,如意花根30 g,一枝黄花180 g。水煎服,每日1剂。用至退热后3～5 d停药。〔《新医学》1972,(8):29〕

5. 治高血压病　穿心莲叶5～7片。开水泡服,每日数次。(《江西草药》)

6. 治急、慢性喉炎,口腔溃疡　穿心莲96 g,薄荷脑2 g,冰片2 g。取薄荷脑、冰片研匀液化,加入穿心莲细粉混匀,喷喉或涂患处,每日1～2次。(广州军区卫生部《中草药制剂手册》喉风散)

7. 治疖肿,蜂窝织炎　三颗针15 g,一见喜15 g,金银花9 g,七叶一枝花6 g。水煎服。

8. 治急性阑尾炎　野菊花30 g,一见喜15 g。水煎,每日2剂分服。(7、8方出自江西《草药手册》)

9. 治毒蛇咬伤　一见喜鲜叶捣烂,调旱烟筒内的烟油外敷;另取鲜叶9～15 g,水煎服。(《福建中草药》)

10. 治阴囊湿疹　一见喜30 g,加甘油100 ml,调匀涂患处。(江西《草药手册》)

【临床报道】　1. 治疗感冒　观察穿心莲干燥提取物(穿心莲片)对两组感冒患者的治疗作用,第一组(33例)口服1 200 mg穿心莲片,第二组(28例)口服安慰剂。结果:在治疗后3～4 d,观察到服用穿心莲片的患者临床症状第四日明显减轻,而第二组未见明显的变化。因此,认为穿心莲片在每日1 200 mg剂量下能明显缩短感冒的病程或持续时间,表明穿心莲片能增强患者对感冒的抵抗力[1]。

2. 治疗上呼吸道感染　解毒消炎片组(为穿心莲水提物和少量原粉制成),每日2次,每次5片,每日量相当于生药10 g;解毒消炎丸组(为穿心莲全草粉碎后制成水丸),每次20粒,每日2次,每日量相当于生药6.25 g。片剂组治疗96例,痊愈44例,好转14例,无效38例,总有效率61%。丸剂组治疗97例,痊愈61例,好转24例,无效12例,总有效率88%,两组比较$P < 0.001$,不经提取的穿心莲制剂较一般水提法制剂的疗效为佳[2]。

3. 治疗细菌性痢疾　分别以穿心莲的粗制剂、黄酮成分、穿心莲内酯晶A、穿心莲新苷晶B观察对细菌性痢疾的疗效,并与氯霉素、呋喃唑酮进行比较。结果:穿心莲粗制剂(每日4次,每次4～6片,相当于生药15.6 g)治疗165例,痊愈124例,治愈率75.2%;穿心莲黄酮成分(每日4次,每次0.1 g)治疗8例,其中4例大便培养阳性者治疗效果不佳而改用他药,另4例治愈;穿心莲内酯晶A(每日4次,每次0.1 g)治疗16例,其中大便培养阴性13例,9例治愈,阳性者3例,2例治愈;穿心莲新苷晶B(每日4次,每次0.1 g)治疗66例,其中大便培养阳性者31例,痊愈23例(另4例12～14 d内治愈,因超过10 d作无效统计),大便培养阴性35例,痊愈33例,治愈率84.8%;氯霉素与呋喃唑酮治愈率分别为47.8%与71.4%。经同期临床比较,穿心莲新苷剂量与痢特灵相当,但疗效高于呋喃唑酮,氯霉素剂量为穿心莲新苷的2倍,但治愈率仅为穿心莲新苷的1/2。穿心莲新苷无苦味,未见副作用[3]。

4. 治疗婴幼儿肺炎　每日以脱水穿心莲内酯琥珀酸半酯单钾盐注射液10 mg/kg分3～4次肌注或分1～2次静滴,治疗273例,显效198例,有效34例,无效41例,总有效率85.2%,平均退热3.2 d,又与亚硫酸氢钠穿心莲内酯作了双盲比较观察,显示本品疗效为优,经卡方测验$P < 0.001$[4]。

5. 治疗急性肾盂肾炎　穿心莲片7～10片,口服,每日3次,10 d为1个疗程。治疗64例,治愈58例,好转4例,复发2例。对照组呋喃妥因组治疗48例,治愈32例,好转4例,无效

4例,复发8例。穿心莲组服药后发热消退平均2.2 d,膀胱刺激症状消失平均4.5 d,较呋喃妥因组时间短[5]。

6. 治疗钩端螺旋体病　穿心莲粗晶片,每片0.05 g(含结晶物质20 mg),成人每日口服4～6次,每次0.1～0.2 g,日总量0.4～1.2 g。共治疗76例,结果治愈72例,失败4例,最后经血培养或凝溶试验为阳性者35例,其中重度24例,中度10例,轻度1例,治愈31例,失败4例均系重度[5]。

7. 治疗化脓性中耳炎　穿心莲干粉5 g,纯甘油50 ml,20%乙醇50 ml,将穿心莲干粉用20%乙醇浸渍2～3 d,用渗漉法收集滤液30～40 ml,另器保存,余液继续用渗漉法收集至滤液呈淡棕色为止,两液合并,加入甘油达50%即可。同时先以3%双氧水洗耳,擦干脓液后,滴入本滴剂,每日3～4次,个别病例配合穿心莲片内服,每日3次,每次3片。共治疗化脓性中耳炎55例,其中急性10例,慢性45例。结果:治愈16例,显效20例,好转15例,无效4例[6]。

8. 治疗血栓闭塞性脉管炎　穿心莲静脉注射液,每支20 ml(乙醇沉淀,氯仿提取,含生药70～100 g),给药方法:①选患肢股动脉或肱动脉快速推注穿心莲20～40 ml,结合在注射处压迫3～5 min。②选患肢病变部位上约30 cm处,用一止血带压迫注射处上段,将药液逆行注入静脉内,然后根据患者忍受程度,保留止血带继续压迫10～20 min。两个方法每日1次,交替进行,10 d为1个疗程,休息2～3 d后再继续使用。共治疗50例,临床治愈13例,显效19例,好转13例,无效5例,总有效率90.0%,与毛冬青组疗效比较,无显著差别[7]。

9. 治疗麻风病　①单用穿心莲组42例,L(瘤型)23例,T(结核样型)9例,B(界线类)10例。口服穿心莲片,初期每日16～24片,后期每日32～60片。②合并砜类药组:治疗57例,L35例,T8例,B14例,除口服穿心莲外同时口服氨苯砜12.5～75 mg,维持量分别为50～75 mg,服药6 d,停药1 d。③穿心莲内酯组:治疗13例,L8例,B5例,口服成人量每日400～600 mg。结果:共治疗112例,治愈29例,接近治愈9例,显效45例,进步22例,无效6例(单用穿心莲组L 3例,T 1例,B 2例),恶化1例(内酯组L 1例),有效率单用组85.7%,内酯组92.3%,合并组100%。105例有效病例,治后麻风损害均有不同程度好转,反应减轻或停止;细菌变化,一般治疗后1个月麻风杆菌形态改变为颗粒状,91例瘤型、界线类查菌阳性者,除单用组2例不变、3例略有上升、内酯组1例上升外,余阴转46例,下降40例,月平均下降指数为0.052。显示穿心莲对麻风杆菌有一定抑制或杀灭作用,尤以穿心莲内酯更显著,能改善机体对砜类药物的耐受性,与砜类药并用有较好的协同作用,疗效优于单用。用药后一般健康状况改善,长期使用未发现不良副作用[8]。

10. 治疗烧伤　80例浅Ⅱ度烧伤患者经随机分配为Ⅰ、Ⅱ组。Ⅰ组为穿心莲油纱治疗组,Ⅱ组为湿润烧伤膏对照组。Ⅰ组40例,Ⅱ组40例。患者首次就诊时先予清创,Ⅰ组用穿心莲油纱覆盖创面,外加无菌敷料包扎,每日换药1次;Ⅱ组用湿润烧伤膏涂药,始终保持创面有药物覆盖,每日清洁创面1次,如创面有液化物,则及时清除、涂药。结果:①穿心莲油纱的抗感染能力远远超过湿润烧伤膏,Ⅰ组无1例感染,而Ⅱ组有16例出现创面感染,两组间有显著性差异。②用药前未污染或污染的创面在穿心莲油纱治疗过程中未出现感染,用药前已化脓的创面,用药后2～3 d脓液消失,创面干燥、收敛,充血水肿明显消退。③用穿心莲油纱治愈日数较用湿润烧伤膏明显缩短[9]。

3631 穿鱼藤 chuān yú téng (《红河中草药》)

【异名】　乌金草(《曲靖专区中草药》),水杨柳、茶头接筋叶、疏脉山茱萸(《玉溪中草药》),大穿鱼草(《红河中草药》),火烫药(《万县中草药》),酸皮条(《全国中草药汇编》)。

【基原】　为山茱萸科山茱萸属植物小梾木的根或枝叶。

【原植物】　小梾木 *Swida paucinervis* (Hance) Sojak [*Cornus paucinervis* Hance]

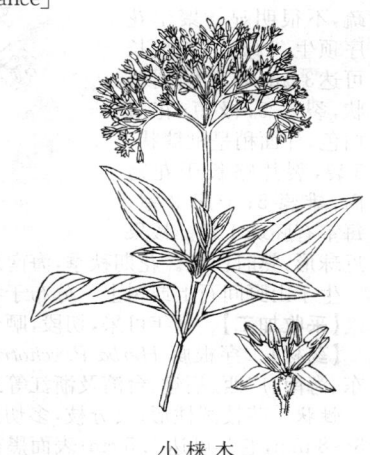

落叶灌木,高2～4 m。树皮灰黑色,光滑;小枝有四棱,通常赤褐色。叶对生;叶柄长5～15 cm;叶片椭圆状披针形或椭圆状倒卵形,长4～7 cm,宽1～2.5 cm;侧脉3对,稀2或4对,两面均有贴伏的毛。聚伞花序伞房状,顶生,被短柔毛,长4～6 cm;花小,白色;萼齿披针状三角形,长于花盘;花瓣披针形;雄蕊4,花丝下部稍粗壮;子房近球形,密被灰白色紧贴的短柔毛,花柱棍棒形。核果球形,黑色。花期6～7月,果期10～11月。

小梾木

生于海拔2 500 m以下的河岸边或溪边灌丛中。分布于西南、江苏、福建、湖北、湖南、广东、广西及陕西、甘肃等地。

【采收加工】　全年均可采,洗净鲜用或切段晒干。

【药性】《云南中草药》:"涩、微酸,凉。"

【功用主治】《云南中草药》:"清热解表,止血消炎。主治感冒,流感,风湿麻木,关节炎,腰痛,外伤出血,骨折,黄水疮。"

【用法用量】　内服:煎汤,6～15 g;或浸酒。外用:鲜品捣敷;或研末撒;或煎水洗。

【选方】　1. 治感冒头痛　乌金草30 g,生姜6 g,竹叶防风6 g。水煎服。(《曲靖专区中草药》)

2. 治风湿麻木,腰痛　大穿鱼草干根30 g,黑骨头15 g,泡酒150 g。每服10 ml,每日服2次。

3. 治腹泻　大穿鱼草15 g。研末炖鸡蛋服。

4. 治骨折　鲜大穿鱼草、大接骨丹叶各适量捣敷。(2～4方出自《红河中草药》)

3632 穿根藤 chuān gēn téng (《福建中草药》)

【异名】　春根藤(《广东中药》),木头疳(《广西药用植物名录》),崧根藤、伸筋藤(《广东中草药》),上木蛇、犾筋藤(《广西本草选编》),白花风不动、山芡实、潭薏米、多泥红(《福建药物志》),风不动藤(《浙江药用植物志》),松筋藤(《香港中草药》)。

【基原】　为茜草科九节属植物蔓九节的全株。

【原植物】　蔓九节 *Psychotria serpens* L.　又名:匍匐九节、蜈蚣藤(《海南植物志》)。

多分枝攀缘藤本，长达5 m或更长。常以气生根攀附于乔木或岩石上。嫩枝稍扁，有细直纹，老枝柱状。叶对生，厚纸质；叶柄长3～5 mm；托叶短鞘状，早落；叶片卵形、倒卵形或卵状长圆形，长1.5～6 cm，宽8～20 mm，先端急尖或钝，基部楔形，全缘，侧脉稀疏，不很明显。聚伞花序顶生，3歧；总花梗长可达3 cm；萼筒倒圆锥状，裂片5，极短；花冠白色，外面稍呈秕糠状，5裂，裂片略长于花冠筒；雄蕊5；子房2室，每室有胚珠1颗。核果近球形，熟时白色。花期秋季，海南地区几乎全年可开花。

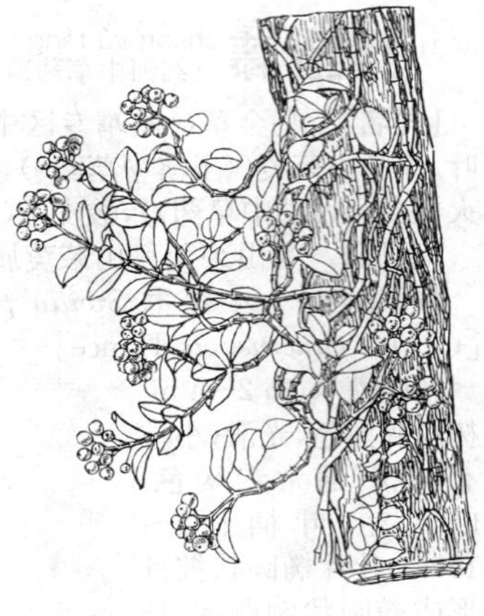

蔓九节

生于山野间石上或树上。分布于我国南部。

【采收加工】 全年可采，切段，晒干。

【药材】 穿根藤 *Herba Psychotriae Serpentis* 产于广东、海南、广西、福建、台湾及浙江等地。

性状 茎枝圆柱形，具分枝，多切成段，长3～5 cm，直径3～8 mm，老茎可达1.5 cm；表面黑褐色，有纵皱纹，具节并常有不定根；质坚实，嫩枝较脆，折断面髓部较大或中空；老茎木质，难折断，断面木部浅棕红色，中央间见深色的小髓。叶对生，薄革质，卵形或椭圆形，先端急尖或钝，基部楔形，全缘，上面灰绿色或绿褐色，下面色较浅；叶柄长约1 cm；托叶膜质，棕褐色，近方形。间见类球形小；核果，直径约4 mm，淡白色。气微，味涩、微甘。

【药理】 细胞毒作用 从穿根藤全草中提出的熊果酸在体外对人鼻咽癌(KB)细胞的ED_{50}为6.6 μg/ml，对淋巴白血病细胞L_{1210}的ED_{50}为4.0 μg/ml，对淋巴白血病P_{388}的ED_{50}为3.18 μg/ml，对人肺癌A_{549}的ED_{50}为4.0 μg/ml，对回盲肠癌HCT-8的ED_{50}为4.5 μg/ml，对乳腺癌MCF-7的ED_{50}为4.9 μg/ml[1]。

【药性】 苦、辛，平。

1.《广西本草选编》："味涩、微甘，性微温。"

2.《福建药物志》："微苦，平。"

【功用主治】 《福建药物志》："祛风除湿，舒筋活络。主治风湿关节痛，头风痛，手足麻木，坐骨神经痛，腰肌劳损，骨结核，哮喘，多发性脓肿，青竹蛇咬伤。"

【用法用量】 内服：煎汤，15～30 g，鲜品30～60 g；或捣汁；或浸酒。外用：捣汁涂；或研末调敷。

【宜忌】 《广西本草选编》："孕妇忌服。"

【选方】 1. 治风湿关节痛 蔓九节60 g，白葡萄根45 g，水煎服（或加黄酒少许）；另取1握，水煎熏洗患处。

2. 治腰肌劳损 蔓九节、黄胆草各15 g，谷精草3 g，水煎服；或蔓九节60～95 g，淡水鳗鱼250 g，酒水炖服。

3. 治骨结核 蔓九节60～125 g，了哥王9 g，山芝麻鲜根15 g。黄酒250 ml，浸3 d后，早晚各饮30 ml。

4. 治多发性脓肿 蔓九节、杠板归各60 g。番薯烧酒250 ml，炖服。（1～4方出自《福建药物志》）

5. 治毒蛇咬伤 穿根藤120 g，白酒500 ml，浸1星期。每次1小杯；另用棉花蘸药酒罨伤口。（《泉州本草》）

3633 穿破石 chuān pò shí
（《岭南采药录》）

【异名】 柘根（《千金方》），川破石（《生草药性备要》），地棉根、拉牛入石（《岭南采药录》），柘藤根（江西《草药手册》），山黄箕、铁篱根（《江西草药》）。

【基原】 为桑科桑橙属植物构棘或柘树的根。

【原植物】 1. 构棘 *Maclura cochinchinensis* (Lour.) Corner [*Cudrania cochinchinensis* (Lour.) Kudo et Masam.] 又名：奴柘（《本草拾遗》），隈枝（《益都方物略记》），隈支（《纲目》），葨芝（《云谷杂记》），小柘树（《中药大辞典》）。

常绿灌木，高2～4 m。直立或攀缘状；根皮橙黄色；枝灰褐色，光滑，皮孔散生，具直立或略弯的棘刺，粗壮。单叶互生；叶柄长5～10 mm；叶片革质，倒卵状椭圆形、椭圆形或长椭圆形，长3～9 cm，宽1～2.8 cm，先端钝或渐尖，或有微凹缺，基部楔形，全缘；基出脉3条，侧脉6～9对。花单性，雌雄异株；球状花序单个或成对腋生，具短柄，被柔毛；雄花序直径约6 mm，雄花具花被片3～5，楔形，不相等，被毛；雌花序直径约1.8 cm，雌花具花被片4，先端厚有绒毛。聚花果球形，肉质，熟时橙红色，直径3～5 cm，被毛；瘦果包裹在肉质的花被和苞片中。花期4～5月，果期9～10月。

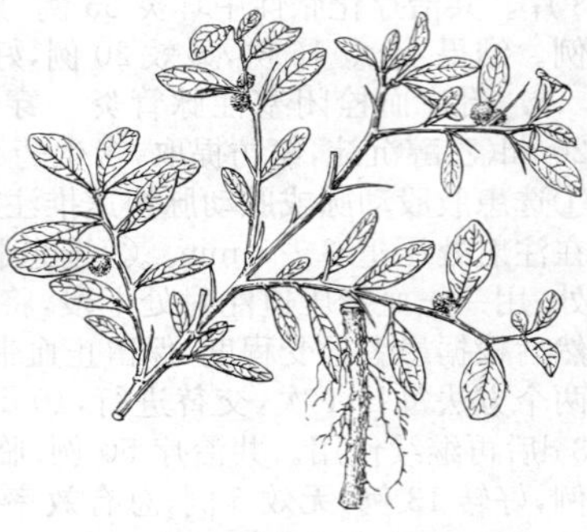

构棘

生于山坡、溪边灌丛中或山谷、林缘等处。分布于浙江、安徽、福建、江西、湖北、湖南、广东、广西、海南、四川、贵州、云南等地。

本植物的棘刺（奴柘刺）、果实（山荔枝果）亦供药用，另设专条。

2. 柘树 *M. tricuspidata* Carr. [*Cudrania tricuspidata* (Carr) Bur.]

参见"柘木"条。

【采收加工】 全年均可采，根晒干或趁鲜切片，晒干，亦可鲜用。

【药理】 1. 抗结核菌作用 柘树根乙醇提取物有较好的抗结核菌作用。试管中，采用改良苏通半流体琼脂培养基，接种强毒人型结核菌(H_{37} RV)，其最低抑菌浓度为6.3～12.5 μg/ml。体内抗菌试验表明，给感染结核菌小鼠第二日开始给予柘木注射液1.5 g/只，每日1次，至对照组半数动物死亡时停药，可显著延长小鼠的半数存活时间[1,2]。

2. 对细胞物质合成的影响 柘树根水提液经树脂处理获得的两组黄酮组分1、组分2，分别加入人胃癌细胞NKM进行体外培养同位素标记实验，结果表明，组分1、组分2对NKM细胞DNA、蛋白质合成有明显的抑制作用。在一定的浓度范围内，随剂量的增加，抑制率也相应的增加。组分1对RNA的合成抑制显著，而组分2对RNA的合成抑制不显著。组分1剂量300 μg/ml时，从细胞形态看出在几小时内细胞死亡、解体[3]。

【药材】 穿破石 *Radix Maclurae Cochinchinensis* 产于长江中下游以南各地。

性状 根圆柱形，长短不一，直径 1.5～2.5 cm；或已切成圆形厚片；外皮黄色或橙红色，具显著的纵皱纹及少数须根痕。栓皮薄而易脱落。质地坚硬，不易折断，断面皮部薄，灰黄色，具韧性纤维，木部占绝大部分。黄色，柴性，导管孔明显，有的中央部位有小髓。气微，味淡。

【药性】 淡、微苦，凉。

1.《生草药性备要》："味甜，性平。"

2. 广州部队《常用中草药手册》："淡、微苦，微凉。"

【功用主治】 祛风湿，清热，消肿。主治风湿痹痛，腰痛，跌打损伤，黄疸，癥瘕，痄腮，肺痨咯血，胃脘痛，淋浊，蛊胀，闭经，小儿心热，重舌，鹅口疮，瘰疬，疔疮痈肿，外痔出血。

1.《生草药性备要》："治酒顶，消蛊胀，浸酒亦祛风。"

2.《本草求原》："壮筋骨，活血，理跌打。"

3.《岭南采药录》："祛风湿，十蒸九晒；肩疮和蜜捣敷。"

4. 广州部队《常用中草药手册》："主治闭经。"

5.《云南中草药》："清热解毒。主治腮腺炎，淋巴结核，咳嗽，肺结核咯血，肝炎，膀胱炎，头晕，乳汁不通，疖肿。"

6.《全国中草药汇编》："止咳化痰。主治黄疸型肝炎，肝脾肿大，胃、十二指肠溃疡。"

【用法用量】 内服：煎汤，9～30 g，鲜者可用至 120 g；或浸酒。外用：捣敷。

【宜忌】 孕妇慎服。

【选方】 1. 治风湿痛 穿破石 15 g，牯岭勾儿茶、青棉花藤各 9 g。水煎服。(《浙江民间常用草药》)

2. 治骨折 穿破石、三加皮、胡颓子各等量，均用根皮。焙干研末，以适量凡士林加热调成膏状，复位后，外敷药膏，夹板固定。隔日换药 1 次。

3. 治急性黄疸型肝炎 穿破石 30 g，篱党根、五指毛桃各 15 g，葫芦茶 9 g。水煎 2 次分服，每日 1 剂。(2、3 方出自《全国中草药汇编》)

4. 治胆道蛔虫 蕒芝根、两面针根、阔叶十大功劳根各 15 g。水煎服。(《福建药物志》)

5. 治下肢流火(急性淋巴管炎) 穿破石根皮 90 g，威灵仙 15 g，猪瘦肉 120 g。水炖，服汤食肉。(《江西草药》)

6. 治尿路结石 柘藤根 15 g，野花椒 15 g，千斤拔 30 g，车前草 30 g。每日 1 剂，水煎分 2 次服。(江西《草药手册》)

7. 治肺结核 柘藤根 30 g，铁包金(细纹勾儿茶)60 g，百部 9 g。每日 1 剂，水煎，分 2 次服。(江西《草药手册》)

8. 治耳聋、鸣、汁出，一二十年不差 故铁二十斤(烧赤，水五斗浸三宿，去铁澄清)，柘根三十斤(水一石，煮取五斗，去滓澄清)，菖蒲(切)五斗(水一石，煮取五斗，去滓澄清)。上三味合一石五斗，用米二石，并曲二斗，酿如常法酒。用一月封头开清，用磁石吸铁者三斤，捣为末，纳酒中，浸三宿。饮之，日夜饮，常取小小醉而眠，取闻人语乃止药。(《千金方》)

【临床报道】 治疗急、慢性肝炎 取穿破石 1 kg，五指毛桃(*Ficus simplicissima*)250 g，葫芦茶 150 g。加水浸过药面煮 2 次，药液合并浓缩至 1 500 ml，加白糖 300 g 及防腐剂，静置过滤，制成"驱黄灵糖浆"。每次 45 ml，急性黄疸型肝炎及较重的慢性肝炎日服 2 次，轻症慢性肝炎日服 1 次，均以 30 d 为 1 个疗程。经治 72 例，临床治愈 35 例(其中急性黄疸型肝炎 17 例，慢性肝炎 18 例)，好转 25 例(急性黄疸型肝炎 6 例，慢性肝炎 19 例)，无效 12 例[1]。

3634 窃衣 qiè yī
(《福建药物志》)

【异名】 华南鹤虱(《中药志》)。

【基原】 为伞形科窃衣属植物窃衣和小窃衣的果实或全草。

【原植物】 1. 窃衣 *Torilis cabra* (Thunb.) DC. [*Chaerophyllum scabrum* Thunb.]

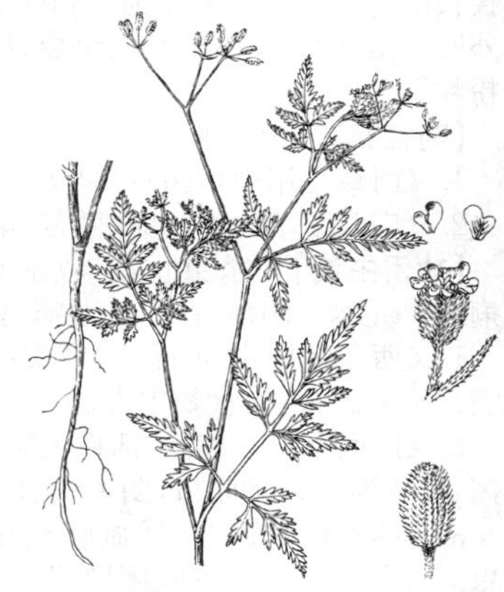
窃 衣

一年生或多年生草本，高 10～70 cm。全株有贴生短硬毛。茎单生，有分枝，有细直纹和刺毛。叶卵形，一至二回羽状分裂，小叶片披针状卵形，羽状深裂，末回裂片披针形至长圆形，长 2～10 mm，宽2～5 mm，边缘有条裂状粗齿至缺刻或分裂。复伞形花序顶生和腋生，花序梗长 2～8 cm；总苞片通常无，很少 1，钻形或线形；伞辐 2～4，长 1～5 cm，粗壮，有纵棱及向上紧贴的硬毛；小总苞片 5～8，钻形或线形；小伞形花序有花 4～12；萼齿细小，三角状披针形；花瓣白色，倒圆卵形，先端内折；花柱基圆锥状，花柱向外反曲。双悬果长圆形，长 4～7 mm，宽 2～3 mm，有内弯或呈钩状的皮刺，粗糙，每棱槽下方有油管 1。花、果期 4～10 月。

生于山坡、林下、河边、荒地及草丛中。分布于江苏、浙江、安徽、福建、江西、中南、四川、贵州、陕西、甘肃、台湾等地。

2. 小窃衣 *T. aponica* (Houtt.) DC. 又名：破子草(《中国高等植物图鉴》)，小叶芹(《长白山植物药志》)。

本种与窃衣的植物形态基本相似，区别点在于：总苞片 3～6，伞辐 4～12，果实圆卵形，长 1.5～4 mm，宽 1.5～2.5 mm。花、果期 4～10 月。

生于海拔 150～3 060 m 的杂木林下、林缘、路旁、沟边及溪边草丛中。分布几遍全国。

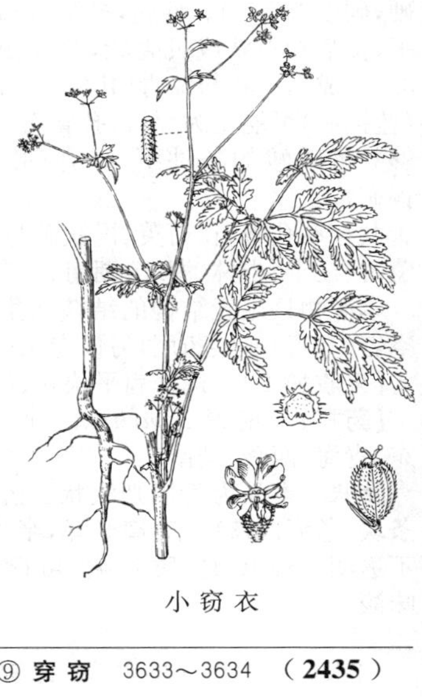
小 窃 衣

【采收加工】 8～9 月采收，晒干或鲜用。

【药材】 窃衣 *Fructus seu Herba Torilis* 窃衣产于陕西、甘肃、江苏、安徽、湖南、湖北、广东、广西、四川等地；小窃衣全国大部分地区均产。

性状 小窃衣为长圆形的双悬果，多裂为分果，分果长 3～4 mm，宽 1.5～2 mm。表面棕绿色或棕黄色，顶端有微突的残留花柱，基部圆形，常残留有小果柄。背面隆起，密生钩刺，刺的长短与排列均不整齐，状似刺猬。接合面凹陷成槽状，中央有1条脉纹。体轻。搓碎时有特异香气。味微辛、苦。

鉴别　小窃衣分果中部横切面：背面有多数长短不等钩刺和厚壁性枕状毛，毛的主体为一个具疣状突起的窄长细胞，其基部有多数表皮细胞组成的枕状垫。外果皮及钩刺外的角质层有齿状突起，背面有4个油管，两油管间均有一小型维管束。接合面凹陷，有大型油管2个；内果皮为1列狭长的薄壁细胞。种皮为1列薄壁细胞，内含红棕色物质。外胚乳由多角形薄壁细胞组成，壁较厚，内含脂肪油及糊粉粒。

【药性】　苦、辛，平。归脾、大肠经。

1.《西藏常用中草药》："果实：苦、辛。有小毒。"

2.《广西本草选编》："味微苦、辛，性微温。"

【功用主治】　杀虫止泻，收涩止痒。主治虫积腹痛，泄痢，疮疡溃烂，阴痒带下，风湿疹，皮肤瘙痒。

1.《西藏常用中草药》："果实：杀虫，治虫积腹痛（蛔虫病），根能解毒，治食物中毒。"

2.《广西本草选编》："活血消肿，收敛杀虫。主治慢性腹泻，痈疮溃烂久不收口，阴道滴虫。"

3.《福建药物志》："活血破积，杀虫收敛。主治腹痛，蛔虫病，阴道滴虫病，皮肤瘙痒。"

【用法用量】　内服：煎汤，6～9 g。外用：捣汁涂；或煎水洗。

【选方】　1. 治腹痛　鲜破子草30 g。水煎，去渣，调冬蜜30 g服。（《福建药物志》）

2. 治痈疮溃烂久不收口，阴道滴虫　窃衣果实适量。水煎冲洗或坐浴。（《广西本草选编》）

3635 扁青 biǎn qīng（《本经》）

【异名】　白青（《本经》），碧青、鱼目青（《新修本草》），石青、大青（《纲目》）。

【基原】　为碳酸盐类孔雀石族矿物蓝铜矿的矿石。

【原矿物】　蓝铜矿 *Azurite*

晶体结构属单斜晶系，晶粒呈扁平厚板状、短柱状，但少见。集合体呈扁平块状、粒状、钟乳状、皮壳状或土状。均匀或不均匀的蓝色或浅蓝色，与孔雀石共生于一体时呈蓝绿混色。表面风化为黄色，条痕浅蓝色，玻璃光泽。质较硬，硬度3.5～4。性脆，多组解离，完全或不完全。断口不平，多显颗粒状或贝壳状，色泽更鲜艳。相对密度3.77～3.9。成因产状与绿青（孔雀石）相似。当温度增高时，扁青（蓝铜矿）可能变为绿青（孔雀石），而当干燥季节，并在有足够数量碳酸的条件下，绿青（孔雀石）可转变为扁青（蓝铜矿）。

共存有孔雀石、石英、褐铁矿乃至其他黏土矿物。产于内蒙古、辽宁、吉林、湖北、湖南、广东、四川、西藏、青海等地。

本矿物具层壳结构的结核状集合体（曾青）、成球形或中空者（空青）亦供药用，另设专条。

【采收加工】　选择扁平块状、粒状集合体入药。

【药材】　扁青 *Azuritum*　产于内蒙古、吉林、辽宁、广东、青海、西藏、湖南。

性状　本品为不规则块状。蓝色，有时其中夹有浅蓝色条块；条痕浅蓝色，玻璃光泽，半透明；浅蓝色者土状光泽，不透明。体较重，质硬脆，可砸碎，断面不平坦。气微，味淡。

鉴别　(1) 透射偏光镜下：浅蓝至暗蓝色，在厚的薄片中多色性与吸收性明显，吸收公式：Ng＞Nm＞Np。斜消光，消光角：$Ng \wedge C = 13°$。二轴晶；正光性，光轴角 $2V = 68°$。

反射偏光镜下：反射色呈灰色，稍带肉红色。非均性显著，反射率7%～9%（伏黄）。于镜下见存孔雀石，往往分布在蓝铜矿、蛋白石的裂隙中。蓝铜矿90%左右，蛋白石、孔雀石5%左右。

(2) 取本品粉末，加入稀盐酸，显碳酸盐的各种反应。参见“绿青”条。

(3) 本品具铜盐的各种反应。参见“绿青”条。

(4) X射线衍射分析曲线：5.18(6)，5.09(8)，4.98(6)，3.53(10)，2.51(5)。

(5) 差热分析曲线：吸热390 ℃（大），980 ℃（大）；放热780 ℃（微），970 ℃（微）；390 ℃（微）失重40%。

【成分】　主含碱式碳酸铜〔$2CuCO_3 \cdot Cu(OH)_2$〕。其中氧化铜（CuO）69.2%，二氧化碳25.6%，水分5.2%[1]，尚含铅、锌、铜、钙、镁、钡、钛、铁、铝等元素[2]。

【炮制】　《品汇精要》："先捣下筛，更用水飞过，至细，乃再研。"

【药性】　酸、咸，平，有毒。归肝经。

1.《本经》："味甘，平。"

2.《吴普本草》："神农、雷公：小寒，无毒。"

3.《别录》："酸咸，无毒。"

4.《玉楸药解》："入足厥阴肝经。"

【功用主治】　吐风痰，明目，益精，消癥，解毒。主治癫痫、惊风，目翳，男子不育，癥瘕，痈肿。

1.《本经》："主目痛，明目，折跌，痈肿，金疮不瘳。破积聚，解毒气，利精神。久服轻身不老。""主明目，利九窍，耳聋，心下邪气，令人吐，杀诸毒三虫。"

2.《吴普本草》："治风痹，丈夫内绝，令人有子。"

3.《别录》："去寒热风痹及丈夫茎中百病，益精。"

4.《纲目》："吐风痰癫痫，平肝。"

【用法用量】　内服：入丸、散，0.5～1 g。外用：研末调敷；或点眼。

【宜忌】　内服宜慎。不宜多服久服。

《本草汇言》："中病即已，不可多服久服也。"

【选方】　1. 治顽痰不化　石青一两（水飞），石绿半两（水飞）。上为末，面糊为丸如绿豆大。每服一十丸，温汤下。有痰即吐去一二碗，不损人。（《瑞竹堂方》化痰丸）

2. 治小儿急惊风　石青一两，天竹黄五钱，牛黄一分。俱研极细末。每服一二分，生姜汤调下。（《本草汇言》）

3. 治眼赤肿痛　石青、乳香各一钱，别研，枯白矾半钱，干姜末三捻。共研细。以铜箸点之。（《卫生易简方》）

4. 治目痛、目痒，并翳膜不明　石青三钱，珍珠一钱。研极细。用银簪脚点少许。（《本草汇言》）

【各家论述】　《本经逢原》："石青，走肝磨坚积，故《本经》所主，皆肝经积聚之病。时珍用吐风痰，研细温水灌下即吐，肝虚易惊多痰者宜之。"

3636 扁蕾 biǎn lěi（《内蒙古中草药》）

【基原】　为龙胆科扁蕾属植物扁蕾的全草。

【原植物】　扁蕾 *Gentianopsis barbata*（Froel.）Ma [*Gentiana barbata* Froel; *G. barbata*（Froel.）Ma var. *sinensis* Ma]

一或二年生草本，高8～40 cm。茎单生。基生叶有柄，长约0.6 cm,叶片匙形或线状披针形,长 0.7～4 cm,宽 0.1～1 cm,先端圆钝,基部渐狭成柄,中脉在下面显著;茎生叶 3～10 对,无柄,狭披针形至线形,长 1.5～8 cm,宽 3～9 mm,先端渐尖,基部钝。单花顶生;花梗长达15 cm,果时更长;花萼筒形,稍扁,或与花冠筒等长,萼裂片 4,不等长,异形,具白色膜质边缘;花冠筒状漏斗形,筒部黄白色,檐部蓝色或淡蓝色,长 2～5 cm,裂片 4,下部两侧有短的细条裂齿;腺体 4 个,近球形,着生于花冠筒基部,与雄蕊互生;雄蕊 4,生于花冠筒中部;子房狭椭圆形,长 2.5～3 cm,花柱短。蒴果长圆形。种子小,表面有较密的突起。花、果期 7～9 月。

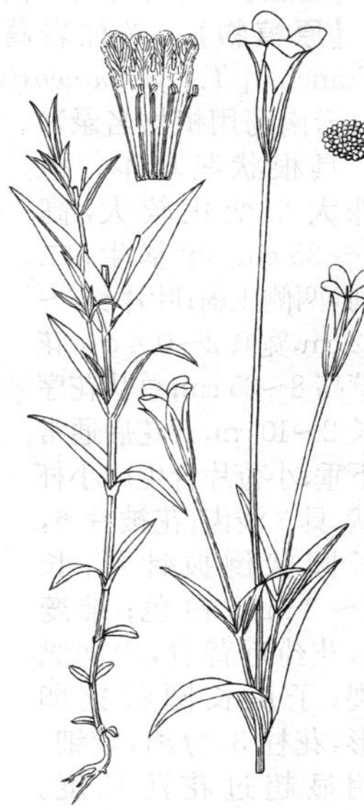

扁 蕾

生于海拔 700～4 400 m的水沟边、山坡草地、灌丛中。分布于华北、东北、西北、西南及湖北等地。

【采收加工】 5～7月采收,晾干。

【成分】 全草含杧果苷(mangiferin)等[1]。

【药性】 苦,寒。

【功用主治】 《内蒙古中草药》:"清热解毒,消肿。主治传染性热病,外伤肿痛,肝胆湿热。"

【用法用量】 内服:煎汤,6～10 g;或入丸、散。外用:捣敷。

【选方】 1. 治发热头痛　扁蕾 15 g,龙骨 12 g,草乌叶 6 g。共为细面。每日 2 次,每次 2.4～3 g,薄荷汤送下。

2. 治头痛,暴发火眼　扁蕾、苦参、瞿麦各等分。共为细末。每日 3 次,每服 3～4.5 g,稍煎,内服。

3. 治热病头痛,呕吐　扁蕾、苦参、胡连、青木香各等分。共为细末,每日 3 次,每服 3～4.5 g,水煎或开水沏服。(1～3 方出自《内蒙古中草药》)

3637 扁藤 biǎn téng (广州部队《常用中草药手册》)

【异名】 腰带藤、羊带风(广州部队《常用中草药手册》),扁骨风(《广西中草药》),铁带藤、大芦藤、过江扁龙(《全国中草药汇编》),脚白藤(《福建药物志》),大血藤、岩五加(《贵州中草药名录》)。

【基原】 为葡萄科扁担藤属植物扁担藤的根或藤茎。

【原植物】 扁担藤 *Tetrastigma planicaule* (Hook. f.) Gagnep. [*Vitis planicaule* Hook. f.]

攀缘木质大藤本,长约10 m多。茎深褐色,阔而扁,基部宽达 40 cm,分枝圆柱形,常有肿大的节,有条纹;卷须粗壮,不分枝。掌状复叶互生;总叶柄粗壮,长 5～14 cm,基部常扁而宽;小叶 5,革质,小叶柄长 1～3 cm,中间叶片长圆状披针形或倒披针状长圆形,长8～13 cm,宽 3～6 cm,先端渐尖,基部钝或楔形,边缘有浅钝齿;侧生小叶较狭窄或稍短。复伞形聚伞花序腋生;总花梗长 4～6 cm,近基部具苞片;花萼杯状,先端截平,有乳凸状小点;花瓣 4,绿白色,卵状三角形,先端兜状;花盘在雄花中明显,浅 4 裂,在雌花中不明显,雄蕊较子房短;子房宽圆锥形,柱头 4 浅裂。浆果较大,近球形,肉质,直径约 2 cm,具 2 颗种子。种子倒卵状椭圆形,两面均有平行的小槽 2 条,并具横皱纹。花期 4～6 月,果期 6～10 月。

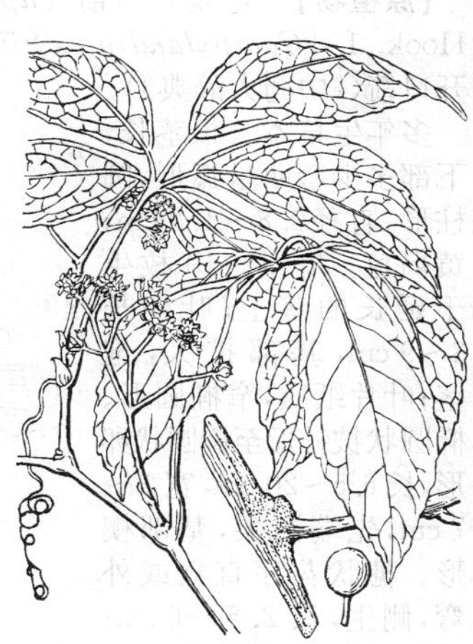

扁 担 藤

生于海拔 300～400 m的中山地区森林中,常攀附于乔木上。分布于福建、广东、广西、海南、贵州、云南等地。

本植物的叶(扁藤叶)亦供药用,另设专条。

【栽培】 生物学特性　喜阴凉湿润的气候。忌烈日直射。宜在含腐殖质多而肥沃的砂质壤土中栽培。

繁殖方法　种子繁殖或扦插繁殖。种子繁殖:夏季果实成熟时采收,搓去果皮,阴干。宜随采随播,选具有一定荫蔽的湿润环境育苗。撒播于苗床上,用细土盖过种子为度,盖草,浇水保湿。当幼苗高达 30 cm 时,按行株距 200 cm× 200 cm 开穴,每穴种 1 株。扦插繁殖:于春暖时进行,选择二年生枝条,截成长 15～20 cm,斜插土中。

田间管理　扁藤幼苗生长缓慢,每月需追腐熟人粪尿 1 次,每年中耕除草 3～4 次,早春和秋后各追堆肥或厩肥 1 次。注意保持土壤湿润和荫蔽。

病虫害防治　病害有猝倒病,幼苗具 1～2 片真叶时易发生。雨季注意疏沟排水,拔除病株,于病穴处撒放生石灰消毒,并在苗床表面撒一层干草木灰。

【采收加工】 9～12 月采收,切片,鲜用或晒干。

【药性】 辛、酸,平。

1. 广州部队《常用中草药手册》:"辛、微涩,温。"

2.《广西中草药》:"味酸、涩,性平。"

3.《福建药物志》:"甘、微苦,寒。"

【功用主治】 祛风化湿,舒筋活络。主治风湿痹痛,腰肌劳损,中风偏瘫,跌打损伤,荨麻疹。

1. 广州部队《常用中草药手册》:"祛风燥湿。治风湿性腰腿痛,半身不遂,肌肉风湿痛。"

2.《广西本草选编》:"祛风湿,舒筋骨,止痒。"

3.《全国中草药汇编》:"祛风除湿,舒筋活络。主治风湿骨痛,腰肌劳损,跌打损伤,半身不遂。"

4.《广西民族药简编》:"治绞肠痧,急性肠胃炎,消化不良,误食蚂蟥入肚;小儿惊风,成人抽筋;水煎洗患处可拔脓。"

【用法用量】 内服:煎汤,15～30 g;或浸酒。外用:捣敷;或煎水洗。

【选方】 1. 治游走性风湿痛,背痛　扁藤 30 g,盐肤木 15 g,狮子尾(天南星科)6 g。水煎服。

2. 治中风偏瘫,乙脑后遗手足畸形　扁藤 30 g。炖猪蹄服。(1、2 方出自《福建药物志》)

3638 扁竹兰 biǎn zhú lán (《云南中草药》)

【异名】 白跌打、见血封口(《云南中草药》)。

【基原】 为百合科开口箭属植物弯蕊开口箭的根茎。

【原植物】 弯蕊开口箭 *Tupistra wattii* (C. B. Clarke) Hook. f. [*Campylandra wattii* C. B. Clarke] 又名：柄叶开口箭(《中药大辞典》)。

多年生草本。根茎长，下部多少弯曲呈弧形，圆柱形，直径0.8～1.2 cm，黄褐色。叶3～10枚生于延长的茎上；叶柄长3～9 cm，基部扩大，抱茎；叶片纸质，窄椭圆形、椭圆状披针形至椭圆状卵形，长6.5～20 cm，宽3～7 cm，先端渐尖，基部楔形。穗状花序直立或外弯，侧生，长2.5～6 cm；苞片披针形或条状披针形，绿色或黄色，有几枚无花苞片聚生于花序顶端；花被圆筒状，筒长3～5 mm，上部6裂，裂片开展，宽卵形，肉质，红褐色或黄绿色；雄蕊6，花丝下部扩大，贴生于花被筒上，上部分离，内弯，花药宽卵形；子房球形，花柱不明显，柱头钝三棱形，先端3裂。浆果球形，红色，具种子1～3颗。花期2～5月，果期次年1～4月。

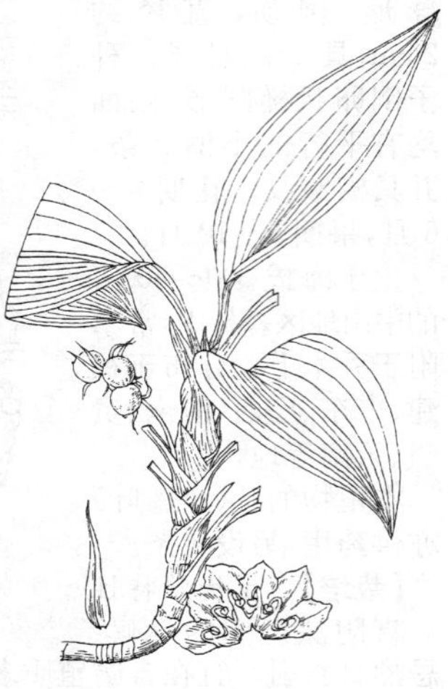
弯蕊开口箭

生于密林下阴湿处或溪边和山谷旁。分布于西南及广东、广西等地。

【采收加工】 全年均可采挖，切片后用米泔水浸泡，再用京竹叶煮3 h，晒干或鲜用。

【成分】 根茎含弯蕊开口箭苷元(wattigenin) A，螺甾四醇(ranmogenin) D[1]。

【药性】 辛、微苦，寒，小毒。

1.《云南中草药》："辛、苦，寒，小毒。"

2.《西藏常用中草药》："味甘、苦。"

3.《全国中草药汇编》："有毒。"

【功用主治】 清热解毒，凉血，散瘀。主治感冒风热，咳嗽咽痛，乳痈，目赤，跌打骨折，胃痛吐血，外伤出血。

1.《云南中草药》："清热解毒，止血消肿。治外伤出血，跌打损伤，胃出血，目赤眼雾，扁桃体炎，淋巴结炎。"

2.《西藏常用中草药》："凉血。用于咽炎，喉炎，毒蛇咬伤，疔疮肿毒，乳腺炎。"

3.《全国中草药汇编》："清热解毒，散瘀止痛。主治感冒，支气管炎，牙痛，胃痛，膀胱炎；外用治骨折。"

4.《广西民族药简编》："浸米酒服，治风湿关节炎，水煎洗患处，治开放性骨折引起的伤口感染。"

【用法用量】 内服：煎汤，2～6 g；或浸酒；研末，1～2 g。外用：鲜品捣敷；或研末撒布。

【选方】 1. 治目赤眼雾，扁桃体炎，淋巴结炎 扁竹兰粉末1.5 g。开水送服。

2. 治外伤出血，跌打损伤，胃出血 扁竹兰鲜根30 g。水煎酒为引服。外用粉末撒布患处。(1、2方出自《云南中草药》)

3639 扁竹参 biǎn zhú shēn (《全国中草药汇编》)

【异名】 小扁草、扇子草(《西昌中草药》)，小石菖蒲、苍草(《云南中草药选》)，扁竹兰(《云南药用植物名录》)。

【基原】 为百合科岩菖蒲属植物叉柱岩菖蒲的全草。

【原植物】 叉柱岩菖蒲 *Tofieldia divergens* Bur. et Franch. [*T. yunnanensis* Franch.] 又名：云南岩菖蒲(《云南药用植物名录》)。

具根状茎草本。植株大小变化较大，高7～35 cm。叶基生，二列，两侧压扁；叶片长3～22 cm，宽0.2～0.4 cm。花葶高8～35 cm；总状花序长2～10 cm，开花后通常下垂；小苞片合生成小杯状，具3浅齿；花被片6，长圆状倒披针形，长2～3 mm，白色；雄蕊6，花药近背着，内向纵裂；子房长圆状狭卵形，花柱3，分离，较细，明显超过花药长度。蒴果多少下垂或平展，倒卵状三棱形或近椭圆形，上端3深裂达中部或中部以下，多少呈蓇葖果状，宿存花柱长1～1.5 mm。种子多数，近条状棱形，不具白色纵带。花期6～8月，果期7～9月。

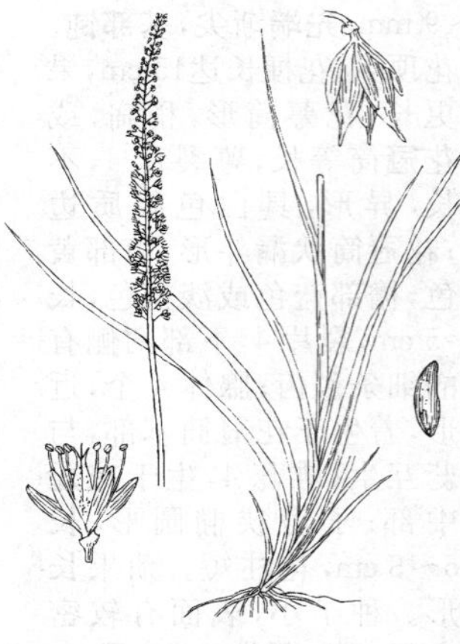
叉柱岩菖蒲

生于海拔1 000～4 300 m的草坡、溪边或林下岩缝中或岩石上。分布于四川、贵州、云南等地。

【采收加工】 7～10月采收，晒干。

【药性】《全国中草药汇编》："淡，平。"

【功用主治】《全国中草药汇编》："利尿，调经，滋阴补虚。主治水肿，头晕，耳鸣，小儿营养不良，月经不调，胃痛，小儿腹泻。"

【用法用量】 内服：煎汤，9～30 g。

【选方】 1. 治浮肿，小便不利 扁竹参20 g，疙瘩草20 g。水煎服。(《彝药志》)

2. 治食积胃痛 小扁草、毛头寒药、苦荞头各12 g。泡酒服。

3. 治皮肤风疹 小扁草适量。煎水外洗。(2、3方出自《西昌中草药》)

4. 治小儿肺炎 扁竹参10～20 g。水煎服。(《彝药志》)

3640 扁竹根 biǎn zhú gēn (《草木便方》)

【基原】 为鸢尾科鸢尾属植物蝴蝶花 *Iris japonica* Thunb. 的根茎或根。

【原植物】 参见"蝴蝶花"条。

【采收加工】 6～7月采挖，鲜用或切片晒干。

【药材】 扁竹根 *Rhizoma Iris Japonicae* 产于四川、贵州、云南、广东、江西、江苏、浙江、湖北、河北等地。

性状 根茎呈圆柱形，表面有黄白色。近头部具横环纹并有叶痕，其下有纵皱纹及须根或须根痕。质较松脆，断面黄白色，角质样，多空隙。气微，味甘略苦。

【成分】 根茎含鸢尾醛类(iridals)：右旋-(6R，10S，11S，14S，26R)-26-羟基-15-亚甲基螺鸢尾-16-烯醛[(+)-(6R，10S，11S，14S，26R)-26-hydroxy-15-methylidenespiroirid-16-enal]，异德国鸢尾醛(iso-iridogermanal)，射干醛

(belamcandal)，28-去乙酰基射干醛(28-deacetylbelamcandal)，16-O-乙酰基异德国鸢尾醛(16-O-acetyl-iso-iridogermanal)。并含有鸢尾醛的脂肪酸酯(fatty acid esters)[1]，洋鸢尾醛(iriflorental)，iripallidal，irisgermanicals A、B、C[2]。

【药性】 苦、辛，寒，小毒。

1.《草木便方》："苦、辛辣，温。"

2.《重庆草药》："味辛，性平，无毒(或谓有小毒)。"

3.《上海常用中草药》："苦，寒。"

【功用主治】 杀虫，通便，利水，解毒。主治虫积腹痛，食积腹胀，热结便秘，水肿，癥瘕，臌胀，久疟，牙痛，咽喉肿痛，疮肿，瘰疬，跌打损伤，子宫脱垂，蛇犬咬伤。

1.《草木便方》："治水饮积聚，食积，蛊毒邪气，瘰疬，疯狗咬伤，杀鬼魅。"

2.《草药新纂》："治咽喉肿痛，采根捣汁漱口。"

3.《分类草药性》："消饱胀，噙蛾子，并治跌打损伤。"

4.《浙江民间常用草药》："利尿逐水。治肾炎水肿。"

5.《上海常用中草药》："泻下通便，治便秘。"

6.《贵州草药》："清热解毒，固脱，杀虫。治臌胀，年久疟疾，蛔虫积痛，牙痛，子宫脱垂。"

7.《贵州民间方药集》："健脾胃，利水消肿。治臌胀，消化不良等。"

8.《湖南药物志》："滋阴降火，止渴除烦。治肺劳咳血，小儿发热。"

9.《四川中药志》1982年版："行气。治毒蛇咬伤，肠梗阻。"

【用法用量】 内服：煎汤，6～9 g；或研末；或泡酒。外用：鲜品捣敷。

【宜忌】 脾虚便溏及孕妇禁服。

【选方】 1. 治食积腹胀 扁竹根、臭草根、香附子各9 g。煎水服。(《万县中草药》)

2. 治急性黄疸型肝炎 蝴蝶花根 15 g，车前草、茵陈各30 g。煎服。(《安徽中草药》)

3. 治肾炎水肿，便秘 (扁竹根)鲜根状茎 15 g，水煎服；或鲜根状茎 12～30 g，捣烂敷脐部，每日换药 1 次。(《浙江药用植物志》)

4. 治子宫脱垂 扁竹根 60 g，捣绒炒热，包患处。(《贵州草药》)

5. 治小儿发热 蝴蝶花根 6 g，佛甲草 9 g。水煎服。(《湖南药物志》)

6. 治风寒肿结 紫燕鲜茎根 60 g，活蟾蜍 1 只。同捣为泥，敷于患处。每日换 2 次。(福州台江《民间实用草药》)

7. 治毒蛇咬伤 扁竹根、著草各等分。捣烂敷患处。(《四川中药志》1982年版)

3641 扁豆叶 biǎn dòu yè (《别录》)

【基原】 为豆科扁豆属植物扁豆 *Dolichos lablab* L. 的叶。

【原植物】 参见"白扁豆"条。

【采收加工】 8～10 月采收，鲜用或晒干。

【药材】 扁豆叶*Folium Dolichoris Lablab* 全国均产。

性状 散落小叶或具长柄的三出复叶，多卷缩破碎。完整顶生小叶宽三角状卵形，长 4.5～9 cm，宽约与长相等，先端渐尖，基部楔形；侧生小叶基部不对称，略呈斜卵形，较中央小叶稍大；两面疏被毛，暗绿色或枯绿色。质脆，气微。

【成分】 叶含蛋白质 28%[1] 和丰富的胡萝卜素，可在 10 mg%以上，其他尚含叶黄素(xanthophyll)[2]，磷酸酯酶[3]。

【药性】《生草药性备要》："味辛、甜，性平，有小毒。"

【功用主治】 消暑利湿，解毒消肿。主治暑湿吐泻，疮疖肿毒，蛇虫咬伤。

1.《别录》："主霍乱吐下不止。"

2.《食疗本草》："治瘕，和醋煮。"

3.《日华子》："敷蛇虫咬。"

4.《滇南本草》："烧灰搽金疮脓血。"

5.《生草药性备要》："理跌打损伤，消疮。"

6.《福建药物志》："清热利湿。主治中暑、痢疾、白带、疖肿。"

【用法用量】 内服：煎汤，6～15 g；或捣汁。外用：捣敷；或烧存性研末调敷。

【选方】 1. 治霍乱 白扁豆叶一把，同白梅一枚，并仁研烂，新汲水调服。(《本草述钩元》)

2. 治吐利后转筋 生捣(扁豆)叶一把。以少醋浸汁服。(《食疗本草》)

3642 扁豆衣 biǎn dòu yī (《安徽药材》)

【异名】 扁豆皮(《本草便读》)。

【基原】 为豆科扁豆属植物扁豆 *Dolichos* lablab L. 的种皮。

【原植物】 参见"白扁豆"条。

【采收加工】 8～10 月采收种子，剥取种皮，晒干。

【药材】 扁豆衣 *Testa Dolichoris* Lablab 全国各地均产，主产于安徽、湖南、河南等地。

性状 本品呈囊壳状、凹陷或卷缩成不规则瓢片状，长约 1 cm，厚不超过 1 mm，表面光滑，乳白色或淡黄白色，有的可见种阜，完整的种阜半月形，类白色。质硬韧，体轻。气微，味淡。

【药性】 甘，微温。归脾经、胃经。

1.《安徽中草药》："性微寒，味甘。"

2.《浙江药用植物志》："甘，微温。"

【功用主治】 消暑化湿，健脾和胃。主治暑湿内蕴，呕吐泄泻，胸闷纳呆，呕吐泄泻，脚气浮肿，妇女带下。

1. 张秉成《本草便读》："达肌行水。"

2.《江苏省植物药材志》："治脚气足肿。"

3.《安徽中草药》："健脾利湿。"

4.《浙江药用植物志》："生用清暑，利湿，解毒；炒熟健脾，化湿。主治脾胃虚热，暑湿内蕴，呕吐泄泻，口渴，酒毒，河豚鱼毒，白带。"

【用法用量】 内服：煎汤，3～9 g。

3643 扁豆花 biǎn dòu huā (《本草图经》)

【异名】 南豆花(《广东中药》)。

【基原】 为豆科扁豆属植物扁豆 *Dolichos lablab* L. 的花。

【原植物】 参见"白扁豆"条。

【采收加工】 7～8 月间采收未完全开放的花，晒干或阴干。

【药材】 扁豆花 *Flos Dolichoris Lablab* 主产于安徽、湖南、河南、浙江等地。

性状　花呈扁平不规则三角形,长、宽约1 cm。下部有绿褐色钟状花萼,萼齿5,其中有2齿几合生,外被白色短柔毛。花瓣5,皱缩,黄白、黄棕或紫棕色,未开放的花外为旗瓣包围,开放后,广卵圆形的旗瓣则向外反折;两侧为翼瓣,斜椭圆形,基部有小耳;龙骨瓣镰钩状,几弯成直角。雄蕊10,其中9枚基部联合,内有一柱状雌蕊,弯曲。质软,体轻。气微香,味淡。

鉴别　(1) 粉末特征:土黄色。花粉粒类圆形、长圆形,直径35～50 μm,表面有细网状雕纹,具3个萌发孔。非腺毛甚多,1～3细胞,完整者42～380(～600)μm,顶端细胞甚长,先端多锐尖。腺毛头部4～8细胞,倒卵形,柄1～3细胞。萼片表皮细胞表面观呈多角形,垂周壁平直或稍弯曲,可见腺毛、非腺毛或毛脱落痕;气孔不定式。花冠表皮细胞表面观呈类多角形或不规则形,壁稍弯曲,表面有细密的角质纹理;横切面观外壁向外隆起,或略呈乳突状。草酸钙棱晶成片存在于萼片薄壁细胞中,呈长双柱形。有花粉囊内壁细胞,形状不规则,壁螺状增厚。药隔细胞壁菲薄。

(2) 取本品粗粉1 g,加水20 ml,微沸20 min,趁热滤过,取滤液点于滤纸上,再点加0.3%茚三酮溶液,热吹风,显紫红色(检查氨基酸)。

(3) 取本品粗粉0.5 g,加乙醇10 ml,温浸30 min,滤过,滤液浓缩至约2 ml,加浓盐酸2～3滴,并慢慢加入锌粉少许,放于温水浴中数分钟,显红色(检查黄酮)。

(4) 薄层色谱:取本品粗粉0.5 g,加氯仿10 ml,冷浸24 h,滤过,滤渣挥尽氯仿后,加乙醇15 ml,冷浸24 h,滤过,滤液浓缩至1 ml,作供试品溶液。另取对照品槲皮素和芦丁制成对照品溶液。吸取二溶液点于硅胶G-CMC层析板上,用乙酸乙酯-丁酮-甲酸-水(5∶3∶1∶0.5)展开,干后喷5%三氯化铝乙醇溶液,紫外灯下观察。供试品色谱中,在与对照品色谱相应位置处显相同颜色的荧光斑点。

【成分】　花含有原花青苷(proanthocyanidins),花青素(anthocyanidins),香豆素(conmarins)[1]。黄酮类化合物有:木犀草素(luteolin),大波斯菊苷(cosmosiin),木犀草素-4′-O-β-D-吡喃葡萄糖苷(luteolin-4′-O-β-D-glucopyranside),木犀草素-7-O-β-D-吡喃葡萄糖苷(luteolin-7-O-β-D-glucopyranside),野漆树苷(rhoifolin);此外还含有D-甘露醇(D-mannitol)[2]。

【炮制】　1. 扁豆花　取原药材,除去杂质及梗,筛去灰屑。

2. 炒扁豆花　取净扁豆花,置热锅内,用文火炒至表面黄色,取出放凉。

饮片性状　扁豆花参见"药材"项。炒扁豆花形如扁豆花,表面黄色。贮干燥容器内,置通风干燥处,防霉,防蛀。

【药性】　甘,平。

1.《广东中药》:"味甘,微香甜,性平。"

2.《福建药物志》:"甘,微温。"

【功用主治】　解暑化湿,和中健脾。主治夏伤暑湿,发热,泄泻,痢疾,赤白带下,跌打伤肿。

1.《本草图经》:"主女子赤白下,干末,米饮和服。"

2.《纲目》:"焙研服,治崩带。作馄饨食,治泄痢。擂水饮,解中一切药毒垂死。功同扁豆。"

3.《岭南采药录》:"敷跌打伤,去瘀生新,消肿散青黑。"

4.《全国中草药汇编》:"解暑化湿,止泻,止带。主治中暑发热,呕吐泻泄,白带。"

5.《福建药物志》:"主治淋浊、腹泻、慢性肾炎、贫血、糖尿病。"

【用法用量】　内服:煎汤,3～9 g;或研末;或捣汁。外用:捣敷。

【选方】　1. 治暑温,形似伤寒,右脉洪大,左手反小,面赤口渴,但汗不出者　香薷二钱,银花三钱,鲜扁豆花三钱,厚朴二钱,连翘二钱。水五杯,煮取二杯。先取一杯,得汗止后服;不汗再服;服尽不汗,再作服。(《温病条辨》新加香薷饮)

2. 治一切泄痢　白扁豆花正开者,择净勿洗,以滚汤瀹过,和小猪脊肉一条,葱一根,胡椒七粒,酱汁拌匀,就以瀹豆花汁和面,包作小馄饨,炙熟食之。(《纲目》引《必用食治方》)

3. 治妇人白崩　白扁豆花(紫者勿用)焙干为末。炒米煮饮入烧盐,空心服。(《奇效良方》)

4. 治疟疾　扁豆花9朵,白糖9 g。清晨用开水泡服。(《湖南药物志》)

5. 解食物中毒　(扁豆)鲜花或叶,捣绞汁,多量灌服。(《本草钩沉》)

【各家论述】《本草便读》:"扁豆花赤者入血分而宣瘀,白者入气分而行气,凡花皆散,故可清暑散邪,以治夏月泄痢等证也。"

3644 扁豆根 biǎn dòu gēn(《生草药性备要》)

【基原】　为豆科扁豆属植物扁豆 *Dolichos lablab* L.的根。

【原植物】　参见"白扁豆"条。

【采收加工】　9～10月采收,晒干。

【成分】　根含天冬酰胺酶(asparaginase),根瘤中含多种游离的氨基酸[1]。

【药性】　微苦,平。

【功用主治】　消暑,化湿,止血。主治暑湿泄泻,痢疾,淋浊,带下,便血,痔疮,漏管。

1.《滇南本草》:"治大肠下血,痔漏,冷淋。"

2.《生草药性备要》:"治白浊,去腐。"

3.《福建药物志》:"祛风利湿。主治中暑,痢疾,白带,风湿关节痛。"

【用法用量】　内服:煎汤,5～15 g。

【选方】　治白带　扁豆根30 g,草决明15 g,猪瘦肉适量。水炖服。(《福建药物志》)

3645 扁豆藤 biǎn dòu téng(《纲目》)

【基原】　为豆科扁豆属植物扁豆 *Dolichos lablab* L.的藤茎。

【原植物】　参见"白扁豆"条。

【采收加工】　9～10月采收,晒干。

【功用主治】　1.《滇南本草》:"治风痰迷窍,癫狂乱语,同朱砂为末,姜汤下。"

2.《纲目》:"治霍乱,同芦萚、人参、仓米等分煎服。"

【用法用量】　内服:煎汤,9～15 g。

3646 扁藤叶 biǎn téng yè(广州部队《常用中草药手册》)

【基原】　为葡萄科扁担藤属植物扁担藤 *Tetrastigma planicaule* (Hook. f.) Gagnep.的叶。

【原植物】　参见"扁藤"条。

【采收加工】 7～10 月采摘，多鲜用。
【功用主治】 生肌敛疮。主治下肢溃疡，外伤。
【用法用量】 外用：捣敷。

3647 祖师麻 zǔ shī má （《陕西中草药》）

【异名】 祖司麻（《全国中草药汇编》），金腰带（《湖北中草药志》）。

【基原】 为瑞香科瑞香属植物黄瑞香、陕甘瑞香及凹叶瑞香的茎皮和根皮。

【原植物】 1. 黄瑞香 *Daphne giraldii* Nitsche

直立落叶小灌木，高达 50 cm 或更高。根红黄色。小枝绿色或紫褐色。叶互生，常集生于小枝梢端；倒披针形，长 3～6 cm，先端尖或钝，全缘，基部长楔形，下延成极短的柄，上面绿色，下面被粉白色霜。顶生头状花序，有花3～8 朵，着生于短梗上；无苞片；花被黄色，筒部长 6～8 mm，裂片4，尖形，长约为筒长之半；雄蕊 8，2 列，着生于花被管的近顶部；子房 1 室。浆果卵形，鲜红色。花期 6 月，果期 7 月。

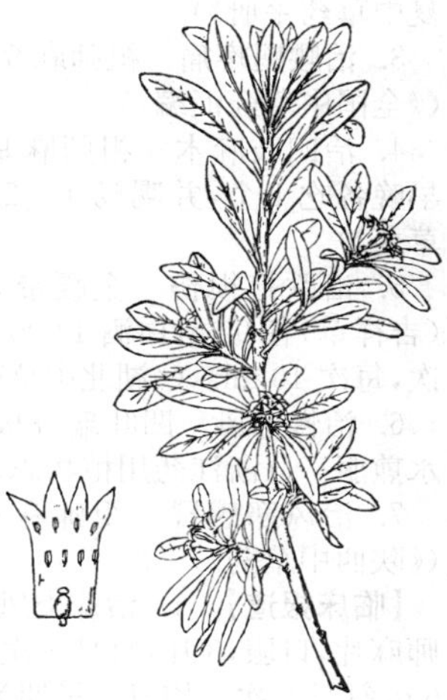

黄瑞香

生于山地疏林中。分布于四川、陕西、甘肃、青海等地。

2. 陕甘瑞香 *D. tangutica* Maxim. 又名：甘肃瑞香（《中国高等植物图鉴》）。

本种与黄瑞香的区别为：花玫瑰红色；叶条状披针形，长 3～8 cm，宽 0.5～1.8 cm，叶片皱缩，边缘反卷。

生于山地林间。分布于四川、云南、陕西、甘肃、西藏等地。

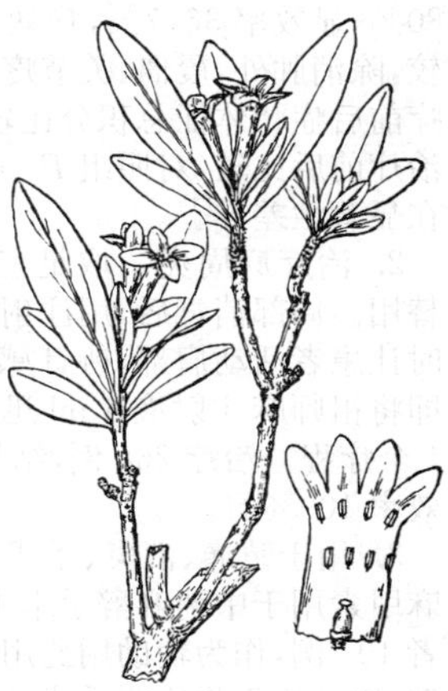

陕甘瑞香

3. 凹叶瑞香 *D. retusa* Hemsl.

本种与前两种的区别为：幼枝密被灰黄或灰褐色刚伏毛，老枝无毛。叶片革质，长圆形至长圆状倒披针形，长 3～4.8 cm，宽 0.5～1 cm，先端钝，通常有凹缺，基部楔形，边缘反卷。头状花序顶生，具总苞。总花梗和花梗极短，被黄色刚伏毛；花被外面淡红紫色，内面白色，芳香，裂片白色或微红色，无毛。核果，熟时鲜红色，无果柄。

生于中高山地林间。分布于四川、云南、陕西、甘肃等地。

【采收加工】 8～10 月采挖，剥取茎皮和根皮，切碎，晒干。

【药材】 祖师麻 *Cortex Daphnes* 黄瑞香主产于陕西、甘肃、四川、青海、宁夏、河南、山西、江西等地；陕甘瑞香产于陕西、甘肃、宁夏等地。

性状 本品呈长条状，卷曲，厚 0.5～2 mm。根皮外表面红棕色，较粗糙，茎皮外表面褐黄色或灰褐色，较光滑，具纵皱纹及横长皮孔。栓皮易成片脱落；内表面浅黄色至淡棕色，有纵长纹理。质韧，不易折断，断面具绒毛状纤维。气微，味微苦，有麻舌感。

鉴别 （1）茎皮横切面：黄瑞香 木栓皮由 10 余列木栓细胞组成，黄棕色。栓内层由数列切向延长的薄壁细胞组成。皮层由 10 余列近椭圆形的薄壁细胞组成，有纤维单个散在或数个成群。韧皮部宽广，射线明显，宽 1～2 列细胞，纤维束成层状排列，形成硬韧部，纤维非木化，软韧部由3～5 列薄壁细胞组成，散布有单个纤维。

陕甘瑞香 韧皮部有淡黄色、细胞壁极厚的纤维，常单个稀疏散在。

（2）样品水浸出液适量，蒸干，冷后加乙酸酐 1 ml，微热溶解，加浓硫酸 1 滴，溶液呈红色（检查皂苷）。

（3）薄层色谱：取本品粉末 1 g，加乙醇 5 ml，冷浸 24 h，滤过，滤液浓缩至 1 ml，供点样用。以 7，8-二羟基香豆素作对照。点于硅胶 G 板上，用氯仿-丙醇（4：1）为展开剂，展距 10 cm，置紫外光灯（254 nm）下观察。样品与对照品色谱相对应的位置处显相同的荧光斑点。

【成分】 1. 黄瑞香 根皮和茎皮主要含二萜和香豆素。二萜类：黄瑞香丙素（daphnegiraldifin），瑞香毒素（daphnetoxin），12-羟基瑞香毒素（12-hydroxydaphnetoxin）[1]。香豆素类：西瑞香素（daphnoretin）[1]，瑞香素（daphnetin）即7，8-二羟基香豆素（7，8-dihydroxycoumarin），瑞香苷（daphnin）即 7，8-二羟基香豆素-7-β-D-葡萄糖苷（7，8-dihydroxycoumarin-7-β-D-glucoside）[2]，7，8-二甲氧基香豆素（7，8-dimethoxy coumarin），伞形花内酯（umbelliferone），7-羟基-8-甲氧基香豆素（7-hydroxy-8-methoxycoumarin），7-甲氧基-8-羟基香豆素（7-methoxy-8-hydroxycoumarin）[3]。另含 β-谷甾醇（β-sitosterol），3，4，5-三甲氧基苯甲酸（3，4，5-trimethoxybenzoic acid）[3]，丁香苷（syringin）[4]，芫花素（genkwanin）即 5，4′-二羟基-7-甲氧基黄酮（5，4′dihydroxy-7-methoxyflavone）[5]，瑞香黄烷素（daphnodorins）A～D_1[6]。

2. 陕甘瑞香 根皮含二萜：唐古特瑞香甲素（tanguticacine），格尼迪木春（gniditrin），土沉香毒（excoecariatoxin），瑞香毒素（daphnetoxin）[7]，瑞香醇酮（daphneolone）；香豆素类成分有瑞香新素（daphneticin），瑞香素（daphnetin），西瑞香素（daphnoretin），7-羟基-8-甲氧基香豆素（7-hydroxy-8-methoxycoumarin）；木脂素主要为左旋松脂酚（pinoresinol），丁香树脂酚（syringaresinol），左旋落叶松脂醇（lariciresinol），左旋双氢芝麻素（dihydrosesamin）[7]。另含十六烷酸（hexadecanoic acid）[8]。

3. 凹叶瑞香 香豆素：瑞香素（daphnetin），双白瑞香素（daphnoretin）[8]。

【药理】 1. 镇痛作用 祖师麻具有明显的镇痛作用，镇痛的有效成分主要为瑞香素即祖师麻甲素（7，8-二羟基香豆素）。多种镇痛实验表明，注射和灌服瑞香素都有明显镇痛作用，且呈剂量依赖性[1～5]。

2. 抗炎作用 祖师麻注射液对蛋清、角叉菜胶、甲醛、佐剂所致的大鼠关节肿胀，具有明显的抑制作用[6]。大鼠腹腔注射瑞香素 20 mg/kg 亦能抑制蛋清性、右旋糖酐性及甲醛性足跖肿胀，切除双侧肾上腺后，瑞香素的抗炎作用消失。给正常大鼠腹腔注射瑞香素可使其肾上腺中维生素C的含量明显降低,切除大鼠脑垂体后,瑞香素降低肾上腺中维生素C含量的作用即被取消[7]。

3. 镇静催眠作用　小鼠腹腔注射瑞香素100 mg/kg能明显减少自发活动[1~4]。200 mg/kg时表现安静,不活动,眼睑下垂,300 mg/kg时翻正反射消失,持续时间为29.4±5.1 min;400~600 mg/kg时翻正反射消失,最后死于呼吸停止。兔静脉注射150~250 mg/kg翻正反射、角膜反射、疼痛反射消失,分别于10~30 min恢复,睡眠时间与剂量成正比,表现出催眠麻醉作用[4]。

4. 对心血管系统的影响　给犬静脉注射瑞香素10 mg/kg,在出现短暂降压作用同时,观察到后肢血管、椎动脉阻力及冠状动脉左旋支阻力降低[8]。兔静脉注射瑞香素10 mg/kg,对垂体后叶素引起的急性心肌缺血有明显保护作用,对离体兔心和在位猫心均能明显扩张冠状血管,增加冠脉流量。对减压和常压缺氧小鼠瑞香素均有明显保护作用,能减少死亡率,延长生存时间[9]。

5. 对血脂的影响　小鼠灌胃瑞香素800 mg/kg能明显降低由腹腔注射蛋黄乳引起的高胆固醇血症的血总胆固醇(TC)含量,但不影响正常小鼠TC含量,此剂量瑞香素也能明显降低喂饲高脂饲料小鼠血清TC含量,并且升高血清高密度脂蛋白-胆固醇(HDL-c)和HDL-c/TC水平,但对总三酰甘油(TG)和低密度脂蛋白-胆固醇(LDL-c)无明显降低作用,对正常大鼠血清HDL-c含量及HDL-c/TC比值亦有升高作用,但对TG、LDL-c含量无影响[10]。

6. 对免疫功能的影响　祖师麻甲素使小鼠胸腺和脾脏明显萎缩,胸脾指数分别下降51.1%和20.6%,且与剂量相关[11, 12]。瑞香素显著促进小鼠腹腔巨噬细胞吞噬功能[12],吞噬率和吞噬指数分别增加33%和38.6%[11]。瑞香素50~100 mg/kg可显著降低小鼠血清凝集素滴度和溶血素HC_{50}值[12]。祖师麻甲素明显抑制小鼠对SRBC的免疫应答反应。其凝集素滴度及溶血空斑形成细胞(PFC)值均明显下降[11]。也明显抑制迟发型超敏反应,抑制作用与给药剂量明显正相关[11, 12]。

7. 消除自由基作用　以健康人血红细胞及细胞膜为实验材料,观察瑞香素及其铜、锌配合物对氧自由基的清除作用,结果瑞香素及其铜、锌配合物对氧自由基都有明显的清除作用,氧自由基可使Hb氧化,使膜中过氧化脂质含量增加,瑞香素及其铜、锌配合物对此均有一定抑制作用,但抑制作用不及SOD[13]。且瑞香素与金属铜配合物的热稳定性较高[14]。

毒性　瑞香素给小鼠灌胃、腹腔注射的LD_{50}分别为3.66±0.28g/kg及0.48 g/kg[1]。另有报道灌胃、静脉注射的LD_{50}分别为5.37 g/kg和0.375 g/kg[9]。犬每日静脉注射20 mg/kg连续3 d,未见明显毒性,但剂量增大可引起流涎、呕吐和腹泻[1]。连续给药3星期,检查猴血常规、肝、肾功能均无明显改变,但心率减慢,大剂量见心电图ST段之J点下移[9]。

【药性】　《陕西中药志》:“辛、苦,温,有小毒。”

【功用主治】　祛风通络,散瘀止痛。主治风湿痹痛,四肢麻木,头痛,胃痛,腰痛,跌打损伤。

1.《陕西中药志》:“止痛,散血,补血,有麻醉性。用于跌打损伤,周身疼痛,头痛,心胃痛,腰腿痛。又治四肢麻木。”

2.《陕西中草药》:“祛风除湿,温中散寒。治感冒,风湿疼痛,中风麻木,半身不遂,皮肤痒疹。”

3.《全国中草药汇编》:“祛风通络,祛瘀止痛。主治牙痛,胃痛,肝区痛。”

4.《湖北中草药志》:“舒筋通络,活血止痛。用于胃痛,风湿疼痛,腰痛,跌打损伤,骨折。”

【用法用量】　内服:煎汤,3~6 g;或泡酒。

【宜忌】　孕妇禁服。

《陕甘宁青中草药选》:“本品有毒,刺激性大,用量用法应严格掌握。”

【选方】　1. 治胃痛　金腰带30 g,白酒250 ml,浸泡7 d。每日服2次,每次10 ml。(《湖北中草药志》)

2. 治心胃疼痛　祖师麻4.5 g,甘草9 g。水煎服。(《宁夏中草药手册》)

3. 治腰腿疼痛　祖师麻6 g,独活、牛膝各9 g。水煎服。(《全国中草药汇编》)

4. 治四肢麻木　祖师麻9 g,水煎,煮鸡蛋10个。每日早晚各吃1个,并喝汤1~2口(冬季用较好)。(《陕西中草药》)

5. 治跌打损伤　金腰带30 g,三百棒、五加皮、蛇尾七(吉祥草)各90 g,白酒1 000 ml,浸泡10 d。每日早、晚各1次,每次10 ml。(《湖北中草药志》)

6. 治慢惊风　凹叶瑞香根12~15 g,一枝黄花6~9 g。水煎服。(《浙江药用植物志》)

7. 治风寒感冒　祖师麻6 g,生姜、葱白为引,水煎服。(《陕西中草药》)

【临床报道】　1. 治疗类风湿关节炎　治疗组30例给祖师麻片,口服,3片,每日3次;对照组给追风透骨丸,口服,6 g,每日2次。均以3星期为1个疗程。观察期间停用一切具有祛风散寒、活血止痛功能的中成药;对短期服用非甾体类消炎止痛药者,应在使用本品前2 d内停用;对长期服用非甾体类消炎止痛药者,应在1星期内逐步停止使用后开始祖师麻片治疗。临床验证提示:治疗组总有效率为80%,显效率36.7%,疗效明显高于对照组。单项疗效比较,除消肿外,晨僵、关节疼痛和功能改善均优于对照组;治疗前后症状体征总积分比较,治疗组下降明显高于对照组;治疗前后比较,对照组$P>0.05$,而治疗组$P>0.01$,存在显著性差异[1]。

2. 治疗肩周炎　取足三里穴下5 cm偏腓侧处,左右交替用。局部消毒后,用注射针头迅速刺入,行提插泻法,同时让患者活动肩部,待针感向上或向下传导时,回抽无血,即将祖师麻注射液4 ml迅速注入。隔日注射1次,3次为1个疗程。治疗268例,结果:痊愈236例,有效32例。有效率100%[2]。

3. 用于镇痛、消炎、手术麻醉　从祖师麻中提取的祖师麻甲素用于中药麻醉手术中作为镇痛药(代替盐酸哌替啶)者107例,作为辅助用药用于针麻、硬脊膜外麻醉等者105例,以及用于临床非手术止痛29例,共241例。证明祖师麻甲素具有确切的镇痛和轻度的催眠作用,未发现明显的毒副作用。祖师麻甲素的用量以10~15 mg/kg为宜,可以静脉滴注或推注,一次给足全量,注输时间应在3~5 min内输完,给药后20~30 min出现镇痛作用,30 min到达高峰,1 h开始下降,持续时间为2~3 h,少数病例可达4~5 h,在中药麻醉手术中应用时,于切皮前15~25 min给药为宜[3]。

3648 神曲 shén qū (《药性论》)

【异名】　六神曲(《本草便读》),六曲(通称)。

【基原】 为辣蓼、青蒿、杏仁等药加入面粉或麸皮混合后，经发酵制成的曲剂。

【制法】 将鲜辣蓼草、青蒿、苍耳草各 7 kg，切碎打汁，赤豆、杏仁（去皮）各 4 kg，轧成粉末，取麸皮 60 kg、面粉 40 kg，以麸皮和大部分面粉与上药混合和匀，余些面粉与沸水打成浆糊状，倾入混合的药料中，用木棒搅拌均匀，至粘成饼状，移置木板上压平约 1 cm 厚，用刀切成 3 cm 的见方小块，晒 0.5～1 d，收起堆置大竹匾内，上盖麻袋、草包或稻麦秆，使其发酵，待其表面生出菌丝，取出晒干即成。

【药材】 神曲 *Massa Medicata Fermentata* 为加工品。

性状 本品呈方形或长方形的块状，直径约 3 cm，厚约 1 cm，外表土黄色，粗糙。质硬脆，易断，断面不平整，类白色，可见未被粉碎的褐色残渣及发酵后的空隙。具陈腐气，味苦。

【成分】 神曲为酵母制剂，含酵母菌，淀粉酶，维生素 B 复合体，麦角甾醇(ergosterol)，蛋白质及脂肪，挥发油等[1]。

【药理】 对消化功能的作用 含多量酵母菌和 B 族维生素。干酵母菌中也含多种 B 族维生素，故本品具 B 族维生素样作用，如增进食欲，维持正常消化功能等[1]。

【炮制】 1. 神曲 除去纸或麻叶，切成小方块，晒干。生用健脾开胃，并有发散作用。

2. 炒神曲 取净神曲置锅内，用文火加热炒至微黄色，取出放凉。炒神曲健脾悦胃功能增强，发散作用减少。

3. 麸炒神曲 取净麸皮撒入热锅内，待起烟时，随即倒入神曲块，拌炒至深黄色，取出，筛去麸皮，放凉。每六神曲 100 kg，用麸皮 10 kg。经麸炒后具有甘香气，以醒脾和胃为主。

4. 焦神曲 取净神曲置锅内，用无烟文火加热炒至表面焦黄色，有焦香气外逸，取出放凉。焦神曲消食止泻的功能增强。据对 13 个省、市生产的神曲中的消化酶测定研究表明，被测样品中均不同程度地含有一种蛋白酶或一种淀粉酶，或同时含有上述两种消化酶，但含量大都较低，并且产地不同，含量差异较大。

对神曲发酵工艺的研究认为，采用单一菌种定向发酵，以麦麸代替面粉为发酵营养源制备的神曲，发酵周期短，效果好，成本低，消化酶含量较高，并且质量稳定，发酵过程中可避免杂菌污染。经临床验证，具有与天然发酵品同等的疗效。

对神曲用法的研究表明，治单纯性食积，以生品温开水泡服为佳，便于发挥酶类和微生物对食物的分解作用。但中医长期用药经验是炒或炒焦后消食力递增，这可能是中医用其消食和胃，除了酶类和微生物外，尚有其他物质。因临床多以汤剂入药，即使在炮制时不被破坏，在煎熬时也会使酶类和微生物破坏，多年实践证实了炒后健脾消食，炒焦后治食积泄泻是行之有效的。

饮片性状 神曲参见“药材”项。炒神曲形如神曲，表面黄色或焦黄色，偶有焦斑，质坚脆，气香。麸炒神曲形如神曲，表面深黄色，质坚脆，有麸香气。焦神曲形如神曲，表面褐色，带焦斑，断面焦黄色，有焦香气。

贮干燥容器内，置通风干燥处，防蛀。

【药性】 甘、辛，温。归脾、胃经。

1.《珍珠囊》：“辛，纯阳。”

2.《汤液本草》：“气暖，味甘。入足阳明经。”

3.《滇南本草》：“性平，味甘。”

4.《纲目》：“甘、辛，温，无毒。”

5.《雷公炮制药性解》：“入脾、胃二经。”

【功用主治】 消食化积，健脾和胃。主治饮食停滞，消化不良，脘腹胀满，食欲不振，呕吐泻痢。

1.《药性论》：“化水谷宿食、癥结积滞，健脾暖胃。”

2.《珍珠囊》：“益胃气。”

3.《汤液本草》：“疗脏腑中风气，调中下气，开胃消宿食，主霍乱，心膈气，痰逆，除烦，破癥结，及补虚，去冷气，除肠胃中塞，不下食，能治小儿腹坚大如盘，胸中满，胎动不安，或腰痛抢心，下血不止。”

4.《滇南本草》：“宽中，扶脾胃以进饮食，消隔宿停留胃内之食，止泻。”

5.《医学入门》：“治小儿痫疾。”

6.《纲目》：“消食下气，除痰逆霍乱，泄痢胀满，闪挫腰痛者。”

7.《本草述》：“治伤暑，伤饮食，伤劳倦，疟气痞证，水肿胀满积聚，痰饮咳嗽，呕吐反胃，霍乱，蓄血，心痛，胃脘痛，胁痛，痹痿，眩晕，身重，不能食，黄疸。”

8.《本经逢原》：“其功专于消化谷麦酒积，陈久者良。”

9.《本草再新》：“消瘰疬疽瘤。”

【用法用量】 内服：煎汤，10～15 g；或入丸、散。

【宜忌】 脾阴不足，胃火盛，及孕妇慎服。

1.《本草经疏》：“脾阴虚，胃火盛者不宜用；能落胎，孕妇宜少食。”

2.《本经逢原》：“无积而久服，则消人元气。”

3.《国药的药理学》：“神曲是借其发酵作用以促进消化机能，但是在胃酸过多，发酵异常的患者当绝对避免使用。”

【选方】 1. 治中脘宿食留饮，酸蜇心痛，口吐清水 神曲（炒）三两，苍术（米泔浸）一两半，陈皮一两，砂仁一两。上为细末，生姜汁煮神曲为丸，如梧桐子大。每服七十丸，姜汤送下。（《古今医鉴》曲术丸）

2. 治酒癖不消，心腹胀满，噫醋吞酸，呃逆不食，胁肋疼痛 神曲（锉，炒）、麦蘖（炒）各一两，黄连（去须）半两，巴豆三粒（去壳）同炒，令转色，去巴豆不用。上为细末，沸汤为丸，如梧桐子大。每服五十丸，食后生姜汤送下。（《济生方》曲蘖丸）

3. 治过食伤脾，健运无力，食滞不化，而为泄泻 神曲三钱，枳实二钱，大黄（后下）二钱。上以水煎，空心服下。（《杏苑生春》导痰汤）

4. 治休息痢，日夜不止，腹内冷痛 神曲、芜荑、吴茱萸各等分。生姜汁和丸，如梧桐子大。每服三十丸，食前粥饮下。（《普济方》神曲丸）

5. 治产后冷痢，脐下疞痛 神曲三两（炒令黄），熟干地黄二两，白术一两半。上为细散。每服二钱，粥饮调下，日服三四次。（《圣惠方》神曲散）

6. 治产后瘀血不运，肚腹胀闷，渐成臌胀；亦可治小儿食臌胀 神曲（陈久者）一斤，微炒磨末。每早晚各服三钱，食前砂仁汤下。（《本草汇言》）

7. 治妇人血气刺痛 神曲、香附子各等分。炒研为末，热酒调下。（《普济方》）

8. 治脏腑宿蕴风冷，气血不和，停滞宿饮，结为癥瘕痞块，及妇人血瘕，肠胃中塞，饮食不下，下痢赤白，霍乱转筋，及腰脚疼痛，不能行步 神曲半斤（炒黄），大附子二个（炮，去皮脐），甘草（炙）二两。上为末，蜜丸左手一握，分作七丸。每服一丸，细嚼米饮下。（《普济方》一握七丸）

9. 治食噎 神曲（炒）一两，橘皮二两。上为细末，炼蜜和丸，如鸡头大。每服一粒，含化咽津。（《全生指迷方》神

曲丸）

10. 治闪挫腰痛　神曲一块，如拳头大，烧令通赤，好酒二大盏，淬酒即饮令尽，仰卧少顷即安。（《世医得效方》神曲酒）

11. 妇人产后回乳　神曲炒研，酒服二钱，日二。（《纲目》）

【临床报道】 治疗小儿单纯性消化不良　将炒神曲制成50%煎液，每6 ml含神曲3 g，每日用量1岁以内5～10 ml；2～3岁10～20 ml，3岁以上酌加，分2次服。治疗129例，服药后腹泻停止，大便正常103例，占79.8%，平均治愈日数为2.6 d；大便次数减少15例，占11.6%，平均好转日数为2.7 d；无效11例，占8.5%，疗效优于西药对照组[1]。

【各家论述】 1.《本草经疏》："古人用曲，即造酒之曲，其气味甘温，性专消导，行脾胃滞气，散脏腑风冷。神曲乃后人专造，以藉药用，力倍于酒曲。"

2.《本草正》："神曲味甘气平，炒黄入药，善助中焦土脏，健脾暖胃，消食下气，化滞调中，逐痰积，破癥瘕，运化水谷，除霍乱胀满呕吐，其气腐，故能除湿热，其性涩，故又止泻痢。疗女人胎动因滞，治小儿腹坚因积。"

3.《药品化义》："神曲味甘，炒香，香能醒脾，甘能治胃，以此平胃气，理中焦，用治脾虚难运，霍乱吐逆，寒湿泄泻，妇人胎动抢心，下血不止。若生用力胜，主消米谷食积，痰滞癥结，胸满痞痞，小儿腹坚，皆能奏绩。"

4.《本草求真》："神曲辛甘气温，其物本于白面、杏仁、赤小豆、青蒿、苍耳、红蓼六味，作饼蒸郁而成，其性六味为一，故能散气调中，温胃化痰，逐水消滞，小儿补脾，医多用此以为调治，盖取辛不甚散，甘不甚壅，温不见燥也。然必合以补脾等药，并施则佳。"

3649 神黄豆 shén huáng dòu（《本经逢原》）

【异名】 回回豆（《药材学》）。

【基原】 为豆科山扁豆属植物节果决明的果实。

【原植物】 节果决明 *Cassia nodosa* L.

乔木。嫩枝有丝毛。双数羽状复叶，对生；叶柄和叶轴无腺体；小叶6～12对，薄革质，椭圆状矩圆形，长1.5～3.5 cm，宽1～1.5 cm，先端浑圆或凹入，上面秃净，下面被毛。伞形花序顶生，长4 cm；苞片卵状披针形，宿存；萼片5，卵形；花瓣5，粉红色，长卵形，具短柄；雄蕊10，3长7短；雌蕊1，花柱内弯，柱头截形。荚果圆筒形，黑褐色，有明显的节，长30～60 cm。花期6月（广州）。

多栽培于庭园。分布广东、广西、云南等地。

【采收加工】 8～10月采摘成熟果实，炒后备用。

【药性】 《药材学》："性温，味甘苦。"

【功用主治】 稀痘，解毒。

1.《纲目拾遗》："稀痘，解毒。"

2.《中药形性经验鉴别法》："发疹发痘。"

【用量用法】 研末服。

【选方】 1. 治痘自胸以上，自脐以下俱有，而中间一截全无者，名两头痘，此气血不能贯通于上下，而腰脐之间恐为寒毒凝滞也，若不急治，七日之后，必变灰白之症矣　见点时，急用：生芪、当归、赤芍、桔梗、防风、荆芥、厚朴、续断、白芷、山查、木通、神黄豆三十粒。服此中间方有痘，乃可无虞。（《种痘新书》）

2. 治痘将发未发时　神黄豆连壳焙炒燥，用豆，研细，水服。（《灵秘丹药笺》）

3. 治痘将出时　用神黄豆，按一岁一粒，剥去外壳并内皮；将瓦焙熟一半，留生一半，芫荽汤调服。毒重者稀，毒轻者更稀，十余岁者亦不过七粒。倘未出痘者，亦如法以水调服之，竟不出痘。（《纲目拾遗》宝笈方）

3650 神仙掌花 shén xiān zhǎng huā（《本草求原》）

【异名】 玉英（《云南通志》），麒麟花（《药用花卉》）。

【基原】 为仙人掌科仙人掌属植物仙人掌 *Opuntia dillenii* (Ker-Gaw.) Haw. 及绿仙人掌 *O. vulgaris* Mill. 的花。

【原植物】 参见"仙人掌"条。

【采收加工】 5～7月花开时采收，置通风处晾干。

【成分】 含有机酸类成分：苹果酸，琥珀酸[1]。生物碱：仙人掌素（opuntin）B；氨基酸类：羟脯氨酸（4-hydroxyproline）、酪氨酸（tyrosine）[2]。

【药理】 改善前列腺肥大作用　经口给予仙人掌花提取物，前列腺重量及其5α-还原酶活性明显降低，对前列腺肥大有改善作用[1]。

【药性】 甘，凉。

【功用主治】 《本草求原》："止吐血，煎肉食。"

【用法用量】 内服：煎汤，3～9 g。

3651 除虫菊 chú chóng jú（楼之岑《生药学》）

【基原】 为菊科小黄菊属植物除虫菊的头状花序和全草。

【原植物】 除虫菊 *Pyrethrum cinerariifolium* Trev. [*Chrysanthemum cinerariifolium* (Trev.) Vis.]　又名：白花除虫菊（《青岛中草药手册》）。

多年生草本，高20～60 cm。全株浅银灰色，被贴伏的丁字毛或顶端分叉的短柔毛。叶互生，银灰色，有腺点；基生叶长达20 cm，宽1～2 cm，卵形或椭圆形，沿有翅的羽轴作羽状全裂，一回羽片羽状或掌状再浅至深裂，末回羽片条形或长圆状卵形，先端钝或短渐尖。头状花序，单生或数个排成疏伞房状，总苞片约4层；舌状花白色，先端平截或微凹；管状花黄色。瘦果有纵棱，冠毛长不足1 mm，边缘截齐或齿缺。花、果期5～8月。

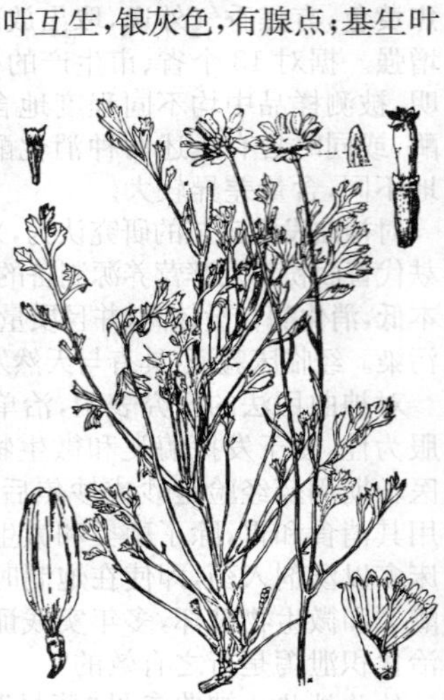

除虫菊

原产欧洲。我国南北各地区有栽培。

【栽培】 生物学特性　喜温和气候，适宜生长温度为10～25 ℃。性强健，耐寒，但怕霜冻。喜潮湿。宜中性或微碱性的砂壤土，黏土和低洼地以及酸性或碱性强的地区不宜栽种。

繁殖方法　种子繁殖。种子繁殖：在可以越冬地区，秋播比春播好。秋播于处暑至白露间，用干种子播种。春播于春分至清明间，用经过催芽处理的种子播种。催芽处理方法，是在播种前1星期，将种子用水浸泡5～6 h，种子吸水膨胀后取出，在湿布上铺开，在室温15～20 ℃，保持5～6 d，每日翻动，约有2%种子萌发，此时即可播种，穴播，行距 45 cm，株距 30 cm，播后覆土，浇水。也可采用春季育苗移栽的方法。

田间管理　定植后，在 9 月间行松土、除草，次年 4 月中旬结合培土再行松土除草。在生育期间用人粪尿，硫酸铵作追肥，4 月中及 7 月中旬各施 1 次。

病虫害防治　病害有萎缩病，多发生在每年 5 月份，可选排水良好的地块，忌连作；及时除草，使田间通风、透光；拔除病株，于病穴施入生石灰(碱性土不宜施)；发病前喷波尔多液(1∶1∶120)。虫害有地老虎、金针虫、蛴螬等地下害虫，苗期为害严重，可采用毒饵诱杀。

【采收加工】　栽种后第二年在花完全开放时，选晴天采收，采下后风干入药。

【药材】　除虫菊 *Herba et Flos Pyrethri Cinerariifolii* 陕西、山东、江苏、浙江、安徽、江西、湖南、广东、四川、云南及东北等地有栽培。

性状　头状花序呈扁球形，直径约 1 cm，总苞片 40 余枚，覆瓦状排列，2～4 层。苞片近披针形，淡黄绿色，被短毛。花托扁圆形，边缘为一层舌状花，15～30 朵，雌性，花冠淡黄色，先端 3 裂。中央管状花 200～300 朵，两性，花冠黄色，先端 5 裂，雄蕊 5 枚，聚药，子房暗棕色，有 5 棱，具冠毛。气微香，味苦而辣。

鉴别　粉末特征：淡棕黄色。花粉粒圆球形，直径 30～35 μm，外壁呈刺状突出，萌发孔 3 个。花粉囊细胞壁薄，具点状，条状或螺旋状增厚。苞片纤维状细胞壁木化而厚，具壁孔。舌状花冠下表皮细胞壁波状弯曲，有明显的角质层纹。腺毛无柄，头部 2～8 个细胞，顶面观近长圆形。非腺毛丁字形，臂为单细胞，柄 2～4 个细胞。

【成分】　花序主要含除虫菊素(pyrethrin)Ⅰ、Ⅱ及灰菊素(cinerin)Ⅰ、Ⅱ。还含水苏碱(stachydrine)，除虫菊内酯(pyrethrosin，chrysanthin)，β-环除虫菊内酯(β-cyclopyrethrosin)[1]，另外含倍半萜内酯成分：(11R)-11，13-二氢塔揣定〔(11R)-11，13-dihydrotatridin〕A、B，(11R)-6-O-β-D-葡萄糖基-11，13-二氢塔揣定 B〔(11R)-6-O-β-D-glucosyl-11，13-dihydrotatridin B〕，塔揣定(tatridin)A、B，二氢-β-环除虫菊内酯(dihydro-β-cyclopyrethrosin)；黄酮类成分：棕鳞矢车菊黄酮素(jaceidin)，芹菜素-7-半乳糖醛酸甲酯(apigenin-7-galacturonic acidmethyl ester)，芹菜素-7-葡萄糖醛酸(apigenin-7-glucuronic acid)，芹菜素(apigenin)，木犀草素(luteolin)[2]。

【药理】　杀虫作用　除虫菊对多种昆虫如蚊、蝇、臭虫和蟑螂等有毒杀作用。昆虫接触除虫菊素后 1～2 min 内即出现过度兴奋，运动失调，迅速被击倒和麻痹。但亦有部分昆虫可于 1 d 后复苏。除虫菊是典型的神经毒，直接作用于可兴奋膜，干扰膜的离子传导，主要影响神经膜的钠通道，使兴奋时钠传导增加的消失过程延缓，致使跨膜钠离子流延长，引起感觉神经纤维和运动神经轴突反复活动，短暂的神经细胞去极化和持续的肌肉收缩。高浓度时则抑制神经膜的离子传导，阻断兴奋[1]。

毒性　除虫菊口服对哺乳动物的毒性很低，它对昆虫和哺乳动物的毒性比其他大多数有机杀虫剂都低，并且在体内被迅速代谢，实际上不留下残余物。除虫菊内酯对温血动物有毒，兔 52 mg/kg 皮下注射，可于 48 h 内死亡[1]。

【药性】　苦，凉。

1.《青岛中草药手册》："性寒，味辛、苦。"

2.《全国中草药汇编》："苦，凉，有毒。"

【功用主治】　杀虫。主治疥癣，并用于灭蚊、蝇、蚤、虱、臭虫。

【用法用量】　外用：研粉调敷。

【宜忌】　《全国中草药汇编》："本品常作蚊香原料，亦作粉剂或乳油剂。敏感者接触或吸入后，可出现皮疹、鼻炎、哮喘等。吸入较多或吞服，则可引起恶心、呕吐、胃肠绞痛、腹泻、头痛、耳鸣、恶梦、晕厥等。婴儿还可出现面色苍白、惊厥等症。"

【选方】　1. 灭孑孓　除虫菊，用 20 倍水浸液，投入污水中。(《全国中草药汇编》)

2. 驱蚊　除虫菊全草晒干研末，制成熏烟剂。

3. 杀蛆　除虫菊晒干研末，撒入粪坑内。(2、3 方出自《青岛中草药手册》)

3652 娃娃拳 wá wá quán (《民间常用草药汇编》)

【异名】　檕迷、挈榼(陆玑《诗疏》)，荚蒾、羿先(《新修本草》)，孩儿拳头(《救荒本草》)，麻糖果(《四川中药志》)，拗山皮(《贵州草药》)，棉筋条、山络麻(江西《草药手册》)，串果崽子、狗肾子(《湖南药物志》)，葛荆麻(《全国中草药汇编》)。

【基原】　为椴树科扁担杆属植物扁担杆的全株。

【原植物】　扁担杆 *Grewia biloba* G. Don〔*G. glabrescens* Benth.〕　又名：光叶扁担杆(《浙江药用植物志》)。

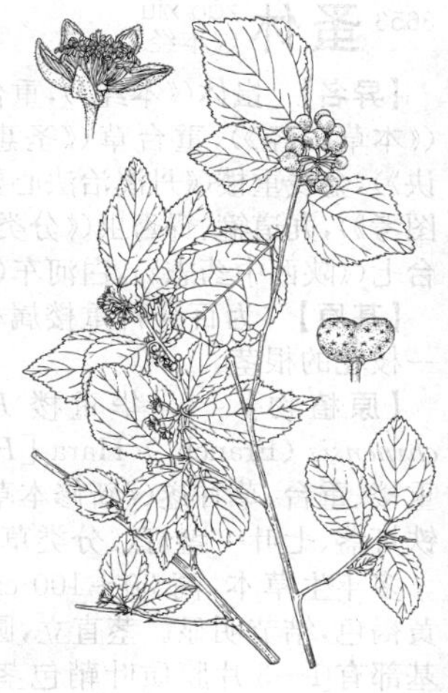

扁担杆

灌木或小乔木，高 1～4 m。多分枝，嫩枝被粗毛。叶互生；叶柄长 4～8 mm，被粗毛；托叶钻形，长 3～4 mm；叶片薄革质，椭圆形或倒卵状椭圆形，长 4～9 cm，宽 2.5～4 cm，先端锐尖，基部楔形或钝，两面有稀疏星状粗毛，边缘有细锯齿；基出脉 3 条，两侧脉上行过半，中脉有侧脉 3～5 对。聚伞花序腋生，多花；花柄长 3～6 mm；苞片钻形，长 3～5 mm；萼片狭长圆形，外面被毛，内面无毛；花瓣长 1～1.5 mm；雄蕊长 2 mm；子房有毛，花柱与萼片平齐，柱头扩大，盘状，有浅裂。核果红色，有 2～4 颗分核。花期 5～7 月。

生于丘陵或低山路边草地、灌丛或疏林中。分布于江苏、浙江、安徽、广西、四川等地。

【采收加工】　7～10 月采收，晒干或鲜用。

【药性】　甘、苦，温。归肺、脾经。

1.《新修本草》："味甘、苦，平，无毒。"

2.《天目山药用植物志》："性温，味甘、苦。"

3.《青岛中草药手册》："味甘、微苦。入肺、脾、肝经。"

4.《全国中草药汇编》："辛、甘，温。"

5.《湖南药物志》："甘，微酸、辛，平。"

【功用主治】　健脾，祛风除湿，固涩。主治脾虚食少，久泻脱肛，气痞，小儿疳积，久病虚弱，小儿营养不良，蛔虫病，风湿痹痛，遗尿，遗精，崩漏，带下，子宫脱垂，睾丸肿痛。

1.《新修本草》："主三虫，下气，消谷。煮树枝汁和粥以饲小儿，杀蛔虫。”

2.《药性考》：“化痰。”

3.《天目山药用植物志》：“健脾养血。治小儿疳积，妇女崩带。”

4.《贵州草药》：“祛风除湿，理气消痞，治风湿，气痞。”

5.《全国中草药汇编》：“健脾益气，固精止带，祛风除湿。主治小儿疳积，脾虚久泻，遗精，红崩，白带，子宫脱垂，脱肛，风湿关节痛。”

6.《湖南药物志》：“清热解毒。治骨髓炎，疮疖肿毒。”

【用法用量】 内服：煎汤，9～15 g；或浸酒。外用：鲜品捣敷。

【选方】 1. 治风湿性关节炎　扁担杆根120～150 g，白酒1 000 g。浸泡数日，每日2次，每服1酒盅。（《青岛中草药手册》）

2. 治白带　娃娃拳30 g，紫茉莉根（去皮）30 g，白鸡冠花30 g，刺萝卜30 g。炖肉服。（《四川中药志》1982年版）

3. 治血崩，胎漏　扁担杆根30～60 g，算盘子根15～30 g。加鸡蛋煮熟后，去蛋壳、药渣，再煮沸服。

4. 治骨髓炎　先以消毒药水洗净疮口，用鲜（扁担杆）根白皮捣烂敷，每日换1次，痊愈为止。可拔出小块死骨，亦可结合内服清热解毒药。（3、4方出自《湖南药物志》）

3653 蚤休 zǎo xiū（《本经》）

【异名】 蚩休（《本经》），重台根、螯休（《日华子》），紫河车（《本草图经》），重台草（《圣惠方》），白甘遂（《小儿药证直诀》），金线重楼（《丹溪治法心要》），草河车、虫蒌（《植物名实图考》），九道箍、鸳鸯虫（《分类草药性》），螺丝七、海螺七，灯台七（《陕西中药志》），白河车（《浙江民间常用草药》）。

【基原】 为百合科重楼属植物华重楼、云南重楼或七叶一枝花的根茎。

【原植物】 1. 华重楼 *Paris polyphylla* Smith var. *chinensis*（Franch.）Hara［*P. chinensis* Franch.］　又名：重楼、重台、草甘遂（《新修本草》），重楼金线（《本草图经》），铁灯盏、七叶一盏灯（《分类草药性》）。

多年生草本，高30～100 cm。根茎肥厚，直径1～3 cm，黄褐色，结节明显。茎直立，圆柱形，常带紫红色或青紫色，基部有1～3片膜质叶鞘包茎。叶轮生茎顶，通常7片；叶柄长5～18 mm；叶片长圆状披针形、倒卵状披针形或倒披针形，长8～27 cm，宽2.2～10 cm，先端急尖或渐尖，基部楔形，全缘，膜质或薄纸质。花柄出自轮生叶中央，通常比叶长，顶生一花；花两性，外轮花被片4～6，叶状，绿色，长卵形至卵状披针形，长3～7 cm，内轮花被片细线形，与外轮花被片同数，黄色或黄绿色，长为外轮花被片的1/3左右或近等长；雄蕊8～10，排成2轮，花丝很短，长仅为花药的1/3～1/4，药隔在花药上方突出0.5～2 mm；子房近球形，具棱，花柱短，具4～5向外反卷的分枝。蒴果球形，成熟时瓣裂；种子多数，具鲜红色多浆汁的外种皮。花期5～7月，果期8～10月。

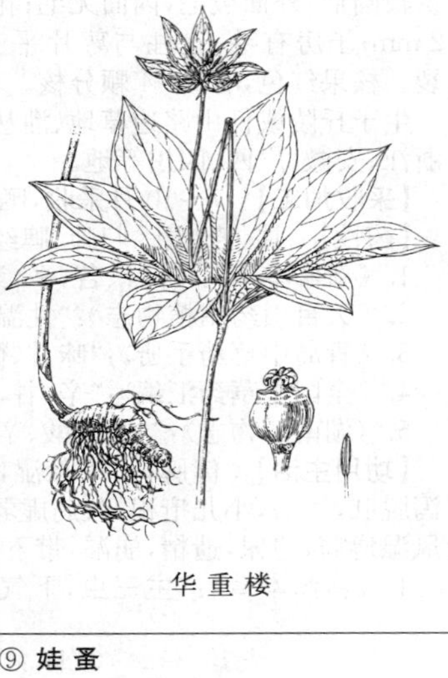

华 重 楼

生于山坡林下荫处或沟谷边的草地阴湿处。分布于华东、中南、西南及陕西、台湾。

2. 云南重楼 *P. polyphylla* Smith var. yunnanensis（Franch.）Hand.-Mazz.［*P. yunnanensis* Franch.］　又名：独脚莲（《滇南本草》），三层草（《纲目》），重楼一枝箭（《植物名实图考》），阔瓣蚤休（《中国药用植物志》），阔瓣重楼（《中国植物志》）。

与华重楼不同点在于：根茎肥厚，直径2～3.5 cm，结节明显。叶6～10片轮生；叶柄长5～20 mm；叶片披针形、卵状长圆形至倒卵形，长5～11 cm，宽2～4.5 cm。外轮花被片绿色，披针形或长卵形；内轮花被片黄色，线形而略呈披针状，中部以上宽2～6 mm，长为外轮的1/2至近等长；雄蕊8～10，排列成2、3轮，花丝比花药短，药隔突出部分长1～2 mm。花期6～7月，果期9～10月。

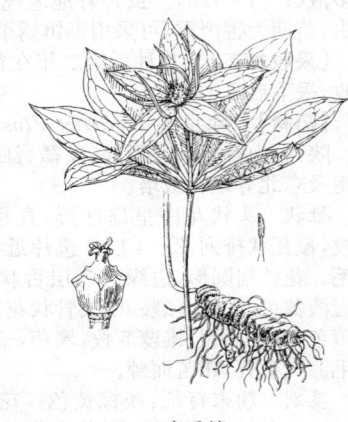

云南重楼

生于海拔200 m左右的高山山沟林下，或阳坡杂木林下。分布于福建、湖北、湖南、广西、四川、贵州、云南。

3. 七叶一枝花 *P. polyphylla* Smith。

与华重楼十分相似，其区别在于：外轮花被片4～6，狭卵状披针形，长4.5～7 cm；内轮花被片狭条形，长超过外轮或近等长；雄蕊8～12，花药短，长5～8 mm，与花丝近等长或稍长，药隔突出部分长0.5～1 mm；花柱粗短，具4、5分枝。蒴果紫色，3～6瓣开裂。种子多数，具鲜红色多浆汁的外种皮。花期4～7月，果期8～11月。

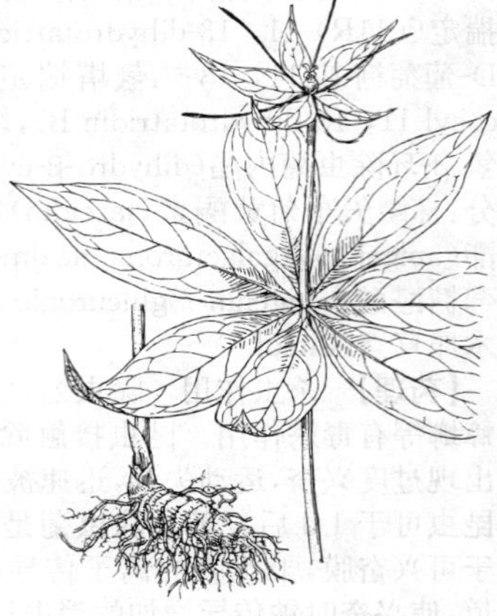

七叶一枝花

生于海拔1 800～3 200 m的林下。分布于四川、贵州、云南和西藏东南部。

【栽培】 生物学特性　喜冷凉阴湿环境，以土层深厚、疏松肥沃、富含腐殖质或砂质壤土栽培为宜。

繁殖方法　种子繁殖或根茎繁殖。种子繁殖：育苗移栽，在9～10月，当种皮变红时采种，采后立即播种。作1.3 m宽的高畦，按沟心距20～25 cm开横沟，深3～5 cm，播幅10 cm，盖细土厚约3 cm，次年早春出苗，当年只抽一片叶，培育2～3年即可移栽。苗期注意除草和适当施肥。移栽在冬季倒苗时进行，行株距 20 cm×12 cm，深 10～12 cm，每穴栽 1 株，栽后施人畜粪水，并盖火灰，最后覆土。根茎繁殖：可在收获时进行，在老株从茎尖倒数 3～5 节处切下，作为种根。

【采收加工】 移栽 3～5 年后，在 9～10 月倒苗时，挖起根茎，晒或炕干后，撞去粗皮、须根。

【药材】 蚤休 *Rhizoma Paridis* 华重楼主产于江苏、浙江、安徽、江西、湖北、湖南、广东、广西、福建、贵州等地；云南重楼主产于云南、四川、贵州、广西等地；七叶一枝花主产于四川、云南、贵州。

性状 华重楼 根茎类圆锥形，常弯曲，直径 1.3～3 cm，长 3.7～10 cm，顶端及中部较膨大，末端渐细。表面淡黄棕色或黄棕色，具斜向环节，节间长 1.5～5 mm；上侧有半圆形或椭圆形凹陷的茎痕，直径 0.5～1.1 cm，略交错排列；下侧有稀疏的须根及少数残留的须根；膨大顶端具凹陷的茎残基，有的环节可见鳞叶。质坚实，易折断，断面平坦，粉质，少数部分角质，粉质者粉白色，角质者淡黄棕色，可见草酸钙针晶束亮点。气微，味苦。

云南重楼 根茎类圆形，多平直，直径 1.2～6 cm，长4.5～12 cm。表面黄棕色，少数灰褐色，环节较稀疏；茎痕半圆形或扁圆形，不规则排列。质坚硬，不易折断，断面粉性。

七叶一枝花 根茎类圆柱形，多平直，直径 1～2.5 cm。

鉴别 (1) 根茎横切面：华重楼 表皮细胞类方形，淡黄棕色，壁微木栓化，外壁增厚；近茎痕处最外为多列后生皮层；后生皮层细胞形状不规则；较粗根茎表皮常破碎或脱落。皮层散有叶迹维管束和根迹维管束；黏液细胞众多，针晶长 56～306 μm，宽 21～94 μm。中柱内维管束 25～30 个，周木型，外侧排列较密，向内渐少。中柱亦有较多黏液细胞分布。本品薄壁细胞含淀粉粒。

云南重楼 皮层和中柱的黏液细胞少数，针晶长 94～201 μm，宽 40～142 μm。中柱内维管束 20～35 个。

七叶一枝花 皮层较宽，黏液细胞较少，针晶束长达85～133 μm，宽 38～77 μm。中柱内维管束 25～40 个，黏液细胞罕见。

(2) 取本品粗粉的水浸液，分别加入带塞 2 支试管中，1 管加 5%氢氧化钠溶液，1 管加 5%盐酸溶液，密塞，振摇 1 min，产生大量蜂窝状泡沫，加碱管比加酸管的泡沫高 2 倍以上(检查甾体皂苷)。

(3) 取本品乙醚提取液 2 份，挥干，1 份加醋酐 1 ml 溶解，加硫酸 2 滴，显黄色，后变红色、紫色、青色、污绿色；另一份加冰醋酸 1 ml 溶解，加乙酰氯 5 滴与氧化锌少量，稍加热，显淡红色或紫红色。

(4) 薄层色谱：取本品乙醇提取液，蒸干，加 2 mol/L 盐酸回流 2 h，再用石油醚萃取，蒸干，加氯仿溶解作供试液，另以薯蓣皂苷元作对照品，分别点于同一硅胶 G 薄板上，以氯仿-甲醇(95∶5)展开，用 5%磷钼酸乙醇液喷雾，110 ℃烤 5 min，供试品色谱在与对照品色谱相应位置上，显相同的蓝色斑点。

【成分】 1. 华重楼 根茎含甾体皂苷：薯蓣皂苷元-3-O-α-L-呋喃阿拉伯糖基(1→4)-〔α-L-吡喃鼠李糖基(1→2)〕-β-D-吡喃葡萄糖苷{diosgenin-3-O-α-L-arabinofuranosyl(1→4)-〔α-L-rhamno-pyranosyl(1→2)〕-β-D-glucopyranoside}[1～3]，薯蓣皂苷元-3-O-α-L-吡喃鼠李糖基(1→2)-β-D-吡喃葡萄糖苷〔diosgenin-3-O-α-L-rhamnopyranosyl(1→2)-β-D-glucopyranoside〕，薯蓣皂苷元-3-O-α-L-吡喃鼠李糖基(1→4)-α-L-吡喃鼠李糖基(1→4)〔α-L-吡喃鼠李糖基(1→2)〕-β-D-吡喃葡萄糖苷{diosgenin-3-O-α-L-rhamnopyranosyl(1→4)-α-L-rhamnopyranosyl(1→4)-〔α-L-rhamnopyranosyl(1→2)〕-β-D-glucopyranoside}[2～4]，薯蓣皂苷元-3-O-α-L-吡喃鼠李糖基(1→2)-〔α-L-呋喃阿拉伯糖基(1→3)〕-β-D-吡喃葡萄糖苷{diosgenin-3-O-α-L-rhamnopyranosyl(1→2)-〔α-L-arabinofuranosyl(1→3)〕-β-D-glucopyranoside}即蚤休皂苷(pariphy-llin)[2, 3]，薯蓣皂苷元-3-O-α-L-吡喃鼠李糖基-(1→2)-〔α-L-吡喃鼠李糖基(1→4)〕β-D-吡喃葡萄糖苷{diosgenin-3-O-α-L-rhamnopyranosyl-(1→2)-〔α-L-rhamnopyranosyl-(1→4)〕β-D-glucopyranoside}即薯蓣皂苷(dioscin)及痕量喷诺苷元-3-O-α-L-吡喃鼠李糖基(1→4)-α-L-吡喃鼠李糖基(1→4)-〔α-L-吡喃鼠李糖基-(1→2)〕β-D-吡喃葡萄糖苷{(pennogenin-3-O-α-L-rhamnopyra-nosyl)-(1→4)-α-L-rhamnopyranosyl-(1→4)-〔α-L-rhamnopyranosyl-(1→2)-〕β-D-glucopyranoside}[4]。

2. 云南重楼 根茎含甾体皂苷：薯蓣皂苷元-3-O-α-L-吡喃鼠李糖基(1→2)-〔α-L-呋喃阿拉伯糖基(1→4)〕-β-D-吡喃葡萄糖苷，薯蓣皂苷元-3-O-α-L-吡喃鼠李糖基(1→4)-α-L-吡喃鼠李糖基(1→4)-〔α-L-吡喃鼠李糖基(1→2)-〕β-D-吡喃葡萄糖苷，薯蓣皂苷[4, 5]，薯蓣皂苷元-3-O-α-L-吡喃鼠李糖基-(1→2)-β-D-吡喃葡萄糖苷，喷诺皂苷元-3-O-α-L-吡喃鼠李糖基-(1→2)-β-D-吡喃葡萄糖苷〔pennogenin-3-O-α-L-rhamnopyranosyl(1→2)-β-D-glucopyranoside〕，喷诺皂苷元-3-O-α-L-吡喃鼠李糖基-(1→4)-α-L-吡喃鼠李糖基(1→4)-〔α-L-吡喃鼠李糖基-(1→2)〕-β-D-吡喃葡萄糖苷[6]，还含 β-蜕皮素(β-ecdysone)[5]。

3. 七叶一枝花 根茎含体皂苷：薯蓣皂苷元-3-O-β-D-吡喃葡萄糖苷(diosgenin-3-O-β-D-glucopyranoside)即七叶一枝花皂苷(polyphyllin)A，薯蓣皂苷元-3-O-α-L-吡喃鼠李糖基(1→4)-β-D-吡喃葡萄糖苷[6]，蚤休皂苷[7]，蚤休皂苷 A、B[8]，薯蓣皂苷元-3-O-α-L-吡喃鼠李糖基(1→2)-〔α-L-呋喃阿拉伯糖基-(1→4)〕-β-D-吡喃葡萄糖苷，薯蓣皂苷元-3-O-α-L-吡喃鼠李糖基-(1→4)-α-L-吡喃鼠李糖基-(1→4)-〔α-L-吡喃鼠李糖基-(1→2)〕-β-D-吡喃葡萄糖苷，薯蓣皂苷[9]，七叶一枝花皂苷 C、D、E、F[10]、G、H[11]，薯蓣皂苷元-3-O-α-L-呋喃阿拉伯糖基-(1→4)-〔α-L-吡喃鼠李糖基-(1→2)〕-β-D-吡喃葡萄糖苷，喷诺皂苷元-3-O-α-L-呋喃阿拉伯糖基-(1→4)-〔α-L-吡喃鼠李糖基-(1→2)〕-β-D-吡喃葡萄糖苷{pennogenin-3-O-α-L-arabinofuranosyl-(1→4)-〔α-L-rhamnopyranosyl-(1→2)〕-β-D-glucopyranoside}，喷诺皂苷元-3-O-α-L-吡喃鼠李糖基-(1→4)-α-L-吡喃鼠李糖基-(1→4)-〔α-L-吡喃鼠李糖基-(1→2)〕-β-D-吡喃葡萄糖苷，喷诺皂苷元-3-O-α-L-呋喃阿拉伯糖基-(1→4)-β-D-吡喃葡萄糖苷〔pennogenin-3-O-α-L-arabinofuranosyl(1→4)-β-D-glucopyranoside〕，喷诺皂苷元-六乙酰基-3-O-α-L-吡喃鼠李糖基-(1→2)-β-D-吡喃葡萄糖苷〔pennogenin-hexaacetyl-3-O-α-L-rham-nopyranosyl-(1→2)-β-D-glucopyranoside〕，薯蓣皂苷元-六乙酰基-3-O-α-L-吡喃鼠李糖基-(1→2)-β-D-吡喃葡萄糖苷〔diosgenin-hexaacetyl-3-O-α-L-rhamnopyranosyl-(1→2)-β-D-glucopyranoside〕及薯蓣皂苷元-3-O-α-L-呋喃阿拉伯糖基-(1→4)-β-D-吡喃葡萄糖苷〔diosgenin-3-O-α-L-arabinofuranosyl-(1→4)-β-D-glucopyranoside〕[12]，还含蚤休甾酮(paristerone)[13]，孕-5，16-二烯-3β-醇-20-酮-α-L-吡喃鼠李糖基(1→2)-α-L-吡喃鼠李糖基-

(1→4)-β-D-吡喃葡萄糖苷[9]，丙氨酸，天冬酰胺（asparagine），γ-氨基丁酸（γ-aminobutyricacid）等 18 种氨基酸及肌酐（creatinine）[14]。

【药理】 1. 抗菌作用 体外试验表明，蚤休煎剂对金黄色葡萄球菌、溶血性链球菌、脑膜炎双球菌、痢疾杆菌、伤寒杆菌、副伤寒杆菌、大肠杆菌和铜绿假单胞菌有不同程度的抑制作用，前 4 种菌较敏感[1]。华重楼、云南重楼去脂后甲醇提取物，在体外对宋内痢疾杆菌、黏质沙雷杆菌、大肠杆菌、敏感和耐药金黄色葡萄球菌均有明显抑制作用[2]。七叶一枝花水浸剂和煎剂在体外对伤寒杆菌、甲型副伤寒杆菌、志贺和福氏痢疾杆菌均有抑制作用，生药水浸剂比煎剂抗菌作用强[3]。重楼有较强的抗白念珠菌作用，其 MIC 为 1.5 mg/ml，抗菌效价为 6.25 mg/ml[4]。

2. 抗肿瘤作用 蚤休水提取物在体外试验中对 HeLa 瘤株无效而甲醇提取物有效；在体内试验中对艾氏腹水癌（EAC）瘤株，两种提取物腹腔注射均有效，水提取物效更好[5]。但对小鼠成纤维细胞（L_{929}）瘤株，则甲醇提取物在体外的抑瘤率远高于水提取物。华重楼、云南重楼的甲醇提取物均有良好抑瘤作用[6]。从云南重楼和华重楼根茎中提取分离的总皂苷 350 mg/kg 灌服或 10 mg/kg、5 mg/kg腹腔注射均能明显抑制小鼠 H_{22}瘤细胞的生长；5 mg/kg腹腔注射能干扰^{3}H-TdR、^{3}H-UR 掺入肝癌实体型（H_{22}）瘤细胞，抑制肿瘤和脾脏 DNA 和 RNA 的合成[7]。

3. 杀精子作用 七叶一枝花 70%乙醇提取物对大鼠精子的杀精有效浓度为 3 mg(生药)/ml，对小鼠精子为 1.5～3 mg(生药)/ml，其粗皂苷对大鼠和小鼠的杀精子有效浓度均为 30 μg/ml，对人精子为 500～1 000 μg/ml[8]。七叶一枝花提取物（未报道提取法）在体外试验中对大鼠杀精子作用的最低有效浓度为 0.6%，对人精子为 1.2%；兔阴道给药阻抑受精试验表明，100 mg/只时有 60%的抑制受精作用[9]。

4. 止血作用 重楼皂苷能显著缩短凝血时间及体内外血浆复钙时间，诱导家兔主动脉条收缩，其对家兔凝血时间有显著影响，但不缩短部分凝血活酶时间[10]。

5. 其他作用 豚鼠口服蚤休水煎剂，对组胺喷雾法诱发的哮喘有明显平喘作用；小鼠口服蚤休水煎剂，对二氧化硫诱发的咳嗽有明显止咳作用，但无祛痰作用[2]。小重楼、大重楼和胶质重楼粉剂对未孕或已孕大鼠离体子宫均可使收缩加强，剂量增加，张力也明显增高，但很难引起强直收缩。乙醇流浸膏的作用与粉剂一致，煎剂则无作用，提示有效成分不耐热。小重楼作用最强，大重楼次之，胶质重楼较弱[11]。重楼皂苷对下丘脑内 ACTH 的作用与急性吗啡耐受关节炎大鼠的痛行为学变化显著相关，通过翻转佐剂性关节炎大鼠因急性吗啡镇痛耐受而引起的下丘脑内 ACTH 水平的下降，重楼皂苷可阻断急性吗啡镇痛耐受的形成[12]。

毒性 小鼠灌服小重楼、大重楼或胶质重楼粉 5 g/kg，或灌服小重楼分离出的苦味部分 300～600 mg/kg（相当生药 20～40 g/kg），72 h 内未有死亡，灌服小重楼皮流浸膏 20 g(生药)/kg，6 只小鼠有 5 只死亡[11]。

【药性】 苦，微寒，小毒。归肝经。

1.《本经》："味苦，微寒。"

2.《别录》："有毒。"

3.《滇南本草》："味辛苦微辣，性微寒。"

4.《纲目》："足厥阴经药。"

5.《本草再新》："入肺经。"

6.《植物名实图考》："大苦，大寒。"

【功用主治】 清热解毒，消肿，定惊。主治痈肿疮毒，咽肿喉痹，乳痈，蛇虫咬伤，跌打伤痛，肝热抽搐。

1.《本经》："主惊痫，摇头弄舌，热气在腹中，癫疾，痈疮，阴蚀，下三虫，去蛇毒。"

2.《新修本草》："醋摩疗痈肿，敷蛇毒。"

3.《日华子》："治胎风搐手足，能吐泻，瘰疬。"

4.《滇南本草》："主治一切无名肿毒，攻各种疮毒痈疽，发背最良，利小便。"

5.《纲目》："去疟疾寒热。"

6.《生草药性备要》："补血行气，壮精益肾，能消百毒。"

7.《本草求原》："益脾汁，升胃之清气，上行于肺，以益血行气，壮精益肾，已痨嗽内伤，活血，止血，消肿，解毒。"

8.《植物名实图考》："治湿热，瘴，疟、下痢。"

9.《中国药用植物图鉴》："主治痄腮，肠痈，乳痈，乳癌。"

10.《陕甘宁青中草药选》："主治肠炎，痢疾，睾丸炎，流行性乙型脑炎，流行性脑膜炎。"

【用法用量】 内服：煎汤，3～10 g；研末，每次 1～3 g。外用：磨汁涂布、研末调敷或鲜品捣敷。

【宜忌】 虚寒证，阴证外疡及孕妇禁服。

1.《医学入门》："能吐泻人，堕胎。"

2.《本草汇言》："热伤营阴，吐衄血证，忌用之。"

3.《本经逢原》："元气虚者禁用。"

4.《本草用法研究》："外科皮色不红，腹泻者均忌用。"

【选方】 1. 治风毒暴肿 重台草、木鳖子（去壳）、半夏各一两。上药捣细罗为散，以酽醋调涂之。（《圣惠方》重台草散）

2. 治一切无名肿毒 九道箍、生半夏、生南星、霸王七。共冲绒，调蜜外涂。（《四川中药志》1960 年版）

3. 治痈疽疔疮，腮腺炎 七叶一枝花 9 g，蒲公英 30 g。水煎服，另将两药的新鲜全草捣烂外敷。（《宁夏中草药》）

4. 治妇人乳结不通，红肿疼痛，与小儿吹着（乳） 重楼三钱。水煎，点水酒服。（《滇南本草》）

5. 治乳痈乳岩 七叶一枝花 9 g，生姜 3 g。水煎兑白酒少许为引服，另用芫荽适量捣烂敷患处。（《农村常用草药手册》）

6. 治一切蛇（咬伤） 金线重楼，以水磨少许敷咬处，又为细末调敷之。（《丹溪治法心要》）

7. 治蛇咬肿毒闷欲死 重台六分，续随子七颗（去皮）。为末，酒服方寸匕，及以唾和少许敷咬处。（《卫生易简方》）

8. 治脱肛 蚤休，用醋磨汁，外涂患部后，用纱布压送复位，每日可涂 2～3 次。（《广西民间常用草药》）

9. 治新旧跌打内伤，止痛散瘀 七叶一枝花，童便浸四、五十日，洗净晒干研末。每服 1g，酒或开水送下。（《广西药用植物志》）

10. 治小儿急惊抽搐 七叶一枝花焙干研末，每次 0.6～0.9 g，用钩藤 9 g，薄荷 1.5 g，煎水送服，日服 2～3 次。（9、10 方出自《农村常用草药手册》）

11. 治慢性气管炎 七叶一枝花 6 g，捣粉，另用地龙 9 g，盐肤木 30 g，煎汁送服。（《浙南本草新编》）

【临床报道】 1. 治疗急性扁桃体炎 将七叶一枝花根茎切片晒干，并熏烤后研末，过 80 目筛，开水冲服 1.5 g，每日 3 次，儿童酌减。治疗 30 例，结果显效 18 例，有效 10 例，无效 2 例[1]。或将重楼研细末，用 50%乙醇制粒，干燥后装入胶囊。成人每次服4粒，每日3次。共治疗40例，结果有效率为95%[2]。

2. 治疗流行性腮腺炎　取七叶一枝花根茎10 g，用食醋磨呈浓汁状涂患处，每日3次；或用鲜品20 g，捣烂加食醋适量拌匀敷患处，每日1次。治35例，其中单纯腮腺炎26例，腮腺炎伴发颌下腺肿大8例，并发睾丸炎1例。结果除1例成年男性并发睾丸炎疗效不很明显外，其余34例均治愈，治愈率97.14%。疗程最短3 d，最长8 d，平均4.3 d。据观察，鲜品效果更佳[3]。

3. 治疗带状疱疹　蚤休30～60 g，视患处面积大小而定药量。米酒适量。用细锉刀把蚤休锉成粉末，加米酒调成稀糊状，调涂于患处，外用纱布包扎固定，每日调涂3～5次，连用3～5 d。治疗50例，结果：经用药3 d治愈者28例，5 d好转者17例，超过6 d者为无效，5例。总有效率90%[4]。

4. 治疗静脉炎　将七叶一枝花根茎用醋磨汁涂患处，每日3、4次。治疗因用各种抗癌药静注引起的静脉炎30例，结果均治愈，2d治愈20例，3 d 9例，7 d 1例[5]。

5. 治疗虫咬皮炎、神经性皮炎　①将七叶一枝花根茎用50%乙醇浸泡2次，制成10%及20%酊剂涂患处，每日1、2次。用以上两种浓度的酊剂共治毛虫皮炎21例，结果涂药1次痊愈15例，涂药2 d痊愈5例，涂药3 d痊愈1例，有效率100%。据观察，10%与20%两种酊剂疗效无明显差别。用10%酊剂治疗蜂螯皮炎16例(涂药前先将螯入皮肤的蜂尾刺拔出，并须将药液擦入螯孔中)，结果涂药1次痊愈12例，涂药2 d而愈3例，无效1例[6]。②将蚤休干草药100 g，研成粉末，用70%乙醇1 000 ml浸泡半月，滤成10%蚤休酊备用。共治疗隐翅虫皮炎132例。局部皮损处外涂此药，每日4、5次。结果：皮损消退，疼痛消失者为痊愈。1 d内痊愈者26例，2 d内痊愈者68例，3 d内痊愈者30例，4 d内痊愈者8例。痊愈率为100%。未见过敏反应，无明显刺激现象，局部有干燥感[7]。此外，本品亦可用治神经性皮炎。将七叶一枝花根茎研成细粉，香油调敷，糜烂病变干掺。一般治疗2～3 d即可止痒，皮损逐渐消退[8]。

6. 治疗毛囊炎　鲜蚤休根茎，用95%乙醇浸1星期。用时振摇药液，再以药棉蘸之外搽患处，药液干后，再重复涂4次，一般分早、中、晚3次使用。共治40例，除3例并发感染应用广谱抗生素外，余均痊愈。疗程最长7 d，最短4 d[9]。

7. 治疗疖肿　采用蚤休加醋磨汁外涂治疗疖肿93例，长者4 d，短者2 d，全部获愈。治法：蚤休加醋磨汁，外涂病变部位。外涂面积应超过红肿边缘，每日涂患部3、4次，直至痊愈[10]。

8. 治疗痔疮　将蚤休焙干研末，每日3次，每次服3 g，凉开水送服。另用蚤休适量加醋磨汁，每晚洗净肛门后，滴入肛内10滴。治疗效果：100例中，61例痊愈，痔核及便血、疼痛症状消失；39例好转，症状改善，痔核缩小。一般用药2～5 d即可见效[11]。

9. 治疗慢性支气管炎　①将重楼根茎去皮，捣碎磨粉压片。每次3 g，每日2次，饭后服，10 d 1个疗程，共服3个疗程。每疗程间停药3 d。共治250余例，结果第一个疗程治疗174例，有效率78%；第二个疗程治疗122例，有效率96.7%，全程治疗92例，有效率97.3%[12]。②将重楼研粉压片，每次服3 g，每日3次，观察92例。另用重楼总皂苷片(每片含0.15 g，相当生药1 g)，每次服3片，每日2次。观察106例，总有效率在80%以上。且后者的疗效略高于生药组[13]。

10. 治疗女性生殖道衣原体感染　采用单味中药蚤休粉宫颈上药治疗，进行200例实例观察，同时设178例四环素治疗对照组比较。结果：蚤休治疗衣原体女性生殖道感染总有效率达100%，其治愈率81.50%；对照组总有效率85.95%，治愈率53.93%($P<0.001$)。证明中药蚤休对衣原体女性生殖道感染有良好疗效。结果亦表明经蚤休粉治疗后症状消失、宫颈糜烂愈合或好转均比四环素治疗组佳($P<0.001$)。副作用，在首次上药时7例有轻度的热灼感，数小时内消失，但再无复现[14]。

11. 治疗子宫出血　取重楼磨成粗粉，经提取制成干燥粉末装入胶囊(每粒相当生药2 g)，在流血期间一般每次口服2个，每日3次；出血严重时每次3～4个，每日服4次。治疗300例，包括功能性子宫出血、子宫肌瘤及盆腔炎所致的月经过多、产后子宫复位不良及子宫内膜炎所致的子宫出血、宫内节育器及避孕后发生的子宫出血等。结果有效286例，无效14例，有效率95.3%。疗程最短1 d，最长8 d，平均2.8 d。据观察，中医辨证为阴虚血热患者疗效好，胎盘残留或子宫内膜增殖症所致的大量出血效果较差[15]。

【各家论述】　1.《本草汇言》："蚤休，凉血去风，解痈毒之药也。但气味苦寒，虽云凉血，不过为痈疽疮疹血热致疾者宜用。中病即止，又不可多服久服。"

2.《本草求原》："七叶一枝花，乃草中之王，或谓其功兼参、茸、三七，为劳伤上药，治瘟疫、消痈肿神效。吾尝试之，味甘微苦，惟苦平下降，故能令肺阴入心生血也。"

3.《本草正义》："蚤休，乃苦泄解毒之品，濒湖谓足厥阴经之药，盖清解肝胆之郁热，熄风降气，亦能退肿消痰，利水去湿。《本经》治惊痫摇头弄舌，皆肝阳肆虐，木火生风之症。又谓之癫疾者，癫即巅顶之巅，字亦作颠，谓是肝风上凌，直上顶颠之病。蚤休能治此症，正以苦寒泄降，能熄风阳而清气火，则气血不冲，脑经不扰，而癫疾惊痫，摇头弄舌诸病可已。若其专治痈肿，则苦寒清热，亦能解毒。治阴蚀，下三虫，亦苦寒胜湿，自能杀虫。此草专治痈疡，古今无不推重。然此类寒凉诸品，惟阳发红肿大痛者为宜，而坚块顽木之阴证大忌，非谓凡是外科，无不统治也。"

3654 柔软石韦 róu ruǎn shí wěi (《峨眉山药用植物调查报告》)

【异名】　石岩金(《峨眉山药用植物调查报告》)，毛石韦、星星草(《云南药用植物名录》)。

【基原】　为水龙骨科石韦属植物柔软石韦的叶。

【原植物】　柔软石韦 *Pyrrosia* mollis (Kunze) Ching [*Niphobolus mollis* Kunze]　又名：黄毛石韦(《海南植物志》)，多形石韦(《台湾植物志》)。

植株高15～30 cm。根茎长，横生，密被卵状披针形鳞片，边缘有锯齿。叶远生；叶柄短，基部以关节着生于根茎；叶片革质，披针形至阔披针形，宽1～3 cm，向基部变狭并下延，上面幼时有少数星状毛，

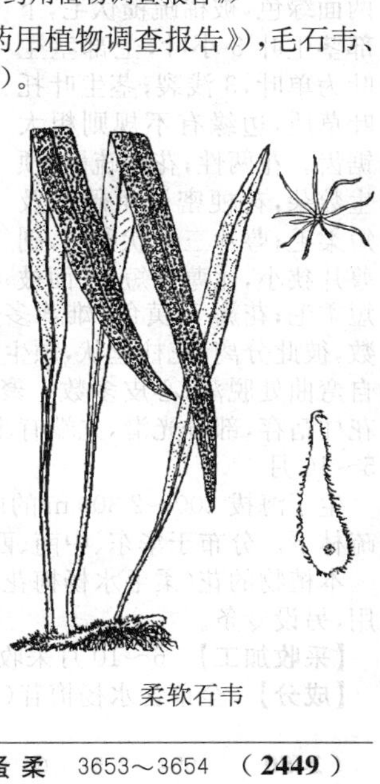

柔软石韦

后则脱落，有排列整齐的凹点，下面被两层星状毛，表层较稀，分枝较粗，黄色，里层较密，分枝细弱并卷曲；叶脉不明显。孢子囊群散布几至叶片全部，沿中脉两侧各成 6～8 行；无囊群盖。

附生于海拔 200～2 300 m 的林中岩石或树干上。分布于福建、海南、四川、云南、台湾等地。

【采收加工】 全年均可采收，鲜用或晒干。

【药性】《中国药用孢子植物》："甘，微寒。"

【功用主治】《中国药用孢子植物》："清热，利尿，通淋。治肾盂肾炎，尿路结石，膀胱炎，寻常疣，鸡眼。"

【用法用量】 内服：煎汤，10～15 g。外用：泡酒搽。

3655 柔毛水杨梅 róu máo shuǐ yáng méi（《陕西中草药》）

【异名】 水杨梅、地椒（《庚辛玉册》），头晕药、蓝布正、路边香、换骨丹（《贵州民间方药集》），南布正（《贵阳民间药草》），毛通经，虎掌叶（《四川中药志》），小益母（《湖南药物志》），香鸡归、老蛇骚、路边黄（《贵州草药》），草水杨梅、中华水杨梅（江西《草药手册》），五气朝阳草（《昆明民间常用草药》），大仙鹤草、大路边黄、头晕草（《恩施中草药手册》），大疮药、龙须草（《云南中草药》），小儿惊风草、草本水杨梅（《安徽中草药》），黄梅球、南水杨梅（《浙江药用植物志》）。

【基原】 为蔷薇科水杨梅属植物柔毛路边青的全草。

【原植物】 柔毛路边青 *Geum japonicum* Thunb. var. *chinense* F. Bolle 又名：华东水杨梅（《浙江药用植物志》）。

多年生草本，高 20～60 cm。须根簇生。茎直立，被黄色短柔毛及粗硬毛。基生叶为大头羽状复叶，通常有小叶 1～2 对，其余侧生小叶呈附片状，连叶柄长 5～20 cm；叶柄被粗硬毛及短柔毛；顶生小叶最大，卵形或宽卵形，浅裂或不裂，长 3～8 cm，宽 5～9 cm，先端圆钝，基部阔心形或宽楔形，边缘有粗大圆钝或急尖锯齿，两面绿色，被稀疏糙伏毛，下部茎生叶 3 小叶，上部茎生叶为单叶，3 浅裂；茎生叶托叶草质，边缘有不规则粗大锯齿。花两性；花序疏散，顶生数朵，花梗密被粗硬毛及短柔毛；萼片三角状卵形，副萼片狭小，比萼片短，外面被短柔毛；花瓣 5，黄色；雄蕊多数，花盘在萼筒上部；雌蕊多数，彼此分离；花柱丝状，顶生，柱头细小，上部扭曲，成熟后自弯曲处脱落；心皮多数。聚合果卵球形，瘦果被长硬毛，花柱宿存，部分光滑，先端有小钩，果托被长硬毛。花、果期 5～10 月。

柔毛路边青

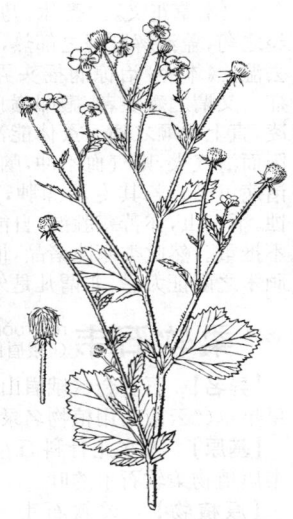

生于海拔 200～2 300 m 的山坡草地、田边、河边、灌丛及疏林下。分布于华东、中南、西南、及陕西、甘肃、新疆等地。

本植物的花（柔毛水杨梅花）和根（柔毛水杨梅根）亦供药用，另设专条。

【采收加工】 6～10 月采收全草，切碎，晒干或鲜用。

【成分】 全草含水杨梅苷（gein）[1]。鞣质：geponin，五倍子醛（gallic aldehyde）[2]。三萜酸：2α，19α-二羟基-3-氧代-12-乌苏烯-28-酸（2α，19α-dihydroxy-3-oxo-12-ursene-28-oic acid），熊果酸（ursolic acid），山楂酸（maslinic acid）[3]。

【药性】 苦、辛，寒。归肝、肾经。

1.《贵阳民间药草》："辛、香，温。"

2.《北方常用中草药手册》："辛、甘，性平。"

3.《云南中草药》："苦、涩，凉。"

4.《安徽中草药》："性微寒。"

【功用主治】 补肾平肝，活血消肿。主治眩晕，阳痿，遗精，虚劳咳嗽，贫血，风湿痹痛，小儿惊风，月经不调，妇女小腹痛，乳痈，疮疡肿痛，跌打损伤。

1.《贵州民间方药集》："治头晕失眠，四肢无力，口味不开；又可治遗精，缩阴，表虚热。"

2.《贵阳民间药草》："舒肝解郁，（治）头昏目眩；为补虚弱，治头晕的要药。"

3.《四川中药志》1960 年版："平肝气。治肺痿声嘶。"

4.《湖南药物志》："温中，行气，止痛。治妇女小腹痛。"

5.《贵州草药》："解表散寒，壮阳补虚，和血，解毒。治劳伤，月经不调，感冒。"

6.《北方常用中草药手册》："镇痉，除湿，消肿。治小儿惊风，跌打损伤，风湿性腰腿痛。"

7.《浙江药用植物志》："降压。主治高血压病。"

【用法用量】 内服：煎汤，9～15 g；或鲜叶捣汁冲服。外用：捣敷。

【选方】 1. 治头晕疼痛　头晕药 30 g，仙桃草 30 g。研末。肉汤或油汤送下，每服 15 g。（《贵阳民间药草》）

2. 治高血压病　（华东水杨梅）鲜全草、鲜夏枯草各 30 g。水煎服。（《浙江药用植物志》）

3656 柔毛水杨梅花 róu máo shuǐ yáng méi huā

【基原】 为蔷薇科水杨梅属植物柔毛路边青 *Geum japonicum* Thunb. var. *chinense* F. Bolle 的花。

【原植物】 参见"柔毛水杨梅"条。

【采收加工】 6～9 月花盛开时采摘，晒干。

【功用主治】 止血。主治出血症。

【用法用量】 内服：煎汤，9～15 g。外用：研末敷。

3657 柔毛水杨梅根 róu máo shuǐ yáng méi gēn（《中华本草》）

【异名】 头晕药根（《贵阳民间药草》），草本水杨梅根（《安徽中草药》）。

【基原】 为蔷薇科水杨梅属植物柔毛路边青 *Geum japonicum* Thunb. var. *chinense* F. Bolle 的根。

【原植物】 参见"柔毛水杨梅"条。

【采收加工】 7～10 月采挖其根，晒干。

【药性】《贵阳民间药草》："辛、香，温，无毒。"

【功用主治】 活血祛风，消肿止痛。主治小儿惊风，风寒感冒，风湿痹痛，肾虚腰痛，痢疾，瘰疬，疮疖疔毒，咽喉肿痛，跌打损伤，脱肛及痔疮，大便脓血。

1.《贵阳民间药草》："治痢疾腹痛，风寒感冒。"

2.《天目山药用植物志》："治皮肤疮疖痈肿及一切无名肿毒。"

3.《贵州草药》："治肾阳虚、头眩晕。"

4.《安徽中草药》："治小儿高热抽搐。"

【用法用量】 内服：煎汤，15～30 g。外用：捣敷；或煮水熏洗。

【选方】 1. 治皮肤疮疖痈肿及一切无名肿毒 （华东水杨梅）根加盐卤捣烂，拌酒敷患处。（《天目山药用植物志》）

2. 治跌打损伤 （华东水杨梅）鲜根 60 g，玉簪 30 g，绵毛旋覆花、柳叶白前各 9 g。煎服，红糖为引。（江西《中草药学》）

3. 治痢疾腹痛 头晕药根 15 g，炒红糖。煎水服。（《贵阳民间药草》）

4. 治肾阳虚，眩晕 头晕药根 30 g，炖肉吃。（《贵州草药》）

3658 绒毛桢楠 róng máo zhēn nán （《全国中草药汇编》）

【异名】 野枇杷、山枇杷（《江西草药》），猴高铁、掠头柴（《全国中草药汇编》）。

【基原】 为樟科桢楠属植物绒毛桢楠的根或叶。

【原植物】 绒毛桢楠 *Machilus velutina* Champ. ex Benth. 又名：绒毛润楠（《中国植物志》），绒楠（《中国植物分类学》）。

乔木，高可达 18 m。枝、芽、叶下面和花序均密被锈色绒毛。叶互生；叶柄长 1～2.5 cm；叶片倒卵形、卵状长圆形或狭倒卵形，长 5～11（～18）cm，宽2～5（～5.5）cm，先端渐狭或狭短渐尖，基部楔形，革质，上面有光泽。圆锥花序单独顶生或数个密集于小枝顶端，近无总梗；花两性，黄绿色，有香味，被锈色绒毛；花被裂片 6，排成 2 轮，内轮花被裂片长卵形，外轮的较小且较狭；能育雄蕊 9，排成 3 轮，长约 5 mm，第三轮雄蕊花丝基部有绒毛；子房淡红色。果球形，紫红色。花期 10～12 月，果期次年 2～3 月。

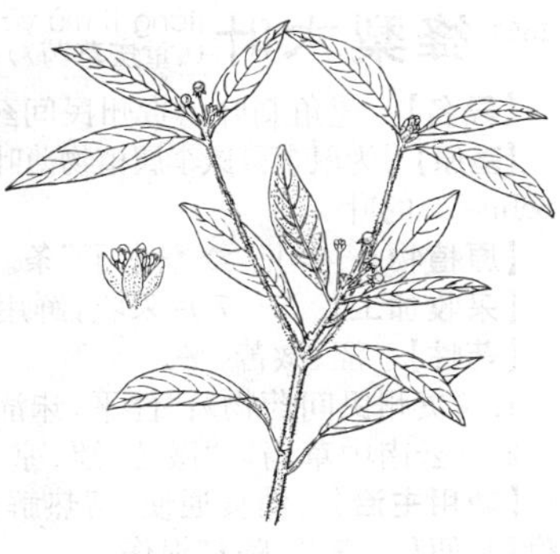

绒毛桢楠

生于湿润的山谷溪旁杂木林中。分布于浙江、福建、江西、广东、广西等地。

【采收加工】 全年均可采收，鲜用或晒干。

【药性】 苦、辛，凉。

1.《全国中草药汇编》："苦，凉。"

2.《福建药物志》："辛、微苦，温。"

【功用主治】 化痰止咳，消肿，止血。主治咳嗽痰多，痈疖疮肿，骨折，烧烫伤，外伤出血。

1.《全国中草药汇编》："化痰止咳，消肿止痛，收敛止血。主治支气管炎。外用治烧烫伤，外伤出血，痈肿，骨折。"

2.《福建药物志》："行气活血，散结消肿。主治骨折，痈肿，外伤出血，扭伤，跌打损伤。"

【用法用量】 内服：煎汤，叶 6～9 g，根 9～12 g。外用：研末调搽或水煎外洗。

【选方】 1. 治支气管炎 野枇杷叶（去毛）、桑叶、野菊花叶各 9g。水煎服，每日 1 剂。

2. 治烫伤 野枇杷根或叶适量，研末，麻油调搽或水煎外洗。（1、2 方出自《江西草药》）

3. 治骨折 复位后，取绒楠末 125 g，花榈木根皮、南五味子根皮各 60 g，昆明鸡血藤嫩根 30 g。共捣烂调黄酒适量，烤热温敷患处。（《福建药物志》）

3659 绒白乳菇 róng bái rǔ gū （刘波《中国药用真菌》）

【基原】 为红菇科乳菇属真菌绒白乳菇的子实体。

【原植物】 绒白乳菇 *Lactarius* vellereus (Fr.) Fr. [*Agaricus vellereus* Fr.] 又名：杨树蕈、奶浆蕈（《吴蕈谱》）。

菌盖 8～30 cm，中央脐状，伸展后下凹呈半漏斗形，白色，表面有绒毛覆盖，有时具赭色晕斑。菌肉白色，具辣味。褶片白色，褶缘老后呈赭色，贴生。柄短柱形，长 2～6 cm，粗 2～2.5 cm。孢子阔椭圆形，表面花纹结联致密。

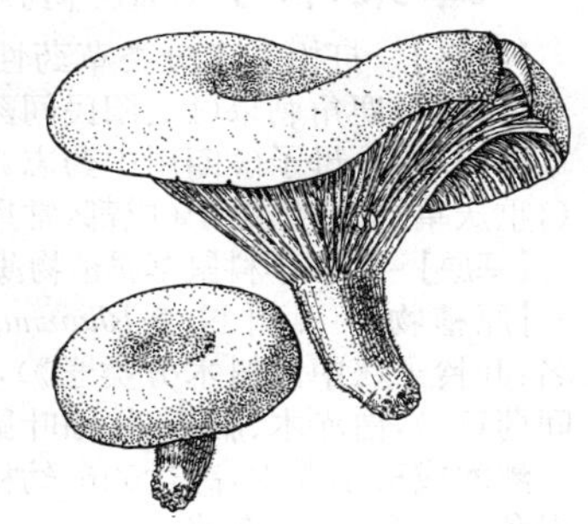

绒白乳菇

生于混交林下，尤多在栎、石栎等硬木材树种林下。夏、秋季盛产。分布于华北、东北及江苏、福建、湖北、广东、四川、云南、西藏、陕西等地。

【采收加工】 7～10 月采收子实体，去泥沙，杂质，晒干。

【成分】 子实体中含多种倍半萜类化合物[1]：硬酯酰基绒毛乳菇素（stearoylvelutinal）[2]，绒白乳菇醛（Velleral）[3]，异绒白乳菇醛（isovelleral）[4]，5，13-环氧-3β，8β-二羟基乳菇-5，7(13)-二烯〔5，13-epoxy-3β，8β-dihydroxy lactara-5，7(13)-d iene〕[5]，5，13-环氧-8β-乳菇-3(12)，5，7(13)-三烯-8β-醇〔5，13-epoxy-8β-lactara-3(12)，5，7(13)-trien-3β-ol〕[6]，5，13-环氧乳菇-2，5，7(13)-三烯-8β-醇〔5，13-epoxy lactara-2，5，7(13)-trien-8β-ol〕[5]，5，13-环氧断乳菇-2(9)，5，7(13)-三烯-8-酮〔5，13-epoxyseco-lactara-2(9)，5，7(13)-trien-8-one〕[7]，绒白乳菇内酯（vellerolactone），焦绒白乳菇内酯（pyrovellerolactone）[8]，5，10α，13-三羟基-7(8)-马瑞斯姆烯〔5，10α，13-trihydroxy marasm-7(8)-ene〕[9]，5，13-环氧-3β-羟基-2(9)，5，7(13)-乳菇三烯-4，8-二酮〔5，13-epoxy-3β-hydroxylactara-2(9)，5，7(13)-trien-4，8-dione〕，13-羟基-2，6，8-乳菇三烯-5-酸-γ-内酯〔13-hydroxylactara-2，6，8-trien-5-oic acid-γ-lactone〕又名 2(3)-8(9)-双脱水淡红乳菇素〔2(3)-8(9)-bisanhydro-lactarorufin〕A[10]，淡红乳菇素（lactarorufin）A，异淡红乳菇素（isolacta-rorufin），呋喃倍半萜二醇（furandiol），9α，10α，13-三羟基-7(8)-马瑞斯姆烯-5-酸-γ-内酯〔9α，10α，13-trihydroxymarasm-7(8)-en-5-oic acid-γ-lactone〕，5，7α-二羟基-13-去甲马瑞斯姆烷-8-酮（5，7α-dihydroxy-13-normarasman-8-one），5，8α-二羟基-13-去甲马瑞斯姆烷-7-酮（5，8α-dihydroxy-13-normarasman-7-one）[11]，5-羟基-6，8-乳菇二烯-13-酸-γ-内酯（5-hydroxy-lactara-6，8-dien-13-oic acid-γ-lactone），乳菇萜（lactarol）[12]，7α，8α，13-三羟基马瑞斯姆-5-酸-γ-内酯（7α，8α，13-trihydroxy-marasm-5-oic acid-γ-lactone），13-羟基-7(8)-马瑞斯姆烯-5-酸-γ-内酯〔13-hydroxyma rasm-7(8)-en-5-oic acid-γ-lactone〕[13]，7α，8α，13，14-四羟基-马瑞斯姆-5-酸 γ-内酯〔7α，8α，13，14-tetrahydroxy-marasm-5-oic acid γ-lactone〕，10β-羟基淡红乳菇素（10β-hydroxy-lactarorufin）A[14]。

【药性】 苦，温，有毒。

【功用主治】 追风散寒，舒筋活络。主治手足麻木，半身不遂。

1.《全国中草药汇编》："追风，散寒，舒筋，活络。"

2.《秦岭巴山天然药物志》："主治手足麻木，半身不遂。"

【用法用量】 内服：煎汤，6～12 g；或入丸、散。

3660 绛梨木子 jiàng lí mù zǐ（《重庆草药》）

【异名】 打枪子（《分类草药性》），叫梨子（《民间常用草药汇编》），鹿角刺果（《贵阳民间药草》），绿皮刺果（《云南中草药》），叫耳母子（《四川中药志》），金钱子、震天雷、雷震子（《重庆草药》），黑枣子（成都《常用草药治疗手册》）。

【基原】 为鼠李科鼠李属植物薄叶鼠李的果实。

【原植物】 薄叶鼠李 *Rhamnus leptophylla* Schneid. 又名：叶铃子（《中国树木分类学》），铁包金、亮高柴（《贵阳民间药草》），白赤木、腊子树、细叶鼠李（《中国植物志》）。

灌木或稀小乔木，高达5 m。幼枝对生或近对生，褐色或黄褐色，平滑无毛，有光泽。叶对生或近对生；叶柄长 0.8～2 cm，有短柔毛；托叶线形，早落；叶片纸质，倒卵形或倒卵状椭圆形，长 3～8 cm，宽 2～5 cm，先端短急尖，基部楔形，边缘具钝锯齿，上面深绿色，下面淡绿色，仅沿脉腋有簇毛。花单性，雌雄异株，绿色，成聚伞花序或簇生于短枝端；花萼 4 裂；花瓣 4；雄蕊 4；花柱 2 半裂。核果球形，基部有宿存萼筒，成熟时黑色。种子宽倒卵圆形，背面具纵沟。花期 3～5 月，果期5～10 月。

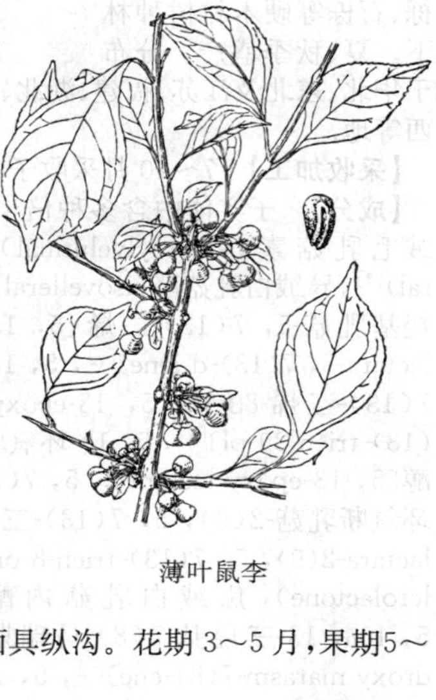

薄叶鼠李

生于海拔 1 700～2 600 m 的山坡、山谷，或路旁灌丛中。分布于华东、中南、西南及陕西、甘肃等地。

本植物的叶（绛梨木叶）和根（绛梨木根）亦供药用，另设专条。

【采收加工】 8～9 月果实成熟时采收，鲜用或晒干。

【成分】 果实中含 3 种黄酮苷：蔷薇苷（multiflorin）A，山柰酚-3-O-β-鼠李糖苷（kaempferol-3-O-β-rhamnoside）和意大利鼠李蒽醌（alaternin）[1]。

【药性】 苦、涩，平。

1.《贵阳民间药草》："苦，寒。无毒。"

2.《四川中药志》1960 年版："性微温，味苦、辛。无毒。"

3.《贵州民间药物》："性平，味涩、微苦。"

4.《云南中草药》："微苦、涩，凉。"

【功用主治】 消食化滞，行水通便。主治食积腹胀，水肿，腹水，便秘，风热赤眼。

1.《民间常用草药汇编》："消食去积，行水。"

2.《贵阳民间药草》："逐水消肿。治食积臌胀。"

3.《四川中药志》1960 年版："消食顺气。治胸前饱胀及五停五积。"

4.《贵州民间药物》："利水行气，消食积，通大便。治便秘气胀，水臌。"

5.《云南中草药》："清热解毒，消食止痛，截疟。主治疟疾，消化不良，便秘，胃炎，胃痛，磷化锌和草乌中毒，急性结膜炎。"

【用法用量】 内服：煎汤，5～15 g；或研末；或泡酒。外用：水煎并过滤，滴眼。

【宜忌】 体弱者慎服，孕妇禁服。

1.《民间常用草药汇编》："体弱慎用。"

2.《重庆草药》："体弱，脾虚无积者勿用，孕妇、产妇忌。"

【选方】 1. 治胃炎、胃痛 绿皮刺果 3～9 g。煎服或泡酒分服。（《云南中草药》）

2. 治便秘，气胀 鹿角刺果研末 3 g，加甜酒酿少许，用开水吞服。（《贵州民间药物》）

3. 治水积，黄肿，丹田臌胀 绛梨木子、水杨柳、八月瓜根各 30 g。熬水作 3 d 服。积去完后再用上方加八珍汤及黄芪 120 g，蜂糖适量做成丸服。早晚各 1 次，每次服龙眼大 2 粒，如不能劳动，再继续服丸药。

4. 治月家病 绛梨木子 60 g。捣碎熬水服 3 次。服后现泻，泻后用六月雪 6 g，盛入鸡腹内炖服。（3、4 方出自《重庆草药》）

3661 绛梨木叶 jiàng lí mù yè（《重庆草药》）

【异名】 鹿角刺叶（《贵州民间药物》）。

【基原】 为鼠李科鼠李属植物薄叶鼠李 *Rhamnus leptophylla* Schneid. 的叶。

【原植物】 参见"绛梨木子"条。

【采收加工】 5～7 月采收，鲜用或晒干。

【药性】 涩、微苦，平。

1.《贵州民间药物》："性平，味涩、微苦。"

2.《云南中草药》："微苦、涩，凉。"

【功用主治】 消食通便，清热解毒。主治食积腹胀，小儿疳积，便秘，疮毒，跌打损伤。

1.《重庆草药》："治小儿食积，疳积。"

2.《贵州民间药物》："治疮毒。"

3.《湖南药物志》："用于跌打损伤，疮疖肿毒。"

4.《云南中草药》："清热解毒，消食止痛，截疟。"

【用法用量】 内服：煎汤，3～9 g。外用：捣敷。

【选方】 1. 治小儿食积饱胀 绛梨木叶，打粉。每次 3 g，蒸五花肉服。

2. 治小儿食积疳积 绛梨木叶、鸡屎藤叶、刮金板叶各 30 g。打粉。每次 3 g，兑开水服或入饭内服。（1、2 方出自《重庆草药》）

3662 绛梨木根 jiàng lí mù gēn（《重庆草药》）

【异名】 黑龙须（《民间常用草药汇编》），鹿角刺根（《贵阳民间药草》），绿皮刺根（《云南中草药》）。

【基原】 为鼠李科鼠李属植物薄叶鼠李 *Rhamnus leptophylla* Schneid. 的根。

【原植物】 参见"绛梨木子"条。

【采收加工】 9～11 月采收，切片晒干。

【药性】 苦、涩，平。

1.《贵阳民间药草》："苦，寒，无毒。"

2.《四川中药志》1960 年版："性微温。味苦、辛。无毒。"

3.《贵州民间药物》："性平，味涩、微苦。"

4.《云南中草药》:"微苦、涩,凉。"

【功用主治】 止咳,消滞,行水,散瘀。主治肺热咳嗽,食积,便秘,脘腹胀痛,水肿,腹水,痛经,跌打损伤,牙痛。

1.《分类草药性》:"治黄肿病,酒疾,心膨胀,酒炒合叶用。"

2.《民间常用草药汇编》:"通气行滞。"

3.《四川中药志》1960年版:"消食顺气。治胸前饱胀及五停五积。"

4.《贵阳民间药草》:"逐水消肿。治食积臌胀。"

5.《贵州民间药物》:"主治肺热咳嗽。"

6.《贵州草药》:"清热止咳。"

7.《全国中草药汇编》:"活血祛瘀。主治跌打损伤,痛经。"

【用法用量】 内服:煎汤,9~15 g。

【宜忌】《重庆草药》:"体弱,脾虚无积者勿用。孕妇、产妇忌。"

【选方】 1. 治水臌,消肿胀,胸水 鹿角刺根30 g,拳参15 g。水煎,分3次服。(《贵阳民间药草》)

2. 治慢性肝炎 绿皮刺根内皮9 g。煎服。(《云南中草药》)

3. 治牙痛 绿皮刺根内皮9~15 g。红糖引,煎服。(《云南中草药》)

3663 络石藤 luò shí téng (《本草述钩元》)

【异名】 石鲮(《本经》),明石、悬石、云珠、云丹(《吴普本草》),石蹉、石龙藤(《别录》),耐冬、石血(《新修本草》),白花藤(《植物名实图考》),红对叶肾、对叶藤(南药《中草药学》)。

【基原】 为夹竹桃科络石属植物络石的带叶藤茎。

【原植物】 络石 *Trachelospermum jasminoides* (Lindl.) Lem. [*Rhynchospermum jasminoides* Lindl.]

常绿木质藤本,长达10 m。全株具乳汁。茎圆柱形,有皮孔;嫩枝被黄色柔毛,老时渐无毛。叶对生,革质或近革质,椭圆形或卵状披针形,长2~10 cm,宽1~4.5 cm;上面无毛,下面被疏短柔毛;侧脉每边6~12条。聚伞花序顶生或腋生,二歧,花白色,芳香;花萼5深裂,裂片线状披针形,顶部反卷,基部具10个鳞片状腺体;花蕾顶端钝,花冠筒圆筒形,高脚碟状,中部膨大,花冠裂片5,向右覆盖;雄蕊5,着生于花冠筒中部,腹部粘生在柱头上,花药箭头状,基部具耳,隐藏在花喉内;花盘环状5裂,与子房等长;子房由2枚离生心皮组成,花柱圆柱状,柱头卵圆形。蓇葖果叉生,无毛,线状披针形;种子多数,褐色,线形,顶端具白色绢质种毛。花期3~7月,果期7~12月。

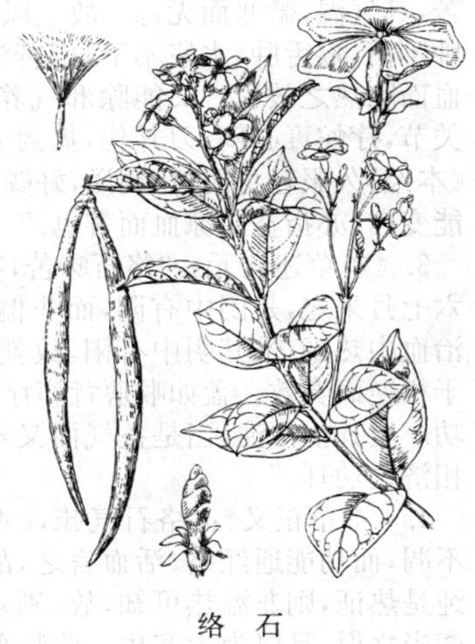

络 石

生于山野、溪边、路旁、林缘或杂木林中,常缠绕于树上或攀缘于墙壁、岩石上。分布于华东、中南、西南及河北、陕西、台湾等地。

【采收加工】 9~10月落叶时采收,晒干。

【药材】 络石藤 *Caulis Trachelospermi* 全国各地均产,主产于江苏、安徽、江西、山东、福建、湖北等地。

性状 藤茎呈圆柱形,弯曲,多分枝,长短不一,直径1~5 mm;表面红褐色,有点状皮孔及不定根;质硬,折断面纤维状,淡黄白色,常中空。叶对生,有短柄;展平后叶片呈椭圆形或卵状披针形,长1~8 cm,宽0.7~3.5 cm;全缘,略反卷,上表面暗绿色或棕绿色,下表面色较淡;叶脉羽状,下表面较清晰,稍凸起;革质,折断时可见白色绵毛状丝。气微,味微苦。

鉴别 (1) 茎横切面:木栓层为棕红色数列木栓细胞;表面可见单细胞非腺毛,壁厚,具壁疣。木栓层内侧为石细胞环带,木栓层与石细胞环带之间有草酸钙方晶分布。皮层狭窄。韧皮部薄,外侧有非木化的纤维束,继续排列成环。形成层成环。木质部均由木化细胞组成,导管多单个散在。木质部内方尚有形成层及内生韧皮部。髓部木化纤维成束,周围薄壁细胞内含草酸钙方晶。散在髓部常破裂。

叶横切面:上、下表皮各1列,下表皮有气孔和非腺毛。栅栏细胞2~3列,穿过主脉。主脉维管束双韧型,浅槽状,韧皮部外侧有纤维群,以下方为多。薄壁组织中有乳汁管。薄壁细胞含草酸钙方晶和簇晶。

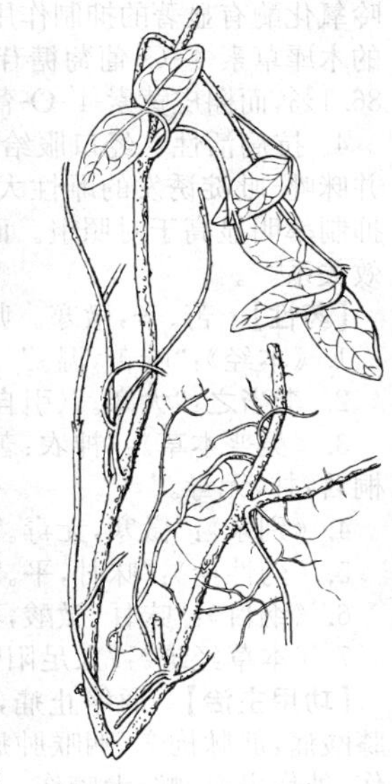

络石藤(茎藤)外形

(2) 薄层色谱:取本品粉末2 g,加乙酸乙酯20 ml,水浴回流30 min,滤过滤液浓缩至3 ml,作为供试品溶液。另取木犀草素,加乙酸乙酯溶解成每1 ml含1 mg的溶液,作为对照品溶液。将上述两种溶液分别点样于硅胶G薄层板上,用甲苯-乙酸乙酯-甲酸(5∶4∶1)展开,取出晾干后,喷雾1%三氯化铝乙醇溶液,于紫外光灯(254 nm)下观察荧光,供试品色谱中应与对照品色谱在相同的位置处显黄色荧光斑点。

【成分】 藤茎含木脂素:牛蒡苷(arctiin),络石苷(tra-chelosi-de),去甲络石苷(nortracheloside),穗罗汉松树脂酚苷(matairesinoside),橡胶肌醇(dambonitol)[1],牛蒡苷元(arctigenin),穗罗汉松树脂酚(matairesinol),络石苷元(trachelogenin),去甲络石苷元(nortrachelogenin)[2]。

茎叶含生物碱:冠狗牙花定碱(coronaridine),伏康京碱(voacangine),白坚木辛碱(apparicine),狗牙花任碱(cono-florine),19-表伏康任碱(19-epivoacangarine)[3],伏康碱(vobasine),伊波加因碱(ibogaine)及山辣椒碱(tabernae-montanine)[4]等。

叶含黄酮类化合物:芹菜素(apigenin),芹菜素-7-O-葡萄糖苷(apigenin-7-O-glucoside),芹菜素-7-O-龙胆二糖苷(apigenin-7-O-gentiobioside),芹菜素-7-O-新橙皮糖苷(api-genin-7-O-neohesperidoside),木犀草素(luteolin),木犀草素-7-O-葡萄糖苷(luteolin-7-O-glucoside),木犀草素-7-O-

龙胆二糖苷(luteolin-7-O-gentiobioside)及木犀草素-4′-O-葡萄糖苷(luteolin-4′-O-glucoside)[5]。

全株含三萜类:β-香树脂醇(β-amyrin),β-香树脂醇乙酸酯(β-amyrinacetate),羽扇豆醇(lupeol),羽扇豆醇乙酸酯(lupeolacetate),羽扇豆醇不饱和脂肪酸酯,β-谷甾醇(β-sitosterol);甾体类:豆甾醇(stigmasterol)及菜油甾醇(campesterol)[6]。

【药理】 1. 抑菌作用　50%络石藤煎剂用平板挖沟法,对金黄色葡萄球菌、福氏痢疾杆菌及伤寒杆菌有抑制作用[1]。

2. 抗炎、镇痛作用　络石藤对二甲苯所致耳肿胀、琼脂所致小鼠足肿胀均有一定抑制作用;络石藤可提高小鼠热板致痛的痛阈,对酒石酸锑钾所致小鼠扭体反应也有一定抑制作用[2]。

3. 抗痛风作用　络石藤叶所含黄酮苷对尿酸合成酶黄嘌呤氧化酶有显著的抑制作用,其中1 μg/ml和10 μg/ml浓度的木犀草素-4′-O-葡萄糖苷的抑制百分率分别为80.7%和86.1%,而槲皮黄素-4′-O-葡萄糖苷为60.3%和86.2%[3]。

4. 抗癌活性　经口服给予牛蒡苷对2-氨基-1-甲基-6-苯并咪唑-吡啶诱发的雌性大鼠乳腺癌的发生中促进阶段的抑制率明显高于对照组。而且其抑制率与给药量呈现出量效关系[4]。

【药性】 苦、辛,微寒。归心、肝、肾经。

1.《本经》:"味苦,温。"

2. 李当之:"大寒。"(引自《纲目》)

3.《吴普本草》:"神农:苦,小温。雷公:苦,无毒。扁鹊、桐君:甘,无毒。"

4.《别录》:"微寒,无毒。"

5.《药性论》:"味甘,平。"

6.《纲目》:"味甘、微酸,不苦。"

7.《本草经疏》:"入足阳明、手足少阴、足厥阴、少阳经。"

【功用主治】 通络止痛,凉血,消肿。主治风湿痹痛,腰膝酸痛,筋脉拘挛,咽喉肿痛,咳嗽喘息,疗疮肿毒,跌打损伤,外伤出血,蛇、犬咬伤。

1.《本经》:"主风热死肌,痈伤,口干舌焦,痈肿不消,喉舌肿,水浆不下。久服轻身明目,润泽好颜色,不老延年。"

2.《别录》:"治大惊入腹,除邪气,养肾,主腰髋痛,坚筋骨,利关节,通神。"

3.《药性论》:"杀孽毒。主治喉痹。"

4.《新修本草》:"疗产后血结大良。""主疗蝮蛇疮,绞取汁洗之;服汁亦去蛇毒心闷。刀斧伤诸疮,封之立差。"

5.《本草拾遗》:"主一切风,变白宜老。"

6.《本草药性大全》:"主诸疮,头疮白秃,治热气阴蚀疮,喉闭不通欲绝,水煎汤下立苏,背痈焮肿延开,蜜和汁服即效。"

7.《萃金裘本草述录》:"明目,主一切风并喉中如有物噎塞。"

8.《中国药用植物志》:"祛风止痛,通络消肿。适用于关节痛,肌肉痹痛,腰膝酸痛等症。"

9.《湖南药物志》:"主治妊娠胎动,头风。"

10.《浙江药用植物志》:"主治产后腹痛,肾虚泄泻,白带,外伤出血。"

【用法用量】 内服:煎汤,6～15 g,单味可用至30 g;浸酒,30～60 g;或入丸、散剂。外用:研末调敷或捣汁涂。

【宜忌】 阳虚畏寒、大便溏薄者禁服。

1.《本草经集注》:"恶铁落,畏菖蒲、贝母。"

2.《药性论》:"畏铁精。"

3.《本草经疏》:"阴脏人畏寒易泄者勿服。"

4.《广西本草选编》:"孕妇忌服。"

【选方】 1. 治筋骨挛拳,遍身疼痛,腰膝无力,行动艰难,不拘风寒湿毒,或精亡斫丧,筋骨衰败者,服此即瘥　络石八两(日干,再炒燥),枸杞子、当归各四两。浸酒,日逐饮。(《本草汇言》引《赵德先家抄方》)

2. 治关节炎　络石藤、五加根皮各30 g,牛膝根15 g。水煎服,白酒引。(《江西草药》)

3. 治喉痹咽塞,喘息不通,须臾欲绝　络石草二两。切,以水一大升半,煮取一大盏,去滓。细细吃。(《近效方》)

4. 治肺结核　络石藤30 g,地菍30 g,猪肺120 g。同炖。服汤食肺,每日1剂。(《江西草药》)

5. 治白癜疬疡及风恶疮癣　用络石、木连藤取汁,敷疮上。(《普济方》)

6. 治尿血,血淋　络石一两(酒洗),牛膝五钱,山栀仁(韭汁炒焦)二钱。共一剂,煎服立愈。(《何氏济生论》)

7. 治产后病损,不能饮食,腹中有血块,淋沥不尽,赤白带下,天行心闷　用络石煎汁服之。亦浸酒服。(《普济方》)

8. 治妇人频年小产不育　络石八两,当归身、白术各四两,俱醋拌炒。共为末,炼蜜丸梧子大。每早、晚各服三钱,白汤下可全育。(《本草汇言》)

9. 治小便白浊,缘心肾不济,或由酒色,遂至已甚,谓之上淫,盖有虚热而肾不足,故土邪干水　络石、人参、茯苓各二两,龙骨(煅)一两。共为细末。每服二钱,空心米饮下,日二服。(《纲目》引《仁存堂方》博金散)

10. 治腹泻　络石藤60 g,红枣10个。水煎服。(《青岛中草药手册》)

【各家论述】 1.《本草汇言》:"凡服此,能使血脉流通,经络调达,筋骨强利。"

2.《本草经疏》:"络石,禀少阳之令,兼得地之阴气,其味苦,其气温,微寒而无毒。故主风热死肌痈疡,口干舌焦,痈肿不消,喉舌肿,水浆不下,皆苦温通气血,血属阴,阴寒入血而除热之效也。又能除邪气养肾,主腰髋痛,坚筋骨,利关节,疗蛇毒心闷,刀斧伤,捣封立差,皆凉血除热之功也。《本经》久服轻身明目,润泽,好颜色,不老延年,陈藏器以为能变白,亦指益阴凉血而言也。"

3.《本草述钩元》:"络石味苦,凌冬不凋,得于阴气最厚。六七月采之,是阴中有阳,而非偏于寒者。惟其阴气厚,故治血中热毒;惟其阴中有阳,故就热毒以达清解之用,不至于相逆而奏效。盖如喉痹背痈疗治,原忌寒凉,故此味有专功。至其治白浊,当是益气而又不大寒,正阴中有阳,水火相济之功耳。"

4.《本草正义》:"络石气味,《本经》谓之苦温,盖以隆冬不凋,而功能通经络、活血言之,故以为温。然《本经》主治纯是热证,则非温热可知,故《别录》改作微寒,而《御览》引李当之说,且以为大寒也。此物蔓生而甚坚韧,节节生根,故善走经脉,通达肢节。《本经》主风热死肌,《别录》养肾,主腰髋痛,坚筋,利关节,皆即此义。其治痈肿,喉舌肿,口干舌焦,皆苦寒泄降之功用也。《别录》谓其除邪气,则以邪热而言。凡《本经》、《别录》邪气二字,所赅最广,其实各有所主,并非泛辞,读者当以意逆之,自能悟到,不可混作一例看。惟大惊入腹四字,则不甚可解,当付阙疑。""苏恭谓疗产后血结大良,盖以瘀露不通而言,苦泄破瘀,且善通络,是以主之。又谓主蝮蛇疮毒心闷,则清热泄降,固解毒之良药。又谓刀斧伤疮，敷之立瘥，则又外治活血之神丹矣。今用以舒节活络，宣通痹痛甚验。”

3664 骆驼毛 luò tuó máo（《本经》）

【异名】 驼绒(《龚氏经验方》)。

【基原】 为驼科骆驼属动物双峰驼 *Camelus bactrianus* ferus Przewalski 的毛。

【原动物】 参见“骆驼脂”条。

【成分】 双峰驼毛含角蛋白(keratin)，其中含高量硫，氨基酸的 30%是半胱氨酸，其次是苏氨酸、丝氨酸、脯氨酸等 67 种氨基酸残基，尚含铜、钒等。毛脂肪含 2.2%[1]。

【药性】 1.《本经》:“味咸，平。”

2.《别录》:“有毒。”

【功用主治】 镇惊，收涩，解毒。主治惊痫癫狂，赤白带下，崩漏，痔疮，疳疮。

1.《本经》:“主蛊毒，寒热惊痫，癫痉狂走。”

2.《新修本草》:“主妇人赤白带下。”

3.《药性考》:“毛灰，止带疗痔。”

4.《中国药用动物志》:“解毒。”

【用法用量】 内服:煅存性研末，每次 3～6 g。外用:烧灰，调敷。

【选方】 1. 治妇人血崩　骆驼毛烧灰为末，每服二钱，盐酒调下。(《普济方》)

2. 治痔　骆驼颔下毛，烧作灰，可取半鸡子大，酒和顿服之。(《外台》引《崔氏方》)

3. 治阴上疳疮　驼绒烧灰，水澄过，入炒黄丹等分。为末搽之。(《纲目》引《龚氏经验方》)

4. 治鼻出血　驼毛和鱼骨放在一起烟熏鼻子。(《内蒙古药用动物》)

3665 骆驼肉 luò tuó ròu（《日华子》）

【基原】 驼科骆驼属动物双峰驼 *Camelus bactrianus ferus* Przewalski. 的肌肉。

【原动物】 参见“骆驼脂”条。

【药味】 甘，温。

1.《日华子》:“温。”

2.《纲目》:“甘，温，无毒。”

【功用主治】 补气血，壮筋，润肤。

1.《日华子本草》:“治风，下气，壮筋力，润皮肤。”

2.《医林纂要》:“益气血，壮筋力。”

【用法用量】 内服:煮食。

3666 骆驼刺 luò tuó cì（《沙漠地区药用植物》）

【异名】 刺糖草(《新疆中草药》)。

【基原】 为豆科骆驼刺属植物骆驼刺的全草、种子或花。

【原植物】 骆驼刺 *Alhagi pseudalhagi* Desv.　又名:羊刺(《北史》)。

半灌木，高 60～130 cm。枝无毛或近无毛，灰绿色；针刺密生，刺长 1.2～2.5 cm。单叶互生；叶柄长 3～10 mm，被贴生柔毛；托叶小，脱落；叶片以背面向上，以表面向下生长，宽倒卵形或近圆形，长 0.5～2 cm，宽 0.4～1.5 cm，先端圆形或微凹，基部楔圆形，两面被贴生短柔毛。总状花序腋生，总花梗刺状，长 1.5～4 cm，花数朵；花萼钟状，萼齿三角形，极短，无毛或有疏毛；花冠紫色，旗瓣有短爪，长约 8 mm，翼瓣长约 5 mm，龙骨瓣较旗瓣略短，较翼瓣长；雄蕊 10，(9)+1，二体；子房无毛，无柄。荚果念珠状，长 2.5 cm，弯曲，不开裂。种子1～5颗。花期 6～7 月，果期 9～10 月。

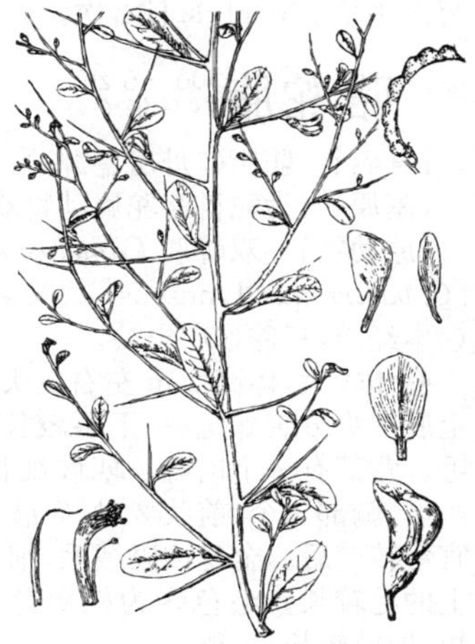

骆驼刺

生于戈壁滩、沙漠上。分布于内蒙古、甘肃、新疆。

本植物的叶中分泌液凝结而成的糖粒(刺蜜)亦供药用，另设专条。

【采收加工】 6～10 月采收全草或单独采收花及种子，鲜用或晒干。

【成分】 全草骆驼刺含黄酮类成分:丁香亭-3-O-β-D-葡萄糖苷(syringetin-3-O-β-D-glucoside)，山柰素(kaempferol)，鼠李素(rhamnetin)，商陆素(ombuine)，异鼠李素(isorhamnetin)，柽柳素(tamarixetin)、山柰酚-3-O-β-D-(6″-O-对-香豆酰基)-葡萄糖苷〔kaempferol-3-O-β-D-(6″-O-*p*-coumaroyl)-glucoside〕，异槲皮苷(isoquercitrin)，D-3-O-甲基肌醇(D-3-O-methylinositol)，1-O-β-D-甲基葡萄糖苷(1-O-β-D-methylglucoside)，异獐牙菜酮苷(iso-swertianolin)，异鼠李素-3-O-β-D-芸香糖苷(isorhamnetin 3-O-β-D-rutinoside)[1, 2]，alhagitin，alhagidin，橙皮素-7-半乳糖基(1→2)〔鼠李糖基(1→6)葡萄糖苷〕{hesperitin-7-galactosyl (1→2)〔rhamnosyl(1→6)glucoside〕}[3]。甾体类:24-甲基胆甾-5-烯-3β-醇(24-methylcholest-5-en-3β-ol)，24-乙基胆甾-7-烯-3β-醇(24-ethylcholest-7-en-3β-ol)，7-燕麦甾醇(Δ^7-avenasterol)，胆甾醇(cholesterol)，24-乙基胆甾-5-烯-3β-醇(24-ethylcholest-5-en-3β-ol)，24-乙基胆甾-5，22-二烯-3β-醇(24-ethylcholesta-5，22-dien-3β-ol)，24-乙基胆甾-5，24(28)-二烯-3β-醇〔24-ethylcholesta-5，24(28)-dien-3β-ol〕[4]。

地上部分含黄酮类:右旋儿茶素(catechin)，消旋没食子儿茶素(gallocatechin)，左旋表没食子儿茶素(epigallocatechin)，无色飞燕草素(leucodelphinidin)[5]。

根和茎中含有生物碱类:β-苯乙胺(β-phenethylamine)，N-甲基-β-苯乙胺(N-methyl-β-phenethylamine)，大麦芽碱(hordenine)，3，4-二羟基-β-苯乙基三甲基胺的氢氧化物(3，4-dihydroxy-β-phenethyltrimethylammoniumhydroxide)，N-甲基墨斯卡灵(N-methylmescalline)，猪毛菜定(salsolidine)，根中上述成分含量较茎中少些[6]。

【药性】 甘、苦，凉。

【功用主治】 清热解毒，消肿止痛。主治热痢腹痛，腹泻，口舌生疮，牙痛，咽喉肿痛。

1.《新疆中草药》:“清热解毒，消肿止痛。”

2.《沙漠地区药用植物》:“花、种子也有涩肠止痛作用。”

3.《全国中草药汇编》:“种子治胃痛；外用治牙痛。”

【用法用量】 内服:煎汤，全草 15～25 g；种子 3～9 g。外用:种子研末涂；或鲜种子压汁涂。

【选方】 1. 治热痢腹痛，口舌生疮，咽喉疼痛　刺糖草 15 g，刺黄柏 9 g，甘草 3 g。水煎服。(《新疆中草药》)

2. 治腹胀　骆驼刺花100 g，沙枣炭10 g，加水3 000 ml，煮成500 ml；或骆驼刺花100 g，加水1 000 ml，煮成500 ml。每次用量100 ml，每日2次。（《沙漠地区药用植物》）

3667 骆驼脂 luò tuó zhī（《日华子》）

【异名】　驼脂（《丹房鉴源》），峰子油（《饮膳正要》）。

【基原】　为驼科骆驼属动物双峰驼肉峰内的胶汁脂肪。

【原动物】　双峰驼 *Camelus bactrianus ferus* Przewalski［*C. bactrianus* Linnaeus］　又名：橐驼（《山海经》），骆驼（《本经》），馲驼（《广志》）。

躯体较大，体高2 m左右。头较小，耳短小。鼻能开闭。上唇中央分裂如兔唇，下唇较长。颈长，弯曲如鹅颈，有鬣毛。背部有2个肉峰。四肢细长，足大如盘。尾较短。胼胝体，胸部1个，前肢2对，后肢1对，共七块。雄性生殖器官弯转向后。全身被以绒毛，细密而柔软。鬣毛及前臂、峰上的毛较长。毛色多为棕褐色。野生的驼，肉峰矮小，毛短；四肢较长，掌狭。

野驼栖于荒漠中的灌丛地带，常季节性迁移，胆怯而机警；嗅觉敏锐；常结成5～10小群。以灌丛和半灌丛的盐碱植物为主要食物。野驼数量现在很少，内蒙古、甘肃、青海、新疆有分布。家驼在华北、西北、内蒙古等地都有饲养。

本动物的肉（骆驼肉）、毛（骆驼毛）、胆囊结石（骆驼黄）及雌驼的乳汁（驼乳）、驼乳炼制而成的乳制品（酪）亦供药用，另设专条。

【药性】　甘，温。

1.《日华子》："温。"

2.《开宝本草》："无毒。"

3.《品汇精要》："味甘，性温，无毒。"

【功用主治】　润燥，祛风，活血，消肿。主治风疾，顽痹不仁，筋肉挛急，疮疡，肿毒；折伤。

1.《日华子》："疗一切风疾，顽痹；皮肤急及恶疮肿毒漏烂，并和药敷之。野者弥良。"

2.《开宝本草》："筋皮挛缩，腕损筋骨，火炙摩之，取热气入肉。和米粉作煎饼食之，疗痔。"

3.《饮膳正要》："治虚劳风有冷积者，用葡萄酒温调峰子油服之；好酒亦可。"

【用法用量】　内服：温酒调。外用：涂敷。

【选方】　治老人风热烦毒，顽痹不仁，五缓六急　野驼脂五两，炼之为上，温酒五合下半匙已上脂，调令消，空心顿服之，日二服。（《寿亲养老新书》驼脂酒）

3668 骆驼黄 luò tuó huáng（《纲目》）

【基原】　为驼科骆驼属动物双峰驼 *Camelus bactrianus ferus* Przewalski的胆囊结石。

【原动物】　参见"骆驼脂"条。

【药性】　苦，凉，小毒。

【功用主治】　《纲目》："主治风热惊疾。"

【用法用量】　内服：研末，每次0.3～0.6 g。

【各家论述】　《纲目》："骆驼黄似牛黄而不香，戎人以乱牛黄，而功不及之。"

3669 骆驼蓬 luò tuó péng（《新疆中草药手册》）

【异名】　苦苦菜（《陕西中草药》），臭草、臭牡丹、沙蓬豆豆（《陕甘宁青中草药选》），臭古都、老哇瓜（《沙漠地区药用植物》）。

【基原】　为蒺藜科骆驼蓬属植物骆驼蓬及多裂骆驼蓬的全草。

【原植物】　1. 骆驼蓬 *Peganum harmala* L.

多年生草本，高20～70 cm。全株有特殊臭味。根肥厚而长。茎多分枝，分枝铺地散生，下部平卧，上部斜生，茎枝圆形有棱，光滑无毛。叶互生，肉质，三至五回全裂，裂片条状披针形，长达3 cm；托叶条形。花单生，与叶对生；萼片5，披针形，有时先端分裂，长达2 cm；花瓣5，倒卵状长圆形，长1.5～2 cm；雄蕊15，花丝近基部宽展；子房3室，花柱3。蒴果近球形，褐色，3瓣裂开。种子三棱形，黑褐色，有小疣状突起。花期6月，果期7～8月。

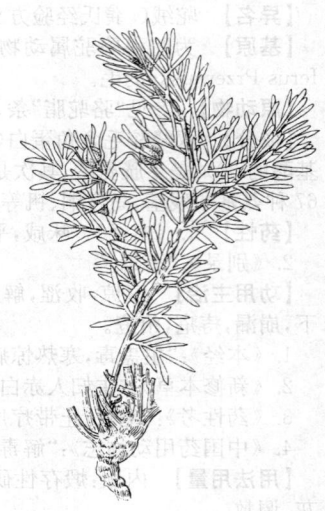

骆驼蓬

生于干旱草地、盐碱化荒地。分布于华北、西北。

2. 多裂骆驼蓬 *P. harmala* L. var. *multisecta* Maxim.

多年生草本，嫩时被毛。茎平卧，长30～80 cm。叶二至三回深裂，基部裂片与叶轴近垂直，裂片长6～12 mm，宽1～1.5 mm。花单生；萼片3～5深裂；花瓣黄色，倒卵状长圆形；雄蕊15，短于花瓣，基部宽展。蒴果近球形，顶部压扁。种子多数，略成三角形，黑褐色，被小瘤状突起。花期5～7月，果期6～9月。

生于半荒漠带河岸沙地、黄土山坡、荒地。分布于内蒙古、陕西、甘肃、青海、宁夏等地。

以上两种植物的种子（骆驼蓬子）亦供药用，另设专条。

【采收加工】　6～10月采割全草，鲜用或切段晒干。

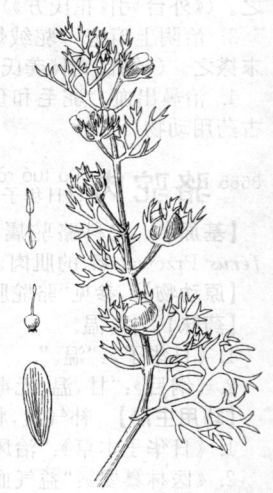

多裂骆驼蓬

【成分】　1. 骆驼蓬全草含多种生物碱。属喹唑类的有：消旋骆驼蓬碱（dl-peganine），去氧骆驼蓬碱（deoxypeganine），鸭嘴花酮碱（vasicinone），去氧鸭嘴花酮碱（deoxyvasicinone）[1]，骆驼蓬醇碱（peganol）[2]，骆驼蓬胺碱（pegamine）[3]，骆驼蓬定碱（peganidine）[4]，去氧骆驼蓬定碱（deoxypeganidine）[5]，异骆驼蓬定碱（isopeganidine）[6]，双骆驼蓬碱（dipegine），喹啉（quinoline），喹那定（quinaldine）[6]；属咔啉类的有哈尔明碱（harmine），哈尔马灵碱（harmaline）[7]，哈尔满碱（harman）[8]，哈尔马酚（harmalol）[9]，鸭嘴花醇碱（vasicol）[10]。黄酮类成分：刺槐素（acacetin）[11]及其苷、骆驼蓬苷（peganetin）[12]。刺槐素7-O-（2″-O-α-L-鼠李糖-2′-O-β-D-葡萄糖-2″-O-β-D-葡萄糖）-葡萄糖苷〔acacetin 7-O-（2″-O-α-L-rhamnosyl-2′-O-β-D-glucosyl-2″-

O-β-D-glucosyl)-glucoside][13]，刺槐素 7-O-鼠李糖苷(acacetin 7-O-rhamnoside)，刺槐素 7-O-〔6″-O-葡萄糖-2″-O-(3″-乙酰鼠李糖)〕葡萄糖苷{acacetin 7-O-〔6″-O-glucosyl-2″-O-(3″-acetylrhamnosyl)〕glucoside}，刺槐素 7-O-(2″-O-鼠李糖-2″-O-葡萄糖基-葡萄糖苷)〔acacetin 7-O-(2″-O-rhamnosyl-2″-O-glucosyl-glucoside)〕，2′-O-鼠李糖基-2″-O-葡萄糖基金雀儿黄素(glycoflavone 2′-O-rhamnosyl-2″-O-glucosylcytisoside)[14]。

茎叶含挥发性化合物，以脂肪族为主，含量较高的有十六烷酸(hexadecanoic acid)，1-辛烯-3-醇(1-octene-3-ol)和12-十七碳炔-1-醇(12-heptadecyn-1-ol)[15]。

籽苗和愈伤组织中含生物碱：路因碱(ruine，8-hydroxy harmine-β-glucoside)[16]，二氢路因碱(dihydroruine，8-hydroxy-glucosylharmaline)，5-羟基色胺(5-hydroxytryptamine)，6-羟基色胺(6-hydroxytryptamine)和龙胆酸-2，5-双葡萄糖苷(gentisate-2，5-diglucoside)[17]。

2. 多裂骆驼蓬　全草含生物碱：去氧鸭嘴花酮碱(deoxyvasicinone)，鸭嘴花酮碱(vasicinone)，哈尔明碱[18,19]，黄酮：刺槐素(acacetin)，骆驼蓬苷(peganetin)，脱乙酰骆驼蓬苷(deacetylpeganetin)，7，4′-二羟基-3′-甲氧基黄酮-5-O-芸香糖苷(flavone 7，4′-dihydroxy-3′-methyloxy-5-O-rutinoside)[19]。

茎叶中含挥发性成分：有十六烷酸，1-辛烯-3-醇(1-octene-3-ol)，12-十七碳炔-1-醇[15]。

【药理】　1. 抗癌作用　骆驼蓬地上部分乙醇提取物得到的总生物碱部分在体外对 L_{1210} 细胞、K_{562} 细胞半数抑制浓度分别为 45.71 μg/ml 和 36.40 μg/ml。口服或腹腔注射给予小鼠，发现对 S_{180} 实体瘤生长抑制率大于 30%。从总生物碱中分离得到的哈尔明碱的盐酸盐对 K_{562} 细胞生长半数抑制浓度为 70.94 μg/ml；去氧鸭嘴花酮碱对 K_{562} 在终浓度为 824.18 μg/ml 时，抑制率为 92.45%，终浓度为 70.03 μg/ml 时，抑制率为 31.38%；鸭嘴花酮碱盐酸盐在终浓度为 322.6 μg/ml 时，对 L_{1210} 细胞生长抑制率为 23.73%，终浓度达 142.00 μg/ml，对 K_{562} 细胞生长抑制率为 100%[1]。用小鼠移植性肿瘤和裸鼠异体移植人肿瘤模型研究表明，骆驼蓬总碱对小鼠 S_{180} 及裸鼠移植人鼻咽癌(CNE_2)和人(BEL-7402)肝癌均有抗肿瘤作用，并发现骆驼蓬总碱与顺铂或阿霉素合用，具有协同抗肿瘤作用[2]。

2. 杀菌作用　去氢骆驼蓬碱对金黄色葡萄球菌、乙型溶血性链球菌、铜绿假单胞菌、大肠杆菌、伤寒沙门菌、福氏志贺菌的最小杀菌浓度(MBC)为 125～250 μg/ml，对念珠菌的 MBC 为 800 μg/ml[3]。骆驼蓬总生物碱对 27 株胃幽门螺杆菌体外最小抑菌浓度(MIC)为(2.603±1.539)mg/ml，MBC 为(5.185±3.063)mg/ml，去氢骆驼蓬碱的 MIC 为(0.930±0.321)mg/ml，MBC 为(1.852±0.636)mg/ml[4]。

毒性　从甘肃酒泉地区产骆驼蓬地上部分提取的总生物碱给小鼠腹腔注射的 LD_{50} 为 84.79±7.25 mg/kg，主要中毒症状是兴奋，跳跃，全身肌群震颤，眼球突出，呼吸迫促而窒息死亡。5%骆驼蓬碱总生物碱注射液以 10～15 μg/kg 给 5 头健康土种黄牛肌注每日 1 次，连续 6 次，血清生理指标及肝、肾功能指标均无明显变化，但血清氯升高显著。药后反应为兴奋，易惊，全身肌肉震颤，空嚼，分泌大量浆黏性白色泡沫、口液、鼻液，频排粪尿，30～40 min 后逐渐减轻[5]。骆驼蓬地上部分含有欧骆驼蓬碱、哈尔明碱等活性成分，药理作用参见“骆驼蓬子”条。

【药性】　辛、苦，平，有毒。

1.《陕西中草药》：“味酸甘，性平。”

2.《陕甘宁青中草药选》：“味辛微苦，性凉，有毒。”

3.《新疆中草药》：“辛、温，有毒。”

【功用主治】　止咳平喘，祛湿，解毒。主治咳嗽气喘，风湿痹痛，无名肿毒，皮肤瘙痒。

1.《陕西中草药》：“祛风止痒，解毒。治皮肤瘙痒症。”

2.《陕甘宁青中草药选》：“宣肺止咳，通经活络，解毒除湿。治月经不调，风湿性关节炎，气管炎，无名肿毒。”

3.《新疆中草药》：“祛风除湿，止咳定喘。”

【用法用量】　内服：煎汤，3～6 g。外用：鲜品煎水洗或捣敷。

【宜忌】　过量易引起头晕眼花、恶心呕吐等反应。中毒则表现为全身震颤，眼球突出，心跳加快，呼吸急促，终至窒息。

【临床报道】　治疗银屑病　从骆驼蓬提取的总碱制成片剂(每片含总碱 10 mg)，成人每日 15 片，分 3 次服。服药期间如无特殊毒副反应者，可连续服 2 个月，休息 3～5 d，再继续服用 1～2 个月。外用对症软膏。经治 69 例，痊愈 34 例；显效 10 例；有效 12 例；无效 13 例，总有效率 81.16%。服药期间，除 2 例有胃肠不适，食欲下降外，未发现其他明显毒副作用[1]。

3670 骆驼蓬子 luò tuó péng zǐ (《新疆中草药》)

【基原】　为蒺藜科骆驼蓬属植物骆驼蓬 *Peganum harmala* L. 的种子。

【原植物】　参见“骆驼蓬”条。

【采收加工】　8～9 月果实成熟时采收，搓下种子，晒干。

【药材】　骆驼蓬子 *Semen Pegani Harmalae*　产于华北、西北各地。

性状　种子呈圆锥状三角形四面体，长 2～4 mm，中部直径 1～2 mm，顶端较狭而尖，可见脐点，下端钝圆，表面粗糙，棕色至褐色。置放大镜下可见表面皱缩呈蜂窝状，用水浸泡后膨胀，表面平滑。气微，味苦。

鉴别　(1) 种子横切面：外种皮的表皮细胞 1 层为巨细胞层，黄棕色，切线向延长，细胞壁较厚，可见内壁有小刺状突起，外被角质层。下皮薄壁细胞为 3～4 列，类圆形、多角形或不规则形，一端可见维管束 1 个，内层为 1 列栅状细胞，黄棕色。内种皮细胞 1 层，黄棕色，可见有较多的螺纹导管。外胚乳细胞颓废，1～2 列，不含色素，内胚乳为 5～6 层细胞。子叶细胞径向延长，内侧细胞多角形，类圆形。胚乳细胞和子叶细胞含丰富的脂肪油和糊粉粒。

粉末特征：黄棕色。巨细胞黄棕色，长 170～270 μm，宽 130～170 μm。亦可见巨细胞碎片。胚乳细胞多角形，内含众多油滴。内种皮细胞长方形或多角形，细胞壁不均匀增厚，可见颗粒状细网纹。

(2) 取本品粗粉 2 g，加乙醇 10 ml，滤过。滤液在日光下有明显的蓝绿色荧光；取滤液 0.3 ml，用乙醇稀释至 10 ml，用紫外分光光度法测定，在 301 nm、242 nm 处有明显吸收峰。

【成分】　骆驼蓬种子含多种生物碱。属喹啉类的有：鸭嘴花碱(vasicine)，去氧鸭嘴花酮碱(deoxyvasicinone)[1]，去氧骆驼蓬定碱(deoxypeganidine)[2]等；属 β-咔啉类的有：哈尔明碱(harmine)，哈尔马灵碱(harmaline)，哈尔醇(harmol)，哈尔马酚（harmalol）[3]，去甲基哈尔明碱（norharmine），哈尔马拉西宁碱（harmalacinine）[4]，异哈尔明碱（isoharmine）[5]，哈尔马利辛碱（harmalicine）[6]，哈尔马利定碱（harmalidine）[7]，哈尔马拉宁碱（harmalanine），哈尔马拉西定碱（harmalacidine）[8]，四氢哈尔明碱（tetrahydroharmine）[9]，并含8-羟基葡萄糖基哈尔明碱（8-hydroxyglucosylharmine）[3]，γ-卟啉类生物碱 γ-哈尔明碱（γ-harmine）[10]，骆驼蓬酸（pega-line）[11]和 N，N′-〔(3-羟基-5-甲基)苯〕-乙二酰二胺{(N，N′-〔(3-hydroxy-5-methyl)phenyl〕-oxamide)[12]。蒽醌类化合物：骆驼蓬蒽醌（pega none）Ⅰ、Ⅱ[13]和骆驼蓬蒽醌Ⅱ葡萄糖苷（peganoneⅡ-1-O-β-D-glucopyranoside）[14]，3，6-二羟基-8-甲氧基-2-甲基蒽醌-6-O-α-L-吡喃鼠李糖基-(1→6)-β-D-吡喃葡萄糖苷〔3，6-dihydroxy-8-methoxy-2-methylanthraquinone-6-O-α-L-rhamnopyrano syl-(1→6)-β-D-glucopyranoside〕，1，6-二羟基-5-甲氧基-2-甲基蒽醌-6-O-α-L-吡喃阿拉伯糖基-(1→6)-β-D-吡喃葡萄糖苷〔1，6-dihydroxy-5-methoxy-2-methylanthraquinone-6-O-α-L-arabinopyrano syl-(1→6)-β-D-glucopyranoside〕[15]。黄酮类成分槲皮素（quercetin），山柰酚（kaempferol）[16]等。另含9，14-二羟基十八烷酸（9，14-dihydroxyoctadecanoic acid）[17]，羊毛甾醇（lanosterol），β-谷甾醇（β-sitosterol），延龄草苷元（kryptogenin）[18]等。

【药理】 1. 抗癌作用　骆驼蓬总碱60 mg/kg腹腔给药对小鼠腹水型肝瘤对数生长期细胞有显著生长抑制作用，抑制率为53.4%，阻滞细胞从 G_2 期向M期转化，细胞积聚于 G_2 期[1]。骆驼蓬总碱以每日30 mg/kg或60 mg/kg给小鼠腹腔注射，连续9 d，发现总碱对小鼠网织细胞肉瘤L-Ⅱ细胞超微结构有明显的破坏作用。粗面内质网、线粒体、细胞膜、核膜及染色质均有损害，甚至出现细胞浆空泡化、核固缩和核溶解，提示总碱主要损伤细胞生物膜结构[2]。去氢骆驼蓬碱、骆驼蓬碱对人胃癌细胞系 BGC_{823}、人大肠癌细胞系LO-VO、人宫颈癌细胞系HeLa以及小鼠肉瘤细胞系 S_{180} 几种细胞系均有明显的生长抑制作用，而鸭嘴花碱和鸭嘴花酮碱在最大浓度20 μg/ml均未见到对各细胞株的生长抑制作用[3]。

2. 对中枢神经系统的作用　哈尔马灵碱15～30 mg/kg给小鼠腹腔注射，5 min后可产生震颤。其浓度在去小脑的大脑和小脑中基本相同[4]。10 mg/kg哈尔明碱在中枢多巴胺能神经功能激活状态下可引起大鼠跳跃行为，这种作用以给药后10 min达到高峰[5, 6]。哈尔明碱15 mg/kg可引起小鼠静息震颤，这种作用在5～10 min达到高峰，持续30 min[7]。哈尔明碱0.85 mg/kg静脉注射对东莨菪碱麻醉家兔有催醒作用；1.5 mg/kg对冬眠Ⅰ号和东莨菪碱麻醉家兔也有催醒作用。作用较为迅速，与毒扁豆碱合用有协同作用。作为内源性兴奋剂，哈尔明碱对氯丙嗪等冬眠药物有较强的选择性对抗作用及快速、短时、强大并且可逆的中枢兴奋作用[8]。

3. 对心血管系统的作用　哈尔明碱 2×10^{-5} mol/L可逆性抑制豚鼠心房肌动作电位幅度和最大超射速度（dv/dt）；增加细胞外 Ca^{2+} 浓度（5 mmol/L、4 mmol/L）可取消哈尔明碱对动作电位的抑制作用[9]。哈尔明碱 2×10^{-5} mol/L却可提高豚鼠乳头肌正常纤维的动作电位幅度和超射值，对在21.6 mmol/L K^+—台氏液中以去甲肾上腺素诱导的慢反应纤维也有此作用。这种作用发生在膜静息电位和最大超射速度没有改变的情况下，并可被普萘洛尔阻断。较高浓度（8×10^{-5} mol/L）的哈尔明碱可抑制动作电位幅度和最大超射速度，但不影响动作电位时程[10]。哈尔马灵碱1 mg/kg静注可降低狗心率15.2%、舒张压11.4%、收缩压5.7%，还可以降低心脏指数和左心室的收缩力[11]。口服哈尔马灵碱20 mg/kg可显著降低正常清醒大鼠及去氧皮质酮引起的高血压大鼠的血压[12]。

4. 对肌肉及离子通道的作用　10%骆驼蓬乙醇浸膏灌服可明显增加小鼠小肠推进蠕动；对离体兔肠平滑肌，小剂量（2×10^{-5} g/ml，4×10^{-5} g/ml）有收缩作用，大剂量（1.6×10^{-4} g/ml，3.2×10^{-4} g/ml）有舒张作用；4×10^{-5}～2.8×10^{-4} g/ml尚能对抗氯化钡、酚妥拉明、毒扁豆碱、乙酰胆碱引起的离体兔肠平滑肌收缩[13]。骆驼蓬可以镇咳平喘，对离体气管平滑肌也有作用[14]。哈尔马灵碱在地鼠（ground squirrel）肾原代培养细胞中可抑制 K^+ 内流，效果强于毒毛花苷G和呋喃苯胺酸，IC_{50} 为200 μmol/L。它不和细胞外 K^+ 竞争，但减少[³H]-毒毛花苷G与细胞结合，K^+ 外流也减少。因此可能抑制对呋喃苯胺酸敏感的 Na^+/K^+ 交换系统及对毒毛花苷G敏感的 Na^+-K^+ 泵[15]。哈尔马灵碱在20 μmol/L和2 mmol/L对乙酰胆碱引起的豚鼠回肠收缩有剂量依赖性抑制作用，并且呈非竞争性作用。哈尔明碱作用更强。哈尔马灵碱对平滑肌毒蕈碱受体具有特异性和非竞争性抑制作用，可竞争 Na^+ 结合点。高 K^+ 台氏液可减少它非竞争性抑制作用[16]。哈尔马灵碱 2×10^{-4} mol/L可逆性抑制豚鼠回肠平滑肌低 Na^+ 性收缩，选择性阻断高 K^+ 性收缩强直性成分，是 Ca^{2+} 所致收缩的非特异性竞争抑制剂[17]。哈尔马灵碱在 10^{-5}～10^{-2} mol/L剂量范围内剂量依赖性抑制心肌纤维膜小囊处 Na^+-Ca^{2+} 交换机制。它抑制 $^{45}Ca^{2+}$ 吸收的Ki值为 2.5×10^{-4} mol/L[18]。

5. 抗微生物作用　骆驼蓬种子对金黄色葡萄球菌、大肠杆菌、鸡沙门菌、肺炎杆菌、耻垢分枝杆菌607B、白念珠菌以琼脂稀释法测得最低完全抑制浓度为1 000 μg/ml；从地上部分和种子中提取的生物碱也极有效[19]。此外，骆驼蓬子提取液对小鼠腹腔棘球蚴、泡球蚴、双芽巴贝焦虫、牛瑟泰勒焦虫、路氏椎虫均有抑制作用[20～25]。

6. 其他作用　骆驼蓬总碱20 mg/kg灌服1次，对阿司匹林和吲哚美辛（消炎痛）引起的小鼠胃黏膜损伤，有明显的保护作用[26]。哈尔明碱每日分别以16 mg/kg、25 mg/kg给正常小鼠皮下注射，连续7 d，可减轻免疫器官脾脏与胸腺的重量，减少绵羊红细胞（SRBC）致敏小鼠免疫特异性玫瑰花结形成和血清溶血素；减轻SRBC诱发小鼠足垫迟发型变态反应；不影响碳粒廓清功能和腹腔巨噬细胞功能。哈尔明碱30 μg/ml、37 μg/ml及47 μg/ml体外对PHA诱导的[³H]TdR掺入的淋巴细胞转化也有抑制作用[27]。0.5 mmol/L哈尔马灵碱可抑制鸽子葡萄糖转运，抑制作用呈剂量依赖性[28]。

毒性　小鼠腹腔注射骆驼蓬总生物碱，用简化机率单位求得 LD_{50} 为112.29±7.878 mg/kg[29]。小鼠灌服骆驼蓬总碱片剂的 LD_{50} 为380.825±35.1137 mg/kg[30]。急性毒性实验中发现总碱注射液对中枢兴奋作用较强。小鼠百分之百死亡剂量173.01 mg/kg与百分之零剂量76.77 mg/kg间距离较小[29]。根据报道北非地区的骆驼蓬注射有一定肝毒性[31]。

【药性】 苦，温。

【功用主治】 止咳平喘，祛风湿，解郁。主治咳嗽气喘，小便不利，关节酸痛，四肢麻木，精神郁闷，癔病。

1.《陕甘宁青中草药选》:"镇咳平喘,祛风湿。"

2.《中国民族药志》:"解郁补脑。用于精神郁闷,瘫痪,健忘,癫痫。"

【用法用量】 内服:煎汤,1.5~3 g;研末,0.6~1.2 g;或榨油。外用:榨油涂。

【宜忌】 内服应慎,不可过量。

【选方】 1. 治咳嗽气喘,小便不利　骆驼蓬子 0.6~1.2 g。为末,加白糖或蜂蜜适量,开水冲服。(《内蒙古中草药》)

2. 治心慌烦躁,癔病,四肢麻木　骆驼蓬子油,每日 1~3 ml,口服。(《陕甘宁青中草药选》)

3. 治肠胃痛,肚胀　骆驼蓬子,炒熟研末,每次服 3~6 g,或水煎服。(《沙漠地区药用植物》)

4. 治胃癌、食管癌　骆驼蓬子研粉,每服 1.5 g,日服 3 次,开水送下。若出现眩晕、眼花、恶心呕吐等副作用,可适当减量。(《新疆中草药》)

3671 骆驼蹄瓣 luò tuó tí bàn (《沙漠地区药用植物》)

【异名】 蹄瓣根(《沙漠地区药用植物》)。

【基原】 为蒺藜科霸王属植物豆叶霸王的根。

【原植物】 豆叶霸王 *Zygophyllum fabago* L.　又名:骆驼瓣(《中国沙漠植物志》)。

多年生草本。根粗壮。茎高 30~80 cm,有时基部木质,枝条开展或铺散。托叶草质,卵形或卵圆形,长 4~10 mm,早落,下部的托叶自相结合,上部的离生;叶柄显著短于小叶;小叶 1 对,倒卵形,有时为长圆状倒卵形,先端圆形,长 15~33 mm,宽 6~20 mm。花双生叶腋;萼片卵形或椭圆形,先端钝,边缘为白色膜质,长 6~8 mm,橘红色或杏黄色;雄蕊长于花瓣,长 11~12 mm,鳞片长圆形。蒴果长圆形或圆柱形。种子多数,长约 3 mm,宽 2 mm。花期 5~6 月,果期 6~9 月。

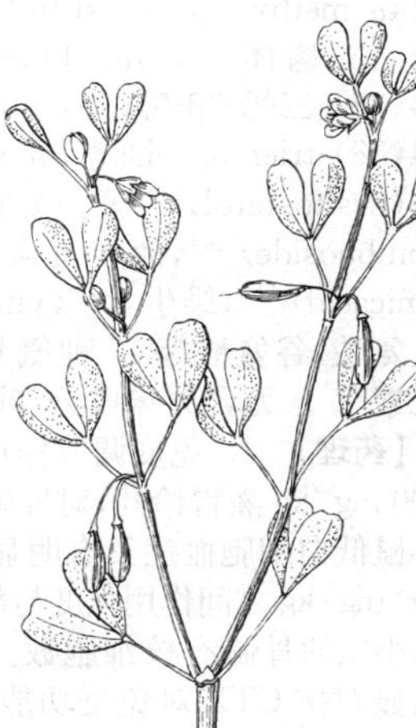

豆叶霸王

生于冲积平原、绿州、河谷、湿润沙地和荒地。分布于内蒙古、甘肃、青海、新疆。

【采收加工】 7~10 月采挖,鲜用或晒干。

【药性】《全国中草药汇编》:"辛,凉。"

【功用主治】《沙漠地区药用植物》:"止咳化痰,止痛消炎。"

【用法用量】 内服:煎汤,10~15 g;或研末,1~3 g。

【选方】 1. 治感冒　蹄瓣根、骆驼蓬根等量。研粉,每次 6 g 冲服,每日 2~3 次。

2. 治支气管炎　蹄瓣根 30 g(鲜品蜜炙)。水煎服,每日 2 次。

3. 治顽固性头痛　蹄瓣根 2 份,刺糖 2 份,骆驼蓬草 1 份。共研粉末,每服 1~3 g。每日 3 次。

4. 治牙痛　蹄瓣根煎水,漱口。(1~4 方出自《沙漠地区药用植物》)

3672 绞股蓝 jiǎo gǔ lán (《救荒本草》)

【异名】 七叶胆〔《中草药通讯》1972,(2):24〕,小苦药、公罗锅底、遍地生根。

【基原】 为葫芦科绞股蓝属植物绞股蓝的全草。

【原植物】 绞股蓝 *Gynostemma pentaphyllum* (Thunb.) Makino

多年生攀缘草本。茎细弱,多分枝,具纵棱和沟槽,无毛或疏被短柔毛。叶互生;叶柄长 3~7 cm;卷须纤细,2 歧,稀单一;叶片膜质或纸质,鸟足状,具 5~9 小叶,通常 5~7,卵状长圆形或长圆状披针形,中央小叶长 3~12 cm,宽 1.5~4 cm,侧生小叶较小,先端急尖或短渐尖,基部渐狭,边缘具波状齿或圆齿状牙齿,上面深绿色,背面淡绿色,两面均被短硬毛;侧脉 6~8 对,上面平坦,下面突起,细脉网状。雌雄异株,雄花为圆锥花序,花序穗纤细,多分枝,长 10~15(~20)cm,分枝扩展,有时基部具小叶,被短柔毛,花梗丝状;基部具钻状小苞片;花萼筒极短,5 裂,裂片三角形;花冠淡绿色,5 深裂,裂片卵状披针形,具 1 脉,边缘具缘毛状小齿;雄蕊 5,花丝短,联合成柱;雌花为圆锥花序,较雄花小,花萼、花冠均似雄花;子房球形,花柱 3,短而分叉,柱头 2 裂。果实球形,成熟后为黑色,光滑无毛。内含倒垂种子 2 颗,卵状心形,灰褐色或深褐色,顶端钝,基部心形,压扁状,表面具乳突状突起。花期 3~11 月,果期 4~12 月。

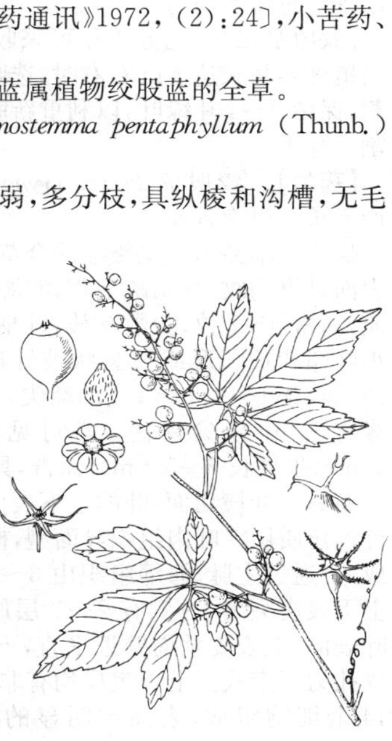

绞股蓝

生于海拔 100~3 200 m 的山谷密林中、山坡疏林下或灌丛中。分布于陕西、甘肃和长江以南各地。

【栽培】 生物学特性　喜温暖阴湿的气候。忌强光直射,耐旱性差,较耐寒。对土壤条件要求不严格,宜选择山地林下或阴坡山谷种植,以疏松肥沃、排水良好的砂壤土为好。忌连作。

繁殖方法　种子繁殖、根茎分段繁殖或茎蔓扦插繁殖。种子繁殖:用直播和育苗移栽。直播,播期 3~4 月,按行距 40 cm 开沟条播,覆土 1 cm。出苗后高 15 cm 时,按株距 15~20 cm 间苗、定苗。育苗移栽法,将经浸种的种子在苗床上撒播,苗长出 2~3 片真叶时,按行株距 40 cm×15 cm 于阴天移栽进大田。根茎分段繁殖:3~4 月,将根茎挖出,剪成长约 5 cm 小段,每段有 1、2 节,按行株距 50 cm×30 cm开穴,每穴放入 1 小段,覆土约 3 cm,栽后及时浇水保湿。茎蔓扦插繁殖:5~7 月,把地上茎蔓剪下成段,每段保留 3~4 节,去掉下面 2 节小叶,按行株距 10 cm×10 cm 斜插入苗床,浇水保湿,待长出新根和新芽长至 10~15 cm 时,按行株距 30 cm×15 cm 开穴植入大田。

田间管理　苗期注意松土除草,勤浇水,遮荫避风。一般可搭 2 m 高棚架遮荫,棚下用竹竿插人字形支架,引蔓缠绕生长。在林下种植，不需搭棚架，任其匍匐地面生长或攀缘他物生长。苗期追肥1次，生长盛期追施复合肥2～3次。每次收割后都需追肥1次。平时注意浇水保湿，避免干旱，雨季注意排水防涝。

【采收加工】 北方1年可采收2次，南方可收3～4次，当植株茎蔓长达3 m左右时，选晴天，在距地面15 cm处收割，保留3～4片绿叶，以利重新萌发，最后一次可齐地面收割。晾干。

【药材】 绞股蓝 *Herba Gynostemmae Pentaphylli* 主产于长江以南各地。

性状 本品为干燥皱缩的全草，茎纤细灰棕色或暗棕色，表面具纵沟纹，被稀疏毛茸，润湿展开后，叶为复叶，小叶膜质，通常5～7枚，少数9枚，叶柄长2～4 cm被糙毛；侧生小叶卵状长圆形或长圆状披针形，中央1枚较大，长4～12 cm，宽1～3.5 cm；先端渐尖，基部楔形，两面被粗毛，叶缘有锯齿，齿尖具芒。常可见到果实，圆球形，直径约5 mm，果梗长3～5 mm。味苦，具草腥气。

鉴别 叶横切面：叶的上下表皮由1层长方形细胞组成，外被角质层。叶肉组织异面型，栅栏组织由1～2层细胞组成，不通过主脉；海绵组织由3～4层细胞组成。主脉均向上下表皮突出，内侧有2～3层厚角细胞，维管束外韧型。叶表面：上表皮垂周壁近平直，下表皮垂周壁微波状弯曲，气孔为不定式。上下表皮均有非腺毛和腺毛；非腺毛由5～14个细胞组成，表面有明显的线状角质纵纹，长120～360 mm。

茎横切面：表皮由1列扁平的细胞组成，外壁角质增厚，着生单细胞和多细胞非腺毛，角隅处有厚角组织，由4～6列细胞组成；皮层内方有围绕于韧皮部外缘的半月形纤维束，内方有9～10个大小不等的双韧维管束，放射排列；两韧皮射线间有石细胞群；髓部薄壁细胞内含有直径12～28 mm的淀粉粒。

【成分】 地上部分主含达玛烷型(dammarane)四环三萜皂苷：绞股蓝糖苷(gynosaponin)TN-1和TN-2[1]；绞股蓝苷(gypenoside)Ⅰ～LXXIX共79个[2~17]，(20S)3β，20，23ζ-三羟基-24-达玛烯-21-酸-21，23-内酯-3-O-〔β-D-吡喃葡萄糖基(1→2)-α-L-吡喃阿拉伯糖基〕-20-O-β-D-吡喃鼠李糖苷｛(20S)3β，20，23-trihydroxydammar-24-en-21-oic acid-21，23-lactone-3-O-〔β-D-glucopyranosyl(1→2)-α-L-arabino-pyranosyl〕-20-O-β-D-rhamnopyranoside｝以及它的(20R)差向异构体(epimer)，(20S)-23ζ-达玛烯-3β，20，25，26-四醇-3-O-〔β-D-吡喃葡萄糖基-(1→2)-α-L-吡喃阿拉伯糖基〕-20-O-β-D-吡喃鼠李糖基-26-O-吡喃葡萄糖苷｛(20S)-dammar-23ζ-ene-3β，20，25，26-tetraol-3-O-〔β-D-glucopyranosyl(1→2)-α-L-arabinopyranosyl〕-20-O-β-D-rhamnopyranosyl-26-O-gluco pyranoside｝，(20R)-25-达玛烯-3β，20，21，24ζ-四醇-3-O-〔β-D-吡喃葡萄糖基-(1→2)-α-L-〕吡喃阿拉伯糖基-21-O-β-D-吡喃葡萄糖基-24-O-吡喃鼠李糖苷｛(20R)-dammar-25-en-3β，20，21，24ζ-tetraol-3-O-〔β-D-glucopyranosyl-(1→2)-α-L-arabinopyranosyl〕-21-O-β-D-glucopyranosyl-24-O-rhamnopyranoside｝[18]，3-O-β-D-吡喃葡萄糖基-2α，3β，12β，20(s)-三羟基-达玛烷-24-烯20-O-β-D-吡喃葡萄糖苷〔3-O-β-D-glucopyranosyl-2α，3β，12β，20(s)-trihydroxydammar-24-en-20-O-β-D-glucopyranoside〕[19]，20(s)-3β，20，23ξ-三羟基达玛烷-24-in-21-羧基-21，23-内酯〔20(s)-3β，20，23ξ-trihydroxydammer-24-in-21-oic acid-21，23ξ-lactone〕，20(R)-达玛烷-25-烯-3β，20，21，24ξ-四醇〔20(R)-dammar-25-ene-3β，20，21，24ξ-tetraol〕，C-20(20R)(20S)-达玛烷-23-烯-3β，20，25，26-四醇〔C-20(20R)(20S)-dammar-23-ene-3β，20，25，26-tetraol〕[20]。甾醇类成分：5，24-葫芦二烯醇(cucurbita-5，24-dienol)[21]，24，24-二甲基-5α-胆甾-8-烯-3β-醇(24，24-dimethyl-5α-cholest-8-en-3β-ol)[22]，(24R)-5α-豆甾-7-烯-22-炔-3β-醇〔(24R)-5α-stigmast-7-en-22-yn-3β-ol〕，24，24-二甲基-5α-胆甾-7-烯-22-炔-3β-醇(24，24-dimethyl-5α-cholest-7-en-22-yn-3β-ol)，24，24-二甲基-5α-胆甾-7，25-二烯-22-炔-3β-醇(24，24-dimethyl-5α-cholesta-7，25-dien-22-yn-3β-ol)[23]，菠菜甾醇(spinasterol)，α-菠菜甾醇(α-spinasterol)[24]，24，24-二甲基-5α-胆甾-7-烯-3β-醇-(24，24-dimethyl-5α-cholest-7-en-3β-ol)，(22E)-24，24-二甲基-5α-胆甾-7，22-二烯-3β-醇〔(22E)-24，24-dimethyl-5α-cholesta-7，22-dien-3β-ol〕，24，24-二甲基-5α-胆甾-7，25-二烯-3β-醇(24，24-dimethyl-5α-cholesta-7，25-dien-3β-ol)[25]，14α-甲基-5α-麦角甾-9(11)，24(28)-二烯-3β-醇〔14α-methyl-5α-ergosta-9(11)，24(28)-dien-3β-ol〕[26]，24，24-二甲基-5α-胆甾-3β-醇(24，24-dimethyl-5α-cholestan-3β-ol)，24α-乙基-5α-胆甾-3β-醇(24α-ethyl-5α-cholestan-3β-ol)[27]，14α-甲基-5α-麦角甾-9(11)-烯-3β-醇〔14α-methyl-5α-ergost-9(11)-en-3β-ol〕的(24R)和(24S)的差向异构体[28]，4α，14α-二甲基-5α-麦角甾-7，9(11)，24(28)-三烯-3β-醇〔4α，14α-dimethyl-5α-ergosta-7，9(11)，24(28)-trien-3β-ol〕[29]，异岩藻甾醇(isofucosterol)，β-谷甾醇(β-sitosterol)[30]等。黄酮类成分：芸香苷(rutin)，商陆苷(ombuoside)[29]，商陆黄素(ombuin)[17]；又含丙二酸(malonicacid)[31]，维生素C(vitamin C)[32]；天冬氨酸，苏氨酸，丝氨酸，谷氨酸等17种氨基酸和铁、锌、铜、锰、镍等18种元素[33]。另含甜味成分：叶甜素(phyllodulcin)[34]。

【药理】 1. 免疫调节作用 绞股蓝皂苷(GPs)150、300、600 mg/kg灌胃给药，对环磷酰胺(CTX)或^{60}Co照射所致的小鼠低白细胞血症具有明显升高白细胞数的作用，在150～300 mg/kg之间作用强度与剂量呈正相关。并能增加CTX损伤小鼠的骨髓有核细胞数。GPs(200 mg/kg、400 mg/kg)明显对抗CTX对免疫功能的抑制作用，对CTX所致的小鼠脾脏和胸腺重量、血清溶血素产生的水平及活性特异性玫瑰花形成率明显下降有不同程度的提高。GPs(50、100 mg/kg)对正常小鼠有双向免疫调节作用[1]。对于成年及老年小鼠灌胃GPs(50 mg/kg、200 mg/kg、400 mg/kg)14 d能提高小鼠外周T淋巴细胞αANAE阳性率、脾淋巴细胞的增殖反应血清溶血素的水平，降低肝脏MDA生成。此外，GPs能增强老龄鼠肝脏SOD活性[2]。GPs在体外能增强小鼠脾细胞对丝裂原ConA、PHA、LPS的增殖反应，对混合淋巴细胞中的T细胞有增强作用，并能促进大鼠脾细胞分泌IL-2及大鼠腹腔巨噬细胞产生IL-1[3]。

2. 抗肿瘤作用 小鼠灌服GPs 50 mg/kg，连服7 d，对小鼠肉瘤S_{180}可抑制瘤大小40%[4]。荷瘤(艾氏腹水癌)小鼠外周血酸性醋酸萘酯酶(ANAE)阳性细胞率、对植物血凝素(PHA)的非特异性转化率均比正常小鼠低，绞股蓝则明显升高上述两项指标，应用5-氟尿嘧啶或环磷酰胺的艾氏癌小鼠，脾淋巴细胞中ANAE阳性率，对PHA的非特异性转化以及NK细胞对艾氏癌细胞的毒性均降低，而服用绞股蓝的小鼠，对上述三项指标均显著升高[5]。在体外，

GPs 0.5 mg/ml、1.0 mg/ml、2.0 mg/ml 对人体肝癌 SMMC-7721 细胞的生长有抑制作用，且与浓度相关；对^{3}H-胸腺嘧啶脱氧核苷(^{3}H-TdR)、^{3}H-尿嘧啶核苷(^{3}H-UR)和^{3}H-亮氨酸(^{3}H-Leu)的掺入均有抑制作用，且与浓度相关；癌细胞中 DNA、RNA 含量在 GPs 1 mg/ml、2 mg/ml 时也有降低，提示 GPs 对癌细胞 DNA、RNA 和蛋白质合成均有抑制作用[6]。GPs 能诱导 Huh-7、Hep3B 和 HA_{22}T 细胞凋亡，是通过上调 *bax*、*bak* 和 *bclX*(*L*)基因，下调 *bcl*-2 和 *bad* 基因实现的。进一步的研究表明，GPs 能导致线粒体内的细胞色素 C 释放到细胞质，随后激活级联反应酶 caspase1、9 和 3，导致 polyADPribose polymerase 的裂解。GPs 以剂量依赖方式抑制 Hep3B 和 HA22T 的增殖是通过细胞凋亡的机制，形态学研究也证实了这一点。用绞股蓝皂苷处理 2 d 的 Hep3B 和 HA22T 细胞，染色的 DNA 减少并形成 $subG_1$ 峰，增加 A_0 期的细胞数，并将正常的 S 相移动到 S 相终期(D_1)期，降低 200 bp DNA 梯形片段数目[7, 8]。绞股蓝提取液对大鼠食管癌有一定的预防和阻断作用，可使体外培养的人直肠腺癌细胞(HCE-8693)DNA 合成降低，核分裂数减少，细胞变性坏死。GPs 抑制人口腔鳞癌颈淋巴结转移癌细胞的增殖，对癌细胞内线粒体和粗面内质网有损伤作用[9]。

3. 延缓衰老作用　绞股蓝能明显延长细胞培养的传代代数。以人皮肤细胞作体外培养，加 GPs 200 μg/ml 的培养液可使细胞传至 27 代，而对照组仅能传至 22 代。以人胎肺二倍体纤维细胞传代培养也获类似结果，对照组传至 51 代，GPs 组可传至 59 代[10]。5 月龄小鼠采用含绞股蓝煎剂饲料(2.5 g 基础饲料含 0.1 g 生药)饲养 4 个月，存活 50%，对照组存活 0%，喂饲 2 个月即可提高小鼠 SOD 活性[11]。d-半乳糖诱发的小鼠亚急性衰老模型，如同时给每只鼠每日腹腔注射绞股蓝浸膏混悬液 15 mg，共 40 d，可显著对抗衰老模型小鼠学习主动逃避反应能力的下降、脑内单胺氧化酶(MAO-B)活力的异常升高及脑脂褐质的增集，使衰老模型小鼠萎缩的胸腺恢复到正常水平，增大的脾脏也恢复到正常水平[12]。

4. 抗氧化作用　GPs 降低人噬中性粒细胞中超氧阴离子和过氧化氢量，减低由酵母聚糖引发的人单核细胞和鼠巨噬细胞化学发光氧化的激发，具有显著的抗氧化作用。对于氧自由基所致的血管舒张功能的降低及血管内皮细胞的损伤，GPs 也具有改善和保护作用。GPs 不仅可对抗 X-XOD 所致血管舒张功能的降低，而且可对抗因美蓝(Mb)抑制内皮松弛因子(EDRF)所致的血管舒张功能的降低。其作用机制可能与促进组织释放 PGI 进而抗脂质过氧化有关[13]。GPs 可减少 CCl_4 导致的肝组织 NO 含量的增高及肝细胞 DNA 合成速率的下降，降低大鼠心、肝、脑组织过氧化脂质含量，抑制大鼠脑、心、肝组织体外过氧化脂质生成；对大鼠肝微粒体和血管内皮细胞自发的和被 Fe^{2+}/半胱氨酸、维生素 C/NADPH、过氧化氢或 CCl_4 诱发的脂质过氧化亦有抑制作用。GPs 通过拮抗脂质过氧化所致的肝微粒体和线粒体膜流动性降低，增加血管内皮细胞线粒体酶活性以及降低细胞内 LDH 的外渗，从而保护生物膜免于氧化损伤[14]。

5. 对心血管系统的作用　GPs 低浓度对离体蛙心有兴奋作用，2.4 mg/ml 时作用最强，4 mg/ml 时则呈抑制作用。麻醉兔静注 GPs 8 mg/kg，可使血压明显升高，16 mg/kg 时则使血压明显降低，且对垂体后叶素导致的心肌缺血(T 波高耸及 ST 段下移)有明显对抗作用[15]。麻醉开胸犬静注 GPs 5 mg/kg 或 10 mg/kg，能明显降低犬血压和总外周阻力、脑血管与冠状血管阻力，增加冠脉流量，减慢心率，使心脏张力-时间指数下降(间接反映心肌氧耗量降低)，对心肌收缩性能和心脏泵血功能无明显影响，比等量人参总皂苷的作用略强[16]。结扎冠脉引起急性心肌梗死大鼠，于结扎前 30 min 及结扎后立即腹腔注射 GPs 25 mg/kg，可使缺血 24 h 的心肌梗死范围显著缩小，并使缺血 6 h 及 10 h 大鼠血清磷酸肌酸激酶(CPK)和乳酸脱氢酶(LDH)明显降低，使缺血后 30 min 时缺血边缘区心肌超微结构损伤明显减轻。在体外，GPs 50 μg/ml、100 μg/ml 及 200 μg/ml 能减轻大鼠培养心肌细胞缺糖缺氧性损伤，抑制缺氧缺糖 6 h 心肌细胞 CPK 和 LDH 的释放。麻醉大鼠静注 GPs 10 mg/kg或 25 mg/kg，30 min 内对心率、血压、左心室收缩压和舒张压、左心室压力变化最大值、心指数等血流动力学指标均无明显变化[17]。

6. 对血凝和血小板聚集的影响　在体外，GPs 0.25～1.00 mg/ml 时对花生四烯酸(AA)诱导的兔血小板聚集有促进血小板解聚作用，对胶原诱导的血小板聚集，可使聚集曲线的坡度逐渐变小，潜伏期逐渐延长，说明可减慢血小板聚集的速度。家兔静注 GPs 40 mg/kg，对 ADP、AA 和胶原诱导的血小板聚集有明显抑制作用，持续约 60 min，5 min 时抑制作用最强。在体外，GPs 在抑制血小板聚集的浓度时，能明显抑制胶原诱导的血小板 5-羟色胺(5-HT)的释放，并能升高血小板悬液中 cAMP 水平，且效应与剂量相关[18]。大鼠皮下注射 GPs 50 mg/kg，对血小板血栓(动脉血栓，主要由血小板激活所致)和静脉血栓(主要是凝血系统激活所致)均有抑制作用。在体外，GPs 0.25～1.00 mg/ml 对血小板中血栓烷 B_2(TXB_2)和主动脉中-6-酮-前列腺素 $F_{1\alpha}$(6-keto-$PGF_{1\alpha}$)的生成均有抑制作用。IC_{50} 分别为 1.03 mg/ml和 1.15 mg/ml，表明 GPs 可抑制 AA 代谢，可能是抑制血小板聚集和实验性血栓形成的机制之一[19]。

7. 对中枢神经系统的作用　小鼠腹腔注射绞股蓝提取物 100 mg/kg、200 mg/kg，可明显延长戊巴比妥钠睡眠时间[20]。小鼠灌服绞股蓝浸膏(含 GPs 约 20%)450 mg/kg 可明显减少小鼠的自发活动[21]。表明绞股蓝或所含 GPs 有明显镇静作用。小鼠灌服浸膏 450 mg/kg，用热板法证明有显著镇痛作用，对正常小鼠体温则有短时升高作用，并有明显增强小鼠常压耐缺氧作用，小鼠游泳试验有显著抗疲劳作用，还有显著耐高温作用[21]。小鼠皮下注射绞股蓝 3 种提取物(水、20%乙醇和 95%乙醇提取物)3.0 g/kg，连续 4～5 d，均可改善樟柳碱引起的记忆获得障碍；绞股蓝 20%乙醇提取物对蛋白合成抑制剂(环己酰亚胺、氯霉素)造成的记忆巩固不良以及 20%乙醇引起的记忆再现障碍均有拮抗作用[22]。

8. 对脑缺血再灌注损伤的保护作用　静注 GPs 50 mg/kg 可显著减轻脑缺血过程中皮层脑电发生的严重抑制，改善缺血脑组织的形态学变化，并抑制脑缺血后静脉血中 LDH 及 CPK 活性的升高程度；显著减轻脑细胞内水、Na^+ 含量，减少 K^+ 的细胞外移，抑制细胞内 LDH 和 CPK 释放，显著改善脑组织内乳酸的积聚，降低 MDA 含量[23]。GPs 对外源性氧自由基诱发的脑血管收缩的抑制作用呈现浓度依赖性。对于犬脑干缺血性损伤，GPs 可通过升高 SOD 活性及降低 PLA_2 的活性产生较好的保护作用，使听觉诱发电位和病理恢复率逐渐升高。对于缺血易损区海马，GPs 能提高 SOD 活力，减少脂质过氧化物的生成，减轻海马结构缺血再灌注损伤，其作用机制与 GPs 抗氧化作用及改善 ATP 酶的功能有关[24,25]。GPs 对大鼠急性全脑缺血再灌注及血管性痴呆导致的脑内神经元 DNA 和 RNA 损伤均有保护作用[26]。

9. 肝脏保护作用　GPs 能明显降低 CCl_4 诱导肝损伤升高的 SGOT(AST)、SGPT(ALT)，且可升高白蛋白/球蛋白(A/G)比率，使胶原质降低 33%，病理学观察亦发现肝胶原质变薄。证实 GPs 有保护肝脏和抗肝脏纤维化作用。绞股蓝的水提取物(100、300、500 mg/kg)可加快肝脏的恢复。在扑热息痛模型中，绞股蓝水提取物可逆转天冬氨酸氨基转移酶(AST)和丙氨酸氨基转移酶(ALT)升高。组织学观察在肝小叶中心区的坏死总量和窦状隙充血、肝中央静脉周围的淋巴细胞和肝巨噬细胞的滤过以及细胞边界模糊和气球样变性均被 GPs 逆转[27]。

10. 肾脏保护作用　在大鼠被动型 Heymann 肾炎模型，GPs 能减轻蛋白尿，降低血脂黏度，提高氧化能力并改善肾功能。GPs 对灌服腺嘌呤所致的大鼠慢性肾衰竭、肾组织纤维化不仅具有抗纤维化作用，而且可使肾功能明显改善，血浆内皮素和肿瘤坏死因子含量明显降低，血红蛋白量明显升高。在体实验已证实 GPs 对庆大霉素所致大鼠急性肾衰竭具有保护作用。离体实验研究表明，GPs 通过抗氧化、拮抗膜的流动性下降、激活并保护膜 Na^+，K^+-ATP 酶、减轻 DNA 合成的受抑等机制减轻庆大霉素肾毒性损伤[28]。

11. 药动学　家兔肌注 GPs 300 mg/kg，吸收快、分布广，排泄慢，24 h 总尿排量相当于给药总量 10%左右，血药浓度还出现双峰，推测 GPs 可能存在肝肠循环。GPs 动力学符合二室模型，主要动力学参数如下：半衰期($t_{1/2}$, ka) 0.289 h，半衰期($t_{1/2}$, ke) 16.440 h，血浓度峰值(C_{max}) 163.598 μg/ml[29]。

毒性　小鼠灌服绞股蓝水提浸膏(GP) 10 000 mg/kg，72 h内无死亡，腹腔注射 GP 的 LD_{50} 为 2 862.5 mg/kg[20]。小鼠灌服绞股蓝浸膏(含 GPs 约 20%)的 LD_{50} 为 4.5 g/kg[21]，不同产地的绞股蓝总苷Ⅰ和总苷Ⅱ给小鼠腹腔注射 LD_{50} 分别为 899.50～1 051.32 mg/kg 和 1 743.25～2 049.11 mg/kg[30]。另有报道，小鼠腹腔注射 GPs 的 LD_{50} 为 755 mg/kg，口服无毒性[31]。大鼠腹腔注射绞股蓝粗提物 LD_{50} 为 1 850 mg/kg，经口服用 10 g/kg 未见毒性。每日喂服 8 g/kg，连续 1 个月，一般情况、体重增长、进食量、血、尿常规和病理组织学检查均未发现异常[10]。

【药性】 苦、微甘，凉。归肺、脾、肾经。

1.《救荒本草》："叶：味甜。"

2.《中草药通讯》〔1972，(2)：24〕："带根全草：味苦，性寒。"

【功用主治】 清热，补虚，解毒。主治体虚乏力，虚劳失精，白细胞减少症，高脂血症，病毒性肝炎，慢性胃肠炎，慢性气管炎。

1.《中草药通讯》〔1972，(2)：24〕："消炎解毒，止咳祛痰。"

2.《全国中草药汇编》："主治慢性支气管炎，传染性肝炎，肾盂肾炎，胃肠炎。"

【用法用量】 内服：煎汤，15～30 g，研末，3～6 g；或泡茶饮。外用：捣烂涂擦。

【选方】 1. 治慢性支气管炎　绞股蓝晒干研粉，每次 3～6 g，吞服，每日 3 次。(《浙江药用植物志》)

2. 治劳伤虚损，遗精　绞股蓝 15～30 g，水煎服，每日 1 剂。(浙江《民间常用草药》)

【临床报道】 1. 治疗虚证　用绞股蓝口服液每次 20 ml (含绞股蓝总皂苷 30 mg)，每日 3 次，空腹服，30 d 为 1 个疗程。治疗虚证(气虚和阳虚)患者 54 例，结果：显效 39 例，有效 11 例，无效 4 例，总有效率 92.6%，其中气虚总有效率 100%，阳虚总有效率 82.6%。服药前后实验检测结果表明，本品有兴奋肾上腺皮质功能，提高血浆皮质醇含量的作用[1]。采用绞股蓝冲剂治疗气虚和阳虚患者 60 例。方法：绞股蓝冲剂，每次 1 包(含总皂苷 90 mg)，每日 3 次，空腹服，30 d 为 1 个疗程。治疗期间未服其他益气补肾药物及激素。每星期记录虚证症状及舌脉变化情况并评分。平均服药 40.88 d，有效率分别为 93.55%和 93.10%，总有效率 93.33%，无毒副作用。治疗后血浆皮质醇和淋巴细胞转化率均显著提高；血清 TC、TG、LDL 明显降低，说明该药有补虚和降血脂的作用[2]。

2. 治疗萎缩性胃炎　用绞股蓝制成冲剂，每次 10 g，每日 3 次，3 个月为 1 个疗程。治疗慢性萎缩性胃炎 151 例(其中伴有肠化者 52 例)。结果：显效 28 例，好转 57 例，无效 58 例，加重 8 例，总有效率 56.26%，肠化有效率 75.03%。一般于服药 1 个月后开始起效，治疗期间未见明显毒副作用[3]。

3. 治疗白细胞减少症　本组 39 例患者均为不明原因的白细胞减少症，所有病例肝脾淋巴结均不肿大，除 3 例过去未用提升白细胞药物外，其余病例均曾应用多种提升白细胞药物，效果不明显或不稳定。方法：本组治疗药物为绞股蓝口服液。每支 10 ml，含人参皂苷 20 mg。每次 2 支，每日 3 次口服。15 d 为 1 个疗程，连服 2 个疗程。均在门诊观察和随访。在服药期间，停用一切有关升高白细胞作用的中西药物。结果：39 例中，显效 21 例，有效 15 例，无效 3 例，总有效率 92.31%。治疗后外周血白细胞平均增加 0.916×10^9/L。治疗前后比较有非常显著性差异[4]。

4. 治疗高脂血症　将 75 例高脂血症患者随机分为治疗组和对照组，治疗组 34 例，对照组 31 例。方法：两组患者均保持原有饮食习惯及运动量。治疗组用当地野生绞股蓝采摘后洗净晾干，切成细段备用，2 g/d 代茶饮用。对照组 PSS 片 50 mg，3 次/d 口服。用药后 3 个月做血脂测定。结果：治疗组用药 3～6 个月后与治疗前比较，血脂显著降低，而对照组治疗后与治疗前比较血脂虽然降低，但无统计学意义，绞股蓝降脂作用明显优于 PSS 组[5]。

5. 治疗高血压病　轻、中度高血压病患者共 120 例，随机分为 3 组，各 40 例。Ⅰ组：硝苯地平 10 mg，每日 3 次；Ⅱ组：绞股蓝 10 g 代茶饮，每日数次；Ⅲ组：Ⅰ＋Ⅱ组(方法同上)。每日记录血压变化，2 星期为 1 个疗程，同时进行肝功能、肾功能检查。均未应用其他影响血压的药物。结果：发现该药有显著降血压的作用，与硝苯地平作用相近，两组比较无显著性差异；其降血压的总有效率与硝苯地平相近，组间比较差异无显著性；还发现，绞股蓝与硝苯地平联合应用，其降血压作用更显著。认为绞股蓝降血压的作用，可能与其含人参皂苷成分有关，通过调节机体的免疫功能降低血液的黏稠度，改善微循环而起到降血压作用[6]。

6. 治疗血管性头痛　单用绞股蓝 20 g，开水冲泡代茶饮，每剂饮服可冲泡 5～6 次，每日 1 剂，30 d 为 1 个疗程。如果效果不佳者可加服 1 个疗程，好转或治愈后，巩固治疗半年。

坚持用药时间最短1个月,最长1~2年。结果:46例中,治愈32例,有效10例,无效4例,总有效率91.3%[7]。

7. 治疗脑梗塞后脑功能障碍　采用视觉诱发电位(PRVEP)研究绞股蓝对脑梗塞患者脑功能障碍的改善作用。方法:32例脑梗塞患者(A组)及正常老年人23例(C组)服用绞股蓝,50 g/d,代茶饮;并设立脑复康治疗组21例(B组)作为对照,服脑复康0.8 g/次,3次/d。三组均服药12星期;其中有18例脑梗塞患者服用绞股蓝24星期。结果:A、C组被试者在服用绞股蓝后,PRVEP主波群形态变陡,各波出现率增多,尤其晚成分N3,P4,N4波改善明显,C组晚成分波潜伏期缩短。服用绞股蓝24星期较12星期对改善PRVEP更明显。认为绞股蓝可明显改善脑梗塞患者的脑功能障碍[8]。

8. 治疗乙型肝炎　黄山绞股蓝冲剂,每日2次,连服6个月为1个疗程。疗程结束后检验HBV M、HbeAg,未消失者可再用1个疗程。治疗过程中不加用其他。疗效标准:Ⅰ级:HBsAg与HBeAg转阴,抗-HBs形成,肝脏功能正常,症状基本消失。Ⅱ级:HBsAg阳性,HBeAg转阴,抗-HBc形成,肝脏功能正常,症状基本消失。Ⅲ级:治疗后HBsAg,HBeAg仍阳性,肝脏功能和症状无明显改善。共观察200例,结果:Ⅰ级疗效52例;Ⅱ级疗效139例;Ⅲ级疗效9例;Ⅰ+Ⅱ级疗效占95.5%[9]。

9. 治疗恶性肿瘤　用绞股蓝冲剂(每包含人参皂苷40 mg),每次2包,每日3次,1个月为1个疗程,治疗中晚期恶性肿瘤19例。结果显效10例,有效7例,总有效率89.47%。对肿瘤患者细胞免疫功能有显著的提高[10]。

10. 治疗复发性口腔溃疡　取生绞股蓝9 g,放入杯内,用沸开水150~200 ml浸泡20 min,待凉温后1次饮完,儿童酌减,然后再浸泡1次待下次饮用,日服2~3次,治疗原发性口腔溃疡32例。结果:显效22例,有效8例,无效2例[11]。

11. 治疗手足癣　取新鲜绞股蓝头部嫩茎叶适量,用手搓揉至汁出,而后用纱布包裹,使汁液从纱布缝中渗出,再用力反复擦涂患部,每日3~4次。治疗手足癣100例。经治5~7 d,全部病例均获痊愈。报道认为,凡属浅部真菌性皮肤病,本品均有确切疗效[12]。

3673 孩儿草 hái ér cǎo (《岭南采药录》)

【异名】　蓝色草(《广州植物志》),由甲草、黄峰草(《广东中药》),火炭草、四方梗、鱼尾草(《广西药用植物名录》),积药草、土夏枯草(广州空军《常用中草药手册》),疳积草(《全国中草药汇编》)。

【基原】　为爵床科明萼草属植物孩儿草的全草。

【原植物】　孩儿草 *Rungia pectinata* (L.) Nees [*Justicia pectinata* L.; *R. parviflora* (Retz.) Nees var. *pectinata* (L.) C. B. Clarke]

孩儿草

一年生细弱草本,高达50 cm。全株被毛。茎上部多分枝,茎下部斜卧,节部稍膨大,带紫红色。叶对生;叶柄长3~4 mm;叶片椭圆状长圆形至长圆状披针形,长1.5~5 cm,先端尖,基部楔形,全缘。穗状花序顶生或腋生,长1~2.5 cm,粗约6 mm,花偏生于一侧;苞片2型,有花的苞片倒卵状椭圆形,背有短柔毛,具宽膜质边缘和睫毛,无花的苞片椭圆状披针形,作蓖齿状排列;小苞片2;花白色带淡紫色;萼5裂,裂片狭披针形;花冠二唇形,上唇先端凹,下唇3浅裂;雄蕊2,花药2室,药室不等高,较低的1室具小距;子房有胚珠4。蒴果卵形或长圆形,开裂时胎座自蒴底弹起。种子4颗,扁圆形,黑褐色。花期11月~翌年春季。

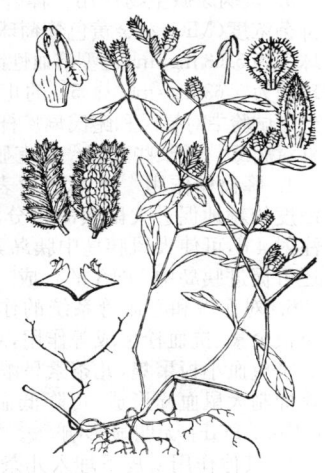

生于田边、坡地、村边之草丛中。分布于台湾、广东、海南、广西、云南等地。

【采收加工】　6~11月采收,鲜用或晒干。

【成分】　全草含:十五烷(pentadecane),二十碳烷(eicosane),β-谷甾醇(β-sitosterol),豆甾醇(stigmasterol),亮氨酸(leucine),异亮氨酸(isoleucine),缬氨酸(valine)[1]。

【药性】　微苦、辛,凉。

1.《广东中药》:"甘,平,微凉。"

2.《广西本草选编》:"味淡、微苦,性凉。"

3.《全国中草药汇编》:"辛、苦,凉。"

【功用主治】　消积,泻肝火,清湿热。主治小儿食积,目赤肿痛,湿热泻痢,肝炎,瘰疬,痈肿,毒蛇咬伤。

1.《岭南采药录》:"消小儿食积,清肝火,与白芍功用相同。"

2.《广东中药》:"明目,止痢。"

3.《广西本草选编》:"消积导滞,清热解毒。主治小儿消化不良,食欲不振,感冒,急性结膜炎,喉痛,颈淋巴结结核,肝炎,痢疾,疖肿,毒蛇咬伤。"

4.《全国中草药汇编》:"清热利湿。"

【用法用量】　内服:煎汤,9~15 g。外用:捣敷。

【选方】　治疖肿,毒蛇咬伤　孩儿草9~15 g。水煎服。并用鲜全草捣烂外敷,蛇伤敷伤口周围(《广西本草选编》)。

3674 孩儿茶 hái ér chá (《饮膳正要》)

【异名】　乌爹泥、乌垒泥、乌丁泥(《纲目》),儿茶(《杂病源流犀烛》),粉儿茶(《中国药学大辞典》),儿茶膏(《中药大辞典》),黑儿茶(《浙江药用植物志》)。

【基原】　为豆科金合欢属植物儿茶心材或去皮枝干煎制而成的干燥浸膏。

【原植物】　儿茶 *Acacia catechu* (L. f.) Willd. [*Mimosa catechu* L. f.]

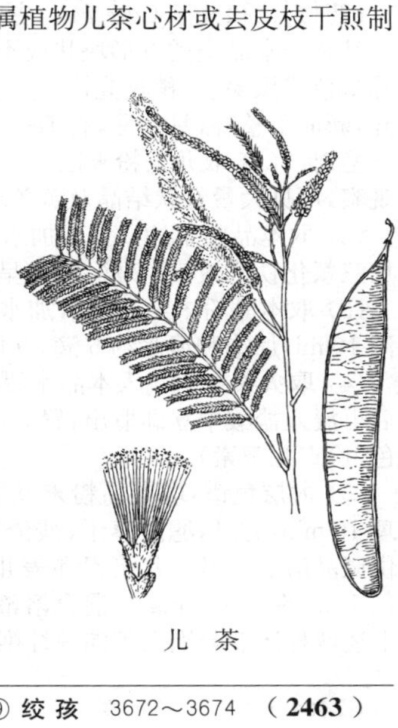
儿　茶

落叶小乔木,高6~13 m。树皮棕色,常成条状薄片开裂,但不脱落;小枝被短柔毛。二回羽状复叶,互生,长6~12 cm;托叶下常有一对扁平、棕色的钩状刺或无;总叶柄近基部及叶轴顶部数对羽片间有腺体;叶轴被长柔毛;羽片10~30对;小叶20~50对,线形,长2~

8 mm，宽1～1.5 mm，叶缘被疏毛。总状花序腋生；萼成筒状，上部5裂，有疏毛；花瓣5，黄色或白色，披针形或倒披针形，为萼长的2～3倍，被疏毛；雄蕊多数，花丝分离，伸出花冠外；雌蕊1，子房上位，长卵形，花柱细长。荚果带状，长5～12 cm，宽1～1.8 cm，棕色，有光泽，开裂，先端有喙尖，紫褐色。种子3～10颗。花期4～8月，果期9月至翌年1月。

分布于浙江、广东、广西、云南、台湾，其中除云南（西双版纳、临沧地区）有野生外，余均为引种。

【栽培】 生物学特性　儿茶产于热带地区，西双版纳是我国儿茶商品的唯一产区，主产地年平均气温21.2～21.7 ℃，极端最低气温－0.5～2.8 ℃，年降雨量1 200～1 500 mm，相对湿度83%～85%。儿茶是阳性植物，要求阳光充足，特别是幼苗，最怕其他植物的覆盖和荫蔽。土壤宜选向阳，土层深厚、排水良好的壤土或轻黏土栽培。

繁殖方法　种子繁殖。生产上常用直播，于5～6月雨季进行，最迟不要超过7月，按行株距2 m×3 m挖穴，穴口宽50 cm，深40 cm，底宽30 cm。用农家肥和钙、镁、磷肥混合作基肥。每穴播种8～10颗。盖土1～1.5 cm。苗高约8 cm时，进行第一次间苗，每穴留苗4株。苗高15 cm时进行第二次间苗，每穴留苗2株。翌年雨季定苗，去弱留强，每穴留壮苗1株，确保全苗。6～9月，每月应除草1次。雨季末期，可将除掉的杂草覆盖植株根基周围，以利抗旱保苗。儿茶收获部分主要是茎杆心材，故应将离地面2 m以下的分枝剪除，确保主杆形成；幼树顶端易下垂，应架支柱，使其直立生长。

病虫害防治　病害有猝倒病，在苗过密或阴湿环境容易发生，应选阳光充足，通风、排水良好的土地播种，喷1∶1∶120波尔多液预防。发病开始，立即拔除病株，用3∶1的石灰和草木灰撒于表土，并用50%多菌灵浇灌防止蔓延。虫害有地老虎咬断幼苗；粉蚧聚集枝杈上吸取汁液。

【采收加工】 一般儿茶栽培10年以上，即可采伐加工。可在冬季落叶后春季萌芽抽枝前进行，此时正值旱季，儿茶膏易蒸发干燥。将树砍伐后，除去白色边材，取褐色心材砍成碎片，加水4倍，煮沸提取6次，每次浸提1.5 h，合并6次浸提液，浓缩成流浸膏，盛入模具干燥。

【药材】 孩儿茶 *Catechu*　主产于云南西双版纳。

性状　本品呈类方形块状或不规则块状，大小不一，表面棕褐色或黑褐色，稍具光泽、平滑或有龟裂纹。质脆，易破碎，断面不整齐，具光泽，有细孔。无臭，味涩、苦后略甜。

鉴别　(1) 取儿茶粉末以水装置，放置片刻，置显微镜下观察，可见大量针状结晶及黄色块状物。

(2) 取本品粉末约0.1 g，加水10 ml，使溶解，滤过，滤液加三氯化铁试液1～2滴，溶液呈墨绿色（检查鞣质）。

(3) 取本品粉末约0.1 g，加水25 ml使溶解，滤过，取滤液10 ml，加饱和溴水约5滴，立即发生黄白色沉淀。

(4) 取火柴杆一端入本品水浸液中，使轻微着色，待干燥后再浸入盐酸中立即取出，置火焰附近烘之，杆上即显深红色（检查儿茶素）。

(5) 薄层色谱：取本品粉末0.5 g，加乙醚30 ml，超声处理10 min，滤过，滤液蒸干，残渣用甲醇5 ml使溶解，作为供试品溶液。另取儿茶素和表儿茶素对照品，加甲醇制成每1 ml各含0.2 mg的混合溶液，作为对照品溶液。吸取上述两种溶液分别点于同一纤维素预制板上，以正丁醇-醋酸-水（3∶2∶1）为展开剂，展开，取出，晾干，喷以10%硫酸乙醇溶液，加热至斑点显色清晰。供试品色谱中，在与对照品色谱相应的位置上，显相同的红色斑点。

品质标志　《中华人民共和国药典》2005年版规定：照高效液相色谱法测定，本品含儿茶素（$C_{15}H_{14}O_6$）和表儿茶素（$C_{15}H_{14}O_6$）的总量不得少于21.0%。

【成分】 心材含儿茶鞣酸（catechutannic acid）20%～50%。黄酮类：左旋及消旋儿茶素（catechin）2%～20%，左旋及消旋表儿茶素（epicatechin）[1,2]，非瑟素（fisetin），槲皮素（quercetin），槲皮万寿菊素（quercetagetin）[3]，山柰酚（kaempferol），二氢山柰酚（dihydrokaempferol），花旗松素（taxifolin），异鼠李素（isorhamnetin），右旋阿夫儿茶素（afzelechin），双聚原矢车菊素（dimeric procyanidin）[4]。

【药理】 1. 保肝、利胆作用　本品所含d-儿茶素及表儿茶素均有显著保肝作用。d-儿茶素150 mg/kg灌服对四氯化碳所致肝损伤有保护作用，可使丙氨酸氨基转氨酶（ALT）明显降低，倒置的清蛋白/球蛋白（A/G）逆转、增加谷胱甘肽硫转移酶（GST）活性而增进肝解毒功能[1,2]。d-儿茶素并能拮抗蝇蕈碱、鬼笔碱及醋氨酚所致肝损伤[3,4]，对于高胱氨酸硫醚S和丙二酸所致大鼠肝脂肪变及低蛋白高脂饮食所致大鼠肝脂肪变，d-儿茶素50 mg/kg皮下注射也均有明显保护效果，而脲嘧啶-6-羧酸或乙醇所致之肝脂肪变d-儿茶素灌服也可显著防止之[5]。d-儿茶素的保肝作用与其促进肝内ATP合成[5]、溶酶体膜稳定[6]、自由基清除、抗氧化作用[7,8]以及可能的抗内毒素[9]、抗脂肪浸润[10]等有关。而表儿茶素的保肝作用也与其强的自由基清除作用有关[11,12]。儿茶素50 mg/kg或75 mg/kg十二指肠给药还可显著增加麻醉犬或大鼠的胆汁流量，作用分别持续3 h或60～80 min[13]。

2. 对免疫功能的影响　无抗原存在时d-儿茶素不影响白细胞游走，但体外试验抑制对纯化的蛋白衍生物（PPD）抗原敏感的正常人白细胞的游走，而对曾感染乙肝并对乙肝表面抗原敏感的患者其对白细胞游走的抑制作用更强，表明其能放大细胞介导的免疫反应而促进乙肝抗原的清除[14]。d-儿茶素还可使慢性肝炎患者降低了的淋巴细胞数恢复正常[15]，对于正常人外周血Ts细胞d-儿茶素能激活之，并抑制刀豆球蛋白A(ConA)诱导的母细胞转化，但对慢活肝患者d-儿茶素则显著抑制Ts功能，抑制Ig的生成[16]。

3. 抗病原微生物作用　体外抑菌试验表明，儿茶的最低抑菌浓度（MIC）对金黄色葡萄球菌为2.81 mg/ml，白色葡萄球菌为5.63 mg/ml，乙型溶血性链球菌为5.63 mg/ml，白念珠球菌为5.63 mg/ml[17]。5%的儿茶混悬液在68株痢疾杆菌的药敏试验中对福氏和鲍氏痢疾杆菌的敏感率为100%[18]。此外对病毒[19]及某些真菌[20]也有显著抑制作用。

4. 降血糖作用　本品所含表儿茶素能使ATP、温度和浓度依赖地促进大鼠胰岛素分泌，30 mg/kg每日2次，共注射4 d，可使大鼠胰岛中胰岛素含量增加30%，表儿茶素还可促进胰岛中DNA的合成[21]。

5. 对血液和心血管系统的作用　儿茶素有显著的抗血小板聚集、抗血栓形成等作用，对于ADP、AA和胶原诱导的家兔血小板聚集，儿茶素呈浓度依赖性抑制；儿茶素还显著抑制大鼠血栓形成，可降低血栓烷A_2（TXA_2）含量而对6-Keto-$PGF_{1\alpha}$无明显影响[22]。

6. 其他作用　皮下埋入儿茶30 mg，可显著延迟醋酸所致小鼠扭体反应发生的潜伏期，明显减少扭体次数，皮下埋入 40 mg 儿茶 5 h 局部无明显刺激反应，表明儿茶有一定镇痛作用[17]。儿茶素有抗放射、升高白细胞和抗肿瘤作用[23]，并因能抑制瘤细胞与纤维蛋白粘连而阻止瘤细胞扩散[24]。儿茶鞣酸对维生素 C 缺乏的豚鼠可促进维生素 C 吸收[25]，并能抑制实验性大鼠膀胱结石的形成，可能与其能降低尿液的 pH 有关[9]。

7. 体内过程　[^{14}C]-d-儿茶素口服，吸收率在 70%以上，于 1～3 h 达峰浓度。口服 0.5 g、1.0g 和 2.0 g，血清浓度随剂量大小而高低，但相对生物利用度大致相似，无胃肠道饱和吸收及剂量依赖性首过效应。原化合物的表观消除半衰期为 1～1.5 h，以原形从尿排出者约占 0.5%，约 8 h 可排泄完毕[26]。

毒性　儿茶鞣酸小鼠静注 200～300 mg/kg 可致死亡，以含儿茶鞣酸 3%～5%的饲料喂大鼠 1 个月不引起动物死亡。儿茶素灌服对小鼠的 LD_{50} 大于 1.37 g/kg[13]。

【药性】 苦、涩，凉。归心、肺、脾经。

1.《饮膳正要》："甘、苦，微寒，无毒。"

2.《纲目》："苦涩，平，无毒。"

3.《本草正》："味苦，微涩，性凉。"

4.《本草求真》："入心、肺。"

【功用主治】 收涩敛疮，止血，化痰。主治疮疡久溃不敛，湿疮流水，牙疳，口疮，鼻渊流水，咯血，吐血，尿血，便血，血崩，外伤出血，痔疮痈肿，痰热咳嗽。

1.《饮膳正要》："去痰热，止渴，利小便，消食下气，清神少睡。"

2.《医学入门》："消血，治一切疮毒。"

3.《纲目》："清上膈热，化痰生津，涂金疮，一切诸疮，生肌定痛，止血，收湿。"

4.《本草正》："降火生津，清痰涎咳嗽，治口疮喉痹，烦热，止消渴，吐血，衄血，便血，尿血，湿热痢血，及妇人崩淋，经血不止，小儿疳热，口疳，热疮，湿烂诸疮，敛肌长肉，亦杀诸虫。"

5.《本草备要》："涂阴疳痔肿。"

6.《本草求真》："治时行瘟瘴。"

【用法用量】 内服：煎汤，0.9～3 g；或入丸、散。外用：研末撒或调敷。

【选方】 1. 治牙疳，口疮　孩儿茶、硼砂等分。为末搽。（《纲目》）

2. 治走马牙疳　孩儿茶、雄黄、贝母等分。为末，米泔漱净搽之。（《纲目》引《积德堂经验方》）

3. 治下疳阴疮　孩儿茶一钱，真珠一分，片脑半分。为末敷。（《纲目》引《纂要奇方》）

4. 治皮肤湿疹、溃疡，分泌物多　儿茶 9 g，轻粉 6 g，冰片 0.9 g，龙骨 9 g。研末水调外敷。（《中药临床应用》儿轻散）

5. 治鼻衄和痔疮出血　儿茶末外敷，或用儿茶 7.5 g 研末，桂皮 1.5 g 研末，沸水 250 ml，浸 30 min 滤净后外洗痔疮，或用棉花浸药液作鼻孔压迫止血。（《中药临床应用》）

6. 治宫外孕，剖腹产，各类息肉，结石，包块，尿血，便血以及手术后粘连等　孩儿茶 15 g，方苏木 15 g，鸡血藤 15 g，紫丹参 30 g。水煎内服。如有外伤，久不愈合，加花蕊石 30 g，稻草灰 15 g，梅花片 3 g，研细末调香油（或菜油）擦患处。〔《中西医结合杂志》1985，(4)：231〕

7. 治上消化道出血（肝硬化食管静脉曲张破裂之出血除外）　儿茶、白及、阿胶、云南白药各等量，研成细粉。每日服药 2、3 次，每次 3 g，白水冲服。〔《新医药学杂志》1978，(3)：28　止血粉〕

8. 治鼻窦炎　辛夷 12 g，儿茶 6 g，乳香 6 g，冰片 1.5 g，甘油适量。将四药研细过筛，混合均匀，取甘油适量调成糊状，用棉片吸附药液至饱和状态。于患侧中鼻道和下鼻道各放置复方辛夷油棉片 1 块，令患者低头，行体位引流15～20 min。〔《新医药学杂志》1976，(2)：40　复方辛夷油〕

9. 治咳嗽　儿茶 60 g，细辛 12 g，猪胆 1 个。前二味药共研末，取胆汁炼熟，三味药共为丸，每丸重 3 g。每日 4 次，每次 1 丸，空腹含化。（《全国中草药新医疗法展览会资料选编》）

【临床报道】 1. 治疗肺结核咯血　取孩儿茶 37.5 g，明矾 30 g。研末过 60 目筛混匀。口服，每日 3、4 次，每次 0.2～0.4 g，中等量咯血每次 0.4～0.8 g。共治 82 例，经服药 7 d，咯血消失 67 例，减少 12 例，无效 3 例，总有效率达 96.3%，大咯血者不宜用[1]。

2. 治疗溃疡病出血　将 102 例溃疡病出血患者均分 3 组，甲组大黄粉 3 g、儿茶粉 3 g，每日 3 次口服；乙组三七粉 3 g、儿茶粉 3 g，每日 3 次口服；丙组用一般西药止血。结果：总有效率分别为 88.2%、85.29%、58.82%，大便潜血转阴平均日数依次为 4.41 d、5.82 d、6.94 d。显效，甲组 16 例，乙组 9 例，丙组 7 例。甲、丙组比较有显著差异。各组总有效率，甲、乙组分别与丙组比较，有显著差异[2]。

3. 治疗慢性结肠炎　单纯用儿茶口服及保留灌肠，15～30 d 为 1 个疗程。每次口服儿茶粉 0.6～2.0 g，每日 3 次，同时以儿茶粉 4～10 g 加温生理盐水或温开水 40～100 ml 保留灌肠，每日 1 次。共治 93 例，经 2～3 个疗程，痊愈 14 例（其中 6 例用儿茶蜜丸治疗），显效 42 例，有效 33 例，无效 4 例，总有效率 95.7%，与西药组 56 例（痊愈 6 例，显效 11 例，有效 33 例，无效 6 例）比较，有显著差异[3]。

4. 治疗脓疱疮　用消毒棉签擦破脓疮并吸净脓液，清除疮壁或脓痂后外搽 25%儿茶溶液，每日 1 次。共治 100 例，824 个皮损。治愈皮损为 768 个，显效 54 个，有效 2 个。与自身对照（搽 2%甲紫液）635 个皮损比较（痊愈 561 个，显效 71 个，有效 3 个），$P<0.05$[4]。

5. 治疗口疮　单纯用儿茶粉末涂搽，每日 2、3 次，共治 162 例，治愈率 100%，涂抹 1 次而愈者 106 人，涂抹 2 次痊愈者 42 人，涂抹 3～5 次痊愈者 14 人[5]。

十 画

3675 艳山姜 yàn shān jiāng（广州部队《常用中草药手册》）

【异名】 玉桃（《植物名实图考》），草扣、大良姜（《广西药用植物名录》），大草蔻、假砂仁（《广西本草选编》），土砂仁（《贵州中草药名录》），草豆蔻（《新华本草纲要》）。

【基原】 为姜科山姜属植物艳山姜的根茎和果实。

【原植物】 艳山姜 *Alpinia zerumbet*（Pers.）Burtt. et Smith［*Costus zerumbet* Pers.；*Alpinia speciosa*（Wendl.）K. Schum.］

多年生常绿草本，高 1.5～3 m。叶大，互生；叶柄长 1～1.5 cm；叶舌长 5～10 mm，外被毛；叶片披针形，长 30～60 cm，宽 5～15 cm，先端渐尖而有一旋卷的小尖头，基部渐狭，边缘具短柔毛。圆锥花序呈总状花序式，下垂，长达 30 cm，花序轴紫红色，被绒毛，分枝极短，每一分枝上有花 1～2 朵；小苞片椭圆形，白色，先端粉红色，蕾时包裹住花，无毛；花萼近钟形，长约 2 cm，白色，先端粉红色，一侧开裂，先端 2 齿裂；花冠管较花萼为短，裂片长圆形，长约 3 cm，后方的 1 枚较大，乳白色，先端粉红色；侧生退化雄蕊钻状；唇瓣匙状宽卵形，长 4～6 cm，先端皱波状，黄色而有紫红色纹彩；雄蕊长约 2.5 cm；子房被金黄色粗毛；腺体长约 2.5 mm。蒴果卵圆形，直径约 2 cm，被稀疏的粗毛，具显露的纵向条纹，先端常冠以宿萼，熟时朱红色；种子有棱角。花期 4～6 月，果期 7～10 月。

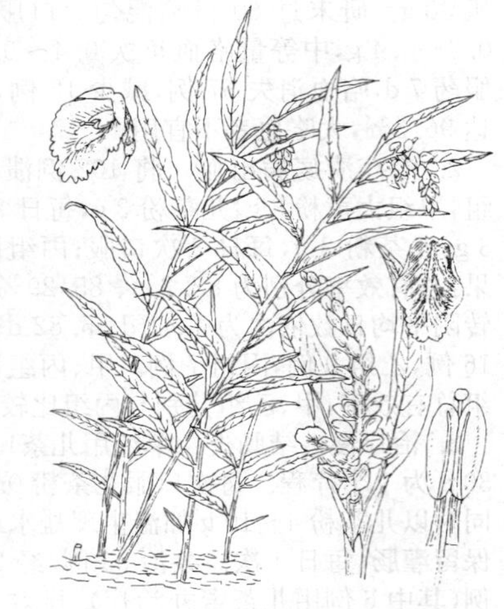

艳 山 姜

生于田头、地边、路旁及沟边草丛中，常栽培于房前屋后及庭园供观赏。分布于我国东南部至西南部各地。

【采收加工】 全年均可采挖根茎，鲜用或切片晒干。7～10 月采收将成熟果实，烘干。

【药材】 艳山姜 *Fructus seu Rhizoma Alpiniae Zerumbet* 产于福建、广东、广西等地。

性状 果实呈球形，两端略尖，长约 2 cm，直径 1.5 cm，黄棕色，略有光泽，有 10 数条隆起的纵棱，顶端具一突起，为花被残基，基部有的具果柄断痕。种子团瓣排列疏松，易散落，假种皮膜质，白色。种子为多面体，长 4～5 mm，直径 3～4 mm。味淡，略辛。

鉴别 （1）种子横切面：种皮表皮细胞类方形。下皮为 2～3 列细胞，长方形或类方形，切向排列，内含黄褐色物，色素层为数列棕色细胞，其中散有类圆形油滴；内种皮为 1 列栅状石细胞，棕黄色，内壁及侧壁极厚，胞腔小，内含硅质块。外胚乳细胞含草酸钙方晶。

粉末特征：灰棕色。假种皮细胞较大，常成团；单个细胞呈纺锤形，有的呈椭圆形，末端多膨大，腔胞中含颗粒状物。种皮表皮细胞呈多角形，常见下皮细胞与之重叠。下皮细胞壁薄。石细胞多角状或类圆形。油细胞较大，卵圆形，含棕色物。

（2）取本品粗粉 1 g，加石油醚 10 ml，浸过夜，滤液为棕黄色。置紫外灯（365 nm）观察，显黄白色荧光。滴加 5% 香草醛-浓硫酸，显紫色至暗紫色。

（3）薄层色谱：取本品粗粉 2 g，加乙醚 15 ml，浸 2 h，滤过，滤液挥尽乙醚，残渣加甲醇 0.5 ml 溶解，作供试品溶液。另取对照品龙脑加无水乙醇制成每 1 ml 含 20 mg 的溶液和龙脑酸乙酯加无水乙醇制成 10% 的溶液作对照品溶液。分别吸取供试品溶液 5 μl 和对照品溶液各 3 μl，点于同一硅胶 G 层析板上。用正己烷-乙酸乙酯（85∶15）展开，展距 15 cm。取出后喷 2% 香草醛硫酸溶液，105 ℃烘 10 min。供试品色谱中与对照品色谱的相应位置，显相同颜色的斑点。

【成分】 种子含黄酮类：小豆蔻查耳酮（cardamonin），山姜素（alpinetin）即 7-羟基-5-甲氧基黄烷酮（7-hydroxy-5-methoxyflavanone）[1]。

根茎含挥发油：龙脑（borneol），桂皮酸甲酯（methyl cinnamate），樟脑（camphor）[2]，α-蒎烯（α-pinene），β-蒎烯（β-pinene），桉叶素（1，8-cineole）[2, 3]，对聚伞花素（*p*-cymene），α-侧柏烯（α-thujene），香桧烯（sabinene），柠檬烯（limonene），γ-松油烯（γ-terpinene）[3]，4-松油醇（4-terpineol）[3, 4]，二氢-5，6-去氢卡瓦胡椒素（dihydro-5，6-dehydrokawain），5，6-去氢卡瓦胡椒素（5，6-dehydrokawain）[5~9]。黄酮类成分：小豆蔻查耳酮，山姜黄[8, 9]，2′-羟基-4′，6′-二甲氧基二氢查耳酮（2′-hydroxy-4′，6′-dimethoxydihydrochalcone），2′-羟基-4′，6′-二甲氧基查耳酮（2′-hydroxy-4′，6′-dimethoxychalcone）[9]。还含甾体类：棕榈酸-β-谷甾醇酯（β-sitosteryl palmitate），菜油甾醇（campesterol），豆甾醇（stigmasterol）[9]；萜类：8(17)，12-半日花二烯-15，16-二醛〔labda-8(17)，12-diene-15，16-dial〕[9]，15，16-双去甲半日花-8(17)，11-二烯-13-酮〔15，16-bisnorlabda-8(17)，11-dien-13-one〕[10]，zerumin A、B[11, 12]。另含艳山姜醇（zerumbetol）[13]，二氢黄卡瓦胡椒素（dihydroflavokawain）B，黄卡瓦胡椒素（flavokawain）B[14]。

【药性】 广州部队《常用中草药手册》："辛涩，温。"

【功用主治】 温中燥湿，行气，截疟。主治心腹冷痛，胸腹胀满，消化不良，呕吐泄泻，疟疾。

1. 广州部队《常用中草药手册》："燥湿祛寒，除痰截疟，健脾暖胃。治心腹冷痛，胸腹胀满，痰食积滞，消化不良，呕吐腹泻。"

2.《广西本草选编》："燥湿散寒，行气止痛，截疟。主治胃脘冷痛，消化不良，呕吐泄泻，疟疾。”

3.《福建药物志》：“主治急性胃肠炎，噎膈，疝气，疸。”

【用法用量】 内服：煎汤，种子或根茎3～9 g；种子研末，每次1.5 g。外用：鲜根茎捣敷。

【选方】 1. 治胃痛 艳山姜、五灵脂各6 g。共研末。每次3 g，温开水送服。

2. 治疸 艳山姜根茎60 g，生姜2片，江南香0.3 g。共捣烂敷患处。（1、2方出自《福建药物志》）

3676 秦艽 qín jiāo（《本经》）

【异名】 秦胶（《本草经集注》），秦札、秦纠（《新修本草》），秦爪（《四声本草》），左秦艽（《张聿青医案》），大艽、左宁根（《青海药材》），左扭（《河北药材》），西大艽、西秦艽、萝卜艽、瓣子艽（《全国中草药汇编》），鸡腿艽、山大艽（《中药材手册》），曲双（《中药志》）。

【基原】 为龙胆科龙胆属植物秦艽、粗茎秦艽、麻花艽、达乌里秦艽的根。

【原植物】 1. 秦艽 *Gentiana macrophylla* Pall.

多年生草本，高20～60 cm。主根粗长，圆柱形，上粗下细，扭曲不直，有少数分枝，中部多呈螺纹状；根茎部有许多纤维状残存叶基。茎直立或斜生，圆柱形，无毛。基生叶多丛生，无柄，叶片披针形或长圆披针形，长达40 cm，宽3～5 cm，先端尖，全缘，主脉5条；茎生叶3～4对，对生，较小，基部连合。花多集成顶生及茎上部腋生的轮伞花序；花萼管一侧裂开过半，萼齿浅；花冠管状，深蓝紫色，长约2 cm，先端5裂，裂片间有5片短小褶片；雄蕊5，着生于花冠管中部；子房长圆形，无柄。蒴果长圆形或椭圆形。种子椭圆形，无翅，褐色，有光泽。花期7～9月，果期8～10月。

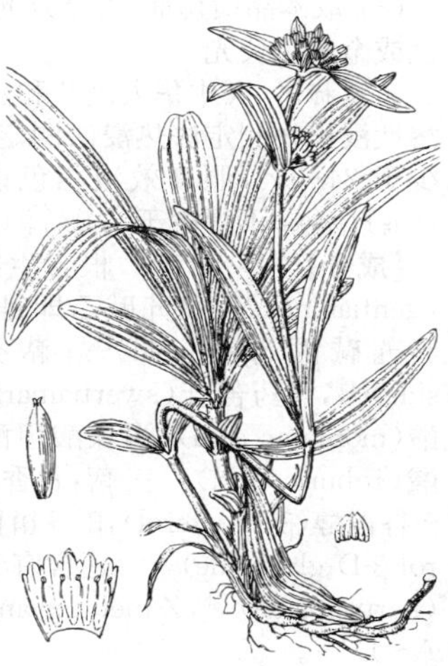

秦 艽

生于海拔400～2 400 m的山区草地、溪旁两侧、路边坡地、灌丛中。分布于华北、东北、西北及四川。

2. 粗茎秦艽 *G. crassicaulis* Duthie ex Burk.

又名：粗茎龙胆（《中国植物志》）。

与上种相似，高20～40 cm。主茎根粗大，大部或全部分裂为小根，相互缠绕扭结一起。叶片较大，窄椭圆形或椭圆状披针形。花茎粗壮而短，稍倾斜，花多数，在茎顶簇生呈头状，稀腋生作轮状；花萼管仅于顶端一侧开裂，萼齿极浅或无；花冠壶状，黄色或蓝紫色，长约3 cm，裂片先端微尖，内部有斑点；雄蕊5；子房长圆形，有柄。蒴果内藏，长圆形，无柄。花期6～9月，果期9～10月。

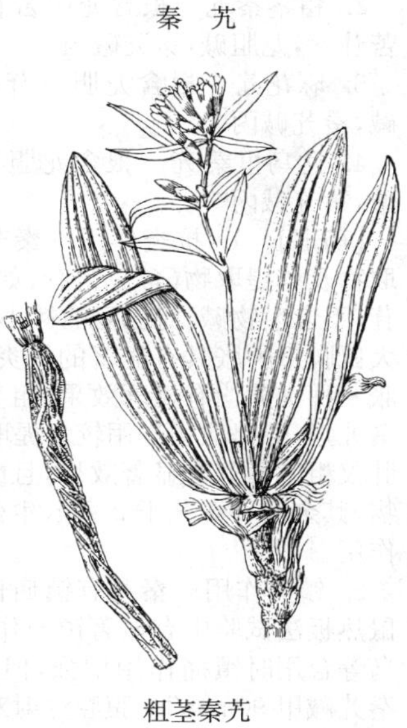

粗茎秦艽

生于海拔2 100～4 500 m的高山草甸、山坡草地、灌丛及林缘。分布于四川、贵州、云南、西藏、甘肃、青海。

3. 麻花艽 *G. straminea* Maxim.

与上三种相似，高10～20 cm。基生叶多丛生，无柄，叶片较大，披针形；茎生叶对生，较小。花较少成聚伞花序，有长梗；花萼筒黄绿色，膜质，一侧开裂，萼齿2～5；花冠管状，黄色，漏斗形，先端5裂，裂片卵圆形；雄蕊5，着生于花冠管中下部；子房上位，1室，有2个侧膜胎座。蒴果，开裂为2个果瓣，椭圆状披针形。种子褐色，有光泽，狭长圆形。花期7～9月，果期8～10月。

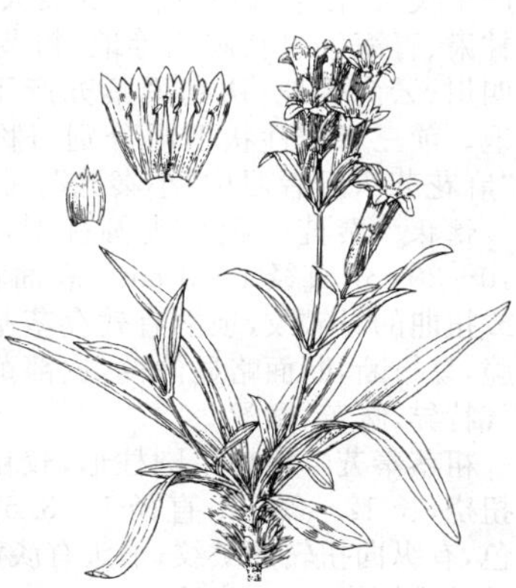

麻 花 艽

生于海拔2 000～5 000 m的高山、草地和溪边。分布于湖北、四川、西藏、甘肃、青海、宁夏。

4. 达乌里秦艽 *G. dahurica* Fisch. 又名：兴安龙胆、狗尾艽（《中药志》），达乌里龙胆（《中国北部植物图志》）。

与上一种相似，根单一或稍分枝，向左扭转，细长圆柱形，直径不及1 cm。叶片长窄披针形，无柄；茎生叶较小，对生，无柄，线状披针形至线形。花常较多或1～3朵，顶生，成轮伞花序；花萼管部通常不开裂；裂片5，不整齐，线形，先端渐尖；花冠深蓝色；雄蕊5，花丝线状钻形；子房长圆形，无柄，花柱线形，柱头2裂。蒴果椭圆形。种子淡褐色，有光泽。花期7～8月，果期9～10月。

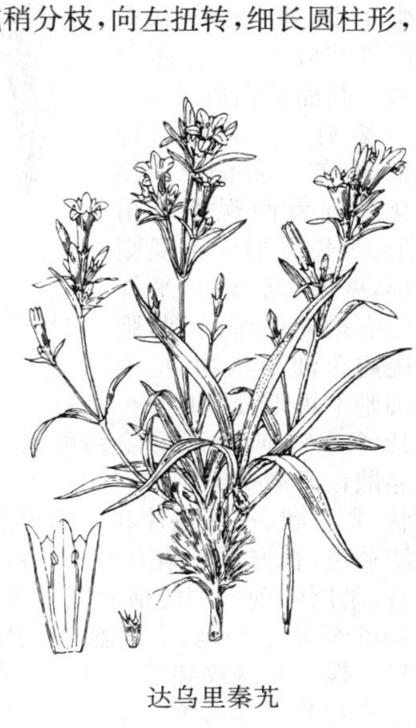

达乌里秦艽

生于海拔800～4 500 m的田埂、路旁、河滩沙地、向阳山坡及干草原等地。分布于华北、东北、西北及四川等地。

【栽培】 生物学特性 喜凉爽、湿润气候，耐寒。宜土层深厚、肥沃、富含腐殖质的壤土栽培。

繁殖方法 种子繁殖。选生长3年以上的老株采种，晾干。早春撒播或条播，播幅3 cm，深1 cm，沟距25 cm。

田间管理 长出2～3片真叶时，匀苗，每隔10 cm留壮苗1株,随即施肥1次。以后,每年春季出苗时及6月份各中耕除草、施肥1次。

病虫害防治　病害有叶斑病,可用代森锌或波尔多液防治。

【采收加工】　播种后3～5年采收。秋季采挖质量较好。挖出后晒至柔软时,堆成堆,使自然发热,至根内部变成肉红色时,晒干;也可在挖根后,直接晒干。达乌里秦艽挖根后,搓去黑皮,晒干。

【药材】　秦艽 *Radix Gentianae Macrophyllae*　秦艽主产于陕西、甘肃,以甘肃产量最大,质量最好;麻花艽产于甘肃、青海、四川、湖北等地;粗茎秦艽主产于青海、甘肃、四川、云南等地;达乌里秦艽产于河北、内蒙古及陕西等地。前三者按性状不同分别习称"秦艽"、"粗茎秦艽"和"麻花艽",后者习称"小秦艽"。

性状　秦艽　根呈类圆柱形,上粗下细,扭曲不直,长10～30 cm,直径1～3 cm。表面黄棕色或灰黄色,有纵向或扭曲的纵皱纹,顶端有残存茎基及纤维状叶鞘。质硬而脆,易折断,断面略显油性,皮部黄色或棕黄色,木部黄色。气特异,味苦、微涩。

粗茎秦艽　根略呈圆柱形,较粗大,多不分枝,很少互相扭挠,长12～20 cm,直径1～3.5 cm。表面黄棕色或暗棕色,有纵向扭转的皱纹;根头有淡黄色叶柄残基及纤维状的叶基维管束。味苦、涩。

麻花艽　根呈类圆锥形,多由数个小根纠聚而膨大,直径可达7 cm。表面棕褐色,粗糙,有裂隙呈网状孔纹。质松脆,易折断,断面多呈枯朽状。

小秦艽　根呈圆锥形或圆柱形,长8～15 cm,直径0.2～1 cm。表面棕黄色。主根通常1个,残存的茎基有纤维状叶鞘,下部多分枝。断面黄白色。

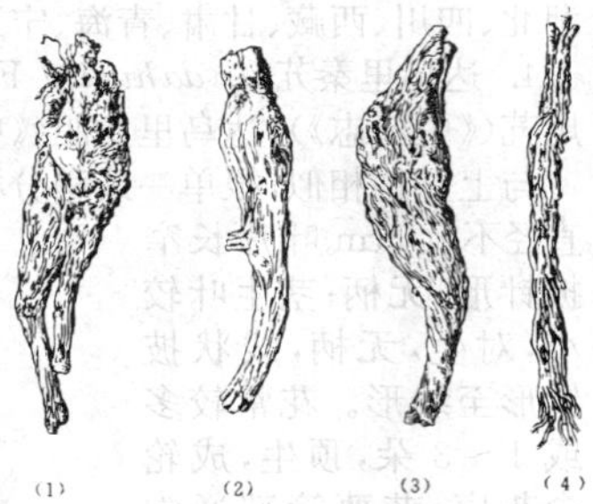

秦艽(根)外形
(1) 秦艽　(2) 粗茎秦艽　(3) 麻花艽
(4) 小秦艽

鉴别　(1) 粉末特征:秦艽　黄棕色。栓化细胞表面观类多角形、类长方形或不规则形,壁薄,略弯曲,平周壁有横向微细纹理,胞腔内含油滴状物,每个细胞不规则分割成2～12个小细胞,分隔壁隐约可见,稍不均匀增厚。草酸钙针晶散在于薄壁细胞中,长9～17 μm。另有少数结晶呈细棱状、颗粒状、杆状或片状。内皮层细胞(根须)巨大,无色或淡黄色,长方形或扁方形,壁薄,侧壁细波状弯曲,端壁较平直,平周壁现纤细的横向线状纹理,每个大细胞纵隔成2～10个栅状小细胞,小细胞又横隔为2～5个,有的分隔不明显。螺纹及网纹导管,直径8～67 μm。

麻花艽　棕褐色。厚壁网纹细胞梭形、类三角形或长条形,末端稍大、钝圆或平截,有的一端呈侧钩状,壁稍厚,木化,网孔长裂缝状,疏密不一,大多纵向,也有斜向或稍扭曲。草酸钙针晶细小,散在于薄壁细胞中,长3～7 μm。栓化细胞表面观长梭形、类方形、类长方形,壁薄,每个细胞横隔成2～8个小细胞。有的细胞纵隔成2个小细胞,小细胞再横隔为2～5个。内皮层细胞(根须)淡黄绿色或几无色,长条形,两端平截或稍倾斜,壁三边增厚,一边薄,孔沟较稀疏。

小秦艽　黄棕色。厚壁网纹细胞数个毗连或单个散在,常与栓化细胞上下连结,淡黄色或淡绿黄色,呈类梭形、类三角形、类长方形,壁螺状或网状增厚,木化,有的螺状增厚,壁斜向交错扭结,网孔呈纵或斜裂缝状、不规则的类长圆形、细小椭圆形,或纹孔偶见。草酸钙结晶微小,针状或杆状,长约至10 μm,也有呈微细粒状。栓化细胞表面观呈类梭形或长方形,壁薄,略弯曲,每个细胞横隔成2～8个小细胞。有的细胞纵隔成2个小细胞,小细胞再横隔为2～4个。内皮层细胞(根须)淡黄绿色或几无色,呈长条形,两端平截或稍倾斜,壁三边增厚,一边薄,厚约至11 μm,孔沟外口呈疣状突起,表面观呈细小双圈状。有的横隔成2个小细胞。

(2) 取本品粗粉2 g,加氯仿-甲醇-浓氨试液(75∶25∶5)混合液30 ml,浸泡2 h,滤过,滤液置水浴上浓缩至约1 ml,加1 mol/L盐酸液2 ml,继续蒸去氯仿,放冷,滤过。取滤液分置2支试管中,一管加碘化汞钾试液,即生成淡黄白色沉淀;另一管加碘化铋钾试液,即生成棕红色沉淀(检查生物碱)。

(3) 取本品横切面,置紫外光灯(365 nm)下观察,显黄白色或金黄色荧光。

品质标志　《中华人民共和国药典》2005年版规定:照醇溶性浸出物测定法热浸法测定,本品含醇溶性浸出物不得少于24.0%;照高效液相色谱法测定,本品含龙胆苦苷($C_{16}H_{20}O_9$)不得少于2.0%。

【成分】　1. 秦艽　根含生物碱:秦艽碱甲即是龙胆碱(gentianine)[1],秦艽碱乙即是龙胆次碱(gentianidine)[2],秦艽碱丙(gentianal)[3];萜类:龙胆苦苷(gentiopicroside)[4],当药苦苷(swertiamarin)[5]。有机酸及其酯:褐煤酸(montanic acid),褐煤酸甲酯(methyl montanate),栎瘿酸(roburic acid)。三萜:α-香树脂醇(α-amyrin)。甾体:β-谷甾醇(β-sitosterol),β-谷甾醇-β-D-葡萄糖苷(β-sitosterol-β-D-glucoside)[6]。还含有秦艽苷(qinjialside)A,玄参苷(harpagoside)[7],Z-methoxyanofinic acid,macrophyllosides A～D[8]。

2. 粗茎秦艽　根含龙胆苦苷,当药苷(sweroside),当药苦苷[5],龙胆碱,秦艽碱丙[9]。

3. 麻花艽　根含龙胆苦苷,当药苷,当药苦苷[5],龙胆碱,秦艽碱丙[9]。

4. 达乌里秦艽　根含龙胆苦苷[4,5],当药苦苷[5],龙胆碱,秦艽碱丙[9]。

【药理】　1. 抗炎作用　秦艽、粗茎秦艽、麻花艽的水提取物及醇提取物(含总苦苷,如龙胆苦苷、当药苷和当药苦苷,不含生物碱)对巴豆油性小鼠耳部肿胀及角叉菜胶所致大鼠脚爪肿胀具有显著的抗炎作用,其中对巴豆油性耳肿胀三种秦艽均有显著效果,粗茎秦艽的作用较麻花秦艽及秦艽强,醇提取物作用较水提取物强;但对于角叉菜胶性脚肿仅粗茎秦艽有显著效果,且醇提取物作用仍强于水提取物,其余两种秦艽于2.7 g(生药)/kg剂量下未见显著抗炎作用[1]。

2. 镇痛作用　秦艽有镇痛作用。曾报道秦艽碱甲于小鼠热板法试验中有显著镇痛作用,当与天仙子、延胡索、草乌等合用时镇痛作用增强,但与吗啡合用则无增强效果。秦艽碱甲90 mg/kg腹腔注射对光热法试验也有镇痛效果,但维持时间短，20 min 可使痛阈提高 47%，但 40 min 作用即消失[2]。扭体法试验表明，粗茎秦艽、麻花秦艽也均有显著镇痛效果，仍以粗茎秦艽的作用为强[1]。

3. 对心脏和血压的影响　秦艽碱甲 5～20 mg/kg 静注，可引起麻醉兔、犬的血压下降，同时可见心率减慢，作用因剂量增大而增强，但仅持续 2～10 min 即消失。由于秦艽碱甲有较强的心脏抑制作用，1∶2 000 可使离体蛙心心率减慢，1∶1 000 以上还可致心舒张不全、输出量减少，提示降压作用的机制可能系对心脏的直接抑制[2]。

4. 其他作用　秦艽能明显降低小鼠的胸腺指数，并能明显抑制绵羊红细胞所致的小鼠迟发超敏反应[3]。大剂量秦艽碱甲（180～250 mg/kg）腹腔注射可使大鼠血糖升高，对小鼠也有升血糖作用，同时可见肝糖原降低，切除肾上腺或肾上腺素能阻滞剂均可阻断秦艽碱甲的升血糖作用，提示其作用机制可能与释放肾上腺素有关[4]。^{60}Co-γ 射线照射量在 5 kGy 时，对秦艽的抗炎、镇痛、降压作用无影响；但辐射量增加到 10 kGy 时，其抗炎作用基本消失[5]。

毒性　秦艽灌服对小鼠的 LD_{50} 分别为粗茎秦艽水提取物 18.96±1.02 g/kg，醇提取物 17.38±0.53 g/kg[1]。秦艽碱甲给小鼠灌服和腹腔注射的 LD_{50} 分别为 480 mg/kg 和 300 mg/kg，静注为 250～300 mg/kg。大鼠灌服 420～520 mg/kg，犬灌服 240 mg/kg 或静注 80 mg/kg，无明显毒性，猴、猫每日灌服 100 mg/kg，连续 3 d 也无毒性作用。秦艽碱甲 50 mg/kg、90 mg/kg、120 mg/kg 腹腔注射每日 1 次，连续 14 d，仅见肾小球及肾小管内有蛋白，部分动物有肺水肿，余无异常[2]。

【炮制】 1. 秦艽　取原药材，除去杂质，大小个分开，略泡，洗净，润透，切厚片，干燥。

2. 酒秦艽　取秦艽片加黄酒拌匀，闷润至透，置锅中，用文火加热，炒干，取出放凉。每秦艽片 100 kg，用黄酒 10 kg。酒制后可增强活血舒筋之功。

饮片性状　秦艽参见"药材"项。酒秦艽颜色加深，略有酒香气。

贮干燥容器内，酒秦艽密闭，置阴凉干燥处。

【药性】 苦、辛，微寒。归胃、肝、胆经。

1.《本经》："味苦，平。"

2.《别录》："味辛，微温，无毒。"

3.《日华子》："味苦，冷。"

4.《纲目》："手、足阳明经药也，兼入肝、胆。"

5.《医林纂要》："兼入血分。"

6.《本草求真》："苦多于辛。"

【功用主治】 祛风湿，清虚热，退黄。主治风湿痹痛，筋骨拘挛，手足不遂，骨蒸潮热，小儿疳热，湿热黄疸。

1.《本经》："主寒热邪气，寒湿风痹，肢节痛，下水，利小便。"

2.《别录》："疗风，无问久新，通身挛急。"

3.《药性论》："利大小便，瘥五种黄病，解酒毒，去头风。"

4.《日华子》："主传尸、骨蒸，治疳及时气。"

5.《珍珠囊》："去阳明经风湿痹，仍治口疮毒。"

6.《医学启源》："治口噤，及肠风泻血。《主治秘要》云：养血荣筋，中风手足不遂者用之。"

7. 王好古："泄热，益胆气。"（引自《纲目》）

8.《纲目》："治胃热，虚劳发热。"

9.《本草正》："解瘟疫热毒，除潮热烦渴及妇人胎热，小儿疳热瘦弱。"

10.《痧胀玉衡》："活血祛风，消痧毒。筋骨疼痛，壮热不清者，非此不解。"

【用法用量】 内服：煎汤，5～10 g；或浸酒；或入丸、散。外用：研末撒。

【宜忌】 久痛虚羸、溲多、便溏者慎服。

1.《药性论》："畏牛乳。"

2.《本草经疏》："下部虚寒人及小便不禁者勿服。"

3.《本经逢原》："若久痛虚羸，血气不能营养肢体而痛，及下体虚寒，疼酸枯瘦等病，而小便清利者，咸非秦艽所宜。"

4.《本草从新》："大便滑者忌用。"

5.《萃金裘本草述录》："恶羊肉。"

【选方】 1. 治痹，手足壅肿　秦艽五分，附子一分。凡二物治合和，半方寸匕，先铺饭，酒饮，日三，以愈为度。（《武威汉代医简》）

2. 治人一切风气风眩病　秦艽十二分，茯神十二分，独活八分。三味切，捣筛为散。以酒服方寸匕，日三，依日月法。（《医心方》引《耆婆方》三光散）

3. 治头风疼　秦艽、白芷、川芎各 6 g，藁本 9 g。水煎服。（《沙漠地区药用植物》）

4. 治虚劳潮热咳嗽，盗汗不止　秦艽（去苗、土）、柴胡（去苗）、知母、甘草（锉，炙）各一两。上四味，粗捣筛。每服三钱匕，水一盏，煎至六分，去滓，温服，不计时候。

5. 治伤寒后潮热不退，发歇无定时　秦艽（去苗、土）、鳖甲（醋炙，去裙襕）各一两，甘草（炙）半两。上三味，粗捣筛，每服五钱匕，水一盏半，生姜半分拍碎，豉一百粒，葱白五寸，煎至七分，去滓温服。（4、5 方出自《圣济总录》秦艽汤）

6. 治时气发狂　秦艽半两（去苗），大青半两，甘草半两（炙微赤，锉）。上件药，捣细罗为散。不计时候，以生地黄汁，调下二钱服。

7. 治消渴，除烦躁　秦艽二两（去苗），甘草三分（炙微赤，锉）。上件药，捣筛为散。每服四钱，以水一中盏，入生姜半分，煎至六分，去滓，不计时候温服。（6、7 方出自《圣惠方》）

8. 治黄，心烦热，口干，皮肉皆黄　秦艽十二分，牛乳一大升。同煮，取七合，去滓，分温再服，瘥。（《广利方》）

9. 治阴黄　秦艽一两（去苗），旋覆花半两，赤茯苓半两，甘草半两（炙微赤，锉）。上件药，捣筛为散。每服四钱，以牛乳一中盏，煎至六分，去滓，不计时候温服。（《圣惠方》秦艽散）

10. 治肠胃湿热及有风而脱肛不止　秦艽（去芦，酒洗）七钱。水煎，空心服，服后安卧一时，渣再煎。（《赤水玄珠》秦艽汤）

11. 治小便艰难，胀满闷　秦艽一两（去苗）。以水一大盏，煎取七分，去滓，食前分作二服。（《圣惠方》）

12. 治虚劳口疮，久不差　秦艽（去苗土）、柴胡（去苗）各一两。上二味，捣罗为散。每服三钱匕，割猪肝三两片，用酒煮之，去肝取酒，调药温服，十服当愈。（《圣济总录》秦艽散）

13. 治一切疮口不合　秦艽细末，掺之。（《直指方》秦艽掺方）

14. 治久痈疽　秦艽半两。上一味，捣罗为末，涂敷疮上，以帛裹缚之，日三次。（《圣济总录》秦艽涂敷方）

15. 治胎动不安　秦艽、阿胶（炒）、艾叶。上等分，为粗末。每服五钱，水二盏，糯米百粒，煎至一盏，去滓温服。

(《妇人大全良方》秦艽汤)

【各家论述】 1.《纲目》:"秦艽,手足阳明经药也,兼入肝胆,故手足不遂,黄疸烦渴之病须之,取其去阳明湿热也。"

2.《本草经疏》:"秦艽,苦能泄,辛能散,微温能通利,故主寒热邪气,寒湿风痹,肢节痛,下水,利小便。性能祛风除湿,故《别录》疗风,无问新久,及通身挛急。能燥湿散热结,故《日华子》治骨蒸及疳热;甄权治酒疸,解酒毒;元素除阳明风湿及手足不遂,肠风泻血;好古泄热益胆气,咸以其除湿散结,清肠胃之功也。"

3.《本草征要》:"秦艽,长于养血,故能退热舒筋。治风先治血,血行风自灭,故疗风无问新久。"

4.《本草正义》:"秦艽能通关节,流行脉络,亦治风寒湿痹之要药。《本经》主寒热邪气,盖即指寒热之邪客于肌肉、筋络、骨节间者,秦艽善行百脉,故以为主。《本经》之所谓肢节痛,《别录》之所谓通身挛急,皆风寒湿三气之邪留于肌腠,着于骨节者也。又能下水利小便,亦通达百脉,故能祛湿下行耳。"又(秦艽)"既能行于关节,亦能内达于下焦。故宣通诸府,引导湿热直走二阴而出。昔人每谓秦艽为风家润药,其意指此,因之而并及肠风下血,张石顽且谓其治带,皆以湿热有余,宣泄积滞言之,非统治诸虚不摄之下血带下也。又就其导湿去热而引伸之,则治胃热,泄内热,而黄疸酒毒,牙痛口疮,温疫热毒,及妇人怀胎蕴热,小儿疳热烦渴等证,又皆胃家湿热,而秦艽又能通治之矣。约而言之,外通经隧,内导二便是其真宰,而通络之功,又在理湿之上。要之皆是从湿阻热结一面着想。""秦艽治热本因其能通利二便,遂以胃家湿热诸证,一概归其主治。然皆治实热,非虚热也。自《日华本草》插入主传尸骨蒸一语,而俗医又认为劳瘵发热之圣药。于是,血虚身热,率以秦艽、柴胡错综相间,自谓已握治劳之秘钥。不知苦能伤胃,寒能伤脾,岂不轻者致重,重者致死,而病者医者皆不觉悟,则《日华本草》殆其作俑者乎!李东璧谓黄疸烦渴之用秦艽,取其去阳明之湿热也,阳明有湿,则身体酸疼而烦热;阳明有热,则日晡潮热而骨蒸。其说甚是清澈。盖其能治潮热骨蒸,亦皆胃有实热之证,而谬者遂以移之于虚热,其相去不太远耶?若小儿疳热,亦惟实证为宜,挟虚者慎之。"

5.《药义明辨》:"秦艽,肝胃合病,经络热结者宜之。盖此味以风木行湿土之化,使气血悉归调理,而脉络无不贯通,不似诸风剂但以生升为其功。"

3677 秦皮 qín pí (《本经》)

【异名】 岑皮(《吴普本草》),梣皮(《别录》),樊槻皮(《本草经集注》),秦白皮(《药性论》),梣木皮(《本草拾遗》),蜡树皮(《中药志》)。

【基原】 为木犀科白蜡树属植物大叶梣、尖叶梣、白蜡树和宿柱梣的树皮。

【原植物】 1. 大叶梣 *Fraxinus rhynchophylla* Hance [*F. chinensis* Roxb. var. *rhynchophylla* (Hance) Hemsl.]

又名:梣木(《淮南子》),苦历木(《淮南子》高诱注),石檀(《别录》),苦树(《新修本草》),秦木(《纲目》),秤星树(《植物名实图考》),花曲柳(《东北木本植物图鉴》),苦枥白蜡树(《中药志》)。

落叶大乔木,高12~15 m。树皮灰褐色,光滑,老时浅裂。冬芽阔卵形,先端尖,黑褐色,具光泽,内侧密被棕色曲柔毛。当年生枝淡黄色,通直,去年生枝暗褐色,皮孔散生。叶轴上面具浅沟,小叶着生处具关节,节上有时簇生棕色曲柔毛;单数羽状复叶对生;小叶5~7枚,革质,阔卵形、倒卵形或卵状披针形,长3~11 cm,宽2~6 cm,营养枝的小叶较宽大,顶生小叶显著大于侧生小叶,下方1对最小,先端渐尖、骤尖或尾尖,基部钝圆,叶缘呈不规则粗锯齿,齿尖稍向内弯,有时也呈波状,通常下部近全缘。圆锥花序顶生或腋生于当年生枝梢,长约10 cm;苞片长披针形,早落;花梗长约5 mm;雄花与两性花异株;花萼浅杯状,萼片三角形无毛;无花冠;两性花具雄蕊2,长约4 mm;雌蕊具短花柱,柱头2叉深裂;雄花花萼小,花丝细,长达3 mm。翅果线形;具宿存萼。花期4~5月,果期9~10月。

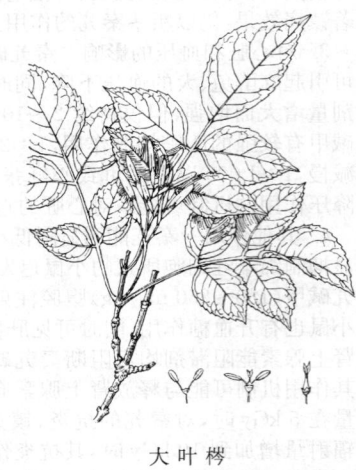

大叶梣

生于山坡、河岸、路旁。分布于华北、东北及黄河流域、长江流域、浙江、福建、广东、广西、贵州、云南等地。

2. 尖叶梣 *F. szaboana Lingelsh.* [*F. chinensis* Roxb. var. *acuminata* Lingelsh.; *F. caudata* J. L. Wu] 又名:尖叶白蜡树(《中国树木分类学》),尾叶梣(《武汉植物研究》)。

本种与大叶梣的不同点在于:小枝、叶轴和小叶下面被毛。小叶3~5(~7)片,小叶先端长渐尖至尾尖,下面常在中脉基部被白色柔毛。花无花冠,与叶同时开放;花萼杯状,与坚果基部疏离。

生于山地杂木林中。分布于我国南方各地。

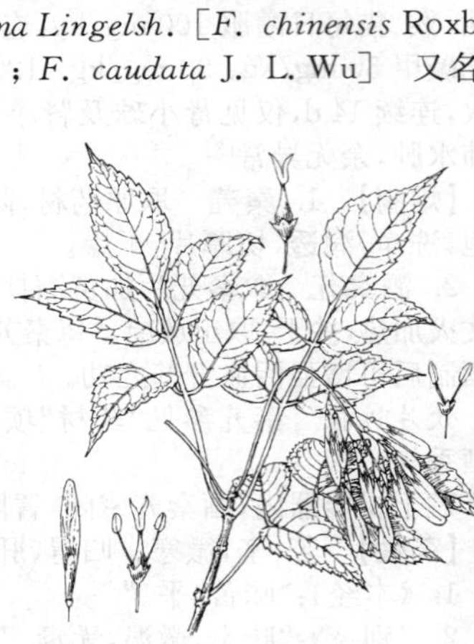

尖叶梣

3. 白蜡树 *F. chinensis* Roxb. [*F. chinensis* Roxb. var. *rotundata* Lingelsh.] 又名:梣(《淮南子》)。

与前两种不同点在于:小叶卵形、倒卵状长圆形至披针形,先端锐尖至渐尖;花萼筒状,紧贴坚果基部。

分布于中国南北各地。多为栽培,也见于海拔800~1 600 m的山地杂木林中。

4. 宿柱梣 *F. stylosa* Lingelsh. [*F. fallax* Lingelsh.] 又名:宿柱白蜡树、户县白蜡

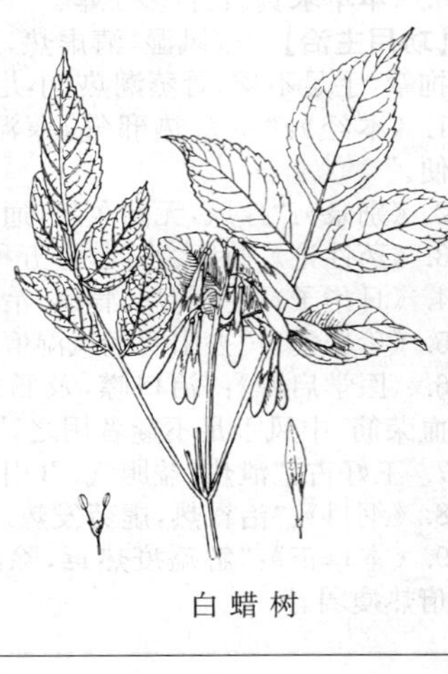

白蜡树

树（《秦岭植物志》）。

本种与前3种不同点在于：小叶无柄或近于无柄，叶片卵状披针形至阔披针形，叶轴细而直；花具花冠，先叶后花；萼齿明显。

生于海拔1 300～3 200 m的山坡杂木林中，分布于河南、四川、陕西、甘肃。

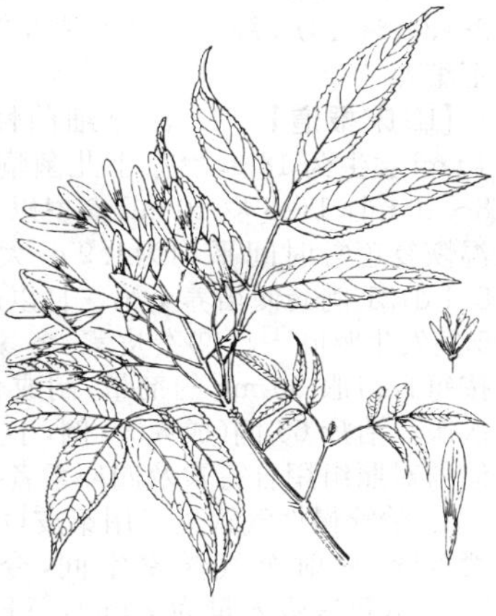
宿柱梣

【栽培】 生物学特性　喜温暖湿润、阳光充足的气候。对土壤要求不严，黄壤、黄棕壤等土壤上均能生长。

繁殖方法　种子繁殖或扦插繁殖。种子繁殖：3月份播种前将种子用温水浸泡24 h，或混拌湿沙在室内催芽，待种子萌动后，可条播于苗床内。苗床管理注意适量浇水、中耕、除草、施肥。当年苗高可达30～40 cm。扦插繁殖：在春季芽前选择健壮无病虫害的枝条，截成16～20 cm小段，在苗床上按行距30 cm开沟，深12～15 cm，每隔6～10 cm扦插1根，插条的顶芽露出床面，压实土壤。插后经常淋水，保持土壤湿润，并及时抹去下部的幼芽，保证顶芽正常生长，一年生苗高可达40～50 cm。苗高80～100 cm，即可移栽造林。

病虫害防治　病害有煤烟病，防治需注意通风、透光。虫害有蚜虫、介壳虫等，可用石硫合剂喷杀。糖槭介，6～7月用50%杀螟松稀释1 000倍液喷洒。

【采收加工】 栽后5～8年，树干直径达15 cm以上时，于春秋两季剥取树皮，切成30～60 cm长的短节，晒干。

【药材】 秦皮 *Cortex Fraxini*　主产于辽宁、黑龙江、内蒙古、陕西、河南等地。

性状　枝皮　呈卷筒状或槽状，长10～60 cm，厚1.5～3 mm。外表面灰白色、灰棕色至黑棕色或相间呈斑状，平坦或稍粗糙，并有灰白色圆点状皮孔及细斜皱纹，有的具分枝痕。内表面黄白色或棕色，平滑。质硬而脆，断面纤维性，黄白色。无臭，味苦。

干皮　为长条状块片，厚3～6 mm。外表面灰棕色，有红棕色圆形或横长的皮孔及龟裂状沟纹。质坚硬，断面纤维性较强。

鉴别　(1) 树皮横切面：木栓层为5～10余列细胞。栓内层为数列多角形厚角细胞。皮层较宽，纤维或石细胞单个散在或成群。中柱鞘部位有石细胞及纤维束组成的环带，偶有间断。韧皮射线宽1～3列细胞；韧皮纤维束成层状排列，中间贯穿射线，形成“井”字形；每层2～10列纤维，纤维壁极厚，胞腔点状，纤维层中有时伴有石细胞。本品薄壁细胞含多数淀粉粒和草酸钙砂晶。

(2) 取药材少许，加热水浸泡，浸出液在日光下可见碧蓝色荧光（检查秦皮甲素与秦皮乙素）。

(3) 薄层色谱：取本品粉末1 g，加乙醇10 ml，加热回流10 min，放冷，滤过，滤液作为供试品溶液。另取秦皮甲素与秦皮乙素对照品，加乙醇制成每1 ml各含5 mg的混合溶液，作为对照品溶液。吸取上述两种溶液各3 μl，分别点于同一硅胶G薄层板上，以甲苯-醋酸乙酯-乙醇-甲酸（3∶4∶2∶1）为展开剂，展开，取出，晾干，置紫外光灯（365 nm）下检视。供试品色谱中，在与对照品色谱相应的位置上，显相同颜色的荧光斑点。

品质标志　《中华人民共和国药典》2005年版规定：按高效液相色谱法测定，本品含秦皮甲素（$C_{15}H_{16}O_9$）和秦皮乙素（$C_9H_6O_4$）的总量不得少于1.0%。

【成分】 1. 大叶梣的树皮含马栗树皮苷（aesculin），马栗树皮素（aesculetin）[1]。香豆素类：秦皮乙素（esculetine）和秦皮素（fraxetin），6，7-二甲氧基-8-羟基香豆素（6，7-dimethoxy-8-hydroxycoumarin）[2]。又含生物碱[3]。

2. 尖叶梣的树皮含马栗树皮素，马栗树皮苷，秦皮苷（fraxin），东莨菪素（scopoletin），2，6-二甲氧基对苯醌（2,6-dimethoxy-*p*-benzoquinone）和微量的N-苯基-2-萘胺（N-phenyl-2-naphthylamine）[4]。

3. 白蜡树的树皮含马栗树皮素，秦皮素[5]，frachinoside，oleuropein，neooleuropein，野莴苣苷（cichoriin）[6]，（+）-松脂醇〔（+）-pinoresinol〕，（+）-乙酰氧基松脂醇〔（+）-acetoxypinoresinol〕，（+）-松脂醇-β-D-吡喃葡萄糖苷〔（+）-pinoresinol-β-D-glucopyranoside〕，（+）-丁香树脂酚（+）-4，4′-O-双吡喃葡萄糖苷〔syringaresinol（+）-4，4′-O-bis-β-D-glucopyranoside〕，（+）-cyllooivil[7]。

4. 宿柱梣的树皮含马栗树皮素，马栗树皮苷，秦皮苷，丁香苷（syringin），宿柱白蜡苷（stylosin）[8]。

【药理】 1. 抗菌作用　体外试验表明秦皮对金黄色葡萄球菌、福氏痢疾杆菌、宋内痢疾杆菌有显著的抑制作用，对伤寒杆菌、副伤寒杆菌也有一定程度的敏感性，但对大肠杆菌无效。体内试验显示，秦皮可降低由伤寒杆菌引起的小鼠急性腹腔感染的死亡率[1]。

2. 对花生四烯酸代谢的影响　马栗树皮素有较强的选择性抑制脂氧酶的活性。马栗树皮素浓度在10^{-7} mol/L以上时，有抑制脂氧酶活性；反之，浓度在10^{-7}～10^{-4} mol/L之间时，却增加血栓烷B_2（TXB_2）的生成；浓度在10^{-3} mol/L时，脂氧酶和环氧酶都几乎完全被抑制。马栗树皮素对血小板脂氧酶的IC_{50}为0.647 μmol/L，而对环氧酶的IC_{50}为447 μmol/L。马栗树皮素是通过抗氧化作用或通过铁螯合作用以外的其他方式，特异性地抑制血小板脂氧酶的[2]。致敏豚鼠离体肠系膜血管经抗原攻击后，会产生白三烯而产生强烈的收缩作用。马栗树皮素7.5×10^{-6} mol/L能对抗抗原攻击引起的灌流量减少，提示该成分对过敏反应释放白三烯引起的血管收缩有保护作用[3]。马栗树皮素的减少血液凝固，促进血液循环的作用，现已用于临床[4]。马栗树皮素和马栗树皮苷注射液可使兔血管收缩、血压上升，但对离体兔肠呈抑制作用[5]。

3. 止咳祛痰作用　马栗树皮素有止咳、祛痰、平喘作用[6]。

4. 体内过程　秦皮甲素的消除半衰期$t_{1/2(\beta)}$为9.81 h，吸收半衰期$t_{1/2(ka)}$为0.45 h。秦皮乙素的消除半衰期$t_{1/2(\beta)}$为12.21 h，吸收半衰期$t_{1/2(ka)}$为0.33 h，曲线下面积秦皮甲素（AUC）为18.33 μg·h/ml，秦皮乙素（AUC）为27.1 μg·h/ml，两者的吸收代谢虽不相同，但无显著差异[7]。

【药性】 苦、涩，寒。归肝、胆、大肠经。

1.《本经》：“苦，微寒。”

2.《吴普本草》:"神农、雷公、黄帝、岐伯:酸,无毒。李氏:小寒。"

3.《别录》:"大寒,无毒。"

4.《宝庆本草折衷》:"苦,平,寒。"

5.《纲目》:"气寒,味苦,性涩。乃是厥阴肝、少阳胆经药也。"

6. 南药《中草药学》:"入肝、大肠、胆经。"

【功用主治】 清热燥湿,清肝明目。主治湿热泻痢,带下,目赤肿痛,睛生疮翳,肺热气喘咳嗽。

1.《本经》:"主风寒湿痹,洗洗寒气,除热,目中青翳白膜,久服头不白,轻身。"

2.《别录》:"疗男子少精,妇人带下,小儿痫,身热。可作洗目汤。皮肤光泽,肥大有子。"

3.《药性论》:"主明目,去肝中久热,两目赤肿疼痛,风泪不止;治小儿身热,作汤浴,差。"

4.《本草拾遗》:"梣木皮、叶,煮洗蛇咬,亦作屑敷之。"

5. 张元素:"治女子崩中。"(引自《纲目》)

6.《履巉岩本草》:"治天蛇毒,似癞非癞。"

7.《汤液本草》:"主热痢下重,下焦虚。"

8.《本草汇言》:"敛精,收泪,息崩,止痢。"

9.《医林纂要》:"坚肾泻肝,平相火,止惊痫。"

10. 张秉成《本草便读》:"主少阳协热之痢疾,逐水行皮,洗厥阴湿火之阳邪,祛风明目。"

【用法用量】 内服:煎汤,6～12 g。外用:煎水洗眼或取汁点眼。

【宜忌】 脾胃虚寒者,禁服。

1.《本草经集注》:"恶茱萸。"

2.《药性论》:"恶苦瓠、防葵。"

3.《本草汇言》:"倘脾虚胃寒之人,尤宜少之。"

4.《本经逢原》:"胃虚少食者,禁用。"

【选方】 1. 治急性菌痢 秦皮、苦参各 12 g,炒莱菔子、广木香各 9 g。共为细末,开水调服,每次 9～12 g,每日 3～4 次。〔《国医论坛》1986,(2):52〕

2. 治下赤连年 鼠尾草、蔷薇根、秦皮。上三味等分,㕮咀,以水淹煎,去滓,铜器重釜煎,成丸如梧子,服五六丸,日三,稍增,瘥止。亦可浓汁服半升。(《千金方》)

3. 治慢性细菌性痢疾 秦皮 12 g,生地榆、椿皮各 9 g。水煎服。(《河北中药手册》)

4. 治小儿惊痫发热及变蒸发热 秦皮、茯苓各一钱,甘草五分,灯心二十根。水煎服。(《儿科撮要》)

5. 治伤寒病热,毒气入眼,生赤脉、赤膜、白肤、白翳者,及赤痛不得见光,痛毒烦恼者 秦皮、升麻、黄连各一两。用水四升,煮取二升半,冷之,取汤以滴眼中,须臾复用,日五六遍乃佳。忌猪肉、冷水。(《外台》引张文仲秦皮汤)

6. 治眼目肿痛有翳,胬肉,多泪难开 秦皮三两,防风(去芦头)、黄连(去须)、甘草(炙微赤,锉)各一两半。上件药,捣粗罗为散。每服三钱,以水一中盏,入淡竹叶二七片,煎至六分,去滓。每于食后温服之。(《圣惠方》秦皮散)

7. 治肝经风热,目赤睛痛,隐涩难开,经久不瘥 秦皮(去粗皮)、黄柏(去粗皮)、黄连(去须)、甘草(生用)、五倍子各等分,㕮咀,每用一大匙,水一中碗,入砂糖一弹子大,同煎至八分,绵滤令净,乘热洗至冷,觉口中苦为度,药冷再暖,两次洗。(《杨氏家藏方》光明散)

8. 治麦粒肿,大便干燥 秦皮 9 g,大黄 6 g。水煎服。孕妇忌服。(《河北中药手册》)

9. 治天蛇毒疮(草间花蜘蛛螫伤成疮,似癞非癞) 秦皮浓煎服,蚌粉、滑石、贝母末敷。(《直指方》)

10. 治牛皮癣 秦皮 30～60 g,煎水洗患处,每日或隔 2～3 d 洗 1 次,每次煎水可洗 3 次(温水)。(《全国中草药汇编》)

【临床报道】 1. 治疗细菌性痢疾 ①秦皮煎剂:每 40 ml 含生药 18 g,治疗小儿菌痢共 50 例。1 岁以下每日 8～10 ml,1～3 岁 10 ml,3 岁以上 15 ml,分 4 次口服。体温恢复正常时间平均为 1.9 d;大便次数恢复正常平均为 8.1 d;21 例粪便培养至第三日以后均转为阴性。服药后有 5 例发生呕吐[1]。②秦皮素:各家所用的剂量不一。有人按每日口服 50 mg 的剂量,制成合剂,不论年龄大小,分 4 次服。治疗 66 例(成人 30 例,小儿 36 例),有肯定的疗效,但与对照组用合霉素及四环素者相比,效果较差[2]。

2. 治疗慢性气管炎 用秦皮(大叶梣树皮)制成 1∶1 的喷雾液,喷射至气雾室空间,令患者在气雾室,每次吸 30 min(每次吸入量为 2 ml),每日 1 次,10 次为 1 个疗程,共观察治疗 480 例,其中治疗 2 个疗程者 422 例,显效率 53.5%,总有效率 92.9%;治疗 5 个疗程者 58 例,显效率 81%以上,总有效率 98.3%。又用秦皮浸膏片(每片含浸膏 0.3 g),每日 3 次,每次 2 片口服,10 d 为 1 个疗程,观察 3 个疗程,共 50 例,显效率 64%,总有效率为 96%。本品有明显止咳、祛痰、平喘作用,且见效较快[3]。

3. 治疗银屑病 用 50%秦皮注射液,每日 1 支肌注(每支 2 ml)。共治 20 例,其中静止期 13 例,进行期 7 例。结果治愈 9 例,显效 3 例,进步 7 例,无效 1 例,一般 20～40 d 获效[4]。

4. 治疗慢性结膜炎 将 70 例患者随机分为治疗组 35 例 70 只眼,用秦皮滴眼液治疗。1 次/h,每次 2 滴,每日不少于 10 次,病情控制后改为每日 6 次。对照组用 0.5%林可霉素滴眼液滴眼,1 次/h,每次 2 滴,每日不少于 10 次,病情控制后改为每日 6 次。均以 20 d 为 1 个疗程,治疗后第五日、第十日、第二十日各随诊 1 次。结果:治疗组总疗效明显优于对照组;两组治疗后眼干涩、异物感、目痒等眼部症状均有明显改善,但对睑内红赤、睑内椒样及粟样颗粒的眼部体征的疗效,治疗组明显优于对照组[5]。

【各家论述】 1.《纲目》:"梣皮治目病、惊痫,取其平木也;治下痢、崩带,取其收涩也;又能治男子少精,益精有子,皆取其涩而补也……药乃服食及惊、痫、崩、痢所宜,而人止知其治目一节,几于废弃,良为可惋。《淮南子》云:梣皮色青,治目之要药也。又《万毕术》云:梣皮止水,谓其能收泪也。高诱解作致水,言能使水沸者,谬也。"

2.《本草汇言》:"秦皮,味苦性涩而坚,能收敛走散之精气。故仲景用白头翁汤,以此治下焦虚热而利者,取苦以涩之意也。《别录》方止男子精虚,妇人崩带;甄氏方又治小儿惊痫身热,及肝热目暗,翳膜赤肿,风泪不止等疾,皆缘肝胆火郁,气散以致疾,以此澄寒清碧下降之物,使浊气分清,散气收敛。故治眼科,退翳膜,收泪出;治妇人科,定血崩,止白带;治大方科,止虚痢,敛遗精;治小儿科,安惊痫,退变蒸发热。"

3.《国药诠证》:"秦皮味苦而性微寒,《本经》主治风寒湿痹,以其能燥湿而利气也。洗洗寒气,系气中挟湿欲化而不能也,故燥之以促其化;湿化则热,燥能去湿,而寒能清热,故用以除热。若无湿之热,则可以清而不可以燥也。湿阻则气不和而成风,目中乃生翳膜,燥湿可以去风,风去则气和而翳膜自消。大明曰,秦皮之功,洗肝益精明目退热。肝为湿阻则气滞而目不明，肝通肾，肝气不和，则肾气亦受其影响，故散阻肝之湿，上可明目而下可益肾，肾气宣化则精气自充，明目之效实在燥湿驱风，而退热为燥湿之副作用，性虽微寒，不能用以清热也。好古曰：痢则下焦虚，故张仲景白头翁汤以黄柏、黄连、秦皮同用者，皆苦以坚之也。古人对于寒湿病皆称之曰虚，唯白头翁汤所治者为湿热病，故以清燥主治，不能称虚，湿盛则气阻而肠失其运化之力而痢，故清以治其热，燥以去其湿，使肠能运化则痢止矣。所谓苦以坚之，肠中有积湿则浮肿而不坚，故燥湿可以退肿而使坚。”

3678 珠兰 zhū lán（《纲目拾遗》）

【异名】 真珠兰、鱼子兰（《花镜》），珍珠兰（《药性考》），鸡爪兰（《纲目拾遗》），小疙瘩（《云南种子植物名录》），米兰、大骨兰（《广西本草选编》）。

【基原】 为金粟兰科金粟兰属植物金粟兰的全株或根、叶。

【原植物】 金粟兰 *Chloranthus spicatus*（Thunb.）Makino 半灌木，高 30～60 cm。茎圆形，无毛。叶对生；叶柄长 8～18 mm，基部多少合生；托叶微小；叶片厚纸质，椭圆形或倒卵状椭圆形，长 5～11 cm，宽 2.5～5.5 cm，先端急尖或钝，基部楔形，边缘具锯齿，齿端有一腺体，上面深绿色，光亮，下面淡黄绿色，侧脉6～8对，两面稍凸起。穗状花序排列成圆锥花序状，通常顶生；苞片三角形；花小，黄绿色，芳香；雄蕊 3，药隔合生成一卵状体，上部不整齐 3 裂，中央裂片较大，有 1 个 2 室的花药，两侧裂片较小，各有 1 个 1 室的花药；子房倒卵形。花期 4～7 月，果期 8～9 月。

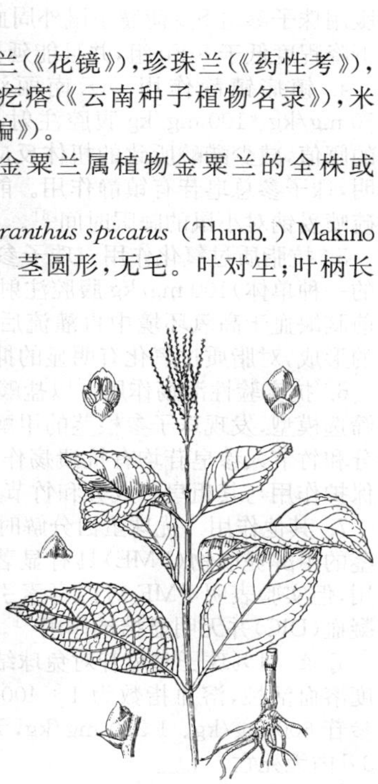
金粟兰

生山区丛林中，现各地多栽培。分布于福建、广东、四川、贵州、云南。

【采收加工】 夏季采收，切片，晒干。

【成分】 鲜花含挥发性成分：有顺式茉莉酮酸甲酯（*cis*-methyl jasmonate）33.71%，顺式-β-罗勒烯（*cis*-β-ocimene）32.23%，β-蒎烯（β-pinene）11.57%，反式-β-罗勒烯（*trans*-β-ocimene）4.61%，α-蒎烯（α-pimene）4.48%，γ-榄香烯（γ-elemene）1.46%等[1,2]。

根含有金粟兰内酯（chloranthalactone）A、C，异莪术呋喃二烯（isofuranodiene）和银线草喃醇（shizukafuranol）[3]。

【药性】 辛、甘，温。

1.《药性考》：“辛，窨茶香郁，其根有毒。”

2.《云南中草药》：“辛，微甘，温。”

3.《广西本草选编》：“味苦、微辛，性平。”

4.《全国中草药汇编》：“辛、甘、微涩，温。”

【功用主治】 祛风湿，活血止痛，杀虫。主治风湿痹痛，跌打损伤，偏头痛，顽癣。

1.《药性考》：“磨敷痈疖。”

2.《云南中草药》：“祛风湿，接筋骨。主治风湿疼痛，跌打损伤，癫痫，子宫脱出，感冒，腹胀。”

3.《广西本草选编》：“活血散瘀，杀虫止痒。主治风湿性关节炎，偏头痛，劳伤咳嗽，跌打骨折，外伤出血，顽癣。”

【用法用量】 内服：煎汤，15～30 g；或入丸、散。外用：捣敷；或研末撒。

【宜忌】 孕妇忌服。

【选方】 治风湿疼痛，跌打损伤，癫痫 （珠兰）全株 30～60 g，水煎或泡酒服。（《云南中草药》）

3679 珠儿参 zhū ér shēn（《本草从新》）

【异名】 珠参（《纲目拾遗》），钮子七、扣子七（《四川中药志》），竹鞭三七（《湖南药物志》），疙瘩七、珠子参、土三七、盘七、野三七（《云南中草药》）。

【基原】 为五加科人参属植物珠儿参的根茎。

【原植物】 珠儿参 *Panax japonicus* C. A. Mey. var. *major*（Burk.）C. Y. Wu et K. M. Feng［*P. pseudoginseng* Wall. var. *major*（Burk.）Li］ 又名：大叶三七（《中国高等植物图鉴》），秀丽假人参（《中国植物志》）。

多年生草本，高约 80 cm。根茎串珠状，故名珠子参，节间通常细长如绳；有时部分结节密生呈竹鞭状。掌状复叶 3～5 枚轮生茎顶；叶柄长约 9 cm；小叶通常 5，两侧的较小，小叶柄长 5～15 mm，中央小叶片椭圆形或椭圆状卵形，长 10～13 cm，宽 5～7 cm，先端长渐尖，基部近圆形或楔形，边缘有细密锯齿，边缘及两面散生刺毛。伞形花序单一，有时其下生 1 至多个小伞形花序；花小，淡绿色；花萼先端有 5 尖齿；花瓣 5，卵状三角形，先端尖；雄蕊 5，花丝短；子房下位，花柱通常 2，分离。核果状浆果，圆球形，熟时鲜红色。花期 7～8 月，果期 8～10 月。

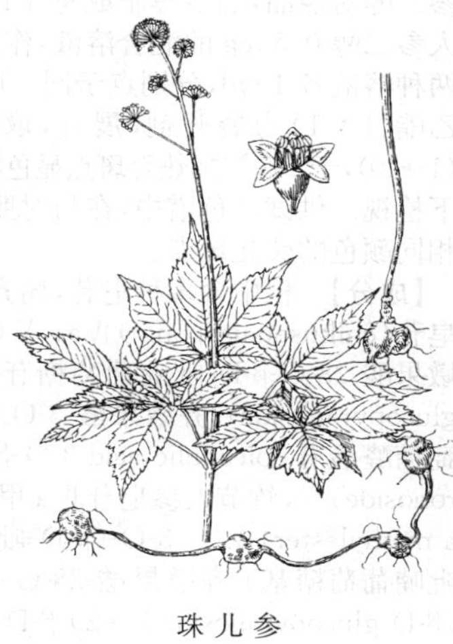
珠儿参

生于海拔 1 800～3 500 m 的山坡竹林下或杂木林中阴湿处。分布于西南及河南、湖北、湖南、陕西、甘肃、宁夏等地。

本植物的叶（珠儿参叶）亦供药用，另设专条。

【采收加工】 9～10 月采挖根茎，干燥，或蒸透后干燥。

【药材】 珠儿参 *Rhizoma Panacis Majoris* 主产于云南。

性状 根茎略呈扁球形、圆锥形或不规则菱角形，偶呈连珠状，直径 0.5～2.8 cm。表面棕黄色或黄褐色，有明显的疣状突起及皱纹。偶有圆形凹陷的茎痕，有

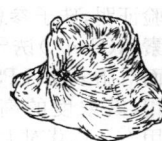

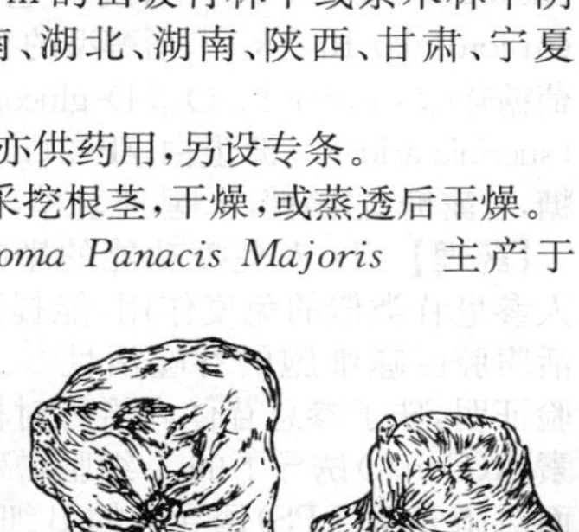
珠儿参（根茎）外形

的一侧或两侧残存细的节间。质坚硬，断面不平坦，淡黄白色，粉性。气微，味苦、微甘，嚼之刺喉。蒸（煮）者断面黄白色或黄棕色，略呈角质样，味微苦、微甘，嚼之不刺喉。

鉴别　(1)根茎横切面：木栓层为数列木栓细胞。皮层稍窄，有分泌道，呈圆形或长圆形，直径 32～500 μm，周围分泌细胞 5～18 个。韧皮部分泌道较小。形成层断续可见。木质部导管呈放射状或"V"字形排列；导管类多角形，直径约至 76 μm；射线宽广。中央有髓。薄壁细胞含淀粉粒，有的含草酸钙簇晶。

(2) 取本品粉末 1 g，加水 10 ml，浸泡过夜，热浸 10 min，立即滤过。取具塞试管两支，各加入滤液 1 ml，分别加氢氧化钠试液与盐酸溶液（1→20）各 2 ml，用力振摇 1 min，加酸管生成的泡沫比加碱管高出约 1 倍（检查皂苷）。

(3) 取本品粉末约 0.5 g，加乙醇 5 ml，振摇 30 min，滤过，滤液蒸干，滴加三氯化锑饱和的氯仿溶液，再蒸干，即显紫红色。

(4) 薄层色谱：取本品粉末 1 g，加水 5～10 滴，搅匀，再加水饱和的正丁醇 10 ml，密塞，振摇约 10 min，放置过夜，滤过，滤液蒸干，残渣加硫酸与 30％乙醇的混合溶液（1→20）10 ml，加热回流 2 h，用氯仿 20 ml 提取，分取氯仿层，用水 10 ml 洗涤（必要时离心，使分层），弃去洗液，蒸干，残渣加甲醇 1 ml 使溶解，作为供试品溶液。另取齐墩果酸与人参二醇对照品，加甲醇制成每 1 ml 含齐墩果酸 1.5 mg 和人参二醇 0.5 mg 的混合溶液，作为对照品溶液。吸取上述两种溶液各 10 μl，分别点于同一硅胶 G 薄层板，以苯-醋酸乙酯（1∶1）为展开剂，展开，取出，晾干，喷以硫酸溶液（1→10），于 105 ℃加热至斑点显色清晰，置紫外光灯（365 nm）下检视。供试品色谱中，在与对照品色谱相应的位置上，显相同颜色的荧光斑点。

【成分】　根中含多种皂苷，属齐墩果烷型的有：竹节人参皂苷（chikusetsusaponin）Ⅳa、Ⅴ（即是人参皂苷-Ro）[1]，齐墩果酸-28-O-β-D-吡喃葡萄糖苷（oleanolic acid-28-O-β-D-glucopyranoside），齐墩果酸-3-O-β-D-（6′-O-甲基）-吡喃葡萄糖醛酸苷〔oleanolic acid-3-O-β-D-(6′-O-methyl)-glucuronoside〕[2]，竹节人参皂苷Ⅳa 甲酯（chikusetsu saponin Ⅳa methylester）[3, 4]，3-O-〔β-D-吡喃葡萄糖基（1→2）-β-D-吡喃葡萄糖基〕-齐墩果酸-28-O-β-D-吡喃葡萄糖苷｛3-O-〔β-D-glucopyranosyl(1→2)-β-D-glucopyranosyl〕-oleanolicacid-28-O-β-D-glucopyranoside｝[4]；属达玛烷型的有：人参皂苷（ginsenoside）-Rd[1]、-Re、-Rg_2[4]，20（S）-葡萄糖基人参皂苷-Rf〔20(S)-gluco-ginsenoside-Rf〕[5]，三七皂苷-R_2（notoginsenoside-R_2）[1]；属奥寇梯木醇型的有：珠子参苷（majoroside）-R_1、-R_2[1]；甾醇型的有：β-谷甾醇-3-O-β-D-吡喃葡萄糖苷（β-sitosterol-3-O-β-D-glucopyranoside）[2]。又含琥珀酸（succinic acid）[6]，糖蛋白 ZP-2（glycoprotein ZP-2），系由葡萄糖，甘露糖，岩藻糖，木糖，半乳糖，鼠李糖和糖醛酸所组成[7]。

【药理】　1. 对免疫功能的影响　珠子参根茎总苷有与人参皂苷类似的免疫作用，能提高小鼠血中碳廓清率和激活腹腔巨噬细胞的吞噬活性[1]。采用^{3}H-TdR 掺入法，实验证明，珠子参总苷体内给药对植物血凝素（PHA）和刀豆素 A（ConA）诱导下的 T 细胞增殖效应有明显的增强作用，而对脂多糖（LPS）诱导下的 B 细胞增殖效应无明显增强作用，其浓度的高低也影响着 T 细胞增殖反应的增强作用[2]。总苷对大肠杆菌脂多糖诱导的小鼠腹腔巨噬细胞产生白介素-1 有明显的增强作用，并能对抗环磷酰胺对小鼠腹腔巨噬细胞产生白介素-1 的抑制作用。总苷对ConA诱导的小鼠脾细胞产生白介素-2 有明显的促进作用，并能对抗环磷酰胺对白介素-2 产生的抑制作用[3]。

2. 细胞毒作用　珠子参血清和珠子参煎液在体外对 HL-60 细胞株均有明显的细胞毒作用，72 h 时抑制率分别为 31.27％、34.23％，与 5-氟尿嘧啶（5-FU）联合应用后，达 72.9％、75.22％。作用 72 h 后酸性磷酸酶活性高于对照组，细胞形态学观察以中幼粒及晚幼粒为主，向成熟细胞方向分化[4]。

3. 对化疗药物的减毒作用　使用化疗药物（5-Fu）同时服用珠子参组 S_{180} 荷瘤小鼠外周血中白细胞及网织红细胞下降程度低于 5-Fu 组，并且能延长生存期[5]。

4. 镇痛镇静作用　云南丽江产大叶珠子参总皂苷 50 mg/kg、100 mg/kg 腹腔注射，能明显提高热板法致痛的阈值，减少醋酸所致的扭体反应小鼠只数。爬杆实验表明，珠子参总皂苷有镇静作用。能明显延长戊巴比妥钠和硫喷妥钠对小鼠的睡眠时间[6]。

5. 抗脂质过氧化作用　珠子参 F（系总皂苷中分离纯化的一种单体）100 mg/kg 腹腔注射，能明显降低沙土鼠急性前脑缺血于高氧环境中再灌流后脑组织中丙二醛（MDA）的形成，对脂质过氧化有明显的抑制作用[7]。

6. 抗实验性溃疡作用　以盐酸/乙醇诱发大鼠胃溃疡为筛选模型，发现珠子参根茎的甲醇提取物（PME）其皂苷部分和竹节人参皂苷均有抗溃疡作用。提示 PME 的胃黏膜保护作用与其粗皂苷成分和竹节人参皂苷有关[8]。

7. 其他作用　优球蛋白分解时间测定法表明，珠子参根茎的甲醇提取物（PME）具有显著的促进纤维蛋白溶解作用，但实验表明 PME 对内毒素引起的大鼠弥散性血管内凝血（DIC）并无明显拮抗作用[9]。

毒性　1％珠子参皂苷对兔球结膜无明显刺激作用，有轻度溶血活性，溶血指数为 1∶400；3 只小鼠皮下注射珠子参苷 600 mg/kg、1 200 mg/kg，无异常反应，仅活动减少，3 d 内无死亡[1]。

【药性】　苦、甘，寒。

1.《本草从新》："苦，寒，微甘。味厚体重。"

2.《药性考》："味辛、甘，性温。"

3.《四川中药志》1960 年版："性平，味苦、微甘。入肝、胃二经。"

【功用主治】　清热养阴，散瘀止血。主治热病烦渴，阴虚肺热咳嗽，咳血，吐血，衄血，便血，尿血，崩漏，外伤出血，跌打伤肿，风湿痹痛，胃痛，月经不调，风火牙痛，咽喉肿痛，疮痈肿毒。

1.《本草从新》："补肺，降火，肺热者宜之。"

2.《药性切用》："入肺泻热，补虚用代沙参。"

3.《救生苦海》："血症用之，可代三七。"（引自《纲目拾遗》）

4.《药性考》："托里，外症堪用。"

5.《天宝本草》："破瘀血，通骨节，治努力劳伤，气滞血凝，周身疼痛，吐衄。"

6.《四川中药志》1960 年版："治崩中下血。"

7.《北方常用中草药手册》："祛痰。治尿血，气管炎，支气管炎，胸胁胃疼。"

8.《云南中草药》："治胃痛，咽峡炎，喉炎，颌下腺炎，腮腺炎，月经不调，病后体虚。"

9.《陕西中草药》："镇惊熄风，除风湿，理气健胃，止痛。主治小儿惊风，跌打损伤，风湿性关节炎，胃痛，肿毒恶疮。"

【用法用量】　内服：煎汤，3～15 g；或入丸、散；或泡酒。

外用：研末干掺或调涂；或泡酒擦；或鲜品捣敷。

【宜忌】 孕妇禁服。

1.《本草从新》："脏寒者服之，即作腹痛；郁火服之，火不透发，反生寒热。"

2.《药性切用》："胃虚者不宜多用。"

3.《四川中药志》1960年版："血脱无瘀及孕妇忌服。"

【选方】 1. 治咳血 扣子七、枇杷叶各9 g，白茅根、仙鹤草各1.5 g，贝母6 g。水煎服。(《湖北中草药志》)

2. 治吐血，鼻出血，便血，子宫出血 大叶三七研末，每服1.5 g，每日2次。(《宁夏常用中草药》)

3. 治跌打损伤，腰腿痛 珠子参15 g。泡酒500 g内服，每次服10 ml，每日3次。(《云南中草药选》)

4. 治劳伤腰痛 扣子七 15 g，土鳖虫 15 g。泡酒服。(《恩施中草药手册》)

5. 治齿痛 珠儿参切片含之。(《本草推陈》)

6. 治痈肿疮疡，跌打瘀痛 大叶三七适量，用陈醋磨浓汁外涂；亦可同时取大叶三七9 g，水酒各半煎服。(《宁夏中草药手册》)

7. 治小儿惊风 钮子七 9 g，研粉，每次 0.3 g，每日 3 次，温开水冲服。(《陕西中草药》)

8. 治身体虚弱 ①(大叶三七)根9 g。水煎服。(《湖南药物志》)②珠子参适量。炖肉服。(《云南中草药》)

【各家论述】 《本草从新》："珠儿参，性大约与西洋人参相同，不过清热之功，热去则火不刑金而肺脏受益，非真能补也。"

3680 珠子参 zhū zǐ shēn (《滇南本草》)

【异名】 鸡腰参、大金线吊葫芦(《昆明民间常用草药》)，珠儿参、白地瓜(《贵州药用植物目录》)

【基原】 为桔梗科党参属植物珠子参的块根。

【原植物】 珠子参 *Codonopsis convolvulacea* Kurz var. *forrestii* (Diels) Tsoong

多年生缠绕草本。块根肉质肥厚，常2枚并生，表面有横形瘤状突起，含乳汁。茎枝较粗，直径可达3 mm；单叶互生，披针形，长5.5～8.5 cm，宽1.4～2.2 cm，先端长渐尖，基部楔形，全缘；叶柄长3～5 mm；花单生于叶腋，花梗长5～14 cm，呈缠绕状；萼筒倒圆锥状，裂片5；花冠浅钟状，蓝紫色，花瓣5，狭椭圆形，长约4.5 cm；雄蕊5枚；子房半下位，柱头3裂。蒴果倒卵形，熟后室裂。种子多数，近卵形，浅棕色。

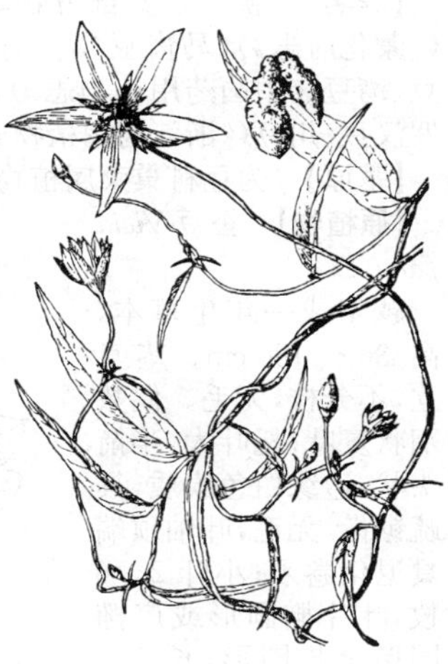

珠 子 参

生于山坡、灌木林下阴湿的地区。分布贵州、云南等地。

【采收加工】 秋季采挖，切片，晒干。

【药性】 甘，平。

1.《滇南本草》："性温平，味甘微苦。"

2.《昆明民间常用草药》："性平，味淡甜。"

【功用主治】 止血生肌，补肺。

1.《滇南本草》"止血生肌。为末，捻刀伤疮，收口甚速。"

2.《昆明民间常用草药》："补肺虚；治肺虚咳嗽。"

【用法用量】 内服：煎汤，15～30 g。外用：研末撒。

3681 珠儿参叶 zhū ér shēn yè (《本草推陈》)

【异名】 参叶(《湖北中草药志》)，参叶子(《陕西中草药》)。

【基原】 为五加科人参属植物珠儿参 *Panax japonicus* C. A. Mey. var. *major* (Burk.) C. Y Wu et K. M. Feng 的叶。

【原植物】 参见"珠儿参"条。

【采收加工】 7～10月采收，鲜用或晒干。

【药性】 苦、微甘，微寒。归肺、胃、心经。

1.《本草推陈》："味苦。"

2.《四川中药志》1960年版："性微寒，味苦、甘，无毒。入心、肺、胃经。"

3.《陕西中药志》："气味清香，微甘。入心、肝、肺经。"

【功用主治】 清热解暑，生津润喉。主治热伤津液，烦渴，骨蒸劳热，咽喉干燥，声音嘶哑，风火牙痛。

1.《本草推陈》："民间煎汤治风火牙痛，有清凉降火之功。并有用叶拭发生发。"

2.《四川中药志》1960年版："生津止渴，治暑热伤津，口干舌燥，心烦神倦，虚热上干清阳而头昏目眩等。"

3.《陕西中药志》："清肺，止渴，生津，作茶茗常服有滋补强壮之效，歌舞艺人多用之保护嗓音。"

4.《陕西中草药》："治骨蒸劳热，腰腿痛。"

5.《湖北中草药志》："治热病伤津，胃阴不足，虚火牙痛。"

【用法用量】 内服：煎汤，3～12 g；或开水泡。

【宜忌】 《四川中药志》1960年版："无热者忌服。"

【选方】 1. 治暑热津伤口渴 参叶6 g，麦冬9 g，五味子1.5 g。开水泡，当茶服。(《湖北中草药志》)

2. 治骨蒸劳热，腰腿痛，防中暑 参叶子 6～9 g。水煎服或泡茶饮。(《陕西中草药》)

3682 珠芽半支 zhū yá bàn zhī (《全国中草药汇编》)

【异名】 狗牙菜、狗牙瓣、小箭草(《四川中药志》)，零余子景天(《拉汉种子植物名称》)，珠芽石板菜(《中国种子植物分类学》)，零余子佛甲草(《植物学大辞典》)。

【基原】 为景天科景天属植物珠芽景天的全草。

【原植物】 珠芽景天 *Sedum bulbiferum* Makino [*S. alfredii* Hance var. *bulbiferum* (Makino) Frod.] 又名：马尿花(《江苏南部种子植物手册》)。

多年生肉质草本，高7～22 cm。茎基部分枝，直立或横卧，生须根。茎下部叶常对生，上部叶互生，卵状匙形或匙状倒披针形，长10～15 mm，宽2～4 mm，先端钝，基部渐狭，有短距，叶腋内常生球

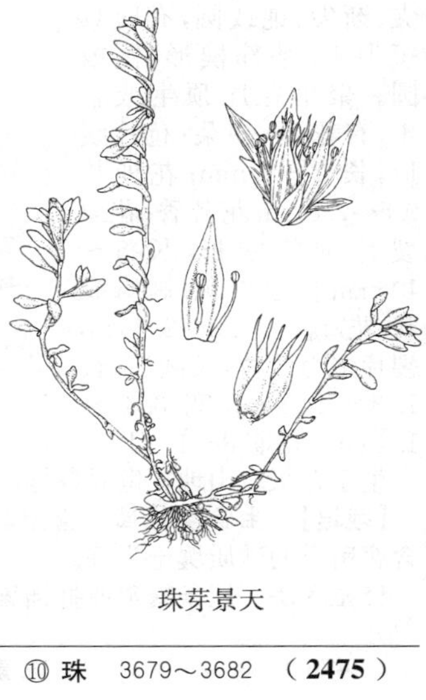

珠芽景天

形、肉质小珠芽，落地后能生成新的植株。聚伞状花序，常有3分枝，每分枝再成二歧分枝；花无梗；萼片5，披针形至倒披针形，先端钝，有短距；花瓣5，黄色，披针形，先端有短尖；雄蕊10，2轮，较花瓣短；心皮5，略叉开，基部1 mm合生。蓇葖果，呈星状排列。种子长圆形，有乳头状突起。花期4～5月，果期6～7。

生于海拔1 000 m以下的低山、平地、田野阴湿处。分布于华东、中南、四川、云南、台湾等地。

【采收加工】 6～7月采收全草，鲜用或晒干。

【药性】 酸、涩，凉。归肝经。

1.《全国中草药汇编》："辛，涩，温。"

2.《四川中药志》1979年版："酸，凉。"

【功用主治】 清热解毒，止血，截疟。主治热毒痈肿，牙龈肿痛，毒蛇咬伤，血热出血，外伤出血，疟疾。

1.《全国中草药汇编》："散寒，理气，止痛，截疟。主治食积腹痛，风湿瘫痪，疟疾。"

2.《四川中药志》1979年版："清热解毒，凉血止血，用于疮肿，蛇伤，牙龈肿痛，热症出血。"

【用法用量】 内服：煎汤，12～24 g；或浸酒。外用：捣敷。

【选方】 1. 治毒蛇咬伤　鲜狗牙菜60 g，鲜半边莲60 g。捣烂绞汁内服，并以渣敷伤处。

2. 治火牙　鲜狗牙菜30 g，鸭蛋1个。加盐少许煮食。

3. 治肺热咯血　鲜狗牙菜30 g，吉祥草30 g。水煎服。(1～3方出自《四川中药志》1979年版)

3683 素馨花 sù xīn huā (《纲目》)

【异名】 耶悉茗花(《南方草木状》)，野悉蜜(《酉阳杂俎》)，玉芙蓉(《花镜》)，素馨针(《广东中药》)。

【基原】 为木犀科茉莉属植物素馨花的花蕾。

【原植物】 素馨花 *Jasminum grandiflorum* L. [*J. officinale* L. var. *grandiflorum* (L.) Stokes]

攀缘灌木，高2～4 m。小枝圆柱形，具棱或沟。叶对生，羽状深裂或具5～9小叶；叶轴常具窄翼，叶柄长0.5～4 cm；小叶片卵形或长卵形，顶生小叶片常为窄菱形，长0.7～3.8 cm，宽0.5～1.5 cm，先端急尖、渐尖、钝或圆，有时具短尖头，基部楔形、钝或圆。聚伞花序顶生或腋生，有花2～9朵；苞片线形，长2～3 mm；花梗长0.5～2.5 cm，花芳香；花萼裂片锥状线形，长5～10 mm；花冠白色，高脚碟状，花冠管长1.3～2.5 cm，裂片多为5枚，长圆形，长1.3～2.2 cm，宽0.8～1.4 cm。花期8～10月。

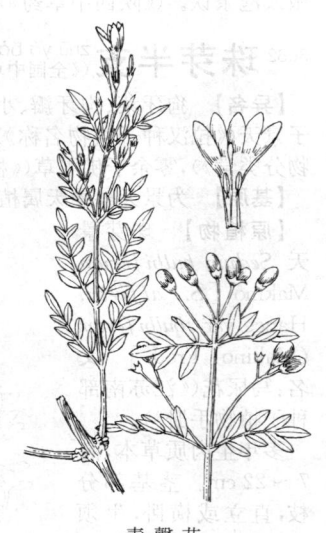

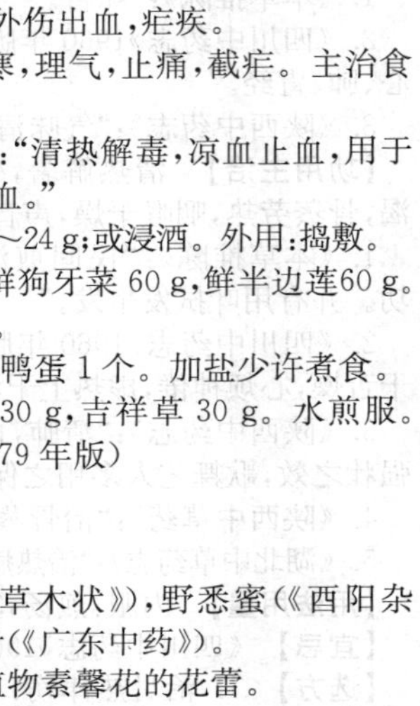

素馨花

生于石灰岩山地。世界各地广泛栽培。

【栽培】 生物学特性　喜温暖、湿润的气候。土壤以富含腐殖质的砂质壤土为好。

繁殖方法　压条繁殖或扦插繁殖。伞形压条法：选4～5年生植株，在冬季修剪时，选顶端健壮、长势旺盛的枝条4～5根，待枝条延伸到一定长度时，把枝条的中下部埋入土中，第二年秋季，压条生长出新根后，切断与母株的联系，待新株完全成活后再行移栽。扦插繁殖：在7～8月间截取15～20 cm长、带有2～3芽苞的枝条，斜插于苗床中，保持床温25～35 ℃，经常湿润，约1个月即可生出新根。在早春或晚秋季节分栽定植。行株距按1 m左右挖成直径40～50 cm坑穴，施腐熟基肥，每穴栽2～3株或3～4株为一丛，填土踏实，浇水培育，加强管理。

【采收加工】 8～10月花蕾形成后，选晴天，当太阳尚未升起时采摘花蕾，隔水蒸，晒干。

【药材】 素馨花 *Flos Jasmini Officinalis*　主产于云南。

性状　花蕾略呈笔头状，长2～3 cm。表面金黄色或淡黄褐色，皱缩，花冠筒细管状，长1～2 cm，直径1～1.5 mm，花冠裂片5片，呈覆瓦状裹紧，直径2～3 mm，剖开可见着生于花冠筒上部的2枚雄蕊，花丝短，花药狭长圆形，中央常有花柱残存。质稍脆，遇潮变软。气香，味微苦、涩。

【成分】 花含挥发性成分：芳樟醇(linalool)，乙酸苄酯(benzyl acetate)，苯甲酸(Z)-3-己烯酯[(Z)-3-hexenyl benzoate]，顺式茉莉酮(*cis*-jasmone)，吲哚(indol)，素馨内酯(jasmine lactone)及茉莉酮酸甲酯(methyljasmonate)[1]。

【药性】《广东中药》："性平，无毒。"

【功用主治】 疏肝解郁，行气止痛。主治肝郁气滞所致的胁肋脘腹作痛，下痢腹痛。

1.《纲目》："采花压油泽头，甚香滑也。"

2.《岭南采药录》："解心气郁痛，止下痢腹痛。"

3. 广州部队《常用中草药手册》："疏肝解郁，化滞止痛。"

【用法用量】 内服：煎汤，5～10 g；或代茶饮。

【选方】 治消化不良、十二指肠球部溃疡，或慢性肝炎、肝硬化，症见脘腹胁痛偏于热者　素馨花9 g，川朴6 g，延胡索、佩兰各9 g。水煎服。(《中药临床应用》素馨汤)

3684 蚕豆 cán dòu (《救荒本草》)

【异名】 佛豆(《益部方物略记》)，胡豆(《纲目》)，南豆(《蒙化府志》)，马齿豆(《台湾植物名录》)，竖豆、仙豆、寒豆、湾豆(《中国药用植物志》)，夏豆(《上海常用中草药》)，罗汉豆、川豆(《浙江药用植物志》)。

【基原】 为豆科巢菜属植物蚕豆的种子。

【原植物】 蚕豆 *Vicia faba* L.

越年或一年生草本，高30～180 cm。茎直立，不分枝，无毛。偶数羽状复叶；托叶大，半箭头状，边缘白色膜质，具疏锯齿，无毛，叶轴顶端具退化卷须；小叶2～6枚，叶片椭圆形或广椭圆形至长圆形，长4～8 cm，宽2.5～4 cm，先端圆形或钝，具细尖，基部楔形，全缘。总状花序腋生或单生；萼钟状，膜质，5裂，裂片披针形，上面2裂片稍短；花

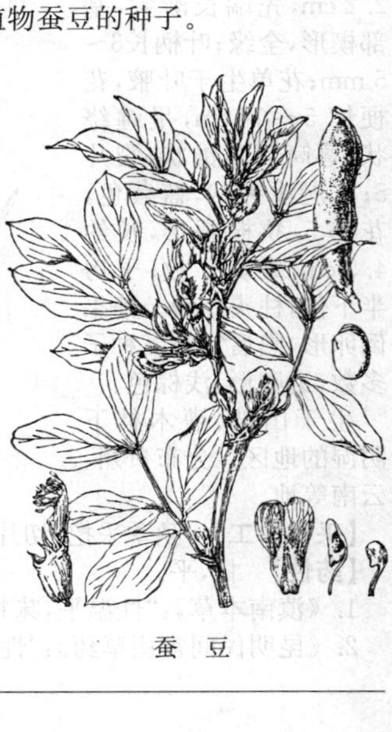

蚕　豆

冠蝶形，白色，具红紫色斑纹，旗瓣倒卵形，先端钝，向基部渐狭，翼瓣椭圆形，先端圆，基部作耳状三角形，一侧有爪，龙骨瓣三角状半圆形，有爪；雄蕊 10，二体；子房无柄，无毛，花柱先端背部有一丛白色髯毛。荚果长圆形，肥厚，长 5～10 cm，宽约 2 cm。种子 2～4 颗，椭圆形，略扁平。花期 3～4 月，果期 6～8 月。

全国各地广为栽培。

本植物的叶（蚕豆叶）、花（蚕豆花）、种皮（蚕豆壳）、果壳（蚕豆荚壳）和茎（蚕豆茎）亦供药用，另设专条。

【采收加工】 7～9 月果实成熟呈黑褐色时，拔取全株，晒干，打下种子，扬净后再晒干；或鲜嫩时用。

【药材】 蚕豆 *Semen Viciae Fabae* 主产于江苏、浙江、安徽、四川等地。

性状 种子扁矩圆形，长 1.2～1.5 cm，直径约 1 cm，厚 7 mm。种皮表面浅棕褐色，光滑，微有光泽，两面凹陷；种脐位于较大端，褐色或黑褐色。质坚硬，内有子叶 2 枚，肥厚，黄色。气微，味淡，嚼之有豆腥气。

【成分】 含酯类：卵磷脂（lecithin），磷脂酰乙醇胺（phosphatidylethanolamine），磷脂酰肌醇（phosphatidyl inositol），半乳糖基甘油二酯（galactosyl diglyceride）[1] 和磷脂（phospha tide）[2]。生物碱类：胆碱（choline）[3]，哌啶-2-酸（pipecolic acid）[4]，腐胺（putrescine），精脒（spermidine），精胺（spermine），去甲精胺（norspermine）[5]，巢菜碱苷（vicine）和伴巢菜碱苷（convicine）[6]。另含抗坏血酸（ascorbic acid）[7]。

【药性】 甘、微辛，平。归脾、胃经。

1.《纲目》："甘微辛，平，无毒。"

2. 姚可成《食物本草》："味甘、咸、辛，平，无毒。"

3.《医林纂要》："甘、咸，寒。"

4.《本草求真》："入脾、胃。"

5.《本草再新》："心、脾二经。"

【功用主治】 健脾利水，解毒消肿。主治膈食，水肿，疮毒。

1. 汪颖《食物本草》："快胃，和脏腑。"

2.《本草从新》："补中益气，涩精，实肠。"

3.《医林纂要》："滑肠，利水。"

4.《福建药物志》："健脾利水。主治脚气，水肿。"

【用法用量】 内服：煎汤，30～60 g；或研末；或作食品。外用：捣敷；或烧灰敷。

【宜忌】 内服不宜过量，过量易致食积腹胀。对本品过敏者禁服。

1.《本经逢原》："性滞，中气虚者食之，令人腹胀。"

2.《本草求原》："多食气滞成积作痛。"

3.《民间常用草药汇编》："不可与菠菜同用。"

【选方】 1. 治膈食 蚕豆磨粉，红糖调食。（《指南方》）

2. 治水胀 虫胡豆（有虫之胡豆）30～240 g，炖牛肉服。（《民间常用草药汇编》）

3. 治水肿 蚕豆 60 g，冬瓜皮 60 g。水煎服。（《湖南药物志》）

4. 治癞痢秃疮 鲜蚕豆打如泥，涂疮上，干即换之。三五次即愈。如无鲜豆，即用干豆，浸胖打如泥敷之，干即换，数五次即愈。（《吉人集验方》）

5. 治扑打及金刃伤，血出不止 蚕豆炒，去壳，取豆捣细和匀，蜡熔为膏，摊贴如神。（《串雅外编》假象皮膏）

6. 治阴发背由阴转阳 甘草三钱，大蚕豆三十粒，水二碗，煮熟，取蚕豆去皮食，半日后即转阳。（《仙拈集》甘蚕豆）

7. 治误吞铁针入腹 蚕豆同韭菜食之，针自大便同出。（《纲目》引《积善堂方》）

【临床报道】 治疗慢性肾炎 观察 46 例。分型：普通型 16 例，高血压型 8 例，类肾病型 22 例。用药分组：蚕豆组 6 例。方法：老蚕豆 200 g，红糖 100 g，水煎成 500 ml，每日早晨空腹服 100 ml，5 d 服完。可连续服用。蚕豆衣组 38 例。方法：蚕豆衣 10 kg，煮成浸膏 5000 ml，内加红糖 2.5kg，分装 50 瓶。每次服 20～30 ml，每日服 2～3 次。30 d为 1 个疗程，一般服 3 个疗程。蚕豆烧猪肉组 2 例。方法：老蚕豆 200 g，猪肉 500 g，炖服（也可红烧），坚持每日吃。蚕豆也可炖黄牛肉食用，不少于吃 1 个月。结果：临床治愈率为 32.6%，总有效率为 82.6%[1]。

3685 蚕沙 cán shā（《本草经集注》）

【异名】 原蚕屎（《别录》），晚蚕沙（《斗门方》），蚕砂（《医学入门》），原蚕沙（《纲目》），马鸣肝（《东医宝鉴》），晚蚕矢（《本草备要》），二蚕沙（《江苏药材志》），蚕屎（《全国中草药汇编》）。

【基原】 为蚕蛾科家蚕属动物家蚕蛾 *Bombyx mori* L. 幼虫的干燥粪便。

【原动物】 参见"原蚕蛾"条。

【采收加工】 夏季收集二眠至三眠时排出的粪便，除去杂质，晒干。

【药材】 蚕沙 *Feculae Bombycis* 养蚕之处皆产，以江苏、浙江产量最多。

性状 蚕沙呈颗粒状六棱形，长 2～5 mm，直径 1.5～3 mm。表面灰黑色或黑绿色，粗糙，有 6 条明显的纵沟及横向浅沟纹。气微，味淡。

【成分】 蚕沙中含叶绿素衍生物：脱镁叶绿素（pheophytin）a 及 b[1]，10-羟基脱镁叶绿素（10-hydroxypheophytin）a[2] 等。

【药理】 1. 抗癌及光敏作用 蚕沙中分离出的叶绿素衍生物（CPD），其中的 132-羟基（132-R，S）脱镁叶绿素 a 和脱镁叶绿素 b 对体外肝癌组织培养细胞有抑制作用[1]。小鼠腹部皮下接种肉瘤 S_{180} 作为模型，瘤内注射 CPD，注后 1～2 h 或 24～48 h，以适当波长光线照光，早期照光者肿瘤治愈率 100%，注后 24～48 h 照光者，肿瘤治愈率只有 60%。因此，早期照光是必要的[2]。编号为 CPD_4 的叶绿素衍生物对荷瘤小鼠肿瘤细胞的杀伤剂量为 50 mg/kg（静注），结合 200 mW/cm^2 功率激光或光辐射照射 20～30 min，对小鼠移植性肉瘤 S_{180} 和 Lewis 肺癌或宫颈癌 U_{14} 均有明显杀伤效应。从蚕沙中分离得到的 6 种叶绿素衍生物中，以 $CPD_{7(3)}$ 杀伤力最强，CPD_4 最弱[3]。

2. 其他作用 在体外试验中，0.04 g（生药）/ml 或 0.01 g（生药）/ml 的蚕沙水提取液具有抗牛凝血酶作用，可显著延长人血纤维蛋白原凝聚时间[4]。

【药性】 甘、辛，温。归肝、脾、胃经。

1.《别录》："温，无毒。"

2.《纲目》："甘、辛，温，无毒。"

3.《本草汇言》："味甘，气温，可升可降，可行可散。入手少阳、足太阴经。"

4.《医林纂要》："甘、辛、咸，温。"

5.《本草求真》："专入肝、脾，兼入胃。"

6.《广西药用动物》:“入胃、大肠经。”

【功用主治】 祛风除湿,和胃化浊。主治风湿痹痛,肢体不遂,风疹瘙痒,吐泻转筋,闭经,崩漏。

1.《别录》:“主肠鸣,热中消渴,风痹,隐疹。”

2.《本草拾遗》:“去风缓诸节不随,皮肤顽痹,腹内宿冷,冷血,瘀血,腰脚疼冷。”“主偏风筋骨瘫缓,手足不随,及腰脚软,皮肤顽痹。”

3.《日华子》:“治风痹顽疾不仁,肠鸣。”

4.《纲目》:“治消渴,癥结,及妇人血崩,头风,风赤眼,去风除湿。”

5.《本草再新》:“治风湿遏伏于脾家,筋骨疼痛,皮肤发肿,腰腿疼痛,血瘀血少,痘科浆靥不起。”

6.《广西药用动物》:“祛风燥湿,镇痛,镇痉,明目,化瘀宣痹。主治关节不遂,风湿痛,腰脚冷痛,皮肤风疹。外用治赤眼。”

7.《中国动物药》:“祛风除湿,清热明目。治风热目痛,风湿性心脏病,风湿性关节炎,腰脚冷痛,肢体麻木,隐疹。”

【用法用量】 内服:煎汤,10～15 g,纱布包煎;或入丸、散。外用:炒热熨;煎水洗或研末调敷。

【宜忌】 血不养筋、手足不遂者禁服。

1.《本草经疏》:“瘫缓筋骨不随,由于血虚不能荣养经络,而无风湿外邪侵犯者,不宜服。”

2.《本草求真》:“蚕沙,晚者为良,早蚕者不堪入药,以饲火烘,故有毒也。”

【选方】 1. 治湿聚热蒸,蕴于经络,寒战热炽,骨骱烦疼,舌色灰滞,面目痿黄,病名湿痹 防己五钱,杏仁五钱,滑石五钱,连翘三钱,山栀三钱,薏苡五钱,半夏三钱(醋炒),晚蚕沙三钱,赤小豆皮三钱。水八杯,煮取三杯,分温三服。痛甚加片子姜黄二钱,海桐皮三钱。(《温病条辨》宣痹汤)

2. 治风湿痛,或麻木不仁 晚蚕沙 30 g。煎汤,临卧和入热黄酒半杯同服。(《现代实用中药》)

3. 治大风半身不遂 蚕沙两石,熟蒸,作直袋三枚,各受七斗,热盛一袋著患处。如冷,即取余袋,一依前法,数数换,百不禁,差止。须羊肚、酿、粳米、葱白、姜、椒、豉等混煮,热吃,日食一枚,十日止。(《千金方》)

4. 治风缓麻痹,诸节不遂,腹内宿痛 原蚕沙炒黄,布袋盛,酒浸内服。(《寿世青编》)

5. 治风瘙瘾疹,遍身皆痒,搔之成疮 蚕沙一升。以水二斗,煮取一斗二升,去滓。温热得所以洗之,宜避风。(《圣惠方》)

6. 治霍乱转筋,肢冷腹痛,口渴烦躁,目陷脉伏,时行急证 晚蚕沙五钱,生苡仁、大豆黄卷各四钱,陈木瓜三钱,川连(姜汁炒)三钱,制半夏、黄芩、通草各一钱,焦栀一钱五分,陈吴萸(泡淡)三分。地浆或阴阳水煎,稍凉徐服。(《霍乱论》蚕矢汤)

7. 治月经久闭 蚕沙四两(炒微黄),无灰酒一壶。重汤煮熟,去滓。温饮一盏。(《内经拾遗方论》蚕沙酒)

8. 治妇人崩中下血不止,头目晕闷,心神烦热 晚蚕沙一两(微炒),白垩一两。上为细散,每服二钱,以温酒调下。(《圣惠方》)

9. 治吐血,衄血,大便下血 蚕沙 30 g,炒黑成炭,研末。每日 2 或 3 次,每次 3 g,开水送服。(《广西药用动物》)

10. 治血淋 晚蚕沙,研为末,每于食前酒送下二钱。(《普济方》)

11. 治迎风流泪 蚕沙(炒)四两,巴戟(去皮)、川楝肉、马蔺花(去梗)各二两。为细末。每服二钱,无灰酒调下,不拘时候。(《眼科龙木论》蚕沙汤)

12. 治烂弦风眼 蚕沙,以真麻油浸二三宿,涂患处。(《纲目》引《陈氏经验方》)

13. 治倒睫拳毛 蚕沙一两,虢丹五钱。慢火熬成膏,入轻粉五分,熬成黑色。逐时汤泡洗。(《证治准绳》)

14. 治男子妇人心气痛不可忍者 晚蚕沙不拘多少。上为细末,用滚汤泡过,滤净。取清液服之。(《瑞竹堂方》蚕沙散)

15. 治遗精白浊有湿热者 生蚕沙一两,生黄柏一钱。同研末。空心开水下三钱。(《医学从众录》蚕沙黄柏汤)

16. 治干湿癣 蚕沙四两,薄荷半两。上为末,生油调搽之;湿者干掺之。(《卫生宝鉴》祛湿散)

17. 治带状疱疹 蚕沙 30 g,雄黄 12 g。共研末,用香油调敷患处。(《广西药用动物》)

18. 治伤折,恶血不散 原蚕沙二升(炒,研),麦麸三升。上二味和匀,以米醋煮稠,瓷器盛。量伤处大小涂敷,以绢帛裹之,日再易。(《圣济总录》蚕沙膏)

【临床报道】 1. 治疗痹痛 观察 31 例。方法:取晚蚕沙 300 g,食盐 250 g,放入铁锅炒至微焦香味出即可,用绢布分开 2 包,降温至 40～50 ℃,热熨患处。每日 2 次,每次以药包温度低于皮肤为度。结果:显效 19 例,有效 10 例,无效 2 例,总有效率 93%[1]。

2. 治疗白细胞减少症 用蚕沙提取物叶绿素之衍生物叶绿素铜钠盐,制成每片 20 mg 之肝血宝片,每次 2 片,日服 3 次,30 d 为 1 个疗程。共观察 265 例:显效 164 例,有效 71 例,无效 30 例,总有效率 88.7%[2]。

【各家论述】 1.《纲目》:“蚕性燥,燥能祛风胜湿,故蚕沙主疗风湿之病。有人病风痹,用此熨法得效。”

2.《本草求原》:“原蚕沙,为风湿之专药;凡风湿瘫缓固宜,即血虚不能养经络者,亦宜加入滋补药中。”

3686 蚕茧 cán jiǎn (《本草蒙筌》)

【异名】 蚕衣(《说文》),茧黄(《圣惠方》),绵茧(《寿世保元》),蚕茧壳(《药材资料汇编》)。

【基原】 为蚕蛾科家蚕属动物家蚕蛾 *Bombyx mori* L. 的茧壳。

【原动物】 参见“原蚕蛾”条。

【采收加工】 夏季收集孵化出蚕蛾的茧壳,晒干。

【药材】 蚕茧 *Incunabulum Bombycis* 产于全国大部分地区。

性状 蚕茧长椭圆形或中间稍缢缩,长 3～4 cm,直径 1.7～2.1 cm。表面白色或淡黄色,有不规则皱纹,并有附着的蚕丝,呈绒毛状。其内壁的丝很有规律。体轻而韧,不易撕裂。微有腥气,味淡。

【药理】 降糖作用 蚕茧水煎液以 3.75 g/kg、18.75 g/kg 给小鼠灌胃给药,连续 14 d,高剂量蚕茧能显著降低四氧嘧啶所致糖尿病小鼠的血糖水平,显著对抗肾上腺素或葡萄糖引起的小鼠血糖升高;低剂量蚕茧也能降低上述小鼠的血糖水平,但作用不显著;低、高剂量蚕茧对正常小鼠的血糖无明显影响[1]。高剂量蚕茧组能显著升高四氧嘧啶所致大鼠的血清胰岛素水平。低剂量蚕茧组也能升高四氧嘧啶所致大鼠的血清胰岛素水平,但作用不显著。大鼠血清胰岛素改变与血糖变化趋势一致[2]。

【炮制】 1. 蚕茧 取原药材，除去杂质及残留蛹体，筛去灰屑。

2. 煅蚕茧 取净蚕茧壳，置煅锅内，密封，焖煅至透，冷却后取出。

饮片性状 蚕茧参见“药材”项。煅蚕茧，形如蚕茧，表面黑色，略显光泽，质轻松易碎。

贮干燥容器内，密闭，置干燥处。防压。

【药性】《纲目》：“甘，温，无毒。”

【功用主治】 止血，止渴，解毒疗疮。主治肠风便血，淋痛尿血，妇女血崩，消渴引饮，反胃吐食，痈疽脓成不溃，疳疮。

1.《本草蒙筌》：“烧研酒调，立使肿痈透孔。若煎汤液服之，杀虫止血立效。”

2.《纲目》：“疗诸疳疮，及下血、血淋、血崩。煮汁饮，止消渴、反胃，除蛔虫。”

【用法用量】 内服：煎汤，3～10 g；或研末。外用：烧存性，研末撒或调敷。

【选方】 1. 治肠风，大小便血，淋沥疼痛 茧黄、蚕蜕纸（并烧存性）、晚蚕沙、白僵蚕（并炒）各等分。为末，入麝香少许。每服二钱，用米饮送下，日三服。（《圣惠方》茧黄散）

2. 治胎漏 蚕壳炒熟磨末。每服三四钱，加砂糖少许调服。

3. 预防胎坠 用头二蚕茧黄，阴阳瓦煅微焦，研细。每月用龙眼汤三钱。（2、3方出自《鲟溪单方选》）

4. 治产时尿胞被伤，小便淋沥 用二蚕茧烧存性为末。服一月可愈。（《女科辑要》）

5. 治消渴 煮蚕茧汤，每服一盏。（《朱氏集验方》）

6. 治反胃吐食 蚕茧十个。煮汁，烹鸡子三枚食之，以无灰酒下，日二服。（《普济方》）

7. 治诸痈疮及贴骨痈不破者 蛾口茧一个，烧灰，用酒调服即透。切不可以二三个茧烧服。（《瑞竹堂经验方》透脓散）

8. 治小儿因痘疮余毒，肢体节骱上有疳蚀疮，脓水不绝 出蛾绵茧，不拘多少，用生白矾捶碎，实茧内，以炭火烧，矾汁干，取出为末。干贴疳疮口内。如作臀痛，更服活命饮。（《小儿痘疹方论》绵茧散）

9. 治口腔糜烂 蚕茧烧灰。调蜂蜜抹口内患处。（《本草骈比》）

10. 治女人生门翻出，流黄臭水作痛 取绵茧二三钱，烧灰存性，酒调以鸭毛搽上，其毒即收。（《寿世保元》）

【临床报道】 治疗牛皮癣 观察30例。方法：蚕茧1 000～1 500 g，每晚取50 g放入2 000～3 000 ml水中，煮沸10 min后将蚕茧水一并倒入盆中。先用其蒸气熏蒸患处，待水温降至适宜温度时，再烫洗。注意勿烫伤皮肤。每晚1次，熏洗至药液温度下降至凉为止，20～30 d为1个疗程。效果：30例中，8例熏洗1个疗程获痊愈，10例熏洗2个疗程痊愈，12例因病程较长，面积较大，熏洗2个疗程后病变皮损逐渐恢复正常，瘙痒症状得到控制，夜间能安静入睡。对随访中发现有复发征象者，可再用此法熏洗以达到控制症状，解除痛苦的目的[1]。

3687 蚕蜕 cán tuì（《纲目》）

【异名】 蚕退、马鸣退（《嘉祐本草》），佛退（《眼科龙木论》），蚕蜕皮（《本草蒙筌》），马明退（《纲目》），蚕退皮（《本草求原》），蚕衣（《山东中药》）。

【基原】 为蚕蛾科家蚕属动物家蚕蛾 *Bombyx mori* L. 幼虫的蜕皮。

【原动物】 参见“原蚕蛾”条。

【采收加工】 收集家蚕起眠时的蜕皮，晒干。

【成分】 含甾体类化合物：(23S)-2，22-二去氧-23-羟蜕皮素〔(23S)-2，22-dideoxy-23-hydroxyecdysone〕，(23S)-2，22-二去氧-23-羟蜕皮素-3-磷酸盐〔(23S)-2，22-dideoxy-23-hydroxyecdysone-3-phosphate〕，2-去氧蜕皮素（2-deoxyecdysone），23ξ，25-二羟基胆甾醇（23ξ，25-dihydroxycholesterols）[1]。

【药性】《纲目》：“甘，平，无毒。”

【功用主治】 祛风止血，退翳明目。主治崩漏，带下，痢疾，肠风便血，吐血衄血，牙疳，口疮，喉风，目翳。

1.《嘉祐本草》：“主血风病，益妇人。”

2.《本草蒙筌》：“止带漏崩中，赤白痢疾，除肠风下血，吐衄鼻洪。疗肿取灰敷，牙疳加麝贴，牙宣灰擦龈上，口疮灰敷患间。又治邪祟风癫，灰调酒下立愈。”

3.《纲目》：“治目中翳障及疳疮。”

4.《握灵本草》：“烧灰治牙痈，牙痛，牙疳，缠喉风。”

5.《本草求原》：“主热淋。”

【用法用量】 内服：烧灰研末，1.5～5 g。外用：研末撒。

【宜忌】《本草经疏》：“妇人血虚无风湿者不宜用。”

【选方】 1. 治便血，尿血，子宫出血 蚕衣（烧灰）研末。每服3 g，每日2次，开水送服。（《山东中草药手册》）

2. 治牙疳 枯矾、人中白（火煅色白）、五倍子各三钱，蚕退（烧存性）二钱。为细末。先以米泔水，用蛴螬虫翻转蘸水洗净瘀血，以药敷之。（《赤水玄珠》蚕退散）

3. 治疳疮 马明退（烧灰）三钱，轻粉少许。上研为细末。先以温浆水洗净，干掺之。

4. 治妇人吹奶 马明退五钱（烧灰），轻粉三钱，麝香少许。上为细末。每服二分，热酒调下。（3、4方出自《儒门事亲》）

5. 解服相反中药中毒 蚕蜕烧灰研细一钱，凉水调，顿服。虽面青脉绝，腹胀吐血，服之即活。（《古今医统》）

【各家论述】 1.《本草经疏》：“蚕退如蝉蜕、蛇蜕之类，各因其本质以为用。蚕蜕得蚕气之余，故能治血风病，血热则生风，妇人以血为主，故尤益妇人也。近世以之疗痘疹，去目中翳障，其义犹蝉蜕也。”

2.《本经逢原》：“蚕非桑叶不生得东方木气之全，故能治风病血病，而蜕治目中翳障，较之蝉蜕更捷。”

3688 蚕蛹 cán yǒng（《日华子》）

【异名】 小蜂儿（《日用本草》）。

【基原】 为蚕蛾科家蚕属动物家蚕蛾 *Bombyx mori* L. 的蛹。

【原动物】 参见“原蚕蛾”条。

【采收加工】 由缫丝后的蚕茧中取出，晒干或烘干。

【药材】 蚕蛹 *Pupa Bombycis* 产于全国大多数地区。

性状 蚕蛹长22～25 mm，宽11～14 mm，略呈纺锤形。表面棕黄色至棕褐色，有不规则皱纹。雄蛹略小于雌蛹，色略深。气微腥。

【药理】 1. 雄性激素样作用 蚕蛹能增加成年雄性去势小鼠的前列腺-贮精囊、提肛肌-海绵球肌的重量，促进未成年雄性小鼠的后生长，并使这两种小鼠的肝组织中的

RNA、DNA及蛋白质含量增高[1]。

2. 保护肝脏作用　蚕蛹含有丰富的蛋白质，以其制成的复合氨基酸对喂以无氮基础饲料的大鼠有升高血清总蛋白和血红蛋白的作用；对实验性肝炎大鼠有降低血清丙氨酸氨基转移酶、保护肝脏的作用[2]。

3. 增强机体免疫功能作用　蚕蛹氨基酸能提高免疫功能低下的小鼠的细胞免疫和体液免疫功能，免疫器官脾脏和胸腺的重量也较免疫功能低下时的小鼠增加，还能增强小鼠外周血单核吞噬细胞碳粒廓清的能力[3]。

4. 对脂质代谢的影响　蚕蛹油可以降低大鼠血清中总胆固醇及丙二醛含量，升高高密度脂蛋白胆固醇/总胆固醇比值，降低肝组织中丙二醛含量，并促进大鼠体内二十碳五烯酸和二十二碳六烯酸合成[4]。

5. 降血糖作用　蚕蛹粉对四氧嘧啶致糖尿病小鼠具降血糖作用，经过试验处理的小鼠在30 d后，血糖明显下降[5]。

【药性】　甘、咸，平。

1.《东医宝鉴》："性平，味甘，无毒。"

2.《医林纂要》："甘、辛、咸，温。"

3.《本草省常》："性热。"

【功用主治】　杀虫疗疳，生津止渴。主治肺痨，小儿疳积，发热，蛔虫病，消渴。

1.《日华子》："治风及劳瘦。又研敷蚕病恶疮等。"

2.《纲目》："为末饮服，治小儿疳瘦，长肌，退热，除蛔虫；煎汁饮，止消渴。"

3.《医林纂要》："和脾胃，祛风湿，长阳气。"

4.《药性切用》："炒食杀虫，亦治疳瘦。"

5.《本草省常》："助阳事，固精气。"

6.《随息居饮食谱》："补气，止渴，杀虫。治疳积、童劳，助痘浆、乳汁。"

7.《现代实用中药》："治小儿消化不良，糖尿病口渴。"

【用法用量】　内服：炒食或煎汤，酌量；研末，3～6 g。

【宜忌】　《随息居饮食谱》："患脚气者忌之。猘犬咬者，终身勿犯，误食必难免也。"

【选方】　1. 治小儿疳积　蚕蛹炒熟，蜜调吃。（《泉州本草》）

2. 治蛔虫　蚕蛹二合，研烂，生布绞取汁，空心顿饮之。或蚕蛹暴干，捣罗为末，和粥饮服之。（《圣济总录》蚕蛹汁）

3. 治结核消瘦，慢性胃炎，胃下垂　蚕蛹焙干，研粉。每服1.5～3 g，每日2次。（《食物中药与便方》）

4. 治消渴热，或心神烦乱　蚕蛹一两。以无灰酒一中盏，水一大盏，同煮取一中盏，澄清，去蚕蛹服之。（《圣惠方》）

【临床报道】　1. 治疗慢性肝病　用复方蚕蛹粉（每100 g含蚕蛹粉78.5%，橘皮粉1.0%，枸橼酸0.5%，糖粉20.0%）每次6～9 g，每日服3次，疗程3～6个月。治223例慢性肝病。病程最短1年左右，最长达15年之久。结果：显效42例，好转82例，无效99例。本药能使肝功能浊度反应有一定程度好转，临床症状亦有所改善。少数患者服药后有恶心、呕吐反应，停药即消失[1]。

2. 治疗高胆固醇血症　用蚕蛹油纯品制成丸剂（每丸含亚油酸亚麻酸150 mg）内服，每次6丸，每日3次，4星期为1个疗程。观察31例。经4～12星期治疗后，血清胆固醇平均下降1.352 mmol/L（50.23 mg/dl）。从31例β-脂蛋白检查和10例中心脂肪检查的结果，未看出治疗前后的差异。但对6例脂肪肝和3例糖尿病并发高胆固醇血症患者的观察，结果具有一定的降低血清胆固醇和改善肝功能的作用[2]。

3689 蚕豆叶 cán dòu yè（《现代实用中药》）

【基原】　为豆科巢菜属植物蚕豆 *Vicia faba* L. 的叶或嫩苗。

【原植物】　参见"蚕豆"条。

【采收加工】　6～7月采收，晒干。

【成分】　鲜叶含黄酮类：山柰酚-3-葡萄糖-7-鼠李糖苷（kaempferol-3-glucoside-7-rhamnoside）[1]。又含D-甘油酸（D-glyceric acid）[2]，天冬酰胺（asparagine），多巴（dopa），蛋白质[3]和叶绿醌（plastoquinone）[4]。

【药性】　苦、微甘，温。

【功用主治】　止血，解毒。主治咯血，吐血，外伤出血，臁疮。

1. 汪颖《食物本草》："酒醉不醒，蚕豆苗油盐炒熟，煮汤灌之。"

2.《现代实用中药》："为止血剂，治一切出血。"

3.《四川中药志》1960年版："治风丹。"

【用法用量】　内服：捣汁，30～60 g。外用：捣敷；或研末撒。

【选方】　1. 治吐血　鲜蚕豆叶90 g。捣烂绞汁，加冰糖少许化服。（《安徽中草药》）

2. 治大便下血　蚕豆苗适量。捣烂浸酒去渣服。（《青岛中草药手册》）

3. 治臁疮臭烂，多年不愈　蚕豆叶一把，捶烂敷患处。（《贵阳市秘方验方》）

4. 治酒精中毒　鲜蚕豆叶60 g。煎水当茶饮。（《安徽中草药》）

3690 蚕豆壳 cán dòu ké（《纲目拾遗》）

【异名】　蚕豆皮（《本草求原》）。

【基原】　为豆科巢菜属植物蚕豆 *Vicia faba* L. 的种皮。

【原植物】　参见"蚕豆"条。

【采收加工】　取蚕豆放水中浸透，剥下豆壳，晒干；或剥取嫩蚕豆之种皮用。

【药材】　蚕豆壳 *Spermodermium Viciae Fabae*　主产于江苏、安徽、浙江、四川等地。

性状　种皮略呈扁肾形或不规则形的碎片，较完整者长约2 cm，直径1.2～1.5 mm，外表面紫棕色，微有光泽，略凹凸不平，或具皱纹，一端有槽形黑色种脐，长约10 mm；内表面色较淡。质硬而脆。气微，味淡。

【成分】　含多巴-O-β-D-葡萄糖苷（dopa-O-β-D-glucoside），多巴（dopa）和酪氨酸（L-tyrosine）[1]。

【药理】　对细胞生长的作用　蚕豆衣对体外培养的人肾小球系膜细胞的增殖有抑制作用，IL-1、TNF可刺激人肾小球系膜细胞分泌IL-8和IL-6，而IL-8对中性粒细胞和T细胞有强大趋化作用，IL-6可促进人肾小球系膜细胞增生。蚕豆衣可抑制人肾小球系膜细胞分泌IL-8和IL-6，从而抑制人肾小球系膜细胞增生，减轻炎症反应[1]。

【药性】　甘、淡，平。

【功用主治】　利水渗湿，止血，解毒。主治水肿，脚气，小便不利，吐血，胎漏，下血，天泡疮，黄水疮，瘰疬。

1.《本草求原》："煅灰治天泡疮。"

2.《现代实用中药》："为利尿剂。治水肿，脚气，小便不利。"

【用法用量】 内服：煎汤，9～15 g。外用：煅存性研末调敷。

【选方】 1. 治小便日久不通，难忍欲死　蚕豆壳三两，煎汤服之。如无鲜壳，取干壳代之。(《慈航活人书》)

2. 治大人小儿头面黄水疮，流到即生，蔓延无休者　蚕豆壳炒成炭，研细，加东丹少许和匀，以真菜油调涂，频以油润之。(《养生经验合集》)

3. 治胎漏　炒熟蚕豆壳磨末。每服三四钱，加砂糖少许调服。(《种福堂公选良方》)

4. 治痧痱　油盐蚕豆壳一钟，麻油浸一周时，取起，将豆壳瓦上焙，研为末，麻油调搽患处。(《行箧检秘》)

3691 蚕豆花 cán dòu huā (《现代实用中药》)

【基原】 为豆科巢菜属植物蚕豆 *Vicia faba* L. 的花。

【原植物】 参见"蚕豆"条。

【采收加工】 清明节前后开花时采收，晒干，或烘干。

【成分】 花含少量 D-甘油酸(D-glyceric acid)[1]。花萼含叶绿醌(plastoquinone)[2]。

【药材】 蚕豆花 *Flos Viciae Fabae*　主产于江苏、浙江、安徽、四川等地。

性状　花多皱缩，长 2～3 cm，黑褐色，常一至数朵着生于极短的总花梗上。萼筒钟状，紧贴花冠筒，先端 5 裂，裂片卵状披针形，不等长。花冠蝶形，旗瓣倒卵形，包裹着翼瓣和龙骨瓣；翼瓣中央具黑紫色大斑；龙骨瓣三角状半圆形而作掌合状。气微香，味淡。

【药性】 《四川中药志》1960 年版："性平，味涩，无毒。"

【功用主治】 止血，止带，降压。主治劳伤吐血，咳嗽咯血，崩漏带下，高血压病。

1.《现代实用中药》："治吐血、咯血。"

2.《民间常用草药汇编》："治咳嗽，止白带。"

3.《四川中药志》1960 年版："降血压。主治白带及劳伤出血。"

4.《福建药物志》："凉血平肝。治高血压。"

【用法用量】 内服：煎汤，6～9 g，鲜者 15～30 g；或捣汁；或蒸露。

【选方】 1. 治咳血　蚕豆花 9 g。水煎去渣，溶化冰糖适量，每日 2 或 3 次分服。(《现代实用中药》)

2. 治中风口眼歪斜或吐血、咯血　鲜(蚕豆)花 60 g。捣汁，冲冷开水服。每日 1 剂，连服 1 星期。(《贵州草药》)

3. 治高血压病　蚕豆花 15 g，玉米须 15～24 g。水煎服。(《青岛中草药手册》)

3692 蚕豆茎 cán dòu jīng (《民间常用草药汇编》)

【异名】 蚕豆梗(《上海常用中草药》)。

【基原】 为豆科巢菜属植物蚕豆 *Vicia faba* L. 的茎。

【原植物】 参见"蚕豆"条。

【采收加工】 6～7 月收割，晒干。

【成分】 嫩枝含山柰酚(kaempferol)[1]。

【药性】 苦，温。

【功用主治】 《民间常用草药汇编》："止水泻。外用治烫伤。"

【用法用量】 内服：煎汤，15～30 g；或焙干研末，9 g。外用：烧灰调敷。

【选方】 1. 治各种内出血　蚕豆梗焙干研细末。每日 9 g，分 3 次吞服。

2. 治水泻　蚕豆梗 30 g。水煎服。(1、2 方出自《上海常用中草药》)

3693 蚕茧草 cán jiǎn cǎo (《本草拾遗》)

【异名】 紫蓼(《花镜》)，水蚯蚓(江苏)，小蓼子草(四川)。

【基原】 为蓼科蓼属植物蚕茧草的全草。

【原植物】 蚕茧草 *Polygonum japonicum* Meissn.　又名：蚕茧蓼(《西藏植物志》)。

多年生草本，高可达 1 m。茎棕褐色，单一或分枝，节部常膨大。叶互生；几无柄；托叶鞘筒状，外面有紧贴刺毛，边缘睫毛较长；叶片披针形，长 6～12 cm，宽 1～1.5 cm，先端渐尖，两面有伏毛及细小腺点，有时无毛，但叶脉及叶缘往往有紧贴刺毛。穗状花序，长可达 10 cm；苞片有缘毛，内有 4～6 朵花，花梗伸出苞外；花被 5 裂，白色或淡红色；雄蕊 8；花柱 2～3，基部合生，柱头头状。瘦果卵形，两面凸出，黑色，有光泽，包于宿存花被内。花期 9～10 月。

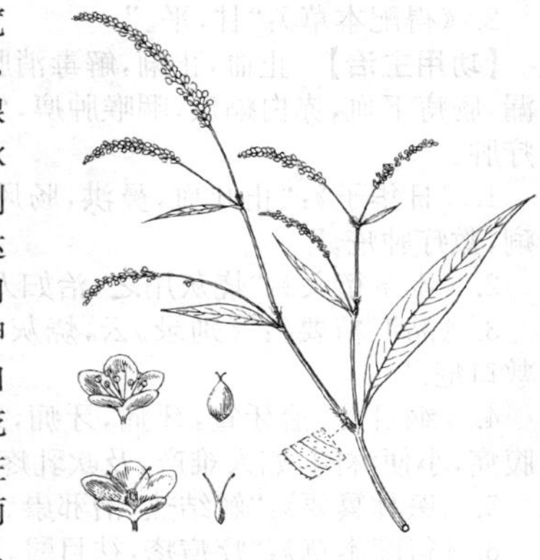

蚕茧草

生于水沟、路旁草丛中。分布于西南及江苏、浙江、安徽、福建、江西、湖北、广东、广西、西藏、陕西、台湾等地。

【采收加工】 9～10 月花期采收，鲜用或晾干。

【成分】 叶含黄酮类：矢车菊素-3,5-二葡萄糖苷(cyanidin-3,5-diglucoside)，矢车菊素(cyanidin)，飞燕草素(delphini din)，锦葵花素(malvidin)[1]。

【药理】 抗生育作用　本品乙醇浸膏按一定比例混于饲料中喂饲小鼠，含药量 7.5%、15%、20%、25%、30%组小鼠的受孕率分别为 93%、80%、46%、20%、20%，表明含药量 20%以上时能显著降低小鼠受孕率。进一步研究表明，本品对家兔反射性排卵无抑制作用，但能加强雌激素作用，并能使雌性小鼠垂体前叶促性腺激素活性下降，其抗生育作用，可能与此二作用相关[1,2]。

毒性　蚕茧草乙醇提取物小鼠灌胃的 LD_{50} 为 31.5 g/kg[2]。

【药性】 辛，温。

1.《本草拾遗》："辛、平，无毒。"

2.《全国中草药汇编》："辛，温。"

【功用主治】 解毒透疹，散寒止痛。主治疮疡肿痛，诸虫咬伤，泄泻，痢疾，腰膝寒痛，麻疹透发不畅。

1.《本草拾遗》："主蚕及诸虫咬人，恐毒入腹，煮服之。生捣敷疮。"

2.《药性考》："治诸虫毒，人被咬伤，急宜煎服。"

3.《全国中草药汇编》："散寒活血，止痢。主治腰膝寒痛，麻疹，菌痢。"

4.《福建药物志》："散寒，理气，止痢。主治肠炎、痢疾、腰膝酸痛。"

【用法用量】 内服：煎汤，9～15 g。外用：捣敷。

【选方】 治肠炎，痢疾　蚕茧蓼 18 g，车前草、龙芽草各

15 g。水煎服。(《福建药物志》)

3694 蚕退纸 cán tuì zhǐ (《嘉祐本草》)

【异名】 蚕子故纸(《千金要方》),蚕纸(《近效方》),蚕布纸(《日华子》),蚕蜕纸(《圣惠方》),蚕连(《本草衍义》),蚕连纸(《纲目》),蚕沙纸(《本草求原》)。

【基原】 为蚕蛾科家蚕属动物家蚕蛾 *Bombyx mori* L. 卵子孵化后的卵壳。

【原动物】 参见"原蚕蛾"条。

【采收加工】 春季收集,晒干。

【药性】 甘,平。

1.《日华子》:"平。"

2.《得配本草》:"甘,平。"

【功用主治】 止血,止痢,解毒消肿。主治吐血,衄血,崩漏,肠痔下血,赤白痢疾,咽喉肿痹,牙疳,口疮,聤耳,疮疡,疔肿。

1.《日华子》:"止吐血,鼻洪,肠风泻血,崩中带下,赤白痢,敷疔肿疮。"

2.《本草衍义》:"烧灰用之,治妇人血露。"

3.《品汇精要》:"《别录》云,烧灰存性,揩牙宣、牙痛,并敷口疮。"

4.《纲目》:"治牙宣,牙痛,牙痈,牙疳,头疮,药毒,沙证腹痛,小便淋闷,妇人难产,及吹乳疼痛。"

5.《医林纂要》:"解结热,治邪祟。"

6.《得配本草》:"疗痘疹,祛目翳。"

【用法用量】 内服:研末,3~5 g;或蜜丸含咽。外用:研末撒,或调敷。

【选方】 1. 治吐血不止 蚕蜕纸,烧存性,蜜和丸,芡实大。含化咽津。(《姚僧坦集验方》)

2. 治崩露下血不止 蚕蜕纸、棕榈皮(各烧灰存性)。上研细末。各炒二钱,温酒调下。(《海上名方》蚕退散)

3. 治痔漏下血 蚕纸半张,碗内烧灰。酒服。(《奚囊备急方》)

4. 治缠喉风及喉痹 蚕退纸不计多少,烧灰存性,炼蜜和丸,如鸡子大,含化咽津。

5. 治走马牙疳 蚕退纸烧灰,入麝香少许。贴患处。

6. 治牙宣,牙痛 蚕退纸烧灰,揩牙龈上。(4~6 方出自《姚僧坦集验方》)

7. 治小儿头疮 蚕退纸烧存性,入轻粉少许,麻油调敷。(《圣惠方》)

8. 治小便涩痛 蚕退纸不拘多少,烧灰研末,入麝香少许和匀。每服二钱,米饮调下。(《博济方》犀灰散)

9. 治痧证壮热,头痛,呕恶,手足指末微厥,或腹痛闷乱 蚕蜕纸剪碎,于瓶中滚汤沃之,封闭良久,乘热服,暖卧取汗。(《类证活人书》)

10. 治发狂欲走,或自高自贵,或呻吟,或邪祟 蚕纸作灰,酒调或水调泛下。亦疗风癫。(《古今医统》)

11. 治临产数日不产 生过蚕纸烧灰,研为细散。每服二钱匕,温酒调下,不计时。(《圣济总录》如圣散)

12. 治中诸药毒 蚕故纸数张。烧灰为末,水调服。(《卫生易简方》)

3695 蚕豆荚壳 cán dòu jiá ké (姚可成《食物本草》)

【异名】 蚕豆黑壳(《纲目拾遗》)。

【基原】 为豆科巢菜属植物蚕豆 *Vicia faba* L. 的果壳。

【原植物】 参见"蚕豆"条。

【采收加工】 7~9月果实成熟呈黑褐色时采收,除去种子、杂质,晒干。或取青荚壳鲜用。

【成分】 含 β-〔3-(β-D-吡喃葡萄糖氧基)-4-羟苯基〕-L-丙氨酸{β-〔3-(β-D-glucopyranosyloxy)-4-hydroxyphenyl〕-L-alanine}[1],D-甘油酸(D-glyceric acid)[2],多巴(dopa)[3]。

【药性】 苦、涩,平。

【功用主治】 止血,敛疮。主治咯血,衄血,吐血,便血,尿血,手术出血,烧伤,天疱疮。

1. 姚可成《食物本草》:"烧灰涂天泡疮。"

2.《现代实用中药》:"治一切出血。"

3.《全国中草药汇编》:"敛疮。治天疱疮,脓疱疮,烧、烫伤。"

【用法用量】 内服:煎汤,15~30 g。外用:炒炭研细末调敷。

【选方】 1. 治中、小量咯血 鲜豆荚 250 g。水煎,每日2次分服。

2. 治鼻衄、血尿 将蚕豆荚煎剂过滤、浓缩,加热干燥后研粉。每次 0.5 g,日服 2 次。〔1、2 方出自《浙江医学》1960,(2):74〕

3. 治天疱疮,水火烫伤 蚕豆荚壳炒炭研细,用麻油调敷。(《上海常用中草药》)

3696 赶山鞭 gǎn shān biān (《江苏药材志》)

【异名】 小金丝桃(《中国种子植物分类学》),小茶叶、小金雀、女儿茶、小旱莲(《江苏药材志》)。

【基原】 为藤黄科金丝桃属植物赶山鞭的全草。

【原植物】 赶山鞭 *Hypericum attenuatum* Choisy 又名:乌腺金丝桃(《东北植物检索表》)。

多年生直立草本,高 30~60 cm,上部多分枝。茎圆柱形,两侧有凸起的纵肋各 1 条,并散生黑色腺点或黑点。单叶对生;无柄;叶片卵形、长圆状卵形或卵状长圆形,长 1~3.5 cm,宽 0.3~1 cm,先端钝,基部渐狭而多少抱茎,两面及边缘散生黑色腺点。花多数,成顶生圆锥状花序或聚伞花序;萼片 5,卵形,先端急尖,表面及边缘有黑色腺点;花瓣 5,淡黄色,不等边形,旋转状排列,沿表面及边缘有稀疏的黑色腺点;雄蕊多数,连合成 3 束,花药上有黑色腺点;子房上位,3 室,花柱 3,分离。蒴果卵圆形或卵状长椭圆形,室间开裂。花期7~8 月,果期 9~11 月。

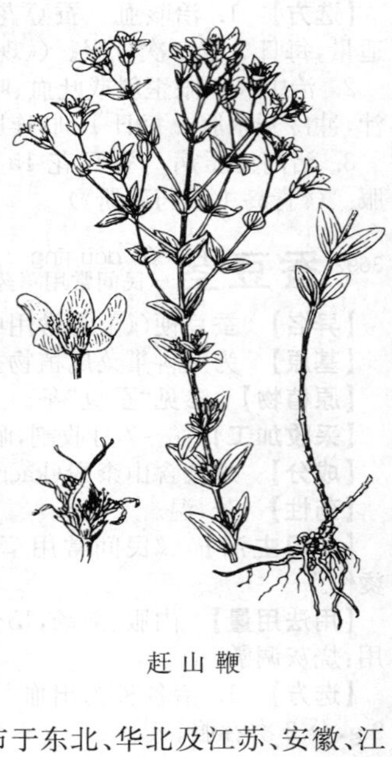

赶山鞭

生于山坡杂草丛中。分布于东北、华北及江苏、安徽、江西、山东、河南、湖北、广东、广西、陕西、甘肃等地。

【采收加工】 8～9月采集，晒干。

【成分】 全草含黄酮类：金丝桃苷（hyperin），槲皮素（quercetin），绿原酸（hlorogenic acid）[1]。

【药性】 苦，平。

【功用主治】 凉血止血，活血，消肿。主治吐血，咯血，崩漏，外伤出血，风湿痹痛，跌打损伤，痈肿疔疮，乳痈肿痛，乳汁不下，烫伤及蛇虫咬伤。

【用法用量】 内服：煎汤，9～15 g。外用：鲜品捣敷或干品研粉撒敷。

【选方】 1. 治烫火伤 赶山鞭研粉，调麻油涂患处。（《南充常用中草药》）

2. 治多汗症 赶山鞭 60 g，水煎服。（《广西民族药简编》）

3697 赶风柴 gǎn fēng chái（《岭南采药录》）

【异名】 节节红（《南宁市药物志》），饭汤叶、贼佬药、大斑鸠米（《广西药用植物名录》）。

【基原】 为马鞭草科紫珠属植物裸花紫珠的叶。

【原植物】 裸花紫珠 *Callicarpa nudiflora* Hook. et Arn.

灌木至小乔木，高 3～7 m。小枝、叶柄及花序均密生灰褐色分枝茸毛，老枝无毛，有明显皮孔。单叶对生；叶柄长 1～2 cm；叶片长圆形至卵状长椭圆形，长 10～23 cm，宽 4～7.5 cm，先端短渐尖或尖，基部钝圆或宽楔形，边缘具疏齿，微波状或近全缘，表面深绿色，干后变黑色，主脉有褐色星状毛，背面密生黄褐色茸毛和分枝毛，去毛后可见亮黄色腺点；侧脉 12～17 对。聚伞花序腋生，开展，6～9 次分歧，宽 8～13 cm，花序梗长 3～8 cm；苞片线形或披针形；花萼杯状，通常无毛，先端平截或有不明显的 4 齿；花冠 4 裂，紫色或粉红色；雄蕊 4，长于花冠 2～3 倍；子房无毛。果实近球形，红色，熟时变为黑色。花期 6～8 月，果期 8～12 月。

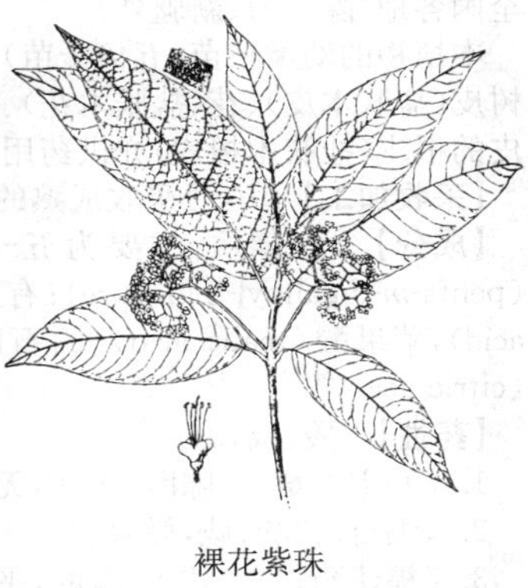

裸花紫珠

生于平地至海拔 1 200 m 的山坡、路旁、谷地、溪旁、林中或灌丛下。分布于广东、广西。

【采收加工】 6～9月采收，晒干研末。

【药材】 赶风柴 *Folium Callicarpae Nudiflorae* 主产于广西、广东、福建等地。

性状 叶多卷曲皱缩，完整者展平后呈长圆形或卵状披针形，边缘有不规则细锯齿，上面黑褐色，仅主脉具有褐色毛茸，下表面色稍浅，有灰褐色绒毛；叶柄长 1～2 cm。气微，味微苦、涩。

鉴别 叶横切面：上表皮 1 列细胞，其下有 1 列下皮细胞，下表皮仅 1 列细胞。两面均有腺毛、非腺毛及腺鳞，尤以下表皮较多。栅栏组织细胞 2 列，海绵组织细胞较小，排列紧密。主脉维管束外韧型，木质部呈半圆环形，其上方有 1～2 个较小的维管束；韧皮部排列在木质部外侧，并间有断续排列的纤维群；薄壁细胞含少数草酸钙簇晶或方晶。

粉末特征：分枝非腺毛主干 2～3 个细胞者，长 50～300 μm；主干 3 个以上细胞者，长 34～150 μm，分枝叠生成数层。单列非腺毛由 1～3 个细胞组成，长达 400 μm 左右。腺毛腺头由 4 个细胞组成，含浅黄棕色油状物；腺柄 1 个细胞，常脱落。腺鳞由 7～8 个细胞组成，辐射状排列，含鲜黄色油状物；柄极短，为 1 个细胞。

【成分】 含黄酮、鞣质、挥发油和糖等[1]。

【药理】 1. 抗菌消炎作用 裸花紫珠片对金黄色葡萄球菌、伤寒沙门菌、肺炎球菌有不同程度的抑制作用，对冰醋酸所致的小鼠腹部毛细血管通透性增加和二甲苯所致的小鼠耳肿胀具有非常显著的抑制作用，并明显抑制大鼠蛋清性足肿胀形成和缩短小鼠的出凝血时间[1]。

2. 对人胚纤维母细胞的影响 用同位素掺入技术方法，表明裸花紫珠的生药浓度在 0.4～1.6 mg/ml 范围内，可抑制人胚纤维母细胞的 DNA 合成，抑制作用随药物浓度的增加而增加；在 0.4～1.2 mg/ml 范围内，细胞生长曲线右移，群落倍增时间及达饱和密度时间均延长；促进人胚纤维母细胞合成释放蛋白质；人胚纤维母细胞胞浆内乳酸脱氢酶（LDH）活性增高[2]。裸花紫珠能促进纤维母细胞合成与释放纤维结合蛋白[3]。

毒性 裸花紫珠片小鼠灌胃给药的最大耐受量＞60 g/kg，大鼠以 2.5 g/kg 及 1.25 g/kg 给药，无动物死亡，动物外观、体重增长、摄食量、血象、肝肾功能均未见异常，各脏器系数及脏器病理学检查未见改变，说明裸花紫珠片临床口服用药安全范围较大[4]。

【药性】 涩、微辛、微苦，平。

1.《广东中药》："微苦，性平。"

2.《海南岛常用中草药手册》："微辛、苦，平。"

【功用主治】 散瘀止血，解毒消肿。主治衄血，咳血，吐血，便血，跌打瘀肿，外伤出血，水火烫伤，疮毒溃烂。

1.《岭南采药录》："叶：煎水洗跌打伤，能祛瘀生新。如遇风肿，将叶煎水洗，取其梗和猪精肉煎服，能祛风消肿。"

2.《海南岛常用中草药手册》："散瘀消肿，止血。治鼻衄，咳血，肺咯血，胃溃疡出血，跌打肿痛，外伤出血。"

【用法用量】 内服：煎汤，15～30 g。外用：捣敷；或研末撒；或煎水洗。

【临床报道】 1. 治疗烧伤 用 1∶1 的裸花紫珠煎液处理烧伤创面，有防止创面感染、减少败血症的发生率，减少渗出从而防止体液丧失，以及促使创面迅速愈合等作用。据对 104 例各度烧伤患者的观察，治愈率达 97.12%。平均住院 19.15 d。用法：①喷雾法：将药液直接喷布于创面上，每日 2～3 次。适用于大面积、特殊部位、小儿烧伤，或纱布贴敷容易脱落的创面等。②小纱布贴敷法：以 3 cm×2 cm（小儿 1 cm×1 cm）单层灭菌纱布块，用药液浸透后贴敷于创面，每块纱布之间留有 0.5～1.0 cm 的间隙，以利引流。治疗头几日，每日于纱布上喷药 1～2 次，待与创面贴紧，其间无脓液积聚时，即可停止用药，不要撕去纱布块，由其自行脱落。适用于中、小面积烧伤。③涂布法及湿敷法：将药液直接涂布于创面上，每日 1～2 次，适用于小面积创面。如小面积感染创面，可用药棉垫浸透药液湿敷患处，每日更换 1～2 次，待感染减轻后再用涂布法。此外，对于深Ⅱ度或深Ⅲ度为主的烧伤创面，除局部用药外，可内服 50%裸花紫珠煎剂或注射裸花紫珠注射剂，每日 3～4 次；必要时需输血、补液，或应用广谱抗生素。缺点主要是创面应用裸花紫珠药液后，有短时间的疼痛[1]。

2. 治疗化脓性皮肤溃疡　用裸花紫珠干叶制成3∶1煎液。清创后取单层纱布浸透药液湿敷患处或用药液直接涂布。采用暴露或半暴露疗法。治疗232例(其中32例为慢性皮肤溃疡)。结果：治愈228例，好转4例。治愈时间平均9.87 d。据临床观察，裸花紫珠有明显的杀菌消炎作用。一般用药后2～3 d创面脓性分泌物即消失，炎症水肿逐渐消退，肉芽组织由苍白转为新鲜，创面渗液培养转阴时间为3～5 d。故用药后创面可形成一层药膜，有使创面干燥，保护肉芽组织并促进溃疡愈合作用[1]。

3698 盐蛇 yán shé (《陆川本草》)

【异名】 树蜥蜴(《动物学大辞典》)，篱筒马、午时逢(《陆川本草》)，雷公蛇(《广西中药志》)。

【基原】 为鬣蜥科龙蜥属动物马鬃蛇除去内脏的全体。

【原动物】 马鬃蛇 *Japalura polygonata* (Hallowell)

全长25～30 cm，尾长超过体长。头部前端尖，呈三角形；吻钝圆。颈部较细。全体棕褐色，背面、四肢及尾部有黑褐色袋状斑纹，腹面灰黄色。全身鳞片均起棱，自颈至躯干前占体长1/3的脊鳞成尖细突起，形如马鬃，尤以颈部的更为显著，耳后两侧亦有少数突起。四肢发达，前肢5指，后肢5趾，趾较指长，指、趾端均有钩爪。尾如鞭状，末端尖细。

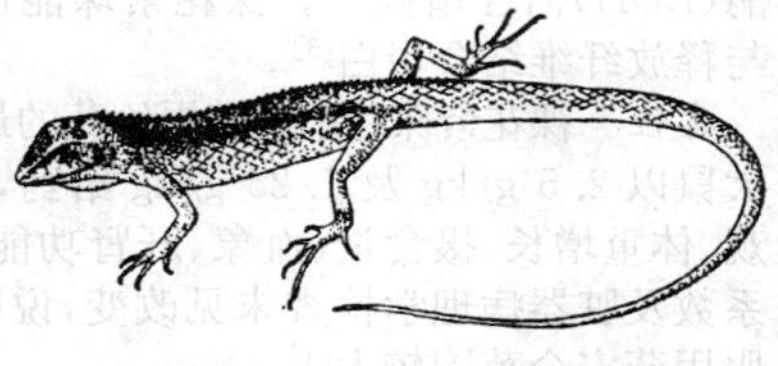

马鬃蛇

多栖于矮小的树枝上或草丛中，中午时特别活跃，常静候树干上，捕食昆虫。分布广西等地。

【采集】 夏季捕捉。用小绳结成活套，系于竹竿顶端，近其头部频频摇动以引诱之，待其头部钻入套中，迅速抽紧，即可捕获。捕得后剖腹除去内脏，拭净、烘干；或用好酒浸泡。浸的酒呈青绿色，宜放瓷皿内，避阳光照射，否则颜色变淡，影响质量。

【药性】 《陆川本草》："甘，温。"

【功用主治】 《陆川本草》："滋养强壮，祛风湿。治风湿骨痛，小儿疳积。"

【用法用量】 浸酒或与瘦肉蒸服。

3699 盐肤子 yán fū zǐ (《纲目》)

【异名】 盐麸子、叛奴盐(《开宝本草》)，盐梅子、盐梂子(《纲目》)，木附子(《现代实用中药》)，盐肤木子(《湖南药物志》)，假五味子、油盐果(《南宁市药物志》)。

【基原】 为漆树科漆树属植物盐肤木的果实。

【原植物】 盐肤木 *Rhus chinensis* Mill. [*Schinus indicus* Burm.; *R. javanica* Thunb.] 又名：槽木(《山海经》)，盐麸树(《开宝本草》)，肤木(《本草图经》)，木盐(《通志》)，五槽(《纲目》)，盐霜柏(《生草药性备要》)，枯盐萁(《宁乡县志》)，野漆树、猪草树(《安徽中草药》)，五倍子树(《中国高等植物图鉴》)。

落叶小乔木或灌木，高2～10 m。小枝棕褐色，被锈色柔毛，具圆形小皮孔。奇数羽状复叶互生，叶轴及叶柄常有翅；小叶5～13，无柄；纸质，多形，常为卵形或椭圆状卵形或长圆形，长6～12 cm，宽3～7 cm，先端急尖，基部圆形，边缘具粗锯齿，叶面暗绿色，叶背粉绿色，被白粉，叶面沿中脉疏被柔毛或近无毛，叶背被锈色柔毛。圆锥花序宽大，顶生，多分枝，雄花序长30～40 cm，雌花序较短，密被锈色柔毛；花小，杂性，黄白色；雄花花萼裂片长卵形，花瓣倒卵状长圆形，开花时外卷，雄蕊伸出，花丝线形，花药卵形；雌花花萼裂片较短，花瓣椭圆状卵形；花盘无毛；子房卵形，密被白色微柔毛，花柱3，柱头头状。核果球形，略压扁，被具节柔毛和腺毛，成熟时红色。花期8～9月，果期10月。

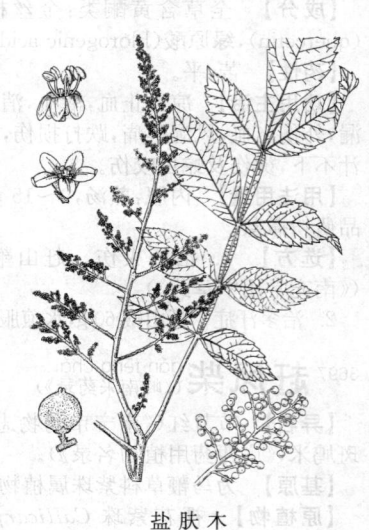

盐肤木

生于海拔350～2 300 m的石灰山灌丛、疏林中。分布于全国各地(除青海、新疆外)。

本植物的幼嫩枝苗(五倍子苗)、叶(盐肤叶)、去掉栓皮的树皮(盐肤木皮)、花(盐肤木花)、树根(盐肤木根)和去掉栓皮的根皮(盐肤木根皮)亦供药用，另设专条。

【采收加工】 10月采收成熟的果实，鲜用或晒干。

【成分】 含鞣质：主要为五-间双没食子酰-β-葡萄糖(penta-*m*-digalloyl-β-glucose)；有机酸类：没食子酸(gallic acid)，苹果酸(malic acid)，酒石酸(tartaric acid)，枸橼酸(citric acid)等[1]。

【药性】 酸、咸，凉。

1.《开宝本草》："味酸，微寒，无毒。"

2.《纲目》："酸、咸，微寒。"

3.《福建药物志》："咸、微酸，平。"

【功用主治】 生津，化痰，敛汗，止痢。主治肺虚久咳，痰嗽，胸痛，喉痹，黄疸，盗汗，痢疾，胃痛，顽癣，痈毒，头风白屑，毒蛇咬伤。

1.《本草拾遗》："主头风白屑。"

2.《开宝本草》："除痰饮，瘴疟，喉中热结，喉痹，止渴，解酒毒，黄疸，飞尸，蛊毒，天行寒热，痰嗽，变白，生毛发。干捣为末食之，岭南人将以防瘴。"

3.《纲目》："生津降火，化痰，润肺滋肾，消毒，止痢，收汗。治风湿，眼病。"

4.《药性考》："除瘴疟，喉痹，黄疸，咳，痢，蛊恶。"

5.《本草求原》："治下血，血痢。功同五倍。"

6.《安徽中草药》："清热解毒，除湿杀虫，祛痰平喘。治阴道滴虫，肺结核，扁桃体炎。"

7.《福建药物志》："敛肺固肠，滋肾涩精，止血，止汗。治肺虚咳嗽，盗汗，遗精，小腿溃疡，久泻脱肛，外伤出血。"

【用法用量】 内服：煎汤，9～15 g；或研末。外用：煎水洗；捣敷或研末调敷。

【选方】 1. 治肺结核发热，咳嗽咯血　炒盐肤木果实、地骨皮各9 g。煎服。(《安徽中草药》)

2. 治喉痹　盐肤子，捣罗为末，以赤糖和丸，如半枣大，含咽津。（《圣惠方》）

3. 治扁桃体炎　盐肤木果实（焙黄）3 g，冰片 0.3 g。研极细末，取少许吹喉。（《安徽中草药》）

4. 治酒疸　盐肤子、桑根白皮捣碎，米泔浸一宿，平旦空心温服一二升。（《普济方》）

5. 治年久顽癣　盐肤木子、王不留行。焙干研末，麻油调搽。（《湖南药物志》）

【各家论述】《纲目》："盐肤子，气寒味酸而咸，阴中之阴也。咸能软而润，故降火化痰消毒；酸能收而涩，故生津润肺止痢。肾主五液，入肺为痰，入脾为涎，入心为汗，入肝为泪，自入为唾，其本皆水也。盐肤、五倍先走肾、肝，有救水之功，所以痰涎、盗汗、风湿、下泪、涕唾之证，皆宜用之。"

3700 盐肤叶 yán fū yè（《本草求原》）

【基原】　为漆树科漆树属植物盐肤木 *Rhus chinensis* Mill. 的叶。

【原植物】　参见"盐肤子"条。

【采收加工】　6～10 月采收，随采随用。

【成分】　含槲皮苷（quercitrin），没食子酸甲酯（methyl gallate），并没食子酸（ellagic acid）[1]，3,25-环氧模绕醇酸（semimoronic acid）[2]，盐肤木酸（semialatic acid）[3]。

【药性】　酸、微苦，凉。

1.《本草求原》："酸，咸，寒。"

2.《安徽中草药》："性微寒，味酸、咸。"

【功用主治】　止咳，止血，收敛，解毒。主治痰嗽，便血，血痢，盗汗，痈疽，疮疡，湿疹，疥疮，漆疮，蛇虫咬伤。

1.《本草求原》："除痰饮咳嗽，生津止渴，解热毒、酒毒，喉痹，下血，血痢，功同五倍。"

2.《贵州民间方药集》："强心壮脑。"

3.《福建药物志》："消肿解毒。治皮肤过敏，湿疹，皮炎，瘰疽，对口疮。"

【用法用量】　内服：煎汤，9～15 g（鲜品 30～60 g）。外用：煎水洗；或鲜品捣敷；或捣汁涂。

【选方】　1. 治蛀节疽、五掌疽、对口疮　盐肤木鲜叶或树枝的二重皮适量，糯米饭少许，杵烂涂患处。（《闽东本草》）

2. 治痈肿　盐肤木嫩叶同毛桃树根嫩皮，捣烂，调酒糟擦患处。（《福建常用草药》）

3. 治黄蜂咬伤　鲜盐肤木叶，掐破，取其乳浆样的白汁，搽患处。（《赣中草药》）

4. 治痛风　盐肤叶捣烂，桐油炒热，布包揉痛处。（《湖南药物志》）

5. 治目中生星翳　新鲜盐肤木叶，折断，有乳浆样的白汁流出，盛于小瓷杯内，用灯心蘸药汁点患处，点药后闭目 10 min。可稍有刺痛感。（《赣中草药》）

3701 盐匏藤 yán páo téng（《全国中草药汇编》）

【异名】　咸匏藤、沉匏、补阴丹（《全国中草药汇编》）。

【基原】　为胡颓子科胡颓子属植物披针叶胡颓子的根和叶。

【原植物】　披针叶胡颓子 *Elaeagnus lanceolata* Warb. 又名：柳叶胡颓子（《中国种子植物分类学》），羊奶子（《万县中草药》）。

常绿灌木，高约 4 m。幼枝密被银白色和淡黄褐色鳞片。单叶互生；叶柄长 5～7 mm，黄褐色；叶片革质，披针形或椭圆状披针形，长 5～14 cm，宽 1.5～3.6 cm，先端渐尖，基部圆形，稀阔楔形，全缘反卷；侧脉 8～12 对，与中脉开展成 45°角，网状脉在上面不明显。花淡黄白色，下垂，常 3～5 朵簇生于叶腋短小枝上；花梗长 3～5 mm；花被筒圆形，裂片 4，宽三角形；雄蕊 4，花丝极短或无；花柱直立，几无毛或疏生极少数星状柔毛。果实椭圆形，密被褐色或银白色鳞片，成熟时红黄色。花期 8～10 月，果期翌年 4～5 月。

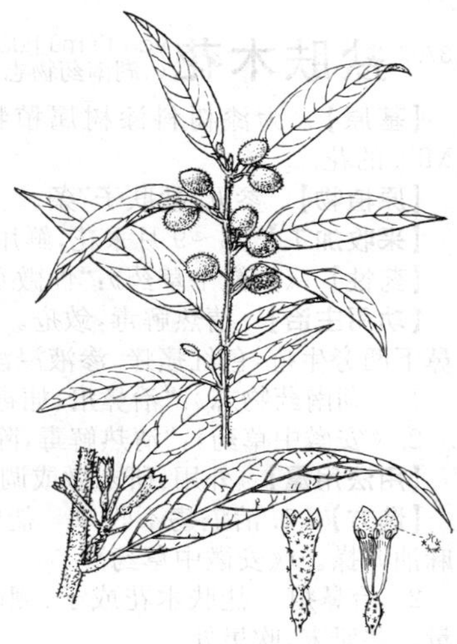

披针叶胡颓子

生于海拔 600～2 500 m 的山地林中或林缘。分布于西南及湖北、湖南、广西、陕西、甘肃等地。

本植物的果实（盐匏藤果）亦供药用，另设专条。

【采收加工】　全年可采，根切片晒干，叶晒干或鲜用。

【药性】《全国中草药汇编》："酸、微甘，温。"

【功用主治】《全国中草药汇编》："温下焦，祛寒湿。主治小便失禁，外感风寒。"

【用法用量】　内服：煎汤，9～15 g；或浸酒。外用：捣敷。

【选方】　1. 治骨折　羊奶子根、小接骨丹、叶上花、杉木白皮各 30 g。捣烂，加酒焙热外包。

2. 治劳伤　羊奶子根皮 15 g，大血藤、小血藤、红泽兰、牛马藤各 9 g。泡酒服。

3. 治咳嗽　羊奶子叶、枇杷叶（去毛）各 15 g，活麻、五匹风、石菖蒲各 12 g，鱼腥草 15 g。水煎服。（1～3 方出自《万县中草药》）

3702 盐肤木皮 yán fū mù pí（《湖南药物志》）

【异名】　盐麸树白皮（《开宝本草》）。

【基原】　为漆树科漆树属植物盐肤木 *Rhus chinensis* Mill. 去掉栓皮的树皮。

【原植物】　参见"盐肤子"条。

【采收加工】　7～10 月剥取树皮，去掉栓皮层，留取韧皮部，鲜用或晒干备用。

【成分】　含没食子酸（gallic acid），莨菪碱（scopolin），地衣酚（orcinol），地衣酚-β-D-葡萄糖苷（orcinol-β-D-glucoside），1，2，3，4，6-五-O-没食子酰基-β-D-葡萄糖苷（1，2，3，4，6-penta-O-galloyl-β-D-glucose）[1]。

【药性】　酸，微寒。

【功用主治】　清热解毒，活血止痢。主治血痢，痈肿，疮疥，蛇犬咬伤。

1.《开宝本草》："主破血、止血，血痢，杀蛔虫，并煎服之。"

2.《湖南药物志》："治无名肿毒，恶疮疥癞，鱼口下疳，蛇犬咬伤，煎水洗。”

【用法用量】 内服：煎汤，15～60 g。外用：煎水洗或捣敷。

3703 盐肤木花 yán fū mù huā（《湖南药物志》）

【基原】 为漆树科漆树属植物盐肤木 *Rhus chinensis* Mill. 的花。

【原植物】 参见“盐肤子”条。

【采收加工】 8～9月采花，鲜用或晒干。

【药性】 《安徽中草药》：“性微寒，味酸、咸。”

【功用主治】 清热解毒，敛疮。主治疮疡久不收口，小儿鼻下两旁生疮，色红瘙痒，渗液浸淫糜烂。

1.《湖南药物志》：“治鼻疳，痈毒溃烂。”

2.《安徽中草药》：“清热解毒，除湿杀虫。”

【用法用量】 外用：研末撒或调搽。

【选方】 1. 治疮疡不收口 盐肤木花（或果实）研细末，麻油调搽。（《安徽中草药》）

2. 治鼻疳 盐肤木花或子、硼砂、黄柏、青黛、花椒各等量。共研末，吹患处。

3. 治痈毒溃烂 盐肤木子和花捣烂，香油调敷。（2、3方出自《湖南药物志》）

3704 盐肤木根 yán fū mù gēn（《泉州本草》）

【异名】 盐麸子根（《日华子》），文蛤根、五倍根、泡木根、耳八蜈蚣（《分类草药性》），五倍子根（《贵州草药》）。

【基原】 为漆树科漆树属植物盐肤木 *Rhus chinensis* Mill. 的树根。

【原植物】 参见“盐肤子”条。

【采收加工】 全年均可采，鲜用或切片晒干。

【成分】 含黄酮类：3，7，4′-三羟基黄酮（3，7，4′-trihydroxyflavone），3，7，3′，4′-四羟基黄酮（3，7，3′，4′-tetrahydroxyflavone）[1]。酚性成分：7-羟基-6-甲氧基香豆素（7-hydroxy-6-methoxycoumarin），没食子酸（gallic acid），没食子酸乙酯（ethyl gallate），水黄皮黄素（pongapin），四甲氧基非瑟素（tetramethoxyfisetin），去甲氧基小黄皮素（demethoxykanugin），二苯甲酰甲烷（dibenzoylmethane），椭圆叶崖豆藤酮（ovalitenone）[2]。又含β-谷甾醇（β-sitosterol）[3]。

【药性】 酸、咸，平。

1.《岭南采药录》：“味酸、咸，性平。”

2.《重庆草药》：“味辛，性热，无毒。”

3.《福建药物志》：“微苦、酸，微温。”

【功用主治】 祛风湿，利水消肿。主治风湿痹痛，腰骨酸痛，水肿，咳嗽，跌打肿痛，乳痈，伤食泄泻，痔疮，癣疮，头上白屑，毒蛇咬伤。

1.《日华子》：“消酒毒。”

2.《本草集议》：“能软鸡骨。”（引自《纲目》）

3.《分类草药性》：“治咳嗽，消肿，贴痒子，跌打损伤，调末治癣疮。”

4.《岭南采药录》：“消肿散毒。煎水洗小儿烂头疡，能止痒；治乳痈，脚抽筋症，跌打伤肿痛，俱煎水洗之；以之浸酒，止痛，去瘀，生新。”

5.《重庆草药》：“去风解毒。治小儿缩阴症，配他药治九子痒。”

6.《浙江民间常用草药》：“消炎，利尿。”

7. 广州部队《常用中草药手册》：“凉血降火，去瘀生新。治麻疹，感冒发热，咳嗽带血，跌打骨折。”

8.《福建药物志》：“化痰定喘，调中益气。治慢性支气管炎，冠心病，劳倦乏力，风湿关节痛，坐骨神经痛，腰肌劳损，扭伤。”

【用法用量】 内服：煎汤，9～15 g；鲜品 30～60 g。外用：研末调敷；或煎水洗；或鲜品捣敷。

【选方】 1. 治疲劳身痛 盐肤木根 30～60 g，山荔枝 60 g。水煎服。（《福建常用草药》）

2. 治慢性支气管炎 盐肤木根、兰花参、蔊菜各 30 g。水煎服。（《福建药物志》）

3. 治骨折 盐肤木根、前胡。捣烂敷伤处。

4. 治瘰疬 盐肤木根、破凉伞、凌霄根、酒糟。共捣烂敷。（3、4方出自《湖南药物志》）

5. 治冬季手足皲裂 盐肤木根置火上略烤，取其流出的白汁，涂敷患处。（《天目山药用植物志》）

【临床报道】 治疗痔疮 盐肤子根 200 g（鲜者量加倍），水煎 30 min，取汁，先熏后洗 30 min，每日 1 次，连用 7 d 为 1 个疗程，可连用 2～3 个疗程。忌食辛热之品。便秘者给予相应内服药治疗。观察 55 例，其中：内痔（Ⅱ、Ⅲ期）20 例，治愈 3 例，好转 16 例，无效 1 例，总有效率 95.00%；嵌顿痔 6 例，好转 6 例，总有效率 100%；血栓外痔 21 例，治愈 17 例，好转 3 例，无效 1 例，总有效率 95.24%；炎性外痔 8 例，治愈 7 例，好转 1 例，总有效率 100%。合计治愈 27 例，好转 26 例，无效 2 例，总有效率 96.36%[1]。

3705 盐匏藤果 yán páo téng guǒ（《陕西中药名录》）

【异名】 羊奶子果（《万县中草药》）。

【基原】 为胡颓子科胡颓子属植物披针叶胡颓子 *Elaeagnus lanceolata* Warb. 的果实。

【原植物】 参见“盐匏藤”条。

【采收加工】 4～5月采收成熟的果实，晒干。

【药性】 酸，平。

【功用主治】 涩肠止痢。主治肠炎，痢疾。

【用法用量】 内服：煎汤，9～15 g。

3706 盐肤木根皮 yán fū mù gēn pí（《浙江民间常用草药》）

【异名】 盐麸树白皮（《开宝本草》）。

【基原】 为漆树科漆树属植物盐肤木 *Rhus chinensis* Mill. 去掉栓皮的根皮。

【原植物】 参见“盐肤子”条。

【采收加工】 全年均可采，剥取根皮，鲜用或晒干。

【药性】 酸、咸，凉。

1.《福建常用草药》：“酸、咸，微寒。”

2.《陕西中草药》：“味咸、涩，性凉。”

【功用主治】 清热利湿，解毒散瘀。主治黄疸，水肿，风湿痹痛，小儿疳积，疮疡肿毒，跌打损伤，蛇虫咬伤，皮肤湿疹。

1.《开宝本草》：“主酒疸，捣碎，米泔水浸一宿，平旦空腹温服一二升。”

2.《纲目》：“诸骨鲠，以醋煎浓汁，时呷之。”

3.《浙江民间常用草药》：“消炎，利尿。”

4.《湖南药物志》：“治无名肿毒，恶疮疥癞，鱼口下疳，蛇犬咬伤，捣烂敷患处。”

5.《陕西中草药》:“散瘀生新,消炎解毒,止血,利尿,祛风湿。治跌打损伤,骨折,外伤出血,疮疖,慢性支气管炎,麻疹,感冒,黄疸,水肿,风湿腰腿痛,咳嗽带血,便血。”

6.《福建药物志》:“治食欲不振,小儿疳积,产后子宫收缩不良。”

【用法用量】 内服:煎汤,15~60 g。外用:捣敷。

【选方】 1. 治黄疸　盐肤木根皮 15 g,黄栀子根 15 g。水煎服。(《浙江民间常用草药》)

2. 治跌打损伤,疮疖　鲜盐肤木根皮、鲜楤木根皮各等量。捣烂敷。(《陕西中草药》)

3. 治毒蛇咬伤　盐肤木鲜根皮,捣烂敷脑后。(《福建中草药》)

4. 治慢性支气管炎　盐肤木根皮 30 g,枇杷叶三片。水煎,加冰糖少许冲服。(《浙江民间常用草药》)

5. 治小儿疳积　盐肤木根皮 12 g,叶下珠(全草连果实)6 g。用猪瘦肉 60 g 炖汤,以汤同药煎服。(《赣中草药》)

3707 都拉 dū lā (《四川中药志》)

【异名】 都拉参、肚拉(《四川中药志》),对对参、萝卜参、土败酱(《昆明民间常用草药》),白都拉、萝卜肚拉、土洋参(《西昌中草药》),双香(《云南中药资源名录》)。

【基原】 为川续断科囊苞花属植物西南囊苞花的根。

【原植物】 西南囊苞花 *Triplostegia glandulifera* Wall. ex DC. 又名:小杜拉、东汉草(《四川中药志》),双参(《中国植物志》)。

柔弱多年生直立草本,高 15~40 cm。根茎细长,四棱形,具 2~6 节,节间长 0.5~2 cm,节上生不定根。主根常为 2 枝并列,稍肉质,近纺锤形,长 3~15 cm,径 2~3 mm,棕褐色。茎方形,有沟,近光滑或微被疏柔毛。叶近基生,成假莲座状,3~6 对叶生缩短节上,或在茎下部松散排列,连柄长 3~8 cm;叶片倒卵状披针形,2~4 对羽状中裂,中央裂片较大,两侧裂片渐小,边缘有不整齐浅裂或锯齿,基部渐狭成长 1~3 cm 的柄,上面深绿色,下面苍绿色,沿脉上具疏柔毛;茎上部叶渐小,浅裂,无柄。花在茎顶端成疏松窄长圆形聚伞圆锥花序;各分枝处有苞片 1 对,具中脉 1 条,边缘疏生柔毛;小总苞 4 裂,裂片披针形,外面密被紫色腺毛;萼筒壶状,先端收缩成 8 个微小的牙齿状或锯齿状的檐部;花冠白色或粉红色,短漏斗状,5 裂,裂片先端钝,近辐射对称;雄蕊 4,略外伸,花药内向,白色,花丝直立,着生于花冠近口部;花柱略长于雄蕊,直伸,子房包于囊状小总苞内(囊苞)。瘦果包于囊苞中,囊苞 4 裂,裂片先端长渐尖,多曲钩。花、果期 7~10 月。

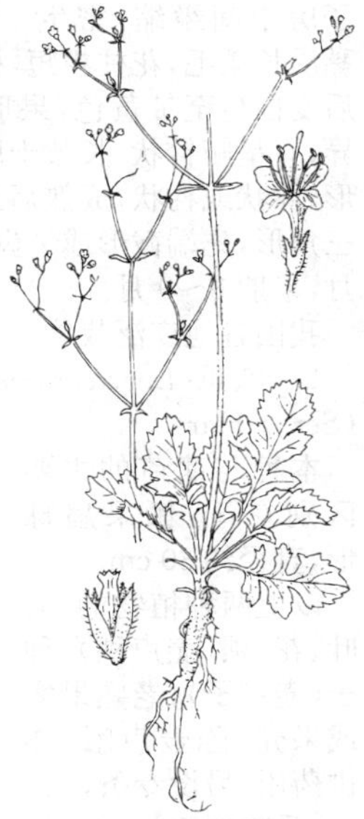
西南囊苞花

生于海拔 1 500~4 000 m 的林下、溪旁、山坡草地、草甸及林缘。分布于湖北、四川、云南、西藏、陕西、台湾等地。

【采收加工】 春季发苗前,或秋后苗茎干枯后挖取根部,去掉茎苗,抖净泥沙,晒干或鲜用。

【药材】 都拉 *Radix Triplostegiae Glanduliferae* 主产于四川、云南。

性状　根呈条状或纺锤形,多为单枝,少分叉略似草乌,表面棕褐色或灰棕色,有粗而不规则纵皱纹,并有突起的疔疤。芦头平截,有残茎痕迹,下部渐细小,底端钝圆或微尖,多已折断。质坚实,折断面纤维性。味麻,有毒,切勿口尝。

【药性】 甘、微苦,微温。归肺、脾、肾经。

1.《四川中药志》1960 年版:“性微温,味甘、辛,有毒。入肺、脾二经。”

2.《全国中草药汇编》:“甘、微苦,平。”

【功用主治】 温肾益气,活血止血。主治体虚头昏,虚劳久咳,脾虚食积,肾虚腰痛,带下,阳痿,不孕,风湿性心脏病,外伤出血,跌打痨伤。

1.《四川中药志》1960 年版:“温肾益气,解烟毒,治虚劳久咳。”

2.《全国中草药汇编》:“健脾益肾,活血调经,止崩漏,解毒,外用止血。主治肾虚腰痛,贫血,咳嗽,遗精,阳痿,风湿关节痛,月经不调,倒经,崩漏,带下,不孕症。”

【用法用量】 内服:煎汤,15~30g;或炖肉服。外用:研末撒。

【宜忌】 《四川中药志》1960 年版:“有实热郁滞者忌用。”

【选方】 1. 治贫血、咳嗽、头昏、风湿关节痛　(白都拉)鲜根 30 g,炖羊肉或猪肉服。(《西昌中草药》)

2. 治气虚带下　土败酱 9 g,研末,塞入鸡蛋,兑红糖蒸吃。(《昆明民间常用草药》)

3. 治不孕症　白都拉 30 g,槲头草 15 g,胡椒 3 g。炖鸡服。(《西昌中草药》)

4. 治风湿性心脏病　土败酱 9 g,柏子仁 9 g。研末,猪肝 60 g,共蒸吃。(《昆明民间常用草药》)

5. 治乌头中毒　白都拉鲜根 15~30 g。煎水服。(《西昌中草药》)

3708 都咸子 dū xián zǐ (《本草拾遗》)

【基原】 为漆树科腰果属植物腰果的果实。

【原植物】 腰果 *Anacardium occidentale* L. 又名:都咸树(《南方草物状》),鸡腰果、槚如树(《海南植物志》),心果树。

灌木或小乔木,高 4~10 m。小枝黄褐色;有乳状汁。单叶互生;叶柄长 1~1.5 cm;叶片倒卵形,长 8~14 cm,宽 6~8.5 cm,先端圆形或微凹,基部阔楔形,全缘,两面无毛,侧脉约 12 对,侧脉和网脉两面突起。圆锥花序宽大,多分枝,排成伞房状,长 10~20 cm,多花密集,密被锈色微柔毛;花黄色,杂性;花萼深 5 裂,裂片直立,覆瓦状排列;花瓣线状披针形,长 7~

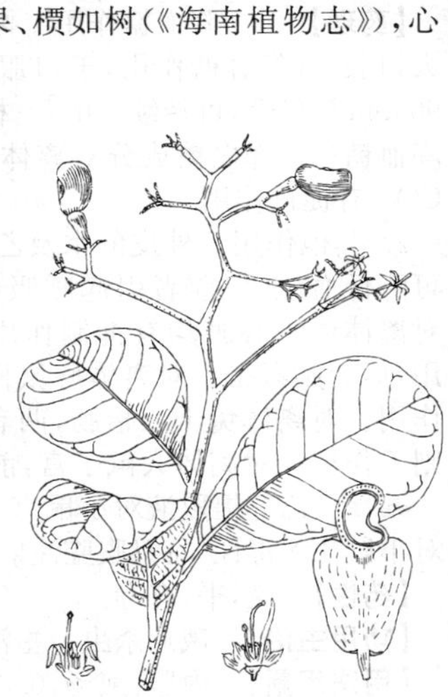
腰　果

9 mm,开花时外卷;雄蕊 7～10,通常仅发育 1,长 8～9 mm,不育雄蕊较短(长 3～4 mm),花丝基部多少合生,花药小,卵圆形;子房倒卵圆形,无毛,花柱钻形,长 4～5 mm。核果肾形,两侧压扁,长 2～2.5 cm,宽约 1.5 cm,果基部为肉质梨形或陀螺形的假果所托,假果长3～7 cm,最宽处长 4～5 cm,成熟时紫红色。种子肾形,长 1.5～2 cm,宽约 1 cm。

生于低海拔干热地带。福建、广西、海南、云南、台湾等地有引种。

本植物的树皮(都咸子树皮)亦供药用,另设专条。

【采收加工】 7～10 月果实成熟时采收,除去假果,留取核果,晒干,炒熟备用。

【药材】 都咸子 *Fructus Anacardii Occidentalis* 主产海南。

性状 核果长约 3.5 cm,厚与宽为 2 cm;外表呈暗棕色,有光泽,具斑点,果皮厚约 4 mm,含有巨大椭圆形的香胶道。种子肾形,具有类红棕色的厚种皮,种仁肾形,黄白色,富油性,有香气。

【成分】 果壳中含腰果酸(anacardic acid)[1],腰果酚(cardanol),腰果二酚(cardol)[2],左旋表儿茶素(epicatechin)[3],腰果苷(occidentoside),杞柳苷(salipurposide),β-谷甾醇(β-sitosterol)[4]。

【药性】 甘,平。

【功用主治】 润肺化痰,止渴,除烦。主治咳逆,口渴,心烦。

1.《本草拾遗》:"主渴,润肺,去烦,除痰,火干作饮服之。"

2.《海药本草》:"主烦躁,心闷,痰鬲,伤寒清涕,咳逆上气,宜煎服。"

【用法用量】 内服:煎汤,15～30 g。

3709 都咸子树皮 dū xián zǐ shù pí (《全国中草药汇编》)

【基原】 为漆树科腰果属植物腰果 *Anacardium occidentale* L. 的树皮。

【原植物】 参见"都咸子"条。

【采收加工】 全年可采,剥取树皮,晒干备用。

【药理】 1. 降血糖作用 树皮的酊剂或提取物给正常人口服,有降血糖作用,于口服后 15～20 min 开始;60～90 min最显著,可持续 3 h[1]。树皮(内皮)煎剂对动物也能降血糖[2]。降血糖成分对离体大鼠睾丸脂肪组织的产生 CO_2,有促进作用[3]。

2. 其他作用 外皮的水及乙醇提取液给麻醉猫静注均可降低血压,但前者引起呼吸抑制,后者引起呼吸兴奋。对离体蟾蜍心脏均有抑制作用。对腹直肌,前者没有作用,后者则兴奋。对离体豚鼠回肠,两者均有较弱的兴奋作用。对离体兔十二指肠,两者均抑制其张力,对其运动则无作用。对离体大鼠子宫,前者兴奋,后者抑制[4]。

毒性 乙醇提取液对小鼠有一定毒性,水提取液(1∶3)对小鼠几无毒性(每只腹腔注射 0.8 ml 并不引起死亡)[4]。

【药性】 淡,平,有毒。

【功用主治】 截疟杀虫。主治疟疾。

【用法用量】 内服:煎汤,0.6～1 g。

【宜忌】 本品毒性较大,内服宜慎。

3710 壶卢 hú lú (《日华子》)

【异名】 匏、瓠(《诗经》),匏瓜(《论语》),甜瓠(《新修本草》),腰舟(《鹖冠子》陆佃注),瓠匏(《滇南本草》),蒌姑(《群芳谱》),葫芦瓜(《本草求原》),葫芦(《饮片新参》)。

【基原】 为葫芦科葫芦属植物葫芦、瓠瓜的果实。

【原植物】 1. 葫芦 *Lagenaria siceraria* (Molina) Standl. [*Cucurbita siceraria* Molina]

一年生攀缘草本。茎、枝具沟纹,被黏质长柔毛,老后渐脱落。叶柄纤细,长 16～20 cm,被毛;顶端有 2 腺体;叶片卵状心形或肾状卵形,长、宽 10～35 cm,不分裂或 3～5 裂,具 5～7 掌状脉,先端锐尖,边缘有不规则的齿,基部心形,弯缺开张,半圆形或近圆形,两面均被微柔毛,叶背及脉上较密。卷须纤细,初时有微柔毛,部分 2 歧。雌雄同株,雌、雄花均单生;雄花:花梗细,比叶柄稍长,花梗、花萼、花冠均被微柔毛,花萼筒漏斗状,长约 2 cm,裂片披针形;花冠白色,裂片皱波状,先端微缺而顶端有小尖头,5 脉;雄蕊 3,花药长圆形,药室折曲;雌花花梗比叶柄稍短或近等长;花萼和花冠似雄花;子房中间缢缩,密生黏质长柔毛,花柱粗短,柱头 3,膨大,2 裂。果实初为绿色,后变白色至带黄色,果形变形较大,因不同变种和品种而异,有呈哑铃状,长数十厘米,有的仅长 10 cm,有的呈扁球形、棒状或杓状,成熟后果皮变木质。种子白色,倒卵形或三角形,先端截形或 2 齿裂,稀圆,长约 20 mm。花期 7～8 月,果期 8～9 月。

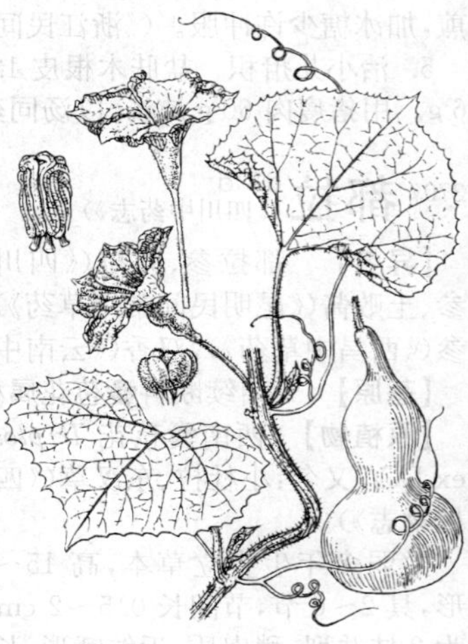

葫 芦

我国各地广泛栽培。

2. 瓠瓜 *L. siceraria* (Molina) Standl. var. *depressa* (Ser.) Hara

本种与葫芦的主要区别在于:瓠果扁球形,直径约 30 cm。

以上两种植物的茎、叶、花、须(壶卢秧)、种子(壶卢子)、老熟果实或果壳(陈壶卢瓢)亦供药用,另设专条。

【采收加工】 8～10 月采摘已成熟但外皮尚未木质化的果实,去皮用。

【成分】 葫芦杂交种果实含三萜类:22-脱氧葫芦苦素(22-de-

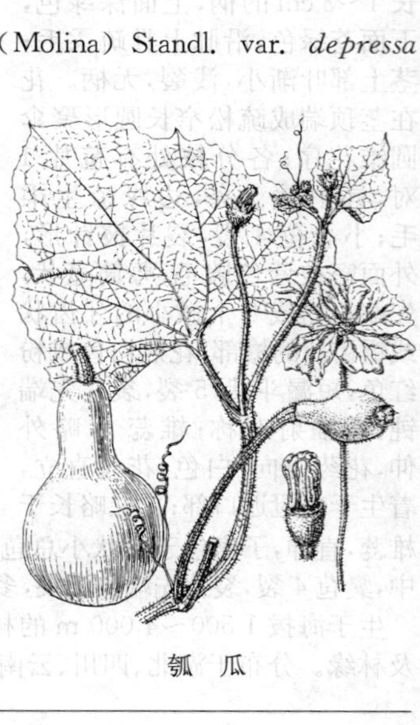

瓠 瓜

oxocucurbitacin) D 及少量 22-脱氧异葫芦苦素(22-deoxoisocucurbitacin) D[1]。

【药理】 1. 胰蛋白酶抑制作用 从瓠瓜中分离出两种胰蛋白酶抑制剂，分别称为 LLDTI-Ⅰ和 LLDTI-Ⅱ，对牛胰蛋白酶的 Ki 值分别为 2.4×10^{-10} mol/L 和 9.6×10^{-11} mol/L[1]。

2. 抗氧化活性 CCl_4 攻击能使大鼠离体肝组织脂质过氧化物含量升高，瓠瓜汁具有很高的阻抑过氧化作用，其阻抑率为 52.3%[2]。

【药性】 甘、淡，平。归肺、脾、肾经。

1.《千金方》："味甘，平，滑，无毒。"

2.《绍兴本草》："微寒。"

3.《日用本草》："味甘、微苦。"

4.《玉楸药解》："入手太阴肺、足太阳膀胱经。"

5.《本草再新》："入脾、肾二经。"

【功用主治】 利水，消肿，通淋，散结。主治水肿，腹水，黄疸，消渴，淋病，痈肿。

1.《本草经集注》："利水道。"

2.《千金方》："主消渴，恶疮，鼻口中肉烂痛。"

3.《宝庆本草折衷》："止渴，消热。"

4.《本草元命苞》："(主)黄疸。"

5.《滇南本草》："苦能下水，令人吐，除面目风邪，四肢浮肿；甜能利水，通淋，除心肺烦热。"

6. 姚可成《食物本草》："治石淋。"

7.《医林纂要》："利二便。"

8.《本草再新》："治腹胀。"

9.《湖南药物志》："治吐血、臌胀。"

10.《全国中草药汇编》："利水、消肿、散结。主治水肿、腹水、颈淋巴结结核。"

【用法用量】 内服：煎汤，9～30 g；或煅存性研末。

【宜忌】 脾胃虚寒者禁服。

1.《宝庆本草折衷》："多食吐人。"

2.《本草元命苞》："脚气不可食，虚胀尤宜忌。"

【选方】 1. 治头面、全身浮肿 霜打葫芦、黄瓜皮各 15 g，蝼蛄 7 个(焙)，小青蛙 2 个(焙)。共研末，匀 4 次，黄酒冲服，每日服 1 次。

2. 治水肿 葫芦瓤子 1 个，赤小豆 30 g。水煎，每日服 2 次。

3. 治肾炎 葫芦瓤子 1 个，枸杞、党参、黄芪各 9 g。水煎，每日服 2 次。(1～3 方出自《吉林中草药》)

4. 治脚气浮肿 葫芦瓜 30 g，鲫鱼 60～120 g。煮食。(《湖南药物志》)

5. 治高血压病，烦热口渴，肝炎黄疸，尿路结石 鲜葫芦捣烂绞汁，以蜂蜜调服，每服半杯至 1 杯，每日 2 次。或煮水服亦可。(《食物中药与便方》)

【临床报道】 治疗扁平疣 将新摘的葫芦用针刺破，把流出的葫芦液直接涂在患者处，每日 3 次，连用 15 d。共治疗 132 例。结果：11 例因葫芦来源缺乏未能坚持治疗，其余完成治疗的 121 例患者中 94 例治愈，7 例显效，8 例好转，12 例无效，治愈率为 77.7%，总有效率为83.5%[1]。

【各家论述】《本草求原》："(葫芦)甘甜者虽无毒亦不益人，惟解丹石毒，通石淋，治大小浮肿及水气黄疸，二便不通，亦必暴病实症方宜。若久病胃虚脾弱及脚气虚胀犯之，必致吐利不止而死，平人多食亦伤胃，发疮疥。"

3711 壶卢子 hú lú zǐ (《纲目》)

【异名】 葫芦子(《圣惠方》)。

【基原】 为葫芦科葫芦属植物葫芦 *Lagenaria siceraria* (Molina) Standl. 和瓠瓜 *L. siceraria* (Molina) Standl. var. *depressa* (Ser.) Hara 的种子。

【原植物】 参见"壶卢"条。

【采收加工】 8～10 月采收成熟的果实，切开取出种子，晒干。

【成分】 1. 葫芦种子 含蛋白质；有机酸：棕榈酸(palmitic acid)，棕榈油酸(palmitoleic acid)，硬脂酸(stearic acid)，油酸(oleic acid)及亚油酸(linoleic acid)；糖：主要有鼠李糖，果糖，半乳糖，蔗糖，棉子糖及水苏糖[1,2]。还含胰蛋白酶抑制剂(trypsin inhibitor) LLTI-Ⅰ、LLTI-Ⅱ、LLTI-Ⅲ[3]。

2. 瓠瓜种子 含胰蛋白酶异抑剂(trypsinisoinhibitor) LLDTI-Ⅰ、LLDTI-Ⅱ[4]。

【药理】 胰蛋白酶抑制作用 葫芦种子提取物具有胰蛋白酶抑制作用。从其中分离出 3 种丝氨酸胰蛋白酶抑制剂，分别称为 LLTI-Ⅰ、LLTI-Ⅱ、LLTI-Ⅲ，三者对牛胰蛋白酶的 Ki 值分别为 3.6×10^{-11} mol/L、6.5×10^{-11} mol/L 和 3.0×10^{-11} mol/L[1,2]。

【药性】《安徽中草药》："性平，味甘。"

【功用主治】 清热解毒，消肿止痛。主治肺炎，肠痈，牙痛。

1.《中国药用植物图鉴》："用于解热，治肺炎、肠炎等症。"

2.《食物中药与便方》："有润肠消炎作用，适用于阑尾炎。"

3.《晶珠本草》："止热痢。"

【用法用量】 内服：煎汤，9～15 g。

【选方】 1. 治肺炎 葫芦子(捣碎)、鱼腥草各 15 g。煎服。(《安徽中草药》)

2. 治阑尾炎 葫芦子、大血藤、繁缕各 30 g。水煎后分 2 次服。(《食物中药与便方》)

3. 治龋齿疼痛 葫芦子半升。以水五升，煮取三升，去滓。含漱，口吐之。(《圣惠方》)

4. 治齿龈或肿或露、齿摇疼痛 (壶卢)子八两，同牛膝四两，每服五钱，煎水含漱，日三四次。(《御药院方》)

3712 壶卢秧 hú lú yāng

【基原】 为葫芦科葫芦属植物葫芦 *Lagenaria siceraria* (Molina) Standl. 和瓠瓜 *L. siceraria* (Molina) Standl. var. *depressa* (Ser.) Hara 的茎、叶、花、须。

【原植物】 参见"壶卢"条。

【采收加工】 6～10 月采收，晒干。

【药理】 毒性 将葫芦植物切碎给西非洲山羊、沙漠绵羊和犀牛口服或灌胃，可降低肝脏蛋白质合成能力、发生肾功能紊乱和血液浓缩，每日服果实和叶子 1～5 g/kg 可使山羊在 1d 至 2 星期期间死亡。其种子的毒性较小[1]。

【药性】《千金方》："味甘，平。"

【功用主治】 解毒，散结。主治食物、药物中毒，龋齿痛，鼠瘘，痢疾。

1.《千金方》："叶主耐饥。"

2.《本草元命苞》："龋齿痛，煮茎叶含漱吐之。"

3.《本草约言》:"藤、须、花:主解毒。"
4.《医学入门》:"花:日干为末,敷鼠瘘。"
5.《湖南药物志》:"治痢疾。"
【用法用量】 内服:煎汤,6～30 g;或煅存性研末。
【宜忌】《千金方》:"扁鹊云,患脚气虚胀者,不得食之,其患永不除。"
【选方】 1. 治痢疾　葫芦花 6 g,黄瓜叶 4.5 g,生石膏粉少许。水煎服。(《湖南药物志》)
2. 预解胎毒　七、八月,或三伏日,或中秋日,剪壶卢须如环子脚者,阴干,于除夕夜煎汤浴小儿,可免出痘。(《唐瑶经验方》)
3. 防治中毒　瓠匏叶晒干,捣碎为末,盛于磁器内,随身边,或走路口渴,用末 3 g,入水饮,不中水毒;或蛇虫蛤蟆扒过之物(人误食中毒),此末亦可解。加雄黄,能解哑瘴山岚之毒;加松笔(头),解一切(火毒);凡中毒药,但可一二钱,开水送下。(《滇南本草》)

3713 埃蕾 āi lěi (《沙漠地区药用植物》)

【基原】 为龙胆科百金花属植物百金花的带花全草。
【原植物】 百金花 *Centaurium pulchellum* Druce var. *altaicum* (Griseb) Kitag. et Hara [*Erythraea ramosissima* var. *altaica* Griseb.]　又名:东北埃蕾(《东北植物检索表》)。
一年生草本,高 20～40 cm。全株光滑无毛。茎直立,近四棱形,多分枝。叶对生;无柄;基部叶片椭圆形或卵状椭圆形,长 6～16 mm,宽 3～6 mm,先端钝尖,上部叶椭圆状披针形,先端尖,似苞叶状,长 6～13 mm,宽 2～4 mm;具 3 出脉。花多数,排列成疏散的二歧式聚伞花序,具细长梗;花萼 5 深裂,裂片钻形,中脉在背面高高突起呈脊状;花冠漏斗形,白色或粉红色,长 1.5 cm,花冠筒部狭长,先端 5 裂,裂片短,长椭圆形,长 2.7～3.2 mm;雄蕊 5,稍外露,着生于花冠喉部,花丝短,线形,花药长圆形,卷作螺旋形;子房上位,2 室,椭圆形,花柱丝状,柱头 2 裂,裂片膨大,圆形。蒴果无柄,椭圆形,花柱宿存。种子球形,黑褐色,表面有浅蜂窝状网隙。花、果期 7～9 月。

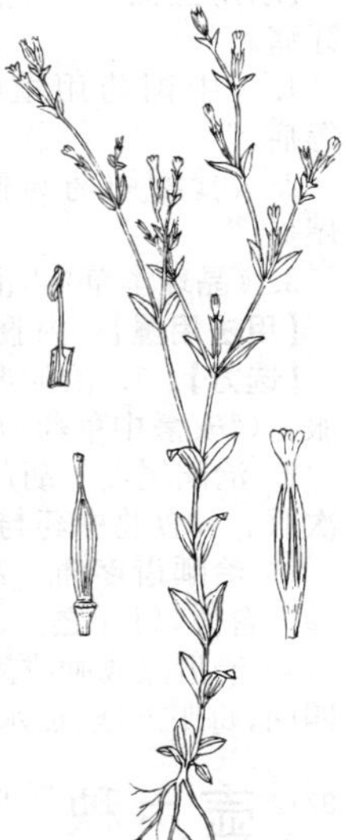
百金花

生于海拔 50～2 200 m 的潮湿荒地或滩地水旁。分布于华北、东北、西北、华东及华南等沿海地区。
【采收加工】 开花时采收,晒干。
【药性】 苦,寒。
【功用主治】《沙漠地区药用植物》:"清热解毒。主治肝炎,胆囊炎,头痛,发热,牙痛,扁桃体炎。"
【用法用量】 内服:煎汤,6～9 g。
【选方】 治头痛,发热,牙痛,扁桃体炎　埃蕾、栀子、桃色女娄菜、黄连各等分。研末。每服 1.5 g,每日 2 次(蒙药方)。(《沙漠地区药用植物》)

3714 荇菜 xìng cài (《新修本草》)

【异名】 莕菜(《诗经》),荇、接余(《乐雅》),萎余(《说文》),凫葵(《新修本草》),水镜草(《造化指南》),荇丝菜(《保生余录》),莕丝菜、金莲儿、藕蔬菜(《救荒本草》),靥子菜(《野菜谱》),金莲子、荇公须(《纲目》),水铜钱、马脚草、马脚莲(《湖南药物志》),水荷叶、水葵(《长白山植物药志》),莲花菜、小萍蓬草(《吉林中草药》)。
【基原】 为龙胆科荇菜属植物荇菜的全草。
【原植物】 荇菜 *Nymphoides peltatum* (Gmel.) O. Kuntze [*Limnanthemum peltatum* Gmel.]　又名:莲叶荇菜(《东北植物检索表》)。
多年生水生草本。茎沉水,圆柱形,长而多分枝,节上生不定根。上部叶对生,下部叶互生,叶浮于水面,近革质;柄长 3～30 cm,基部扩大抱茎;叶片卵状圆形,直径 2.5～7 cm,基部心形,上面亮绿色,下面带紫色,全缘或边缘呈波状;有不明显的掌状脉。花 1～6 朵簇生于节上,花梗长 2～8 cm;花萼 5 深裂,几达基部,裂片披针形;花冠金黄色,辐射状,分裂几达基部,冠筒短,喉部具 5 束长毛,裂片 5,倒卵形,先端微凹,边缘有毛;雄蕊 5,着生于花冠喉部,花丝扁短;子房卵圆形,蜜腺 5,着生于子房基部,柱头膨大,2 瓣裂。蒴果卵圆形,长约 2 cm。种子褐色,多数,两面扁平,边缘密生睫毛。花期 4～8 月,果期 6～9 月。

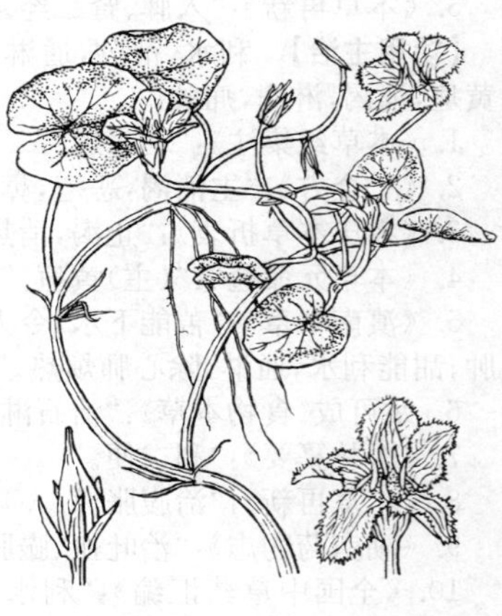
荇　菜

生于池塘中和水不甚流动的河溪中。我国温暖地区多有分布。
【采收加工】 6～9 月采收,鲜用或晒干。
【成分】 叶含黄酮类:芸香苷(rutin),槲皮素-3β-巢菜糖苷(quercetin-3β-vicinoside)[1],槲皮素(quercetin)。三萜类:熊果酸(ursolic acid),β-香树脂醇(β-amyrin),齐墩果酸(oleanolic acid)。又含β-谷甾醇(β-sitosterol)[2]。
【药性】 辛、甘,寒。
1.《新修本草》:"味甘,冷,无毒。"
2.《品汇精要》:"味甘,性冷缓。气之薄者,阳中之阴。"
3.《医林纂要》:"味甘、咸,性寒、滑。"
4.《全国中草药汇编》:"辛,寒。"
【功用主治】 发汗透疹,清热利尿。主治感冒发热无汗,麻疹透发不畅,水肿,小便不利,热淋,诸疮肿毒,毒蛇咬伤。
1.《新修本草》:"主消渴,去热淋,利小便。"
2.《开宝本草》:"捣汁服之,疗寒热。"
3.《纲目》:"捣敷诸肿毒,火丹游肿。"
4.《医林纂要》:"除烦,解热,消痰,行水。"
5.《全国中草药汇编》:"发汗,透疹,清热,利尿。主治感冒发热无汗,麻疹透发不畅,荨麻疹,水肿,小便不利,外用治毒蛇咬伤。"

【用法用量】 内服:煎汤,10～15 g。外用:鲜品捣敷。

【宜忌】《本草省常》:"服甘草者忌之。"

【选方】 1. 治感冒发热无汗 荅菜、防风、苏叶各 10 g。水煎服。

2. 治麻疹透发不畅 荅菜、牛蒡子各 10 g。水煎服。

3. 治荨麻疹 荅菜 10 g,苦参 6 g。水煎服。

4. 治水肿,小便不利 荅菜 10 g,冬瓜皮 30 g。水煎服。(1～4 方出自《全国中草药汇编》)

5. 治热淋,小便不利 凫葵二斤,粟米半升。先用盐、豉汁五升,煎令沸,下米煮十余,下凫葵煮作粥。空心任意量多少食之。(《普济方》凫葵粥)

3715 **荸荠** bí qí (《日用本草》)

【异名】 芍、凫茈(《尔雅》),葃菇、水芋、乌芋(《广雅》),乌茨(陶弘景),蒐茨(孟诜),葧脐(《本草衍义》),黑山棱(《博济方》),地栗(《通志》),铁葧脐(《救荒本草》),马蹄(《本草求原》),红慈菇(《民间常用草药汇编》),马薯(《泉州本草》)。

【基原】 为莎草科荸荠属植物荸荠的球茎。

【原植物】 荸荠 *Heleocharis dulcis* (Burm. f.) Trin. ex Henschel

多年生水生草本。地下匍匐茎末端膨大成扁圆形球状,直径约 4 cm,黑褐色;地上茎圆柱形,高达 75 cm,直径约 9 mm,丛生,直立,不分枝,中空,具横隔,表面平滑,色绿。叶片退化,叶鞘薄膜质,上部斜截形。穗状花序 1 个,顶生,直立,线状圆柱形,淡绿色,上部尖锐,基部与茎等粗,长 2.5～4 cm;花数朵或多数;鳞片宽倒卵形,螺旋或覆瓦状排列,背部有细密纵直条纹;刚毛 6 个,上具倒生钩毛,与小坚果等长或较长;雄蕊 2,花丝细长,花药长椭圆形;子房上位,柱头 2 或 3 裂,深褐色。小坚果呈双凸镜形,长约 2.5 mm。花期秋季。

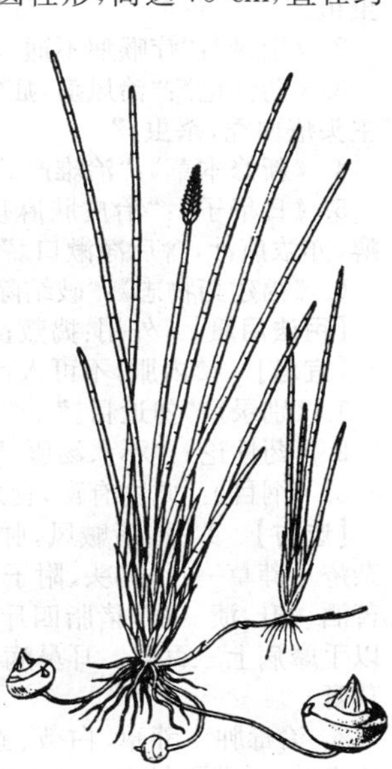

荸 荠

栽植于水田中。我国温带地区均有栽培。

本植物的地上茎(通天草)亦供药用,另设专条。

【采收加工】 10～12 月挖取,洗净,风干或鲜用。

【炮制】 洗净,削去外皮。荸荠粉:取荸荠洗净,除去嫩芽,磨碎,滤取白色浆汁,沉淀,干燥之,即成。

【药性】 甘,寒。归肺、胃经。

1.《别录》:"味苦甘,微寒,无毒。"

2.《纲目》:"甘,微寒滑,无毒。"

3.《医林纂要》:"甘咸,寒滑。"

4.《本草求原》:"味甘淡,性寒,无毒。"

5.《玉楸药解》:"入足太阴脾、足厥阴肝经。"

6.《得配本草》:"入足阳明经。"

7.《本草求真》:"入肝、胃、大肠。"

8.《本草再新》:"入心、肝、肺三经。"

【功用主治】 清热,化痰,消积。治温病消渴,黄疸,热淋,痞积,目赤,咽喉肿痛,赘疣。

1.《别录》:"主消渴,痹热,热中,益气。"

2. 孟诜:"消风毒,除胸中实热气;可作粉食,明耳目,止渴,消疸黄。"

3.《日华子本草》:"开胃下食。"

4.《日用本草》:"下五淋,泻胃热。"

5.《滇南本草》:"治腹中热痰,大肠下血。"

6.《本草汇编》:"疗五种膈气,消宿食,饭后宜食之。"

7.《纲目》:"主血痢、下血、血崩。"

8.《本经逢原》:"治酒客肺胃湿热,声音不清。"

9.《北砚食规》:"荸荠粉:清心,开翳。"

10.《本草再新》:"清心降火,补肺凉肝,消食化痰,破积滞,利脓血。"

【用法用量】 内服:煎汤,2～4 两;捣汁、浸酒或煅存性研末。外用:煅存性研末撒,或澄粉点目,或生用涂擦。

【宜忌】 虚寒及血虚者慎服。

1. 孟诜:"有冷气,不可食,令人腹胀气满。"

2.《医学入门》:"得生姜良。"

3.《本经逢原》:"虚劳咳嗽切禁。以其峻削肺气,兼耗营血,故孕妇血渴忌之。"

4.《随息居饮食谱》:"中气虚寒者忌之。"

【选方】 1. 治太阴温病,口渴甚,吐白沫黏滞不快者 荸荠汁、梨汁、鲜苇根汁、麦冬汁、藕汁(或用蔗浆)。临时斟酌多少,和匀凉服,不甚喜凉者,重汤炖温服。(《温病条辨》五汁饮)

2. 治肝经热厥,少腹攻冲作痛 大荸荠四个,海蛇(漂去石灰矾性)一两。上二味,水二钟,煎八分服。(《古方选注》雪羹)

3. 治黄疸湿热,小便不利 荸荠打碎,煎汤代茶,每次四两。(《泉州本草》)

4. 治下痢赤白 取完好荸荠,洗净拭干,勿令损破,于瓶内入好烧酒浸之,黄泥密封收贮。遇有患者,取二枚细嚼,空心用原酒送下。(《唐瑶经验方》)

5. 治痞积 荸荠于三伏时以火酒浸晒,每日空腹细嚼七枚,痞积渐消。(《本经逢原》)

6. 治腹满胀大 乌芋去皮,填入雄猪肚内,线缝,砂器煮糜食之,勿入盐。(《本草经疏》)

7. 治大便下血 荸荠捣汁大半钟,好酒半钟,空心温服。(《神秘方》)

8. 治妇人血崩 凫茈一岁一个,烧存性,研末,酒服之。(《纲目》)

9. 治咽喉肿痛 荸荠绞汁冷服,每次四两。(《泉州本草》)

10. 治小儿口疮 荸荠烧存性,研末掺之。(《简便单方》)

11. 治寻常疣 将荸荠掰开,用其白色果肉摩擦疣体,每日 3～4 次,每次摩至疣体角质层软化,脱掉,微有痛感并露出针尖大小的点状出血为止。连用 7～10 d。〔《中华皮肤科杂志》12(2):74, 1966〕

【各家论述】 1.《纲目》:"按王氏《博济方》治五积冷气攻心,变为五膈诸病,金锁丸中用黑三棱,注云即凫茈干者,则所谓消坚之说,盖本于此。"

2.《本草新编》:“乌芋,切片晒干,入药最消痞积,与鳖甲同用最佳,亦不耗人真气,近人未知入药,特表而出之。地栗有家种、野产之分,药用宜野产者为佳。然无野产,即拣家种之老者,切片连皮晒干用之,不特消痞积,更能辟瘴气也。或问,荸荠吴、越人喜啖,而吴、越人最多痞积,似乎荸荠非攻消品也,且其味甘甜带补性。不知荸荠独用则消肾气,有泻无补,与鳖甲、神曲、白术、茯苓、枳壳之类并投,则能健脾去积,有补兼攻,所以单食则无功,同用则有益。”

3.《本草求真》:“乌芋,止一水果,何书皆言力能破积攻坚、止血、治痢、住崩、擦疮、解毒发痘、清声醒酒,其效若是之多,盖以味甘性寒,则于在胸实热可除,而诸实胀满可消;力善下行,而诸血痢血毒可祛。是以冷气勿食,食则令人每患脚气。”

3716 莽草 mǎng cǎo (《本经》)

【异名】 芒草(《山海经》),葞、春草(《尔雅》),菵草(《本草经集注》),石桂、红桂(《梦溪笔谈》),鼠莽(《纲目》),红茴香、骨底搜(《浙南本草新编》),山木蟹、山大茴(《浙江药用植物志》)。

【基原】 为八角科八角茴香属植物狭叶茴香的叶。

【原植物】 狭叶茴香 *Illicium lanceolatum* A. C. Smith

又名:木蟹柴(《中国高等植物图鉴》),木蟹(《中国树木志》),披针叶茴香(《中国经济植物志》),红毒茴(《中国植物志》)。

常绿灌木或小乔木,高 3~10 m。树皮、老枝灰褐色。单叶互生或集生;叶柄长 7~15 mm;叶革质,披针形、倒披针形或椭圆形,长 6~15 cm,宽 1.5~4.5 cm,先端尾尖或渐尖,基部窄楔形,全缘。边缘稍反卷,上面绿色,有光泽,下面淡绿色。花腋生或近顶生,单生或 2~3 朵集生叶腋;花梗长 1.5~5 cm;花被片 10~15,红色至深红色;雄蕊 6~11;心皮 10~13,花柱直立,钻形。蓇葖果 10~13,木质,先端有长而弯曲的尖头。种子淡褐色。花期 5~6 月,果期 8~10 月。

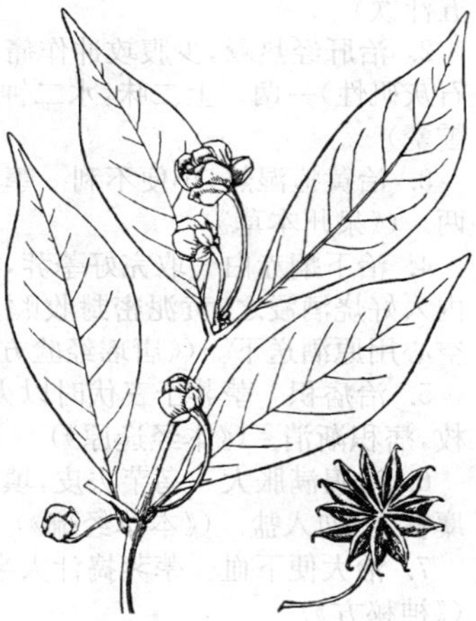

狭叶茴香

生于沿河两岸,阴湿沟谷两旁的混交林或疏林中。分布于江苏、浙江、安徽、福建、江西、陕西等地。

本植物的根或根皮(莽草根)亦供药用,另设专条。

【采收加工】 4~7 月采摘,鲜用或晒干用。

【药材】 莽草 *Folium Illicii Lanceolati* 产于陕西、江苏、安徽、浙江、江西等地。

性状 本品干者多皱缩或破碎。完整者展平后为披针形、倒披针形或椭圆形,长 6~15 cm,宽 1.5~4.5 cm,基部窄楔形,边缘微反卷;两面绿色,下面稍淡;叶柄长 7~15 mm。气香烈,味辛,有毒。

【药理】 毒性 毒性作用为直接刺激消化道黏膜,经消化道吸收进入间脑、延脑,使呼吸中枢和血管运动中枢功能失常,并麻痹运动神经末梢,严重时损害大脑。中毒症状类似癫痫,主要是惊厥,尚有精神作用,临床表现为有恶心、呕吐、口渴、腹泻、头痛、眩晕、狂躁不安、幻视、心律失常、四肢麻木、呼吸急促、严重者昏迷、谵语、四肢抽搐或阵发性惊厥、尿少至尿闭,死于呼吸衰竭[1~3]。尸检见指甲青紫,面部及枕部皮下出血,脑、心、肝和肾充血[4]。莽草慢性中毒的特点是发病缓慢,无胃肠道症状,均以失眠开始,有头昏、精神不振、全身无力、惊慌不安、幻听幻视、胡言乱语、阵发性惊厥、全身虫爬感、四肢不自主地抽搐以及神志不清[5]。犬、猫、小鼠等动物的中毒症状与人相似,尸检发现:犬肺部有出血性梗塞、浮肿、浆液膜下溢血和肾、胃、肝、脑瘀血,小鼠血液暗红。小鼠腹腔注射的 LD_{50} 为 4.6g/kg[3,6]。

【药性】 辛,温,有毒。

1.《本经》:“味辛,温。”

2.《吴普本草》:“雷公、桐君:苦,有毒。”

3.《本草求原》:“甘,温。”

【功用主治】 祛风止痛,消肿,杀虫。主治头风,皮肤麻痹,痈肿,乳痈,瘰疬,喉痹,疝瘕,癣疥,秃疮,风虫牙痛,狐臭,狗咬昏闷。

1.《本经》:“主风头痈肿,乳痈,疝瘕,除结气疥瘙。杀虫鱼。”

2.《别录》:“疗喉痹不通,乳难,头风痒。”

3.《药性论》:“治风疽,疝气肿坠,凝血,治瘰疬,除湿风。主头疮白秃,杀虫。”

4.《新修本草》:“治难产。”

5.《日华子》:“治皮肤麻痹,并浓煎汤淋。风蚛牙痛,喉痹,亦浓煎汁,含后净漱口。”

6.《福建药物志》:“破结除秽,治乳痈、狐臭。”

【用法用量】 外用:捣敷;研末调敷;或煎水熏洗、含漱。

【宜忌】 禁内服,不可入目。

1.《别录》:“勿近目。”

2.《药性论》:“不入汤服。”

3.《纲目》:“此物有毒,食之令人迷惘。”

【选方】 1. 治诸贼风,肿痹,风入五脏,恍惚,并治疥癣杂疮 莽草一斤,乌头、附子、踯躅各三两。四物切,以水和苦酒一升,渍一宿,猪脂四斤,煎,三上三下,绞去滓。向火以手摩病上三百度。耳鼻病,可以绵裹塞之。(《肘后方》莽草膏)

2. 治毒肿 莽草、白蔹、赤小豆。为末,鸡子白调如糊。熁毒肿,干即更易上。(《药性论》)

3. 治小儿瘾疹 莽草、防风(去叉)、附子(炮裂,去皮、脐)、牡蛎(煅过)各一两。上四味,粗捣筛,以水一斗,煮取七升,去滓。适寒温,浴,避风。(《圣济总录》莽草汤)

4. 治牙齿疼痛 菵草叶、胡桐泪、升麻各一两,槐枝二两。上为粗末。每用一两,水二盏,煎至一盏半,去滓通口漱渫。(《御药院方》菵草叶散)

5. 治跌打损伤 莽草根皮、仙茅根、土细辛、虎杖根,均鲜品,各适量。加童便捣烂敷患处。(《福建药物志》)

【各家论述】 1.《纲目》:“莽草制雌黄、雄黄而有毒,误食害人。惟紫河车磨水服,及黑豆煮汁服,可解。豆汁浇其根即烂,性相制也。”

2.《本经逢原》:"莽草大毒,善杀鱼、鼠,其性可知。《本经》治疝瘕结气,荡涤在内之宿积也;疗痈肿头风,搜逐在外之邪毒也,但性最猛烈,服之令人瞑眩。《千金方》每与茵芋同为搜风涤恶之峻剂,近世罕能用之,惟毒鱼之外,仅以浴顽痹风湿及煎漱虫牙,然浴时勿令入眼。"

3717 莽草根 mǎng cǎo gēn（《天目山药用植物志》）

【异名】 红茴香根、老根(《天目山药用植物志》),八角脚根(《浙江民间常用草药》),披针叶茴香根(《中国药用植物简编》)。

【基原】 为八角科八角茴香属植物狭叶茴香 *Illicium lanceolatum* A. C. Smith 的根或根皮。

【原植物】 参见"莽草"条。

【采收加工】 全年均可采,根挖起后切片晒干。根皮在根挖起后,切成小段晒至半干,用小刀割开皮部,除去木质部即得。

【药材】 莽草根 *Radix et Cortex Illicii Lanceolati* 产于陕西、江苏、安徽、浙江、江西等地。

性状 根圆柱形,常不规则弯曲,直径 2～3 cm。表面粗糙,棕褐色,具明显的横裂纹和纵皱纹,有的栓皮易剥落现出红棕色皮部。质坚硬,不易折断。断面淡棕色,木质部占根的大部分,并可见年轮。气香,味辛涩。有毒。

根皮呈不规则块片,略卷曲,厚 1～2 mm,外表棕褐色,具纵皱纹及少数横裂纹;内表面红棕色,光滑,有纵纹理。质坚脆,断面略整齐,气香,味辛、涩。有毒。

【药理】 1. 抗炎镇痛作用 5%红茴香根(莽草根)水提液腹腔注射对鸡蛋清所致大鼠踝关节肿胀有明显治疗作用。给小鼠腹腔注射 5%的红茴香根提取液 20 ml/kg,使痛阈提高率为 84.3%,说明本品有明显的镇痛作用[1, 2]。

2. 中枢神经兴奋作用 红茴香根、茎不同部分的注射液给小鼠按 1 ml/10 g 腹腔注射,均显示对中枢神经系统的兴奋作用,初则活动增加,肌肉震颤,呼吸急促,继而产生阵挛性惊厥,甚至因呼吸衰竭而死。其作用的出现,根、茎木质部多较皮部为快[3]。

3. 其他作用 给犬静注红茴香根注射液能使血压缓慢降低,并使脉压变小,大剂量尤为明显。不同浓度的红茴香根溶液对离体蛙心有抑制作用,使心率减慢,房室传导阻滞,心肌收缩力减弱[1, 2]。100%红茴香根皮醇提取液可使家兔离体小肠平滑肌张力降低,收缩幅度变小[1]。

毒性 红茴香根注射液给大鼠静注,雌性大鼠最大致死量为 1 111±94.0 mg/kg,雄性大鼠则为 2 212±338.4 mg/kg。红茴香根急性中毒似先抑制呼吸,后影响心脏功能。对小鼠腹腔注射水浸液每只 0.2 ml(含生药 0.2 g),引起急性中毒死亡,病理切片见到:心肌细胞浊肿,血管扩张充血,炎症细胞浸润;肺泡充血,血管明显扩张;肝细胞浊肿,肝郁血,部分细胞呈脂肪变;肾小球结构较完整,肾小管细胞浊肿变性,血管充血[1]。

【药性】 苦、辛,温。有毒。

1.《浙江民间常用草药》:"有毒。"

2.《全国中草药汇编》:"辛,温。"

【功用主治】 祛风除湿,散瘀止痛。主治风湿痹痛,关节肌肉疼痛,腰肌劳损,跌打损伤,痈疽肿毒。

1.《天目山药用植物志》:"治跌打损伤,内伤腰痛,风气痛。"

2.《浙江民间常用草药》:"行血,祛瘀,杀虫,行气镇痛。治痈疽,无名肿毒。"

3.《全国中草药汇编》:"散瘀止痛,祛风除湿。主治跌打损伤,风湿性关节炎,腰腿痛。"

【用法用量】 内服:煎汤,3～6 g;研末,0.3～0.9 g。外用:捣敷;或浸酒搽。

【宜忌】 孕妇禁服;阴虚无瘀滞者慎服。

【选方】 1. 治跌打损伤,瘀血肿痛 红茴香鲜根皮或树皮,加黄酒或食盐,捣敷患处。

2. 治内伤腰痛 红茴香干根白皮,研细末。早晚用黄酒冲服 9 g。(1、2 方出自《天目山药用植物志》)

3. 治痈疽,无名肿毒 红茴香根皮,研细末,和糯米饭捣烂敷患处。(《浙江民间常用草药》)

3718 莱菔 lái fú（《新修本草》）

【异名】 葖、芦萉(《尔雅》),芦菔、荠根(《说文》),紫花菘、温菘(《尔雅》孙炎注),苞葖(《尔雅》郭璞注),紫菘(《新修本草》),萝卜(《食疗本草》),萝菖、楚菘、秦菘(《本草图经》),莱头(《福建药物志》)。

【基原】 为十字花科莱菔属植物莱菔的鲜根。

【原植物】 莱菔 *Raphanus sativus* L. 又名:萝卜(通称)。

二年生或一年生草本,高 30～100 cm。直根,肉质,长圆形、球形或圆锥形,外皮绿色、白色或红色。茎有分枝,无毛,稍具粉霜。基生叶和下部茎生叶大头羽状半裂,长 8～30 cm,宽 3～5 cm,顶裂片卵形,侧裂片 4～6 对,长圆形,有钝齿,疏生粗毛;上部叶长圆形,有锯齿或近全缘。总状花序顶生或腋生;萼片长圆形;花瓣 4,白色、紫色或粉红色,倒卵形,具紫纹,下部有长 5 mm 的爪;雄蕊 6,4 长 2 短;雌蕊 1,子房钻状,柱头柱状。长角果圆柱形,在种子间处缢缩,形成海绵质横膈,先端有喙长 1～1.5 mm;种子 1～6 颗,卵形,微扁,长约 3 mm,红棕色,并有细网纹。花期 4～5 月,果期 5～6 月。

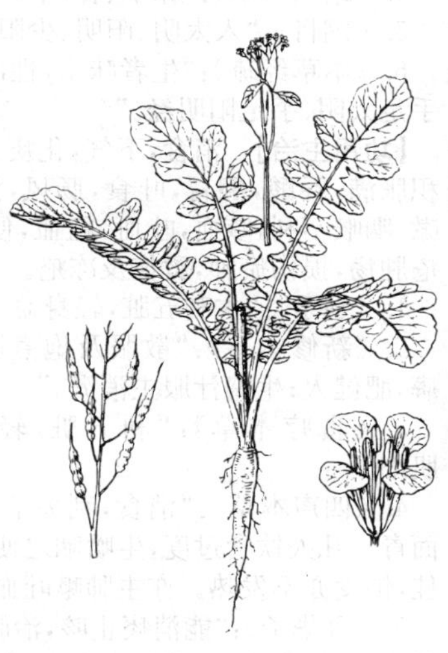

莱 菔

原产我国,全国各地均有栽培,且有许多栽培品种。

本植物的基生叶(莱菔叶)、成熟种子(莱菔子)、开花结实后的老根(地骷髅)亦供药用,另设专条。

【采收加工】 8～10 月采挖,洗净,切片,晒干;多鲜用。

【药材】 莱菔 *Radix Raphani* 全国各地均产。

性状 鲜根肉质,圆柱形、圆锥形或圆球形,有的具分叉,大小差异较大。表面红色、紫红色、绿色、白色或粉红色与白色间有,顶端有残留叶柄基。质脆,富含水分,断面类白色、浅绿色或紫红色,形成层环明显,皮部色深,木质部占大部分,可见点状放射状纹理。气微,味甘、淡或辣。

【成分】 根含苷类芥子油苷(glucosinolate)[1],葡萄糖莱菔素(glucoraphanin)[2],莱菔苷(raphanusin)[3]。酚酸类:对香豆酸(p-coumaric acid),咖啡酸(caffeic acid),阿魏酸(ferulic acid),苯丙酮酸(phenylpyruvic acid),龙胆酸(gentisic acid),对羟基苯甲酸(p-hydroxybenzoic acid)[5],草酸(oxalic acid)[6],芥酸(erucicacid),亚油酸(linoleic acid),亚麻酸(linolenic acid)[7]。另含有微量甲硫醇(methylmercaptan)[8],胡芦巴碱(trigonelline),胆碱(choline),腺嘌呤(adenine),维生素C以及精氨酸,胱氨酸,半胱氨酸,天冬氨酸,谷氨酸,酪氨酸,缬氨酸,亮氨酸,甲硫氨酸,天冬素,谷酰胺[4,9]。

【药理】 1. 抗菌作用　醇提取物有抗菌作用,特别是对革兰阳性细菌较敏感,并能抗真菌[1]。

2. 抗病毒作用　小鼠鼻腔吸用莱菔提取物后,具有抗流(A/PR 8/34)的作用,能明显降低小鼠肺内流感病毒血凝素的滴度,并且能降低小鼠的死亡率[2]。莱菔的变种"心里美"提取物对乙脑病毒感染小鼠有显著保护作用[3]。

毒性　莱菔根中的酸性物质对小鼠皮下注射3 g/kg或腹腔注射2 g/kg,均无毒性,家兔皮下注射1 g/kg仅有轻微、短暂的毒性反应[1]。

【药性】 辛、甘,凉;熟者甘,平。归脾、胃、肺、大肠经。

1.《别录》:"味苦,温,无毒。"

2.《新修本草》:"味辛、甘,温。"

3.《食疗本草》:"性冷。"

4.《绍兴本草》:"味辛、甘,平。"

5.《纲目》:"入太阴、阳明、少阳气分。"

6.《本草经疏》:"生者味辛,性冷,熟者味甘,温,平。""入手足太阴、手足阳明经。"

【功用主治】 消食,下气,化痰,止血。主治消化不良,食积胀满,吞酸,翻胃,吐食,肠风,泄泻,痢疾,便秘,痰热咳嗽,咽喉不利,咳血,吐血,衄血,便血,消渴,淋浊。外治疗疮肿疡,损伤瘀肿,烫伤及冻疮。

1.《别录》:"主利五脏,轻身益气。"

2.《新修本草》:"散服及炮煮服食,大下气,消谷,去痰癖,肥健人;生捣汁服主消渴。"

3.《食疗本草》:"利五脏,轻身。根,服之令人白净肌细。"

4.《四声本草》:"消食,利关节,理颜色,练五脏恶气,制面毒。凡人饮食过度,生嚼咽之便消。研如泥,制面作馎饦佳,饱食亦不发热。亦主肺嗽吐血。酥煎食,下气。"

5.《日华子》:"能消痰止咳,治肺痿吐血;温中补不足,治劳瘦咳嗽,和羊肉、鲫鱼煮食之。"

6.《日用本草》:"捣汁服,治吐血、衄血。"(引自《纲目》)

7. 宁源《食鉴本草》:"利五脏,宽胸膈,消食下气,利大小便。大者坚而宜食,食之化痰消谷;小者脆而宜生,啖之止渴宽中。"

8.《滇南本草》:"解香油毒,治麦面积;熟吃之,醒脾气,化痰涎,解酒消食,利五脏而补中。"

9.《纲目》:"主吞酸,化积滞,解酒毒,散瘀血,甚效。末服治五淋,丸服治白浊,煎汤洗脚气,饮汁治下痢及失音,并烟熏欲死,生捣涂打扑、汤火伤。""又伏硇砂。"

10.《医学广笔记》:"治久脾泄,百药不效,煮食经年,无不效者。"

【用法用量】 内服:生食、捣汁饮,30~100g;或煎汤、煮食。外用:捣敷、捣汁涂、滴鼻、煎水洗。

【宜忌】 脾胃虚寒者不宜生食。

1. 孙思邈:"久服涩营卫,令人发早白。"(引自《证类本草》)

2.《本草衍义》:"服地黄、何首乌人服之,则令人髭发白。"

3.《宝庆本草折衷》:"或云服当归者,亦忌之。"

4.《滇南本草》:"生吃破血,动痰,逆气上升,咳嗽忌用。"

5.《纲目》:"多食莱菔动气,惟生姜能制其毒。"

6.《本经逢原》:"脾胃虚寒食不化者勿食。"

7.《得配本草》:"气陷血少者禁用。"

【选方】 1. 治食物作酸　萝卜生食数片,或生菜嚼之亦佳。干者、熟者、盐腌者,及人胃冷者,皆不效。(《濒湖集简方》)

2. 治大便燥结不通,身体兼羸弱者　净朴硝四两,鲜莱菔五斤,将莱菔切片,同朴硝和水煮之,初次煮用莱菔片一斤,水五斤,煮至莱菔烂熟捞出,就其余汤,再入莱菔一斤,如此煮五次,约得浓汁一大碗。如不能顿服者,先饮一半,停一点钟,再温饮一半,若脉虚甚不任通下者,加人参数钱,另炖同服。(《衷中参西录》硝菔通结汤)

3. 治结核性、粘连性肠梗阻,机械性肠梗阻　白萝卜500 g,切片,加水1 000 ml,煎至500 ml。每日1剂,1次服完。(内蒙古《中草药新医疗法资料选编》)

4. 治痢疾,不拘红白久近　萝卜(捶取自然汁)二酒杯,生老姜(自然汁)半酒杯,生蜂蜜一酒杯,细茶(陈者佳)浓煎一杯,和匀服。(《验方新编》)

5. 治急慢性支气管炎咳嗽　萝卜(红皮辣萝卜更好,洗净,不去皮)切成薄片,放于碗中,上面放饴糖2~3匙,搁置一夜,即有溶成的萝卜糖水,频频饮服。

6. 治矽肺　每日吃大量鲜萝卜、鲜荸荠,经一段时期后,黑色痰减少,胸闷咳嗽渐次减轻,坚持连服半年至一年,症状可渐渐消失。(5、6方出自《食物中药与便方》)

7. 治痰热喉闭　萝卜汁和皂角浆,吐之。(《普济方》)

8. 治诸热吐血、衄血　①生萝卜,取汁半盏,入白盐少许服之。(《直指方》萝卜饮)　②以萝卜汁、藕汁同饮,及滴入鼻中亦妙。(《寿世保元》)

9. 治肺结核咯血　红色大萝卜1 kg,加水300 ml,煎到100 ml时,除去残渣,再加入明矾9 g,蜂蜜90 g。每日3次,早晚空腹服用,每次50 ml。〔《中国防痨》1960,(2):90〕

10. 治酒疾下血,旬日不止　生萝卜二十枚,留上青叶寸余及下根,用瓷瓶取井水煮令十分烂熟,姜米、淡醋,空心任意食之。(《寿亲养老新书》萝卜菜)

11. 治牙宣出血　用白萝卜捣汁一碗,加盐一钱在内,不时漱口即止。(《简便单方》)

12. 治消渴,舌焦口干,小便数　大萝卜五个,煮熟,绞取汁,用粳米三合,同水并汁,煮粥食之。(《饮膳正要》萝卜粥)

13. 治诸淋疼痛不可忍,及砂石淋　大萝卜,切作一指厚四五片,用好白蜜淹少时,安铁铲上,慢火炙干,又蘸又炙,取尽一二两蜜,反复炙令香熟,不可焦。候冷细嚼,以盐汤送下。(《朱氏集验方》瞑眩膏)

14. 治偏头痛　生萝卜取自然汁,入生龙脑调匀,昂头使人滴鼻孔,左痛灌右,右痛灌左,俱痛并灌之。(《串雅外编》)

15. 治臁疮　红萝卜一个,真轻粉三钱,潮脑一钱。共捣烂,填满疮内,外用布包定,七日开看,疮平而愈。(《外科启玄》)

16. 治冻疮　用白萝卜打碎或切碎，内拣大者切二三寸一段，用水煮一二十滚，不可太烂，亦不可太生，以所煮汤熏洗浸，并将所煮萝卜在疮上摩擦，每日洗三次，连洗三日即愈。（《种福堂公选良方》）

17. 治满口烂疮　萝卜自然汁频漱去涎。（《濒湖集简方》）

18. 治脚生鸡眼　生白萝卜，口嚼如泥，敷之，止痛如神。（《验方新编》）

19. 解煤熏毒　萝卜捣汁灌口鼻，移向风吹便能醒。（《沈氏经验方》）

【临床报道】 1. 治疗过敏性结肠炎，慢性溃疡性结肠炎等肠道疾患　采用大青萝卜汁保留灌肠，对结肠性腹泻、腹胀、便血等，具有较好疗效。萝卜汁的制备及用法：将大青萝卜洗净后，榨取原汁，装瓶封口，高压灭菌备用；或将青萝卜蒸熟后切碎，用纱布包起压榨取汁。灌肠后保留 15～30 min，每日 1 次，5～7 d 为 1 个疗程。1 岁以下的婴幼儿每次灌注 20～30 ml；1～2 岁每次 30～40 ml；2～5 岁者每次不超过 50 ml；5～10 岁每次 50～80 ml；成人每次 100～200 ml。用于 297 例结肠疾患，治愈 229 例，改进 68 例，治愈率为 77%。其中疗效较好者，依次为过敏性结肠炎，结肠手术后腹泻，消化不良性腹泻，慢性溃疡性结肠炎，原因不明的便血，菌痢后腹胀、腹泻，肠外置术后腹泻，不全性肠梗阻，结肠息肉病的黏液血便及结肠癌脓血便等。有的病例为单纯的症状治疗，如结肠癌的脓血便；而结肠炎及消化不良性腹泻则可达到治愈目的[1]。

2. 治疗急性扭挫伤　用新鲜白萝卜 50 g，生石膏粉 150 g，共捣烂，调成糊状，外敷伤处，用纱布或绷带固定 12～24 h，必要时可再重复用药 1 次。经治疗 15 例，疗效最快的在 0.5 h 内疼痛减轻，4 h 止痛，1 剂治愈；最慢的连用 8 剂治愈。一般多在 8 h 内止痛，但血肿形成者治愈时间较长，平均 1 星期，最长 1 例 8 星期[2]。

3. 治疗滴虫性阴道炎　将萝卜洗净后，乙醇擦拭消毒，剁成泥状，每次取 1～2 茶匙，用消毒纱布包成纱布卷，一端系以长线，作阴道塞剂，每日 1 次。共治 68 例，治愈 62 例。一般在用药后 2～3 d，外阴痒感、热感，下腹重感或疼痛均消失，分泌物由脓性渐渐恢复至正常状态；治疗 5～10 次后阴道黏膜充血减少或完全恢复正常。上药 4～7 次后涂片检查滴虫阴性。治程中未见副作用[3]。

【各家论述】 1.《本草衍义》："莱菔根……世皆言草木中，惟此下气速者，为其辛也，不然，如生姜、芥子，又辛也，何止能散而已。莱菔辛而又甘，故能散缓，而又下气速也。散气用生姜，下气用莱菔。"

2.《本草衍义补遗》："莱菔根，本草言其下气速，往往见人食之多者，停滞成溢饮病，以其甘多而辛少也。"

3. 李时珍《纲目》："莱菔根、叶同功，生食升气，熟食降气，苏、寇二氏言其下气速，孙真人言久食涩营卫，亦不知其生则噫气，熟则泄气，升降之不同也。大抵入太阴、阳明、少阳气分，故所主皆肺、脾、肠、胃、三焦之病。""李九华云：莱菔多食渗人血，则其白人髭发，盖亦由此，非独因其下气，涩营卫也。"

4.《本草经疏》："莱菔根……详其功用应是生者味辛，性冷；熟者味甘，温平。故《本经》下气消谷，去痰癖，肥健人及温中补不足，宽胸膈，利大小便，化痰消导者，煮熟之用也；止消渴，制面毒，行风气，去邪热气，治肺痿吐血，肺热痰嗽，下痢者，生食之用也。"

3719 **莱菔子** lái fú zǐ
（《本草衍义补遗》）

【异名】 萝卜子、芦菔子（《宝庆本草折衷》）。

【基原】 为十字花科莱菔属植物莱菔 *Raphanus sativus* L. 的成熟种子。

【原植物】 参见"莱菔"条。

【采收加工】 栽种翌年 5～8 月，角果充分成熟时采收晒干，打下种子，放干燥处贮藏。

【药材】 莱菔子 *Semen Raphani*　全国各地均产。

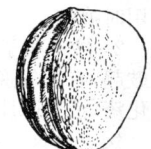

莱菔子
（种子）外形

性状　种子类圆形或椭圆形，略扁，长 2～4 mm，宽 2～3 mm。表面红棕色、黄棕色或深灰棕色，放大镜下观察有细密网纹，一端有深棕色圆形种脐，一侧有数条纵沟。种皮薄而脆，子叶 2 片，乳黄色，肥厚，有油性，纵摺。气微，味略辛。

鉴别　(1) 种子横切面：最外为 1 列类方形的表皮黏液细胞；下皮细胞 1 列切向延长巨大，薄壁性；栅状细胞 1 列，棕红色，其侧壁和内壁增厚，木化，色素层细胞颓废，内含红棕色物质。内胚乳细胞 1 列，扁平，内含糊粉粒。子叶较发达，含糊粉粒及脂肪油。

(2) 取本品粉末 1 g，置硬质试管内，加固体氢氧化钠 1 小粒，置酒精灯上灼热，融熔，放冷，加水 2 ml 使溶解，滤过。取滤液 1 ml，加 5% 盐酸酸化，即有硫化氢产生，遇新制的醋酸铅试纸，显有光泽的棕黑色。另取亚硝基铁氰化钠 1 小粒，置白瓷板上，加水 1～2 滴使溶解，加上述样品滤液 1～2 滴，显紫红色（检查异硫氰苷）。

【成分】 含芥子碱（sinapine）和脂肪油[1]。油中含有机酸：芥酸（erucic acid）及亚油酸（linoleic acid），亚麻酸（linolenicacid）[2]；甾体类：菜子甾醇（brassicasterol）和22-去氢菜油甾醇（22-dehydrocampesterol）[3]。另含莱菔素（raphanin）[4]。

【药理】 1. 抗菌作用　莱菔子的有效成分莱菔素，在 1 mg/ml 浓度对葡萄球菌和大肠杆菌具有显著抑制作用[1]，莱菔子水浸剂（1∶3）在试管内对同心性毛癣菌等 6 种皮肤真菌有不同程度的抑制作用[2]。

2. 降压作用　莱菔子的醇提物降压效果最好，从乙醇提取物中分得的芥子碱硫酸氢盐具有显著的降压作用[3,4]。莱菔子提取液静脉注射能明显降低家兔缺氧性肺动脉高压和体动脉压，其降压强度与酚妥拉明基本相等。随着莱菔子剂量加大降压时间延长，优于酚妥拉明。采用持续微量静脉注射能抑制急性缺氧导致的肺动脉高压，同时减少降低体动脉压的副作用[5]。莱菔子水醇法提取液对家兔、猫及犬三种麻醉动物静脉注射均有降压作用，其作用缓和而较持久，降压效果稳定，重复性强，无明显毒副作用[6]，静脉注射莱菔子提取液后，可使犬体动脉和肺动脉平均压、体血管和肺血管阻力明显下降，左心室和右心室的搏动指数明显降低[7]。

3. 对胃和小肠运动的影响　各种莱菔子不同炮制品均有增强离体兔回肠节律性收缩的作用和抑制小鼠胃排空的作用，有提高离体豚鼠胃幽门部环行肌紧张性和降低胃底部纵行肌紧张性的作用，明显对抗肾上腺素对离体兔回肠节律性收缩的抑制作用。对胃和小肠运动的影响，生品的作用均弱于炒品和老品[8]。

4. 其他作用　莱菔子的提取物 β-谷甾醇，有一定的镇咳、祛痰作用。此成分还能治疗人体血清胆固醇升高，防止冠状动脉粥样硬化，提示在治疗冠心病方面也可能有一定作用[9]。

毒性　莱菔子水提物对小鼠腹腔注射的 LD_{50} 为127.4(123.8～131.1)g/kg，动物多在给药后1 h以内惊厥而死。大鼠每日灌服100 g/kg、200 g/kg及400 g/kg，持续3星期，未见明显毒性[6]。

【炮制】　1. 莱菔子　取原药材，除去杂质，洗净，干燥。用时捣碎。

2. 炒莱菔子　取净莱菔子，置锅内，用文火加热，炒至微鼓起，有香气逸出，取出放凉。炒后药性缓和，擅长于下气化痰，消食除胀。

饮片性状　莱菔子参见"药材"项。炒莱菔子形如莱菔子，表面鼓起或裂开，色泽加深，质酥脆，气微香。

贮干燥容器内，密闭，置通风干燥处，防蛀、防霉。

【药性】　辛、甘，平。归脾、胃、肺、大肠经。

1.《宝庆本草折衷》："味辛，微寒，无毒。"

2.《滇南本草》："味辛，性温。入脾、肺二经。"

3.《纲目》："辛、甘，平。"

4.《药品化义》："味甘、辛，性温而锐，入脾、胃二经。"

【功用主治】　消食导滞，降气化痰。主治食积气滞，脘腹胀满，腹泻，下痢后重，咳嗽多痰，气逆喘满。

1.《日华子》："水研服，吐风痰，醋研消肿毒。"

2.《宝庆本草折衷》："《续说》云：张松谓萝卜子治气结成块，心腹胀满，小肠气痛及下水滞，消宿食。今多炒用。"

3.《滇南本草》："下气宽中，消臌胀，消痰涎，消宿食，消面积滞，降痰，定吼喘，攻肠胃积滞，治痞块，单腹疼。"

4.《纲目》："下气定喘，治痰，消食，除胀，利大小便，止气痛，下痢后重，发疮疹。"

5.《药性切用》："服参作胀，非此不消。"

6.《医林纂要》："生用吐风痰，宽胸膈，托疮疹。熟用下气消痰，攻坚积，疗后重。"

7.《本草再新》："化痰除风，散邪发汗。"

8.《随息居饮食谱》："治痰嗽，齁喘，气鼓，头风，溺闭，及误服补剂。"

【用法用量】　内服：煎汤，5～10 g；或入丸、散，宜炒用。外用：研末调敷。

【宜忌】　无食积痰滞及中气虚弱者慎服。

1.《本草经疏》："凡虚弱人忌之。"

2.《本草正》："中气不足，切忌妄用。"

3.《本草从新》："虚弱者服之，气喘难布息。"

4.《得配本草》："服补药者忌之。"

5.《饮片新参》："气虚血弱者禁用。"

【选方】　1. 治脾气虚，心腹胀满，胸膈不利，少思饮食　萝卜子五两(炒令熟，捣细罗取末一两，余者有油，别烂研如膏)，沉香一分，白术一分，草豆蔻一分(去皮)。上件药，捣细，罗为散。入前萝卜子末，及别入白砂糖一钱半，同研令匀。每服一钱，细嚼后以米饮下。其萝卜子膏别入草豆蔻末一分，白砂糖三分，拌令匀，每取半枣大，亦细嚼，米饮下，并不计时候服。(《圣惠方》)

2. 治小儿伤食腹胀　萝卜子(炒)、蓬莪术各一两，胡椒半两。上为细末，面糊为丸如黄米大，不拘时候，萝卜汤下，每服十五至二十丸。(《百一选方》褐圆子)

3. 治小儿腹胀如鼓，气急满闷　萝卜子半两(用巴豆肉一分，拍破，同炒黑色，去巴豆不用，止用萝卜子)，木香一分。上为细末，用蒸饼为丸，如麻子大，每服五丸至七丸，橘皮汤下，食后，日三服。(《叶氏录验方》赚气丸)

4. 治小儿盘肠气痛　萝卜子炒黄，研末。乳香汤服半钱。(《直指方》)

5. 治痢疾有积，后重不通　莱菔子五钱，白芍药三钱，大黄一钱，木香五分。水煎服。(《方脉正宗》)

6. 治风秘气秘　萝卜子(炒)一合，擂水，和皂荚末二钱服。(《寿域神方》)

7. 治高年咳嗽，气逆痰痞　紫苏子、白芥子、萝卜子。上三味各洗净，微炒，击碎，用生绢小袋盛之，煮作汤饮。随甘旨，代茶水啜用，不宜煎熬太过。(《韩氏医通》三子养亲汤)

8. 治齁喘痰促，遇厚味即发者　萝卜子淘净，蒸熟，晒研，姜汁浸蒸饼丸绿豆大。每服三十丸，以口津咽下，日三服。(傅滋《医学集成》清金丸)

9. 治消渴后变成水气，令作小便出　萝卜子三两(炒令黄)，紫苏子二两(微炒)。上药捣细罗为散。每服桑根白皮汤调下二钱，日三四服。

10. 治干脚气，心腹妨闷，脚膝疼痛　萝卜子一两(微炒)，羌活一两。上药捣粗罗为散，每服四钱，以水一中盏，煎至六分，去滓，食前温服。(9、10方出自《圣惠方》)

11. 治风头痛及偏头痛　莱菔子半两，生姜汁半合。上二味相和研极细，绞取汁，入麝香少许，滴鼻中，嗃入立定，偏痛随左右用之。(《圣济总录》)

12. 治牙疼　萝卜子二七粒，去赤皮，细研。以人乳和，左边牙痛，即于右鼻中点少许，如右边牙痛，即于左鼻中点之。(《圣惠方》)

13. 点翳　萝卜子一粒，研细去壳，以灯草蘸唾津调点翳上。(《疡医大全》)

14. 治跌打损伤，瘀血胀痛　莱菔子二两，生研烂，热酒调敷。(《方脉正宗》)

15. 治小儿口疮　莱菔子、白芥子、地肤子各10 g。共研细末，将食醋煮沸，待温，和药末调成膏状，涂纱布上，贴患儿两足涌泉穴，胶布固定，每日换药1次。〔《湖北中医杂志》1984，(2)：14〕

【临床报道】　1. 治疗便秘　用莱菔子(文火炒黄)30～40 g，温开水送服，每日2～3次，用于老年性便秘32例，服药后不足12 h排粪者20例，12～24 h 9例，超过24 h仍不能自动排粪者3例。总有效率90.6%。其中8例，再次发生便秘，重复应用莱菔子仍有效[1]。也有用炒莱菔子研粉，每晚用糖开水送服9～30 g，用于顽固性便秘20余例，取得良好疗效[2]。另有治疗服抗精神病药物氯氮平所致便秘68例。排便间隔时间最长7 d，最短3 d。方法：取炒莱菔子80 g，浸泡4 h加水300 ml，急火煎20 min，每日1剂，每早空腹微温服下。结果：痊愈2例，显效18例，有效13例，无效5例。总有效率92.65%。68例中服药见效最短时间6 h，最长者3 d[3]。

2. 治疗胃肠气胀　观察49例。其中胃肠疾病14例，腹部手术后26例，肝、胆、胰疾病7例，腹膜癌病2例。疗效：本组1次局敷43例，2次4例，3次2例。用药后肛门排气排便而腹胀消失47例，2例无效，总有效率95.90%。方法：取莱菔子、朴硝各50 g研成碎末，葱白50 g去根洗净，三者置于容器内，用木棒捣拌成糊剂，敷在患者的脐周，腹部手术者应避开切口，厚约0.5 cm，覆盖塑料薄膜后用腹带固定。必要时4 h后再重复1次[4]。

3. 治疗老年高脂血症　观察38例。其中血清胆固醇单项增高者16例，三酰甘油单项增高者13例，胆固醇和三酰甘油均增高者9例。方法：莱菔子炒至爆壳，研细末，储瓶备用，日服3次，每次9 g，餐后服，30 d为1个疗程，可连续服2～3个疗程。血脂控制后，减为每次6 g，日服3次，再服1个疗程，以巩固疗效。治疗期间禁用其他降脂中西药物。结果：血清胆固醇平均下降2.61 mmol/L，下降率为38%；三酰甘油平均下降2.48 mmol/L，下降率为50%。服药期间除4例出现大便偏稀外，余无不良反应。其中有6例血压偏高者，治疗后均有下降；有14例冠心病患者，治疗后胸闷胸痛症状明显减轻或消失，心电图ST-T改善者9例[5]。

4. 治疗小儿疳积　将63例患者随机分为治疗组32例，观察组31例。方法：治疗组：单味莱菔子20～30 g炒制、研末，醋调成稀糊状，外敷贴神阙穴，每日2次，以双层消毒纱布及胶布十字固定。观察组：多酶片1片，每日3次，辅加复合维生素B、锌制剂等。两组均以7 d为1个疗程，治疗2个疗程评定疗效。结果：治疗组总有效率为98.6%，观察组总有效率为46.2%，经统计学处理有显著性差异[6]。

5. 治疗慢性气管炎　以炒萝卜子为主配合曼陀罗花等制成卜皂丸及卜石丸。分别用于痰热型及痰湿型慢性气管炎，有一定疗效。①卜皂丸：炒萝卜子330 g，酥牙皂粉33 g，曼陀罗花7 g。分别研细混匀，炼蜜为丸，每丸重6 g，含生药3 g。咳、痰、喘、哮四症俱全者，每晚服1丸，温开水送下，症状控制后，改服半丸。咳、痰、微喘者，每晚服半丸，症状控制后可再酌减。10 d为1个疗程。连服3个疗程。适应于咳逆上气，痰多清稀或白色泡沫痰，喘息不得卧，喉中痰鸣如水鸡声。如合并有心脏病、吐血、衄血、高热者及孕妇均禁服。服药期间忌烟、酒、辛辣食物。注意避风寒，防感冒。②卜石丸：炒萝卜子330 g，硼砂130 g，曼陀罗花7 g。用法禁忌均同卜皂丸。适用于咳逆上气，喘促不得卧，喉中痰鸣，咳吐黄色稠黏痰者。以上用卜皂丸治疗407例，卜石丸治疗82例，共489例。结果：近期控制174例，显效214例，好转79例，无效22例。有效率为95.5%[7]。

6. 治疗高血压病　观察莱菔子组70例，利舍平组20例。方法：莱菔子组每次5片（每片含生药5 g），每日2次，个别患者每日3次。利舍平组每次0.25 mg，每日3次。服药前1星期两组均开始停止一切降压药。疗效：莱菔子组显效31例，有效29例，无效10例，总有效率为85.7%；利舍平组显效9例，有效4例，无效7例，总有效率为65%。经统计学处理，两组无显著性差异。降压幅度：莱菔子组治疗前后舒张压平均值分别为107.8 mmHg和94.4 mmHg，收缩压平均值分别为175.7 mmHg和149.1 mmHg，经统计学处理治疗前后舒张压、收缩压均有非常显著性差异。莱菔子组、利舍平组治疗后舒张压下降均值分别为13.4±1.101 mmHg和12.2±2.699 mmHg，收缩压下降均值分别为26.6±1.973 mmHg和0.6±4.116 mmHg，经统计学处理治疗前后两组舒张压和收缩压下降均值没有显著性差异[8]。

7. 治疗黄褐斑　莱菔子文火炒至微鼓起，略见焦斑，闻有香气时取出略冷，去皮取仁碾碎，每饭前冲服。每日2～3次，每次6～9 g，1个月为1个疗程，连服2～3个疗程。嘱患者尽量避光。观察患者83例，均曾经中西药治疗后无明显改善。均于半年后，痊愈28例，显效42例，好转13例，总有效率为100%。其中有5例病轻者1个疗程即愈，病程长者所需疗程亦长[9]。

【各家论述】　1.《纲目》："莱菔子之功，长于利气。生能升，熟能降，升则吐风痰，风寒，发疮疹；降则定痰喘咳嗽，调下痢后重，止内痛，皆是利气之效。"

2. 朱丹溪："莱菔子治痰，有推墙倒壁之功。"（引自《纲目》）

3.《本草新编》："或问萝卜子专解人参，一用萝卜子则人参无益矣。此不知萝卜子而并不知人参者也。人参得萝卜子，其功更神，盖人参补气，骤服气必难受，非止喘胀之症为然，得萝卜子以行其补中之利气，则气平而易受，是萝卜子平气之有余，非损气之不足，实制人参以平其气，非制人参以伤其气。"

4.《衷中参西录》："莱菔子生用味微辛，性平，炒用气香性温。其力能升能降，生用则升多于降，炒用则降多于升。取其升气化痰宜用生者，取其降气消食宜用炒者。究之，无论或生或炒，皆能顺气开郁，消胀除满，此乃化气之品，非破气之品。而医者多谓其能破气，不宜多服、久服，殊非确当之论。盖凡理气之药，单服久服，未有不伤气者，而莱菔子炒熟为末，每饭后移时服钱许，借以消食顺气，转不伤气，因其能多进饮食，气分自得其养也。若用以除满开郁，而以参、芪、术诸药佐之，虽多服久服，亦何至伤气分乎。"

5.《松峰说疫》："凡邪实上焦，或痰食气逆不通等证，皆可吐，可代瓜蒂散、三圣散。莱菔子捣碎，温汤搅和，徐饮之，少顷即吐，或吐不尽，必从下行。"

3720 莱菔叶 lái fú yè
（《新修本草》）

【异名】　萝卜叶（《百一选方》），萝卜杆叶（《滇南本草》），莱菔菜（《本草从新》），萝卜缨（《本草再新》），莱菔甲（《现代实用中药》），莱菔英（《食物中药与便方》）。

【基原】　为十字花科莱菔属植物莱菔 *Raphanus sativus* L. 的基生叶。

【原植物】　参见"莱菔"条。

【采收加工】　冬季或早春采收，风干或晒干。

【药材】　莱菔叶 *Folium Raphani*　全国各地均产。

性状　叶通常皱缩卷曲成团，展平后叶片琴形羽状分裂，长可达40 cm，表面不平滑，黄绿色。质干脆，易破碎。有香气。

【成分】　含叶黄素（phytoxanthin）[1]，挥发油。油中含α、β-己烯醛（α、β-hexenal）及β、γ-己烯醇（β、γ-hexenol）[2]。

【药性】　辛、苦，平。归脾、胃、肺经。

1.《滇南本草》："白萝卜杆叶，味甘，性温，入脾、胃二经；红萝卜杆叶，味甘、平，性温，入阳明胃经。"

2.《纲目》："辛、苦，温，无毒。"

3.《本草再新》："味淡而苦，性微凉。入脾、肺二经。"

【功用主治】　消食理气，利咽，消肿。主治食积气滞，脘腹痞满，呃逆，吐酸，泄泻，痢疾，咳痰，音哑，咽喉肿痛，妇女乳房肿痛，乳汁不通。外治损伤瘀肿。

1. 崔禹锡《食经》："消食和中。"

2.《滇南本草》："白萝卜杆叶，治脾胃不和，宿食不消，胸膈膨胀，醒脾气，开胃宽中，（治）噎嗝打呃……呕吐酸水，赤白痢疾；妇人乳结、乳肿，经闭。""解一切参毒热邪。煮水治天行疫疾。""红萝卜杆叶，行血破血，（治）乳汁不通，奶硬红肿疼痛，妇人经闭，血痢，里急后重。"

3.《本草再新》："化痰止咳，消食理气。"

4.《随息居饮食谱》："凡一切喉证、时行瘟疫、斑疹、疟痢、水土不服、饮食停滞、痞满、疳、疸、胀泻、脚气、痧毒诸病，洗净浓煎，服之并效。”

【用法用量】 内服：煎汤，10～15 g；研末或鲜叶捣汁。外用：鲜叶捣敷；或干叶研末调敷。

【宜忌】 气虚者慎服。

《本经逢原》：“久痢胃虚畏食者，不可用也。”

【选方】 1. 治噎食病，胸膈膨胀，肚腹嘈饿，吃饭胀疼，呕吐，打呃，食积在胸膈不消，饮食不下，或噎或哽，张口吐痰涎　白萝卜杆五钱(微炒)，吴神曲三钱，白蔻仁三钱(去净壳)。共为细末，每服三钱，淡姜汤送下。(《滇南本草》)

2. 治中暑发痧，肚痛腹泻(包括急性肠胃炎)　鲜莱菔荚捣汁服，或干莱菔荚 100～125 g，煎浓汤服。(《食物中药与便方》)

3. 治红痢、血痢，腹疼里急后重　红萝卜杆三钱，神曲二钱，山楂三钱，沙糖二钱。水煎服。(《滇南本草》)

4. 治喉蛾　陈萝卜荚 6 g，清茶叶适量，泡饮，每日或隔日 1 次。〔《国医论坛》1986，(1)：18 萝卜荚茶〕

5. 治咽痛音哑　萝卜缨 15 g，玄参 9 g，桔梗、生甘草各 6 g。煎服。(《安徽中草药》)

6. 治妇人奶结，红肿疼痛，乳汁不通　红萝卜杆叶不拘多少，捣汁一杯，新鲜更好，煨热，点水酒或烧酒服。(《滇南本草》)

7. 治小便出血　萝卜叶捣汁，加好墨少许饮之。(《验方新编》)

8. 治血聚皮不破者　萝卜叶研细，罨，以绢帛包缚。(《百一选方》)

3721 莲子 lián zǐ (《本草经集注》)

【异名】 的、薂(《尔雅》)，藕实、水芝丹(《本经》)，莲实(《尔雅》郭璞注)，莲蓬子(《山西中药志》)，莲肉(通称)。

【基原】 为睡莲科莲属植物莲的成熟种子。

【原植物】 莲 *Nelumbo nucifera* Gaertn.　又名：荷(《诗经》)，芙渠(《尔雅》)，泽芝、水芝(崔豹《古今注》)，荷花(通称)。

多年生水生草本。根茎横生，肥厚，节间膨大，内有多数纵行通气孔洞，外生须状不定根。节上生叶，露出水面；叶柄着生于叶背中央，粗壮，圆柱形，多刺；叶片圆形，直径 25～90 cm，全缘或稍呈波状，上面粉绿色，下面叶脉从中央射出，有 1～2 次叉状分枝。花单生于花梗顶端，花梗与叶柄等长或稍长；花直径 10～20 cm，芳香，红色、粉红色或白色；花瓣椭圆形或倒卵形，长 5～10 cm，宽 3～5 cm；雄蕊多数，花药条形，花丝细长，着生于花托之下；心皮多数，埋藏于膨大的花托内，子房椭圆形，花柱极短。花后结“莲蓬”，倒锥形，有小孔 20～30 个，每孔内含果实 1 枚；坚果椭圆形或卵形，果皮革质，坚硬，熟时黑褐色。种子卵形，或椭圆形，长 1.2～1.7 cm，种皮红色或白色。花期 6～8 月，果期 8～10 月。

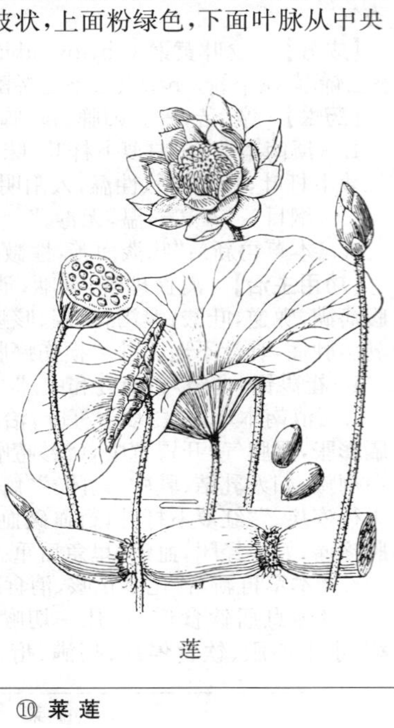
莲

生于水泽、池塘、湖沼或水田内，野生或栽培。广布于南北各地。

本植物的叶(荷叶)、叶柄或花柄(荷梗)、叶基部(荷叶蒂)、花蕾(莲花)、花蕾蒸馏所得的芳香水(白荷花露)、花托(莲房)、种皮(莲衣)、雄蕊(莲须)、肥大根茎(藕)、根茎的节部(藕节)、老熟的果实(石莲子)和成熟种子中的幼叶及胚根(莲子心)亦供药用，另设专条。

【栽培】 生物学特性　喜温暖湿润气候，土温达 10 ℃以上时，种藕顶芽开始萌发，气温达 15 ℃以上时，茎叶生长，20～30 ℃最适宜茎叶生长和开花结果，25～35 ℃最适宜结藕，当气温下降至 15 ℃以下时植株停止生长。对水位要求：生长初期 5～10 cm 最适，生长盛期 20～30 cm，水位最高不宜淹没立叶。

繁殖方法　以支藕、子藕作种，选土壤肥沃、保水保肥的水田。种藕一般要 2 节，每穴栽子藕 2 支或亲藕、子藕各 1 支。栽时按藕形开沟，将藕横放，顶芽向下倾斜，盖泥平沟，压紧防止浮起。

田间管理　除草，及时摘除枯黄浮叶。施肥以基肥为主，追肥为辅，一般在主茎长出 1～2 片叶时追肥 1 次，以促进立叶生长和分枝。

病虫害防治　虫害有长腿水叶甲，用 40%乙敌粉，拌细土，施入田面，放入浅水后耕入土中；莲窄摇蚊，幼虫期喷 90%敌百虫 1 000～1 500 倍液；莲藕黑斑病、莲藕褐斑病，发病开始用 50%多菌灵 500 倍加 0.3%洗衣粉喷雾，及时清除病叶。

【采收加工】 9～10 月间果实成熟时，剪下莲蓬，剥出果实，趁鲜用快刀划开，剥去壳皮，晒干。

【药材】 莲子 *Semen Nelumbinis*　主产于湖南、湖北、福建等地。

性状　种子略呈椭圆形或类球形，长 1.2～1.8 cm，直径 0.8～1.4 cm。表面浅黄棕色至红棕色，有细纵纹和较宽的脉纹。一端中心呈乳头状突起，深棕色，多有裂口，其周边略下陷。质硬，种皮薄，不易剥离。子叶 2 枚，黄白色，肥厚，中有空隙，具绿色莲子心。无臭，味甘、微涩；莲子心味苦。

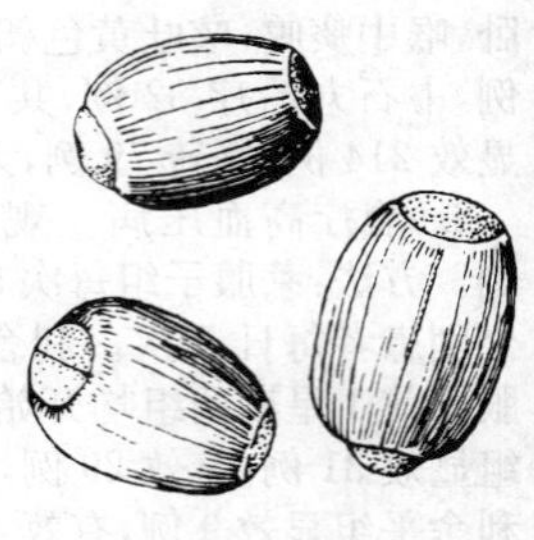
莲子(种子)外形

鉴别　(1) 粉末特征：类白色。主为淀粉粒，单粒长圆形、类圆形、卵圆形或类三角形，有的具小尖突，直径 4～25 μm，脐点少数可见，裂缝状或点状；复粒稀少，由 2～3 分粒组成。色素层细胞黄棕色或红棕色，表面观呈类长方形、类长多角形或类圆形，有的可见草酸钙簇晶。子叶细胞呈长圆形，壁稍厚，有的作连珠状，隐约可见纹孔域。可见螺纹和环纹导管。

(2) 取本品粉末少许，加适量水混匀，加碘试液数滴，呈蓝紫色，加热后逐渐褪色，放冷，蓝紫色复现。

(3) 取本品粉末 0.5 g，加水 5 ml，浸泡，滤过，滤液置试管中，加 α-萘酚试液数滴，摇匀，沿管壁缓缓滴加硫酸 1 ml，两液接界处出现紫色环。

(4) 薄层色谱：取本品粉末 0.1 g，加 70%乙醇 10 ml，冷浸 4 h，滤过，滤液作供试品溶液。另取棉子糖加 75%乙醇溶解，作对照品。吸取供试品及对照品溶液适量，分别点于同一硅胶G板上，以正丁醇-冰醋酸-水（4∶1∶5），展开2次，喷以α-萘酚硫酸液，105 ℃加热显色，供试品色谱在与对照品色谱的相应位置上，显相同颜色斑点。

【成分】 含脂肪酸：肉豆蔻酸（myristic acid）0.04%，棕榈酸（palmitic acid）17.32%，油酸（oleic acid）21.91%，亚油酸（linoleic acid）54.17%，亚麻酸（linolenic acid）6.19%[1,2]。

【炮制】 1. 莲肉　取原药材，用清水略浸，润透，切开去心，干燥。

2. 炒莲肉　取净莲肉置锅内，用文火加热，炒至肉仁微黄色并有香气时，取出放凉。

3. 麸炒莲肉　取麸皮，撒入热锅内，用中火加热，俟冒烟时，加入净莲肉，拌炒至肉仁微黄时，取出，筛去麸皮，放凉。莲肉每100 kg，用麸皮10 kg。

饮片性状　莲肉参见"药材"项。炒莲肉形如莲肉，种仁微黄色，偶有焦斑。麸炒莲肉形如莲肉，显微黄色，气微香。

贮干燥容器内，密闭，置通风干燥处，防霉，防蛀。

【药性】 甘、涩，平。归脾、肾、心经。

1.《本经》："味甘，平。"

2.《别录》："寒，无毒。"

3.《日华子》："温。"

4.《纲目》："味甘，气温而性涩。"

5.《本草新编》："入心、肝、脾、肾四脏。"

6.《随息居饮食谱》："鲜者甘平，干者甘温。"

【功用主治】 补脾止泻，益肾固精。主治脾虚久泻、久痢，肾虚遗精、滑泄，小便不禁，妇人崩漏带下，心神不宁，惊悸，不眠。

1.《本经》："主补中，养神，益气力。久服轻身耐老，不饥延年。"

2.《食疗本草》："主五脏不足，伤中气绝，利益十二经脉血气。"

3.《食医心镜》："清神，止渴，去热。"

4.《日华子》："益气，止渴，助心，止痢。治腰痛，泄精，安心，多食令人喜。"

5.《绍兴本草》："补心。"

6.《日用本草》："止白浊。"

7.《纲目》："交心肾，厚肠胃，固精气，强筋骨，补虚损，利耳目，除寒湿，止脾泄久痢，赤白浊，女人带下崩中诸血病"。

8.《遵生八笺》："能补中益气，壮心神，消水谷，除惊悸，实肌肤。"

9.《雷公炮制药性解》："醒脾，进饮食。"

10.《随息居饮食谱》："鲜者，清心养胃，治噤口痢，生熟皆宜；干者，可生可熟，安神补气，镇逆止呕，固下焦，已崩带、遗精，厚肠胃，愈二便不禁。"

【用法用量】 内服：煎汤，6～15 g；或入丸、散。

【宜忌】 中满痞胀、大便燥结者禁服。

1.《食疗本草》："生食微动气，蒸食之良。"

2.《本草拾遗》："食之宜蒸，生则胀人腹。中薏令人吐，食当去之。"

3.《本草求原》："大便燥者勿服，以其健脾堤水也。"

4.《随息居饮食谱》："凡外感前后，疟、疸、疳、痔，气郁痞胀，溺赤便秘，食不运化及新产后皆忌之。"

5.《本草省常》："生食伤胃。"

【选方】 1. 治脾胃虚弱，饮食不进，多困少力，中满痞噎，心忪气喘，呕吐泄泻及伤寒咳噫　莲子肉（去皮）、薏苡仁、缩砂仁、桔梗（炒令深黄色）各一斤，白扁豆（姜汁浸去皮微炒）一斤半，白茯苓、人参（去芦）、甘草（炒）、白术、山药各二斤。上为末，每服二钱，枣汤调下。小儿量岁数加减服。（《局方》参苓白术散）

2. 治久痢不止　老莲子二两（去心），为末。每服一钱，陈米汤调下。（《世医得效方》）

3. 治下痢饮食不入，俗名噤口痢　鲜莲肉一两，黄连五钱，人参五钱。水煎浓，细细与呷。（《本草经疏》）

4. 治病后胃弱，不能饮食　莲肉、粳米各炒四两，茯苓二两。共为末，砂糖调和。每五六匙，白滚汤下。（《医学入门》莲肉糕）

5. 治小便白浊，梦遗泄精　莲肉、益智仁、龙骨（五色者）各等分。上为细末。每服二钱，空心，用清米饮调下。（《奇效良方》莲肉散）

6. 补益虚损　莲实（去皮）不以多少，用好酒浸一宿，入大猪肚内，用水煮熟，取出焙干。上为极细末，酒糊为丸，如鸡头大。每服五、七十丸，食前温酒送下。（《医学发明》水芝丸）

【各家论述】 1.《纲目》："莲子味甘，气温而性涩，禀清芳之气，得稼穑之味，乃脾之果也。土为元气之母，母气既和，津液相成，神乃自生，久视耐老，以其权舆也。昔人治心肾不交，劳伤白浊，有清心莲子饮，补心肾，益精血，有瑞莲丸，皆得此理。"

2.《玉楸药解》："莲子甘平，甚益脾胃。而固涩之性，最宜清泄之家，遗精、便溏，极有良效。"

3.《医林纂要》："去心连皮生嚼，最益人，能除烦，止渴，涩精，和血，止梦遗，调寒热。煮食仅治脾泄，久痢，厚肠胃，而交心肾之功减矣。更去皮，则无涩味，其功止于补脾而已。"

4.《重庆堂随笔》："莲子交心肾，不可去心，然能滞气。"

5.《王氏医案》："莲子最补胃气而镇虚逆，若反胃由于胃虚，而气冲不纳者，但日以干莲子细嚼而咽之，胜于他药多矣。凡胃气薄弱者常服玉芝丸，能令人肥健。至痢症噤口，热邪伤其胃中清和之气，故以黄连苦泄其邪，即仗莲子甘镇其胃。惟鲜莲子煎之，清香不浑，镇胃之功独胜，如无鲜莲，干莲亦可。"

3722 莲衣 lián yī（《药品化义》）

【异名】 莲皮（《本草再新》）。

【基原】 为睡莲科莲属植物莲 *Nelumbo nucifera* Gaertn. 的种皮。

【原植物】 参见"莲子"条。

【采收加工】 9～10月间果实成熟时取种子，剥皮，晒干。

【成分】 含生物碱类成分：荷叶碱（nuciferine），原荷叶碱（nornuciferine），氧黄心树宁碱（oxoushinsunine）和N-去甲亚美罂粟碱（N-norarmepavine）[1]。

【药性】 涩，微苦，平。归心、脾经。

1.《药品化义》："味涩。"

2.《本草再新》："味苦而涩，性凉，无毒。入心、脾二经。"

【功用主治】 收涩止血。主治吐血、衄血、下血。

1.《药品化义》："能敛。诸失血后，佐参以补脾阴，使统血归经。"

2.《本草再新》："治心胃之浮火，利肠分之湿热。"

【用法用量】 内服：煎汤，1～2 g。

3723 **莲花** lián huā（《日华子》）

【异名】 菡萏（《诗经》），荷花（《毛诗传》），水花、芙蓉（崔豹《古今注》）。

【基原】 为睡莲科莲属植物莲 *Nelumbo nucifera* Gaertn. 的花蕾。

【原植物】 参见"莲子"条。

【采收加工】 6～7月间采收含苞未放的大花蕾或开放的花，阴干。

【药材】 莲花 *Flos Nelumbinis* 产于湖南、湖北、福建、江苏、浙江等地。

性状 花蕾圆锥形，长2.5～5 cm，直径2～3 cm。表面灰棕色，花瓣多层。散落的花瓣卵形或椭圆形，皱缩或折皱，表面具多数细脉，光滑柔软。去掉花瓣，中心有幼小的莲蓬，顶端平坦，上面有小孔十余个，基部渐窄，周围着生多数雄蕊。气香，味微涩。

【成分】 含黄酮类成分：槲皮素（quercetin），木犀草素（luteolin），异槲皮苷（isoquercitrin），木犀草素葡萄糖苷（luteolinglucoside）[1]，山柰酚（kaempferol），山柰酚-3-半乳糖葡萄糖苷（kaempferol-3-galactoglucoside）及山柰酚-3-二葡萄糖苷（kaempferol-3-diglucoside）[2]。

【药性】 苦、甘，平。归肝、胃经。

1.《日华子》："暖，无毒。"

2.《纲目》："苦、甘，温。"

3.《本草再新》："味苦、甘，性凉。入心、肝二经。"

【功用主治】 散瘀止血，去湿消风。主治跌伤呕血，血淋，崩漏下血，天泡湿疮，疥瘙痒。

1.《日华子》："镇心，益色驻颜。"

2.《日用本草》："涩精气。"

3.《滇南本草》："治妇人血逆昏迷。"

4.《得配本草》："破血。"

5.《本草再新》："清心凉血，解热毒，治惊痫。消湿去风，治疮疥。"

6.《药性集要》："清心润肺，解暑除烦。"

7.《河北药材》："揉碎贴肿毒，促脓肿之吸收。"

8.《黑龙江常用中草药手册》："治血虚心腹痛，月经不调，血崩。"

【用法用量】 内服：研末，1～1.5 g；煎汤，6～9 g。外用：鲜者贴敷患处。

【宜忌】《日华子》："忌地黄、葱、蒜。"

【选方】 1. 治坠损呕血，坠跌积血，心胃呕血不止 干荷花为末，每酒服方寸匕。（《医方集要》）

2. 治天泡湿疮 以莲花瓣贴之。（《简便单方》）

3. 治唇上生疮 以白荷花瓣贴之。（《丹溪治法心要》）

3724 **莲房** lián fáng（《食疗本草》）

【异名】 莲蓬壳（《海上名方》），莲壳（《儒门事亲》），莲蓬（《直指方》）。

【基原】 为睡莲科莲属植物莲 *Nelumbo nucifera* Gaertn. 的花托。

【原植物】 参见"莲子"条。

【采收加工】 9～10月果实成熟时，割下莲蓬，除去莲子及梗，晒干。

【药材】 莲房 *Receptaculum Nelumbinis* 全国大部地区均产。

性状 本品呈倒圆锥状或漏斗状，多撕裂，直径5～8 cm，高4.5～6 cm。表面灰棕色至紫棕色，具细纵纹及皱纹，顶面有多数圆形孔穴，基部有花梗残基。质疏松，破碎面海绵样，棕色。气微，味微涩。

鉴别 （1）粉末特征：黄棕色。表皮细胞表面观呈多角形，乳头状突起呈双圆圈状。草酸钙簇晶多见，直径10～54 μm。棕色细胞类方形或类圆形，壁稍厚，胞腔内充满红棕色物。螺纹、环纹导管直径8～80 μm。纤维成束，直径11～35 μm，具纹孔。

（2）取本品粉末0.5 g，加乙醇5 ml，温热浸泡数分钟，滤过，滤液加镁粉少量与盐酸1～2滴，溶液渐变为红色。

【成分】 含黄酮类：金丝桃苷（hyperoside），槲皮素-3-二葡萄糖苷（quercetin-3-diglucoside）[1,2]，槲皮素（quercetin）[3]。又含少量莲子碱（nelumbine）[1,2]，脂肪，蛋白质，胡萝卜素，烟酸，维生素B[4]。

【炮制】 1. 莲房 取原药材，除去杂质及灰屑，切碎。

2. 莲房炭 取净莲房碎块，置铁锅内，上面扣一口径较小的锅，锅上贴一白纸条，或放数粒大米，两锅接合处用盐泥封固，上压重物，用文武火加热，煅至贴在盖锅底上的白纸或大米显焦黄色为度，停火，待凉透后取出。或置锅内，用武火加热，炒至表面焦黑色，内部焦褐色，喷淋清水，灭尽火星，取出晾干。莲房炭用于收敛止血。

饮片性状 莲房参见"药材"项。莲房炭形如莲房，表面焦黑色，内部焦褐色。

贮干燥容器内，置阴凉干燥处，防潮。

【药性】 苦、涩，平。归肝经。

1.《宝庆本草折衷》："味涩，平，无毒。"

2.《纲目》："苦、涩，温。入厥阴血分。"

【功用主治】 散瘀止血。主治崩漏，月经过多，便血，尿血，痔漏。

1.《食疗本草》："破血。"

2.《本草拾遗》："主血胀腹痛，产后胎衣不下，酒煮服之；又主食野菌毒，水煮服之。"

3.《纲目》："主血崩，下血，溺血。"

4.《本草汇言》："止血痢，脾泄久痢之药也。"

5.《握灵本草》："烧灰，止崩带，胎漏，血淋等症。"

6.《岭南采药录》："疗乳头开裂。"

【用法用量】 内服：煎汤，5～10 g；或研末。外用：研末敷或煎汤熏洗。

【选方】 1. 治诸窍出血 隔年莲蓬、败棕榈、头发。上药烧灰存性，等分，为末。每服二钱，煎南木香汤调下。（《直指方》黑散子）

2. 治血崩不止，不拘冷热 莲蓬壳、荆芥穗各等分。各烧灰存性，总研末。每服二钱，米汤调服。（《圣惠方》）

3. 治崩中血凝注 用干莲蓬、棕榈皮及毛各烧灰一两，香附子三钱炒。为末。每服三四钱，空心，米饮调下。（《卫生易简方》）

4. 治妇人经水重来 莲房、人发、棕榈、柏叶（各烧灰存性）、黄芩各等分。研末。每服二钱，米饮汤下，一日一服。（《胎产新书》五灵丹）

5. 治小便血淋 莲房（烧存性，为末），入麝香少许。每服二钱半，米饮调下，日二。（《纲目》引《经验方》）

6. 治红白淋带 莲蓬三十个，连根连子取来。将十根连壳，用水五碗，煎三碗服之。不止，再服一剂；连服三剂。即除根。（《串雅内编》）

7. 治脱肛　用莲蓬壳一对,橡椀二十个。捣碎,煎水数沸,入朴硝热淋洗。(《古今医统》)

8. 治乳裂　莲房炒研为末,外敷。(《岭南采药录》)

9. 治天泡湿疮　莲蓬壳。烧存性,研末,井泥调涂。(《海上名方》)

【各家论述】 1.《纲目》:"莲房消瘀散血,与荷叶同功,亦急则治标之意也。"

2.《本经逢原》:"莲房,功专止血,故血崩、下血、溺血,皆烧灰用之,虽能止截,不似棕灰之兜涩也。"

3725 莲须 lián xū (《纲目》)

【异名】 莲花须(《济生方》),莲花蕊(孙天仁《集效方》),莲蕊须、佛座须(《纲目》)。

【基原】 为睡莲科莲属植物莲 *Nelumbo nucifera* Gaertn. 的雄蕊。

【原植物】 参见"莲子"条。

【采收加工】 6~8月花盛开时,采取雄蕊,阴干。

【成分】 含黄酮类:木犀草素(luteolin),槲皮素(quercetin),异槲皮苷(soquercitrin),木犀草素葡萄糖苷(luteolinglucoside)[1],山柰酚(kaempferol)[2]。

【药材】 莲须 *Stamen Nelumbinis* 全国大部地区均产。

性状　本品为干燥雄蕊,线状,常螺旋状扭曲,花药长1.2~1.5 cm,淡黄棕色,2室,纵裂,内有多数黄色花粉;花丝丝状略扁,稍弯曲,长1~1.5 cm,棕黄色或棕褐色,质轻。气微,味微涩。

【药性】 甘、涩,平。归肾、肝经。

1.《纲目》:"甘、涩,温,无毒。"

2.《本草汇言》:"入手、足少阴经。"

3.《本草从新》:"甘,平而涩。"

4.《医林纂要》:"苦、甘、涩,平。"

5.《本草再新》:"味甘、淡,性清凉。"

6.《本草求原》:"入脾、肝。"

【功用主治】 清心益肾,涩精止血。主治遗精,尿频,遗尿,带下,吐血,崩漏。

1.《绍兴本草》:"补益心神。"

2.《本草蒙筌》:"益肾,涩精,固髓。"

3.《纲目》:"清心通肾,固精气,乌须发,悦颜色,益血,止血崩,吐血。"

4.《本草通玄》:"治男子肾泄,女子崩带。"

5.《会约医镜》:"除泻痢。"

6.《调疾饮食辨》:"能止肾热泄精"。

7.《本草再新》:"清心肺之虚热,解暑除烦,生津止渴。"

【用法用量】 内服,煎汤,3~9 g;或入丸、散。

【宜忌】 1.《日华子》:"忌地黄、葱、蒜。"

2.《本草从新》:"小便不利者勿服。"

【选方】 1. 治梦遗漏精　鸡头肉末、莲花蕊末、龙骨(别研)、乌梅肉(焙干,取末)各一两。上件煎山药糊为圆,如鸡头大。每服一粒,温酒、盐汤任下,空心。(《杨氏家藏方》玉锁丹)

2. 治男子色欲过度,精气不固,梦遗滑脱,无子　莲花蕊十两,石莲子十两(去内青,取粉),鸡头实十两(粉)。上以金樱子三斤,取霜后半黄者,木臼中转杵,却刺去子,水淘净捣烂,入砂锅水煎不绝火,约水耗半,取出滤过重煎如稀饧,入前药末,和丸桐子大。每服五十丸,空盐汤下。(《医学正印》金锁思仙丹)

3. 治妇人血崩不止　当归、莲花心(莲花蕊)、白绵子、红花、茅花各一两。上锉如豆大,白纸裹定,泥固,炭火烧灰存性,为细末。血崩不止加麝香为引,好温酒调服。(《兰室秘藏》立效散)

4. 治久近痔漏三十年　莲花蕊、黑牵牛(头末)各一两半,当归五钱。为末。每空心酒服二钱。(《孙天仁》集效方)

【临床报道】 治疗婴幼儿脾虚泄泻　莲须研细末冲服,1周岁0.5 g/次,3次/d,其余年龄可酌情加减调整剂量;治疗期间停用一切药物。观察468例,治疗4 d为疗效评价时限。结果:治疗组468例,痊愈329例,显效120例,无效19例,总有效率95.7%;另有对照组260例,口服助消化药物,加静点丁胺卡那霉素、病毒唑,结果痊愈128例,显效85例,无效47例,总有效率81.9%。前组的疗效明显高于对照组[1]。

【各家论述】 1.《本经逢原》:"莲须,清心通肾,以其味涩,故为秘涩精气之要药,《三因》固真丸、巨胜子丸用之。然惟欲勤精薄者为宜,亢阳不制者勿用,恐其兜涩为患也。""莲须,甘温而涩,功与莲子略同。但涩性居多,不似龙骨寒涩,有收阴、定魂安魄之妙;牡蛎咸涩微寒,兼有化坚解热之功;金樱徒有阻涩之力,而无清心通肾之理耳。"

2.《调疾饮食辨》:"《纲目》以(莲须)为与莲子同功,大误。莲子温而涩,此寒而涩也。"

3726 莲子心 lián zǐ xīn (《食性本草》)

【异名】 薏(《尔雅》),苦薏(陆玑《诗疏》),莲薏(《纲目》),莲心(《本草再新》)。

【基原】 为睡莲科莲属植物莲 *Nelumbo nucifera* Gaertn. 的成熟种子中的幼叶及胚根。

【原植物】 参见"莲子"条。

【采收加工】 将莲子剥开,取出绿色胚(莲心),晒干。

【药材】 莲子心 *Plumula Nelumbinis* 主产于湖南、湖北、福建、江西、江苏等地。

性状　本品略呈细棒状,长1~1.4 cm,直径约0.2 cm。幼叶绿色,一长一短,卷成箭形,先端向下反折,两幼叶间可见细小胚芽。胚根圆柱形,长约3 mm,黄白色。质脆,易折断,断面有数个小孔。气微,味苦。

鉴别　(1)粉末特征:灰绿色。表皮细胞略呈长方形,壁薄。叶肉细胞壁薄,类圆形,细胞内含众多淀粉粒与绿色色素。胚根细胞呈长方形,排列整齐,壁非薄,有的含脂肪油滴。幼叶组织中细胞间隙较大。

(2)取本品粉末2 g,加氯仿15 ml,再加10%氢氧化钠溶液1 ml,加热回流15 min,滤过,滤液置水浴上蒸去氯仿,残渣加稀盐酸2 ml使溶解,滤过,取滤液1 ml,加碘化铋钾试液1~2滴,生成橙红色沉淀。

【成分】 含生物碱:莲心碱(liensinine),异莲心碱(isoliensinine),甲基莲心碱(neferine)[1],荷叶碱(nuciferine),前荷叶碱(pronuciferine),牛角花碱(lotusine)[2,3],甲基紫堇杷灵(methylcorypalline)[4],去甲基衡州乌药碱(demethylcoclaurine 或 higenamine)[5],亚美罂粟碱(armepavine),莲子碱(nelumbine)[6],4′-甲基-N-甲基衡州乌药碱(4′-methyl-N-methylcoclaurine)[7]。黄酮类:含木犀草苷(galuteolin),金丝桃苷(hyperin),芸香苷(rutin)[8]。又含β-谷甾醇(β-sitosterol),β-谷甾醇脂肪酸酯(β-sitosterol fattyacid ester),棕榈酸[9]。

【药理】 1. 降压作用　莲子心水煎剂对麻醉猫有降压

作用。有效成分为莲心碱和甲基莲心碱[1]；结晶部分降压作用短暂，变成季铵盐（O-甲基-莲心碱硫酸甲酯季铵盐）给麻醉猫、犬静注均产生强而持久的降压作用[2]。甲基莲心碱给麻醉大鼠静注后平均血压（MAP）下降。甲基莲心碱经大鼠十二指肠给药也有明显降压作用，在相应时间内心率无明显变化。甲基莲心碱对肾性和醋酸去氧皮质酮（DOCA）盐型高血压大鼠也均有明显降压作用。麻醉猫和清醒家兔静注甲基莲心碱也均使血压明显下降。说明甲基莲心碱对不同动物、不同给药途径都有降压作用[3]。

2. 抗心律失常作用　甲基莲心碱具有较广泛的抗心律失常作用[4]。静脉注射能对抗肾上腺素引起的家兔心律失常，提高家兔心室电致颤阈，效果与奎尼丁相似；对乌头碱致大鼠心律失常和毒毛花苷G（哇巴因）致豚鼠心律失常以及对结扎大鼠冠脉复灌引起的心律失常，静注甲基莲心碱均有拮抗作用，效果强于同剂量的奎尼丁；对电刺激丘脑下区诱发的大鼠心律失常，静注甲基莲心碱或奎尼丁均有显著预防作用。脑室内注射，甲基莲心碱有效而奎尼丁无效，说明其抗心律失常作用有一定中枢机制参与，而奎尼丁则否。甲基莲心碱抗心律作用的强度，以ED_{50}为指标，甲基莲心碱静注为3.1 mg/kg，奎尼丁为18.5 mg/kg，较奎尼丁强6倍[5]，电生理研究证明这一作用与甲基莲心碱抑制Na^+、K^+、Ca^{2+}的跨膜转运有关[6～8]。

毒性　甲基莲心碱静脉注射对小鼠的LD_{50}为26±2.3 mg/kg，约奎尼丁的1/2[4]。

【药性】　苦，寒。归心、肾经。

1.《宝庆本草折衷》："味苦。"

2.《纲目》："苦寒，无毒。"

3.《本草汇言》："入手、足少阴经。"

4.《重庆堂随笔》："甘苦咸。"

5.《本草再新》："入心、肺、肾三经。"

【功用主治】　清心，平肝，止血，固精。主治神昏谵语，烦躁不眠，眩晕目赤，吐血，遗精。

1.《食性本草》："疗血渴疾，产后渴疾。"

2.《日华子》："止霍乱。"

3.《纲目》："清心去热。"

4.《医林纂要》："泻心坚肾，留欲尽之血，存生育之本。"

5.《本草再新》："清心火，平肝火，泻脾火，降肺火，清暑除烦，生津止渴，治目红肿。"

6.《本草求原》："治劳心吐血，尿精。"

7.《随息居饮食谱》："敛液止汗，清热养神，止血固精。"

8.《全国中草药汇编》："有降压作用，可治高血压。"

【用法用量】　内服：煎汤，1.5～3 g；或入散剂。

【宜忌】　脾胃虚寒者禁服。

《本草拾遗》："薏，令人吐。"又："食之令人霍乱。"

【选方】　1. 治太阴温病，发汗过多，神昏谵语者　玄参心三钱，莲子心五分，竹叶卷心二钱，连翘心二钱，犀角尖二钱（磨，冲），连心麦冬三钱。水煎服。（《温病条辨》清宫汤）

2. 治失精久虚漏泄　莲子心一撮，辰砂一分。为末。每服二钱，空心白汤下。（《古今医统》引《卫生方》）

3. 治劳心咯血、吐血　莲子心七个，糯米二十一粒。上为末。酒调服。（《续易简方论》莲心散）

4. 治吐血　糯米五钱，莲子心七枚。研末，陈墨汁丸如梧子大，童便下。（《四科简效方》）

5. 治小儿呕吐　莲子心七个，丁香三个，人参三寸。上为细末，以绵裹奶状，沾奶汁敷药末在上，令儿呷之。（《普济方》）

【各家论述】　《温病条辨》："莲心，由心走肾，能使心火下通于肾，又回环上升，能使肾水上潮于心。"

3727 莲蓬草 lián péng cǎo（《福建民间草药》）

【异名】　橐吾、独脚莲（《质问本草》），荷叶术、荷叶三七、岩红、独足莲（《浙江民间常用草药》），八角乌、马蹄当归、一叶莲（《全国中草药汇编》）。

【基原】　为菊科大吴风草属植物大吴风草的全草。

【原植物】　大吴风草 *Farfugium japonicum*（L.）Kitam.［*Ligularia tussilaginea*（Burm. f.）Makino；*Tussilago japonica* L.］

多年生草本。根茎粗壮。基生叶有长柄；叶片肾形，长4～15 cm，宽6～30 cm，边缘具小尖头的小锯齿，或近全缘，上面绿色，有光泽。花茎直立，高30～70 cm，初时密被灰褐色绵毛，后渐脱落，有椭圆形或长椭圆状披针形的苞叶，苞叶无柄，抱茎。头状花序在花茎顶端排成疏伞房状，直径4～6 cm，有长达1.5～7 cm的总花梗；总苞圆筒状；总苞片1层，长椭圆形，先端急尖，疏被短柔毛；舌状花黄色，长3～4 cm，宽5～6 mm；筒状花黄色，长11～12 mm。瘦果圆柱状，具纵纹和短毛；冠毛棕褐色，长8～11 mm。花期10～12月。

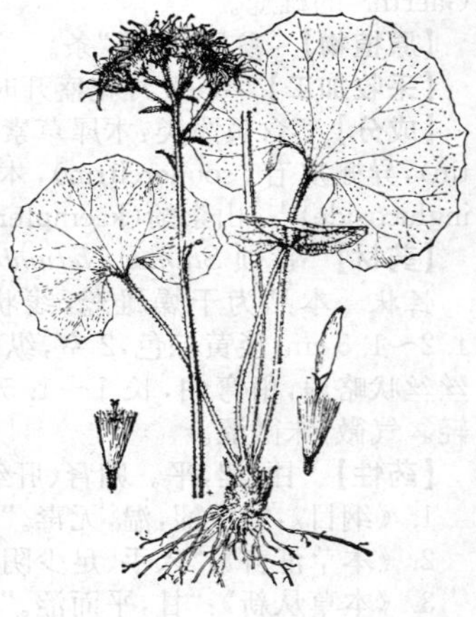

大吴风草

生于深山溪谷和石崖下，庭园中也有栽培。我国东南部等地有分布。

【采收加工】　7～9月采收，鲜用或晒干。

【成分】　根茎和叶含生物碱：克氏千里光碱（senkirkine）[1]，大吴风草素（farfugin）A、B[2]。内酯类成分：3β-当归酰氧基-10β-羟基呋喃佛术烷（3β-angeloyloxy-10β-hydroxyfuranoeremophilane）[3]，3β-当归酰氧基-9-烯-8-表佛术烯内酯（3β-angeloyloxy-9-en-8-epieremophi-lenolide），3β-当归酰氧基-8-表佛术烯内酯（3β-angeloyloxy-8-epieremophilenolide）[4]，8β-羟基佛术烯内酯（8β-hydroxyeremophilenolide），3β-当归酰氧基-8β，10β-二羟基佛术烯内酯（3β-angeloyloxy-8β，10β-dihydroxyeremophilenolide），3β-当归酰氧基-6β-羟基-8-表佛术烯内酯（3β-angeloyloxy-6β-hydroxy-8-epieremophilenolide）[5]，3β-当归酰氧基-8β-羟基-9β-千里光酰氧基佛术烯内酯（3β-angeloyloxy-8β-hydroxy-9β-senecioyloxyeremophileno-lide）[6]；佛术内酯类（Eremophilanolides）：eremofarfugin A，eremopetasitenin B_3[7]，3β-当归酰氧基-10β-羟基-9β-千里光酰氧基呋喃佛术烷（3β-angeloyloxy-10β-hydroxy-9β-senecioyloxyfuranoeremophilane），α，α′-双（3β-当归酰氧基呋喃佛术烷）〔α，α′-bis（3β-angeloyloxyfuranoeremophilane）〕。甾体类：菜油甾醇（campesterol），豆甾醇（stigmasterol），β-谷甾醇（β-sitosterol）。有机酸：棕榈酸（palmitic acid），亚油酸（linoleic acid），亚麻酸（linolenic acid)[6]。

【药理】 毒性 根和叶中含双稠吡咯啶生物碱克氏千里光碱，对肝、肺有明显毒性，能致肝癌。据实验研究，刚出生之大鼠较喂乳之幼鼠敏感，较成年大鼠更敏感；因此双稠吡咯啶类物质并非在肝内微粒体(刚出生鼠肝内缺乏代谢酶)变为毒性代谢物，而可能是在体内变为相应的环氧化物(epoxide)而起毒性作用的[1]。

【药性】 辛、甘、微苦，凉。

1.《浙江民间常用草药》："性凉，味苦。"

2.《全国中草药汇编》："辛、甘、微苦，凉。"

3.《浙江药用植物志》："苦，寒。"

【功用主治】 清热解毒，止血，消肿。主治感冒，流感，咽喉肿痛，咳嗽咯血，便血，尿血，月经不调，乳痈，瘰疬，痈疖肿毒，疔疮湿疹，跌打损伤，蛇咬伤。

1.《浙江民间常用草药》："清热解毒，消肿止痛。"

2.《全国中草药汇编》："活血止血，散结消肿。主治咳嗽咯血，便血，月经不调，跌打损伤，乳腺炎，痈疖肿毒。"

3.《浙江药用植物志》："主治感冒，流行性感冒，闭经；外治烫伤，蛇咬伤，湿疹，痈疽疔疮。"

4.《福建药物志》："活血行瘀。主治瘰疬、无名肿毒。"

【用法用量】 内服：煎汤，9～15 g，鲜品 30～60 g。外用：捣敷。

【选方】 1. 治咯血，吐血，尿血，便血 八角乌叶 7～8 片(鲜干均可)，鸡肉或瘦猪肉 250 g，放在没煮过盐的瓦罐内，加水煮熟，临睡前 30 min 吃肉喝汤。(《全国中草药汇编》)

2. 治妇人乳痈初起 独脚莲鲜草洗净，加红糖，共捣烂，加热敷贴。

3. 治瘰疬 独脚莲鲜根 60～90 g，或加夏枯草 30 g。酌加黄酒和水各半，煎取半碗。饭后服，每日 2 次。或取叶炒鸡蛋服。(2、3 方出自《福建民间草药》)

4. 治跌打损伤 鲜大吴风草根捣烂敷伤处；或根 6～9 g 切片嚼碎，黄酒冲服，每日 2 次，伤重者连服 8～9 d。(《浙江民间常用草药》)

3728 莲生桂子花 lián shēng guì zǐ huā (《植物名实图考》)

【异名】 芳草花(《中国植物图鉴》)，金凤花(《广州植物志》)，莲生桂子草、七姊妹(《福建民间草药》)，野鹤嘴(《广西中药志》)，状元红(《闽南民间草药》)，草木棉(《贵州草药》)，羊角丽、唐棉(《南方主要有毒植物》)，野辣子、金银花台(《云南中草药》)，金盏银台、连生桂枝(《云南思茅中草药选》)，野辣椒、透云花、山桃花(《广西药用植物名录》)，女金丹、半天花(《福建药物志》)，刀口药(《四川中药志》)。

【基原】 为萝藦科马利筋属植物马利筋的全草。

【原植物】 马利筋 *Asclepias curassavica* L.

多年生直立灌木状草本，高 60～100 cm。全株有白色乳汁。叶对生；叶柄长 0.5～1 cm；叶片膜质，披针形或椭圆状披针形，先端短渐尖或急尖，基部楔形而下延至叶柄，长 6～13 cm，宽 1～3.5 cm，侧脉每边约 8 条。聚伞花序顶生或腋生，有花 10～20 朵；花萼 5 深裂，被柔毛，内面基部有腺体 5～10 个；花冠裂片 5，紫红色，长圆形，反折；副花冠 5 裂，黄色，着生于合蕊冠上，有柄；雄蕊 5，着生花冠基部；雌蕊由 2 枚离生心皮组成，子房上位，花柱 2。蓇葖果披针形，两端渐尖，长 6～10 cm，直径 1～1.5 cm。种子卵圆形，先端具长约 2.5 cm 的白色绢质种毛。花期几乎全年，果期 8～12 月。

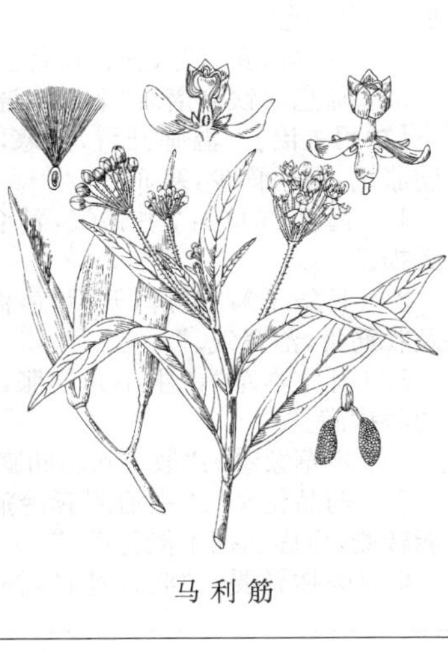

马利筋

福建、湖南、广东、广西、海南、四川、贵州、云南、台湾等地均有栽培，原产拉丁美洲的西印度群岛。

【采收加工】 全年均可采，晒干或鲜用。

【药材】 莲生桂子花 *Herba Asclepiatis Curassavicae* 产于福建、云南、广西、四川等地。

性状 茎直，较光滑。单叶对生，叶片披针形，先端急尖，基部楔形，全缘。有的可见伞形花序，花梗被毛，或披针形蓇葖蓇果，内有许多具白色绢毛的种子。气特异，味微苦。

鉴别 茎横切面：表皮细胞 1 列，外被角质层，亦见表皮毛或其残基。皮层细胞数列至 10 列。维管组织连续成环，双韧型。外生韧皮部的外侧具韧皮纤维束，断续环列，纤维细胞壁非木化。形成层连续成环。木质部较宽厚，导管及木纤维细胞壁均木化。内生韧皮束常有间隔。髓部宽大。本品薄壁细胞内富含淀粉粒，有的细胞内含草酸钙簇晶。

叶表皮特征：上表皮细胞垂周壁平直或略弯曲，外壁有时可见角质层纹理。下表皮细胞垂周壁常为波状弯曲。上、下表皮均有气孔，气孔多为不定式。非腺毛弯或直生，数个细胞，顶细胞稍尖或钝，壁常具纵向短线形疣点。腺毛头部单细胞，狭长卵形或长卵状椭圆形，常枯萎。

【成分】 叶含强心苷类：细胞毒牛角瓜苷(calotropin)[1]，牛角瓜苷元(calotropagenin)[2]，乌它苷元(uzarigenin)，克罗毒苷元(corotoxigenin)，克罗苷元(coroglaucigenin)，阿斯科勒苷元(asclepogenin)，科勒坡苷元(clepogenin)，枯热洒苷元(curassavogenin)，马利筋苷元(ascurogenin)[3]，马利筋苷(curassavicin)[4]。

【药理】 1. 强心作用 本品根、茎煎剂及叶、花、种子、果壳的酊剂注射于蛙均有显著强心作用，0.1 g 左右(生药)于 1 h 可使蛙心停止于收缩期，以花、茎作用强，叶次之，果壳弱[1]。强心成分为马利筋苷、牛角瓜苷。马利筋苷 0.5 mg 注射可使蛙心停止于收缩状态，在体兔心及离体豚鼠心脏灌流及心电图观察均表现正性肌力作用、负性频率和负性传导作用，作用性质与毒毛花苷 G 相似，作用迅速而蓄积性小。其作用强度鸽法为 0.751±0.017 mg/kg，为原生药的 732 倍，为毒毛花苷 G 的 1/5～1/4，对鸽 24 h 已无蓄积[2]。

2. 抗癌作用 本品醇提取物体外试验对人鼻咽癌 KB 细胞有明显的抑制作用，牛角瓜苷为细胞毒成分之一[3]。

毒性 马利筋苷静注对鸽的 MLD 为 54.97±19.4 mg(生药)/kg[2]。

【药性】 苦，寒，有毒。

1.《贵州草药》："性温，味辛。"

2.《云南中草药》："苦，寒。"

3.《广西本草选编》："味微苦，性凉，有小毒。"

4.《福建药物志》："辛、苦，凉，有毒。"

【功用主治】 清热解毒，止血，消肿。主治咽喉肿痛，肺热咳嗽，热淋，月经不调，崩漏，带下，创伤出血，痈疮肿毒，湿疹，顽癣。

1.《贵州草药》："解表散寒，生肌止血。"

2.《云南中草药》："止血消炎，消肿止痛。主治乳腺炎，痈疖。"

3.《广西本草选编》："解毒消肿，散瘀止血。主治跌打肿痛，骨折，外伤出血。"

4.《四川中药志》1982 年版："用于顽癣。"

5.《福建药物志》："根：治乳腺炎，瘰疬，脾肿大，咳嗽，吐血，鼻衄，痛经，痈，疔，疖；叶：治骨折，创伤出血，烫火伤；乳汁：治湿疹，顽癣，痈，疔，疖。"

【用法用量】 内服：煎汤，6～9 g。外用：鲜品捣敷；或干品研末撒。

【宜忌】 宜慎服，体质虚弱者禁服。本品全株有毒，其白色乳汁毒性更大。中毒症状：初为头痛、头晕、恶心、呕吐，继而腹痛、腹泻、烦躁、谵语，最后四肢冰冷、冷汗、面色苍白、脉搏不规则、瞳孔散大、对光不敏感、痉挛、昏迷、心跳停止而死亡。

【选方】 1. 治痛经 鲜马利筋 30 g。水煎服，胡椒为引。(《全国中草药汇编》)

2. 治痈疮肿毒 刀口药 6～9 g，水煎服；并用鲜品适量，捣烂敷患处。(《四川中药志》1982 年版)

3. 治乳腺炎，痈疖 竹林标(马利筋)6～9 g。水煎服。(《云南中草药》)

4. 治湿疹及顽癣 用鲜马利筋折断后流出的乳汁搽患处，每日 2 次。

5. 治外伤出血 马利筋花、叶晒干为末，或果内种毛撒敷伤口。(4、5 方出自《全国中草药汇编》)

3729 莳萝子 shí luó zǐ (《海药本草》)

【异名】 时美中(侯宁极《药谱》)，慈谋勒(《开宝本草》)，莳萝椒(《本草蒙筌》)，小茴香(《纲目》)，瘪谷茴香(《本草正义》)，土茴香(《中药志》)。

【基原】 为伞形科莳萝属植物莳萝的果实。

【原植物】 莳萝 *Anethum graveolens* L.

一年生草本，稀为二年生，高 60～120 cm。全株无毛，有强烈香气。茎单一，直立。基生叶有柄，叶柄长 4～6 cm，基部有阔叶鞘；叶片轮廓宽卵形，三至四回羽状全裂，末回裂片丝状，长 4～20 mm，宽不及 0.5 mm；茎上部叶较小，分裂次数少，无叶柄，仅有叶鞘。复伞形花序顶生，直径 5～15 cm，伞辐 10～25，无总苞片；小伞形花序有花 15～25；花两性；萼齿不明显；花瓣黄色，长圆形，小舌片近长方形，内曲；雄蕊 5，花丝比花瓣长；子房下位，花柱短，花柱基圆锥形至垫状。双悬果扁压卵形，长 3～5 mm，宽 2～3 mm，成熟时褐色，背棱细而明显突起，侧棱有狭翅，每棱槽有油管 1，合生面油管 2。花期 5～8 月，果期 7～9 月。

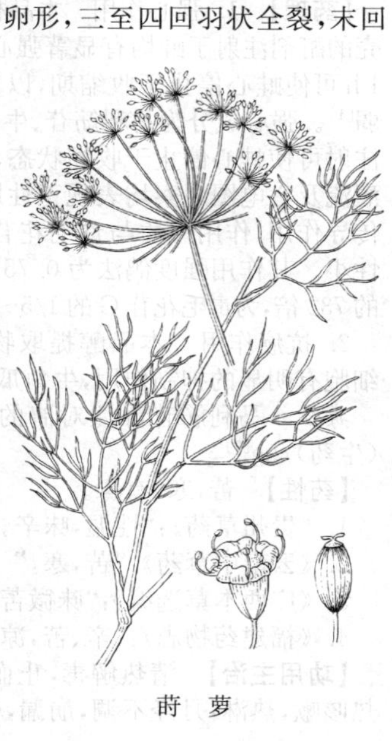

莳 萝

我国东北、广东、广西、四川、甘肃等地有栽培。原产欧洲南部。

本植物的嫩茎叶或全草(莳萝苗)亦供药用。另设专条。

【采收加工】 7～9 月果实成熟时采收果枝，打落果实，晒干。

【药材】 莳萝子 *Fructus Anethi* 原产欧洲，我国北方各地均产。

性状 双悬果多分离为分果，呈扁平广卵形，长 3～4 mm，宽 2～2.5 mm。表面呈棕色，侧棱延展呈翅状，合生面中央有条棱线。气微香，味辛、麻舌。

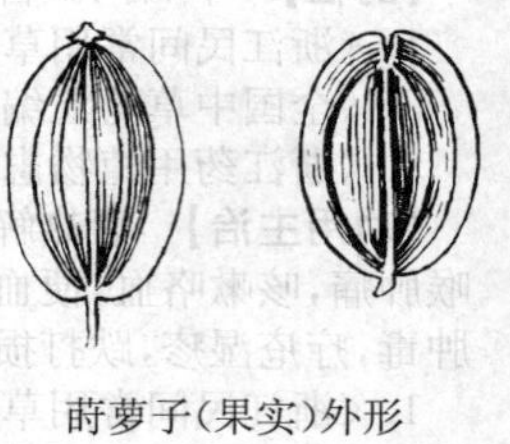

莳萝子(果实)外形

鉴别 粉末特征：黄棕色。油管黄棕色，分泌细胞表面观呈不规则形，含黄棕色分泌物。镶嵌细胞狭长排列整齐，壁薄波状，常数个为一组，以长轴不规则方向嵌列，常与大型中果皮细胞相连。内胚乳细胞多角形，含糊粉粒及小簇晶。网纹细胞存在于维管束周围，壁较厚，有孔。表皮细胞类多角形，排列整齐。

【成分】 果实含挥发油：葛缕酮(carvone)，柠檬烯(limonene)，莳萝油脑(dillapiole)，香柑内酯(bergapten)，伞形花内酯金合欢醚(umbelliprenin)[1]。

种子含挥发性成分：主要为 α-葛缕酮，柠檬烯，水芹烯(phellandrene)，二氢葛缕酮(dihydrocarvone)[2]。又含 6，7-二氢-8，8-二甲基-2H，8H-苯并[1，2-b′：5，4-b′]二吡喃-2，6-二酮〔6，7-dihydro-8，8-dimethyl-2H，8H-benzo[1，2-b：5，4-b′]dipyran-2，6-dione〕，东莨菪素(scopoletin)，花椒内酯(xanthyletin)[3]。

【炮制】 1. 莳萝子 取原药材，除去杂质，筛去灰屑。用时捣碎。

2. 炒莳萝子 取净莳萝子，置锅内，用文火加热，炒至微鼓起为度。

饮片性状 莳萝子参见"药材"项。炒莳萝子形如莳萝子，表面棕黑色，香气较浓。

贮干燥容器内，置通风干燥处，防蛀。

【药性】 辛，温。归脾、胃、肝、肾经。

1.《开宝本草》："味辛，温，无毒。"

2.《本草图经》："辛，香。"

3.《药品化义》："属阳，性温能沉，性气厚而味薄，入肾、肝、膀胱三经。"

4.《本草再新》："入脾、胃、肾三经。"

5.《随息居饮食谱》："辛，甘，温。"

【功用主治】 温脾开胃，散寒，止痛。主治腹中冷痛，胁肋胀满，呕逆食少，寒疝。

1.《海药本草》："主膈气，消食，温胃，善滋食味，多食无损。"

2.《日华子》："健脾，开胃气，温肠，杀鱼、肉毒。补水脏及壮筋骨，治肾气。"

3.《开宝本草》："主小儿气胀，霍乱呕逆，腹冷，食不下，两胁痞满。"

4.《本草蒙筌》："散气除胁肋膨，消食开胃，温中健脾。"

5.《药品化义》："主治阴囊冷痛，湿气成疝，肾虚腰痛不能转侧，血虚腿痛不能行动。"

6.《医林纂要》："润肾补肾，补命门，暖丹田，开胃调中。

上达膻中，舒肝木，达阴郁，舒筋，下除脚气，治寒疝。”

7.《本草再新》：“开胃理气，却寒湿，散风邪。治寒疝阴疝。”

8.《随息居饮食谱》：“温胃健脾，散寒止痛，杀虫，消食，调气止呕。定腰、齿疼，解鱼、肉之毒。”

【用法用量】 内服：煎汤，1～5 g；或入丸、散。

【宜忌】 气阴不足及内有火热者禁服。

1.《海药本草》：“不可与阿魏同合，夺其味尔。”

2.《本草正义》：“性颇燥烈，耗气伤津，止可藉以引经，不可独任重任。”

【选方】 1. 治小儿气胀，霍乱呕逆，腹冷，食不下及胁痛 莳萝为末，糊丸如绿豆大。三岁三十丸，青皮汤下。（《普济方》莳萝丸）

2. 治小肠疝气 荞麦面四两，葫芦巴四两（酒浸，晒燥勿炒），莳萝一两（炒，即小茴香）。共磨为末，酒糊为丸，如桐子大。每服一钱，空心盐汤下。服至两月，大便必有湿热之物如脓者泄出，方效。（《便易经验集》）

3. 治疝气偏坠，女子瘕病 莳萝一两二钱。炒褐色，为细末，无灰好酒调服。（《摄生众妙方》）

【各家论述】 1.《本草蒙筌》：“莳萝气味比茴香更辛。”

2.《本草正义》：“莳萝子，藏器谓治霍乱吐逆，腹冷不下食，两胁痞满，《日华》谓健脾开胃，杀鱼肉毒，治肾气。皆温辛以行气散寒之功，治诸疝最佳，然辛香燥烈，耗气伤津，止可借以行经，不可独任重任。”

3730 莳萝苗 shí luó miáo （《纲目》）

【基原】 为伞形科莳萝属植物莳萝 *Anethum graveolens* L. 的嫩茎叶或全草。

【原植物】 参见“莳萝子”条。

【采收加工】 春末夏初采收，晒干。

【药性】 辛，温。

【功用主治】 《纲目》：“下气，利膈。”

【用法用量】 内服：煎汤，3～9 g。

3731 莴苣 wō jù （《食疗本草》）

【异名】 莴苣菜（《肘后方》），生菜（《食经》），千金菜（《清异录》），莴笋（《滇南本草》），莴菜（《纲目》），藤菜（《河北药材》）。

【基原】 为菊科山莴苣属植物莴苣的茎和叶。

【原植物】 莴苣 *Lactuca sativa* L. [*L. scariola* L. var. *sativa* (L.) Hook. f.]

一年生或二年生草本，高30～100 cm。茎粗，厚肉质。基生叶丛生，向上渐小，长圆状倒卵形，长 10～30 cm，全缘或卷曲皱波状；茎生叶互生，椭圆形或三角状卵形，基部心形，抱茎。头状花序有 15 个小花，多数在茎枝顶端排成伞房状圆锥花序；舌状花黄色。瘦果狭或长椭圆状倒卵形，灰色、肉红色或褐色，微压扁，每面有纵肋 7、8 条，上部有开展柔毛，喙细长，淡白色或褐红色，与果身等长或稍长，冠毛白色。花果期 5～7月。

全国各地均有栽培，亦有野生。

本植物的果实（莴苣子）、茎叶呈淡绿白色者（白苣）亦供药用，另设专条。

【采收加工】 春季嫩茎肥大时采收，多为鲜用。

【药理】 1. 抗菌作用 莴苣汁对白念珠菌生长具抑制作用[1]。

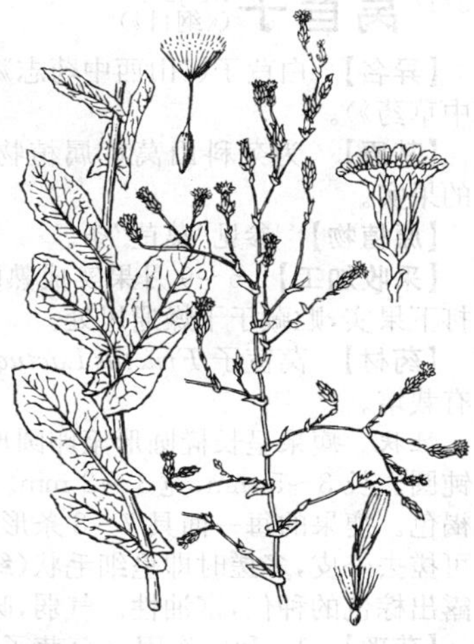

莴 苣

2. 保肝作用 大鼠以莴苣提取物 1.0 g/kg 剂量腹腔注射对四氯化碳引起的血清 AST（天冬氨酸氨基转移酶），ALT（丙氨酸氨基转移酶）活性升高有明显的抑制作用，可显著改善肝小叶脂肪性病变及细胞坏死[2]。

3. 免疫作用 从莴苣汁分离的莴苣凝集素（prickly lettuceagglutinin, PLA）可使大、小鼠红细胞凝集。可调节鼠类脾脏 B 细胞的免疫生物学反应[3, 4]。

毒性 莴苣丙酮提取物，诱变试验阴性[5]。

【药性】 苦，甘，凉。归胃、小肠经。

1.《嘉祐本草》：“冷，微毒。”

2.《日用本草》：“味苦，寒，平。”

3.《饮膳正要》：“苦，冷，无毒。”

4.《医林纂要》：“苦甘，寒。”

5.《本草求真》：“入肠、胃。”

6.《本草撮要》：“（入）手少阴经。”

【功用主治】 利尿，通乳，清热解毒。主治小便不利，尿血，乳汁不通，虫蛇咬伤，沙虱水肿毒。

1.《本草拾遗》：“利五脏，通经脉，开胸膈。”

2.《日用本草》：“利五脏，补筋骨，开膈热，通经脉，去口气，白齿牙，明眼目。”

3.《滇南本草》：“治冷积虫积，痰火凝结，气滞不通。”

4.《纲目》：“通乳汁，利小便，杀虫蛇毒。”

5.《医林纂要》：“泻心，去热，解燔炙火毒。”

6.《本草省常》：“泻热，利肠，止渴。”

7.《随息居饮食谱》：“利便，析醒，消食。”

【用法用量】 内服：煎汤，30～60 g。外用：捣敷。

【宜忌】 脾胃虚弱者慎服。

1.《本草衍义》：“多食昏人眼。”

2.《滇南本草》：“常食目痛，素有目疾者且忌。”

3. 姚可成《食物本草》：“患冷人不宜食。”

4.《本草省常》：“同蜜食令人下利。”

【选方】 1. 治小便不下 莴苣捣成泥，作饼贴脐中。（《海上集验方》）

2. 治小便尿血 莴苣，捣敷脐上。（《纲目》引《杨氏方》）

3. 治产后无乳 莴苣三枚。研作泥，好酒调开服。（《海上集验方》）

4. 治蚰蜒入耳 莴苣叶一分（干者），雄黄一分。捣罗为末，用面糊和丸，如皂角子大。以生油少许，化破 1 丸，倾在耳中，其虫自出。（《圣惠方》）

5. 治阴疝肿缩疼痛 莴苣（切）半斤，皂荚（锉碎）三挺，蜀椒（去目及闭口者，炒出汗）一两。上三味，少用水煮，令相得，不可太稀。乘热用布三两重裹，熨肿处，冷即易，频熨

自消。(《圣济总录》)

3732 莴苣子 wō jù zǐ (《纲目》)

【异名】 白苣子(《山西中药志》),苣胜子、生菜子(《河北中草药》)。

【基原】 为菊科山莴苣属植物莴苣 *Lactuca sativa* L. 的果实。

【原植物】 参见"莴苣"条。

【采收加工】 6～9月果实成熟时,割取地上部分,晒干,打下果实,贮藏于干燥通风处。

【药材】 莴苣子 *Fructus Lactucae Sativae* 全国各地均有栽培。

性状 瘦果呈长椭圆形至卵圆形而扁,一端渐尖,另一端钝圆。长3～5 mm,宽1～2 mm。外表灰白色,棕褐色,黑褐色。瘦果的每一面具7～8条形成顺直纹理的纵肋,用时可搓去外皮,多搓时即呈细毛状(纤维状)。搓去外皮后,即露出棕色的种仁,富油性。气弱,味微甘。

【药理】 1. 利尿作用 莴苣子挥发油0.2%水溶液,剂量0.1 ml/10 g、0.15 ml/10 g腹腔注射,结果表明具有非常显著的利尿作用(小鼠代谢笼法),且有一定的量效关系[1]。

2. 抗心律失常作用 莴苣子总黄酮可非常明显地对抗心率变缓,心律失常的程度和持续时间,非常明显地对抗ST段移位的幅度和移位的持续时间。莴苣子总黄酮能延长小鼠的耐缺氧时间。给家兔注射垂体后叶素后,6/9发生心律失常,而莴苣子总黄酮可减少心律失常发生率至1/9,心律失常的持续时间亦明显缩短。总黄酮还可以明显地减少由氯仿所引起的室颤。实验表明,莴苣子总黄酮对这些实验性心律失常有显著拮抗作用[2]。

毒性 小鼠尾静脉注射挥发油0.2%水溶液至1 ml/20 g剂量,10只小鼠无死亡,未测得半数致死量[1]。

【药性】 《青岛中草药手册》:"性温,味苦、辛。"

【功用主治】 通乳,利尿,活血行瘀。主治乳汁不通,小便不利,跌打损伤,瘀肿疼痛,阴囊肿痛。

1.《食疗本草》:"悦泽人面。"

2.《纲目》:"下乳汁,通小便,治阴肿,痔漏下血,伤损作痛。"

3.《青岛中草药手册》:"滋补强壮,有乌发之功。主治腰痛,胎漏,崩带,遗精,筋骨折断疼痛。"

4.《河北中草药》:"活血行瘀,通乳。"

【用法用量】 内服:煎汤,6～15 g;或研末,每服3 g。外用:研末涂擦;或煎水熏洗。

【选方】 1. 治乳汁不通 ①莴苣子三十枚。研细酒服。②莴苣子一合,生甘草一钱,糯米、粳米各半合。煮粥频食之。(《纲目》)

2. 治黄疸如金 莴苣子一合。研,水煎服。(姚可成《食物本草》)

3. 治阴囊肿 莴苣子一合。捣末,水一盏,煎五沸,温服。(《纲目》)

4. 治疖疮瘢上不生髭发 先以竹刀刮损,以莴苣子拗猢狲姜末,频擦之。(《摘玄方》)

5. 治遗精 苣胜子9 g,菟丝子6 g,五味子9 g。水煎服;或研末冲服,每服3 g,每日2次。(《青岛中草药手册》)

【临床报道】 治疗产后缺乳 停服其他一切药物,只用莴苣子50 g(布包),小米一撮,加水2 000 ml,武火煎至水沸,再以文火煮至米熟,弃去莴苣子,饮粥,每次1 500 ml,每日2次。共观察63例,显效54例,有效6例,无效3例,总有效率95.2%[1]。

3733 莪术 é zhú (《医学入门》)

【异名】 蓬莪茂(《雷公炮炙论》),迷药(《新修本草》),蓬莪术(侯宁极《药谱》),广茂(《珍珠囊》),蓬术(《普济方》),青姜(《续医说》),羌七(《生草药性备要》),广术(《本草求真》),黑心姜(《岭南采药录》),文术(《四川中药志》)。

【基原】 为姜科姜黄属植物莪术、广西莪术和温郁金的根茎。

【原植物】 1. 莪术 *Curcuma aeruginosa* Roxb. [*C. zedoaria* non Rosc.]

多年生草本,高80～150 cm。主根茎陀螺状至锥状陀螺形,侧根茎指状,内面黄绿色至墨绿色,或有时灰蓝色,须根末端膨大成肉质纺锤形,内面黄绿或近白色。叶鞘下段常为褐紫色。叶基生,4～7片;叶柄短,为叶片长度的1/3～1/2或更短;叶片长圆状椭圆形,长20～50 cm,宽8～20 cm,先端渐尖至短尾尖,基部下延成柄,上面沿中脉两侧有1～2 cm宽的紫色晕。穗状花序圆柱状,从根茎中抽出,长12～20 cm,有苞片20多枚,上部苞片长椭圆形,长4～6 cm,宽1.5～2 cm,粉红色至紫红色;中下部苞片近圆形,长2～3.5 cm,宽1.5～3.2 cm,淡绿色至白色。花期4～6月。

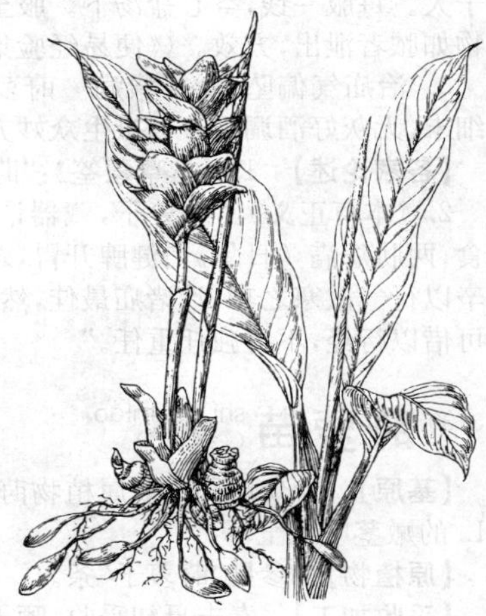

莪 术

生于山野、村旁半阴湿的肥沃土壤上,亦见于林下。分布于广东、广西、四川、云南等地。浙江、福建、湖南等地有少量栽培。

2. 广西莪术 *C. kwang-siensis* S. G. Lee et C. F. Liang 又名:桂莪术、毛莪术(《中药志》)。

多年生草本,高50～110 cm。主根茎卵圆形,侧根茎指状,断面白色或微黄色。须根末端常膨大成纺锤形块根,断面白色。叶基生,叶柄为叶片长度的1/4,被短柔毛;叶鞘长10～33 cm,被短柔毛;叶2～5片,直立,叶片长椭圆形,长14～39 cm,宽

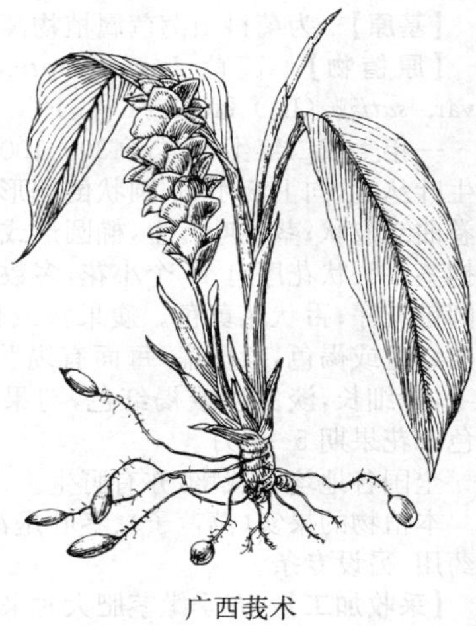

广西莪术

4.5～7(～9.5)cm，先端短尖至渐尖，基部渐狭，下延，两面密被粗柔毛，有的类型沿中脉两侧有紫晕。穗状花序从根茎中抽出，圆柱形，先叶或与叶同时抽出，长约15 cm，直径约7 cm，花序下的苞片阔卵形，淡绿色，上部的苞片长圆形，淡红色；花萼白色，一侧裂至中部，先端有3钝齿；花冠近漏斗状，花瓣3，粉红色，长圆形，后方的1片较宽，先端略成兜状；侧生退化雄蕊花瓣状，淡黄色，唇瓣近圆形，淡黄色，先端3浅圆裂，花药基部有距；子房被长柔毛，花柱丝状，柱头头状，有毛。花期5～7月。

栽培或野生于山坡草丛及灌木丛中。分布于广西。

以上两种植物的块根(郁金)亦供药用，另设专条。

3. 温郁金 *C. wenyujin* Y. H. Chen et C. Ling　又名：温莪术(《中药志》)。

原植物参见“郁金”条。

【采收加工】　12月中、下旬地上部分枯萎时，挖掘根部，除去根茎上的泥土，置锅里蒸或煮约15 min，晒干或烘干，撞去须根即成。也可将根茎放入清水中浸泡，捞起，沥干水，润透，切薄片，晒干或烘干。

【药材】　莪术 *Rhizoma Curcumae*　蓬莪术(莪术)主产于四川温江及乐山地区；广西莪术(桂莪术)主产于广西的上思、贵县、横县、大新、邕宁等地；温郁金(温莪术)主产于浙江瑞安。

性状　蓬莪术　根茎呈卵圆形、长卵形、圆锥形或长纺锤形，顶端多钝尖，基部钝圆，长2～8 cm，直径1.5～4 cm。表面灰黄色至灰棕色，上部环节凸起，有圆形微凹的须根痕或有残留的须根，有的两侧各有1列下陷的芽痕和类圆形的侧生根茎痕，有的可见刀削痕。体重，质坚实，断面灰褐色至蓝褐色，蜡样，常附有灰棕色粉末，皮层与中柱易分离，内皮层环纹棕褐色。气微香，味微苦而辛。

广西莪术　环节稍凸起，断面黄棕色至棕色，常附有淡黄色粉末，内皮层环纹黄白色。

温莪术　断面黄棕色至棕褐色，常附有淡黄色至黄棕色粉末。气香或微香。

鉴别　(1) 根茎横切面：木栓细胞数列，有时已除去。皮层散有叶迹维管束；内皮层明显。中柱较宽，维管束外韧型，散在，沿中柱鞘部位的维管束较小，排列较密。薄壁组织中散有油细胞，含有金黄色油状物。薄壁细胞充满糊化淀粉团块。

(2) 参见“郁金”条。

(3) 吸收度：取本品中粉30 mg，加氯仿10 ml，超声处理40 min或冷浸24 h，滤至10 ml量瓶中，用氯仿洗涤并稀释至刻度，摇匀。本溶液在242 nm处有最大吸收，其吸收度不得低于0.45。

品质标志　《中华人民共和国药典》2005年版规定，本品含挥发油不得低于1.5%(ml/g)。

【成分】　1. 莪术根茎含挥发油：莪术呋喃烯酮(curzerenone)，龙脑(borneol)，α和β-蒎烯(pinene)，莰烯(camphene)，柠檬烯(limonene)，1，8-桉叶素(1，8-cineole)，松油烯(terpinene)，异龙脑(isoborneol)，丁香烯(caryophyllene)，姜黄烯(curcumene)，丁香烯环氧化物(caryophyllene epoxide)，姜黄酮(turmerone)，芳姜黄酮(arturmerone)，莪术二酮(curdione)[1]以及莪术烯醇(curcurmenol)，异莪术烯醇(isocurcumenol)[2]，二呋喃莪术烯酮(difurocumenone)[3]，莪术二醇(aerugi-diol)[4]，异莪术呋喃二烯(isofuranodiene)，呋喃二烯酮(furanodienone)，去氢姜黄二酮(dehydrocurdione)，莪术双环烯酮(curcumenone)，13-羟基大牻牛儿酮(13-hydroxygermacrone)[5]。

2. 广西莪术根茎含挥发油：龙脑，莪术呋喃酮，莪术醇(curcumol)，α和β-蒎烯，莰烯，柠檬烯，1，8-桉叶素，松油烯，异龙脑，松油醇(terpineol)，丁香烯，丁香油酚(eugenol)，姜黄烯，姜黄酮，芳姜黄酮，莪术二酮[1]以及芳樟醇(linalool)，β及δ-榄香烯(elemene)，草烯(humulene)[6]，异莪术烯醇[7]，curcumafuranol[8]，桂莪术内酯(gweicurculactone)。又含β-谷甾醇(β-sitosterol)，胡萝卜苷(daucosterol)，棕榈酸(palmitic acid)[9]，以及锌、铁、钛、镍、钡、锶、铅、镉、铜、铬、钼等微量元素[10]。

3. 温郁金根茎含挥发油：莪术二酮，莪术醇，α及β-蒎烯，莰烯，柠檬烯，1，8-桉叶素，龙脑，异龙脑，樟脑(camphor)，松油醇，丁香烯，丁香油酚，姜黄烯，姜烯(zingiberene)，莪术呋喃烯酮，姜黄酮[1]，温郁金萜醇(wenjin)[11]，莪术呋喃二烯(furanodiene)，(1R，10R)-环氧-左旋-1，10-二氢莪术二酮[(1R，10R)-epoxy-(－)-1，10-dihydrocurdione]，莪术双环烯酮(curcumenone)[12]，温郁金螺内酯(curcumalactone)[13，14]，姜黄素(curcumin)，去甲氧基姜黄素(desmethoxycurcumin)，双去甲氧基姜黄素(bisdesmethoxycurcumin)[15]。又含β-谷甾醇[13]。

【药理】　1. 抗肿瘤作用　莪术油制剂在体外对小鼠艾氏腹水癌细胞、615纯系小鼠的L_{615}白血病及腹水型肝癌细胞等多种瘤株的生长有明显抑制和破坏作用[1]。100%莪术注射液0.3～0.5 ml给小鼠腹腔注射，对肉瘤S_{180}有较好的疗效，抑瘤率达50%以上。从莪术挥发油中得到的单体，莪术醇和莪术二酮75 mg/kg皮下注射时，对小鼠肉瘤S_{37}、宫颈癌U_{14}、艾氏腹水癌(ECA)均有较高的抑制率，对小鼠肉瘤的细胞核代谢有抑制作用[2]。莪术油除能直接杀瘤作用外，还能增强瘤细胞免疫原性，从而诱发或促进机体对肿瘤的免疫排斥反应，实验证明用莪术处理的ECA及L_{615}瘤苗进行主动免疫，确实能使部分动物获得明显的保护效应[3，4]。用纯系雌性T-739小鼠观察莪术油对肺腺癌(LA-795)的放射增敏作用，实验结果证明，用莪术油腹腔注射加照射组比单纯照射组有明显的肿瘤生长延迟效果，可使放射治疗效果提高42%，达到中等增敏作用[5]。

2. 抗早孕作用　莪术根茎的醇浸膏及其有效成分(单萜类和倍半萜类化合物)对大鼠、小鼠有非常显著的抗早孕作用，对犬也有一定抗着床效果。以莪术油的止孕作用最显著[6]。用莪术煎剂灌小鼠胃，同样有止孕效果[7，8]。

3. 抗菌作用　莪术挥发油试管内能抑制金黄色葡萄球菌、β-溶血性链球菌、大肠埃希菌、伤寒杆菌、霍乱弧菌等的生长[9]。

4. 保肝作用　莪术醇提取物及挥发油对四氯化碳(CCl_4)、硫代乙酰胺(TAA)引起的小鼠丙氨酸氨基转移酶(ALT)升高有明显的降低作用，使磺溴酞钠(BSP)潴留量减少，相应肝组织病变减轻[10]。

5. 对急性肾功能衰竭的作用　家兔用甘油盐水致急性肾功能衰竭，静脉给予莪术注射液后病理改变明显减轻，并无死亡[11]。

6. 抑制血小板聚集和抗血栓形成　莪术水提取液大鼠灌胃，对ADP诱导的血小板聚集有显著的抑制作用，并能明显降低血液黏度，缩短红细胞的电泳时间。其水提醇沉注射液静脉注射对大鼠体内血栓形成也有非常显著的抑制作用[12]。

7. 抗炎作用　小鼠灌服温郁金挥发油 200 mg/kg 对醋酸致腹膜炎有非常显著的抑制作用，小鼠腹腔注射温郁金挥发油，对烫伤性局部水肿、巴豆油引起的耳部炎症有明显抑制作用，大鼠腹腔注射挥发油，对棉球肉芽肿有明显抑制作用[13]。

8. 体内过程　^{3}H-莪术醇口服吸收迅速完全，大鼠灌服后 5 min 血中即可测到本品，15 min 达高峰，可维持 1 h 左右，半衰期 $t_{1/2\alpha}$ 为 33 min，$t_{1/2\beta}$ 为 12.5 h。体内分布以肝、肾浓度最高，为其他组织的 2～2.5 倍，且可透过血脑屏障，主要从尿排泄，胆汁也有排泄，存在肝肠循环现象[14]。

毒性　莪术醇提取物，小鼠口服的 LD_{50} 为 86.8±12 g（生药）/kg[10]。

【炮制】 1. 莪术　取原药材，除去杂质，大小个分开，洗净，润透或置笼屉内蒸软后切薄片，干燥。生品行气止痛，破血祛瘀力甚。

2. 醋莪术　取净莪术置锅中，加米醋与适量水浸没，煮至醋液被吸尽，切开无白心时，取出稍晾，切厚片，干燥。每莪术 100 kg，用米醋 20 kg。醋炙后主入肝经血分，增强散瘀止痛的作用。

3. 酒莪术　取净莪术片，置锅内，用微火加热，炒热后，均匀喷入酒，继续炒干，取出晾凉。每莪术片 0.5 kg，用酒 0.06 kg。

饮片性状　莪术参见"药材"项。醋莪术形如莪术片，色泽较黯，微黄色，偶有焦斑，角质状，具蜡样光泽，质坚脆，略有醋气。酒莪术形如莪术片，色泽略深，微有酒气。

贮干燥容器内，置通风干燥处，防蛀。醋莪术、酒莪术密闭，置阴凉干燥处。

【药性】 辛、苦，温。归肝、脾经。

1.《开宝本草》："味苦、辛，温。无毒。"

2.《医学启源》："味苦，平。"

3.《纲目》："入肝。"

4.《雷公炮制药性解》："入肺、脾二经。"

5.《本草备要》："入肝经血分。"

【功用主治】 行气破血，消积止痛。主治血气心痛，饮食积滞，脘腹胀痛，血滞经闭，痛经，癥瘕痞块，跌打损伤。

1.《药性论》："治女子血气心痛，破痃癖冷气，以酒醋摩服。"

2.《日华子》："治一切气，开胃消食，通月经，消瘀血；止扑损痛，下血及内损恶血等。"

3.《开宝本草》："主心腹痛，中恶疰忤鬼气，霍乱冷气吐酸水，解毒；食饮不消，酒研服之。又疗妇人血气，丈夫奔豚。"

4.《本草图经》："治积聚诸气，为最要之药。"

5.《珍珠囊》："治马刀未破而坚者。"

6. 王好古："通肝经聚血。"（引自《纲目》）

7.《医学入门》："能逐水，治心脾病，破气痞。"

8.《明医指掌》："止痛消瘀，癥瘕痃癖，通经最宜。"

9.《生草药性备要》："捶敷疮，消肿散瘀止痛。虚火动，食之立效。亦能止血，理跌打。"

10.《会约医镜》："治气滞膨胀，气肿，水肿。"

【用法用量】 内服：煎汤，3～10 g；或入丸、散。外用：煎汤洗；或研末调敷。行气止痛多生用，破血祛瘀宜醋炒。

【宜忌】 月经过多及孕妇禁服。

1.《雷公炮制药性解》："虚人禁之。"

2.《本草正》："性刚气峻，非有坚顽之积，不宜用。"

3.《药性通考》："乃攻坚之药，可为佐使，而不可久用。"

4.《本草害利》："凡经事先期，及一切血热为病者忌之。"

【选方】 1. 治一切冷气抢心切痛，发即欲死　蓬莪茂二两（酽醋久煮），木香一两（煨）。为末。每服半钱，淡醋汤下。如久患心腹痛时复发动者，此药可绝根源。（《卫生家宝》蓬莪茂散）

2. 治癖气发歇，冲心疼痛，不知人　蓬莪茂（煨，锉）半两，胡椒一分，附子（炮裂，去皮脐）半两。上三味，捣罗为散。每服半钱匕，醋汤调下，不计时候。（《圣济总录》蓬莪术散）

3. 治妇人血气攻心（痛）不可忍并走注　蓬莪术半两（油煎乘熟切片），玄胡索一分。上为细末。每服半钱，淡醋汤调下，食前。（《鸡峰普济方》玄胡索散）

4. 治吞酸吐酸　蓬莪术一两，川黄连五钱（吴茱萸五钱同煮，去吴茱萸）。水煎服。（《丹溪心法》）

5. 治大病之后，脾气虚弱，中满腹胀，四肢虚浮，状若水气　蓬莪茂（炮，切）、香附（炒）、茴香（炒）、陈橘皮（去白）、甘草（炙）各等分。为细末。每服二钱，煎灯心、木瓜汤下。（《杨氏家藏方》正脾散）

6. 治气不接续，气短，兼治滑泄及小便数　蓬莪茂一两，金铃子（去核）一两。上件为末，更入硼砂一钱，炼过研细，都和匀。每服二钱，盐汤或温酒调下，空心服。（《孙尚药方》正元散）

7. 治小儿疳热久蒸，肌肉消瘦，形容憔悴，神情不乐，饮食虽多，不生肌肉　蓬莪术（炮）、赤芍药、川当归、鳖甲（米醋炙焦为度，去裙）等分。上为细末，煮面糊为丸麻子大。一岁二十丸，熟水送下。量儿大小，加减服之。（《普济方》神妙宜气丸）

8. 治盘肠内吊腹痛　以温水化阿魏一钱，去砂石，浸蓬莪术半两，一昼夜取出，焙干为细末。每服半钱，煎米饮紫苏汤调下，空心服。（《小儿卫生总微论方》魏香散）

9. 治小肠脏气，非时痛不可忍　蓬莪茂研末，空心葱酒服一钱。（《纲目》引《杨子建护命方》）

10. 治妇人血气痛游走及腰痛　蓬术（切片）、干漆（研碎）各二两。上同炒令漆焦香，取出漆不用，只用蓬术为末。温酒调下三钱。腰痛，胡桃酒下；游走痛，冷水调下。（《普济方》）

11. 治妇人血积血块，经闭　莪术、三棱各一两，熟大黄一两。丸如绿豆大，每服一二十丸，白汤下。（《慎斋遗书》）

12. 治产后心腹有宿冷疼痛　蓬莪术一两，五灵脂三两，醋三升。上捣罗为末，以醋熬为膏，候可丸即丸如梧桐子大。不计时候，以茯香汤或热酒下十丸。（《普济方》）

13. 治小便不通　蓬莪术（锉，炒）、茯香子（炒）、茶叶各半两。上三味，捣罗为散。每服三钱匕，以水一盏，盐二钱匕，葱白二寸，煎至六分，和滓空心服。（《圣济总录》）

14. 治伤扑疼痛　莪术、白僵蚕、苏木各一两，没药半两。为末。每服二钱，水煎温服，日三五服。（《博济方》蓬莪散）

15. 治漆疮　以蓬莪术、贯众煎汤洗之。（《普济方》）

【临床报道】 1. 治疗冠心病　用莪红（莪术、红花）注射液 40～60 ml 加入 5% 或 10% 葡萄糖液 500 ml 内静脉滴注，每日 1 次，12 次为 1 个疗程。一般治疗 2 个疗程，疗程之间休息 2～3 d。治疗 50 例。结果：①胸闷、气短、心悸、肢体麻木等一般症状大多在第一个疗程后得到改善。②心绞痛 33 例，大多为劳累性心绞痛，经 2 个疗程以后，显效 23 例，改善 7 例，无效 3 例，总有效率为 90.9%。③治疗前心电图异常者43例，经治疗2个疗程后，复查心电图，显效11例，改善17例，无效15例，总有效率为65.1%。陈旧性心肌梗死、左前分枝传导阻滞及慢性房颤则无变化。④治疗2个疗程后，血液流变学复查，全血比黏度、血浆比黏度、红细胞电泳时间明显改善，治疗前后有显著性差异。说明莪红注射液能改善心肌血液供给[1]。

2. 治疗消化性溃疡　用莪术油胶丸日服3次，每次0.3 g，有夜间疼痛者，睡前加服0.3 g，给药6～8星期。经治10例均有效，其中显效7例，有效3例，总有效率100%。有1例患者，胃镜检查有癌变可能，坚持服药半年，溃疡面愈合，癌变病灶消失[2]。

3. 治疗原发性肝癌　观察莪术油微球经肝动脉灌注栓塞治疗原发性肝癌的疗效。选择61例原发性肝癌患者，分为莪术油微球介入治疗组和化学药物介入对照组，采取同期、非随机对照研究。所有入选病例均采用Seldinger方法插管治疗。治疗组给予莪术油微球经肝动脉灌注栓塞；对照组给予常规三联化疗药＋碘油＋明胶海绵。每1～1.5月治疗1次。结果：治疗组与对照组治疗后在缩小瘤体和总体生存时间方面的治疗作用无显著性差异；AFP变化程度类似，无显著性差异；治疗组副作用轻，生存质量较好。提示莪术油微球经肝动脉灌注栓塞治疗原发性肝癌有一定的疗效[3]。

4. 治疗宫颈糜烂　用莪术挥发油制成4%莪术软膏或3%莪术乳剂，任择一种，用消毒棉球或纱布条蘸药置于宫颈患部，每日上药1次，严重者每日2次。治疗116例，其中轻度糜烂24例，中度糜烂28例，重度糜烂64例。结果治愈66例，好转48例，无效2例，总有效率98.2%。轻度平均上药6次，中度平均11次，重度平均16次。对轻度糜烂疗效较好，重度糜烂疗效较差。全身无不适反应，只在开始数次上药时感到宫颈部有一过性烧灼或清凉感，个别患者感到口内呼出莪术挥发油气味[4]。

5. 治疗宫颈癌　用1%莪术总油；2%莪术乳剂；1%莪术油1～4馏分；0.5%莪术结晶Ⅰ号(莪术醇)；0.5%莪术结晶Ⅰ、Ⅱ号混合液。以上任选一种局部注射，每次5～10 ml，用扁桃体注射器将药液注入瘤体组织内，每日1次；同时用棉球蘸上述注射液局部外涂。亦可用0.25%莪术油20 ml静脉注射，或用0.25%莪术油100 ml加等量5%葡萄糖液静脉点滴。选择局部治疗1个月或静脉注射用药总量超过1 200 ml以上的宫颈癌165例进行疗效统计，结果临床近期治愈52例，显效25例，有效41例，无效47例。统计还表明，早期宫颈癌的效果好于晚期；溃疡型与菜花型效果相等；原位癌疗效较好，而结节型及放疗后复发者效果较差。近期治愈病例随访43人，有4例复发，复发率占9.3%。副作用观察，以2%莪术乳剂局部注射时疼痛较重，推药过快会出现胸闷、面部潮红、呼吸困难等症状，停止注射即可恢复，其他剂型未发生类似反应[5]。

6. 治疗真菌性阴道炎　用莪术油阴道栓每晚睡前置入阴道深部1枚，连续用药5次后，取白带涂片镜检真菌。用药10次为1个疗程，一般治愈需经1～3个疗程。在治疗中不伍用其他药品。共治疗73例，结果治愈60例，显效3例，有效5例，无效5例[6]。

7. 治疗儿科病毒性疾病及急性上呼吸道感染　①病毒性感染患儿84例随机分为2组，莪术油组每日给0.04%莪术油葡萄糖注射液25 ml/kg，静脉滴注，每日1次；对照组每日给利巴韦林10～15 mg/kg，加入5%～10%葡萄糖液配成0.1%～0.15%溶液，静滴，每日1次。2组疗程均4～14 d。结果：在退热时间、症状和体征的恢复上，莪术油组与对照组比较差别无显著意义，未发生不良反应[7]。②观察莪术油葡萄糖注射液对急性上呼吸道感染的疗效。随机将182例急性上呼吸道感染患者分成治疗组85例、对照组97例，分别给予莪术油25 ml/kg、利巴韦林10 mg/kg，每日1次，疗程3 d。结果：治疗组总有效率83.5%，对照组总有效率61.9%。莪术油疗效优于病毒唑；莪术油退热起效时间和体温降至正常时间均优于利巴韦林；病程越短莪术油疗效越好[8]。

8. 治疗婴幼儿秋季腹泻　每日用0.04%莪术油葡萄糖注射液20～25 ml/kg静脉滴注，每日1次，治疗3 d后判断疗效。治疗42例。结果：显效27例，有效12例，无效3例，总有效率92.9%。疗效明显高于用庆大霉素静脉滴注加口服吗啉胍、消食片的对照组[9]。

9. 治疗银屑病　以5%莪术油霜剂外涂患处每日2次。个别较大斑块(＞2 cm×2 cm)者加以封包，每日1次。用药期间，除4例进行期患者，同时内服银屑灵冲剂外，其余患者不用其他药物。观察寻常型银屑病35例。所有病例近1个月内未接受皮质类固醇激素、免疫抑制剂及光化疗法等治疗。经治疗4星期，治愈10例，显效21例，有效4例。总有效率88.6%。未见局部及全身不良反应[10]。

10. 治疗皮肤溃疡　取2%莪术液，创面以0.1%苯扎溴铵消毒，用略大于创面的消毒纱布4层浸透药液，贴皮损处，外加纱布包扎，隔日换药1次，直至痊愈。治疗下肢静脉瘀血性溃疡、皮肤结核、贝赫切特综合征及其他各种皮肤病所致的溃疡157例，除显效及无效各1例外，余均治愈，有效率99.35%。平均用药3.8次。用药10次以上治愈者12人，皆为久治不愈的下肢静脉瘀塞性溃疡。本药外用仅有一过性局部疼痛[11]。

11. 预防放射性皮肤烧伤　每次放疗后用4%莪术油软膏涂于下腹部及腰骶部放射处，凉干，嘱患者着宽大内裤，防止紧贴皮肤，禁洗澡及揉擦局部。共治疗44例子宫颈癌放疗患者，多数患者于接受X线放射治疗皮肤空气量12 000R即每野照射3 000R时局部出现微红、痒感，经涂莪术油软膏后局部觉清凉舒适，可坚持不破皮到疗程结束。个别患者可出现小米粒样血疹(毛囊扩张)，保持局部干燥或涂龙胆紫收敛后均可治愈，未出现Ⅱ°放射性烧伤。与100例未用莪术油软膏者相比有明显疗效[12]。

12. 过敏反应　①静脉滴注莪术油注射液致过敏性休克3例[13～15]。②莪术油葡萄糖注射液治疗呼吸道感染的不良反应：对747例患者进行调查，其中上呼吸道感染597例，急性支气管炎150例，均予莪术油葡萄糖注射液(其内不加其他药物)治疗。结果：19例(占2.5%)发生不良反应，其中心悸伴呼吸困难10例(占1.3%)，胃肠道反应4例，皮疹3例，手麻2例。均在首次用药5 min内出现症状。故莪术油葡萄糖注射液治疗呼吸道感染部分患者不良反应较重，在临床应用时必须谨慎[16]。

【各家论述】　1.《汤液本草》："蓬莪茂色黑，破气中之血，入气药发诸香，虽为泄剂，亦能益气，故孙用和治气短不能接续。所以大小七香丸、集香丸散及汤内多用此也。"

2.《本草经疏》："心腹痛者，非血气不得调和，即是邪客中焦所致。中恶疰忤鬼气，皆由气不调和，脏腑壅滞，阴阳乖隔，则疫疠疰忤鬼气，得以凭之。茂气香烈，能调气通窍，窍利则邪无所容而散矣。解毒之义，亦同乎是。其主霍乱冷气吐酸水及饮食不消，皆行气之功也，故多用酒磨。又疗妇人血气结积，丈夫奔豚，入肝破血行气故也，多用醋磨。”“蓬莪茂行气破血散结，是其功能之所长，若夫妇人、小儿气血两虚，脾胃素弱而无积滞者，用之反能损真气，使食愈不消而脾胃益弱。即有血气凝结、饮食积滞，亦当与健脾开胃、补益元气药同用，乃无损耳。”

3.《药品化义》：“蓬术味辛性烈，专攻气中之血，主破积消坚，去积聚癖块，经闭血瘀，扑损疼痛。与三棱功用颇同，亦勿过服。”

4.《萃金裘本草述录》：“破气中之血，血涩于气中则气不通，此味能疏阳气以达于阴血，血达而气乃畅，故前人谓之益气。”

5.《医家心法》：“广茂即莪术，凡行气破血，消积散结皆用之。属足厥阴肝经气分药，大破气中之血，气血不足者服之，为祸不浅。好古言孙尚药用治气短不能接续（《经》言短气不足息者下之，盖此之谓也。然中气虚实天渊，最宜详审），此短字乃是胃中为积所壅，舒气不长，似不能接续，非中气虚短不能接续也。若不足之短而用此，宁不杀人?”

3734 **荷叶** hé yè
（《食疗本草》）

【异名】 蕸（《尔雅》）。

【基原】 为睡莲科莲属植物莲 *Nelumbo nucifera* Gaertn. 的叶。

【原植物】 参见“莲子”条。

【采收加工】 6～7月花未开放时采收，除去叶柄，晒至七八成干，对折成半圆形，晒干。亦用鲜叶，或初生嫩叶（荷钱）。

【药材】 荷叶 *Folium Nelumbinis* 我国大部地区均产。

性状 叶多摺成半圆形或扇形，展开后类圆盾形，全缘或稍呈波状，直径20～50 cm。上表面深绿色或黄绿色，较粗糙；下表面淡灰棕色，较光滑，有粗脉21～22条，自中心向四周射出；中心有突起的叶柄残基。质脆，易破碎。稍有清香气，味微苦。

鉴别 粉末特征：灰绿色。上表皮细胞多角形，外壁乳头状或短绒毛状突起呈双圆圈状；气孔不定式，副卫细胞5～8个。下表皮细胞垂周壁略波状弯曲，有时可见连珠状增厚。草酸钙簇晶多见，直径约至40 μm。导管旁常有分泌细胞，内含黄棕色物。

【成分】 含生物碱：斑点亚洲罂粟碱（roemerine），荷叶碱（nuciferine），原荷叶碱（nornuciferine），消旋亚美罂粟碱（armepavine）[1]，前荷叶碱（pronuciferine），N-去甲基荷叶碱（N-nornuciferine），番荔枝碱（anonaine），鹅掌楸碱（liriodenine）[2]，巴婆碱（asimilobine），N-甲基巴婆碱（N-methylasimilobine），N-去甲亚美罂粟碱（N-norarmepavine），北美鹅掌楸尼定碱（lirinidine）[3]，nuciferin[4]，去氢斑点亚洲罂粟碱（dehydroroemerine），去氢荷叶碱（dehydronuciferine），去氢番荔枝碱（dehydroanonaine），N-甲基异乌药碱（N-methylisococlaurine），N-甲基药碱（N-methylcoclaurine）[5]。黄酮类：槲皮素（quercetin）及异槲皮苷（isoquercitrin），无色矢车菊素（leucocyanidin）和无色飞燕草素（leucodelphinidin）[3]。此外尚含荷叶苷（nelunboside），草酸，琥珀酸，苹果酸，酒石酸，葡萄糖酸（gluconic acid）及鞣质[6]。

【炮制】 1. 荷叶 取原药材，除去杂质及叶柄，快速洗净，稍润，切丝，干燥。

2. 荷叶炭 取净荷叶折叠后平放锅内，留有空隙，上扣一个口径较小的锅，两锅接合处用盐泥封固，上压重物，并贴一白纸条或放大米数粒，用文武火加热，煅至白纸条或大米呈焦黄色，停火，待锅凉透后，取出。荷叶炭收涩化瘀止血，用于多种出血症及产后血晕。

饮片性状 荷叶参见“药材”项。荷叶炭为不规则的碎片及碎末，乌黑色。

贮于干燥容器内，置通风干燥处。

【药性】 苦、涩，平。归心、肝、脾经。

1.《滇南本草》：“性微温、平，味辛。”

2.《本草药性大全》：“味苦、辛，气凉无毒。”

3.《本草汇言》：“味苦，气寒。蒸熟则温。”

4.《医林纂要》：“苦、涩，平，微咸，多入肝分。”

5.《本草再新》：“入心、肝、肺三经。”

6.《本草撮要》：“入足太阴、阳明经。”

【功用主治】 清热解暑，升阳，止血。主治暑热烦渴，头痛眩晕，脾虚腹胀，大便泄泻，吐血下血，产后恶露不净，赤游火丹。

1.《本草拾遗》：“主血胀腹痛，产后胞衣不下，酒煮服之，又主食野菌毒，水煮服之。”

2.《日华子》：“止渴，落胞，杀蕈毒，并产后口干，心肺燥，烦闷。”

3.《宝庆本草折衷》：“（治）吐血，咯血。”

4.《滇南本草》：“上清头目之风热，止眩晕，清痰，泄气，止呕，头闷疼。”

5.《本草药性大全》：“破血止渴，除烦止血，发痘下胎，清少阳热，健脾益胃，消水肿病，定痢安胎。”

6.《纲目》：“生发元气，裨助脾胃，涩精浊，散瘀血，消水肿、痈肿，发痘疮。治吐血、咯血、衄血、下血、溺血、血淋、崩中、产后恶血，损伤败血。”

7.《本草崇原》：“治血痢、脱肛、赤游火丹、偏身风疠、阳水浮肿、痘疮倒靥。”

8.《生草药性备要》：“春汁，治白浊；（煅）存性，治莲蓬疮。”

9.《本草从新》：“能散瘀血，留好血。”

10.《药性切用》：“升胃中清气。煨饭助脾胃消化。炒黑，（止）崩漏下血。”

【用法用量】 内服：煎汤3～10 g（鲜品15～30 g）；荷叶炭3～6 g，或入丸、散。外用：捣敷或煎水洗。

【宜忌】 气血虚者慎服。

1.《纲目》：“畏桐油、茯苓、白银。”

2.《本草从新》：“升散消耗，虚者禁用。”

3.《本草求真》：“服荷叶过多，令人瘦劣，非可常用。”

4.《随息居饮食谱》：“凡上焦邪盛，治宜清降者，切不可用。”

【选方】 1. 治手太阴暑温，发汗后，暑证悉减，但头微胀，目不了了，余邪不解 鲜荷叶边二钱，鲜银花二钱，西瓜翠衣二钱，鲜扁豆花一枝，丝瓜络二钱，鲜竹叶心二钱。水二杯，煮取一杯，日二服。（《温病条辨》清络饮）

2. 治阳水浮肿 败荷叶烧存性，研末。每服二钱，米饮调下，日三服。（《证治要诀》）

3. 治雷头风 升麻、苍术各一两，荷叶一张。为末。每服五钱，水煎，食后服。或烧全荷叶一张，研细调入煎药内服。（《卫生宝鉴》清震汤）

4. 治吐血不止 ①经霜败荷叶，烧存性研末，新水服二钱。（《肘后方》） ②嫩荷叶七个，擂水服。（《纲目》）

5. 治阳乘于阴，以致吐血、衄血　生荷叶、生艾叶、生柏叶、生地黄各等分。上研，丸鸡子大。每服一丸，水煎服。(《妇人良方》四生丸)

6. 治产后崩中不止　荷叶一两(七月七日者)，鹿角胶二两，捣碎炒令黄燥。上药捣细罗为散，每于食前以温酒调下二钱。(《圣惠方》)

7. 治产后血运，烦闷不识人，或狂言乱语，气欲绝　荷叶三片，蒲黄二两，甘草二两(炙微赤，锉)。上药捣筛为散。每服三钱，以水一中盏，煎至五分，入生地黄汁一合，蜜半匙，更煎三五沸，去滓，不计时候温服。(《圣惠方》荷叶散)

8. 治妊娠伤寒，大热闷乱，燥渴，恐伤胎脏　卷荷叶嫩者(焙干)一两，蚌粉花半两。上为末。每服二钱，入蜜少许，新汲水调下，食前服。(《三因方》罩胎散)

9. 治脱肛不收　贴水荷叶，焙，研，酒服二钱，仍以荷叶盛末坐之。(《经验良方》)

10. 治脚胫生疮，浸淫腿膝，脓水淋漓，热痹痒痛　干荷叶四个，藁本二钱半。上细切，水二斗，煎至五升，去渣。温热得所，淋渫，仍服大黄左经汤。(《证治准绳》荷叶藁本汤)

11. 治漆疮　荷叶(燥者)一斤。以水一斗，煮取五升。洗了，以贯众末掺之，干则以油和涂。(《圣济总录》荷叶汤)

12. 治扑打坠损，恶血攻心，闷乱疼痛　火干荷叶五斤。烧令烟尽，细研，食前以童子热小便一小盏，调三钱匕，日三服。(《圣惠方》)

【各家论述】 1.《秘传证治要诀及类方》："治阳水浮肿，败荷叶烧存性，碾末米饮调下。荷叶灰服之令人瘦劣。今假病欲容体瘦以示人者，一味服荷叶灰，故可退肿。"

2.《纲目》："按闻人规《痘疹八十一论》云：痘疹已出，复为风寒外袭，则窍闭血凝，其点不长，或变黑色，此为倒靥，必身痛，四肢微厥。但温肌散邪，则热气复行而斑自出也，宜紫背荷叶散治之。盖荷叶能升发阳气，散瘀血，留好血，僵蚕能解结滞之气也。此药易得而活人甚多，胜于人牙、龙脑也。"

3.《药品化义》："其味苦，其性凉，其品清，与胆腑清净之性合，用此以佐胆气。如嗽久者，肺金火炽克伐肝胆，用荷钱入煎剂治之，真良法也。虽取其气香，香益脾气，开胃和中。易老制枳术用荷叶煮饭为丸，滋养脾胃，然其义深远，不专主脾。盖饮食入胃，藉少阳胆气升发，脾能运化。若脾胃虚因胆气弱不得上行，虽用此治脾，实资少阳生发之气。东垣至晚年始悟此理，以为神奇，余特拈出，以便此用。"

4.《药义明辨》："古人取以治脾胃者，为能升发清阳，以上达胃气也。胃气既达，则方书所列消水肿、发痘疹、诸血证，皆其应有之功。"

3735 荷梗 hé gěng (《本草再新》)

【异名】 莲蓬杆(《续回生集》)，藕杆(《随息居饮食谱》)，荷叶梗(《时病论》)。

【基原】 为睡莲科莲属植物莲 *Nelumbo nucifera* Gaertn. 的叶柄或花柄。

【原植物】 参见"莲子"条。

【采收加工】 6～10月采收，晒干或鲜用。

【药材】 荷梗 *Caulis Nelumbinis Nuciferae*　全国大部地区均产。

性状　本品近圆柱形，长40～80 cm，直径8～15 mm。表面棕黄或黄褐色，有数条深浅不等的纵沟和细小的刺状突起。体轻，质脆，易折断，断面有大小不等的孔道。气微，味淡。

鉴别　(1) 荷梗横切面：表皮为1列细胞，外被角质层。外皮层为数列厚壁细胞(纤维)，基本组织为薄壁细胞。维管束外韧型，排列成断续的环，导管多为1个，纤维束包围于两端。薄壁细胞内偶见草酸钙簇晶。中心有数个大型孔道。

(2) 取本品粗粉1 g，加稀盐酸10 ml，振摇，置热水浴中浸泡15 min，滤过。取滤液1 ml，加碘化铋钾试液3～4滴，生成红色沉淀。另取滤液1 ml，加硅钨酸试液3～4滴，生成灰白色沉淀。

【成分】 含生物碱：斑点亚洲罂粟碱(roemerine)，原荷叶碱(nornuciferine)。此外尚含黄酮苷，天冬酰胺(asparagine)，树脂及鞣质[1]。

【药性】 《施今墨对药》："苦，平。入肝、脾、胃经。"

【功用主治】 解暑清热，理气化湿。主治暑湿胸闷不舒，泄泻，痢疾，淋病，带下。

1.《本草图经》："主霍乱后虚渴，烦闷不能食，及解酒食毒。"

2.《药性切用》："开郁结以通淋。"

3.《药性考》："通气，疗瘟疫。"

4.《本草再新》："通气消暑，泻火清心。"

5.《随息居饮食谱》："通气舒筋，升津止渴。霜后采者，清热止盗汗，行气愈崩淋。"

6.《现代实用中药》："为收敛药。用于慢性衰弱之肠炎、久下痢、肠出血；妇人慢性子宫炎、赤白带下；男子遗精或夜尿证。又为解毒药，治菌蕈中毒。"

7.《山西中药志》："止血，通乳。"

8.《施今墨对药》："擅长于理气宽胸。用于治疗夏季感受暑湿，胸闷不舒、恶心呕吐、食欲不振等症。另外，又能通气利水，以治泄泻，痢疾，淋病，带下。"

【用法用量】 内服：煎汤，9～15 g。

【选方】 治乳结　莲蓬杆一把，煎汤熏洗数次。(《续回生集》)

3736 荷叶蒂 hé yè dì (《本草拾遗》)

【异名】 荷鼻(《本草拾遗》)，荷蒂(《唐瑶经验方》)，莲蒂(《岭南采药录》)。

【基原】 为睡莲科莲属植物莲 *Nelumbo nucifera* Gaertn.　的叶基部。

【原植物】 参见"莲子"条。

【采收加工】 7～9月采取荷叶，将叶基部连同叶柄周围的部分叶片剪下，晒干或鲜用。

【药材】 荷叶蒂 *Basis Folii Nelumbinis*　我国大部分地区均产。

性状　本品为荷叶中央近叶柄处剪下的叶片，近圆形、半圆形或菱形，直径6～7 cm。上面紫褐色或绿黄色，较粗糙，叶脉微凹，作辐射状散出，下面棕黄色，有光泽，中央有残存叶柄基，叶脉突起。质轻而松脆。气微，味涩。

【成分】 含生物碱：斑点亚洲罂粟碱(roemerine)，荷叶碱(nuciferine)及原荷叶碱(nornuciferine)[1]。

【药理】 对心血管的作用　麻醉犬静注斑点亚洲罂粟碱5～7 mg/kg，血压降低3.99～6.65 kPa(30～50 mmHg)，持续20～30 min。大剂量引起周期性惊厥而无降压作用，小剂量(3～4 mg/kg)可使呼吸频率及幅度增加。可使离体蛙心心跳立即停止[1]。中毒量斑点亚洲罂粟碱能引起蛙、小鼠、兔和犬惊厥。其 LD_{50}(mg/kg)为:兔静注为 26.4,小鼠皮下注射为 79.4,小鼠静注为 38.2,淋巴囊注射为 113.3。犬 50 mg/kg 可致呕吐[1]。

【炮制】 1. 荷叶蒂　取原药材,除去杂质及灰屑。

2. 盐荷叶蒂　取荷叶蒂放在约 5%的盐水中浸后取出,再移至微火上烘干。反复浸 2 次即可。

饮片性状　荷叶蒂参见"药材"项。盐荷叶蒂,形似荷叶蒂,味微咸。

贮干燥容器内,置通风干燥处,防潮。

【药性】 苦、涩,平。归脾、胃、肝经。

1.《本草拾遗》:"味苦,平,无毒。"

2.《品汇精要》:"甘。"

3.《本草崇原》:"苦、涩,温。"

【功用主治】 解暑去湿,止血,安胎。主治暑湿泄泻,血痢,崩漏下血,妊娠胎动不安。

1.《本草拾遗》:"主安胎,去恶血,留好血,血痢,煮服之。"

2.《品汇精要》:"解食野蕈毒,水煮服之。"

3.《分部本草妙用》:"润心肺烦躁,落胞,破血。血胀腹痛,酒煮服之,复安胎,去故生新,治一切上下血症。"

4.《药性切用》:"守中和胃。"

5.《药义明辨》:"崩漏、血痢宜之。"

6.《本草再新》:"解暑除烦,治痢泻,清湿热。"

7.《本草求原》:"健脾。"

【用法用量】 内服:煎汤,5～10 g;或研末。

【宜忌】 《医学广笔记》:"畏桐油。"

【选方】 1. 治卒暴吐血　用藕节、荷叶蒂各七个。上同蜜擂细,水二盅,煎八分,去滓温服,或研末蜜调下。(《圣惠方》双荷散)

2. 治小儿百日咳,咳时吐血　荷叶蒂(去茎)数枚。煮汤,调百草霜(吹去煤,研末),空心服,连服数次。〔《幸福杂志》1944,(11～12):58〕

3. 治小便出血　荷叶蒂七枚,烧存性,酒调服。(《贵州省中医验方、秘方》)

4. 治痢疾　①血痢:荷叶蒂,水煮服之。(《普济方》)②研烧治下痢:赤痢沙糖调;白痢白蜜调。(《得配本草》)

5. 止渴,止痢,固精　慈山参、荷鼻。煎汤烧饭和药煮粥。(《老老恒言》荷鼻粥)

6. 治疝气　干荷叶蒂(炒焦)二十一个,海金沙三分,好酒一碗。煎一滚,乘热服。(《鲟溪单方选》)

7. 治妊娠胎动,已见黄水者　干荷蒂一枚(炙,研为末),糯米淘汁一盏调服。(《唐瑶经验方》)

8. 治痈疽,止痛　干荷叶心当中如钱片大,不计多少。为粗末。每用三匙,水二碗,慢火煎至一碗半,放温,淋洗,揩干,以太白膏敷。(《本事方》拔毒七宝散)

9. 治乳癌已破　莲蒂七个,煅存性,黄酒调下。(《岭南采药录》)

【各家论述】 1.《分部本草妙用》:"欲升胃气,用荷蒂为引合理。"

2.《本经逢原》:"人健脾药但用其蒂,谓之荷鼻,取其味厚胜于他处也。"

3.《玉楸药解》:"荷叶蒂,能领诸药直至巅顶。"

4.《调疾饮食辨》:"(陈藏器)云:荷蒂能去恶血,留好血,可以安胎,后人遵而用之,绝无一验。《日华本草》云能破血落胎。以理揆之,消瘀散血药既下胞衣,则落胎之言可信,岂可反用以安胎。乃俗医误用,而胎不尽落者,以其少也。设使多用屡用,无不落之理。"

5.《本草用法研究》:"荷蒂性同于叶,惟举之功,此惟尤甚。凡清气下陷,胎元不足者,亦均用之。"

3737 荷苞花 hé bāo huā (《民间常用草药汇编》)

【异名】 赪桐花(《南方草木状》),贞桐花(《植物名实图考》),合包花(《草木便方》),龙穿花、香盏花、香斗花(《四川中药志》),香袋花(《重庆草药》),龙船花(《广西中药志》),真珠花(《闽东本草》),红龙船花(《广西民间常用草药》),珍珠花、珍珠梧桐(《福建药物志》),宾亮(《西双版纳傣药志》)。

【基原】 为马鞭草科臭牡丹属植物赪桐的花。

【原植物】 赪桐 *Clerodendrum japonicum* (Thunb.) Sweet [*C. kaempferi* (Jacq.) Sieb.]

灌木,高 1～4 m。小枝四棱形,嫩时有绒毛,枝内髓坚实,干后不中空。单叶对生;叶柄长 1～15 cm,有黄褐色短柔毛;叶片圆心形或宽卵形,长 8～35 cm,宽 6～40 cm,先端尖或渐尖,基部心形,边缘有疏短尖齿,表面有疏伏毛,叶脉基部具较密的锈褐色短柔毛,背面密被锈黄色盾形腺体。二歧聚伞花序组成大而开展的顶生圆锥花序,长 15～34 cm,宽 13～35 cm;苞片宽卵形、倒卵状披针形或线状披针形;小苞片线形;花萼红色,外面散生盾形腺体,深 5 裂,裂片卵形或卵状披针形;花冠红色,稀为白色,花冠管长 1.7～2.2 cm,先端 5 裂,长 1～1.5 cm;雄蕊 4,长约为花冠管的 3 倍,与花柱同伸于花冠外;子房 4 室,柱头 2 浅裂。果实近球形,熟时蓝紫色。宿萼外折,星状。花、果期 5～11 月。

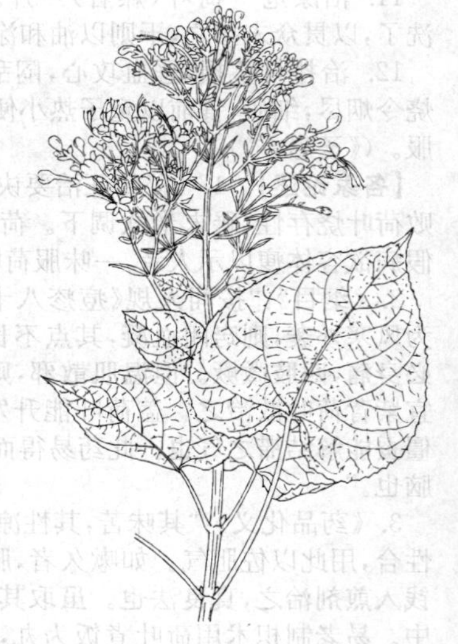

赪　桐

生于平原、溪边、山谷或疏林中,庭园亦有栽培。分布于西南及江苏、浙江、福建、湖南、广东、广西、台湾等地。

本植物的叶(赪桐叶)和根(荷苞花根)亦供药用,另设专条。

【采收加工】 6～7 月花开时采收,晾干。

【成分】 含苯丙素苷类:马蒂罗苷(martinoside),单乙酰马蒂苷(monoacetyl martinoside),赪桐苷(clerodenoside)A,阿克苷(acteoside)。甾体类:22,23-二氢菠甾醇(22,23-dihydrospinasterol),豆甾醇(stigmasterol),25,26-去氢豆甾醇(25,26-dehydrostigmasterol)。有机酸:熊果酸(ursolic acid),丁二酸酐(succinic anhydride)。又含小麦黄素(tricin)[1]。

【药性】 《四川中药志》1960 年版:"性温,味甘,无毒。"

【功用主治】 安神,止血。主治心悸失眠,痔疮出血。

1.《民间常用草药汇编》:"捣汁搽土痣。"

2.《四川中药志》1960 年版:"补血。治带症,痔疮,疝气,失眠。”

【用法用量】 内服：煎汤，15～30 g。外用：捣汁涂。

【选方】 1. 治痔疮 荷苞花或根炖猪大肠服。

2. 治血痔 荷苞花配天鹅蛋炖猪大肠服。

3. 治疝气及失眠 荷苞花或根研粉兑甜酒服。（1～3 方出自《四川中药志》1960 年版）

3738 荷苞花根 hé bāo huā gēn （《民间常用草药汇编》）

【异名】 红苓蕴（《岭南采药录》）。

【基原】 为马鞭草科赪桐属植物赪桐 *Clerodendrum japonicum*（Thunb.）Sweet 的根。

【原植物】 参见“荷苞花”条。

【采收加工】 8～9 月采挖，切片，晒干。

【药材】 荷苞花根 *Radix Clerodendri Japonici* 产于广东、福建、云南、四川等地。

性状 根呈圆柱形，略弯曲，长 25～40 cm，直径 1～2 cm，表面灰黄白色，略显纵皱纹，有支根痕及圆点状凹陷的砂眼；质坚硬。切成切片者厚约 3 mm，横切面的皮部灰黄色，木部淡黄色至类白色，具细密放射状纹理及小孔。气微，味淡。嚼之味甘。

【药性】 甘，凉。

1.《广西中药志》：“味淡、微甘，性平，无毒。”

2. 广州部队《常用中草药手册》：“甘，微凉。”

3.《福建药物志》：“辛，微温。”

【功用主治】 清肺热，利小便，止血。主治肺热咳嗽，热淋小便不利，咳血，尿血，痔疮出血，风湿骨痛。

1.《岭南采药录》：“治咳嗽，煎服之。”

2.《民间常用草药汇编》：“治痔疮出血。”

3.《四川中药志》1960 年版：“治带症，痔疮，疝气，失眠。”

4. 广州部队《常用中草药手册》：“祛风湿，清肺热。治风湿骨痛，腰肌劳损，劳伤咳嗽，咳血。”

5.《西双版纳傣药志》：“治尿急、尿黄、尿痛、尿血，睾丸炎。”

【用法用量】 内服：煎汤，15～30 g，鲜品加倍；或研末。

【选方】 1. 治劳伤咳嗽，咳血，尿血，痢疾 赪桐鲜根 30～60 g。水煎服。

2. 治风湿骨痛，腰肌劳损 赪桐鲜根 30～60 g，水煎服。并用其叶 500 g 水煎外洗。（1、2 方出自《广西本草选编》）

3739 荷莲豆菜 hé lián dòu cài （《贵州民间药物》）

【异名】 水蓝青、穿线蛇（《中国高等植物图鉴》），串莲草、水荷兰（《广西本草选编》），野豌豆尖（《云南药用植物名录》），对叶莲、青芳草（《台湾药用植物志》），粉丹草、对节草（《四川中药志》），月光草、金玉藤、倒藤匙（《福建药物志》）。

【基原】 为石竹科荷莲豆属植物荷莲豆草的全草。

【原植物】 荷莲豆草 *Drymaria diandra* Bl.［*D. cordata*（L.）Willd. ex Roem. et Schult.］

一年生披散草本。茎光滑，近基部分枝，枝柔弱，长 60～90 cm。单叶对生，膜质；叶柄短；托叶刚毛状；叶片卵圆形至圆形，长 1～1.5 cm，宽 1～1.2 cm；先端圆而具小凸尖，基部宽楔形、圆形或近楔形；基出脉 3～5。花成顶生或腋生的聚伞花序；花小，绿色，花梗纤细，有短柔毛；苞片具膜质边缘；萼片 5，狭长圆形，有 3 脉，边缘膜质；花瓣 5，先端 2 裂，裂片狭，短于萼片；雄蕊 3～5，与萼片对生；花柱短，柱头 2～3 裂，基部联合。蒴果卵圆形，2～3 瓣裂。种子 1 至多粒，圆形，压扁，有疣状突起。花期春、秋季。

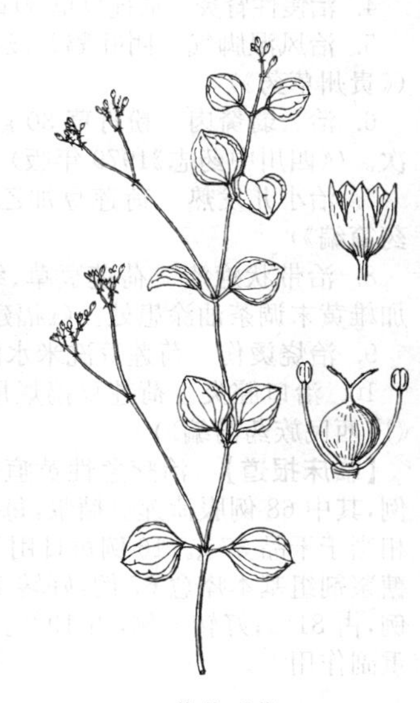

荷莲豆草

生于山野阴湿地带。分布于西南、华南及福建、台湾等地。

【采收加工】 6～7 月采全草，晒干或鲜用。

【成分】 含荷莲豆素（cordacin）[1]。有机酸：琥珀酸（succinic acid），α-菠菜甾醇（α-spinasterol），已酸（caproic acid），辛酸（caprylic acid），癸酸（capric acid），月桂酸（lauric acid），肉豆蔻酸（myristic acid），棕榈酸（palmitic acid），硬脂酸（stearic acid），油酸（oleic acid），亚油酸（linoleic acid），亚麻酸（linolenic acid）[2]，对羟基桂皮酸（*p*-hydroxycinnamic acid）[3]。生物碱：荷莲豆碱（cordatanine）[4]。环肽类：环九肽[5]。黄酮类成分：drymriatin A[6]，槲皮素（quercetin），杨梅素（myricetin），山柰酚-3-O-葡萄糖苷（kaempferol 3-O-glucoside），槲皮素-3-O 葡萄糖苷（quercetin 3-O-glucoside）[7]，drymarins A、B[8]。

【药理】 本品所含抗白血病物质荷莲豆素，对人类白血病细胞的 MIC 为＜0.25 μg/ml，并能延长白血病鼠的半数生存时间，毒性低且无积蓄[1]。

【药性】 苦，凉。归肝、胃、膀胱经。

1.《贵州民间药物》：“性平，味微涩。”

2.《云南中草药》：“苦，凉。”

3.《广西本草选编》：“味淡、微酸，性平。”

4.《广西民族药简编》：“有小毒。”

【功用主治】 清热利湿，活血解毒。主治黄疸，水肿，疟疾，惊风，风湿脚气，疮痈疖毒，小儿疳积，消化不良，气胀腹痛，痞块，目翳，胬肉。

1.《贵州民间药物》：“治风湿，黄疸，散痞块。”

2.《贵州草药》：“清热利湿，驱风，消积。”

3.《云南中草药》：“清热消炎，利湿退翳。治黄疸，疟疾，翼状胬肉，骨折，疮痈。”

4.《广西本草选编》：“消食化痰，清热解毒。主治肾炎，小儿单纯性消化不良，腹泻，肺结核咳嗽，疮痈。”

5.《全国中草药汇编》：“清热解毒，利尿通便，活血消肿，用于急性肝炎，胃痛，腹水，便秘。外用治蛇咬伤。”

6.《福建药物志》：“主治高血压，膀胱炎，小儿急惊，白带，漆过敏，带状疱疹，蛇伤。”

7.《广西民族药简编》：“治口腔炎，皮炎，烧烫伤。”

【用法用量】 内服：煎汤，6～9 g，鲜品 15～30 g；或泡酒；或绞汁。外用：鲜品捣敷。

【选方】 1. 治急性黄疸型肝炎 粉丹草 30 g，虎杖、地耳草各 15 g。水煎服。

2. 治肾盂肾炎 粉丹草、水黄连、金钱草、白茅根各15 g。水煎服。

3. 治肾结核 粉丹草 30 g，白及、金钱草、石莲子各12 g。

水煎服。(1～3方出自《四川中药志》1979年版)

4. 治慢性肾炎　荷莲豆草60 g。炖鸡食。(《湖南药物志》)

5. 治风湿脚气　团叶鹅儿肠(荷莲豆草)30 g。泡酒服。(《贵州草药》)

6. 治云翳胬肉　粉丹草30 g。水煎熏眼并内服,每日1次。(《四川中药志》1979年版)

7. 治小儿发热　荷莲豆加乙醇调匀擦身。(《广西民族药简编》)

8. 治带状疱疹　荷莲豆草、绿竹叶各等量。烧灰存性,加雄黄末调茶油涂患处。(《福建药物志》)

9. 治烧烫伤　荷莲豆洗米水浸滤取药液涂患处。

10. 治口腔炎　荷莲豆捣烂用布包口含。(9、10方出自《广西民族药简编》)

【临床报道】　治疗急性黄疸型病毒性肝炎　共治疗84例,其中68例服荷莲豆糖浆,每次30 ml,每日2次,每日量相当于干品37 g。16例每日用干品47 g煎汤服。结果:服糖浆剂组基本痊愈67例,好转1例;服煎剂组基本痊愈13例,占81%;好转3例,占19%。未发现毒性反应及其他严重副作用[1]。

3740 荷包牡丹根 hé bāo mǔ dān gēn (《汪连仕采药书》)

【异名】　土当归(《纲目拾遗》)。

【基原】　为罂粟科荷包牡丹属植物荷包牡丹的根茎。

【原植物】　荷包牡丹 *Dicentra spectabilis* (L.) Lem.　又名:鱼儿牡丹(《花镜》),活血草(《纲目拾遗》)。

多年生草本,高30～60 cm。根茎粗壮。叶对生,具长柄;叶片二回三出全裂,小裂片倒卵形,深裂,基部楔形。总状花序顶生,花生于一侧,弯垂;花梗具2苞;萼片小,鳞片状,窄卵圆形;花瓣4,交叉排列为2层,外层稍联合为心脏形,基部膨大成囊状,上部有2短钝距,粉红色,内层细长突出,包被在雌雄蕊外,粉白色;雄蕊多数,成2组;花柱细长,柱头盾状2裂,子房上位,1室。蒴果细长圆形,种子细小,有冠毛。花期4～6月。

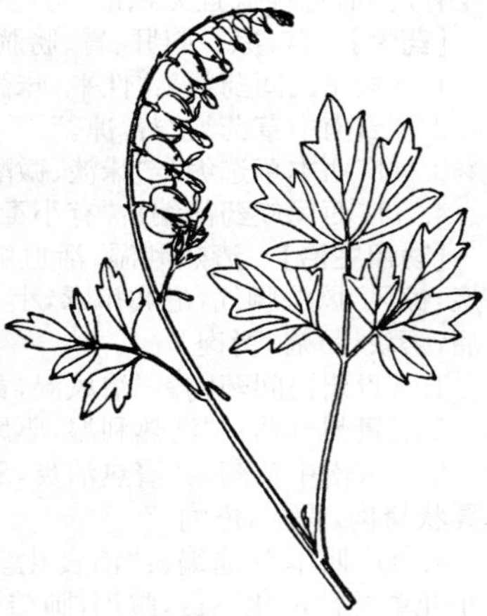

荷包牡丹

东北、西北、华北及云南均有栽培。

【采收加工】　夏季采挖,洗净,晒干或鲜用。

【药性】　《岭南采药录》:"味辛,性温。"

【功用主治】　和血,除风,麻醉。

1. 汪连仕《采药书》:"用其根捣汁;酒冲服之,令人沉醉,金疮之圣药也。"

2. 《岭南采药录》:"散血,消疮毒,除风,和血。"

3741 莸 yóu (《浙江民间常用草药》)

【异名】　方梗金钱草、倒挂金钟(《浙江民间常用草药》),荆芥叶莸(《全国中草药汇编》)。

【基原】　为马鞭草科莸属植物单花莸的全草。

【原植物】　单花莸　*Caryopteris nepetaefolia* (Benth.) Maxim. [*Teucrium nepetaefolia* Benth.]

多年生草本,高30～90 cm。有时蔓生,基部木质化,茎方形,被向下弯曲的柔毛。单叶对生;叶柄长0.3～1 cm;叶片纸质,宽卵形或近圆形,长1.5～5 cm,宽1.5～4 cm,先端钝,基部阔楔形或圆形,边缘具4～6对钝齿,两面被柔毛及腺点;侧脉3～5对。单花腋生,花柄纤细,近花柄中部有2枚锥形小苞片;花萼杯状,结果时略增大,两面均被柔毛和疏生腺点,5裂,裂片卵圆形至卵状披针形;花冠淡蓝色,花冠管长6～9 mm,喉部通常被柔毛,下唇中裂片较大,全缘;雄蕊4,与花柱同伸出花冠管外;子房密生绒毛。蒴果淡黄色,4瓣裂,果瓣倒卵形,无翅,被粗毛,有不明显凹凸网纹。花、果期5～9月。

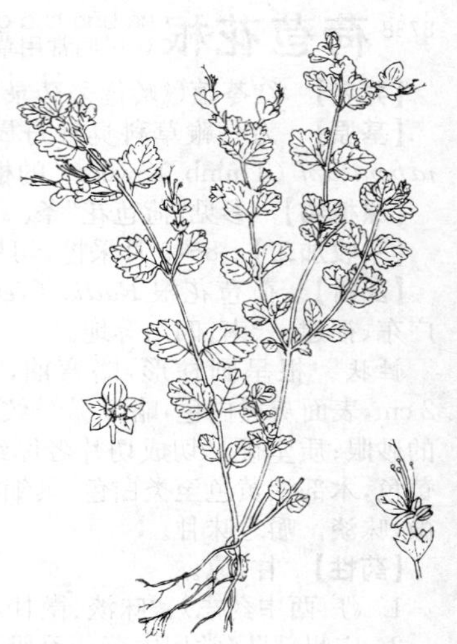

单花莸

生于阴湿山坡、林边、路旁或水沟边。分布于江苏、浙江、安徽、福建等地。

【采收加工】　6～10月采收,切段晒干或鲜用。

【药性】　《浙江民间常用草药》:"性凉,味微甘。"

【功用主治】　《浙江民间常用草药》:"祛暑解表,利尿解毒。"

【用法用量】　内服:煎汤,15～30 g。外用:捣敷。

【选方】　1. 治感冒　莸、一枝黄花、忍冬藤各9～15 g。水煎服。

2. 治中暑　莸15～30 g。水煎代茶饮。

3. 治尿路感染　莸15～30 g,石韦、木通、车前草各9 g。水煎服。

4. 治白带　莸120 g。水煎服。

5. 治外伤出血　鲜莸叶捣烂外敷。(1～5方出自《浙江民间常用草药》)

3742 莎草 suō cǎo (《别录》)

【异名】　莎随(《大戴礼记》),薃、侯莎(《尔雅》),地毛(《广雅》),回头青(《清异录》),野韭菜、隔夜抽(《浙江中药手册》),小三棱、米珠子、缩缩草(《江苏省植物药材志》),地贯草、猪鬃草、地糕草(《广西中药志》),吊马棕(《湖南药物志》),土香草(《泉州本草》)。

【基原】　为莎草科莎草属植物莎草的茎叶。

【原植物】　莎草 *Cyperus rotundus* L.

多年生草本,高15～95 cm。茎直立,三棱形;根状茎匍匐延长,部分膨大呈纺锤形,有时数个相连。叶丛生于茎基部,叶鞘闭合包于茎上;叶片线形,长20～60 cm,宽2～5 mm,先端尖,全缘,具平行脉,主脉于背面隆起。花序复穗状,3～6个在茎顶排成伞状,基部有叶片状的总苞2～4片,与花序等长或过之;每个花序具3～10个小穗,线形,长1～3 cm,宽约1.5 mm;颖2列,紧密排列,卵形至长圆形,膜质,两侧紫红色有数脉。每颖着生1花,花深棕色;雄蕊3;柱头3,丝状。小坚果长圆状倒卵形,三棱状。花期5～8月,果期7～11月。

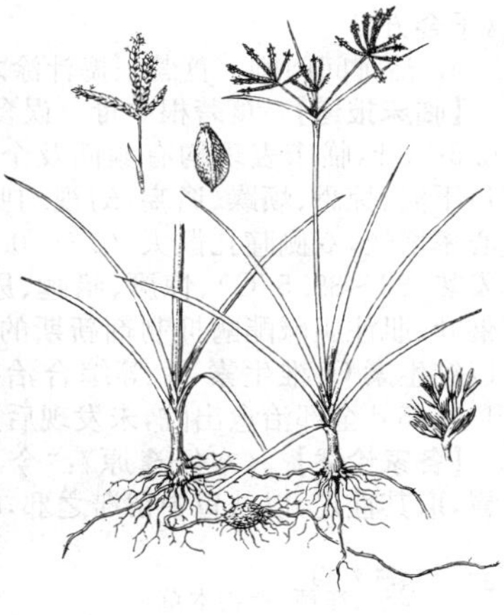

莎 草

生于山坡草地、耕地、路旁水边潮湿处。分布于华东、中南、西南及河北、山西、辽宁、陕西、甘肃、台湾等地。

本植物的根茎(香附)亦供药用,另设专条。

【栽培】 生物学特性 喜温暖湿润气候和潮湿环境,耐寒。宜选疏松的砂壤土栽培为宜。

繁殖方法 种子繁殖或分株繁殖。种子繁殖:4月育苗,按行距5～8 cm开浅沟条播,上覆一层薄细土。苗高10 cm左右,即可按行株距20 cm×15 cm移植入大田,栽后及时浇水。分株繁殖:早春,将植株挖起穴栽,每穴栽2株,行株距20 cm×15 cm,栽后浇水。

田间管理 移植成活后应松土除草,追肥,雨季排除积水。

【采收加工】 5～7月采收,鲜用或晒干。

【成分】 含挥发性成分:反式松香芹烯,蒎莰酮,4-松油烯(4-terpinene),L-桃金娘醛(myrtenal),香附子烯(cyperene),β-芹子烯(β-selinene),马兜铃酮(aeistolone),α-香附酮(α-cyperolone),十六酸(hexadecanoic acid),9-十八烯酸(9-octadecenoic acid),9,12-十八碳二烯酸(9,12-octadecadienoic acid)[1]。

【药性】 苦、辛,凉。

【功用主治】 《纲目》:"煎饮散气郁,利胸膈,降痰热。"

【用法用量】 内服:煎汤,10～30 g。外用:鲜品捣敷;或煎汤洗浴。

【选方】 1. 治皮肤瘙痒,遍体生风 取(莎草)苗一握。煎汤浴之,立效。(《履巉岩本草》)

2. 治水肿,小便短少 鲜莎草捣烂,贴涌泉、关元穴。(《泉州本草》)

3743 莎木面 suō mù miàn (《海药本草》)

【异名】 莎面(《海药本草》),沙孤米(《东西洋考》),西国米(《通雅》)。

【基原】 为棕榈科西米棕榈属植物西谷椰子的木髓部提出的淀粉。

【原植物】 西谷椰子 *Metroxylon sagu* Rottb. 又名:莎木(《本草拾遗》),沙孤(《东西洋考》)。

常绿乔木。杆高10～20 m,由杆基部生多数萌芽,幼时包围叶柄之叶鞘生有硬刺,亦有渐次生长而失去者,故可分为"有刺"及"无刺"二种。叶为羽状,颇似椰子。圆锥花丛,花梗颇大,着生多数淡红色花,为黄褐色有光泽之鳞被所包,果实大如李子。

南洋群岛一带多栽培。

据《中国植物志》第十三卷记载:古籍所称之"莎木"可能主要指现今所称之桄榔 *Arenga pinnata* 或 *A. saccharifera*,也指西谷椰子 *Metroxylon sagus*;但西谷椰子在我国及邻近国家如越南、缅甸、印度等国不产,仅产于马来西亚、印度尼西亚等国,所以古代医书上所指的莎木面(真品)应是指东南亚国家进口的,而我国南部如两广、海南、云南所产的应是莎木面的代用品,即桄榔树干所产的淀粉。(参见"桄榔面"条)

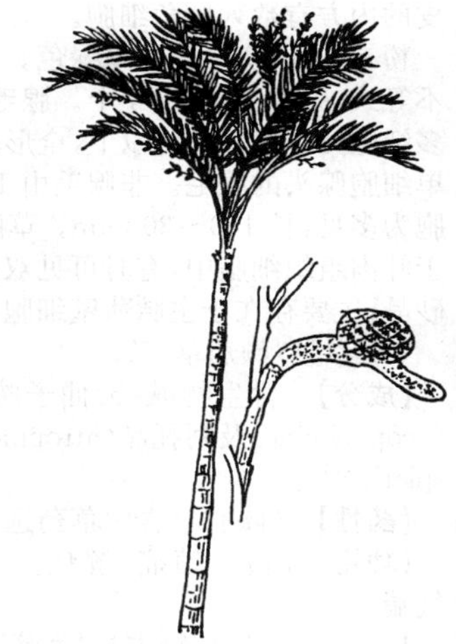

西谷椰子

【采收加工】 开花前采伐树干,截段,纵向破开后,投河中浸软,除去外皮,取其木髓部,用普通制淀粉法,经过粉碎、筛浆过滤、反复漂洗、沉淀、干燥等过程制取淀粉。最纯者色白,次者带褐色。淀粉晒至未十分干燥时,破碎后纳诸布袋中,摇成细粒,再行晒干,即为西国米。质净色白者名"真珠西谷"。

【药性】 甘,温。

1. 《海药本草》:"平温,无毒。"
2. 《纲目》:"甘,平温,无毒。"

【功用主治】 温中健脾。治脾胃虚弱,消化不良。

1. 《本草拾遗》:"温补。"
2. 《海药本草》"主补虚冷,消食。"
3. 《柑园小识》:"健脾运胃,久病虚乏者,煮粥食最宜。"

【用量用法】 内服:煎汤。

3744 莨菪叶 làng dàng yè (《科学的民间药草》)

【异名】 铃铛草(《青海常用中草药手册》),麻性草(《湖南药物志》)。

【基原】 为茄科天仙子属植物莨菪 *Hyoscyamus niger* L. 的叶。

【原植物】 参见"天仙子"条。

【采收加工】 秋播者从第二年4月起便可选晴天陆续采收下部老叶片,最后在采收种子前5～6 d将全部叶片采下,晒干。

【药材】 莨菪叶 *Folium Hyoscyami Nigeris* 产于辽宁、黑龙江、吉林、河南等地。

性状 本品多数为皱缩破碎的叶及花枝,完整的叶呈长卵形或三角状卵形,长约26 cm,宽约10 cm;叶端尖,叶缘不规则,羽状分裂,裂片呈三角形,叶片上表面黑绿色,下表面淡灰绿色,密具毛茸,主脉宽阔,着生毛茸更多,由腺毛分泌的物质,在叶片不很干燥时,带黏着性。无叶柄(根出叶具长柄)。

鉴别 (1) 叶横切面:上下表皮均有气孔,毛茸易察见。叶肉的栅栏组织为1列细胞,排列较不整齐;海绵组织为3、4列细胞。在栅栏组织下方的叶肉细胞(结晶层)中,有含草酸钙方晶。主脉颇扁阔，维管束双韧型；木质部位于主脉中央部，稍偏下方，略作横条状，导管稀疏散在，韧皮部细胞位于木质部的上下侧，维管束的四周，有细胞壁稍厚的细胞环。在主脉部的薄壁细胞中，散有草酸钙砂晶。上下表皮的内方有数列厚角细胞。

粉末特征：灰绿色至暗绿色。表皮细胞壁略呈波状，气孔不等式，副卫细胞3～4个。腺毛柄长1～4细胞，腺头均为多细胞，约至10细胞以上，全形呈椭圆形或卵圆形；也有为单细胞腺头的腺毛。非腺毛由1～10细胞组成，以2～4细胞为多见，长100～300 μm。草酸钙结晶以方晶最多，存在于叶肉组织细胞中，有时可见双晶。稀有簇晶、圆形结晶及砂晶，主要存在于主脉薄壁细胞中。

(2) 参见“颠茄草”条。

【成分】 含生物碱：天仙子胺(hyoscyamine)，东莨菪碱(scopolamine)及阿托品(atropine)。另含天仙子苦苷(hyospicrin)[1]。

【药性】 《陕甘宁青中草药选》：“味苦，性寒，有大毒。”

【功用主治】 镇痛，解痉。主治脘腹疼痛，牙痛，咳嗽气喘。

1. 《中国药用植物志》：“为膀胱炎及淋病的镇痛剂；与泻药共用，可防止肠绞痛。”

2. 《东北药用植物志》：“为镇痛及镇痉剂，治胃痛、神经痛、气喘等，亦用为催眠剂。”

3. 《内蒙古中草药》：“镇痛，解痉，止泻。”

【用法用量】 内服：研末，0.1～0.16 g；或混入烟叶内烧烟吸。

【宜忌】 《内蒙古中草药》：“内服慎用，心脏病、心力衰竭者忌用。”

【选方】 1. 治气管炎　莨菪叶、三棵针、金刚骨各等量。为末，每次服0.35 g。

2. 治老人咳嗽，气喘　取莨菪叶少许，混烟中吸之。(1、2方出自《内蒙古中草药》)

3745 莨菪根 làng dàng gēn (《纲目》)

【基原】 为茄科天仙子属植物莨菪 *Hyoscyamus niger* L. 的根。

【原植物】 参见“天仙子”条。

【采收加工】 9～10月拔取全株，切下根部，晒干或鲜用。

【成分】 含生物碱：天仙子胺(hyoscyamine)，东莨菪碱(scopolamine)，去水阿托品(atropamine)，托品碱(tropine)和四甲基二氨基丁烷(tetramethyl diamino butane)[1]。

【药性】 苦、辛，寒，有毒。

【功用主治】 截疟，攻毒，杀虫。主治疟疾，疥癣。

1. 《纲目》：“主治邪疟，疥癣，杀虫。”

2. 《本经逢原》：“治噎膈反胃。”

【用法用量】 内服：烧存性研末，0.3～0.6 g。外用：捣敷。

【宜忌】 其外形颇似胡萝卜，常杂长于胡萝卜地内，须防误食中毒。中毒表现以精神症状为主，有：①颜面潮红，瞳孔散大，腺体分泌减少。②步伐不稳，平衡失调。③意识不清，出现丰富、生动的视幻觉。

《本经逢原》：“多食令人狂走。”“虚者误服，为害不测。”

【选方】 1. 治疟无问新久　捣莨菪根烧为灰，和水服一合，量人大小强弱用。

2. 治癣　捣莨菪根蜜和敷之。

3. 治狂犬啮人　捣莨菪根，和盐敷，日三。(1～3方出自《千金方》)

4. 治趾间肉刺　莨菪根捣汁涂之。(《纲目》)

【临床报道】 莨菪根中毒　误食后出现中毒症状时间为0.5～3 h，临床表现均有颜面及全身皮肤潮红、干燥无汗、口干渴、惊恐、烦躁、谵妄，幻视幻听、手足舞动、步态不稳、心率增快，双侧瞳孔散大(0.3～0.8 cm)，部分病例还出现发热(38～39.5 ℃)、惊厥、嗜睡、尿潴留。入院均经洗胃、催吐、肌注胆碱酯酶抑制剂新斯的明，并静滴葡萄糖液，辅以维生素C、维生素B_6等综合治疗。共观察17例，平均1.5～5 d全部治愈出院，未发现后遗症[1]。

【各家论述】 《本经逢原》：“今人用(莨菪)根治噎膈反胃，取其性走，以祛胃中留滞之邪，噎膈得以暂开。”

3746 莺 yīng (汪颖《食物本草》)

【异名】 黄鸟、仓庚(《诗经》)，皇、商庚、鵹黄、楚雀(《尔雅》)，青鸟(《左传》)，鸧鹒(《易通卦验》)，黄鹂鹠、黄莺、黄袍(陆玑《诗疏》)，黄伯劳(《纲目》)。

【基原】 为黄鹂科黄鹂属动物黄鹂的肉。

【原动物】 黄鹂(《禽经》张华注) *Oriolus chinensis diffusus* Sharpe

体长约25 cm。嘴与头等长，形较粗厚，嘴峰粉红色，稍向下弯曲，上嘴先端微具缺刻，嘴须细短。虹膜红色。雄鸟羽毛金黄而有光泽，头部有通过眼周直达枕部的黑纹。初级飞羽及其覆羽黑色，覆羽的外翈黄色，初级飞羽则具黄或白色的狭边。尾短；尾羽除中央的一对为纯黑外，其余的黑色尾羽均具黄色尖端，且在愈靠外侧的尾羽，黄斑愈大。脚短，呈铅蓝色；爪长而曲。雌鸟羽色相似，仅背面色泽稍带绿色；翼及尾的黑色部分稍沾褐色。

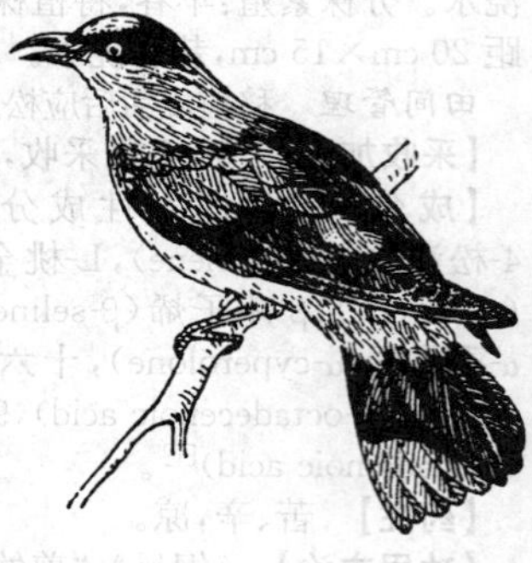

黄　鹂

主要生活于平原地区，低山、丘陵地带亦可见到，常栖息于树上。鸣声婉啭动听。营巢于高树枝端。分布于我国东部。

【药性】 甘，温。

1. 《纲目》：“甘，温，无毒。”

2. 《医林纂要》：“甘，平。”

【功用主治】 1. 汪颖《食物本草》：“补益阳气，助脾。”

2. 《随息居饮食谱》：“舒郁和肝。”

【用法用量】 内服：煮食。

3747 真藓 zhēn xiǎn (《新华本草纲要》)

【异名】 垣衣、屋游(《别录》)，古屋瓦苔(《药对》)，银叶真藓(《中国药用孢子植物》)。

【基原】 为真藓科真藓属植物真藓的植物体。

【原植物】 真藓 *Bryum argenteum* Hedw.

植物体密集丛生，银白色、灰绿色。茎高约1 cm，单一或基部分枝。叶紧密覆瓦状排列，阔卵形，具细长的毛状尖；叶边全缘，常内曲；中肋粗，突出叶尖。叶细胞薄壁，上部细胞白色透明，近于菱形，基部细胞呈长方形。蒴柄红色，直立。孢蒴近于长梨形，下垂。褐红色。蒴齿两层。孢子球形，有疣。

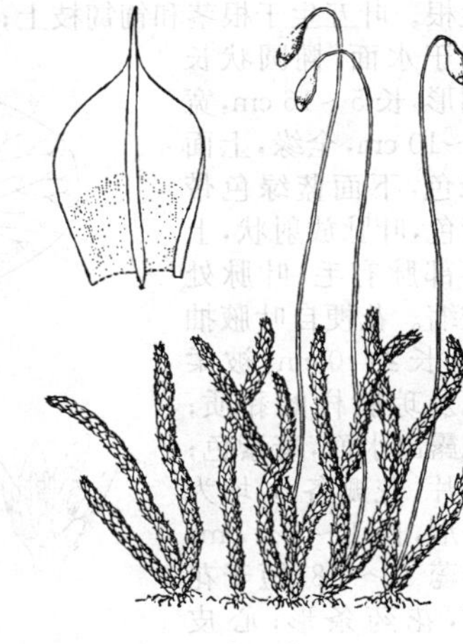

真 藓

生于住房周围和低山土坡及薄土岩面或火烧后的林地。分布于全国各地。

【采收加工】 四季均可采收，晒干。

【成分】 含黄酮类：芹菜素（apigenin），木犀草素（luteolin），芹菜素7-O-β-D-吡喃葡萄糖苷（apigenin 7-O-β-D-glucopyranoside），木犀草素7-O-β-D-吡喃葡萄糖苷（luteolin 7-O-β-D-glucopyranoside），芹菜素7-O-β-D-(6″-O-丙二酰基)吡喃葡萄糖苷〔apigenin 7-O-β-D-(6″-O-malonyl) glucopyranoside〕，木犀草素7-O-β-D-(6″-O-丙二酰基)吡喃葡萄糖苷〔luteolin 7-O-β-D-(6″-O-malonyl)glucopyranoside〕，异高山黄芩素7-O-β-D-吡喃葡萄糖苷（isoscutellarein 7-O-β-D-glucopyranoside），8-羟基木犀草素7-O-β-D-吡喃葡萄糖苷〔8-hydrooxyluteolin 7-O-β-D-glucopyranoside〕[1]。

【药性】 甘、微涩，凉。

1.《别录》："垣衣，味酸，无毒。""屋游，味甘，寒。"

2.《纲目》："垣衣，酸，冷。"

3.《中国药用孢子植物》："涩，凉。"

【功用主治】 清热解毒，止血。主治热病烦渴，细菌性痢疾，黄疸，鼻窦炎，痈疮肿毒，烧伤，衄血，咳血。

1.《别录》："垣衣，主治黄疸，心烦，咳逆气血，暴热在肠胃，金疮内塞。久服补中益气，长肌，好颜色。""又主暴风口噤，金疮，酒渍服之效。""屋游，主浮热在皮肤，往来寒热，利小肠膀胱气。"

2. 徐之才《药对》："主消渴。"

3.《开宝本草》："主小儿痫热，时气烦闷，止渴。"

4.《纲目》："垣衣，捣汁服，止衄血。烧灰油和，傅烫火伤。""屋游，煎水入盐漱口，治热毒牙龈宣露；研末，新汲水调服二钱，止鼻衄。"

5.《中国药用孢子植物》："清热解毒。治细菌性痢疾，鼻窦炎等。"

【用法用量】 内服：煎汤，10～15 g。外用：研末调敷；或捣碎后用纱布包好塞鼻孔。

3748 莙荙子 jūn dá zǐ《纲目》

【异名】 菾菜子（《食疗本草》）。

【基原】 为藜科甜菜属植物厚皮菜 *Beta vulgaris* L. var. *cicla* L. 和菾菜 *B. vulgaris* L. var. *cruenta* Alef. 的果实。

【原植物】 参见"莙荙菜"条。

【采收加工】 7月果实成熟时收集种子，晒干。

【药性】 甘、苦，寒。

【功用主治】 清热解毒，凉血止血。主治小儿发热，痔瘘下血。

1.《食疗本草》："煮半生，捣取汁含，治小儿热。"

2.《本草拾遗》："以醋浸揩面，去粉滓，令润泽有光。"

【用法用量】 内服：煎汤，6～9 g；或研末。外用：醋浸涂擦。

3749 莙荙菜 jūn dá cài《嘉祐本草》

【异名】 菾菜（《别录》），甜菜（《日华子》）。

【基原】 为藜科甜菜属植物厚皮菜及菾菜的茎、叶。

【原植物】 1. 厚皮菜 *Beta vulgaris* L. var. *cicla* L. 又名：牛皮菜（《滇南本草》），石菜（《本草求原》），杓菜、猪乸菜（《广州植物志》），光菜（《中国蔬菜栽培学》），红牛皮菜（《四川中药志》）。

一年生或二年生草本，无毛，高30～100 cm。根不肥大，有分枝。茎至开花时抽出。叶互生；有长柄；基生叶卵形或长圆状卵形，长可达30～40 cm，先端钝，基部楔形或心形，边缘波浪形；茎生叶菱形、卵形，较小，最顶端的变为线形苞片；叶片肉质光滑，绿色。花小，两性，无柄，单生或2～3朵聚生，为一长而柔软、展开的圆锥花序；花被片5，基部与子房结合，果时包覆果实，变硬革质；雄蕊5，生于肥厚的花盘上。种子横生，圆形或肾形，种皮红褐色，光亮。花期5～6月，果期7月。

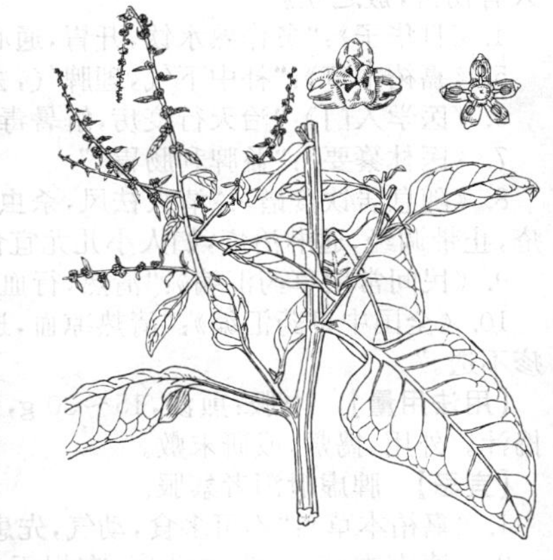

厚 皮 菜

我国南北方及西北地区多有栽培，以南方栽培为主。叶供蔬菜用。

2. 菾菜 *B. vulgaris* L. var. *cruenta* Alef.

参见"菾菜根"条。

以上两种植物的果实（莙荙子）亦供药用，另设专条。

【栽培】 生物学特性　莙荙菜原产欧洲南部，在我国栽培历史悠久。喜温凉湿润的气候，适应性较强，既耐寒，又耐热。对土壤要求不严，以疏松肥沃，排水良好的土壤生长更好，能耐肥、耐碱。

繁殖方法　种子繁殖。春播从3～5月可陆续播种，多行直播，采收嫩株的多为撒播；剥叶采收多次的宜条播，行距25～30 cm，间苗后株距20～25 cm。也可先育苗然后栽培。一般采用种子繁殖，播种前应搓散果实的皮，便于均匀出苗。另外，播前浸种24 h，宜在22～28 ℃温度下播种，播后覆土，还需覆草保湿，才能保证发芽率高。早播者播后30 d左右定植株行距。

田间管理　春播后40～60 d即可采收鲜叶，采后施上较浓厚的粪肥，促使植株不断生长，如多次剥叶采收，一般采到中后期，应于中耕培土，促进发生新根，避免倒伏，保证丰产。秋后越冬栽培的于8月下旬至9月中旬播种育苗，苗期 40 d 左右，霜降前后定植，株行距各 15～20 cm。次年返青后，4 月即可采收。

【采收加工】 根据不同的播种期，4 月开始至秋季均可采收，收后鲜用或晒干。

【药性】 甘、苦，寒。归肺、肾、大肠经。

1.《别录》："甘、苦，大寒。"

2.《日华子》："冷，无毒。"

3.《嘉祐本草》："平。微毒。"

4.《救荒本草》："味咸，性平、寒。"

5.《本草求原》："甘、涩，寒、滑。"

6.《本草撮要》："入手足太阴经。"

【功用主治】 清热解毒，行瘀止血。主治时行热病，痔疮，麻疹透发不畅，吐血，热毒下痢，闭经，淋浊，痈肿，跌打损伤，蛇虫伤。

1.《别录》："主时行壮热，解风热毒。"

2.《新修本草》："夏月以其菜研作粥，解热，又止热毒痢。捣敷炙疮，止痛。"

3.《本草拾遗》："捣绞汁服之，主冷热痢。又止血生肌，人有伤折，敷之立愈。"

4.《日华子》："炙作熟水饮，开胃，通心膈。"

5.《嘉祐本草》："补中下气，理脾气，去头风，利五脏。"

6.《医学入门》："治天行疫疠，解暑毒。"

7.《医林纂要》："益脾利肠胃。"

8.《随息居饮食谱》："清火祛风，杀虫解毒，涤垢浊，稀痘疮，止带调经，通淋治痢，妇人小儿尤宜食之。"

9.《民间常用草药汇编》："清热，行血。治肛门肿痛。"

10.《全国中草药汇编》："清热凉血，透疹。主治吐血，麻疹不透。"

【用法用量】 内服：煎汤，15～30 g，鲜品 60～120 g；或捣汁。外用：捣敷，或研末敷。

【宜忌】 脾虚泄泻者禁服。

1.《嘉祐本草》："不可多食，动气，先患腹冷，食必破腹。"

2.《滇南本草》："吃之动痰，有损无益。腹中有积不宜食，无积不宜多食。"

3.《食物本草》："多食令人泄泻。"

4.《医林纂要》："多食尤发疮。"

5.《本草求真》："脾虚人服之，则有腹痛之患；气虚人服之，则有动气之忧；与滑肠人服之，则有泄泻之虞。"

6.《本草求原》："胃寒人忌。"

【选方】 1. 治时行热病初得　用莙菜捣汁皆饮，得除，瘥。(《本草经集注》)

2. 治成人及小孩出麻疹应期不透　红牛皮菜、芫荽子、樱桃核各 9 g。煎水服。

3. 治吐血　红牛皮菜、白及，炖猪条口肉服。(2、3 方出自《四川中药志》1960 年版)

4. 治痢疾　红牛皮菜适量，煮稀饭食。

5. 治痔疮　红牛皮菜 30 g，红苋菜 30 g，小血藤 9 g。水煎服。外用蓝布裙冰片少许，研末敷患处。(4、5 方出自《四川中药志》1982 年版)

3750 莼 chún《别录》

【异名】 茆(《诗经》)，屏风(《楚辞》)，莼(《说文》)，水葵(《诗疏》)，水芹(《齐民要术》)，露葵(《颜氏家训》)，瑰莼、丝莼(《新修本草》)，马蹄草、缺盆草(《经验良方》)，锦带(《纲目》)，马粟草(《现代实用中药》)。

【基原】 为睡莲科莼菜属植物莼菜的茎叶。

【原植物】 莼菜 *Brasenia schreberi* J. F. Gmel.

多年生水生草本。根茎横生，具叶及匍匐枝，匍匐枝节部生根。叶互生于根茎和匍匐枝上；叶柄长 25～40 cm；叶片浮于水面，椭圆状长圆形，长 5～16 cm，宽 3～10 cm，全缘，上面绿色，下面蓝绿色带紫色，叶脉放射状，上半部脉有毛，叶脉处皱缩。花梗自叶腋抽出，长约 10 cm，被柔毛及琼脂样的黏质；花露出水面，暗紫色；萼片、花瓣各 3，均为条形，长 1～1.5 cm；雄蕊 12～18，短于花被，花药条形；心皮 4～18 个，柱头扁平，有长直毛。坚果长圆状卵形，革质，具宿萼和花柱。种子 1～2，卵形。花期 6 月，果期 10～11 月。

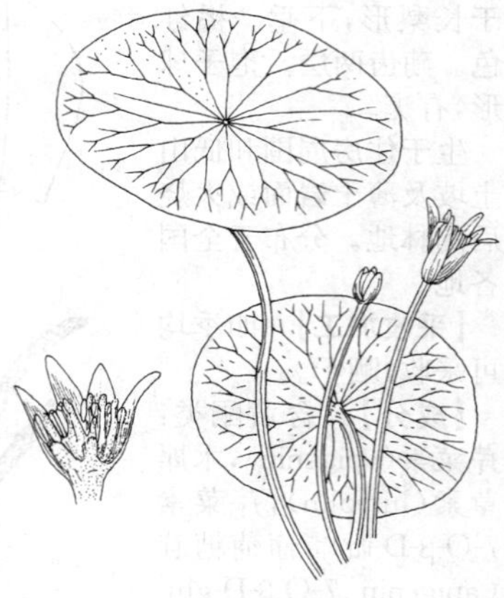

莼　菜

生于池塘、河湖或沼泽地。分布于江苏、浙江、江西、湖南、四川、云南等地。

【栽培】 生物学特性　莼菜喜温暖，要求生长区域水底平坦，以富含有机质、pH5.5～6.5 的淤泥土为好，水层以 0.7～1.0 m 且流动澄清未受污染的活水为宜；莼菜喜阳光，因此莼菜不可和莲藕、芦苇等立生水生植物混栽；对肥料要求以氮、磷为主，钾肥适量即可。

繁殖方法　匍匐茎繁殖。3 月下旬至 4 月中旬，选择健壮、无病虫害的匍匐茎作种株，随挖、随栽，剪成有 2～4 个节位、15～20 cm 长的茎段，每节具饱满芽 1 个，宽窄行栽植，宽行行距 1 m，窄行行距 20～25 cm，将匍匐茎段斜插或平栽(即两头按入泥中，露出芽头)，栽植前后保持 10～20 cm 的浅水层，有利于其生根成活。出苗后水位需加深到 30～40 cm，到夏季植株生长旺盛时，水位逐渐加深到 60～100 cm，最好有流动澄清、富含矿物质的活水。到秋季，水位逐渐下降到 30～40 cm，冬季休眠期保持 30 cm 左右的浅水层即可。

田间管理　在莼菜生长过程中，除了在栽植前施入腐熟的有机肥以外，还要结合莼菜的生长势进行追肥，茎叶瘦小发黄，茎叶胶质很少时应立即追施尿素及过磷酸钙。追肥时，水位要放浅，均匀撒施，且不能撒在莼菜叶面上，防止化肥灼伤叶片，降低其品质。

病虫害防治　病害主要有叶腐病，可用 25% 或 12% 的绿乳铜对水喷洒防治，每 7～10 d 1 次，连续 2～3 次即可。虫害有椎食螺，可用贝螺杀拌细土撒入栽植池中。发现有青苔时，要用波尔多液喷洒。

【采收加工】 清明到秋分可连续采收，以 4～7 月采收品质最好。在晴朗无风时每日都可以采摘嫩梢及茎叶，鲜用或晾干。

【药理】 经动物试验，发现有一定抗癌作用[1]。本品的提取物对葱根的未分化细胞的有丝分裂有较弱的抑制作用[2]。

【药性】 甘，寒。归肝、脾经。

1.《别录》:“甘,寒,无毒。”
2.《本草药性大全》:“味苦,气平,无毒。”
3.《医林纂要》:“甘,咸,寒滑。”
4.《本草再新》:“入肝、脾二经。”

【功用主治】 利水消肿,清热解毒。主治湿热痢疾,黄疸,水肿,小便不利,热毒痈肿。

1.《别录》:“主治消渴,热痹。”
2.《本草经集注》:“补,下气。杂鳢鱼作羹,亦逐水。”
3.《新修本草》:“久食大宜人。合鲋鱼为羹食之,主胃气弱,不下食者至效。又宜老人。”
4.《食疗本草》:“和鲫鱼作羹,下气止呕。少食,补大小肠虚气。”
5.《日华子》:“治热疸,厚肠胃,安下焦,逐水,解百药毒并蛊气。”
6.《医林纂要》:“除烦,解毒,消痰。”
7.《药性切用》:“泻热解毒,消肿治疮。”

【用法用量】 内服:煎汤,15～30 g;或作羹。外用:捣敷患处。

【宜忌】 脾胃虚寒者慎服。

1.《本草经集注》:“性滑,服食家不可多啖。”
2.《食疗本草》:“多食发痔,虽冷而补,热食之亦壅气不下,甚损人胃及齿。不可多食,令人颜色恶。又不宜和醋食之,令人骨痿。久食损毛发。”
3.《开宝本草》:“陈藏器本草云:按此物温病起(《纲目》作“后”)食者多死,为体滑脾不能磨。常食发气,令关节急,嗜睡。”
4.《本草汇言》:“不宜多食久食,恐发冷气,困脾胃,亦能损人。”
5.《医林纂要》:“多食腹寒痛。”
6.《食物考》:“病后忌食,病复至死。”
7.《随息居饮食谱》:“时病忌之。”
8.《本草正义》:“苟非实热,不可多食。”

【选方】 1. 治脾胃气弱,食饮不下,黄瘦无力 莼菜、鲫鱼各四两。上以纸裹,炮令熟,去骨,研,以橘皮、盐、椒、姜,依如茶羹法,临熟下鱼和,空心食之。(《食医心镜》)

2. 治一切痈疽 春夏用莼菜茎,冬月用莼菜子,就于根侧寻取,捣烂敷之。用菜亦可。(《保生余录》)

【临床报道】 治疗便秘 57 例成人便秘患者,每晚睡前口服“莼”营养液 50 ml。结果:服用第三日便秘症状缓解,第五日有 56%以上服药者能每日排一次正常软便,第九日全部便秘者症状消除[1]。

【各家论述】 1.《本草汇言》:“莼菜,凉胃疗疸,散热痹,解丹石药毒之药也。此草性冷而滑,和姜醋作羹食,大清胃火,清酒积,止暑热成痢。”

2.《本经逢原》:“莼性味滑,常食发气,令关节急,患痔漏、脚气、积聚,皆不可食,为其寒滑伤津也。《千金方》治热泻呕逆漏气,泽泻汤、麦门冬汤并用之,取其清胃脘之热逆也。”

3.《调疾饮食辨》:“陈藏器、孟诜皆言不堪食,陈说至云食之多死,未免过情。且张翰因秋风起而思莼鲈,则必为吴中常食之物,岂遂害人至死乎?亦岂有性味甘平,反杀人乎?当以《日华》、《唐本》之言为正。”

3751 桂丁 guì dīng
(《纲目拾遗》)

【异名】 肉桂子(《百草镜》),桂子(《中药志》),桂丁香(《上海饮片炮制规范》)。

【基原】 为樟科樟属植物肉桂 *Cinnamomum cassia* Presl 的幼嫩果实。

【原植物】 参见“肉桂”条。

【采收加工】 10～11 月,采摘未成熟的果实,晒干后去果柄。

【药材】 桂丁 *Fructus Cinnamomi Cassiae Immaturi* 主产于广西、广东、福建。

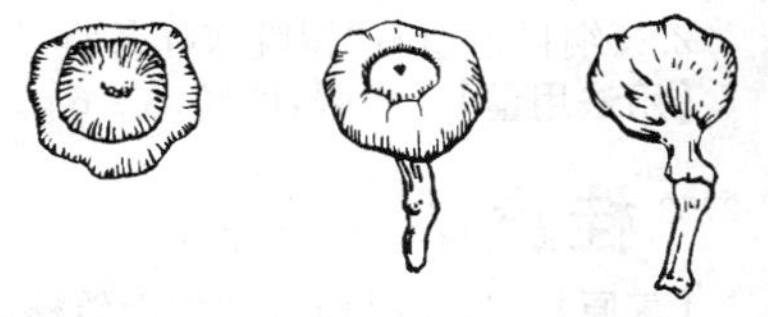
桂丁(幼果)外形

性状 本品略呈倒卵形,长 5～12 mm,直径 6～7 mm。幼果椭圆形,直径约 3 mm,被宿萼包裹,表面黄棕色,先端稍平截,上有一微凸的花柱残基。宿萼杯状,边缘有不明显的 6 浅裂,表面暗棕色,有皱纹,下部延长成萼筒,少数连有果柄。气香,味辣。

鉴别 (1) 幼果横切面:外果皮为 1 列长方形细胞,外壁及侧壁增厚,外被角质层;其下为 2～3 列类圆形厚壁细胞,壁木化,有纹孔,含棕色物质。中果皮为 10～20 列薄壁细胞,内含草酸钙方晶或小柱晶;散有油细胞及黏液细胞;近内果皮处散列维管束 10 多个;内侧有多列色素细胞。内果皮为 1 列含草酸钙方晶细胞层。种皮外层为 4～5 列棕色细胞,其内为 2～4 列具网纹细胞,木化。偶见部分胚乳细胞。

(2) 取本品粉末 1 g,加乙醚 5 ml,振摇浸出 15 min,滤过。取滤液 2 ml,放入蒸发皿中,待乙醚挥散后,加乙醇 2 ml,移入试管中,加 2,4-二硝基苯肼试液数滴,放置,产生棕红色沉淀(检查桂皮醛)。

(3) 薄层色谱:取本品适量,按常法提出挥发油,用等量乙酸乙酯稀释,为供试液。以桂皮醛的乙酸乙酯溶液作对照。分别点样于同一硅胶 G 板上,以乙酸乙酯-正已烷(1∶9),展开 18 cm,晾干,喷雾 2,4-二硝基苯肼试液显色。供试品色谱在与对照品色谱相应位置上显相同的棕红色斑点。

【成分】 含挥发油:桂皮醛(cinnamaldehyde)[1]。

【药性】《中药志》:“甘、辛,温。”

【功用主治】 温里散寒,降逆止痛。主治心胸疼痛,胃腹冷痛,恶心,嗳气,呃逆,呕吐;肺寒咳喘。

1.《中药志》:“治胃脘寒痛呕哕。”
2.《全国中草药汇编》:“温中散寒。主治胃腹疼痛,肺寒喘咳。”

【用法用量】 内服:煎汤,3～6 g;或研末,每次1～3 g。

【宜忌】 阴虚火旺者忌服。

【选方】 治心痛,辟寒邪胃痛 桂丁研细,酒下三钱。(《纲目拾遗》引《百草镜》)

3752 桂子 guì zǐ
(《纲目拾遗》)

【异名】 天竺桂实(《中国医学大辞典》)。

【基原】 为樟科樟属植物天竺桂 *Cinnamomum japonicum* Sieb. 的果实。

【原植物】 参见“桂皮”条。

【采收加工】 7～9 月果熟期采集,晒干。

【药理】 抗胃溃疡作用 桂子水提取物 105 mg/kg 和

210 mg/kg，灌胃给药，能显著抑制由应激性、5-羟色胺及半胱氨酸诱发的大鼠十二指肠溃疡，此种作用与西咪替丁(甲氰咪胍)70 mg/kg 相似。对半胱氨酸诱发的十二指肠溃疡，西咪替丁无作用，而桂子作用明显[1]。

【药性】 辛、甘，温。归胃经。

1.《药性考》："甘、辛。"

2.《纲目拾遗》："性温，味辛。"

【功用主治】 温中，和胃。主治胃脘寒痛，哕逆。

1.《药性考》："温中暖胃，平肝益肾，散寒止哕。"

2.《纲目拾遗》："胃脘寒痛甚宜。"

【用法用量】 内服：煎汤，3～6 g。

3753 桂皮 guì pí (《本草经集注》)

【基原】 为樟科樟属植物天竺桂、阴香和川桂的树皮。

【原植物】 1. 天竺桂 *Cinnamomum japonicum* Sieb. [*C. pedunculatum* Nees; *C. chekiangense* Nakai] 又名：山桂、月桂(《纲目》)。

常绿乔木，高达 15 m。树皮灰褐色，平滑。叶近对生，在枝条上部者互生；叶柄长 6～11 mm，无毛；叶片卵圆形或长圆状披针形，长 7～10 cm，宽 3～3.5 cm，先端锐尖或渐尖，基部宽楔形或楔形，全缘，上面绿色，光亮，下面灰绿色，离基三出脉，中脉和侧脉在叶两面凸起；革质。圆锥花序腋生，长 3～10 cm，无毛；总花梗末端有 3～5 朵花，呈聚伞状排列；花被筒倒锥形，花被裂片 6，卵圆形，先端锐尖，外面无毛，内面被柔毛；能育雄蕊 9，内藏，花丝被柔毛，第一、第二轮雄蕊花药卵圆状椭圆形，先端钝，4 室，内向瓣裂，花丝无腺体，第三轮雄蕊花药卵状椭圆形，外向瓣裂，花丝近中部有 1 对腺体，退化雄蕊 3，位于最内一轮；子房卵球形，略被微柔毛，花柱稍长于子房，柱头盘状。果实长圆形，长约7 mm，直径约 5 mm，无毛；果托浅杯状，顶部张开，全缘或具浅圆齿。花期 4～5 月，果期 7～9 月。

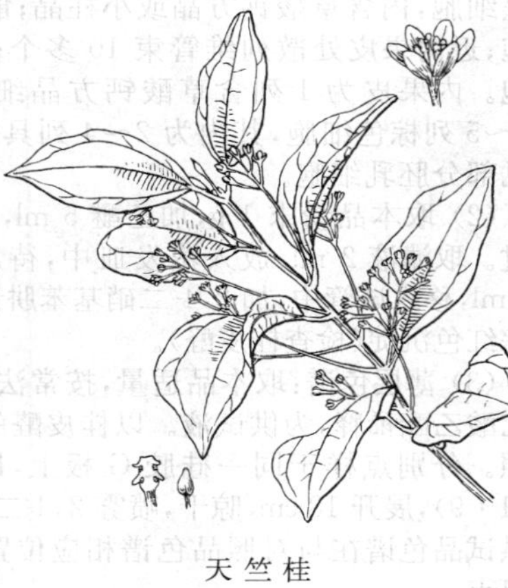

天竺桂

生于常绿阔叶林中。分布于江苏、浙江、安徽、福建、江西、台湾。

本植物的果实(桂子)亦供药用，另设专条。

2. 阴香 *C. burmannii* (C. G. et Th. Nees) Bl.

参见"阴香皮"条。

3. 川桂 *C. wilsonii* Gamble [*C. wilsonii* Gamble var. *multiflorum* Gamble]

常绿乔木，高达 25 m。叶互生或近对生；叶柄长 1～1.5 cm，无毛；叶片卵形或卵状长圆形，长 8.5～18 cm，宽 3.2～5.3 cm，先端渐尖，基部渐狭下延至叶柄，稀近圆形，边缘内卷，上面绿色，光亮，无毛，下面灰绿色，幼时被白色绢毛，离基三出脉，中脉和侧脉在叶两面凸起，横脉弧曲状，多数，较细；革质。圆锥花序腋生，长 3～9 cm，少花，近总状或聚伞状排列，花两性，长约6.5 mm，白色；花梗长 6～20 mm，被细微柔毛；花被筒状倒锥形，花被裂片卵形，先端锐尖，花被内外两面被绢状微柔毛；能育雄蕊 9，花丝被柔毛，第一、二轮雄蕊花药卵状长圆形，先端钝，4 室，内向瓣裂，第三轮雄蕊花药长圆形，4 室，外向瓣裂，中部有 1 对心形腺体；退化雄蕊 3，箭头形，具柄，被柔毛，位于最内一轮；子房卵球形，花柱长约 3 mm，柱头头状。果实卵球形；果托先端平截，边缘具短裂片。花期 4～5 月，果期 6～9 月。

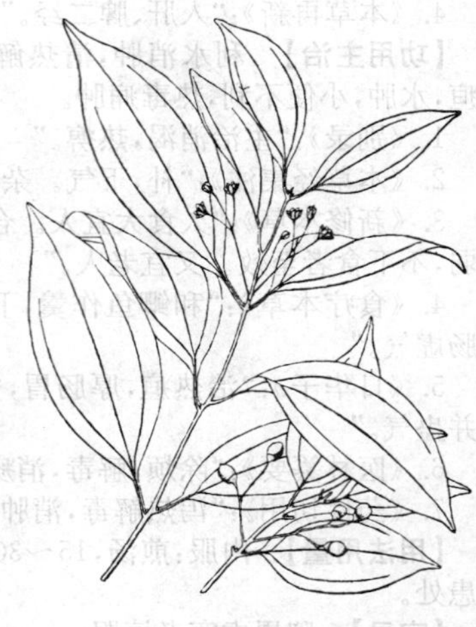

川 桂

生于山谷、山坡林中。分布于陕西秦岭以南、江西、中南、四川、贵州。

【采收加工】 冬季剥取树皮，阴干。

【药材】 天竺桂皮 *Cortex Cinnamomi Japonici* 主产于浙江、江苏、江西、安徽、福建、台湾；阴香皮 *Cortex Cinnamomi burmannii* 产于福建、广东、广西、云南等地；川桂皮 *Cortex Cinnamomi wilsonii* 主产于四川、广东、广西、湖南、湖北、江西及陕西南部。

性状 天竺桂皮 树皮为筒状或不整齐的块片，大小不等，一般长 30～60 cm，厚 2～4 mm。外皮灰褐色，密生不明显的小皮孔或有灰白色花斑；内表面红棕色或灰红色，光滑，有不明显的细纵纹，指甲刻划显油痕。质硬而脆，易折断，断面不整齐。气清香而凉略似樟脑，味微甜辛。

阴香皮 参见"阴香皮"条。

川桂皮 不规则块片，厚 1～3 mm。外皮褐色或棕褐色，粗糙，皮孔呈点状或椭圆形突起，或有灰棕色花斑；内表面灰棕色或棕色。质硬，断面浅棕色或棕色。香气弱，微有樟脑气，味辛凉、微辣。

鉴别 树皮横切面：天竺桂 皮层细胞稍小，排列不整齐，壁增厚，类方形，内含小方晶；中柱鞘部位石细胞 2～10 成群稀疏散在，不连成环，石细胞长圆形或类圆形，壁多数较薄，厚为 6～8(～12) μm。韧皮部石细胞少，有分泌细胞及含棕色内含物细胞散在；射线细胞含小方晶及砂晶。

阴香 参见"阴香皮"条。

川桂 皮层细胞较小，方形或类三角形，排列整齐，壁增厚或内壁增厚，有纹孔，含棕色内含物及草酸钙小方晶；有石细胞群散在，石细胞类圆形或椭圆形，壁厚 6～10(～14) μm。中柱鞘部位石细胞少。韧皮部石细胞类圆形。射线细胞含草酸钙方晶。

【成分】 天竺桂树皮含挥发油：水芹烯(phellandrene)，丁香油酚(eugenol)，甲基丁香油酚(methyleugenol)[1]。

【药性】 辛、甘，温。归脾、胃、肝、肾经。

1.《开宝本草》："味辛，温，无毒。"

2.《安徽中草药》："性温，味辛、甘。"

【功用主治】 温中散寒，理气止痛。主治脘腹冷痛，呕吐泄泻，腰膝酸冷，寒疝腹痛，寒湿痹痛，瘀滞痛经，血痢，肠风，跌打肿痛，创伤出血等。

1.《开宝本草》："主腹内诸冷，血气胀。功用似桂，皮薄不过烈。"

2.《海药本草》："补暖腰脚，破产后恶血，治血痢肠风。功力与桂心同，方家少用。"

3.《福建中草药》："温中散寒，理气止痛。治胃痛腹痛，寒痹，跌打损伤，寒结肿痛。"

4.《中国药用植物图鉴》："树皮有时代桂皮作健胃、驱风药用。"

5.《安徽中草药》："温中散寒，活血止痛，祛风除湿。"

【用法用量】 内服：煎汤，6～12 g。外用：研末用水或酒调敷。

【选方】 1. 治胃痛、腹痛 天竺桂干树皮 15～21 g。煎服。

2. 治跌打损伤 天竺桂干根皮。研末，调水或酒敷患处。（1、2 方出自《福建中草药》）

【临床报道】 治疗小儿腹泻 观察组 360 例。对照组 240 例。方法：观察组选单味桂皮研为粉状，将脐孔先用生理盐水擦洗，然后将桂皮粉置于脐孔内稍加压，以填平为度，再用 4 cm×4 cm 胶布或活血膏覆盖固定，每日换 1 次。对照组用庆大霉素、利巴韦林、多酶片、复方苯乙哌啶，伴脱水者给补液治疗。治疗 4 d 后判定疗效。结果：观察组治愈 356 例（其中 2 d 内治愈 252 例），未愈 4 例，治愈率 98.89%。对照组治愈 88 例（其中 2 d 内治愈 20 例），未愈 152 例，治愈率为 36.67%[1]。

3754 桂花 guì huā（《纲目拾遗》）

【异名】 木犀花（《墨庄漫录》）。

【基原】 为木犀科木犀属植物木犀的花。

【原植物】 木犀 *Osmanthus fragrans*（Thunb.）Lour.［*Olea fragrans* Thunb.］ 又名：九里香、岩桂（《墨庄漫录》），桂（《花镜》）。

灌木，最高可达 18 m。树皮灰褐色。小枝黄褐色，无毛。叶对生，叶柄长 0.8～1.2 cm；叶片革质，椭圆形、长椭圆形或椭圆状披针形，长 7～14.5 cm，宽 2.6～4.5 cm，先端渐尖，基部渐狭呈楔形或宽楔形，全缘或通常上半部具细锯齿，腺点在两面连成小水泡状突起。聚伞花序簇生于叶腋，或近于帚状，每腋内有花多朵；苞片 2，宽卵形，质厚，具小尖头，基部合生；花梗细弱；花极芳香；花萼钟状，4 裂，裂片稍不整齐；花冠裂片 4，黄白色、淡黄色、黄色或橘红色，花冠管仅长 0.5～1 mm；雄蕊 2，着生于花冠管中部，花丝极短，药隔在花药先端稍延伸呈不明显的小尖头；雌蕊长约 1.5 mm，花柱长约 0.5 mm。果歪斜，椭圆形，长 1～1.5 cm，呈紫黑色。花期 9～10 月，果期翌年 3 月。

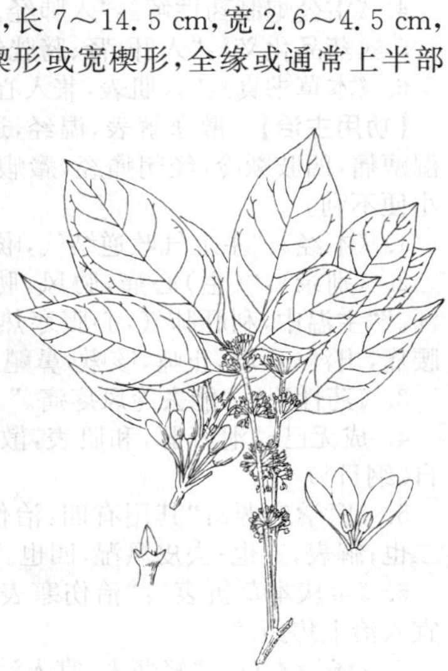
木 犀

全国各地多有栽培，原产我国西南部。

本植物的枝叶（桂花枝）、果实（桂花子）、根或根皮（桂花根）、花经蒸馏而得的液体（桂花露）亦供药用，另设专条。

【采收加工】 9～10 月开花时采收，拣去杂质，阴干，密闭贮藏。

【药材】 桂花 *Flos Osmanthi Fragrantis* 全国各地均产。

性状 花小，具细柄；花萼细小，浅 4 裂，膜质；花冠 4 裂，裂片矩圆形，多皱缩，长 3～4 mm，淡黄至黄棕色。气芳香，味淡。

【成分】 含挥发性成分：β-顺式和反式罗勒烯（β-*cis* and *trans*-ocimene），3，6，6-三甲基-2-降蒎烯（3，6，6-trimethyl-2-norpinene），α 和 β-紫罗兰酮（α and β-ionone），顺式和反式芳樟醇氧化物（*cis* and *trans* linalooloxide），芳樟醇（linalool），金合欢醇（farnesol），丁香油酚（eugenol），β-蒎烯（β-pinene），3-侧柏烯（3-thujene），α-甲基呋喃（α-methylfuran）[1～4]。

【药性】 辛，温。归肺、脾、肾。

1.《纲目》："辛，温，无毒。"

2.《本草汇言》："味辛、甘、苦，气温。"

3.《药性考》："热，性涩，味辛。"

【功用主治】 温肺化饮，散寒止痛。主治痰饮咳喘，脘腹冷痛，肠风血痢，经闭痛经，寒疝腹痛，牙痛，口臭。

1.《纲目》："同麻油蒸熟，润发及作面脂。"

2.《本草汇言》："散冷气，消瘀血，止肠风血痢。凡患阴寒冷气，瘕疝奔豚，腹内一切冷病，蒸热布裹熨之。"

3. 柴裔《食鉴本草》："益阳消阴，平肝补肾。"

4.《药性考》："窨茶造酱，调食芬馨，开胃生津。"

5.《国药的药理学》："除口臭及视物不明。"

6.《安徽中草药》："散寒破结，温肺止咳。主治胃寒腹痛，瘰疬。"

7.《浙江药用植物志》："治痰饮喘咳，经闭腹痛。"

【用法用量】 内服：煎汤，3～9 g；或泡茶。外用：煎汤含漱或蒸热外熨。

【选方】 1. 生津，辟臭，化痰，治风虫牙痛 木犀花、百药煎、孩儿茶。作膏饼噙。（《纲目》）

2. 治口臭 桂花 6 g，蒸馏水 500 ml。浸泡一昼夜，漱口用。（《青岛中草药手册》）

3. 治胃寒腹痛 桂花、高良姜各 4.5 g，小茴香 3 g。煎服。（《安徽中草药》）

3755 桂枝 guì zhī（《新修本草》）

【异名】 柳桂（《重广补注神农本草并图经》）。

【基原】 为樟科樟属植物肉桂 *Cinnamomum cassia* Presl 的嫩枝。

【原植物】 参见"肉桂"条。

【采收加工】 肉桂定植 2 年后，采折嫩枝，去叶，晒干；或取肉桂树砍伐后将多余的萌蘖枝从地面处剪断或取修枝、间伐的枝条，晒干。

【药材】 桂枝 *Ramulus Cinnamomi* 主产于广西、广东、福建。

性状 枝长圆柱形，多分枝，长 30～75 cm，粗端直径

0.3～1 cm。表面棕色或红棕色，有纵棱线、细皱纹及小疙瘩状的叶痕、枝痕和芽痕，皮孔点状或点状椭圆形。质硬而脆，易折断，断面皮部红棕色，可见一淡黄色石细胞环带，木部黄白色至浅黄棕色，髓部略呈方形。有特异香气，味甜、微辛，皮部味较浓。

鉴别 (1)枝横切面：表皮细胞1列，嫩枝可见单细胞非腺毛。木栓细胞3～5列，最内1列细胞外壁增厚。皮层有油细胞、黏液细胞及石细胞散在。中柱鞘部位石细胞群断续排列成环，并伴有纤维束。韧皮部有油细胞、黏液细胞及纤维散在。形成层明显。木质部射线宽1～2列细胞，含有棕色物质及细小草酸钙针晶。髓部细胞壁略厚，木化。本品薄壁细胞含淀粉粒。

(2)薄层色谱：取本品粉末0.5 g，加乙醇10 ml，密塞，浸泡20 min，时时振摇，滤过，滤液作为供试品溶液。另取桂皮醛对照品，加乙醇制成每1 ml含1 μl的溶液，作为对照品溶液。吸取供试品溶液10～15 μl、对照品溶液2 μl，分别点于同一硅胶G薄层板上，以石油醚(60～90 ℃)-醋酸乙酯(17∶3)为展开剂，展开，取出，晾干，喷以二硝基苯肼乙醇试液。供试品色谱中，在与对照品色谱相应的位置上，显相同的橙红色斑点。

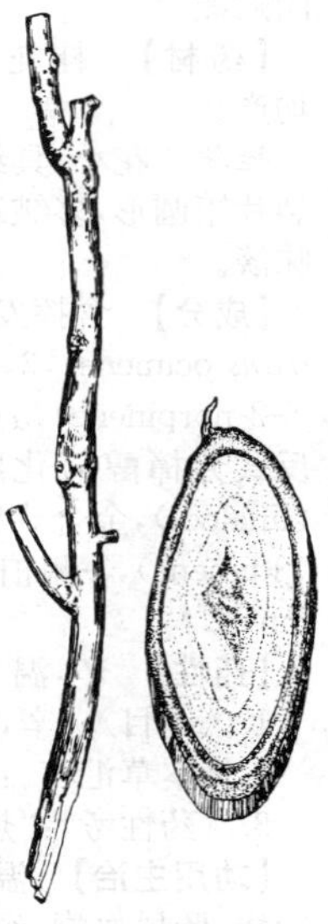

桂枝外形图及饮片

品质标志 《中华人民共和国药典》2005年版规定：照醇溶性浸出物测定法项下的热浸法测定，用乙醇作溶剂，不得少于4.0%。

【成分】 含挥发油：桂皮醛(cinnamaldehyde)，苯甲酸苄酯(benzylbenzoate)，乙酸肉桂酯(cinnamylacetate)，β-荜澄茄烯(β-cadinene)，菖蒲烯(calamenene)，香豆素(coumarin)[1]；桂皮酸(cinnamic acid)，2-甲氧基桂皮酸(2-methoxy cinnamic acid)，1，4-二苯基-丁二酮(1，4-diphenyl-butane-dione)，丁香醛(syringaldehyde)。甾体类：β-谷甾醇(β-sitosterol)，5α，8α-过氧化麦角甾醇(ergosterol5α，8α-peroxide)，6β-羟基-4-烯-3-豆甾酮(stigmast-4-en-6β-ol-3-one)。又含原儿茶酸(protocatechuric acid)，胡萝卜苷(β-daucosterol)[2]。

【药理】 1. 抗菌、抗病毒作用 体外实验证明，桂枝醇提物对金黄色葡萄球菌、肺炎球菌、大肠杆菌、变形杆菌、痢疾杆菌及伤寒杆菌等均有一定抑制作用[1]；桂枝水煎液对流感病毒亚甲京科68-1株和孤儿病毒($ECHO_{11}$)均有抑制作用[2]。

2. 解热、镇痛作用 桂枝水煎剂和桂皮醛能使伤寒、副伤寒菌苗所致发热家兔体温下降，并能使正常小鼠的体温降低。其解热和降温作用可能与其扩张外周血管，促进发汗、散热有关[3,4]。

3. 镇静、抗惊厥作用 桂皮醛能使小鼠自主活动减少，巴比妥类催眠药的睡眠作用增强，并能对抗苯丙胺所致中枢兴奋以及延长士的宁所致惊厥的死亡时间和抑制小鼠听源性惊厥[3,5]。

4. 抗炎作用 桂枝对角叉菜胶所致大鼠足跖肿有明显的抑制作用，且对佐剂性关节炎有一定的预防作用[6,7]。

5. 对血管、血液的作用 桂枝注射液腹腔注射，每日1次，每次10 ml(含生药20 g)，连续5 d，能对抗兔实验性肢体痹证模型的皮肤、肌肉、神经和血液流变学的病理改变。桂枝能解除毛细血管的收缩，降低血浆纤维蛋白原含量，降低血浆黏度，有助于血细胞表面电荷的充分暴露和变形活动，从而使全血黏度降低，并能解除红细胞和血小板聚集，改善组织血液循环，消除肌浆网和许旺细胞内质网的水肿，使病变组织逆转修复[8]。桂枝水煎剂20 g/kg腹腔注射能使小鼠心肌营养性血流量增加[9]。

6. 其他作用 桂枝能抑制IgE抗体所引起的肥大细胞脱颗粒释放介质，有抗过敏作用[10]。桂皮醛在体外对血小板聚集有抑制作用并有抗凝血酶作用[11]。

毒性 桂枝水煎液于白天小鼠灌服的LD_{50}为624.7 mg/kg，夜间灌服的LD_{50}为773.6 mg/kg。可见，桂枝对实验小鼠的毒性作用有明显的昼夜差异，白天的毒性和致死作用较夜间明显增强[12]。

【炮制】 1. 桂枝 取原药材，除去杂质及残叶，粗细分开稍浸，洗净，淋润，切薄片，晾干或低温干燥。

2. 桂枝木 取10 mm以上的粗枝，削去皮，取木切薄片。

3. 桂枝尖 取泡好桂枝的梢部，切小段。

4. 炒桂枝 取净桂枝片或段，置锅内，用文火加热，炒至微显焦斑，取出放凉。

5. 蜜桂枝 取净桂枝或段加入炼蜜及清水少许拌匀，稍闷，置锅内，用文火加热，炒至老黄色不粘手，取出放凉，晾干。每净桂枝100 kg，用炼蜜12 kg。

饮片性状 桂枝参见"药材"项。桂枝木呈类圆形的薄片，气微香特异，味微辛。桂枝尖形同桂枝而细，呈不规则的小段。炒桂枝形同桂枝，黄棕色，偶有焦斑。蜜桂枝形同桂枝，黄棕色，略有黏性，味微甜。

贮干燥容器内，密闭置阴凉干燥处，防潮。

【药性】 辛、甘，温。归膀胱、心、肺经。

1.《本经》："味辛，温。"

2.《药性论》："味甘、辛。"

3.《医学启源》："《主治秘要》云：气味俱薄，体轻而上行，浮而升，阳也。"

4.《雷公炮制药性解》："入肺经。"

5.《药品化义》："入肝、肾、膀胱经。"

6.《本草求真》："入肌表，兼入心、肝。"

【功用主治】 散寒解表，温经，通阳。主治风寒表证，寒湿痹痛，四肢厥冷，经闭痛经，癥瘕结块，胸痹，心悸，痰饮，小便不利。

1.《本经》："主上气咳逆结气，喉痹吐吸，利关节。"

2.《别录》："(主)心痛，胁风，胁痛，温筋通脉，止烦，出汗。""主温中，利肝肺气，心腹寒热，冷疾，霍乱转筋，头痛，腰痛，出汗，止烦，止唾，咳嗽，鼻齆。"

3.《药性论》："能去冷风疼痛。"

4. 成无己："泄奔豚，和肌表，散下焦蓄血，利肺气。"(引自《纲目》)

5.《医学启源》："其用有四：治伤风头痛，一也；开腠理，二也；解表，三也；去皮风湿，四也。"

6.《宝庆本草折衷》："治伤寒表虚，取其轻而能发散，亦宜入治上焦药。"

7.《汤液本草》："轻薄者，宜入治眼目发散药。"

8.《药品化义》："专行上部肩臂，能领药至痛处，以除肢节间痰凝血滞。”

9.《本草备要》:“温经通脉,发汗解肌。”

10.《医林纂要》:“补肝泻肺,行阳气于四表,燮调荣卫,化汗液,去邪闭,外彻腠理,祛四肢及胁下风湿。”

【用法用量】 内服:煎汤,1.5～6 g,大剂量,可用至15～30 g;或入丸、散。

【宜忌】 热病高热,阴虚火旺,血热妄行者禁服。

1.《本草从新》:“阴虚之人,一切血证,不可误投。”

2.《得配本草》:“阴虚血乏,素有血证,外无寒邪,阳气内盛,四者禁用。”

3.《药义明辨》:“助热伤阴,最易堕胎、动血,须防慎之。”

4.《药笼小品》:“阳盛之人或挟暑热,下咽生灾。”

5.《药性集要便读》:“舌绛、神昏、发斑、鼻衄、血热症皆忌用。”

【选方】 1. 治太阳中风,阳浮而阴弱,阳浮者,热自发,阴弱者,汗自出,啬啬恶寒,淅淅恶风,翕翕发热,鼻鸣干呕 桂枝三两(去皮),芍药三两,甘草二两(炙),生姜三两(切),大枣十二枚(擘)。上五味,细切三味,以水七升,微火煮取三升。去滓。适寒温,服一升,服已须臾,啜热稀粥一升余,以助药力,温覆令一时许,遍身漐漐微似有汗者益佳。(《伤寒论》桂枝汤)

2. 治伤寒八九日,风湿相搏,身体疼烦,不能自转侧,不呕不渴,脉浮虚而涩 桂枝四两(去皮),附子三枚(炮,去皮,破),生姜三两(切),大枣十二枚(擘),甘草二两(炙)。上五味,以水六升,煮取二升。去滓。分温三服。(《伤寒论》桂枝附子汤)

3. 治血痹,阴阳俱微,寸口关上微,尺中小紧,外证身体不仁,如风痹状 黄芪三两,芍药三两,桂枝三两,生姜六两,大枣十二枚。上五味,以水六升,煮取二升。温服七合,日三服。(《金匮要略》黄芪桂枝五物汤)

4. 治胸痹,心中痞气,气结在胸,胸满,胁下逆抢心 枳实四枚,厚朴四两,薤白半斤,桂枝一两,栝楼实一枚(捣)。上五味,以水五升,先煎枳实、厚朴,取二升,去滓,内诸药,煮数沸。分温三服。(《金匮要略》枳实薤白桂枝汤)

5. 治发汗过多,其人叉手自冒心,心下悸欲得按 桂枝四两(去皮),甘草二两(炙)。以水三升,煮取一升。去滓。顿服。(《伤寒论》桂枝甘草汤)

6. 治心中痞,诸逆,心悬痛 桂枝、生姜各三两,枳实五枚。上三味,以水六升,煮取三升,分温三服。(《金匮要略》桂枝生姜枳实汤)

7. 治妇人宿有癥病,经断未及三月,而得漏下不止,胎动在脐上者,为癥痼害。所以血不止者,其癥不去故也 桂枝、茯苓、牡丹(去心)、芍药、桃仁(去皮尖,熬)各等分。上五味,末之,炼蜜和丸,如兔屎大,每日食前服一丸;不知,加至三丸。(《金匮要略》桂枝茯苓丸)

8. 治心下有痰饮,胸胁支满 茯苓四两,桂枝三两(去皮),白术二两,甘草二两(炙)。上四味,以水六升,煮取三升。去滓。分温三服。(《伤寒论》茯苓桂枝白术甘草汤)

9. 治伤寒,阳脉涩,阴脉弦,法当腹中急痛 桂枝三两(去皮),甘草二两,大枣十二枚(擘),芍药六两,生姜三两(切),胶饴一升。上六味,以水七升,煮取三升,去滓,内饴,更上微火消解。温服一升,日三服。(《伤寒论》小建中汤)

10. 治妇人有孕,伤寒脉浮,头重,腹中切痛 桂枝、芍药、当归各一两。上锉细,每服一两,水煎服。(《济阴纲目》桂枝芍药当归汤)

【临床报道】 治疗小儿多动症 用桂枝6 g,白芍15 g,炙草4 g,生姜4片,大枣4枚(此为5岁左右小儿的剂量)。水煎服,每日1剂,7 d为1个疗程。根据年龄酌情加减。共观察30例,结果:痊愈8例,显效17例,改善3例,无效2例,总有效率为93.3%。病程在2个月以内的6例均获痊愈,病程在半年以内者共11例,其中痊愈2例,显效9例。无效病例均为病程在3年以上者[1]。

【各家论述】 1.《用药心法》:“桂枝气味俱轻,故能上行发散于表。”

2. 王好古:“或问《本草》言桂能止烦出汗,而张仲景治伤寒有‘当发汗’,凡数处皆用桂枝汤。又云无汗不得服桂枝,汗家不当重发汗,若用桂枝是重发其汗,汗多者用桂枝甘草汤,此又用桂枝闭汗也。一药二用,与《本草》之义相通与否?曰:《本草》言桂辛甘大热,能宣导百药,通血脉,止烦出汗,是调其血而汗自出也,仲景云太阳中风阴弱者,汗自出,卫实营虚,故发热汗出。又云太阳病发热汗出者,此为营弱卫强,阴虚阳必凑之,故皆用桂枝发其汗,此乃调其营气,则卫气自和,风邪无所容,遂自汗而解,非桂枝能开腠理、发出其汗也;汗多用桂枝者,以之调和营卫,则邪从汗出,而汗自止,非桂枝能闭汗孔也。昧者不知出汗、闭汗之意,遇伤寒无汗者亦用桂枝,误之甚矣。桂枝汤下‘发’汗字,当认作‘出’字,汗自然发出,非若麻黄能开腠理,发出其汗也。其治虚汗,亦当逆察其意可也。”(引自《纲目》)

3.《本草衍义补遗》:“仲景治表用桂枝,非表有虚以桂补之;卫有风邪,故病自汗,以桂枝发其邪,卫和则表密,汗自止,非桂枝能收汗而治之。”

4.《纲目》:“麻黄遍彻皮毛,故专于发汗而散寒邪,肺主皮毛,辛走肺也。桂枝透达营卫,故能解肌而风邪去,脾主营,肺主卫,甘走脾,辛走肺也。”

5.《本草汇言》:“桂枝散风寒,逐表邪,发邪汗,止咳嗽,去肢节间风痛之药也。气味虽不离乎辛热,但体属枝条,仅可发散皮毛肌腠之间,游行臂膝肢节之处。”

6.《本草述》:“桂枝与薄桂,虽皆属细枝条,但薄桂尤其皮之薄者,故和营卫之力似不及枝也。又肉桂治奔豚,而桂枝亦用之者,以奔豚属肾气,肾气出之膀胱,桂枝入足太阳故也。”“世医不悟桂枝实表之精义,似以此味能补卫而密腠理,若然,何以不用参、芪耶?盖四时之风,因于四时之气,冬月寒风伤卫,卫为寒风所并,则不为营气之并而与之和,故汗出也,唯桂枝辛甘,能散肌表寒风,又通血脉,故合于白芍,由卫之固以达营,使其相和而肌解汗止也。”

7.《长沙药解》:“桂枝入肝家而行血分,走经络而达荣郁,善解风邪,最调木气,升清阳脱陷,降浊阴冲逆,舒筋脉之急挛,利关节之壅阻,入肝胆而散遏抑,极止痛楚,通经络而开痹涩,甚去湿寒,能止奔豚,更安惊悸。大抵杂证百出,非缘肺胃之逆,则因肝脾之陷,桂枝既宜于逆,又宜于陷,左之右之,无不宜之。”

8.《药物学纲要》:“桂枝轻用三、五分至七、八分,重用一钱至钱半,若营血素虚,而卫阳亦微,外有凛寒,则用一、二分与白芍合炒,其舌滑无苔者,且必桂、芍同炒,而拣去桂枝不用,仅取其气,不食其味,此虽吴下近时新法,而不可谓其无深意者也。桂枝即肉桂之枝,柔嫩细条,芬芳馥郁,轻扬升散,味辛气温。祛营卫之风寒,主太阳中风而头痛。立中州之阳气,疗脾胃虚馁而腹疼。宣通经络,上达肩臂。温辛胜水,则抑降肾气,下定奔豚,开肾家之痹着,若是阳微溲短,斯为通溺良材。惟在燥咳气升,妄用即教血溢,抑或阴亏液耗,误投必致病加。其效在皮,而仲景书反去其皮,可悟传抄之谬,无皮为木,而晚近来或用其木,毋乃嗜好之偏。”

9.《本经疏证》:“凡药须究其体用;桂枝能利关节,温经通脉,此其体也;《素问·阴阳应象大论》曰:味厚则泄,气厚则发热。辛以散结,甘可补虚。故能调和腠理,下气散逆,止痛除烦,此其用也。”“盖其用之道有六:曰和营,曰通阳,曰利水,曰下气,曰行瘀,曰补中。其功之最大,施之最广,无如桂枝汤,则和营其首功也。”

3756 桂木干 guì mù gān (《广东中药》)

【异名】 狗果(《岭南采药录》)。

【基原】 为桑科桂木属植物白桂木和桂木的果实。

【原植物】 1. 白桂木 *Artocarpus pargyreus* ance 又名:胭脂木、红桂木(《海南植物志》),将军树(《广东植物志》)。

乔木,高达10 m,全株有乳汁。树皮暗紫色,成薄片剥落;小枝被略紧贴的柔毛。单叶互生,2列;叶柄长1~2.2 cm,有短毛;托叶线形或狭三角形,长约2 mm,被毛,脱落后有瘢痕;叶片椭圆形或倒卵状长圆形,长7~22 cm,宽3~8.5 cm,先端渐尖或短渐尖,基部楔形,全缘,嫩叶常为羽状浅裂,上面无毛有光泽,下面密被灰白色短绒毛;侧脉7~9对,与细脉交织成网脉在背面突起。花单性,雌雄同株;雄花序单个腋生,倒卵形或棒状形,总花梗长1~2 cm,被浅灰色短柔毛;雄花有花被片4,分离,线形或匙形,密被微柔毛;雄蕊1,花丝长椭圆形,花药椭圆形。聚合果近球形,直径3~4 cm,黄色,干时褐色,被短毛,表面有不明显、宿存的乳状突起,萼片近轴部分分离,结果时约12枚;果柄长3.5~6.5 cm,被短柔毛。花期春末夏初,果期秋季。

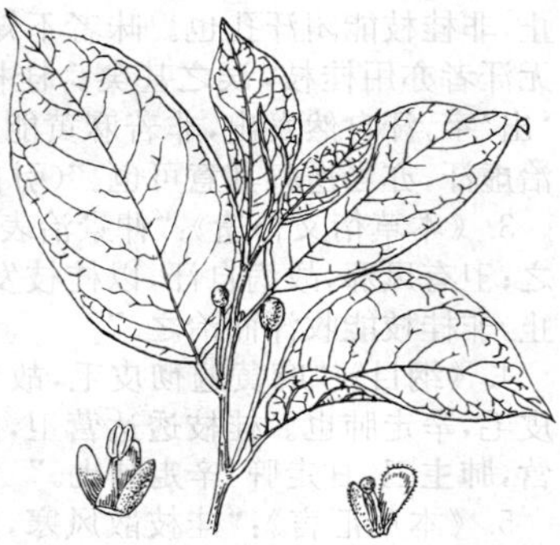

白桂木

生于低海拔的温暖山区、路旁、林缘或疏林中。分布于广东、广西、云南等地。

2. 桂木 *A. nitidus* Trec. subsp. *lingnanensis* (Merr.) Jarr. [*A. lingnanensis* Merr.] 又名:白桂木、大叶胭脂(《中国高等植物图鉴》),红桂木。

桂木与白桂木的区别在于:叶片椭圆形或卵状长椭圆形,先端钝或短渐尖。聚合果直径达5 cm,鲜时红色,干后褐色,被绒毛;种子10~15颗。

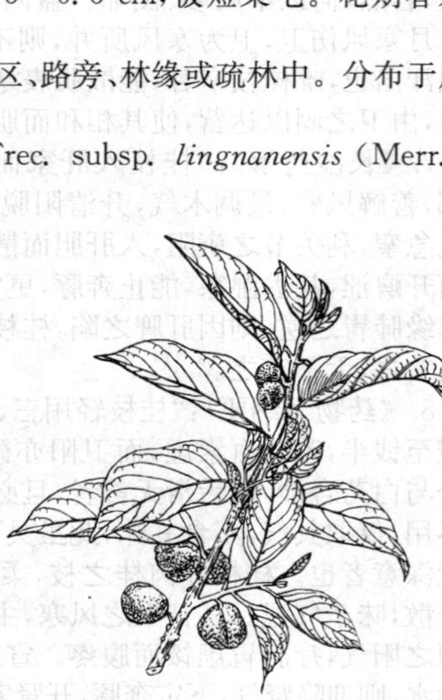

桂 木

生于低海拔的山地、林缘,多栽培。分布于广东、广西、海南、云南等地。

上述植物的根(桂木根、白桂木根)亦供药用,另设专条。

【采收加工】 7~10月摘取成熟果实,切片,晒干。

【药材】 桂木干 *Fructus Artocarpi* 主产于广东。

性状 白桂木 肉质聚花果呈类球形,外表面灰绿色至茶褐色,常被锈色绒毛。已切成片块者直径约1.5 cm,边缘皱缩不平,切面肉质肥厚,黄白色或淡棕色。内有众多细小瘦果,瘦果心形或卵形,黄色,藏于肉质体内。气微,味酸、微甜。

桂木 聚花果较大,直径2~4 cm,厚约5 mm。

【药性】 甘、酸,平。归肺、胃、肝经。

1. 广州部队《常用中草药手册》:“酸,平。”

2.《全国中草药汇编》:“甘、酸,平。”

【功用主治】 生津止血,健胃化痰。主治热渴,咳血,吐血,衄血,食欲不振。

1.《岭南采药录》:“敛气,止咳血,助消化。”

2.《广东中药》Ⅱ:“止咳除痰。”

3. 广州部队《常用中草药手册》:“清热开胃,收敛止血。治肺热咳血,吐血,衄血,喉痛,胃酸缺乏,食欲不振。”

4.《全国中草药汇编》:“治肺结核咳血,支气管炎。”

【用法用量】 内服:煎汤,15~30 g。

3757 桂木根 guì mù gēn (《广西本草选编》)

【基原】 为桑科桂木属植物桂木 *Artocarpus nitidus* rec. subsp. *lingnanensis* (Merr.) Jarr. 的根。

【原植物】 参见“桂木干”条。

【采收加工】 9月至翌年5月采挖,切片,晒干。

【药性】 辛,微温。归胃经。

【功用主治】《广西本草选编》:“健胃行气,活血祛风。主治胃炎,食欲不振,风湿痹痛,跌打损伤。”

【用法用量】 内服:煎汤,15~30 g;或浸酒。外用:浸酒搽。

3758 桂花子 guì huā zǐ (《江苏药材志》)

【异名】 桂花树子、四季桂子(《江苏药材志》)。

【基原】 为木犀科木犀属植物木犀 *Osmanthus fragrans* (Thunb.) Lour. 的果实。

【原植物】 参见“桂花”条。

【采收加工】 4~5月果实成熟时采收,用温水浸泡后,晒干。

【药材】 桂花子 *Fructus Osmanthi Fragrantis* 全国各地均产。

性状 果实黑色或紫黑色,长卵形,长1.5~2 cm,直径0.7~0.9 cm。果核紫红色,具有突起的棱线6~8条,胞间开裂,内含种子1颗,圆锥形,长1.2~1.3 cm,直径约0.5 cm,种皮黄色,种仁类白色,油质性。

【药性】《江苏药材志》:“甘,辛,温。”

【功用主治】 温中,行气,止痛。主治胃寒疼痛,肝胃气痛。

1.《植物名实图考长编》:“治心痛。”

2.《江苏药材志》:“暖胃,平肝,益肾,散寒,止哕。民间用作止痛剂,治肝胃气痛。”

3.《安徽中草药》:“行气散结。”

【用法用量】 内服:煎汤,5~10 g。

【选方】 1. 治胃寒气痛　桂花子、砂仁各 6 g，香附、高良姜各 9 g。水煎服，日 1 剂。(江西《草药手册》)

2. 治肝胃气痛　桂花子、陈皮各 6 g，香附、乌药各 9 g。煎服。(《安徽中草药》)

3759 **桂花枝** guì huā zhī (《生草药性备要》)

【异名】 土桂枝(《生草药性备要》)。

【基原】 为木犀科木犀属植物木犀 *Osmanthus fragrans* (Thunb.) Lour. 的枝叶。

【原植物】 参见"桂花"条。

【采收加工】 全年均可采收，鲜用或晒干。

【药性】 《生草药性备要》："味辛，性温。"

【功用主治】 发表散寒，祛风止痒。主治风寒感冒，皮肤瘙痒，漆疮。

1.《生草药性备要》："祛风发散除热。"

2.《湖南药物志》："治漆疮。"

【用法用量】 内服：煎汤，5～10 g。外用：煎水洗。

【选方】 治漆疮　每日用鲜桂花树叶 500～1 000 g，加水 2 000 ml，煎至黑色。用纱布蘸水，趁热烫洗患处(不要烫伤皮肤)，原汤加热再洗，每日 3～4 次。〔《新中医》1983，(1)：23〕

3760 **桂花根** guì huā gēn (《分类草药性》)

【异名】 桂树根、桂根(《纲目拾遗》)，白桂花树根(《浙江药用植物志》)。

【基原】 为木犀科木犀属植物木犀 *Osmanthus fragrans* (Thunb.) Lour. 的根或根皮。

【原植物】 参见"桂花"条。

【采收加工】 8～10 月采挖老树的根或剥取根皮，切片，晒干。

【药性】 辛、甘，温。

1.《四川中药志》1960 年版："性平，味甘、微涩，无毒。"

2.《重庆草药》："味辛，性温。"

【功用主治】 祛风除湿，散寒止痛。主治风湿痹痛，肢体麻木，胃脘冷痛，肾虚牙痛。

1.《纲目拾遗》："贴牙痛，取桂树根上皮用。"

2.《分类草药性》："治筋骨疼痛，气痛，散郁。"

3.《四川中药志》1960 年版："治风湿麻木及肾虚牙痛等症。"

4.《福建药物志》："健脾益肾，舒筋活络。根治胃下垂，胃十二指肠溃疡，遗精；根二层皮治腰扭伤，失音。"

【用法用量】 内服：煎汤，15～30 g；炖肉或泡酒。外用：煎水洗或熬膏贴。

【选方】 1. 治风湿麻木及腰痛　桂花根粗皮 500 g，麻油 250 g，炒黄丹 250 g。熬膏(黄丹要去渣后才下)，取出冷后，贮入瓷罐中。用时火炖化，摊贴。(《四川中药志》1960 年版)

2. 治脘腹冷痛　桂花根、吴萸各 3 g，香通 6 g，苦荞头 15 g。水煎服。

3. 治肠风下血　桂花根、仙鹤草、槐花各 9 g，香椿皮 12 g。水煎服。

4. 治牙痛　桂花根 9 g，细辛 3 g，野菊花、地骨皮各 15 g。水煎服。(2～4 方出自《四川中药志》1982 年版)

5. 治痫症　白桂花树根 60 g。浓煎后去渣，放入瘦猪肉 120 g(再煎至肉熟)，加盐适量服用。2 d 1 次，14 d 为 1 个疗程。(《浙江药用植物志》)

3761 **桂花露** guì huā lù (《纲目拾遗》)

【基原】 为木犀科木犀属植物木犀 *Osmanthus fragrans* (Thunb.) Lour. 的花经蒸馏而得的液体。

【原植物】 参见"桂花"条。

【采收加工】 花采收后，阴干，经蒸馏而得。

【药性】 微辛、微苦，温。

【功用主治】 疏肝理气，醒脾辟秽，明目润喉。主治肝气郁结，胸胁不舒，龈肿牙痛，咽干口燥，口臭。

1.《金氏药帖》："专治龈胀牙痛，口燥咽干。"

2.《纲目拾遗》："明目疏肝，止口臭。"

3.《中国医学大辞典》："醒脾，开胃，理气，宽胸，平肝，化痰。"

4.《江苏省植物药材志》："矫味，清气，润喉。"

【用法用量】 内服：炖温，30～60 g。

3762 **桂皮紫萁** guì pí zǐ qí (《长白山植物药志》)

【异名】 紫萁(《吉林中草药》)。

【基原】 为紫萁科紫萁属植物分株紫萁的根茎。

【原植物】 分株紫萁 *Osmunda cinnamomea* L. [*O. cinnamomea* L. var. *asiatica* Fernald; *O. cinnamomea* L. var. *fokiensis* Copel.]

陆生蕨类，植株高 50～100 cm。根茎粗短或具粗肥圆柱形的主轴。叶丛生，二型；营养叶柄禾秆色，干后淡棕色，长 20～40 cm；叶片二回羽状深裂，长圆形或狭椭圆形，长 35～60 cm，宽 12～24 cm；羽片 12～20 对，近对生，无柄，基部有关节，线状披针形或披针形，长 8～12 cm，宽 1.5～2.4 cm；裂片 12～14 对，长圆形，长约 1 cm，宽 4～6 mm，全缘，纸质，幼时有淡棕色绒毛；中脉明显，侧脉二叉分枝；孢子叶柄长 24～40 cm；叶片二回羽状，长 20～40 cm，宽 3～4 cm；羽片 12～14 对，紧缩成线形，背面密被暗棕色的孢子囊。

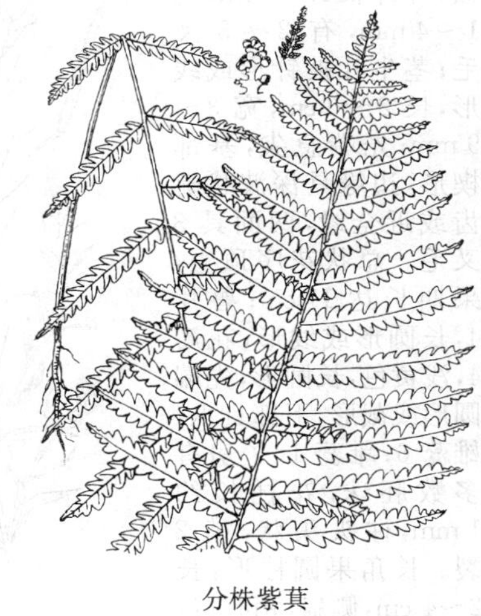

分株紫萁

生于沼泽地或潮湿山谷。分布于西南及吉林、黑龙江、安徽、福建、江西、台湾等地。

【采收加工】 春、秋季采收，除去须根及叶柄，晒干。

【药性】 苦，微寒。

1.《长白山植物药志》："苦、涩，微寒。"

2.《中国药用孢子植物》："微苦，凉。""苦，寒；有小毒。"

【功用主治】 清热解毒，驱虫，利尿。主治痄腮，流感，痢疾，鼻衄，崩漏，外伤出血，钩虫病，蛲虫病，小便不利。

1.《吉林中草药》："利尿，镇痛。治小便不利、小腹疼痛。”

2.《长白山植物药志》:“清热解毒,利尿镇痛,止血杀虫。主治痢疾,鼻衄,便血,崩漏下血,外伤出血,腮腺炎,麻疹,水痘,疹出不快,绦虫,钩虫,蛲虫,小便不利,小腹疼痛。”

3.《中国药用孢子植物》:“用于流感、气管炎、痢疾、功能性子宫出血与小便不利。”

【用法用量】 内服:煎汤,10～30 g;或炒炭研末,每次3 g,每日2～3次。外用:研末调涂。

【选方】 1. 治流感 分株紫萁30 g,大青叶15 g。煎服。

2. 治痢疾 分株紫萁30 g,地锦草15 g。煎服。

3. 治功能性子宫出血 分株紫萁炭30 g,乌贼骨12 g。研末,每服3 g,每日3次。(1～3方出自《中国药用孢子植物》)

4. 治绦虫、钩虫、蛲虫病 紫萁10 g,乌梅6 g,大黄3 g。水煎服。(《长白山植物药志》)

3763 桂竹糖芥 guì zhú táng jiè (《东北药用植物志》)

【异名】 糖芥、打水水花、金盏盏花(《内蒙古中草药》),苦葶苈(《全国中草药汇编》),野菜子(陕西)。

【基原】 为十字花科糖芥属植物小花糖芥的全草和种子。

【原植物】 小花糖芥 *Erysimum cheiranthoides* L. 又名:浅波缘糖芥(《全国中草药汇编》)。

一年生草本,高15～50 cm。茎直立,分枝或不分枝,有棱角,具2叉毛。基生叶莲座状,无柄,平铺地面,叶片长1～4 cm,宽1～4 mm,有2～3叉毛;茎生叶披针形或线形,长2～6 cm,宽3～9 mm;先端急尖,基部楔形,边缘具深波状疏齿或近全缘,两面具3叉毛。总状花序顶生,果期长达17 cm;萼片4,长圆形或线形;花瓣4,浅黄色,长圆形,先端圆形或截形,下部具爪;雄蕊6;雌蕊1,子房有多数胚珠,花柱长约1 mm,柱头头状,稍2裂。长角果圆柱形,长2～4 cm,侧扁,稍有棱,果瓣有1条不明显的中脉。种子每室1行,卵形,淡褐色。花期5月,果期6月。

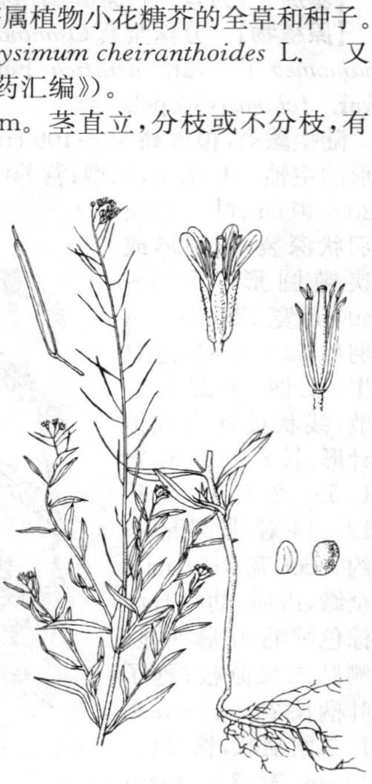

小花糖芥

生于海拔500～2 000 m的山坡、山谷、路旁及村旁荒地。分布于华北、东北、西北及江苏、安徽、山东、河南、湖北、湖南、四川、云南等地。

【采收加工】 4～5月花盛期,割取全草,晒干;或于果实近成熟时,割下全草,晒干,将种子打落,簸去杂质,取净种子入药。

【药材】 桂竹糖芥 *Herba Erysimi Cheiranthoidis* 产于山东、河北、内蒙古等地。

性状 茎圆柱形,长10～45 cm,黄绿色,有纵棱和贴生的毛茸。基生叶莲座状,条形羽状分裂,无叶柄;茎生叶披针形或条形,全缘或具波状齿,两面有毛茸。长角果微扁,四角形或近圆柱形,长2～2.5 cm。种子椭圆形,略具三棱,长约0.8 mm,宽约0.4 mm,顶端圆或平截,基部略尖或微凹,有白色短小的种柄,表面黄褐色,具微细的网状瘤点样纹理及2条纵列浅槽;种皮薄,无胚乳,胚根背倚,子叶2片折叠。气微,味苦。

【成分】 全草含强心苷类:葡萄糖糖芥苷(erysimoside),黄麻苷(corchoroside)A[1],木糖糖芥苷(erychroside),木糖糖芥醇苷(erychrozol)[2]。

种子含强心苷类:K-毒毛旋花子次苷-β(strophanthin)[3],cheiranthosides Ⅰ、Ⅱ、Ⅲ[4],cheiranthoside E{结构为,毒毛旋花苷元3-O-β-D-吡喃葡萄糖-(1→4)-α-L-吡喃鼠李糖-(1→4)-β-D-3-O-乙酰基-吡喃毛地黄毒糖苷〔strophanthidin 3-O-β-D-glucopyranosyl-(1→4)-α-L-rhamnopyranosyl-(1→4)-β-D-3-O-acetyl-digitoxopyranoside〕},cheiranthoside Ⅰ{结构为:毒毛旋花苷元3-O-α-L-吡喃鼠李糖-(1→4)-β-D-3-O-乙酰基-吡喃毛地黄毒糖苷〔strophanthidin 3-O-α-L-rhamnopyranosyl-(1→4)-β-D-3-O-acetyl-digitoxopyranoside〕}[5],洋地黄毒苷元3-O-β-D-葡萄糖苷(digitoxigenin 3-O-β-D-glucoside),glucodigigulomethyloside,洋地黄毒苷元葡萄糖岩藻糖苷(glucodigifucoside),桂竹香毒苷(cheirotoxin)[6],糖芥苷(erysimin),黄麻苷A,木糖糖芥苷,葡萄糖糖芥苷,黄白糖芥醇苷(helveticosol),葡萄糖糖芥醇苷(erysimosol),木糖糖芥醇苷,糖芥卡诺醇苷(erycordin),去葡萄糖糖芥卡诺醇苷(desglucoerycordin),毒毛旋花子苷元(strophanthidin)[7]。黄酮类:槲皮素-3-O-芸香糖(quercetin-3-O-rutinoside),槲皮素-3-O-α-L-吡喃阿拉伯糖(quercetin-3-O-α-L-arabinopyranoside),异鼠李黄素3-O-α-L-吡喃阿拉伯糖(isorhamnetin-3-O-α-L-arabinopyranoside)[8]。脂肪酸:肉豆蔻酸(myristic acid),棕榈油酸(palmitoleic acid),棕榈酸(palmitic acid),硬脂酸(stearic acid),油酸(oleic acid),亚油酸(linoleic acid),亚麻酸(linolenic acid),二十碳烯酸(eicosenoic acid),二十碳二烯酸(eicosadienoic acid),芥酸(erucic acid),二十二碳二烯酸(docosadienoic acid)[9]。此外还含有腐败菌素(destruxin)B[10]。

【药理】 对心脏的作用 从本品提出的糖芥总苷曾发现具有毒毛花苷样正性肌力作用,速效,蓄积性小[1]。糖芥总苷小鼠腹腔注射0.25～0.62 mg/kg可使心肌营养性血流量增加[1]。

【药性】 辛、微苦,寒。小毒。归脾、胃、心经。

1.《内蒙古中草药》:“味酸、苦,性平。有小毒。”

2.《全国中草药汇编》:“辛、苦,寒。”

【功用主治】 强心利尿,和胃消食。主治心力衰竭;脾胃不和,食积不化。

1.《内蒙古中草药》:“强心利尿,健脾和胃消食。主治心悸浮肿,消化不良。”

2.《全国中草药汇编》:“主治心力衰竭。”

【用法用量】 内服:煎汤,6～9 g;研末,0.3～1 g。

【宜忌】 本品有小毒,内服不宜过量,如出现呕吐、恶心、头晕、头痛、心动过缓即需停服。

3764 桔梗 jié gěng (《本经》)

【异名】 符蔰、白药、梗草、卢茹(《吴普本草》),房图、荠苨(《别录》)，苦梗(《丹溪心法》)，苦桔梗(《纲目》)，大药(《江苏省植物药材志》)。

【基原】 为桔梗科桔梗属植物桔梗的根。

【原植物】 桔梗 *Platycodon grandiflorus* (Jacq.) A. DC. [*Campanula grandiflora* Jacq.] 又名：铃当花、包袱花(山东)。

多年生草本，高 30～120 cm。全株有白色乳汁。主根长纺锤形，少分枝。茎无毛，通常不分枝或上部稍分枝。叶 3～4 片轮生、对生或互生；无柄或有极短的柄；叶片卵形至披针形，长 2～7 cm，宽 0.5～3 cm，先端尖，基部楔形，边缘有尖锯齿，下面被白粉。花 1 朵至数朵单生茎顶或集成疏总状花序；花萼钟状，裂片 5；花冠阔钟状，直径 4～6 cm，蓝色或蓝紫色，裂片 5，三角形；雄蕊 5，花丝基部变宽，密被细毛；子房半下位，花柱 5 裂。蒴果倒卵圆形，熟时顶部 5 瓣裂。种子多数，褐色。花期7～9 月，果期 8～10 月。

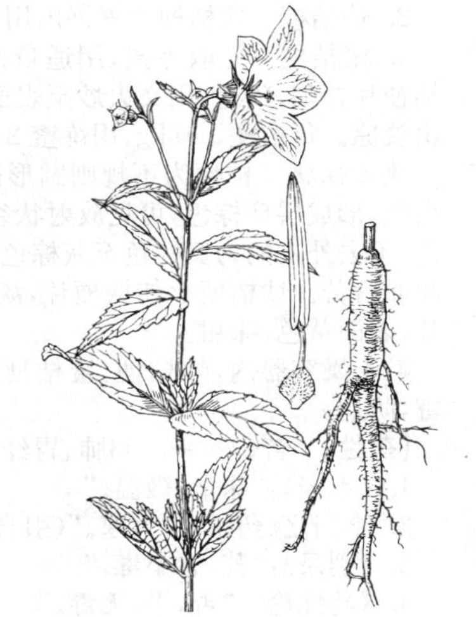

桔　梗

生于山地草坡、林缘或有栽培。分布于全国各地。

本植物的根茎(桔梗芦头)亦供药用，另设专条。

【栽培】 生物学特性 喜凉爽气候，耐寒、喜阳光。宜栽培在海拔 1 100 m 以下的丘陵地带，半阴半阳的砂质壤土中，以富含磷钾肥的中性夹沙土生长较好。种子寿命为 1 年，在低温下贮藏，能延长种子寿命。在温度 18～25 ℃，有足够湿度，播种后 15 d 出苗。

繁殖方法 种子繁殖，直播或育苗移栽。直播，播前用温水浸种 24 h，或用 0.3% 高锰酸钾浸种 12 h。春播和秋播均可，以秋播为好。条播，行距 20～25 cm，深 3～5 cm，播后盖火灰，稍镇压浇水。约 2 星期出苗。待苗高 5 cm 左右，结合松土间苗，苗高 10～15 cm 时，按 10 cm 株距定苗。育苗法，在较干旱地区，没有灌溉条件时采用。作 150 cm 宽的畦，条播，行距 5～10 cm，覆土 1～1.5 cm，保持土壤湿润。约 2 星期出苗。苗齐后拔除过密的幼苗，并松土除草，至翌年 4 月即可移栽大田。

田间管理 移栽后 1 个月左右，苗出土 5～10 cm 时，结合中耕除草追肥 1 次，每亩施清淡人畜粪水 1 000 kg。6～7 月开花前，可再追施人畜粪液 1 次。冬季植株枯萎后，重施冬肥，以人畜粪和杂肥为主。由于桔梗花期较长，花朵的生长发育消耗大量营养，在盛花期喷乙烯利 1 次，基本上达到除花目的，可增产 45% 左右。抽茎现蕾后要培土壅根，以防倒伏。

病虫害防治 病害有轮纹病及斑枯病为害叶片，发病初期喷 1∶1∶100 波尔多液或 50% 多菌灵 1 000 倍液；根腐病，可在发病初期拔除病株，还可用退菌特 50% 可湿性粉剂 500 倍液灌注。虫害有拟地甲、红蜘蛛、地老虎、蚜虫、食子虫等可用 90% 敌百虫 800 倍液喷杀。

【采收加工】 播种后的第二、第三年秋季地上部分枯萎时挖根，洗净泥土，乘鲜用碗片或竹片刮去外皮，放清水中浸 2～3 h，捞起，晒干；或去芦切片，晒干。

【药材】 桔梗 *Radix Platycodonis* 全国大部分地区均产。以东北、华北产量大，称“北桔梗”；华东产的质量较好，称“南桔梗”。

性状 根呈圆柱形或略呈纺锤形，下部渐细，有的有分枝，略扭曲，长 7～20 cm，直径 0.7～2 cm。表面白色或淡黄白色，不去外皮者表面黄棕色至灰棕色，具纵扭皱沟，并有横长的皮孔样斑痕及支根痕，上部有横纹。有的顶端有较短的根茎或不明显，其上有数个半月形茎痕，呈盘节状。质脆，断面不平坦，可见放射状裂隙，皮部类白色，形成层环棕色，木部淡黄白色。气微，味微甜后苦。

鉴别 (1) 根横切面：木栓细胞有时残存，不去外皮者有栓皮层，细胞中含草酸钙小棱晶。皮层窄。韧皮部宽广，外侧有时有裂隙；外侧韧皮射线渐弯曲；筛管群与乳管群伴生，作径向散列，乳管壁略厚，内含微细颗粒状黄棕色物。形成层成环。木质部导管单个散在或数个相聚，呈放射状排列；木射线较宽。薄壁细胞含菊糖。

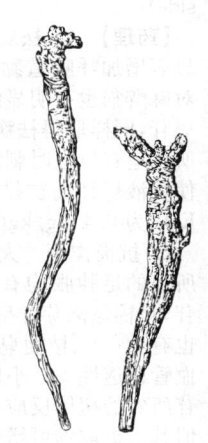

桔梗(根)外形

粉末特征：米黄色。菊糖众多，用冷水合氯醛液装置，薄壁细胞中的菊糖团块呈扇形。乳汁管为有节联结乳汁管，直径 14～25 μm，内含浅黄色油滴及颗粒状物。梯纹、网纹及具缘纹孔导管直径 16～72 μm。木薄壁细胞纵断面观长方形，末端壁微波状弯曲。未去净外皮的可见木栓细胞，淡棕色，有的含细小草酸钙结晶。

(2) 本品水浸液于试管中用力振摇，产生持久性泡沫(检查皂苷)。

(3) 取本品粗粉 1 g，加甲醇 10 ml，回流 30 min，滤过，蒸干滤液，加醋酐 2 ml 溶解，沿管壁加入硫酸 1 ml，接界面呈棕红色环，上层液由蓝色立即变为绿色(检查植物甾醇)。

品质标志 《中华人民共和国药典》2005 年版规定，本品含总皂苷不得少于 6.0%。

【成分】 含皂苷：桔梗皂苷(platycodin) A、C、D[1]、D_2、D_3，去芹菜糖基桔梗皂苷(deapioplatycodin) D、D_3，2″-O-乙酰基桔梗皂苷(2″-O-acetylplatycodin) D_2，3″-O-乙酰基桔梗皂苷(3″-O-acetylplaty-codin) D_2，远志皂苷(polygalacin) D、D_2，2″-O-乙酰基远志皂苷(2″-O-acetylpolygalacin) D、D_2，3″-O-乙酰基远志皂苷(3″-O-acetylpolygalacin) D_2，桔梗苷酸-A 甲酯(methylplatyconate-A)，2-O-甲基桔梗苷酸-A 甲酯(methyl 2-O-methylplatyconate-A)，桔梗苷酸-A 内酯(platyconic acid alactone)[2]。皂苷元：桔梗皂苷元(platycodigenin)[3]，远志酸(polygalacic acid)[4]，桔梗酸(platycogenic acid) A、B、C[5]。次皂苷：3-O-β-D-吡喃葡萄糖基远志酸甲酯(methyl 3-O-β-D-glucopyranosyl polygalacate)，3-O-β-昆布二糖基远志酸甲酯(methyl 3-O-β-laminaribiosylpolygalacate)，3-O-β-D-吡喃葡萄糖基桔梗皂苷元甲酯(3-O-β-D-glucopyranosyl platycodigenin methyl ester)，3-O-β-昆布二糖基桔梗皂苷元甲酯(3-O-β-laminaribiosyl platycodigenin methylester)，3-O-β-龙胆二糖基桔梗皂

苷元甲酯(3-O-β-gentiobiosylplatycodi genin methyl ester)，3-O-β-D-吡喃葡萄糖基桔梗酸A内酯甲酯(3-O-β-D-glucopyranosyl platycogenin A lactonemethyl ester)，3-O-β-D-吡喃葡萄糖基桔梗酸A二甲酯(dimethyl 3-O-β-D-glucopyranosyl platycogenate A)，2-O-甲基-3-O-β-D-吡喃葡萄糖基桔梗酸A二甲酯(dimethyl 2-O-methyl-3-O-β-D-glucopyranosylplatycogenate A)[6]。甾醇类：α-菠菜甾醇(α-spinasterol)，α-菠菜甾醇-β-D-葡萄糖苷(α-spinasteryl-β-D-glucoside)[7]。

【药理】 1. 祛痰与镇咳作用 麻醉犬灌服桔梗煎剂，能显著增加呼吸道黏液分泌量，其强度可与氯化铵相比[1]。对麻醉猫也有明显的祛痰作用[2]。豚鼠多次灌服粗制桔梗皂苷，同样取得祛痰效果[3]。桔梗的祛痰作用主要由于其所含皂苷口服时刺激胃黏膜，反射地增加支气管黏膜分泌，使痰液稀释而被排出[4]。桔梗皂苷豚鼠腹腔注射的镇咳ED_{50}为6.4 mg/kg(相当于1/4LD_{50}量)[3]。

2. 抗炎作用 大鼠灌服粗桔梗皂苷，对角叉莱胶及醋酸所致的足肿胀均有较强的抗炎作用[5]。大鼠灌服桔梗皂苷，对棉球肉芽肿呈显著抑制作用；且对大鼠佐剂性关节炎也有效[5,6]。桔梗皂苷还能显著抑制过敏性休克小鼠毛细血管通透性[5]。小鼠口服桔梗皂苷可抑制腹腔注射同一皂苷所致的扭体反应与腹腔渗出[6]。桔梗无直接抗菌作用，但其水提取物可增强巨噬细胞的吞噬功能，增强中性白细胞的杀菌力，提高溶菌酶的活性[7]。

3. 抗溃疡作用 桔梗皂苷低于1/5LD_{50}的剂量，有抑制大鼠胃液分泌和抗消化性溃疡作用[6]。剂量为100 mg/kg时，几乎能完全抑制大鼠幽门结扎所致的胃液分泌。灌胃给药对大鼠醋酸所致的慢性溃疡有明显疗效，且每日25 mg/kg组的疗效比甘草提取物FM_{100}每日200 mg/kg组为高[8]。

4. 对心血管系统的作用 麻醉犬动脉内注射桔梗皂苷，能显著降低后肢血管和冠状动脉的阻力，增加其血流量，扩血管作用优于罂粟碱。静注也可增加冠脉和后肢血流量，并伴有暂时性低血压。认为这种血管扩张是对外周血管的直接作用[3,9]。大鼠静注桔梗皂苷0.5～5 mg/kg，可见暂时性血压下降，心率减慢和呼吸抑制，随着剂量增大持续时间延长。对离体豚鼠心房，可使收缩力减弱，心率减慢，但能对抗Ach引起的心房抑制[3]。

5. 降血糖作用 正常家兔灌服桔梗水或乙醇提取物200 mg/kg，可使血糖下降。水和醇提取物灌服，对实验性四氧嘧啶糖尿病家兔也有降血糖作用，降低的肝糖原在用药后恢复，能抑制食物性血糖升高。醇提取物的作用较水提取物强[10]。

6. 对中枢神经作用 小鼠灌服桔梗皂苷能抑制小鼠自发性活动，延长环己巴比妥钠的睡眠时间，呈明显的镇静作用；对小鼠醋酸性扭体反应及尾压法呈镇痛作用；对正常小鼠及伤寒、副伤寒疫苗所致的发热小鼠，均有显著的降低体温作用[6,11]。但对电休克和戊四唑所致的惊厥无保护作用[11]。

7. 其他作用 桔梗皂苷可降低大鼠肝内胆固醇的含量，增加类固醇和胆酸的排泄[12]。大鼠灌服桔梗对双侧颈静脉结扎造成的充血性水肿有抗水肿和利尿作用[13]。热水提取物在体外有很强的杀虫作用[14]，在培养基中添加一定浓度的桔梗浸提液，可明显促进光合细菌的生长，浸提液浓度愈高，促生效果愈明显[15]。

毒性 桔梗皂苷灌胃给药，小鼠和大鼠的LD_{50}分别为420 mg/kg和大于800 mg/kg，而腹腔注射时分别为22.3 mg/kg与14.1 mg/kg，豚鼠腹腔给药的LD_{50}为23.1 mg/kg[11]。桔梗热水提取物及冷冻真空干燥剂，可使组氨酸缺陷型鼠伤寒沙门菌TA_{98}及TA_{100}回变菌落数显著增多，同时对小鼠微核试验及染色体畸变试验呈阳性结果[16]。

【炮制】 1. 桔梗 取原药材，除去杂质，洗净，闷润至透，切薄片，干燥。

2. 炒桔梗 取桔梗片置锅内用火炒至表面微黄色。

3. 蜜桔梗 先取炼蜜，用适量开水稀释后置锅内，倒入桔梗片拌匀，闷透，用文火炒至表面呈黄色，不粘手为度，取出放凉。每桔梗100 kg，用炼蜜24 kg。

饮片性状 桔梗为不规则圆形薄片，切面类白色或淡黄白色，形成层环棕色，可见放射状裂隙。外皮白色或淡黄白色，不去外皮的为黄棕色至灰棕色。质硬而脆。气微，味微甜而后苦。炒桔梗形如桔梗片，淡黄色。蜜桔梗形如桔梗片，表面黄色，味甜。

贮干燥容器内，炒桔梗、蜜桔梗密闭，置通风干燥处，防霉，防蛀。

【药性】 苦、辛，平。归肺、胃经。

1.《本经》："味辛，微温。"

2. 李当之《药录》："大寒。"(引自《纲目》)

3.《别录》："苦，有小毒。"

4.《药性论》："苦，平，无毒。"

5.《医学启源》："味厚气轻，阳中阴也。"

6.《汤液本草》："入足少阴经、入手太阴脉经药。"

7.《本草蒙筌》："入手足肺、胆二经。"

8.《本草经疏》："入手太阴、少阴、兼入足阳明胃经。"

【功用主治】 宣肺祛痰，利咽排脓。主治咳嗽痰多，咽喉肿痛，肺痈吐脓，胸满胁痛，痢疾腹痛，小便癃闭。

1.《本经》："主胸胁痛如刀刺，腹满肠鸣幽幽，惊恐悸气。"

2.《别录》："利五脏肠胃，补血气，除寒热风痹，温中消谷，疗喉咽痛，下蛊毒。"

3.《药性论》："治下痢，破血，去积气，消积聚、痰涎，主肺气气促嗽逆，除腹中冷痛，主中恶及小儿惊痫。"

4.《日华子》："下一切气，止霍乱转筋，心腹胀痛，补五劳，养气，除邪辟温，补虚消痰，破癥瘕，养血排脓，补内漏及喉痹。"

5.《珍珠囊》："其用有四：止咽痛，兼除鼻塞；利膈气，仍治肺痈；一为诸药之舟楫；一为肺部之引经。"

6.《本草蒙筌》："开胸膈，除上气壅，清头目，散表寒邪，驱胁下刺痛，通鼻中窒塞，咽喉肿痛急觅，中恶蛊毒当求，逐肺热、住咳、下痰，治肺痈排脓，养血，仍消恚怒，尤却怔忡。"

7.《纲目》："主口舌生疮，目赤肿痛。""伏砒。"

【用法用量】 内服：煎汤，3～10 g；或入丸、散。外用：烧灰研末敷。

【宜忌】 阴虚久咳及咳血者禁服；胃溃疡者慎服。内服过量可引起恶心呕吐。

1.《本草经集注》："畏白及、龙眼、龙胆。"

2. 徐之才《药对》："忌猪肉。"(引自《纲目》)

3.《本草经疏》："凡病气逆上升，不得下降及邪在下焦者勿用；凡攻补下焦药中勿入。"

4.《本经逢原》："阴虚久嗽不宜用。"

【选方】 1. 治风痰壅盛，咳嗽不已 桔梗(炒)、防己、白矾(枯)各一两，雄黄半两(研)。上为末，水浸，蒸饼，丸如鸡头大，每服一粒，绵裹含化。(《卫生家宝》四金丹)

2. 治肺痈咳而胸满，振寒脉数，咽干不渴，时出浊唾腥臭，久久吐脓如米粥者 桔梗一两，甘草二两。上二味，以水三升，煮取一升，分温再服。(《金匮要略》桔梗汤)

3. 治豆疮已靥未靥之间，风热咳嗽，咽膈不利 桔梗、甘草、防风各等分。水煎服。(《仁术便览》)

4. 治肺虚声音不出 桔梗一两(切，用蜜拌，于饭上蒸三日)，诃黎勒(去核)四个(二个炮，二个生用，趁热捣)，甘草一两(半生半炙)。上三味为末，每服二钱匕，用马勃同砂糖少许，拌和为丸，含化咽津。(《圣济总录》三味丸)

5. 治寒实结胸，无热证者 桔梗三分，巴豆一分(去皮、心，熬黑，研如脂)，贝母三分。上三味为散，以白饮和服，强人半钱匕，羸者减之。病在膈上必吐，在膈下必利。不利，进热粥一杯；利过不止，进冷粥一杯。(《伤寒论》白散)

6. 治伤寒痞气，胸满欲死 桔梗、枳壳(炙，去穰)各一两。上锉如米豆大，用水一升半，煎减半，去滓，分二服。(《苏沈良方》枳壳汤)

7. 治伤寒腹胀，阴阳不和 桔梗、半夏、陈皮各三钱，姜五片。水二钟，煎一钟服。(《南阳活人书》桔梗半夏汤)

8. 治牙疳臭烂 桔梗、茴香等分。烧研敷之。(《卫生易简方》)

9. 治太阳经卫虚，血贯肿人(瞳仁)，睑重，头中湿淫肤脉，睛痛，肝风盛，眼黑肾虚 桔梗一斤，牵牛(头末)三两。上二味为末，炼蜜为丸，如桐子大，每服四五十丸，加至百丸，食前温水下，日二服。(《保命集》桔梗丸)

10. 治妊娠中恶，心腹疼痛 桔梗一两(锉)。水一钟，生姜三片，煎六分，温服。(《圣惠方》)

11. 治产后乳汁不下 桔梗一两，漏芦(去芦头)、钟乳粉各半两，蛴螬三分(炙干)。上四味，粗捣筛。每服三钱匕，水一盏，煎六分，去滓，温服，不拘时。(《圣济总录》)

12. 治霍乱吐利已定，汗出厥冷，四肢拘急，腹中痛不解，脉欲绝 桔梗(锉、炒)一两，甘草(炙)、附子(炮裂，去皮、脐)各二两，干姜(炮)一两。上四味，锉如麻豆。每服三钱匕，水一盏，煎至七分，去滓温服。(《圣济总录》桔梗汤)

【各家论述】 1.《纲目》："朱肱《活人书》治胸中痞满不痛，用桔梗、枳壳，取其通肺利膈下气也；张仲景《伤寒论》治寒实结胸，用桔梗、贝母、巴豆，取其温中、消谷、破积也；又治肺痈吐脓，用桔梗、甘草，取其苦辛清肺，甘温泻火，又能排脓血，补内漏也；其治少阴证二三日咽痛，亦用桔梗、甘草，取其苦辛散寒，甘平除热，合而用之，能调寒热也。"

2.《本草汇言》："桔梗主利肺气，通咽膈，宽中理气，开郁行痰之药也。凡咳嗽痰喘，非此不除，以其有顺气豁痰之功。头目之病，非此不疗，以其有载药上行之妙。中膈不清，胁肋刺痛，或痰或气之所郁，剂用二陈，佐以枳桔治之无有不愈。咽喉口齿，腹满肿结，或火或热之所使，剂用荆翘，佐以甘桔，治之无有不愈。所以桔配于枳，有宽中下气之效；桔配于草，有缓中上行之功。"

3.《本草通玄》："桔梗之用，惟其上入肺经，肺为主气之脏，故能使诸气下降，世俗泥为上升之剂不能下行，失其用矣。"

4.《本草正》："桔梗，味苦微辛，气微凉，气轻于味，其性浮。用此者用其载药上升，故有舟楫之号。入肺胆胸膈上焦，载散药表散寒邪；载凉药清咽疼喉痹，亦治赤白肿痛；载肺药解肺热肺痈，鼻塞唾脓，咳嗽；载痰药能消痰止呕，亦可宽胸下气。引大黄可使上升，引青皮平肝止痛。能解中恶蛊毒，亦治惊痫怔忡。"

5.《本草崇原》："桔梗，治少阳之胁痛，上焦之胸痹，中焦之肠鸣，下焦之腹满。又惊则气上，恐则气下，悸则动中，是桔梗为气分之药，上中下皆可治也。"

6.《本草求真》："桔梗，按书既能载诸药上行，又载能以下气，其义何居？盖缘人之脏腑胸膈，本贵通利，一有寒邪阻塞，则气血不通，其在于肺，则或为不利，而见痰壅喘促鼻塞；其在阳明，则或风热相搏，而见齿痛；其在少阴，则因寒闭火郁，而见目赤喉痹咽痛；久而火郁于肺，则见口疮，肺痈干咳；火郁上焦，则见胸膈刺痛；肺火移郁大肠，则见下痢腹痛，腹满肠鸣。总皆寒入于肺，闭其窍道，则清不得上行，浊因不得下降耳。桔梗味苦气平，质浮色白，系开提肺气之圣药，可为诸药舟楫，载之上浮，能引苦泄峻下之剂至于至高之分成功，俾清气既得上升，则浊气自克下降。降气之说，理根于是。"

7.《本经疏证》："胸胁痛如刀刺，是气海中气不行也。腹满肠鸣幽幽，是肠胃中气不行也。气海、肠胃之气皆不行，于是惊恐与悸作焉。惊者气乱也，恐者气下也，悸者气不行，则水内侵心也。桔梗色白，得肺金之质，味辛得肺金之用，而苦胜于辛，苦先于辛，辛者主升，苦者主降，已降而还升，是升内之滞，通其出之道也。六府之气舒，五脏之气达，上焦之痛，中焦之满，下焦之鸣，何患不一举而尽除。""排脓散即枳实芍药散加桔梗、鸡子黄也。排脓汤即桔梗汤加姜枣也。排脓何以取桔梗？盖皮毛者肺之合，桔梗入肺，畅达皮毛，脓自当以出皮毛为顺也。散之所至者深，汤之所至者浅，枳实芍药散本治产后瘀血腹痛，加桔梗、鸡子黄为排脓，是知所排者结于阴分、血分之脓。桔梗汤本治肺痈吐脓、喉痛，加姜枣为排脓汤，是知所排者阳分、气分之脓矣。二方除桔梗外，无一味同，皆以排脓名，可见排脓者必以桔梗，而随病之浅深以定佐使，是桔梗者，排脓之君药也。"

3765 桔梗芦头 jié gěng lú tóu (《纲目》)

【基原】 为桔梗科桔梗属植物桔梗 *Platycodon grandiflorum*(Jacq.) A. DC.的根茎。

【原植物】 参见"桔梗"条。

【功用主治】 吐上膈风热痰实，生研末，白汤调服一钱，探吐。

3766 桄榔子 guāng láng zǐ (《开宝本草》)

【异名】 砂糖椰子(《中国高等植物图鉴》)。

【基原】 为棕榈科桄榔属植物桄榔的果实。

【原植物】 桄榔 *Arenga pinnata* (Wurmb.) Merr. [*Saguerus pinnata* Wurmb.] 又名：桄榔木(《本草拾遗》)，姑榔木(《临海异物志》)，面木(《洛阳伽蓝记》)，董棕(《卮言》)，铁木(《纲目》)，糖树(《两般秋雨庵随笔》)，山椰子、南椰(《中药大辞典》)。

乔木状，高5～10 m。茎较粗壮，直径15～30 cm，有疏离的环状叶痕。叶簇生于茎顶，长5～6 m或更长，羽状全裂，羽片呈2列排列，线形或线状披针形，长80～150 cm，宽

4～5.5 cm，顶端有啮蚀状齿，基部有2个不等长的耳垂，下面苍白色；叶鞘粗纤维质，包茎，黑色。肉穗花序腋生，从上往下部抽生几个花序，当最下部的花序上果实成熟时，植株即死亡；总花梗粗壮，下弯，分枝很多，下垂的圆锥花序式，长达1.5 m；佛焰苞5～6枚，披针形；花雌雄同株；雄花成对着生：萼片3，近圆形；花瓣3，长圆形，革质；雄蕊70～80，有的多达100枚以上；雌花常单生：萼片宽过于长，长约4 mm；花瓣长1.3 cm；子房具3棱。果实倒卵状球形，具3棱，棕黑色，基部有宿存的花被片。种子3颗，黑色，卵状三棱形。花期6月，果实在开花后2～3年成熟。

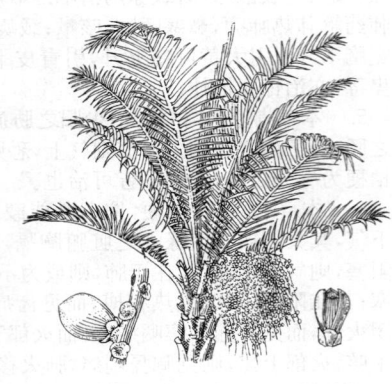

桄　榔

生长于温湿地区的石灰岩山林中。亦有栽培者。分布于广东、广西、海南、云南及台湾等地。

《中国植物志》第13卷据古代医药文献所载之莎木产地考证，古籍所称之“莎木”可能指今之桄榔，桄榔树干所产的淀粉（桄榔面）为莎木面的代用品。

本植物树干髓部的淀粉（桄榔面）亦供药用，另设专条。

【采收加工】 果实成熟时采收，晒干。

【成分】 果实含淀粉，蔗糖，粗蛋白，脂肪[1,2]，并含蛋白酶（protease）[3]。

【药性】 苦，平。有毒。

1.《开宝本草》：“味苦，平。无毒。”

2.《本草汇言》：“味苦，气温。”

【功用主治】 祛瘀破积，止痛。主治产后血瘀腹痛，心腹冷痛。

1.《开宝本草》：“主宿血。”

2.《本草汇言》：“破宿食，积血。磨汁治妇人产后儿枕血瘕诸疼及心胃寒疼。”

【用法用量】 内服：磨汁或研末，1.5～3 g。

【宜忌】 本品种子和果肉有毒，果皮上的毛会使皮肤瘙痒，不宜过量服用，否则会出现头晕、呕吐及有醉酒一样的感觉等毒副作用。

3767 桄榔面 guāng láng miàn（《本草拾遗》）

【基原】 为棕榈科桄榔属植物桄榔 *Arenga pinnata* (Wurmb.) Merr. 树干髓部的淀粉。

【原植物】 参见“桄榔子”条。

【采收加工】 将树干割断，取髓部晒干，磨粉。

【药性】 甘，平。

【功用主治】《海药本草》：“食之极有补益虚羸乏损，腰脚无力。”

【用法用量】 内服：适量，作饼食。

3768 桐油 tóng yóu（《日华子》）

【异名】 桐子油（《纲目》）。

【基原】 为大戟科油桐属植物油桐 *Vernicia fordii* (Hemsl.) Airy-Shaw 的种子所榨出的油。

【原植物】 参见“油桐子”条。

【药理】 毒性　其成分桐酸，对胃肠道具有强大的刺激作用，引起恶心、呕吐和腹泻。吸收入血后，经肾脏排泄，故可损害肾脏，引起肾病。此外，还可损害肝脾及神经。对肝病患者可使其症状加重，肝功能恶化[1]。

【药性】 甘、辛，寒，有毒。

1.《日华子》：“冷，微毒。”

2.《纲目》：“甘、微辛，寒，有大毒。”

【功用主治】 涌吐痰涎，解毒杀虫，润肤生肌。主治喉痹痈疡，疥癣臁疮，烫伤，冻疮皲裂。

1.《本草拾遗》：“摩疥癣虫疮，毒肿。”

2.《日华子》：“敷恶疮疥，及宣水肿。”

3.《纲目》：“涂胫疮，汤火伤疮。吐风痰喉痹，及一切诸疾，以水和油，扫入喉中探吐。”

4.《福建药物志》：“拔脓生肌，消肿解毒。治烫伤、皲裂、疔疮、臁疮、冻疮。”

【用法用量】 外用：涂擦；调敷或探吐。

【选方】 1. 治喉风喉闭　温汤半碗，加入桐油三四匙，搅匀。用鹅翎蘸油，探入喉中，连探四五次，其痰涌出，再探再吐，以人甦声高为度。后服清咽、利膈、止呕之药。（《喉症全科紫珍集》桐油饯）

2. 治中风口噤、痰厥、不省人事　桐油用鸡翎蘸，扫入喉中，吐痰即活。（《万病回春》）

3. 治一切疮疖　桐油一斤，放锅内略滚片时，不待白沫尽，即下飞过炒黄丹五两，细细筛下，候黑色，即成膏矣。贴（患处）。（《疡医大全》丹油膏）

4. 治慢性溃疡　桐油、鲜桑白皮适量。捣烂，敷于创面，干后再换，直至痊愈为止。（《草医草药简便验方汇编》）

5. 治脚肚风疮如癞　桐油、人乳等分。扫数次。（《濒湖集简方》）

6. 治冻疮皲裂　桐油一碗，发一握，熬化瓶收。每以温水洗令软，敷之即安。（《救急方》）

7. 解砒石毒　桐油二斤，灌之。吐即毒解。（《华佗危病方》）

【临床报道】 1. 治疗外科炎症　以桐油和石膏粉调敷患处，如用药及时，对急性化脓性炎症有促使其吸收消退或局限的作用。用于65例各种软组织急性炎症，用药1～10 d后有46例炎症完全消失；6例炎症局限，症状好转；13例脓肿缩小，自行破溃或经小型切开引流而痊愈。用于急性阑尾炎11例，3～14 d全部治愈；阑尾脓肿17例，除1例形成弥漫性腹膜炎而死亡外，其余均在7～15 d治愈；慢性盆腔附件炎13例，均于3～6 d痊愈；其他如膈下脓肿、腹腔脓肿、急性胆囊炎、局限性腹膜炎、扁桃体脓肿、齿槽脓肿等，用药后亦有良好效果[1,2]。

2. 治疗流行性腮腺炎　石膏500 g，研成细粉，加适量桐油搅拌成糊剂，即可涂敷患处。治疗流行性腮腺炎105例，敷药面积适当超出炎症浸润范围，根据病情轻重每日换药1～3次。治疗结果：痊愈54例，好转7例，无效44例。疗程4～15 d平均9.7 d[3]。

3. 中毒　误食纯桐油可造成急性中毒；若食用油中混有桐油，多次食用即可引起亚急性中毒[4]。据289例观察，误食后大多数在2 h内出现中毒症状，最早者40 min，少数在

4 h左右。主要表现为恶心、频繁的呕吐；其次为腹痛，头痛，头晕，呼吸困难，四肢抽搐，手足麻木，发冷，呕血，便血，发烧；严重者出现昏迷和喉肌痉挛。实验室检查提示，部分病例的肾脏有轻度损害；并能加剧肝脏疾患的临床症状及肝功能改变。经及时救治均告恢复[5]。此外，尚有因持续食入微量桐油（食油中掺有桐油）而引起亚急性中毒者。据52例报告，其临床表现较之上述急性中毒有如下不同之点：①胃肠症状轻；②全身症状明显，发热、气憋、手足发麻远多于急性中毒，且有下肢水肿、感觉减退、潮红灼热、心脏扩大等急性中毒者罕见的征象；③预后较严重，本组病例中有5例因心力衰竭而死亡[6]。

3769 桐子花 tóng zǐ huā（《重庆草药》）

【基原】 为大戟科油桐属植物油桐 *Vernicia fordii*（Hemsl.）Airy-Shaw 的花。

【原植物】 参见“油桐子”条。

【药材】 桐子花 *Flos Verniciae Fordii* 主产于陕西、江苏、安徽、浙江、江西、福建、台湾、河南、湖北、湖南、广西、广东、四川、贵州及云南等地。

性状　花白略带红色，聚伞花序；花单性，雌雄同株。萼不规则，2～3裂，裂片镊合状；花瓣5；雄花有雄蕊8～20，花丝基部合生，上端分离，且在花芽中弯曲；雌花子房3～5室，每室1胚珠，花柱2。气微香，味涩。

【采收加工】 4～5月收集凋落的花，晒干。

【药性】 苦、微辛，寒。有毒。

【功用主治】 清热解毒，生肌。主治新生儿湿疹，秃疮，热毒疮，天疱疮，烧烫伤。

1.《重庆草药》：“外用治疮毒黄水，泡油涂癞痢，热毒疮，天泡疮。”

2.《浙江药用植物志》：“清热解毒，生肌。外治烫伤。”

【用法用量】 外用：煎水洗；或浸植物油内，涂搽。

【选方】 1. 治初生儿湿疹及麻疹后生疮瘙痒　桐子花、花椒刺、羊食子条各100～150 g。熬水洗。（《重庆草药》）

2. 治癞痢头　桐子花、松针各等量。水煎洗头。或用桐子花、杜鹃花、金樱子花各等分，研末，用桐油调搽。（《恩施中草药手册》）

3. 治烧烫伤　桐花200 g，桐油500 g。将鲜桐花浸于桐油中，加盖密封，离地保存，3个月后即可使用。用法：清创后外涂，每日3次，以痂壳润泽不痛为度。（《全国中草药新医疗法展览会资料选编》）

3770 桤木皮 qī mù pí（《天宝本草》）

【基原】 为桦木科桤木属植物桤木的树皮。

【原植物】 桤木 *Alnus cremastogyne* Burk.　又名：牛屎树、罗拐木（《贵州民间药物》），水青冈、水漆树（《秦岭巴山天然药物志》）。

落叶大乔木，高30～40 m。树皮光滑，灰色；幼枝有短柔毛；芽具柄，有2枚芽鳞。单叶互生；叶柄长1～2 cm，几无毛；叶片倒卵形、倒卵状长圆形或椭圆形，长4～14 cm，宽2.5～8 cm，先端急尖，基部阔楔形，边缘具疏锯齿，上面疏生腺点，幼时疏生长柔毛，下面密生腺点，几无毛，脉腋间有时具簇生的髯毛；侧脉8～10对。花单性，雌雄同株；雄花为葇荑花序，单生，下垂，长3～4 cm，每一苞片有花3朵；雌花序球形，每苞片2朵花，无花萼，小苞片附着于苞片上。果穗单生，下垂，长圆形，果序柄细长，柔软，果苞木质，先端具5枚浅裂片。小坚果卵形，扁平，具膜质翅。花期4～5月，果期8～9月。

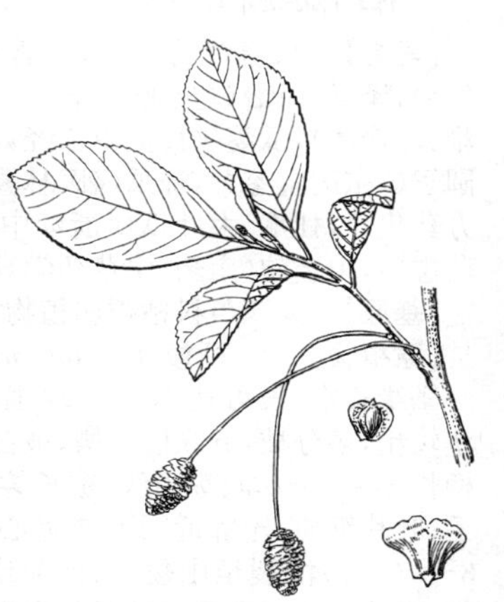

桤　木

生于山区的沟边或林中，常成群落生长。分布于四川、贵州、陕西、甘肃等地。江苏有栽培。

本植物的嫩枝叶（桤木枝梢）亦供药用，另设专条。

【采收加工】 7～10月剥取树皮，除去杂质，鲜用或晒干。

【药性】 《贵州民间药物》：“性平，味涩，有小毒。”

【功用主治】 凉血止血，清热解毒。主治吐血衄血，崩漏，肠炎痢疾，风火赤眼，黄水疮。

1.《天宝本草》：“平肝伐木，清火利气。治鼻衄，崩证，风火赤目。”

2.《贵州民间药物》：“解毒，清热。治麻疯。”

3.《全国中草药汇编》：“清热凉血。主治肠炎，痢疾。”

【用法用量】 内服：煎汤，10～15 g；或捣汁。外用：鲜品捣敷；或煎水洗。

【选方】 1. 治腹泻　牛屎树皮9 g。捣绒兑开水服。每日3次。

2. 治麻疯　牛屎树、小米柴、三棱草（八面风）各250 g。共捣绒，煎水洗患处。（1、2方出自《贵州民间药物》）

3771 桤木枝梢 qī mù zhī shāo（《四川中药志》）

【异名】 桤木梢（《中国本草图录》）。

【基原】 为桦木科桤木属植物桤木 *Alnus cremastogyne* Burk. 的嫩枝叶。

【原植物】 参见“桤木皮”条。

【采收加工】 5～7月采集，鲜用或晒干。

【药性】 苦、涩，凉。

1.《四川中药志》1960年版：“性微温，味苦、涩。无毒。”

2.《贵州民间药物》：“性平，味涩。有小毒。”

3.《全国中草药汇编》：“苦、涩，凉。”

【功用主治】 清热凉血，解毒。主治腹泻痢疾，吐血衄血，黄水疮，毒蛇咬伤。

1.《民间常用草药汇编》：“清热降火，止水泻，治吐血、衄血。”

2.《四川中药志》1960年版：“治黄水疮。”

3.《全国中草药汇编》：“清热凉血。”

4.《秦岭巴山天然药物志》：“主治胃出血，功能性子宫出血。”

【用法用量】 内服：煎汤，9～15 g。外用：鲜品捣敷。

【宜忌】 《贵州民间药物》：“酸、冷、油荤食物。”

【选方】 1. 治鼻衄　桤木枝梢15 g，白茅根30 g，栀子花9 g。水煎服。

2. 治胃出血，功能性子宫出血　桤木枝梢、大蓟根、仙鹤草各12 g。水煎服。（1、2方出自《秦岭巴山天然药物志》）

3772 **栝楼** guā lóu (《本经》)

【异名】 果赢(《诗经》),王菩(《吕氏春秋》),地楼(《本经》),泽巨、泽治(《吴普本草》),王白(《广雅》),天瓜(《尔雅》郭璞注),瓜蒌(《针灸甲乙经》),泽姑、黄瓜(《别录》),天圆子(《东医宝鉴》),柿瓜(《医林纂要》),野苦瓜(《贵州民间方药集》),杜瓜、大肚瓜(《浙江中药手册》),药瓜(《四川中药志》),山金匏(南药《中草药学》)。

【基原】 为葫芦科栝楼属植物栝楼及双边栝楼的果实。

【原植物】 1. 栝楼 *Trichosanthes kirilowii* Maxim.

攀缘藤本,长可达10 m。块根圆柱状,肥厚,富含淀粉。茎较粗,多分枝,具纵棱及槽,被白色伸展柔毛。叶互生;叶柄长3～10 cm,具纵条纹,被长柔毛;卷须3～7分歧,被柔毛;叶片纸质,轮廓近圆形或近心形,长宽均5～20 cm,常3～5(～7)浅裂至中裂,稀深裂或不分裂而仅有不等大粗齿,裂片菱状倒卵形、长圆形,先端钝,急尖,边缘常再浅裂,基部心形,弯缺深3～4 cm,表面深绿色,粗糙,背面淡绿色,两面沿脉被长柔毛状硬毛,基出掌状脉5条,细脉网状。雌雄异株;雄总状花序单生或与一单花并生,或在枝条上部者单生,总状花序长10～20 cm,粗壮,具纵棱及槽,顶端有5～8花,小苞片倒卵形或阔卵形,上部具粗齿,基部具柄,被短柔毛;花萼筒筒状,先端扩大,裂片披针形,全缘;花冠白色,裂片倒卵形,先端中央具1绿色尖头,两侧具丝状流苏,被柔毛;花药靠合,花丝分离,粗壮,被长柔毛;雌花单生,花梗长7.5 cm;花萼筒圆筒形,裂片和花冠同雄花;子房椭圆形,绿色,花柱长2 cm,柱头3。果实椭圆形或圆形,成熟时黄褐色或橙黄色。种子卵状椭圆形,压扁,淡黄褐色,近边缘处具棱线。花期5～8月,果期8～10月。

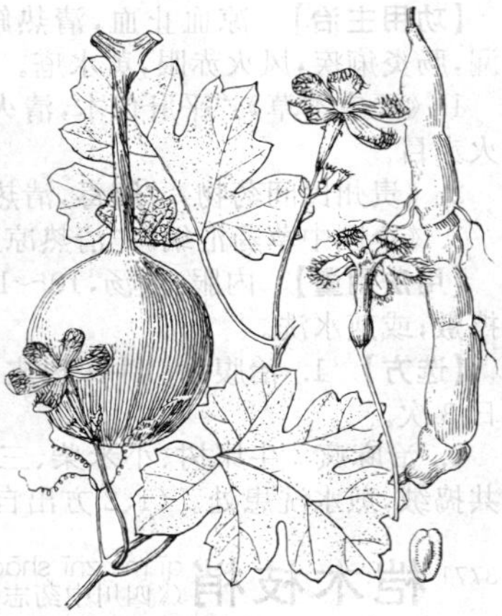

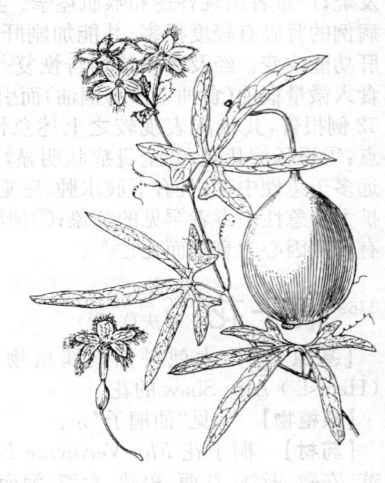

栝楼

常生长于海拔200～1 800 m的山坡林下、灌丛中、草地和村旁田边,或在自然分布区内,广为栽培。分布于华北、华东、中南及辽宁、四川、贵州、云南、陕西、甘肃。

2. 双边栝楼 *T. rosthornii* Harms 又名:中华栝楼(《中国植物志》),芦山龟(广西)。

本种与栝楼十分相似,惟其植株较小;叶片常3～7深裂几达基部,裂片线状披针形或倒披针形,极稀具小裂片;雄花的小苞片较小,通常长5～16 mm,宽5～11 mm;花萼裂片线形;种子棱线距边缘较远。

分布于江西、湖北西南部、四川东部、贵州、云南东北部、陕西南部、甘肃东南部。

以上两种植物的果皮(栝楼皮)、种子(栝楼子)、根(天花粉)及栝楼的茎叶(栝楼茎叶)亦供药用,另设专条。

【栽培】 生物学特性 喜温暖潮湿气候。较耐寒,不耐干旱,怕水涝。以向阳、土层深厚、疏松肥沃的砂质壤土栽培为好。不宜在低洼地及盐碱地栽培。

繁殖方法 种子繁殖、分根繁殖或压条繁殖,生产上以分根繁殖为主,种子繁殖多用于采收天花粉。种子直播:9～10月选橙黄色短柄的成熟果实。翌春于3～4月间,将种子用40～50 ℃温水浸泡1昼夜,取出晾干,并经用湿砂催芽,按穴距2 m下种,上覆土3～4 cm。播后15～20 d出苗。分根繁殖:在4月上旬将块根和芦头全部挖出,选择无病虫,新鲜的作种,分成7～10 cm的小段。注意雌、雄株的根要适当搭配,以利授粉。按行株距2 m×0.3 m挖穴,每穴平放1段种根,覆土4～5 cm,1个月左右即可出苗。

中华栝楼

田间管理 栽种后,每年春、冬季各中耕除草1次。每次中耕除草后,均结合施肥。当茎蔓生长至30 cm以上时,需搭棚架引蔓上架。茎蔓上架后,注意修枝打杈,去掉弱蔓、徒长茎蔓、过多腋芽分枝,促使养分集中,以利结果。开花结果期应进行人工授粉,重施基肥。

病虫害防治 虫害有黄守瓜,成虫5月开始咬食叶片,幼虫蛀食根部。幼虫期可用30倍烟碱水灌根。瓜蒌透翅蛾,7月开始蛀食茎蔓,引起整枝枯死。瓜蚜,为害幼嫩心叶。

【采收加工】 9月下旬至10月上旬,当果实表面有白粉,并变成浅黄色时,分批采摘。采时,用剪刀在距果实15 cm处,连茎剪下,悬挂通风干燥处晾干,即成全栝楼。

【药材】 栝楼 *Fructus Trichosanthis* 栝楼主产于山东、河南、河北,以山东肥城、长清、淄博所产子瓜蒌质量最佳;双边栝楼主产于四川。

性状 果实呈类球形或宽椭圆形,长7～15 cm,直径6～10 cm。表面橙红色或橙黄色,皱缩或较光滑,顶端有圆形的花柱残基,基部略尖,具残存的果梗。轻重不一。质脆,易破开,内表面黄白色,有红黄色丝络,果瓤橙黄色,黏稠,与多数种子黏结成团。具焦糖气,味微酸、甜。

鉴别 参见“栝楼皮”、“栝楼子”条。

【成分】 含三萜皂苷,有机酸,树脂,糖类和色素[1]。含丝氨酸蛋白酶(serine protease)A及B[2,3],其组成氨基酸为:天冬氨酸,苏氨酸,丝氨酸,谷氨酸,脯氨酸,甘氨酸,丙氨酸,半胱氨酸,缬氨酸,甲硫氨酸,异亮氨酸,亮氨酸,酪氨酸,苯丙氨酸,赖氨酸,组氨酸,精氨酸,色氨酸[4]。甾醇类:7-豆甾烯-3β-醇(7-stigmasten-3-ol),7-豆甾烯醇3-O-β-D-葡萄糖苷(7-stigmastenol 3-O-β-D-glucoside)[5],α-菠菜甾醇-β-D-葡萄糖苷(β-D-glucopyranosyl-α-spinasterol),α-菠菜甾醇(α-spinasterol)[6]。有机酸类:正三十四烷酸(tetratriacontanoic acid),富马酸(fumaric acid),琥珀酸(succinic acid)。萜类:栝楼萜二醇(karounidiol)。又含2-甲基-3,5-二羟基四氢吡喃-4-酮(5-oxymaltol)[6],半乳糖酸-γ-内酯

(galactonic acid-γ-lactone)[5]。

【药理】 1. 抗菌作用 1∶5～1∶1瓜蒌煎剂或浸剂，在体外对大肠杆菌等革兰阴性肠内致病菌有抑制作用；并对葡萄球菌、肺炎链球菌、甲型溶血性链球菌、流感杆菌、奥杜盎小芽胞癣菌及星形奴卡菌等也有一定抑制作用[1]。

2. 抗癌作用 1∶5瓜蒌煎剂在体外(玻片法)能杀死小鼠腹水癌细胞[2]。动物实验瓜蒌对癌细胞的作用不够明显[3,4]。

3. 延缓衰老作用 果蝇繁殖实验证明，2.5%瓜蒌醇提液可明显增强果蝇生殖力，延缓其随龄退化[5]。

毒性 瓜蒌与黑附片、炙川乌、炙草乌配伍后，毒性反应均重于相应之单味煎剂组[6]。

【炮制】 1. 栝楼 取原药材，除去杂质及果柄，洗净，压扁，切丝或块，干燥。

2. 蜜栝楼 取炼蜜，加适量开水稀释，淋入净栝楼丝或块中拌匀，闷润，置炒制容器内，用文火加热，炒至不粘手为度，取出放凉。每栝楼丝或块100 kg，用炼蜜15 kg。

饮片性状 为不规则的丝或块状，果皮、果肉、种子混合。果皮橙黄色；果肉黄白色；种子扁平椭圆形，表面灰棕色，边缘有一圈沟纹。味酸微甜。蜜栝楼呈棕黄色，带黏性，味甜。

贮干燥容器内，蜜栝楼密闭，置阴凉干燥处。

【药性】 甘、微苦，寒。归肺、胃、大肠经。

1.《注解伤寒论》："苦，寒。"

2.《本草衍义补遗》："味甘，性润。"

3.《滇南本草》："性微寒，入肺经。"

4.《本草蒙筌》："味甘、苦，气寒。味厚气薄，阴也。无毒。"

5.《本草汇言》："味甘，微苦，气寒。无毒。气厚味薄，阴也。入手少阴、太阴经。"

6.《陕西中药志》："入肺、胃、大肠三经。"

【功用主治】 清热化痰，宽胸散结，润燥滑肠。主治肺热咳嗽，胸痹，结胸，消渴，便秘，痈肿疮毒。

1.《别录》："主胸痹，悦泽人面。"

2.《本草图经》："主消渴。"

3.《珠珍囊补遗药性赋》："治乳痈。"

4.《本草衍义补遗》："治嗽之要药。"

5.《滇南本草》："治寒嗽，伤寒结胸，解渴，止烦。"

6.《本草蒙筌》："味甘补肺捷，性润下气佳，令垢涤郁开，俾火弥痰降。凡虚怯痨嗽当求。解消渴生津，悦皮肤去皱。下乳汁，炒香酒调末服，止诸血。"

7.《纲目》："润肺燥，降火，治咳嗽，涤痰结，利咽喉，利大肠，消痈肿疮毒。"

8.《长沙药解》："清心。""通乳汁，下胞衣，理吹奶，调乳痈，解消渴，疗黄疸，通小便，润大肠，断吐血，收脱肛，平痈肿，医疮疡。"

9.《重庆堂随笔》："舒肝郁，润肝燥，平肝逆，缓肝急。"

【用法用量】 内服：煎汤，9～20 g；或入丸、散。外用：捣敷；或研末调敷。

【宜忌】 脾胃虚寒，便溏及寒痰、湿痰者慎服。反乌头。

1.《本草经集注》："恶干姜，畏牛膝、干漆，反乌头。"

2.《本草述》："若用之于寒痰，湿痰，气虚所结之痰，饮食积聚之痰，皆无益而有害者也。"

3.《本经逢原》："脾胃虚及呕吐自利者不可用。"

【选方】 1. 治肺热痰实壅滞，润肺化痰，利咽膈 大栝楼五枚(去壳取瓤并子，点剁，令极匀细微，以白面同和作饼子，焙干，捣罗为末，秤三两)，杏仁(去皮、尖、双仁，麸炒令黄，研令极细)、山芋各三两，甘草(炙，取末)一两。上四味，更用盐花三分，细研同和匀，每服一钱，沸汤点服。(《圣济总录》栝楼汤)

2. 治干咳无痰 熟瓜蒌捣烂绞汁，入蜜等分，加白矾一钱，熬膏，频含咽汁。(《纲目》引《简便单方》)

3. 治肺痿咳血不止 栝蒌五十个(连瓤，瓦焙)，乌梅肉五十个(焙)，杏仁(去皮、尖，炒)二十一个。为末。每服一捻，以猪肺一片切薄，掺末入内，炙熟，冷嚼咽之，日二服。(《圣济总录》)

4. 治胸痹不得卧，心痛彻背者 栝楼实一枚(捣)，薤白三两，半夏半斤，白酒一斗。上药同煮取四升，温服一升，日三服。(《金匮要略》栝楼薤白半夏汤)

5. 治痰饮胸膈痞满 大栝楼(洗净，捶碎)、半夏(汤浸七次，锉)。俱焙干为末，用洗栝楼水熬成膏，研为丸，如梧桐子大，生姜汤下二十丸。(《卫生易简方》)

6. 治肝气躁急而胁痛 大瓜蒌(连皮捣烂)一枚(重一二两者)，粉甘草二钱，红花七分。水煎服。(《医学心悟》瓜蒌散)

7. 治小结胸病，正在心下，按之则痛，脉浮滑者 黄连一两，半夏半升(洗)，栝楼实大者一枚。上三味，以水六升，先煮栝蒌，取三升，去滓，内诸药，煮取二升，去滓，分温三服。(《伤寒论》小陷胸汤)

8. 治乳痈 栝楼一两，乳香一钱。上为细末，每服一钱，温酒调下。(《卫济宝书》栝楼散)

9. 治一切痈疽已溃未溃者 栝楼一个(杵细)，大甘草节二钱，没药一钱(研末)。上用酒二碗，煎一碗，去渣，入没药服。(《外科精要》万金散)

10. 治时疾发黄，心狂烦热，闷不认人 大栝楼实一枚(黄者)，以新汲水九合浸，淘取汁，下蜜半大合，朴消八分，合搅，令消尽。分再服。(《海上集验方》)

11. 治肠风下血 栝蒌一个(烧为灰)，赤小豆半两。上二味，杵罗为末，空心酒调下一钱匕。(《圣济总录》)

12. 治便毒初发 黄瓜蒌一个，黄连五钱。水煎，连服效。(《纲目》引《永类钤方》)

13. 治产后乳无汁 栝楼末，井花水服方寸匕，日二服。(《经效产宝》)

14. 治赤眼痛不可忍 小团瓜蒌(曝干)、槐花(炒)、赤芍药。上等分为末，每服二钱，临卧温酒下。(《卫生家宝》)

15. 治咽痛烦闷，咽物即痛，因于虚热 瓜蒌一枚，白僵蚕(微炒)五分，桔梗七钱半，甘草(炒)三钱。上为细末，少许干掺。(《赤水玄珠》引《三因方》发声散)

【临床报道】 治疗冠心病 瓜蒌制成片剂(每片相当生药2.6 g)，每次口服4片，每日3次。共治疗100例，观察为2星期至14个月。结果心绞痛症状改善方面：显效9例，改善67例，无效24例，总有效率76%。临床症状改善随疗程延长而逐渐增高。其中85例心电图随访结果：显效5例，改善40例，无改变35例，加重5例，总有效率52.9%。本组中慢性冠状动脉供血不足共46例，心电图有效率为60.9%，其中以V5导联中ST段的改善较为明显(有效率76.9%)，说明本品对左室前壁的供血不足者有一定的改善作用。本组中服药后胃内不适2例，大便次数增多3例，余无不良反应[1]。

【各家论述】 1.《本草衍义补遗》："栝楼实，属土而有水。《本草》言治胸痹，以味甘性润，甘能补肺，润能降气。胸有痰者，以肺受火逼，失降下之令，今得甘缓润下之助，则痰自降，宜其为治嗽之要药也。”

2.《本草汇言》：“根、实功力稍有异同。实主郁遏不能分解，根主散漫失于容平，靡不以热为因，以燥为证。”

3.《本草述》：“栝楼实，阴厚而脂润，故于热燥之痰为对待的剂。”

4.《国药诠证》：“李氏以成无己有苦寒以泻热之说，谓为不尝其味，随文附会。不知即使用实，亦包括皮、瓤、仁在内，三者并不皆甘，不能以甘字概之。仁之所以能润肺燥，亦为散湿利气之效，与麻子仁之散湿同一作用。非以其甘润而能治肺燥也。故涤痰结，利咽喉，止消渴，利大肠，消痈肿疮毒，皆为燥湿清热之效，其效在于苦，而不在于甘。”

5.《本草新编》：“天花粉，即栝楼之根，而性各不同。盖栝楼实，其性最悍，非比天花粉之缓。用栝楼实，不若以天花粉代之，天花粉亦消痰降气，润渴生津清热，除烦排脓去毒，逐瘀定狂，利小便而通脉，其功用多于栝楼实，虚人有痰者，亦可少用，以解燥而滋枯，又何必轻用栝楼实哉！”“（栝楼实）切戒轻用，必积秽滞气，结在胸上而不肯下者，始可用之以荡涤，否则万万不可孟浪。盖栝楼实，最消人之真气，伤寒结胸，乃不得已用之也，苟无结胸之症，何可轻用。至于消痰解渴下乳，止可少用之亦戒，不可重任也，本言其能治虚怯劳嗽，此杀人语，断不可信，总惑于补肺之说也。夫栝楼乃攻坚之药，非补虚之品。”

6.《本草便读》：“瓜蒌，性味与（天）花粉相同，惟润降之功过之。”

7.《衷中参西录》：“栝楼，能开胸间及胃口热痰……若但用其皮，最能清肺、敛肺、宁嗽、定喘；若但用其瓤，最善滋阴、润燥、滑痰、生津；若但用其仁，其开胸降胃之力较大，且善通小便。”

8.《本草正义》：“蒌实入药，古人本无皮及子仁分用之例，仲景书以枚计，不以分量计，是其确证。盖蒌实能通胸膈之痹塞，而子善涤痰垢黏腻，一举两得。自《日华子本草》，有其子炒用一说，而景岳之《本草正》，只用其仁，张石顽之《逢原》，亦云去壳，纸包压去油，则皆不用其壳，大失古人专治胸痹之义。且诸疡阳症，消肿散结，又皆以皮子并用为捷。观濒湖《纲目》附方极多，全用者十之九，古人衣钵，最不可忽。”

9.《施今墨对药》：“瓜蒌质体油润黏腻，能行善守，守多行少，以守为主，易于助湿碍胃（即腻膈）恋邪；枳实气味辛散，能行善走，破气行滞，以走为要，易于耗气伤正。故以栝楼之黏腻制枳实之行散，又以枳实之行散制瓜蒌之黏腻。二药掺合，亦即相互制约，相互促进，相互转化，以增疗效。”

3773 栝楼子 guā lóu zǐ
（《雷公炮炙论》）

【异名】 瓜蒌仁（《丹溪心法》），栝楼仁（《药性类明》），瓜米（《四川中药志》）。

【基原】 为葫芦科栝楼属植物栝楼 *Trichosanthes kirilowii* Maxim. 及双边栝楼 *T. rosthornii* Harms 的种子。

【原植物】 参见“栝楼”条。

【采收加工】 采摘成熟果实后，将果实纵剖，瓜瓤和种子放入盆内，加木灰反复搓洗，取种子冲洗干净后晒干。

【药材】 栝楼子 Semen *Trichosanthis*　栝楼主产于山东、安徽、河南；双边栝楼主产于四川。

性状　栝楼子　呈扁平椭圆形，长 12～15 mm，宽 6～10 mm，厚约 3.5 mm。表面浅棕色至棕褐色，平滑，沿边缘有 1 圈沟纹。顶端较尖，有 1 色浅的短条状种脐，基部钝圆或稍偏斜。种皮坚硬；内种皮膜质，灰绿色，子叶 2 片，黄白色，富油性。气微，味淡，有油腻感。

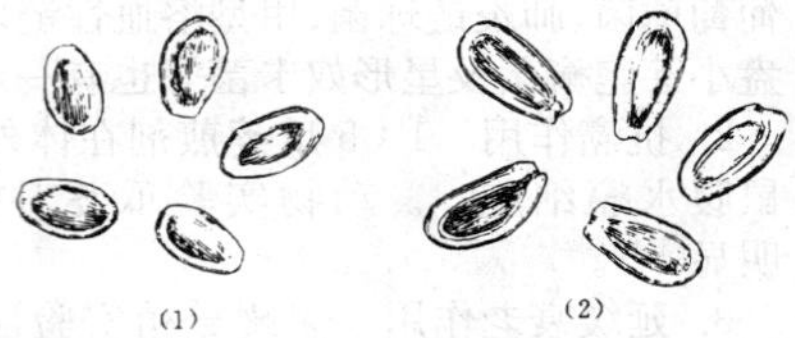

(1)　(2)

栝楼子（种子）外形

(1) 栝楼种子　(2) 双边栝楼种子

双边栝楼子　较大而扁，长 12～20 mm，宽 8～10 mm，厚约2.5 mm。表面棕褐色，沟纹明显而环边较宽。顶端较宽而平截。

鉴别　种子横切面：栝楼　种皮表皮细胞 1 列，长方形，壁具条状增厚纹理，在棱线处表皮细胞延长呈栅状；外被角质层。厚壁细胞 6～15 列，壁木化；外侧细胞较小，向内细胞大小不一，排列不规则；最内 1～2 列为石细胞，石细胞类方形或多角形，壁厚 10～15 μm，排列紧密。腔隙薄壁组织为 4～6 列星状细胞，壁微木化。色素层细胞挤压皱缩，界线不清楚。种脊维管束位于腔隙薄壁组织的两端。外胚乳外层细胞的外侧壁角质化，其余细胞皱缩，内胚乳细胞 1 列，类长方形，内含脂肪油滴及糊粉粒。子叶细胞充满糊粉粒及脂肪油滴。

双边栝楼　种皮表皮细胞外缘具齿状突起。厚壁细胞 9～19 列，最内 3～4 列为石细胞，石细胞类方形或不规则多角形，壁厚 10～12 μm，镶嵌排列。

【成分】 1. 栝楼子　富含油脂，脂肪油含量约 26%，其中饱和脂肪酸占 30%，不饱和脂肪酸占 66.5%，以栝楼酸（trichosanic acid）为主成分[1]。甘油酯：1-栝楼酸-2-亚油酸-3-棕榈酸甘油酯（1-trichosanoyl-2-linoleoyl-3-palmitoylglucerin），1-栝楼酸-2,3-二亚油酸甘油酯（1-trichosanoyl-2,3-dilinoleoylglycerin）以及 1,3-二栝楼酸-2-亚油酸甘油酯（1,3-ditrichosanoyl-2-linoleoylglycerin）等[2]。甾醇：菜油甾醇（campesterol），豆甾醇（stigmasterol），7-菜油甾烯醇（7-campestenol），谷甾醇（sitosterol），7,22-豆甾二烯-3-醇（7,22-stigmastadien-3-ol），7,25-豆甾二烯-3-醇（7,25-stigmastadien-3-ol），7,24-豆甾二烯-3-醇（7,24-stigmastadien-3-ol），7,22,25-豆甾三烯-3-醇（7,22,25-stigmstatrien-3-ol），α-菠菜甾醇（α-spinasterol），7-豆甾烯醇（7-stigmastenol），5,25-豆甾二烯醇（5,25-stigmastadienol）[3～5]等。三萜类：栝楼萜二醇（karounidiol），栝楼萜二醇-3-苯甲酸酯（karounidiol-3-benzoate）[6]，7-氧代二氢栝楼萜二醇（7-oxodihydrokarounidiol）[7]，5-去氢栝楼萜二醇（5-dehydrokarounidiol）[8]。氨基酸：以谷氨酸，精氨酸，天冬氨酸和亮氨酸含量较高[9]。还含一种能使核糖体失去活性的栝楼子糖蛋白（trichokirin）[10]。

2. 中华栝楼子　甾醇类：3-豆甾烯醇（3-stigmastenol）的和 α-菠菜甾醇的葡萄糖苷混合物[11]，（22S,24S）-22,25-环氧-24-羟基-5α-环木菠萝烷-3β-醇〔(22S,24S)-22,25-epoxy-24-hydroxy-5α-cycloartan-3β-ol〕，（22R,24S）-22,25-环氧-24-羟基-5α-环木菠萝烷-3β-醇〔(22R,24S)-22,25-epoxy-24-hydroxy-5α-cycloartan-3β-ol〕[12]，3β,6α-豆甾二醇（stigmastane-3β,6α-diol），3β,6α-多孔甾二醇（poriferastane-3β,6α-

diol)，3β，4β-豆甾二醇-5-烯（stigmast-5-ene-3β，4β-diol），3β,4β-多孔甾醇-5-烯（poriferast-5-ene-3β，4β-diol），3β，4β-多孔甾醇-5，25-二烯（poriferast-5，25-diene-3β，4β-diol）[13]，豆甾-7 烯-3β-醇（stigmast-7-en-3β-ol）、豆甾-7，22-二烯-3β-醇（stigmast-7，22-dien-3β-ol）、豆甾-7，22-二烯-3-O-β-D-葡萄糖苷（stigmasta-7，22-dien-3-O-β-D-glucoside）；三萜类化合物：10α-葫芦二烯醇（10α-cucurbitadienol），栝楼萜二醇（karounidiol），异栝楼萜二醇（isokarounidiol），7-氧代二氢栝楼萜二醇（7-oxodihydrokarounidiol）[14]。又含 11-甲氧基去甲央戈宁（11-methoxynoryangonin），香草酸（vanillic acid），小麦黄素（tricin）[11]。

【药理】 1. 泻下作用　栝楼仁所含脂肪油致泻作用较强[1]。

2. 抑制血小板聚集　栝楼仁的主要成分栝楼酸，对胶原、二磷酸腺苷、肾上腺素刺激的血小板聚集有浓度依赖性抑制作用，抑制效价和亚麻酸（LNA）大致相同，其机制是抑制血小板环氧合酶的活性，减少血栓烷（TXA_2）的产生[2,3]。

3. 抗癌作用　栝楼仁体外有抗癌作用[4]。从栝楼种子提取出的栝楼子糖蛋白具有核糖体灭活作用，栝楼子糖蛋白偶联单克隆抗体（抗原为 Thy1，2）可选择性杀灭表达 Thy1，2 抗原的白血病细胞；栝楼子糖蛋白免疫毒素进入细胞的机制与蓖麻毒蛋白 A 链免疫毒素不同，前者在体内的应用前景更好[5]。

4. 其他作用　栝楼子、仁均有扩张豚鼠离体心脏冠脉的作用[6]。从栝楼种子中提纯出一植物凝集素（57kDa 糖蛋白），不促进人体淋巴细胞有丝分裂[7]。

毒性　内服过量栝楼仁可引起胃部不适、恶心呕吐和腹痛泄泻[1]。

【炮制】 1. 栝楼子　取原药材，除去杂质及干瘪的种子，洗净，干燥。

2. 炒栝楼子　取净栝楼子，置热锅内，用文火加热，炒至鼓起，取出，放凉。炒后寒性减弱，长于润肺化痰。

3. 蜜栝楼子　取炼蜜用适量开水稀释后，加入捣碎的栝楼子拌匀，闷透，置热锅内，用文火加热，炒至颜色加深，不粘手为度，取出，放凉。每栝楼子 100 kg，用炼蜜 5 kg。蜜炙能增强润肺止咳作用。

4. 栝楼子霜　取净栝楼子，碾成泥状，用布包严后蒸至上气，压去油脂，碾细。制霜后滑肠作用显著减弱，且可除去恶心呕吐作用。

饮片性状　栝楼子参见“药材”项。炒栝楼子微鼓起，表面呈微黄色，具香气。蜜栝楼子表面深黄色，微显光泽，有甜味，具香气。栝楼子霜为黄白色松散粉末，微显油性。

贮干燥容器内，栝楼子霜、蜜栝楼子密闭，置阴凉干燥处，防霉，防蛀。

【药性】 甘、微苦，寒。归肺、胃、大肠经。

1.《日华子》：“味苦，冷，无毒。”

2.《品汇精要》：“味苦，性寒泄，气薄味厚，阴也。”

3.《药品化义》：“属阳中有阴，体润而滑，气和味甘（云苦非），性平（云寒非），能降。性气薄而味浊，入肺、大肠二经。”

4.《医林纂要》：“甘，寒，微苦。”

5.《本草求真》：“专入肺，兼入脾、胃。”

6.《本草再新》：“入肝、肺二经。”

【功用主治】 清肺化痰，滑肠通便。主治痰热咳嗽，肺虚燥咳，肠燥便秘，痈疮肿毒。

1.《食疗本草》：“下乳汁，又治痈肿。”

2.《日华子》：“补虚劳，口干，润心肺。疗手面皴，吐血，肠风泻血，赤白痢。”

3.《药品化义》：“利热痰老痰。”

4.《要药分剂》：“炒黄酒服，止一切血。”

5.《本草再新》：“解郁，祛风，生津止渴，止腰腿痛。”

6.《衷中参西录》：“其开胸降胃之力较大，”“且善通小便。”

7.《饮片新参》：“清肺，化热痰；润肠，通大便。”

【用法用量】 内服：煎汤，9～15 g；或入丸、散。外用：研末调敷。胃弱者宜去油取霜用。

【宜忌】 脾胃虚冷作泄者禁服。反乌头。

1.《本草经集注》：“恶干姜，畏牛膝、干漆，反乌头。”

2.《本草汇言》：“脾胃虚冷作泄者勿服。”

3.《药性纂要》：“如胃弱者宜去油取霜用。”

【选方】 1. 治肺脏蕴热痰嗽，胸膈塞满　瓜蒌子（去壳，别研）、半夏（汤泡七次，焙，取末）各一两。上件和匀，生姜自然汁打面糊为丸，如梧桐子大，每服五十丸，食后用姜汤送下。（《济生续方》半夏丸）

2. 治诸咳嗽不止，不拘寒痰、热痰、风痰、湿痰、气闭痰、食积痰　用栝楼仁一斤，去壳，研细，绞去油，净霜三两，配陈胆星、川贝母各一两和匀。每遇痰证，除虚劳血痰不治外，每用一钱。寒痰，用生姜汤调下；热痰，灯心汤下；风痰，用制附子三分煎汤下；湿痰，白术汤下；气闭痰，牙皂汤下；食积痰，枳实汤下；如气虚不运生痰，浓煎人参汤下。（《本草汇言》）

3. 治胸膈痛彻背，心腹痞满，气不得通及治痰嗽　大栝楼去穰取子，熟炒别研，和子皮面糊为丸，如梧桐子大，米饮下十五丸。（《医准》）

4. 治胃气痛　瓜蒌一个，取仁炒熟。煎酒服，连服六七日。（《万氏秘传外科心法》）

5. 治大便燥结　栝楼子、火麻仁各 9 g。水煎服。（《山西中草药》）

6. 治发背诸恶疮　瓜蒌 5 个（取子细研），乳香 5 块（如枣子大，亦细研）。以白砂蜜一斤，同熬成膏，每服二三钱，温酒化下，日进二服，无不立效。（《百一选方》神仙灵宝膏）

7. 治小便不通，因伤火酒炙并秽垢败精不行，胀闭溺窍　用栝楼霜五钱，川牛膝一两（微炒）。共为极细末和匀。每服三钱，白汤调送。（《本草汇言》）

8. 下乳汁　栝楼子淘洗控干，炒令香熟，瓦上㸌令白色，为末。酒调下一匕，合面卧少时。（《姚僧垣集验方》）

9. 治产后恶露不尽，或经后瘀血停滞肠胃作痛　薏苡仁四钱，桃仁、牡丹皮、瓜蒌仁各二钱。水二钟，煎八分，食前并空心服。（《外科正宗》瓜蒌子汤）

10. 治热游丹毒　栝楼子仁（末）二大两，酽醋调涂。（《产乳集验方》）

【各家论述】 1.《药性类明》：“栝楼仁，昔人谓通肺中郁热，又言其能降气者，总由甘合于寒，能和，能降，能润，故郁热自通。丹溪所谓胸中垢腻，盖亦郁热之所成，热之郁者通，气之痹者降，何垢腻之不涤乎。”

2.《本草汇言》：“栝楼仁，润肺消痰，清火止渴之药也。其体油润多脂，专主心肺胸胃，一切燥热郁热逆于气分，食痰积垢滞于中脘。凡属有形无形，在上者可降，在下者可行。其甘寒而润，寒可以下气降痰，润可以通便利结。”

3774 # 栝楼皮 guā lóu pí（《雷公炮炙论》）

【异名】 栝楼壳（《中药形性经验鉴别法》），瓜壳（《四川中药志》）。

【基原】 为葫芦科栝楼属植物栝楼 *Trichosanthes kirilowii* Maxim. 及双边栝楼 *T. rosthornii* Harms 的果皮。

【原植物】 参见"栝楼"条。

【采收加工】 取成熟的栝楼果实，用刀切成2～4瓣至瓜蒂处，将种子和瓤一起取出，平放晒干或用绳子吊起晒干。

【药材】 栝楼皮 *Pericarpium Trichosanthis* 产地参见"栝楼子"条。

性状 本品常切成2至数瓣，果瓣呈舟状，边缘向内卷曲，长6～12 cm。外表面橙红色或橙黄色，皱缩，有的有残存果梗；内表面黄白色。质较脆，易折断。具焦糖气，味淡、微酸。

鉴别 果皮横切面：栝楼 外果皮细胞1列，为近方形角质化厚壁细胞，外壁及侧壁均增厚，内为数层色素细胞，其下为石细胞环带，环的内侧为宽广的薄壁组织，其中有多数双韧型维管束，木质部多向外弯曲。本品薄壁细胞含少量草酸钙结晶。

双边栝楼 石细胞环内侧有散生石细胞群。木质部半圆形，不外弯。

粉末特征：栝楼 浅橙黄色。外果皮细胞多角形，长径19～57 μm；气孔不定式。石细胞多角形或类方形，直径20～62 μm，棕黄色，壁厚4～11 μm，纹孔较细密，胞腔甚大。木纤维狭长纺锤形，直径15～47 μm，末端有时分叉，壁有裂隙状纹孔。中果皮内层薄壁细胞不规则多角形，内果皮细胞条状，壁极薄，两层细胞长径常互相垂直。草酸钙结晶不规则块状，直径9～38 μm。

双边栝楼 石细胞有圆形者，直径18～78 μm，壁厚6～20 μm，纹孔较疏而稍大，胞腔常甚小。

【成分】 1. 栝楼果皮含脂肪酸：壬酸（nonanoic acid），癸酸（capric acid），月桂酸（lauric acid），肉豆蔻酸（myristic acid），支链十四烷酸，3种支链十五烷酸，正十五烷酸（pentadecanoic acid），支链十六烷酸，棕榈油酸（palmitoleic acid），棕榈酸（palmitic acid），亚油酸（linoleic acid），亚麻酸（linolenicacid）和硬脂酸（stearic acid）[1]。甾醇：7-豆甾烯醇（Δ^7-stigmastenol），7-豆甾烯醇-β-D-葡萄糖苷（Δ^7-stigmastenol-β-D-glucopyranoside），β-菠菜甾醇（β-spinasterol）[2]。

2. 中华栝楼果皮含脂肪酸：壬酸（nonanoic acid），癸酸（capric acid），月桂酸（lauric acid），肉豆蔻酸（myristic acid），支链十四烷酸，3种支链十五烷酸，正十五烷酸（pentadecanoic acid），支链十六烷酸，棕榈油酸（palmitoleic acid），棕榈酸（palmitic acid），亚油酸（linoleic acid），亚麻酸（linolenicacid）和硬脂酸（stearic acid）[1]，棕榈酸，二十四烷酸（lignoceric acid），二十六烷酸（cerotic acid），褐煤酸（montanic acid），蜂花酸（melissic acid），L-(—)-α-棕榈酸甘油酯〔L-(—)Sα-monopalmitin〕。甾醇：7-豆甾烯醇，7-豆甾烯-3-酮（7-stigmasten-3-one），7-豆甾烯醇-3-β-D-葡萄糖苷。又含二十七烷（heptacosane），二十九烷（nonacosane）和三十一烷（hentriacontane）[3]。

【药理】 1. 对心血管系统的作用 （1）扩张冠脉 瓜蒌注射液（用瓜蒌皮提取制成）能显著扩张豚鼠离体心脏的冠脉[1]。每1 ml灌注液中含生药量为2.5 mg或5.0 mg时，可使冠脉流量分别增加55%或71%[2]。在离体兔心试验中也取得类似结果[3]。瓜蒌注射液对垂体后叶素引起的离体豚鼠心脏冠脉流量减少也有明显的拮抗作用[4]。

（2）抗心肌缺血 瓜蒌注射液对垂体后叶素引起的大鼠心肌缺血有明显的保护作用[2]；对异丙肾上腺素所致大鼠心肌缺血也有保护作用[5,6]。瓜蒌注射液对家兔心肌缺血再灌注损伤有保护作用，它能减轻缺血再灌区丙二醛（MDA）的升高反应，提高SOD活性[7]，缩小梗死范围，降低再灌注性出血等作用[8]。

（3）扩张微血管及改善微循环 静注瓜蒌注射液10 g（生药）/kg时，能使正常家兔肠系膜微动脉扩张[9]。瓜蒌可对抗去甲肾上腺素、氯化钾引起的大鼠主动脉条收缩反应[4]。瓜蒌注射液能明显延缓缺氧家兔微循环障碍的发生，其机制可能与增加红细胞的表面电荷有关[10]。

（4）抑制血小板聚集 瓜蒌注射液体外能明显抑制ADP或AA诱导的家兔血小板聚集性和TXA_2合成释放反应[11]；对ADP或胶原诱导的大鼠血小板聚集也有明显抑制作用[4]。能明显抑制家兔结扎冠脉所致的血小板聚集和TXB_2的变化，显著缩小梗塞范围[12]。

（5）抗心律失常 腹腔注射瓜蒌皮水煎剂2.5 g(生药)/kg可明显延长正常大鼠心电图的P-R、Q-T、R-R间期，对氯化钙诱发的大鼠室颤和毒毛花苷G所致的豚鼠心律失常有明显的预防作用[13]。

2. 抗癌作用 瓜蒌皮的体外抗癌效果比瓜蒌仁好，且以60%乙醇提取物的作用最强。自瓜蒌皮的醚浸出液中得到的类白色非晶体性粉末，也有体外抗癌作用[14]。

毒性 瓜蒌注射液的毒性甚低，小鼠腹腔注射LD_{50}为363±33 g/kg，静注LD_{50}为306±22 g/kg，犬亚急性毒性试验，每日30 g/kg，静注21 d，除个别犬在给药第三星期胃纳差，部分犬给药后出现肝细胞局部轻度红肿外，也未见其他明显毒性反应。体重、心电图、血象、肝功、肾功、尿常规均无明显变化。镜检，心、脾、肺、肾及肾上腺均未见异常[2]。

【炮制】 1. 栝楼皮 取原药材，除去果柄及杂质，用水洗净，润透，切丝，干燥。

2. 炒栝楼皮 取栝楼皮丝置锅内，用文火加热，炒至棕黄色，略带焦斑，取出放凉，筛去灰屑。

3. 蜜栝楼皮 取炼蜜用适量开水稀释后，加入栝楼皮丝，拌匀，闷透，置锅内，用文火加热，炒至棕黄色不粘手为度，取出放凉。每栝楼皮100 kg，用炼蜜25 kg。

饮片性状 栝楼皮为丝状片，皮外侧橙黄色或红黄色，有光泽，内侧淡黄白色。味淡，微酸。炒栝楼皮黄棕色，略带焦斑。蜜栝楼皮黄红色，有光泽，味甜。

贮干燥容器内，蜜栝楼皮密闭，置阴凉干燥处，防霉，防蛀。

【药性】 甘、微苦，寒。归肺、胃经。

1.《饮片新参》："甘、苦，微凉。"

2.《本草用法研究》："味甘，性微寒，无毒。"

3.《四川中药志》1960年版："入肺、胃、大肠三经。"

【功用主治】 清肺化痰，宽胸散结。主治肺热咳嗽，胸胁痞痛，咽喉肿痛，乳癖乳痈。

1.《药性切用》："主宽胸除热。"

2.《药笼小品》："能和肝阳，开胸涤痰。"

3.《衷中参西录》："敛肺，宁嗽，定喘。"

4.《饮片新参》："化热痰，生津润肺。"

5.《江苏省植物药材志》："为镇咳镇静药，有解热利尿的效能，治急性气管炎、咳嗽、胃闷、胃痛，能利膈，宽胃，豁痰，宁咳，并治黄疸、水肿，解酒等。"

6.《四川中药志》1960年版:“治咽喉疼痛,大便燥结及乳痈。”

7.《重庆草药》:“除火清热,治肠热,止血。”

8.《上海常用中草药》:“清热化痰,宽胸利气,消痈肿。”

【用法用量】 内服:煎汤,9～12 g;或入散剂。外用:烧存性研末调敷。

【宜忌】 脾虚者慎服。反乌头。

1.《本草经集注》:“恶干姜,畏牛膝、干漆,反乌头。”

2.《四川中药志》1960年版:“凡脾胃虚寒,无湿热者忌用。”

【选方】 1. 治阳明温病,下之不通,喘促不宁,痰涎壅滞,脉右寸实大,肺气不降　生石膏五钱,生大黄三钱,杏仁粉二钱,栝楼皮一钱五分。水五杯,煮取二杯,先服一杯。不知,再服。(《温病条辨》宣白承气汤)

2. 治胸闷咳嗽　栝蒌果皮15 g,陈皮9 g,枇杷叶(去毛)9 g。水煎服,冰糖为引。(《江西草药》)

3. 治肺痈　瓜蒌皮、冬瓜子各15 g,薏苡仁、鱼腥草各30 g。煎服。

4. 治肋间神经痛　瓜蒌皮15 g,柴胡4.5 g,丝瓜络12 g,郁金、枳壳各9 g。煎服。(3、4方出自《安徽中草药》)

5. 治咽喉肿痛,语声不出　瓜蒌皮(细锉,慢火炒赤黄)、白僵蚕(去头,微炒黄)、甘草(锉,炒黄色)各等分。上为细末,每服一二钱,用温酒调下,或浓生姜汤调服,更用半钱绵裹,噙化咽津亦得,并不计时候,日三两服。(《御药院方》发声散)

6. 治牙疼　露蜂房、瓜蒌皮等分,烧灰去火毒擦牙。或以乌桕根、韭菜根、荆柴根、葱根四味煎汤温漱。(《世医得效方》)

【临床报道】 1. 治疗喘息型气管炎及肺心病哮喘　用栝楼皮制成灭菌水溶液(每1 ml相当于生药5 g),每次用12～16 ml静注,每日1次,10～15 d为1个疗程。观察35例,其中喘息型气管炎13例,肺心病哮喘22例。观察结果:控显率45%,总有效率82.5%。对轻、中、重度病情具有同样效果,但病程愈长,疗效愈差。主要副作用为唇麻、身热,少数病例有气喘、头晕、恶心等。继续用药无影响,不必停药[1]。

2. 治疗冠心病　用瓜蒌注射液(每支2 ml,含瓜蒌生药10 g)4 ml,每日肌注1次;或8 ml,加入于50%葡萄糖20 ml中,每日静注1次;或12 ml加入5%或10%葡萄糖250～500 ml,每日静滴1次。半个月为1个疗程(大部分采用肌注,少部分静注,极个别静滴)。共治疗25例,其中冠心病心绞痛型22例(包括陈旧性前间壁心肌梗死1例,提示高侧壁小灶性心肌梗死1例,同时伴心律失常4例,伴高血压8例);心律失常型3例(伴高血压1例)。中医分型:气滞血瘀兼阴虚9例(有心绞痛8例);兼阳虚1例(伴心绞痛);兼阴阳两虚14例(有心绞痛13例);气滞血瘀兼痰浊1例。结果:伴心绞痛22例,疗效显著者17例,改善3例,无效2例。对轻、中、重度心绞痛均有效,尤其对中重度的效果更显著。心电图复查,疗效显著者12例,改善2例,无效10例,加重1例。在中医分型中,似对阴阳两虚,气滞血瘀型效果较好。但本品没有显著的降压和降脂作用[2]。

【各家论述】《施今墨对药》:“瓜蒌皮清肺化痰,宽中利气;天花粉清热化痰,养胃生津,解毒消肿。二药伍用,药效倍增,荡热涤痰,生津润燥,开胸散结,润肺止咳甚效。”“瓜蒌子润肺涤痰,滑肠通便;瓜蒌皮理气散结,清肺化痰。两者同用,上可清肺胃之热,化痰散结,下能润大肠之燥,滑肠通便。肺、胃、大肠三经合治,去痰嗽,止咳喘,通大便之力增强。”“痰热咳嗽,胸闷胀痛者,主取瓜蒌皮,佐以瓜蒌子;若兼见大便秘结者,则主取瓜蒌子,少佐瓜蒌皮。”

3775 栝楼茎叶 guā lóu jīng yè
(《别录》)

【基原】 葫芦科栝楼属植物栝楼 *Trichosanthes kirilowii* Maxin. 的茎叶。

【原植物】 参见“栝楼”条。

【药性】《纲目》:“酸,寒,无毒。”

【功用主治】《别录》:“疗中热伤暑。”

【用法用量】 内服:煎汤,3～5钱。

【各家论述】《本草正义》:“瓜蒌茎叶治中热伤暑,以其清芬凉爽,故善涤暑。又其味微酸,自能振刷精力,以御酷暑之炎热。亦犹孙真人所谓季夏之间,困乏无力,宜服五味子汤以收耗散之气,使人精神顿加也。”

3776 桦木皮 huà mù pí
(《开宝本草》)

【异名】 桦皮(《灵苑方》),白桦皮(《新疆中草药手册》),桦树皮(《吉林中草药》)。

【基原】 为桦木科桦木属植物白桦的树皮。

【原植物】 白桦 *Betula platyphylla* Suk.　又名:粉桦(东北),桦皮树(河北)。

乔木,高达25 m。树皮白色,剥裂;枝条暗灰色或暗褐色,无毛;小枝暗灰色,嫩枝红褐色,光滑无毛。叶柄细瘦,长1～2.5 cm;叶片卵状三角形、三角形、菱状三角形或卵状菱形,长3～9 cm,宽2～7.5 cm,先端渐尖,有时呈短尾尖,基部截形至楔形,有时微心形或近圆形,边缘有重锯齿,上面疏生毛和腺点,下面无毛,密生腺点,侧脉5～7对。花单性,雌雄同株,葇荑花序;雄花3朵聚生于每一鳞片内,雄蕊2;雌花生于枝顶,每苞有3花,花柱2。果序单生,圆柱形或长圆柱形,下垂,果苞,外面密生短柔毛,中裂片三角状卵形,顶端渐尖或钝,侧裂片卵形或近圆形。小坚果狭长圆形或卵形,膜质翅较果长1/3,与果近等宽。花期5～6月,果熟期8～9月。

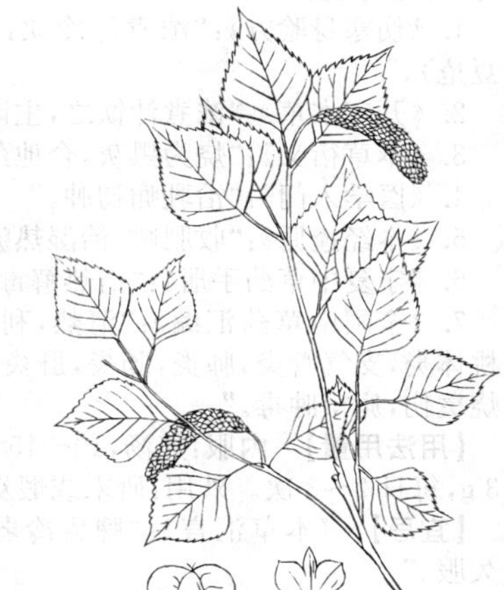
白　桦

生于海拔400～4 100 m的山地林中,是阔叶林和针阔叶混交林常见树种,常成群落生长。分布于华北、东北及河南、四川、云南、西藏、陕西、甘肃、青海、宁夏等地。江苏有栽培。

本植物树杆中流出的液汁(桦树液)亦供药用,另设专条。

【采收加工】 春、秋季采剥树皮,切碎,晒干。

【药材】 桦木皮 *Cortex Betulae*　主产于东北及河北、山西、内蒙古等地。

性状　呈大张的反卷筒状，卷筒的外表面（即皮的内表面）淡黄棕色，有深色横条纹。卷筒的内表面（即皮的外表面）灰白色而微带红色，上有疙瘩样的枝痕，黑棕色。质柔软，折断面略平坦，可层层片状剥落。气微弱而香，味苦。

【成分】　白桦含桦叶烯四醇（betulafolienetetraol），桦叶烯四醇（betulafolienetetraol）A，桦叶烯五醇（betulafolienpentaol）[1]。

【药理】　1. 祛痰、止咳与平喘作用　桦树皮的水提取物、乙醇处理的水提取物、甲醇提取物以及酸性乙醇提取物给小鼠腹腔注射有明显的祛痰作用；白桦树皮的水、甲醇、乙醚及酸性乙醇的提取物以及乙醚析出物给小鼠腹腔注射有止咳作用；豚鼠腹腔注射乙醇处理的白桦树皮水提取物有平喘作用[1,2]。

2. 抗菌作用　白桦树皮煎剂试管内对肺炎链球菌、卡他奈瑟球菌及甲型链球菌的某些菌株有抑制作用[1]。

毒性　白桦树皮水煎液浓缩经乙醇处理，再加浓氨水沉淀后滤液，回水溶解的部分，给小鼠腹腔注射 LD_{50} 为 92.92 g（生药）/kg[1]。

【药性】　苦，平。归肺、胃、大肠经。

1.《开宝本草》："味苦，平，无毒。"

2.《品汇精要》："味厚于气，阴中之阳。"

3.《本草经疏》："气味俱薄，降多升少，阴也，入足阳明经。"

4.《本草汇言》："味苦，气寒。"

5.《新疆中草药》："苦，凉。"

【功用主治】　清热利湿，祛痰止咳，解毒。主治咽痛喉痹，咳嗽气喘，黄疸，腹泻，痢疾，淋证，小便不利，乳痈，疮毒，痒疹，烫伤。

1.《伤寒身验方》："浓煮汁冷饮，主伤寒时行热毒疮（豌豆疮）。"

2.《开宝本草》："浓煮汁饮之，主诸黄疸。"

3.《本草衍义》："烧为黑灰，合他药，治肺风毒。"

4.《医学入门》："治乳痈初肿。"

5.《本经逢原》："收肥腻，治湿热疬风痈毒，利小便。"

6.《宁夏中草药手册》："清热解毒，止咳。"

7.《全国中草药汇编》："清热，利湿，解毒。主治急性扁桃体炎，支气管炎，肺炎，肠炎，肝炎，急性乳腺炎。外用治烧烫伤，痈疖肿毒。"

【用法用量】　内服：煎汤，10～15 g；烧炭，研末，每次 1～3 g，每日 2～3 次。外用：研末或煅炭研末调敷。

【宜忌】　《本草汇言》："脾胃冷弱，易于作泄者，勿多服久服。"

【选方】　1. 治咳嗽气喘　桦树皮、贝母、麦冬各 9 g。水煎服。（《新疆中草药》）

2. 治五疸发黄　桦木皮、铃儿茵陈各等分。煎汤作茶饮。（《林氏家抄方》）

3. 治小便赤涩　桦树皮、车前草各 15 g。水煎服。（《新疆中草药》）

4. 治乳痈疽初发，肿痛结硬欲破脓　北来真桦皮，无灰酒服方寸匕，就之卧。（《灵苑方》）

5. 治痈疮肿毒，乳痈初起　桦树皮 60 g，山核桃 7 个（焙黄研末）。以桦树皮煎水送服，每次 3 g，日服 1 次。（《吉林中草药》）

6. 治肺脏风毒，遍身疮疥及瘾疹瘙痒，搔之成疮，又治面上风刺及妇人粉刺　杏仁（去皮、尖，用水一碗，于银铫子内熬，候水减一半已来，取出，放令干）、荆芥穗各二两，枳壳（去瓤，用炭火烧存性，取出，于湿纸上令冷）、桦皮（烧成灰）各四两，甘草（炙）半两。上药除杏仁外，余药都捣罗为末，却将杏仁别研令极细，次用诸药末旋旋入，研令匀。每服二钱，食后，温酒调下，日进三服；疮疥甚者，每日频服。（《局方》桦皮散）

【临床报道】　治疗多种炎症　桦树皮 210 g，剥去上层白皮，切碎。水煎 2 次，加入蔗糖 90 g，制成 1 000 ml。每次 50～100 ml，日服 2 次。治疗急性乳腺炎、急性扁桃体炎、肺炎、肾炎、牙周炎、外伤感染、尿路感染、疖肿及腹泻等共 247 例，均有效果，其中对乳腺炎疗效较显著[1]。

【各家论述】　1.《本草汇言》："桦木皮，散风热，解痈毒，消五疸，清时行豌豆疮之药也。寇氏云，苦寒善降，能散郁热风毒；轻浮柔软，能消乳毒痈疡。但寒淡清脆之物，如脾胃冷弱，易于作泄者，勿多服久服。"

2.《本草经疏》："五疸皆湿热蕴于阳明所致，（桦树皮）苦平能除湿热，故主诸疸也。藏器以之治伤寒时行热毒疮，宗奭以之治肺风毒，皆取其苦凉能散风邪、热毒之义耳。"

3777 桦树液 huà shù yè（《吉林中草药》）

【基原】　为桦木科桦木属植物白桦 *Betula platyphylla* Suk. 树杆中流出的液汁。

【原植物】　参见"桦木皮"条。

【采收加工】　5 月间将树皮划开，盛取液汁，鲜用。

【功用主治】　祛痰止咳，清热解毒。主治咳嗽，气喘，小便赤涩。

1.《吉林中草药》："治咳喘气喘。"

2.《黑龙江常用中草药》："清热，解毒。治坏血病，肾脏病，痛风。"

【用法用量】　内服：鲜汁 20～30 ml。

3778 桦叶葡萄根皮 huà yè pú táo gēn pí（《新华本草纲要》）

【异名】　大血藤（《贵州草药》）。

【基原】　为葡萄科葡萄属植物桦叶葡萄的根皮。

【原植物】　桦叶葡萄 *Vitis betulifolia* Diels et Gilg　又名：野葡萄（《贵州草药》）。

木质藤本。小枝被蛛丝状柔毛，后变无毛；卷须与叶对生，二叉状分枝。单叶互生；叶柄长 3～5 cm，被蛛丝状毛，后变无毛；叶片草质，卵形或宽卵形，长 5～10 cm，宽 4～9 cm，先端短渐尖，基部浅心形或截状心形，边缘有多数小牙齿，上面几无毛，下面密或疏被淡褐色短柔毛；侧脉 5～7 对。花杂性异株，圆锥花序长 5.5～7 cm，与叶对生，疏被蛛丝状毛；两性花基部有小苞片；花萼盘

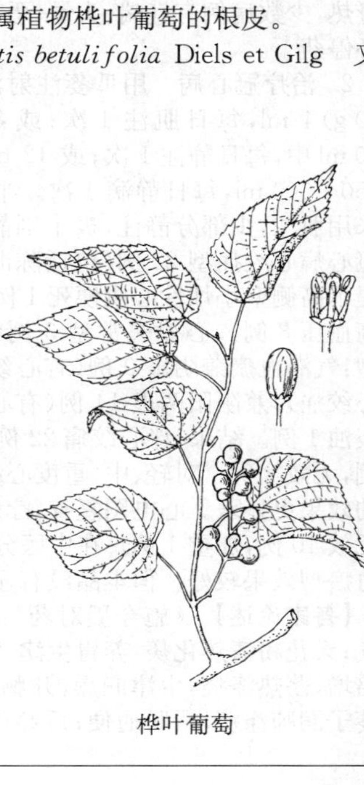

桦叶葡萄

状；花瓣5，顶部粘合成帽状脱落；雄蕊5，与花瓣对生；子房有短柱头，被花盘所包；雄花序狭长，雄花退化子房埋入花盘中。浆果球形，熟时黑色，有白粉。花期6月，果期7～8月。

生于海拔470～2 600 m的山坡沟旁或灌木丛中。分布于西南及湖北、广西、陕西、甘肃等地。

【采收加工】 冬季挖取根部，剥取根皮，切片，鲜用或晒干。

【药性】 涩，平。

【功用主治】 舒筋活血，利湿解毒。主治风湿瘫痪，跌打骨折，痢疾，无名肿毒。

【用法用量】 内服：煎汤，5～10 g。外用：捣敷。

【选方】 1. 治风湿瘫痪，劳伤，接骨 大血藤捣烂，和甜酒酿调匀，包敷患处。

2. 治赤痢 大血藤、何首乌、委陵菜各6 g。红糖作引，煎水内服。

3. 治无名肿毒 大血藤（研末）、野油菜各等分。二味共捣绒，和蜂蜜调匀敷患处。（1～3方出自《贵州草药》）

3779 柏油 jiù yóu（《纲目》）

【基原】 为大戟科乌桕属植物乌桕 *Sapium sebiferum* (L.) Roxb. 的种子榨取的油。

【原植物】 参见“乌桕木根皮”条。

【功用主治】 杀虫，拔毒，利尿，通便。主治疥疮，脓疱疮，水肿，便秘。

1. 《本草拾遗》：“涂头，变白为黑。服一合，令人下利，去阴下水气。”

2. 《纲目》：“涂一切肿毒疮疥。”

【用法用量】 外用：涂敷。

【选方】 治脓疱疥疮 柏油二两，水银二钱，樟脑五钱。同研，不见星乃止。以温汤洗净疮，以药填入。（《纲目》引《唐瑶经验方》）

3780 桧叶 guì yè（《福建民间草药》）

【基原】 为柏科圆柏属植物圆柏的叶。

【原植物】 圆柏 *Sabina chinensis* (L.) Ant.［*Juniperus chinensis* L.］ 又名：栝（《禹贡》），桧（《诗经》），刺柏（《本草汇言》），桧柏（《广西药用植物名录》），松叶柏（《内蒙古中草药》），红心柏（北京），珍珠柏（云南）。

乔木，高达20 m，胸围达3.5 m。树皮深灰色，纵裂，成长条片；幼树枝条斜上伸展，树冠尖塔形或圆锥形，老树下部大枝近平展，树冠广圆形。叶二型：鳞叶及刺叶；生鳞叶的小枝近四棱形，径1～1.2 mm，鳞叶先端钝尖，背面近中部有椭圆形微凹的腺体；刺叶3叶交叉轮生，长6～12 mm，上面微凹，有2条白粉带。雌雄异株，稀同株；雄球花黄色，椭圆形，长2.5～3.5 mm。球果翌年成熟，近圆形，熟时暗褐色，被白粉。种子2～4，卵圆形，扁，先端钝，有棱脊及少数树脂槽。

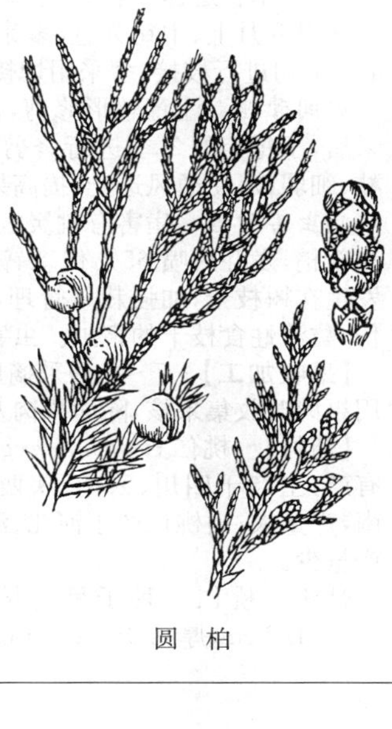

圆 柏

生于海拔500～1 000 m的中性土、钙质土及微酸性土壤中。分布于华北、西南及长江流域至广东、广西等地。

【采收加工】 全年均可采收，鲜用或晒干。

【药材】 桧叶 *Cacumen Sabinae Chinensis* 产于全国大部地区。

性状 生鳞叶的小枝近圆柱形或近四棱形。叶二型，即刺状叶及鳞叶，生于不同枝上，鳞叶3叶轮生，直伸而紧密，近披针形，先端渐尖，长2.5～5 mm；刺叶3叶交互轮生，斜展，疏松，披针形，长6～12 mm。气微香，味微涩。

【成分】 含黄酮类：穗花杉双黄酮（amentoflavone），扁柏双黄酮（hinokiflavone），芹菜素（apigenin），扁柏双黄酮甲醚（monomethyl ether ofhinokiflavone）[1]。

【药性】 《天目山药用植物志》：“性温，味辛，有毒。”

【功用主治】 祛风散寒，活血解毒。主治风寒感冒，风湿关节痛，荨麻疹，阴疽肿毒初起，尿路感染。

1. 《天目山药用植物志》：“杀虫，辟秽，散结，解毒。”

2. 《内蒙古中草药》：“治尿道炎，淋病，肺痨。”

3. 《福建药物志》：“祛风散寒，活血消肿，驱秽除浊。主治感冒，荨麻疹，风湿关节痛，阴疽初起。”

4. 《广西民族药简编》：“治内痔大便出血。”

5. 《秦岭巴山天然药物志》：“解毒利尿。”

【用法用量】 内服：煎汤，鲜品15～30g；研末，每次3g，每日2次。外用：捣敷；煎水熏洗或烧烟熏。

3781 桃子 táo zi（《日用本草》）

【异名】 桃实（《别录》）。

【基原】 为蔷薇科桃属植物桃 *Amygdalus persica* L. 或山桃 *A. davidiana* (Carr.) C. de Vos ex Henry 的果实。

【原植物】 参见“桃仁”条。

【采收加工】 7～8月成熟时采摘，鲜用或作脯。

【成分】 含有机酸：苹果酸（malic acid），枸橼酸（citric acid）[1]，苯甲酸[2]，绿原酸（chlorogenic acid），新绿原酸（neochlorogenic acid），异绿原酸（isochlorogenic acid）[3]，奎尼酸（quinic acid），琥珀酸（succinic acid）[4]。黄酮类：紫云英苷（astragalin），蜡梅苷（meratin），山柰素-3-双葡萄糖苷（kaempferol-3-β-D-glucopyranoside-β-D-glucopyranoside），桃皮素（persicogenin），柚皮素（naringenin），香橙素（aromadendrine），橙皮素（hesperetin），桃皮素-5-β-D-吡喃葡萄糖苷（persicogenin-5-β-D-glucopyranoside），柚皮素-5-β-D-吡喃葡萄糖苷（naringenin-5-β-D-glucopyranoside），橙皮素-5-β-D-吡喃葡萄糖苷（hesperetin）-5-O-β-D-glucopyranoside，右旋儿茶酚（catechol），左旋表儿茶酚没食子酸酯（epicatechol gallate）[5]，儿茶素（catechin），表儿茶素（epicatechin）[3]。挥发性成分：己醛（hexanal），(E)-2-己烯醛［(E)-2-hexenal］，苯甲醛（benzaldehyde），芳樟醇（linalool）等[6]。又含蔗糖，葡萄糖，果糖，山梨糖醇（sorbitol）和肌醇（inositol）[7]。

【药性】 甘、酸，温。归肺、大肠经。

1. 《别录》：“味酸。”

2. 《千金方》：“无毒。”

3. 《日华子》：“热，微毒。”

4. 《日用本草》：“味甘、酸。”

5. 《滇南本草》：“味辛、酸。”

6. 《纲目》：“味辛、酸、甘，热。”

7.《医林纂要》:"甘、辛,温。"

8.《食物中药与便方》:"酸、甘,微温。"

【功用主治】 生津,润肠,活血,消积。主治津少口渴,肠燥便秘,闭经,积聚。

1. 孙思邈:"肺病宜食之。"(引自《纲目》)

2. 崔禹锡《食经》:"养肝气。"

3.《日华子》:"益色。"

4.《滇南本草》:"治蛊积,通月经,润大肠,消心下积。大黄桃,食之神清气爽,延年乌须。"

5.《纲目》:"冬桃,食之解劳热。"

6.《医林纂要》:"养肺,泻肺。"

7.《随息居饮食谱》:"补心,活血,解渴,充饥,水蜜桃生津涤热。"

【用法用量】 内服:适量,鲜食;或作脯食。外用:捣烂调敷。

【宜忌】 不宜多食。

1.《别录》:"多食令人有热。"

2.《千金方》:"不可多食,伤筋骨。"

3.《日用本草》:"桃与鳖同食,患心痛,服术人忌食之。"

4.《滇南本草》:"多食动脾助热,令人膨胀,发疮疖。食桃浴水令人泻。"

5.《本草省常》:"多食作湿热,生食伤脾胃。"

3782 桃毛 táo máo (《本经》)

【基原】 为蔷薇科桃属植物桃 *Amygdalus persica* L. 或山桃 *A. davidiana* (Carr.) C. de Vos ex Henry 的果实上的毛。

【原植物】 参见"桃仁"条。

【采收加工】 将未成熟果实之毛刮下,晒干。

【药性】《纲目》:"辛、平,微毒。"

【功用主治】 活血,行气。主治血瘕,崩漏,带下。

1.《本经》:"主下血瘕,寒热积聚,无子。"

2.《别录》:"主带下诸疾,破坚闭。"

3.《日华子》:"疗崩中,破癖气。"

【用法用量】 内服:煎汤,1~3 g,包煎。

3783 桃仁 táo rén (《雷公炮炙论》)

【异名】 桃核仁(《本经》)。

【基原】 为蔷薇科桃属植物桃或山桃的种子。

【原植物】 1. 桃 *Amygdalus persica* L. [*Prunus persica* (L.) Batsch.]

又名:毛桃(通称)。

落叶小乔木,高 3~8 m,小枝绿色或半边红褐色,无毛。叶互生,在短枝上呈簇生状;叶柄长 1~2 cm,通常有 1 至数枚腺体;叶片椭圆状披针形至倒卵状披针形,边缘具细锯齿,两面无毛。花通常单生,先于叶开放;萼片 5,基部合生成短萼筒,外被绒毛;花瓣 5,倒卵形,粉红色,罕为白色;雄蕊多数;子房 1 室,花柱细长,柱头小,圆头状。核果近球形,表面有短绒毛,果肉白色或黄色,离核或黏核。种子 1 枚,扁卵状心形。花期 3~4 月,果熟期6~7 月。

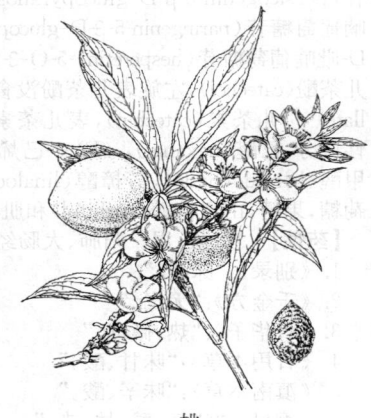

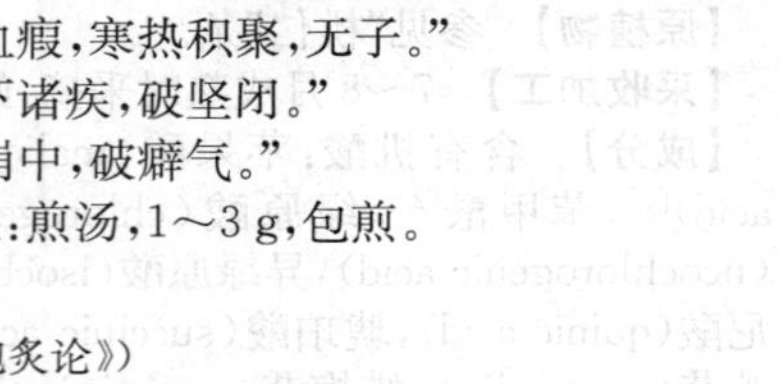

桃

原产我国,各地普遍栽培。

2. 山桃 *A. davidiana* (Carr.) C. de Vos ex Henry [*Prunus davidiana* (Carr.) Franch.] 又名:榹桃(《尔雅》),山毛桃、野桃(内蒙古)。

落叶小乔木,高 5~9 m。叶互生,托叶早落;叶柄长 1.5~3 cm;叶片卵状披针形,长 4~8 cm,宽 2~3.5 cm。花单生,萼片 5,花瓣 5,阔倒卵形,粉红色至白色。核果近圆形,黄绿色,表面被黄褐色柔毛。果肉离核;核小,坚硬。种子 1 颗,棕红色。花期 3~4 月,果期 6~7 月。

生于海拔 800~1 200 m 的山坡、山谷沟底或荒野疏林及灌丛内。分布于河北、山西、山东、河南、四川、云南、陕西、甘肃等地。

以上植物的果实(桃子)、果实上的毛(桃毛)、幼果(碧桃干)、叶(桃叶)、花(桃花)、幼枝(桃枝)、除去栓皮的树皮(桃茎白皮)、树皮中分泌出来的树脂(桃胶)、根或根皮(桃根)均供药用,另设专条。

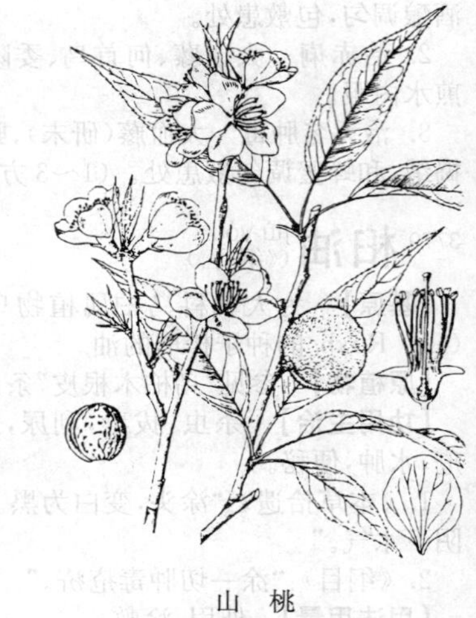

山 桃

【栽培】 生物学特性 桃喜阳光和温暖的气候,在肥沃高燥的砂质壤土中生长最好。怕涝,在低洼碱性土壤中生长不良。幼树抗寒力弱,容易冻梢。耐修剪,寿命较短。

繁殖方法 嫁接繁殖为主。用山桃、毛桃为砧木,可增强其抗涝、抗寒性。供砧木用桃核在湿沙中完成春化阶段,使硬壳容易裂开,易于发芽,3 月播种,4 月上旬即可出芽。不经沙藏的种子,可在秋季播种,选地势高燥的圃地培育桃苗,苗木生长迅速,当年秋季幼苗可长 20~30 cm 高。芽接一般以 8 月上、中旬为宜,多采用丁字形芽接法,或在春季 4 月上旬进行枝接,多采用切接、腹接和劈接法。

田间管理 注意整形修剪,加强土、肥、水管理。定植结果后,于每年的冬季进行修剪,剪除徒长枝、过密枝、病虫枝、细弱枝,使通风透光,提高果实的产量。

病虫害防治 病害有桃炭疽病,主要为害果实,也为害叶和新梢,发芽后喷 65%代森锌 500 倍液 2~3 次;流胶病,发生在树枝干,加强栽培管理,枝干涂白,预防冻害和日烧伤,防治蛀食枝干的害虫。虫害有桃蚜,为害叶片。

【采收加工】 7~8 月采摘成熟果实,取出果核,或在食用果肉时收集果核,除净果肉及核壳,取出种子,晒干。

【药材】 桃仁 *Semen Amygdali* 桃仁全国大部分地区有产,主产于四川、云南、陕西、山东、北京、河北、山西、河南,产量大;山桃仁产于河北、河南、山东、山西、陕西、四川,产量少。

性状 桃仁 种子呈扁长卵形,长 1.2~1.8 cm,宽 0.8~1.2 cm,厚 0.2~0.4 cm。表面黄棕色至红棕色,密布颗粒状突起。先端具尖，中部略膨大，基部钝圆稍偏斜，边缘较薄。尖端一侧有短线形种脐，圆端有颜色略深不甚明显的合点，自合点处散出多数棕色维管束脉纹，形成布满种皮的纵向凹纹。种皮薄，子叶2，类白色，富油性。气微，味微苦。

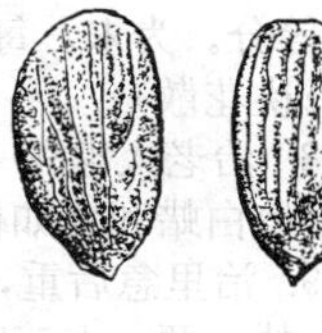
桃仁(种子)外形

山桃仁　呈类卵圆形，基部偏斜，较小而肥厚，长约0.9 cm，宽约 0.7 cm，厚约 0.5 cm。

鉴别　种皮粉末(或解离)片：桃仁　种皮外表皮石细胞黄色或黄棕色，侧面观贝壳形、盔帽形、弓形或椭圆形，高54～153 μm，底部宽约至 180 μm，突出于表皮层的部分呈拱形，壁一边较厚，层纹细密；表面观类圆形、圆多角形或类方形，底部壁上纹孔大而较密。种皮外表皮细胞橙红色或樱红色，呈类圆形或多角形，常与石细胞连生。种皮内表皮细胞淡黄棕色或红棕色，断面观为 1 列类长方形色素细胞，表面观呈类多角形，垂周壁微波状弯曲。

山桃仁　种皮外表皮石细胞淡黄色、橙黄色或橙红色，侧面观贝壳形、矩圆形、椭圆形或长条形，高 81～198(279)μm，宽约至 128(198)μm，突出部分近圆拱形；表面观类圆形、类六角形、长多角形或类方形，底部壁厚薄不匀，纹孔较小。

【成分】 桃的种仁含苦杏仁苷(amygdalin)，野樱苷(prunasin)。甾醇类：24-亚甲基环木菠萝烷醇(24-methylene cycloartanol)，7-去氢燕麦甾醇(7-dehydroavenasterol)，β-谷甾醇(β-sitosterol)，菜油甾醇(campesterol)，β-谷甾醇-3-O-β-D-吡喃葡萄糖苷(β-sitosterol-3-O-β-D-glucopyrano side)，菜油甾醇-3-O-β-D-吡喃葡萄糖苷(campesterol-3-O-β-D-glucopyranoside)，β-谷甾醇-3-O-β-D-(6-O-棕榈酰)吡喃葡萄糖苷〔β-sitosterol 3-O-β-D-(6-O-palmityl) glucopyranoside〕，β-谷甾醇-3-O-β-D-(6-O-油酰)吡喃葡萄糖苷〔β-sitosterol 3-O-β-D-(6-O-oleyl)glucopyranoside〕，菜油甾醇-3-O-β-D-(6-O-棕榈酰)吡喃葡萄糖苷〔campesterol 3-O-β-D-(6-O-palmityl)glucopyranoside〕，菜油甾醇-3-O-β-D-(6-O-油酰)吡喃葡萄糖苷〔campesterol 3-O-β-D-(6-O-oleyl)glucopyranoside〕[1]。有机酸类：绿原酸(chlorogenic acid)，3-咖啡酰奎宁酸(3-caffeoylquinic acid)，3-对香豆酰奎宁酸(3-*p*-coumaroylquinic acid)，3-阿魏酰奎宁酸(3-feruloylquinic acid)[2]，甘油三油酸酯(triolein)[3]，油酸(oleic acid)和亚油酸(linoleic acid)[4]。蛋白质：PR-A 和 PR-B[5]。又含甲基-α-D-呋喃果糖苷(methyl-α-D-fructofuranoside)，甲基-β-D-吡喃葡萄糖苷(methyl-β-D-glucopyranoside)[1]。

【药理】 1. 对循环系统的作用　桃仁能明显增加犬股动脉的血流量并降低血管阻力。对离体兔耳血管能明显地增加灌流液的流量，并能消除去甲肾上腺素的缩血管作用[1]。桃仁提取物脾动脉给药可使麻醉大鼠肝脏微循环内血流加速，并与剂量相关，提示对肝脏表面微循环有一定的改善作用[2]。

2. 抗凝血作用和抗血栓形成　山桃仁煎剂家兔灌胃，其出血时间和凝血时间均显著延长，还可完全抑制其血块收缩[3]。抗凝作用的有效成分是甘油三油酸酯(triolein)[4]。山桃仁煎剂灌胃，对进行颈总动脉一颈外静脉血流旁路手术的麻醉公鸡实验性体外血栓形成有明显的抑制作用，抑制率平均为 18%[4]。用肾上腺素加冰水刺激形成的大鼠“血瘀”模型，用桃仁实验治疗，可见到雌性大鼠的低切速全血黏度降低，对红细胞变形能力和纤维蛋白原含量等的影响则不明显[5]。

3. 抗炎作用　桃仁的水提取物具有较强的抗大鼠角叉菜胶性足跖肿胀作用，从中分离得 2 个蛋白质成分 PR-A 和 PR-B 静注具有剂量依赖性的抗炎作用[6]。桃仁煎剂口服，对大鼠肉芽肿形成有显著抑制作用[7]。大鼠角叉菜胶形成肉芽肿，桃仁提取物给药，4 d 后测定肉芽肿内渗出液的量及渗出液中前列腺素 E_2(PGE_2)的含量，其抑制率为35%[8]。桃仁提取液对经体外细胞培养中的纤维母细胞生长具有抑制作用，将其用于实验性巩膜瓣下小梁切除术的家兔动物模型上，发现它具有抑制炎症细胞及纤维母细胞增生的作用[9]。

4. 止咳祛痰作用　苦杏仁苷具有镇咳作用。作用机制为苦杏仁苷能被苦杏仁酶水解，所产生的氰氢酸和苯甲醛对呼吸中枢有抑制作用，能使呼吸加深，咳嗽减轻，痰易咳出[10]。

5. 抗肿瘤作用　苦杏仁苷及其水解生成的氰氢酸和苯甲醛对癌细胞呈现协同性杀伤作用；苦杏仁苷能帮助体内胰蛋白酶消化癌细胞的透明样黏蛋白被膜，使体内白细胞更易接近癌细胞，并吞噬癌细胞[10]。

6. 其他作用　桃仁煎剂具有子宫收缩作用，有助于产后子宫复旧和止血[11]。口服水煎剂有显著镇痛作用，抑制小鼠扭体反应。苦杏仁苷对实验性炎症的镇痛作用为氨基比林的 1/2[12]。PR-B 有相当强的 SOD 样活性，PR-B(10^{-6}～5×10^{-5} mol/L)对豚鼠腹腔巨噬细胞中过氧阴离子的产生有抑制作用，并随剂量的加大而增强[11]。

毒性　桃仁水煎液，对小鼠腹腔注射 3.5 g/kg，可见肌肉松弛，运动失调，竖毛等现象。其 LD_{50} 为 222.5±7.5 g/kg[13]。

【炮制】 1. 桃仁　取原药材，除去杂质及残留的外壳，簸去灰屑。用时捣碎。生品活血祛瘀力胜。

2. 焯桃仁　取净桃仁置沸水中，加热至种皮微鼓起，捞出，在凉水中稍浸泡，取出搓开种皮与种仁，干燥，簸去种皮。用时捣碎。焯桃仁利于有效物质的溶出。

3. 炒桃仁　取焯桃仁置锅内，用文火加热，炒至微黄色，取出放凉。用时捣碎。炒桃仁偏于和血润燥。

4. 麸炒桃仁　先将麸皮撒入锅内，待麸皮冒烟时，倒入焯桃仁，用文火炒至表面呈黄色，取出，筛去麸皮，放凉。每桃仁 100 kg，用麸皮 12 kg。

5. 桃仁霜　取焯桃仁，研成粗粉，用吸油纸包好，置榨床内压榨去油，如此反复几次，至油净，取出研细。桃仁霜活血祛瘀而不滑肠。

饮片性状　桃仁参见“药材”项。桃仁形如桃仁，无种皮，表面乳白色，有细纵纹。炒桃仁形如桃仁，表面微黄色，略有焦斑。麸炒桃仁形如桃仁，表面黄色。桃仁霜呈粉末状，乳白色，微显油性。

贮干燥容器内，桃仁、炒桃仁、麸炒桃仁、桃仁霜密闭，置阴凉干燥处。

【药性】 苦、甘，小毒。归心、肝、大肠经。

1.《本经》：“味苦，平。”

2.《别录》：“甘，无毒。”

3.《千金方》：“味苦、甘、辛，平。”

4.《食疗本草》：“温。”

5. 李东垣：“苦重于甘，气薄味厚，沉而降，阴中之阳，手足厥阴经血分药也。”(引自《纲目》)

6.《心印绀珠经》：“味苦、甘，平，性寒。”

7.《雷公炮制药性解》：“入肝、大肠经。”

8.《本草经解》:“入手太阴肺经、手少阴心经、足太阴脾经。”

【功用主治】 活血祛瘀,润肠通便。主治痛经,血滞经闭,产后瘀滞腹痛,癥瘕结块,跌打损伤,瘀血肿痛,肺痈,肠痈,肠燥便秘。

1.《本经》:“主瘀血,血闭,癥瘕,邪气,杀小虫。”

2.《别录》:“止咳逆上气,消心下坚,除卒暴击血,破癥瘕,通月水,止痛。”

3.《食疗本草》:“杀三虫,止心痛。”

4.《医学启源》:“治大便血结,血秘,血燥,通润大便。”

5.李东垣:“其功有四:治热入血室,一也;泄腹中滞血,二也;除皮肤血热燥痒,三也;行皮肤凝滞之血,四也。”(引自《纲目》)

6.《医学入门》:“兼主上气咳嗽,喘急,胸膈痞满,止疝痛、腰疼,杀虫及尸疰邪祟。又小儿痨卵,妇人阴痒,捣泥敷之。”

7.《纲目》:“主血滞风痹,骨蒸,肝疟寒热,鬼疰疼痛,产后血病。”

8.《本草正》:“止鬼疰血逆疼痛,膨胀,疗跌打损伤。”

9.《现代实用中药》:“治高血压及慢性盲肠炎,妇人子宫血肿。”

【用法用量】 内服:煎汤,6～10 g,用时打碎;或入丸、散。制霜用须包煎。

【宜忌】 无瘀滞者及孕妇禁服。过量服用可引起中毒,轻者可见头晕恶心,精神不振,虚弱乏力等,严重者可因呼吸麻痹而死亡。

1.《医学入门》:“血燥虚者慎之。”

2.《纲目》:“双仁者有毒,不可食。”

3.《本草经疏》:“桃仁性善破血,散而不收,泻而无补,过用之及用之不得其当,能使血下不止,损伤真阴,为害非细。故凡经闭不通,由于血枯而不由于瘀滞;产后腹痛,由于血虚而不由于留血结块;大便不通,由于津液不足,而不由于血燥秘结,法并忌之。”

4.《药性切用》:“肠滑者忌。”

【选方】 1.治妇人、室女血闭不通,五心烦热 红花、当归(洗焙)、杜牛膝、桃仁(焙)各等分,为细末。每服三钱,温酒调下,空心,食前。(《杨氏家藏方》桃仁散)

2.治妇人宿有癥积,妊娠三月,漏下不止,胎动 桃仁(去皮,尖,熬)、芍药、桂枝、茯苓、牡丹(去心)各等分。上五味为末,炼蜜和丸如兔屎大。每日食前服一丸,不知,加至三丸。(《金匮要略》桂枝茯苓丸)

3.治伤寒蓄血,发热如狂,少腹硬满,小便自利 桃仁(去皮、尖)二十个,大黄(酒洗)三两,水蛭(熬)、虻虫(去翅、足,熬)各三十个。上四味,以水五升,煮取三升,去滓。温服一升,不下,更服。(《伤寒论》抵当汤)

4.治太阳病不解,热结膀胱,其人如狂,少腹急结 桃仁(去皮、尖)五十个,大黄四两,桂枝(去皮)二两,甘草(炙)二两,芒硝二两。上五味,以水七升,煮取二升半,去滓,内芒硝,更上火微沸,下火。先食温服五合,日三服,当微利。(《伤寒论》桃核承气汤)

5.治食郁久,胃脘有瘀血作痛 生桃仁连皮细嚼,以生韭菜捣自然汁一盏送下。(《万病回春》)

6.治气血凝滞,疝气膀胱小肠气痛不可忍 桃仁(炒,去皮、尖,研),茴香(炒)各一两。上为末,每服二钱,葱白二寸,煨热蘸药细嚼,空心热酒下。(《古今医统大全》百选桃仁膏)

7.治膀胱气滞血涩,大小便秘 桃仁、葵子、滑石、槟榔各等分。为末。每以三钱,空心,葱白煎汤调下。(《赤水玄珠》桃花散)

8.治老人虚秘 桃仁、柏子仁、火麻仁、松子仁等分。同研,熔白蜡和丸如桐子大。以少黄丹汤下。(《汤液本草》)

9.治里急后重,大便不快 桃仁(去皮)三两,吴茱萸二两,盐一两。上三味,同炒熟,去盐并茱萸。只以桃仁,空心夜卧不拘时任意嚼五七粒至一二十粒。(《圣济总录》)

10.治上气咳嗽,胸膈痞满,气喘 桃仁(去皮、尖)三两。以水一升,研取汁,和粳米二合,煮粥食之。(《食医心镜》)

11.治奔豚气上冲心腹 桃仁(去皮尖,双仁)四两,汤浸研细取汁三升,京三棱(煨,锉)二两,鳖甲(去裙,醋炙)三两。上三味,捣二味为末,先煎桃仁汁至二升,次下药末,不住手搅,良久更入好醋一升,同煎如饧,以瓷合收。每服半匙,空心温酒调下。(《圣济总录》三神煎)

12.治女人阴户内生疮,作痛如虫咬,或作痒难禁者 桃仁、桃叶相等。捣烂,丝绵裹纳其中,日易三四次。(《日用本草》引孟诜方)

13.治疟 桃仁(去皮、尖)一百个,于乳钵中细研成膏,不得犯生水,候成膏,入黄丹三钱,丸如梧桐子大。每服三丸,当发日用温酒吞下,如不饮酒,井花水亦得。(《证类本草》)

14.治冬月唇干血出 用桃仁捣烂,猪油调涂唇上,即效。(《寿世保元》)

15.治风毒赤胗,浮肿成痞瘟 桃仁(去皮、尖、双仁,炒,生用)、杏仁(去皮、尖,生研)各三两,胡麻(生研)、凝水石(研如粉)各二两。上四味,各研细,别研芸薹绞取汁,和以白蜜,入前研药,搅为稀膏。用涂患处,干即易之。(《圣济总录》)

【临床报道】 1.治疗血吸虫病性肝硬化 用桃仁中提取的有效成分苦扁桃仁苷注射液 500 mg 静滴,隔日 1 次,总剂量 22.5 g,总疗程 90 d,并设 5%葡萄糖液滴注对照组。两组各观察 20 例,结果两组患者乏力、体力、体重、血红蛋白、红细胞、血小板、血清白蛋白、γ球蛋白等指标均有明显好转或改善;桃仁组肝脏缩小 3 cm 以上者 11 例,葡萄糖组为 3 例,经统计学处理,两组有显著性差异($P<0.05$)[1]。

2.治疗冠心病 桃仁、栀子各 12 g,共碾成末,加炼蜜 30 g(或蛋清)调成糊状。将药摊敷在心前区,敷药范围为右侧至胸骨右缘第三至第五肋间,左侧达心尖搏动处,约长 7 cm、宽 15 cm。外用纱布敷盖,胶布固定,开始每 3 d 换药 1 次,2 次后 7 d 换药 1 次,6 次为 1 个疗程。敷药期间除有严重心绞痛发作可含服硝酸甘油外,其他治疗冠心病的中西药物均停用。共观察治疗 50 例,症状改善显效者 22 例,改善者 22 例,无效 6 例;心电图显效者 7 例,18 例改善,25 例无改变[2]。

3.外伤性胸痛 生桃仁适量,去皮,文火炒黄,研末。每次 3 g,日 2 次,黄酒冲服。治疗外伤性胸痛 52 例,治疗结果:服药 3d 后治愈 49 例,好转 3 例,无效 0 例。治愈率 94.2%,总有效率 100%[3]。

【各家论述】 1.《伤寒明理论》:“肝者血之源,血聚则肝气燥,肝苦急,急食甘以缓之。桃仁之甘以缓肝散血,故张仲景抵当汤用之,以治伤寒八九日,内有蓄血,发热如狂,小腹满痛,小便自利者。又有当汗失汗,热毒深入,吐血及血结胸，烦躁谵语者，亦以此汤主之。与虻虫、水蛭、大黄同用。”

2.《用药心法》：“苦以泄滞血，甘以生新血，故凝血须用，又去血中之热。”

3.《纲目》：“桃仁行血，宜连皮尖生用；润燥活血，宜汤浸去皮尖炒黄用，或麦麸同炒，或烧成性，各随本方。”

4.《本草经疏》：“夫血者，阴也，有形者也，周流乎一身者也，一有凝滞，则为癥瘕，瘀血，血闭，或妇人月水不通，或击扑伤损积血，及心下宿血坚痛，皆从足厥阴受病，以其为藏血之脏也。桃核仁苦能泄滞，辛能散结，甘温通行而缓肝，故主如上等证也。心下宿血去，则气自下，咳逆自止；味苦而辛，故又能杀小虫也。”

5.《药品化义》：“味苦能泻血热，体润能滋肠燥，若连皮研碎多用，走肝经，主破蓄血，逐月水，及遍身疼痛，四肢木痹，左半身不遂，左足痛甚者，以其舒经活血行血，有去瘀生新之功，若去皮捣烂少用，入大肠，治血枯便闭，血燥便难，以其濡润凉血和血，有开结通滞之功。”

6.《冯氏锦囊》：“此（桃仁）与杏仁润大肠功同，但杏仁治气秘，桃仁治血秘，虽云苦以去滞，甘以生新，然究竟破血之功多，而益血之力少，但走血分而性滑润，佐麻仁、当归以治燥结如神。”

3784 桃叶 táo yè
（《别录》）

【基原】 为蔷薇科桃属植物桃 *Amygdalus persica* L. 或山桃 *A. davidiana* (Carr.) C. de Vos ex Henry 的叶。

【原植物】 参见“桃仁”条。

【采收加工】 夏季采叶，鲜用或晒干。

【药材】 桃叶 *Folium Pruni Persicae* 全国大部分地区均有栽培。

性状 叶片多卷缩成条状，湿润展平后呈长圆状披针形，长 6～15 cm，宽 2～3.5 cm。先端渐尖，基部宽楔形，边缘具细锯齿或粗锯齿。上面深绿色，较光亮，下面色较淡。质脆。气微，味微苦。

【成分】 含黄酮类：槲皮素（quercetin）[1]，紫云英苷（astragalin），蜡梅苷（meratin），山柰素-3-双葡萄糖苷（kaempferol-3-β-D-glucopyranoside-β-D-glucopyranoside），桃皮素（persicogenin），柚皮素（naringnin），香橙素（aromadendrine），橙皮素（hesperetin），桃皮素-5-β-D-吡喃葡萄糖苷（persicogenin-5-β-D-glucopyranoside），橙皮素-5-O-β-D-吡喃葡萄糖苷（hesperetin-5-O-β-D-glucopyranoside），右旋儿茶酚（catechol），矢车菊苷（chrysanthemin），左旋表儿茶酚没食子酸酯（epicatechol gallate）。有机酸：绿原酸（chlorogenic acid）[2]，熊果酸（ursolic acid），消旋扁桃酸（mandelic acid）[1]。

【药性】 苦、辛，平。归脾、肾经。

1.《别录》：“味苦、辛，平，无毒。”

2.《日华子》：“暖。”

3.《本草再新》：“味甘，性温。入脾、肾二经。”

4.《广西本草选编》“味微苦，性凉。”

【功用主治】 祛风清热，燥湿解毒，杀虫。主治外感风邪，头风，头痛，风痹，湿疹，痈肿疮疡，癣疮，疟疾，阴道滴虫。

1.《别录》：“主除尸虫，出疮中虫。”

2.《日华子》：“治恶气，小儿寒热客忤。”

3.《宝庆本草折衷》：“（治）女人阴疮疼痛。”

4.《滇南本草》：“洗疮除风。”

5.《纲目》：“疗伤寒、时气，风痹无汗，治头风，通大小便，止霍乱腹痛。”

6.《本草汇言》：“破妇人血闭血瘕。”

7.《药性纂要》：“截疟方中用之以辟邪也，桃叶蒸汗法治天行病。”

8.《甘肃中草药手册》：“清湿热，杀臭虫、虱、蛆。”

9.《上海常用中草药》：“治痔疮。”

10.《陕西中草药》：“治寻常疣，疮疖。”

11. 南药《中草药学》：“治脚癣，阴道滴虫。也有用鲜叶制杏仁水镇咳用。”

12.《全国中草药汇编》：“清热解毒，杀虫止痒。主治疟疾。”

13.《福建药物志》：“治胆道蛔虫，皮肤瘙痒，狗咬伤。”

【用法用量】 外用：煎水洗；鲜品捣敷或捣汁涂；或膏敷贴。内服：煎汤，3～6 g。

【宜忌】《甘肃中草药手册》：“桃叶有毒，切勿内服。”

【选方】 1. 治风热头痛 生桃叶适量，盐少许。共捣烂，敷太阳穴。（《广西民间常用草药手册》）

2. 治疟疾 桃树叶、生黄豆粉等分。共捣烂，搓成条塞鼻中，于发作前 2 h 用。（《湖南药物志》）

3. 治真菌性肠炎 鲜桃叶 100 g，加水 300 ml，煎汤，煮至 100 ml。每次服 50 ml，每日 2 次，连服 10 d 为 1 个疗程。〔《湖北中医杂志》1982，(3)：38〕

4. 治霍乱腹痛吐痢 桃叶（切）三升。水五升，煮取一升三合，分温二服。（《广济方》）

5. 治腹痛 （桃树）叶适量，捣烂，煨热后敷肚脐。（《壮族民间用药选编》）

6. 治心痛 （三月）二日，收桃叶晒干，捣末。井花水服一钱。（《遵生八笺》引《四时纂要》）

7. 治蛲虫 桃叶一两。上一味，捣绞取汁，空腹服半合。（《圣济总录》）

【临床报道】 1. 治疗疟疾 用新鲜桃树枝 5～8 枝（每枝带 5～8 片小叶），于疟疾发作当天清晨煎服。据 60 例观察，多数 1 次即能控制发作，必要时可连服 2 d[1]。

2. 治疗慢性荨麻疹 取青嫩碧桃叶 500 g，切碎浸于 5 000 ml 纯乙醇中，密闭静置 24～48 h 后弃去药渣。用棉球蘸浸出液涂布患部，治疗 45 例，结果痊愈 39 例，进步 2 例，无效 4 例。用药后瘙痒迅速停止或减轻，皮疹在短期内即可消失，且不易复发[2]。

3. 治疗小儿慢性腹泻 用鲜桃叶芯（嫩叶）10～20 g，洗净后捣碎，加开水 50～100 ml，再用纱布过滤去渣，即得药汁。治疗小儿慢性腹泻 35 例，1～3 岁者，每次服 1 茶匙；3～6 岁者，每次服 2 茶匙；6～12 岁者，每次服 3 茶匙，每日 3 次，疗程为 3～4 d。经治疗 35 例中，治愈 32 例，好转 1 例，无效 2 例[3]。

4. 治疗阴道滴虫 采集生长旺盛之桃树叶，制成桃叶膏（每 1 ml 含生药 3.3 g）。临用时以水稀释至 10%。用窥阴器扩张阴道后，以浸有药液的棉球擦涂阴道分泌物，再用带线大棉球浸药后充填于阴道后穹窿，每日换药 1 次，5 d 为 1 个疗程。共治疗 130 例，单疗程近期疗效 80.9%(89/110)。对单纯性滴虫阴道炎、合并妊娠、伴有尿道炎的疗效分别为 79.4%、82.6%、84.2%。对 39 例伴有尿道炎者比较研究后发现，单用桃叶膏组及加服甲硝唑（灭滴灵）组的疗效无统计学差别[4]。

3785 **桃花** táo huā（《本经》）

【基原】 为蔷薇科桃属植物桃 *Amygdalus persica* L. 或山桃 *A. davidiana*（Carr.）C. de Vos ex Henry 的花。

【原植物】 参见"桃仁"条。

【采收加工】 3～4 月间桃花将开放时采摘，阴干，放干燥处。

【成分】 含黄酮类化合物：山柰素-3-鼠李糖苷（kaempferol-3-rhamnoside），槲皮苷（quercitrin），蔷薇苷（multiflorin）A、B，野蔷薇苷（multinoside）A[1]，紫云英苷（astragalin），蜡梅苷（meratin），山柰素-3-双葡萄糖苷（kaempferol-3-β-D-glucopyranosido-β-D-glucopyranoside），桃皮素（persicogenin），柚皮素（naringenin），香橙素（aromadendrine），橙皮素（hesperetin），桃皮素-5-β-D-吡喃葡萄糖苷（persicogenin-5-β-D-glucopyranoside），柚皮素-5-β-D-吡喃葡萄糖苷（naringenin-5-β-D-glucopyranoside），橙皮素-5-O-β-D-吡喃葡萄糖苷（hesperetin-5-O-β-D-glucopyranoside），右旋儿茶酚（catechol），左旋表儿茶酚没食子酸酯（epicatechol gallate），矢车菊苷（chrysanthemin）[2]，山柰酚（kaempferol）。又含香豆素（coumarin）[3]。

【药性】 苦，平。归心、肝、大肠经。

1.《别录》："苦，平，无毒。"

2.《本草汇言》："手少阴、足厥阴经。"

3.《得配本草》："足阳明经。"

【功用主治】 利水通便，活血化瘀。主治小便不利，水肿，痰饮，脚气，砂石淋，便秘，癥瘕，闭经，癫狂，疮疹，面皯。

1.《本经》："令人好颜色。"

2.《别录》："除水气，破石淋，利大小便，下三虫，悦泽人面。"

3.《新修本草》："下恶气，消肿满，利大小肠。"

4.《食疗本草》："治心腹痛及秃疮。"

5.《纲目》："利宿水痰饮积滞，治风狂，研末，傅头上肥疮，手足㾦疮。"

6.《本草汇言》："破妇人血闭血瘕，血风癫狂。"

7.《冯氏锦囊》："露桃花，除痘毒气，斑疮。"

8.《医林纂要》："燥湿除痰，泄肺逆。"

9.《本草求原》："治饮积下痢，惊怒伤肝致痰饮滞血而发狂，产后二便不通。"

【用法用量】 内服：煎汤，3～6 g；研末，1.5 g。外用：捣敷；或研末调敷。

【宜忌】 不宜久服，孕妇禁服。

1.《纲目》："若久服则耗阴血，损元气。"

2.《药性切用》："误服泻人。"

【选方】 1. 治脚气，腰肾膀胱宿水及痰饮　桃花量取一大升（阴干），捣为散。温清酒和，一服令尽，通利为度，空腹服之，须臾当转，可六七行，但宿食不消化等物，总泻尽，若中间觉饥虚，进少许软饭及糜粥。（《外台》引崔氏方桃花散）

2. 治产后大小便秘涩　桃花、葵子、滑石、槟榔各一两。上药捣细，罗为散。每服食前，以葱白汤调下二钱。（《圣惠方》桃花散）

3. 治腰脊苦痛不遂　桃花一斗一升，井华水三斗，曲六升，米六斗。炊之一时，酿熟，去糟。一服一升，日三服。若作食饮，用河水，禁如药法。（《千金方》）

4. 治妇人无子　桃花、杏花，阴干为末。和井华水，服方寸匕。（《卫生易简方》）

5. 治白秃　桃花末之，和猪脂封上。（《千金方》）

【各家论述】《纲目》："桃花，性走泄下降，利大肠甚快，用以治气实人病水饮肿满积滞，大小便闭塞者，则有功无害。"

3786 **桃枝** táo zhī（《纲目》）

【基原】 为蔷薇科桃属植物桃 *Amygdalus persica* L. 或山桃 *A. davidiana*（Carr.）C. de Vos ex Henry 的幼枝。

【原植物】 参见"桃仁"条。

【采收加工】 夏季采收，切段，晒干；或随剪随用。

【药材】 桃枝 *Ramulus Amygdali*　全国大部分地区有栽培。

性状　枝条呈圆柱形，长短不一，直径 0.5～1 cm。表面红褐色，较光滑，有类白点状皮孔。质脆，断面黄白色，木部占大部分，中央有白色髓部。气微，味微苦、涩。

【成分】 山桃茎中含黄酮类：柚皮素（naringenin）及其葡萄糖苷，山柰酚及其葡萄糖苷，二氢山柰酚（dihydrokaempferol），山柰素葡萄糖苷（kaempferide glucoside），橙皮素葡萄糖苷（hesperetin glucoside），槲皮素葡萄糖苷（quercetin glucoside），右旋儿茶素（catechin），β-谷甾醇葡萄糖苷（β-sitosterol glucoside）[1]，柚皮素-7-O-葡萄糖苷（naringenin-7-O-glucoside），橙皮素-5-O-葡萄糖苷（hesperetin-5-O-glucoside）[2]。

【药性】 苦，平。

1.《本草蒙筌》："味苦。"

2.《纲目》："苦，平，无毒。"

3.《西双版纳傣药志》："性温，味微苦。"

【功用主治】 活血通络，解毒，杀虫。主治心腹疼痛，风湿关节痛，腰痛，跌打损伤，疮癣。

1.《本草蒙筌》："天行疫疠者，煮浴。补心虚健忘，令人耳目聪明。"

2.《纲目》："治疰忤心腹痛，辟疫疠。"

3.《药性考》："桃枝酒治痿痹不仁，大疯麻木，透络疏经。"

4.《陕甘宁青中草药选》："治黄疸。"

5.《全国中草药汇编》："清热利湿，活血止痛，截疟，杀虫。主治风湿性关节炎，腰痛，跌打损伤，丝虫病，间日疟。"

6.《西双版纳傣药志》："治一切风症，胃痛。"

7.《福建药物志》："治肋间神经痛，痛经。"

8.《浙江药用植物志》："通络，解毒。主治热毒内盛，尿频尿少，腹内坚痛。"

【用法用量】 内服：煎汤，9～15 g，鲜品加倍。外用：煎水含漱或洗浴。

【宜忌】《全国中草药汇编》："孕妇忌服。"

【选方】 1. 治卒心痛　桃枝一把，切，以酒一升，煎取半升，顿服。（《补缺肘后方》）

2. 治黄疸　鲜桃枝 90 g，切碎煎汁服。（《陕甘宁青中草药选》）

3. 治时气瘴疫　桃枝叶十两，白芷三两，柏叶五两。上件药，捣筛为散。每服三两，煎汤浴之。（《圣惠方》）

4. 治天行𧏾下部生疮　浓煎桃枝如糖，外敷，以通下部。若口中生疮，含之。（《伤寒类要》）

3787 **桃根** táo gēn（《证类本草》）

【异名】 桃树根（《圣惠方》）。

【基原】 为蔷薇科桃属植物桃 *Amygdalus persica* L. 或山桃 *A. davidiana* (Carr.)C. de Vos ex Henry 的根或根皮。

【原植物】 参见"桃仁"条。

【采收加工】 7～8 月挖取树根，切片，晒干；或剥取根皮，切碎，晒干。

【成分】 根含苯甲酸[1]。

【药性】 《纲目》："苦，平，无毒。"

【功用主治】 清热利湿，活血止痛，消痈肿解毒。主治黄疸，痧气腹痛，腰痛，跌打劳伤疼痛，风湿痹痛，闭经，吐血，衄血，痈肿，痔疮。

1. 《纲目》："疗黄疸身目如金。"

2. 姚可成《食物本草》："桃茎皮及根白皮，除邪鬼中恶腹痛，去胃中热，治疰忤心腹痛，解蛊毒，辟疫疠。""杀诸疮虫。"

3. 《分类草药性》："治一切吐血，衄血，肾肚肿。破血。"

4. 《贵州民间方药集》："外洗消痈肿，治风湿。"

5. 《陕西中草药》："活血散瘀，消炎杀菌。主治跌打损伤，骨折，疖痈。"

6. 《全国中草药汇编》："清热利湿，活血止痛，截疟杀虫。主治风湿性关节炎，丝虫病，间日疟。"

7. 《福建药物志》："治肋间神经痛，痛经。"

8. 《浙江药用植物志》："活血通络。主治各种劳伤疼痛。"

【用法用量】 内服：煎汤，15～30 g。外用：煎水洗；或捣敷。

【宜忌】 《民间常用草药汇编》："孕妇忌服。"

【选方】 1. 治黄疸身眼皆如金色　桃根，切细如箸若钗股以下者一握。以水一大升，煎取一小升，适寒温空腹顿服。后三五日，其黄离离如薄云散，唯眼最后瘥，百日方平复。身黄散后，可时时饮一盏清酒，则眼中易散，不饮则散迟。忌食热面，猪、鱼等肉。（《伤寒类要》）

2. 治跌打损伤　桃树根皮（鲜）15 g，南五味子根 15 g。水煎，酒送服。（《江西草药》）

3. 治肋间神经痛　桃树根二重皮 30 g，猪瘦肉少许。水炖加酒服。（《福建药物志》）

4. 治风火牙痛　桃树根 60 g，鸭蛋 1 个。同煮，服汤食蛋。（《江西草药》）

5. 治血痔　桃根半斤。细锉，用水一斗，煎至五升，去滓。温洗，日三五度。（《圣济总录》）

6. 治骨髓炎　白毛桃（未嫁接）根白皮，加红糖少许，捣烂外敷局部。（《单方验方调查资料选编》）

3788 桃胶 táo jiāo （《别录》）

【基原】 为蔷薇科桃属植物桃 *Amygdalus persica* L. 或山桃 *A. davidiana* (Carr.) C. de Vos ex Henry 树皮中分泌出来的树脂。

【原植物】 参见"桃仁"条。

【采收加工】 夏季用刀切割树皮，待树脂溢出后收集，水浸，洗去杂质，晒干。

【药材】 桃胶 *Resina Amygdali*　栽培桃树的地区均产。

性状　本品呈不规则的块状、泪滴状等，大小不一，表面淡黄色、黄棕色，角质样，半透明。质韧软，干透较硬，断面有光泽。气微，加水有黏性。

【成分】 桃胶的主要组成为半乳糖，鼠李糖，α-葡萄糖醛酸[1]。

【功用主治】 和血，通淋，止痢。主治血瘕，石淋乳糜尿，痢疾腹痛，糖尿病。

1. 《别录》："主保中不饥，忍风寒。"

2. 《新修本草》："主下石淋，破血，中恶疰忤。"

3. 《纲目》："和血益气，治下痢，止痛。"

4. 《本草汇言》："破妇人血闭，血瘕，产后下痢赤白，疗男子石淋溺涩之药也。"

5. 《本经逢原》："最通津液，能治痘疮黑陷。"

6. 《全国中草药汇编》："止渴。治糖尿病，乳糜尿，小儿疳积。"

7. 《浙江药用植物志》："调中和血，益气止痛。主治尿路感染，时疫病毒，痢疾腹痛。"

【选方】 1. 治石淋作痛　桃木胶如枣大，夏以冷水三合、冬以汤三合和服，日三服，当下石，石尽即止。（《古今录验方》）

2. 治血淋　石膏、木通、桃胶（炒作末）各半两。上为细末。每服二钱，水一盏，煎至七分，通口服，食前。（《杨氏家藏方》桃胶散）

3. 治气淋小肠憋膨不通　桃胶、李胶等分。为末。每服半钱，葱白汤调下，无时。（《小儿卫生总微论方》二胶散）

4. 治产后痢下赤白，里急后重，疠刺疼痛　桃胶（瓦上焙干）、沉香、蒲黄（隔纸炒）等分。上为末。每服二钱，食前，陈米饮调下。（《妇人良方》桃胶散）

5. 治糖尿病　桃树胶 15～24 g，玉米须 30～48 g，枸杞根 30～48 g。煎服。（《上海常用中草药》）

6. 治火烧疮　桃胶半两，松脂、黄柏各半两。上药捣细罗为散，用梨汁生蜜调涂之。（《圣惠方》止痛散）

7. 治疮疹黑靥，发搐危困　桃胶煎汤饮之。一方以水熬成膏，温酒调下，无时。（《小儿卫生总微论方》桃胶汤）

3789 桃儿七 táo ér qī （《陕西中草药》）

【异名】 奥莫色（《月王药珍》），鸡素苔根（《甘肃卫生通讯》），铜筷子（《陕西中草药》），小叶莲（《西藏常用中草药》），鬼打死（《湖北植物志》），鬼臼（《秦岭巴山天然药物志》），羊蒿爪（甘肃）。

【基原】 为小檗科桃儿七属植物桃儿七的根及根茎。

【原植物】 桃儿七 *Sinopodophyllum hexandrum* (Royle) Ying [*S. emodii* (Wall.) Ying; *Podophyllum emodii* Wall.]

多年生草本，高 40～70 cm。根茎粗壮，侧根多数，长 15 cm，直径 2～3 mm，外表浅褐色或棕褐色。茎单一，基部有 2 个膜质鞘。叶 2～3，生于茎顶，具长叶柄；叶盾状着生，直径约 25 cm，掌状 3～5 深裂至中下部或几达基部，小裂片先端渐尖，上面绿色无毛，下面淡绿色，有白色长柔毛。花单生叶腋，先叶开放，粉红色，萼片早落；花瓣 6，排成 2 轮，外轮较内轮为长；雄蕊 6，花丝向内

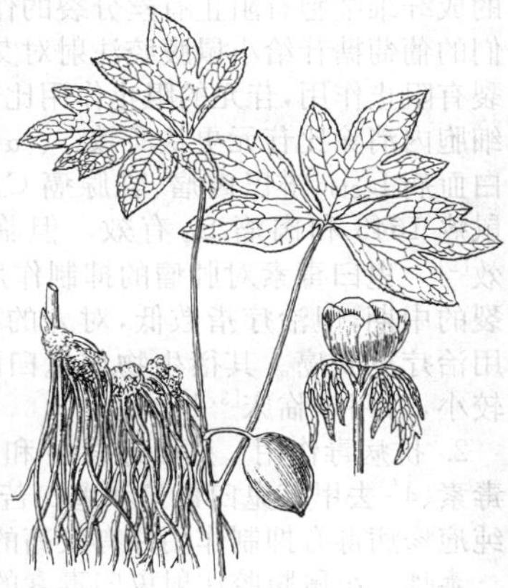

桃儿七

弯，基部变宽，花药狭长圆形；子房近圆形，花柱短，柱头多裂。浆果卵圆形，被灰粉，熟时红色。种子多数，暗紫色。花期4～6月，果期6～8月。

生于海拔2 000～3 000 m的山地草丛中或林下。分布于四川、云南、西藏、陕西、甘肃、青海等地。

本植物的果实（桃儿七果）亦供药用，另设专条。

【采收加工】 春、秋采挖，晒干。

【药材】 桃儿七 *Radix et Rhizoma Sinopodophylli Hexandri* 主产于四川、陕西、甘肃等地。

性状 根茎呈不规则结节块状，每一结节类球形，直径0.8～1.2 cm，表面棕褐色，有不明显的环节及众多须状根和须根痕。须根圆柱形，直径1～3 mm，表面棕黄色，平滑，有细纵纹。质硬，折断面黄色，纤维状，横断面皮部平坦，木质部突起，环状排列，髓部小，约占直径的1/4。气微，味苦。

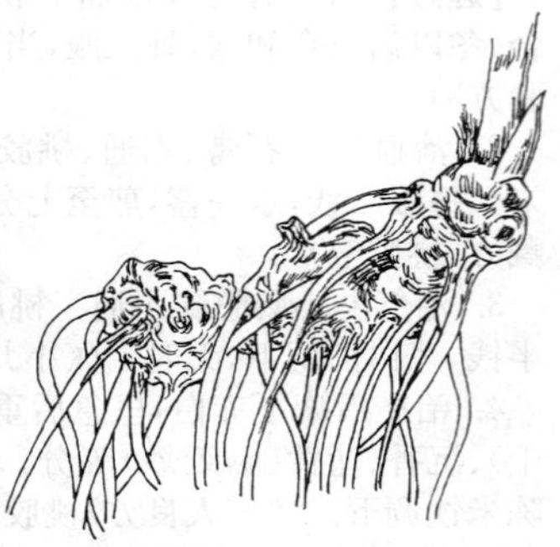

桃儿七（根茎及根）外形

鉴别 根茎横切面：木栓细胞数至10余列；栓内层可见。皮层宽广，散有根迹维管束。中柱维管束外韧型，韧皮部与木质部约等长，韧皮部外侧有部分颓废细胞；形成层明显；木质部主要由导管与薄壁细胞组成。射线宽，细胞可达20列。髓部大，由薄壁细胞组成。

根横切面：表皮细胞1列。皮层宽，下皮细胞1列，内皮层凯氏点可见。初生木质部5原型。

【成分】 根、根茎分离得木脂素类：鬼臼毒素（podophyllotoxin），4′-去甲基鬼臼毒素，α-盾叶鬼臼素（α-peltatin），β-盾叶鬼臼素，去氧鬼臼毒素，鬼臼毒酮（podophyllotoxone），异鬼臼苦素酮（isopicropodophyllone），4′-去甲基-去氧鬼臼毒素，4′-去甲基鬼臼毒酮，4′-去甲基异鬼臼苦素酮，鬼臼苦素（picropodophyllin），去氢鬼臼毒素（dehydropodophyllotoxin）[1～3]。黄酮类：山荷叶素（diphyllin），山柰酚（kaempferol）及槲皮素（quercetin）[3]。

【药理】 1. 抗癌作用 鬼臼毒素、4′-去甲基鬼臼毒素、α-盾叶鬼臼素、β-盾叶鬼臼素和鬼臼苦素对鸡胚大血管壁的成纤维细胞有阻止有丝分裂的作用。上述5种成分及它们的葡萄糖苷给小鼠腹腔注射对艾氏腹水癌细胞的有丝分裂有阻止作用，苷元的阻止作用比苷更为持久，可能因苷从细胞内消除比苷元更快所致[1]。α-与β-盾叶鬼臼素对小鼠白血病L_{1210}、淋巴肉瘤、乳腺癌C_3HBA，黑色素瘤S_{91}、大鼠癌1643和肉瘤S_{37}有效。但临床试验均未见明显疗效[2]。鬼臼毒素对肿瘤的抑制作用，主要抑制细胞有丝分裂的中期，但治疗指数低，对人的毒性大，不能口服，只外用治疗皮肤癌。其衍生物如鬼臼酸乙肼（SP-1）等则毒性较小，可用于临床[3，4]。

2. 抗病毒作用 鬼臼毒素、α和β-盾叶鬼臼素、去氧鬼臼毒素、4′-去甲基鬼臼毒素和鬼臼苦素对羊膜细胞培养的单纯疱疹病毒有抑制作用并有较高的化疗指数[5]。

毒性 小鼠腹腔注射鬼臼毒素的LD_{50}为30～35 mg/kg，但鬼臼毒素、α和β-盾叶鬼臼素和4′-去甲基鬼臼毒素的葡萄糖苷，其LD_{50}均在200 mg/kg以上。上述4种成分加上鬼臼苦素及它们的葡萄糖苷注入大鼠和豚鼠腹腔，检查其对骨髓、淋巴系统、白细胞、小肠上皮和精子生成作用，发现它们的葡萄糖苷阻止这些器官有丝分裂的毒性作用较苷元小。但大剂量亦可产生腹泻、呕吐和唾液分泌过多。猫对上述作用最敏感，大鼠、豚鼠和犬耐受较好。猫注射氯丙嗪后对上述反应有一些保护作用[3]。

【药性】 苦、微辛，温。有毒。

1.《陕西中草药》："味苦，性微温。"

2.《西藏常用中草药》："性温，味苦、微辛，有小毒。"

【功用主治】 祛风除湿，活血止痛，祛痰止咳。主治风湿痹痛，跌打损伤，月经不调，痛经，脘腹疼痛，咳嗽。

1.《陕西中草药》："除风湿，利气血，止痛，止咳，调和诸药。主治风湿疼痛，麻木，劳伤，跌打损伤，风寒咳嗽，月经不调，铁棒锤中毒等。"

2.《西藏常用中草药》："和血，止血，解毒，消肿。主治腰腿疼痛，咳喘，心胃痛，跌打损伤。"

3.《甘肃中草药手册》："活血调经，祛风除湿，止咳。主治风湿疼痛，跌打损伤，胃气疼痛，喘咳，月经不调等症。"

【用法用量】 内服：煎汤，1.5～6 g；或研末；或泡酒。

【宜忌】 鬼臼树脂中毒，症状为呕吐、呼吸兴奋、运动失调和昏迷。

《陕西中草药》："忌生冷和酸味食物。"

【选方】 治劳伤咳嗽，风寒咳嗽 桃儿七、大羌活、大白贝母、沙参各6 g。水煎服。（《陕西中草药》）

【临床报道】 治疗宫颈癌 将鬼臼根茎中提取的鬼臼草酯，溶于75％的乙醇内制成10％～20％的溶液。以棉球蘸附药液敷布于宫颈肿瘤上，24 h后去除，视宫颈局部情况及阴道黏膜反应，每日或隔1～2 d上药1次。治疗5例宫颈癌，其中1例Ⅰ期菜花型宫颈癌，经治2个月后，肿瘤消失，宫颈恢复正常；4例Ⅲ期宫颈癌中，3个月后，3例菜花型患者肿瘤明显缩小变平，但瘤床仍有肿瘤残留；另1例结节型患者局部肿瘤缩小不明显。有效病例一般用药7～14 d后开始显效。多数患者上药3次左右，宫颈局部有白沫出现，白带增多。用药后无严重不良反应，但对正常黏膜有刺激作用，并有轻度腹泻和下腹疼痛[1]。

3790 桃金娘 táo jīn niáng（《生草药性备要》）

【异名】 金丝桃（《花镜》），山稔子（《生草药性备要》），山荵（《本草求原》），多莲、豆稔干（《广西中药志》），稔果（《广西药用植物名录》），多奶、山多奶、苏园子、石榴子（《福建药物志》），白碾子（《云南药用植物名录》），岗稔、水刀莲（《湖南药物志》），乌肚子、当梨子（江西《草药手册》），哆哞仔（《台湾药用植物志》）。

【基原】 为桃金娘科桃金娘属植物桃金娘的果实。

【原植物】 桃金娘 *Rhodomyrtus tomentosa*（Ait.）Hassk.［*Myrtus tomentosa* Ait.］

灌木，高1～2 m。嫩枝有灰白色柔毛。叶对生；叶柄长4～7 mm；叶片革质，椭圆形或倒卵形，长3～8 cm，宽1～4 cm，先端圆或钝，常微凹入，有时稍尖，基部阔楔形，上面初时有毛，以后变无毛，发亮，下面有灰色茸毛，全缘；离基3出脉，直达先端且相结合。花单生，紫红色，直径2～4 cm，有长梗；萼管倒卵形，长6 mm，有灰茸毛，裂片5，近圆形，长4～5 mm，宿存；花瓣5，倒卵形，长1.3～2 cm；雄蕊红色,多数,长7～8 mm,花药纵裂;子房下位,3室,花柱长1 cm,柱头扩大。浆果卵状壶形,长1.5～2 cm,宽1～1.5 cm,熟时紫黑色;种子多数,每室2列。花期4～5月,果期7～9月。

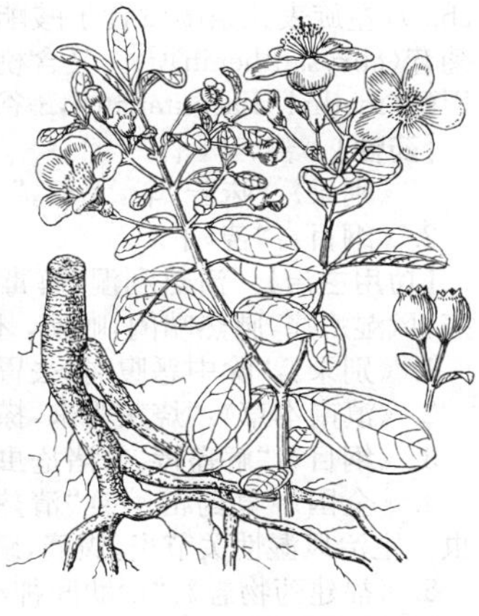

桃金娘

生于丘陵坡地,为酸性土指示植物。分布于福建、湖南、广东、广西、海南、贵州、云南、台湾等地。

本植物的花(桃金娘花)、叶(山稔叶)、根(山稔根)亦供药用,另设专条。

【采收加工】 7～8月采收果实,干燥。

【药材】 桃金娘 *Fructus Rhodomyrti Tomentosae* 产于台湾、福建、广东、广西、云南、贵州及湖南南部。

性状　果实长圆球形,一端稍尖,直径约1 cm,表面土黄色或暗绿褐色,质较硬,顶端有宿存萼片5枚及花柱残迹。内有种子多数,黄白色,扁平。味淡、微甜,气微香。

【成分】 含黄酮类、酚性成分、氨基酸和糖类[1]。

【药理】 1. 提高黏液清除率　标准桃金娘油提高黏液清除率的作用主要包括两方面。一方面是黏液分解作用,主要是刺激黏膜层中的globlet细胞和分泌腺以减少上下呼吸道黏液厚度。另一方面是调节分泌作用,通过刺激沿黏膜排列的纤毛细胞,增加纤毛的摆动频率从而增加了黏液的排除量[1]。用放射性标记物为指标研究服用标准桃金娘油前后上颌窦中纤毛清除率的变化。结果表明服用标准桃金娘油后黏膜纤毛清除率和阻塞物中累计放射活性均有增加,从而证实了其黏液溶解作用和对纤毛组织的药理活性[2]。

2. 抗炎、抗变态反应作用　体内外验证实标准桃金娘油及其有效成分1,8-桉叶素能够干预炎症和变态反应介质[3]。实验结果表明标准桃金娘油及其有效成分1,8-桉叶素能阻碍豚鼠和小鼠体内嗜酸及嗜碱性粒细胞中5-脂氧酶的活性和白三烯C_4的形成;能抑制离体牛乳房乳头池的黏膜层中PGE_2含量的增加。由于炎症过程的病理和症状往往总是伴随活性氧的产生而出现或由活性氧而激发。标准桃金娘油能与羟自由基类活泼氧自由基发生作用并能干扰白细胞激活以减缓炎症过程[4]。

毒性　桃金娘油的口服毒性和对肝的刺激性小鼠实验表明,人连续每日使用1～2 ml的桃金娘油不会对肝造成损伤[2～3]。

【药性】 甘、涩,平。归肝、脾经。

1.《纲目拾遗》:"味甘,入脾。"

2.《本草求原》:"甘,平。"

3.《广西中药志》:"味甘,性温。入肝、脾二经。"

4.《广西民间常用中草药手册》:"味涩、甘,性平。无毒。"

5.《广西本草选编》:"味甘,性微温。"

【功用主治】 养血止血,涩肠固精。主治血虚体弱,吐血,鼻衄,劳伤咳血,便血,崩漏,遗精,带下,痢疾,脱肛,烫伤,外伤出血。

1.《生草药性备要》:"健大肠,亦治蛇伤。"

2.《纲目拾遗》:"养血,明目。"

3.《本草求原》:"止痢,赤白带,生肌止血。"

4.《岭南采药录》:"活血补血,与黄精同功。"

5.《岭南草药志》:"滋养补血。治脱肛,鼻血,烂脚不收口。"

6.《广东中药》:"治夜多小便,耳鸣遗精。炒黑治血崩。"

7.《全国中草药汇编》:"安胎。"

8.《福建药物志》:"健脾,益血,解毒。治胃、十二指肠溃疡,结肠炎。"

【用法用量】 内服:煎汤,6～15 g,鲜品15～30 g;或浸酒。外用:烧存性研末调敷。

【宜忌】《台湾药用植物志》:"儿童食之,或大便难下。"

【选方】 1. 治血虚　熟稔子果1 kg,焙干,蒸晒3次,用好酒1 kg浸1星期后,每日服3次,每次服30 g。(《广西民间常用中草药》)

2. 治鼻血　稔子干15 g,塘虱鱼2条,以清水3碗煎至大半碗,服之则愈。(《岭南草药志》)

3. 治劳伤咳血　桃金娘干果浸人尿2星期,晒干,新瓦上煅存性,研细末,每次9 g,日2次,童便冲服。(《福建中草药》)

4. 治胃、十二指肠溃疡　桃金娘果实60 g,石菖蒲9 g。水煎服。

5. 治结肠炎　桃金娘果60 g,土丁桂、野麻草各30 g。水炖服。(4、5方出自《福建药物志》)

6. 治脱肛　山稔子60～90 g,煮猪肚肠服。

7. 治烂脚久不收口　山稔子干9 g,冰片3 g,枣肉9 g。共为细末,用茶油调涂患处。(6、7方出自《岭南草药志》)

3791 桃南瓜 táo nán guā (《中医杂志》)

【异名】 金瓜、鼎足瓜(《中国蔬菜栽培学》),看瓜、吊瓜〔《中医杂志》1958,(12):812〕,北瓜(《食物中药与便方》)。

【基原】 为葫芦科南瓜属植物红南瓜的果实。

【原植物】 红南瓜 *Cucurbita pepo* L. var. *kintoga* Makino

一年生草质藤本,长约3 m。茎粗壮,具分枝,有纵棱,被毛。单叶互生;叶柄长约25 cm,卷须3歧;叶片纸质,宽卵圆形,5浅裂或3裂,长10～14 cm,宽大于长,先端钝圆,顶处有小突尖,基部宽心形,边缘有不规则的锯齿,两面被毛,下面浓密;掌状脉5条,直达叶缘。花单性,雌雄同株;花单生于叶腋,花冠辐射钟形,黄色,先端5裂,裂片卵状椭圆形;花梗长4～10 cm。果形奇异,花痕部最大,显著突出成脐,而有十字形深

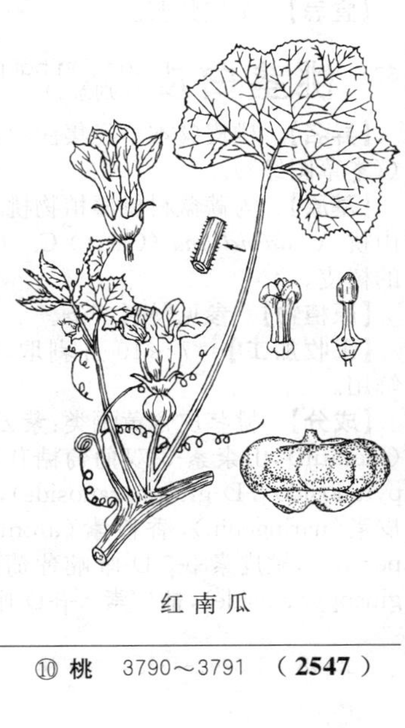

红南瓜

沟,致成四足状。果面光滑,柿红色,脐状突出部呈灰白色,与柿红色部分界处呈绿色,直径 9～15 cm,果内淡黄。种子多数,扁卵形,长约 1cm。花期夏季,果期秋季。

我国河北、江苏、广西、四川等地有栽培。

【采收加工】 秋季采收成熟的果实,风干贮藏,一般多鲜用,用时除去种子。

【药性】 《全国中草药汇编》:"甘、微苦,平。"

【功用主治】 止咳,平喘。主治咳嗽气喘。

1.《浙江中药资源名录》:"治气喘。"

2.《全国中草药汇编》:"平喘,宁嗽。"

【用法用量】 内服:60～500 g,加蜜、糖蒸食。

【选方】 1. 治支气管哮喘、老年慢性支气管炎 北瓜(桃南瓜)1 个,切碎加等量饴糖(麦芽糖),略加水放陶器锅中,煮至极烂,去渣,将汁再煮,浓缩后再加生姜汁(500 g 瓜汁中加姜汁 60 g)。每服 1 匙(约 15 g),每日 2～3 次,开水冲服。(《食物中药与便方》)

2. 治哮喘 桃南瓜 1 个,将瓜蒂挖开,内放蜂蜜,蒸 1～2 h,吃瓜瓤,1 个吃 2～3 d,吃 4～5 个瓜为 1 个疗程。(《全国中草药汇编》)

3792 桃儿七果 táo ér qī guǒ

【异名】 墨地、八月瓜(《四川中药志》),鸡嗉台果(《甘肃中草药》)。

【基原】 为小檗科桃儿七属植物桃儿七 *Sinopodophyllum hexandrum* (Royle) Ying 的果实。

【原植物】 参见"桃儿七"条。

【采收加工】 8～10 月采摘,晒干。

【药性】 甘、酸,平,小毒。

1.《四川中药志》1960 年版:"性平,味酸涩,有毒。"

2.《陕西中草药》:"味甘,性平。"

【功用主治】 活血调经,止咳平喘,健脾利湿。主治月经不调,血瘀经闭,产后瘀滞腹痛,咳嗽气喘,泄泻痢疾,白带。

1.《四川中药志》:"涩肠清热。治湿热痢疾,腹痛坠胀及白带等症。"

2.《陕西中草药》:"健脾理气,止咳平喘。治劳伤气喘。"

3.《西藏常用中草药》:"治月经不调。"

【用法用量】 内服:煎汤,3～9 g,或研末。

【宜忌】 孕妇禁服。

3793 桃茎白皮 táo jīng bái pí (《别录》)

【异名】 桃皮(《本草经集注》),桃树皮(孙思邈),桃白皮(《本草图经》)。

【基原】 为蔷薇科桃属植物桃 *Amygdalus persica* L. 或山桃 *A. davidiana* (Carr.) C. de Vos ex Henry 除去栓皮的树皮。

【原植物】 参见"桃仁"条。

【采收加工】 7～10 月剥取,除去栓皮,切碎,晒干或鲜用。

【成分】 桃茎皮含黄酮类:紫云英苷(astragalin),蜡梅苷(meratin),山柰素-3-双葡萄糖苷(kaempferol-3-β-D-glucopyranosido-β-D-glucopyranoside),桃皮素(persicogenin),柚皮素(naringenin),香橙素(aromadendrine),橙皮素(hesperetin),桃皮素-5-β-D-吡喃葡萄糖苷(persicogenin-5-β-D-glucopyranoside),柚皮素-5-β-D-吡喃葡萄糖苷(naringenin-5-β-D-glucopyranoside),橙皮素-5-O-β-D-吡喃葡萄糖苷(hesperetin-5-O-β-D-glucopyranoside),右旋儿茶酚(catechol),左旋表儿茶酚没食子酸酯(epicatechol gallate),矢车菊苷(chrysanthenin)[1]。又含桃苷(persicoside),三十烷酸甲酯(methyl triacontanate),β-谷甾醇[2,3]。

【药性】 苦、辛,平。

1.《别录》:"味苦、辛,无毒。"

2.《纲目》:"苦,平。"

【功用主治】 清热利湿,解毒,杀虫。主治水肿,痧气腹痛,风湿痹痛,肺热喘闷,喉痹,牙痛,疮痈瘰疬,湿疮湿癣。

1.《别录》:"除中恶腹痛,去胃中热。"

2.《滇南本草》:"烧灰为末,搽黄水疮。"

3.《纲目》:"解蛊毒,杀诸疮虫。"

4.《全国中草药汇编》:"清热利湿,活血止痛,截疟,杀虫。主治风湿性关节炎,腹痛,跌打损伤,丝虫病,间日疟。"

5.《福建药物志》:"治肋间神经痛,痛经。"

【用法用量】 内服:煎汤,9～15 g;捣烂取汁。外用:研末调敷;煎水洗或含漱。

【宜忌】 《全国中草药汇编》:"孕妇禁服。"

【选方】 1. 治水肿 桃皮三斤(削去黑,取黄皮),麦曲一升,秫米一升。上三味,以水三斗,煮桃皮令得一斗,以五升汁渍女曲,五升汁馈饭,酿如酒法,熟,漉去滓。可服一合,日三,耐酒者增之,以体中有热为候,小便多者即是病去。忌生、冷、酒、面、一切毒物。(《外台》引《小品方》桃皮酒)

2. 治肺热闷不止,胸中喘急悸,客(寒)热往来欲死,不堪服药,泄胸中喘气 桃皮、芫花各一升。二物以水四升,煮取一升五合,去滓。以故布手巾内汁中,薄胸,温四肢,不盈数刻即歇。(《本草图经》引《集验方》)

3. 治喉痹 煮桃皮汁三升,服之。(《千金方》)

4. 治蛊毒,喉中如物哾,咽之不入,吐之不出,或下鲜血,渐将羸瘦,腹大,饮食不下 桃白皮一两半(五月五日午时采,阴干,临用去黑皮),大戟二(三)分(锉碎,微炒),斑猫三分(糯米拌炒微黄,去翅足)。上件三味,并别捣细罗,都合和一处研匀。每服空心,以粥饮清汁调下一钱。良久更少吃粥饮。当大吐利,蛊毒并出。若一服不差,三日更一服即差。虽大困,终不损人,候吐尽,良久食粥饮。

5. 治牙痛颊肿 桃白皮、柳白皮、槐白皮等分。煎酒热漱,冷即吐之。(4、5 方出自《圣惠方》)

6. 治脾肺风毒攻冲生疮癣 升麻、桃白皮、苦参各半两(细锉)。用水二斗,煮取一斗,去滓候温洗之。(《普济方》)

7. 治乳腺炎初起 鲜桃树皮 60 g。加水煎至半碗,打入鸡蛋 1 个,1 次服下。肿胀甚者应吸尽乳汁。对已化脓者无效。(《全国中草药新医疗法展览会资料选编》)

8. 治疟疾 桃树皮 3 块,大蒜头 1 枚,鸡蛋黄 3 g,水菖蒲 9 g。水煎服。(《湖南药物志》)

9. 治小儿羸瘦有蛔虫 吴茱萸根白皮四两,桃白皮三两。上以酒一升二合,渍之一宿,渐与服取差。(《千金方》)

3794 桃金娘花 táo jīn niáng huā (《纲目拾遗》)

【异名】 岗稔花(广州空军《常用中草药手册》)。

【基原】 为桃金娘科桃金娘属植物桃金娘 *Rhodomyrtus tomentosa* (Ait.) Hassk. 的花。

【原植物】 参见"桃金娘"条。

【采收加工】 4～5月采收，鲜用或阴干。

【药性】《广西本草选编》："味甘、涩，性平。"

【功用主治】 收敛止血。主治咳血，咯血，鼻衄。

1.《纲目拾遗》："行血。"

2.《广西中药志》："治痰咳咯血。"

3.《广西本草选编》："固涩止血，治鼻衄。"

【用法用量】 内服：煎汤，6～15 g。

【宜忌】 广州空军《常用中草药手册》："实热便秘者忌用。"

3795 核桃楸皮 hé táo qiū pí（《中药志》）

【异名】 楸树皮（《甘肃中药手册》），秦皮（《甘肃中草药手册》），楸皮（《中药志》）。

【基原】 为胡桃科胡桃属植物核桃楸 *Juglans mandshurica* Maxim. 的树皮。

【原植物】 参见"核桃楸果"条。

【采收加工】 春、秋季剥取树皮，除去杂质，晒干。

【药材】 核桃楸皮 *Cortex Juglandis Mandshuricae* 产于东北及河北等地。

性状　树皮呈卷筒状或扭曲成绳状，长短不一，直径约2 cm，厚2～4 mm。外表面平滑，有细纵纹，灰棕色，有少数圆形突起的皮孔及三角状叶痕；内表面暗棕色，质坚韧，不易折断，易纵裂，断面纤维性。气微，味微苦、涩。

鉴别　树皮横切面：木栓层为10～20列木栓细胞。皮层为薄壁细胞。韧皮部宽广，纤维束众多，断续成层状排列，外侧有石细胞群或单个散在。薄壁细胞中含草酸钙簇晶。

粉末特征：暗灰棕色。纤维及晶纤维多成束或单个散离。纤维多碎断，直径13～27 μm，壁极厚，木化，孔沟不明显，胞腔线形。纤维束周围细胞含草酸钙簇晶，形成晶纤维；含晶细胞壁稍厚，非木化。石细胞圆多角形、类圆形、矩圆形、类方形、长方形或短棱形，壁厚薄不一，孔沟明显或稀少，胞腔甚小或无。草酸钙簇晶，直径8～32 μm。筛管分子端壁倾斜，有复筛板，由5～10多个类长卵圆形筛域组成，排列成梯状，在侧壁上也可看到多数筛域，常数十个呈网状排列。此外，有木栓细胞及少数淀粉粒。

【成分】 含胡桃醌(juglone)[1]。

【药理】 1. 镇痛作用　研究表明，核桃楸皮无机盐、氯化钾、溴化钾及白矾均有较明显的镇痛作用，能提高小鼠基础痛阈，抑制扭体反应及甩尾反应，并能阻断神经干及感觉神经末梢的传导，作用强度与剂量相关[1,2]。

2. 抗肿瘤作用　核桃楸青果皮浸膏对体外 S_{180} 癌细胞有直接杀死作用，其作用与药物浓度和作用时间呈正相关。病理学及电镜超微结构观察，核桃楸青果皮治疗后，癌组织中心部位有些癌细胞破碎，胞核裸露，胞质消失，呈坏死状改变[3]。

毒性　急性、亚急性毒性实验中，未见不可逆的病理和生化改变，说明该药毒性低，对机体无明显毒副作用[3]。

【药性】 苦、辛，微寒。

1.《甘肃中草药手册》："苦，微寒。"

2.《全国中草药汇编》："苦、辛，平。"

【功用主治】 清热燥湿，泻肝明目。主治湿热泻痢，带下，目赤肿痛，麦粒肿，迎风流泪，骨结核。

1.《甘肃中草药手册》："清热燥湿，清肝明目。主治湿热下痢，妇女白带，目赤肿痛，迎风流泪等症。"

2.《全国中草药汇编》："主治细菌性痢疾，骨结核，麦粒肿。"

【用法用量】 内服：煎汤，3～9 g。外用：煎水洗眼。

【选方】 1. 治慢性细菌性痢疾　核桃楸皮12 g，生地榆、椿皮各9 g。水煎服。（《河北中药手册》）

2. 治湿热带下　苍术、秦皮（即核桃楸皮）各9 g。水煎服。

3. 治急性结膜炎　秦皮（即核桃楸皮）、竹叶各9 g，黄连3 g，水煎服。或用秦皮（即楸核桃皮）15 g，煎汤洗眼。（2、3方出自《陕甘宁青中草药选》）

4. 治麦粒肿，大便干燥　核桃楸皮9 g，大黄6 g。水煎服。孕妇忌服。（《河北中药手册》）

5. 治小儿消化不良，腹胀，便泻不止　茶叶45 g，秦皮（即核桃楸皮）9 g。上药水浸泡一昼夜，以水1碗，煎至半碗。1岁以下每次服半汤匙，3～4岁每次一汤匙半，每日3次。（《甘肃中草药手册》）

3796 核桃楸果 hé táo qiū guǒ（《东北药用植物志》）

【异名】 马核桃（《中国树木分类学》），楸马核果（《中国药用植物图鉴》），马核果（《北京植物志》），山核桃（《东北常用中草药手册》）。

【基原】 为胡桃科胡桃属植物核桃楸未成熟果实或果皮。

【原植物】 核桃楸 *Juglans mandshurica* Maxim. [*J. stenocarpa* Maxim.] 又名：胡桃楸（《中国树木分类学》）。

落叶乔木，高超过20 m。树皮暗灰色，浅纵裂。小枝粗壮，具柔腺毛；髓部薄片状；顶芽大，有黄褐色毛。奇数羽状复叶，互生，长可达80 cm；叶柄长5～9 cm，基部肥大，叶柄和叶轴被有短柔毛及星状毛；小叶9～23枚，椭圆形至长椭圆形，长6～17 cm，宽2～7 cm，先端渐尖，基部歪斜或截形，边缘具细锯齿，表面深绿色，初生稀疏短柔毛，后仅中脉有毛，背面色淡，贴生短柔毛及星状毛。花单性，雌雄同株；雄葇荑花序腋生，下垂，先叶开放，长9～20 cm；雄花具短柄，有1枚苞片及1～2枚小苞片，花被状，花被片3～4，常有雄蕊12，稀13或14；雌花序穗状，顶生，直立，有雌花4～10朵，花被片4，披针形或线状披针形，被柔毛；苞片及小苞片合绕子房外壁，子房下位，柱头2裂，鲜红色。果序长10～15 cm，俯垂，常有5～7个果实，核果球形或卵形，顶端尖，不易开裂，密被腺质短柔毛；果核坚硬，表面有8条纵棱，各棱之间有不规则的皱曲及凹穴；内果皮壁内有多枚不规则的空隙，隔膜内亦有2空隙。花期4～5月，果期8～9月。

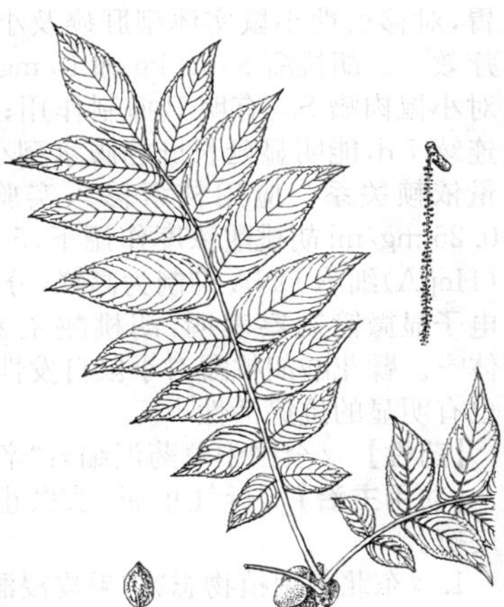

核桃楸

生于土质肥厚、湿润、排水良好的沟谷两旁或山坡中下部的杂木林中。分布于东北及河北、山西等地。

【栽培】 生物学特性 喜冷凉干燥气候，耐寒，能耐－40 ℃严寒。不耐荫，以向阳、土层深厚、疏松肥沃、排水良好的沟谷栽培为好。干旱瘠薄及排水不良处不宜生长。

繁殖方法 种子繁殖：春播或秋播。春播，选粒大饱满无病虫害的种子，进行催芽处理，用湿砂贮藏，翌年春播种时筛出种子，摊放翻晒，待种子有多数裂口时，于4月下旬至5月上旬播种。秋播不需催芽，可直接播种。

病虫害防治 病害有枯枝病，可在枝梢上涂杀菌剂。虫害有核桃金花虫、核桃楸天蚕蛾、核桃横沟象、核桃长足象、核桃鞍象。

【采收加工】 9～10月采集近成熟的果实或剥取果皮，干燥。

【药材】 核桃楸果 *Fructus Julandis Mandshuricae* 产于东北及河北。

性状 果实类卵圆形。鲜品直径3.5～4 cm，长4.5～5 cm，表面灰绿色，密被浅灰绿色茸毛。干品直径3～3.5 cm，长3.5～4 cm，表面褐色，密被浅黄褐色茸毛，并具8条纵棱，棱间有不规则深纵纹。一端稍大，有突起花柱基，花柱基长1.5～2 mm，另端有凹陷果柄痕。果皮稍坚硬，不易碎裂，断面褐色，略呈颗粒状。种子皱褶如脑状，黄白色，外被黄棕色种皮。气清香，味涩。

鉴别 果皮横切面：外果皮细胞长方形，外被角质层，并有非腺毛，非腺毛4～8列细胞；厚角组织细胞4～6列；中果皮细胞卵圆形，排列疏松，散有外韧型维管束。

【成分】 果仁含油脂，蛋白质，糖及维生素C[1,2]，青果皮中含有胡桃醌(juglone)[3]。

【药理】 核桃楸青果皮的水煎液10 g/kg和20 g/kg灌胃，对移植性小鼠实体型肝癌及小鼠肉瘤S_{180}具有明显的疗效[1]。胡桃醌8 mg/kg和10 mg/kg腹腔注射，连续7 d，对小鼠肉瘤S_{180}有明显抑制作用；腹腔注射5～8 mg/kg，连续7 d，能明显延长肝癌腹水型小鼠生命，具有明显的剂量依赖关系。应用核素掺入实验证明在0.1 mg/ml和0.25 mg/ml胡桃醌浓度作用下，5 h时对小鼠肝癌腹水型(HepA)细胞DNA抑制为高峰，分别是71.5%和60.15%。电子显微镜观察表明，胡桃醌主要影响HepA细胞线粒体[2]。鞣花酸胡桃醌对小鼠自发性乳腺癌及移植性乳腺癌也有明显的抗癌活性[3]。

【药性】《全国中草药汇编》："辛，平，有毒。"

【功用主治】 行气止痛，杀虫止痒。主治脘腹疼痛，牛皮癣。

1.《东北药用植物志》："果皮浸酒，治胃病及腹痛。"

2.《全国中草药汇编》："止痛。主治胃、十二指肠溃疡，胃痛；外治神经性皮炎。"

【用法用量】 内服：浸酒，6～9 g。外用：鲜品捣汁搽。

【选方】 治胃炎，胃及十二指肠溃疡等痉挛性腹痛 山核桃(选未成熟绿色果实)3 kg。轧碎，用烧酒5 kg，浸泡2～3星期，去渣，过滤备用。成人每次内服10～15 ml。(《黑龙江常用中草药手册》)

【临床报道】 治食管贲门癌 用核桃楸未成熟果实酒浸物(黑龙江省中医研究院附属药厂生产)口服，每日3次，每次10～20 ml，连服1年。共治120例，其中早期患者50例，中期40例，晚期24例，术后6例。结果总有效率为53%，而早期患者的有效率达76%。多数患者服药2个月后症状明显改善，首先饮食增加，继之疼痛缓解，病情趋于稳定。未发现副作用。认为本品扶正固本，提高机体免疫功能，从而限制肿瘤的发展[1]。

3797 核桃楸果仁 hé táo qiū guǒ rén (《全国中草药汇编》)

【基原】 为胡桃科胡桃属植物核桃楸 *Juglans mandshurica* Maxim. 的种仁。

【原植物】 参见"核桃楸果"条。

【采收加工】 8～9月果实成熟时采收，除去果皮，取仁，干燥。

【药性】 甘，温。

【功用主治】 敛肺平喘，温补肾阳，润肠通便。主治肺虚咳喘，肾虚腰痛，遗精阳痿，大便秘结，乳汁缺少。

1.《东北常用中草药手册》："补肺定喘，补肾，涩精，滑肠。主治身体虚弱，腰痛腿软，虚寒咳喘，阳痿，遗精，尿路结石，大便干燥。"

2.《全国中草药汇编》："治乳汁缺少。"

【用法用量】 内服：煎汤，3～9 g；或入丸、散。

3798 桉叶 ān yè (李承祜《生药学》)

【异名】 桉树叶(《现代实用中药》)，蓝桉叶(《广西中药志》)，羊草果叶(《云南思茅中草药选》)。

【基原】 为桃金娘科桉属植物蓝桉的成长叶。

【原植物】 蓝桉 *Eucalyptus globulus* Labill. 又名：洋草果树(《云南中草药》)，有加利树、灰杨柳(《文山中草药》)，洋草果、玉树油树(《全国中草药汇编》)。

常绿大乔木。树皮灰蓝色，片状剥落；嫩枝略有棱。幼嫩叶对生；叶片卵形，基部心形，无柄，有白粉；成长叶片革质，披针形，镰状，长15～30 cm，宽1～2 cm，两面有腺点，叶柄长1.5～3 cm，稍扁平。花大，白色，径约4 cm，单生或2～3朵聚生于叶腋内；无花梗或极短；萼管倒圆锥形，长1 cm，宽1.3 cm，表面有4条突起棱角和小瘤状突起，被白粉；花瓣与萼片合生成帽状体稍扁平，中部为圆锥状突起，比萼管短，2层，外层平滑，早落；雄蕊多数，长8～13 mm，多列，花丝纤细，花药椭圆形，阔耳状纵裂；子房与萼管合生，花柱粗大。蒴果半球形，有4棱，宽2～2.5 cm，果缘平而宽，果瓣不突出。花、果期夏季及冬季。

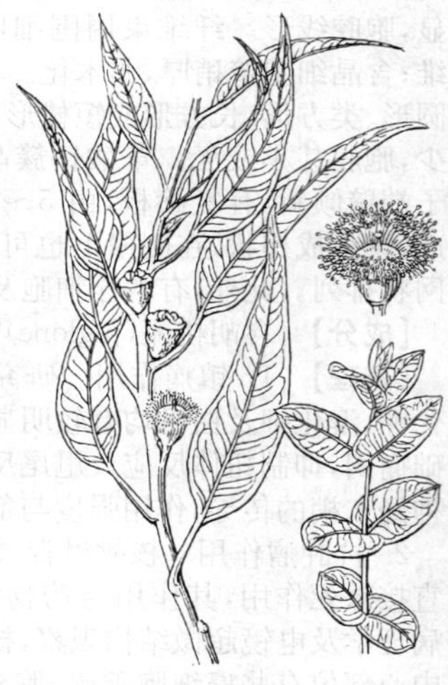

蓝 桉

多为栽培，分布于广西、四川、云南等地栽培，常作行道树。原产澳大利亚。

本植物的果实(桉树果)亦供药用，另设专条。

【栽培】 生物学特性 喜光，喜冬无严寒，夏无酷暑的气候，能耐－6 ℃短期低温。在疏松、肥沃、湿润的酸性或微碱性土壤上生长迅速，在钙质紫色土上或瘠薄干燥的土壤上则生长不良。

繁殖方法 种子繁殖，容器育苗栽种。一般在2月蒴果微裂时采下果实，经曝晒数日后种子会自动脱出，收藏备用。选土壤疏松、肥沃、排水良好的砂质壤土为圃地。撒播或条播，播后保持土壤湿度，7～10 d 即可大量出苗。待苗长到 5～8 cm 时，选健壮植株移入容器中培养，当苗高 40～50 cm 时，可移栽造林。定植密度可采用 1 m×2 m、2 m×2 m、2 m×3 m。造林选在阴天或细雨天最好。

田间管理　造林后 1～2 年内，可采取封山育林的方法，每年松土除草，并结合追肥 1～2 次，在具有灌溉条件的地方，旱季要进行灌溉，雨季要注意排除积水，这样可加速苗木的生长。后期的管理应于每次采收枝叶后，进行浅中耕除草，追施腐熟人畜肥或尿素。

病虫害防治　病害有立枯病，多发于通风不良和高温高湿的天气，幼苗容易发生。通过对苗地采取通风透气，排水降温措施，可降低发病率；发病期间，可喷施敌克松 500～800 倍液或 8∶2 草木灰石灰粉。虫害有卷叶虫，危害嫩叶，可用 0.1%敌百虫喷射叶面。

【采收加工】　秋、冬二季采集成熟老叶，晒干。

【药材】　桉叶 *Folium Eucalypti Globuli*　原产澳洲。我国西南、中南和南部地区都有栽培。

性状　本品呈镰刀状披针形，长 8～30 cm，宽 2～7 cm；革质而厚；叶端尖，叶基不对称，全缘；叶柄较短，长 1～3 cm，扁平而扭转。表面黄绿色，光滑无毛，有多数红棕色木栓斑点，对光透视，可见无数透明小点（油室）。羽状网脉，侧脉末端于叶缘处连合，形成与叶缘相平行的脉纹。揉之微有香气，味稍苦而凉。

鉴别　叶横切面：表皮细胞呈长方形，外有较厚的角质层，上下表皮均有深陷气孔。叶肉部位上下表皮内侧各有 2～4 列栅栏细胞，而以上面较为明显；海绵组织 3～4 层类多角形细胞，其间有大型溶生油室，直径 120～260 μm，破损的油室则充满了色素物质；细胞中尚有草酸钙簇晶及方晶。中脉宽扁，维管束为外韧型；木质部极为发达，几成环状；韧皮部狭窄，细胞中含有方晶或棕色物质。维管束周围有 2 至多层中柱鞘纤维，壁厚。纤维周围的薄壁细胞中含有草酸钙方晶，形成晶纤维。中脉上下表皮内侧各有 5～6 列厚角细胞。侧脉维管束的上下二侧可见有强木化的纤维束，占叶肉的全部组织，此处叶肉部无栅栏组织和海绵组织。

粉末特征：淡绿色。表皮细胞多角形，壁颇厚，外被极厚的角质层。上下表皮都有气孔，副卫细胞 6 个以上，深陷于表面之下。油室众多，直径 120～260 μm；破损者可见木栓细胞充填于内。草酸钙簇晶众多，直径至 25 μm，并有方晶，有时形成晶纤维。

【成分】　含萜类：大果桉醛（macrocarpal）A、B、C、D、E[1]，蓝桉醛（euglobal）Ⅰa1、Ⅰa2、Ⅰb、Ⅰc、Ⅱa、Ⅱb、Ⅱc[2]、Ⅲ、Ⅳb、Ⅶ[3]、Ⅳ、Ⅴ[4]。黄酮类：槲皮素（quercetol 即 quercetin），槲皮苷（quercitrin），芸香苷（rutin），金丝桃苷（hyperoside），槲皮素-3-葡萄糖苷（quercetol-3-glucoside）[5]。有机酸：没食子酸（gallic acid），咖啡酸（caffeic acid），阿魏酸（ferulic acid），龙胆酸（gentisicacid），原儿茶酸（protocatechuic acid）[6]。挥发油：桉叶素（cineole），丁香烯（caryophyllene）[7]。又含正三十三烷-16，18-二酮（n-tritriacontane-16，18-dione），16-羟基-18-三十三烷酮（16-hydroxy-18-tritriacontanone），4-羟基-三十三烷-16，18-二酮（4-hydroxy-tritriacontane-16，18-dione）[8]。

【药理】　1. 抗菌作用　挥发油对枯草杆菌和金黄色葡萄球菌有抑制作用，但对大肠杆菌效果不佳。挥发油中所含桉叶素抑菌活性较强[1]。

2. 其他作用　蓝桉叶所含具有酚性配糖体桉糖苷（calyptoside）的部分，家兔实验表明有降低过高血糖的活性，但该部分进行纯化时则丧失活性[2]。从桉叶蜡中分离得到 4-羟基-三十三烷-16，18-二酮，用硫氰酸和硫代巴比土酸法测得其在水溶性系统或乙醇系统中有很强的抗氧化性，而在油性系统中无此活性。具长烷基侧链的二酮抗氧化活性强于结构为 β-二酮的类似物[3]。

【药性】　辛、苦，寒。归肺、胃、脾、肝经。

1.《广西中药志》："味苦，气芳香，性温。"

2.《四川中药志》1960 年版："无毒。"

【功用主治】　疏风解表，清热解毒，杀虫止痒。主治感冒，高热头痛，肺热喘咳，百日咳，脘腹胀痛，腹泻痢疾，钩虫丝虫病，疟疾，风湿痛，痈疮肿毒，湿疹疥癣，烧烫伤，外伤出血。

1.《国药提要》："治肠炎及膀胱疾患。又为皮肤刺激剂，治神经痛，风湿痛。"

2.《现代实用中药》："健胃，驱风。"

3.《广西中药志》："祛痰，引赤，抗疟。煎剂内服治痢疾。"

4.《四川中药志》1960 年版："解热镇痛，治关节痛。"

5.《云南中草药》："治疥癣。"

6.《台湾药用植物志》："叶或油治感冒，腐败性支气管炎，百日咳，疟疾，肺坏疽等，对糖尿病，肾脏炎亦效。"

【用法用量】　内服：煎汤，6～15 g；或研末，每次 1 g，每日 4 次。外用：煎水洗，或漱口，喷鼻，灌肠；研末撒或调敷；或捣敷；或用桉叶油涂擦。

【宜忌】　内服用量不宜过大，孕妇及患胃、十二指肠溃疡者慎服。

《四川中药志》1960 年版："凡体质虚寒者慎服。"

【选方】　1. 治哮喘　楠桉叶、黄荆各 9 g，白英 3 g。煎水服。（《西昌中草药》）

2. 治菌痢，阿米巴痢疾　用 15%～100%的桉叶煎剂 100～200 ml，保留灌肠，每日 1 次。（《万县中草药》）

3. 治丹毒，蜂窝织炎，脓肿，创伤感染，急、慢性盆腔炎，急性乳腺炎桉叶 60 g，水煎内服。并用 15%～20%溶液湿敷，尤对丹毒有良效。（《万县中草药》）

4. 治疮毒　嫩桉叶、葱、蜂蜜、巴巴叶各适量，捣烂外包。（《曲靖专区中草药》）

5. 治急性附睾炎　桉叶 150 g，松树叶 100 g，千里光 150 g，各用水洗净，放入沙罐内，加水 1 000 ml，煎 20 min，用消毒纱布滤去残渣，收取滤液备用。每次先将药液煮热，用洁净小毛巾浸透药液，拧干后敷患处，每次敷 20～30 min，早晚各敷 1 次，一般敷 2～3 次见效。〔《中医杂志》1985，(5)：11〕

【临床报道】　1. 预防麻疹　在麻疹流行季节，将流行的儿童随机分为甲、乙、丙 3 组。甲组口服预先制好的胎盘粉糖浆，3 个月～1 周岁，每次口服含胎盘粉 1 g 的糖浆，每日 3 次；2～4 周岁，每次 1.5 g，每日 3 次；5 周岁以上，每次 2 g，日 3 次。乙组口服紫草根汤（紫草根、甘草各等分，每 1 ml 含生药 0.75 g），3 个月至 1 周岁，每次 1 ml，日 3 次；2～4 周岁，每次 2 ml，日 3 次；5 周岁以上，每次 3 ml，日 3 次。丙组：口服桉叶汤（取桉树叶 25 kg，加清水 175 kg，煎成 75 kg，并酌加砂糖），3 个月至 1 周岁，每次 1 食匙，日服 3 匙；2～4 周岁，每次 2 食匙，日服 6 匙；5 周岁以上，每次

3～4 食匙，日服 9～12 食匙。以上 3 组各服药 3 个疗程共 9 d。结果：甲组观察 30 人，其中已感染者 22 人(即曾接触过麻疹患儿)，用药 3～9 d 后共出麻疹 19 人，占已感染者的 86%，占易感染者 63%。乙组 15 人，其中已感染者 11 人，服药后 9 d 仍出麻疹 10 人，占已感染者 91%，易感染者 66%(10/15)。丙组 267 人，其中已感染者 160 人，服药 9 d 后观察 2 个月，出麻疹者 16 人，占已感染者 10%，易感染者 6%[1]。

2. 治疗肺结核　采桉树老叶 500 g，制成 50%桉叶煎剂。若于煎剂 1 000 ml 中加入单糖浆 150～200 ml(或蔗糖 150～200 ml)，即成桉叶糖浆。每次口服桉叶煎剂 20～50 ml，每日 3 次，连服 3 个月为 1 个疗程，情况良好者，休息半个月再服 1 个疗程。小儿、妇女不能服桉叶煎剂者，服桉叶糖浆，用法用量同前。脓臭痰多或口腔炎者，用 10%桉叶煎剂漱口。结果：浸润型肺结核 11 例，显著进步 3 例，一般进步 6 例，无变化 2 例；慢性纤维空洞型肺结核 14 例，显著进步 1 例，一般进步 6 例，无变化 4 例，恶化 3 例；慢性纤维空洞型肺结核进展期 9 例，显著进步 1 例，一般进步 4 例，无变化 2 例，恶化 2 例。总计显著进步 5 例(14.7%)，一般进步 16 例(47%)，无变化 8 例(23.5%)，恶化 5 例(14.7%)。34 例中服药 7 d 后有 21 例胃部不适，恶心，食欲减退。改用桉叶糖浆或减少用量之后，反应即减轻或消失[2]。

3. 治疗急性菌痢、肠炎　取新鲜桉叶 5 kg，适量加水煎熬约 4 h，最后浓缩至 3 000 ml 左右，去渣过滤，待冷后加入防腐剂。每日口服 4 次，每次成人量 20～40 ml，少数失水患者，给予补液或服阿托品等对症治疗。共治菌痢 46 例，治愈 45 例，无效 1 例。治肠炎 41 例，治愈 39 例，未服本药 2 例。平均治愈日数 2.2 d[3]。

4. 治疗钩虫病　取云南普洱县产的桉树叶，阴至半干。每次 30 g，切碎加水浸没，煮 3 h 左右，过滤浓缩至 50～60 ml。于饭前 1 次服下，不加泻剂。治疗钩虫病患者(7～20 岁学生)206 例，治疗前均经盐水漂浮法找到钩虫卵；服药后 15 d 用同法复查 175 人，结果阴性 105 人，阴转率 60%。服药后个别病例出现头疼及腹部不适，但在次晨即行消失[4]。

5. 治疗下肢溃疡　将鲜桉叶洗净后，煎煮浓缩成糊剂，装入大口瓶备用。涂药前，先用艾叶煎水反复清洗疮面。揩干后，涂桉叶糊剂，隔日换药 1 次，一般用药 4 次即可见效。共 54 例，经 14～20 d 治疗，结果治愈 48 例，显效 3 例，好转 2 例，无效 1 例。治疗期间保持患部清洁，忌用冷水洗病变部位，忌食易动风及油腻食物，忌久站及房事[5]。

3799 桉树果 ān shù guǒ (《曲靖专区中草药》)

【异名】　洋草果(《昆明民间常用草药》)，楠桉果(《西昌中草药》)，桉果(《丽江中草药》)。

【基原】　为桃金娘科桉属植物蓝桉 *Eucalyptus globulus* Labill. 的果实。

【原植物】　参见“桉叶”条。

【采收加工】　夏季或冬季果实成熟时采收，晒干。

【药性】　《云南中草药》：“香，苦，辛，凉。”

【功用主治】　《云南中草药》：“消炎杀虫，发表祛风，预防疟疾，流感，消化不良。”

【用法用量】　内服：煎汤，3～9 g；或研末。外用：泡酒外涂。

【宜忌】　内服不宜过量。

【选方】　治食积腹胀　桉树果 9 g，牛至(香薷)9 g。水煎服。(《曲靖专区中草药》)

3800 索骨丹 suǒ gǔ dān (《陕西中药志》)

【异名】　慕荷、老蛇盘、猪屎七(《四川中药志》)，老汉球(《陕西中药志》)，天逢伞、秤杆七、麻鹞子、红药子(《陕西中草药》)，山藕、牛角七(《湖北中草药志》)。

【基原】　为虎耳草科鬼灯檠属植物七叶鬼灯檠的根茎。

【原植物】　七叶鬼灯檠 *Rodgersia aesculifolia* Batal.

多年生草本，高达 150 cm。根茎短，圆柱形，粗壮，外皮棕褐色，断面粉红色，具鳞片状毛。茎直立，中空，不分枝。基生叶通常 1～2 枚；叶柄长 10～30 cm；茎生叶约 2 枚，掌状复叶；小叶 3～7，狭倒卵形或倒披针形，长 8～27 cm，宽 3～9 cm，先端渐尖或急尖，基部楔形，边缘有不整齐重锯齿。近花序处的叶柄仅长 3 cm，基部呈鞘状抱茎。圆锥花序顶生；花梗短，有细毛；萼筒浅杯状，5 深裂，裂片卵形，白色或淡黄色；花冠缺；雄蕊 10，花丝短；花柱 2，分离。蒴果，有 2 喙，喙间裂开。种子多数。花期 6～7 月，果期 8～9 月。

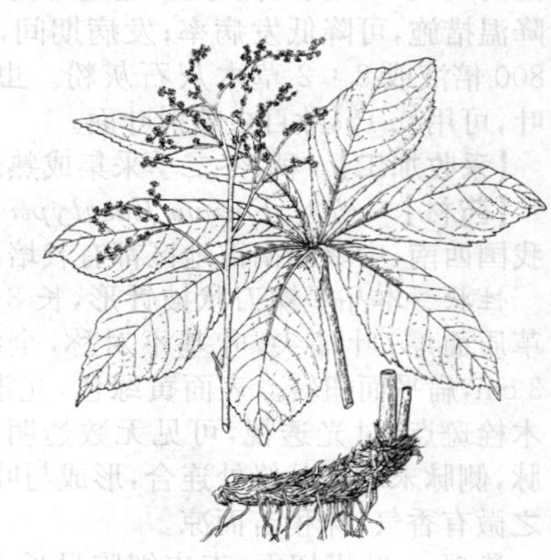

七叶鬼灯檠

生于海拔 1 100～3 400 m 的山地林下灌丛、草甸或阴湿处。分布于河南、湖北、四川、云南、西藏、陕西、甘肃、宁夏等地。

【采收加工】　8～10 月采挖根茎，切片晒干或鲜用。

【药材】　索骨丹 *Rhizoma Rodgersiae Aesculifoliae* 产于陕西、甘肃、宁夏等地。

性状　根茎呈圆柱形，略弯曲，长 8～25 cm，直径 1.5～3 cm。表面红棕色或灰棕色，有横沟及纵皱纹，上端有棕黄色鳞毛及多数细根及根痕，质坚硬，难折断。商品多切成薄片，表面棕色，皱缩，有点状根痕，有的有棕黄色鳞毛，切面红棕色或暗黄色，有多数白色亮晶小点，并可见棕色或黑色维管束小点。气微，清香，味微苦、涩。

鉴别　(1) 根茎横切面：木栓层细胞 4～9 列。皮层偶见根迹维管束。维管束外韧型，大小不一，环列，木质部内侧的导管中含有黄棕色物质。射线宽窄不一。髓宽大，有维管束散在，韧皮部位于内侧，木质部位于外侧。薄壁细胞含有淀粉粒及草酸钙针晶束。

(2) 理化鉴别参见“岩陀”条。

【成分】　根中含挥发油：左旋芳樟醇(linalool)，甲苯(toluene)，间二甲苯(mxylene)，莰烯(camphene)，α 及 β-蒎烯(pinene)，月桂烯(myrcene)，左旋柠檬烯(limonene)，香荆芥酚(carvacrol)，1，3，3-三甲基双环[2.2.1]庚-2-酮〔1，3，3-trimethylbicyclo[2.2.1]-heptan-2-one〕，甲基异丁香油酚(methylisoeugenol)，丁香油酚(eugenol)，茴香脑(anethole)，3，5-二羟基甲苯(3，5-dihydroxytoluene)，2，3，6-三甲基茴香醚(2，3，6-trimethylanisole)，香茅醛(citronellal)，棕榈酸(palmitic acid)[1]。甾醇：麦角甾醇(ergosterol)，5-豆甾-烯-3β-醇(stigmast-5-en-3β-ol)[2]及β-谷甾醇(β-sitosterol)[3]。有机酸及其酯：没食子酸(gallic acid)，2，6-二羟基苯乙酸甲酯(methyl-2，6-dihydroxypheny-lacetate)，丁香酸(syringic acid)[4]，3-O-没食子酰基-(—)-表儿茶素〔3-O-galloyl-(—)-epicatechin〕，3-O-没食子酰基-表儿茶素-(4β-8)-(3-O-没食子酸基)-表儿茶素〔(3-O-galloyl)-epicatechin-(4β-8)-(3-O-galloyl)-epicatechin〕，1，2，4，6-四-O-没食子酰基-β-D-葡萄糖〔1，2，4，6-tetra-O-galloyl-β-D-glucese〕，没食子酸甲酯(methyl gallate)[5]。又含14α -hydroxy-11， 16-diketo-apian-8-en-(20， 6)-olide，7α-hydroxy-11，16-diketo-apian-8，14(15)-dien-(20，6)-olide[6]，岩白菜素(bergenin)，7-甲氧基岩白菜素(7-methoxybergenin)，熊果苷(arbutin)[4]，槲皮素(quercetin)[2]。

【药理】 1. 抗病毒作用　索骨丹乙醇浸膏在0.017～0.034 mg/ml时，在直接抑制病毒中和试验和间接抑制病毒试验中(与A_{549}细胞共同孵育30 min)不仅能抑灭DNA病毒，而且抑制RNA病毒，索骨丹乙醇浸膏的不同提取组分I(丁醇部分，皂苷类)、F(乙酸乙酯部分，黄酮类)、G(丙酮部位，酚酸类)、D(乙醚部分，香豆素类)中，D、G提取物对柯萨奇B组Ⅰ～Ⅵ型病毒(CoxBⅠ～ⅦV)的抑制效果不如I、F好。对于单纯疱疹Ⅰ型病毒(HSVⅠ)效果基本相同。而且药物间接抑制病毒的药效较直接抑制病毒为低，似说明药物在细胞外有抑灭病毒作用而对于细胞内的病毒作用较差。另外其水煎剂对各型病毒均无抑制作用[1]。

2. 抗菌作用　索骨丹用酸水解提取，对金黄色葡萄球菌、铜绿假单胞菌、大肠杆菌、福氏痢疾杆菌均有抑制作用[2]。

毒性　药物在无毒剂量下与病毒、A_{549}细胞共同孵育后，将药液去掉，细胞仍能分裂传代。提示此药没有或很少有毒副作用。最大无毒浓度为0.191 mg/ml[1]。

【药性】 苦、涩，凉。

1.《陕西中草药》："味涩、微甘，性平。"

2.《全国中草药汇编》："苦、涩，平。有小毒。"

3.《四川中药志》1979年版："苦、涩，凉。"

【功用主治】 清热解毒，凉血止血，收敛。主治泻痢，白浊带下，吐衄，咯血，崩漏便血，外伤出血，咽喉肿痛，疮毒，烫火伤，脱肛，子宫脱垂。

1.《陕西中药志》："活血，止血，生肌，止痛。治泻痢，吐、衄、咯血，妇人崩带，金疮。"

2.《陕西中草药》："大便出血，月经不调，子宫脱垂，脱肛，痔疮，烫火伤，甲状腺肿。"

3.《全国中草药汇编》："凉血止血，消肿解毒。治咽喉肿痛。"

【用法用量】 内服：煎汤，5～10 g；或研末，每次3～6 g。外用：捣敷；或煎水洗；或研末撒。

【临床报道】 1. 治疗痢疾，腹泻　用鬼灯檠根茎粉碎加工制成片剂，每片重0.5 g，相当于原生药1.5 g。每日服3次，每次2～3片，服药2～3 d。共治疗痢疾214例，痊愈138例；腹泻486例，痊愈338例[1]。

2. 治疗子宫脱垂，阴道壁脱垂　用鬼灯檠软膏直接涂于患处，每日1次，经外敷7～14 d。治疗109例，27例痊愈，41例好转，有效率为62%[1]。

3. 治疗各种湿疹及脱肛、痔疮　以鬼灯檠软膏外敷，每日1次。观察各种湿疹17例，外敷2～7 d痊愈；脱肛、痔疮37例，外敷7～14 d，痊愈6例，好转18例，无效13例[1]。

3801 豇豆 jiāng dòu (《救荒本草》)

【异名】 蜂䝘(《唐韵》)，豆角(《医林纂要》)，角豆、饭豆、腰豆、长豆、茳豆、裙带豆(《中国主要植物图说》)，浆豆(《贵州民间方药集》)。

【基原】 为豆科豇豆属植物豇豆的种子。

【原植物】 豇豆 *Vigna unguiculata* (L.) Walp.［*Dolichos unguiculata* L.；*Vigna sinensis* (L.) Savi］

一年生缠绕草本。茎无毛或近无毛。三出复叶，互生；顶生小叶片菱状卵形，长5～13 cm，宽4～7 cm，先端急尖，基部近圆形或宽楔形，两面无毛，侧生小叶稍小，斜卵形；托叶菱形，长约1 cm，着生处下延成一短距。总状花序腋生，花序较叶短，着生2～3朵花；小苞片匙形，早落；萼钟状，萼齿5，三角状卵形，无毛；花冠蝶形，淡紫色或带黄白色，旗瓣、翼瓣有耳，龙骨瓣无耳；雄蕊10，二体，(9)＋1；子房无柄，被短柔毛，花柱顶部里侧有淡黄色髯毛。荚果条形，下垂，长20～30 cm，宽在1 cm以内，稍肉质而柔软。种子多颗，肾形或球形，褐色。花期6～9月，果期8～10月。

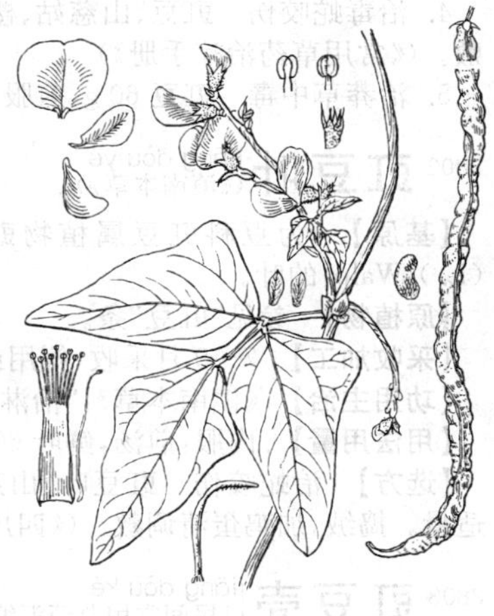

豇　豆

全国各地均有栽培。

本植物的叶(豇豆叶)、荚壳(豇豆壳)、根(豇豆根)亦供药用，另设专条。

【采收加工】 8～10月果实成熟后采收，晒干，打下种子。

【成分】 含氨基酸：胱氨酸，天冬氨酸，苏氨酸，丝氨酸，谷氨酸，脯氨酸，甘氨酸，丙氨酸，缬氨酸，甲硫氨酸，异亮氨酸，亮氨酸，酪氨酸，苯丙氨酸，赖氨酸，组氨酸，精氨酸和色氨酸[1]。还含蛋白质[2]，抗坏血酸(ascorbic acid)[3，4]。

【药性】 甘、咸，平。归脾、肾经。

1.《纲目》："甘、咸，平，无毒。"

2.《本草从新》："甘、涩，平。"

3.《医林纂要》："甘、咸，温。"

4.《得配本草》："入足太阴经气分。"

5.《本草求真》："入肾，兼入胃。"

【功用主治】 健脾利湿，补肾涩精。主治脾胃虚弱，吐泻痢疾，肾虚腰痛，遗精，消渴，白带白浊，小便频数。

1.《滇南本草》："治脾土虚弱，开胃健脾。久服令人白胖。"

2.《纲目》："理中益气，补肾健胃，和五脏，调营卫，生精髓。止消渴，吐逆，泄痢，小便数。解鼠莽毒。"

3.《本草从新》："散血消肿，清热解毒。"

4.《医林纂要》："补心泻肾，渗水，利小便，降浊升清。"

5.《民间常用草药汇编》："治腰痛，乳痈，镇痛，消肿。"

6.《四川中药志》1960年版："滋阴补肾，健脾胃，消食。

治食积腹胀，白带，白浊及肾虚遗精。”

7.《贵州草药》：“清肝利湿，清热解毒，敛汗，止血。主治血尿，盗汗，毒蛇咬伤。”

【用法用量】 内服：煎汤，30～60 g；或煮食；或研末，6～9 g。外用：捣敷。

【宜忌】 《得配本草》：“气滞便结者禁用。”

【选方】 1. 治白带，白浊 豇豆、藤藤菜。炖鸡肉服。(《四川中药志》1960年版)

2. 治血尿 豇豆子研末。每次3 g，酒、水各半吞服。

3. 治盗汗 豇豆子60 g，冰糖30 g。煨水服。(2、3方出自《贵州草药》)

4. 治毒蛇咬伤 豇豆、山慈姑、樱桃叶、黄豆叶。捣绒外敷。(《常用草药治疗手册》)

5. 治莽草中毒 豇豆60 g，煎服。(《安徽中草药》)

3802 豇豆叶 jiāng dòu yè (《滇南本草》)

【基原】 为豆科豇豆属植物豇豆 *Vigna unguiculata* (L.) Walp. 的叶。

【原植物】 参见“豇豆”条。

【采收加工】 7～9月采收，鲜用或晒干。

【功用主治】 《滇南本草》：“治淋症。”

【用法用量】 内服：煎汤，鲜叶60～90 g。外用：捣敷。

【选方】 治蛇咬伤 豇豆叶、山慈姑、樱桃叶、黄豆叶各适量。捣绒，加鸡蛋清调敷。(《四川中药志》1979年版)

3803 豇豆壳 jiāng dòu ké (《民间常用草药汇编》)

【基原】 为豆科豇豆属植物豇豆 *Vigna unguiculata* (L.) Walp. 的荚壳。

【原植物】 参见“豇豆”条。

【采收加工】 8～10月采收果实，除去种子，晒干。

【药性】 甘，平。

【功用主治】 《福建药物志》：“和脾利水。主治肾炎，胆囊炎，带状疱疹。”

【用法用量】 内服：煎汤，30～60 g，鲜品90～150 g。外用：烧灰研末调敷。

【选方】 治牙䘌 豇豆荚、山木通各6 g。烧成炭研末，加冰片1.5 g，拌匀，用适量搽患处。(《贵州草药》)

3804 豇豆根 jiāng dòu gēn (《滇南本草》)

【基原】 为豆科豇豆属植物豇豆 *Vigna unguiculata* (L.) Walp. 的根。

【原植物】 参见“豇豆”条。

【采收加工】 秋季挖根，鲜用或晒干。

【功用主治】 健脾益气，消积，解毒。主治脾胃虚弱，食积，白带淋浊，痔血，疔疮。

1.《滇南本草》：“捣烂敷疔疮。根、梗烧灰，调油搽破烂处，又能长肌肉。”

2.《分类草药性》：“治五淋，消食积。”

3.《重庆草药》：“健脾益气。治脾胃虚弱，白带白浊，痔疮出血。”

【用法用量】 内服：煎汤，鲜根60～90 g。外用：捣敷；或烧灰存性研末调敷。

【选方】 1. 治小儿疳积 豇豆根30 g。研末，蒸鸡蛋吃。(《贵州草药》)

2. 治妇女白带，男子白浊 豇豆根150 g，藤藤菜根150 g。炖肉或炖鸡吃。(《重庆草药》)

3805 栗子 lì zi (《千金方》)

【异名】 板栗、栗实(《新修本草》)，椈子、樕子(《医心方》)，栗果(《滇南本草》)，大栗(《天目山药用植物志》)。

【基原】 为壳斗科栗属植物板栗的种仁。

【原植物】 板栗 *Castanea mollissima* Bl. 又名：栗(《诗经》)，瑰栗、魁栗(《西京杂记》)，毛板栗、瓦栗子树(湖北)，风栗(广东)。

乔木，高15～20 m。树皮深灰色，不规则深纵裂。枝条灰褐色，有纵沟，皮上有许多黄灰色的圆形皮孔，幼枝被灰褐色绒毛。冬芽短，阔卵形，被茸毛。单叶互生；叶柄长0.5～2 cm，被细绒毛或近无毛；叶片椭圆形或长椭圆状披针形，长8～18 cm，宽5.5～7 cm，先端渐尖或短尖，基部圆形或宽楔形，两侧不相等，叶缘有锯齿，齿端具芒状尖头，上面深绿色，有光泽，羽状侧脉10～17对，中脉上有毛，下面淡绿色，有白色绒毛。花单性，雌雄同株；雄花序穗状，生于新枝下部的叶腋，长9～20 cm，被绒毛，淡黄褐色，雄花着生于花序上、中部，每簇具花3～5，雄蕊8～10；雌花无梗，常生于雄花序下部，外有壳斗状总苞，2～3(～5)朵生于总苞内；子房下位，花柱5～9，花柱下部被毛。壳斗连刺直径4～6.5 cm，密被紧贴星状柔毛，刺密生，每壳斗有2～3坚果，成熟时裂为4瓣；坚果深褐色，顶端被绒毛。花期4～6月，果期9～10月。

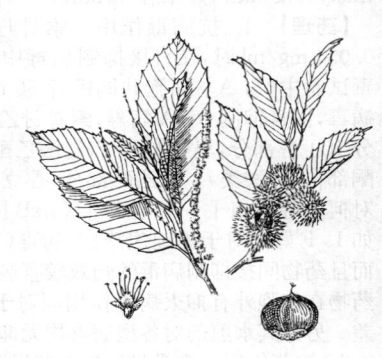

板 栗

常栽培于海拔100～2 500 m的低山丘陵、缓坡及河滩等地带。分布于辽宁以南各地，除青海、新疆以外，均有栽培。以华北、西南和长江流域各地栽培最为集中，产量最大。

本植物的叶(栗叶)、花或花序(栗花)、外果皮(栗壳)、内果皮(栗荴)、总苞(栗毛球)、树皮(栗树皮)、树根或根皮(栗树根)亦供药用，另设专条。

【采收加工】 总苞由青色转黄色，微裂时采收，放冷凉处散热，搭棚遮荫，棚四周夹墙，地面铺河砂，堆栗高30 cm，覆盖湿砂，经常洒水保湿。10月下旬至11月入窖贮藏；或剥出种子，晒干。

【药材】 栗子 *Semen Castaneae Mollissimae* 主产于河北、山西、江苏、浙江、福建、安徽、江西、四川、云南、贵州等地。

性状 种仁呈半球形或扁圆形，先端短尖，直径2～3 cm。外表面黄白色，光滑，有时具浅纵沟纹。质坚实稍重，碎断后内部富粉质。气微，味微甜。

【成分】 含蛋白质、脂肪、氨基酸及铁、镁、磷、铜等元素[1]。

【药性】 甘、微咸，平。归脾、肾经。

1.《别录》：“味咸，温，无毒。”

2.《滇南本草》：“味甘，平。”

3.《品汇精要》：“气厚于味，阳中之阴。”

4.《玉楸药解》:“入足太阴脾、足少阴肾经。”
5.《药性切用》:“味甘、微咸,生平,熟温。”
6.《本草求真》:“专入肾,兼入肠、胃经。”
7.《本草再新》:“入心、肺二经。”

【功用主治】 益气健脾,补肾强筋,活血止血。主治脾虚泄泻,反胃呕吐,脚膝酸软,跌打肿痛,瘰疬,吐血,衄血,便血。

1.《别录》:“主益气,厚肠胃,补肾气,令人耐饥。”
2.《千金方》:“生食之,甚治腰脚不遂。”
3.《新修本草》:“嚼生者涂疮上,疗筋骨断碎,疼痛,肿,瘀血。”
4.《日华子》:“生食破冷痃癖。又生嚼署可出箭头,亦署恶刺,并敷瘰疬肿毒痛。”
5.《滇南本草》:“治山岚瘴气,疟疾,或水泻不止,或红白痢疾。”“生吃止吐血、衄血、便血,一切血症俱可用。”
6.《医林纂要》:“生食补心散血,清肺泻肾。”
7.《随息居饮食谱》:“解羊肉毒。”
8.《安徽中草药》:“疗漆疮。”

【用法用量】 内服:适量,生食或煮食;或炒存性研末服,30～60 g。外用:捣敷。

【宜忌】 食积停滞、脘腹胀满痞闷者禁服。

1.《新修本草》:“实饲孩儿,令齿不生。”
2.《食疗本草》:“蒸炒食之,令人气壅,患风水气不宜食。”
3.《本草衍义》:“小儿不可多食,生者难化,熟即滞气,隔食、生虫,往往致小儿病。”
4.《得配本草》:“风湿病者禁用。”
5.《本草省常》:“同牛肉食,伤人。”
6.《随息居饮食谱》:“外感未去,痞满、疳积、疟、痢、产后、小儿病人、不饥、便秘者,并忌之。”

【选方】 1. 治肾虚腰脚无力　生栗袋盛悬干。每日平明吃十余颗,次吃猪肾粥。(《经验后方》)

2. 治老人肾虚腰痛　用栗子同牡狗腰子、葱、盐煮食。(姚可成《食物本草》)

3. 治老年肾亏,小便频数,腰脚无力　每日早晚各食生栗子 1～2 枚,嚼食后咽。(《食物中药与便方》)

4. 治发背及一切毒肿　生栗子(取大小中者,熬焦去皮,碎,绢筛)四十九枚,生麻油六合,黄丹二两半,地胆二钱(捣碎,筛)。和于铜器中盛,用炭火重汤煎。候沫溢出,使与器口欲平,取小麦一合,分二人嚼取筋,急内药中搅,使与相和,膏擎下,安铜器冷水中,成膏讫。以故绵涂膏贴所苦处,晨夕换膏。(《外台》引《近效方》)

5. 治牙床红肿　板栗及棕树根各 30 g。水煎服。(《湖北中草药志》)

【各家论述】 1.《纲目》:“风干之栗,胜于日曝,而火煨油炒,胜于煮蒸,仍须细嚼,连液吞咽则有益,若顿食至饱,反致伤脾矣。”

2.《玉楸药解》:“栗子补中助气,充虚益馁,培土实脾,诸物莫逮。但多食则气滞难消,少啖则气达易克耳。”

3806 栗叶 lì yè (《滇南本草》)

【基原】 为壳斗科栗属植物板栗 *Castanea mollissima* Bl. 的叶。

【原植物】 参见“栗子”条。

【采收加工】 7～10 月采集,多鲜用。

【药材】 栗叶 *Folium Castaneae Mollissimae*　主产于江苏、云南等地。

性状　叶片薄革质,长圆状披针形或长圆形,长 8～15 cm,宽 5.5～7 cm,先端尖尾状,基部楔形或两侧不相等,边缘具疏锯齿,齿端为内弯的刺毛状,上面深绿色,有光泽,羽状侧脉 10～17 对,中脉有毛,下面淡绿色,有白色绒毛;叶柄短,有长毛和短绒毛。气微,味微涩。

【成分】 含鞣质:3,4,5-三羟基苯甲醛-3-O-(6′-O-没食子酸-β-D-吡喃葡萄糖苷)(castamollissin),异栗瘿鞣质亭(isochesnatin),异栗瘿鞣质(isochestanin),栗木鞣质(castanin),间-去氢二没食子酸(*m*-dehydrodigallic acid),栗瘿鞣质亭(chesnatin),栗瘿鞣质(chestanin),克列鞣质(cretanin),6′及 6″-没食子酰-栗瘿鞣质(6′ & 6″-galloyl chestanin),地榆素(sanguiin)H-5,2,3-(2,2′)-二没食子酰-4-O-没食子酰葡萄糖(2,3-hexahydrodiphenoyl-4-O-galloylglucose),4,6-(2,2′)-二没食子酰-1-O-没食子酰葡萄糖(strictinin),4,6-(2,2′)-二没食子酰-2-O-没食子酰葡萄糖(4,6-hexahydroxydiphenoyl-2-O-galloylglucose),路边青鞣质(gemin)D,β-D-没食子酰葡萄糖(β-D-glucogallin),4,6-(2,2′)-二没食子酰-2,3-二-O-没食子酰葡萄糖(4,6-hexahydroxydiphenoyl-2,3-di-O-galloylglucose),木麻黄鞣质宁(casuarinin),木麻黄鞣质(casuariin),旌节花素(stachyurin),2,3-(2,2′)-二没食子酰-4,6-橡椀酰葡萄糖(2,3-hexahydroxydiphenoyl-4,6-valoneaylglucose)[1]。有机酸:丁香酸(syringic acid),香草酸(vanillic acid),龙胆酸(gentisic acid),没食子酸(gallic acid),并没食子酸(ellagic acid)。还含有长梗马兜铃素(pedunculagin),(3β)-表栗木脂素(vescalagin)[1],地衣二醇(orcinol),对羟基苯甲醇(*p*-hydroxybenzoic acid)[2],天冬氨酸,丙氨酸,γ-氨基丁酸[3]。

【药性】《广西中草药》:“味微甘,性平。”

【功用主治】 清肺止咳,解毒消肿。主治百日咳,肺结核,咽喉肿痛,肿毒,漆疮。

1.《滇南本草》:“治喉疔火毒。”
2.《现代实用中药》:“为收敛剂,外用涂漆疮。”
3.《广西中草药》:“驱风止痒,止咳。”
4.《福建药物志》:“祛风化痰,散热消肿,镇吐破积。治咳嗽,百日咳。”
5.《四川中药志》1982 年版:“治咽喉肿痛。”

【用法用量】 内服:煎汤,9～15 g。外用:煎汤洗;或烧存性研末敷。

3807 栗壳 lì ké (《食疗本草》)

【基原】 为壳斗科栗属植物板栗 *Castanea mollissima* Bl. 的外果皮。

【原植物】 参见“栗子”条。

【采收加工】 剥取种仁时收集,晒干。

【药材】 栗壳 *Exocarpium Castaneae Mollissimae*　主产于陕西、湖北、浙江、广东等地。

性状　外果皮破碎成大小不等的不规则块片,厚约 1 mm。外表面褐色,平滑无毛,内表面淡褐色,平坦。质坚韧,易折断,断面凹凸不平。气微,味微苦、涩。

【成分】 板栗壳中含有酚类、有机酸、糖、多糖(或苷类)、内酯、香豆素、鞣质、甾体(或三萜)和黄酮等[1]。

【药性】 甘、涩,平。

1.《纲目》:"甘、涩,平,无毒。"

2.《广西中草药》:"味微甘,性平。"

【功用主治】 降逆化痰,清热散结,止血。主治反胃,呕哕,消渴,咳嗽痰多,百日咳,腮腺炎,瘰疬,衄血,便血。

1.《食疗本草》:"煮汁饮之,止反胃消渴。"

2.《日华子》:"治泻血。"

3.《药性考》:"止血,定哕,鼻衄。"

4.《福建药物志》:"祛风化痰,散热消肿,镇吐破积。治呃逆,肠炎,痢疾,瘰疬。"

【用法用量】 内服:煎汤,30~60 g;煅炭研末,每次3~6 g。外用:研末调敷。

【选方】 1. 治膈气 栗子黑壳(煅),同舂米槌上糠等分。蜜丸桐子大。每空心下三十丸。(姚可成《食物本草》)

2. 治鼻衄 栗壳五两。烧灰,研为末。每服二钱,以粥饮调服。(《圣惠方》)

3. 治痰火瘰疬 栗壳和猪精肉煎汤服。(《岭南采药录》)

3808 栗花 lì huā(《日用本草》)

【异名】 板栗花(《湖南药物志》)。

【基原】 为壳斗科栗属植物板栗 *Castanea mollissima* Bl. 的花或花序。

【原植物】 参见"栗子"条。

【采收加工】 4~6月采集,鲜用或阴干。

【药材】 栗花 *Flos Castaneae Mollissimae* 主产于四川、云南等地。

性状 雄花序穗状,平直,长9~20 cm;花被片6,圆形或倒卵圆形,淡黄褐色;雄蕊8~10,花丝长约为花被的3倍。雌花无梗,生于雄花序下部,每2~3(~5)朵聚生于有刺的总苞内;花被6裂;子房下位,花柱5~9。气微,味微涩。

【成分】 含生物碱:chestnutamide[1]。

【药性】 微苦、涩,平。

1.《滇南本草》:"味苦、涩,性微温。"

2.《四川中药志》1982年版:"性味涩,平。"

3.《福建药物志》:"淡、涩,平。"

【功用主治】 清热燥湿,止血,散结。主治泄泻,痢疾,带下,便血,瘰疬,瘿瘤。

1.《日用本草》:"治瘰疬。"(引自《纲目》)

2.《滇南本草》:"治日久赤白痢疾,大肠下血。"

3.《云南中草药》:"健脾燥湿,收敛止血。治赤白带,大肠下血,菌痢,阿米巴痢。"

【用法用量】 内服:煎汤,9~15 g;或研末。

【选方】 1. 治急性菌痢 板栗花12 g,鸡冠花6 g,槟榔6 g。水煎,每日1剂。〔《新医药学杂志》1978,(6):45〕

2. 治瘰疬久不愈 栗花同贝母为末。每日酒下一钱。(姚可成《食物本草》)

3809 栗荴 lì fú(《新修本草》)

【异名】 栗子内薄皮(《纲目》),栗蓬内膈断薄衣(姚可成《食物本草》)。

【基原】 为壳斗科栗属植物板栗 *Castanea mollissima* Bl. 的内果皮。

【原植物】 参见"栗子"条。

【采收加工】 剥取栗仁时收集,阴干。

【药材】 栗荴 *Endocarpium Castaneae Mollissimae* 主产于陕西、湖北等地。

性状 内果皮破碎成大小不等的块片,厚1~1.5 mm。外表面棕色,粗糙,内表面常与膜质的种皮粘连,淡棕色,平滑。质脆,易碎。气微,味微涩。

【药性】 《纲目》:"甘,平,涩,无毒。"

【功用主治】 散结下气,养颜。主治骨鲠,瘰疬,反胃,面有皱纹。

1.《新修本草》:"捣为散,蜜和涂肉,令急缩。"

2.《食疗本草》:"研,和蜜涂面,展皱。"

3.《药性集要》:"治骨鲠。"

【用法用量】 内服:煎汤,3~5 g。外用:研末吹咽喉;或外敷。

【选方】 1. 治骨鲠在咽 栗子内薄皮,烧存性,研末。吹入咽中。(《纲目》)

2. 治栗子颈 栗蓬内膈断薄衣,捣敷之。(姚可成《食物本草》)

3810 栗毛球 lì máo qiú(《纲目》)

【异名】 栗毛壳(《新修本草》),栗刺壳(《日用本草》),栗黑壳(《得配本草》),风栗壳(《广东中药》),板栗壳斗(江西《草药手册》)。

【基原】 为壳斗科栗属植物板栗 *Castanea mollissima* Bl. 的总苞。

【原植物】 参见"栗子"条。

【采收加工】 剥取果实时收集,晒干。

【药材】 栗毛球 *Involucrum Castaneae Mollissimae* 主产于江西、湖北、云南、广东、广西等地。

性状 总苞球形,直径3~5 cm,外面有尖锐被毛的刺。气微,味微苦、涩。

【药性】 微甘、涩,平。

1.《福建药物志》:"淡,平。"

2.《四川中药志》1982年版:"甘,涩,平。"

【功用主治】 清热散结,化痰,止血。主治丹毒,瘰疬痰核,百日咳,中风不语,便血,鼻衄。

1.《新修本草》:"疗火丹,疗毒肿。"

2.《滇南本草》:"治哕不语,或中痰邪。"

3.《福建药物志》:"祛风化痰,散热消肿,镇吐破积。"

【用法用量】 内服:煎汤,9~30 g。外用:煎水洗或研末调敷。

【选方】 1. 治痰火头痛 (风栗壳)30 g,蜜枣3枚。同煎服。

2. 治痰火核 风栗壳配夏枯草煎服。

3. 治小儿百日咳 风栗壳9 g,加糖冬瓜15 g。煎服。(1~3方出自《广东中药》)

3811 栗树皮 lì shù pí(《食疗本草》)

【异名】 栗树白皮(《新修本草》)。

【基原】 为壳斗科栗属植物板栗 *Castanea mollissima* Bl. 的树皮。

【原植物】 参见"栗子"条。

【采收加工】 7~10月剥取树皮,除去杂质,鲜用或晒干。

【药材】 栗树皮 *Cortex Castaneae Mollissimae* 主产于江苏、浙江、云南等地。

性状 树皮外表面暗灰色,不规则深纵裂;内表面黄白色或类白色。气微，味微苦、涩。

【成分】 含有机酸：丁香酸（syringic acid），香草酸（vanillic acid），龙胆酸（gentisic acid），对羟基苯甲酸（p-hydroxybenzoic acid），没食子酸（gallic acid），逆没食子酸（ellagic acid）。又含地衣二醇（orcinol）[1]，天冬氨酸，丙氨酸，γ-氨基丁酸，天冬酰胺，精氨酸[2]。

【药性】 微苦、涩，平。

1.《药性考》："凉。"

2.《安徽中草药》："性平，味甘、淡。"

3.《福建药物志》："微苦、涩，平。"

【功用主治】 解毒消肿，收敛止血。主治癞疮，丹毒，口疳，漆疮，便血，鼻衄，创伤出血，跌仆伤痛。

1.《新修本草》："水煮汁，主溪毒。"

2.《食疗本草》："主瘅，疮毒。"

3.《滇南本草》："敷打伤，烧灰治癞疮。"

4.《医林纂要》："煎水洗口疳，口烂。"

5.《安徽中草药》："疗漆疮。"

【用法用量】 内服：煎汤，5～10 g。外用：煎水洗；或烧灰调敷。

【选方】 1. 治漆疮 板栗树皮或根皮 2 份，蟹壳 1 份。各煅炭存性，共研细末，麻油调涂患处。（《安徽中草药》）

2. 治跌打损伤 板栗树皮，捣敷患处。（《四川中药志》1982 年版）

3812 栗树根 lì shù gēn（汪颖《食物本草》）

【基原】 为壳斗科栗属植物板栗 *Castanea mollissima* Bl. 的树根或根皮。

【原植物】 参见"栗子"条。

【采收加工】 7～10 月采挖根部，鲜用或晒干。

【成分】 根含天冬氨酸，丙氨酸，γ-氨基丁酸，天冬酰胺（asparagine），精氨酸等多种游离氨基酸[1]。有机酸：丁香酸（syringic acid），香草酸（vanillic acid），龙胆酸（gentisic acid），对羟基苯甲酸（p-hydroxybenzoic acid），没食子酸（gallic acid），逆没食子酸（ellagic acid）。又含地衣二醇（orcinol）[2]。

【药性】 《四川中药志》1960 年版："味甘、淡，性平，无毒。"

【功用主治】 行气止痛，活血调经。主治疝气偏坠，牙痛，风湿痹痛，月经不调。

1. 汪颖《食物本草》："主治偏肾（疝）气，酒煎服之。"（引自《纲目》）

2.《药性考》："治偏坠。"

3.《四川中药志》1960 年版："治血痹，又治月瘕病。"

4.《福建药物志》："行气除湿，止痒。治风湿关节痛。"

【用法用量】 内服：煎汤，15～30 g；或浸酒。

【选方】 1. 治牙痛 栗树根 15～30 g。煮猪精肉食。（《湖南药物志》）

2. 治风湿关节痛 板栗根 30～60 g。水煎服，或加猪脚同炖服。（《福建药物志》）

3813 翅卫矛 chì wèi máo（《高原中草药治疗手册》）

【异名】 栓翅卫矛、鬼箭羽、八肋木（《宁夏中草药手册》）。

【基原】 为卫矛科卫矛属植物栓翅卫矛的枝皮。

【原植物】 栓翅卫矛 *Euonymus phellomana* Loes.

落叶灌木，植株高约 4 m。枝近四棱，有 2～4 个长条状软木质翅。单叶对生；叶柄长 1～1.5 cm；叶片长椭圆形、长圆形或椭圆状披针形，长 6～11 cm，宽 2～4 cm，先端渐尖，边缘具细锯齿，基部楔形。聚伞花序一至二回分歧；总花梗长 1～1.5 cm，有花 7～15 朵，淡绿色，4 数；花丝长。蒴果近倒心形或卵圆形，粉红色，4 浅裂，直径约 1 cm；花柱宿存。种子有红色假种皮。

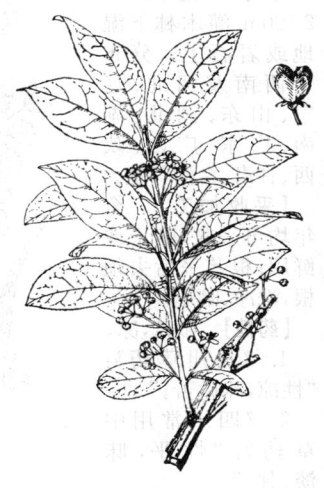

栓翅卫矛

生于海拔 1 300～2 700 m 的山梁、山坡、山谷林缘或路旁。分布于河南、湖北、四川、陕西、宁夏、甘肃。

【采收加工】 7～8 月采枝，刮取外皮，切段，晒干。

【成分】 含倍半萜：1α，2α，6β-三乙酰氧基-4β-羟基-9β-(β-)呋喃甲酰氧基-15-(α-甲基) 丁酰氧基-β-二氢沉香呋喃〔1α, 2α, 6β-triacetoxy-4β-hydroxy-9β-(β-) furancarboxy-15-(α-methyl) butyroyloxy-β-dihydroagarofuran〕，1α，2α，6β-三乙酰氧基-4β-羟基-9β-苯甲酰氧基-15-(α-甲基)丁酰氧基-β-二氢沉香呋喃〔1α，2α，6β-triacetoxy-4β-hydroxy-9β-benzoloxy-15-(α-methyl) butyryloxy-β-dihydroagarofuran〕[1]。

【药性】 苦，微寒。

【功用主治】 《宁夏中草药手册》："破血通经。"

【用法用量】 内服：煎汤，6～10g；或浸酒；或入丸、散。

【宜忌】 《宁夏中草药手册》："孕妇忌服。"

【选方】 1. 治月经不调，产后瘀血腹痛 鬼箭羽、当归各 9 g，益母草 12 g。水煎服。

2. 治跌打损伤 鬼箭羽 9 g。水煎服。（1、2 方出自《宁夏中草药手册》）

3814 翅柄铁线蕨 chì bǐng tiě xiàn jué（《贵州草药》）

【异名】 猪鬃草、猪鬃七（《贵州草药》），牛毛针、小猪棕草、猪毛草、牛毛毡（《四川常用中草药》），乌脚芒、岩浮萍（《全国中草药汇编》）。

【基原】 为铁线蕨科铁线蕨属植物团羽铁线蕨的全草或根茎。

【原植物】 团羽铁线蕨 *Adiantum capillus-junonis* Rupr. 又名：圆叶铁线蕨（《四川植物志》）。

植株高 10～20 cm。根茎短而直立，顶部与叶柄基部被中间深棕色、边缘棕色、线状披针形鳞片。叶簇生；叶柄长 3～6 cm，紫棕色，圆柱形，纤细如铁丝，有光泽。叶片纸质，狭长圆形至线状披针形，长 8～15 cm，宽1.5～3.5 cm，一回羽状（叶轴顶部常延伸成鞭状，着地生根，行无性繁殖）；羽片 3～8 对，平展或略斜向上，有纤细短柄，近圆形、长圆形或少为团扇形，长 6～15 mm，宽6～20 mm，上缘有小钝齿，基部截形至宽楔形；叶脉扇形，多回二叉分枝，小脉直达叶边，两面均明显。孢子囊群长圆形或短线形，生于羽片上缘小脉顶部，每羽片有2～5个；囊群盖长圆形或短肾形，上缘平直，棕色，宿存。

生于海拔300～2 500 m灌木林下湿地或岩石上。分布于西南及河北、辽宁、山东、湖北、湖南、广东、广西、陕西、甘肃、台湾等地。

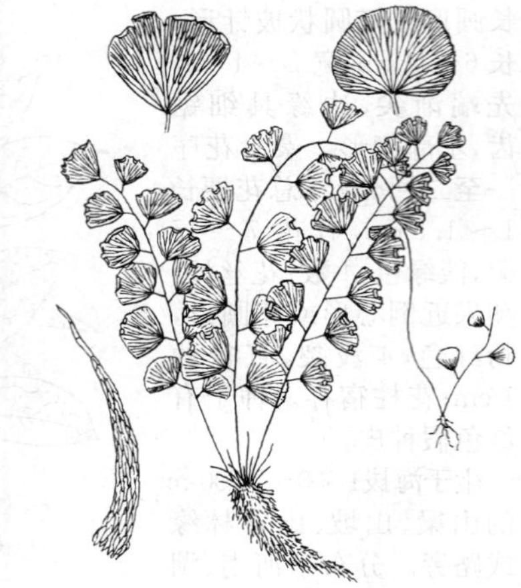

团羽铁线蕨

【采收加工】 全年均可采收，晒干或鲜用；根茎采后去须根，洗净，晒干。

【药性】 微苦，凉。

1.《贵州草药》："性凉，味微苦。"

2.《四川常用中草药》："性平，味淡、甘。"

【功用主治】 清热解毒，利尿，止咳。主治小便不利，血淋，痢疾，咳嗽，瘰疬，乳痈，毒蛇咬伤，烫火伤。

1.《贵州草药》："清热利尿，舒筋活络，补肾止咳。"

2.《四川常用中草药》："清热，利尿，止血，除湿。治咳喘吐血、红崩、淋症、烫火伤等症。"

3.《中国药用孢子植物》："治痢疾，咳嗽，乳腺炎，颈淋巴结核，毒蛇咬伤等。"

【用法用量】 内服：煎汤，15～30 g；或浸酒。外用：捣敷。

【选方】 1. 治尿闭　猪鬃草15 g，凤尾草30 g。煨水服。（《贵州草药》）

2. 治咳嗽　猪鬃草、车前草各30 g。煨水服。（1、2方出自《贵州草药》）

3815 唇香草 chún xiāng cǎo（《新疆中草药》）

【异名】 小叶薄荷（《新疆中草药手册》），山薄荷（《新疆中草药》）。

【基原】 为唇形科新塔花属植物唇香草的全株。

【原植物】 唇香草 *Ziziphora clinopodioides* Lam.

多年生草本，高15～30 cm。全株有强烈的薄荷香气。根木质。茎由基部丛生，具四棱，表面带紫色，有短柔毛。叶对生；具短柄；叶片长圆形或宽披针形，长0.5～2 cm，宽0.3～1 cm，全缘，有腺点。轮伞花序顶生，集成头状；萼筒长5～7 mm；花冠唇形，长10～12 mm，被短柔毛。蓝紫色。小坚果长卵形。

生于低山潮湿处。分布于新疆。

【采收加工】 7～8月采割，切段，阴干。

【药材】 唇香草 *Herba Zi-ziphorae Clinopodioidis* 产于新疆。

性状　茎呈方柱形，表面黄绿色，多带紫红色，通常被有毛茸；断面淡黄绿色，中央有小孔隙。叶对生，多脱落，完整者展平后呈广披针形、卵形或长圆形，叶面微灰绿色，有明显的腺点；叶柄短。轮伞花序顶生，球形；花多已脱落，花萼筒状，花冠唇形，淡紫红色或粉红色，外被短柔毛。间有小坚果，长卵形。气芳香，味辛凉，微苦。

鉴别　幼茎横切面：表皮细胞1列，外被毛茸。皮层细胞1～3列，四角棱角脊处有厚角细胞；内皮层凯氏点明显。韧皮部较窄，形成层不明显，木质部较宽，导管近单行径向排列。髓部薄壁细胞较大，中央常形成空隙。

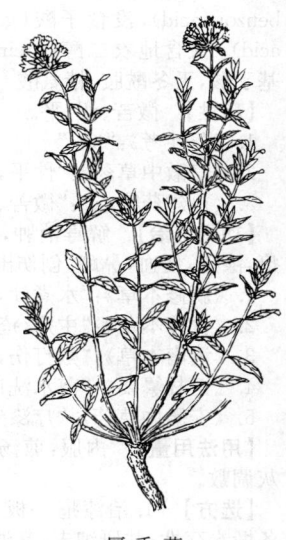

唇香草

粉末特征：黄绿色。多细胞非腺毛，2～6细胞，长15～200 μm。腺毛单头单柄，呈椭圆形，长23～33 μm。腺鳞直径23～70 μm。气孔直轴式，长轴约30 μm，短轴约20 μm。花粉粒圆形或椭圆形，直径25～33 μm，壁厚。叶肉细胞含草酸钙方晶。此外，有螺纹导管。

【成分】 地上部分含挥发油：α-蒎烯（α-pinene）和胡薄荷酮（pulegone）[1]。黄酮：木犀草素（luteolin），蒙花苷（linarin），7-甲基苏打基亭（7-methylsudachitin），白杨素-7-O-芸香糖苷（chrysin-7-O-rutinoside）。有机酸及其酯：咖啡酸（caffeic acid），4-羟基-3,5-二甲氧基苯甲酸甲酯（methyl 4-hydroxy-3,5-dime-thoxybenzoate）。三萜：齐墩果酸（oleanolic acid）。又含香叶木苷（diosmin）[2,3]。

【药性】《新疆中草药》："微甘、辛，凉。"

【功用主治】 宁心安神，利水清热。主治心悸失眠，水肿，感冒发热，目赤肿痛，疮疡肿毒。

1.《新疆中草药》："强心利尿，清热消炎。"

2.《新疆药用植物志》："消炎解毒，安神，除湿。治神经衰弱，失眠，心慌；外洗疮毒。"

3.《全国中草药汇编》："治高血压，冠心病。"

【用法用量】 内服：煎汤，15～18 g；或开水冲泡代茶。外用：煎水洗。

【选方】 1. 治感冒发烧　唇香草、西河柳、牛蒡根各9 g，甘草3 g。水煎服。

2. 治急性结膜炎　刺黄柏4份，唇香草1份。煎成30%水溶液，洗眼。（1、2方出自《新疆中草药》）

3816 夏天无 xià tiān wú（《浙江民间常用草药》）

【异名】 一粒金丹、洞里神仙、野延胡、飞来牡丹（《纲目拾遗》），伏地延胡索（江西《草药手册》）。

【基原】 为罂粟科紫堇属植物伏生紫堇的块茎。

【原植物】 伏生紫堇 *Corydalis decumbens*（Thunb.）Pers.［*C. amabilis* Migo；*Pistolochia decumbens*（Thunb.）Holub］　又名：无柄紫堇（《浙江药用植物志》）。

多年生草本，高16～30 cm。块茎近球形，直径3～9 mm，黑褐色，当年生块茎叠生于老块茎之上，老块茎随即变空。不定根发自块茎表面。茎细弱，2～3枝丛生，不分枝。基生叶常1枚；具长柄；叶片轮廓三角形，长约6 cm，二回三出全裂，末回裂片无柄，狭倒卵形，全缘，叶下面有白粉；茎生叶3～4枚，互生或对生，生于茎中、上部，似基生叶而小，柄短。总状花序顶生，长1.5～4 cm，疏列数花；苞片卵形或狭倒卵形，全缘；下部花梗长达12 mm；花冠淡紫红色，外轮上瓣长14～18 mm，瓣片近圆形，先端微凹，边缘波状，距圆筒形，长6～8 mm；柱头具4乳突。蒴果细长椭圆形，略呈念珠状。种子细小，2 列。花期 4～5 月，果期5～6 月。

生于海拔 80～300 m 丘陵、低坡阴湿的林下沟边及旷野田塍边。分布于江苏、浙江、安徽、福建、江西、河南、湖北、湖南、台湾等地。

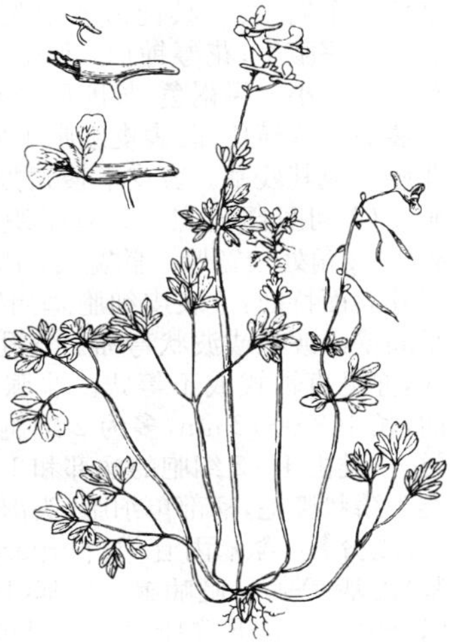

伏生紫堇

【栽培】 生物学特性 喜凉爽，怕高温，忌干旱。2 月中旬平均气温 9～12 ℃时，生长迅速；3 月中旬至 4 月上旬平均气温达 12～15 ℃时，地下块茎生长迅速；4 月中、下旬平均气温达 17 ℃以上时，开始倒苗。从播种到倒苗，整个生育期为210 d。以阳光充足，土层疏松肥沃、富含腐殖质、排水良好的壤土栽培为宜。土壤干旱，过黏，苗株生长黄弱，块茎多畸形，且易腐烂。

繁殖方法 块茎繁殖。一般在 9 月下旬种植。条播，按行距 10～15 cm 开沟，块茎按株距 3 cm 栽种，芽头朝上，覆草木灰，再铺一层腐熟的畜粪，盖稻草。

田间管理 翌年春季出苗后，及时人工拔除杂草，不宜中耕，以免损伤块茎。追肥于 11 月下旬，每亩施腐熟人粪尿 1 000 kg，然后盖一层腐熟的厩肥，防冻保苗，促进地下茎的生长。12 月上旬施腐熟人粪尿或尿素。3 月上旬块茎膨大时，施人粪尿及过磷酸钙。遇干旱季节需浇水。

病虫害防治 病害有霜霉病，可喷 65％代森锌 300～500 倍液；菌核病可用 50％氯硝胺粉剂喷粉。

【采收加工】 4 月上旬至 5 月初待茎叶变黄时，选晴天挖掘块茎，除去须根，鲜用或晒干。

【药材】 夏天无 *Rhizoma Corydalis Decumbentis* 主产于江西余江、贵溪、新余、临川等地。

性状 块茎呈类球形、长圆形或呈不规则块状，长 0.5～3 cm，直径 0.5～2.5 cm。表面灰黄色、暗绿色或黑褐色，有瘤状突起和不明显的细皱纹，顶端钝圆，可见茎痕，四周有淡黄色点状叶痕及须根痕。质硬，断面黄白色或黄色，颗粒状或角质样，有的略带粉性。气无，味苦。

鉴别 (1) 块茎横切面：皮层为 3 至数列淡黄色、扁平的细胞，常具纹孔。维管束外韧型，4～7 束，呈放射状排列。韧皮部宽广。木质部导管细小。中央有髓。薄壁细胞中淀粉粒已糊化。

(2) 取本品粗粉 4 g，加 1％碳酸钠溶液 25 ml，置近沸的水浴中浸渍 5 min，滤过，滤液用稀盐酸调节 pH 至 6，加氯仿 15 ml 振摇提取，分取氯仿液 2 ml，加硫酸 1 ml，振摇，硫酸层即显棕红色，放置后显棕黑色。

(3) 薄层色谱：取本品粉末约 4 g，加氯仿-甲醇-浓氨试液(5∶1∶0.1)混合液 40 ml，超声处理 30 min，滤过，滤液浓缩至干，残渣加甲醇 2 ml 使溶解，作为供试品溶液。另取原阿片碱对照品，加氯仿制成每 1 ml 含 2 mg 的溶液，作为对照品溶液。吸取上述两种溶液各 5 μl，分别点于同一以羧甲基纤维素钠为黏合剂的硅胶 G 薄层板上，以环己烷-醋酸乙酯-二乙胺(16∶3∶1)为展开剂，预饱和 15 min，展开，取出，晾干，喷以稀碘化铋钾试液。供试品色谱中，在与对照品色谱相应的位置上，显相同颜色的斑点。

品质标志 《中华人民共和国药典》2005 年版规定：照高效液相色谱法测定，本品含原阿片碱($C_{20}H_{19}NO_5$)不得少于0.30％。

【成分】 块茎含生物碱：夏无碱(decumbenine)[1]，夏无碱(decumbenine) B、C[2,5]，紫堇米定碱(corlumidine)，比枯枯灵碱(bicuculline)，掌叶防己碱(palmatine)，α-别隐品碱(α-allocryptopine)，小檗碱(berberine)，药根碱(jatrorrhizine)[1]，α-四氢掌叶防己碱(tetrahydropalmatine)，空褐鳞碱(bulbocapnine)，原阿片碱(protopine)[1,3]，山缘草定碱(adlumidine)[3]，夏无新碱(decumbensine)，表-α-夏无新碱(epi-α-decumbensine)，羟白毛茛碱(hydroxyhydrastine)，紫堇碱(corydaline)[4]，蝙蝠葛林(bianfugenine)[6]，(－)-苏元胡碱〔(－)-humosine〕，(＋)-egenine[7]，(－)-corydecumbine[8]，隐品碱(cryptopine)，muramine，(＋)-奇科马宁碱〔(＋)-kikemanine〕，(－)-金黄紫堇碱〔(－)-scoulerine〕，(－)-capnoidine，(－)-荷包牡丹碱〔(－)-bicuculline〕[9]。又含阿魏酸(ferulic acid)[6]。

【药理】 1. 对中枢神经系统的作用 空褐鳞碱可引起动物产生所谓“僵住症”，动物表现木僵、嗜睡、肌肉僵硬，如随意改变其位置，可保持于该种姿势，此可能是作用于基底神经节的结果，苯丙胺可拮抗之[1]。

2. 对心血管系统的作用 夏天无生物碱注射液 0.1 mg/kg 给麻醉犬静脉注射，有增加冠脉流量的作用，剂量增加到 1 mg/kg，可引起血压下降[2]。夏天无总碱动脉注射 1 mg/kg，可使麻醉犬脑与下肢血流量增加，血管阻力降低，血压轻度下降，提示总碱有扩张脑血管和下肢血管的作用[3]。

3. 对平滑肌的作用 原阿片碱能直接松弛回肠平滑肌，能拮抗乙酰胆碱(Ach)和氯化钡($BaCl_2$)对肠肌的痉挛性收缩，其 IC_{50} 分别为 3.4±1.4 μmol/L 和 5.1±2.6 μmol/L[4]。夏天无生物碱溶液 0.3～0.6 mg 明显兴奋大鼠离体子宫，并能对抗 2 μg 异丙肾上腺素松弛子宫平滑肌的作用[2]。原阿片碱对睫状肌的收缩可出现明显松弛，其 IC_{50} 为 0.36±0.17 mmol/L[4]。

4. 抗血小板聚集及抗凝血作用 夏天无总碱体外实验和体内给药都明显抑制 ADP 诱导的大鼠血小板聚集，并明显抑制血栓的形成和血小板黏附。总碱静脉注射 0.3 mg/kg 对大鼠实验性血栓形成有明显的抑制作用，抑制率为31.3％，这可能是夏天无治疗脑血管栓塞等疾病有效的机制之一[5]。用毛细血管法测定小鼠凝血时间，证明夏天无生物碱注射液 0.3 mg/kg 腹腔注射，能延长凝血时间[2]。

5. 抗炎作用 夏天无总碱对角叉菜胶和鸡蛋清引起的大鼠足趾肿胀、二甲苯引起的小鼠耳壳肿胀和大鼠滤纸片肉芽肿均有抑制作用，但对醋酸提高小鼠腹腔毛细血管通透性无抑制作用[6]。

【药性】 苦、微辛，凉。归肝、肾经。

1. 南药《中草药学》：“苦、凉。”

2. 《福建药物志》：“有小毒。”

【功用主治】 祛风除湿，通络止痛，降血压。主治风湿性关节炎，中风偏瘫，坐骨神经痛，小儿麻痹后遗症，腰肌劳损，跌扑损伤，高血压病。

1.《浙江民间常用草药》:"行血,活血,止血,止痛,镇痉。"

2. 南药《中草药学》:"降压。"

3.《全国中草药汇编》:"祛风湿,降血压。主治风湿性关节炎,腰肌劳损,高血压病,脑血管意外引起偏瘫。"

【用法用量】 内服:煎汤,5～15 g;或研末,2～4 g;亦可制成丸剂。

【临床报道】 1. 治疗青少年近视眼　以夏天无制成眼药水(每 1 ml 含生药 1 g),在 1 h 内,每隔 15 min 滴眼 1 次,连续滴眼 4 次后,检查视力变化,若视力未达到 1.0,则在第二、第三日继续按上法治疗。共观察 188 人 347 只眼,治愈 232 只眼(恢复到 1.0～1.5),治愈率 66.9%,有效率 97.7%[1]。

2. 治疗急慢性腰扭伤　用夏天无注射液(每 1 ml 含生物碱 1 mg)局部行压痛点(阿是穴)注射,每例 4～6 ml,每日 1 次,5 d 为 1 个疗程,注射后配合短暂按摩。治疗 46 例,其中急性扭伤 32 例,治愈 28 例,显效 4 例。慢性扭伤 14 例,治愈 5 例,显效 9 例[2]。

3817 夏至草 xià zhì cǎo (《陕西中草药》)

【异名】 夏枯草、白花夏枯草(《滇南本草》),白花益母(《植物名实图考》),灯笼棵(《江苏植物药材志》),风轮草(《陕西中草药》),小益母草(《全国中草药汇编》)。

【基原】 为唇形科夏至草属植物夏至草的全草。

【原植物】 夏至草 *Lagopsis supina* (Steph.) IK.-Gal. [*Marrubium incisum* Benth.]

多年生草本,高 15～35 cm。茎直立,方柱形,分枝,被倒生细毛。叶对生;有长柄,被细毛;叶片轮廓近圆形,直径 1.5～2 cm,掌状 3 深裂,裂片再 2 深裂或有钝裂齿,两面均密生细毛,下面叶脉凸起。花轮有花 6～10 朵,无梗或有短梗,腋生;苞片与萼筒等长,刚毛状,被有细毛;花萼钟形,外面被有细毛,喉部有短毛,具 5 脉和 5 齿,齿端有尖刺,上唇 3 齿较下唇 2 齿长;花冠白色,钟状,外面被有短柔毛,冠筒内面无毛环,上唇较下唇长,直立,长圆形,内面有长柔毛,下唇平展,有 3 裂片;雄蕊 4,二强,不伸出;花柱先端 2 裂,裂片相等,圆形。小坚果褐色,长圆状三棱形,有鳞秕。花期 3～4 月,果期 5～6 月。

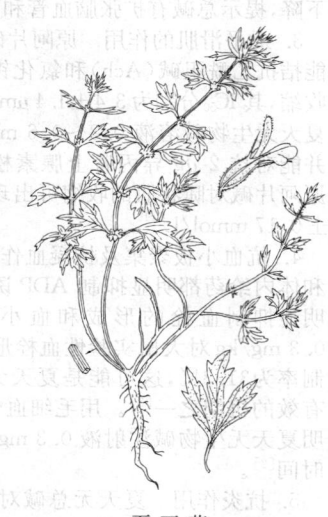

夏至草

野生于低山的水边、路旁旷地上。分布于河北、山西、内蒙古、辽宁、吉林、黑龙江、江苏、浙江、安徽、山东、河南、湖北、四川、贵州、云南、陕西、甘肃、青海、新疆等地。

【采收加工】 3～6 月花叶茂盛期采收,晒干或鲜用。

【药材】 夏至草 *Herba Lagopsis Supinae*　产于东北、华北、西北、西南等地。

性状　茎呈类方柱形,有分枝,长 12～30 cm,被倒生细毛。叶对生,黄绿色至暗绿色,多皱缩,完整叶片展平后呈掌状 3 全裂,裂片具钝齿或小裂,两面密被细毛;叶柄长。轮伞花序腋生;花萼钟形,萼齿 5,齿端有尖刺;花冠钟状,类白色。小坚果褐色,长卵形。质脆。气微,味微苦。

鉴别　茎横切面:表皮细胞 1 列,外被角质层;亦具腺毛、非腺毛或其残基。表皮下棱角处厚角组织显著;内皮层细胞 1 列,可见凯氏点。维管组织连续成环(嫩茎中断续环列),棱角处较宽厚。髓宽大,中心常形成腔隙。

叶表面特征:上表皮细胞垂周壁波状弯曲。下表皮细胞垂周壁深波状或波状弯曲。气孔以下表皮为多,常为不定式,亦见直轴式或不等式。非腺毛刚直、屈膝状或镰状弯曲,长 103～312 μm,多为 2 细胞,壁薄,具疣点;腺毛有两类,一类由 1～2 细胞的柄部和 1～4 细胞的头部组成,另一类为鳞状腺毛,柄部单细胞,头部常为 8 细胞。

【成分】 含苯丙苷类:purpureaside,即 2-(3,4-二羟苯基)乙基-O-α-L-吡喃鼠李糖基(1→3)-〔β-D-吡喃半乳糖基-(1→6)〕-(4-O-E-咖啡酰基)-β-D-吡喃葡萄糖苷{2-(3,4-dihydroxyphenyl)ethyl-O-α-L-rhamnopyranosyl(1→3)-〔β-D-galactopyranosyl-(1→6)〕-(4-O-E-caffeoyl)-β-D-glucopyranoside},acteoside,即 2-(3,4-二羟基苯基)乙基-O-α-L-吡喃鼠李糖基(1→3)-(4-O-E-咖啡酰)-β-D-吡喃葡萄糖苷〔2-(3,4-dihydroxyphenyl)ethyl O-α-L-rhamnopyranosyl(1→3)-(4-O-E-caffeoyl)-β-D-glucopyranoside〕,cistanoside B,即 2-(3-羟基-4-甲氧基苯基)乙基-O-α-L-吡喃鼠李糖(1→3)〔β-D-吡喃葡萄糖基(1→6)〕-(4-O-E-阿魏酰基)-β-D-吡喃葡萄糖苷{2-(3-hydroxy-4-methoxy-phenyl)ethyl O-α-L-rhamnopyrancsyl(1→3)〔β-D-glucopyranosyl(1→6)〕-(4-O-E-feruloyl)-β-D-glucopyrano-side},jionoside A,即 2-(3,4-二羟基苯基)乙基-O-α-L-吡喃鼠李糖(1→3)-〔β-D-吡喃半乳糖-(1→6)〕-(4-O-E-阿魏酰基)-β-D-吡喃葡萄糖苷{2-(3,4-dihydroxyphenyl)ethyl-O-α-L-rhamnopyranosyl(1→3)-〔β-D-galactopyranosyl-(1→6)〕(4-O-E-feruloyl)-β-D-glucopyranoside}[1],7-O-(6″-反式对香豆酰基)-β-D-半乳糖芹菜素苷{apigenin-7-O-〔6″-(E)-*p*-coumaroyl〕-β-D-galactopyranoside},7-O-(3″,6″-二-反式对香豆酰基)-β-D-半乳糖-芹菜素苷{apigenin-7-O-〔3″ 6″-di-(E)-*p*-coumaroyl〕-β-D-galactopyranoside}[2]。还含有二十酸十八醇酯(eicosanoic acid octadecyl ester),二十酸-16-甲基-15,16-烯十七醇酯(eicosanoic acid-16-methyl-15,16-hetadecenyl ester),棕榈酸(palmitic acid),β-谷甾醇(β-sitosterol),齐墩果酸(oleanolic acid)和胡萝卜苷(daucosterol)[3]。

【药性】 辛、微苦,寒。归肝经。

1.《滇南本草》:"味辛、微苦,性寒。入肝经。"

2.《陕西中草药》:"味微苦,性平。有小毒。"

3.《四川中药志》1982 年版:"辛,平。"

【功用主治】 养血活血,清热利湿。主治月经不调,产后瘀滞腹痛,血虚头昏,半身不遂,跌打损伤,水肿,小便不利,目赤肿痛,疮痈,冻疮,牙痛,皮疹瘙痒。

1.《滇南本草》:"清肝热,除肝风,暴赤火眼,目珠胀痛,外障可用。""开肝郁,行肝气。""止牙齿疼痛,烧洗冻疮。"

2.《陕西中草药》:"活血,调经。治贫血性头昏,半身不遂,月经不调。"

3.《青藏高原药物图鉴》:"治沙眼、结膜炎、遗尿等。"

4.《四川中药志》1982 年版:"活血祛瘀,清热利尿,解毒。

用于产后瘀滞腹痛，跌打损伤，水肿，疮痈，皮肤痒疹。”

【用法用量】 内服：煎汤，9～12 g；或熬膏。

【宜忌】 1.《滇南本草》：“外障可用，内障不可用。”

2.《四川中药志》1982 年版：“孕妇慎用。”

【选方】 1. 治产后瘀滞腹痛，跌打损伤 夏至草 15 g，川刘寄奴 15 g，金丝梅 15 g，香通 15 g。水煎服。

2. 治水肿，小便不利 夏至草 30 g，马鞭草 30 g。水煎浓汁服。（1、2 方出自《四川中药志》1982 年版）

3818 夏枯草 xià kū cǎo（《本经》）

【异名】 夕句、乃东（《本经》），燕面（《别录》），麦夏枯（《滇南本草》），铁色草（《纲目》），棒柱头花（《中国药用植物志》），灯笼头、榔头草（《江苏植物药材志》），棒槌草（《中药志》），锣锤草、牛牯草、广谷草（《湖南药物志》），棒头柱、六月干（《闽东本草》），夏枯头（《全国中草药汇编》）。

【基原】 为唇形科夏枯草属植物夏枯草或长冠夏枯草的果穗。

【原植物】 1. 夏枯草 *Prunella vulgaris* L. 又名：麦穗夏枯草、钱线夏枯草（《滇南本草》）。

多年生草本，茎高 15～30 cm。有匍匐地上的根状茎，在节上生须根。茎上升，下部伏地，自基部多分枝，钝四棱形，具浅槽，紫红色，被稀疏的糙毛或近无毛。叶对生，具柄；叶柄长 0.7～2.5 cm，自下部向上渐变短；叶片卵状长圆形或卵圆形，大小不等，长 1.5～6 cm，宽 0.7～2.5 cm，先端钝，基部圆形截形至宽楔形，下延至叶柄成狭翅，边缘具不明显的波状齿或几近全缘。轮伞花序密集排列成顶生长 2～4 cm 的假穗状花序；苞片肾形或横椭圆形，具骤尖头；花萼钟状，二唇形，上唇扁平，先端几截平，有 3 个不明显的短齿，中齿宽大，下唇 2 裂，裂片披针形，果时花萼由于下唇 2 齿斜伸而闭合；花冠紫、蓝紫或红紫色，长约13 mm，略超出于萼，长绝不达萼长之 2 倍，下唇中裂片宽大，边缘具流苏状小裂片；雄蕊 4，二强，花丝先端 2 裂，1 裂片能育具花药，花药 2 室，室极叉开；子房无毛。小坚果黄褐色，长圆状卵形，微具沟纹。花期4～6 月，果期 6～8 月。

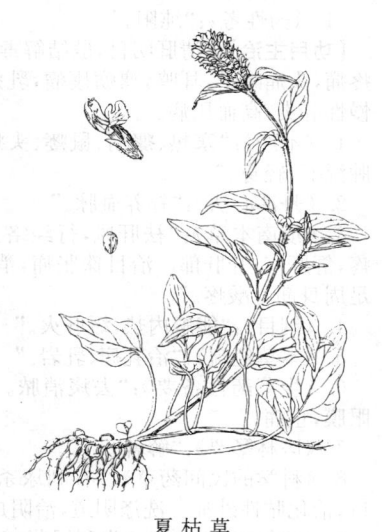

夏 枯 草

生于荒地、路旁及山坡草丛中。全国大部分地区均有分布。

本植物全草经蒸馏而得的芳香水（夏枯草露）亦供药用，另设专条。

2. 长冠夏枯草 *P. asiatica* Nakai［*P. vulgaris* L. subsp. *asiatica*（Nakai）Hara］ 又名：山菠菜（《中国植物志》）。

与夏枯草极相似，其不同点在于：植株较粗壮；花冠明显超出于萼很多，长约为萼长的2 倍，达 18～21 mm。

生于荒地、路旁及山坡草丛中。分布于东北及山西、江苏、浙江、安徽、江西、山东等地。

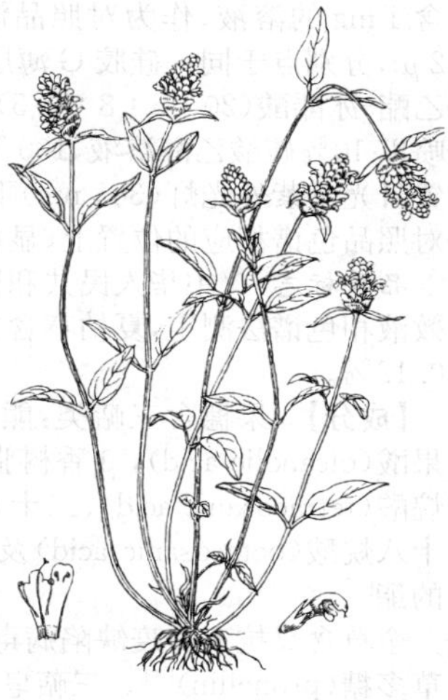

长冠夏枯草

【采收加工】 5～6 月当花穗变成棕褐色时，选晴天，割起全草，捆成小把，或剪下花穗，晒干或鲜用。

【药材】 夏枯草 *Spica Prunellae* 主产于江苏、安徽、河南等地。

性状 果穗呈圆棒状，略压扁，长 1.5～8 cm，直径 0.8～1.5 cm，淡棕色或棕红色。全穗由数轮至10 数轮宿萼与苞片组成，每轮有对生苞片 2 枚，呈横肾形，膜质，先端尖尾状，脉纹明显，外表面有白色粗毛。每一苞片内有花 3 朵，花冠多脱落，宿萼二唇形，上唇 3 齿裂，下唇 2 裂，闭合，内有小坚果 4 枚。果实卵圆形，棕色，尖端有白色突起，坚果遇水后，表面能形成白色黏液层。体轻，质轻柔，不易破裂。气微清香，味淡。

鉴别 （1）粉末特征：深棕色。宿存花萼异形细胞，表面观细胞延长，垂周壁深波状弯曲，非木化，有稀疏细小纹孔，胞腔含淡黄色或黄棕色物。非腺毛多碎断，完整者 1～14 细胞，单细胞者多见，呈三角锥形，多细胞者常有 1 个或几个细胞缢缩，表面具细小疣状突起，有的胞腔内含黄色物。苞片或萼片腺毛头部 1～2 细胞，单细胞者一边延长成钩状，胞腔内充满黄色分泌物；柄部 1～2 细胞。腺鳞头部类圆形，4 细胞，内含黄色分泌物。中果皮石细胞表面观呈类长方形或类方形，垂周壁波状弯曲，壁厚 5～13 μm，胞腔星状分枝，有的含黄色物。果皮薄壁细胞，表面观呈类多角形，内含草酸钙砂晶。种皮细胞表面观类长多角形，壁具细密弧形条网状增厚。苞片表皮表面观细胞呈类多角形，垂周壁稍弯曲，表面有细密角质条纹，有的细胞含黄色或黄棕色物，表面角质纹理不明显；气孔直轴式。此外，子叶细胞中含有脂肪油滴。

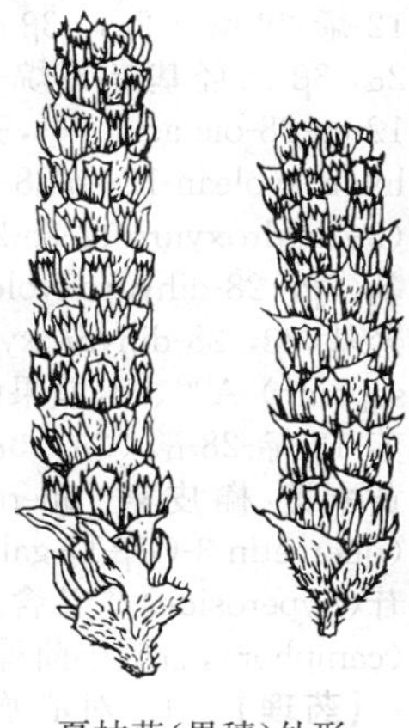

夏枯草（果穗）外形

（2）取本品粉末 1 g，加乙醇 15 ml，加热回流 1 h，滤过，取滤液 1 ml，置蒸发皿中，蒸干，残渣加醋酐 1 滴使溶解，再加硫酸微量，即显紫色，后变暗绿色（检查熊果酸）。

（3）取鉴别（2）项下的滤液点于滤纸上，喷洒 0.9％三氯化铁溶液与 0.6％铁氰化钾溶液的等容混合液，即显蓝色斑点（检查鞣质）。

（4）薄层色谱：取本品粉末 1 g，加乙醇 20 ml，加热回流 1 h，滤过，滤液蒸干，用石油醚（30～60 ℃）浸泡 2 次，每次

15 ml(约 2 min),倾去石油醚液,残渣加乙醇 1 ml 使溶解,作为供试品溶液。另取熊果酸对照品,加乙醇制成每 1 ml 含 1 mg 的溶液,作为对照品溶液。吸取上述两种溶液各 2 μl,分别点于同一硅胶 G 薄层板上,以环己烷-氯仿-醋酸乙酯-冰醋酸(20∶5∶8∶0.5)为展开剂,展开,取出,晾干,喷以 10%硫酸乙醇溶液,100 ℃加热至斑点显色清晰,分别置日光及紫外光灯(365 nm)下检视。供试品色谱中,在与对照品色谱相应的位置上,显相同颜色的斑点或荧光斑点。

品质标志　《中华人民共和国药典》2005 年版规定:照高效液相色谱法测定,夏枯草含熊果酸($C_{30}H_{48}O_3$)不得少于 0.12%。

【成分】　果穗含三萜类:熊果酸(ursolic acid)[1,2],齐墩果酸(oleanolic acid),β-香树脂醇(β-amyrin)和它的二十四烷酸(tetracosanic acid)、二十六烷酸(hexacosanic acid)、二十八烷酸(octacosanic acid)及三十烷酸(triacontanic acid)的酯[2]。

全草含具抗人免疫缺陷病毒(HIV)的酸性多糖——夏枯草多糖(prunellin)[3]。三萜皂苷类:2α,3α,24-三羟基乌索烷-12,20(30)-二烯-28-酸(2α,3α,24-trihydroxyursa-12,20(30)-dien-28-oic acid),2α,3α,24-三羟基齐墩果烷-12-烯-28-酸(2α,3α,24-trihydroxyolean-12-en-28-oic acid),2α,3α,24-三羟基乌苏烷-12-烯-28-酸(2α,3α,24-trihydroxyursa-12-en-28-oic acid),2α,3β-二羟基齐墩果烷-12-烯-28-酸(2α,3β-dihydroxyolean-12-en-28-oic acid),2α,3β-二羟基乌苏烷-12-烯-28-酸(2α,3β-dihydroxyursa-12-en-28-oic acid)[4],齐墩果烷-12-烯-28-醛-3β-羟基(3α-hydroxyolean-12-en-28-al),乌苏烷-12-烯-28-醛-3β-羟基(3α-hydroxyurs-12-en-28-al),齐墩果烷-12-烯-3β,28-二羟基(3β,28-dihydroxyolean-12-en),乌苏烷-12-烯-3β,28-二羟基(3β,28-dihydroxyurs-12-en)[5],夏枯草皂苷(vulgarsaponin)A[6]、B,熊果酸(ursolic acid),2α,3α-二羟基乌苏-12-烯-28-酸(2α,3α-dihydroxyurs-12-en-28-oic acid)。黄酮类:槲皮素(quercetin),槲皮素-3-O-β-D 半乳糖苷(quercetin-3-O-β-D-galactoside)[7],芸香苷(rutin),金丝桃苷(hyperoside)。又含咖啡酸(caffeic acid)[8],左旋樟脑(camphor),右旋小茴香酮(fenchone)[9]。

【药理】　1. 对心血管系统的作用　夏枯草总皂苷 40 mg/kg 腹腔注射可减少麻醉大鼠心律失常的发生率;20 mg/kg 腹腔注射对麻醉大鼠冠脉结扎后 4 h,心肌梗死范围较对照组有缩小,降低早期死亡率;2.5 mg/kg 静注开始对麻醉大鼠的舒张压和收缩压有显著下降。实验证明,夏枯草的降压作用可能与夏枯草总皂苷有关,并有对麻醉大鼠心肌的保护作用[1]。

2. 抗炎及免疫抑制作用　1∶1 浓度的夏枯草水煎醇沉液小鼠腹腔注射对由巴豆油所致小鼠耳郭肿胀及腹腔注射对由 10%酵母液所致大鼠足跖肿均有明显抑制作用,且抗炎效应与肾上腺皮质中糖皮质激素合成、分泌的加强相关[2]。夏枯草水煎醇沉液腹腔注射或注射液皮下注射,均可使动物胸腺、脾脏明显萎缩、肾上腺明显增大;腹腔注射后,血浆皮质醇水平明显升高,且使大鼠外周血淋巴细胞数量显著减少,表明夏枯草可能是一种抑制剂[2,3]。

3. 降血糖作用　夏枯草中活性物质降糖素皮下注射,能明显抑制四氧嘧啶引起的小鼠血糖升高,作用强度为 100 mg 降糖素相当于 22.6 u 的胰岛素[4]。

4. 抗菌、抗病毒作用　体外试验,煎剂对痢疾杆菌、霍乱弧菌、伤寒杆菌、大肠杆菌、变形杆菌、葡萄球菌及人型结核杆菌均有不同程度抑制作用[5,6]。其水浸剂(1∶4)在试管内对许兰黄癣菌、奥杜盎小芽胞黄癣菌等皮肤真菌有抑制作用[7]。本品提取物体外有抗Ⅰ型单纯疱疹病毒的作用[8]。夏枯草皂苷具有明显抗艾滋病毒作用[9]。

5. 细胞毒作用　夏枯草中所含的熊果酸及衍生物对细胞 P_{388}、L_{1210} 和人体肺肿瘤细胞 A_{549} 均具有显著的细胞毒作用[10]。

毒性　夏枯草活性成分降糖素小鼠一次口服 10 g/kg 无死亡,大鼠、犬亚急性毒性试验表明该成分对血象、肝、肾功能及主要脏器无损害。致突变 Ames 试验为阴性[4]。

【药性】　苦、辛,寒。归肝、胆经。

1.《本经》:“味苦、辛,寒。”

2.《别录》:“无毒。”

3.《滇南本草》:“味苦、微辛,性微温。入肝经。”

4.《品汇精要》:“气薄味厚,阴中之阳。臭香。”

5.《本草经疏》:“入足厥阴、少阳经。”

6.《本草正》:“味微苦,微辛。气浮而升。”

7.《本草汇言》:“可升可降。”“血分药。”

8.《生草药性备要》:“味淡,性平。”

9.《本草新编》:“入肺、脾、心三经。”

10.《要药分剂》:“降也,阳中之阴也。”

11.《药性考》:“纯阳。”

【功用主治】　清肝明目,散结解毒。主治目赤羞明,目珠疼痛,头痛眩晕,耳鸣,瘰疬瘿瘤,乳痈痄腮,痈疖肿毒,急、慢性肝炎,高血压病。

1.《本经》:“寒热、瘰疬、鼠瘘、头疮,破癥,散瘿结气,脚肿湿痹,轻身。”

2.《丹溪心法》:“补养血脉。”

3.《滇南本草》:“祛肝风,行经络。治口眼歪斜,止筋骨疼,舒肝气,开肝郁。治目珠胀痛,消散瘰疬、周身结核、手足周身筋骨酸疼。”

4.《纲目》:“能解内热,缓肝火。”

5.《本草经疏》:“治乳痈、乳岩。”

6.《生草药性备要》:“去痰消脓。治瘰疬,清上补下,去眼膜,止痛。”

7.《医林纂要》:“解暑。”

8.《科学的民间药草》:“有利尿杀菌作用。煎剂可洗创口,治化脓性外症。洗涤阴道,治阴户及子宫黏膜炎。”

9.《现代实用中药》:“为利尿药,对淋病、子宫病有效;并能治高血压,能使血压下降。”

【用法用量】　内服:煎汤,6～15 g,大剂量可用至 30 g;熬膏或入丸、散。外用:煎水洗或捣敷。

【宜忌】　脾胃虚弱者慎服。

1.《医学广笔记》:“忌铁。”

2.《本草通玄》:“久用亦防伤胃。”

3.《外科全生集》:“久服则成痨瘵。”

4.《得配本草》:“气虚者禁用。”

【选方】　1. 治肝虚目睛疼,冷泪不止,筋脉痛,及眼羞明怕日　夏枯草半两,香附子一两。共为末。每服一钱,腊茶汤调下,无时。(《简要济众方》补肝散)

2. 治眩晕　夏枯草、万年青根各 15 g。水煎服,每日 1 剂。(《实用中医内科学》)

3. 治高血压病　夏枯草、菊花各 10 g,决明子、钩藤各 15 g。水煎,每日 1 剂。服药 1 星期,再每日加服决明子

30 g,水煎,分 2 次服,2 星期后停药。〔《中西医结合杂志》1983,(3):176〕

4. 治羊痫风,高血压病　夏枯草(鲜)三两,冬蜜一两。开水冲服。(《闽东本草》)

5. 治肝气胀痛　夏枯草一两。煎水服之。(《吉人集验方》)

6. 治瘰疬,马刀,不问已溃未溃　夏枯草三钱,大黄三分,甘草二分。水煎,顿服。(《方家方选》夏枯草汤)

7. 治甲状腺腺瘤　夏枯草 30 g,鲫鱼大者 1 尾或小者数尾,去鳞,清除内脏后洗净,加水与夏枯草同炖。食鱼及汤。〔《福建医药杂志》1980,(2):55〕

8. 治乳痈初起　夏枯草、蒲公英各等分。酒煎服,或作丸亦可。(《本草汇言》)

9. 治肺结核　夏枯草 30 g,煎液浓缩成膏,晒干,再加青蒿粉 3 g,鳖甲粉 1.5 g,拌匀。为一日量(亦可制成丸剂服用),分 3 次服。(《全国中草药汇编》)

10. 治月经过多　炒蒲黄 9 g,制五灵脂 9 g,夏枯草 9 g。每日 1 剂,分早晚 2 次顿服。连服 2 个月经周期,经期不停药。〔《中华妇产科杂志》1986,21(4):215 调经Ⅰ号〕

11. 治创伤出血　夏枯草 90 g,酢浆草 60 g,雪见草30 g。研细粉,以药粉撒伤口,用消毒敷料加压(1～2 min),包扎。(《全国中草药汇编》)

12. 治小儿菌痢　1 岁以下,夏枯草 30 g,半枝莲 15 g;2～6 岁,夏枯草、半枝莲各 30 g;6～12 岁,夏枯草、半枝莲各 45 g。水煎服。(《全国中草药新医疗法技术展览会资料选编》)

【临床报道】 1. 治疗急性黄疸型肝炎　用夏枯草、白花蛇舌草、甘草煎制成 500 ml 药液,分别相当于生药 312.5 g、312.5 g 和 156.25 g。每次口服 25 ml,每日 2 次,28 d 为 1 个疗程。共观察 72 例,结果平均住院天数为 25.3 d,痊愈者占 62.5%,总有效率为 100%。与服用三磷腺苷,或肝苷,或维丙胺的对照组相比,对食欲、腹胀、恶心、呕吐等消化道症状的恢复和肝脾回缩的疗效均优于对照组;对黄疸消退比对照组快、例数多;对血清丙氨酸氨基转移酶和絮浊试验的恢复亦强于对照组[1]。

2. 治疗肺结核　用夏枯草膏,每日 3 次,每次 15 ml。治疗 23 例,其中 6 型 19 例,8 型 4 例,均为病灶进展、中毒症状明显、咯血而用抗痨药无效者。结果除 2 例无改变外,21 例中毒症状消失,食欲增加,精神改善,咯血停止,体温正常,痰菌转阴,血沉正常。其中 10 例 X 线拍片复查,病灶明显吸收。有效率达 91.3%[2]。

3. 治疗失眠　以半夏、夏枯草各 15 g,每日 1 剂,水煎服,分 2 次服,治疗失眠 113 例,服药期间停用中西药。结果:治愈 78 例,显效 28 例,好转 5 例[3]。

【各家论述】 1.《丹溪心法》:"夏枯草,大能散结气,而有补养血脉之功。能退寒热,虚者尽可倚仗。"

2.《纲目》:"楼全善云,夏枯草治目珠疼至夜则甚者,神效,或用苦寒药点之反甚者,亦神效。盖目珠连目本,肝系也,属厥阴之经。夜甚及点苦寒药反甚者,夜与寒亦阴故也。夏枯草禀纯阳之气,补厥阴血脉,故治此如神,以阳治阴也。"

3.《灵兰要览》:"从来不寐之证,前人皆以心肾不交治之,投剂无效,窃思阴阳违和二气亦不交。椿田每用制半夏、夏枯草各五钱,取阴阳相配之义,浓煎长流水,竟覆杯而卧。"

4.《本草经疏》:"夏枯草,得金水之气,故其味苦辛而性寒无毒,为治瘰疬、鼠瘘之要药。入足厥阴、少阳经。丹溪谓其补厥阴肝家之血。又辛能散结,苦寒能下泄除热,故治一切寒热及消瘰疬鼠瘘,破癥散瘿,结气头疮,皆由于热;脚肿湿痹无非湿热所成,热消结散湿去,则三证自除而身亦轻矣。"

5.《本草新编》:"夏枯草,专散痰核鼠疮,尤通心气,头目之火可祛,胸膈之痞可降,世人弃而不收,谁知为药笼中必需之物乎?夫肺气为邪所壅,则清肃之令不行,而痰即结于胸膈之间而不散,倘早用夏枯草,同二陈汤煎服,何至痰核之生。心火上炎,则头目肿痛,而痰即结于胸膈而成痞,早用夏枯草,入于芩、连、天花粉之内,何至头痛目肿乎?盖夏枯草直入心经,以通其气,而芩、连、花粉之类,得以解炎上之火也,尤妙心火一平,引火生脾土,则脾气健旺,而痰自消亡,鼠疮从何生乎?本草止言其破癥坚,消寒热,祛湿痹,尚未深知夏枯草也。"

6.《重庆堂随笔》:"夏枯草,微辛而甘,故散结之中兼有和阳养阴之功,失血后不寐者,服之即寐,其性可见矣。陈者其味尤甘,入药为胜。"

7.《增订治疔汇要》:"(夏枯草)气禀纯阴,得冬至少阳之气而发,一交盛阳阴气尽则枯。凡盛阳留结之病,用治即枯,此天地感应之理。"又"散疔毒(疔系大毒),治头疮,兼治对口托腮痈等证,皆火气所发也。"

8.《本草正义》:"盖目珠系于厥阴,夜甚而遇寒药反甚,是厥阴之火郁窒不疏,自不宜直折以寒凉,反致遏抑愈剧。夏枯草能疏通肝胆之气,木郁达之,亦以禀纯阳之气而散阴中结滞之热耳。石顽谓《本经》言轻身者,能除脚肿湿痹而无重着之患也。又能解内热,缓肝火,治肝热目赤,皆疏通厥阴气滞之功用。""夏枯草之性,《本经》本言苦辛,并无寒字,孙氏问经堂本可证。而自《千金》经后,皆加一寒字于辛字之下,然此草夏至自枯,故得此名。丹溪谓其禀纯阳之气,得阴气而即死,观其主瘰疬,破癥散结,脚肿湿痹,皆以宣通泄化见长,必具有温和之气,方能消释坚凝,疏通窒滞,不当有寒凉之作用。石顽《逢原》改为苦辛温,自有至理,苦能泄降,辛能疏化,温能流通,善于宣泄肝胆木火之郁窒,而顺利气血之运行。凡凝痰结气,风寒痹着,皆其专职。"

3819 夏枯草露 xià kū cǎo lù (《纲目拾遗》)

【基原】 为唇形科夏枯草属植物夏枯草 *Prunella vulgaris* L. 的全草经蒸馏而得的芳香水。

【原植物】 参见"夏枯草"条。

【功用主治】 《纲目拾遗》:"治瘰疬,鼠瘘,目痛,羞明。"

【用法用量】 内服,炖温,50～100 g。

3820 砧草 zhēn cǎo (《青藏高原药物图鉴》)

【基原】 为茜草科拉拉藤属植物北方拉拉藤的全草。

【原植物】 北方拉拉藤 *Galium boreale* L.

多年生直立草本,高 20～50 cm。茎具四棱,有分枝,近无毛或节部有微毛。叶 4 片轮生;无柄;叶片线状披针形,长 1～3.5 cm,宽 2～4 mm,先端钝,基部阔楔形或近圆形,边缘略反卷,基出脉 3 条,除边缘有微毛外,二面无毛。聚伞花序顶生,或在枝顶结成带叶的圆锥花序状;花密,小,黄白色;小花梗长 3～5 mm;萼片 4,椭圆状卵形,有疏毛,先端短渐尖;雄蕊 4,与萼片互生;子房下位,近球形,花柱 2 裂至近基部。果实球形,小,黑色,密被白色钩毛。花期6～8月，果期7～9月。

生于山坡、草地、林缘灌丛。分布于东北、西北及河北、山西和四川西部。

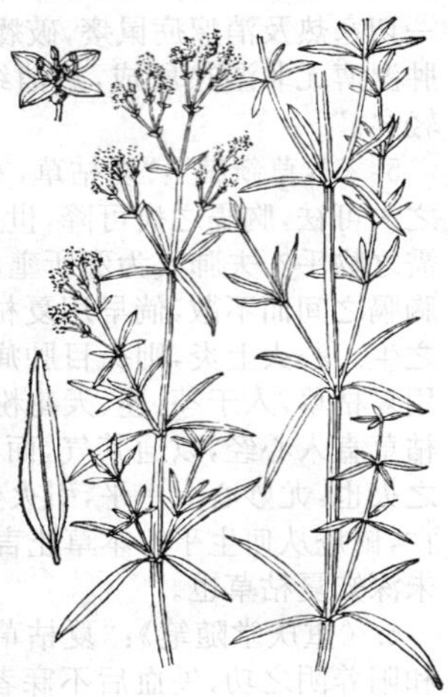

北方拉拉藤

【采收加工】 8～10月采收，切段晒干。

【成分】 含精油、香豆素类、黄酮类以及蒽醌类化合物[1,2]。

【药性】 苦，寒。

【功用主治】 清热解毒，祛风活血。主治肺炎咳嗽，肾炎水肿，腰腿疼痛，妇女经闭，痛经，带下，疮癣。

1.《青藏高原药物图鉴》："治肺炎。"

2.《长白山植物药志》："全草煎剂治疗腰腿疼痛。国外临床用地上茎的鲜汁外敷治淋巴腺结核、癌和各种皮肤病。外洗治眼部炎症。地上茎之酊剂有利尿作用，可治肾病。酊剂治妇科恶露及停经等疾病。又治头痛和风湿症。"

【用法用量】 内服：煎汤，15～30 g。外用：捣敷；或煎水洗。

3821 破布叶 pò bù yè （《生草药性备要》）

【异名】 布渣叶（《本草求原》），薢宝叶（《汉英韵府》），瓜布木叶（《岭南草药志》）。

【基原】 为椴树科布渣叶属植物破布叶的叶。

【原植物】 破布叶 *Microcos paniculata* L. [*Grewia microcos* L.] 又名：布渣（《生草药性备要》），瓜布木、火布麻（《中国高等植物图鉴》）。

灌木或小乔木，高3～12 m。树皮粗糙，嫩枝有毛。单叶互生；叶柄长1～1.5 cm，被毛；托叶线状披针形，长5～7 mm；叶薄革质，卵状长圆形，长8～18 cm，宽4～8 cm，先端渐尖，基部圆形，两面初时有极稀疏星状柔毛，以后变秃净；三出脉的两侧脉从基部发出，向上行超过叶片中部，边缘有细钝齿。顶生圆锥花序长4～10 cm，被星状柔毛；苞片披针形；萼片长圆形，长5～8 mm，外面有毛；花瓣长圆形，长3～4 mm，下半部有毛；腺体长约2 mm；雄蕊多数，比萼片短；子房球形，柱头锥形。核果近球形或倒卵形，果柄短。花期6～7月，果期冬季。

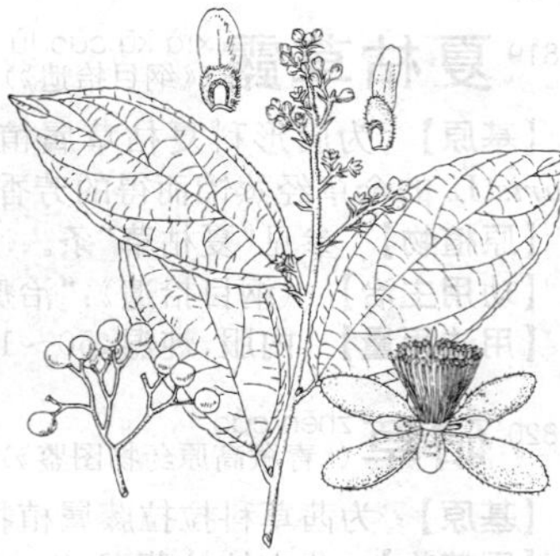

破布叶

生于山谷、平地、斜坡灌丛中。分布于广东、广西、海南、云南等地。

【采收加工】 7～10月采摘，干燥。

【药材】 破布叶 *Folium Microcotis Paniculatae* 产于广东、广西等地。

性状 叶多皱缩、破碎。完整者展平后呈卵状长圆形或倒卵圆形，长8～18 cm，宽4～8 cm，黄绿色或黄棕色，先端渐尖，基部钝圆，边缘具细齿。基出脉3条，侧脉羽状，小脉网状。叶柄长7～12 mm。叶脉及叶柄有毛茸。气微，味淡、微涩。

鉴别 (1) 叶片横切面：上、下表皮细胞长方形或类方形，外被角质层，下表皮细胞较小，位于中脉下方的细胞，外壁突起呈乳头状。栅栏细胞1～2列，不通过中脉。叶肉组织中含草酸钙棱晶较多，并有细小簇晶。中脉明显向下突，上面具非腺毛，维管束外韧型，木质部"U"状，韧皮部包围木质部的大部分，韧皮薄壁细胞中含草酸钙簇晶，维管束鞘纤维几乎排列呈环状，中脉下表皮的几层薄壁细胞挤压呈颓废状。

叶片表面观：上、下表皮细胞均呈不规则形，垂周壁略呈波状。气孔上表皮少见，下表皮较多，不定式，副卫细胞3～5(～6)个。叶脉和网脉上有非腺毛和腺毛。非腺毛有两种：一种为星状毛，有2～15个细胞，有的细胞具分隔；另一种为单细胞非腺毛，平直或稍弯曲，先端尖。腺毛柄单细胞，头部有5～10余个细胞，纺锤形，先端圆。

(2) 取粗粉20 g，加乙醇回流提取，滤过，滤液蒸干，残渣加1%盐酸溶液加热溶解，滤过。取滤液分置3支试管中，分别滴加碘化铋钾、碘化汞钾及硅钨酸试液各1～2滴，立即依次产生橙红色、淡白色、灰白色沉淀（检查生物碱）。

(3) 取本品粗粉2.0 g，加乙醇加热回流20 min，滤过，取滤液点于滤纸片上，喷溴酚蓝试液，在蓝色背景上显黄色斑点。

【成分】 含黄酮类成分：异鼠李黄素（isorhamnetin），山柰酚（kaempferol），槲皮素（quercetin），5，6，4′-三羟基-3′-甲氧基黄酮-7-O-鼠李糖基葡萄糖苷（nodifloretin-7-O-rhamnosylglucoside），5，6，8，4′-四羟基黄酮-7-O-鼠李糖苷（5，6，8，4′-tetrahydroxyflavone-7-O-rhamnoside）[1]。

【药性】 酸，淡，平。归肝、脾、胃经。

1.《生草药性备要》："味酸，性平，无毒。"

2.《本草求原》："酸，甘，平。"

3.《岭南草药志》："味微酸涩，性平。"

4. 广州部队《常用中草药手册》："凉。"

5.《全国中草药汇编》："味淡微酸。"

【功用主治】 清热利湿，健胃消滞。主治感冒发热，黄疸，食欲不振，消化不良，脘腹胀痛，泄泻，疮疡，蜈蚣咬伤。

1.《生草药性备要》："解一切虫胀，清黄气，清热毒，作茶饮去食积。"

2.《岭南草药志》："消滞清热。治热滞腹痛，瓜藤疮。"

3.《广西本草选编》："清热利湿，健胃消滞。主治感冒发热，食欲不振，消化不良，黄疸型肝炎。亦可作凉茶配料。"

4.《全国中草药汇编》："清暑，消食，化痰。"

【用法用量】 内服：煎汤，15～30 g，鲜品30～60 g。外用：煎水洗；或捣敷。

【选方】 1. 治感冒，消化不良，腹胀 布渣叶、番石榴叶、辣蓼各18 g。水煎服，每日2剂。

2. 治黄疸 破布叶、田基黄、茵陈蒿各15～30 g。水煎服。（1、2方出自《香港中草药》）

3822 破布草 pò bù cǎo （《云南中草药》）

【异名】 土石蚕、冬虫草、水苏（《广西药用植物名录》），麻布草(《中国高等植物图鉴》),野甘露(《中药大辞典》)。

【基原】 为唇形科水苏属植物西南水苏的全草。

【原植物】 西南水苏 *Stachys kouyangensis* (Vaniot) Dunn

多年生草本。茎高约50 cm,基部平卧,多分枝,在棱及节上被刚毛。叶对生;叶柄长约1.5 cm,被刚毛;叶片三角状心形,长约3 cm,宽约2.5 cm,基部心形,两面被刚毛。轮伞花序具5~6花,彼此远离;小苞片条状披针形,常早落;花萼倒圆锥形,10脉,齿5,正三角形,先端具刺尖头;花冠浅红色至紫红色,花冠筒内具毛环,檐部二唇形,上唇直伸,下唇3裂,中裂片圆形;雄蕊4,前对较长;花盘杯状,具圆齿。小坚果卵球形,无毛。

西南水苏

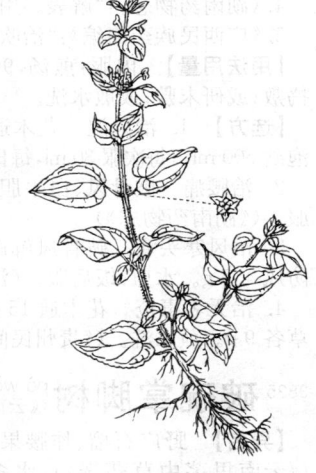

生于山坡草地、空地及潮湿沟边。分布于四川、贵州、云南。

【采收加工】 7~10月采收,鲜用或晒干。

【药性】 《云南中草药》:"咸、微苦,凉。"

【功用主治】 《云南中草药》:"消炎解毒,拔脓。治疮疖,骨髓炎。"

【用法用量】 内服:煎汤,3~9 g。外用:捣敷;或煎汤洗。

【选方】 1. 治疮疡 破布草、紫背鹿衔草根、五叶草、苦马菜各适量。加红糖捣烂外包。每日换1次。

2. 治湿疹 破布草、桃树叶、核桃树皮、马桑树叶各适量。水煎外洗。(1、2方出自《曲靖专区中草药手册》)

3823 破叶莲 pò yè lián (《新华本草纲要》)

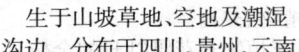

【基原】 为毛茛科乌头属植物赣皖乌头的根。

【原植物】 赣皖乌头 *Aconitum finetianum* Hand.-Mazz.

多年生草本,高约1 m。根圆柱形,长约8 cm。茎上部疏被反曲的短柔毛,中部以下几无毛。叶互生;茎下部叶具长柄,长达30 cm,叶片五角状肾形或肾状圆形,长6~10 cm,宽10~18 cm,5~7浅裂,裂片具粗大牙齿,基部楔形或心形;茎上部叶片较小,3~5裂,裂片边缘具稍尖的牙齿,两面疏被紧贴的短毛。总状花序顶生或腋生,具4~9朵花,花序轴和花梗均密被淡黄色反曲短柔毛;苞片卵形或披针形,长9~14 mm;小苞片线形,生花梗中部附近,长约6 mm。花两性,两侧对称;萼片5,花瓣状,上萼片圆筒形,直或稍向内弯曲,外缘在中部以下向外下方斜展成短喙,下缘长1~1.2 cm,侧萼片倒卵形,下萼片狭椭圆形,白黄色,外面被紧贴的短柔毛;花瓣2,距比唇长约2.5倍,向后弯曲;雄蕊多数,花丝全缘;心皮3,无毛。蓇葖果,长0.8~1.1 cm。种子多数,倒圆锥状三棱形,长约1.5 mm,生横狭翅。花期8~9月,果期9~10月。

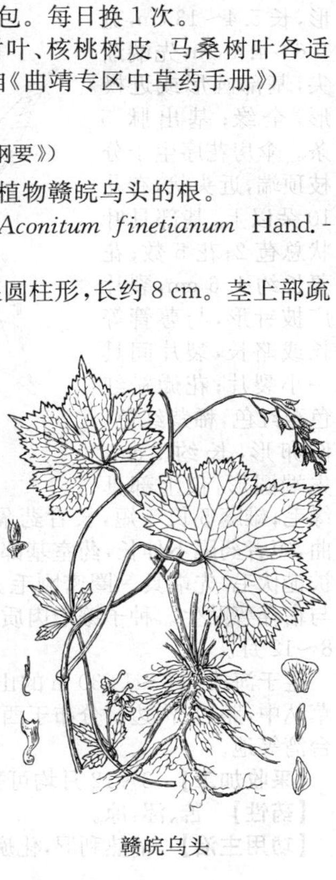
赣皖乌头

生于海拔850~1 600 m山地阴湿处。分布于浙江天目山、安徽黄山、江西庐山、湖北安化。

【采收加工】 春、秋季采挖,除去残茎及须根,晒干。

【药材】 破叶莲 *Radix Aconiti Finetiani* 产于安徽、浙江、江西。

性状 根呈长倒圆锥形,下部偶有分枝;长5~20cm,直径2~4 cm。表面棕褐色至棕黑色,粗糙,有时因后生皮层脱落而露出中柱,扭裂呈辫子状。质轻而松脆。

鉴别 根横切面:后生皮层由数列棕色木栓化细胞组成,排列不甚整齐;皮层为薄壁组织,内有石细胞散在或无;内皮层为1列整齐细胞,凯氏点明显。韧皮部宽,筛管群放射状排列;形成层呈环状、圆形、五角星形、多角星形、多边形或不规则形;导管排列成八字形、V字形或单行排列。中央为髓部薄壁组织。一般子根有多数淀粉粒,母根则较少。

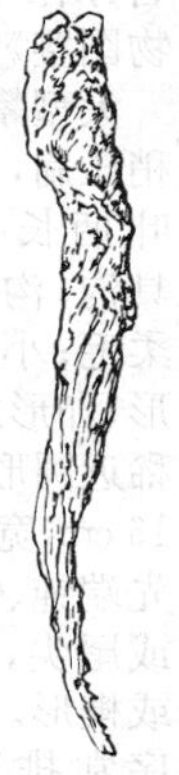
破叶莲(根)外形

【成分】 根含生物碱:硬飞燕草碱(delsoline),阿娃乌头碱(avadharidine),狼毒乌头碱(lycoctonine)[1],刺乌头碱(lappaconitine),毛茛叶乌头碱(ranaconitine),赣皖乌头碱(finaconitine)[2],N-去乙酰刺乌头碱(N-deacetyllappaconitine),N-去乙酰毛茛叶乌头碱(N-deacetylranaconitine),N-去乙酰赣皖乌头碱(N-deacetylfinaconitine)[3],准噶尔乌头碱(songorine),闹米乌头碱(nominine),氨茴酰狼毒乌头碱(anthranoyllycoctonine),兴国乌头碱(finetianine),1-去氢准噶尔乌头碱(1-dehydrosongorine)[4],洋翠雀碱(ajacine),依鲁灵(inuline),去氧刺乌头碱(deoxylappaconitine),异刺乌头碱(isolappaconitine),赣皖乌头新碱(neofinaconitine)[5]。finetiadine,anthyanoyllycoctonine,牛扁毒碱(lycoctonine)[6]。

【药理】 1. 降压作用 赣皖乌头总生物碱给犬静脉注射,血压下降,在降压过程中,呼吸加深加快,振幅增大。颈总动脉注射赣皖乌头总生物碱0.5 mg/kg,也出现明显的降压及呼吸兴奋作用[1]。

2. 对空肠作用 用125%赣皖乌头醇浸剂0.2 ml对大鼠离体空肠先兴奋后抑制[1]。

毒性 赣皖乌头总生物碱给小鼠腹腔注射的LD_{50}为19.72 mg/kg[1]。亚急性毒性试验犬连续灌胃30 d,每日分别为1 mg/kg、2 mg/kg、10 mg/kg三个剂量组,出现不同程度的中毒症状,大剂量组(8只)出现明显中毒症状者7只,死亡6只,存活2只。其中毒症状活动减少,后肢无力,伏卧,抽搐,呼吸加深加快,唾液分泌增加,瞳孔散大,大小便失禁,多在30 min内死亡[2]。

【功用主治】 祛风止痛,和血败毒。主治风湿痹痛,跌打损伤,肠炎,细菌性痢疾。

【用法用量】 内服:煎汤,6~9 g。外用:捣敷。

【临床报道】 治疗急性菌痢 破叶莲总碱(制成胶囊或片

剂），成人每次 25 mg，每日 4 次口服；小儿每次 0.5 mg/kg，每日 4 次口服。7 d 为 1 个疗程。共治疗 152 例，临床治愈 100 例，好转 35 例，无效 17 例，总有效率 88.8%。1～7 d 治愈平均 3.81 d[1]。

3824 破骨风 pò gǔ fēng（《中国药用植物志》）

【异名】 破藤风（《四川中药志》），碎骨风、散骨藤（《广西药用植物名录》），花木通、小泡通、老鹰柴（《贵州民间药物》），你海腊瓜（《怒江中草药》）。

【基原】 为木犀科茉莉属植物清香藤的根及茎叶。

【原植物】 清香藤 *Jasminum lanceolarium* Roxb. 又名：川滇茉莉（《中国树木分类学》），北清香藤（《中国高等植物图鉴》），光清香藤（《中国植物志》）。

大型攀缘灌木，高 10～15 m。小枝圆柱形，稀具棱，节处稍压扁，光滑无毛或被短柔毛。叶对生或近对生，三出复叶；叶柄长 1～4.5 cm，具沟，沟内常被微柔毛；小叶片椭圆形、卵形或披针形，稀近圆形，长 3.5～16 cm，宽 1～9 cm，先端钝、锐尖、渐尖或尾尖，基部圆形或楔形。复聚伞花序常排列呈圆锥状，顶生或腋生；苞片线形；花梗短或无，果时增粗增长，无毛或密被毛；花芳香；花萼筒状，光滑或被短柔毛，果时增大，萼齿三角形；花冠白色，高脚碟状，花冠管纤细，裂片 4～5 枚，披针形、椭圆形或长圆形，先端钝或微尖；花柱异长。浆果球形或椭圆形，两心皮基部相连或仅一心皮成熟，黑色，干时呈橘黄色。花期 4～10 月，果期 6 月至翌年 3 月。

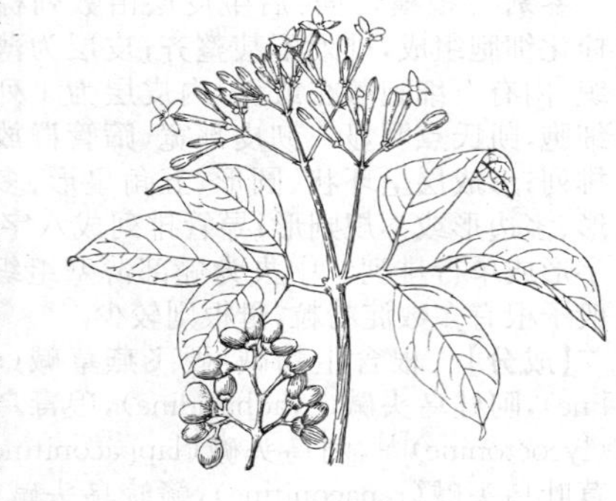

清香藤

生于山坡灌丛或山谷密林中。分布于陕西、甘肃及长江流域以南各地。

【采收加工】 10～12 月采挖根部，切片；7～10 月采茎叶，切段，鲜用或晒干。

【药材】 破骨风 *Radix seu Caulis Jasmini Lanceolarii* 主产于四川、广西、贵州、江西等地。

性状 根长圆锥形，稍扭曲，长 15～20 cm，直径 1～1.5 cm。表面黄白色，有残存的黄褐色栓皮。质坚硬，不易折断，横断面有放射状纹理，皮部浅黄色，木部黄白色。气微，味淡。茎圆柱形，长短不一，直径 0.5～1 cm。表面黄褐色，有细纵纹和横向皮孔，有对生小枝或叶痕。质坚硬，断面浅黄色，髓部黄棕色，占茎的 1/2～2/3。气微，味淡。

【成分】 根含 jaslanceosides A、B、C、D、E[1, 2]，jasminoside，10-羟基齐墩果苷二甲酯（10-hydroxyoleoside dimethyl ester）[1]。

【药性】 苦、辛，平。

1.《四川中药志》1960 年版："性温，味苦，无毒。"

2.《贵州民间药物》："性平，味苦、辛。"

【功用主治】 祛风除湿，凉血解毒。主治风湿痹痛，跌打损伤，头痛，外伤出血，无名毒疮，蛇伤。

1.《中国药用植物志》："治跌打损伤，有钻筋透骨之效。主治腰痛，腿痛，亦有去骨中风寒之效能。"

2.《四川中药志》1960 年版"散骨破后的积血，并治头风。"

3.《贵州民间药物》："行血，理气。治无名毒疮。"

4.《湖南药物志》："解表。用于风寒头痛。"

5.《广西民族药简编》："治吹风蛇咬伤。"

【用法用量】 内服：煎汤，9～15 g；或泡酒。外用：鲜品捣敷；或研末敷；或煎水洗。

【选方】 1. 治风湿 花木通、追风伞各 30 g，牛膝 18 g，泡酒 500 ml。每次服 30 ml，每日服 2 次。（《贵州民间药物》）

2. 治腰痛 破骨风、白牛胆各 30 g，兰香草 15 g。水煎服。（《湖南药物志》）

3. 治风寒头痛 破骨风鲜藤 30 g，白芷 9 g，川芎 15 g，防风 4.5 g。水煎，饭后服。（江西《草药手册》）

4. 治无名毒疮 花木通 15 g，土茯苓 12 g，夏枯草、地丁草各 9 g。煎水洗。（《贵州民间药物》）

3825 破碗掌脚树 pò wǎn zhǎng jiǎo shù（《云南药用植物名》）

【异名】 野广石榴、炸腰果（《云南中草药选》），老扫叶（《云南思茅中草药选》），水多尼、大号蒲淡（《福建药物志》），蓝屿野牡丹（《台湾药用植物志》）。

【基原】 为野牡丹科野牡丹属植物多花野牡丹的全株。

【原植物】 多花野牡丹 *Melastoma affine* D. Don [*M. polyanthum* Bl.]

灌木，高约 1 m。茎钝四棱形，分枝多，地上各部表面密被紧贴的鳞片状糙伏毛或短柔毛，毛扁平，边缘流苏状。叶对生；叶柄长 5～10 mm；叶片坚纸质，披针形、卵状披针形或近椭圆形，长 5.4～13 cm，宽 1.6～4.4 cm，先端渐尖，基部圆形或近楔形，全缘；基出脉 5 条。伞房花序生于分枝顶端，近头状，有花 10 朵以上，基部具叶状总苞 2；花 5 数；花萼长约 1.6 cm，裂片广披针形，与萼管等长或略长，裂片间具一小裂片；花瓣粉红色至红色，稀紫红色，倒卵形，长约 2 cm，先端圆形，仅上部具缘毛；雄蕊 5 长 5 短，长者药隔基部伸长，末端 2 深裂，弯曲，短者药隔不伸长，药室基部各具一小瘤；子房半下位，密被糙伏毛，先端具一圈密刚毛。蒴果坛状球形，先端平截，与宿存萼贴生。种子镶于肉质胎座内。花期 2～5 月，果期 8～12 月。

多花野牡丹

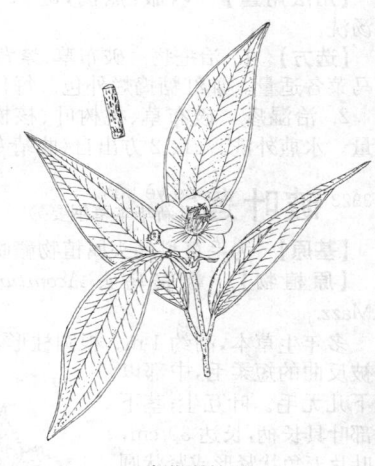

生于海拔 300～1 830 m 的山坡、山谷林下、刺竹林下，灌草丛中，路边、沟边。分布于西南及福建、广东、广西、海南、台湾等地。

【采收加工】 3～12 月均可采，鲜用或晒干。

【药性】 苦、涩，凉。

【功用主治】 清热利湿，化瘀止血，解毒。主治肠炎痢疾，肝炎，疟疾，偏头痛，咯血，衄血，便血尿血，月经不调，难产，宫颈糜烂，乳腺增生，痈疖肿毒，水火烫伤，湿疮，跌打伤肿。

1.《台湾省通志土地志生物篇》："治痢疾，解热。"（引自《台湾药用植物志》）

2.《新药学通讯》1971，（4，5）：24："治烧伤，呼吸道感染，宫颈糜烂，疖痈，创伤感染，脓疱疮，褥疮，甲沟炎。"

3.《福建药物志》："治偏头痛，乳腺增生。"

【用法用量】 内服：煎汤，10～30 g。外用：鲜品捣敷或干品研末撒。

【宜忌】 孕妇及月经期慎服。

【选方】 1. 治消化不良，肠炎，腹泻，痢疾，肝炎　多花野牡丹 15～30 g。煎服。（《云南中草药选》）

2. 治偏头痛　多花野牡丹根、桃金娘根各 60 g，鸭蛋 1 个。水煎服。（《福建药物志》）

3. 治乳腺增生　多花野牡丹根 30 g，蒲公英 15 g，鸭蛋 1 个。水煎服；外用虎杖粉调浓茶敷。

4. 治甲沟炎　多花野牡丹叶加饭粒捣烂敷患处。（4、5 方出自《福建药物志》）

5. 治刀枪伤　鲜多花野牡丹全株配黄泡捣烂外包。（《云南中草药选》）

【临床报道】 治疗宫颈糜烂　取多花野牡丹干叶 2 kg，加水煮沸浓缩，制成 200％煎剂，分装小瓶备用。煎液 pH 2～3。使用时先用窥器扩张阴道，干棉球拭净宫颈黏液；再用消毒棉球在 200％多花野牡丹液中浸湿，贴覆于宫颈糜烂面，每日 1 次。治疗以 12 次为限，并在此限内判定疗效。其中：宫颈表面光滑，完全被鳞状上皮所覆盖为痊愈；宫颈糜烂面明显缩小，或乳突状糜烂基本上变平滑或仅残存Ⅰ度以下糜烂未愈为好转；糜烂面略有缩小或无明显变化为无效。共观察 300 例宫颈糜烂患者，根据宫颈糜烂范围分为Ⅰ度、Ⅱ度、Ⅲ度，分别为 79 例、176 例、45 例；因病变形态差异又可分为单纯型、颗粒型、乳突型，分别为 25 例、144 例、131 例。以Ⅱ度糜烂型和颗粒型与乳突型多见。此外还发现合并宫颈肥大者 51 例、宫颈旧裂 12 例、宫颈息肉 6 例、宫颈外翻 4 例及宫颈潴留囊肿 3 例。本组患者在治疗前全部作宫颈刮片镜检，细胞学检查均为巴氏Ⅰ或Ⅱ级。Ⅲ度糜烂或乳突型糜烂有癌变可疑者，取宫颈活组织病检，进一步排除宫颈癌。曾发现 1 例宫颈癌，即采用手术治疗。合并宫颈息肉者，手术摘除后再行治疗。结果：Ⅰ度及Ⅱ度糜烂者全部治愈，45 例Ⅲ度糜烂治愈 43 例，2 例好转，此 2 例均为乳突型。全部治愈率 99.33％，有效率 100％。观察表明，本品具有腐蚀、抑菌、消炎及促上皮生长作用[1]。

3826 原蚕子 yuán cán zǐ（《证类本草》）

【异名】 蚕子（《圣济总录》），蚕种（《卫生家宝方》）。

【基原】 为蚕蛾科家蚕属动物家蚕蛾 *Bombyx mori* L. 的卵子。

【原动物】 参见"原蚕蛾"条。

【采收加工】 收集雌蛾所产的卵，低温保存。

【成分】 蚕子蛋白质的组成氨基酸有甘氨酸，亮氨酸，异亮氨酸，酪氨酸，脯氨酸，谷氨酸，天冬氨酸。蚕子的游离氨基酸及类似物质有：苯丙氨酸，亮氨酸，缬氨酸，酪氨酸，脯氨酸，组氨酸，甲硫氨酸亚砜（methionine sulfoxide），丙氨酸，谷氨酸，甘氨酸，丝氨酸，赖氨酸，谷酰胺，天冬氨酸，胱氨酸，牛磺酸（taurine），苏氨酸等。色素类：3-羟基犬尿素（3-hydroxykynure-nine），紫色素虫眼色因（ommine），黄色素虫眼黄素（xanthommatin）。维生素：维生素 A、B_1、C、D，核黄素，黄素单核苷酸（flavin mononucleotide，FMN）[1]。酶及辅酶：辅酶Ⅰ，辅酶Ⅱ，呼吸酶如琥珀酸脱氢酶（succinic dehydrogenase），苹果酸脱氢酶（malicdehydrogenase），L-氨基酸氧化酶（L-amino acid oxidase），酪氨酸酶（tyr osinase），过氧化氢酶（catalase）[1]。

【功用主治】 祛风，清热，止痉。主治风热牙痈，破伤风，热淋，难产。

【用法用量】 内服：研末，1.5～6 g。外用：研末撒。

【选方】 1. 治被打伤损，因疮中风　蚕子不拘多少，将刀子于纸上量剗，刮取约一钱匕，细研，暖酒三合至五合调服。如人行五里许，更一服。（《圣济总录》蚕子酒）

2. 治温痔齿　蚕子灰二钱，人中白一钱，麝香少许。上为细末。贴齿龈上，日三遍为妙，涎出吐了。（《鸡峰普济方》蚕灰散）

3. 治热淋如血　蚕种烧灰，入麝香少许，水服二钱。（《卫生家宝方》）

4. 治倒产难生　原蚕子烧末，饮服三钱。（《子母秘录》）

3827 原蚕蛾 yuán cán é（《别录》）

【异名】 蚕蛾、晚蚕蛾（《日华子》），魏蚕蛾、天蛾（《宝庆本草折衷》）。

【基原】 为蚕蛾科家蚕属动物家蚕蛾雄虫的全体。

【原动物】 家蚕蛾 *Bombyx mori* L.

雌、雄蛾全身均密被白色鳞片。体长 1.6～2.3 cm，翅展 3.9～4.3 cm。体翅黄白色至灰白色。前翅外缘顶角后方向内凹切，各横线色稍暗，不甚明显，端线与翅脉灰褐色，后翅较前翅色淡，边缘鳞毛稍长。雌蛾腹部肥硕，末端钝圆；雄蛾腹部狭窄，末端稍尖。幼虫即家蚕，体色灰白至白色，胸部第二、第三节稍见膨大，有皱纹。腹部第八节背面有一尾角。

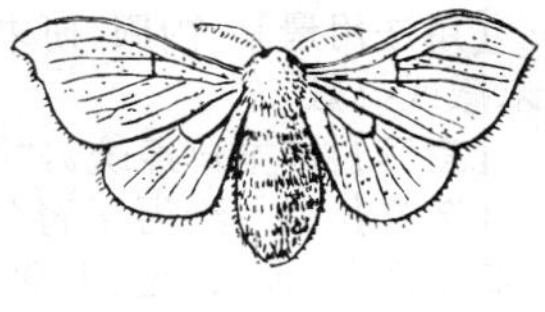

家蚕蛾

我国大部分地区均有饲养。

本动物幼虫的干燥粪便（蚕沙）、茧壳（蚕茧）、幼虫的蜕皮（蚕蜕）、蛹（蚕蛹）、卵子（原蚕子）、蚕蛹经白僵菌发酵的制成品（僵蛹）、卵子孵化后的卵壳（蚕退纸）、幼虫感染白僵菌而僵死的全虫（白僵蚕）均供药用，另设专条。

本动物的亦供药用，另设专条。

【采收加工】 夏季取雄性蚕蛾，以沸水烫死，晒干。

【药材】 原蚕蛾 *Bombyx Masculus*　产于全国大部分地区。

性状　全为雄蛾。全体呈污白色，密被白色鳞片。体长约 2 cm，翅展约 4 cm，头部小。复眼 1 对，黑色，半圆形。口器退化，下唇须细小。触角 1 对，黑色。胸部有翅 2 对，前翅较大，近三角形，后翅较小，近圆形。腹部较狭窄，末端稍尖。其触角、翅等多已残缺。质脆，易碎。气微腥。

【成分】 原蚕蛾含蛋白质及游离氨基酸，后者有 20 种之多，但无 α-氨基异丁酸（α-aminoisobutyric acid），脯氨酸及胱氨酸，只有雌蛾有鸟氨酸。又含脂肪油，雄蛾的脂肪油，性质与蚕蛹油极相似。荧光物质：荧光青（fluorescyanine）。又含细胞色素（cytochrome）C，变态激素 α-蜕皮素（α-ecdysone)及β-蜕皮素，维生素 B_{12}，烟酸(niacin)[1]。

【药理】1. 雄激素样作用　原蚕蛾水提取液给去势小鼠、大鼠灌胃，提高动物前列腺-贮精囊、包皮腺重量，显示有雄激素样作用[1]。

2. 抗疲劳作用　原蚕蛾加入饲料中喂饲，延长小鼠游泳时间，降低血尿素氮、乳酸含量，提高乳酸脱氢酶的活性[2]。

【炮制】1. 原蚕蛾　去净杂质及足、翅。

2. 炒原蚕蛾　取净原蚕蛾置锅内火炒至带火色时，取出，放凉。

饮片性状　原蚕蛾参见"药材"项。炒原蚕蛾形如蚕蛾，带火色。

贮干燥容器内，密闭，置阴凉干燥处，防蛀。

【药性】咸，温。归肝、肾经。

1.《别录》："热，有小毒。"

2.《药对》："热，无毒。"(引自《纲目》)

3.《千金方》："味咸，温。有小毒。"

4.《品汇精要》："味咸，性温、软，气厚于味，阳中之阴。臭腥。"

5.《玉楸药解》："入足少阴肾经、足厥阴肝经。"

6.《医林纂要》："辛、咸，温。"

【功用主治】补肾壮阳，止血，解毒消肿。主治阳痿遗精，白浊，血淋，金疮出血，咽喉肿痛，口舌生疮，痈肿疮毒，冻疮，蛇伤。

1.《别录》："主益精气，强阴道，交接不倦，亦止精。"

2.《日华子》："壮阳事，止泄精、尿血，暖水藏。治暴风，金疮，冻疮，汤火疮，并灭疮瘢。"

3.《医林纂要》："补君相之火。"

4.《本经逢原》："强志生子，好颜色，补中轻身。"

【用法用量】内服：研末，1.5～5 g；或入丸剂。外用：研末撒或捣敷。

【宜忌】《本草经疏》："阴虚有火者咸忌之。"

【选方】1. 治男子肾气衰弱，阴痿阳事不举　原蚕蛾(取未连者，去头、足、毛羽)一两。上为细末，炼蜜为丸，如梧桐子大。每服七至十丸，临卧温菖蒲酒送下。(《御药院方》神效丸)

2. 治遗精，白浊　晚蚕蛾焙干，去头、翅、足。为末。饭丸，绿豆大。每服四十丸，淡盐汤下。(《纲目》引《唐瑶经验方》)

3. 治失精清有血　蚕蛾二枚(阴干)，黑参(锉碎)少许。上为末，以米汁调，日服令尽。(《普济方》)

4. 治血淋，脐腹及阴茎涩痛　晚蚕蛾，研为末。每于食前，以热酒调下二钱。(《圣惠方》)

5. 治刀斧伤，止血生肌　晚蚕蛾(生)，为细散。将药散掺绢帛上，裹伤处。(《圣济总录》蚕蛾散)

6. 治乳蛾喉痹　蚕蛾末三钱，儿茶一钱，生白矾三分，辰砂一钱。上为细末，吹入喉口。(《万病回春》)

7. 治小儿百日以上，二三岁以来患口疮　晚蚕蛾一分(微炒)，麝香粉。上件药都研细为散。每服少许掺于疮上，日再用之。(《圣惠方》晚蚕蛾散)

8. 治大人、小儿唇口并齿断有疮肿，疼痛臭气，及一切恶疮　晚蚕蛾、五倍子、密陀僧各等分。上为散。每用少许掺贴。(《圣济总录》消毒散)

9. 治肠痈，不拘脓已成未成，服之脓血皆从大便排出　蚕蛾(烧灰)、大黄各六钱，穿山甲(炒)、皂角各五钱。上为末。每服一钱，酒调下。(《丹台玉案》神通散)

10. 治玉枕疮，生枕骨上如痈，破后如箸头　石苇、原蚕蛾(炒)各等分。捣罗为散。干贴。(《圣济总录》石苇散)

11. 治白虎风，昼夜游走疼痛　原蚕蛾(炒)一分，白僵蚕(炒)半两，蝉蜕(炒)、地龙(白色少泥者，微炒)各一分。上捣罗为散。先用干脯一片炙熟，安病人席底当痛处，不得令知，来日待病人起后，取脯看，脯色赤，每用散三钱匕；脯色青暗，每用散四钱匕，温酒或米饮调下。服后更令吃酒小醉，汗出即愈。(《圣济总录》原蚕蛾散)

3828 捆仙丝 kǔn xiān sī (《陕西中草药》)

【异名】青龙筋、九龙香、还阳草、藤叶细辛(陕西)。

【基原】为萝藦科青龙藤属植物青龙藤的带根全草。

【原植物】青龙藤 *Biondia henryi* (Warb. ex Schltr. et Diels) Tsiang et P. T. Li [*Cynanchum henryi* Warb. ex Schltr. et Diels]

多年生缠绕藤本。茎柔弱，无毛或幼枝上有微毛。叶对生；叶柄长约 3 mm，被微毛，顶端具丝状小腺体；叶片薄纸质；窄披针形，长 3～4.5 cm，宽 5～10 mm，中脉在下面隆起，侧脉不明显。聚伞花序腋生，长 1～2 cm；花萼 5 深裂，裂片披针形，外面被短柔毛，内面基部有 5 个腺体；花冠近钟状，花冠裂片 5，展开，比花冠筒长；副花冠 5 裂，着生于合蕊冠基部，裂片三角形，花药先端有圆形薄膜附属物；花粉块长圆形，下垂，花粉块柄弯曲向上升；子房无毛，柱头盘状五角形。蓇葖果单生，狭披针形，长 5～6 cm。种子先端具白绢质的种毛。花期 4～7 月，果期 7～10 月。

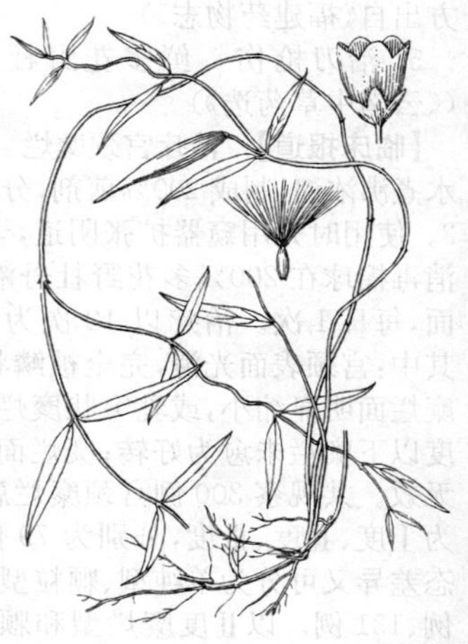
青龙藤

生于海拔 1 000～1 700 m 的山地疏林中。分布于浙江、安徽、江西、四川、陕西、甘肃等地。

【采收加工】7～10 月采收带根全草，鲜用或晒干。

【药性】《陕西中药》："味淡，性温。"

【功用主治】《陕西中草药》："活血舒筋，理气祛风。治跌打损伤，下肢冷痛麻木，风湿手足麻木，牙痛。"

【用法用量】内服：煎汤，9～30 g。

【选方】1. 治风湿手足麻木，筋骨损伤　捆仙丝 30 g，炖猪蹄服。

2. 治牙痛　捆仙丝干根半寸，研粉，含在痛牙处。(1、2 方出自《陕西中草药》)

3829 热痱草 rè fèi cǎo (广州部队《常用中草药手册》)

【异名】大叶香薷(《常用中草药配方》)小鱼仙草(《湖南药物志》)，山苏麻(《贵州草药》)，土荆芥、月味草、野香薷、姜芥、四方草、痱子草(《全国中草药汇编》)。

【基原】为唇形科石荠苧属植物疏花荠苧的全草。

【原植物】疏花荠苧 *Mosla dianthera* (Buch.-Ham.) Maxim. [*M. remotiflora* Sun]

一年生草本，高 20～100 cm。揉之有香气。茎直立，四棱形，近无毛。叶对生，叶柄长 3～18 mm，有柔毛；叶片卵状披针形或菱状披针形，长 1.2～3.5 cm，宽 0.5～1.8 cm，先端渐尖，基部渐狭，边缘具疏齿，近基部全缘。轮伞花序 2 花，在主茎及侧枝上组成顶生假总状花序，长 3～15 cm；苞片针状或浅状披针形；花萼钟形，外面脉上被短硬毛，上唇 3 齿，卵状三角形，中齿较短，下唇 2 齿，披针形，果时花萼增大；花冠淡紫色，外面被微柔毛，上唇先端微缺，下唇 3 裂，中裂片较大；雄蕊 4，后对能育，花药 2 室，叉开，前对退化；子房 4 裂，花柱基生，柱头 2 浅裂。小坚果灰褐色，近球形，具网纹。花期 5～10 月，果期 6～11 月。

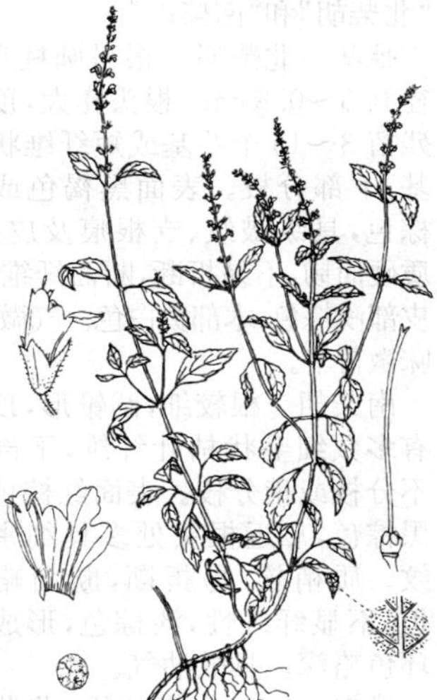

疏花荠苧

生于海拔 175～2 300 m 的山坡、路旁或湿润的草地上。分布于江苏、浙江、福建、江西、湖北、湖南、广东、广西、四川、贵州、云南、陕西和台湾等地。

【采收加工】 7～10 月采收全草，晒干或鲜用。

【药材】 热痱草 *Herba Moslae Diantherae* 主产于广西、广东、福建等地。

性状 茎呈方柱形，多分枝，长 20～70 cm，近无毛。叶多皱缩，展平后呈卵状披针形，长 1～3.5 cm，宽 0.5～2 cm，边缘有锐尖的稀疏锯齿，叶面有棕黄色凹陷腺点；具叶柄。可见轮伞花序组成的顶生的总状花序，花冠淡棕黄色。小坚果类球形，表面灰褐色，具稀疏的网状雕纹。揉搓后有特异清香，味辛凉。

鉴别 (1) 叶表面观：上、下表皮细胞垂周壁波状弯曲，上表面角质条纹明显，均有少数 1～2 个细胞组成的非腺毛，呈披针形或短锥形；有少数多细胞头腺鳞，下表面腺鳞较多。

(2) 薄层色谱：取本品粉末 100 g，用挥发油提取器提取挥发油，吸取一定量，用乙醚制成 10% 溶液，作供试品液。①以香荆芥酚、麝香草酚作对照品。点样于同一硅胶 G-CMC 薄板上，用二氯甲烷展开 15 cm，喷以 5% 香草醛浓硫酸溶液，于 105 ℃烘 5 min。在供试品色谱中，仅与对照品香荆芥酚色谱位置显相同的淡红色斑点。②以石竹烯、松油烯为对照品。点样于同上薄板上，以已烷展开 15 cm，用上述显色剂显色。在供试品色谱中，仅与对照品石竹烯色谱位置显相同的玫瑰紫色斑点。③以对聚伞花烃作对照品。点样于同一硅胶 GF_{254}-CMC 薄板上，用已烷展开 15 cm。置紫外灯(254 nm)下检视。在供试品色谱中，在与对照品色谱相同位置，显相同红色的斑点。

【成分】 全草含挥发油：侧柏酮(thujone)，香荆芥酚(carvacrol)，榄香脂素(elemicine)，细辛脑(asarone)，欧芹脑(apiole)，莳萝油脑(dillapiole)，珐玾烯(copaene)，α-香柑油烯(α-bergamotene)，α-丁烯(α-caryophyllene)和 γ-荜澄茄烯(γ-cadinene)[1]。苯丙素类：4, 5-二甲氧基-2, 3-亚甲二氧基-1-丙烯基苯(4, 5-dimethoxy-2, 3-methylenedioxy-1-propenylbenzene)，4, 5-二甲氧基-2, 3-亚甲二氧基-桂皮醛(4, 5-dimethoxy-2, 3-methylenedioxy-cinnamaldehyde)，4, 5-二甲氧基-2, 3-亚甲二氧基苯甲醛(4, 5-dimethoxy-2, 3-methylenedioxybenzaldehyde)，2, 4, 5-三甲氧基苯甲醛(2, 4, 5-trimethoxybenzaldehyde)[2]。

【药性】《湖南药物志》："辛、苦，微温。"

【功用主治】 发表祛暑，利湿和中，散风止痒。主治风寒感冒，阴暑头痛，恶心脘痛，痢疾，水肿，衄血，痔血，疮疖痈毒，阴痒湿疹，外伤出血，蛇虫咬伤。

1. 广州部队《常用中草药手册》："散风止痒，祛风发表。治感冒发热，皮肤湿疹，瘙痒，热痱。"

2.《贵州草药》："发汗解表，清热利湿。治中暑头痛，恶心，汗不出，痢疾。"

3.《全国中草药汇编》："治感冒头痛，扁桃体炎，溃疡病，蜈蚣咬伤。"

4.《湖南药物志》："散寒发表，化痰止咳，消肿止血。"

【用法用量】 内服：煎汤，9～15 g；或泡酒服。外用：捣敷，捣汁涂，或煎水洗。

【宜忌】 体虚多汗者慎服。

【选方】 1. 治外感风寒 小鱼仙草 30 g，生姜 9 g。水煎服。(《湖南药物志》)

2. 治痔疮肿痛 鲜大叶香薷、鲜白花石蚕、鲜鸭跖草各适量，捣烂敷患处。

3. 治阴道作痒 大叶香薷、桉叶各 60 g。煎水 1 000 g，冲洗阴道。(2、3 方出自《常用中草药配方》)

3830 柴胡 chái hú (《本经》)

【异名】 茈胡、地熏(《本经》)，山菜、茹草(《吴普本草》)，柴草(《品汇精要》)。

【基原】 为伞形科柴胡属植物柴胡或狭叶柴胡的根。

【原植物】 1. 柴胡 *Bupleurum chinense* DC. 又名：硬苗柴胡(东北)，狗头柴胡(山东)。

多年生草本，高 40～85 cm。主根较粗大，坚硬。茎单一或数茎丛生，上部多回分枝，微作"之"字形曲折。叶互生；基生叶倒披针形或狭椭圆形，长 4～7 cm，宽 6～8 mm，先端渐尖，基部收缩成柄；茎生叶长圆状披针形，长 4～12 cm，宽 6～18 mm，有时达 3 cm，先端渐尖或急尖，有短芒尖头，基部收缩成叶鞘，抱茎；脉 7～9，上面鲜绿色，下面淡绿色，常有白霜。复伞形花序多分枝，顶生或侧生，梗细，常水平伸出，形成疏松的圆锥状；总苞片 2～3，或无，狭披针形，长 1～5 mm，宽 0.5～1.2 mm，很少 1～5 脉；伞辐 3～8，纤细，不等长，长 1～3 cm；小总苞片 5～7，披针形，先

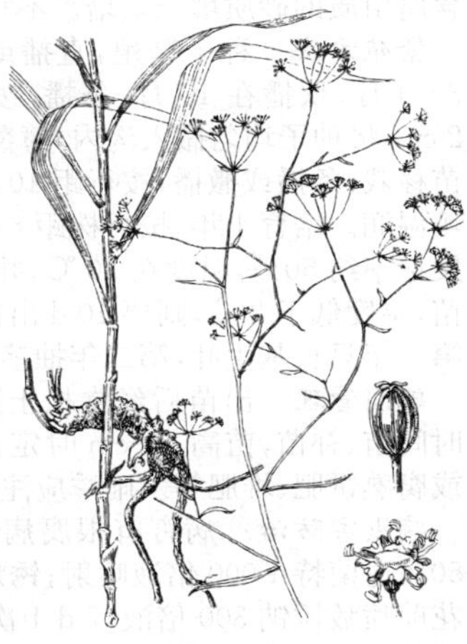

柴　胡

端尖锐，3脉，向叶背凸出；小伞形花序有花5～10，花瓣鲜黄色，上部内折，中肋隆起，小舌片半圆形，先端2浅裂；花柱基深黄色，宽于子房。双悬果广椭圆形，棕色，两侧略扁，棱狭翼状，淡棕色，每棱槽中有油管3，很少4，合生面4。花期7～9月，果期9～11月。

生于向阳旱荒山坡、路边、林缘灌丛或草丛中。分布于华北、东北、华东、华中、西北地区。

2. 狭叶柴胡 B. *scorzonerifolium* Willd. 又名：软苗柴胡(《中药志》)，红柴胡(《中国植物志》)，香柴胡、细叶柴胡(东北)，蚂蚱腿(辽宁)，软柴胡(北方地区)，小柴胡(甘肃)。

多年生草本，高30～60 cm。主根发达，圆锥形，外皮红褐色，质疏松而稍脆。茎单一或数分枝，基部留有多数棕红色或黑棕色的叶柄残留纤维。叶细线形，长6～16 cm，宽2～7 mm，先端长渐尖，基部稍变窄，抱茎，质厚，稍硬挺，常对折或内卷，3～7脉，叶缘白色，骨质；上部叶小，同形。总苞片1～4，针形，极细小，1～3脉，常早落；小总苞片5，线状披针形，细而尖锐；小伞形花序有花(6～)9～11(～15)；花黄色，双悬果深褐色，棱浅褐色，粗钝，略凸，每棱槽中有油管3～4，合生面4～6。花期7～9月，果期9～11月。

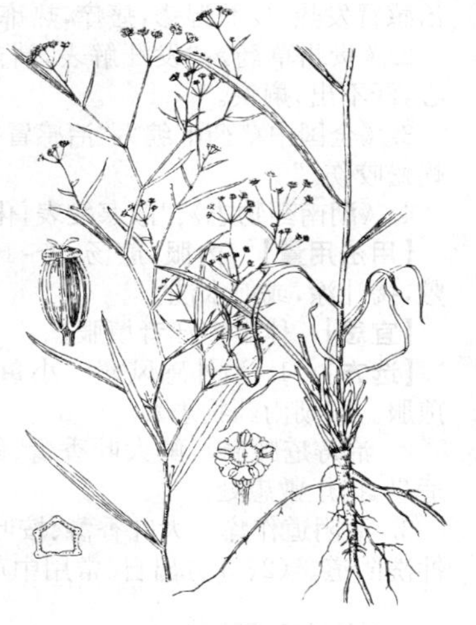

狭叶柴胡

生于干燥草原，向阳山坡及灌木林缘等处。分布于华北、东北及江苏、安徽、山东、广西、陕西、甘肃等地。

【栽培】 生物学特性 适应性强，喜冷凉而湿润的气候。耐寒、耐旱、忌涝。宜选干燥山坡，土层深厚、疏松肥沃、富含腐殖质的砂质壤土栽培。不宜在黏土和低洼地栽种。

繁殖方法 种子繁殖，直播或育苗移栽。直播：春播于3～4月，秋播在10月，条播，按行距15～20 cm开沟，深2 cm，将种子均匀撒入沟内，薄覆细土，稍加镇压，浇水。育苗移栽：条播或撒播，按行距10 cm开沟播种，浇水，保持土壤湿润。培育1年，按行株距6 cm×6 cm开穴栽种。种子发芽率约50%，温度在20 ℃，并有一定湿度，播后约7 d出苗，温度低于2 ℃，则要10 d出苗。无论直播或育苗移栽，第一年只长基生叶，第二年抽茎开花。

田间管理 出苗后经常松土除草、追肥。苗高5～6 cm时间苗、补苗，苗高10 cm时定苗。10～11月增施浓人粪或腐熟饼肥、堆肥等。雨季应注意松土、培土。

病虫害防治 病害有根腐病，高温多雨季节易发病，用50%退菌特1 000倍液喷射；锈病，为害茎叶，注意清园，开花前喷敌锈钠300倍液，7 d 1次。虫害有黄凤蝶，6～9月幼虫为害叶片、花蕾，可用90%敌百虫800倍液，每隔5～7 d喷1次，连续2～3次，或用青虫菌300倍液喷雾；赤条蝽蟓，用90%敌百虫800倍液喷杀。

【采收加工】 播后第二、第三年9～10月采挖。抖净泥土，将根晒至半干，捆成小捆晒干或切片晒干。

【药材】 柴胡 *Radix Bupleuri* 柴胡主产于河北、辽宁、吉林、黑龙江、河南、陕西；狭叶柴胡主产于辽宁、吉林、黑龙江、陕西、内蒙古、河北、江苏、安徽。按性状不同，分别习称“北柴胡”和“南柴胡”。

性状 北柴胡 根呈圆柱形或长圆形，长6～15 cm，直径0.3～0.8 cm。根头膨大，顶端残留3～15个茎基或短纤维状叶基，下部分枝。表面黑褐色或浅棕色，具纵皱纹、支根痕及皮孔。质硬而韧，不易折断，断面纤维性，皮部浅棕色，木部黄白色。气微香，味微苦辛。

南柴胡 根较细，圆锥形，顶端有多数细毛状枯叶纤维，下部多不分枝或稍分枝。表面红棕色或黑棕色，靠近根头处多具细密环纹。质稍软，易折断，断面略平坦，不显纤维性，淡棕色，形成层环色略深。具败油气。

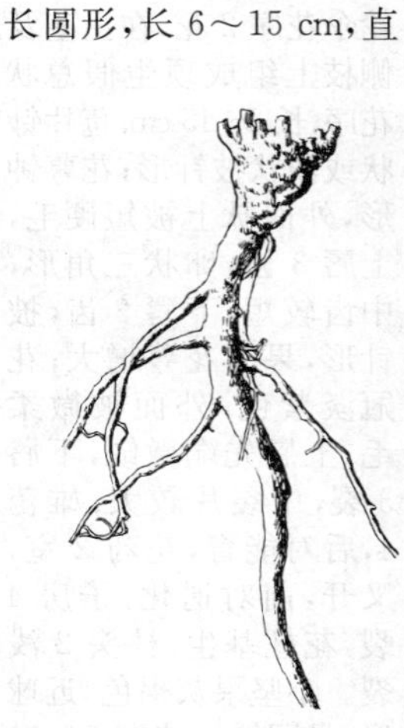

柴胡(根)外形

鉴别 (1) 根横切面：北柴胡 木栓细胞7～8列。皮层狭窄，有7～11个油室，周围分泌细胞6～8个。韧皮部有油室。形成层环状。木质部大，约占4/5，直径较大的导管多切向排列，木纤维群排列成数个断续环状。

南柴胡 木栓细胞6～10列。皮层狭窄，有油室8～12个，周围分泌细胞8～10个。韧皮部油室多，含黄色油状物。木质部导管多径向排列，木纤维群较少，散在，老根中有时成断续环状。

(2) 取本品粉末0.5 g，加水10 ml，用力振摇，产生持久性泡沫。

(3) 取柴胡根用水浸软，作横切片，滴加无水乙醇和硫酸等量混合的溶液1滴，初显黄绿色或绿色，5～10 min后由蓝绿色变为蓝色，持续1 h以上，最后变污蓝色而消失(检查柴胡皂苷)。

(4) 取本品粉末0.5 g，加甲醇10 ml，用力振摇，放置30 min，滤过，取滤液0.5 ml，加对二甲氨基苯甲醛的甲醇溶液(1∶30) 0.5 ml，混匀，加磷酸2 ml，置水浴温热，溶液显淡红色或淡红紫色(检查柴胡皂苷)。

(5) 薄层色谱：取本品粉末0.5 g，加甲醇20 ml，置80 ℃水浴回流1 h，放冷，滤过，滤液浓缩至5 ml，滤过，滤液作为供试品溶液。另取柴胡皂苷a、柴胡皂苷d对照品，加甲醇制成每1 ml各含0.5 mg的混合溶液，作为对照品溶液。吸取上述两种溶液各5 μl，分别点于同一硅胶G薄层板上，以醋酸乙酯-乙醇-水(8∶2∶1)为展开剂，展开，取出，晾干，喷以2%对二甲氨基苯甲醛的40%硫酸溶液，60 ℃加热至斑点显色清晰，分别置日光及紫外光灯(365 nm)下检视。供试品色谱中，在与对照品色谱相应的位置上，显相同颜色的斑点或黄色荧光斑点。

品质标志 《中华人民共和国药典》2005年版规定：照醇溶性浸出物测定法热浸法测定，本品以乙醇作溶剂，浸出物不得少于11.0%。

【成分】 1. 柴胡 根含挥发油：邻-甲氧基苯酚(*o*-methoxyphenol)，γ-庚内酯(γ-heptalactone)，γ-辛内酯(γ-octalactone)，γ-癸内酯(γ-decalactone)，丁香油酚(eugenol)，γ-十一烷酸内酯(γ-undecalactone)，甲苯酚(cresol)，乙基苯酚(ethylphenol)，百里香酚(thymol)，玛索依内酯(messoia lactone)，乙酸香苯醛酯(vanillin acetate)[1]，2-甲基环戊酮(2-methylcyclopentanone)，柠檬烯(limonene)，月桂烯(myrcene)，右旋香荆芥酮(carvacrone)，反式香苇醇(carveol)，胡薄荷酮(pulegone)，桃金娘醇(myrtenol)，α-松油醇(α-terpineol)，芳樟醇(linalool)，正十三烷(*n*-tridecane)，α-荜澄茄油烯(α-cubebene)，δ-荜澄茄烯(δ-cadinene)，葎草烯(humulene)，反式丁香烯(caryophyllene)，长叶烯(longifolene)，努特卡扁柏酮(nootkatone)，十六酸(hexadecanoic acid)，六氢金合欢基丙酮(hexahydrofarnesyl acetone)[2]。皂苷类成分：柴胡皂苷(saikosaponin) a、b_2、b_3、c、d、f、s_1、t、q-1、v、v-2、I，2″-O-乙酰柴胡皂苷 b_2(2″-O-acetyl-saikosaponin b_2)、2″-O-乙酰柴胡皂苷 a(2″-O acetyl-saikosaponin a)、3″-O-乙酰柴胡皂苷 d(3″-O-acetyl-saikosaponin d)，3″-O-乙酰柴胡皂苷 b_2(3″-O-acetyl-saikosaponin b_2)[3~8]。黄酮类：芦丁(rutin)，槲皮素(quercetin)，异鼠李素(isorhamnetin)，异鼠李素-3-O-葡萄糖苷(isorhamnetin 3-O-β-D-glucoside)，葛根素(puerarin)，7，4′-二羟基异黄酮-7-O-β-D-葡萄糖苷(7，4′-dihydroxy isoflavone-7-O-β-D-glucoside)，色氨酸(tryptophane)[9]。又含二十四烷酸(tetracosanoicacid)，碳三十醇(triacontylalochol)，α-菠甾醇(α-spinasterol)，柴胡色原酮(saikochrome A)，富马酸(fumaricacid)，琥珀酸(butanedioic acid)[10]，水仙苷(nacissin)[11]，侧金盏花醇(adonitol)[12，13]，α-菠菜甾醇(α-spinasterol)[13]，多糖[14]。

2. 狭叶柴胡　根含挥发油：β-松油烯(β-terpinene)，柠檬烯，莰烯(camphene)，β-小茴香烯(β-fenchene)，胡薄荷酮，异龙脑(isoborneol)，β-松油醇(β-terpineol)，芳樟醇，α-金合欢烯(α-farnesene)，香橙烯(aromadendrene)，顺式的和反式的丁香烯，β-榄香烯(β-elemene)，γ-衣兰油烯(γ-muurolene)，广藿香烷(patchoulane)，努特卡扁柏酮，喇叭茶醇(ledol)[2]。皂苷类成分：柴胡皂苷 a、b_1、b_2、c、r、s、u、v[15~18]，saikogenin F，prosailogenin F，3″-O-乙酰柴胡皂苷 d，6″-O-乙酰柴胡皂苷 d(6″-O-acetylsaikosaponin d)，4″-O-乙酰柴胡皂苷 d(4″-O-acetylsaikosaponin d)[16]，scorzonerosides A、B、C[19]。黄酮类：saikoisoflavonoside A[20]。

【药理】 1. 抗炎作用　大鼠肌注 2%柴胡皂苷水溶液 50 mg/kg、25 mg/kg，能明显抑制由右旋糖酐引起的足浮肿，剂量增加抑制作用也增强[1]。柴胡皂苷对许多炎症过程包括渗出、毛细血管通透性、致炎介质的释放、白细胞游走和结缔组织增生等都有影响[2]。大鼠去两侧肾上腺后，对醋酸引起的小鼠腹腔液渗出有明显的抑制作用。认为其抗炎作用与垂体-肾上腺轴系有一定关系[3]。

2. 对中枢神经系统的作用　(1) 解热作用　家兔静脉注射大肠杆菌引起发热后，皮下注射柴胡醇浸膏的 5%水溶液出现明显的解热作用[4]。20%柴胡水煎剂 2 g/kg 对过期伤寒混合菌苗所致家兔发热，也有明显的解热作用[5]。分别将柴胡根或茎叶的水煎液给家兔灌胃，可使肌内注射发酵牛奶致热的家兔体温明显下降，柴胡根水煎剂的降温作用更明显，认为与柴胡所含的皂苷、挥发油等有效成分比茎、叶高有关[6]。口服柴胡皂苷不仅可使伤寒和副伤寒混合菌苗致热大鼠体温下降，而且也能使体温正常的大鼠出现明显的降温[7]。柴胡皂苷元 A 也有显著的退热降温作用[8]。

(2) 镇静作用　柴胡皂苷和柴胡皂苷元 A 等均有明显的镇静作用。口服柴胡粗皂苷 200～800 mg/kg 即能使小鼠出现镇静作用。小鼠攀登实验和大鼠条件性回避反应，证明了柴胡总皂苷和皂苷元 A 有明显的运动抑制和安定作用[7，9]。小鼠口服总皂苷 500 mg/kg[7] 及腹腔注射皂苷元 A100 mg/kg 均能明显延长环己巴比妥钠引起的睡眠时间，后者还能拮抗甲基苯丙胺、去氧麻黄碱及咖啡因对小鼠的兴奋作用[9]。

(3) 镇痛作用　小鼠压尾法或醋酸扭体法均证明口服柴胡粗皂苷有明显的镇痛作用[10，11]。柴胡皂苷亦可通过松弛平滑肌紧张而发挥镇痛作用[12]。

(4) 镇咳作用　柴胡总皂苷及柴胡皂苷元 A 有较强的镇咳作用，机械刺激致咳法证明，豚鼠腹腔注射总皂苷镇咳的 ED_{50} 为 9.1 mg/kg，其效果与磷酸可待因 7.6 mg/kg 相近[7]。

3. 对肝脏的作用　醋炙柴胡和醋拌柴胡能显著降低四氯化碳中毒小鼠的血清丙氨酸氨基转移酶(ALT)，有轻度减轻肝脏损伤的作用[13]。柴胡对伤寒菌苗、乙醇、四氯化碳、D-半乳糖胺等所致的肝损害有明显的抗损伤和促进胆汁的分泌作用[8]。柴胡皂苷能抑制 D-半乳糖胺、四氯化碳及 α-萘硫氰酸酯所致的实验性肝损害[14]。柴胡皂苷腹腔注射能抑制 D-半乳糖胺引起的大鼠肝损害，显著降低血清天冬氨酸氨基转移酶(AST)、ALT 活性[15]。柴胡皂苷及柴胡皂苷 a、b_1、b_2、c、d 对实验性肝损害有显著抑制作用，柴胡皂苷 d 并对四氯化碳造成的慢性肝炎也有显著效果[16]。

4. 对胃肠道的作用　柴胡皂苷能兴奋离体肠平滑肌，且不为阿托品所对抗[17]。柴胡的热水提取物中分离精制的酸性多糖部分 BR-2 灌服，对小鼠乙醇性溃疡、捆束水浸应激性溃疡及大鼠幽门结扎溃疡均有显著抑制作用。对盐酸-乙醇溃疡，BR-2 无论口服或腹腔、皮下注射作用均很明显，BR-3 和 BR-5 显示中度活性。BR-2 能增加黏液分泌和胃黏膜组织及胃液中己糖胺和唾液酸的含量，但对胃黏膜中前列腺素 E_2(PGE_2)的含量无影响，而且即使进行消炎痛预处理，BR-2 仍有作用，表明 BR-2 的抗溃疡作用同 PG 无关[18，19]。

5. 对免疫功能的影响　小鼠腹腔注射柴胡多糖 100 mg/kg，可显著增加脾系数、腹腔巨噬细胞吞噬百分数及吞噬指数和流感病毒血清中和抗体滴度，但不影响脾细胞分泌溶血素，柴胡多糖对正常小鼠迟发超敏反应无作用，但可以完全及部分恢复环磷酰胺或流感病毒对小鼠迟发超敏反应的抑制。柴胡多糖还能明显提高刀豆球蛋白(ConA)激活的脾淋巴细胞转化率及自然杀伤细胞的活性[20]。也有实验表明，柴胡煎剂、柴胡皂苷对动物胸腺有抑制作用，致使机体免疫功能降低[21，22]。

6. 对血脂的影响　柴胡皂苷有降低高脂血症动物血清胆固醇的作用。肌内注射柴胡皂苷 a 和 d，能增加经由葡萄糖-^{14}C 的肝脂肪和胆固醇的形成；能降低大鼠由于喂饲胆固醇而升高了的血浆胆固醇、三酰甘油和磷脂的水平；还能加速腹腔注射的胆固醇-^{14}C 和其代谢产物的粪便排泄[23，24]。

7. 抗菌抗病毒的作用　柴胡煎剂(1∶1)在体外对结核杆菌生长有抑制作用，对金黄色葡萄球菌有轻度的抑制作用，对疟原虫、钩端螺旋体及牛痘病毒也有抑制作用[25,26]。柴胡水煎液有较好的抑制流感病毒 A_3 的能力[27]。柴胡注射液腹腔注射乳鼠，对抑制流行性出血热病毒有一定作用[28]。柴胡皂苷a和d体外实验对流感病毒有抑制作用[8]。

8. 抗肿瘤作用　柴胡对腹水瘤细胞腺苷酸环化酶（AC）活性有升高作用，且随柴胡浓度的升高作用愈强[29]。用柴胡以新西兰纯种白兔制备其有抗癌效应的肿瘤坏死因子，以肝癌细胞作为靶细胞，结果使癌细胞坏死、裂解；用人宫颈癌（HeLa）细胞和肺腺癌细胞亦得同样结果[30]。

9. 对代谢的影响　柴胡皂苷a、c、d混合物（3∶2∶2）每日按100 g体重肌注2 mg，连续4 d，能明显增加大鼠肝切片的蛋白质生物合成，使亮氨酸-^{14}C 掺入蛋白质明显增加[31,32]。柴胡皂苷a和d可增高正常或麻醉大鼠血糖，可能与其兴奋腺垂体释放ACTH从而引起肾上腺皮质激素分泌量的增加有关。由于柴胡皂苷诱发皮质固醇分泌并伴有暂时的高血糖及胰岛素分泌过低，从而抑制脂肪分解和抑制胰岛素促进脂肪的生成作用，使血中脂肪量降低[8,33,34]。

10. 其他作用　柴胡皂苷对胰蛋白酶有较强的抑制作用，推测柴胡治疗急性胰腺炎，可能是通过该作用实现的[35]。柴胡中的皂苷及其衍生物能抑制 Na^+，K^+-ATP酶的活性[36]。柴胡的醇提取物CH-1和柴胡分离组分CH-3、CH-4对小鼠肝制备腺苷酸环化酶（AC）具有较高浓度时抑制AC和较低浓度时活化AC的双重作用[37]。

11. 体内过程　柴胡皂苷口服从消化道吸收较差，并有部分被失活，故用于抗炎作用时，口服剂量要比肌肉注射剂量大10倍，才能达到相同的作用强度[23]。本品排泄慢，主要从粪便中排泄[29]。

毒性　柴胡皂苷的 LD_{50} 因动物种类给药途径不同，差别很大[7,9]。小鼠口服的 LD_{50} 为4.7 g/kg；腹腔注射 LD_{50} 为1.906±0.21 g/kg；背部皮下注射为1.75 g/kg；尾静脉注射为0.07 g/kg。柴胡挥发油小鼠腹腔注射 LD_{50} 为1.19±0.12 mg/kg[38]。

【炮制】1. 柴胡　取原药材，除去杂质及残茎，洗净，润透，切厚片，干燥。生柴胡升散作用较强，多用于解表退热。

2. 炒柴胡　取柴胡片置锅内，用文火加热，炒至微焦，取出放凉。

3. 醋柴胡　取柴胡片加醋拌匀，闷润至透，置锅内，用文火加热，炒干，取出放凉。每柴胡片100 kg，用醋20 kg。醋柴胡能增强疏肝止痛作用，多用于肝郁气滞的胁痛，腹痛及月经不调等。

4. 蜜柴胡　取蜜置锅内，加热至沸，倒入柴胡片，用文火加热，炒至微黄色，不粘手为度，取出放凉。每柴胡片100 kg，用炼蜜12.5 kg。蜜柴胡兼有润肺止咳作用，用于有汗兼有咳嗽者。

5. 酒柴胡　取柴胡片用黄酒拌匀，闷润至透，置锅内，用文火加热，炒干，取出放凉。每柴胡片100 kg，用黄酒10 kg。

6. 鳖血柴胡　取柴胡片用鳖血及适量黄酒或清水拌匀，稍闷，置锅内，用文火加热，炒干，取出放凉。每柴胡片100 kg，用鳖血12.5 kg，黄酒12.5 kg。鳖血柴胡有益阴清肝退热的功效，多用于热入血室，骨蒸劳热。柴胡根含柴胡皂苷，茎叶不含柴胡皂苷；叶含挥发油多，约为根的3倍，说明根与茎叶的质量有差异，因此以柴胡全草代替柴胡根尚缺乏依据。

饮片性状　柴胡为不规则的厚片，表面粗糙，皮部浅棕色，木部黄白色，纤维性；周边黑褐色或红棕色，具有纵皱纹，支根痕及皮孔，有的可见纤维状叶茎。气微香，味微苦。炒柴胡色泽加深，表面微具焦斑。醋柴胡色泽加深，具醋香气。蜜柴胡色泽加深，微粘手，味微苦而甜。酒柴胡色泽加深，具酒气。鳖血柴胡色泽加深，具血腥气。

贮干燥容器内，醋柴胡、蜜柴胡、酒柴胡、鳖血柴胡密闭，置阴凉干燥处，防潮，防蛀。

【药性】苦、辛，微寒。归肝、胆经。

1.《本经》："味苦，平。"

2.《别录》："微寒，无毒。"

3.《日华子》："味甘。"

4.《珍珠囊》："阴中之阳。少阳、厥阴行经药也。"

5.《医学启源》："气味平，微苦。"

6.《滇南本草》："味苦，性寒，阴中阳也。入肝、胆二经。"

7.《本草正》："味苦、微辛，气平微寒。气味俱轻，升也，阳中之阴。"

8.《本草再新》："入心、肝、脾三经。"

【功用主治】解表退热，疏肝解郁，升举阳气。主治外感发热，寒热往来，疟疾，肝郁胁痛乳胀，头痛头眩，月经不调，气虚下陷之脱肛、子宫脱垂、胃下垂。

1.《本经》："主心腹，去肠胃中结气，饮食积聚，寒热邪气，推陈致新，久服轻身明目益精。"

2.《别录》："除伤寒心下烦热，诸痰热结实，胸中邪逆，五脏间游气，大肠停积，水胀，及湿痹拘挛。亦可作浴汤。"

3.《药性论》："治热劳骨节烦疼，热气，肩背疼痛，宣畅血气，劳乏羸瘦，主下气消食，主时疾内外热不解，单煮服良。"

4.《千金方》："苗汁治耳聋，灌耳中。"

5.《日华子》："补五劳七伤，除烦止惊，益气力，消痰止嗽，润心肺。添精补髓，天行温疾，热狂乏绝，胸胁气满，健忘。"

6.《珍珠囊》："去往来寒热，胆痹，非柴胡梢子不能除。"

7.《滇南本草》："伤寒发汗解表要药。退六经邪热往来，痹痿。除肝家邪热，痨热，行肝经逆结之气，止左胁肝气疼痛。治妇人血热烧经，能调月经。"

8.《纲目》："治阳气下陷，平肝、胆、三焦、包络相火，及头痛眩晕，目昏赤痛障翳，耳聋鸣，诸疟，及肥气寒热，妇人热入血室，经水不调，小儿痘疹余热，五疳羸热。"

9.《本草备要》："散十二经疮疽血凝气聚。"

【用法用量】内服：煎汤，3～10 g；或入丸、散。外用：煎水洗；或研末调敷。解热生用，用量宜大；疏肝醋炒，宜用中量；升阳生用，宜用小量。

【宜忌】真阴亏损，肝阳上亢及肝风内动之证禁服。

1.《本草经集注》："恶皂荚，畏女菀、藜芦。"

2. 李东垣："欲上升，则用根，以酒浸；欲中及下降，则用梢。"（引自《纲目》）

3.《滇南本草》："伤寒症发汗用柴胡，至四日后方可用；若用在先，阳症引入阴经，当忌用。发汗用嫩蕊，治虚热调经用根好。"

4.《医学入门》："元气下绝及阴火多汗者，误服必死。"

5.《本草正》："性滑，善通大便，凡溏泄脾薄者当慎用之。"

6.《得配本草》："外感生用、多用，升气酒炒、少用。"

【选方】1. 治伤寒五六日，中风，往来寒热，胸胁苦满，嘿嘿不欲食，心烦喜呕，或胸中烦而不呕，或渴，或腹中痛，或胁下痞满，或心下悸，小便不利，或不渴，身有微热，或咳柴胡半斤，黄芩三两，人参三两，半夏半升(洗)，甘草(炙)、生姜各三两(切)，大枣十二枚(擘)。上七味，以水一斗二升，煮取六升，去滓，再煎取三升。温服一升，日三服。(《伤寒论》小柴胡汤)

2. 治伤寒初觉发热，头疼脚痛　柴胡(去苗)半两，黄芩(去黑心)、荆芥穗各一分。上三味，锉如麻豆大。每服五钱匕，水一盏半，生姜一枣大(拍碎)，煎至八分，去滓，入生地汁一合，白蜜半匙，更煎三五沸。热服。(《圣济总录》解毒汤)

3. 治外感风寒，发热恶寒，头疼身痛，痎疟初起　柴胡一至三钱，防风一钱，陈皮一钱半，芍药二钱，甘草一钱，生姜三五片。水一钟半，煎七八分。热服。(《景岳全书》正柴胡饮)

4. 治妊妇寒热头痛，嘿嘿不欲食，胁下痛，呕逆痰气；及产后伤风，热入胞宫，寒热如疟，并经水适来适断；病后劳复，余热不解　柴胡一两，黄芩、人参、甘草(炙)各一分半。上锉如麻豆大。每服五钱，水一盏半，煎一盏，去滓，温服。(《类证活人书》黄龙汤)

5. 治疟疾，寒多热少，腹胀　柴胡、半夏、厚朴、陈皮各二钱。水二碗，煎八分。不拘时候服。(《本草汇言》)

6. 治黄疸　柴胡一两(去苗)，甘草一分。上都细锉作一剂，以水一碗，白茅根一握，同煎至七分，绞去滓。任意时时服，一日尽。(《孙尚药方》)

7. 治肝黄，面色青，四肢拘急，口舌干燥，言语謇涩，爪甲青色　柴胡一两(去苗)，甘草半两(炙微赤，锉)，决明子半两，车前子半两，羚羊角屑半两。上件药，捣罗为散。每服三钱，以水一中盏，煎至五分，去滓，不计时候温服。(《圣惠方》柴胡散)

8. 治积热下痢不止　柴胡、黄芩各四钱。水煎服。(《圣惠方》)

9. 治胸中大气下陷，气短不足以息，或努力呼吸，有似乎喘；或气息将停，危在顷刻。其兼证或寒热往来，或咽干作渴，或满闷怔忡，或神昏健忘，种种病状，诚难悉数。其脉象沉迟微弱，关前尤甚；其剧者，或六脉不全，或参伍不调　生箭芪六钱，知母三钱，柴胡一钱五分，桔梗一钱五分，升麻一钱。煎服。(《衷中参西录》升陷汤)

10. 治眼赤痛微肿，眦赤烂多　柴胡(去苗)、蕤仁(去皮，研)、黄连(去须)、升麻各一两。上四味，粗捣筛。以水三升，煎取一升半，滤去滓，微热淋洗，如冷再暖，洗三两遍。(《圣济总录》柴胡洗眼汤)

11. 治耳聋不闻雷声　柴胡一两，香附一两，川芎五钱。为末。早晚开水冲服三钱。(《医林改错》通气散)

12. 治肾虚牙齿断肿，膈上热　柴胡(去苗)一两，枳壳(去瓤，麸炒)、厚朴(去粗皮，生姜汁炙烟尽)各三分，黄连(去须)半两。上四味，粗捣筛。每用五钱匕，水二盏，煎至一盏，去滓，食后，分二服。(《圣济总录》柴胡汤)

13. 治舌本强，两边痛　柴胡(去苗)、升麻各一两，栀子仁半两。上三味，捣罗为散。每服一钱匕，熟水调下，日三。(《圣济总录》柴胡散)

14. 治大人小儿口疮　柴胡、吴茱萸各等分。上为细末。每用一钱，好酒调敷脚心。(《普济方》)

15. 治口糜生疮　柴胡(去苗)、地骨皮各一两。上二味，粗捣筛。每服三钱匕，水一大盏，煎至六分，去滓，细细含咽之。(《圣济总录》柴胡汤)

【临床报道】 1. 用于退热　用柴胡注射液(每支2 ml，含生药8 g)及柴胡糖浆临床观察197例发热患者，其中感冒115例，扁桃体炎39例，大叶性肺炎16例，急性支气管炎21例，急性咽炎6例。以北柴胡注射液治疗110例，总有效率为54.54%。其剂量不同，疗效有异，肌注2 ml者，总有效率为31.47%，4 ml者为68.54%，6 ml者为89.91%，2～4 ml注射后30～60 min退热0.4～1 ℃，而有回升现象，6 ml注射后有出汗，体温下降未见回升；柴胡糖浆口服20 ml(相当生药3 g)，每日3次，治87例，总有效率为78.15%，服后约90 min，体温逐渐下降，3 h可达正常。如不维持，4 h后又可逐渐上升[1]。

2. 治疗病毒性肝炎　柴胡注射液10～20 ml加入50%葡萄糖液静注或5%葡萄糖液250～500 ml静滴，每日1次，10次为1个疗程，治疗病毒性肝炎120例，其中急性病例97例，有效率为98.4%；慢性病例23例，有效率为100%，对改善症状、回缩肝脾、恢复肝功及乙肝抗原阴转均有较好作用[2]。

3. 治疗高脂血症　用干柴胡、罗汉果(调味用)混合水煎2次，每次煎2 h以上，煎出液过滤澄清浓缩。口服每次20 ml(相当于干柴胡3 g)，每日3次，3星期为1个疗程。治疗86例，治疗前三酰甘油为2.66±1.09 mmol/L(242.18±98.87 mg%)，胆固醇5.67±1.04 mmol/L(217.96±40.06 mg%)，治疗后三酰甘油降为1.61±0.566 mmol/L(145.96±51.42 mg%)，胆固醇5.90±0.87 mmol/L(226.88±33.46 mg%)。三酰甘油平均降低1.06±0.132 mmol/L(96.24±12.02 mg%)，下降率为39.7%[3]。

4. 治疗流行性腮腺炎　用柴胡注射液(每1 ml相当于原生药1 g)，每次2 ml(10岁以下首剂3 ml)，每日2次，肌内注射。治疗28例，治愈27例，其中24 h治愈7例，48 h治愈15例，72 h治愈5例。合并颌下淋巴结炎1例疗效不显。未发现副作用和其他不良反应[4]。

5. 治疗单疱病毒角膜炎　用柴胡注射液(每1 ml相当于原生药1 g)采取滴眼、球结膜下注射及肌内注射3种方法综合治疗。滴眼，柴胡注射液加生理盐水配制成10%眼液，每次1～2滴，每1 h 1次。球结膜下注射，每次0.3～0.5 ml，隔日1次。肌内注射，每次2 ml，每日1～2次。病变程度重，症状严重者，合并使用10%阿托品溶液散瞳，每日1～2次。共治疗21例，除3例外，其余18例均获得满意效果[5]。

6. 治疗多形红斑　用柴胡注射液(每2 ml含原生药4 g)每次2 ml肌内注射，每日2次。治疗13例，结果全部治愈，其中5 d治愈者5例，7 d治愈者6例，10 d治愈者2例[6]。

【各家论述】 1.《本草衍义》："柴胡《本经》并无一字治劳，今人治劳方中鲜有不用者，呜呼！凡此误世甚多。尝原病劳，有一种真藏虚损，复受邪热，邪因虚而致劳，故曰劳者牢也。当须斟酌用之，热去即须急已，若或无热，得此愈甚。《日华子》又谓补五劳七伤，《药性论》亦谓治劳乏羸瘦，若此等病，苟无实热，医者执而用之，不死何待！"

2.《纲目》："劳有五劳，病在五脏。若劳在肝、胆、心及包络有热，或少阳经寒热者，则柴胡乃手足厥阴、少阳必用之药；劳在脾胃有热，或阳气下陷，则柴胡乃引清气退热必用之药；惟劳在肺肾者不可用尔。"

3.《本草汇言》："银柴胡、北柴胡、软柴胡，气味虽皆苦寒，而俱入少阳、厥阴，然又有别也。银柴胡清热，治阴虚内热也；北柴胡清热，治伤寒邪热也；软柴胡清热，治肝热骨蒸也。其出处生成不同，其形色长短黑白不同，其功用内外两伤主治不同，胡前人混称一物，漫无分理。”

4.《本草经疏》：“（柴胡）为少阳经表药，主心腹肠胃中结气，饮食积聚，寒热邪气，推陈致新，除伤寒心下烦热者，足少阳胆也。胆为清净之府，无出无入，不可汗，不可吐，不可下，其经在半表半里，故法从和解，小柴胡汤之属是也。其性升而散，属阳，故能达表散邪也。邪结则心下烦热，邪散则烦热自解。阳气下陷，则为饮食积聚，阳升则清气上行，脾胃之气行阳道，则饮食积聚自消散矣。诸痰热结实，胸中邪逆，五脏间游气者，少阳实热之邪所生病也。柴胡苦平而微寒，能除热散结而解表，故能愈以上诸病。大肠停积，水胀，及湿痹拘挛者，柴胡为风药，风能胜湿故也。”

5.《本草正》：“用此（柴胡）者用其凉散，平肝之热。其性凉，故解寒热往来，肌表潮热，肝胆火炎，胸胁痛结，兼治疮疡，血室受热；其性散，故主伤寒邪热未解，温疟热盛，少阳头痛，肝经郁证。总之，邪实者可用，真虚者当酌其宜，虽引清气上升，然升中有散，中虚者不可散，虚热者不可寒，岂容误哉？”

6.《本草新编》：“夫柴胡止可解郁热之气，而不可释骨髓之炎也；能入于里以散邪，不能入于里以补正；能提气以升于阳，使参、耆、归、术共健脾而开胃，不能生津以降于阴，使麦冬、丹皮同益肺以滋肾；能入于血室之中，以去其热，不能入于命门之内，以去寒。”

7.《本草从新》：“柴胡，为足少阳胆经表药，治诸疟寒热。东垣曰：诸疟以柴胡为君，佐以引经之药。喻嘉言《医门法律》云：疟发必有寒有热。盖外邪伏于半表半里，适在少阳所主之界，入与阴争，阳胜则热，出与阳争，阴胜则寒，即纯热无寒为瘅疟，温疟，寒多热少为牝疟，要皆自少阳而造其极偏，补偏救弊，亦必返还少阳之界，使阴阳协和而后愈也。谓少阳而兼他经则有之，谓他经而不涉少阳，则不成其为疟矣。”

8.《幼科要略》：“大方治疟症，须分十二经。若幼科庸俗，但以小柴胡去参，或香薷、葛根之属，不知柴胡劫肝阴，葛根竭胃汁。”

9.《药性切用》：“（柴胡）生用升阳，解表，能引清气上行而平少阳、厥阴之邪热，止诸疟寒热。酒炒则引入血分，治热入血室；盐水炒除烦热；鳖血炒退骨蒸；醋炒则专入肝经而调经散结，为和解表里之专药。”

10.《药征》：“《本草纲目》柴胡部中，往往以往来寒热为其主治也。夫世所谓疟疾，其寒热往来也剧矣，而有用柴胡而治也者，亦有不治也者。于是质之仲氏之书，其用柴胡也，无不有胸胁苦满之证。今乃施诸胸胁苦满，而寒热往来者，其应犹响之于声，非直疟也，百病皆然，无胸胁苦满证者，则用之无效焉。然则柴胡之所主治，不在彼而在此。”

11.《本草思辨录》：“少阳之火，即气食少火之火，少火者不寒不热，脾得之而升，肺得之而降。过寒过热，皆能犯胃作呕，胃岂可升，其气之陷者实少火之不足，柴胡升少阳而使适于中，则少阳自遂其生生之性，而脾胃悉受其荫，此即十一脏取决于胆之谓也。东垣以柴胡升阳明之清气，而后人遂沿其误，治本草者盍深究之。”

12.《衷中参西录》：“柴胡，味微苦，性平。禀少阳生发之气，为足少阳主药，而兼治足厥阴。肝气不舒畅者，此能舒之；胆火甚炽盛者，此能散之；至外感在少阳者，又能助其转输以透膈升出之，故《神农本草经》谓其主寒热，寒热者少阳外感之邪也。又谓其主心腹肠胃中结气，饮食积聚，诚以五行之理，木能疏土，为柴胡善达少阳之木气，则少阳之气自能疏通胃土之郁，而其结气饮食积聚自消化也。”

13.《本草正义》：“柴胡之治寒热往来，本主外感之病也，故伤寒、温热、湿温诸病，始则大寒大热，已而寒热间断，发作有时，胸胁不舒，舌苔浊腻者，斯为邪在半表半里，柴胡泄满透表，固是专司。若乍病之时，忽寒忽热，一日数作，则邪尚在气分，尚是表病，柴胡亦非其治。”“（柴胡）其治外邪寒热之病，则必寒热往来，邪气已渐入于里，不在肌表，非仅散表诸药所能透达，则以柴胡之气味轻清芳香疏泄者，引而举之以祛邪，仍自表分而解，故柴胡亦为解表之药，而与麻、桂、荆、防等专主肌表者有别。”

3831 柴桂 chái guì（《云南中草药》）

【异名】 三条筋（《云南中草药》）。

【基原】 为樟科樟属植物柴桂的树皮或叶。

【原植物】 柴桂 *Cinnamomum tamala* (Buch.-Ham.) Nees et Eberm. [*Laurs tamala* Buch.-Ham.] 又名：三条筋树（《拉汉种子植物名称》）。

常绿乔木，高达 20 m。树皮灰褐色，有芳香气。枝条茶褐色，幼时略被微柔毛，后渐脱落无毛。叶互生或近对生；叶柄长 5～13 mm；叶片卵形、长圆形或披针形，长 7.5～15 cm，宽 3～5.5 cm，先端长渐尖，基部楔形或宽楔形，全缘，上面绿色，光亮，下面绿白色，离基三出脉，中脉和侧脉在叶上面稍凸起，下面显著凸起，网脉两面略明显，薄革质。圆锥花序腋生和顶生，长 5～10 cm，疏被灰白色微柔毛，分枝末端具 3～5 朵花作聚伞状排列；花两性，白绿色，花梗被灰白色微柔毛；花被筒倒锥形，花被裂片倒卵状长圆形，长约 4 mm，宽约 1.5 mm，先端钝；能育雄蕊 9，花丝被灰白色柔毛，第一至第二轮雄蕊长约 3.8 mm，花药卵状长圆形，4 室，内向瓣裂，花丝长约 2.5 mm，无腺体，第 3 轮雄蕊长约 4 mm，花药长圆形，4 室，外向瓣裂，花丝长约 2.5 mm，近下部有 1 对卵状心形腺体；退化雄蕊 3，被柔毛，箭头形，具柄；子房卵球形，被柔毛，花柱长 3.6 mm，柱头不明显。花期 4～5 月。

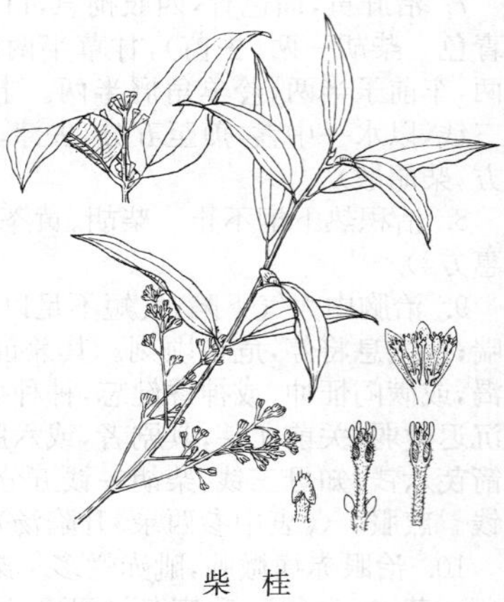

柴 桂

生于山坡或谷地常绿阔叶林中或水边。分布于云南西部和南部。

【采收加工】 7～10 月剥取树皮，晒干。四季均可采叶，切碎，晒干。

【药材】 柴桂 *Cortex Cinnamomi Tamalae* 主产于云南。

性状 树皮略呈筒状、半筒状或不规则的块片，长短厚薄不等。外皮灰褐色，有灰白色地衣斑及不明显的皮孔；内表面红棕色，光滑，有不明显的细纵纹。质硬而脆，折断面整齐。具特异的香气，味甜，辣。

鉴别 树皮横切面：木栓细胞数列，壁厚，木化。皮层有较多厚壁细胞，类方形，壁均匀增厚或内壁厚。中柱鞘部位石细胞群断续排列成环，石细胞大，多数长圆形，壁厚 20～28 μm，亦有短椭圆形或圆形。韧皮束外端有较大的石细胞群及少量厚壁细胞群散在。射线细胞中有草酸钙小方晶。

【成分】 树皮及叶均含挥发油：丁香油酚（eugenol），水芹烯（phellandrene），樟脑（camphor）[1]，桂皮醛（cinnamaldehyde）等。黄酮类：3，4′，5，7-四羟基黄酮（3，4′，5，7-tetrahydroxyflavone），3，3′，4′，5，7-五羟基黄酮（3，3′，4′，5，7-pentahydroxyflavone），山柰酚-3-O-葡萄糖苷（kaempferol-3-O-glucopyranoside），山柰酚-3-O-槐糖苷（kaempferol-3-O-sophoroside），山柰酚-3，7-二-O-鼠李糖苷（kaempferol-3，7-di-O-rhamnopyranoside）和槲皮素-3-O-芸香糖苷（quercetin-3-O-rutinoside）[2]。

【药性】 《云南中草药》："甘、辛、温。"

【功用主治】 《云南中草药》："止血，接骨，通经活络。"

【用法用量】 内服：煎汤，3～6 g；研末，0.3～0.5 g。外用：研末调敷。

【宜忌】 阴虚者禁服。

3832 鸬鹚肉 lú cí ròu（《雷公炮炙论》）

【基原】 为鸬鹚科鸟纲属动物鸬鹚的肉。

【原动物】 鸬鹚 *Phalacrocorax carbo sinensis*（Blumenbach） 又名：鹚（《尔雅》），乌鬼（杜甫《遣闷诗》），水老鸦（《本草衍义》），鱼鹰（王质《林泉结契》），摸鱼郎（《事物绀珠》），黑鱼郎、鱼老鸦（《中国经济动物志》）。

中型鸟类，体长 80 cm。颊、颏和上喉均为白色，形成一半环状。头、羽冠、颈等为黑色，但有金属紫绿色反光，并有白色丝状羽；肩和翼的覆羽青铜棕色，羽缘蓝黑色；初级飞羽黑褐色；次级和三级飞羽灰褐色，并带有绿色金属反光。下体蓝黑色，并具金属反光，下胁有一雪白块斑。尾灰黑色，羽干基部呈灰白色。虹膜翠绿色。眼先橄榄绿色，缀以黑色斑点；眼下橙黄色；嘴下喉囊为橄榄黑色，并缀许多鲜黄色斑点。上嘴黑褐，边缘及下嘴灰白色，且具砖红色斑。跗跖黑色，四趾向前，具蹼及锐爪。冬羽时期，头无羽冠，头、颈无白色丝状羽；颊、颏和上喉的白色半环为浅灰棕色所代替，下胁无雪白斑块。

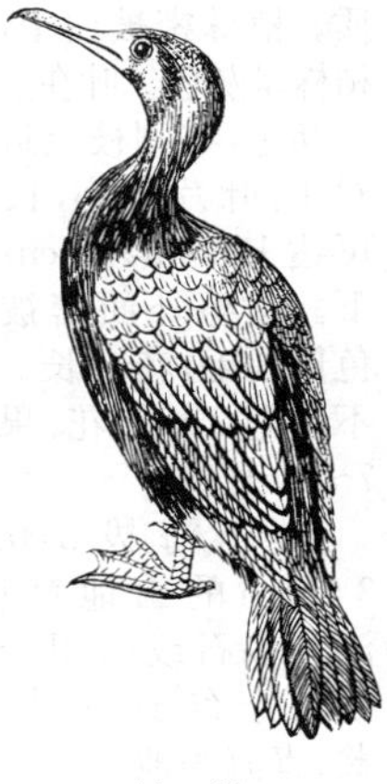

鸬　鹚

栖息河川、湖沼及海滨，善潜水捕食鱼类。营巢于芦苇丛中或矮树、峭壁上。广布于我国各地。经驯养后可供捕鱼。

本动物的骨骼（鸬鹚骨）、唾涎（鸬鹚涎）、翼上羽毛（鸬鹚翅羽）亦供药用，另设专条。

【采收加工】 四季均可捕捉，去内脏及羽毛，取肉鲜用。

【药性】 《纲目》："酸、咸，冷，微毒。"

【功用主治】 《纲目》："主治大腹臌胀，利水道。"

【用法用量】 内服：烧存性，研末，5～10 g，开水或米饮调服。

【宜忌】 孕妇慎服。

1.《饮食须知》："妊妇食之，令逆生。"

2.《品汇精要》："肉，怀妊不宜食。"

【选方】 治大腹臌胀　鸬鹚肉烧存性，研成末，冲米汤水饮服，每日 1 次，每次 3～9 g。（《广西药用动物》）

【各家论述】 《纲目》："《雷公炮炙论》云：'体寒腹大，全赖鸬鹚。'注云：'治腹大如鼓体寒者，以鸬鹚烧存性为末，米饮服之立愈。'窍谓诸腹鼓大，皆属于热，卫气并循于血脉则体寒。此乃水鸟，其气寒冷而利水，寒能胜热，利水能去湿故也。"

3833 鸬鹚骨 lú cí gǔ（《本草经集注》）

【基原】 为鸬鹚科鸟纲属动物鸬鹚 *Phalacrocorax carbo sinensis*（Blumenbach）的骨骼。

【原动物】 参见"鸬鹚肉"条。

【采收加工】 捕捉后去皮毛及肉，取骨骼晾干，烧灰用。

【功用主治】 《本草经集注》："主鱼鲠。"

【用法用量】 内服：烧存性研末，适量，白开水或米汤送下。外用：研末调敷。

【选方】 1. 治鱼骨鲠　鸬鹚骨为末服，或煎汤饮。（《卫生易简方》）

2. 治雀卵面斑　鸬鹚骨烧研，入白芷末，猪脂和，夜涂旦洗。（《纲目》引《摘玄方》）

3834 鸬鹚涎 lú cí xián（《纲目拾遗》）

【基原】 为鸬鹚科鸟纲属动物鸬鹚 *Phalacrocorax carbo sinensis*（Blumenbach）的唾涎。

【原动物】 参见"鸬鹚肉"条。

【采收加工】 将活鸬鹚头向下，使唾液流出，收取。

【药性】 咸，平。

【功用主治】 化痰镇咳。主治百日咳。

【用法用量】 内服：开水冲，10 ml。

【选方】 治肾咳，俗呼顿呛，从小腹下逆上而咳，连嗽数十声，少住又作，甚或咳发必呕，牵掣两胁，涕泪皆出，连月不愈者　鸬鹚涎，滚水冲服。下咽即止。（《纲目拾遗》）

3835 鸬鹚翅羽 lú cí chì yǔ（《纲目》）

【异名】 鸬鹚羽《范汪方》。

【基原】 为鸬鹚科鸟纲属动物鸬鹚 *Phalacrocoax carbo sinensis*（Blumenbach）的翼上羽毛。

【原动物】 参见"鸬鹚肉"条。

【采收加工】 捕捉后拔取羽毛，晾干，烧灰用。

【功用主治】 《范汪方》："治鲠。"

【用法用量】 内服：烧存性研末，每次 15 g，开水送下；或含咽。

【选方】 治诸鱼骨鲠在喉中　鸬鹚毛翅十片。烧灰，研细。每服一钱匕，浓煎橘皮汤，调下，或以绵裹含咽。（《圣济总录》鸬鹚散）

3836 党参 dǎng shēn（《本草从新》）

【异名】 上党人参（《本经逢原》），黄参、防党参、上党参（《百草镜》），狮头参（《纲目拾遗》），中灵草（《青海药材》）。

【基原】 为桔梗科党参属植物党参、素花党参、川党参、管花党参、球花党参、灰毛党参的根。

【原植物】 1. 党参 *Codonopsis pilosula*（Franch.）Nannf.［*Campanumoea pilosula* Franch.］

多年生草本。根长圆柱形，直径 1～1.7 cm，顶端有一膨大的根头，具多数瘤状的茎痕，外皮乳黄色至淡灰棕色，有纵横皱纹。茎缠绕，长而多分枝，下部疏被白色粗糙硬毛；上部光滑或近光滑。叶对生、互生或假轮生；叶柄长 0.5～2.5 cm；叶片卵形或广卵形，长 1～7 cm，宽 0.8～5.5 cm，先端钝或尖，基部截形或浅心形，全缘或微波状，上面绿色，被粗伏毛，下面粉绿色，被疏柔毛。花单生，花梗细；花萼绿色，裂片 5，长圆状披针形，长 1～2 cm，先端钝，光滑或稍被茸毛；花冠阔钟形，直径 2～2.5 cm，淡黄绿色，有淡紫堇色斑点，先端 5 裂，裂片三角形至广三角形，直立；雄蕊 5，花丝中部以下扩大；子房下位，3 室，花柱短，柱头 3，极阔，呈漏斗状。蒴果圆锥形，有宿存花萼。种子小，卵形，褐色有光泽。花期 8～9 月，果期 9～10 月。

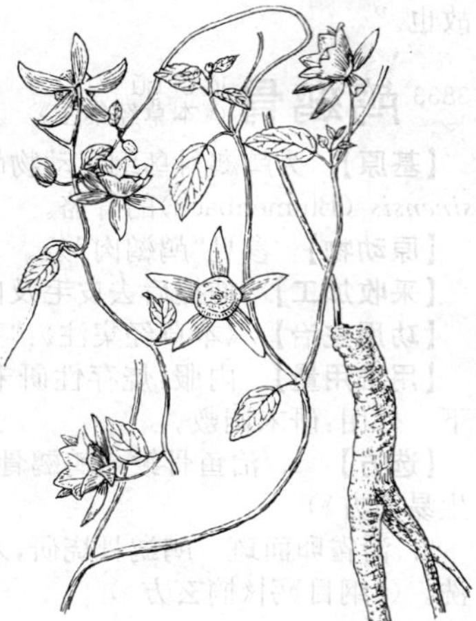

党　参

生于山地灌木丛中及林缘。分布于华北、东北及河南、四川、云南、西藏、陕西、甘肃、青海、宁夏等地。

2. 素花党参 *C. pilosula*（Franch.）Nannf. var. *modesta*（Nannf.）L. T. Shen

本变种与党参的主要区别在于：全体近于光滑无毛；花萼裂片较小，长约 10 mm。

生于海拔 1 500～3 200 m 间的山地林下、林边及灌丛中。分布于山西中部、四川西北部、陕西南部、甘肃、青海。

3. 川党参 *C. tangshen* Oliv.

本种与前两种的区别在于：茎下部的叶基部楔形或较圆钝，仅偶尔呈心脏形；花萼紧贴生于子房最下部，子房对花萼而言几乎为全上位。花、果期 7～10 月。

生于海拔 900～2 300 m 的山地林边灌丛中，现有大量栽培。分布于湖北、湖南、四川、贵州、陕西等地。

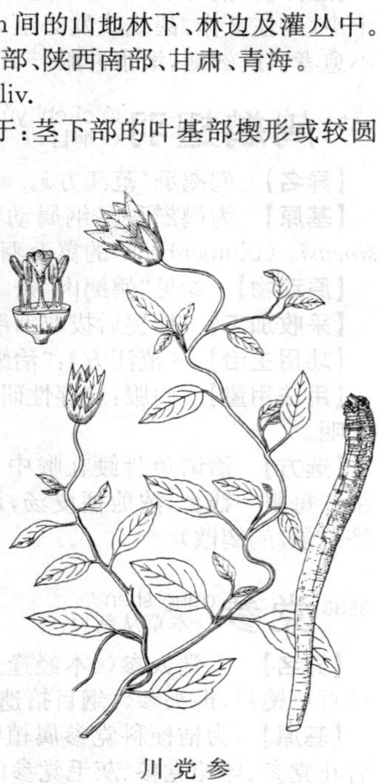

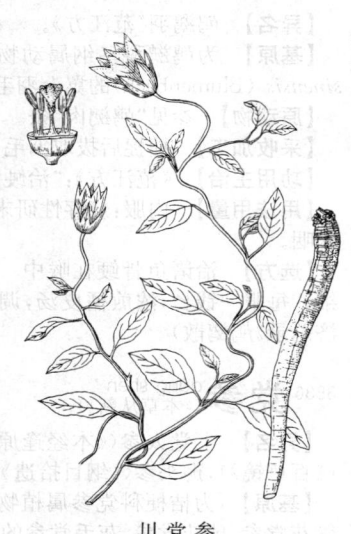

川党参

4. 管花党参 *C. tubulosa* Kom.

本种与前三种的区别在于：茎不缠绕，多攀缘或蔓生状。叶柄较短，长 5 mm 以下。花萼贴生于子房中部，裂片阔卵形，长 1.2 mm，宽约 8 mm，长不及花冠的一半；花冠管状；花丝被毛，花药龙骨状。花、果期 7～10 月。

生于海拔 1 900～3 000 m 的山地灌木林下及草丛中。分布于四川、贵州、云南。

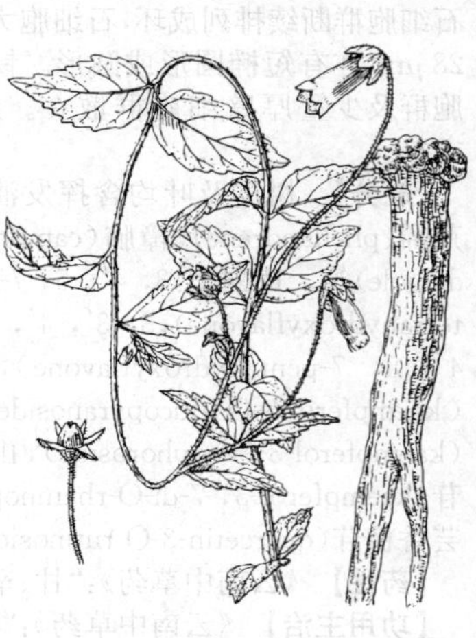

管花党参

5. 球花党参 *C. subglobosa* W. W. Smith

本种与前四种的区别在于：叶片较小，长宽均在 3 cm 以下。花萼贴生至子房先端，有刺毛，裂片卵圆形或菱状卵圆形，裂片间弯缺宽钝，有锯齿及刺毛；花冠球状钟形，黄色，而先端带深红紫色。花、果期 7～10 月。

生于海拔 2 500～3 500 m 的山地草坡多石砾处或沟边灌丛中。分布于四川西部、云南西北部。

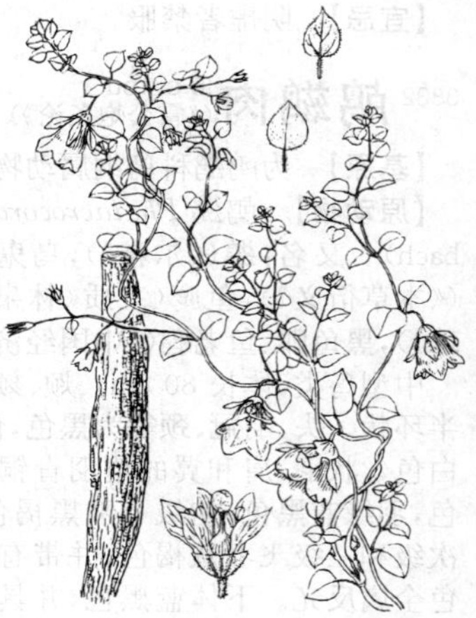

球花党参

6. 灰毛党参 *C. canescens* Nannf.

本种与前五种的区别在于：茎长 25～85 cm。分枝多，近木质。植株密被白毛，使植株呈灰色。叶在主茎上互生，在侧枝上近于对生，叶片较小，长宽可达 1.5 cm×1 cm 以下。花萼外面密被白色长硬毛；花冠长一般不超过 2 cm。花、果期 7～10 月。

生于海拔 3 000～3 400 m 的山地草坡、河滩多石或向阳干旱处。分布于四川、西藏、青海等地。

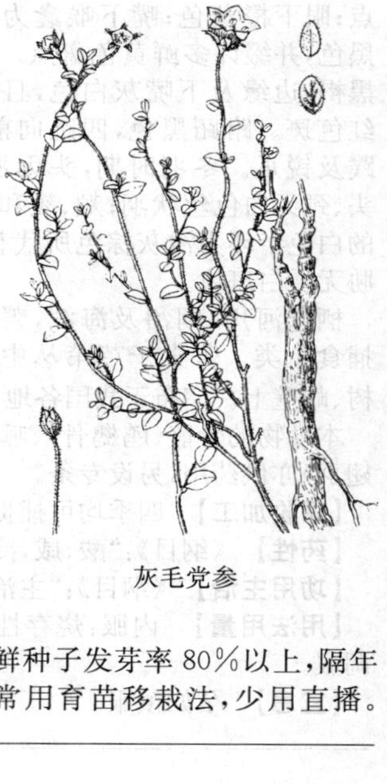

灰毛党参

【栽培】 生物学特性　喜气候温和，夏季较凉爽的环境，忌高温。幼苗期喜阴，成株喜阳光。以土层深厚，排水良好，富含腐殖质的砂质壤土栽培为宜。不宜黏土、低洼地、盐碱土和连作地上种植。

繁殖方法　种子繁殖。新鲜种子发芽率 80% 以上，隔年种子发芽率低，不宜作种。常用育苗移栽法，少用直播。

播种期从早春解冻后至冬初封冻前均可进行，夏播和秋播出苗整齐。撒播或条播，条播行距 10～15 cm，播种深度 0.5～1 cm。播后参畦用玉米杆、谷草或松杉枝等覆盖保湿。苗高约5 cm时，逐渐除去遮盖物，并及时注意除草浇水。移栽，参苗培育 1 年，于秋季或春季幼苗萌芽前移栽。按行株距 20～30 cm 开沟，将种根按株距 6～10 cm 斜栽于沟内，覆土。

田间管理　除草是保证党参产量的主要措施之一，尤其是苗期必须勤除杂草。当苗高 15 cm 时，施人粪尿，每 1 hm^2 15 000～22 500 kg，施后培土。在开花前每亩施磷酸铵溶液 5 kg。苗高 30 cm 时搭架，使茎蔓攀缘生长。雨季注意排水，以免烂根。

病虫害防治　病害有锈病，发病期间喷 25% 粉锈宁 1 000～1 500 倍液，每隔 7～10 d 1 次，连续喷 2～3 次。根腐病，低洼地和多雨季节容易发生，忌连作，筑高畦，开深沟，有利排水，发病期可用 50% 托布津 800 倍液浇灌。虫害有小地老虎、非洲蝼蛄等为害。

【采收加工】 移栽后第二或第三年 9～10 月，将根挖出，晒 4～6 h，然后用绳捆起，揉搓使根充实，经反复 3～4 次处理后，即可扎成小捆，贮藏或进行加工。贮藏期间宜放于凉爽干燥处，避免虫蛀。

【药材】 党参 *Radix Codonopsis*　党参主产于黑龙江、吉林、辽宁、山西、河南，称东党、潞党。素花党参主产于甘肃、陕西及四川西北部，称西党、纹党、晶党，以四川南坪、松潘，甘肃文县所产品质最佳。川党参主产于四川、湖北、陕西，称条党、单枝党、板桥党。

商品规格　根据产地不同，商品名称较为复杂。党参有东党、潞党、台党。素花党参统称西党，有纹党、文党、晶党、庙党、汉中党、凤党。川党参亦名条党、单枝党、板桥党。其中文党、庙党质量最好，潞党、台党产量最大，板桥党、庙党为主要出口规格。

性状　党参　根呈长圆柱形，稍弯曲，长 10～35 cm，直径 0.4～2 cm。表面黄棕色至灰棕色，根头部有多数疣状突起的茎痕及芽痕，集成球状，习称"狮子盘头"，每个茎痕的顶端呈凹下的圆点状；根头下有致密的环状横纹，向下渐稀疏，有的达全长的一半，栽培品环状横纹少或无；全体有纵皱纹及散在的横长皮孔，支根断落处常有黑褐色胶状物，系乳汁溢出凝成(俗称油点)。质稍硬或略带韧性，断面稍平坦，有的呈角质样，有裂隙或放射状纹理，皮部较厚，淡黄白色至淡棕色，与木部交接处有一深棕色环，木部淡黄色。有特殊香气，味甜，嚼之无渣。

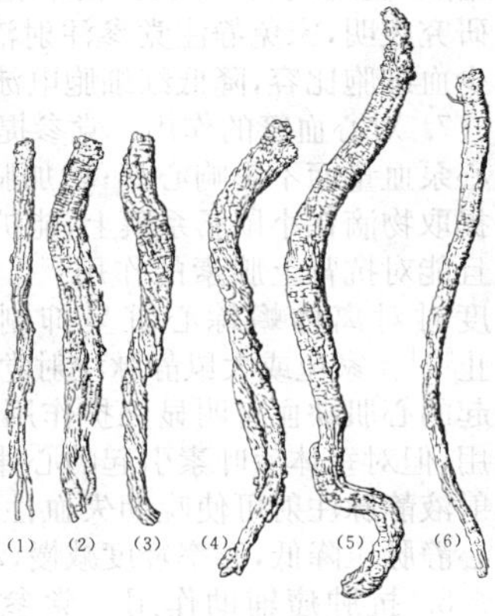

党参(根)外形

(1) 党参　(2) 素花党参
(3) 灰毛党参　(4) 川党参
(5) 球花党参　(6) 管花党参

素花党参　长 10～35 cm，直径 0.5～2.5 cm。表面黄白色至灰黄色，根头下致密的环状横纹常达全长的一半以上。断面裂隙较多，皮部灰白色至淡棕色，木部淡黄色。

川党参　长 10～45 cm，直径 0.5～2 cm。表面灰黄色至黄棕色，有明显不规则的纵沟。质较软而结实，断面裂隙较少，皮部黄白色，木部淡黄色。

鉴别　(1) 根横切面：木栓细胞数列至 10 数列，外侧有石细胞，单个或成群。皮层窄。韧皮部宽广，外侧常现裂隙，散有淡黄色乳管群，并常与筛管群交互排列。形成层成环。木质部导管单个散在或数个相聚，呈放射状排列。薄壁细胞含菊糖。

粉末特征：黄白色。菊糖多，用冷水合氯醛液装置，菊糖团块略呈扇形、类圆形或半圆形，表面具放射状线纹。石细胞较多，单个散在或数个成群，有的与木栓细胞相嵌；石细胞多角形、类方形、长方形或不规则形，偶有短纤维状，纹孔稀疏。具缘纹孔、网纹、网状具缘纹孔导管及梯纹导管。乳汁管为有节联结乳汁管，管中及周围细胞中充满油滴状物及细颗粒。木栓细胞棕黄色，表面观长方形、斜方形或类多角形，垂周壁微波状弯曲，木化，有纵条纹。

(2) 本品乙醚浸出物加醋酐溶解，沿管壁加入浓硫酸，两液界面呈棕色环，上层由蓝色即变为绿色(检查植物甾醇)。

(3) 薄层色谱：取本品粉末以适量氯仿回流提取，提取液蒸干，以适量氯仿溶解作为供试液，以苍术内酯Ⅲ(atractylenolide Ⅲ)氯仿液作为对照品液。各取上述供试液及对照液适量，点于同一硅胶 GF_{254} 板上，以环己烷-乙酸乙酯(7∶3)展开。喷以亚硝酸钠硫酸试液，110 ℃加热 5 min 后，在紫外灯(254 nm)下检测。党参及素花党参样品液色谱在与对照品色谱相应位置上，显示相同的淡绿色荧光斑点。

本品甲醇提取物经大孔树脂处理，去掉糖类和脂肪，作为供试液。以丁香苷(syrigin)甲醇液作为对照液。各取供试液及对照液适量点于同一硅胶 GF_{254} 板上，以氯仿-甲醇-水(7∶3∶0.5)展开。置紫外灯(254 nm)下观察荧光，供试液色谱在与对照液色谱相应位置上显示相同的斑点。

品质标志　《中华人民共和国药典》2005 年版规定：照醇溶性浸出物测定法热浸法测定，本品用 45% 乙醇为溶剂，其浸出物不得少于 55.0%。

【成分】 1. 党参　根中大部分是糖类：果糖，菊糖[1]，多糖[2, 3]和 4 种杂多糖 CP_1、CP_2、CP_3、CP_4[4]；苷类：丁香苷(syringin)，正己基-β-D-吡喃葡萄糖苷(*n*-hexyl-β-D-glucopyranoside)，乙基-α-D-呋喃果糖苷(ethyl-α-D-fructofuranoside)[5]，党参苷(tangshenoside)[6]；生物碱和含氮成分：胆碱(choline)[7]，黑麦草碱(perlolyrine)[8]，脲基甲酸正丁酯(*n*-butyl allophanate)[9]，焦谷氨酸-N-果糖苷(pyro-glutamic acid-N-fructoside)[10]，烟酸(nicotinic acid)，5-羟基-2-吡啶甲醇(5-hydroxy-2-pyridine methanol)[5]；甾醇及三萜成分：蒲公英赛醇(taraxerol)，乙酸蒲公英甾醇酯(taraxeryl acetate)，无羁萜(friedelin)[9, 11]，α-菠菜甾醇(α-spinasterol)，α-菠菜甾醇-β-D-葡萄糖苷(α-spinasteryl-β-D-glucoside)，7-豆甾烯醇(stigmast-7-en-3β-ol)，7-豆甾烯醇-β-D-葡萄糖苷(Δ^7-stigmas tenyl-β-D-glucoside)，豆甾醇(stigmasterol)，豆甾醇-β-D-葡萄糖苷(stigmasteryl-β-D-glucoside)，7-豆甾烯-3-酮(stigmasta-7-ene-3-one)，α-菠菜甾酮(stigmasta-7, 22-dien-3-one)，5, 22-豆甾二烯-3-酮(stigmasta-5, 22-dien-3-one)[12, 13]；其他成分：丁香醛(syringaldehyde)，香草酸(vanillic acid)，2-呋喃羧酸(2-furan carboxylic acid)，苍术内酯(atractylenolide)Ⅱ及Ⅲ[5]，5-羟甲基糠醛(5-hydroxymethyl-2-furaldehyde)[7, 14]，5-甲氧基甲基糠醛(5-methoxymethyl-2-furaldehyde)[14]，棕榈酸甲酯(methylpalmitate)[12]。挥发油：棕榈酸甲酯，α-蒎烯（α-pinene），2，4-壬二烯醛（nona-2，4-dienal），龙脑（borneol），δ-愈创木烯（δ-guaiene），α-姜黄烯（α-curcumene）[15]，苍术内酯（atrctylenolide）Ⅲ，白芷内酯（angelicin），补骨脂内酯（psoralen）[16]。炔类：十四碳-4E，12E-二烯-8，10-二炔-1，6，7-三醇-6-O-β-D-葡萄糖苷（tetradeca-4E，12E-diene-8，10-diyne-1，6，7-triol-6-O-β-D-glucoside），十四碳-4E，12E-二烯-8，10-二炔-1，6，7-三醇（tetradeca-4E，12E-diene-8，10-diyne-1，6，7-triol）[17]。

2. 素花党参　根含苏氨酸、缬氨酸、甲硫氨酸、异亮氨酸、亮氨酸、苯丙氨酸、组氨酸、天冬氨酸、丝氨酸、甘氨酸、谷氨酸、丙氨酸、胱氨酸、酪氨酸、赖氨酸、精氨酸、脯氨酸等17种氨基酸[18]。

3. 川党参　根含多糖[2]。甾醇类：蒲公英赛醇，乙酸蒲公英甾醇酯，无羁萜，豆甾醇[19]；苷类：丁香苷[20]，党参苷Ⅰ、Ⅱ[20]、Ⅲ、Ⅳ[21]，(E)-2-己烯基-β-槐糖苷〔(E)-2-hexenyl-β-sophoroside〕，(E)-2-己烯基-α-L-吡喃阿拉伯糖基(1→6)-β-D-吡喃葡萄糖苷〔(E)-2-hexenyl α-L-arabinopyranosyl(1→6)-β-D-glucopyranoside〕，己基-β-龙胆二糖苷(hexyl-β-gentiobioside)，己基-β-槐糖苷（hexyl-β-soporoside)，(6R，7R)-E，E-十四碳-4，12-二烯-8，10-二炔-1，6，7-三醇-6-O-β-D-吡喃葡萄糖苷〔(6R，7R)-E，E-tetradeca-4，12-dien-8，10-diyne-1，6，7-triol-6-O-β-D-glucopyranoside〕[21]。又含党参内酯（codonolac-tone），党参酸（codopiloic acid）[22]以及天冬氨酸、苏氨酸、丝氨酸、甘氨酸、谷氨酸、丙氨酸、胱氨酸、缬氨酸、甲硫氨酸、异亮氨酸、亮氨酸、酪氨酸、苯丙氨酸、赖氨酸、组氨酸、精氨酸、脯氨酸等氨基酸[18]和铁、铜、钴、锰、锌、镍、砷、钒、钼、氟等无机元素[15]。

4. 管花党参　根含铁、铜、钴、锰、锌、镍、砷、钒、钼、氟等无机元素[15]及多糖[2]。

5. 球花党参　根含甾醇类：蒲公英赛醇、乙酸蒲公英赛醇酯、无羁萜、豆甾醇[19]。又含多糖[2]、苍术内酯Ⅲ[23]和天冬氨酸、苏氨酸、丝氨酸、甘氨酸、谷氨酸、丙氨酸、胱氨酸、缬氨酸、甲硫氨酸、异亮氨酸、亮氨酸、酪氨酸、苯丙氨酸、赖氨酸、组氨酸、精氨酸、脯氨酸等氨基酸[18]。

6. 灰毛党参　根含多糖[2]、苍术内酯Ⅲ[23]。

【药理】 1. 增强机体应激能力　党参多糖给小鼠腹腔注射 206 mg/kg，能延长小鼠游泳时间，提高小鼠耐高温能力，增强正常及摘除肾上腺小鼠的耐缺氧能力，并减少正常大鼠肾上腺内维生素 C 含量，对麻醉大鼠则无此种作用，表明党参增强应激作用可能与兴奋丘脑-垂体-肾上腺皮质系统有关[1]。

2. 增强机体免疫功能　党参注射液能使小鼠腹腔巨噬细胞的数量增加，细胞体积增大，伪足增多，吞噬力加强；细胞内 DNA、RNA、糖类、酸性磷酸酶（ACP）、ATP 酶、酸性α-醋酸萘酚酯酶（ANAE）、琥珀酸脱氢酶活性均明显增强[2]。花粉多糖腹腔注射，也能使小鼠腹腔巨噬细胞内的糖类、ACP 酶及酸性 α-醋酸萘酚酯酶（ANAE）活性增强[3]。党参醇提物对正常小鼠的免疫增强作用并不显著，但对环磷酰胺造成免疫抑制的小鼠，能明显增强淋巴细胞转化、抗体形成细胞的功能，提高血凝抗体滴度，提示党参对细胞、体液免疫的调节作用与机体的免疫功能状态密切相关[4]。党参多糖对小鼠脾细胞分泌抗体的能力具有促进作用，对免疫受抑小鼠可使血清抗体水平及脾细胞分泌抗体能力得到恢复，可促进正常小鼠体内白介素-2 的产生，但对正常小鼠可明显抑制血清溶血素的产生，对血清凝集素的生成无明显影响[5]。

3. 延缓衰老作用　以 20% 党参水煎液浸泡桑叶后喂蚕，可延长蚕的幼虫期、全生存期，并增加体重[6]。体外试验表明，党参提取物能提高人血的超氧化物歧化酶（SOD）活性，增强清除自由基的能力[7]，提示党参具有一定的延缓衰老作用。

4. 抗溃疡作用　党参煎剂及其提取物Ⅰ、Ⅶ灌胃，对无水乙醇、强酸和强碱引起的大鼠胃黏膜损伤均有明显的保护作用[8~10]。煎剂[11]和水煎剂醇沉液[12]、正丁醇中性提取物[13]或多糖[14]灌胃给药，对大鼠应激型、幽门结扎型、吲哚美辛（消炎痛）型、阿司匹林型及慢性醋酸型胃溃疡，具有明显的保护作用或促进溃疡愈合作用。研究发现，党参及其提取物能减少大鼠胃液分泌量，降低胃液总酸度，减少总酸排出量。抑制胃蛋白酶活性[12,14,15]，但对游离酸无明显影响[14]。水煎醇沉液能防止应激型大鼠胃黏膜组织中组胺含量降低[12]。多糖能抑制毛果芸香碱引起的大鼠胃酸分泌增加，并增加胃液中前列腺素 E_2（PGE_2）含量，表明党参抑制胃酸分泌和抗溃疡作用可能与其对 PG 代谢有关[14]。

5. 对中枢神经系统作用　党参水煎醇提液腹腔注射，能显著延长士的宁、戊四唑诱发的小鼠惊厥潜伏期及死亡时间，并有抗电惊厥作用[16]。党参多糖腹腔给药，除延长士的宁惊厥潜伏期外，还能降低正常小鼠及实验性发热大鼠的体温，抑制醋酸诱发的小鼠扭体反应[17]；甲醇提取物也有后一作用[18]。醇提物灌胃或正丁醇提取物腹腔注射，均能拮抗或改善东莨菪碱造成的小鼠记忆获得障碍、亚硝酸钠造成的记忆巩固障碍和乙醇造成的记忆再现障碍；正丁醇提取物还能增加脑内 M 受体数量，提示党参的益智作用可能与胆碱能神经系统有关[19]。

6. 对血液与造血功能的影响　党参水浸膏与醇浸膏可使家兔红细胞数及血红蛋白量增加，白细胞总数减少。中性粒细胞相对增多，淋巴细胞减少，摘除脾脏后，红细胞仍增加，但效应明显减弱，白细胞不减少[20,21]。血液流变学研究表明，家兔静注党参注射液，能抑制体外血栓形成，减少血细胞比容，降低红细胞电泳值和血液黏度[22]。

7. 对心血管的作用　党参提取物给麻醉猫静注，能提高心泵血量而不影响心率；增加脑、下肢和内脏血流量，将该提取物滴在小鼠肠系膜上，能扩张微血管并使血流量增加，且能对抗肾上腺素的作用[23]。党参注射液及醇提物低浓度时对离体蟾蜍心脏呈抑制作用，高浓度可使心搏停止[24]。家兔或大鼠静脉注射党参注射液，对垂体后叶素引起的心肌缺血有明显保护作用，对大鼠正常心率有减慢作用，但对垂体后叶素引起的心律失常并无影响[25]。党参注射液静脉注射可使晚期失血性休克家兔血压明显回升，中心静脉压降低，心率轻度减慢，动物存活时间明显延长[26]。

8. 抗肿瘤辅助作用　党参煎剂能显著延长皮下移植 Lewis 肺癌及荷瘤小鼠的平均存活时间，动物的半数死亡时间和全部死亡时间均延长，日存活率也提高；抑制肿瘤体积和重量增长，明显减少肺转移灶。这些作用均优于单用环磷酰胺[27]。煎剂能抑制原噬菌体的诱导释放，对大肠杆菌 SOS 反应有较强的抑制作用，表明党参有抗诱发作用，同时还能抑制羟基脲诱发的酵母细胞的基因突变[28]。

9. 对血糖的影响　煎剂家兔灌胃可使血糖明显升高[29]。小鼠腹腔注射、兔静注注射液，均有升高血糖作用；

但大鼠每日皮下注射对血糖无明显影响。注射液对小鼠胰岛素引起的低血糖有对抗作用,对肾上腺素引起的高血糖则无影响[30]。家兔注射党参浸膏溶液,血糖量增加,但喂饲党参及注射发酵后党参溶液,则血糖无变化,故推测其升血糖作用与党参所含糖分有关[20]。

毒性　党参注射液小鼠腹腔注射的 LD_{50} 为 79.21±3.60 g/kg。给大鼠每日皮下注射 0.5 g/只,连续 13 d,无异常反应;家兔每日腹腔注射 1 g/只,连续 15 d,血清氨基转移酶活性无改变,也无中毒表现[30]。党参碱小鼠腹腔注射的 LD_{50} 为 666～778 mg/kg[31]。党参多糖给小鼠 1 次灌胃 10 g/kg,未见中毒表现及死亡[14]。腹腔注射 LD_{50} 为 2.06±0.28 g/kg[17]。党参水煎液给小鼠灌胃的 LD_{50} 为 240.3 g/kg[32]。

【炮制】 1. 党参　取原药材,除去芦头及杂质,洗净,润透,切厚片,干燥。

2. 米党参　取净米置锅内,用文火加热,喷淋清水少许至米粘贴锅上,候烟冒出时,倒入党参片,轻轻翻炒至米呈老黄色时,取出放凉,筛去焦米。每党参片 100 kg,用米 20 kg。

3. 蜜党参　取炼蜜适量开水稀释后,加入党参片拌匀,闷透,置锅内,用文火炒至表面黄棕色,不粘手时,取出放凉。每党参片 100 kg,用炼蜜 20 kg。

4. 土炒党参　先将灶心土粉置锅内炒松,倒入党参片,用中火炒至表面土黄色,闻到党参香气为度,取出,筛去土粉,放凉。每党参片 100 kg,用灶心土 25 kg。

5. 麸炒党参　先以武火将锅加热,撒入麸皮,候冒烟时,倒入党参片,拌炒至表面呈微黄色,取出,筛去麸皮,放凉。每党参 100 kg,用麸皮 20 kg。

6. 酒党参　取党参用米酒拌匀,放置 1 h,置锅内,用文火炒干或烘干。每党参片 100 kg,用米酒 12 kg。

饮片性状　党参参见"药材"项。米党参形如党参,表面老黄色。蜜党参表面黄棕色,显光泽,略有黏性,气香,味甜。土炒党参表面土黄色。麸炒党参表面微黄色,略有麸香。酒党参略具酒香气。

贮干燥容器内。米党参、蜜党参、土炒党参、麸炒党参、酒党参密闭,置阴凉干燥处。

【药性】 甘,平。归脾、肺经。

1.《本经逢原》:"甘,平。"

2.《得配本草》:"入手、足太阴气分。"

3.《本草求真》:"专入肺。"

4.《本草再新》:"无毒。入心、脾、肺经。"

【功用主治】 健脾补肺,益气生津。主治脾胃虚弱,食少便溏,四肢乏力,肺虚喘咳,气短自汗,气血两亏诸证。

1.《本经逢原》:"清肺。"

2.《本草从新》:"补中,益气,和脾胃,除烦渴。"

3.《药性集要》:"能补脾肺,益气生津。"

【用法用量】 内服:煎汤,6～15 g;或熬膏、入丸、散。生津、养血宜生用;补脾益肺宜炙用。

【宜忌】 实证、热证禁服;正虚邪实证,不宜单独应用。

1.《得配本草》:"气滞、怒火盛者禁用。"

2.《药笼小品》:"中满有火者忌之。"

【选方】 1. 清肺气,补元气,开声音,助筋力　党参一斤(软甜者,切片),沙参半斤(切片),桂圆肉四两。水煎浓汁,滴水成珠,用磁器盛贮。每用一酒杯,空心滚水冲服,冲入煎药亦可。(《得配本草》上党参膏)

2. 治小儿自汗症　每日用党参 30 g,黄芪 20 g。水煎成 50 ml,分 3 次服,1 岁以内减半。〔《江苏中医》1988,(9):25〕

3. 治服寒凉峻剂,以致损伤脾胃,口舌生疮　党参(焙)、黄芪(炙)各二钱,茯苓一钱,甘草(生)五分,白芍七分。白水煎,温服。(《喉科紫珍集》参芪安胃散)

4. 治小儿口疮　党参 30 g,黄柏 15 g。共为细末,吹撒患处。(《青海省中医验方汇编》)

5. 治脱肛　党参 30 g,升麻 9 g,甘草 6 g。水煎 2 次,早晚各 1 次。(《全国中草药汇编》)

6. 抑制或杀灭麻风杆菌　党参、重楼(蚤休)、刺包头根皮(楤木根皮)各等量。将党参、重楼研成细粉;再将刺包头根皮加水适量煎煮 3 次,将 3 次煎液浓缩成一定量(能浸湿党参、重楼细粉)的药液,加蜂蜜适量,再将重楼、党参细粉倒入捣匀作丸,每丸重 9 g;亦可作成膏剂。日服 3 次,每次 1 丸,开水送服。(北京中医学院《新医疗法资料汇编》)

【临床报道】 1. 治疗功能性子宫出血　每日用党参 30～60 g,水煎,每日 1 剂。月经期或行经第一日开始连续服药 5 d。部分患者血止后,用人参归脾丸或乌鸡白凤丸等巩固疗效。共治疗 37 例,5 例痊愈,14 例显效,10 例有效,无效 8 例[1]。

2. 治疗月经过多、产后恶露不尽　党参 20 g,用 400 ml 自来水文火煎 40 min,取药汁 150～200 ml,兑入阿胶 10 g(烊化)顿服,每日 1 次,治疗月经过多、产后恶露不尽 68 例。结果月经过多 40 例,产后恶露不尽 28 例,中医辨证均属气虚型,均用本药后全部有效,服药 3～7 剂,停药后未复发[2]。

【各家论述】 1.《本经逢原》:"上党人参,虽无甘温峻补之功,却有甘平清肺之力,亦不似沙参之性寒专泄肺气也。"

2.《本草正义》:"党参力能补脾养胃,润肺生津,健运中气,本与人参不甚相远。其尤可贵者,则健脾运而不燥,滋胃阴而不湿,润肺而不犯寒凉,养血而不偏滋腻,鼓舞清阳,振动中气,而无刚燥之弊。有较诸辽参之力量厚重,而少偏于阴柔,高丽参之气味雄壮而微嫌于刚烈者,尤为得中和之正,宜乎五脏交受其养,而无往不宜也。"

3837 鸭毛 yā máo (《山东药用动物》)

【异名】 鸭羽(《华佗神医秘传》)。

【基原】 为鸭科鸭属动物家鸭 *Anas domestica* Linnaeus 的羽毛。

【原动物】 参见"白鸭肉"条。

【采收加工】 宰鸭时拔取羽毛,晒干。

【功用主治】 解热毒。主治粪窠毒,水火烫伤。

【用法用量】 外用:煎水洗或研末调涂。

【选方】 1. 治粪毒(农家烧粪于地,为烈日蒸晒,人跣足行其上,受其热毒,足趾肿痛,似溃非溃)　以鸭羽煎汤,合皂矾洗之。(《华佗神医秘传》华佗治乌茄疔神方)

2. 治烧烫伤溃烂出水　大鸭毛适量,烧灰,加冰片少许,共研末,用香油调,涂患处。(《山东药用动物》)

3838 鸭头 yā tóu (《别录》)

【基原】 为鸭科鸭属动物家鸭 *Anas domestica* Linnaeus 的头部。

【原动物】 参见"白鸭肉"条。

【采收加工】 宰鸭时取下头部,鲜用。

【功用主治】 利水消肿。主治水肿尿涩，咽喉肿痛。

1.《新修本草》："《别录》云，头主水肿，通利小便。古方疗水，用鸭头丸也。"

2.《滇南本草》："头：能消顶上秃疮。脑：能敷一切疮毒。"

3. 姚可成《食物本草》："脑：主冻疮，取涂之。"

4. 柴裔《食鉴本草》："舌：治痔疮。"

【选方】 1. 治阳水暴肿，面赤，烦躁喘急，小便涩 甜葶苈(炒)二两(熬膏)，汉防已末二两，以绿头鸭血同头合捣三千杵，丸梧子大。每木通汤下七十丸，日三服。一方加猪苓一两。(《纲目》引《外台》鸭头丸)

2. 治喉风肿 鸭嘴、胆矾为细末，醋煎一二沸，呷入口，吐即愈，如吐不止，呷米饭即止。(《普济方》)

3. 治酒皶鼻 鸭嘴、胆矾敷。(《脉因证治》)

3839 鸭血 yā xuè
(《本草经集注》)

【基原】 为鸭科鸭属动物家鸭 *Anas domestica* Linnaeus 的血液。

【原动物】 参见"白鸭肉"条。

【采收加工】 宰鸭时收集血液，鲜用。

【药材】 鸭血 *Sanguis Anatis Domesticae* 全国大部分地区均有。

性状 鲜血为红色液体，易凝固。有的加盐水后加热成赭色块状，细腻或内部有许多小孔，易破碎，用手挤压易变形而水被挤出。气微，味淡。

【药性】 咸，凉。

1.《饮食须知》："味咸，性冷。"

2.《本草正》："味咸，微凉。"

【功用主治】 补血，解毒。主治劳伤吐血，贫血虚弱，药物中毒。

1.《新修本草》："《别录》云，解诸毒。"

2.《食疗本草》："项中热血，解野葛毒，饮之。"

3.《纲目》："热血，解中生金、生银、丹石、砒霜诸毒，射工毒。又治中恶及溺水死者，灌之。蚯蚓咬疮，涂之。"

4.《本草正》："善解诸毒。盐卤毒，宜服此解之。"

5.《本经逢原》："能补血解毒。劳伤吐血，冲热酒调服。"

6.《医林纂要》："解鱼虫百毒。"

7.《随息居饮食谱》："解亚片毒。"

【用法用量】 内服：趁热生饮或隔水蒸熟，100～200 ml。外用：涂敷。

【选方】 1. 治经来潮热，胃气不开，不思饮食 白鸭血，头上取之，酒调饮。(《秘传内府经验女科》鸭血酒)

2. 治贫血虚弱 用1只鸭的血(宰鸭时取之)，加清水适量，食盐少许，隔水蒸熟，再和入好酒(最好是首乌酒)1～2汤匙，稍蒸片刻后服食，每日1次，连服4～5次为1个疗程。(《中华食疗大全》)

3. 治中风 白鸭血，每日约两杯，晚食前1 h饮用。(《动植物民间药》)

4. 治小儿白痢，似鱼冻者 白鸭杀取血，滚酒泡服。(《纲目》引《摘玄方》)

5. 治中诸药毒已死者 取生鸭断头，以鸭项内病者口中，得血三两滴入喉中即苏也。(《太平御览》引《博物志》)

6. 解百蛊毒 白鸭血，热饮之。(《纲目》引《广记》)

7. 治吞金 热鸭血服之。金从大便出。(《王氏医存》)

3840 鸭卵 yā luǎn
(《本草经集注》)

【异名】 鸭子(孟诜)，鹜实、鹜元(《宝庆本草折衷》)，鸭蛋(《医钞类编》)。

【基原】 为鸭科鸭属动物家鸭 *Anas domestica* Linnaeus 的卵。

【原动物】 参见"白鸭肉"条，

【采收加工】 取鸭蛋鲜用，或加工成咸蛋、变蛋(皮蛋)。

【药材】 鸭卵 *Ova Anatis Domesticae* 全国大部分地区均产。

性状 鸭蛋呈卵圆形，长径5～9 cm，表面类白色或淡青绿色，外壳坚硬，光滑，皮破后内有白色厚膜，较坚韧。蛋清呈胶体，无色半透明，遇热固化变性成白色固体，蛋清内有2条系膜与蛋黄相连。蛋黄黄色或橘红色，胶体外有核膜包围，遇热易固化呈固体，手搓易呈粉状。气微腥，味淡。

【成分】 每100 g含蛋白质13 g，脂肪14.7 g，碳水化合物1 g，维生素A 1 380 u，硫胺素(thiamine)0.15 mg，核黄素(ribo flavin)0.37 mg，烟酸(nicotinic acid)0.1 mg，灰分(ash)1.8 g，钙71 mg，磷210 mg，铁3.2 mg，镁7 mg，钾60 mg，钠82 mg[1]。

【药性】 甘，凉。

1.《食疗本草》："微寒。"

2.《日用本草》："有毒。"

3.《饮食须知》："味甘、咸，性微寒。"

4.《医林纂要》："卵：甘、咸，寒。腌卵：味咸、涩，寒，入肺、肾。变蛋：味辛、涩，兼甘、咸，寒。"

【功用主治】 滋阴清肺，平肝，止泻。主治胸膈结热，肝火头痛眩晕，喉痛，齿痛，咳嗽，泻痢。

1.《日华子》："治心腹胸膈热。"

2.《本草备要》："能滋阴。"

3.《医林纂要》："卵：补心清肺，止热嗽，治喉痛齿痛；百沸汤冲食，清肺火，解阳明结热。腌卵：能解暑，利小便，实大肠，治痢止泻。变蛋：泻肺热，醒酒，去大肠火，治泻痢。"

4.《食物中药与便方》："皮蛋：清凉，明目，平肝。"

5.《彝医动物药》："清虚热，清心醒脑，养阴益神。治老人体弱，阴虚火旺。"

【用法用量】 内服：煎汤，煮食或开水冲服，1～2个。宜盐腌煮食。

【宜忌】 不宜多食；脾阳不足，寒湿泻痢，以及食后气滞痞闷者禁食。

1.《本草经集注》："不可合鳖肉食之。"

2.《食疗本草》："发气，令背膊闷。小儿食之，脚软不行，爱倒。盐腌食之，即宜人。"

3.《日华子》："多食发冷疾。"

4.《食性本草》："生疮毒者食之，令恶肉突出。"

5.《日用本草》："发疮疥。"

6.《饮食须知》："妊妇多食，令子失音，不可合李子食，害人；合桑椹食，令妊娠生子不顺。"

7.《药性切用》："闭气，滞下忌之。"

【选方】 1. 治鼻衄，头胀头痛 青壳鸭蛋10个，马兰头250 g。同煮，蛋熟后，将壳敲碎，再煮蛋至乌青色。每日适量，吃蛋喝汤。

2. 治高血压病 每日吃皮蛋2～3个，不用咸味，淡吃，或用糖醋蘸食。(1、2方出自《食物中药与便方》)

3. 治妇人胎前产后赤白痢 生姜(取自然汁)适量，鸭子

一个(打碎,入生姜汁内搅匀)。共煎至八分,入蒲黄三钱,煎五七沸,空心温服。(《医钞类编》鸭蛋汤)

4. 治肠炎、腹泻　鸭蛋 1～2 个,酸醋 250 g。共煮熟,吃蛋和醋。(《广西药用动物》)

5. 治黄疸初时便溏不爽者　青壳鸭蛋敲小孔,纳朴硝,纸封炖熟,日二服。效。

6. 治妇人无子　月经净后,每日用青壳鸭蛋一个,针刺七孔,蕲艾五分,水一碗,将蛋安艾水碗内,饭锅蒸熟食之。每月吃 5～6 个。(5、6 方出自《鲟溪单方选》)

7. 治小儿盗汗　鸭凤凰儿(望鸭卵)1 只,去毛和内脏,切碎,加胡椒 3 粒(打碎),蒸熟服。(《山东药用动物》)

8. 治颈淋巴结结核　鸭蛋 2 只,大蒜 90 g(去皮),同放锅内,加水适量同煮,待鸭蛋煮熟后,去壳再煮片刻。稍加调味后饮汤吃蛋和大蒜。本方肺结核患者也可经常食用。(《中华食物疗法大全》大蒜鸭蛋汤)

【各家论述】 1.《纲目》:“今人盐藏鸭子,其法多端。俗传小儿泄痢,炙咸卵食之,亦间有愈者。盖鸭肉能治痢,而炒盐治血痢故耳。”

2.《医林纂要》:“鸭卵,腌久则黄变黑,能入肾,有涩味,能敛肺而止泄。”

3841 鸭肪 yā fáng (《别录》)

【异名】 鹜肪(《别录》),鸭脂(《圣济总录》)。

【基原】 为鸭科鸭属动物家鸭 *Anas domestica* Linnaeus 的脂肪油。

【原动物】 参见“白鸭肉”条。

【采收加工】 宰杀后剖腹取脂肪,熬油,放凉。

【药材】 鸭肪 *Oleum Anatis Demesticae*　全国大部分地区均产。

性状　本品在 30 ℃左右呈淡黄色液体,随温度降低而渐变稠至凝固,呈淡黄色固体。质较细腻,有特殊的鸭油香气。

【药性】 甘,平。

1.《千金方》:“味甘,平,无毒。”

2.《食性本草》:“大寒。”

【功用主治】 消瘰散结,利水消肿。主治瘰疬,水肿。

1.《别录》:“主风(“风”一作“气”)虚寒热。”

2.《新修本草》:“《别录》云,主水肿。”

【用法用量】 外用:涂敷。

【选方】 1. 治瘰疬汁出不止　鸭脂调半夏末敷之。(《永类钤方》)

2. 治蚯蚓瘘　鸭脂三两,胡粉二两,巴豆(去壳,细研,去油尽)半两。上三味,先溶脂,入二味末调如膏。每日三五度,涂疮上。(《圣济总录》鸭脂膏)

3842 鸭胆 yā dǎn (《纲目》)

【基原】 为鸭科鸭属动物家鸭 *Anas domestica* Linnaeus 的胆囊。

【原动物】 参见“白鸭肉”条。

【采收加工】 宰鸭去内脏时,摘下胆囊,取胆汁鲜用。

【药材】 鸭胆 *Fel Anatis Domesticae*　全国大部分地区均产。

性状　鲜胆呈小囊状,长 1.5～3 cm,上端颈部较细,内有深绿色胆汁。干胆呈扁平囊状,胆汁干燥呈粉状或块状。气微腥,味苦。

【成分】 胆汁中含胆酸类:鹅去氧胆酸(chenodeoxycholic acid),别石胆酸(allolithocholic acid),3α-羟基-7-酮基胆烷酸(3α-hydroxy-7-oxocholanic acid),3-酮-4, 6-二烯胆烷酸(3-oxo-4, 6-dienechololanic acid)[1]。

【药理】 与鸡胆相似,主含鹅去氧胆酸(CDCA)[1],CDCA 可利胆,溶解胆结石,促进脂肪的消化和吸收,止咳祛痰平喘,降血脂,抗高血压及抗菌等,参见“鸡胆”条。

【药性】 苦,寒。

【功用主治】 《纲目》:“涂痔核,良。又点赤目初起,亦效。”

【用法用量】 外用:涂敷。

3843 鸭涎 yā xián (《纲目》)

【基原】 为鸭科鸭属动物家鸭 *Anas domestica* Linnaeus 的口涎。

【原动物】 参见“白鸭肉”条。

【采收加工】 以生姜少许,塞入鸭口中,将其倒悬,即有口涎流出,收集鲜用。

【功用主治】 主治异物哽喉,小儿阴囊被蚯蚓咬伤肿亮。

【用法用量】 外用:含漱或涂敷。

【选方】 1. 治小儿痓风,头及四肢皆往后　以鸭涎滴之。

2. 治蚯蚓吹小儿阴肿　取雄鸭(涎)抹之,即消。(1、2 方出自《纲目》引《海上方》)

3. 治谷芒刺喉　饮鸭涎。(《食物本草会纂》)

3844 鸭儿芹 yā ér qín (《国药提要》)

【异名】 三叶、起莫、当田(《别录》),三叶芹(《经济植物手册》),水白芷、大鸭脚板(《贵州民间方药集》),鸭脚板草(《四川中药志》),红鸭脚板(《贵州草药》),牙痛草(《甘肃中草药手册》),鸭脚菜(《广西药用植物名录》)。

【基原】 为伞形科鸭儿芹属植物鸭儿芹的茎叶。

【原植物】 鸭儿芹 *Cryptotaenia japonica* Hassk.

多年生草本,高 30～100 cm。主根短,侧根多数,细长。茎光滑,具叉状分枝。基生叶及茎下部叶有长 5～20 cm 的叶柄,叶鞘边缘膜质;叶片轮廓三角形至广卵形,长 2～14 cm,宽 3～17 cm。通常为 3 小叶,中间小叶片菱状倒卵形,先端有短尖,基部楔形,两侧小叶片斜倒卵形至长卵形,近无柄,小叶片边缘均有不规则的尖锐重锯齿,有时 2～3 浅裂;最上部的叶近无柄;小叶片卵状披针形至窄披针形,边缘有锯齿。复伞形花序

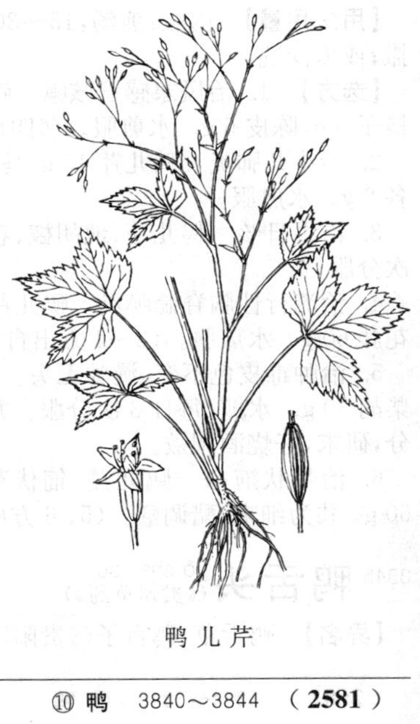

鸭儿芹

呈疏松的圆锥状，花序梗不等长，总苞片及小总苞片均为1～3，线形或钻形，伞辐2～3；小伞形花序有花2～4，萼齿细小，三角形；花瓣白色，倒卵形，顶端有内折的小舌片；花柱基圆锥形，花柱短，直立。双悬果线状长圆形，长4～6 mm，宽2～2.5 mm，合生面略收缩，胚乳腹面近平直，每棱槽内有油管1～3，合生面油管4。花期4～5月，果期6～10月。

生于海拔200～2 000 m的山地、山沟及林下较阴湿地区。分布于河北、山西、江苏、浙江、安徽、福建、江西、湖北、广东、广西、云南、陕西、甘肃等地。

本植物的果实(鸭儿芹果)、根(鸭儿芹根)亦供药用，另设专条。

【采收加工】 7～8月采收，鲜用或晒干。

【成分】 全草含挥发油：异亚丙基丙酮(mesityl oxide)，异丙烯基丙酮(isomesityl oxide)，甲基异丁基甲酮(methyl isobutyl ketone)，α、β-蒎烯(pinene)，莰烯(camphene)，β-月桂烯(β-myrcene)，二戊烯(dipentene)，对聚伞花素(*p*-cymene)以及γ-松油烯(γ-terpinene)，异松油烯(terpinolene)，反式-β-罗勒烯(*trans*-β-ocimene)[1]。

叶中所含脑苷脂类成分中含有4-羟基鞘氨醇(4-hydroxysphingenine)[2]。

【药性】 辛、苦，平。

1.《别录》："味辛。"

2.《陕西中草药》："味苦、微辛，性平。"

3.《全国中草药汇编》："辛，温。"

【功用主治】 祛风止咳，利湿解毒，化瘀止痛。主治感冒咳嗽，肺痈，淋痛，疝气，月经不调，风火牙痛，目赤翳障，痈疽疮肿，皮肤瘙痒，跌打肿痛，蛇虫咬伤。

1.《别录》："主寒热，蛇、蜂螫人。"

2.《天宝本草》："火牙噙之即刻消；叶捣敷于耳后，脱眼内翳。"

3.《分类草药性》："治白淋，消肿毒，调经，退火。"

4.《民间常用草药汇编》："外敷治臁疮。"

5.《陕西中草药》："活血祛瘀，镇痛止痒。治跌打损伤，皮肤瘙痒。"

6.《四川中药志》1979年版："用于感冒风寒咳嗽，疝气，无名肿毒。"

7.《广西民族药简编》："治眼结膜炎。"

【用法用量】 内服：煎汤，15～30 g。外用：捣敷；或研末撒；或煎汤洗。

【选方】 1. 治风寒感冒咳嗽　鸭儿芹10 g，紫苏6 g，铁筷子6 g，陈皮6 g。水煎服。(《四川中药志》1979年版)

2. 治小儿肺炎　鸭儿芹15 g，马兰12 g，叶下红、野油菜各9 g。水煎服。

3. 治百日咳　鸭儿芹、地胡椒、卷柏各9 g。水煎，每日3次分服。

4. 治流行性脑脊髓膜炎　鸭儿芹15 g，瓜子金9 g，金银花藤60 g。水煎服。(2～4方出自《常用中草药配方》)

5. 治肿毒皮色不变，漫肿无头　鸭儿芹、东风菜各15 g，柴胡30 g。水煎，每日3次分服。并用鸭儿芹、东风菜各等分，研末，好烧酒调敷。

6. 治带状疱疹　鸭儿芹、匍伏堇、桉叶各30 g，酸浆草60 g。共为细末，醋调敷。(5、6方出自《常用中草药配方》)

3845 鸭舌头 yā shé tóu
(《贵州草药》)

【异名】 鸭舌草、鸭舌子(《贵阳民间药草》)，水充草(《贵州草药》)，鸭舌条、小箭(《四川常用中草药》)。

【基原】 为泽泻科慈姑属植物矮慈姑的全草。

【原植物】 矮慈姑 *Sagittaria pygmaea* Miq.　又名：瓜皮草(《中国植物志》)。

一年生沼生植物。叶全部基生；叶片条形或条状披针形，长2～30 cm，宽0.2～1 cm，先端渐尖或稍钝，基部鞘状。花葶直立，高5～35 cm；总状花序；花轮生；雌花单一，无梗，着生于下轮，或与雄花组成1轮，雄花2～5，具1～3 cm长的细梗；外轮花被片3，萼片状，卵形，长约3 mm，内轮花被片3，花瓣状，白色，较外轮者大；雄蕊12，花丝扁而宽；心皮多数，集成圆球形。瘦果近倒卵形，具翅，背翅缘有鸡冠状齿裂。花果期5～11月。

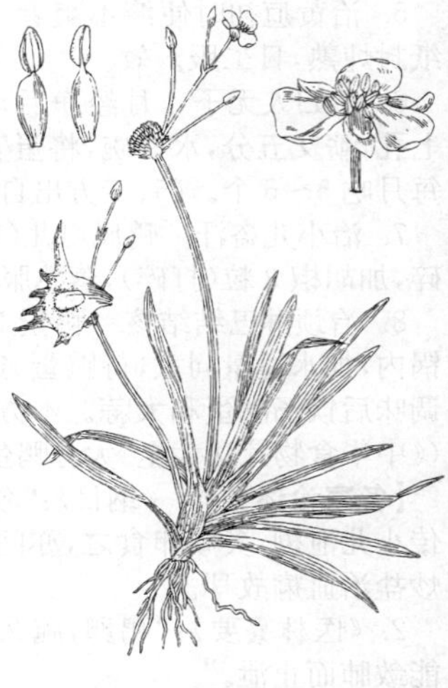

矮慈姑

生于水田中。分布于华东、华南、西南各地。

【采收加工】 7～9月采收，鲜用或晒干备用。

【药理】 抗蛇毒作用　矮慈姑(鸭舌头)对眼镜蛇毒中毒小鼠(以神经毒为主要死因)有较好的保护作用，每只小鼠一次灌胃矮慈姑煎液(干粉1 g/ml)0.3～0.6 ml，可使眼镜蛇毒中毒小鼠的死亡率明显下降，对照组死亡率75.9%，治疗组死亡率为32.1%[1]。

【药性】 淡，寒。

1.《贵州民间药物》："性平，味淡。"

2.《四川常用中草药》："性凉，味淡。"

3.《湖南药物志》："微苦、淡，寒。"

【功用主治】 清肺利咽，利湿解毒。主治肺热咳嗽，咽喉肿痛，小便热痛，痈疖肿毒，湿疮，烫伤，蛇伤。

1.《贵州民间药物》："除湿。治疮毒，湿疮。"

2.《四川常用中草药》："治小便热痛，火烫伤。"

3.《全国中草药汇编》："清热解毒，行血。"

4.《湖南药物志》："利尿。"

【用法用量】 内服：煎汤，鲜品15～30 g。外用：捣敷。

【选方】 1. 治喉火　鲜鸭舌草30 g。水煎服；同时另取一部分捣敷颌下。(《贵阳民间药草》)

2. 治湿疮　鸭舌头、水慈姑、猪鼻孔叶各等分，捣烂搽患处。最后用清水洗净。(1、2方出自《贵州民间药物》)

3. 治蛇咬伤　小箭、半边莲各等量，捣烂，敷患处；并用小箭30 g，半边莲30 g，水煎服。(《四川中药志》1982年版)

3846 鸭舌草 yā shé cǎo
(《植物名实图考》)

【异名】 蔛草、蔛荣(《新修本草》)，接水葱(《七卷食经》)，鸭儿嘴(《植物名实图考》)，鸭仔菜、鸭儿菜(《南宁市药物志》)，香头草、猪耳菜、马皮瓜(《江苏药材志》)，肥猪草(江西《草药手册》)，黑菜、少花鸭舌草、合菜(《福建中草药》)，水玉簪(《陕西中草药》)，鹅仔菜、岩菜、湖菜(《福建药物志》)。

【基原】 为雨久花科雨久花属植物鸭舌草的全草。

【原植物】 鸭舌草 *Monochoria vaginalis* (Burm. f.) Presl [*Pontederia vaginalis* Burm. f.; *M. pauciflora* (Bl.) Kunth]

多年生草本,高10~30 cm。根茎较短,近直立。叶互生;叶柄10~20 cm,基部扩大成开裂的鞘;叶片卵状至卵状披针形,长2~6 cm,宽1~5 cm,先端短尖,基部圆形或略呈心形。总状花序从叶鞘中抽出,花序柄短,基部有1披针形苞片,花3~6朵;花被钟状,6深裂,蓝紫色;雄蕊6,内有1枚较大,花药基部着生,顶裂;子房3室。蒴果长卵形,长约12 mm,室背开裂,种子多数。花果期8~9月。

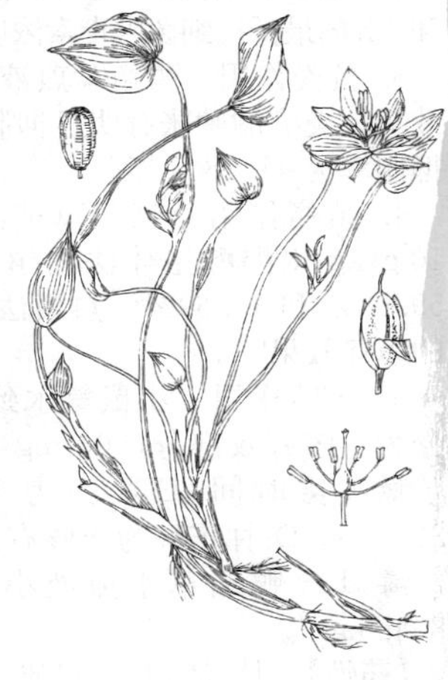

鸭舌草

生于潮湿地或稻田中。分布于全国各地。

【采收加工】 7~9月采收,鲜用或切段晒干。

【药性】 苦,凉。

1.《新修本草》:"味甘,寒,无毒。"

2.《陕西中草药》:"味苦,性平。"

3.《浙江药用植物志》:"微苦,凉。"

4.《福建药物志》:"微甘、咸,寒。"

【功用主治】 清热凉血,利尿,解毒。主治感冒高热,肺热咳喘,百日咳,咳血,吐血,崩漏,尿血,热淋,痢疾,肠炎,肠痈,丹毒,疮肿,咽喉肿痛,牙龈肿痛,风火赤眼,毒蛇咬伤,毒菇中毒。

1.《新修本草》:"主暴热喘息,小儿丹肿。"

2.《食物考》:"解鱼毒。"

3.《陕西中草药》:"止痛,离骨。主治牙科疾患。"

4.《青岛中草药手册》:"清热解毒,消肿利尿。主治肠炎,齿龈脓肿,急性扁桃体炎,咽喉肿痛,小便不利。"

5.《全国中草药汇编》:"治慢性支气管炎,肺结核,肺炎,百日咳。"

6.《福建药物志》:"清肝,凉血,解毒。治咯血,尿血,小儿高热,急性结合膜炎,疮痈肿,毒菇中毒,毒蛇咬伤。"

7.《湖北中草药志》:"用于感冒发热,心烦口渴,急性胃肠炎,口舌生疮。"

【用法用量】 内服:煎汤,15~30 g(鲜品30~60 g);或捣烂绞汁。外用:捣敷。

【选方】 1. 治小儿高热,小便不利 鲜少花鸭舌草30 g,莲子草30 g。水煎服。(《福州军区后勤部中草药手册》)

2. 治咳血 鲜少花鸭舌草30~60 g,捣烂绞汁,调蜜服。(《福建中草药》)

3. 治吐血 鸭舌草30~60 g,炖猪瘦肉服。(江西《草药手册》)

4. 治热淋 鲜鸭儿菜60 g,鲜车前草30 g。水煎服。(《梧州地区中草药》)

5. 治急性胃肠炎 鲜鸭舌草、旱莲草各30 g,共捣汁,加白糖适量内服。(《湖北中草药志》)

6. 治疔疮 鸭舌草加桐油捣烂敷患处。(江西《草药手册》)

7. 治食各种毒菰中毒 鲜少花鸭舌草250 g,捣烂绞汁,拌白糖适量,灌服。或鲜少花鸭舌草500 g(捣汁),冰糖60 g,炖至冰糖溶化后服。(《常见青草药选编》)

【临床报道】 治疗慢性气管炎 取鲜鸭舌草全草30 g(干品),加水煮沸15 min,加入蜂蜜9~15 g,再煮沸5 min,为1次量。日服2次,连服30 d为1个疗程。观察341例,近控42例,显效121例,好转140例。总有效率88.9%[1]。

3847 鸭肫衣 yā zhūn yī (《纲目》)

【异名】 鸭肶胵(《经验广集》),鸭肫内皮(《本草求原》),鸭肫皮(《药材资料汇编》),鸭内金(《中药形性经验鉴别法》)。

【基原】 为鸭科鸭属动物家鸭 *Anas domestica* Linnaeus 的砂囊角质内壁。

【原动物】 参见"白鸭肉"条。

【采收加工】 宰鸭去内脏时,摘下砂囊(鸭肫),剖开,剥取内壁,晒干或烘干。

【药材】 鸭肫衣 *Endothelium Corneum Anatis Domesticae* 全国大部分地区均产。

性状 本品呈碟形片状或破碎,厚约1.5 mm,外表面暗绿色或黄棕色,内表面黄白色,皱纹粗且少,近边缘有沟纹。质硬,断面角质。气腥,味微苦。

【药性】 甘,平。归脾、胃经。

【功用主治】 《纲目》:"主治诸骨哽,炙研,水服一钱即愈,取其消导也。"

【用法用量】 内服:煎汤,3~6 g;研末,1.5~3 g。

【选方】 治噎膈翻胃 鸭肶胵(内衣即肫皮)数十个。晒干微炒,为末,每早烧酒送下六分,频服。(《经验广集》鸭肫散)

3848 鸭跖草 yā zhí cǎo (《本草拾遗》)

【异名】 鸡舌草、碧竹子(《本草拾遗》),青耳环花、竹叶草(《竹谱详录》),鸭脚草、耳环草、碧蝉儿花(《百一选方》),蓝姑草(《活幼全书》),竹鸡草(《濒湖集简方》),竹叶菜、碧蝉花(《纲目》),水竹子(《植物名实图考长编》),竹叶兰(《贵阳民间药草》),竹根菜(《四川中药志》),兰花草、野靛青、竹叶活血丹(《浙江民间常用草药》),鸡冠菜、蓝花姑娘(《江苏药材志》),鸭仔草(《福建中草药》)。

【基原】 为鸭跖草科鸭跖草属植物鸭跖草的全草。

【原植物】 鸭跖草 *Commelina communis* L.

一年生草本,植株高15~60 cm。多须根。茎多分枝,具纵棱,基部匍匐,上部直立,仅叶鞘及茎上部被短毛。单叶互生,无柄或近无柄;叶片卵圆状披针形或披针形,长4~10 cm,宽1~3 cm,先端渐尖,基

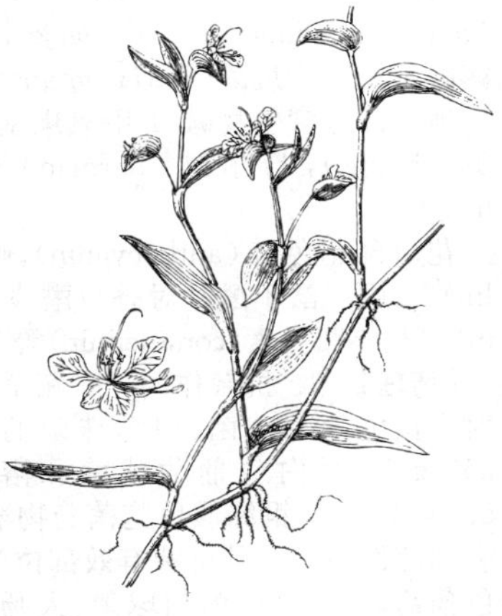

鸭跖草

部下延成膜质鞘，抱茎，有白色缘毛，全缘。总苞片佛焰苞状，有1.5～4 cm长的柄，与叶对生，心形，稍镰刀状弯曲，先端短急尖，长1.5～2.4 cm，边缘常有硬毛。聚伞花序生于枝上部者，花3～4朵，具短梗，生于枝最下部者，有花1朵，梗长约8 mm；萼片3，卵形，膜质；花瓣3，深蓝色，较小的1片卵形，长约9 mm，较大的2片近圆形，有长爪，长约15 mm；雄蕊6，能育者3枚，花丝长约13 mm，不育者3枚，花丝较短，无毛，先端蝴蝶状；雌蕊1，子房上位，卵形，花柱丝状而长。蒴果椭圆形，2室，2瓣裂，每室种子2颗。表面凹凸不平，具白色小点。花期7～9月，果期9～10月。

生于海拔100～2 400 m的湿润阴处，在沟边、路边、田埂、荒地、宅旁墙角、山坡及林缘草丛中均常见。分布于我国南北大部分地区。

【采收加工】 6～7月开花期采收全草，鲜用或阴干。

【药材】 鸭跖草 *Herba Commelinae* 产于我国东南部地区。

性状 全草长可达60 cm，黄绿色或黄白色，较光滑。茎有纵棱，直径约0.2 cm，多有分枝或须根，节稍膨大，节间长3～9 cm；质柔软，断面中心有髓。叶互生，多皱缩、破碎，完整叶片展平后呈卵状披针形或披针形，长3～9 cm，宽1～2.5 cm；先端尖，全缘，基部下延成膜质叶鞘，抱茎，叶脉平行。聚伞花序，总苞心状卵形，折合状，边缘不相连；花多脱落，总苞佛焰苞状，心形，两边不相连；花瓣皱缩，蓝黑色。气微，味淡。

鉴别 (1) 叶表面观：上、下表皮细胞方形或长方形，散有多数草酸钙小针晶，长7～12 μm；气孔略突起于表皮，副卫细胞平列4胞型。非腺毛有两种，均为2细胞，一种短锥形，长45～60 μm，壁较厚，基部细胞直径约45 μm，顶端细胞短尖；另一种棒形，基部细胞长45～60 μm，壁稍厚，顶端细胞较长，先端钝圆，壁薄，常脱落。草酸钙针晶较多，长至74 μm。

(2) 取本品粗粉2 g，加水30 ml，煮沸30 min，滤过。取滤液2 ml，加0.2%茚三酮乙醇液2～3滴，置沸水浴中加热5 min，溶液显蓝色(检查氨基酸)。

(3) 取上述水提取液20 ml，水浴浓缩至干，加8 ml甲醇溶解，滤过。取滤液2 ml，加浓盐酸数滴，再加镁粉少量，溶液变红色；另取2 ml加1%三氯化铝甲醇溶液数滴，溶液显黄色(检查黄酮)。

【成分】 全草含左旋-黑麦草内酯(loliolide)，无羁萜(friedelin)，β-谷甾醇(β-sitosterol)[1]。对羟基桂皮酸(*p*-hydroxycinnamic acid)，胡萝卜苷(dancosterol)和D-甘露醇及正三十烷醇(*n*-triacontanol)[2]。

地上部分含生物碱：1-甲氧羰基-β-咔啉(1-carbomethoxy-β-carboline)，哈尔满(harman)及去甲哈尔满(norharman)[3]。

花瓣含花色苷(anthocyanin)，鸭跖黄酮苷(flavocommelin)[4]，丙二酸单酰基对香豆酰飞燕草苷(malonyl awobanin)[5]及鸭跖兰素(commelinin)等[6]。

【药理】 1. 抗菌作用 鸭跖草水煎液试管法试验表明，对金黄色葡萄球菌、白念珠菌的最小抑菌浓度(MIC)为250 g/L，对白色葡萄球菌和溶血性链球菌的MIC为500 g/L，而对铜绿假单胞菌药物浓度达1×10^3 g/L，未见有抑菌作用[1]。其抗菌有效部位为乙酸乙酯部分。对金黄色葡萄球菌、白色葡萄球菌、大肠杆菌和伤寒杆菌的MIC均为10^4 μg/ml。有效抗菌成分为对羟基桂皮酸[2]。鸭跖草地上部分甲醇提取物对引起龋齿的变异链球菌有杀灭作用。1-甲氧羰基-β-咔啉、哈尔满和去甲哈尔满对该菌的MIC为100 μg/ml[3]。

2. 抗内毒素作用 鸭跖草煎液体外试验结果表明，作用1 h和4 h的最低抗细菌内毒素浓度分别为32 g/L和16 g/L[1]。

3. 抗炎作用 鸭跖草煎液小鼠灌服20 g/kg，对二甲苯致耳郭炎症的肿胀有明显抑制作用，与空白对照组比较，其抑制率为41.18%[1]。

4. 镇痛作用 鸭跖草煎液小鼠分别口服20 g/kg和10 g/kg，对醋酸扭体法的镇痛率，与蒸馏水比较分别为59.98%和45.69%。热板法试验发现给药后1 h有明显的镇痛效果[1]。

5. 止咳作用 小鼠氨水致咳试验中，石油醚和甲醇部分为止咳有效部分，500 mg/kg剂量时，石油醚部分半数咳嗽喷雾时间(EDT_{50})为18.88 s；甲醇部分EDT_{50}为22.65 s。D-甘露醇为止咳有效成分[2]。

毒性 鸭跖草水煎液小鼠灌胃的最大耐受量大于80 g/kg[1]。

【药性】 甘、淡，寒。归肺、胃、膀胱经。

1.《本草拾遗》："味苦，大寒，无毒。"

2.《滇南本草》："味甘，性微寒。"

3. 南药《中草药学》："甘、淡，寒。入肺、肾经。"

【功用主治】 清热解毒，利水消肿。主治风热感冒，热病发热，咽喉肿痛，痈肿疔毒，水肿，小便热淋涩痛。

1.《本草拾遗》："主寒热瘴疟，痰饮，疔肿，肉癥涩滞，小儿丹毒，发热狂痫，大腹痞满，身面气肿，热痢，蛇犬咬，痈疽等毒。"

2.《日华子》："和赤小豆煮，下水气湿痹，利小便。"

3.《品汇精要》："去热毒，消痈疽。"

4.《滇南本草》："补养气血，疗妇人白带，红崩。生新血，止尿血、鼻衄血、血淋。"

5.《纲目》："消喉痹。"

6.《药性考》："疗五痔肿痛。"

7.《本草推陈》："对血吸虫病急性感染发高热，大量用之，有迅速解热之效。有强心利尿解毒作用，用于急性传染性热病，发热神昏，心脏衰竭时有效，并治水肿、腹水等症。对急性关节炎、关节肿痛及痈疽肿毒、毒蛇咬肿痛、小便不通以及咽喉急性炎肿等，用之有解毒消肿之功。"

8.《四川中药志》1960年版："治跌打损伤，筋骨疼痛，小便淋沥作痛。"

【用法用量】 内服：煎汤，15～30 g；鲜品60～90 g，或捣汁。外用：捣敷。

【宜忌】 脾胃虚寒者慎服。

【选方】 1. 治高热惊厥 鸭跖草15 g，钩藤6 g。水煎服。(《福建药物志》)

2. 治流行性腮腺炎 鲜鸭跖草60 g，板蓝根15 g，紫金牛6 g，水煎服；另用鲜草适量，捣烂外敷肿处。(《浙南本草新编》)

3. 治黄疸型肝炎 鸭跖草120 g，猪瘦肉60 g。水炖，服汤食肉，每日1剂。(《江西草药》)

4. 治赤白痢疾 鸭跖草15 g，竹叶9 g。水煎服。(《吉林中草药》)

5. 治小便不通 竹鸡草一两，车前草一两。捣汁入蜜少许，空心服之。(《濒湖集简方》)

6. 治咯血、吐血 竹叶菜、地星宿各60 g。捣绒，冲淘米

水服。(《贵州草药》)

7. 治高血压病　鸭跖草 30 g，蚕豆花 9 g。水煎当茶饮。(《江西草药》)

【临床报道】 1. 防治感冒、流感　每日用鸭跖草 60～90 g，分 2～3 次煎服，防治感冒、流感 374 例，有效者 280 例，占 74.8%，与午时茶对照组比较，疗效有非常显著性差异($P<0.01$)[1]。

2. 治疗急性病毒性肝炎　用鸭跖草全草 30～60 g，水煎服，每日 2 次，15～20 d 为 1 个疗程。治疗 100 例，肝功能恢复正常，平均时间为：黄疸指数 15.37 d，麝浊 30.5 d，丙氨酸氨基转移酶 23.3 d；恶心平均 6 d 好转；巩膜黄染平均 14 d 消失；乏力、肝脾肿大 30 d 恢复；平均住院 42.5 d[2]。

3. 治疗丹毒　用鲜鸭跖草叶 50 片，食醋 500 g，将叶片入食醋中浸泡 1 h，外敷患处(将病灶全部敷罩)，干则更换，每日换 4～6 次，至愈为止。治丹毒 86 例，1～2 d 内治愈 34 例，3～4 d 治愈 44 例，4～5 d 治愈 8 例，一般用 30～40 片即可治愈[3]。

4. 治疗麦粒肿　先用生理盐水洗净患处，然后将洗净之 1 枝或 1 段鲜跖草，以 45°角置于酒精灯上点燃上段，顷刻即见下段有水珠泡沫液体沸出，即将之滴涂于患处，无需冲洗或其他处理。共治 61 例，痊愈 49 例，好转 7 例[4]。

3849 鸭脚艾 yā jiǎo ài
(《生草药性备要》)

【异名】 秦州庵蕳子(《本草图经》)，鸡鸭脚艾(《纲目拾遗》)，甜菜子、野勒菜(《广州植物志》)，鸡甜菜(《陆川本草》)，鸭脚菜、甜艾(《南宁市药物志》)，珍珠菊(《福建药物志》)，刘寄奴(《广西药用植物名录》)。

【基原】 为菊科蒿属植物白苞蒿的全草或根。

【原植物】 白苞蒿 *Artemisia lactiflora* Wall. ex DC.

多年生草本，高 60～150 cm。主根明显，侧根细长；根状茎短。茎直立，有纵棱，上部多分枝。下部叶花期枯萎；中部叶有柄或假托叶；叶片广卵形或长卵形，长 5.5～12.5 cm，宽 4.5～8.5 cm，二回或 1～2 回羽状全裂，裂片 3～5 枚，变化大，卵形、长卵形、倒卵形或椭圆形，基部与侧边中部裂片最大，长 2～8 cm，宽 1～3 cm，先端渐尖、长尖或钝尖，边缘有细裂齿或全缘；叶柄长 2～5 cm；上部叶与苞叶略小，羽状深裂或全裂。头状花序卵圆形，无柄，基部无小苞叶，在分枝的小枝上数枚或十余枚，密集成穗状圆锥花丛；总苞钟状卵形；总苞片 3～4 层，半膜质或膜质；花杂性，外层雌花 3～6 朵；中央两性花，4～10 朵，均为管状；雄蕊 5；柱头 2 裂，裂片先端呈画笔状。瘦果椭圆形，长约 1.5 mm。花果期 8～11 月。

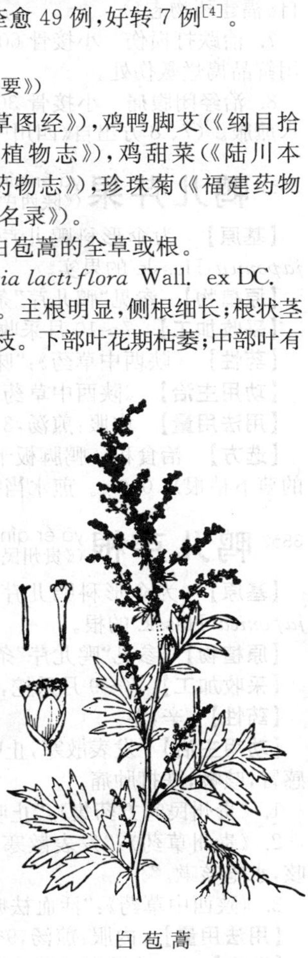

白苞蒿

生于林下、林缘、路旁、山坡草地及灌丛下。分布于华东、中南、西南至西部各地。

【采收加工】 7～10 月割取地上部分，晒干或鲜用。秋季挖根，鲜用或晒干。

【成分】 鸭脚艾含挥发油[1]：白花蒿烯醇(lactiflorenol)，匙叶桉油烯醇(spathulenol)，硫-愈创木(S-guaiazulene)，7-甲氧基香豆素(7-methoxycoumarin)即脱肠草素(herniarin)，α-蒎烯(α-pinene)，β-蒎烯(β-pinene)，对聚伞花素(p-cymene)，龙脑(borneol)，棕榈酸(palmitic acid)[2]。

地上部分含 7-甲氧基香豆素、7-羟基香豆素(7-hydroxycoumarin)即伞形花内酯(umbelliferone)[3]。

花和叶中含白花蒿素(lactiflorasyne)[4]，7，4-环氧-2-(亚-2，4-己二炔基)-1，6-二氧螺[4，5]烯[7，4-epoxy-2-(2，4-hexadiynylidene)-1，6-dioxaspiro[4，5]dene][5]。

【药理】 1. 护肝作用　鸭脚艾水煎液及乙醚提取物以相当于生药 120 g/kg 给予，对四氯化碳所致小鼠实验性肝损伤有明显保护作用，且活性成分集中于乙醚提取物部分。从乙醚部分分得的 7-甲氧基香豆素有明显护肝作用。伞形花内酯则无护肝作用[1]。鸭脚艾浸膏 60 g/kg，显著降低四氯化碳中毒大鼠的丙氨酸氨基转移酶(ALT)，肝脏重量也减轻。当剂量达到 90 g/kg、120 g/kg 时，其治疗作用更显著。电镜观察，治疗组大鼠肝细胞形态结构变化程度减轻，脂肪滴明显减少，线粒体形态趋向正常[2]。鸭脚艾水煎剂对 2-萘异硫氰酸酯造成的小鼠高胆红素血症，具有明显的退黄作用[3]。

2. 平喘作用　鸭脚艾挥发油 2.56×10^{-3} g/ml 可使组胺致痉的豚鼠离体气管肌显著松弛。挥发油 0.2 g/kg 口服，显著延长组胺所致豚鼠的抽搐翻倒潜伏期，翻倒数也减少，该作用优于同剂量的氨茶碱。挥发油 7.74×10^{-2} g/ml，即可显著增加小鼠离体肺的灌流量。挥发油 0.5 g/kg 腹腔注射，明显抑制卵蛋白被动致敏豚鼠皮肤反应(PCA)。可见，鸭脚艾可直接扩张痉挛状态支气管平滑肌，对抗组胺，影响变态反应，从而发挥平喘作用[4]。

毒性　鸭脚艾浸膏给小鼠灌胃的 LD_{50} 为 156.6 g/kg。鸭脚艾 20 g/kg、120 g/kg 连续给大鼠口服 3 个月，均未见明显不良反应和病理改变[2]。挥发油给小鼠腹腔注射的 LD_{50} 为 750±30 mg/kg。挥发油 250 mg/kg、150 mg/kg 分别给家兔灌胃，连续 4 星期，各脏器切片镜检均未见明显病理变化[4]。

【药性】 辛、微苦，微温。

1.《生草药性备要》："味苦，性温，无毒。"

2.《广西本草选编》："微苦、辛，温。"

【功用主治】 活血散瘀，理气化湿。主治血瘀痛经，经闭，产后瘀滞腹痛，慢性肝炎，肝脾肿大，食积腹胀，寒湿泄泻，疝气，脚气，阴疽肿痛，跌打损伤，水火烫伤。

1.《生草药性备要》："消血通经。疗霍乱水泻，止痔疮血出，汤火伤；治心气痛，水胀；又治大小便出血。"

2.《纲目拾遗》："治脚气，疝气。"

3.《广西民间常用草药》："治皮肤溃疡，汤火伤，头风痛。"

4.《广西本草选编》："治慢性肝炎，急性胃肠炎，月经不调，闭经。"

【用法用量】 内服：煎汤，10～15 g，鲜品加倍；或捣汁饮。外用：捣烂敷或绞汁涂；研末撒或调敷。

【选方】 1. 治经闭或经前腹痛　鲜鸭脚艾 60 g。酒水煎，调红糖服。

2. 治黄疸　四季菜 15 g，茵陈 9 g。煎汤服。（江西《草药手册》）

3. 治大小便出血　鸭脚菜、旱莲草、狗肝菜各 60 g，车前草 30 g。捣烂，加二流米水 90 g 取汁，冲白糖服，每日 1 次，连服 2～3 d。（《广西民间常用草药》）

4. 治阴疽肿痛　鲜鸭脚艾 60～90 g。酒水煎服；渣打烂外敷。（《福建中草药》）

5. 治跌打积瘀黑肿　鲜鸭脚菜 250 g，鲜水泽兰 120 g。共捣烂，用酒炒热，取汁二两服；渣敷患处。（《广西民间常用草药》）

3850 鸭嘴癀 yā zuǐ huáng（《全国中草药汇编》）

【异名】 定经草（《泉州本草》），四方草、兰花仔（《广西药用植物名录》），惊风榴、四角草（《福建中草药》），小接骨、小脚草（《四川常用中草药》），鸡舌癀、田边草（《全国中草药汇编》），长果母草（《福建药物志》），母草（《新华本草纲要》）。

【基原】 为玄参科母草属植物长蒴母草的全草。

【原植物】 长蒴母草 *Lindernia anagallis*（Burm. f.）Pennell［*L. cordifolia*（Colsm.）Merr.］

一年生草本，高 10～40 cm。根须状。茎下部匍匐长蔓，节上生根，花茎上举。叶对生；仅下部者有短柄；叶片三角状卵形、卵形或长圆形，长 1～2 cm，宽 0.7～1.2 cm，先端圆钝或急尖，基部截形或近心形，边缘具圆齿，两面均无毛。花单生于叶腋；花梗长 1～2 cm；花萼绿色，5 裂至基部，萼齿狭披针形，无毛；花冠白色或淡紫色，上唇直立，卵形，2 浅裂，下唇开展，3 裂，裂片近相等；雄蕊 4，前面 2 枚花丝的基部有短棒状附属物；柱头 2 裂。蒴果条状披针形，比萼长约 2 倍，室间 2 裂。种子卵圆形，有疣状突起。花期 4～9 月，果期 6～11 月。

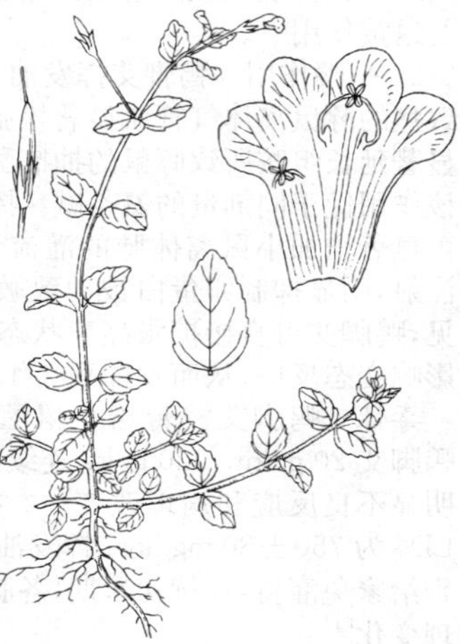

长蒴母草

生于海拔 1 500 m 以下的林边、溪旁及田野较湿润处。分布于福建、江西、湖南、广东、广西、四川、贵州、云南。

【采收加工】 7～10 月采收，鲜用或切段晒干。

【药性】 甘、微苦，凉。

1.《四川常用中草药》："平，味淡、辛。"

2.《全国中草药汇编》："甘、淡，凉。"

3.《福建药物志》："微苦，凉。"

【功用主治】 清热解毒，活血消肿。主治风热咳嗽，扁桃体炎，肠炎，消化不良，月经不调，闭经，白带，目赤肿痛，牙痛，痈疽，肿毒，毒蛇咬伤，跌打损伤。

1.《四川常用中草药》："通经，活血。治骨折损伤，跌打损伤，月经不调，闭经等症。"

2.《全国中草药汇编》："清热利湿，解毒消肿。主治扁桃体炎，咽喉炎，咳嗽，肠炎，小儿消化不良，痈肿疮疖。"

3.《福建药物志》："清热利湿。主治疟疾，肠炎腹泻，小儿中毒性消化不良，咳嗽，急惊风，月经不调，白带，急性扁桃体炎，咽喉炎，慢性骨髓炎，眼红肿痛，牙痛，毒蛇及狂犬咬伤。"

【用法用量】 内服：煎汤，10～15 g，鲜品 30～60 g。外用：鲜品捣敷；或捣汁涂。

【宜忌】 孕妇禁服。

【选方】 1. 治痢疾　鲜四方草 30 g。水煎成半碗，和冰糖 15 g 调服。（厦门《新疗法与中草药选编》）

2. 治扁桃体炎，咽喉炎　鲜长果母草适量，食盐少许共捣烂纱布包，含口内 30 min，日 2 次。（《福建药物志》）

3. 治痈疽肿毒　鲜定经草酌量，合冷饭粒加食盐少许捣敷；另以全草 30 g，水煎代茶服。（《泉州本草》）

4. 治小儿急惊风　鲜定经草 15 g，冰糖少许。水炖服。（《福建中草药》）

5. 治牙痛　长果母草、旱莲草各 30～60 g。水煎服。渣捣烂敷患处。

6. 治毒蛇咬伤　长果母草、毛大丁草、徐长卿、绶草各鲜全草 30～60 g。捣烂绞汁，酒调服，渣敷伤处。（5、6 方出自《福建药物志》）

7. 治跌打损伤　小接骨 60 g，酢浆草 30 g。水煎服。或用鲜品捣烂敷伤处。

8. 治经闭腹痛　小接骨 30 g，元宝草 30 g，月季花 9 g。水煎服。（7、8 方出自《四川中药志》1982 年版）

3851 鸭儿芹果 yā ér qín guǒ（《陕西中草药》）

【基原】 为伞形科鸭儿芹属植物鸭儿芹 *Cryptotaenia japonica* Hassk. 的果实。

【原植物】 参见"鸭儿芹"条。

【采收加工】 7～10 月采收成熟的果序，晒干。

【药性】《陕西中草药》："味辛，性温。"

【功用主治】《陕西中草药》："消积顺气。治食积。"

【用法用量】 内服：煎汤，3～9 g；或研末。

【选方】 治食积　鸭脚板干果实 6～9 g，地骷髅（结籽后的萝卜枯根）1 000 g。煎水当茶饮。（《陕西中草药》）

3852 鸭儿芹根 yā ér qín gēn（《贵州民间方药集》）

【基原】 为伞形科鸭儿芹属植物鸭儿芹 *Cryptotaenia japonica* Hassk. 的根。

【原植物】 参见"鸭儿芹"条。

【采收加工】 7～9 月采挖，晒干备用。

【药性】 辛，温。

【功用主治】 发表散寒，止咳化痰，活血止痛。主治风寒感冒，咳嗽，跌打肿痛。

1.《贵州民间方药集》："止咳化痰。治水呛咳嗽。"

2.《贵州草药》："发表散寒，温肺止咳。治风寒感冒，寒咳，水呛咳嗽。"

3.《陕西中草药》："活血祛瘀，镇痛。"

【用法用量】 内服：煎汤，9～30 g；或研末。

【选方】 1. 治风寒感冒　鸭儿芹根 9 g，紫苏、铁筷子、陈皮各 6 g。煨水服。

2. 治水呛咳嗽　鸭儿芹根 15 g，水白菜 9 g。煨水服。（1、2 方出自《贵州草药》）

3853 鸭舌鱼鳖 yā shé yú biē 《天目山药用植物志》

【异名】 苍条鱼鳖(《浙江中药资源名录》),卧龙草、马牙齿(《湖南药物志》),石豇豆(《陕西植物药调查》),回阳生(《广西药用植物名录》),金扁担、手指背(《贵州中草药名录》),石菜叶(《陕西中药名录》)。

【基原】 为水龙骨科石蕨属植物石蕨的全草。

【原植物】 石蕨 *Saxiglossum angustissimum* (Gies.) Ching [*Nephobolus angustissimum* (Bak.) Gies.] 又名:卷叶蕨(《台湾植物志》)。

植株高3～9 cm。根茎细长,横生,密被披针形鳞片,长渐尖,基部盾状着生,边缘有细齿。叶远生;叶片革质,基部被卵形鳞片,并以关节着生于根茎,线形,宽1.5～3.5 mm,先端钝尖,边缘强度反卷;叶片两面被星状毛,上面通常早落;叶脉网状,网脉内无内藏小脉。孢子囊群线形,沿中脉两侧各成1行,初时为反卷的叶边覆盖,成熟时挤开叶边,露出孢子囊群。

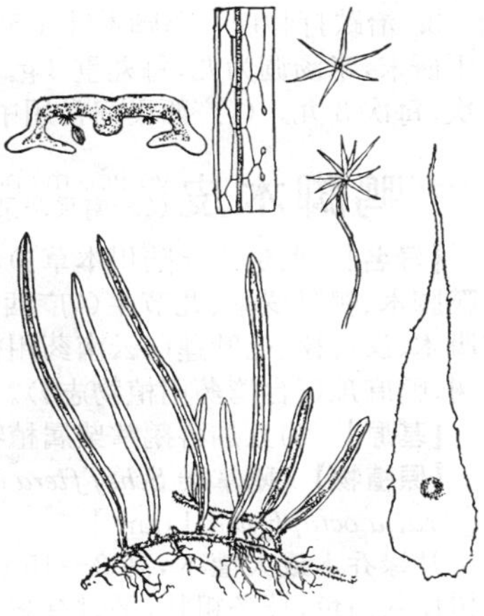

石 蕨

生于海拔400～1 000 m的山地石壁上。分布于中南及山西、浙江、安徽、福建、江西、四川、贵州、陕西、甘肃、台湾等地。

【采收加工】 5～11月采收,鲜用或晒干用。

【药性】 微苦,凉。

1.《浙江药用植物志》:"淡、凉。"

2.《福建药物志》:"苦,平。"

【功用主治】 清热,利湿,明目。主治肺热咳嗽,咽喉肿痛,目赤羞明,小儿惊风,小便不利,妇女带下。

1.《浙江药用植物志》:"清热,镇咳,利尿,明目。主治小儿惊风,咳嗽,百日咳,目翳,小便不通,跌打损伤。"

2.《中国药用孢子植物》:"活血调经,镇惊。治跌打损伤,小儿惊风,疝气肿痛,月经不调等。"

3.《福建药物志》:"清热利湿,凉血止血。治目赤,咽喉肿痛,小便不利,白带,风湿腰腿痛,咯血,吐血,鼻衄,崩漏。"

【用法用量】 内服:煎汤,15～30 g。

【选方】 治小儿急惊风 鸭舌鱼鳖30 g,加黄花草(菊科一枝黄花)根15～18 g,半边莲、寒扭(蔷薇科高粱泡)根各12～15 g。放入金饰1件,水煎服。(《天目山药用植物志》)

3854 鸭皂树皮 yā zào shù pí 《中国药用植物图鉴》

【基原】 为豆科金合欢属植物金合欢的树皮。

【原植物】 金合欢 *Acacia farnesiana* (L.) Willd. [*Mimosa farnesiana* L.] 又名:鸭皂树、牛角花(《中国高等植物图鉴》),刺球花(《中国植物志》),番苏木(《中国药用植物图鉴》),绒祖刺(福建晋江《中草药手册》)。

灌木或小乔木,高2～4 m。树皮粗糙,褐色;多分枝,小枝常呈"之"字形弯曲,有小皮孔。托叶针刺状,刺长1～2 cm,生于小枝上的较短。二回羽状复叶,长2～7 cm,叶轴槽状,被灰白色柔毛,有腺体;羽片4～8对,长1.5～3.5 cm;小叶通常10～20对,线状长圆形,长2～6 mm,宽1～1.5 mm,无毛。头状花序1或2～3个簇生于叶腋,直径1～1.5 cm;总花梗被毛,苞片位于总花梗的顶部或近顶部;花黄色,极香;萼钟形,上方萼齿短而钝;花瓣连合呈筒状,5齿裂;雄蕊多数,长约为花冠的2倍;子房圆柱状,被微柔毛。荚果膨胀,圆筒形,暗褐色,表面密生斜纹。种子多数,褐色,卵形。花期3～6月,果期7～11月。

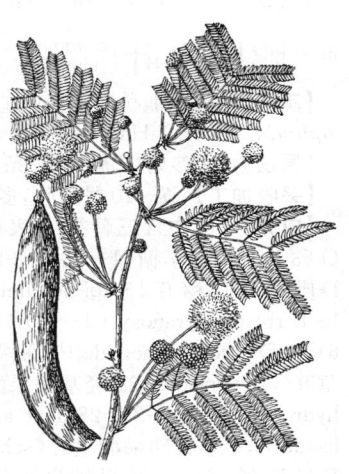

金 合 欢

生于阳光充足,土壤较肥沃、疏松的地方。分布于浙江、福建、广东、广西、海南、四川、云南、台湾。

本植物的根(鸭皂树根)亦供药用,另设专条。

【采收加工】 7～10月剥取树皮,切片,晒干。

【成分】 树皮含儿茶鞣质(catechutannin)[1]。黄酮类:narigerin 7-O-β-(4″, 6″-digalloylglucopyranoside),槲皮素-7-O-β-(6″-没食子酰吡喃葡萄糖苷)〔quercetin 7-O-β-(6″-galloylglucopyranoside)〕,杨梅树皮素7-O-β-(6″-没食子酰吡喃葡萄糖苷)〔myricetin 7-O-β-(6″-galloylglucopyranoside)〕[2]。

【药性】 微酸、涩,平。

【功用主治】 收敛,止血,止咳。主治遗精,白带,脱肛,外伤出血,慢性咳喘。

1.《中国药用植物图鉴》:"收敛止血。"

2.《台湾药用植物志》:"树皮有收敛之性。""壮阳剂之补助药物,治遗精。树皮煎服作收敛剂,治咳嗽。""树皮有收敛性,故以之煎服治脱肛,注射治白带。"

3.《福建药物志》:"治慢性气管炎,哮喘。"

【用法用量】 内服:煎汤,9～15 g。外用:研末,调敷。

3855 鸭皂树根 yā zào shù gēn 《台湾药用植物志》

【异名】 洋梅花刺根(《云南经济植物》)。

【基原】 为豆科金合欢属植物金合欢 *Acacia farnesiana* (L.) Willd. 的根。

【原植物】 参见"鸭皂树皮"条。

【采收加工】 7～10月挖取根部,切片,晒干。

【药性】 《全国中草药汇编》:"微酸、涩,平。"

【功用主治】 清热解毒,消痈排脓,祛风除湿。主治疟疾,丹毒,肺结核,结核性脓疡,骨髓炎,风湿性关节炎。

1.《全国中草药汇编》:"消痈排脓,收敛止血。主治肺结核,冷性脓肿,风湿性关节炎。""此外并治疟疾。"

2.《台湾药用植物志》:"根煎服解热,治疟疾,丹毒。"

3.《福建药用植物志》:"祛风除湿,消痈排脓。主治肺结核,骨结核,骨髓炎,阴疽,风湿性关节炎。"

【用法用量】 内服:煎汤,9～15 g。外用:研末调敷。

【宜忌】《全国中草药汇编》:"孕妇忌服。"

3856 鸭脚木叶 yā jiǎo mù yè (《岭南采药录》)

【基原】 为五加科鹅掌柴属植物鹅掌柴 *Schefflera octophylla* (Lour.) Harms 的叶。

【原植物】 参见"鸭脚木皮"条。

【采收加工】 7～10月采收,多为鲜用。

【成分】 叶中含三萜类:3-表白桦脂酸-3-O-硫酸酯-28-O-〔α-L-吡喃鼠李糖(1→4)-O-β-D-吡喃葡萄糖(1→6)〕-β-D-吡喃葡萄糖苷{3-epi-betulinic acid-3-O-sulphate-28-O-〔α-L-rhamnopyranosyl(1→4)-O-β-D-glucopyranosyl(1→6)〕-β-D-glucopyrano-side}[1],积雪草酸(asiatic acid),积雪草苷(asiaticoside),3α-羟基熊果酸-12-烯-23,28-二酸(3α-hydroxyurs-12-ene-23,28-dioic acid)[2],威岩仙皂苷(cauloside)D,鹅掌紫熊果酸皂苷(scheffursoside)A、B、C、D、E和F,鹅掌柴齐墩果酸皂苷(scheffoleoside)B、D、E、F[3],3α,11α-二羟基羽扇豆-20(29)-烯-23,38-二酸〔3α,11α-dihydroxylup-20(29)-ene-23,38-dioic acid〕[4],3α-羟基羽扇豆-20(29)-烯-23,38-二羧酸-28-O-〔α-L-吡喃鼠李糖(1→4)-O-β-D-吡喃葡萄糖(1→6)〕-β-D-吡喃葡萄糖苷{3α-hydroxy-lup-20(29)-ene-23,38-dioic acid-28-O-〔α-L-rhamnopyranosyl(1→4)-O-β-D-glucopyranosyl(1→6)〕-β-D-glucopyranoside}[5],白桦脂酸-3-O-硫酸酯(betulinic acid-3-O-sulphate)[6],3α,11α-二羟基羽扇豆-20(29)-烯-23,28-二羧酸-28-O-〔α-L-吡喃鼠李糖(1→4)-O-β-D-吡喃葡萄糖(1→6)〕-β-D-吡喃葡萄糖苷{3α,11α-dihydroxylup-20(29)-ene-23,28-dioic acid-28-O-〔α-L-rhamnopyranosyl(1→4)-O-β-D-glucopyranosyl(1→6)〕-β-D-glucopyranoside},3-表白桦脂酸-28-O-〔α-L-吡喃鼠李糖(1→4)-O-β-D-吡喃葡萄糖(1→6)〕-β-D-吡喃葡萄糖苷{3-epibetulinic acid-28-O-〔α-L-rhamnopyranosyl(1→4)-O-β-D-glucopyranosyl(1→6)〕-β-D-glucopyranoside}[7],3-表白桦脂酸-3-O-β-D-葡萄糖苷-28-O-α-L-吡喃鼠李糖(1→4)-O-β-D-吡喃葡萄糖(1→6)-β-D-吡喃葡萄糖苷{3-epibetulinic acid-3-O-β-D-glucopyranoside-28-O-〔α-L-rhamnopyranosyl(1→4)-O-β-D-glucopyranosyl(1→6)〕-β-D-glucopyranoside}[8],3-表白桦脂酸-3-O-β-D-6′-乙酰葡萄糖-28-O-〔α-L-吡喃鼠李糖(1→4)-O-β-D-吡喃葡萄糖(1→6)〕-β-D-吡喃葡萄糖苷{3-epibetulinic-3-O-β-D-6′-acetylglucopyranosyl-28-O-〔α-L-rhamnopyranosyl(1→4)-O-β-D-glucopyranosyl(1→6)〕-β-D-glucopyranoside}[9]。

【药性】 辛、苦,凉。

1.《岭南采药录》:"味涩,性平。"

2. 广州部队《常用中草药手册》:"苦、涩,凉。"

【功用主治】 祛风化湿,解毒,活血。主治风热感冒,咽喉肿痛,斑疹发热,风疹瘙痒,风湿疼痛,湿疹,下肢溃疡,疮疡肿毒,烧伤,跌打肿痛,骨折,刀伤出血。

1.《中国药用植物图鉴》:"枝叶(捣)敷枪伤处,能使子弹脱出。"

2.《广西民间常用中草药》:"活血祛瘀。"

3.《广西本草选编》:"治跌打损伤,漆疮,风疹,湿疹,疳积入眼(角膜软化症)。"

4.《全国中草药汇编》:"止痒。外用治过敏性皮炎。"

5.《台湾药用植物志》:"利尿,烧之成灰,可治水肿。"

【用法用量】 内服:煎汤,6～15 g;或研末为丸。外用:捣汁涂;或酒炒敷。

【宜忌】《广西民间常用中草药》:"虚寒者及孕妇忌服。"

【选方】 1. 治感冒发热 鸭脚木叶1 500～2 000 g,煮水洗澡取汗。或鸭脚木叶250 g,救必应皮500 g,土独活60 g,晒干为末。每服12 g,开水送服。(《广东省惠阳地区中草药》)

2. 治烧伤 鲜鸭脚木叶适量,捣烂取汁,用棉签蘸涂患处。另取鸭脚木叶60 g。水煎服。(《广西民间常用中草药》)

3. 治跌打肿痛 鸭脚木叶1 500 g,扫把枝叶500 g。晒干研末,米汤调为丸,每丸重3 g。酒化内服或外涂,每日3次,每次3丸。(《广西民间常用中草药》)

3857 鸭脚木皮 yā jiǎo mù pí (《岭南采药录》)

【异名】 西加皮(《陆川本草》),鸭脚皮(《岭南草药志》),鸭脚木、鸭脚罗伞、九节牛(《广西药用植物名录》),小叶鸭脚木、汉桃树、七叶莲(《云南药用植物名录》),江木母、脚母树、鸭麻瓜(《台湾药用植物志》)。

【基原】 为五加科鹅掌柴属植物鹅掌柴的根皮、茎皮。

【原植物】 鹅掌柴 *Schefflera octophylla* (Lour.) Harms [*Aralia octophylla* Lour.]

常绿乔木或大灌木,高2～15 m,胸径可达30 cm以上。树皮灰白色,枝条粗壮,平时有皱纹,幼时密生星状短柔毛,不久毛渐脱落至稀。掌状复叶互生,小叶6～9;叶柄细长,圆柱状,长15～30 cm,小叶柄长2～5 cm;托叶半圆形。小叶革质或纸质,椭圆形,长椭圆形或卵状椭圆形,长9～17 cm,宽3～5 cm,先端急尖或短渐尖,稀圆形,基部宽楔形或近圆形,全缘;上面深绿,下面灰白色,幼时密被星状短柔毛,后渐脱落;侧脉7～10对,网脉不明显。花序为伞形花序聚生成大型圆锥花序顶生,初密生星状短柔毛,后渐脱落;萼疏被星状短柔毛至无毛,边缘有5～6个细齿;花瓣5,肉质,花后反曲,长2～3 mm,白色,芳香;雄蕊5,长过花瓣;子房下位,5～7室,花柱合生成粗短的柱状,长约0.5 mm。浆果球形,直径约5 mm,熟时暗紫色。花期11～12月,果期翌年1月。

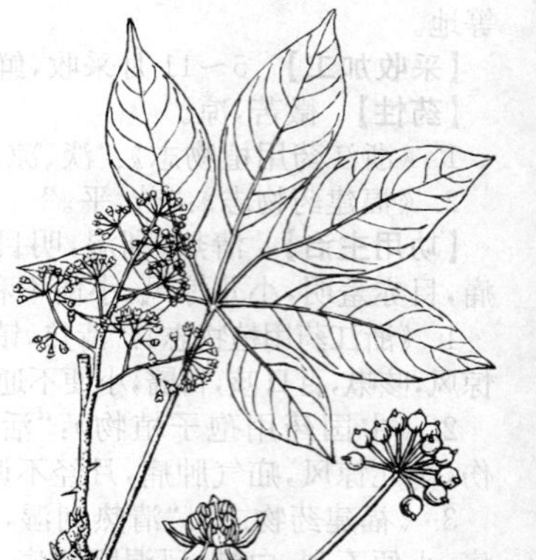

鹅掌柴

生于常绿阔叶林中或向阳山坡。分布于浙江、福建、广东、广西、海南、贵州、云南、台湾等地。

本植物的叶(鸭脚木叶)、根(鸭脚木根)亦供药用,另设专条。

【采收加工】 全年可采剥,蒸透,切片,晒干。

【药材】 鸭脚木皮 *Cortex Schefflerae Octophyllae* 主产于广东、广西等地。

性状 树皮呈卷筒状或不规则板块状,长30～50 cm,厚

2～8 mm。外表面灰白色或暗灰色，粗糙，常有地衣斑，具类圆形或横向长圆形皮孔。内表面灰黄色或灰棕色，具细纵纹。质脆，易折断，断面不平坦，纤维性。气微香，味苦、涩。

【成分】 茎皮中含齐墩果酸(oleanolic acid)，3α-羟基羽扇豆-20(29)-烯-23，28-二酸〔3α-hydroxylup-20(29)-ene-23，28-dioic acid〕[1]。

【药性】 辛、苦，凉。

1.《生草药性备要》："味涩，性平。"
2.《岭南采药录》："味苦，性散。"
3.《岭南草药志》："味苦、涩，性微温。"
4.广州部队《常用中草药手册》："苦、涩，凉，微香。"
5.《广西本草选编》："味苦，微辛，气香，性凉。"

【功用主治】 清热解表，祛风除湿，舒筋活络。主治感冒发热，咽喉肿痛，烫伤，无名肿毒，带状疱疹，风湿痹痛，跌打损伤，骨折。

1.《生草药性备要》："治酒病，洗烂脚，敷跌打，十蒸九晒，浸酒祛风。"
2.《岭南采药录》："治斑痧毒，以之水煎服。"
3.《岭南草药志》："除湿舒筋活络，清胃肠酒食积滞。治红白痢疾，食木薯中毒。"
4.广州部队《常用中草药手册》："发汗解表，祛风除湿。治流感发热，咽喉肿痛，风湿骨痛，跌打瘀积肿痛。"
5.《广西中草药》："活血祛瘀，清热。治风湿，跌打，烧伤。"
6.《台湾药用植物志》："利尿，烧之成灰，可治水肿。"
7.《福建药物志》："治急性淋巴腺炎，睾丸炎，湿疹，烫伤，无名肿毒。"

【用法用量】 内服：煎汤，9～15 g，大剂量可用至 30～60 g；或浸酒。外用：煎水洗，或捣敷，或研末调敷。

【宜忌】《广西民间常用中草药》："虚寒者及孕妇忌服。"

【选方】 1. 治劳倦骨痛　鸭脚树皮 15 g，桑枝 30 g，细叶口根藤 15 g。水煎服。(《新会草药》)

2. 治骨折　鸭脚木皮 60 g，冷饭团根 60 g，生鸡 1 只。共捣烂，将骨复位后，用杉木皮和药夹敷患处。(《岭南草药志》)

3. 治肚痛腹泻　鸭脚木皮 30 g，大牛奶根 30 g，鲜灯盏菜 90 g。水煎服。(《梧州地区中草药》)

4. 治红白痢疾　鸭脚木皮，去外皮，洗净，一蒸一晒。每用 120 g。煎服。

5. 治食木薯中毒　鸭脚木皮 250 g。水煎浓液服之以后，继服生油 30～60 g。(4、5 方出自《岭南草药志》)

6. 治断肠草中毒　鸭脚木树皮 250 g。捣烂，水煎服。(《广西本草选编》)

7. 治乳癌　散血丹、鸭脚树根皮、还魂草、旱糯米，共捣烂敷。(《岭南草药志》)

3858 鸭脚木根 yā jiǎo mù gēn (《南宁市药物志》)

【基原】 为五加科鹅掌柴属植物鹅掌柴 *Schefflera octophylla* (Lour.) Harms 的根。

【原植物】 参见"鸭脚木皮"条。

【采收加工】 7～10 月采挖，切片晒干。

【药性】 淡，微苦，平。

【功用主治】《广西民间常用中草药》："活血祛瘀。"

【用法用量】 内服：煎汤，3～9 g，鲜品加倍；或浸酒。外用：煎汤洗；或研末调敷；或捣敷。

【选方】 1. 治流行性感冒　鸭脚木根、三叉苦根各 500 g。加水煎取 3 000 ml，再浓煎至 1 000 ml。每服 60 ml，每日 1～2 次。(《全国中草药汇编》)

2. 治风湿骨痛　鸭脚木根 180 g，浸酒 500 g。每日服 2 次，每次 15 ml。(《浙江药用植物志》)

3859 鸭脚板草 yā jiǎo bǎn cǎo (《分类草药性》)

【异名】 辣子草、野芹菜(《分类草药性》)，水辣菜(《贵州民间药物》)。

【基原】 为毛茛科毛茛属植物扬子毛茛的全草。

【原植物】 扬子毛茛 *Ranunculus sieboldii* Miq.　又名：西氏毛茛(《天目山药用植物志》)。

多年生草本，高 20～50 cm。须根多数，簇生。茎铺散，斜升，下部节上伏地生根长叶，多分枝，密生开展的白色或淡黄色柔毛。基生叶为三出复叶；叶柄长2～5 cm，密生开展的柔毛，基部扩大成褐色膜质宽鞘抱茎；叶片轮廓圆肾形至宽卵形，长2～5 cm，宽 3～6 cm，基部心形；中央小叶宽卵形或菱状卵形，3 浅裂或深裂，边缘有锯齿，小叶柄长 1～5 mm，被开展的柔毛；侧生小叶不等 2 裂，较小，具短柄；小叶两面疏生柔毛。花两性，直径 1.2～1.8 cm，与叶对生，花梗长 3～8 cm，密生柔毛；萼片 5，狭卵形，外面有柔毛；花瓣 5，狭卵形或近椭圆形，黄色，基部有长爪，蜜槽小鳞片位于爪基部；雄蕊 20 余，花药长约 2 mm；花托粗短，密生白柔毛；心皮多数。瘦果扁平，边缘有宽约 0.4 mm 的宽棱，喙长约 1 mm。花果期 5～10 月。

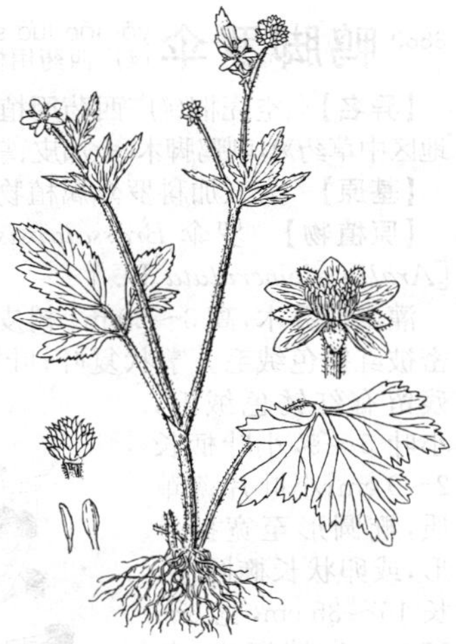

扬子毛茛

生于平原湿地或山林坡边。分布于江苏、浙江、福建、江西、湖北、湖南、广西、四川、贵州、云南、陕西、甘肃。

【采收加工】 5～7 月采集，鲜用或晒干。

【药材】 鸭脚板草 *Herba Ranunculi Sieboldii*　产于四川、云南、贵州、湖南、湖北、广西、江西、江苏、浙江、福建、陕西、甘肃等地。

性状　茎下部节常生根；表面密生伸展的白色或淡黄色柔毛。叶片圆肾形至宽卵形，长 2～5 cm，宽 3～6 cm，下面密生柔毛；叶柄长 2～5 cm。花对叶单生，具长梗；萼片 5，反曲；花瓣 5，近椭圆形，长达 7 mm。气微，味辛，微苦。

【药性】 辛、苦，热。有毒。

1.《分类草药性》："性热，味苦，有毒。"
2.《重庆草药》："辛热。"
3.《四川中药志》1962 年版："性温，味辛，有毒。"
4.《贵州民间药物》："味辛麻。"

【功用主治】 除痰截疟，解毒消肿。主治疟疾，瘿肿，毒疮，跌打损伤。

1.《分类草药性》："治一切恶疮，包鱼口的良药，外治蛇咬，熬酒湿敷疮毒。"
2.《四川中药志》1962 年版："治恶疮鱼口，跌打损伤及蛇咬伤等症。”

3.《湖南药物志》:“治瘘肿。”

【用法用量】 外用:捣敷。内服:煎汤,3～9 g。

【宜忌】 多作外用,内服宜慎。

《四川中药志》1962年版:“敷药时间不宜太久,恐刺激皮肤起泡。”

【选方】 1. 截疟 发疟前以鸭脚板草嫩枝叶捣包脉筋(前臂内侧接腕处),男左女右,也可包命门,但应以布垫之,包的时间不可太久。(《重庆草药》)

2. 治蛇咬伤 水辣菜叶适量,用口嚼烂,敷伤口周围(留口);另用硫黄(研末)3 g,冲水1杯吞服;如在野外无硫黄水,可将水辣菜叶嚼烂,用冷水吞服。(《贵州民间药物》)

3860 鸭脚罗伞 yā jiǎo luó sǎn (《广西药用植物名录》)

【异名】 空壳桐(《广西药用植物名录》),有勒鸭脚(《梧州地区中草药》),刺鸭脚木、七加皮、掌叶木(《全国中草药汇编》)。

【基原】 为五加科罗伞属植物罗伞的根、树皮或叶。

【原植物】 罗伞 *Brassaiopsis glomerulata* (Bl.) Regel [*Aralia glomerulata* Bl.]

灌木或乔木,高3～20 m。树皮灰棕色,小枝具皮刺,幼枝密被红锈色绒毛。掌状复叶;叶柄长至70 cm,无毛或上端残留有红锈色绒毛;小叶5～9,小叶柄长2～9 cm;小叶片薄革质,椭圆形至宽披针形,或卵状长椭圆形,长15～35 cm,宽6～15 cm,先端渐尖,基部通常楔形至圆形,幼时两面均疏生红锈色星状绒毛,边缘全缘或疏生细锯齿;侧脉7～9对,明显,网脉不甚明显。伞形花序聚生在茎顶,组成下垂的大型圆锥花序,长达40 cm,或更长,主轴及分枝有红锈色绒毛,后毛渐脱落;伞形花序直径2～3 cm,有花20～40朵;总花梗长2～5 cm,花后延长;萼筒短,有红锈色绒毛,边缘有5个尖齿;花瓣5,白色,长圆形;雄蕊5,长约2 mm;子房半下位,2室,花盘隆起,花柱合生成柱状。浆果阔扁球形或半球形,熟时紫黑色,宿存花柱长1～2 mm,果梗长1.2～1.5 cm。花期6～8月,果期翌年1～2月。

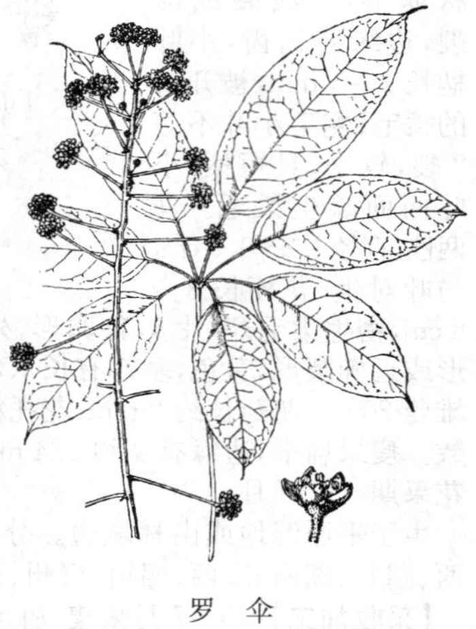

罗 伞

生于海拔数百米至2 400 m的森林中。分布于华南、西南地区。

【采收加工】 全年或9～12月剥取树皮或挖出根部,切片,鲜用或晒干。全年均可采叶,多鲜用。

【药性】 《广西本草选编》:“甘、微辛,温。”

【功用主治】 祛风除湿,散瘀止痛。主治感冒发热,咳嗽,风湿痹痛,腰肌劳损,脘腹痛,跌打肿痛。

1.《广西本草选编》:“活血散瘀。”

2.《广西民族药简编》:“根或树皮水煎代茶饮,治中暑。”

【用法用量】 内服:煎汤,15～30 g,鲜品用量加倍。外用:煎汤洗;或鲜品捣烂,酒炒热敷。

【选方】 治小儿伤风咳嗽 有勒鸭脚、斑鸠米各15 g,薄荷4.5 g,白马骨15 g。水煎服。(《梧州地区中草药》)

3861 鸭脚黄连 yā jiǎo huáng lián (《广西中药志》)

【异名】 水黄连(《贵州草药》)。

【基原】 为毛茛科星果草属植物裂叶星果草的根及根茎。

【原植物】 裂叶星果草 *Asteropyrum cavaleriei* (Lévl. et Vant.) Drumm. et Hutch. [*Isopyrum cavaleriei* Lévl. et Vant.]

多年生草本,高12～20 cm。根茎短,密生黄褐色细根。基生叶2～7;叶柄盾状着生,长6～13 cm,基部具膜质鞘;叶片五角形,5裂,裂片三角形,边缘稍呈波状,上面有时具短伏毛,下面无毛。花葶1～3,无毛或被疏柔毛;苞片卵形或宽卵形,近互生或轮生;花两性;萼片5,花瓣状,白色,椭圆形或倒卵形,先端圆;花瓣5,小,长约为萼片的一半,黄色,瓣片近圆形,下部具细爪;雄蕊多数,比花瓣稍长,花药黄色;心皮5～8,无毛。果星状展开,长达8 mm。种子多数,椭圆形,棕黄色。花期5～6月,果期6～8月。

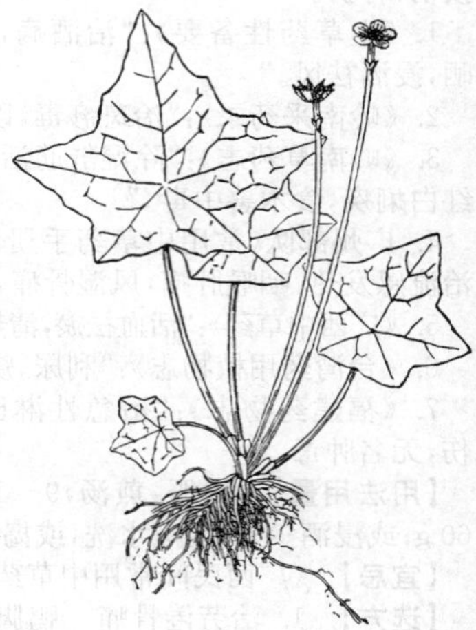

裂叶星果草

生于海拔1 050～2 400 m的山林地下、路旁或水旁阴处。分布于湖南西部、广东北部、四川南部、贵州、云南东南部文山。

【栽培】 生物学特性 喜冷凉、湿润的环境,忌高温、干旱及强光。土壤以土层深厚、质地疏松、腐殖质丰富的壤土为好,野生于石缝中均能生长正常。

繁殖方法 种子繁殖。种子随采随播,将种子拌15～20倍草皮灰撒播,再覆盖2 cm厚腐殖土,播后盖草浇水并立即搭荫棚。当种子发芽时应除去盖草,苗期追施人粪尿,苗长至3片以上真叶,株高5～5 cm以上即可移植,按行株距12 cm×8 cm定植于大田。

田间管理 定植成活后除草追肥,生长前期荫蔽度需80%以上,后期调节至50%～30%左右,气候干燥需淋水保湿。

病虫害防治 病害有炭疽病,4～5月发生为害叶片,发病初期用1:1:120波尔多液防治。虫害有金龟子、蝼蛄咬食幼苗,可用毒饵诱杀。

【采收加工】 9～11月采挖根及根茎,晒干。

【药材】 鸭脚黄连 *Radix Asteropyri Cavaleriei* 产于湖南、广西、四川、贵州等地。

性状 根茎极短,密生细长须根。须根长5～20 cm,直径1～2 mm;表面鲜时黄色,干后棕褐色,有毛状较短的支根。质柔脆，易折断，断面棕色，无明显木心。气微，味苦。

【成分】 根茎含生物碱[1]。

【药性】 苦，寒。归脾、大肠、肝经。

1.《广西中药志》："味苦，性寒，无毒。"

2.《贵州草药》："性寒，味微苦。"

【功用主治】 清热解毒，利湿。主治湿热痢疾，泄泻，黄疸，水肿，火眼目赤肿痛。

1.《贵州草药》："清利湿热，利水。治黄疸病，水肿，腹水。"

2.《广西本草选编》："清热解毒。治细菌性痢疾，急性肠炎，急性结膜炎，疮疡溃烂，外伤出血。"

【用法用量】 内服：煎汤，3～9 g，大剂量可用至 30 g；研末，每次 1.5 g。外用：煎水外洗；或研粉撒。

【选方】 治黄疸病 水黄连、女儿红各 30 g。煨水服。(《贵州草药》)

3862 蚌肉 bàng ròu (《食疗本草》)

【异名】 含浆(《尔雅》)，河歪(《本草再新》)，河蛤蜊(《吉林中草药》)。

【基原】 为蚌科冠蚌属动物褶纹冠蚌 *Cristaria plicata* (Leach)、帆蚌属三角帆蚌 *Hyriopsis cumingii* (Lea)和无齿蚌属背角无齿蚌 *Anodonta woodiana* (Lea)等蚌类的肉。

【原动物】 参见"珍珠"条。

【采收加工】 全年均可捕捉，取肉，鲜用。

【成分】 洞穴丽蚌、楔形丽蚌和猪耳丽蚌含锰、铁、镁、铜、锌等[1]。

【药理】 抗癌作用 从蚌肉和蚌泪中提取的有效成分具有明显的抗小鼠腹水肝癌和艾氏腹水癌作用，瘤重抑制率为 30%～59.2%；体外实验证明，该成分可以抑制肿瘤细胞的 DNA 聚合酶 α[1]。无齿蚌提取物以每日 25 mg/kg 或 50 mg/kg 剂量给荷瘤动物连续腹腔注射 7 d，对肉瘤 S_{180}、Ehrlich 癌、Lewis 肺癌、B_{16} 黑色素瘤及小鼠白血病 P_{388} 有体内抗肿瘤作用；体外对小鼠白血病 L_{1210}、P_{388}、人宫颈癌传代 HeLa 细胞、S_3 等肿瘤细胞无直接细胞毒作用；该提取物能提高小鼠腹腔巨噬细胞的吞噬功能，能非特异性地激活其杀伤肿瘤细胞的作用，可加强特异性 T 淋巴细胞的免疫活性，也能增加天然杀伤细胞对肿瘤细胞的杀伤能力[2,3]。

毒性 从蚌肉及蚌泪中提出的有效成分给小鼠灌胃，其 LD_{50} 为 4.02～5.86 g/kg。微生物致突变试验阴性[1]。

【药性】 甘、咸，寒。归肝、肾二经。

1.《食疗本草》："大寒。"

2.《日华子》："冷，无毒。"

3.《纲目》："甘、咸，冷，无毒。"

4.《本经逢原》："甘，寒。"

5.《本草再新》："入肝、肾二经。"

【功用主治】 清热解毒，滋阴明目。主治烦热，消渴，血崩，带下，痔瘘，目赤。

1.《食疗本草》："主大热，解酒毒，止渴，去眼赤。"

2.《本草拾遗》："主妇人劳损下血，明目，除湿，止消渴。"

3.《日华子》："明目，止消渴，除烦，解热毒，补妇人虚劳、下血，并痔瘘、血崩、带下，压丹石药毒。"

4.《本草再新》："治肝热，肾衰，托斑疹，解痘毒，清凉止渴。"

【用法用量】 内服：煮食，90～150 g。

【宜忌】 脾胃虚寒者慎服。

1.《本草衍义》："多食发风，动冷气。"

2.《随息居饮食谱》："多食寒中。外感未清，脾虚便滑者皆忌。"

【选方】 1. 治痔疮 鲜蚌肉半碗。洗净，先用油炒，再放少量盐、油、生姜调味，加水煮烂，共 1 碗，1 次服完。每隔 1 d 早、晚各空腹服。

2. 明目 鲜蚌肉 60 g，蝉花 9 g。炖汤服。孕妇用时要慎重。(1～2 方出自《广西药用动物》)

【各家论述】《本经逢原》："蚌与蛤皆水产。而蛤则生咸水，色白入肺，故有软坚积、化顽痰之功。蚌生淡水，色苍入肝，故有清热行湿，治雀目夜盲之力。盖雀目则肝肾之病也。"

3863 蚌泪 bàng lèi (《纲目拾遗》)

【异名】 方诸水(《本草拾遗》)，活蚌水(《本经逢原》)，蚌水(《得宜本草》)，蚌清水(《泉州本草》)。

【基原】 为蚌科冠蚌属动物褶纹冠蚌 *Cristaria plicata* (Leach)、帆蚌属三角帆蚌 *Hyriopsis cumingii* (Lea)和无齿蚌属背角无齿蚌 *Anodonta woodiana* (Lea)等蚌类的体内分泌液。

【原动物】 参见"珍珠"条。

【采收加工】 在剖杀河蚌时，收集其分泌液。

【药性】《本草拾遗》："味甘，寒，无毒。"

【功用主治】 止渴，明目，清热解毒。主治消渴，赤眼，烫伤，鼻疔。

1.《本草拾遗》："主明目，定心，去小儿烦热，止渴。"

2.《本经逢原》："生蚌炙水，治汤火伤甚效。"

3.《得宜本草》："功专止渴除烦。"

4.《纲目拾遗》："清热安胎，消痰除湿，解酒积丹石药毒。"

【用法用量】 内服：适量，炖。外用：涂敷或点眼。

【选方】 1. 治赤眼并(眼)暗 以黄连木纳入(蚌中)取汁，点眼。(《日华子》)

2. 治鼻疔 活河蜊 1 个，冰片 0.3 g，硼砂 0.6 g。将硼砂和冰片研成细末，放已掀开的壳内，待死后，用水溶液滴入鼻孔内。(《吉林中草药》)

3. 治初生小儿哑惊 活蚌水磨墨，滴入口中，少顷下黑粪而愈。(《本经逢原》)

3864 蚌粉 bàng fěn (《日华子》)

【异名】 蚌蛤灰(《千金方》)，蜃灰(《纲目》)，蚌壳粉(《本草述》)，蚌壳灰(《中国医学大辞典》)。

【基原】 为蚌科冠蚌属动物褶纹冠蚌 *Cristaria plicata* (Leach)、帆蚌属三角帆蚌 *Hyriopsis cumingii* (Lea)和无齿蚌属背角无齿蚌 *Anodonta woodiana* (Lea)等淡水产的贝壳制成的粉。

【原动物】 参见"珍珠"条。

【采收加工】 取蚌壳洗净，刮去黑皮，捣碎，研粉或煅后研粉。

【药理】 加蚌壳粉喂饲大鼠及小鼠，皆无增进体重的作用。其吸收率为 14.45%，绝对吸收量为 12.67 mg，比磷酸氢钙组和对照组高，股骨 X 线片及钙的含量析结果表明骨质钙化好，故蚌粉钙有一定效用[1]。

【药性】 咸,寒。归肺、肝、胃经。

1.《日华子》:"冷,无毒。"

2.《纲目》:"咸,寒,无毒。"

3.《本草汇言》:"入手太阴、足阳明经。"

4.《本草再新》:"入肝、肺、胃三经。"

【功用主治】 化痰消积,清热燥湿。主治痰饮咳嗽,呕逆,疳积,白带,湿疹,痱子,烫伤。

1.《本草拾遗》:"烂壳为粉,饮下。主反胃,心胸间痰饮。"

2.《日华子》:"治疳,止痢并呕逆;痈肿醋调敷。"

3.《纲目》:"解热燥湿,化痰消积。止白浊、带下、痢疾,除湿肿、水嗽,明目,搽阴疮、湿疮。"

4.《医林纂要》:"治顽痰,止咳嗽,清心保肺。"

5.《得配本草》:"制石亭脂、硫黄。"

【用法用量】 内服:入丸、散,3～6 g。外用:干掺;或调敷。

【宜忌】《本草汇言》:"诸病属脾肺虚寒而无火者,须禁用之。"

【选方】 1. 治痰饮咳嗽 真蚌粉(新瓦上炒红),入青黛少许,用淡水滴麻油数点,调服二钱。(《内经类编试效方》)

2. 治积聚涎块,结于心腹之间,致令心腹刺痛,日久不愈,或干呕减食 蚌粉一两,巴豆七粒(去壳及膜)。上二味同炒令赤,去巴豆不用,只以醋丸其粉,如梧子大。丈夫脐腹痛,炒茴香油吞下二十丸;妇人血气,炒姜酒下;败血冲心,童便和当归酒服;常服姜酒下。(《世医得效方》炒粉丸)

3. 治翻胃 真蚌粉,每服二钱,姜汁米饮调下。(《世医得效方》)

4. 治小儿疳困 龙胆草,蚌粉。为末,每服半钱,用米饮调下。(《普济方》粉龙丸)

5. 治痈疽赤色肿有尖头者 醋和蚌蛤灰涂,干者易之。(《千金方》)

6. 治湿疹 煅蚌壳 9 g,黄柏 15 g。研细末,撒敷患处,或用油调涂患处。(《广西药用动物》)

7. 治汤泡火烧溃烂,并下部恶疮 大蚌(一二个,用文武火一盆,上架铁楞,置蚌煅之),冰片(每散一两,加冰片三分)。为末,研匀。湿烂者,用筛筛上,自然收燥。如湿再加,不可剥去,燥则用麻油调涂,痂落自愈。如治恶疮,亦用麻油调涂。(《医级》珠窝散)

8. 治伤损大吐血,或因酒食饱,低头掬损吐血过多,并血妄行,口鼻俱出,但声未失者 蚌粉、百草霜各等分。为末,每一二钱,糯米饮调服,侧柏枝研汁尤效。如鼻衄、舌衄及灸疮出血,并用干掺立止。(《医学入门》蚌霜散)

【临床报道】 治疗胃及十二指肠溃疡 将蚌壳研粉置铜锅中干炒,待药粉呈黄褐色,腥味挥发殆尽后冷却过筛。每服 1～2 g,白天每 1 h 1 次,每日 12～14 次,4～8 星期为 1 个疗程。治疗 41 例,服药 14～79 d 不等。结果,上腹部疼痛消失者 28 例,减轻者 7 例;上腹部压痛消失者 23 例,减轻者 6 例;X 线复查 21 例,龛影消失者 9 例,变形消失者 1 例,龛影缩小者 6 例[1]。

【各家论述】《本草汇言》:"蚌壳粉化痰积,定咳嗽,解湿热,止白浊白带之药也……其体沉坠,其性寒润而滑。治病之要,只在行湿清热化痰而已。如宋医李防御治湿痰咳嗽气壅闭,面浮肿喘者;而《日华子》治膀胱湿热不清,为淋为癃为浊为带,或小儿脾热疳积,为痢为胀诸证。膀胱为水府,此药味咸水化,气类相从,故兼用之。"

3865 蚌兰叶 bàng lán yè (《广东中药》)

【异名】 紫万年青叶(《植物学大辞典》),蚌花叶、红蚌兰叶(《广东中药》)。

【基原】 为鸭跖草科紫万年青属植物紫万年青 *Rhoeo discolor* (L'Herit.) Hance 的叶。

【原植物】 参见"蚌兰花"条。

【采收加工】 全年均可采收,鲜用或晒干。

【药性】 甘、淡,凉。

1.《广东中药》:"甘、淡,凉。"

2.《广西中草药》:"味淡,性凉。"

【功用主治】 清热解毒,化瘀止血。主治肺热咳嗽,吐血,衄血,便血,泻痢,跌打损伤,瘰疬,疮疖。

1.《广东中药》:"止咳止血。治痨伤吐血,咳血,便血,痰火核,肺燥热咳,小儿生积,腹胀,生痨(脾肿大)。"

2. 广州部队《常用中草药手册》:"清肺化痰,凉血止痢。主治感冒咳嗽,咳痰带血,百日咳,鼻衄,菌痢。"

3.《广西中草药》:"凉血解毒。主治淋巴结核。"

4.《香港中草药》:"清热润肺。主治急慢性支气管炎。"

5.《福建药物志》:"主治疖。"

【用法用量】 内服:煎汤,15～30 g,鲜品可用至 60 g。外用:捣敷。

【选方】 治慢性支气管炎 蚌花叶 15 g,木蝴蝶 3 g。水煎服。(《香港中草药》)

3866 蚌兰花 bàng lán huā (《甘肃采药录》)

【异名】 蚌花(《广州植物志》),紫万年青花(《广东中药》),荷包兰、蚌兰衣(广州空军《常用中草药手册》),菱角花、红蚌兰花(广州部队《常用中草药手册》)。

【基原】 为鸭跖草科紫万年青属植物紫万年青的花。

【原植物】 紫万年青 *Rhoeo discolor* (L'Herit.) Hance

多年生草本,高约 50 cm。茎较粗壮,肉质;节密生,不分枝。叶基生,密集覆瓦状,无柄;叶片披针形或舌状披针形,长 10 ～ 30 cm,宽 2 ～ 6 cm,先端渐尖,基部扩大成鞘状抱茎,上面暗绿色,下面紫色。聚伞花序生于叶的基部,大部藏于叶内;苞片 2,蚌壳状,大而扁,长 3 ～ 4 cm,淡紫色,包围花序,花多而小,白色;萼片 3,长圆状披针形,分离,花瓣状;花瓣 3,分离,卵圆形;雄蕊 6,花丝被长毛;子房 3 室。蒴果 2～3 室,室背开裂。花期 5～7 月。

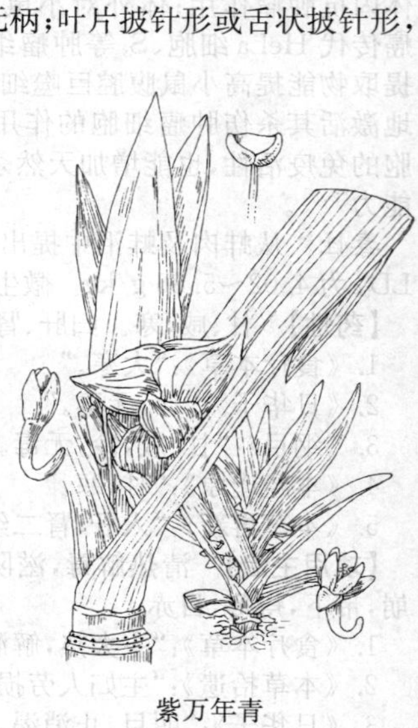

紫万年青

人工栽培于庭园、花圃。我国南方各地可露天种植,其他地区多温室栽培。

本植物的叶(蚌兰叶)亦供药用,另设专条。

【采收加工】 5～7 月采摘,晒干,或蒸 10 min 后再晒干。

【成分】 花药中含多糖,酸性多糖,愈创葡聚糖(callose),果胶(pectins)[1]。

【药性】 甘,淡,凉。

1.《广西中药志》:"味甘、淡,性平。"

2.《广东中药》:"凉。"

3.《四川中药志》1982年版:"淡,寒。"

【功用主治】 清肺化痰,凉血止血,解毒止痢。主治肺热咳喘,百日咳,咯血鼻衄,血痢便血,瘰疬。

1.《岭南采药录》:"治便血,咳血,和猪肉煮汤服之;治血痢,则煎水饮之。"

2.《广东中药》:"止咳,去痰火、衄血。主治痨伤吐血,肺燥热咳,小儿生积,痰火核。""配寮刁竹,治脾肿大。腹胀宜加陈皮少许。"

3. 广州部队《常用中草药手册》:"清肺化痰,凉血止痢。主治感冒咳嗽,咳痰带血,百日咳,鼻衄,菌痢。"

4.《广西中草药》:"凉血解毒,化痰止咳。主治菌痢,便血,肺热咳嗽,咳血,百日咳,鼻衄。"

5.《香港中草药》:"清热润肺。主治急、慢性支气管炎。"

【用法用量】 内服:煎汤,10~15 g。

【选方】 1. 治急性支气管炎 蚌花9 g。加适量冰糖炖服。(《香港中草药》)

2. 治便血 紫万年青花15 g,猪直肠适量。水煎,饭前服。(《福建药物志》)

3. 治湿热泻痢 紫万年青30 g,马齿苋30 g,车前草15 g。水煎服。(《四川中药志》1982年版)

3867 蚬肉 xiàn ròu (《新修本草》)

【基原】 为蚬科蚬属动物河蚬 *Corbicula fruminea* (Muller)或其近缘动物的肉。

【原动物】 参见"蚬壳"条。

【采收加工】 全年均可捕采,捕后置沸水中烫死,取肉,晒干。

【成分】 肉含叶黄素(lutein),叶黄素酯(lutein ester),β-胡萝卜素(β-carotene),丁酸(butyric acid),异丁酸(isobutyric acid),棕榈酸(palmitic acid),神经鞘氨醇硫酸酯(sphingosine sulfate),木糖,三甲胺(trimethylamine),维生素B_{12},脑苷脂(cerebroside)。还含蚬甾醇(corbisterol,7-dehydrostigmasterol)[1]。

【药性】《新修本草》:"冷,无毒。"

【功用主治】 清热,利湿,解毒。主治消渴,目黄,湿毒脚气,疔疮痈肿。

1.《新修本草》:"治时气,开胃,压丹石药及疔疮,下湿气,下乳。糟煮服良。生浸取汁,洗疔疮。"

2.《日华子》:"去暴热,明目,利小便,下热气,脚气湿毒,解酒毒目黄,浸取汁服,主消渴。"

3.《纲目》:"生砚浸水,洗痘痈无瘢痕。"

4.《本草求原》:"饮食中毒,黄砚汤可解。"

【用法用量】 内服:煎汤,15~30 g;或煮食。外用:捣敷。

【宜忌】 不宜多服;虚寒滑遗者禁服。

1.《本草拾遗》:"多食发嗽并冷气,消肾。"

2.《本草求原》:"遗浊勿食。"

【选方】 治疔疽恶毒 蚬肉杵烂,涂。(《外科集要》)

3868 蚬壳 xiàn ké (《本草经集注》)

【基原】 为蚬科蚬属动物河蚬或其近缘动物的贝壳。

【原动物】 河蚬 *Corbicula fruminea* (Muller) 又名:扁螺、黄蚬、沙蜊、金蚶、蟟蚌、蟟仔。

贝壳中等大小,略呈正三角形。壳质稍厚而坚硬。成体一般壳长40 mm,壳高37 mm,壳宽20 mm。左、右两壳相等。壳顶被有暗褐色的壳皮,有时稍带黄色。表面生长纹轮状,较老个体壳顶常脱落而露出石灰质。壳内面紫白色。铰合部有主齿3枚,中央者最大。足大,呈舌状。

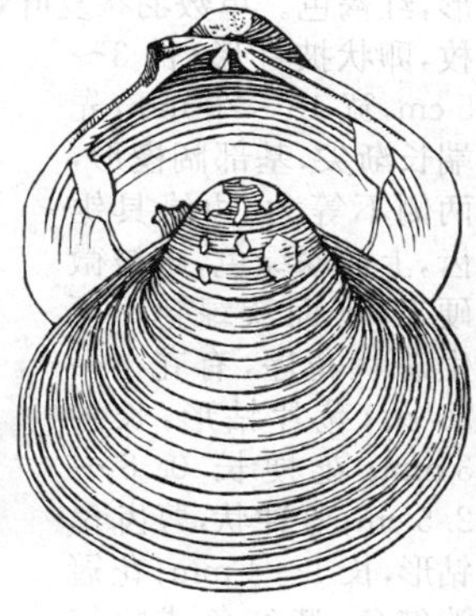

河 蚬

生活于河川、湖沼,多栖息于泥质的水底。我国大部分地区均有分布。

本动物的肉(蚬肉)亦供药用,另设专条。

【采收加工】 全年均可捕,捕后入沸水烫死,取壳,洗净,晒干。

【成分】 贝壳主要含碳酸钙,碳酸镁,壳蛋白(conchiolin)[1]。还含甾体类化合物:胆甾醇(cholesterol),菜油甾醇(campesterol),β-谷甾醇(β-sitosterol),豆甾醇(stigmasterol)[2]。

【药性】《本草拾遗》:"温。"

【功用主治】 化痰止嗽,祛湿和胃。主治痰喘咳嗽,反胃吐食,胃痛吞酸,湿疮,溃疡,脚气。

1.《本草经集注》:"止痢。"

2.《新修本草》:"治阴疮。"

3.《本草拾遗》:"烧灰饮服,治反胃吐食,除心胸痰水。"

4.《日华子》:"疗失精反胃。"

5.《纲目》:"化痰止呕,治吞酸心痛及暴咳。烧灰涂一切湿疮,与蚌粉同功。"

6.《医林纂要》:"除血热,敛虚汗。"

7.《中国药用动物志》:"生肌敛疮。治湿疮,溃疡。"

【用法用量】 内服:煎汤,15~20 g;或入散剂。外用:煅存性,研末撒或调敷。

【选方】 1. 治反胃吐食 田螺壳、蚬壳各适量。研细末,以米汁和匀,做成团,再烧存性,研细。以人参5 g,砂仁3 g。煎汤送服,每服25 g,日服2次。(《中国动物药》)

2. 治诸恶疮疮口,生肌肉颇迟者 墙上多年白蚬壳(火煅通赤,去火候,冷研),草无名异(为末),密陀僧(火煅过)各一钱。更入麝香少许,同研令匀细。每用少许,掺疮口上。(《圣济总录》生肌散)

3. 治脚气,脚上生风毒疮肿不瘥 烂蚬子壳一两半,黄连一两,马齿苋菜三分。捣细罗为散,频敷疮上。(《圣惠方》)

3869 唢呐花 suǒ nà huā (《云南中草药》)

【异名】 金鸡豇豆、炮胀筒(《云南中草药选》),马尾连、羊奶子、燕山红(《云南中草药》),羊尾草(《贵州药用植物名录》),黄鸡尾、蜜糖花(《四川常用中草药》),两头毛、撒拉花、破碗花、大花药(《云南药用植物名录》),炮胀花、麻叶子、羊胡子草、岩喇叭花(《全国中草药汇编》)。

【基原】 为紫葳科角蒿属植物毛子草的带根茎全草。

【原植物】 毛子草 *Incarvillea arguta* (Royle) Royle

[*Amphicome arguta* Royle]

多年生草本，高达 1.5 m。根茎木质，粗壮。茎扁圆柱形，红褐色。单数羽状复叶，长约 15 cm，互生；小叶 5～11 枚，卵状披针形，长 3～5 cm，宽 15～20 mm，先端长渐尖，基部阔楔形，两侧不等大，边缘具锯齿，上面深绿色，疏被微硬毛，下面淡绿色。顶生总状花序，有花 6～20 朵；苞片钻形，长约 3 mm；花梗长 0.8～2.5 cm；萼钟状，萼齿 5，钻形，长 1～4 mm；花冠淡红色、紫红色或粉红色，钟状长漏斗形，花冠筒基部紧缩成细筒，裂片半圆形；雄蕊 4，二强，不外伸；花柱细长，柱头舌状，极薄，2 片裂，子房细圆柱形。蒴果线状圆柱形，革质，长约 20 cm。种子细小，多数，长椭圆形，两端尖，被丝状种毛。花期 3～7 月，果期 9～12 月。

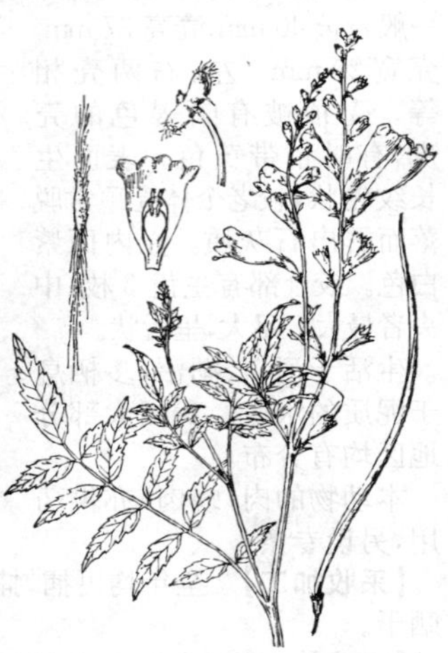

毛 子 草

生于干热河谷、山坡灌丛中。分布于四川、贵州、云南、西藏、甘肃。

【采收加工】 9～10 月采挖，鲜用或切段晒干。

【成分】 全草含单萜苷：dissectol A[1]，此外叶还含三十一烷（hentriacontane），熊果酸（ursolic acid），氯化钾（KCl），毛子草酮（argutone）[2, 3]。

【药理】 1. 抗炎作用　毛子草（唢呐花）氯仿提取物 200 mg/kg（约为 LD_{50} 的 1/44）灌胃，对醋酸、二甲苯和组胺所致的小鼠腹腔和皮肤毛细血管通透性增高有明显的抑制作用；对巴豆油所致的小鼠耳部炎症及蛋清所致大鼠足肿胀也能明显抑制，但对棉球肉芽肿无明显影响。毛子草氯仿提取物对伤寒、副伤寒甲乙三联菌苗致热家兔的体温升高有降低作用[1]。

2. 抗氧化作用　用叔丁基氢过氧化物（tert-butylhydroperoxide）为氧化剂使红细胞氧化，加毛子草提取物 AB-2 后不仅可使红细胞膜脂质的氧化物减少，又可保护膜蛋白的巯基不致氧化聚合，毛子草 AB-2 可防止血红蛋白的自氧化及溶血，用电子自旋捕集法测羟自由基，结果说明毛子草 AB-2 可直接与羟自由基反应，可能是自由基的清除剂[2]。

3. 其他作用　从毛子草中分离出 4 种结晶，经鉴定分别为熊果酸、三十一烷、氯化钾及一种未知成分。并证实熊果酸为其降低氨基转移酶的有效成分。未知成分具有较强的抑菌作用[3]。从毛子草叶中分离得到的新吡酮毛子草酮具有抗菌活性[4]。

毒性　毛子草注射液小鼠静脉注射的 LD_{50} 为 1.35 ± 0.09 g/kg，小鼠皮下注射 2.4 g/kg 后，无明显毒副作用。当给小鼠静脉注射毛子草注射液中毒剂量时，小鼠自发活动被抑制，共济失调，最后抑制呼吸而死亡[5]。

【药性】《云南中草药》："苦，凉。"

【功用主治】 健脾利湿，行气活血。主治泄泻痢疾，胃痛胁痛，风湿疼痛，月经不调，痈肿，骨折。

1.《云南中草药》："止泻止痢，消食健胃。治腹泻，痢疾，消化不良。"

2.《全国中草药汇编》："祛风湿，消炎止痛，活血散瘀。主治风湿骨痛，月经不调。外用治疮疖，痈肿，骨折。"

【用法用量】 内服：煎汤，10～30 g。外用：鲜品，捣烂敷。

3870 峨参 é shēn （《峨眉山药用植物调查报告》）

【异名】 田七（《四川中药志》），金山田七（《四川常用中草药》），土白芷、广三七（《湖南药物志》），胡萝卜七、南田七（《湖北中草药志》），水田七（《贵州中草药名录》）。

【基原】 为伞形科峨参属植物峨参的根。

【原植物】 峨参 *Anthriscus sylvestris*（L.）Hoffm.[*Chaerophyllum sylvestre* L.]　又名：小叶山水芹（《浙江药用植物志》）。

二年生或多年生草本，高达 1.5 m。直根粗大。茎粗壮，多分枝，近无毛或下部有细柔毛。基生叶有长柄，柄长 5～20 cm，基部有阔鞘；叶片轮廓呈卵形，二回羽状分裂，长10～30 cm，一回羽片有长柄，有二回羽片 3～4 对，二回羽片有短柄，轮廓卵状披针形，羽状全裂或深裂，末回裂片卵形或椭圆状卵形，有粗锯齿，背面疏生柔毛；茎上部叶有短柄或无柄，基部呈鞘状，有时边缘有毛。复伞形花序直径 2.5～8 cm，伞辐 4～15；小总苞片 5～8，卵形至披针形，先端尖锐，反折；花白色，通常带绿或黄色；花柱较花柱基长 2 倍。双悬果长圆形至线状长圆形，长 5～10 mm，光滑或疏生小瘤点，先端渐狭成喙状，合生面明显收缩，果柄顶端常有一环白色小刚毛，分生果横剖面近圆形，油管不明显，胚乳有深槽。花、果期 4～6 月。

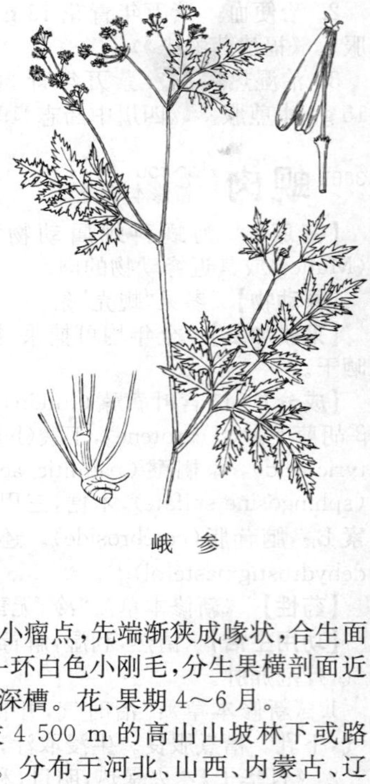

峨　参

生于从低山丘陵至海拔 4 500 m 的高山山坡林下或路旁，以及山谷溪边石缝中。分布于河北、山西、内蒙古、辽宁、江苏、浙江、安徽、江西、河南、湖北、湖南、四川、云南、陕西、甘肃、新疆等地。

本植物的叶（峨参叶）亦供药用，另设专条。

【栽培】 生物学特性　喜高寒潮湿的环境，抗寒力强。宜选择中山或高山阴处和半阴处栽培，土壤以排水良好、富含腐殖质、肥沃疏松的夹沙土中生长最好。

繁殖方法　种子繁殖或分株繁殖。种子繁殖：8～9 月采收成熟种子，阴干，直播，秋播 9～10 月，春播 3～4 月进行，秋播出苗快，发芽率高，按行窝距各约 27 cm 开穴，种子与人畜粪水、草木灰拌匀后点播，再盖火灰一把。分株繁殖：收获时选小苗于未萌芽前栽植，每穴栽苗 3～4 株，栽后施土杂肥。

田间管理　无论直播或分株栽种，每年4、6、10月中耕除草时结合施肥，一般施人畜粪水，最后1次施圈肥或草木灰，施后盖土越冬。

病虫害防治　虫害有食心虫，为害嫩果；蚜虫，为害嫩叶。

【采收加工】　栽后2～3年收获，在春、秋季挖根，剪去须尾，刮去外皮，用沸水烫后，晒干，或微火炕干。

【药材】　峨参 *Radix Anthrisci Sylvestris*　主产于四川、湖南、江苏、云南等地。

性状　根呈圆锥形，略弯曲，多分叉，下部渐细，半透明，长3～12 cm，中部粗1～1.5 cm。外表黄棕色或灰褐色，有不规则的纵皱纹，上部有细密环纹，可见突起的横长皮孔，有的侧面有疔疤。质坚实，沉重，断面黄色或黄棕色，角质样。气微，味微辛，微麻。

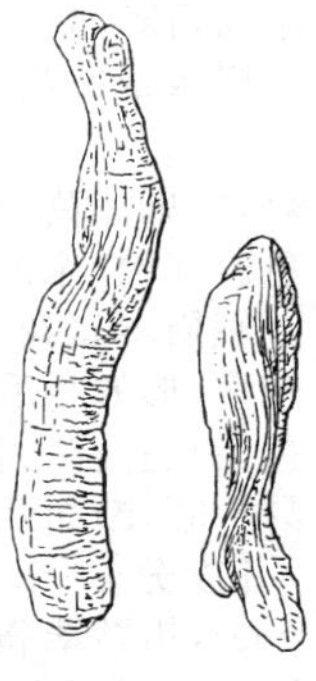

峨参(根)外形

鉴别　根横切面：可见残留木栓层由数列木栓细胞组成，皮层宽，有多数油管分布。形成层环明显。木质部导管多单列，放射状排列。射线宽广。部分根中心有裂隙。

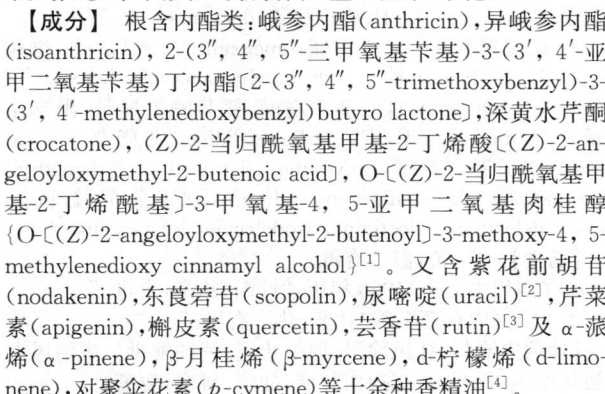

粉末特征：淡灰棕色。导管为网纹、梯纹及环纹，壁木化。油管多已破碎，可见油管碎块；围绕油管的上皮细胞呈扁长形，壁薄，在其附近可见油滴。木栓组织碎片细胞多角形，壁淡棕色。皮层纤维少数，多单个散在，或成断节，壁不甚厚，木化。

【成分】　根含内酯类：峨参内酯(anthricin)，异峨参内酯(isoanthricin)，2-(3″，4″，5″-三甲氧基苄基)-3-(3′，4′-亚甲二氧基苄基)丁内酯〔2-(3″，4″，5″-trimethoxybenzyl)-3-(3′，4′-methylenedioxybenzyl) butyro lactone〕，深黄水芹酮(crocatone)，(Z)-2-当归酰氧基甲基-2-丁烯酸〔(Z)-2-angeloyloxymethyl-2-butenoic acid〕，O-〔(Z)-2-当归酰氧基甲基-2-丁烯酰基〕-3-甲氧基-4，5-亚甲二氧基肉桂醇{O-〔(Z)-2-angeloyloxymethyl-2-butenoyl〕-3-methoxy-4，5-methylenedioxy cinnamyl alcohol}[1]。又含紫花前胡苷(nodakenin)，东莨菪苷(scopolin)，尿嘧啶(uracil)[2]，芹菜素(apigenin)，槲皮素(quercetin)，芸香苷(rutin)[3]及α-蒎烯(α-pinene)，β-月桂烯(β-myrcene)，d-柠檬烯(d-limonene)，对聚伞花素(*p*-cymene)等十余种香精油[4]。

【药性】　甘、辛，微温。归脾、胃、肺经。

1.《四川常用中草药》："性微温，味甘、辛，入脾、胃、肺三经。"

2.《全国中草药汇编》："甘、辛，微苦，微温。"

【功用主治】　益气健脾，活血止痛。主治脾虚腹胀，乏力食少，肺虚咳喘，体虚自汗，老人夜尿频数，气虚水肿，劳伤腰痛，头痛，痛经，跌打瘀肿。

1.《四川常用中草药》："补中益气。治脾虚食胀，四肢无力，肺虚咳喘，老人夜尿，水肿等症。"

2.《全国中草药汇编》："补中益气，去瘀生新。主治跌打损伤，腰痛，肺虚咳喘，咳嗽咯血，脾虚腹胀，四肢无力，老人尿频。"

3.《湖北中草药志》："健脾益肾，止咳，止痛。用于肺虚喘咳，头痛，胃痛，腹痛，腹胀，食积，失眠，小儿口疮等症。"

【用法用量】　内服：煎汤，9～15 g；或研末，每次3～5 g；或泡酒。外用：研末调敷。

【宜忌】　《浙江药用植物志》："孕妇慎用。"

【选方】　1. 治食积　峨参9 g，青皮、陈皮各6 g。水煎服。(《湖北中草药志》)

2. 治肺虚咳嗽　峨参、百合、天冬各12 g，川贝9 g。水煎服。(《万县中草药》)

3. 治脾肺两虚，咳嗽气短，倦怠乏力，肺结核　峨参60 g，岩白菜15 g，黄精15 g，吉祥草根15 g。水煎服或炖猪瘦肉服。(《四川中药志》1979年版)

4. 治老人尿多　峨参12 g，桑螵蛸、益智仁各9 g。水煎服。(《万县中草药》)

5. 治失眠　峨参9 g，红刺3枚。水煎服。(《湖北中草药志》)

3871 峨参叶 é shēn yè (《重庆常用中草药手册》)

【基原】　为伞形科峨参属植物峨参 *Anthriscus sylvestris* (L.) Hoffm. 的叶。

【原植物】　参见"峨参"条。

【采收加工】　7～9月采收，鲜用或晒干备用。

【成分】　叶含挥发性成分：左旋香桧烯(sabinene)[1]，苯酚(phenol)，苯甲酚(cresol)，愈创木酚(guaiacol)等十余种化合物。又含去氧鬼臼毒素(deoxypodophyllotoxin)，豆甾醇(stigmasterol)，β-谷甾醇(β-sitosterol)，正链烷烃类(*n*-paraffins)，正醇(*n*-alcohol)[2]。

【功用主治】　止血，消肿。主治创伤出血，肿痛。

【用法用量】　外用：鲜品捣敷；干品研末撒或调敷。

3872 峨山草乌 é shān cǎo wū (《四川中药志》)

【异名】　水川乌(贵州)。

【基原】　为毛茛科翠雀属植物川黔翠雀花、黑水翠雀花和峨眉翠雀花的根。

【原植物】　1. 川黔翠雀花 *Delphinium bonvalotii* Franch.　又名：铁脚草乌(四川)。

多年生草本。茎高50～70 cm，无毛，上部有分枝。茎下部及中部叶有长柄；叶片五角形，长4.5～9 cm，宽7～12 cm，3深裂，中央深裂片菱形，3裂，二回裂片有少数小裂片和牙齿，侧深裂片斜扇形，不等2深裂，两面被短糙毛，伞房状或短总状花序，有花3～11朵；苞片线形；花梗长2.2～4.5 cm；小苞片生花梗中部以上；花两性，两侧对称；萼片5，椭圆状倒卵形，长1.4～2 cm，蓝紫色，外面有黄色腺毛和白色短伏毛，距长1.9～2.6 cm，向下作螺旋状弯曲或弧状弯曲；花瓣2，无毛；退化雄蕊2，蓝紫色，瓣片2裂至中部，有长缘毛，腹面有黄色髯毛；雄蕊多数，无毛；心皮3，有柔毛。蓇葖果长1～1.4 cm。种子近椭圆形，长约1 mm，有鳞状横翅。花期6～

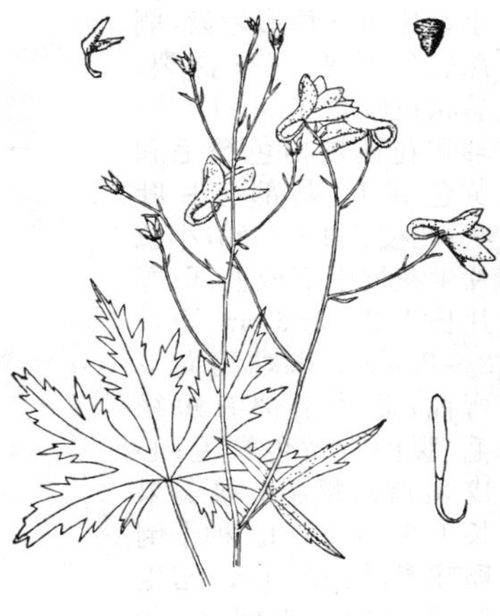

川黔翠雀花

8月,果期7～9月。

生于海拔1 100～2 600 m的山地林边。分布于四川、贵州。

2. 黑水翠雀花 *D. potaninii* Huth [*D. grandiflorum* L. var. *potaninii Brühl*; *D. fargesii* Franch.]

本种形态与川黔翠雀花相似,其特点是:茎高60～120 cm。叶片长7～8.5 cm,宽10～15 cm,3深裂,中央深裂片先端短渐尖,下部全缘,中部3裂,二回裂片有三角形锐牙齿,侧深裂片上面被糙伏毛,下面脉上被毛。总状花序顶生,有多数花;轴和花梗无毛;基部苞片叶状;花梗长2～9 cm;小苞片生花梗下部或中部;萼片长1～1.8 cm,外面中部有短柔毛,内面无毛,距长1.6～3 cm,下部弓状向下弯曲;心皮3,无毛。蓇葖果长1.4～1.7 cm。种子倒卵球形,长约1.5 mm,密生鳞状横翅。花期8～9月,果期9～10月。

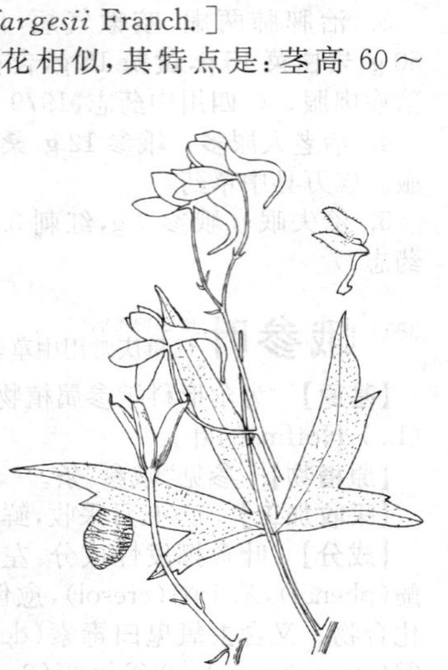

黑水翠雀花

生于海拔1 800～3 300 m的山地山坡或林中。分布于四川、陕西、甘肃。

3. 峨眉翠雀花 *D. omeiense* W. T. Wang

本种形态与川黔翠雀花相似,其特点是:多茎高60～95 cm,被硬毛。下部茎生叶;叶柄长达25～30 cm,基部有长鞘;叶片长5～9.5 cm,宽7.5～16 cm,3深裂,中央深裂片,三裂稍超过中部,二回裂片有缺刻状小裂片和三角形牙齿,侧深裂片不等2～3深裂。总状花序有花8～12朵;轴和花梗被白色糙毛和黄色腺毛;基部苞片叶状;花梗长1～4 cm;小苞片生花梗中部或上部;萼片长1.2～1.6 cm,距长2～2.6 cm,末端稍向下弯曲;瓣片上部有短缘毛,腹面有黄色髯毛;心皮3,有短糙毛。蓇葖果长1.6～1.8 cm。种子倒卵球形,长1.5 mm,密生波状横翅。花期7～8月,果期8～9月。

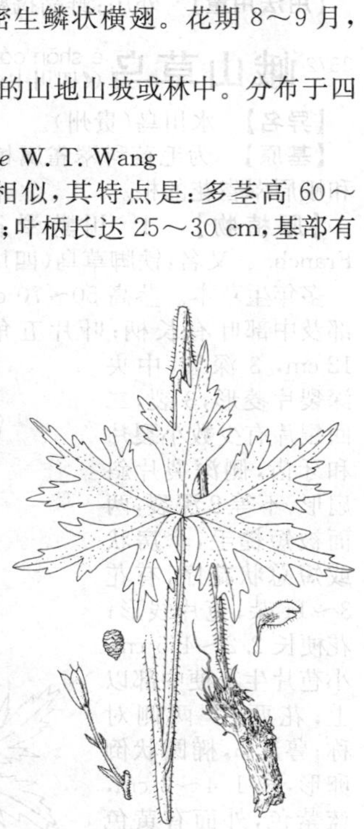

峨眉翠雀花

生于海拔2 500～3 300 m的山地山坡或林中。分布于四川。

【采收加工】 初春或秋季采挖,撞去须根,用水浸泡10 d以上,每日换水1～2次,至麻味甚小为止,取出拌以生姜、甘草,蒸2～3 h,晾干。

【药材】 峨山草乌 *Radix Delphinii* 川黔翠雀花 主产于贵州、四川;黑水翠雀花主产于四川、甘肃、陕西;峨眉翠雀花主产于四川。

性状 川黔翠雀花 主根不规则圆柱形,长2～10 cm,直径3～15 mm。表面棕褐色,有较多的支根痕及突起,具细密的网状纹理,有的表皮脱落可见棕黄色纤维;细根丛生或少见;根头残留叶柄残基及一至数个中空的茎基。质韧,不易折断,断面纤维性,黄色。气微,味辛、苦,嚼之麻舌。

黑水翠雀花 根圆锥形或弯曲呈鸡肠形,长1.7～6 cm,直径0.5～1 cm。表面黑棕色,具弯曲纹理,有的表皮脱落,可见棕黄色纤维。质韧,不易折断,断面纤维性,黄白色。气微,味苦。

峨眉翠雀花 根团簇状或不规则弯曲圆柱形,有的支根较多,形如鸡爪,长2.5～5 cm,直径0.3～1 cm。表面棕褐色,粗糙,有的表皮脱落,可见棕色纤维交织成网。质韧,不易折断,断面纤维性,黄白色。气微,味苦。

【成分】 1. 川黔翠雀花 根含川黔翠雀亭(bonvalotine),川黔翠雀醇(bonvalol),川黔翠雀酮(bonvalone)[1],翠雀它明(deltamine),翠雀它灵(deltaline),翠雀波亭(delbotine),翠雀波星(delboxine)[2]。

2. 黑水翠雀花 含生物碱:黑翠碱(potanisines)A、B、C、D、E[3],牛扁碱(lycoctonine),氨茴酰牛扁碱(anthranoyllycoctonine),甲基牛扁碱(methyllycaconitine),德尔塔生(deltatsine),delectine,硬飞燕草碱(delsoline),德尔色明(delsemine) A、B,德拉瓦印(delavaine) A、B[4]。

3. 峨眉翠雀花 含生物碱:omeienine[5],delamide,德拉瓦印A、B,lycotonine,anthranoyllycoctonine,hetisine[6],牛扁碱(lycoctonine),甲基牛扁碱,氨茴酰牛扁碱,黑翠生碱乙(potanisines B)[4],cardiopetalidine,飞燕草辛(ajacine),布氏翠雀药碱(browniine),delcaroline,6-demethyldelphatine,takaosamine,omeieline[7],硬飞燕草碱,potanine,delectine,delectinine,isodelecine,kusnesoline[8]。

【药性】 辛、苦,温。有毒。

1.《四川中药志》1960年版:"性温,味辛,有毒。"

2.《全国中草药汇编》:"辛,热。有毒。"

【功用主治】 祛风除湿,通络止痛,消肿解毒。主治风湿筋骨疼痛,胃痛,跌打损伤肿痛,痈疮,癣癞,痔疮。

1.《四川中药志》1960年版:"能镇痛,祛风除湿;治中风半身不遂、风湿筋骨疼痛,并涂痈疮癣癞。"

2.《贵州民间药物》:"消无名肿毒。"

【用法用量】 内服:煎汤,2～6 g,先煎0.5～1 h;或入散剂,1～3 g。外用:捣敷或磨汁涂。

【宜忌】 本品有毒,应炮制后用。年老、体弱及孕妇均禁服。

3873 峨眉耳蕨 é méi ěr jué (《中国药用植物志》)

【异名】 万年青(《峨眉药用植物》),树林株(《中国药用植物志》),细脚鸡(《四川常用中草药》),草苓子(《中国高等植物图鉴》)。

【基原】 为鳞毛蕨科耳蕨属植物峨眉耳蕨的全草。

【原植物】 峨眉耳蕨 *Polystichum omeiense* C. Chr.

植株高约40 cm。根茎短而斜升,与叶柄基部疏被卵状披针形小鳞片。叶簇生;叶柄长10～15 cm,禾秆色,被疏鳞片;叶片草质,披针形或阔披针形,长15～25 cm,中部宽4～7 cm,向基部变狭,近光滑或偶有小鳞片,三至四回羽状细裂；一回裂片多数，几无柄，披针形，长 2～3 cm，近于基部者稍短；第二回裂片卵状椭圆形，6～12 对，基部渐狭；末回裂片倒披针形，宽约 1 mm，通常二深裂，与小羽轴等宽，锐尖头，全缘；每裂片有小脉 1 条。孢子囊群着生于小脉先端；囊群盖大，圆肾形，与裂片等宽，不久则脱落。

生于海拔 800～1 500 m 的山坡溪谷边湿石或树干上。分布于四川、贵州、云南等地。

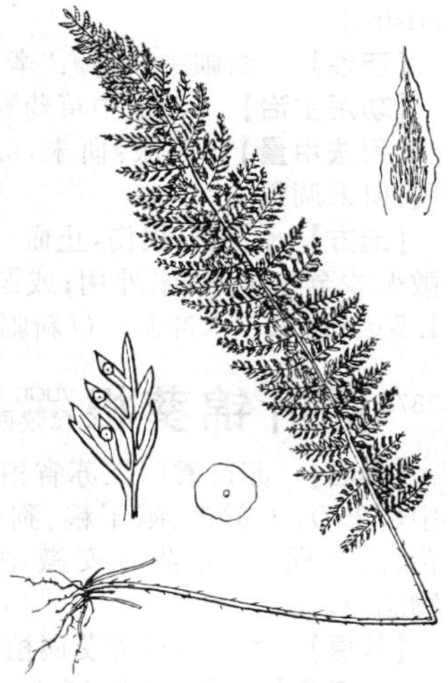

峨眉耳蕨

【采收加工】 7～10 月采收，鲜用或晒干。

【药性】《四川常用中草药》："性平，味苦。"

【功用主治】 清热，泻火，利尿。主治肺胃热盛，鼻肿，小便短赤，便秘，疮疖久不收口。

1.《中国药用植物志》："治胃热证。用作清热药。"

2.《四川常用中草药》："清热利尿，利水，治肺胃热鼻肿，小便短赤作痛，大肠火结等症。"

【用法用量】 内服：煎汤，15～30 g。

【选方】 治尿路感染　峨眉耳蕨 15 g，金钱草 15 g，石韦 9 g。煎服。（《中国药用孢子植物》）

3874 峨眉半边莲 é méi bàn biān lián（《四川常用中草药》）

【异名】 观音莲、半边莲（《峨眉山药用植物调查报告》），峨眉莲座蕨（《中国药用孢子植物》）。

【基原】 为观音座莲科莲座蕨属植物峨眉观音座莲、有柄观音座莲、中华观音座莲的根茎。

【原植物】 1. 峨眉观音座莲 *Angiopteris omeiensis* Ching

多年生草本，植株高 1.2～2 m。根茎肥大，肉质，圆球形。叶纸质，长达 80 cm，二回羽状，羽片 7～9 对，互生，斜向上，长 30～45 cm，中部宽 13～20 cm，向基部稍狭，羽柄长 3 cm，单数羽状，羽轴无翅；小羽片约 20 对，基部的长 5～8 cm，上方的小羽片长 7～11 cm，宽 8～13 mm，线状披针形，渐尖头，开展，基部略为心形，不对称，有长约 2 mm 的小柄，边缘有圆锯齿，先端有尖锯齿。叶脉开展，单一或二叉分枝，较明显，没有倒行假脉，中脉下面有疏生的鳞片，干后上面为褐绿色，下面为黄绿色。孢子囊群长圆形，由 11～15 个孢子囊组成，彼此接近，生于叶背面近边缘处。

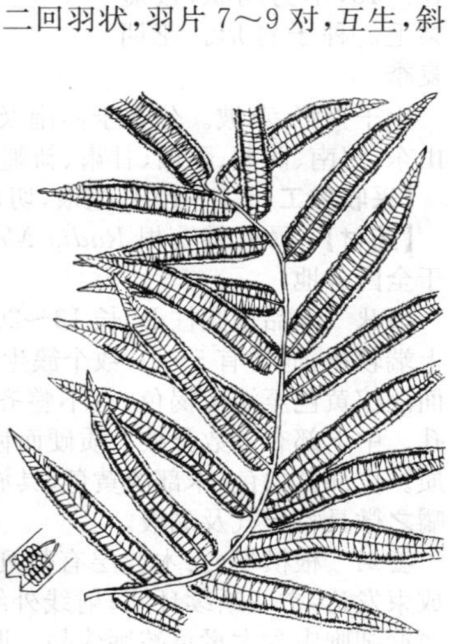

峨眉观音座莲

生于林下、沟谷中及灌木林下阴湿处。分布于四川。

2. 有柄观音座莲 *A. petiolulata* Ching　又名：黑蔹筋（峨眉山）。

植株高约 1.5 m。叶大，二回羽状；羽片长 55 cm，宽 23 cm，长圆形，向基部稍狭，羽轴棕禾秆色，向顶端稍有狭翅，无鳞片；小羽片约 25 对，互生，近于开展，中部长 12～13 cm，宽 1.1～1.3 cm，基部 7 cm，狭披针形，短渐尖头，基部略呈心形，上侧截形，下侧近戟形，边缘基部以上有阔三角形的尖齿牙，不育顶端有大而锐的粗锯齿。叶脉略开展，二叉或下部的往往二回分叉，明显。孢子囊群线形，长约 2 mm，由 14～20 个孢子囊组成，向边缘达于锯齿的基部或稍进，因此，除锯齿外，无不育的边缘存在。

生于山麓沟谷中。分布于四川（峨眉山山麓）。

3. 中华观音座莲 *A. sinica* Ching

本种形态与峨眉观音座莲基本相似，主要区别：本种小羽片远较宽，彼此接近，几无柄，边缘通体有尖锯齿。

生于海拔 650 m 处林下沟谷中。分布于四川（峨眉山山麓）。

【采收加工】 9～10 月采挖，去叶柄与须根，晒干或鲜用。

【药性】 苦、淡，凉。

1.《四川常用中草药》："性凉，味苦、淡。"

2.《四川中药志》1982 年版："苦、微甘，凉。"

【功用主治】 祛风湿，利小便，解热毒，止咳嗽。主治风湿骨痛，小便不利，血痢，痄腮，热毒痈肿，蛇咬伤，肺热咳嗽。

1.《四川常用中草药》："除风湿，利小便；治风湿骨痛，肺病热咳，腮腺炎，小便不利，肠胃血痢，痈肿热毒等症。"

2.《四川中药志》1982 年版："清肺止咳，利水消肿。用于肺热咳嗽，小便不利，下肢浮肿，疮痈肿毒。"

【用法用量】 内服：煎汤，30～60 g；或浸酒。外用：鲜品捣敷涂。

【选方】 1. 治血痢　峨眉莲座蕨 15 g，蛇莓 15 g，仙鹤草 15 g。煎服。

2. 治腮腺炎　峨眉莲座蕨 15 g，大青叶 15 g。煎服。（1、2 方出自《中国药用孢子植物》）

3875 峨眉蔷薇花 é méi qiáng wēi huā（《中国民族药志》）

【基原】 为蔷薇科蔷薇属植物峨眉蔷薇 *Rosa omeiensis* Rolfe 的花瓣。

【原植物】 参见"刺石榴根"条。

【药材】 峨眉蔷薇花 *Petalum Rosae Omeiensis*　主产四川、云南、西藏、贵州、青海、甘肃等地。

性状　本品为皱缩卷曲的花瓣，完整的花瓣呈倒广卵形至扇形，长 1.2～2.5 cm，宽 1.2～2.3 cm。暗黄色或黄白色，先端微凹，浅裂或钝圆，基部有 10 余条花脉，呈放射状排列。纸质，体轻。气芳香，味微苦、甜。

鉴别　花瓣横切面：上下表皮均为 1 列扁平长方形薄壁细胞，较小，外被角质层，上下表皮内方为 1 列下皮细胞，长方形较大，下皮细胞下有 5～6 列薄壁细胞，类圆形或不规则形。主脉微凸，以向下凸稍明显，维管束外韧型，木质部导管数个至十数个组成，韧皮部位于木质部下方，筛管群散在，细胞较小。

粉末特征：淡黄色。上表皮细胞表面观呈长方形、类方形、类多角形，有角质层纹理。下表皮细胞表面观呈类多角形、长方形或类方形，垂周壁波状弯曲，有角质层纹理。腺毛较少，腺头、腺柄均为单细胞。偶可见类三角形或近圆形花粉粒，直径 30～35(～38)μm，淡黄棕色，可见 3 个萌发孔，1～3 个萌发沟，外壁薄，光滑。

【采收加工】 6～8 月花盛开时采收，阴干。

【功用主治】 《中国民族药志》："降气清胆，活血调经。用于'龙'病，'赤巴'病，肺热咳嗽，吐血，月经不调，脉管瘀痛，赤白带下，乳痈。"

【用法用量】 内服：煎汤，3～6 g。

3876 圆柏果 yuán bǎi guǒ （《新疆中草药手册》）

【基原】 为柏科圆柏属植物叉子圆柏 *Sabina vulgaris* Ant. 的球果。

【原植物】 参见"臭柏"条。

【采收加工】 9～10 月采球果，晒干。

【药材】 圆柏果 *Strobilus Sabinae Vulgaris* 主产于新疆、内蒙古、陕西等地。

性状 干燥成熟球果多为三角形球状，直径 5～9 mm；褐色至紫蓝色或黑色，少具白粉；种子 1～4 枚，常为卵圆形，微扁，长 4～5 mm，顶端钝或微尖，有纵脊与树脂槽。气微，味微涩。

【功用主治】 祛风清热，利小便。主治头痛，眼目迎风流泪，视物不清，小便不利。

【用法用量】 内服：煎汤，3～9 g。

3877 圆叶乌头 yuán yè wū tóu （《新疆中草药》）

【异名】 草乌、准噶尔乌头（《新疆中草药手册》）。

【基原】 为毛茛科乌头属植物圆叶乌头的块根。

【原植物】 圆叶乌头 *Aconitum rotundifolium* Kar. et Kir.

多年生草本，高 15～42 cm。块根成对，长约 2 cm。茎直立，疏被反曲而紧贴的短柔毛。叶互生；叶柄长 4.2～20 cm，被反曲短柔毛，基部具发育的鞘；叶片圆肾形，宽 3～6.5 cm，3 深裂，中央深裂片倒梯形，3 浅裂，侧深裂片扇形，不等 3 裂稍过中部。总状花序有 3～5 朵花；花序轴和花梗被短柔毛；下部苞片叶状或 3 裂，上部苞片线形；花梗长 2.5～7 mm；小苞片生花梗中部或中部之上，线形；花两性，两侧对称；萼片 5，花瓣状，紫色，外面密被短柔毛，上萼片镰刀形或船状镰刀形，下缘长 1.4～1.8 cm，侧萼片斜倒卵形，长 1.3～1.6 cm；花瓣 2，瓣片下部裂成 2 条小丝，距头形，稍向前弯；雄蕊多数；心皮 5，密被短柔毛。果长 0.9～1.3 cm。种子多数，倒卵形，有 3 条纵棱，棱上生狭翅。花期 8 月，果期 9 月。

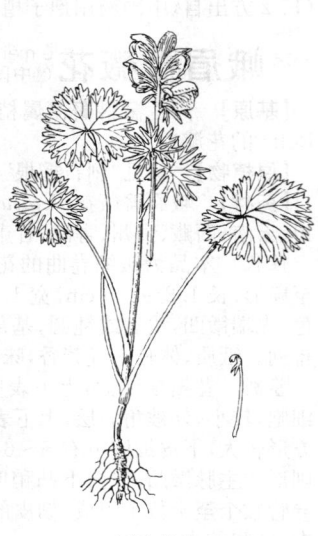

圆叶乌头

生于海拔 3 100 m 的高山草地。分布于新疆。

【采收加工】 9～10 月采挖块根，除去残茎及须根，晒干。

【成分】 块根含阿替新（atisine），异阿替新（isoatisine）[1]。

【药性】 《新疆中草药》："辛、苦，大热，有毒。"

【功用主治】 《新疆中草药》："用于跌打损伤，止血。"

【用法用量】 内服：研末，0.2～0.3 g。每日 2 次。外用：研末调敷。

【选方】 治跌打损伤，止血 将圆叶乌头根挑选干净，用微火炒至焦黄，研末外用；或圆叶乌头 0.3 g(炒)，土当归 1.5 g。研末。水冲服。（《新疆中草药》）

3878 圆叶锦葵根 yuán yè jǐn kuí gēn （《陕西中药志》）

【异名】 苏黄耆（《江苏省植物药材志》），油油饼（《陕西中药志》），土黄芪、献干粮、狗干粮（《陕西中草药》），白黄芪、白马梀、土芳苗（《安徽中草药》），金钱根（《江苏植物志》）。

【基原】 为锦葵科锦葵属植物圆叶锦葵的根。

【原植物】 圆叶锦葵 *Malva rotundifolia* L.

多年生草本，高 25～50 cm。分枝多而常匍生，被粗毛。叶互生，叶柄长 3～12 cm，被星状长柔毛；托叶小，卵状渐尖；叶肾形，长 1～3 cm，宽 1～4 cm，基部心形，边缘具细圆齿，上面疏被长柔毛，下面疏被星状柔毛。花通常 3～4 朵簇生于叶腋，花梗、小苞片及花萼均疏被星状柔毛；小苞片 3，披针形；萼钟形，长 5～6 mm，被星状柔毛，裂片 5，三角状渐尖头；花白色至浅粉红色，长 10～12 mm，花瓣 5，倒心形；雄蕊柱被短柔毛；花柱分枝 13～15。果扁圆形，径 5～6 mm，分果爿 13～15，不为网状，被短柔毛。种子肾形。花期夏季。

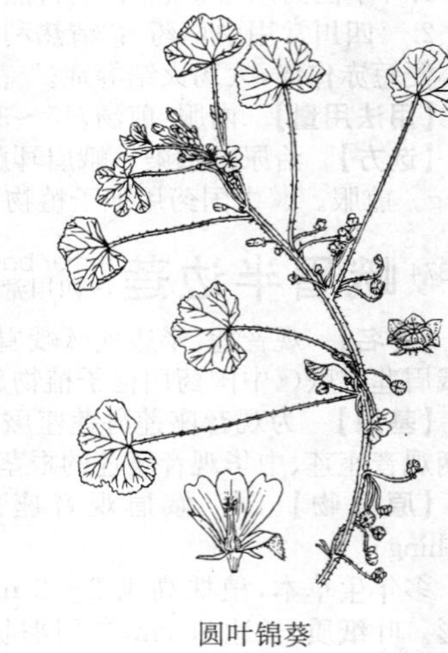

圆叶锦葵

生于荒野、草坡。分布于西南及河北、山西、江苏、安徽、山东、河南、西藏、陕西、甘肃、新疆等地。

【采收加工】 7～10 月挖根，切片晒干。

【药材】 圆叶锦葵根 *Radix Malvae Rotundifoliae* 产于全国各地。

性状 本品呈圆柱形，长 13～20 cm，直径 0.5～1.5 cm，上端较粗，通常有 5～10 数个簇生的茎残基，下端渐细。表面淡棕黄色至淡棕褐色，有不整齐的纵皱纹及多数横向皮孔。中下部有多数分枝。质硬而韧，断面纤维性强，略具粉质。皮部黄白色，木部淡黄色，具放射状纹理。气微，味甜，嚼之微具特异气及黏液。

鉴别 根横切面：木栓层有数列木栓细胞。韧皮部纤维成束发达，常成断续环状；射线外缘常逐渐扩大成喇叭状；薄壁细胞中含大量草酸钙簇晶。形成层成环。木质部导管单个或 2～3 个相聚，放射状排列，木纤维成束，木射线细胞亦含草酸钙簇晶。薄壁细胞内含淀粉粒。

粉末特征：淡黄白色。草酸钙簇晶众多，存在薄壁细胞中或散在，晶角较钝，多呈破碎状。纤维成束或散离，甚长，末端细尖，常分叉或分枝状，偶见斜缝状纹孔。具缘纹孔导管为主，亦见网纹及螺纹导管。淀粉粒较多，呈类球形或圆多角形，少类椭圆形，脐点点状；复粒易见，由2～3个分粒组成，偶见5分粒。

【药性】《陕西中草药》："味甘，性温。"

【功用主治】 益气止汗，利水通乳，托疮排脓。主治倦怠乏力，内脏下垂，肺虚咳嗽，自汗盗汗，水肿，乳汁不足，崩漏，痈疽难溃，或溃不收口。

1.《江苏省植物药材志》："催乳。"

2.《陕西中草药》："补中益气，托疮毒，利尿，通乳。治虚劳，贫血，肺结核，脱肛，子宫脱垂，肾炎水肿，糖尿病，疮肿不易外透，乳汁不足。"

3.《安徽中草药》："止带。"

4.《全国中草药汇编》："主治自汗，盗汗，血尿，崩漏，疮疡溃后脓稀不易愈合。"

【用法用量】 内服：煎汤，9～15 g；炖肉，30～60 g。

【选方】 1. 治气虚脱肛，子宫下垂，水肿　土黄芪根30～60 g，乌梅3个，祁艾9 g。水煎服。

2. 治自汗　土黄芪15 g，浮小麦30 g，乌梅3个。水煎，睡时服。（1、2方出自《河南中草药手册》）

3. 治白带　白黄芪30 g，椿根白皮12 g，凤尾草9 g。煎服。（《安徽中草药》）

4. 治贫血　（土黄芪）30 g，菠菜根30 g。炖羊肉吃。

5. 下乳　（土黄芪）30 g，猪蹄2个。炖熟加白糖吃。（4、5方出自《陕西中草药》）

6. 治麻疹　土黄芪约250 g。煎汁一大碗，加红糖60 g，早晚分服。（《陕西中药志》）

7. 治疮肿不易外透　白黄芪30 g，野菊花、蒲公英各15 g，皂角刺6 g。煎服。（《安徽中草药》）

3879 钻天杨 zuān tiān yáng（《青海省中草药野外辨认手册》）

【基原】 为杨柳科杨属植物钻天杨的树皮。

【原植物】 钻天杨 *Populus nigra* L. var. *italica* (Moench.) Koehne. [*P. italica Moench.*; *P. pyramidalis* Salisb.] 又名：美国白杨（《中国树木分类学》），笔杨（《全国中草药汇编》）。

乔木，高达30 m。树皮暗灰褐色，老时沟裂；树冠圆柱形。芽长卵形，先端长渐尖，淡红色，富黏质。长枝叶扁三角形，通常宽大于长，长约7.5 cm，先端短渐尖，基部截形或阔楔形，边缘具钝圆锯齿；短枝叶菱状三角形或菱状卵圆形，长5～10 cm，宽4～9 cm；叶柄上部微扁，长2～4.5 cm，先端无腺点。葇荑花序雄花序长4～8 cm，雄蕊15～30；

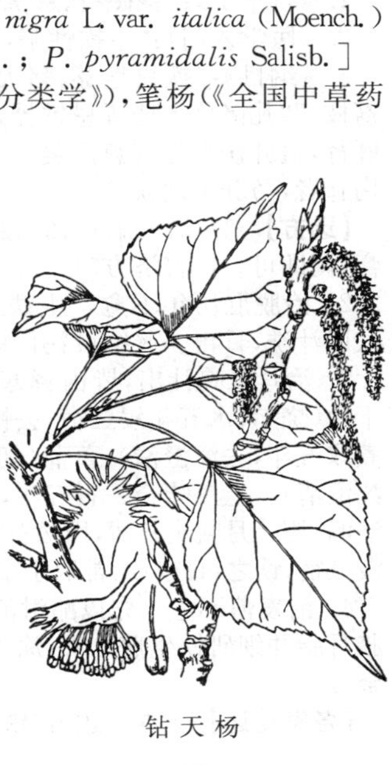

钻天杨

雌花序长10～15 cm。蒴果2瓣裂，先端尖，果柄细长。花期4月，果期5月。

生于喜光、抗寒、抗旱，稍耐盐碱及水湿地。我国长江及黄河流域各地广为栽培。

【采收加工】 10～12月采收或伐木采剥树皮，鲜用或晒干。

【药材】 钻天杨 *Cortex Populi Italicae*　产于长江及黄河流域各地。

性状　树皮呈板片状。外表面暗灰褐色或黑褐色，粗糙，有沟槽，除去外皮后显黄白色或棕黄色，纤维性；内表面较平坦，黄白色或黄棕色，质轻。折断面成片状，纤维性。气微，味淡。

鉴别　树皮横切面：木栓层较宽，有多列木栓细胞。皮层较窄，散有众多黄色石细胞群。中柱鞘部位有纤维束。韧皮部占皮的大部分，由切向排列的纤维束与筛管群及韧皮薄壁细胞交互排列呈环带；纤维束周围薄壁细胞含草酸钙方晶，形成晶鞘纤维；石细胞偶见。韧皮射线1列细胞。近中柱鞘的薄壁细胞含细小草酸钙簇晶。

【成分】 皮层含鼠李素（rhamnetin）及鼠李柠檬素（rhamnocitrin）[1]。

【药性】 苦，寒。

【功用主治】《全国中草药汇编》："凉血解毒，祛风除湿。"

【用法用量】 内服：煎汤，10～30 g；或泡酒。外用：烧炭研末调搽；或熬膏涂。

【选方】 1. 治肝炎，痢疾，感冒　鲜钻天杨树皮60～120 g。水煎服。

2. 治风湿疼痛，脚气肿　（钻天杨）树皮泡酒服。

3. 治高血压病　（钻天杨）树皮30 g。水煎服。

4. 治烧烫伤　（钻天杨）枝适量。烧成灰，加冰片少量，用香油调匀，涂患处。

5. 治疥癣秃疮　（钻天杨）树皮烧炭，香油调搽，每日数次；或树皮、花熬膏用。（1～5方出自《全国中草药汇编》）

3880 钻石风 zuān shí fēng（《贵州民间药物》）

【异名】 岩马桑（《四川省中药资源普查名录》）。

【基原】 为虎耳草科茶藨子属植物睫毛茶藨的根。

【原植物】 睫毛茶藨 *Ribes henryi* Franch.　又名：亨利茶藨（《中药大辞典》），华中茶藨（《中国树木志》）。

常绿小灌木，高可达1 m。小枝有腺体与刺毛。叶互生，具短柄；叶片革质，椭圆形或卵状椭圆形，长达10 cm，宽1～2.4 cm，先端短尖，基部圆形，下面中脉上有长睫毛，边缘有长睫毛，上半部有浅齿。花单性，雌雄异株，数花集成总状花序，生于叶腋，花淡绿色；萼筒盆状，5裂，裂片三角形，上面有中肋；花冠5裂，较萼片为短，与萼片互生；雄蕊5；子房下位，柱头2。浆果，倒卵状长椭圆形，绿色，长约2 cm，有具柄腺毛。花期4～5月，果期9～10月。

生于岩石缝中。分布于湖北、四川、贵州等地。

【采收加工】 7～11月采挖，切段晒干。

【药性】《贵州民间药物》："性温，味辛、涩。"

【功用主治】《贵州民间药物》："治风湿、痨伤、吐血。"

【用法用量】 内服：煎汤，9～15 g；或泡酒。

【选方】 1. 治筋骨疼痛　钻石风、黑骨藤各15 g，透骨香、走马胎各9 g。泡酒500 g。每次服15 g。

2. 治痨伤吐血　钻石风、鼻血雷各 15 g，仙鹤草 9 g。煎水服，加酒引。(1、2 方出自《贵州民间药物》)

3881 钻地风 zuān dì fēng (《植物名实图考》)

【异名】　追地枫(《药材资料汇编》)，桐叶藤、全叶钻地风(《天目山药用植物志》)，利筋藤(《全国中草药汇编》)。

【基原】　为虎耳草科钻地风属植物钻地风的根及茎藤。

【原植物】　钻地风 *Schizophragma integrifolium* (Franch.) Oliv. [*S. hydrangeoides* Sieb. et Zucc. var. *integrifolium* Franch.]

落叶木质藤本，以气根攀缘，长至 4 m 以上。叶对生；叶柄长达 8 cm；叶片卵圆形至阔卵圆形，长 8～15 cm，宽 5～10 cm，先端渐尖，基部楔形或圆形至心形，全缘或上半部疏生小齿，质厚，下面叶脉有细毛或近无毛。伞房式聚伞花序顶生；花二型；周边为不育花，仅具 1 片大型叶状萼片，狭卵形至椭圆状披针形，长 4～6 cm，宽约 3 cm，先端短尖，乳白色，老时棕色，萼片柄细弱，长 2～4 cm；能育花小，萼片 4～5；花瓣 4～5，白色；雄蕊 10；花柱 1。蒴果陀螺形，长约6 mm，有 10 肋。种子多数，线形，长2～3 mm，浅褐色。花期 6～7 月，果期 10～11 月。

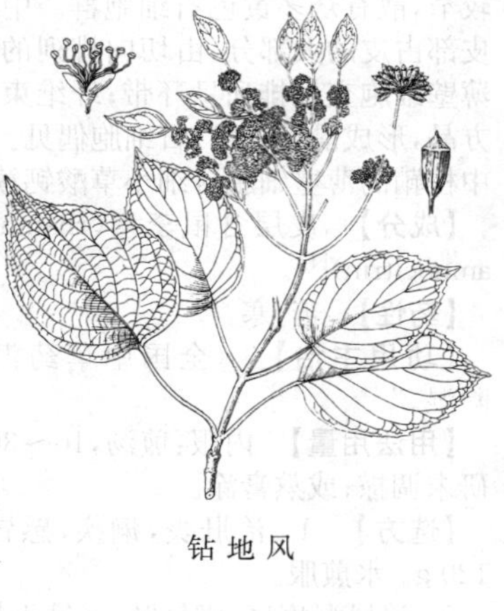

钻 地 风

生于海拔 900～1 500 m 的山坡疏林内，以及路边裸岩旁，常蔓延岩石上及攀缘树木上升。分布于西南及浙江、安徽、福建、江西、湖北、湖南、广东、广西、陕西、台湾等地。

【采收加工】　全年均可采根及藤茎，切片，晒干。

【药性】　《天目山药用植物志》："性凉，味淡。"

【功用主治】　舒筋活络，祛风活血。主治风湿痹痛。

1.《植物名实图考》："治筋骨，行脚气。"

2.《天目山药用植物志》："驱风活血。治丝虫病。"

3.《全国中草药汇编》："舒筋活络，祛风活血。主治风湿筋骨痛，四肢关节酸痛。"

【用法用量】　内服：煎汤，9～15 g；或浸酒。外用：煎水洗。

3882 铁 tiě (《本经》)

【异名】　黑金(《说文》)，生铁、钢铁、跳铁(《别录》)，鍒铁(《新修本草》)，劳铁(《本草拾遗》)，熟铁(《开宝本草》)，镭铁、柔铁(《本草图经》)，乌金(《纲目》)。

【基原】　为赤铁矿 Haematite、褐铁矿 Limonite、磁铁矿 Magnetite 等冶炼而成的灰黑色金属。

【原矿物】　1. 赤铁矿　参见"代赭石"条。

2. 褐铁矿　参见"禹余粮"条。

3. 磁铁矿　参见"磁石"条。

【药材】　铁 *Ferrum*　全国各地皆产，以内蒙古、辽宁、北京、四川为主产地。

性状　本品为不规则块状，大小不一。铁灰色至灰黑色；条痕钢灰色。无解理，不透明；新鲜面具金属光泽。硬度 4，相对密度 7.87 左右，具延展性。体重，质坚硬，不易砸碎，断面锯齿状。气、味均无。

鉴别　(1) 反射偏光镜下：反射色为亮白色，稍带乳白色；无内反射。反射率目测法：绿 64，橙 59，红 58；高反射率，均质性。

(2) 取本品粉末约 0.1 g，加稀盐酸 2 ml，反应后(有氢气放出)，滤过。取滤液，加铁氰化钾试液，即生成蓝色沉淀；分离，沉淀在稀盐酸中不溶，但加氢氧化钠试液，即分解成棕色沉淀。取滤液，加 1%邻二氮菲的乙醇溶液数滴，即显深红色(检查亚铁盐)。

【成分】　成分属元素铁，或煅制而成氧化铁[1]。

【药性】　辛，凉。归心、肝、肾经。

1.《别录》："生铁：微寒。""钢铁：味甘，无毒。"

2.《日华子》："铁：味辛，平，有毒。"

3.《品汇精要》："钢铁：味甘性寒。气之薄者，阳中之阴。"

4.《纲目》："生铁：辛，微寒，微毒。""钢铁：甘，平。"

5.《医林纂要》："咸。"

6.《本草再新》："味辛，性凉。入心、肝、肾三经。"

【功用主治】　镇心平肝，消痈解毒。主治惊痫，癫狂，疔疮痈肿，跌打瘀血，脱肛。

1.《本经》："铁：主坚肌耐痛。"

2.《别录》："生铁：主疗下部及脱肛。""钢铁：主金疮，烦满，热中，胸膈气塞，食不化。"

3.《本草拾遗》："劳铁：主贼风，烧赤投酒中热服之。"

4.《日华子》："铁：能制石亭脂毒。"

5.《医学入门》："(主)被打瘀血在骨节及胁外不去，俱酒煮服之。"

6.《纲目》："生铁：散瘀血，消丹毒。"

7.《本草汇言》："生铁：平肝气，安惊痫，清耳聋。"

8.《本草再新》："补肾益阴，消湿利水。"

【用法用量】　内服：煎汤或烧赤淬酒、水饮。外用：煎水或烧赤淬水洗。

【宜忌】　脾胃气虚及肝肾两亏者慎服。

1.《日华子》："畏磁石、灰炭等。"

2.《医学入门》："生铁性坚，服之伤肺。"

3.《纲目》："铁畏皂荚、猪犬脂、乳香、朴消、硇砂、盐卤、荔枝。""凡诸草木药皆忌铁器，而补肾药尤忌之，否则反消肝肾，盖肝伤则母气愈虚矣。""本草载太清服食法，言服铁伤肺者，乃肝字之误。"

【选方】　1. 治火焰丹、缠腰丹　用生铁为末，猪胆汁为膏，调即可。(《普济方》)

2. 治脱肛历年不愈　生铁三斤，水一斗。煮取五升，出铁以汁洗，日再。(《纲目》引《集验方》)

3. 治耳聋鸣汁出，皆由肾寒，或一二十年不瘥　故铁二十斤(烧赤，水五斗浸三宿，去铁澄清)，柘根三十斤(水一石煮取五斗，去滓澄清)，菖蒲(切)五斗(水一石煮取五斗，去滓澄清)。上三味合一石五斗，用米二石，并曲二斗，酿如常法酒，用一月封头开清，用磁石嗡铁者三斤，捣为末，内酒中，浸三宿，饮之，日夜饮，常取小小醉而眠，取闻人语乃止药。

4. 治发薄不生　先以醋泔清洗秃处，以生布揩，令火热，腊月脂并细研铁生煎三沸，涂之，日三遍。(3、4 方出自《千金方》)

【各家论述】　《本草述》："铁居金之首，但燥而不洁，故用之必取其精纯者，名钢铁是也。其针砂、铁粉、铁精必用钢铁，乃《日华子》犹虑其留滞于脏腑，但取浸汁，借其气以为用而已。至于铁华粉、铁浆，固亦不取其质，而取其精者矣。第此种禀太阳之气，而阴气不交，如用之中的岂曰可置？倘用非所宜，即宜而过剂，不惟消肾之阴，且以竭肝之阳，即时珍所谓消肾肝数语，宁独为修治者云乎？可不慎诸。”

3883 铁苋 tiě xiàn（《植物名实图考》）

【异名】 人苋、海蚌含珠、撮斗撮金珠（《植物名实图考》），六合草、半边珠（《草木便方》），野黄麻（《天宝本草》），血见愁、小耳朵草（《江苏省植物药材志》），玉碗捧真珠、粪斗草（《福建民间草药》），凤眼草（《药材资料汇编》），痢疾草（《江西民间草药》），野麻草（《闽南民间草药》），蚌壳草、铁灯碗（《四川中药志》），七盏灯（《重庆中药》），血布袋、布袋口（《中国药用植物图鉴》），皮撮珍珠、田螺草（《湖南药物志》），野苦麻（《闽东本草》），猫眼菜（广州部队《常用中草药手册》），寒热草（《上海常用中草药》），叶里仙桃、金盘野苋菜（《浙江民间常用草药》），沙罐草（《陕西中草药》），灯盏窝（《贵州草药》），金石榴、茶丝黄（《台湾药用植物志》）。

【基原】 为大戟科铁苋菜属植物铁苋菜及短穗铁苋菜的全草。

【原植物】 1. 铁苋菜 *Acalypha australis* L.

一年生草本，高 30～50 cm。茎直立，分枝，被微柔毛。叶互生；叶柄长 2～5 cm；叶片卵状菱形或卵状椭圆形，长 2～7.5 cm，宽 1.5～3.5 cm，先端渐尖，基部楔形或圆形，基出脉 3 条，边缘有钝齿，两面均粗糙无毛。穗状花序腋生；花单性，雌雄同株；通常雄花序极短，长 2～10 mm，生于极小苞片内；雌花序生于叶状苞片内；苞片展开时肾形，长 1～2 cm，合时如蚌，边缘有钝锯齿，基部心形；花萼四裂；无花瓣；雄蕊 7～8 枚；雌花 3～5 朵；子房被疏柔毛，3～4 室；花柱羽状分裂至基部。蒴果小，三角状半圆形，被粗毛；种子卵形，长约 2 mm，灰褐色。花期 5～7 月，果期 7～10 月。

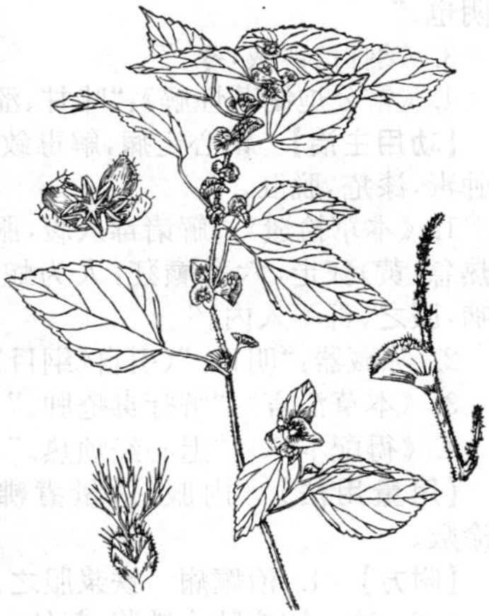

铁苋菜

生于旷野、丘陵、路边较湿润的地方。分布于长江、黄河中下游各地及华北、东北、华南、西南各地及台湾。

2. 短穗铁苋菜 *A. brachystachya* Hormen

该种与铁苋菜的主要区别是：茎软弱，有短绒毛或近光滑，有纵条纹。叶片薄，菱形或卵状心形，叶柄长。穗状花序极短，腋生，苞片 3 裂，裂片披针形。花、果期 8～9 月。

多生于低山坡及荒地中。分布于河北、江苏、浙江、安徽、江西、湖北、湖南、广东、广西、贵州、云南等地。

【采收加工】 7～10 月采收全草，晒干或趁鲜切段晒干。

【成分】 铁苋菜全草含没食子酸（gallic acid）[1]，铁苋碱（acalyphine）[2]。又含铁苋菜素（australisin），胡萝卜苷（daucosterol），β-谷甾醇（β-sitosterol）[3]，十六烷基棕榈酸（palmityl palmitate），1-三十烷醇（1-triacontanol）[4]。

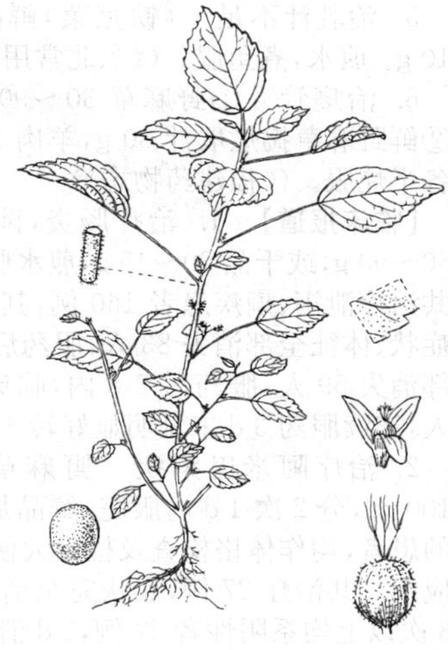

短穗铁苋菜

【药理】 1. 抗菌作用 铁苋菜煎剂用试管稀释法 1∶128 对志贺痢疾杆菌，1∶32 对史氏痢疾杆菌、变形杆菌、伤寒杆菌、铜绿假单胞菌、金黄色葡萄球菌，均有抑制作用[1]。铁苋菜中的没食子酸在体外对金黄色葡萄球菌、肺炎球菌、甲型链球菌、卡他双球菌均有抑制作用，为铁苋菜中抗菌的主要成分[2]。

2. 平喘作用 铁苋菜所含没食子酸有平喘作用。给豚鼠和猫腹腔注射铁苋菜中提取出的没食子酸 120 mg/kg，约30 min后有明显拮抗支气管收缩作用，这种效应可维持 120 min[2]。

【药性】 苦、涩，凉。归心、肺、大肠、小肠经。

1.《草木便方》："味辛。"

2.《广西中药志》："味淡、涩，性平。"

3.《天目山药用植物志》："味苦，性微温。"

4.《贵州草药》："味辛、苦、涩，性平微凉。"

5.《西藏常用中草药》："味微酸、涩，性凉。"

【功用主治】 清热利湿，凉血解毒，消积。主治痢疾，泄泻，吐血，衄血，尿血，便血，崩漏，小儿疳积，痈疖疮疡，皮肤湿疹。

1.《草木便方》："止泻痢，治虚热，牙痛腮肿，二便热结。"

2.《天宝本草》："利水通淋，走小肠，红痢煎酒下，白痢用茶下。"

3.《本草推陈》："止痢，止血，用于急性菌痢，阿米巴痢疾，吐血，下血，刀疮，跌打伤。"

4.《中国药用植物图鉴》："镇咳。治肺病。"

5.《天目山药用植物志》："消痈肿。治睾丸肿大。"

6. 广州部队《常用中草药手册》："清热利湿，收敛止血。主治肠炎，痢疾，吐血，衄血，便血，咳嗽气喘，皮炎，湿疹。"

7.《江西草药》："凉血解毒。"

8.《贵州草药》："平喘。"

9.《东北常用中草药手册》："通经。"

【用法用量】 内服：煎汤，10～15 g；鲜品 30～60 g；或研末，每次 3 g，每日 2～3 次。外用：水煎洗或捣敷。

【宜忌】 老弱气虚者慎服，孕妇禁服。

【选方】 1. 治阿米巴痢疾 铁苋菜根、凤尾草根（均鲜）各 30 g，腹痛加南瓜藤卷须（鲜）15 g。水煎浓汁，早晚空腹服。（《江西草药》）

2. 治吐血，便血，尿血 （铁苋菜）全草 30 g，煎服；或配地榆、甘草，疗效更确切。（南药《中草药学》）

3. 治疳积 铁苋菜鲜全草 30～60 g，同猪肝煎煮服食。或用铁苋菜鲜品 15 g，姜、葱各 30 g，捣烂，加入鸭蛋清拌匀，外敷脚心 1 夜，隔 3 d 1 次，连敷 5～7 次。重病例内服、

外敷并同。(《浙南本草新编》)

4. 治毒蛇咬伤　铁苋菜、半边莲、大青叶各 30 g。水煎服。(《江西草药》)

5. 治乳汁不足　(铁苋菜)鲜品 15～30 g,或干品 6～10 g。煎水,煮鱼服。(《东北常用中草药手册》)

6. 治瘘管　①野麻草 30～90 g,羊肉 250 g。水炖服。②鲜野麻草捣烂取汁 30 g,羊肉 190 g,或鳗鱼适量。酒水各半炖服。(《福建药物志》)

【临床报道】 1. 治疗肠炎,菌痢　铁苋菜(全草)鲜品 60～90 g,或干品 30～45 g,煎水服,每日 1 剂,分 2 次服用。共治疗泄泻、痢疾患者 160 例,其中服药后立即见效,临床症状、体征全部消失 83 人,服药后 1 d 内临床症状、体征全部消失 59 人,服药后 2 d 内,临床症状、体征全部消失 14 人,连续服药 3 d 未见明显好转 4 人,总有效率 97.5%[1]。

2. 治疗阿米巴痢疾　野麻草(全草)30 g,加水煎至 100 ml,分 2 次 1 d 内服完,鲜品加倍。凡内服野麻草煎剂的患者,均作体格检查及检出大便中阿米巴变形虫者,方予应用。共治疗 27 例,症状完全消失,并大便中检查变形虫 3 次以上均系阴性者 27 例,2 d 消失者 13 例,3 d 消失者 10 例,4 d 消失者 3 例,6 d 消失者 1 例,总治愈率 100%[2]。

3. 治疗上消化道出血　将血见愁、地榆各等量,经煎煮、过滤、浓缩、醇提、压片,制成血愈片,每片 0.25 g(相当于生药 2.5 g)。每次服 4 片,每日 3～4 次。共治疗上消化道出血 105 例,出血原因以十二指肠球部溃疡居多,少数患者系胃溃疡、胃黏膜脱垂、十二指肠憩室、贲门憩室、十二指肠炎、胃多发性息肉所致。一般入院后即服本品,给予流质饮食,伴呕血者暂予禁食,由静脉补液,呕血停止后改流质,大便隐血阴转后继续服药 3 d 以巩固疗效。治疗结果,101 例经过良好,如呕血停止,大便隐血转为阴性,有效率为 96.1%。大便隐血阴转日数,最短者药后 24 h,最长者18 d。其中 1～3 d 阴转者 30 例,4～5 d 者 26 例,6～8 d 者 30 例,9～18 d 者 15 例,平均 5.75 d[3]。

3884 铁树 tiě shù
(《植物名实图考》)

【异名】 苏铁、象尾菜、孔雀抱蛋(《云南思茅中草药选》),暹罗苏铁、凤尾蕉、节节萝卜(《云南中药志》)。

【基原】 为苏铁科苏铁属植物云南苏铁的根、茎、叶、花(孢子叶)。

【原植物】 云南苏铁 *Cycas siamensis* Miq.

常绿木本植物。树干矮小,基部膨大成盘根茎,高 30～180 cm,或稍高,径 10～60 cm。羽状叶集生于树干上部,长 1.2～2.5 m,幼嫩时被柔毛,叶柄长 40～100 cm,两侧具刺,刺略向下斜展;羽状裂片 40～120 对,在叶轴上较稀疏地排列成 2 列,披针状条形,薄革质,边缘稍厚,微向下反曲,上部渐窄,先端渐尖,基部圆,两面中脉隆起,平滑而有光泽,上面深绿色,下面色较浅。雄球花卵状圆柱形或长圆形,长达30 cm,径 6～8 cm;小孢子叶楔形,密生黄色绒毛;大孢子叶密被红褐色绒毛,成熟后脱落,上部卵状菱形,边缘篦齿状深裂。种子卵圆形或宽倒卵形,先端有尖头,熟时黄褐色或浅褐色,种皮硬质,平滑,有光泽,长 2～3 cm。

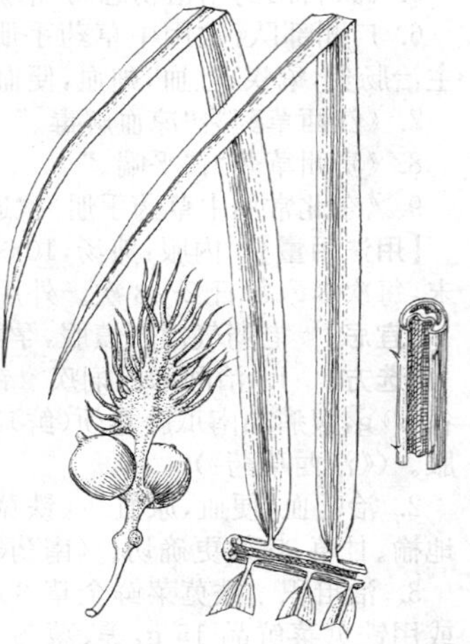

云南苏铁

生于多雨林林下。分布于云南西南部思茅、景洪、澜沧、潞西等地区;广东、广西有栽培。

本植物的种子(铁树果)亦供药用,另设专条。

【采收加工】 根、叶、茎全年可采,初夏采花,晒干。

【药性】《云南中药志》:"苦、酸、涩,平。"

【功用主治】 化湿理气,清热解毒。主治慢性肝炎,急性黄疸型肝炎,高血压病,难产,痈疮,肿毒。

【用法用量】 内服:煎汤,9～15 g。

3885 铁浆 tiě jiāng
(《本草经集注》)

【基原】 为铁浸渍于水中生锈后形成的一种混悬液。

【药材】 性状　本品为混悬液;淡棕褐色,液面常浮有黄褐色物质。铁锈气,味淡。

鉴别　取本品约 1 ml,加稀盐酸 2 ml,振摇,使溶解,滤过,滤液显铁盐的各种反应。参见"铁落"条。

【成分】 主要成分为氧化铁[1]。

【药性】 甘、涩,平。归心、肝、肺经。

1.《绍兴本草》:"性平,无毒。"

2.《品汇精要》:"味微咸,性寒,有小毒。味厚于气,阴也。"

3.《纲目》:"咸,寒。"

4.《雷公炮制药性解》:"味甘、涩,性平。入心、肺二经。"

【功用主治】 镇心定痫,解毒敛疮。主治癫痫狂乱,疔疮肿毒,漆疮,脱肛。

1.《本草拾遗》:"解诸毒入腹,服之。亦镇心,主癫痫,发热急(黄)狂走,六畜癫狂,人为蛇、犬、虎、狼、毒刺恶虫等啮,服之,毒不入内。"

2. 陈藏器:"明目。"(引自《纲目》)

3.《本草汇言》:"解疔毒疮肿。"

4.《得配本草》:"退心经烦热。"

【用量用法】 内服:适量煮沸后温饮。外用:洗涤或涂敷。

【附方】 1. 治癫痫　铁浆服之。(《古今医统》)

2. 治一切疔肿　铁浆,每饮一升。

3. 治发背　饮铁浆二升,取利。(2、3方出自《千金方》)

4. 治冻疮　铁浆洗之,随手瘥、频为之。(《外台》引《救急方》)

3886 铁粉 tiě fěn
(《本草拾遗》)

【基原】 为生铁或钢铁飞炼或水飞而得的细粉。

【药材】 性状　本品为细粉末,铁灰色至铁黑色。不透明;具金属光泽。体重。气、味皆无。

鉴别　取本品约 0.1 g,加稀盐酸 2 ml,振摇,使溶解,滤过,滤液显铁盐或亚铁盐的各种反应。参见"铁落"或"铁"条。

【成分】 由钢铁飞炼而成者,主要含四氧化三铁(Fe_3O_4);由生铁打碎而成者,主要含金属铁及少量的碳、磷、硅等杂质[1, 2]。

【药性】 辛、咸，平。归心、肝经。
1.《开宝本草》："味咸，平，无毒。"
2.《本草求真》："专入肝，气辛，性平。"
【功用主治】 平肝镇心，消痫解毒。主治惊痫，癫狂，脚气冲心，疔疮痈肿，脱肛，子宫不收，贫血。
1.《开宝本草》："安心神，坚骨髓，除百病，变白润肌肤，令人不老，体健能食，久服令人身重肥黑。"
2.《本事方》："化涎镇心，摧抑肝邪。"
3.《本草求真》："定惊疗狂，消痫解毒。"
4.《本草汇纂》："坚筋骨，强志力，除风邪，养血气，治心痛健忘，止虚痫，镇五脏，消宿食，去邪气、冷气、痃、癖、癥结、脱肛、痔瘘及伤竹木刺入肉。"
【用量用法】 内服：煎汤，10～30 g；入丸、散，每日 3～6 g。外用：调敷。
【宜忌】 脾胃虚弱者慎服。
1.《医学入门》："畏磁石、石炭。"
2.《本草求真》："暂用则可，久用鲜效，且诸草药切忌。畏磁石、皂荚。"
3.《中国药学大辞典》："凡肾虚及气陷者禁用。"
【选方】 1. 治小儿身体壮热，急惊搐搦，涎潮壅塞，闷乱不醒　朱砂一钱（别研），铁粉二钱（别研），腻粉半钱（别研）。上药同研令匀。半岁儿每服一字，一岁儿服半钱，煎薄荷汤调下，不拘时候。（《杨氏家藏方》朱砂铁粉散）
2. 治风惊，心神不安　铁粉一两，光明砂一两，天竹黄一两，铅霜一两。上件药，细研如面。每服，不计时候，以竹沥调下半钱。（《圣惠方》铁粉散）
3. 治阳毒伤寒，发狂妄走者　铁粉、朴硝各一两，天竺黄半两，龙脑一分。上四味，研令匀细。每服二钱匕，鸡子清和水调下，不拘时。（《圣济总录》铁粉散）
4. 治疔疮　铁粉一两，蔓青根三两。捣如泥封之，日二换。（《纲目》引《集玄方》）
5. 治疔根不出　铁粉一两，轻粉一钱，麝香少许。为末，针画十字，以点药入内，醋调面糊敷之，极效。（《华佗神医秘传》）
6. 治大肠本虚，风毒客热乘之，脱肛红肿　铁粉研细，入白蔹末，夹和敷之，按入。（《直指方》铁粉散）
7. 治子宫不收，名瘣疾，有痛不可忍者　当归、磁石（酒浸）、铁粉各等分。上为末，米饮调下，隔夜用角药，次日服此。角药用铁屑螺青为末，磨刀水调敷玉门上，灸。（《普济方》铁粉散）
8. 治贫血萎黄　铁粉 3 g，当归 10 g。共为细末，枣肉为丸，如梧桐子大。每服 5～10 粒，白术汤送下。（《矿物药浅说》）
9. 治小儿肺经积热，涎盛咳嗽，睡卧不安　铁粉三钱，马牙硝四钱，蛤粉一两。上件为细末，每服一字，温养汁调下，乳食后临卧服。（《普济方》铁粉散）
10. 治消渴肝肺热，焦枯消瘦，或寒热口干，日夜饮水，小便如脂不止，欲死　水飞铁粉（绝燥者别研入）三两，鸡内金（阴干末入）五枚，牡蛎（熬，别研如粉入）二两，黄连三两。上四味，捣筛三五度，炼蜜为丸，饮汁下如梧子大五十丸。重者不过食时，轻者手下差。忌猪肉。（《外台》）

3887 铁落 tiě luò（《本经》）

【异名】 生铁落（《素问》），铁屎（《千金方》），铁屑（《新修本草》），铁花（《本草图经》），铁蛾（《纲目》）。
【基原】 为生铁煅至红赤、外层氧化时被锤落的铁屑。
【原矿物】 磁铁矿 Magnetite　参见"磁石"条。
【药材】 铁落 *Pulvis Ferri*　全国各地皆产。
性状　本品为不规则细碎屑。铁灰色或棕褐色；条痕铁灰色。不透明。体重，质坚硬。气微，味淡。
鉴别　取本品约 0.5 g，加稀盐酸约 2 ml，振摇，静置。取上清液，滴加亚铁氰化钾试液 2 滴，即生成深蓝色沉淀；分离，沉淀在稀盐酸中不溶，但加氢氧化钠试液，即分解成棕色沉淀。取上清液，滴加硫氰酸铵试液，即显血红色（检查铁盐）。
【成分】 主含四氧化三铁（ferrosic oxide），或名磁性氧化铁（magnetic oxide Fe_3O_4 或 $FeO \cdot Fe_2O_3$）[1]。
【炮制】 取煅铁时打下之铁落，去其煤土杂质，洗净，晒干。或煅后醋淬用。
【药性】 辛，凉。归心、肝经。
1.《本经》："味辛，平。"
2.《别录》："甘，无毒。"
3.《素问》王冰注："味辛，微温、平。"
4.《品汇精要》："味辛、甘。气之薄者，阳中阴。"
5.《本经逢原》："辛，寒，有毒。"
6.《玉楸药解》："入手少阴心、足少阳胆经。"
【功用主治】 平肝镇惊，解毒敛疮，补血。主治癫狂，热病谵妄，心悸易惊，风湿痹痛，疮疡肿毒，贫血。
1.《本经》："主风热恶疮，疡疽疮痂疥气在皮肤中。"
2.《别录》："除胸膈中热气，食不下，止烦，去黑子。"
3.《新修本草》："炒使极热，用投酒中，饮酒疗贼风痉。又裹以熨腋，疗胡臭。"
4.《本草拾遗》："主鬼打鬼注邪气。"
5.《日华子》："治惊邪癫痫，小儿客忤，消食及冷气，并煎汁服之。""治心惊邪，一切毒蛇虫及蚕漆咬疮，肠风痔漏，脱肛，时疾热狂。并染鬓发。"
6.《本草蒙筌》："治诸疮毒气，焮在皮肤。"
7.《本草述》："治水肿。"
8.《医林纂要》："宁心神，泻妄火，坠涌痰。"
【用法用量】 内服：煎汤，30～60 g；或入丸、散。外用：研末调敷。
【宜忌】 肝虚及中气虚寒者禁服。
1.《本草汇言》："肝虚内乏，中气虚寒者，不必需也。"
2.《本经逢原》："不可过服，过服令人凛凛恶寒，以其专削阳气也。"
3.《得配本草》："畏慈石、皂荚、乳香灰炭、朴消、硇砂、盐卤、猪犬脂、荔枝，制石亭脂。"
【选方】 1. 治阳厥怒狂　生铁落为饮。（《素问》生铁落饮）
2. 治暴怒发狂　铁落三钱，甘草一钱。煎汤饮。（《本草汇言》引《方脉正宗》）
3. 治风湿痹　细铁屑（筛去粗沟去细，余存留锅中）一斤（炒，放冷），硇砂（研细）二钱。上药和匀，分作四份，冷水调匀一份，用皮纸包之，使绢帛拴系，放于手心，浑身体温，如药性热过，再用水调之使热，每一服热三起，约行百里。如治风湿寒气，加苍术、草乌头末，用米醋调匀，如前包于患处，汤熨效。（《普济方》火龙丹）
4. 治小儿赤丹斑驳　铜、铁屎，以猪脂和敷之。（《千金方》）
5. 漏疮，露干后　用煅落铁屑半两，狗头连齿骨（炙黄）

一两，鹿角(烧灰)一两，真轻粉一钱。上细末，用猪脂调敷。(《直指方》铁屑膏)

6. 染髭发令永黑　以铁落及热末凝涂之。(《普济方》)

【各家论述】 1.《本草经疏》："铁落，本出于铁，不离金象，体重而降，故《素问》有生铁落饮，以疗病狂怒者，云生铁落，下气疾也。又怒狂属肝气暴升，故取金气以制之也。其主气在皮肤中及除胸膈中热气，食不下，止烦者，皆制木散热之功也。《本经》又主风热恶疮、疡疽疮痂疥者，皆肝心火热所致，辛平能除二经之火热，故主之也。苏恭以之炒热投酒中饮，疗贼风痉，大明治惊邪癫痫，小儿客忤，并煎服之，悉此意耳。"

2.《本草详节》："铁落，性则制木，故痫疾宜之。阳气太盛，怫郁不得疏越，少阳胆木挟三焦相火、巨阳阴火上行，使人善怒如狂，夺其食，不令胃火复助其邪也。饮以生铁落，制肝木也，木平则火降，故曰下气疾速。气即火也。其铁浆、铁锈、铁精、铧、铁粉、针砂，入药皆同此意。"

3888 **铁锈** tiě xiù (《本草拾遗》)

【异名】 铁衣(《普济方》)。

【基原】 为铁置空气中氧化后生成的红褐色锈衣。

【采收加工】 取生锈的铁，刮下外层锈衣即可。

【药材】 性状　本品为粉末状或片状，红褐色或棕褐色。不透明；无金属光泽。体较重，片状者易碎。无臭，无味。触之染手。

鉴别　取本品粉末约 0.2 g，加稀盐酸 4 ml，振摇，使溶解，滤过，滤液显铁盐的各种反应。参见"铁落"条。

【成分】 主要成分为氧化铁[1]。

【药性】 辛、苦，寒。归心、肝、胃经。

1.《本草经疏》："味辛、苦，气寒。"

2.《本经逢原》："无毒。"

3.《本草经解》："气平，味辛、甘，入手太阴肺、足阳明胃。气味降多于升，阴也。"

【功用主治】 清热解毒，镇心平肝。主治疔疮肿毒，漆疮，口疮重舌，疥癣，烫伤，毒虫螫伤，脚气，癫痫。

1.《本草拾遗》："主恶疮疥癣，和油涂之。蜘蛛虫等咬，和蒜磨敷之。"

2.《日华子》："治痫疾，镇心，安五脏，能黑鬓发。"

3. 陶华："铁锈水和药服，性沉重，最能坠热开结，有神也。"(引自《纲目》)

4.《纲目》："平肝坠热，消疮肿，口舌疮。醋磨，涂蜈蚣咬。"

5.《本草汇言》："解疔毒，消恶疮，退风癣，散脚气壅肿。《嘉祐方》治伤寒热实结胸，磨水入承气汤服之。"

6.《本经逢原》："妇人产后阴挺不收，和冰片研末服之。"

7.《玉楸药解》："消肿败毒，降逆清热。"

8.《外科全生集》："杀疥虫。"

【用法用量】 外用：研末撒或调敷；或水磨取汁涂。内服：3～6 g，研末水调或酒调服。

【选方】 1. 治疔疮　用多年墙内或泥土中锈钉，洗净，以灰火内煅，入醋内淬，待冷，用刀刮钉锈，又于火内煅红，入醋淬，仍前刮末，再三如此煅淬，刮末，用纱帛细罗包裹。遇人有此证，略将疮口拨开，挑药末在内，不以是为膏。(《普济方》)

2. 治疔肿　铁衣末，和人乳汁敷之，立可。(《千金方》)

3. 治冷痈青硬无头阴毒　生铁锈二钱，白松香两半，轻粉二钱，麝香少许。先将铁锈、松香为细末，入铫内，加麻油一两，慢火煎数沸，离火待热少退，入轻粉、麝香末搅匀，即为膏矣。收贮，量疮大小推贴患处。(《痈疽验方》)

4. 治漆疮　用香油调铁锈涂之。胃气实者，内服黄连解毒汤；胃气弱者，以漆毒侵犯中气致虚，多有作呕不能饮食者，宜用六君加砂仁、藿香、酒炒芍药之类。(《景岳全书》漆疮方)

5. 治汤火伤疮　青竹烧油，同铁锈搽之。(《积德堂经验方》)

6. 治重舌肿胀　铁锈锁烧红，打下锈，研末，水调二钱噙咽。(《生生编》)

7. 治风癣作痒不止　先将癣疮抓破，用铁锈水涂之。(《本草汇言》引《普济方》)

8. 生眉毛　墙上青衣、铁生衣。上二味，等分，末之，以水和涂即生。(《千金方》)

【各家论述】 《本草经疏》："铁锈得金气之英华，其味应辛苦，气应寒。恶疮疥癣湿热所生，蜘蛛虫咬，毒气伤血，辛苦能除湿热，寒能解热毒气，故主之也。盖疔肿未有不因肝经风热所致，此药属金，善能平木，故有如是之功。"

3889 **铁精** tiě jīng (《本经》)

【异名】 铁精粉(《子母秘录》)，铁花(《纲目》)。

【基原】 为炼铁炉中的灰烬。多是崩落的赤铁矿质细末。

【原矿物】 赤铁矿 Haematite　参见"代赭石"条。

【采收加工】 收集经久使用的铁匠烘炉中的灰烬。若有混杂的铁末和煅灶灰，可利用磁性和相对密度区分。

【成分】 成分为氧化铁[1]。

【药性】 辛、苦，平。归心、肝经。

1.《本经》："平。"

2.《别录》："微温。"

3.《绍兴本草》："无毒。"

4.《本草汇言》："味苦、辛，气温。"

5.《本经逢原》："小毒。"

【功用主治】 镇惊安神，消肿解毒。主治惊悸癫狂，疔疮肿毒，脱肛。

1.《本经》："主明目。"

2.《别录》："疗惊悸，定心气，小儿风痫，阴㿉，脱肛。"

3.《本草汇言》："拔疔毒。""能安心志，惊痫之证因火盛气怯，而神情浮越不静者，服之立安。"

4.《本经逢原》："破胃脘积血作痛。"

5.《医林纂要》："泄肺热，坠涌痰。"

【用法用量】 内服：煎汤，3～6 g；入丸、散，1.5～3 g。外用：调敷。

【宜忌】 脾胃虚寒、心肾两虚者慎服。

1.《本草汇言》："由劳倦神疲，气虚魄乱，神不守舍，以致惊痫烦溃者，非所宜也。"

2.《本经逢原》："胃气虚寒人服之，往往有夺食发呃之虞，以纯阴镇摄太过，而伤犯阳和之气也。"

【选方】 1. 治火热燔心，暴发惊狂如痫者　铁精一钱，甘草二钱。煎汁饮。(《本草汇言》引《至宝方》)

2. 疗五癫　铁精一合，芎䓖、防风各一两，蛇床子五合。上四味，合捣筛，酒服一钱匕，日三，有效。(《外台》引《古今录验方》铁精散)

3. 治疔肿拔根　铁精(研极细)一钱，轻粉三分，麝香三

厘。共研匀，以银针画十字于疔上，将药敷上，神效。（《普济方》）

4. 治食中有蛊毒，令人腹内坚痛，面目青黄，淋露骨立，病变无常　用铁精细研，捣鸡肝和为丸，如梧桐子大。食前后酒下五丸。（《圣惠方》）

5. 治阴肿　铁精粉敷上。（《子母秘录》）

6. 治妇人阴挺出下脱　铁精细研，以羊脂调，布裹，炙令热，熨之，以瘥为度。（《圣惠方》）

7. 治小儿因痢肛门脱　铁精粉敷之。（姚和众方）

3890 铁马豆 tiě mǎ dòu（《滇南本草》）

【异名】 黄花马豆（《滇南本草》），蝴蝶草（《昆明民间常用草药》）。

【基原】 为豆科宿苞豆属植物毛宿苞豆的全草。

【原植物】 毛宿苞豆 *Shuteria pampaniniana* Hand.-Mazz.

多年生草质藤本，长 60～120 cm。茎绿色，纤细，多分枝，密生白色柔毛。托叶披针形，长约 4 mm；叶互生；叶柄长 1～3 cm，密生短柔毛；小叶 3，椭圆形、倒卵形或菱状倒卵形，长 1～2.5 cm，宽 7～16 mm，先端钝圆，有小突尖，基部圆或阔楔形，两面有白色状柔毛，边缘多少波状。总状花序腋生；苞片、小苞片狭披针形，有毛，宿存；总花梗短，有白色长柔毛；萼钟状，密生长柔毛；花冠黄色，蝶形；雄蕊 10，二体；子房近无柄，有胚珠多数。荚果条形，扁平，密生长柔毛；成熟后开裂。种子 4～5，暗绿色，有黑色斑。

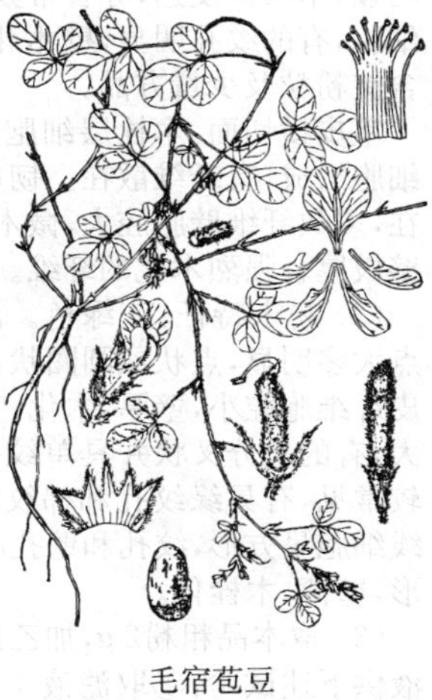

毛宿苞豆

生于山野田边或湿润的路旁草丛中。分布广西、贵州、云南等地。

【采集】 夏、秋采集。晒干或鲜用。

【药性】 苦、凉。肝、胆。

1.《滇南本草》："性微寒。"

2.《云南中草药》："微苦，凉。"

3.《滇南本草》："入肝、胆二经。"

【功用主治】 清肝泄热，除蒸镇咳。治阴虚潮热，午后骨蒸，虚痨咳嗽，乳腺炎，腮腺炎。

1.《滇南本草》："主泄肝胆之火。治寒热往来，午后潮热。"

2.《云南中草药》："清虚火，泄肝胆热。治阴虚潮热，骨蒸痨热，虚痨咳嗽。"

3.《昆明民间常用草药》："清热消炎。治乳腺炎，腮腺炎。"

【选方】 治室女干痨发热，午后怕冷，夜间发热，咳嗽吐痰　铁马豆三钱，淮熟地三钱，咳嗽加响铃草二钱（蜜炒），多痰加云陈皮二钱。水煎点童便服。（《滇南本草》）

3891 铁马鞭 tiě mǎ biān（《植物名实图考》）

【异名】 三叶藤、野花生（《江西中草药》），金钱藤、野花草（《天目山药用植物志》），假山豆（《广西药用植物名录》），夜牵牛、土黄芪（《湖南药物志》）。

【基原】 为豆科胡枝子属植物铁马鞭的带根全草。

【原植物】 铁马鞭 *Lespedeza pilosa*（Thunb.）Sieb. et Zucc.［*Hedysarum pilosum* Thunb.；*Desmodium pilosum*（Thunb.）DC.］

半灌木，高 60～80 cm。茎枝均细长，常平卧地面，全株密被长粗毛。三出复叶，互生；叶柄长 0.5～2 cm；叶片广椭圆形至广倒卵形，长 1～2 cm，宽 0.8～1.2 cm，先端圆或截形，有短尖，常内凹，基部近圆形，全缘。总状花序腋生，花梗短，每花序着生 3～5 朵花；小苞片披针形；花萼深 5 裂，裂片披针形；蝶形花冠，黄白色，旗瓣倒卵形，基部带紫纹，先端微凹，翼瓣、龙骨瓣基部均具爪；雄蕊 10，二体；子房有毛。荚果卵圆形，扁平，径约 3 mm，先端具细尖，种子肾圆形，光滑无毛。花期 6～9 月，果期 10～11 月。

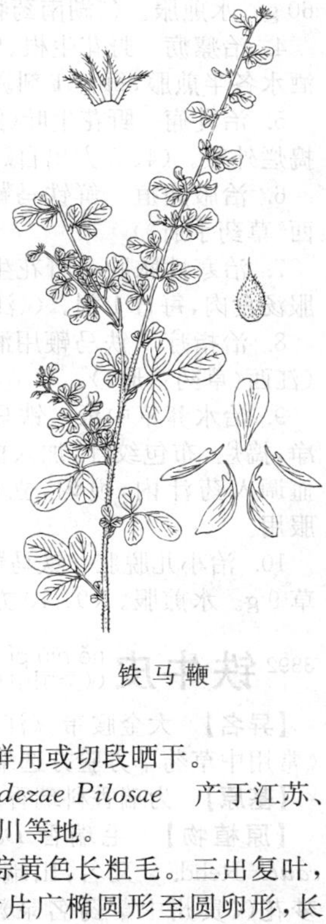

铁马鞭

生于向阳山坡疏林下或林缘草丛中、郊野旷地和路边。分布于江苏、浙江、安徽、福建、江西、广东、四川、贵州、甘肃等地。

【采收加工】 7～10 月采收，鲜用或切段晒干。

【药材】 铁马鞭 *Herba Lespedezae Pilosae*　产于江苏、安徽、浙江、江西、湖南、湖北、四川等地。

性状　茎枝细长，分枝少，被棕黄色长粗毛。三出复叶，总叶柄长 0.5～2 cm，完整小叶片广椭圆形至圆卵形，长 8～20 mm，宽 5～15 mm，叶端圆或截形，微凹，具短尖，叶基近圆形，全缘。总状花序腋生，总花轴及小花轴极短，蝶形花冠黄白色，旗瓣有紫斑。荚果长圆状卵形，先端有长喙，径约 3 mm，表面密被白色长粗毛。气微，味微苦。

鉴别　叶表面观：上、下表皮细胞垂周壁波状弯曲，密布非腺毛，长 208～325 μm，直径 8～16 μm，壁疣细小，顶端细胞细长，基部 1～3 短细胞，末端明显膨大；下表皮具气孔，直轴式或不定式。叶脉处细胞中草酸钙方晶较多，排列整齐。

【功用主治】 益气安神，活血止痛，利尿消肿。主治气虚发热，失眠，痧证腹痛，风湿痹痛，水肿，瘰疬，痈疽肿毒。

1.《植物名实图考》："散血。"

2.《天目山药用植物志》："治体虚长热不退。"

3.《江西草药》："开郁散结，活血通络。"

4.《全国中草药汇编》："清热散结，活血止痛，行水消肿。主治颈淋巴结结核，冷脓肿，虚热不退，水肿，腰腿筋骨痛；外用治乳腺炎。"

5.《湖南药物志》："祛风镇痛，益气固表，健脾生津，利尿解毒。"

6.《浙江药用植物志》："健胃安神。治失眠。"

【用法用量】 内服：煎汤，15～30 g；或炖肉。外用：捣敷。

【选方】 1. 治气虚头痛　铁马鞭根 30～60 g。炖鸡肉吃。（《湖南药物志》）

2. 治筋骨痛，腰痛　野花生根 120 g，石老鼠根 15 g。焙干研末，每次 6 g，早晚各服 1 次，黄酒或白酒送服。（《江西草药》）

3. 治水肿　铁马鞭全株或根 30 g，山楂根 15 g，白茅根 60 g。水煎服。（《湖南药物志》）

4. 治瘰疬　野花生根、凤尾草根、过坛龙根各 15～30 g。酒水各半煎服，每日 1 剂。

5. 治乳痈　野花生叶（鲜）、苦荬（鲜）各适量，米酒少许。捣烂外敷。（4、5 方出自《江西草药》）

6. 治腋痈疽　鲜铁马鞭 60 g，鸡蛋 3 个。水煎服。（江西《草药手册》）

7. 治寒性脓肿　野花生根 120 g，瘦猪肉 120 g。水炖，服汤食肉，每日 1 剂。（《江西草药》）

8. 治指疔　铁马鞭用酒浸后，把酒倒掉，捣烂，敷患处。（江西《草药手册》）

9. 治水莽草中毒　铁马鞭全株 250～500 g。温开水洗净，捣烂，布包绞汁，加入白糖 120～240 g，杀母鸭 1 只，取血调入药汁内，搅匀，立即灌服 400 ml，余下药汁继续服用。

10. 治小儿脱肛　铁马鞭根 18～24 g，山莓根 12 g，人字草 9 g。水煎服。（9、10 方出自《湖南药物志》）

3892 铁牛皮 tiě niú pí（《全国中草药汇编》）

【异名】 大金腰带（《江西草药》），金腰带、蒙花皮（金华《常用中草药单方验方选编》）。

【基原】 为瑞香科瑞香属植物毛瑞香的茎皮及根。

【原植物】 毛瑞香 *Daphne odora* Thunb. var. *atrocaulis* Rehd.　又名：山瑞香（《广西药用植物名录》），野梦花（《贵州中草药名录》），紫茎瑞香（《中药大辞典》），白花瑞香（《台湾药用植物志》），豹皮香、野水菖花（《浙江药用植物志》）。

常绿灌木，高 0.5～1 m。枝深紫色或紫褐色，无毛，皮部很韧，不易拉断。叶互生，常在枝端簇生；叶片厚纸质；椭圆状倒披针形至倒披针形，长 5～10 cm，宽 1.5～3.5 cm，全缘。花白色，芳香；5～13 朵组成顶生头状花序，无总花梗，基部具数枚早落苞片；花被筒状，长约 10 mm，外被灰黄色绢状毛，裂片 4，卵形，长约 5 mm；雄蕊 8，2 轮；花盘环状，边缘波状，外被淡黄色短柔毛；子房长椭圆状，无毛。核果卵状椭圆形，熟时红色。花期 3～4 月，果期 4～8 月。

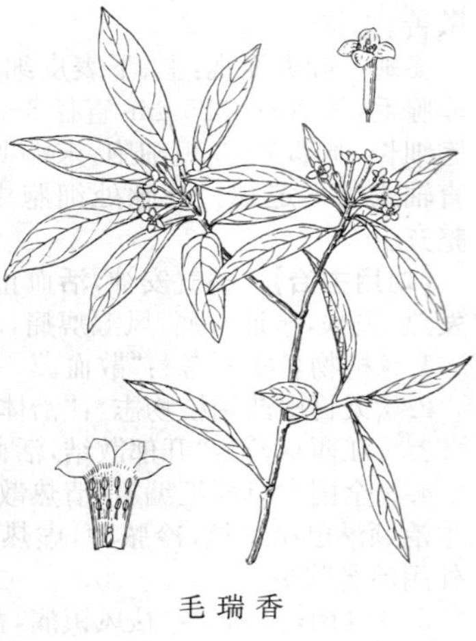

毛 瑞 香

生于山坡岩石缝隙间。分布于江苏、浙江、安徽、江西、湖北、湖南、广东、广西、四川、贵州、台湾等地。

【采收加工】 夏、秋季采挖，洗净，鲜用或切片晒干。

【药材】 铁牛皮 *Radix seu Cortex Daphnes Atrocaulis* 产于广东、广西、四川、贵州、湖北、江西、湖南等地。

性状　主根呈类圆柱形或圆锥形，有分枝，直径 10～20 mm；表面灰黄色至棕黄色，有细纵纹和横长突起的黄色皮孔；质坚韧，不易折断，断面不整齐，显白色，木部与皮部常分离，皮部纤维性强，似棉毛状。茎皮呈长带状，长短、宽窄不一，常扎成小把，皮厚约 1 mm；表面棕黑色至棕红色，摩擦后显光泽，有纵皱纹、叶柄残痕和横长皮孔；内表面黄白色，有细纵纹，显纤维性。质坚韧，难折断。气微，味辛辣。

鉴别　(1) 根横切面：木栓层细胞 10～30 层，其外侧细胞均栓化；皮层由数层薄壁细胞组成。韧皮部细胞有空隙，韧皮纤维众多，成束存在者，腔大壁薄，微木化或非木化，单个存在者，胞腔小，壁强增厚，层纹隐约可见，木化。形成层明显，木质部发达，导管常数个成群分布，木射线宽 1～2 列细胞，有的纹孔明显，壁木化；年轮明显。本品薄壁细胞中含淀粉粒及少量方晶。

茎皮横切面：木栓层细胞 10 数层。皮层由 10 数层薄壁细胞组成，有纤维散在。韧皮部的纤维较多，成片或单个散在，多数纤维壁胞腔大，微木化或非木化，偶见胞腔极狭小、壁极厚且强烈木化的纤维。

(2) 粉末特征：灰绿色。淀粉粒众多，单粒呈类圆形，脐点大多明显，点状或圆圈状，直径 3～12 μm，复粒少见。韧皮纤维胞腔小，壁厚，木化，直径 4～10 μm。木纤维胞腔较大，有的呈分叉状并具单纹孔，壁木化，直径约 25 μm。导管较常见，有具缘纹孔和梯纹，多破碎，直径 16～33 μm，木射线细胞呈方形，纹孔和壁孔明显，壁木化。木栓细胞呈长方形，壁薄，木栓化。

(3) 取本品粗粉 2 g，加乙醇 25 ml，回流 30 min，滤过，滤液供下述试验：①取滤液 1 ml，加 1% 三氯化铁试液 1 滴，溶液显蓝色（检查酚性化合物）。②取滤液 4 ml，水浴上蒸干，残渣加冰醋酸 1 ml 溶解，滴加醋酐-浓硫酸（19∶1）试液 2 滴，溶液显红色至紫色，迅速变成绿色（检查甾醇类）。③取滤液 5 ml，适当浓缩后，点于圆形滤纸上，按圆形滤纸简易层析法进行。用 95% 乙醇为展开剂，喷有机酸显色剂（0.1% 甲基红乙醇液 5 ml，0.1% 甲基橙水溶液 15 ml，0.1% 石蕊水溶液 20 ml 混合液），显一条红色斑带（检查有机酸）。④取滤液 1 ml，加 5% 香兰醛-浓硫酸试液 2 滴，溶液显红色（检查挥发油）。

【药性】 辛、苦，温。有毒。

1.《四川常用中草药》："性温，味辛、麻、苦，有小毒。"

2.《浙江药用植物志》："甘、咸，有毒。"

【功用主治】 祛风除湿，活血止痛，解毒。主治风湿痹痛，劳伤腰痛，跌打损伤，咽喉肿痛，牙痛，疮毒。

1.《四川常用中草药》："能除湿，通经。（根）治风湿骨痛，劳伤腰腿痛，跌打损伤等症。（花）治牙痛、遗精等症。"

2.《台湾药用植物志》："叶与饭共捣，外敷治肿毒、梅毒、麻风病。"

3.《浙江药用植物志》："（根及茎皮）活血消肿，利咽。主治跌打损伤，咽喉炎。"

【用法用量】 内服：煎汤，3～10 g；研末，0.6～0.9 g；或

泡酒。外用:捣敷。

【宜忌】 孕妇禁服。

【选方】 1. 治跌打损伤 毛瑞香根或茎皮(去粗皮、芯),用童便浸1个月后洗净。每次6 g,酒水炖服,连服3～4次。

2. 治咽喉炎 毛瑞香鲜根6～9 g。加凉开水,捣烂绞汁咽服。(1、2方出自《浙江药用植物志》)

3893 铁包金 tiě bāo jīn (《岭南采药录》)

【异名】 狗脚刺、提云草、小桃花(《岭南采药录》),老鼠草(《岭南草药志》),老鼠耳、老鼠乌、鼠乳头、乌金藤(《福建民间草药》),老鼠乳、鼠米、乌痧头、乌李楝(《福建中草药》),乌龙根、乌儿仔(《湖南药物志》),小号铁包金、乌石米(《福建药物志》)。

【基原】 为鼠李科勾儿茶属植物铁包金及光枝勾儿茶的茎藤或根。

【原植物】 1. 铁包金 *Berchemia lineata*(L.) DC. [*Rhamnus lineata* L.] 又名:米拉藤、小叶黄鳝藤(《台湾药用植物志》),细叶勾儿茶(《中国草本图录》)。

藤状灌木,高1～4 m。嫩枝黄绿色,密被短柔毛。叶互生;叶柄长不超过2 mm;托叶披针形,略长于叶柄,宿存;叶片卵形至卵状椭圆形,长1.5～2 cm,宽0.4～1.2 cm,先端钝有小凸点,基部圆或微心形,全缘,无毛,上面深绿色,下面灰绿色。花两性或杂性,2～10余朵簇生于叶腋或枝顶,呈聚伞总状花序,花序轴被毛;萼片5,长2～3 mm,线形或狭披针形;花瓣5,匙形,白色;雄蕊5(6);子房2室。核果圆柱形,肉质,长4～5 mm,熟时黑色或紫黑色,有宿存的花盘和萼筒。花期8～10月,果期11月。

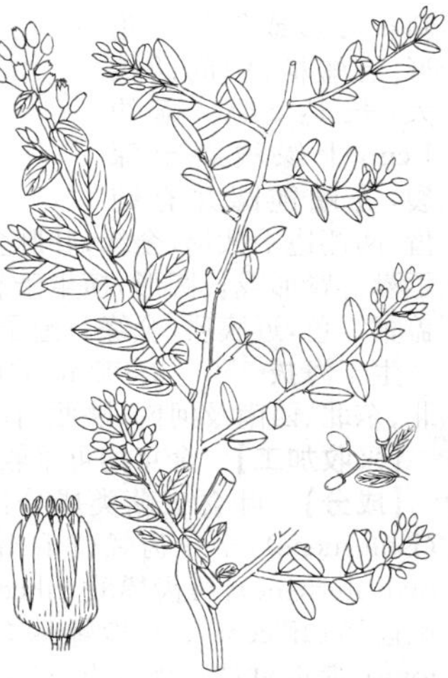

铁 包 金

生于低海拔的山野、矮林、路旁、坡地及丘陵。分布于福建、湖南、广东、广西、台湾。

2. 光枝勾儿茶 *B. polyphylla* Wall. var. *leioclada* Hand.-Mazz. 又名:铳谷子、乌饭藤、糯米茶叶(《湖南药物志》)。

藤状灌木,高3～4 m。小枝、花序轴及果梗均无毛。叶互生;叶柄长3～6 mm,上面被疏短柔毛;叶片纸质,卵状椭圆形,先端圆形或锐尖,基部圆形。花两性,浅绿色或白色,无毛,通常2～10个簇生排成具短总梗的聚伞总状花序,或稀下部具短分枝的窄聚伞圆锥花序,顶生,花5基数;萼片卵状三角形或三角形,先端尖;花瓣近圆形。核果圆柱形,顶端尖,成熟时红色,后变黑色,基部有宿存的花盘和萼筒。花期夏、秋季;果期7～11月。

生于海拔100～2 100 m的山坡、沟边灌丛或林缘。分布于西南及福建、湖北、湖南、广东、广西、海南、陕西。

【栽培】 生物学特性 喜温暖湿润的气候,对土壤要求不严格,耐旱,忌积水。以排水良好,且含腐殖质丰富的砂质壤土栽培为宜。

繁殖方法 种子繁殖。秋后至冬季为果熟期,选采成熟饱满的种子,贮藏于布袋中。春播种,按行株距35 cm×35 cm挖穴点播,每穴放种子3～4颗,覆盖细土1 cm,浇水保湿。

田间管理 前期生长缓慢,杂草易滋生,应勤除草,中耕宜浅,以免伤根。苗期每月追肥1次,以人畜粪尿为主。封行前,每季度追肥1次,并结合培土。

【采收加工】 7～8月孕蕾前割取嫩茎叶,切碎,鲜用或晒干;9～11月采根,鲜用或切片晒干。

【药材】 铁包金 *Radix seu Caulis Berchemiae* 铁包金产于福建、台湾、湖南、广东、广西等地;光枝勾儿茶产于云南、贵州、广西、四川等地。

性状 铁包金 根呈圆柱形的短段或片块,大小长短不一。皮部较厚、坚实,表面棕褐色或黑褐色,有明显的网状裂隙及纵皱纹;木质部宽,橙黄色或暗黄棕色,质坚,纹理致密。气无,味淡。

光枝勾儿茶 茎呈圆柱形,直径可达1.5 cm。表面棕褐色至暗紫色,外被蜡质;质坚硬,难折断,断面不整齐,皮部薄,木部浅黄色,髓明显。叶互生,有短柄,叶片卵圆形,长2～4 cm,宽1～2 cm,先端渐尖或钝圆,顶处有芒尖,全缘;上表面灰绿色,下表面黄绿色,羽状侧脉7～9对;叶近革质。气微、味微苦涩。

鉴别 (1) 根横切面:铁包金 木栓层为2至数列细胞。皮层窄,有石细胞散生。韧皮部射线明显;纤维较多,呈束状或条状断续排列成环;石细胞单个散在或数个成群;薄壁细胞含草酸钙方晶及棕色物。形成层成环。木质部射线宽1～4列细胞,有纹孔,偶见含草酸钙方晶。木质部由成群导管组成,无髓。

茎横切面:光枝勾儿茶 表皮细胞外壁增厚,角质化。皮层窄,有石细胞散在。中柱鞘纤维束与石细胞群断续排列成环,纤维壁厚,木化。韧皮部具纤维组成的维管束帽,纤维壁薄,木化。韧皮射线中有单个散在或数个石细胞成群。形成层明显。木射线宽1～4列细胞,导管单个散在或2～4个成群。有髓。薄壁细胞含淀粉粒、草酸钙方晶及黄色分泌物。

(2) 薄层色谱:取本品粗粉10 g,加蒸馏水100 ml,小火煮沸20 min,趁热棉花滤过,滤渣再用蒸馏水40 ml煮沸5 min,滤过,合并滤液,冷后用乙醚50 ml、40 ml提取2次,合并乙醚提取液,浓缩至1 ml,作供试品溶液。另取少量槲皮素,用乙醇微热溶解成饱和溶液,作对照品溶液。分别吸取两溶液,点于硅胶G薄层板上,以乙酸乙酯-丁酮-甲酸-水(5∶3∶1∶1)为展开剂,展距15 cm。取出晾干。供试品色谱中在与对照品色谱相应的位置上日光下观察,均显1个褐色斑点;重氮化试剂喷雾后,斑点均显橙色。

(3) 取上述乙醚提取液,点滴在滤纸上,干后,再点3%三氯化铝乙醇溶液,于紫外灯下观察,呈明显的橙黄色荧光斑点;取上述乙醚提取液,点滴在滤纸上,干后,再点加三氯化铁和铁氰化钾的混合试剂(2%三氯化铁的50%乙醇液加等量的2%铁氰化钾的50%乙醇液),斑点显绿色。

(4) 取粉末1 g,加乙醇10 ml,加热回流10 min,滤过,滤液水浴上蒸干,残渣加5 ml溶解,再置水浴上蒸干,加乙醇5 ml溶解,再加镁粉0.2 g,盐酸2滴,即显桃红色(检查黄酮)。

【成分】 光枝勾儿茶地上部分含槲皮素(quercetin),芸香苷(rutin)和β-谷甾醇(β-sitosterol)[1]。

【药性】 苦、微涩,平。归肝、肺经。

1.《岭南采药录》:"味苦,性温。"

2.《岭南草药志》:"性平,味涩。"

3.《湖南药物志》:"淡、微涩,平,无毒。"

4.《全国中草药汇编》:"微苦、涩,平。"

【功用主治】 消肿解毒,止血镇痛,祛风除湿。主治痈疽疔毒,咳嗽咯血,消化道出血,跌打损伤,烫伤,风湿骨痛,风火牙痛。

1.《岭南采药录》:"解蛇毒,理恶疮,捣敷之;理跌打伤,能驳骨止痛,治小肠气痛,水煎服。"

2.《岭南草药志》:"化瘀,除咯血咳血,并有(除)湿毒,定痛功效。"

3.《湖南药物志》:"清热,镇咳祛痰,止血镇痛。主治肺结核,胃痛,烫火伤。"

4.《全国中草药汇编》:"化瘀止血,镇咳止痛。主治肺结核咯血,胃、十二指肠溃疡出血,精神分裂症,风湿骨痛,疔疮疖肿,颈淋巴结肿大,睾丸肿痛。"

5.《福建药物志》:"补肾益气,祛风行湿,消肿解毒。主治风毒流注,肺结核,糖尿病,胃溃疡,睾丸炎,遗精,风湿关节痛,腰膝酸痛,跌打损伤,淋巴结核,荨麻疹,痈疽肿毒,多发性脓肿,风火牙痛。"

【用法用量】 内服:煎汤,15～30 g;鲜品30～60 g。外用:捣敷;或浸酒涂。

【选方】 1. 治疔疮　老鼠草30 g,捣烂,加盐花少许,敷患处;并用白菊60 g,甘草5 g,煎服。(《岭南草药志》)

2. 治睾丸脓肿　老鼠耳草头15～30 g,鸭蛋1只。水、酒各半煎服。

3. 治外痔　老鼠耳鲜草头30 g(洗净,切片),猪尾口头1节。水适量炖服。(2、3方出自《闽南民间草药》)

4. 治脑震荡　铁包金45 g,钩藤、川芎、白芷各15 g。水煎,分3次服,每日1剂。(《全国中草药汇编》)

5. 治肺结核　铁包金鲜根30 g,白及15 g。水煎服。

6. 治胃脘痛　铁包金30 g,苏铁干花15 g。水煎服。

7. 治糖尿病　铁包金根60 g,地耳草30 g。炖冰糖服。(5～7方出自《福建药物志》)

【临床报道】 治疗慢性气管炎　用铁包金(光枝勾儿茶)干茎叶100 g。制成100 ml糖浆,每日分3次,口服;另用铁包金有效成分之一芦丁,制成片剂(每片含芦丁140 mg),每日3次,口服,每次2片;又用铁包金3种有效成分制成片剂(每片含芦丁140 mg,β-谷甾醇及槲皮素各100 mg),每日3次,每次1片,口服。均10 d为1个疗程,连续2个疗程。分别治疗107例、50例及52例,结果总有效率分别为92.7%、98.0%、100%;显效率分别为89.7%、80.0%、92.3%。三组疗效对单纯型者无明显差异($P>0.05$),对喘息型者芦丁组的显效率较其他两组差($P<0.05$)。三组对重度及中度患者疗效无明显差异,但三合单体组(芦丁、β-谷甾醇、槲皮素)重度及中度的显效率较轻度为高($P<0.05$)[1]。

3894 铁丝七

tiě sī qī
(《陕西中草药》)

【异名】 铜丝草、钢丝草、铁丝草(《甘肃中草药手册》),猪宗七(《陕西中草药》),乌脚枪(《江西草药》),铁扇子(《全国中草药汇编》)。

【基原】 为铁线蕨科铁线蕨属植物掌叶铁线蕨的全草或根茎。

【原植物】 掌叶铁线蕨 *Adiantum pedatum* L. [*A. boreale* Presl; *A. pedatum* L. var. *glaucinum* C. Chr.]

植株高40～70 cm。根茎短而直,连同叶柄基部被深棕色、阔披针形鳞片。叶近簇生;叶柄长20～40 cm,向上及叶轴均为栗红色,有光泽;叶片薄纸质,背面灰绿色,掌状阔扇形,长宽近相等或宽稍过于长,叶轴由叶柄先端向两侧二叉分枝,弯弓形;每侧有羽片4～8片,生于叶轴上侧,相距约1.5 cm,带形,中间羽片较大,长达20 cm,宽3～4 cm,一回羽状,其余向两侧的羽片较小,先端1片最小;小羽片20～25对,互生,斜长方形或斜长三角形,有短柄,中间的较大,长达2 cm,宽约1 cm,上缘浅裂至深裂,先端钝圆并有钝齿,两侧边平截形,全缘;叶脉多回二歧分叉,直达叶边。孢子囊群肾形或长圆形,横生于裂片先端的囊群盖下面;囊群盖黄绿色,近膜质,全缘。孢子具明显的细颗粒状纹饰。

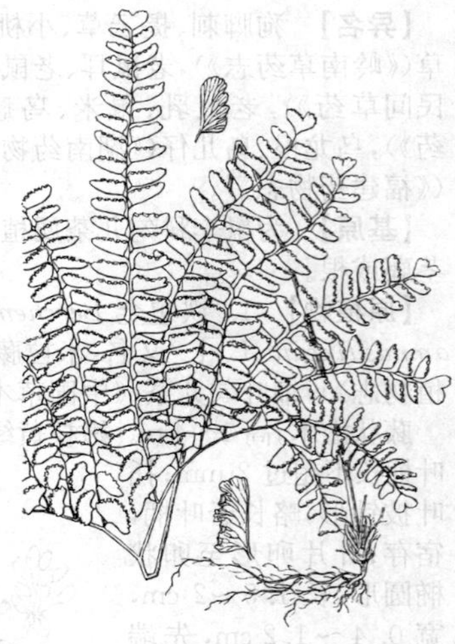
掌叶铁线蕨

生于海拔350～3 300 m的山地林下溪沟边。分布于华北、东北、西南及河南、陕西、甘肃等地。

【采收加工】 全年均可采收,鲜用或晒干。

【成分】 叶含三萜类成分:羊齿烯(fernene),异羊齿烯(isofernene),7-羊齿烯(7-fernene)[1],23-羟基羊齿烯(23-hydrofernene),雁齿烯酸(filicenoic acid),(glaucanol) A[2],雁齿烯(filicene),雁齿烯醛(filicenal),铁线蕨酮(adiantone),掌叶铁线蕨醇(adipedatol)[1],何帕烯(hopene)Ⅱ,新何帕烯(neohopene),(neohopadiene)及羊齿二烯(fernadiene)[3]。

【药性】 苦,微寒。归肺、肝、膀胱经。

1.《甘肃中草药手册》:"苦,微寒。"

2.《陕西中草药》:"味甘、微涩、苦,性平。"

3.《陕甘宁青中草药选》:"味淡,性微寒。"

4.《河北中草药》:"甘、淡,凉。"

【功用主治】 清热解毒,利水通淋。主治肺热咳嗽,痢疾,黄疸,小便淋涩,痈肿,瘰疬,烫伤。

1.《甘肃中草药手册》:"清肺止咳,利尿。治肺热咳嗽,吐血,牙痛,小便不利,痢疾等症。"

2.《陕西中草药》:"利水,除湿,通淋,调经,止痛。主治小便不利,淋证,血尿,风湿肿痛,月经不调,崩漏,白带。"

3.《全国中草药汇编》:"清热利湿,调经止血。主治泌尿系感染,肾炎水肿,小便不利,黄疸型肝炎,痢疾,白带,风湿骨痛,肺热咳嗽,小儿高热,痈肿初起,月经不调,吐血,血尿,崩漏。"

【用法用量】 内服：煎汤，15～30 g，鲜品可用至 60 g；或捣汁饮。外用：研末调敷。

【选方】 1. 治淋证 铁丝七、金刷把各 6 g，木通 3 g，参叶子 1.5 g。水煎服。（《陕西中草药》）

2. 治疮疖，烫火伤，蛇咬伤，跌打损伤 （掌叶铁线蕨）研末，调涂患处。（《陕甘宁青中草药选》）

3895 铁扫竹 tiě sǎo zhú（《贵州民间药物》）

【异名】 铁扫帚、女儿红（《贵州民间药物》），山红蓝靛（《广西药用植物名录》）。

【基原】 为豆科木蓝属植物河北木蓝的根及全草。

【原植物】 河北木蓝 *Indigofera bungeana* Walp. 又名：本氏木蓝（《中国主要植物图说》）。

直立灌木，高 40～100 m。茎褐色，有皮孔，枝条、叶片、花瓣、果实均被白色丁字毛。叶互生；奇数羽状复叶，长 3～5 cm，小叶 5～9 枚，对生；柄极短；叶片长圆形或倒卵状长圆形，长 7～15 mm，宽 4～8 mm，先端钝圆，有短尖，基部圆形。总状花序腋生，较叶长，花疏松，有 10～15 朵极小的花；苞片线形；花萼钟形，偏斜，5 裂，裂片披针形；蝶形花，紫色或紫红色，旗瓣阔倒卵形，长约 5 mm，翼瓣与龙骨瓣等长，雄蕊 10，二体；子房圆柱形，花柱内弯。荚果圆柱形，长 2.5～3 cm，褐色。种子 5～8 颗，椭圆形。花期 6 月，果期 7～9 月。

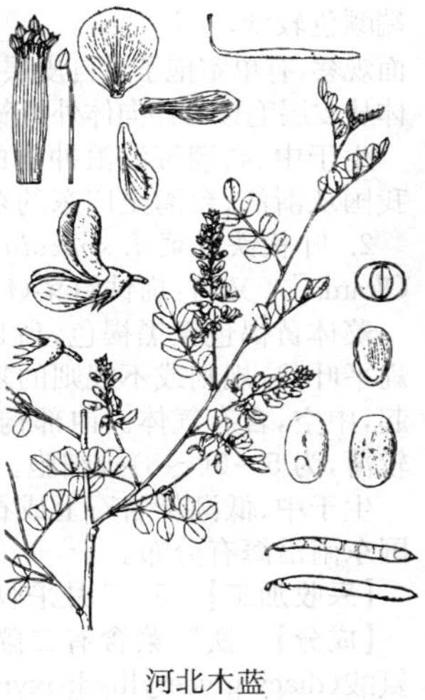

河北木蓝

生于海拔 600～1 000 m 的山坡草丛及河滩，也有栽培。分布于河北、山西、江苏、浙江、安徽、山东、湖北、四川、贵州、云南、陕西、甘肃等地。

【采收加工】 春、秋季采收，洗净，鲜用或切段晒干。

【药性】 《贵州民间药物》："性凉，味苦、涩。无毒。"

【功用主治】 止血敛疮，清热利湿。主治吐血，创伤，无名肿毒，口疮，臁疮，痔疮，泄泻腹痛。

1.《贵州民间药物》："生肌收口，止血，消肿痛，拔毒。"

2.《河北中草药》："用治湿热蕴结胃肠之腹泻，腹痛，有清热燥湿作用。"

【用法用量】 外用：研末调敷；或鲜品捣敷；或煎水洗。内服：煎汤，9～15 g，鲜品 30～60 g。

【宜忌】 《贵州民间药物》："忌燥、辣食物。"

3896 铁华粉 tiě huá fěn（《开宝本草》）

【异名】 铁艳粉、铁霜（《纲目》）。

【基原】 为铁与醋酸作用形成的锈粉。

【制法】 将铁打成薄片，磨光后，洒上盐水，浸入醋瓮中，置阴凉处约百日，铁之表面生锈衣，取出刮下锈衣，研成细粉即成。

【药材】 性状 本品为粉末状，赤褐色。无金属光泽。体较重，触之易染手。气微，味酸。

鉴别 (1) 取本品粉末少许，加硫酸后，加热，即分解发出醋酸的特臭（检查醋酸）。

(2) 取本品粉末约 0.1 g，加稀盐酸 5 ml，使溶解后，滤过，滤液显亚铁盐的各种反应。参见"铁"条。

【成分】 为醋酸亚铁〔$Fe(C_2H_3O_2)_2 \cdot H_2O$〕[1]。

【药性】 咸，平。归心、肝、肾经。

1.《开宝本草》："味咸，平，无毒。"

2.《医林纂要》："酸，咸，寒。"

【功用主治】 养血安神，平肝镇惊，解毒消肿。主治血虚萎黄，惊悸，癫狂，健忘，脱肛，痔漏。

1.《开宝本草》："主安心神，坚骨髓，强志力，除风邪，养血气，延年变白，去百病。随体所冷热，合和诸药用。枣膏为丸。"

2.《本草汇言》："推食积顽滞。"

3.《医林纂要》："补心宁神，平肝定惊，止怒解毒。"

4.《中国药学大辞典》："疗疮疡，镇逆，解毒。"

【用法用量】 内服：入丸、散，0.3～1 g。外用：研末调敷。

【宜忌】《本草汇言》："坚金之质，体重而降，急趋直下，少无留难，病非坚结，体非强壮能食之人，不可轻用。每次用不过四、五、六分。"

【选方】 1. 治贫血萎黄 铁华粉和枣肉捣烂为丸。开水送服 1.5 g。（《矿物药浅说》）

2. 治心虚风邪，精神恍惚，健忘 以经使锌铁四斤，于炭火内烧令通赤，投于醋中，如此七遍，即堪打碎如棋子大，以水二斗浸经二七日，每于食后服小盏。（《经验后方》）

3897 铁色箭 tiě sè jiàn（《纲目》）

【异名】 岩大蒜、黄龙爪（《四川中药志》），独脚蒜头、大一枝箭（《南方主要有毒植物》），天蒜、独蒜（《广西药用植物名录》）。

【基原】 为石蒜科石蒜属植物忽地笑的鳞茎。

【原植物】 忽地笑 *Lycoris aurea*（L'Herit.）Herb.〔*Amaryllis aurea* L'Herit.〕 又名：黄花石蒜（《中国高等植物图鉴》）。

多年生草本。鳞茎肥大，近卵形，直径约 5 cm，外被黑褐色鳞茎皮。秋季出叶，基生；叶片质厚，宽条形，长约 60 cm，最宽处达 2.5 cm，向基部渐狭，宽约 1.7 cm，先端渐尖，上面黄绿色，有光泽，下面灰绿色。叶脉及叶片基部带紫红色。先花后叶；花茎高 30～60 cm，总苞片 2 枚，披针形，长约 3.5 cm，宽约 8 mm；伞形花序有花 4～8 朵，黄色或橙色，稍两侧对称；花被裂片 6，倒披针形，长约 6 cm，宽约 1 cm，背面具淡绿色中肋，强度反卷和皱缩；花被筒长 1.2～1.5 cm，

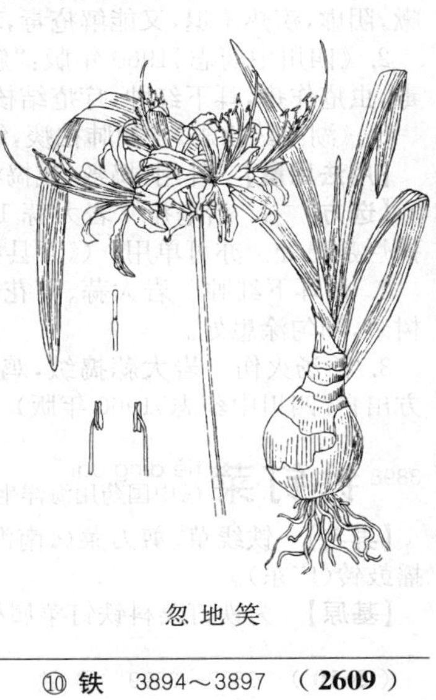

忽地笑

具柄；雄蕊6，与花柱同伸出花被外，花丝黄色；花柱上部玫瑰红色，子房下位，3室。蒴果具3棱，室背开裂；种子少数，近球形，黑色。花期8～9月，果期10月。

生长于阴湿山坡、石崖下土壤肥沃地方。分布于西南及江苏、浙江、安徽、福建、江西、湖北、湖南、广东、广西、台湾等地。

【栽培】 生物学特性　适应性强，较耐寒。常野生于缓坡林缘、溪边等比较湿润及排水良好的地方。有夏季休眠习性，喜腐殖质丰富的土壤和阴湿而排水良好的环境。

繁殖方法　分球繁殖。春秋两季均可栽植，一般温暖地区多秋植，较寒冷地区则宜春植。栽植不宜过深，以球顶刚埋入地面为宜，栽植后不宜每年采挖，一般4～5年挖出分栽1次。

田间管理　栽培管理简便，一般园土栽培不必施肥，夏季花前如遇干旱，要浇1～2次透水。

【采收加工】 10～11月将鳞茎挖出，选大者洗净，鲜用或晒干入药，小者做种。

【成分】 鳞茎含生物碱类：石蒜碱（lycorenine），雪花莲胺碱（galanthamine），伪石蒜碱（pseudolycorine），高石蒜碱（homolycorine），多花水仙碱（tazettine），石蒜胺碱（lycoramine）[1]。

【药理】 1. 抗癌和抗病毒作用　所含伪石蒜碱有抗癌和抗病毒作用。对大鼠W_{256}癌肉瘤和人宫颈癌传代HeLa细胞有抑制作用；对小鼠淋巴细胞绒毛脑膜炎病毒、脑心肌炎病毒和日本乙型脑炎病毒均有抑制作用[1]。

2. 其他作用　所含石蒜伦碱有兴奋动物的子宫和小肠平滑肌的作用[1]。所含雪花莲胺碱有抗胆碱酯酶和某些镇痛作用[2]。本品流浸膏对犬、鸽均有催吐作用，产生催吐有反射性作用和中枢作用。家兔灌胃0.1 g(生药)/kg，使呼吸道分泌增加，有显著祛痰作用[3]。

毒性　本品流浸膏小鼠灌胃的LD_{50}为26.42 g(生药)/kg[3]。

【药性】 辛、甘，微寒。有毒。

1.《四川中药志》1960年版："性微温，味辛、甘，有毒。"

2.《湖南药物志》："苦、涩，微寒，一说甘、淡。"

【功用主治】 润肺止咳，解毒消肿。主治肺热咳嗽，或咳血，阴虚痨热，小便不利，痈肿疮毒，疔疮结核，烫火伤。

1.《中国药用植物图鉴》："有滋阴润肺功用。治肺热咳嗽，阴虚，痨热不退，又能解疮毒，利小便，止咳血。"

2.《四川中药志》1960年版："解毒消肿。外用治痈肿疮毒，虫疮作痒，耳下红肿，疔疮结核及汤火灼伤等症。"

3.《湖南药物志》："润肺祛痰，解毒消肿，催吐。"

【用法用量】 外用：捣敷，或捣汁涂。

【选方】 1. 治疮疖　岩大蒜15～30 g，凤仙花叶15 g。捣烂敷患处。亦可单用。(《万县中草药》)

2. 治耳下红肿　岩大蒜、菊花叶同捣绒取汁，加入黄桷树浆，和匀涂患处。

3. 治汤火伤　岩大蒜捣绒，鸡蛋清和匀涂患处。(2、3方出自《四川中药志》1960年版)

3898 铁钉菜 tiě dìng cài (《中国药用海洋生物》)

【异名】 铁线草、剪刀菜(《南海海洋药用生物》)，铁菜、摇鼓铃(广东)。

【基原】 为铁钉菜科铁钉菜属植物铁钉菜及叶状铁钉菜的藻体。

【原植物】 1. 铁钉菜 *Ishige okamurae* Yendo

藻体暗褐色，干后呈黑色。软骨状，高4～15 cm，体圆柱状，复叉状分枝，分枝细圆柱形，有的略扁圆，稍带棱角，短柄长1～2 cm。小枝类圆柱形略扁，中间部分宽1～2 mm，顶端渐狭尖。髓部由纵横交错的丝状细胞组成。皮层有6～30排的小细胞，垂直于藻体表面，排列紧密。藻体成熟时，枝端颜色较淡。切面观察，有单室孢子囊自皮层长出，且有单行细胞的无色毛丝体从皮层毛窠内伸向体外。藻体固着器小盘状。

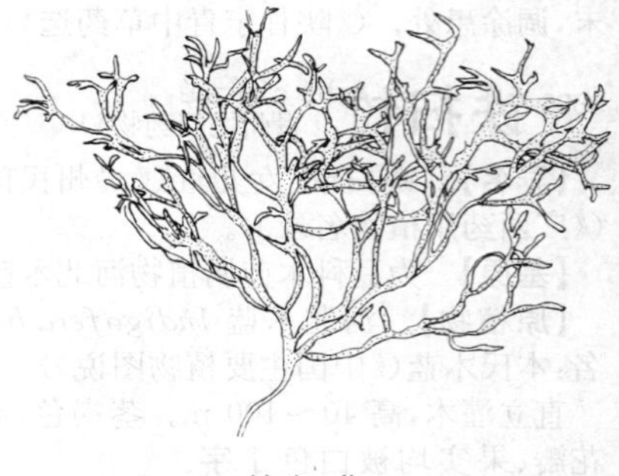

铁钉菜

生于中、高潮带波浪冲击的岩礁上，一年四季均有生长。我国从浙江、台湾至广东的东南沿海均有分布。

2. 叶状铁钉菜 *I. sinicola* (S. et G.) Chihara[*I. foliacea* Okam.]　又名：扁铁钉菜(《南海海洋药用生物》)。

藻体黄褐色至黑褐色，高5～10(～15)cm，宽0.5～2 cm，扁平叶状，规则或不规则的复叉状分枝，有时在枝端下部膨起，中空，含有气体。内部构造与铁钉菜相似，惟皮层细胞较薄，为5～6(～8)排细胞。

生于中、低潮带岩石上或石沼中，或附生于铁钉菜上。我国东南沿海有分布。

【采收加工】 5～7月采收，晒干。

【成分】 铁钉菜含有二酰基甘油基羟甲基三甲基-β-丙氨酸(diacylglycerylhydroxymethyltrimethyl-β-alanine)及磷脂酰胆碱(phosphatidylcholine)[1]。还含褐藻酸盐(alginate)[2]，葡聚糖(glucosan)[3]，褐藻酸(alginic acid)，粗蛋白，甘露醇，钾，碘等[4]。

【药性】 《中国药用海洋生物》："咸，寒。"

【功用主治】 软坚散结，解毒，驱蛔。主治颈淋巴结肿，甲状腺肿，喉炎，蛔虫病。

1.《药学学报》〔1962，9(3)：180〕："驱蛔。"

2.《中草药通讯》〔1975，(2)：57〕："在妇女分娩后2～3 d食之，有'破血'、'解毒'的效果。"

3.《中国药用海洋生物》："清热解毒，软坚散结。用于喉炎，甲状腺肿和颈淋巴结肿等。"

4.《南海海洋药用生物》："去痰。"

【用法用量】 内服：煎汤，15～30 g。

【选方】 1. 治喉炎　铁钉菜15 g，石莼15 g，大青叶15 g。煎服。

2. 治甲状腺肿，颈淋巴结肿　铁钉菜30 g，夏枯草15 g，柴胡9 g，黄芩9 g。煎服。(1、2方出自《中国药用海洋生物》)

3899 铁罗伞 tiě luó sǎn (《南宁市药物志》)

【异名】 龙眼参、单刀木(《南宁市药物志》)，广檀木(《广西中草药》)。

【基原】 为豆科仪花属植物仪花的根。

【原植物】 仪花 *Lysidice rhodostegia* Hance

常绿乔木或灌木，高 7～20 m。枝无毛，圆柱形。偶数羽状复叶，长 20～30 cm；托叶披针形；小托叶 1，锥形；小叶 8～12，长 4～12 cm，宽 2.5～5 cm，椭圆形，两侧不相等，先端渐尖或斜突尖，基部圆或钝；中脉弯。圆锥花序顶生，长约 20 cm；苞片椭圆形，长约 1 cm，绯红色，被毛；萼管状，肉质，管部长 8～12 mm，裂片 4，长圆形，开花时反曲；花瓣 5，白色或带紫红色，上面 3 片发达，倒卵形或匙形，具长爪，下面 2 片退化而小；发育雄蕊 3，余者为退化雄蕊；子房具柄，花柱长，丝状，在蕾时旋卷。荚果长椭圆形，长约 15 cm，宽达 4 cm，扁平，革质至木质，2 瓣裂，旋卷。种子卵状椭圆形而扁，种子间有隔膜。花期 5～7 月，果期 9～10 月。

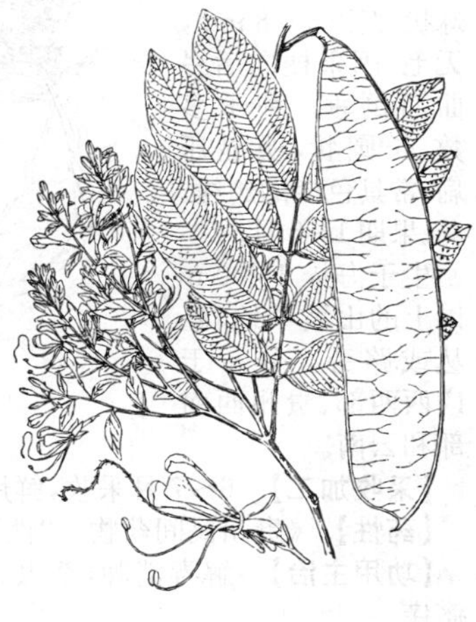

仪　花

生于海拔 1 000 m 以下的山野林木灌丛中。分布于广东、广西、贵州、云南、台湾等地。

【采收加工】 冬、春季挖根，鲜用或切片晒干。

【药性】 苦、微辛，温。小毒。

1.《广西民间常用草药手册》："味微苦、辛，性温，有小毒。"

2. 广州部队《常用中草药手册》："味苦、微辛，性温。"

【功用主治】 活血止痛，消肿止血。主治跌打损伤，骨折，风湿痹痛，外伤出血。

1.《广西民间常用中草药手册》："散瘀消肿，止血。治跌打损伤，骨折，风湿关节痛及外伤出血。"

2.《广西本草选编》："治风湿骨痛，跌打肿痛。"

3.《全国中草药汇编》："活血散瘀，消肿止痛。"

【用法用量】 内服：煎汤，15～30 g；或浸酒。外用：捣敷。

【选方】 1. 治跌打损伤　铁罗伞 15 g，大力王根 9 g，透骨消 9 g。水、酒各半煎服。

2. 治骨折　铁罗伞、大罗伞各 90 g，榕树须 120 g。共捣烂，敷患处。

3. 治风湿骨痛　铁罗伞根 250 g，用双酒 1 500 ml 浸。每日服 3 次，每次服 30 g。（1～3 方出自《广西中草药》）

4. 治外伤出血　铁罗伞叶捣烂（干的研末），敷伤处。（《广西民间常用草药手册》）

3900 铁线莲 tiě xiàn lián（《花镜》）

【异名】 铁线牡丹（《滇南本草》）。

【基原】 为毛茛科铁线莲属植物铁线莲或重瓣铁线莲的全株或根。

【原植物】 1. 铁线莲 *Clematis florida* Thunb.　又名：番莲（《花镜》）。

草质藤本，长 1～2 m。茎棕色或紫红色，有 6 条纵纹，节部膨大，被疏短柔毛。叶对生，二回三出复叶；叶柄长达 4 cm；小叶片狭卵形或卵状披针形，长 2～6 cm，宽 1～2 cm，先端钝尖，基部圆形或阔楔形，全缘，极少有分裂，两面无毛。花单生于叶腋，花梗长 6～11 cm，近无毛，在中下部生 1 对叶状苞片，卵形或卵状三角形，长 2～3 cm，有黄色柔毛；萼片 6，开展，直径约 5 cm，白色，倒卵圆形或匙形，长约 3 cm；花瓣无；雄蕊多数，紫红色，花丝宽线形，花药长圆形，较花丝短；心皮多数，被淡黄色柔毛，花柱短，柱头头状，微 2 裂。瘦果倒卵形，扁平，边缘厚，宿存花柱伸长成喙状，膨大的柱头 2 裂。花期 1～2 月，果期 3～4 月。

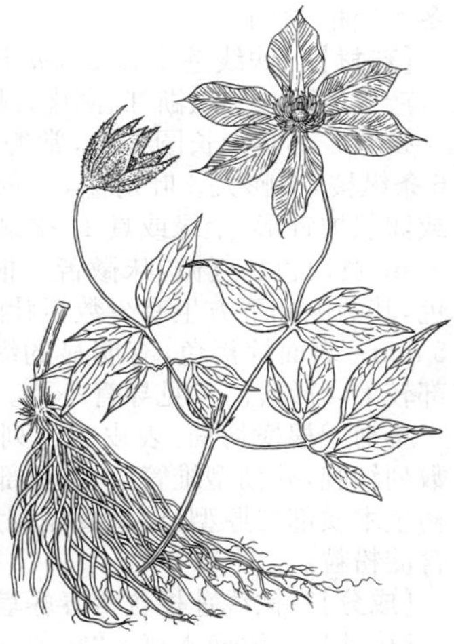

铁线莲

生于低山区丘陵地带灌木林中。分布于江苏、浙江、江西、湖北、湖南、广东、广西。

2. 重瓣铁线莲 *C. florida* Thunb. var. *plena* D. Don

本种与铁线莲的区别为：雄蕊全部成花瓣状，白色或淡绿色，较外轮萼片为短。

生于海拔 1 700 m 的山坡、溪边及灌丛中。分布于浙江、云南，各地园林有栽培。

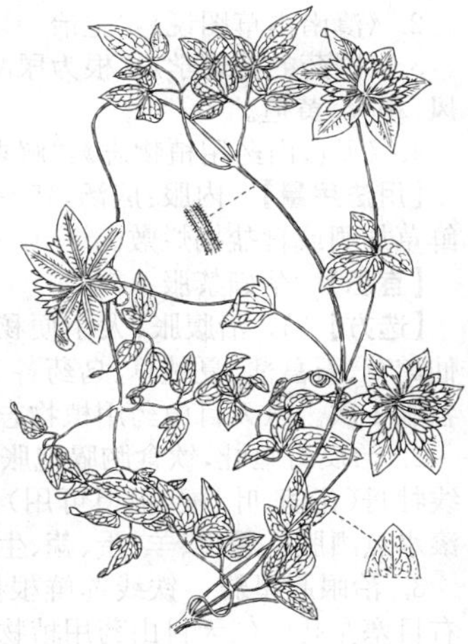

重瓣铁线莲

【栽培】 生物学特性　喜凉爽气候，耐寒性强，在华北地区能安全越冬。喜光，耐阴。喜肥沃、疏松、排水良好的石灰质土壤，在过酸的土壤上生长发育不良。梅雨期由于高温多湿，易罹病。

繁殖方法　扦插繁殖，亦可嫁接或压条繁殖。扦插繁殖：于 5 月下旬至 8 月上旬，利用当年抽生的新梢做插条，具 2 个节，在节下 2 cm 处截断，若把切口浸入 $(10\sim50)\times10^{-6}$ 吲哚丁酸溶液中 2～3 h，可促进生根。扦插用土为园土加 30%珍珠岩，置于半阴处，3～4 星期生根。嫁接繁殖：多于 2～3 月间在室内进行。接穗带 1 个节，并在节下 2 cm 处切断，运用劈接法。压条繁殖：于 4～6 月间进行。培育 1～2 年后，于春、秋季，选背风向阳处，以带土球的植株定植。

田间管理　夏季要防梅雨，并须注意遮荫，春、秋季可施混合化肥 1 次。植株攀缘能力不强，需用铁丝扶持。

病虫害防治　病害有锈病，秋季发生，可用100倍石灰硫黄合剂喷洒。

【采收加工】　7～8月采收全株，切段，鲜用或晒干。秋冬季挖根，晒干。

【药材】　铁线莲 *Radix seu Herba Clematidis Floridae* 产于广西、广东、浙江、湖南、湖北等地。

性状　茎藤细长圆柱形，常缠绕，表面黄棕或紫棕色，有6条纵棱，节膨大。叶对生，二回三出复叶，小叶片狭卵形或卵状披针形，全缘或具1～2裂片。花单生，较大，直径约5 cm，黄白色。气微，味微苦。根茎呈不规则圆柱形，棕褐色，其两侧和下方生有少数粗壮的根，长约25 cm，直径2～5 mm。表面棕褐色，有明显的纵纹。折断面不甚平坦，木部较大，纤维性，可见导管小孔。气微，味淡。

鉴别　根横切面：表皮为1列细胞外壁增厚，皮层有10数列细胞，外韧型维管束，韧皮部可见纤维束，以老根尤多；初生木质部二原型，导管直径较大，中央无髓部。薄壁细胞含淀粉粒。

【成分】　铁线莲根含常春藤皂苷元(hederagenin)[1]。

【药性】　《滇南本草》："味苦、微辛，性温。入脾、肾二经。可升可降。"

【功用主治】　利尿，通络，理气通便，解毒。主治风湿性关节炎，小便不利，闭经，便秘腹胀，风火牙痛，眼起星翳，虫蛇咬伤，黄疸。

1.《滇南本草》："上行温暖脾胃，止呕吐恶心，吞酸吐酸，痰呃逆反胃吐食，胸膈胃口作痛，饱胀槽卤，有暖胃进食之功。下行入肾，扶助命门相火衰弱，温丹田，补火兴阳。"

2.《滇南本草图说》："主治一切疮科。"

3.《国药的药理学》："根为尿酸症药，用于痛风。又治中风、积聚、黄疸。"

4.《天目山药用植物志》："解毒，利尿，祛瘀。"

【用法用量】　内服：煎汤，15～30 g；研末，3～5 g。外用：鲜草加酒或食盐捣烂敷。

【宜忌】　孕妇禁服。

【选方】　1. 治腹胀、大小便秘结　铁线莲干根30 g，加仙鹤草、石菖蒲、夏枯草、乌药各15～18 g。水煎，早晚饭前各服1次。(《天目山药用植物志》)

2. 治反胃呕吐，饮食胸膈饱胀，胃口疼痛，吞酸吐痰　铁线牡丹(花蕊、叶、梗、根俱可用)，为细末。每服一钱五分，滚水点酒服。忌鱼、羊、蛋、蒜、生冷。(《滇南本草》)

3. 治眼起星翳　铁线莲鲜根捣烂塞鼻孔，左目塞右孔，右目塞左孔。(《天目山药用植物志》)

3901 铁栏杆 tiě lán gān (《贵州民间药物》)

【异名】　野叶子烟(《贵州民间药物》)。

【基原】　为桔梗科半边莲属植物塔花山梗菜的全草。

【原植物】　塔花山梗菜 *Lobelia pyramidalis* Wall.

半灌木状草本，高1～2.5 m。茎无毛或仅花序轴上有刺毛，上部多分枝。叶互生；有短柄或无柄；叶近革质，基生叶匙形，茎下部的长圆形，长可达25 cm，中部以上的长披针形，长13～15 cm，宽2.5～4 cm，先端长渐尖，基部阔楔形，边缘具微小而密集的齿，两面无毛。总状花序生茎和分枝顶端，形成圆锥花序，花极密集，朝向花梗一侧；苞片条形，全缘；小苞片1～2枚；花萼筒短长圆状，长5～7 mm，裂片披针状，全缘；花冠白色、粉红色或带蓝色，长2.5～3 cm，近二唇形，上唇裂片条形，下唇裂片卵状披针形；雄蕊在基部以上连合成筒，蒴果近球状，直径6～8 mm，无毛，因果梗向后弓曲而倒垂。种子多数，长圆状，明显压扁，常具色淡的边缘。花、果期1～5月。

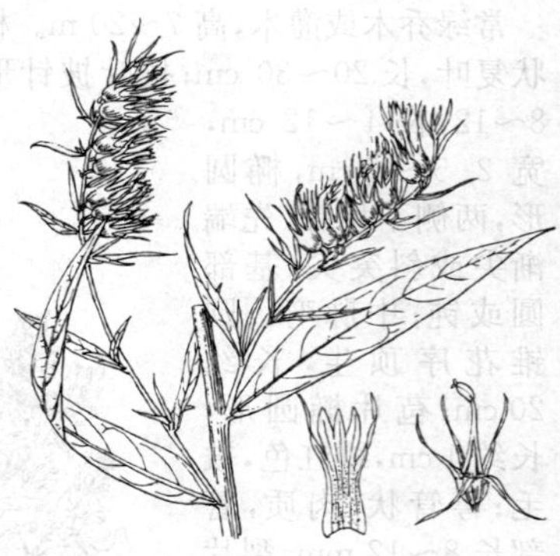

塔花山梗菜

生于海拔1 900 m以上的山坡草地、灌丛或路旁。分布于广西西部、贵州西南部和云南。

【采收加工】　6～7月采收，鲜用或晒干。

【药性】　《贵州民间药物》："性平，味辛微苦。"

【功用主治】　解毒消肿，杀虫。主治对口疮，肠痈，皮肤瘙痒。

1.《贵州民间药物》："解毒，杀蛆灭虫虱。"

2.《全国中草药汇编》："解毒、杀虫。主治急性阑尾炎，外用治对口疮，杀臭虫、虱子。"

【用法用量】　内服：煎汤，15～30 g。外用：捣敷；或煎水洗。

【宜忌】　《贵州民间药物》："忌豆腐、发物及腥辣食物。"

【选方】　治落头疽(即对口疮)　鲜铁栏杆、桃叶各等分。捶绒，敷患处，留疮头，每日换1次。(《贵州民间药物》)

3902 铁树果 tiě shù guǒ (《植物名实图考》)

【异名】　凤凰蛋(《植物名实图考》)，神仙米(《广西药用植物名录》)。

【基原】　为苏铁科苏铁属植物云南苏铁 *Cycas siamensis* Miq. 的种子。

【原植物】　参见"铁树"条。

【采收加工】　7～10月采收，晒干。

【药性】　《云南中药志》："苦、酸、涩，平。"

【功用主治】　化湿降逆，健脾和胃，祛痰止咳。主治肠炎痢疾，消化不良，呃逆，气管炎，支气管炎。

1.《全国中草药汇编》："治肠炎，痢疾，消化不良，呃逆，气管炎。"

2.《云南中药志》："解毒，收敛，通经络，健脾胃，止咳祛痰。"

【用法用量】　内服：煎汤，6～9 g；或研末，1～1.5 g。

3903 铁轴草 tiě zhóu cǎo (《云南中草药》)

【异名】　凤凰草(《贵州民间药物》)，绣球防风、黄香科(《云南中草药》)，小裂石蚕(《云南药用植物名录》)，红毛将军、红油麻、红痧药(《湖南药物志》)。

【基原】　为唇形科香科科属植物铁轴草的全草、根或叶。

【原植物】　铁轴草 *Teucrium quadrifarium* Buch.-Ham.

又名：牛尾草(《中国高等植物图鉴》)。

半灌木。茎基部常聚结成块状，高0.3～1.1 m，密被金黄色、锈棕色或艳紫色的长柔毛或糙毛。叶具短柄至近无柄；叶片卵圆形或长圆状卵圆形，长 3～7.5 cm，上面被短柔毛，下面脉上与叶柄被有与茎同一式毛，余为灰白色绒毛。假穗状花序组成顶生圆锥花序；苞片极发达；花具短梗；花萼筒状钟形，二唇形，上唇中齿极发达，倒卵状扁圆形，具明显网状侧脉，下唇 2 齿披针形，喉部内具毛环；花冠淡红色，长 1.2～1.3 cm，筒稍伸出萼外，檐部单唇形，唇片与筒成直角，中裂片倒卵形，喉部下有白色微柔毛；雄蕊伸出；花盘盘状，4 浅裂。小坚果倒卵状近圆形，背面具网状雕纹。花期 7～9月。

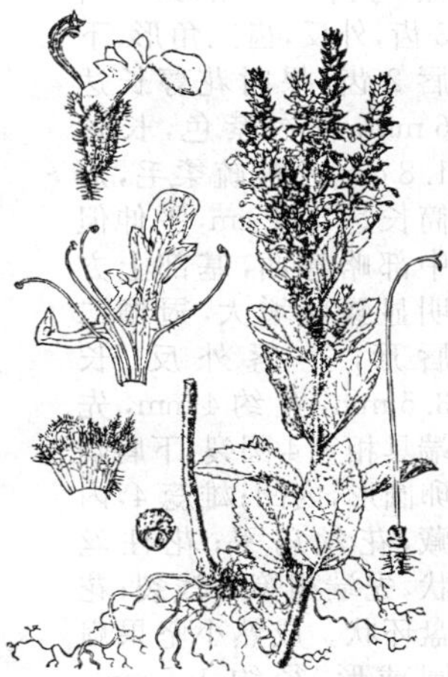
铁轴草

生于山地阴坡、林下及灌丛中。分布于福建、湖南、广东、广西、贵州、云南。

【采收加工】 全年均可采收，鲜用或晒干。

【药材】 铁轴草 *Radix et Herba Teucrii Quadrifarii* 产于福建、湖南、广东等地。

性状　茎略呈方柱形，直径 2～4 mm，表面棕紫色，密被锈色或金黄色长柔毛；质脆，易折断，断面白色，有髓。叶多皱缩，破碎，完整叶片展平后呈卵形或长卵形，长 3～7.5 cm，宽 1.5～4 cm，先端钝或急尖，基部近心形，上面被锈色柔毛，下面密被灰白色柔毛。气微香，味微苦、涩。

鉴别　茎横切面：表皮细胞长方形或不规则形，内含棕色物，外被腺毛和非腺毛。皮层外侧有厚角组织，棱角处尤为明显。韧皮部外侧纤维断续排列成环，形成层不明显，木质部导管多单列。髓部广宽，细胞较大，壁薄。

茎粉末特征：棕褐色。腺毛头部 1～2 细胞，棕色，直径 15～30 μm，柄单细胞。非腺毛多细胞，个别细胞缢缩，细胞壁有疣状突起，有的含红棕色物。纤维壁稍厚，内含棕色物。

【成分】 全草含山藿香定（teucvidin），12-表山藿香定（12-epiteucvidin），黄花石蚕素（teuflin），山藿香素（teucvin），19-乙酰基多刺石蚕素（19-acetylteuspinin），铁轴草素（teuquadrin）B[1]。

地上部分含黄酮类：5，4′，5′-三羟基-6，2′-二甲氧基黄酮（5，4′，5′-trihydroxy-6，2′-dimethoxyflavone），新蒙花苷（neolinarin），刺槐素（acacetin），芹菜素（apigenin）[2,3]。

【药理】 抗菌作用　铁轴草注射剂 5 ml 给大肠杆菌感染的仔猪每日肌内注射 1 次，有显著疗效[1]。

【药性】 辛、苦，凉。

1.《贵州民间药物》："性温，味甘。"

2.《湖南药物志》："苦、涩，平。无毒。"

【功用主治】 祛风解暑，利湿消肿，凉血解毒。主治风热感冒，中暑无汗，肺热咳喘，肺痈，热毒泻痢，水肿，风湿痛，劳伤，吐血，便血，乳痈，无名肿毒，风疹，湿疹，跌打损伤，外伤出血，毒蛇咬伤，蜂螫伤。

1.《贵州民间药物》："治劳伤，水肿。"

2.《云南中草药》："消炎止血。主治外伤出血、刀枪伤。"

3.《湖南药物志》："祛风发表，清热解毒。"

4.《广西民族药简编》："治痧病，肠炎，吐血，便血。"

5.《中国民族药志》："用于中毒性消化不良。"

【用法用量】 内服：煎汤，6～15 g 大剂量可用至 30～60 g；或泡酒。外用：捣敷；研末撒或煎汤洗。

【选方】 1. 治感冒咳嗽　铁轴草全草 15 g，黄荆条15 g，路边荆、石菖蒲各 6 g。水煎服。

2. 治菌痢　铁轴草全草 60 g，海蚌含珠 30 g。煎水兑糖，分 2 次服。

3. 治风湿痛，风疹发痒　铁轴草全草配路路通、石菖蒲、生姜、艾叶（各适量），煎水熏洗。（1～3 方出自《湖南药物志》）

3904 铁破锣 tiě pò luó （《万县中草药》）

【异名】 猴儿七、白细辛（《四川中药志》），土黄连（《陕西中草药》），白毛三七（《甘肃中草药手册》），定木香（《贵州草药》）。

【基原】 为毛茛科铁破锣属植物铁破锣的根茎。

【原植物】 铁破锣 *Beesia calthaefolia*（Maxim.）Ulbr. [*Cimicifuga calthaefolia* Maxim. ex Oliv.]　又名：单叶升麻（《中国高等植物图鉴》）。

多年生草本，高 14～58 cm。根茎长约达 10 cm。基生叶 2～4；叶柄长 10～26 cm，具纵沟，基部稍宽，无毛；叶片心状卵形或心形，长 4.5～9.5 cm，宽 5.5～16 cm，先端短渐尖或急尖，基部深心形，边缘密生圆锯齿，齿端具短尖，无毛。复聚伞花序，密被开展的短柔毛；苞片钻形；花梗长5～10 mm，被短柔毛；花两性，萼片 5，花瓣状，白色或带粉红色，狭卵形或椭圆形，长 3～5 mm，先端急尖或钝；花瓣无；雄蕊多数，比萼片稍短，花药近球形；心皮 1，基部疏被短柔毛。蓇葖果，披针状线形，长 1.1～1.7 cm，扁，约有 8 条斜横脉纹，喙长 1～2 mm。种子长约 2.5 mm，具纵皱折。花期 5～8 月，果期 6～9 月。

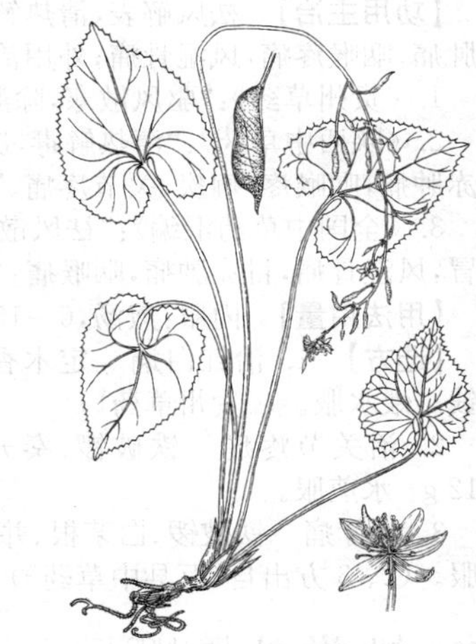
铁破锣

生于海拔 1 400～3 500 m 的山地谷中林下阴湿处。分布于湖北西部、湖南西部、广西北部、四川、贵州、云南西北部、陕西南部、甘肃南部。

【采收加工】 9～10 月采挖根茎，晒干。

【药材】 铁破锣 *Rhizoma Beesiae Calthaefoliae* 产于贵州、四川及陕西、甘肃。

性状　根茎条状，斜生，略扁，长可达十余厘米，直径3～7 mm，有数个分枝，节明显，节间长 0.5～1.2 cm；表面黄棕色至棕色，有纵直皱纹。须根多数，表面棕色至棕褐色。根茎肉质，易折断，断面黄棕色。气微，味苦、辛。

鉴别　根茎横切面：木栓层较薄。皮层较宽，偶见纤维束。中柱鞘纤维束发达，排成断续环状。维管束 20 余个排列成环，外韧型；韧皮部极窄；束间形成层不明显；木质部不甚发达,导管辐射状排列,有时于导管群两侧可见木纤维束。髓部宽阔。本品薄壁细胞含淀粉粒。

【成分】 根茎含皂苷:皂苷(beesioside)Ⅰ、Ⅱ、Ⅲ、Ⅳ。甾体化合物(β-sitosterol)[1~3],E-4Z-乙基22-3α-胆甾醇(E-4Z-ethyl-cholest-22-3α-ol)、蒲公英赛酮(taraxerone),蒲公英赛醇(taraxerol)[4]。

【药理】 1. 淋巴细胞增殖反应 铁破锣皂苷O在小鼠体内给药时可抑制由ConA诱导的T细胞增殖,提示有免疫抑制活性[1]。

2. 抑制微血管生成的作用 鸡胚尿囊膜(CAM)试验表明,加铁破锣皂苷O的药片处,血管发生自溶现象,无新生血管形成;溶媒对照药片处血管无变化;氢考肝素药片处血管出现空白,无新生血管形成[1]。

3. 对成骨细胞有抑制作用 体外对成骨细胞和对碱性磷酸酶的影响表明,铁破锣皂苷O对成骨细胞有抑制作用,对碱性磷酸酶有抑制作用[1]。

4. 其他 铁破锣皂苷p对钙离子受体拮抗率为79.55%,对NO合酶抑制率为60.5%,对醛糖还原酶抑制率为57.5%[1]。

【药性】 辛、苦,凉。

1.《贵州草药》:"性温,味辛。"

2.《陕西中草药》:"味苦,性寒。"

3.《全国中草药汇编》:"苦、辛,凉。"

【功用主治】 祛风解表,清热解毒。主治风热感冒,目赤肿痛,咽喉疼痛,风湿骨痛;外用治疮疖,毒蛇咬伤。

1.《贵州草药》:"驱风散寒,除湿止痛。"

2.《陕西中草药》:"清热解毒,凉血,活血,消肿。主治目赤肿痛,咽喉疼,痢疾,关节疼痛。"

3.《全国中草药汇编》:"祛风散热,清热解毒。治风热感冒,风湿骨痛,目赤肿痛,咽喉痛;外用治疮疖。"

【用法用量】 内服:煎汤,6~15 g。外用:研末调敷。

【选方】 1. 治红白痢 定木香、朱砂连各三钱,红糖五钱。煨水服。(《贵州草药》)

2. 治关节疼痛 铁破锣、秦艽、五加皮各9 g,石南藤12 g。水煎服。

3. 治牙痛 铁破锣、白茅根、并头草、石膏各12 g。水煎服。(2、3方出自《万县中草药》)

3905 铁拳头 tiě quán tóu
《全国中草药汇编》

【异名】 铁菱角、四角薄荷、溪薄荷(《全国中草药汇编》)。

【基原】 为唇形科香茶菜属植物长管香茶菜的根、叶或全草。

【原植物】 长管香茶菜 *Rabdosia longituba*(Miq.) Hara [*Plectranthus longitubus* Miq.; *Isodon longitubus*(Miq.) Kudo]

直立草本,高达1 m。茎钝四棱形,具四浅槽,带紫色,密被下向细微柔毛。叶对生;叶柄极短,腹凹背凸,密被极细微柔毛;叶片狭卵圆形至卵圆形,中部者长3.5~12 cm,宽2~4 cm,先端渐尖至长渐尖,基部楔形至楔状圆形,边缘在基部以上具细锯齿,沿脉上密被微柔毛及金色小腺点。花序狭圆锥状,长10~20 cm,顶生或腋生,由具3~5花远离的聚伞花序组成,聚伞花序具梗。总梗及序轴均密被细微柔毛;苞叶下部者与叶同形,向上渐变小而呈苞片状,小苞片线形,被细微柔毛;花萼钟形,长达4 mm,口部宽达6 mm,常带紫红色,外面沿肋及边缘被细微柔毛,余部具腺点,萼齿5,二唇形,上唇3齿,外反,齿三角形,下唇2齿,果时花萼长达6 mm;花冠紫色,长达1.8 cm,外被疏柔毛,冠筒长达1.4 cm,平伸但中部略弯曲,基部上方明显囊状增大,冠檐二唇形,上唇外反,长3.5 mm,宽约4 mm,先端具相等4圆裂,下唇阔卵圆形,内凹;雄蕊4,内藏,花丝扁平;花柱丝状,先端相等2浅裂;花盘环状。成熟小坚果扁圆球形,径约1.5 mm,深褐色。花、果期9~10月。

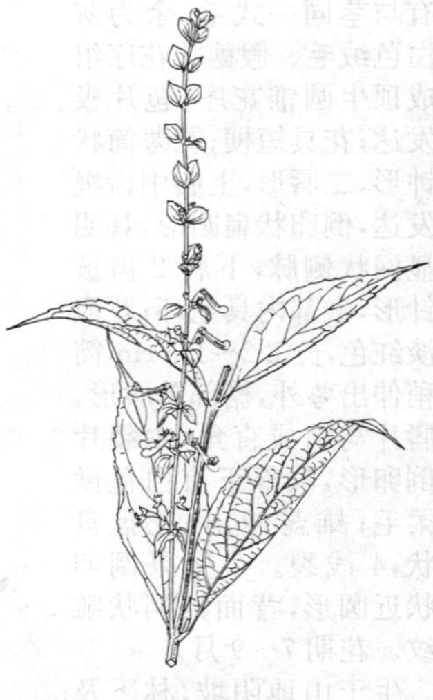

长管香茶菜

生于山地竹丛中。分布于浙江东部及南部。

【采收加工】 7~10月采收,鲜用或切段晒干。

【成分】 叶含长管贝壳杉素(longikaurin)A、B、C、D、E、F,尾叶香茶菜丙素(kamebakaurin)[1,2],异长管香茶菜醇(isolongirabdiol),冬凌草甲素(oridonin),毛叶香茶菜素(lasiokaurin)G,诺多星(nodosin)F[3],长管贝壳杉素(longikaurin)G[4],长管香茶菜素(longirabdosin)[5],长管香茶菜新素(rabdolongin)A,毛萼晶丁(maoecrystal D),三叶香茶菜醛(trichokurin),毛叶香茶菜丁素(odonicin),香茶菜宁(rabdosianin)B[6],迷迭香酸甲酯(methyl rosmarinate)[7]。含二萜类成分:香茶菜贝壳杉素(rabdokaurins)A、B[8]、C、D[9],长管香茶菜内酯(longirabdolactone),长管香茶菜缩醛(longirabdacetal)[10],三氯香茶菜醛(trichorabdol)C、G[11],长管香茶菜酯(longirabdolides)A、B[12]、D[13]。地上部分含毛果贝壳杉素(lasiokaurin),外艾杠糖素(exidonin)[8],灯心草素(effusanin)B[9]、E[12],香茶菜叶绿素(rabdophyllin)G[9],大分子叶绿素(macrophyllin)B[8],macrecalyxoformin D[10],isodocarpin,jiuhuanin A[13]。

【药性】 《全国中草药汇编》:"苦,寒。"

【功用主治】 《全国中草药汇编》:"清热解毒,凉血止血,消痈止痛。主治中暑腹痛,尿路感染,筋骨酸痛,蕲蛇咬伤,乳腺炎。"

【用法用量】 内服:煎汤,15~30 g。外用:鲜品捣敷。

【选方】 1. 治跌打损伤,痨伤,筋骨酸痛 (长管香茶菜)干根15~18 g。水煎酌加黄酒。

2. 治蕲蛇咬伤 (长管香茶菜)鲜根30 g,水煎服;另取鲜品捣烂外敷。(1、2方出自福建晋江《中草药手册》)

3906 铁海棠 tiě hǎi táng
《福建民间草药》

【异名】 玉麒麟、番鬼刺(《广西中药志》),海棠(《广西药用植物名录》),万年刺、霸王鞭、千脚刺(《贵州草药》),细龙骨(《广西本草选编》),爬壁刺(《贵州中草药名录》),麟麟刺(《全国中草药名鉴》)。

【基原】 为大戟科大戟属植物铁海棠的茎、叶、根及乳汁。

【原植物】 铁海棠 *Euphorbia milii* Ch. des Moulins[*E. splendens* Bojer.] 又名：虎刺(《中国高等植物图鉴》)，老虎笋、狮子笋(《广州植物志》)。

多刺灌木，高可达 1 m。茎直立或稍攀援状，刺硬而尖，长 1～2.5 cm，成 5 行排列于茎的纵棱上。叶互生，通常生于嫩枝上；无柄；叶片倒卵形或长圆状匙形，长 2.5～5 cm，先端浑圆而具凸起，基部渐狭，楔形。2～4 个杯状聚伞花序生于枝端，排列成具长花序梗的二歧聚伞花序；总苞钟形，先端 5 裂，腺体 4，无花瓣状附属物；总苞基部具 2 苞片，苞片鲜红色，倒卵状圆形，直径 10～12 mm；花单性，雌雄花同生于萼状总苞内；雄花多数，具雄蕊 1；雌花单生于花序中央，子房上位，花柱 3 枚，柱头 2 浅裂。蒴果扁球形。花期 5～9 月，果期 6～10 月。

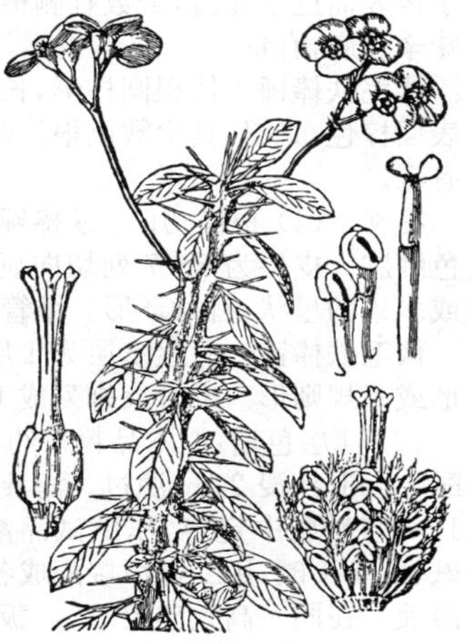
铁海棠

全国各地庭院和温室常见栽培。

本植物的花(铁海棠花)亦供药用，另设专条。

【采收加工】 全年均可采收，晒干或鲜用。

【成分】 茎含萜类：24-亚甲基环木菠萝烯醇(24-methylenecycloartenol)，β-香树脂醇乙酸酯(β-amyrin acetate)，大戟醇(euphorbol)，大戟醇二十六烷酸酯(euphorbol hexacosanoate)，巨大戟萜醇三乙酸酯(ingenol triace tate)，亭牙毒素(tiyatoxin)，12-去氧巴豆醇-13，20-二乙酸酯(12-deoxyphorbol-13，20-diacetate)[1]，含生物碱类：铁海棠碱(milliamine)A、B、C、D、E、F、G[2]、H、I[3]。

叶含 24-亚甲基环木菠萝烯醇(24-methylenecycloartenol)，大戟二烯醇(euphol)、大戟醇(euphorbol)，12-去氧-4β-羟基巴豆醇-13-十二烷酸-20-乙酸二酯(12-deoxy-4β-hydroxyphorbol-13-dodecanoate-20-acetate)、12-去氧-4β-羟基巴豆醇-13-十八烷酸-20-乙酸二酯(12-deoxy-4β-hydroxyphorbol-13-octadecanoate-20-acetate)，β-谷甾醇(β-sitosterol)[4]。

根含生物碱类：铁海棠碱 A、B[5]。

乳汁含 α-香树脂醇(α-amyrin)[6]，12-去氧-4β-羟基巴豆醇-13-十二烷酸酯-20-乙酸酯(12-deoxy-4β-hydroxyphorbol-13-dodecanoate-20-acetate)，12-去氧巴豆醇-13-二乙酸酯，β-谷甾醇，亭牙毒素(tinyatoxin)[7]。

【药性】 苦，涩，凉。小毒。

1.《广西中药志》："味苦、涩，性凉，有小毒。"

2.《贵州草药》："根：性平，味辛，有小毒。"

3.《福建药物志》："甘，辛，平，有毒。"

【功用主治】 解毒排脓，活血，逐水。主治痈疮肿毒，烫火伤，跌打损伤，横痃，肝炎，水臌。

1.《广西中药志》："解疮毒，泻水气。治恶疮、横痃，大腹水肿。"

2.《广西本草选编》："主治跌打肿痛，痈疮肿毒。"

3.《福建药物志》："化瘀消肿，排脓解毒。"

【用法用量】 内服：煎汤，鲜者 9～15 g；或捣汁。外用：捣敷。

【宜忌】 《广西本草选编》："根、茎毒性较大，误服可致腹泻。如泻不止，用甘草 15～30 g，水煎服。"

3907 铁扇子 tiě shàn zi (《四川常用中草药》)

【异名】 铁杆猪毛七、过坛龙、细蕨萁、蕨萁莲(《四川常用中草药》)。

【基原】 为铁线蕨科铁线蕨属植物灰背铁线蕨的全草。

【原植物】 灰背铁线蕨 *Adiantum myriosorum* Bak. [*A. pedatum* L. var. *myriosum* Christ] 又名：灰白铁线蕨(《贵州中草药名录》)。

植株高 40～60 cm。根茎短而直立，被深棕色、阔披针形鳞片。叶近簇生；叶柄长 20～40 cm，乌木色，有光泽；叶片阔扇形，长宽近相等或宽稍过于长，叶轴由叶柄先端向两侧二叉分枝，每侧有羽片 4～8 片，生于叶轴上侧，带形，中间羽片较大，长达 20 cm，宽 3～4 cm，一回羽状，其余向两侧羽片渐小，顶端 1 片最小，叶片背面灰白色；小羽片 20～25 对，互生，斜长方形或斜长三角形，有短柄，中间的较大，长达 2 cm，宽约 1 cm，小羽片先端急尖并有 3～5 锐齿，上缘浅裂至深裂，圆头或钝圆头，两侧边缘平截形，全缘，裂片上缘有钝齿；叶脉由小羽片基部向上缘二叉分枝，直达叶边。孢子囊群生于由裂片顶部反折的囊群盖下面；囊群盖较短，半圆形至圆肾形。孢子具明显的网状纹饰。

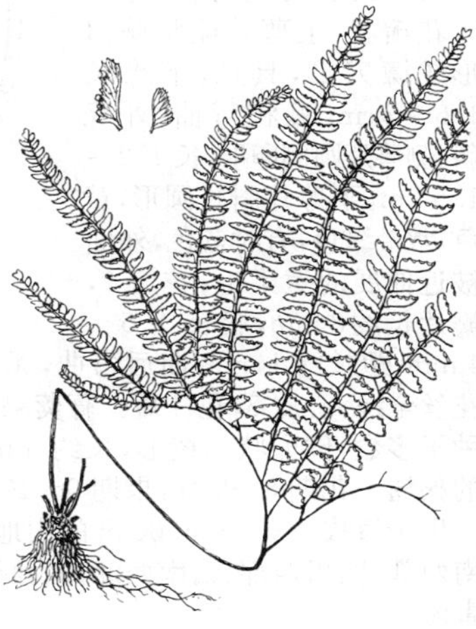
灰背铁线蕨

生于海拔 1 200～1 800 m 的林下沟旁或石灰岩上。分布于西南及湖北、湖南、陕西、甘肃等地。

【采收加工】 5～7 月采收，晒干。

【药性】 《四川常用中草药》："性平，味淡、苦。"

【功用主治】 《四川常用中草药》："能清热利水。治烫火灼伤，跌打损伤，小便癃闭，冻疮等症。"

【用法用量】 内服：煎汤，30～60 g。外用：研末醋调敷。

【选方】 1. 治尿血 铁扇子 6 g，木通 3 g，参叶 1.5 g。水煎服。(《秦岭巴山天然药物志》)

2. 治小便癃闭 灰背铁线蕨 30 g，半边莲 15 g。煎服。(《中国药用孢子植物》)

3908 铁棒锤 tiě bàng chuí (《陕西中草药》)

【异名】 草乌(《青海常用中草药手册》)，铁牛七(《陕西中草药》)，雪上一枝蒿(四川、云南、甘肃)。

【基原】 为毛茛科乌头属植物铁棒锤和伏毛铁棒锤的

块根。

【原植物】 1. 铁棒锤 *Aconitum pendulum* Busch[*A. szechenyianum* Gay.] 又名：一枝箭、三转半（四川）。

多年生草本，高 30～100 cm。块根倒圆锥形，褐色。茎直立，无毛，有时在上部疏被短柔毛。叶互生；茎下部叶在开花时枯萎；叶柄长 4～5 mm，上部叶几无柄；叶片宽卵形，长 3.4～5.5 cm，宽 4.5～5.5 cm，3 全裂，全裂片二回近羽状深裂，末回裂片线形，宽1～2.2 mm，两面无毛。总状花序顶生，长 7.5～20 cm，花序轴和花梗密被伸展的黄色短柔毛；下部苞片叶状或3 裂，上部苞片线形；花梗长 2～6 mm；小苞片生花梗上部，披针状线形，疏被短柔毛；花两性，两侧对称；萼片 5，花瓣状，上萼片船状镰刀形或镰刀形，具爪，下缘长 1.6～2 cm，弧状弯曲，外缘斜，侧萼片圆倒卵形，长 1.2～1.6 cm，下萼片斜长圆形，黄色，常带绿色，有时蓝色，外面被近伸展的短柔毛；花瓣 2，瓣片长约 8 mm，唇长 1.5～4 mm，距长约 1 mm，向后弯曲，无毛或被疏毛；雄蕊多数，花丝全缘；心皮 5，花柱短。蓇葖果，长 1.1～1.4 cm，无毛。种子多数，倒卵状三棱形，长约 3 mm，光滑，沿棱有不明显的狭翅。花期 8～9 月，果期 9～10 月。

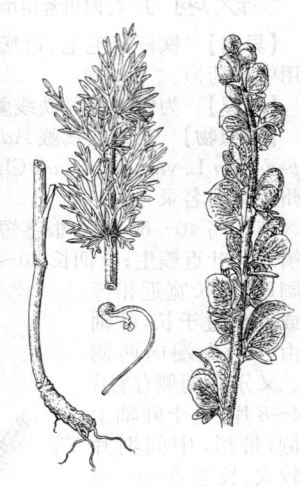

铁 棒 锤

生于海拔 2 800～4 500 m 的山地草坡或林缘。分布于河南西部、四川西部、云南西北部、西藏、陕西南部、甘肃南部、青海。

2. 伏毛铁棒锤 *A. flavum* Hand. -Mazz. [*A. anthora* L. var. *gilvum* Maxim.] 又名：两头尖（《陕甘宁青中草药选》），一支蒿（《宁夏中草药手册》），小草乌、断肠草、磨三转（甘肃）。

本种形态与铁棒锤相似，不同点是：茎通常不分枝，中部以下无毛，中部以上被反曲而紧贴的短柔毛。花序轴和花梗密被紧贴的短柔毛；花梗长 4～8 mm；小苞片生花梗顶部，线形；上萼片盔状船形，近无爪或具短爪，下萼片斜长圆状卵形，黄色，常带绿色，或暗紫色。蓇葖果，长 1.1～1.7 cm。种子长约 2.5 mm，光滑，沿棱有狭翅。花期 8～9 月，果期 9～10 月。

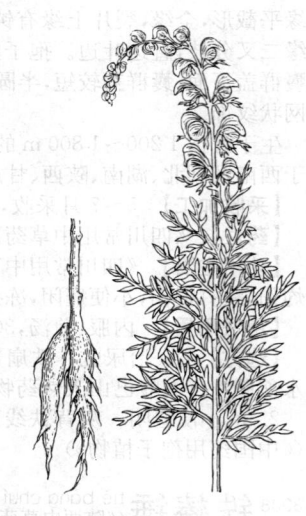

伏毛铁棒锤

生于海拔 2 000～3 700 m 的山地草坡或疏林下。分布于内蒙古南部、四川西北部、西藏北部、甘肃、青海、宁夏南部。

以上植物的茎叶（铁棒锤茎叶）亦供药用，另设专条。

【采收加工】 7～8 月间采挖，晒干。

【药材】 铁棒锤 *Radix Aconiti Penduli* 产于陕西、甘肃、青海、河南、四川、云南、西藏；伏毛铁棒锤 *Radix Aconiti Flavi* 产于四川。

性状 铁棒锤 块根圆锥状或圆柱形，长 2～5 cm，直径 0.5～1.5 cm。表面灰棕色或黑棕色。母根有时有纵皱纹；子根表面近于光滑，少数有侧根痕。断面白色粗糙。气微，味辛苦麻，有毒。

伏毛铁棒锤 块根圆柱形，长 6～8 cm，直径 1～1.5 cm。表面棕色，光滑，具少数侧根。断面乳白色。气微，味苦麻，有毒。

鉴别 (1) 根横切面：铁棒锤 后生皮层为 1～2 列金黄色细胞。皮层为 6～7 列切向延长的细胞。形成层为五边或多边的星状，有时环形。维管束排成 U 字形或辐射状。

伏毛铁棒锤 后生皮层为 1 层黄棕色细胞。形成层多角形或不规则形。维管束排列成 U 形或辐射状。

(2) 薄层色谱：取本品粉末约 1 g，加 10% 氨溶液 1 ml、乙醚 10 ml，冷浸 24 h，滤过。滤液挥干，残渣用二氯甲烷洗入 1 ml 容量瓶中定容，作供试品溶液。另取乌头碱、中乌头碱、次乌头碱，用二氯甲烷配成各 1 mg/1 ml 溶液作对照品溶液。在同一高效硅胶 GF_{254} 板（10 cm×10 cm）上点样品溶液 3 μl，对照品溶液 3 μl，以环己烷-乙酸乙酯-二乙胺（8∶1∶1）展开，取出晾干，喷以碘化铋钾试液与碘试液等容混合液显色。供试液色谱在与对照品色谱相应位置显相同颜色斑点。

【成分】 1. 铁棒锤 块根含生物碱类：分雪乌碱（penduline），次乌头碱（hypaconitine），3-乙酰乌头碱（3-acetylaconitine），乌头碱（aconitine）[1]。

2. 伏毛铁棒锤 块根含生物碱灯成分：头碱，3-乙酰乌头碱，欧乌头碱（napelline），伏毛铁棒锤碱（flavaconitine）[2, 3, 4]，3-去氧乌头碱（3-deoxyaconitine）[3, 4]，去氢欧乌头碱（dehydronapelline），1-表欧乌头碱（1-epinapelline），12-表欧乌头碱（12-epinapelline），12-乙酰光泽乌头碱（12-acetyllucidusculine），1-去甲基次乌头碱（1-de-methylhypaconitine），光泽乌头碱（lucidusculline），苯甲酰乌头原碱（benzoylaconine），新乌宁碱（neoline）[4]，伏毛铁棒锤菲碱乙酸酯（flavadine），伏毛铁棒锤菲碱（flavamine）[5]，伏毛铁棒锤定（flavaconidine），N-乙酰伏毛铁棒锤碱（N-acetylflavaconitine），伏毛铁棒锤精（flavaconijine）[6]，2-羟基去氧乌头碱（2-hydroxydeoxyaconitine），去氢光泽乌头碱（dehydrolucidusculline），12-表乙酰去氢光泽乌头碱（12-epiacetyldehydrolucidusculline），12-表去氢欧乌头碱（12-epidehydronapelline），12-表乙酰去氢乌头碱（12-epiacetyldehydronapelline）[7]。

【药理】 1. 镇痛作用 本品总碱具有显著的镇痛作用[1]，其镇痛强度为吗啡的 43.7 倍，其主要有效镇痛成分为乌头碱、3-乙酰乌头碱、去氧乌头碱等。乌头碱的作用见附子及川乌头条下。3-乙酰乌头碱、去氧乌头碱均具有显著镇痛活性[2～4]。醋酸扭体法去氧乌头碱皮下注射的抑制小鼠扭体反应 50% 的剂量 ID_{50} 为 0.22±0.06 mg/kg，3-乙酰乌头碱为 0.13±0.03 mg/kg；而热板法测得腹腔注射的小鼠镇痛 ED_{50} 则分别为 0.41±0.10 mg/kg 和 0.24±0.05 mg/kg，镇痛治疗指数分别为 6.37 及 4.60[4]。

2. 抗炎作用 本品总碱以及乌头碱、3-乙酰乌头碱、去氧乌头碱均具有显著抗炎活性[4～6]。总碱 0.15 mg/kg、乌头碱和3-乙酰乌头碱0.05 mg/kg对大鼠蛋清性及甲醛性足跖肿具有显著抑制作用。去氧乌头碱对多种急性渗出水肿性炎症也具有显著抑制作用，0.2 mg/kg腹腔或皮下注射均能显著抑制角叉菜胶、甲醛等所致大鼠足跖肿胀，抑制组胺所致大鼠皮肤或醋酸所致小鼠腹腔毛细血管通透性亢进，0.8 mg/kg还能抑制巴豆油所致小鼠耳部炎症[4]。

3. 局部麻醉作用 本品总碱、乌头碱、3-乙酰乌头碱均有显著局部麻醉效果，肌注或皮内注射均有效[2,3]。总碱的局麻强度为的卡因的14倍，盐酸普鲁卡因的159倍[1]。

4. 解热作用 伤寒菌苗发热家兔腹腔注射3-乙酰乌头碱0.04 mg/kg或去氧乌头碱0.24 mg/kg均有显著解热效果，于注射后30 min起效，维持3h以上[4]。

5. 致心律失常作用 与乌头碱相似，3-乙酰乌头碱及去氧乌头碱也均有致心律失常作用，但小鼠静注诱发心律失常的剂量却较乌头碱为高，3-乙酰乌头碱为乌头碱的2.85倍，去氧乌头碱则为乌头碱的7.2倍，且诱发成功率也远较之为低，且呼吸抑制轻，仅为乌头碱的38%[7,8]，3-乙酰乌头碱静注对大鼠的致心律失常剂量为0.097 mg/kg[7]。

6. 体内过程 3-乙酰乌头碱血药-时间曲线符合开放型三室模型。各组织中分布以胆囊含量最高，肝、肾和肺次之。少量药物能通过胎盘进入胎儿。静脉注射后主要由尿排出，大部分以代谢产物形式排出，部分以原形物排出[9]。

毒性 3-乙酰乌头碱对小鼠的LD_{50}灌胃，皮下注射、腹腔注射、静注时分别为2.5 mg/kg，1.4 mg/kg，0.7 mg/kg和0.47 mg/kg，大鼠静注的绝对致死量为0.41 mg/kg[3,7]；另报告大鼠腹腔注射为0.71±0.17 mg/kg，小鼠为1.10±0.12 mg/kg[4]；还有报告小鼠灌胃、皮下注射、腹腔注射及静注的LD_{50}分别为3.09 mg/kg、0.70 mg/kg、0.58～0.62 mg/kg及0.40 mg/kg；大鼠灌胃、皮下注射和腹腔注射分别为2.30 mg/kg、0.49 mg/kg及0.31 mg/kg。3-乙酰乌头碱有蓄积性，连续给药毒性加大。大鼠、兔、犬的亚急性毒性实验中，3-乙酰乌头碱主要损伤心肌，引起心肌细胞变性，肝细胞轻度损伤，部分大鼠精细胞发育受阻，但小鼠、家兔均未见致畸作用，但有一定胚胎毒性[10]。去氧乌头碱腹腔注射的LD_{50}小鼠为2.61±0.30 mg/kg，大鼠为2.68±0.75 mg/kg[4]。

【药性】 苦、辛，温。有大毒。

1.《青海常用中草药手册》："辛，温。"

2.《陕西中草药》："味苦、辛，性温，有大毒。"

3.《青藏高原药物图鉴》："苦，寒。"

【功用主治】 活血祛瘀，祛风除湿，消肿止痛。主治跌打损伤，骨折瘀肿疼痛，风湿腰痛，痈肿恶疮，无名肿毒，瘰疬未溃者，毒蛇咬伤，冻疮。

1.《青海常用中草药手册》："温中逐寒，散风除湿，止痛。"

2.《陕西中草药》："活血祛瘀，祛风湿，止痛，消肿败毒，去腐生肌，止血。主治跌打损伤，风湿性关节炎，腰腿痛，劳伤，恶疮痈肿，无名肿毒，冻疮，毒蛇咬伤。"

3.《中国民族药志》："（回族）用于神经痛，风湿关节痛，妇女痛经，跌打损伤，疮痈，牙痛，胃痛。（藏族）清热退烧，止痛，治流行性感冒，疮疖痈疽。"

【用法用量】 外用：研末调敷；或磨汁涂；或煎水洗。内服：煎汤，1.5～3 g；或研末，0.06～0.15 g。

【宜忌】 《陕西中草药》："服药后忌热饮食、酒、烟2 h。若中毒，可用桃儿七、拐枣树皮，水煎凉服；或生绿豆捣碎，凉水冲服；或服浆水、米泔水、凉甘草水、蕃瓜水、生萝卜汁、童便等解救。"

【选方】 1. 治神经痛，风湿关节痛，妇女经痛，跌打损伤，疮痈 铁棒锤30 g（去皮），汉三七、冬虫草各4.5 g。共研细末。每服0.21 g，每日1次。跌打损伤及疮痈亦可外敷。（《宁夏中草药手册》）

2. 治刀伤 铁棒锤、芋儿七各9 g，冰片1.5 g，麝香0.3 g。共为细粉。外敷伤处。（《陕西中草药》）

3. 治胃腹寒痛 制草乌3 g（先煎），干姜6 g。煎服。

4. 治疝气 制草乌3 g（先煎），小茴香6 g。煎服。（3、4方出自《青海常用中草药手册》）

5. 治牙痛 铁棒锤研末，用牙签裹棉花，在水中浸湿，蘸药末0.15 g，涂患牙，勿咽下。（《陕甘宁青中草药选》）

6. 治痞块，食积腹痛 铁棒锤0.9 g，天南星0.6 g。研末撒在膏药上，贴脐部。（《陕西草药》）

3909 铁筷子 tiě kuài zǐ （《贵州民间方药集》）

【异名】 钻石风（《贵阳民间药草》），岩马桑根（《贵州草药》），铁钢叉、瓦乌柴（《贵州民间方药集》），蜡梅根（《中药毒性防治》）。

【基原】 为蜡梅科蜡梅属植物蜡梅 *Chimonanthus praecox*（L.）Link的根。

【原植物】 参见"蜡梅花"条。

【采收加工】 四季均可采挖，鲜用，或干燥。

【药材】 铁筷子 *Radix Chimonanthi Praecocis* 主产于贵州、陕西、山东、云南等地。

性状 根圆柱形或长圆锥形，长短不等，直径2～10 mm。表面黑褐色，具纵皱纹，有细须根及须根痕。质坚韧，不易折断，断面皮部棕褐色，木部浅黄白色，有放射状花纹。气芳香，味辛辣、苦。

鉴别 根横切面：木栓细胞10余列，黄棕色。皮层稍宽，薄壁细胞椭圆形、类圆形，切向排列。维管束外韧型；韧皮部较狭窄，形成层明显，木质部发达，导管多角形，单个或成群，木射线明显，呈放射状排列，有2～5列细胞，可见壁孔。皮层、韧皮部散有油细胞。本品薄壁细胞含淀粉粒。

粉末特征：木纤维直径25～30 μm，有的胞腔宽，有的较窄，孔沟明显。射线细胞长方形，排列整齐，壁连珠状增厚，壁孔明显。淀粉粒众多，圆形、盔帽形，直径15 μm。此外，有网纹和具缘纹孔导管。

【药理】 抑制肿瘤的作用 在细胞培养体系中加入不同剂量的HFPS（铁筷子多糖）后，细胞克隆受抑制，集落形成率降低，剂量越大此抑制作用越明显，说明铁筷子多糖可干扰肿瘤细胞在体外的生长。实验还显示HFPS对肿瘤在体内的生长有显著的抑制作用。HFPS能明显改善机体的免疫功能，逆转因肿瘤生长而造成的免疫抑制状态，表现在提高脾淋巴细胞转化率，诱生较多的IL-2，增加胸腺指数等方面。HFPS治疗后荷瘤机体巨噬细胞功能活跃，对其识别、结合、吞噬肿瘤细胞及产物等起到积极作用[1]。

【药性】 《贵阳民间药草》："辛，温，无毒。"

【功用主治】 祛风止痛，理气活血，止咳平喘。主治风湿痹痛，风寒感冒，跌打损伤，脘腹疼痛，哮喘，劳伤咳嗽，疔疮肿毒。

1.《贵阳民间药草》："治风湿骨痛，气滞腹痛。"

2.《贵州民间方药集》："镇静，镇咳，止喘。治跌打损伤，腰酸背痛。"

【用法用量】 内服：煎汤，6～9 g；研末，0.5 g；或浸酒。外用：研末敷。

【宜忌】 孕妇禁服。

【选方】 1. 治风湿痛　铁筷子 9 g,石楠藤 9 g,兔耳风 9 g。泡酒 120 g,每次服 30 g。

2. 治跌打损伤　铁筷子、柳叶过山龙各 9 g,一口血 6 g。浸酒 250 g,每次服药酒 60 g,每日 2 次。

3. 治胃痛　铁筷子、大木姜子、青藤香、广木香各 6 g。研末,每次 6 g,开水吞服。

4. 治冷气腹痛　铁筷子、朱砂莲等分。研末,每次 3～6 g,酒吞服。

5. 治妇女腹内血包　铁筷子 9 g,红浮萍 30 g,薄荷 3 g,红花 6 g。煎水内服。(1～5 方出自《贵阳民间药草》)

6. 治疔癀毒疮　岩马桑根、穿心草、仙鹤草各 15 g。煎水服;另将渣捣烂敷患处。(《贵州草药》)

【临床报道】 治疗腰肌劳损、风湿性关节炎　用铁筷子根制成 100%注射液,肌内注射,每日 2 次,每次 2 ml;或穴位注射,每穴 0.5 ml,每次 2～3 穴。经治 47 例,一般用药 1～3 d 明显好转,最长 10 d 症状减轻或消失,活动自如[1]。

3910 铁箍散 tiě gū sǎn (《陕西中草药》)

【异名】 狗屎花(《昆明民间常用草药》),蓝布裙(《四川常用中草药》),拦路虎、铁板道、铁链子、白牛舌头(《陕西中草药》),贴骨散(《中国高等植物图鉴》),捆天绳(《甘肃中草药手册》),牛舌头草(《全国中草药汇编》),生扯拢、野烟(《湖北中草药志》),青菜参(《广西药用植物名录》)。

【基原】 为紫草科琉璃草属植物琉璃草的根及叶。

【原植物】 琉璃草 *Cynoglossum zeylanicum* (Vahl) Thunb. ex Lehm. [*Anchusa zeylanica* Vahl ex Hornem.; *C. furcatum* Wall.; *C. formosanum* Nakai]　又名:大琉璃草(《中药大辞典》),叉花倒提壶(《云南植物志》)。

二年生或多年生草本,高 40～60 cm。主根粗壮,黑褐色。根茎短,被残枯的叶基;茎直立,上部分枝,全株被黄褐色糙伏毛。基生叶及茎下部叶具柄;叶片长圆形或长圆状披针形,长 12～20 cm,宽 3～5 cm,先端钝,基部渐狭;茎上部叶渐小,无柄,长圆状披针形。聚伞花序叉状分枝呈总状,顶生及腋生;无苞片;花萼 5 深裂,裂片卵形,长 1.5～2 mm;花冠漏斗状,蓝色,有时紫色或白色,先端 5 裂,裂片长圆形,喉部有 5 个梯形附属物,先端微凹,边缘密被白柔毛;雄蕊 5,内藏,着生于花冠中部以上;子房 4 深裂,花柱肥厚,略呈四棱形,长 1～2.5 mm。小坚果 4,卵圆形,长 2～4 mm,背面突起,密生锚状刺。花期5～6 月,果期 7～9 月。

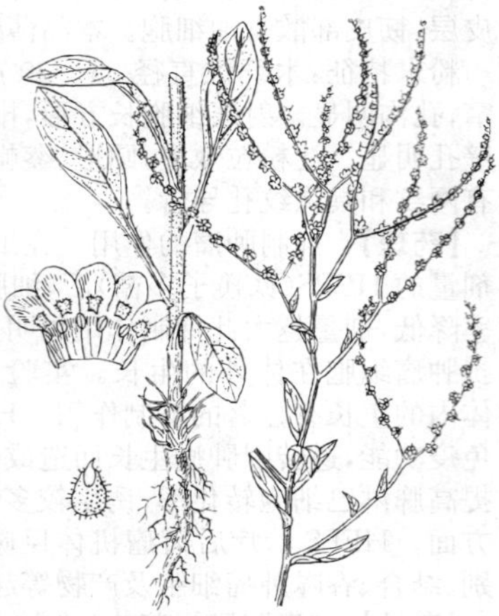

琉 璃 草

生于海拔 300～3 040 m 的向阳山坡、路边、河滩砂质地或林间草地。分布于华东、华南、西南及河南、西藏、陕西、甘肃、台湾等地。

【采收加工】 5～7 月采集,切段,晒干或鲜用。

【成分】 大琉璃草地上部分含有β-谷甾醇(β-sitosterol),月桂酸(lauric acid)和澳洲倒提壶碱(cynaustra line)[1]。

【药性】 苦,凉。

1.《陕西中草药》:"味苦,性寒。"

2.《湖北中草药志》:"淡,凉。"

【功用主治】 清热解毒,散瘀止血。主治痈肿疮疖,崩漏,咳血,跌打肿痛,外伤出血,毒蛇咬伤。

1.《陕西中草药》:"清热解毒,活血散瘀,消肿止痛,提脓生肌,调经。主治疮疖痈肿,毒蛇咬伤,跌打损伤,骨折,月经不调。"

2.《四川常用中草药》:"能润肺止咳,生肌。治咳嗽,失音,吐血等症。"

3.《湖北中草药志》:"清热利湿,活血,止血,解毒止痛。用于牙痛,咳血,黄疸,崩漏,白带,跌打损伤,毒蛇咬伤,钩虫病,溃疡不敛,痈肿疮毒,外伤出血。"

【用法用量】 内服:煎汤,9～12 g。外用:捣敷或研末敷。

【选方】 1. 治毒蛇咬伤　鲜生扯拢,捣烂,加白酒适量,连药渣敷于患处,每日换 1 次。

2. 治外伤出血　生扯拢、蜈蚣七各等分(夏天加岩黄连、冰片少许)。共研细末,撒敷或用麻油调敷,外用纱布包好。(1、2 方出自《湖北中草药志》)

3911 铁蕨鸡 tiě jué jī (《贵州草药》)

【异名】 散血莲(《贵州草药》)。

【基原】 为金星蕨科新月蕨属植物多羽新月蕨的根茎。

【原植物】 多羽新月蕨 *Pronephrium nudatum* (Roxb.) Holtt. [*Abacopteris multilineatum* (Wall. ex Hook.) Ching]　又名:大羽新月蕨(《中国主要植物图说》)。

植株高达 2 m 以上。根茎横生,连同叶柄基部疏被棕褐色鳞片。叶远生;叶柄长达 1 m 以上,粗壮,禾秆色,向上光滑无毛;叶片长约 1 m,一回羽状;羽片约 12 对,互生,斜向上,长圆状狭披针形,最大羽片长达 30 cm,宽约 5 cm,先端尾尖,基部宽楔形,边缘有圆齿,叶干后绿色,两面有细而密的泡囊状凸起,光滑,羽轴上面密被短针状毛,叶轴、羽轴及侧脉下面均被短糙毛;侧脉羽状。孢子囊群小,圆形,背生于小脉上,在侧脉间排成整齐的 2 行,成熟时往往成对汇合成新月形。孢子椭圆形,具周壁,表面具褶皱和刺状纹饰,有发育不良而早落的囊群盖。

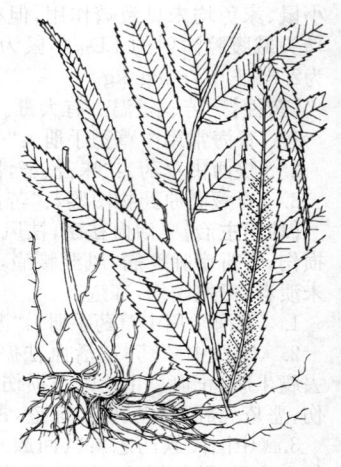

多羽新月蕨

生于海拔 1 000～1 200 m 的常绿阔叶林下。分布于贵州、云南、西藏等地。

【采收加工】 7～11 月采收,晒干。

【药性】 苦,寒。

1.《贵州草药》:"性寒,味苦、涩。"

2.《全国中草药汇编》:"苦,寒。"

【功用主治】 通经活络,理气化湿。主治月经不调,劳伤疼痛,气滞胃痛,痢疾。

1.《贵州草药》:"通经,活络,理气,利湿。"

2.《全国中草药汇编》:"主治劳伤,胃气痛,痢疾,月经不调。"

【用法用量】 内服:煎汤,6~12 g;或研末。

【选方】 1. 治月经不调 铁蕨鸡、赶血王各 15 g。煨水服。

2. 治胃气痛 铁蕨鸡、川芎、爬岩香各等量。切细吞服,每次 3 g;或煨水服。

3. 治痢疾 铁蕨鸡、翻白草各 9 g。煨水服。(1~3 方出自《贵州草药》)

3912 铁篱笆 tiě lí bā (《草木便方》)

【基原】 为鼠李科铜钱树属植物马甲子 *Paliurus ramosissimus*(Lour.)Poir. 的刺、花及叶。

【原植物】 参见"马甲子根"条。

【采收加工】 全年均可采,鲜用或晒干。

【药性】 苦,平。

1.《草木便方》:"苦平,无毒。"

2.《四川常用中草药》:"性平,味苦。"

3.《广西本草选编》:"味苦、涩,性平。"

【功用主治】 清热解毒。主治疔疮痈肿,无名肿毒,下肢溃疡,眼目赤痛。

1.《草木便方》:"疗疔疮","涂金疮内漏","敷臁疮"。

2.《四川中药志》1960 年版:"治无名肿毒。"

3.《广西本草选编》:"清热解毒,消肿止痛。治疮疖肿毒。"

【用法用量】 外用:鲜品捣敷。

【选方】 1. 治痈疮初起 铁篱笆叶、芙蓉叶、金华头草冲绒外敷。(《四川中药志》1960 年版)

2. 治疮疖肿痛,无名肿毒 鲜马甲子叶加红糖少许,共捣烂外敷。(《广西本草选编》)

3913 铁牛钻石 tiě niú zuàn shí (《江西草药》)

【异名】 钻石风(《江西草药》),石钻子(《江西省防治慢性气管炎资料汇编》),青木香(《中国高等植物图鉴》)。

【基原】 为清风藤科清风藤属植物四川清风藤的根。

【原植物】 四川清风藤 *Sabia schumanniana* Diels[*S. schumanniana* Diels var. *longipes* Rehd. et Wils.] 又名:青风藤(《江西草药》),女儿藤(《中国高等植物图鉴》)。

落叶攀缘木质藤本,长 2~3 m。单叶互生;叶柄长 2~10 mm;叶片纸质,长圆状卵形,长 3~13 cm,宽 1.5~3.5 cm,先端急尖或渐尖,基部圆或阔楔形,两面均无毛;聚伞花序有花 1~3 朵,花淡绿色;萼片 5,三角状卵形;花瓣 5,长圆形或阔倒卵形,长 4~5 mm,有 7~9 条脉纹;雄蕊 5 枚,长 3~5 mm;花盘肿胀,圆柱状,边缘波状;子房无毛,花柱长约 4 mm。分果爿倒卵形或近圆形,长约 6 mm,无毛,核的中肋呈狭翅状。花期 3~4 月,果期 6~8 月。

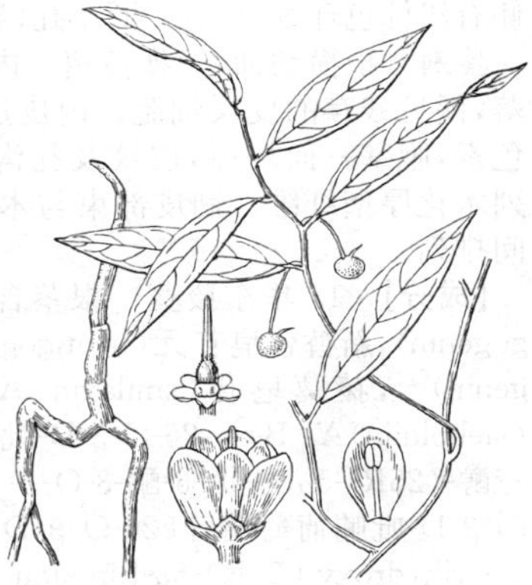

四川清风藤

生于海拔 1 200~2 600 m 的山谷、山坡、溪旁和阔叶林中。分布于浙江、江西、湖北、四川、贵州、陕西。

【采收加工】 9~12 月采挖根部,切片,晒干。

【成分】 根皮中含三萜类:3-氧代-11,13(18)-齐墩果二烯(3-oxo-olean-11,13(18)-diene),3,11-二氧代-12-齐墩果烯(3,11-dioxo-olean-12-ene),3β-羟基-11,13(18)-齐墩果二烯〔3β-hydroxy olean-11,13(18)-diene〕,3-氧代-11α-羟基-12-齐墩果烯(3-oxo-11α-hydroxy olean-12-ene),3,11α-二羟基-12-齐墩果烯(3,11α-dihydroxy olean-12-ene)[1]。

【药性】 《江西草药》:"性温,味辛。"

【功用主治】 祛风活血,化痰止咳。主治风湿痹痛,跌打损伤,腰痛,慢性咳喘。

1.《江西草药》:"祛风活血。"

2.《全国中草药汇编》:"主治关节炎,跌打损伤,陈旧腰痛。"

【用法用量】 内服:煎汤,15~30 g;或研末;或浸酒。

【选方】 1. 治关节炎 钻石风根 60 g,五加根皮 30 g,寮刁竹根 15 g。白酒 500 ml,浸泡 1 星期。每次 30 ml,每日 2 次。或水煎服,每日 1 剂。

2. 治跌打损伤,陈旧腰痛 钻石风根 60 g,五加根皮 30 g,八角枫根 30 g。水煎服,每日 1 剂。(1、2 方出自《江西草药》)

【临床报道】 治疗老年性慢性支气管炎 将石钻子晒干研粉,每次 9 g,加冰糖 15 g,炖成稀糊状,即成"石冰合剂",饭后顿服,每日 3 次。共治疗 150 例,结果:近期控制 19 例,占 12.66%,显效 47 例,好转 62 例。有效率 85.33%,显效率 44%。结论认为"石冰合剂"具有较好的祛痰、止咳、平喘作用[1]。

3914 铁丝灵仙 tiě sī líng xiān (《全国中草药汇编》)

【异名】 铁丝根、铁杆威灵仙、铁脚威灵仙(《全国中草药汇编》)。

【基原】 为百合科菝葜属植物短梗菝葜、华东菝葜、黑叶菝葜及鞘柄菝葜的根及根茎。

【原植物】 1. 短梗菝葜 *Smilax scobinicaulis* C. H. Wright 又名:黑刺菝葜(《秦岭植物志》),金刚藤、金刚刺(《陕西中草药》)。

攀缘灌木或半灌木。具粗短根茎。茎和枝条通常疏生刺或近无刺,刺针状,长 4~5 mm,稍黑色。叶互生;叶柄长5~15 mm,有卷须,脱落点位于上部;叶片卵形或椭圆状卵形,长 4~12.5 cm,宽2.5~8 cm,基部钝或浅心形,干后有时变为黑褐色。花单性,雌雄异株;伞形花序腋生,总花梗很短,一般不到叶柄长度的一半;

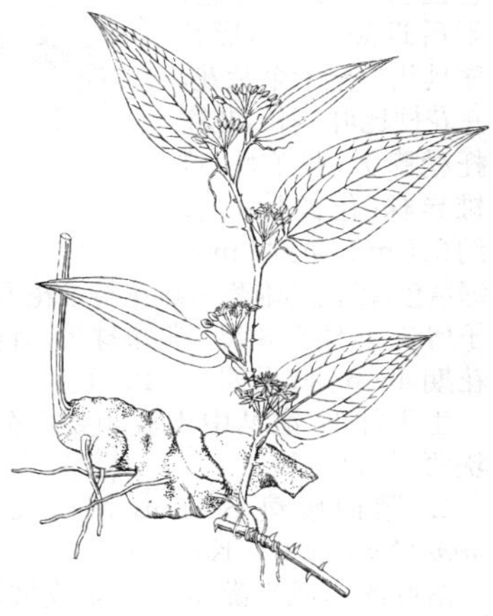

短梗菝葜

雄花花被片6，长4～5 mm，绿黄色，雄蕊6，花丝比花药长；雌花具退化雄蕊3，子房3室，柱头3裂。浆果近球形，直径6～9 mm，黑色，具3颗种子。花期5月，果期10月。

生于海拔700～1 500 m的林下、灌丛下或山坡阴处。分布于西南、华中及河北、山西、江西、陕西、甘肃等地。

2. 华东菝葜 *S. sieboldii* Miq.　又名：粘鱼须、龙须菜(《救荒本草》)，鲇鱼须草〔王安卿《采药志》〕，金岗藤(《简易草药》)，鲢鱼须(《湖北志》)，倒钩刺(《中药志》)，威灵仙、粘鱼须菝葜(《山西中药志》)。

本种形态与短梗菝葜相似，不同点是：茎和枝条通常有刺，刺细长，针状，稍黑色。小枝常带草质，干后稍凹瘪。叶互生；叶柄长1～2 cm，约有一半具狭鞘，叶片草质，卵形，长3～9 cm，宽2～5 cm，先端长渐尖，基部常截形。总花梗纤细，通常长于叶柄或近等长；雌花小于雄花，具6枚退化雄蕊。浆果球形，直径6～7 mm，熟时蓝黑色。花期5～6月，果期10月。

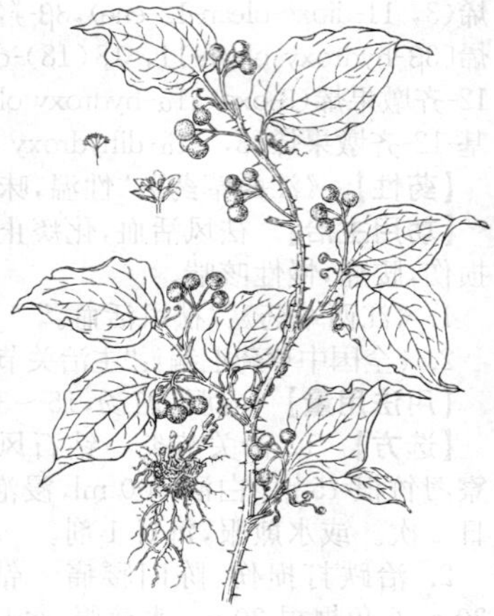

华东菝葜

生于林下、灌丛中或山坡草丛中。分布于华东及台湾等地。

3. 黑叶菝葜 *S. nigrescens* Wang et Tang ex P. L. Li　攀缘灌木。茎与枝条多少具棱，疏生刺或近无刺。叶互生，叶柄长6～12 mm，占全长的1/2～2/3，具狭鞘，一般有卷须，脱落点位于近顶端；叶片纸质，卵状披针形或卵形，长3.5～9.5 cm，宽1.5～5 cm，先端渐尖，基部近圆形至心形，下面通常苍白色，较少淡绿色，干后近黑色。伞形花序具几朵至十余朵花，总花梗比叶柄长，花序托稍膨大；花单性，雌雄异株；花被片6，长约2.5 mm，宽约1 mm，绿黄色；雄花具雄蕊6；雌花与雄花大小相似，具6枚退化雄蕊，子房3室，柱头3裂。浆果球形，直径6～8 mm，熟时蓝黑色。花期4～6月，果期9～10月。

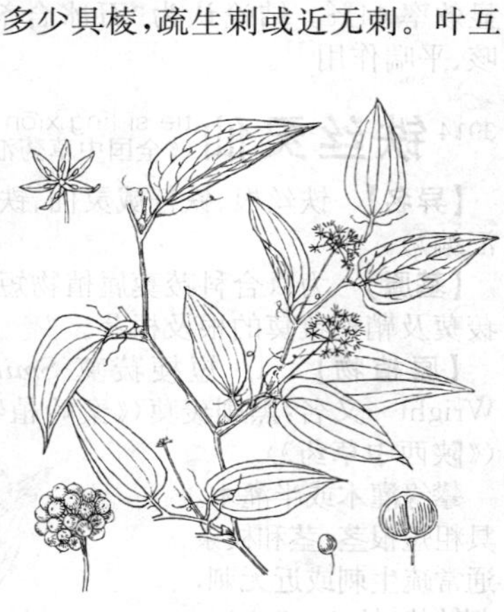

黑叶菝葜

生于林下、灌丛中山坡阴处。分布于西南及湖北、湖南、陕西、甘肃等地。

4. 鞘柄菝葜 *S. stans* Maxim. [*S. vaginata* Decne. var. *stans* (Maxim.) T. Koyama]

落叶灌木或半灌木。直立或披散。茎和枝条稍具棱，无刺。叶互生；叶柄长5～12 mm，向基部渐宽成鞘状，背面有多条纵槽，无卷须，脱落点位于近先端；叶片纸质，卵形、卵状披针形或近圆形，长1.5～4 cm，宽1.2～3.5 cm，先端短渐尖或钝，基部钝圆、平截或浅心形，下面稍苍白色或有时有粉尘状物。花序具1～3朵或更多的花；总花梗纤细，比叶柄长3～5倍，花序托不膨大；花单性，雌雄异株；花被片6，绿黄色，有时淡红色；雄花外花被片长2.5～3 mm，宽约1 mm，内花被片稍狭；雄蕊6；雌花比雄花略小，具6枚退化雄蕊，退化雄蕊有时具不育花药，子房3室，柱头3裂。浆果球形，直径6～10 mm，熟时黑色，具粉霜。花期5～6月，果期10月。

鞘柄菝葜

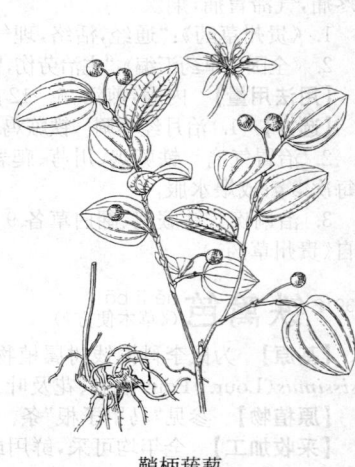

生于林下、灌丛中或山坡阴处。分布于河北、山西、浙江、安徽、河南、湖北、四川、陕西、甘肃、台湾等地。

【采收加工】　7～10月采挖，除去茎叶，捆成小把，晒干或鲜用。

【药材】　短梗菝葜 *Radix et Rhizoma Smilacis Scobinicaulis*　产于河北、山西、陕西、甘肃等地；华东菝葜 *Radix et Rhizoma Smilacis Sieboldii*　产于吉林、辽宁、河北、河南及华东地区；黑叶菝葜 *Radix et Rhizoma Smilacis Nigrescentis*　产于陕西、甘肃、湖北、四川、贵州、云南等地；鞘柄菝葜 *Radix et Rhizoma Smilacis Standis*　产于山西、河北、河南、山东、安徽、台湾、湖北及西北、西南地区。

性状　短梗菝葜　根茎横向延长，略弯，具针状小刺，下侧着生多数细根。根长20～100 cm，直径1～2 mm，表面灰褐色或灰棕色，有细小的钩状刺及少数须根。质韧，富弹性，不易折断。断面外侧为浅棕色环(石细胞)，导管小孔状，排成一圈。气无，味淡。

华东菝葜　根茎不规则圆柱形，略弯，表面黑褐色，下侧着生多数细根。根长30～80 cm，直径1～2 mm，弯曲，表面灰褐色或灰棕色，有少数须根及细刺，刺尖微曲，触之刺手。质坚韧，有弹性，不易折断。切面灰白色或黄白色，外侧有浅棕色环纹，内有一圈小孔(导管)。气无，味淡。

鉴别　根横切面：短梗菝葜　内皮层外侧的组织多已脱落，偶见残存的皮层细胞。内皮层一列石细胞，内含棕色色素，胞壁三面增厚，层纹及孔沟明显。中柱鞘为9～13列木化厚壁纤维。韧皮部束与木质部束各15～25个，相间排列。

【成分】　1. 华东菝葜　根茎含皂苷类：替告皂苷元(tigogenin)，新替告皂苷元(neotigogenin)，拉肖皂苷元(laxogenin)[1]，菝葜皂苷(smilaxin)A、B、C，华东菝葜皂苷(sieboldiin)A、B[2]，26-O-β-D-吡喃葡萄糖基-3β，22ξ，26-三醇-(25R)-5α-呋甾-6-酮-3-O-α-L-吡喃阿拉伯糖基-(1→6)-β-D-吡喃葡萄糖苷〔26-O-β-D-glucopyranosyl-3β，22ξ，26-trihydroxy-(25R)-5α-furostan-6-one-3-O-α-L-arabinopyranosyl-(1→6)-β-D-glucopyranoside〕，26-O-β-D-吡喃葡萄

糖基-3β，22ξ，26-三醇-(25R)-5α-L-呋甾-6-酮-3-O-β-D-吡喃葡萄糖基(1→4)-O-〔α-L-吡喃阿拉伯糖基(1→6)〕-β-D-吡喃葡萄糖苷{26-O-β-D-glucopyranosyl-3β，22ξ，26-trihydroxy-(25R)-5α-L-furostan-6-one-3-O-β-D-glucopyranosyl-(1→4)-O-〔α-L-arabinopyranosyl(1→6)〕-β-D-glucopyranoside}[3]。

2. 鞘柄菝葜　根含萜类：无羁萜(friedelin)，薯蓣皂苷元(diosgenin)，3，5，4′-三羟基芪(3，5，4′-trihydroxy stilbene)，3，5，3′，4′-四羟基芪(3，5，3′，4′-tetrahydroxy stilbene)，薯蓣皂苷(dioscin)，甲基原薯蓣皂苷(methyl protodioscin)，伪原薯蓣皂苷(pseudoprotodioscin)[4]。另含正丁基-O-β-D-吡喃果糖苷(n-butanyl-O-β-D-fructopyranoside)，胡萝卜苷(stosterol-3-O-β-D-glucoside)[4]。

3. 黑叶菝葜　根含熊果苷(arbutin)，薯蓣皂苷元-3-O-〔α-L-吡喃鼠李糖基-(1→4)〕-β-D-吡喃葡萄糖苷{diosgenin-3-O-〔α-L-rhamnopyranosyl(1→4)〕-β-D-glucopyranoside}，薯蓣皂苷元-3-O-〔α-L-吡喃鼠李糖基(1→2)〕-β-D-吡喃葡萄糖苷{diosgenin-3-O-〔α-L-rhamnopyranosyl-(1→2)〕-β-D-glucopyranoside}，薯蓣皂苷(dioscin)，孕-5，16-二烯-3β-醇-20-酮-3-O-〔α-L-吡喃鼠李糖基-(1→2)〕-〔α-L-吡喃鼠李糖基(1→4)〕-β-D-吡喃葡萄糖苷{pregna-5，16-diene-3β-ol-20-one-3-O-〔α-L-rhamnopyranosyl-(1→2)〕-〔α-L-rhamnopyranosyl-(1→4)〕-β-D-glucopyranoside}[5]，甲基原薯蓣皂苷(methylprotodioscin)及伪原薯蓣皂苷(pseudoprotodioscin)[6]。含甾醇类：26-O-β-D-吡喃葡萄糖基-(25R)-呋甾-5，20(22)-二烯-3β，26-二醇-3-O-〔α-L-吡喃鼠李糖基(1→2)〕-β-D-吡喃葡萄糖苷{26-O-β-D-glucopyranosyl-(25R)-furost-5，20(22)-diene-3β，26-diol-3-O-〔α-L-rhamnopyranosyl(1→2)〕-β-D-glucopyranoside}，26-O-β-D-吡喃葡萄糖基-22-甲氧基-(25R)-呋甾-5-烯-3，26-二醇-3-O-〔α-L-吡喃鼠李糖基(1→2)〕-β-D-吡喃葡萄糖苷{26-O-β-D-glucopyranosyl-22-methoxy-(25R)-furost-5-ene-3，26-diol-3-O-〔α-L-rhamnopyranosyl(1→2)〕-β-D-glucopyranoside}，谷甾醇-3-O-葡萄糖苷(sitosterol-3-O-glucoside)[6]。

【药性】 辛、微苦，平。

1.《简易草药》："温，平。无毒。"

2.《陕西中草药》："味苦、辛，性平。"

3.《全国中草药汇编》："辛，温。"

【功用主治】 祛风除湿，活血通络，解毒散结。主治风湿痹痛，关节不利，疮疖，肿毒，瘰疬。

1. 汪连仕《采药书》："治一切疔疮，肿毒，罨之。"

2.《简易草药》："通筋血，去死血，消肿痛。"

3.《陕西中草药》："除风湿，活血，解毒，镇惊，息风，抗癌。治风湿腰腿痛，小儿风，肠炎，疮疖，瘰疬，癌肿。"

4.《全国中草药汇编》："祛风湿，通经络。主治风湿关节炎，关节不利。"

【用法用量】 内服：煎汤，6～9 g，大剂量可用至15～30 g；或入丸、散；或浸酒。外用：捣敷或研末调敷；或煎水洗。

【选方】 1. 治风湿性关节痛，风湿腰痛　威灵仙、桂枝、当归等分为丸，每丸重6 g，每次1丸，每日2次，酒送服。

2. 治手足麻木　威灵仙、红花、防风各6 g。水煎服。

3. 治颈淋巴结核　金刚刺30～60 g。炖猪肉吃。(1～3方出自《陕甘宁青中草药选》)

3915 铁海棠花 tiě hǎi táng huā（《全国中草药新医疗法展览会资料选编》）

【异名】 麒麟花(《中国植物图鉴》)，刺篷花(《贵州草药》)。

【基原】 为大戟科大戟属植物铁海棠 *Euphorbia milii* Ch. des Moulins 的花。

【原植物】 参见"铁海棠"条。

【采收加工】 随用随采。

【药材】 铁海棠花 *Flos Euphorbiae Milii*　产于我国各地。

性状　杯状花序2～4个，具长花序梗，形成二歧聚伞花序。总苞钟形，先端5裂，腺体4，无花瓣状附属物；总苞基部2苞片，苞片鲜红色，倒卵状圆形，直径10～12 mm。气微香，味苦、涩。

【药性】 苦、涩，凉。小毒。

1.《广西本草选编》："味苦、涩，性凉，有小毒。"

2.《全国中草药汇编》："苦、涩，平，有小毒。"

【功用主治】 凉血止血。主治崩漏，白带过多。

1.《广西本草选编》："治功能性子宫出血。"

2.《全国中草药汇编》："止血。"

3.《广西民族药简编》："治白带过多。"

【用法用量】 内服：煎汤，鲜品10～15朵。

【选方】 治功能性子宫出血　铁海棠花10～15朵，与瘦猪肉30 g煎服，或水煎服。(《广西本草选编》)

3916 铁箭矮陀 tiě jiàn ǎi tuó（《全国中草药汇编》）

【异名】 田蜢葛(《天目山药用植物志》)，铁皂角、干水皂角(《四川中药志》)，夜合草、野皂角、篦子草(《云南药用植物名录》)，田萌葛、小合萌、野葛萌(《浙江药用植物志》)，地油甘、牛旧藤(《中国植物志》)。

【基原】 为豆科决明属植物短叶决明的根或全草。

【原植物】 短叶决明 *Cassia leschenaultiana* DC.［*C. wallichiana* DC.；*C. mimosoides* L. var. *wallichiana*(DC.) Baker］　又名：大叶山扁豆(《广州植物志》)。

一年生或多年生亚灌木状草本，高30～80 cm，有时可达1 m。分枝多，嫩枝密生黄色柔毛。叶互生，偶数羽状复叶，长2.5～7 cm；在叶柄的上端有圆盘状腺体1枚；托叶线状披针形，长7～9 mm，宿存；小叶14～25对，条形或线状镰形，长8～13 mm，宽2～3 mm，两侧不对称；中脉靠近叶的上缘。花通常单生叶腋，直径约1.3 cm；有花1至数朵不等；苞片长约5 mm；萼片5，线状披针形，长约1 cm，外面疏被黄色柔毛；花瓣黄色，与花萼几等长；雄蕊10，有时1～3枚退化；子房密生白色柔毛，花柱弯。荚果扁平，长2.5～5 cm，宽约5 mm。种子8～16颗。花期6～8月，果期9～11月。

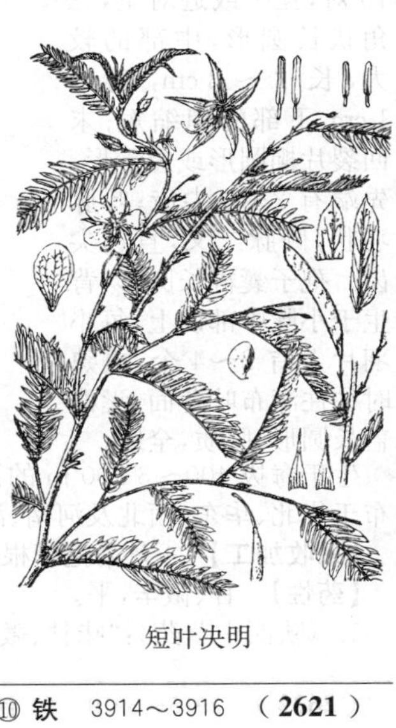

短叶决明

生于山地路旁的灌木丛或草丛中。分布于西南及江苏、浙江、安徽、福建、江西、广东、广西、海南、台湾等地。

【采收加工】 7～11月采收全草，9～11月采根，晒干。

【药性】 《四川中药志》1979年版："微苦，平。"

【功用主治】 消食化滞，健脾利湿。主治宿食不消，小儿疳积，泄泻，水肿，脚气胀满。

1.《天目山药用植物志》："利尿消肿，治水肿，脚气胀满。"

2.《四川中药志》1979年版："消食，利水。用于宿食不消，水泻，小儿疳积。"

【用法用量】 内服：煎汤，9～15 g。

【选方】 治眼生蟹珠 （短叶决明）全草90 g，加红叶枸骨根（冬青科枸骨）30 g。水煎，入青壳鸭蛋（先煮熟剥去外壳）5～6个同煮。饭后连同药汁服食；忌食酸辣及饮酒。（《天目山药用植物志》）

3917 铁篱笆果 tiě lí bā guǒ （《民间常用草药汇编》）

【基原】 为鼠李科铜钱树属植物马甲子 *Paliurus ramosissimus* (Lour.) Poir. 的果实。

【原植物】 参见"马甲子根"条。

【采收加工】 果熟后采收，晒干。

【功用主治】 《民间常用草药汇编》："化瘀生新，治吐血，疗痔疮。"

【用法用量】 内服：煎汤，6～15 g。

3918 铁杆地柏枝 tiě gǎn dì bǎi zhī （《全国中草药汇编》）

【异名】 地柏叶（《植物名实图考》），小凤尾草、地柏枝、小叶鸡尾草、大肥草、一炷香（《陕西中草药》）。

【基原】 为铁角蕨科铁角蕨属植物北京铁角蕨的全草。

【原植物】 北京铁角蕨 *Asplenium pekinense* Hance

植株高15～25 cm。根茎短而直立，顶部密被锈褐色鳞毛及黑褐色粗筛孔状披针形鳞片。叶簇生；叶柄长2～5 cm，被线形鳞毛，下部较密；叶片近纸质，披针形，长8～20 cm，宽2～3 cm，顶部渐尖并为羽裂，基部略缩短，二回羽状或三回羽裂；羽轴和叶轴两侧均有狭翅；羽片约10对，互生或近对生，三角状长圆形，中部的较大，长2～3 cm，宽约1 cm，下部的稍缩短；末回裂片椭圆形或短舌形，先端有2～3尖齿；叶脉羽状，侧脉二叉，直达尖齿。孢子囊群长圆形，背生于小脉中部以上，每小羽片上有2～4个，成熟时往往满布叶背面；囊群盖长圆形，膜质，全缘。

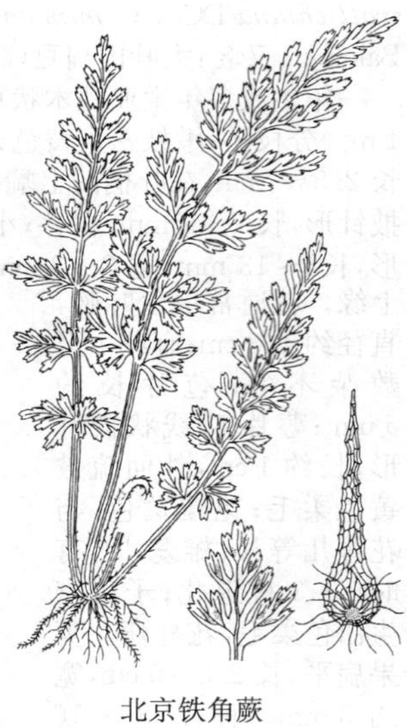

北京铁角蕨

生于海拔400～3 200 m的溪边石上或干旱的山谷。分布于华北、华东、西北及河南、湖北、湖南、四川等地。

【采收加工】 4月采挖带根茎全草，晒干或鲜用。

【药性】 甘、微辛，平。

1.《陕西中草药》："味甘、微辛，性温。"

2.《四川中药志》1982年版："辛、苦，凉。"

【功用主治】 化痰止咳，清热解毒，止血。主治感冒咳嗽，肺结核，痢疾，腹泻，热痹，肿毒，疮痈，跌打损伤，外伤出血。

1.《植物名实图考》："去肺风。"

2.《陕西中草药》："化痰止咳，利膈，止血。主治感冒咳嗽，肺结核，外伤出血。"

3.《四川中药志》1982年版："清热除湿，活血，解毒。用于痢疾，疮肿，热痹肿痛，跌仆损伤。"

【用法用量】 内服：煎汤，15～30 g。外用：捣敷；或研末敷。

【选方】 1. 治咳嗽 地柏枝15～30 g，金背枇杷果6～9 g。水煎代茶饮。（《陕西中草药》）

2. 治肺结核 地柏枝30 g，穿心莲15 g，侧柏叶15 g。煎服。（《中国药用孢子植物》）

3. 治热痹肿痛 铁杆地柏枝30 g，排风藤30 g。水煎服。

4. 治赤白痢疾 铁杆地柏枝30 g，井口边草30 g。水煎服。（3、4方出自《四川中药志》1982年版）

3919 铁角凤尾草 tiě jiǎo fèng wěi cǎo （《植物名实图考》）

【异名】 石林珠（《峨眉山药用植物调查报告》），瓜子莲（《天目山药用植物志》），猪鬃七（《陕西中草药》），篦子草、蜈蚣草、石间生（《湖南药物志》），对月草（《湖北中草药志》），洞里仙、石蜈蚣（《浙江药用植物志》），石壁连、一扫光（《广西药用植物名录》），猪毛七、铁线蕨（《贵州中草药名录》）。

【基原】 为铁角蕨科铁角蕨属植物铁角蕨的全草。

【原植物】 铁角蕨 *Asplenium trichomanes* L.

植株高10～30 cm。根茎短而直立，顶部与叶柄基部被黑褐色、线状披针形鳞片。叶簇生；叶柄长2～8 cm，栗褐色，有光泽，向上光滑，连同叶轴上面有1条纵沟，沟的两侧各有1条棕色、全缘的膜质狭翅；叶片纸质，无毛，线状披针形，长10～25 cm，宽1～1.8 cm，顶部渐尖，基部略缩狭，一回羽状；羽片15～35对，对生，长圆形或斜卵形，中部的较大，长达9 mm，宽约5 mm，先端圆，基部为不对称的楔形，边缘有细圆齿，其余各对羽片向两端渐缩小，基部1对常缩成耳状；叶脉羽状，不明显，侧脉二叉或单一。孢子囊群长圆形，背生于小脉上侧分枝的中部；囊群盖长圆形，灰白色，全缘。

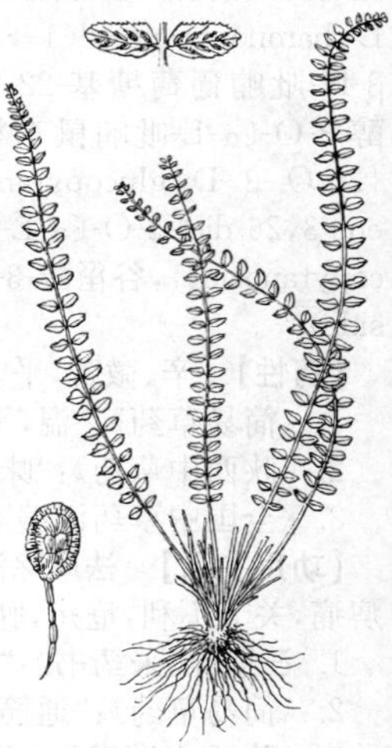

铁角蕨

生于海拔800～2 400 m的密林下、山谷石岩上。分布于华东、中南、西南及山西、陕西、甘肃、新疆等地。

【采收加工】 全年均可采收，鲜用或晒干。

【成分】 全草含三萜类化合物：22(29)-何帕烯〔22(29)-hopene〕[1]。黄酮类成分：山柰酚-3，7-二鼠李糖苷（kaempferol-3，7-dirhamnoside），山柰酚-3-O-α-L-鼠李糖-7-O-α-L-阿拉伯糖苷（kaempferol-3-O-α-L-rhamnoside-7-O-α-L-arabinoside），山柰酚-3-O-α-L-阿拉伯糖-7-O-α-L-鼠李糖苷（kaempferol-3-O-α-L-arabinoside-7-O-α-L-rhamnoside)[2]，芸香苷(rutin)[3]。酚酸化合物：儿茶酚(catechol)，没食子酸(gallic acid)，焦性没食子酚(pyrogallol)[4]。

【药性】 淡，凉。

1.《江西草药》："性凉，味淡。"

2.《陕西中草药》："味淡，性平。"

3.《湖南药物志》："微苦，凉，无毒。"

【功用主治】 清热利湿，解毒消肿，调经止血。主治小儿高热惊风，肾炎水肿，食积腹泻，痢疾，咳嗽，咯血，月经不调，白带，疮疖肿毒，毒蛇咬伤，水火烫伤，外伤出血。

1.《植物名实图考》："治红白痢，连根叶酒煎服。"

2.《浙江民间常用草药》："收敛，止血。主治小儿惊风，咳嗽，疖子，咯血，外伤出血，中暑，小儿食积腹泻。"

3.《江西草药》："清热解毒，祛风调经。"

4.《陕西中草药》："利水通淋，补肾调经。主治小便淋涩，月经不调，白带，遗精，阴虚盗汗。"

5.《全国中草药汇编》："收敛止带。主治小儿高烧；外用治烧、烫伤，疔疮肿毒，毒蛇咬伤。"

【用法用量】 内服：煎汤，10～30 g。外用：鲜品捣敷。

【选方】 1. 治小儿高热惊风　对月草 30 g，钩藤 15 g，僵蚕 6 g。水煎服。(《湖北中草药志》)

2. 治咳嗽　猪鬃七全草 10 g，加冰糖 30 g。水煎服。(《秦岭巴山天然药物志》)

3. 治月经不调　对月草 30 g，鸡蛋 3 个。煮熟去渣，食蛋。(《湖北中草药志》)

4. 治小儿疳积　铁角蕨 9 g，猪肝适量。水煎服。(《福建药物志》)

5. 治烫伤　铁角蕨叶、芭蕉叶适量。捣烂，敷患处。(《湖南药物志》)

3920 铁线透骨草 tiě xiàn tòu gǔ cǎo (《纲目拾遗》)

【异名】 透骨草(《经济植物手册》)，狗肠草(《宁夏中草药手册》)。

【基原】 为毛茛科铁线莲属植物黄花铁线莲的全草。

【原植物】 黄花铁线莲 *Clematis intricata* Bunge. [*C. orientalis* L. var. *intricata*(Bge.) Maxim.]　又名：狭叶灰绿铁线莲(《宁夏中草药手册》)。

草质藤本，茎纤细，多分枝，近无毛或有疏短毛。叶对生，二回羽状复叶，长达 15 cm，灰绿色，近无毛；小叶有长柄，2～3 全裂，或深裂，或浅裂，中央裂片线状披针形、披针形或狭卵形，长1～4.5 cm，宽0.2～1.5 cm，先端渐尖，基部楔形，全缘或有少数牙齿；两侧裂片较短，下部常2～3 浅裂。聚伞花序腋生，通常具 3 朵花；花序梗长 1.2～3.5 cm，疏被柔毛；中间花梗无小苞片，侧生花梗下部有 2 片对生小苞片，苞片叶状；花两性，萼片 4，狭卵形或长圆形，长 1.2～2.2 cm，黄色，两面无毛，或内面有极稀柔毛，外面边缘有短绒毛；花瓣无；雄蕊多数，花丝中下部较宽，被短柔毛，花药无毛；心皮多数。瘦果卵形或椭圆状卵形，扁，边缘厚，被柔毛，宿存花柱长羽毛状，长 3.5～5 cm。花期 6～7 月，果期 8～9 月。

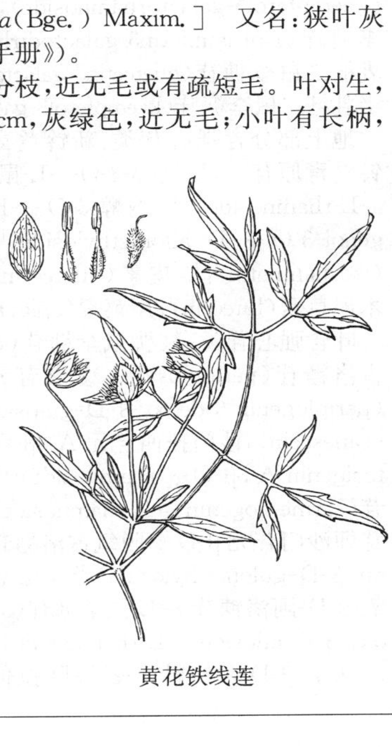

黄花铁线莲

生于山坡、路旁或灌木林中。分布于河北、山西、内蒙古、辽宁、陕西、甘肃、青海、宁夏。

【采收加工】 7～10 月采割，去净杂质，晒干。

【药材】 铁线透骨草 *Herba Clematidis Intricatae*　主产于甘肃、青海、陕西等地。

性状　茎细长圆柱形，盘绕或捆扎成把，长 10～15 cm，直径 1～3 mm；表面黄绿色至灰绿色，基部老茎黄棕色至红棕色，有明显的纵棱线，节部膨大；质脆易折断，断面灰黄白色。叶对生，为二回羽状复叶，叶片常破碎脱落，叶柄及叶轴常卷缩；小叶片披针形或狭卵形，长 1～3 cm，宽 0.6～1.5 cm，全缘或有疏齿，灰绿色；纸质。气微，味淡。

鉴别　茎横切面：表皮细胞 1 列，外被角质层，呈微波状凸起。气孔多数，毛茸 2 种：非腺毛多为单细胞，少有双细胞，壁薄，上端渐窄小成柄状；腺毛为单细胞头，膨大成囊状或梨形，壁薄。皮层于棱线处为厚角细胞，2～3 列，其外方薄壁细胞常含叶绿体，内方细胞木化具纹孔。中柱鞘纤维束常与木化孔纹细胞连接成波状环，多存于厚角细胞的内方，木化纹孔细胞间常散有强木化的纤维。维管束外韧型，10～11 个排列成环，常大小相间排列，维管束常呈卵状三角形，韧皮部呈弧状，木质部外方凹陷，两侧各有一大型导管，其他导管散在或 2～3 个成群，纤维较少，薄壁细胞壁稍增厚，木化。髓部细胞具单纹孔，髓射线明显。老茎有的可见周皮。

粉末特征：黄绿色。茎表皮细胞呈不规则多角形，近等径，垂周壁平直，气孔不定式，副卫细胞呈放射状排列。叶表皮细胞垂周壁近平直。非腺毛较多，由 1～2 个细胞组成，腺毛较少，单细胞。中柱鞘纤维成束，强木化，稀见纹孔。木纤维木化，有多数单斜椭圆形纹孔。导管主为具缘纹孔、螺纹和网纹。叶肉碎片栅状细胞 2～3 列。

【成分】 地上部分含黄酮类成分：槲皮素(quercetin)、山柰酚(kaempferol)[1]。皂苷类成分：铁线莲苷(clematoside) S、刺楸皂苷(kalopanax saponin) B、虎掌草皂苷(huzhangoside) B[2]。又含 5-羟基-4-氧代戊酸(5-hydroxy-4-oxopentanoic acid)，硬脂酸乙酯(ethyl stearate)，咖啡酸乙酯(caffeic acid ethyl ester)，1-二十六烷醇(1-hexacosanol)[2]，东莨菪内酯(scopdetin)，硝酸钾(potassium nitrate)，β-谷甾醇(β-sitosterol)[1]。

【药性】 辛、咸，温。小毒。

1.《宁夏中草药手册》："辛，温。"

2.《本草骈比》："咸，凉。"

【功用主治】 祛风除湿，通络止痛。主治风湿痹痛，牛皮癣，疥癞。

【用法用量】 内服：煎汤 6～9 g。外用：捣敷；或煎汤洗。

【宜忌】 孕妇及消化道溃疡者禁服。

【选方】 1. 治风湿关节痛　鲜狗肠草叶适量。捣烂敷贴痛处，纱布包扎，轻症敷 1～2 h，病程 5 年以上，敷 3～6 h。敷药时间较长者，可能出现局部肿胀，起水泡时刺破放水。(《宁夏中草药手册》)

2. 治风气疼痛，不拘远年近日　核桃肉四个，酸葡萄七个，斑蝥一个，铁线透骨草三钱。水煎热服，出汗愈。不问风湿皆效。《纲目拾遗》引《医学指南》)

3. 治牛皮癣　鲜透骨草适量。捣烂外敷，待患处起水泡，连成一片时为度，去药，将水泡刺破，使黄水外流，局部涂布香油，2～3 d后黄水流尽，局部结痂时改用油沙条外敷包扎，以免干痂周围疼痛。(《河北中草药》)

3921 铁棒锤茎叶 tiě bàng chuí jīng yè (《北方常用中草药手册》)

【基原】　为毛茛科乌头属植物铁棒锤 *Aconitum pendulum* Busch 和伏毛铁棒锤 *A. flavum* Hand. -Mazz. 的茎叶。

【原植物】　参见"铁棒锤"条。

【采收加工】　7～8月采收，鲜用或晒干。

【药性】　苦，辛，温。有毒。

【功用主治】　《陕西中草药》："叶有生肌止疼作用，可外敷刀伤。"

【用法用量】　外用：捣敷；或煎水洗。

【选方】　1. 治跌打损伤　铁棒锤叶揉碎敷在伤口上。

2. 治疮疖　铁棒锤茎煎汤外洗。(1、2方出自《北方常用中草药手册》)

3. 治恶疮痈肿　铁棒锤茎、叶及先年生的块根煎水洗。(《陕西中草药》)

3922 铃兰 líng lán (《东北药用植物志》)

【异名】　香水花、芦藜花、鹿铃草(《东北药用植物志》)，铃铛花、小芦藜(《东北常用中草药手册》)，草寸香(《陕西中草药》)。

【基原】　为百合科铃兰属植物铃兰的全草或根。

【原植物】　铃兰 *Convallaria majalis* L. [*C. keiskei* Miq.] 又名：草玉铃、糜子草、扫帚糜子、草玉兰(《辽宁经济植物志》)。

多年生草本，高达 30 cm。根茎细长，匍匐生长。叶2枚；叶柄长约 16 cm，呈鞘状互相抱着，基部有数枚鞘状的膜质鳞片；叶片椭圆形，长 13～15 cm，宽 7～7.5 cm，先端急尖，基部稍狭窄。花葶高 15～30 cm，稍外弯；总状花序偏向一侧；苞片披针形，膜质，短于花梗；花乳白色，阔钟形，下垂，长约 7 mm，宽约 1 cm；花被先端 6 裂，裂片卵状三角形；雄蕊 6；花柱比花被短。浆果球形，熟后红色。种子椭圆形，扁平，4～6 颗。花期 5～6 月，果期 6～7 月。

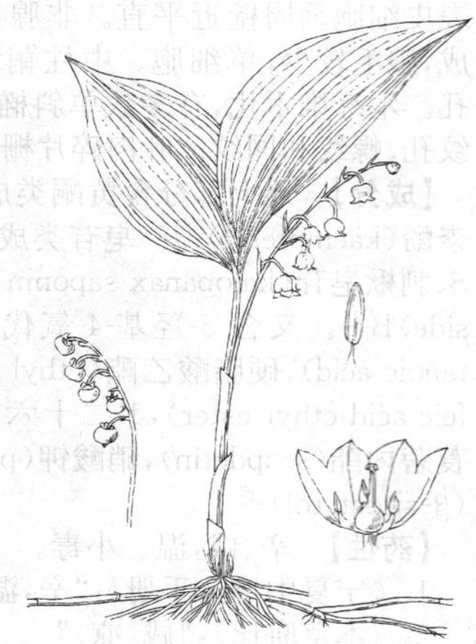

铃　兰

生于海拔 850～2 500 m 的潮湿处或沟边。分布于华北、东北及浙江、山东、河南、湖南、陕西、甘肃、宁夏等地。

【栽培】　生物学特性　喜半阴、凉爽湿润环境，耐寒，喜肥。对土壤要求不严，宜选林下土层深厚、富含腐殖质、疏松肥沃的壤土种植。忌炎热。

繁殖方法　根茎繁殖或种子繁殖。根茎繁殖：秋季于10月上中旬，春季于萌芽前将根茎挖出，把带有芽眼的根茎分开，按行株距 25 cm×5 cm 挖穴，穴深 5 cm 左右，每穴栽 2～3 株，覆土后压实，浇水，2～3 年后即可连成片。种子繁殖：果实变红时采收，将其置于水中搓去果肉，把种子洗净晾干备用。春、秋季均可播种。秋播于 10 月下旬至 11 月初，春播于 3 月下旬至 4 月上旬，在畦上按行距 10～15 cm，开深 2～3 cm 的沟条播，将种子均匀撒在沟内，覆土后稍加镇压，浇水，温度在 17～20 ℃时，15 d 左右出苗。

田间管理　浅松土，勤拔草，每年施 2～3 次追肥，施以饼肥、过磷酸钙和适量草木灰，须经常浇水，保持土壤湿润。

【采收加工】　5～7月采收全草，7～8月挖根，晒干。

【成分】　全草含强心苷类：铃兰毒苷(convallatoxin)[1]，葡萄糖铃兰毒原苷(glucoconvalloside)，铃兰毒原苷(convalloside)，去葡萄糖墙花毒苷(deglucocheirotoxin)，铃兰毒醇苷(convallatoxol)，铃兰种苷(majaloside)[2]，杠柳-6-脱氧古洛糖葡萄糖苷(glucoperigulomethyloside)[3]，比平多苷元-6-脱氧古洛糖苷(bipindogulomethyloside)，毕平多苷元-6-脱氧古洛糖葡萄糖苷(glucobipindogulomethylos ide)[4]，毕平多苷元 3-O-6′-去氧 β-D-古洛糖苷(bipindogenin 3-O-6′-deoxy-β-D-guloside)，毕平多苷元 3-O-α-L-鼠李糖苷 6′-去氧-β-D-阿洛糖苷(bipindogenin3-O-α-L-rhamnoside 6′-deoxy-β-D-alloside)，毕平多苷元 3-O-β-D-阿洛糖苷(bipindogenin-3-O-β-D-alloside)，沙门托洛苷元-3-O-α-L-鼠李糖苷(sarmentologenin 3-O-α-L-rhamnoside)，沙门托洛苷元 3-O-6′-去氧-β-古洛糖苷(sarmentologenin 3-O-6′-deoxy-β-guloside)，沙门托洛苷元 3-O-6′-去氧-β-D-阿洛糖苷(sarmentologenin 3-O-6′-deoxy-β-D-alloside)，沙门托西苷元 3-O-α-L-鼠李糖苷(sarmentosigenin 3-O-α-L-rhamnoside)，沙门托西苷元 3-O-6′-去氧-β-D-阿洛糖苷(sarmentosigenin 3-O-6′-deoxy-β-D-alloside)，沙门托西苷元-3-O-6′-去氧-β-D-古洛糖苷(sarmentosigenin-3-O-6′-deoxy-β-D-guloside)[5]。黄酮类：异鼠李素 3-半乳糖苷(isorhamnetin 3-galactoside)，槲皮素 3-半乳糖苷(quercetin 3-galactoside)，山柰酚 3-半乳糖苷(kaempfercl3-galactoside)，异鼠李素 3-半乳鼠李糖苷(isorhamnetin3-galactorhamnoside)，槲皮素 3-半乳鼠李糖苷(quercetin3-galactorhamnoside)，山柰酚 3-半乳鼠李糖苷(kaempferol3-galactorhamnoside)，异鼠李素 3-半乳糖二鼠李糖苷(isorhamnetin3-galactodirhamnoside)，槲皮素 3-半乳糖二鼠李糖苷(quercetin3-galactodirhamnoside)，山柰酚 3-半乳糖二鼠李糖苷(kaempferol3-galactodirhamnoside)[6]。

地上部分含强心苷类：新铃兰毒原苷(neoconvalloside)，铃兰毒原苷[7]，坎纳醇-3-O-α-L-鼠李糖苷(cannogenol-3-O-α-L-rhamnoside)，坎纳醇-3-O-β-D-甲基阿洛糖苷(cannogenol-3-O-β-D-allomethyloside)[8]。黄酮类：异鼠李素(isorhamnetin)，槲皮素(quercetin)，山柰酚(kaempferol)，木犀草素(luteolin)，芹菜素(apigenin)[9]。

叶含强心苷类：杠柳鼠李糖苷(periplorhamnoside)，杠柳古洛糖苷(periguloside)，萝藦苷元 6-去氧-β-D-古洛糖苷(periplogenin 6-deoxy-β-D-guloside)[10]，灰毛糖芥强心苷(canescein)，沙门托西苷元 A 3β-O-α-L-鼠李糖苷(sarmentosigenin A 3β-O-α-rhamnoside)[11]，沙门苷元 α-L-鼠李糖苷(sarmentogenin α-L-rhamnoside)，19-氢化灰毛糖芥强心苷即沙门苷元β-D-6-脱氧古洛糖苷(canesceol，sarmentogenin β-D-gulomethyloside)[12]，毒毛旋花子苷元 3-O-6′-去氧-β-D-阿洛糖苷-α-L-鼠李糖苷(strophanthidin 3-O-6′-deoxy-β-D-alloside-α-L-rhamnoside)，毒毛旋花子苷元 3-O-6′-去氧-β-D-阿洛糖苷-α-L-阿拉伯糖苷(strophanthidin 3-

O-6′-deoxy-β-D-allosido-α-L-arabinoside)，毒毛旋花子苷元3-O-α-L-鼠李糖苷-2′-β-D-葡萄糖苷(strophanthidin 3-O-α-L-rhamnosido-2′-β-D-glucoside)，坎纳醇3-O-6′-去氧-β-D-阿洛糖苷-β-D-葡萄糖苷(cannogenol-3-O-6′-deoxy-β-D-alloside-β-D-glucoside)，坎纳醇3-O-6′-去氧-β-D-阿洛糖苷-α-L-鼠李糖苷(cannogenol-3-O-6′-deoxy-β-D-allosido-α-L-rhamnoside)，19-羟基沙门苷元3-O-α-L-鼠李糖苷(19-hydroxysarmentogenin 3-O-α-L-rhamnoside)，沙门苷元3-O-6′-去氧-β-D-阿洛糖苷-α-L-鼠李糖苷(sarmentogenin 3-O-6′-deoxy-β-D-allosido-α-L-rhamnoside)，沙门苷元3-O-6′-去氧-β-D-古洛糖苷(sarmentogenin 3-O-6′-deoxy-β-D-guloside)[13]。黄酮类：异鼠李素3-半乳糖苷(isorhamnetin 3-galactoside)，槲皮素3-半乳糖苷，山柰酚3-半乳糖苷，异鼠李素3-半乳糖鼠李糖苷，槲皮素3-半乳糖鼠李糖苷，山柰酚3-半乳糖鼠李糖苷，异鼠李素3-半乳糖二鼠李糖苷，槲皮素3-半乳糖二鼠李糖苷，山柰酚3-半乳糖二鼠李糖苷[6]。

花含强心苷类：杠柳鼠李糖苷，杠柳古洛糖苷，萝藦苷元6-去氧-β-D-古洛糖苷[11]，铃兰毒苷[14]，3′，4′，5，7-四羟基黄酮-6-鼠李糖苷(biorobin)，生物槲皮素(bioquercetin)，铃兰黄酮苷(keioside)，异槲皮素(isoquercetin)，山柰酚-3-O-β-D-吡喃半乳糖基-(2←1)-O-α-L-吡喃鼠李糖苷〔kaempferol-3-O-β-D-galactopyranosyl-(2←1)-O-α-L-rhamnopyranoside〕，槲皮素-3-O-β-D-吡喃半乳糖基-(2←1)-O-α-L-吡喃鼠李糖苷〔quercetin-3-O-β-D-galactopyranosyl-(2←1)-O-α-L-rhamnopyranoside〕[15]。

根及根茎含强心苷类：去葡萄糖墙花毒苷，铃兰毒苷，铃兰毒醇苷，呋甾烷醇皂苷(furostanol saponin)，螺甾烷醇皂苷(spirostanol saponin)[16]。

种子含新铃兰毒原苷，铃兰毒原苷[7]。

【药理】 1. 强心作用　铃兰各部位强心效价可因采集时期、干燥程度不同而有差异，以叶柄最高，相当于30.98洋地黄国际单位，根为19.95，叶为11.09，花为20.29[1]。蛙腿淋巴囊注入铃兰毒苷(CVT)，蛙心停止于收缩期；麻醉猫静滴CVT，心率逐渐增加，心跳振幅变大，血压微升，20 min时，心跳振幅增至最大，较给药前平均增加65%，血压也升至最高，平均增70%，30 min后，振幅变小，平均47 min时心跳停止[2]。小鼠心肌对^{86}Rb摄取的方法证明，静注小剂量CVT可使心肌微血管床面积增大，心肌营养性血流增加；中毒剂量则使微血管床面积缩小，心肌营养性血流减少，部分小鼠引起心律失常[3]。大鼠静注CVT，可明显减少心脏中去甲肾上腺素含量[4]。

2. 镇静作用　CVT对大鼠皮层有抑制作用，使条件反射潜伏期延长，条件反射量降低，大剂量可使非条件反射受到抑制，可能是药物抑制作用扩散至皮层下中枢的结果[2]。

3. 利尿作用　人工尿瘘犬皮下注射CVT可使尿量增加[5]。大鼠每日皮下注射CVT，其尿量和每日排出Na^+、K^+总量均增加，其利尿作用与减少肾小管再吸收有关[6]。将CVT直接注入麻醉犬左肾动脉，亦有利尿作用，Na^+和Cl^-排出增加，肾小球滤过和K^+排出无大改变。提示CVT对肾脏有直接作用[7]。

4. 体内过程　铃兰口服制剂稳定性差，吸收不佳，在肠道内易破坏，药效显著降低，作用不及洋地黄。注射剂皮下注射作用出现慢，效力小[5]。

【药性】 甘、苦，温。有毒。

1.《辽宁常用中草药手册》："甘、苦，温，有毒。"

2.《青岛中草药手册》："味甘、微苦。"

【功用主治】 温阳利水，活血祛风。主治充血性心力衰竭，风湿性心脏病，阵发性心动过速，浮肿，丹毒，紫癜，跌打损伤。

1.《东北常用中草药手册》："温阳利水。治心脏病引起的心跳次数增加，心力衰竭，浮肿。"

2.《陕西中草药》："强心利尿，活血祛风，滋阴理气。治风湿心脏病，克山病，阵发性心动过速，心力衰竭，丹毒，紫癜，跌打损伤，崩漏，白带。"

3.《全国中草药汇编》："主治充血性心力衰竭，心房纤颤，由高血压及肾炎引起的左心衰竭。"

【用法用量】 内服：煎汤，3～6 g；或研末，每次0.3～0.6 g；或制成酊剂、注射剂用，用法用量参见"临床报道"项。外用：煎水洗；或烧灰研末调敷。

【宜忌】《陕西中草药》："本品有毒，勿过量。急性心肌炎、心内膜炎忌用。"

【选方】 1. 治紫癜　铃兰适量。烧灰研粉，菜油调涂。

2. 治跌打损伤　铃兰9 g，红三七6 g，红白二丸1.5 g，四块瓦15 g。水煎服，黄酒为引。(1、2方出自《陕西中草药》)

【临床报道】 治疗充血性心力衰竭　以10%铃兰酊剂内服，每次1 ml，每日服4次；连服3 d后改为维持量，每日服1 ml。或用铃兰毒苷注射液，每日1次，每次0.05～0.1 mg(每安瓿1 ml，含铃兰毒苷0.1 mg)，以20%～25%葡萄糖液20 ml稀释后静脉缓慢注入。用酊剂治疗风湿性心脏病所致的心力衰竭10例，7例在用药3～7d内，气急、发绀、肺啰音、颈静脉怒张、肝大、浮肿等症状、体征明显改善，其中合并心房纤颤者4例，皆在服药2～3 d后心率下降至正常，心律转齐；治疗肾性心力衰竭2例，服药4 d后浮肿消退，肝脏回缩至肋缘内；治疗痨型克山病、高血压性心脏病所致的心力衰竭各1例，服药后均显效；治疗肺原性心脏病6例，2例显效，2例进步，2例在服药3 d时出现毒性反应；1例心率降至36次/min(考虑为Ⅲ度房室传导阻滞)，另1例出现二联律，并皆有剧烈跳动样头痛、头昏、心难受，但无恶心、呕吐、黄视等症状，停药2 d后症状消失，心律心率相继恢复。总效果是显效13例，好转5例，不良2例。用铃兰毒苷注射液治疗10例，用药后2 h内症状及体征明显改善者4例；注药后2 h症状及体征有一定改善，或连用数日后症状及体征消失或明显改善者5例，无效者1例。一般注药10 min即可出现疗效，2 h疗效达高峰，24 h后作用已不明显。治疗中一般无副作用，但个别出现轻度恶心、房室传导阻滞、偶发性期前收缩及暂时性二联律等现象，故用时需严密注意心律及心率变化，以防意外[1～3]。

3923 铃钟三七 líng zhōng sān qī (《天目山药用植物志》)

【异名】 少女花(《天目山药用植物志》)，马株子(《浙江药用植物志》)。

【基原】 为虎耳草科黄山梅属植物黄山梅的根茎。

【原植物】 黄山梅 *Kirengeshoma palmata* Yatabe

多年生草本，高60～120 cm。地下根茎横走，粗大，具地上茎残基，周围密生须根。茎具棱脊，带紫色。叶对生，卵圆形或心状圆形，长10～20 cm，宽9～19 cm，掌状7～10浅裂，边缘疏生粗锯齿，基部浅心形或圆形。聚伞花序生于上部叶腋及顶生，长8～14 cm；花两性，黄色，钟状；花梗稍弯曲，俯垂；萼筒半球形，裂片5，三角形；花瓣5，长椭圆形，或长圆状倒卵形，长2～3 cm，先端尖；雄蕊通常15，排列成3轮，不等长，比花瓣短；子房半下位，3～4室，心皮合生，花柱3，丝状，长约2 cm。蒴果宽椭圆形或近球形，径约1.5 cm，3裂，先端具宿存花柱。种子多数，扁平，浅赤褐色，周围具膜质的翅。花期7～8月，果期10～11月。

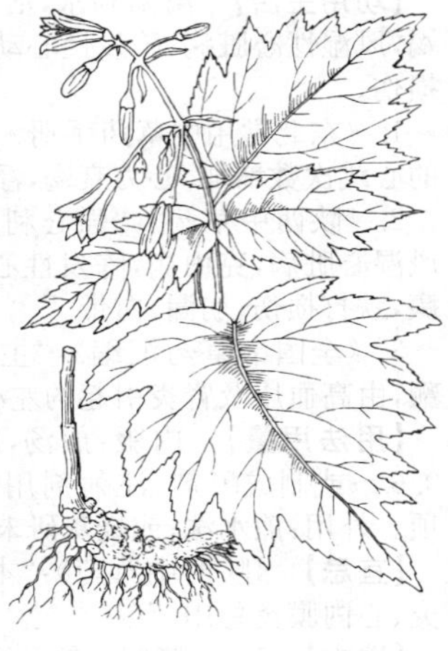

黄山梅

生于高山林下阴湿岩上或山坡灌木林下。分布于浙江、安徽等地。

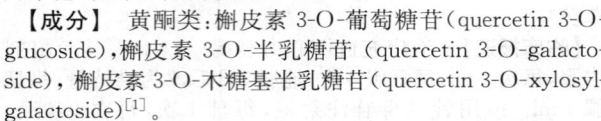

【采收加工】 9～10月采挖，切片，鲜用或晒干。

【成分】 黄酮类：槲皮素3-O-葡萄糖苷(quercetin 3-O-glucoside)，槲皮素3-O-半乳糖苷(quercetin 3-O-galactoside)，槲皮素3-O-木糖基半乳糖苷(quercetin 3-O-xylosylgalactoside)[1]。

【功用主治】 滋补强壮，舒筋活血。主治劳累乏力，全身酸痛麻木。

1.《天目山药用植物志》："民间治疲劳过度，全身酸痛发麻。"

2.《全国中草药汇编》："舒筋活血，滋补强壮。"

【用法用量】 内服：煎汤，5～10 g，鲜品10～15 g；或隔水炖服。

3924 铅 qiān (《本草拾遗》)

【异名】 黑铅(《范子计然》)，青金(《说文》)，乌锡(《必效方》)，黑锡(《本草拾遗》)，铅精、水锡、素金、黑金(《石药尔雅》)，金公、水中金(《纲目》)，乌铅(《药性切用》)，青铅(《要药分剂》)，黑锡丹(《青藏药用矿物》)。

【基原】 为硫化物类方铅矿族方铅矿冶炼制成的灰白色金属铅。

【原矿物】 方铅矿 Galena

晶体结构属等轴晶系；对称型m3m。常呈立方体晶形，有时以八面体与立方体聚形出现。通常成粒状、致密块状集合体。铅灰色；条痕灰黑色；金属光泽。硬度2～3；解理平行{100}完全。相对密度7.4～7.6。具弱导电性和良检波性。

方铅矿是自然界分布最广的铅矿物，并常含银。形成于不同温度的热液过程，其中以中温热液过程最主要，经常与闪锌矿一起形成铅锌硫化物矿床。中国方铅矿产地很多，其中以湖南水口山、广东凡口、云南金顶、甘肃厂坝、青海锡铁山等地最著名。

【成分】 主要为金属铅，优品中含铅可达99%；因矿石的质量、冶炼与精制方法不同，常夹少量银、金、锡、锑、铁等其他金属[1]。在大气中，因与氧气、水气、二氧化碳接触，铅表面常生成氧化铅、碱式碳酸铅等的薄层而失去金属光泽[2]。

【药理】 铅在治疗上很少应用，慢性铅中毒系重要职业病之一。

体内过程　铅的吸收甚缓，主要经消化道及呼吸道吸收。吸收后绝大部分沉积于骨中。沉积骨中的铅盐并不危害身体，中毒深浅主要决定于血液及组织中的含铅量，血中铅含量如超过0.05～0.1 mg%，即产生中毒症状。钙与铅的代谢有平行关系，凡能影响体内钙代谢的因素也能影响铅的代谢。铅主要由肠与肾排泄，肠排泄量一般较肾多。尿中铅量超过0.05～0.08 mg/L时，应考虑有铅中毒可能[1]。

毒性　铅为多系统亲和性毒物，主要累及造血(特别是红细胞)、消化、肾脏、神经系统，能与组织中蛋白质、酶、氨基酸各机能团结合，扰乱机体多方面生化、生理活动，出现一系列功能性、器质性改变。铅对人口服急性中毒量为5 mg/kg，成人1次口服醋酸铅2～3 g可中毒，致死量50 g[2]，口服每日少于2 mg，连服数星期后，将会出现慢性中毒，主要症状有：胃肠道紊乱如食欲不振、便秘(有时为腹泻)，由于小肠痉挛而发生"铅绞痛"，齿龈及颊黏膜上由于硫化铅的沉着而形成的灰蓝色"铅线"等；神经系统受侵犯，可发生头痛、头晕、疲乏、烦躁易怒、失眠；晚期可发展为"铅脑病"，引起幻觉、谵妄、惊厥等；外周可发生多发性神经炎，出现"铅毒性瘫痪"；血液系统，中毒早期血液中出现大量含嗜碱性物质的幼稚红细胞，如点彩红细胞、网织红细胞、多染色红细胞等，一般认为这是骨髓中血细胞生长障碍的表现，晚期可抑制骨髓及破坏红细胞而产生贫血。治疗的特效药为螯合剂依地酸钙钠或青霉胺。二巯基丙醇疗效常不可靠[1]。

【药性】 甘，寒。有毒。归肝、肾经。

1.《本草拾遗》："寒，小毒。"

2.《日华子》："甘，无毒。"

3.《品汇精要》："味甘，性缓。气之薄者，阳中之阴。"

4.《医学入门》："甘，毒。"

5.《本草汇言》："入足厥阴经。"

6.《本草通玄》："入肾。"

【功用主治】 解毒，杀虫，镇逆坠痰。主治瘰疬，疔毒，恶疮，慢性湿疹，神经性皮炎；亦用治痰痫，癫狂，气短喘急，噎膈反胃。

1.《本草拾遗》："主瘿瘤，鬼气疰忤，锉为末，和青木香敷风疮肿恶毒。"

2.《日华子》："镇心安神，治伤寒毒气，反胃，呕哕，蛇蝎所咬，炙熨之。"

3.《纲目》："消瘰疬痈肿，明目，固牙，乌须发，治实女，杀虫，坠痰，治噎膈、消渴、风痫，解金石药毒。"

4.《医林纂要》："作铅丸，两手时摩弄之，可去鹅掌风。"

5.《要药分剂》："平肝。"

【用法用量】 外用：煅末调敷。内服：煎汤，1.5～3 g；或煅透研末，入丸、散，每日少于2 mg，用药时间不宜超过2星期。一般不作内服。

【宜忌】 孕妇，儿童，铅作业工人，有铅吸收或铅中毒倾向者，肝肾功能不全者禁服。不可多服、久服，严格控制用量，注意防止铅中毒。急性中毒以消化道和神经系统为主，当出现面呈土黄色或灰白色的"铅性面容"，口中有金属味，齿龈铅线，腹绞痛，便秘或腹泻，贫血，肝肿大，黄疸，精神及神经系统功能紊乱，多发性神经炎，尿毒症等铅中毒的主要表现时，应立即停止使用本品。

1.《品汇精要》："性濡滑，服之多阴毒，伤人心胃。"

2.《本草经疏》："凡脾胃虚寒，阳火不足，饮食不化，下部阴湿诸证，法咸忌之。”

3.《本经逢原》：“如煅不透，服之令人头痛，以阴降太速，阳火无依故也。”“性带阴毒，恐伤心肾，不可多服。”

4.《得配本草》：“畏紫背天葵。”

【选方】 1. 治肾脏气发攻心，面黑欲死，又诸气奔豚喘急　铅二两，石亭脂二两，木香一两，麝香一钱。先化铅炒干，入亭脂急炒，焰起以醋喷之，倾入地坑覆住，待冷取研，粟饭丸芡子大。每用二丸，热酒化服取汗，或下或通气即愈。如大便不通，再用一丸，入元明粉五分服。(《本草述钩元》)

2. 败毒除狂　铅两许。水煎，冲蔗汁、梨汁服。(《得配本草》)

3. 治小便不通　黑铅半两(锉为末)，灯心二束，生姜半两。用井华水一大盏，煎取五分，去滓，以葱一枝，慢火烧令热，拍破，先安在脐内，后顿服。(《圣惠方》)

4. 治水肿　乌锡五两，皂荚一挺(去皮子，炙)。以酒二升，煮取六沸，绞去渣，顿服之。(孟诜《必效方》)

5. 治发背及诸般痈毒疮　黑铅一斤，甘草三两(微炙，锉)。用酒一斗，置空瓶在旁，先以甘草置在酒瓶内，然后熔铅投之，却出酒在空瓶内，取出铅依前熔后投，如此者九度，并甘草去之，只留酒，令病者饮醉寝。(《经验方》)

6. 治水银毒　吞水银者，用铅四两，煎水服。(《调燮类编》)

【各家论述】《纲目》：“其体重实，其性濡滑，其色黑，内通于肾，故《局方》黑锡丹、《宣明》补真丹皆用之。得汞交感，即能治一切阴阳混淆，上盛下虚，气升不降，发为呕吐眩晕，噎膈反胃，危笃诸疾。所谓镇坠之剂，有反正之功，但性带阴毒，不可多服，恐伤人心胃耳。”“铅变化为胡粉、黄丹、密陀僧、铅白霜，其功皆与铅同；但胡粉入气分，黄丹入血分，密陀僧镇坠下行，铅白霜专治上焦胸膈，此为异耳。”

3925 铅丹 qiān dān (《本经》)

【异名】 丹(《范子计然》)，黄丹(《抱朴子》)，真丹(《肘后方》)，铅华(《别录》)，丹粉(《新修本草》)，黄龙肝(《石药尔雅》)，红丹、虢丹(《续本事方》)，国丹(《秘传外科方》)，铅黄(《本草衍义》)，黄虢丹(《普济方》)，东丹(《慎斋遗书》)，朱粉(《纲目》)，松丹(《现代实用中药》)，朱丹、陶丹(《药材学》)，障丹、桃丹粉(《非金属矿产开发应用指南》)。

【基原】 为用纯铅加工制成的四氧化三铅。

【制法】 1. 将铅加白矾熔化，搅拌，经 8～10 h 取出冷凝，生成氧化铅块，研末，倒缸内，加水搅动，取浮在水中的细末，另置一缸静沉。取静沉后的水飞末晒干，入铁锅内徐徐加热 24 h，取出研细，过筛即成。

2. 将纯铅置铁锅中加热，炒动，使之氧化，再放入石臼中研成细粉。倒入缸内加水漂洗，将粗细粉末分开，漂出的细粉，再经氧化 24 h，研成细粉，过筛即成。

【药材】 铅丹 *Plumbum Rubrum*　产于河南、广东、福建、湖南、云南等地。

性状　本品为橙红色或橙黄色粉末。不透明；土状光泽。体重，质细腻，易吸湿结块，手触之染指。无臭，无味。

鉴别　(1) 取本品粉末约 0.2 g，加热盐酸后，有氯气产生，可使碘化钾淀粉试纸变色；并产生白色氯化铅沉淀(检查铅盐)。

(2) 取本品粉末约 0.2 g，加稀硝酸，使其溶解，滤过。取滤液 3 ml 加铬酸钾试液 2 ml，产生黄色沉淀，分离，沉淀加 2 mol/L 氢氧化铵试液或 2 mol/L 稀硝酸试液均不溶解；加 2 mol/L 氢氧化钠试液，沉淀即溶解(检查铅盐)。

(3) 取本品少许，置火柴杆上燃烧，可见有密集的微小铅粒(检查铅盐)。

(4) X 射线衍射分析曲线 6.23(1)，3.37(10)，3.10(2)，2.90(4)，2.78(4)，2.62(3)，2.25(1)，2.03(1)，1.96(1)，1.82(1)，1.75(2)。

【成分】 主要成分为四氧化三铅(Pb_3O_4)，或写为 $2PbO \cdot PbO_2$，理论上 PbO_2 的含量为 34.9%，但实际上优质品为 23%～25%。铅丹的红色也颇不相同，但与 Pb_3O_4 含量则无甚关系[1]。

【药性】 辛，微寒。有毒。归心、肝经。

1.《本经》：“味辛，微寒。”

2.《日华子》：“凉，无毒。”

3.《本草发挥》：“有毒。”

4.《纲目》：“体重而性沉，味兼盐、矾，走血分。”

5.《本草正》：“味辛、微咸、微涩。”

6.《长沙药解》：“入足少阳胆、足厥阴肝经。”

7.《要药分剂》：“入肝、脾两经。”

8.《本草再新》：“入心、肾二经。”

【功用主治】 解毒祛腐，收湿敛疮，坠痰镇惊。主治痈疽疮疡，外痔，湿疹，烧烫伤。

1.《本经》：“主吐逆胃反，惊痫癫疾，除热下气，炼化还成九光，久服通神明。”

2.《别录》：“止小便利，除热毒脐挛，金疮溢血。”

3.《药性论》：“治惊悸狂走，呕逆消渴，煎膏用，止痛生肌。”

4.《日华子》：“镇心安神，疗反胃，止吐血及嗽，敷金疮，长肉，及烫火疮，染须发可煎膏。”

5.《本草衍义》：“治疟及久积。”

6.《汤液本草》：“《本经》云：涩可去脱而固气。成无己云：铅丹收敛神气，以镇惊也。”

7.《纲目》：“坠痰杀虫，去怯，除忤恶，止痢，明目。”“伏砒，制硇、硫。”

8.《本草正》：“性重而收，大能燥湿，故能镇心安神，坠痰降火，治霍乱吐逆，咳嗽吐血，镇惊痫，癫狂，客忤，除热下气，止疮止痢，禁小便，解热毒，杀诸虫毒，治金疮火疮，湿烂诸疮血溢，止痛生肌长肉，收阴汗，解狐臭，亦去翳障明目。”

【用法用量】 外用：研末撒，调敷，或熬膏敷贴，每次不得超过 20 g，用药范围应小于 30 cm^2。内服：每日 0.15～0.3 g，入丸、散，时间不能超过 2 星期。

【宜忌】 铅丹有毒，且有蓄积作用。外敷不宜大面积、长时间使用，以防引起中毒。一般不作内服，必要时应控制剂量，只可暂用，并严密观察。服药期间禁止饮酒，防止过劳、饥饿、感染，以免使潜在铅游离出来，引起急性中毒。孕妇、哺乳妇女及儿童禁用。中毒症状，参见“铅”条。

1.《四声本草》：“不入汤。”

2.《本草经疏》：“吐逆由于胃虚及固寒发吐者，皆不宜服。”

3.《本草汇言》：“惊痫由于血虚者，毋乱投也。”

4.《本草从新》：“性味沉阴，损阳气。”

【选方】 1. 治疮口不合　木香二钱，黄丹、枯矾各五钱，轻粉二钱。上件另为细末，用猪胆汁拌匀晒干，再研细。掺患处。(《痈疽神秘验方》生肌散)

2. 治破伤水入，肿溃不愈　铅丹、蛤粉等分。上同炒变

色。掺疮上，水即出渐愈。(《圣济总录》铅丹散)

3. 治湿癣　东丹、绿豆粉、白矾各一钱。上为细末。调敷患处。(《慎斋遗书》)

4. 治鹅掌风癣　黄丹、轻粉各等分。上为末。用猪脏头烧油调药擦之。(《种杏仙方》)

5. 治外痔　黄丹、滑石各等分。上为细末。新汲水调涂，日三五上。(《婴童百问》丹石散)

6. 治口舌疮，烂痛不瘥　黄丹二两，蜜一两。上件药，相和，以瓷盏纳盛，坐在水铫子内，慢火煮一炊久，用绵滤过，都入瓷盏内，再煮如糊，药成，即丸如酸枣子大。每服一丸，绵裹含咽津，日三四度含之。(《圣惠方》)

7. 治目赤及翳　铅丹、乌贼骨大小等分。上二味合研细，和白蜜如泥，蒸之半食久，冷，著眼四眦，日一。(《千金方》)

8. 治烫火伤　黄丹一两，潮脑五钱。为末，以蜜调匀，涂于伤处。(《疡医大全》)

9. 治赤白痢，所下不多，遍数不减　黄丹一两(炒令紫色)，附子一两(炮裂去皮脐，捣末)。上件药，用枣肉和丸如梧桐子大，每服不计时候，以粥饮下十丸。(《圣惠方》)

10. 治吐逆　北来黄丹四两(筛过)，用好米醋半升，同药入铫内，煎令干却，用炭水三秤，就铫内煅透红，冷，取研细为末，用粟米饭丸如梧桐子大，煎酵汤下七丸，不嚼，只一服。(《经验方》碧霞丹)

11. 治腋气　腻粉、明矾、红丹各等分。上为末，临睡时抹之。(《续本事方》)

【临床报道】1. 治疗皮肤湿疹　取黄丹、黄柏各 30 g，研细混匀而成丹黄散。渗出液多者，将丹黄散撒于疮面；渗出液少者，则用香油调敷于疮面。共治疗 100 例，结果痊愈 63 例，显效 22 例，好转 15 例[1]。

2. 治疗脚癣　取黄丹、五倍子(煅)各等分，分别研细后混匀制成沙虫丹。用时先将脚洗净擦干，立即上药，不需包扎。治疗 50 多例，敷药后局部有刺痒感，一般 2～3 d 内治愈，不留瘢痕[2]。

3. 治疗外阴溃疡　将樟丹、儿茶、海螵蛸各等量，研细制成宫颈散外用。先用 0.1% 苯扎溴铵(新洁尔灭)消毒患处，然后将药末均匀地撒敷创面，每日 1～2 次。治疗 100 余例，均收到满意效果。有的仅用药 2～3 次即愈[3]。

【各家论述】1.《本草衍义补遗》："丹出于铅而曰无毒，又曰凉，予观窃有疑焉，曾见中年一妇人，因多子，于月内服铅丹二两，四肢冰冷强直，食不入口。时正仲冬，急服理中汤加附子，数贴而安，谓之凉而无毒可乎？"

2.《纲目》："铅丹，体重而性沉，味兼盐、矾，走血分，能坠痰去怯，故治惊痫癫狂、吐逆反胃有奇功。能消积杀虫，故治疳疾、下痢、疟疾有实绩。能解热拔毒，长肉去瘀，故治恶疮肿毒，及入膏药，为外科必用之物也。"

3.《本经逢原》：铅丹"能坠痰止疟，《本经》言止吐逆胃反，治惊痫癫疾，除热下气，取其性重以镇逆满也。仲景柴胡龙骨牡蛎汤用之，取其入胆以祛痰积也。但内无积滞，误服不能无伤胃夺食之患。傅疮长肉，坠痰杀虫，皆铅之本性耳。"

3926 铅灰 qiān huī (《本草图经》)

【异名】　黑锡灰(《丹溪心法》)。

【基原】　为用金属铅制成的加工品。

【制法】　刘禹锡《传信方》"取铅三两，铁器中熬之，久当有脚如黑灰。"

【药性】《本草药性大全》："气大寒，无毒。"

【功用主治】　杀虫，解毒，消积。主治虫积，疮毒，瘰疬，鼠瘘。

1.《本草图经》："治瘰疬。""和脂涂疬子。"

2.《丹溪心法》："主积聚，杀虫。"

3.《本草药性大全》："祛鼠瘘。"

【用法用量】　内服：研末，1.5～3 g。外用：研末，油调涂。

【宜忌】　不可过量、久服。

【选方】1. 治寸白虫　黑锡灰，抄四钱一服。先吃猪肉脯少许，一时来却用砂糖浓水半盏调灰，五更服，虫尽下。白粥将息一日。(《本事方》)

2. 治吐虫有积　黑锡灰、槟榔末，米饮调下。(《丹溪心法》)

3. 治杨梅结毒，筋骨疼痛，朝轻夜重，喜热手按揉者　铅灰、硫黄等分。研细，罐收。每服一钱，温酒调服。(《外科正宗》铅回散)

4. 治瘰疬　铅灰和脂涂疬子上，仍以旧帛贴之，数次去帛拭恶汁，又贴。如此半月许，亦不痛，不破，不作疮，但内消之为水。(刘禹锡《传信方》)

3927 铅粉 qiān fěn (《开宝本草》)

【异名】　粉锡、解锡(《本经》)，胡粉(《黄帝九鼎神丹经》)，水粉(《范子计然》)，定粉(《药性论》)，锡粉、丹地黄、流丹、鹊粉、流丹白毫、白膏(《石药尔雅》)，光粉(《日华子》)，白粉、瓦粉(《汤液本草》)，官粉(《纲目》)，宫粉(《药材学》)。

【基原】　为用铅加工制成的碱式碳酸铅。

【制法】　1. 将卷叠的铅板放入木桶中，置于盛有稀醋酸的磁锅上，用炭火徐徐加热，经较长时间，铅受醋酸蒸气的作用，生成碱式醋酸铅，再通过无水碳酸，游离出醋酸，形成白色粉状物——碱式碳酸铅。

2. 用密陀僧 100 份，醋酸 1 份及水少许混合，将此混合物盛于水槽中搅拌之，生成碱式醋酸铅，再通过无水碳酸；游离出醋酸，形成碱式碳酸铅。

3. 以醋酸铅 379 份，溶于 4 倍量的蒸馏水中，过滤；另以结晶碳酸钠 286 份，溶于 10 倍量的蒸馏水中，过滤。将醋酸铅滤液注入碳酸钠滤液中，生成碱式碳酸铅沉淀。俟沉淀后，倾去上面清液，集沉淀于滤纸上，用蒸馏水洗净，干燥，即得。

【药材】　铅粉 *Hydrocerussitum*　主产于广东佛山。

性状　本品为白色粉末，有时聚成块状，但手捻即散。不透明。体重，质细腻润滑，手触之染指。无臭，味酸。不溶于水及乙醇，能溶于碳酸及稀硝酸。

鉴别　(1) 取本品约 0.5 g，加稀硝酸约 5 ml，立即产生大量气体，将此气体通入氢氧化钙试液中，即变成白色混浊液体(检查碳酸盐)。

(2) 取上述反应后的溶液，滤过。取滤液 1 ml 滴加碘化钾试液，即生成黄色沉淀；此沉淀溶于热水，冷后又析出黄色结晶；取上述滤液 1 ml，滴加铬酸钾试液，即生成黄色沉淀，沉淀在氢氧化铵试液或 2 mol/L 稀硝酸中均不溶解，而溶解于 2 mol/L 氢氧化钠试液(检查铅盐)。

(3) 取本品粉末约 1 g，置密闭试管中，灼烧，则有水生成(检查化合水)。

【成分】 主要为碱式碳酸铅，以 $2PbCO_3 \cdot Pb(OH)_2$ 表示，常见的有铁、银、铜、砷、锑、锡等[1]。

【药理】 收敛作用 能使蛋白质沉淀而起收敛、制泌的作用[1,2]。

【药性】 甘、辛，寒。有毒。入脾、肾经。

1.《本经》："味辛，寒。"

2.《别录》："无毒。"

3.《药性论》："味甘、辛。"

4.《日华子》："凉。"

5.《绍兴本草》："有小毒。"

6.《医学入门》："有毒。"

7.《长沙药解》："入足厥阴肝经。"

8.《医林纂要》："咸、辛，寒。"

9.《本草求原》："入脾、肺、肾。"

【功用主治】 消积燥湿，杀虫解毒，收敛生肌。主治疳积、虫积腹痛，痢疾，癥瘕，疟疾，疥癣，痈疽溃疡，湿疹，口疮，丹毒，烫伤，狐臭。

1.《本经》："主伏尸毒螫，杀三虫。"

2.《别录》："去鳖瘕，疗恶疮，堕胎，止小便利。"

3.《药性论》："治积聚不消，焦炒止小儿疳痢。"

4.《本草拾遗》："主久痢成疳。"

5.《日华子》："治痈肿瘘烂，呕逆，疗癥瘕，小儿疳气。"

6.《医学入门》："治痈肿瘘烂，疮中出水，汤火，干湿癣疮，及股内阴下常湿痒且臭，小儿疳疮，耳后月蚀，诸狐臭。"

7.《纲目》："治食复劳复，坠痰消胀，治疥癣狐臭，黑须发。""制硫黄。"

8.《医林纂要》："软坚行痰，杀虫镇惊，入气分，于肺为泻。"

9.《得配本草》："拍汗。"

10.《本草求真》："功专能止痛生肌。"

【用法用量】 外用：研末干撒或调敷；或熬膏贴。内服：研末，0.9～1.5 g，或入丸、散，不入煎剂。

【宜忌】 内服宜慎，脏腑虚寒者及孕妇禁服。内服过量，可引起胃肠炎，甚至急性中毒，参见"铅"条。外用过久，经吸收蓄积，可引起腹泻或便秘、贫血等慢性中毒。

1.《纲目》："雌黄得胡粉而失色，胡粉得雌黄而色黑，盖相恶也。"

2.《本草经疏》："脾胃虚弱者不宜用。娠妇忌之。"

3.《本草正》："惟外证所宜，而内伤诸病似亦不宜用之。"

【选方】 1. 治小儿谷道虫痒 胡粉、雄黄等分。著中。(《子母秘录》)

2. 治干癣痒不止 胡粉、黄连(去须)、蛇床子、白蔹各半两。捣罗为末，面脂调涂。湿即干贴之。(《圣惠方》胡粉散)

3. 治痈疽发背恶毒 龙泉好光粉二两，真麻油三两。慢火同熬，更换柳枝频搅，滴入水成珠，方入白胶末少许，徐徐倾入磁器，以水浸两日，油纸摊贴。(《直指方》神应膏)

4. 治妒精阴疮 铅粉二钱，银杏仁七个。铜铫内炒至杏黄，去杏取粉，出火毒，研搽。(《濒湖集简方》)

5. 治血风臁疮 官粉四两。水调入碗内，以蕲州艾叶烧烟熏干，入乳香少许，同研，香油调作隔纸膏，反复贴之。(《孙天仁集效方》)

6. 治阴下湿痒，又痿弱 白粉、干姜、牡蛎各三分，熬。上三味，粉盛疏布袋中扑之佳，此大验。又方加麻黄根三两。(《外台》引张文仲方)

7. 治漆疮 铅粉一两，轻粉五钱，石膏(煅)三钱。共研匀，韭菜汁调敷，纸盖。如无韭菜汁，凉水调亦可。(《医宗金鉴》三白散)

8. 治眼赤 胡粉六分，蕤仁四分。上二味，先研蕤仁使碎，内胡粉中，更熟研。又捣生麻子为烛燃使者，别取猪脂肪于烛焰上烧，使脂流下，滴入蕤仁胡粉中，更研搅使均如饴，以绵缠细杖子内药内，承软点两眦。(《外台》)

9. 治胡臭 胡粉、铜青。上二味等分，研，以人乳和涂腋下。若成疮且停，差又涂，以差为度。(《外台》引崔氏方)

【各家论述】 1.《纲目》："胡粉，即铅之变黑为白者也。其体用虽与铅及黄丹同，而无消盐火烧之性，内有豆粉、蛤粉杂之，止能入气分，不能入血分，此为稍异。人服食之，则大便色黑者，此乃还其本质，所谓色坏还为铅也。亦可入膏药，代黄丹用。"

2.《本草经疏》：粉锡"体用与铅相似，性善杀虫，故去伏尸三虫鳖瘕。寒能解热毒，故疗恶疮毒螫。重而下降，故能堕胎。涩而黏腻，故止小便利。甄权主积聚不消，炒焦止小儿疳痢；藏器主久痢成疳，和鸡子白服，以粪黑为度，皆为其消积杀虫止痢也。"

3928 铅霜 qiān shuāng (《日华子》)

【异名】 玄白(《抱朴子》)，玄霜(《通玄秘术》)，铅白霜(《本草图经》)，水银霜(《非金属矿产开发应用指南》)，铅糖(《化学药品辞典》)

【基原】 为用铅加工制成的醋酸铅。

【制法】 用氧化铅 22 份，醋酸(36%)12 份。将醋酸放入磁皿中，投入氧化铅，初以常温，次加微温使之溶解，并趁热过滤，放冷，即折出醋酸铅结晶。然后置于漏斗上，滴去液分，再扩布于纸上，于常温干燥。如要精制，可将上述制品溶于同等量的沸汤中，加稀酸少许，趁热过滤，放冷结晶，即得纯净的醋酸铅(铅霜)。

【药材】 铅霜 *Plumbi Acetas* 各地均有制造。

性状 本品为针晶或板状结晶体。白色，具金属光泽。体重，于干燥空气中易风化成颗粒或粉末，无金属光泽。无臭，味酸。易溶于水或甘油，稍溶于乙醇，不溶于醚。其水溶液有甜味。

鉴别 (1) 取本品约 0.5 g，加水 2 ml，振摇，即溶解成澄明溶液，滴加硫酸，即生成白色沉淀(硫酸铅)。并放出醋酸气(检查铅盐及醋酸盐)。

(2) 取本品约 0.5 g，加水 2 ml，使其溶解。将水溶液分为 2 份：1 份滴加碘化钾试液 1 滴，生成浅黄色沉淀；1 份滴加铬酸钾试液 1 滴，生成深黄色沉淀(检查铅盐)。

(3) 取本品少许，置坩埚烧之，变成黄色或橙红色粉末(检查铅盐)。

【成分】 主要为醋酸铅〔$Pb(C_2H_3O_2)_2 \cdot 3H_2O$〕[1]。

【药理】 1. 收敛止泻作用 小量对局部有收敛作用，大量则呈腐蚀性。内服适量能收敛肠黏膜，而制泌，止泻[1]。

2. 其他作用 有消痰、镇惊作用[1]。

毒性 吸入属剧毒，对实验动物致癌证据充分。人接触可能致癌。成人经口致死量 > 30 g 或为 50 g，大鼠腹腔注射 LD_{50} 为 0.15 g/kg。犬灌胃致死量为 0.3 g/kg[1]。

【药性】 甘、酸，寒。有毒。归心、肺经。

1.《日华子》："冷，无毒。"

2.《纲目》："甘、酸，冷。无毒。"

【功用主治】 解毒敛疮，止血，坠痰镇惊。主治牙疳，口疮，溃疡，鼻衄，痰热惊痫。

1.《日华子》："消痰，止惊悸，解酒毒，疗胸膈烦闷，中风痰实，止渴。"

2.《本草图经》："治风痰及婴孺惊滞。"

3.《本草衍义》："治上膈热涎塞。"

4.《医学入门》："止鼻衄，治室女月水滞涩，心烦恍惚。"

5.《纲目》："治吐逆，镇惊去怯，黑须发。"

6.《得配本草》："止泻。"

7.《本草求原》："清心肺热，以坠肝风火，治上焦热痰，利胸膈，止烦渴。中风惊悸，喉痹肿痛，舌疮牙疳，小儿惊热，惊痫喉闭牙紧，痔肿，经闭，烦热。"

8.《萃金裘本草述录》："疗舌患及咽喉症。"

【用法用量】 内服：研末，1～3 mg；或入丸、散。外用：研末撒；或配成膏剂外涂。

【宜忌】 脾胃虚弱及外感风寒之痰嗽者禁服。成人一次口服 2～3 g 可中毒，致死量为 50 g。故不宜过量久服，以免引起铅中毒。中毒症状，参见"铅"条。

1.《纲目》："非久服常用之物。"

2.《本草经疏》："病已即去之。胃弱脾虚肠滑者不宜用。风寒咳嗽多痰者并忌之。"

【选方】 1. 治小儿惊热，镇心神 铅霜半两(细研)，人参半两(去芦头)，茯神半两，朱砂半两(研细，水飞过)，麝香一分(细研)。上药捣罗为末，都研令匀，炼蜜和丸，如绿豆大。不计时候，以薄荷汤下五丸，量儿大小，以意加减。(《圣惠方》铅霜丸)

2. 治诸痫潮发，牙关紧急，口噤不开，不能进药 蟾酥一小片，铅白霜一字。上研令极细，用乌梅肉蘸药，于两口角揩擦良久乃开，以进别药。(《小儿卫生总微论方》开关散)

3. 治喉痹 铅白霜半两，青黛一两，甘草半两。上三味，捣罗为末，醋和为丸，如鸡头实大。含化咽津，痰出。(《圣济总录》比金丸)

4. 治咽喉肿痛 铅白霜、南硼砂、柿霜、糖霜。上各等分，为细末。每服半钱，咽下，食后。(《杨氏家藏方》铅霜散)

5. 治口舌疮 铅霜一分，龙脑半钱，滑石一分。上件药，细研为散。每用少许，贴疮上，有涎即吐却。(《圣惠方》铅霜散)

6. 治脱肠、翻花、鼠奶等痔，热痛不可忍，或已成疮者 铅白霜、白片脑各半字。用好酒少许，研成膏子涂之。(《婴童百问》胜雪膏)

【各家论述】 1.《纲目》：铅霜"其坠痰、去热、定惊、止泻，盖有奇效，但非久服常用之物尔；病在上焦者，宜此清镇。"

2.《本草经疏》：铅霜"味甘酸，气大寒，无毒，凡中风惊悸，未有不因痰热所生，胸膈烦闷多渴，亦火热炎灼所致，甘寒能除热生津，则痰结消，惊悸平，风自愈也。其主解酒毒，亦取其除热生津之意耳，并治吐逆，镇惊去怯，黑须发。"

3929 秫米 shú mǐ (《纲目》)

【异名】 众(《尔雅》)，秫(《别录》)，糯秫、糯粟(《新修本草》)，黄糯、黄米(《纲目》)。

【基原】 为禾本科狗尾草属植物粱 *Setaria italica* (L.) Beauv. 或粟 *Setaria italica* (L.) Beauv. var. *germanica* (Mill.) Schred. 的种子之黏者。

【原植物】 参见"粟米"条。

【采收加工】 果实成熟时采收，去净杂质，晒干。

【炮制】 1. 生秫米 取原药材，洗净，干燥，筛去灰屑。

2. 炒秫米 取净生秫米，置锅内用文火炒至表面黄色，微具焦斑。

饮片性状 生秫米呈小球形，直径约 1 mm。表面类白色，一侧面可见一凹槽，断面白色。质硬，富粉性。气微，味甘。炒秫米形如秫米，表面黄色，微具焦斑。具焦香气。

贮干燥容器内，置阴凉干燥处，防蛀。

【药性】 甘，微寒。归肺、胃、大肠经。

1.《食疗本草》："性平。"

2.《宝庆本草折衷》："味甘、平，微寒，无毒。"

3.《纲目》："甘，微寒。"

4.《药性切用》："味甘，微凉。"

【功用主治】 祛风除湿，和胃安神，解毒敛疮。主治疟疾寒热，筋骨挛急，泄泻痢疾，夜寐不安，肿毒，漆疮，冻疮，犬咬伤。

1.《别录》："止寒热，利大肠，疗漆疮。"

2.《食疗本草》："治筋骨挛急，杀疮疥毒热。生捣，和鸡子白，傅毒肿良。"

3.《日华子》："犬咬、冻疮并嚼傅之。"

4.《纲目》："治肺疟，及阳盛阴虚，夜不得眠，及食鹅鸭成，妊娠下黄汁。"

5.《药性切用》："益阴利便。"

6.《本草求原》："清肺。治痰滞不寐，脚病寒热，夜不眠。"

【用法用量】 内服：煎汤，9～15 g，包煎；或煮粥；或酿酒。外用。研末撒；或捣敷。

【宜忌】 1.《食疗本草》："壅五脏气，动风，不可常食。"

2.《养生集》："味酸性热，黏滞，易成黄积病，小儿不宜多食。"(引自《纲目》)

【选方】 1. 治肺疟寒热，痰聚胸中，病至令人心寒，寒甚乃热，善惊如有所见 常山三钱，甘草五分，秫米三十五粒，水煎。未发时，分作三次服。(姚可成《食物本草》)

2. 治疟或间日发或夜发者 秫米百粒，石膏八两(碎)，恒山三两，竹叶三两。凡四物切，以水六升，渍药复一宿，明旦煮取二升，分三服。(《医心方》)

3. 治筋骨挛急 (秫)米一石，曲三斗，和地黄一斤，茵陈蒿一斤(炙令黄)。一依酿酒法服之。(《食疗本草》)

4. 治久泄胃弱 黄米炒为粉，每用数匙，砂糖拌食。(《纲目》引《简便单方》)

5. 治赤痢 秫米一把，鲫鱼酢二脔(细切)，薤白一虎口(细切)。三味合煮如作粥法，啖之。(《外台》)

6. 治目不瞑不卧出 以流水千里以外者八升，扬之万遍，取其清五升煮之，炊以苇薪火，沸置秫米一升，治半夏五合，徐炊，令竭为一升半，去其滓，饮汁一小杯，日三稍益，以知为度。(《灵枢》)

7. 治妊娠忽下黄水如胶，或如小豆汁 秫米、黄芪各一两。细锉，以水七升，煎取三升，分服。(《梅师集验方》)

8. 治浸淫恶疮，有汁，多发于心 秫米熬令黄黑，杵末傅之。(《肘后方》)

【各家论述】 1.《本草经集注》："北人以此作酒煮糖，肥软易消。方药不正用，惟嚼以涂漆疮及酿诸药醪。"

2.《纲目》："秫者，肺之谷也，肺病宜食之。故能去寒热，利大肠。大肠者肺之合，而肺病多作皮寒热也。《千金》治肺疟方用之，取此义也。《灵枢经》岐伯治阳盛阴虚，夜不得瞑，半夏汤中用之，取其益阴气而利大肠也。大肠利则阳不盛矣。”

3930 秤钩风 chèng gōu fēng（《植物名实图考》）

【异名】 追骨风（《湖南药物志》），华防己、湘防己、穿山藤（《中药大辞典》）。

【基原】 为防己科秤钩风属植物秤钩风的根或茎。

【原植物】 秤钩风 *Diploclisia affinis*（Oliv.）Diels

木质藤本，长达 7～8 m。嫩枝草黄色，有直线纹，老枝红褐色，散生纵裂的皮孔；腋芽 2 个，叠生。叶柄与叶片等长或较长；叶三角状扁圆形或菱状扁圆形，长 3.5～10 cm，宽度稍大于长度，先端短尖或钝，基部近截平至浅心形，边缘有波状圆齿，掌状脉 5 条。聚伞花序腋生，有花 3～10 余朵；花单性异株；雄花萼片 6，2 轮，椭圆形，长 2.5～3 mm；花瓣 6，卵状菱形，短于萼片，基部两侧内折成耳状，抱着花丝；雄蕊 6。核果红色，阔倒卵形，长 8～10 mm，内果皮骨质，背肋两侧有小横肋状雕纹。种子马蹄形。

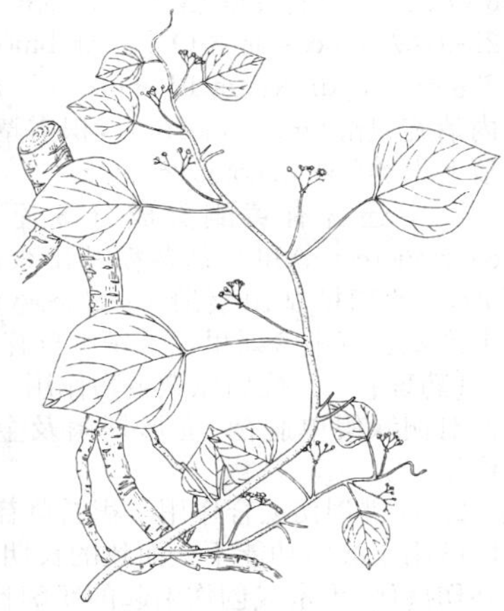

秤钩风

常生于林缘。分布于浙江、福建、江西、湖北、湖南、广东、广西、贵州、云南等地。

【采收加工】 四季均可采，以秋季采者为佳。挖取根部及割取老茎，除去泥土，砍成 10～30 cm 长的小段，晒干。民间亦有采鲜根或鲜茎叶用者。

【药材】 秤钩风 *Radix seu Caulis Diploclisiae Affinidis* 产于江西、浙江、湖北、湖南、广西等地。

性状　根呈不规则圆柱形，直径 1～6 cm。表面灰棕色至深棕色，有不规则沟纹和横裂纹，皮孔明显。质硬，不易折断，断面散布多数小孔，有 2～7 轮偏心性环纹和放射状纹理。气微，味微苦。茎藤圆柱形，长 10～30 cm。表面灰棕色，有不规则沟纹、裂隙和枝痕。质硬，不易折断，断面有 2～7 轮偏心性环纹及放射状纹理，髓小。气微，味微苦。

鉴别　(1) 根横切面：木栓层为 10 余列厚壁木栓细胞。皮层有单个或成群的石细胞。中柱维管组织为异型构造。维管束排成 2～7 同心环，每环外侧有石细胞环带，与韧皮射线石细胞相连。有的石细胞含草酸钙方晶。木质部导管近圆形，多单个散在；木纤维发达。

(2) 取根粉末 0.5 g，用氨性氯仿 10 ml 浸泡 24 h，滤过。氯仿液浓缩至干，用 0.1%硫酸溶液溶解，滴加改良碘化铋钾试液，产生红棕色沉淀（检查生物碱）。

(3) 薄层色谱：取根粉末 2 g，加氨性氯仿浸泡 24 h 后滤过。滤液减压浓缩至干，以稀盐酸溶解，酸液氨水碱化至 pH8～9，再以氯仿提取，氯仿液浓缩，作供试液，另取去甲粉防己碱制成对照品溶液，吸取两溶液点样于同一薄层板上，以氯仿-甲醇（50∶3）展开，展距 17 cm。改良碘化铋钾喷雾显色，供试品色谱中在与对照品色谱相应位置处显红棕色斑点。

另取根粉末 2 g，加乙醇回流提取，乙醇液减压浓缩后作供试品，取木兰花碱制成对照品溶液，吸取二溶液点样于同一硅胶 G 薄层板上，以正丁醇-冰醋酸-水（4∶1∶5）上层液为展开剂展开，展距 6 cm。取出后晾干，置紫外灯（254 nm）下观察荧光色斑，再用改良碘化铋钾试液显色，供试品色谱中在与对照品色谱相应位置处显红棕色斑点。

【药性】 苦，凉。归肝、膀胱经。

1.《湖南药物志》：“苦，凉。”

2.《中药志》：“味苦，性平。”

【功用主治】 祛风除湿，活血止痛，利尿解毒。主治风湿痹痛，跌扑损伤，小便淋涩，毒蛇咬伤。

1.《湖南药物志》：“清热解毒。”

2.《中药志》：“有祛风湿，活血、利尿等功能，用于风湿关节痛，跌扑损伤，小便不利等。”

【用法用量】 内服：煎汤，9～15 g。外用：鲜品捣敷。

【选方】 1. 治急性风湿关节痛　秤钩风根、茎 15～30 g，水煎服。

2. 治毒蛇咬伤　秤钩风鲜根、叶捣烂敷。（1、2 方出自《湖南药物志》）

3931 秧鸡 yāng jī（汪颖《食物本草》）

【基原】 为秧鸡科秧鸡属动物秧鸡的肉。

【原动物】 秧鸡 *Rallus aquaticus*（Linnaeus）　又名：秋鸡、水鸡（《动物学大辞典》），普通秧鸡（《中国中药资源志要》）。

体长约 30 cm。头小；颈长。上体羽毛暗灰褐色，带黑色斑纹，头部斑纹尤为显著。两翼表面大半灰褐色。下体褐色，两腋具白斑；肛周和尾下覆羽黑白相间，羽端白色。胫羽黑而有白色横斑。嘴黑褐，下嘴基部较淡。脚棕褐色。

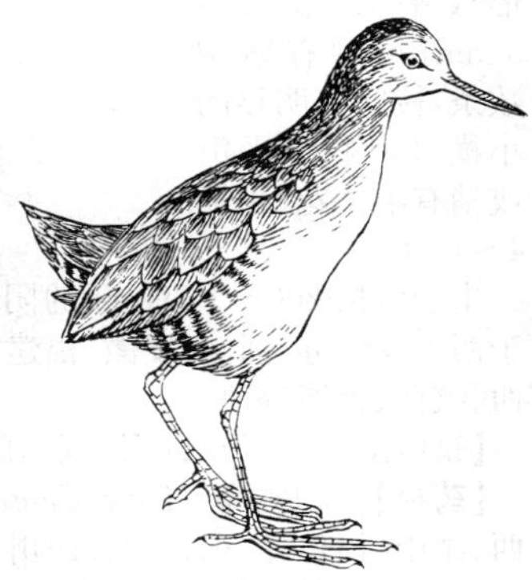

秧鸡

栖息于沼泽或近水草丛中，单个或成对活动，步行快速，不善高飞。性畏人。以水生昆虫、蚯蚓、植物嫩芽为食。繁殖于我国东北和河北一带，迁福建、广东一带越冬。

【采收加工】 四季均可捕捉，捕后，除去羽毛及内脏，取肉用。

【成分】 肉含蛋白质，肽类，氨基酸，脂类[1]。

【药性】《纲目》：“甘，温，无毒。”

【功用主治】 解毒杀虫，补中益气。主治蚁瘘，脾胃虚弱，食欲不振。

1. 汪颖《食物本草》：“（主治）蚁瘘。”（引自《纲目》）

2.《中国动物药》：“杀虫解毒，补中益气。治脾胃虚弱等。”

【用法用量】 内服：煮食，50～100 g。

3932 积雪草 jī xuě cǎo

（《本经》）

【异名】 连钱草（《徐仪药图》），地钱草（《新修本草》），马蹄草（《滇南本草》），老公根、葵蓬菜、崩口碗（《生草药性备要》），落得打（《纲目拾遗》），地棠草（《植物名实图考》），大马蹄草、土细辛（《草木便方》），崩大碗（《广州植物志》），雷公根（《江苏植物药材志》），刚果龙（《湖南药物志》），缺碗草、芋子草、马脚迹（《江西草药》），芽黄草、草如意（《云南中草药》），蚶壳草、含壳草（《台湾药用植物志》），乞食碗、老豺碗、大水钱（《福建药物志》），破铜钱草（《浙江药用植物志》）。

【基原】 为伞形科积雪草属植物积雪草的全草。

【原植物】 积雪草 *Centella asiatica*（L.）Urban［*Hydrocotyle asiatica* L.］

多年生草本，茎匍匐，细长，节上生根，无毛或稍有毛。单叶互生；叶柄长 2～15 cm，基部鞘状；叶片肾形或近圆形，长 1～3 cm，宽 1.5～5 cm，基部阔心形，边缘有钝锯齿，两面无毛或在背面脉上疏生柔毛；掌状脉 5～7。单伞形花序单生，或 2～4 个聚生叶腋；苞片 2～3，卵形，膜质；伞形花序有花 3～6，聚集成头状；花瓣卵形，紫红色或乳白色。果实圆球形，基部心形或平截，长 2～3 mm，每侧有纵棱数条，棱间有明显的小横脉，网状，平滑或稍有毛。花、果期 4～10 月。

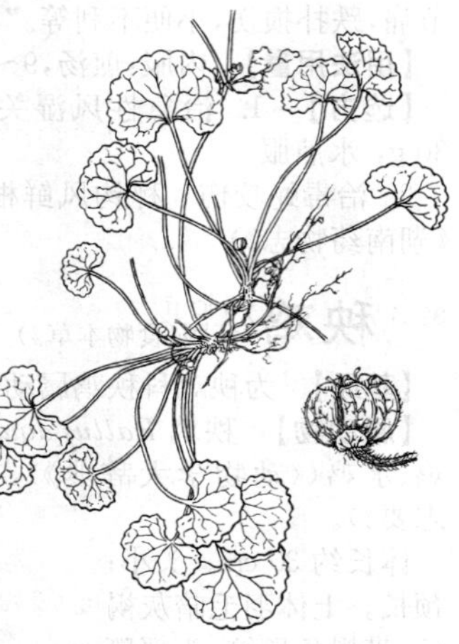

积 雪 草

生于海拔 200～1 990 m 的阴湿草地、田边、沟边。分布于西南及江苏、浙江、安徽、福建、江西、湖北、湖南、广东、广西、陕西、台湾等地。

【采收加工】 7～11 月采收，晒干。

【药材】 积雪草 *Herba Centellae* 产于江苏、浙江、江西、湖南、福建、广东、广西、四川等地。

性状 干燥全草常卷缩成团状。根圆柱形，长 2～4 cm，直径 1～1.5 mm，表面浅黄色或灰黄色。茎细长弯曲，黄棕色，有细纵皱纹，节上常着生须状根。叶片多皱缩、破碎，完整者展平后呈近圆形或肾形，直径 1～4 cm，灰绿色，边缘有粗钝齿；叶柄长 3～6 cm，扭曲，基部具膜质叶鞘。伞形花序腋生，短小。双悬果扁圆形，有明显隆起的纵棱及细网纹，果梗甚短。气特异，味淡微辛。

鉴别 （1）茎横切面：表皮细胞类圆形或近方形。皮层为 7～9 列薄壁细胞，外侧数列细胞的壁呈不均匀增厚。外韧维管束 6～7 个，排列成环；韧皮部外侧为微木化的纤维群；木质部导管 6～10 个；束内形成层为 2～3 列细小细胞。髓部由较大的类圆形薄壁细胞组成。皮层和射线中分布圆形的油管，直径 24～24 μm，周围分泌细胞 5～7 个。

（2）取本品粉末 1 g，加乙醇适量，热提 10 min，滤过，滤液浓缩至干。残渣用氯仿溶解至约 1 ml，加 1 ml 硫酸，氯仿层显红棕色；残渣溶于醋酐中，加入 1 滴硫酸，醋酐层显绿色（检查三萜类化合物）。

【成分】 全草含 α-香树脂醇型三萜成分：积雪草苷（asiaticoside）[1]，参枯尼苷（thankuniside）[2]，异参枯尼苷（isothankuniside）[3]，羟基积雪草苷（madecassoside）[4]，玻热模苷（brahmoside），玻热米苷（brahminoside），玻热米酸（brahmicacid），异玻热米酸（isobrahmic acid）[5]，马达积雪草酸（madasiatic acid）[6]，积雪草酸（asiatic acid）[7]，6β-羟基积雪草酸（6β-hydroxyasiatic acid），积雪草皂草精醇（centellasapodenol）A 即〔2α，3β，23-trihydroxyolean-13（18）-en-28-oic acid〕，积雪草皂草苷（centellasaponin）A；另含 3-O-［α-阿拉伯吡喃糖基］2α，3β，6β，23α-四羟基-12-烯-28-油酸〔glucoside 3-O-［α-arabinopyranosyl］2α，3β，6β，23α-tetrahydroxyurs-12-ene-28-oic acid〕[9]。此外，尚含有内消旋肌醇（meso-inositol），积雪草糖（centellose）[7]，类胡萝卜素类（carotenoids）[8]。

叶中还含有黄酮类成分 3-葡萄糖基槲皮素（3-glucosylquercetin）和 3-葡萄糖基山柰酚（3-glucosylkaempferol），7-葡萄糖基山柰酚（7-glucosylkaempferol）[9]，斯里兰卡产积雪草中含斯里兰卡积雪草苷（petuletin）[10]。

【药理】 1. 抗病原微生物作用 1∶16～1∶4 积雪草煎剂对铜绿假单胞菌、变形杆菌及金黄色葡萄球菌有抑制作用[1]。

2. 促进创伤愈合作用 积雪草苷制成片剂及软膏剂，临床试用于静脉功能不全而致的长期不能愈合的下肢溃疡及外伤病例，手术或创伤引起的肌腱粘连、灼伤等因素所致的创面恢复后的瘢痕疙瘩以及硬皮病均有一定疗效[1]。

【药性】 味苦、辛，性寒。归肺、脾、肾、膀胱经。

1.《本经》："苦，寒。"

2.《别录》："无毒。"

3.《天宝单方药图》："味苦、平。"

4.《品汇精要》："气薄味厚，阴也，香。"

5.《生草药性备要》："味辛、甜，性温。"

6.《本草求原》："甘、淡、辛，寒。"

【功用主治】 清热利湿，活血止血，解毒消肿。主治发热，咳喘，咽喉肿痛，肠炎，痢疾，湿热黄疸，水肿，淋证，尿血，衄血，痛经，崩漏，丹毒，瘰疬，疔疮肿毒，带状疱疹，跌打肿痛，外伤出血，蛇虫咬伤。

1.《本经》："主大热，恶疮，痈疽浸淫，赤熛，皮肤赤，身热。"

2.《药性论》："治瘰疬鼠瘘，寒热时节往来。"

3.《新修本草》："捣敷热肿丹毒。"

4.《本草拾遗》："主暴热，小儿丹毒寒热，腹内结气，捣绞汁服。"

5.《天宝单方药图》："疗女子小腹痛。"

6.《食性本草》："主风气壅并攻胸膈，作汤饮。"

7.《滇南本草》："治子午潮热，头晕怕冷，肢体酸困，饮食无味，男、妇、童痨，虚劳发热不退者用之。利小便，水牛肉为引。"

8.《纲目》："研汁点暴赤眼。"

9.《生草药性备要》："治浊，散湿热毒，流水罩过，用姜醋拌食。又治小肠发痛，洗痔疮。"

10.《岭南采药录》："清暑散热。凡乳痈初起，用其叶和槟榔一个，用汤煎服。"

11.《贵州民间方药集》:“治跌打损伤,止伤痛。”

【用法用量】 内服:煎汤,9～15 g,鲜品倍量;或捣汁。外用:捣敷或绞汁涂。

【宜忌】《植物名实图考》:“虚寒者不宜。”

【选方】 1. 治感冒头痛 雷公根 30 g,生姜 9 g。捣烂,敷额上。

2. 治外感发热,烦渴谵语 雷公根 60 g,白颈蚯蚓 4 条。共捣烂,用水煲 2 h 后取汁服。(1、2 方出自《广西民间常用草药手册》)

3. 治哮喘 干积雪草全草 30 g,黄疸草、薜荔藤各 15 g。水煎服。(福州军区《中草药手册》)

4. 治虚劳发热不退(午后怕冷,夜间发热,天明自汗身凉) 马蹄草、羊蹄根、山薄荷(各适量),酒及童便为引。(《昆明民间常用草药》)

5. 治痢疾 鲜积雪草全草 60 g,或加凤尾草、紫花地丁鲜全草各 30 g。水煎,调适量冰糖和蜜服。

6. 治黄疸型传染型肝炎 鲜积雪草全草 15～30 g;或加茵陈 15 g,栀子 6 g,白糖 15 g。水煎服。(5、6 方出自《福建中草药》)

7. 治急性胆囊炎 马蹄叶 30～60 g,马尾黄连 15 g,龙胆草 15 g。水煎服。(《玉溪中草药》)

8. 治小儿湿热水肿,尿闭 鲜积雪草全草捣绞汁 15～30 g,炖温服。若为尿闭少腹胀,另用鲜积雪草、车前草、田螺各适量,捣烂加热敷脐部。(《福建中草药》)

9. 治膀胱湿热,小便短赤涩 雷公根 60 g,白糖 60 g。同捣烂,米水(用冷开水擦米)冲服。(《陆川本草》)

10. 治胆结石、膀胱结石 马蹄草、鸡内金、竹节草各9 g。水煎服。(《丽江中草药》)

11. 治鹅口疮 鲜积雪草、鲜天胡荽各 30 g,黄栀子果 1 个。水煎,用布蘸洗口腔。

12. 治喉蛾,咽喉红肿 鲜积雪草 30 g。捣烂取汁,人乳少许,调和含咽。(11、12 方出自《江西草药》)

13. 治一切疔疮,阳性肿毒初起 积雪草、半边莲、犁头草各等分,捣烂外敷患处。(《庐山中草药》)

14. 治痔核未溃者 马蹄草 125 g。锅中烹熟,捣烂摊在荷叶上,以 12 粒白胡椒打面放中间,乘热时坐肛门,到冷为止,5 d 1 次。(《重庆草药》)

15. 治冻伤 雷公根汁 125 g,桐油 60 g。同煎,涂患处,溃烂处不涂。(《广西民间常用草药手册》)

16. 治跌打肿痛 鲜积雪草捣烂绞汁 30 g,调酒,炖温服,渣敷患处。(《福建中草药》)

【临床报道】 1. 治疗流行性腮腺炎 每日取鲜积雪草煎服,3～5 周岁 30 g;6～10 周岁 60 g;11～14 周岁 90 g;14 周岁以上 120 g。另取鲜积雪草适量,晾干,捣烂,绞汁,加入少许米醋,涂患处,每日 5～8 次。上法共治 35 例,结果体温降至正常者第一日 16 例,第二日 15 例,第三日 3 例,第四日 1 例;腮肿消退者第二日 7 例,第三日 12 例,第四日 9 例,第五日 5 例,第六日 1 例。头痛、呕吐者经服药至第二次即消失;食欲于第三日基本恢复正常,只有 2 例于第四日才恢复正常。治疗期间与治疗后 2～5 星期内均未见其他并发症。观察表明,药后不但降温时间快,且患者全身自觉症状的改善也极为明显,说明积雪草有良好的清利湿热,解毒消肿作用[1]。

2. 治疗硬皮病 口服积雪草苷片(每片含积雪苷 6 mg),每次 3～4 片,每日 3 次。疗程一般为 6 个月至 1 年,最长者 3 年。共治疗 100 例,结果显效 33 例,好转 49 例,无效 18 例。总有效率为 82%。观察结果表明,本药可使患者大部症状及体征获得改善,惟对雷诺现象的改善欠佳,并能改善体液及细胞免疫功能[2]。

3. 治疗新旧伤痛 将积雪草晒干研细末,每日 5 g,分 3 次服。对照组口服七厘散,每日 4 g,分 3 次服。两组病例均先采用手法施治后外敷消炎药或贴伤膏药,并口服上述药物。每 1 个疗程均为 14 d。积雪草组 100 例中跌打伤 71 例(新伤痛 58 例,旧伤痛 13 例);扭伤 29 例(新伤痛 21 例,旧伤痛 8 例)。经治痊愈 66 例,显效 24 例,好转 8 例,无效 2 例,显效以上为 90%,总有效率为 98%。对照组 100 例中跌打伤 71 例(新伤痛 58 例,旧伤痛 15 例);扭挫伤 29 例(新伤痛 18 例,旧伤痛 11 例)。经治痊愈 54 例,显效 28 例,好转 15 例,无效 3 例,显效以上为 82%,总有效率为 97%。对比疗效两组无明显差异,且对新伤的疗效均比旧伤好[3]。

3933 透骨草 tòu gǔ cǎo (《本草原始》)

【异名】 珍珠透骨草(《中药志》),吉盖草、枸皮草(《湖南省中药资源名录》)。

【基原】 为大戟科地构叶属植物地构叶的全草。

【原植物】 地构叶 *Speranskia tuberculata* (Bunge) Baill [*Croton tuberculata* Bunge] 又名:地构菜(《中药大辞典》)。

多年生草本,高 15～50 cm。根茎横走,淡黄褐色;茎直立,丛生,被灰白色卷曲柔毛。叶互生或于基部对生;无柄或具短柄;叶片厚纸质,披针形至椭圆状披针形,长 1.5～7 cm,宽 0.5～2 cm,先端钝尖或渐尖,基部宽楔形或近圆形,上部全缘,下部具齿牙,两面被白色柔毛。总状花序顶生;花单性同序;雄花位于花序上部,具叶状苞片 2 枚,苞片内有花 1～3 朵;萼片 5,花瓣 5,呈鳞片状,雄蕊 10～15,花盘腺体 5,黄色;花序下部的花略大,中间 1 朵为雌花,两侧为雄花;苞片 2;雌花具较长的花梗,萼片 5～6,花瓣 6,子房上位,花柱 3 枚,均 2 裂。蒴果三角状扁圆球形,被柔毛和疣状突起,先端开裂;每室有种子 1 颗,三角状倒卵形,绿色。花期 4～5 月,果期 5～6 月。

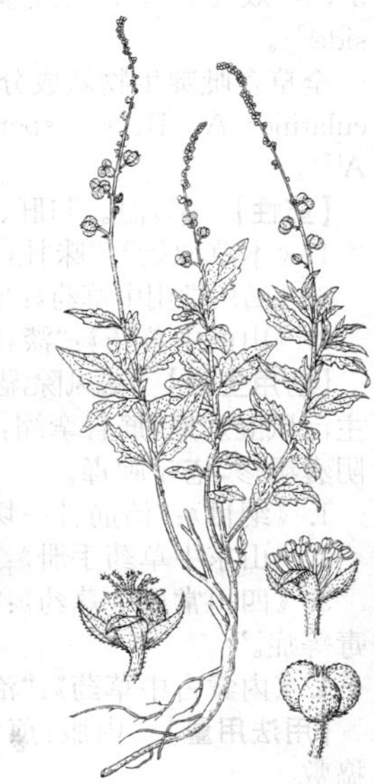

地构叶

生于山坡及草地。分布于华北、东北及江苏、安徽、山东、河南、湖北、湖南、四川、陕西、甘肃、宁夏等地。

【采收加工】 5～6 月间开花结实时采收,鲜用或晒干。

【药材】 透骨草 *Herba Speranskiae Tuberculatae* 主产于山东、河南、江苏、山西、陕西、甘肃等地。

性状 茎多分枝,呈圆柱形或微有棱,通常长 10～30 cm,直径 1～4 mm,茎基部有时连有部分根茎;茎表面浅绿色或灰绿色,近基部淡紫色,被灰白色柔毛,具互生叶或叶痕，质脆，易折断，断面黄白色。根茎长短不一，表面土棕色或黄棕色，略粗糙；质稍坚硬，断面黄白色。叶多卷曲而皱缩或破碎，呈灰绿色，两面均被白色细柔毛，下表面近叶脉处较显著。枝梢有时可见总状花序和果序；花型小；蒴果三角状扁圆形。气微，味淡而后微苦。

鉴别 (1) 茎横切面：表皮细胞类方形或切向略延长，外被角质层，有非腺毛及少数气孔。绿皮层为5～6层细胞，部分细胞内含草酸钙簇晶；外侧2～3层为厚角组织。中柱鞘为2～4层纤维排列成断续的环带，纤维多角形而扁，壁厚，弱木化，层纹明显。韧皮部较窄。木质部宽阔，导管单独散在或2～5个成群；木纤维多数，常径向整齐排列；木射线细胞1列。髓约占茎直径的2/5，少数细胞内含草酸钙簇晶。

叶表面观：上表皮细胞垂周壁近平直，气孔稀少，主为平轴式，次为不定式和不等式，副卫细胞2～4个，下表皮细胞垂周壁稍弯曲，气孔多数，余同上表皮。非腺毛上下表皮均有，通常为单细胞，偶有双细胞者，壁厚，表面有显著的疣状凸起。叶肉组织的少数细胞含草酸钙簇晶，直径16～25 μm。

(2) 取透骨草粉末0.5 g，加甲醇5 ml，浸渍2 h，并时时振摇，滤过，取滤液2 ml于试管中，加2%铁氰化钾、2%三氯化铁试剂（临用时，将两种溶液等量混合）2～3滴，均显蓝色（检查酚类）。

【成分】 地上部分含黄酮成分：香叶木素(diosmetin)，藤黄菌素(luteolin)，柚皮素-7-O-β-D-(3″-对香豆酰基)吡喃葡萄糖苷〔narigenin-7-O-β-D-(3″-*p*-coumaroyl) glucopyranoside〕，柚皮素-7-O-β-D-(4″-对香豆酰基)吡喃葡萄糖苷〔narigenin-7-O-β-D-(4″-*p*-coumaroyl) glucopyranoside〕，3′，8″-双-4′，5，7-三羟基黄酮(amentoflavone)，scolymoside[1]。

全草含吡啶生物碱成分：speranskatines A、B[2]，speranculatines A、B、C，speranskilatine A，speranberculatine A[3]。

【药性】 辛，温。归肝、肾经。

1.《本草原始》："味甘，无毒。"

2.《四川常用中草药》："性温，味辛，有小毒。入肝、肾二经。"

3.《山西中草药》："淡，温。"

【功用主治】 祛风除湿，舒筋活血，散瘀消肿，解毒止痛。主治风湿痹痛，筋骨挛缩，寒湿脚气，腰部扭伤，瘫痪，闭经，阴囊湿疹，疮疖肿毒。

1.《纲目》："治筋骨一切风湿，疼痛挛缩，寒湿脚气。"

2.《山东中草药手册》："祛风湿，活血，止痛。"

3.《四川常用中草药》："治风湿痹痛，难产，瘫痪，疮疡肿毒等症。"

4.《内蒙古中草药》："治阴囊湿疹。"

【用法用量】 内服：煎汤，9～15 g。外用：煎水熏洗；或捣敷。

【宜忌】 《陕西中草药》："孕妇忌用。"

【选方】 1. 治风湿性关节炎，筋骨拘挛 透骨草9 g，制川乌、制草乌各3 g，伸筋草6 g。水煎服。（《陕甘宁青中草药选》）

2. 治腰扭伤 透骨草根（鲜）适量，加盐少许，捣烂外敷。（《青岛中草药手册》）

3. 治跌打损伤，瘀血疼痛 透骨草、茜草、赤芍、当归各9 g。水煎服。（《山西中草药》）

4. 治闭经 透骨草根30 g，茜草15 g。水煎，加红糖、黄酒冲服。（《青岛中草药手册》）

5. 治疠风，遍身疮癣 透骨草、苦参、大黄、雄黄各五钱。研末，煎汤。于密室中席围，先熏至汗出如雨，淋洗之。（《纲目》引《孙氏集效方》）

6. 治一切肿毒初起 透骨草、漏芦、防风、地榆等分。煎汤，绵蘸乘热不住溻之，一二日即消。（《纲目》引《杨诚经验方》）

7. 治阴囊湿疹，疮疡肿毒 本品（透骨草）与蛇床子、白藓皮、艾叶煎水外洗。（《陕甘宁青中草药选》）

【临床报道】 治疗急性湿疹 单用透骨草，全株入药治疗急性湿疹26例，干者200 g，鲜者400 g，若只用叶量减半，可根据患部范围大小增减药量，水煎熏洗患部，每次30 min以上，每日2次。轻者1剂而愈，最多不过10剂。26例全部治愈[1]。

3934 透骨香 tòu gǔ xiāng（《贵阳民间药草》）

【异名】 透骨草（《滇南本草》），满山香、搜山虎（《分类草药性》），煤炭子、煤炭果（《贵阳民间药草》），万里香（《广西植物名录》），九里香、芳香草、满天香（《云南中草药》），透骨消、小透骨草（《昆明民间常用草药》）。

【基原】 为杜鹃花科白珠树属植物滇白珠的全株或根。

【原植物】 滇白珠 *Gaultheria yunnanensis* (Franch.) Rehd. ［*G. crenulata* Kurzi; *Vaccinium yunnanense* Franch.］ 又名：云南白珠树（云南），下山黄、下山虎（广西），筒花木（四川）。

常绿灌木，高1～3 m。树皮灰黑色，枝条细长，左右曲折，具纵纹，带红色或红绿色，无毛。单叶互生；叶柄短，粗壮；叶片革质，卵状长圆形，长卵形，有香气，长7～9 cm，宽2.5～3.5 cm，先端尾状渐尖，基部钝圆或心形，边缘具齿，表面绿色，有光泽，背面较淡，密被褐色斑点。总状花序腋生，有花10～15朵，疏生；苞片卵形，凸尖，被白色缘毛；小苞片2，对生或近对生，着生于花梗上部近萼处，披针状三角形；花萼裂片5，卵状三角形，钝头；花冠白绿色，钟形，口部分裂；雄蕊10枚，花丝短而粗，花药2室，每室先端具2芒；子房球形，被毛，短于花冠。浆果状蒴果，球形，黑色，5裂。种子多数，细小，淡黄色。花期5～6月，果期7～11月。

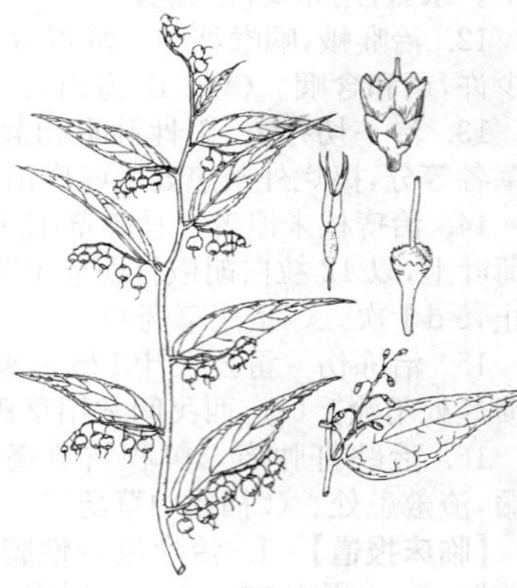

滇白珠

生于低海拔到海拔3 500 m左右的山野草地及丛林边。分布于陕西及长江流域以南各地。

【采收加工】 全年均可采，根切片，全株切碎，晒干。

【药材】 透骨香 *Herba seu Radix Gaultheriae Yunnanensis* 产于四川、云南、陕西、贵州等地。陕西称"小透骨草"。

性状 茎圆柱形，多分枝，长约35 cm，直径3～5 mm，表面淡红棕色至棕红色，有明显的纵纹，皮孔横生，突起。叶痕类圆形或类三角形，质硬脆，易折断，断面不整齐，木质部淡棕色至类白色，髓淡黄棕色。叶革质，多脱落，完整者椭圆形或狭卵形，长 1.5～9 cm，宽 1.3～4.5 cm，表面淡绿色至棕红色，先端尖尾状，基部心形，叶缘有细锯齿。有的可见花序或果序，总状，腋生，小花白色，蒴果球形，其外有紫黑色萼片，种子多而小，淡黄色。气香，味甘、辛。根弯曲有分枝，颇长，粗者直径可达 2 cm，外表赤褐色，深色之栓皮极易剥落，内部色较淡；散生细根，粗约 1 mm。质硬而脆，易折断；断面灰黄色，射线明显，木质致密。气芳香。

鉴别　茎横切面：表皮细胞 1 列，外被角质层。皮层常有裂隙。韧皮部外侧纤维及石细胞群排列成环，纤维壁厚，石细胞壁呈"U"字形增厚，木化。韧皮部较窄。形成层明显。木质部发达，连成环状。髓部细胞类圆形，壁木化。叶表面观：上表皮细胞多边形，壁较厚，角质层纹理明显。下表皮细胞壁波状，有平轴式气孔，角质层纹理较明显。

【成分】　滇白珠叶含挥发油 0.5%～0.8%。其中主要成分是水杨酸甲酯(methylsalicylate)[1]。

根中含木脂素苷成分：白株木苷(gaultherins)A、B[2]、C、D[3]，(－)-异落叶松树脂醇-2a-O-β-D-吡喃木糖苷〔(－)-isolariciresinol-2a-O-β-D-xylopyranoside〕，(＋)-南烛木树脂酚-2a-O-β-L-吡喃阿糖苷〔(＋)-lyoniresinol-2a-O-β-D-arabinopyranoside〕又名滇白珠苷 A，(－)-5′-甲氧基异落叶松树脂醇-2a-O-β-D-吡喃木糖苷〔(－)-5′-methoxyisolariciresinol-2a-O-β-D-xylopyranoside〕，(＋)-南烛木树脂酚-2a-O-β-D-吡喃葡萄糖苷〔(＋)-lyoniresinol-2a-O-β-D-glucopyranoside〕[4]，南烛木树脂酚〔(＋)-lyoniresinol〕，(－)-5′-甲氧基异落叶松树脂醇[5]。根中含二萜成分：gaultheronoterpene〔3β，12-dihydroxy-13-acetyl-4-(18)，8，11，13-podocarpate traene〕，gaultheric acid(12-hydroxy-13-acetyl-8，11，13-podocarpatrien-18-oil acid)[6]。三萜成分：3β-乙酰基-12，25-二烯-达玛烷(3β-acetyl-12，25-dien-dammarane)，3β-乙酰氧基-20(29)-羽扇烯-28-醛〔3β-acetoxy-20(29)-lupen-28-aldehyde〕，3β-羟基-20(29)-羽扇烯-28-醛〔3β-hydroxy-20(29)-lupen-28-aldehyde〕，3β-乙酰齐墩果酸(3β-acetyloleanoic acid)，熊果酸(ursolic acid)[7]。黄酮成分：芦丁(rutin)，槲皮素(quercetin)，(＋)-儿茶素〔(＋)-catechin〕，原花色素(proanthocyanidin)[8]。有机酸成分：阿魏酸(furulic acid)，绿原酸(chlorogenic acid)、水杨酸(salicylic acid)，香草酸(vanillic acid)，2,5-二羟基苯甲酸(gentistic acid)，原儿茶酸(protocatechuic acid)[8]，乙酰丁香酸(acetylsyringic acid)，棕榈酸(palmitic acid)，3，4，5-三甲基苯甲酸(3，4，5-trimethoxybenzoic acid)[5]。甾体类：β-谷甾醇(β-sitosterol)，3β-乙酰谷甾醇(3β-acetylsitosterol)，豆甾醇(stigmasterol)[7]，胡萝卜素(daucosterol)。又含东莨菪素(scopoletin)[5]。

【药理】　1. 抗炎作用　透骨香中含有已知具有解热、抗风湿作用的水杨酸甲酯[1]，水杨酸甲酯的药理实验证明，内服后有明显的抗炎作用。对巴豆油引起的小鼠耳郭肿胀抑制率为 32.9%；小鼠腹腔毛细血管通透性试验，染料渗出抑制率为 32.2%；此外，能减轻大鼠角叉菜胶足肿胀，致炎后 30 min 及 1 h 作用明显，肿胀抑制率为 41%[2]。

2. 镇痛作用　对透骨香根茎的水提醇沉浸膏进行了镇痛药理研究，扭体法试验表明，透骨香浸膏镇痛百分率为 58.8%；电刺激法，痛阈提高率为 120.8%；热板法，痛阈提高率为 54.4%[2]。

毒性　急性及亚急性毒性试验表明该浸膏毒性甚小[2]。

【药性】　辛，温。

1.《滇南本草》："味辛香、辣，性温。有小毒。"

2.《贵阳民间药草》："辛，温，无毒。"

3.《云南中草药》："香，辛，平。"

4.《湖南药物志》："辛、微甘涩，温，气芳香。"

【功用主治】　祛风除湿，散寒止痛，化痰止咳。主治风湿痹痛，胃寒疼痛，跌打损伤，咳嗽多痰。

1.《滇南本草》："子：治痰火筋骨疼痛，泡酒用之良。其根、梗，洗风寒痹，筋骨疼痛，暖筋透骨，熬水洗之。"

2.《天宝本草》："祛风散寒，退热。(治)筋骨疼痛，脚气。"

3.《分类草药性》："治寒气痛，风湿麻木，筋骨疼痛，吐血，跌打损伤。"

4.《四川中药志》1960 年版："(根)活血祛瘀，续筋接骨。治风湿筋骨痛及折损劳伤。"

5.《云南中草药》："治闭经，湿疹。"

6.《湖南药物志》："健胃解表，祛痰止咳。"

【用法用量】　内服：煎汤，9～15 g，鲜品 30 g；或浸酒。外用：煎水洗；或浸酒擦；或捣敷。

【宜忌】　1.《云南中草药》："忌酸冷、鱼腥、荞面。"

2.《广西本草选编》："孕妇禁服。"

【选方】　1. 治风湿关节疼痛　透骨香根 30 g，小血藤 15 g，白龙须 3 g，牛膝 15 g。泡酒 1 000 ml。每服约 30 ml，并用透骨香茎叶、生姜、葱煎水外洗。(《贵阳民间药草》)

2. 治跌打损伤　白珠树根 30 g，八棱麻 18 g。水、酒各半，煎服。(江西《草药手册》)

3. 治疮疡　透骨香研末，加冰片少许，外敷患处。

4. 治水臌　透骨香 15 g，车前草 9 g。水煎服。(3、4 方出自《贵州草药》)

3935 透茎冷水花 tòu jīng lěng shuǐ huā (《浙江药用植物志》)

【异名】　美豆、直苎麻(《天目山药用植物志》)，肥肉草(广东)，冰糖草(广西)。

【基原】　为荨麻科冷水花属植物透茎冷水花的全草或根茎。

【原植物】　透茎冷水花 *Pilea pumila*(L.)A. Cray〔*Urtica pumila* L.；*P. mongolica* Wedd.〕　又名：蒙古冷水花(《湖北植物志》)。

一年生草本，高 40～100 cm。茎直立，常分枝，淡绿色，无毛，肉质，有时呈透明状。叶对生；叶柄长 1～4 cm，相对叶柄不等长；托叶小，早落；叶片菱状卵形或宽卵形，长 2～10 cm，宽 1～7 cm，先端渐尖，基部宽楔形，两面均有线状钟乳体，边缘于基部以上有粗锯齿；基出脉 3 条。花雌雄同株、同序，有时

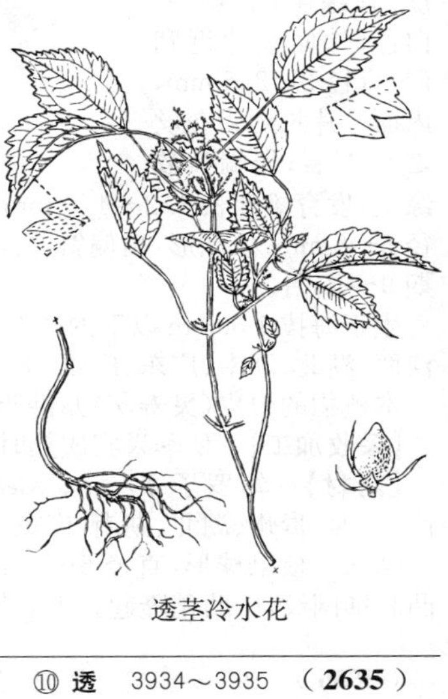

透茎冷水花

异株;聚伞花序蝎尾状,有时呈簇生状,雄花被片2,舟形,背面近先端有短角,雄蕊2,与花被对生;雌花被片3,狭披针形,雌蕊1。瘦果扁卵形,褐色,光滑。花期8~10月,果期9~11月。

生于山坡林下或沟谷旁阴湿处。除黑龙江、海南、青海、新疆、台湾外,各地均有分布。

【采收加工】 7~10月采收,鲜用或晒干。

【药性】 甘,寒。

1.《全国中草药汇编》:"甘,寒。"

2.《浙江药用植物志》:"淡,凉。"

【功用主治】 清热,利尿,解毒。主治尿路感染,急性肾炎,子宫内膜炎,子宫脱垂,赤白带下,跌打损伤,痈肿初起,虫蛇咬伤。

1.《全国中草药汇编》:"利尿解热,安胎。主治糖尿病,孕妇胎动,先兆流产。叶为止血剂,治创伤出血、瘀血。根、叶并治急性肾炎,尿道炎,出血,子宫脱垂,子宫内膜炎,赤白带下。"

2.《浙江药用植物志》:"清热利尿,消肿解毒。主治尿路感染,跌打损伤,痈肿初起,毒蛇咬伤。"

【用法用量】 内服:煎汤,15~30 g。外用:捣敷。

3936 笔罗子 bǐ luó zǐ (《湖南民间药物资料》)

【异名】 山枇杷、毛鼻良(《湖南民间药物资料》)。

【来源】 为清风藤科清风藤属植物笔罗子的果实。

【原植物】 笔罗子 *Meliosma rigida* Sieb. et Zucc. 又名:野枇杷(《中国树木分类学》),粗糠柴、花木香(《中国经济植物志》)。

乔木,高达7 m。芽、幼枝、叶背中脉、花序均被绣色长绒毛。单叶;叶柄长4~15 cm;叶片倒披针形或狭倒卵形,长8~25 cm,宽2.5~4.5 cm,先端渐尖或尾状渐尖,基部渐狭楔形,全缘或中部以上有数个尖锯齿,叶背被锈色柔毛;侧脉每边9~18条;革质。花两性,圆锥花序顶生,主轴具3棱;萼片5或4,卵形或近圆形,有缘毛;花瓣5,白色,外面3片近圆形,直径2~2.5 mm,内面2片长约为花丝之半,2裂;先端具数缘毛;发育雄蕊长1.2~1.5 mm;子房无毛。核果球形,直径5~8 mm;核球形,稍偏斜,具凸起细网纹。花期夏季,果期9~10月。

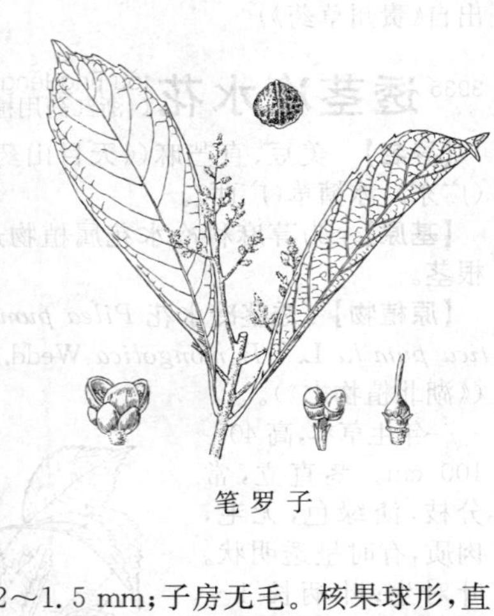

笔 罗 子

生于海拔1 500 m以下的阔叶林中。分布于浙江、福建、江西、湖北、湖南、广东、广西、贵州、云南、台湾等地。

本植物的根皮(灵寿茨)亦供药用,另设专条。

【采收加工】 秋季果实成熟时采收,晒干。

【药材】 笔罗子 *Fructus Meliosmae Rigidae* 产于云南、广西、贵州、湖北、湖南、广东、福建、江西、浙江。

性状 核果球形,直径5~8 mm。果核球形,稍偏斜,具凸起细网纹,中肋稍隆起。干后果实表面显棕绿色。气微。

【成分】 树皮含鞣质16.0%,叶含鞣质5.7%[1]。

【药性】 苦,平。

【功用主治】 解表,止咳。主治感冒,咳嗽。

【用法用量】 内服:煎汤,6~9 g。

3937 笔筒草 bǐ tǒng cǎo (《草木便方》)

【异名】 通气草(《草木便方》),土木贼(《天宝本草》),眉毛草(《分类草药性》),锁眉草(《四川中药志》),草麻黄(《天目山药用植物志》),节骨草(《湖南药物志》),锉刀草、木贼草、土麻黄、笔头草、镬盖草、野麻黄、接管草、擦草、锉草、虾蟆竹、磨石草(《浙江民间常用草药》)。

【基原】 为木贼科木贼属植物节节草的全草。

【原植物】 节节草 *Hippochaete ramosissima* (Desf.) Boerner [*Equisetum ramosissimum* Desf.]

多年生常绿草本。茎高18~100 cm或更高。根茎横走,黑色或黑褐色。地上茎绿色,直立,基部节上有分枝2~5,各分枝中空,枝上每节生小枝,稀无分枝,表面有棱脊6~20条;棱脊上有1列小疣状突起,沟内有气孔线1~4行。叶退化,轮生,下部联合成筒状鞘,鞘片背上无棱脊,鞘齿短三角形,黑色,有易落的膜质尖尾。孢子囊穗生在分枝及主茎顶端,长圆形,长0.5~2.5 cm,有小尖头,无柄;孢子叶六角形,中央凹入,盾状着生,排列紧密,边缘生长形的孢子囊6~9;孢子同型,圆球状,有弹丝4,成十字形,平时紧绕在孢子外面,遇水即弹开。孢子期8~10月。

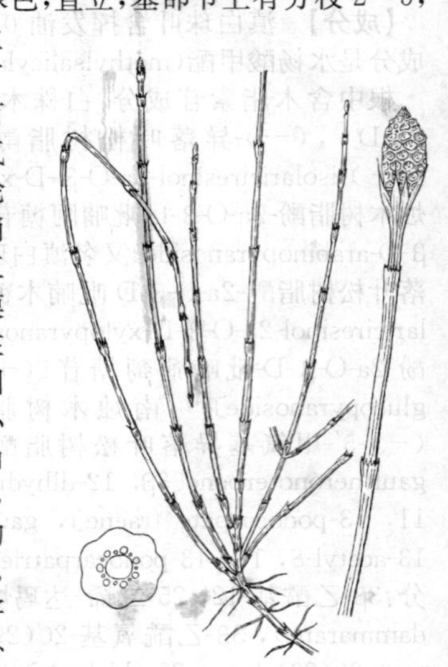

节 节 草

生于路边、山坡草丛、溪旁、池沼边等地。广布于全国各地。

【采收加工】 7~11月采挖,鲜用或晾通风处阴干。

【成分】 全草含生物碱类:烟碱(nicotine),犬问荆碱(palustrine)[1]。含黄酮类:山柰酚-3-槐糖苷-7-葡萄糖苷(kaempferol-3-sophoroside-7-glucoside),山柰酚(kaempferol)[2]。含甾醇类:谷甾醇,豆甾醇[3]。

【药性】 甘、苦,微寒。

1.《草木便方》:"辛。"

2.《湖南药物志》:"甘、苦,微寒。"

3.《天目山药用植物志》:"性平,味甘、微苦。"

4.《四川中药志》1979年版:"辛、微苦,凉。"

5.《湖北中草药志》:"辛。"

【功用主治】 清热明目,止血利尿。主治风热感冒,咳嗽,目赤肿痛,云翳,鼻衄,尿血,肠风下血,淋证,黄疸,带下,骨折。

1.《草木便方》:"治跌伤,通气,明目,利九窍,消积滞,止嗽化痰。"

2.《天宝本草》:"治赤白云翳,去风,清火,除湿气,通淋证并滞塞。”

3.《分类草药性》:“男子平胃火,补妇人血气。”

4.《四川中药志》1960年版:“清心火,去潮热,散云翳。治暴发火眼、涩痛溢泪及目赤红肿痛,并疗鼻血。”

5.《重庆草药》:“去燥热,散眼睛云雾,兼有生精补血的作用。治男子胃火,妇女病后血气不足(或为虚火),小儿响鼻(鼻阻)或常流清鼻涕,白浊。”

6.《湖南药物志》:“止血,解热利尿。主治妇女血崩,筋骨痛。”

7.《天目山药用植物志》:“治痢疾,急淋,腰痛,骨折。”

8.《浙江民间常用草药》:“治急、慢性肾炎,肾盂肾炎,迁延型传染性肝炎,血尿。”

9.《安徽中草药》:“解肌散风。治风热感冒。”

10.《全国中草药汇编》:“主治咳嗽,支气管炎。”

【用法用量】 内服:煎汤,9~30 g,鲜品30~60 g。外用:捣敷;或研末撒。

【选方】 1. 治急性结膜炎　节节草9 g,菊花6 g。水煎服。(《湖北中草药志》)

2. 治膀胱湿热,小便淋涩疼痛,尿血　笔筒草30 g,尿珠根30 g,白茅根30 g,川牛膝10 g。水煎服。(《四川中药志》1979年版)

3. 治急淋　节节草30 g,冰糖15 g。加水煎服。(《福建民间草药》)

4. 治痢疾　笔筒草根90~120 g,加仙鹤草等量。水煎服。赤痢冲白糖,白痢冲红糖,赤白痢红白糖各一半,每日早晚饭前各服1次。(《天目山药用植物志》)

【临床报道】 治疗慢性气管炎　用干节节草50 g,煎服,每次200~300 ml,每日2~3次,10 d为1个疗程,可连续3个疗程。治疗1 103例,近期控制295例,显效267例,好转381例,总有效率85.5%[1]。

3938 倒水莲 dào shuǐ lián (《四川中药志》)

【异名】 金鸡尾(《全国中草药汇编》)

【基原】 为毛茛科唐松草属植物峨眉唐松草的全草。

【原植物】 峨眉唐松草 *Thalictrum omeiense* W. T. Wang et S. H. Wang　又名:野海棠(四川)。

多年生草本,高50~80 cm。全株无毛。根状茎短,有多数细长的须根。茎直立,有分枝。叶互生;基生叶和茎下部叶均具长柄,柄长10~12 cm,基部具鞘;托叶与鞘同长;叶片长16~25 cm,小叶坚纸质,倒卵形、菱状倒卵形或宽卵形,长3~6.8 cm,宽2~5 cm,先端圆,基部宽楔形,3浅裂,有粗圆齿;茎上部叶较小,有短柄。花序近圆锥状,多回两歧状分枝,有较密集的花;花两性,花梗长4~5 mm;萼片4,花瓣状,倒卵形,长约3 mm,白色或浅粉红色,早落;雄蕊多数,长2~5 mm;心皮12~20,花柱比子房短,上部稍弯,柱头生于腹面。瘦果狭卵球形,长1.5~2.5 mm,无柄,有6条纵肋,宿存花柱拳卷。花期7月,果期8月。

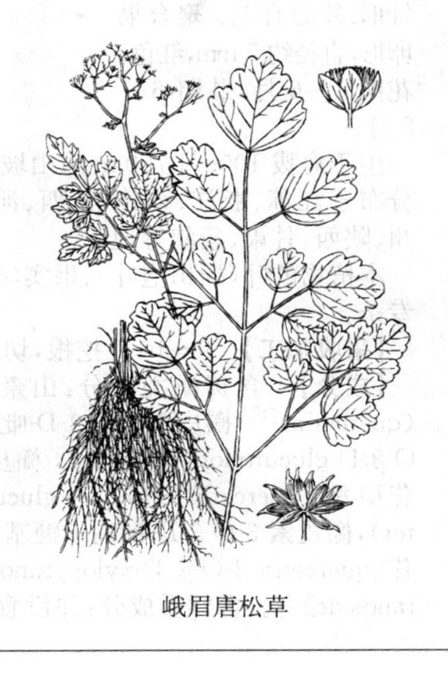

峨眉唐松草

生于海拔720~2 000 m的山地溪边或岩边潮湿处。分布于四川峨眉山和洪雅一带。

【采收加工】 9~10月采收,晒干。

【药材】 倒水莲 *Herba Thalictri Omeiensis*　产于四川。

性状　细根多数,密生于根茎上,长5~10 cm,直径约1 mm,表面黄褐色;质坚硬,易折断。小叶片较大,卵状长圆形至近圆形,长3~7 cm,宽2~5 cm。气微,味苦。

鉴别　根横切面:表皮细胞1列,浅黄色,有的特化为单细胞毛。皮层薄壁组织中有1~2列较大的木化厚壁细胞;内皮层细胞1列。初生木质部四原型;木质部束与纤维束各4个,交互排列,中央纤维束呈四角形。

【成分】 全草含氧化小檗碱(oxyberberine),小唐松草醛碱(thaliadine),秋唐松草替定碱(thalmelatidine),铁线蕨叶碱(adiantifoline),唐松明灵碱(thalmineline),峨眉唐松草碱即甲氧基铁线蕨叶碱(methoxyadiantifoline)[1]。

【药理】 1. 扩张冠脉　峨眉唐松草碱可使豚鼠离体心脏灌流冠脉流量增加,同时可见心肌收缩力抑制,心率轻度减慢。^{86}Rb摄取试验腹腔注射可使心肌营养性血流量增加,并能协同异丙肾上腺素的增加心肌血流量作用,但明显减弱$CaCl_2$的这一作用。离体冠脉螺旋条标本上的峨眉唐松草碱能明显抑制高K^+去极化所致冠脉条的收缩反应,此作用又可被$CaCl_2$所拮抗,表明其能扩张冠脉,具有负性心力及负性频率作用,其机制可能与钙拮抗有关。峨眉唐松草碱还能明显抑制去甲肾上腺素及苯福林所致冠脉条的依剂量性收缩,但不阻滞异丙肾上腺素的松弛冠脉条作用[1]。

2. 对心肌的影响　峨眉唐松草碱使大鼠左心房肌收缩幅度先呈短时轻度升高后,即行持续降低。峨眉唐松草碱还明显抑制心肌自律性,30 μmol/L可使诱发自律性的肾上腺素阈浓度由14±7 μmol/L增加至42±19 μmol/L。该碱并明显延长不应期,给药15 min后功能性不应期从61±2 ms延长至90±3 ms,并可降低心肌兴奋性。对于右心房肌,峨眉唐松草碱也可明显减弱收缩幅度,降低收缩频率[2]。

3. 抗心律失常作用　峨眉唐松草碱具有明显的抗心律失常作用,静注能明显提高乌头碱诱发大鼠室早、室速、室颤的剂量及致死量,也能明显提高毒毛花苷G诱发豚鼠室颤的剂量。对于氯仿所致小鼠心室纤颤,腹腔注射可显著地降低其发生率。对于冠脉结扎缺血心肌复灌所致麻醉大鼠心律失常也能显著对抗之。对于离体大鼠心脏缺血再灌注损伤,峨眉唐松草碱可显著降低其心室纤颤的发生率,延长窦性心律时间,减少心肌细胞中乳酸脱氢酶的释放及丙二醛的生成。峨眉唐松草碱还可使麻醉大鼠心率减慢,P-R间期延长,上述结果表明峨眉唐松草碱抗心律失常作用与其能阻止心肌细胞Na^+内流、抑制心肌Ca^{2+}转运、减弱α受体激动作用、保护心肌及抑制脂质过氧化作用有关[3,4]。

4. 对梅尼埃病的影响　倒水莲既可缓解梅尼埃病的主要症状眩晕,也可改善其中主要病理变化膜迷路积水所致听力损害[5]。

【药性】 《四川中药志》1960年版:“性寒,味苦、涩,无毒。”

【功用主治】 清热解毒,燥湿截疟。主治湿热黄疸,腹痛泻痢,目赤肿痛,疟疾寒热。

1.《四川中药志》1960年版:“除风寒,清热毒。治疟疾寒热，湿热发黄，头晕，目疼及腹痛泻痢。”

2.《全国中草药汇编》：“清热，燥湿，止痢。主治目赤肿痛。”

【用法用量】 内服：煎汤，12～24 g；或炖肉食。

【宜忌】 虚寒证慎服。

3939 倒生莲 dào shēng lián（《四川常用中草药》）

【异名】 花老鼠、尾生根、石上凤尾草（《广西药用植物名录》），仙人架桥、盘龙莲（《贵州草药》），金鸡尾（《四川常用中草药》），定草根、刷把草（《云南药用植物名录》），青丝还阳（《全国中草药汇编》）。

【基原】 为铁角蕨科铁角蕨属植物长生铁角蕨的全草或叶。

【原植物】 长生铁角蕨 *Asplenium prolongatum* Hook. 又名：长叶铁角蕨（《中国高等植物图鉴》）。

植株高 15～35 cm。根茎短而直立，顶端密被中间褐色、两侧淡棕色、粗筛孔的披针形鳞片。叶簇生；叶柄长 8～15 cm，灰绿色，光滑，干后连叶轴均压扁；叶片近肉质，披针形，长 10～25 cm，宽 3～4.5 cm，幼时疏生纤维状小鳞片，后渐脱落，二回深羽裂；羽片多数，互生，斜向上，近无柄，长圆形，长 1.5～2 cm，宽约 1 cm，先端圆钝，基部不对称，下部的羽片稍缩短；小羽片 3～4 对，篦齿状深羽裂；裂片狭线形，羽片基部的裂片较宽，二至三分叉，钝头，全缘；每裂片有小脉 1 条，先端有水囊体；羽轴的顶部延伸长 2～5 cm 而成尾状，并在先端具一被鳞片的芽胞，着地生根，行无性繁殖。孢子囊群线形，背生于小脉中部，每小羽片有 1 个；囊群盖线形，开向叶边，膜质，全缘。

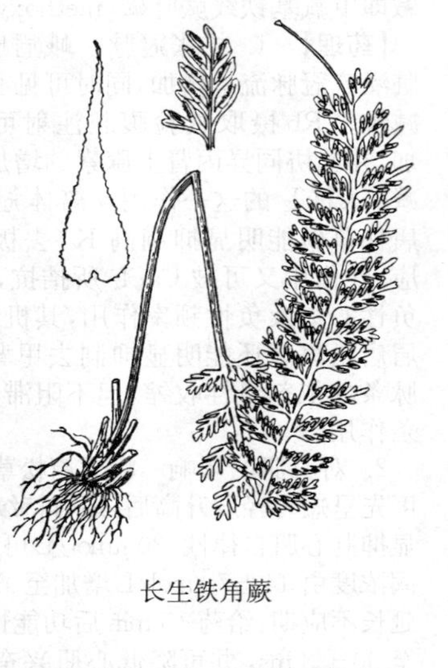

长生铁角蕨

附生于海拔 200～2 000 m 的阔叶林中树干或湿岩石上。分布于中南、西南（河南除外）及浙江、福建、西藏、甘肃、台湾等地。

【采收加工】 9～11 月采收，鲜用或晒干。

【成分】 全草含 2-氨基庚二酸（2-aminopimelic acid），4-羟基-2-氨基庚二酸（4-hydroxy-2-aminopimelic acid）[1]，山柰酚-3-鼠李糖苷-7-O-〔6-阿魏酰葡萄糖基（1→3）鼠李糖苷〕{kaempferol-3-rhamnoside-7-O-〔ylglucosyl（1→3）rhamnoside〕}[2]。

【药性】 辛、微苦，凉。归肝、肺、膀胱经。

1.《贵州草药》：“性平，味辛。”

2.《四川常用中草药》：“性平，味微苦。”

3.《湖南药物志》：“苦，平，无毒。”

4.《全国中草药汇编》：“辛、甘，平。”

【功用主治】 清热除湿，化瘀止血。主治咳嗽痰多，风湿痹痛，肠炎痢疾，尿路感染，乳腺炎，吐血，外伤出血，跌打损伤，烧烫伤。

1.《民间常用草药汇编》：“消水肿，治跌打腰痛，疗风湿，散瘀血，通关节。”

2.《贵州草药》：“清热除湿，驱风，化瘀生新。治风湿疼痛，咳嗽痰多，骨折，吐血。”

3.《四川常用中草药》：“清热，续筋，止血；治肺痨吐血，痢疾，血淋，跌打损伤，刀伤出血。”

4.《湖南药物志》：“消炎，消肿，活血。治黄肿病，火眼红肿，火伤。”

【用法用量】 内服：煎汤，9～30 g；或泡酒。外用：鲜品捣敷；或研末撒或调敷。

【选方】 1. 治火眼红肿 长生铁角蕨叶，散血草。捣烂，敷眼或取汁点眼。

2. 治金创 长生铁角蕨叶 9 g，钓竿草 9 g，松香木 9 g。捣烂敷。（1、2 方出自《湖南药物志》）

3940 倒生根 dào shēng gēn（《重庆草药》）

【异名】 大乌泡根（《重庆草药》）。

【基原】 为蔷薇科悬钩子属植物插田泡的根。

【原植物】 插田泡 *Rubus coreanus* Miq. 又名：乌泡倒触伞、两头草、乌龙毛（《重庆草药》），过江龙（《陕西中草药》），楝乌泡、爬船泡、爬船莓、龙船泡刺、红刺台（《湖南药物志》），插田藨（《经济植物手册》），高丽悬钩子（《华北经济植物志》）。

灌木，高 1～3 m。茎直立或弯曲成拱形，红褐色，有钩状的扁平皮刺。奇数羽状复叶；叶柄长 2～4 cm，和叶轴均散生小皮刺；托叶条形；小叶 5～7；顶生小叶柄长 1～2 cm，侧生小叶近无柄；叶片卵形、椭圆形或菱状卵形，长 3～6 cm，宽 1.5～4 cm，先端急尖，基部宽楔形或近圆形，边缘有不整齐锥状锐锯齿，或缺刻状粗锯齿，下面灰绿色，沿叶脉有柔毛或绒毛。伞房花序顶生或腋生；总花梗和花梗有柔毛；花粉红色，直径 8～10 mm；萼裂片卵状披针形，外面有毛。聚合果卵形，直径约 5 mm，红色。花期 4～6 月，果期 6～8 月。

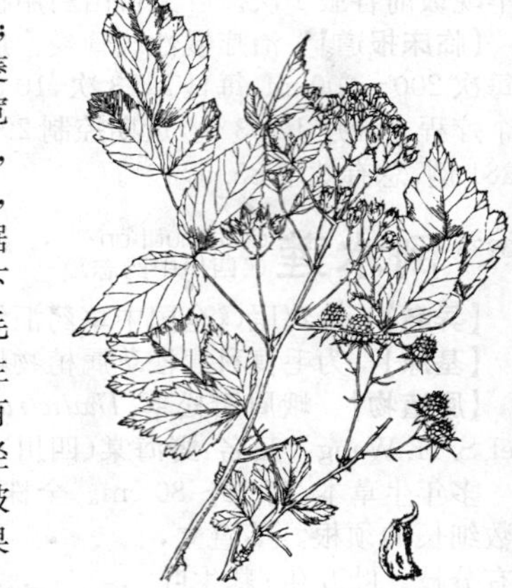

插田泡

生于海拔 100～1 700 m 的山坡灌丛或山谷、河边、路旁。分布于江苏、浙江、福建、江西、河南、湖北、湖南、四川、贵州、陕西、甘肃、新疆等地。

本植物的叶（插田泡叶）、果实（插田泡果）亦供药用，另设专条。

【采收加工】 9～10 月挖根，切片，晒干。

【成分】 含黄酮类成分：山柰酚（kaempferol），槲皮素（quercetin）[1]，槲皮素 3-O-β-D-吡喃葡萄糖苷（quercetin 3-O-β-D-glucuronopyranoside），槲皮素 3-O-β-D-吡喃葡萄糖苷甲酯（quercetin 3-O-β-D-glucuronopyranosyl methylester），槲皮素 3-O-β-D-吡喃木糖基-（1→2）-β-D-吡喃葡萄糖苷〔quercetin 3-O-β-D-xylopyranosyl-（1→2）-β-D-glucopyranoside〕[2]。含鞣质成分：并没食子酸（ellagic acid），地榆

素(sanguiin) H-5[1]、H-4,(＋)-儿茶素〔(＋)-catechin〕,(－)-表儿茶素〔(－)-epicatechin〕[3]。

【药性】 苦、涩,凉。

1.《草木便方》:"酸咸平。"

2.《陕西中草药》:"味苦、涩,性凉。"

3.《湖南药物志》:"苦、涩,无毒。"

【功用主治】 活血止血,祛风除湿。主治跌打损伤,骨折,月经不调,吐血,衄血,风湿痹痛,水肿,小便不利,瘰疬。

1.《草木便方》:"消瘰疬,(治)目泪,痘后目翳,祛风除湿,(治)狗咬。"

2.《重庆草药》:"行气活血,生肾水。治男子痨伤吐血,女子月经不调,痒子瘰疬。"

3.《陕西中草药》:"调经活血,止血止痛。治跌打损伤,骨折,不孕症,月经不调,鼻衄。"

4.《湖南药物志》:"消肿利尿,除风湿,利关节,解毒,破血生血。"

5.《贵州民间方药集》:"清热凉血,治倒经、癫狂。"

【用法用量】 内服:煎汤,6～15 g;或浸酒。外用:鲜品捣敷。

【宜忌】《重庆草药》:"体弱无瘀血停滞者慎用。"

【选方】 1. 治倒经 大乌泡不定根 15 g。用酒水各半蒸,内服,日 2 次。(《草木便方今释》)

2. 治吐泻 (高丽悬钩子)根 9 g,铁马鞭全草 30 g,毛芥菜 30 g,斋粑树 15 g。水煎服。

3. 治小便不利 (高丽悬钩子)根(支端根)15 g,车前草 9 g,水灯心 6 g。水煎服。(2、3 方出自《湖南药物志》)

3941 倒扣草 dào kòu cǎo (《本草求原》)

【异名】 鸡豚草(《滇南本草》),土常山(《本草求原》),牛舌大黄、牛舌头、鱼鳞菜(《岭南采药录》),倒钩草、倒梗草(《广州植物志》),破布粘、白基牛膝、鸡骨草(《福建民间草药》),牛七风、白牛七、鹅膝(《广西中兽医药用植物》),倒捋草(《南宁市药物志》),倒吞吞、倒挂草(《野生药用植物图说》),鸡骨癀、牛獭鼻(《泉州本草》),倒刺草(广州部队《常用中草药手册》),虎鞭草、粘身草、鸭脚节(《福建中草药》),铁马鞭、撮鼻草(《实用中草药》),倒勒草(广州空军《常用中草药手册》),掇鼻草(《台湾药用植物志》)。

【基原】 为苋科牛膝属植物粗毛牛膝的全草。

【原植物】 粗毛牛膝 *Achyranthes aspera* L. 又名:土牛膝(《中国植物志》)。

多年生草本,高 20～120 cm。根细长,直径 3～5 mm,土黄色。茎四棱形,有柔毛,节部稍膨大,分枝对生。叶对生;叶柄长 5～15 mm;叶片纸质,宽卵状倒卵形或椭圆状长圆形,长 1.5～7 cm,宽 0.4～4 cm,先端圆钝,具突尖,基部楔形或圆形,全缘或波状缘,两面密生粗毛。穗状花序顶生,直立,长 10～30 cm,花期后反折;总花梗具棱角,粗壮,坚硬,密生白色伏贴或开展柔毛;花长 3～4 mm,疏生;苞片披针形,长 3～4 mm,先端长渐尖;小苞片刺状,长 2.5～4.5 mm,坚硬,光亮,常带紫色,基部两侧各有 1 个薄膜质翅,长 1.5～2 mm,全缘,全部贴生在刺部,但易于分离;花被片披针形,长 3.5～5 mm,长渐尖,花后变硬且锐尖,具 1 脉;雄蕊长 2.5～3.5 mm;退化雄蕊先端截状或细圆齿状,有具分枝流苏状长缘毛。胞果卵形,长 2.5～3 mm。种子卵形,不扁压,长约 2 mm,棕色。花期 6～8 月,果期 10 月。

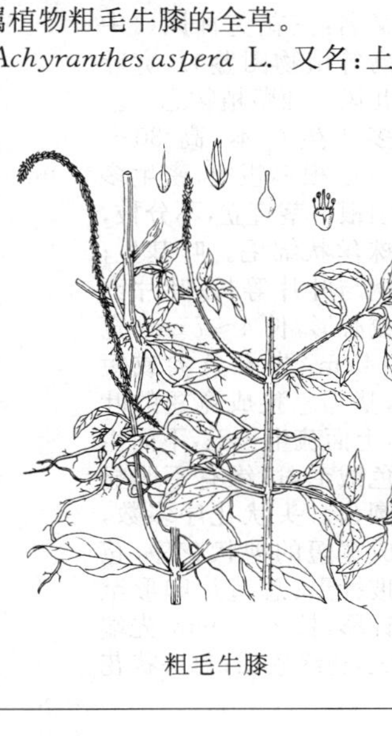

粗毛牛膝

生于山坡疏林或村庄附近空旷地。分布于华南、西南及福建、江西、湖北、湖南、台湾等地。

【采收加工】 7～11 月采收,洗净,鲜用或晒干。

【药材】 倒扣草 *Herba Achyranthis Asperae* 产于湖南、江西、贵州等地。

性状 根圆柱形,微弯曲,表面灰黄色,具细顺纹及侧根痕;质柔韧,不易折断,断面纤维性,小点状维管束排成数个轮环。茎类圆柱形,嫩枝略呈方柱形,有分枝,表面褐绿色,嫩枝被柔毛,节膨大如膝状;质脆,易折断,断面黄绿色。叶对生,有柄;叶片多皱缩,完整者长圆状倒卵形、倒卵形或椭圆形,两面均被粗毛。穗状花序细长,花反折如倒钩。胞果卵形,黑色。气微,味甘。

鉴别 (1) 茎横切面:表皮细胞 1 列,类方形或椭圆形,外壁略突起,有非腺毛。皮层薄壁细胞 3～5 列,含黄棕色物质;棱角处有厚角组织。中柱鞘纤维于角隅处较发达,韧皮部狭窄。形成层不明显。木质部导管群集中在四棱角隅及两棱中部;导管群周围有木纤维。髓部近中心处有 2 个相对立的髓部维管束,外韧型。茎基横切面木质部有木间韧皮部。

叶横切面:上、下表皮均为 1 列类方形细胞;外被非腺毛,栅栏组织细胞 3～4 列,含草酸钙簇晶或砂晶;海绵组织细胞较少,黄棕色。维管束外韧型,4～5 个排成不连续环状,束间有大型薄壁细胞,束周薄壁细胞含棕色物质。主脉处上表皮内有厚角组织,呈双峰状突起;其下表皮内亦有厚角组织,呈不规则弧状突起。

(2) 取本品粉末 0.2 g,加乙醇 5 ml,回流 10 min,滤过。取滤液 2 ml,蒸发至干,加醋酐 1 ml 溶解,倾入小试管中,沿壁加浓硫酸 1 ml,显棕红色环(检查皂苷)。

(3) 薄层色谱:取本品粉末 0.2 g,加 75%乙醇 10 ml,回流 20 min,滤过。滤液加 5%盐酸 3 ml 回流 15 min,冷却,用 3%氢氧化钠试液调至中性,用氯仿萃取,浓缩至适量作供试液。另取齐墩果酸作对照品,分别点于同一硅胶 G-0.6% CMC 薄层板上,以乙醚-正己烷(2∶1)展开 11 cm,喷以 25%磷钼酸乙醇液,于 105 ℃烘 5～10 min,供试液色谱在与对照品色谱的相应位置上,显相同的色斑。

【成分】 种子、根、茎和中含甾族化合物蜕皮甾酮(ecdysterone)[1],20-羟基蜕皮素(20-hydroxyecdysone)[9]。种子中还含倒扣草皂苷(achyranthes saponin)A、B[2]。未成熟的果实中含扣草皂苷 C 和倒扣草皂苷 D[3]。种子的成分含蛋白质,氨基酸,氨基酸是由精氨酸,组氨酸,赖氨酸,甲硫氨酸,胱氨酸,苏氨酸,苯丙氨酸,色氨酸,亮氨酸,异亮氨酸,缬氨酸组成[4]。枝条含生物碱,果实期含量最高[5]。

枝条中含长链化合物:27-环己基二十七烷-7-醇(27-cyclohexylheptacosan-7-ol),16-羟基-26-甲基二十七烷-2-酮(16-hydroxy-26-methyltacosan-2-one)[10],2-四十烷醇(tetracontanol-2),4-甲基-三十七烷-1-烯-10-醇(4-methyl-heptatriacont-1-en-10-ol)[11],36,47-二羟基五十一烷-4-酮(36,

47-dihydroxyhenpentacontan-4-one)及三十三烷醇(tritriacontanol)等[6]。还含倒扣草碱(achyranthine)[7]。

地上部分含三萜皂苷成分:{β-D-glucopyranosyl 3β-〔O-β-D-galactopyranosyl-(1→2)-O-α-D-glucopyranuronosyloxy〕-machaerinate},{β-D-glucopyranosyl 3β-〔O-α-L-rhamnopyranosyl-(1→3)-O-β-D-glucopyranuronosyloxy〕-machaerinate},{β-D-glucopyranosyl 3β-〔O-α-L-rhamnopyranosyl-(1→3)-O-β-D-glucopyranuronosyloxy〕oleanolate},{β-D-glucopyranosyl 3β-〔O-β-D-galactopyranosyl-(1→2)-O-β-D-glucopyranuronosyloxy〕oleandate},{β-D-glucopyranosyl 3β-〔O-β-D-ranuronosyloxy〕oleandate}[8],bisdesmosidic saponins Ⅰ、Ⅱ、Ⅲ[9]。黄酮苷:槲皮素-3-O-β-D-半乳糖苷(quercetin-3-O-β-D-galactoside)[9]。

【药理】 1. 对心血管系统的影响　从倒扣草全草提取的两种生物碱混合物能使麻醉犬心脏收缩力加强,血压上升,呼吸短暂兴奋[1]。倒扣草种子的皂苷混合物,能加强离体蛙心、豚鼠心和在位兔心的收缩力。此皂苷混合物也能增强衰弱心脏的张力和衰弱乳头肌的收缩力,其增强心收缩力的作用比洋地黄快,但作用时间较短[2]。倒扣草皂苷灌流大鼠离体心脏,可增强磷酸化酶 a 的活性,但对总磷酸化酶的活性无影响[3]。倒扣草碱使犬和蛙血管扩张,血压下降,心率减慢,并有增加呼吸频率和幅度的作用[4]。

2. 抗生育作用　倒扣草的苯或氯仿提取物,对小鼠有80%～100%的避孕作用[5]。一次给予家兔 50 mg/kg 的本品苯提取物,显示 100%的堕胎作用;对小鼠无雌激素样或抗雌激素样作用,也无雄激素样作用[6]。本品甲醇提取物对大鼠妊娠的抑制率为 60%,丙酮提取物对大鼠胚胎植入的抑制率为 50%[7]。在交配后的 1～5 d,给成熟雌性大鼠倒扣草地上部分的正丁醇提取物灌胃,有避孕作用。在卵巢切除的未成熟雌性大鼠,本提取物在抗生育剂量时,显示雌激素样作用,在 1/15 抗生育剂量时,可使子宫增重100%,甚至在 1/20 抗生育剂量时,也可见明显的营养子宫作用[8]。

3. 抗菌作用　倒扣草全草煎剂,在试管内对金黄色葡萄球菌、乙型链球菌、白喉杆菌、炭疽杆菌、伤寒杆菌、铜绿假单胞菌和痢疾杆菌等有不同程度的抗菌作用[9]。倒扣草粉与锌制成散剂,其 0.5%的混悬剂对黄曲霉菌、絮状表皮癣菌和石膏样小孢子菌等有杀菌作用[10]。从倒扣草嫩杆干粉提取的精油,能抑制曲霉菌菌体的生长[11]。

4. 其他作用　倒扣草全草的两种生物碱混合物能拮抗各种物质所致的肠管和子宫平滑肌痉挛,对大鼠尚有轻度抗利尿作用[1]。倒扣草碱体外可使蛙腹直肌收缩,此作用比乙酰胆碱弱,并不被筒箭毒碱所阻断;大鼠灌胃有利尿和导泻作用。倒扣草碱对离体豚鼠和大鼠回肠及中枢神经系统无明显影响,对兔耳和角膜也无刺激性;但对大鼠有轻微解热作用[4]。倒扣草提取物对腹水型肉瘤 S_{180} 无抑制生长作用[12]。

【药性】 苦、酸,微寒。归肝、肺、膀胱经。

1.《本草求原》:"苦,温。"

2.《广西中药志》:"味苦、辛,性寒。"

3. 广州部队《常用中草药手册》:"甘、淡,凉。"

4.《广西本草选编》:"味微苦、酸,性寒。"

5.《福建药物志》:"苦、酸,平。"

【功用主治】 活血化瘀,利尿通淋,解表清热。主治经闭痛经、月经不调、跌打损伤,风湿关节痛,淋病水肿,湿热带下,外感发热,疟疾,痢疾,咽痛,疔疮痈肿。

1.《本草求原》:"止骨痛。治疟疾,小肠气痛。"

2.《岭南采药录》:"退热,利小便。(治)闭口痢,疟疾。"

3.《广西中药志》:"治红白痢疾,喉痧,跌打损伤,壮筋骨,散血、止痛,理脚气。"

4. 广州部队《常用中草药手册》:"清热解表,利水通淋。治感冒发热,暑热头痛,尿路结石,慢性肾炎。"

5.《广西民族药简编》:"治鱼骨鲠喉。"

6.《福建药物志》:"主治风湿关节痛,腰腿酸痛,尿道炎,急性肾炎,高血压,扁桃体炎,白喉,闭经,白带,痈疽肿毒。"

【用法用量】 内服:煎汤,10～15 g。外用:捣敷;或研末,吹喉。

【宜忌】《广西中药志》:"体虚、血崩及孕妇忌用。"

【选方】 1. 治血滞经闭　倒扣草 30～60 g,马鞭草鲜全草 30 g。水煎,调酒服。(《福建中草药》)

2. 治跌伤筋缩疼痛　破布粘鲜全草一握,和头发一团。煎汤熏洗,每日 1 次,可常洗。(《福建民间草药》)

3. 治男妇诸淋,小便不通　用土牛膝连叶以酒煎服数次,血淋尤验。(《岭南采药录》)

4. 治冻疮　鲜倒扣草 60 g,生姜 30 g。水煎外洗,未溃、已溃均宜。(福建《常用中草药选编》)

【临床报道】 1. 治疗腰肌劳损　用倒扣草 50～100 g,猪瘦肉 60 g,冰糖 30 g。水煎服,每日 1 剂,分 2 次服,共治疗腰肌劳损 108 例,均获痊愈。其中 1～3 d 痊愈者 96 例,4～7 d 获愈者 12 例[1]。

2. 治疗急性肾炎　取生土牛膝叶 15 g 洗净,加冷开水 50 ml,捣烂,取浓汁调适量白糖口服。每日 2 次。治疗急性肾炎 29 例,除 1 例无效外,均获治愈。一般服药 1 星期左右,症状明显好转,2 星期后尿检复常[2]。

3942 倒赤伞 dào chì sǎn
(《西藏常用中草药》)

【异名】 大叶一支箭、刀口药、白胡子狼毒(《昆明民间常用草药》),青皮草(《万县中草药》),一把箭、发表药(《四川中药志》)。

【基原】 为菊科兔耳风属植物宽穗兔耳风的全草。

【原植物】 宽穗兔耳风 *Ainsliaea latifolia* (D. Don) Sch.-Bip. [*Liatris latifolia* D. Don; *A. triflora* (Buch.-Ham. ex D. Don) Druce]

又名:三花兔耳风(《中国高等植物图鉴》),宽叶兔儿风(《西藏植物志》)。

多年生草本,高 30～60 cm。根茎粗短,密生多数须根。茎直立,不分枝,具蛛丝状绵毛。叶基生;叶柄与叶片等长;叶片卵形或心形,长 4～7 cm,宽 3～4 cm,先端急尖或短尖,基部急狭成宽翅的叶柄,上面疏生长毛,下面生白色绒毛,边缘有不明显的圆齿。头状花序多数,排成宽短的穗状花序,苞叶披针形;总苞片卵形至披针形,长 2～7 mm,先端渐尖,边缘膜质;每头状花

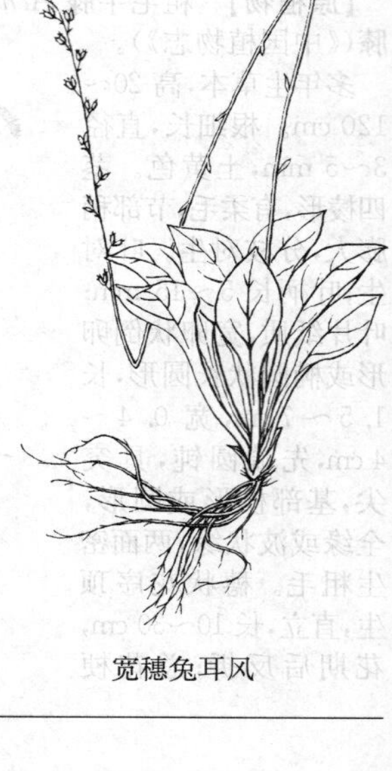

宽穗兔耳风

序有3小花，花冠白色或带紫色。瘦果长约3 mm，倒披针形，生绢状柔毛；冠毛羽毛状，淡褐色，长约8 mm。

生于阴湿山坡、路旁及林下。分布于湖北、四川、贵州、云南、西藏、陕西、甘肃等地。

【采收加工】 7～9月采收，鲜用或切段晒干。

【药性】《西藏常用中草药》："辛、微苦，温。"

【功用主治】 祛风散寒，活血消肿。主治风寒感冒，头痛，腰痛，肠炎，痢疾，跌打瘀肿，外伤出血，中耳炎，乳腺炎。

1.《西藏常用中草药》："祛风散寒，止咳，止痢。治风寒咳嗽，肠炎，痢疾。"

2.《四川中药志》1979年版："活血祛瘀，消肿止痛。用于外伤出血，跌打损伤，中耳炎，乳痈，风寒感冒。"

【用法用量】 内服：煎汤，6～15 g；或浸酒。外用：捣敷；或研末撒；或绞汁滴耳。

【选方】 1. 治风寒感冒　青皮草30 g。水煎服。(《四川中药志》1979年版)

2. 治龋齿痛　青皮草6 g。搓成团，噙牙痛处。(《万县中草药》)

3. 治跌打损伤肿痛　青皮草30 g，或配九节风30 g。泡酒服。(《四川中药志》1979年版)

4. 治外伤出血，疮口不收　青皮草、白及各适量。研细，外敷患处。(《万县中草药》)

5. 治中耳炎　鲜青皮草，捣汁滴耳。

6. 治乳腺炎　鲜青皮草，捣烂外敷。(5、6方出自《四川中药志》1979年版)

3943 倒挂草 dào guà cǎo (《新华本草纲要》)

【基原】 为铁角蕨科铁角蕨属植物倒挂铁角蕨的全草。

【原植物】 倒挂铁角蕨 *Asplenium normale* Don　又名：常式倒挂草(《福建植物志》)。

植株高15～40 cm。根茎短，直立或斜升，密被褐色、线状披针形、粗筛孔的鳞片，全缘。叶簇生；叶柄长5～20 cm，栗褐色至紫黑色，有光泽，基部稍被鳞片；叶片草质或近革质，线状披针形，长12～30 cm，宽2.5～4 cm，顶端常有一被鳞片的芽胞，着地生根，行无性繁殖，基部不缩狭，一回羽状；羽片15～30对或更多，互生，平展，彼此密接，长圆形或三角状长圆形，中部的长1.5～2 cm，宽5～8 mm，先端钝或圆形，基部不对称，上缘与外缘有小钝齿，内缘截形而与叶轴平行，下缘楔形，基部上侧稍呈耳状；叶脉羽状分离，侧脉二叉，基部上侧一组二至三回分叉，每组有小脉1条。孢子囊群长圆形，背生于小脉中部或中部以上，在中脉两侧排成平行而不相等的两行；囊群盖长圆形，膜质，全缘，开向中脉。

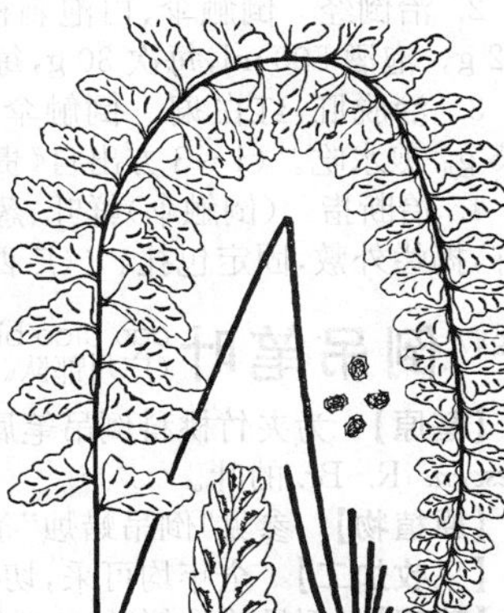

倒挂铁角蕨

生于海拔150～2 500 m的密林下或溪边石上或路边湿地。分布于华东、华南、西南及湖南、西藏、台湾等地。

【采收加工】 7～10月采收，晒干或鲜用。

【成分】 全草含黄酮类成分山柰酚(kaempferol)，槲皮素(quercetin)，刺槐素(acacetin)，芫花素(genkwanin)，原花色素(proanthocyanidin)[1]，芹菜素-7-O-二鼠李糖苷(apigenin-7-O-dirhamnoside)，木犀草素-7-O-二鼠李糖苷(luteolin-7-O-dirhamnoside)，芫花素-4′-O-葡萄糖鼠李糖苷(genkwanin-4′-O-glucosylrhamnoside)，6，8-二-C-葡萄糖基木犀草素(6，8-di-C-glucosylluteolin)，木犀草素-7-O-葡萄糖鼠李糖苷(luteolin-7-O-glucosylrhamnoside)，芫花素-4′-O-葡萄糖苷(genkwanin-4′-O-glucoside)，6，8-二-C-葡萄糖基芹菜素(vicenin Ⅱ)[2]。

【药性】 微苦，平。

【功用主治】《中国药用孢子植物》："清热解毒，止血。治蜈蚣咬伤，外伤出血，痢疾。"

【用法用量】 内服：煎汤，9～15 g。外用：研末敷；或捣敷。

【选方】 治痢疾　倒挂铁角蕨15 g，铁苋菜15 g。煎服。(《中国药用孢子植物》)

3944 倒钩刺 dào gōu cì (《云南中草药》)

【异名】 小乌泡、刺黄连、刺茶、散血草、小倒钩刺(《云南中草药》)。

【基原】 为蔷薇科悬钩子属植物三叶悬钩子的全株。

【原植物】 三叶悬钩子 *Rubus delavayi* Franch.　又名：德氏悬钩子(《中国经济植物志》)，三叶藨(《云南木本植物名录》)。

直立小灌木，高1～2 m。茎枝无毛，具倒钩锐皮刺。三出复叶，互生；叶柄长3～4 cm，有细小皮刺，顶生小叶柄长5～8 mm；托叶刚毛状；小叶片披针形，长4～6 cm，宽8～15 mm，先端渐尖，基部渐狭，边缘具齿，两面光滑，粉绿色。花1～2朵腋生或顶生，花梗长1～2 cm，与萼均有细柔毛及皮刺；萼片披针形，附属物叶状，线形，具刺；花白色，直径约1 cm，花瓣倒卵形，外面有短柔毛，较萼片短；雄蕊花丝密被柔毛；花柱短于雄蕊，无毛。聚合果球形，直径约1 cm，肉质，多汁，成熟时橘黄色。花期5～6月，果期6～7月。

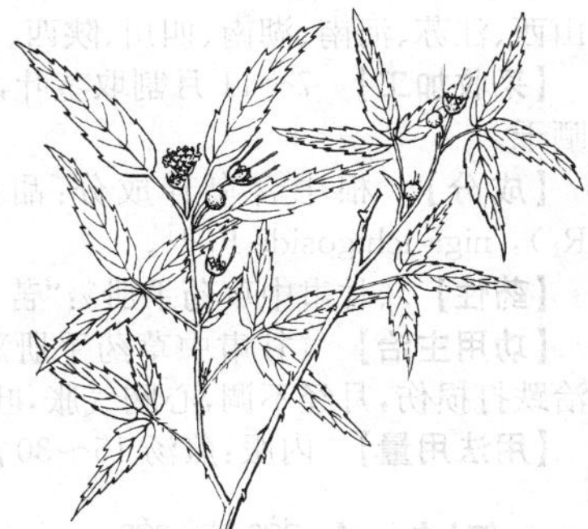

三叶悬钩子

生于海拔2 000～3 000 m的山坡杂木林下。分布于云南。

【采收加工】 7～11月采收，鲜用或切碎晒干。

【药性】《云南中草药》："甘、微酸，平。"

【功用主治】《云南中草药》："清热解毒，除湿止痢，驱蛔。主治扁桃腺炎，火眼，痢疾，疥疮，风湿性关节炎。"

【用法用量】 内服：煎汤，15～30 g。外用：鲜品捣敷。

【选方】 1. 治蛔虫病　每用(倒钩刺)15 g。水煎服或配伍应用。

2. 治腮腺炎,乳腺炎,无名肿毒　用鲜品捣烂外用。(1、2方出自《云南中草药》)

3945 倒莓子 dào méi zǐ (《全国中草药汇编》)

【异名】 红梅梢(《甘肃中草药手册》)。

【基原】 为蔷薇科悬钩子属植物腺花茅莓的枝叶或根。

【原植物】 腺花茅莓 *Rubus parvifolius* L. var. *adenochlamys* (Focke) Migo

小灌木,高约1 m。枝有短柔毛及倒生皮刺。奇数羽状复叶;小叶3,有时5,侧生小叶较小,宽倒卵形,长2～5 cm,宽1.5～5 cm,叶边缘有浅裂和不整齐粗锯齿,上面疏生柔毛,下面密生白色绒毛;叶柄长5～12 cm,和叶轴均有柔毛及小皮刺;托叶条形。伞房花序有花3～10朵;总花梗、花梗及花萼密生绒毛及红色腺毛;花粉红色或紫红色,直径6～9 mm。聚合果球形,直径1.5～2 cm,红色。

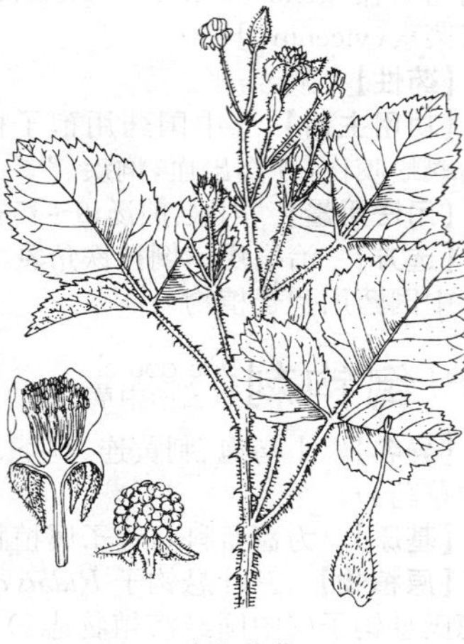

腺花茅莓

生于海拔500～2 700 m向阳山坡或林下。分布于河北、山西、江苏、河南、湖南、四川、陕西、甘肃。

【采收加工】 7～11月割取茎叶,10～12月挖根,鲜用或晒干。

【成分】 根中含皂苷成分:甜茶皂苷(sauvissimoside R_1),niga-ichigoside F_1[1]。

【药性】 《甘肃中草药手册》:"苦,平。"

【功用主治】 《甘肃中草药手册》:"调气和血,解毒。主治跌打损伤,月经不调,心胸气胀,吐血,痈肿疮毒。"

【用法用量】 内服:煎汤15～30 g;或浸酒。外用:捣敷。

3946 倒触伞 dào chù sǎn (《贵阳民间药草》)

【异名】 蔷薇莓、空心藨、七叶饭消扭(《天目山药用植物志》),空筒泡(《恩施中草药手册》),白花暗洞、三月莓、五月泡(《广西本草选编》),三月泡、白花三月泡、划船泡、龙船泡(《全国中草药汇编》)。

【基原】 为蔷薇科悬钩子属植物空心泡的根或嫩枝叶。

【原植物】 空心泡 *Rubus rosaefolius* Smith

灌木,高2～3 m。小枝直立或倾斜,常有浅黄色腺点,具扁平皮刺,嫩枝密被白茸毛。奇数羽状复叶,互生;总叶柄长4～12 cm;小托叶2;小叶5～7,长圆状披针形,长3～5.5 cm,宽1.2～2 cm,先端渐尖,基部圆形,边缘有重锯齿,两面疏生茸毛,具浅黄色腺点。花1～2朵,顶生或腋生,直径2～3 cm;萼5裂,外被短柔毛和腺点,萼片先端长尾尖;花瓣5,白色,长于萼片。聚合果球形或卵形,长1～1.5 cm,成熟后红色。花期3～5月,果期6～7月。

生于海拔达2 000 m的山地杂木林内阴处、草坡或高山腐殖质土壤上。分布于浙江、安徽、福建、江西、湖南、广东、广西、四川、贵州、台湾等地。

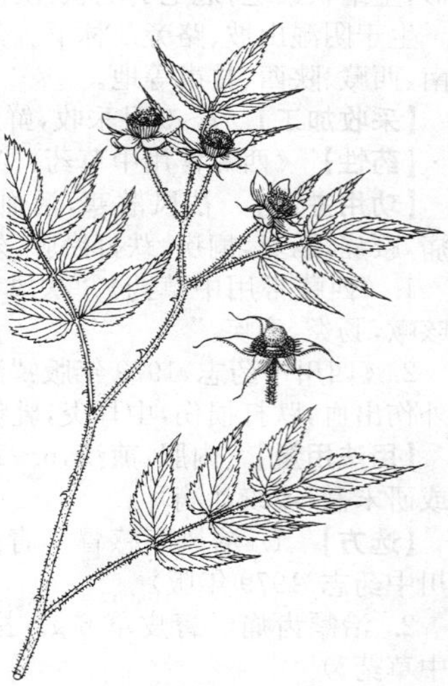

空心泡

【采收加工】 5～7月采嫩枝、叶,鲜用或晒干;9～11月挖根,晒干。

【药性】 涩、微辛、苦,平。

1.《贵阳民间药草》:"涩、微辛、苦,平。无毒。"

2.《广西本草选编》:"味苦,性平。"

3.《全国中草药汇编》:"苦、甘、涩,凉。"

【功用主治】 清热止咳,收敛止血,解毒,接骨。主治肺热咳嗽,小儿百日咳,咯血,小儿惊风,月经不调,痢疾,跌打损伤,外伤出血,烧烫伤。

1.《贵阳民间药草》:"收敛,凉血,止血,治倒经,喘咳,盗汗。"

2.《天目山药用植物志》:"治小儿惊风。"

3.《广西本草选编》:"清热解毒,接骨。主治痢疾,急性胃肠炎,小儿惊风,断指,烧烫伤,外伤出血。"

4.《全国中草药汇编》:"清热,止咳,止血,祛风湿。主治肺热咳嗽,百日咳咯血,盗汗,牙痛,筋骨痹痛,跌打损伤。"

【用法用量】 内服:煎汤,9～15 g;或浸酒。外用:鲜品捣敷;或煎水洗。

【选方】 1. 治小儿百日咳　倒触伞12 g,破铜钱12 g,钩藤根3 g,蓝布正12 g。煎水服。

2. 治倒经　倒触伞、白泡刺根倒触伞、猫爪刺倒触伞各12 g。泡酒500 ml,每次30 g,每日服2次。

3. 治脱肛,红白痢　倒触伞、翻背红、枣儿红(地榆)各15 g。煎水吃。(1～3方出自《贵阳民间药草》)

4. 治断指　(倒触伞)鲜叶、葱白、连钱草适量,加白糖少许,捣烂外敷,固定包扎。(《广西本草选编》)

3947 倒吊笔叶 dào diào bǐ yè (广州部队《常用中草药手册》)

【基原】 为夹竹桃科倒吊笔属植物倒吊笔 *Wrightia pubescens* R. Br. 的叶。

【原植物】 参见"倒吊蜡烛"条。

【采收加工】 全年均可采,切碎,晒干或鲜用。

【药理】 倒吊蜡烛鲜叶100%浓度水煎液对金黄色葡萄球菌、白色葡萄球菌、甲型和乙型链球菌、大肠杆菌、变形杆菌、痢疾杆菌、铜绿假单胞菌等有一定抗菌作用[1]。

【药性】 广州部队《常用中草药手册》:"甘,凉。"

【功用主治】 《全国中草药汇编》:"祛风解表。治感冒发热。"

【用法用量】 内服:煎汤,5～10 g。

3948 倒吊蜡烛 dào diào là zhú (《生草药性备要》)

【异名】 墨柱果、章表(广州部队《常用中草药手册》)。

【基原】 为夹竹桃科倒吊笔属植物倒吊笔的根或茎枝。

【原植物】 倒吊笔 *Wrightia pubescens* R. Br. 又名：乳酱树（海南）。

乔木，高 8～20 m。全株具乳汁；树皮黄灰褐色，浅裂；枝条密生皮孔，嫩枝被黄色柔毛，老枝无毛。叶对生；叶柄长 0.4～1 cm；叶片坚纸质，卵状长圆形或长圆状披针形，长 5～10 cm，宽 3～6 cm，先端短渐尖，基部急尖至钝，叶面微被柔毛，叶背密被柔毛；聚伞花序顶生；花萼 5 裂，裂片宽卵形，内面基部有腺体；花冠白色、浅黄色或粉色，漏斗状，裂片 5，长圆形；副花冠分裂为 10 鳞片，呈流苏状，其中 5 枚鳞片生于花冠裂片上，先端通常有 3 个小齿，其余 5 个鳞片生于花冠筒先端，先端 2 深裂；雄蕊 5，花药伸出花冠喉部之外，花药箭头状，被短柔毛；子房由 2 枚黏生心皮组成，无毛，花柱丝状，向上逐渐增大，柱头卵形。蓇葖果 2 个黏生，线状披针形，灰褐色，斑点不明显，长 15～30 cm，直径 1～2 cm。种子线状纺锤形，黄褐色，先端具淡黄色绢质种毛，种毛长 2～3.5 cm。花期 4～8 月，果期 8 月至翌年 2 月。

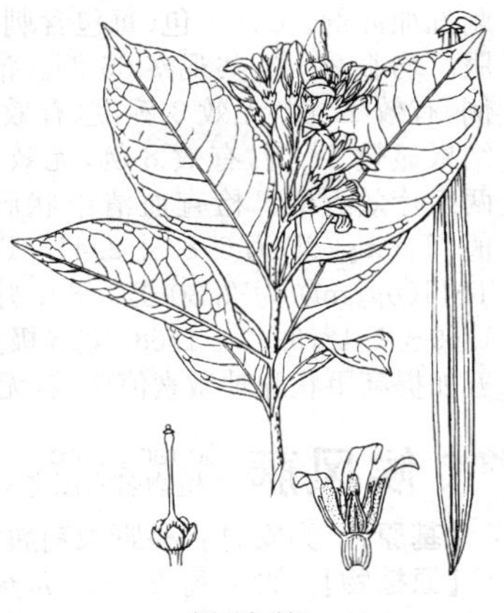

倒吊笔

生于海拔 300 m 以下的低海拔热带雨林中和干燥稀树林中。分布于广东、广西、海南、贵州和云南等地。

本植物的叶（倒吊笔叶）亦供药用，另设专条。

【采收加工】 全年均可采，切片，晒干。

【药材】 倒吊蜡烛 *Radix seu Ramulus Wrightiae Pubescentis* 产于广东、海南、广西和云南等地。

性状 根多切成不规则的片块状，切面宽 2.5～4 cm。外皮灰白色、土黄色或灰褐色，具不规则纵皱纹及白色点状突起的皮孔；皮部松浮，易剥落。质轻而硬，断面木部黄白色。气微，味淡。

枝圆柱形，长短不一，表面黄灰色，密生点状皮孔，并可见叶痕、芽痕，质脆，折断面木部占大部分。气微，味微苦。

【成分】 根中含氨基酸、有机酸、糖类[1]。

【药性】 甘、淡，平。

1.《本草求原》："淡腥而平，无毒。"

2. 广州部队《常用中草药手册》："甘，凉。"

3.《全国中草药汇编》："甘，平。"

4.《广西民族药简编》："有小毒。"

【功用主治】 祛风通络，化痰散结，利湿。主治风湿痹痛，腰膝疼痛，跌打损伤，瘰疬，慢性支气管炎，黄疸型肝炎，肝硬化腹水。

1.《生草药性备要》："根煲酒，治跌打。"

2. 广州部队《常用中草药手册》："祛风湿，通经络，散结化瘀。治风湿性关节炎，腰腿痛，淋巴结结核，黄疸型肝炎，肝硬化腹水。"

3.《全国中草药汇编》："治慢性支气管炎，白带。"

4.《广西民族药简编》："治腮腺炎。"

【用法用量】 内服：煎汤，15～30 g；或浸酒。

【选方】 治老年性慢性支气管炎　倒吊笔根 60 g，生姜 6 g。水煎分 2 次服，每日 1 剂，10 d 为 1 个疗程。（《全国中草药汇编》）

3949 倒根野苏 dào gēn yě sū（《东北常用中草药手册》）

【基原】 为唇形科香茶菜属植物蓝萼香茶菜的全草或叶。

【原植物】 蓝萼香茶菜 *Rabdosia japonica*（Burm. f.）Hara var. *glaucocalyx*（Maxim.）Hara［*Plectranthus glaucocalyx* Maxim.；*Isodon glaucocalyx*（Maxim.）Kudo］ 又名：回菜花（《中国经济植物志》），香茶菜、山苏子、野苏子（《吉林中草药》）。

多年生草本，茎高达 1.5 m。茎下部被疏柔毛，上部近无毛。叶对生；叶柄长 0.5～3 cm；叶片卵形或宽卵形，长 6.5～13 cm，两面沿脉略被疏柔毛。聚伞花序具梗，3～5 花，组成疏松、顶生圆锥花序；苞片及小苞片卵形，被微柔毛；花萼筒状钟形，长约 1.5 mm，外被灰白色短柔毛及腺点，萼齿 5，较萼筒短，多少呈二唇形，果时增大，长达 3 mm；花冠白色，长 5.5 mm，花冠筒近基部上面浅囊状，上唇 4 等裂，下唇舟形；雄蕊及花柱直伸花冠外。小坚果宽倒卵形，先端无毛。

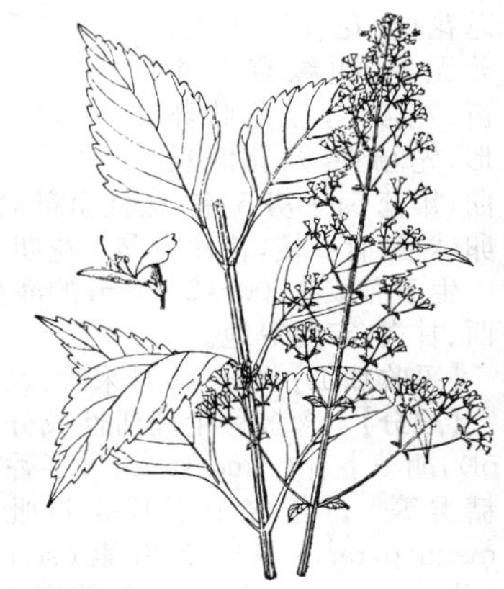

蓝萼香茶菜

生于山谷、林下、草丛中。分布于东北及河北、山西、山东等地。

【采收加工】 7～11 月采收，切段，晒干。

【成分】 叶含兰萼甲素和乙素（glaucocalyxin A、B），β-谷甾醇（β-sitosterol），熊果酸（ursolic acid）[1]，兰萼丙素（glaucocalyxin C）[2]。

【药性】《北方常用中草药手册》："味苦，性温，无毒。"

【功用主治】 健胃消食，清热解毒。主治脘腹胀痛，食滞纳呆，胁痛黄疸，感冒发热，乳痈，蛇虫咬伤。

1.《吉林中草药》："健胃整肠。治食欲不振，消化不良。"

2.《内蒙古中草药》："清热解毒，健脾，活血。主治肝炎初起，乳腺炎，跌打损伤，感冒发热，胃炎，关节痛，蛇虫咬伤。"

【用法用量】 内服：煎汤，10～15 g。外用：捣敷。

【选方】 1. 治消化不良，胃腹胀满　回菜花叶 15 g，炒谷芽 12 g，鸡内金 9 g，陈皮 9 g。水煎服。（《青岛中草药手册》）

2. 治急性黄疸型肝炎　蓝萼香茶菜 30 g，茵陈 30 g，车前子 15 g。水煎服。

3. 治乳腺炎　蓝萼香茶菜、板蓝根、金银花各 15 g，甘草 6 g。水煎服。（2、3 方出自《内蒙古中草药》）

3950 倒卵叶五加 dào luǎn yè wǔ jiā（《陕西中医》）

【异名】 老虎刺、蛇不过、倒刨牛、母猪刺〔《陕西中医》

1984,33(9):39]。

【基原】 为五加科五加属植物倒卵叶五加的根或茎。

【原植物】 倒卵叶五加 *Acanthopanax obovatus* Hoo

直立灌木。小枝无毛,节上有刺1~2个;刺细长下弯,基部不膨大。叶有5小叶,在长枝上互生,在短枝上簇生;叶柄细长,长2.5~5 cm,有时枝上部的近于无柄,无毛,无刺;小叶片倒卵形,长2.5~5 cm,宽1.5~2 cm,先端尖,基部楔形,两面均无毛,下面黄绿色或灰白色,边缘近全缘或先端有数个锯齿;无小叶柄或几无小叶柄。伞形花序1~2个或几个顶生在长枝上或短枝上,直径3~4 cm,有花多数;总花梗、花梗均无毛;萼无毛,边缘有5小齿;花瓣5,三角状卵形,先端尖,开花时反曲;雄蕊5;子房5室,花柱全部合生成柱状。果实椭圆状卵球形,有5棱,花柱宿存。花期7~8月,果期9~10月。

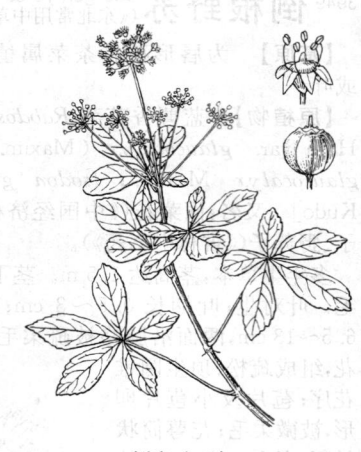

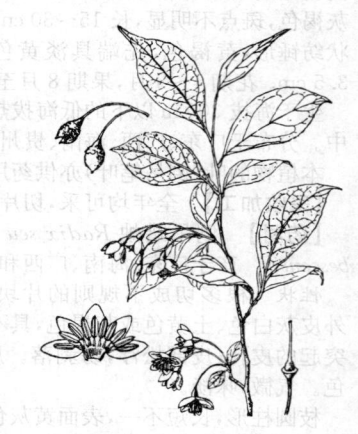
倒卵叶五加

生于海拔1 000~2 000 m的灌丛和山坡路边。分布于陕西、甘肃、宁夏等地。

【采收加工】 9~11月采收,除去小枝及叶,切段,晒干。

【成分】 含多种生理活性成分,如β-谷甾醇(β-sitosterol),胡萝卜苷(daucosterol),丁香苷(syringin),黄酮苷,多糖类等[1]。还含正丁基-α-D-吡喃甘露糖(*n*-butyl-α-D-mannopyranoside),芝麻素(sesamin),消旋丁香树脂酚(dl-syringaresinol),丁香树脂酚双糖苷(acanthoside) D,硬脂酸(stearic acid),虫漆蜡醇(laccerol)[2]。

【药性】 《陕西中医学院学报》1989,(2):25:"性温。"

【功用主治】 《陕西中医》1984,33(9):39:"扶正固本,益气健脾,补肾安神,助睡眠,增食欲,壮阳。对神经衰弱,冠心病,高血压病,低血压,风湿痛,阳痿等症疗效显著。"

【用法用量】 内服:煎汤,9~15 g;或入丸、散。

【宜忌】 阴虚火旺者慎服。

【临床报道】 1. 治疗神经衰弱 倒卵叶五加制成冲剂(每包含浸膏1.35 g)。治疗组早晚各服1包,持续服用40 d为1个疗程。对照组早晚各服刺五加冲剂1包(含浸膏0.68 g),疗程同上。治疗组共45例,结果控制6例,显效30例,有效8例,无效1例,总显效率79.99%,总有效率97.78%;对照组共33例,控制5例,显效24例,有效3例,无效1例(3.03%),总显效率87.88%,总有效率96.6%。两组疗效及起效时间无显著差异($P>0.05$)。服药期间部分患者出现口干、咽痛、牙痛、鼻衄等副作用,除个别患者不能耐受而终止观察外,一般都能坚持治疗[1]。

2. 治疗白细胞减少症 倒卵叶五加制成冲剂(每包含浸膏1.35 g)。治疗组早晚各服2包,持续服40 d为1个疗程。对照组早晚各服刺五加冲剂2包(每包含浸膏0.68 g),疗程同上。取治疗后连续3次白细胞计数的平均值作为疗效观察值。治疗组21例,结果近期治愈5例,显效5例,有效6例,无效5例,总有效率为76.19%,总显效率为47.61%。对照组22例,治愈3例,显效8例,有效4例,无效7例,结果总有效率为68.18%,总显效率为50%。两组疗效对比无显著差异($P>0.05$)。说明两种五加皮对白细胞减少症均有较好的治疗作用[2]。

3. 治疗慢性低血压症 倒卵叶五加制成冲剂(每包含浸膏1.35 g)。治疗组口服每日2包,分2次服。对照组口服刺五加冲剂,每日2包(每包含刺五加浸膏0.68 g),分2次服。均服20 d。共观察66例。治疗组33例,结果显效19例,有效11例,无效3例,总有效率90.9%;对照组33例,结果显效21例,有效8例,无效4例,总有效率87.09%。两组疗效近似。检查血清甲状腺轴激素46例,疗前平均值:T_4(mg/dl)为6.83±2.41,T_3(ng/ml)为1.33±1.03,TSH(μg/ml)为2.30±1.80;疗后分别为8.82±2.63,1.69±1.18,3.40±1.68;差异极显著($P<0.001$),但两种五加提高甲状腺轴激素值比较,无显著差异($P<0.05$)[3]。

3951 候风藤 hòu fēng téng(《植物名实图考》)

【基原】 为安息香科野茉莉属植物野茉莉的叶或果实。

【原植物】 野茉莉 *Styrax japonicus* Sieb. et Zucc. 又名:野花梧、茉莉苞(《亨利氏中国植物名录》),木香柴、野白果树(《贵州中草药名录》),脆果子树(《秦岭植物志》),木橘子(湖北),耳完桃(广东)。

灌木或小乔木,高4~8 m。树皮灰褐色或黑褐色,嫩枝被淡黄色星状毛,后变为无毛。叶互生;叶柄长5~10 mm,疏被星状短柔毛;叶片椭圆形或长圆状椭圆形至卵状椭圆形,长4~10 cm,宽1.5~6 cm,先端急尖或渐尖,基部楔形或宽楔形,全缘或上半部具疏齿,上面除叶脉疏被星状毛外,其余无毛而略粗糙,下面仅主脉和侧脉汇合处有白色髯毛;花单生叶腋或2~5朵成总状花序,长5~8 cm;花梗长2~3 cm;小苞片线形或线状披针形,无毛,易落;花萼杯状,有5短齿;花白色,花冠5裂,裂片卵形、倒卵形或椭圆形,两面均被星状毛;雄蕊10,花丝等长,上部分离,下部联合成筒,下部被白色长柔毛。果实近球形至卵形,直径8~10 mm,先端具小尖头,外面密被灰色星状绒毛。种子褐色,表面具深皱纹。花期4~7月,果期7~11月。

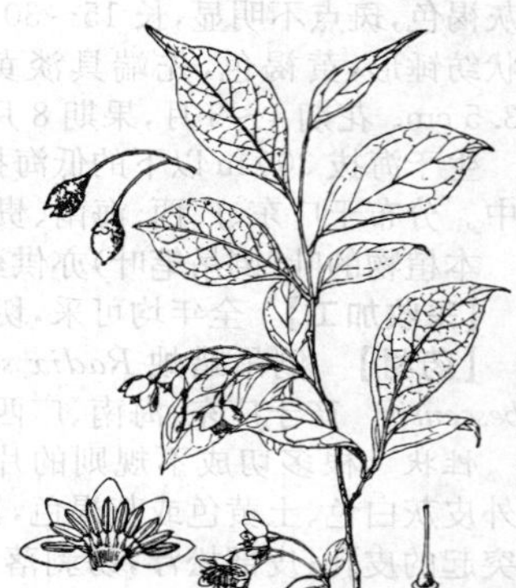
野茉莉

生于海拔400~1 800 m的林中。分布北自秦岭和黄河以南,东起山东、福建,西至云南东北部和四川东部,南达台湾、广东和广西北部。

【采收加工】 春、夏季采叶;8~11月采摘成熟果实,鲜用或晒干。

【成分】 果实中含三萜皂苷类成分:jegosaponins A、B、C、D[1]。

【药性】 辛、苦,温。小毒。

【功用主治】 《青岛中草药手册》:"收敛。"

【用法用量】 内服:煎汤,3~10 g。

3952 臭皮 chòu pí（《云南中草药》）

【基原】 为海桐花科海桐花属植物皱叶海桐或异叶海桐的根皮及树皮。

【原植物】 1. 皱叶海桐 *Pittosporum crispulum* Gagnep. ［*P. lignilobum* Hu et Wang］ 又名：黄木（《中国植物志》），鸡蛋白树、羊脆果、羊脆木（《云南中草药》）。

常绿灌木，高 1～3 m。嫩枝无毛，干后红褐色。叶簇生于枝顶；叶柄长 1～1.5 cm；叶片薄革质，长圆形或长圆状倒披针形，长 8～18 cm，宽 3～5 cm，先端渐尖，基部楔形，上面深绿色，干后暗绿色，略有光泽，下面浅绿色，边缘微呈波状。顶生伞形花序，2～4 束，簇生于枝顶叶腋，每束2～5花；花梗长 1～2 cm；花较大；萼片三角状卵形，长3 mm，基部略连合，无毛；花瓣长 1.5 cm；雄蕊长 1 cm；雌蕊长 8～10 mm，子房被毛。蒴果椭圆形或梨形，长 2～3 cm，直径达 2 cm，3～5 裂；果柄长 15～20 mm。种子 39～45 颗，排成 2 列。花期 4～6 月，果期 9～12 月。

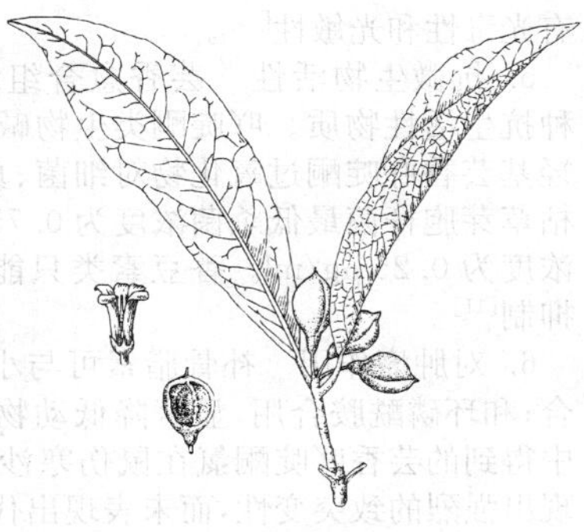

皱叶海桐

生于海拔 450～1760 m 的石灰岩山坡、灌丛中。分布于西南及湖北等地。

2. 异叶海桐 *P. heterophyllum* Franch. ［*P. truncatum* Pritz. var. *tsaii* Gowda］

灌木，高 2.5 m。嫩枝无毛，灰褐色。叶簇生于枝顶；叶柄长 3～4 mm；叶片薄革质，线形、狭披针形或倒披针形，长 4～8 cm，宽 1～1.5 cm，先端略尖，基部楔形，边缘平展。花 1～5 朵簇生于枝顶，呈伞形；萼片卵形，基部稍合生；花瓣合生，裂片披针形，先端圆；雄蕊长 4～5 mm；雌蕊比雄蕊稍短，子房被毛。蒴果近球形，2 瓣开裂。种子 5～8 颗，干后黑色，有宿存花柱。

生于海拔1 900～3 000 m 的山地。分布于云南北部、西藏东南部，亦见于四川木里。

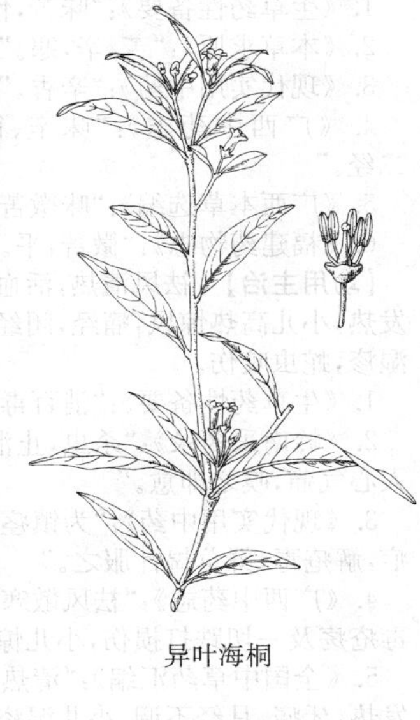

异叶海桐

【采收加工】 春、秋两季剥取根皮或树皮，切段，晒干。

【药性】《云南中草药》："气臭，苦、涩，凉。"

【功用主治】 祛风止痛，收敛止血，清热解毒。主治风湿痹痛，跌打肿痛，崩漏，便血，外伤出血，肺热咳嗽，痢疾，黄疸，无名肿毒。

1.《云南中草药》："收敛止血，消肿止痛，解毒。主治胃及十二指肠溃疡出血，鼻衄，产后流血不止，月经过多，黄疸，心悸，失眠，小儿麻痹后遗症，瘫痪，风湿疼痛，坐骨神经痛，跌打损伤，外伤出血，毒蛇咬伤，无名肿毒，骨折。"

2.《全国中草药汇编》："解毒消炎，祛风除湿，止血。主治肺热咳嗽，痢疾，风湿疼痛，跌打损伤，崩漏，肠风下血，蛔虫病。"

【用法用量】 内服：煎汤，15～30 g；或浸酒。外用：捣敷；或研末调敷。

3953 臭草 chòu cǎo（《生草药性备要》）

【异名】 臭艾（《广西中药志》），小香草（《广西植物名录》），荆芥七（《广西中草药》），香草（广州），猴子草（福建诏安）。

【基原】 为芸香科芸香属植物芸香的全草。

【原植物】 芸香 *Ruta graveolens* L.

多年生木质草本，高可达 1 m。全株无毛但多腺点。叶互生，二至三回羽状全裂至深裂，长 6～12 cm；裂片倒卵状长圆形、倒卵形或匙形，长 1～2 cm，全缘或微有钝齿。聚伞花序顶生或腋生；花两性，金黄色，直径约 2 cm；萼片 4～5，细小，宿存；花瓣 4～5，边缘细撕裂状；雄蕊 8～10，花开初期与花瓣对生的 4 枚贴伏于花瓣，与萼片对生的 4 枚较长，斜出而外露，花盛开时全部雄蕊并列一起竖直且等长；心皮 3～5，上部离生；花盘有腺点。蒴果 4～5 室；种子有棱，种皮有瘤状突起。花期 4～5 月，果期 6～7 月。

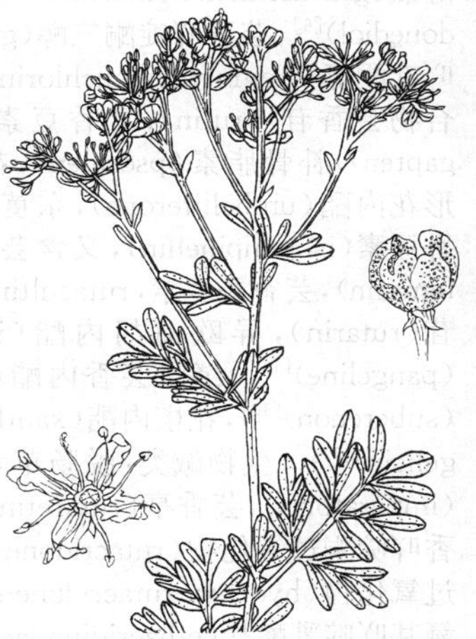

芸 香

栽培植物，我国南部常见，长江以北则栽培于温室。

【栽培】 生物学特性 喜温暖湿润气候，耐寒、耐旱。最适生长发育温度22～27 ℃，地下部分能安全越冬。以土层深厚、疏松肥沃、富含腐殖质、排水良好的砂质壤土或壤土栽培为宜。忌连作。

繁殖方法 种子繁殖或扦插繁殖。种子繁殖：春、秋两季播种，直播或育苗移栽。直播：按行株距 45 cm×30 cm 开穴播种，覆土 2～3 cm，稍加镇压，浇水；育苗移栽：秋季将种子撒播于苗床，覆土以盖没种子为度，稍加镇压，浇水，盖草，翌年春季移栽。扦插繁殖：选 2～4 年生健壮植株，剪取半木质化的枝条作插条，雨季扦插于苗床。春季扦插，当年移栽，秋季扦插，翌年春季移栽。

田间管理 苗高 10～12 cm 间苗、补苗。定植北方以春季、南方以秋季栽种为宜。每年需中耕除草 3～4 次，结合追施人畜粪肥。旱季要灌溉，雨季要开沟排水。

病虫害防治　病害有根腐病,用石灰撒病穴。虫害有柑橘黄凤蝶的幼虫为害叶片,用90%敌百虫800～1 000倍液喷射。

【采收加工】 5～7月采收,晾干。

【成分】 全草含挥发油,2-壬酮(2-nonanone),2-十一酮(2-undecanone),2-壬醇(2-nonanol),2-十一醇(2-undecanol),乙酸-2-十一醇酯(2-undecanylacetate),乙酸-2-壬醇酯(2-nonanylacetate),桉叶素(cineole),对聚伞花素(*p*-cymene),α,β-蒎烯(α,β-pinene),柠檬(limonene),莰烯(camphene),芳樟醇(linalool),樟脑(camphor)等。生物碱:芸香碱(graveoline),香草木宁碱(kokusaginine),茵芋碱(skimmianine),6-甲氧基白鲜碱(6-methoxydictamnine),加锡弥罗果碱(edulinine),山柑子碱(arborinine),γ-崖椒碱(γ-fagarine),芸香宁碱(graveolinine),芸香吖啶酮(rutacridone),N-甲基坡拉特德斯明(N-methyl platydesmin),日巴里尼定(ribalinidin),芸香里尼定(rutalinidin)和它们的季铵离子,2-〔4-(3,4-亚甲二氧基苯)丁基〕-4-喹诺酮{2-〔4-(3,4-methylenedioxybenzene) butyl〕-4-quinolone}[1,2]。又含芸香酚内酯(gravelliferone)[3],芸香酚内酯甲醚(gravelliferone methyl ether)[4]。

根含芸香吖啶酮氯(gravacridone chlorine),芸香吖啶酮醇氯(gravacridonol chlorine)[5],芸香吖啶酮二醇(gravacridonediol)[6],芸香吖啶酮三醇(gravacridonetriol)[7],异芸香吖啶酮氯(isogravacridonchlorine)[8]。本品又含黄酮类化合物芸香苷(rutin);含香豆素类化合物香柑内酯(bergapten),补骨脂素(psoralen),花椒毒素(xanthotoxin),伞形花内酯(umbelliferone),东莨菪素(scopoletin),异茴芹香豆素(isopimpinellin),又含芸香呋喃香豆醇乙酸酯(rutamarin),芸香香豆素(rutacultin),芸香呋喃香豆醇葡萄糖苷(rutarin),异欧前胡内酯(isoimperatorin),潘当归素(pangeline)[1]。缕状芸香内酯(chalepensin)[9],苏北壬酮(suberenon)[10],花椒内酯(xanthyletin),白当归素(byakangelicin)[11]。生物碱类:脱肠草素(herniarin),欧前胡内酯(imperatorin),芸香亭(rutaretin),白鲜碱(dictamnine),芸香吖啶酮过氧化物(rutacridone-epoxide),羟基芸香吖啶酮过氧化物(hydroxy-rutacridone-epoxide),3,9-二氨基-7-乙氧基吖啶乳酸盐(ethacridine-lactate)[12]。

【药理】 1. 解痉作用　全草中所含总碱可解除氯化钡引起的离体兔回肠痉挛,其中以山柑子碱作用最强,崖椒碱及一种喹啉类生物碱次之[1]。解痉强度与罂粟碱相当[2]。对大鼠奥狄括约肌,总生物碱、γ-崖椒碱、茵芋碱都有解痉作用。茵芋碱、γ-崖椒碱作用稍弱[3]。白鲜碱、崖椒碱、茵芋碱、香草木宁碱的混合物对大鼠、豚鼠的解痉作用较单个成分强[4]。山柑子碱和芸香呋喃香豆醇乙酸酯均可减少甲基胆碱和氯化钡对大鼠胃底部和回肠的最大收缩作用,后者可使甲基胆碱在离体大鼠回肠量效曲线右移。这些化合物的解痉作用是可逆的,可以被洗脱[5]。芸香中含有的香柑内酯、花椒毒素等也具有解痉作用[6]。

2. 对子宫的作用　茵芋碱可增加豚鼠子宫自律性收缩[3]。引产流产的成分为挥发油,乃直接作用于子宫肌纤维所致[7]。对催产者引起的大鼠子宫收缩,茵芋碱能增强这种作用,白鲜碱、崖椒碱则减弱,但不降低自发性子宫收缩。白鲜碱、崖椒碱、茵芋碱、香草木宁碱的混合物可以削弱肾上腺素对豚鼠精囊的作用[4]。芸香地上部分、根、茎、叶的氯仿提取物各以0.8 g/kg、1.2 g/kg、1.2 g/kg、1.0 g/kg给交配后大鼠口服1～10 d,抗妊娠率分别达50%、44.4%、40.0%和75.0%。主要活性物质缕状芸香内酯以0.36 g/kg给予1～8 d,抗妊娠率达80.0%[8]。

3. 心血管作用　山柑子碱可抑制乙酰-β-甲基胆碱引起的离体猪冠状动脉的收缩;作用强度相当于盐酸罂粟碱,而芸香呋喃香豆醇乙酸酯和芸香酚内酯甲醚作用强度要弱20和40倍。这些药物的解痉作用是可逆的。洗脱后收缩力恢复的时间,山柑子碱、芸香酚内酯甲醚、罂粟碱相同,而芸香呋喃香豆醇乙酸酯恢复时间长20倍[9]。

4. 对皮肤的光敏作用　芸香中的某种成分在豚鼠身上有光毒性和光敏性[10]。

5. 抗微生物活性　芸香愈合组织培养液至少形成14种抗生活性物质。吖啶酮类生物碱芸香吖啶酮过氧化物,羟基芸香吖啶酮过氧化物对细菌、真菌作用最强。前者对枯草芽胞杆菌最低杀菌浓度为0.75 μg/ml,后者最低杀菌浓度为0.25 μg/ml。香豆素类只能在较高浓度引起一些抑制[11]。

6. 对肿瘤作用　补骨脂素可与小鼠白血病L_{1210}细胞结合;和环磷酰胺合用,显著降低动物死亡率[12]。从芸香根中得到的芸香吖啶酮氯在鼠伤寒沙门菌TA_{98}细菌株上表现出强烈的致突变性,而未表现出代谢活性。大鼠肝脏S_9提取部分中的酶可使这种物质失活。TA_{100}细菌株试验中,可以检测到碱基对的替代,这种物质毒性表现为更强而致突变性减弱。说明该物质可能通过移码突变机制作用于鼠伤寒沙门菌[13]。

7. 其他作用　芸香的一种提取物在有髓神经所谓K^+-去极化实验研究中证明对钾离子流没有选择性阻断作用。它也可以阻断钠离子流。但是程度稍弱。该提取物可使钠失活曲线电位轴向负方向移动,并明显改变以K^+瞬时电流为特征的钾离子动力学[14]。

毒性　白鲜碱、崖椒碱、茵芋碱、香草木宁碱对小鼠的LD_{50}为150～250 mg/kg,芸香碱为45 mg/kg,所含的其他生物碱为75～140 mg/kg[4]。

【药性】 辛、微苦,寒。

1.《生草药性备要》:"味苦,性寒。"

2.《本草求原》:"苦、辛,寒。"

3.《现代实用中药》:"辛香。"

4.《广西中药志》:"味辛、微苦,性温无毒。入肝、脾二经。"

5.《广西本草选编》:"味微苦,性凉。"

6.《福建药物志》:"微苦,平。"

【功用主治】 祛风清热,活血散瘀,消肿解毒。主治感冒发热,小儿高热惊风,痛经,闭经,跌打损伤,热毒疮疡,小儿湿疹,蛇虫咬伤。

1.《生草药性备要》:"消百毒肿,散大疮,理蛇伤。"

2.《岭南采药录》:"杀虫,止泄泻,通小便,明耳目。治妇人心气痛,嗅之即愈。"

3.《现代实用中药》:"为镇痉驱风药,有通经作用。治恶疟,解疮毒,鲜草捣汁服之。"

4.《广西中药志》:"祛风散寒,解毒,通经络。治瘴疟,热毒疮疡及一切跌打损伤,小儿惊风;外敷蜈蚣咬伤。"

5.《全国中草药汇编》:"清热解毒,散瘀止痛。主治感冒发热,牙痛,月经不调,小儿湿疹,疮疖肿毒,跌打损伤。"

6.《福建药物志》:"驱风行气,通经活络,解痉开窍。主治惊风,小便不利,腹胀,白带,月经不调,跌打损伤,湿疹。"

【用法用量】 内服：煎汤，3～9 g，鲜品 15～30 g；或捣汁。外用：捣敷；或塞鼻。

【宜忌】《现代实用中药》："怀孕妇禁忌用之。"

【选方】 1. 治危急重病昏晕 臭草叶醋烹，搓熟塞鼻。(《纲目拾遗》)

2. 治痈疮肿毒，毒蛇咬伤 鲜芸香 30 g，捣烂，绞汁，兑酒服，并以渣敷患处。(《四川中药志》1980 年版)

3. 治小儿湿疹 鲜芸香茎、叶 6～9 g，绿豆 9 g。开水泡服。(《福建中草药》)

4. 治鼻血 臭草叶捣烂，塞鼻孔。(《纲目拾遗》)

5. 治小儿小便不通，腹胀 鲜(芸香)叶 9 g，鲜积雪草 15 g，薄荷 3 g。同捣烂加热贴于脐部。(《福建中草药》)

6. 治腹内蛔虫 清油煎臭草叶，捣烂敷脐上。(《纲目拾遗》)

3954 臭柏 chòu bǎi
(《沙漠地区药用植物》)

【基原】 为柏科圆柏属植物叉子圆柏的枝叶。

【原植物】 叉子圆柏 *Sabina vulgaris* Ant. 又名：新疆圆柏、天山圆柏、双子柏、砂地柏(《中国树木学》)，爬柏(甘肃)。

匍匐灌木，高不及 1 m，稀为直立灌木或小乔木。枝密集，枝皮灰褐色，裂成薄片；一年生枝的分枝圆柱形。叶二型：幼树上常为刺叶，长 3～7 mm，上面凹，下面拱圆，中部有长椭圆形或条状腺体；壮龄树上多为鳞叶，背面中部有椭圆形或卵形腺体。雌雄异株，稀同株；雄球花椭圆形或长圆形；雌球花曲垂，或初期直立，随后俯垂。球果生于向下弯曲的小枝顶端，倒三角状球形或叉状球形，长 5～8 mm，熟时褐色、紫蓝色或黑色，稍有白粉。种子 1～4(～5)，多为2～3，微扁，长4～5 mm，先端钝或微尖，有纵脊和树脂槽。

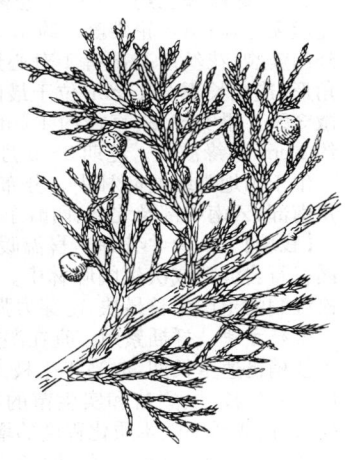

叉子圆柏

生于海拔 1 100～2 800(～3 300) m 的多石山坡或针叶树、阔叶树林中，也生于沙丘上。分布于西北及内蒙古等地。

本植物的球果(圆柏果)亦供药用，另设专条。

【采收加工】 5～7 月采枝叶，晒干或鲜用。

【药材】 臭柏 *Cacumen Sabinae Vulgaris* 主产于新疆、内蒙古、陕西等地。

性状 枝叶呈树枝状，圆柱形。叶二型，刺叶常交互对生或有 3 叶交互轮生，排列紧密，向上斜展，长 3～7 mm，鳞叶交互对生，排列紧密或稍疏松，斜方形或菱状卵形，长 1～2.5 mm。气微香，味微涩。

【成分】 枝叶含香桧醇(sabinol)，鬼臼毒素(podophyllotoxin)[1]，挥发油，油中含 8′，13-松香二烯(abieta-8′，13-diene)[2]。酚性化合物；左旋表儿茶酚-(一)-表儿茶酚〔epicatechol-(一)-epicatechol〕，右旋儿茶酚-(十)-儿茶酚〔catechol-(十)-catechol〕，右旋儿茶酚-(一)-表儿茶酚〔catechol-(一)-epicatechol〕[3]等。针叶含黄酮化合物[4]。

【药理】 1. 对肿瘤的影响 0.2%鬼臼毒素对小鼠肉瘤有毒性作用，能使其出血、坏死[1]。

2. 对平滑肌的影响 香桧醇不影响豚鼠子宫张力，可取消其自发活动；对离体兔小肠可使其活动立即停止，此为可逆者，不受毛果芸香碱的影响[2]。此外，香桧醇可增加水蛭肌张力，而浸剂则降低之，故两者作用并非完全相同[2]。

毒性 所含挥发油长期应用于皮肤、黏膜可引起剧烈炎症，过量可致严重的胃肠道炎症反应，引起吐、泻、腹痛甚至死亡。曾有人用来流产，并非对子宫有特异作用，实乃全身中毒之结果[1]。如给犬以香桧醇或本属植物之浸剂连服 3 星期，不引起肝的脂肪变性，量过大可于 2 d 内死亡(小肠局部有明显的炎症)[2]。

【药性】 苦、辛，平。

【功用主治】《沙漠地区药用植物》："祛风湿，活血止痛。主治风湿性关节炎，类风湿关节炎，布氏杆菌病，皮肤瘙痒症。"

【用法用量】 外用：煎水洗浴。内服：煎汤，9～15 g。

3955 臭蒿 chòu hāo
(《中国民族药志》)

【异名】 牛尾蒿(《甘肃中草药手册》)，海定蒿(俗称)。

【基原】 为菊科蒿属植物臭蒿的全草。

【原植物】 臭蒿 *Artemisia hedinii* Ostenf. et Pauls.

一年生草本，高 20～100 cm，植株有浓烈臭味。根单一，垂直。茎直立，单生，稍粗壮，上部有腋生花序枝，稍带紫红色。叶互生；有短叶柄或几无柄；茎下部与中部叶片长椭圆形，长 6～12 cm，宽 2～4 cm，二回栉齿状羽状分裂，裂片长圆形，有锯齿，基部稍平展，半抱茎；上部叶与苞片叶渐小，一回栉齿状羽状分裂。头状花序半球形或近球形，直径 3～4 mm，于茎顶或分枝端排成密穗状花序，并再组成密集或狭窄的圆锥花序；总苞片 3 层，宽椭圆形，背面无毛或有腺毛，边缘宽膜质，紫褐色或深褐色；花序凸起，半球形；雌花 3～8 朵，花冠狭圆锥状或狭管状；两性花 15～30 朵，花冠管状，檐部紫红色，外面有腺点。瘦果长圆状倒卵形，纵纹稍明显。花果期 7～10 月。

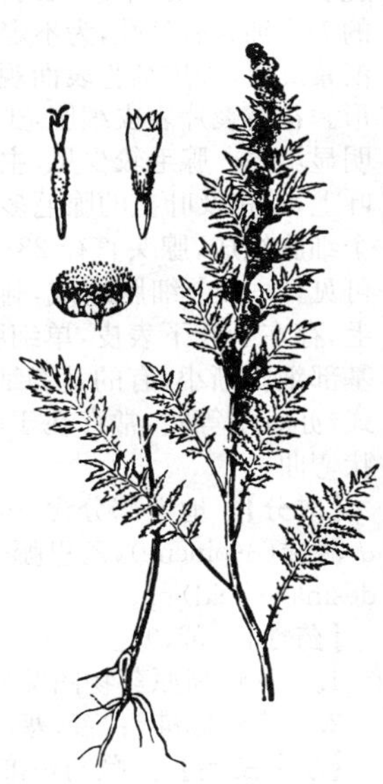

臭 蒿

生于海拔 2 000～2 400 m 的山坡、湖边草地、河谷、沙滩、田边等处。分布于内蒙古、四川、贵州、云南、西藏、甘肃、青海、新疆等地。

【采收加工】 8～9 月采收，阴干。

【药材】 臭蒿 *Herba Artemisiae Hedinii* 产于西藏、新疆、青海、甘肃、四川、云南及贵州。

性状 茎圆柱形，长 1～5 cm，直径 0.2～1 cm，中空或有髓，表面绿黄色至浅黄棕色,具多条纵棱,有残叶柄和花序的枝。叶卷曲皱缩,暗绿色至棕绿色,完整的叶为二回羽状深裂,小裂片线状披针形。花序半球状,直径3～4 mm,密集成复总状;总苞片3层,外层呈船形,膜质较宽,边缘褐色;花小,管状,紫红色或浅黄棕色。瘦果矩圆形,长约1 mm,棕褐色。体轻,质软。气特异,味苦,辣,微有清凉感。

鉴别　茎横切面:表皮细胞一列,扁平长方形、方形,或不规则形,排列整齐,切向延长,外侧和内侧细胞壁较厚,外被角质层。皮层较窄,由6～10多层薄壁细胞组成,类长方形,或不规则形,切向延长,在纵棱处厚角组织发达。内皮层明显,为一列类长方形、多边形或方形的细胞,切向延长,可见凯氏点。中柱鞘纤维束发达,呈半圆形或帽状,断续排列成环,每束由100多至200多个纤维组成,木化,纤维有的胞腔小,有的胞腔稍大。维管束外韧型,24～40(～43)多个,断续排列成环,在棱脊内方的维管束稍大,韧皮部狭窄,韧皮薄壁细胞形状不规则。形成层不明显。木质部较宽,导管径向排列成数行至十数行,木化。木射线由1～2列薄壁细胞组成,靠近髓部有维管束鞘纤维束,髓细胞类圆形,微木化,有的髓细胞可见多数壁孔,近中心髓细胞的壁较薄。中心髓腔较大,较嫩的茎中心髓腔小或无。

粉末特征:黄褐色。中柱鞘纤维多见,常为成束的断节,有两种,壁稍薄者,平面末端渐尖或稍钝圆,长327～1 460 μm,直径15～25 μm。另一种纤维壁厚,偶见,长10～844 μm,直径3～9 μm。花粉粒,较多见,圆球形或近球形,极面观三裂圆形,直径26～28 μm,萌发孔3,萌发沟3,外壁稍厚,表面有点状纹理,不明显,膜孔有的呈沫状突起。导管较多。主为具缘纹孔,亦有梯纹,螺纹,直径8～28 μm。茎表皮细胞表面观呈长方形或长纺锤形,细胞中可见颗粒状物质,有的表皮细胞有气孔,为不定式苞片组织碎片,易见,淡黄色或淡紫红色,表皮细胞表面观类长方形、长纺锤形或长状三角形。花瓣裂片表皮细胞,少见,呈纺锤形、类方状多角形,壁明显增厚。腺毛较少见,主要存在于总苞先端,花瓣基部及叶上,总苞及叶上的腺毛多无明显的柄,头由2～4(～6)～8个细胞组成,腺头直径28～50 μm,花瓣基部上的腺柄明显可见,2～6个细胞组成,排成两列。非腺毛,偶见,为丁字毛,存在于叶下表皮,单细胞头柄为5～6个细胞组成,渐近基部细胞渐小,有的基部细胞膨大呈囊状。气孔少见,不定式,亦有不等式,常存在于叶及苞片中,叶下表皮垂周壁波状弯曲。

【成分】　地上部分含反式-β-法呢烯(*trans*-β-farnesene),α-蒎烯(α-pinene),乙里哪醇酯(linalyl acetate),桉叶酸(eudesmane acid)[1]。

【药性】　苦,寒。

1.《青藏高原药物图鉴》:"辛、苦,寒,无毒。"

2.《藏药标准》:"苦、寒,有小毒。"

【功用主治】　《藏药标准》:"清热凉血,退黄,消炎。"

【用法用量】　内服:煎汤,2～6 g。外用:捣敷;或绞汁涂。

【选方】　治急性黄疸型肝炎,胆囊炎　鲜臭蒿加水2倍,热浸半日,煮沸4 h,滤过,残渣再加水1.5倍煮沸,滤过,合并滤液,用文火浓缩成膏状,放冷,搓成丸如豌豆大。每次1～3 g,每日3次。(《中国民族药志》臭蒿膏丸)

3956 臭樟 chòu zhāng (《全国中草药汇编》)

【异名】　白樟、香樟(云南、四川)。

【基原】　为樟科樟属植物云南樟的果实或木材。

【原植物】　云南樟 *Cinnamomum glanduliferum* (Wall.) Nees [*Laurus glandulifera* Wall.] 又名:香叶树(《西藏植物志》),大黑叶樟、青皮树、果东樟、樟叶树(《云南植物志》)。

常绿乔木,高达20 m。树皮灰褐色,纵裂,具香气。叶互生;叶柄长1.5～3.5 cm,近无毛;叶片椭圆形、卵状椭圆形或披针形,长6～15 cm,宽4～6.5 cm,先端急尖或短渐尖,基部楔形、宽楔形或近圆形,两侧有时不对称,上面深绿色,有光泽,下面粉绿色,幼时下面被微柔毛,羽状脉,稀离基三出脉,侧脉脉腋在上面明显隆起,下面有明显腺窝,窝穴内被毛或近无毛;革质。圆锥花序腋生,长4～10 cm,无毛;花两性,长约3 mm,淡黄色;花梗长1～2 mm,无毛;花被筒倒锥形,花被裂片6,宽卵圆形,花被外面疏被白色微柔毛,内面被短柔毛;能育雄蕊9,花丝被短柔毛,第一、第二轮雄蕊长约1.4 mm,花药卵圆形,4室,内向瓣裂,花丝无腺体;第3轮雄蕊长约1.6 mm,花药长圆形,4室,外向瓣裂,花丝近基部有1对心形腺体;退化雄蕊3,长三角形,连柄长不及1 mm,位于最内一轮;子房卵圆形,柱头微3裂。果实球形,直径约1 cm,黑色;果托倒圆锥形,长约1 cm,边缘波状。花期3～5月,果期7～9月。

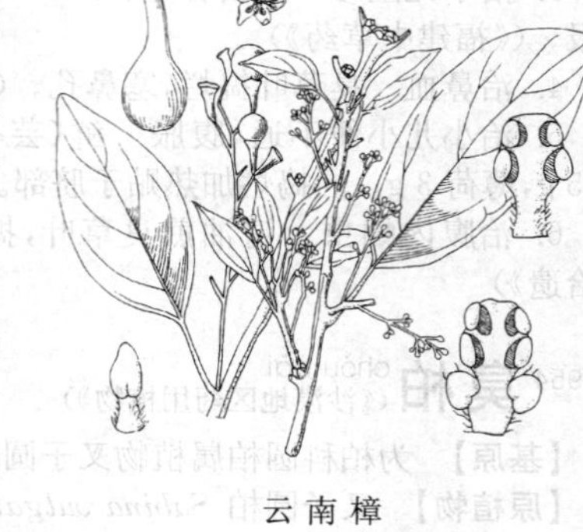

云南樟

生于山地常绿阔叶林中。分布于四川南部及西南部、贵州南部、云南中部及北部、西藏东南部。

【栽培】　生物学特性　喜温暖湿润气候。常生于山麓、溪谷石岩缝隙或次生阔叶林中。对土壤要求不严,以在疏松湿润的土壤生长最快,萌芽力强。

繁殖方法　扦插繁殖。宜在湿热季进行,干热季效果差。于新梢迅速生长期,取当年生枝条扦插最宜。成龄树砍伐后的萌生枝、根蘖苗和实生苗的当年生枝条,扦插成活率高,扦插成活率随木质化程度的增强和年龄的增大而降低。扦插后温度为20～30 ℃,插条10～15 d形成愈合组织,25～50 d生根;温度24～26 ℃,插条7～10 d形成愈合组织,20～35 d生根。为了培育壮苗,苗期须嫩苗移植,培育1年,按行株距2.2 m植树造林。

田间管理　幼林抚育须连续5～6年,造林的头3年,每年要中耕除草2～3次,中耕时进行深翻、扩穴、抹芽和修枝,促进主干形成。

【采收加工】　8～10月采摘成熟果实,晒干。木材在树龄达到中龄和接近成熟时采伐,宜在冬季或早春进行。采伐时应尽量使伐根接近地面。

【药性】　《云南中药志》:"辛、温。"

【功用主治】　祛风散寒,行气止痛。主治风寒感冒,咳嗽,风湿痹痛,脘腹胀痛,腹泻。

1.《云南中药志》:"祛风散寒,理气止痛。"

2.《全国中草药汇编》:"主治感冒,中暑,支气管炎,食滞气胀,胃痛,腹泻胀痛,风湿关节痛。"

【用法用量】　内服:煎汤或浸酒,果实6～9 g,木材15～30 g。

3957 臭山羊 chòu shān yáng (《贵州民间方药集》)

【异名】 臭常山(《中国植物图鉴》),臭苗(《中国药用植物志》),大山羊、大骚羊(《贵阳民间药草》),栀子黄(《贵州民间方药集》),和常山(《中药志》),胡椒树根(《四川中药志》)。

【基原】 为芸香科臭常山属植物日本常山的根。

【原植物】 日本常山 *Orixa japonica* Thunb.

落叶灌木,高可达3 m。枝条暗褐色,平滑,嫩枝绿色,疏被白色毛。单叶互生;叶柄长4～10 mm;叶片菱状卵形至卵状椭圆形,长3～17 cm,宽2～9 cm,先端渐尖或具钝尖头,基部宽楔形,全缘或具细钝锯齿,嫩时被毛,薄纸质或膜质,具黄色半透明的腺点,发恶臭。花单性,雌雄异株,黄绿色;雄花序总状,腋生,长2～4 cm,花柄基部有1宽卵形的苞片;萼筒基部有对生卵形小苞片2,萼片4,卵形,基部愈合;花瓣4,有透明腺点;雄蕊4,较花瓣短,与花瓣互生;雌花单生,具退化雄蕊4;子房上位,花盘四角形,心皮4,花柱短,柱头4裂。种子黑色,近球形。花期4～5月,果期8～9月。

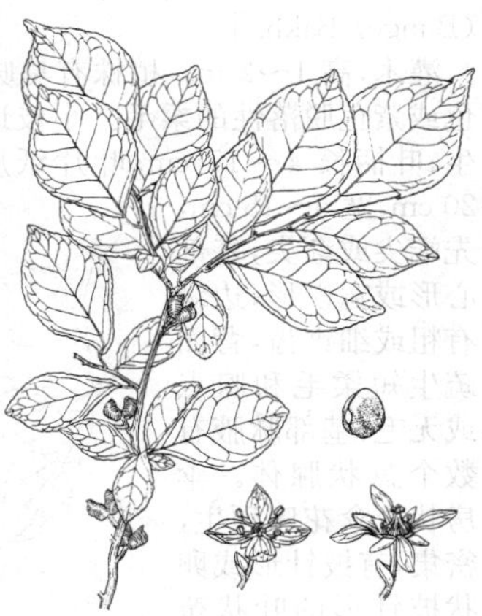

日本常山

生于山野,也有栽培。分布于我国长江以南各地。

【采收加工】 9～11月挖根,切片晒干。

【药材】 臭山羊 *Radix Orixae Japonicae* 产于浙江、安徽、湖南、四川、贵州等地。

性状 根较粗大,表面栓皮淡灰黄色,有时现细裂纹,栓皮脱落处现类白色。断面灰白色。气特异、味苦。

【成分】 臭山羊根皮含生物碱成分:和常山碱(orixine),香草木碱(kokusagine)[1],和常山环碱(orixidin),香草木宁碱(kokusaginine)[2],茵芋碱(skimmianine)[3],去甲基和常山碱(nororixine)[4],加锡弥罗果碱(edulinine),月芸香酮碱(lunidonine)[5],异普拉特斯碱(isoplatydesmine)和前茵芋碱(preskimmianine)[6]。喹啉生物碱类〔(+)-3′-O-acetylisopteleflorine〕[7]。

【药性】 苦、辛,凉。

1.《贵阳民间药草》:"辛、苦,寒,无毒。"

2.《贵州民间药物》:"性凉,味苦、辛。"

3.《天目山药用植物志》:"性微寒,有小毒。"

【功用主治】 疏风清热,行气活血,解毒除湿。主治风热感冒,咳嗽,喉痛,脘腹胀痛,风湿关节痛,跌打伤痛,湿热痢疾,肾囊出汗,疟疾,无名肿毒。

1.《贵阳民间药草》:"清风热。治咳嗽,喉痛,热痢。"

2.《贵州民间药物》:"调胃气,袪疟,利湿,治疔疮。"

3.《天目山药用植物志》:"涌吐痰涎。外敷治疮痈初起。"

4.《全国中草药汇编》:"清热利湿,截疟,止痛,安神。主治风热感冒,风湿关节肿痛,胃痛,疟疾,跌打损伤,神经衰弱,外用治痈肿疮毒。"

5.《贵州民间方药集》:"治肝痛,胃气痛,风热汗闭,神经衰弱,风湿,疟疾等。"

6.《四川中药志》1979年版:"行气止痛,清热利湿,活血化瘀。用于脘腹胀痛,风湿性关节肿痛,浮肿。"

【用法用量】 内服:煎汤,9～15 g;或研末;或浸酒。外用:研末调敷。

【选方】 1. 治咳嗽痰多 臭常山、桑白皮、地骨皮各9 g,生甘草6 g。水煎服。(《安徽中草药》)

2. 治百日咳 大山羊(研末)150 g,五皮风180 g,水450 g。煎成一半过滤,装入瓷瓶中。每日服三次,一至三岁小孩每服9 g,余酌量增加。(《贵阳民间药草》)

3. 治风湿关节肿痛 胡椒树根15 g,九节风15 g,常春藤15 g。水煎服。(《四川中药志》1979年版)

4. 治肾囊出汗 大山羊(研末)60 g。每次1.5～3 g,油汤吞服,日服2次。(《贵阳民间药草》)

5. 治疟疾 臭山羊根6 g,乌梅1枚。水煎,发作前2 h服。(《浙江药用植物志》)

6. 催吐(食物中毒、胃中宿食不化时) 臭常山、藜芦各9 g。煎服。(《安徽中草药》)

7. 治神经衰弱 臭山羊3 g。泡酒服;另用3 g炖肉吃。(《贵州民间药物》)

3958 臭李子 chòu lǐ zǐ (《长白山植物药志》)

【异名】 老鸹眼、老乌眼(《长白山植物药志》)。

【基原】 为鼠李科鼠李属植物达乌里鼠李的果实。

【原植物】 达乌里鼠李 *Rhamnus davurica* Pall. 又名:鼠李、大绿、老鹳眼、牛李子(《中国植物志》)。

灌木或小乔木,高可达10 m。小枝粗壮,近对生,褐色或红褐色,顶端常有大的芽,而不形成刺,或于分叉处具短针刺。叶对生于长枝上,或丛生于短枝上;叶柄长1.5～4 cm;叶片纸质,卵圆形或椭圆形,长4～13 cm,宽2～6 cm,先端突尖或渐尖,基部楔形或近圆形,边缘具细锯齿,齿端常有红色腺体,上面无毛,亮绿色,下面沿脉被白色疏柔毛,淡绿色。花单性,雌雄异株,黄绿色;雌花1～3个生于叶腋或数个至20个簇生于短枝端,有退化雄蕊;花萼4裂,裂片狭卵形,锐尖;子房球形,2～3室;花柱2～3浅裂或半裂;雄花的雄蕊4,并有不育的雌蕊。核果球形,熟时黑色,直径5～7 mm,基部有宿存萼筒;果梗长1～1.2 cm。种子卵圆形,黄褐色,背侧有狭纵沟。花期5～6月,果期7～10月。

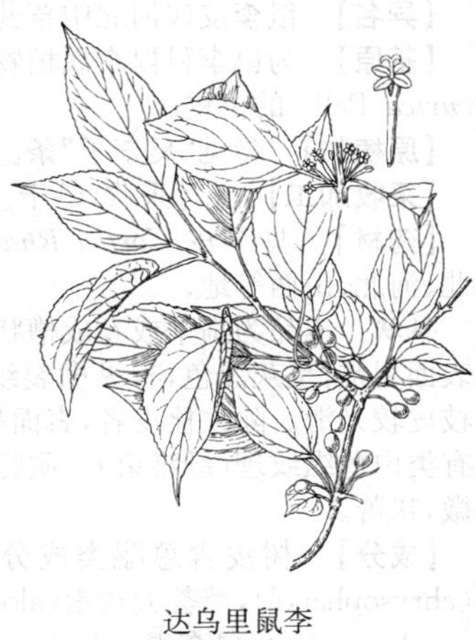

达乌里鼠李

生于海拔1 800 m以下的山坡林下,灌丛或林缘和沟边阴湿处。分布于东北及河北、山西。

本植物的树皮(臭李皮)亦供药用,另设专条。

【采收加工】 8～9月果熟时采收，鲜用或微火烘干。

【成分】 果实含大黄素(emodin)，大黄酚(chrysophanol)，另含山柰酚(kaempferol)[1]。

【药性】 苦、甘，凉。小毒。

1.《宁夏中草药手册》："苦，寒。"

2.《沙漠地区药用植物》："微甘。"

3.《全国中草药汇编》："甘，微苦，平。有小毒。"

4.《台湾药用植物志》："性凉，微毒。"

【功用主治】 清热解毒，泻下杀虫，止咳祛痰。主治疮痈，瘰疬，疥癣，龋齿，口疮，腹胀便秘，咳嗽痰喘，水肿胀满。

1.《宁夏中草药手册》："用于龋齿。有催吐作用。"

2.《沙漠地区药用植物》："解热缓泻。"

3.《吉林中草药》："泻下。治瘰疬诸疮，口疮，牙痛。"

4.《全国中草药汇编》："止咳，祛痰。主治支气管炎，肺气肿，痈疖。"

5.《长白山植物药志》："清热利湿，消积杀虫。主治咳嗽痰喘，水肿胀满，疥癣。"

【用法用量】 内服：煎汤，1～3 g；或研末，每次6 g，每日2次；或泡酒。外用：捣敷；或煎汤漱口。

【宜忌】 鲜生品慎服。内服不可过量。

1.《中国药用植物图鉴》："本品新鲜时含有蒽酚，有催吐作用，必须贮藏1年以上，或加温处理后可供药用。"

2.《河北中草药》："有致吐之弊，故少作内服。需用时煎煮1 h后方可服用。"

【选方】 1. 治疮痈　鼠李果实适量，捣烂外敷。

2. 治口疮、龋齿　鼠李果实90 g。煎汤漱口，每日2次。(1、2方出自《沙漠地区药用植物》)

3. 治瘰疬　鼠李果适量，研细末。开水冲服，每次6 g，每日2次。(《延安地区中草药手册》)

3959 臭李皮 chòu lǐ pí (《全国中草药汇编》)

【异名】 鼠李皮(《河北中草药》)。

【基原】 为鼠李科鼠李属植物达乌里鼠李 *Rhamnus davurica* Pall. 的树皮。

【原植物】 参见"臭李子"条。

【采收加工】 7月采收，晒干。

【药材】 臭李皮 *Cortex Rhamnus Davuricae* 产于东北、河北、山西等地。

性状　本品为扁平或卷成槽状的干燥树皮，厚2～3 mm。表面粗糙，呈灰黑色，有纵横裂纹及小形横向延长的皮孔。枝皮较光滑。除去栓皮者，表面呈红棕色。内表面色较暗，有类白色纵纹理(纤维束)。质脆，易折断，断面纤维性。气微，味苦。

【成分】 树皮含蒽醌类成分大黄素(emodin)，大黄酚(chrysophanol)，芦荟大黄素(aloeemodin)，去氧鼠李素(deoxyrhamnetin)，鼠李素(rhamnetin)，异鼠李素(isorhamnetin)，甲基异鼠李素(methylisorhamnetin)等[1]。

【药性】《全国中草药汇编》："苦，寒。"

【功用主治】 清热解毒，泻下通便。主治风湿热痹，热毒疮痈，大便秘结。

1.《全国中草药汇编》："清热，通便。主治大便秘结。"

2.《长白山植物药志》："治风痹，热毒。"

【用法用量】 内服：煎汤，3～9 g。外用：煎水洗；或熬膏涂。

3960 臭牡丹 chòu mǔ dān (《纲目拾遗》)

【异名】 臭八宝、大红袍(《植物名实图考》)，矮童子(《分类草药性》)，大红花(《贵州民间方药集》)，臭枫草、臭珠桐(《福建民间草药》)，矮桐(《江西民间草药》)，逢仙草(《湖南药物志》)，臭灯桐(《闽东本草》)，臭树、臭草(《浙江民间常用草药》)，臭黄根、臭茉莉(《庐山中草药》)，臭芙蓉(《湖北中草药志》)，臭梧桐(《广西药用植物名录》)。

【基原】 为马鞭草科大青属植物臭牡丹的茎叶。

【原植物】 臭牡丹 *Clerodendrum bungei* Steud. [*C. foetidum* Bunge; *C. fragrans* (Vent.) Willd. var. *foetida* (Bunge) Bakh.]

灌木，高1～2 m。植株有臭味。叶柄、花序轴密被黄褐色或紫色脱落性的柔毛。小枝近圆形，皮孔显著。单叶对生；叶柄长4～17 cm；叶片纸质，宽卵形或卵形，长8～20 cm，宽5～15 cm，先端尖或渐尖，基部心形或宽楔形，边缘有粗或细锯齿，背面疏生短柔毛和腺点或无毛，基部脉腋有数个盘状腺体。伞房状聚伞花序顶生，密集，有披针形或卵状披针形的叶状苞片，长约3 mm，早落或花时不落；小苞片披针形，长约1.8 cm；花萼钟状，宿存，长2～6 mm，有短柔毛及少数盘状腺体，萼齿5深裂，三角形或狭三角形；花冠淡红色、红色或紫红色，花冠管长2～3 cm，先端5深裂，裂片倒卵形；雄蕊4，与花柱均伸于花冠管外；子房4室。核果近球形，径0.6～1.2 cm，成熟时蓝紫色。花果期5～11月。

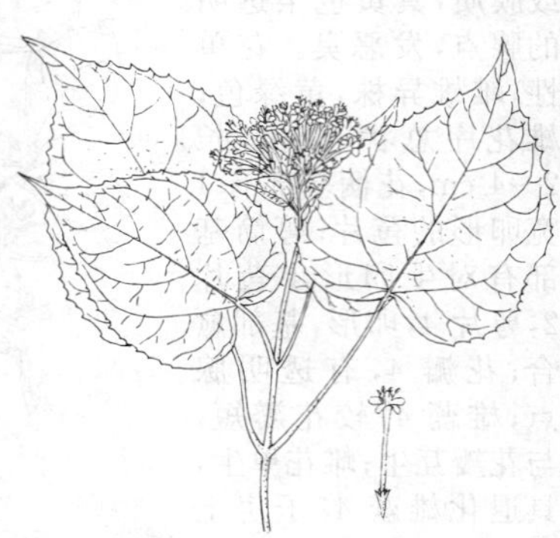

臭牡丹

生于海拔2 500 m以下的山坡、林缘、沟谷、路旁及灌丛中。分布于华北、西南、西北及江苏、浙江、安徽、江西、湖北、湖南、广西等地。

本植物的根(臭牡丹根)亦供药用，另设专条。

【采收加工】 7～11月采收茎叶，鲜用或切段晒干。

【药材】 臭牡丹 *Caulis et Folium Clerodendri Bungei* 产于浙江、江苏、河南、湖北、湖南、广东、广西、四川、云南等地。

性状　小枝呈长圆柱形，长1～1.5 m，直径3～12 mm，表面灰棕色至灰褐色，皮孔点状或稍呈纵向延长，节处叶痕呈凹点状；质硬，不易折断，切断面皮部棕色，菲薄，木部灰黄色，髓部白色。气微，味淡。叶多皱缩破碎，完整者展平后呈宽卵形，长7～20 cm，宽6～15 cm，先端渐尖，基部截形或心形，边缘有细锯齿，上面棕褐色至棕黑色，疏被短柔毛，下面色稍淡，无毛或仅脉上有毛，基部脉腋处可见黑色疤痕状的腺体；叶柄黑褐色，长3～6 cm。气臭，味微苦、辛。

鉴别　叶粉末特征：绿色。①腺毛较多，腺头2～8细胞，直径22～35 μm；腺柄单细胞。②非腺毛2～8细胞，锥形，常弯曲，长40～150 μm，基部直径约28 μm。③气孔不定式，副卫细胞3～4个。

【成分】 臭牡丹叶和茎含有机酸类：琥珀酸(succinic acid)，茴香酸(anisic acid)，香草酸(vanillic acid)，另含乳酸镁(magnesium lactate)，硝酸钾(potassium nitrate)和麦芽醇(maltol)[1]，木栓酮(friedeline)，蒲公英萜醇(taraxerol)，赪桐甾醇(clerosterol)[2]。

茎含二萜成分：bungone A、B[3]。全草中含臭牡丹甾醇(bungesterol)，α-香树脂醇(α-amyrin)，赪桐酮(clerodone)[4]。

地上部分含过氧化物 bungein A[5]。

【药理】 1. 对免疫功能的影响 臭牡丹注射液尾静脉注射 0.1 ml(含黄酮 4.6 mg)，能显著提高小鼠中性白细胞吞噬指数及吞噬百分率，提示本品能增强血清中调理素的活力[1]。臭牡丹对大鼠免疫功能也有不同程度的促进作用，尤其在促进巨噬细胞吞噬功能方面作用更加显著[2]。

2. 对子宫圆韧带的影响 分别以臭牡丹水煎醇提取物 15 g/kg、总生物碱 45 g/kg 及乳酸镁 27 mg/kg 静脉注射，可引起家兔子宫圆韧带肌电发放，呈阵发性增强。给药后 10～15 min 开始出现，持续 30 min。此作用可被预先静脉注射酚妥拉明所阻断，普萘洛尔则无影响，表明臭牡丹增强子宫圆韧带肌电的发放似与兴奋子宫 α-肾上腺素受体有关。臭牡丹治疗子宫脱垂可能是由于增强子宫圆韧带张力所致[3]。

3. 其他作用 臭牡丹注射液体外试验表明，对金黄色葡萄球菌、酵母菌、副伤寒甲型杆菌有较强的抑制作用，对伤寒、副伤寒乙型杆菌、大肠杆菌也有一定的抑制作用[1]。

【药性】 辛、微苦，平。

1.《湖南药物志》："平，无毒，一说甘，温。"

2.《浙江民间常用草药》："性平，味辛。"

3.《安徽中草药》："味辛、微苦，性温。"

【功用主治】 解毒消肿，祛风湿，降血压。主治痈疽，疔疮，发背，乳痈，痔疮，湿疹，丹毒，风湿痹痛，高血压病。

1.《纲目拾遗》："洗痔疮，治疔、一切痈疽、脱肛。"

2.《民间常用草药汇编》："健脾，养血，平肝。治崩带及小儿疳气，捣汁涂痈疽发背。"

3.《湖南药物志》："行气活血，祛风化痰。治肝阳上亢眩晕，水肿，月经不调，眉棱骨痛，脱肛，痢疾，丹毒"。

4.《浙江民间常用草药》："清热利湿，消肿解毒，止痛。"

【用法用量】 内服：煎汤，10～15 g，鲜品 30～60 g；或捣汁；或入丸剂。外用：煎水熏洗；或捣敷；或研末调敷。

【选方】 1. 治疔疮 苍耳、臭牡丹各一大握。捣烂，新汲水调服，泻下黑水愈。(《赤水玄珠》)

2. 治痈肿发背 臭牡丹叶晒干，研细末，蜂蜜调敷。未成脓者能内消，若溃后局部红热不退，疮口作痛者，用蜂蜜或麻油调敷，至红退痛止为度。(《江西民间草药》)

3. 治肺脓疡，多发性疖肿 臭牡丹全草 90 g，鱼腥草 30 g。水煎服。

4. 治乳腺炎 鲜臭牡丹叶 250 g，蒲公英 9 g，麦冬草 12 g。水煎冲黄酒、红糖服。(3、4 方出自《浙江民间常用草药》)

5. 治火牙痛 鲜臭牡丹叶 30～60 g。煮豆腐服。(江西《草药手册》)

6. 治关节炎 臭牡丹鲜叶。绞汁，冲黄酒服，每日 2 次，每次 1 杯，连服 20 d。如有好转，再续服至痊愈。(《浙江民间常用草药》)

7. 治风湿关节痛 臭牡丹、水桐树各 120 g。水煎服。(《湖南药物志》)

8. 治眩晕，头痛 臭牡丹叶 20 片，青壳鸭蛋 3 个。水煮至蛋熟，剥去蛋壳，再煮 30 min，吃蛋喝汤。(《安徽中草药》)

9. 治疟疾 臭牡丹枝头嫩叶(晒干，研末)30 g，生甘草末 3 g。两味混合，饭和为丸如黄豆大。每服 7 丸，早晨用生姜汤送下。(《江西民间草药》)

3961 臭冷杉 chòu lěng shān (《长白山植物药志》)

【异名】 臭松(《长白山植物药志》)。

【基原】 为松科冷杉属植物臭冷杉的叶、树皮。

【原植物】 臭冷杉 *Abies nephrolepis* (Trautv.) Maxim. [*A. sibirica* Ledeb. var. *nephrolepis* Trautv.] 又名：东陵冷杉(《中国树木分类学》)，华北冷杉(《华北经济植物志要》)，白枞(《中国裸子植物志》)，臭枞、白松、胡桃庐子(《中国植物志》)。

常绿乔木，高达 30 m，胸围 50 cm 左右。幼时树皮灰白色，平滑，常具明显的横向瘤状皮孔，老皮浅纵裂，呈块状；枝条斜上伸长或开展，一年生枝黄褐色或淡灰褐色，密生淡褐色短柔毛。冬芽圆球形，有树脂。叶条形，扁平，直或弯镰状，长 1～3 cm，宽约 1.5 mm，先端凹，成 2 叉状，果枝上叶先端钝尖，上面绿色，下面有 2 条白色气孔带，横切面有 2 个中生树脂道。雌雄同株；雄球花圆筒形，长约 1 cm，多个丛生二年枝上；雌球花为细长圆柱形，紫红色，数个生于二年枝上，长 4.5 cm。球果圆筒形或长卵形，长 4.5～9.5 cm，径 2～3 cm，熟时紫黑色，熟时果鳞与种子同时脱落。种子倒卵状三角形，微扁，长 4～6 mm，种翅淡褐色。

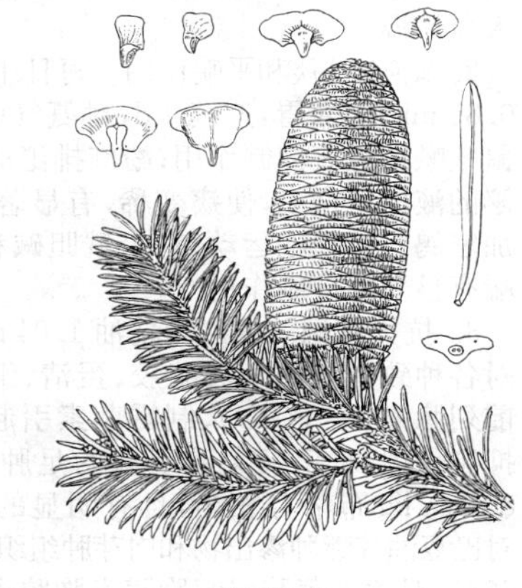

臭冷杉

生于海拔 300～2 100 m 针阔叶混交林中。分布于东北及河北、山西等地。

【采收加工】 5～10 月采叶，根皮全年可采，鲜用或晒干。

【药材】 臭冷杉 *Cortex et Folium Abietis Nephrolepis* 主产于吉林、黑龙江、河北、山西。

性状 树皮外表面灰色，浅裂或近平滑，内面淡黄白色。叶条形，长 1.5～2.5 cm，宽约 1.5 mm，先端凹缺或微裂，稀钝尖，上面中脉凹下，无气孔线，但果枝的叶近先端有 2～4 条气孔线，下面气孔带白色。树皮气微，味稍苦涩。叶气微，味淡。

【成分】 针叶含木脂素糖苷[1]，乙酰苯类化合物[2]，挥发油含 23 种成分，含量较高的有乙酸龙脑酯(bornyl acetate)，莰烯(camphene)，柠檬烯(limonene)，龙脑(borneol)，α-甜没药萜醇(α-bisabolol)[3]。黄酮及其苷类化合物：山柰酚(kaempferol)，槲皮素(quercetin)，山柰酚-3-葡萄糖苷(kaempfe-rol-3-glucoside)，异鼠李素-3-葡萄糖苷(isorhamnetin-3-glucoside)，槲皮素-3-葡萄糖苷(quercetin-3-glucoside)，臭冷杉苷(abietin)[4]。

树皮含黄酮类：槲皮素，二氢槲皮素（dihydroquercetin），山柰酚[5]。酚酸类：对羟基苯甲酸（*p*-hydroxybenzoic acid），香草酸（vanillic acid），原儿茶酸（protocatechuic acid），对香豆酸（*p*-coumaric acid），阿魏酸（ferulic acid）以及这些酸的糖苷化合物，另还含咖啡酸（caffeic acid）[6]。

木材中含松柏醛（coniferaldehyde），香草醛（vanillin），藜芦醛（veratraldehyde），香草酸，原儿茶酸，对香豆酸，阿魏酸，藜芦酸（veratric acid），对羟基苯甲酸[7]。

树脂含右旋β-柏木醇（β-cedrol）[8]。

【药理】 1. 中枢抑制作用 （1）镇静和抗惊厥作用：臭冷杉精油1.70 ml/kg、0.85 ml/kg、0.425 ml/kg分别给小鼠灌胃，均能显著减少小鼠自发活动，非常显著地增加戊巴比妥钠的睡眠时间及其阈下剂量的睡眠率，镇静作用部位在脑干；对戊四氮引起的惊厥及电惊厥有明显的对抗作用，但对咖啡因、士的宁引起的小鼠惊厥无明显影响[1]。

（2）镇痛和解热作用：精油1.70 ml/kg、0.85 ml/kg灌胃能显著增加小鼠对热刺激的痛阈，减少醋酸引起的小鼠扭体反应；精油对角叉菜胶及酵母混悬液引起的大鼠发热有非常显著的抑制作用，1.70 ml/kg灌胃能明显降低正常大鼠体温[1]。

2. 镇咳、祛痰和平喘作用 每日用臭冷杉精油1.7 ml/kg、0.85 ml/kg灌胃，连续4 d，对氨气刺激呼吸道黏膜引起小鼠咳嗽有显著抑制作用；酚红排泌法试验，精油可使气管分泌的液体量增多，使痰变稀，有显著的祛痰作用；能明显增加家鸽气管纤毛运动；对乙酰胆碱和磷酸组胺引起豚鼠哮喘有显著的抑制作用[2]。

3. 抗炎作用 臭冷杉精油1.04 ml/kg、0.52 ml/kg灌胃对各种致炎剂如角叉菜胶、蛋清、组胺、5-羟色胺（5-HT）、前列腺素E_1（PGE_1）、制霉菌素引起大鼠足肿胀均有明显抑制作用，对角叉菜胶引起的足肿胀1.04 ml/kg精油同80 mg/kg布洛芬相当，且有明显的量效关系，0.85 ml/kg对巴豆油气囊肿渗出物和肉芽肿组织增生分别抑制85.9%和30%，对角叉菜胶引起胸膜炎胸腔渗出液内白细胞总数、组胺及5-HT致毛细血管通透性、角叉菜胶性足肿胀炎症渗出物中PGE_1的合成或释放以及大鼠佐剂性关节炎等均有明显地抑制作用。致敏前后给药对Arthus反应无明显影响；但在攻击前后给药则有明显抑制作用，攻击后及被动Arthus反应5 h抑制率分别为14.1%和32.8%[3,4]。

4. 抗氧化作用 臭冷杉精油可显著减少小鼠肝组织中脂质过氧化物丙二醛含量，提高小鼠肝组织中过氧化氢酶及大鼠血清中超氧化物歧化酶活力[3]。

毒性 臭冷杉精油给小鼠灌胃的LD_{50}为8.496 5±1.541 9 ml/kg，灌胃给药后，小鼠活动明显减少，呼吸慢而深，最后因呼吸深度抑制而死[1,4]。

【功用主治】《长白山植物药志》："治疗腰腿疼。"

【用法用量】 外用：煎汤熏洗。

3962 臭灵丹 chòu líng dān （《滇南本草》）

【异名】 狮子草（《滇南本草》），臭叶子、大黑药、臭树、归经草、山林丹、鱼富有、野腊烟（《云南中草药》），鹿耳林（《全国中草药汇编》）。

【基原】 为菊科臭灵丹属植物翼齿六棱菊的根及全草。

【原植物】 翼齿六棱菊 *Laggera pterodonta*（DC.）Benth.［*Blumea pterodonta* DC.；*Laggera purpurascens* Sch.-Bip. ex Hochst.］

多年生草本，高50～100 cm。全株有强烈臭气。主根长柱形，有少数分枝，侧根多而细长。茎圆柱形，上部稍有分枝，茎枝均具羽状齿裂的绿色翅，全株密被淡黄绿色腺毛和柔毛。叶互生，无柄；叶片椭圆状倒披针形或椭圆形，长7～10 cm，宽2～3.5 cm，先端短尖或钝，基部楔形下延成翅，边缘有细锯齿或不规则波状锯齿；上部叶片较窄小，条状披针形、倒卵形或长圆形，长2～3 cm，宽5～10 mm。头状花序多数，径约10 mm，在茎枝顶端排列成总状或近伞房状的大型圆锥花序，花序梗长约2 cm，无翅，密被腺状短柔毛；总苞近钟状；苞片长圆形或长圆状披针形，先端短尖，内层上部有时紫红色，干膜质，线形，最内层极狭，通常丝状；雌花多数，花冠丝状，长约7 mm；两性花约与雌花等长，花冠管状，向上渐扩大，檐部通常5裂，背面有乳头状突起。瘦果近纺锤形，有10棱，长约10 mm，被白色长柔毛，冠毛白色，易脱落。花期4～10月。

生于空旷草地或山谷疏林中。分布于西南及湖北西部、广西西南部等地。

【采收加工】 6～7月采收，鲜用或切段晒干。

【成分】 全草含倍半萜类成分：臭灵丹二醇（pterodondiol），臭灵丹三醇（pterodontriol）A、B[1]、C、D[5]，臭灵丹四醇（pterodontetraol）[2]，臭灵丹苷（pterodontoside）A、B[3]，2β-羟基冬青酸（2β-hydroxyilicic acid），1β，3α-二羟基桉-5，11（13）-双烯-12-酸〔1β，3α-dihydroxyeudesma-5，11（13）-dien-12-oil acid〕，1β，9β-二羟基桉-5，11（13）-双烯-12-酸〔1β，9β-dihydroxyeudesma-5，11（13）-dien-12-oil acid〕[3]，臭灵丹酸（pterodortic acid），1β-羟基臭灵丹酸（1β-hydroxypterodontic acid），3β-羟基臭灵丹酸（3β-hydroxypterodontic acid），2α，3β-二羟基臭灵丹酸（2α，3β-dihydroxypterodontic acid）[4]，2β-乙酰臭灵丹酸（2β-acetoxypterodontic acid），5α，11-二羟基3-烯-桉叶烷-2-酮（5α，11-dihydroxy-3-en-eudesman-2-one），4β，11-二羟基对映桉叶烷-1-酮（4β，11-dihydroxy-enantio eudesman-1-one），蒽-7（11）-蛇床烯醇〔ent-7（11）-selinen-ol〕，2α-乙酰木香酯（2α-acetoxycostoate）[5]，冬青酸（ilicic acid），4，11-桉双烯-3-酮-13-酸（$\Delta^{4,11}$-eudesmdien-3-one-13-acid）[6]。

全草含黄酮成分：洋艾素（artemitin），金腰素（chrysosplentin）B[6]，喷杜素（penduletin），5-羟基-3，6，7，4′-四甲氧基黄酮（5-hydroxy-3，6，7，4′-tetramethoxyflavone）[7]，橙皮苷（hesperidin），5，3′，4′-三羟基-3，6，7-三甲基黄酮（5，3′，4′-trihydroxy-3，6，7-trimethoxy flavone）[8]。

【药理】 1. 祛痰作用 家兔吸入0.9%氨水2 h使其产生上呼吸道急性炎症，口服臭灵丹液（先提取其挥发油，再将药渣做成煎剂，并将挥发油加入煎剂中，每1 ml含生药5 g）3 ml/kg，能显著减少上呼吸道黏液分泌。可能是本品所含挥发油部分由呼吸道黏膜排泄，对其有温和刺激，改善局部血液循环，促进炎症痊愈，减少过多的痰量[1]。

2. 对实验性急性支气管炎的治疗作用 麻醉兔气管内注入巴豆油2～3滴，则出现流涎、支气管分泌增多、气喘、呼吸困难等急性支气管炎症状，于2 h内死亡；如口服臭灵丹液10 ml/kg，每1.5 h 1次共2次，则动物延迟到12 h内死亡[1]。

3. 抗肿瘤作用 应用美蓝脱色法在试管内测定白血病患者血细胞脱氢酶的活性，臭灵丹水煎浓缩乙醇提取物对急性淋巴细胞型白血病、急性粒细胞型白血病及急性单核细胞型白血病患者的血细胞脱氢酶都有较强的抑制作用。对于急性淋巴细胞型白血病患者白细胞的呼吸也有明显的抑制作用(瓦勃呼吸测定法)[2]。

4. 其他作用　臭灵丹对人工发热家兔无解热作用,对肺炎链球菌、葡萄球菌及乙型链球菌无抑制作用[3]。但与桉(eucalyptusrobusta)叶合用,制成煎剂连服 5 d,使中毒并发呼吸道感染的雏鸡全部恢复正常[4]。

【药性】　苦、辛,寒。

1.《滇南本草》:"味苦、辛,性温,有毒。阴中之阳也。"

2. 南药《中草药学》:"有小毒。"

【功用主治】　清热解毒,活血。主治上呼吸道感染,扁桃体炎,咽喉炎,腮腺炎,口腔炎,气管炎,痈肿疮疖,烧烫伤,毒蛇咬伤,跌打损伤。

1.《滇南本草》:"治风热积毒,脏腑不和。通行十二经络,发散疮痈。五脏不和,积热成毒,生疽疖。热毒注于血分,肌肉成疥癞。多吃牛马肉,积热成毒,重生疽疖,轻生血风癣疮。令人胸膈嘈杂,心犯作呕吐,皮肤发痒,烦热不宁。一切风热毒疮,服之良效。"

2.《云南中草药》:"清热解毒,消炎。主治上呼吸道感染,扁桃体炎,口腔炎,防治流感。"

3.《全国中草药汇编》:"外用治疮疖肿毒,烧烫伤,毒蛇咬伤,跌打损伤,骨折。"

【用法用量】　内服:煎汤,9～15 g;或捣汁;或研末,每服 1.5～3 g。外用:捣敷。

【选方】　1. 预防流行性感冒　臭灵丹 2 500 g,生姜 1 000 g,红糖适量,为 100 人服一次量。水煎,每日服 2 次。

2. 治急性牙周炎,扁桃体炎,咽炎,中耳炎,腮腺炎　臭灵丹研成细粉(或装入胶囊),每服 1.5～3 g,儿童每次 0.25 g。腮腺炎及痈疖,可将鲜品捣烂敷患处;或将粉末加适量凡士林调成 10%软膏外涂。(1、2 方出自《全国中草药汇编》)

3. 治疟疾　灵丹草尖七个。捣汁点酒服之。(《滇南本草》)

4. 治哮喘　鲜臭灵丹 30 g。稍煎去渣,取滤液与半碗生豆浆共煎。蜂蜜为引内服。(《红河中草药》)

3963 臭茉莉 chòu mò lì (《生草药性备要》)

【异名】　臭矢茉莉(《岭南采药录》)。

【基原】　为马鞭草科大青属植物重瓣臭茉莉及臭茉莉的根或根皮。

【原植物】　1. 重瓣臭茉莉 *Clerodendrum philippinum* Schauer [*C. fragrans* Hort. ex Vent.; *C. fragrans* Hort. ex Vent. var. *pleniflora Schauer*]　又名:冬地梅(《中药大辞典》),山茉莉(《中国高等植物图鉴》),大髻婆(《云南植物志》),臭牡丹(云南)。

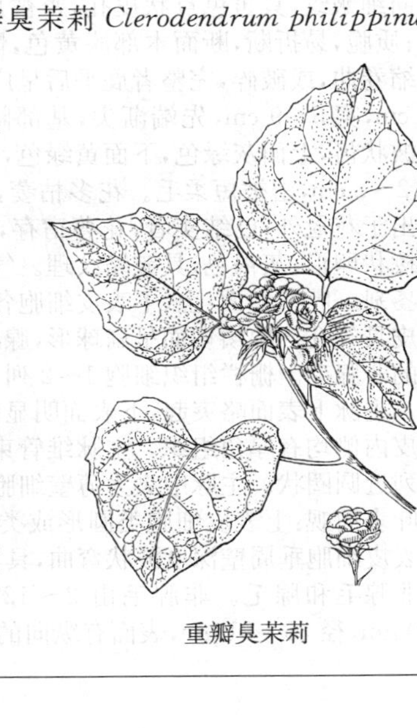

重瓣臭茉莉

落叶灌木,高 50～120 cm。小枝近四棱形或近圆形,幼时被柔毛。单叶对生,叶柄长 3～17 cm,被短柔毛或近绒毛;叶片宽卵形、三角状卵形或近心形,长 10～22 cm,宽8～21 cm,先端渐尖,基部浅心形、截形或宽楔形,边缘疏生粗齿,表面密被伏生刚毛,背面密被柔毛;基部三出脉,在脉腋有数个盘状体。伞房状聚伞花序顶生,排列紧密,花梗被绒毛;苞片披针形,长 1.5～3 cm,被短柔毛及少数疣状腺体;花萼钟状,长 1.5～1.7 cm,5 裂,裂片线状披针形,长 7～10 mm;花冠红色、淡红色或白色,有香味,长 2.5～4 cm,花冠管裂片卵圆形;雄蕊常变花瓣而形成重瓣。果近球形,直径 6～8 mm。

生于溪旁或林下,多栽培供观赏。分布于福建、广东、广西、云南、台湾等地。

2. 臭茉莉 *C. philippinum* Schauer var. *simplex* Moldenke [*C. philippinum* Schauer var. *simplex* C. Y. Wu et R. C. Fang]　又名:过墙风、臭牡丹(《广西中草药》),白龙船花、臭芙蓉(《广西本草选编》),白灵药(《新华本草纲要》),白花臭牡丹、子母丹(云南)。

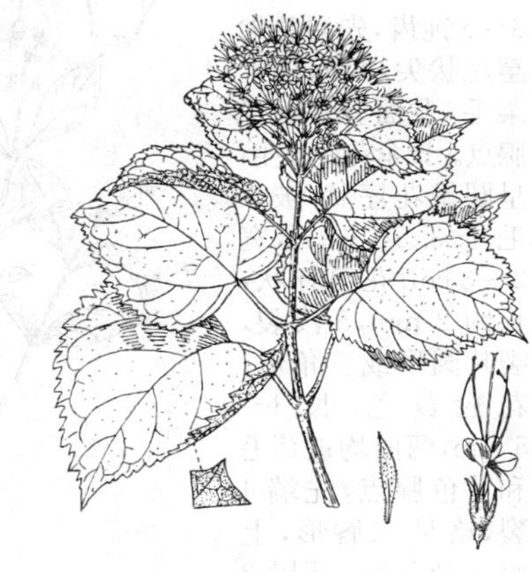

臭茉莉

植株被较密的毛。单叶对生;叶片宽卵形、三角状卵形或近心形。伞房状聚伞花序顶生,较密集,花及苞片均较多,花较大,单瓣;花萼长 1.5～2.5 cm,5 裂,裂片披针形,长1～1.6 cm;花冠白色或淡红色,花冠管长 2～3 cm,裂片椭圆形,长约 1 cm。核果近球形,成熟时蓝黑色,直径 8～10 mm,萼宿存,结果时增大而包于果外。花、果期 5～11 月。

生于海拔 650～1 500 m 的林中或溪边。分布于广西、贵州、云南等地。

以上植物的根(臭茉莉根)亦供药用,另设专条。

【采收加工】　全年均可采挖,切片,晒干或鲜用。

【药性】　苦、辛,微温。

1. 广州部队《常用中草药手册》:"淡,平。"

2.《海南岛常用中草药手册》:"甘,微温,气微臭。"

3.《广西中草药》:"味微苦,性平。"

4.《广西本草选编》:"味苦,气臭,性凉。"

【功用主治】　祛风湿,强筋骨,活血消肿。主治风湿痹痛,脚气水肿,跌打扭伤,血瘀肿痛,痔疮脱肛,慢性骨髓炎。

1.《生草药性备要》:"洗疥癞风肿。"

2.《海南岛常用中草药手册》:"驱风活血,强筋壮骨。主治脚气水肿,四肢酸软,风湿性关节炎,白带。"

【用法用量】　内服:煎汤,15～30 g;或入丸剂。外用:煎水洗;或取根皮捣敷。

【宜忌】《广西本草选编》:"孕妇慎服。"

【选方】　1. 治脚气,脚痛　(臭矢茉莉)根炖鸡食,二三次痊愈。(《岭南采药录》)

2. 治慢性骨髓炎　冬地梅根 30 g,艾头 15 g,煎汤炖瘦肉服,每日 1 剂。另用大蓟根 2 份,生姜 1 份,捣烂外敷局部,早晚各 1 次。症状缓解后,用小号紫珠根 30 g,金银花头 15 g,煎汤炖瘦肉服,连服 2～3 剂以巩固疗效。(福建

《中草药新医疗法资料选编》冬艾汤)

3. 治瘰疬 臭茉莉根研末,米饭同量,共捣为丸,如梧桐子大。每日2次,每次6 g,用夏枯草15 g,水煎送服。(《福建药物志》)

3964 臭黄荆 chòu huáng jīng (《四川中药志》)

【异名】 斑鹊子(《四川中药志》)。

【基原】 为马鞭草科豆腐柴属植物臭黄荆的种子。

【原植物】 臭黄荆 *Premna ligustroides* Hemsl. 又名:斑鸠站、短柄腐婢(《四川中药志》),臭豆腐干(四川)。

灌木,植株高1~3 m。多分枝,细弱,幼时有短柔毛,老时无毛。单叶对生;有短柄或近无柄;叶片卵状披针形至披针形,长1.5~8 cm,宽1~3 cm,基部楔形,全缘或中部有3~5钝齿,先端急尖至尾状尖,两面疏生柔毛,背面有紫红色腺点。聚伞花序顶生,呈圆锥花序状,被柔毛,长3.5~6 cm,宽2~3 cm;花萼杯状,长约2 mm,5浅裂,裂片圆形或三角形;花冠黄色,长3~5 mm,两面均被茸毛和黄色腺点,先端4裂,略呈二唇形,上唇1裂片宽,下唇3裂片稍不相等;雄蕊4,2枚稍长;子房无毛,上部有黄色腺点。核果倒卵球形,长2.5~5 mm。花、果期5~7月。

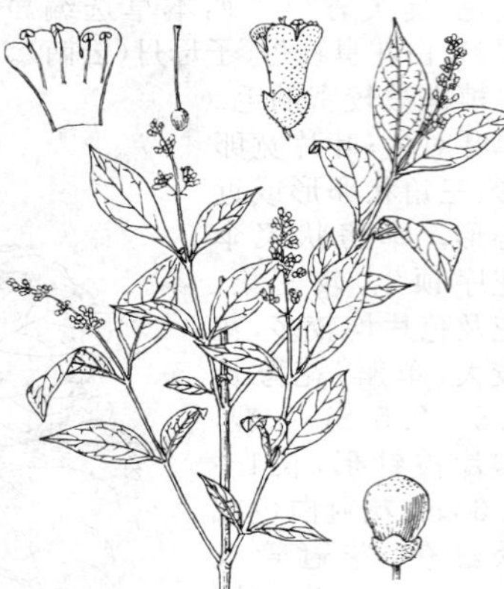

臭黄荆

生于海拔500~1 000 m的山坡林中或林缘。分布于江西、湖北、四川、贵州。

本植物的叶(臭黄荆叶)、根(臭黄荆根)亦供药用,另设专条。

【采收加工】 8~9月果熟时采收,晒干。

【药性】 《四川中药志》1960年版:"性凉,味苦,无毒。"

【功用主治】 《四川中药志》1960年版:"消头面风。治头痛。"

【用法用量】 内服:煎汤,10~15 g。外用:水煎洗。

【选方】 治风疹 臭黄荆子适量。煎水洗。(《万县中草药》)

3965 臭梧桐 chòu wú tóng (汪连仕《采药书》)

【异名】 臭桐(《群芳谱》),臭芙蓉(《百草镜》),地梧桐(《养生经验合集》),八角梧桐(汪连仕《采药书》),楸叶常山(《现代实用中药》),矮桐子(《中国药用植物志》),楸茶叶(《全国中草药汇编》),百日红(《福建药物志》),臭牡丹(南药《中草药学》),臭桐柴(《浙江药用植物志》)。

【基原】 为马鞭草科大青属植物海州常山的嫩枝及叶。

【原植物】 海州常山 *Clerodendrum trichotomum* Thunb. 又名:泡花桐(《中国树木分类学》),香楸(山东),泡火桐(四川)。

灌木或小乔木,高1.5~10 m。幼枝、叶柄及花序等多少被黄褐色柔毛或近无毛;老枝灰白色,有皮孔,髓部白色,有淡黄色薄片横隔。单叶对生;叶柄长2~8 cm;叶片纸质,宽卵形、卵形、卵状椭圆形或三角状卵形,长5~17 cm,宽5~14 cm,先端尖或渐尖,基部宽楔形至楔形,偶有心形,全缘或具波状齿,两面疏生短毛或近无毛。伞房状聚伞花序顶生或腋生,疏散,通常二歧分枝,花序长8~18 cm,花序梗长3~6 cm,具椭圆形叶状苞片,早落;花萼幼时绿白色,后紫红色,基部合生,中部略膨大,具5棱,先端5深裂,裂片三角状披针形或卵形;花冠白色或带粉红色,花冠管细,先端5裂,裂片长椭圆形;雄蕊4,与花柱同伸出花冠外。核果近球形,径6~8 mm,包于增大的宿萼内,熟时蓝紫色。花、果期6~11月。

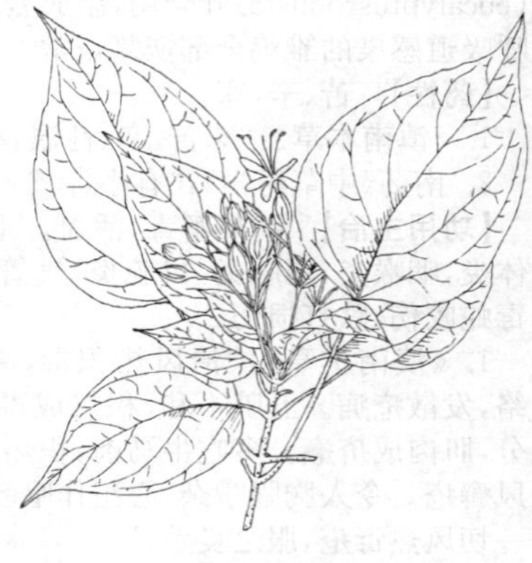

海州常山

生于山坡灌丛林中,分布于华北、华东、中南、西南等地。

本植物的子(臭梧桐子)、花(臭梧桐花)、根(臭梧桐根)亦供药用,另设专条。

【栽培】 生物学特性 喜温暖湿润气候,但能耐寒。对土壤要求不严,除碱土及砂土外,一般土壤均可种植。

繁殖方法 主要用分根繁殖。北方在植株枯萎后至翌年春季萌芽前将植株刨出,视母株大小分成3~8株,然后按穴距60 cm×30 cm开穴栽种,穴深15~20 cm,栽后覆土压实,浇水。

田间管理 每年于返青前在植株旁开沟,将厩肥施于沟内,盖土后浇水。

【采收加工】 6~10月采收,捆扎成束,晒干。

【药材】 臭梧桐 *Ramulus et Folium Clerodendri Trichotomi* 产于江苏、安徽、浙江、湖北、四川等地。

性状 小枝类圆形或略带方形,直径约3 mm,黄绿色,有纵向细皱纹,具黄色点状皮孔,密被短茸毛,稍老者茸毛脱落;质脆,易折断,断面木部淡黄色,髓部白色。叶对生,多皱缩卷曲,或破碎,完整者展平后呈广卵形或椭圆形,长7~15 cm,宽5~9 cm,先端渐尖,基部阔楔形或截形,全缘或具波状齿,上面灰绿色,下面黄绿色,两面均有短柔毛;叶柄长2~8 cm,密被短柔毛。花多枯萎,黄棕色,具长梗,雄蕊突出于花冠外;已结实者,花萼宿存,枯黄色,内有一果实,三棱状卵形,灰褐色,具皱缩纹理。气异臭,味苦、涩。

鉴别 叶横切面:上、下表皮细胞各1列,角质层明显,下表皮具气孔。腺鳞切面呈扁球形,腺毛柄单细胞,也可见局部的非腺毛。栅栏组织细胞1~2列,海绵组织细胞排列稀疏。主脉上表面略突起,下表面明显向下突出。主脉上、下表皮内侧均有厚角组织。主脉维管束外韧型,7~10余个,排列近圆圈状。主脉中央为薄壁细胞,偶含草酸钙方晶。

叶表面观:上表皮细胞类圆形或类方形,垂周壁略波状;下表皮细胞垂周壁深度波状弯曲,具不定式气孔,被有稀疏的非腺毛和腺毛。非腺毛由2~12细胞组成,长115~670 μm,径35~81 μm,表面有纵向的角质层疣点。腺鳞表面观呈圆盘形，由6～10细胞组成，直径33～75 μm；腺柄单细胞。

【成分】 臭梧桐叶含海州常山黄酮苷(clerodendrin)[1,2]，内消旋肌醇(meso-inositol)[1]，刺槐素-7-双葡萄糖醛酸苷〔acacetin-7-glucurono-(1→2)-glucuronide〕[3]，植物血凝素(lectin)[4,5]。臭梧桐素(clerodendronin)A、B[6]，海州常山苦素(clerodendrin)A、B[7]、E、F、G、H[8]。臭梧桐还含洋丁香酚苷(kusaginin，acteoside)[9]。

【药理】 1. 降压作用 臭梧桐煎剂、水浸剂、热浸剂及其提取物，灌胃或注射给药，对麻醉或清醒的大鼠、兔、猫、犬及肾型高血压大鼠和犬均有不同程度的降压作用[1～9]。水浸剂和煎剂作用最强，流浸膏次之，乙醇、乙醚及氯仿浸出液均无效[3,7]。臭梧桐能长时间抑制电刺激腓神经和压迫颈动脉引起的升压反射[5,8]，并能作用于肺血管内感受器反射地引起血压下降[5]；静脉注射普鲁卡因封闭内感受器后，降压作用完全或大部分消失[5,8]。认为臭梧桐的直接扩张血管与阻断神经节作用，可能参与第一相降压作用[10]。

2. 镇痛作用 电击鼠尾法试验证明，给小鼠腹腔注射臭梧桐煎剂1.65 g/kg以上时，呈现镇痛作用，给药后20～40 min出现峰值，以后逐渐降低，可维持2 h之久。开花前的臭梧桐镇痛作用较开花后的强[11]。臭梧桐素B有较强的镇痛作用，给小鼠腹腔注射400 mg/kg和800 mg/kg后，分别比吗啡10 mg/kg和20 mg/kg的镇痛作用强而持久[7,10]。

3. 镇静作用 给小鼠灌服或腹腔注射臭梧桐煎剂有轻度镇静作用，加大剂量也不引起睡眠[1]。臭梧桐素A的镇静作用较强，与催眠药戊巴比妥钠有协同作用[10]。

4. 其他作用 大鼠长期灌服臭梧桐，可致甲状腺明胶样物质含量增加。这种作用可能是调节甲状腺激素释放入血的交感神经受抑制的结果，并非毒性反应[12]。臭梧桐有驱肠虫作用[13]。

毒性 臭梧桐煎剂小鼠腹腔注射LD_{50}为20.6 g/kg[3]。臭梧桐热浸液小鼠静脉注射LD_{50}为19.4 g/kg；大鼠灌服热浸液150 g/kg，72 h内未见动物死亡[7]。臭梧桐素A小鼠腹腔注射LD_{50}为1.84 g/kg(相当于生药量370 g/kg)；臭梧桐素B小鼠腹腔注射LD_{50}为3.21 g/kg(相当于生药量550 g/kg)[10]。

【药性】 苦、微辛，平。

1.《现代实用中药》："味苦带甘。"

2.《四川中药志》1960年版："性平，味苦，无毒。"

3.《青岛中草药手册》："性微寒，味苦、甘。"

4. 南药《中草药学》："苦，寒。入肝、膀胱经。"

【功用主治】 祛风除湿，平肝降压，解毒杀虫。主治风湿痹痛，半身不遂，高血压病，偏头痛，疟疾，痢疾，痈疽疮毒，湿疹疥癣。

1.《本草图经》："治疟。"

2.《纲目拾遗》："治独脚杨梅疮，洗鹅掌风，一切疮疥，煎汤洗汗斑。湿火腿肿久不愈者，同菴闾子浸酒服。并能治一切风湿，止痔肿，煎酒服。治臁疮，捣烂作饼，加桐油贴。"

3.《质问本草》："其叶醋浸，贴烂脚臁疮，外科要药。"

4.《岭南采药录》："治一切痈疽，捣烂罨之。"

5.《上海常用中草药》："祛风湿，止痛，降血压。"

【用法用量】 内服：煎汤，10～15 g，鲜品30～60 g；或浸酒；或入丸、散。外用：煎水洗；或捣敷；研末掺或调敷。

【宜忌】《上海常用中草药》："臭梧桐经高热煎煮后，降压作用减弱。"

【选方】 1. 治男妇感受风湿，或嗜饮冒风，以致两足软酸疼痛，不能步履，或两手牵绊，不能仰举 地梧桐(花、叶、梗、子俱可采取，切碎，晒干，磨末子)一斤，豨莶草(炒，磨末)八两。上二味和匀，炼蜜丸如桐子大。早晚以白滚汤送下四钱。忌食猪肝、羊血等物。或单用臭梧桐二两，煎汤饮，以酒过之，连服十剂，或煎汤洗手足亦可。(《养生经验合集》豨桐丸)

2. 治半肢风 臭梧桐叶并梗，晒燥磨末，共二斤，用白蜜一斤为丸。早滚水下，晚酒下，每服三钱。(《纲目拾遗》)

3. 治风湿痛，骨节酸痛及高血压病 (臭梧桐)9～30 g，煎服；研粉每服3 g，每日3次。也可与豨莶草配合应用。(《上海常用中草药》)

4. 治高血压病 臭梧桐叶、荠菜各15 g，夏枯草9 g。水煎服。(《湖南药物志》)

5. 治半边头痛 川椒五钱，臭梧桐叶二两。先将桐叶炒黄，次入椒再炒，以火酒洒在锅内，拌和取起，卷在绸内，扎在痛处；吃热酒一碗，取被盖颈而睡，出汗即愈。

6. 治一切内外痔 臭梧桐叶七片，瓦松七枝，皮硝三钱。煎汤熏洗。(5、6方出自《纲目拾遗》)

7. 治鹅掌风 臭梧桐叶、白鲜皮、蛇床子各30 g。水煎，烫洗患部。(《青岛中草药手册》)

【临床报道】 1. 治疗高血压病 每日用臭梧桐叶10～16 g，制成片剂，分3～4次口服。治高血压病171例，舒张压降低2.66 kPa(20 mmHg)以上者78例(45.61%)，降低1.33 kPa(10 mmHg)以上者62例(36.26%)。大多于服药5星期内显示明显疗效，疗程越长，疗效越佳。同时头痛、头晕等症状改善。但停药后1～2星期内血压即回升，若用少量(每日2～4 g)维持，则可不回升[1]。

2. 治疗疟疾 内服八角梧桐片(每片重0.25 g)，成人每6 h 1次，每次14片，共6次，以后每日服3次，每次5片，连服5 d，7 d为1个疗程，总剂量在200片左右。小儿剂量酌减。经治226例各型疟疾(三日疟96例，间日疟88例，恶性疟24例，混合感染18例)患者，服药后4 d内，全部控制症状发作，观察3月未见复发。血检结果：服药后2 d疟原虫消失者186例(82.3%)，第四、第七日的阴转率分别为97.3%和98.6%。药物反应较少，少数出现心律不齐、恶心、呕吐；个别发生全身及下肢浮肿、荨麻疹，但多不严重[2]。

3966 臭藤子 chòu téng zǐ

【基原】 为防己科木防己属植物毛木防己 *Cocculus orbiculatus* (L.) DC. var. mollis (Wall. ex Hook. f. et Thoms) Hara 的茎。

【原植物】 参见"木防己"条。

【采收加工】 9～11月采收，除去杂质，晒干。

【功用主治】 利水消肿，祛风，解毒。主治水肿，小便淋痛，风湿骨痛，痈疮肿毒。

【用法用量】 内服：煎汤，5～10 g。

3967 臭节草根 chòu jiē cǎo gēn (《植物名实图考》)

【基原】 为芸香科石椒草属植物岩椒草 *Boenninghausenia albiflora* (Hook.) Reichb. ex Meissn. 的根。

【原植物】 参见"岩椒草"条。

【采收加工】 6～7月采挖，鲜用。

【成分】 根中含生物碱：芸香吖啶酮(rutacridone)，1-羟基-9(10H)-吖啶酮〔1-hydroxy-9(10H)-acridinone〕，芸香吖啶酮环氧化物(rutacridoneepoxide)，香豆素类：5,8-二甲氧基-2′,2′-二甲基吡喃并[5′,6′:6,7]香豆素(racemosin)[1]，芸香呋喃香豆醇乙酸酯(rutamarin)[2]。

根还含萜类化合物双环大牻牛儿烯(bicyclogermacrene)，双环榄香烯(bicycloelemene)，吉枝烯(geijerene)，二甲基环癸三烯(pregeijerene)和δ-榄香烯(δ-elemene)，3-(1,1-二甲基烯丙基)花椒内酯〔3-(1,1-dimethylallyl)-xanthyletin〕[3]。色烯衍生物：7-甲氧基-2,2-二甲基色烯(7-methoxy-2,2-dimethylchromene)，6,7-二甲氧基-2,2-二甲基色烯(6,7dimethoxy-2,2-dimethylch romene)[4]。

【药理】 对平滑肌的作用　本品所含芸香呋喃香豆醇乙酸酯对猪的离体冠状动脉由乙酰-β-甲基胆碱引起的收缩有抑制作用，对离体大鼠胃底部和大鼠、豚鼠及家兔的回肠由于甲基胆碱和氯化钡所致痉挛性收缩均有解痉作用，其作用大于罂粟碱，半衰期为罂粟碱的4～8倍。此外，该成分尚有显著的细胞毒作用[1]。

【功用主治】《植物名实图考》："捣浆，洗肿毒。"

【用法用量】 外用：捣汁搽。

3968 臭牡丹根 chòu mǔ dān gēn (《植物名实图考》)

【异名】 臭枫根(《植物名实图考》)。

【基原】 为马鞭草科大青属植物臭牡丹 *Clerodendrum bungei* Steud. 的根。

【原植物】 参见"臭牡丹"条。

【采收加工】 7～11月季采挖，切片晒干。

【药理】 1. 抗肿瘤作用　臭牡丹根乙醇提取物B部分腹腔或皮下注射每日100 g/kg，连续6～8 d，能延缓小鼠肉瘤S_{180}和小鼠肝癌H_{22}肿瘤的生长，有一定的抗肿瘤作用；并能干扰^{3}H-TdR掺入S_{180}的荷瘤小鼠肝、脾组织DNA。但对小鼠艾氏腹水癌(EAC)和Lewis肺癌小鼠无明显影响，臭牡丹提取物C部分对H_{22}肿瘤也有抑制作用[1]。

2. 对免疫功能的影响　皮下注射臭牡丹根乙醇提取物10 g/kg、100 g/kg，连续7 d，对小鼠腹腔巨噬细胞吞噬功能有明显抑制作用，并能抑制绵羊红细胞(SRBC)所致溶血素抗体的产生[1]。

【药性】 辛、苦，微温。

1.《分类草药性》："味淡、苦。"

2.《四川中药志》1960年版："性微温，味辛、苦，无毒。"

3.《陕西中草药》："苦、辛，平。"

【功用主治】 行气健脾，祛风除湿，解毒消肿。主治食滞腹胀，头昏，虚咳，久痢脱肛，肠痔下血，淋浊带下，风湿痛，脚气，痈疽肿毒，漆疮，高血压病。

1.《植物名实图考》："煎洗脚肿。煮乌鸡同食去头昏。亦治毒疮，消肿止痛。"

2.《草木便方》："清热，补气，健脾。治虚痨骨蒸，气肿，黄疸，脚弱。"

3.《天宝本草》："补肺肾两虚。治头昏。"

4.《四川中药志》1960年版："治脚气，虚咳，气停，食停。"

5.《陕西中草药》："行气活血，祛风平肝，消肿解毒。治崩漏，白带，月经不调，头晕目眩，高血压，风湿疼痛，疝气，脱肛，痔疮，痢疾，痈疽疮毒，毒蛇咬伤。"

【用法用量】 内服：煎汤，15～30 g；或浸酒。外用：煎水熏洗。

【选方】 1. 治食积气滞　臭牡丹根30 g，绛梨木根15 g，鸡屎藤12 g，刮金板9 g。炖猪大肠服。(《万县中草药》)

2. 治头昏痛　臭牡丹根15～30 g。水煎，打入鸡蛋2个(整煮)，去滓，食蛋及汤。

3. 治大便下血　臭牡丹根15～30 g，猪大肠不拘量。同炖汤服。(2、3方出自《江西民间草药》)

4. 治泌尿道感染　臭牡丹根皮6～10 g。洗净，剁成细末，调入鸡蛋1个，按常规煎炒(荤、素油均可，根据口味放盐)食，每日1次，连服3～4 d。〔《中医杂志》1983，(4)：65〕

5. 治痔疮，脱肛　臭牡丹根30 g，煮猪大肠60 g服；并用臭牡丹根适量，水煎熏洗。(《广西本草选编》)

6. 治风湿关节痛　臭牡丹根30～45 g，水酒各半煎，分两次服。或与猪蹄筋60 g炖汤服。

7. 治瘰疬，跌打损伤　臭牡丹根120 g，烧酒500 g，同封浸(16 d可服)。每日饮酒30～60 g。(6、7方出自《江西民间草药》)

8. 治荨麻疹　臭牡丹根60 g。煎汁，加鸡蛋3只煮食，连服数剂。(《浙江民间常用草药》)

3969 臭茉莉叶 chòu mò lì yè (《广西中草药》)

【基原】 为马鞭草科大青属植物重瓣臭茉莉 *Clerodendrum philippinum* Schauer 和臭茉莉 *C. philippinum* Schauer var. *simplex* Moldenke 的叶。

【原植物】 参见"臭茉莉"条。

【采收加工】 5～7月采收，鲜用或晒干。

【药性】 苦，平。

1. 广州部队《常用中草药手册》："淡，平。"

2.《广西中草药》："味微苦，气臭，性平。"

【功用主治】 解毒，降压。主治痈肿疮毒，乳痈疥癞，湿疹瘙痒，高血压病。

1. 广州部队《常用中草药手册》："降压。"

2.《广西中草药》："驱风活血，杀菌消肿。"

3.《福建药物志》："行瘀解毒。"

【用法用量】 内服：煎汤，15～30 g。外用：捣敷；或煎水洗。

3970 臭黄荆叶 chòu huáng jīng yè (《分类草药性》)

【基原】 为马鞭草科豆腐柴属植物臭黄荆 *Premna ligustroides* Hemsl. 的叶。

【原植物】 参见"臭黄荆"条。

【采收加工】 4～7月采收，鲜用或晒干。

【药性】 苦，凉。

【功用主治】 解毒消肿。主治痈肿疔毒。

1.《分类草药性》："涂疮生肌。"

2.《重庆草药》："解毒。敷对口疮或其他毒疮。"

【用法用量】 外用：捣敷；或煎水浸洗。

【选方】 治诸疮肿毒　(臭黄荆)叶捣绒敷。(《四川中药志》1960年版)

3971 臭黄荆根 chòu huáng jīng gēn (《分类草药性》)

【基原】 为马鞭草科豆腐柴属植物臭黄荆 *Premna ligu-*

stroides Hemsl. 的根。

【原植物】 参见"臭黄荆"条。

【采收加工】 10～11月采挖，切片晒干。

【药性】《分类草药性》："性凉。"

【功用主治】 清热，利湿。主治痢疾，痔疮，脱肛，牙痛，水肿。

1.《分类草药性》："清火，治牙痛。"

2.《四川中药志》1960年版："除风湿，清邪热。治痢疾日久肿胀，痔疮，脱肛，牙痛。"

3.《全国中草药汇编》："清热利湿，解毒。主治痢疾，疟疾，风热头痛，肾炎水肿，痔疮，脱肛。"

【用法用量】 内服：煎汤，30～60 g。

【选方】 1. 治红白痢疾 臭黄荆根、红斑鸠窝各 30 g。煎水服。

2. 治痔疮 臭黄荆根、八月瓜根、黑丁香根（鲜）各 500 g。切成片，炖猪大肠头服。5 d 1剂，治愈为度。

3. 治虚肿 臭黄荆 120 g，小茴香根 30 g。炖肉吃。（1～3方出自《重庆草药》）

3972 臭梧桐子 chòu wú tóng zǐ（《岭南采药录》）

【异名】 凤眼子（《质问本草》），矮桐子、岩桐子（《中国药用植物志》）。

【基原】 为马鞭草科大青属植物海州常山 *Clerodendrum trichotomum* Thunb. 的果实或带宿萼的果实。

【原植物】 参见"臭梧桐"条。

【采收加工】 9～10月果实成熟时采收，晒干或鲜用。

【药性】 苦、微辛，平。

【功用主治】《上海常用中草药手册》："祛风湿，平喘。"

【用法用量】 内服：煎汤，10～15 g。外用：捣敷。

【选方】 1. 治气喘及风湿痛 臭梧桐花（即带宿萼的果实）9～15 g。煎服。（《上海常用中草药》）

2. 止牙痛 臭梧桐子捣烂，和灰面、胡椒末共煎饼，贴在腮边。（《岭南采药录》）

3973 臭梧桐花 chòu wú tóng huā（《纲目拾遗》）

【异名】 龙船花（《泉州本草》）。

【基原】 为马鞭草科赪桐属植物海州常山 *Clerodendrum trichotomum* Thunb. 的花。

【原植物】 参见"臭梧桐"条。

【采收加工】 6～7月采花，晾干。

【药性】 苦、微辛，平。

【功用主治】《安徽中草药》："祛风湿，止痢，降血压，平喘。"

【用法用量】 内服：煎汤，5～10 g；或研末；或浸酒。

【选方】 1. 治风气头风 臭梧桐花阴干，烧存性为末。每服二钱，临卧酒下。（《纲目拾遗》引《医方集听》）

2. 治高血压病 臭梧桐花 9 g。开水泡当茶饮。

3. 治痢疾 臭梧桐花 9 g。煎服。（2、3方出自《安徽中草药》）

4. 治疝气偏坠 鲜臭梧桐花 15 g。捣烂泡酒服。（《泉州本草》）

5. 治虚实夹杂的哮喘 臭梧桐花 15 g，佩兰叶、泽兰叶各 9 g，黄药子 30 g。酌加冰糖或白糖，煎服。（《安徽中草药》）

3974 臭梧桐根 chòu wú tóng gēn（《纲目拾遗》）

【异名】 芙蓉根（《纲目拾遗》）。

【基原】 为马鞭草科大青属植物海州常山 *Clerodendrum trichotomum* Thunb. 的根。

【原植物】 参见"臭梧桐"条。

【采收加工】 9～11月采挖，切片晒干或鲜用。

【药材】 臭梧桐根 *Radix Clerodendri Trichotomi* 产江苏、湖北、安徽、四川等地。

性状 根呈圆柱形或不规则块状。外表面呈淡黄棕色或灰褐色，有纵皱纹。质轻而坚硬，不易折断，断面淡黄白色，有环纹。气微弱，味淡微苦。

【药性】 苦、微辛，温。

1.《四川中药志》1960年版："性平，味苦，无毒。"

2.《安徽中草药》："性温，味苦。"

【功用主治】 祛风止痛，行气消食。主治头风痛，风湿痹痛，食积气滞，脘腹胀满，小儿疳积，跌打损伤，乳痈肿毒。

1.《本草图经》："治疟。"

2. 汪连仕《采药书》："取根皮捣汁如胶，为土阿魏，能宽筋活血，化痞消。"

3.《四川中药志》1960年版："治食积饱胀，小便不利及小儿疳疾。"

4.《上海常用中草药》："祛风，止痛，降血压。治风湿痛，高血压。"

【用法用量】 内服：煎汤，10～15 g；或捣汁冲酒。

【选方】 1. 治筋骨痛 海州常山根 15 g，三白草根、半枫荷各 30 g。水煎服。（《湖南药物志》）

2. 治跌打 臭梧桐根煎酒服之。（《岭南采药录》）

3. 治内外一切乳毒 臭梧桐，春、夏取头三个，秋、冬取根，捣烂绞汁。对陈酒热服，取汗为度。（《经验广集》梧桐酒）

4. 治大便下血 臭梧桐根皮、仙鹤草各 15 g。煎服。

5. 治疟疾 臭梧桐根皮 15 g，乌梅 9 g。于疟发前 2 h 煎服。

6. 治高血压病 臭梧桐根皮、枸杞根、桑椹子各 30 g。煎服。（4～6方出自《安徽中草药》）

3975 射干 shè gān（《本经》）

【异名】 乌扇、乌蒲（《本经》），黄远（《吴普本草》），乌莲（《广雅》），夜干（《本草经集注》），乌翣、乌吹、草姜（《别录》），鬼扇（《肘后方》），凤翼（《本草拾遗》），扁竹根（《永类钤方》），仙人掌、紫金牛（《土宿本草》），野萱花、扁竹（《纲目》），地萹竹（《镇江府志》），较剪草、黄花萹蓄（《生草药性备要》），开喉箭、黄知母（《分类草药性》），冷水丹、冷水花（《南京民间药草》），扁竹兰（《中药形性经验鉴别法》），金蝴蝶、金绞剪（《浙江中药手册》），紫良姜、铁扁担（《江苏植物药志》），六甲花、扇把草、鱼翅草（《广西中兽医药用植物》），山蒲扇（《东北药用植物志》），剪刀草（《中药志》），老君扇、高搜山、凤凰草（《湖南药物志》）。

【基原】 为鸢尾科射干属植物射干的根茎。

【原植物】 射干 *Belamcanda chinensis* (L.) DC.［*Ixia chinensis* L.］

多年生草本。根茎粗壮，横生，鲜黄色，呈不规则的结节状，着生多数细长的须根。茎直立，高 50～150 cm，实心，下部生叶。叶互生，扁平，宽剑形，对折，互相嵌叠，排成 2

列，长 20～60 cm，宽 2～4 cm，先端渐尖，基部抱茎，全缘，绿色带白粉；叶脉数条，平行。聚伞花序伞房状顶生，2 叉状分枝，枝端着生数花，花梗及分枝基部均有膜质苞片；苞片披针形至狭卵形；花被片 6，2 轮，外轮花被裂片倒卵形或长椭圆形，长约 2.5 cm，宽 1 cm，内轮 3 片略小，橘黄色，有暗红色斑点；雄蕊 3，贴生于外花被片基部，花药外向；雌蕊 1，子房下位，3 室，中轴胎座，柱头 3 浅裂。蒴果倒卵形或长椭圆形，长 2～4 cm，具 3 纵棱，成熟时室背开裂，果瓣向外弯曲。种子多数，近圆形，黑紫色，有光泽，直径约 5 mm。花期 6～8 月，果期 7～9 月。

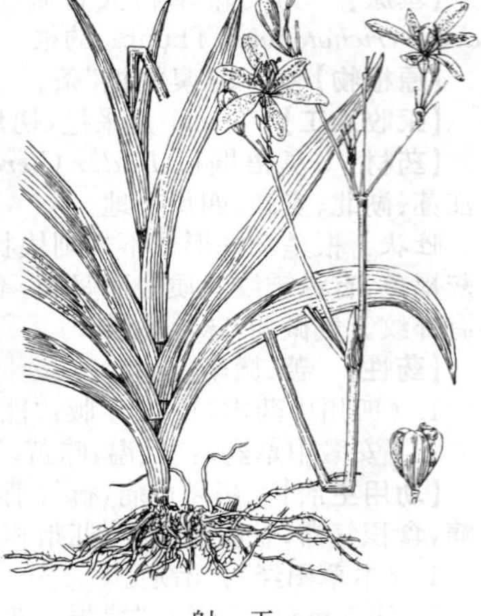

射　干

生于山坡、草原、田野旷地、杂木林缘，常见栽培。分布于全国各地。

【栽培】 生物学特性　适应性强，喜温暖，耐寒、耐干旱。以选阳光充足、土层深厚、疏松肥沃、排水良好的砂质壤土栽培为宜。

繁殖方法　根茎繁殖或种子繁殖，根茎繁殖生长快，产量高；种子繁殖数量多，生产上多用种子繁殖。种子繁殖：种子采收后应湿沙贮藏，一般采用直播，也可以采用育苗移栽法。直播于 4 月中下旬或 10 月上旬进行。按行株距 20 cm × 15 cm 挖穴，穴深 6～10 cm，每穴播种 5～10 颗，覆土后稍加镇压。根茎繁殖：于冬季或早春，结合采收，挖掘根茎，将其折成小块(每块有芽 1～2 个)，按行株距 20 cm × 20 cm 开穴。每穴栽 1～2 块，填土压实。

田间管理　栽后第一年中耕除草 4 次，第一次在出苗后进行，以后在 5、7、11 月各进行 1 次，第二年以后，只在 3、6、11 月中耕除草各 1 次。追肥每年 3 次，在 3、6 月及冬季进行，春、夏以人畜粪水为主，冬季可施土杂肥。雨季及时排除积水，防止烂根。播种第二年开花，除留种地外，应及时摘除花蕾，减少养分消耗，以供地下部分有充足养分，保证产量和质量。

病虫害防治　病害有锈病，发病初期可喷 25% 粉锈宁 2 000 倍液。虫害有钻心虫。

【采收加工】 栽后 2～3 年收获，10 月上旬地上部分枯萎时，挖掘根茎，洗净泥土，晒至半干，搓去须根，再晒干。

【药材】 射干 *Rhizoma Belamcandae*　主产于湖北、河南、江苏、安徽、湖南、陕西、浙江、贵州、云南等地亦产。以河南产量大，湖北品质好。

性状　根茎呈不规则结节状，有分枝，长 3～10 cm，直径 1～2 cm。表面黄褐色、棕褐色或黑褐色，皱缩，有较密的环纹。上面有数个圆盘状凹陷的茎痕，偶有茎基残存；下面及两侧有残留细根及根痕。质硬，断面黄色，颗粒性。气微，味苦、微辛。

鉴别　根茎横切面：表皮有时残存。木栓细胞多列，外侧 2～3 列细胞棕色，壁稍增厚，少数含棕色物。皮层宽，稀有叶迹维管束；内皮层不明显。中柱维管束为周木型及外韧型，靠外侧排列较紧密。薄壁组织中有草酸钙柱晶，并含淀粉粒及油滴。

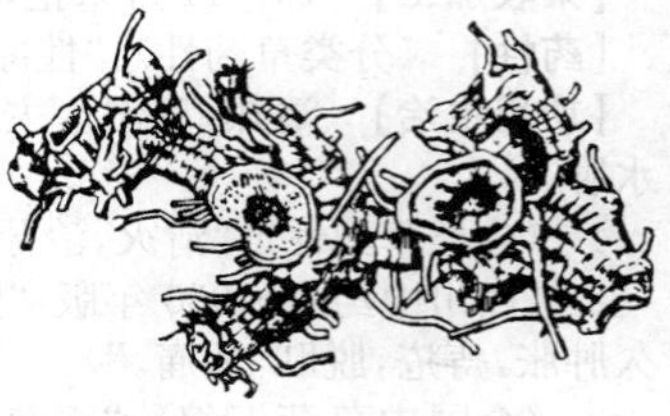

射干(根茎)外形

粉末特征：橙黄色。草酸钙柱晶较多，棱柱形，多已破碎，完整者长 49～240～315 μm，直径约至 49 μm。淀粉粒单粒圆形或椭圆形，直径 2～17 μm，脐点点状；复粒极少，由 2～5 分粒组成。薄壁细胞类圆形或椭圆形，壁稍厚或连珠状增厚，有单纹孔。木栓细胞棕色，表面观多角形，壁薄，微波状弯曲，有的含棕色物。

品质标志　《中华人民共和国药典》2005 年版规定：照醇溶性浸出物测定法热浸法测定，本品含醇溶性浸出物不得少于 18.0%。

【成分】 根及根茎含异黄酮类成分：鸢尾苷元(irigenin)[1, 2]，鸢尾黄酮(tectorigenin)，鸢尾黄酮苷(tectoridin)[2]，射干异黄酮(belamcanidin)，甲基尼泊尔鸢尾黄酮(methylirisolidone)，鸢尾黄酮新苷元(iristectoriginin) A[3]，洋鸢尾素(irisflorentin)[3, 4]，野鸢尾苷(iridin)[5]，5-去甲洋鸢尾素(noririsflorentin)[6]，异丹叶大黄素(isorhapontigenin)，鸢尾苷元-5-O-(6″-O-香草酸)β-D-葡萄糖苷〔irigenin-5-O-(6″-O-vanillin acid)β-D-glucosode〕[7]，2, 3-二氢鸢尾苷元(2, 3-dihydroirigenin)，6″-O-香草酰鸢尾苷元(6″-O-vanilloyliridin)，6″-O-羟基苯甲酰野鸢尾苷(6″-O-phydrobenzoyliridin)，5, 6, 7, 3′-四羟基-4′-甲氧基黄酮(5, 6, 7, 3′-tetrahydro-4′-methoxyisoflavone)[8]，3′, 4′, 5, 7-四羟基-8-甲氧基异黄酮(3′, 4′, 5, 7-tetrahydro-8-methoxyisoflavone)[9]，鸢尾黄酮新苷元(iristectorigenin) B(7, 4′-di-O-methyliristectorigenin B)[10]，射干素(shegansu)B[11]、C[12]等。三萜类成分：射干酮(sheganone)，茶叶花宁(apocynin)[4]，射干酮(belanmcandone) A、B、C、D[11]，belachinal，anhydrobelachinal，epianhydrobelachinal，isoanhydrobelachinal[13]，射干醛(belamcandal)，28-去乙酰基射干醛(28-deacetylbelamcandal)，异德国鸢尾醛(isoridogermanal)，16-O-乙酰基异德国鸢尾醛(16-O-acetylisoiridogermanal)，右旋的(6R, 10S, 11S, 14S, 26R)-26-羟基-15-亚甲基螺鸢尾-16-烯醛〔(6R, 10S, 11S, 14S, 26R)-26-hydroxy-15-methylidene spiro irid-16-enal〕[14]，3-O-癸酰基-16-O-乙酰基异德国鸢尾醛(3-O-decanoyl-16-O-acetylisoiridogermanal)，3-O-四癸酰基-16-O-乙酰基异德国鸢尾醛(3-O-tetradecanoyl-16-O-acetylisoiridogermanal)[13]等。还含胡萝卜苷(daucosterol)，白藜芦醇(resveratrol)，对羟基苯甲酸(*p*-hydroxy benzoic acid)[7]，β-谷甾醇(β-sitosterol)，3-豆甾烯醇(3-stigmastenol)，白射干素(dichotomitin)[9]。

【药理】 1. 抗炎作用　射干对炎症早期和晚期均有显著的抑制作用。乙醇提取物 22 g/kg 灌胃，对组胺、醋酸所致的小鼠皮肤和腹腔毛细血管通透性增高，对巴豆油所致耳肿胀均有抑制作用。13 g/kg 灌胃，对大鼠的透明质酸酶或甲醛性足肿胀及棉球肉芽组织增生也均有明显抑制作用[1]。其有效成分之一的 1, 4-苯醌是抗氧化剂和炎症抑制剂[2]。射干另一有效成分杧果苷 50 mg/kg 腹腔注射或口服，对角叉莱胶诱发的后脚爪水肿，棉球植入以及肉芽囊肿均有明显的抗炎作用[3]。

2. 抗过敏作用　鸢尾黄酮对大鼠因卵清蛋白诱导的被动皮肤过敏的抑制率为 40%[4]。

3. 抗微生物作用　其乙醇提取物对细菌(大肠杆菌、铜绿假单胞菌、金黄色葡萄球菌、溶血性链球菌等)和真菌的抑制浓度和抗菌谱明显优于煎剂和水浸剂[5]。10%乙醇提取物对京防 86-1(甲 1 型)流感病毒也有抑制作用[1]。

4. 祛痰作用　乙醇提取物 25 g/kg 灌胃，能明显增加小鼠呼吸道排痰量[6]。

5. 对神经细胞的作用　射干醇 A、B 和另一苯并呋喃衍生物能增进乙酰胆碱能神经细胞的生存和生长，并能增加胆碱乙酰化酶的活性[7]。

6. 雌性激素样作用　射干提取物静脉注射能抑制去卵巢小鼠的促性腺激素释放激素的间断释放，抑制 LH 的分泌。从射干中提取的鸢尾苷、鸢尾黄素可作为有器官选择性的雌性激素样药物，选择性地治疗和预防心血管疾病(例如小动脉硬化)、骨质疏松和更年期综合征[8]。

7. 其他作用　射干灌胃对小鼠吲哚美辛-乙醇性溃疡形成有保护作用，有对抗蓖麻油引起小鼠小肠性腹泻的作用，且作用持久；并延长大鼠实验性体内血栓形成[8]。射干提取物显示毒鱼活性，而且对小鼠白血病 P_{388} 淋巴细胞具有细胞毒作用[9]。射干具有明显的抗凝血作用，其活性成分大约是分子量为 10 000 的含有半乳糖醛酸和鼠李糖的酸性多糖[10]。射干醇 A 和射干醌 A 对 5-脂氧合酶有抑制作用，其 IC_{50} 分别为 0.6 μmol/L、1.57 μmol/L[11]。鸢尾苷有抑制二磷酸腺苷转化成三磷酸腺苷而显示改善毛细血管渗透的作用。杧果苷有明显的利胆作用，鸢尾苷有利尿作用，家兔皮下注射 25 mg/kg 效果显著[3]。

毒性　射干乙醇提取物小鼠灌胃的 LD_{50} 为 66.78 g/kg[1]。射干乙醇提取物按相当于人用量(9 g/50 kg)的 277 倍剂量 50 g/kg，给小鼠灌胃观察 7 d，动物均健存[12]。

【炮制】 1. 射干　除去杂质及残留茎，洗净，润透，切薄片，干燥。

2. 炒射干　取净射干片用文火炒黄略带焦斑为度，取出放凉。

饮片性状　射干为不规则的薄片，边缘不整齐，表面黄色，颗粒状；周边黄褐色或棕褐色，皱缩，气微，味苦，微辛。炒射干形同射干，片面色泽加深，带有焦斑。贮干燥容器内，置通风干燥处，防蛀。

【药性】 苦、辛，寒。有毒。归肺、肝经。

1.《本经》："味苦，平。"

2.《别录》："微温，有毒。"

3.《药性论》："有小毒。"

4.《蜀本草》："微寒。"

5.《珍珠囊》："苦，甘，阳中之阴。"

6.《滇南本草》："性微寒，味苦辛。"

7.《雷公炮制药性解》："入肺、肝、脾三经。"

8.《本草再新》："入心、肾二经。"

9.《萃金裘本草述录》："入手太阴，足少阴、少阳气分，兼入足厥阴、太阴经。"

【功用主治】 清热解毒，祛痰利咽，消瘀散结。主治咽喉肿痛，痰壅咳喘，瘰疬结核，疟母癥瘕，痈肿疮毒。

1.《本经》："主咳逆上气，喉痹咽痛，不得消息。散结气，腹中邪逆，食饮大热。"

2.《别录》："疗老血在心脾间、咳唾、言语气臭；散胸中热气。"

3.《本草经集注》："疗毒肿。"

4.《药性论》："治喉痹水浆不入，能通女人月闭，治疰气，消瘀血。"

5.《日华子》："消痰，破癥结，胸膈满，腹胀，气喘，痃癖，开胃下食，消肿毒，镇肝明目。"

6.《滇南本草》："治咽喉肿痛，咽闭喉风，乳蛾，痄腮红肿，牙根肿烂。疗咽喉热毒，攻散疮痈一切热毒等症。"

7.《医学入门》："治肺气喘嗽，咳逆上气，小儿疝气发时肿痛如刺，便毒。"

8.《生草药性备要》："行气，敷疮止痛；理蛇伤，生津液。"

9.《分类草药性》："治妇人白带。"

10.《湖南药物志》："清热解毒，利尿，消肿，杀蛔虫，主治黄疸，水肿，感冒，牙痛。"

【用法用量】 内服：煎汤，5～10 g；或入丸、散；或鲜品捣汁；或浸酒。外用：煎水洗；或研末吹喉；或捣烂敷。

【宜忌】 病无实热，脾虚便溏及孕妇禁服。

1.《别录》："久服令人虚。"

2.《纲目》："多服泻人。"

3.《本草经疏》："凡脾胃薄弱、脏寒、气血虚人，病无实热者禁用。"

【选方】 1. 治喉痹　射干，锉细，每服五钱匕，水一盏半，煎至八分，去滓。入蜜少许，旋旋服。(《圣济总录》射干汤)

2. 治白喉　射干 3 g，山豆根 3 g，金银花 15 g，甘草 6g。水煎服。(《青岛中草药手册》)

3. 治咳而上气，喉中有水鸡声　射干十三枚(一法三两)，麻黄四两，生姜四两，细辛、紫菀、款冬花各三两，五味子半升，大枣七枚，半夏(大者，洗)八枚(一法半升)。上九味，以水一斗二升，先煮麻黄两沸，去上沫，纳诸药，煮取三升，分温三服。(《金匮要略》射干麻黄汤)

4. 治腮腺炎　射干鲜根 10～15 g，水煎，饭后服，日服 2 次。(《福建民间草药》)

5. 治小儿疝，发时肿痛如刺　用生射干汁，取下，亦可丸服之。(《肘后方》)

6. 治瘰疬结核，因热气结聚　射干、连翘、夏枯草各等分，为丸。每服二钱，饭后白汤下。(《本草汇言》引《朱氏方》)

7. 治乳痈初起　扁竹根(如僵蚕者)，同萱草根为末，蜜调服。(《永类钤方》)

8. 治胃热停痰，有血积上吐者　射干、川贝母、怀生地、牡丹皮各等分。为末，每服一钱五分，食后白汤下。(《永类钤方》)

9. 治水蛊腹大，动摇水声　鬼扇细捣绞汁，服如鸡子，即下水。(《肘后方》)

10. 治关节炎，跌打损伤　射干 90 g，入白酒 500 g，浸泡 1 星期。每次饮 15 g，每日 2 次。(《安徽中草药》)

11. 治二便不通，诸药不效　射干捣汁，服一盏立通。(《普济方》)

【临床报道】 治疗乳糜尿　用射干 15 g，水煎加入白糖适量，每日分 3 次口服；或制成水丸，每服 4 g，每日 3 次，饭后服。以 10 d 为 1 个疗程，治疗 104 例乳糜尿，除个别病例外，多经 1 个疗程治疗，结果痊愈者 94 例，占 90.4%，但其中 9 例为临床治愈，16 个月又发现乳糜尿，继续服药 1

个疗程后未再复发；无效者 10 例，占 9.6%[1]。

【各家论述】 1.《纲目》："射干能降火，故古方治喉痹咽痛为要药。孙真人《千金方》治喉痹有乌翣膏；张仲景《金匮玉函》方治咳而上气，喉中作水鸡声，有射干麻黄汤；又治疟母鳖甲煎丸，亦用乌扇烧过，皆取其降厥阴相火也。火降则血散肿消，而痰结自解，癥瘕自除矣。"

2.《本草经疏》："射干，苦能下泄，故善降；兼辛，故善散。故主咳逆上气，喉痹咽痛，不得消息，散结气、胸中邪逆。既降且散，盖以微寒，故主食饮大热。《别录》又主老血在心脾间，咳唾言语气臭，散胸中热气，甄权主疰气，消瘀血，主女人月闭，《日华子》主消痰破结、胸膈满，腹胀气喘痃癖；寇宗奭主肺气喉痹为佳，洁古主胃中痈疮，皆此意也。丹溪主行太阴、厥阴之积痰，使结核自消甚捷；又治足厥阴湿气下流，因疲劳而发为便毒，悉取其泄热散结之力耳。"

3.《本草新编》："射干，化湿痰湿热，平风邪作喘殊效，仍治胸满气胀，咳嗽气结，此物治风火湿热，可以为君，但可暂用，而不可久用者也。久用只可为使矣。喘症未有不伤气者，肺气为邪所伤，风痰随挟之而上冲，射干入肺而能散气中之结，故风痰即消。但有结则散结，无结则散气，必变为虚喘矣。"

4.《本草正义》："射干苦降而能开泄顽痰、瘀血，散结定逆，其功颇多，故《别录》谓为微温，石顽加以辛字，然热痰寒饮，喘逆上气，皆能治之。则皆以苦降为主，固不必恃其为温，且射干之主治，虽似不一，实则降逆开痰，破结泄热二语，足以概之。所以韩保升谓之微寒，而濒湖、景岳又径以为寒，究之下气通滞，亦不系乎寒凉。《本经》苦平，最是至当不易，其所列之主治，则开泄定逆而已，至《名医别录》则增益破瘀一层，其主咳唾、言语气臭，亦肺胃蕴热之病也。甄权称其消瘀血通妇女月闭；《日华》谓其消痰破癥结痃癖，胸膈满，腹胀，张洁古谓其去胃中痈疮；丹溪称其利积痰疝毒，消结核；濒湖称其降实火，利大肠，治疟母；陶弘景谓苦酒磨涂，可消肿毒；石顽谓散结降气，为咽喉肿痛要药，能降相火，火息则血散肿消，而痰结自解，质而言之，开通泄降四字尽之矣。"

3976 射罔 shè wǎng
（《本经》）

【基原】 为毛茛科乌头属植物乌头（野生种）*Aconitum carmichaeli* Debx. 和北乌头 *A. kusnezoffii* Reichb. 等的汁制成的膏剂。

【原植物】 参见"草乌头"条。

【药性】 苦，热。大毒。

1.《本草经集注》："大热。"

2.《别录》："味苦，有大毒。"

【功用主治】 祛风止痛，解毒消肿，软坚散结。主治风寒痹痛，头风头痛，瘰疬结核，癥瘕，热毒疮痈，毒蛇咬伤。

1.《别录》："疗瘘坚及头中风、痹痛。"

2.《本草拾遗》："主瘘疮疮根结核，瘰疬毒肿及蛇咬。先取药涂肉四畔，渐渐近疮，习习逐病至骨，疮有热(熟)脓及黄水出涂之；若无脓水，有生血及新伤肉破，即不可涂。"

【用法用量】 外用：研末调敷。

【宜忌】 本品有剧毒。

3977 射尿蜗 shè niào guǎi
（《陆川本草》）

【异名】 青竹蜗（《陆川本草》），游蛙、油蜗（《中国动物药志》）。

【基原】 为树蛙科树蛙属动物斑腿树蛙的全体。

【原动物】 斑腿树蛙 *Rhacophorus leucomystax* (Gravenhorst) 又名：变色树蛙（薛德焴《系统动物学》），树蛙、三角上树（《中国动物药志》）。

雄蛙体长 45 mm，雌蛙 61 mm，体扁平，头长、宽约相等，吻略尖圆，吻棱明显；鼻孔近吻端；眼间距大于鼻间距或上眼睑之宽，鼓膜为眼径之半；舌后端缺刻深，犁骨齿窄长，指趾端膨大成吸盘；横沟分隔成背腹面；指长顺序为 3、4、2、1；指基无蹼或稍有蹼，关节下瘤与内跖突小而明显，有时有指基下瘤。后肢长，胫跗关节前达眼与鼻孔之间。胫长不到体长之半，趾吸盘略小于指吸盘，趾间之蹼约为 1/3；关节下瘤与内跖突小而明显，无外跖突。生活时颜色变异大，随环境条件而异，可由浅橘黄色到深棕色，背面之花纹变异亦大，一般有 4 条黑纵纹，有的则在头后成"X"形斑，上颌缘有细白线纹；股部有 3～4 条横纹，大腿后方及肛部有网状棕色斑颇醒目；腹面乳白色，咽部稍有棕点。雄蛙有单咽下内声囊，声囊孔圆形，第一指基部乳白色婚垫极明显。

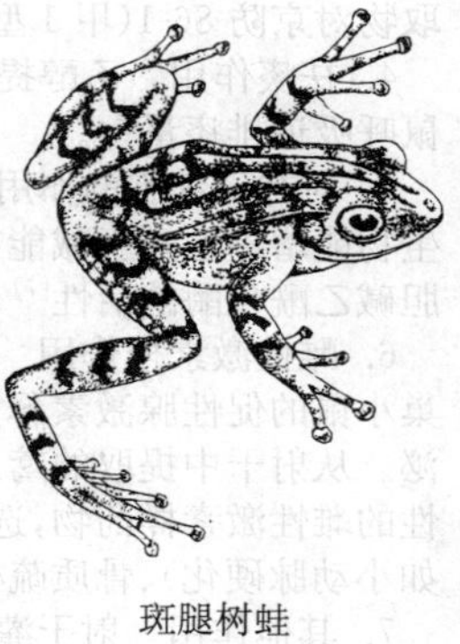

斑腿树蛙

栖息于草丛间，少有在树上者。分布于江苏、浙江、安徽、福建、江西、湖北、湖南、广东、广西、四川、贵州、云南、西藏、甘肃、台湾等地。

【采收加工】 7～11 月捕捉，剥去外皮，除去内脏，洗净，鲜用或烘干研粉。

【药性】 《中国动物药志》："咸，微寒。"

【功用主治】 化瘀止血，接骨续筋。主治外伤出血，跌打损伤，骨折。

1.《中国动物药》："化瘀止血。治外伤出血，跌打损伤，骨折。"

2.《中国药用动物志》："止血止痛，续筋接骨。用于小儿疳积。"

【用法用量】 外用：烘干，研粉撒；或敷贴。

【选方】 治外伤出血 射尿蜗烘干，研细粉，撒于外伤出血处；或将射尿蜗腹部撕开，连同内脏，贴在外伤出血处。（《中国动物药》）

3978 皋芦 gāo lú
（《本草拾遗》）

【异名】 瓜芦（《本草经集注》），过罗、拘罗、物罗（《南越志》），苦艼（《南越笔记》），苦䔲（《纲目》）。

【基原】 为山茶科山茶属植物大叶茶的叶。

【原植物】 大叶茶 *Camellia sinensis* (L.) O. Kuntze. f. *macrophylla* (Sieb.) Kitamura

常绿灌木，全体与茶相似，惟枝干较粗大。叶长椭圆形，长 10～15 cm，宽 5～7 cm，边缘有锯齿。花腋生，白色，较茶花略大；花梗长；萼片 5；花瓣 5；雄蕊多数；子房上位。蒴果扁圆形。花期 9～10 月。

生于山地林中。分布于四川、云南等地。

【采收加工】 5～7 月采集，鲜用或晒干。

【成分】 叶含黄酮苷成分：山柰酚-3-O-〔α-L-吡喃鼠李

糖-(1→3)-α-L-吡喃鼠李糖-(1→6)-β-D-吡喃半乳糖苷〕{kaempferol-3-O-〔α-L-rhamnopyranosyl-(1-3)-α-L-rhamnopyranosyl-(1→6)-β-D-galactopyranoside〕},山柰酚-3-O-〔α-L-吡喃鼠李糖-(1→3)-(4‴-O-乙酰基)-α-L-吡喃鼠李糖-(1→6)-β-D-吡喃半乳糖苷〕{kaempferol-3-O-〔α-L-rhamnopyranosyl-(1→3)-(4‴-O-acetyl)-α-L-rhamnopyranosyl-(1→6)-β-D-galactopyranoside〕},山柰酚-3-O-〔α-L-吡喃鼠李糖-(1→3)-α-L-吡喃鼠李糖-(1→6)-β-D-吡喃葡萄糖苷〕{kaempferol-3-O-〔α-L-rhamnopyranosyl-(1→3)-(4‴-O-acetyl)-α-L-rhamnopyranosyl-(1→6)-β-D-glucopyranoside〕}[1]。花色素成分:飞燕草素(delphinidin),飞燕草素-3-O-β-D-〔6-(E)-对香豆酰基〕吡喃半乳糖苷{delphinidin-3-O-β-D-〔6-(E)-*p*-coumaryl〕galactopyranoside},氰定-3-O-β-D-半乳糖苷[2]。叶含三萜苷成分:茶皂素(theasaponin)E_1、E_2[3]。儿茶素类成分:(−)-epigallocatechin,(+)-catechin,(−)-epicatechin,(−)-epigallocatechin 3-O-gallate,(−)-epicatechin-3-O-gallate[4]。还含4-羟基-2′-甲氧基角呋喃香豆素(4-hydroxy-2′-methoxy angular furocoumarin)[5],甲基吲哚-3-乙酸酯(methyl indole-3-acetate)[6],碳酸酐酶(carbonic anhydrase)[7]。

【药性】 苦,微寒。归心、胃、肝经。

1.《本草经集注》:"苦、涩。"

2.《纲目》:"苦,平。无毒。"

3.《药性考》:"苦,大寒。"

【功用主治】 清热除烦,止渴,明目。主治烦热头痛,口渴,目昏,咽喉肿痛,淋痛。

1.《本草经集注》:"取叶煎饮,通夜不寐。"

2.《本草拾遗》:"作饮,止渴,除痰,不睡,利水,明目。"

3.《纲目》:"噙咽,清上膈,利咽喉。"

4.《药性考》:"解毒。治牙疼,目痛,口糜。"

【用法用量】 内服:煎汤,5～10 g。

【宜忌】 不可常服久服。脾胃虚寒者禁服。

1.《纲目》:"胃冷者不可用。"

2.《本草汇言》:"久服常服大泄胃气。"

3979 徐长卿 xú cháng qīng (《本经》)

【异名】 鬼督邮、石下长卿(《本经》),别仙踪(《本草图经》),料刁竹(《生草药性备要》),钓鱼竿、逍遥竹、一枝箭(《简易草药》),英雄草、料吊(《本草求原》),土细辛、九头狮子草(《植物名实图考》),竹叶细辛(《植物名汇》),铃柴胡(《植物学大辞典》),生竹(《岭南采药录》),一枝香、牙蛀消、线香草(《中国药用植物志》),天竹、溪柳、蛇草(《福建民间草药》),瑶山竹(《广西中兽医药用植物》),黑薇(《东北药用植物志》),山刁竹、蛇利草、药王(《南宁市药物志》),对叶莲(《贵阳民间药草》),上天梯、老君须、香遥边、摇边竹、摇竹消、三百根(《湖南药物志》),寮刁竹、千云竹(广州部队《常用中草药手册》),痢止草(《全国中草药新医疗法展览会资料选编》)。

【基原】 为萝藦科白前属植物徐长卿的根及根茎,或带根全草。

【原植物】 徐长卿 *Cynanchum paniculatum* (Bunge) Kitag. [*Asclepias paniculata* Bunge; *Pycnostelma paniculata* K. Schum.] 又名:尖刀儿苗(《救荒本草》),铜锣草、蜈蚣草(《东北药用植物志》),小对叶草、对月莲(贵州),对节连(云南)。

多年生直立草本,高达1 m。根细呈须状,多至50余条,形如马尾,具特殊香气。茎细而刚直,不分枝,无毛或被微毛。叶对生,无柄;叶片披针形至线形,长4～13 cm,宽3～15 mm,先端渐尖,基部渐窄,两面无毛或上面具疏柔毛,叶缘稍反卷,有睫毛,上面深绿色,下面淡绿色;主脉突起。圆锥聚伞花序,生近顶端叶腋,长达7 cm,有花10余朵;花萼5深裂,卵状披针形;花冠黄绿色,5深裂,广卵形,平展或向外反卷;副花冠5,黄色,肉质,肾形,基部与雄蕊合生;雄蕊5,相连成筒状,花药2室,花粉块每室1个,下垂,臂短,平伸;雌蕊1,子房上位,由2枚离生心皮组成,花柱2,柱头五角形。蓇葖果呈角状,单生,长约6 cm,表面淡褐色。种子多数,卵形而扁,暗褐色,先端有一簇白色细长毛。花期5～7月,果期9～12月。

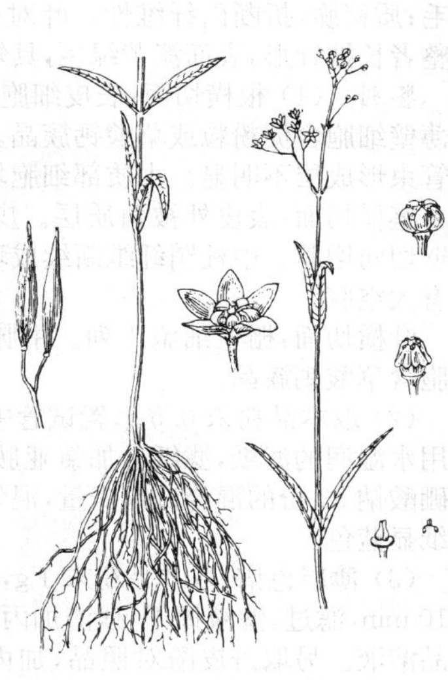

徐长卿

生于阳坡草丛中。分布于东北、华东、中南、西南及河北、内蒙古、陕西、甘肃。

【栽培】 生物学特性 适应性较强,南北各地均可栽培。土壤以肥沃、疏松的砂质壤土为好。

繁殖方法 种子繁殖或分株繁殖。种子繁殖:4月中旬播种,条播,行距30～35 cm,播后覆土、浇水,5月上旬出苗,苗出齐后进行间苗1次,株距10～14 cm。分株繁殖:宜在早春老株尚未萌芽前或晚秋枯苗后进行,行株距为40 cm×10 cm,开沟栽种,覆土压实后浇水。

田间管理 生长期间注意除草、浇水。苗高3～6 cm时,追肥1次,以后再追肥3次,肥料以人畜粪水为主。以后每年中耕除草3次,每次中耕后,都要追肥1次。

病虫害防治 病害有根腐病,要注意排水、松土预防。虫害有蚜虫、椿象等。

【采收加工】 7～10月采挖根及根茎,洗净晒干;全草晒至半干,扎把阴干。

【药材】 徐长卿 *Radix et Rhizoma Cynanchi Paniculati* 主产于江苏、浙江、安徽、山东、湖北、湖南、河南等地。吉林、甘肃、山东、福建、浙江、江西、广西等地用根及根茎,其他各地多用带根的全草。

性状 根茎不规则柱状,有盘节,长0.5～3.5 cm,直径2～4 mm。有的顶端附圆柱形残茎,长1～2 cm,断面中空;根簇生于根茎节处,圆柱形,细长而弯曲,长10～16 cm,直径1～1.5 mm。表面淡黄棕色至淡棕色,具微细的纵皱纹,并有纤细须根。质脆,易折断,断面粉性,皮部类白色或黄白色,形成层环淡棕色,木部细小。气香,味微辛、凉。

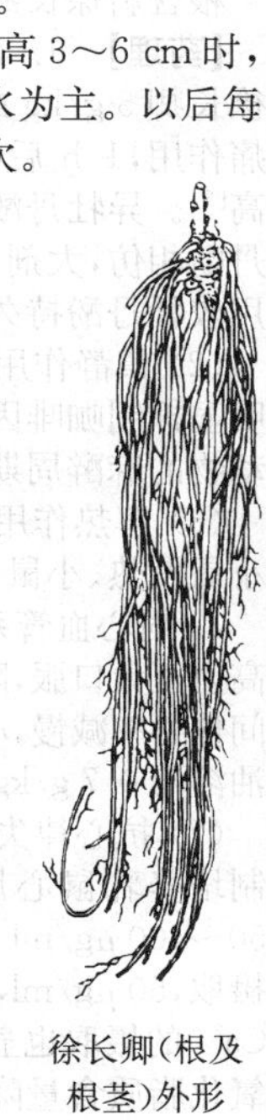

徐长卿(根及根茎)外形

全草带有根部，茎单一或少有分枝，长 20～60 cm，直径 1～2 mm；表面淡黄绿色，基部略带淡紫色，具细纵纹，或被毛；质稍脆，折断面纤维性。叶对生，叶片扭曲，易破碎，完整者长披针形，表面淡黄绿色，具短柄或几无柄。

鉴别　(1) 根横切面：表皮细胞外侧壁增厚。皮层宽阔，薄壁细胞含淀粉粒或草酸钙簇晶。内皮层凯氏点明显。维管束形成层不明显。木质部细胞均木化。

茎横切面：表皮外被角质层。皮层最外 1 列外皮层细胞壁切向增厚。中柱鞘纤维断续成环。维管束双韧型。髓部有大空腔。

叶横切面：栅栏细胞 1 列。中脉维管束双韧型。薄壁细胞含草酸钙簇晶。

(2) 取本品粉末 0.5 g，置试管中，加水 2 ml，管口盖一块用水湿润的滤纸，滤纸上加氯亚胺基-2,6-二氯醌 1 份与四硼酸钠 32 份的混合试剂少量，混匀，将试管加热至微沸，滤纸显蓝色。

(3) 薄层色谱：取本品粉末 1 g，加乙醚 10 ml，密塞，振摇 10 min，滤过，滤液挥干，残渣加丙酮 1 ml 使溶解，作为供试品溶液。另取丹皮酚对照品，加丙酮制成每 1 ml 含 2 mg 的溶液，作为对照品溶液。吸取供试品溶液 5 μl、对照品溶液 10 μl，分别点于同一硅胶 G 薄层板上，以环己烷-醋酸乙酯(3：1)为展开剂，展开，取出，晾干，喷以盐酸酸性 5%的三氯化铁乙醇溶液，加热至斑点显色清晰。供试品色谱中，在与对照品色谱相应的位置上，显相同的蓝褐色斑点。

品质标志　《中华人民共和国药典》2005 年版规定：照分光光度法测定，本品按干燥品计算，含丹皮酚($C_9H_{10}O_3$)不得少于 1.3%。

【成分】　全草含牡丹酚(paeonol)[1, 2]，异牡丹酚(isopaeonol)，赤藓醇(erythritol)，三十烷(triacontane)，十六烯(hexadecene)，硬脂酸癸酯(decylstearate)[2]。甾体化合物：β-谷甾醇(β-sitosterol)[2]，直立白薇苷(cynatratoside)B，徐长卿苷(cynapanoside)A、B、C 及 3β，14β-二羟基-5-孕甾烯-20-酮(3β，14β-dihydroxypregn-5-en-20-one)[3]。

根含新徐长卿苷(neocynapanoside) A[4]。

【药理】　1. 对中枢神经系统的作用　(1) 镇痛作用　徐长卿 5 g/kg 或 10 g/kg 给小鼠腹腔注射，10 min 出现镇痛作用，1 h 后仍未消失[1]。牡丹酚也可使小鼠痛阈提高[2]。异牡丹酚亦具有明显的镇痛效应，其作用强度与牡丹酚相仿，大剂量异牡丹酚的作用强于牡丹酚，小剂量的作用较牡丹酚持久[3]。

(2) 镇静作用　牡丹酚可使动物自发活动明显减少，能明显抑制咖啡因所致兴奋，又能延长睡眠时间和巴比妥对动物的麻醉周期，并具有抗惊厥作用[4]。

(3) 解热作用　用牡丹酚口服，对伤寒菌苗静注引起的小鼠发热、小鼠三联疫苗所致发热，均有解热作用[5, 6]。

2. 对心血管系统的作用　(1) 降压作用　牡丹酚给肾型高血压犬口服，降低幅度超过 2.7 kPa，持续 9～14 d，降压期间伴心率减慢，心电图正常。肾型高血压大鼠用牡丹酚花生油溶液 0.7 g/kg 灌胃 20 d，血压下降 2～2.7 kPa[7]。

(2) 抗心律失常　牡丹酚于 100 μg/ml 浓度即可显著抑制培养乳鼠心肌细胞搏动频率，并随浓度增大而增强。50～400 μg/ml 能显著抑制乳鼠心肌细胞快相及慢相 Ca^{2+} 摄取，50 μg/ml，100 μg/ml 牡丹酚对钙反常(Cap)心肌细胞 Ca^{2+} 的摄取也显著抑制，250 μg/ml 则可使 Cap 细胞内过氧化脂质含量降至正常水平。此外，牡丹酚还能使心肌细胞动作电位幅度、时程等显著抑制[8, 9]。

3. 抗动脉粥样硬化病变　牡丹酚 100 mg/kg 腹腔注射，每日 1 次，连续 6 星期，可显著抑制家兔食饵性动脉粥样硬化斑块的形成，但对血脂影响不明显[10]。牡丹酚(10～160 μg/ml)能显著抑制兔主动脉平滑肌细胞脱氧核糖核酸(DNA)合成和细胞增殖，拮抗超氧阴离子自由基对血管内膜的损伤[11]。

4. 抑制血小板聚集及抗血栓形成　牡丹酚能显著抑制凝血酶诱导的血小板聚集，并抑制此时大鼠血小板 5-羟色胺(5-HT)的释放。牡丹酚还能抑制内毒素、胶原、二磷酸腺苷(ADP)诱导的大鼠或人血小板聚集，显著延长内毒素所致纤维蛋白凝固时间[10, 12]。

5. 抗炎和抗变态反应作用　牡丹酚腹大鼠腔注，对角叉菜胶、甲醛、蛋清、组胺、5-HT 及缓激肽等所致大鼠足跖肿胀均有显著抑制作用。牡丹酚抑制炎性组织中 PGE_2 的生物合成，抑制角叉菜胶胸膜炎多形核白细胞的移行[13]。牡丹酚 0.15 g/kg 于豚鼠腹腔注射，连续 5 d，能显著抑制豚鼠 Forssman 皮肤血管炎反应、大鼠反向皮肤过敏反应、大鼠主动和被动 Arthus 型足跖肿胀；牡丹酚对绵羊红细胞、牛血清蛋白诱导的小鼠迟发型足跖肿胀、对二硝基氟苯引起的小鼠接触性皮炎均有明显的抑制作用[14]。

6. 抗菌作用　徐长卿全植物煎剂 1：4 对福氏痢疾杆菌、伤寒杆菌，1：2 对铜绿假单胞菌、大肠杆菌、金黄色葡萄球菌有抑制作用[15]。牡丹酚在体外，1：15 000 对大肠杆菌、枯草杆菌，1：2 000 对金黄色葡萄球菌有抑制作用[16]。

7. 其他作用　牡丹酚对苯并(a)芘在大鼠肝微粒体代谢有抑制作用[17]。牡丹酚对实验动物子宫收缩有一定抑制作用[18]和具有抗早孕的作用，其抗早孕率为 88.76%[19]。徐长卿的多糖 CPB_{64}、CPB_{54} 有促脾细胞和淋巴细胞增殖的作用[20, 21]，多糖 CPB-4 对以 ConA 或 LPS 诱导的 T、B 淋巴细胞增殖有一定抑制作用[22]。

毒性　牡丹酚小鼠静注、腹腔注射、口服给药后观察 48 h，其 LD_{50} 分别为 196 mg/kg、781 mg/kg、3 430 mg/kg[5]。牡丹酚 0.7 g/kg 口服可使眼分泌物稍增加，眼黏膜充血[23]。

【药性】　辛，温。归肝、胃经。

1.《本经》："味辛，温。"

2.《别录》："无毒。"

3.《品汇精要》："性温散，气之厚者，阳也。"

4.《生草药性备要》："味淡。"

5.《药性考》："有毒。"

6.《贵阳民间药草》："辛，香，温。"

7.《湖南药物志》："甘、微苦。"

8.《青岛中草药手册》："入肝、脾、肺、胃经。"

9.《内蒙古中草药》："有小毒。"

【功用主治】　祛风除湿，行气活血，去痛止痒。主治风湿痹痛，腰痛，脘腹疼痛，牙痛，跌扑伤痛，小便不利，泄泻，痢疾，湿疹，荨麻疹，毒蛇咬伤。

1.《本经》："主鬼物百精，蛊毒疫疾，邪恶气，温疟，久服强悍轻身。"

2.《别录》："益气延年。"

3.《生草药性备要》："浸酒要药，能除风湿最效。"

4.《药性考》："(除)关格之症，辟瘟宜服。"

5.《本草求原》："治跌打散瘀。"

6.《岭南采药录》："治小儿患腹胀，青筋交加出现于腹皮。又治颠狗咬伤。"

7.《南京民间药草》:“苗浸酒漱口,可治牙痛。”

8.《广西中药志》:“驱寒,散瘀,止痛,解蛇毒。治腹痛,霍乱,跌打,蛇伤。”

9.《福建民间草药》:“益气,逐风,强腰膝,解蛇毒。”

10.《贵阳民间药草》:“补气补血,行血活血,为治月经不调要药。”

11.《中国药用植物图鉴》:“为强壮镇静药,治晕车晕船。”

12.《四川中药志》1982 年版:“治神经性皮炎,湿疹。”

【用法用量】 内服:煎汤,3～10 g,不宜久煎;研末,1～3 g,或入丸剂,或浸酒。外用,煎汤洗,或涂敷;或鲜品捣敷。

【宜忌】 《广西本草选编》:“孕妇慎服。”

【选方】 1. 治风湿痛 (徐长卿)根 24～30 g,猪赤肉 120 g,老酒 60 g。酌加水煎成半碗,饭前服,日 2 次。(《福建民间草药》)

2. 治慢性腰痛 徐长卿、虎杖各 9 g,红四块瓦 5 g。研末。每次 0.6～1 g,每日 2～3 次,温开水吞服。(《湖北中草药志》)

3. 治寒气腹痛 徐长卿 9 g,小茴香 6 g。煎服。

4. 治外伤肿痛 鲜徐长卿根、生栀子等量,同捣烂外敷;另用徐长卿 9 g,煎水,服时兑黄酒适量。(3、4 方出自《安徽中草药》)

5. 治血虚经闭 对叶莲 6～9 g,煨甜酒内服或炖肉吃;或研末吞服 3 g。

6. 治肺热,盗汗,咳嗽 对叶莲 6 g,鹿含草 6 g。研成细末,混合成散剂,兑汽水或蒸肉,一次服用,连用 3 剂。(5、6 方出自《贵阳民间药草》)

7. 治精神分裂症(啼哭、悲伤、恍惚) 徐长卿 15 g。泡水当茶饮。(《吉林中草药》)

8. 治小儿高热抽搐 徐长卿根 9 g,钩藤 4 g。煎服。(《安徽中草药》)

9. 治皮肤瘙痒 徐长卿适量。煎水洗。(《吉林中草药》)

10. 治结膜炎 鲜徐长卿适量,切碎,调入鸡蛋内,以麻油煎熟食之。(《安徽中草药》)

11. 治支气管哮喘 徐长卿 9 g。水煎服。(《青岛中草药手册》)

【临床报道】 1. 治疗神经衰弱 用徐长卿全草分别制成散剂、丸剂(蜜丸)和胶囊。散剂每次 10～15 g,每日 2 次;丸剂(每丸含生药 5 g),每次 2 丸,每日 2 次;胶囊,每个 0.5 g,每服 10 个,每日 2 次,约 20 d 为 1 疗程。共治疗 300 例,经 2～3 个疗程治疗后,头痛(274 例)有效率为 94.1%,失眠(290 例)有效率为 95.5%,焦虑(251 例)有效率为 95.21%,健忘(243 例)有效率为 93%,心悸(232 例)有效率为 95.2%[1]。

2. 治疗腱鞘囊肿 徐长卿全草(干品)200 g,浸入 50% 乙醇 500 ml,10 d 后即可使用。局部常规消毒,用不锈钢针穿刺囊肿如梅花样,力求把囊肿刺透,接着将徐长卿酊剂棉球湿敷,加盖敷料并用胶布固定,干燥后再加入药液,经常使棉球保持湿度,隔日针刺囊肿 1 次,依上法湿敷药棉,7 d 之内囊肿即可完全消失,皮肤不留任何痕迹。共治疗 35 例,均全部治愈,7 个月后追访仅发现 1 例复发[2]。

3. 治疗慢性胃窦炎 用徐长卿注射液(每 2 ml 含相当生药 4 g)穴位注射,每次 4 ml,每穴 2 ml,选取与疾病所在部位相对应的经络穴位,按:①左足三里、右胆囊穴。②右足三里、左胆囊穴,两组交替使用,每星期注射 3 次,10 次为 1 个疗程,1 个疗程后休息 1 星期,观察 3 个疗程。共治 40 例,单纯型慢性胃窦炎 21 例,其中显效 6 例,好转 12 例,无效 3 例;伴有型慢性胃窦炎 19 例,显效 13 例,好转 6 例。两型总有效率为 92.5%[3]。

4. 治疗银屑病 徐长卿根制成注射液(每 1 ml 含生药结晶 40 mg),每次 4 ml 肌注,每日 2 次,皮损轻者 20 d 为 1 个疗程,重者 40 d 为 1 个疗程,一般不超过 2 个疗程。共治 150 例,治愈 73 例,显效 27 例,好转 28 例,无效 22 例。治愈率为 48.7%,总有效率为 85.7%[4]。

5. 治疗慢性化脓性中耳炎 成人每次用徐长卿注射液 2 支(每支 2 ml 含生药 4 g),儿童酌减,每星期注射 3 次,10 次为 1 个疗程,一侧患者,注射同侧肩髎穴;双侧患者注射两侧髎肩穴。治疗期间,除部分病例同时用 3%过氧化氢溶液滴洗耳腔外,停用其他药物。2 月后复查 1 次,68 例经 1 疗程治疗后,耳腔内干燥无脓者 29 例,基本干燥或有不同程度好转者 33 例,无效者 6 例。除 1 例患者注射穴位局部出现脱皮外,无其他不良反应[5]。

3980 殷孽 yīn niè (《本经》)

【异名】 姜石(《本经》)。

【基原】 为碳酸盐类方解石族矿物方解石的钟乳状集合体附着于石上的粗大根盘。

【原植物】 参见“钟乳石”条。

【采收加工】 石灰岩山洞中采集,除去杂石,洗净。

【成分】 主要为碳酸钙($CaCO_3$),其中 CaO 37.11%。含微量元素铁、铜、钾、锌、锰、镉(mg/g)分别为 1.56%、28.5×10^{-6}、2.013%、135.1%、$568\times3\times10^{-6}$。其他尚有镁、磷、钴、镍、铅、银、铬等[1]。

【药性】 辛、咸,温。

1.《本经》:“味辛,温。”

2.《别录》:“无毒。”

3.《品汇精要》:“气之厚者,阳也。”

【功用主治】 温肾壮骨,散瘀解毒。主治筋骨痿弱,腰膝冷痛,癥瘕,痔瘘,痈疮。

1.《本经》:“主烂伤,瘀血,泄痢,寒热鼠瘘,癥瘕结气。”

2.《别录》:“(治)脚冷疼弱。”

3.《日华子》:“治筋骨弱并痔瘘等疾及下乳汁。”

【用法用量】 内服:煎汤,9～15 g,打碎先煎;研末,1.5～3 g;或入丸剂。外用:研末调敷。

【宜忌】 阴虚、火盛者及孕妇禁服。

《本草经集注》:“恶防己,畏术。”

3981 豺皮 chái pí (《新修本草》)

【基原】 为犬科豺属动物豺 *Cuon alpinus* Pallas 的皮。

【原动物】 参见“豺肉”条。

【药性】 苦,平。

1.《新修本草》:“性热。”

2.《食疗本草》:“寒。”

3.《日华子》:“有毒。”

【功用主治】 消积,解毒,止痛,定惊。主治疳痢,䘌齿,脚气,冷痹,小儿夜啼。

1.《新修本草》:“主冷痹,脚气,熟之以缠病上。”

2.《食疗本草》:“主疳痢,腹中诸疮,煮汁饮之,或烧灰和酒服之,其灰敷𧏾齿疮。"

【用法用量】 内服:煮汁,或烧存性酒调,适量。外用:烧存性敷。

【选方】 治小儿夜啼 豺皮,狼屎中骨各等分。上烧作末,服如黍米许即定。(《普济方》豺狼骨)

3982 豺肉 chái ròu (《食疗本草》)

【基原】 为犬科豺属动物豺的肉。

【原动物】 豺 *Cuon alpinus* Pallas 又名:豺狗(《埤雅》),红狼(《中国经济动物志》)。

形似狼而短小,头部较宽而吻较短,体重15~20 kg,体长85~130 cm。四肢较短,尾长略小于体长之半。耳端圆钝。乳头6~7对。尾毛较长。通常全身毛色红棕色,或近灰棕色而杂以黑毛。头部、颈部、肩部及背部色调较重,并杂有黑色毛尖的针毛,腹面呈浅灰色、棕色或棕白色,口角部位及喉部也近于棕白色。四肢前面深棕褐色,内侧白色或淡灰色。尾端几近黑色,形成黑尾尖。夏季毛短而色深,红棕色尤显深重。

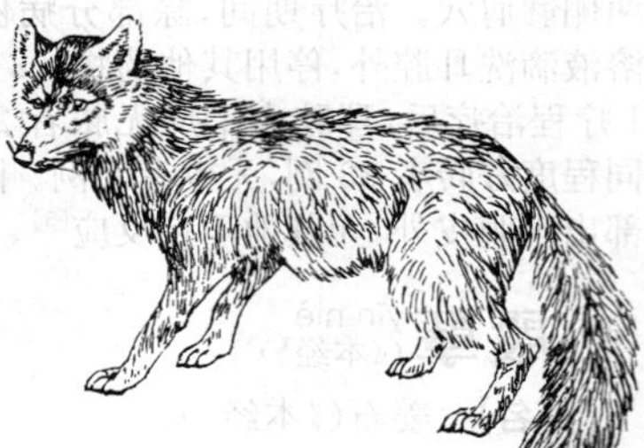

豺

栖息于山地、丘陵、森林等处。耐热耐寒,群居性,具猎食中型兽类之特性。分布于河北、吉林、黑龙江、江苏、福建、广西、四川、云南、西藏、新疆等地。

本动物的皮(豺皮)亦供药用,另设专条。

本品为国家二级保护动物,禁止滥捕。

【药性】 甘、酸,温。

1.《食疗本草》:"酸。"

2.《纲目》:"酸,热,有毒。"

3.《医林纂要》:"甘、苦、酸,温。"

【功用主治】 补虚消积,散瘀消肿。主治虚劳体弱,食积,跌打瘀肿,痔瘘。

1.《宝庆本草折衷》:"肠风痔瘘者,煮而食。"

2.《生草药性备要》:"散瘀血,理跌打,酒服。"

3.《医林纂要》:"补虚劳,攻坚积,长气力,消骨鲠。"

【用法用量】 内服:煮食,适量。

【宜忌】 《食疗本草》:"损人神情,消人脂肉。"

【各家论述】 《医林纂要》:"昔人谓豺肉不堪食,令人瘦,然山中人腊之为良药,病久虚羸,稍食此则神气顿足,骨力顿强;若食伤、肉伤、坚积者,煎腊服之即消,且不损真气,是则昔人之言,亦多有未尽矣。"

3983 豺皮樟 chái pí zhāng (《福建药物志》)

【异名】 过山香、山桂、山肉桂、脆脆香(《福建药物志》),豺皮黄肉楠(《中国高等植物图鉴》)。

【基原】 为樟科木姜子属植物豺皮樟的根及树皮。

【原植物】 豺皮樟 *Litsea rotundifolia* Hemsl. var. *oblongifolia* (Nees) Allen[*L. chinensis* Bl.; *Actinodaphne chinensis* Nees] 又名:圆叶木姜子(《中国植物志》)。

常绿灌木或小乔木,高可达5 m。树皮灰褐色。叶互生;叶柄长4~6.8 cm,密被褐色长柔毛;叶片革质,倒卵状长圆形,长3~7 cm,宽1.5~3 cm,先端钝或短渐尖,上面有光泽,下面带苍白色,羽状脉,侧脉每边6~8条,中脉在下面明显凸起。花单性,雌雄异株;伞形花序腋生或节间生,总花梗及花梗不明显;花被片6,长约2 cm,有稀疏柔毛;能育雄蕊9,花药4室,均内向瓣裂。果实球形,直径约6 mm,近无柄,初时红色,熟时黑色。花期8~9月,果期9~11月。

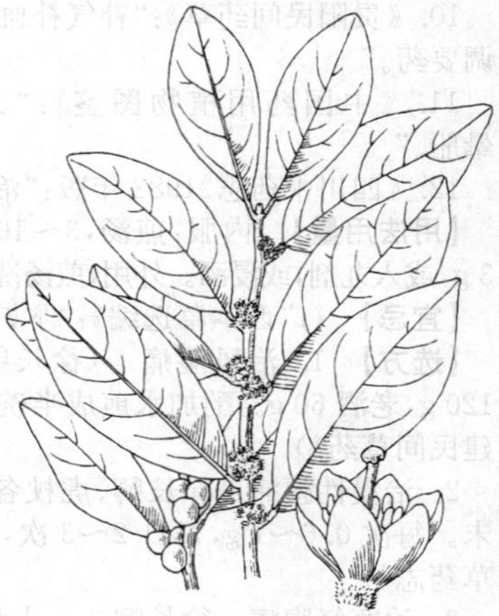

豺皮樟

生于低山灌木丛、疏林或丘陵地带。分布于浙江、福建、江西、湖南、广东、广西、台湾等地。

【采收加工】 7~11月采收,鲜用或阴干。

【成分】 种子含脂肪油63.80%,叶、果含芳香油;根含生物碱、酚类、氨基酸;叶含黄酮苷、酚类、氨基酸、糖类等[1]。

【药性】 《全国中草药汇编》:"辛,温。"

【功用主治】 《全国中草药汇编》:"祛风除湿,行气止痛,活血通经。主治风湿性关节炎,腰腿痛,跌打损伤,痛经,胃痛,腹泻,水肿。"

【用法用量】 内服:煎汤,15~30 g,或浸酒服。

【宜忌】 病因风热者禁用。

【选方】 1. 治胃冷作痛 (豺皮樟)根15 g。水酒各半炖服。

2. 治血痢 (豺皮樟)根15 g。煎汤服。

3. 治关节风痛 (豺皮樟)根30 g,合鸭炖服,清水煎服亦效。(1~3方出自《泉州本草》)

4. 治跌打损伤 豺皮樟鲜根30 g,算盘子根15 g。水煎服。(《福建药物志》)

3984 豹肉 bào ròu (《别录》)

【基原】 为猫科豹属、云豹属、雪豹属动物金钱豹 *Panthera pardus* Linnaeus、云豹 *Neofelis nebulosa* (Griffith)、雪豹 *Uncia uncia* Schreber的肉。

【原动物】 参见"豹骨"条。

【药性】 甘、酸,温。归肝、肾、胆经。

1.《别录》:"味酸,平,无毒。"

2.《千金方》:"酸,温。"

3.《日华子》:"微毒。"

4.《医林纂要》:"甘,温。"

【功用主治】 补五脏,益气血,强筋骨。主治气虚体弱,筋骨痿软,胆怯神衰。

1.《别录》:"主安五脏,补绝伤,轻身益气。"

2.《千金方》:"宜肾。久服利人。"

3.《食疗本草》:"补益人,食之令人强筋骨,能耐寒暑。"

4.《日华子》:"壮筋骨,强志气,令人猛健。"

5.《本草药性大全》:"壮胆志。"

【用法用量】 内服:煮食,适量。

3985 豹骨 bào gǔ (《医林纂要》)

【基原】 为猫科豹属、云豹属、雪豹属动物金钱豹、云豹、雪豹的骨骼。

【原动物】 1. 金钱豹 *Panthera pardus* Linnaeus 又名:豹(《别录》),银钱豹、文豹(《中国动物图谱》)。

形似虎,比虎小。长 1～1.5 m,重达 50 kg。体格强健,四肢粗壮,前肢较后肢略宽大,前足 5 趾,后足 4 趾。趾行性,趾端具锐利而弯曲的硬爪,能伸缩。头圆耳短。夏毛棕黄色,冬毛黄色,背部较深。头面部具小而密的黑斑,并延伸至颈部及体背,于体背及体侧形成黑环圈,形如钱,故称金钱豹。颈下、胸部、腹部、四肢内侧均为白色,黑斑稀少。四肢外侧具黑褐色斑点,尾上亦有大小不等的黑斑,尾尖黑色。

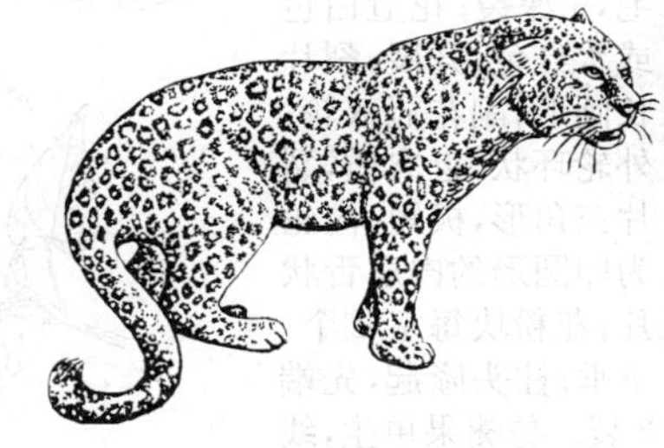

金钱豹

栖息于山区森林及丘陵地带。有固定之巢穴。独行,夜行性动物。性凶猛,跳跃力强,善爬树。主要以食草动物为食,如羊、鹿、兔等。分布于河北、山西、吉林、黑龙江、浙江、安徽、江西、湖北、湖南、广西、贵州、云南、西藏、陕西、青海等地。

2. 云豹 *Neofelis nebulosa* (Griffith) [*Telis nebulosa* Griffith] 又名:乌云豹、龟纹豹(《中国动物图谱》),艾豹、什豹、荷叶豹(《中国药用动物志》)。

体形小,长 75～110 cm,尾长 70～92 cm,重 15～20 kg。四肢较短,尾长超过体长之半。背毛灰黄色或黄色,具不规则的块状黑斑纹,宛如云朵,故称云豹。颈部有密集小黑斑点,眼周有不完全的黑环,眼后有一明显的纵走黑纹,颈背 4 条黑纹,中间 2 条止于肩部,外侧两条粗,延伸至尾基部。四肢黄色具长形黑斑。尾色同背部,末端有数个非整环形的黑环,尾端黑色。

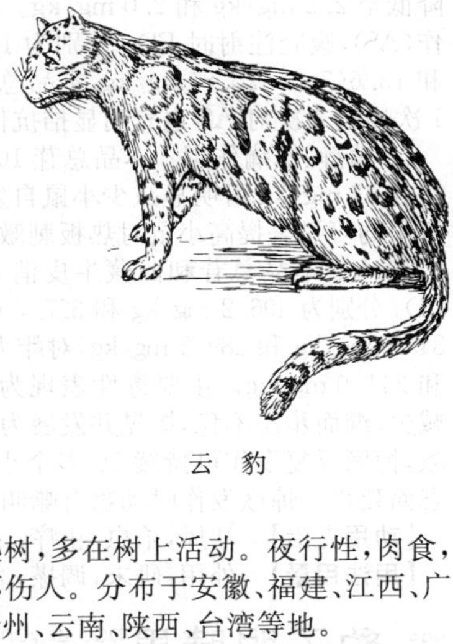

云 豹

生活于热带、亚热带丛林和常绿林中,较高林带亦有。极善爬树,多在树上活动。夜行性,肉食,性孤僻,凶猛,但一般不伤人。分布于安徽、福建、江西、广东、广西、海南、四川、贵州、云南、陕西、台湾等地。

3. 雪豹 *Uncia uncia* Schreber [*Panthera uncia* Schreber; *Felis uncia* Schreber] 又名:艾叶豹《纲目》,打马热(《中国药用动物志》)。

体如金钱豹而较小,长 1～1.2 m,重 30～50 kg,尾长近 1 m。头小而圆,具小而密的黑斑。全身毛灰白色且布满黑色环斑,越往体后黑环越大。耳背灰白色,边缘黑色。胡须黑白相间。尾基部有大块黑斑,尾端黑色。前足 5 趾,后足 4 趾。前足比后足宽大。趾端具角质化硬爪,略弯,尖端锋利。冬、夏毛密度及毛色差别不大。

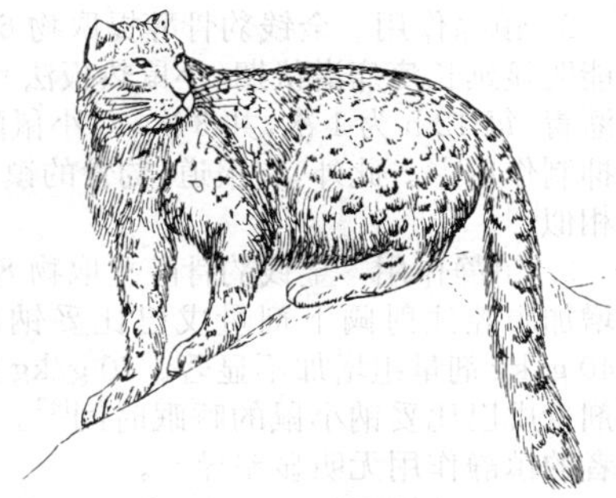

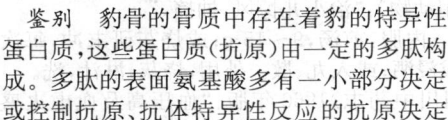

雪 豹

生活于高山,性凶猛。夜行性动物。居岩洞之中,多成对居住。以野羊、岩羊为食,亦食鹿科动物及其他小型有蹄类动物。分布于内蒙古、四川、西藏、甘肃、青海、新疆等地。

以上动物的肉(豹肉)亦供药用,另设专条。

金钱豹、云豹、雪豹均为国家一级保护动物,濒临灭绝,严禁捕猎。

【药材】 豹骨 *Os Pardi* 产区较广,主产于四川、贵州和云南等地。

性状 头骨呈长圆形,骨质稍薄,额骨突起,吻部较长,顶骨无槽。上颚骨生有门齿 3 对、犬齿 1 对、臼齿 4 对;下颚骨生有门齿 3 对、犬齿 1 对、臼齿 3 对;犬齿垂直,较虎的犬齿略小,色老而多锈。脊椎共有 24 节,尾椎较长,约有 36 节。肋骨每边有 13 根,均为圆形。四肢骨与虎相似,略瘦长;前肢尺骨内侧窝(凤眼)呈条形;膝盖骨呈椭圆形,前端厚,后端薄,其外面中央部隆起,两侧外斜度大;帮骨较粗大,略与胫骨相近。足掌较瘦,留有灰黄色杂有黑色圆环的皮毛,趾爪内弯,曲度较虎爪为甚。市场商品多用四肢骨,其他少见。长骨骨色呈呆滞白色,干枯,不如虎骨光泽油润,断面白色,骨腔约占骨粗的 1/2,骨腔内网状骨髓较虎骨为少,色泽亦浅。

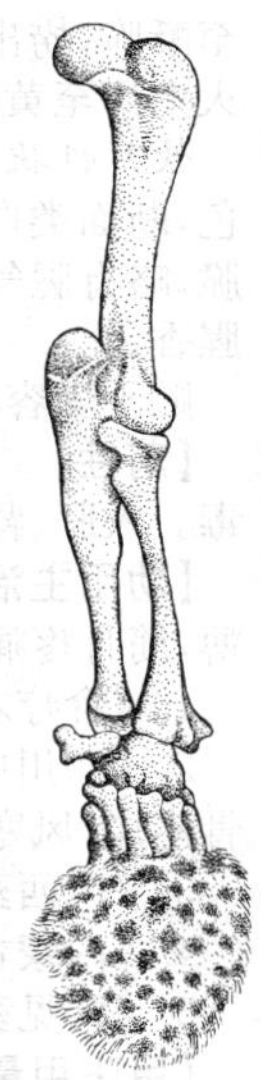

豹骨外形

鉴别 豹骨的骨质中存在着豹的特异性蛋白质,这些蛋白质(抗原)由一定的多肽构成。多肽的表面氨基酸多有一小部分决定或控制抗原、抗体特异性反应的抗原决定基,这就是通常所说的免疫特异性。利用这一特性制备的抗血清,经组合交叉吸收,制备了免疫检定用 DH 豹骨检定试剂。以此试剂对流免疫电泳法及琼脂免疫扩散法可以准确地检定豹骨骼,并能进而将豹骨检定为雪豹、云豹或金钱豹。

【成分】 金钱豹、云豹、雪豹的骨含磷酸钙及蛋白质等[1]。云豹的骨含有大量骨胶原,钙及磷的含量亦高[2]。

【药理】 1. 抗炎作用 金钱豹骨醇提取物 30 g(生药)/kg 和 60 g(生药)/kg,灌胃,12 h 为 1 次,共 3 次,对二甲苯诱发的小鼠耳部肿胀有非常显著的抑制作用;对小鼠角叉莱胶所致足肿虽也有一定抑制作用,但与对照组比较,无显著性差异。每日 60 g/kg,灌胃,连续 8 d,对大鼠棉球肉芽肿有显著抑制作用，但 30 g/kg 剂量组作用不显著[1]。此外，豹骨对大鼠蛋清性关节炎有与虎骨相似的明显抗炎作用[2]。

2. 镇痛作用　金钱豹骨醇提取物 60 g(生药)/kg，灌胃，能明显延长疼痛潜伏期(小鼠热板法)；60 g/kg 和 30 g/kg，灌胃，每 12 h 为 1 次，共 3 次，对小鼠醋酸扭体反应有显著抑制作用[1]。此外，有报道，豹骨的镇痛作用与虎骨和狗骨相似[3]。

3. 镇静作用　金钱豹骨醇提取物 80 g/kg，灌胃，能明显增加腹腔注射阈下剂量戊巴比妥钠所致睡眠小鼠数，而 40 g/kg 剂量组增加不显著。80 g/kg 剂量组也能延长阈上剂量戊巴比妥钠小鼠的睡眠时间[1]。豹骨、虎骨和狗骨三者的镇静作用无明显差异[3]。

毒性　醇提取物 80 g/kg 和 40 g/kg 灌胃，每 2h 为 1 次，共 5 次，总剂量为 400 g/kg 和 200 g/kg，给药后观察 7 d。结果，未见毒性反应和死亡发生，解剖检查，肉眼未见内脏异常[1]。

【炮制】 1. 豹骨　取原药材，用水浸泡，除去残余筋肉，洗净，阴干，锯段，砸碎。

2. 醋豹骨　取沙子置锅内，用中火炒热后，加入净豹骨段，拌炒至黄色，取出，筛去砂子，倒入醋内淬酥，取出晾干。捣碎。每豹骨 100 kg，用米醋 25 kg。

3. 油制豹骨　取净豹骨段置沸油锅内，用文火加热，炸至酥脆，捞出沥去油。或取净豹骨，用麻油涂抹后，在无烟火上烤至黄酥。捣碎。每净豹骨 100 kg，用麻油 25 kg。

饮片性状　豹骨呈不规则小段状或碎块状。表面淡黄白色，断面类白色。气微腥。醋豹骨形如豹骨，深黄色，质酥脆，略有腥气。油制豹骨形如豹骨，焦黄色，质较酥脆，气腥香。

贮干燥容器内，密闭，置阴凉干燥处。防蛀。

【药性】 《四川中药志》1960 年版："性温，味辛、咸，无毒。入肝、肾二经。"

【功用主治】 祛风湿，强筋骨，镇惊安神。主治风寒湿痹，筋骨疼痛，四肢拘挛麻木，腰膝酸楚，小儿惊风抽搐。

1.《食疗本草》："头骨，烧灰淋汁，去白屑。"

2.《四川中药志》1960 年版："追风定痛，强筋壮骨。治筋骨疼痛，风寒湿痹，四肢痉挛，屈伸不得。"

3.《广西药用动物》："祛风，散寒，镇惊。"

4.《内蒙古药用动物》："治麻木。"

5.《常见药用动物》："治小儿惊风，抽搐。"

【用法用量】 内服：煎汤，9～15 g；或烧灰研末冲，每次 3 g，每日 9 g；或浸酒；或入丸、散。外用，烧灰，淋汁，洗。

【宜忌】 《四川中药志》1960 年版："血压高及血虚火盛者忌服。"

【选方】 1. 祛风除湿，强筋壮骨　豹骨熬胶，用水溶化，酒冲服。每日服 1～2 次，每次 3～9 g。

2. 治慢性风湿性关节炎，类风湿关节炎　豹骨、木瓜、牛膝各 9 g，桂枝 6 g。水煎服。或用白酒 500 g 浸泡 1 个月，每日服 2 次，每次 9 g。(1、2 方出自《广西药用动物》)

3. 治惊悸，健忘　豹骨、龙骨、远志各等分。共研细末。每次 3 g，日服 3 次。(《中国动物药》)

4. 治头风白屑　以豹头骨烧灰淋汁沐头。(《食疗本草》)

3986 豹药藤 bào yào téng (《中国民族药志》)

【基原】 为萝藦科白前属植物豹药藤的根。

【原植物】 豹药藤 *Cynanchum decipiens* Schneid.　又名：四川白前(《种子植物名称》)，西川鹅绒藤(《中国高等植物图鉴》)。

攀缘灌木。茎灰白色，被单列微毛。叶对生；叶柄长 1～3 cm，通常具有叶状托叶；叶片薄纸质，卵圆形，长 5～8 cm，宽 2～4 cm，先端渐尖，基部心形，两面均被微毛。伞形或伞房状聚伞花序腋生，长3～15 cm，有花多达 25 朵；花萼被微毛，5 深裂；花冠白色或水红色，开展，裂片长圆形；副花冠双轮，外轮环状，近肉质，裂片三角形，极短，内轮为卵圆形的肉质舌状片；花粉块每室 1 个，下垂；柱头隆起，先端 2 裂。蓇葖果单生，线状披针形，长达 11 cm，直径约 1.2 cm，外果皮灰白色，有直纹。种子长圆状匙形，先端具白色绢质长约 2 cm 的种毛。花期 5～7 月，果期 7～10 月。

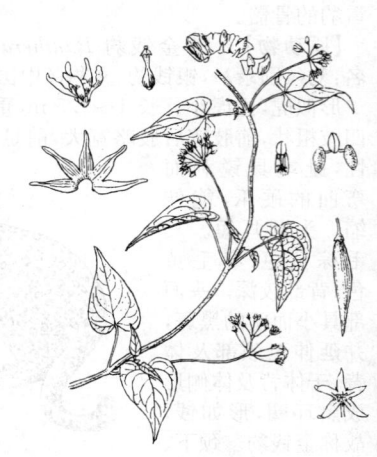

豹药藤

生于海拔 2 000～3 500 m 的山坡、沟谷及路边的灌木丛中或林中向阳处。分布于四川、云南等地。

【采收加工】 7～11 月随采随用。

【药理】 1. 抗惊作用　本品及同属植物西藏牛皮消(*C. saccatum* W. Wangex Tsiang et P. T. Li)根中提得的总苷，有与青阳参类似的中枢作用。对于小鼠最大电休克，本品总苷 200 mg/kg 或西藏牛皮消总苷 300 mg/kg 腹腔注射均未见明显作用，但均可增强苯巴比妥钠和苯妥因钠的抗惊厥作用，分别使苯巴比妥钠 ED_{50} 从 13.0 mg/kg 降低至 2.4 mg/kg 和 2.0 mg/kg，使苯妥因钠的 ED_{50} 从 4.8 mg/kg 降低至 2.2 mg/kg 和 2.0 mg/kg。对于大鼠声源性惊厥发作(AS)，腹腔注射时 ED_{50} 分别为 18.8(11.7～30.1)mg/kg 和 13.6(7.3～25.5)mg/kg，本品总苷 100 mg/kg 灌服隔日 1 次连续 3 次对 AS 也有明显拮抗作用[1]。

2. 镇静、镇痛作用　本品总苷 100 mg/kg 或西藏牛皮消总苷 75 mg/kg 可明显减少小鼠自发活动；两者 600 mg/kg 灌服均可显著提高小鼠对热板刺激的痛阈[1]。

毒性　本品总苷和西藏牛皮消总苷腹腔注射对小鼠的 LD_{50} 分别为 496.2 mg/kg 和 327.7 mg/kg，对雄大鼠分别为 349.0 mg/kg 和 289.5 mg/kg，对雌大鼠分别为 265.2 mg/kg 和 241.0 mg/kg。主要毒性表现为先轻微抑制，自发活动减少，继而步态不稳，摇晃并发展为阵挛性惊厥和强直性惊厥，惊厥反复发作可持续 10 多个小时，并进入惊厥持续状态而死亡。惊厥发作时动物有嘶叫、大量流涎等[1,2]。

【功用主治】 祛风，杀虫，止痒。主治疥癣。

【用法用量】 外用：研末，调搽。

3987 豹子眼睛果 bào zǐ yǎn jīng guǒ (《云南中草药》)

【异名】 大罗伞、山豆根(《云南中草药》)。

【基原】 为紫金牛科紫金牛属植物纽子果的根。

【原植物】 纽子果 *Ardisia virens* Kurz 又名：圆齿紫金牛（《海南植物志》），绿叶紫金牛（《中国高等植物图鉴》），黑星紫金牛（《中国植物志》），扣子果、米汤果、厚皮树（《新华本草纲要》）。

灌木，高1～3 m。茎粗壮。叶互生，叶柄长约1 cm；叶片坚纸质或厚，椭圆状或长圆状披针形，长9～17 cm，宽3～5 cm，先端渐尖，基部楔形，边缘具皱波状或细圆齿，齿间具边缘腺点，背面通常具密腺点，尤以叶缘为多，有时具疏鳞片状物；侧脉15～30对，连成紧靠边缘的边缘脉。复伞房花序或伞形花序，着生于侧生特殊花枝顶端，花枝长达30 cm；花梗长2.5～3.5 mm；萼片长圆状卵形至几圆形，先端钝或圆形，长2.5～3.5 mm，具密腺点；花瓣初时白色或淡黄色，以后变粉红色，长6～8 mm，卵形至广卵形，先端急尖，具腺点；雄蕊较花瓣略短，花药披针形或近卵形，背部具腺点；雌蕊与花瓣等长或略短，子房球形，具蜜腺点。果球形，直径7～9 mm，红色，具蜜腺点。花期6～7月，果期10～12月或至翌年1月。

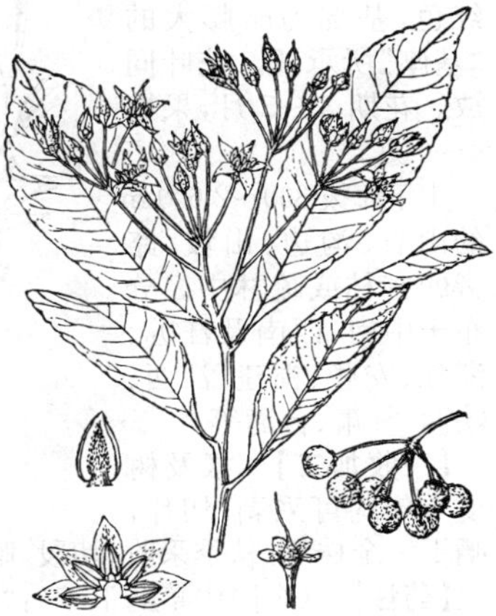

纽 子 果

生于海拔300～2 700 m的山坡密林下。分布于广西、海南、云南、台湾等地。

【采收加工】 全年均可采，切段，晒干。

【药性】《云南中草药》："苦、辛，凉。"

【功用主治】《云南中草药》："清热解毒，活血散瘀。主治感冒，咳嗽，扁桃体炎，牙龈肿痛，小儿疳积，消化不良，胃痛，小儿口腔炎，风湿关节炎，月经不调，跌打肿痛，骨折，外伤出血。"

【用法用量】 内服：煎汤，9～30 g，或泡酒。外用：研末撒；或鲜品捣敷。

【选方】 1. 治小儿口腔炎 （豹子眼睛果）根9 g。泡水搽患处。

2. 治风湿关节炎，月经不调 （豹子眼睛果）根15～30 g。煎服或泡酒分服。（1、2方出自《云南中草药》）

3988 翁波 wēng bō（《全国中草药汇编》）

【异名】 河柏、水柽柳（《甘肃中草药手册》），西河柳、柽柳、山川柳、温木卜（《西藏常用中草药》），水柏枝（《青海省中草药野外辨认手册》）。

【基原】 为柽柳科水柏枝属植物宽苞水柏枝的嫩枝。

【原植物】 宽苞水柏枝 *Myricaria bracteata* Royle［*M. alopecuroides* Schreuk］

多分枝灌木，高0.5～3 m。多年生枝红棕色或黄绿色。叶密生于当年生绿色小枝上，卵形、线状披针形或狭长圆形，长2～4(～7)mm，宽0.5～2 mm。总状花序密集呈穗状，生于当年生枝顶端，长5～18 cm；苞片宽卵形或椭圆形，长7～8 mm，具膜质啮齿状边缘，常有尾状长尖头；萼片5，椭圆形或卵状披针形，长约4 mm；花瓣5，倒卵状长圆形，长5～6 mm，粉红色或淡紫色，果时宿存；雄蕊5长5短，相间排列，花丝1/2～2/3部分合生；子房圆锥形。蒴果狭圆锥形，长8～10 mm。种子多数，先端的芒柱一半以上被白色长柔毛。花期6～7月，果期8～9月。

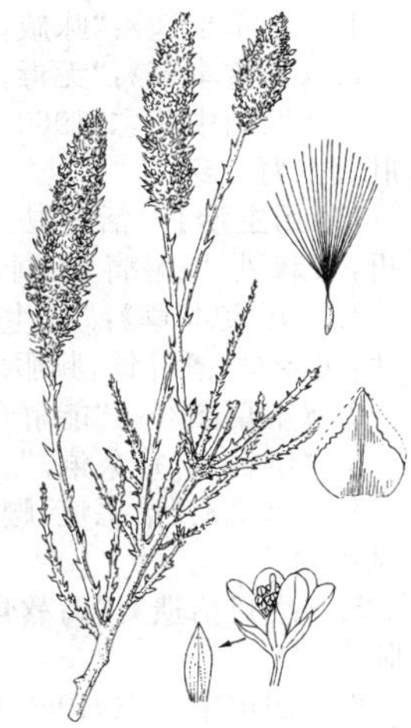

宽苞水柏枝

生于河滩、湖边沙地及沙砾质戈壁上。分布于华北、西北及西藏等地。

【采收加工】 4～7月采收，剪取幼嫩枝条，阴干或晒干。

【药性】 甘，温。

1.《西藏常用中草药》："性平，味甘、咸。"

2.《全国中草药汇编》："甘，温。"

【功用主治】 升阳发散，解毒透疹，祛风止痒。主治麻疹不透，高热，咳嗽，腮腺炎，风湿性关节炎，风疹瘙痒，癣症，血热酒毒。

1.《西藏常用中草药》："疏风，解表，透疹，止咳，清热解毒。主治麻疹早期，发热咳嗽，急、慢性风湿性关节炎。外用洗皮肤治癣。"

2.《全国中草药汇编》："升阳发散，解毒透疹。主治麻疹不透高热，风湿性关节炎，皮肤瘙痒，血热酒毒，煎水外洗治风疹。"

【用法用量】 内服：煎汤，3～9 g。外用：煎水洗。

3989 脆蛇 cuì shé（《纲目拾遗》）

【异名】 金蛇（《本草拾遗》），地鳝、锡蛇（《岭表录异》），银蛇（《开宝本草》），金星地鳝（《本草图经》），金星鳝（《圣济总录》），片蛇（《滇略》），蛇蜥、无脚蜥（《动物学大辞典》），碎蛇（《中国动物药志》）。

【基原】 为蛇蜥科蛇蜥属动物脆蛇蜥的全体。

【原动物】 脆蛇蜥 *Ophisaurus harti* Boulenger

全长50 cm左右，尾长约占3/5以上。背面肉色，两侧略偏紫，雄性还有长短不一的翡翠色横斑，腹面黄白色。头被以单枚的前额鳞，额鳞及间顶鳞较大。吻鳞与前额鳞间相隔2枚小鳞，眼小，眼径约为吻长的1/3；耳孔小，几乎与鼻孔等大，躯干两侧有纵沟，纵沟上方的背鳞14～16行，中央8～10行具棱，纵沟以下的腹鳞10行，尾腹面鳞片具棱，受惊扰时，尾易自截为数段，自断处再生一部分。

生活于草丛中或大石块下，营穴居生活。以蜗牛、蚯蚓等为食。分布于江苏、浙江、福建、广西、四川、贵州、云南、台湾。

【采收加工】 7～10月捕捉，捕后放入瓦缸中，用酒醉死；或放在锅内用微火烘死，以头为中心，盘成圆盘形，用竹签固定，烘干。

【药材】 脆蛇 *Ophisaurus Harti* 产于华南、华东地区。

性状 本品呈圆盘形，头居中，尾在外，盘径6～10 cm。背面棕黄色或绿褐色，有光泽，腹面呈黄白色，带有竹签痕迹。腹侧各有1条凹沟。头三角形，尾细尖，体轻，质脆。

气微腥。

【药性】 辛、咸，平。小毒。归肝、脾、肾经。

1.《本草拾遗》："味咸，平。"

2.《开宝本草》："无毒。"

3.《四川中药志》1960年版："性平，味辛、咸，有小毒。入肝、脾、肾三经。"

【功用主治】 活血祛风，解毒消肿。主治跌打损伤，骨折，大麻风，风湿痛，久痢，疳积，痈疮肿毒。

1.《开宝本草》："解生金毒。人中金药毒者，取金蛇四寸，炙令黄，煮汁饮，频服之，以瘥为度。银蛇解银药毒。"

2.《本草图经》："能解众毒，止泻泄及邪热。"

3.《纲目》："疗久痢。"

4.《滇略》："治恶疽，腰以上用首，腰以下用尾；又治大麻风及痢。"

5.《纲目拾遗》："肉熬膏，箍痈疽，去风疠。其骨醋磨，围肿毒。"

6.《四川中药志》1960年版："续绝伤，祛风湿，消肿毒，去瘀血，接筋骨。治跌打损伤，大麻风及痈肿等症。"

【用法用量】 内服：煎汤，10～15 g；研末，3～9 g；或浸酒。外用：膏涂或研末撒。

【宜忌】《四川中药志》1960年版："无风湿瘀血滞及孕妇忌用。"

【选方】 1. 治跌伤，骨折　碎蛇 15 g，乳香 9 g，没药 9 g，自然铜 12 g。水 2 碗，煎取 1 碗，分 2 次服。(《广西药用动物》)

2. 治风湿痛　脆蛇 5 条，用白酒 500 ml 浸泡。10 d 后，饮酒。每次 5～10 ml，每日 2 次。(《中国动物药》)

3. 治久痢　金星鳝(酥炙)、白矾、铅丹各半两。上三味，捣罗为散。每服三钱匕，米饮调下，食前。(《圣济总录》金星鳝散)

4. 治营养不良，头晕目眩　脆蛇去头，瓦上焙干，研细末，开白水冲服，每服 10 g，日服 2 次。(《中国动物药》)

5. 治小儿疳积　碎蛇 1 条。去头、皮和内脏，和瘦猪肉同蒸吃，每日 1 条，共吃 4 条。

6. 治外伤出血　碎蛇、飞龙掌血(根皮)各等量。共研末，外撒伤口。(5、6 方出自《广西药用动物》)

3990 脆骨风 cuì gǔ fēng
(《全国中草药汇编》)

【异名】 鸡白柴、茶条树(《天目山药用植物志》)，万把刀(《广西药用植物名录》)，碎骨风、吊钟花、羊脆骨(《全国中草药汇编》)。

【基原】 为铁青树科青皮木属植物青皮木的全株。

【原植物】 青皮木 *Schoepfia jasminodora* Sieb. et Zucc. [*Schoepfiopsis jasminodora* (Sieb. et Zucc.) Miers] 又名：幌幌木(《中国树木分类学》)。

落叶灌木或小乔木，高 3～14 m。树皮灰褐色；具短枝，新枝自去年生短枝上抽出，嫩时红色，老枝灰褐色。叶互生；叶柄长 2～3 mm，红色；叶片纸质，卵形或长卵形，长 3.5～7 cm，宽 2～4.5 cm，先端近尾状或长尖，基部圆形，稀微凹或宽楔形，上面绿色，下面淡绿色，干后上面黑色，下面淡黄褐色。花无梗，2～9 朵排成穗状花序状的螺旋状聚伞花序，总花梗长 1～2.5 cm，红色，果时可增长至 4～5 cm；花萼筒杯状，有 4～5 枚小萼齿；花冠钟形或宽钟形，白色或淡黄色，先端具 4～5 枚小裂齿，外卷；雄蕊 4～5，着生于花冠管上，花冠的雄蕊下部各具 1 束短毛；子房半埋在花盘中，下部 3 室、上部 1 室；柱头伸出花冠管外。坚果椭圆形或长圆形，成熟时几全部为增大成壶状的萼筒所包围，增大的萼筒外部紫红色，基部为略膨大的"基座"所承托。花叶同放。花期 3～5 月，果期 4～6 月。

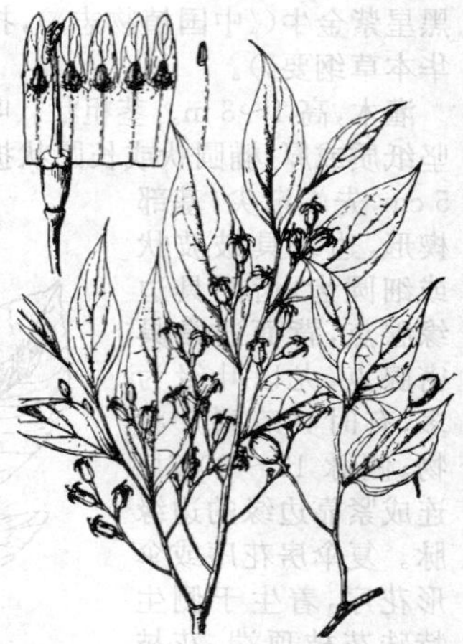

青皮木

生于海拔 300～2 600 m 的山谷、沟边、山坡、路旁的密林或疏林中。分布于中南、西南及江苏、浙江、安徽、福建、江西、陕西、甘肃、台湾等。

【采收加工】 根及树皮全年均可采剥，切片，晒干。全株夏、秋季采收，切段，晒干。

【药性】《全国中草药汇编》："甘、淡、微涩，平。"

【功用主治】 祛风除湿，散瘀止痛。主治风湿痹痛，腰痛，产后腹痛，跌打损伤。

1.《全国中草药汇编》："散瘀，消肿止痛。主治急性风湿性关节炎，跌打肿痛。"

2.《浙江药用植物志》："祛风湿，散瘀止痛。主治风湿痹痛，跌打肿痛，劳伤乏力。"

【用法用量】 内服：煎汤，30～60 g。外用：鲜叶，捣敷。

3991 脐带 qí dài
(《本草拾遗》)

【异名】 坎气(《本草从新》)。

【基原】 为人科初生健康婴儿的脐带。

【药材】 脐带 *Taenia Umbilici Hominis*　产地参见"紫河车"条。

性状　本品呈细长条状，长 10～15 cm，直径约 0.5 cm，淡黄色或黑棕色，半透明，对光视之，内有 2 根动脉管和 1 根静脉管。质坚韧，不易折断。气微腥。

【炮制】 将脐带漂洗干净。用银花、甘草煎汁加黄酒和脐带同煮，沸后取出、烘干。每 20 条脐带用银花、甘草各 3 g，清水 500 ml 煎汁，入黄酒 50 ml。

【药理】 1. 性激素样作用　脐带激素对雌性幼小鼠有促进发情期的作用，使子宫、卵巢肥大，子宫黏膜肥大增殖；对去势小鼠也有此作用[1, 2]。幼小、去势或摘除脑垂体前叶的家兔静注脐带激素，可使内生殖器组织肥大和增殖，认为有性激素样作用[3]。

2. 其他作用　本品对蛙后肢、兔耳血管有扩张作用，对兔肠管及子宫则为兴奋作用[2, 4]。

毒性　本品对蛙、小鼠及家兔有麻痹作用，特别对兔，用大剂量时能迅速降低血压，产生痉挛，最后呼吸麻痹而死亡[2, 4]。

【药性】 甘、咸，温。归心、肺、肾经。

1.《本草汇言》："甘、咸，气温，无毒。"

2.《医林纂要》："甘、苦、咸，温。"

3.《本草再新》："入心、肝、肺三经。"

4.《全国中草药汇编》："微咸，温。"

【功用主治】 益肾，纳气。主治肾虚喘咳，虚劳羸弱，气血不足，盗汗，久疟。

1.《本草拾遗》："主疟。"

2.《纲目》："解胎毒，敷脐疮。"

3.《本草汇言》："补肾命，解胎毒，化痘毒。"

4.《本草通玄》："充养血气。"

5.《饮片新参》："治虚劳，纳肾气，定喘咳，敛汗。"

【用法用量】 内服：煎汤，1～2条；入丸、散，1～3 g。

【选方】 1. 治三阴久疟 脐带九枚（烧存性），于白术二两，人参五钱。焙干俱为末，入童便煮附子一两，捣膏和丸梧子大。每早服三钱。（《本草汇言》）

2. 治脐汁不干 绵裹落下脐带（烧研）一钱，当归头（末）一钱，麝香一字。掺之。（《全幼心鉴》）

3. 预解胎毒 初生小儿十三日，以本身煎下脐带烧灰，以乳汁调服，或入朱砂少许，可免痘患。（《保幼大全》）

【各家论述】 1.《本草经疏》："脐者，命蒂也，当心肾之中，为真元归宿之处。胎在母腹，脐连于胞，喘息呼吸滋养之妙从此而通，胎出母腹，脐带剪断，则一点真元之气从此而归入命门、丹田，故脐为命蒂，脐带亦真气会聚之所也。《本经》以之治疟，应是久疟虚寒之甚，藉其气以补不足也。今世以小儿脱下脐带，烧灰与服，可解胎中一切毒，及免惊风痘患，亦取裨补真元耳。"

2.《药性纂要》："脐带补益血气，得人气之余故也。小儿羸弱及痘疹不起，用此煎汤服之，亦颇见效。"

3992 脓见愁 nóng jiàn chóu（《南宁市药物志》）

【异名】 拔脓膏、脓见消、黄花稔（《南宁市药物志》），小柴胡、黄花母、黄花草（《广西民间常用中草药手册》），地马桩、地膏药、牛筋麻（《百色地区常用中草药验方选》），牛肋筋、糯米药（《贵州民间药物》），砂宁根（《广西药用植物名录》），地旁草、地旁菵（《新华本草纲要》）。

【基原】 为锦葵科黄花稔属植物桤叶黄花稔的叶或根。

【原植物】 桤叶黄花稔 *Sida alnifolia* L. 又名：小叶黄花稔（《广西植物名录》）。

直立亚灌木或灌木，高1～2 m。小枝细瘦，被星状柔毛。叶互生；叶柄长2～8 mm，被星状柔毛；托叶钻形，常短于叶柄；叶片倒卵形、卵形、卵状披针形至近圆形，长2～5 cm，宽8～30 cm，先端尖或圆，基部圆至楔形，边缘具锯齿，上面被星状柔毛，下面密被星状长柔毛。花单生于叶腋，花梗长1～3 cm，中部以上具节，密被星状绒毛；萼杯状，长6～8 mm，被星状绒毛，裂片5，三角形；花黄色，直径约1 cm，花瓣倒卵形，长约1 cm；雄蕊柱长4～5 mm，被长硬毛。果近球形，分果爿6～8，具2芒，被长柔毛。花期7～12月。

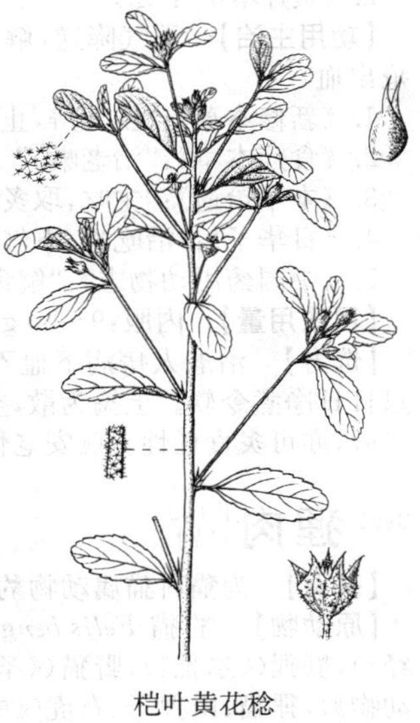

桤叶黄花稔

生于山坡、路旁草丛中。分布于福建、江西、广东、广西、海南、云南、台湾等地。

【采收加工】 7～11月采收，叶，鲜用；根，鲜用或切片晒干。

【药性】 《贵州民间药物》："性微寒，味苦辛。"

【功用主治】 清热利湿，解毒消肿。主治湿热泻痢，黄疸，咽喉肿痛，痈肿疮毒，毒蜂螫伤。

1.《贵州民间药物》："消红肿疮毒。"

2.《贵州草药》："清热利湿。"

【用法用量】 内服：煎汤，30～60 g。外用：捣敷。

【宜忌】 孕妇慎服。

【选方】 1. 治痢疾 黄花母根30 g。水煎，冲黄糖服。（《广西民间常用中草药手册》）

2. 治疮疖肿痛 黄花母叶适量，加黄糖少许，捣烂，敷患处。（《贵州民间药物》）

3. 治蜂螫伤肿痛 黄花母叶适量，捣烂，敷伤处。（《广西民间常用中草药手册》）

3993 鸱头 chī tóu（《别录》）

【异名】 飞鸱头（《千金方》），鸢头（《新修本草》）。

【基原】 为鹰科泽鹞属动物白尾鹞的头部。

【原动物】 白尾鹞 *Circus cyaneus* (Linnaeus) 又名：鸱（《诗经》），鷂鹰（《说文解字注》），灰鹰、白抓、灰鹞、鸡鵟。

体长约48 cm。嘴黑，基部带蓝，蜡膜绿黄。虹膜黄色。上体包括2翅的表面大都蓝灰色；额、头顶青灰色，后头缀以褐色，羽基的白色也常展露于外；耳羽下后方至额的羽毛蓬松而稍卷曲，略成脸盘状；外侧6枚初级飞羽黑色，先端具灰色羽缘，羽基白色；尾上覆羽纯白，中央1对尾羽与背同色，次2对也灰而具暗灰横斑，外侧尾羽大都白色，亦杂以灰暗横斑。胸与头同，但色较淡；胁、腹、尾下覆羽和覆腿羽纯白。脚与趾均黄，爪黑。雌鸟上体大都暗褐；下体棕黄，而杂以棕褐色纵纹。

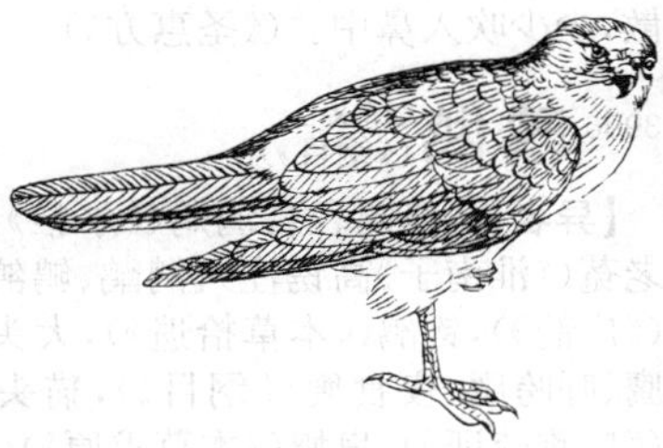

白尾鹞

栖息于开阔地区，常单独生活。飞行轻捷。繁殖在东北和新疆西部，遍布全国各地，为旅鸟和冬候鸟。

白尾鹞为国家二级保护动物，禁止滥捕。

本动物的肉（鸱肉）、翅骨（鸱骨）亦供药用，另设专条。

【采收加工】 春、夏、秋三季捕捉，捕杀后取头，烘干研末。

【药性】 咸，性。

1.《别录》："咸，平，无毒。"

2.《纲目》："微毒。"

【功用主治】 《别录》："主头风眩颠倒，痫疾。"

【用法用量】 内服：1～3枚，炙或烧存性，入丸、散。

【选方】 1. 治癫痫 飞鸱头二枚，铅丹一斤。上二味末之，蜜丸先食服三丸，日三，剧者夜一，稍加之。（《千金方》）

2. 治风头旋，毒发眩冒 鸱头一枚（炙令黄），茼茹一两，白术一两，川椒一两（去目及闭口者，微炒去汗）。上药捣罗为末，炼蜜和捣五七百杵，丸如梧桐子大。每服食前，以温

酒下二十丸。(《圣惠方》鸱头丸)

3994 **鸱肉** chī ròu (《食疗本草》)

【基原】 为鹰科泽鵟属动物白尾鹞 *Circus cyaneus* (Linnaeus)的肉。

【原动物】 参见"鸱头"条。

【采收加工】 春、夏、秋三季捕捉,捕杀后取肉,鲜用。

【功用主治】 壮骨益气,定惊,消积。主治身软乏力,癫痫,肉积。

1.《食疗本草》:"食之,治癫痫疾。"

2.《纲目》:"食之,消鸡肉、鹌鹑成积。"

3.《中国动物药》:"壮筋骨,益气力。治体质软弱无力。"

【用法用量】 内服:煮食,适量。

3995 **鸱骨** chī gǔ (《纲目》)

【基原】 为鹰科泽鵟属动物白尾鹞 *Cirus cyaneus* (Linnaeus)的翅骨。

【原动物】 参见"鸱头"条。

【采收加工】 春、夏、秋三季捕捉,捕杀后取翅骨,烘干研末。

【药性】 咸,平。

【功用主治】 止血。主治鼻衄。

【用法用量】 外用:炙为散,吹入。

【选方】 治鼻衄不止 老鸱翅关大骨,微炙,捣细罗为散,少少吹入鼻中。(《圣惠方》)

3996 **鸱鸺** chī xiū (《纲目》)

【异名】 怪鸱、鵋、鵅鶀(《尔雅》),鸱旧、旧留(《说文》),老菟(《淮南子》高诱注),鵂鹠、鸲鵒(《尔雅》郭璞注),角鸱(《广韵》),钩鵅(《本草拾遗》),大头鹰(《便民食疗》),毂辘鹰、呼咾鹰、夜食鹰(《纲目》),猫头鹰(《本经逢原》),夜猫(《广雅疏证》),鬼鸠(《本草求原》)。

【基原】 为鸱鸮科角鸮属动物红角鸮的肉和骨。

【原动物】 红角鸮 *Otus scops* Linnaeus

体长约 20 cm。眼先羽毛基部棕白色,端部黑色。上体包括两翼和尾的表面大多灰褐色,布满虫囊状黑褐色细纹,头和背部还杂以白色沾棕的斑点;耳羽延长突出;脸盘淡灰褐色,密杂以纤细的黑色横纹,脸盘周围绕以不明显的淡棕色领圈;胸和两胁还被黑褐色羽干纹,腋羽和翼下覆羽几纯棕白色;两腿被淡棕色羽至趾基,密布以褐斑。虹膜黄色。嘴暗绿色,下嘴先端近黄色,趾肉红色。

栖息于针叶林、针阔混交林和阔叶林中。昼伏夜出,营巢于树穴中,以小型的啮齿类的姬鼠以及昆虫类为食。分布于我国东部,西抵四川等地。

红角鸮为国家二级保护动物,禁止滥捕。

【采收加工】 全年均可捕捉,捕杀后取肉鲜用,骨烘干研末。

【药性】 酸,微咸,寒。小毒。

1.《本经逢原》:"酸、微咸,小毒。"

2.《本草求原》:"酸、咸,寒。"

【功用主治】 滋阴补虚,截疟。主治肺结核,风虚眩晕,疟疾。

1.《纲目》:"主治疟疾。"

2.《本经逢原》:"治传尸劳瘵。"

3.《本草求原》:"治风虚眩晕。"

4.《中国动物药》:"滋阴补虚。治肺结核。"

【用法用量】 内服:煮食;或烧存性,研末;或入丸剂。

【选方】 1. 治风虚眩晕 大头鹰闭杀去毛,煮食;以骨烧存性,酒服。(《便民食疗》)

2. 治劳瘵 鸱鸺酒煮焙干,同大鳗鲡七条,摊薄荷上蒸烂,和薯蓣一斤,捣焙细末为丸。空腹酒下三钱。(《本经逢原》)

3. 治疟疾 鸱鸺一只,去毛、肠,油炸食之。(《纲目》)

3997 **鸲鹆** qú yù (《新修本草》)

【异名】 寒皋(《淮南万毕术》),花鵒(《荆楚岁时记》),哵哵鸟(《广韵》),鸲鹔(《尔雅翼》)。

【基原】 为椋鸟科八哥属动物八哥的肉。

【原动物】 八哥 *Acridotheres cristatellus* (Linnaeus) 又名:中国凤头八哥(《中国经济动物志》)。

小型鸟类,体长约 25 cm。通体黑色,头部具明显的金属光泽。额羽发达,特形延长,部分高耸成冠,另一部分倒下覆盖鼻孔。两翼有白斑,由大覆羽的末端和初级飞羽的基部白色组成,张翼时更明显。尾羽黑色,除中央 1 对外均有白端。尾下覆羽的羽端也白色。虹膜和嘴橙黄,下嘴基稍沾红;跗跖和趾黄色;爪黑褐色。

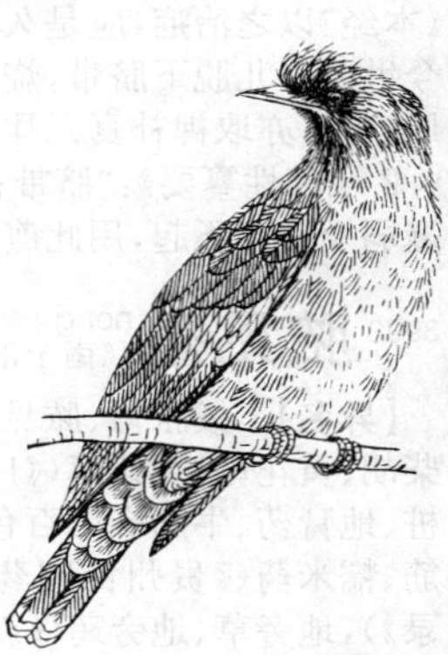

八 哥

为我国南方常见的一种留鸟。性喜结群,常见于田园附近,有时停栖于水牛背或屋脊上。杂食性。每年 4～9 月繁殖,每窝产卵 3～6 枚。广泛分布于我国浙江、安徽、福建、江西、湖南、广东、广西、四川、云南、陕西等地。

【采收加工】 全年均可捕捉,捕杀后取肉,鲜用。

【药性】 甘,平。

1.《新修本草》:"甘、平,无毒。"

2.《食疗本草》:"寒。"

【功用主治】 下气降逆,解毒止血。主治久嗽,呃逆,痔疮出血。

1.《新修本草》:"主五痔,止血。"

2.《食疗本草》:"治老嗽。"

3.《本草拾遗》:"主吃,取炙食之。"

4.《日华子》:"治吃噫,下气,通灵眼睛。"

5.《中国药用动物志》:"解毒。"

【用法用量】 内服:9～15 g,炙干研末作丸、散,或煮羹。

【选方】 治老人痔病下血不止,日加羸瘦无力 鸲鹆五只日日净煮令软。上捣为散,空心以白粥饮服二方寸匕,日二服,亦可炙食任性。(《安老怀幼书》鸲鹆散)

3998 **狸肉** lí ròu (《别录》)

【基原】 为猫科猫属动物豹猫的肉。

【原动物】 豹猫 *Felis bengalensis* Kerr 又名:狸(《诗经》),貍狸(《尔雅》),野猫(《圣惠方》),抓鸡虎(《广西药用动物》),狸猫、山狸子、石虎(《中国动物药志》)。

外形似家猫。体长 40～65 cm，体重 2～3 kg。头圆耳小。尾粗长，长度为 20～40 cm。体背为浅黄色或灰黄色。从头至肩、背部有明显的 4 条棕黑色纵纹，中间有 2 条直至尾基部。肩及体侧都有棕黑色的斑点，腰和臀部的斑点较小，四肢下侧也有小黑斑；尾较粗，有黑色斑点和半环，尾尖端棕色或黑色。生活于北方之个体较生活于南方的大，毛色较浅。栖息于丘陵而多树丛之处，荒野灌丛也可见。夜行性生活为主，无固定巢穴。以动物性食物为主，偶食果实，或入山村窃家禽。

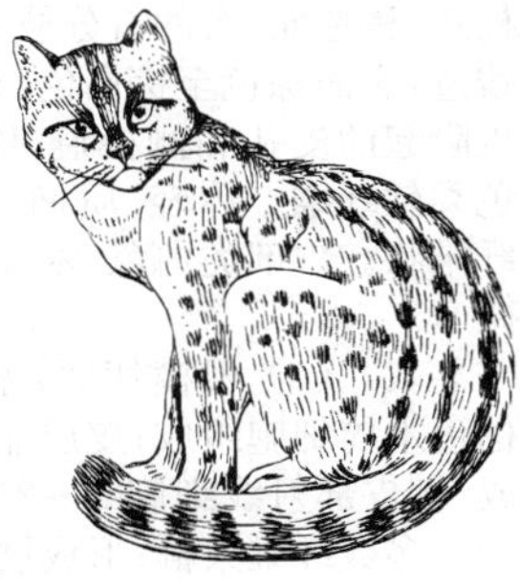
豹 猫

分布于我国东北、华东、中南、西南及西北等地。

本动物的骨骼(狸骨)亦供药用，另设专条。

【采收加工】 四季均可猎捕，捕获后，杀死，取肉，鲜用或晒干。

【药性】 甘，温。

1.《千金方》:“温，无毒。”

2.《纲目》:“甘，平，无毒。”

【功用主治】 益气养血，祛风止血，解毒散结。主治气血虚弱，皮肤游风，肠风下血，脱肛，痔漏，瘰疬。

1.《别录》:“疗诸疰。”

2.《千金方》:“补中轻身益气。”

3.《蜀本草》:“疗鼠瘘。”

4.《日华子》:“治游风。”

5.《本草求原》:“治皮肉如针刺，肠风痔漏，风冷下血，脱肛，瘰疬。”

【用法用量】 内服：煮食；或煅存性研末冲，每次6 g，每日 12 g；或入丸、散。

【宜忌】 1.《本草经集注》:“有藜芦勿食狸肉。”

2.《饮食须知》:“反藜芦、细辛。”

【选方】 1. 治身体虚弱 豹猫肉焙干研粉。每服 5 g，日服 2 次，白开水送下。(《常见药用动物》)

2. 治大肠风冷，下血不止，脱肛疼痛 野狸一头。上以大瓷瓶一所可容得者，纳于瓶中，以厚泥固济，候瓶干，以大火烧之，才及烟尽，住火，候冷取出，入麝香末半两，研令匀，于瓷器中收之。每于食前以温粥饮调下二钱。(《圣惠方》)

3. 治肠风下血，或诸般痔漏 腊月野狸一枚(盘在瓦罐子内)，大枣半斤，枳壳半斤，甘草四两(寸截)，猪牙皂角二两。都入在罐子内，上用瓦子盖定，瓦片子上钻上小窍子，都用盐泥固济，令干；作一地坑，用十字瓦支定，令罐子不着地，用炭烧至黑烟尽，若有青烟出，便去火取出，用湿土罨一宿，研令极细。每服二钱，盐汤调下，空心食前服。(《杨氏家藏方》如圣散)

4. 治五痔下血不止，肛肠疼痛 野狸一只，去皮肠胃及骨。上药切作薄片，着少面并椒、姜、葱白、盐、醋调和，炙熟食之，或作羹食之。(《圣惠方》)

3999 狸骨 lí gǔ (《别录》)

【基原】 为猫科猫属动物豹猫 *Felis bengalensis* Kerr 的骨骼。

【原动物】 参见“狸肉”条。

【采收加工】 四季均可猎捕，宰杀后，剥皮，剖腹，剔出骨骼，阴干。

【炮制】 取原药材，去净筋肉，用植物油炸酥或涂抹酥油后用无烟火烘烤至黄色质脆，用时砸碎。每狸骨 100 kg，用植物油 100 kg 或酥油 200 kg。

饮片性状 骨骼似豹骨而短小。全架骨重约 0.7 kg。色类白色或淡黄色，略显油润感。气腥。

贮干燥容器内，置阴凉干燥处。

【药性】 辛、甘，温。

1.《别录》:“味甘，温，无毒。”

2.《四川中药志》1960 年版:“性温，味辛。”

【功用主治】 祛风湿，开郁结，解毒杀虫。主治风湿痹痛，心腹刺痛，噎膈，疳疾，瘰疬，肠风下血，痔瘘，恶疮。

1.《别录》:“主风疰，尸疰，毒气在皮中淫跃如针刺者，心腹痛走无常处，及鼠瘘恶疮。头骨尤良。”

2.《药性论》:“头骨治噎病不通食饮。”

3.《食疗本草》:“主痔。食野鸟肉中毒。”

4.《日华子》:“治游风，恶疮，头骨最妙。”

5.《纲目》:“杀虫，治疳痢，瘰疬。”

【用法用量】 内服：研末冲，每次 15～30 g；或入丸、散；或浸酒。外用：烧灰敷。

【宜忌】 孕妇禁服。

1.《四川中药志》1960 年版:“无风湿者及孕妇忌用。”

2.《饮食须知》:“反藜芦、细辛。”

【选方】 1. 治风湿关节疼痛 狸骨 50 g(用火微烤，打碎)，白酒 1 000 ml，浸泡 1 个月以上，饮酒。每次 1 盅，每日 2 次。(《中国动物药》)

2. 治腹中走痛无常 野狸骨炙黄为末。每服方寸匕，温酒调下，不拘时。亦治皮肤疼痛。(《卫生易简方》)

3. 治寒热瘰疬 狸骨五两(炙)，乌头七分(炮)，黄连六分。上三味，捣下筛，食前以酒服一钱匕，日三。(《鬼遗方》)

4. 治肠风积年下血不止 野狸头一枚，桑树枝一握，附子一枚。上件药都入瓶子内，用盐泥固济，候干，以炭火令通赤，候冷取出，捣细罗为散。每于食前以温粥饮调下二钱。(《圣惠方》)

【各家论述】《本经逢原》:“狸之与猫，同类而异种，以性温散，故其骨炙灰，善开阴邪郁结之气，鼠瘘寒热，为之专药。”

4000 狼肉 láng ròu (《饮膳正要》)

【基原】 为犬科犬属动物狼的肉。

【原动物】 狼 *Canis lupus* Linnaeus 又名：毛狗(《纲目》)。

外形与家犬相似，长 1～1.6 m，重 30～40 kg。吻略尖，犬齿与臼齿发达，耳直竖。躯体强壮，四肢有力。尾较短而不弯曲，毛蓬松。个体毛色有棕灰、淡黄、灰白等色，一般背中央色调较深。腹部、四肢内侧均呈乳白色或略带棕色，尾色同体背，尖端黑

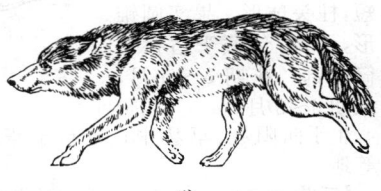

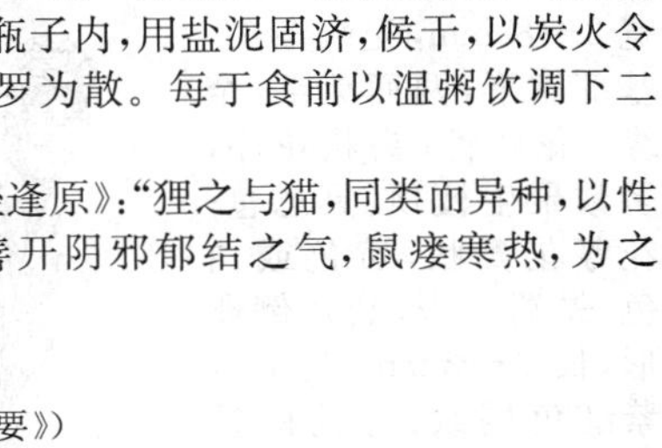
狼

色。少有全白、全黑的个体类型。

栖息于山地、森林、丘陵、平原、荒漠、冻土草原等地带。嗅觉敏锐，善奔跑；性残忍，机警多疑。以中、小型兽类为食。除海南、台湾、云南极南缘之外，几布全国。

本动物的脂肪（狼膏）、甲状腺体（狼喉靥）亦供药用，另设专条。

【采收加工】 捕杀后，剥皮，取肉。

【药性】 咸，热。归肾、脾经。

1.《饮膳正要》："味咸，性热，无毒。"

2.《品汇精要》："味咸，性热，气厚味薄，阳中之阴。"

3.《医学入门》："辛。"

4.《医林纂要》："甘，温。"

【功用主治】 补五脏，厚肠胃，填精髓。主治虚劳，冷积腹痛，风湿痹痛，瘫痪。

1.《饮膳正要》："主补益五脏，厚肠胃，填精髓，腹有冷积者宜食之。"

2.《医林纂要》："补养虚劳，益气。功略同豺。"

3.《彝医动物药》："主治风湿瘫痪，壮命门之火，驱寒散痛。"

【用法用量】 内服：煮食，适量。

【宜忌】 《随息居饮食谱》："阴虚内热人忌食。"

4001 狼毒 láng dú （《本经》）

【异名】 续毒（《本经》），绵大戟、山萝卜（《滇南本草》），闷花头（《高原中草药治疗手册》），热加巴（《西藏常用中草药》），一扫光、搜山虎、一把香、药罗卜、生扯拢（《云南中草药》），红火柴头花、断肠草（《内蒙古中草药》），猴子根（《贵州中草药名录》）。

【基原】 为瑞香科狼毒属植物瑞香狼毒的根。

【原植物】 瑞香狼毒 *Stellera chamaejasme* L. [*Passerina chamaejasme* Fisch.]

多年生草本，高 20～40 cm。茎丛生，基部木质化；根粗壮，圆锥形，木质多纤维。单叶互生；无柄或几无柄；叶片椭圆状披针形，长 2～4 cm，宽 2～8 mm，先端渐尖，基部楔形，两面无毛，全缘。花两性；头状花序，多数聚生枝顶，具总苞；花萼花瓣状，黄色或白色，先端 5 裂，裂片倒卵形，长 2～3 mm，其上有紫红色网纹；萼筒圆柱状，长 8～12 mm，有明显纵脉纹；雄蕊 10，2 轮排列，着生于萼筒中部以上，花丝极短；子房上位，1 室，上部密被细毛，花柱短，柱头球形。果实圆锥形，干燥，包藏于宿存萼筒基部。花期 5～6 月，果期 6～8 月。

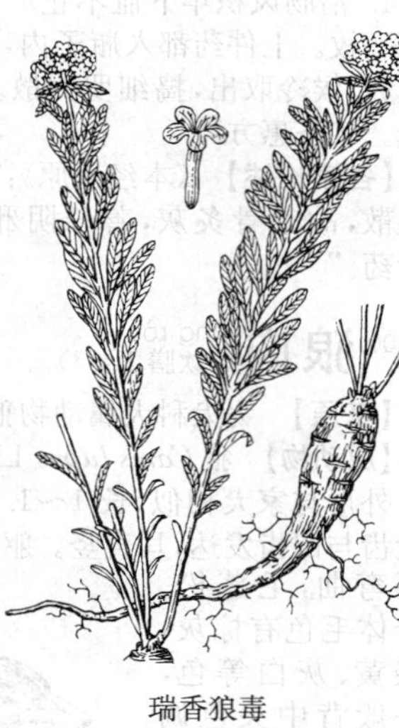
瑞香狼毒

生于向阳坡、草丛中。分布于华北、东北、西南、西北等地。

【采收加工】 9～11 月挖根，鲜用或切片晒干。

【药材】 狼毒 *Radix Stellerae Chamaejasmis* 主产于我国西北、东北、河北、内蒙古等地。

性状 根呈膨大的纺锤形、圆锥形或长圆柱形，稍弯曲，有的有分枝。根头部有地上茎残迹，表面棕色至棕褐色，有扭曲的纵沟及横生隆起的皮孔和侧根痕，栓皮剥落处露出白色柔软纤维。体轻、质韧，不易折断，断面呈纤维状。皮部类白色，木部淡黄色。气微，味微辛。

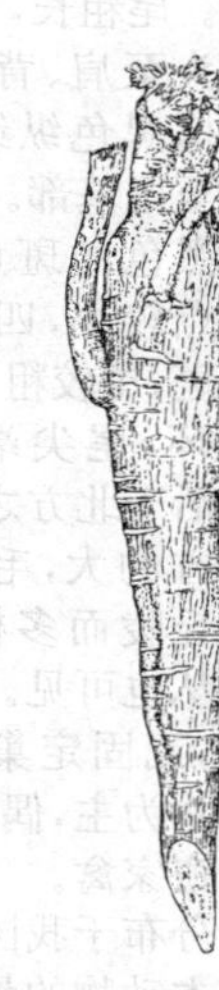
狼毒（根）外形

鉴别 （1）根横切面：木栓层由十数层黄棕色木栓细胞组成；皮层菲薄，由薄壁细胞组成，韧皮部射线细胞 2～3 列，皮层及韧皮部均有多数纤维束群；形成层明显，细胞作切向延长，5～6 层；木质部宽阔，导管呈放射状排列；皮层及韧皮部的薄壁细胞内多含有淀粉粒。

粉末特征：黄白色。木栓细胞黄棕色。韧皮部薄壁细胞圆形或不规则形，有细胞间隙。网状导管，偶见具缘纹孔导管，直径 30～50 μm。纤维无色，宽 7～15 μm。淀粉粒多为单位，类圆形，盔帽形，层纹不明显，脐点点状或裂缝状，直径 3～15 μm。

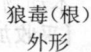

（2）取本品粗粉 5 g，加乙醇 20 ml，置水浴上回流 1 h。滤过，滤液浓缩至 5 ml 供试。取供试液 1 ml，加镁粉少许，盐酸数滴，置水浴中加热数分钟，放置显品红色；取供试液 1 ml，置蒸发皿中蒸干，加硼酸的饱和丙酮溶液及 10%枸橼酸丙酮试液各 1 ml，继续蒸干，置紫外光灯下观察，显黄色荧光；取供试液 1 滴于滤纸上，喷 1%三氯化铝乙醇液烤干，置紫外光灯下观察，显黄色荧光。

【成分】 根含二萜类：格尼迪木任（gnidimacrin），河朔荛花素（simplexin），瑞香狼毒任（stelleramacrin）A、B，18-去-（苯甲酰氧基）-28-去氧格尼迪木任（pimeleafactor P_2），12-乙酰氧基赫雷毒素（subtoxin A），赭雷毒素（huratoxin）[1]。黄酮类：狼毒素（chamaejasmin）A、B、C[2]，狼毒素、异狼毒素（isochamaejasmin）[3]，7-甲氧基狼毒素（7-methoxychamaejasmin）[4]，新狼毒素（neochamaejasmin）A、B[5]，狼毒色酮（chamae -chromone）[6]及二氢山柰酚（dihydrokaempferol）[7]，3′，4-二甲基-4′，11-二甲氧基-5，7-二羟苯骈二氢黄酮（3′，4-dimethyl-4′，11-dimethoxy-5，7-dihydrobenzoflavanone）[11]。木脂素：鹅掌楸树脂酚（lirioresinol）B，松脂酚（pinoresinol），穗罗汉松脂酚（matairesinol）[8]。挥发油：3，7，17-三甲基十二碳-反-2-顺-6，10-三烯醇（3，7，17-trimethyl-*trans*-2-*cis*-6，10-dodecatrienol），10，13-十八碳二烯酸甲酯（methyl-10，13-octadecadienoate），正十三烷（*n*-tridecane），正十二烷（*n*-dodecane），2，6-二甲基庚烷（2，6-dimethylheptane）及桂皮醇（cinnamic alcohol）[9]等。香豆素类成分：瑞香内酯（dephnetin），伞形花内酯（umbelliterone），西瑞香素（daphnoretin），异西瑞香素（isodaphnoretin）。全草还含茴芹香豆素（pimpinellin），异香柑内酯（isobergapten），异茴芹香豆素（isopimpinellin），牛防风素（sphondin）胡萝卜苷（daucosterol），β-谷甾醇（β-sitosterol），euchamaejasmin A[10～13]。

【药理】 1. 抗肿瘤作用 瑞香狼毒醇提物和水提取物，腹腔注射对 Lewis 肺癌的抑癌率分别为 70.2%和 59.91%。水提取物 1.5 g/kg 腹腔注射对肝癌的抑瘤率为

36.77%，对小鼠宫颈癌 U_{14} 的抑瘤率为 50.5%[1]。瑞香狼毒提取液对小鼠艾氏腹水瘤株[2]、肝癌细胞 BEL_{7402}[3]，狼毒大戟的水提液对人鼻咽癌 CNE_2 细胞[4]，瑞香狼毒相对分子质量小于 10 000 的醇提物对人肝癌 BEL_{7402} 和人胃腺癌 SGC_{7901} 细胞[5]，狼毒大戟的活性成分对人恶性组织细胞淋巴瘤 U_{937} 细胞、人宫颈癌传代 HeLa 细胞和肝癌 QRH_{7701} 细胞，均有不同程度的抑制作用[6]。从瑞香狼毒的甲醇提取物中分离到的二萜类化合物格尼迪木任以 0.02～0.03 mg/kg 腹腔注射可使小鼠白血病 P_{388} 和 L_{1210} 腹水型肿瘤的生命延长 70% 和 80%。以 0.01～0.02 mg/kg 腹腔注射可分别使小鼠实体瘤 Lewis 肺癌，黑色素瘤 B_{16} 和结肠癌 C_{26} 的生命延长 40%、49% 和 41%[7]。瑞香狼毒任 A 和 B 按 1 mg/kg 体重给药可抑制小鼠白血病 P_{388}，并能延长生命 8.0%～13.8%[8]。瑞香狼毒任 A 具有很强的抑制白血病成熟 T 细胞的活性[9]。尼地吗啉对白血病细胞的抑制作用比长春新碱和阿霉素强[10]。狼毒大戟水提物能显著改善由于受 L_{615} 白血病细胞攻击所致的肝中谷胱甘肽过氧化酶(GSH-Px)和超氧化物歧化酶(SOD)活力下降的状况[11]。瑞香狼毒能抑制癌细胞的增殖和 DNA 合成[12]。

2. 抗菌作用　狼毒对大肠杆菌、铜绿假单胞菌、志贺和宋内痢疾杆菌、变形杆菌、伤寒杆菌、副伤寒杆菌及霍乱杆菌等肠道致病菌有完全的抑制作用。体外抑菌实验证明在 1/100 稀释度下 12 种狼毒均有不同程度的抑菌活性。抑菌作用最强的是狼毒大戟，其次是大狼毒，月腺大戟也有较强的抑菌作用，且作用稳定。提取物在 1/200 稀释度下都表现出很强的抑菌活性[13, 14]。体外抑菌实验中，狼毒对大肠杆菌 K_{88} 和溶血性大肠杆菌均有不同程度的抑制作用[15]。

3. 其他作用　从瑞香狼毒根中提得 neostellin (Ⅺ) 能抑制 HIV-1 对 MT-4 细胞的感染，EC_{50} 为 0.041 ng/ml[16]。euchamaejasmin A 有强的抗病毒尤其是抗 HIV 活性[9]。

毒性　瑞香狼毒醚提取物可能具有潜在的致癌性[17]。瑞香狼毒中主要有效成分静注剂量超过 0.05 mg/kg 即出现毒性反应[18]。

【炮制】 1. 狼毒　取原药材，用水洗净，润透，切片晒干。

2. 醋狼毒　取狼毒片加醋拌匀，稍闷，待醋吸尽，置锅内用文火炒至微干，取出晒干。(每 100 kg 狼毒片，用米醋 20～30 kg)

饮片性状　狼毒参见"药材"项。醋狼毒形如狼毒，表面棕黑色，微有醋气。

【药性】 苦、辛，平。有毒。归肺、脾、肝经。

1.《本经》："味辛，平。"

2.《别录》："有大毒。"

3.《药性论》："味苦、辛，有毒。"

4.《本经逢原》："苦、辛，寒。"

5.《得配本草》："入手太阴，兼少阴经气分。"

6.《云南中草药》："辛，微温。"

【功用主治】 泻水逐饮，破积杀虫。主治水肿腹胀，痰食虫积，心腹疼痛，癥瘕积聚，结核，疥癣。

1.《本经》："主咳逆上气，破积聚，饮食，寒热，水气，恶疮，鼠瘘，疽蚀，蛊毒，杀飞鸟走兽。"

2.《别录》："疗胁下积癖。"

3.《药性论》："治痰饮，癥瘕，亦杀鼠。"

4.《滇南本草》："治胃中年深日久饮食结住，积久稠痰，状黏如胶。攻虫积，利水道，下气，消水肿，吐痰涎。"

5.《本草通玄》："主咳逆，治虫疽，瘰疬，结痰，驱心痛。"

6.《云南中草药》："消积，逐水，止痛。主治水肿胀满，便秘，骨折，外伤出血，跌打损伤，疥癣。"

【用法用量】 内服：煎汤，1～3 g；或入丸、散。外用：研末调敷；或醋磨汁涂；或取鲜根去皮捣烂敷。

【宜忌】 体质虚弱者及孕妇禁服。本品有毒，内服宜慎，过量服用可引起中毒，出现腹痛、腹泻、里急后重等症，孕妇可致流产。

1.《本草经集注》："恶麦句姜。"

2.《药对》："畏占斯、密陀僧。"

3.《本草汇言》："脾之不足，真气日乏者，不可妄施。"

4.《本经逢原》："狼毒大毒，非恒用之品。"

5.《得配本草》："畏醋。"

6.《云南中草药》："体虚及孕妇忌服。本品有毒，易引起过敏性皮炎等，冲捣时需戴口罩。"

【选方】 1. 治腹中冷痛，水谷阴结，心下停痰，两胁痞满，按之鸣转，逆塞饮食　狼毒三两，附子一两，旋覆花三两。捣，蜜丸服，梧子大。每服三丸，日三服。

2. 治阴丸卒缩入腹，急痛欲死，名阴疝　狼毒四两，防风二两，附子三两(炮)。蜜丸，如桐子大。服三丸，日夜三度。

3. 治心腹相连常胀痛　狼毒三两，附子半两。捣筛，蜜丸如梧子大。日一服一丸，二日二丸，三日后服三丸，再一丸，至六日，服三丸，自一至三以常服。(1～3 方出自《肘后方》)

4. 治积聚，心腹胀如鼓者　狼毒四两(锉碎，醋拌炒干)，附子三两(炮裂，去皮脐)，防葵三两。上药捣罗为末，炼蜜和捣三二百杵，丸如梧桐子大。每于食前，以粥饮下五丸，以利为度。(《圣惠方》狼毒丸)

5. 治痨风癞疮　狼毒，童便浸炒，研末。每早、晚各服五分，温酒下。(《张三丰仙传方》)

6. 治淋巴结结核　①未溃或已溃者　狼毒切片，用水煮烂，除渣取药液，加热浓缩成膏，洗净伤口，外敷。②已溃者拔脓毒　取狼毒 500 g，蛇蜕 2.4 g，花椒 30 g，松香 15 g。将狼毒煎制成膏，其他药研成细末，撒入并搅拌均匀。外敷。③愈合淋巴结结核伤口　取狼毒 30 g，蒲公英根 30 g。煎成膏外敷。

7. 治睾丸结核　狼毒、核桃、白矾各等量。烧存性，共细研末。每日 1 次，每次 4 g，开水送服。(6、7 方出自内蒙古《中草药新医疗法资料选编》)

8. 治干癣积年生痂，搔之黄水出，每逢阴雨即痒　狼毒，醋磨涂之。(《圣惠方》)

9. 治久年干疥干癣及一切癞疮　狼毒(微炒，研细末)，轻粉减半。和匀，干疥癣癞疮，搔破搽之；湿者干掺，数次效。(《永类钤方》)

10. 治干湿虫疥　狼毒一两，微炒，研细末，猪油调，周身擦之，卧时勿以被蒙头，恐药气伤目也。(《经验方》)

11. 治外伤出血　茜草、狼毒根按 5∶4 比例，共研末撒布。(《高原中草药治疗手册》)

4002 狼膏 láng gāo (《纲目》)

【异名】 狼脂(《本经逢原》)，狼油(《黑龙江中药》)。

【基原】 为犬科犬属动物狼 *Canis lupus* Linnaeus 的脂肪。

【原动物】 参见“狼肉”条。

【药性】 甘、咸，温。

【功用主治】 祛风补虚，润肤泽皱。主治风痹疼痛，肺痨咳嗽，老年性慢性支气管炎，皮肤皲裂，秃疮。

1.《纲目》：“补中益气，润肤泽皱，涂诸恶疮。”

2.《本经逢原》：“摩风首推。”

3.《纲目拾遗》：“驱风入风气膏中能去积久风痹；调酒服，散逆结之气。”

4.《吉林中草药》：“补益，厚肠。治肺痨，年迈咳嗽，皮肤皲裂。”

【用法用量】 内服：熬油，10～15 g；或拌炒药物。外用：熬油涂搽。

【选方】 1. 治肺痨 狼油 120 g，黄瓜子 60 g。用狼油拌炒黄瓜子，待油尽为止，将焦干的黄瓜子研末。每次 6 g，日服 2 次。

2. 治老年气喘咳嗽 每早、晚各服狼油 1 汤匙。

3. 治皮肤皲裂与诸恶疮 用狼油涂之。

4. 治秃疮 狼油适量，每日用药棉蘸搽患处。（1～4 方出自《吉林中草药》）

4003 狼尾草 láng wěi cǎo （《本草拾遗》）

【异名】 稂（《诗经》），重梁（《毛诗传》），孟、狼尾（《尔雅》），守田、宿田翁（陆玑《诗疏》），狼茅（《本草拾遗》），芦秆莛（《尔雅义疏》），莨草、小芒草（《植物名实图考》），狗尾草（《分类草药性》），老鼠根、狗仔尾（《广州植物志》）。

【基原】 为禾本科狼尾草属植物狼尾草的全草。

【原植物】 狼尾草 *Pennisetum alopecuroides*（L.）Spreng.［*Panicum alopecuroides* L.］

一年生草本。须根较粗壮。秆直立，丛生，高达 30～120 cm。叶鞘两侧压扁，基部彼此跨生，除鞘口有毛外，余均光滑无毛；叶舌长不及 0.5 mm；叶片线形，长 15～50 cm，宽 2～6 mm，先端长渐尖，基部被疣毛。圆锥花序圆柱形，直立，长 5～25 cm，宽 1.5～3.5 cm；主轴短，密被柔毛；总梗刚毛粗糙，淡绿色或紫色，长 1.5～3.5 cm；小穗披针形，常为单生，长 6～8 mm。成熟后通常呈黑紫色；每小穗有 2 小花，第一小花雄性或中性，第二小花两性；颖不等长，长为小穗的 1/2～2/3，与第一外稃等长或稍短于外稃；第二外稃平滑，厚纸质，除先端外边缘全着同质的内稃。颖果长圆形，长约 3.5 mm。花、果期夏秋季。

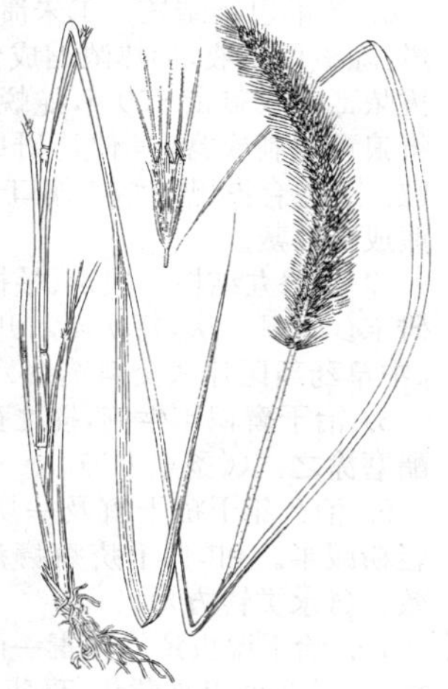

狼 尾 草

生于田岸、荒地、道旁及小山坡上。分布几遍全国。

本植物的根及根茎（狼尾草根）亦供药用，另设专条。

【采收加工】 7～10 月采收，晒干。

【药性】《湖南药物志》：“甘、平，无毒。”

【功用主治】 清肺止咳，凉血明目。主治肺热咳嗽，目赤肿痛。

1.《湖南药物志》：“明目，散血。治眼目赤痛。”

2.《广西本草选编》：“清肺止咳，凉血散瘀。主治肺热咳嗽，腹痛。”

【用法用量】 内服：煎汤，9～15 g。

4004 狼杷草 láng pá cǎo （《本草拾遗》）

【异名】 欔、乌阶（《尔雅》），乌杷（《尔雅》郭璞注），郎耶草（《本草拾遗》），狼把草（《本草图经》），小鬼叉（《东北药用植物志》），豆渣草（《四川中药志》），针包草、引钱包（《杭州药用植物志》），引线包（江西《草药手册》），狼耶草（《陕西中草药》），切才曼巴（《青藏高原药物图鉴》），叉子草、老蟹叉（《湖南药物志》），田边菊（《福建药物志》），鬼叉（《安徽省中药资源名录》）。

【基原】 为菊科鬼针属植物狼杷草、矮狼杷草的全草。

【原植物】 1. 狼杷草 *Bidens tripartita* L.［*B. tripartita* L. f. *limosa* Kom.；*B. shimadai* Hayata］

一年生草本，高 20～150 cm。茎圆柱状或具钝棱而稍呈四方形，绿色或带紫色，无毛，上部分枝。叶对生，下部的较小，不分裂，边缘具钝齿，通常于花期枯萎；中部叶具柄，柄长 0.8～2.5 cm，有狭翅；叶片长椭圆状披针形，长 4～13 cm，不分裂或近基部浅裂成一对小裂片，通常 3～5 深裂，两侧裂片披针形至狭披针形，顶生裂片较大，两端渐狭，具锯齿；上部叶较小，披针形，三裂或不裂。头状花序单生，具较长的花序梗；总苞盘状，外层苞片 5～9 枚，线形或匙状倒披针形，内层苞片褐色；托片线状披针形；无舌状花，筒状花两性，冠檐 4 裂；花药基部钝，先端有椭圆形附属器，花丝上部增宽。瘦果扁，楔形或倒卵状楔形，边缘有倒刺毛，先端芒刺通常 2 枚，两侧有倒刺毛。花、果期 8～10 月。

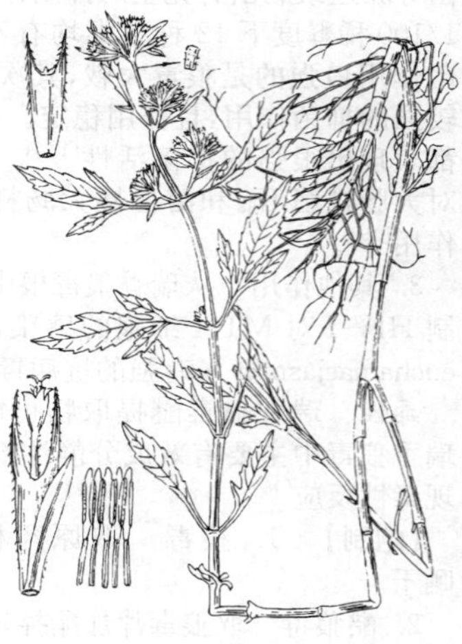

狼 杷 草

生于路边荒野及水边湿地。分布于华北、东北、华东、华中、西南及陕西、甘肃、青海、新疆等地。

2. 矮狼杷草 *B. tripartita* L. var. *repens*（D. Don）Scherff［*B. repens* D. Don］ 本种与正种的区别为：植株高 10～20 cm；叶为披针形不分裂的单叶或 3～5 裂，两侧裂片披针形，顶生裂片长圆状披针形，边缘具不整齐的粗齿。瘦果楔状条形，边缘光滑或仅具纤细的疏刺毛，先端芒刺 2～3 枚，有倒刺毛。生于路边荒野。分布于河北、四川、云南、陕西、新疆等地。

【采收加工】 8～9 月割取地上部分，晒干或鲜用。

【药材】 狼杷草 *Herba Bidentis Tripartitae* 产于全国各地。

性状 茎略呈方形，由基部分枝，节上生根，表面绿色略带紫红色。叶对生，叶柄具狭翅，中部叶常羽状分裂，裂片椭圆形或矩圆状披针形，边缘有锯齿；上部叶3裂或不分裂，头状花序顶生或腋生；总苞片披针形，叶状有睫毛；花黄棕色，无舌状花。气微，味微苦。

鉴别　茎横切面：表皮为1列细胞，其外方无角质层。皮层由数列薄壁细胞疏松排列而成，多间隙。无限外韧型维管束排列成环状，韧皮纤维束小，纤维壁微木化。髓部宽广，髓细胞含有淀粉粒。

叶片横切面：上下表皮细胞长方形或类方形，上表皮细胞较大；栅栏组织1列，细胞圆柱形；海绵组织发达，均占叶肉3/5且细胞间隙较大。

【成分】 干草含黄酮类：木犀草素（luteolin），木犀草素-7-葡萄糖苷（luteolin-7-glucoside）[1]，紫铆黄素-7-O-D-吡喃葡萄糖苷（butin-7-O-D-glucopyranoside），2，3′，4，4′-四羟基查耳酮（2，3′，4，4′-tetrahydroxychalcone），3′，4′，6-三羟基橙酮（3′，4′，6-trihydroxyaurone），紫铆酮-7-O-β-D-吡喃葡萄糖苷（butein-7-O-β-D-glucopyranoside）[2]，2′-羟基-4，4′-二甲氧基查耳酮（2′-hydroxy-4，4′-dimethoxychalcone）[4]。另含6，7-二羟基香豆素（6，7-dihydroxycoumarin），伞形花内酯（umbelliferone），东莨菪素（scopoletin）[3]，亚油酸（linoleic acid），丁香油酚（eugenol），罗勒烯（ocimene），胡萝卜素（carotene），抗坏血酸（ascorbic acid），鞣质（tannin），镁[5]，挥发油[6]等。

【药理】 全草浸剂给动物注射，有镇静、降压及轻度增大心跳振幅的作用；内服可利尿、发汗[1]。

【药性】 甘、微苦，凉。

1.《本草拾遗》："味苦，平，无毒。"

2.《内蒙古中草药》："味甘，微辛，性平。"

3.《青藏高原药物图鉴》："苦，寒。"

4.《湖南药物志》："微苦，平。"

【功用主治】 清热解毒，利湿，通经。主治肺热咳嗽，咯血，咽喉肿痛，赤白痢疾，黄疸，月经不调，闭经，小儿疳积，瘰疬结核，湿疹癣疮，毒蛇咬伤。

1.《本草拾遗》："主赤白久痢，小儿大腹痞满，丹毒寒热，取根、茎煮服之。"

2.《本草图经》："主疗丈夫血痢。""若患积年疳痢，即用其根。"

3.《纲目》："治积年癣，天阴即痒，搔出黄水者，捣末掺之。"

4.《陕西中草药》："解毒消炎，健胃消积，活血调经，收敛止血。主治红白痢疾，肺结核，胸膜炎，丹毒，蛇毒，湿疹疮癣，小儿疳积，体虚盗汗，月经不调，咯血。"

5.《安徽中草药》："清热解毒，利湿，补虚。"

【用法用量】 内服：煎汤，10～30 g，鲜品倍量；或捣汁。外用：捣敷；研末撒或调敷。

【选方】 1. 治感冒，急性气管炎，百日咳　狼把草15 g。水煎服。风寒感冒加姜、葱。（《湖南药物志》）

2. 治肺结核咯血、盗汗　狼把草12 g，墨莲12 g，红枣4个。炖汤服。（《食物中药与便方》）

3. 治肾结核尿血　狼把草30 g，川牛膝9 g，三七茎叶15 g。煎服。（《安徽中草药》）

4. 治白喉、咽喉炎、扁桃体炎　鲜狼把草90～120 g，加鲜橄榄6个，或马兰鲜根15 g。水煎服。（《福建中草药》）

5. 治血痢　狼把草二斤，捣绞取汁一小升，纳白面半鸡子许，和之调令匀，空腹顿服之。若无生者，但收取苗阴干，捣为散，患痢者取散一方寸匕，和蜜水半盏服之。（《本草图经》）

6. 治体虚乏力，盗汗　狼把草30 g，仙鹤草15 g，麦门冬、五味子各6 g。煎服。（《安徽中草药》）

4005 狼萁草 láng qí cǎo（《湖南药物志》）

【异名】 蕳萁（《陆川本草》），芒萁、穿路萁、路萁子柴、筲萁子柴、鸡毛蕨、反蕨叶、蜈蚣草、冷猪窝、硬蕨萁、蕨叶草（《湖南药物志》），铁郎鸡、篦子草（《贵州民间药物》），狼机柴、芦萁、芒（《福建中草药》），狼萁（《中国药用孢子植物》）。

【基原】 为里白科芒萁属植物铁芒萁的全草。

【原植物】 铁芒萁 *Dicranopteris linearis*（Burm. f.）Underw.［*Polypodium lineare* Burm. f.；*Gleichenia linearis* Clarke］

大型陆生蕨类植物，植株高60～150 cm。蔓生。根茎横走，深棕色，幼时基部被棕色毛，后变光滑；叶轴五至八回两叉分枝，一回叶轴长13～16 cm，二回以上的羽轴较短，末回叶轴长3.5～6 cm；各回腋芽卵形，密被锈色毛；具苞片，卵形，边缘具三角形裂片；除第一回分叉外，其余各回分叉处两侧均有1对托叶状羽片，斜向上，下部的长12～18 cm，宽3.2～4 cm，上部的变小，披针形或宽披针形；末回羽片与托叶状羽片相似，长5.5～15 cm，宽2.5～4 cm，篦齿状羽裂几达羽轴；裂片15～40对，披针形或线状披针形，长10～18 mm，宽2～3 mm，基部上侧的数对极小，三角形，长4～6 mm；中脉下面凸起，侧脉斜展，每组有小脉3条。孢子囊群圆形，细小，1列，着生于基部上侧小脉的弯弓处，由5～7个孢子囊组成。

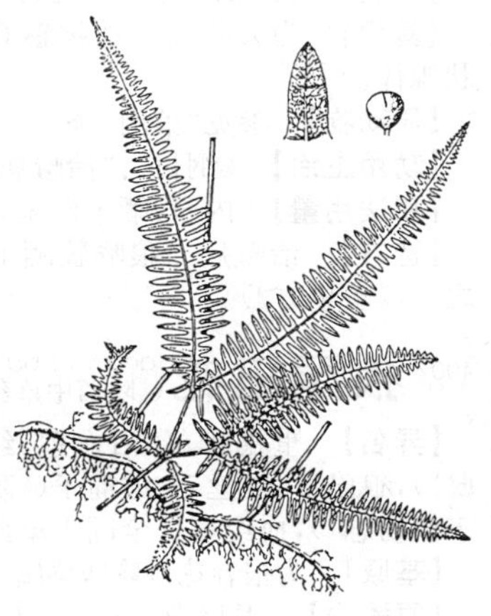

铁芒萁

生于疏林下、火烧迹地或山野向阳地。分布于福建、湖南、广东、广西、海南、四川、云南、西藏等地。

【采收加工】 全年均可采收，去须根与叶柄，将根茎与叶分开，晒干或鲜用。

【药性】 苦、甘，平。

1.《贵州民间药物》："性平，味涩。"

2.《广西本草选编》："味甘、淡，性平。"

3.《中国药用孢子植物》："微甘、涩，平。"

【功用主治】 止血接骨，清热利湿，解毒消肿。主治血崩，鼻衄，咳血，外伤出血，跌打骨折，热淋涩痛，白带，风疹瘙痒，疮肿，烫伤，痔瘘，蛇虫咬伤，咳嗽。

1.《湖南药物志》："治痔瘘，蜈蚣咬，身体衰弱，四肢清冷，阴部湿痒，疳疾发肿。"

2.《贵州民间药物》："接骨，止咳。治多年咳嗽，热咳，跌打骨折。"

3.《中国药用孢子植物》："接骨，止血，清热解毒。用于跌打骨折，外伤出血，肺热咳血，血崩，痈肿，蜈蚣咬伤等。"

【用法用量】 内服：煎汤，9～15 g；或研末，每次 3～6 g。外用：鲜品捣敷。

【选方】 1. 治眼睛外伤出血　芒萁鲜嫩芽、杜鹃鲜花各适量。捣烂，加人乳少许，拌匀。敷眼睑。

2. 治白带　（芒萁）鲜嫩芽 15 g，桂圆肉 30 g。水炖，调冰糖服。（1、2 方出自《福建中草药》）

3. 治阴部湿痒　芒萁根 6～9 g（烧灰）。调入九里光膏内外搽。先用九里光、臭牡丹、金银花藤，煎水洗。

4. 治痔瘘　（芒萁）叶柄烧存性。插入瘘管内，每日 1 次。（3、4 方出自《湖南药物志》）

5. 治热咳　铁郎鸡（根）18 g，鹊不站 15 g。煎水服。

6. 治跌打骨折　铁郎鸡（根）酌量，捣烂敷患处。（5、6 方出自《贵州民间药物》）

4006 狼喉靥 láng hóu yè （《纲目》）

【异名】 狼喉结（《圣惠方》）。

【基原】 为犬科犬属动物狼 *Canis lupus* Linnaeus 的甲状腺体。

【原动物】 参见“狼肉”条。

【功用主治】 《纲目》：“治噎病。”

【用法用量】 内服：晒干研末，1～2 g。

【选方】 治噎病　狼喉靥晒干为末，每以半钱入饭内食之。（《圣惠方》）

4007 狼尾巴花 láng wěi ba huā （《陕西中草药》）

【异名】 重穗排草、活血莲、红四毛草（《河南中草药手册》），狼巴草、红丝毛、酸溜子（《陕西中草药》），狼尾花（《辽宁植物志》），血经草（《全国中草药汇编》）。

【基原】 为报春花科珍珠菜属植物虎尾草的全草或根茎。

【原植物】 虎尾草 *Lysimachia barystachys* Bunge 又名：狼尾珍珠菜（《陕西中草药》）。

多年生草本，高 40～100 cm。根细，根茎横走，茎直立，单一或有短分枝，上部密被长柔毛。叶互生或近对生；叶无柄或近无柄；叶片线状长圆形至披针形，长 6～10 cm，宽8～15 mm；先端尖，基部渐窄，边缘多少向外卷折，两面及边缘疏被短柔毛，表面通常无腺点。总状花序顶生，花密集，常弯向一侧呈狼尾状，长 4～6（～12）cm，后渐伸长，果时可达 30 cm；花序轴和花梗均被柔毛；苞片条形，长约 6 mm；花梗长 4～6 mm；花萼近钟形，长约 3.5 mm，5 深裂，裂片长圆形，外面被柔毛，边缘膜质，呈小流苏状；花冠白色，5 深裂，裂片长圆状披针形，长为花萼的 3～4 倍；雄蕊 5，雄蕊长为花冠的一半，基部连合成筒；雌蕊 1。蒴果球形，包于宿存的花萼内。种子多数，红棕色。花期 5～8 月，果期 8～10 月。

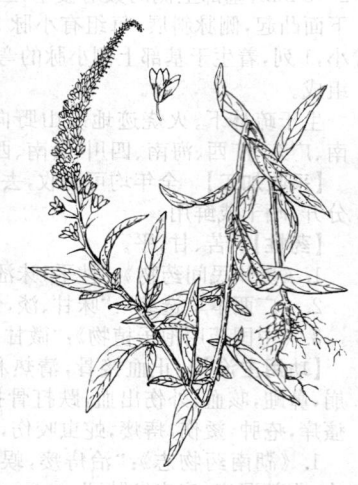

虎尾草

生于山坡、草地、路旁灌丛或海边田埂。分布于华北、东北、西北以及江苏、浙江、安徽、山东、河南、湖北、四川、贵州、云南等地。

【采收加工】 5～8 月采挖，阴干或鲜用。

【成分】 全草含黄酮类，苷元为山柰酚（kaempferol）和槲皮素（quercetin），又含生物碱[1,2]。

【药性】 苦、辛，平。

1.《陕西中草药》：“味苦、微酸、辛，性平。”

2.《全国中草药汇编》：“淡，凉。”

【功用主治】 活血利水，解毒消肿。主治月经不调，风湿痹痛，水肿，小便不利，咽喉肿痛，乳痈，无名肿毒，跌打损伤。

1.《陕西中草药》：“活血调经，散瘀消肿，解毒生肌，利水，降血压。主治月经不调，功能性子宫出血，无名肿毒，咽喉肿痛，肺痈，跌打损伤，骨折，水肿，高血压病。”

2.《全国中草药汇编》：“治白带，小便不利。”

3.《华山药物志》：“治腰扭伤，风湿性关节炎，痛经，急性淋巴管炎。”

【用法用量】 内服：煎汤，15～30 g；或泡酒；或捣汁。外用：捣敷；或研末敷。

【宜忌】 《陕西中草药》：“孕妇忌服。”

【选方】 1. 治月经不调，痛经　狼尾巴花、益母草各9 g，月季花、马鞭草各 6 g。水煎服。（《华山药物志》）

2. 治闭经　狼尾巴花根 30 g，茜草 15 g。水煎服。（《秦岭巴山天然药物志》）

3. 治咽喉肿痛　鲜狼尾花、鲜青木香各 9 g。加水适量，捣汁服。

4. 治乳痈　狼尾花 15 g，葱白 7 根。酒、水各半煎服。（3、4 方出自《华山药物志》）

5. 治淋巴结核，小儿疳热　鲜狼尾巴花 30 g，鸡蛋 1 个同煮熟，蛋、汤同服。（《秦岭巴山天然药物志》）

6. 治跌打损伤　活血莲根 30 g。水、酒各半煎服。外用活血莲、葱白、酒糟各适量，捣烂炒热敷患处。（《河南中草药手册》）

7. 治白带　血经草 15 g，马齿苋 12 g，四叶葎 9 g。水煎服。（《全国中草药汇编》）

8. 治黄疸型肝炎　活血莲根 15～21 g。水煎，冲白糖服。（《河南中草药手册》）

4008 狼尾草根 láng wěi cǎo gēn （《四川中药志》）

【基原】 为禾本科狼尾草属植物狼尾草 *Pennisetum alopecuroides*（L.）Spreng. 的根及根茎。

【原植物】 参见“狼尾草”条。

【采收加工】 全年均可采收，晒干或鲜用。

【药性】 甘，平。

【功用主治】 清肺止咳，解毒。主治肺热咳嗽，疮毒。

1.《分类草药性》：“治疮毒，咳嗽，通经散寒。”

2.《四川中药志》1960 年版：“清肺热，止咳，通经络；治疮毒。治热咳，咳嗽咯血。”

3.《全国中草药汇编》：“凉血。”

【用法用量】 内服：煎汤，30～60 g。

4009 留兰香 liú lán xiāng （广州部队《常用中草药手册》）

【异名】 南薄荷、升阳菜（《滇南本草》），香花菜（《生草药性备要》),绿薄荷(广州部队《常用中草药手册》)。

【基原】 为唇形科薄荷属植物留兰香的全草。

【原植物】 留兰香 *Mentha spicata* L.

多年生芳香性草本,高 30～130 cm。多分枝,无毛。叶对生;叶柄长 1～2 mm;叶披针形、披针状卵形或长圆状披针形,长 3～7 cm,宽 1～2 cm,先端锐尖,基部圆钝至楔形,边缘具稀疏不规则的锯齿,齿尖突出向前,鲜绿色,两面具腺鳞。轮伞花序密集成顶生的穗状花序,长 4～10 cm;小苞片线形,长 2.6～3.6 mm,长超过花萼;花萼钟形,长约 2 mm,具肋脉 13,略呈二唇形,上唇 3 齿,下唇 2 齿,萼齿边缘略具纤毛;花冠淡紫色,长约 4 mm,两唇形,上唇较宽,先端微凹,下唇 3 裂较狭,上唇外略具短毛,花冠筒内、外光滑;雄蕊 4,近于相等,长 4～4.5 mm,花药 2 室,紫色,后变褐色。小坚果卵形,长0.7 mm,黑色,具细小窝孔。花 7～9 月,果期 9～10 月。

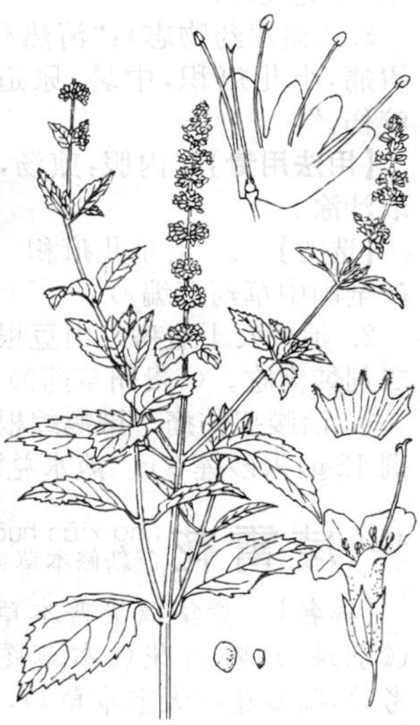

留 兰 香

原产南欧、加那利群岛、马德拉群岛及美国。现我国河北、江苏、浙江、广东、广西、四川、贵州、云南等地都有栽培,或逸出为野生。新疆有野生。

【采收加工】 7～9 月采收,多为鲜用。

【成分】 留兰香全草含挥发油成分:左旋 α-蒎烯(α-pinene),左旋 α-水芹烯(α-phellandrene),左旋柠檬烯(limonene),右旋 3-O-辛醇(3-O-octanol)[1],葛缕酮(carvone)[2],胡薄荷酮(pulegone)[3]。又含 5-羟基-3′,4′,6,7-四甲氧基黄酮(5-hydroxy-3′,4′,6,7-tetramethoxyflavone),藜芦酸(veratric acid),3-甲氧基-4-甲基苯甲醛(3-methoxy-4-methylbenzaldehyde),香叶木素(diosmetin),乌苏烯(ursane),胡萝卜苷(daucosterol),thymonin[4,5]。

【药性】 辛,微温。

1.《滇南本草》:“味辛,性温,无毒。”

2.《生草药性备要》:“味辛辣,性温。”

3. 广州部队《常用中草药手册》:“甘,微温。”

【功用主治】 解表,和中,理气。主治感冒,咳嗽,头痛,咽痛,目赤,鼻衄,胃痛,腹胀,霍乱吐泻,痛经,肢麻,跌打肿痛,疮疖,皲裂。

1.《滇南本草》:“治一切伤寒头疼,霍乱吐泻,痈疽疥癞诸疾。”

2.《生草药性备要》:“专散风湿热,亦治小儿乳咳。”

3.《岭南采药录》:“能调经,治妇人经期腹痛。”

4.《全国中草药汇编》:“祛风散寒,止咳,消肿解毒。主治感冒咳嗽,胃痛,腹胀,神经性头痛;外用治跌打肿痛,眼结膜炎,小儿疮疖。”

5.《浙江药用植物志》:“祛风寒,理气健胃。主治风寒咳嗽,胃痛,皲裂。”

【用法用量】 内服:煎汤,3～9 g;鲜品 15～30 g。外用:捣敷;或绞汁点眼。

4010 留师蜜 liú shī mì (《本草拾遗》)

【基原】 为木蜂科木蜂属动物竹蜂 *Xylocopa dissimilis* (Lep)等所酿造的蜜。

【原动物】 参见“竹蜂”条。

【药性】 甘,寒。

1.《本草拾遗》:“味甘,寒。”

2.《纲目》:“甘,酸,寒,无毒。”

【功用主治】 《本草拾遗》:“主牙齿𧏾痛,口中疮,含之。”

【用法用量】 内服:适量,口含。

4011 鸳鸯 yuān yāng (《千金方》)

【基原】 为鸭科鸳鸯属动物鸳鸯的肉。

【原动物】 鸳鸯 *Aix galericulata* (Linnaeus) 又名:匹鸟(《禽经》),黄鸭(《纲目》),官鸭(《中国经济动物志》)。

体长约 40 cm,体重约 500 g。雄鸟眼的上方和耳羽棕白,颊转棕栗。颏、喉几纯栗色。额和头顶的中央呈金属光泽,翠绿,头顶两侧有白眉纹伸至颈项。枕部丛生长的羽毛,与后颈的金属暗绿和暗紫色长羽组成羽冠。背和腰暗褐,而有铜绿色金属反光。初级飞羽暗褐色;次级飞羽褐色;三级飞羽黑褐,外翈显金属蓝绿色,最后 1 枚外羽呈金属蓝绿色而具栗黄色羽端,内翈扩大为扇形,直立如帆。上胸和胸侧呈紫暗色金属光泽,下胸纯白。尾羽暗褐,尾下覆羽纯白。雌鸟眼周和眼后有 1 条纵纹,白色;颏、喉白色。头和颈的背面均灰褐色,颈侧浅灰褐色。上体余部橄榄褐色,两翅没有醒目的帆状羽。虹膜棕色,外围有黄白色环;嘴红棕色;脚和趾红黄色,蹼膜黑色。栖息于内陆湖泊和溪流中。平时成双生活而不分离。既善走又善游泳,飞行力亦强。杂食性。巢营于树洞内,每窝产卵 6～10 枚,灰黄色。繁殖在我国内蒙古和东北北部,越冬在长江以南直至华南一带。

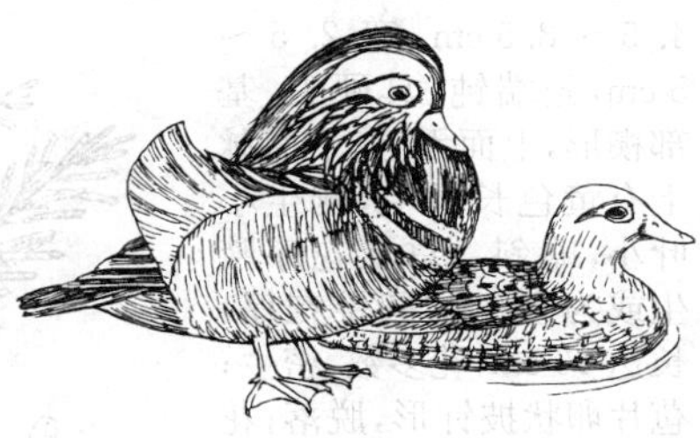

鸳 鸯

鸳鸯为国家二级保护动物,数量稀少,禁止滥捕。

【药性】 咸,平。

1.《千金方》:“味苦,微温,无毒。”

2.《嘉祐本草》:“味咸,平,小毒。”

3.《日用本草》:“酸,无毒。”(引自《纲目》)

4.《医要纂要》:“甘,咸,寒。”

【功用主治】 清热解毒,止血,杀虫。主治痔瘘下血,疥癣。

1.《千金方》:“主瘘疮,清酒浸之,炙令热以薄之,亦炙服之。”

2.《嘉祐本草》:“主诸瘘疥癣病,以酒浸炙令热,敷疮上,冷更易。”

3.《中国动物药》:“清热解毒,止血,杀虫。”

【用法用量】 内服:适量,煮熟食。外用:煮熟切片敷贴。

【忌宜】 1.《嘉祐本草》:“食其肉,令人患大风。”

2.《日用本草》:“肉不可食,食之动风发癞。”

【选方】 1. 治五痔瘘疮　鸳鸯一只，治如食法，煮令极熟，细细切，以五味、醋食之，羹亦妙。(《食医心镜》)

2. 治老人五痔，泄血不止，积日困劣无气，亦疗久瘘疮　鸳鸯一只，如常法，以五味、椒、酱腌，火炙之令热，空心渐食之。(《寿亲养老新书》鸳鸯法炙方)

3. 治疥癣　鸳鸯煮熟，切片，贴敷。(《中国动物药》)

4012 饿蚂蝗 è mǎ huáng (《广西药用植物名录》)

【异名】 细风带、山角豆(《浙江药用植物名录》)，红掌草(《峨眉山药用植物研究》)，山豆根、烂豆树、大红袍(《贵州草药》)，山蚂蟥(《广西中草药》)，粘身草、胃痛草(《全国中草药汇编》)，吊马花(《广西药用植物名录》)，紫藤小槐花、野黄豆(《台湾药用植物志》)。

【基原】 为豆科山蚂蝗属植物饿蚂蝗的全株。

【原植物】 饿蚂蝗 *Desmodium multiflorum* DC. [*D. sambuense* (D. Don) DC.; *D. floribundum* (G. Don) Sweet] 又名：多花山蚂蝗(《西藏植物志》)。

小灌木，高 0.5～2 m。枝有疏生长柔毛。叶柄具淡黄色柔毛；托叶卵状披针形；三出复叶，顶生小叶宽椭圆形，长 4.5～8.5 cm，宽 2.5～5 cm，先端钝，具硬尖，基部楔形，上面无毛，下面脉上有黄色长柔毛，侧生小叶小，略斜。总状花序腋生或为顶生的圆锥花序，长达 16 cm，花多数，密生；苞片卵状披针形，脱落；花萼钟状，萼齿披针形，有长柔毛；花冠粉红色，旗瓣长约 1 cm，无爪，翼瓣与旗瓣等长，龙骨瓣较短；子房线形，背腹缝线被绢状毛。荚果长 1.5～2.5 cm，密生黑褐色绢毛，有 4～7 荚节，腹缝线缢缩，背缝线稍成波状。花期 7～9 月，果期 9～11 月。

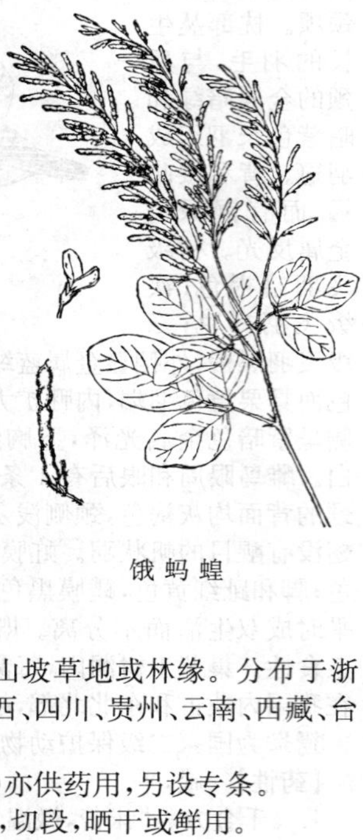

饿蚂蝗

生于海拔 600～2 300 m 的山坡草地或林缘。分布于浙江、福建、江西、湖南、广东、广西、四川、贵州、云南、西藏、台湾等地。

本植物的种子(山豆根种子)亦供药用，另设专条。

【采收加工】 7～10 月采收，切段，晒干或鲜用。

【药材】 饿蚂蝗 *Herba Desmodii Multiflori*　产于广西、贵州、云南、福建等地。

性状　茎枝圆柱形，直径约 3 mm，表面具纵棱。可见三出复叶，顶端小叶较大，长 5.5～9 cm，宽 3.5～5 cm，椭圆状倒卵形，先端钝或急尖，具硬尖，基部楔形，全缘，枯绿色，下表面具柔毛，质脆。有时可见总状花序或荚果，荚果长 1.5～2.4 cm，腹缝线具缢缩，背缝线深波状，有 4～7 节，表面密被褐色绢状毛。气微，具豆腥气。

【药性】 甘、苦，凉。

1.《贵州草药》："性凉，味苦。"

2.《广西中草药》："味甘，性平。"

3.《湖南药物志》："甘，涩，凉。"

【功用主治】 活血止痛，解毒消肿。主治脘腹疼痛，小儿疳积，妇女干血痨，腰扭伤，创伤，尿道炎，腮腺炎，毒蛇咬伤。

1.《贵州草药》："补虚弱，活血，镇痛。"

2.《广西中草药》："消食止痛，解蛇毒。治胃痛，小儿疳积，毒蛇咬伤。"

3.《福建药物志》："清热利尿，解毒消肿，消食破积。治胃痛，小儿疳积，中暑，尿道炎，腮腺炎，淋巴腺炎，毒蛇咬伤。"

【用法用量】 内服：煎汤，9～30 g。外用：鲜品捣敷；或取汁涂。

【选方】 1. 治小儿疳积　饿蚂蝗 30 g，和猪肉炖汤服。(《全国中草药汇编》)

2. 治妇女干血痨　山豆根的根 30 g。第一剂煎酒服，第二剂炖肉吃。(《贵州草药》)

3. 治腰扭伤痛　饿蚂蝗根(去心)15 g，大青根 15 g，路边荆 12 g，朱砂莲 9 g。煎水兑酒服。(《湖南药物志》)

4013 凌霄花 líng xiāo huā (《新修本草》)

【异名】 芰华(《吴普本草》)，紫葳华(《博物志》)，茇华(《别录》)，陵霄花(《本草图经》)，堕胎花(《植物名实图考》)，藤萝花(《天宝本草》)，吊墙花(《全国中草药汇编》)，杜灵霄花(《中药志》)。

【基原】 为紫葳科凌霄花属植物凌霄或美洲凌霄的花。

【原植物】 1. 凌霄 *Campsis grandiflora* (Thunb.) Loisel ex K. Schum. [*Bignonia grandiflora* Thunb.] 又名：紫葳(《本经》)，武威、瞿陵、陵居腹、鬼目(《吴普本草》)，陵苕(《别录》)，藤萝草(《分类草药性》)，倒挂金钟(《岭南采药录》)，白狗肠(《广西民间常用草药手册》)，上树蜈蚣、碎骨风(《中药大辞典》)，五爪龙、上树龙(《全国中草药汇编》)。

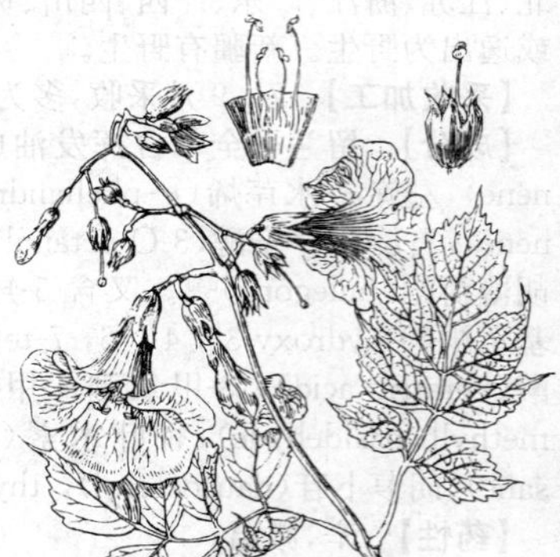

凌霄

落叶木质藤本，借气根攀附于其他物上。茎黄褐色具棱状网裂。叶对生，奇数羽状复叶；小叶 7～9 枚，卵形至卵状披针形，长 4～6 cm，宽 1.5～3 cm，先端尾状渐尖，基部阔楔形，两侧不等大，边缘有粗锯齿，两面无毛，小叶柄着生处有淡黄褐色束毛。花序顶生，圆锥状，花大，直径 4～5 cm；花萼钟状，不等 5 裂，裂至筒之中部，裂片披针形；花冠漏斗状钟形，裂片 5，圆形，橘红色，开展；雄蕊 4，2 长 2 短；子房上位，2 室，基部有花盘。蒴果长如豆荚，具子房柄；2 瓣裂。种子多数，扁平，有透明的翅。花期 7～9 月，果期 8～10 月。

生长于山谷、小河边、疏林下，攀缘于树上、石壁上，亦有庭园栽培。分布于华东、中南及河北、四川、贵州、陕西等地。

2. 美洲凌霄 *C. radicans* (L.) Seem. [*B. radicans* L.]

本种形态上与凌霄相似，惟小叶 9～11 枚，椭圆形至卵状长圆形，先端尾尖。花萼 5 等裂，分裂较浅，约裂至三分之一，裂片三角形，向外微卷，无凸起的纵棱；花冠为细长的漏斗形，直径较凌霄小，橙红色至深红色，内有明显的棕红色纵纹，筒部为花萼的 3 倍。花期 7～10 月，果期 11 月。

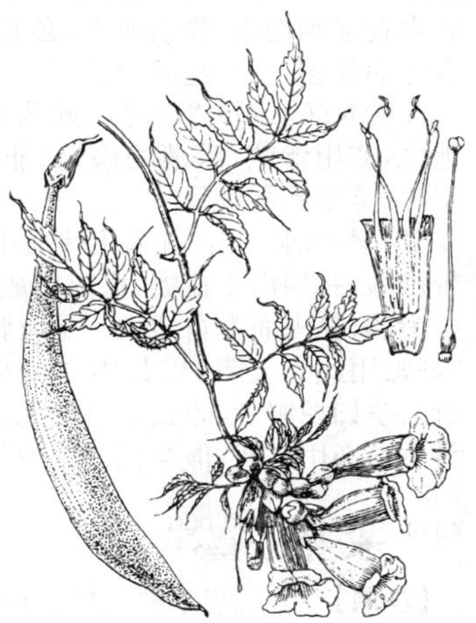

美洲凌霄

江苏、上海、湖南等地有栽培。

上述植物的茎叶（紫葳茎叶）、根（紫葳根）亦供药用，另设专条。

【栽培】 生物学特性 喜温暖湿润环境，对土壤要求不严，砂质壤土、黏壤土均能生长。

繁殖方法 扦插繁殖、压条繁殖或分根繁殖。扦插繁殖：可在春季或雨季进行，截取较坚实粗壮的枝条，每段长10～16 cm，扦插于砂床，砂床上面用玻璃覆盖，以保持足够的温度和湿度，一般温度在 23～28 ℃，插后 20 d 即可生根，到翌年春即可移入大田，行距 60 cm，株距 30～40 cm。南方温暖地区，可在春天将头年的新枝剪下，直接插入地边，即可生根成活。压条繁殖：在 7 月间将粗壮的藤蔓拉到地表，分段用土堆埋，露出芽头，保持土湿润，50 d 左右即可生根，生根后剪下移栽，南方亦可在春天压条。分根繁殖：宜在早春进行，即将母株附近由根芽生出的小苗挖出栽种。

田间管理 初栽的小苗要注意浇水、松土、除草，5 月中旬或 6 月初可追肥 1 次，以提高花的产量。

【采收加工】 7～10 月择晴天采摘刚开放的花朵，晒干或低温干燥。

【药材】 凌霄花 *Flos Campsis* 主产于江苏、浙江。

性状 凌霄 花多皱缩卷曲，黄褐色至棕褐色，完整花朵长 4～5 cm。花萼钟状，长 2～2.5 cm，裂片 5，裂至中部，裂片三角状披针形，萼筒基部至萼齿尖有 5 条纵棱。花冠先端 5 裂，裂片半圆形，下部联合呈漏斗状，表面可见细脉纹，内表面较明显。雄蕊 4，着生花冠上，二强，花药呈“个”字形，花柱 1，柱头扁平，圆三角形。气清香，味微苦、酸。

美洲凌霄 完整花朵长 6～7 cm。萼筒长 1.5～2 cm，硬革质，先端 5 齿裂，裂片短三角状，长约为萼筒的 1/3，萼筒外无明显的纵棱；花冠内表面具明显的深棕色脉纹。

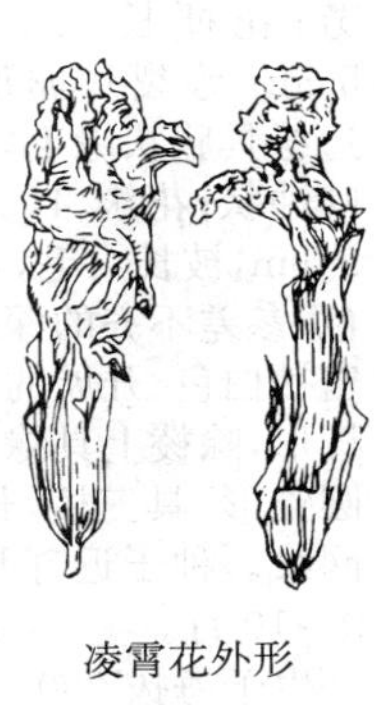

凌霄花外形

鉴别 (1) 粉末特征：黄棕色。花粉粒类圆形，直径 24～31 μm，具 3 孔沟，表面有极细密的网状雕纹。腺毛淡黄色或黄棕色，头部扁圆形、类圆形或长圆形，侧面观细胞似栅状排列 1～2 层，柄 1～3 细胞。花冠表皮细胞类多角形，具螺纹导管。

(2) 花表面观：凌霄 花萼内、外表面具腺毛，腺头扁圆形或类圆形，顶端稍平，由 10～40 多个细胞组成，含黄色分泌物和油滴；腺柄极短，1～2 细胞。腺毛周围的表皮细胞平，周壁有放射状角质纹理。气孔不定式。花萼裂片边缘具少数非腺毛，1～7 细胞组成，先端圆钝，表面具线状角质纹理。花冠仅裂片边缘有少数非腺毛；内表面仅有腺毛。非腺毛及腺毛的特征同花萼。

美洲凌霄 花萼外表面腺毛的腺头有(6～)50～80 细胞；腺柄多单细胞，少为 2～10 细胞；腺毛基部表皮细胞常向外突起。花萼裂片边缘有少数非腺毛，1～6～23 细胞。花冠外表面于裂片边缘有非腺毛 1～5 细胞。内表面腺毛众多，腺头 7～60 余细胞；裂片边缘非腺毛 1～15 细胞。

【成分】 凌霄花含芹菜素（apigenin），β-谷甾醇（β-sitosterol）[1]。

【药理】 1. 对血管平滑肌的作用 凌霄花水煎液 12.5 mg/ml对猪冠状动脉条具有抑制收缩的作用。美洲凌霄花的作用与凌霄花基本相似[1]。

2. 抗血栓形成 给大鼠喂饲凌霄花水煎液 33 mg/kg，具有明显抑制血栓形成的作用，而美洲凌霄花无此作用；凌霄花能加快红细胞电泳，增加红细胞电泳率，使血液红细胞处于分散状态，美洲凌霄花也有此作用[1]。

3. 对子宫平滑肌的作用 在 7.5 mg/ml 浓度时，凌霄花和美洲凌霄花能非常显著地抑制离体未孕小鼠子宫收缩。凌霄花能显著降低收缩强度，减慢收缩频率，降低收缩活性；美洲凌霄花能降低收缩强度和收缩活性，对收缩频率无影响。美洲凌霄花对离体孕子宫作用特殊，能增强离体孕子宫的收缩活性，并呈节律性的兴奋和抑制作用。凌霄花对已孕子宫能增加收缩频率及收缩强度，增强收缩活性[1]。

4. 抗菌作用 50%凌霄花、叶煎剂对福氏痢疾杆菌和伤寒杆菌有抑制作用[2]。

毒性 凌霄花和美洲凌霄花毒性很低，给小鼠灌胃的最大耐受量为 50 g/kg（生药）[1]。

【药性】 酸，微寒。归肝经。

1.《本经》：“味酸，微寒。”

2.《履巉岩本草》：“味辛，有毒。”

3.《宝庆本草折衷》：“味酸、甘，平，微寒。”

4.《品汇精要》：“气薄味厚，阴也。”

5.《纲目》：“甘酸而寒。手、足厥阴经药也，行血分。”

6.《雷公炮制药性解》：“入脾、肝二经。”

7.《本草再新》：“入肾经。”

【功用主治】 清热凉血，化瘀散结，祛风止痒。主治血滞经闭，痛经，癥瘕，崩中漏下，血热风痒，疮疥隐疹，酒皶鼻。

1.《本经》：“主妇人产乳余疾，崩中，癥瘕血闭，寒热羸瘦，养胎。”

2.《药性论》：“主热风，风痫，大小便不利，肠中结实，止产后奔血不定，淋沥，安胎。”

3.《本草图经》：“入妇人血崩风毒药，又治少女血热风毒，四肢皮肤生隐疹，并行经脉。”

4.《履巉岩本草》：“降诸草毒。”

5.《本草汇言》：“血闭，通血络之药也。”

6.《医林纂要》：“缓肝风，泻肝热，去血中伏火。治诸血热生风之证，治肝风巅顶痛。”

7.《天宝本草》：“行血通经，治跌打损伤，痰火脚气。”

8.《杭州药用植物志》：“治咳嗽。”

【用法用量】 内服：煎汤，3～6 g；或入散剂。外用：研末调涂;或煎汤熏洗。

【宜忌】气血虚弱、内无瘀热者及孕妇慎服。

1.《药性论》:"畏卤碱。"

2.《品汇精要》:"妊娠不可服。"

3.《纲目》:"花不可近鼻闻,伤脑。花上露入目,令人昏蒙。"

4.《本草经疏》:"紫葳长于破血消瘀,凡妇人血气虚者一概勿施,胎前断不宜用。"

5.《本草汇言》:"其性利而善攻,走而不守,破血行血是其专职,虚人禁用。"

6.《药性切用》:"无瘀勿用,孕妇尤忌。"

【选方】1. 治女经不行　凌霄花为末,每服二钱,食前温酒下。(《徐氏胎产方》)

2. 治崩中漏下血　凌霄花末,温酒服方寸匕,日三。(《广利方》)

3. 治消渴,饮水过多不瘥　凌霄花一两,捣碎。以水一大盏半,煎至一盏,去滓,分温三服。(《圣惠方》)

4. 治痫疾　凌霄花一味为细末,每服三钱,温酒调下,空心服。每服药时解开头发,用木梳不住手梳,以冷水一大碗在侧,含水口中,水温即换,以碗水尽即住梳。如此服四十九日。(《传信适用方》)

5. 治婴儿百日内无故口青,不饮乳　用凌霄花、大蓝叶、芒硝、大黄等分为末,以羊髓和丸梧子大,每研一丸,乳送下,便能吃乳,热者可服,寒者忌之。(《普济方》)

6. 治通身痒　凌霄花为末,酒调服一钱。(《医学正传》)

7. 治风瘙瘾疹　紫葳(去心,瓦上焙)一两,附子(炮裂,去皮脐)半两。上二味,捣罗为散。每服一钱匕,蜜酒调下,日二。(《圣济总录》紫葳散)

8. 治皮肤湿癣　凌霄花、羊蹄根各等量,酌加枯矾,研末搽患处。(《上海常用中草药》)

9. 治酒皶鼻　凌霄花、山栀子等分,为细末。每服二钱,食后茶调下,日进二服。(《百一选方》)

10. 治大孕诸般丹毒　凌霄花、万州黄各一分,苎根(切,焙)半两。上药杵烂,以酒和蜜同调服少许,仍涂丹上,立效。(《证治准绳》圣涂散)

11. 治一切疮疖　凌霄花、拒霜叶各等分。上二味,净洗阴干为末,以水调涂肿处,即时内清。如已结实,即便脓溃。(《叶氏录验方》绿袍散)

12. 治癖积年　凌霄花末,以羊蹄根蘸药,搽之甚妙。(《普济方》)

13. 治妇人阴疮　紫葳为末,用鲤鱼脑或胆调搽。(《摘玄方》)

【各家论述】1.《宝庆本草折衷》:"其工于理血,因言肝藏血。此物味酸入肝,凡崩带不止,或瘀结不行者,虽皆可用,然通泄之功多,安和之效少,宜审其佐使而施为。"

2.《本草衍义补遗》:"凌霄花,治血中痛之要药也,且补阴捷甚,盖有守而独行,妇人方中多用何哉。"

3.《雷公炮制药性解》:"紫葳,甘归脾藏,酸走肝家。二经乃藏血裹血者也,故专调血证。风痒之生,亦荣卫不和尔,宜并理之。"

4.《本草述》:"紫葳之气寒,其味咸先而胜,苦后而杀,知入血而散热结无疑矣。第丹溪云补阴甚捷,在濒湖又言入血分击去伏火,固非专于通行者也。如缪希雍以为行血峻药,或亦据本草所谓治癥瘕、通血闭而云乎?讵知甄权云治热风,《日华子》云治热毒风,盖化热毒风,即血中所郁之热,化而为毒风也。性虽主行,然必其能补阴而后能除热风毒,是即行为补也。如疑其止能行血,试思此味何以复畏卤咸?盖多食咸则伤血,畏伤血者,必非峻于行血者也。丹溪言其有守而能独行,又岂臆说欤。"

5.《本草崇原》:"近时用此为通经下胎之药。仲景鳖甲煎丸,亦用紫葳,以消癥瘕,必非安胎之品,《本经》养胎二字,当是堕胎之讹耳。"

6.《本草求真》:"凡人火伏血中,而见肠结血闭,风痒,崩带癥瘕,一切由于血瘀、血热而成者,所当用此调治,盖此专主泻热,热去而血自活也。是以肺痈之药,多有用此为君。""妊娠用此克安者,以其内有瘀积,瘀去而胎即安之意也。所云孕妇忌服者,恐其瘀血既无,妄用恐生他故也。此为女科血热必用之药,但当相证施治耳。"

4014 栾华 luán huá (《本经》)

【基原】为无患子科栾树属植物栾树的花。

【原植物】栾树 *Koelreuteria paniculata* Laxm.　又名:木栾(《梦溪笔谈》),石栾树(浙江),黑叶树、木栏牙(河南),五乌拉叶(甘肃),乌拉、乌拉胶(河北)。

落叶乔木或灌木。叶丛生于当年生枝上,平展,一回、不完全二回羽状复叶,长可达 50 cm;小叶纸质,(7～)11～18 片,对生或互生,卵形、阔卵形至卵状披针形,长(3～)5～10 cm,宽 3～6 cm,先端短尖或短渐尖,基部钝至近截形,边缘有不规则的钝锯齿,齿端具小尖头,上面仅中脉上散生皱曲的短柔毛,下面在脉腋具髯毛。花杂性同株或异株;聚伞圆锥花序长 25～40 cm,密被微柔毛,分枝长而扩展;苞片狭披针形,被小粗毛;花淡黄色,稍芬芳;花梗长 2.5～5 cm;萼裂片卵形,边缘具腺状缘毛,呈啮蚀状;花瓣 4,开花时向外反折,线状长圆形,长 5～9 mm,被长柔毛,瓣片基部的鳞片初时黄色,开花时橙红色,参差不齐的深裂,被疣状皱曲的毛;雄蕊 8,花丝下半部密被白色、开展的长柔毛;花盘偏斜,有圆钝小裂片;子房三棱形,除棱上具缘毛外无毛,退化子房密被小粗毛。蒴果圆锥形,具三棱,长 4～6 cm,先端渐尖,果瓣卵形,外面有网纹。种子近球形,直径 6～8 mm。花期 6～8 月,果期 9～10 月。

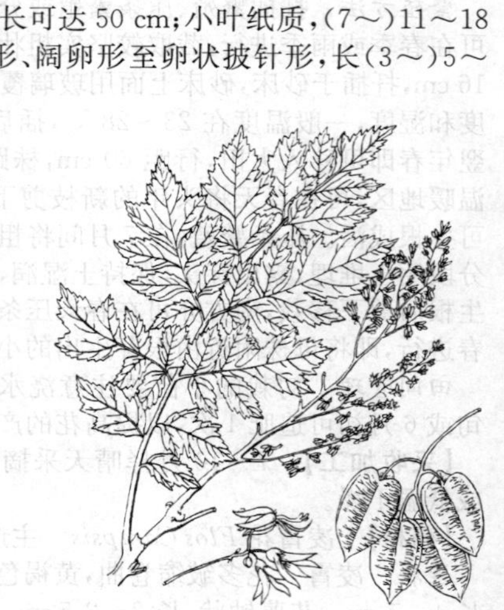
栾　树

生于海拔 200～1 200 m 的疏林中。常栽培作庭园观赏树。分布于我国大部分地区。

【采收加工】6～7 月采花,阴干或晒干。

【药性】《本经》:"味苦,寒。"

【功用主治】清肝明目。主治目赤肿痛,多泪。

1.《本经》:"主目痛泪出伤眦,消目肿。"

2.《新修本草》:"合黄连作煎,疗目赤烂。"

【用法用量】内服:煎汤,3～6 g。

4015 栾樨 luán xī （《岭南采药录》）

【基原】 为菊科阔苞菊属植物阔苞菊的茎叶或根。

【原植物】 阔苞菊 *Pluchea indica* (L.) Less. [*Baccharis indica* L.] 又名:格杂树(《广州植物志》)。

灌木,高 2～3 m。茎上部多分枝,幼枝被短柔毛,后脱落。叶互生;叶片倒卵形或倒阔卵形,长 5～7 cm,宽 1～3 cm,先端钝或有短尖,基部楔形,边缘有较密的细齿或锯齿,两面被短柔毛,或下面被疏毛。头状花序,直径 3～5 mm,在茎枝顶端作伞房状排列;花序梗密被短柔毛;总苞片外层卵形或阔卵形,有缘毛,背面被短柔毛,内层狭,条形,无毛;雌花多层,冠毛丝状,檐部 3～4 齿裂;两性花少,花冠管状,先端 5 浅裂。瘦果圆柱状,有 4 棱,被柔毛;冠毛白色,两性花的冠毛常在下部联合成阔带状。花期全年。

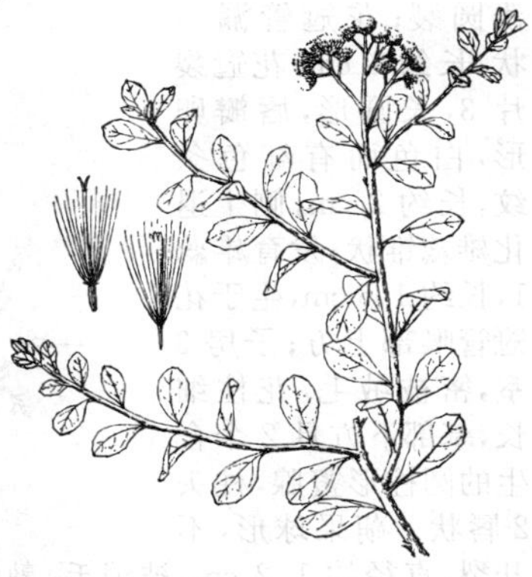

阔苞菊

生于海滨沙地或近潮水的空旷地。分布于我国南部各地沿海一带和台湾。

【采收加工】 全年可采,鲜用。

【成分】 地上部分含糖苷:阔苞菊苷(plucheoside) A、B,豆甾醇葡萄糖苷(stigmasteryl glucoside),丁香油酚葡萄糖苷(eugenyl glucoside),4-烯丙基-2,6-二甲氧基苯基葡萄糖苷(4-allyl-2,6-dimethoxyphenyl glucoside),水杨酸甲酯葡萄糖苷(methylsalicylate glucoside),苯甲基葡萄糖苷(benzyl glucoside),苯乙基葡萄糖苷(phenylethyl glucoside),(Z)-2-己烯基葡萄糖苷〔(Z)-2-hexenyl glucoside〕,松脂酚单葡萄糖苷(pinoresinol monoglycoside),丁香树脂酚单葡萄糖苷(syringaresinol monoglycoside),苏式(threo)的和赤式(erythro)的 1,2-双-(4-羟基-3-甲氧基苯基)-1,3-丙二醇〔1,2-bis-(4-hydroxy-3-methoxyphenyl) propane-1,3-diol〕,耳草醇(hedyotisol) A、B,苏式的和赤式的 1-(4-羟基-3-甲氧基苯基)-2-〔2-甲氧基-4-(1E-丙烯-3-醇)-苯氧基〕-1,3-丙二醇{1-(4-hydro-xy-3-methoxyphenyl)-2-〔2-methoxy-4-(1E-propene -3-ol)-phenoxy〕-propane -1,3-diol},芳樟醇葡萄糖苷(linalool glucoside),芳樟醇芹菜糖基葡萄糖苷(linaloylapiosyl glucoside),9-羟基芳樟醇葡萄糖苷(9-hydroxylinaloyl glucoside)[1]。

叶含 3-(2′,3′-二乙酰氧基-2′-甲基丁酰基)甜香阔苞菊萜烯酮〔3-(2′,3′-diacetoxy-2′-methylbutyryl) cuauhtemone〕[2]。

根含萜类:阔苞菊苷 C、D1、D2、D3、E,阔苞菊醇(plucheol) A、B,紫檀三醇(pterocarptriol)[3],2-(1-丙炔基)-5-(5,6-二羟基-1,3-己二炔基)噻吩〔2-(prop-1-inyl)-5-(5,6-dihydroxyhexa-1,3-diinyl)-thiophene〕,2-(1-丙炔基)-5-(6-乙酰氧基-5-羟基-1,3-己二炔基)噻吩〔2-(prop-1-inyl)-5-(6-acetoxy-5-hydroxyhexa-1,3-diinyl)-thiophene〕,17(21)-何帕-烯-3β-醇乙酸酯〔hop-17(21)-en-3β-yl acetate〕,赤麻醇乙酸酯(boehmeryl acetate),2-(1-丙炔基)-5-(5,6-二羟基-1,3-己二炔基)噻吩〔2-(prop-1-inyl)-5-(5,6-dihydroxyhexa-1,3-diinyl)-thiophene〕,东麻醇乙酸酯(boehmeryl acetate)[4],α-香树素乙酸酯(α-amyrin acetate),1-dothiacontanol,豆甾醇(stigmasterol),豆甾醇-3-O-β-D-吡喃葡萄糖苷(stigmasteryl-3-O-β-D-glucopyranoside)[5]。

【药理】 抗炎作用 栾樨根甲醇提取物有抗炎作用。该提取物对角叉莱胶、组胺、5-羟色胺、透明脂酸酶、钠-尿酸等引起的多种炎症均有抑制作用。该提取物对角叉莱胶和棉球肉芽肿生成、松油诱发的关节肿胀、佐剂诱发的关节炎均有作用。提示该提取物对渗出性、增生性、慢性炎症均有效[1]。

【药性】 甘,微温。

【功用主治】 暖胃去积,软坚散结,祛风除湿。主治小儿食积,瘿瘤,痰核,风湿骨痛。

【用法用量】 内服:煎汤,9～15 g。

【选方】 1. 暖胃去积 取栾樨叶擂烂取汁,和米粉作饼(食之)。(栾樨饼)

2. 治板疡 取栾樨茎叶捣取自然汁,加入牛皮胶、海带,炖溶服之。(1、2 方出自《岭南采药录》)

3. 治风湿骨痛,腰痛 栾樨根 15 g。水煎服。(《香港中草药》)

4016 浆水 jiāng shuǐ （《嘉祐本草》）

【异名】 酸浆(《纲目》)、酸浆水(《本经逢原》)、米浆水(《中国医学大成》)。

【基原】 为用粟米加工,经发酵而成的白色浆液。

【药性】 甘、酸,凉。

1.《嘉祐本草》:"味甘酸,微温,无毒。"

2.《本草衍义补遗》:"味甘酸而凉。"

【功用主治】 调中和胃,化滞止渴。治呕哕,伤食泻痢,烦渴。

1.《嘉祐本草》:"主调中引气,宣和强力,通关开胃,止渴,霍乱泄痢,消宿食,宜作粥,薄暮啜之,解烦去睡,调理腑脏,煎令酸,止呕哕。"

2.《纲目》:"利小便。"

【用法用量】 内服:冲水煎汤或煮粥。

【宜忌】《嘉祐本草》:"冰浆至冷,妇人怀妊,不可食之,食谱所忌也。"

【选方】 1. 治霍乱 浆水稍醋味者,煎干姜屑呷之。夏月腹肚不调,煎呷之。(《兵部手集方》)

2. 治手指肿 煎浆水和少盐热渍之,冷即易。(《孙真人食忌》)

4017 高粱 gāo liáng （《纲目》）

【异名】 木稷、荻粱(《广雅》),蜀黍(张华《博物志》),蜀秫、芦粟(王桢《农书》),芦穄(汪颖《食物本草》),秬黍(《医林纂要》)。

【基原】 为禾本科高粱属植物高粱的种仁。

【原植物】 高粱 *Sorghum vulgare* Pers.

一年生栽培作物。秆高随栽培条件及品种而异,节上通常无白毛髯毛。叶鞘无毛或被白粉;叶舌硬纸质,先端圆,边缘有纤毛;叶片狭长披针形,长达 50 cm,宽约 4 cm。圆锥花序有轮生、互生或对生的分枝；无柄小穗卵状椭圆形，长 5～6 mm，颖片成熟时下部硬革质，光滑无毛，上部及边缘具短柔毛，两性，有柄小穗雄性或中性；穗轴节间及小穗柄为线形，边缘均具纤毛，但无纵沟；第一颖背部突起或扁平，成熟时变硬而光亮，有窄狭内卷的边缘，向先端渐内摺，第二颖舟形，有脊；第一外稃透明膜质，第二外稃长圆形或线形，先端 2 裂，从裂齿间伸出芒，或全缘而无芒。颖果倒卵形，成熟后露出颖外。花、果期秋季。

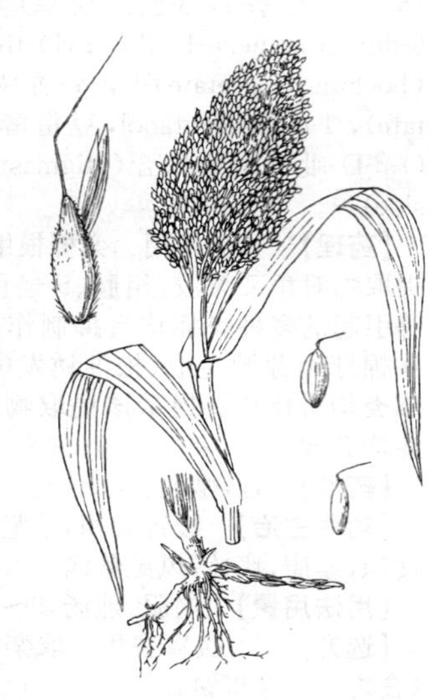

高　粱

我国北方普遍栽培。

本植物的种皮(高粱米糠)、根(高粱根)亦供药用，另设专条。

【采收加工】 秋季种子成熟后采收，晒干。

【成分】 本品幼芽、果实含对羟基扁桃腈葡萄糖苷(*p*-hydroxymandelonitril-glucoside)[1]。

【药性】 甘、涩，温。归脾、胃、肺经。

1.《纲目》："甘、涩，温，无毒。"

2.《医林纂要》："甘、微苦，微温。"

3.《药性切要》："甘、涩，微凉。"

4.《本草撮要》："入手足太阴、阳明经。"

5.《四川中药志》1960 年版："性平，味甘。"

【功用主治】 健脾止泻，化痰安神。主治脾虚泄泻，霍乱，消化不良，痰湿咳嗽，失眠多梦。

1.《纲目》："温中，涩肠胃，止霍乱。黏者与黍米功同。"

2.《医林纂要》："和阴阳，补脾胃，交心肾。"

3.《四川中药志》1960 年版："益中利气，止泄，去客风顽痹；治霍乱下痢及湿热小便不利。"

4.《全国中草药汇编》："燥湿祛痰，宁心安神。治湿痰咳嗽，胃痞不舒，失眠多梦，食积。"

【用法用量】 内服：煎汤，30～60 g；或研末。

【选方】 治小儿消化不良　红高粱 30 g，大枣 10 个。大枣去核炒焦，高粱炒黄，共研细末。2 岁小孩每服 6 g；3～5 岁小孩每服 9 g，每日服 2 次。(内蒙古《中草药新医疗法资料选编》)

【各家论述】 《医林纂要》："秬黍，本火谷而色黑，则得水火交济之义，甘则能补脾和胃，苦则能泻心火而坚肾水，故凡霍乱吐泻及食积、寒积、热积而腹痛者，煎服甚效，以其得阴阳之和也，亦以陈久者连壳炒之为佳。"

4018 高良姜 gāo liáng jiāng

(《别录》)

【异名】 高凉姜(《岭表录异》)，良姜(《局方》)，蛮姜(《纲目》)，小良姜(《中药志》)，海良姜(《药材学》)。

【基原】 为姜科山姜属植物高良姜的根茎。

【原植物】 高良姜 *Alpinia officinarum* Hance

多年生草本，高 30～110 cm。根茎圆柱形，横生，棕红色，直径 1～1.5 cm，具节，节上有环形膜质鳞片，节上生根。茎丛生，直立。叶无柄或近无柄；叶片线状披针形，长 15～30 cm，宽 1.5～2.5 cm，先端渐尖或尾尖，基部渐窄，全缘，两面无毛；叶鞘开放，抱茎，具膜质边缘；叶舌膜质，长 2～3 cm，不开裂。总状花序顶生，直立，长 6～15 cm，花序轴被绒毛；花萼筒状，管长 8～14 mm，先端不规则 3 浅圆裂；花冠管漏斗状，长约 1 cm，花冠裂片 3，长圆形，唇瓣卵形，白色而有红色条纹，长约 2 cm；侧生退化雄蕊锥状；发育雄蕊 1，长约 1.6 cm，生于花冠管喉部上方；子房 3 室，密被绒毛，花柱细长，基部下方具 2 个合生的圆柱形蜜腺，柱头 2 唇状。蒴果球形，不开裂，直径约 1.2 cm，被绒毛，熟时橙红色。种子具假种皮，有钝棱角，棕色。花期 4～9 月，果期 8～11 月。

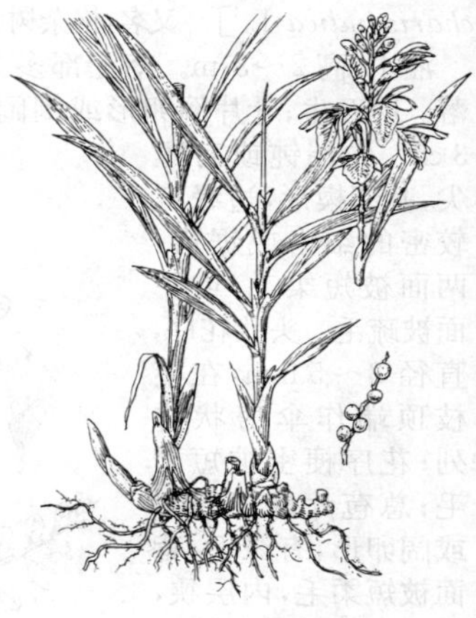

高良姜

生于荒坡灌丛或疏林中，或栽培。分布于广东(雷州半岛)、广西、海南、云南、台湾等地。

【栽培】 生物学特性　喜温暖湿润气候。宜选择土层深厚、肥沃疏松、排水良好的砂质壤土栽培。

繁殖方法　分株繁殖。3～4 月，从母株旁挖取带嫩芽的根茎，每株带 4～5 个芽，按行株距 2 m×1 m 开穴，穴宽 20～25 cm，深 15～20 cm，进行移栽，栽后填土，压紧，浇水。

田间管理　每年中耕除草 2～3 次，追施人畜粪水 2～3 次。

【采收加工】 8～10 月采挖生长 4～6 年的根茎，除去地上茎、须根及残留鳞片，切段、晒干。

【药材】 高良姜 *Rhizoma Alpiniae Officinari*　主产于广东、海南、广西。

性状　根茎呈圆柱形，多弯曲，有分枝，长 4～9 cm，直径 1～1.5 cm。表面棕红色至暗褐色，有细密的纵皱纹及灰棕色的波状环节，节间长 0.5～1 cm，下面有圆形的根痕。质坚韧，不易折断，断面灰棕色或红棕色，纤维，中柱约占 1/3，内皮层环较明显，散有维管束点痕。气香，味辛辣。

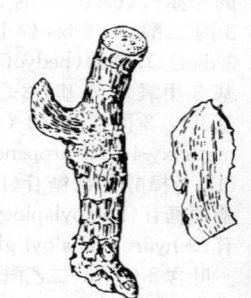

高良姜

(根茎)外形

鉴别　(1) 根茎横切面：表皮细胞略切向延长，外壁增厚，有的含红棕色非晶形物。皮层中叶迹维管束较多，外韧型。内皮层明显。中柱外韧型维管束甚多，束鞘纤维成环，木化。皮层及中柱薄壁组织中散有多数分泌细胞，内含黄色或红棕色脂状物；薄壁细胞充满淀粉粒。

粉末特征：紫棕色。淀粉粒单粒棒槌形、肾形、长椭圆形、菱角形或长卵形，脐点点状、短缝状或三叉状，偏于一端或位于中部，层纹不明显或隐约可见；复粒由 2～8 分粒组成，偶见半复粒。分泌细胞破碎，完整者类圆形或椭圆形，壁稍厚,有纹孔,胞腔含橙红色或棕红色树脂状物。薄壁细胞壁稍厚,有类圆形纹孔;偶见细小草酸钙方晶。导管梯纹、网纹及螺纹。此外,有纤维及多角形鳞叶表皮细胞。有时可见根的内皮层细胞,常单个散在,狭长形,末端平截或稍尖突,壁三边甚厚,一边薄,也有四面均匀增厚,非木化,孔沟明显。

(2) 取本品乙醚浸出液挥干,得芳香辛辣的黄色油状物,加浓硫酸1滴与香草醛结晶1粒,即显紫红色(检查挥发油)。

(3) 取本品95%乙醇浸出液1滴,滴于滤纸上,氨熏后显黄色;挥去氨后颜色变浅,喷以1%三氯化铝试液,置荧光灯下观察,显黄绿色荧光(检查黄酮)。

品质标志 《中华人民共和国药典》2005年版规定:照气相色谱法测定,本品按干燥品计算,含桉油精($C_{10}H_{18}O$)不得少于0.15%。

【成分】 根茎含多种二苯基庚烷类化合物:姜黄素(curcumin),二氢姜黄素(dihydrocurcumin),六氢姜黄素(hexahydrocurcumin),八氢姜黄素(octahydrocurcumin),(1ξ)-1-羟基-1,7-双(4-羟基-3-甲氧基苯基)-6-庚烯-3,5-二酮〔(1ξ)-1-hydroxy-1,7-bis (4-hydroxy-3-methoxyphenyl)-6-heptene-3,5-dione〕,(3R,5R)-1-(4-羟苯基)-7-苯基-3,5-庚二醇〔(3R,5R)-1-(4-hydroxyphenyl)-7-phenylheptane-3,5-diol〕[1],5-羟基-7-(4″-羟基-3″-甲氧基苯基)-1-苯基-3-庚酮〔5-hydroxy-7-(4″-hydroxy-3″-methoxy-phenyl)-1-phenyl-3-heptanone〕[2],1,7-二苯基-4-庚烯-3-酮(1,7-diphenyl-hept-4-en-3-one),7-(4″-羟基-3″-甲氧基苯基)-1-苯基-4-庚烯-3-酮〔7-(4″-hydroxy-3″-methoxyphenyl)-1-phenylhept-4-en-3-one〕,1,7-二苯基-5-羟基-3-庚酮(1,7-diphenyl-5-hydroxy-3-heptanone)[3],7-(4″-羟基-3″-甲氧基苯基)-1-苯基-3,5-庚二酮〔7-(4″-hydroxy-3″-methoxyphenyl)-1-phenyl-3,5-heptadione〕,5-甲氧基-7-(4″-羟基-3″-甲氧基苯基)-1-苯基-3-庚酮〔5-methoxy-7-(4″-hydroxy-3″-methoxyphenyl)-1-phenyl-3-heptanone〕,5-羟基-7-(4″-羟苯基)-1-苯基-3-庚酮〔5-hydroxy-7-(4″-hydroxyphenyl)-1-phenyl-3-heptanone〕[4],7-(4″-羟苯基)-1-苯基-4-庚烯-3-酮〔7-(4″-hydroxyphenyl)-1-phenyl-4-hepten-3-one〕,5-甲氧基-7-(4″-羟苯基)-1-苯基-3-庚酮〔5-methoxy-7-(4″-hydroxyphenyl)-1-phenyl-3-heptanone〕,5-甲氧基-1,7-二苯基-3-庚酮(5-methoxy-1,7-diphenyl-3-heptanone),表六氢姜黄素(epihexahydrocurcumin),5(R)-羟基-1,7-二苯基-3-庚酮〔(5R)-hydroxy-1,7-diphenyl-3-heptanone〕,5(R)-羟基-7-(4″-羟基-3″-甲氧基苯基)-1-苯基-3-庚酮〔5(R)-hydroxy-7-(4″-hydroxy-3″-methoxyphenyl)-1-phenyl-3-heptanone〕[5]。还含黄酮类化合物:高良姜素(galangin),槲皮素(quercetin),山柰酚(kaempferol),山柰素(kaempferide),异鼠李素(isorhamnetin),槲皮素-5-甲醚(quercetin-5-methylether),高良姜素-3-甲醚(galangin-3-methyl ether),可能含有鼠李柠檬素(rhamnocitrin)及7-羟基-3,5-二甲氧基黄酮(7-hydroxy-3,5-dimethoxyflavone)[6]。又含挥发油,内有:桉叶素(1,8-cineole),丁香油酚(eugenol),蒎烯(pinene),荜澄茄烯(cadinene),桂皮酸甲酯(methylcinnamate)[7]。又含β-谷甾醇-β-葡萄糖苷(β-sitosterol-β-glucoside),豆甾醇葡萄糖苷(stigmasterol-β-glucoside),菜油甾醇葡萄糖苷(campestrol-β-glucoside)[8]。

【药理】 1. 对血栓形成及凝血系统的影响 高良姜水提取物20 g/kg时,使实验性血栓形成时间延迟,与对照组相比差异显著。高良姜挥发油在0.2～0.4 ml/kg剂量下,均使实验性血栓形成延迟,且剂量与效应相关。不同浓度的高良姜水提取物(20 μg/200 ml、25 μg/200 ml、30 μg/200 ml)对阈浓度ADP和胶原诱导的血小板聚集有明显抑制作用[1]。

2. 镇痛作用 高良姜醚提取物0.4 ml/kg、0.8 ml/kg和水提取物10 g/kg、20 g/kg给小鼠灌胃,均有减少乙酸引起的扭体反应次数和延长热刺激痛反应潜伏期作用,水提取物具镇痛抗炎活性,而醚提取物只有镇痛作用[2,3]。高良姜素和山柰素两者混合晶体和单晶均有镇痛和止呕作用[4]。

3. 对消化系统的影响 高良姜醚提取物0.4 ml/kg、0.8 ml/kg和水提取物10 g/kg、20 g/kg灌胃,能显著对抗小鼠水浸应激型溃疡和大鼠盐酸损伤性溃疡;水提取物对小鼠胃肠推进有明显抑制作用。两种提取物都能显著对抗蓖麻油引起的腹泻,其水提取物还对番泻叶引起的腹泻有效。水提取物对四氯化碳肝损伤大鼠有协同血清丙氨酸氨基转移酶和天冬氨酸氨基转移酶的升高作用。两种提取物对麻醉大鼠均有明显利胆作用,醚提取物作用较强[3]。高良姜丙酮提取物呈剂量依赖性地抑制盐酸加乙醇性溃疡、氢氧化钠性溃疡和氨水性溃疡形成[5]。

4. 对缺氧和受寒小鼠的影响 给小鼠灌服高良姜醚提取物和水提取物都能延长断头小鼠张口动作持续时间和氰化钾中毒小鼠的存活时间,但不影响亚硝酸钠中毒小鼠存活时间。醚提取物还能延长常压密闭缺氧小鼠的存活时间和减慢机体耗氧速度,其水提取物不延长常压密闭缺氧小鼠的存活时间,但能提高小鼠在低氧条件下的氧利用能力。两种提取物对受寒小鼠的存活时间均无影响[6]。

毒性 醚提取物小鼠灌胃的LD_{50}为4.2±0.4 ml/kg,中毒表现为翻正反射消失,持续8 h以上才死亡。小鼠灌服水提取物120 g/kg,观察7 d,无死亡[6]。高良姜能使鼠伤寒沙门菌TA_{98}和TA_{100}发生诱变[7]。

【药性】 辛,热。归脾、胃经。

1.《别录》:“大温。”

2.《本草拾遗》:“味辛,温。”

3.《医学启源》:“气热,味辛。”

4. 张元素:“辛,热,纯阳,浮也。入足太阴、阳明经。”(引自《纲目》)

5.《医学入门》:“辛、苦,大温。”

6.《本草新编》:“入心与膻中、脾、胃四经。”

【功用主治】 温中散寒,理气止痛。主治脘腹冷痛,呕吐,噫气。

1.《别录》:“主暴冷,胃中冷逆,霍乱腹痛。”

2.《药性论》:“治腹内久冷,胃气逆,呕吐。治风,破气,腹冷气痛,去风冷痹弱,疗下气冷逆冲心,腹痛吐泻。”

3.《本草拾遗》:“下气,益声,好颜色。煮作饮服之,止痢及霍乱。”

4.《日华子》:“治转筋泻痢,反胃呕食,解酒毒,消宿食。”

5.《纲目》:“健脾胃,宽噎膈,破冷癖,除瘴疟。”

6. 姚可成《食物本草》:“去白睛翳膜,补肺气,益脾胃,理元气。”

7.《本草求原》:“治脚气欲吐,目卒赤,风冷痹痛。”

【用法用量】 内服:煎汤,3～6 g;或入丸、散。

【宜忌】 《本草经疏》:“如胃火作呕,伤暑霍乱,火热注泻，心虚作痛，法咸忌之。”

【选方】 1. 治心脾痛　高良姜细锉，微炒，杵末。米饮调下一钱匕。（《十全方》）

2. 养脾温胃，去冷消痰，大治心疼痛，宽胸下气，进美饮食，疗一切冷物所伤　干姜（炮）、良姜（去芦头）。上件等分为细末，面糊为丸，如梧桐子大。每服十五丸至二十丸，食后橘皮汤下。妊娠妇人忌服。（《局方》二姜丸）

3. 治心口一点痛，乃胃有滞或有虫，多因恼怒及受寒而起，遂致终身不瘥　高良姜（酒洗七次，焙，研）、香附子（醋洗七次，焙，研）。上二味须要各焙、各研、各贮。如病因寒而得者，用高良姜二钱，香附末一钱；如因怒而得者，用高良姜一钱，香附末二钱；如因寒怒兼有者，用高良姜一钱五分，香附末一钱五分，以米饮汤加入姜汁一匙，盐一撮，为丸服之。（《良方集腋》良附丸）

4. 治胃寒，饮食不化及呕吐翻胃　高良姜、陈皮等分为末，炼蜜丸如桐子大。空心饮下一丸。（《卫生易简方》）

5. 治脾胃俱虚，胀满哕逆　高良姜、木香各捣罗为末，每服高良姜末一钱，木香末半钱。水一盏，同煎至七分，放温和渣徐呷，服不计时，勿用铁器煎。（《圣济总录》）

6. 治霍乱吐痢腹痛　高良姜（火炙令焦香），每用五两，打破，以酒一升，煮取三四沸，顿服。（《备急方》）

7. 治风寒湿气，腰脚疼痛　良姜、防己等分为末，捣大蒜和为饼。按痛处，铺艾灸之，以痛至不痛，不痛至痛为度。（《外科大成》）

8. 治风牙疼痛，不拘新久，亦治腮颊肿痛　良姜一块（约二寸），全蝎一枚（瓦上焙干）。上为细末。以手指点药，如齿药用，须擦令热彻，须臾吐出少涎，以盐汤漱口。（《百一选方》逡巡散）

【各家论述】 1.《纲目》：“噫逆胃寒者，高良姜为要药，人参、茯苓佐之，为其温胃，解散胃中风邪也。”

2.《本草汇言》：“高良姜，袪寒湿，温脾胃之药也。若老人脾肾虚寒，泄泻自利；妇人心胃暴痛，因气怒、因寒痰者，此药辛热纯阳，除一切沉寒痼冷，功与桂、附同等。苟非客寒犯胃，胃冷呕逆，及伤生冷饮食，致成霍乱吐泻者，不可轻用。叶正华曰：古方治心脾疼，多用良姜。寒者，与木香、肉桂、砂仁同用至三钱。热者，与黑山栀、川黄连、白芍药同用五六分，于清火药中，取其辛温下气、止痛。若脾胃虚寒之证，须与参、芪、半、术同行尤善。单用、多用，辛热走散，必耗冲和之气也。”

3.《本草正义》：“良姜大辛大温。洁古谓辛热纯阳，故专主中宫真寒重症。《别录》以治胃冷气逆，霍乱腹痛者，正以霍乱皆中气大寒，忽然暴作，俄顷之间，胸腹绞痛，上吐下泻，即四肢冰冷，面唇舌色淡白如纸，脉伏不见，冷汗如油，大肉陡削。良由盛暑之时，乘凉饮冷，汩没真阳，致中气暴绝，”“此非大剂温热，万不能挽回垂绝之元阳。姜、附、吴萸、良姜、荜茇之属，均为此症必须要药。惟近贤王孟英、陆九芝两家，所论霍乱，皆主湿热而言，且谓肢冷脉伏，即是热深厥深之候，万万不可误用四逆法者，此则当时见症之不同，盖亦天时人事之变迁，固有不可一概论者，此当以舌苔之晄白与黄腻辨之；而所泻所吐之物，一则清沏如水，一则秽气恶浊，亦必确乎有凭，固不患临症时之无所适从者也。”

4019 高粱泡 gāo liáng pào

《天目山药用植物志》

【基原】 为蔷薇科悬钩子属植物高粱泡的根。

【原植物】 高粱泡 *Rubus lambertianus* Ser.　又名：蓬蘽（《经济植物手册》），十月红、寒扭、猢狲母、红母子（《天目山药用植物志》），倒水莲、乌泡泡、寒泡刺、乌泡筋、小漂沙、乌壳子（《江西草药》），红娘藤、十月莓、秧泡子、倒拔千金（《全国中草药汇编》）。

半落叶藤状灌木，高 1～3 m。枝有棱，散生弯曲钩刺；小枝疏生细绒毛。单叶互生；叶柄长 2～4 cm，疏生黄白色柔毛，并散生倒钩刺；托叶离生，线状深裂有细柔毛，常脱落；叶片卵形、阔卵形，长 7.5～12 cm，宽 5～10 cm，先端渐尖或短尖，基部心形，边缘明显 3～5 裂或呈波状，有细锯齿，上面沿脉密生淡黄色柔毛，下面密生黄白色柔毛，并散生倒钩刺。花多数，密集成圆锥花序，总轴及花梗和花萼疏被灰白色短柔毛，并有橙色腺点；花瓣 5，白色，椭圆形，几与萼片等长。聚合果球形，直径 8～10 mm，成熟时红色。花期 7～8 月，果期 9～11 月。

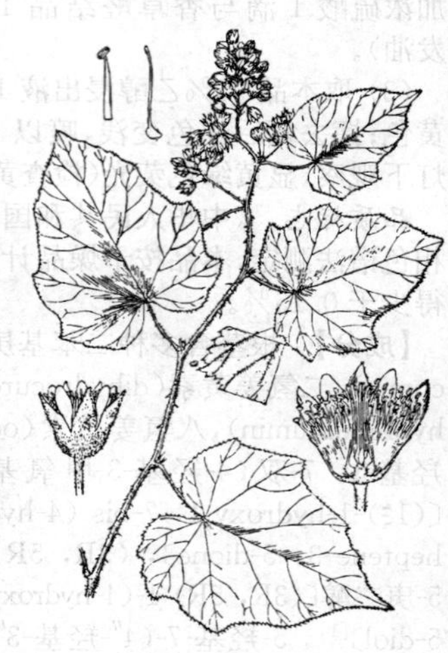

高 粱 泡

生于低海拔山坡、山谷或路旁灌木丛中阴湿处或生于林缘及草坪。分布于江苏、浙江、安徽、福建、江西、河南、湖北、湖南、广东、广西、云南、台湾等地。

本植物的叶（高粱泡叶）亦供药用，另设专条。

【采收加工】 全年均可采，切碎，鲜用或晒干。

【成分】 根中含维生素 B_2，烟酸，维生素 E，还含微量元素：锌，铁，硒[1]。含二聚物 lambertianin A、B，三聚物 lambertianin C，四聚物 lambertianin D[2]。

【药性】 苦，涩，平。

1.《江西草药》：“性寒，味甘、苦。”

2.《全国中草药汇编》：“甘，苦，平。”

3.《浙江药用植物志》：“酸，涩，微温。”

【功用主治】 祛风清热，凉血止血，活血祛瘀。主治风热感冒，风湿痹痛，半身不遂，咳血，衄血，便血，崩漏，经闭，痛经，产后腹痛，疮疡。

1.《全国中草药汇编》：“活血调经，消肿解毒。主治产后腹痛，血崩，产褥热，痛经，坐骨神经痛，风湿关节痛，偏瘫。”

2.《浙江药用植物志》：“疏风解表，活血调经，补肾固精。主治感冒，产后腹痛，出血，产褥热，痛经，白带，子宫下垂，遗精，痔疮。”

3.《福建药物志》：“祛风活血。主治风湿关节痛，疟疾，前列腺炎，痛经，产后瘀血痛。”

【用法用量】 内服：煎汤 15～30 g。外用：鲜品捣敷。

【选方】 1. 治感冒　高粱泡根 30 g，或加芦根 30 g。水煎服。（《浙江药用植物志》）

2. 治风湿关节炎　高粱泡根 30 g，牛膝 9 g。水煎服。（景德镇《草药手册》）

3. 治子宫出血　高粱泡根 60 g，黑豆 60 g。水煎服。（《全国中草药汇编》）

4. 治产后腹痛　高粱泡嫩鲜根 90～125 g，黄酒 250 ml。

水煎服，连服3～4次。(《浙江药用植物志》)

5. 治肝硬化　(高粱泡)根60～90 g。加猪肝250 g，炖服，每星期服1次。(《浙江民间常用草药》)

6. 治疟疾　高粱泡根30 g。酒水各半煎，冲鸡蛋或红糖服。(《福建药物志》)

4020 高粱根 gāo liáng gēn (《纲目》)

【异名】　蜀黍根、爪龙(《纲目》)。

【基原】　为禾本科高粱属植物高粱 *Sorghom vulgare* Pers. 的根。

【原植物】　参见"高粱"条。

【采收加工】　秋季采挖，晒干。

【药性】　甘，平。

【功用主治】　平喘，利水，止血，通络。主治咳嗽喘满，小便不利，产后出血，血崩，足膝疼痛。

1.《纲目》："煮汁服，利小便，止喘满；烧灰酒服，治难产。"

2.《全国中草药汇编》："治小便不通以及膝痛、脚跟痛。"

【用法用量】　内服：煎汤，15～30 g；或烧存性研末。

【选方】　1. 治功能性子宫出血，产后出血　陈高粱根7个，红糖15 g。水煎服。(内蒙古《中草药新医疗法资料选编》)

2. 治横生难产　高粱根，阴干，烧存性，研末，酒服二钱。(《纲目》)

4021 高山龙胆 gāo shān lóng dǎn (《高原中草药治疗》)

【异名】　白花龙胆(《西藏常用中草药》)，无茎龙胆(《青藏高原药物图鉴》)。

【基原】　为龙胆科龙胆属植物岷县龙胆的带根全草。

【原植物】　岷县龙胆 *Gentiana purdomii* Marq.

多年生草本，高达25 cm。基部被黑褐色枯老膜质叶柄包围。根茎短缩，直立，具多数略肉质的须根。枝2～4个丛生，其中只有1～3个营养枝及1个花枝，花枝直立，黄绿色，中空，光滑。叶大部分基生，常对折，叶柄膜质，长2～3.5 cm；叶片线状椭圆形，长2～6 cm，宽2～9 mm，先端钝，基部渐狭，中脉在两面明显；茎生叶1～2对，叶柄长达6 mm；叶片狭长圆形，长1～3 cm，宽3～6 mm，先端钝。花1～8朵，顶生和腋生；花萼倒锥形，长1.4～1.7 cm，萼筒不开裂，稍不整齐；花冠淡黄色，具蓝灰色宽条纹和细短条纹，筒状钟形或漏斗形，长3～4.5 cm，裂片宽卵形，先端钝圆，边缘具不整齐细齿，褶偏斜，截形；雄蕊着生于花冠筒中部，花丝丝状钻形，花药狭长圆形；子房线状披针形，两端渐狭，柄长10～12 mm，花柱线形，柱头2裂，裂片外反。蒴果内藏，椭圆状披针形，长1.8～2.5 cm，柄长达2 cm。种子黄褐色，宽长圆形或近圆形，有光泽，表面具海绵状网隙。花、果期7～10月。

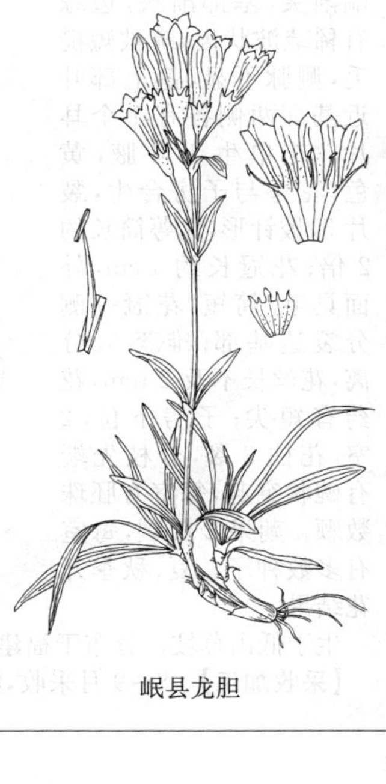
岷县龙胆

生于海拔2 700～5 300 m的高山草甸、山顶流石滩处。分布于四川、西藏、甘肃、青海等地。

【采收加工】　8～9月采收，切段，晒干。

【成分】　全草含龙胆碱即秦艽碱甲(gentianine)[1]，异荭草素(isoorientin)[2,3]，5，7，3′-三羟基-6-(C-β-D-吡喃葡萄糖基)-4′-(O-β-吡喃葡萄糖基)黄酮〔5，7，3′-trihydroxy-6-(C-β-D-glucopyranosyl)-4′-(O-β-glucopyranosyl) flavone〕[4]，异雏菊叶龙胆酮(isobellidifolin)，1，8-二羟基-3，5-二甲氧基-9H-呫吨酮(swerchirin)，1，5，8-三羟基-3，4-二甲氧基呫吨酮(1，5，8-trihydroxy-3，4-dimethoxyxanthone)[5]。

【药性】　《西藏常用中草药》："性寒，味苦。"

【功用主治】　泻火解毒，镇咳，利湿。主治感冒发热，肺热咳嗽，咽痛，目赤，小便淋痛，阴囊湿疹。

1.《西藏常用中草药》："泻肝胆实火，清湿热，镇咳，健胃。治感冒发烧，目赤咽痛，脑膜炎，肺炎咳嗽，胃炎，尿痛，阴痒，阴囊湿疹等症。"

2.《青藏高原药物图鉴》："治天花，气管炎，咳嗽。"

【用法用量】　内服：煎汤，3～9 g。

4022 高粱米糠 gāo liáng mǐ kāng

【基原】　为禾本科高粱属植物高粱 *Sorghom vulgare* Pers. 的种皮。

【原植物】　参见"高粱"条。

【采收加工】　收集加工高粱时舂下的种皮，晒干。

【功用主治】　和胃消食。主治小儿消化不良。

【用量用法】　内服：水煎，1.5～3 g，每日3～4次。

【临床报道】　治疗小儿消化不良　取碾高粱的第二遍糠，除净硬壳及杂质，置锅中加热翻炒，至呈黄褐色，有香味时取出放冷。口服，每日3～4次，每次1.5～3 g。治疗104例，其中100例多在服药6次以内治愈，4例无效[1]。

4023 高粱泡叶 gāo liáng pào yè (《天目山药用植物志》)

【基原】　为蔷薇科悬钩子属植物高粱泡 *Rubus lambertianus* Ser. 的叶。

【原植物】　参见"高粱泡"条。

【采收加工】　7～10月采收，晒干。

【药性】　甘、苦，平。

1.《江西草药》："性寒，味甘、苦。"

2.《全国中草药汇编》："甘，苦，平。"

【功用主治】　清热凉血，解毒疗疮。主治感冒发热，咳血，便血，崩漏，创伤出血，瘰疬溃烂，皮肤糜烂，黄水疮。

1.《广西本草选编》："清热生津。"

2.《全国中草药汇编》："外用治创伤出血。"

3.《福建药物志》："止血，解毒，消肿。治咳血、便血、血崩、外伤出血、毒蛇咬伤。"

【用法用量】　内服：煎汤，9～15 g。外用：鲜品捣敷；或研末撒，调搽。

4024 高山唐松草 gāo shān táng sōng cǎo (《新疆药用植物志》)

【异名】　马尾黄连(《新疆药用植物志》)。

【基原】 为毛茛科唐松草属植物高山唐松草的根和根茎。

【原植物】 高山唐松草 *Thalictrum alpinum* L.

多年生小草本。全株无毛。叶4～5片或更多，均基生，为二回羽状三出复叶；叶柄长1.5～3.5 cm；叶片长1.5～4 cm，小叶薄革质，有短柄或无柄，圆菱形、菱状宽倒卵形或倒卵形，长和宽均为3～5 mm，基部圆形或宽楔形，3浅裂，浅裂片全缘，脉不明显。花葶1～2条，高6～20 cm，不分枝；总状花序长2.2～9 cm；苞片小，狭卵形；花梗向下弯曲；萼片4，绿白色，椭圆形，易脱落；雄蕊7～10，花药狭长圆形，先端有短尖头，花丝丝形；心皮3～5，柱头箭头状。瘦果狭椭圆形，稍扁，有8条粗纵肋。花期6～7月，果期8月。

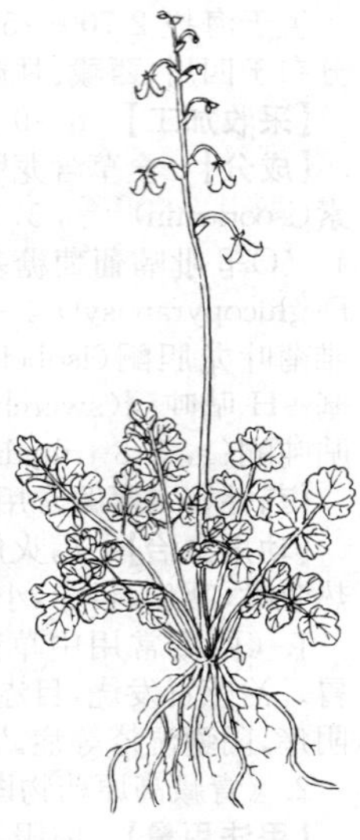

高山唐松草

生于海拔2 500～5 300 m的高山草地、山谷阴湿处或沼泽地。分布于西藏、新疆。

【采收加工】 7～10月采挖，晒干。

【成分】 根含生物碱类成分厚果唐松草次碱（thalidasine），皱唐松草宁碱（thalrugosaminine），厚果唐松草碱（thalicarpine），皱唐松草定碱（thalrugosidine），高山唐松草二酮碱（thalpindione），N-去甲基皱唐松草定碱（N-desmethyl thalrugosidine），新罗氏唐松草碱（neothalibrine），O-甲基异波尔定碱（O-methylisoboldine）即唐松草叶吩（thaliporphine）也称小唐松草定碱（thalicmidine），异波尔定碱（isoboldine），N-甲基-6，7-二甲氧基异喹诺酮（N-methyl-6，7-dimethoxyisoquinolone），氧化小檗碱（oxyberberine），去甲氧化白毛茛分碱（noroxyhydrastinine），掌叶防己碱（palmatine），小檗碱（berberine），非洲防己碱（columbamine），药根碱（jatrorrhizine），芬氏松草定碱（thalifendine），木兰花碱（magnoflorine）[1]。

【药性】 苦，寒。归胃、肝、心经。

【功用主治】 《新疆药用植物志》："清热解毒，健胃，泻火。治头痛，目眩，肝热目痛，赤白痢疾，腹泻，疮疖痈疽。"

【用法用量】 内服：煎汤，3～10 g。外用：研末调敷。

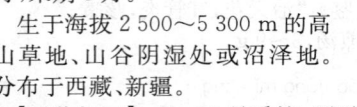

4025 高山扁枝石松 gāo shān biǎn zhī shí sōng
（《中国药用孢子植物》）

【异名】 高山石松（《长白山植物药志》）。

【基原】 为石松科扁枝石松属植物高山扁枝石松的全草。

【原植物】 高山扁枝石松 *Diphasiastrum alpinum* (L.) Holub. ［*Lycopodium alpinum* L.］

多年生草本，高10～20 cm。根茎匍匐，近黄色。地上枝扁平，斜生，多回二叉状分枝。叶呈4列，贴于枝上，交互对生，稍肉质，先端锐尖，基部稍狭，全缘，两侧叶卵状披针形，向腹面卷曲，背叶稍宽，腹叶较窄。孢子囊穗生于分枝顶端，圆柱状，无柄；孢子叶广卵形，先端长渐尖，边缘有微锯齿。孢子囊生于孢子叶叶腋内，肾形；孢子四面体球形。生于海拔2 000～2 200 m处的高山草原、苔原地带。分布于华北、东北等地。

本植物的孢子（石松子）亦供药用，另设专条。

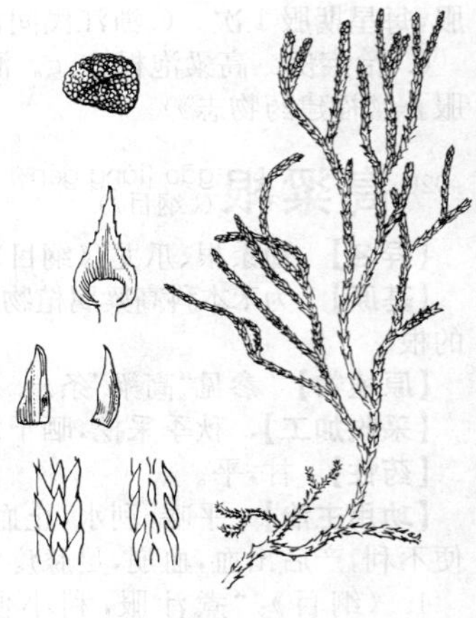

高山扁枝石松

【采收加工】 7～10月采收，晒干或鲜用。

【成分】 全草含生物碱成分：石松碱（lycopodine），棒石松宁碱（clavolonine），石松文碱（lycoclavine），去-N-甲基-α-玉柏碱（des-N-methyl-α-obscurine）[1]。还含3-O-甲基-D-半乳糖（3-O-methyl-D-galactose）[2]。

【药性】 《中国药用孢子植物》："淡，平。"

【功用主治】 《中国药用孢子植物》："活血，镇痛，并有强壮作用。治关节痛，跌打损伤等。"

【用法用量】 内服：煎汤，10～15 g。外用：捣敷。

【选方】 1. 治关节痛　高山扁枝石松15 g，丝瓜络9 g，络石藤15 g。煎服。

2. 治跌打损伤　高山扁枝石松15 g。煎服，并取适量捣敷患处。（1、2方出自《中国药用孢子植物》）

4026 离根香 lí gēn xiāng
（《全国中草药汇编》）

【异名】 肉桂草、美柱草、美花草（《全国中草药汇编》），利根香、山茴蒿、根风藤（《福建药物志》）。

【基原】 为草海桐科离根香属植物离根香的全草。

【原植物】 离根香 *Calogyne pilosa* R. Br. ［*C. chinensis* Benth.］

一年生草本，高不及20 cm。茎直立或披散，疏生短毛。叶互生；有短柄或几无柄；叶片线形或狭披针形，长1～2.5 cm，宽1～3 mm，先端渐尖，基部渐狭，边缘有稀疏波状齿，疏被短糙毛，侧脉不显，茎上部叶近基部两侧各有1个耳片。花单生于叶腋，黄色；花萼与子房合生，裂片5，披针形，比萼筒长约2倍；花冠长约1 cm，外面具毛，筒短，花冠一侧分裂达基部；雄蕊5，分离，花丝长不及2 mm，花药有短尖；子房下位，2室，花柱3裂，分枝先端有碗状突起，每室有胚珠数颗。蒴果2瓣裂，每室有多数种子。夏、秋季开花结果。

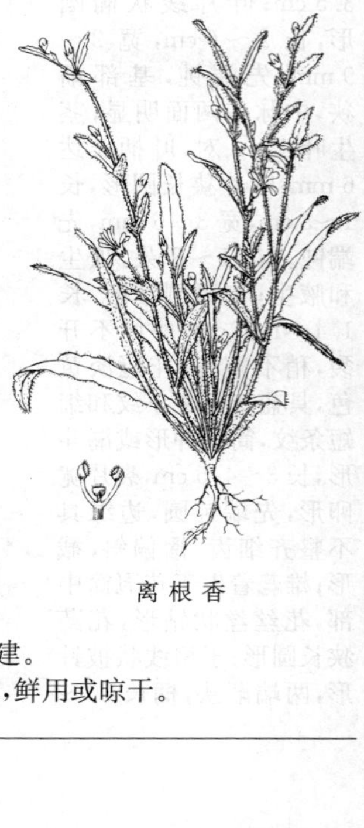

离根香

生于低山草坡。分布于福建。

【采收加工】 8～9月采收，鲜用或晾干。

【药材】 离根香 *Herba Calogynes Pilosae* 产于福建等地。

性状 全草皱缩成团，疏被柔毛。茎数条丛生，黄绿色或稍带紫色。叶互生，多皱缩，完整叶展平后呈条状披针形或倒卵形，长1～3.5 cm，宽0.3～1 cm，先端渐尖，基部渐狭而下延成短柄，边缘具疏浅齿，主脉明显。花单生叶腋，淡黄色。蒴果2瓣裂，气香，味微辛。

鉴别 茎横切面：表皮为1列近方形细胞，外壁微角质化。下皮为1～2列类圆形细胞，胞腔内充满金黄色内含物，有的呈油滴状，皮层为3～4列类圆形细胞，排列疏松，最内1列为长圆形。中柱维管束周木型。中央有髓部。

【药性】《全国中草药汇编》："辛，温。"

【功用主治】 祛风散寒，行气活血，解蛇毒。主治风寒痹痛，胃痛，腹痛，跌打损伤，毒蛇咬伤。

1.《全国中草药汇编》："活血散瘀，止痛，解毒。主治跌打损伤，蛇咬伤。"

2.《福建药物志》："驱风散寒，行气止痛。主治胃痛，腹痛，腹泻，胸闷，风湿痛。"

【用法用量】 内服：煎汤，9～15 g；或浸酒。外用：鲜品，捣烂敷。

【选方】 1. 治胃痛 离根香30 g，雄鸡1只。炖服。

2. 治新旧伤痛 离根香、蛇足石松（石松科），泽兰（菊科）各15 g，浸酒250 ml。推擦患处。（1、2方出自《福建药物志》）

3. 治蛇咬伤 鲜离根香30 g。水煎服。另取鲜全草适量，捣烂敷伤口周围。（《全国中草药汇编》）

4027 唐松草 táng sōng cǎo （《中国药用植物志》）

【异名】 白蓬草（《长白山植物药志》）。

【基原】 为毛茛科唐松草属植物唐松草的根及根茎。

【原植物】 唐松草 *Thalictrum aquilegifolium* L. var. *sibiricum* Regel et Tiling [*T. contortum* L.；*T. aquilegifolium* L. subsp. *asiaticum* (Nakai) Kitag.] 又名：翅果唐松草（《拉汉种子植物名称》），翼果白蓬草（《长白山植物药志》）。

多年生草本，高60～150 cm。全株无毛。茎直立，有分枝。叶互生；叶柄长4.5～8 cm，有鞘；托叶膜质，不裂；基生叶在开花时枯萎；茎生叶为三至四回三出复叶；叶片长10～30 cm，小叶草质，顶生小叶倒卵形或近圆形，长1.5～2.5 cm，宽1.2～3 cm，先端圆或微钝，基部圆楔形或圆形，3浅裂，裂片全缘或有1～2牙齿；侧生小叶多斜楔形，叶背面脉稍隆起；上部叶几无柄。单歧聚伞花序伞房状，分枝多，有多数密集的花；花两性，花梗长4～17 cm，萼片4，花瓣状，宽椭圆形，长3～3.5 mm，白色，或淡紫色，早落；花瓣无；雄蕊多数，花丝上部宽下部丝状，花药长圆形；心皮6～8，有长柄，花柱短，柱头生于腹面。瘦果倒卵形，长4～7 mm，有3条宽纵翅。花期6～8月，果期7～9月。

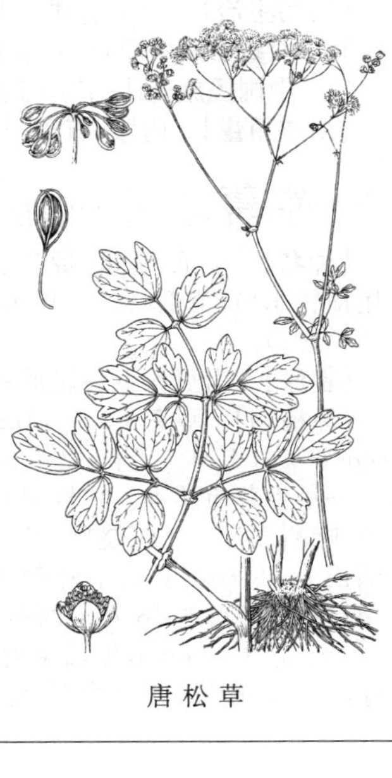

唐 松 草

生于海拔500～1 800 m的草原、山地林边或林中。分布于华北、东北及浙江、山东。

【栽培】 生物学特性 喜凉爽湿润环境，以疏松肥沃的砂质壤土和腐殖质壤土生长为好。

繁殖方法 分株繁殖或种子繁殖。分株繁殖：将根际或地下茎发生的萌蘖切下栽植，使其形成独立的植株。可在3月中旬按行株距45 cm×30 cm开穴栽种。种子繁殖：育苗移栽，在3月下旬至4月上旬播种，条播或撒播，覆土1 cm。播后保持土壤湿润，约20 d出苗。苗高6 cm左右时，按行株距45 cm×30 cm定植，以后进行松土、除草。

【采收加工】 9～11月采挖，晒干。

【药材】 唐松草 *Radix et Rhizoma Thalictri Sibirici* 产于浙江、山东、内蒙古和东北。

性状 根茎短缩；细根数十条密生于根茎下，长8～15 cm，直径1～1.5 mm，四棱形；表面棕褐色；质较脆，易折断，断面略粉性。气微，味微涩。

鉴别 根横切面：皮层狭窄，大部分脱落；内皮层明显，细胞具纵隔，母细胞切向延长，有3～5个子细胞。中柱鞘部位细胞壁增厚，非木化。维管束4束成对角排列，每韧皮部外侧有3～4束纤维束向角隅处辐射状排列，木质部束间和中央各有一纤维束。

【成分】 唐松草全草含生物碱类成分：掌叶防己碱（palmatine）[1]，异波尔定碱（isoboldine），异紫堇定碱（isocorydine）[2,3]，木兰花碱（magnoflorine）[4]。含萜类：唐松草三萜苷（aquilegifolin）[5]，蒙花苷单乙酯（linarin monoacetate）[6]，唐松草苷（thalictoside）[7,8]，原白头素（protoanemonin）[9]。

【药性】《长白山植物药志》："苦，寒。"

【功用主治】《长白山植物药志》："清热解毒，泻火燥湿。主治肺热咳嗽，肠炎，痢疾，目赤肿痛，淋巴结核，痈肿疮疖，淋巴结炎，蛇咬伤。"

【用法用量】 内服：煎汤，5～10 g；或制成糖浆。外用：研末调敷。

【宜忌】 脾胃虚寒者慎服。

【选方】 1. 治痈肿疮疖 白蓬草10 g，地丁50 g，金银花25 g，黄芩15 g。水煎服。（《长白山植物药志》）

2. 治目赤肿痛 马尾连9 g，菊花12 g，草决明9 g，桑叶12 g。水煎服。（《青岛中草药手册》）

3. 治渗出性皮炎 白蓬草焙干研面，撒敷患处。或白蓬草、松花粉各等量研面，敷患处。如患部干裂，可用香油调敷。（《长白山植物药志》）

4028 唐古特青兰 táng gǔ tè qīng lán （《西藏常用中草药》）

【基原】 为唇形科青兰属植物甘青青兰的带根全草。

【原植物】 甘青青兰 *Dracocephalum tanguticum* Maxim. 又名：陇塞青兰（《中国经济植物志》）。

多年生草本，高10～45 cm。有多数须根，表面黑褐色。茎直立，四棱形，带紫红色，被倒向柔毛。叶对生；基生叶具长柄，茎生叶柄长3～8 mm；叶片羽状全裂，长2～5.5 cm，宽1.5～3 cm，裂片线形，2～3对，长1～3 cm，宽1～3 mm，先端裂片较长，两面被白色柔毛，全缘，边缘内卷。轮伞花序生于枝上部，具4～6朵花，形成间断的穗状；苞片似叶，有3～5刺状裂片，两面被短毛及睫毛；花萼长1～1.5 cm，常带紫色，上唇3裂齿，下唇2裂齿，外面密被白色柔毛及金黄色腺点；花冠唇形，长2～2.8 cm，外面被短毛，上唇稍弯，先端2裂，下唇3裂，中央裂片最大；雄蕊4，后一对较长，花药2室，叉状分开，花丝有毛；子房4裂，花柱细长，柱头2裂，伸出花冠外。小坚果长圆形，光滑。花期7～8月，果期8～9月。

生于海拔1 900～4 000 m的干燥河谷的谷岸、山坡路旁、草滩、高山草地或松林林缘。分布于四川、西藏、甘肃、青海等地。

本植物的幼苗（唐古特青兰苗）亦供药用，另设专条。

【采收加工】 7～8月采收，切段晾干。

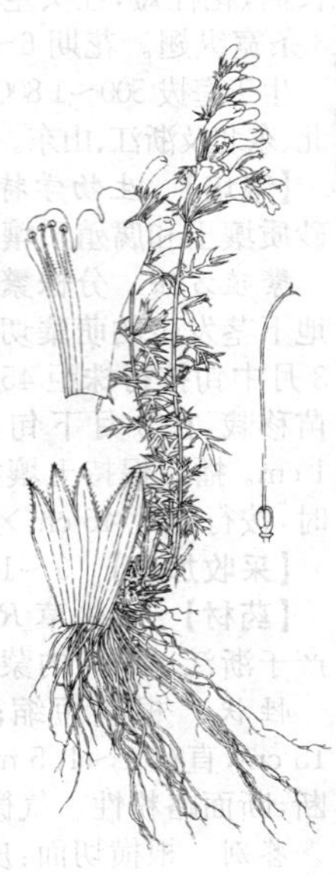

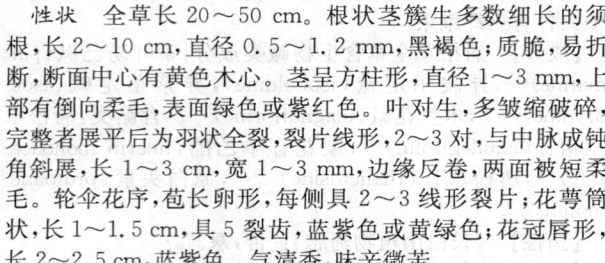

甘青青兰

【药材】 唐古特青兰 *Herba Dracocephali Tangutici* 产于青海、西藏等地。

性状　全草长20～50 cm。根状茎簇生多数细长的须根，长2～10 cm，直径0.5～1.2 mm，黑褐色；质脆，易折断，断面中心有黄色木心。茎呈方柱形，直径1～3 mm，上部有倒向柔毛，表面绿色或紫红色。叶对生，多皱缩破碎，完整者展平后为羽状全裂，裂片线形，2～3对，与中脉成钝角斜展，长1～3 cm，宽1～3 mm，边缘反卷，两面被短柔毛。轮伞花序，苞长卵形，每侧具2～3线形裂片；花萼筒状，长1～1.5 cm，具5裂齿，蓝紫色或黄绿色；花冠唇形，长2～2.5 cm，蓝紫色。气清香，味辛微苦。

鉴别　(1) 茎横切面：与香青兰的不同点为环髓薄壁细胞具壁孔。

叶横切面：与香青兰叶的横切面区别为：栅栏组织细胞2列；腺鳞较小，头部6～8细胞，柄单细胞，直径52～77 μm，主要分布于下表皮；下表皮密被细长、扭曲的非腺毛，多为2～4细胞，长42～238 μm，壁较厚，有疣状突起。

根横切面：表皮细胞1列，密被根毛。外皮层薄壁细胞1列，排列整齐；皮层10余列薄壁细胞；内皮层可见凯氏点。韧皮部狭窄，位于木质部外方。初生木质部二原型，导管、木纤维、木薄壁细胞均木化。中央为木化纤维。

(2) 取本品粗粉2 g，加水20 ml，浸泡过夜，煮沸5 min，滤过，取滤液5 ml，残渣加乙醇5 ml溶解，滤过，取滤液2 ml，加镁粉少量及盐酸数滴，显红色（检查黄酮类）。

【成分】 全草含三萜类成分：齐墩果酸（oleanolic acid），熊果酸（ursolic acid），胡萝卜苷（daucosterol），茵芋苷（skimmin），大波斯菊苷（cosmosiin），脂麻素（pedalitin），脂麻苷（pedaliin）。又含脂麻苷-6″-乙酸酯（pedaliin-6″-acetate）[1]等。

【药理】 耐缺氧作用　唐古特青兰水提液以10 g/kg灌胃或6.6 g/kg腹腔注射，极显著提高小鼠密闭缺氧耐受力；显著提高小鼠减压耐缺氧能力。水提液以3.3 g/kg给大鼠、小鼠腹腔注射，连续5 d，在特高海拔4 700 m地区取样测定大、小鼠红细胞超氧化物歧化酶（SOD）活性，可使SOD活性较对照组显著升高。模拟海拔6 000 m实验条件，水提液以3.3 g/kg给小鼠腹腔注射，连续11 d，有抗肝脏脂质过氧化作用，降低异常增高的血红蛋白，提示唐古特青兰耐缺氧作用部分是通过抗氧自由基引起的[1]。唐古特青兰水提液以3 g/kg腹腔注射，连续10 d，对模拟海拔6 500 m缺氧10 d所致大鼠血浆黏度比、血细胞比容等指标升高、血小板数减少、右心室肥厚倾向均有一定的抑制作用，对缺氧造成大鼠肺、肝、肾组织损伤有一定的保护作用[2]。唐古特青兰挥发油腹腔给药可明显延长双侧颈总动脉结扎小鼠的存活时间，并呈量效关系；可显著延长小鼠尾静脉注射空气后呼吸停止时间，即延长小鼠血管内空气栓塞的存活时间。但对利多卡因中毒致死小鼠和断头小鼠张口动作持续时间无明显影响。表明本品对急性缺血缺氧所致的小鼠脑循环障碍可能有保护作用[3]。

【药性】 辛、苦，寒。

【功用主治】 清热利湿，化痰止咳。主治黄疸型肝炎，胃炎，胃溃疡，气管炎。

1.《西藏常用中草药》：“和胃，疏肝。治胃炎，溃疡病，肝炎，肝肿大。”

2.《青藏高原药物图鉴》：“清肝胃之热。治胃炎，肝炎，头晕，神疲，关节炎及疖疮。”

3.《西宁中草药》：“清热、止痛、止咳。主治急性气管炎，黄疸型肝炎。”

4.《中国民族药志》：“用于黄水病类、便血、疮口不愈。”

【用法用量】 内服：煎汤，9～15 g。

【选方】 1. 治黄疸型肝炎　甘青青兰30 g，车前子9 g。水煎服。（《西宁中草药》）

2. 治胃酸过多，骨折　甘青青兰3 g，寒水石2 g，藏木香3 g。研细末，每次2～3 g，每日2～3次。（《中国民族药志》）

4029 唐古特青兰苗 táng gǔ tè qīng lán miáo （《西藏常用中草药》）

【基原】 为唇形科青兰属植物甘青青兰 *Dracocephalum tanguticum* Maxim. 的幼苗。

【原植物】 参见“唐古特青兰”条。

【采收加工】 4～5月采收幼苗，晾干。

【功用主治】 利水消肿。主治小便不利，水肿，腹水。

1.《西藏常用中草药》：“利水。”

2.《中国民族药志》：“用于腹水，浮肿。”

【用法用量】 内服：煎汤，9～15 g。

4030 凉薯 liáng shǔ （《中国药用植物志》）

【异名】 土瓜、地瓜、凉瓜、葛瓜、葛薯、土萝卜（《中国药用植物志》），草瓜茹（《陆川本草》），沙葛、地萝卜（江西《草药手册》）。

【基原】 为豆科豆薯属植物豆薯的块根。

【原植物】 豆薯 *Pachyrhizus erosus* (L.) Urban [*Dolichos erosus* L.]　又名：贫人果（《中国主要植物图说》）。

一年生草质藤本。块根肉质肥大，圆锥形或纺锤形，肉白色，味甜多汁。茎缠绕状，长5～6 m。三出复叶，互生；叶柄长7～8 cm；顶端小叶菱形，长5～7 cm，或更长可达16 cm，宽5.5～18 cm，两侧小叶卵形或菱形，长3.5～14 cm，宽3～14 cm，先端锐尖，上部呈数浅裂，中部以下全缘，基部阔楔形，两面均有毛。总状花序生于枝端，花序梗长 20～30 cm，有花约 10 朵；苞片小，卵形；花萼钟形，绿色有毛，先端 5 裂；蝶形花冠蓝紫色或淡紫红色；雄蕊 10，二体；子房长柱形而扁，有毛，花柱内弯，柱头圆形。荚果扁平，长约 9 cm，表面有绒毛，褐色，开裂。种子5～10 颗，近方形而扁，长约 8 mm，棕褐色。花期 7～9 月，果期 10～11 月。

生于酸性的黏质土壤，为栽培种。分布于江苏、浙江、安徽、福建、江西、湖北、湖南、广东、广西、海南、四川、贵州、云南、台湾等地。

本植物的花（凉薯花）、种子（凉薯子）亦供药用，另设专条。

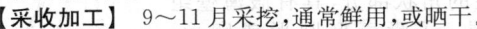

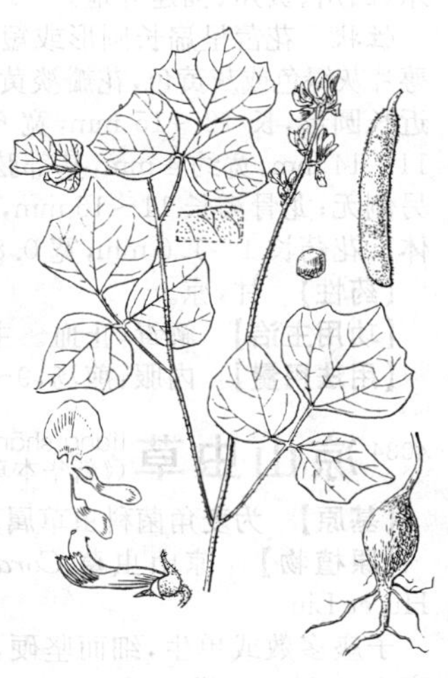

豆 薯

【采收加工】 9～11 月采挖，通常鲜用，或晒干。

【药材】 凉薯 *Radix Pachyrhizi Erosi* 产广东、海南、广西、云南、四川、湖北等地。

性状 块根纺锤形或扁球形，有的凹陷呈瓣状，长 5～20 cm，直径可达 20 cm，表面黄白色或棕褐色，肥厚肉质，鲜时外皮易撕去，内面白色，水分较多，干品粉白色，粉性足。气微，味甘。

【成分】 块根含蛋白质、脂肪和碳水化合物[1]。块根含毕日多苷（biridoside）[2]。

【药性】 《四川中药志》1960 年版："性微凉，味甘，无毒。"

【功用主治】 清肺生津，利尿通乳，解酒毒。主治肺热咳嗽，肺痈，中暑烦渴，消渴，乳少，小便不利。

1.《广西本草选编》："止渴，解毒。"

2.《食用中药与便方》："生津止渴，解酒毒，降血压。"

3.《四川中药志》1979 年版："生津液，解酒毒。用于口渴少津，慢性酒精中毒。"

4.《福建药物志》："中暑。"

【用法用量】 内服：生啖，120～250 g；或煮食；或绞汁。

【选方】 1. 治感冒发热，头痛，烦渴，下痢 地瓜水煎服，每日 9～15 g（鲜品 60～120 g）。或配葛根等量，水煎服。

2. 治高血压病，头昏目赤，颜面潮红，大便干结 地瓜去皮捣烂绞汁，以凉开水和服，每服 1 酒杯，每日 2～3 次。（1、2 方出自《食物中药与便方》）

3. 治慢性酒精中毒 鲜地瓜 250 g（去皮），拌白糖生食。（《四川中药志》1979 年版）

4031 凉粉草 liáng fěn cǎo （《纲目拾遗》）

【异名】 仙人草（《职方典》），仙人冻（《纲目拾遗》），仙草（《中国药用植物图鉴》）。

【基原】 为唇形科凉粉草属植物凉粉草的地上部分。

【原植物】 凉粉草 *Mesona chinensis* Benth.

一年生草本，高 15～100 cm。茎上部直立，下部伏地，四棱形，被脱落的长柔毛或细刚毛。叶对生；叶柄长 2～15 mm，被柔毛；叶片狭卵形或宽卵圆形，长 2～5 cm，宽 0.8～2.8 cm，先端急尖或钝，基部宽楔形或圆，边缘具锯齿，两面被细刚毛或柔毛。轮伞花序多花，组成总状花序，顶生或生于侧枝，花序长 2～10 cm；苞片圆形或菱状卵圆形，具尾状突尖；花萼钟形，长 2～2.5 mm，密被疏柔毛，上唇 3 裂，中裂片特大，下唇全缘；花冠白色或淡红色，长约 3 mm，外被微柔毛，上唇宽大，具 4 齿，下唇全缘，舟状；雄蕊 4，前对较长，后对花丝基部具齿状附属器，其上被硬毛，花药汇合成一室；子房 4 裂，花柱较长，柱头 2 浅裂。小坚果长圆形，黑色。花期 7～10 月，果期8～11 月。

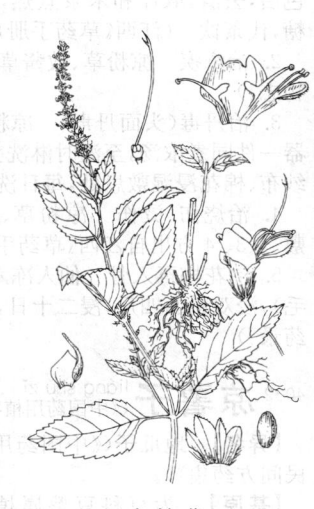

凉 粉 草

生于干沙地草丛或水沟边。分布于浙江、江西、广东、广西、台湾等地。

【采收加工】 6～7 月收割地上部分，晒干，或晒至半干，堆叠闷之使发酵变黑，再晒至足干。

【药材】 凉粉草 *Herba Mesonae Chinensis* 产浙江、江西、广东、广西等地。

性状 全草长 20～45 cm，呈灰褐色或棕黄色。茎方柱形，直径 3～6 mm，有分枝，被疏毛或细刚毛，幼枝毛更明显，质脆，断面中空。叶对生，多皱缩，黄褐色，展平后呈卵状长圆形，长3～5 cm，宽 2～3 cm，先端钝尖，基部渐收细成柄，边缘有小锯齿，两面均被疏长毛，质稍韧，手捻不易破碎，水湿后显黏滑感，水煎液有胶黏性。气微，味甘淡。

【成分】 全草含凉粉草多糖（mesona chinensis benth polysaccharide，MCPS），相对分子质量为 43 000，水解得葡萄糖，半乳糖，阿拉伯糖，木糖，鼠李糖和半乳糖醛酸等[1]。还含五环三萜酸（pentacylic triterpenic acid）[2]。

【药理】 降糖作用 凉粉草对血糖有降低作用[1]。

【药性】 甘、淡，寒。

1.《本草求原》："涩、甘，寒。"

2. 广州部队《常用中草药手册》："甘、淡，凉。"

【功用主治】 消暑清热，凉血解毒。主治中暑，糖尿病，黄疸，泄泻，痢疾，高血压病，肌肉、关节疼痛，急性肾炎，风火牙痛，烧烫伤，丹毒，梅毒，漆过敏。

1.《纲目拾遗》："疗饥泽颜。"

2.《本草求原》："清暑热，解脏腑结热毒，治酒风。"

3.《岭南采药录》："凉沁心脾。""治花柳毒入骨。"

4.《中国药用植物图鉴》："为清凉解渴除暑剂。可作暑天饮料。治糖尿病。"

5. 广州部队《常用中草药手册》："清热解暑。治中暑，感冒，高血压，肌肉、关节疼痛。"

6.《全国中草药汇编》："清热利湿，凉血解暑。主治急性风湿性关节炎，黄疸，急性肾炎。"

【用法用量】 内服：煎汤，15～30 g，大剂量可用至 60 g。外用：研末调敷；煎水洗；或鲜品捣敷。

【选方】 1. 治暑热 凉粉草适量，捣烂水煮，待成黄褐色后，去渣，取汁和米浆煮热，冷却成黑色胶状物，拌以砂糖，代茶饮。(江西《草药手册》)

2. 治痢疾 凉粉草、败酱草各 30 g。水煎服。(《福建药物志》)

3. 治丹毒(头面丹毒) 凉粉草 250 g，水 1 500 ml。投铜器一件同煮浓汤，至温时淋洗头面 10 min，洗完另用新汤以纱布、棉花浸湿敷患处，每日洗敷 3 次。

4. 治烧伤、烫伤 凉粉草、黄柏、冰片，共研末，茶油调敷。(3、4 方出自江西《草药手册》)

5. 治花柳毒入骨 仙人冻六两，蒸数次，加麻雀八只(连毛)，浸双料酒四斤，浸二十日，每次服三两为度。(《岭南采药录》)

4032 凉薯子 liáng shǔ zǐ (《中国药用植物志》)

【异名】 地瓜子(《中国药用植物志》)，地萝卜子(《贵州民间方药集》)。

【基原】 为豆科豆薯属植物豆薯 *Pachyrhizus erosus* (L.) Urban 的种子。

【原植物】 参见"凉薯"条。

【采收加工】 10～11 月果实成熟后采收，打取种子，晒干。

【药材】 凉薯子 *Semen Pachyrhizi Erosi* 产于广西、广东、四川、贵州、福建等地。

性状 种子近方形而扁，直径约 6 mm，表面棕色至深棕色，有光泽。具大毒。

【成分】 种子含豆薯内酯(pachyrrhizin)，地瓜内酯(erosnin)[1]，异毛鱼藤酮(isoelliptone)，豆薯酮(pachyrhizone)，扁豆酮(dolineone)，12α-羟基扁豆酮(12α-hydroxydolineone)，12α-羟基豆薯酮(12α-hydroxypachyrhizone)[2]，鱼藤酮(rotenone)[3]。

【药理】 1. 细胞毒作用 本品种子的氯仿提取物对 P_{388} 淋巴白血病细胞具有显著的细胞毒活性，从中分得 9 个异黄酮类成分，其中鱼藤酮、12α-羟基鱼藤酮对鼻咽癌 KB 细胞有很强活性，对 KB-Ⅵ 也有明显作用[1]。

2. 抗病毒作用 豆薯种子的氯仿提取物具有抗 1 型和 2 型单纯疱疹病毒的活性[2]。

【药性】 涩、微辛，凉。大毒。

1.《广西本草选编》："味微辛涩，性凉，有大毒。"

2.《福建药物志》："微辛，有毒。"

【功用主治】 杀虫止痒。主治疥癣，皮肤瘙痒，痈肿。

1.《广西本草选编》："杀虫止痒。治疥疮，皮肤瘙痒。"

2.《贵州民间方药集》："治疥癣，痈肿。"

【用法用量】 外用：捣烂醋浸，涂。

【宜忌】 《广西本草选编》："有剧毒，忌服。"

【选方】 治疥疮，皮肤瘙痒 (凉薯)种子焙干研粉。取药粉 30 g，用 60 g 好醋浸 10 h 后，取药液外涂。(《广西本草选编》)

4033 凉薯花 liáng shǔ huā (《新华本草纲要》)

【基原】 为豆科豆薯属植物豆薯 *Pachyrhizus erosus* (L.) Urban 的花。

【原植物】 参见"凉薯"条。

【采收加工】 7～9 月采收，晒干。

【药材】 凉薯花 *Flos Pachyrhizi Erosi* 产于广西、广东、四川、贵州、福建等地。

性状 花蕾呈扁长圆形或短镰状，长约 2 cm，宽约 5 mm。萼片灰绿色或灰黄色，花瓣淡黄色，间有浅蓝色，展平后旗瓣近长圆形，长 12～15 mm，宽 6～9 mm；翼瓣长椭圆形，长 11～14 mm，宽约 4 mm，基部弦侧附属体稍呈弯钩状突起，另侧无；龙骨瓣长 11～15 mm，宽约 4 mm，基部弦侧无附属体。花药长 1～1.6 mm，宽 0.8～0.9 mm。气微，味淡。

【药性】 甘，凉。

【功用主治】 解毒，止血。主治酒毒烦渴，肠风下血。

【用法用量】 内服：煎汤，9～15 g。

4034 凉山虫草 liáng shān chóng cǎo (《新华本草纲要》)

【基原】 为麦角菌科虫草属真菌凉山虫草的菌核及子座。

【原植物】 凉山虫草 *Cordyceps liangshanensis* Zang, Hu et Liu

子座多数或单生，细而坚硬，常曲折，高 20～30 cm，粗 1.5～2.3 mm。头部圆柱状或棒状，褐色至黑褐色，顶端具有不孕性的角状部分，具有假薄壁组织的皮层。子囊壳椭圆形或卵形，(400～700)μm×(300～450)μm，黑褐色，表面突起，呈天南星果序状。子囊圆柱形，(260～480)μm×(8～12)μm。子囊孢子透明或微黄，线状，多分隔，(160～350)μm×(2.5～3.5)μm。孢子释放后断裂为小节，每节为(10～20)μm×(2.5～3.5)μm。

寄生于鳞翅目昆虫上。分布于云南、四川等地。

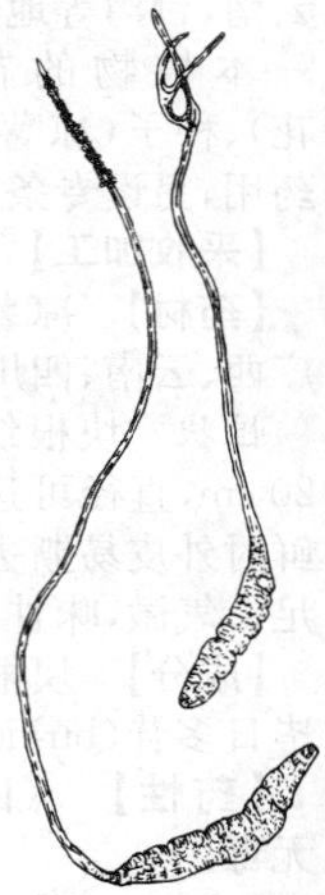
凉山虫草(菌核及子座)外形

【采收加工】 冬季采收，晒干。

【药材】 凉山虫草 *Cordyceps Liangshanensis* 主产于四川凉山彝族自治州。

性状 本品由虫体及其头部长出的子座组成。虫体似蚕，长 3～6 cm，直径 0.6～1 cm，外表菌丝膜棕褐色，虫皮暗红棕色，足和气门不明显；断面类白色，周边棕褐色。子座细长，单生，长 10～30 cm，直径 1～2 mm，少数上部分枝，不规则弯曲或扭曲，黄棕色或黄褐色；头部圆柱形或棒形，表面可见黑褐色小点(子囊壳突出于表面)，不孕顶端长 3～5 mm。质脆，易折断，断面类白色。气微腥，味淡。

鉴别 子座头部横切面：子囊壳于表面生，基部突出于子座外，近卵形，长 400～740 μm，直径 300～450 μm；子囊圆柱形，长 260～480 μm，直径 8～12 μm，子囊盖盔帽形；子囊孢子线形，长 60～350 μm，直径 2.5～3.5 μm，多横隔。

虫体横切面：体表菌丝膜黄褐色至棕褐色，厚 260～520 μm，菌丝少有分枝，直径约 3 μm。虫皮外表为一层黄棕色蜡质物。体表刚毛深黄色，基部宽大，直径约 23 μm。体内充满白色菌丝，隐约可见内部的部分器官，如气管及残存的肠腔。

【成分】 凉山虫草含有甘露醇(mannitol)，麦角甾醇(ergosterol)，硬脂酸(stearic acid)，生物碱及有机酸，氨基酸主要包括：天冬氨酸，苏氨酸，丝氨酸，谷氨酸，甘氨酸，丙氨酸，磺丙氨酸，缬氨酸，甲硫氨酸，异亮氨酸，亮氨酸，酪氨酸，苯丙氨酸，赖氨酸，组氨酸，精氨酸及脯氨酸[1]。

【药理】 凉山虫草水浸剂腹腔注射对阈下催眠剂量的戊巴比妥钠具有协同作用，能明显延长戊巴比妥钠的睡眠时间。腹腔注射凉山虫草水浸剂 8 g/kg，共 3 次，每次间隔 2 h，能显著提高小鼠常压耐缺氧能力，并延长其存活时间。2，4-二硝基氯苯所致皮肤迟发型超敏反应性和小鼠腹腔巨噬细胞吞噬功能实验表明：凉山虫草能增强小鼠的细胞免疫和非特异性免疫功能。凉山虫草对兔耳血管和豚鼠支气管平滑肌均有扩张作用。凉山虫草的上述药理作用与冬虫夏草基本相似或略弱，其毒性较冬虫夏草小[1]。

毒性 凉山虫草水浸剂按最大体积和浓度每日 100 g/kg 灌胃给药，20 只小鼠，观察 7 d，未见异常反应。腹腔注射的 LD_{50} 为 24.26±0.03 g/kg。凉山虫草按 2 g/kg、4 g/kg、8 g/kg 灌胃给药，常规喂养，60 d 长期毒性试验观察结果表明：大鼠血液细胞学、血液生化学检测均属正常范围，肝、肾组织病理学检查，与对照组比较无明显差异，未见其他明显毒副作用[1]。

【功用主治】 补肺益肾。主治肺肾两虚之咳喘。

【用法用量】 内服：煎汤，5～10 g；或与鸡、鸭肉炖食。

4035 羖羊角 gǔ yáng jiǎo 《本经》

【基原】 为牛科山羊属动物雄性山羊或绵羊属动物雄性绵羊的角。

【原动物】 1. 山羊 *Capra hircus* Linnaeus 又名：长髯主簿（《古今注》）。

体长 1～1.2 m，体重 10～35 kg。头长，颈短，耳大，吻狭长。雌雄额部均有角 1 对，雄性者角大；角基部略呈三角形，尖端略向后弯，角质中空，表面有环纹或前面呈瘤状。雄者颌下有总状长须。四肢细，尾短，不甚下垂。全体被粗直短毛，毛色有白、黑、灰和黑白相杂等多种。

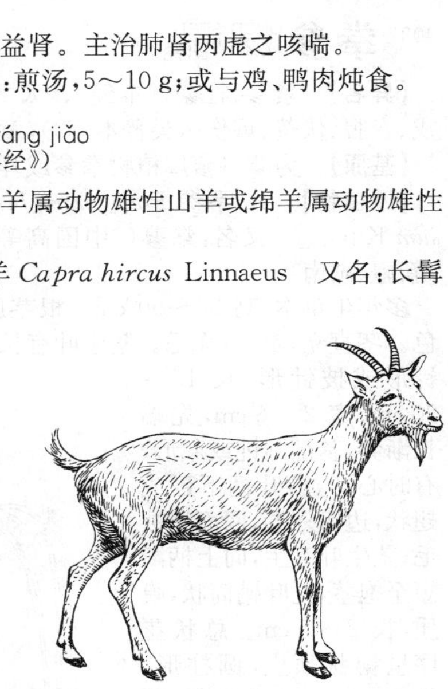

山 羊

为饲养家畜之一，品种颇多。分布于全国各地。

2. 绵羊 *Ovis aries* Linnaeus

绵羊为人们较早驯养的家畜。其体重随品种而不同，最小不过 20 kg，最大可达 150～200 kg。外形特征亦有多样。有的雌、雄均有角；有的两者皆无角；有的仅雄性有角。角形与羊尾也因种而有差异。其被毛接近原始品种者，具有两层：外层为粗毛可蔽雨水，内层为纤细的绒毛，藉以保温。但改良品种仅存内层的绒毛。前后肢两趾间具有一腺体，开口于前部。具有泪腺。

为饲养家畜之一，品种多达 300 余种。群居动物，以草类为食。怕热不怕冷。分布几遍全国，以北方或西北地区为多。

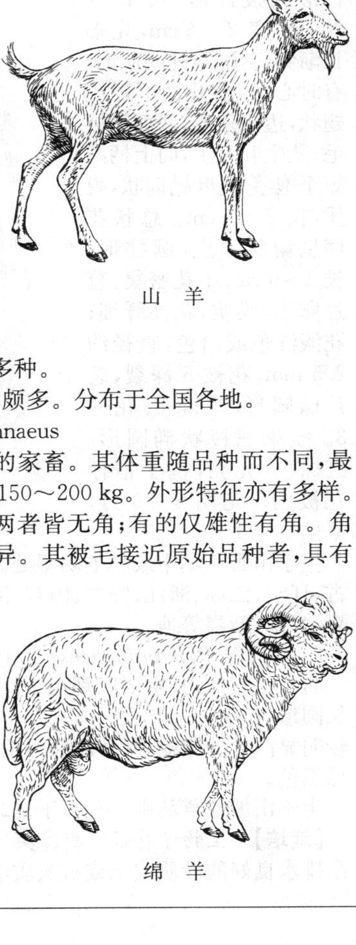

绵 羊

以上两种动物的心脏（羊心）、皮（羊皮）、肉（羊肉）、血（羊血）、胃（羊肚）、肝脏（羊肝）、肾（羊肾）、乳汁（羊乳）、羊乳经炼制而成的乳制品（酥、酪）、肺（羊肺）、骨骼（羊骨）、胎盘（羊胎）、胰脏（羊胰）、脂肪油（羊脂）、脑髓（羊脑）、膀胱（羊脬）、甲状腺体（羊靥）、骨髓或脊髓（羊髓）、头或蹄肉（羊头蹄）、睾丸（羊外肾）、胆汁（羊胆）及山羊的胡须（羊须）、胆囊结石（羊黄）、胃中的草结（羊胲子）均供药用，另设专条。

【采收加工】 四季均可锯角，干燥。

【药性】 苦、咸，寒。归肝、心经。

1.《本经》："味咸，温。"
2.《别录》："苦，微寒，无毒。"
3.《药性论》："大寒。"
4.《冯氏锦囊》："味苦、咸，性寒。"
5.《本草经疏》："入肺、心、肝三经。"
6.《要药分剂》："入脾、肺二经。"

【功用主治】 清热镇惊，明目，解毒。主治风热头痛，温病发热神昏，烦闷，吐血，小儿惊痫，惊悸，青盲内障，痈肿疮毒。

1.《本经》："主青盲，明目，杀疥虫，止寒泄，止惊悸。久服安心益气轻身。"
2.《别录》："疗百节中结气，风头痛及蛊毒，吐血，妇人产后余痛。"
3.《药性论》："治产后恶血，烦闷，烧灰酒服之。又治小儿惊痫。"
4.《食疗本草》："主惊邪。烧角作灰，治漏下恶血。"
5.《日华子》："退热，治山瘴、溪毒。"
6.《本草蒙筌》："止血调荣，安神益卫。治小儿发热。"
7.《广西药用动物》："治支气管炎。"
8.《山东药用动物》："平肝熄风。主治头风，头痛。"

【用法用量】 内服：煎汤，9～30 g；或烧存性研末。外用：烧灰研末调敷。

【选方】 1. 治诸脏虚邪，夜卧恍惚，神不安 羖羊角（镑，微炒）一两。上一味，捣罗为散。每服一钱匕，温酒调下，日三服。（《圣济总录》羖羊角散）

2. 治流行性乙型脑炎，高热神昏，谵语抽风 山羊角 30 g，钩藤 6～9 g。水煎服。（《食物中药与便方》）

3. 治风，心烦恍惚，腹中痛，或时闷绝而后复苏 羖羊角屑，微炒，捣细罗为散。不计时候，以温酒调下一钱匕。（《圣惠方》）

4. 治产后寒热，心闷极胀百病 羖羊角，烧末，酒服方寸匕，未瘥再服。（《子母秘录》）

5. 治吐血喘咳上气者 羊角二枚（炙焦），桂心末二两。上为末。每服一二匕，日三服，以糯米粥调下。（《普济方》羊角散）

6. 治支气管炎 陈山羊角 1 只，炙灰，研末，每日服 2～3 次，开水冲服。分 3 d 服完。（《广西药用动物》）

7. 治水泻多时不瘥 羖羊角一枚，用白矾末填满。上件药烧灰，都研为细散。每于食前以新汲水调下二钱。（《圣惠方》）

8. 治白浊 羊角火煅，刮灰末三钱，酒下。（《串雅内编》）

9. 治瘰疬 羊角一斤。锉碎，炙黄，研末。每早调服三钱。（《仙拈集》羊角散）

10. 治身面卒得赤斑，或痒，或瘭子肿起 羖羊角烧为灰，研令极细，以鸡子清和涂之。（《肘后方》）

【临床报道】 治疗流行性感冒 口服山羊角浓缩片(每片含生药1 g)。成人用量每次6片,每日3次,4 d为1个疗程。总计观察109例,显效85例(77.98%),有效15例(13.76%),无效9例,总有效率为91.74%[1]。

【各家论述】《本草经疏》:"羊角乃肺、肝、心三经药也,而入肝为正。《本经》咸、温;《别录》苦、微寒;甄权大寒。察其功用,应是苦寒居多,非苦寒则不能主青盲、惊悸、杀疥虫,及风头痛、蛊毒吐血也。盖青盲,肝热也;惊悸,心热也;疥虫,湿热也;风头痛,火热上升也;蛊毒吐血,热毒伤血也。苦寒总除诸热,故能疗如上等证也。其主百节中结气与妇人产后余痛,亦指血热气壅者而言。"

4036 瓶尔小草 píng ěr xiǎo cǎo(《植物名实图考》)

【异名】 独叶一枝枪(《百草镜》),一枝箭、一枝枪、一矛一盾、矛盾草、拨云草(《广西民间常用中草药手册》),蛇头一支箭、独叶一支箭(《昆明民间常用草药》),蛇须草、独叶一枝蒿(《云南中草药》),蛇舌草、单枪一支箭(《贵州民间方药集》)。

【基原】 为瓶尔小草科瓶尔小草属植物瓶尔小草的全草。

【原植物】 瓶尔小草 *Ophioglossum vulgatum* L. [*O. nipponicum* Miyabe et Kudo]

多年生小草本,植株高10~20 cm。根茎圆柱形,短而直立;自根茎丛生肉质粗根。具总梗1~3个,长10~20 cm,营养叶1枚,肉质或草质,由总梗5~10 cm处生出,狭卵形或长圆状卵形,顶端钝圆或锐尖,全缘,基部长楔形而下延,无柄;叶脉网状。孢子囊穗呈柱状,自总梗顶端生出,柄长6~15 cm,先端具突尖,远长于营养叶;孢子囊扁球形,无柄,无环带,熟时横裂;孢子呈球状四面体。

生于海拔350~3 000 m的林下潮湿草地、灌木林中或田边。分布于长江中下游及以南各地和陕西南部。

【采收加工】 7~9月采收,晒干或鲜用。

【成分】 瓶尔小草叶含丙氨酸、丝氨酸等氨基酸,并含3-O-甲基槲皮素-7-O-双葡萄糖苷-4′-O-葡萄糖苷(3-O-quercetin-7-O-diglucoside-4′-O-glucoside)[1]。

【药性】 甘,微寒。归肺、胃经。

1.《纲目拾遗》:"味甘、淡。入肺经。"

2.《云南中草药》:"微甘,寒。"

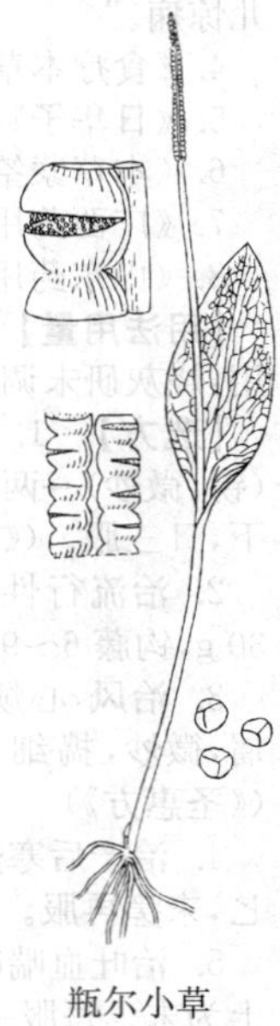

瓶尔小草

3.《广西本草选编》:"味微甘、酸,凉。"

【功用主治】 清热凉血,解毒镇痛。主治肺热咳嗽,肺痈,肺痨吐血,小儿高热惊风,目赤肿痛,胃痛,疔疮痈肿,蛇虫咬伤,跌打肿痛。

1.《纲目拾遗》:"行血凉血,清肺火。治吐血劳伤,调血最效,为怯弱要药。(治)肺痈,肺痿,黄疸,心痛,跌打风气伤力,咳嗽,咯血,肿毒。"

2.《云南中草药》:"清热解毒。主治毒蛇咬伤,小儿肺炎,惊风。"

3.《台湾药用植物志》:"全草为愈疮药,治癫疝;为催吐剂、润皮药,亦治瘰疬。叶治蜥、蝮及毒蛇咬伤;鲜叶作泥罨剂,治瘰疬性溃疡及肿瘤;同时内服一杯治水肿,呕逆及呕吐甚效;置油中煮,乃创伤及消炎之万应药。"

4.《福建药物志》:"治急性结膜炎,角膜云翳,眼睑缘炎。"

【用法用量】 内服:煎汤,10~15 g,大剂量可用至30 g;或研末,每次3 g。外用:鲜品捣敷;或研末调服。

【选方】 1. 治毒蛇咬伤 一支箭15 g,水煎服。另取鲜药适量,捣烂敷患处。也可用一枝箭干粉3 g,每日分3次,用酒送服。另取3 g调酒,由上而下擦伤口周围,勿擦伤口。(《广西民间常用中草药手册》)

2. 治痨咳带红 (瓶尔小草)全草与猪肺煮熟服。(《台湾药用植物志》)

3. 治小儿疳积 瓶尔小草6 g,使君子6 g,鸡内金3 g。水煎服。(《湖南药物志》)

4037 拳参 quán shēn(《本草图经》)

【异名】 紫参、牡蒙(《本经》、《太平御览》引作壮蒙),众戎、音腹、伏菟、重伤(《吴普本草》),童肠、马行(《别录》)。

【基原】 为蓼科蓼属植物拳参或耳叶蓼的根茎。

【原植物】 1. 拳参 *Polygonum bistorta* L. [*P. lapidosum* Kitag.] 又名:拳蓼(《中国高等植物图鉴》),倒根草(新疆、湖南)。

多年生草本,高35~90 cm。根茎肥厚,弯曲,外皮紫棕色。茎直立,单一,无毛。基生叶有长柄;叶片革质,长圆披针形或披针形,长10~20 cm,宽2~6 cm,先端长渐尖,基部圆钝或截形,有时心形,沿叶柄下延成翅状,边缘外卷,两面稍被毛;茎生叶互生,向上柄渐短至抱茎,托叶鞘筒状,膜质,长2~5 cm。总状花序呈穗状顶生,圆柱形,长3~6 cm;小花密集,苞片卵形,膜质,花梗纤细;花淡红色或白色,直径约2.5 mm,花被5深裂,裂片椭圆形;雄蕊8;花柱3。瘦果三棱状椭圆形,红棕色,光亮,包于宿存花被内。花期6~9月,果期9~11月。

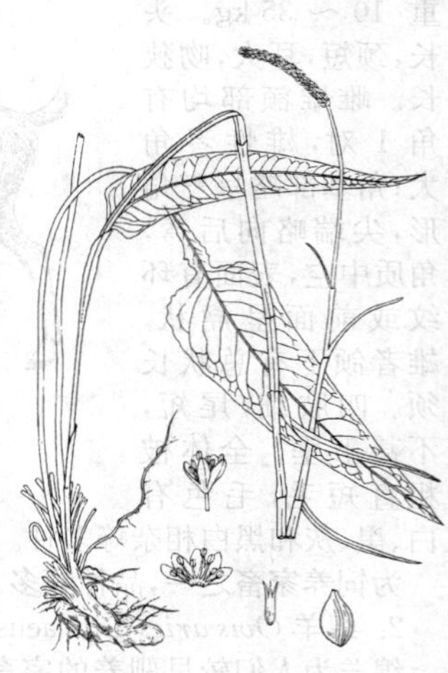

拳 参

生于山野草丛中或林下阴湿处。分布于河北、山西、内蒙古、辽宁、江苏、浙江、安徽、山东、河南、湖北、湖南、陕西、宁夏、甘肃、新疆等地。

2. 耳叶蓼 *P. manshuriense* V. Petr. ex Kom.

与拳参相似,其主要区别在于:本种的叶呈披针形或卵状长圆形,长5~9 cm,宽0.7~2.4 cm,基部圆形,边缘具有较明显凸起的脉端,叶片两面无毛。茎有8~9个节。瘦果棕黑色。

生于山坡或草丛中。分布于东北各地。

【栽培】 生物学特性 喜凉爽气候,耐寒、耐旱。宜选向阳排水良好的砂质壤土或石灰质壤土栽种。

繁殖方法　种子繁殖。北方4月上旬条播，行距30～45 cm，开浅沟，将种子均匀撒入沟内覆土0.3～1 cm。当苗高3～6 cm时，按株距15～30 cm间苗，也可育苗移栽。分根繁殖：秋季或春季萌芽前，挖出根状茎，每株可分成2～3株，按行距30～45 cm，株距30 cm栽种，覆土，压实。春栽2～3星期萌芽生长。

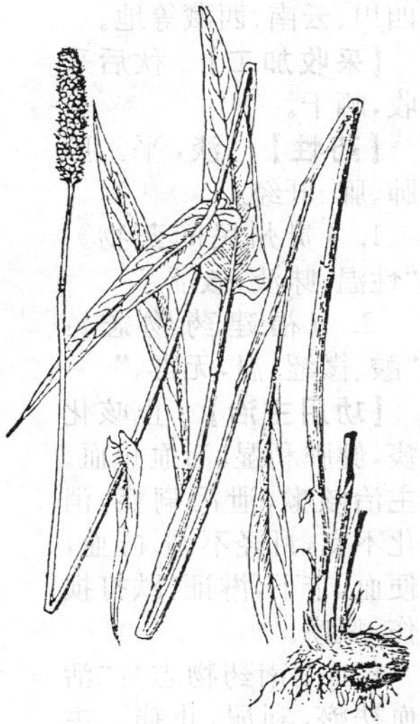

耳叶蓼

【采收加工】　春、秋两季挖取根状茎，晒干或切片晒干，亦可鲜用。

【药材】　拳参 *Rhizoma Bistortae*　主产于华北、西北及山东、江苏、湖北等地。

性状　根茎呈扁长条形或扁圆柱形，弯曲成虾状，两端略尖，或一端渐细，有的对卷弯曲，长6～13 cm，直径1～2.5 cm。表面紫褐色或紫黑色，粗糙，一面隆起，一面稍平坦或略具凹槽，全体密具粗环纹，有残留须根或根痕。质硬，断面近肾形，浅棕红色或棕红色，维管束呈黄白色点状，排列成断续环状。无臭，味苦、涩。

鉴别　(1) 根茎横切面：木栓层为数列木栓细胞，深棕色。皮层较宽。维管束外韧型，断续排列成环，有的韧皮部外侧有纤维束。髓部大。薄壁细胞中含较多草酸钙簇晶及淀粉粒。

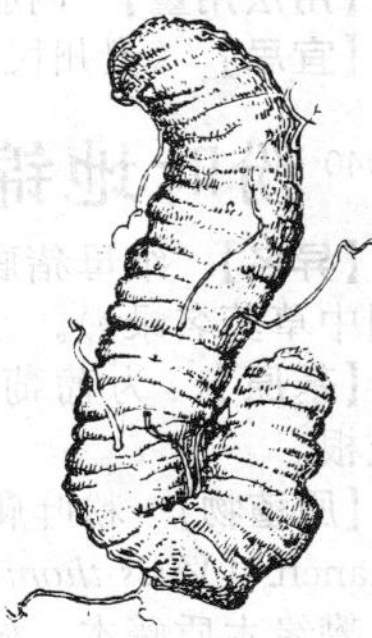

拳参(根茎)外形

粉末特征：淡棕红色。木栓细胞多角形，含棕红色物。草酸钙簇晶甚多，直径15～65 μm。具缘纹孔导管直径20～55 μm，亦有网纹及螺纹导管。纤维长梭形，直径10～20 μm，壁较厚，木化，孔沟明显。淀粉粒椭圆形、卵形或类圆形，直径5～12 μm。

(2) 取本品粉末约0.5 g，加水4 ml，微热，滤过。取滤液1 ml，加三氯化铁试液1滴，产生蓝黑色沉淀，稍振摇，滤液即显茶蓝色。或取本品一薄片(或粉末少量)，加乙醇2滴与1%三氯化铁的乙醇溶液1滴，显蓝黑色(检查鞣质)。

【成分】　拳参根茎含没食子酸(gallic acid)，并没食子酸(ellagic acid)以及可水解鞣质和缩合鞣质。还含右旋儿茶酚(catechol)，左旋表儿茶酚(epicatechol)，6-没食子酰葡萄糖(6-galloylglucose)，3，6-二没食子酰葡萄糖(3，6-digalloyl glucose)和葡萄糖[1]。

全草含酚酸类绿原酸(chlorogenic acid)，咖啡酸(caffeic acid)，原儿茶酸(protocatechuic acid)，又含金丝桃苷(hyperin)[3，4]，5-黏霉酮-3-无羁萜醇(5-glutinen-3-one friedelanol)[5]。

【药理】　1. 抗菌作用　根茎中所含左旋表儿茶酚能抑制乳酸菌的生长[1]。拳参中含鞣质的提取物，在试管内抗菌的有效浓度为0.5%～1.0%[2]。

2. 中枢抑制作用　拳参正丁醇提取物对小鼠自发活动有明显抑制作用，能加速戊巴比妥钠的入睡时间和延长其睡眠时间，并与戊巴比妥钠有协同作用[3]。

3. 镇痛作用　拳参正丁醇提取物对醋酸诱发小鼠扭体反应，热板法和电刺激法诱发的疼痛有显著的镇痛作用，纳洛酮不能对抗其镇痛作用[4]。

4. 其他作用　根茎中所含左旋表儿茶素能显著降低胆碱酯酶活性[5]，并能降低大鼠血清和肝脏中的胆固醇[6]，对四氧嘧啶引起的大鼠糖尿病有预防作用[7]。

【药性】　苦，微寒。小毒。归肺、肝、大肠经。

1.《本经》："味苦、辛，寒。"

2.《别录》："微寒，无毒。"

3.《纲目》："气味俱厚，阴也沉也。入足厥阴之经，肝脏血分药也。"

4.《现代实用中药》："酸、苦，有小毒。"

5.《广西中药志》："味苦、涩，性寒。"

【功用主治】　清热利湿，凉血止血，解毒散结。主治肺热咳嗽，热病惊痫，赤痢，热泻，吐血，衄血，痔疮出血，痈肿疮毒。

1.《本经》："主心腹积聚，寒热邪气，通九窍，利大小便。"

2.《别录》："疗肠胃大热，吐血衄血，肠中聚血，痈肿诸疮，止咳益精。"

3.《药性论》："能散瘀血，主心腹坚胀，治妇人血闭不通。"

4. 王好古："主狂疟瘟疟，衄血，汗出，治血痢。"(引自《纲目》)

5.《纲目》："治诸血病，及寒热疟痢，痈肿积块之属厥阴者。"

6.《现代实用中药》："内服治赤痢；含漱作口腔炎之收敛剂；外用治痔疮及肿疡。"

7.《全国中草药汇编》："清热解毒，凉血止血。用治肝炎，痢疾，肠炎，痔疮出血，子宫出血。外用治口腔炎，牙龈炎，痈疖肿毒。"

【用法用量】　内服：煎汤，3～12 g；或入丸、散。外用：捣敷或煎水含漱、熏洗。

【宜忌】　无实火热者不宜用，阴疽患者禁服。

【选方】　1. 治下痢　紫参半斤，煎二升，入甘草二两，煎取半升。分三服。(《纲目》引《金匮玉函经》)

2. 治痢疾　鲜拳参、鲜蒲公英各12 g，鲜黄芩9 g。水煎服。小儿酌减。(《全国中草药汇编》)

3. 治慢性气管炎　拳参9 g，陈皮9 g，甘草6 g。水煎服。

4. 治急性扁桃体炎　拳参9 g，蒲公英15 g。水煎服。(3、4方出自《西宁中草药》)

5. 治烧烫伤　拳参研末，调麻油匀涂患处，每日1～2次。(《贵州省中草药资料》)

6. 治吐血不止　紫参、人参、阿胶(炒)等分。为末。乌梅汤服一钱。一方去人参，加甘草，以糯米汤服。(《圣惠方》)

7. 治痈疽疔疮　拳参12 g，紫花地丁15 g。水煎服。(《西宁中草药》)

【临床报道】　1. 治疗菌痢，肠炎　用拳参制成片剂，每片含药0.3 g。每次4片，每日服3次。治菌痢80例，平均服药6.6 d，结果治愈71例，好转5例，无效4例。有效病例平均1 d退热，其他症状体征的消失时间为：腹痛3.8 d，里急后重2.7 d，脓血便2.9 d，便次复常3.3 d[1]。

2. 治疗慢性气管炎 用1∶1紫参（石生蓼根茎）注射液（每1 ml含紫参黄酮2.2～2.5 mg）肌内注射，每次2 mg，每日2次，10 d为1个疗程。治疗103例，除1例合并严重肺心病无效外，其余102例均有效。病型与疗效无明显关系。3个疗程后症状和体征的消失率分别为：咳嗽72.8%，咯痰79.9%，气喘77.1%，干湿性啰音67.2%。咳嗽、咯痰、气喘与啰音的见效时间多数在4～10 d内，但消炎作用较差[3]。

3. 治疗阑尾炎 金果榄、拳参各等量，分别研粉，用开水冲服，每次1 g，每日服3次。治疗40例，治愈39例，一般于服药后2～6 h腹痛减轻，2～3 d腹痛消失，右下腹压痛明显减轻，4～6 d压痛消失而治愈[3]。

4038 粉霜 fěn shuāng（《品汇精要》）

【异名】 白雪（《抱朴子》），水银霜、白灵砂（《纲目》），白粉霜（《药材资料汇编》）。

【基原】 为用升华法炼制而成的氯化高汞。

【成分】 主要为氯化高汞（升汞）（$HgCl_2$）[1]。

【药性】 辛，温，大毒。

1.《品汇精要》："有小毒。"

2.《纲目》："辛，温。有毒。"

【功用主治】 攻毒，蚀恶肉，杀虫。主治杨梅疮毒，腋下狐臭。

【用法用量】 外用：0.03～0.06 g，调敷。

【宜忌】 本品有剧毒，严禁内服。外用亦不可过量。内服中毒量为0.1～0.2 g，致死量为0.3 g。

【选方】 1. 治杨梅疮 水银一两，食盐、明矾、皂矾、火硝各二两，雄黄、朱砂各三钱。除水银不研，将六味研末，入阳城罐内，中间放水银，上以铁盏盖好，再用铁线扎紧，以牡蛎盐泥封口，晒干，裂缝补好，照升药法，升打三炷香为度。冷定取开，刮下盏内灵药（即粉霜），每用一二厘，冷水调点，三四次愈。（《疡医大全》白粉霜）

2. 治腋下胡臭 粉霜、水银等分。以面脂和涂之。（《圣济总录》）

4039 粉背蕨 fěn bèi jué（《江西民间草药》）

【异名】 鸡脚草、铁脚凤尾草（《江西民间草药》），卷叶凤尾、白烤、白蓝地草、岩飞蛾（《湖南药物志》），天青地白（《广西药用植物名录》），水郎鸡（《贵州民间药物》），姬里白（广州空军《常用中草药手册》），猪棕草、大叶猪棕（《云南药用植物名录》）。

【基原】 为中国蕨科粉背蕨属植物粉背蕨的全草。

【原植物】 粉背蕨 *Aleuritopteris pseudofarinosa* Ching et S. K. Wu 又名：假粉背蕨（《植物分类学报》）。

陆生蕨类植物，植株高20～50 cm。根茎短而直立，顶端密被鳞片；鳞片中间黑色，边缘淡棕色，披针形，先端长钻状。叶簇生；柄长10～30 cm，栗褐色，有光泽，基部疏被宽披针形鳞片，向上光滑；叶片三角状卵圆披针形，长10～25 cm，宽5～10 cm，基部最宽，三回羽裂，中部二回羽裂，向顶部羽裂，侧生羽片对生或近对生，小羽片5～6对，彼此密接，全缘，叶干后纸质或薄革质，上面淡褐绿色，光滑，下面被白色粉质。孢子囊群由多个孢子囊汇合成线形；囊群盖断裂，膜质，棕色，边缘撕裂成睫毛状。

生于山坡阴处或石隙处。分布于江西、湖南、广东、广西、四川、云南、西藏等地。

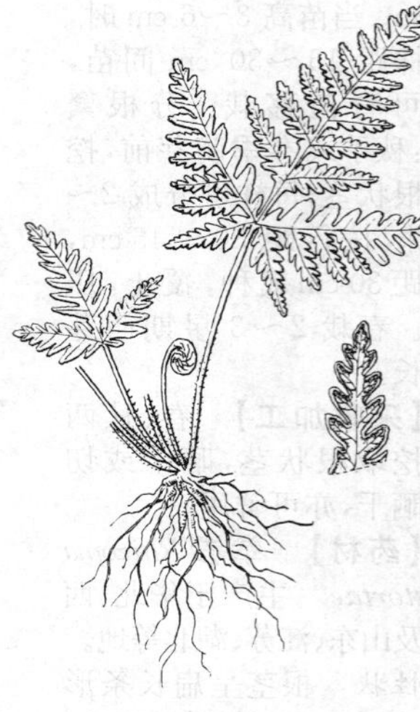
粉背蕨

【采收加工】 秋后采收，晒干。

【药性】 淡，平。归肺、脾、肝经。

1.《贵州民间药物》："性温，味淡、微涩。"

2.《福建药物志》："酸、微涩，温，无毒。"

【功用主治】 止咳化痰，健脾利湿，活血止血。主治咳嗽，泄泻痢疾，消化不良，月经不调，吐血，便血，带下，淋证，跌打损伤，瘰疬。

1.《湖南药物志》："活血祛瘀，利尿，止痛。主治一切咳嗽，小儿腹泻，腹痛，白带，跌打损伤。"

2.《贵州民间药物》："调经活血，止咳嗽，补虚弱。"

3.《贵州草药》："利湿。"

4.《福建药物志》："祛痰止咳，利湿祛瘀。治百日咳，喉风，痢疾，泄泻，淋病，白带，月经不调，跌打损伤。"

【用法用量】 内服：煎汤，15～30 g，大剂量可用至60 g。

【宜忌】 《贵州民间药物》："忌食生冷食物。"

4040 粉叶地锦 fěn yè dì jǐn（《天目山药用植物志》）

【异名】 细母猪藤（《贵州药用植物名录》），五皮风（《贵州中草药名录》）。

【基原】 为葡萄科爬山虎属植物粉叶爬山虎的藤茎或根。

【原植物】 粉叶爬山虎 *Parthenocissus thomsonii* (Laws.) Planch. [*Vitis thomsonii* Laws.]

攀缘木质藤本。枝、叶幼时常带紫色；卷须粗壮，长而分叉，末端有吸盘。掌状复叶互生；叶柄长3～6 cm，小叶片5，卵形至披针状卵形，叶缘中部以上有疏锯齿，上面沿中脉有毛，下面有短柔毛或近无毛，两面常被白粉；中间小叶较大，长4～7 cm，宽1.5～3 cm，侧生小叶小。聚伞花序与叶对生，总花梗较叶柄稍短；花5数；花萼盘状，全缘；花瓣椭圆形，开展；雄蕊与花瓣对生，花丝细弱；花盘与子房贴生，不明显；子房3室，花柱钻状。浆果扁球形，直径6～7 mm，熟时黑色。花期5月，果期6～9月。

常攀缘于墙壁、岩石

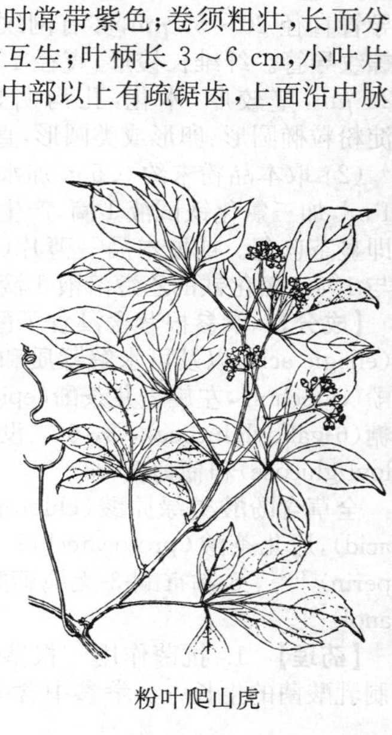
粉叶爬山虎

或树干上。分布于浙江、安徽、江西、湖北、湖南、云南等地。

【采收加工】 9～12月采收茎及根，切片或段，鲜用或晒干。

【药理】 1. 对大鼠附性器官的影响　粉叶地锦水提取液每日3 g/kg及每日1.5 g/kg腹腔注射，连续15 d，能增加阉割后大鼠的包皮腺重量及外眼窝泪腺腺泡泡状黏液改变的百分率，使提肛肌/前列腺的比值明显减小，但对体内睾丸酮无影响。表明该制剂具有较强的雄激素样作用和同化作用[1]。

2. 对免疫功能的影响　粉叶地锦水煎醇沉提取物折合生药0.5 g/kg、1.0 g/kg、2.0 g/kg给小鼠口服，每日1次，连用5 d，能明显增加小鼠胸腺及脾脏的重量，促进溶血素的形成及脾抗体分泌细胞的形成，且有剂量依赖性。粉叶地锦水提取物折合生药10 μg/ml、100 μg/ml、1 000 μg/ml浓度时均可提高ConA及LPS所诱导的T、B细胞的增殖反应[2]。

【药性】《贵州草药》："根性平，味甘、辣。"

【功用主治】《贵州草药》："清热解毒，驱风除湿。"

【用法用量】 内服：煎汤，15～30 g；或浸酒。

【选方】 1. 治妇女白带　粉叶地锦根60～90 g。水煎，冲白酒，早晚饭前各服1次。(《天目山药用植物志》)

2. 治无名肿毒　细母猪藤根、大母猪藤根各等分。捣烂敷患处。(《贵州草药》)

4041 益母草 yì mǔ cǎo（《本草图经》）

【异名】 蓷(《诗经》)，萑(《尔雅》)，雊(《诗经》毛传)，益母、茺蔚、益明、大札(《本经》)，臭秽(《尔雅》刘歆注)，贞蔚(《别录》)，苦低草(《千金方》)，郁臭草(《本草拾遗》)，土质汗、夏枯草(《近效方》)，野天麻、火炊、负担(《经效产宝》)，辣母藤(《履巉岩本草》)，郁臭苗(《救荒本草》)，猪麻(《纲目》)，益母艾(《生草药性备要》)，扒骨风(《分类草药性》)，红花艾(《岭南采药录》)，坤草(《青海药材》)，枯草(《药材资料汇编》)，苦草、田芝麻棵、小暑草(《江苏省植物药材志》)，益母蒿(《东北药用植物志》)，地落艾(《陆川本草》)，陀螺艾(《广西药用植物图志》)，红花益母草、月母草(《四川中药志》)，旋风草(《陕西中药志》)，油耙菜、野油麻(《湖南药物志》)，四棱草、铁麻干、红梗玉米膏、地母草(《中药志》)。

【基原】 为唇形科益母草属植物益母草和细叶益母草的全草。

【原植物】 1. 益母草 *Leonurus japonicus* Houtt. [*L. heterophyllus* Sweet; *L. artemisia* (Lour.) S. Y. Hu]

一年生或二年生草本，高60～100 cm。茎直立，四棱形，被微毛。叶对生；叶形多种；叶柄长0.5～8 cm。一年生植物基生叶具长柄，叶片略呈圆形，直径4～8 cm，5～9浅裂，裂片具2～3钝齿，基部心形；茎中部叶有短柄，3全裂，裂片近披针形，中央裂片常再3裂，两侧裂片再1～2裂，最终小裂片宽度通常在3 mm以上，先端渐尖，边缘疏生锯齿或近全缘；最上部叶不分裂，线形，近无柄，上面绿色，被糙伏毛，下面淡绿色，被疏柔毛及腺点。轮伞花序腋生，具花8～15朵；小苞片针刺状，无花梗；花萼钟形，外面贴生微柔毛，先端5齿裂，具刺尖，下方2齿比上方3齿长，宿存；花冠唇形，淡红色或紫红色，长9～12 mm，外面被柔毛，上唇与下唇几等长，上唇长圆形，全缘，边缘具纤毛，下唇3裂；雄蕊4，二强，着生在花冠内面近中部，花药2室；雌蕊1，子房4裂，花柱丝状，柱头2裂。小坚果褐色，三棱形，长2～2.5 mm，直径约1.5 mm。花期6～9月，果期7～10月。

益母草

生于田埂、路旁、溪边或山坡草地，尤以向阳地带为多，生长地可达海拔3 000 m以上。分布于全国各地。

2. 细叶益母草 L. *sibiricus* L. [*L. manshuricus* Yabe]

本种形态与益母草相似，不同点是：茎有糙伏毛。叶柄长0.5～5 cm；茎最下部的叶早落，中部的叶卵形，掌状3全裂，长约5 cm，宽约4 cm，裂片长圆状菱形，再羽状分裂成3裂的线状小裂片，宽度通常1～3 mm；最上部叶明显3裂，小裂片线形，叶脉明显凸起。轮伞花序，多花；花冠长15～20 mm，外面密被长柔毛，上唇比下唇长1/4左右。

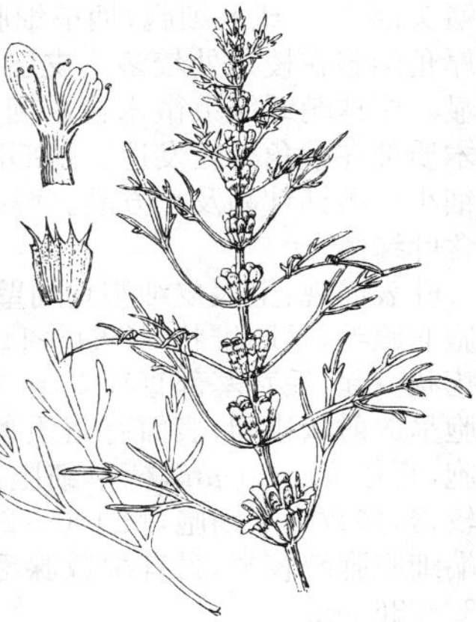

细叶益母草

生于石质山坡、砂质草地或松林中，海拔可高达1 500 m。分布于河北北部、山西、内蒙古、陕西西北部、甘肃等地。

以上植物的花(益母草花)、果实(茺蔚子)亦供药用，另设专条。

【栽培】 生物学特性　喜温暖湿润气候和充足的光照，海拔在1 000 m以下的地区都可栽培，不宜高海拔和阴湿环境。对土壤要求不严，但以向阳、肥沃、排水良好的砂质壤土栽培为宜。

繁殖方法　种子繁殖。益母草因品种习性不同播种期亦不同，冬性益母草，必须在9月下旬至10月下旬播种，第二年夏季才能开花结果；春性益母草，秋、春、夏三季播种均可开花结果。直播为好，多用点播，按行距27 cm，穴距20 cm，深3～5 cm，开浅穴播种。

田间管理　苗高7 cm时，间苗2～3次，至苗高17 cm左右定苗，每穴留壮苗2～3株，每亩保持存苗3万～4万株产量最高。秋播者中耕除草3～4次，第一次在12月间苗时，第二年视杂草及植株生长情况进行2～3次。春播者进行2～3次，中耕宜浅。播种前除施基肥外，在生长期可结合中耕除草进行追肥，以人畜粪尿、尿素等氮肥为主。

病虫害防治　病害有白粉病，在发病前后用25%粉锈宁1 000倍液防治。菌核病，可喷1∶1∶300倍波尔多液。还有花叶病等为害。虫害有蚜虫，春、秋季发生，用化学制剂防治。小地老虎于早晨捕杀，或堆草诱杀。

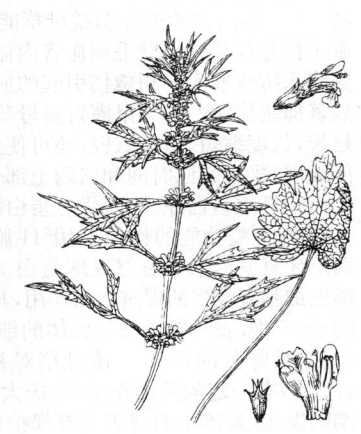

【采收加工】 在每株开花2/3时收获，选晴天齐地割下，应即摊放，晒干后打成捆。

【药材】 益母草 *Herba Leonuri* 主产于河南、安徽、四川、江苏、浙江等地。

性状 鲜益母草 幼苗期无茎，基生叶圆心形，边缘5～9浅裂，每裂片有2～3钝齿。花前期茎呈方柱形，上部多分枝，四面凹下成纵沟，长30～60 cm，直径0.2～0.5 cm；表面青绿色；质鲜嫩，断面中部有髓。叶交互对生，有柄；叶片青绿色，质鲜嫩，揉之有汁；下部茎生叶掌状3裂，上部叶羽状深裂或浅裂成3片，裂片全缘或具少数锯齿。气微，味微苦。

干益母草 茎表面灰绿色或黄绿色；体轻，质韧，断面中部有髓。叶片灰绿色，多皱缩、破碎，易脱落。轮伞花序腋生，小花淡紫色，花冠二唇形，花萼宿存，筒状，黄绿色，萼内有小坚果4。切段者长约2 cm。

鉴别 (1) 茎横切面：表皮细胞外被角质层，有毛茸；腺鳞头部4、6或8细胞，柄单细胞；非腺毛1～4细胞。下皮厚角细胞在棱角处较多。皮层为数列薄壁细胞；内皮层明显。中柱鞘纤维束微木化。韧皮部较窄。形成层不明显。木质部在棱角处较发达。髓部薄壁细胞较大。薄壁细胞含细小草酸钙针晶及小方晶。鲜品近表皮部分皮层薄壁细胞含叶绿体。

叶表面观：上表皮细胞垂周壁略呈波状弯曲，有众多单细胞非腺毛，呈圆锥状，长64～110 μm，壁厚约6 μm，壁上有疣状突起，毛茸基部直径20～40 μm，周围有4～7表皮细胞呈放射状排列，表面有角质条状纹理，腺毛头部1～4细胞，直径20～24 μm，柄单细胞。下表皮细胞较小，非腺毛较密，多数为2细胞，长100～240 μm，表面有疣状突起，顶端细胞胞腔较窄，另有少数腺毛及腺鳞，头部8细胞，直径32～36 μm。

(2) 取本品粗粉1 g，加乙醇10 ml，冷浸过夜，滤过。蒸干滤液，残渣加稀盐酸4 ml溶解，滤过。取滤液1 ml，加改良碘化铋钾试液2滴，产生橙色沉淀(检查生物碱)。

(3) 薄层色谱：取本品粉末(鲜品干燥后粉碎)3 g，加乙醇30 ml，加热回流1 h，放冷，滤过，滤液浓缩至约5 ml，加于活性炭-氧化铝柱(活性炭0.5 g；中性氧化铝100～120目，2 g；内径10 mm)上，用乙醇30 ml洗脱，收集洗脱液，蒸干，残渣加乙醇0.5 ml使溶解，作为供试品溶液。另取盐酸水苏碱对照品，加乙醇制成每1 ml含5 mg的溶液，作为对照品溶液。吸取上述两种溶液各10 μl，分别点样于同一硅胶G薄层板上，以正丁醇-盐酸-水(4∶1∶0.5)为展开剂，展开，取出，晾干，喷以稀碘化铋钾试液。供试品色谱中，在与对照品色谱相应的位置上，显相同颜色的斑点。

品质标志 《中华人民共和国药典》2005年版规定：本品以干燥品计算，含生物碱以盐酸水苏碱($C_7H_{13}NO_2 \cdot HCl$)计，干品不得少于0.50%。

【成分】 1. 益母草 全草含生物碱：益母草碱(leonurine)[1,2]，水苏碱(stachydrine)[2]；萜类：前西班牙夏罗草酮(prehispanolone)[3]，西班牙夏罗草酮(hispanolone)，鼬瓣花二萜(galeopsin)，前益母草二萜(preleoheterin)及益母草二萜(leoheterin)[4]。

2. 细叶益母草 全草含生物碱：益母草碱，4-胍基-1-丁醇(4-guanidino-1-butanol)，4-胍基丁酸(4-guanidino-butyric acid)，精氨酸(arginine)[5]，益母草碱亚硝酸盐(leonurine nitrite)[6]。萜类：细叶益母草萜(leosibirin)，异细叶益母草萜(isoleosibirin)及细叶益母草萜内酯(leosibiricin)[7]。叶含水苏碱[8]，益母草二萜(leoheterin)[4]，富脯氨酸环十肽(cycloleonuripeptide D)[9]。

【药理】 1. 对子宫的作用 益母草是常用的调经止血药，具有较强的子宫兴奋作用，能增加子宫收缩幅度、频率及张力。以大鼠离体子宫为模型，观察益母草的缩宫作用，结果新鲜的营养期益母草的缩宫作用明显强于同一批干品的缩宫作用。益母草碱可使大鼠动情前期的大鼠离体子宫从小振幅不规则的自发性收缩变为大振幅的规律收缩，但从动情期制备的子宫标本加益母草碱可使收缩力和收缩频率增加，益母草碱的作用与剂量相关，浓度为0.2 μg/ml时即可引起子宫收缩，益母草碱的收缩可持续数小时，但冲洗后可恢复。用益母草水煎液对离体小鼠子宫进行实验，结果小鼠子宫活动力明显增加，益母草对子宫的兴奋作用可能与兴奋组胺H1受体及肾上腺素α受体有关。给大鼠腹腔注射益母草水煎液，对其子宫肌电活动的变化进行观察，结果给药后大鼠子宫肌电的慢波频率加快、平均振幅增大、单波频率加快、最大振幅增加，益母草对子宫的兴奋作用可能是通过改变一些与电活动有关离子的浓度，使起步细胞活动加强及动作电位去极化加快所致[1,2]。

2. 对心血管的作用 益母草能明显抑制血中和心肌组织中的丙二醛(MDA)的产生，保护超氧化物歧化酶(SOD)和谷胱甘肽过氧化物酶(GSH-Px)的活性，益母草注射液还可通过保护ATP酶的活性、减轻脂质过氧化反应心肌内Ca^{2+}超负荷和减少心肌内心肌酶的逸出而发挥保护心肌细胞结构和功能的作用；除此之外，尚可通过改善血液流变学及冠状血流量而减轻缺血再灌注损伤。益母草对大鼠异丙肾上腺素性心肌缺血也有很好的治疗作用，经益母草治疗后1 h内大部分动物心电图均恢复正常。结扎大鼠冠状动脉左室支复制心肌缺血的动物模型，心肌缺血1 h后从尾静脉注射益母草注射液，缺血2 h后取血栓测各项指标，结果益母草注射液能明显降低大鼠心肌缺血过程中升高的全血黏度、血浆黏度、血沉及血浆纤维蛋白原，并可降低二磷酸腺苷及胶原诱导的血小板聚集率，显著抑制体外血栓的形成，表明益母草注射液具有抗心肌缺血的作用。益母草水提液虽然自身很难引起大鼠主动脉血管的收缩，但却是可以显著增强苯福林(phenylephrine)诱导下大鼠主动脉血管的收缩[3,4]。

3. 抗血小板聚集及抗血栓形成 体外实验表明，益母草及其提取物有拮抗ADP诱导的正常动物血小板聚集作用[5,6]。体内实验亦证明益母草能显著减少外周循环中的血小板总数和肺泡壁毛细血管内血小板及其聚集物。对大鼠冰水游泳或大面积烫伤引起的血小板聚集活性增高也有显著抑制作用[7]。大鼠灌胃益母草煎剂可使血栓形成时间延长，长度缩短，重量减轻，还可使血小板计数减少，聚集功能减弱，凝血酶原时间和白陶土部分凝血活酶时间延长，以及血浆纤维蛋白原减少，优球蛋白溶解时间缩短[8]。

4. 对免疫功能的作用 用^3H-胸腺嘧啶掺入法表明，前西班牙夏罗草酮对由刀豆球蛋白A(Con A)活化的小鼠T淋巴细胞有较强的促进增殖作用，其作用是单独使用Con A的5～8倍，表明能够增强机体的细胞免疫功能[9]。

5. 对肾脏的作用 益母草对初发期急性肾小管坏死(ATN)有一定的防治作用；在庆大霉素所致急性肾功能衰竭的发生、发展中对肾脏具有保护作用；益母草注射液对甘油生理盐水引起的家兔急性肾功能衰竭有明显增加肾皮质血流量作用，改善肾脏功能，减轻或恢复肾小管细胞的变性、浑浊肿胀等病理改变[10]。以肌酐(Cr)、尿素氮(BUN)、滤过钠排泄分数(EFNC)、肾血流量(RBF)及动物存活情况作为观察指标，证明益母草治疗犬缺血型初发期急性肾功能衰竭具有显著效果[11]。

毒性　益母草毒性较小。小鼠静注益母草注射液，其 LD_{50} 为 30～60 g/kg[12]。小鼠静注益母草总碱 LD_{50} 为 0.572±0.037 g/kg，家兔皮下注射 30 mg/kg，连续 2 星期未见毒性作用[13]。慢性毒性试验，未见动物的心、肝、肺、肾的病理损伤[14]。

【炮制】 1. 益母草　取原药材，除去杂质，切去残根，迅速洗净，润透，切段，干燥。

2. 酒益母草　取益母草段，加黄酒拌匀，闷润至透，置锅内，用文火加热炒干，取出放凉。每益母草段 100 kg，用黄酒 15 kg。

饮片性状　益母草呈不规则的小段，茎、叶、花混合。茎方形，长 10 mm，灰绿色或黄绿色，断面中部有白髓。叶灰绿色，多皱缩、破碎。轮伞花序，小花淡紫色，花萼筒状，花冠二唇形。气微，味微苦。酒益母草形如益母草，色泽加深，微具酒气。

贮干燥容器内。酒益母草密闭，置阴凉干燥处。

【药性】 辛、苦，微寒。归肝、肾、心包经。

1.《本草拾遗》："寒。"

2.《本草蒙筌》："味辛、甘，气微温，无毒。"

3.《纲目》："味辛、微苦，无毒。"

4.《本草正》："味微苦、微辛，微寒，性滑而利。"

5.《本草汇言》："阴中之阳，手、足厥阴经药也。"

6.《药品化义》："气和，味微苦略辛，性微凉，能升能降。性气薄而味厚，入肝、脾、包络三经。"

7.《得配本草》："辛、苦，平。入足厥阴经血分。"

8.《本草再新》："入心、脾、肾三经。"

【功用主治】 活血调经，利尿消肿，清热解毒。主治月经不调，经闭，胎漏难产，胞衣不下，产后血晕，瘀血腹痛，跌打损伤，小便不利，水肿，痈肿疮疡。

1.《本经》："主隐疹痒，可作浴汤。"

2.《新修本草》："敷丁肿，服汁使丁肿毒内消；又下子死腹中，主产后胀闷，诸杂毒肿，丹游等肿；取汁如豆滴耳中，主聤耳；中虺蛇毒，敷之。"

3.《本草拾遗》："苗子入面药，令人光泽。捣苗，敷乳痈恶肿痛者；又捣苗绞汁服，主浮肿下水，兼恶毒肿。"

4.《本草衍义补遗》："治产前产后诸疾，行血养血；难产作膏服。"

5.《纲目》："活血破血，调经解毒。治胎漏，产难，胎衣不下，血运，血风，血痛，崩中漏下，尿血，泻血，疳，痢，痔疾，打扑内损，瘀血，大便、小便不通。"

6.《本草崇原》："清热而解毒，凉血以安胎。"

7.《本草新编》："下乳。"

8.《医林纂要》："补肝和脾，燥湿行血。"

【用法用量】 内服：煎汤，10～15 g，熬膏或入丸、散。外用：煎水洗；或鲜品捣敷。

【宜忌】 阴虚血少、月经过多、瞳仁散大者均禁服。

1.《经效产宝》："忌铁器。"

2.《本草正》："血气素虚兼寒，及滑陷不固者皆非所宜，不得以其益母之名，谓妇人所必用也。"

3.《本经逢原》："若脾胃不实，大肠不固者勿用，为其性下行也。"

4.《得配本草》："崩漏、瞳子散大，二者禁用。"

5.《药性切用》："无瘀勿用。"

【选方】 1. 治痛经　益母草 30 g，香附 9 g。水煎，冲酒服。

2. 治产后瘀血痛　益母草、泽兰各 30 g，红番苋 120 g，酒 120 ml。水煎服。(1、2 方出自《福建药物志》)

3. 治产后血晕，心闷乱，恍惚　生益母草汁三合(根亦得)，地黄汁二合，小便一合，鸡子三枚(取清)。煎三四沸，后入鸡子清，勿搅，作一服。(《经效产宝》)

4. 治子烦，妊娠因服药致胎动不安，有似虚烦不得卧者　益母二两(洗，焙)。上为细末，以枣肉为丸，如弹子大。每服一丸，细嚼，煎人参汤送下。(《妇人良方》益母丸)

5. 治折伤筋骨，遇天阴则痛　益母草不拘多少，用水煎膏，随病上下，食前后服，酒化下。(《医宗说约》益母膏)

6. 治尿血　服益母草汁一升差。(《外台》)

7. 治小儿疳痢，痔疾　益母草叶煮粥食之，取汁饮之亦妙。(《食医心鉴》)

8. 治赤白杂痢困重　益母草(爆干)、陈盐梅(多年者烧存性)等分。为末，每服三钱，白痢干姜汤下，赤痢甘草汤下，连服。(《卫生家宝》)

9. 治小儿鼻疳痒　益母草根末一分，麝香一钱，定粉一分，密陀僧一分。上药都研令细，干贴鼻内立效。(《圣惠方》)

10. 治耳聋　益母草一握(洗)。上研取汁，少灌耳中。(《圣济总录》)

11. 治妇人勒乳后疼闷，乳结成痈　益母草，捣细末，以新汲水调涂于乳房上，以物抹之，生者捣烂用之。

12. 治疔肿至甚　益母草茎叶，捣烂敷疮上，又绞取汁五合服之，即内消。(11、12 方出自《圣惠方》)

13. 治喉闭肿痛　益母草捣烂，新汲水一碗，绞取汁顿饮；随吐愈，冬月用根。(《卫生易简方》)

14. 治粉刺面皯，黑白斑驳　益母草不限多少，烧灰，上以醋浆水和作团，以大火烧令通赤，如此可五度，黑干即细研，夜卧时加粉涂之。(《圣惠方》)

【临床报道】 1. 治疗急性肾小球肾炎　每日用干益母草 90～120 g，或鲜益母草 180～240 g(小儿酌减)，用水 700 ml(以浸没益母草为度)，文火煎至 300 ml。共治疗 80 例，除少数病例并发炎症兼用抗生素治疗，以及有肾病性综合征兼用综合疗法外，皆单用益母草治疗，结果全部治愈，治愈时间 5～36 d[1]。

2. 治疗冠心病　用益母草注射液 8 支(每支含生药 4 g)，加入 5%葡萄糖溶液 500 ml，静脉滴注，每日 1 次，2 星期为 1 个疗程，有效者给予第二个疗程，无效改用他药。共治疗 100 例，结果显效者 45 例；改善者 39 例；无效者 16 例，总有效率 84%[2]。

3. 治疗血瘀高黏血症　益母草注射液 12～15 ml，加入 5%葡萄糖浓液 250 ml 中，静脉缓慢滴入，每日 1 次，连续滴注 15 d 为 1 个疗程。共观察 105 例，结果治疗 5～7 d 后，便有明显效果，头晕有效率 91.3%，头痛有效率 73%，失眠有效率 81%，肢体麻木有效率 82%；93 例作单腿闭目直立试验，96.6%都有不同程度的改善；有 100 例血黏度降低及其他血液流变学改善，有效率为 94.5%；观察 65 例血小板聚集率均有不同程度降低；73 例 β 脂蛋白降低[3]。

4. 治疗妇产科出血性疾病　取益母草、马齿苋各 30 g，水煎服，每日1剂，共服9剂。治疗100例，结果痊愈83例，好转13例，无效4例，其中服药1～3剂血止者55例，4～6剂血止者18例，7～9剂血止者10例。痊愈率为83%，总有效率为96%[4]。

【各家论述】 1.《纲目》："益母草之根、茎、花、叶、实，并皆入药，可同用。若治手足厥阴血分风热，明目益精，调妇人经脉，则单用茺蔚子为良；若治肿毒疮疡，消水行血，妇人胎产诸病，则宜并用为良。盖其根、茎、花、叶专于行，而其子则行中有补故也。"

2.《本草正》："益母草，性滑而利，善调女人胎产诸证，故有益母之号。然惟血热血滞及胎产艰涩者宜之。若血气素虚兼寒及滑陷不固者皆非所宜，不得以其益母之名，谓妇人所必用也。盖用其滑利之性则可，求其补益之功则未也。"

3.《本草正义》："益母，虽非大温大热之药，而气烈味苦，究是温燥队中之物，观于产后连服二、三日，必口燥嗌干，尤其确据，故宜于寒令寒体，而不宜于暑令热体。乃吾乡视为产后必用之物，虽酷暑炎天，亦必常备，加以畏其苦燥，恒以沙糖浓调，若在三伏时令，新产虚体，多服此浊腻苦燥之药，耗血恋邪，变生不测，更可虑也。"

4042 益智仁 yì zhì rén
（《宝庆本草折衷》）

【异名】 益智子（《南方草木状》），摘芋子（《中药材手册》）。

【基原】 为姜科山姜属植物益智的果实。

【原植物】 益智 *Alpinia oxyphylla* Miq.

多年生丛生草本，高1～3 m。叶柄短；叶片披针形，长20～35 cm，宽3～6 cm，先端尾状渐尖，基部宽楔形，边缘具脱落性小刚毛，其残痕呈细齿状，两面无毛；叶舌膜质，二裂，长1～2 cm，被淡棕色柔毛。总状花序顶生，长8～15 cm，在花蕾时包藏于鞘状的总苞片内；苞片膜质，棕色；花萼管状，长约1.2 cm，先端3浅齿裂，一侧深裂，外被短柔毛；花冠管与萼管几等长，裂片3，长圆形，长约1.8 cm，上方1片稍大，先端略呈兜状，白色，外被短柔毛；唇瓣倒卵形，长约2 cm，粉红色，并有红色条纹，先端边缘皱波状；侧生退化雄蕊锥状，长约2 mm；雄蕊1，花丝扁平，线形，长约1.2 cm，花药长6～7 mm，药隔先端具圆形鸡冠状附属物；子房下位，密被绒毛。蒴果球形或椭圆形，干时纺锤形，果皮上有明显的纵向维管束条纹，长1.2～2 cm，直径约1 cm，不开裂，果熟时黄绿色或乳黄色。种子多数，不规则扁圆形，被淡黄色假种皮。花期2～4月，果期5～8月。

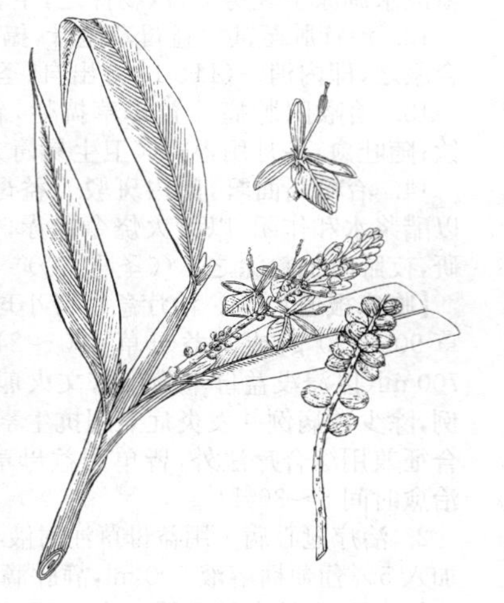

益 智

生于林下阴湿处。分布于广东和海南，福建、广西、云南亦有栽培。

【栽培】 生物学特性 喜温暖湿润气候，以年平均气温24～28 ℃，花期气温在24～26 ℃时开花较多。年降雨量在1 800～2 000 mm以上、荫蔽度40%～50%，空气相对湿度80%以上时最适宜生长。宜在疏松、肥沃的微酸性砂质壤土上栽培，尤以富含腐殖质的森林土栽培为佳。

繁殖方法 种子繁殖和分株繁殖，生产上以分株繁殖为主。种子繁殖：6～7月选充分成熟、个大和无病虫害的果实留种。先剥去果皮，用30%草木灰溶液搓去果肉，除去黏质，晾干。在畦面按15～20 cm开浅沟，条播，覆细砂约1 cm，浇水，盖草。15～20 d出苗，25～30 d出齐，出苗后揭去盖草，搭设荫棚遮荫，待苗高30 cm左右定植。分株繁殖：选1～2年生茎干粗壮、无病虫害和未开花结果的分蘖株作种，4月上旬种植。种苗应连根茎挖起，适当修剪叶片和过长的须根，按行株距2 m×1.5 m开穴，每穴栽3～4株高约30 cm的种苗，移栽时应按其自然状态栽种，注意勿伤幼芽，种植深度以6 cm为宜，栽种后必须踩紧、浇水。

田间管理 幼苗期每年除草2～3次，定植后每年早春和秋冬进行中耕除草和追肥。中耕宜浅，以免伤根茎。开花结果阶段，每年于1～2月、8～9月各除草1次，结合剪去枯、病株及结过果的植株，以促进萌蘖生长。追肥结合中耕除草，采用环状沟施绿肥、堆肥、粪肥和钙镁磷等。在开花前于下午或傍晚喷0.5%硼酸或$(2.5\sim5)\times10^{-5}$ 2,4-D和3%过磷酸钙溶液，可提高结实率。干旱季节要适当浇水，以免引起落花落果。

【采收加工】 5～6月，当果实呈浅褐色、果皮茸毛脱落、果肉带甜、种子辛辣时，选晴天将果穗剪下，除去果柄，晒干或烘干。

【药材】 益智仁 *Fructus Alpiniae Oxyphyllae* 主产于海南和广东。

性状 果实呈纺锤形或椭圆形，两端略尖，长1.2～2 cm，直径1～1.3 cm。表面棕色或灰棕色，有纵向凹凸不平的突起棱线13～20条，顶端有花被残基，基部常残存果柄或果柄痕，果皮薄而稍韧，与种子紧贴，种子集结成团，中有隔膜将种子团分为3瓣，每瓣有种子6～11粒。种子呈不规则多面形，直径约3 mm，表面灰褐色或灰黄色，外被淡棕色膜质的假种皮；腹面中央有凹陷的种脐，种脊沟状；质硬，胚乳白色。有特异香气，味辛、微苦。

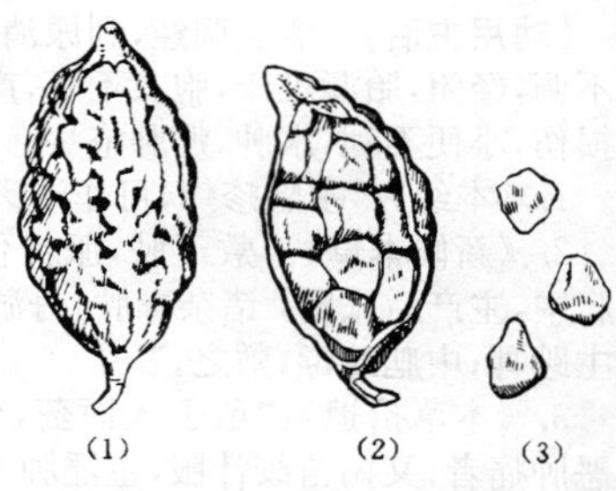

益智仁（果实及种子）外形
（1）果实 （2）果实剖面，示种子
（3）单粒种子

鉴别 （1）种子横切面：假种皮薄壁细胞有时残存。种皮表皮细胞类圆形、类方形或长方形，略径向延长，壁较厚；下部为1列薄壁细胞，含黄棕色物；油细胞1列，类方形或长方形，含黄色油滴；色素层为数列黄棕色细胞，其间散有较大的类圆形油细胞1～3列，含黄色油滴；内种皮为1列栅状厚壁细胞，黄棕色或红棕色，内壁与侧壁极厚，胞腔小，内含硅质块。外胚乳细胞充满细小淀粉粒集结成的淀粉团。内胚乳细胞含糊粉粒及脂肪油滴。

粉末特征：黄棕色。种皮表皮细胞表面观呈长条形，直径约至29 μm，壁稍厚，常与下皮细胞上下层垂直排列。色素层细胞皱缩，界限不清楚，含红棕色或深棕色物，常碎裂成不规则色素块。油细胞类方形、长方形、或散列于色素层细胞间。内种皮厚壁细胞黄棕色或棕色，表面观多角形，壁厚，非木化，胞腔内含硅质块；断面观细胞1列，栅状，内壁及侧壁极厚，胞腔偏外侧，内含硅质块。外胚乳细胞充满细小淀粉粒集结成的淀粉团。内胚乳细胞含糊粉粒及脂肪油滴。

(2) 薄层色谱：取本品挥发油，加无水硫酸钠脱水后点样于硅胶G薄层板上，另以樟脑、1，8-桉油精为对照品，用石油醚-乙酸乙酯(85：15)展开，以10%磷钼酸乙醇液显色，供试品色谱在与对照品色谱的相应位置上显相同色斑。

品质标志　《中华人民共和国药典》2005年版规定，本品种子含挥发油不得少于1.0%(ml/g)。

【成分】 果实含挥发油约0.90%，其中主成分为α-香附酮(α-cyperone)，还含1，8-桉叶素(1，8-cineole)，4-松油醇(4-terpineol)，α-松油醇(α-terpineol)，β-榄香烯(β-elemene)，1-甲基-3-异丙氧基环己烷(1-methyl-3-isopropoxy cyclohexane)，α-衣兰油烯(α-muurolene)，姜烯(zingiberene)，α，α-二甲基苯丙酸(α，α-dimethyl benzenepropanoic acid)，螺[4.4]壬烷-2-酮〔spiro[4.4]nonane-2-one〕，广藿香烯(patchoulene)，愈创薁醇(guaiol)，姜醇(zingiberol)，α-桉叶醇(α-eudesmol)，香橙烯(aromadendrene)[1]，姜辣醇(gingerol)[2]，努特卡扁柏醇(nootkatol)[3]，努特卡扁柏酮(nootkatone)[4]，蒎烯(pinene)，樟脑(camphor)[5]，辛辣成分：1-(4′-羟基-3′-甲氧基苯基)-7-苯基-3-庚酮〔1-(4′-hydroxy-3′-methoxyphenyl)-7-phenyl-3-heptanone〕[5]。还含益智仁酮(yakuchinone)A及B[6~8]，维生素，微量元素，天冬氨酸，谷氨酸，亮氨酸，精氨酸等19种氨基酸和油酸(oleic acid)，亚油酸(linoleic acid)等12种脂肪酸等[9]。

果实还含oxyphyllenones A、B，oxyphyllenodiols A、B[10]。

【药理】 1. 对神经中枢的作用　益智仁氯仿提取物(20 g/ml)和水提物(1 g/ml)对小鼠均有中枢抑制作用，小鼠的睡眠时间和睡眠率与剂量成正比关系[1]。益智仁口服液能抑制小鼠自发活动，与戊巴比妥钠合用有协同作用，有明显的镇静、催眠作用[2]。

2. 镇痛作用　益智酮甲在0.51 μm能抑制50%的PG合成酶，而吲哚美辛须达4.9 μm才有相同效果，可见益智酮甲镇痛效果比吲哚美辛强[3]。氯仿提取物组各剂量均有镇痛作用，200 g/kg剂量组的作用快而持久；该组的镇痛效果比水提物组快[1]。

3. 对胃肠道系统的作用　益智仁提出物能影响鼠小肠中胺咪的吸收，有止泻作用[4]。益智仁果实的丙酮提取物(口服给药量50 mg/kg)能明显抑制盐酸/乙醇引起的大鼠胃损伤，抑制率57%，经柱色谱分得活性成分nootkatone，口服给药剂量50 mg/kg即能显著抑制胃损伤[5]。益智仁50%乙醇提取液有抗溃疡作用[6]。

4. 抗癌作用　益智仁水提物具有抑制肉瘤细胞增长的中等活性作用[7]，甲醇提取物有抑制小鼠皮肤癌细胞增长活性和诱导HL-60细胞凋亡活性[8]。从益智仁果实中分到的二芳基庚酮类化合物益智酮甲、益智酮乙能够抗十四烷佛波醇酯(一种致皮肤癌物质TPA)引起的炎症，抑制表皮鸟氨酸脱羧酶的活性和抑制母鼠皮肤癌细胞的增长。益智酮甲和益智酮乙的应用能显著抑制TPA导致的表皮鸟氨酸脱羧酶的活性和表皮鸟氨酸脱羧酶mRNA的表达[9]。研究表明益智酮甲、益智酮乙通过抑制由TPA诱导的皮肤癌恶化过程中存在的NF-KappaB、2-环加氧酶和诱导(生)型NOs(一氧化氮合酶)的活性，从而达到抗肿瘤的目的[10]。

5. 延缓衰老作用　0.25%的益智仁提取液使水蚤的体长增加，产仔时间提前，产仔12代，平均寿命延长71.11%[11]。益智仁经提取挥发油后的渣及益智茎、叶的提取物对猪油脂质均有较强的抗氧化活性[12]。

6. 抗过敏性反应　腹腔或口服给药，益智仁水提物能抑制被动皮肤过敏性反应，而静脉给药则表现出微弱制约作用。益智仁水提物能抑制由抗二硝基苯酚免疫球蛋白-E抗体激活的鼠腹膜肥大细胞里致过敏物质-组胺的释放，但是益智仁水提物对鼠腹膜肥大细胞里由抗二硝基苯酚免疫球蛋白-E抗体引发的α-肿瘤坏死因子的产生有明显的增强作用。这些研究结果表明益智仁有明显的抗过敏反应作用，同时也表明该提取物根据不同给药途径表现出不同的活性，可能由不同的生物活性引起[13]。

7. 其他作用　在异丙肾上腺素作用下，氯仿提取物能延长心肌耗氧量增加情况下的耐缺氧存活时间，还有促皮质激素样作用[1]。益智仁50%乙醇提取液还有抗利尿、抗痴呆、提高动物学习能力等作用[6]。益智果实醇提取物有抑制前列腺素作用[14]。

【炮制】 1. 益智仁　取原药材，除去杂质及外壳，用时捣碎。生用燥性较大，以温脾止泻，摄涎唾为主。

2. 炒益智仁　取净益智仁，置锅内，用武火炒至外壳呈焦褐色，鼓起，果仁呈黄色，取出研去壳。

3. 盐益智仁　取益智仁，用盐水拌匀，稍闷，置锅内，用文火加热，炒干，取出放凉。每益智仁100 kg，用食盐2 kg。盐炙后可缓和辛燥之性，主入肾经，增强补肾缩尿涩精的作用。

饮片性状　益智仁见“药材”项。炒益智仁形如益智仁，焦褐色，带焦斑。盐益仁形如益智仁，褐色或棕褐色，带焦斑，味微咸。

贮干燥容器内，置阴凉干燥处。炒益智仁、盐益智仁密闭，置阴凉干燥处。

【药性】 辛，温。归脾、肾经。

1.《南方草木状》：“味辛。”

2.《开宝本草》：“味辛，温。无毒。”

3.《医学启源》：“气热，味大辛。”

4.《汤液本草》：“入手足太阴经，足少阴经。本是脾经药。”

5.《雷公炮制药性解》：“入脾、胃、肾三经。”

6.《药性通考》：“本脾药，兼入心、肾。”

7. 张秉成《本草便读》：“味辛、苦，性热。”

【功用主治】 温脾止泻摄涎，暖肾缩尿固精。主治脾胃虚寒，呕吐，泄泻，腹中冷痛，口多唾涎，肾虚遗尿，尿频，遗精，白浊。

1.《本草拾遗》：“止呕哕。《广志》云：含之摄涎秽。”

2.《开宝本草》：“治遗精虚漏，小便余沥，益气安神，补不足，安三焦，调诸气。夜多小便者，取二十四枚，碎，入盐同煎服。”

3. 刘完素：“开发郁结，使气宣通。”(引自《纲目》)

4.《医学启源》：“治脾胃中寒邪，和中益气。治人多唾，当于补中药内兼用之。”

5. 王好古：“益脾胃，理元气，补肾虚滑沥。”(引自

《纲目》)

6.《纲目》:"治冷气腹痛,及心气不足,梦泄,赤浊,热伤心系,吐血、血崩。"

7.《本草备要》:"能涩精固气,温中进食,摄涎唾,缩小便。治呕吐泄泻,客寒犯胃,冷气腹痛,崩带泄精。"

【用法用量】 内服:煎汤,3～9 g;或入丸、散。

【宜忌】 阴虚火旺者禁服。

1.《本草经疏》:"凡呕吐由于热而不因于寒;气逆由于怒而不因于虚;小便余沥由于水涸精亏内热,而不由于肾气虚寒;泄泻由于湿火暴注,而不由于气虚肠滑,法并禁之。"

2.《本草备要》:"因热而崩、浊者禁用。"

3.《本经逢原》:"血燥有火,不可误用。"

【选方】 1. 治伤寒阴盛,心腹痞满,呕吐泄利,手足厥冷,及一切冷气奔冲,心胁脐腹胀满绞痛　川乌(炮,去皮、脐)四两,益智(去皮)二两,干姜(炮)半两,青皮(去白)三两。上件为散。每服三钱,水二盏,入盐一捻,生姜五片,枣二个(擘破),同煎至八分,去滓,温服,食前。(《局方》益智散)

2. 治腹胀忽泻,日夜不止,诸药不效,此气脱也　益智子仁二两。浓煎饮之。(《世医得效方》)

3. 治梦泄　益智仁二两(用盐二两炒,去盐),乌药二两。上为末。用山药一两为糊,和丸如梧子大。每服五十丸,空心临卧盐汤下,以朱砂为衣。(《世医得效方》三仙丸)

4. 治脬气虚寒,小便频数,或遗尿不止,小儿尤效　乌药、益智仁等分。上为末,酒煮山药末为糊,丸桐子大。每服七十丸,盐酒或米饮下。(《妇人良方》缩泉丸,即《魏氏家藏方》固真丸)

5. 治妊娠遗尿不禁　益智仁、白薇、白芍各等分。为末。每服三钱,加盐三分,滚白汤调下。(《丹台玉案》)

6. 治小儿遗尿,亦治白浊　益智仁、白茯苓各等分。上为末。每服一钱,空心米汤调下。(《补要袖珍小儿方论》益智仁散)

7. 治小便赤浊　益智仁、茯神各二两,远志、甘草(水煮)各半斤。为末,酒糊丸,梧子大。空心姜汤下五十丸。(《纲目》)

8. 治妇人崩中　益智子,炒研细,米饮入盐服一钱。(《经效产宝》)

9. 治胎漏下血　益智仁半两,缩砂仁一两。为末。每服三钱,空心白汤下,日二服。(胡氏《济阴方》)

【各家论述】 1.《纲目》:"益智,行阳退阴之药也。三焦、命门气弱者宜之。按杨士瀛《直指方》云:心者脾之母,进食不止于和脾,火能生土,当使心药入脾胃药中,庶几相得。故古人进食药中多用益智,土中益火也。"

2.《本草经疏》:"益智子仁,以其敛摄,故治遗精虚漏,及小便余沥,此皆肾气不固之证也。肾主纳气,虚则不能纳矣。又主五液,涎乃脾之所统,脾肾气虚,二脏失职,是肾不能纳,脾不能摄,故气逆上浮,涎秽泛滥而上溢也,敛摄脾肾之气,则逆气归元,涎秽下行。"

3.《本草求真》:"益智,气味辛热,功专燥脾温胃,及敛脾肾气逆,藏纳归源,故又号为补心补命之剂。是以胃冷而见涎唾,则用此以收摄,脾虚而见不食,则用此温脾;肾气不温,而见小便不缩,则用此……名缩泉丸以投;与夫心肾不足,而见梦遗、崩、带,则用此以为秘精固气。"

4.《本草正义》:"杨仁斋《直指方》云:古人进食药中,多用益智,土中益火也。案此为脾虚馁而不思食者立法,脾土喜温而恶寒,喜燥而恶湿,寒湿困之,则健运力乏而不思纳谷,且食亦无味,此惟温煦以助阳和而斡旋大气,则能进食。益智醒脾益胃,固亦与砂仁、豆蔻等一以贯之。仁斋说到益火生土上去,附会心经之药,尚是舍近求远,故意深言之,亦殊不必。"

4043 益母草花 yì mǔ cǎo huā (《纲目》)

【异名】 茺蔚花(江苏)。

【基原】 为唇形科益母草属植物益母草 *Leonurus japonicus* Houtt. 和细叶益母草 *L. sibiricus* L. 的花。

【原植物】 参见"益母草"条。

【采收加工】 6～8 月采收初开的花,晒干。

【药材】 益母草花 *Flos Leonuri* 主产江苏、安徽等地。

性状　干燥的花朵,花萼及雌蕊大多已脱落,长约 1.3 cm,淡紫色至淡棕色,花冠自先端向下渐次变细;基部联合成管,上部 2 唇形,上唇长圆形,全缘,背部密具细长白毛,也有缘毛;下唇 3 裂,中央裂片倒心脏形,背部具短绒毛,花冠管口处有毛环生;雄蕊 4,二强,着生在花冠筒内,与残存的花柱,常伸出于冠筒之外。气弱,味微甜。

【药性】 《纲目》:"味微苦、甘。"

【功用主治】 养血,活血,利水。主治贫血,疮疡肿毒,血滞经闭,痛经,产后瘀阻腹痛,恶露不下。

1.《纲目》:"治肿毒疮疡,消水行血,妇人胎产诸病。"

2.《江苏省植物药材志》:"民间用作妇女补血剂。通常于冬季和以红糖及乌枣,饭锅内蒸,逐日服用。"

【用法用量】 内服:煎汤,6～9 g。

4044 烧伤藤 shāo shāng téng (《全国中草药汇编》)

【异名】 节节藤(《全国中草药汇编》)。

【基原】 为鼠李科咀签属植物毛咀签的茎叶。

【原植物】 毛咀签 *Gouania javanica* Miq. [*Terminalia kouytchensis* Lévl.] 又名:毛下果藤(《海南植物志》),爪哇下果藤(《云南种子植物名录》)。

攀缘灌木。小枝、叶柄、花序轴、花梗和花萼外面均密被棕色短柔毛。叶互生;叶柄长 0.8～1.7 cm;叶片纸质,卵形或宽卵形,长 4～11 cm,宽2～6 cm,先端渐尖,基部心形或圆形,全缘或具细钝锯齿,上面或沿脉被丝状柔毛,下面被锈色绒毛或灰色丝状柔毛。花杂性同株,5 基数,单生或数个簇生,聚伞状圆锥花序腋生或顶生,长 30 cm,花序下部叶腋常有卷须;萼裂片卵状三角形,花瓣倒卵圆形,基部具短爪,与雄蕊等长;花盘五角形,包围着子房,每角延伸成 1 个舌状附属物;子房下位,藏于花盘内,3 室,花柱长,3 浅裂或近半裂。蒴果长 8～9 mm,具 3 翅,两端凹陷。种子 3 颗,倒卵形,红褐色,有光泽。花

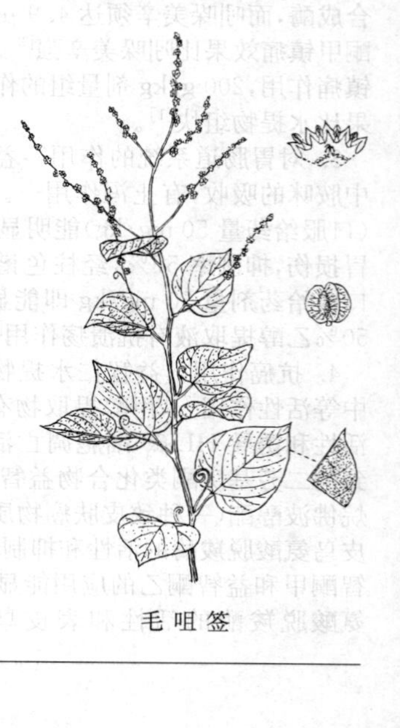

毛 咀 签

期7～9月，果11月至翌年3月。

生于疏林中或溪边，常攀缘于树上。分布于福建、广西、海南、贵州、云南。

【采收加工】 5～7月采收，鲜用或切段晒干。

【药性】《广西本草选编》："味微苦、涩，性凉。"

【功用主治】《广西本草选编》："清热解毒，收敛止血。主治烧烫伤，外伤出血，疮疖红肿，湿疹，痈疮溃烂。"

【用法用量】 外用：捣烂敷；或研粉撒；或调茶油涂。

4045 烟油 yān yóu（《百草镜》）

【异名】 烟膏、太极膏、气泥、五行丹（《纲目拾遗》）。

【基原】 为陈旧旱烟杆内积存的黑色膏油。

【功用主治】 解毒。

1.《百草镜》："凡蛇咬有蛇齿留肉内者，烟油涂之。"

2.《纲目拾遗》："解蛇毒，涂恶疮顽癣。"

【用法用量】 外用：涂敷。内服：适量，用水稀释饮。

【选方】 1. 治毒蛇咬伤 竹木杆烟筒内烟油，用冷水洗出，饮一二碗。受毒重者，其味必甜而不辣，以多饮为佳。（《增广验方新编》）

2. 治痧疹，疗毒 烟油少许，兑水服。（《湖南药物志》）

3. 治蜈蚣咬 烟筒内膏油，涂在咬处，或烟灰擦之。（《纲目拾遗》）

4046 烟草 yān cǎo（《滇南本草》）

【异名】 野烟（《滇南本草》），淡把姑、担不归、金丝烟（《花镜》），相思草、返魂烟（《食物本草会纂》），仁草、八角草、烟酒（《粤志》），金丝醺、淡肉要、淡巴菰、鼻烟、水烟（《纲目拾遗》），菸草、贪抱草、延命草（《现代实用中药》），穿墙草、土烟草（《福建民间草药》），金鸡脚下红（《湖南药物志》），烟叶、土烟（《贵州中草药名录》）。

【基原】 为茄科烟草属植物烟草的叶。

【原植物】 烟草 *Nicotiana tabacum* L.

一年生或有限多年生草本。全株被腺毛。根粗壮。茎高0.7～2 m，基部稍木质化。叶互生，长圆状披针形、披针形、长圆形或卵形，先端渐尖，基部渐狭至茎成耳状而半抱茎，长10～30 cm，宽8～15 cm。圆锥花序顶生，多花；花梗长5～20 mm；花萼筒状或筒状钟形，长20～25 mm，裂片三角状披针形，长短不等；花冠漏斗状，淡红色，筒部色更淡，稍弓曲，长3.5～5 cm，檐部宽1～1.5 cm，裂片5，先端急尖；雄蕊5，其中1枚较其余4枚短，不伸出花冠喉部；雌蕊1，花柱长，柱头圆形，子房上位，2室。蒴果卵状或长圆状，长约等于宿存萼。种子径约0.5 mm，褐色。花、果期夏秋季。

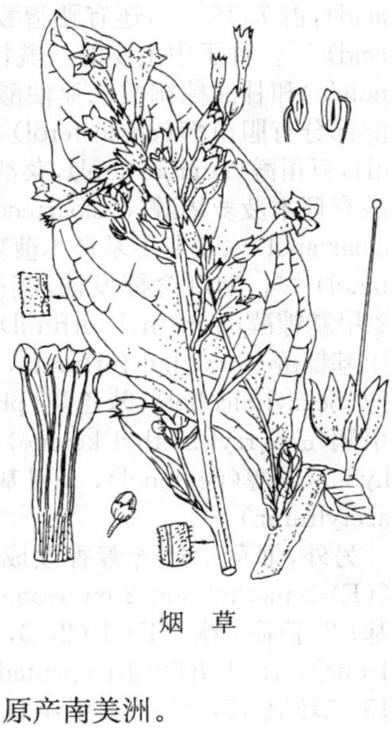

烟 草

我国南北各地广为栽培。原产南美洲。

【栽培】 生物学特性 宜高温多雨地区，以排水良好的砂质壤土为佳。

繁殖方法 种子繁殖，育苗移栽。春烟草可在10月中旬至11月中旬，秋烟草在7月下旬至8月上旬，冬烟草在9月开始播种。精选种子，并经消毒、催芽处理后，将种子拌以草木灰或细土，撒播于苗床中。将土压紧，经常浇水，保持土壤湿润。约于4月中旬，苗高12～15 cm时移植。先于畦上开穴，深约15 cm，株距60 cm，行距45～60 cm，穴内施基肥，铺以细土，然后将苗浅栽穴中。

田间管理 育苗期如苗距太紧，可匀苗1次。移苗后除补植、中耕及除草外，须摘去顶端的花芽及侧芽，以免分蘖而影响叶的生长。要分期追肥，以氮、磷、钾肥为主，重施基肥，在移栽后25～35 d内将计划用肥全施下。追肥一般2次，第一次在移栽后10～12 d，结合中耕除草施用粪水、复合肥以促烟株团棵，第二次在移后20～30 d，用菜饼、火土、草木灰等。

【采收加工】 常于7月间，当烟叶由深绿变成淡黄，叶尖下垂时，可按叶的成熟先后，分数次采摘。采后晒干或烘干，再经回潮、发酵、干燥后即可。亦可鲜用。

【药材】 烟草 *Folium Nicotianae* 主产于山东、安徽、福建、湖南、湖北、山西、四川、云南及贵州等地。

性状 完整叶片呈卵形或椭圆状披针形，长约至60 cm，宽约至25 cm，先端渐尖，基部稍下延成翅状柄，全缘或带微波状，上面黄棕色，下面色较淡，主脉宽而凸出，具腺毛，稍经湿润，则带黏性。气特异，味苦、辣，作呕性。

鉴别 粉末特征：棕色，有特异臭气。上表皮细胞长方形，壁平直，亦有为波状的；下表皮细胞壁极为波曲，气孔不等式，副卫细胞3～4个。腺毛头部3～8细胞，略呈长椭圆形，常含细小的草酸钙簇晶；柄单细胞及3～5细胞，柄部分枝的腺毛时可察见。非腺毛较少见，3～6细胞组成，有时顶部分枝。叶肉细胞含草酸钙砂晶。

【成分】 叶含生物碱：烟碱（nicotine），去甲烟碱（nornicotine），毒藜碱（anabasine）[1,2]，去氢毒藜碱（anatabine）[2]，烟碱烯（nicotyrine）[3]，N′-乙基去甲烟碱（N′-ethylnornicotine）[4]；2，4′-联吡啶（2，4′-dipyridyl），4，4′-联吡啶（4，4′-dipyridyl）[13]，多种有机酸：杜鹃花酸（azelaic acid），D-β-苯基乳酸（D-β-phenyllactic acid），2-异丙基苹果酸（2-isopropylmalic acid），β-甲基缬草酸（β-methylvaleric acid），2-异丙基-5-氧代己酸（2-isopropyl-5-oxohexanoic acid），别异闪白酸（alloisoleucic acid），α-羟基异己酸（α-hydroxyisocaproic acid），α-羟基异缬草酸（α-hydroxyisovaleric acid），β-羟基-β-甲基缬草酸（β-hydroxy-β-methylvaleric acid），β-羟基异己酸[5]，顺式和反式对香豆酸（*cis and trans-p*-coumaric acid），顺式和反式阿魏酸（*cis and trans*-ferulic acid），顺式和反式咖啡酸（*cis and trans*-caffeic acid），顺式和反式芥子酸（*cis and trans*-sinapic acid），邻、间和对羟基苯甲酸（*o*、*m and p*-hydroxybenzoic acid），邻羟基苯乙酸（*o*-hydroxyphenylacetic acid），2，5-二羟基苯甲酸（2，5-dihydroxybenzoic acid），3，4-二羟基苯甲酸。2，3-二羟基苯甲醛（2，3-dihydroxybenzaldehyde），2，5-二羟基苯甲醛，3，4-二羟基苯甲醛，二羟基桂皮醛（dihydroxycinnamaldehyde），二羟基萘甲酸（dihydroxynaphthoic acid），丙二酸（malonic acid），琥珀酸（succinic acid），延胡索酸（fumaric acid），苹果酸（malic acid），枸橼酸（citric acid）[6]。甲酸（formic acid），乙酸（acetic acid），丙酸（propionic acid），丁酸

(butyric acid)，异缬草酸(isovaleric acid)，缬草酸(valeric acid)，己酸(hexanoic acid)，辛酸(octanoic acid)[3]。叶还含绿原酸(chlorogenic acid)，4 和 5-O-咖啡酰奎宁酸(4 and 5-O-caffeoylquinic acid)；黄酮类：芸香苷(rutin)，山柰酚-3-鼠李葡萄糖苷(kaempferol-3-rhamnoglucoside)；含香豆素类：东莨菪素(scopoletin)，东莨菪苷(scopolin)[7]，13-羟基茄环丁萘酮-β-吡喃葡萄糖苷(13-hydroxysolanascone-β-glucopyranoside)，15-羟基茄环丁萘酮-β-吡喃葡萄糖苷[8]；含萜类：15-去甲-8-羟基-12E-半日花烯-14-醛(15-nor-8-hydroxy-12E- labden-14-al)，(7S，12Z)-12，14-半日花二烯-7，8-二醇〔(7S，12Z)-12，14-labdadiene-7，8-diol〕[9]，马栗树皮素(esculetin)，1，2，4-三羟基苯(1，2，4-trihydroxybenzene)，2-异丙基氢醌(2-isopropylhydroquinone)[10]，1β-乙酰氧基德贝利烟草醇-12-O-四乙酰基-β-D-吡喃葡萄糖苷(1β-acetoxy-debneyol-12-O-tetraacetyl-β-D-glucopyranoside)[11]，茄呢醇(solanesol)[12]；氨基酸：烟草香素(nicotianine)[14]，烟胺(nicotianamine)[15]，酵母氨酸(saccharopine)[16]。叶中另有一含肌醇的糖基磷神经鞘脂类物质[17]。

花含萜类(1S，2E，4S，6E，8S，11S)-2，6，12(20)-烟草三烯-4，8，11-三醇〔(1S，2E，4S，6E，8S，11S)-2，6，12(20)-cembratriene -4，8，11-triol〕，(1S，2E，4S，6E，8S，10E)-2，6，10-烟草三烯-4，8，12-三醇的 12S-和 12R-表异构体〔12S-and 12R-epimers of (1S，2E，4S，6E，8S，10E)-2，6，10-cembratriene-4，8，12-triol〕，(1S，2E，4R，6E，8S，10E)-2，6，10-烟草三烯-4，8，12-三醇的 12S-和 12R-的表异构体[18]，烟草三烯-4，6-二醇(cembratriene-4，6-diol)[19]，还含丁香烯(caryophyllene)[20]。(12S，13S)、(12R，13R)和(12R，13S)的 8，13-环氧-14-半日花烯-12-醇〔(12S，13S)、(12R，13R) and (12R，13S)-8，13-epoxy-14-labden-12-ol〕，12，15-环氧-12，14-半日花二烯-8-醇(12，15-epoxy-12，14-labdadiene-8-ol)，(11E，13S)和(11E，13R)的 11，14-半日花二烯-8，13-二醇〔(11E，13S) and (11E，13R)-11，14-labdadiene -8，13-diol〕，(13E)-15-乙酰氧基-13-半日花烯-8-醇〔(13E)-15-acetoxy-13-labden-8-ol〕等 7 种化合物[21]。全草含萜类成分：茄环丁萘酮(solanascone)[22]，茄萘醌(solanoqui-none)[23]，(3E，6E)-2，6-二甲基-10-氧代-3，6-十一碳二烯-2-醇〔(3E，6E)-2，6-dimethyl-10-oxo -3，6-undecadien-2-ol〕，(2E)-3-甲基-4-氧代-2-壬烯-8-醇〔(2E)-3-methyl-4-oxo-2-nonen-8-ol〕[24]，3ξ-羟基-4ξ，9-二甲基-6E，9E-十二碳二烯二酸(3ξ-hydroxy-4ξ，9-dimethyl-6E，9E-dodecadienedioic acid)[25]，4，8-二甲基-11-异丙基-6，8-二羟基十五碳-4，9-二烯-14-酮-1-醛(4，8-dimethyl-11-isopropyl-6，8-dihydroxypentadeca-4，9-dien -14-on -1-al)[26]，(1S，2E，4S，6R，7E，11S)-2，7，12(20)-烟草三烯-4，6，11-三醇〔(1S，2E，4S，6R，7E，11S)-2，7，12(20)-cembratriene-4，6，11-triol〕，(1S，2E，4S，7E，10E，12S)-2，7，10-烟草三烯-4，12-二醇〔(1S，2E，4S，7E，10E，12S)-2，7，10-cembratriene-4，12-diol〕，(1S，2E，4S，7E，11S，12S)-11，12-环氧-2，7-烟草二烯-4，6-二醇〔(1S，2E，4S，7E，11S，12S)-11，12-epoxy-2，7-cembradiene -4，6-diol〕[27]，4-O，8-O-二甲基-(1S，2E，4R，6E，8S，11E)-2，6，11-烟草三烯-4，8-二醇〔4-O，8-O-dimethyl-(1S，2E，4R，6E，8S，11E)-2，6，11-cembratriene-4，8-diol〕，4-O-甲基-(1S，2E，4R，7E，11E)-2，7，11-烟草三烯-4，6-二醇〔4-O-methyl-(1S，2E，4R，7E，11E)-2，7，11-cembratriene-4，6-diol〕，4-O，6-O-二甲基-(1S，2E，4R，7E，11E)-2，7，11-烟草三烯-4，6-二醇〔4-O，6-O-dimethyl-(1S，2E，4R，7E，11E)-2，7，11-cembratriene-4，6-diol〕[28]，(1S，2E，4S，7E，11S，12S)-11，12-环氧-4-羟基-2，7-烟草二烯-6-酮〔(1S，2E，4S，7E，11S，12S)-11，12-epoxy-4-hydroxy-2，7-cembradien -6-one〕，(1S，2E，4S，7E，10E，12S)-4，12-二羟基-2，7，10-烟草三烯-6-酮〔(1S，2E，4S，7E，10E，12S)-4，12-dihydroxy-2，7，10-cembratrien -6-one〕，(1S，2E，4S，8R，11S，12E)-8，11-环氧-2，12-烟草二烯-6-酮〔(1S，2E，4S，8R，11S，12E)-8，11-epoxy-2，12-cembradien-6-one〕，(1S，2E，4S，8R，11S)-8，11-环氧-4-羟基-2，12(20)-烟草二烯-6-酮〔(1S，2E，4S，8R，11S)-8，11-epoxy-4-hydroxy-2，12(20)-cembradien-6-one〕，(1S，2E，4S，8R，11S，12R)-4，12-二羟基-8，11-环氧-2-烟草烯-6-酮〔(1S，2E，4S，8R，11S，12R)-4，12-dihydroxy-8，11-epoxy-2-cembren-6-one〕[29]，3，7，11，15-烟草四烯-6-醇(3，7，11，15-cembratetraene-6-ol)[30]，1，3-二酰基甘油(1，3-diacylglycerol)，1，2-二酰基甘油(1，2-diacylglycerol)[31]，12α-氢过氧基-4α，6α-二羟基-4β，12β-二甲基-2，7，10-烟草三烯(12α-hydroperoxy-4α，6α-dihydroxy-4β，12β-dimethyl-2，7，10-cembratriene)，12β-氢过氧基-4α，6α-二羟基-4β，12α-二甲基-2，7，10-烟草三烯，12α-氢过氧基 4β，6α-二羟基-4α，12β-二甲基-2，7，10-烟草三烯，12(20)-去氢-11α-氢过氧基-4α，6α-二羟基-4β-甲基-2，7-烟草二烯〔12(20)-dehydro-11α-hydroperoxy-4α，6α-dihydroxy-4β-methyl-2，7-cembradiene〕，12(20)-去氢-11α-氢过氧基-4β，6α-二羟基-4α-甲基-2，7-烟草二烯[32]，11-去甲-8-羟基-9-辛辣木烷酮(11-nor-8-hydroxy-9-drimanone)[33]，真鞘碱(octopine)[34]，呋甾醇苷(furostanol glycoside)，螺甾烷苷(spirostan glycoside)[35]，还含多元醇，如甘油(glycerine)，丙二烯醇(propylene glycol)，三甘醇(triethyleneglycol)[36]，所含不饱和烃类主要为新植二烯(neophytadie-ne)[37]，14-二十七烷酮(14-heptacosanone)即肉豆蔻酮〔myriston(e)〕[38]。

种子富含蛋白质和脂类，含量分别为 21.7%和 38.9%。脂肪酸包括亚油酸(linoleic acid)，占 76%，棕榈酸(palmitic acid)，占 7.3%[39]，还有硬脂酸(stearic acid)和芥酸(erucic acid)[40]。种子中主要的三酰甘油为甘油三亚油酸酯(trilinolein)和甘油棕榈酸二亚油酸酯(palmitodilinolein)[41]；甾醇部分有胆甾醇(cholesterol)[41~43]，β-谷甾醇(β-sitosterol)，豆甾醇(stigmasterol)，菜油甾醇(campesterol)[43]；三萜醇有环木菠萝烯醇(cycloartenol)[41，44]，环木菠萝烷醇(cycloartanol)，24-亚甲基环木菠萝烷醇(24-methylenecycloartanol)[44]。烟草含挥发油，其碱性部分含糖醛(furfural)，2-甲基糠醛(2-methyl furfural)，苯甲醛(benzaldehyde)，5-甲基糠醛(5-methyl furfural)，2-糠醇(furfuryl-2-ol)，苯甲醇(benzyl alcohol)，苯乙醇(phenylethylalcohol)，α-吡咯基甲酮(α-pyrryl methyl ketone)，吡咯-2-甲醛(pyrrol-2-aldehyde)，戊醇(pentanol)，2-甲基-5-乙酰基呋喃(2-methyl-5-acetylfuran)[45]。

另外，烟草中还含芳香性成分：(E)-3-甲基-3-壬烯-4-酮〔(E)-3-methyl-non-2-en-4-one〕，(E)-1-(2，3，6-三甲基苯基)-2-丁烯-1-酮〔(E)-1-(2，3，6-trimethylphenyl)-but-2-en-1-one〕，15-十五酸内酯(pentadecan-15-olide)，8α，13：9α，13-二环氧-15，16-二去甲半日花烷(8α，13：9α，13-diepoxy-15，16-dinorlabdane)，(Z)-9-十八碳烯酸-18-内酯〔(Z)-octadec-9-en-18-olide〕，(E)-2-亚乙基-6，10，14-三甲基十五醛〔(E)-2-ethylidene-6，10，14-trime-thylpentadecanal〕，辛辣木-8-烯-11-醛(drim-8-en-11-al)，13，14，15，16-四去甲半日花-8-烯-12-醛(13，14，15，16-tetranorlabd-8-en-12-al)，13，14，15，16-四去甲半日花-8(17)-烯-11-醛〔13，14，15，16-tetranorlabd-8(17)-en-11-al〕，15，16-二去甲半日花-8-烯-13-酮(15，16-dinorlabd-8-en-13-one)，15，16-二去甲半日花-8(17)-烯-13-酮〔15，16-dinorlabd-8(17)-en-13-one〕，8，13-环氧-15，16-二去甲半日花烷(8，13-epoxy-15，16-dinorlabdane)，2-十三酮(tridecan-2-one)，2-苯乙醇异缬草酸酯(2-phenylethyl isovalerate)[46]。

【药理】 1. 对外周神经的作用　烟碱的主要作用是先短暂兴奋随后较持久抑制全部自主神经节，小量时直接刺激节细胞，易化冲动传导，较大剂量时，首先兴奋，随后很快阻断神经节传导。烟碱对肾上腺髓质也有双向作用，小量引起儿茶酚胺分泌，大量则可防止内脏神经刺激引起的儿茶酚胺释放。在一些离体器官，烟碱引起儿茶酚胺释放。这一作用导致拟交感效应，此效应可被已知能防止儿茶酚胺作用的药物所阻断[1]。烟碱对外周神经系统作用的结果主要表现为心率加快，心输出量增加，动脉压升高，胃肠运动和出汗减少[1,2]。烟碱对神经肌肉接头的作用与神经节相似，先为兴奋，随后也可因受体脱敏感而产生神经肌肉阻断[1]。烟碱也像乙酰胆碱一样，能刺激一些感受器，包括皮肤、肠系膜、舌、肺和胃对牵张和压力反应的机械感受器，也能刺激颈动脉体的化学感受器、皮肤和舌的温觉感受器以及疼痛感受器。六甲双胺能防止烟碱对感受器的刺激[1]。

2. 对中枢神经系统的作用　烟碱对中枢神经系统有明显兴奋作用，适当剂量可产生震颤，较大剂量则震颤随之以惊厥。烟碱有明显的呼吸兴奋作用，大量时可直接作用于延髓，小量兴奋颈动脉窦和主动脉体化学感受器反射性增加呼吸。中枢神经系统兴奋后随之以抑制，由于中枢麻痹及外周呼吸肌阻断，可产生呼吸衰竭而导致死亡[1]。

3. 耐受性和依赖性　烟碱对自主神经节的兴奋作用由于其N-胆碱受体的脱敏感而迅速耐受，应用大剂量烟碱时，这种脱敏感使神经节传导阻断而不是兴奋。烟碱对中枢作用的耐受(如催醒)比外周少得多。有意义的是，标记受体的研究证明，慢性给予烟碱使脑内N-胆碱受体数增加，而不是减少。这种情况也发生于重度吸烟者脑内。这种情况与受体激动剂的作用相反，激动剂是使受体向下调节的。但是，烟碱所增加的受体可能是已被脱敏感的受体，而不是有功能的受体。因而，烟碱对细胞的作用减少了[2]。烟瘾可能是由于对烟碱的依赖，而不是对吸烟动作的依赖。已发现无烟碱的香烟不能被烟瘾者接受为代替物。各种动物实验证明烟碱可成瘾，但可被美加明抑制，表明其依赖于受体的激活。像其他产生依赖的药物一样，烟碱可引起中脑边缘系统通路的兴奋，增加伏隔核(nucleus accumbens)多巴胺释放[2]。对吸烟的满足感既来自烟碱，也由于焦油的香味，吸烟的精神依赖性很强，也发生耐受性和有一些躯体依赖性。有短时间停药症状[3]。

4. 烟碱的体内过程　烟碱从呼吸道、口腔黏膜和皮肤均容易吸收，曾有经皮肤吸收而产生严重中毒者。烟碱是较强的碱，除非胃液pH升高，从胃吸收是有限的，在肠内的吸收要高得多，咀嚼烟叶时，由于烟碱的吸收比吸入要慢，其作用持续较久[1]。平均吸香烟10 min，血浆烟碱浓度升至20～30 ng/ml(130～200 nmol/L)，10 min内降低约一半，随后1～2 h降低更慢。血浆浓度迅速降低主要是由于血和其他组织之间再分布的结果；降低较慢者是由于在肝内代谢。烟碱主要被氧化为无活性的酮代谢物可铁林(cotinine)，其血浆半衰期较长，血浆可铁林浓度测定可用来区别有无吸烟习惯的有用方法[2]。

毒性　烟碱致死量约40 mg，1滴纯烟碱，大约为两支香烟的含量。但在燃烧中，大部烟碱被破坏或随烟排出而未被吸收。婴儿摄入烟碱或烟草易致呕吐，这也减少了烟碱吸收的量[4]。急性烟碱中毒症状发生迅速，包括恶心、流涎、腹痛、呕吐、腹泻、冷汗、头痛、眩晕、视、听障碍、精神混乱和明显虚弱[1]。

吸烟者的预期寿命较非吸烟者短，每吸一支烟生命缩短5 min[1,3]。吸烟者患肺癌的危险度显著高于不吸烟者，吸烟者发生口腔癌、咽喉癌、食管癌的危险大于非吸烟者5～10倍[2]。吸烟妇女与不吸烟者比较，更可能不生育或者迟生育并且绝经期提前。吸烟者可能稍增加自发性流产、妊娠期间出血及发生各种胎盘异常的危险[3]。孕鼠被动吸烟可引起动物胎盘出现下列病理改变：胎盘周缘呈现不同程度的苍白带；绒毛间有血细胞渗出，上皮细胞水肿变性；血管内、组织间出现纤维素沉积和微血栓形成；滋养层细胞微绒毛明显变短、变粗、变形，并发生脱落、坏死[5]。

【药性】 辛，温。有毒。

1.《滇南本草》："辛，温，有大毒。"

2.《本草汇言》："味苦、辛，气热，有毒。"

【功用主治】 行气止痛，燥湿杀虫，消肿解毒。主治食滞饱胀，气结疼痛，关节痹痛，痈疽疔疮，疥癣湿疹，毒蛇咬伤，扭挫伤。

1.《滇南本草》："治热毒疔疮，痈疽搭背，无名肿毒，一切热毒疮，或吃牛马驴骡死肉中毒。"

2.《药性考》："罨伤止血。"

3.《现代实用中药》："宣阳气，行经络，祛山岚瘴气，辟秽，杀虫。治疥疮等寄生性皮肤病。"

4.《浙江药用植物志》："散瘀镇痛，除湿，止痒。外治扭挫伤，腰痛，关节疼痛，头疮，湿疹，外伤出血。"

5.《福建药物志》："燥湿，消肿。主治疟疾，疔，痈，毒蛇咬伤，红蜘蛛咬伤，臁疮，阴囊湿疹，脚癣。"

【用法用量】 内服：煎汤，鲜叶9～15；或点燃吸烟。外用：煎水洗；或捣敷；或研末调敷。

【宜忌】《本草汇言》："阴虚吐血，肺燥劳瘵之人，勿用。"

【选方】 1. 治项疽，背痈　烟丝(焙燥，研细末)3 g，樟脑1.5 g。以蜂蜜调如糊状，贴于患处。

2. 治风痰，鹤膝(包括骨结核、慢性化脓性膝关节炎等)　烟丝、槟榔各60 g(以上共炒焦研末)，牡蛎(煅研)、白芷各30 g。共研和，以姜汁加面粉少许，调如糊状，敷于患处，每日更换1次。

3. 治头癣，白癣，秃疮　烟叶或全草煎水涂拭患部，每日2～3次；或取旱烟筒中的烟油涂患部每日1次。(1～3方出自《全国中草药汇编》)

4. 治毒蛇咬伤　先避风挤去恶血，用生烟叶捣烂敷之；无鲜叶，用干者研末敷，即烟油、烟灰皆可。(《慈航活人书》)

5. 治四肢及胸部软组织扭伤　烟丝与酒糟各等量。捣烂敷患处。(《浙江药用植物志》)

【各家论述】《本草正》："用以治表，善逐一切阴邪寒毒，山岚瘴气，风湿邪闭腠理，筋骨疼痛；用以治里，善壮胃气，祛阴浊寒滞，消膨胀宿食，止呕哕霍乱，除积聚诸虫，解郁结，止疼痛，行气停血瘀，举下陷后坠，通达三焦。”“此物性属纯阳，善行善散，惟阴滞者用之。若阳盛气越而多躁多火，及气虚气短而多汗者，皆不宜用。”“烧烟吸之，大能醉人。用时惟吸一口或二口。若多吸之，令人醉倒，久而后甦者，以冷水一口解之即醒。若见烦闷，用白糖解之即安。”

4047 烟胶 yān jiāo（《纲目》）

【异名】 牛皮灶岸（《纲目》）、皮烟（《药材资料汇编》）。

【基原】 为老法熏硝牛皮过程中，牛皮受热后炉煏出的油状液体，淋沥于灶面上，日久积累而成的黑褐色胶状物。

【药性】 《本草经疏》：“味辛苦，气微温。”

【功用主治】 《纲目》：“主治头疮白秃，疥疮风癣，痒痛流水。牛皮灶岸为末，麻油调涂，或和轻粉少许。”

【选方】 治牛皮癣 烟胶三钱，寒水石三钱，白矾三钱，花椒一钱半。为末，腊猪脂调搽。（《积德堂经验方》）

4048 烟窝草 yān wō cǎo（《陕西中草药》）

【异名】 马尾黄连（《贵州民间药物》），金鸡脚下黄（贵州），马尾连（北京）。

【基原】 为毛茛科唐松草属植物东亚唐松草的根及根茎。

【原植物】 东亚唐松草 *Thalictrum minus* L. var. *hypoleucum* (Sieb. et Zucc.) Miq. [*T. thunbergii* DC.; *T. thunbergii* DC. var. *majus* Nakai] 又名：秋唐松草（《河北植物志》），小果白蓬草（《东北草本植物志》）。

多年生草本，高1～1.5 m，全株无毛。茎直立，有分枝。叶互生；叶柄长达4 cm，基部有狭鞘；茎中部叶为三至四回三出羽状复叶；叶片长达20 cm；小叶纸质或薄革质，倒卵形、宽倒卵形或近圆形，长1.5～2 cm，宽1～2.5 cm，先端3浅裂，或5裂齿，上面暗绿色，下面有白粉，呈粉绿色。圆锥花序长达30 cm；花两性，花梗长3～8 mm；萼片4，花瓣状，狭椭圆形，长约3.5 mm，黄绿色，早落；花瓣无；雄蕊多数，长约6 mm，花药先端有短尖头；心皮3～5，柱头三角状箭头形。瘦果纺锤形，长约3.5 mm，有8条纵肋。花期6～7月，果期7～9月。

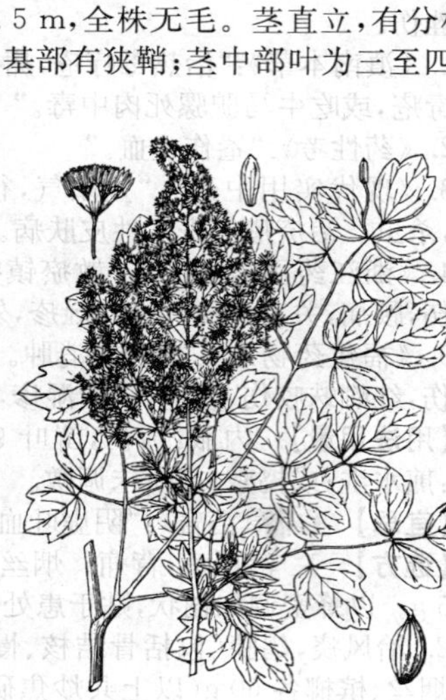
东亚唐松草

生于丘陵、山地林边或山谷沟边。分布于东北、华北及江苏、安徽、山东、河南、湖北、湖南、广东、四川、贵州、陕西。

【采收加工】 7～9月采挖，晒干用。

【药材】 烟窝草 *Radix et Rhizoma Thalictri Mini* 产于贵州、湖北、湖南等地。

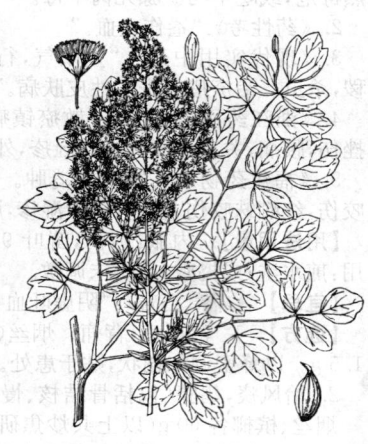

性状 根茎由数至十数个节结连生，常中空。细根数十至百余条密生于根茎下面，长10～20(～30) cm，直径1～1.5 mm，软而扭曲，常缠绕成团；表面浅棕色，疏松，皮层常脱落，脱落处现棕黄色木心；断面纤维性，气微，味稍苦。

鉴别 (1) 根横切面：表皮常脱落，残留者可见1列方形表皮细胞，常压扁或特化为根毛。皮层较宽，靠外侧有2～3列纤维和纤维状石细胞，连成环带，细胞壁棕黄色，强木化；内皮层母细胞切向延长，分隔成3～4个子细胞，凯氏带明显。中柱鞘细胞2～3列，壁增厚，非木化。初生木质部三原型；木质部3束与大型纤维束相间排列。

(2) 参见“马尾连”条。

【成分】 根含生物碱成分：O-甲基唐松草檗碱(O-methylthalicberine)，秋唐松草替定碱(thalmelatidine)[1]，东亚唐松草碱(thalicthuberine)[2]，木兰花碱(magnoflorine)[3]；含苷类：唐松草亭苷(thalicoside) A_1、A_2、A_3[4]、F[5]、G_1、G_2[6]、H1[7]。还含黄酮成分：唐松草黄酮苷(thalictiin)即芹菜素-7-半乳糖苷(apigenin-7-galactoside)[8]，7，4′-二-O-β-别吡喃基芹菜素(7，4′-di-O-β-allopyranosyl apigenin)，7-O-(6-O-乙酰基-β-别吡喃基)-4′-O-(β-别吡喃基)-芹菜素〔7-O-(6-O-acetyl-β-allopyranosyl)-4′-O-(β-allopyranosyl)-apigenin〕[9]。茎叶含生物碱：唐松草檗碱[10]，高唐碱(takatonine)[11]，唐松草亭碱(thalictine)[12]，小檗碱(berberine)[13]等；全草还含阿罗莫灵碱(aromoline)，O-甲基阿罗莫灵碱(O-methylaromoline，homoaromoline)[7]。

【药理】 1. 降压作用 O-甲基唐松草檗碱和O-甲基阿罗莫灵碱均具有降压作用。O-甲基唐松草檗碱1 mg/kg、2 mg/kg对正常犬血压分别降低4.25 kPa(32 mmHg)和12.9 kPa(97 mmHg)；O-甲基阿罗莫灵碱2 mg/kg、4 mg/kg分别降低2.1 kPa(16 mmHg)和2.6 kPa(20 mmHg)[1]。

2. 抗菌作用 O-甲基阿罗莫灵碱在≤100 μg/ml浓度下有抗耻垢杆菌的用[1]。

3. 对实验性矽肺的影响 大鼠经气管急性染尘复制实验性矽肺，东亚唐松草总碱治疗后矽肺大鼠显示了良好效果，大鼠肺鲜重、干重及胶原蛋白含量明显低于矽肺对照组，肺干重、血清铜蓝蛋白及氨基己糖含量也明显低于矽肺对照组[2]。

【药性】 苦，寒。小毒。

1.《贵州民间药物》：“性寒，味苦。”

2.《陕西中草药》：“有小毒。”

【功用主治】 清热解毒燥湿。主治百日咳，痈疮肿毒，牙痛，湿疹。

1.《贵州民间药物》：“清热凉血，消肿毒。治胸膈饱胀。”

2.《陕西中草药》：“清热解毒。主治牙痛，急性皮炎，湿疹。”

【用法用量】 内服：煎汤，6～9 g。外用：焙干研粉，撒敷患处；或煎水洗；或捣烂敷。

【宜忌】 虚寒证者慎服。

【选方】 1. 治急性皮炎、湿疹 烟窝草适量。焙干，研粉，撒敷。（《陕西中草药》）

2. 治风丹 马尾黄连一大把。水煎，洗患处；并用根15 g煎水服。

3. 治胸膈饱胀 马尾黄连9 g。煎酒服。

4. 治痔疮出血 马尾黄连15 g。蒸酒服。（2～4方出自《贵州民间药物》）

4049 烟管蓟 yān guǎn jì（《新华本草纲要》）

【异名】 大蓟（东北）。

【基原】 为菊科蓟属植物烟管蓟的根或全草。

【原植物】 烟管蓟 *Cirsium pendulum* Fisch. ex DC. [*C. falcatum* Turcz. ex DC.]

多年生草本，高 1～3 m。茎直立，上部分枝，被蛛丝状毛。基生叶和茎下部叶花期时凋萎，叶片宽椭圆形，长 40～50 cm，宽约20 cm，先端尾尖，基部渐狭成具翅的柄，羽状深裂，裂片上侧边缘具长尖齿，边缘有刺，茎中部叶狭椭圆形，长 15～25 cm，无柄，稍抱茎或不抱茎，茎上部叶渐小。头状花序单生于枝端，下垂，直径 3～5 cm；总苞卵形；总苞片约 8 层，条状披针形，外层短，先端刺尖，外反，背部中肋带紫色；全为管状花，花冠紫色，长 1.7～2.2 cm。瘦果长圆形，长 3～3.5 mm，稍扁；冠毛灰白色，羽状，长达 2.2 cm。花果期 6～9 月。

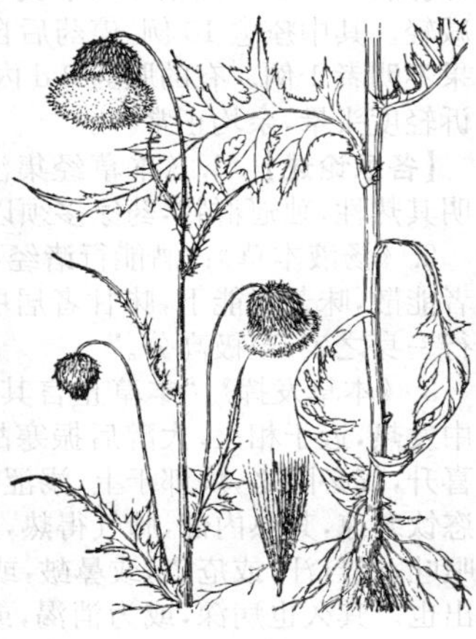

烟管蓟

生于河岸、草地、山坡林缘。分布于东北地区及河北、山西、内蒙古、陕西及甘肃等地。

【采收加工】 5～7 月采收地上部分，秋后采根，鲜用或切段晒干。

【成分】 全草含滨蓟黄苷(cirsimarin)[1]。

【药理】 抗炎作用 用小鼠耳壳水肿法研究发现，烟管蓟有很强的抑制肿胀作用，说明烟管蓟的抗炎效果显著[1]。

【药性】 甘、苦，凉。

【功用主治】 解毒，止血，补虚。主治疮肿，疟疾，外伤出血，体虚。

【用法用量】 内服：煎汤，4.5～9 g，鲜品可用至 30～60 g；加酒煨服或鲜品捣汁。外用：鲜品捣敷。

【选方】 1. 治体虚 (烟管蓟)根炖肉吃。

2. 治打摆子 (烟管蓟)根皮，新鲜舂烂，取汁内服，药渣外敷肚脐。

3. 治产后恶露不净 (烟管蓟)根，加酒，煨服。

4. 治饮食积滞 (烟管蓟)根，加鸡屎藤根、芦苇根、狗屎兰花，共煨服。(1～4 方出自《双柏彝医书》引《彝医植物志》)

4050 酒 jiǔ (《别录》)

【基原】 为用高粱、大麦、米、甘薯、玉米、葡萄等为原料酿制而成的饮料。

【成分】 因原料、酿造、加工、贮藏等条件不同，酒的种类极多，成分亦差异甚大。在制法上，酒可分为蒸馏酒(如高粱酒、烧酒)与非蒸馏酒(如绍兴酒、葡萄酒)两大类。

凡酒类都含乙醇(ethanol)。蒸馏酒除乙醇的含量高于非蒸馏酒外，尚含高级醇类、脂肪酸类、酯类、醛类等；又含少量挥发酸和不挥发酸；糖类常不存在，或只存少量[1]。

高粱酒(东北产)的总酸中，68.22%为乙酸(acetic acid)，28.68%为丁酸(butyric acid)，0.58%为甲酸(formic acid)；酯类中有乙酸乙酯(ethyl acetate)，丁酸乙酯(ethyl butyrate)，乙酸戊酯(amyl acetate)，丁酸戊酯(amyl butyrate)，另有微量的缬草酸(valeric acid)，己酸(caproic acid)，辛酸(caprylic acid)，壬酸(pelargonic acid)，癸酸(capric acid)及月桂酸(lauric acid)等酸的酯类；又含少量戊醇(valeric acid)，丁醇(butanol)，丙醇(propa-nol)[1]。

绍兴酒的成分为水，乙醇，麦芽糖，葡萄糖，糊精，甘油，酸类，含氮物质等。在酸类中有乙酸，乳酸，氨基酸，琥珀酸等。另外尚有酯类，醛类，矿物质等[1]。葡萄酒除含水分、乙醇外，又含酸类、甘油、转化糖、葡萄糖、糊精、树胶、无机盐等。在酸类中，挥发酸有甲酸、乙酸，不挥发酸有酒石酸、苹果酸、琥珀酸、鞣酸(digallic acid)、乳酸[2]。

红葡萄酒的色素有红色的锦葵花素-3-葡萄糖苷(oenin)及其苷元锦葵花素(malvidin)，其他色素尚有槲皮素的糖苷等[3]。

【药理】 1. 对中枢神经系统的作用 世俗观点认为饮酒具有兴奋作用，但乙醇主要是一个中枢神经系统抑制剂。低浓度乙醇可加强某些兴奋性神经突触的功能，其表现的兴奋现象主要是由于脑的抑制性控制作用被解除所致。最早受影响的是由训练和经验而来的精神活动。记忆力、集中力和洞察力变得迟钝甚至丧失。自信加强，性格变得开朗活泼[1]。乙醇也可引起镇静，解除焦虑，进而语言含糊，共济失调，判断能力受损，进入酩酊状态[2]。

2. 对心血管系统的作用 乙醇有直接扩张血管的作用。对大鼠基底动脉痉挛模型，静注 0.5%乙醇 20 ml/kg 有明显减少基底动脉痉挛的作用[3]。家兔灌服乙醇后，血清高密度脂蛋白胆固醇(HDL-Ch)很快明显上升，停药后 HDL-Ch 下降[4]。酒精中毒患者血清胆固醇水平明显低于正常人，急性酒精中毒者又较慢性酒精中毒者显著低下[5]。人在正常饮酒时达到的浓度(10～20 mmol/L)即有抑制血小板聚集的作用，可能是由于抑制花生四烯酸生成所致[6]。在体外，白酒(含乙醇 56%)2.5 μl、5.0 μl、7.5 μl 和 10 μl 加入到从同一个体分离出来的富含血小板的血浆 200 μl，以 ADP 为诱导聚集剂，4 个剂量组对血小板聚集功能均有抑制作用，且与乙醇剂量呈正相关[7]。

3. 对胃肠道的作用 大鼠灌服 10%、20%乙醇 1 ml/只，使胃黏膜血流量(GMBF)增加，不引起胃黏膜损伤，如灌服 40%乙醇或无水乙醇则使 GMBF 减少，并产生明显的胃黏膜损伤[8]。胃黏膜表面凝胶样黏液层的疏水性可防止 H^+ 和水溶性物质对胃黏膜的侵害。用大鼠在体胃灌流模型，以 40%乙醇灌流 5 min，则可破坏胃黏膜表面黏液凝胶层的疏水性，在除去乙醇后 1 h，尚不能恢复正常[9]。

4. 对肝的作用 大鼠每日灌服乙醇 790 mg/kg，1 个月后，肝细胞膜脂质过氧化物(LPO)仍正常，2 个月后，则 LPO 明显高于对照组，Na^+，K^+-ATP 酶活性减低，3 个月后肝细胞膜超氧化物歧化酶(SOD)和过氧化氢酶均明显低于对照组。表明乙醇可引起肝细胞膜脂质过氧化损伤[10]。

5. 其他作用 乙醇是一种免疫抑制剂，可明显干扰机体对细菌、病毒等的防御能力，抑制细胞免疫和体液免疫[11]。

6. 药动学 乙醇在胃肠道吸收迅速而完全，乙醇蒸气也易从肺吸收。饥饿状态饮酒，40 min 内血浓度达峰值，食后饮酒则可推迟吸收。乙醇在体内分布迅速，组织内浓度可迅速接近血浓度，分布容积为 0.7 L/kg。饮用的乙醇 90%以上在肝内氧化，其余经肺和肾排泄。一般临床剂量乙醇，其氧化速率按零级动力学进行，与血药浓度无关。每单位时间氧化乙醇的量约与体重或肝重呈比例。肝切除或肝损害时，乙醇从体内消除就明显降低或完全停止。正常成人每1 h能代谢7～10 g乙醇。乙醇经两条途径代谢为乙醛，乙醛90%以上也在肝内氧化，线粒体NAD^+依赖性醛脱氢酶系乙醛氧化代谢途径的主要酶，氧化产物为乙酸盐，再进一步代谢为二氧化碳和水[2]。

毒性　乙醇急性中毒主要表现对中枢神经系统的抑制。一般可分为3期。第一期为欣快和行为轻度障碍。反应迟钝，准确性差，自我约束力差，话多或孤僻；第二期为功能损害明显期。讲话随便，步态不稳，动作不准，不能自控；第三期为深睡昏迷期，血中乙醇浓度可达300 mg/dl，如高达400～500 mg/dl则抑制延髓中枢，因呼吸衰竭而死[12]。慢性乙醇中毒即嗜酒者可引起营养不良、慢性胃炎、肝损害，已如前述，还可引起中毒性精神病[12]。男性酗酒可致睾丸萎缩、性欲减退、血清睾酮下降、性功能障碍、精子数减少。女性酗酒可引起不孕症、月经不调、无月经、孕激素和雌激素水平下降，出生的婴儿体重减少、子女智商降低、畸胎或死产增多[13]。

【药性】　甘、苦、辛，温。有毒。归心、肝、肺、胃经。

1.《别录》："味苦甘辛，大热，有毒。"

2.《食疗本草》："苦。"

3.《本经逢原》："新者有毒，陈者无毒。"

4.《本草经解》："入手少阳三焦经、足阳明胃、手阳明大肠经。"

5.《本草求真》："专入脾、胃与表。"

6.《本草撮要》："入手足太阴、阳明、厥阴经。"

【功用主治】　通血脉，行药势。主治风寒痹痛，筋脉挛急，胸痹心痛，脘腹冷痛。

1.《别录》："主行药势，杀百邪恶毒气。"

2. 孙思邈："止呕哕，摩风痉、腰膝疼痛。"（引自《纲目》）

3.《食疗本草》：主"中恶疰忤。""通脉，养脾气，扶肝。"

【用法用量】　内服：适量，温饮；或和药同煎；或浸药。外用：单用或制成酒剂涂搽；或湿敷；或漱口。

【宜忌】　阴虚、失血及湿热甚者禁服。

1.《千金方》："黄帝云，暴下后饮酒者，膈上变为伏热；食生菜饮酒，莫炙腹，令人肠结。扁鹊云，久饮酒者腐肠烂胃，溃髓蒸筋，伤神损寿；醉当风卧，以扇自扇，成恶风；醉以冷水洗浴，成疼痹。""饱食讫，多饮水及酒，成痞僻。"

2. 孙思邈："空腹饮酒醉，必患呕逆。"（引自《证类本草》）

3.《本草拾遗》："诸米酒有毒。""不可合乳饮之，令人气结。""凡酒忌诸甜物。"

4.《纲目》："酒后食芥及辣物，缓人筋骨。酒后饮茶，伤肾脏，腰脚重坠，膀胱冷痛，兼患痰饮水肿、消渴挛痛之疾。一切毒药因酒得者，难治。""痛饮则伤神耗血，损胃亡精，生痰动火。"

【选方】　1. 治胸痹　栝楼实一枚（捣），薤白半升，白酒七升。上三味同煮取二升，分温再服。（《金匮要略》栝楼薤白白酒汤）

2. 治冷气心痛　烧酒入飞盐饮。

3. 治寒痰咳嗽　烧酒四两，猪脂、蜜、香油、茶末各四两。同浸酒内，煮成一处。每日挑食，以茶下之。

4. 治寒湿泄泻，小便清者　头烧酒饮之。

5. 治风虫牙痛　烧酒浸花椒，频频漱之。（2～5方出自《纲目》）

6. 治耳聋　酒三升，碎牡荆子二升。浸七日，去滓，任性服尽。（《千金方》）

7. 治妇人遍身风疮作痒　蜂蜜少许，和酒服之。（《奇效良方》）

8. 治蛇咬疮　暖酒淋洗疮上，日三易。（《广利方》）

9. 治咽伤声破　酒一合，酥一匕，干姜末二匕。和服，日二次。（《十便良方》）

【临床报道】　治疗产后单纯性腹泻　黄酒250 g，煮沸后加红糖120 g，继续煮沸2～3 min，稍冷，顿服或两次分服（间隔3～4 h）。共治14例，药后均诉腹部舒适，腹痛下坠减轻。其中痊愈10例，停药后自愈1例，症状减轻2例，效果不明者1例。有的服药3 d内痊愈。治疗过程中仅1例诉轻度头晕，余均正常[1]。

【各家论述】　1.《本草经集注》："大寒凝海，惟酒不冰，明其热性，独冠群物，药家多须以行其势。"

2.《汤液本草》："酒能行诸经不止，与附子相同。味之辛者能散，味苦者能下，味甘者居中而缓也。为导引，可以通行一身之表，至极高分。"

3.《本草发挥》："本草止言其热而有毒，不言其湿热，湿中发热，近于相火，大醉后振寒战栗者，可见矣。又云酒性喜升，气必随之，痰郁于上，溺涩于下，肺受贼邪，金体大燥。恣饮寒凉，其热内郁，肺气得热，必大伤耗。其始也病浅，或呕吐，或自汗，或疮疥，或鼻皶，或自泄，或心脾痛，尚可散而出也。其久也病深，或为消渴，或为内疽，为肺痿，为内痔，为臌胀，为失明，为哮喘，为劳嗽，为癫痫，为难名之病。倘非具眼，未易处治，可不谨乎！"

4.《纲目》："面曲之酒，少饮则和血行气，壮神御寒，消愁遣兴。痛饮则伤神耗血，损胃亡精，生痰动火。若夫沉缅无度，醉以为常者，轻则致疾败行，甚则丧邦亡家而陨躯命，其害可胜言哉。"

5.《本草求真》："酒性种类甚多，然总由水谷之精，熟谷之液，酝酿而成。故其味有甘有辛，有苦有淡，而性皆主热。"

6.《随息居饮食谱》："烧酒，性烈火热，遇火即燃。消冷积，御风寒，辟阴湿之邪，解鱼腥之气。"

4051 酒酿 jiǔ niàng（《纲目拾遗》）

【异名】　酒窝、浮蛆（《纲目拾遗》）。

【基原】　为糯米和酒曲酿制而成的酵米。

【成分】　酒酿的成分随发酵进度等而变化，成熟的酒酿，含水分，乙醇，粗蛋白质，糖分，总酸等[1]。

【药性】　甘、辛，温。

【功用主治】　补气，生津，活血。主治痘疹透发不起，乳痈肿痛，头痛头风。

1.《纲目拾遗》："佐药发痘浆，行血益髓脉，生津液。"

2.《随息居饮食谱》："补气养血，助运化，充痘浆。"

【用法用量】　内服：炖温，或和药同煎，适量。外用：捣敷。

【选方】　1. 治痘疮不起　荸荠捣汁，和白酒酿炖温服之。但不可炖大热，大热则反不妙，慎之。（《良方集要》）

2. 治小儿鼻风吹乳肿痛　酒酿和菊花叶捣敷。无叶用根。甘菊叶尤佳，捣汁冲和服更效。（《刘启堂经验秘方》）

3. 治吹乳　苎麻根（嫩者）炒，和白酒酿少许，共捣烂，敷患处一日夜。忌食发物。（《周益生家宝方》）

4052 酒糟 jiǔ zāo（《本草拾遗》）

【异名】　甜糟（《本草拾遗》），糟（《日华子》），红糟（《养生必用方》），酒醅糟、粕（《纲目》）。

【基原】　为高粱、大麦、米等酿酒后剩余的残渣。

【采收加工】　在乙醇厂或酒厂中收集。

【成分】 酒糟因制酒原料及方法之不同,所含成分亦异,其仅分离酒液的酒糟中尚含相当量的乙醇,若经蒸吊烧酒后,则乙醇的含量极少[1]。

【药性】 甘、辛,温。

1.《本草拾遗》:"味咸,温,无毒。"

2.《纲目》:"甘、辛,无毒。"

【功用主治】 活血止痛,温中散寒。主治伤折瘀滞疼痛,冻疮,风寒湿痹,蛇伤,蜂螫。

1.《本草拾遗》:"主温中冷气,消食杀腥,去草菜毒,藏物不败,糅物能软,润皮肤,调脏腑。"

2.《日华子》:"署损损瘀血,浸洗冻疮,敷蛇、蜂叮毒。"

3.《纲目》:"能活血行经止痛,故治伤折有功。"

【用法用量】 内服:炖温或煎汤。外用:罨敷。

【选方】 1. 治伤折,恶血不散疼痛 酒糟二斤,糯米半斤。上二味相和,酒煮稀稠得所,取出乘温涂患处,外封裹之,日再易。(《圣济总录》糟米涂方)

2. 治手足皴裂,春夏不愈者 生姜汁、红糟、白盐、猪膏(腊月者佳)。上研烂炒热,擦入皴内,一时虽痛,少顷便皮软皴合,再用即安。(《养生必用方》)

3. 治暴发红肿,痛不可忍 腊糟糟之。(《谈野翁试验方》)

4. 治杖疮青肿 用湿绵纸铺伤处,以烧过酒糟捣烂,厚铺纸上。良久,痛处如蚁行,热气上升即散。(《简便方》)

4053 酒药花 jiǔ yào huā
(《贵州民间药物》)

【异名】 酒曲花(《贵州药用植物目录》),大蒙花(《陕西中草药》),麻柳(《贵州中草药名录》),紫花醉鱼草、鸡骨紫、蒙花树(《新华本草纲要》)。

【基原】 为醉鱼草科醉鱼草属植物大叶醉鱼草的枝叶、根皮。

【原植物】 大叶醉鱼草 *Buddleja davidii* Franch.[*B. davidii Franch.* var. *magnifera* Rehd. et Wils.] 又名:绛花醉鱼草(《云南植物志》),白背叶醉鱼草(《新华本草纲要》)。

灌木,高1~3 m。枝长而扩展,幼枝具4棱,密被白色短柔毛。叶对生;叶柄短;托叶萎缩成带状,位于两叶之间;叶片卵状披针形至披针形,长8~25 cm,宽3~4 cm,先端长渐尖,基部楔形,边缘具细锯齿,上面绿色,背面密被白色绒毛。总状圆锥花序直立或下垂;花萼钟状,具柔毛,4裂,裂片披针形;花冠紫色,细而直,长7~10 mm,4裂,裂片边缘反卷,外面疏生绒毛及鳞片,喉部为橙黄色;雄蕊4;子房2室,无毛,柱头棒状。蒴果长圆形,长6~8 mm,先端尖。种子多数。花期5~8月,果期6~10月。

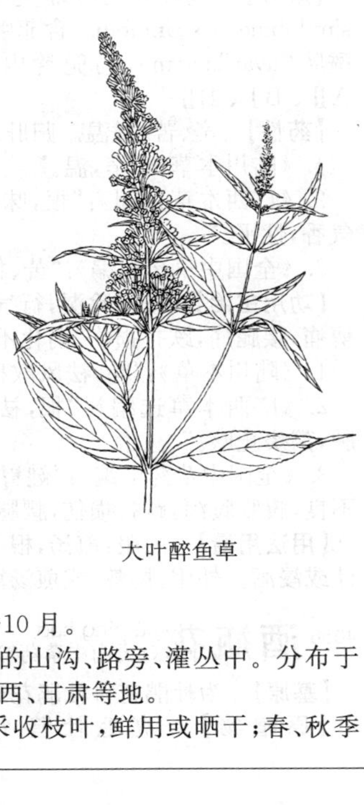

大叶醉鱼草

生于海拔800~3 000 m的山沟、路旁、灌丛中。分布于西南及湖北、湖南、西藏、陕西、甘肃等地。

【采收加工】 7~10月采收枝叶,鲜用或晒干;春、秋季挖根,剥皮晒干。

【成分】 叶及根皮含醉鱼草素(buddledin)A、B、C、D[1,2],顺式及反式的肉苁蓉苷(cistanoside)[3],松柏醛(coniferaldehyde),蛇菰脂醛素(balanophonin),丁香树脂酚(syringaresinol),醉鱼草醇(buddlenol)A、B、C、D、E、F[4],洋丁香酚苷(acteoside)[5],毕日多苷(biridoside)[6],刺槐素-7-O-芸香糖苷(acacetin-7-O-rutinoside),角胡麻苷(martynoside)[7],醉鱼草胺碱(buddamine)[8],车前草苷(plantainoside)C,洋丁香酚苷异构体(acteoside isomer),天人草苷(leucosceptoside)A、B,异角胡麻苷(isomartynoside),焦地黄苯乙醇苷(jionoside)D,安哥罗苷(ngoroside)C,6-阿魏酰筋骨草醇(6-feruloyl ajugol)[9]。

【药性】 辛、微苦,温。有毒。

1.《贵州民间药物》:"性温,味辛,有小毒。"

2.《陕西中草药》:"味辛、微苦、涩,性温,有毒。"

【功用主治】 祛风散寒,活血止痛,解毒杀虫。主治风寒咳嗽,痹痛,跌打损伤,痈肿疮疖,妇女阴痒,麻风,脚癣。

1.《贵州民间药物》:"治脚癣,妇女阴痒,止咳,杀虫。"

2.《陕西中草药》:"清热解毒,止血生肌。治麻风,疮疖,蜂窝织炎,跌打损伤,骨折。"

3.《全国中草药汇编》:"驱风散寒,活血止痛。主治风湿关节疼痛。"

【用量用法】 内服:煎汤,9~15 g;或泡酒。外用:煎水洗;或捣敷。

【选方】 1. 治咳嗽 酒药花9 g,款冬花、枇杷叶各6 g。蒸冰糖吃。

2. 治妇女阴痒 酒药花15~30 g,棉花子9 g。捣烂,制成栓形,用布包好塞阴道内。(1、2方出自《贵州民间药物》)

3. 治麻风 大蒙花枝叶30 g,苍耳子120 g。共研细粉,与面粉6 000 g混匀做蒸馍。每次吃馍250 g,每日吃2次。另以叶及根皮适量,煎水洗患处。(《陕西中草药》)

4. 治脚癣 酒药花叶数张,研末,加白矾少许,擦患处;或取鲜叶揉烂擦患处。(《贵州民间药物》)

4054 酒饼叶 jiǔ bǐng yè
(《岭南采药录》)

【异名】 山桔叶(《岭南采药录》),串珠酒饼叶(《广东中药》),假酒饼叶(《广西本草选编》)。

【基原】 为番荔枝科山指甲属植物假鹰爪的叶。

【原植物】 假鹰爪 *Desmos chinensis* Lour.[*D. cochinchinensis sensu* Merr.] 又名:鸡爪兰(《南宁市药物志》),鸡爪风、鸡香木(《广西药用植物名录》)。

直立或攀缘灌木,高1~3 m。枝粗糙,有纵条纹或灰白色凸起的皮孔。单叶互生;叶片长圆形或椭圆形,长4~13 cm,宽2~5 cm,上面绿色,有光泽,下面粉绿色。花单朵与叶互生或对生,黄绿

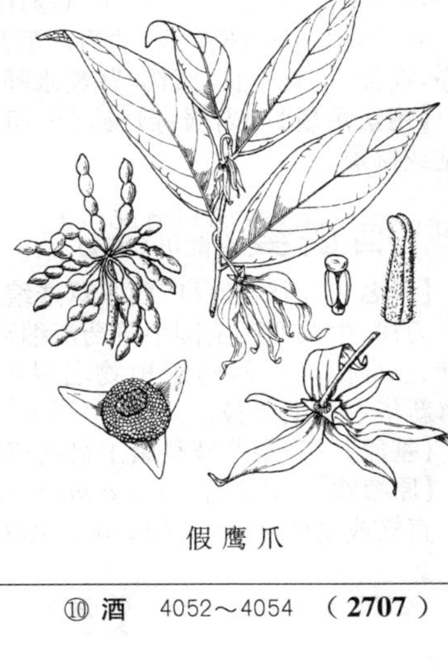

假鹰爪

色，下垂；花梗长 2～5.5 cm；萼片 3，卵圆形，长 3～5 mm；花瓣 6，2 轮，外轮比内轮大，长圆形或长圆状披针形，长 3～9 cm；雄蕊多数，药隔先端截形；心皮多数，柱头 2 裂。果实伸长，在种子间缢缩成念珠状，长 2～5 cm，聚生于果梗上。种子球形，直径约 5 mm。花期夏季，果期秋季至翌年春季。

生于丘陵山坡、林缘灌木丛中或低海拔荒野、路边以及山谷、沟边等地。分布于广东、海南、广西、贵州、云南等地。

本植物的枝皮（鸡爪枝皮）亦供药用，另设专条。

【采收加工】 7～10 月采收，晒干或鲜用。

【药材】 酒饼叶 *Folium Desmoris Chinensis* 产于海南、广东、广西、云南等地。

性状 叶稍卷曲或破碎，灰绿色至灰黄色。完整叶片长圆形至椭圆形，长 4～13 cm，宽 2～5 cm，先端短渐尖，基部阔楔形，全缘；叶柄长约 5 mm。薄革质而脆。气微，味苦。

鉴别 (1) 叶表面观：上表皮细胞多角形，垂周壁平直；部分细胞较大，类圆形，含草酸钙簇晶。下表皮细胞不规则多角形，含细小簇晶；非腺毛 2(～3)细胞，长 100～130 μm，直径约 12 μm，先端细胞长，胞腔常含黄色物质；气孔平轴式。

(2) 取本品粗粉 3 g，加适量乙醇，置水浴中温浸 1 h，滤过。滤液适当浓缩，用石油醚萃取 2 次，取脱脂后滤液 1 ml，滴加碘化铋钾试液，产生橘红色沉淀（检查生物碱）。

【成分】 叶含黄酮成分 5-甲氧基-7-羟基黄烷酮（5-methyoxy-7-hydroxyflavanone）[1]，假鹰爪素（cochinine）A，7-甲醚黄芩素（negletein），5，7-二羟基-6-甲酰基-8-甲基双氢黄酮（lawinal）[2]，5，7-二羟基-8-甲酰基-6-甲基黄酮（unonal），去甲氧基杜鹃花素（desmethoxymatteucinol），去甲氧基杜鹃花素 7-甲醚（desmethoxymatteucinol 7-methyl ether）[3]。还含苯甲酸（benzoic acid），豆甾醇（stigmasterol），β-谷甾醇（β-sitosterol）[3]。

【药性】 辛，温。有小毒。归脾、肝经。

1.《岭南采药录》："味苦涩，有小毒。"

2.《广西本草选编》："味辛，性温。"

【功用主治】 祛风利湿，化瘀止痛，截疟杀虫。主治风湿痹痛，水肿，泄泻，消化不良，脘腹胀痛，疟疾，风疹，跌打损伤，疥癣，烂脚。

1.《岭南采药录》："煎水洗疥癞烂脚，捣敷脚趾湿烂。祛风邪，祛瘀生新。"

2.《陆川本草》："止痛，截疟。治跌打损伤，风湿骨痛，寒疟。"

3.《广东中药》："化湿，祛风，行气。内服消水肿，止咳；外用煎汤洗浴，杀蠛止痒，止风疹痒块。"

4.《全国中草药汇编》："治产后风痛，产后腹痛，恶露不净，痛经，消化不良，腹泻，肾炎水肿。"

【用法用量】 内服：煎汤，3～15 g；或浸酒。外用：煎水洗或捣敷。

4055 酒饼婆 jiǔ bǐng pó（《陆川本草》）

【异名】 酒饼叶（《广西本草选编》），油椎、蕉藤、酒饼子、牛刀树、牛头罗（《全国中草药汇编》），酒饼木、牛奶果、石龙叶、土枇杷（《广西药用植物名录》），山梗子、小十八风藤（《新华本草纲要》）。

【基原】 为番荔枝科紫玉盘属植物紫玉盘的根和叶。

【原植物】 紫玉盘 *Uvaria microcarpa* Champ. ex Benth. 直立或蔓生灌木，高约 2 m。全株被黄色星状毛，老时毛渐脱落。叶互生；叶片革质，长倒卵形或长椭圆形，长 10～23 cm，宽 5～11 cm，先端急尖或钝，基部圆形或近心形。花 1～2 朵与叶对生，暗紫红色或淡红褐色，直径 2.5～3.5 cm；花梗长不及 2.5 cm；萼片 3，阔卵形；花瓣 6，2 轮，内外轮相似，卵圆形；雄蕊多数，线形，最外面的常退化为假雄蕊；心皮长圆形或线形，每心皮有胚珠多颗，柱头马蹄形，先端 2 裂而内卷。果卵圆形或短圆柱形，长1～2 cm，暗紫褐色，多个聚集成头状。种子圆球形。花期 3～8 月，果期 7 月至翌年 3 月。

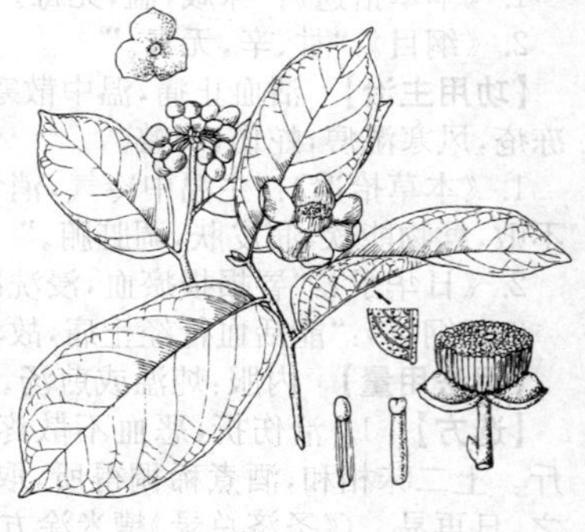

紫玉盘

生于低海拔山地疏林中或灌木丛中。分布于广东、广西、海南。

【采收加工】 4～11 月采收，洗净，鲜用或晒干。

【药材】 酒饼婆 *Radix et Folium Uvariae Microcarpae* 产于广东、广西、海南等地。

性状 根近圆柱形，略弯曲，直径 0.5～2.5 cm。表面暗棕色，具细密纹理、不规则浅沟纹和短横裂纹，细根痕呈点状突起。质硬，断面木部灰白色，有放射状纹理。气微香，味淡。

鉴别 (1) 根横切面：木栓层为数列至 10 余列红棕色木栓细胞。韧皮射线宽阔，呈漏斗状，偶见草酸钙方晶；韧皮纤维与淡黄棕色薄壁组织相间排列。木质部导管单个散在或数个相连。本品射线细胞含淀粉粒。

(2) 取本品粉末 5 g，用适量乙醇回流提取 1 h，滤过。滤液浓缩至膏状，加少量 2% 盐酸捏溶，滤过。取滤液 2 ml，加改良碘化铋钾试液，产生红棕色沉淀（检查生物碱）。

【成分】 茎叶含阿朴菲类生物碱：4，5-dioxodehydroasimilobine，oxoanlobin。含非甲酸内酰胺类成分：紫玉盘内酰胺（uvarilactam），马兜铃内酰胺（aristololactam）A Ⅰ、A Ⅱ、B Ⅰ、B Ⅱ[1]。

【药性】 辛、苦，微温。归肝、胃经。

1.《陆川本草》："辛，温。"

2.《广西本草选编》："根，味辛、苦，性平。叶，味淡、涩，气香，性平。"

3.《全国中草药汇编》："苦、甘，微温。"

【功用主治】 祛风除湿，行气健胃，化痰止咳。主治风湿痹痛，腰腿痛，跌打损伤，消化不良，腹胀腹泻，咳嗽痰多。

1.《陆川本草》："叶，祛风散积止痛，治风湿骨痛。"

2.《广西本草选编》："根，祛风湿，壮筋骨。叶，散瘀消肿，豁痰止咳。"

3.《全国中草药汇编》："健胃行气，祛风止痛。主治消化不良，腹胀腹泻，跌打损伤，腰腿疼痛。"

【用法用量】 内服：煎汤，根 15～30 g，叶 10～15 g；或绞汁或浸酒。外用：捣敷，或煎汤熏洗。

4056 酒瓶花 jiǔ píng huā（《云南中草药》）

【基原】 为杜鹃花科杜鹃花属植物亮毛杜鹃的根和叶。

【原植物】 亮毛杜鹃 *Rhododendron microphyton*

Franch. 又名：小杜鹃(《云南中草药》)，艳山红(贵州)。

常绿小灌木，高 0.5～2 m。小枝细而多，淡褐色，密被红棕色伏毛。单叶互生；密集枝顶，叶柄短，被褐色糙伏毛。叶片革质，椭圆形、椭圆状卵形或长卵状披针形，长1～4.5 cm，宽0.5～2 cm，先端锐尖、短渐尖或渐尖，基部短楔形，全缘，表面深绿色，伏生疏长毛，背面淡绿色，散生红棕色扁平伏毛。花 3～6 朵，生于枝顶叶腋，形成伞形或总状花序；花梗长 3～6 mm，有光亮的红棕色细毛；花萼较小，5 裂或不裂，具红棕色细毛；花冠漏斗形，略呈两侧对称，淡紫红色、粉红色，或鲜紫色，5 裂，上方 3 裂片内有深红色斑点；雄蕊 5 枚，较花冠长，花药顶孔开裂；雌蕊 1，子房 5 室，密被红棕色长糙毛，花柱细长。蒴果小，卵形，外面密被红棕色糙伏毛，花柱宿存，熟时 5 裂。花期 3～5 月，果期 6～7 月。

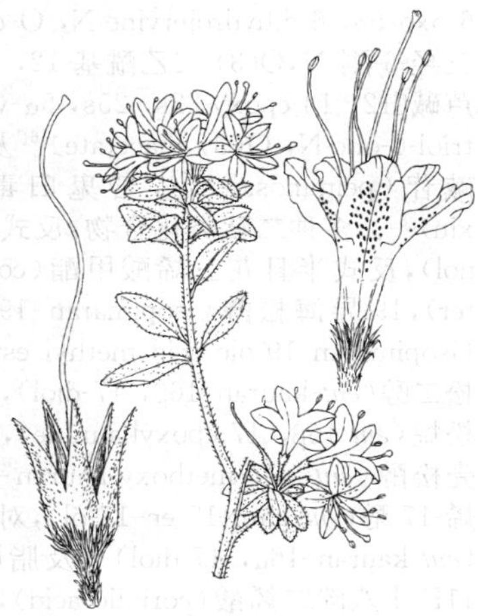

亮毛杜鹃

生于海拔 1 000～2 500 m 的山野草地或山坡灌丛、松林下、杂木林或针阔叶混交林下，常见于石灰岩山地灌丛内。分布于四川、贵州、云南、陕西等地。

【采收加工】 7～10 月采收，根切片晒干；叶晒干。

【药性】 《云南中草药》："涩，凉。"

【功用主治】 清热，利尿。主治小儿惊风，急、慢性肾炎，肾盂肾炎。

1.《云南中草药》："清热利尿。主治小儿惊风，肾炎。"

2.《全国中草药汇编》："清热解表，利尿。主治感冒，急、慢性肾炎，肾盂肾炎。"

【用法用量】 内服：煎汤，15～30 g。

【选方】 1. 治小儿惊风，肾炎 （酒瓶花根）60 g。水煎服。或配伍用。(《云南中草药》)

2. 治急、慢性肾炎，肾盂肾炎 酒瓶花根 30 g，血满草 15 g，山皮条、石椒草各 12 g。水煎服。(《全国中草药新医疗法展览会资料选编》)

4057 浙贝母 zhè bèi mǔ (《轩歧救正论》)

【异名】 土贝母(《本草正》)，浙贝(《外科全生集》)，象贝(《经验广集》)，象贝母(《百草镜》)，大贝母(《疡医大全》)。

【基原】 为百合科贝母属植物浙贝母的鳞茎。

【原植物】 浙贝母 *Fritillaria thunbergii* Miq. [*F. collicola* Hance; *F. verticillata* Willd. var. *thunbergii* (Miq.) Baker]

多年生草本，高 50～80 cm。鳞茎扁球形，直径 1.5～4 cm，由 2 枚白色肥厚的鳞叶对合组成。叶在茎最下面的对生或散生，渐向上常兼有散生、对生和轮生的；叶片近条形至披针形，长 7～11 cm，宽 1～2.5 cm，先端不卷曲或稍弯曲。花1～6 朵，淡黄色，有时稍带淡紫色，顶端的花具3～4 枚叶状苞片，其余具 2 枚苞片；苞片先端卷曲；花钟状，俯垂，花被片 6，长椭圆形，长 2～4 cm，内外轮相似，内面具紫色方格斑纹，基部上方具蜜腺；雄蕊 6；花药近基着生，花丝无小乳突；柱头裂片长 1.5～2 mm。蒴果卵圆形，6 棱，长 2～2.2 cm，棱上有宽 6～8 mm 的翅。花期3～4 月，果期 5 月。

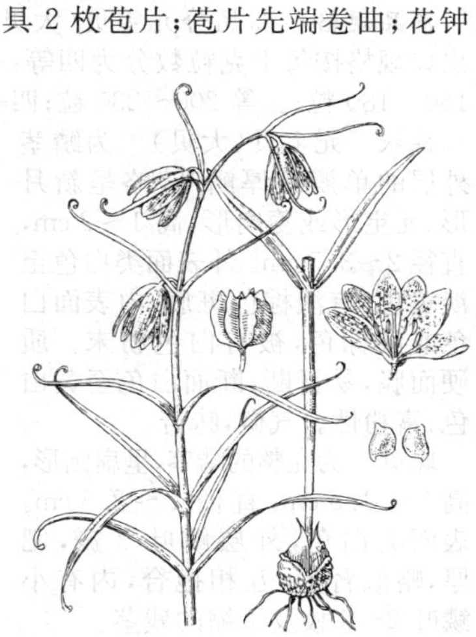

浙贝母

生于海拔较低的山丘阴蔽处或竹林下。分布于江苏、浙江、安徽和湖南。浙江宁波地区有大量栽培。

【栽培】 生物学特性 喜温暖湿润、雨量充沛的海洋性气候，较耐寒，怕水浸。平均气温在 17 ℃左右时，地上部茎叶生长迅速，超过 20 ℃，生长缓慢并随气温继续增加而枯萎，地下鳞茎进入休眠。生长期 100 d 左右。以阳光充足、土层深厚、肥沃、疏松、排水良好的微酸性或中性砂质壤土栽培为宜。

繁殖方法 鳞茎繁殖或种子繁殖，生产上多采用鳞茎繁殖；种子繁殖需 5 年成龄，年限长，不易保苗及越夏，生产上未能广泛采用。但在种鳞茎来源困难地区可采用种子繁殖。鳞茎繁殖：栽种期 9 月中旬至 10 月上旬。栽种前挖出留种用鳞茎二号贝，直径 1～1.5 cm，三号贝更小些，种子田随挖随栽，商品田在种子田栽完后，再行栽入。先在畦上开沟，沟距 20 cm，种子田沟深 10～15 cm，商品田沟深 5～7 cm，栽种时，株距按 15 cm 播入，鳞茎芽头朝上，畦边覆土要深些。种子繁殖：种子有胚后熟特性，采收后宜当年秋播(9 月中旬至 10 月中旬)，如延迟到 11 月中旬以后播种，则出苗率显著下降。

田间管理 中耕除草结合施肥进行，生长初期中耕可深些，后期宜浅，一般追肥 3～4 次，以人畜粪为主，化肥为辅，开沟条施。3 月下旬在植株有 1～2 朵花开放时选晴天摘花打顶，以减少养分消耗，促进鳞茎膨大，又可促进二秆生长，增加光合作用面积。浙贝在 5 月上旬植株枯萎后到 9 月上旬再发根生长是休眠期，亦称浙贝越夏，可在浙贝地上套种瓜类、豆类、蔬菜等，设法降低地温。做好开沟排水，防止地面积水等措施，以免造成鳞茎腐烂。

病虫害防治 病害有灰霉病、黑斑病，为害地上部，一般在湿度大时发生，喷 1∶1∶100 波尔多液。干腐病，为害鳞茎，还有炭疽病，病毒病等为害。虫害有锯角豆芫菁，可用 90%敌百虫 1 500 倍液喷射。

【采收加工】 栽培品于 5 月上、中旬地上部茎叶枯萎后收获。挖出鳞茎，立即洗净，大鳞茎先挖出贝心芽，再加工成元宝贝，小个则不挖贝心芽，加工成珠贝。把鲜贝放入加有蚌壳灰的机动撞船里，来回撞击至表皮脱净，浆液渗出为止，粘上蚌灰，随即取出，摊开，日晒，晴天晒 3～4 d，稍停 1～3 d，再晒，如此反复，使其内潮外透再晒至全干。

【药材】 浙贝母 *Bulbus Fritillariae Thunbergii* 主产于浙江。

商品规格　商品分元宝贝(大贝)、珠贝和浙贝片3种。出口规格按每千克粒数分为四等:一等120～140粒;二等160～180粒;三等200～230粒;四等250～280粒。

性状　元宝贝(大贝)　为鳞茎外层的单瓣肥厚鳞叶,略呈新月形、元宝形或菱肉形,高1～2 cm,直径2～3.5 cm。外表面类白色至淡黄色,有淡棕色斑痕,内表面白色或淡棕色,被有白色粉末。质硬而脆,易折断,断面白色至黄白色,富粉性。气微,味苦。

珠贝　为完整的鳞茎,呈扁圆形,高1～1.5 cm,直径1～2.5 cm。表面类白色,外层鳞叶2瓣,肥厚,略似肾形,互相抱合,内有小鳞叶2～3枚及干缩的残茎。

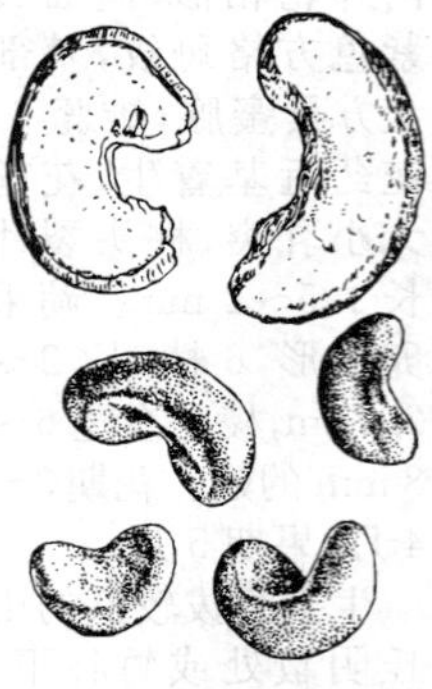
浙贝母(鳞茎)外形及饮片

浙贝片　为鳞茎外层的单瓣鳞叶切成的片。椭圆形或类圆形,直径1～2 cm,边缘表面淡黄色,切面平坦,粉白色。质脆,易折断,断面粉白色,富粉性。

鉴别　(1) 粉末特征:类白色。淀粉粒甚多,单粒长卵形、广卵形、三角状卵形或贝状圆形,直径6～56 μm,脐点点状、裂缝状、人字状或马蹄状,位于较小端,层纹大多明显;偶见半复粒及复粒,复粒由2分粒组成。表皮细胞类多角形或长方形,垂周壁连珠状增厚;有时可见气孔,副卫细胞4～5个,草酸钙结晶细小,多呈颗粒状,有的呈梭形、方形或细杆状,存在于表皮细胞及导管旁薄壁细胞中。导管多为螺纹,直径至18 μm。

(2) 取本品横切片,加碘试液2～3滴,即显蓝紫色,但边缘一圈仍为类白色。

(3) 取本品粗粉1 g,加70%乙醇20 ml,加热回流30 min,滤过,滤液蒸干,残渣加1%盐酸溶液5 ml使溶解,滤过,取滤液分置两支试管中,一管中加碘化铋钾试液3滴,生成橘红色沉淀;另一管中加硅钨酸试液1～3滴,生成白色絮状沉淀。

(4) 取本品粉末,置紫外光灯(365 nm)下观察,显亮淡绿色荧光。

(5) 薄层色谱:取本品粉末5 g,加浓氨水2 ml与苯20 ml,放置过夜,滤过,取滤液8 ml,蒸干,残渣加氯仿1 ml使溶解,作为供试品溶液。另取贝母素甲与贝母素乙对照品,加氯仿制成每1 ml各含2 mg的混合溶液,作为对照品溶液。吸取上述供试品溶液10～20 μl、对照品溶液10 μl,分别点于同一以羧甲基纤维素钠为黏合剂的硅胶G薄层板上,以醋酸乙酯-甲醇-浓氨试液(17∶2∶1)为展开剂,展开,取出,晾干,喷以稀碘化铋钾试液。供试品色谱中,在与对照品色谱相应的位置上,显相同颜色的斑点。

品质标志　《中华人民共和国药典》2005年版规定:照高效液相色谱法测定,本品按干燥品计算,含贝母素甲($C_{27}H_{45}NO_3$)和贝母素乙($C_{27}H_{43}NO_3$)的总量不得少于0.080%。

【成分】　鳞茎含生物碱:浙贝母碱(verticine)即浙贝甲素(peimine),去氢浙贝母碱(verticinone)即浙贝乙素(peiminine),浙贝宁(zhebeinine)[1],浙贝丙素(zhebeirine),鄂贝乙素(eduardine;ebeinone)[2],浙贝酮(zhebeinone)[3],贝母辛碱(peimisi-ne)[4],异浙贝母碱(isoverticine)[5],东北碱(dongbeirine),东北宁碱(dongbeinine)[14],浙贝母碱-N-氧化物(verticine-N-oxide),去氢浙贝母碱-N-氧化物(verticinone-N-oxide),11-去氧-6-氧代-5α,6-二氢芥芬胺(11-deoxo-6-oxo-5α,6-dihydrojervine),12,13-环氧-11-去氧-6-氧代-5α,6-二氢-N,O-二乙酰基芥芬胺(12,13-epoxy-11-deoxo-6-oxo-5α,6-dihydrojervine N,O-diacetate),3β,17,23α-三羟-6-酮-N,O(3)-二乙酰基-12,13-环氧-22s,25s,5α-藜芦碱〔12,13-epoxy-22s,25s,5α-veratramine-3β,17,23α-triol-6-one N,O(3) diacetate〕[6]及胆碱(choline),浙贝母碱苷(peiminoside)[7],苦鬼臼毒素(picropodophyllotoxin)[8]。多种二萜类化合物:反式半日花三烯醇(communol),反式半日花三烯酸甲酯(communic acid methyl ester),19-异海松醇(isopimaran-19-ol),19-异海松酸甲酯(isopimaran-19-oic acid methyl ester),对映-16β,17-贝壳松二醇(*ent*-kauran-16β,17-diol),对映-16β,17-环氧贝壳松烷(*ent*-16β,17-epoxykaurane),对映-16α-甲氧基-17-贝壳松醇(*ent*-16α-methoxy-kauran-17-ol),对映-15-贝壳松烯-17-醇(*ent*-kaur-15-en-17-ol),对映-16α,17-贝壳松二醇(*ent*-kauran-16α,17-diol)[8]及脂肪酸:消旋-13-羟基-9Z,11E-十八碳二烯酸(coriolic acid),消旋-13-羟基-9E,11E-十八碳二烯酸(13-hydroxy-9E,11E-octadecadienoic acid),消旋-9-羟基-10E,12Z-十八碳二烯酸(α-dimorphecolic acid),消旋-9-羟基-10E,12E-十八碳二烯酸(β-dimorphecolic acid)[9]。另含浙贝宁苷(zhebeininoside)[10],贝母醇(propeimine)[11],β-谷甾醇(β-sitosterol),胡萝卜素(carotene)[4]。

地上部分含生物碱:贝母尼定碱(baimonidine),异贝母尼定碱(isobaimonidine)[5],浙贝母碱及去氢浙贝母碱,还含茄啶3-O-α-L-吡喃鼠李糖基-(1→2)-β-D-吡喃葡萄糖苷〔solanidine-3-O-α-L-rhamnopyranosyl-(1→2)-β-D-glucopyran oside〕即β-1-查茄碱(β-1-chaconine),茄啶3-O-α-L-吡喃鼠李糖基-(1→2)-〔β-D-吡喃葡萄糖基(1→4)〕-β-D-吡喃葡萄糖苷{solanidine-3-D-α-L-rhamnopyranosyl-(1→2)-〔β-D-glucopyranosyl-(1→4)〕-β-D-glucopyranoside},哈帕卜宁碱3-O-α-L-吡喃鼠李糖基(1→2)-β-D-吡喃葡萄糖苷〔hapepunine 3-O-α-L-rhamnopyranosyl-(1→2)-β-D-glucopyranoside〕等生物碱苷[12]及浙贝素(zhebeiresinol)[13]。

【药理】　1. 镇咳作用　浙贝母碱和去氢浙贝母碱4 mg/kg皮下注射或灌胃给药,对氢氧化铵引咳小鼠、机械刺激引咳豚鼠和电刺激喉上神经引咳猫均显镇咳作用[1]。

2. 对中枢神经系统的作用　浙贝母碱和去氢浙贝母碱有镇静和镇痛作用,小鼠皮下注射2 mg/kg可使单位时间内的活动次数明显减少;灌胃4 mg/kg可使戊巴比妥钠引起的睡眠率提高,睡眠时间延长;皮下注射1 mg/kg可抑制醋酸所致扭体反应[1]。

3. 对平滑肌的作用　浙贝醇提物4×10^{-2} g(生药)/ml对组胺(1×10^{-5} g/ml)引起的豚鼠离体气管片收缩有明显松弛作用[2],浙贝母碱1∶100 000浓度可使兔离体小肠收缩加强[3]。

4. 对心血管的作用　浙贝母碱和去氢浙贝母碱1∶5 000～1∶1 000浓度对离体蛙心灌流时,可使心率减慢,房室传导完全阻滞或周期性阻滞;乙醚麻醉猫静注10 mg/kg引起血压下降[3]。浙贝母碱和浙贝母碱葡萄糖苷对麻醉兔10 mg/kg、猫1～3 mg/kg、犬5～10 mg/kg有降压作用;开胸犬左侧冠脉内注射浙贝母碱葡萄糖苷,不影响血压,但心率及冠脉流量增加[4]。浙贝母中所含4种脂肪酸(消旋-

13-羟基-9Z，11E-十八碳二烯酸，消旋-13-羟基-9E，11E-十八碳二烯酸，消旋-9-羟基-10E，12Z-十八碳二烯酸和消旋-9-羟基-10E，12E-十八碳二烯酸）均有抑制血管紧张素转化酶的作用[5]。

5. 抗炎、抗腹泻作用　浙贝母能抑制二甲苯性小鼠耳肿，抑制角叉菜胶引起的小鼠足肿胀，浙贝母有强而持久的抗蓖麻油性腹泻作用，浙贝母 2.4 g/kg 能显著抑制番泻叶引起的小鼠腹泻[6]。

毒性　小鼠静注浙贝母碱和去氢浙贝母碱最小致死量为 9 mg/kg[3]。

【药性】　苦，寒。归肺、心经。

1.《本草正》："味大苦，性寒。性味俱厚。阴也，降也。乃入手太阴、少阳，足阳明、厥阴之药。"

2.《本草求原》："气平，味苦、辛。"

【功用主治】　清热化痰，降气止咳，散结消肿。主治风热或痰热咳嗽，肺痈吐脓，瘰疬瘿瘤，疮痈肿毒。

1.《本草正》："治肺痈、肺痿、咳喘、吐血、衄血，最降痰气，善开郁结，止疼痛，消胀满，清肝火，明耳目，除时气烦热，黄疸，淋闭，便血，溺血；解热毒，杀诸虫及疗喉痹，瘰疬，乳痈，发背，一切痈疡肿毒，湿热恶疮，痔漏，金疮出血，火疮疼痛。"

2.《本经逢原》："治疝瘕，喉痹，乳难，金疮，风痉，一切痈疡。"

3.《本草从新》："去时感风热。"

4.《医林纂要》："治蛇虫毒。"

5.《纲目拾遗》："解毒利痰，开宣肺气，凡肺家夹风火有痰者宜此。"

6.《本草求原》："功专解毒，兼散痰滞。治吹乳作痛，乳痈，项下核及瘤瘿，一切结核，瘰疬，乳岩，妊娠尿难，便痈，紫白癜斑，人面疮，蜘蛛蛇蝎咬。"

7.《山东中草药手册》："清肺化痰，制酸，解毒。治感冒咳嗽，胃痛吐酸，痈毒肿痛。"

【用法用量】　内服：煎汤，3～10 g；或入丸、散。外用：研末敷。

【宜忌】　寒痰、湿痰及脾胃虚寒者慎服。反乌头。

【选方】　1. 治瘰疬　大贝母、香白芷（不可炒）各五钱。研末。每服二钱，用陈酒与白糖调和，食后服之。若溃烂者非此药之治也。（《吉仁集验方》瘰疬内消神效方）

2. 治乳痈乳疖　紫河车草、浙贝各三钱。为末，黄糖拌，陈酒服，醉盖取汗。（《外科全生集》）

3. 治痈毒肿痛　浙贝母、连翘各 9 g，金银花 18 g，蒲公英 24 g。水煎服。（《山东中草药手册》）

4. 治咽喉十八症　大黑枣每个去核，装入五倍子（去虫，研）一个，象贝（去心，研）一个。用泥裹，煨存性，共研极细末，加薄荷叶末少许，冰片少许，贮瓷瓶内。临用吹患处，任其呕出痰涎。（《纲目拾遗》引《经验广集》吹喉散）

5. 治对口　象贝母研末敷之。（《纲目拾遗》引《杨春涯经验方》）

6. 治溃疡性口腔炎　浙贝母 4.5 g，乌贼骨 25.5 g。将上药研细。每次 6 g，日服 3 次。〔《山东医刊》，1966，(3)：封底〕

7. 治胃及十二指肠溃疡　乌贼骨（去壳）85%，浙贝母 15%。二药各研极细末，过筛，拌匀。每服 3～6 g，日 3 次，饮前服。〔《江西中医药》1955，(12)：50〕

【各家论述】　1.《本草汇言》："贝母，象山亦有，但味苦恶，仅可于破血解毒药中用之。"

2.《本草正》："土贝母，为末可敷，煎汤可服，性味俱厚，较之川贝清降之功不啻数倍。"

3.《纲目拾遗》："大者为土贝母，大苦大寒，如浙贝母之类，清解之功居多。小者如川贝母，味甘微寒，滋润胜于清解，不可不辨。"

4.《药性切用》："象贝，形坚味苦，泻热功胜，不能解郁也。"

5.《本草求真》："象贝，治风火痰嗽为佳。若虚寒咳嗽，以川贝为宜。"

6.《本草正义》："贝母今有两种：川产者，形小而气味甚淡，谓之川贝。浙产者，形大味苦，谓之象贝，亦曰大贝母、土贝母。今之医家，仅以贝母为清肺化痰之用，但知川产为佳，则因其气味平和，遂谓为味甘补肺，实则市肆之川贝，淡泊无味，绝少功力，而风热痰壅、气逆胸满等证，非象山贝母不为功。再以气味言之，则《本经》称其辛，《别录》谓之苦，又惟象贝苦而有气，犹近于辛，若川贝则绝淡。更以《本经》、《别录》所言主治证之，则伤寒烦热，腹中结实，心下满，咳逆上气，皆惟象贝苦寒泄降，是其正治，断非川贝轻微淡泊所能胜任。此不待智者而后能辨也。"又"象贝母味苦而性寒，然含有辛散之气，故能除热，能泄降，又能散结，《本经》治伤寒烦热，《别录》主洗洗恶风寒，今人乃以通治风热、温热、时气热邪，则寒能胜热，辛能散邪也。《本经》治淋沥疝瘕，《别录》疗腹中结实，心下满，咳逆上气，仲景则治寒实结胸，而后人主郁气痰核等证，则辛散苦泄，开结散郁也。《本经》治乳难，后人以之催生下乳，又其泄降余义。至于治疸、治疡，清咽喉，主吐衄，疗痰嗽，通二便，种种功力，无非清热泄降四字足以赅之，要之皆象贝之功用，而市肆通行之川贝，淡泊异常，断不足以语此。"

4058 浙地黄 zhè dì huáng （《全国中草药汇编》）

【异名】　紫花地黄（《安徽中草药》），鲜生地（《全国中草药汇编》），蜜糖罐、野鲜地黄、天芥菜（《浙江药用植物志》）。

【基原】　为玄参科地黄属植物天目地黄的根状茎。

【原植物】　天目地黄 *Rehmannia chingii* Li

多年生草本，高 30～60 cm。全株被多细胞长柔毛。根茎肉质，黄褐色。茎单出或基部分枝。基生叶呈莲座状排列，叶片椭圆形，长 6～12 cm，宽 3～6 cm，纸质，两面疏被白色柔毛，边缘具不规则圆齿或粗锯齿，先端钝或突尖，基部楔形，逐渐收缩成长 2～7 cm 的具翅的柄；茎生叶外形与基生叶相似，向上渐变小。花单生；花梗长 1～4 cm，弯曲上升，与萼同被长柔毛及腺毛；萼齿 5，披针形，后方 3 枚稍长；花冠紫红色，长 5～7 cm，外被长柔毛，上唇裂片长卵形，先端略尖，下唇裂片长椭圆形，中间裂片较

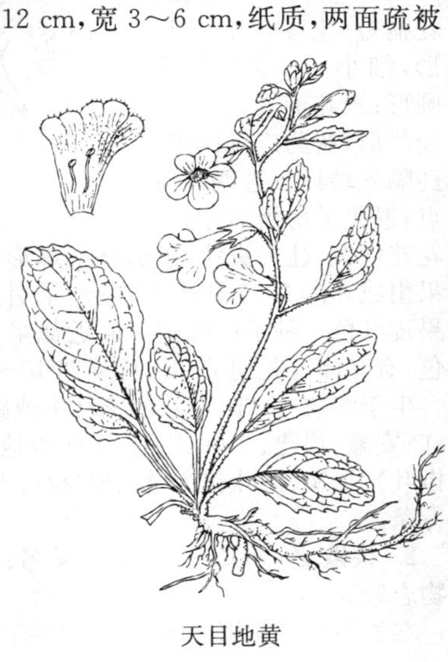

天目地黄

大；雄蕊后方1对稍短，花丝基部被短腺毛，前方一对稍长，花丝无毛，药室长圆形，基部叉开成一直线；花柱先端扩大。蒴果卵形，长1.4 cm，具宿存的花萼及花柱。种子多数，卵形，具网眼。花期4～5月，果期5～6月。

生于山坡、路旁草丛中。分布于浙江、安徽。

【采收加工】 7～9月采挖，鲜用。

【药性】《全国中草药汇编》："甘、苦、寒。"

【功用主治】 清热凉血，养阴生津。主治温热病高热烦躁，吐血衄血，口干，咽喉肿痛，中耳炎，烫伤。

1.《全国中草药汇编》："清热，凉血。主治鼻衄，热病口干，中耳炎。"

2.《浙江药用植物志》："清热凉血，润燥生津。主治高热烦躁，热病口干，血热吐衄，咽喉肿痛；外治中耳炎，烫伤。"

【用法用量】 内服：煎汤，12～30 g。外用：捣烂敷；或捣汁滴耳；或研末调敷。

4059 浙桐皮 zhè tóng pí （《浙江药用植物志》）

【异名】 海桐皮（《天目山药用植物志》），木满天星（《广西本草选编》），鼓钉柴（《福建药物志》）。

【基原】 为芸香科花椒属植物樗叶花椒或朵椒的树皮。

【原植物】 1. 樗叶花椒 *Zanthoxylum ailanthoides* Sieb. et Zucc. [*Fagara ailanthoides* Engl.]

落叶乔木，高达15 m。树干上常有基部为圆环状凸出的锐刺，树皮灰褐色或灰黑色，有纵裂纹，幼枝的髓部常中空。奇数羽状复叶互生，长25～60 cm；叶柄长6～12 cm，基部膨大，叶轴浑圆，无毛；小叶片11～27，卵状长椭圆形或长椭圆形，长8～13 cm，宽2.5～4 cm，先端渐尖或尾尖，基部圆，略偏斜，边缘具浅圆锯齿，齿缝处有透明腺点，上面深绿色，下面灰青色，带白霜，无毛。花单性，为伞房状圆锥花序，生于枝端，长18～38 cm；苞片细小，卵形；花柄短；花萼5片，广卵形，细小；花瓣5，长椭圆形；雄花有雄蕊5，花丝线形，花药广椭圆形，药隔先端具一透明的腺点，退化子房极短小；雌花花柱短，柱头头状，子房略呈球形，由5心皮组成。蓇葖果由成熟的2～3枚心皮形成，果爿的先端具极短的尖嘴，果皮红色。种子广椭圆形而近似半月形，长3.5 mm，棕黑色，有光泽。花期7～8月，果期10～11月。

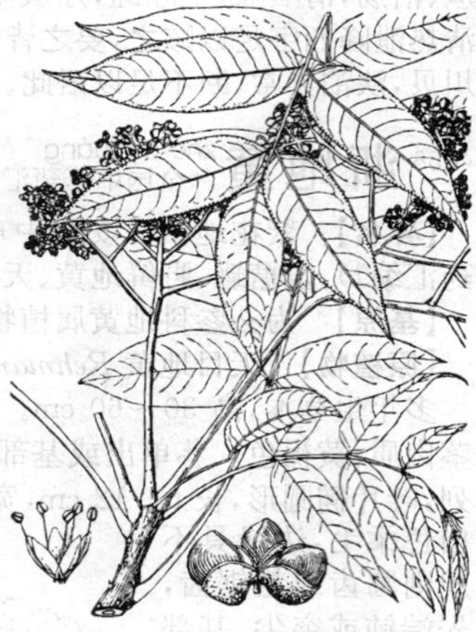

樗叶花椒

生于海拔800 m左右的密林中或路旁湿润处。分布于浙江、安徽、福建、广东、广西、贵州等地。本植物的叶（樗叶花椒叶）、果实（樗叶花椒果）、根（樗叶花椒根）亦作药用，另设专条。

2. 朵椒 *Z. molle* Rehd. 又名：树椒（《天目山药用植物志》）。

本种与樗叶花椒的区别为：当年生枝髓部细小。小叶7～9片，厚纸质，卵圆形或长圆形，长4～11 cm，宽3～6 cm，先端短急尖，基部圆形，边缘有粗大腺点，背面密被长绒毛。花期7～9月，果期9～10月。

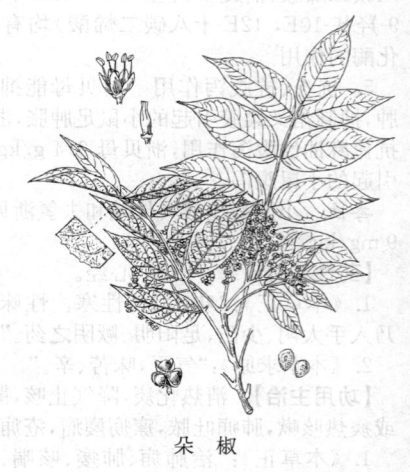

朵 椒

生于海拔400 m左右的低山坡及湿润山谷。分布于浙江、安徽、江西、湖北、湖南、贵州等地。

【采收加工】 7～10月剥取树皮，晒干。

【药材】 樗叶花椒 *Cortex Zanthoxyli Ailanthoidis* 产于浙江、福建、广东、广西、台湾等地；朵椒 *C. Zanthoxyli Mollis* 产于江西、浙江、安徽、福建。

性状 樗叶花椒 呈片状或板片状，两边略弯曲，厚0.5～3 mm。外表面灰色或淡棕色，具纵裂纹及少数皮孔，并有分布较密的钉刺；钉刺大多呈乳突状，少数纵扁或横扁，高1～1.5 cm，顶端锐尖，基部略圆，直径0.8～2 cm，顶端的锐刺在加工时多已折断。内表面黄白色或黄棕色，光滑，在钉刺相对的皮内有卵状凹痕。质硬而韧，不易折断，断面不整齐。气微，味微涩。

朵椒 皮厚1.5～2 mm，外表面灰褐色，钉刺为乳突起或纵扁，高0.4～1.2 cm，基部直径0.7～2 cm，亦可见两个钉刺合生。

鉴别 (1) 树皮横切面：樗叶花椒 木栓层由木栓细胞及木栓石细胞组成，木栓细胞位于外侧，类长方形或类方形，数列，壁较薄；木栓石细胞位于内侧，排列成环状，3～10列，石细胞类长方形或类方形；钉刺部位由数至数十列全木化的细胞组成，细胞呈类方形、长方形或类多角形，壁略增厚，有的增厚呈连珠状，可见孔沟及壁孔。皮层细胞多切向延长，有石细胞分布其间，石细胞多数个至十数个成群，少数单个散在，呈类圆形、不规则长方形或纺锤形；草酸钙方晶众多，呈方形、长方形或菱形，散在或排列成行，有的包绕于石细胞周围。韧皮部较宽，筛管已颓废，纤维集成环带，环带7～10数条；纤维木化，有的纤维周围的薄壁细胞中含草酸钙方晶，形成晶鞘纤维；另有少数石细胞散在或数个成群，可见少数椭圆形分泌细胞；射线宽1～2细胞，夹于纤维束之间。

朵椒树皮 木栓石细胞2～4列。皮层含有少数草酸钙方晶或簇晶，有的方晶与簇晶合生。石细胞少数，单个散在或数个成群，壁较薄。方晶较少。

粉末特征：樗叶花椒 淡绿黄色。纤维较多，成束或单个散在；边缘微波状，直径12～26 μm，壁极厚，木化，初生壁与次生壁稍有分离，孔沟多不明显，胞腔线形，有的呈细波状弯曲；纤维束周围细胞中含有草酸钙方晶，形成晶纤维；含晶细胞的壁增厚，木化。草酸钙方晶呈正方形、长方形或为双晶。石细胞较多，大多成群，淡黄色；类圆形、圆多角形、类长方形、纺锤形或不规则延长，偶见略呈分枝状，壁极厚，层纹明显，孔沟细。木栓石细胞成群或单个散在，无色或淡黄色；断面观呈类长方形或类方形，壁极厚，显细密层纹，胞腔不明显，有的外壁薄，胞腔大小不一，偏于外侧；表面观呈多角形，胞腔不明显或呈圆点状。角刺中细胞成片，圆多角形，壁厚，木化，纹孔较密。木栓细胞表面观多角形，壁稍厚，木化。

(2) 取樗叶花椒和朵椒树皮粗粉各 1 g，加乙醇 10 ml，冷浸过夜，滤过。滤液蒸干，残渣加 1%盐酸 4 ml 溶解，滤过。取滤液 1 ml，加改良碘化铋钾试液 2 滴，产生橙色沉淀。另取滤液 1 ml，加碘化汞钾试液 2 滴，产生黄白色沉淀(检查生物碱)。

(3) 薄层色谱：取樗叶花椒和朵椒树皮粗粉各 1 g，分别加甲醇 10 ml，冷浸过夜，滤过。滤液浓缩至 1 ml，以木兰花碱为对照品，点于硅胶 G 板上，用正丁醇-冰乙酸-水(4：1：5，上层液)为展开剂，展距 10 cm。在紫外光灯(254 nm)下观察。供试品与对照品在相应位置斑点显蓝紫色荧光。

【成分】 樗叶花椒树皮含生物碱：光叶花椒碱(nitidine)[1]，樗叶花椒碱(ailanthoidine)[3]，茵芋碱(skimmianine)，樟叶木防己碱(laurifoline)，木兰碱(magnoflorine)，挥发油[2]等。还含苯丙烷醇类成分：臭椿内酯醇(ailanthodiol)[4]。

【药理】 1. 镇静、镇痛作用　樗叶花椒茎皮水提醇沉液以 40 g(生药)/kg 给小鼠灌服可显著延长戊巴比妥钠睡眠时间；以 30 g/kg 给小鼠灌服，对醋酸所致小鼠扭体反应有显著抑制作用；60 g/kg 灌服，极显著提高热板法所得的小鼠痛阈值[1]。

2. 解痉作用　樗叶花椒茎皮提取液 20 mg/ml 可拮抗乙酰胆碱对鼠离体回肠的收缩作用，拮抗率达 100%[1]。

3. 抗病原微生物作用　樗叶花椒茎皮提取液对金黄色葡萄球菌的体外抑菌浓度为 1∶100，但对痢疾杆菌无效；1∶10 时对堇色毛癣菌、许兰黄癣菌、铁锈色癣菌、红色毛癣菌有抑制作用[1]。

毒性　樗叶花椒茎皮提取液以 100 g/kg 给小鼠灌服，连续 7 d，肉眼观察及尸检均正常。小鼠腹腔注射的 LD_{50} 为 82±11.07 g/kg[1]。

【药性】 辛、微苦，平。小毒。归肝、脾经。

1.《品汇精要》："味辛、苦，性大热，散，气味俱厚，阳中之阴。臭香。"

2.《天目山药用植物志》："性平，味苦。"

3.《福建药物志》："辛，凉。"

【功用主治】 祛风除湿，通络止痛，利小便。主治风寒湿痹，腰膝疼痛，跌打损伤，腹痛腹泻，小便不利，齿痛，湿疹，疥癣。

1.《千金方》："主中毒，腹痛，止齿疼。"

2.《本草拾遗》："杀牙齿虫，止痛。"

3.《天目山药用植物志》："祛风湿，通经络。治腰膝疼痛，顽痹，痛经，妇人产后关节风痛。"

4.《福建药物志》："除湿利水，清热解毒，理气止痛。主治风湿关节痛，腹痛，腹泻，小便不利，精神分裂症，象皮腿。"

5.《广西民族药简编》："治乳腺炎初起。"

【用法用量】 内服：煎汤 9～15 g。外用：捣敷；或研末调敷，或点水洗。

【宜忌】 《广西民族药简编》："孕妇忌服。"

【选方】 1. 治风湿痹痛，腰膝疼痛　浙桐皮、牛膝、五加皮、羌活各 9 g。水煎或浸酒服。(《浙江药用植物志》)

2. 治妇人产后关节风痛　樗叶花椒树皮 9～15 g，配五加皮(五加科细柱五加)、钻地风(五加科杞李葠)等同用。(《天目山药用植物志》)

4060 浙江过路黄 zhè jiāng guò lù huáng (《浙江药用植物志》)

【基原】 为报春花科珍珠菜属植物浙江过路黄的全草。

【原植物】 浙江过路黄 *Lysimachia chekiangensis* C. C. Wu.

多年生匍匐草本。茎长可达 30 cm，下部节上生根，与叶柄、花梗及花萼一同密被铁锈色多细胞柔毛及少数无柄腺体；分枝上升，长可达20 cm。叶对生；叶柄比叶片短；叶片阔卵形，稀近圆形，长 5～30 mm，宽 3～27 mm，先端钝或近圆形，基部截形，有时楔形，质地稍厚革质，上面深绿而稍带紫色，下面淡灰色，密被多细胞柔毛，叶缘具透明腺点。花单生于茎端叶腋；花梗长 3～4 mm；花萼 5 裂，分裂近达基部，裂片披针形，长 4～6 mm；花冠黄色，阔漏斗状，直径约 12 mm，长约 8 mm，基部合生，上部裂片 5，裂片倒卵形或阔卵圆形，先端圆钝，在上端具透明腺点；雄蕊 5，长约 6 mm，花丝下部合生成筒；花药卵状长圆形，花柱长 4.5 mm，基部密被多细胞柔毛。蒴果球形，直径 3～4 mm，被毛。花期5～6 月，果期 6～7 月。

浙江过路黄

生于山坡阴处草丛或灌丛中。分布于浙江西南部。

【采收加工】 清明前后，在未开花前拔取全草，晒干或鲜用。

【功用主治】 利湿排石，清热解毒。主治尿路结石，湿热黄疸，热毒痈肿，毒蛇咬伤。

【用法用量】 内服：煎汤，15～60 g；或捣汁。外用：鲜品捣敷。

4061 浙江铃子香 zhè jiāng líng zǐ xiāng (《全国中草药汇编》)

【异名】 铃子三七(浙江临安)。

【基原】 为唇形科铃子香属植物浙江铃子香的根或全草。

【原植物】 浙江铃子香 *Chelonopsis chekiangensis* C. Y. Wu

多年生草本，高约 60 cm。具根茎；茎直立，四棱形，多少具硬毛。叶对生；叶柄长 0.4～3 cm；叶片披针形，长 3～15 cm，宽 1.5～4.5 cm，先端渐尖，基部楔形渐狭成长柄，上面脉上有具节的细平伏毛，其余部分疏生硬毛，下面脉上疏生具节细平伏毛，弧状网结显著，边缘具锐浅锯

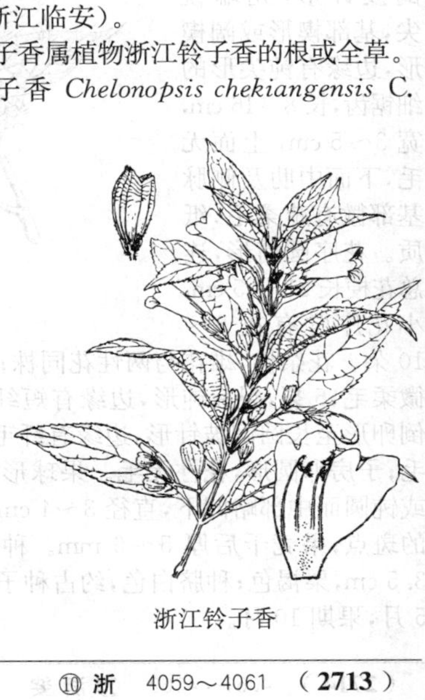

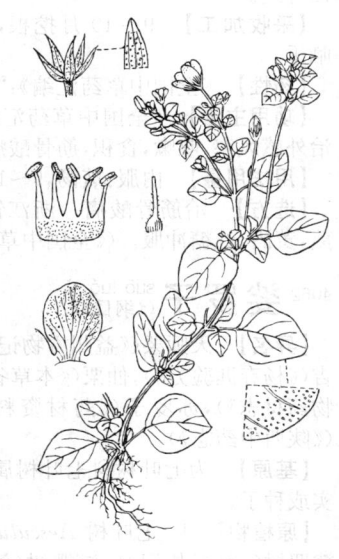

浙江铃子香

齿。聚伞花序二歧，腋生，具3～5花；小苞片2，披针形；花萼钟状，花后囊状增大，长达2 cm，具4～5个不等大而钝的三角形齿，外面疏生具节平伏毛，后变无毛；花冠二唇形，鲜紫色，长3～4 cm，上唇全缘，下唇3裂，中裂片较大；雄蕊4，前对较长，花药2室，明显叉开，前方具须毛；子房4裂，柱头2浅裂。小坚果长圆形，具翅。花期8月，果期9～10月。

生于山坡、林缘草丛中稍阴湿处。分布于浙江、安徽、江西等地。

【采收加工】 9～10月挖根，鲜用；7～8月采收茎叶，晒干。

【药性】《全国中草药汇编》："辛，温。"

【功用主治】《全国中草药汇编》："散风寒，通经络。主治外感风寒，咳嗽，食积，筋骨酸痛。"

【用法用量】 内服：煎汤，9～15 g。

【选方】 治筋骨酸痛　浙江铃子香鲜根15～18 g。水煎，黄酒、红糖冲服。(《全国中草药汇编》)

4062 娑罗子 suō luó zǐ (《纲目》)

【异名】 天师栗(《益州方物记》)，娑婆子(《百草镜》)，武吉(《杨春涯验方》)，仙栗(《本草省常》)，开心果(《江苏省植物药材志》)，苏罗子(《药材资料汇编》)，索罗果、梭椤子(《陕西中药志》)。

【基原】 为七叶树科七叶树属植物七叶树、天师栗的果实或种子。

【原植物】 1. 七叶树 *Aesculus chinensis* Bunge　又名：娑罗树(《留青札记》)，梭椤树(河北、河南、山西)，桫椤树(河南)。

乔木，高达25 m。小枝圆柱形，有圆形或椭圆形淡黄色的皮孔。冬芽大形，有树脂。掌状复叶，由5～7小叶组成；叶柄长10～12 cm，有灰色微柔毛；中央小叶的小叶柄长1～1.8 cm，两侧的小叶柄长0.5～1 cm，有灰色微柔毛，小叶片长圆披针形至长圆倒披针形，先端锐尖，基部楔形或阔楔形，边缘有钝尖形的细锯齿，长8～16 cm，宽3～5 cm，上面无毛，下面中肋及侧脉基部微有疏柔毛，纸质。花序圆筒形，连总花梗长21～25 cm，小花序常有花5～10朵。花杂性，雄花与两性花同株；花萼管状钟形，外面有微柔毛，5裂，裂片钝形，边缘有短纤毛；花瓣4，白色，长圆倒卵形至长圆倒披针形，边缘有纤毛，基部爪状；雄蕊6，无毛；子房卵圆形，花柱无毛。果球形或倒卵圆形，顶部短尖或钝圆而中部略凹下，直径3～4 cm，黄褐色，无刺，具很密的斑点；果壳干后厚5～6 mm。种子近于球形，直径2～3.5 cm，栗褐色；种脐白色，约占种子体积的1/2。花期4～5月，果期10月。

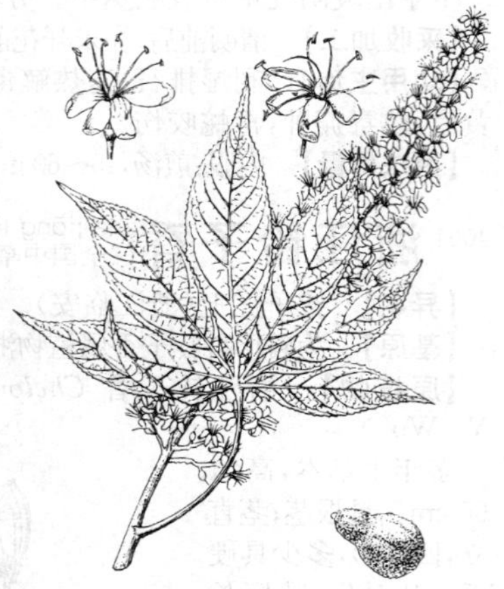

七叶树

本种的变种浙江七叶树 *A. chinensis* Bunge var. *chekiangensis* (Hu et Fang) Fang，分布于江苏南部、浙江北部，种子亦作娑罗子用，河北南部、山西南部、江苏、浙江、河南北部、陕西南部有栽培，仅秦岭地区有野生。

2. 天师栗 *A. wilsonii* Rehd.　又名：猴板栗、刺五加(《中药大辞典》第一版)，马泡子(《贵州中草药名录》)，梭椤树(湖北)。

本种形态与七叶树相似，不同点是：小叶片长倒卵形、长圆形或倒披针形，长10～25 cm，宽4～8 cm，边缘具微内弯的小锯齿，下面有绒毛或长柔毛。花瓣倒卵形；雄蕊7；两性花的子房，有黄绒毛，花柱有长柔毛。蒴果卵圆形，长3～4 cm，具疣状凸起，壳干后厚1.5～2 mm。种子种脐淡白色，占种子1/3以下。

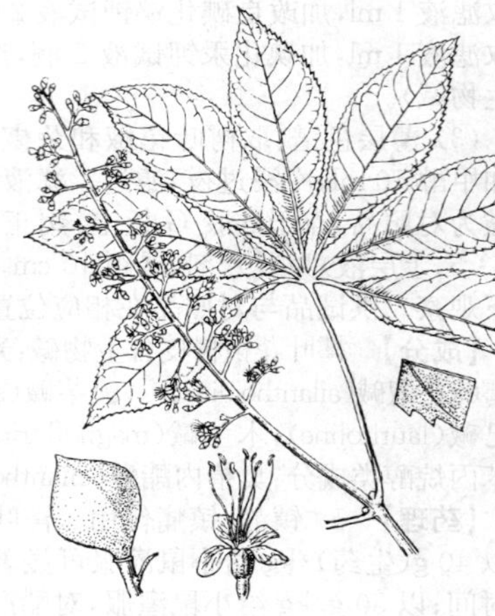

天师栗

生于海拔1 000～1 800 m的阔叶林中。分布于江西西部、河南西南部、湖北西部、湖南、广东北部、四川、贵州和云南等地。

【采收加工】 10月间采收成熟果实，晒7～8 d后，再用文火烘干至足干，烘前用针在果皮上刺扎，以防爆破，且易干燥。亦可直接晒干或剥除果皮晒干。

【药材】 娑罗子 *Semen Aesculi*　七叶树主产于陕西、河南等地；浙江七叶树主产于浙江等地；天师栗主产于四川、湖北、贵州等地。

性状　种子呈扁球形或类球形，似板栗，直径1.5～4 cm。表面棕色或棕褐色，多皱缩，凹凸不平，略具光泽；种脐色较浅，近圆形，约占种子面积的1/2或1/4；其一侧有1条突起的种脊，有的不甚明显。种皮硬而脆，子叶2，肥厚，坚硬，形似栗仁，黄白色或淡棕色，粉性。无臭，味先苦后甜。

鉴别　(1) 种皮横切面：外表皮细胞鲜黄色，角质层厚，下方有40列左右的黄色细胞，内层细胞的壁较厚，其间散有维管束。内表皮为1列皱缩的黄色细胞。

(2) 取本品粉末5 g，加水适量，水浴温浸滤过，滤液备用。取滤液2 ml，置于带塞试管中，用力振摇1 min，产生多量蜂窝状泡沫，放置10 min后，泡沫无显著减少。取2份滤液各1 ml，分别加入5%氢氧化钠溶液2 ml和5%盐酸溶液2 ml，用力振摇1 min，两管的泡沫高度相近(检查皂苷)。

(3) 薄层色谱：取本品粉末1 g，加石油醚(60～90 ℃)适量，冷浸过夜，滤过，残渣加适量乙醇浸泡，取上清液作供试液；另以七叶皂苷为对照品，分别点于硅胶G薄层板上，以丁醇(水饱和)-乙酸甲酯-醋酸-水(4∶1∶1∶0.5)展开，取出，晾干，喷以5%磷钼酸乙醇溶液，105 ℃烘烤后，供试品在与对照品相应位置上显相同的蓝色斑点；若用碘蒸气熏斑点呈棕色。

品质标志　《中华人民共和国药典》2005年版规定，照高效液相色谱法测定，本品按干燥品计算，含七叶皂苷A($C_{55}H_{86}O_{24}$)不得少于0.70%。

【成分】　七叶树种子含脂肪油31.8%，油中主成分为油酸(oleic acid)及甘油三硬脂酸酯(stearin)[1]。七叶树皂苷(aescin或escin)[2]。

天师栗种子含脂肪油20%[3]。果实中含黄酮类化合物，主要有槲皮苷(quercitrin)及多种以槲皮素(quercetin)、山柰酚(kaeompferol)为苷元的黄酮类化合物等[4]。

【药理】　1. 抗炎作用　娑罗子皂苷(即七叶树皂苷)5 mg/kg腹腔注射能明显抑制蛋清致大鼠足跖肿及巴豆油致大鼠皮下肉芽肿，可使正常及戊巴比妥钠麻醉的大鼠肾上腺内维生素C含量明显降低。3～5 mg/kg小鼠腹腔给药，能明显抑制组胺所致的小鼠毛细血管通透性增加[1]。

2. 降胆固醇作用　以含娑罗子醇提浸膏粉的饲料喂饲大鼠11 d或喂饲小鼠10 d，能明显降低实验性高血脂动物模型的血胆固醇[2]。

3. 抑制胃液分泌　采用幽门结扎法、胃瘘法研究表明，娑罗子水煎剂可明显抑制幽门结扎大鼠及胃瘘大鼠的胃酸分泌，连续给药5 d后，第六日仍可抑制胃瘘大鼠的胃液分泌量，降低总酸排出量[3]。

毒性　小鼠静脉注射娑罗子皂苷，LD_{50}为4.73±0.77 mg/kg，以每日3 mg/kg(相当于成人用量的15倍)，给药16 d，未见毒性作用[1]。小鼠灌胃给予娑罗子醇提浸膏粉，其最大耐受量为36 mg/只(相当于成人服用量的300倍)[2]。

【药性】　甘，温。归肝、胃经。

1.《纲目》："甘，温，无毒。"

2.《药性考》："味苦，微凉。"

3.《本草再新》："味辛、苦，性平。入脾、肺二经。"

4.《四川中药志》1960年版："入肝、胃二经。"

【功用主治】　疏肝理气，宽中止痛。主治胸胁、乳房胀痛，痛经，胃脘痛。

1.《益州方物记》："久食，已风挛。"(引自《纲目》)

2.《药性考》："宽中下气，(治)脘痛肝膨，疳积疟痢，吐血劳伤，平胃通络，酒服称良。"

3.《纲目拾遗》："葛祖遗方：治心胃寒痛，虫痛。杀虫。"

4.《本草再新》："滑肠利湿，通小便，治痰痢。"

5.《本草省常》："补肾，益气，久食令人不饥。"

6.《杭州药用植物志》："健胃，镇痛。"

【用法用量】　内服：煎汤，5～10 g；或烧灰冲酒。

【宜忌】　气阴虚患者慎服。

【选方】　1. 治胃痛　娑罗子一枚，去壳，捣碎煎服。(《纲目拾遗》引《百草镜》)

2. 治九种心痛　娑罗子烧灰，冲酒服。(《纲目拾遗》引《杨春涯验方》)

3. 治乳房小叶增生　苏罗子9～15 g。水煎代茶饮。(《浙江药用植物志》)

【临床报道】　1. 治疗冠心病　口服娑罗子冲剂或片剂(冲剂每包10 g，合生药9 g，片剂每片含生药3 g)，冲剂每次1包，每日2次，或片剂每次2片，每日3次，连服3个月。共观察27例，结果：对患者自觉症状有不同程度的改善作用，总有效率为73%，其中对胸痛、胸闷的效果最好，分别为90.4%和84%，心绞痛均能缓解，尤其是重度心绞痛11例中有9例显效，开始见效时间大多在半月左右；12例服用硝酸甘油片的患者，全部达到停药或减药；心电图改善总有效率为55.6%，显效率27.8%；同时，尚有轻度降血脂作用，胆固醇治疗后下降的12例，平均下降值为1.24 mmol/L，11例β-脂蛋白平均下降值1.458 g/L，8例三酰甘油平均下降值0.392 mmol/L[1]。

2. 治疗脑水肿　娑罗子皂苷6～18 g，加入10%葡萄糖液50 ml，每日静脉滴注(2次给药)，疗程5～7 d(个别用至10 d)，小儿3～4 d。共治疗脑外伤良性颅内高压症、脑手术后脑水肿患者45例，结果显效(头痛24 h减轻，3～5 d消失，呕吐第二日停止，脑压5 d内下降至正常，7～10 d脑电图恢复正常)19例，占42%；有效(头痛48 h后减轻，5～7 d消失，呕吐第三日停止，脑压6～10 d下降至正常，11～15 d脑电图恢复正常)22例，无效4例，总有效率91%[2]。

4063 消石 xiāo shí (《本经》)

【异名】　芒消(《别录》)，硝石(《雷公炮炙论》)，苦消(《药性论》)，北帝元珠、化金石、水石(《石药尔雅》)，地霜(《蜀本草》)，生消(《开宝本草》)，焰消(《土宿本草》)，火消(《纲目》)，银消(《非金属矿产开发应用指南》)。

【基原】　为硝酸盐类硝石族矿物钾硝石经加工精制成的结晶体或人工制品。

【原矿物】　钾硝石 Nitrokalite　又名：印度硝石。

晶体结构属斜方晶系。晶体为粒状、针状、毛发状或束状的集合体，或呈皮壳状、盐华状产出。人工制品呈假六方板柱状、粒块状。白色、浅灰色，或无色透明；常因含杂质呈青白、黄、灰黑等色调。玻璃状或丝绢状光泽。解理多组：完全、中等、不完全。硬度2。性脆，易碎。相对密度1.99。易溶于水。味苦而凉。易燃，火焰为紫色。

天然产出者，为表生地质作用下，含氮有机物分解出硝酸之后与土壤中钾质化合而成。多分布于干燥地区土壤、岩石的表面及洞穴中，或在地表沉积物中。常混有钾、钠、钙、镁的硝酸盐、硫酸盐矿物(如钠硝石、芒硝等)及卤化物(钾盐、石盐等)，组分复杂，不宜直接入药。人工炼制品仍含有少量杂质。主产区古今均在西北、西南地区，河北、山西、江苏、安徽、福建、山东、湖南、湖北等地也有产出。

【药材】　消石 *Sal Nitri*　产于山东、江苏、湖南、湖北、贵州、青海、西藏。

性状　本品呈六棱长柱状或板柱状。长2～6 cm，直径0.2～0.8 cm。白色或近无色。半透明至透明，玻璃光泽。硬度近于指甲。质脆，易折断，断面平滑或参差不齐。气无，味较咸、凉，具刺舌感。

鉴别　(1) 透射偏光镜下：长条状、不规则粒状，无色透明。负低突起。垂直板面两组解理清晰。斜消光，消光角$Ng \wedge C = 23° \sim 30°$。干涉色为高级灰白。正延长符号。假一轴晶。负光性。折光率：$Np = 1.332$，$Nm = 1.504$，$Ng = 1.504$。

(2) 取铂丝，用盐酸湿润后，蘸取本品粉末，在无色火焰中燃烧，火焰即显紫色；如有钠盐混存时，需隔蓝色玻璃透视，方能辨认(检查钾盐)。

(3) 取本品约0.1 g，加水5 ml，使成溶液，滤过。取滤液约1 ml，加等量硫酸，混合，冷后，沿管壁加硫酸亚铁试液，使成两液层，接界面显棕色(检查硝酸盐)。取滤液约1 ml，滴加高锰酸钾试液，紫色不应褪去(检查硝酸盐，与亚硝酸盐区别)。

(4) 差热分析曲线：吸热85 ℃(微)，120 ℃(中、小)，335 ℃

(中),665 ℃(小),765 ℃(小);放热 705 ℃(中、小),780 ℃(小),865 ℃(小)。

【成分】 主要含有硝酸钾(KNO_3)。因产地及提炼方法之不同,纯度不一,常含有量比不等的杂质,如氯化钠(NaCl)、氯化钾(KCl)、水等[1]。

【药理】 利尿等作用 消石制成散剂服后,在胃里几乎全溶,但其溶解物可随食物下输入肠[1]。在血液中由于K^+,Na^+的渗透作用,能与组织内水分结合,至肾脏携带大量水分通过肾小球,并不为肾小管吸收,故呈利尿作用[2]。消石外用治疗作用可能与其调节局部渗透压有关。此外,也可通过疡面吸收,能补入人体内一定钾[1]。

【炮制】 1. 消石 取原药材,除去杂质,用时打碎。

2. 制消石 ①炒制:取净消石,置适宜的容器内,用无烟文火加热炒至无水分为度,取出,冷后装缸内。②萝卜制:取萝卜,洗净切片,置锅内加水煮透后,加入消石共煮至全部溶化,取出,滤过,浓缩后放置,待析出结晶,取出晶体,晾干。每消石 100 kg,用萝卜 30 kg。

饮片性状 消石为不规则的柱状晶体或晶状粉末,具体参见"药材"项。制消石呈结晶性粉末,白色,具玻璃样光泽。味苦。

贮干燥容器内,置阴凉干燥处,防火,防潮。

【药性】 苦、微咸,温。小毒。归心、脾、肺经。

1.《本经》:"味苦,寒。"

2.《别录》:"辛,大寒,无毒。"

3.《药性论》:"味咸,有小毒。"

4.《纲目》:"辛、苦、微咸,有小毒,阴中之阳也。"

5.《雷公炮制药性解》:"入心、脾二经。"

【功用主治】 攻坚破积,利水泻下,解毒消肿。主治中暑伤冷,痧胀吐泻,心腹疼痛,黄疸,癥积,诸淋涩痛,喉痹,目赤,痈肿疔毒。

1.《本经》:"主五脏积热,胃胀闭,涤去蓄结饮食,推陈致新,除邪气。"

2.《别录》:"疗五藏十二经脉中百二十疾,暴伤寒,腹中大热,止烦满消渴,利小便,及瘘蚀疮。"

3.《雷公炮炙论》:"头痛者,以硝石作末内鼻中。"

4.《药性论》:"主项下瘰疬,泻得根出,破血,破积,散坚结,甚治腹胀。"

5.《日华子》:"含之治喉闭。"

6.《纲目》:"治伏暑伤冷,霍乱吐利,五种淋疾,女劳黑疸,心肠疠痛。"

【用法用量】 内服:1.5~3 g,入丸、散。外用:研末点目,吹喉;或水化罨敷。

【宜忌】 体弱者及孕妇禁服。

1.《本草经集注》:"恶苦参、苦菜,畏女菀、粥。"

2.《药性论》:"恶曾青。"

3.《日华子》:"畏杏仁、竹叶。"

【选方】 1. 治诸心腹痛,及腰腹诸痛 焰消、雄黄各一钱。上研细末。每取少许点眦内。(《集玄方》火龙丹)

2. 治黄家日晡所发热而反恶寒,此为女劳得之,膀胱急,少腹满,身尽黄,额上黑,足下热,因作黑疸,其腹胀如水状,大便必黑,时溏,非水也,腹满者难治 消石、矾石(烧)等分。二味为散。以大麦粥汁和服方寸匕,日三服。病随大小便去,小便正黄,大便正黑,是其候也。(《金匮要略》消石矾石散)

3. 治妇人瘕,结聚痞块,及妇人带下绝产 消石三两,大黄四两,人参、甘草各一两。上为末,以陈醋三升置铜器中,先下大黄熬数沸,至七分,纳余药熬成膏,至可丸即丸,如梧桐子大。每服三十丸,米饮下,一日三次。(《千金方》大消石丸)

4. 治心内实热,狂妄不常 消石半两,丹砂一分。上细研,糯米粥和丸,如樱桃大。每服一丸,生糯米汁入油一二点服。(《圣济总录》定心丸)

5. 治风头痛,上焦壅滞,心膈烦热,及偏头痛 消石、细辛(去苗叶)各一分。上研细散。每用半字,发时入不痛边鼻内,如未已,再入痛边鼻内。(《御药院方》二圣散)

6. 治肺热痰实,咽喉不利 消石、半夏(汤浸七次,去滑)焙,各半两。先捣半夏为末,次入消石,同研令细,再入白面一两拌匀,滴水为丸,如绿豆大。每服二十丸,姜汤送下。(《普济方》消石半夏丸)

7. 治邪热攻冲,目睛疼痛 消石一分,龙脑一钱,青黛一钱。上合研令细。每用一豆许,两鼻内。(《圣济总录》吹鼻碧玉散)

8. 治冷眼流泪,风痒不开 火消二钱(水飞,晒干),炉甘石(炼过)二分。研细末,点眼。(《银海精微》点药)

9. 治一切热疮肿毒 消石一斤,生麻油三升。先煎油令黑臭,次下消石,缓火煎令如稠饴,成膏,瓷器收贮。涂贴肿上。(《外台》消石膏)

10. 退管去恶生新 消石一两六钱,水银、明矾各一两。上共研入锅,碗盖泥封,升一炷香,待冷去封,取碗内药,用新米饭打条,插患处管中。(《灵药秘方》三山拱岳丹)

11. 治久寒,数十年不欲饮食 消石一升,吴茱萸八合,生姜一斤。上以酒、水各一斗,煮药取四升。服二升病即下,病去勿更服。(《千金方》茱萸消石汤)

【各家论述】 1.《本草衍义补遗》:"硝,善消化驱逐,而《经》言无毒,化七十二种石,不毒而化之乎?以之治病,以致其用,病退则已。"

2.《纲目》:"消石属火,味辛带苦微咸,而气大温,其性上升,水中之火也,故能破积散坚,治诸热病,升散三焦火郁,调和脏腑虚寒。与硫黄同用,则配类二气,均调阴阳,有升降水火之功,治冷热缓急之病……《本经》言其寒,《别录》言其大寒,正与龙脑性寒之误相似。凡辛苦物未有大寒者,况此物得火则焰生,与樟脑、火酒之性同,安有性寒、大寒之理哉。"

3.《本草述》:"消石之用,时珍谓其从火主升而散。若然,是主气分之邪热,不同于朴消入血也。其云升而散者,水中之火,自上升以为散也。审此义,则知消石之宜于何等证矣。据方书,中暑于来复丹中用之,治伏暑泄泻如水者;又二气丹同硫黄治中脘痞结,或呕或滞者;又同硫入大黄龙丸,治身热头疼,状如脾寒,或烦渴呕吐,昏闷不食者。合三证以参之,而推类以尽其变,庶于消石可以悉其功,不致误投而罔济矣。"

4.《本经逢原》:"详《本经》治五脏等证,皆热邪固积,决非消石所能。""消石,《本经》主百病,除寒热邪气,逐六府积聚,结固留癖,能化七十二种石。诸家本草,皆错简在朴消条内,详化七十二种石,岂朴消能之?"

4064 消毒药 xiāo dú yào 《贵州民间药物》

【异名】 如意草、箭头草(《山西通志》),罐嘴菜、小犁头草、地黄瓜(《贵州民间药物》),水白地黄瓜、白花蚶壳草(《全国中草药汇编》),带血犁头草、胜利草、白老碗、三角金砖(《浙江药用植物志》),田螺师、水兰豆(《广西药用植物名录》)。

【基原】 为堇菜科堇菜属植物堇菜的全草。

【原植物】 堇菜 *Viola verecunda* A. Gray 又名:葡堇菜(《台湾植物志》)。

多年生草本,高 5～20 cm。根茎短粗,斜生或垂直,密生多条须根。地上茎常数条丛生,直立或斜生,平滑无毛。基生叶叶片宽心形、卵状心形或肾形,长 1.5～3 cm,宽 1.5～3.5 cm,先端圆或微尖,基部宽心形,两侧垂片平展,边缘具向内弯曲的浅波状圆齿;茎生叶少,疏列,与基生叶相似,但基部的弯缺较深,幼叶的垂片常卷折;叶柄长 1.5～7 cm,基生叶柄较长,具翅;基生叶托叶褐色,下部与叶柄合生,狭披针形,茎生叶托叶离生,绿色,卵状披针形或匙形。花小,白色或淡紫色,生于茎生叶的叶腋,具细弱的花梗;花梗远长于叶片;萼片 5,卵状披针形,基部附属物短,末端平截具浅齿;花瓣 5,距短,呈浅囊状。蒴果长圆形或椭圆形,长约 8 mm,先端尖,无毛。种子卵球形,淡黄色,基部具狭翅状附属物。花、果期 5～10 月。

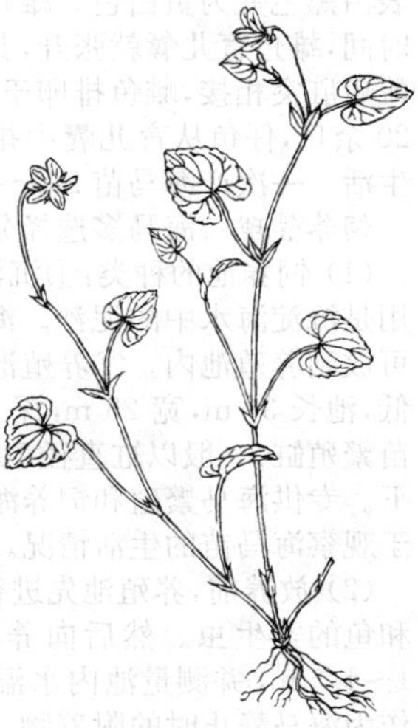

堇 菜

生于湿草地、山坡草丛、灌丛、杂木林林缘、田野、宅旁等处。分布于华东、中南、西南及河北、辽宁、吉林、陕西、甘肃等地。

【采收加工】 7～8 月采收,鲜用或晒干。

【药性】 微苦,凉。

1.《植物名实图考》:"味苦、辛。"

2.《贵州民间药物》:"性凉,味微苦。"

3.《浙江民间常用草药》:"性凉,味淡。"

【功用主治】 清热解毒,止咳,止血。主治肺热咳嗽,乳蛾,眼结膜炎,疔疮肿毒,蝮蛇咬伤,刀伤出血。

1.《植物名实图考》:"以末涂恶疮。"

2.《贵州草药》:"清热,解毒,止血,生肌。"

3.《全国中草药汇编》:"清热解毒,止咳,止血。主治肺热咯血,扁桃体炎,眼结膜炎,腹泻,外用治疮疖肿毒,外伤出血,蝮蛇咬伤。"

4.《台湾药用植物志》:"根捣敷刀伤。"

5.《浙江药用植物志》:"治上呼吸道感染。"

【用法用量】 内服:煎汤,15～30 g,鲜品 30～60 g;或捣汁。外用:捣敷。

【宜忌】《贵州民间药物》:"忌鸡、鱼、蛋、面、豆腐和酸辣食物。"

【选方】 1. 治蛾子 鲜消毒药少许,捣烂泡淘米水,含嘴里(吞下无妨),随时更换。另用消毒药适量,兑淘米水,捣烂敷于颈项下,以蛾消为度。(《贵州民间药物》)

2. 治肺热咳嗽 鲜消毒药 60 g,马兜铃 30 g。水煎温服。

3. 治结膜炎,刀伤 消毒药、千里光各 30 g。共捣烂取汁,滴眼或外涂患处,每日 3 次。(2、3 方出自《中国民间生草药原色图谱》)

4. 治一切红肿及癀毒 消毒药、芙蓉花叶、小血藤叶、生半夏及夏枯草各等分。晒干研成末,调开水敷患处。(《贵州民间药物》)

5. 治蝮蛇咬伤 如意草和紫花地丁捣烂外敷。(《浙江民间常用草药》)

4065 海马 hǎi mǎ (《本草拾遗》)

【异名】 水马(《抱朴子》),鰕姑(《海南介语》),马头鱼(《动物学大辞典》),龙落子鱼(《药材学》)。

【基原】 为海龙科海马属动物线纹海马、刺海马、大海马、三斑海马、小海马等多种海马除去内脏的全体。

【原动物】 1. 线纹海马 *Hippocampus kelloggi* Jordan et Snyder 又名:克氏海马(《中国动物图谱》)。

体侧扁,一般体长 30～33 cm,躯干部七棱形,腹部稍凸出,尾部四棱形,尾端渐细,卷曲。头部似马形,与躯干部垂直,头冠矮小,顶端具 5 个短小棘,略向后方弯曲。眶上、头侧及颊下各棘均较粗,亦稍向后方弯曲。体长为头长 4.5～6.2 倍,头长为吻长 2～2.1 倍,为眼径 5.5～8 倍。吻细长,管状,吻长稍大于眼后头长。眼较大,侧位而高,眼间隔小于眼径,微隆起。鼻孔很小,每侧 2 个,相距甚近,紧位于眼的前方。口小,前位,无牙。鳃盖凸出,无放射状嵴纹,鳃孔小,位于头侧背方。肛门位于躯干第十一节的腹侧下方。体无鳞,全为骨环所包,体部骨环 11,尾部 39～40,体上各环棱棘短钝呈瘤状,惟颈部背方中央嵴纹较锐,具 2 突起状棘和 2 颊下棘。胸鳍基部下前方各具 1 短钝棘。背鳍 18～19,较发达,位于躯干最后 2 环和尾部最前 2 环的背方。臀鳍 4,短小。胸鳍 18,短宽,略呈扇形。无腹鳍及尾鳍。各鳍无棘,鳍条不分支。体淡黄色或暗灰色,体侧具细小的白色斑点或斑纹。

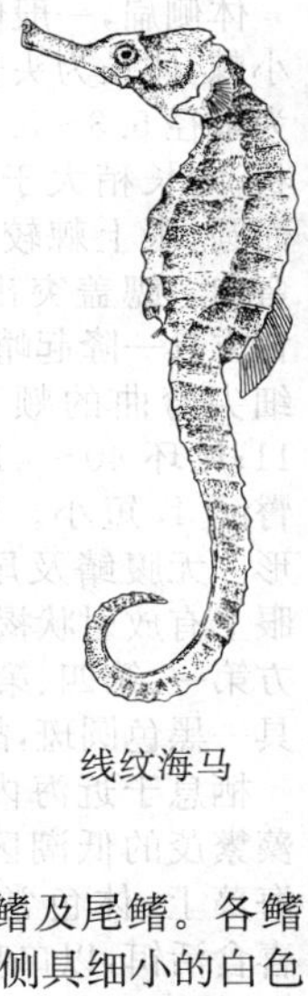

线纹海马

栖息于近海藻类繁茂处,游泳时,头部向上,用背鳍和胸鳍的扇动,作直立游泳。常以尾端缠附于海藻茎枝上,以小型浮游甲壳动物为食。我国分布于东海和南海。线纹海马为二级保护动物,不可滥捕。

2. 刺海马 *H. histrix* Kaup

体侧扁,体长 20～24 cm。体棘、头棘尖锐而特别发达;头冠不高,具 4～5 个锐小棘。体长为头长 5.1～5.8 倍;头长为吻长 2.1～2.3 倍,为眼径 7.3～7.8 倍。吻细长,管状,吻长大于或等于眼后头长。眼小,侧位,较高。体部骨环 11,尾部 35～36。背鳍 18,臀鳍 4,短小,胸鳍 18,短宽。体淡黄褐色,背鳍近尖端具 1 纵列斑点,臀鳍、胸鳍淡色,体上小棘尖端淡黑褐色。

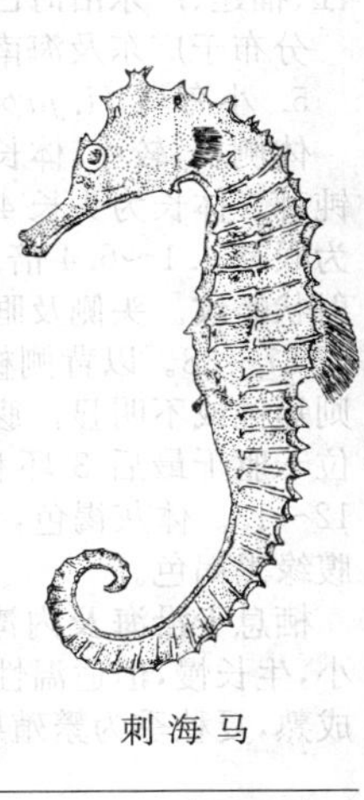

刺 海 马

生态、分布同线纹海马。

3. 大海马 *H. kuda* Bleeker　又名：管海马。

体侧扁，较高，体长 20～24 cm。头上小棘发达，体上棱棘短钝粗强，腹部凸出；头冠较低，顶端具5个短钝粗棘。体长为体高 5.5～5.8倍；头长为吻长 2.2～2.3 倍，为眼径8.5～9.4 倍。吻细长，管状，吻长等于眼后头长。鳃盖突出，具放射状嵴纹。头侧及眶上、颊下各棘均较粗强。体部骨环 11；尾部 35～36。背鳍 17，臀鳍 4，胸鳍 16。体淡黄褐色，头部及体侧有细小暗色斑点，且散布细小的银白色斑点。背鳍有黑色纵列斑纹。臀鳍、胸鳍淡色。

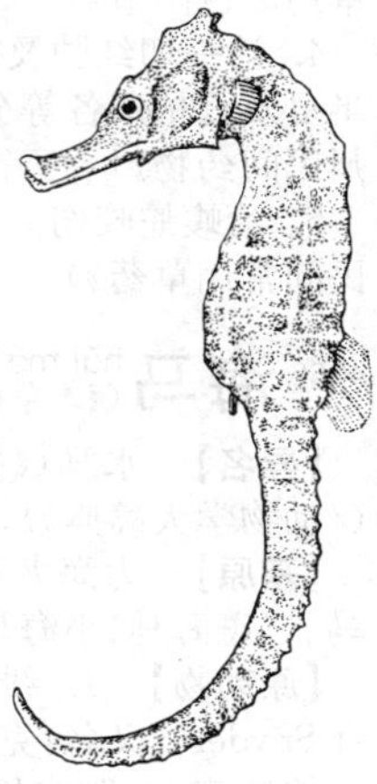

大海马

分布于广东及海南沿海。

4. 三斑海马 *H. trimaculatus* Leach　又名：斑海马，海狗子(俗称)。

体侧扁，一般体长 10～18 cm。头冠短小，顶端具 5 个短小棘，体长为头长 5.3～6.5 倍，头长为吻长 2.2～2.5 倍，为眼径 5.3～5.9 倍。吻细长，管状，吻长稍大于眼后头长。眼小而圆，眼上棘较发达，细尖，向后弯曲。鳃盖突出，鳃孔小。颈部背方具一隆起嵴。颊部下方具一细尖弯曲的颊下棘。体部骨环 11；尾环 40～41。背鳍 20～21。臀鳍 4，短小。胸鳍 17～18，扇形。无腹鳍及尾鳍。体黑褐色。眼上有放射状褐色斑纹。体侧背方第一、第四、第七节小棘基部各具一黑色圆斑，故名。

栖息于近海内湾水质澄清、海藻繁茂的低潮区，以尾部卷缠在海藻上，体色常随环境而变化。喜食活饵，以口吸食端足类、桡足类、糠虾、毛虾、磷虾、萤虾等浮游甲壳动物。本种产仔多，生长最快，为人工养殖的优良品种。我国分布于东海及南海。浙江、福建、广东沿海已进行人工养殖。

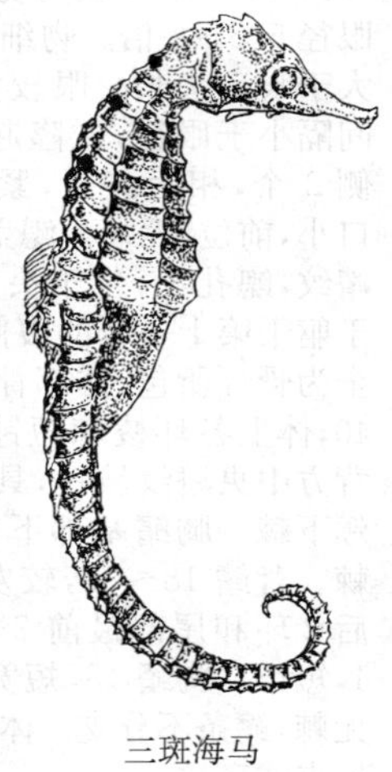

三斑海马

分布于广东及海南沿海。

5. 小海马 *H. japonicus* Kaup

体侧扁，较小，体长7.6～10 cm，头冠低小，上有 5 个短小钝棘。体长为头长 4.5～7.8 倍，头长为吻长 2.4～3.4 倍，为眼径 4.1～6.4 倍。吻管短于眼后头长。鳃盖凸出，无放射状嵴纹。头侧及眶上各棘均特别发达。体部骨环 11，尾部 37～38。以背侧棱棘为最发达，其次为腹侧棱棘，其他则短钝或不明显。腹部很突出，不具棱棘。背鳍 16～17，位于躯干最后 3 环和尾部第一环的背方。臀鳍 4。胸鳍 12～13。体灰褐色，头上、吻部、颊部及体侧具不规则斑纹。腹缘黑褐色。

栖息于沿海及内湾的中、低潮线一带海藻丛中，虽个体小，生长慢，但适温性大，成熟期早，饲养 3～8 个月即达性成熟，夏秋季为繁殖期，每胎产仔数 10～400 尾。我国沿海均有分布。

【养殖】 生活习性　海马为近海生活的鱼类，尤喜生活于水藻、小甲壳动物较多，风浪不大的海域。海马生活的最适温度为 19～32 ℃，最适海水的相对密度为 1.005～1.027。

养殖技术　雄鱼尾部腹面有育儿囊，并负有照管卵和仔鱼的任务。雌鱼性成熟后，在产卵期泄殖腔微微扩大，形成生殖乳头(肛突)。海马除 1～2 月外，皆能繁殖。性成熟的海马发情一般多在上午，表现为雌鱼追逐雄鱼，在此期间体表由黑色变为黄白色。雄鱼表现很被动，雌鱼追逐到一定时间，雄鱼育儿囊就张开，其内排出透明的精液，育儿囊与雌鱼肛突相接，雌鱼排卵于雄鱼的育儿囊中。受精卵历经 20 余日，仔鱼从育儿囊中排出，刚出生的海马仔即能独立生活。一次产海马苗 200～1 000 只。

饲养管理　海马多选择分池饲养的方法。

(1) 饲养池的种类：①沉淀池：池长 50 m，宽 30 m，其作用是沉淀海水中的泥沙。海水必须在该池中沉淀 24 h，方可放到养殖池内。②养殖池：位于沉淀池一侧，较沉淀池略低，池长 30 m，宽 25 m，深 2.5 m，供养成体海马。③海马苗繁殖缸：一般以缸直径 70 cm，高 80 cm 为宜，缸身埋于地下。专供海马繁殖和饲养海马苗，易于掌握投食和管理，便于观察海马苗的生活情况。

(2) 放养前，养殖池先进行洗刷消毒，以杀死敌害生物卵和鱼的寄生虫。然后向养殖池放沉淀过的海水，深度为 1～1.5 m，并测量池内水温、比重，再放一定数量的竹片，作为海马静止时的附着物。放养时选择体健发育良好，体长 2～4 cm 的海马苗放入池内。每亩放养 6 000～10 000 只。放养后，池子的水门要关牢，防止池内水流失，一般 3～5 d 换水 1 次，并严防外来敌害生物的侵入。全长 5～6 cm 的海马，可以摄食 0.5～1.0 cm 的小虾类，成鱼期每日投饵 2 次，每日投饵量依海马成长逐渐增加，一般相当海马体重的 6%～10%。

病虫害防治　海马最常见的疾病是胃肠炎、车轮虫病、胀鳔病、气泡病。胃肠炎是海马灾难性病害，死亡率高。可用抗生素防治。对车轮虫病用 8×10^{-6} 硫酸铜和 10×10^{-6} 高锰酸钾混合溶液浸浴 15 min，效果显著。对胀鳔病要保持水质清洁，氧气充足，水温稳定，避免强光。气泡病防治，应注意避免强光直射，可针刺破气泡放出气体，或用 2.4% 的生石灰水浸浴 10 min 或以 1%～2% 漂白粉进行治疗。

【采收加工】 四季捕捉。捕后除去内脏，洗净，晒干；或除去外部灰、黑色膜和内脏后，将尾盘起，晒干，选择大小相似者，用红线缠扎成对。

【药材】 海马 *Hippocampus*　线纹海马主产广东、福建、台湾等沿海地区；刺海马主产广东、福建、浙江等沿海地区；大海马主产广东、海南等沿海地区；三斑海马主产福建、广东等沿海地区；小海马主产辽宁、河北、山东、浙江等沿海地区。

性状　线纹海马　体呈扁长形而弯曲，长约 30 cm，黄白色。头略似马头，有冠状突起，前方有一管状长吻，口小，两眼深陷。躯干部七棱形，尾部四棱形，渐细而卷曲，体上有瓦楞形的节纹并具短棘。体轻，骨质，坚硬。气微腥，味微咸。

刺海马　体长 10～20 cm。其头部及体上环节间具尖而细的棘，其尖端呈黑褐色。

大海马　体长 20～30 cm，黑褐色。头部及体侧有细小暗色或银白色斑点。

三斑海马　体节背部第一、第四、第七节的短棘基部各有一黑褐色斑点。

小海马(海蛆)　体形较小,7～10 cm。黑褐色。节纹及短棘均较细小。

鉴别　粉末特征:线纹海马　粉末白色或黄白色。横纹肌纤维较多,近无色、淡黄色或棕色,多碎断;侧面观直径45～144 μm,有细密横纹,明暗相间,横纹平直或微波状;横断面易见,呈类长方形、类矩圆形、菱形或长卵形,表面平滑,可见细点状或裂隙状孔隙。胶原纤维散离,直径13～27 μm,相互缠绕成团,隐约可见纵向细纹理。胶原纤维团常与含灰色颗粒状物的组织碎片相连接。皮肤碎片近无色或淡黄色,表面观细胞界限不清楚,隐约可见不规则微波状纵横纹理,布有棕色颗粒状色素物,散在或聚集成星芒状。骨碎片无色或淡灰色,呈不规则形碎块,骨陷窝呈长条形、裂缝状或类长圆形,排列不规则,边缘骨小管较稀疏。

刺海马　粉末灰黄色。横纹肌纤维较多,近无色或淡黄色,成块或碎断,有细密横纹,阴暗相间,横纹微波状,横断面类矩圆形,表面平滑。胶原纤维散离或成团束,隐约可见纵向纹理,常与含灰色颗粒状物的组织碎片相连接。表皮碎片近无色或淡黄色,表面观细胞界线明显,多角形,棕色颗粒状色素物密集,多聚集为星芒状。骨质碎片无色或淡灰色,不规则碎片状,骨陷窝呈长条状、裂缝状,排列不规则,边缘骨小管稀疏。

大海马　粉末棕色或黄棕色。横纹肌纤维较多,近无色或淡黄色,多碎断,成束,横纹不明显,横断面类矩圆形,表面平滑,可见细点状裂缝状孔隙。胶原纤维多散离或2～3成束,或缠绕成团,可见纵向细纹理,常与含灰色颗粒状物的组织碎片相连接。皮肤碎片少见,近无色或淡黄色。表面观细胞界线不明显,可见不规则纹理,棕红色颗粒状色素物质稀疏,聚集成星芒状。骨质碎片无色或淡灰色,不规则碎片状,骨陷窝呈长条状、裂缝状,排列不规则,边缘骨小管稀疏。

三斑海马　粉末灰白色。横纹肌纤维众多,近无色或淡黄色,多碎断,有细密横纹,平直、横断面长卵形,表面平滑,可见裂缝状孔隙。胶原纤维成束或散离,隐约可见纵向纹理,常与含有棕色颗粒状的组织碎片相连接。皮肤碎片近无色或淡黄色,侧面观细胞界线清楚,靠外侧细胞细小狭长,布有棕色颗粒状物,聚集成团。骨质碎片无色或淡灰色,不规则碎片状,骨陷窝长条形,裂缝状,排列不规则,边缘骨小管稀疏。

小海马　粉末深棕色或棕色。横纹肌纤维较多,近无色,多碎断,有明暗相间的横纹,横纹平直,横断面类圆形,表面平滑。胶原纤维成束或散离,隐约可见纵向纹理,常与含灰色颗粒状物的组织碎片相连接。皮肤碎片近无色或淡黄色,表面观细胞界线不明显,隐约可见不规则微波状纵横纹理,布有棕色颗粒状色素物,散在或成团。骨质碎片无色或淡灰色,呈不规则块状,骨陷窝呈长条状、裂缝状或类长圆形,排列不规则,边缘骨小管稀疏。

【成分】 1. 三斑海马含有谷氨酸,天冬氨酸,甘氨酸,脯氨酸,丙氨酸,亮氨酸等17种氨基酸;钙、磷、钠、钾、镁、铁、锶、硅等19种无机元素。另外还含有硬脂酸(stearic acid),胆甾醇(cholesterol)[1]。

2. 刺海马含有蛋白质,脂肪,多种氨基酸。皮肤黄色素为γ-胡萝卜素(γ-carotene),红色素为虾青素(astaxanthin),喇蛄素(astacene),黑色为黑色素(melanin)[2],2-羟基-4-甲氧基苯乙酮(2-hydroxy-4-methoxyacetophenone),胆甾醇(cholesterol),胆甾醇硬脂酸酯(cholesteryl stearate),胆甾基-烯-3β,7-二醇(cholest-5-ene-3,7-diol)[3]。另含乙酰胆碱酯酶,胆碱酯酶,蛋白酶[2]。

3. 大海马中含精氨酸,天冬氨酸,丙氨酸,甘氨酸,脯氨酸,谷氨酸等20多种氨基酸,尚含有药用价值较高的牛磺酸。另外还含有大量的钙、镁、钾、钠、铁,较多的锌、锰、铜和少量的铬、钴、硒、铅等无机元素[4]。

【药理】 1. 性激素样作用　海马乙醇提取物给小鼠注射,可使正常雌性小鼠的动情期延长,子宫和卵巢重量增加,并且使去势鼠出现动情期。海马乙醇提取物能使雄鼠前列腺、精囊、提肛肌重量显著增加[1,2]。线纹海马乙醇提取物以每日3 g/kg剂量给正常雄性小鼠灌胃,连续21 d,显著增加小鼠精子数和精子活率,并且能显著抑制由环磷酰胺引起的小鼠精子数降低,精子活率下降和睾丸、前列腺的减重[3]。

2. 延缓衰老作用　大海马能增加小鼠的耐缺氧性,减少单胺氧化酶(MAO-B)的活性,降低过氧化脂质在体内的水平,同时还证实具有抗应激、抗氧自由基、降血脂、增强学习记忆能力、调节免疫功能、促进血液流变学改变和改善微循环等作用,显示出延缓衰老活性[4]。

3. 抗血栓形成　三斑海马甲醇提取物以0.05 g/kg、0.1 g/kg、0.2 g/kg分别给大鼠腹腔注射,均能显著抑制大鼠颈总动脉颈外静脉血流旁路实验性血栓形成;对大鼠脑血栓的形成也有显著抑制作用,随剂量增加,抑制作用加强,其有效成分为4种长链不饱和脂肪酸[5]。

4. 抗疲劳作用　三斑海马能够提高机体运动能力,延缓疲劳发生和加速疲劳恢复,其抗疲劳作用比人参的效果好[6,7]。

5. 抗肿瘤作用　海马乙醇提取物能抑制乳腺癌和腹腔肿瘤[8]。线纹海马对小鼠肉瘤S_{180}实体瘤具抑制作用[9]。

6. 其他作用　三斑海马、大海马、刺海马、日本海马、线纹海马各自的醇提取液,均对L-谷氨酸所致大鼠神经元钙内流有显著抑制作用,其中以大海马的抑制作用最强,日本海马的抑制作用最弱[10]。

【炮制】 1. 海马　取原药材,除去灰屑。

2. 制海马　取滑石粉置锅内,用文火炒热,加入净海马,拌炒至表面微黄色,鼓起,取出筛去滑石粉,放凉。

3. 酒海马　取净海马,置铁丝筛中,用文火烤热后,离火喷白酒,反复数次至表面呈深黄色,放凉。每海马10 kg,用白酒2 kg。

饮片性状　海马参见“药材”项。制海马形如海马,质较松脆,色泽加深,微鼓起。酒海马形如制海马,略有酒气。

贮干燥容器内,密闭,置阴凉干燥处,防蛀。

【药性】 甘,咸,温。归肝、肾经。

1.《本草拾遗》:“性温平,无毒。”

2.《品汇精要》:“味咸,性温平,无毒。气薄味厚,阳中之阴。臭腥。”

3.《纲目》:“甘,温平。”

4.《本草新编》:“入肾经、命门。”

5.《玉楸药解》:“入足少阴肾,足厥阴肝经。”

6.《医林纂要》:“甘,热。”

【功用主治】 补肾壮阳，散结消肿。主治肾虚阳痿，宫冷不孕，遗尿，虚喘，癥瘕积聚，跌打损伤，痈肿疮疖。

1.《本草拾遗》："主妇人难产。"

2.《本草图经》："妇人将产，烧末饮服。"

3.《宝庆本草折衷》："能补元阳。"

4.《品汇精要》："调气和血。"

5.《纲目》："暖水藏，壮阳道，消瘕块，治疔疮肿毒。"

6.《本经逢原》："阳虚多用之，可代蛤蚧。"

7.《海南介语》："主夜遗。"(引自《纲目拾遗》)

8.《萃金裘本草述录》："益精种子。"

【用法用量】 内服：煎汤，3～9 g；研末，1～1.5 g。外用：研末掺或调敷。

【宜忌】 孕妇及阴虚阳亢者禁服。

1.《本草新编》："善坠胎。"

2.《虫类药的应用》："凡非阳衰不振，而血压偏高，或有阴虚阳亢之征者，均不宜使用。"

【选方】 1. 治男子阳痿，妇女宫冷不孕 海马 1 对。炙燥研细粉，每服 1 g，每日 3 次，温酒送服。(《现代实用中药》)

2. 治肾阳虚弱，夜尿频繁，或妇女因体虚而白带多 海马 12 g，杞子 12 g，鱼膘胶 12 g(溶化)，红枣 30 g。水煎服。(《中药临床应用》海马汤)

3. 治气喘 海马 3 g，当归 6 g。炖鸡食或单用海马焙黄研末，水冲服。(《青岛中草药手册》)

【各家论述】《本草新编》："海马，专善兴阳，功不亚于海狗，更善堕胎，故能催生也。海马功用不亚腽肭脐，乃尚腽肭脐不尚海马，此世人之大惑也。谁知海马不论雌雄，皆能勃兴阳道，若腽肭脐，必须用雄者始效，贵价而买，仍是赝物，何若用海马之适用哉。"

4066 海牛 hǎi niú (《本草原始》)

【基原】 为海牛科石磺海牛属动物石磺海牛的全体。

【原动物】 石磺海牛 *Homoiodoris japonica* Bergh

体长椭圆形，很柔软，一般长 30～70 mm，宽 12～42 mm。外套膜覆盖头部，头部前端腹面有口，位于一吻状突起上。背面略呈隆起状，近前端有 1 对肉质触手，眼位于触手的后方，凹陷于皮内。触角能缩入其基部的袋状突起中。近后端中线上有一肛门，其周围有 6 个分歧成羽状的皮鳃围绕着，皮鳃也能缩入体内，鳃腔缘被多数小突起包围。背面黄褐色、苍黄色或苍绿色，具有许多大小不等的疣状突起，以中央尤多，并散布多数暗黑色小斑。前端暗黑色，触手、鳃与背面颜色大致相同。腹面扁平，腹足橙黄色，很宽大，前端常有叶片与口相隔，后端常突出于外套膜后方，呈尾状。体腔内部有 2 列鳞板，输精管有巨大的摄护腺。

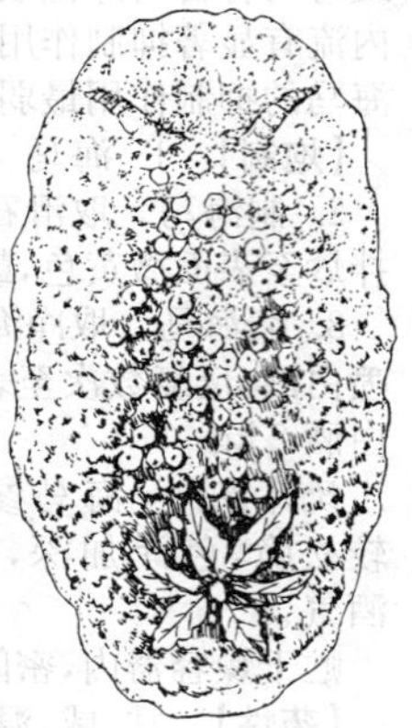

石磺海牛

生活于潮间带砾石或岩礁间，在海藻丛生处尤多。常吸附于石面上，退潮后往往附着不动。以腔肠及海绵类动物为食。我国北部沿海均有分布。

【采收加工】 退潮后于岩石上采取，鲜用或晒干。

【药性】《纲目拾遗》："味咸，温，无毒。"

【功用主治】 益肾助阳。主治肾虚阳痿，早泄，遗精。

1.《纲目拾遗》："益肾固精兴阳。"

2.《中国动物药志》："用于肾虚而引起的阳痿，遗精。"

【用法用量】 内服：煎汤，6～15 g。

4067 海月 hǎi yuè (崔禹锡《食经》)

【异名】 镜鱼(《临海异物志》)，以下鱼(《食疗本草》)，海镜、膏叶盘(《岭表录异》)，蛎镜(《闽中海错疏》)，石镜(《海南志》)，窗具(《动物学大辞典》)，蠔蚬窗(《南海海洋药用生物》)。

【基原】 为不等蛤科海月蛤属动物海月的肉。

【原动物】 海月 *Placuna placenta* (Linnaeus)

贝壳近圆形，极扁平，一般壳长 100～118 mm，高 93～110 mm。壳质脆薄而半透明，边缘易破碎。左壳微突起，右壳较平。壳表面白色，壳顶微紫色。放射肋及同心生长线均极细密，近腹缘的生长线略呈鳞片状，壳内面白色，具云母光泽。铰合部大，右壳具有 2 枚长度不等的铰合齿，呈"八"字形排列，左壳相应的部位形成 2 条凹槽，内有韧带紫黑色。闭壳肌 1 个，圆形，位于壳中央。足退化成指状，无足丝。

栖息于潮间带中、低潮区至 20 余米水深的沙质或泥沙质海滩的表面，左壳向上，右壳朝下。壳表常沾有泥沙或藤壶、苔藓虫及藻类等附着物。产卵期在 5～7 月。我国分布于东海、南海。

本动物的贝壳(海月壳)亦供药用，另设专条。

【采收加工】 全年可采摘，退潮时在海滩上捕取，干燥。

【药性】 甘，平。

1. 崔禹锡《食经》："味辛，大冷，无毒。"

2.《纲目》："甘、辛，平。"

【功用主治】 消食化痰，调中利膈。主治痰结食积，黄疸，消渴。

1. 崔禹锡《食经》："主利大小肠，除关格，黄疸，消渴。"

2.《食疗本草》："主消痰，辟邪鬼毒；以生椒酱调和食之良。能消诸食，使人易饥。"

【用法用量】 内服：煎汤，15～30 g。

4068 海龙 hǎi lóng (《纲目拾遗》)

【异名】 水雁(《现代实用中药》。

【基原】 为海龙科刁海龙属动物刁海龙、拟海龙属动物拟海龙、海龙属动物尖海龙等多种海龙的全体或除去皮膜及内脏的全体。

【原动物】 1. 刁海龙 *Solenognathus hardwickii* (Gray) 又名：杨枝鱼、钱串子(《中药志》)。

体狭长侧扁，一般体长 37～50 cm，体高远大于体宽，躯干五棱形，尾部前方六棱形，后方逐渐变细，呈四棱形，尾端卷曲。头长，与体轴在同一水平线上，或与体轴形成大钝角，吻特别延长，侧扁，约为眶后头长的 2 倍。眼大而圆，眼眶突出。鼻孔每侧 2 个，很小。口小，前位，口闭时，口裂几呈垂直状。两颌短小。鳃盖突出，具明显的放射状线纹，鳃孔小，位近头侧背缘。眼眶四周、吻管背腹面及顶部的后端，均被有大小不等粗糙颗粒状棘；颈部背方呈棱脊

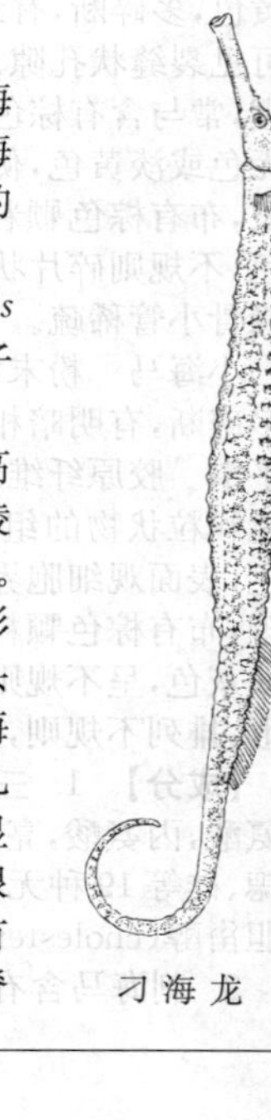

刁海龙

状，具颈棘2个；腹部中央棱较突出。肛门位于体1/2后方腹面。体无鳞，包被于骨质环中，体部骨环25～26；尾部骨环56～57。背鳍较长，41～42条；始于尾环第一节，止于第十或第十一节。臀鳍4，极短小。胸鳍23，短宽。无尾鳍。体淡黄色，于躯干部上侧棱骨环相接处有一列黑褐色斑点，各鳍色浅。雄体于尾部前方腹面有育儿囊。

生活于藻类繁茂的浅海中，常利用尾部缠在海藻上，吸食浮游小型甲壳动物，卵在育儿囊内受精发育。我国分布于南海近陆海域。

2. 拟海龙 *Syngnathoides biaculeatus* (Bloch)　又名：海钻（俗称）。

体长形、平扁，一般体长20～22 cm，体宽大于体高，躯干部近四棱形，尾部前方六棱形，后方渐细，呈四棱形，尾端细尖略卷。头长，与身体在同一水平线上。吻长而侧扁，约为眶后头长的2倍。眼较大而圆，眼眶稍突出。鳃盖上缘嵴纹较突出，止于鳃孔前方，胸鳍基部前方，各具一较大而突出的结，头上除眼嵴上缘各具一小棘外，余无棘刺。体无鳞，骨环体部16～17，尾部51～53。躯干部与尾部上侧棱及下侧棱完全相连。背鳍40～41，较长，起于体环最末节，止于尾部第九至第十节。臀鳍很小，鳍条5～6，紧位于肛门后方，胸鳍20～22，短宽。无尾鳍。体鲜绿黄色，体侧及腹面均有大小不等的鲜黄斑点，吻侧及下方具有不规则深绿色网纹。各鳍绿黄色。

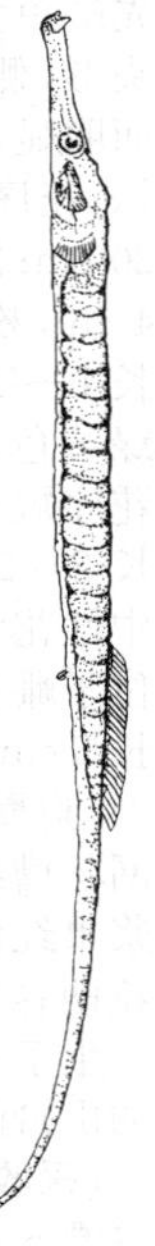

拟海龙

生态与分布同刁海龙。

3. 尖海龙 *Syngnathus acus* Linnaeus　又名：杨枝鱼、钱串子、鞋底索（俗称），小海龙（山东）。

体细长，鞭状，一般体长11～20 cm，体高及宽近相等。躯干部七棱形，腹部中央棱微凹，尾部四棱形，尾后方渐细，不卷曲。头长而细尖，体长为头长7.4～9.3倍。吻细长，管状，头长为吻长1.7～1.9倍，为眼径6.9～8.4倍，眼大而圆，眼眶微突。鳃盖上线状嵴短小，存在于基部1/3处，鳃孔很小。躯干部上侧棱与尾部上侧棱不相连，躯干部下侧棱与尾部下侧棱相连续，躯干部中侧棱与尾部上侧棱相接近。体无鳞，全为骨环所包，体部骨环19，尾部36～41。背鳍35～45，较长，始于最末体环，止于第九尾环。臀鳍4，短小。胸鳍12～13，扇形。尾鳍9～10，后缘圆。体黄绿色，腹侧淡黄色，体上具多数不规则暗色横带。尾鳍黑褐色，其他鳍淡色。

常栖息于近海海藻丛中，作垂直游泳，速度缓慢。吸食小型浮游甲壳动物。我国沿海均有分布。

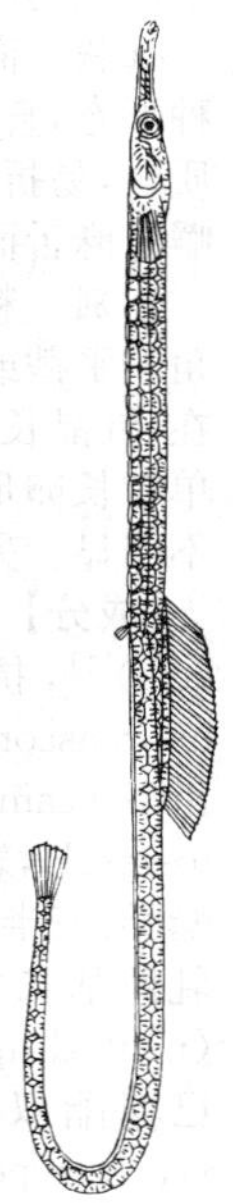

尖海龙

【采收加工】　一般在7～10月捕捉。捕后，除去外面皮膜和内脏，洗净晒干。

【药材】　海龙 *Syngnathus* 刁海龙主产广东、海南岛沿海；拟海龙主产福建、广东沿海；尖海龙主产山东沿海。

性状　刁海龙　体狭长侧扁，全长30～50 cm。表面黄白色或灰褐色，头部具管状长吻，口小，无牙，两眼圆而深陷，头部与体轴略呈钝角。躯干部宽3 cm，五棱形，尾部前方六棱形，后方渐细，四棱形，尾端卷曲。背棱两侧各有1列灰黑色斑点状色带。全体被以具花纹的骨环及细横纹，各骨环内有突起粒状棘。胸鳍短宽，背鳍较长，有的不明显，无尾鳍。骨质，坚硬。气微腥，味微咸。

拟海龙　体长平扁，躯干部略呈四棱形，全长20～22 cm。表面灰黄色。头部常与体轴成一直线。尾部细尖微卷曲，短于头与躯干部合长，无尾鳍。

尖海龙　体细长，呈鞭状，全长10～30 cm，未去皮膜。表面黄褐色。头较小而细尖，吻细长而呈管状；躯干部七棱形，尾部四棱形，后方渐细，末端不卷曲，有尾鳍。有的腹面可见育儿囊。质较脆弱，易撕裂。

鉴别（1）粉末特征：刁海龙　粉末白色或乳白色。横纹肌纤维较多，多成束而长，近无色或淡黄色，多碎断，横断面类圆形，表面平滑。胶原纤维多单一或二三成束。隐约可见纵向纹理，偶然可见与含棕色颗粒状物组织碎片相连接。皮肤碎片近无色或淡黄色，极少见。表面观细胞界线不明显，可见微波状纵横纹理，布有棕色颗粒状色素物，聚集成星芒状。骨质碎片无色，呈不规则块状，骨陷窝裂缝状，排列不规则，边缘骨小管稀疏。

尖海龙　粉末棕色。横纹肌纤维较多，近无色，多碎断，有细密横纹，横纹平直，横断面易见，长卵形，表面平滑，可见裂缝状孔隙。胶原纤维较多，近无色，多碎断，有细密横纹，横纹平直，横断面易见，长卵形，表面平滑，可见裂缝状孔隙。皮肤碎片近无色。表面观细胞界线不明显，可见较明显粗大的横向纹理，布有棕色颗粒状色素物，聚集成星芒。骨质碎片无色，呈不规则块状，骨陷窝裂缝状，排列不规则，边缘骨小管稀疏。

（2）分别取样品石油醚提取浓缩液1 ml，水浴蒸干，以氯仿1 ml溶解，加入浓硫酸-醋酐（1∶20）数滴，试液呈现红紫色环（检查甾体化合物）。

【成分】　尖海龙含胆甾醇（cholesterol），4-胆甾烯-3-酮（4-cholesten-3-tone），N-苯基-β-苯胺（N-phenyl-β-phenylamine）。主要有肉豆蔻酸（myristic acid），棕榈酸（palmitic acid）和硬脂酸（stearic acid）[1]。

【药理】　1. 性激素样作用　在30 ml洛氏液中，加入50%海龙浸剂0.5～1.0 ml或20%浸剂1.0～2.0 ml，可使大鼠、小鼠和家兔的离体子宫兴奋，收缩加强，频率加快。20%海龙浸剂2.0 ml/kg给家兔静脉注射，对在位家兔子宫有兴奋作用。海龙兴奋子宫的作用远较垂体后叶素弱，作用较温和持久，不易引起强收缩，并且对不同性周期的子宫均有相似的兴奋作用。其兴奋子宫的有效成分，易被加热破坏[1]。尖海龙的醇提油溶液，醇提水溶液和水煎液均可明显增加小鼠子宫重量，其中以醇提油状物作用最强，水煎液次之[2]。刁海龙、拟海龙、尖海龙、粗吻海龙各自的乙醇提取物，分别以每日3 g/kg剂量给小鼠灌胃，均能不同程度增加小鼠精子数和精子活率，其中刁海龙、拟海龙作用显著。上述各制剂对正常雄性小鼠性器官和附性器官的重量变化均无显著影响。各制剂均能不同程度地抑制由环磷酰胺引起的小鼠精子数降低和精子活率下降，其中刁海龙、拟海龙和尖海龙作用显著；刁海龙、尖海龙和粗吻海龙还能显著增加环磷酰胺造模小鼠的前列腺重量[3]。

2. 对免疫系统的影响　20%海龙胶以0.5 ml/只剂量给小鼠灌胃，能明显增加小鼠胸腺重量，显著升高小鼠白细胞数量，对小鼠血红蛋白含量的增加作用不明显[4]。拟海龙水提取物对正常人外周血淋巴细胞具有增殖作用，最佳药物量反应集中在每孔 10～20 μl 之间，剂量增大至每孔 40 μl后，刺激作用可逐渐减弱[5]。

3. 其他作用　拟海龙水提物对人宫颈癌细胞株(HeLa)、ECA-109、肺鳞癌、HCT-8 直肠癌有程度不等的抑制作用[5]。海龙对小鼠 B 型单胺氧化酶活性有一定抑制作用，也使过氧化脂质减少，但与对照组比较无显著性差异[6]。

【炮制】 1. 海龙　取原药材，除去灰屑，晒干。用时捣碎或切段。

2. 酒海龙　取净海龙，用微火烘烤，不时翻动，干脆后淬入酒中，冷后取出，再烘再淬，如此反复数次，至海龙松脆呈焦黄色时为止，放凉。

3. 制海龙　取滑石粉置锅中，用文火加热。放入净海龙段，不断翻炒，烫至微黄色，取出，筛去滑石粉。放凉。

饮片性状　海龙参见“药材”项。酒海龙形如海龙，表面焦黄色，松脆，略有酒气。制海龙形如海龙段，表面微黄色，松脆。

贮干燥容器内，密闭，置阴凉干燥处，防蛀。

【药性】 味甘、咸，性温。归肝、肾经。

1.《现代实用中药》：“微咸。”

2.《广西药用动物》：“性温，味甘。入肾经。”

【功能与主治】 补肾壮阳，散结消肿。主治阳痿，遗精，不育，肾虚作喘，癥瘕积聚，瘰疬瘿瘤，跌打损伤，痈肿疔疮。

1.《纲目拾遗》：“功倍海马，催生尤捷效。”

2.《现代实用中药》：“为强壮药，有兴奋作用，能催进性欲。用于老人及衰弱者之精神衰惫。治腹痛；并治妇人临产阵缩微弱，有催生之效。”

3.《广西药用动物》：“消瘕，治疔肿。”

4.《青岛中草药手册》：“补肾壮阳，化结消肿。并有舒筋活络的作用。”

【用法用量】 内服：煎汤，3～9 g；研末，1.5～3 g。外用：研末掺敷。

【宜忌】 《广西药用动物》：“阴虚内热和外感胃弱的人忌用。”

【选方】 1. 治瘰疬(慢性淋巴结炎、淋巴结核)、瘿瘤(单纯性甲状腺肿)　海龙 9 g，冬菇(连脚)18 g，紫菜 9 g，红枣 31 g。水煎服。(《中药临床应用》海龙汤)

2. 治跌打内伤　海龙焙干研末，每服 3 g。温酒送服。(《青岛中草药手册》)

3. 治妇女子宫阵缩无力而难产　海龙 9 g。煮水，冲入黄酒半杯温服。(《山东药用动物》)

4069 海芋 hǎi yù (《纲目》)

【异名】 天荷(《本草拾遗》)，羞天草(《庚辛玉册》)，隔河仙、观音莲(《纲目》)，尖尾野芋头、狼毒头(《生草药性备要》)，独脚莲(《分类草药性》)，野芋、木芋头(《岭南采药录》)，老虎芋(《贵州民间方药集》)，大虫芋、毒芋头、天蒙(《广西中兽医药用植物》)，老虎蒙、痕芋头(《南宁市药物志》)，大叶野芋头(《中国药用植物图鉴》)，野芋头、奚芋头(《岭南草药志》)，土塘、天河芋(《湖南药物志》)，广东狼毒(广州部队《常用中草药手册》)，朴薯头(《广西中草药》)，大狼毒(《广西本草选编》)，本狼毒、姑婆芋(《福建药物志》)，大麻芋、大附子、猪不拱、猪管豆、化骨丹、蛇芋、狗神芋(《新华本草纲要》)。

【基原】 为天南星科海芋属植物海芋的根茎或茎。

【原植物】 海芋 *Alocasia macrorrhiza* (L.) Schott [*Arum macrorrhizum* L.；*A. odora* (Roxb.) Koch]

多年生草本，高可达 5 m。茎粗壮，粗达 30 cm。叶互生；叶柄粗壮，长 60～90 cm，下部粗大，抱茎；叶片阔卵形，长 30～90 cm，宽 20～60 cm，先端短尖，基部广心状箭头形，侧脉 9～12 对，粗而明显，绿色。花雌雄同株；花序柄粗壮，长 15～20 cm；佛焰苞的管长 3～4 cm，粉绿色，苞片舟状，长 10～14 cm，宽 4～5 cm，绿黄色，先端锐尖；肉穗花序短于佛焰苞；雌花序长 2～2.5 cm，位于下部；中性花序长 2.5～3.5 cm，位于雌花序之上；雄花序长 3 cm，位于中性花序之上；附属器长约 3 cm，有网状槽纹；子房 3～4 室。浆果红色。种子1～2 颗。花期春季至秋季。

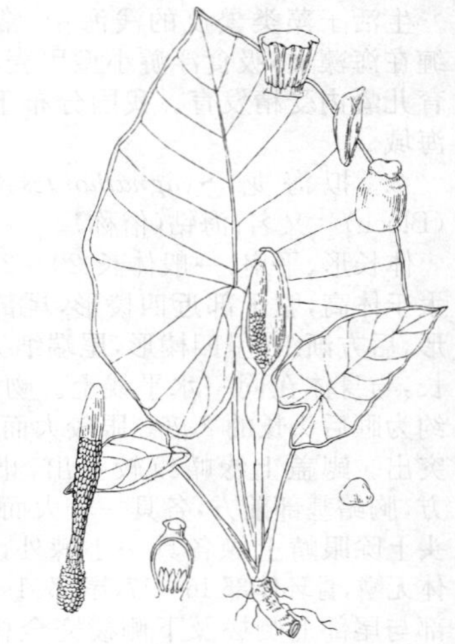

海　芋

生于海拔 1 700 m 以下的山野间。分布于华南、西南及福建、台湾、湖南等地。

【采收加工】 7～10 月采收，用刀削去外皮，切片，清水浸漂 5～7 d，并多次换水，取出鲜用或晒干。加工时以布或纸垫手，以免中毒。

【药材】 海芋 *Rhizoma Alocasiae Macrorrhizae* 主产于广东、云南。

性状　商品多横切成片，类圆形或长椭圆形，常卷曲成各种形态，直径 6～10 cm，厚 2～3 cm；表面棕色或棕褐色。质轻，易折断，断面白色或黄白色，显颗粒性。气微，味淡，嚼之麻舌而刺喉。

鉴别　粉末特征：草酸钙簇晶众多，直径 28～51 μm，棱角较平截或稍尖。草酸钙针晶成束存在于黏液细胞中或散在，针晶长 28～97 μm。环纹导管直径 23～72 μm。淀粉粒单粒长卵形、肾形或类圆形，直径 4～17 μm，脐点、层纹均不明显。另可见木栓细胞、棕色块。

【成分】 本品含维生素类：维生素 B_1、B_2，烟酸(nicotinic acid)[1]，抗坏血酸(ascorbic acid)，去氢抗坏血酸(dehydroascorbic acid)[2]；甾醇类：胆甾醇(cholesterol)，菜油甾醇(campesterol)，豆甾醇(stigmasterol)，β-谷甾醇(β-sitosterol)，岩藻甾醇(fucosterol)[3]，胡萝卜素(carotene)[4]；酯类：三半乳糖基二甘油酯(trigalactosyldiglycerides)，四半乳糖基二甘油酯(tetragalactosyl diglycerides)，中性酯类(neutral lipids)，糖脂(glycolipids)，磷脂(phospholipids)，已糖酯双磷酸盐(carboxyhexitol bisphosphate)，戊糖酯(carboxypentitol)[5]；脂肪酸：亚油酸(linoleic acid)，棕榈酸(palmitic acid)，亚麻酸(linolenic acid)，油酸(oleic acid)[6]。

【药理】 1. 解热作用　海芋生品 8 g/kg、16 g/kg 在对干酵母所致发热大鼠给药后第一、第二小时有解热作用，且有量效关系[1]。海芋对大鼠酵母性发热抑制的有效部位主要在醇溶部分，海芋解热作用机制与其对下丘脑中 PGE_2 升高的抑制有关[2]。

2. 抗肿瘤作用　海芋对小鼠S_{180}的抑制率为29.38%，对裸小鼠人胃腺癌移植瘤的抑制率为46.30%～51.72%，但对腹水瘤小鼠生存期无明显延长作用[3]。

毒性　海芋全株有毒，以茎干最毒。其毒性成分为草酸钙和毒皂苷(sapotoxin)，给小鼠腹腔注射10～20 g/kg块茎水提取液致惊厥而死亡。误食本品对消化道黏膜有刺激性及腐蚀性，表现为舌喉发痒、肿胀、流涎、恶心、呕吐、腹泻、出汗、胃肠烧灼痛，严重者窒息，心脏麻痹而死亡。吸入含海芋的粉尘也可引起中毒。出现中毒可服蛋清、面粉、大量糖水或静滴葡萄糖盐水。腹部剧痛可肌注吗啡，出现惊厥可注射镇静剂。皮肤接触汁液发生瘙痒，可用醋或醋酸溶液外洗。眼如与汁液接触会导致失明[4]。

【药性】　辛，寒。有毒。

1.《纲目》："辛，有大毒。"

2.《药性考》："辛，毒。"

3.《广西中药志》："味淡，性寒。"

4.《全国中草药汇编》："微辛、涩，寒。"

【功用主治】　清热解毒，行气止痛，散结消肿。主治流感，感冒，腹痛，肺结核，风湿骨痛，疔疮，痈疽肿毒，瘰疬，附骨疽，斑秃，疥癣，虫蛇咬伤。

1.《纲目》："主治疟、瘴、毒肿、风癞，伏硇砂。"

2.《生草药性备要》："治痈疽肿毒大疮。"

3.《药性考》："敷恶癞，伏硇砒石，平疟瘴疯。"

4.《天宝本草》："敷疔，诸疮疥癣，杀除百虫。"

5.《岭南采药录》："治感冒发热，妇人赤白带下。"

6.《湖南药物志》："燥湿杀虫，消肿止痛。主治附骨疽，肺劳咳血。"

7.《广西中药志》："治肠伤寒，肺结核，痧症热病。"

8. 广州部队《常用中草药手册》："清热解毒，拔毒散结，去腐生肌。主治流行性感冒，高烧，中暑，肺结核。"

【用法用量】　内服：煎汤，3～9 g，鲜品15～30 g(需切片与大米同炒至米焦后加水煮至米烂，去渣用。或久煎2 h后用)。外用：捣敷(不可敷健康皮肤)；或焙贴；或煨热擦。

【宜忌】　本品有毒，不宜生食。体虚者及孕妇慎服。

1. 姚可成《食物本草》："误食之令人闷绝。"

2.《广西中药志》："体虚寒证勿用。"

3.《广西本草选编》："孕妇慎服。"

【选方】　1. 防治流行性感冒　鲜海芋根状茎5 000 g，去皮洗净，切成薄片，大米120 g，食盐15 g。混合入锅，急火炒至大米成棕黑色，加水10 000 ml，煮沸2 h，过滤。预防：每日1次，每次服150 ml，连服3 d。治疗：每日2次，每次150 ml。(《全国中草药汇编》)

2. 治感暑头痛身倦　(野)芋根用湿纸封好，煨热之，以擦头额及腰脊、前后心、手弯脚弯。可令人遍身顺适。(《岭南采药录》)

3. 治绞肠痧腹痛　野芋头120 g(炒黄)，扫管叶(岗松)60 g(炒黄)。先将野芋煎好，再将扫管叶趁沸放下煎片刻，去渣温服。忌饮米汤。(《岭南草药志》)

4. 治肠伤寒　野芋头(切片)120 g，加米30 g及生锈铁钉2枚炒黄，加水适量煎服。

5. 治风湿骨痛　野芋头厚片。先将樟脑少许置于芋片中央，用火烤樟脑，趁火未熄，速敷患处。(4、5方出自《广西中草药》)

6. 治痈肿，疮疖　(野芋头)鲜根茎适量。加酒30 g捣烂，用(野芋头)叶包，煨热外敷。(《广西本草选编》)

7. 治附骨疽　海芋、芭蕉树根(各适量)。捣烂敷患处。(《湖南药物志》)

8. 治对口疮　鲜海芋茎适量，明矾少许。同捣烂敷患处。

9. 治斑秃　海芋根30 g，蒜头、生姜、白胡椒各15 g。共研末，高粱酒250 g，浸48 h，取药酒擦患处。

10. 治脂溢性秃发　海芋茎250 g，茶油500 g。用文火煎熬至海芋深黄色，取出去渣，先用油茶饼加开水浸泡片刻，取液洗头，然后将海芋油由外向内涂擦。(8～10方出自《福建药物志》)

11. 治毒蛇、蜈蚣咬伤　痕芋头60 g，生油柑木皮30 g。用盐水和药捣烂，以湿纸或树叶包裹热敷患处。(《岭南草药志》)

【临床报道】　治疗肺结核　取痕芋头70%，红枣30%，煎熬30 h，干燥制成复方痕芋头片，每片0.5 g。每次4～8片，每日3～4次，饭前开水送服，或用盐水或糖水送服。3个月为1个疗程，服2～3个疗程。共治疗68例，服药1个疗程后全部症状减轻者59例；症状全部消失者9例。临床症状好转率达100%。全部病例基本上无不良副作用发生，只有个别病例初服时，有口痒、喉痒或舌胀，或有作闷、头晕感觉[1]。

4070 海红 hǎi hóng (《饮膳正要》)

【异名】　赤棠(《尔雅》)，海棠(《通志》)，海棠梨(《纲目》)，棠蒸梨(姚可成《食物本草》)。

【基原】　为蔷薇科苹果属植物西府海棠的果实。

【原植物】　西府海棠 *Malus micromalus* Makino　又名：小果海棠(《华北经济植物志要》)。

小乔木，高2.5～5 m。树枝直立性强；小枝嫩时被短柔毛，老时脱落，紫红色或暗褐色，具稀疏皮孔。叶片长椭圆形或椭圆形，长5～10 cm，宽2.5～5 cm，先端急尖或渐尖，基部楔形，边缘有尖锐锯齿，嫩叶被短柔毛，下面较密，老时脱落；叶柄长2～3.5 cm；托叶膜质，线状披针形，早落。伞形总状花序，着花4～7朵，集生于小枝顶端，花梗长2～3 cm，嫩时被长柔毛，逐渐脱落；苞片膜质，线状披针形，早落；萼筒外面密被白色长绒毛，萼片三角卵形，三角披针形至长卵形，全缘，长5～8 mm，被白色绒毛；花粉红色，直径约4 cm；雄蕊约20，花丝长短不等；花柱5。梨果近球形，直径1～1.5 cm，红色，萼洼梗洼均下陷。花期4～5月，果期8～9月。

为常见栽培的果树及观赏树。分布于河北、山西、辽宁、山东、云南、陕西、甘肃等地。

【采收加工】　8～9月采摘成熟果实，鲜用。

【药性】　《饮膳正要》："味酸、甘，平，无毒。"

【功用主治】　涩肠止痢。主治泄泻，痢疾。

1.《饮膳正要》："治泄痢。"

2.《食物考》："泄痢收提。"

3.《本草省常》："烧食止痢。"

【用法用量】　内服：煎汤，15～30 g；或生食。

4071 海参 hǎi shēn (姚可成《食物本草》)

【异名】　辽参(《药鉴》)，海男子(《五杂俎》)。

【基原】　为刺参科刺参属动物刺参、绿刺参、花刺参(去内脏)的全体。

【原动物】 1. 刺参 *Apostichopus japonicus*（Selenka）[*Stichopus japonicus* Selenka] 又名：沙噀海鼠(《中药大辞典》第一版)，刺海参(《中国药用海洋生物》)，仿海参。

体呈圆柱状，一般长 20～40 cm，宽 3～6 cm，背面隆起，具 4～6 行圆锥形大小不等的肉刺，腹面管足较密，排成不规则的纵带。口在前端，后端为肛门。口偏于腹面，周围具蝰状触手 20 个。口背有一乳突，生殖孔即位于孔突处。皮内的骨片主要为桌形体，幼小个体的桌形体塔部细而高，底盘较大，周缘平滑，老年个体的桌形体塔部变低或消失，只剩下小形的穿孔盘。产卵季节在 5 月底至 7 月初。

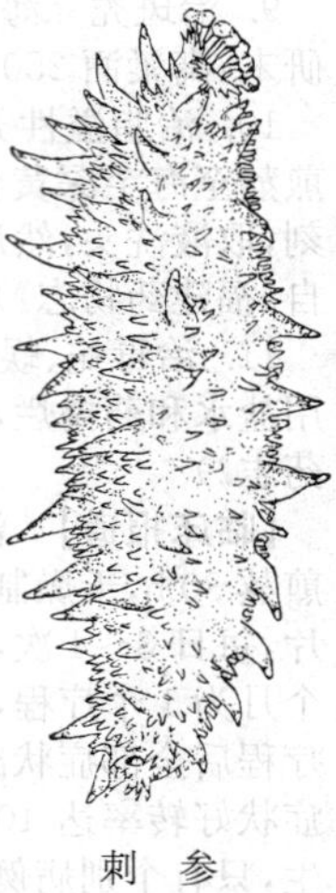

刺 参

生活时体色通常为栗褐色，亦有绿色、黄褐色、灰白色等，随生境不同而异。多栖息于水深 3～15 m 的浅海中，喜波流静稳、海藻繁茂的岩礁底或细沙泥底。

我国分布于辽宁、河北、山东沿岸浅海。现已人工繁殖进行放养。

2. 绿刺参 *Stichopus chloronotus* Brandt 又名：方刺参、方柱参(《南海海洋药用生物》)，方参(《中国动物药志》)。

体呈四方柱形，一般长达30 cm 以上，沿身体的边棱，各有两行交互排列的圆锥形肉刺。腹面管足较多，排列成 3 纵带，中央带较宽。口稍偏于腹面，具触手 20 个。浅层皮内的骨片，主要是略成方形的桌形体，上方稍向外扩张，顶上有小齿 8～12 个，最多可达 16 个；下方底盘小，有穿孔 4～8 个。深层皮内的骨片为小形的 C 形体。

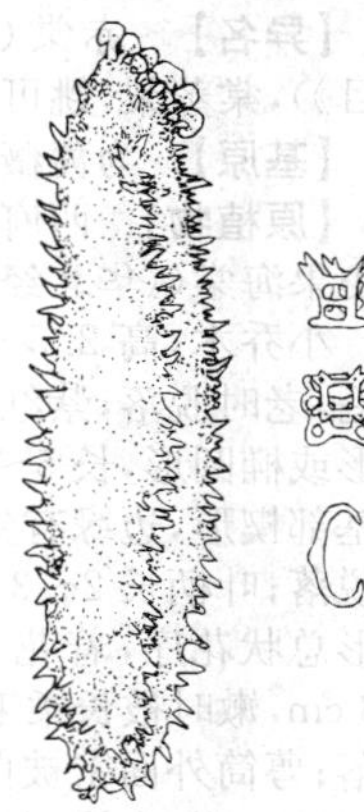

绿刺参

生活时体色为深绿色或墨绿色，肉刺顶端为橙黄色或橙红色，触手基部为灰白色，管足为黑灰色。栖息于长有海藻的珊瑚砂上或珊瑚礁里边；或在被海水所冲刷的潟湖内。我国分布于海南南部及西沙群岛。

3. 花刺参 *S. variegatus* Semper 又名：方参、黄肉、白刺参(《南海海洋药用生物》)，黄海参。

体稍呈四方柱形，一般长 30～40 cm，最长可达 95 cm。背面散生多数圆锥形和排列不规则的肉刺。腹面管足排列成 3 纵带，中央带较宽。触手 20 个。皮的骨片：第一种为桌形体，塔部顶端具 12 个向外扩张的小齿，它的底盘小，略带方形，中央常有 4 个大孔，周围有 4 个或 4 个以上的小孔；底盘较大的桌形体，其周围小孔也较多。第二种骨片是大小不等的 C 形体。第三种似为数个 C 形体连接组成的花纹样体。

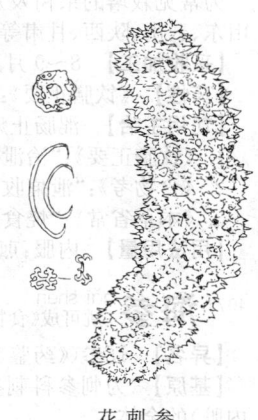

花刺参

生活时体色变异很大，多为橄榄绿灰色，并间有灰黄、浅褐及浓绿等色的斑点或斑纹，肉刺末端有的带红色。多栖息于潮间带珊瑚礁旁或岩石下，大形个体多在海水较深处。产卵季节在 6 月下旬。我国分布于海南及雷州半岛、西沙群岛等沿岸浅海。

以上动物的内脏(海参内脏)亦供药用，另设专条。

【养殖】 生活习性 海参多栖息于水深 13～15 m 的海藻繁茂、风浪冲击小、水流缓慢、透明度较大、无大量淡水注入的海区。生活水深自低潮线以下 2～20 m，幼小者生活在浅水底，个体较大者生活在深水底。夏眠从夏至开始约 100 d。当水温下降到 20 ℃以下时即解除夏眠。刺参具有很强的再生习性，当处在不良生活条件下，体壁强烈收缩，从肛门排出内脏，如消化管、呼吸树、生殖腺等，条件转好时，再生出新内脏。切去身体的一段仍可再生。以小型动植物为食，如腹足类、桡足类、软体动物的幼贝和硅藻及有机质碎屑等。海参为雌雄异体，生殖腺 5～6 月成熟。体外受精。经数个变态幼虫后发育成稚参，再进一步成长为成参。

养殖技术 可直接从产区捕捞野生稚参作苗。也可捕捞成年参作为亲参繁殖、育苗。亲参要求体长 25 cm 左右、无损伤，一般为 3 龄以上。在蓄养池中一般 3～7 d 即可产卵和排精。由于雌参有分批排卵的习性，应分批收集受精卵，放入孵化器中孵化。受精卵首先孵化为耳状幼虫，行浮游生活，摄食浮游生物，如硅藻类，以后逐步变为稚参。成参养殖目前主要是投石养殖法。即将石块作为附着基在海底堆成 2～3 m^3 的石堆，使稚参苗附着。人工可投入豆浆、蛋黄、酵母、海洋酵母等合成饲料，使稚参发育成为成年海参。

【采收加工】 潜水员下水捕捞多在春、秋季，也可以拖网捕捞，但对资源破坏大，多禁用。捕后除去内脏，洗净腔内泥沙、血污，在盐水中煮约 1 h，捞起放冷。经曝晒或烘焙至八九成干时，再加入蓬叶汁中略煮，至颜色转黑时取出晒干。

【成分】 绿刺参干皮肤含 23ξ-乙酰氧基-17-去氧-7，8-二氢海参苷元(23ξ-acetoxy-17-deoxy-7，8-dihydroholothurinogenin)[1]，绿刺参苷(stichlorosides) A_1、B_1、C_1、D_1 及 A_2、B_2、C_2[2]，刺参苷(stichoposide) A、B[3]、D[4]、E[5]，羊毛甾烷型皂苷(lanostanetype saponins)[6] 和海参素(holothrin) A[7]、B、C[8] 等。

刺参含酸性黏多糖(acid mucopolysaccharide)[9]。

【药理】 1. 抗肿瘤作用 刺参提取液在终浓度为 0.75～1.49 mg/ml 时，对体外培养人胃癌 MGC-801、人肝癌 BEL-7402、肺腺癌 SPC-A、小鼠乳腺肉瘤 EMT_6 及 L_{929} 细胞生长均有抑制作用，但对正常细胞无明显影响。在 1.49 mg/ml 时，对二倍体正常细胞有轻微的促进作用。在 0.75 mg/ml 和 5.94 mg/ml 时，对人宫颈癌(HeLa)和 MGC-801 细胞有促进作用，当浓度增大至 11.88 mg/ml 时，才表现有抑制作用[1]。小鼠腹腔注射刺参内脏酸性多糖(SJVP) 40 mg/kg，对小鼠 MA_{737} 乳腺癌和艾氏实体癌的抑制率分别为 42.2% 和 48.5%，而腹腔注射另一种多糖 SJVS 30 mg/kg，对上述瘤体的抑制率分别为 24.5% 和 41.2%。腹腔注射 SJVS 40 mg/kg 时，对小鼠肉瘤 S_{180} 的抑制率为 48.4%[2]。

2. 抗凝血作用 刺参提取液终浓度〔mg(生药)/ml〕为 8.33、25.0 及 50.0 和刺参多糖终浓度〔mg(生药)/ml〕为 33.3、99.9 及 200 时，均可明显延长凝血酶原时间，具有抗凝血作用[1]。海参提取液有溶解纤维蛋白的活性，并有激活纤维蛋白溶酶原的作用。海参中尚含有能增强尿激酶活性因子。海参中的生物活性物质主要是纤维蛋白溶酶样纤溶酶,即对纤维蛋白具有直接分解活性的酶,且属尿激酶型[3]。

3. 镇痛作用　给小鼠腹腔注射20%刺参提取液7.5 ml/kg、10.5 ml/kg和15 ml/kg,对醋酸所致扭体反应的ED_{50}为2.17 ml/kg,吗啡注射液的ED_{50}为2.2 mg/kg。刺参提取液1 ml的镇痛作用约相当吗啡1 mg的镇痛效果[4]。

4. 对平滑肌的作用　海参素(holothrin A,HL-A)在73×10^{-6} mol/L时,对兔大动脉呈现依赖于浓度的持续性收缩作用。HL-A的此种作用能被维拉帕米(verapamil)及Mn^{2+}显著抑制,亦能被无Ca^{2+}的溶液完全抑制;对豚鼠输精管则呈现双相作用,即先呈现迅速的收缩(收缩相成分),继而呈现缓慢的持续性收缩(收缩增强成分)[5]。海参素B在1.1×10^{-4} mol/L时,可引起豚鼠回肠平滑肌的收缩,其作用不受阿托品3×10^{-6} mol/L和六甲双胺1.4×10^{-6} mol/L的影响。但可被罂粟碱2.7×10^{-5} mol/L所阻断[6]。20%刺参提取液0.2 ml或0.4 ml,对小鼠十二指肠平滑肌收缩有明显抑制作用,并能显著对抗乙酰胆碱和氯化钡所致平滑肌的兴奋作用[4]。

5. 对免疫功能的影响　花刺参醇提取物(SVS)体外对鼻咽癌(NPC)患者T调节细胞亚群的T_4和T_8细胞均有明显的诱导和激活作用,两者细胞数量分别增加44.1%和29.1%,且T_4细胞增加百分率较T_8细胞为高[7]。进一步的实验表明,SVS提取物诱导细胞对EB病毒(EBV)感染B细胞^{3}H-TdR掺入量有明显的降低作用,与诱导细胞组和无诱导细胞组比较,CPM分别减少19.2%和28.1%。诱导细胞还可使EBV感染B细胞分泌IgA和IgG及IgM的含量明显降低。表明自体T淋巴细胞经SVS诱导后,具有抑制EBV感染B细胞的活化、增殖与分化过程的作用[8]。

6. 抗真菌作用　海参毒素(holotoxin)浓度为2.78~16.7 μg/ml时,对星状发癣菌、白念珠菌等真菌均有明显的抑制作用。但对革兰阳性菌和阴性菌则几乎无抑制作用[6]。绿刺参皂苷在3~100 μg/ml时,对白念珠菌、热带假丝酵母、产朊假丝酵母、克鲁斯假丝酵母等均有较强的抗真菌作用[6]。

7. 抗放射性损伤　刺参酸性黏多糖有防治急性放射性损伤作用,并可明显促进实验动物造血功能的恢复[9]。刺参苷A也有很强的抗放射作用,尤其是从刺参的生殖腺和肝脏提得的刺参苷的抗放射活性最强[10]。小鼠经^{60}Co照射后,每次给0.3 ml刺参提取液,连续灌胃9 d后,骨髓有核细胞计数、脾结节数得到提高[11]。

8. 细胞毒作用　海参类皂苷和其他皂苷一样,是一种强表面活性剂,无论在体内或体外都能使红细胞溶血,在0.04~0.20 mg/ml时,即能使兔红细胞悬浮液发生50%~100%的溶血。海参素还对一些动物和植物细胞具有广泛的毒性,特别是对原虫的作用尤为明显。海参中的抗有丝分裂因子(antimitotic factors),有抑制细胞增殖的作用。0.1%的海参提取物即能完全抑制人宫颈癌(HeLa)细胞、中国仓鼠肺(CHL)细胞及HE_{12} TMR细胞培养的细胞增殖[6]。

9. 抗疲劳作用　刺参能延长小鼠负重游泳时间,有效降低游泳后血乳酸含量[12]。

毒性　小鼠腹腔注射刺参多糖的LD_{50}为340 mg/kg。大鼠腹腔注射刺参多糖75 mg/kg,连续14 d,出现腹腔大量渗血,肝脾贫血,白细胞升高,停药后可恢复正常。腹腔注射100 mg/kg,连续10 d,除上述症状进一步加重外,还出现血红素及红细胞下降、白细胞上升、精神委靡,有的呈现濒死状态。犬腹腔注射刺参多糖50 mg/kg,连续5~6 d,出现精神委靡、食欲下降、排暗红色血便、ALT及NPN升高、凝血酶原时间延长,停药后可恢复。故认为该多糖在治疗剂量范围内比较安全,对肝肾无毒[6]。

【药性】　甘、咸,平。归肾、肺经。

1. 姚可成《食物本草》:"味甘、咸,平,无毒。"
2. 《本草从新》:"甘、咸,温。"
3. 《食物考》:"咸,寒。"
4. 《本草再新》:"入心、肾二经。"
5. 《本草求原》:"甘、咸,微寒而滑。刺参,甘温。"
6. 《萃金裘本草述录》:"入足少阴、阳明经。"
7. 《本草撮要》:"入手足太阴、少阴经。"

【功用主治】　补肾益精,养血润燥,止血。主治精血亏损,虚弱劳怯,阳痿,梦遗,小便频数,肠燥便秘,肺虚咳嗽咯血,肠风便血,外伤出血。

1. 姚可成《食物本草》:"主补元气,滋益五脏六腑,去三焦火热。同鸭肉烹治食之,止劳怯虚损诸疾;同鸭肉煮食,治肺虚咳嗽。"
2. 《本草从新》:"补肾益精,壮阳疗痿。"
3. 《医林纂要》:"补心益肾,养血滋阴,补虚羸,靖劳热。"
4. 《食物考》:"降火滋肾,通肠润燥。"
5. 《食物宜忌》:"消痰涎,摄小便,杀疮虫。"
6. 《纲目拾遗》:"生百脉血,治休息痢。"
7. 《随息居饮食谱》:"滋肾,补血,健阳,润燥,调经,养胎,利产。凡产虚、病后、衰老、尪孱,宜同火腿或猪羊肉煨食之。"
8. 《萃金裘本草述录》:"治阴虚劳瘦,喉燥咳血,肠风下血。熄风清热,和胃养阴。"
9. 《现代实用中药》:"为滋补品。治肺结核、神经衰弱及血友病样的易出血患者,用作止血剂。"
10. 《青岛中草药手册》:"止血,消炎。治各种出血症,研末外用可治外伤出血或溃疡。"

【用法用量】　内服:煎汤,煮食,15~30 g;入丸、散,9~15 g。外用:研末敷。

【宜忌】　脾虚不运、外邪未尽者禁服。

1. 《本草求原》:"泻痢遗精人忌之,宜配涩味而用。"
2. 《随息居饮食谱》:"脾弱不运、痰多、便滑、客邪未净者,均不可食。"
3. 《本草省常》:"多食令人热中。"

【选方】　1. 治体虚软,小便多　(海参)干品30 g,水浸软,和猪瘦肉或鸡一起炖或煲汤服。(《广西药用动物》)

2. 治遗尿　海参蒸熟加糖喝汤,每次1匙,日服1次。

3. 治再生障碍性贫血　鲜海参煮食,日服1个。(2、3方出自《青岛中草药手册》)

4. 治糖尿病　海参3个,鸡蛋1个,猪胰1个,地肤子与向日葵杆芯各6 g。把前三味蒸熟,再加后二味的水煎液共煮内服。(《中国药用海洋生物》)

5. 治虚火燥结　海参、木耳(切烂)。入猪大肠煮食。(《食物考》)

6. 治肺结核咯血　海参500 g,白及250 g,龟版(炙酥)120 g。共研末。每次15 g,日服3次。(《青岛中草药

手册》)

7. 治休息痢　海参每日煎汤服。(《纲目拾遗》)

8. 治高血压病,血管硬化　海参 30 g,冰糖适量。煮烂,每日空腹服。

9. 治痔疮出血　海参烧存性,研细粉,每次 1.5 g,加阿胶 6 g,和水半杯炖至溶化后,空腹以米汤冲服,每日 2 次。(8、9 方出自《食物中药与便方》)

10. 治创伤,疽毒破烂　海参焙干,研末,敷患处。(《广西药用动物》)

11. 治外伤出血　鲜海参倒悬,使其口流白色线状黏液,外敷患处。(《中国药用海洋生物》)

【各家论述】《萃金裘本草述录》:"肾为胃之关,海参性甘温而汁液浓厚,故能和胃养阴以生津液,治劳嗽,以止下血也;且味咸色黑,生于冥海,人身以肾脏为海间,此味大补,北方之水以益至阴之气,物从其类也。阴精上奉则至老不衰,故命曰海中之参,其补益之功溥也。"

4072 海茜 hǎi qiàn (《广东中药志》)

【异名】　海草(《广东中药志》)。

【基原】　为马尾藻科马尾藻属植物马尾藻、亨氏马尾藻、鼠尾藻或铜藻的藻体。

【原植物】　1. 马尾藻 *Sargassum enerve* C. Ag.

藻体黄褐色,匍匐状,长 40～80 cm;主干细长,单生。叶通常为长披针形,长 5～6 cm,宽 3～4 mm,叶缘有浅缺刻或锯齿。气囊为纺锤形或椭圆形,顶端微突,囊柄较长。

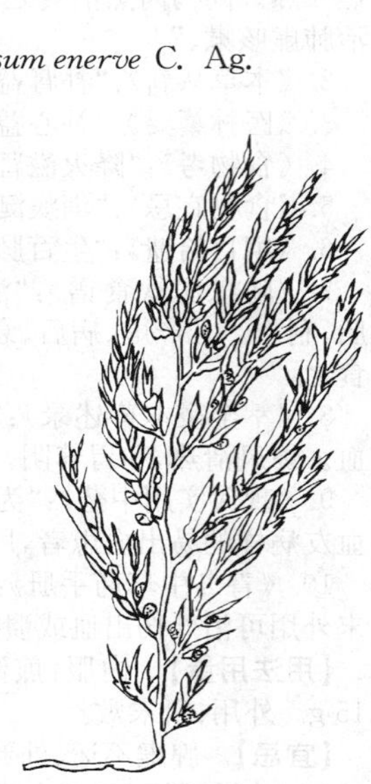

马尾藻

生长于大干潮线以下的岩礁上或低潮带的石沼中。分布于广东沿海水域。日本沿海亦有分布。

2. 亨氏马尾藻 *S. henslowianum* C. Ag.　又名:总状托马尾藻(《中国药用海洋生物》),柱枝马尾藻(《中国药用孢子植物》),玉海藻(广东)。

多年生海藻,高 50～100 cm,固着器圆盘状。主干 1～2 cm,自上生出数条主枝。主枝丝状,扁压,其上生出同形的侧枝。体下部的叶单条或分枝,长在 10 cm 上下,中肋隆起,十分明显,达于叶尖,毛窠散布于中肋两侧,上部叶为狭披针形,长 5～8 cm,中肋明显,及于顶端,毛窠各一列,散布于中肋两侧,有锐而浅的锯齿。气囊圆球形或略延长,顶圆,囊柄较长。生殖托圆柱状,单条或稍有分枝,表面呈瘤状,顶端略细,总状或复总状排列。

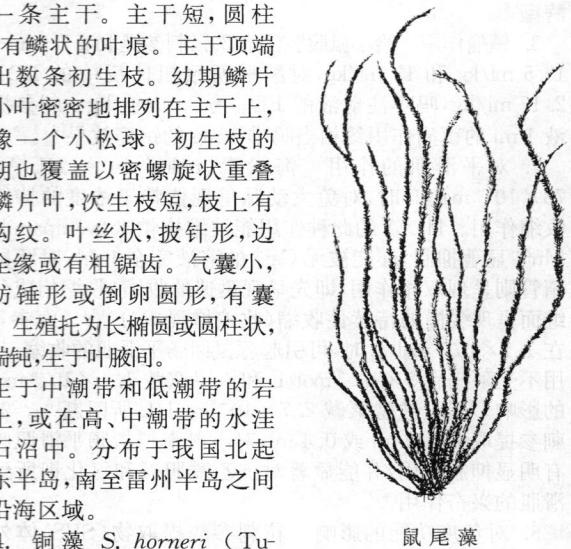

生长在低潮带至大干潮线下较深处的岩礁上。为我国特有的亚热带海藻种类。分布于福建(东山)、广东(惠阳、徐闻)等地。

3. 鼠尾藻 *S. thunbergii* (Mert.) O. Kuntze　又名:海茜、台茜、马尾茜、牛尾茜(广东),草茜马尾丝、卜卜菜、马尾、虎茜泡、草茜、马尾丝、氽头子(福建),谷穗果、谷穗子(辽宁),谷穗蒿(山东),老鼠尾(浙江)。

藻体暗褐色,高 10～50 cm,可达 120 cm。固着器为扁平的圆盘状,边缘有裂缝,上生有一条主干。主干短,圆柱形,有鳞状的叶痕。主干顶端长出数条初生枝。幼期鳞片状小叶密密地排列在主干上,很像一个小松球。初生枝的幼期也覆盖以密螺旋状重叠的鳞片叶,次生枝短,枝上有纵沟纹。叶丝状,披针形,边缘全缘或有粗锯齿。气囊小,窄纺锤形或倒卵圆形,有囊柄。生殖托为长椭圆或圆柱状,先端钝,生于叶腋间。

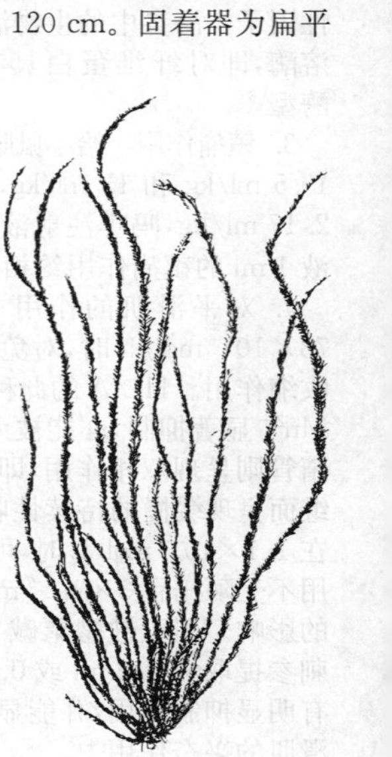

鼠尾藻

生于中潮带和低潮带的岩石上,或在高、中潮带的水洼或石沼中。分布于我国北起辽东半岛,南至雷州半岛之间的沿海区域。

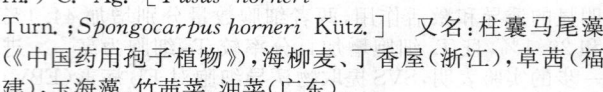

4. 铜藻 *S. horneri* (Turn.) C. Ag. [*Fusus horneri* Turn.; *Spongocarpus horneri* Kütz.]　又名:柱囊马尾藻(《中国药用孢子植物》),海柳麦、丁香屋(浙江),草茜(福建),玉海藻、竹茜菜、油菜(广东)。

藻体黄褐色,高 0.5～2 m,可达 8 m,体质较为纤弱。固着器裂瓣状,上生圆柱形的主干。主干一般为单生,幼期生刺状突起,渐长则除基部和枝的下部保留刺外,中上部均变为平滑。幼体的叶连接主干处向下生有纵走的浅沟,这种浅沟在枝上也常出现,藻体长大后,主干上仍保留有基部叶的痕迹,但侧枝与主干的区分不如幼时易于辨别。体下部的叶有不甚明显的反曲现象,叶基部的边缘常向中肋处深裂,向上主叶尖则逐渐浅裂并变狭窄,叶尖微钝;叶片长 1.5～7 cm,宽 0.3～1.2 cm,有中肋,主叶尖处则渐消失。柄部细长,多在 1～2 cm 间。气囊圆柱状,两端尖细,顶端冠一小裂叶。生殖托圆柱状,两端较细,顶生或生在叶腋;具短柄,卵在排出之际,托径变粗,常自下向上作二三次分段成熟。

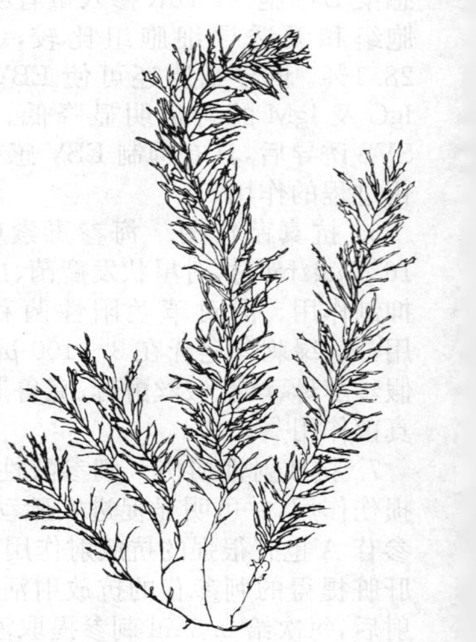

铜藻

生长于低潮带深沼中或大干潮线下深至 4 m 处的岩石上。分布于辽宁(大连)、浙江(中街山列岛)、福建(平潭、东山岛)、广东(惠来、饶平、海丰)等地。

【采收加工】　7～10 月由海中捞取或割取,用淡水洗漂,切段,晒干。

【药材】 海茜(马尾藻) *Alga Sargassi Enerves* 产于广东;灯笼茜(亨氏马尾藻) *A. Sargassi Henslowiani* 产于福建、广东;马尾茜(鼠尾藻) *A. Sargassi Thunbergii* 产于沿海各地;铜藻 *A. Sargassi Horneri* 产于辽宁、浙江、福建、广东。

性状 海茜 全体卷曲,常皱缩成团状,棕黑色,有的表面被白霜。叶状体较少而气囊较多。叶状体呈披针形,边缘有锯齿。气囊呈纺锤形或椭圆形,具长柄。质脆,但易吸潮呈韧性,用水浸湿后膨胀。气腥,味咸。

灯笼茜 全体卷曲,皱缩成团状,棕黑色或棕黄色,有的表面被白霜。用水浸湿后甚少膨胀,不黏滑,韧性。枝细长,圆柱形,一般长约 60 cm,多分枝。藻体上部的叶状体狭披针形,下部的较宽大,边缘有锯齿,柄细。气囊在藻体中部至尾部稍多,呈球形或类球形,具细长囊柄。质脆,但易吸潮呈韧性。气腥,味咸。

马尾茜 全体卷曲,皱缩成团状,棕黑色或棕褐色,有的表面被白霜。主枝长 50～70 cm,直径约 5 mm。上面生有多数短分枝,叶状体鳞片状或丝状。气囊很小,基部固着器扁平呈盘状。质柔韧,不易脆断。用水浸湿后略膨胀,有黏滑性。气腥,味咸。

铜藻 全体卷曲,皱缩成团块状,棕黑色,枝圆柱状,有纵走的浅沟,枝下部带有刺状突起。叶状体基部边缘向中肋处深裂。气囊圆柱状,两端尖细。质脆,气腥,味咸。

鉴别 主干横切面:铜藻 表皮细胞长椭圆形,内含载色体,外壁角质化,径向紧密排列。皮层细胞为椭圆形或类圆形,大细胞之间夹有小细胞,小细胞的大小为大细胞的 1/3～1/5。接近表皮的皮层细胞含有载色体。髓部花瓣状,较大,细胞狭长且较小,有纵向排列的空隙。

叶状体横切面:铜藻 表皮细胞长椭圆形,外壁被蜡质薄膜,纵向紧密排列。叶状体横切面中间部位比两侧稍厚,内有不规则的类多角形细胞。鼠尾藻主干横切面:表皮细胞椭圆形,外壁角质化,内含大量载色体。皮层细胞类圆形,越往中心细胞渐小。髓部不明显。

【成分】 1. 广东省台山市上川岛海域产的马尾藻干品含灰分 30.84%,钾 5.93%,碘 0.097 2%,甘露醇 2.18%,藻胶酸即褐藻酸(alginic acid)20.9%,粗蛋白 11.22%,粗纤维 6.03%,黏多糖[1]。

2. 我国东南沿海产的(亨氏)马尾藻含褐藻酸14.0%～29.2%,甘露醇 1.30%～13.75%,粗蛋白 4.24%～21.46%,粗纤维 5.27%～9.04%,灰分 22.85%～39.5%,钾 2.75%～11.65%,碘 0.009%～0.326%[2]。

3. 广东省台山市上川岛海域产的鼠尾藻干品含灰分 34.82%,钾 9.24%,碘 0.032 3%,甘露醇 9.22%,藻胶酸 12.5%,粗蛋白 10.14%[1]。含生物碱成分:urochodamine A、B[3];苷类:(2S)-1,2-O-二脂酰甘油-β-D-吡喃半乳糖苷〔(2S)-1,2-O-diacylglycerol-β-D-galactopyranoside〕,(24R)-1′-O-甘油-β-D-吡喃半乳糖苷〔(24R)-1′-O-glycerol-β-D-galactopyranoside〕,1-O-棕榈酰基和 1-油酰基-3-O-(6′-硫代-D-吡喃喹诺基)葡萄糖苷〔1-O-palmitoyl and 1-oleoyl-3-O-(6′-sulfo-D-quinvopyranosyl)glucoside〕[4]。

4. 浙江普陀山产的铜藻含褐藻酸 31.0%,甘露醇 13.75%,粗蛋白 14.17%,灰分 25.81%,钾 3.95%,碘 0.017%,粗纤维 6.26%,还含有硫酸化的多糖物质[2]。含 24ξ-氢过氧基-24-乙烯基胆甾醇(24ξ-hydroperoxy-24-vinyl-cholesterol)[5]。

【药理】 1. 抗肿瘤作用 动物实验表明,鼠尾藻多糖腹腔注射对艾氏腹水癌有抑制作用[1]。鼠尾藻热水提取物对鼠 S_{180} 实体瘤的抑制率可达 31.57%以上。马尾藻水提取物的透析液,对小鼠接种 S_{180} 腹水瘤和 S_{180} 实体瘤均显示抗肿瘤作用。马尾藻多糖部分对 L_{1210} 小鼠白血病细胞也有抗肿瘤作用[2,3]。

2. 对心血管系统的影响 我国沿海产铜藻所含褐藻淀粉(海带淀粉)经磺酸化后得到的褐藻淀粉硫酸酯(LS)25 mg/kg 静脉注射,能使家兔羊水性微循环障碍减轻,使流速加快,流态改善,红细胞聚集减少,凝血时间延长[4]。LS 200 mg/kg 静脉注射,能使高分子右旋糖酐所致的血液流变性异常家兔的全血和血浆黏稠度降低,红细胞电泳速度加快,微循环改善[5]。LS 40 mg/kg 腹腔注射对异丙肾上腺素所致大鼠心肌坏死有明显对抗作用[6]。

3. 降血脂作用 LS 10 mg/kg 静脉注射,经家兔体外血脂澄清法试验表明有澄清血脂作用[7]。LS 2 mg/kg 或 4 mg/kg 灌胃能明显降低正常大鼠血浆胆固醇含量。当用量达 80 mg/kg 灌胃时,对实验性高脂血大鼠的血胆固醇含量也能降低[8]。LS 加入饲料中喂食不仅能降低鹌鹑的血浆胆固醇含量,也能增加高密度脂蛋白含量,减少动脉内膜病变和粥样斑块的形成[9]。

4. 抗血凝作用 LS 2 mg/kg 或 4 mg/kg 灌胃,能延长正常大鼠的凝血酶原时间;80 mg/kg 灌胃对实验性高脂血症大鼠的凝血酶原时间也能延长[8]。小鼠毛细血管法试验也表明 LS 有延长凝血时间的作用[7]。此外,LS 对肾上腺素诱发的血小板聚集有抑制作用[9]。

5. 抗溃疡作用 鼠尾藻所含多糖 15 mg/kg 灌胃,对大鼠应激性溃疡,能明显减少溃疡灶数目;对幽门结扎性溃疡,能减少总胃液量,并明显降低溃疡的发生率。对醋酸侵蚀性胃溃疡,能明显减少溃疡数目,加速溃疡愈合[10]。

6. 抗感染作用 鼠尾藻在试管内对枯草杆菌有抑制作用[11]。另有报道 8 种马尾藻属海藻的水提取物对 A 型肉毒毒素中毒动物均有一定保护作用,其中疗效最好的为铜藻和海黍子,在 2 000 mg/kg 皮下给药时,小鼠的存活率为 12/13[12]。

7. 其他作用 LS 250 mg/kg 静脉注射,能显著提高小鼠常压耐缺氧能力,使每分耗氧量减少,存活时间延长[13]。

毒性 LS 小鼠腹腔注射的 LD_{50} 为 1.62 g/kg。亚急性毒性试验,每日 100 mg/kg 连续喂饲 2 星期,未见大鼠有异常表现[8]。另以 0.2% LS 0.1 ml 皮下注射,连续 30 d,未见小鼠有异常表现[7]。

【药性】 咸,寒。归肝、胃、肾经。

1.《中国药用海洋生物》:"咸,寒。"

2.《广东中药志》:"归肝、胃、肾经。"

【功用主治】 软坚散结,清热化痰,利水。主治瘰疬,瘿瘤,咽喉肿痛,咳嗽痰结,小便不利,水肿,疮疖,心绞痛。近用于缺碘性地方性甲状腺肿,高血压病,高脂血症。

1.《中国药用海洋生物》:"铜藻:软坚散结,消肿泄热,利水化痰。用于甲状腺肿、颈淋巴结肿、水肿、疮疖、瘿瘤。""总状托马尾藻(亨氏马尾藻):清热,软坚散结。用于甲状腺肿和咳嗽痰结。"

2.《浙江药用植物志》:"铜藻,可治疮,并有一定驱蛔作用。”

3.《中国药用孢子植物》:“用于心绞痛。”

4.《广东中药志》:“用于咽喉肿痛,痰火瘰疬,瘿瘤,小便不利,痰饮水肿,疝气,疮疖;近有用于缺碘性地方性甲状腺肿及高血压病。”

【用法用量】 内服:煎汤,9～15 g;或浸酒。

【宜忌】 不宜与甘草同用。

【选方】 1. 治颈淋巴结核 铜藻15 g,夏枯草15 g,白芥子9 g。煎服。(《中国药用孢子植物》)

2. 治甲状腺肿,颈淋巴结肿 铜藻、海蒿子各15 g,牡蛎30 g,夏枯草15 g。煎服。

3. 治疮疖,瘿瘤 铜藻、石莼各15 g。煎服。

4. 治咳嗽痰结 马尾藻30 g,鹅掌菜30 g,加冰糖适量。煎服。每日1剂,早晚各半。

5. 治水肿,小便不利 铜藻、石莼、车前子各15 g。煎服。(2～5方出自《中国药用海洋生物》)

6. 治心绞痛 柱囊马尾藻(铜藻)15 g,桃仁9 g,红花9 g,山楂24 g。煎服。(《中国药用孢子植物》)

4073 海星 hǎi xīng
(《中国药用海洋生物》)

【异名】 五角星(《南海海洋药用生物》)。

【基原】 为槭海星科镶边海星属动物镶边海星及他种海星的全体。

【原动物】 镶边海星 *Craspidaster hesperus* (Muller et Troschel)

体五角星状,腕5,狭长,逐渐变细,长达5 cm以上。反口面密生小柱体,每个小柱体的顶上有半球形的颗粒1～20个,周缘有7～20个放射状排列的小棘,棘间有膜相连。上缘板一般为30个上下,略呈长方形,大而厚,排列整齐,如镶边状。下缘板与上缘板上下相对,数目相等。上、下缘板表面生有玻璃状细颗粒,各板边缘具小棘,亦有膜相连。侧步带板小,菱形,沟缘有一行5～6个较大的棘;其他三边均生有较小的棘,内有一个较大,呈拇指状。口面间辐部各有一些大小不等、排列不规则的腹侧板。生活时缘板边为紫褐色,反口面小柱体为黄褐色,口面为淡黄白色。

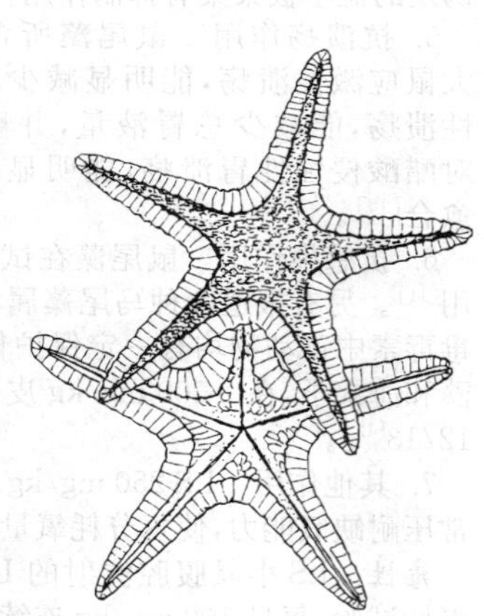
镶边海星

多栖息于水深17～176 m的泥质或泥沙海底。数量很多。我国分布于浙江、福建、广东及南沙群岛等沿海。

【采收加工】 捕捉后,去肉,晒干。

【药材】 海星 *Craspidaster* 产于浙江、福建、广东、海南等地。自产自销。

性状 镶边海星呈五角星状,5个腕狭长,逐渐变细,末端钝圆,腕的上缘板大而厚,略呈长方形,排列整齐,下缘板表面有许多小颗粒,各缘板边缘具小棘。

【药理】 1. 抗氧化作用 海星可食部分具有升高阳虚型小鼠体内超氧化物歧化酶及降低丙二醛含量的作用[1]。

2. 抑制血小板聚集作用 海星对大鼠体外实验性血栓的形成有抑制作用,同时能够抑制经AA、ADP、$CaCl_2$诱导的血小板聚集[2]。

【药性】 《海洋药物民间应用》:“味咸,性平。”

【功用主治】 解毒散结,和胃止痛。主治甲状腺肿大,瘰疬,胃痛泛酸,腹泻,中耳炎。

1.《南海海洋药用生物》:“治甲状腺肿大。”

2.《中国药用动物志》:“软坚。”

3.《海洋药物》1982,(3):41:“主治瘰疬。”

4.《海洋药物民间应用》:“和胃止痛,清热解毒。”

5.《中国海洋药物》1989,(4):28:“软坚散结,制酸止痛。主治胃酸过多和胃痛。”

【用法用量】 内服:煎汤,20～30 g;研末,每次3 g。

【选方】 1. 治胃、十二指肠溃疡 海星焙干研末。每次3 g,日服3次;或用醋煮酥后研末,每日3 g,黄酒冲服。

2. 治中耳炎 海星1个。焙干研末,麻油调匀,取适量滴入耳内。(1、2方出自《海洋药物民间应用》)

4074 海胆 hǎi dǎn
(《本草原始》)

【异名】 海肚脐、刺锅子、刺海螺(《山东中草药手册》),海锅(《青岛中草药手册》)。

【基原】 为球海胆科马粪海胆属动物马粪海胆及球海胆属光棘球海胆、长海胆科紫海胆属动物紫海胆或刻肋海胆科刻肋海胆属动物细雕刻肋海胆及北方刻肋海胆等的石灰质骨壳。

【原动物】 1. 马粪海胆 *Hemicentrotus pulcherrimus* (A. Agassiz)

体呈低半球形,直径3～6 cm,高度约等于壳的半径。密生能活动的棘,除去棘后,显出硬壳。扁凹面称口面;相对的隆起面称反口面。口面有5枚钙质齿,其四周为围口区,微向内凹,不生棘。反口面中央为肛门,其周围有1块筛板、4块生殖板及5块眼板,其中第一块和第五块眼板接触围肛部。自顶端向四周辐状排列的壳板,为相间排列的5个步带及5个间步带,至赤道部步带和间步带几乎等宽。在步带板上生有管足,每4对管足孔排列成斜弧形,各间步带板有1个大疣和5～6个中疣,另外散生着多数小疣,并生有多数大棘,棘长5～6 mm。管足内常有C形骨片。生活时壳为暗绿色或灰绿色。棘的颜色变异很大,通常为暗绿色,也有带紫色、灰红色、灰白色、褐色等。

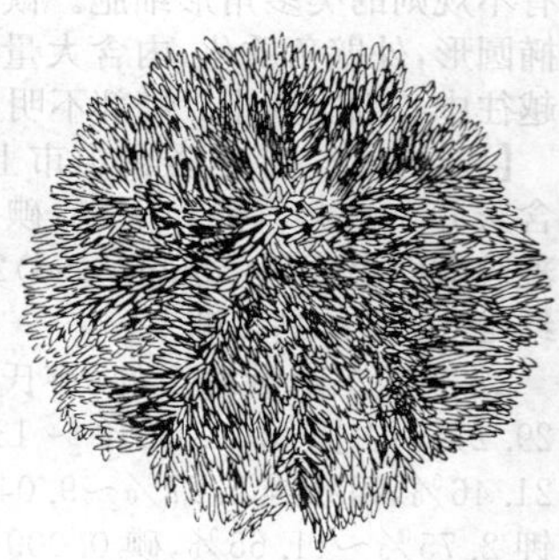
马粪海胆

栖息于潮间带至水深约4 m的海藻繁茂的岩礁间或沙砾底及石缝中。繁殖季节在3～4月间。我国分布于黄海、渤海沿岸,向南至浙江、福建浅海。为我国和日本的特有种。日本以卵作为制作“云丹”(海胆卵酱)的原料。

2. 光棘球海胆 *Strongylocentrotus nudus* (A. Agassiz) 又名:大连紫海胆、黑刺锅子(俗称)。

体半球形，壳薄而脆，直径一般为 6～7 cm，也可达 8～10 cm。口面平坦，围口部边缘稍向内凹，相近的步带等于或略宽于间步带，但向上则步带较窄，约为间步带的 2/3，每个步带板上有大疣 1 个，中疣 2～4 个和多数小疣，管足孔每 6～7 对排成斜弧形，管足内有 C 形骨片。赤道部各间步带板上有大疣 1 个，其旁有中疣和小疣 15～22 个，排列成半环形。顶系稍隆起，肛门偏于后方，围肛部近乎圆形。大棘粗壮，长可达 3 cm。生活时壳为灰绿色或灰紫色，棘为紫黑色，幼小个体的棘为紫褐色或黑褐色。

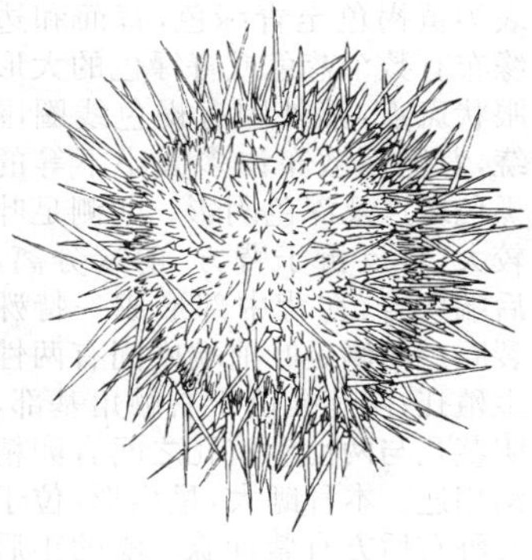

光棘球海胆

栖息于沿岸浅海至水深 180 m 的海藻较多的岩礁底。繁殖季节在 6～7 月中旬。我国分布于辽东半岛及山东半岛的北部。现已进行人工养殖。卵可食用，可为“云丹”的原料。

3. 紫海胆 *Anthocidaris crassispina*（A. Agassiz） 又名：海针、海栗子、海底空（浙江）。

体半球形，壳坚固，直径 6～7 cm，高 2～3 cm。步带和间步带各有大疣 2 纵行，大疣两侧各有中疣 1 纵行，其间沿中线还有交错排列的中疣 1 纵行。赤道部的管足孔一般是 8 对排列成一斜弧，口面的管足孔对数减少，有孔带宽展成瓣状。顶系较小，第一和第五眼板接触围肛部。大棘强大，末端尖锐。常一侧长，另一侧短。管足内有弓形骨片，两端尖细，中有突起。生活时全体黑紫色，幼小个体壳暗绿色，棘常有灰褐色、灰紫色、灰绿色、紫色或红紫色，口面的棘常带斑纹。

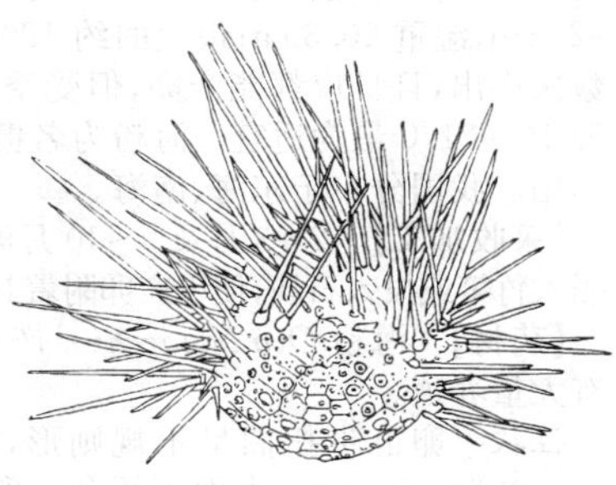

紫 海 胆

栖息于潮间带岩礁间或水洼中及水深 85 m 的沙砾底。繁殖季节在 5～7 月。我国分布于浙江、福建、广东等沿海。卵可为“云丹”的原料。

4. 细雕刻肋海胆 *Temnopleurus toreumaticus*（Leske） 又名：刺沙螺、刺锅子（《中国中药资源志要》）。

体呈高圆锥形，壳厚而坚，直径通常为 4～5 cm，步带宽约为间步带的 2/3，各步带板的缝合线处有明显的三角形凹痕。管足孔每 3 对排列成弧形。赤道部各步带板有大疣和中疣各 1 个，小疣多数，各间步带板上有大疣 3 个和多数中、小疣。顶系稍突起，各生殖板上有多数小疣，眼板都不接触肛部。仅口面的大棘短小呈针状；赤道部的大棘最长，末端宽扁；口面的大棘较长略弯曲。生活时壳为黄褐、灰绿等色。大棘灰绿色或黄褐色，带有 3～4 条红紫色或紫褐色的横斑。少数的个体全为白色。

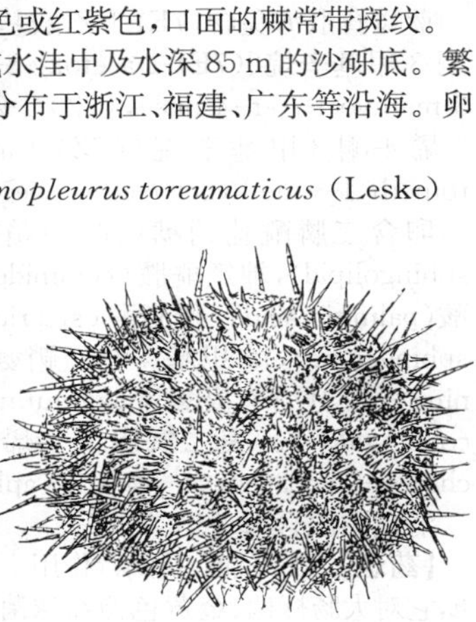

细雕刻肋海胆

常成群栖息于从潮间带至水深 40～50 m 的沙泥底，产卵季节在 6～7 月下旬。我国分布于南北各沿海。

5. 北方刻肋海胆 *T. hardwichii*（Gray） 又名：哈氏刻肋海胆（《中国中药资源志要》）。

形似上种，但壳较低平，壳一般直径为 3 cm 左右，最大约为 4.5 cm，高约 2 cm。步带狭窄，其有孔带很窄，管足孔很小。间步带宽，各间步带板缝合线处的凹痕大而明显，边缘略倾斜，且内端深陷成孔状。反口面的大棘较短，为黄褐色，无横斑，但基部为黑褐色。口面的大棘稍扁平，颜色略浅。反口面各间步带的中线和缝合线的凹痕为灰白色。

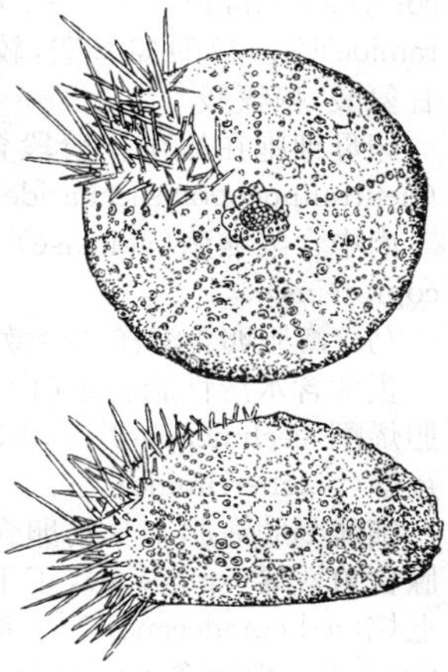

北方刻肋海胆

栖息于水深 5～35 m 浅海的沙砾、石块等底质。我国分布于黄海、渤海，向南可至舟山群岛和台湾海峡。

【采收加工】 捕捉后，去掉肉及棘刺，洗净，晒干。

【药材】 海胆 *Corona Echinoideae* 北至辽宁、南到海南等地的沿海均产。

性状 本品呈中空的扁球形，大小不一，直径 2.8～4 cm，厚 1.5～3 cm，扁平的一面为黄棕色，中央有圆形口孔，围口处略向内凹下，口内边缘着生 5 个 U 字形互相连接的薄片状齿。背面隆起；棕色，其中心有一个十角星状的孔，为“顶端系统”脱落后形成的，从顶端系统至口孔有石灰质骨板辐射状排列，形成 10 个带，其中 5 带较窄，疣状突起较小，外侧有无数细孔的步带区，与步带区间隔排列的 5 带有较大的疣状突起，而无细孔的为间布带区。质坚硬而轻，不易折断，断面呈淡蓝色。气微，味辛。

鉴别 （1）取海胆壳粉碎过 80 目筛，石油醚浸后显微镜下观察，可见众多聚集在一起的骨壳颗粒。

（2）取海胆粉末少许放入试管中，滴加 20 mmol/L 盐酸，可见反应剧烈并有大量气泡产生，将此气体引入盛有氢氧化钙澄明的溶液的试管中，可见试管中溶液逐渐混浊，并形成白色沉淀（检查碳酸盐）。

（3）取上述盐酸反应液，滴在载玻片上，再滴加 1 mol/L 硫酸 1 滴，放置片刻，置显微镜下观察，可见含水硫酸钙（$CaSO_4 \cdot 2H_2O$）结晶成簇状存在（检查钙盐）。

【成分】 光棘球海胆含磷脂，包括磷脂酰胆碱（phosphatidylcholine），磷脂酰乙醇胺（phosphatidylethanolamine），磷脂酰丝氨酸（phosphatidylserine），磷脂酸（phosphatidic acid），溶血磷脂酰乙醇胺（lysophosphatidylethanolamine），二磷脂酰甘油（diphosphatidylglycerol）；还含糖脂、糖部分，包括葡萄糖，半乳糖，木糖，鼠李糖[1]，1-O-乙基-D-

葡萄糖(1-O-ethyl-D-glucose)[2]。此外,还含多羟基萘醌类:6-乙基-2, 3, 5, 7, 8-五羟基-1, 4-萘醌(6-ethyl-2, 3, 5, 7, 8-pentahydrory-1, 4-naphthoquinone)即海胆色素(echinochrome)A[3]。

性腺含唾液糖脂(sialoglycolipids)的混合物,已分离出2种,分别为N-乙醇酰神经氨基-α-(2→4)-N-乙醇酰神经氨基-α-(2→6)-吡喃葡萄糖基-β-(1→1)-神经酰胺〔N-glycoloylneu raminyl-α-(2→4)-N-glycoloylneuraminyl-α-(2→6)-glucopyranosyl-β-(1→1)-ceramide〕及N-乙醇酰神经氨基-α-(2→6)-吡喃葡萄糖基-β-(1→ 1)-神经酰胺〔N-glycoloylneuraminyl-α-(2→6)-glucopyranosyl-β-(1→1)-ceramide〕[4]。17种氨基酸,较稳定的有:天冬氨酸,谷氨酸,甘氨酸,赖氨酸[5]。

卵母细胞在原生质阶段含糖原(glycogen),中性黏多糖(neutralmucopolysaccharide)[6]。

肉中含醛缩酶(aldolase)[7]。壳中含抗肿瘤糖蛋白(glycoproteins)[8]。

马粪海胆卵含海洋(卵)微管蛋白(marine egg tubulin)[9]。

蛋黄含水溶性脂肪蛋白[10],β-胡萝卜素(β-carotene)和海胆烯酮(echinenone)[11],4-2′-羧基-2′-羟基-乙巯基-2-哌啶羧酸(pulcherrimine)[15]。

细雕刻肋海胆未受精卵含过氧化氢酶(catalase)[12]。性腺含角鲨烯(sgualene),正十七碳烯(*n*-heptadecene),正十七烷(*n*-heptadecane)[13]。卵含酸性磷脂酶(acid phosphatase)[14]。海胆含temnoside A、B[16]。

【药性】 《山东中草药手册》:"咸,平。有小毒。"

【功用主治】 化痰软坚,散结,制酸止痛。主治瘰疬痰核,哮喘,胸肋胀痛,胃痛。

1.《本草原始》:"治心疼。"

2.《山东中草药手册》:"软坚散结,化痰。"

3.《青岛中草药手册》:"主治颈淋巴结核,痰涎壅盛,胸胁胀痛。"

4.《南海海洋药用生物》:"神经与肌肉阻断药。"

5.《中国药用动物志》:"治哮喘。"

【用法用量】 内服:煎汤,3~9 g;研末,每次2 g。

【选方】 1. 治颈淋巴结结核　海胆6 g,海藻15 g,夏枯草15 g,浙贝母9 g。水煎服。(《山东中草药手册》)

2. 治胃痛　海胆焙干研末。每服2 g,日服2次。(《中国动物药》)

3. 治甲沟炎　将(海胆)壳煅灰。调麻油涂患处,每日1次。(《南海海洋药用生物》)

4075 海粉 hǎi fěn (《医学入门》)

【异名】 红海粉(《纲目拾遗》),海粉丝(广东),海挂面(俗称)。

【基原】 为海兔科背肛海兔属动物蓝斑背肛海兔的卵群带。

【原动物】 蓝斑背肛海兔 *Notarchus leachii cirrosus* Stimpson　又名:海珠(《虫语》),海兔(通称)。

体略呈纺锤形,贝壳全已消失,柔软,一般长90~120 mm,头颈部显著,头上有2对触角。前1对较大,称头触角,其外侧有一纵行的耳状深沟,上有树枝状分枝的绒毛突起;后1对较小,称嗅角,呈短棍形,表面有绒毛突起;眼小,黑色,无眼柄,位于嗅角基部前方两侧。前端腹面有一垂直的口,两侧有1对叶片状的唇瓣,口缘多皱褶。胴部极膨大。体背面被有多数大小不同的突起,散布于头部和胴部。体表为黄褐色至青绿色,背面和边缘布有数个蓝色或青绿色的大形眼状斑点,其外围有褐色线圈围绕,背侧面散布许多大小不等的黑色斑点及深色阴影。两侧足叶较大,且反折于背方,前端分离,后端愈合,在背中部形成一特殊裂腔。两侧足叶前端中间有两性生殖孔;阴茎孔位于右触角基部,阴茎孔与两性生殖孔之间有卵精沟相连。本种鳃大,呈扇形,位于心脏右后方有紫汁腺。鳃的正后方有肛门,呈管状突起。于外套膜边缘下方有紫汁腺,能射出紫色液体。足宽大,平滑,前端呈截形,足背边缘有密集的触手状小突起,足底淡黄色,足末端短尾状。

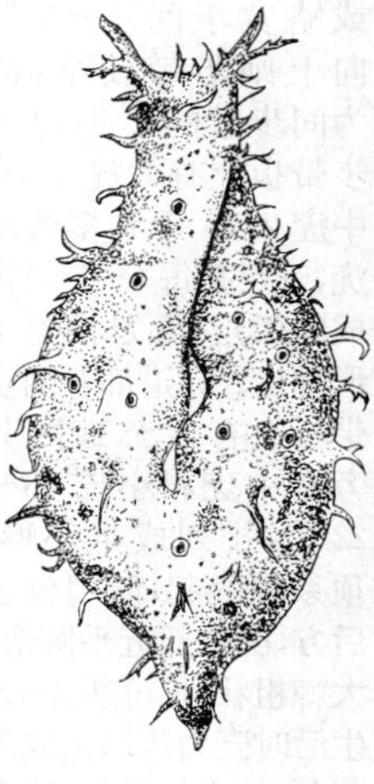

蓝斑背肛海兔

生活于潮下带海藻生长较多、海水清澈和潮流通畅的海湾。杂食性,以各种海藻、原生动物、桡足类和小型软体动物等为食,但以硅藻为主。雌雄同体,每年2~3月为产卵旺季,9~10月次之。产卵时常爬于海藻或石块等附着物上,然后将卵群带经卵精沟从两性孔徐徐排出,粘在附着物上。产卵量是因个体大小而有别,最长的卵群带长达926 cm,湿重20.35 g;最短的约120 cm,湿重2 g。卵可分数次产出,且日夜都能产卵,但受季节影响而异,一般以水温16~21 ℃最为适宜。海粉为名贵海产品,既能食用又能药用。我国分布于东海、南海。

【采收加工】 2~3月及9~10月海兔产卵期间,于潮间带插入竹竿或投入石块,便于产卵附着其上,然后收取,晒干。

【药材】 海粉 *Ova Notarchi*　产于我国东海、南海,厦门有大量养殖。

性状　卵群带扭曲呈不规则形,细索状如挂面,长120(~500)~926 cm。表面青绿色。卵囊在胶质带里呈螺旋形排列,每1 cm的卵群带平均含35个卵囊,每个卵囊约含20个卵子。气微腥,味咸。

【成分】 海粉卵群含蛋白质、脂肪、维生素A等[1]。

蓝斑背肛海兔含(7E)-1-乙酸基-8-氯-7-二氯甲基-7-烯-4-酮-3-甲基辛烷〔(7E)-1-acetoxy-8-chloro-7-dichloromethy1-3-methyoct-7-en-4-one〕,(7Z)-1-乙酸基-8-氯-7-二氯甲基-7-烯-4-酮-3-甲基辛烷〔(7Z)-1-acetoxy-8-chloro-7-dichloromethy1-3-methyoct-7-en-4-one〕[2]。

卵含三膦酰葡萄糖(神经)鞘脂类(triphosphonoglycosphingolipid),神经酰胺(ceramide)的主要脂肪酸为:棕榈酸(palmitic acid),硬脂酸(stearic acid),4-神经鞘氨醇(4-sphingenine),16-甲基-4-神经鞘氨醇(16-methyl-4-sphingenine)[3]。还含有凝集素(agglutinin)[4],鲛肝醇(chimyl alcohol),5α, 8α-表二氧胆甾-6-烯-3β-醇(5α, 8α-epidioxy-cholest-6-en-3β-ol)[5],海兔宁(aplysianin)E[6]。

清蛋白腺含海兔宁A、E[7]。

【药理】 1. 抗菌、抗病毒作用　黑斑海兔卵中含有海兔宁E,它对大肠杆菌、金黄色葡萄球菌的IC_{50}分别为0.40 μg/ml和0.13 μg/ml,还对阴沟肠杆菌、肺炎杆菌、鼠伤寒杆菌、黏质沙雷菌、嗜水气单胞菌等革兰阳性、阴性菌均有抑制作用[1]。7 μg/ml 的海兔宁 A 可使枯草杆菌的生长抑制 50%[2]。

2. 抗肿瘤作用　海兔宁 E 含量达 2～114 μg/ml 时，可溶解肿瘤细胞，而不影响正常细胞[1]。14 μg/ml 的海兔宁 A 可使鼠 MM_{46} 癌细胞溶解 50%[2]。蓝斑背肛海兔中分离得到两个化合物(7E)-1-乙酸基-8-氯-7-二氯甲基-7-烯-4-酮-3-甲基辛烷和(7Z)-1-乙酸基-8-氯-7-二氯甲基-7-烯-4-酮-3-甲基辛烷，用稻瘟霉生物活性筛选模型研究发现，它们在体外表现出显著的抗癌活性[3]。

毒性　小鼠灌服海兔消化腺粗提物，可见换气过度、耳朵下垂、多涎、胃酸过多、肌肉颤搐、共济失调、括约肌松弛、呼吸麻痹而死亡[4]。消化腺中的海兔素(aplysin)能阻滞肌肉间接刺激反应，这种作用可被新斯的明逆转。该物质给犬静脉注射可引起血压下降，对青蛙有使肌肉收缩，心跳停止作用[5]。

【药性】 甘、咸，寒。归肺、肾经。

1.《医学入门》："无毒，气寒，咸。"
2.《本草从新》："甘，寒而咸。"
3.《随息居饮食谱》："甘，凉。"
4.《本经逢原》："行肝、肾。"
5.《本草再新》："入肺、肾二经。"

【功用主治】 清热养阴，软坚消痰。主治肺燥喘咳，鼻衄，瘿瘤，瘰疬。

1.《医学入门》："治肺燥郁胀咳喘，热痰能降，湿痰能燥，块痰能软，顽痰能消。"
2.《本草从新》："清坚顽热痰，消瘿瘤积块。治烦热，养阴气。"
3.《医林纂要》："解渴醒酒。"
4.《纲目拾遗》："治赤痢，风痰。"
5.《本草再新》："润肺滋肾，化痰泻热。"
6.《随息居饮食谱》："清胆热，去湿化顽痰，消瘿瘤，愈瘰疬。"
7.《中国药用海洋生物》："清热，滋阴，软坚，消炎。用于止鼻血，肺燥喘咳，瘿瘤，瘰疬。"
8.《中国药用动物志》："滋阴清热，软坚散结，解毒止血，润肺止咳。主治淋巴结核，肺燥咳嗽，鼻衄，瘿瘤，肺结核等。"

【用法用量】 内服：煎汤，30～60 g；或入丸、散。

【宜忌】 1.《本经逢原》："性寒滑，脾虚人勿食。"
2.《本草省常》："服甘草者忌之。"

【选方】 治心痛　海粉加香附末，同姜汁服。(《丹溪心法治要》)

4076 海萝 hǎi luó
(《中国药用海洋生物》)

【异名】 鹿角菜(《养生要集》)，鹿角、猴葵(《南越志》)，纶(《通志》)，赤菜(《闽书》)。

【基原】 为海萝科(内枝藻科)海萝属植物海萝及鹿角海萝的藻体。

【原植物】 1. 海萝 *Gloiopeltis furcata* (Post. et Rupr.) J. Ag.

藻体紫红色，黄褐色至褐色，软革质，干后韧，高 4～10 cm，可达 15 cm，丛生，主枝短，圆柱形或亚圆柱形，宽约 4 mm，不规则二叉分枝，于分枝处常缢缩。内部组织疏松或中空，故藻体有时扁塌，细胞壁外层为海萝胶，内层为纤维素。四分孢子囊散在皮层中，十字形分裂，成熟的囊果圆球形或半球形，很小，突生体表，密布于藻体上。固着器盘状。

生于中潮带和高潮带下部的岩石上。分布于辽宁、河北、山东、江苏、浙江、福建、广东、台湾地等沿海。

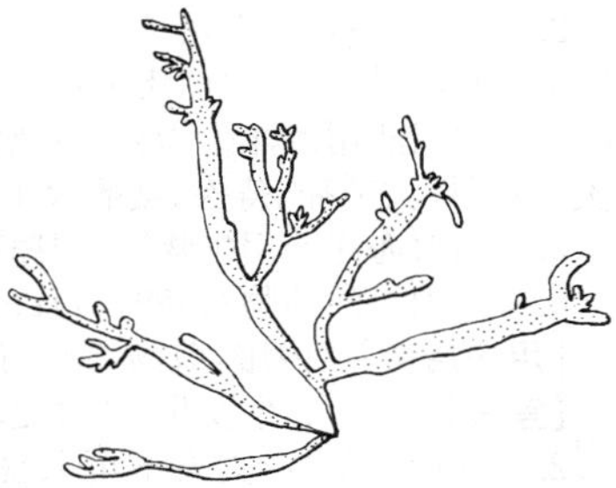
海　萝

2. 鹿角海萝 *G. tenax* (Turn.) J. Ag.

藻体紫红色，软革质，高 5～12 cm；丛生，初生枝圆柱形，其后渐扁，宽 1～4 mm，不规则二叉分枝，在分枝处不缢缩，枝端常尖细，弯曲似鹿角形。四分孢子囊十字形分裂，囊果膨起呈半球形。

生于中、高潮带岩石上。分布于浙江、福建、广东等沿海。

【采收加工】 东海夏季，南海春季，渤海、黄海夏、秋季采收，去除杂质，洗净晒干。

【药材】 海萝 *Alga Gloiopeltidis Furcatae*　产于我国各地沿海；鹿角海萝 *A. Gloiopeltidis Tenacis*　产于我国东南沿海。

性状　海萝　藻体紫红色或紫褐色，丛生，长 4～8 cm，软革质。基部有圆盘状假根。主枝圆柱形，有不规则的叉状分枝，基部常缢缩。老枝中空。气腥，味咸。

鹿角海萝　主枝下部扁圆柱形，上部扁平。叉状分枝2～3 次，枝端尖而弯曲，形似鹿角。

【成分】 1. 海萝　含大量的微量元素。黏液内含琼脂二糖二甲基缩醛(agarobiose dimethyl acetal)，甲基半乳糖苷，甲基木糖苷，3, 6-脱水半乳糖二甲基缩醛，D-半乳糖，以及由半乳糖、木糖等组成的硫酸多糖(sulfate polysaccharide)及牛磺酸(taurine)[1]，D-天冬氨酸[2]。

2. 鹿角海萝　含链烷烃，脂肪酸甲酯和甾醇(sterol)[3]。

【药理】 1. 抗癌作用　海萝藻水提物(GFW)40 mg/kg 皮下注射，明显提高荷艾氏腹水瘤(EAC)鼠的存活率，143 μg/ml、357 μg/ml 和 714 μg/ml 可抑制体外培养 EAC 细胞的生长[1]。海萝提取物 funoran(10 和 50 mg/kg)能显著延长艾氏腹水癌小鼠的生存时间(42.1%和 62.6%)，显著抑制 EAC 和实体瘤(S_{180} 和 Meth-A)的生长[2]。

2. 免疫作用　funoran 能显著增强对绵羊血红细胞的迟发型超敏反应(DTH)，24 h、48 h 和 72 h 分别为 167.0%、150.0%和 137.0%，腹腔给药可增加小鼠脾重，并促进脾淋巴细胞向浆细胞的转变[2]。

3. 其他作用　GFW 0.3 g/kg、0.6 g/kg 和 1.2 g/kg 剂量依赖性地延长 NIH 小鼠的缺氧存活时间，延长凝血时间和止血时间，GFW 的最大耐受量>28.8 g/kg[1]。

【药性】 咸，寒。归肺、脾、大肠经。

1.《养生要集》："味咸，冷利。"
2.《食疗本草》："微毒。"
3.《品汇精要》："味厚于气，阴也。"
4.《纲目》："甘，大寒，滑，无毒。"
5.《食物宜忌》："微咸，性平。"(引自《纲目拾遗》)
6.《中国药用海洋生物》："甘、咸，寒。"
7.《中国药用孢子植物》："淡、平。"

【功用主治】 清热，消食，祛风除湿，软坚化痰。主治劳热，骨蒸，泄泻，痢疾，风湿痹痛，咳嗽，瘿瘤，痔疾。

1.《食性本草》："下热风气，疗小儿骨蒸热劳。"

2.《日华子》："解面热。"

3.《岭南采药录》："消痰下食。治一切痰结痞积，痔毒。"

4.《中国药用海洋生物》："清热消食，软坚化痰。用于肠炎、风湿性关节痛、痔疾、瘿瘤及干咳痰结等。"

5.《南海海洋药用生物》："清凉利尿，治痢。"

6.《中国海洋药物》1989，(4)：11："养胃健脾。"

【用法用量】 内服：煎汤，3～9 g；或浸酒。

【宜忌】 1.《养生要集》："食之动嗽。"

2.《食疗本草》："丈夫不可久食，发痼疾，损腰肾经络血气，令人脚冷痹，少颜色。"

【选方】 1. 治痢，小儿热痢　(海萝)用淡水漂白，晒干。煮糖水或用开水冲泡(1～2 h)，加白糖服。(《南海海洋药用生物》)

2. 治肠炎，痢疾　海萝、白头翁、地榆各 9 g。煎服。

3. 治风湿性关节痛及瘿瘤　海萝 9 g，两面针 3 g。煎服；或用约 40%黄酒浸 5 d。浸液每日 3 次，每次适量口服。

4. 治干咳痰结　海萝、知母各 9 g，冰糖适量。煎服。(2～4 方出自《中国药用海洋生物》)

4077 海菜 hǎi cài (《植物名实图考》)

【异名】 龙爪菜(《植物名实图考》)，水白菜(《贵阳民间药草》)，海花菜、海茄子、水青菜、水莴苣(贵州)。

【基原】 为水鳖科水车前属植物海菜花的全草。

【原植物】 海菜花 *Ottelia acuminata* (Gagnep.) Dandy 又名：异叶水车前(《海南植物志》)。

多年生沉水草本。茎短缩。叶基生；叶柄长短视水深浅而异，深水中叶柄长 200～300 cm，浅水中叶柄长 4～20 cm；叶形变化较大，线形、披针形、长椭圆形、卵形、狭卵形至心形，先端渐钝，基部心形，稍下延，全缘或有细锯齿。花单性，雌雄异株；佛焰苞无翅，有 2～6 条棱，无刺或有刺，雄株佛焰苞含 40～50 朵雄花，雌株佛焰苞内含 2～3 朵雌花，花在水面上开放，花后连同佛焰苞沉入水底；雄花，萼片 3，绿色，花瓣 3，白色，基部黄色或橙色，雄蕊 9～12；雌花的花萼、花瓣与雄花相似，花柱 3，橙黄色，子房三棱形。果实三棱状纺锤形，长 8 cm。种子多数，无毛。花、果期 5～10 月。

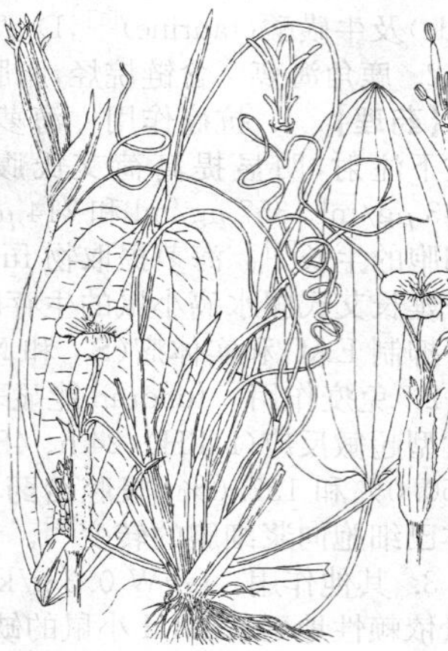

海菜花

生于湖泊、池泽。分布于广东、广西、海南、四川、贵州、云南等地。

【采收加工】 5～7 月采收，鲜用或晒干。

【药性】 《贵州草药》："性平，味甘。"

【功用主治】 《贵州草药》："清热，解毒，利水，止咳。"

【用法用量】 内服：煎汤，20～30 g。

【选方】 1. 治热咳　水白菜 30 g。水煎服。

2. 治淋证，小便不利　水白菜 30 g。水煎服。

3. 治水肿　水白菜 30 g。煮糯米粥或炖肉吃。(1～3 方出自《贵州草药》)

4078 海蜇 hǎi zhé (《食物本草会纂》)

【异名】 石镜(《异苑》)，水母、蛀(《广韵》)，蜡、樗蒲鱼(《本草拾遗》)，海蛇、海折(《纲目》)，水母鲜(《蟫史》)，海蜇头(俗称)。

【基原】 为根口水母科海蜇属动物海蜇及黄斑海蜇的口腕部。

【原动物】 1. 海蜇 *Rhopilema esculenta* Kishinouye 又名：沙海蜇(《拉汉海洋生物名称》)。

海蜇生活时通常为淡蓝色至青蓝色。伞呈半球形，直径一般为 25～45 cm，最大可达 50 cm 左右。伞体厚，边缘渐薄。外伞表面光滑，伞缘有 8 个缺刻，内各有感觉器 1 个，位于主辐和间辐的末端各缺刻间，伞缘的每 1/8 有缘瓣 14～20 个。内伞有很发达的呈同心圆的环肌。在 4 个间辐处各有 1 个马蹄形的生殖腺，其下腔各有 1 个小的疣状突起，与 4 个口柱交互排列，向中央汇合至呈棱柱形的腕盘，由此向外伸出 8 对左右侧扁的肩板，每板上具 40～50 条丝状物。肩板向下有 8 个翼状的口腕，每个口腕上有 150～180 条丝状物和 30～35 条棒状物，腕翼边缘的皱褶上有许多吸口。内伞中央胃腔有 16 条辐管，即主辐、间辐各 4 条，从辐 8 条，通过在其内、外侧的分枝(仅从辐管在内侧不分枝)彼此相连，构成网状，并都伸到伞缘。从胃腔底部的主辐位置伸出 4 条辐管，各自分叉向下伸到 8 个口腕，并经多次分枝进入吸口与外界相通。

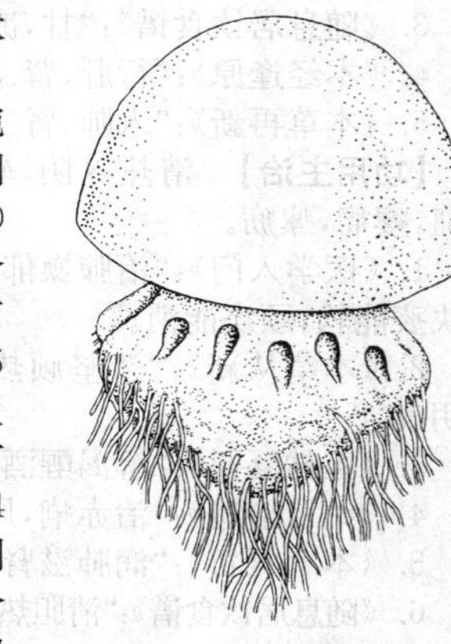

海　蜇

口腕附属器乳白色，或半透明状，有时口腕及肩板呈红褐色，吸口褐色。生殖腺黄色。但雄性个体的色泽比雌性个体的颜色略淡。

生长于河口附近及海湾内。我国北起辽宁南至福建均有分布。以东南沿海产量最大。8～9 月间常成群浮游于海面，以硅藻和桡足类动物等为食。有时在海面成片出现，也可漂到外海。

2. 黄斑海蜇 *Rhopilema hispidum* Vanhoeffen　又名：花蜇、荔枝蛇、柚皮蛇(《中国药用动物志》)。

成体一般为乳白色，外伞表面具黄褐色斑点。伞径达21～45 cm，

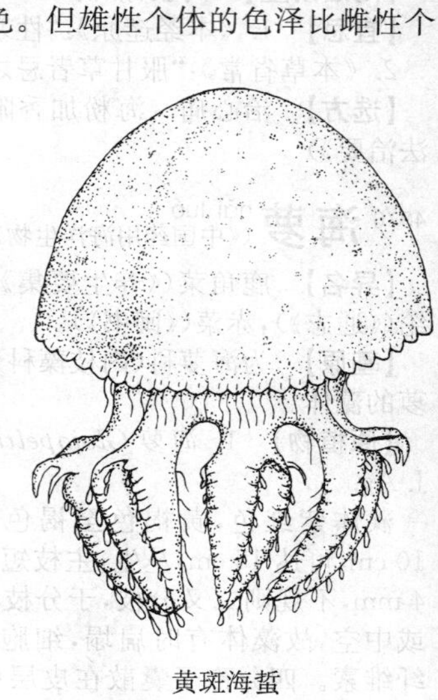

黄斑海蜇

最大可达 54 cm 左右，伞中央胶质厚，边缘渐薄。外伞表面粗糙，具众多小而尖锥形的黄褐色突起（这是与前种的显著区别）。伞缘每 1/8 有 8 个长椭圆形缘瓣。内伞 4 个间辐处各有 1 个生殖腺，其下腔生殖乳突很大，呈卵圆形，表面具尖刺状突起。口腕 8 个，三翼型，具多数短棒状附属物，其末端膨大呈球状。腕端及腕上附属物呈黄褐色，口腕及生殖腺皱褶呈乳黄白色。

本种属热带性水母类，我国主要分布于广东沿海，自汕头至雷州半岛及广西的涠洲岛一带海域分布较密，闽南也有少量分布。每年雨水节气前后于碣石湾、红海湾、大亚湾等地即能见到幼体，群体数量很大，生长迅速，至立夏已可长至成体。

以上动物的伞部（海蜇皮）亦供药用，另设专条。

【采收加工】 8～10 月间，海蜇常成群浮游于海上，可用网捕捞。捕得后，将口腕部加工成"海蜇头"。鲜海蜇头可首先用清水浸漂，经常换水，除去咸味和沙子，切碎。腌制海蜇头大体分为 4 个步骤：①初矾：将海蜇头放置 5 h，让其尽量渗出血污，然后以每 100 kg 撒矾粉 6.5 kg 的比例，加入适量海水搅拌，使矾度均匀，保证质量。②二矾：将初矾海蜇头取出沥水 1～2 h，以每 100 kg 加盐矾混合物〔100∶(2.5～3)〕12～14 kg 腌制。先在桶底撒盐矾混合物少许，然后逐层（每层约 20 cm 厚）腌制。每层皆放盐矾混合物，腌满后顶层加放食盐，经 5～6 d 后即成二矾制品。③三矾：将二矾海蜇头提出沥水 1 h，按每 100 kg 加盐矾混合物〔100∶(1～1.5)〕12～14 kg 腌制，方法与二矾工序相同，经 6 d 后即成三矾制品。④提干：将三矾海蜇头从桶中取出，堆放在清洁地面上，堆高 1.5 m，沥卤 1 星期，中间由上而下翻转 1 次，使所含卤水很快沥干，即为腌制成品。

【药材】 海蜇 *Caput Rhopilemae* 主产于浙江等地。

性状 本品呈不规则块状，半透明，被有许多棕色毛须状物，各口腕又有分枝，则重叠褶皱。表面黄色、乳白色、淡黄色或红褐色，有的具黄褐色斑点。质脆。气腥，味咸。

【成分】 海蜇每 100 g 含水分 65 g，蛋白质 12.3 g，脂肪 0.1 g，碳水化合物 4 g，灰分 18.7 g，钙 182 mg，磷微量，铁 9.5 mg，硫胺素（thiamine）0.01 mg，核黄素（riboflavine）0.04 mg，烟酸（nicotinic acid）0.2 mg。每 1 kg 干海蜇含碘 1 320 μg[1]。还含有胆碱（choline）[2]。

【药理】 对心血管的作用 将海蜇头洗净，加微热使之溶成 1g/ml 的原液，灌注离体蟾蜍心脏，能减弱心肌收缩力；阿托品可对抗之，毒扁豆碱则可一定程度加强之，故似有乙酰胆碱样作用[1]。同法制作的海蜇煎液，以 0.8～1.0 ml/kg 静脉注射于麻醉兔，可以降低血压，并使小肠容积增加（舒张血管），肾容积缩小（可能由于肾缺血）。以此煎液灌注于兔耳血管及蛙全身血管后，亦有扩张血管的作用[2]。

【药性】 咸，平。归肝、肾、肺经。

1.《本草拾遗》："味咸，无毒。"

2.《纲目》："咸，温，无毒。"

3.《医林纂要》："咸，平，滑。""兼入肺。"

4.《本草求真》："专入肝、肾。"

5.《本草求原》："咸，冷，无毒。"

【功用主治】 清热平肝，化痰消积，润肠。主治肺热咳嗽，痰热哮喘，食积痞胀，大便燥结，高血压病。

1.《本草拾遗》："主生气及妇人劳损，积血，带下，小儿风疾，丹毒。汤火爍出，以姜、酢进之。"

2.《纲目》："疗河鱼之疾。"

3.《医林纂要》："补心益肺，滋阴化痰，去结核，行邪湿，解渴醒酒，止嗽除烦。"

4.《本草求原》："安胎。取白的泡酒饮，能化物。"

5.《随息居饮食谱》："清热消痰，行瘀化积，杀虫止痛，开胃润肠。治哮喘，疳黄，癥瘕，泻痢，崩中带浊，丹毒，癫痫，痞胀，脚气。"

6.《食物中药与便方》："有降血压，软坚化痰之功。"

7.《中国动物药》："（干燥全体）治热疾，口燥咽干，阴虚便秘，淋巴结结核，高血压，矽肺等。外用治丹毒、烫伤。"

【用法用量】 内服：煎汤，30～60 g。

【宜忌】 1.《本草求真》："忌白糖同淹，则蜇随即消化而不能以久藏。"

2.《本草求原》："脾胃寒弱勿食。"

【选方】 1. 治慢性气管炎 鲜海蜇 31 g（煎成浸膏后烤干磨粉），牡蛎 4.8 g（煅后磨粉），蛤壳 4.8 g（煅后磨粉），蜂蜜 2.7 g。以上诸药压成片，为 1 d 量，分 3 次饭后服，10 d 为 1 疗程。（《山东药用动物》）

2. 治肺热咳嗽，痰浓黄稠 海蜇和荸荠适量。煮汤，常服有效。（《食物中药与便方》）

3. 治小儿一切积滞 荸荠与海蜇同煮，去蜇食荠。（《纲目拾遗》）

4. 治痞 大荸荠一百个，海蜇一斤，皮硝四两，烧酒三斤。共浸七日后，每早吃四钱（个），加至十个止。（《同寿录》）

5. 治阴虚痰热，大便燥结 海蜇一两，荸荠四枚。煎汤服。（《古方选注》雪羹汤）

6. 治高血压病，头昏脑胀，烦热口渴，便秘 海蜇头 60～90 g。漂洗去咸味，同荸荠等量煮汤服。（《食物中药与便方》）

7. 治乳少 鲜海蜇（刚从海中捕捞的）用刀切碎，约服 1 饭碗，每日 1 次。（《山东药用动物》）

【各家论述】 1.《本草求真》："海蛇能下血消瘀，清热解毒，而气亦不甚温。盖缘此属血类，血味多咸，咸则能以入肾；血藏于肝，海蛇形如血蜭，则蛇多入于肝；蛇产于水，肾属水，则蛇又多入肾故也。是以劳损积血，得此则消；小儿丹疾火伤，得此则除；河鱼之疾，得此则疗。"

2.《归砚录》："海蛇，妙药也。宣气化瘀，消痰行食而不伤正气。以经盐、矾所制，入煎剂虽须漂净，而软坚开结之勋，则固在也。故哮喘、胸痞、腹痛、癥瘕、胀满、便秘、滞下、疳、疸等病，皆可量用。虽宜下之证而体质柔脆，不能率投硝、黄者，余辄重用而随机佐以枳、朴之类，无不默收敏效。"

4079 海蕴 hǎi yùn（《本草拾遗》）

【基原】 为海蕴科海蕴属植物海蕴的藻体。

【原植物】 海蕴 *nemacystus decipiens* (Sur) Kuck [*Mesogloea decipiens* Sur; *Cladosiphon decipiens* (Sur) Okam]

藻体丝状线形，浅褐色或黄绿色；成体逐渐变为黄褐色或暗褐色，高 10～15(～30) cm 或更长。质柔软，极黏滑，稍中空，枝近互生，具不规则二叉式小分枝。髓部细胞长椭圆形，宽 50～80 μm，长 100～150 μm，排列疏松。皮层由单列或略分枝的同化丝组成，略弯曲，通常由 10～15 个细胞组成。基部常长出无色的毛。繁殖时由同化丝转化而成单室孢子囊,椭圆形或倒卵圆形;多室孢子囊线形。

生于平静的内湾、低潮线下。常缠绕附着在马尾藻属的多种藻体上。我国沿海均有分布。

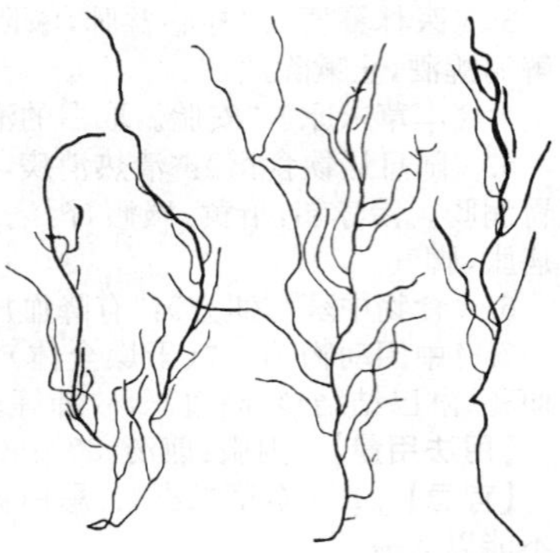

海　蕴

【采收加工】 秋、冬季采收,洗净晒干。

【药材】 海蕴 *Alga Nemacysti Decipientis* 产于辽宁、山东、广东等地沿海。民间自采自用。

性状　藻体卷曲成团,黑褐色至灰黄绿色。水浸展平后呈线形,长 8~25 cm,枝近互生,呈不规则二叉式分枝。柔软而黏滑。质脆易碎,断面常中空。气微腥,味咸。

【成分】 含类胡萝卜素(carotenoid),α,β-胡萝卜素(carotene),β-玉蜀黍胡萝卜素(β-zeacarotene),海胆烯酮(echinenone),岩藻黄质(fucoxanthin),鲶鱼黄质(parasiloxanthin),7,8-二氢鲶鱼黄质(7,8-dihydroparsiloxanthin)[1],硫酸多糖(sulfated polysaccharide)[2],多种有机酸[3]。

【药理】 将人免疫缺陷型病毒(HIV)用海蕴多糖 50~100 μg/ml 于 0 ℃处理 2 h,然后再与 MT_4 淋巴细胞一起培养 3 d,该淋巴细胞即呈抗原阴性。其机制是海蕴多糖抑制了反转录酶活性[1]。

【药性】《本草拾遗》:"味咸,寒。无毒。"

【功用主治】 软坚散结,消痰利水。主治瘿瘤,甲状腺肿,喉炎,支气管炎。

1.《本草拾遗》:"主瘿瘤结气在喉间,下水。"

2. 苏颂:"主水癃。"(引自《纲目》)

3.《中国药用海洋生物》:"软坚散结,祛痰。用于喉炎和支气管炎。"

【用法用量】 内服:煎汤,10~15 g。

【选方】 治瘿瘤结气,喉炎,支气管炎　海蕴、昆布各 30 g,大力子 15 g。煎服。(《中国药用海洋生物》)

4080 海燕 hǎi yàn (《纲目》)

【异名】 五角星、海五星(通称)。

【基原】 为海燕科海燕属动物海燕的全体。

【原动物】 海燕 *Asterina pectinifera* (Müller et Troschel)

一般腕 5,也有具腕 4~8,辐径约为 7.5 cm,间辐径约为 5 cm。反口面隆起,骨板有初级和次级板之分,初级板大而呈新月形,其凹面弯向盘的中心。次级板呈圆形或椭圆形,成组地夹在初级板之间。各板生有很多小棘,没有叉棘。每个侧步板有棘 2 行。腹侧板为不规则多角形,或覆瓦状排列,每板上有栉状排列的棘。口板大而明显,各具棘 2 行。筛板大,圆形,一般是 1 个,少数为 2 个或 3 个。

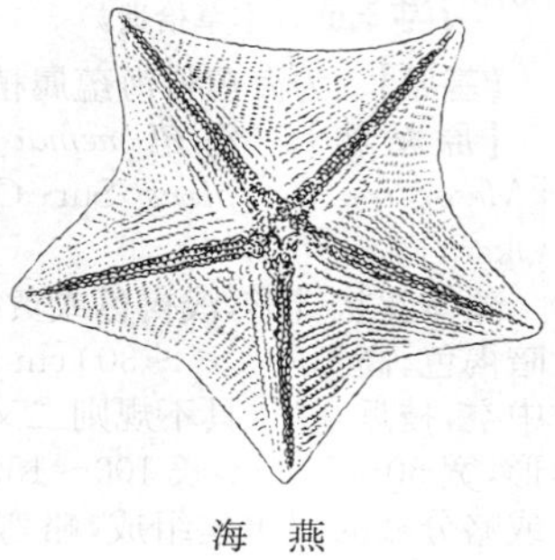

海　燕

生活时反口面为深蓝色,盘中央有丹红色斑交错排列,口面为橘黄色,但有时变异很大。栖息于沿岸浅海的沙底和岩礁底,繁殖季节 6~7 月。我国分布于辽宁、河北、山东等沿海。

【采收加工】 捕捉后,去内脏,晒干。

【药材】 海燕 *Drep Anis* 主产于黄海、渤海一带。

性状　体呈扁平钝五角形,中央称体盘,体盘隆起面称反口面,颜色多变,具覆瓦状排列的骨板,有 1 个或 2~3 个筛板,呈粉白色。腹面称为口面,呈橘黄色,中央有口。体盘的外周有辐状短腕 5 条,有时可见 4~9 条者。各腕中央反口面具棱,边缘尖锐,口面具步带沟,沟内列生管足之列,管足上具吸盘。质硬而脆,气微腥,味微咸。

鉴别　粉末特征:白色或粉白色。横纹肌纤维众多,近无色,多碎断,侧面观直径约 14 μm,完整者梭形,腔较大,长约 150 μm,表面平滑。筛板碎片散在,大小不等,易见,黄白色,表面具排列规律的纵向小孔数列。偶见极细的神经组织碎片,黄白色,侧面观直径 0.2 μm,多断裂,有的具分枝。可见不规则羽状排列的针晶簇。偶见不规则黄棕色块状物。管足细胞碎片,长条形,有裂缝,直径 0.7 μm。

【成分】 全体含 3-〔(羧甲基)氨基〕-5-羟基-N-(2-羟乙基)-5-羟甲基-2-甲氧基-2-环己烯-1-亚胺{3-〔(carboxymethyl)amino〕-5-hydroxy-N-(2-hydroxyethyl)-5-hydroxymethyl-2-methoxy-2-cyclohexen-1-imine}[1]。又含神经酰胺类:葡萄糖基神经酰胺(glucosyl ceramide)和半乳糖基神经酰胺(lactosyl ceramide)[2];苷酯类:神经节苷酯(ganglioside)1,2[3],GP-1a、GP-1b、GP-2[4],海燕神经节苷酯(asterinaganglioside)A[5]。糖苷类:长棘脑苷(acanthacerebroside)B[6],海燕种苷(pectinioside)A、B、C、D、E、F[7]、G[8];长棘糖苷(acanthaglycoside)C。皂苷类:海燕皂苷(asterosaponin)P-1[8],萨拉西诺苷(sarasinoside)A_1、A_2、A_3、B_1、B_2、B_3、C_1、C_2、C_3[9]及甾体皂苷[10]。甾体类:多羟基化胆甾烷(polyhydroxylated cholestane)Ⅰ Ⅱ[11],(3S,4S,3′S,5′R)-4-羟基蛤贝黄质〔(3S,4S,3′S,5′R)-4-hydroxy-mytiloxanthin〕,(3S,4S,3′S,4′S)-4,4′-二羟基-硅藻黄质〔(3S,4S,3′S,4′S)-4,4′-dihydroxy-diatoxanthin〕,(3S,3′S,4′S)-4-酮-4′-羟基硅藻黄质〔(3S,3′S,4′S)-4-keto-4′-hydroxy-diatoxanthin〕,含生物碱类:(3S,4S,3′S,4′S)-4,4′-二羟基双四氧嘧啶〔(3S,4S,3′S,4′S)-4,4′-dihydroxy-alloxanthin〕,(3S,3′S,4′S)-4-酮-4′-羟基异黄嘌呤〔(3S,3′S,4′S)-4-keto-4′-hydroxy-alloxanthine〕[12]。甾类:5α-胆甾-7-烯-3-β-醇(5α-cholest-7-en-3-β-ol)[16]。卵泡细胞含 1-甲基腺嘌呤(1-methyl adenine)[13]。外皮含虾黄质(astaxanthin)及其酯[14]。精液及睾丸含芳基硫酸酯酶(arylsulfatase)[15]。

【药性】《纲目》:"咸,温,无毒。"

【功用主治】 补肾,祛风湿,制酸,止痛。主治阳痿,风湿腰腿痛,劳伤疼痛,胃痛泛酸。

1.《纲目》:"阴雨发损痛,煮汁服,取汗即解。亦入滋阳药。"

2.《山东中草药手册》:"壮阳,祛风湿。"

3.《东北动物药》:"滋阴,祛风湿。治阳痿,损伤处阴雨天疼痛,腰腿疼痛。"

4.《中国药用海洋生物》:“补肾,滋阴,壮阳,制酸,祛风湿。用于阳痿,风湿腰腿痛,胃痛。”

【用法用量】 内服:煎汤,6～15 g;研末,每次 2～3 g。

【选方】 1. 治阳痿　海燕、小海马各等分。共研细粉。每次服 4.5 g,每日 2 次。(《山东中草药手册》)

2. 治胃痛　海燕煅存性研末。每次 1 小匙,冲服。(《中国药用海洋生物》)

4081 海螺 hǎi luó (《本草拾遗》)

【异名】 假猪螺(《交州记》),瓷螺、交螺(《东北常用中草药手册》),顶头螺、海窝窝(《河北药材》),菠螺(《中国药用海洋生物》)。

【基原】 为骨螺科红螺属动物脉红螺、皱红螺或其他类似螺类的鲜肉。

【原动物】 1. 脉红螺 *Rapana venosa* (Valenciennes) [*R. thomasiana* Crosse]

贝壳略近梨形,质坚厚,一般壳高 50～123 mm,宽 45～95 mm,大者高可达 150 mm,宽 120 mm,螺层约 6 层,每层宽度增加迅速,缝合线浅。壳顶尖细,光滑。螺旋部较低。体螺层的中上部极膨大,基部渐缩小。壳面粗糙,具有排列整齐的螺肋和细的生长线。肩角结节突起,在体螺层上结节成三角形,特别突出,有时呈棘状。于肩角的下方还有 3～4 条具结节突起的粗肋。壳面黄褐色,具棕褐色斑点。壳口大,长卵形,内面杏红色,有瓷光。前沟短宽,外唇厚,边缘具有与螺肋相应的缺刻。内唇后方薄,后沟不明显,贴附于体螺层上,前方加厚,向外伸卷,与体螺层前部的螺肋共同形成假脐。厣角质,椭圆形,坚固而厚,棕红色,核位于靠外唇的边缘。体柔软,头部前腹面有口,头上有触角 1 对,各有一黑色小眼。足部宽大,灰黑色。

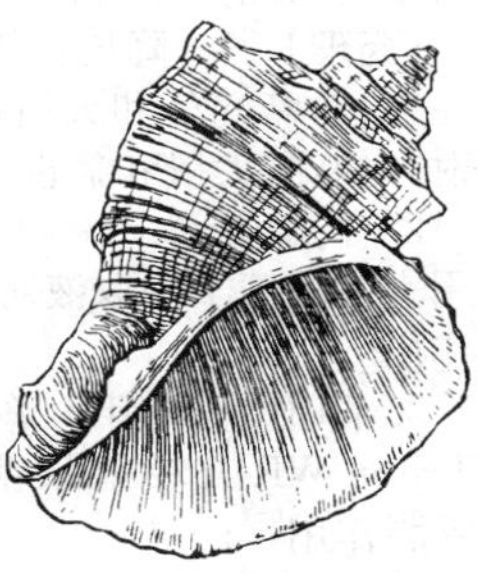

脉 红 螺

幼螺多生活于低潮线附近的岩石间;成体多栖息于低潮线以下数米至数十米深的细沙或多泥的海底。能捕食其他软体动物。雌雄异体,产卵期 5～8 月。我国沿海分布很广,以北方沿海为最多。

2. 皱红螺 *R. bezoar* (Linnaeus)

贝壳略近梨形,质坚厚,一般壳高 77～97 mm,宽 58～74 mm,螺层约 7 层,缝合线浅,在缝合线下方常形成强的皱褶。体螺层极膨大,尤其是体螺层的肩角上部具有显著的薄片状褶叠。在肩角下部有 2～3 条带有片状结节的螺肋,壳表黄褐色,或具红褐色斑点。壳口大,卵圆形。周围白色或杏红色。厣角质,红褐色。其他形状近似前种。

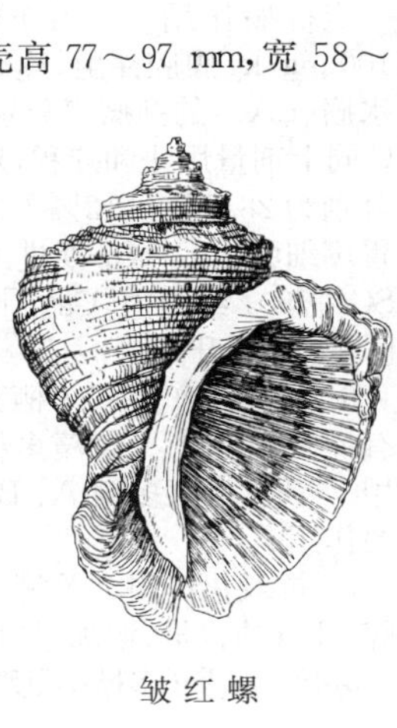

皱 红 螺

生活于低潮线附近及 19～41 m 深的泥沙质海底。我国分布于东海、南海。

以上动物的壳(海螺壳)、厣(海螺厣)亦供药用,另设专条。

【采收加工】 春至秋季捕捉,捕得后取肉,鲜用。

【成分】 唾液腺含四胺类成分:四甲铵(tetramethylammonium)[1]。

【药性】 甘,凉。归肝经。

《本草拾遗》:“甘,冷,无毒。”

【功用主治】 清热明目。主治目痛,心腹热痛。

1.《本草拾遗》:“治目痛累年,或三四十年。”

2.《本草求原》:“治心腹热痛。”

3.《随息居饮食谱》:“明目。”

【用法用量】 内服:煮食或煎汤,30～60 g。外用:取汁合药点眼。

【宜忌】 《本草求原》:“肠胃虚寒者忌。”

【选方】 1. 治目痛累年　取生螺一枚,洗之内燥,抹螺口开,以黄连一枚纳螺口中,令其螺饮黄连汁,以绵注取汁,著眦中。(《肘后方》)

2. 治目痛　鲜海螺肉煎汁外洗,并吃肉。(《山东中草药手册》)

4082 海藻 hǎi zǎo (《本经》)

【异名】 蒚、海藻(《尔雅》),落首(《本经》),海萝(《尔雅》郭璞注),藫(《别录》),海藻菜(《世医得效方》),乌菜(《罗源县志》),海带花(《中药材手册》)。

【基原】 为马尾藻科马尾藻属植物羊栖菜及海蒿子的藻体。

【原植物】 1. 羊栖菜 *Sargassum fusiforme* (Harv.) Setch. [*Hizikia fusiforme* (Harv.) Okam.]　又名:鹿角尖(辽宁),杨角子、海菜芽、羊奶子(山东),海大麦(浙江),钓滚菜、玉海草、灯笼菜、胡须泡、海菜、鹿角菜、秧菜(福建),海茸、玉草、茜米、玉茜、龟鱼茜(广东)。

藻体黄褐色,肉质,高 20～50 cm,也可达 2 m 以上。幼藻于基部具初生叶 2～3 枚,早期脱落。主干直立,分枝,圆柱形,直径 2～4 mm。叶的变异很大,形状较多,长短不一,呈线形、细匙形、卵形或棍棒状,匙形叶的边缘有锯齿或浅裂;叶先端时而膨大,成气囊,形状很多,有球形、梨形、纺锤形等。生长于暖海的藻体,叶多数为线形,但在冷水的叶为棍棒状,带纺锤状气囊,多数具短叶尖及短圆柱状的柄。生殖托丛生于叶腋或小枝间,圆柱形,钝尖,长 5～15 mm 不等,具短柄,偶有分枝。雌雄异株。藻体固着器为圆柱形假根状。

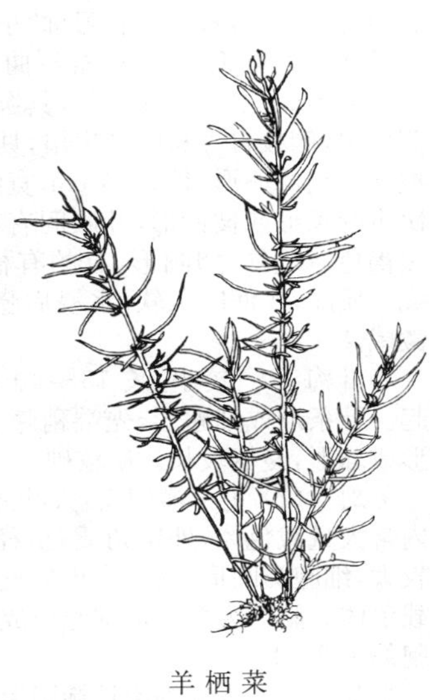

羊 栖 菜

生长于经常有浪水冲击的低潮和大干潮线下的岩石上。我国分布于辽宁、山东、浙江、福建、广东等地沿海。

2. 海蒿子 *S. pallidum* (Turn.) C. Ag. [*S. confusum* C. Ag.]　又名:大叶藻(《本草图经》),大蒿子(辽宁),海根菜、大谷穗(山东),海草(江苏)。

藻体黄褐色,高 30～100 cm,初生 1～2 个直立主干,圆柱形,逐渐增长,两侧的羽状分枝相互呈钝角或直角生出,分枝的腋间又生小枝,幼枝和主干幼期都生有短小的刺状突起。叶的形状变异很大,初生叶为披针形、倒披针形或倒卵形,一般长 5～9 cm,宽 3～18 mm,有不明显的中肋状突起,及明显的不育窝斑点,但此种叶生长不久即脱落;次生叶为线形、倒披针形、倒卵形或羽状分裂;次生叶的叶腋间生出小枝,枝上又生出多数狭披针形或线形的叶。气囊多生在末枝腋间,幼时为纺锤形或倒卵形,长成后为球形,先端圆滑或具尖细突起,直径为 2～5 mm。生殖托单生或总状排列于生殖小枝上,圆柱形,一般长 3～15 mm,直径约 1 mm。雌雄异株。固着器扁盘状或短圆锥状。

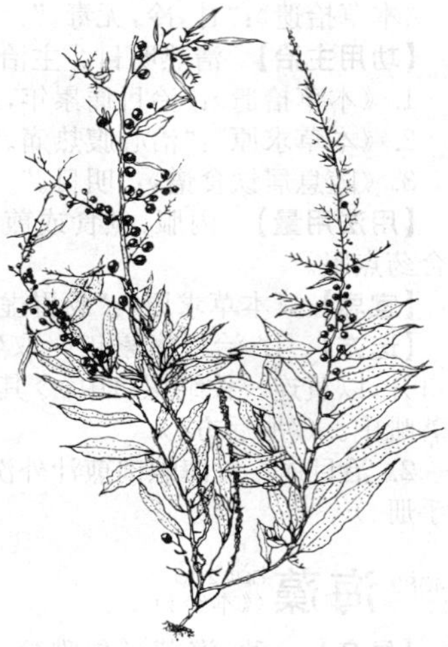

海 蒿 子

生长于低潮带的石沼中和大干潮线下 1～4 m 深的岩石上。我国分布于辽宁、山东的黄海和渤海沿岸。

【采收加工】　7～10 月由海中捞取或割取,淡水洗净,晒干。

【药材】　海藻 *Sargassum*　海蒿子主产于山东、辽宁等地;羊栖菜主产于福建、浙江、广东等地,以福建产量大。前者习称"大叶海藻",后者习称"小叶海藻"。

性状　大叶海藻　皱缩卷曲,黑褐色,有的被白霜,长 30～60 cm。主干呈圆柱状,具圆锥形突起,主枝自主干两侧生出,侧枝自主枝叶腋生出,具短小的刺状突起。初生叶披针形或倒卵形,长 5～7 cm,宽约 1 cm,全缘或具粗锯齿;次生叶条形或披针形,叶腋间有着生条状叶的小枝。气囊黑褐色,球形或卵圆形,有的有柄,顶端钝圆,有的具细短尖。质脆,潮润时柔软;水浸后膨胀,肉质,黏滑。气腥,味微咸。

小叶海藻　较小,长 15～40 cm。分枝互生,无刺状突起。叶条形或细匙形,先端稍膨大,中空。气囊腋生,纺锤形或球形,囊柄较长。质较硬。

鉴别　(1) 主干横切面:大叶海藻　表皮细胞长椭圆形,内含大量载色体,外壁角质化,径向排列,排列紧密。皮层较大,细胞类圆形,接近表皮的皮层细胞类圆形,较小,内含载色体。髓部为多角形细胞组成,细胞较小,大小为皮层细胞的 1/2～1/4。

小叶海藻　表皮细胞长椭圆形,内含大量载色体,外壁角质化,径向排列,排列紧密。皮层小,细胞较大,类圆形,接近表皮的皮层细胞较小,内含载色体。髓部较大,由类圆形小细胞紧密排列而成。

叶状体横切面:大叶海藻　表皮由椭圆形纵向紧密排列的细胞(13 μm×26 μm)组成,外壁被蜡质薄膜。中间部位隆起,具有类似叶脉状结构,细胞长椭圆形(13 μm×26 μm),径向排列。

小叶海藻　表皮细胞狭长(10 μm×26 μm),外壁被蜡质薄膜,内含大量黏液质,纵向紧密排列。接近表皮的一层细胞为类圆形(28 μm×30 μm),排列紧密。中间为横向排列的长方形或类椭圆形细胞(38 μm×102 μm)。无类似叶脉状结构。

(2) 取本品粗粉 1 g,加水 20 ml,冷浸数小时,滤过。滤液浓缩至 3～5 ml,加三氯化铁试液 3 滴,生成棕色沉淀。

【成分】　1. 羊栖菜　含褐藻酸(alginic acid)15.32%～32.18%,甘露醇(mannitol)2.21%～7.87%,碘 32.2%～84.2%,氧化钾 3.23%～11.67%,总灰分 19.72%～37.53%[1]。又含多糖:羊栖菜多糖(SFPP)A、B、C[2]及褐藻淀粉即海带淀粉(laminarin)[3]。

2. 海蒿子　含褐藻酸,甘露醇,碘,钾,粗蛋白,灰分[4],又含马尾藻多糖(sa rgassan)[5,6],8,11,14-二十碳三烯酸(8,11,14-eicosatrienoic acid)[8],还含以脑磷脂(cephalin)为主的磷脂类化合物[7]。

【药理】　1. 降压作用　海藻水浸剂 0.75～1 g/kg,静脉注射,对麻醉兔和犬有降压作用[1];羊栖菜注射液静脉注射,对麻醉大鼠和猫也有明显降压作用[2]。

2. 抗血凝作用　本品所含褐藻酸有肝素样抗凝血作用[3]。海蒿子提取液对家兔(体内、外)有非常显著的抗凝作用[4]。

3. 降血脂作用　羊栖菜多糖(SFPP)对由高脂饲料、Triton WR-1339 和果糖引起的大鼠高脂血症具有明显的降脂作用[5]。

4. 对机体免疫功能的影响　海藻所含海藻硫酸多糖在 0.5 μg/ml、1 μg/ml、5 μg/ml、10 μg/ml、50 μg/ml 和 100 μg/ml 浓度下,以 ^{3}H-TdR 掺入法试验,表明对小鼠淋巴细胞增殖反应有明显促进作用,其中以 0.5 μg/ml 时作用最强;体内试验,1 mg/kg、5 mg/kg、10 mg/kg 和 20 mg/kg 腹腔注射,也能明显促进小鼠淋巴细胞的增殖反应,其中以 5 mg/kg 时效果最明显,在 5 mg/kg 和 10 mg/kg 剂量时尚能促进白介素-2 的产生[6]。羊栖菜提取物按每日 40 mg/kg 剂量腹腔注射 7 d 后,对小鼠抗 SRBC 抗体生成有促进作用,同时明显提高小鼠脾指数[7]。

5. 抗肿瘤作用　羊栖菜多糖 A 对小鼠白血病 L_{615} 显示一定抗癌作用[8]。由羊栖菜提取的羊栖菜多糖 B 每日 100 mg/kg 腹腔注射,连续 10 d,对小鼠肉瘤 S_{180} 和艾氏腹水癌(EAC)的抑瘤率分别为 48.8%和 38.5%;羊栖菜多糖 C 同上剂量用法和疗程,对小鼠肉瘤 S_{180} 和 EAC 的抑瘤率分别为 28.8%和 12%[9]。羊栖菜多糖可阻滞 SGC-7901 人胃癌细胞由 G_0/G_1 期进入 S 期,升高细胞凋亡指数。可使 SGC-7901 细胞内$[Ca^{2+}]i$先升高然后下降,给氯化钡后,$[Ca^{2+}]i$又升高[10]。

6. 抗感染作用　羊栖菜和鼠尾藻在试管内对枯草杆菌有抑制作用[11]。海藻多糖对Ⅰ型单纯疱疹病毒有抑制作用[12]。羊栖菜多糖 A、B、C 均有对抗小鼠肉毒毒素中毒的作用[9]。

7. 抗氧化作用　羊栖菜多糖可显著降低小鼠全血及肝脾 LPO 的含量,增加过氧化氢酶、SOD 的酶活性[13]。

毒性　海黍子多糖小鼠腹腔注射的 LD_{50} 为 3 576.5 mg/kg[14]。

关于海藻反甘草的研究,急性毒性实验表明,海藻(羊栖菜)与甘草合用使毒性增强;但亚急性毒性试验,未见异常表现[2,15],另有报道海藻与甘草按2∶1比例,以每日30 g/kg剂量加入饲料中喂饲豚鼠,连续30 d,未见海藻反甘草体征,相反促进甲状腺合成T_3,对T_4合成无明显影响[16]。

【药性】 咸,寒。归肝、胃、肾经。

1.《本经》:“味苦,寒。”

2.《别录》:“味咸,无毒。”

3.《药性论》:“味咸,有小毒。”

4.《品汇精要》:“气薄味厚,阴也。臭腥。”

5.《本草新编》:“入脾。”

6.《本草求真》:“入肾。”

7.《本草再新》:“入肺、胃二经。”

【功用主治】 消痰软坚,利水退肿。主治瘿瘤,瘰疬,癞疝,脚气浮肿。

1.《本经》:“主瘿瘤气,颈下核,破散结气,痈肿癥瘕坚气,腹中上下鸣,下十二水肿。”

2.《别录》:“疗皮间积聚,暴癀,留气,热结,利小便。”

3.《药性论》:“治气疾结满;疗疝气下坠,疼痛核肿;去腹中雷鸣,幽幽作声。”

4.《本草拾遗》:“捣傅小儿赤白游疹,火焱热疮;捣,绞汁服,去暴热,热痢,止渴”

5.《海药本草》:“主宿食不消,五鬲痰壅,水气浮肿,脚气,奔豚气。”

6.《本草蒙筌》:“治项间瘰疬,消颈下瘿囊;利水道,通癃闭成淋,泻水气,除胀满作肿。”

7.《医林纂要》:“补心。”

8.《现代实用中药》:“治慢性气管炎等症。”

9.《中国药用植物图鉴》:“可治动脉硬化症,皮肤病,又有化痰作用,适用于痰浓不出。”

【用法用量】 内服:煎汤,5～15 g;或入丸、散。外用:研末敷,或捣敷。

【宜忌】 脾胃虚寒者禁服。反甘草。

1.《本草经集注》:“反甘草。”

2.《食疗本草》:“瘦人不可食之。”

3.《品汇精要》:“妊娠亦不可服。”

4.《本草经疏》:“脾家有湿者勿服。”

5.《本草汇言》:“如脾虚胃弱,血气两亏者勿用之。”

【选方】 1. 治颈下卒结囊,渐大欲成瘿　海藻一斤(去咸),清酒二升。上二味,以绢袋盛海藻酒渍,春夏二日。一服二合,稍稍含咽之,日三。酒尽更以酒二升渍,饮之如前。渣暴干,末服方寸匕,日三。尽更作,三剂佳。(《肘后方》)

2. 治瘿瘤　海藻八两(洗去咸汁),贝母二两,土瓜根二分,小麦面二分(炒)。上四味作散。酒服方寸匕,日三。(《外台》崔氏海藻散)

3. 治五瘿　海藻(洗去咸汁,炙)半斤,小麦面半两,特生矾石(煅)五两。上三味,以经年陈醋一升,拌小麦面焙干,再蘸醋焙,以醋尽为度,入二药,粗捣筛。每服二钱匕,水一盏,煎至七分,去滓。温服,日再,不拘时候。(《外台》海藻汤)

4. 治肝经瘿瘤　海藻、昆布各二两,小麦四两(醋煮炒干),龙胆草二两。上为末,炼蜜为丸,桐子大。每服二三十丸,临卧白汤送下,并噙化咽之。(《证治准绳》海藻软坚丸)

5. 治蛇盘瘰疬,头项交接者　海藻菜(以荞面炒过)、白僵蚕(炒)等分。为末,以白梅泡汤,和丸,梧子大。每服六十丸,米饮下,必泄出毒气。(《世医得效方》)

6. 治疝气　海蒿子,昆布各15 g,小茴香30 g。水煎服。(《中国药用海洋生物》)

7. 治肾炎蛋白尿　海藻、蝉衣、昆布各适量。水煎服。(《浙江药用植物志》)

8. 治身上生赘肉　海藻为末敷,仍煎海藻酒服之,则去。(《普济方》)

【临床报道】 治疗单纯性肥胖　用海藻、藻糖衍生物、银耳多糖等制成复合MPS冲剂,每次7 g,日3次,饭前冲服。30 d为1个疗程,治疗101例,有效率为88.1%。又用维生素E 100 mg及维生素C 300 mg,每日2次,30 d为1个疗程,治疗30例为对照,有效率为26%(均为1个疗程后复查)。个别病例服MPS后有轻度饱胀感,大便软,继服后好转[1]。

【各家论述】 1.《纲目》:“海藻,咸能润下,寒能泄热引水,故能消瘿瘤、结核、阴㿉之坚聚,而除浮肿、脚气、留饮、痰气之湿热,使邪气自小便出也。”《纲目》:“按东垣李氏,治瘰疬马刀散肿溃坚汤,海藻、甘草两用之,盖以坚积之病,非平和之药所能取捷,必令反夺,以成其功也。”

2.《轩岐救正论》:“本草极赞其消瘿散结,疗诸水肿胀之病,愚以为必惟形气与病气俱实者,用之得宜,设若稍虚,未有不反增剧也。”

3.《本草崇原》:“海藻,其味苦咸,其性寒洁,故主治经脉外内之坚结。瘿瘤结气,颈下硬核痛痈肿,乃经脉不和而病结于外也。癥瘕坚气,腹中上下雷鸣,乃经脉不和而病结于内也。海藻,主通经脉,故治十二经水肿,人身十二经脉流通,则水肿自愈矣。”

4.《本草新编》:“海藻,专能消坚硬之病,盖咸能软坚也。然而单用此一味,正未能取效,随所生之病,加入引经之品,则无坚不散矣。予游燕赵,遇中表之子,谈及伊母生瘿,求于予,予用海藻五钱,茯苓五钱,半夏一钱,白术五钱,甘草一钱,陈皮五分,白芥子二钱,桔梗一钱,水煎服,四剂而瘿减半,再服四剂而瘿尽消。海藻治瘿之验如此,其他攻坚,不因此而可信乎。”

5.《本草便读》:“海藻,咸寒润下之品。然咸能走血,多食咸则血脉凝涩,生气日削,致成废疾不起者多矣。”

6.《本草正义》:“海藻,咸苦而寒,故能软坚散结。瘿瘤结核,皆肝胆火炎,灼痰凝络所致,寒能清热,固其专长,而阴寒凝聚之结核,非其治矣。痈肿癥瘕,多由血热瘀滞而生;腹鸣水肿,更多湿热停顿之候,凡此诸症之属于阳实有余者,固可治之,而正气不及,清阳不运诸症,不可概施。《别录》特提结热二字,最当注意,非谓阳虚血瘀之癥瘕痈肿,及寒水泛溢等病,皆可以此统同论治也。十二水肿,盖以十二经而言,诸经积水,固皆有湿热不利之一候,此类寒滑泄水之药,固可用之。又甄权谓治心下满,疝气下坠疼痛,卵肿;李珣《海药本草》以治奔豚气,脚气,水气浮肿,皆当以热壅有余一面而言,正与肾水泛溢之奔豚,及寒水凌心,寒疝结痈诸症,两得其反,此皆读古人书者,不可不辨之门径,非谓凡此诸病,不问虚实寒热,皆以此物一例通用也。”

4083 海鳗 hǎi mán(《日华子》)

【异名】 鳗、狗狗鱼、海鳗鲡、慈鳗鲡、狗鱼(《日华子》),狗头鳗(《随息居饮食谱》),勾鱼、即勾、狼牙鳝(《黄渤海鱼类调查报告》),尖嘴鳗、乌皮鳗、九鳝、门鳝(《中国动物图谱》),海鳝、麻鱼(《青岛中草药手册》)。

【基原】 为海鳗科海鳗属动物海鳗的全体。

【原动物】 海鳗 *Muraenesox cinereus*(Forskal)

体长圆筒形,后部侧扁。一般体长 50 cm 以上,大者长 100 cm 以上,重达 10～20 kg 以上。头尖长。吻突出,尖端下突如小钩状。眼大,近圆形,眼间隔微隆起。鼻孔每侧 2 个,前鼻孔短管状,后鼻孔圆形。口大,上颌突出,略长于下颌,两颌牙强大而锐利,均为 3 行,前端均有大型犬牙,上颌有 8～16 个;下颌为 6～7 个。犁骨中间一行有 10～15 个大扁牙,牙基部前后各有 1 小尖牙。鳃孔宽大。肛部位于体中部偏前。体光滑无鳞。侧线孔明显。背鳍起点在胸鳍基部稍前上方。有胸鳍,无腹鳍。背、臀鳍在后方和尾鳍连接。体背侧银灰色。大型个体暗褐色。腹侧乳白色。背、臀、尾鳍边缘均黑色,胸鳍灰色。

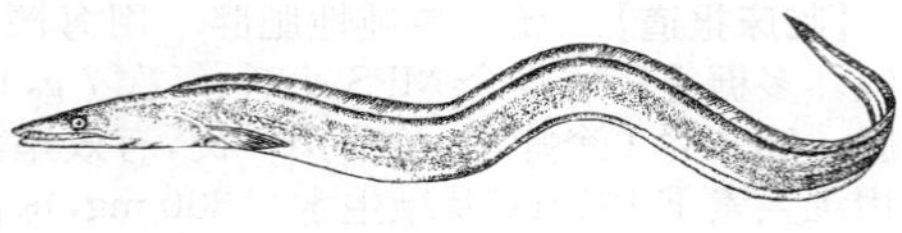

海 鳗

常栖息于底质为沙泥或岩礁的海区,一般水深 50～80 m。食性贪,常以虾、蟹、鱼类及头足类为食。产卵期在 4～7 月;生活于南海者在 6～7 月。仔、稚鱼发育过程中能变态。有季节性回游,如福建、浙江沿海的海鳗于春夏北上生殖;秋冬南下越冬。我国沿海均有分布。

本动物的头(海鳗头)、卵(海鳗卵)、胆囊(海鳗胆)、鳔(海鳗鳔)亦供药用,另设专条。

【采收加工】 春、秋季捕捞。捕后除去内脏,洗净,鲜用或晒干。

【成分】 海鳗肉每 500 g 含蛋白质 60.2 g,脂肪 9.5 g,碳水化合物 0.4 g,并含铁、钙、磷。鳔含蛋白质、脂肪、胶体物。脑、卵巢含脑磷脂(cephalin),神经磷脂(neurophoshatide),胆甾醇(cholesterol)。胆汁含胆酸(cholic acid),甘胆酸(glycocholic acid)及牛磺酸(taurine)[1]。皮黏液含蛋白毒素(proteinaceous toxin)[2]。全鱼还含生长激素(growthrmone)[3]和促性腺激素(gonadotropin)[4]。

【药性】 甘,温。归肺、肝、肾经。

1.《日华子》:"平,有毒。"

2.《宝庆本草折衷》:"微毒。"

3.《纲目》:"甘,平。"

4.《青岛中草药手册》:"性温,味甘。"

【功用主治】 补虚润肺,祛风通络,解毒。主治病后产后体虚,遗精,贫血,神经衰弱,气管炎,面神经麻痹,骨节疼痛,急性结膜炎,疮疖,痔瘘。

1.《日华子》:"治皮肤恶疮,疥,疳䘌,痔瘘。"

2.《青岛中草药手册》:"补虚损,祛风通络。"

3.《中国药用海洋生物》:"祛风明目,活血通络,解毒消炎。用于面神经麻痹,疖肿,胃病,气管炎,遗精,产后风,急性结膜炎,关节肿痛,肝硬化,神经衰弱及贫血。"

4.《常见药用动物》:"补肾润肺。"

【用法用量】 内服:炖食。外用:鲜血涂,或将鲜血滴于吸水纸上,阴干,贴敷。

【选方】 1. 治面神经麻痹 活海鳗切断取血,或用带血的肉涂于腮上,右歪涂左,左歪涂右,日涂 1 次,以正为止。(《青岛中草药手册》)

2. 治关节肿痛 海鳗去内脏洗净,于锅内煎黄,再加糖和酒炖透食。(《中国药用海洋生物》)

3. 治外伤出血 鳗鱼血(干粉)外敷,或将鲜血滴在吸水纸上,阴干,贴伤口。

4. 治夜盲 鳗鱼肉及肝各 250 g,荸荠 10 个。煮食。(3、4 方出自《海洋药物民间应用》)

4084 海鳝 hǎi shàn(《中国药用海洋生物》)

【异名】 海黄鳝(通称)。

【基原】 为海鳝科裸胸鳝属动物波纹裸胸鳝、网纹裸胸鳝等的血、全体。

【原动物】 1. 波纹裸胸鳝 *Gymnothorax undulatus*(Lacepede) 又名:裸胸鳝(《中国药用海洋生物》)。

体扁长,体长可达 150 cm。头中大,侧扁。吻短钝,眼小,椭圆形。口大,平裂,两颌均窄长,上颌牙 1 行,12～20 个,呈锯齿状排列,前数牙呈大型锥状稍侧扁。下颌牙 18～30 个,扁尖。颌间骨牙 1 行,为较大犬牙,中间有可倒性牙 3 个。犁骨牙 1 行,细小。鳃孔小,裂缝状。体无鳞,皮肤光滑,完全裸露。侧线孔不明显。背鳍起点在鳃孔的前上方,后端与尾鳍相连,尾鳍又与臀鳍相连。无胸鳍。体、鳍均赤褐色或暗褐色。具淡黄或黄白色网状、波状及横列状纹。臀鳍具黄色狭边。吻黑色。口角具 1 小黑点。

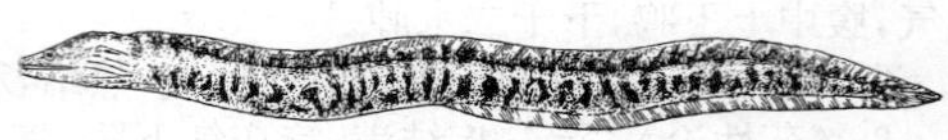

波纹裸胸鳝

为暖水肉食性大型鱼类,生活于珊瑚礁浅海区中。我国分布于东海、南海。

2. 网纹裸胸鳝 *G. reticularis* Bloch

体细长,侧扁。一般体长 25～43 cm。吻短。眼小而圆。口大,两颌等长或上颌稍突出,两颌与犁骨的牙均为 1 行,牙扁尖。背鳍、臀鳍与尾鳍均相互连接,无胸鳍,被有较厚皮膜。体白色,由头部至尾端具绿褐色横带 18～22 条。头部、体背侧及横带之间均散布有不规则的绿褐色斑点。

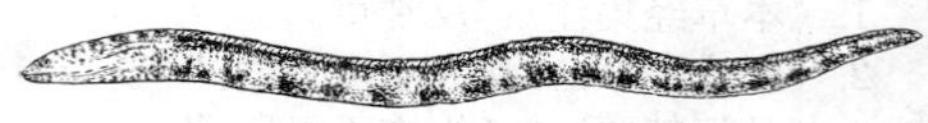

网纹裸胸鳝

为暖水性中小型鱼类,栖息于浅海近岸岩礁间。我国分布于黄海南部、东海和南海。

【采收加工】 常年均可捕捞。捕后,杀死取血,或将全体焙干或煅炭备用。

【药性】 《中国药用海洋生物》:"辛、甘,温。"

【功用主治】 《中国药用海洋生物》:"止血,消炎,收敛。用于痔疮,无名肿毒,胸痛,外伤出血。"

【用法用量】 内服:研末,3～6 g。外用:研末,麻油调敷。

【宜忌】 本品有毒,勿过量食用。

1.《中国药用海洋生物》:"网纹裸胸鳝的鲜肉、干肉及煮过之鱼肉均有强毒。"

2.《中国药用动物志》:"食斑点裸胸鳝中毒症状:恶心,唇、舌、四肢刺痛和麻木 20 min 至数小时,随即喉痉挛,产生结膜炎,呼吸肌麻痹,丧失运动共济功能,昏迷。"

【选方】 1. 治痔疮 （海鳝）全鱼煅灰，黄酒冲服。

2. 治无名肿毒 （海鳝）全鱼焙干，研末，麻油调匀，外敷患处。

3. 治胸痛 （海鳝）全鱼焙干研末，冲服。

4. 治外伤出血 （海鳝）血（干粉）外敷可止血；或将鲜鱼血滴在吸水纸上，阴干备用，外伤出血时，将纸贴上即止血。（1～4 方出自《中国药用海洋生物》）

4085 海人草 hái rén cǎo （《现代实用中药》）

【异名】 鹊菜、海仁草（《现代实用中药》）。

【基原】 为松节藻科海人草属植物海人草的藻体。

【原植物】 海人草 *Digenea simplex* (Wulf.) C. Ag. [*Conferva simplex* Wulf.]

藻体暗紫红色，干后变绿或灰色，软骨质，丛生，高 5～25 cm。枝圆柱形，不规则互生，二叉分枝，密被很短的毛状小枝，下部因小枝脱落而裸露，顶端如狐尾状。髓部围轴细胞 8～10 个。四分孢子囊位于小枝上端的膨大部分，螺旋形排列。囊果卵圆形，生于小枝的上部或中部侧面。固着器盘状。

生于大干潮线下 2～8 m 深的珊瑚礁上。分布于台湾兰屿岛域及东沙群岛等沿海。

【采收加工】 3～8 月采收，洗净晒干。

【药材】 海人草 *Alga Digeneae* 产于台湾及南海诸岛沿海。

性状 藻体灰绿色，微带棕色。枝圆柱形，不规则叉状分枝，全体密被毛茸状的小枝，形似狐尾，但基部小枝脱落而裸露。质韧。气腥，味咸，有黏性。

【成分】 藻体含 α-海人草酸（α-kainic acid，digenic acid）[1]，α-别海人草酸（α-allokainic acid）[2]，海人草酸（kainic acid）[3]，海人草素（digeneaside）即甘露糖基甘油酸钠（sodium mannosidoglycerate）[1]，甜菜碱（betaine）[4]，(R)-3-二甲基亚磺基-2-甲氧基丙酮酯〔(R)-3-dimethylsulfinio-2-methoxypropanoate〕，(S)-2-乙酰胺基-5-三甲胺基戊酸酯〔(S)-2-acetamide-5-trimethylammoniopentanoate〕[8]。又含琼脂（agar），由半乳糖，3，6-脱水半乳糖，6-O-甲基半乳糖，葡萄糖及木糖组成，并得到琼脂糖（agarose），由半乳糖，3，6-脱水半乳糖和 6-O-甲基半乳糖[6]。岩藻多糖（fucoidin）。还含碘[7]、铁、锌、锰、镍、铜、钴、镉、铅、锶、钙、镁、钾和钠等元素[8]。

【药理】 1. 对中枢神经系统的影响 在神经细胞中，海人草酸对有兴奋性氨基酸受体存在的细胞体和树状突首先影响，引起病理性改变，而对受体稀少的轴突可不被作用。脑室内注射海人草酸可使纹状体的胆碱能和 γ-氨基丁酸能神经元的生化性质减弱，而对多巴胺能和 5-羟色胺能神经元则不显示作用。给小鸡的玻璃体内注射海人草酸可使视网膜上半数的胆碱能和 γ-氨基丁酸能神经元消失。海人草酸对海马锥体细胞的损害和其惊厥作用有关。它的神经毒作用被认为是改变脑细胞的生化，从大鼠小脑切片中可见环磷腺苷和环磷鸟苷含量的增加。海人草酸可使大鼠诱发湿犬抖颤（WDS）症候群、癫痫样惊厥和脑损害[1, 2]。

2. 对心血管的影响 海人草酸抑制离体兔心及蛙心的搏动；对离体和在体兔耳的灌流开始时使血管舒张，随后呈现明显的收缩。大于 1 mg/kg 剂量的海人草酸可使猫和兔的血压下降[1]。

3. 对泌尿道的影响 静注大剂量的海人草酸可损害兔的肾小球和肾小管，引起肾功能减退，使尿量减少，尿 pH 下降，出现蛋白尿和血尿等[1]。

4. 对胃肠道的影响 小鼠灌服海人草酸后可降低离体豚鼠肠管的紧张性，并能缓解氯化钡和乙酰胆碱引起的挛缩。对整体兔肠运动有弛缓作用[1]。

5. 对呼吸的影响 静注 1～2 mg/kg 的海人草酸可抑制家兔的呼吸，5～10 min 后恢复[1]。

6. 驱蛔作用 0. 1%海人草酸能致猪蛔的暂时收缩，可抑制虫体肌的脱氢酶，但并不影响虫体切片的耗氧量。给患蛔虫病的幼犬服海人草酸镁可获良效，故认为镁盐有增强海人草酸的作用。海人草酸由于干扰蛔虫体肌 NADH 和 FAD 间电子的转移，使蛔虫因痉挛性麻痹致死[1, 3, 4]。

7. 其他作用 海人草酸对家蝇和蟑螂等昆虫有良好的毒杀作用[1, 5]。

毒性 海人草酸小鼠口服的 LD_{50} 为 120 mg/kg。皮下注射的 LD_{50} 为 29 mg/kg。海人草酸可使兔红细胞减少及淋巴细胞增多；能引起肝功能障碍[1]。

【药性】 咸，平。

1.《全国中草药汇编》："咸，凉。"

2.《中国药用海洋生物》："咸，平。"

【功用主治】《中国药用海洋生物》："驱虫。用于蛔虫、鞭虫、绦虫症。"

【用法用量】 内服：煎汤，5～10 g；或研末。

【选方】 驱蛔虫 海人草 10 g，番泻叶 20 g。水煎，和糖少许顿服。（《现代实用中药》）

4086 海月壳 hǎi yuè ké （《本草从新》）

【异名】 明瓦（《闽中海错疏》），蚵壳爿（《本草从新》）。

【基原】 为不等蛤科海月蛤属动物海月 *Placuna placenta* (Linnaeus)的贝壳。

【原动物】 参见"海月"条。

【采收加工】 四季可采，退潮时采收，取壳，晒干。

【药性】 咸，寒。

1.《本草从新》："咸，大寒。"

2.《中国药用海洋生物》："咸，寒。"

【功用主治】 解毒，消积。主治小儿麻疹，疳积，湿烂疮，鹤膝风。

1.《本草从新》："泻湿热。煎汤洗鹤膝风；煅研为粉，涂湿烂疮。"

2.《中国药用海洋生物》："解毒，消结，利五脏。用于麻疹，疳积等。"

【用法用量】 内服：研末，9 g。外用：煅研外敷；或煎汤洗。

4087 海风藤 hǎi fēng téng （《本草再新》）

【异名】 满坑香（《浙江药用植物志》），荖藤、大风藤（《中国植物志》），岩胡椒（《新华本草纲要》）。

【基原】 为胡椒科胡椒属植物风藤的藤茎。

【原植物】 风藤 *Piper kadsura* (Choisy) Ohwi [*P. futokadsura* Sieb. et Zucc.] 又名：细叶青蒌藤（《高等植物图鉴》）。

木质藤本。茎有纵棱，幼时被疏毛，节上生根。叶近革质，具白色腺点，卵形或长卵形，长 6～12 cm，宽 3. 5～7 cm，先端短尖或钝，基部心形，上面无毛，下面通常被短柔毛，叶脉 5 条，基出或近基部发出；叶柄长 1～1. 5 cm；叶鞘仅限于基部具有。花单性，雌雄异株，聚集成与叶对生的穗状花序；雄花序长3～5.5 cm；总花梗略短于叶柄，花序轴被微硬毛；苞片圆形，近无柄，盾状，上面被白色粗毛；雄蕊 2～3 枚，花丝短；雌花序短于叶片；总花梗与叶柄等长；苞片和花序轴与雄花序的相同；子房球形，离生，柱头 3～4，线形，被短柔毛。浆果球形，褐黄色，直径 3～4 mm。花期 5～8 月。

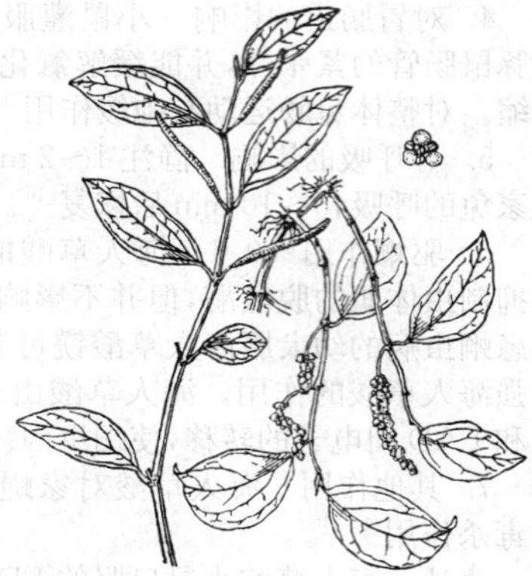
风 藤

生于低海拔林中，常攀缘于树上或岩石上。分布于浙江、福建、台湾、广东等地。

【采收加工】 9～10 月采割全株，洗净，晒干。

【药材】 海风藤 *Caulis Piperis Kadsurae* 主产于福建、浙江、广东等地。

性状 茎藤呈扁圆柱形，微弯曲，长 15～60 cm，直径 0.3～2 cm。表面灰褐色或褐色，粗糙，有纵向棱状纹理及明显的节，节间长 3～12 cm，节部膨大，上生不定根。体轻，质脆，易折断，断面不整齐，皮部窄，木部宽广，灰黄色，导管孔多数，射线灰白色，放射状排列，皮部与木部交界处常有裂隙，中心有灰褐色髓。气香，味微苦、辛。

鉴别 (1) 茎横切面：表皮细胞小形，角质层突起呈浅齿状。皮层最外侧为 2～3 列厚角细胞，内侧有 2～3 列纤维排列成断续的环；石细胞偶见；内皮层凯氏带明显。中柱维管束 20～30 个，环列，韧皮部外方有 1～5 列纤维排列成冠状，与束间部位的石细胞联结成环；木质部导管大。环髓纤维 4～6 列，髓部维管束 4～9 个排成 1 轮，髓中央有黏液道。本品薄壁细胞含淀粉粒及草酸钙砂晶和小方晶。

(2) 取本品粉末少许于载玻片上，加适量乙醇湿润，待稍干后，加水制片置显微镜下观察，结果有针状结晶析出，加稀硫酸则溶解(检查胡椒碱)。

(3) 取本品乙醇提取液点于滤纸上，在 365 nm 的紫外光灯下观察，显蓝绿色荧光。

【成分】 风藤茎含细叶青蒌藤素(futoxide)，细叶青蒌藤烯酮(futoenone)，细叶青蒌藤醌醇(futoquinol)，细叶青蒌藤酰胺(futoamide)，β-谷甾醇(β-sitosterol)，豆甾醇(stigmasterol)及挥发油[1]。

【药理】 1. 拮抗内毒素作用 大鼠预先给予海风藤提取物可减轻内毒素造成的低血压和通透性增强性肺水肿。海风藤的这种效应可能与其对血小板激活因子(PAF)的拮抗作用有关[1]。

2. 抗组织缺血及再灌注损伤作用 海风藤提取物可显著减轻局灶性脑缺血后血脑屏障的破坏，减少缺血灶周围坏死细胞、凋亡细胞数量，并具有减少梗死灶直径的趋势[2]。海风藤 0.3 g/kg 可明显降低犬脑干局灶性缺血后细胞内钙含量，改善缺血后神经元超微结构的损害[3]。脑缺血尤其是再灌注期脑组织磷脂酶 A_2 活性增强、三磷酸肌醇及自由基含量明显增加，而血小板活化因子受体拮抗剂海风藤酮可明显抑制再灌注期鼠脑磷脂酶 A_2 活性及自由基的形成[4]。对大鼠肝脏缺血再灌注损伤模型预防性应用海风藤酮，与对照组相比，肝脏胆汁流量、丙二醛含量、血清酶学变化均显著减低[5]。

3. 抗老年痴呆作用 老年痴呆模型小鼠学习记忆成绩下降，脑内 β 淀粉样前体蛋白基因(βAPP)基因表达增强，小鼠口服低、中、高剂量海风藤提取物能提高其学习记忆成绩，降低脑内 βAPPmRNA 含量，并呈现一定的量效关系[6]。

【药性】 《本草再新》：“味苦，性寒，无毒。入心、肾二经。”

【功用主治】 祛风湿，通经络，理气止痛。主治风寒湿痹，肢节疼痛，筋脉拘挛，脘腹冷痛，水肿。

1.《本草再新》：“行经络，和血脉，宽中理气，下湿除风，理腰脚气，治疝，安胎。”

2.《浙江中药手册》：“宣痹，化湿，通络舒筋。治腰膝痿痹，关节疼痛。”

3.《中药临床应用》：“温中散寒，行气止痛。”

4.《中国民族药志》：“利水消肿。”

【用法用量】 内服：煎汤，6～15 g，大剂量可用至 30 g；或浸酒。

【选方】 治胃脘疼痛(胃和十二指肠溃疡)、腹痛泄泻(胃肠炎) 海风藤 15 g，救必应 9 g。水煎服。(《中药临床应用》)

4088 海石鳖 hǎi shí biē (《中国药用海洋生物》)

【异名】 石鳖、海八节毛(《青岛中草药手册》)，八节毛(《中国药用动物志》)。

【基原】 为隐板石鳖科毛肤石鳖属动物红条毛肤石鳖、锉石鳖科锉石鳖属动物函馆锉石鳖及多种石鳖的全体。

【原动物】 1. 红条毛肤石鳖 *Acanthochiton rubrolineatus*(Lischke)

体卵圆形，长 27～33 mm，宽 16～21 mm。体色变化大，多为灰绿色或青灰色。背腹扁平，头在前下方，无眼及触角，有一短而下弯的吻，吻中为口，口内齿舌很长。背面中央突起，有呈覆瓦状排列的石灰质壳片 8 块，暗绿色壳片中央具有 3 条红色色带。前端头壳片呈半圆形，壳顶部较光滑，边缘部分有低平粒状突起，腹面前方的嵌入片有齿裂 5 个。近两端的壳片长宽略相近，中间的壳片略宽，峰部有纵肋，翼部有较大的颗粒状突起，嵌入片的翼部位置具 1 个齿裂。尾壳片较小，前缘中央微凹，后缘弧形，表面有颗粒状突起，嵌入后区两侧各具 1 齿裂。在壳片的四周围有一圈外套膜，形成较宽的环带，呈深绿色，其周围相间布有 18 丛棘束。腹面平坦，足扁而宽，几占整个腹面。足与外套膜之间形成一较狭的外套沟。沟中有鳃 22～24 对。鳃列长约为足长的 2/3。生殖孔和排泄孔位于外套沟稍后端。肛门位于足的后方。

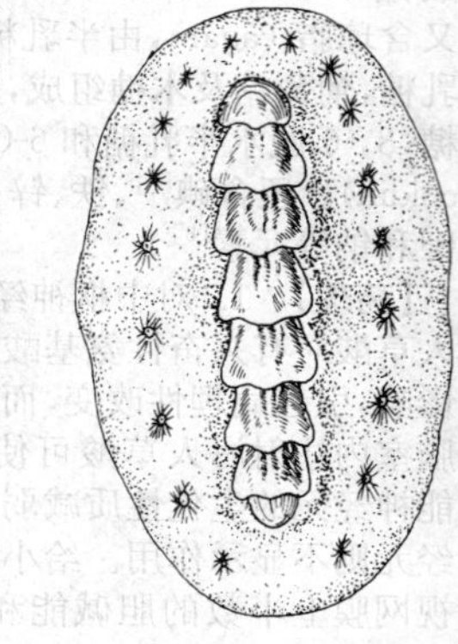
红条毛肤石鳖

栖息于潮间带岩石上，北方可生活于数米深的浅海。能缓慢匍匐爬行于海藻丛中，喜附着于岩石石缝或阴处。我国沿海均有分布。

2. 函馆锉石鳖 *Ischnochiton hakodadensis* Pilsbry 体卵圆形，长 22～35 mm，宽 12～19 mm，背腹扁平，外表土黄色或暗绿色，并杂有深色斑点。头壳片放射肋细密，甚多，嵌入片具 15～19 个齿裂。中间壳片中央部有显著的网状刻纹。翼部有 5～7 条放射肋。嵌入片每侧具 2～3 个齿裂。尾壳片中央区的刻纹与中间壳片的网状相同，后区具细密的放射肋及环状纹，嵌入片具 12～20 个齿裂。周围环带窄，表面布满大小不等的鳞片。鳃 35 对，鳃列与足等长。

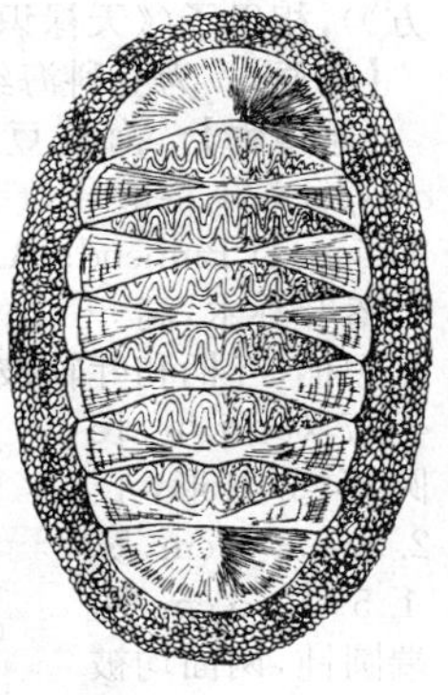
函馆锉石鳖

栖息于潮间带岩礁石上或石缝间，以中、下区为多。分布于渤海、黄海沿岸。生活于潮间带，为我国海滨习见种。

【采收加工】 在海滩上或岩石缝间捕捉。捕得后洗净，置阴暗通风处晾干。

【药材】 海石鳖 *Acanthochiton Seu Ischnochilon* 产于渤海、黄海、东海、南海沿海。

性状　红条毛肤石鳖　全体呈卵圆形，背面有 8 块呈覆瓦状排列的石灰质的壳片。壳片暗绿色，中部有 3 条红色色带。环带较宽，深绿色，其上面有18 丛棘束。气腥，味咸。

函馆锉石鳖　中间壳片中央部有显著的网状纹理，翼部有 5～7 条放射肋纹。

鉴别　(1) 取本品粗粉适量，加石油醚提取，提取液浓缩至干，残渣加氯仿 2 ml 溶解后移入小试管，沿管壁滴加浓硫酸 1 ml，静止 10 min，上层显橙红色，并有蓝色荧光，两液界面呈血红色环(检查甾体皂苷类)。

(2) 取(1)项提取过的残渣加水煎煮，取水煎液 1 ml 加入等量的茚三酮试剂，水浴加热 10 min，呈紫色(检查氨基酸)。

【成分】 全体含牛磺酸(taurine)，氨基酸，脂肪，蛋白质等[1]。还含两种新类胡萝卜素：(3S，4R，3′R，6′R)-β，ε-胡萝卜素-3，4，3′-三醇〔(3S，4R，3′R，6′R)-β，ε-carotene-3，4，3′-triol〕和(3R，4R，3′R)-β，β-胡萝卜素-3，4，3′-三醇〔(3R，4R，3′R)-β，β-carotene-3，4，3′-triol〕[2]。

【药性】 《青岛中草药手册》："性寒，味咸。入肝、脾、胃经。"

【功用主治】 化痰散结，清热解毒。主治颈淋巴结结核，麻风病，慢性气管炎。

1.《青岛中草药手册》："软坚化结，清热解毒，活血止痛。"

2.《中国药用海洋生物》："软坚散结。用于颈淋巴结核，麻风等。"

3.《山东药用动物》："函馆锉石鳖尚有清肺化痰，止咳平喘功能。可用于治疗慢性气管炎。"

【用法用量】 内服：焙焦研末，2～6 g。

【宜忌】 《中国药用海洋生物》："①海石鳖治疗淋巴结结核对病变部位有明显的趋向性，有一定的局限反应，用量应由小到大。②制作中应焙焦，焙得不熟，服后易发生腹泻。焙成炭则失去作用。③凡食海产品过敏者忌服。"

【选方】 1. 治颈淋巴结结核　海石鳖焙炒至深黄色，研末过 80 目筛，压片或装胶囊。每次 2～6 g，每日或隔日 1 次，晚睡前服。首次用黄酒作引子，并须发汗，以后可用温开水冲服。

2. 治麻风病　海石鳖烘干，研粉。成人每日量 8～16 g，可并用氨苯砜 30～100 mg。每星期服 6 d，停药 1 d。(1、2 方出自《中国药用海洋生物》)

3. 治慢性气管炎　函管锉石鳖，洗晒干，放烘箱内烤 12～24 h，研粉压片，每片 0.5 g。每服 1 g，每日 3 次，10 d 为 1 个疗程。(《山东药用动物》)

4089 海白石 hǎi bái shí (《南海海洋药用生物》)

【异名】 鹅管石(《南海海洋药用生物》)。

【基原】 为枇杷珊瑚科盔形珊瑚属动物粗糙盔形珊瑚等多种盔形珊瑚离散的石灰质骨骼。

【原动物】 粗糙盔形珊瑚 *Galaxea aspera* Quelch

群体形状不定，随周围环境而变，空间宽大则群体块状呈凸形，空间狭小则呈畸形。能分泌石灰质，使群体长有坚硬的骨骼。凸形的"珊瑚骼"珊瑚杯多而密，杯略圆形或椭圆形，少数呈长方形，第一、第二轮隔片大而突出，几乎到达杯中心，两侧具很多小颗粒。第三轮隔片较狭，约 1/2 半径宽，颗粒少。第四轮隔片发育不全。珊瑚肋粗，自杯壁上部一直延伸到基部。

生活时为黄绿色，触手白色；当收缩时口道处呈深绿色。

属暖水种，一般栖息于干潮带下至水深 15 m 左右的珊瑚礁平台上。只分布在热带海域，为构成珊瑚礁的重要组分。我国海南岛、涠洲岛和西沙群岛周围水域及浅海区凡能生长造礁石珊瑚处，均有分布。

【采收加工】 于沙滩边采收，或潜水、垂网采收，除去杂质，晒干。

【药材】 海白石 *Os Galaxeae* 产于广西、广东、海南等沿海。

性状　本品呈不规则的块状，有许多圆形或卵形突起。表面灰黄色。气微，味微咸。

【成分】 主要成分为碳酸钙($CaCO_3$)，尚含有少量镁、硅、铁等[1]。

【炮制】 1. 海白石　取原药材，洗净，晒干，打碎用。

2. 煅海白石　取净海白石，置容器内，用无烟武火加热，煅至红透，取出放凉，捣碎或研细。

3. 醋淬海白石　取净海白石，如前法煅至红透，趁热倾入醋中淬透，冷后碾碎。每海白石 100 kg，用醋 25 kg。

饮片性状　海白石参见"药材"项。煅海白石灰白色或灰黑色，质酥松。有焦臭气。醋淬海白石形如煅海白石，具酸醋气。

贮干燥容器内，置干燥处，防尘。

【药性】 《中国药用海洋生物》："甘，平。"

【功用主治】 《中国药用海洋生物》："清热解毒，化痰止咳。用于气管炎，痢疾，瘰疬等。"

【用法用量】 内服：煎汤，15～30 g。外用：研末调搽。

【选方】 治阳痿，腰膝无力，乳汁不通　鹅管石 25 g。煎服。(《中国海洋湖沼药物学》)

4090 海决明 hǎi jué míng (《中国药用海洋生物》)

【异名】 马蹄子(浙江)。

【基原】 为马蹄螺科凹螺属动物黑凹螺及锈凹螺的壳。

【原动物】 1. 黑凹螺 *Chlorostoma nigerrima*(Gmelin) 贝壳呈塔形，质厚宽实，一般壳高 24～30 mm，宽与高近等。螺层 6 层，壳顶 3 层很小，以下 3 层宽度骤增。壳面一般较平直，体螺层显著膨胀。壳表灰黑色或棕黑色，生长线细波状与细密的放射肋相互交错，具纵走的灰黑色条纹和引伸的肋痕。壳基部较平整。壳口内面银白色，有珍珠光泽及数条环行的细褶襞。内唇斜，中部延伸成白色遮缘，基部具钝齿 1～2 枚。脐孔深，部分被遮掩，变小，周缘灰白色。厣角质，圆形，褐色，多旋，核在中央。

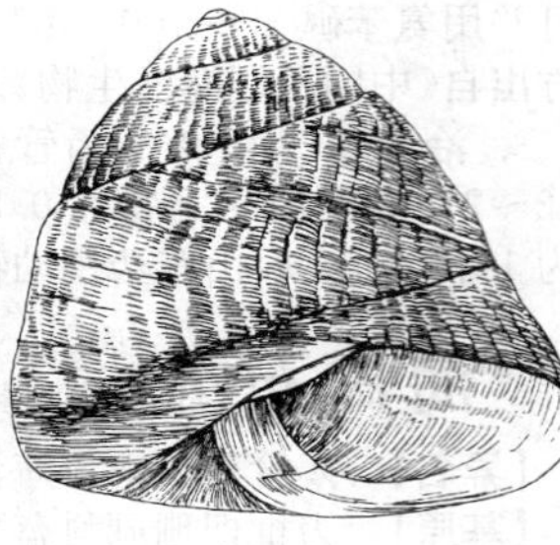

黑凹螺

生活于中低潮区岩石间。我国分布于东海、南海。

2. 锈凹螺 *C. rustica*(Gmelin) 又名：高腰螺。

贝壳圆锥形，质坚厚，一般壳高 23～26 mm，宽与高近等。缝合线显著。壳面稍突出，每层的宽度逐渐增加。壳表黄褐色或黑褐色，常具铁锈色斑纹。自壳顶向下的各层都具很显著的斜行肋线，尤以在体螺层最为显著，生长线细密，并与棕色的斜行放射肋成十字形交叉。壳内面灰白色，具珍珠样光泽。壳口斜，呈马蹄形。外唇薄，有一褐色与黄色相间的镶边；内唇厚，向脐孔伸出一白色遮缘，脐孔大而深，周围有白色环。下方壳口具 1～2 枚白色小齿。厣角质，薄而圆，棕红色；边缘银白色，核在中央。

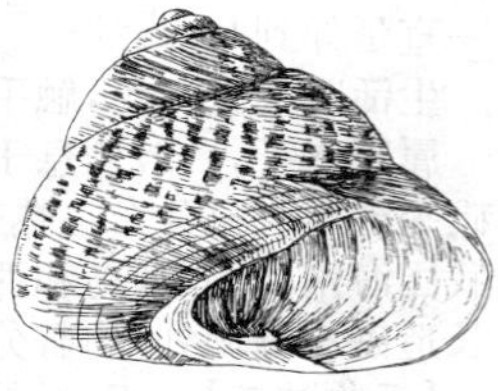

锈凹螺

生活于潮间带下区至潮下带约 20 m 深的岩礁上或海藻丛中。我国沿海分布很广。为经济藻类养殖业的敌害。

【采收加工】 四季均可采捕，取壳，晒干。

【药材】 海决明 *Concha Chlorostomae* 黑凹螺产于东海、南海；锈凹螺产于全国沿海各地。

性状 黑凹螺 呈圆锥形，螺层 6，壳顶 3 层很小，下面 3 层增大，壳基层最大，较平整。表面灰黑色，有纵向的灰黑色花纹和自壳面引伸而出的肋痕。壳口斜形，内面有珍珠样光泽和环形细纹数条。壳坚厚。气微，味微咸。

锈凹螺 螺壳呈圆锥形，螺层约 5 层。壳顶尖，有的已折断。表面黄褐色，密布铁锈斑纹，各层均有细弱的螺旋肋和生长纹，并可见不太整齐的纵向隆起。壳口斜，马蹄形，内面灰白色，有珍珠样光泽。气微，味微咸。

【成分】 贝壳含碳酸钙，还含有精氨酸，天冬氨酸，谷氨酸，甘氨酸，丙氨酸等 14 种氨基酸[1]。

【药性】《中国药用海洋生物》："咸，微寒。"

【功用主治】 平肝潜阳。主治高血压病，头晕头痛，慢性肝炎。

1.《中国药用海洋生物》："平肝潜阳。用于高血压病，慢性肝炎。"

2.《中国药用动物志》："益肝补肾。"

3.《中国动物药志》："治头晕，头痛。"

【用法用量】 内服：煎汤，10～30 g。

4091 海红豆 hǎi hóng dòu (《海药本草》)

【异名】 红豆(《益部方物略记》)，大红扁豆(《草木便方》)，相思子(《天禄识余》)。

【基原】 为豆科海红豆属植物海红豆的种子。

【原植物】 海红豆 *Adenanthera pavonina* L. var. *microsperma*(Teijsm et Binnend) Nielsen [*A. microsperma* Teijsm et Binnend; *A. pavonina* auct. non L.]

落叶乔木，高 5～20 m。嫩枝被微柔毛。二回羽状复叶，具短柄；叶柄和叶轴被微柔毛，无腺体；羽片 3～5 对，小叶 4～7 对，互生，长圆形或卵形，长 2.5～3.5 cm，宽 1.5～2.5 cm，两端圆钝，两面均被微柔毛。总状花序单生于叶腋或在枝顶排成圆锥花序，被短柔毛；花小，白色或黄色，有香味，具短梗；花萼长不足 1 mm，与花梗同被金黄色柔毛；花瓣 5 片，披针形，长 2.5～3 mm，无毛，基部稍合生；雄蕊 10 枚，与花冠等长或稍长；子房被柔毛，几无柄，花柱丝状，柱头小。荚果狭长圆形，盘旋，长 10～20 cm，宽 12～14 cm，开裂后果瓣旋卷；种子近圆形至椭圆形，长 5～8 mm，宽 4.5～7 mm，鲜红色，有光泽。花期 4～7 月，果期 7～10 月。

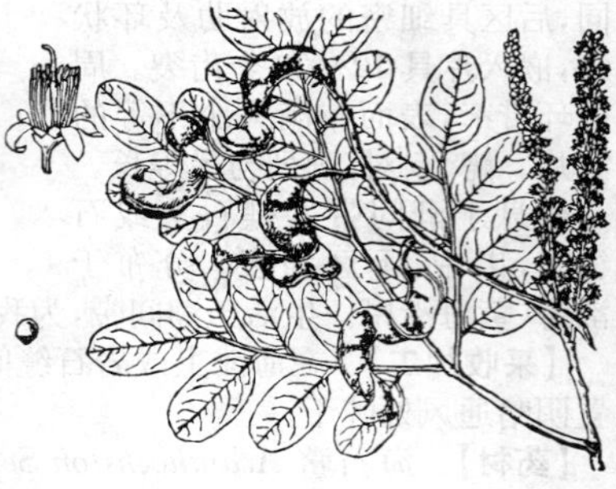

海红豆

多生于山沟、溪边、林中或栽培于庭园。分布于福建、广东、海南、广西、贵州、云南、台湾等地。

【采收加工】 8～10 月采摘成熟果实，剥取种子，晒干。

【药性】《海药本草》："微寒，有小毒。"

【功用主治】 疏风清热，燥湿止痒，润肤养颜。主治面部黑斑，痤疮，皶鼻，头面游风，花斑癣。

《海药本草》："主黑皮䵟黯，花癣，头面游风。"

【用法用量】 外用：研末涂。

【忌宜】 本品有毒，一般不作内服。

4092 海松子 hǎi sōng zǐ (《开宝本草》)

【异名】 松子(《海药本草》)，松子仁(《本草衍义》)，新罗松子(《纲目》)。

【基原】 为松科松属植物红松的种子。

【原植物】 红松 *Pinus koraiensis* Sieb. et Zucc. [*P. mandschurica* Rupr.; *Apinus koraiensis* (Sieb. et Zucc.) Moldenke] 又名：五粒松(《四声本草》)，海松(《开宝本草》)，新罗松(《纲目》)，果松、韩松、红果松、朝鲜松(《中国植物志》)。

乔木，高 50 m，胸围 1 m。幼树皮灰褐色，大树皮灰褐色或灰色，不规则鳞片状纵裂，脱落后露出红褐色内皮。一年生枝密生黄褐色柔毛；冬芽淡红褐色。针叶 5 针一束，长 6～12 cm，粗硬，直，边缘有锯齿，背面通常无气孔线，腹面每侧有 6～8 条气孔线，横切面近三角形，内见 3 个树脂道，中生，叶鞘早落。雄球花椭圆状圆柱形，红黄色，密集新枝下部成穗状；雌球花绿褐色，圆柱状卵圆形，直立，单生或数个集生。球果圆锥状卵圆形，长 9～14 cm，径 6～8 cm，梗长 1.5 cm，熟后种鳞张开；种鳞菱形先端钝，向外反曲，鳞盾黄褐色，三角形或斜方状三角形，外面有皱纹，鳞脐不显著。种子大，暗紫褐色或褐色，倒卵状三角形，微扁，长 1.2～1.6 cm。花期 6 月，果熟期翌年 9～10 月。

生于海拔 150～1 800 m的针阔叶混交林中。分布于东北地区。

本植物的针叶(松叶)亦供药用，另设专条。

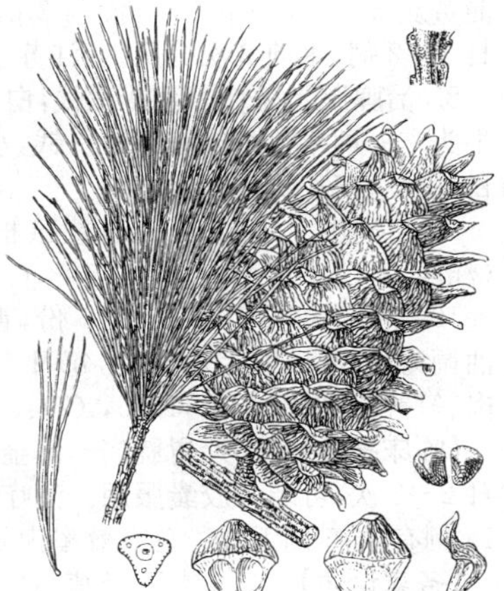

红 松

【采收加工】 9～10 月果熟期采收，晒干后，取出种子，生用或炒用。

【药材】 海松子 *Semen Pini Koraiensis* 主产于黑龙江、吉林。

性状 种子倒卵状三角形，无翅，红褐色，长 1.2～1.6 cm，宽 7～10 mm。种皮坚硬，破碎后可见种仁，卵状长圆形，先端尖，淡黄白色或白色。有松脂样香气，味淡有油腻感。

【成分】 种子含止杈酸(abscisic acid)[1]和挥发油，挥发油由 26 个烃类、17 个酯类、16 个醛类、12 个酮、31 个醇、11 个碱、2 个酸等组成[2]。种子油含脂肪酸：亚油酸(linoleic acid)，顺-5，9-十八碳二烯酸(*cis*-5，9-octadecadienoic acid)，顺-5，9，12-十八碳三烯酸(*cis*-5，9，12-octadecatrienoic acid)，顺-5，11，14-二十碳三烯酸(*cis*-5，11，14-eicosatrienoic acid)[3,4]等。

【药理】 抗粥样硬化、溶石作用 海松子油为不饱和脂肪酸，有抑制家兔实验性主动脉粥样硬化的作用[1]。家兔灌胃给予海松子油 10 ml/只(相当于生药海松子仁 5.5 g/kg)可以防治同时喂饲胆固醇所致的主动脉病变，使主动脉粥样斑块占主动脉总面积的百分率，由单饲胆固醇的 34.20% 降至 20.32%；而且使动脉硬化的病变程度减轻。但降低胆固醇作用不明显；还能升高血清总脂含量，这可能是不饱和脂肪酸能与胆固醇结合成酯，后者容易转运、代谢和排泄。海松子粗提物体外溶石实验表明：海松子对胆固醇及含胆固醇量较多的混合型胆石有较好的溶化和溶解作用，所剩颗粒较小较少；对含胆色素量较多的混合型时间延长，所剩颗粒较多较大；对胆色素结石不溶[2]。

【药性】 甘，微温。归肝、肺、大肠经。

1.《海药本草》："味甘美，大温，无毒。"

2.《开宝本草》："味甘，小温，无毒。"

3.《玉楸药解》："味甘、辛，气平。入手太阴肺、手阳明大肠、手少阴心、足厥阴肝经。"

【功用主治】 润燥，养血，祛风。主治肺燥干咳，大便虚秘，诸风头眩，骨节风，风痹。

1.《海药本草》："主诸风，温肠胃，久服轻身延年不老。"

2.《日华子》："逐风痹寒气，虚羸少气，补不足，润皮肤，肥五脏。"

3.《开宝本草》："主骨节风，头眩，去死肌，变白，散水气，润五脏，不饥。"

4.《纲目》："润肺。治燥结咳嗽。"

5.《本草通玄》："益肺止咳，补气养血，润肠止渴，温中搜风，润皮肤，肥五脏。阴虚多燥者珍为神丹。"

6.《药性切用》："醒脾开胃，解郁润肠。"

7.《本草再新》："润肺健脾，敛咳嗽，止吐血。"

8.《随息居饮食谱》："润燥，补气充肌，养液息风，耐饥温胃，通肠辟浊，下气香身，最益老人。"

【用法用量】 内服：煎汤，10～15 g；或入丸、膏中。外用：研末调敷。

【宜忌】 便溏、滑精、痰饮体质者慎服。

1.《本草从新》："便溏、精滑者勿与，有湿痰者亦禁。"

2.《本草省常》："食羊肉者忌之。"

【选方】 1. 益精补脑，久服延年不老，身轻悦泽 松子二斤取仁，甘菊花一斤为末。上以松子和捣千杵，入蜜丸，如梧桐子大，每服食前以酒下十丸，日可三服，加至二十丸。(《圣惠方》松子丸)

2. 治肺燥咳嗽 松子仁一两，胡桃仁二两。研膏，和熟蜜半两收之。每服二钱，食后沸汤点服。(《玄感传尸》凤髓汤)

3. 治小儿寒咳 松子 5 个，百部 1 g。稍加水，煮沸 5 min，加白糖作丸如黄豆大，每饭后服 1 丸。(《吉林中草药》)

4. 治老人虚秘 柏子仁、大麻仁、松子仁等分。同研，溶白蜡丸桐子大，以少黄丹汤服二三十丸，食前。(《本草衍义》)

5. 润心肺，和大肠 松子同米煮粥食。(《士材三书》松子粥)

6. 治肾囊风 松子 15 g。炒黑研细末，香油调擦患处。(《吉林中草药》)

【各家论述】 1.《冯氏锦囊》："海松子气味香美甘温，气温能助阳而通经，味甘能补血而润泽，经通血润五脏自和，所以主骨节中风，及因风头眩，去死肌，散水气，润五脏，变白，仙方服食多简此物，亦以能延年轻身不老也。"

2.《玉楸药解》："松子仁与柏子仁相同，收涩不及，而滋润过之。润肺止咳，滑肠通秘，开关逐痹，泽肌荣毛，亦佳善之品。"

4093 海金沙 hǎi jīn shā
(《嘉祐本草》)

【异名】 左转藤灰(《四川中药志》)，海金砂(《江西草药》)。

【基原】 为海金沙科海金沙属植物海金沙 *Lygodium japonicum*(Thunb.) Sw. 的孢子。

【原植物】 参见"海金沙草"条。

【采收加工】 9～10 月孢子未脱落时采割藤叶，晒干，搓揉或打下孢子，筛去藤叶。

【药材】 海金沙 *Spora Lygodii* 主产于广东、浙江。

性状 孢子粉状，棕黄色或黄褐色。体轻，手捻有光滑感，置手中易由指缝滑落。撒入水中浮于水面，加热后则逐渐下沉；燃烧时发出轻微爆鸣及明亮的火焰，无灰渣残留。气微，味淡。

鉴别 粉末特征：棕黄色或浅棕黄色。孢子淡黄色，四面体形，辐射对称。极面观钝三角形，赤道面观超半圆形，极轴长 58～72(～97)μm，赤道轴长 70～108 μm；周壁具瘤状纹饰或颗粒状雕纹，有的周壁开裂或脱落，外壁光滑；具 3 裂缝。

【成分】 孢子含脂肪油[1]，还含赤霉素 A_{73} 的甲酯(methyl ester ofgibberellin A_{73})[2]。

【药理】 促排尿作用　给麻醉犬静脉注射海金沙的水提醇沉法制成的注射液(1 g 生药/kg)，能增加犬输尿管蠕动频率和一定量的尿液排出，可使蠕动性压力升高[1]。

【药性】 甘、淡，寒。归膀胱、小肠、脾经。

1.《宝庆本草折衷》："寒，无毒。"

2.《品汇精要》："味淡，性平，无毒。气之薄者，阳中之阴。"

3.《医学入门》："味甘，平。"

4.《纲目》："甘，寒，无毒。""小肠、膀胱血分药也。"

5.《本草汇言》："味甘、淡，微苦，气寒，无毒。沉也，降也。入足少阴、手足太阴经血分。"

6.《医林纂要》："气轻上浮，宜入心肺。沙体下坠，则入二肠。"

7.《本草再新》："入脾、肾二经。"

8.《本草害利》："苦，寒。"

【功用主治】 利水通淋，清热解毒。主治热淋血淋，砂淋白浊，女子带下，水湿肿满，湿热泻痢，湿热黄疸，兼治吐血衄血，外伤出血。

1.《嘉祐本草》："主通利小肠。"

2.《纲目》："治湿热肿满，小便热淋、膏淋、血淋、石淋茎痛。解热毒气。"

3.《珍珠囊补遗药性赋》："攻伤寒热病，专利小便。"

4.《药性考》："鼻衄，退目翳，发痘。"

5.《本草再新》："除血分湿热。"

6.《本草正义》："利水通淋，治男子淫浊，女子带下。"

【用法用量】 内服：煎汤，5～9 g，包煎；或研末，每次 2～3 g。

【宜忌】 肾阴亏虚者慎服。

1.《本草经疏》："性淡渗而无补益，小便不利及诸淋由于肾水真阴不足者勿服。"

2.《冯氏锦囊》："淡渗而无补，若肿胀由于脾虚，淋浊由于真阴不足者忌服。"

3.《本经逢原》："肾脏真阳不足者忌用。"

4. 张秉成《本草便读》："寒降之性，如肝肾虚寒，下元不固，以致遗滑淋浊、茎中不通者，不可用。"

【选方】 1. 治诸淋急痛　海金沙七钱半，滑石半两。上为细末，每服二钱半，多用灯心、木通、麦门冬草，新水煎，入蜜调下。(《直指方》二神散)

2. 治尿路结石　海金沙、金钱草、车前草各 30 g。煎服。(《北海民间常用中草药手册》)

3. 治膏淋　海金沙、滑石末各一两，甘草末一分。上研匀，每服一匕，用麦门冬汤下；灯心汤亦可。(《世医得效方》海金沙散)

4. 治膀胱炎　海金沙、车前草、积雪草、一点红、白茅根各 30g。煎水服。(江西《草药手册》)

5. 治肾炎水肿　海金沙、马蹄金、白茅根各 30 g，玉米须 12 g。水煎服。(《福建药物志》)

6. 治小便不通，脐下满闷　海金沙一两，腊面茶半两。二味捣碾令细。每服三钱，煎生姜、甘草汤调下。服无时，未通再服。(《本草图经》)

7. 治前列腺肥大　海金沙 3 g，生蒲黄 10 g(如有血尿用蒲黄炭 6 g)，穿山甲 15 g，没药 3 g，琥珀末 1 g(冲服)。每日 1～2 剂，水煎 2 次分服。〔江苏中医，1984，(6)：35〕

8. 治脾湿胀满　海金沙三钱，白术四两，甘草半两，黑牵牛头末一两半。为末。每服一钱，水煎服，得利为妙。(《纲目》引《兰室秘藏》海金沙散)

9. 治痢疾　海金沙 9 g，薏苡根 9 g。水煎兑白糖服。(江西《草药手册》)

10. 治带状疱疹　海金沙 5 份，青黛 1 份。混合研匀，麻油调为稀糊，以鸭毛涂患处，每日 1～2 次。忌食鱼、虾、牛肉、笋等。〔中医杂志，1985，(7)：53〕

【临床报道】 治疗胃脘痛　海金沙，每次吞服 3～5 g，每日 2～3 次，可装入胶囊服用。治疗 31 例。结果 8 例显效；18 例有效；5 例无效。总有效率为 83.9%。

【各家论述】 1.《本草经疏》："海金沙，甘寒淡渗之药，故主通利小肠。得牙硝、栀子，皆咸寒苦寒之极，又得蓬砂之辛，所以能治伤寒热狂。大热当利小便，此釜底抽薪之意也。淡能利窍，故治热淋、血淋、膏淋等病。"

2.《本草述》："海金沙，方书但知其治血淋、膏淋、石淋等症，讵知其种种所患，皆本于湿土之气不能运化，而又有火以合之，乃结聚于水道有如是耳，岂可徒取责于行水之脏腑乎？试观东垣治脾湿方，更如续随子丸之亦治通身肿满、喘闷不快者，则可以思其功之所主，固不徒在行水之脏腑矣。"

4094 海狗肾 hǎi gǒu shèn (《本草图经》)

【异名】 腽肭脐(《药性论》)。

【基原】 为海狮科海狗属动物海狗和海豹科海豹属动物斑海豹、点斑海豹的阴茎和睾丸。

【原动物】 1. 海狗 *Callorhinus ursinus* Linnaeus　又名：腽肭兽(《日华子》)，豽兽(《异物志》)。

体肥壮，形圆而长，至后部渐收削。雄兽身长达 2.5 m，雌兽身长仅及其半。头略圆，额骨高，眼大，耳壳甚小，口吻短。旁有长须。四肢均有 5 趾，趾间有蹼，形成鳍足。尾甚短小。体深灰褐色，腹部黄褐色。

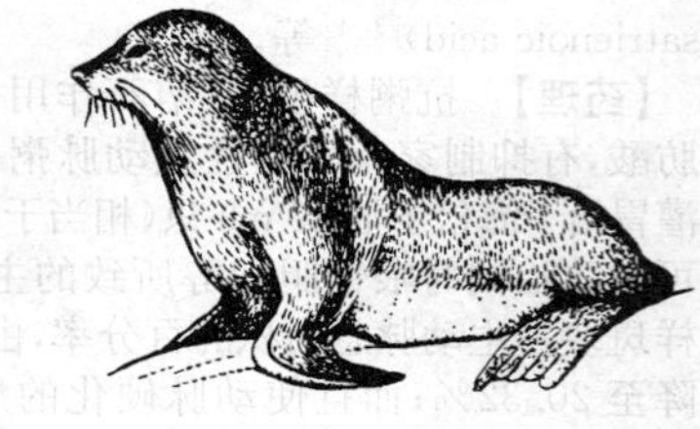

海　狗

生活于寒带或温带海洋中。以鱼类和乌贼类为主食。分布于北太平洋，偶见于我国黄海及东海海域。

2. 斑海豹 *Phoca largha* Pallas　又名：腽肭兽、海狗、普通海豹、港海豹(《海洋哺乳动物》)。

体颇粗壮，雄性长 1.5～2 m，重 150 kg，雌性长 1.4～1.6 m，重 120 kg。头圆颈短，吻宽短，口部触须长，每侧 40～50 根，呈念珠状，刚硬。齿数 34。眼大而圆，无耳壳，鼻孔和耳孔均有瓣膜，可启闭。

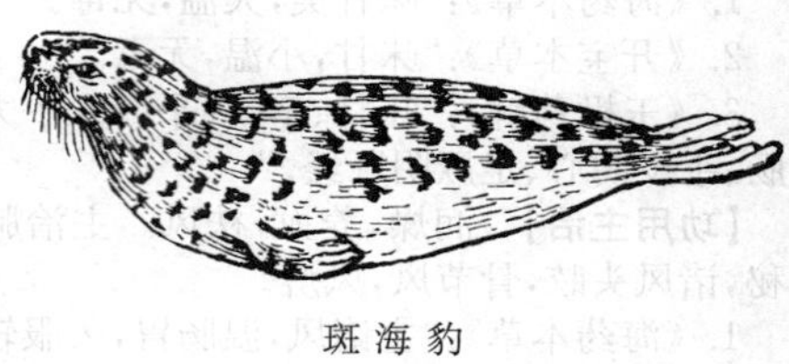

斑海豹

前肢较小，上部隐于体内，前、后肢均具5趾，趾端有爪，趾间具蹼，形成鳍足。后鳍足第一趾、第五趾长于其余各趾，形成扇形，与尾相连，只向后伸，不能自脚踝处向前弯曲活动。尾短小夹于后鳍足之间。全身密被短毛，体背灰黄色或蓝灰褐色，布有许多不规则的蓝黑色及白色大小不一的斑点。下颌白色无斑。腹部乳黄色，斑点稀少。随年龄增长，毛色变浅或近白色。

生活于寒带及温带海洋中。以鱼、软体动物及甲壳动物等为食。每年春季洄游至渤海湾一带觅食，2～3月繁殖，雄性无阴囊，睾丸位于腹腔内。我国分布于渤海沿岸海域，黄海、东海沿岸亦有发现。

3. 点斑海豹 *P. vitulina* Linnaeus

雄性体长1.6～1.9 m，重87～170 kg；雌性体长1.5～1.7 m，重60～142 kg。体具白灰色至深褐色或黑色的斑块、不定型斑点、环斑及污斑等，底色也颇多变异。有喜在陆上繁殖等特点。由于过去多年来点斑海豹(*P. vitulina*)与斑海豹(*P. largha*)经常混淆不清，故近年来已将两者均作为独立种，以便与其他亚种相区别。

本种为鳞脚类中分布最广的一种。

海狗、斑海豹、点斑海豹均为国家二级保护动物，禁止滥捕。

斑海豹、点斑海豹的脂肪油(海豹油)亦供药用，另设专条。

【采收加工】 春季捕捉雄兽，割取阴茎和睾丸，置阴凉处风干。

【药材】 海狗肾 *Testis et Penis Callorhini* 主产于加拿大、夏威夷群岛等地。

性状 阴茎呈圆柱形，先端较细，长28～32 cm，干缩，有不规则的纵沟及凹槽，有一条纵向的筋。外表黄棕色或黄色，杂有褐色斑块。后端有一长圆形、干瘪的囊状物，约4 cm×3 cm，或有黄褐色毛。睾丸2枚，扁长圆形，棕褐色，半透明，各有1条细长的输精管与阴茎末端相连。输精管黄色，半透明，通常绕在阴茎上。副睾皱缩，附在睾丸的一侧，乳黄色。

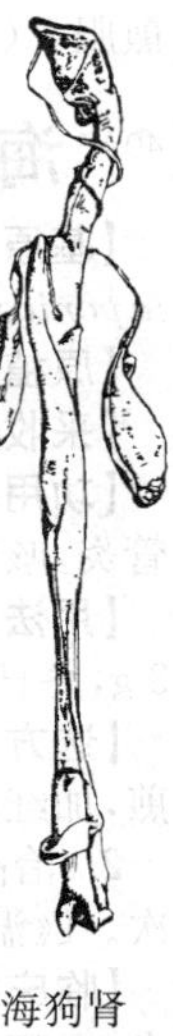

海狗肾外形

【成分】 斑海豹、海狗或髯海豹阴茎、睾丸主要含有雄性激素雄甾酮(androsterone)类成分，还含多种酶、糖、脂肪等[2]。

【药理】 抗衰老作用 海狗肾能够显著提高正常大鼠和生殖系统受损模型大鼠的血清睾酮含量，改善其睾丸间质细胞的功能状态，促进精子的发生与发育，显著提高血清SOD活力，降低血清MDA含量[1]。

【炮制】 1. 海狗肾 取原药材，刷洗干净，用文火烤软或置笼内蒸软，切厚片，干燥。

2. 烫海狗肾 翻动呈滑利状态后，投入净海狗肾片，翻炒至表面呈深黄色，形体鼓起松泡时，取出，筛去滑石粉，放凉。

饮片性状 海狗肾呈类圆形或不规则的厚片。半透明，黄色或黄棕色，杂有褐色斑块，中间有裂隙，质坚韧。气腥，味微咸。烫海狗肾形如海狗肾，表面焦黄色，形体鼓起。质酥脆，味微咸。

贮干燥容器内，密闭，置阴凉干燥处，防蛀、防走油。

【药性】 咸，热。归肝、肾经。

1.《药性论》："大热。"

2.《海药本草》："味甘，香美，大温，无毒。"

3.《日华子》："热。"

4.《开宝本草》："味咸。"

5.《雷公炮制药性解》："入脾、命门。"

6.《本草求真》："入肝、胃。"

7.《本草再新》："入肾经。"

【功用主治】 温肾壮阳，填精补髓。主治阳虚祛寒，阳痿遗精，早泄，腰膝痿软，心腹疼痛。

1.《药性论》："治男子宿癥、气块、积冷，劳气羸瘦，肾精衰损，多色成肾劳，瘦悴。"

2.《本草拾遗》："主鬼气尸疰，梦与鬼交，鬼魅狐魅，心腹痛，中恶邪气，宿血结块，痃癖羸瘦。"

3.《海药本草》："主五劳七伤，阴痿少力，肾气衰弱，虚损，背膊劳闷，面黑精冷。"

4.《日华子》："补中，益肾气，暖腰膝，助阳气，破中癥结，疗惊狂痫疾及心腹疼，破宿血。"

5.《本草再新》："壮阳补阴。"

6.《青岛中草药手册》："固精壮阳，暖肾，补肝，并有温补滋养之效。主治肾虚阳痿，体虚祛寒，腰膝软弱。"

7.《中国动物药》："益精补髓。治阳痿遗精。"

【用法用量】 内服：煎汤，3～9 g；或研末；或浸酒。

【宜忌】 1.《本草经疏》："阴虚火炽及骨蒸劳嗽等候，咸在所忌。"

2.《本草求真》："脾胃挟有寒湿者，亦忌。"

【选方】 1. 治下元久冷，虚气攻刺心脾小肠，冷痛不可忍 腽肭脐(焙，切)、吴茱萸(汤洗，焙炒)、甘松(洗，焙)、陈橘皮(汤浸去白，焙)、高良姜各一分。上五味，捣罗为末，先用猪白胰一个(去脂膏)，入葱白三茎，椒十四粒，盐一捻，同细锉银石器中，炒，入无灰酒三盏，煮食熟，去滓。每服七分盏，调药二钱匕，日三。(《圣济总录》腽肭脐散)

2. 治阳痿 海狗肾1具，肉苁蓉50 g，白酒500 ml。用白酒将上两药温浸1星期，饮酒。每次1盅，日饮3次。(《中国动物药》)

3. 治气虚胃弱 海狗肾1具，人参20 g，当归15 g，白芍15 g，白酒500 ml。用白酒将上药温浸1星期。饮酒，每次10 ml，日饮3次。(《常见药用动物》)

4095 海底柏 hǎi dǐ bǎi (《南海海洋药用生物》)

【异名】 红珊瑚(《珊瑚及其药用》)。

【基原】 为海底柏科矶花属动物赭色海底柏和鳞海底柏的群体。

【原动物】 1. 赭色海底柏 *Melitodes ochracea* (Linnaeus)

群体形似扁柏，呈深红色。多回分枝，枝节呈长筒形或扁球形，分枝从枝节上产生，小枝在一个扇面上。主枝与分枝的截面呈椭圆形。皮层骨针为多疣状纺锤形，红色和黄色。生活时水螅体伸展，犹如盛开的梨花。

栖息于水深5～20 m的坚硬基底或从珊瑚礁岩缝中长

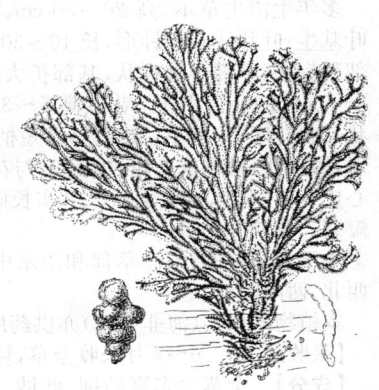

赭色海底柏

出。本种是热带性种，尤其在珊瑚礁的潟湖内珊瑚丘上生长得特别好。我国分布于西沙群岛及海南三亚、西瑁岛等沿海水域。

2. 鳞海底柏 *M. squanata* Nutting　又名：海柏、红色珊瑚（《南海海洋药用生物》）。

群体形似灌木状，主干与分枝截面呈圆形。两歧分枝，枝节呈球形。水螅体分布于主干、分枝的正面和两侧，黄色，两侧多而明显，为红色群体所衬托，形成黄色侧带。皮层骨针为淡红色和黄色。

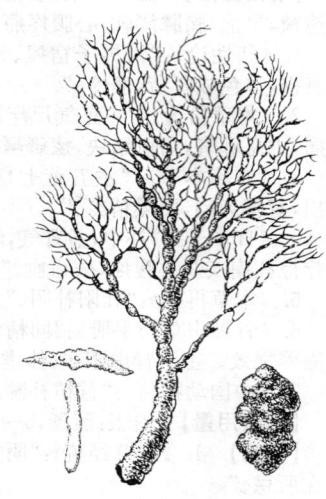

鳞海底柏

栖息于水深 2～8 m 的硬质海底或珊瑚岩缝中。分布于广东西部、海南南部及东南部沿海水域。

【采收加工】　垂网采捞，捞取后，用淡水浸泡数小时，洗净黏液和泥沙，晾干。

【药性】　《广东中药志》："甘、微咸，微寒。归肝、心、肺经。"

【功用主治】　止咳止血，和胃止泻，安神镇惊。主治咳血，呕吐，腹泻，心神不安，怔忡烦乱，小儿惊风。

1.《南海海洋药用生物》："鳞海底柏治肺病（吐血时止血），小儿惊风。煮水服用。""赭色海底柏止呕、止痢（拉肚子），治霍乱。磨粉冲开水内服。"

2.《广东中药志》："（鳞海底柏）清肺止咳，凉血止血，安神镇惊。用于虚劳咳嗽吐血，小儿惊风，心神不安或怔忡烦乱；近有用于胃肠炎，胃痛，高血压病。"

3.《中国动物药志》："（赭色海底柏）有止呕，止泻，止血，消炎，镇静的功能。用于霍乱吐泻，肺病吐血，小儿惊风等症。"

【用法用量】　内服：煎汤，10～15 g；或研末，5～10 g。

4096 海韭菜 hǎi jiǔ cài（《高原中草药治疗手册》）

【基原】　为水麦冬科水麦冬属植物圆果水麦冬的全草。

【原植物】　圆果水麦冬 *Triglochin maritimum* L.

多年生沼生草本，高 20～50 cm。茎基部膨大，具须根。叶基生；叶片线状披针形，长 10～30 cm，宽 1.5～2 mm，上部稍扁平，下部半圆柱状，基部扩大成鞘状，鞘的先端与长 3～5 mm的叶舌相连。花茎高 5～30 cm，上部为密集的穗状总状花序；花较小，黄绿色，具短柄；无苞片；花被片 6；卵形，鳞片状，排列成 2 轮；雄蕊 6，与花被片对生，几无花丝；心皮 6，花柱缺，柱头羽状。果实长圆形，具纵沟，成熟后 6 瓣裂。花期 6～7 月。

生于河边湿地、沼泽草甸和浅水中。分布于东北、华北、西北、西南等地。

本植物的果实（海韭菜籽）亦供药用，另设专条。

【采收加工】　6～7 月采收全草，切段晒干。

【成分】　全草含丰富的钾、低钠、低钙、大量糖[1]及氨基酸：天冬酰胺，丙氨酸，丝氨酸，谷氨酸，谷氨酰胺，天冬氨酸，缬氨酸，苏氨酸[2]。

实生苗含 4-羟基扁桃腈（4-hydroxymandelonitrile），4-羟基苯乙腈（4-hydroxyphenylacetonitrile）[3]，水麦冬苷（triglochinin）及红豆杉氰苷（taxiphyllin）[4]，氢氰酸（HCN）[5]。叶含哌啶酸（pipecolic acid）[6]。

花含水麦冬苷[7]。

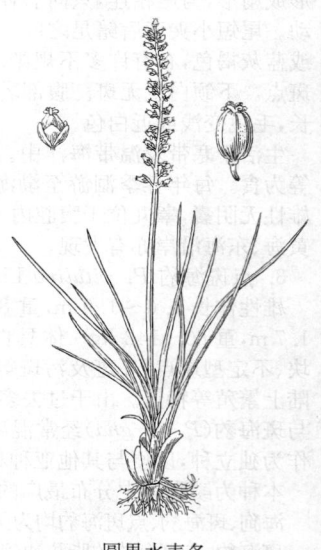

圆果水麦冬

【药性】　《青海常用中草药手册》："甘、淡，寒。"

【功用主治】　清热生津，解毒利湿。主治热盛伤津，胃热烦渴，小便淋痛。

1.《青海常用中草药手册》："清热解毒，利湿。"

2.《全国中草药汇编》："清热养阴，生津止渴。主治阴虚潮热，胃热烦渴，口干舌燥。"

【用法用量】　内服：煎汤，6～12 g。

【选方】　1. 治暴发火眼　海韭菜 12 g，菊花 9 g。水煎服。

2. 治心烦失眠　海韭菜 12 g，茯神 9 g，炒枣仁 12 g。水煎服。（1、2 方出自《青海常用中草药手册》）

4097 海带根 hǎi dài gēn（《医药卫生》）

【基原】　为海带科海带属植物昆布（海带）*Laminaria japonica* Aresch. 的固着器。

【原植物】　参见"昆布"条。

【采收加工】　7～10 月收获海带时，剪下根蒂，晒干。

【功用主治】　福建《医药卫生》1972，(1)：66："治慢性气管炎，咳嗽，气喘，高血压，头晕。"

【用法用量】　内服：煎汤，15～30 g；或研末，每次 2～3 g，每日 3 次。

【选方】　1. 治慢性气管炎　海带根 15 g，生姜 6 g。水煎，加红糖适量服。（《中国药用孢子植物》）

2. 治高血压病　海带根研成粉。每次 2～3 g，每日 3 次。〔《温州医药》1972，(2)：34〕

【临床报道】　治疗高血压病　取新鲜海带根部，晒干，洗净，再晒干，磨成粉末。每日剂量为 6～12 g，分 3 次饭后口服。共治疗 110 例，结果：110 例中显效 19 例，有效 65 例，无效 26 例，总有效率 76.4%。一般服药后 3 d，血压开始下降，有效率为 46%；7 d 有效率为 63%，随着治疗期增长有效率递增[1]。

4098 海桐皮 hǎi tóng pí（《开宝本草》）

【异名】　钉桐皮、鼓桐皮、丁皮（《药材资料汇编》），刺桐皮（《中药材手册》），刺通、接骨药（《贵州草药》）。

【基原】　为豆科刺桐属植物刺桐、乔木刺桐的干皮或根皮。

【原植物】　1. 刺桐　*Erythrina variegata* L. [*E. indica* Lam.]　又名：山芙蓉、空桐树、泡龙桐树、刺通树（《全国中

草药汇编》)，黄肿木(《广西药用植物名录》)。

大乔木，高可达 20 m。树皮灰棕色，枝淡黄色至土黄色，密被灰色绒毛，具黑色圆锥状刺，二三年后即脱落。叶互生或簇生于枝顶；托叶 2，线形，早落；3 出复叶；小叶阔卵形至斜方状卵形，长 10～15 cm，顶端小叶宽大于长，先端渐尖而钝，基部近截形或阔菱形，两面叶脉均有稀疏毛茸。总状花序长约 15 cm，被绒毛；总花梗长 7～10 cm；花萼佛焰苞状，长 2～3 cm，萼口斜裂；花冠蝶形，大红色，旗瓣长 5～6 cm，翼瓣与龙骨瓣近相等，短于萼；雄蕊 10，二体，花丝淡紫色，花药黄色；花柱 1，淡绿色，柱头不分裂，密被紫色软毛。荚果串珠状，微弯曲。种子 1～8 颗，球形，暗红色。花期 3 月。

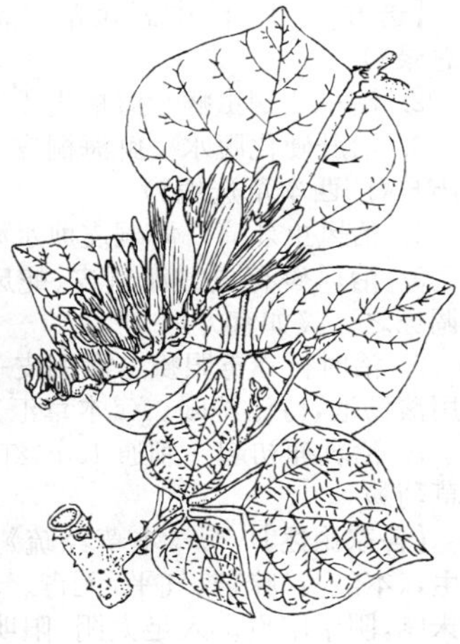

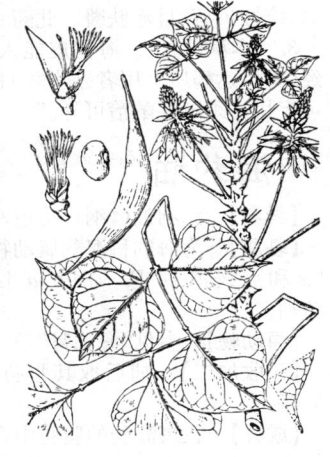
刺　桐

野生或栽培为行道树。分布于浙江、福建、湖北、湖南、广东、广西、四川、贵州、云南、台湾等地。

2. 乔木刺桐 *E. arborescens* Roxb. [*E. tienensis* Wang et Tang]

乔木，高 7～8 m。树皮有刺。三出复叶，小叶肾状扁圆形，长 10～20 cm，宽 8～19 cm，先端急尖，基部近截形，两面无毛；小叶柄粗壮。总状花序腋生，花密集于总花梗上部；花序轴及花梗无毛；花萼 2 唇形，无毛；花冠红色，长达 4 cm，翼瓣短，长仅为旗瓣的 1/4，龙骨瓣菱形，较翼瓣长，均无爪；雄蕊 10，5 长 5 短；子房具柄，有黄色毛。荚果梭状，稍弯，两端尖，顶端具喙，基部具柄，长约 10 cm。

乔木刺桐

生于山沟或草坡上。分布于四川、贵州、云南等地。

以上植物的叶(刺桐叶)、花(刺桐花)亦供药用，另设专条。

【栽培】 生物学特性　喜温暖、湿润气候，喜阳光，不耐寒。在年平均温度 20.1 ℃，1 月份平均温度 8 ℃以上，降水量 1 100 mm 以上的地区均能生长。对土壤要求不严，但以排水良好的砂质壤土为好。

繁殖方法　扦插繁殖　春季 2～3 月进行。选 1～2 年生的健壮枝条，截成长约 25 cm，具芽 3～4 个，再按行距 12～15 cm，株距 8～10 cm 插于苗床，深为插条长的 3/5～2/3。插后保持床土湿润，约 30 d 生根。春季萌芽前定植。

田间管理　每年追肥 2～3 次，在萌芽前、夏季和休眠前进行，以氮肥为主，钾磷肥为辅。

病虫害防治　桔全爪螨为害叶片。

【采收加工】 栽后 8 年左右，即可剥取树皮，通常于 7～10 月进行。有剥取干皮、砍枝剥皮和挖根剥皮 3 种方法。剥后，刮去灰垢，晒干。

【药材】 海桐皮 *Cortex Erythrinae*　刺桐主产于广东、广西；乔木刺桐主产于云南。

性状　刺桐　树皮呈半圆筒状或板片状，两边略卷曲，长约 40 cm，厚 0.25～1.5 cm，外表面黄棕色至棕黑色，常有宽窄不等的纵沟纹。老树皮栓皮较厚，栓皮有时被刮去，未除去栓皮的表面粗糙，有黄色皮孔，并散布有钉刺，或除去钉刺后的圆形疤痕，钉刺长圆锥形，高 5～8 mm，顶锐尖，基部直径 5～10 mm；内表面黄棕色，较平坦，有细密纵网纹。根皮无刺。质坚韧，易纵裂，不易折断，断面浅棕色，裂片状。气微，味微苦。

乔木刺桐　树皮呈向内卷的横长条形或平坦的小方块，厚 3～6 mm，外表面黄棕色或棕褐色至棕黑色不等，有的显暗绿色，粗糙；栓皮多脱落，钉刺基部与栓皮界限不明显；内表面浅黄棕色，平滑，有细纵纹。质坚硬，折断面黄色，纤维性。气微，味微苦。

鉴别　树皮横切面：刺桐　木栓层极厚，由 10 余列至数十列木栓细胞组成，木栓细胞呈方形或切向延长的长方形，壁薄。栓内层与皮层不易区分，由数十列切向延长的薄壁细胞组成，其间有众多含草酸钙棱晶的厚壁细胞散在，纤维束较少见，或单个散在。韧皮部宽广，韧皮部薄壁细胞、颓废筛管群和纤维束相间排列，纤维束由 3～4 个至数十个纤维细胞组成，壁厚，木化，外有含晶细胞，形成晶鞘纤维。射线宽 3～9 列细胞，常向一方弯曲。本品薄壁细胞中尚含草酸钙棱晶、淀粉粒或棕色物质。

乔木刺桐　含晶厚壁细胞较少。韧皮纤维束由数十个细胞组成。

粉末特征：粉末灰色。木栓细胞多角形，常多层重叠，壁菲薄，非木化或微木化。含晶厚壁细胞常单个或数个相连，类方形或圆形，细胞壁增厚不均匀，木化，有时可见细小孔沟，胞腔内含草酸钙棱晶。纤维及晶鞘纤维较多，多成束存在，纤维直径 9～30 μm，壁极厚，胞腔线形，木化或微木化，纤维束周围有含草酸钙棱晶的细胞。单粒淀粉类圆形，脐点点状，复粒淀粉偶见，由 2～4 分粒组成。角细胞呈类圆形或多角形，直径 11～45 μm，壁木化，纹孔及孔沟明显。

【成分】 树皮中含生物碱：刺桐文碱(erysovine)，水苏碱(stachydrine)[1]，刺桐特碱(erysotrine)，刺桐定碱(erysodine)，刺桐灵碱(erythraline)，刺桐平碱(erysopine)，刺桐匹亭碱(erysopitine)，刺桐二烯酮碱(erysodienone)，刺桐宁碱(erysonine)，下箴刺桐碱 (hypophorine)，下箴刺桐碱甲酯(hypaporine methyl ester)，N，N-二甲基色氨酸甲酯(N,N-dimethyltryptophan methyl ester)[2]，isococcolinine[3]，eryvarinA、B[4]，erysotramidine，erythrosotidienone Ⅰ、Ⅱ[5]，刺桐亭碱(erysotine)，刺桐替定碱(erythratidine)，异刺桐替定碱 (epierythratidine)，11-羟基表刺桐替定碱(11-hydroxy epierythratidine)[6]。含黄酮类：攀登鱼藤异黄酮(warangalonescandenone)，5，7，4′-三羟基-6，8-二异戊二烯基异黄酮(5，7，4′-trihydroxy-6，8-diprenylisoflavone)，海鸡冠刺桐素(erycrisfagallin)，阿比西尼亚刺桐素-Ⅱ(erythrabyssin-Ⅱ)，菜豆素(phaseollin)，菜豆素定(phaseollidine)，异补骨脂双氢黄酮 (isobavachin)[7]，5，4′-二羟基-6-(2‴-羟基-3‴-甲基-3‴-丁烯基)-2″，2″-二甲基吡喃酮

[5″, 6″, 8, 7]异黄酮〔5, 4′-dihydroxy-6-(2‴-hydroxy-3‴-methyl-3‴-butenyl)-2″, 2″-dimethylpyrano[5″, 6″, 8, 7] isoflavone〕, 5, 4′-二羟基-8-(3‴-甲基-2‴-丁烯基)-2″, 2″-二甲基吡喃酮[5″, 6″, 6, 7]异黄酮〔5, 4′-dihydroxy-8-(3‴-methyl-2‴-butenyl)-2″, 2″-dimethylpyrano[5″, 6″, 6, 7] isoflavone〕[8]。含甾体类:环木菠萝烯酮烯(cycloartenol)[5],豆甾醇(stigmasterol),β-谷甾醇(β-sitosterol),油菜甾醇(campesterol)[1]。又含氨基酸,有机酸,刺桐苯乙烯(eryvariestyrene)[7]。

种子含油,油中饱和有机酸占36.7%,不饱和有机酸占63.3%[9],还含有植物凝血素(lectins)[10]。

【药理】 1. 镇痛、镇静作用　本品茎皮煎剂15 g/kg、30 g/kg灌服,间隔4 h 1次,共2次,可明显抑制醋酸所致小鼠扭体反应,60 g/kg灌服1次还可显著延长热板法试验小鼠痛阈时间,表明有明显的镇痛作用。对于小鼠自发活动,40 g/kg还可明显减少运动距离,明显延长戊巴比妥钠所致小鼠睡眠时间,表明有明显镇静作用[1]。

2. 抗菌作用　海桐皮水浸剂(1∶3)在试管内对堇色毛癣菌、许兰黄癣菌、铁锈色小芽胞癣菌、腹股沟表皮癣菌等皮肤真菌均有不同程度的抑制作用[2]。

3. 其他作用　对于大鼠离体回肠本品煎剂能显著拮抗乙酰胆碱所致收缩肠管作用,10 mg/ml、20 mg/ml浓度抑制率分别为42.9%及71.6%,刺桐皮作用相似[1]。

毒性　本品茎皮煎剂100 g/kg灌服于小鼠不引起死亡,腹腔注射LD_{50}测得乔木刺桐茎皮煎剂为26.9±2.8 g/kg,刺桐茎皮煎剂为40.5±4.4 g/kg[1]。

【炮制】 1. 海桐皮　取原药材,除去杂质,清水浸泡至六七成透,洗净,闷润至透,切丝,干燥。

2. 炒海桐皮　取适量滑石粉,置锅内,用中火炒热,加入净海桐皮丝,拌炒至透为度,取出,筛去滑石粉,放凉。

饮片性状　海桐皮为丝片状,外表面淡棕色或灰棕色,有纵凹纹及黄色皮孔,有的带钉刺;内表面黄棕色或红棕色,平坦,有细密网纹。切断面裂片状,质硬而韧。气微香,味微苦。炒海桐皮形如海桐皮,色泽加深,质脆易碎。

贮干燥容器内,置通风干燥处。

【药性】 苦、辛,平。归肝、脾经。

1.《海药本草》:"味苦,温,无毒。"

2.《品汇精要》:"味厚于气,阴中之阳。"

3.《本草经疏》:"味苦、平。入足太阴、阳明经。"

4.《本草再新》:"入肝、脾二经。"

5.《贵州草药》:"性寒,味苦酸。"

【功用主治】 祛风除湿,舒筋通络,杀虫止痒。主治风湿痹痛,肢节拘挛,跌打损伤,疥癣,湿疹。

1.《海药本草》:"主腰脚不遂,顽痹腿膝疼痛,霍乱,赤白泻痢,血痢,疥癣。"

2.《日华子》:"治血脉麻痹疼痛及目赤,煎洗。"

3.《开宝本草》:"主霍乱中恶,赤白久痢,除甘䘌、疥癣。牙齿虫痛,并煮服及含之。水浸洗目,除肤赤。"

4.《品汇精要》:"利腰膝,祛湿痹。"

5.《纲目》:"能行经络,达病所,又入血分及去风杀虫。"

6.《岭南采药录》:"生肌止痛,散血,凉皮肤,敷跌打,杀疥癣虫,止风虫牙痛。"

【用法用量】 内服:煎汤,6～12 g;或浸酒。外用:煎汤熏洗;或浸酒搽;或研末调敷。

【宜忌】 血虚者慎服。

1.《本草经疏》:"腰痛非风湿者不宜用。"

2.《本草汇言》:"痢疾、赤眼、痹躄诸证非关风湿者不宜用。"

3.《得配本草》:"血少火炽者禁用。"

4.《药性切用》:"血虚忌之。"

【选方】 1. 治中恶霍乱　海桐皮煮汁服之。(《圣济总录》)

2. 治小儿蛔虫病　海桐皮1.5～3.0 g。研粉开水冲服。

3. 治肝硬化腹水　鲜海桐皮30 g。炖猪骨服。(2、3方出自《广西本草选编》)

4. 治风虫牙痛　海桐皮煎水漱之。(《圣惠方》)

5. 治风癣有虫　海桐皮、蛇床子等分。为末,以腊猪脂调搽之。(《如宜方》)

6. 治时行赤毒眼疾　海桐皮一两。切碎,盐水洗,微炒,用滚汤泡,待温洗眼。(《本草汇言》)

7. 治乳痈初起　刺通15 g,红糖30 g。煎水服。(《贵州草药》)

【各家论述】 1.《本草经疏》:"海桐皮禀木中之阴气以生,《本经》:'味苦,气平,无毒。'然详其用,味应带辛,气薄味厚,阴中阳也。入足太阴、阳明经。二经虚则外邪易入,为霍乱、中恶,辛以散之;湿热内侵,为疳䘌久痢,苦以泄之;又脾胃主肌肉,湿热侵淫,则生虫而为疥癣,苦能杀虫。平即微寒,湿热去而疥癣除矣。其主漱齿、洗目赤者,亦取其苦寒杀虫、辛平散风热之意耳。李珣以之治腰脚不遂,血脉顽痹、腿膝疼痛之证,其为辛苦之剂无疑矣。"

2.《本经逢原》:"海桐皮能行经络,达病所,治风湿腰脚不遂,血脉顽痹,腿膝疼痛,赤白泻痢,及去风杀虫,虫牙风痛,疳蚀疥癣,目赤肤翳。此药专去风湿,无风湿者勿用。"

3.《本草求真》:"海桐皮能入肝经血分,祛风除湿,及行经络,以达病所。用者须审病自外至则可,若风自内成,未可妄用。须随症酌治可耳。"

4099 海豹油 hǎi bào yóu

【异名】 海狗油(《纲目拾遗》),腽肭脂(《药材学》)。

【基原】 为海豹科海豹属动物斑海豹 *Phoca largha* Pallas 和点斑海豹 *P. vitulina* Linnaeus 及多种海豹的脂肪油。

【原动物】 参见"海狗肾"条。

【采收加工】 捕后取其脂肪,入锅用小火炼油,冷却后放存。

【成分】 在斑海豹的脂肪中含有2, 3, 4, 5, 6, 7, 7-七氯-1a, 1b, 5, 5a, 6, 6a-六氢-2, 5-亚甲基-2H-茚并[1, 2-b]环氧乙烯(heptachlor epoxide)[1], 2, 3, 4, 5, 6, 6a, 7, 7-八氯-1a, 1b, 5, 5a, 6, 6a-六氢-2, 5-亚甲基-2H-茚并[1, 2-b]环氧乙烯(oxychlordan)和1, 2β, 3, 4, 5, 6, 7, 8, 8-九氯-2, 3, 3a, 4, 7, 7a-六氢-4, 7-亚甲基-1H-茚(trans-nonachlor)[2], 3, 3′, 4, 4′-四氯联苯(3, 3′, 4, 4′-tetrachloro biphenyl)[3],三(氯苯基)甲醇〔tris(chlorophenyl)metha-nol〕[4]等多种多氯联苯类(polychlorinated biphenyls)、多氯氧芴类(polychlorinated dibenzofurans)和多氯二苯并二噁英类(polychlorinated dibenzodioxins)化合物。油中含甘油脂,磷脂(phospholipid)。脂肪酸多为$C_{14\sim22}$的0～6双键脂肪酸;饱和脂肪酸有十六碳酸(hexadecanoic acid)[5];不饱和脂肪酸主要有二十碳五烯酸(eicosapentaenoicacid, EPA),二十二碳六烯酸(docosahexaenoc acid, DHA)等[6,7]。

【药理】 1. 对前列腺素(PG)代谢的影响 本品含有丰富的多不饱和脂肪酸(PUFA),其中EPA和DHA的含量往往高于海产鱼油[1,2]。EPA和DHA为ω-3脂肪酸,能竞争性地和脂氧化酶及环氧化酶结合,抑制ω-6脂肪酸花生四烯酸(AA)的代谢,从而抑制PG的正常代谢。在小鼠实验中,EPA和DHA在脾细胞磷脂中与AA相互取代,使脾细胞的6-keto-PGF_1和PGE_2等的合成70%～80%被抑制[3,4]。

2. 抗血小板聚集和抗血栓作用 血小板聚集主要因血小板受刺激后产生大量TXA_2所引起。当人或动物服用EPA后,血小板黏附和聚集功能降低,TXA_2生成也减少。EPA和DHA对AA和ADP及胶原或肾上腺素诱导的血小板聚集均有明显抑制作用,并降低血小板黏附率,降低血液黏度,延长出血时间,改善血液高凝状态,从而减少血栓形成[5~8]。人和动物服用ω-3PUFA后,可使血小板膜的磷脂组成发生变化,EPA和DHA的含量增加,AA的含量减少,EPA/AA比值上升。如上所述,服用ω-3PUFA可影响AA代谢,抑制PGs合成,能使血小板功能及其与血管壁的相互作用发生变化,使其对各种聚集诱导剂的反应受到明显抑制,从而使其聚集反应和黏附率均降低。此外,EPA尚可降低血液黏度,增加红细胞的变应能力,改善血液流变学等,均可减少血栓形成[5,6,8,9]。

3. 调血脂和抗动脉粥样硬化作用 对脂类代谢的影响 海豹油可明显降低血清总胆固醇和三酰甘油,升高高密度脂蛋白胆固醇,减少胆固醇在肝脏和心脏的蓄积[10]。经动物高脂血症和动脉粥样硬化(AS)模型实验证明,ω-3PUFA有抗动脉粥样硬化作用,如可使猕猴主动脉中Ch含量减少。在猪、犬、兔和鹌鹑的实验中,均可见ω-3PUFA抑制高脂高胆固醇饮食所致动脉粥样硬化斑块的形成[11]。用富含EPA和DHA的鱼油给大鼠灌胃1个月,使HDL_2/HDL_3比值显著升高,HDL_2是摄取外周Ch,并将其运至肝脏代谢的主要载体,含ω-3PUFA鱼油有升高HDL_2的作用,可以阻止或延缓AS的产生与发展[12]。此外,EPA和DHA均能明显降低家兔全血黏度、血浆黏度、全血还原黏度、红细胞聚集指数和刚性指数[13]。

4. 其他作用 EPA能抑制AA对兔主动脉的收缩作用[14],DHA在浓度为$1\times10^{-5}\sim5\times10^{-4}$ mol/L时能抑制AA所致家兔门静脉的收缩,但作用弱于EPA[15]。

【药性】《纲目拾遗》:"性热而降。"

【功用主治】《纲目拾遗》:"善消利。治三焦浊逆之气,能清水脏积寒、停饮。涂皲瘃。"

【用法用量】 内服:煎汤3～9 g;或熬炼后冲服。外用:涂擦。

4100 海狸香 hǎi lí xiāng 《维吾尔药志》

【基原】 为河狸科河狸属动物欧亚河狸及加拿大河狸的香囊分泌物。

【原动物】 1. 欧亚河狸 *Castor fiber* Linnaeus 又名:海狸(《中国动物药志》)。

体型大,体长可达100 cm,体重约30 kg。头短钝,眼小。耳壳短,微露皮毛之外。前肢短小,趾间无蹼,爪尖利,适于挖洞;后肢粗大,趾间有蹼,蹼达趾端,适于潜水;后足第四趾生有双爪甲,一为爪形,一为趾形。尾扁阔,覆以大鳞片,其鳞片间隙伴生少许短毛。雌雄于肛腺前方均有1对香囊,俗称"海狸香"。毛色为栗色或为棕褐色。

栖息于河流两岸,坡降不大,水流缓稳,杨、柳、杂草繁茂的地带。筑巢于河边岸坡上,洞口半露出水面,有数个入口。夜间出来觅食,多以杨、柳、榆的树皮、树枝及其他灌木和水生植物为食。主要分布于我国新疆等地。

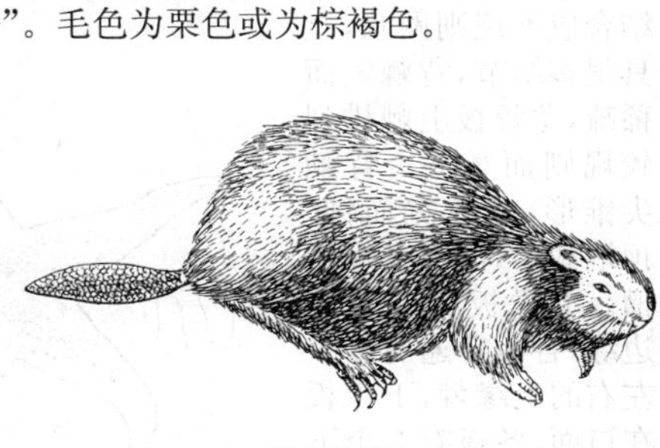

欧亚河狸

欧亚河狸为国家一级保护动物,数量稀少,禁止滥捕。

2. 加拿大河狸 *C. canadensis* Kuhe

与前种类似,惟体背有红色色调,尾较短而稍宽,鼻骨较短,基枕骨处的深窝不呈圆形。

分布于北美、加拿大、阿根廷等地。

【药材】 海狸香 *Castoris* 主产于新疆。商品药材主由巴基斯坦进口。

性状 欧亚海狸香 腺囊呈略圆的棒形,亦成对连结,稍压扁,不皱缩,长6～12 cm,阔3～7 cm,其外部皮膜极易剥落,其分泌物光泽不如加拿大海狸香,表面颜色较淡,具特异香气。

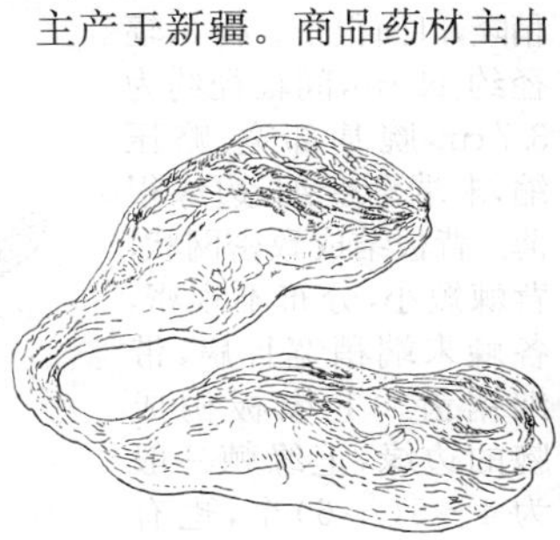

海狸香囊外形

加拿大海狸香 多为完整的,其药材呈梨形,侧面压扁缩,商品常成对连接,表面呈暗棕色或类灰色,长8～10 cm,宽约3 cm,质重而坚实,皮膜薄,内含有棕色至棕红色,略具光泽的树脂状分泌物,混杂有少数类白色薄膜,分泌物之量及形状颇不一致,或色淡而质软,或色深而稍硬。具特异芳香,味微苦而稍涩。

鉴别 (1) 本品粉末呈棕色,乙醇提取液呈黄色,在紫外光灯下观察,显蓝紫色荧光。

(2) 取本品乙醇溶液加水,产生白色沉淀,溶液加入三氯化铁试剂,则呈蓝褐色。

【功用主治】 通窍活络,镇惊止痛,清热解毒。主治肢体瘫痪,四肢麻木,手足搐搦,小儿惊风,目赤肿痛。

《中国动物药志》:"具有芳香开窍,清热解毒,镇静,镇痛的功能。用于瘫痪,四肢麻木,筋扭痉挛,失眠健忘,小儿心慌易惊,手足抽搐,食少体倦,目赤痛等症。"

【用法用量】 内服:研末,0.5～1 g;或入丸散。

4101 海盘车 hǎi pán chē 《青岛中草药手册》

【异名】 海星、五角星、星鱼(通称)。

【基原】 为海盘车科海盘车属动物罗氏海盘车、多棘海盘车的全体。

【原动物】 1. 罗氏海盘车 *Asterias rollestoni* Bell

体五角星状,很扁,盘略宽,腕5,辐径约12 cm,间辐径约为 3 cm。腕基部略缩,末端渐细且翘起,边缘很锐。背板结合成不规则网状,上具很多结节,背棘短而稀疏,龙骨板上棘排列较规则而整齐。背棘尖锥形,或较宽而钝,顶端截形,但不具纵沟槽。上缘板构成腕的边缘,各板普遍有 3 个左右的上缘棘,下缘板在口面,各板有 2 个下缘棘。侧步带棘交互排列成 2 纵行;内行棘尖较细长而弯曲,各载有 3~5 个大而发达的直形叉棘。

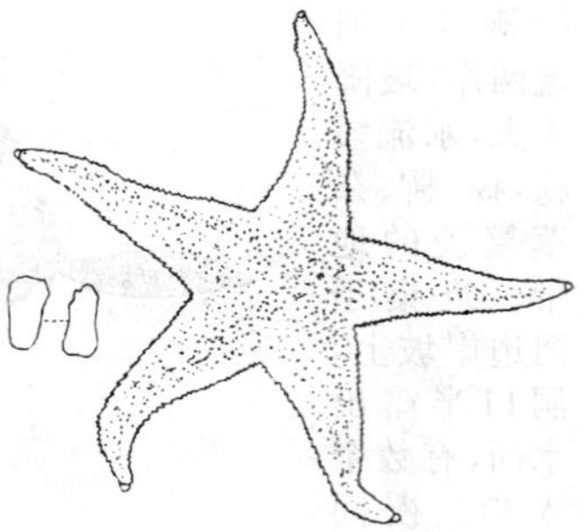

罗氏海盘车

生活时背面为蓝紫色,腕边缘、棘和背面突起均为浅黄色至黄褐色,口面为黄褐色。栖息于潮间带的沙底或石砾底。我国分布于渤海、黄海等沿岸。

2. 多棘海盘车 *A. amurensis* Lutken

五角星状,体扁,背面稍隆,口面很平。腕 5,辐径约 14 cm,间辐径约为 3.7 cm,腕基部宽,略压缩,末端渐变细,边缘很薄。背板结成致密网状,背棘短小,分布不很密,各棘末端稍宽且扁,带细锯齿。上缘板构成腕的边缘,上缘棘一般为 4~5(~6)个,也有达 7 个,棘多呈短柱状,顶端稍扩大,且具纵沟棱。下缘板在口面,一般有 3 棘,有的具 2 或 4 棘,比上缘棘略长和粗壮,末端钝。侧步带棘很不规则,各刺上载有数个直形叉棘。

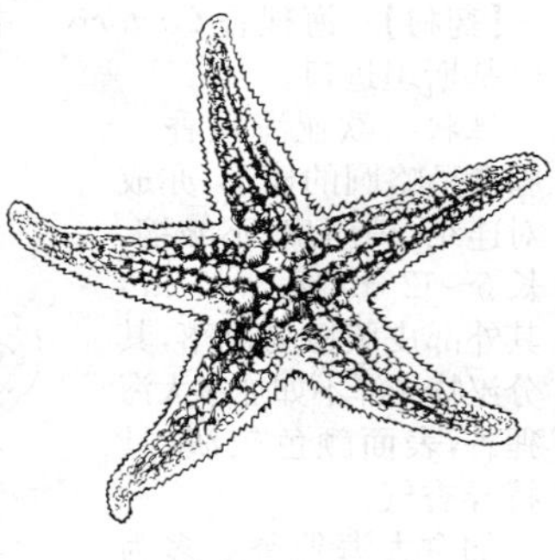

多棘海盘车

生活时体色鲜艳,背面为鲜紫蓝色,腕边缘、棘和突起为浅黄色,口面浅黄色带褐色。栖息于潮间带至水深 40 m 的泥沙底及岩石间。我国分布于辽宁、山东沿海。

【采收加工】 7~10 月捕捞,除去内脏,洗净,晒干。

【药材】 海盘车 *Asterias* 主产于渤海、黄海。

性状 呈五角星形,腕 5,较长,辐射状排列,自基部向先端渐细,先端微弯曲,具吸盘。反口面微隆起,有紫红色花纹,口面平坦,浅黄色,表面粗糙,具有许多疣状突起和棘刺。质硬而脆,易折断。气微腥,味咸。

鉴别 (1) 取本品石油醚提取液,蒸干,残渣以 2 ml 氯仿溶解后,移入小试管中,沿管壁缓慢加入浓硫酸 1 ml,静止 10 min,上层呈橙红色,并有黄绿色荧光,中间层呈血红色环(检查甾醇类)。

(2) 取石油醚提取后残渣的水煎液 1 ml,加入等量的茚三酮试剂,溶液加热 10 min,呈深紫色(检查氨基酸)。

【成分】 两种海盘车均含消化器官含羧肽酶 A 同工酶(carboxypeptidase A-like enzyme)[1],胰蛋白酶同工酶(trypsin-like enzyme)[2],3β, 6α, 24ξ-三羟基-5α-胆甾-14(15)-烯〔3β, 6α, 24ξ-trihydroxy-5α-cholest-14(15)-ene〕[3],己糖 6-磷酸脱氢酶(hexose 6-phosphate dehydrogenase)[4]。卵巢含甾体皂苷(steroided saponin)[5],甾体糖苷硫化物(steroidial glycoside sulfate) Ⅰ、Ⅱ、Ⅲ[6],卵巢海盘车皂苷(ovarian asterosaponin) 1~5[7],儿茶酚胺(catecholamine),吲哚烷基胺(indolyalkylamine)[8],腺苷酸环化酶(adenylate cyclase)[9]。精液含芳基硫酸酯酶(arylsulfatase)[10],葡萄糖基神经酰胺(glucosylceramide)[11],神经酰胺二已糖苷(ceramide dihexoside)[12]。卵含微管结合蛋白(microtubule-binding protein)[13],α-放线素(α-actinin)[14],糖蛋白(glycoprotein)[15],中性糖蛋白(neutral glycolipid),精虫头粒反应诱导物质(acrosomereaction inducing substance)[16],精液凝集素(sperm agglutinatinin)[17]及游离钙。[18]脚含胆碱酯酶(cholineesterase)[19],肌动蛋白(actin),副肌球蛋白(paramyosin),原肌球蛋白(tropomyosin),肌球蛋白(myosim)[20]。体壁含丝状胶原蛋白(fibillar collagen)[21]。腺体含糖原合成酶(glycogen synthase),尿嘧啶核苷二磷酸葡萄糖(uridine diphosphate-glucose),葡萄糖-6-磷酸盐(glucose-6-phosphate)[22],海盘车皂苷(asterosaponin)[23]。神经节含色胺(tryptamine),5-羟基色胺(5-hydroxytryptamine)[24]。胰脏含唾液酸糖脂(sialoglycolipid)[25]。肝含海盘车皂苷[23]。内脏含前列腺素(prostaglandiin)[26]。壳中含氨基酸:天冬氨酸,苏氨酸,丝氨酸,谷氨酸,甘氨酸,丙氨酸,半胱氨酸,缬氨酸,甲硫氨酸,异亮氨酸,亮氨酸,酪氨酸,苯丙氨酸,赖氨酸,组氨酸,精氨酸,脯氨酸;微量元素有锌、锰、铝、镉、铁、铅、铜、镍、钛、钴、锂、铬、硼、碲、砷、钡、磷、铋、锑、硅、锗、铌、锡、铍、锆、锶、铊、铷、铯、钙等[27]。

两种均含抗癌酸性多糖(antitumor acidic polysaccharide)[28],海盘车皂苷(asterosaponin)-4[29],辅酶Ⅱ-异枸橼酸脱氢酶(coenzyme Ⅱ-isocitrate dehydrogenase)[30],烟酰胺(nicotinamide),1-甲基腺嘌呤(1-methyladenine)[31],磷脂酰胆碱(phosphati-dylcholine),磷脂酰乙醇胺(phosphatidylethanolamine),磷脂酰丝氨酸(phosphatidylserine),磷脂酰肌醇(phosphatidylinositol)[32],(3S, 4S, 3′S, 5R)-4-羟基贻贝黄质〔(3S, 4S, 3′S, 5R)-4-hydroxy-mytiloxanthin〕,(3S, 4S, 3′S, 4′S)-4, 4′-二羟基硅藻黄质〔(3S, 4S, 3′S, 4′S)-4, 4′-dihydroxy-diatoxanthin〕, (3S, 4S, 3′S, 4′S)-4, 4-二羟基双四氧嘧啶〔(3S, 4S, 3′S, 4′S)-4, 4-dihydroxy-alloxanthin〕, (3S, 3′S, 4′S)-4-氧代-4′-羟基硅藻黄质〔(3S, 3′S, 4′S)-4-keto-4′-hydroxy-diatoxanthin〕及(3S, 3′S, 4′S)-4-氧代-4′-羟基-异黄嘧啶〔(3S, 3′S, 4′S)-4-keto-4′-hydroxy-alloxanthine〕[33]。

【药理】 1. 抗胃溃疡作用 大鼠灌胃罗氏海盘车混悬液,对应激性溃疡及幽门结扎性溃疡均有明显的抑制作用。对慢性醋酸性溃疡其不仅可使溃疡面缩小变浅,并能促进胃黏膜上皮细胞的再生和溃疡愈合。但对大鼠胃液的分泌量、总酸度及游离酸等均无明显影响[1]。大鼠灌胃罗氏海盘车总皂苷 12.5 mg/kg,对醋酸引起的胃溃疡有明显促进愈合作用,愈合率达 67.5%,并显著高于 50 mg/kg 甲氰咪胍(52.6%)的作用[2]。

2. 抗休克作用 静脉注射罗氏海盘车代血浆,对急性失血性休克犬给药 3 h 后仍维持原血压的 78.8%,给药 2 h 内升压作用虽不如右旋糖酐明显,但在 3 h 内血压均较右旋糖酐为高,且代血浆引起创口渗血较右旋糖酐轻微,抗休克作用持续时间久[1]。

3. 抗肿瘤作用 多棘海盘车多糖,对小鼠肉瘤 S_{180} 腹水型、IMC 癌腹水型小鼠移植性肿瘤均可明显提高动物生存率，并能显著抑制 MethA 纤维肉瘤的生长[3]。

4. 壮阳作用　将罗氏海盘车脱毒，取出其"黄"（消化腺、生殖腺）蒸煮，与正常小鼠饲料混合喂养小鼠，第二十日用他巴唑建立小鼠阳虚模型。实验证实，脱毒罗氏海盘车具有增强小鼠体质，补肾壮阳的作用；使小鼠游泳时间明显延长，耐力提高。红细胞中超氧化物歧化酶（SOD）含量增高，脑组织丙二醛（MDA）含量降低。病理切片表明，罗氏海盘车可使阳虚小鼠肌肉萎缩现象明显减轻[4]。

5. 体内过程　罗氏海盘车代血浆，半衰期约为 5.9 h，输注后 3 d 内，90% 以上已排出体外，且主要经肾脏排泄。其在心、肝、脾、肺等重要脏器中存留很小，无蓄积现象[1]。

毒性　煮熟的海盘车幽门盲囊部分经口 LD_{50} 大于 10 g/ kg，Ames 试验、精子畸形、睾丸染色体畸变及微核等四项试验证明其无致突作用。90 d 喂养试验中血象、肝肾功能，病理等指标均与对照组无差异[5]。

【药性】　《青岛中草药手册》："性平，味咸。入肝、胃、肾经。"

【功用主治】　平肝镇惊，制酸和胃，清热解毒。主治癫痫，胃痛吐酸，腹泻，甲状腺肿大，中耳炎。

1.《青岛中草药手册》："平肝和胃，清热解毒，止痛，制酸。主治癫痫，胃及十二指肠溃疡，中耳炎。"

2.《中国药用海洋生物》："镇惊。"

3.《中国动物志》："止泻。"

【用法用量】　内服：煎汤，10～30 g；研末，每次 3～6 g。外用：研末涂。

【选方】　1. 治胃及十二指肠溃疡，胃痛吐酸　海盘车焙干研末，日服 3 次，每次 1 匙；或用醋煮酥后，研末，黄酒冲服，每服 3 g，每日 1 次。

2. 治癫痫　海盘车 1 个，茶叶 3～6 g。先将海盘车五腕末端（如指甲大小）焙干，与茶叶共研末。发病前黄酒冲服，或发病间灌服。（1、2 方出自《青岛中草药手册》）

3. 治甲状腺肿大　鲜海星 30 g。煎服。（《中国药用海洋生物》）

4. 治中耳炎　海盘车焙干研末，香油调涂入耳内。（《青岛中草药手册》）

4102 海豚鱼 hǎi tún yú（《本草拾遗》）

【异名】　海狶（《临海异物志》）。

【基原】　为海豚科海豚属动物真海豚的肉或皮下脂肪。

【原动物】　真海豚 *Delphinus delphis* Linnaeus

体纺锤形，长 1.5～2.6 m，重约 136 kg，雄略大于雌。吻长而突出如喙状，与额部交界处有 V 字形深沟状缢缩。上颌腭部具明显纵沟，齿小，锥形，数目随个体年龄而不等。耳孔极小，鼻孔 1 个，位于头顶部，有瓣膜，能开合。眼小，周围有黑色环，眼至喙有一黑线，下颌至鳍肢基部有一黑色带。背部中央有背鳍，上端尖，如镰状后屈。鳍肢狭三角形，末端尖。无后肢。尾部末端左右平展，成半月形鳍状，尾鳍宽为长的 1/5 左右。头和体背黑色或蓝灰色，体侧中部具灰、黄、白色交叉成的大 X 形花纹（死后即模糊不清），从眼往后至肛间之间，通常有 2 条灰色带。背鳍中央通常有一灰色区。腹部白色。

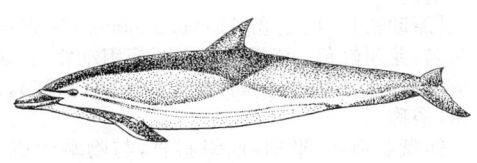

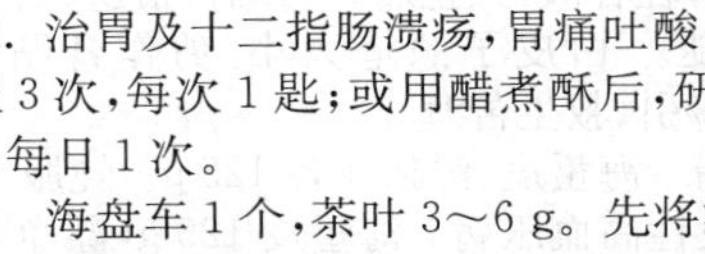

真海豚

栖息于温带和热带海域。主食鲱、鲐、黄鱼等鱼类，也食乌贼。喜结成数十至数百头的群体，常游至近岸及内湾捕食。春、秋季繁殖，孕期 10～11 个月。寿命 25～30 年。我国各海区均有分布。

【采收加工】　捕获后，宰杀取肉。并取皮下脂肪，用小火炼油，待凉呈膏状收用；一般经加碱水煮后，可获 50%～80% 的油。

【成分】　肉占全身重量的 38%，它含水分 73%，蛋白质 23.5%，脂肪 1.5%，灰分 1.8%[1]。肉中所含肌红蛋白（myoglobin）的 N-端氨基酸为甘氨酸，按含铁率计算相对分子质量为 18 560[2]。脂肪因身体部位不同，所得油脂的性质及组成也不相同。油脂的特点在于含有异戊酸（isovaleric acid），它和其他脂肪酸组成混合甘油酯，但不存在三异戊酸甘油酯。其总脂肪酸组成如下：饱和脂肪酸中的异戊酸在皮下脂肪中占 3.2%，在头部脂肪中占 13.9%；月桂酸（lauric acid）在皮下脂肪中占 1.0%，在头部脂肪中占 2.4%；肉豆蔻酸（myristic acid）在皮下脂肪中占 7.2%，在头部脂肪中占 12.5%；棕榈酸（palmitic acid）在皮下脂肪中占 8.6%，在头部脂肪中占 11.6%；硬脂酸（stearic acid）在皮下脂肪中占 0.8%，在头部脂肪中占 0.4%。不饱和脂肪酸中的十四碳烯酸（tetradecenoicacid）在皮下脂肪中占 4.7%，在头部脂肪中占 2.7%；十六碳烯酸（hexadecenoic acid）在皮下脂肪中占 25.9%，在头部脂肪中占 25.4%；C18 酸群在皮下脂肪中占 24.1%，在头部脂肪中占 15.8%；C20 酸群在皮下脂肪中占 18.6%，在头部脂肪中占 12.7%；C22 酸群在皮下脂肪中占 5.9%，在头部脂肪中占 2.6%[1]。皮下脂肪含高级醇 2%～3%，它与脂肪酸化合成酯。又不饱和脂肪酸 C18 酸群中有亚油酸（linoleic acid），C22 酸群中有鲦鱼酸（clupanodonic acid）[1]。全脑含磷脂（phospho lipid）23.1%（干重），其中主要是：脑磷脂（cephalin）36.6%，卵磷脂（lecithin）27.3%，丝氨酸磷脂（serine）[3]。

【药性】　甘、咸，平。

1.《本草拾遗》："味咸，无毒。""小腥。"

2.《中国药用海洋生物》："甘、酸，平。"

【功用主治】　解毒，生肌，镇痛。主治癞痢头，疮疖，痔瘘，水火烫伤，瘴疟，蛊毒。

1.《本草拾遗》："肉，主飞尸，蛊毒，瘴疟，作脯食之；皮中脂，摩恶疮，疥癣，痔瘘，犬马病疥，杀虫。"

2.《中国药用海洋生物》："解毒，消炎，生肌，镇痛。用于癞痢头，疮疖，水火烫伤等。"

3.《南海海洋药用生物》："治哮喘。"

【用法用量】　内服：油煎或肉煮食，适量。外用：油涂摩。

【选方】　1. 治癞痢头（黄癣）　油涂患处。

2. 治哮喘　海豚油，放置一段时间后，再煎后服。（1、2 方出自《南海海洋药用生物》）

4103 海猴鳔 hǎi hóu biào（《中国动物药》）

【基原】　为石鲈科髭鲷属动物横带髭鲷及他种髭鲷的鳔。

【原动物】　横带髭鲷 *Hapalogenys mucronatus*（Eydoux

et Souleyet）又名：条纹髭鲷、铜盆鱼、金鼓（《中国药用海洋生物》），海猴（《中国动物药志》），打铁被（广东）。

体椭圆形，一般体长15～25 cm。头中等大，吻钝尖。眼较大。上侧位，眼间隔狭而凸。口中等大，稍斜，上下颌约等长，两颌牙细小呈带状。颏部密生小髭，颏孔3对。鳃孔大，前鳃盖骨后缘具细锯齿，鳃耙（6～8）＋（12～14），短钝。体被小栉鳞，背鳍、臀鳍基部有鳍鞘。侧线位高与背缘并行，侧线鳞44～48 $\frac{11\sim12}{18\sim22}$。背鳍Ⅰ，Ⅺ-14～17，鳍棘强大，起点处有一向前倒棘。臀鳍Ⅲ-9～10，起点与背鳍鳍条部相对，第二鳍棘最大。胸鳍17～19。腹鳍Ⅰ-5，起点在胸鳍基底下方。尾鳍圆形。体背部灰褐色，体侧有7条黑色横带，腹部色较淡。背、臀、尾鳍淡黄色；边缘深黑色。鳃腔和腹腔膜黑色。

暖水性近海中下层鱼类。多栖息于岩礁区，喜集群，主以小鱼和甲壳类动物为食。我国沿海均有分布。

【采收加工】 常年均可捕捞。取出鳔，洗净，鲜用或晾干。

【功用主治】 补气养血，消肿解毒。主治久病体虚，贫血，腮腺炎。

1.《中国药用海洋生物》："生用清热消炎，熟用补气活血。用于腮腺炎。"

2.《中国动物药》："治贫血，气虚体弱。"

【用法用量】 内服：煎汤，10～15 g；大量可用至100～200 g。外用：贴敷。

【选方】 1. 治久病体虚、贫血 海猴鳔15 g，黄芪15 g，黄精30 g，砂仁5 g。水煎服，每日服2次。（《中国动物药》）

2. 治腮腺炎 将鲜（海猴）鱼鳔（或干鳔泡软后）贴于患处。（《中国药用海洋生物》）

4104 海蜇皮 hǎi zhé pí
（《纲目拾遗》）

【异名】 白皮子（《柑园小识》），白皮纸、秋风子（《纲目拾遗》），瘖皮（《医林纂要》），罗皮（《动物学大辞典》）。

【基原】 为根口水母科海蜇属动物海蜇 *Rhopilema esculenta* Kishinouye 和黄斑海蜇 *Rhopilema hispidum* Vanhoeffen 的伞部。

【原动物】 参见"海蜇"条。

【采收加工】 8～10月间捕捞海蜇时将伞部加工成"海蜇皮"。鲜海蜇皮先放入清水中浸漂，除去咸味和沙子，切碎。腌制海蜇皮分为四个步骤：①初矾：用竹刀将海蜇皮与海蜇头连接处的颈根割去，再刮去血衣和背面白色黏液。按5%浓度加矾浸入容器内。②二矾：将初矾海蜇皮削去红墩，沥水1 h，平摊在木板上，每只用盐矾混合物〔100∶(3.5～4)〕撒在膛心，移放至桶中，腌满后，撒较厚的一层盐封顶。每100 kg加盐矾混合物12～15 kg腌制。7 d后即为二矾制品。③三矾：将二矾海蜇皮取出沥水30 min，放在木板上，每张海蜇皮加盐矾混合物〔100∶(1～1.5)〕施敷全体，移放入桶中。撒盐封顶，5 d后即成三矾成品。④提干：将三矾海蜇皮逐张放入三矾卤水中，用水泥块擦洗海蜇皮周围的血衣斑，再逐张撒少量的食盐。然后平放在桶中，放置4 d后取出，堆高60～70 cm，沥去卤汁，3 d内翻转2次，直至卤水沥干，即成三矾提干成品。海蜇制品保存时切忌日晒、污水或淡水浸入及其他碱类混入等，否则很快腐烂。阴凉、通风、干燥是保存的重要条件。

【药材】 海蜇皮 *Cutis Rhopilemae* 主产于浙江等地。

性状 呈半圆形，直径25～45 cm，最大可达50 cm以上。上伞突出，光滑，中胶层较厚，其边缘有8个缺刻，两缺刻间各有14～20个缘瓣。下伞较薄，边缘有发达的环肌，向内凹陷，其中夹有8个口腕基。干品伞部多皱褶。质坚而韧，不易折断，气腥，味咸。

【药性】 咸，平。归肝、肾经。

1.《纲目拾遗》："味咸、涩，性温。"

2.《本草撮要》："入足厥阴经。"

3.《山东药用动物》："性平，味咸。入肝、肾经。"

【功用主治】 化痰消积，祛风解毒。主治咳嗽痰喘，痞积，头风，风湿痹痛，白带过多，疮疡肿毒。

1.《纲目拾遗》："消痰行积，止带祛风。"

2.《山东药用动物》："有清热解毒，化痰软坚，降压，祛风，除湿，消积，润肠等功能。用于治疗痰嗽，哮喘，痞积，头风，大便燥结，白带，风湿膝关节痛，高血压，溃疡病，无名肿毒等。"

【用法用量】 内服：煎汤，30～60 g；或浸酒。外用：敷贴。

【选方】 1. 消痞 白皮子、荸荠同煮，止食荸荠。（《纲目拾遗》引王圣俞方）

2. 治头风 （白皮子）贴两太阳。能拔风湿外出。

3. 治膝髌湿 以白皮子贴之。（2、3方出自《纲目拾遗》）

4. 治流火 海蜇皮薄者贴上，燥则易之。（《纲目拾遗》引《文堂集验方》）

5. 治无名肿毒 白皮子一片。白糖霜揉软，中开一孔贴上。重者溃，轻者散，又止痛。（《纲目拾遗》引《医方集听》）

6. 治烂腿 白皮子照疮大小，剪作膏贴，内掺银珠。（《纲目拾遗》引《救生苦海》）

7. 治哮喘 海蜇皮、鲜猪血各125 g。炖服。

8. 治原发性高血压病 海蜇皮125 g（漂净），荸荠375 g（洗净，连皮用）。加水1 000 ml，煎至250 ml，空腹分2次服；或制成流浸膏，每次10～15 ml，日服2次，空腹服。适于各级高血压病，可长期服用而无副作用。

9. 治颈淋巴结结核 海蜇皮31 g（漂净），鲜荸荠125 g。水煎服，日服1剂，连服1星期。（7～9方出自《山东药用动物》）

4105 海鹞鱼 hǎi yào yú
（《本草拾遗》）

【异名】 蕃踏鱼（《魏武食制》），邵阳鱼、石蛎（《本草拾遗》），少阳鱼（宁源《食鉴本草》），荷鱼、鲼鱼、鯆魮鱼（《纲目》），蒲鱼（《本草求原》），锅盖鱼（《随息居饮食谱》），魟鱼（通称）。

【基原】 为魟科魟属动物赤魟、花点魟及其近缘多种动物的肉。

【原动物】 1. 赤魟 Dasyatis akajei (Müller et Henle) 又名：龙州魟鱼、草帽鱼（《广西药用动物》），黄鲼、土鱼、老虎鱼、鯆鱼（广东），黄鲂（福建），风鱼（浙江），滑子鱼、老板鱼（俗称）。

体盘亚圆形，平扁，前缘斜直，与吻端约成60°。一般重1～2 kg，大者可达10～20 kg，体盘长达1 m，盘宽比盘长约大1.2倍。吻短，稍突出。眼小，眼球约与喷水孔等大。口小，波曲，口底具乳突5个，中间3个较大，外侧乳突细小。牙细小平扁，铺石状排列。幼体较光滑，头后正中有1个扁平结刺。成体自头后至尾刺前有一纵行结刺，约20

余枚，肩区内外各具结刺一短行，约7枚。眼后具一小群小刺，尾上几个结刺较大而尖利。腹鳍后缘平直，前后角均钝圆。尾细长，为体盘长2～2.7倍。上下方均具皮膜，上皮膜短而低，下皮膜明显延长。体赤褐色或绿褐色，大者色较深，于眼前、眼下、喷水孔上侧和后部及尾的两侧呈赤黄色；腹面白色，近边缘处橙黄色。

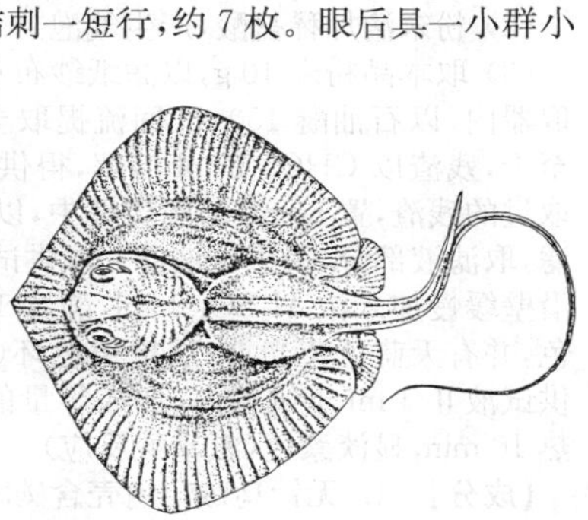
赤　魟

暖水性底层魟类，栖息于近海沙泥质海底，主食贝类与甲壳类，冬季生活于深水处，夏季移栖于内湾浅水区，有时溯江而上，也可生活于淡水。卵胎生，每胎产仔10尾。我国沿海均有分布。

2. 花点魟 *Dasyatis uarnak*（Forskal）　又名：鯆鱼、花甫（《中国药用动物志》）。

体盘宽达1.5 m以上，重100余千克。吻颇尖，相当突出，眼颇小，稍突起，眼球比喷水孔稍小。口小，波曲，口底乳突4～7个，近中部2个最显著。牙细小，平扁，具横突，上颌30多纵行。腹鳍颇狭长，在雌体较短宽，里缘与后缘连合，外角圆钝。鳍脚平扁，后端颇尖。尾鞭状，很长，约为体盘长的3倍以上，上下皮膜均消失。具尾刺，在尾刺以前的尾部具一平扁鳞片狭带，尾刺后的尾部密被尖细鳞片。体背黄褐色或灰褐色，密具黑褐色圆形或多边形斑块，大斑与眼球约同大。尾具暗青色横环70余条。腹面淡白，边区褐色。

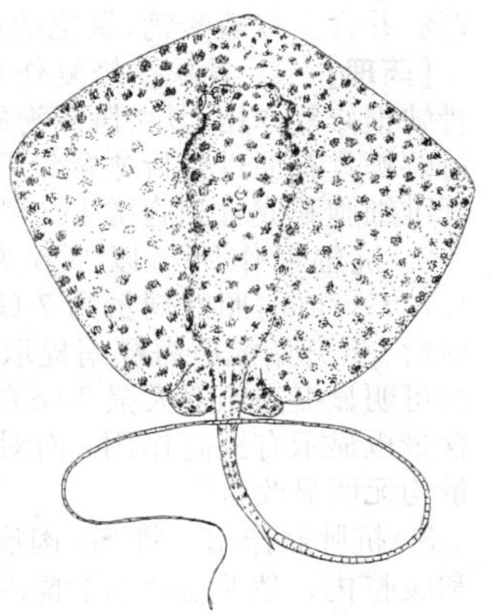
花 点 魟

暖水性大型魟类，栖息于近海底层，卵胎生。我国分布于东海和南海。

以上动物的肝脏（海鹞鱼肝）、牙齿（海鹞鱼齿）、胆囊（海鹞鱼胆）、尾刺（海鹞鱼尾刺）及脂肪油（鱼油）亦供药用，另设专条。

【采收加工】　四季均可捕捉，取肉，洗净，鲜用或冷藏备用。

【成分】　赤魟含L-古洛糖-1，4-乳酸内酯氧化酶（L-gulono-1，4-lactone oxidase）[1]。

【药性】　甘、咸，平。归肾经。

1. 宁源《食鉴本草》："甘、咸，寒，无毒。"

2.《纲目》："甘、咸，平。有小毒。"

3.《广西药用动物》："入肾经。"

【功用主治】　益肾，通淋。主治男子白浊膏淋，阴茎涩痛。

1. 宁源《食鉴本草》："治男子白浊膏淋，玉茎涩痛。"

2.《广西药用动物》："入阴分，滋阴血。"

3.《中国有毒鱼类和药用鱼类》："补气。熬油，主治小儿疳积。"

【用法用量】　内服：煮食，60～90 g，鲜品150～250 g；或熬油。

【选方】　治小儿疳积　赤魟肉熬出的油，每日放入少量在菜或汤中食用。（《常见药用动物》）

4106 海螵蛸 hǎi piāo xiāo（《纲目》）

【异名】　乌鲗骨（《素问》），乌贼鱼骨（《本经》），乌贼骨（《千金方》），墨鱼骨（《药材学》），墨鱼盖（《中药志》）。

【基原】　为乌贼科无针乌贼属动物无针乌贼、乌贼属动物金乌贼等多种乌贼的内壳。

【原动物】　1. 无针乌贼 *Sepiella maindroni* de Rochebrune　又名：曼氏无针乌贼（《中国北部海产经济软体动物》），青浜无针乌贼（《贝类学概论》），乌鱼、墨鱼、花拉子、麻乌贼（俗称）。

软体中等大，背腹扁，胴部卵圆形，一般长约157 mm，约为宽的2倍。头部长约29 mm，眼大，眼后有椭圆形的嗅觉陷，头部中央有口，口的周围有腕4对和触腕1对。各腕长度相近，顺序为4＞1＞3＞2，内侧有吸盘4行，吸盘大小相似，吸盘腔壁上的角质环外缘具尖锥形小齿；惟雄性左侧第四腕茎化为生殖腕，特点是基部约占全腕1/3处的吸盘特小，中部和顶部吸盘正常。触腕长度一般超过胴长，触腕穗狭小，长约40 mm，其上有吸盘20行，大小相近，其角质环外缘具方圆形小齿。头部的腹面有一漏斗器。漏斗管下方体内与墨囊相通，可由漏斗排出墨液御敌。生活时，胴背有明显的白花斑，雄者斑大，雌者斑小。胴部两侧有肉鳍，全缘，前端较狭，向后渐宽，左、右两鳍在末端分离。胴后腹面末端有一腺孔，捕获后常有红褐色液体流出。外套腔背面的内壳长椭圆形，长约为宽的3倍，角质缘发达，末端形成角质板，横纹面呈水波形，末端无骨针。

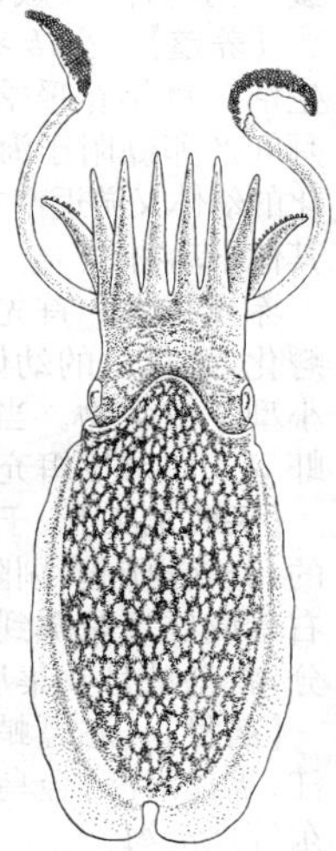
无针乌贼

栖息于海底，每年春、夏季之际，从越冬的深处向岛屿附近浅水处洄游。肉食性，以甲壳类及小鱼为食。我国分布于南北沿海，以浙江、福建产量最大。

2. 金乌贼 *Sepia esculenta* Hoyle　又名：乌子（浙江），乌鱼、墨鱼（俗称）。

体中等大，胴部卵圆形，一般长约200 mm，约为宽的1.5倍，头部长约30 mm，腕序为4＞1＞3＞2，吸盘4行，其角质环外缘具不规则的钝形小齿，雄性左侧第四腕茎化为生殖腕，特点是基部7列、8列吸盘正常，至9～15列吸盘突然变小，向上的吸盘又正常。触腕略超过胴长，触腕穗呈

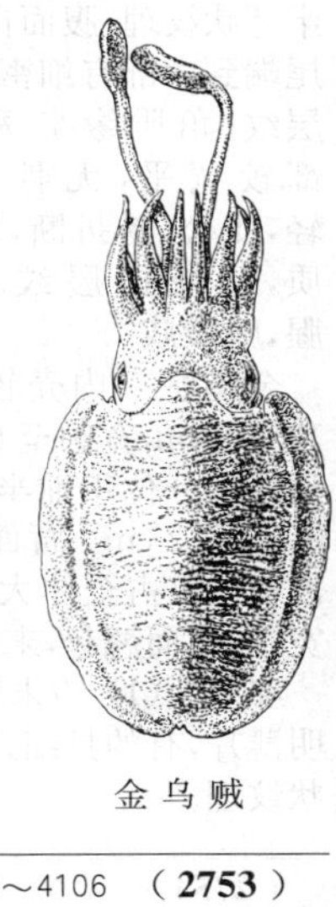
金 乌 贼

半月形，约为全腕长度的1/5。吸盘小而密，约10行，大小相近。生活时体表黄褐色，胴背具棕紫色和乳白色相间的细斑，雄性胴背具金黄色的波状横纹，但在生殖季节常显出若干不规则的蓝绿色横纹，腹部由乳白色变成金绿色，非常鲜艳。内壳长椭圆形，长约为宽的2.5倍，背面凸，有坚硬的石灰质粒状突起，腹面石灰质松软，中央有一条纵沟，横纹面具环形生长的横纹。末端骨针粗壮。

生态与无针乌贼相似。我国分布于北方沿海，山东南部沿海产量较大。

除上述两种以外，内壳作海螵蛸药用的还有：针乌贼 *S. andreana* Steenstrup，我国分布于浙江舟山群岛以北沿海。白斑乌贼 *S. latimanus* Quoy et Gaimard，我国分布于东南沿海。虎斑乌贼 *S. pharaonis* Ehrenberg，分布于台湾、福建、广东等沿海。拟目乌贼 *S. lycidas* Gray，分布于福建南部及广东沿海。

无针乌贼和金乌贼的肉（乌贼鱼肉）、缠卵腺（乌鱼蛋）、墨囊中的墨汁（乌贼鱼腹中墨）亦供药用，另设专条。

【养殖】 生活习性　乌贼喜栖息于远海的海洋深水中生活。每年春暖季节由深海游向浅水内湾进行产卵，4～6月间产卵黏附于海藻及其他物体上，9月下旬开始，当年孵化的幼体又游返南方越冬。可在洄游中捕食甲壳类、软体类及其他小动物。

养殖技术　首先将采集的乌贼受精卵置于孵化池中进行孵化，孵化出的幼体可投喂单胞藻、卤虫、桡足类、枝角类等小型浮游生物。当胴部长达40 mm左右时，可投喂小鱼、虾等。如果投饵充足，当年体重可增至250 g以上。

【采收加工】 于4～8月间，将漂浮在海边或积于海滩上的乌贼骨捞起，剔除杂质，以淡水漂洗后晒干；或在5月左右待成群乌贼游到海岛附近产卵时，大量捞捕，除去软体部分，将乌贼骨收集后，晒干。

【药材】 海螵蛸 *Endoconcha Sepiae*　无针乌贼主产浙江、福建沿海；金乌贼主产辽宁、山东、江苏、福建、广西、广东等地沿海。

性状　无针乌贼　内壳呈扁长椭圆形，中间厚，边缘薄，长9～14 cm，宽2.5～3.5 cm，厚约1.3 cm。背面有磁白色脊状隆起，两侧略显微红色，有不甚明显的细小疣点状突起，形成近平行半环状纹理；腹面白色，自尾端到中部有细密波状横层纹；角质缘半透明，尾部较宽平，无骨针。体轻，质松，易折断，断面粉质，显疏松层纹。气微腥，味微咸。

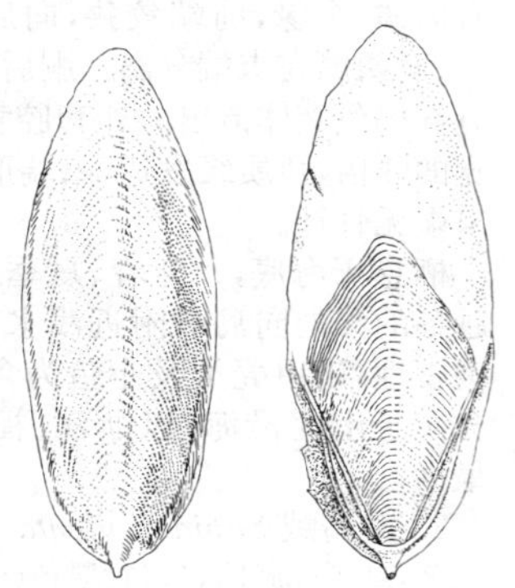

海螵蛸（针乌贼内壳）外形

金乌贼　内壳较大，长13～23 cm，宽约至6.5 cm，最厚部分位于前半部，厚0.8～1.2 cm。背面疣点明显，略呈层状排列；腹面的细密波横层纹占全体大部分，中间有纵向浅槽；尾部角质缘渐宽，向腹面翘起，末端有1骨针，多已断落。

鉴别　(1) 粉末特征：类白色。显微镜下可见不规则透明薄片，有的具细条纹；另有不规则碎块，表面显网状或点状纹理。

(2) 粉末滴加稀盐酸，产生气泡。

(3) 取本品粉末10 g，以滤纸纱布双层包好，置于索氏提取器内，以石油醚150 ml回流提取至无色，取提取液回收至干，残渣以$CHCl_3$ 2 ml溶解，得供试液Ⅰ。取石油醚提取过的残渣，置50 ml圆底烧杯中，以水30 ml煎煮2 h，过滤，取滤液部分，得供试液Ⅱ。取供试液Ⅰ 1 ml于试管中，沿壁缓慢加入浓H_2SO_4 1 ml，静置10 min，$CHCl_3$层呈黄色，并有天蓝色荧光，中层橙黄色环（Salkowski反应）。取供试液Ⅱ 1 ml于试管内，加入等量的茚三酮试剂，水浴加热10 min，显淡紫色（氨基酸反应）。

【成分】 1. 无针乌贼　内壳含碳酸钙85%以上，其煅品含量增大[1]，还含壳角质6%～7%，黏液质10%～15%，少量磷酸钙、氯化钠[2]及镁、钾、锌、铜、铝等10多种无机元素。此外，内壳中含甲硫氨酸、天冬氨酸、谷氨酸等17种氨基酸[1]。

2. 金乌贼　内壳含碳酸钙85%以上，其煅品含量增大，还含壳角质6%～7%，黏液质10%～15%，少量磷酸钙、氯化钠及镁、钾、锌、铜、铁、锰、铝等10多种无机元素[1～3]。此外，内壳中含甲硫氨酸、天冬氨酸、谷氨酸等17种氨基酸[1]。

3. 针乌贼　内壳含碳酸钙80%～85%，甲壳质6%～7%，并含少量磷酸钙、氯化钠及镁盐等[2]。

【药理】 1. 骨缺损修复作用　海螵蛸具有明显的促进骨缺损修复作用，其中陈年海螵蛸作用强于新鲜海螵蛸[1]。海螵蛸具有促进骨折愈合作用，缩短骨折愈合时间，能促进纤维细胞和成骨细胞增生与骨化[2]。

2. 抗辐射作用　以^{60}Co为辐射源，剂量率为1.59～1.72 Gy/min，照射剂量为7 Gy（小鼠为6.25 Gy），大鼠照射后1 h开始灌服海螵蛸提取物5 g/kg。结果表明，海螵蛸可明显提高照射大鼠30 d的存活率，对血中5-羟色胺的含量也显示有提高作用，而对血小板数量和骨髓DNA含量均无明显改善[3]。

3. 抗肿瘤作用　将S_{180}肉瘤移植至ICR-CR小鼠的皮下和腹腔内，然后连续给瘤内注射剂量为25 mg/kg和100 mg/kg的海螵蛸丙酮提取物，发现其可分别抑制53%和82%的肉瘤生长。腹腔内注射剂量为50 mg/kg、100 mg/kg和150 mg/kg的海螵蛸提取物可分别抑制52%、60%和77%的瘤细胞生长。并可延长腹水型肉瘤小鼠的存活时间，具有明显的量效关系[4]。

4. 抗溃疡作用　海螵蛸因其所含的钙盐，能中和胃酸[5]，因此可缓解泛酸及胃烧灼感等。同时能促进溃疡面炎症吸收，还可改变胃内容物pH，降低胃蛋白酶活性，加速溃疡面愈合[6]。海螵蛸所含胶质与胃中有机质和胃液作用后，可在溃疡面上形成保护膜，使出血趋于凝结[7]。海螵蛸200 mg/只给大鼠灌胃及与胃液在体外反应均能降低胃液总酸度。海螵蛸200 mg/只应用1次和连用10 d均能增加胃组织cAMP含量，而且用药10 d作用更明显。此外，还能增进胃黏膜PGE_2的合成[8]。采用酸碱中和法，测得1 g海螵蛸能中和浓度为0.1 mol/L的盐酸溶液140～145 ml。按丸散服药剂量计算几乎可以中和人体1 d分泌的全部胃酸[9]。

【炮制】 1. 海螵蛸　取原药材，除去杂质，用清水漂洗至无明显咸味，干燥，去硬壳。砸成小块。

2. 炒海螵蛸　取净海螵蛸细块，置锅内，用文火加热，炒至表面微黄色，取出，放凉。

3. 醋海螵蛸　取净海螵蛸加醋拌匀，置锅内，用文火加热，炒至显微黄色，取出，放凉。每海螵蛸 100 kg，用醋 10 kg。

饮片性状　海螵蛸为不规则小细块，表面灰白色，体轻，质松，易折断，碎断面粉质显疏松层纹，具吸水性，气微腥，味微咸。炒海螵蛸形如海螵蛸，表面微黄色，略有焦斑。醋海螵蛸形如炒海螵蛸，略有醋气。

贮干燥容器内，置干燥处。

【药性】　咸、涩，温。归肝、肾经。

1.《本经》："味咸，微温。"

2.《吴普本草》："冷。"

3.《别录》："无毒。"

4.《药性论》："有小毒。"

5.《纲目》："厥阴血分药也。"

6.《本草经疏》："入足厥阴、少阴经。"

7.《本草再新》："入肝、脾、肾三经。"

8.《本草思辨录》："属肺。"

9.《本草用法研究》："味咸、涩，性温。"

【功用主治】　收敛止血，固精止带，制酸止痛，收湿敛疮。主治吐血，呕血，崩漏，便血，衄血，创伤出血，肾虚遗精滑精，赤白带下，胃痛嘈杂，嗳气泛酸，湿疹溃疡。

1.《本经》："主女子漏下赤白经汁，血闭，阴蚀肿痛，寒热，癥瘕，无子。"

2.《别录》："(治)惊气入腹，腹痛环脐，阴中寒肿，令人有孕。又止疮多脓汁不燥。"

3.《药性论》："止妇人漏血，主耳聋。"

4.《新修本草》："疗人目中翳，用之良也。"

5.《食疗本草》："骨主小儿大人下痢，炙令黄，去皮细研成粉，粥中调服之良。久食之主绝嗣无子，益精。"

6.《本草拾遗》："主小儿痢下，细研为末，饮下之。亦主妇人血瘕，杀小虫。"

7.《纲目》："主女子血枯病，伤肝唾血下血，治疟消瘿。研末敷小儿疳疮，痘疮臭烂，丈夫阴疮，烫火伤，跌伤出血。烧存性，酒服，治妇人小户嫁痛。"

8.《得配本草》："通血脉，祛寒湿，治血痢，除痰疟，并治赤白带下，阴蚀肿痛，惊气入腹，腹痛环脐。"

9.《现代实用中药》："为制酸药，对胃酸过多、溃疡病有效。"

【用法用量】　内服：煎汤，10～30 g；研末，1.5～3 g。外用：研末撒；或调敷；或吹耳、鼻。生用制酸止痛，收湿敛疮；炒用收敛止血，固精止带。

【宜忌】　阴虚多热者不宜多服；久服易致便秘，可适当配润肠药同用。

1.《本草经集注》："恶白敛、白及、附子。"

2.《本草经疏》："血病多热者勿用。"

3.《本草用法研究》："外感性寒热，血崩因子宫炎或子宫瘤者勿用。"

【选方】　1. 治胃出血　海螵蛸 15 g，白及 18 g。共研细末。每次服 4.5 g，日服 3 次。(《山东中草药手册》)

2. 治吐血及鼻衄不止　乌贼骨，捣细罗为散，不计时候，以清粥饮调下二钱。(《圣惠方》)

3. 治鼻血不止　乌贼骨、槐花等分。半生半炒，为末吹鼻。(《世医得效方》)

4. 治积年肠风下血，面色萎黄，下部肿痛，或如鼠奶，或如鸡冠，常似虫咬，痛痒不息　绿矾二两(烧令赤)，乌贼鱼骨一两(炙令微黄)，釜底墨一两。捣罗为末，用粟米饭和丸如梧桐子大。每于食前，煎赤糙米汤下三十丸。(《圣惠方》)

5. 治小便血淋　海螵蛸末一钱。生地黄汁调服。(《纲目》引《经验方》)

6. 治胃痛吐酸　海螵蛸 30 g，阿胶 9 g。共炒，再研末。每次服 3 g，每日 3 次。(《山东中草药手册》)

7. 治妇人久赤白带下　乌贼骨一两(烧灰)，白矾三两(烧汁尽)，釜底墨二两。捣罗为末，用软饭和丸，如梧桐子大。每于食前，以粥饮下三十丸。(《圣惠方》)

8. 治慢性气管炎，兼治慢性哮喘　海螵蛸 60 g，地龙 60 g，百部 15 g。共研末，加白糖 200 g，每服 6 g，日 3 次。(《青岛中草药手册》)

9. 治诸疳疮　海螵蛸三分，白及三分，轻粉一分。为末。先用浆水洗，拭干贴。(《小儿药证直诀》白粉散)

10. 治耳底出脓　海螵蛸半钱，麝香一字。以绵杖缴净，吹入耳中。(《澹寮方》)

11. 治疽创　乌贼骨作屑，鲫鱼胆十四枚。和取，与散合。敷疮上，不三愈。(《鬼遗方》)

12. 治囊痈　海螵蛸、蛤粉、儿茶各等分。研极细。掺之。(《疡医大全》)

13. 治阴囊湿痒　乌贼骨、蒲黄，扑之。(《医宗三法》)

14. 治风泪不止　海螵蛸五分，冰片少许，绿芦甘石一钱。上乳极细末，点大眥角泪即收。(《景岳全书》)

15. 治目生翳膜，内外障　海螵蛸，生龙胆草(少许)。上为末极细，用热汤浸起，以铜箸点洗五七次。(《世医得效方》)

【临床报道】　1. 治疗胃、十二指肠溃疡及出血等　海螵蛸对胃及十二指肠溃疡引起的胃痛、泛酸、出血均显良效。有用海螵蛸配明矾、延胡索、蜂蜜制成片剂，每次服 5～7 片，每日服 4 次，3 个月为 1 个疗程。共治疗 280 例，其中十二指肠球部溃疡 214 例，胃溃疡 18 例，胃及十二指肠复合型溃疡 4 例，慢性胃炎、十二指肠球部炎症等 31 例，结果 76.8% 胃脘痛完全消失，21.4% 胃痛显著减轻，有效率为 98.2%[1]。用溃疡止血散(海螵蛸与白及以 2∶1 的比例制成粉剂)，每次服 2～4 g，日服 3～4 次，病情严重者 4～6 g，每 4 h 口服 1 次，用于治疗胃、十二指肠溃疡引起的呕血或便血共 97 例，其中 11 例呕血者同时服云南白药 0.3 g，每日 3～4 次，结果全部血止[2]。

2. 治疗浅度溃疡期褥疮　海螵蛸极细末，高压消毒后备用。创面常规消毒后，将药粉撒在上面，以撒满为度，覆盖纱布，胶布固定，每隔 2～3 d 换药 1 次。共治 100 例，治愈 83 例，好转 11 例，总有效率 94%[3]。

3. 治疗疟疾　乌贼骨粉 3 g，白酒 10 ml，混和后 1 次服完(不能服白酒的服黄酒)。治疗 45 例间日疟，结果：服药后症状消失 39 例；血检 23 人，原虫消失 20 人，7～10 个月复查 22 例，仅 2 例复发[4]。

【各家论述】　1.《纲目》："乌鲗骨，厥阴血分药也，其味咸而走血也。故血枯、血瘕、经闭、崩带、下痢、疳疾，厥阴本病也；寒热疟疾、聋、瘿、少腹痛、阴痛，厥阴经病也；目翳、流泪，厥阴窍病也；厥阴属肝，肝主血，故诸血病皆治之。按《素问》云：有病胸胁支满者，妨于食，病至则先闻腥臊臭，出清液，先唾血，四肢清，目眩，时时前后血，病名曰血枯，得之年少时，有所大脱血，或醉入房中，气竭肝伤，故月事衰少不来，治之以四乌鲗骨一藘茹……所以利肠中及伤肝也。观此，则其入厥阴血分无疑矣。”

2.《本草经疏》：“乌贼鱼骨，味咸，气微温无毒，入足厥阴、少阴经。厥阴为藏血之脏，女人以血为主，虚则漏下赤白，或经汁血闭，寒热癥瘕；少阴为藏精之脏，主隐曲之地，虚而有湿，则阴蚀肿痛，虚而寒客之则阴中寒肿；男子肾虚，则精竭无子，女子肝伤，则血枯无孕；咸温入肝肾，通血脉而祛寒湿，则诸证除，精血足，令人有子也。其主惊气入腹，腹痛环脐者，盖肝属木主惊，惊人肝胆，则荣气不和，故腹痛环脐也。入肝胆，舒营气，故亦主之。温而燥湿，故又主疮多脓汁也。”

3.《玉楸药解》：“乌鲗鱼骨，善能敛新血而破瘀血，《素问》治女子血枯，先唾血，四肢清，目眩，时时前后血，以乌蔰鱼骨、蔰茹为末，丸以雀卵，血枯必由夫血脱，血脱之原，缘瘀滞不流，经脉莫容。乌贼骨行瘀固脱，兼擅其长，故能著奇功。”

4107 海螺壳 hǎi luó ké（《辽宁药材》）

【基原】 为骨螺科红螺属动物脉红螺 *Rapana venosa*（Valenciennes）和皱红螺 *R. bezoar*（Linnaeus）等的壳。

【原动物】 参见“海螺”条。

【采收加工】 捕得海螺后，去肉取壳，晒干。

【药材】 脉红螺壳 *Concha Rapanae Venosae* 产于黄海、渤海、东海等；皱红螺壳 *Concha Rapanae Bezoaris* 产于浙江以南沿海。

性状 脉红螺壳 贝壳大，壳高约10.4 cm，宽约7.8 cm。壳面黄褐色，具棕褐色斑点。螺层6层，缝合线较浅。螺旋部稍高起，其高度占壳高的1/5～1/4。体螺层中部宽大，基部收窄。壳面密生较低的螺肋，粗细较均匀，在各螺层的中部和体螺层的上部有一条螺肋突然向外突出，形成肩角，将螺层分为上、下两部，两部相交近于90°角。壳口大，边缘具有与螺肋相当的缺刻，壳口内面杏红色，有珍珠样光泽。质坚厚，不易破碎，破碎面呈层状。气微腥，味咸、甘。

红螺壳 形状与脉红螺相似，但壳高约7.7 cm，宽约5.8 cm。螺层约7层，螺旋部短小，稍高起，约为壳高的1/3。壳面生长纹密集，体螺层下半部有3条稍粗壮的螺肋，肩角有短的棘突。质坚厚结实。

【炮制】 1. 海螺壳 取原药材，除去杂质，洗净，干燥，用时捣碎。

2. 煅海螺壳 取净海螺壳置适宜容器内，于无烟的炉火中煅红，取出，放凉。用时捣碎。

饮片性状 海螺壳呈碎块状。外表粗糙，具有排列整齐而平的螺旋形肋和细沟纹。壳面黄褐色，具棕褐色斑点。壳内面杏红色，有珍珠光泽。煅海螺壳色较海螺深，质酥脆。

贮干燥容器内，置通风干燥处，防尘。

【药性】 咸，寒。

1.《东北常用中草药手册》：“甘、咸，微寒。”

2.《中国药用海洋生物》：“咸，寒。”

【功用主治】 解痉，制酸，化痰散结。主治胃及十二指肠溃疡，神经衰弱，四肢拘挛，慢性骨髓炎，淋巴结结核。

1.《东北常用中草药手册》：“化痰消积，止痉。治胃痛，淋巴结结核，手足抽筋。”

2.《中国药用海洋生物》：“解痉，制酸，化痰，消肿。”

3.《中国动物药》：“镇肝熄风，和气清神。”

【用法用量】 内服：煎汤，15～30 g；或入散剂，3～6 g。外用：研末外敷。

【选方】 1. 治四肢拘挛 红螺壳（煅）6 g，黑木耳、当归、钩藤各9 g。水煎，分2次服。（《中国药用海洋生物》）

2. 治鸡爪风 煅海螺壳62 g，鸡蛋壳31 g，带爪鸡腿2个。焙干研粉，每服6 g，每日2次，黄酒为引。（《山东药用动物》）

3. 治胃及十二指肠溃疡 红螺壳30 g，甘草15 g。研成细粉，每次3 g，每日3次。

4. 治神经衰弱 红螺壳3个（取壳内层红色部分），芹菜30 g。煎服。（3、4方出自《中国药用海洋生物》）

5. 治慢性骨髓炎 海螺壳煅成炭30 g，人中白9 g，冰片2.4 g。研细，用陈猪油或麻油调成稀糊丸，外敷。（《单方验方调查资料选编》）

4108 海螺厣 hǎi luó yǎn（《青岛中草药手册》）

【基原】 为骨螺科红螺属动物脉红螺 *Rapana venosa*（Valenciennes）和皱红螺 *R. bezoar*（Linnaeus）等的厣。

【原动物】 参见“海螺”条。

【采收加工】 捕得海螺后，取厣，洗净，晾干。

【药性】 咸，平。

【功用主治】《中国药用海洋生物》：“清热解毒。主治中耳炎，顽疮等。”

【用法用量】 外用：焙干研末调敷。

4109 海鳗头 hǎi mán tóu（《南海海洋药用生物》）

【基原】 为海鳗科海鳗属动物海鳗 *Muraenesox cinereus*（Forskal）的头。

【原动物】 参见“海鳗”条。

【采收加工】 捕捉后，剁下头，洗净，鲜用。

【功用主治】 散风止痛，生肌敛疮。主治妇女产后头风，头晕，中风头痛，外阴溃疡久不收口。

4110 海鳗卵 hǎi mán luǎn（《中国药用海洋生物》）

【基原】 为海鳗科海鳗属动物海鳗 *Muraenesox cinereus*（Forskal）的卵。

【原动物】 参见“海鳗”条。

【采收加工】 捕后，剖腹，将卵取出，晒干。

【功用主治】《中国药用海洋生物》：“滋补强壮。”

4111 海鳗胆 hǎi mán dǎn（《中国药用海洋生物》）

【基原】 为海鳗科海鳗属动物海鳗 *Muraenesox cinereus*（Forskal）的胆囊。

【原动物】 参见“海鳗”条。

【采收加工】 捕后，剖腹取出胆囊，鲜用。

【药性】 苦，寒。

【功用主治】《中国药用海洋生物》：“治急性结合膜炎。”

【用法用量】 内服：吞1～2个。

4112 海鳗鳔 hǎi mán biào（《中国药用海洋生物》）

【基原】 为海鳗科海鳗属动物海鳗 *Muraenesox cinereus*（Forskal）的鳔。

【原动物】 参见“海鳗”条。

【采收加工】 捕后，剖腹取出鱼鳔，洗净，晒干。

【药性】 甘、咸，平。

【功用主治】 养血止血，补肾固精，解毒。主治再生障碍性贫血，肾虚遗精，气管炎，风湿腰痛，痈肿，疮疖，无名肿毒。

1.《青岛中草药手册》："主治疮疖，痈肿，无名肿毒，乳腺炎，试治纵隔肿瘤。"

2.《中国药用海洋生物》："（主治）胃病，气管炎，遗精。"

3.《山东药用动物》："养血止血，补肾固精，消炎。治再生障碍性贫血，吐血，肾虚遗精。"

【用法用量】 内服：煎汤，20～30 g；研末，3～6 g；或炖食。

【选方】 1. 治遗精 （海鳗）鳔煅成白色，研末，用米汤或温开水冲服。每次 3 g，每日 2 次。

2. 治风湿腰痛 干制（海鳗）鱼鳔与鸡或海马同炖熟服。适量。（1、2 方出自《常见药用动物》）

3. 治乳腺炎 取（海鳗）鳔及头焙干，研末，黄酒冲服。

4. 治疮疖、痈肿、无名肿毒 海鳗鳔焙黄研末，黄酒冲服或同炒鸡子食；或香油炸食。（3、4 方出自《青岛中草药手册》）

5. 治胃病、气管炎 海鳗鳔加冰糖适量炖服。（《中国药用海洋生物》）

6. 治纵隔肿瘤 （海鳗）鳔 24 g，香菇 15 g。水煎服。（《青岛中草药手册》）

4113 海蟹壳 hǎi xiè ké （《青岛中草药手册》）

【基原】 为梭子蟹科梭子蟹属动物三疣梭子蟹 *Portunus trituberculatus* (Miers) 的甲壳。

【原动物】 参见"梭子蟹"条。

【采收加工】 加工或食用时，拣取外壳，洗净，晒干。

【药性】 《青岛中草药手册》："性寒，味咸。"

【功用主治】 消食化滞，活血止痛，解毒消肿。主治饮食积滞，跌伤瘀痛，痈肿疮毒。

1.《青岛中草药手册》："散结，活血，消炎，止痛。治急性乳腺炎，跌打损伤，扭腰闪气，无名肿毒，乳腺癌，对口疮。"

2.《中国药用海洋生物》："清热解毒，破瘀消积，止痛。"

【用法用量】 内服：煅存性研末，3～10 g。外用：研末调敷。

【宜忌】 《青岛中草药手册》："孕妇忌服。"

【选方】 1. 治小儿食积 海螃蟹壳，烧灰存性，研末。每次 3 g，开水冲服。（《全国中草药汇编》）

2. 治跌打损伤 三疣梭子蟹壳 1 个，黄瓜子 9 g。研粉，黄酒冲服。（《中国药用海洋生物》）

3. 治扭腰闪气，跌打损伤 海蟹壳焙焦研末。每服15 g，每日 2 次。

4. 治无名肿毒 海蟹壳 3 g，穿山甲 6 g，皂刺 7 枚。焙干研末，黄酒冲服。

5. 治急性乳腺炎初起 海蟹壳 2 枚。焙干研末，黄酒冲服。

6. 治乳腺癌 海蟹壳焙焦研末。每服 6 g，日服 2 次，黄酒冲服，不可间断。（3～6 方出自《青岛中草药手册》）

7. 治冻疮 三疣梭子蟹壳煅灰，麻油调外敷。（《中国药用海洋生物》）

4114 海仙人掌 hǎi xiān rén zhǎng （《中药材科技》）

【异名】 刺棒（浙江）。

【基原】 为海仙人掌科海仙人掌属动物海仙人掌的全体。

【原动物】 海仙人掌 *Cavernularia habereri* Moroff 群体呈棒状，灰白色或淡肉色，下部有长柄。一般长 15 cm 以上，当群体收缩时，长度可至 10 cm 以下；伸展时即可增至数倍，主体周围不规则地单生许多水螅体，各水螅体均有触手 8 个。水螅体伸展时长约 4 cm（包含触手），收缩时可完全隐蔽于主体内。体内各处有棒状或纺锤状骨针，长约 0.5 mm。

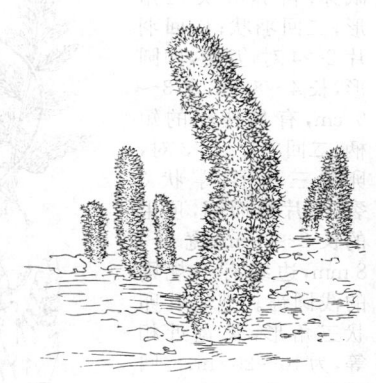

海仙人掌

栖息于波浪平静的泥沙质海底，以柄部插入泥沙中，入夜群体伸展在海底平面上，隐约发出磷光，遇刺激时磷光可增强。我国黄海及东海沿岸均有分布。

【采收加工】 在浅海低潮线的沙滩或泥沙滩中挖取，洗净鲜用或晾干。

【药理】 1. 延缓衰老作用 海仙人掌提取物以 10 g/kg 剂量给小鼠灌胃或拌入饲料喂饲 10 d，能显著增强小鼠耐缺氧能力，改善学习记忆功能，延长小鼠游泳时间，提高抗应激能力。给药后，还可增加小鼠血中超氧化物歧化酶(SOD)的含量，抑制体内单胺氧化酶(MAOB)的活性，降低丙二醛(MDA)的含量，具有明显的延缓衰老作用[1,2,3]。

2. 其他作用 以上述同样剂量、方式给药后，小鼠心肌细胞脂褐素显著降低。雄性小鼠血清睾酮含量增加，双侧睾丸重量也增加，表明海仙人掌有雄性激素样作用。给药小鼠腹腔巨噬细胞功能也显著提高[3]。

【药性】 甘、咸，平。

【功用主治】 《中国海洋药物》1989，(4)：16："消炎，降火。用于治疗腮腺炎。"

【用法用量】 内服：煎汤，10～15 g。外用：捣敷。

4115 海金沙草 hǎi jīn shā cǎo （《纲目》）

【异名】 竹园荽（《履巉岩本草》），迷离网（《生草药性备要》），鸡胶莽（《质问本草》），斑鸠窝（《草木便方》），左篆藤、金线风、破网巾、黄金塔（《分类草药性》），左转藤（《天宝本草》），罗网藤（《广州植物志》），须须药、黑透骨、铁脚仙、乱头发（《贵州民间方药集》），铁线藤、蔓蔓藤、虾蟆藤、纺车藤、金金藤、见根藤、藤吊丝（《福建民间草药》），牛斗茜（《陆川本草》），磨菇藤、塞窦藤（《广西中兽医药用植物》），扫把藤、天仙草（《中国土农药志》），松筋草（《广西中药志》），鼎擦藤、毛须藤（《闽南民间草药》），黑须草（《重庆草药》），满天云、硬筋藤、牛西藤（《湖南药物志》），金线藤（《闽东本草》），攀谷藤（《江西民间草药验方》），海金沙藤、吐丝草（广州部队《常用中草药手册》），鸡脚藤、爬古藤（《江西草药》），洗碗藤、爬墙蕨、金砂蕨(《广西中草药》)。

【基原】 为海金沙科海金沙属植物海金沙的地上部分。

【原植物】 海金沙 *Lygodium japonicum* (Thunb.) Sw. [*Ophioglossum japonicum* Thunb.]

多年生攀缘草质藤本,长 1～5 m。根须状,黑褐色,被毛;根状茎近褐色,细长而横走。叶二型,多数,草质,对生于叶轴的短枝两侧,短枝顶端有被毛茸的休眠芽;营养叶尖三角形,二回羽状;一回羽片 2～4 对,互生,卵圆形,长 4～8 cm,宽 3～6 cm,有具狭翅的短柄;二回羽片 2～3 对,卵状三角形,掌状 3 裂,裂片短而阔,顶生的长 2～3 cm,宽 6～8 mm,边缘有不规则的浅圆齿。孢子叶卵状三角形,长宽近相等,为 10～20 cm;一回羽片 4～5 对,互生,长圆状披针形,长 5～10 cm,宽 4～6 cm;二回羽片 3～4 对,卵状三角形,多收缩呈撕裂状。羽片下面边缘生流苏状孢子囊穗,黑褐色;孢子表面有小疣。

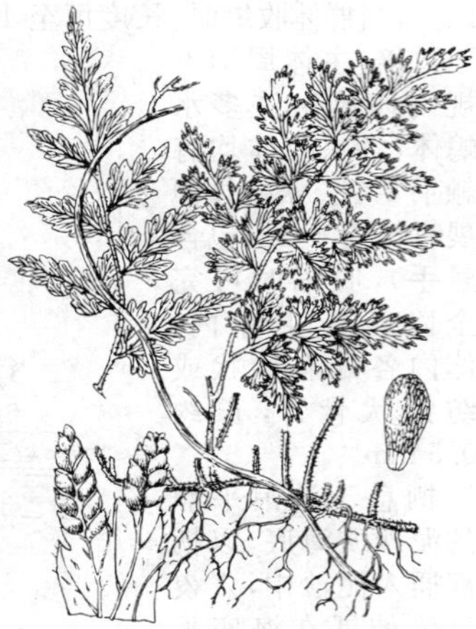
海金沙

生于阴湿山坡灌丛中或路边林缘。分布于华东、中南、西南地区及陕西、甘肃。

本植物的孢子(海金沙)、根及根茎(海金沙根)亦供药用,另设专条。

【栽培】 生物学特性 喜生长在排水良好的砂土及砂质壤土中。攀缘性强,抗逆性也强。

繁殖方法 孢子繁殖和分茎繁殖。孢子繁殖:采成熟孢子立即播于土壤表面,稍覆土,常浇水保持湿度。分茎繁殖:将根状茎切成 3～6 cm 长的节段,植于土壤中,覆土 4～6 cm,浇水保持湿度,即可生根成活。

【采收加工】 7～10 月采收,晒干。

【药材】 海金沙草 *Herba Lygodii* 产地参见"海金沙"条。

性状 全草多为把状。茎纤细,缠绕扭曲,长达 1 m 以上,禾秆色。多分枝,长短不一。叶对生于短枝两侧,二型,草质皱缩。营养叶尖三角形,二回羽状;一回羽片 2～4 对,互生,卵圆形,长 4～8 cm,宽 3～6 cm;二回羽片 2～3 对,卵状三角形,掌状 3 裂,裂片短而阔,顶生裂片长 2～3 cm,宽 6～8 mm,边缘有不规则的浅圆齿;孢子叶卵状三角形,长宽近等, 10～20 cm;一回羽片 4～5 对,互生,长圆状披针形,长 5～10 cm,宽 4～6 cm;二回羽片 3～4 对,卵状三角形。羽片下面边缘有流苏状孢子囊穗,黑褐色。体轻,质脆,易折断。气微,味淡。

鉴别 (1) 茎横切面:与根茎相似,参见"海金沙根"条。其区别点在于:厚壁组织 5～6 列细胞,壁均较薄;基本薄壁组织较宽广;内皮层细胞凯氏点明显,胞腔内无黄色油状物,维管束中木质部呈三叉状。

叶横切面:表皮细胞 1 列,外被多细胞或单细胞非腺毛,黄棕色;叶肉栅栏组织与海绵组织分化不完全;主脉维管束周韧型,主脉处上下表皮内侧均有厚壁组织,木化或微木化。

叶表面观:表皮细胞垂周壁薄,深波状弯曲,气孔位于下表皮,圆形或长圆形,直径 24～31 μm,副卫细胞 2～4 个,直轴式或不定式。非腺毛 1～4 个细胞,顶端细胞较长,长 126～690 μm,直径 18～32 μm,壁厚至 5 μm,有的胞腔内含棕色物。

(2) 薄层色谱:取海金沙草 2 g,置索氏提取器中,用石油醚脱脂后,用 95%乙醇提取至无色,回收乙醇,残渣加 25 ml 乙酸乙酯溶解,再以 2%碳酸氢钠液萃取至无色,萃取液浓缩至干,加 95%乙醇定容至 2 ml,为供试品液。另取咖啡酸标准品制备成对照品试液。分别取供试品液、对照品液各 10 μl,分别点于聚酰胺薄膜上,以苯-甲醇-冰醋酸(45 : 20 : 6)为展开剂,展距 13cm,置紫外灯下观察,斑点均呈蓝色荧光。

【成分】 叶含二脂酰甘油基三甲基高丝氨酸(diacyl glyceryl trimethylhomo serine, DGTS)[1,2]。藤叶含反式对香豆酸(*trans-p*-coumaric acid)以及咖啡酸(caffeicacid)[3]。

【药理】 利胆作用 反式-对香豆酸 50 mg/kg 注入大鼠十二指肠,利胆作用在给药后 2 h 达最高值,持续 4～5 h,给药后胆汁平均增加 20±8.9%。其利胆作用与剂量相关,主要增加胆汁中水分的分泌,并不增加胆固醇和胆红素的分泌,故属水催胆剂。对香豆酸与去氢胆酸利胆效价比较:去氢胆酸起效快,给药后 1 h 达最大效应,对香豆酸给药后第二小时达最大效应。两药利胆作用强度和持续时间基本相同[1,2]。

毒性 小鼠口服对香豆酸的 LD_{50} 为 1.1±0.26 g/kg[1]。

【药性】 甘,寒。归膀胱、小肠、肝经。

1.《履巉岩本草》:"性凉,无毒。"

2.《草木便方》:"寒。"

3.《岭南采药录》:"味甘,性寒。"

4.《四川中药志》1960 年版:"性寒,味甘、淡。"

【功用主治】 清热解毒,利水通淋,活血通络。主治淋证,水肿,白浊,带下,肝炎,泄泻,痢疾,感冒发热,咳喘,咽喉肿痛,口疮,目赤肿痛,痄腮,乳痈,丹毒,带状疱疹,水火烫伤,皮肤瘙痒,跌打伤肿,风湿痹痛,外伤出血。

1.《履巉岩本草》:"治淋病热痛者,并小便不利。"

2.《生草药性备要》:"专理跌打。"

3.《分类草药性》:"退火。治淋症,咳嗽,筋骨疼痛。"

4.《天宝本草》:"平肝济火。治小儿螬疳,红崩淋沥。"

5.《岭南采药录》:"通淋,利小肠,解热毒气。治伤寒狂热,湿热肿满,茎痛,疔痘疮变黑。"

6.《四川中药志》1960 年版:"治痨嗽火咳。"

7.《全国中草药汇编》:"清热解毒。主治气管炎,腮腺炎,流行性乙型脑炎,痢疾,肝炎,乳腺炎。"

【用法用量】 内服:煎汤,9～30 g,鲜品 30～90 g;或研末;或浸酒。外用:煎水洗;或研末调敷;或鲜品捣敷。

【宜忌】 孕妇慎服。

1. 广州部队《常用中草药手册》:"孕妇忌服。"

2.《广西民族药简编》:"孕妇慎用。"

【选方】 1. 治热淋急痛 海金沙草阴干为末,煎生甘草汤,调服二钱。或加滑石。(《纲目》引《夷坚志》)

2. 治尿路结石或感染 鲜海金沙草 30 g,捣烂取汁,冲开水 1 碗服;或海金沙草 15 g,沙氏鹿茸草 15 g,紫花地丁 9 g,车前草 15 g。水煎服。(《浙江民间常用草药》)

3. 治小便不通　鲜金沙蕨、鲜车前草各 30 g，推车虫 2 只。水煎服。孕妇忌服。(《梧州地区中草药》)

4. 治湿热黄疸　金沙蕨叶、田基黄、鸡骨草各 30 g。水煎服。(《广西民间常用中草药》)

5. 治暑热泄泻　鲜海金沙叶 30 g，炒白米 3～6 g。同捣烂，加温开水 1 碗，擂汁去渣口服。(《江西民间草药验方》)

6. 治上呼吸道感染，扁桃体炎，支气管炎　海金沙藤 30 g，大青木叶 15 g。水煎服。(《香港中草药》)

7. 治真菌性口腔炎　鲜海金沙全草、马兰各 30 g。水煎服，或代茶频饮。(《浙江药用植物志》)

8. 治齿龈溃烂　干海金沙全草(烧灰存性)15 g，雄黄末 3 g，冰片 0.3 g。共研细末，涂抹患处。(《福建中草药》)

9. 治腮腺炎　海金沙藤 30 g，贯众 15 g。水煎服。(《四川中药志》1982 年版)

10. 治乳腺炎　鲜海金沙茎叶、鲜犁头草各等分。捣烂外敷。(《江西草药》)

11. 治缠腰火丹　鲜海金沙叶不拘多少。切碎捣烂，酌加麻油及米泔水，擂成糊状，涂搽患处。(《江西民间草药验方》)

【临床报道】　治疗扁桃体炎，乳腺炎，丹毒　海金沙注射液(每 1 ml 含海金沙全草生药 1 g)4 ml，肌内注射，每日 2 次。小儿酌减。治急、慢性扁桃体炎 300 例，治愈 278 例，好转 22 例。治乳腺炎 100 例，治愈 92 例，好转 5 例，无效 3 例。治丹毒 7 例，全部治愈，至今未复发。临床应用表明，对腺体病效果显著，且无副作用[1]。

4116 海金沙根 hǎi jīn shā gēn (《贵州民间方药集》)

【异名】　铁蜈蚣、铁丝草(《江西民间草药验方》)，铁脚蜈蚣根(《江西草药》)。

【基原】　为海金沙科海金沙属植物海金沙 *Lygodium japonicum* (Thunb.) Sw. 的根及根茎。

【原植物】　参见"海金沙草"条。

【采收加工】　8～9 月份采挖根及根茎，洗净，晒干。

【药材】　海金沙根 *Radix Lygodii*　产于广东、浙江、江苏、湖南、四川、广西等地。

性状　根茎细长，不规则分枝状，茶褐色，常残留有禾秆色细茎干。根须状，众多，黑褐色细长，弯曲不直，具细密的纤维根。质硬而韧，略有弹性，较难折断，断面淡黄棕色。气微，味淡。

鉴别　(1) 根茎横切面：表皮细胞 1 列，壁增厚木化，外被单细胞或多细胞非腺毛，黄棕色；厚壁组织细胞多角形、木化，外层 6～7 列厚壁细胞，较大，黑褐色，壁稍薄，内层厚壁细胞黄棕色，壁厚，层纹较密，孔沟明显；基本薄壁组织 2～4 列，细胞较小，切向椭圆形；原生中柱，外围以内皮层细胞 1 列，类长方形，排列整齐，胞腔内含黄色油状物，维管束鞘细胞 1～2 列，维管束周韧型，韧皮部狭窄，细胞较小，多角形，木质部由多数管胞组成，多角形，壁厚木化，壁沟较明显，管胞附近细胞中含淡黄色块状物。薄壁细胞中含有淀粉粒。

根横切面：表皮细胞 1 列，类圆形，排列整齐，外被非腺毛；壁稍增厚，木化或微木化，内层厚壁细胞 5～6 列，较小，壁厚木化；原生中柱，内皮层为 6 个半月形的细胞，维管束周韧型，木质部哑铃形，由多数管胞组成，直径 5～27 μm。

根茎粉末及解离组织：厚壁细胞横断面观呈类多角形；纵切面观多呈长梭形、纺锤形，末端渐尖或倾斜，少数呈类圆形或类三角形，有的略呈角状分枝，直径 7～10 μm，长 49～170 μm，壁厚薄不一，2～8 μm，木化，层纹大多细密而明显，纹孔圆状点、短缝状，孔沟多稀疏。管胞主为梯纹管胞，直径 12～65 μm，多角棱状，各面梯纹孔多 1 列。非腺毛 1～6 个细胞，平直、弯曲或稍拐折，顶端细胞较长，有的下部细胞较大，上部细胞骤细，直径 18～32(～55) μm，长 120～690 μm，壁薄，有的胞腔内含黄棕色物。内皮层细胞：表面观呈长方形或类方形，垂周壁稍厚，微波状或弯曲，纵切面观细胞扁平，排列整齐，细胞内含黄棕色物或油滴状物。淀粉粒单粒圆形、椭圆形或广卵形，直径 3～13 μm，脐点点状或短缝状，层纹不明显；复粒由 2～3 个分粒组成。

(2) 理化鉴别：参见"海金沙草"条。

【药性】　《江西草药》："性寒，味甘。"

【功用主治】　清热解毒，利湿消肿。主治肺炎，感冒高热，乙型脑炎，急性胃肠炎，痢疾，急性传染性黄疸型肝炎，尿路感染，膀胱结石，风湿腰腿痛，乳腺炎，腮腺炎，睾丸炎，蛇咬伤，月经不调。

1.《贵州民间方药集》："兴奋强壮剂。可补虚弱，治痨咳。"

2.《四川中药志》1960 年版："治跌打损伤，筋骨痛，伤寒狂热及湿热肿满，茎痛。"

3.《中国药用植物图鉴》："治痢疾，医刀伤。"

4.《江西草药》："清热解毒，利尿除湿。治肺炎，乙型脑炎。"

5.《贵州草药》："治风湿水肿，睾丸炎。"

6.《广西民族药简编》："治胎动不安。"

【用法用量】　内服：煎汤，15～30 g，鲜品 30～60 g。外用：研末调敷。

【选方】　1. 治肺炎　海金沙根、马兰根、金银花藤、抱石莲(均用鲜品)各 15 g。水煎服，每日 1 剂。(《江西草药》)

2. 治小儿发热(感冒、腮腺炎)　海金沙根或全草 30 g，大青叶 9 g。水煎分 3 次服。1 岁以下酌减。(江西《草药手册》)

3. 治急性胃肠炎　海金沙根 9 g，水竹青 0.3 g。水煎服，每日 1 剂。(《单方验方调查资料选编》)

4. 治黄疸　鲜海金沙根 30～60 g。洗净，加猪瘦肉 60～90 g。水煎，食汤与肉。

5. 治肾盂肾炎，膀胱、尿道炎　海金沙根 30 g，石韦 15 g，车前草 15 g。水煎服。

6. 治乳腺炎　海金沙根、马兰根各 21 g。酒、水各半煎服，服后暖睡取微汗。(4～6 方出自江西《草药手册》)

7. 治蛇咬伤　鲜海金沙根 60 g，七叶一枝花根 30 g，半夏根 15 g，翻白草根 24 g。焙干，研细末。烧酒调匀，外敷，每日换药 1 次。

8. 治月经不调　鲜海金沙根 120 g，红糖 60 g。水煎，在月经期服，连服 3 个月。(7、8 方出自江西《草药手册》)

4117 海参内脏 hǎi shēn nèi zàng (《中国药用海洋生》)

【异名】　海参肠(《青岛中草药手册》)。

【基原】　为刺参科刺参属动物刺参 *Apostichopus japonieus* (Selenka)、绿刺参 *Stichopus chloronotus* Brandt、花刺参 *S. variegatus* Semper 等的内脏。

【原动物】　参见"海参"条。

【采收加工】　将剖出的内脏阴干，密封于阴凉干燥处。

【功用主治】　镇惊，和胃，解毒透疹，生肌止血。主治癫痢,小儿消化不良,胃及十二指肠溃疡,麻疹,疮疖,外伤出血。

1.《中国药用海洋生物》:"内脏:镇惊。肠:制酸止痛。"

2.《山东药用动物》:"生肌,止血。"

【用法用量】 内服:研末,每次 3～12 g;或煎汤。外用:研末敷。

4118 海韭菜籽 hǎi jiǔ cài zǐ (《高原中草药治疗手册》)

【基原】 为水麦冬科水麦冬属植物圆果水麦冬 *Triglochin maritimum* L. 的果实。

【原植物】 参见"海韭菜"条。

【采收加工】 8～9月采收,晒干。

【药性】 甘,平。

【功用主治】《青藏高原药物图鉴》:"滋补,止泻,镇静。治眼痛。"

【用法用量】 内服:煎汤,6～10 g。

【选方】 治脾虚泄泻 海韭菜籽、党参、番青、老鹳草。煎汤服。(《高原中草药治疗手册》)

4119 海南粗榧 hǎi nán cū fěi (《全国中草药汇编》)

【基原】 为三尖杉科三尖杉属植物海南粗榧的树枝和树皮。

【原植物】 海南粗榧 *Cephalotaxus hainanensis* Li [*C. mannii* Hook. f.] 又名:薄叶篦子杉(《海南植物志》),石榴松(《全国中草药汇编》),红壳松(海南)。

乔木,高 10～20 m,可达 25 m,胸围 30～50 cm,稀达 110 cm。树皮浅褐色或褐色,间或黄褐色或红紫色,平滑而薄。叶条形,排成 2 列。质地较薄,急尖或近渐尖,基部圆截形或圆形,干后边缘向下反卷,下面有 2 条白色气孔带。种子通常微扁,倒卵状椭圆形或倒卵圆形,长 2.2～2.8 cm,先端有突起的小尖头,成熟前,假种皮绿色,成熟时红色。种子 8～9 月成熟。

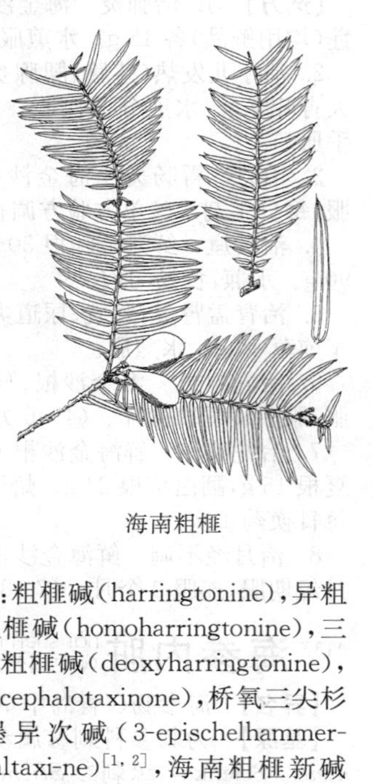
海南粗榧

散生于海拔1 100 m以下,南亚热带及热带山地雨林中。分布于广东、广西、海南、云南、西藏等地。

【采收加工】 7～10 月采收,晒干。

【成分】 树皮含生物碱类:粗榧碱(harringtonine),异粗榧碱(isoharringtonine),高粗榧碱(homoharringtonine),三尖杉碱(cephalotaxine),去氧粗榧碱(deoxyharringtonine),去甲基三尖杉酮碱(demethylcephalotaxinone),桥氧三尖杉碱(drupacine),3-表谢汉墨异次碱(3-epischelhammericine),表三尖杉碱(epicephaltaxi-ne)[1,2],海南粗榧新碱(hainanensine)[3]。海南粗榧内酯(hainanolide),海南粗榧内酯醇(hainanolidol)[4]。

树枝含去氧粗榧酸(deoxyharringtonicacid),异粗榧酸(isoharringtonic acid),三尖杉酰胺(cephalotaxinamide),乙酰基三尖杉碱(acetylcephalotaxine),去甲基新桥氧三尖杉碱(demethylneodrupacine)[5,6]。

【药理】 1. 抗肿瘤作用 从海南粗榧树皮中分离出的三尖杉酯碱(即粗榧碱)、高三尖杉酯碱(即高粗榧碱)、异三尖杉酯碱(即异粗榧碱)和脱氧三尖杉酯碱(即去氧粗榧碱),对小鼠白血病 L_{1210}、L_{615} 有明显的疗效,使荷瘤小鼠生存时间和寿命延长。并能抑制小鼠 Lewis 肺癌的生长[1]。三尖杉酯碱对急性粒细胞白血病、急性单核细胞白血病有较好疗效。三尖杉酯碱可非常有效地诱导敏感 HL-60 细胞程序性死亡[2,3]。粗榧生物碱三尖杉碱、高三尖杉酯碱、异三尖杉酯碱对 JB6 细胞的细胞毒性很强,其 50%的增殖抑制浓度(IC_{50})分别为 20.0 mg/ml,2.0 mg/ml 和 2.3 mg/ml[4]。经三尖杉酯类生物碱治疗后 L_{615} 白血病小鼠脾脏 cAMP 含量明显增加,其中以脱氧三尖杉酯碱的作用最强,提示其抗肿瘤作用与增加细胞内 cAMP 含量有关[5]。三尖杉酯碱主要抑制瘤细胞蛋白质合成,DNA 合成也受到明显影响。细胞动力学研究表明,它是一种细胞周期非特异性药物,主要杀伤S期细胞,对 G_1 期向 S 期移行及 G_2 期向 M 期的移行有阻断作用[1]。

2. 对免疫功能的影响 三尖杉酯碱对体液免疫和细胞免疫均有抑制作用。在治疗量下能明显减少白血病 L_{615} 小鼠的溶血空斑形成细胞数,降低新生乳鼠移植物抗宿主反应的脾指数[6]。

3. 对骨髓造血功能的影响 海南粗榧中的三尖杉酯碱在剂量低于 0.5 mg/kg,对小鼠脾集落形成无明显影响,大于 0.5 mg/kg 则可明显降低集落形成细胞数。而且对骨髓干细胞的杀伤呈剂量依赖型[1,7]。但亦有报道海南粗榧中提取的三尖杉酯碱对骨髓红系集落形成具有双向作用,在 0.5～1.5 mg/kg 则呈抑制作用[8,9]。

4. 抗病毒作用 根据组织培养法观察,海南粗榧内酯具有广谱抗病毒活性,病毒蚀斑抑制带宽分别为,流感病毒 15～50 mm;新域鸡瘟病毒 25～50 mm;日本乙型脑炎病毒 15～30 mm;痘苗病毒 25～30 mm。最小有效剂量 0.05～0.5 μg/0.05 ml[10]。

5. 其他作用 高三尖杉酯碱(即高粗榧碱)能有效地控制眼内纤维增殖,防止视网膜脱离的发生,而且有效治疗剂量不会导致正常眼组织的毒性损害。与地塞米松合用可增强疗效[11,12]。

6. 体内过程 ^3H 标记的三尖杉酯碱和高三尖杉酯碱有相似的吸收、分布和排泄特点。静脉注射后 15 min,三尖杉酯碱的分布以肾脏浓度最高,肝、骨髓、肺、心、肠及脾次之,肌肉和脑中浓度较低;高三尖杉酯碱的分布则以骨髓浓度最高,肾、肝、肺、脾、心及胃肠次之,肌肉及脑中浓度亦最低。排泄的主要途径是肾脏和胆道,并有肝肠循环存在。给药后 24 h 内的排出量占给药总量的 50%左右,其中经尿排泄出的三尖杉酯碱和高三尖杉酯碱分别占 30.2%和 42.2%,经粪排出的分别占 16.6%和 6.3%。排出物中,原形药三尖杉酯碱占 1/2,高三尖杉酯碱占 1/3。两药均可肌内注射和口服给药,但吸收较慢且不完全[13,14]。

毒性 三尖杉酯碱腹腔注射的 LD_{50} 为 4.3±0.50 mg/kg;静脉注射的 LD_{50} 为 4.5±0.21 mg/kg,高三尖杉酯碱腹腔注射的 LD_{50} 为 3.3±0.44 mg/kg,静脉注射的 LD_{50} 为 2.4±0.25 mg/kg;异三尖杉酯碱腹腔注射的 LD_{50} 为 14.6±0.66 mg/kg;静脉注射的 LD_{50} 为 13.2±0.05 mg/kg,脱氧三尖杉酯碱腹腔注射的 LD_{50} 为 16.0±2.40 mg/kg;静脉

注射的 LD_{50} 为 8.8±0.50 mg/kg[1]。三尖杉酯碱的毒性具有时辰依赖性[15]。三尖杉酯碱与异三尖杉酯碱可引起明显的骨髓抑制，而高三尖杉酯碱和脱氧三尖杉酯碱则以胃肠道反应更为突出[1]。

【药性】 苦、涩，寒。

【功用主治】 抗癌。主治恶性淋巴瘤，白血病等。

【用法用量】 一般提取其生物碱制成注射剂使用，具体参见“临床报道”项。

【宜忌】 本品毒性反应主要为骨髓抑制和消化道反应，还有少数患者可发生心脏毒性反应。

【临床报道】 1. 治疗恶性淋巴瘤 用海南粗榧总生物碱每日 0.4～0.6 mg/kg，静脉滴注，5～10 次为 1 个疗程，间隔 7～15 d 可进行第二个疗程。共治 10 例，结果 9 例有效。一般用药 1 星期后，肿大淋巴结即迅速缩小，停药后仍继续缩小，但一般缓解期较短[1]。

2. 治白血病 ①用从海南粗榧中提取的三尖杉酯类生物碱每日 0.15～0.3 mg/kg，每日 1 次，加入 5% 或 10% 葡萄糖液 200～500 ml，缓慢静脉滴注，5～10 d 为 1 个疗程，间歇 7～14 d 开始第二个疗程；部分病例采取小剂量每日 0.1～0.15 mg/kg 长疗程疗法，连续用到白细胞降至 2×10^9/L 左右停止用药。治疗各类白血病 72 例，结果表明对急性和慢性粒细胞白血病疗效最好，无论初治还是复治，均有明显疗效。其中 47 例急粒，完全缓解 13 例，部分缓解 26 例，总缓解率 83.0%。15 例慢粒中，完全缓解 9 例，部分缓解 6 例。对急单和急粒单也有较好的疗效，而对急淋和慢粒急变疗效较差。1 例红白血病也收到完全缓解的效果。用药期间绝大多数有消化道反应，部分患者有不同程度脱发，少数患者有心脏毒性反应[2]。②比较海南粗榧中 4 种三尖杉酯类生物碱治疗白血病的疗效，发现三尖杉酯碱（即粗榧碱）的疗效最好，尤其对急、慢性粒细胞性白血病的疗效为显著；异三尖杉酯碱（即异粗榧碱）、高三尖杉酯碱（即高粗榧碱）和脱氧三尖杉酯碱（即去氧粗榧碱）的疗效远不如三尖杉酯碱[3]。

4120 海桐枝叶 hǎi tóng zhī yè
（《全国中草药汇编》）

【异名】 七里香叶（台湾）。

【基原】 为海桐花科海桐花属植物海桐的枝、叶。

【原植物】 海桐 *Pittosporum tobira* (Thunb.) Ait. [*Evonymus tobira* Thunb.] 又名：金边海桐（《云南植物志》）。

常绿小乔木或灌木，高 2～6 m。枝条近轮生，嫩枝被褐黄色柔毛，有皮孔。茎叶有臭气，尤以根皮为最。叶聚生枝端；叶柄长 2～3 cm；叶片革质，倒卵形或倒卵状长圆形，长 5～12 cm，宽 1～4 cm，先端圆或钝而微缺，基部狭楔形，上面深绿色，发亮，全缘。顶生伞房状伞形花序，密被褐黄色柔毛；花梗长 8～14 mm；苞片及小苞片长 2～3 mm，均被褐色柔毛；

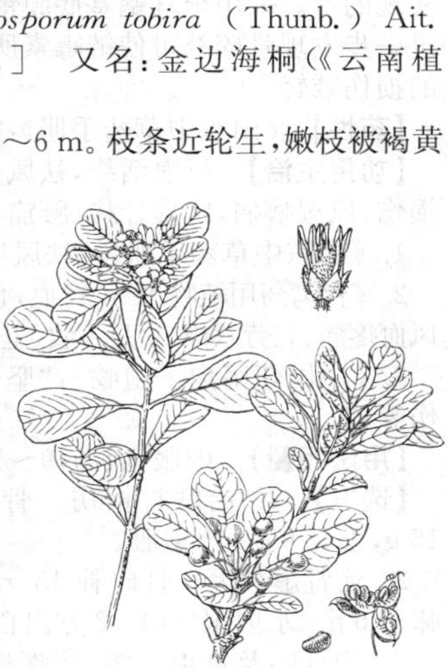

海 桐

花白色，芳香，后变黄色；花萼杯状，基部连合，5 裂，裂片卵形至披针形，长 3～4 mm，被黄色柔毛；花瓣 5，倒披针形，长10～13 mm，离生；雄蕊 2 型，退化雄蕊的花丝长 2～3 mm，花药近于不育；正常雄蕊的花丝长约7 mm，花药长圆形，淡黄色；子房卵圆形，被短柔毛，花柱长约 3 mm，柱头头状。蒴果卵形，有 3 棱，长 5～10 mm，密被短柔毛，果柄长 1～2 mm，果瓣 3，木质。种子多数，肾形，呈暗红色。花期 4～5 月，果熟期 8 月。

多栽培于庭园。分布于江苏、浙江、福建、广东、云南、台湾等长江以南各地，长江以北亦时常可见。

【采收加工】 全年均可采，晒干或鲜用。

【成分】 叶含：R_1-玉蕊醇元（R_1-barrigenol），21-O-当归酰-R_1-玉蕊醇（21-O-angeloyl-R_1-barrigenol），及 21-O-当归酰玉蕊皂苷元 C（21-O-angeloyl-barringtogenol C）[1]。含倍半萜苷类化合物：海桐花苷（pittosporanoside）A_1、A_2[2]、B_1、B_2、B_3[3]，海桐花新苷（pittosporatobira side）A 和 B[4, 5]。又含异鼠李素-3-鼠李糖葡萄糖苷（isorhamnetin 3-rhamnoglucoside）[6]。另含海桐花黄质（pittosporumxanthin）A_1、A_2[7]、A_3、A_4、B_1、B_2、C_1、C_2[8]，tobiraxanthis A_1[9]。

【功用主治】 解毒，杀虫。主治疥疮，肿毒。

1.《全国中草药汇编》：“杀虫。外用煎水洗疥疮。”

2.《台湾药用植物志》：“叶煎服或局部涂敷，治偻麻质斯、疝气、疼痛，又用为风药，亦治肿毒。”

【用法用量】 外用：煎水洗；或捣烂涂敷。

4121 海鹞鱼肝 hǎi yào yú gān
（《海洋药物民间应用》）

【基原】 为魟科魟属动物赤魟 *Dasyatis akajei* (Müller et Henle)、花点魟 *D. uarnak* (Forskal) 及其近缘种的肝脏。

【原动物】 参见“海鹞鱼”条。

【采收加工】 捕杀后取出肝脏，鲜用。

【功用主治】《海洋药物民间应用》：“益肝明目。”

【用法用量】 内服：煮食，适量。

4122 海鹞鱼齿 hǎi yào yú chǐ
（《本草拾遗》）

【基原】 为魟科魟属动物赤魟 *Dasyatis akajei* (Müller et Henle)、花点魟 *D. uarnak* (Forskal) 及其近缘种的牙齿。

【原动物】 参见“海鹞鱼”条。

【采收加工】 捕杀后取其牙齿，晒干。

【功用主治】《本草拾遗》：“主瘴疟。”

【用法用量】 内服：煅研末，1.5～2 g。

【选方】 治瘴疟 （海鳐鱼齿）烧令黑，末，服二钱匕。（《本草拾遗》）

4123 海鹞鱼胆 hǎi yào yú dǎn
（《中国有毒鱼类和药用鱼类》）

【基原】 为魟科魟属动物赤魟 *Dasyatis akajei* (Müller et Henle)、花点魟 *D. uarnak* (Forskal) 及其近缘种的胆囊。

【原动物】 参见“海鹞鱼”条。

【采收加工】 捕杀后取出胆囊，鲜用或晾干。

【药性】 苦，寒。

【功用主治】《中国有毒鱼类和药用鱼类》：“散瘀健胃。用于胃病、跌打损伤、湿热黄疸。”

【用法用量】 内服：干胆研末或浸酒，3～9 g；或鲜胆汁煮沸，3～4 ml。

【选方】 1. 治胃病 （花点魟）胆晒干研成粉，开水冲服。用量 3～9 g。

2. 治跌打伤痛 （花点魟）鲜鱼胆用水蒸气熏后晒干，浸酒服用。

3. 治湿热黄疸 （花点魟）干胆粉，每次 6 g，每日 3 次内服；或胆汁煮沸后服，每次 3～4 ml，每日 3 次。（1～3 方出自《中国有毒鱼类和药用鱼类》）

4124 海州骨碎补 hǎi zhōu gǔ suì bǔ （《中国药用孢子植物》）

【异名】 毛姜、铜丝草、石灵芝、申姜（《中医药研究资料》）。

【基原】 为骨碎补科骨碎补属植物骨碎补的根茎。

【原植物】 骨碎补 *Davallia mariesii* Moore ex Bak.

植株高约 20 cm。根茎长而横生，密生蓬松的阔披针形鳞片，边缘有不整齐的锯齿。叶远生；叶柄基部有鳞片；叶片五角形，长、宽各 8～14 cm，三回羽状细裂；基部 1 对羽片最大，三角形；一回小羽片互生，基部下侧 1 片特大，卵状长圆形，向上渐缩小；末回裂片长圆形，单一；叶脉单一或分叉，每齿有小脉 1 条。孢子囊群生于小脉顶端，囊群盖盅形，成熟时孢子囊突出口外，覆盖裂片顶部仅露出外侧的长钝齿。

骨碎补

附生于海拔 200～700 m 的山地石上。分布于辽宁、江苏、山东、台湾等地。

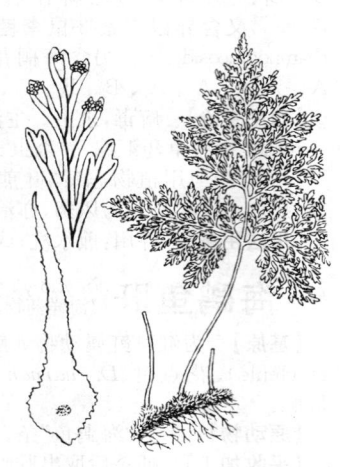

【采收加工】 4～8 月挖取，鲜用或晒干，或再用火燎去毛茸。

【成分】 根茎含黄酮类：骨碎补苷(davallioside) A、B[1]，外消旋圣草素-7-O-β-D-葡萄糖醛酸苷（eriodictyol-7-O-β-D-glucuronide）[2]，海州骨碎补苷（marioside），左旋表儿茶素-3-O-β-D-吡喃阿洛糖苷（epicatechin-3-O-β-D-allopyranoside），左旋表儿素-5-O-β-D-吡喃葡萄糖苷（epicatechin-5-O-β-D-glucopyranoside），5，7-二羟基色酮-7-O-β-D-葡萄糖醛酸苷甲酯（5，7-dihydroxychromone-7-O -β-D -glucuronide methyl ester），黄酮类：原矢车菊素（procyanidin）B_2、B_5，骨碎补素（davallin），表儿茶素-(4β→8)-表儿茶素-(4β→6)表儿茶素〔epicatechin-(4β→8)-epicatechin-(4β→6) epicatechin〕，表儿茶素-(4β→6)-表儿茶素-(4β→8)-表儿茶素-(4β→6)表儿茶素〔epicatechin-(4β→6)-epicatechin-(4β→8)-epicatechin-(4β→6) epicatechin〕，原儿茶酸（protocatechuicacid）[4]。含有机酸类：咖啡酸-4-O-β-D-吡喃葡萄糖苷（caffeic acid-4-O-β-D-glucopyranoside），对香豆酸-4-O-β-D-吡喃葡萄糖苷（*p*-coumaric acid-4-O-β-D-glucopyranoside）[2]，香草酸-4-O-β-D-吡喃葡萄糖苷（vanillic acid-4-O-β-D-glucopyranoside）[3]，龙胆酸-5-O-β-D-(6-O-香草酰基)-吡喃葡萄糖苷〔5-O-β-D-(6-O-vanilloylglucopyranosyl) gentisic acid〕，香草酸-4-O-β-D-(6-O-香草酰基)-吡喃葡萄糖苷〔4-O-β-D-(6-O-vanilloylglucopyranosyl) vanillic acid〕，1-萘酚-β-D-吡喃葡萄糖苷（1-naphthol-β-D-glucopyranoside），4-O-β-D-(6-O-香草酰基吡喃葡萄糖基)香草酸〔4-O-β-D-(6-O-vanilloylglucopyranosyl) vanillic acid〕，5-O-β-D-(6-O-香草酰基吡喃葡萄糖基)龙胆酸〔5-O-β-D-(6-O-vanilloylglucopyranosyl) gentisic acid〕[6]。另含 L-色氨酸（L-tryptophan）[3]，咖啡酸（caffeic acid），骨碎补内酯（davallialactone）[2]。含萜类：13(18)-新何帕烯〔neohop-13(18)-ene〕，21-何帕烯（hop-21-ene），17(21)-何帕烯〔hop-17(21)-ene〕，何帕醇（hydroxyhopane），环鸦片甾烯醇乙酸酯（cyclolaudenyl acetate），环巴拉甾醇乙酸酯（cyclobalanyl acetate），16-何帕烯（hop-16-ene）及 22(29)-异何帕烯〔isohop-22(29)-ene〕[5]。叶含 9(11)-羊齿烯〔fern-9(11)-ene〕，7，9(11)-羊齿二烯〔fern-7，9(11)-diene〕，7-羊齿烯（fern-7-ene），22(29)-何帕烯〔hop-22(29)-ene〕，何帕醇及东北贯醇（dryocrassol）[5]。

【药理】 1. 对骨骼的影响 骨碎补提取液对组织培养中的鸡胚骨基原的 Ca^{2+}、P 沉积有明显促进作用，提高组织中碱性磷酸酶（ALP）活性，促进蛋白多糖合成，抑制胶原合成，并证明促进蛋白多糖的合成是促进钙化的重要因素[1]。骨碎补粗提物对小鸡骨发育生长有显著促进作用，用药组小鸡股骨的湿重和体重，单位长度皮质骨的 Ca^{2+}、P 含量均高于对照组[2]。在骨愈合过程中，骨碎补对生长因子(TGF)-β_1 mRNA，骨形态发生蛋白（BMP）-2 mRNA 基因表达具有有益的调节作用[3]。另外，骨碎补尚能显著抑制醋酸可的松引起的骨丢失，防治糖皮质激素引起的大鼠骨质疏松[4]；其对骨质疏松症治疗作用也在去卵巢大鼠骨质疏松模型上得到验证[5]。其水提物对鼠成骨细胞有抗氧化作用，防止过氧化氢诱导的鼠成骨细胞死亡，且无细胞毒性作用[6]；对 UMR-106 成骨细胞的增殖有促进作用[7]。

2. 调节免疫 本品抑制小鼠对Ⅱ型胶原免疫反应，调节动物对Ⅰ型胶原的免疫反应[8]。

3. 对药物中毒性耳聋的影响 骨碎补对卡那霉素、链霉素等氨基苷类抗生素引起的耳聋有保护或解毒作用，卡那霉素对肾脏也有损害，耳毒性与肾损害程度呈正相关。所以，认为骨碎补的解毒机制可能是通过对肾脏的保护作用实现的[9]。采用全耳蜗基底膜铺片，在光镜下计数毛细胞，进一步发现骨碎补可使链霉素所致耳蜗一回和二回毛细胞的损伤减轻[10]。

【药性】《山东中草药手册》："苦，温。"

【功用主治】 行血活络，祛风止痛，补肾坚骨。主治跌打损伤，风湿痹痛，肾虚牙痛、腰痛、久泻。

1.《山东中草药手册》："祛风活络，行血止痛。"

2.《台湾药用植物志》："行血，止血，补折伤。主骨中毒气、风血疼痛、五劳六极、手足不收、上热下冷恶疾，蚀烂肉，杀虫。"

3.《中国药用孢子植物》："坚骨补肾，用于肾虚、跌打损伤等。"

【用法用量】 内服：煎汤，9～15 g；或研末。

【选方】 1. 治跌打损伤 骨碎补 15 g，红花 9 g，赤芍 15 g，土元 9 g。水煎服。

2. 治肾虚久泻 骨碎补 15 g，补骨脂 9 g，山药 15 g，五味子 6 g。水煎服。（1、2 方出自《山东中草药手册》）

3. 治耳鸣及肾虚久泻、牙疼痛 海州骨碎补。研末，置猪肾中夹煨之，空心服。（《台湾药用植物志》）

4125 ## 海鷂鱼尾刺 hǎi yào yú wěi cì 姚可成(《食物本草》)

【异名】 魟鱼刺(《青岛中草药手册》)。

【基原】 为魟科魟属动物赤魟 *Dasyatis akajei* (Müller et Henle)、花点魟 *D. uarnak* (Forskal)及其近缘种的尾刺。

【原动物】 参见"海鷂鱼"条。

【采收加工】 捕杀后取尾刺,晒干。

【成分】 尾刺含1种多肽类的毒素[1]。

【药性】 甘、咸,寒。有毒。

1. 姚可成《食物本草》:"有毒。"

2. 《青岛中草药手册》:"性寒,味咸。有剧毒。"

3. 《中国药用海洋生物》:"甘、咸,寒。"

4. 《中国有毒鱼类和药用鱼类》:"有小毒。"

【功用主治】 清热解毒,软坚散结。主治咽喉肿痛,疮痈肿毒,牙痛,癌症,疟疾。

1. 姚可成《食物本草》:"治齿痛。"

2. 《药性考》:"杀虫。"

3. 《青岛中草药手册》:"消炎,化结,止痛。主治乳腺炎,咽喉炎,偏瘫,恶性疮疖,无名肿毒,并试治癌症。"

【用法用量】 内服:研末,1～2 g。外用:研末调涂。

【选方】 1. 治对口、无名肿毒　魟鱼刺7支。焙干研末,一次黄酒冲服,可发汗;或用香油调外敷患处。(《青岛中草药手册》)

2. 治乳腺炎、咽喉炎、疟疾　(赤魟)尾刺焙干研末,黄酒或米醋冲服,每次0.9 g,每日1～2次。

3. 治牙痛　(赤魟)尾刺焙干,研末,冲服及涂患牙处。(2、3方出自《中国有毒鱼类和药用鱼类》)

4. 治胃癌、食管癌　(魟鱼)刺7支,焙干研末,香油或米醋冲服(7 d量),每日服1次,早晨空腹服,7 d为1个疗程,停药2～3 d后再继续服用。(《青岛中草药手册》)

5. 治肺癌　(赤魟)尾刺〔大刺1根(小刺2根)〕,焙黄磨粉,温水冲服,每日1次。或尾刺10根,焙黄磨粉,加朱砂9 g混合均匀,分成10包。每日1包,温水冲服。服后症状改善,胃纳增加,7～16 d为1个疗程,间隔3～5 d继续服用。服用2～3个疗程。(《中国药用海洋生物》)

6. 治魟鱼尾刺刺伤　用原鱼尾刺烤干,研末,外敷伤处。(《中国有毒鱼类和药用鱼类》)

4126 ## 浮石 fú shí (《日华子》)

【异名】 水花(《本草拾遗》),白浮石(《本事方》),海浮石、海石(《儒门事亲》),水泡石(《东医宝鉴》),浮水石(《医林纂要》),大海浮石(《中国矿物药》)。

【基原】 为火山喷出的岩浆凝固形成的多孔状石块。

【原矿物】 浮石 Pumice Stone

为多矿物集合体。矿物组分90%以上为非晶质火山玻璃;或含少量晶质矿物,晶质主要是长石,其次有石英、辉石及其变化产物角闪石;另外填充在矿物颗粒间或孔隙中的,尚有沸石等次生矿物。非晶质玻璃构成多孔骨架。晶质矿物长石呈条柱状、板柱状的白至灰白色小晶体或碎粒嵌生在玻璃质中,有石英共生的酸性火山岩浮石中主要是钾-钠长石,无石英共生的中基性火山岩浮石中主要是钠-钙长石。石英则呈白至灰白色粒状嵌生在玻璃质中。辉石,多数已变化成角闪石,未脱铁时为黑褐色,已脱铁时为灰白色或绿白色。浮石中的沸石都是长石沸石化的产物,为白色粉末状、纤维状微粒,或为填充在孔洞(气孔)中的白色纤维状集合体。

分布于辽宁、浙江、山东、广东、广西、海南等地。

【采收加工】 浮石多附着在海岸边,7～10月用镐刨下,清水泡去盐质及泥沙,晒干。

【药材】 浮石 *Pumex*　主产于广东、广西。

性状　呈稀松似海绵状的卵形不规则块体。大小不等。表面灰白色或灰黄色,偶而呈浅红色。具多数细孔,形似蛀窠,有时呈管状。体轻,质硬而脆,易碎,断面疏松,具小孔,常有玻璃或绢丝样光泽。放大镜下可见玻璃质构成多孔骨架,晶质矿物呈斑晶或隐晶质微晶分布在骨架中。投入水中浮而不沉。气微弱,味微咸。

【成分】 主要为二氧化硅(SiO_2),并含有钙、钠、铁、铝、镁、锌、钛、磷等多种元素[1]。

【炮制】 1. 浮石　取原药材,除去杂质,洗净,晒干,捣碎。生用以清肺化痰为主。

2. 煅浮石　取净浮石,置适宜的容器中,用无烟武火加热,煅至红透,取出,放凉,捣碎。煅后质脆,易于粉碎和煎出,以软坚散结为主。

饮片性状　浮石参见"药材"项。煅浮石形如浮石,多粉状,暗灰色,质酥脆而易碎。气微,味淡。

贮干燥容器内,置干燥处,防尘。

【药性】 咸,寒。归肺、肾经。

1. 《本草拾遗》:"平,无毒。"

2. 朱丹溪:"咸。"(引自《纲目》)

3. 《纲目》:"小寒。"(金陵版作"不寒",张绍棠版作"大寒",疑误)"气味咸寒。"

4. 《药品化义》:"气和,味咸,性凉,能沉。""性气清而味重浊。入肺、胃、大肠三经。"

5. 《玉楸药解》:"入手太阴肺、足厥阴肝。"

6. 《本草求真》:"专入肺、肾。"

【功用主治】 清肺化痰,利水通淋,软坚散结。主治痰热壅肺,咳喘痰稠难咯,小便淋沥涩痛,瘿瘤瘰疬。

1. 陶弘景:"止咳。"(引自《纲目》)

2. 《日华子》:"止渴,治淋,杀野兽毒。"

3. 《本草衍义》:"水飞,治目中翳。"

4. 朱丹溪:"清金降火,消积块,化老痰。"(引自《纲目》)

5. 《纲目》:"消瘿瘤、结核、疝气,下气,消疮肿。"

6. 《本草正》:"消食,消热痰,解热渴、热淋,止痰嗽喘急,软坚,利水湿。"

【用法用量】 内服:煎汤,10～15 g;或入丸、散。外用:水飞后吹耳或点眼。

【宜忌】 虚寒咳嗽患者禁服。

【选方】 1. 治卒咳嗽不止　浮石二两。捣罗为末,炼蜜和丸如梧桐子大。每服以粥饮下十丸,日三四服。(《圣惠方》)

2. 治小儿天哮,一切风湿燥热,咳嗽痰喘　海浮石、飞滑石、杏仁各四钱,薄荷二钱。上为极细末。每服二钱,用百部煎汤调下。(《医学从众录》海浮石滑石散)

3. 治血淋、沙淋,小便涩痛　黄烂浮石为末。每服二钱,生甘草煎汤调下。亦治小肠气,茎缩囊肿,用木通、灯心、赤茯苓、麦门冬煎汤调下。(《直指方》海金散)

4. 治石淋　浮石,使满一手,下筛,以水三升,酢一升,煮取二升,澄清服一升,不过三服。亦治嗽,淳酒煮之。(《千金方》)

5. 治诸疝　海石、香附。为末,生姜汁调下。亦治心痛。(《丹溪心法》)

6. 治消渴　浮石、青黛各等分，麝香少许。上细末。每服一钱，温汤调下。（《本事方》治消渴方）

7. 治渴疾饮水不止　白浮石、蛤粉、蝉壳（去头、足）各等分。上细末，用鲫鱼胆七个，调三钱服，不拘时候。（《本事方》神效散）

8. 治耳底有脓　海浮石一两，没药一钱，麝香一钱。上为细末。每用半字，吹入耳中。（《医方类聚》引《施圆端效方》没药散）

9. 治疳疮久不愈　海浮石（烧红醋淬数次）、金银花。上海石二停，金银花一停，同为细末。每服二钱半，如签茶一般，日用二服。疮在上，食后；在下，食前服。（《儒门事亲》）

【各家论述】　1.《纲目》："浮石，乃水沫结成，色白而体轻，其质玲珑，肺之象也。气味咸寒，润下之用也。故入肺除上焦痰热，止咳嗽而软坚。清其上源，故又治诸淋。"

2.《药品化义》："海石，味咸能降火，又能软坚，故力降热痰、软结痰、消顽痰；因其体浮，专主上焦心肺之分、咽喉之间消化凝结，化痰丸中必用之药也。"

4127 浮萍 fú píng （《新修本草》）

【异名】　水萍、水花（《本经》），浮蓱、薸（《尔雅》郭璞注），萍子草（《肘后方》），小萍子（《本草拾遗》），浮萍草（《本草图经》），水藓（《品汇精要》），水帘、九子萍（《群芳谱》），萍、田萍（《中药志》）。

【基原】　为浮萍科紫萍属植物紫萍或浮萍属植物浮萍的全草。

【原植物】　1. 紫萍 *Spirodela polyrrhiza* (L.) Schleid. [*Lemna polyrrhiza* L.]　又名：紫背浮萍（《圣济总录》），紫浮萍（《世医得效方》）。

多年生细小草本，漂浮水面。根 5～11 条束生，细长，纤维状，长 3～5 cm。在根的着生处一侧产生新芽，新芽与母体分离之前由一细弱的柄相连结。叶状体扁平，单生或 2～5 簇生，阔倒卵形，长 4～10 mm，宽 4～6 mm，先端钝圆，上面稍向内凹，深绿色，下面呈紫色，有不明显的掌状脉 5～11 条。花序生于叶状体边缘的缺刻内；花单性，雌雄同株；佛焰苞袋状，短小，2 唇形，内有 2 雄花和 1 雌花，无花被；雄花有雄蕊 2，花药 2 室，花丝纤细；雌花有雌蕊 1，子房无柄，1 室，具直立胚珠 2，花柱短，柱头扁平或环状。果实圆形，边缘有翅。花期 4～6 月，果期 5～7 月。

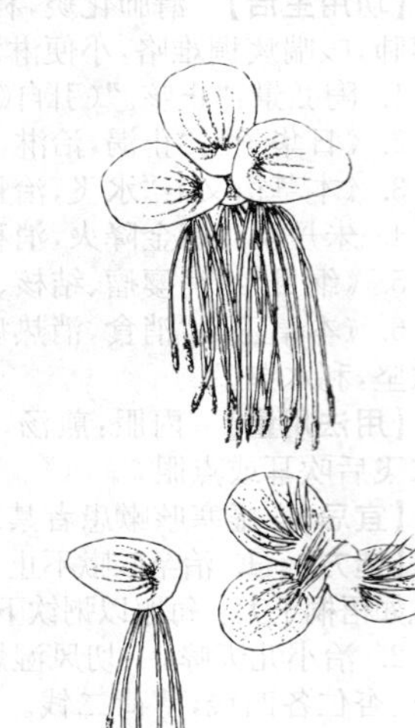

紫　萍

生长于池沼、水田、湖湾或静水中。广布于我国南北各地。

2. 浮萍 *Lemna minor* L.　又名：青萍（《世医得效方》）。

浮水小草本。根 1 条，长 3～4 cm，纤细，根鞘无翅，根冠钝圆或截切状。叶状体对称，倒卵形、椭圆形或近圆形，长 1.5～6 mm，宽 2～3 mm，上面平滑，绿色，不透明，下面浅黄色或为紫色，全缘，具不明显的 3 脉纹。叶状体背面一侧具囊，新叶状体于囊内形成浮出，以极短的细柄与母体相连，随后脱落。花单性，雌雄同株，生于叶状体边缘开裂处；佛焰苞囊状，内有雌花 1，雄花 2；雄花花药 2 室，花丝纤细；雌花具 1 雌蕊，子房 1 室，具弯生胚珠 1 枚。果实近陀螺状，无翅。种子 1 颗。

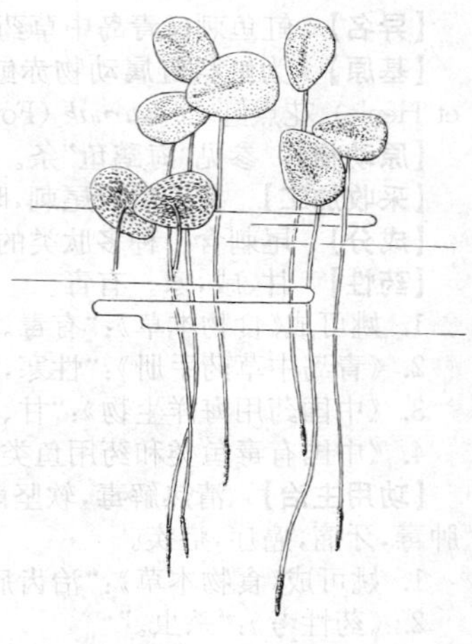

浮　萍

生长于池沼、水田、湖泊或静水中，常与紫萍混生。分布于全国各地。

【采收加工】　5～7 月采收，晒干。

【药材】　浮萍 *Herba Spirodelae*　主产于湖北、福建、四川、江苏、浙江。

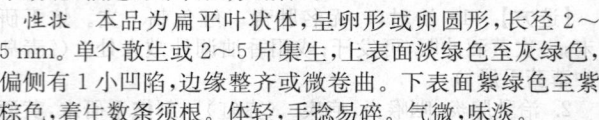

性状　本品为扁平叶状体，呈卵形或卵圆形，长径 2～5 mm。单个散生或 2～5 片集生，上表面淡绿色至灰绿色，偏侧有 1 小凹陷，边缘整齐或微卷曲。下表面紫绿色至紫棕色，着生数条须根。体轻，手捻易碎。气微，味淡。

鉴别　(1) 叶状体表面观：上表皮细胞垂周壁波状弯曲，气孔不定式；下表皮细胞垂周壁近平直，无气孔。上表皮内侧的薄壁细胞类椭圆形至类圆形，有胞间隙，有的含草酸钙簇晶，直径 13～20 μm；有的含针晶，针晶长；17～30 μm，细胞较大。下表皮内侧为通气组织，由薄壁细胞组成，细胞间隙较大。

(2) 取本品粗粉 5 g，加乙醇 90 ml，充分搅拌后，放置一夜，滤过，滤液于水浴蒸干，残渣加水 3 ml 溶解，滤过。取滤液 0.5 ml，加浓盐酸及镁粉少量，小火加热至沸，溶液显橙色（检查黄酮类）。

【成分】　紫萍全草含黄酮类：荭草素（orientin），木犀草素-7-单糖苷（luteolin-7-monoglycoside），牡荆素（vitexin），芹菜素-7-单糖苷（apigenin-7-monoglycoside）[1]，木犀草素（luteolin），芹菜素（apidenin）[8]，丙二酰矢车菊素-3-单葡萄糖苷（malonylcyanidin-3-monoglucoside）[2]。类胡萝卜素类：β-胡萝卜素（β-carotene），叶黄素（luteine），环氧叶黄素（epoxyluteine），堇黄质（violaxanthin）及新黄质（neoxanthin）[3]。还含脂类 8%[4] 及蛋白质 24.4%[5]，脂类所含脂肪酸主要为亚麻酸（linolenicacid），棕榈酸（palmitic acid）及亚油酸（linoleic acid）[4]，蛋白质中亮氨酸、天冬氨酸、谷氨酸含量占 9.05%～9.79%。

浮萍全草含反式-1，3-植二烯（*trans*-1，3-phytadiene），十氢番茄红素（lycopersene），谷甾醇（sitosterol），植醇（phytol），4（R）-4-羟基异植醇〔4（R）-4-hydroxyisophytol〕[6]，（10R）-羟基-7Z，11E，13Z-十六碳三烯酸〔（10R）-hydroxyhexadeca-7Z，11E，13Z-trienoicacid〕，11Z-十六碳烯酸（11Z-hexadecenoic acid）及 7Z，10Z，13Z-十六碳三烯酸（7Z，10Z，13Z-hexadecatrienoic acid）[7]。

【药理】　1. 对心血管的作用　1%浮萍煎剂对健康的离体和在体蛙心无明显影响，但对奎宁引起衰竭的蛙心有显著强心作用，钙剂能增强此强心作用；如剂量过大，可使心跳停止在舒张期。强心作用机制可能是直接作用。此外，浮萍尚有收缩血管和升高血压作用[1,2]。

2. 抗感染作用　浮萍在体外对肠道埃可病毒($ECHO_{11}$)有抑制作用；在感染同时或感染后给药均可延缓人胚肾原代单层细胞病变的出现时间[3]。

3. 利尿作用　紫萍和青萍均有利尿作用。紫萍的利尿作用可持续 3～4 h，青萍属于利尿较快的中药，前 2 h 已占总排出量的 50%以上。紫萍和青萍均有明显的排 Na^+ 和排 K^+ 作用，浮萍对尿 pH 没有影响，均为正常酸性尿[4]。

4. 促进黑素细胞生长　浮萍醇提取物浓度在 0～250 μg/ml 时对黑素细胞促生长作用明显，且呈剂量依赖关系[5]。

5. 其他作用　浮萍能使牛凝血酶和人血纤维蛋白原的凝聚时间延长，有一定抗凝作用[6]。紫萍叶子在现场和实验室条件下均能吸收氟，蓄积氟化物，可用于降低天然水中氟的水平，用于防治高氟所致的氟中毒[7]。青萍对库蚊幼虫和蚊蛹有杀灭作用，能抑制蚊类幼虫生长，降低蚊类幼虫密度[8]。

【药性】　辛，寒。归肺、膀胱经。

1.《本经》："味辛，寒。"

2.《别录》："酸，无毒。"

3.《滇南本草》："味苦，性寒。"

4.《品汇精要》："气薄味厚，阴中之阳。"

5.《雷公炮制药性解》："入肺、小肠二经。"

6.《医林纂要》："平，有咸味。"

7.《本草求真》："入肝、脾。"

8.《本草用法研究》："入肺、膀胱二经。"

【功用主治】　发汗解表，利水消肿，清热解毒。主治风热表证，麻疹不透，隐疹瘙痒，水肿，癃闭，疮癣，丹毒，烫伤。

1.《本经》："主暴热身痒，下水气，胜酒，长须发，止消渴。久服轻身。"

2.《别录》："下气，以沐浴生毛发。"

3.《新修本草》："主火疮。"

4.《本草拾遗》："末敷面䵟。捣汁服之，主水肿，利小便。"

5.《日华子》："治热毒，风热疾，热狂，熁肿毒，汤火疮，风疹。"

6.《滇南本草》："发汗，解毒。治疥癞、疮癣，祛皮肤瘙痒之风。""疗妇人诸经客热，清胎热，妇人湿热带下，用之(效)。"

7.《纲目》："主风湿麻痹，脚气，打扑伤损，目赤翳膜，口舌生疮，吐血、衄血，癜风、丹毒。"

8.《玉楸药解》："辛凉发表。治瘟疫斑疹，疗肌肉麻痹、中风歪斜、瘫痪，医痈疽热肿、隐疹瘙痒、杨梅粉刺、汗斑皆良，利小便闭癃，消肌肤肿胀。"

【用法用量】　内服：煎汤，3～9 g，鲜品 15～30 g；或捣汁；或入丸、散。外用：煎水熏洗；研末撒或调敷。

【宜忌】　表虚自汗者禁服。

1.《本草经疏》："表气虚而自汗者勿用。"

2.《本草从新》："非大实大热，不可轻试。"

3.《得配本草》："血虚肤燥，气虚风痛，二者禁用。"

【选方】 1. 治时行热病　浮萍草一两，麻黄(去节、根)、桂心、附子(炮裂，去脐、皮)各半两。四物捣细筛。每服二钱，以水一中盏，入生姜半分，煎至六分，不计时候，和滓热服。(《本草图经》)

2. 治夹惊伤寒　紫背浮萍一钱，犀角屑半钱，钓藤钩三七个。为末，每服半钱，蜜水调下，连进三服，出汗为度。(《圣济总录》)

3. 治一切风疾及瘾疹，紫白癜风，痛痒顽麻　采紫背浮萍草摊于竹筛内，下着水，晒干为细末，炼蜜丸如弹子大，每服一丸，用黑豆淋酒化下。(《直指方》)

4. 治风热瘾疹　浮萍(蒸过焙干)、牛蒡子(酒煮晒干，炒)各一两。为末，每薄荷汤服一二钱，日二次。(《养生必用方》)

5. 治身上虚痒　浮萍末一钱，以黄芩一钱同四物汤煎汤调下。(《丹溪纂要》)

6. 治急性肾炎　浮萍 60 g，黑豆 30 g。水煎服。(《全国中草药汇编》)

7. 治吐血不止　紫背浮萍(焙)半两，黄芪(炙)二钱半。为末，每服一钱，姜、蜜水调下。(《圣济总录》)

8. 治消渴饮水日至一石者　浮萍捣汁服之。又方用干浮萍、栝楼根等分，为末，入乳汁和丸梧子大。空腹饮服三十丸。三年者，数日愈。(《千金方》)

9. 治胬肉攀睛　青萍少许，研烂，入片脑少许，贴眼上。(《世医得效方》)

10. 治疮疹入眼，痛楚不忍，恐伤其目　浮萍草阴干为末，每服一二钱，用羊子肝半片，入盆子内，以竹杖子刺碎烂，投水半合，绞取肝汁，调药服之，食后。不甚者一服便瘥，若目已伤者，十服瘥。

11. 治小儿泻痢多时，青黄羸瘦，脱肛不收　浮萍草不拘多少，晒干，杵为细末，干贴上。(10、11 方出自《小儿卫生总微论方》)

【临床报道】　治疗痤疮　浮萍 10 g，珍珠层粉 1 g，研细过 100 目筛，封装备用。治疗痤疮 220 例，使用时温水清洁面部，常规消毒炎症性皮疹，黑头粉刺，用痤疮针或小镊子清除脓疱，角栓，涂擦红霉素软膏于伤口，离子喷雾 5 min，浮萍散适量加 2/3 蒸馏水，1/3 蜂蜜调成稀糊状，均匀涂于面部(眼口除外)约 4 mm，30～40 min 后洗净，外涂维生素 B_6 软膏，5～7 d 1 次，4 次为 1 个疗程。结果：痊愈 152 例，有效 68 例；最短 2 次，最长 3 个疗程，总有效率 100%[1]。

【各家论述】　1.《纲目》："浮萍，其性轻浮，入肺经，达皮肤，所以能发扬邪汗也。"

2.《本草汇言》："此药专得寒水清阴之气以生，夏天清阳之气以长。体轻性燥，善去皮肤湿热风疹。"

3.《本草经疏》："水萍，其体轻浮，其性清燥，能祛湿热之药也。热气郁于皮肤则作痒，味辛而气清寒，故能散皮肤之湿热也。"《本草经疏》："血热则须发焦枯而易堕，(浮萍)凉血则荣气清而须发自长矣。"

4.《本草崇原》："(浮萍)下水气者，太阳之气外达皮毛，则膀胱之水气自下也。"

5.《本草求真》："水肿不消，小便不利，用此疏肌通窍，俾风从外散，湿从下行。"

6.《本草正义》："浮萍，不仅专入气分，而亦必兼清血热，故《圣济》以治吐血不止，《圣惠方》又治鼻衄，濒湖以治目赤、口疮，既善清火，而又导热下行，其效良捷。近人止以为发汗之药，而不知清热正其专长，殊觉未尽其用。""浮萍，其质最轻，气味皆薄，虽曰发汗，性非温热，必无过汗之虑。"

4128 浮小麦 fú xiǎo mài (《本草蒙筌》)

【异名】　浮麦(《纲目》)。

【基原】 为禾本科小麦属植物小麦 *Triticum aestivum* L. 干瘪轻浮的颖果。

【原植物】 参见"小麦"条。

【采收加工】 夏至前后，成熟果实采收后，取瘪瘦轻浮与未脱净皮的麦粒，筛去灰屑，用水漂洗，晒干。

【药材】 浮小麦 *Fructus Tritici* Levis　全国产麦区均有生产。

性状　干瘪颖果呈长圆形，两端略尖。长约 7 mm，直径约 2.6 mm。表面黄白色，皱缩。有时尚带有未脱净的外稃与内稃。腹面有一深陷的纵沟，顶端钝形，带有浅黄棕色柔毛，另一端成斜尖形，有脐。质硬而脆，易断，断面白色，粉性差。无臭，味淡。

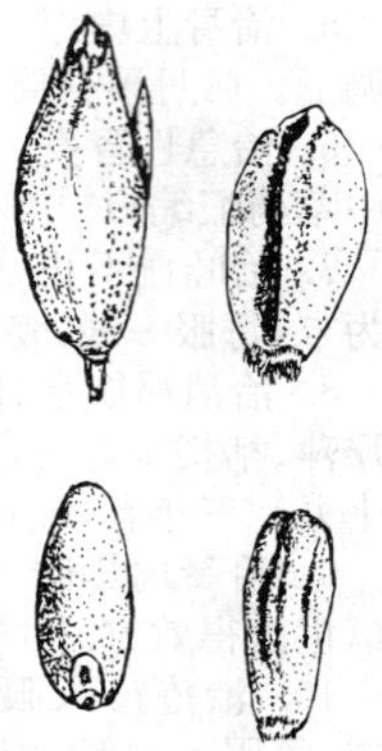

浮小麦（干瘪颖果）外形

鉴别　(1) 颖果横切面：果皮与种皮愈合。果皮表皮细胞 1 列，壁较厚，平周壁尤甚；果皮中层细胞数列，壁较厚；横细胞 1 列，与果皮表皮及中层细胞垂直交错排列，有纹孔；有时在横细胞层下可见管细胞。种皮棕黄色，细胞颓废皱缩，其内为珠心残余，细胞类方形，隐约可见层状纹理。内胚乳最外层为糊粉层，其余为富含淀粉粒的薄壁细胞。

粉末特征：白色，有黄棕色果皮小片。淀粉粒主为扁平的圆形、椭圆形或圆三角状，直径 30～40 μm，侧面观呈双透镜状、贝壳状，宽 11～19 μm，两端稍尖或钝圆，脐点裂缝状；少复粒，由 2～4 或多分粒组成。横细胞成片，细长柱形，长 28～232 μm，直径 6～21 μm，壁念珠状增厚。果皮表皮细胞类长方形或长多角形，长 64～220 μm，直径 16～42 μm，壁念珠状增厚。果皮中层细胞细长条形或不规则形，壁念珠状增厚。非腺毛单细胞，长 40～950 μm，直径 10～30 μm，壁厚 5～10 μm。

(2) 薄层色谱：取本品细粉 0.1 g，加 70% 乙醇 1 ml，冷浸过夜，上清液作点样用。并以果糖、蔗糖、棉子糖溶液作为对照溶液。分别点样于硅胶 G-1%CMC 薄板上，以正丁醇-冰醋酸-水(4∶1∶5)上层液展开，展距 10 cm，重复 1 次。喷以 α-萘酚硫酸溶液，加热后果糖、蔗糖、棉子糖显蓝紫色。

【炮制】 1. 浮小麦　取原药材，除去杂质，筛去灰屑，洗净，捞出，干燥。

2. 炒浮小麦　取净浮小麦，置锅内，用文火加热炒至棕黄色，取出放凉。

饮片性状　浮小麦参见"药材"项。炒浮小麦形如浮小麦，表面棕黄色，微有香气。

贮干燥容器内，置通风干燥处，炒浮小麦密闭，防蛀，防霉。

【药性】 甘，凉。归心经。

1.《纲目》："甘、咸，寒。无毒。"

2.《本草汇言》："味甘、苦，气平、寒。升也，浮也。入足太阴经。"

3.《药品辨义》："入心经。"

4.《本草备要》："咸，凉。"

5.《本草从新》："涩。"

【功用主治】 除虚热，止汗。主治阴虚发热，盗汗，自汗。

1.《本草蒙筌》："敛虚汗。"

2.《本草药性大全》："治骨热、肌热大效，妇人劳热，小儿肤热。"

3.《纲目》："益气除热，止自汗、盗汗，骨蒸虚热，妇人劳热。"

4.《现代实用中药》："补心，止烦，除热，敛汗，利小便，养肝气，令女人易孕。"

5.《青岛中草药手册》："养心安神，治脏躁症。"

【用法用量】 内服：煎汤，15～30 g；或研末。止汗，宜微炒用。

【宜忌】《四川中药志》1960 年版："无汗而烦躁或虚脱汗出者忌用。"

【选方】 1. 治盗汗及虚汗不止　浮小麦不以多少。文武火炒令焦，为细末，每服二钱，米饮汤调下，频服为佳。(《卫生宝鉴》独圣散)

2. 治盗汗　用浮小麦一抄。煎汤，调防风末二钱服。(《卫生易简方》)

3. 治男子血淋不止　浮小麦加童便炒为末，砂糖煎水调服。(《奇方类编》)

4. 治脏躁症　浮小麦 30 g，甘草 15 g，大枣 10 枚。水煎服。(《青岛中草药手册》)

【各家论述】 1.《本草汇言》："卓登山氏曰：此药系小麦之皮，枯浮无肉，体轻性燥，善除一切风湿在脾胃中。如湿胜多汗，以一二合炒燥，煎汤饮，立止。倘属阴阳两虚，以致自汗、盗汗，非其宜也。"

2.《本经逢原》："浮麦，能敛盗汗，取其散皮腠之热也。"

4129 浮海石 fú hǎi shí (《玉楸药解》)

【异名】 浮石(《日华子》)，石花(《本草衍义》)，海石(《丹溪心法》)，水泡石(《东医宝鉴》)，海浮石(《本草从新》)，浮水石(《医林纂要》)，羊肚石(《药材资料汇编》)。

【基原】 为胞孔科脊突苔虫属动物脊突苔虫及分胞苔虫属动物瘤分胞苔虫等的骨骼。

【原动物】 1. 脊突苔虫 *Costazia aculeata* Canu et Bassler　又名：消突苔虫、海石花(通称)。

营固着生活的海生群体动物，雌雄同体。个虫很小，为囊状，前有口，口缘有马蹄状的突起，其上生有多数触手。消化管屈曲成"U"形，连接口与肛门，肛门亦在体的前端。体外分泌石灰质及胶状物质，形成树枝的群体骨骼，虫体死后，残留灰白色或灰黄色的珊瑚状骨骼。

常附着于海滨岩礁上。我国分布于南部沿海。

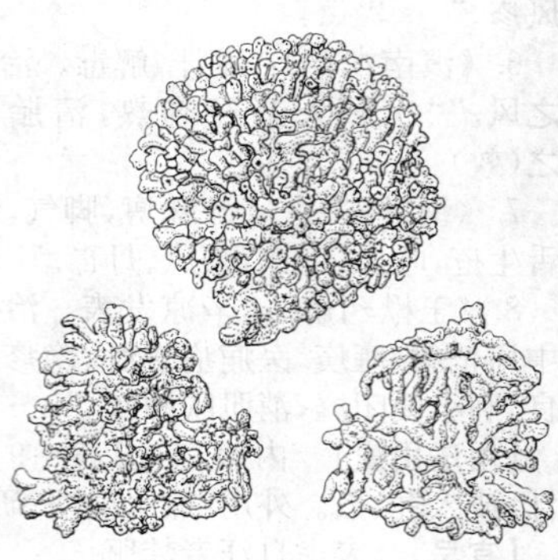

脊突苔虫

2. 瘤分胞苔虫 *Cellporina costazii* (Audouin) [*Costazia costazii* Audouin]　又名：瘤苔虫、柯氏分胞苔虫、海石花(通称)。

群体瘤状、豌豆状或分叉状，淡黄色或黄褐色。个虫中等大小，包括卵室长为 0.5～0.62 mm，排列不规则，口圆形或略方形，下缘具显著小腔，原生口位于群体外表，个体渐老，原生口渐向深处下陷，其表面逐渐由围口膜形成次生口，在口的两侧围口膜形成一对柱形物，其上具小的侧鸟头体，彼此斜着相对而生。在口的下缘围口膜又形成不同大小的长舌；伸向次生口内。围口膜的发达程度随年龄而不同。卵室大则宽，长 0.13～0.15 mm，宽 0.25～0.28 mm，凸出或下陷，外卵室为窄圆圈形；内卵室上具凸出的放射状排列孔道。

为太平洋两岸很普通的品种，但群体的外形、个虫及卵室的结构等均变异很大。常附着于海藻、贝壳、珊瑚岩礁上，或水螅虫小枝及多毛类的栖管上。我国自山东半岛、江苏、浙江、福建、广东、海南沿海及西沙、中沙、南沙海域，水深 0～150 m 处均有分布。

【采收加工】 7～10 月自海中捞出，用清水漂洗，除去盐质及泥沙，晒干。

【药材】 浮海石 *Os Costaziae* 主产于浙江、福建、广东。

性状 脊突苔虫 为珊瑚样的不规则块状或略呈扁圆形或长圆形，直径 2～5 cm。灰白色或淡黄色。上部表面多突起，呈叉状分枝，中部交织网状；叉状小枝长 2～5 mm，直径约 2 mm，先端多折断，少数完整者呈钝圆形；底部表面较平坦。体轻，质硬而松脆，易砸碎，断面粗糙，密具细小孔道。气微腥，味微咸。入水中浮而不沉。

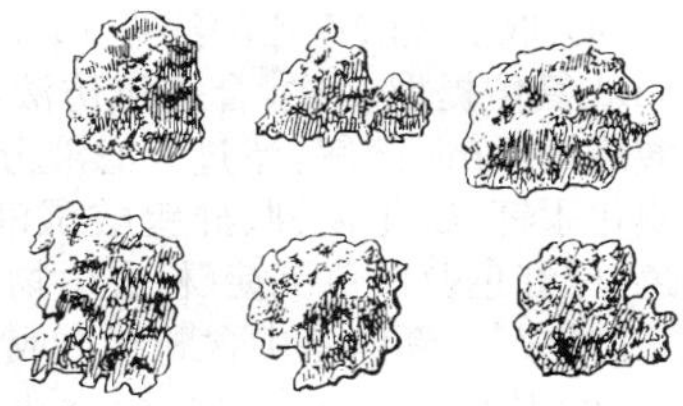

浮海石(骨骼)外形

瘤分胞苔虫 为不规则块状，直径 1.3 cm。灰黄色或灰黑色。珊瑚状分枝短，直径约 4 mm，先端钝圆，极少折断。

鉴别 (1) 取本品约 0.5 g，加稀盐酸 5 ml 即泡沸，放出大量气体，将此气体通入氢氧化钙试液中，即产生白色沉淀(检查碳酸盐)。

(2) 取上述反应后的溶液，滤过。取滤液，加甲基红指示液 2 滴，用氨试液中和，再滴加盐酸至恰呈酸性，加草酸铵试液，即生成白色沉淀；分离，沉淀不溶于醋酸，但可溶于盐酸(检查钙盐)。

【成分】 主要成分为碳酸钙($CaCO_3$)，并含少量镁、锌、铁、铝等元素[1]。

【炮制】 1. 浮海石 除去杂质，洗净，晒干，打碎。

2. 煅浮海石 取净浮海石，煅至红透，打碎。

【药性】 咸，寒。归肺、肾经。

【功用主治】 清肺化痰，软坚散结。主治痰热咳嗽，瘿瘤，疮肿。

【用法用量】 内服：煎汤，9～15 g；或入丸、散。外用：水飞用。

【宜忌】 虚寒咳嗽者慎服。

4130 涩梨 sè lí
(《台湾药用植物志》)

【异名】 山楂、山楂果(《广西本草选编》)，台湾苹果、山仙查(《台湾药用植物志》)。

【基原】 为蔷薇科苹果属植物台湾林檎的果实。

【原植物】 台湾林檎 *Malus doumeri* (Bois.) Chev. [*Pirus doumeri* Bois.; *M. formosana* (Kaw. et Koidz.) Kaw. et Koidz.] 又名：台湾海棠(《广州植物志》)。

乔木，高达 15 m。嫩枝被长柔毛，老枝暗灰褐色或紫褐色，无毛。单叶互生；叶柄长 1.5～3 cm；托叶膜质，线状披针形，早落；叶片长椭圆形至卵状披针形，长 9～15 cm，宽 4～6.5 cm，边缘有不整齐尖锐锯齿，嫩时两面有白色绒毛，成熟时脱落。花两性；花序近似伞形，有花 4～5 朵，花梗长 1.5～3 cm，有白色绒毛；花黄白色，直径 2.5～3 cm；萼筒倒钟形，外面有绒毛；萼片卵状披针形，全缘，内面密被白色绒毛；花瓣 5，卵形，基部具短爪；雄蕊约 30，花药黄色；花柱 4～5，较雄蕊长，柱头半圆形。梨果球形，直径 4～5.5 cm，黄红色，宿萼有短筒，萼片反折。花、果期夏秋季。

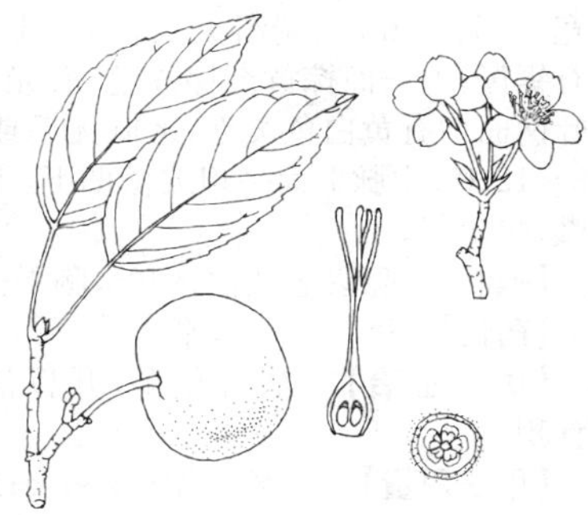

台湾林檎

生于海拔 1 000～2 000 m 的阔叶树林中。产于广西、台湾等地。

本植物的叶(涩梨叶)亦供药用，另设专条。

【采收加工】 果实成熟时采摘，鲜用或用沸水烫 10 min 后，捞起切片，晒干。

【药材】 涩梨 *Fructus Mali Doumeri* 主产于台湾、广西。

性状 本品果实球形，直径 4～5.5 cm，表面棕红色或棕褐色，具细纹，无斑点；顶端隆起，有宿萼，萼片反卷。干品为类圆形切片，直径 1.5～4.2 cm，厚 0.3～1 cm。外皮棕红色至紫棕色，有细皱纹，边缘略内卷。果肉厚 0.4～1.2 cm，淡棕红色，中部横切片可见 5 个子房室，每室具种子 2 粒。种子皮薄而易碎，但种子多脱落而中空。顶部切片可见管状突起的宿存萼筒，有微柔毛或无毛。有的切片可见残存的果柄。气微，味酸、微涩。

本植物的叶(涩梨叶)亦供药用，另设专条。

【炮制】 1. 涩梨 除去杂质及脱落的果核。

2. 焦涩梨 取净涩梨，清炒法至表面焦黑色，内部焦褐色。

饮片性状 涩梨参见“药材”项。焦涩梨形同涩梨，表面焦黑色，内部焦褐色。贮干燥容器内，密闭，防蛀。

【药性】 《广西本草选编》：“味甘、酸、涩，性微温。”

【功用主治】 消食导滞，理气健脾。主治食积停滞，脘腹胀痛，泄泻。

1.《广西本草选编》：“理气健脾，消食导滞。”

2.《台湾药用植物志》：“土人以果供食，果煎服为健胃剂。”

【用法用量】 内服：煎汤，果 9～15 g；果炭 6～15 g。

4131 涩梨叶 sè lí yè
(《广西中药材标准》)

【基原】 为蔷薇科苹果属植物台湾林檎 *Malus doumeri* (Bois.) Chev. 的叶。

【原植物】 参见“涩梨”条。

【采收加工】 7～10 月摘取细枝及叶，扎成把，晒干。

【药材】 涩梨叶 *Folium Mali Doumeri* 产于台湾、广西。

性状 本品嫩枝为圆柱形，表面被黄白色长柔毛，有点状皮孔。单叶互生，叶片椭圆形至卵状椭圆形，长 7～14 cm，宽 3～7.5 cm，顶端渐尖或急尖，基部圆形或宽楔形，边缘有锯齿；上表面棕黄至棕绿色，有光泽，下表面色较浅。嫩叶两面均有黄白色柔毛，老叶无毛或仅叶脉上有毛。侧脉 8～12 对，主脉上面平坦或微凹下，下面凸起。质稍脆。气微，味微苦。

【炮制】 除去老枝梗，切丝，晒干。

【药性】 微苦、微甘，平。

【功用主治】 祛暑化湿，开胃消积。主治暑湿厌食，食积。

【用法用量】 内服：煎汤，3～9 g；或泡茶。

4132 宽筋藤 kuān jīn téng（《广西中兽医药用植物》）

【异名】 无地生须（《广西中兽医药用植物》），青宽筋藤（《陆川本草》），伸筋藤、无地根、青筋藤、砍不死（《南宁市药物志》），打不死（《广西植物名录》），软筋藤、松筋藤（《广西本草选编》），大接筋藤、牛挣藤、大松身（《全国中草药汇编》）。

【基原】 为防己科青牛胆属植物中华青牛胆的茎。

【原植物】 中华青牛胆 *Tinospora sinensis*（Lour.）Merr.

落叶藤本，长可达 20 m 以上。老茎肥壮，表皮褐色，膜质，有光泽，散生瘤突状皮孔，叶痕明显；嫩枝绿色，有条纹，被柔毛。叶膜质或纸质；叶柄长 6～13 cm，被柔毛；叶片阔卵状圆形，长 7～15 cm，宽 5～14 cm，先端急尖，具尖头，基部浅心形至深心形，弯缺有时很宽，两面被短柔毛，下面甚密，掌状脉 5 条。总状花序先叶抽出，单生或簇生叶腋；花单性异株，淡绿色；雄花萼片 6，外轮 3 片小，内轮的阔卵形，长达 5 mm；花瓣 6，有爪；雄蕊 6；雌花心皮 3。核果红色，近球形，内果皮卵状半球形，长 8～10 mm，有明显的背肋和许多小瘤状突起。花期 4 月，果期 5～6 月。

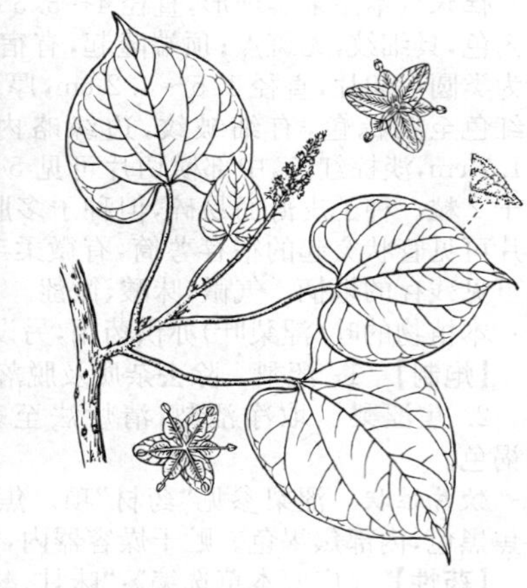
中华青牛胆

生于疏林下或河边、村旁的灌丛中，也有栽培。分布于广东、广西、海南、云南等地。

【采收加工】 7～10 月采收，切厚片，晒干或鲜用。

【药材】 宽筋藤 *Caulis Tinosporae Sinensis* 产于广东、海南、广西、云南等地。

性状 茎类圆柱形，直或稍弯曲，直径 0.5～2 cm。表面黄棕色或淡棕色，光滑，具纵沟纹和横裂纹，皮孔呈疣状突起，节部膨大，有圆形凹陷的枝痕，栓皮易成片脱落。质硬，断面有淡黄色、白色相间的放射状纹理，并有众多小孔，中心有髓。气微，味苦。

鉴别 （1）茎横切面：木栓层鲜黄色，为数十列皱缩的木栓细胞；栓内层明显，其内侧有石细胞群断续成环；石细胞周围常有草酸钙方晶伴存。皮层宽阔，外侧为 4～6 列厚角细胞。中柱鞘纤维弧形，连接成环。木质部导管单个散在，直径达 400 μm；木射线细胞含细小草酸钙方晶和柱晶。髓部有石细胞散在。本品薄壁细胞含淀粉粒。

（2）取本品粉末 3 g，加甲醇 30 ml 回流 1 h，滤过。取滤液 2 ml，加 70%盐酸羟胺甲醇液 4 滴、10%氢氧化钾甲醇溶液 2～3 滴，在水浴上微热，冷却后加稀盐酸调至 pH3～4，加 1%三氯化铁乙醇液 2～3 滴，显橙红色（检查内酯、香豆素）。

（3）取本品粉末 3 g，加酸性乙醇 30 ml，回流 30 min，滤过，取滤液 1 ml，加 3%碳酸钠溶液 1 ml，在沸水上加热 3 min，置冰水浴上冷却，加新配制的重氮化试剂 1～2 滴，显红色（检查香豆素）。

（4）取上述酸性乙醇滤液 15 ml，以 5%氨水调至碱性，用 5 ml 氯仿提取 2 次，合并氯仿液，挥干氯仿，残渣加 1%硫酸溶液 6 ml，溶解，滤过。滤液分置 3 支试管中，分别加入碘化汞钾、碘化铋钾、硅钨酸试液各 2～3 滴，相应产生白色、橙红色及白色沉淀（检查生物碱）。

【成分】 新鲜茎中含酚苷类成分：tinosineside A，tinosineside B 即 2-O-acetytinosineside A[1]，tinosinen 即（E）-1-（3-hydroxy-1-propenyl）-3，5-dimethoxyphenyl 4-O-β-D-apiofuranosyl-（1→3）-β-D-glucopyranoside[2]。

【药性】 微苦，凉。归肝经。

1.《南宁市药物志》："苦，寒。"

2. 广州部队《常用中草药手册》："微苦，凉。"

3.《云南中草药》："麻，苦，凉。"

【功用主治】 祛风止痛，舒筋活络。主治风湿痹痛，腰肌劳损，跌打损伤。

1.《南宁市药物志》："舒筋活络，杀虫。外敷治跌打筋断，风湿骨痛；内服舒筋活络。"

2. 广州部队《常用中草药手册》："舒筋活络，清热利湿。治风湿筋骨痛，腰肌劳损，跌打损伤。"

3.《广西本草选编》："治乳腺炎，无名肿毒。"

4.《云南中草药》："治感冒，肺炎，胃痛，痢疾，月经不调，癥瘕积聚，牙痛，风湿骨痛，半身不遂。外用治骨折，跌打损伤，外伤出血。"

5.《中国民族药志》："清热，除湿。用于肝热，五脏热，肺热（藏族）。用叶，鲜用。主治目赤痛（佤族）。"

【用法用量】 内服：煎汤，10～30 g。外用：鲜品，捣敷。

【宜忌】 《南宁市药物志》："孕妇及产后忌服。"

【选方】 1. 治风湿性关节炎 宽筋藤、山苍子根、大血藤、骨碎补各 15 g。水煎服。（《全国中草药汇编》）

2. 治外伤出血 用（宽筋藤）藤 9～15 g，煎服；外用其藤研末撒于患处。（《云南中草药》）

3. 治乳腺炎，无名肿毒 用（宽筋藤）鲜茎、叶捣烂外敷。（《广西本草选编》）

4133 宽叶杜香 kuān yè dù xiāng（《长白山植物药志》）

【异名】 杜香、喇叭茶（《全国中草药汇编》）。

【基原】 为杜鹃花科杜香属植物宽叶杜香的叶。

【原植物】 宽叶杜香 *Ledum palustre* L. var. *dilatatum* Wahlenberg 又名:安春香(《食用植物图说》)。

常绿小灌木,高 50～80 cm。分枝细而密,枝皮脱落后常成灰紫色,幼枝及叶上密生棕色绒毛,有浓烈的芳香味。单叶互生;叶柄长 2～5 mm,有锈色毛;叶片披针形,稍革质,长 2.5～4.5 cm,宽 5～15 mm,先端具刺尖,基部楔形,全缘,边缘稍反卷,上面深绿色,中脉凹下,下面中脉隆起,密生锈色绒毛。伞房花序,生于去年生枝顶;花小多数,白色,花梗,长 1.5～3 cm,果期下弯;萼片 5,分离,宿存;花冠 5 深裂,裂片长卵形;雄蕊 10,花丝基部有褐色细毛;花柱线形,宿存。蒴果卵形,长 4～5 mm。花期 6～7 月,果期 7～8 月。

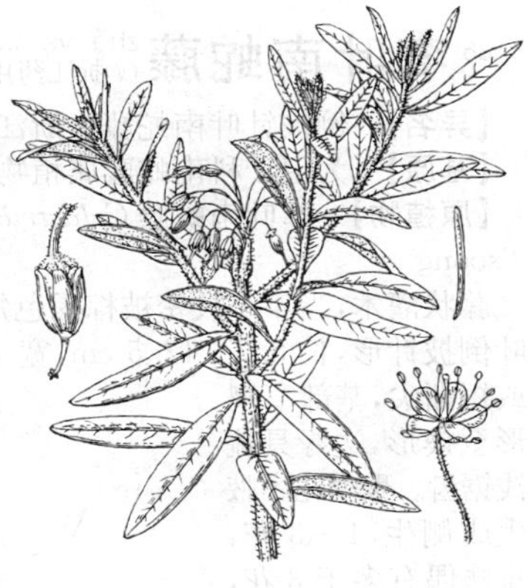

宽叶杜香

生于海拔 1 000～1 750 m 的疏林下、水甸边、林缘或湿草地上。分布于东北及内蒙古等地。

【采收加工】 7～11 月采叶,阴干或立即提取挥发油。

【药材】 宽叶杜香 *Folium Ledi Dilatati* 主产于东北及内蒙古。

性状 叶片矩圆状披针形,长 2.5～4.5 cm,宽 0.5～1.5 cm,边缘略反卷,下面有黄褐色厚绒毛,沿中脉尤多。叶革质,气香,味微苦。

【成分】 宽叶杜香干叶中含精油 1.23%,油中含有 20 种成分,其中酚类成分占 2.83%,含萜类成分 α 和 β-蒎烯(pinene),3-蒈烯(Δ^3-carene),柠檬烯(limonene),桉叶素(cineole)和对聚伞花素(*p*-cymene)[1],香桧烯(sabinene),α-丫松油烯(terpinene),γ-松油烯(γ-terpinene),松油烯-1-醇(terpinen-1-ol),桃金娘醛(mertenal)[2],monoterpene oxide lepalox, intracyclical sesquiterpene ether lepaxone[3]。

【药理】 1. 祛痰作用 宽叶杜香挥发油以 0.14 g/kg 给药,对氨喷雾法有效率为 170%,小鼠酚红法试验,口服 0.14 g/kg,有效率达 330%或 280%;柱色谱成分 A 1.1 g/kg,有明显祛痰作用,其主要成分为单萜烃[1]。挥发油有效成分对聚伞花素以 200～450 mg/kg 灌服,在小鼠酚红法试验中,表现出明显祛痰作用,腹腔注射 250 mg/kg 或 150 mg/kg 无此作用;切断迷走神经明显影响对聚伞花素对小鼠的祛痰作用;气管滴入或喷入该成分,不能促进小鼠呼吸道酚红排泄,说明这不是直接作用。大鼠以 700 mg/kg 灌服对聚伞花素,2 h 后,呼吸道引出液量显著升高。鸽口服 700 mg/kg,给药后 60 min、90 min,纤毛黏液运动速度显著加快[2]。

2. 抗炎作用 大鼠以 400 mg/kg 灌服对聚伞花素,能显著抑制烫伤性炎症渗出。大鼠分别以每日 500 mg/kg、700 mg/kg 给药,连续 1 星期,能显著抑制炎性棉球肉芽肿的增生[2]。宽叶杜香油对从绵羊精管中分离的前列腺素环加氧酶表现出强的抑制作用[3]。

毒性 对聚伞花素给小鼠灌胃 1 次,观察 3 d,测得 LD_{50} 为 2.809±0.027 9 g/kg。对聚伞花素 60 mg/kg、120 mg/kg 分别给犬口服,每日 1 次,共给 4 星期,除大剂量组 1 犬出现暂时性减食、恶心外,其余均正常,血常规、肝功能及病理检查均未见异常。家兔以 80 mg/kg、60 mg/kg 每日口服对聚伞花素,心电图及肝、肾功能检查均正常[2]。

【药性】 辛、苦,微寒。

1.《全国中草药汇编》:"辛、苦,寒。"

2.《长白山植物药志》:"辛辣而苦。"

【功用主治】 《全国中草药汇编》:"化痰,止咳,平喘。主治慢性气管炎。"

【用法用量】 内服:煎汤,5～10 g。现多用叶提取挥发油,制成胶丸使用。

【临床报道】 治疗慢性气管炎 ①宽叶杜香油单萜烃馏分胶囊,每丸重 50 mg,口服,每次 2 丸,每日 3 次。先观察 21 例,治疗 14 d,总有效率 80.9%;以后又观察 286 例,其中两个单位各治疗 100 例,均治疗 30 d,总有效率分别为 88%及 91%,显效率为 40%及 78%;另 86 例治疗 40 d,总有效率 83.7%,显效率 29%。②宽叶杜香原油,每丸 50 mg,每次 2 丸,每日服 2 次。治疗 97 例,疗程 30 d,总有效率 88.6%,显效率 51.6%。对单纯型、喘息型均有疗效,而且与病情轻重无明显关系。疗程越长,疗效越高。对咳、喘、痰、啰音都有效,以祛痰效果最明显,起效时间快者在 12 h 内,一般 3～5 d 见效。副作用:部分病例胃肠不适,但不需停药,数日后自行消失。部分病例治疗前后曾作肝功能及白细胞检查对比,未见毒性作用[1]。

4134 宽羽线蕨 kuān yǔ xiàn jué (《湖南药物志》)

【异名】 九龙盘(《湖南药物志》),一包金、骨碎补(《广西药用植物名录》)。

【基原】 为水龙骨科线蕨属植物宽羽线蕨的根茎或全草。

【原植物】 宽羽线蕨 *Colysis pothifolia* (Don) Presl [*Hemionitis pothifolia* Don]

植株高 60～100 cm。根茎粗壮,长而横生,密被黑褐色、披针形鳞片,先端渐尖,基部圆形,近全缘。叶远生,近二型;营养叶的叶柄长20～40 cm,禾秆色,干后有狭沟数条,疏被鳞片;叶片纸质,长圆状卵形,长 20～50 cm,宽 15～25 cm,一回深羽裂达叶轴;羽片或裂片 4～10 对,对生,下部的全部分离,线状披针形或披针状长圆形,长 5～20 cm,宽 1.5～3 cm,先端渐尖,基部稍狭而下延成狭翅,全缘或有时呈浅波状,有软骨质的边;孢子叶的叶柄较长,叶片与营养叶同形;叶脉两面明显,侧脉及小脉稍隆起,小脉网状,内藏小脉通常分叉或有时单一,顶端有棒状的水囊。孢子囊群线形,棕

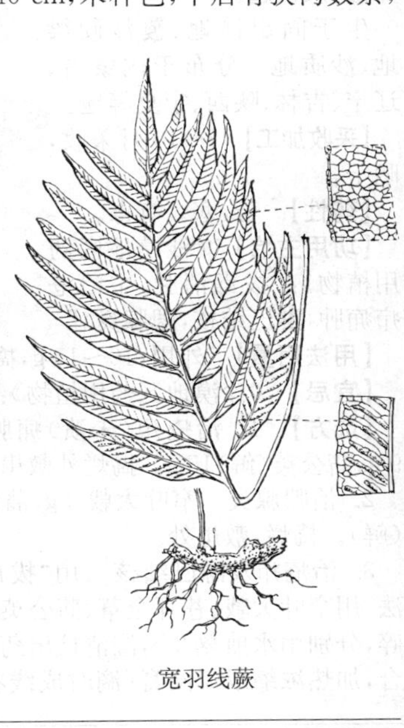

宽羽线蕨

色,斜展,几接近中脉而不达叶边,在每对侧脉之间排成 1 行,连续或有时间断;无囊群盖。

生于林下湿地或岩石上。分布于福建、湖南、海南、广西、贵州、云南、台湾等地。

【采收加工】 全年均可采收,晒干或鲜用。

【成分】 宽羽线蕨全草中含有 α-芒柄花二烯(α-onoceradiene)和氧杂线蕨萜(colysanoxide)[1],还含有磷酸酶(phosphatase)和过氧化物酶(peroxidase)[2]。

【药性】 淡、微涩,温。

1.《湖南药物志》:"微苦、涩,温,须根有小毒。"

2.《中国药用孢子植物》:"淡、微涩,温。"

【功用主治】 祛风通络,散瘀止痛。主治风湿腰痛,跌打损伤。

1.《湖南药物志》:"祛风,散瘀,止痛。(治)风湿腰痛,跌打损伤。"

2.《中国药用孢子植物》:"补虚损,强筋骨。"

【用法用量】 内服:煎汤,6～15 g。外用:捣敷。

【选方】 1. 治风湿腰痛　宽羽线蕨根状茎 120 g,蜘蛛抱蛋 120 g。酒浸半月后,适量服。

2. 治跌打损伤　宽羽线蕨根状茎磨酒外搽,并适量内服。(1、2 方出自《湖南药物志》)

4135 窄叶大戟 zhǎi yè dà jǐ (《沙漠地区药用植物》)

【基原】 为大戟科大戟属植物窄叶大戟的全草。

【原植物】 窄叶大戟 *Euphorbia kaleniozenkii* Czerniaev

多年生草本,高 10～30 cm。茎下部带紫色。叶互生;下部叶鳞片状披针形,淡紫色,上部叶线状披针形,长 1.5～3 cm,宽 1.5～3 mm,先端尖或钝尖。多歧聚伞花序顶生,伞梗 5～8,每伞梗再分叉;总苞片三角形或菱状三角形,先端微凸尖或锐尖。蒴果广卵形,3 裂;种子卵形,灰白色。

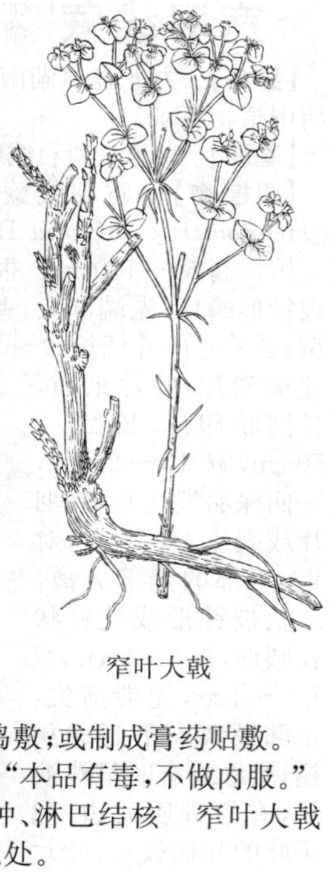

窄叶大戟

生于固定沙地、覆沙硬梁地、沙质地。分布于内蒙古、辽宁、吉林、陕西、宁夏等地。

【采收加工】 7～10 月采收,晒干。

【药性】 苦,寒。有毒。

【功用主治】《沙漠地区药用植物》:"拔毒消肿,主治疮疖痈肿,淋巴结核,腮腺炎。"

【用法用量】 外用:10～15 g,捣敷;或制成膏药贴敷。

【宜忌】《沙漠地区药用植物》:"本品有毒,不做内服。"

【选方】 1. 治疮疖(未溃)痈肿、淋巴结核　窄叶大戟 9 g,蒲公英(鲜)15 g。捣烂外敷患处。

2. 治腮腺炎　窄叶大戟 9 g,蒲公英 15 g(鲜),大葱根 9 g(鲜)。捣烂,敷患处。

3. 治疮疖及淋巴结核　用"拔毒膏"贴患部。拔毒膏制法:用窄叶大戟、苍耳全草、蒲公英各等分。将全草洗净、切碎,分别用水煎熬 2 h,澄清挤出药液去渣,再将 3 种药液混合,加热浓缩成流浸膏(滴时成线状不断),即用文火再熬,随时搅拌,先起小泡,当起大泡(中央 1 个水汽泡)时,立即离火,放冷后即可摊成膏药。加入 3%～5% 蓖麻油及 2%～3% 松香进行固定,则膏药不变形,不变软,四季都可用。如加醉马草等分,则有止痛作用,治各种有疼痛的疮疖,如臁疮。(1～3 方出自《沙漠地区药用植物》)

4136 窄叶南蛇藤 zhǎi yè nán shé téng (《浙江药用植物志》)

【异名】 倒披针叶南蛇藤(《浙江药用植物志》)。

【基原】 为卫矛科南蛇藤属植物窄叶南蛇藤的根、茎。

【原植物】 窄叶南蛇藤 *Celastrus oblanceifolius* Wang et Tsoong

藤状灌木,当年小枝密被棕褐色短毛。叶柄长 5～9 mm;叶倒披针形,长 6.5～12.5 cm,宽 1.5～4 cm,先端窄急尖或短渐尖,基部窄楔形至楔形,边缘具疏浅锯齿。聚伞花序腋生或侧生,1～3 花,雄株偶有多于 3 花,花梗长 1～2.5 mm,均被棕色短毛,关节在上部;雄花萼片椭圆卵形,长 2 mm;花瓣长方倒披针形,长约 4 mm,边缘具极短睫毛;花盘肉质较平坦,不裂;雄蕊与花瓣近等长,花丝被乳突状毛,花药宽卵形,顶端常有小凸尖;退化雄蕊长不及 2 mm;雌花未见。蒴果球形,直径 7.5～8.5 mm。种子新月形。花期3～4 月,果期 6～10 月。

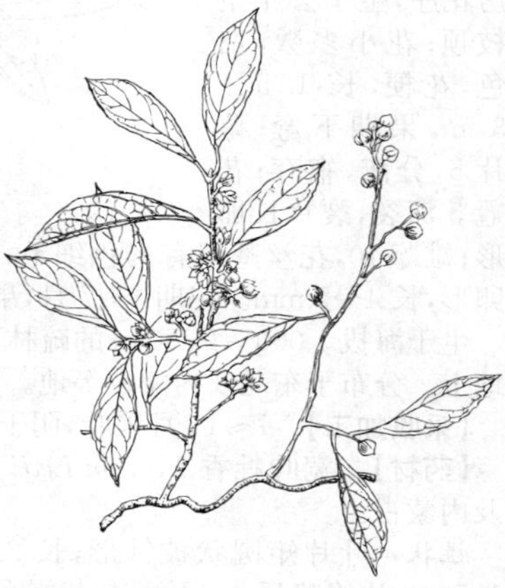

窄叶南蛇藤

生于海拔 500～1 000 m 的山坡湿地或溪旁灌丛中。分布于浙江、安徽、福建、湖南、广东、广西等地。

【采收加工】 7～10 月采收,鲜用或切片晒干。

【药性】《浙江药用植物志》:"辛,温。"

【功用主治】《浙江药用植物志》:"行气活血,解毒消肿,祛风燥湿。主治风湿痹痛,跌打损伤,疝气痛,多发性脓肿,带状疱疹,湿疹。"

【用法用量】 内服:煎汤,9～15 g。外用:根皮研粉调敷;或用根加水磨汁涂。

【宜忌】 孕妇慎服。

【选方】 1. 治风湿痹痛　倒披针叶南蛇藤根或茎、牯岭勾儿藤、楤木、五加皮、虎杖各 9～15 g。水煎服。

2. 治疝气痛　倒披针叶南蛇藤根或茎 15 g,黄酒煎服。

3. 治带状疱疹　倒披针叶南蛇藤根或茎,加水磨成糊状,外敷患处,每日 4～5 次。(1～3 方出自《浙江药用植物志》)

4137 扇蕨 shàn jué (《贵州民间药物》)

【异名】 半把伞、雄过山(《植物名实图考》),搜山虎(《贵州民间药物》),金沙箭(《四川常用中草药》),磨石药(《西昌中草药》),鸭脚板、八爪金龙(《云南药用植物名录》),虎爪搜山虎、箐鸡尾、野蕨菜(《全国中草药汇编》)。

【基原】 为水龙骨科扇蕨属植物扇蕨的全草或根茎。

【原植物】 扇蕨 *Neocheiropteris palmatopedata* (Bak.) Christ [*Polypodium palmatopedatum* Bak.]

植株高达 70 cm。根茎粗而横生,被卵状披针形鳞片,长渐尖,边缘有细齿,覆瓦状排列。叶远生;叶柄长 30～50 cm,基部关节不明显;叶片纸质,扇形,长 25～30 cm,宽相等或略超过,鸟足状掌状分裂;中间裂片披针形,长 17～20 cm,宽 2.5～3 cm,两侧裂片向外渐短,全缘;叶脉网状,内藏小脉分叉。孢子囊群圆形或长圆形,生于裂片下部,靠近中脉。

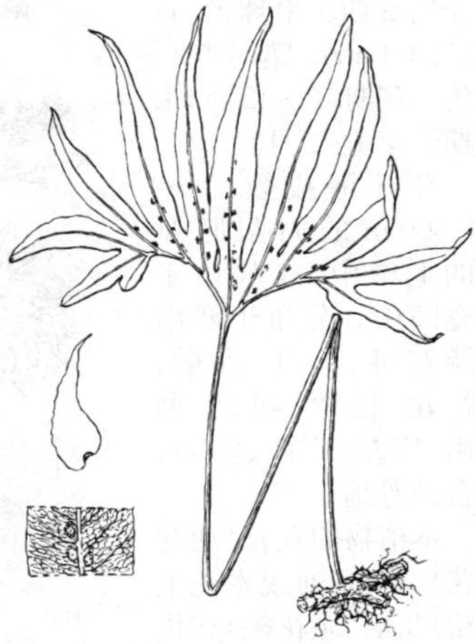

扇 蕨

生于海拔 1 500～2 700 m 的山坡密林下。分布于西南等地。

【采收加工】 全年均可采收,鲜用或晒干。

【药性】 微苦、酸、涩,凉。

1.《贵州民间药物》:"味辛、酸、涩。"

2.《贵州草药》:"性寒。"

3.《四川常用中草药》:"温,味辛、涩。"

4.《云南中草药》:"涩、微苦,凉。"

5.《全国中草药汇编》:"甘、微苦、涩,凉。"

【功用主治】 清热利湿,消食导滞。主治小便不利,淋沥涩痛,食积饱胀,痢疾,便秘。

1.《贵州民间药物》:"消饱胀,疗风湿。"

2.《四川常用中草药》:"消食,理气,利尿,行瘀。治食积膨胀,跌打损伤,消包块。"

3.《全国中草药汇编》:"清热利湿,理气通便。主治慢性胃炎,胃腹胀满,便秘,痢疾,膀胱炎,咽炎,风湿关节疼痛。"

【用法用量】 内服:煎汤,6～9 g。外用:煎水洗。

【宜忌】《云南中草药》:"体虚、严重心脏病及孕妇忌用。"

【选方】 治风湿脚气 搜山虎全草、狼鸡叶各 60～90 g。煎水洗脚。(《贵州民间药物》)

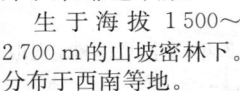

4138 扇子七 shàn zǐ qī (《陕西中草药》)

【异名】 半边莲、阴阳扇(《陕西中草药》),肾叶兰(《贵州中草药》),老虎兰(《黄山植物的研究》),扇子还阳(《湖北中草药志》),半边扇、对叶扇、铁骨伞、荷叶七、扇子草、半边伞、二郎伞(《新华本草纲要》)。

【基原】 为兰科杓兰属植物扇脉杓兰的根或带根的全草。

【原植物】 扇脉杓兰 *Cypripedium japonicum* Thunb. 又名:菊花双叶草、一把伞(《中国高等植物图鉴》)。

陆生植物,高 35～55 cm。根茎横走。茎和花葶均被褐色长柔毛。叶通常 2 枚,近对生,叶片菱圆形或横椭圆形,长 10～16 cm,宽 10～21 cm,上半部边缘呈钝波状,基部宽楔形,具扇形脉。花苞片叶状,菱形或宽卵状披针形,边缘具细缘毛;花单生,直径 6～7 cm,绿黄色、白色,具紫色斑点;中萼片近椭圆形,长 5 cm;合萼片卵状披针形,稍较宽,先端具 2 小齿;花瓣斜披针形或半卵形,长 4 cm,内面基部有毛;唇瓣长达 4.5 cm,基部收狭而具短爪,囊内基部具长柔毛;退化雄蕊宽椭圆形,长达 10 mm,基部具耳;子房条形,密被长柔毛。花期 6 月。

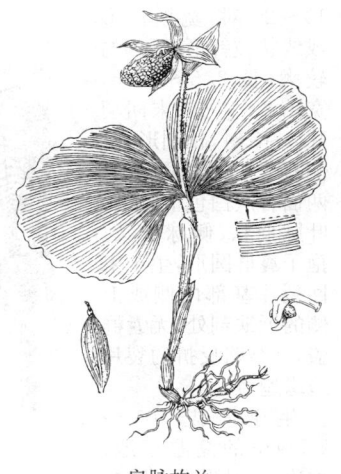

扇脉杓兰

生于林下、灌丛及竹林中。分布于浙江、安徽、江西、湖北、湖南、四川、贵州、陕西等地。

【采收加工】 7～10 月采收,晒干。

【药性】 微苦,平。有毒。

1.《陕西中草药》:"味涩、辛,性平,有毒。"

2.《湖北中草药志》:"微苦、辛,微温。"

【功用主治】 理气活血,截疟,解毒。主治劳伤腰痛,跌打损伤,风湿痹痛,月经不调,间日疟,无名肿毒,毒蛇咬伤,皮肤瘙痒。

1.《陕西中草药》:"祛风解毒,理气镇痛,调经活血,截疟。主治皮肤瘙痒症,无名肿毒,间日疟,月经不调,劳伤。"

2.《甘肃中草药手册》:"除湿。主治风湿疼痛。"

3.《全国中草药汇编》:"治跌打损伤疼痛。"

4.《浙江药用植物志》:"治毒蛇咬伤。"

5.《湖北中草药志》:"散瘀镇痛,活血调经。用于腰痛,月经不调等症。""花治子宫脱垂。"

【用法用量】 内服:煎汤,3～6 g;或研末,0.9～1.5 g。外用:捣烂醋调敷;或煎水洗;或泡酒擦。

【宜忌】 1.《陕西中草药》:"内服本品后,半日内禁忌热酒、热饭。"

2.《甘肃中草药手册》:"内服宜慎。"

【选方】 1. 治跌打损伤,腰痛 扇子还阳 6 g。煎服或泡酒服。(《湖北中草药志》)

2. 治间日疟 (扇子七)根 1.5 g,研粉。发疟前 1 h 冷开水送下。(《陕西中草药》)

3. 治毒蛇咬伤 (扇子七)鲜根 9～12 g,斑叶兰 6 g,金不换根 15～18 g。水煎,冲烧酒服,每日服 3 次;另取鲜根 60～90 g,加烧酒捣烂,外敷伤口周围。(《浙江药用植物志》)

4139 姬蕨 jī jué (《新华本草纲要》)

【异名】 岩姬蕨(《中国药用孢子植物》),冷水蕨(《广西药用植物名录》)。

【基原】 为姬蕨科姬蕨属植物姬蕨的全草。

【原植物】 姬蕨 *Hypolepis punctata* (Thunb.) Mett. [*Polypodium punctatum* Thunb.]

陆生蕨类,植株高达 1 m。根茎横走,粗壮,密生棕色节状长毛。叶远生;叶柄长 30～55 cm,禾秆色,基部呈棕色,有灰白色节状毛;叶片纸质,近卵形,三至四回羽状浅裂,长 35～75 cm,宽 20～25 cm,基部圆楔形,先端渐尖,羽片 5～

10对，狭卵形或卵状披针形，第一对最大，长12～20 cm，宽4～10 cm；二回羽片10～20对，宽披针形或线状披针形，下部的较大，长2.5～5 cm，宽1.2～2 cm；末回羽片6～8对，长圆形，两侧有3～4对浅裂片，两面有灰白色节状毛；叶脉羽状，侧脉分叉。孢子囊群圆形，生于末回裂片基部两侧或上侧的近缺刻处，无囊群盖，常被略反折的裂片边缘遮盖。

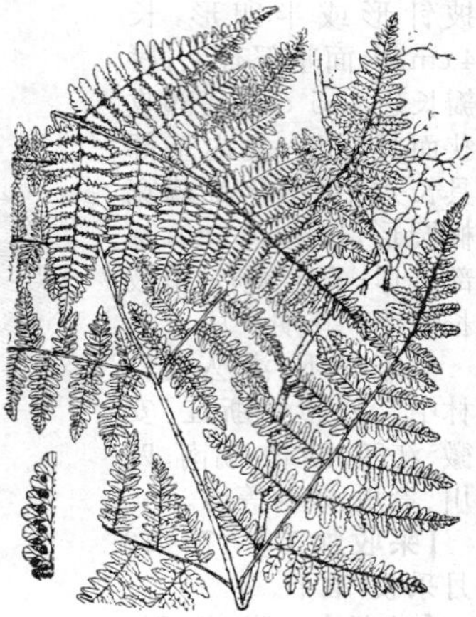
姬 蕨

生于海拔500～2 300 m的潮湿草地、林边，有时生在石隙或墙缝内。分布于西南及浙江、安徽、福建、江西、广东、广西、台湾等地。

【采收加工】 7～10月采收，鲜用或晒干。

【成分】 地上部分含姬蕨苷(hypoloside)A、B、C[1]，姬蕨酮(hypacrone)，欧蕨伊鲁苷(ptaquiloside)，蕨素(pterosin)A、D、H、I、K、Z[2]，3S-蕨苷(3S-pteroside)D，2R，3R-蕨素L-2′-O-β-D-葡萄糖苷(2R，3R-pterosin L-2′-O-β-D-glucoside)，2S，3R-蕨素L-2′-O-β-D-葡萄糖苷(2S，3R-pterosin L-2′-O-β-D-glucoside)，3S-蕨素(3S-pterosin)D，3R-蕨素(3R-pterosin)D[3]，金粉蕨素(onitin)[4]。

叶含姬蕨素A、B、C，即蕨素H、Z、I，并含姬蕨酮[5，6]。

【药性】《广西本草选编》："味苦、辛，性凉。"

【功用主治】《广西本草选编》："清热解毒，收敛止痛。主治烧烫伤，外伤出血。"

【用法用量】 外用：鲜草捣敷；或干品研末撒。

4140 通草 tōng cǎo (《本草拾遗》)

【异名】 寇脱(《山海经》)，离南、活莌、倚商(《尔雅》)，通脱木(《本草拾遗》)，葱草(《本草汇言》)，白通草(《药性切用》)，通花(《草木便方》)，花草(《中国树木分类学》)，大通草(《四川中药志》)，通大海、泡通(《贵州民间方药集》)，五加风、宽肠、大通塔、大木通、五角加皮、通花五加、大叶五加皮(《湖南药物志》)。

【基原】 为五加科通脱木属植物通脱木的茎髓。

【原植物】 通脱木 *Tetrapanax papyriferus* (Hook.) K. Koch [*Aralia papyrifera* Hook. f.] 又名：木通树、天麻子(云南)。

常绿灌木或小乔木，高1～3.5 m。茎粗壮，不分枝，幼时表面密被黄色星状毛或稍具脱落的灰黄色柔毛。茎髓大，白色，纸质；树皮深棕色，略有皱裂；新枝淡棕色或淡黄棕色，有明显的叶痕和大型皮孔。叶大，互生，聚生于茎顶；叶柄粗壮，圆筒形，长30～50 cm；托叶膜质，锥形，基部与叶柄合生，有星状厚绒毛；叶片纸质或薄革质，掌状5～11裂，裂片通常为叶片全长的1/3～1/2，倒卵状长圆形或卵状长圆形，每一裂片常又有2～3个小裂片，全缘或有粗齿，上面深绿色，无毛，下面密被白色星状绒毛。伞形花序聚生成顶生或近顶生大型复圆锥花序，长达50 cm以上；萼密被星状绒毛，全缘或近全缘；花瓣4，稀5，三角状卵形，长2 mm，外面密被星状厚绒毛；雄蕊5，与花瓣同数；子房下位，2室，花柱2，离生，先端反曲。果球形，直径约4 mm，熟时紫黑色。花期10～12月，果期翌年1～2月。

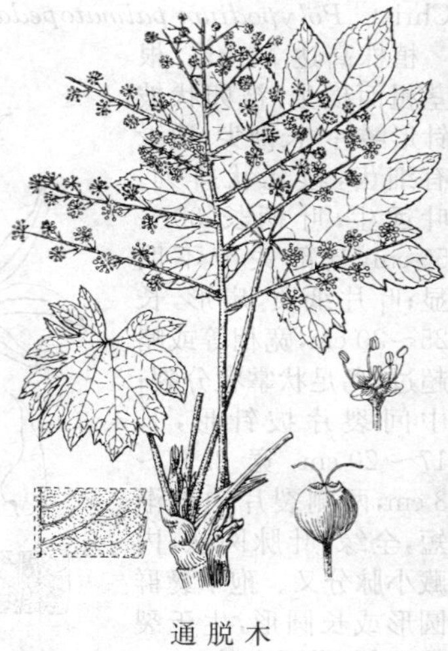
通 脱 木

生于海拔数10～2 800 m的向阳肥厚的土壤中，或栽培于庭园中。分布于西南及江苏、浙江、安徽、福建、江西、湖北、湖南、广东、广西、陕西、台湾等地。

本植物的花蕾(通花花)、花粉(通脱木花上粉)及根(通花根)亦供药用，另设专条。

【采收加工】 9～11月选择生长3年以上的植株，割取地上茎，切段，捅出髓心，理直，晒干。

【药材】 通草 *Medulla Tetrapanacis* 主产于贵州、四川、广西、云南等地。

性状 茎髓呈圆柱形，长20～40 cm，直径1～2.5 cm。表面白色或淡黄色，有浅纵沟纹。体轻，质松软，稍有弹性，易折断，断面平坦，显银白色光泽，中央有直径0.3～1.5 cm的空心或半透明的薄膜，纵剖面呈梯状排列，实心者(仅在细小茎髓中的某小段)少见。无臭，无味。

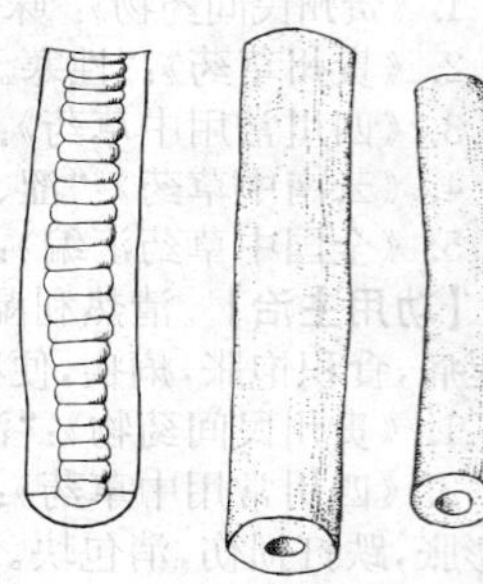
通草(茎髓)外形及纵剖面

鉴别 茎髓横切面：全部为薄壁细胞，椭圆形、类圆形或近多角形，壁薄，偶见壁孔，外侧的细胞较小，有的细胞含草酸钙簇晶，直径15～64 μm。

【成分】 木髓中含灰分5.95%，脂肪1.07%，蛋白质1.11%，粗纤维48.73%，戊聚糖5%及糖醛酸28.04%，多糖。还含天冬氨酸、苏氨酸、谷氨酸、苯丙氨酸等13种氨基酸以及钙、钡、镁、铁等18种微量元素[2]。

【药理】 1. 利尿作用 用代谢笼法，给大鼠灌胃，给药剂量均为4 g/kg，观察通草对尿量及尿氮、尿钠、尿钾排出量的影响，结果表明通脱木有明显的利尿效果，能明显增加大鼠尿中钾离子的排出，而对尿钠、尿氯无明显影响，故认为通草利尿与排钾有关[1]。

2. 解热、抗炎作用 采用啤酒酵母致大鼠发热法，发现通脱木的水煎液5 g/kg体重剂量组有明显解热作用。采用角叉菜胶致大鼠足肿胀法发现通脱木10 g/kg体重剂量组有明显抗炎作用[2]。

3. 抗氧化作用 通脱木的总多糖提取物，以80 mg/kg和160 mg/kg剂量腹腔注射给予9月龄小鼠45 d，可明显降低小鼠血清和肝脏中过氧化脂质含量，降低小鼠脑组织和心肌中脂褐素含量，提高小鼠全血超氧化物歧化酶活力，对小鼠肝脏中脂褐素含量影响不明显[3]。

4. 免疫活性　通脱木的总多糖提取物，以 80 mg/kg、40 mg/kg 剂量腹腔注射给予小鼠 7～10 d，通草多糖可提高小鼠血清溶菌酶活力和单核网状内皮细胞吞噬功能，提高小鼠血清溶血素抗体水平，抑制 DNCB 致小鼠迟发性过敏反应[4]。

【炮制】 1. 通草　取原药材，除去杂质，切厚片或段。

2. 朱砂制通草　现行，取通草片，置适宜容器内喷水少许，微润，加朱砂细粉，撒布均匀，并随时翻动，至外面挂匀朱砂，取出，晾干。每通草片 10 kg，用朱砂 0.6 kg。

饮片性状　通草为不规则的厚片或圆柱状小段。饮片特征参见"药材"项。朱砂制通草形如通草，表面挂匀朱砂。

贮干燥容器内，置通风干燥处，防潮。

【药性】 甘、淡，微寒。归肺、胃经。

1.《本草拾遗》："无毒。"

2.《医学启源》："气平，味甘。《主治秘要》云：辛、甘，阳也。"

3.《心印绀珠经》："性微寒，降也，阳中之阴。"

4.《纲目》："甘、淡，寒。入太阴肺、阳明胃经。"

5.《雷公炮制药性解》："入肺、大、小肠三经。"

6.《本草汇纂》："专入肺、胃，兼入心。"

7.《本草再新》："入脾、肺、肾三经。"

【功用主治】 清热利水，通乳。主治淋证涩痛，小便不利，水肿，黄疸，湿温病，小便短赤，产后乳少，经闭，带下。

1.《本草拾遗》："主虫病。"

2.《本草图经》："主蛊毒，利小便。"

3.《医学启源》："通阴窍涩不利，利小便，除水肿，癃闭，五淋。《主治秘要》云：泻肺。"

4. 汪机："明目退热，下乳催生。"（引自《纲目》）

5.《仁术便览》："通气。"

6.《雷公炮制药性解》："退热行经，下乳通结。"

7.《本草备要》："治目昏耳聋，鼻塞失音。"

8.《长沙药解》："通经闭，疗黄疸，消痈疽，除心烦。"

9.《得配本草》："能使经络流行，营卫通畅。"

10.《药性考》："清金降火，去风明目。"

11.《本草再新》："和脾胃，调经水，理血分，清头目虚火。"

12.《现代实用中药》："治热病烦渴，肺热咳嗽。"

【用法用量】 内服：煎汤，2～5 g。

【宜忌】 气阴两虚、内无湿热及孕妇慎服。

1.《品汇精要》："妊娠不可服。"

2.《本草经疏》："虚脱人禁用。"

3.《本草汇言》："阴阳两虚者禁用。"

4.《本草从新》："中寒者勿服。"

5.《药性切用》："肺燥无湿者忌。"

【选方】 1. 治气热淋疾，小便数急痛，小腹虚满　通草煎汤，并葱食之。（《普济方》）

2. 治热气淋涩，小便赤如红花汁者　通草三两，葵子一升，滑石四两(碎)，石韦二两。上切，以水六升，煎取二升，去滓，分温三服，如人行八九里，又进一服。忌食五腥、热面、炙䏑等物。（《普济方》通草饮子）

3. 治膀胱积热尿闭　通草 9 g，车前草 9 g，龙胆草 9 g，瞿麦 9 g。水煎服。（《曲靖专区中草药》）

4. 治急性肾炎　通草 6 g，茯苓皮 12 g，大腹皮 9 g。水煎服。（《浙江药用植物志》）

5. 治产后乳汁不通　通草 9 g，与猪蹄炖汤同服，或通草 9 g，王不留行 4.5 g，水煎服。体弱加炙黄芪 12 g，同煎服。（《青岛中草药手册》）

6. 下乳　雄猪蹄四只，通草、川芎各一两，穿山甲（炒黄）十四片，甘草一钱。水五升，煎半。分三服，先以温葱汤洗乳房。（《杂病源流犀烛》通乳汤）

7. 治月经不调　通草 6 g，归尾 3 g，桃仁 12 g，红花 6 g。煎服。（《云南中草药选》）

8. 治白带　大通草茎髓 30～60 g。炖肉吃。（《恩施中草药手册》）

【各家论述】 1. 李东垣："通草，味辛甘，纯阳，能泄肺利小便；甘平以缓阴血。"（引自《本草发挥》）

2.《心印绀珠经》："通草，其用者二，阴窍涩而不利，水肿闭而不行，涩闭两俱立验。"

3.《纲目》："通草，色白而气寒，味淡而体轻，故入太阴肺经，引热下降而利小便；入阳明胃经，通气上达而下乳汁。"

4.《医林纂要》汪绂："灯草体小而行专，专入肺、心、大小肠；通草体大而行泛，可统理三焦水道，及周身窍穴，无所不达。"

5.《本草求真》："通草气味甘淡，体轻色白，有类灯心，功同入肺，引热下降，及利小便，通淋治肿。然灯心质小气寒，则兼降心火，此则兼入胃通气上达而下乳汁之为异耳。况此体大气轻，渗淡殆甚，能升能降，既可入肺而清热，复能上行而通胃。"

6.《本草正义》："通草，无气无味，以淡用事，故能通行经络，清热利水，性与木通相似，但无其苦，则泄降之力缓而无峻厉之弊，虽能通利，不甚伤阴。湿热之不甚者宜之。若热甚闭结之症，必不能及木通之捷效，东垣谓利阴窍，治五淋，除水肿癃闭，亦惟轻症乃能有功耳。"

4141 通天草 tōng tiān cǎo（《饮片新参》）

【异名】 荸荠梗（《饮片新参》），地栗梗、荸荠苗（《苏州本产药材》）。

【基原】 为莎草科荸荠属植物荸荠 *Eleocharis dulcis* (Burm. f.) Trin. ex Henschel 的地上部分。

【原植物】 参见"荸荠"条。

【采收加工】 7～8 月间采收，捆成把，晒干或鲜用。

【药材】 通天草 *Herba Eleocharitis Dulcis*　全国各地均产。

性状　茎呈扁柱形，长 60～90 cm，直径 4～7 mm，顶端有穗状花序，茎上部淡黄色，不易拉断，下部淡绿色，易拉断。表面皱缩有纵纹，具光泽，节处稍膨大，质轻而松软，折断面中空或有白色膜状间隔，放大镜下观察呈蜂窝状。气微，味淡。

【成分】 含生物碱成分：(—)-(1S，3S)-1-甲基-1，2，3，4-四氢-β-咔啉-3-羧酸〔(—)-(1S，3S)-1-methyl-1，2，3，4-tetrahydro-β-carboline-3-carboxylic acid〕[1]。

【药性】 苦，凉。

1.《全国中草药汇编》："苦，平。"

2.《福建药物志》："苦，凉。"

【功用主治】 清热解毒，利尿，降逆。主治热淋，小便不利，水肿，疔疮，呃逆。

1.《本草药性大全》："叶采捣烂，蛇咬可敷。"

2.《药性切要》："梗，利小便。"

3.《全国中草药汇编》:"清热利尿。治呃逆,小便不利。"

4.《福建药物志》:"治疔疮,尿道炎。"

【用法用量】 内服:煎汤,15～30 g。外用:捣敷。

【选方】 1. 治尿道炎 荸荠茎叶 30 g,土茯苓 15 g,木通 6 g。水煎服。(《福建药物志》)

2. 治全身浮肿,小便不利 通天草(地上全草)30 g(鲜品 60～90 g),鲜芦根 30 g。水煎服。(《全国中草药汇编》)

3. 治呃逆 通天草 15 g,代赭石 30 g。煎服。(苏州医学院《中草药手册》)

4142 通光散 tōng guāng sǎn (《滇南本草》)

【异名】 奶浆藤、通关散(《滇南本草》),野泡通(《贵州药用植物目录》),乌骨藤、黄木香、下奶藤(《云南中草药选》),大苦藤、地甘草(《云南思茅中草药选》),扁藤、癞藤子、白暗消(《红河中草药》),龙爪菜(《贵州中草药名录》)。

【基原】 为萝藦科牛奶菜属植物通关藤的茎、根或叶。

【原植物】 通关藤 *Marsdenia tenacissima* (Roxb.) Wight et Arn. [*Asclepias tenacissima* Roxb.]

坚韧木质藤本,长达 6 m。全株具乳汁;茎下部圆柱形,上部扁圆筒形,绿色;枝密被黄色柔毛。叶对生;叶柄长 6 cm;叶片心形或宽卵形,长 8～18 cm,宽 5～10 cm,先端急尖,基部深心形,两面均被茸毛。伞形状聚伞花序腋生,长 5～15 cm;花萼 5 裂,裂片长圆形,内面基部有腺体;花冠黄紫色,裂片 5,向右覆盖,外面被疏柔毛,内面中部以下具 5 行纵列柔毛;副花冠裂片 5,短于花药,基部有距;花粉块每室 1 个,长圆形,直立,着粉腺三角形;柱头圆锥状。蓇葖果长披针形,长达 8 cm,外果皮密被柔毛。种子先端具白色绢质种毛。花期 6 月,果期 11 月。

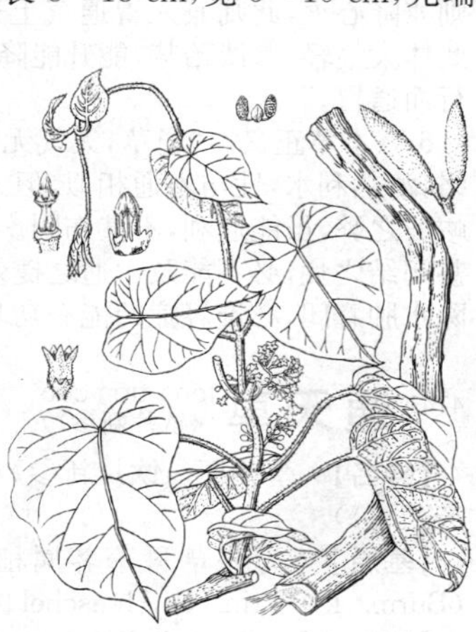

通 关 藤

生于海拔 2 000 m 以下的疏林中。分布于贵州、云南等地。

【采收加工】 9～12 月采茎,刮去栓皮,晒干。全年可采根、叶,晒干。

【药材】 通光散 *Caulis Marsdeniae Tenacissimae* 产于贵州、云南等地。

性状 茎扁圆柱形,稍扭曲,直径 2～5 cm,表面灰褐色,粗糙,栓皮松软,呈龟裂状,往往部分脱落,节膨大,节间两侧各有一条扭曲的纵沟;幼茎表面有疣状突起或浅裂纹,节处有叶柄及小枝残痕。质硬而韧,难折断,折断面不平整,显纤维性。皮部浅灰色。木部浅黄色,导管众多,呈小孔状。髓部常呈空洞状。气微,味苦、甜。

鉴别 (1) 幼茎横切面:木栓细胞 15～30 列,皮层外侧散有黄色石细胞群和黄白色纤维束,两者相间断续排列近环状,内侧石细胞群断续成环。维管束双韧型。韧皮部较窄。形成层明显。木质部导管多单个散在,初生木质部导管径向排列。皮层、髓部有类圆形乳管散在。本品薄壁细胞含淀粉粒及草酸钙簇晶。

粉末特征:淡黄色。石细胞单个或成群,黄色,多边形、类四方形、类圆形、椭圆形,直径 40～100 μm,壁厚 5～35 μm,胞腔较窄,孔沟明显。皮层纤维单个或成束,直径 12～24 μm,壁较厚,胞腔较窄,断头参差不齐。木纤维淡黄色,单个或成束,直径 12～35 μm,壁木化,纹孔明显。乳汁管直径 40～60 μm,内含淡黄色乳汁块。草酸钙簇晶直径 12～35 μm。淀粉粒单粒类圆形、卵圆形、盔帽形,直径 2～8 μm,脐点点状、裂缝状;复粒由 2～6 个分粒组成。具缘纹孔及网纹导管,直径 30～300 μm。此外,有木栓细胞。

(2) 取本品粗粉 2 g,加水 10 ml,温浸 30 min,滤过,取滤液 2 ml,分别置具塞试管中,一管加氢氧化钠溶液 2 ml,另一管加 5%盐酸溶液 2 ml,密塞,用力振摇 1 min,加碱管比加酸管的泡沫高 3～4 倍(检查甾体皂苷)。

(3) 取本品粗粉 2 g,加乙醇 10 ml,置 60 ℃水浴中,浸渍 1 h,滤过,取滤液 2 ml,置水浴上蒸干,残渣加冰醋酸 1 ml 溶解,再加醋酐 1 ml,硫酸 1 滴,即由黄色→紫色→蓝色→墨绿色。另取溶液 2 ml,置水浴上蒸干,残渣加氯仿 1 ml 溶解,再加硫酸 1 ml,轻轻振摇,氯仿层显红棕色,硫酸层显绿色荧光(检查甾体皂苷元)。

(4) 薄层色谱:取本品粗粉 10 g,加甲醇 50 ml,加热回流 4 h,再用正丁醇 15 ml 提取,减压浓缩正丁醇液至干,残渣加甲醇 0.5 ml 溶解作供试液。另取通关藤素甲醇液作对照品。分别点样于同一硅胶 G 薄板上,以正丁醇-乙酸乙酯-水(4∶1∶15)上层溶液为展开剂,展开,取出,晾干,喷以硫酸-水(1∶1)溶液,热风吹至斑点显色清晰。供试品色谱中在与对照品色谱相应位置上显相同的紫红色斑点。

【成分】 茎含甾体酯苷类:11α-O-巴豆酰-12β-O-乙酰通关藤苷元(11α-O-tigloyl-12β-O-acetyltenacigenin)B,11α-O-苯甲酰-12β-O-乙酰通关藤苷元(11α-O-benzoyl-12β-O-acetyltenacigenin)B,11α-O-2-甲基丁酰-12β-O-乙酰通关藤苷元(11α-O-2-methylbutyryl-12β-O-acetyltenacigenin)B,11α-O-2-甲基丁酰-12β-O-巴豆酰通关藤苷元(11α-O-2-methylbutyryl-12β-O-tigloyltenacigenin)B,11α-O-2-甲基丁酰-12β-O-苯甲酰通关藤苷元(11α-O-2-methylbutyryl-12β-O-benzoyltenacigenin)B 和 11α,12β-O,O-二巴豆酰-17β-通关藤苷元(11α,12β-O,O-ditigloyl-17β-tenacigenin)B[1],通关藤苷(tenacissoside)A、B、C、D、E[2]、F、G、H、I[10],通关藤苷元甲、乙、丙(tenacigenin A、B、C),通关素(tenacissigenin)[3,4],通关藤新苷(tenacissimoside)A、B、C[11]。还含西索苷元(cissogenin)[5],通关苷元(tenasogenin)[6],南山藤皂苷元(drevogenin)Q[7,8]和 4-O-(3-O-甲基-6-去氧-β-D-吡喃阿洛糖)-β-D-加拿大麻糖甲基苷[(methyl-4-O-(3-O-methyl-6-deoxy-β-D-allopyranosyl)-β-D-cymaroside][9]。

【药理】 1. 抗肿瘤作用 本品茎制备的静脉注射液有明显抗肿瘤作用,其对大鼠癌肉瘤 W_{256} 的抑制率为 61.6%,对小鼠肉瘤 S_{180}、宫颈癌 U_{14}、肝癌 HSC 及艾氏腹水癌 EAC 的抑制率分别为 59.7%、66.0%、43.6%及 56.7%;肌注时对 S_{180} 的抑制率为 53.5%,HSC 为 34.0%,EAC 为 70.8%;20 g(生药)/kg 剂量皮下注射 10 d,对 EAC 的抑制率为 45.5%,L_{1210} 为 52.1%,网织细胞肉瘤为 56.1%,HSC 为 54.6%,S_{180} 为 48.9%[1,2]。

2. 平喘作用 本品所含通关素、通光散总苷及其水解物、皂化物均有明显平喘作用,对豚鼠离体气管平滑肌有直接松弛作用,并有拮抗组胺的作用。通光散苷(苦味甾体酯苷、总苷)还有一定祛痰、镇咳作用。此外,对兔肠平滑肌也能舒张之。临床上用通光素治疗喘息型慢性气管炎患者可见淋巴细胞转化率明显升高,血清 IgG 含量明显下降[3]。

毒性　本品片剂毒性较低,对心、肺、肾等脏器未见器质性损害[3]。

【药性】 苦,微寒。

1.《滇南本草》:"味苦、涩,性寒。"

2.《云南中草药》:"苦、微甘,凉。"

3.《全国中草药汇编》:"苦,寒。"

【功用主治】 清热解毒,止咳平喘,通乳,抗癌。主治咽喉肿痛,肺热咳喘,湿热黄疸,小便不利,乳汁不通,疮疖,癌肿。

1.《滇南本草》:"通乳,利尿,祛痰,清火。"

2.《云南中草药》:"清热解毒,止咳平喘,散结止痛。主治胃肠炎,胃痛,黄疸型肝炎,小儿疳积,口腔炎,咳嗽,支气管炎,哮喘,疮疖。"

3.《全国中草药汇编》:"抗癌。主治癌肿。"

【用法用量】 内服:煎汤,9～15 g;或研末。外用:鲜叶,捣敷。

【选方】 1. 治喉痛,牙痛　奶浆藤三钱,板蓝根三钱。水煎服。(《滇南本草》)

2. 治口腔炎,咳嗽,支气管炎,哮喘　扁藤根、茎 500 g。加水 1 500 ml,煎至 500 ml。每次 15 ml,白糖或蜂蜜为引,内服。(《云南中草药》)

3. 治慢性气管炎　通光散、朴树各等量,共研细末。每服 6 g,每日 2 次。(《全国中草药汇编》)

4. 治乳汁不通　奶浆藤三钱,当归头三钱,白芍三钱,川芎三钱,王不留行二钱。煎服。(《滇南本草》)

5. 治食管癌,贲门癌,宫颈癌,霍奇金病　通光散 9～120 g。水煎 3 h 以上,煎液分 3 次服,每日 1 剂。(《全国中草药汇编》)

6. 治癌肿　通光散 15 g,胡椒 4 g,煎服;也可研末,每服 1.5 g,日服 3 次。或用鲜品煎水洗,或加胡芦叶 2 片,胡椒数粒,捣烂外敷。(《常见抗癌中草药》)

4143 通花花 tōng huā huā (《重庆草药》)

【异名】 马蔺花(《重庆草药》)。

【基原】 为五加科通脱木属植物通脱木 *Tetrapanax papyriferus* (Hook.)K. Koch 的花蕾。

【原植物】 参见"通草"条。

【采收加工】 8～9 月采收花蕾,除去杂质,晒干。

【药性】《重庆草药》:"味甘,性平,无毒。"

【功用主治】《重庆草药》:"治男子阴囊下坠,经常不收。"

【用法用量】 内服:煎汤,30～60 g。

【选方】 治男子阴囊下坠,经常不收　通花花蕾 60 g。煎水,煮糍粑服。(《重庆草药》)

4144 通花根 tōng huā gēn (《草木便方》)

【异名】 通草根(《曲靖专区中草药》),通打根(《贵州草药》)。

【基原】 为五加科通脱木属植物通脱木 *Tetrapanax papyriferus* (Hook.)K. Koch 的根。

【原植物】 参见"通草"条。

【采收加工】 9～11 月采挖,切片晒干。

【成分】 根含含三萜皂苷类:28β-D-吡喃葡萄糖酯-3-〔α-呋喃阿拉伯糖-(1→4)〕-〔β-D-吡喃半乳糖-(1→2)〕-β-D-吡喃葡萄糖醛酸甲酯{28β-D-glucopyranosyl oleanate-3-〔α-arabinofuranosyl-(1→4)〕-〔β-D-galactopyranosyl(1→2)〕-methyl-(β-D-glucopyranosid)uronate},齐墩果酸-28-α-吡喃鼠李糖-(1→4)-β-D-吡喃葡萄糖-(1→6)-β-D-吡喃葡萄糖酯〕-3-α-L-呋喃阿拉伯糖-(1→4)-β-D-吡喃葡萄糖醛酸甲酯〔28-α-rhamnopyranosyl-(1→4)-β-D-glucopyranosyl-(1→6)- β-D-glucopyranosyloleanate-3-α-L-arabinofuranosyl-(1→4)-methyl-(β-D-glucopyranoside)uronate〕,齐墩果酸-28-β-D-吡喃葡萄糖酯-3-β-D-吡喃半乳糖-(1→2)-β-D-吡喃葡萄糖醛酸甲酯〔28β-D-glucopyranosyl oleanate-3-β-D-galactopyrano-syl-(1→2)-methyl-(β-D-glucopyranoside)uronate〕,齐墩果酸-28-甲酯-3-〔α-呋喃阿拉伯糖-(1→4)〕-〔β-D-吡喃半乳糖-(1→2)〕-β-D-吡喃葡萄糖醛酸甲酯{28-methyl oleanate-3-〔α-arabinofurano-syl-(1→4)〕-〔β-D-galactopyranosyl-(1→2)〕-methyl-(β-D-glucopyranoside)uronate},胡萝卜苷(daucosterol),齐墩果酸-3-β-D-吡喃半乳糖-(1→2)-β-D-吡喃岩藻糖苷〔oleanolic acid-3-β-D-galactopyranosyl-(1→2)-β-D-fucopyranoside〕[1],齐墩果酸-3-α-呋喃阿拉伯糖-(1→4)-β-L-吡喃葡萄糖醛酸苷〔oleanolic acid-3-α-arabinofuranosyl-(1→4)-β-L-glucuronopyranoside〕,竹节人参皂苷Ⅳ、Ib(chikusetsusaponin Ⅳ、Ib)[2],还含齐墩果酸-3-β-D-吡喃半乳糖-(1→2)-β-L-吡喃葡萄糖醛酸苷〔oleanolic acid-3-β-D-galactopyranosyl-(1→2)-β-L-glucuronopyranoside〕,齐墩果酸-3-〔β-D-吡喃半乳糖-(1→2)〕-〔α-L-呋喃阿拉伯糖(1→4)〕-β-L-吡喃葡萄糖醛酸苷{oleanolic acid-3-〔β-D-galactopyranosyl-(1→2)〕-〔α-L-arabinofuranosyl(1→4)〕-β-L-glucuronopyranoside}[3]。

【药性】 淡、微苦,微寒。

1.《草木便方》:"淡,性寒平。"

2.《重庆草药》:"味甘,性平,无毒。"

3.《贵州草药》:"甘、淡,寒。"

4.《四川常用中草药》:"入肺、胃、肾经。"

5.《云南中草药》:"微苦,凉。"

【功用主治】 清热利水,行气消食,活血下乳。主治水肿,淋证,食积饱胀,痞块,风湿痹痛,月经不调,乳汁不下。

1.《草木便方》:"除热利水,通五淋,消水肿,利耳鼻,催生,下乳,明耳目。"

2.《分类草药性》:"治气胀,消食积,通气,失音,补虚损,通大便。"

3.《贵州草药》:"散瘀,治癥瘕腹痛、骨折。"

4.《云南中草药》:"活血调经,清热消炎。治月经不调,大叶性肺炎,风湿腰痛。"

5.《台湾药用植物志》:"治乳肿,肾脏疾患,伤风感冒,石淋,胎前血崩。"

【用法用量】 内服:煎汤,30～60 g;或浸酒。外用:捣敷。

【宜忌】《重庆草药》:"气虚无湿热者及孕妇忌用。"

【选方】 1. 治产后伤水,阴肿大如斗　以通脱木根研汁调服。(《普济方》引《胎产救护方》)

2. 治鹤膝风　通脱木根 6 g,金樱子根 30 g,竹根 15 g,伸筋草 15 g。水煎,兑酒服。(《湖南药物志》)

3. 治红崩　通草根 45 g,血地胆 30 g,翻白叶 15 g,黄龙

尾 9 g。水煎服，红糖为引。(《曲靖专区中草药》)

4. 催乳　通花根 60 g，土洋参 60 g，奶浆藤 60 g，鲜隔山撬 30 g。炖猪蹄子加冰糖吃。(《重庆草药》)

5. 治大叶性肺炎　通脱木根 6～30 g。红糖为引，煎服。(《云南中草药》)

6. 治老年咳嗽痰多或支气管哮喘　通草根皮 15 g。煮稀饭吃，或水煎服。(《曲靖专区中草药》)

7. 治便秘　通脱木根 9 g。煎服。(《云南中草药》)

8. 治骨折　通打根根皮、水冬瓜根皮、刺五加根皮各等量。捣绒包患处。(《贵州草药》)

4145 通肠香 tōng cháng xiāng (《浙江药用植物志》)

【异名】　萩、籁箫(《尔雅》)，九里香、白四棱风、大叶蓬(《浙江药用植物志》)。

【基原】　为菊科香青属植物香青或翅茎香青的全草。

【原植物】　1. 香青 *Anaphalis sinica* Hance［*Anaphalis pterocaula* (Franch. et Sav.) Maxim.］

多年生草本，高 20～50 cm。通常不分枝。根状茎木质，有长达 8 cm 的细匐枝。茎直立，被白色或灰白色绵毛。叶互生；中部叶长圆形、倒披针长圆形，长 2.5～9 cm，宽 0.2～1.5 cm，沿茎下延成翅，边缘平，上部叶较小，披针状线形，全部叶上面被蛛丝状绵毛，下面或两面被白色或黄白色绵毛及腺毛。头状花序多数排成复伞房状或多次复伞房状；总苞钟状或近倒圆锥状，长 4～5 mm；总苞片 6～7 层。雌株头状花序有多层雌花，中央 1～4 个雄花；雄株头状花序全部有雄花；冠毛比花冠稍长。瘦果长 0.7～1 mm，有小腺点。花期 6～9 月，果期 8～10 月。

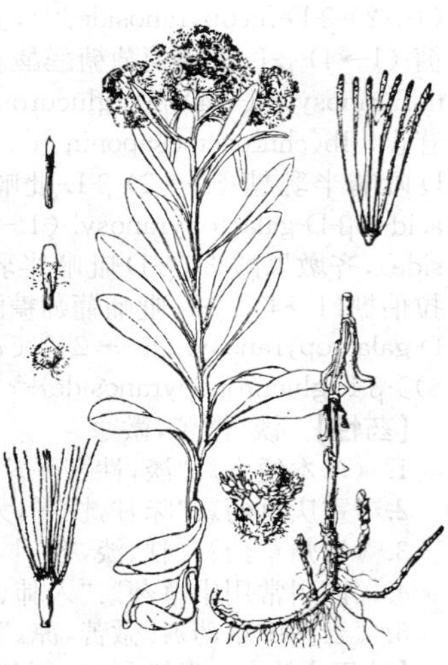

香　青

生于海拔 400～2 000 m 的低山灌丛下、草地、山坡及溪岸旁。分布于我国北部、中部、东部及南部各地。

2. 翅茎香青 *A. sinica* Hance f. *pterocaula* (Franch. et Sav.) Ling

与青香主要区别为：叶下延成狭或宽翅，且上部节间也有翅，叶上面绿色，初被毛，后常脱毛，下面被灰白色密绵毛。

生于高山或丘陵地区。分布于安徽、浙江、江西等地。

【采收加工】　霜降后采收全草，晒干。

【药材】　通肠香 *Herba Anaphalis Sinicae*　主产安徽、浙江、山西、陕西等地。

性状　全株密被白色绵毛。根灰褐色。茎长 25～70 cm，灰白色，基部毛脱落处显淡棕色，有纵沟纹；质脆，易折断，断面中部具髓。叶互生，无柄；叶片皱缩，展平后呈倒披针形，长 2～7 cm；先端急尖，基部常下延成四棱状狭翅。头状花序排成伞房状，顶生，淡黄白色。瘦果细小，矩圆形，冠毛白色。气香，味微苦。

鉴别　取本品 10 g，加水煮沸 1 h，滤过，滤液浓缩至 5 ml，加等量的醋酸乙酯，振摇提取 2 次，合并醋酸乙酯液，浓缩至约 2 ml。取浓缩液 1 滴，点于滤纸上，待干，加三氯化铁试液 1 滴，显污绿色。

【成分】　香青全草黄酮苷成分：5，7，3′，4′-四羟基-3-甲氧基黄酮醇-3′-O-β-D-吡喃葡萄糖苷(5，7，3′，4′-tetrahydroxy-3-methoxyflavonol-3′-O-β-D-glucopyranoside)，槲皮素(quercetin)，槲皮素-3-O-α-L-吡喃鼠李糖苷(quercetin-3-O-α-L-rhamnopyranoside)，槲皮素-3-O-β-D-吡喃葡萄糖苷(quercetin-3-O-β-D-glucopyranoside)，山柰-3-O-β-D-(6″-O-对香豆酰)-吡喃葡萄糖苷〔kaempferol-3-O-β-D-(6″-O-*p*-coumaroyl)-glucopyranoside〕[1]。

【药理】　1. 镇咳、祛痰、平喘作用　用二氧化硫为引咳剂，通肠香水煎总液及复方制剂对小鼠的镇咳作用不明显，而其乙醇提取物有较强的镇咳作用；其煎液祛痰效力比复方弱，其挥发油祛痰作用较好(小鼠酚红测定法)；其水煎总液对正常豚鼠气管平滑肌作用不恒定，但对组胺所致气管平滑肌挛缩有明显的解除作用，其所含挥发油有较明显扩张支气管的效力；豚鼠离体气管试验证明，其水煎总液仅能对抗小量磷酸组胺的作用(0.1%，0.15～0.25 ml)，加大组胺用量，则不能拮抗支气管痉挛，亦不能对抗乙酰胆碱所致气管平滑肌的收缩[1]。

2. 消炎作用　通肠香水煎液在体外对金黄色葡萄球菌、白色葡萄球菌、宋内痢疾杆菌、伤寒杆菌、副伤寒杆菌、大肠杆菌等均有不同程度的抑制作用(试管法、平板法)。其挥发部分抗菌作用较差，尤以挥发油几无抗菌效力。小鼠腹腔感染金黄色葡萄球菌，乙醇提取物有明显体内抗感染作用。兔用其水煎总液后，白细胞数显著增加[1]。

3. 其他作用　乙醇提取物能明显影响小鼠自发活动，有镇静现象，但无明显镇痛作用(醋酸致痛法、热板法)。其水煎总液与乌拉坦和戊巴比妥有明显抑制中枢的协同作用；未见有抗惊厥(药物性)的作用；能减弱尼可刹米兴奋呼吸作用。静脉注射其水煎总液(1∶1)，能使麻醉兔血压下降，亦可减少兔呼吸量。对离体豚鼠肠管有抑制作用，能明显解除组胺、乙酰胆碱、氯化钡所致肠管的挛缩。其水煎总液(1∶2)小鼠灌胃，LD_{50} 为 80.52 g/kg，兔大量灌胃，可出现翻正反射消失、痛反射迟钝、肢体瘫痪、昏睡或呼吸先停，尼可刹米(大量)静脉注射有解救之效。其醇提取物毒性较低[1]。

【药性】　辛、微苦，微温。

1. 《全国中草药汇编》："辛、苦，温。"

2. 《浙江药用植物志》："微苦，微温。"

【功用主治】《浙江药用植物志》："祛痰，镇咳，平喘，止痢。主治外感咳嗽，急、慢性支气管炎，肠炎，痢疾。"

【用法用量】　内服：煎汤，10～30 g。

【宜忌】《浙江药用植物志》："不宜久煎。"

【选方】　1. 治急、慢性支气管炎　(香青)全草 12 g，盐肤木 30 g，鱼腥草 18 g。水煎服。

2. 治肠炎，痢疾　香青 30 g。水煎服。(1、2 方出自《浙江药用植物志》)

4146 通经草 tōng jīng cǎo (《山西中药志》)

【异名】　金丝草(《山西中药志》)，铁骨草、金钱铜皮、止惊草(《浙江中药资源名录》)，紫背金牛草(《中药志》)，分经草、伸筋草(《河南中草药手册》),石崖茶(《陕甘宁青中草药选》),铜丝草(《辽宁常用中草药手册》),猪棕草(《新疆中草药》),还阳草、还阳参(《青海常用中草药手册》),金牛草(《山东中草药手册》),卷叶凤尾草、铁丝蕨、岩飞草(《湖南药物志》),明琥珀草(《浙江药用植物志》),白背连(《广西药用植物名录》),铁刷子、铁杆草(《长白山植物药志》),花叶猪棕草(《云南药用植物名录》),花郎鸡(《贵州中草药名录》)。

【基原】 为中国蕨科粉背蕨属植物银粉背蕨的全草。

【原植物】 银粉背蕨 *Aleuritopteris argentea* (Gmél.) Fée [*Pteris argentea* Gmel.; *Cheilanthes argentea* Kuntze]

陆生小型蕨类植物,植株高 14～25 cm。根茎短,直立或斜生,具有红棕色狭边的黑棕色鳞片。叶薄革质或纸质,簇生;叶柄长 10～20 cm,圆柱形,栗棕色,有光泽,基部有鳞片,叶轴及羽轴均呈红棕色至深棕色;叶片近五角形,长宽各 5～10 cm,有 3 片基部彼此相连或分离的呈羽裂的羽片,顶生羽片近菱形,基部裂片多少浅裂,侧生羽片三角形,基部 1 片最大,浅裂,裂片具钝尖头,边缘有小圆齿,背面有白色或乳白色蜡粉;叶脉羽状,纤细。孢子囊群生于叶边的小脉先端,成熟后汇合成条形;囊群盖棕色,厚膜质,全缘或微波状,沿叶边缘连续着生或在裂片间中断。

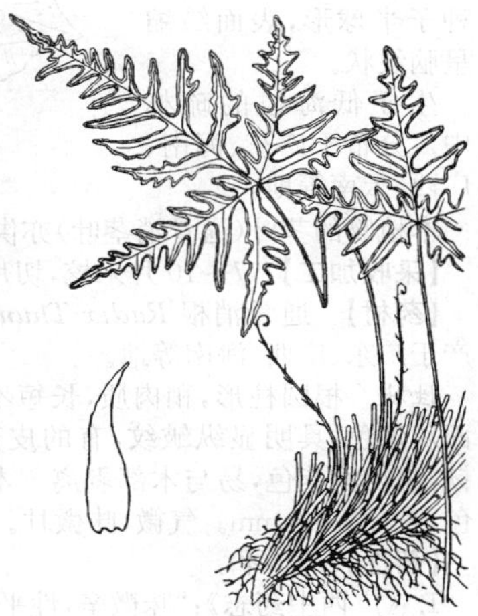

银粉背蕨

生于海拔 500～3 200 m 的干旱地区、石灰岩石缝中或土壁上。分布于全国各地,尤以华北及西北较多。

【采收加工】 7～10 月采收,捆成小把,晒干。

【药材】 通经草 *Herba Aleuritopteridis Argenteae* 产于山西、陕西等地。

性状 根茎短小,密被红棕色鳞片。叶数枚簇生;叶柄细长,栗棕色,有光泽;叶片卷缩,展开后呈近五角形,长宽均 5～10 cm,掌状羽裂,细裂片宽窄不一,叶上表面绿色,下表面被银白色或淡黄色粉粒。孢子囊群集生于叶缘,成条形。质脆,易折断。气微,味淡。

鉴别 地上部分 粉末特征:棕色。上下表皮垂周壁均波状弯曲,下表皮有气孔。叶柄纤维成束,直径 16～23 μm。孢子极面观为钝三角形,具三裂缝,较长,周壁表面具细颗粒纹饰。

【成分】 叶中含粉背蕨酸(alepterolic acid),蔗糖(sucrose)和黄酮类化合物[1]。

【药性】 辛、甘,平。归肝、肺经。

1.《山东中草药手册》:"辛,平。"

2.《河南中草药手册》:"性平,味淡,叶微苦。"

3.《东北常用中草药手册》:"淡、微涩,温。"

4.《山西中草药》:"甘、苦,微寒。"

5.《湖南药物志》:"酸、涩,无毒。"

【功用主治】 活血调经,利湿,解毒消肿。主治月经不调,经闭腹痛,赤白带下,肺痨咳血,大便泄泻,小便涩痛,肺痈,乳痈,风湿痹痛,跌打损伤,肋间神经痛,暴发火眼,疮肿。

1.《山西中药志》:"活血通经。"

2.《浙江中药资源名录》:"治小儿痉挛抽搐。"

3.《民间常用草药汇编》:"除风湿,通络。"

4.《河南中草药手册》:"活血调经,祛湿,散寒,止痛。"

5.《东北常用中草药手册》:"调经活血,补虚止咳。治月经不调,经闭腹痛,肺结核咳嗽,吐血。"

6.《辽宁常用中草药手册》:"止血。治崩漏。"

7.《甘肃中草药手册》:"清热解毒,利尿,通乳。治痨伤咳嗽吐血,乳汁不通,乳痈,尿路感染,睾丸炎等症。"

【用法用量】 内服:煎汤,9～15 g。外用:水煎熏洗;或捣敷。

【宜忌】 《民间常用草药汇编》:"孕妇忌服。"

【选方】 1. 治月经不调,经闭腹痛 通经草、当归各 9 g,香附 6 g。水煎服。(《新疆中草药》)

2. 治赤白带下 银粉背蕨 30 g,白果 9 g。水煎服。(《河北中草药》)

3. 治肺痨咳嗽吐血 通经草 15 g,贝母、天冬各 9 g。水煎服。(《宁夏中草药手册》)

4. 治百日咳 通经草 9 g,百部 12 g。煎水,加冰糖适量服。(《安徽中草药》)

5. 治小儿腹泻 金牛草、木槿花、山楂各 3 g。做粥喝,每日 3 次。(《青岛中草药手册》)

6. 治尿路感染 还阳草 30 g。研细末,开水调白糖冲服。或配白茅根 15 g 亦可。(《甘肃中草药手册》)

7. 治风湿性关节炎 通经草 15 g,络石藤、接骨木各 30 g,猪瘦肉 250 g。水煮至肉烂,食肉喝汤,服后盖被取微汗。(《安徽中草药》)

8. 治暴发火眼 金牛草 15 g,秦皮、菊花各 9 g。水煎,熏洗患眼。(《山东中草药手册》)

4147 **通城虎** tōng chéng hǔ (《广西中草药》)(药材只收一个品种)

【异名】 五虎通城、定心草(《广西中草药》),天然草(《广西民族药简编》),血蒌(《香港中草药》),血藤暗消(《新华本草纲要》)。

【基原】 为马兜铃科马兜铃属植物通城虎的根或全株。

【原植物】 通城虎 *Aristolochia fordiana* Hemsl. 又名:福德马兜铃(《中药大辞典》)。

草质藤本。根圆柱形。叶互生;叶柄长 2～4 cm;叶片卵状心形或卵状三角形,长 10～20 cm,宽 5～8 cm,先端长渐尖或短渐尖,基部心形,两侧裂片近圆,下垂或扩展,边全缘,下面仅网脉上密被茸毛,基出脉 5～7 条。总状花序长达 4 cm,

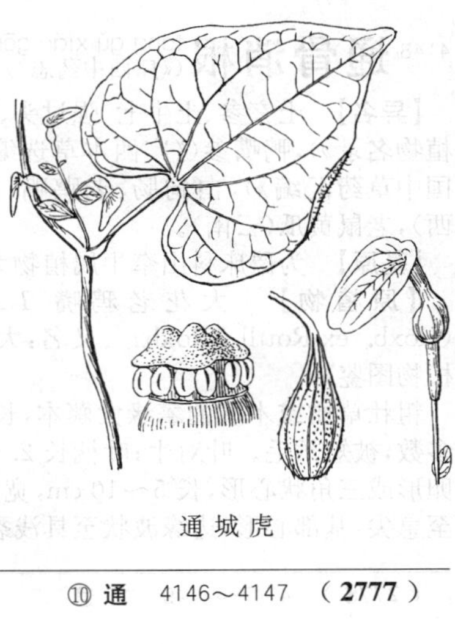

通城虎

有花3～4朵或有时仅1朵，腋生；花梗长约8 mm；小苞片卵形或钻形，先端急尖，下面被短柔毛；花被管基部膨大呈球形，外面绿色，向上急剧收狭成一长管，管口扩大呈漏斗状；檐部一侧极短，边缘有时向下翻，另一侧延伸成舌片；舌片卵状长圆形，先端钝而具凸尖，暗紫色，有3～5条纵脉和网脉，被稀疏短柔毛或无毛；花药着生于合蕊柱近基部；子房圆柱形，具6纵棱；合蕊柱粗厚，先端6裂，裂片先端钝，向下延伸成6裂的圆环。蒴果长圆形或倒卵形，长3～4 cm，成熟时由基部向上6瓣开裂，果梗亦随之开裂。种子卵状三角形，背面平凸状，具小疣点。花期3～4月，果期5～7月。

生于灌丛或石隙中。分布于浙江、江西、福建、广东、广西等地。

除上种外，弄岗马兜铃 *A. longgangensis* C. F. Liang 分布于广西。全株亦作药用，称弄岗通城虎。

【采收加工】 7～10月采集，切片，晒干。

【药材】 通城虎 *Radix Aristolochiae Fordianae* 主产于广西、广东、江西等地。

性状　根细圆柱形，稍弯曲，直径2～10 mm。表面灰棕色，有横向环纹及细根痕。断面较平坦，木部黄色。气微，味辛。

鉴别　根横切面：表皮细胞1列。皮层中部石细胞群断续排列成环，石细胞近长方形，长径60～120(～160 μm)，短径40～70 μm，壁厚，木化；内皮层明显。木质部导管从中心向外分叉排列，导管直径15～105 μm。本品有油细胞。

【成分】 根含马兜铃酸(aristolochic acid)A，7-羟基马兜铃酸(7-hydroxy-aristolochic acid)A及木兰花碱(magnoflorine)。马兜总酸性成分含量为0.60%[1]。

【药性】 《广西中草药》："味苦辛，性温，有小毒。"

【功用主治】 《广西中草药》："祛风止痛，消肿解毒。主治心胃气痛，风湿骨痛，跌打损伤，小儿惊风，毒蛇咬伤。"

【用法用量】 内服：煎汤，3～9 g；研末，1.5～3 g。外用：捣敷。

【选方】 1. 治胃痛　通城虎1.5～3 g。研末，冲开水服或嚼服。

2. 治毒蛇咬伤　通城虎、八角莲、山苍树根二层皮各30 g。共捣烂，淘米水调涂伤口周围。(1、2方出自《香港中草药》)

3. 治咽喉炎　通城虎水煎，含咽。(《广西民族药简编》)

4148 通骨消根 tōng gǔ xiāo gēn (《广西中药志》)

【异名】 土玄参、土牛七、强过头、地藕、群党(《广西药用植物名录》)，鸭嘴参(《广西本草选编》)，大青、老鸦杓(《全国中草药汇编》)，白狗肠、老鸭嘴、假山苦瓜、葫芦藤(广西)，老鼠黄瓜(云南)。

【基原】 为爵床科山牵牛属植物大花老鸦嘴的根。

【原植物】 大花老鸦嘴 *Thunbergia grandiflora* (Roxb. ex Rottl.) Roxb.　又名：大花山牵牛(《中国高等植物图鉴》)。

粗壮草质或木质的攀缘大藤本，长可达8 m或更长。枝多数，被短柔毛。叶对生；叶柄长2.5～6 cm；叶片纸质，宽卵形或三角状心形，长5～10 cm，宽4～8 cm，先端短渐尖至急尖，基部心形，边缘波状至具浅裂片，两面被短柔毛，掌状脉3～7条。花大，有时2朵并生于叶腋或成下垂的总状花序；花梗长约5 cm；小苞片2，长圆形或卵形，长2.5～3 cm，被短柔毛；萼环状而平截；花冠淡蓝色、淡黄色或外面近白色，长5～8 cm，花冠管短，喉部扩大，冠檐近5等裂，扩展直径达7 cm；雄蕊4，二强；子房稍肉质，柱头深2裂。蒴果被柔毛，长约3 cm，下部近球形，上部具长喙，开裂时似乌鸦嘴。种子半球形，表面皱缩呈脑纹状。

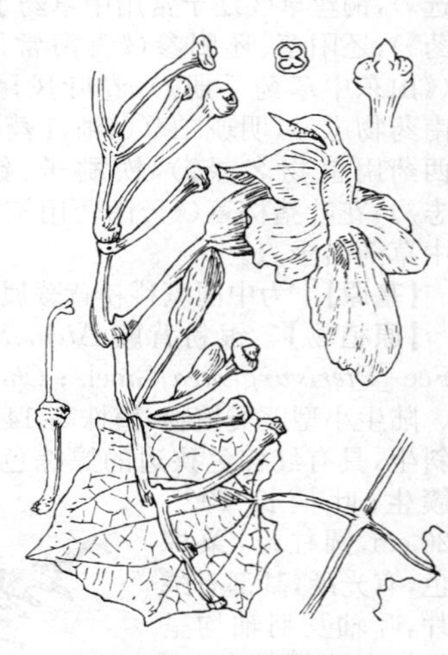

大花老鸦嘴

生于低海拔的疏林中。分布于广东、海南、广西、云南等地。

本植物的茎叶(通骨消茎叶)亦供药用，另设专条。

【采收加工】 7～10月采挖，切片，鲜用或晒干。

【药材】 通骨消根 *Radix Thunbergiae Grandiflorae* 产于广东、广西、海南等地。

性状　根圆柱形，稍肉质，长短不一，直径3～10 mm，表面灰黄色，具明显纵皱纹，有的皮部横向断离出木部。质韧，内皮淡紫色，易与木部剥离。木部坚韧，黄棕色或黄白色，直径2～6 mm。气微，味微甘。

【药性】 辛，平。

1.《广西中药志》："味微辛，性平。"

2.《广西本草选编》："味甘、微辛，性平。"

【功用主治】 祛风通络，散瘀止痛。主治风湿痹痛，痛经，跌打损伤，小儿麻痹后遗症。

1.《广西中药志》："祛风，驳骨。治风湿，跌打。"

2.《广西本草选编》："舒筋活络，散瘀消肿。治经期腹痛，腰肌劳损，风湿关节痛，小儿麻痹后遗症，外伤出血。"

3.《广西民族药简编》："煎水服或浸酒服，治脱肛，子宫脱垂。"

【用法用量】 内服：煎汤，15～30 g。外用：鲜品捣敷；或煎汤洗患处。

4149 通骨消茎叶 tōng gǔ xiāo jīng yè (《全国中草药汇编》)

【基原】 为爵床科山牵牛属植物大花老鸦嘴 *Thunbergia grandiflora* (Roxb. ex Rottl.) Roxb. 的茎叶。

【原植物】 参见"通骨消根"条。

【采收加工】 7～10月采收，切段，鲜用或晒干。

【药材】 通骨消茎叶 *Caulis et Folium Thunbergiae Grandiflorae* 产于广东、海南、广西、云南等地。

性状　藤茎圆柱形，被柔毛，直径2～8 mm，具纵皱纹，灰色至灰褐色。单叶对生，多皱缩、破碎，完整者展平后阔卵形，长3～5 cm，宽2～3 cm，两面粗糙，被毛，灰黄色。气微，味甘微辛。

【成分】 大花老鸦嘴花含黄酮类成分：芹菜素-7-葡萄糖醛酸苷(apigenin-7-glucuronide)，木犀草素(luteolin)，木犀草素-7-葡萄糖苷(luteolin-7-glucoside)和锦葵花素-3，5-二葡萄糖苷(malvidin-3, 5-diglucoside)[1]。尚含一种环烯醚萜类化合物,10-去羟甲基梓果次苷(stilbericoside)[2]。

【药性】 辛、微苦,平。

【功用主治】 活血止痛,解毒消肿。主治跌打损伤,疮疖,蛇咬伤。

1.《全国中草药汇编》:"茎叶治蛇咬伤,疮疖。叶治胃痛。"

2.《广西民族药简编》:"茎叶捣烂酒炒敷患处,治骨折(壮)。水煎洗患处,治外伤感染。"

【用法用量】 内服:煎汤,9~15 g。外用:鲜品捣敷;或煎汤洗。

4150 通脱木花上粉 tōng tuō mù huā shàng fěn (《本草拾遗》)

【基原】 为五加科通脱木属植物通脱木 *Tetrapanax papyriferus* (Hook.)K. Koch 的花粉。

【原植物】 参见"通草"条。

【采收加工】 花开时采集,晒干。

【功用主治】《本草图经》:"主诸虫瘘,恶疮,痔疾,取粉纳疮中。"

【用法用量】 内服:煎汤,2~5 g;或入丸、散。外用:撒敷。

4151 桑叶 sāng yè (《本经》)

【异名】 铁扇子(《百草镜》),蚕叶(《福建药物志》)。

【基原】 为桑科桑属植物桑的叶。

【原植物】 桑 *Morus alba* L. 又名:家桑(《日华子》),桑椹树(《救荒本草》)。

落叶灌木或小乔木,高 3~15 m。树皮灰白色,有条状浅裂;根皮黄棕色或红黄色,纤维性强。单叶互生;叶柄长1~2.5 cm;叶片卵形或宽卵形,长 5~20 cm,宽 4~10 cm,先端锐尖或渐尖,基部圆形或近心形,边缘有粗锯齿或圆齿,有时有不规则的分裂,上面无毛,有光泽,下面脉上有短毛,腋间有毛,基出脉 3 条与细脉交织成网状,背面较明显;托叶披针形,早落。花单性,雌雄异株;雌、雄花序均排列成穗状葇荑花序,腋生;雌花序长 1~2 cm,被毛,总花梗长 5~10 mm;雄花序长 1~2.5 cm,下垂,略被细毛;雄花具花被片 4,雄蕊 4,中央有不育的雌蕊;雌花具花被片 4,基部合生,柱头 2 裂。瘦果,多数密集成一卵圆形或长圆形的聚合果,长 1~2.5 cm,初时绿色,成熟后变肉质、黑紫色或红色。种子小。花期 4~5 月,果期 5~6 月。

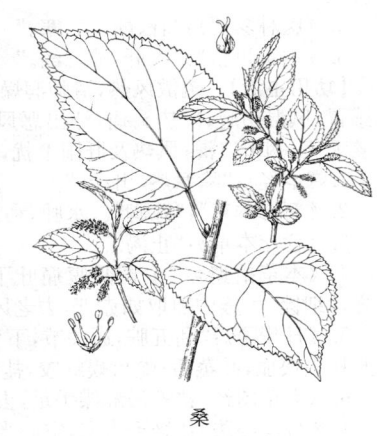

桑

生于丘陵、山坡、村旁、田野等处,多为人工栽培。分布于全国各地。

本植物鲜叶的汁(桑叶汁)、叶的水蒸馏液(桑叶露)、干燥果穗(桑椹子)、果穗同药曲酿成的酒(桑椹酒)、嫩枝(桑枝)、老树枝上的结节(桑瘿)、枝条经烧灼后沥出的液汁(桑沥)、枝茎烧成的灰(桑柴灰)、枝茎烧成灰加水过滤取滤液蒸发后所得的结晶(桑霜)、树皮中的液汁(桑皮汁)、根(桑根)、干燥根皮(桑白皮)均供药用,另设专条。

【栽培】 生物学特性 喜温暖湿润气候,稍耐荫。耐旱,忌水涝,耐瘠薄。对土壤的适应性强。

繁殖方法 种子繁殖、嫁接繁殖或压条繁殖。种子繁殖:采取成熟桑椹,搓去果肉,洗净种子,随即播种或湿砂贮藏。春播、夏播、秋播均可。播前用 50 ℃温水浸种,待自然冷却后,再浸泡 12 h,放湿砂中贮藏催芽,经常保持湿润,待种皮破裂露白时即可播种,按行株距 20~30 cm 开沟,沟深 1 cm。播后覆土。苗高 3~4 cm 间苗,春、秋季按株距 10~15 cm 定苗。嫁接繁殖:袋接法,于嫁接前 20 d,剪接穗,湿砂贮藏,使砧木剪口处的皮层和木质部分离成袋状,然后插入接穗,以插紧为止。芽接,春、夏季用"T"形芽接或管状芽接(套接)。压条繁殖:早春将母株横伏固定于地面,埋入沟中,露出顶端,培土压实,待生根后与母体分离。春或秋季进行定植。按行、株距 2 m×0.4 m 开穴,穴径 0.5~0.7 m,穴底施入腐熟厩肥,上铺薄土一层,栽入,填表土后,将植株向上提一提,使根部舒展,再填心土,压实,浇水。

田间管理 定型后通过修剪、疏芽、摘心,养成一定树型(如地桑、低桑、中干桑、高干桑、乔木桑等不同类型)。修剪可用拳式修剪法,每年在基部伐条,利用潜伏芽萌生新条,数年后在修伐处形成拳状的树疙瘩。另有无拳式修剪法、留枝留芽修剪法等。

病虫害防治 病害有桑萎缩病、桑疫病、桑褐斑病、桑根结线虫病等,虫害有桑螟、桑蟥、桑象虫、桑白蚧、桑天牛、桑蓟马、桑始叶螨等。

【采收加工】 10~12 月霜降后采收,除去杂质,晾干。

【药材】 桑叶 *Folium Mori* 主产于安徽、浙江、江苏、四川、湖南等地。

性状 叶多皱缩、破碎。完整者有柄,叶柄长 1~2.5 cm;叶片展平后呈卵形或宽卵形,长 8~15 cm,宽 7~13 cm,先端渐尖,基部截形、圆形或心形,边缘有锯齿或钝锯齿,有的不规则分裂。上表面黄绿色或浅黄棕色,有的有小疣状突起;下表面颜色稍浅,叶脉突出,小脉网状,脉上被疏毛,脉基具簇毛。质脆。气微,味淡、微苦涩。

鉴别 叶片横切面:上表皮细胞方形,有的颇大,径向延长,其外壁略向外突起,内含钟乳体。下表皮细胞扁平,含钟乳体的细胞少见;可见单细胞柄、多细胞头的腺毛及单细胞非腺毛,以叶脉处多见;有的非腺毛基部膨大,内含钟乳体。栅栏组织 1~2 列细胞,不通过主脉,海绵组织细胞排列较紧密。主脉上、下表皮细胞内侧有厚角组织,维管束外韧型,韧皮部较狭,外侧有厚角组织,细胞较小,木质部新月形,有的在大维管束上方有一小的外韧型维管束。叶肉薄壁细胞中含草酸钙簇晶,偶有棱晶,主脉薄壁细胞中含有棱晶,偶有簇晶。

粉末特征:棕绿色或黄绿色。上表皮有含钟乳体的大型晶细胞,钟乳体直径 47~77 μm。下表皮气孔不定式,副卫细胞 4~6 个。非腺毛单细胞,长 50~230 μm。草酸钙簇晶及方晶,簇晶直径 5~16 μm。腺毛头部类圆球形,2~4 细胞,直径 15~35 μm,柄单细胞,长 14~30 μm。

品质标志 《中华人民共和国药典》2005 年版规定:照高效液相色谱法测定,本品按干燥品计,含无水芦丁($C_{27}H_{30}O_{16}$)

不得少于0.10%。

【成分】 叶含：甾体及三萜类化合物：牛膝甾酮(inokosterone)，蜕皮甾酮(ecdysterone)[1]，豆甾醇(stigmasterol)，菜油甾醇(campesterol)，羽扇豆醇(lupeol)，β-谷甾醇(β-sitosterol)及其乙酰衍生物[2,3]和β-香树脂醇(β-amyrin)[4]等。黄酮及其苷类：芸香苷(rutin)，槲皮素(quercetin)[5]，异槲皮苷(isoquercitrin)[6]，桑苷(moracetin)即槲皮素-3-三葡萄糖苷[7]，桑黄酮(kuwanon)Ⅰ[8]。香豆素其苷类：香柑内酯(bergaten)[4]，伞形花内酯(umbelliferone)，东莨菪素(scopoletin)[4,9]，东莨菪苷(scopolin)[9]，羟基香豆素(hydroxycoumarin)[10]。挥发油：酸性部分含乙酸(acetic acid)，丙酸(propionic acid)，丁酸(butyric acid)，异丁酸(isobutyricacid)，缬草酸(valeric acid)，异缬草酸(isovaleric acid)，己酸(caproic acid)；酚性部分含水杨酸甲酯(methyl salicylate)，愈创木酚(guaiacol)，邻苯甲酚(*o*-cresol)，间苯甲酚(*m*-cresol)，对苯甲酚(*p*-cresol)[11]，丁香油酚(eugenol)等[12]。氨基酸及肽类：氨基酸含量1 434.77 μmol/g(干重)，主要为谷氨酸，天冬氨酸，丙氨酸，甘氨酸[13~15]。此外，尚有γ-氨基丁酸(γ-aminobutyric acid)，2-哌啶酸(pipecolicacid)，5-羟基-2-哌啶甲酸(5-hydroxy-pipecolic acid)，脯氨酸，精氨酸，肌氨酸[14]，亮氨酸，异亮氨酸，酪氨酸，缬氨酸，色氨酸，天冬酰胺，谷氨酰胺(glutamine)，丝氨酸，赖氨酸[15]，以及谷胱甘肽(glutathione)，90%以上为氧化型[16]。生物碱：腺嘌呤(adenine)，胆碱(choline)，胡芦巴碱(trigonelline)[17]。有机酸及其他化合物：绿原酸(chlorogenic acid)[9]，延胡索酸(fumaric acid)，棕榈酸(palmitic acid)，棕榈酸乙酯(ethyl palmitate)[10]，叶酸(folicacid)，亚叶酸(folinic acid)[18]，维生素C(90%以上为还原型[16])，精氨酸葡萄糖苷(arginineglu coside)[6]，C28及C30~C34烷烃(alkanes)[4]，内消旋肌醇(myoinositol)[19]及溶血素(hemolysin)[20]。

【药理】 1. 降血糖作用　自桑叶中提取的桑叶总多糖，腹腔注射给药，对四氧嘧啶糖尿病小鼠有显著的降血糖作用，还可提高糖尿病小鼠的耐糖能力，增加肝糖元含量而降低肝葡萄糖。桑叶总多糖腹腔注射给药100 mg/kg，可以提高正常大鼠血中胰岛素水平[1]。桑叶能降低麦芽糖引起的大鼠0.5 h血糖峰值和延缓大鼠血糖峰值出现的时间[2]。

2. 抗炎作用　桑叶高低剂量组，均有显著地抑制巴豆油致小鼠耳肿胀的作用，可明显地抑制小鼠腹腔毛细血管通透性，对角叉菜胶致小鼠足肿胀，桑叶组有非常显著的抑制作用[3]。

3. 增加免疫功能　桑叶片显著提高小鼠单核巨噬细胞的吞噬功能，使血清碳粒廓清速率明显加快，并提高血清溶血素(IgM)水平[4]。

4. 抗凝作用　桑叶提取物能明显延长小鼠全血凝固时间和显著延长兔血浆的部分凝血酶时间、凝血酶原时间和凝血酶时间，且有明显的剂量效应依赖关系，对去抗凝血酶Ⅲ和去纤溶酶原血浆同样有显著的延长凝血酶时间的作用[5]。

5. 抗菌作用　桑叶汁对大多数革兰阳性和革兰阴性细菌以及部分酵母菌的生长具较强的抑制作用，且具有热稳定性强、抑菌浓度低、抑菌pH范围广的特点，对霉菌无抑制作用[6]。桑叶水煎剂高浓度溶液在体外有抗钩端螺旋体作用[7]。

6. 其他作用　蜕皮激素能促进细胞生长，刺激真皮细胞分裂，产生新生的表皮并促使昆虫蜕皮。对人体能促进蛋白质合成，排除体内胆固醇，降低血脂[8]。桑叶乙醇提取物的植物雌激素，喂饲小鼠可减慢生长速度[9]。

毒性　给小鼠一次腹腔注射桑叶注射液的安全用量，相当于人用量(10%桑叶注射液5 ml，肌注，每日1~2次)的250倍。在亚急性毒性试验中，桑叶注射液用相当于人用量的60倍剂量，连续给小鼠腹腔注射21 d，对内脏器官无损害；如给予更大剂量，则对肝、肾、肺等产生变性、出血性损害[10]。

【炮制】 1. 桑叶　取原药材，除去杂质，搓碎，去柄，筛去灰屑。

2. 炒桑叶　取生桑叶，置锅内，用文火加热，炒至微焦，取出放凉。

3. 蒸桑叶　取桑叶放蒸笼内，下垫清洁细麻布，蒸1 h，取出，晒干。

4. 蜜桑叶　取炼蜜用适量开水稀释后，加入净桑叶碎片拌匀，闷润后置锅内，用文火炒至表面深黄色，微有光泽，不粘手为度，取出，放凉。每桑叶1 00 kg，用炼蜜25 kg。蜜桑叶长于润肺止咳，多用于肺热燥咳。

饮片性状　桑叶呈碎片状，上表面呈黄绿色，略有光泽，背面淡黄绿色或黄白色，叶脉突起，小脉交织呈网状，质脆。气微，味淡、微苦涩。炒桑叶形如桑叶，表面褐黄色微焦。蒸桑叶形如桑叶，颜色加深。蜜桑叶形如桑叶碎片，表面暗黄色，微有光泽，略带黏性，味甜。

贮干燥容器内，蜜桑叶密闭，置阴凉通风干燥处。

【药性】 苦、甘，寒。归肺、肝经。

1.《新修本草》："味苦、甘，寒，有少毒。"

2.《日华子》："暖，无毒。"

3.《纲目》："乃手、足阳明之药。"

4.《本草经解》："入足太阳膀胱经，手少阴心经，足太阴脾经。"

5.《医林纂要》："甘、酸、辛，寒。"

6.《本草再新》："入肝、肺二经。"

【功用主治】 疏散风热，清肺润燥，清肝明目。主治风热感冒，风温初起，发热头痛，汗出恶风，咳嗽胸痛；或肺燥干咳无痰，咽干口渴；风热及肝阳上扰，目赤肿痛。

1.《本经》："除寒热，出汗。"

2.《新修本草》："除脚气、水肿，利大、小肠。"

3.《食疗本草》："止渴。"

4.《本草拾遗》："主霍乱腹痛吐下，冬月用干者浓煮服之。细锉，大釜中煎取如赤糖，去老风及宿血。"

5.《日华子》："利五脏，通关节，下气，煎服；除风痛出汗，并扑损瘀血，并蒸后；蛇虫蜈蚣咬，盐挪敷上。"

6.《本草图经》："煮汤淋渫手足，去风痹。"

7.《丹溪心法》："焙干为末，空心米饮调服，止盗汗。"

8.《纲目》："治劳热咳嗽，明目，长发。"

9.《本草从新》："滋燥，凉血，止血。"

10.《药性切用》："入肺而清肃气化，除烦退热，为肺虚挟热专药。"

【用法用量】 内服：煎汤，4.5~9 g；或入丸、散。外用：煎水洗或捣敷。

【宜忌】 《得配本草》："肝燥者禁用。"

【选方】 1. 治太阴风温，但咳，身不甚热，微渴者　杏仁二钱，连翘一钱五分，薄荷八分，桑叶二钱五分，菊花一钱，

苦梗二钱，甘草八分（生），苇根二钱。水二杯，煮取一杯。日二服。（《温病条辨》桑菊饮）

2. 治风眼下泪　腊月不落桑叶，煎汤日日温洗，或入芒硝。（《濒湖集简方》）

3. 治天行时眼，风热肿痛，目涩眩赤　铁扇子二张，以滚水冲半盏，盖好，候汤温，其色黄绿如浓茶样为出味。然后洗眼，拭干。隔一二时，与汁隔水炖热，再洗，每日洗二五次。（《养素园传信方》）

4. 治肝阴不足，眼目昏花，咳久不愈，肌肤甲错，麻痹不仁　嫩桑叶（去蒂，洗净，晒干，为末）一斤，黑胡麻子（淘净）四两。将胡麻擂碎，熬浓汁，和白蜜一斤，炼至滴水成珠，入桑叶末为丸，如梧桐子大。每服三钱，空腹时盐汤、临卧时温酒送下。（《医级》桑麻丸）

5. 治吐血　晚桑叶，微焙，不计多少，捣罗为细散。每服三钱匕，冷腊茶调如膏，入麝香少许，夜卧含化咽津。只一服止，后用补肺药。（《圣济总录》独圣散）

6. 治遍身出汗不止　新桑叶，乘露采摘，晒干研为末。每服二钱，空心米汤调服。（《种杏仙方》）

7. 治小儿渴　桑叶不拘多少，用生蜜逐叶上敷过，阴干，细切，用水煎汁服之。（《胜金方》）

8. 治膈气呕逆，不能下食　桑叶末二两，半夏一两（汤洗七遍去滑）。上药，捣细罗为散。每服一钱，以醋浆水一中盏，煎至六分，入生姜汁少许，不计时候，稍热并滓服。

9. 治霍乱已吐利后，烦渴不止　桑叶一握。切，以水一大盏，煎至五分，去滓，不计时候温服。（8、9方出自《圣惠方》）

10. 治手足麻木，不知痛痒　霜降后桑叶煎汤频洗。（《急救方》）

11. 治乳硬作痛　嫩桑叶，生采，研。以米饮调，摊纸花贴病处。（《妇人良方》）

12. 治大肠脱肛　黄皮桑树叶三升，水煎过，带温罨纳之。

13. 治痈口不敛　经霜黄桑叶，为末，敷之。（12、13方出自《直指方》）

14. 治火烧及汤泡疮　经霜桑叶，焙干，烧存性，为细末。香油调敷或干敷。（《医学正传》）

【临床报道】 1. 治疗盗汗　用霜桑叶45 g干燥研末，每日晚上睡前用米汤送服桑叶散9 g，儿童用量酌减，治疗盗汗30例，连续服药5 d为1个疗程，一般服药1个疗程即可痊愈，服药期间停服其他中西药物，并注意保暖[1]。

2. 治疗结膜炎，角膜炎　水桑叶60 g，野菊花30 g，金银花40 g。将上药拣净，加蒸馏水1 000 ml煎煮15 min，滤过，取药液350 ml备存；第二次再加蒸馏水500 ml煎煮10 min，滤过，取药液400 ml；两次药液合并加热、沉淀，用漏斗放入药棉、纱布反复过滤3次，加入3倍量的95%乙醇，静置24～48 h，滤过，回收乙醇至无乙醇味，精滤至350 ml，然后在每100 ml内加入0.05 g尼泊金，将pH调至6～6.5之间，装入盐水瓶内，湿热灭菌30 min后备用，每日3次，每次1滴，重症时可每2 h滴眼1次。治疗结果：显效85例（103只眼），有效35例（48只眼），无效6例（7只眼），总有效率达95.23%，见效时间长者3 d，短者1 d[2]。

3. 治疗下肢象皮肿　采用10%桑叶注射液肌内注射，每次5 ml，每日1～2次；或25%～50%桑叶注射液4 ml，每日1次，15～21 d为1个疗程，必要时间隔10 d后再给以第二或第三疗程。在注射3 d后同时开始绑扎患肢。临床观察各期象皮肿患者共512例，计352条腿，经1个疗程后基本治愈者计36条腿，显著进步者计166条腿，进步者计149条腿，无效者仅1条腿[3]。

【各家论述】 1.《本草经疏》："桑叶，甘所以益血，寒所以凉血，甘寒相合，故下气而益阴，是以能主阴虚寒热及因内热出汗。其性兼燥，故又能除脚气水肿，利大小肠，除风。经霜则兼清肃，故又能明目而止渴。发者血之余也，益血故又能长发，凉血故又止吐血。合痈口，罨穿掌，疗汤火，皆清凉补血之功也。"

2.《医林纂要》："桑叶甘酸平寒，清金敛神。清金能止嗽，敛神能止盗汗，能靖肝火故明目。"

3.《重庆堂随笔》："桑叶，虽治盗汗，而风温暑热服之，肺气清肃，即能汗解。熄内风而除头痛，止风行肠胃之泄泻，已肝热妄行之崩漏，胎前诸病，由于肝热者尤为要药。"

4152 桑耳 sāng ěr（《本经》）

【异名】 桑菌、木麦（《别录》），桑上寄生（《本草经集注》），桑檽（《新修本草》），桑鸡（《广菌谱》），桑上木耳（《便民图纂》）。

【基原】 为银耳科银耳属和木耳科木耳属寄生于桑上的可食用真菌的子实体。

【原植物】 参见"银耳"、"黄木耳"、"木耳"条。

【采收加工】 全年可采收，取寄生在桑树上的木耳，晒干。

【药性】 甘，平。归肝、脾经。

1.《别录》："味甘，有毒。"

2.《药性论》："味甘、辛，无毒。"

3.《日华子》："温，微毒。"

4.《宝庆本草折衷》："味甘、辛、苦、涩，平，寒。"

【功用主治】 凉血止血，活血散结。主治衄血，尿血，便血，痔血，崩漏，喉痹，癥瘕积聚。

1.《本经》："黑者主女子漏下赤白汁，血病，癥瘕积聚，阴痛，阴阳寒热，无子。"

2.《别录》："疗月水不调，其黄熟陈白者止久泄，益气不饥；其金色者治癖饮，积聚腹痛，金疮。"

3.《日华子》："止肠风泻血，妇人心腹痛。"

4.《本草药性大全》："散血如神，止血堪捷。"

【用法用量】 内服：煎汤，4.5～9 g；或入丸、散。

【选方】 1. 治痔病下血不止　桑耳三两。捣碎。上件每服一两，以水一大盏，煎取七分，去滓，着椒、葱白、粳米煮作羹，空腹食之。（《圣惠方》）

2. 治崩中漏下赤白不止，气虚竭　桑耳二两半，鹿茸十八铢。上二味以醋五升渍，炙燥渍尽为度，治下筛。服方寸匕，日三。（《千金方》）

3. 治咽喉闭塞不通　桑上白耳不拘多少。上一味，捣罗为末，以生蜜浸。每用半匙，绵裹含化，旋旋咽下，须臾即通。（《圣济总录》）

4. 治心下隐痛　桑耳烧存性，热酒服二钱。（《濒湖集简方》）

5. 治留饮宿食　桑耳二两，巴豆一两（去皮），五升米下蒸过，和枣膏捣丸麻子大。每服一二丸，取利止。（《纲目》引《范汪方》）

6. 治遗尿且涩　桑耳、龙骨各三分，矾石、阿胶（炙）各二分。上为散。空腹，米饮汤下，一日三服。（《普济方》）

7. 治面上黑斑　桑耳焙研。每食后热汤下一钱。（《纲目》引《摘玄方》）

【各家论述】 《本经逢原》："桑耳凉润。善祛子藏中风热，不但主漏下血病，并可以治寒热积聚，积聚去，不难成孕。《本经》专取黑者达肾，赤者走肝，补中寓泻，泻中寓补之机，具见言外矣。其黄熟陈白者，止久泄，益气。金色者，治癖饮积聚及肠风泻血、衄血、五痔下血，血痹虚劳，咽喉痹痛，一切血症，咸宜用之。”

4153 桑芽 sāng yá 《江苏省植物药材志》

【异名】 女儿红、青桑头、桑条(《江苏省植物药材志》)，青桑(《天目山药用植物志》)，桑芽茶(《全国中草药汇编》)，鸡骨枫(《浙江药用植物志》)。

【基原】 为槭树科槭属植物苦茶槭和茶条槭的嫩叶。

【原植物】 1. 苦茶槭 *Acer ginnala* Maxim. subsp. *theiferum* (Fang) Fang [*A. theiferum* Fang]

落叶灌木或小乔木，高 5～6 m。树皮粗糙，灰色；小枝细瘦，当年生枝绿色或紫绿色，多年生枝淡黄色或黄褐色，皮孔椭圆形或近于圆形，淡白色。单叶对生；叶柄长 4～5 cm，绿色或紫绿色，无毛；叶片薄纸质，卵形或椭圆状卵形，长 5～8 cm，宽 2.5～5 cm，不分裂或不明显 3～5 裂，边缘有不规则的锐尖重锯齿，下面具白色疏柔毛。伞房花序长达 3 cm，有白色疏柔毛，花杂性，雄花与两性花同株；萼片 5，黄绿色；花瓣 5，白色，较长于萼片；雄蕊 8，花药黄色，着生于花盘内侧；子房有疏柔毛(在雄花中不发育)；花柱先端 2 裂，柱头平展或反卷。果实黄绿色或黄褐色；小坚果脉纹显著，翅果长 2.5～3.5 cm，张开近于直立或成锐角。花期 4～5 月，果期 5～9 月。

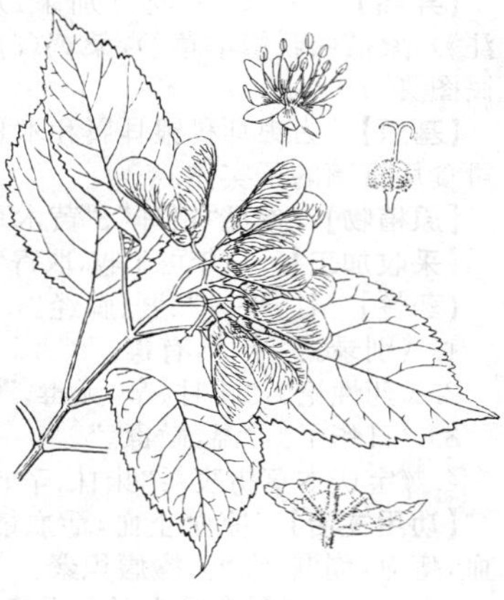

苦茶槭

生于低海拔的向阳山坡疏林中。分布于华东及河南、湖北、湖南等地。

2. 茶条槭 *A. ginnala* Maxim.　又名：茶条子、枫树(《长白山植物药志》)，华北茶条槭(《植物分类学报》)。

本种与亚种苦茶槭的区别点在于：叶片纸质，长圆状卵形或长圆状椭圆形，长 6～10 cm，宽 4～6 cm，基部圆形、截形或略近于心脏形，常较深的 3～5 裂；翅连同小坚果长 2.5～3 cm，宽 8～10 mm，中段较宽或两侧近于平行，张开近于直立或成锐角。花期 5 月，果期 10 月。

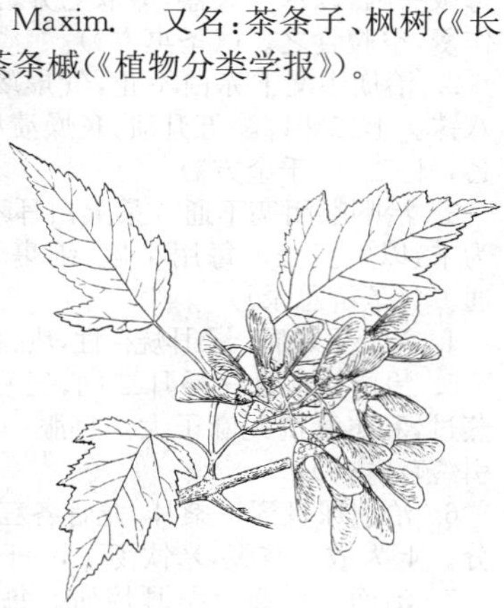

茶条槭

生于海拔 800 m 以下的丛林中。分布于华北、东北及陕西、甘肃、河南等地。

【采收加工】 3 月采收嫩叶，置锅中，微火炒焙数分钟，取出用手揉搓至均匀后，晒干。

【成分】 叶含远志醇(polygalitol)[1]，茶条槭素(ginnalin)A[2]、B、C，甲基肌醇(quebrachitol)。含黄酮成分槲皮苷(quercitrin)[3]，异槲皮苷(isoquercitrin)，槲皮素(quercetin)，芦丁(rutin)[6]。槭属鞣质(acertanin)A[4] 及其他茶条槭鞣质：2-O-没食子酰基-6-O-三没食子酰基-1，5-脱水-D-葡萄糖醇(2-O-galloyl-6-O-trigalloyl-1，5-anhydro-D-glucitol)，2，6-双-O-二没食子酰基-1，5-脱水-D-葡萄糖醇(2，6-bis-O-digalloyl-1，5-anhydro-D-glucitol)，6-O-没食子酰基-2-O-三没食子酰基-1，5-脱水-D-葡萄糖醇(6-O-galloyl-2-O-trigalloyl-1，5-anhydro-D-glucitol)，6-O-二没食子酰基-2-O-没食子酰基-1，5-脱水-D-葡萄糖醇(6-O-digalloyl-2-O-galloyl-1，5-anhydro-D-glucitol)，2-O-没食子酰基-6-O-三没食子酰基-1，5-脱水-D-葡萄糖醇(2-O-galloyl-6-O-trigalloyl-1，5-anhydro-D-glucitol)[5]。还含没食子酸(gallic acid)，没食子酸乙酯(ethyl gallate)，并没食子酸(ellagic acid)，β-谷甾醇(β-sitosterol)[4]，槭叶鞣质(acertannin)，乙酰没食子酸(ethylgallate)、鞣酸(gallic acid)[6]。

【药理】 抗菌作用　从桑芽的乙醇提取物中分离到的茶条槭素 A，在 0.31 mg/ml 和 5 mg/ml 时对志贺痢疾杆菌和铜绿假单胞菌有抗菌作用[1]。

【药性】 微苦、微甘，寒。归肝经。

1.《江苏植物药材志》：“气香，味稍苦。”
2.《全国中草药汇编》：“苦，寒。”
3.《浙江药用植物志》：“甘、微苦，凉。”

【功用主治】 清肝明目。主治风热头痛，肝热目赤，视物昏花。

1.《江苏植物药材志》：“代茶饮，退热明目。”
2.《天目山药用植物志》：“清头目。”
3.《全国中草药汇编》：“治肝热目赤，昏花。”
4.《浙江药用植物志》：“治风热头痛。”

【用法用量】 内服：煎汤，10～15 g；或开水冲泡代茶饮。

4154 桑沥 sāng lì 《纲目》

【异名】 桑油(《万氏家抄方》)。

【基原】 为桑科桑属植物桑 *Morus alba* L. 的枝条经烧灼后沥出的液汁。

【原植物】 参见“桑叶”条。

【采收加工】 取较粗枝条，将两端架起，中间加火烤，收集两端滴出的液汁。

【药材】 桑沥 *Succus caulis Mori Albae* 全国大部分地区均产。

性状　本品为淡黄棕色的澄明液体，略带黏稠性。气清香，味微苦、甘。

【药性】 甘，凉。归肝经。

【功用主治】 祛风止痉，清热解毒。主治破伤风，皮肤疮疥。

1.《纲目》：“治大风疮疥，生眉发。”
2.《药镜》：“治破伤之中风并及风疮。”

【用法用量】 内服：5～10 ml。外用：涂搽。

【选方】 治破伤风　桑沥、好酒，对和温服，以醉为度，醒，服消风散。(《摘元方》)

4155 **桑枝** sāng zhī（《本草图经》）

【异名】 桑条(《本草图经》)。

【基原】 为桑科桑属植物桑 *Morus alba* L. 的嫩枝。

【原植物】 参见"桑叶"条。

【采收加工】 5～6 月采收，略晒，趁新鲜时切成长 30～60 cm 的段或斜片，晒干。

【药材】 桑枝 *Ramulus Mori* 主产于江苏、浙江、安徽、湖南、河北、四川。

性状 嫩枝呈长圆柱形，少有分枝，长短不一，直径0.5～1.5 cm。表面灰黄色或黄褐色，有多数黄褐色点状皮孔及细纵纹，并有灰白色略呈半圆形的叶痕和黄棕色的腋芽。质坚韧，不易折断；断面纤维性。切片厚 0.2～0.5 cm，皮部较薄，木部黄白色，射线放射状，髓部白色或黄白色。气微，味淡。

鉴别 粉末特征：灰黄色。纤维较多，成束或散在，淡黄色或无色，略弯曲，直径 10～30 μm，壁厚 5～15 μm，弯曲处呈皱襞，孔沟不明显，胞腔甚细。石细胞淡黄色，呈类圆形、类方形，直径 15～40 μm，壁厚 5～20 μm，胞腔小。含晶厚壁细胞成群或散在，形状、大小与石细胞近似，胞腔内含草酸钙方晶 1～2 个。草酸钙方晶存在于厚壁细胞中或散在，呈多面体或正方形、菱形、类双锥形，直径 5～20 μm。木纤维多成束，常与木射线细胞连结。呈长梭形，末端尾尖，直径 12～20 μm，壁厚约 2 μm，纹孔稀少，孔沟不明显。导管主要为具缘纹孔导管。乳汁管偶见，直径 10～25(～30)μm，内含微细颗粒状分泌物。

品质标志 《中华人民共和国药典》2005 年版规定：照醇溶性浸出物测定法热浸法测定，本品乙醇浸出物不得少于 3.0%。

【成分】 桑枝含鞣质(tannin)[1]，蔗糖，果糖，水苏糖，葡萄糖，麦芽糖，棉子糖，阿拉伯糖，木糖[2]。

茎含黄酮类成分：桑素(mulberrin)，桑色烯(mulberrochromene)，环桑素(cyclomulberrin)，环桑色烯(cyclomulberrochromene)[3]。木材含桑色素(morin)，柘树素(cudranin)[4, 5]，2，4，4′，6-四羟基二苯甲酮(2，4，4′，6-tetrahydroxybenzophenone)，2，3′，4，4′，6-五羟基二苯甲酮(2，3′，4，4′，6 -pentahydroxy benzophenone，maclurin)[5]；含二氢桑色素(dihydromorin)，二氢山柰酚(dihydro kaempferol)，2，4，3′，5′-四羟基芪(2，4，3′，5′-tetrahydroxystilbene)[6]，白桑八醇(alboctalol)[7]。

【药理】 1. 提高免疫功能 淋巴细胞转化率低下的患者每日服桑枝煎剂 30 g，连服 1 个月，可明显提高淋巴细胞转化率。嫩桑枝疗效较好，桑白皮则无效[1]。

2. 抗炎作用 桑枝高低剂量组，均有显著地抑制巴豆油致小鼠耳郭肿胀的作用，可明显地抑制小鼠腹腔毛细血管通透性，对角叉菜胶致小鼠足肿胀，桑枝仅在第二小时表现出抑制作用，抑制率为 28%[2, 3]。

【炮制】 1. 桑枝 取原药材，除去杂质，稍浸，洗净，润透，切厚片，干燥。

2. 炒桑枝 取桑枝片，置锅内，用文火加热，炒至微黄色，取出放凉。

3. 酒桑枝 取净桑枝片，用黄酒拌匀，闷润透，置锅内，用文火加热，炒至黄色，取出放凉。每桑枝 100 kg，用黄酒 12 kg。酒炙增强祛风通络作用。

4. 麸炒桑枝 先将锅烧热，撒入麦麸至冒烟，加入桑枝片，炒至淡黄色，筛去麸皮，放凉。

饮片性状 桑枝为圆形或长椭圆形厚片，表面黄白色，呈放射状纹理，髓部白色。周边灰黄色或黄褐色。片坚韧。气微，味淡。炒桑枝表面黄色，偶有焦斑。酒桑枝表面黄色，偶有焦斑，微有酒气。麸炒桑枝表面淡黄色。

贮干燥容器内，置通风干燥处。酒桑枝密闭，置阴凉干燥处。

【药性】 苦，平。归肝经。

1.《本草图经》："《近效方》云，桑枝，平，不冷不热。"

2.《纲目》："苦，平。"

3.《医林纂要》："甘、辛，平。"

4.《得配本草》："入手太阴经。"

5.《本草再新》："味清苦，微寒，无毒。入肺、肾二经。"

【功用主治】 祛风湿，通经络，行水气。主治风湿痹痛，中风半身不遂，水肿脚气，肌体风痒。

1.《本草图经》："《近效方》云，疗遍体风痒干燥，脚气风气，四肢拘挛，上气，眼晕，肺气嗽，消食，利小便，久服轻身，聪明耳目，令人光泽，兼疗口干。"

2.《本草蒙筌》："利喘嗽逆气，消焮肿毒痈。"

3.《本草汇言》："去风气挛痛。"

4.《本草述》："祛风养筋，治关节湿痹诸痛。"

5.《本草备要》："利关节，养津液，行水祛风。"

6.《玉楸药解》："治中风、㖞斜，咳嗽。"

7.《本草再新》："壮肺气，燥湿，滋肾水，通经，止咳，除烦，消肿止痛。"

8.《岭南采药录》："去骨节风疾，治老年鹤膝风。"

9.《现代实用中药》："治高血压，手足麻木。"

【用法用量】 内服：煎汤，15～30 g。外用：煎水熏洗。

【选方】 1. 治风热臂痛 桑枝一小升。细切，炒香，以水三大升，煎取二升。一日服尽，无时。(《本事方》)

2. 治脚气肿痛，行履不得 桑枝二斤，枳壳、槐树皮(各)一斤，柳枝三斤。上件药，细锉和匀，每度用药半斤，以水三斗，煎煮二斗，去滓，看冷暖，于避风处淋蘸。(《普济方》)

3. 治偏风及一切风 桑枝(锉)一大升，以水一大斗，煎取二大升。夏日井中存，恐酢坏。每日服一盏，空腹服尽。(《外台》引张文仲方)

4. 治高血压病 桑枝、桑叶、茺蔚子各 15 g，加水 1 000 ml，煎成 600 ml。睡前洗脚 30～40 min，洗完睡觉。(辽宁《中草药新医疗法展览会资料选编》双桑降压汤)

5. 治水气，脚气 桑条二两。炒香，以水一升，煎二合。每日空心服之。(《圣济总录》)

6. 治水肿坐卧不得，头面身体悉肿 取东引花桑枝烧灰淋汁，煮赤小豆。空心食令饱，饥即食尽，不得吃饮。(《梅师方》)

7. 治过肥者 久服桑枝茶，逐湿，令人瘦。(《鲟溪单方选》)

8. 治积年上气咳嗽，多痰喘促，唾脓及血不止 桑条锉细，煮汁服之。(《卫生易简方》)

9. 治内外障及翳膜，赤脉，昏涩 桑条(二、三月间采嫩者)，暴干，净器内烧过，令火自灭，成白灰。上一味，细研。每用三钱匕，入瓷器或银石器中，以沸汤泡，打转候澄，倾清者入别器内，更澄，以新绵滤过，极清者置重汤内，令热。开眼淋洗，逐日一度。(《圣济总录》洗眼方)

10. 治紫癜风 桑枝十斤(锉)，益母草三斤(锉)。上药，以水五斗，慢火煎至五升，滤去渣，入小铛内，熬为膏。每夜

卧时，用温酒调服半合。(《圣惠方》桑枝煎)

11. 治蜈蚣伤毒　用桑枝、白盐和涂之即愈。

12. 治面上黑痣　寒食前后取桑条烧灰，淋汁熬成膏涂，痣自落。(11、12方出自《卫生易简方》)

【临床报道】 提高淋巴细胞转化率　随机选择门诊淋巴细胞转化率低下的患者20例，其中桑枝组10例，除给予相应治疗外，每日加用桑枝30 g煎服，2个月为1个疗程，每月复查淋巴细胞转化率和免疫球蛋白；对照组10例，给予相应的治疗，不用桑枝，1个月后复查淋巴细胞转化率。结果：用药前淋转率对照组为38.5(±5.2)%，桑枝组为37.7(±4.3)%。用药后1个月复查，对照组为38.8(±3.4)%，与用药前比较无明显差异；桑枝组用药1个月淋转率为48.5(±6)%，2个月为53.7(±6.4)%，分别与用药前比较，经统计学处理，均有非常明显的差异($P<0.01$)。用药1个月后，桑枝组与对照组比较有显著性差异($P<0.05$)。免疫球蛋白复查结果未见规律性变化[1]。

4156 桑鳸 sāng hù (汪颖《食物本草》)

【异名】 青雀、窃脂(陆玑《诗疏》)，蜡嘴雀、蜡嘴(《纲目》)。

【基原】 为雀科蜡嘴雀属动物黑头蜡嘴雀的肉。

【原动物】 黑头蜡嘴雀 *Eophona personata magnirostris* Hartert

体长20 cm，嘴厚而强，呈短而粗的圆锥形；色黄，先端黑。虹膜褐色。额和头顶呈亮黑色，此色延围眼部、颊部，直达喉部。上体余部均灰褐色。翼羽黑色，具金属光辉。除侧初级飞羽外均具白斑。尾呈光泽黑色。下体淡褐灰色，腹以下转白色。脚黄白色。雌鸟的头和尾均灰褐色，无黑色；一般羽色较苍淡。

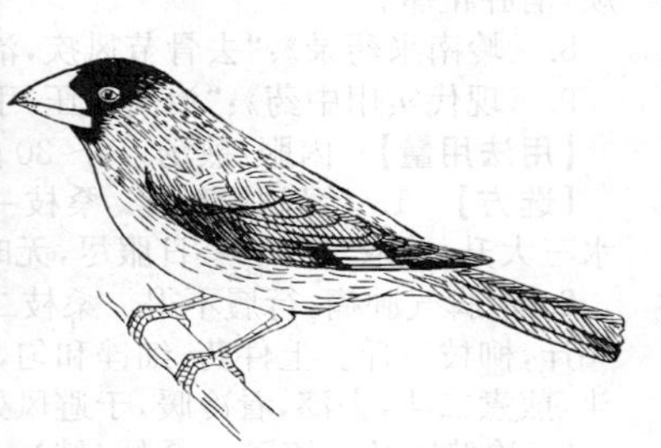

黑头蜡嘴雀

群栖于山区混交林中或平原杂林中。食物为野生植物的种子及浆果和鳞芽等。分布于我国东北部，迁徙时经河北、河南、江苏、四川等地至南方越冬。

【采收加工】 四季可捕，捕后取肉，鲜用。

【药性】 《纲目》："甘，温，无毒。"

【功用主治】 虚损羸瘦。

1. 汪颖《食物本草》："主肌肉虚羸，益皮肤。"
2. 《东医宝鉴》："炙食，能补气。"
3. 《随息居饮食谱》："补胃。"

4157 桑根 sāng gēn (《南京民间药草》)

【异名】 桑树根(《上海常用中草药》)。

【基原】 为桑科桑属植物桑 *Morus alba* L. 的根。

【原植物】 参见"桑叶"条。

【采收加工】 7～10月挖取，除去须根，鲜用或晒干。

【药材】 桑根 *Radix Mori Albae*　全国大部分地区均产。

性状　根圆柱形，粗细不一，直径通常2～4 cm。外皮黄褐或橙黄色，粗皮易鳞片状裂开或脱落，可见横长皮孔。质地坚韧，难以折断。切面皮部白色或淡黄白色，纤维性强；木部占绝大部分，淡棕色，木纹细密。气微，味微甘、苦。

【成分】 根含桑根酮(sanggenone)D[1]，桑酮(kuwanon)。[2]

【药性】 微苦，寒。归肝经。

1. 《日华子》："暖，无毒。"
2. 《福建药物志》："微苦，寒。"

【功用主治】 清热定惊，祛风通络。主治惊痫，目赤，牙痛，筋骨疼痛。

1. 《日华子》："研汁，治小儿天吊，惊痫客忤；敷鹅口疮。"
2. 《南京民间药草》："治筋骨痛，高血压。"
3. 《福建药物志》："清热泻火。治赤眼，牙痛，肾盂肾炎，癫痫。"

【用法用量】 内服：煎汤，15～30 g。外用：煎水洗。

【选方】 1. 治风湿痛，跌打损伤，高血压病　桑树根15～30 g，大剂量可至60 g。水煎服。(《上海常用中草药》)

2. 治赤眼　鲜桑根30 g。洗净，水适量煎服，或煮猪肝于早晨服。(《闽南民间草药》)

3. 治血露不绝　锯截桑根取屑五指撮，取醇酒服之，日三。

4. 治中蜀椒、蜈蚣毒　煮桑根汁解之。(3、4方出自《肘后方》)

5. 治癫痫　鲜桑根500 g。切碎，同猪脚炖，在1 d内服完。(《上海常用中草药》)

4158 桑黄 sāng huáng (《药性论》)

【异名】 桑上寄生(《本草经集注》)，桑臣(《药性论》)，树鸡、胡孙眼(《酉阳杂俎》)，桑黄菰(《卫生易简方》)，桑黄菇(《纂要奇方》)，针层孔菌(《中国药用真菌图鉴》)，梅树菌(《云南中药资源名录》)。

【基原】 为多孔菌科木层孔菌属真菌火木层孔菌的子实体。

【原植物】 火木层孔菌 *Phellinus igniarius* (L. ex Fr.) Quél. [*Fomes igniarius* (L.) Fr.; *Boletus igniarius* L.; *Polyporus igniarius* Fr.]

子实体多年生，木质，侧生无柄。呈半球形、马蹄形或不规则形，腹面凸，(5～20)cm×(7～30)cm，厚3～15 cm。幼时表面有细绒毛，后脱落，有明显的龟裂，无皮壳，有假皮壳，有同心环棱。盖面呈灰褐色、肝褐色至黑色，有光泽；边缘圆钝，龟裂少，有密生的短绒毛，干后脱落，呈肉桂色至咖啡色。菌肉硬，木质，暗褐色，厚0.5 cm左右。菌管多层，层次常不明显，老的菌管有白色菌丝充塞；管口面锈褐色至酱色；管口圆形，每1 mm间4～5个。刚毛顶端尖锐，基部膨大，(10～25)μm×(5～7)μm。孢子近球形，光滑，无色，(5～6)μm×(3～4)μm。

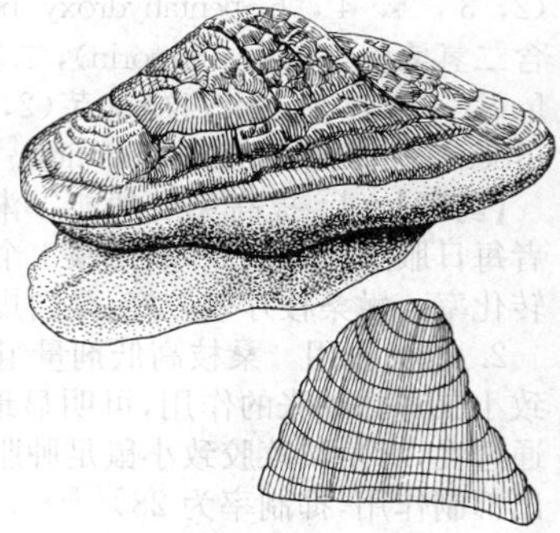

火木层孔菌

生于杨、柳等阔叶树树干上。分布于华北、西北及黑龙江、吉林、广东、四川、云南、西藏、台湾等地。

【采收加工】 全年均可采收，晒干。

【成分】 含落叶松蕈酸(agaric acid)[1]，藜芦酸(veratric acid)，间-4，5-二甲氧基-1，2-苯二甲酸(*m*-hemipinic acid)[2]，麦角甾醇(ergosterol)[3]，C22、C24、C26的饱和脂肪酸，C23、C25的饱和烃[4]，甘氨酸，天冬氨酸(aspartic acid)等氨基酸[5]，草酸(oxalic acid)[1]，甘露岩藻半乳聚糖(mannofucogalactan)[6]等多糖，糖氧化酶(xylose oxidase)[7]。

【药理】 1. 保护肝脏作用 采用四氯化碳致肝损伤，结合高脂低蛋白饮食诱导肝纤维化，桑黄能显著降低肝纤维化大鼠血清氨基酸转移酶水平和血清胶原成分含量，并可提高SOD活性，显著减少血清中的活性氧自由基，抑制纤维组织增生，阻止肝纤维化的形成与发展[1,2]。

2. 调节免疫机能 桑黄可增强人外周血单个核细胞PMNCs产生IFN-γ的能力，在0～200 μg/ml范围内，随桑黄浓度升高而促进效应增强，说明桑黄具有诱生IFN-γ的能力[3]。

3. 抑瘤作用 子实体中的多糖300 mg/kg，对小鼠肉瘤S_{180}的抑制率达70%[4]。

【药性】 微苦，寒。

1.《药性论》："味甘、辛，无毒。"

2.《全国中草药汇编》："微苦，寒。"

【功用主治】 止血活血，化饮，止泻。主治血崩，血淋，脱肛泻血，带下，经闭，癥瘕积聚，癖饮，脾虚泄泻。

1.《药性论》："治女子崩中带下，月闭血凝，产后血凝，男子痃癖，兼疗伏血，下赤血。"

2.《全国中草药汇编》："利五脏，软坚，排毒，止血，活血，和胃止泻。主治淋病，崩漏带下，癥瘕积聚，癖饮，脾虚泄泻。"

【用法用量】 内服：煎汤，6～15 g；或入丸、散。外用：研末调敷。

【选方】 1. 治心肺受热受暑吐血 真桑黄每用三五钱煎汤服，以好为度。(《文堂集验方》)

2. 治血淋，脐腹及阴茎涩痛 岗谷树根皮一两半，桑黄一两半(微炙)。上药，捣粗罗为散。每服三钱，以水一中盏，煎至六分，去滓，不计时候温服。

3. 治脱肛泻血不止 香附一两(焙)，桑黄一两(微炙)。上药，捣罗为末，炼蜜为丸，如梧桐子大。每于食前，以粥饮下二十丸。

4. 治妇人劳损，月水不断，血竭暂止，小劳辄剧 桑黄捣罗为末，每于食前，以热酒调下二钱。

5. 治久心病不止 桑黄半两(微炙)，木香半两。上件药，捣细罗为散，每于食前以热酒调下一钱。(2～5方出自《圣惠方》)

6. 治发背 厚朴(姜制)、陈皮(去白)各三钱，苍术(米泔浸)五钱，甘草(炙)二钱，入桑黄菰五钱同为末。疮溃干掺，未溃油调涂。(《卫生易简方》)

4159 桑瘿 sāng yǐng (《百草镜》)

【基原】 为桑科桑属植物桑 *Morus alba* L. 老树枝上的结节。

【原植物】 参见"桑叶"条。

【采收加工】 冬季桑树修枝时，锯取老桑树上的瘤状结节，趁鲜时劈成不规则小块片，晒干。

【药材】 桑瘿 *Caulis Mori Albae Nodi* 全国各地大多有产。

性状 不规则块片，大小不一。外表面灰棕色，有浅棕色点状突起的皮孔。质坚韧，不易折断，劈面黄白色，木纹较细密，有的髓部中空或为朽木状，棕褐色。气微，味淡。

【功用主治】《百草镜》："去风痹诸湿。浸酒用，治胃痛。"

【用法用量】 内服：煎汤，3～9 g；或酒浸、醋磨服。

【选方】 治老年鹤膝风 桑树上结累一块，以陈米醋磨服，取泻，甚效。泻后，急服补中益气汤。(《岭南采药录》)

4160 桑霜 sāng shuāng (《纲目》)

【异名】 木硇(《本草经疏》)。

【基原】 为桑科桑属植物桑 *Morus alba* L. 枝茎烧成灰。灰加水过滤，取滤液蒸发后所得的结晶。

【原植物】 参见"桑叶"条。

【采收加工】 取桑柴灰，用热水浸泡，适当搅拌，静置，取上清液过滤，滤液再经加热蒸干，收取干燥的结晶状物，装入瓶(罐)中，加盖。

【药材】 桑霜 *Crystalum Mannosum Mori Albae* 全国大部分地区均产。

性状 呈结晶块状物，棕褐色，半透明或不透明，质脆。气微，味微苦、咸。

【药性】《得配本草》："辛，寒。"

【功用主治】 散积消肿。主治噎食积块，痈疽，疔疮。

1.《纲目》："治噎食积块。"

2.《本草经疏》："能钻筋透骨，为敷痈疽、拔疔、引诸散毒药攻毒之要品。"

【用法用量】 内服：3～6 g，冲烊入汤剂。外用：涂敷。

4161 桑叶汁 sāng yè zhī (《别录》)

【异名】 桑滋干(《王楸泉家秘》)，桑叶滋、桑脂(《纲目拾遗》)。

【基原】 为桑科桑属植物桑 *Morus alba* L. 鲜叶的汁。

【原植物】 参见"桑叶"条。

【采收加工】 将桑叶摘下，滴取桑叶白色乳汁于容器中，鲜用。

【药材】 桑叶汁 *Latex Mori Folii* 产于全国各地。

性状 鲜品为白色乳汁，略有黏稠性。气微，味微甘、淡。

【药性】 苦，微寒。归肝经。

1.《品汇精要》："有小毒。"

2.《纲目拾遗》："性微寒，味苦。"

【功用主治】 清肝明目，消肿解毒。主治目赤肿痛，痈疖，瘿瘤，金疮，蜈蚣咬伤。

1.《别录》："解蜈蚣毒。"

2.《本草拾遗》："主霍乱腹痛吐下。研取白汁，合金疮，又主小儿吻疮。"

3.《纲目拾遗》："天丝入眼，以此点之。"

【用法用量】 外用：涂敷或点眼。

【选方】 1. 治小石疖(今人呼为扎马疔) 采二蚕桑叶滴下滋水，点上。(《纲目拾遗》引钱峻《经验单方》)

2. 治乳痈 用桑叶(不拘头、二叶)，摘去半段，取后半段脂三分，黄柏八钱，水煎干，止用三分，饭锅蒸一次；夜露一宿，涂患处，能收口。(《纲目拾遗》引《集听方》)

4162 **桑叶露** sāng yè lù（《纲目拾遗》）

【基原】 为桑科桑属植物桑 *Morus alba* L. 叶的水蒸馏液。

【原植物】 参见“桑叶”条。

【采收加工】 取鲜桑叶和清水置于蒸馏器中，加热蒸馏，收取蒸馏液，分装于玻璃瓶中，封口，灭菌。

【药材】 桑叶露 *Succus Mori Folii* 产于全国各地。

性状 本品为无色液体，透明。气微香，味淡。

【功用主治】 金灿然《药贴》：“治目疾红筋，去风清热。”（引自《纲目拾遗》）

【用法用量】 内服：15～30 ml。

4163 **桑白皮** sāng bái pí（《药性论》）

【异名】 桑根白皮（《本经》），白桑皮（《山西中药志》），桑皮（《中药材手册》），桑根皮（通称）。

【基原】 为桑科桑属植物桑 *Morus alba* L. 的干燥根皮。

【原植物】 参见“桑叶”条。

【采收加工】 春、秋季挖取根部，南方各地冬季也可挖取，趁鲜时刮去黄棕色粗皮，用刀纵向剖开皮部，以木槌轻击，使皮部与木部分离，除去木心，晒干。

【药材】 桑白皮 *Cortex Mori* 主产于河南、安徽、浙江、江苏、湖南、四川等地。

性状 根皮呈扭曲的卷筒状、槽状或板片状，长短宽窄不一，厚 1～4 mm。外表面白色或淡黄白色，较平坦，有的残留橙黄色或棕黄色鳞片状粗皮；内表面黄白色或灰黄色，有细纵纹。体轻，质韧，纤维性强，难折断，易纵向撕裂，撕裂时有粉尘飞扬。气微，味微甘。

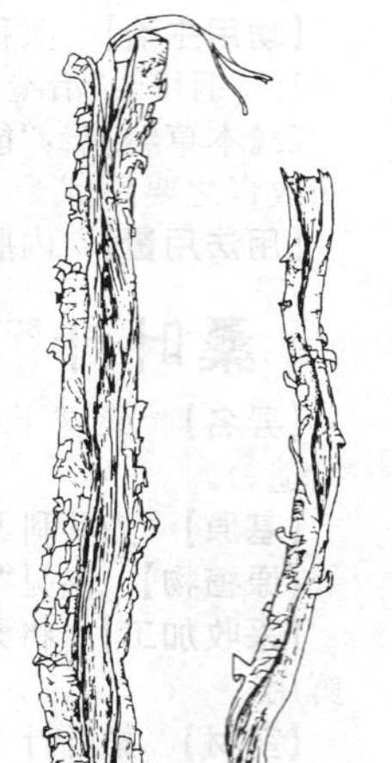

桑白皮（根内皮）外形

鉴别 (1) 根皮横切面：韧皮部射线宽 2～6 列细胞；散有乳管；纤维单个散在或成束，非木化或微木化；薄壁细胞含淀粉粒，有的细胞含草酸钙方晶。较老根皮中石细胞常与含晶厚壁细胞连结成群。

粉末特征：淡灰黄色。纤维甚多，多碎断，直径 13～26 μm，壁厚，非木化至微木化，孔沟不明显。草酸钙方晶直径 11～32 μm。石细胞类圆形、类方形或形状不规则，直径 22～52 μm，壁较厚或极厚，纹孔及孔沟明显，胞腔内有的含方晶。另有含晶厚壁细胞，纹孔不明显。淀粉粒甚多，类圆形，直径 4～16 μm。

(2) 取本品粉末 0.2 g，加乙醇 8 ml，水浴加热 5 min，滤过。取滤液 2 ml，加镁粉少许混匀，滴加浓盐酸数滴，溶液呈樱红色，并有气泡产生（检查黄酮类）。

(3) 取本品粗粉 5 g，加苯20 ml 回流提取 15 min，滤过。滤液蒸干，残渣用少量 氯仿溶解于小试管中，加冰醋酸 1 ml，沿试管壁缓缓加入浓硫酸 1 ml 使成两层，两液界面显红色环（检查三萜类）。

【成分】 根皮含黄酮类成分：桑素（mulberrin），桑色烯（mulberrochromene），环桑素（cyclomulberrin），环桑色烯（cyclomulberrochromene）[1]，桑根皮素（morusin）[2, 3]，环桑根皮素（cyclomorusin）[3]，氧化二氢桑根皮素（oxydihydromorusin）[4, 5]，桑黄酮（kuwanon）A、B、C[4, 5]、D、E、F[6]、G（即 albanin F，moraceninB）[7]、H（即 albanin G，moracenin A）[8]、I[9, 10]、K、L[11]、Y、Z[12]，桑白皮素（moracenin）C[13]、D[14]，桑根酮（sanggenone）A、B、C、D、E、F、G、H、I、J、K、L、M、N、O、P[15～21]。又含桑色呋喃（mulberrofuran）A、B、C、K、N、O、M、P、Q[22～27]，伞形花内酯（umbelliferone），东莨菪素（scopoletin）[28]，桑糖朊（moran）A[29] 及具降压作用的乙酰胆碱类似物成分[30]。

【药理】 1. 利尿作用 桑白皮水煎剂 2 g/kg 给家兔灌胃，6 h 内排尿量及氯化物均显著增加，7～24 h 恢复正常[1]。给大鼠灌胃或腹腔注射水提取物或正丁醇提取物 300～500 mg/kg，均呈明显的利尿作用，尿量和 Na^+、K^+ 及氯化物排出量均增加[2]。

2. 对心血管系统的作用 桑白皮水煎剂和水、甲醇、乙醇、正丁醇或乙醚等多种溶媒提取物，经静脉、皮下、十二指肠或灌胃给药，对麻醉犬、家兔、大鼠或肾型高血压大鼠均有不同程度的降压作用，作用缓和较持久，维持 2～4 h[2～6]，且反复用药无快速耐受性[6]。从桑树干根皮中提取分离的异戊烯基黄酮衍化物——桑白皮素 A[7]、桑白皮素 B[8]、桑白皮素 C[7]、桑黄酮 G[9] 和桑黄酮 H[10]，给兔或大鼠静脉注射，均显示明显的降压活性。桑白皮乙醇提取物能抑制离体蛙心心肌收缩力和频率，此作用可被阿托品所抑制，如剂量增大可使心脏停搏[3, 4]。

3. 对平滑肌作用 静脉注射正丁醇提取物 50 mg/kg，明显增加犬胃肠活动；0.1 mg/ml 浓度能松弛离体豚鼠回肠，且抑制其自动节律性活动，但对大鼠胃贲门窦条片有轻度兴奋作用[2]。乙醇提取物对离体兔肠和子宫有兴奋作用，对兔肠收缩增强作用可被阿托品所抑制[3, 4]。

4. 镇咳、祛痰、平喘及抗炎作用 桑白皮氯仿提取物及碱提取物均有镇咳作用，碱提取物还对二甲苯引起的鼠耳肿胀有明显的抑制作用和使小鼠酚红排出量明显增加[11]。桑白皮水煎液和 95% 乙醇提取物在离体气管实验中呈乙酰胆碱样作用，而 60% 乙醇提取物既有直接松弛气管平滑肌又有抑制乙酰胆碱及过敏原引起气管痉挛作用，进一步分离、筛选，平喘的有效成分为东莨菪内酯[12]。

5. 降糖作用 桑白皮甲醇提取物腹腔注射能明显降低小鼠血糖。桑糖朊 A 3 mg/kg 或 10 mg/kg 腹腔注射对正常和四氧嘧啶性糖尿病小鼠均有降血糖作用[13]。

6. 其他作用 桑白皮水煎剂对金黄色葡萄球菌、伤寒杆菌、福氏痢疾杆菌有抑制作用，桑色呋喃 A 对金黄色葡萄球菌有抑制作用[14, 15]，乙醇和丙酮提取物对深红色发癣菌也有抑制作用[16]。热水提取物体外试验对人宫颈癌 JTC_{26} 株的抑制率为 70% 左右[17]。桑白皮化学成分桑根皮素、桑根酮 D、桑黄酮 H 和 C，在体外可抑制血小板中 TXB_2（血栓素 B_2）的生成[18]。

毒性 桑白皮乙醇提取物小鼠静脉注射 LD_{50} 为 3.27 g/kg，其中毒表现为呼吸促迫，运动失调，阵发性惊厥发作，最后呼吸衰竭而死亡[3, 4]。亚急性毒性试验表明，隔日给犬灌胃桑白皮 20 g/kg，连续 30 d，对动物体重、血象、心电图及肝、肾功能等无明显不良反应[6]。

【炮制】 1. 桑白皮：取原药材，剖去粗皮，抢水洗净，沥去水，微晾，切丝，干燥。生品长于泻肺行水。

2. 炒桑白皮：取桑白皮片，置锅内，用文火加热炒至黄色或微焦，取出放凉。

3. 蜜炙桑白皮：取炼蜜，加适量开水稀释，加入净桑白皮丝，拌匀，润透，置锅内，用文火加热，炒至不粘手为度，取出放凉。蜜炙桑白皮寒性缓和而偏润，长于止咳平喘。

饮片性状　桑白皮呈丝状，宽 3～5 mm，外表面白色或淡黄色，平坦；内表面黄白色或淡黄色，有细纵纹。质韧，纤维性强，撕裂时有粉末飞出。气微，味微甜。炒桑白皮呈黄色或深黄色有焦斑。蜜炙桑白皮呈深黄色，质滋润，略有光泽，味甜。

贮干燥容器内，蜜炙桑白皮密闭，置阴凉干燥处。

【药性】　甘、辛，寒。归肺、脾经。

1.《本经》："味甘，寒。"

2.《药性论》："平。"

3.《日华子》："温。"

4. 李东垣："甘、辛，寒。可升可降，阳中阴也。"(引自《纲目》)

5.《滇南本草》："味辛、微苦，性寒。"

6.《雷公炮制药性解》："入脾、肺二经。"

7.《药品化义》："入肺、大肠二经。"

【功用主治】　泻肺平喘，利水消肿。主治肺热或水饮停肺的胸满喘咳，咳血，水肿，脚气，小便不利。

1.《本经》："主伤中，五劳六极羸瘦，崩中，脉绝，补虚益气。"

2.《别录》："去肺中水气，唾血，热渴，水肿，腹满胪胀，利水道，去寸白，可以缝金疮。"

3.《药性论》："治肺气喘满，水气浮肿，主伤绝，利水道，消水气，虚劳客热，头痛，内补不足。"

4.《纲目》："泻肺，降气，散血。"

5.《本草求原》："治脚气痹挛，目昏，黄疸；通二便，治尿数。"

6.《贵州民间方药集》："治风湿麻木。"

【用法用量】　内服：煎汤，9～15 g；或入散剂。外用：捣汁涂或煎水洗。泻肺、利水生用；治肺虚咳嗽蜜炙用。

【宜忌】　肺寒无火及风寒咳嗽者禁服。

1.《雷公炮炙论》："此药忌铁并铅也。"

2.《本草经疏》："肺虚无火，因寒袭之而发咳嗽者勿服。"

3.《得配本草》："肺虚，小便利者禁用。"

【选方】　1. 治小儿肺盛，气急喘嗽　地骨皮、桑白皮(炒)各一两，甘草(炙)一钱。锉散，入粳米一撮，水二小盏，煎七分。食前服。(《小儿药证直诀》泻白散)

2. 治肺气喘急，坐卧不安　桑根白皮(锉)，甜葶苈(隔纸炒)。上二味等分，粗捣筛，每服三钱匕，水一盏，煎至六分，去滓。食后温服，微利为度。(《圣济总录》泻肺汤)

3. 治水肿通身皆肿　桑根白皮(炙黄色，锉)五两，吴茱萸(水浸一宿，炒干)二两，甘草(炙)一两。上三味㕮咀如麻豆。每服五钱匕，用水二盏，生姜一枣大(切)，饴糖半匙，煎至一盏，去滓。温服，日再。(《圣济总录》桑白皮汤)

4. 治咳嗽甚者，或有吐血殷鲜　桑根白皮一斤(米泔浸三宿，净刮上黄皮，锉细)，入糯米四两(焙干)，一处捣为末。每服米饮调下一两。(《经验方》)

5. 治腰脚疼痛，筋脉挛急，不得屈伸，坐卧皆难　桑根白皮一两(锉)，酸枣仁一两(微炒)，薏苡仁一两。上件药，捣筛为散。每服四钱，以水一中盏，煎至六分，去滓。每于食前温服。(《圣惠方》桑根白皮散)

6. 治血脉虚极，发鬓不得润泽　桑根白皮(锉)一斤(升)，柏叶适量。上以水三斗淹浸，煮五、六沸。沐头，数数为之，发即润泽。(《圣惠方》)

7. 治蜈蚣、蜘蛛毒　桑白皮捣汁敷立效。(《卫生易简方》)

【各家论述】　1.《用药法象》："桑白皮，甘以固元气之不足而补虚，辛以泻肺气之有余而止嗽。又桑白皮泻肺，然性不纯良，不宜多用。"

2.《纲目》："桑白皮，长于利小水，乃实则泻其子也。故肺中有水气及肺火有余者宜之。《十剂》云："燥可去湿，桑白皮、赤小豆之属是矣。元医罗天益言其泻肺中伏火而补正气，泻邪所以补正也。"

3.《理虚元鉴》："桑白皮，清而甘者也。清能泻肝火之有余，甘能补肺气之不足。且其性润中有燥，为三焦逐水之妙剂。故上部得之清火而滋阴，中部得之利湿而益土，下部得之逐水而散肿。凡虚劳症中，最忌喘、肿二候，金逆被火所逼，高而不下则为喘；土卑为水所侮，陷而失堤则为肿。喘者，为天不下济于地；肿者，为地不上交于天。故上喘下肿，天崩地陷之象也。是症也，惟桑皮可以调之。以其降气也，故能清火气于上焦；以其折水也，故能奠土德于下位。奈何前人不察，以为性不纯良，用之当戒。不知物性有全身上下纯粹无疵者，惟桑之与莲，乃谓其性不纯良，有是理乎！"

4.《药品化义》："桑皮，散热，主治喘满咳嗽，热痰唾血，皆由实邪郁遏，肺窍不得通畅，借此渗之、散之，以利肺气，诸证自愈。故云泻肺之有余，非桑皮不可。以此治皮里膜外水气浮肿及肌肤邪热，浮风燥痒，悉能去之。同甘菊、扁豆通鼻塞热壅，合沙参、黄芪止肠红下血皆效。"

4164 桑皮汁 sāng pí zhī (《玉楸药解》)

【异名】　桑汁(《五十二病方》)，桑白汁(《肘后方》)，桑木汁(《圣惠方》)，桑皮中白汁(《本草图经》)，桑白皮汁(《普济方》)。

【基原】　桑科桑属植物桑 *Morus alba* L. 的树皮中的液汁。

【原植物】　参见"桑叶"条。

【采收加工】　用刀划破桑树枝皮，立即有白色乳汁流出，用洁净容器收取。

【药材】　桑皮汁 *Latex Mori Corticis*　产于全国各地。

性状　鲜品为白色乳汁，半透明，略有黏稠感。气微，味微甘、淡。

【药性】　苦，微寒。

1.《本草汇言》："味苦。"

2.《福建药物志》："微涩，凉。"

【功用主治】　清热解毒，止血。主治口舌生疮，外伤出血，蛇虫咬伤。

1.《本草图经》："主小儿口疮，敷之便愈。涂金刃所伤燥痛，须臾血止，更剥白皮裹之，令汁入疮中良。冬月用根皮皆验。"

2.《本草集要》："主小儿鹅口，舌上生疮，敷之神效；蛇咬，蜈蚣、蜘蛛毒，敷之效。"

3.《本草蒙筌》："点唇裂。釜中煎如糖赤，推老痰宿血。"

【用法用量】　外用：涂搽。

【选方】　1. 治口及舌上生疮，烂　斫桑树取白汁涂之。(《圣惠方》)

2. 治小儿鹅口　桑白皮汁，和胡粉敷之。(《普济方》)

3. 治金疮血流　桑皮中白汁涂伤处，须臾血止。(《卫生易简方》)

4165 桑柴灰 sāng chái huī (《新修本草》)

【异名】　桑灰(《肘后方》)，桑薪灰(《宝庆本草折衷》)。

【基原】　为桑科桑属植物桑 *Morus alba* L. 枝茎烧成的灰。

【原植物】　参见“桑叶”条。

【采收加工】　5～6月剪取桑枝，晒干后，烧火取灰。

【药材】　桑柴灰 *Pulvis Fumi Mori Albae*　全国大部分地区均产。

性状　全体粉末状，常夹杂未完全灰化的炭棒，灰白色。体较轻，具吸水性。加入水中，绝大部分沉于水的底部，水液略呈灰白色，显碱性。气微，味微咸。

【药性】　辛，寒。

1.《雷公药对》：“平。”

2.《新修本草》：“味辛，寒，有小毒。”

【功用主治】　利水，止血，蚀恶肉。主治水肿，金疮，面上痣疵，疣赘。

1.《雷公药对》：“主金疮。”

2.《新修本草》：“蒸淋取汁为煎，与冬灰等，同灭痣疵黑子，蚀恶肉。煮小豆，大下水胀。敷金疮，止血生肌也。”

3.《宝庆本草折衷》：“疗疣赘，去风血癥瘕、痃癖块疾。”

【用法用量】　内服：淋汁代水煎药。外用：研末敷；或以沸水淋汁浸洗。

【选方】　1. 治水肿，坐卧不得，头面身体悉肿　桑枝烧灰淋汁煮赤小豆，空心食令饱，饥即食尽，不得吃饮。(《梅师方》)

2. 治因疮而肿者，皆因中水及中风寒所作，其肿入腹则杀人　桑灰淋汁渍，冷复易。(《肘后方》)

3. 治金疮心痛　桑柴灰研敷疮上。(《梅师方》)

4. 治痃癖气块　桑柴灰汁三升，鳖一枚。同煮如泥，去骨再煮如膏，丸如桐子大。每服十丸，随食饮下。(《卫生易简方》)

5. 治目赤昏涩肿痛　桑灰一两，黄连半两。上二味，为末。每用一钱匕，沸汤浸，澄清洗之。(《圣济总录》神锦散)

6. 治白屑　桑灰汁洗头。(《圣惠方》)

7. 治面上痣疵　桑条烧灰淋汁，入石灰熬膏，调点之。(《坦仙皆效方》)

8. 治白癜风　桑柴灰二斗，于大甑内蒸使气馏，取釜中汤淋汁热洗。

9. 治大风疾，头面生疮，眉发髭脱落　桑柴灰，热汤淋取汁，用洗头面。以大豆水研取浆，解释灰味。次用热水入绿豆面濯之取净，三日一沐头，一日一洗面。(8、9方出自《圣惠方》)

4166 桑寄生 sāng jì shēng (《雷公炮炙论》)

【异名】　茑(《诗经》)，寓木、宛童(《尔雅》)，桑上寄生、寄屑(《本经》)，寄生树(《尔雅》郭璞注)，寄生草(《滇南本草》)，茑木(《纲目》)。

【基原】　为桑寄生科钝果寄生属植物桑寄生、四川寄生、毛叶钝果寄生的枝叶。

【原植物】　1. 桑寄生 *Taxillus chinensis* (DC.) Danser [*Loranthus chinensis* DC.]　又名：桃树寄生(《圣惠方》)，苦楝寄生(《本草求原》)，广寄生(《中药志》)。

灌木，高0.5～1 m。嫩叶、枝密被锈色星状毛；小枝灰褐色，具细小皮孔。叶对生或近对生；叶片厚纸质，卵形至长卵形，先端圆钝，基部楔形或阔楔形；侧脉3～4对，略明显。伞形花序，1～2个腋生或生于小枝已落叶腋部，花1～4朵，通常2朵，花序和花被有星状毛；花褐色；花托椭圆形或卵球形；副萼环状；花冠花蕾时管状；花丝比花药短2/3，药室具横隔；花盘杯状；花柱线形，柱头头状。浆果椭圆状或近球形，果皮密生小瘤体，被疏毛，成熟果浅黄色，果皮变平滑。花、果期4月至翌年1月。

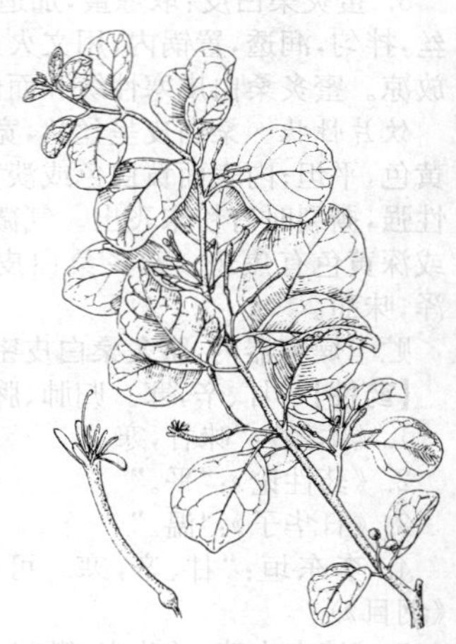

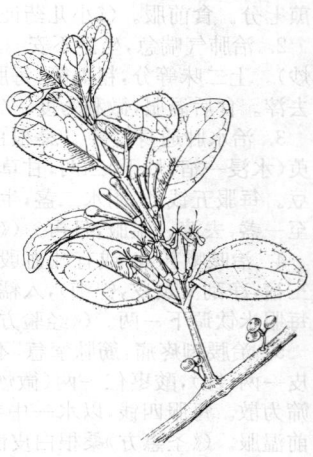

桑寄生

生于海拔20～400 m的平原或低山常绿阔叶林中，寄生于桑树、桃树、李树、龙眼、荔枝、杨桃、油茶、油桐、橡胶树、榕树、木棉、马尾松或水松等多种植物上。分布于福建、广东、广西等地。

2. 四川寄生 *T. sutchuenensis* (Lecomte) Danser [*Loranthus sutchuenensis* Lecomte]　又名：橙树寄生(贵州)，水青冈寄生(广东)。

本品种与桑寄生的区别为：嫩枝、叶密被褐色或红褐色星状毛，小枝黑色。总状花序密集呈伞形；花红色；柱头圆锥状。浆果黄绿色，果皮具颗粒状体，被疏毛。花期6～8月。

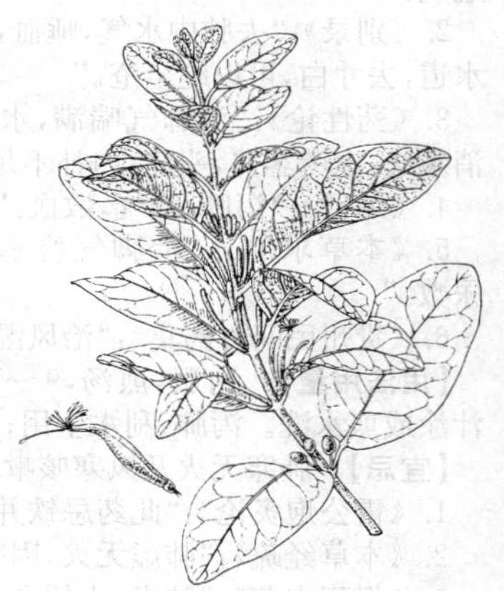

四川寄生

生于海拔500～1 900 m的山地阔叶林中，寄生于桑树、梨树、李树、梅树、油茶、厚皮香、漆树、核桃或栎属等植物上。分布于中南、西南及山西、浙江、福建、江西、陕西、甘肃、台湾等地。

3. 毛叶钝果寄生 *T. nigrans* (Hance) Danser [*Loranthus nigrans* Hance]

又名：毛叶寄生《中国高等植物图鉴》，桑寄生(江西、四川、湖南)，寄生泡(四川、陕西)。

与前两种的区别在于，叶下面被灰黄色、黄褐色绒毛，嫩枝、叶、花序和花

毛叶钝果寄生

密被叠生星状毛或星状毛。总状花序红黄色。浆果椭圆形，淡黄色，果皮粗糙，具疏生星状毛。花期8～11月，果期翌年4～5月。

生于海拔300～1 300 m的山地、丘陵或河谷盆地阔叶林中，寄生于桑树、油茶、樟树或栎属、柳属植物上。

分布于西南及福建、江西、湖北、湖南、广西、陕西、台湾等地。

【采收加工】 冬季至次年春季采割，除去粗茎，切段干燥，或蒸后干燥。

【药材】 桑寄生 *Herba Taxilli* 主产于广东、广西、福建等地。

性状 茎枝呈圆柱形，长3～4 cm，直径0.2～1 cm；表面红褐色或灰褐色，具细纵纹，并有多数细小凸起的棕色皮孔，嫩枝有的可见棕褐色茸毛；质坚硬，断面不整齐，皮部红棕色，木部色较浅。叶多卷曲，具短柄；叶片展平后呈卵形或椭圆形，长3～8 cm，宽2～5 cm；表面黄褐色，幼叶被细茸毛，先端钝圆，基部圆形或宽楔形，全缘；革质。花、果常脱落；花蕾管状，稍弯，顶部卵圆形，被锈色绒毛；浆果长圆形，红褐色，密生小瘤体。无臭，味涩。

鉴别 (1) 茎横切面：表皮细胞有时残存。木栓层为10余列细胞，有的含棕色物。皮层窄，老茎有石细胞群，薄壁细胞含棕色物。中柱鞘部位有石细胞及纤维束，断续环列。韧皮部甚窄，射线散有石细胞。束内形成层明显。木质部射线宽1～4列细胞，近髓部也可见石细胞；导管单个散列或2～3个相聚。髓部有石细胞群，薄壁细胞含棕色物。有的石细胞含草酸钙方晶或棕色物。

粉末特征：淡黄棕色。石细胞类方形、类圆形，偶有分枝，有的壁三面厚，一面薄，含草酸钙方晶。纤维成束，直径约17 μm。具缘纹孔、网纹及螺纹导管多见。星状毛分枝碎片少见。

(2) 薄层色谱：取本品粉末5 g，加甲醇-水(1∶1)60 ml，加热回流1 h，趁热滤过，滤液浓缩至约20 ml后，加水10 ml，再加稀硫酸约0.5 ml，煮沸回流1 h后，用醋酸乙酯振摇提取2次，每次30 ml，合并醋酸乙酯液，浓缩至约1 ml，作为供试品溶液。再取槲皮素对照品，加醋酸乙酯制成每1 ml含0.5 mg的溶液，作为对照品溶液。吸取上述两种溶液各10 μl，分别点于同一用0.5%氢氧化钠溶液制备的硅胶G薄层板上，以甲苯(水饱和)-甲酸乙酯-甲酸(5∶4∶1)为展开剂，展开，取出，晾干，喷以5%三氯化铝乙醇溶液，置紫外光灯(365 nm)下检视。供试品色谱中，在与对照品色谱相应的位置上，显相同颜色的荧光斑点。

【成分】 1. 四川寄生 叶中含黄酮类化合物：槲皮素(quercetin)，槲皮苷(quercitrin)，萹蓄苷(avicularin)及右旋儿茶酚(catechol)[1]。

2. 毛叶钝果寄生 叶中含黄酮类化合物：芦丁(rutin)、异槲皮苷(isoquercitin)，槲皮素-3-O-(6″-没食子酰)-β-D-葡萄糖苷〔quercetin-3-O-(6″-galloyl)-β-D-glucoside〕，槲皮素-3-O-(6″-没食子酰)-β-D-半乳糖苷〔quercetin-3-O-(6″-galloyl)-β-D-galactoside〕，槲皮素-3-O-β-D-葡萄糖醛酸苷(quercetin-3-O-β-D-glucuronide)，(+)-儿茶素〔(+)-catechin〕，7-O-没食子酰-(+)-儿茶素〔7-O-galloyl-(+)-catechin〕，广寄生苷(avicularin))[2]。

【药理】 1. 对心血管系统的作用 桑寄生水浸出液、乙醇-水浸出液和30%乙醇浸出液均对麻醉动物有降压作用[1]。桑寄生注射液对正常和颤动的豚鼠离体心脏冠状血管有舒张作用，明显增加冠脉血流量，并能对抗脑垂体后叶素收缩冠脉的作用，减慢心率，对心脏收缩力呈先抑制后增强的作用[2]。萹蓄苷0.05～2 mg/kg给麻醉犬静脉注射，有不同程度的降压作用，但维持时间短，且有快速耐受性[3]。

2. 降血脂作用 本品对高脂大鼠有明显的降胆固醇及三酰甘油的作用[4]。

3. 利尿作用 麻醉犬静脉注射萹蓄苷0.5～2 mg/kg，有不同程度的利尿作用。在大鼠实验中，无论灌胃或注射，34 mg/kg即能显著利尿，且其强度和剂量成正比[3]。

4. 抗微生物作用 桑寄生10%煎剂或浸剂在体外对脊髓灰质炎病毒和其他肠道病毒有明显抑制作用，其作用不是通过影响代谢抑制病毒在细胞内的合成，而可能是直接灭活作用[5]。体外试验桑寄生能抑制伤寒杆菌及葡萄球菌的生长[1]。在Hep2细胞系统中，桑寄生乙酸乙酯萃取部分对柯萨奇病毒B_3(CVB_3)直接杀灭、感染阻断、增殖抑制的ED_{50}为2.32，0.24，1.91 μg/ml。正丁醇萃取部分的相应数值分别为1.44，2.06，3.70 μg/ml[6]。桑寄生水提取物0.15～2.5 mg(生药)/50 μl与乙型肝炎病毒表面抗原(HBsAg)(8个血凝单位)接触4 h后，显示8倍抑制活性[7]。

毒性 萹蓄苷小鼠腹腔注射的LD_{50}为1.17 g/kg，死亡系因阵发性惊厥导致呼吸抑制所致[3]。

【炮制】 1. 桑寄生 取原药材，除去杂质，粗细分开，抢水洗净，润透，切厚片或段，干燥。

2. 酒桑寄生 取净桑寄生片或段，用酒喷洒拌匀，闷透，置锅内用文火加热炒至表面深黄色。

饮片性状 桑寄生为椭圆形的厚片或粗细大小不一的段。茎枝切面木部浅红棕色，皮部红棕色，外皮红褐色或灰褐色，具细纵纹，并有多数细小凸起的棕色皮孔。嫩枝有的可见棕褐色茸毛。质坚细，断面不整齐。叶多卷曲，具短柄，叶片黄褐色，有的有茸毛，革质。气微，味涩。酒桑寄生形如桑寄生，深黄色。

贮干燥容器内，酒桑寄生密闭，置通风干燥处，防蛀。

【药性】 苦、甘，平。归肝、肾经。

1.《本经》："味苦，平。"

2.《别录》："甘，无毒。"

3.《滇南本草》："性微温，味苦、甘。"

4.《纲目》："桃寄生，苦，辛，无毒。"

5.《本草正》："味苦，性凉。"

6.《药性切用》："入肝、肾。"

7.《本草再新》："入心、肾二经。"

【功用主治】 补肝肾，强筋骨，祛风湿，安胎。主治腰膝酸痛，筋骨痿弱，肢体偏枯，风湿痹痛，头昏目眩，便血，胎动不安，崩漏下血，产后乳汁不下。

1.《本经》："主腰痛，小儿背强，痈肿，安胎，充肌肤，坚发齿，长须眉。"

2.《别录》："主金疮，去痹，女子崩中，内伤不足，产后余疾，下乳汁。"

3.《药性论》："能令胎牢固，主怀妊漏血不止。"

4.《日华子》："助筋骨，益血脉。"

5.《宝庆本草折衷》："佐以他药，施于胎前诸疾，及产后蓐劳寒热之证，最有验也。"

6.《滇南本草》："生槐树者，主治大肠下血，肠风带血，痔漏。生桑树者，治筋骨疼痛，走筋络，风寒湿痹。生花椒树者，治脾胃寒冷，呕吐，恶心，翻胃；又有用治解梅疮毒，妇人下元虚寒或崩漏。”

7.《生草药性备要》:“消热,滋补,追风。”“养血散热,作茶饮;舒筋活络,浸酒祛风。”

8.《医林纂要》:“坚肾泻火。”

9.《本草再新》:“补气温中,治阴虚,壮阳道,利骨节,通经水,补血和血,安胎定痛。”

10.《湖南药物志》:“治肝风昏眩,四肢麻木,酸痛,内伤咳嗽,小儿抽搐。”

【用法用量】 内服:煎汤,10～15 g;或入丸、散;或浸酒;或捣汁服。外用:捣烂外敷。

【选方】 1. 治腰背痛,肾气虚弱,卧冷湿地当风所得　独活三两,寄生、杜仲、牛膝、细辛、秦艽、茯苓、桂心、防风、芎䓖、人参、甘草、当归、芍药、干地黄各二两。上十五味细锉,以水一斗,煮取三升。分三服。温身勿冷也。(《千金方》独活寄生汤)

2. 治下血不止后,但觉丹田元气虚乏,腰膝沉重少力　桑寄生为末,每服一钱,非时白汤点服。(《杨氏护命方》)

3. 治产后乳汁不下　桑寄生三两握,细锉碎,捣筛。每服三钱匕,水一盏,煎至七分。去滓温服,不拘时。(《普济方》寄生汤)

4. 治妊娠遍身虚肿　桑寄生一两,桑根白皮(锉,炒)三分,木香半两,紫苏茎叶一两,大腹二分半。上五味,细锉如麻豆大,拌匀,每服三钱匕,水一盏,煎至七分,去滓温服。(《圣济总录》寄生饮)

5. 治滑胎　菟丝子(炒熟)四两,桑寄生二两,川断二两,真阿胶二两。上药将前三味轧细,水化阿胶和为丸一分重。每服二十丸,开水送下,日再服。(《衷中参西录》寿胎丸)

【临床报道】 1. 治疗冠心病心绞痛　用桑寄生冲剂(每包相当于生药 39 g),开水冲服,每次 0.5～1 包,每日 2 次。疗程最短者 4 星期,最长 5 个月,平均 6 星期。共治疗 54 例,对心绞痛的有效率为 76%,其中显效率为 24%,以重度心绞痛及气滞血瘀偏阴虚者效果较好,这可能与其有养阴通络作用有关。47 例心电图检查结果:显效 12 例,好转 9 例,无效 25 例,加重 1 例[1,2]。

2. 治疗心律失常　用桑寄生注射液(每 2 ml 含生药 4 g)肌注,每次 2～4 ml,每日 2 次,或静脉注射 12 ml,或静脉滴注 18 ml,每日 1 次,14 d 为 1 个疗程。共治疗 37 例,对房性早搏或室性早搏疗效较佳,有效率分别为 55.5% 和 76.9%。对阵发性房颤亦有一定疗效,有效率为 75%[3]。

3. 治疗高血压病　用桑寄生 60 g,决明子 50 g。每日 1 剂,水煎服,30 d 为 1 个疗程。治疗期间不用西药,每日步行万步。共治疗原发性高血压病 65 例,结果显效 48 例,有效 13 例,无效 4 例。总有效率 93.8%。其中合并有冠心病者 5 例,症状全部获得好转。合并有高脂血症者,按标准检查 27 例,其有效率达 80%左右[4]。

【各家论述】 1.《本草汇言》:“此药寄生桑上,故专主形骸寄生之胞胎,寄生之痈肿,寄生之齿牙、须发,能安之,消之,坚之,长之,其功独著。若治腰痛、背强,治臂膝上下筋骨流痛者,以形类薜萝缠绊桑木,相似筋脉之循行连络,以类相应,故痛可止,强可柔,筋骨上下屈伸不利者,可疗之也。”

2.《本草崇原》:“寄生感桑气而寄生枝节间,生长无时不假土力,夺天地造化之神功。主治腰痛者,腰乃肾之外候,男子以藏精,女子以系胞,寄生得桑精之气,虚系而生,故治腰痛。盖肌肤者皮肉之余,齿者骨之余,发与须眉者血之余,胎者身之余。此余气寄生之物,而治余气之病,同类相感如此。”

3.《本经逢原》:“寄生得桑之余气而生,性专祛风逐湿,通调血脉,故《本经》取治妇人腰痛,小儿背强等病。血脉通调,而肌肤、眉须皆受其荫,即有痈肿,亦得消散矣。古圣触物取象,以其寓形榕木,与子受母气无异,故为安胎圣药。《别录》言女子崩中,产后余疾,亦是去风除湿,益血补阴之验。”

4.《本草求真》:“桑寄生号为补肾补血要剂,缘肾主骨,发主血,苦入肾,肾得补则筋骨有力,不致痿痹而酸痛矣。甘补血,血得补则发受其灌荫而不枯脱落矣。故凡内而腰痛、筋骨笃疾、胎堕,外而金疮、肌肤风湿,何一不藉此以为主治乎。”

4167 桑椹子 sāng shèn zǐ (《新修本草》)

【异名】 桑实(《五十二病方》),葚(《尔雅》),乌椹(《本草衍义》),文武实(《保命集》),黑椹(《本草蒙筌》),桑枣(《生草药性备要》),桑葚子(《本草再新》),桑粒(《东北药用植物志》),桑藨(《四川中药志》),桑果(江苏)。

【基原】 为桑科桑属植物桑 *Morus alba* L. 的干燥果穗。

【原植物】 参见“桑叶”条。

【采收加工】 5～6 月当桑的果穗变红色时采收,晒干或蒸后晒干。

【药材】 桑椹 *Fructus Mori*　主产于江苏、浙江、湖南、四川、河北、山东等地。

性状　聚花果由多数小瘦果集合而成,呈长圆形,长 1～2 cm,直径 5～8 mm。黄棕色、棕红色至暗紫色,有短果序梗。小瘦果卵圆形,稍扁,长 2 mm,宽 1 mm,外具肉质花被片 4 枚。气微,味微酸而甜。

品质标志　《中华人民共和国药典》2005 年版规定:照醇溶性浸出物测定法热浸法测定,本品 85%乙醇浸出物不得少于 15.0%。

【成分】 果穗含维生素 B_1、B_2 和胡萝卜素(carotene)[1];其脂类的脂肪酸主要为亚油酸(linoleic acid),油酸(oleic acid),软脂酸(palmitic acid),硬脂酸(stearic acid),尚有少量辛酸(caprylic acid),壬酸(pelargonic acid),癸酸(capric acid),肉豆蔻酸(myristic acid),亚麻酸(linolenic acid)等[2]。精油中含桉叶素(cineole),牻牛儿醇(geraniol),芳樟醇乙酸酯(linalyl acetate),芳樟醇(linalool),樟脑(camphor),α-蒎烯(α-pinene)和柠檬烯(limonene)等[3];磷脂:磷脂酰胆碱(phosphatidyl choline),溶血磷脂酰胆碱(lysophosphatidyl choline),磷脂酰乙醇胺(phosphatidyl ethanolamine),磷脂酸(phosphatidic acid),磷脂酰肌醇(phosphatidyl inositol),双磷脂酰甘油(diphosphatidyl glycerol)[4]。还含矢车菊素(cyanidin)和矢车菊苷(chrysanthemin)[5]。

【药理】 1. 对免疫功能的影响　桑椹对机体细胞免疫功能有明显增强作用,给 LACA 小鼠每日灌服桑椹水煎剂 12.5 g(生药)/kg,连续 10 d,可显著增加不同年龄组小鼠的 T 淋巴细胞[1]。桑椹能增强巨噬细胞的吞噬功能,与对照组相比较,其吞噬指数、吞噬百分率均有显著差别,另一方面,在 PFC 试验中,桑椹组的 PFC 形成细胞明显减少,抗体生成受到强烈抑制,说明桑椹具有抑制体液免疫的作用[2]。

2. 对造血功能的影响　灌服桑椹液后,红细胞低下模型小鼠的红细胞和血红蛋白能恢复至正常水平,说明桑椹能改善血虚状态，促进机体造血功能[2]。

3. 对 Na^+，K^+-ATP 酶活性的影响　给 3～24 月龄的 BALb/c 和 LACA 纯系小鼠每日灌服桑椹煎剂 12.5 g/kg，连续 2 星期。除 24 月龄老龄小鼠外，与同龄对照组比较均能显著降低红细胞膜 Na^+，K^+-ATP 酶活性。Na^+，K^+-ATP 酶与机体释放能量、供 Na^+ 和 K^+ 的主动转运有关，桑椹子降低该酶的活性可能是其滋补机制之一[3]。

【药性】　甘、酸，寒。归肝、肾经。

1.《新修本草》："味甘，寒，无毒。"

2.《本草衍义》："微凉。"

3.《滇南本草》："甘、酸。"

4.《本经逢原》："手足少阴、太阴血分药。"

5.《本草撮要》："入足厥阴、少阴经。"

【功用主治】　滋阴养血，生津，润肠。主治肝肾不足和血虚精亏的头晕目眩，耳鸣，须发早白，失眠，消渴，腰酸，肠燥便秘，秃疮。

1.《新修本草》："单食，主消渴。"

2.《本草拾遗》："利五脏关节，通血气。""久服不饥。"

3.《滇南本草》："益肾脏而固精，久服黑发明目。"

4.《纲目》："捣汁饮，解酒中毒。酿酒服，利水气，消肿。"

5.《玉楸药解》："治瘰淋，瘰疬，秃疮。"

6.《医林纂要》："补肺生肾水，敛魄拘魂。"

7.《随息居饮食谱》："滋肝肾，充血液，祛风湿，健步履，熄虚风，清虚火。"

【用法用量】　内服：煎汤，10～15 g；或熬膏、浸酒、生啖；或入丸、散。外用：浸水洗。

【宜忌】　脾胃虚寒便溏者禁服。

1.《杨氏产乳》："凡子不得与桑椹子食，令儿心寒。"

2.《本草经疏》："脾胃虚寒作泄者勿服。"

3.《本草省常》："多食致衄，孕妇忌之。"

【选方】　1. 健脾去湿，熄火消痰，久服轻身，发白转黑，面如童子　苍术（天精）、地骨皮（地精）各净末一斤，用黑桑椹（人精）取二十斤，揉碎入绢袋内压去渣，将前药投于汁内调匀，倾入磁罐内，密封口，搁于栏上，昼采日精，夜采月华，直待日月自然煎干，方取为末，蜜丸小豆大。每十丸，酒汤任下。（《医学入门》三精丸）

2. 治心肾衰弱不寐，或习惯性便秘　鲜桑椹 30～60 g。水适量煎服。（《闽南民间草药》）

3. 治瘰疬　文武实，黑熟者二斗许。以布袋取汁，熬成薄膏，白汤点一匙，日三服。（《保命集》文武膏）

4. 治头赤秃　捣黑椹取汁，每服一中盏，日三服。（《圣惠方》）

5. 治饮酒中毒　干桑椹二合。上一味，用酒一升，浸一时久。取酒旋饮之，即解。（《圣济总录》）

6. 治烫火伤　用黑熟桑椹子，以净瓶收之，久自成水。以鸡翎扫敷之。（《百一选方》）

【各家论述】　1.《本草经疏》："桑椹，甘寒益血而除热，为凉血补血益阴之药。消渴由于内热，津液不足，生津故止渴。五脏皆属阴，益阴故利五脏。阴不足则关节之血气不通，血生津满，阴气长盛，则不饥而血气自通矣。热退阴生，则肝心无火，故魂安而神自清宁，神清则聪明内发，阴复则变白不老。"

2.《本草述》："乌椹，益阴气便益阴血，血乃水所化，故益阴血，还以行水，风与血同脏，阴血益则风自息。"

4168 桑椹酒 sāng shèn jiǔ（《纲目》）

【基原】　为桑科桑属植物桑 *Morus alba* L. 的果穗同药曲酿成的酒。

【原植物】　参见"桑叶"条。

【采收加工】　4～6 月采摘红色桑椹，加药曲如常法酿酒即成。

【功用主治】　补益肝肾。主治肾虚水肿，耳鸣耳聋。

1. 宁源《食鉴本草》："补五脏，明耳目。"

2.《纲目》："利水气，消肿。"

【用法用量】　内服：5～10 ml。

【选方】　治水肿，或不下则满溢，若水下则虚竭，还胀　桑椹子并楮皮二件。先将楮皮细切，以水二斗，煮取一斗，去滓，入桑椹重煮五升，以好糯米五升酿为酒，每服一升。（《普济方》）

4169 桑螵蛸 sāng piāo xiāo（《本经》）

【异名】　蜱蛸（《尔雅》），蚀肬（《本经》），桑蛸（《吴普本草》），蟳蟭（《尔雅》郭璞注），乌洟、冒焦、螵蛸（《广雅》），致神、螳螂子（《别录》），桑上螳螂窠（《伤寒总病论》），野狐鼻涕（《酉阳杂俎》），赖尿郎（《本草便读》），刀螂子、老鸹芯脐（《河北药材》），螳螂蛋、尿唧唧（《山东中药》），流尿狗（《中药志》），猴儿包（《四川中药志》），螳螂壳（《江苏药材志》）。

【基原】　为螳螂科大刀螂属动物大刀螂 *Paratenodera sinensis* Saussure、小刀螂属动物小刀螂 *Statilia maculata* (Thunberg)、螳螂属动物南方刀螂 *Tenadera aridifolia* Stoll、巨斧螳螂属动物巨斧螳螂 *Hierodula patellifera* Serville 的卵鞘。

【原动物】　参见"螳螂"条。

【采收加工】　每年秋季至翌年春季在树上采集卵鞘，蒸 30～40 min，以杀死其中虫卵，晒干或烘干。

【药材】　桑螵蛸 *Oötheca Mantidis*　大刀螂主产于广西、云南、湖北、湖南、河北、辽宁、河南、山东、江苏、内蒙古、四川等地；小刀螂主产于浙江、江苏、安徽、山东、湖北等地；南方刀螂主产于华中、华东地区；巨斧刀螂主产于河北、山东、河南、山西等地。分别习称"团螵蛸"、"长螵蛸"、"黑螵蛸"。

性状　团螵蛸　略呈圆柱形或半圆形，由多层膜状薄片叠成，长 2.5～4 cm，宽 2～3 cm。表面浅黄褐色，上面带状隆起不明显，底面平坦或有凹陷。体轻，质松而韧，横断面可见外层为海绵状，内层为许多放射状排列的小室，室内各有一细小椭圆形卵，深棕色，有光泽。气微腥，味淡或微咸。

长螵蛸　略呈长条形，一端较细，长 2.5～5 cm，宽 1～1.5 cm。表面灰黄色，上面带状隆起明显，带的两侧各有一条暗棕色浅沟及斜向纹理。质硬而脆。

黑螵蛸　略呈平行四边形，长 2～4 cm，宽 1.5～2 cm。表面灰褐色，上带状隆起明显，两侧有斜向纹理，近尾端微向上翘。质硬而韧。

【成分】　1. 广腹螳螂　桑螵蛸（干燥卵鞘）含蛋白质、脂肪、枸橼酸钙（6 分子结晶水）。卵黄球含糖蛋白（glycoprotein）及脂蛋白（lipoprotein）。黑螵蛸带卵内层平均含氮 11.25%，不带卵外层平均含氮 14.50%[1]。左黏胶腺（left colleterial gland）含原儿茶酸（procatechuic acid）的苷[1]。

2. 薄翅螳螂　桑螵蛸含蛋白质、脂肪。卵黄球含糖蛋白及脂蛋白[2,3]。全虫棕色素与黄色素为胆绿素及其相类物质[4]。

3. 华北刀螂　桑螵蛸含蛋白质58.5%,脂肪11.95%,糖1.6%,还含粗纤维20.16%,水分2.81%,钙0.4%,铁,胡萝卜素样色素。团螵蛸带卵内层平均含氮10.53%,不带卵外层含氮13.09%[5]。

4. 长螳螂　桑螵蛸含蛋白质、脂肪、碳水化合物、粗纤维及铁、钙、胡萝卜素样色素[6]。

5. 小刀螂　桑螵蛸含蛋白质、脂肪及粗纤维等[7]。

【药理】　桑螵蛸可延长小鼠常压缺氧及游泳时间,增加小鼠胸腺、脾脏指数、睾丸指数和阳虚小鼠的体温,具抗利尿和降低高脂大鼠肝中LPO的作用,这些作用可能与其补肾、固精之功效有关。三种桑螵蛸的LD_{50}均大于320 g/kg[1]。

【炮制】　1. 桑螵蛸:取原药材,除去杂质,置蒸具内蒸约1 h,取出干燥。蒸制品可消除生品致泻作用。

2. 炒桑螵蛸:取净桑螵蛸,置锅内,用文火加热,炒至棕黄色具有焦斑,取出,放凉。

3. 盐桑螵蛸:取净桑螵蛸,加入盐水拌匀,闷润后置锅内,用文火加热,炒至有香气逸出时,取出放凉。盐桑螵蛸可增强益肾固精作用。

4. 酒桑螵蛸:取蒸过的净桑螵蛸,用酒喷洒均匀,微润,置锅内用文火加热,炒至微干,取出放凉。

饮片性状　桑螵蛸参见"药材"项。炒桑螵蛸表面焦黄色,略有焦斑。盐桑螵蛸形如炒桑螵蛸,味微咸。酒桑螵蛸形如炒桑螵蛸,略具酒气。

贮干燥容器内,密闭,置通风干燥处,防蛀。

【药性】　甘、咸,平。归肝、肾、膀胱经。

1.《本经》:"味咸,平。"

2.《吴普本草》:"神农:咸,无毒。"

3.《别录》:"甘,无毒。"

5.《纲目》:"肝、肾、命门药也。"

6.《本草经疏》:"气薄味厚,阴也。入足少阴、太阳经。"

7.《医林纂要》:"甘、咸、酸,温。"

8.《萃金裘本草述录》:"入肺、肾经。"

【功用主治】　固精缩尿,补肾助阳。主治遗精,早泄,阳痿,遗尿,尿频,小便失禁,白浊,带下。

1.《本经》:"主伤中,疝瘕,阴痿,益精生子,女子血闭腰痛,通五淋,利小便水道。"

2.《别录》:"疗男子虚损,五藏气微,梦寐失精,遗溺。久服益气养神。"

3.《药性论》:"主男子肾衰漏精,精自出,患虚冷者能止之。止小便利,火炮令热,空心食之。虚而小便利,加而用之。"

4.《本草衍义》:"治小便白浊。"

5.《绍兴本草》:"养阴滋肾,固精。"

6.《玉楸药解》:"起痿壮阳,回精失溺,温暖肝肾,疏通膀胱。治带浊淋漓,耳痛,喉痹,瘕疝,骨鲠。"

【用法用量】　内服:煎汤,5～10 g;研末,3～5 g;或入丸剂。外用:研末撒或油调敷。

【宜忌】　阴虚火旺或膀胱有湿热者慎服。

1.《别录》:"当火炙,不尔令人泄。"

2.《本草经集注》:"畏旋覆花。"

3.《药性论》:"畏戴椹(《宝庆本草折衷》按:此戴椹当是黄耆也)。"

4.《本草经疏》:"凡失精遗溺,火气太甚者宜少少用之。"

5.《本经逢原》:"阴虚多火人误用,反助虚阳,多致溲赤茎痛,强中失精,不可不知。"

【选方】　1. 治遗精白浊,盗汗虚劳　桑螵蛸(炙)、白龙骨等分。为细末。每服二钱,空心用盐汤送下。(《纲目》引《外台》)

2. 治产后小便不禁　桑螵蛸半两(炒),龙骨一两。上为细末。食前,粥饮调下二钱。(《妇人良方》)

3. 治小便不通　桑螵蛸三十枚,黄芩一两。上二物,以水一升煮,取四合顿服之。(《医心方》引《小品方》云解散)

4. 治男妇疝瘕作痛　桑螵蛸一两,小茴香一两二钱。共为末。每服二钱,花椒汤调服。(《方脉正宗》)

5. 治小儿咽喉肿痛塞闷　桑树上螳螂窠一两(烧灰),马勃半两。上件药都研令匀,炼蜜和丸如梧桐子大。三岁以下每服煎犀角汤调下三丸,三岁以上渐渐加之。(《圣惠方》)

6. 治聤耳　桑螵蛸一个,火上炙令焦黄色,研为细末,入麝香、轻粉各少许。先用绵展尽脓,干掺。(《百一选方》)

7. 治吹奶疼痛不止,或时寒热　桑螵蛸三枚(烧令断烟),皂荚一寸(去黑皮,涂酥炙微黄,去子)。上同捣为末。用酒一中盏,煎至六分,去滓温服。(《普济方》)

8. 治内臁　螵蛸一两,枯矾五分。共为末。以椒、茶、盐水洗净敷之。(《万氏秘传外科心法》)

【各家论述】　1.《宝庆本草折衷》:"《续说》云桑螵蛸本秘固之剂,而《经》注亦言其通利之功,何也?原此物本螳螂之遗体,假桑皮之精气,阴阳和同,必有妙用,故能秘能通也。"

2.《本草经疏》:"桑螵蛸入足少阴、太阳经。人以肾为根本,男子肾经虚损,则五藏气微,或阴痿,梦寐失精,遗溺。肾与膀胱为表里,肾得所养,则膀胱自固,气化则能出,故利水道通五淋也。"

3.《本经逢原》:"桑螵蛸,功专收涩,故男子虚损,肾虚阳痿,梦中失精,遗尿白浊方多用之。《本经》又言通五淋,利小便水道,盖取以泄下焦虚滞也。"

4170 桑蠹虫 sāng dù chóng (《别录》)

【异名】　蝤蛴(《诗经》),蝎、桑蠹、蛣蝠(《尔雅》),桑蝎(《千金方》),桑虫(《本草图经》),蛀虫(《纲目》),桑蚕(《景岳全书》),铁炮虫(《动物学大辞典》),老母虫(《四川中药志》)。

【基原】　为沟胫天牛科星天牛属动物星天牛 *Anoplophora chinensis* Forster、天牛科刺肩天牛属动物桑天牛 *Apriona germari*(Hope)或其近缘昆虫的幼虫。

【原动物】　参见"天牛"条。

【采收加工】　冬季于桑、柳、柑橘等树干中捕取,用酒醉死,晒干或烘干。

【药材】　桑蠹虫 *Larva Aprionae*　主产于四川。

性状　呈长筒状而略扁,乳白色或淡黄色。嘴部颜色较深,黄褐色至黑褐色。胸部3节,前胸较膨大,无足。腹部10节,虫体外表常较粗糙,折断面为黄白色。

【炮制】　拣净杂质,和糯米入锅内同炒,至米焦黑为度,取出,筛去米,放凉。

【药性】　苦,温。有毒。归心、肝经。

1.《别录》:"味甘,无毒。"

2.《纲目》:"甘,温,无毒。"

3.《本经逢原》:"甘,温,小毒。"

4.《玉楸药解》:“味苦,气平。入手少阴心、足厥阴肝经。”

5.《本草再新》:“入肝、脾、肺三经。”

【功用主治】 化瘀,止痛,止血,解毒。主治胸痹心痛,血瘀崩漏,瘀膜遮睛,痘疮毒盛不起,痈疽脓成难溃。

1.《别录》:“主心暴痛,金疮肉生不足。”

2.《本草拾遗》:“去气,补不足。治小儿乳霍。”(引自《纲目》)

3.《日华子》:“治胸下坚满,障翳瘀膜,风疹。”

4.《纲目》:“治小儿惊风,口疮,风疳,妇人崩中,漏下赤白,堕胎下血,产后下痢。”

5.《握灵本草》:“治痘疮倒靥。”

【用法用量】 内服:煎汤,3～6 g;或入丸、散。

【宜忌】 孕妇禁服。

《药性切用》:“脾虚血气弱者均大忌。”

【选方】 1. 治崩中漏下赤白　桑蝎烧灰,温酒服方寸匕,日二。(《千金方》)

2. 治胎漏下血不止　桑木中蝎虫,烧末,酒服方寸匕,日二。(《普济方》)

3. 治痘疮不发及痈疽不溃　桑蠹虫1～2条,捣,黄酒冲服。(《本草推陈》)

【各家论述】 1.《景岳全书》:“桑虫用以发痘,尝遍考《本草》、痘疹诸书,皆所不载,及审其性质,不过为阴寒湿毒之虫耳。惟其有毒,所以亦能发痘;惟其寒湿,所以最能败脾。且发痘者,不从血气而从毒药,痘虽起而终则败矣,此与揠苗者何异? 矧以湿毒侵脾,稚弱何堪,故每见多服桑虫者,毒发则唇肤俱裂,脾败则泄泻不止,前之既覆,后可见矣。”

2.《本经逢原》:“桑蠹虫,治痘疮毒盛白陷不起发者,用以绞汁和白酒酿服之即起。但皮薄脚散及泄泻畏食者服之,每致驳裂而成不救,不可不慎。”

4171 绢毛菊 juān máo jú (《新华本草纲要》)

【异名】 空桶参、空洞参、空空参(《陕西中草药》)。

【基原】 为菊科绢毛苣属植物绢毛菊的全草。

【原植物】 绢毛菊 *Soroseris gillii* (S. Moore) Stebb. [*Crepis gillii* S. Moore; *C. hookeriana* C. B. Clarke non Ball.; *S. hookeriana* (C. B. Clarke) Stebb.]　又名:金沙绢毛菊(《中国高等植物图鉴》)。

多年生草本。根圆锥形。茎短,直立。叶披针形,先端急尖,基部下延为叶柄,边缘羽状分裂或具有锯齿。头状花序,密集于茎端成圆柱形,常被有棕色柔毛;总苞片长 9～14 mm,外层总苞片 2 枚,线形,内层总苞片 4 枚;花全部舌状,舌片黄色而基部带黑色,舌片先端 5 齿裂。瘦果长圆形,冠毛基部草黄色或近白色。花果期7～9 月。

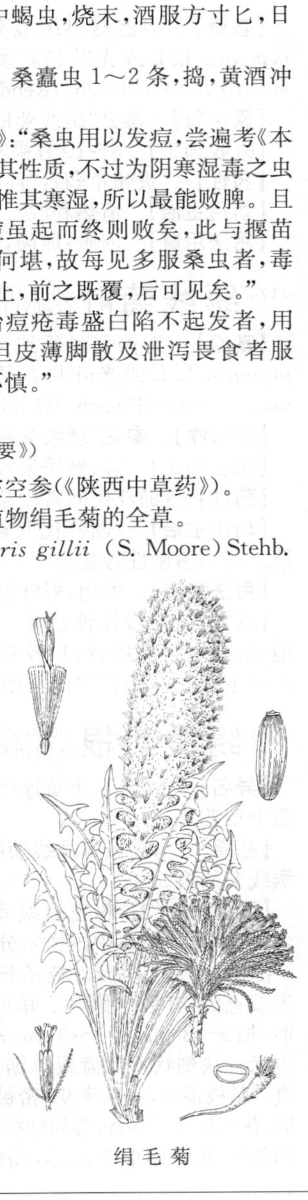
绢 毛 菊

生于海拔 3 900～5 500 m 的高山草甸、砾石山坡、灌丛边。分布于西藏。

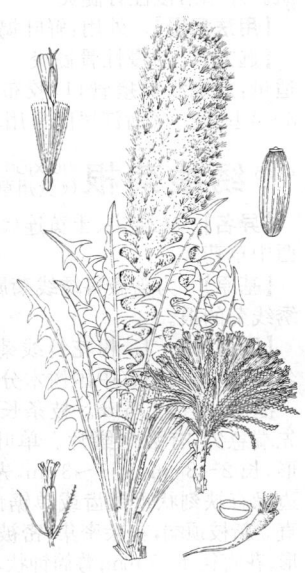

【采收加工】 7～9 月花开时采收,鲜用或切碎晒干。

【成分】 地上部分含愈创木内酯类化合物 3β, 8β-二羟基-11αH-愈创木基-4(15), 10(14)-二烯-12, 6α-内酯〔3β, 8β-dihydroxy-11αH-guaia-4(15), 10(14)-diene-12, 6α-olide〕, 3β, 8β-二羟基愈创木基-4(15), 10(14), 11(13)-三烯-12, 6α-内酯〔3β, 8β-dihydroxyguaia-4(15), 10(14), 11(13)-triene-12, 6α-olide〕, dentalacton, 10α-hydroxy-8-deoxy-10, 14-dihydrodeacylcinaropicrin, glucozaluzanin C, 8-epidea cylcinaropicrin glucoside[1]。单萜成分〔(1R, 4R, 5R)-5-benzoyloxybornan〕。苷类成分:(1R, 4R, 5R)-5-hydroxybornan-2-one 5-O-β-D-glucopyranoside, β-谷甾醇(β-sitosterol),胡萝卜苷(daucosterol),香叶木素(diosmetin),异木犀草素(isoluteolin),对甲氧基苯甲酸(*p*-methoxybenzoic acid),异香草酸(isovanillic acid), vanilloloside[1]。

【药性】 苦、微辛,寒。

1.《陕西中草药》:“味苦、微辛,性平。”

2.《西藏常用中草药》:“性寒,味苦。”

【功用主治】 清热解毒,凉血止血。主治感冒发热,咽喉肿痛,支气管炎,疮疖肿毒,乳腺炎,风湿痹痛,衄血,崩漏,带下,跌打损伤。

1.《陕西中草药》:“润肺镇咳,消炎,下乳,调经,止血。主治感冒咳嗽,支气管炎,乳腺炎,疮疖痈肿,乳汁不下,月经不调,崩漏,白带,衄血。”

2.《西藏常用中草药》:“清热解毒,利湿,止痛。主治跌打损伤,咽喉肿痛,风湿疼痛,炎症发烧。”

3.《青藏高原药物图鉴》:“退烧,治头部外伤,食物中毒。”

【用法用量】 内服:煎汤,6～12 g。

【选方】 1. 治乳腺炎　空洞参、瓜蒌各 12 g,水煎服。

2. 治鼻衄　空洞参 9 g,蝎子七 6 g,侧柏叶炭 6～9 g。将前二味药水煎后,混入侧柏炭服。(1、2 方出自《陕西中草药》)

4172 绣球 xiù qiú (《植物名实图考》)

【异名】 粉团花(《纲目拾遗》),紫阳花(《现代实用中药》),绣球花(《四川中药志》),土常山(《福建药物志》)。

【基原】 为虎耳草科绣球属植物绣球的根、叶或花。

【原植物】 绣球 *Hydrangea macrophylla* (Thunb.) Ser. [*Viburnum macrophyllum* Thunb.]　又名:八仙花(《植物名实图考》)。

落叶灌木,高 1 m。枝粗壮,有皮孔与叶迹。叶对生;叶片略厚,椭圆形、卵状椭圆形,长 8～16 cm,宽 4～9 cm,先端短渐尖,基部宽楔形,边缘除基部外具粗锯齿,上面鲜绿色,下面黄绿色,无毛或脉上有粗毛。伞房花序顶生,球形,径 10～20 cm;花梗有柔毛;全为不孕花,白色、粉红色或变为蓝色;萼片 4,阔卵形,全缘。花期6～9 月。

全国各地园林及民间庭院常有栽培。

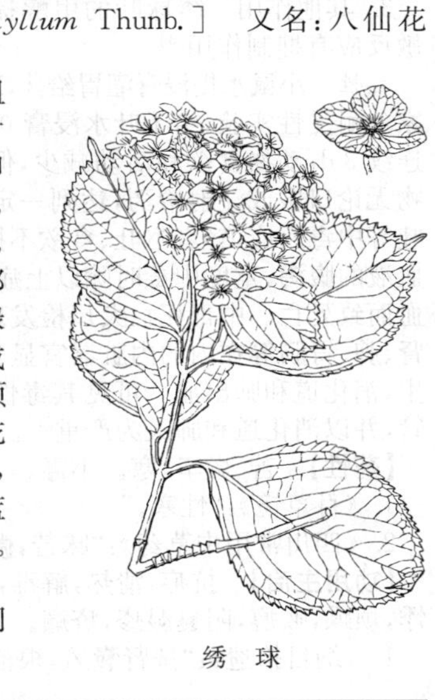
绣　球

【采收加工】 9～11月挖根，6～10月采叶，7～9月采花，均晒干。

【药材】 绣球 *Radix seu Folium seu Flos Hydrangeae Macrophyllae* 全国各地均产。

性状 叶多皱缩破碎。完整叶片呈椭圆形至宽卵形，长7～16 cm，宽4～10 cm，先端渐尖，基部楔形，边缘除基部外有粗锯齿，两面浅黄色至黑灰色，有时下面脉上有粗毛。叶柄长1～3 cm。革质，稍厚，易碎。气微，味苦、微辛，有小毒。伞房花序球形，多枯萎破碎。完整者直径为10～20 cm，浅黄色至棕褐色。萼片4枚，宽卵形或圆形，长1～2 cm，花序轴及花轴均有褐色短柔毛。质轻，柔软。气淡，味苦、微辛，有小毒。

【成分】 全株含氰苷：八仙花精(hydrangin)[1]。

根及其他部分含瑞香素(daphnetin)的甲基衍生物和伞形花内酯(umbelliferone)[2]。

叶含八仙花酚(hydrangenol)，八仙花酚-8-O-葡萄糖苷(hydrangenol-8-O-glucoside)，八仙花酚-8-O-D-吡喃半乳糖苷(hydrangenol-8-O-D-galactoside)，异八仙花苷(isohydrangenolglucoside)[3]，叶甜素(phyllodulcin)[4]。叶中含茵芋苷(skimmin)，顺式-2，4-二葡萄糖基氧化桂皮酸(*cis*-2，4-di-β-D-glucosyloxycinnamic acid)[5]。

地上部分尚含八仙花酚苷(hydrangenoside)A、B、C、D[6]；新鲜叶中含对氨基苯酚葡萄糖苷(*p*-aminophenyl-α-D-glucoside)[7]。

根中含八仙花酚及其异物体八仙花酸(hydrangeic acid)，以及半月苔酸(lunularic acid)[8]。

【药理】 1. 抗疟作用 鸡疟和鼠疟实验均证明，八仙花叶的水煎浸膏和醇提取物均有明显的抗疟作用。八仙花醇提取物(每1 ml相当于生药1 g)鸡疟实验证明，肌注给药最小有效量为1.5 ml/kg，能使小鸡末梢血液中疟原虫变形，数目减少至消失，与对照的常山、奎宁相比，强度介于两者之间[1]。以八仙花叶水煎剂浸膏片、总碱及总碱去甲乙部分和甲乙部分4种制剂给感染鼠疟原虫的小鼠灌胃给药，检血计算疟原虫生长抑制率，结果证明，与对照组相比，4种制剂均对鼠疟原虫的平均抑制率在99%以上[2]。

2. 子宫兴奋作用 本品醇提取物静注0.2 ml/kg，连续2次，可引起实验动物(鼠)短暂的子宫痉挛性收缩[1]。

3. 其他作用 绣球叶的甲醇提取物对小鼠被动皮肤过敏反应有抑制作用[3]。

毒性 小鼠水提浸膏灌胃给药，LD_{50}为10.03±3.08 g/kg。家兔耐受性实验，给予叶水浸膏0.4 g/kg灌胃，每日3次，连续3 d，动物食欲和活动减少，但未出现死亡[2]。醇提取物无论口服或注射给药，达到一定剂量时均能使犬发生呕吐等中毒反应，轻者呕吐、食欲不振、全身疲乏，并出现含有血液的腹泻；重度中毒时除以上症状外，尚有呕血并大量便血而致死亡。中毒死亡犬尸检发现主要病变为包括脑、肝、肾、脾、胃肠等在内的内脏器官显著充血与血管内皮细胞增生，消化道和肺出血。可见其毒性主要集中于全身毛细血管，并以消化道和肺最为严重[1]。

【药性】 苦、微辛，寒。小毒。

1.《百草镜》："性寒。"

2.《四川常用中草药》："味苦，微辛，有小毒。"

【功用主治】 抗疟，清热，解毒，杀虫。主治疟疾，心热惊悸，烦躁，喉痹，阴囊湿疹，疥癞。

1.《纲目拾遗》："洗肾囊风，根治喉烂。"

2.《现代实用中药》："抗疟药，功效与常山相仿，又用于心脏病。"

3.《四川中药志》1979年版："解毒。用于咽喉肿痛、疥癞。"

4.《福建药物志》："除烦热。主治胸闷、心悸、高血压、跌打损伤。"

【用法用量】 内服：煎汤，9～12 g。外用：煎水洗；或研末调涂。

【选方】 1. 治疟疾 绣球花叶10 g，黄常山6 g。用水400 ml，煎至200 ml，疟疾发作前服。(《现代实用中药》)

2. 治胸闷，心悸 绣球根、野菊花、漆树根各15 g，水煎服。(《福建药物志》)

3. 治喉烂 八仙花根，好醋磨，以翎毛蘸扫患处，涎出愈。(《纲目拾遗》引《传效方》)

4. 治肾囊风 以(绣球)花或叶焙燥研末，麻油调涂患处。(《本草推陈》)

4173 绣线菊子 xiù xiàn jú zǐ (《贵州草药》)

【基原】 为蔷薇科绣线菊属植物粉花绣线菊 *Spiraea japonica* L. f. 或光叶粉花绣线菊 *Spiraea japonica* L. f. var. *fortunei* (Planch.) Rehd. 的果实。

【原植物】 参见"绣线菊根"条。

【采收加工】 8～10月果实成熟时采收，晒干。

【药性】《贵州草药》："性凉，味苦。"

【功用主治】 清热利湿。主治痢疾。

【用法用量】 内服：煎汤，9～15 g。

4174 绣线菊叶 xiù xiàn jú yè (《浙江民间常用草药》)

【基原】 为蔷薇科绣线菊属植物粉花绣线菊 *Spiraea japonica* L. f. 或光叶粉花绣线菊 *Spiraea japonica* L. f. var. *fortunei* (Planch.) Rehd. 的叶。

【原植物】 参见"绣线菊根"条。

【采收加工】 春、秋季采收，鲜用或晒干研末用。

【药性】《浙江民间常用草药》："性平，味淡。"

【功用主治】《浙江民间常用草药》："消肿解毒，去腐生肌。外用治慢性骨髓炎。"

【用法用量】 外用：鲜叶捣敷；或干叶研末撒敷。

【选方】 治慢性骨髓炎 绣线菊，鲜叶捣烂或干叶研粉适量，加烧酒敷瘘管口，胶布固定，每2 d换药1次，连敷3～4星期。(《浙江民间常用草药》)

4175 绣线菊根 xiù xiàn jú gēn (《贵州草药》)

【异名】 火烧尖、土黄连(《贵州民间药物》)，蚂蝗梢(《陕西中草药》)。

【基原】 为蔷薇科绣线菊属植物粉花绣线菊或光叶粉花绣线菊的根。

【原植物】 1. 粉花绣线菊 *Spiraea japonica* L. f. 又名：日本绣线菊(《中国树木分类学》)。

灌木，高达1.5 m。枝条长细，枝近圆柱形。冬芽卵形，先端急尖，有数个鳞片。单叶互生；叶片卵形至卵状椭圆形，长2～8 cm，宽1～3 cm，先端急尖至短渐尖，基部楔形，边缘有缺刻状重锯齿或单锯齿。复伞房花序生于当年生的直立新枝顶端，花朵密集，密被柔毛；苞片披针形至线状披针形；花直径4～7 mm；萼筒钟状，内面有短柔毛，萼片三角形，先端急尖；花瓣卵形至圆形，粉红色；雄蕊25～30；花盘圆环形,约有10个不整齐的裂片。蓇葖果半开张,花柱顶生,萼片常直立。花期6～7月,果期8～9月。

原产日本、朝鲜。我国各地栽培供观赏用。

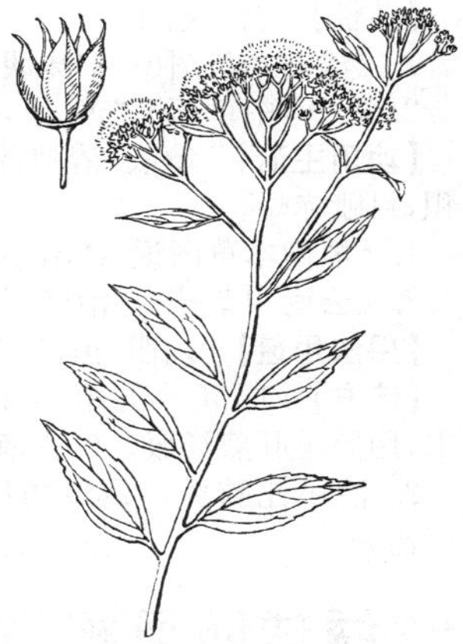

粉花绣线菊

2. 光叶粉花绣线菊 *S. japonica* L. f. var. *fortunei* (Planch.) Rehd. 又名:大绣线菊(《中国树木分类学》),绣线菊(《江苏南部种子植物手册》)。

此变种较高大,叶片长圆披针形,先端短渐尖,基部楔形,边缘具尖锐重锯齿,下面有白霜。复伞房花序直径4～8 cm,花粉红色。

生于海拔700～3 000 m的山坡、田野或杂木林下。分布于江苏、浙江、安徽、江西、山东、湖北、四川、贵州、云南、陕西等地。

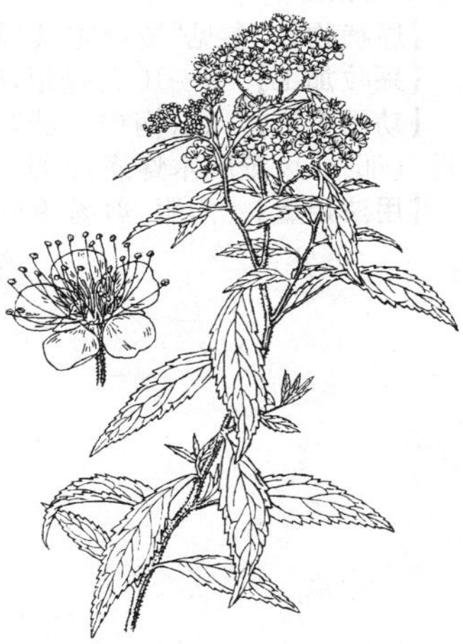

光叶粉花绣线菊

本植物的叶(绣线菊叶)、果实(绣线菊子)亦供药用,另设专条。

【采收加工】 7～8月挖根,晒干。

【成分】 1. 粉花绣线菊的根含二萜生物碱:绣线菊新碱(spirasine)Ⅰ、Ⅱ、Ⅲ、Ⅴ、Ⅵ、Ⅶ、Ⅷ[1~3],绣线菊碱(spiramine)A、B、C、D、P、Q、T、U、N、G[4~6],绣线菊亭(spiratine)A、B[7]。二萜类成分:绣线菊二萜醇(spiraminol)[9],spiramacetal,spiramadol,spiramilactone C、D[8]。

2. 光叶粉花绣线菊根含绣线菊新碱Ⅲ、Ⅳ、Ⅹ、Ⅺ、Ⅻ、ⅩⅣ、ⅩⅤ[9~12]。

【药理】 抗血小板凝集作用 从粉花绣线菊植物中纯化的绣线菊碱N-6在体外选择性抑制血小板活化因子(PAF)诱导的血小板聚集,并呈量效关系;2 mg/kg绣线菊碱N-6静注后明显抑制PAF和花生四烯酸(AA)诱导的血小板聚集;绣线菊碱N-6呈浓度依赖性减少PAF和AA引起血小板5-HT的释放[1]。

【药性】 苦、微辛,凉。

1. 《贵州民间药物》:"凉,苦,无毒。"

2. 《贵州民间方药集》:"有小毒。"

【功用主治】 清热解毒,止咳镇痛。主治咳嗽,头痛,牙痛,目赤翳障。

1. 《贵州民间药物》:"止咳,镇痛,治翳明目。"

2. 《浙江民间常用草药》:"治头痛。"

3. 《贵州草药》:"清热,利湿,驱风,止咳。"

4. 《陕西中草药》:"清热解毒。主治牙痛。"

【用法用量】 内服:煎汤,9～15 g。外用:煎水熏洗。

【宜忌】 《贵州草药》:"忌食酸辣食物。"

【选方】 1. 治咳嗽吐痰成泡,周身酸痛 土黄连(干品)60 g。熬水服,每日3次。(《贵州民间药物》)

2. 治头痛 绣线菊根、何首乌各9～15 g,水煎服。(《浙江民间常用草药》)

3. 治牙痛 蚂蝗梢30～60 g,水煎,加少量大油温服,或炖猪肉服。(《陕西中草药》)

4. 治眼睛红痛及头痛 土黄连15 g,紫苏叶6 g,白菊花3 g。煎服及熏洗。

5. 治风眼目翳 土黄连6 g,冰片1.5 g,人乳9 g。加水蒸熟,点眼角。(4、5方出自《贵州民间药物》)

4176 绣球防风 xiù qiú fáng fēng (《滇南本草》)

【异名】 白元参(《玉龙山药用植物》),绣球草、蜜蜂草、紫药(《云南中草药》)。

【基原】 为唇形科绣球防风属植物绣球防风的全草。

【原植物】 绣球防风 *Leucas ciliata* Benth.

一年生草本,高30～100 cm。茎直立,全株密被倒向黄色长毛。叶对生,卵状披针形或披针形,具疏锯齿,厚纸质,侧脉3～5对,叶柄短。轮伞花序腋生,球形;花萼管状;花冠白色或紫色,与萼筒等长或略伸出于萼筒,冠檐二唇形,上唇直伸,盔状,长圆形,下唇较上唇长1.5倍,呈3裂状;雄蕊4,花丝丝状,花药卵圆形,2室叉开;子房4裂,花柱柱状,柱头2裂。小坚果4枚,卵圆形,褐色而亮。花期7～10月,果期10～11月。

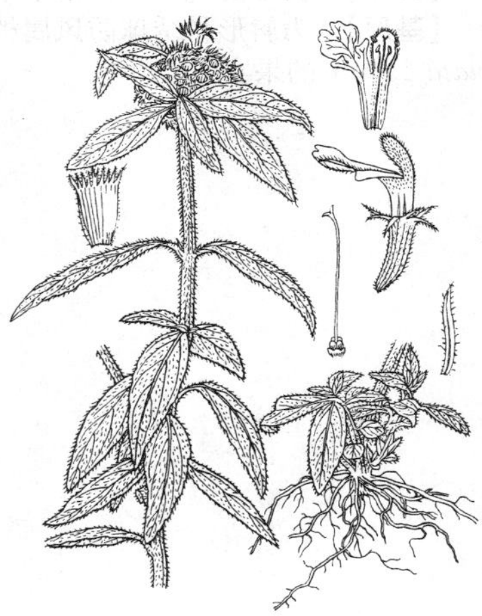

绣球防风

生于山谷溪边、路旁、灌丛或草滩等处。分布于广西、四川、贵州、云南等地。

本植物的果实(绣球防风果)、根(绣球防风根)亦供药用,另设专条。

【采收加工】 7～10月采收,切成长约1 cm的小段,晒干。

【药性】 苦、辛,平。归肝经。

1. 《滇南本草》:"味苦、辛,性微温。入肝经。"

2. 《滇南本草图说》:"味苦、淡,平,无毒。"

3. 《四川中药志》1979年版:"辛、苦,微寒。"

【功用主治】 疏肝活血,祛风明目,解毒。主治妇女血瘀经闭,胁肋疼痛,小儿雀目,青盲翳障,痈疽肿毒,杨梅结毒,疥癣,皮疹。

1. 《滇南本草》:"破肝家滞结郁气,疏肝气流结,破肝血,通经闭,祛风热,明目退翳遮睛。治小儿雀眼,白翳青盲,杀疳虫。"

2. 《滇南本草图说》:"主治杨梅结毒,痈疽发背,无名肿毒,洗癣疮,疥癞良。"

3.《云南中草药》:"治疮疡肿毒,皮疹。"

4.《西双版纳傣药志》:"治小孩水肿,暴发性皮疹,视物不清,眼红发干。"

【用法用量】 内服:煎汤,15～30 g;或研末。外用:煎水熏洗;或捣敷。

【宜忌】《滇南本草》:"肝虚者忌之。"

【选方】 1. 治小儿痞疳攻眼,雀眼青盲,白翳遮睛 绣球防风一两,蛤粉六钱(煅)。共为末,每服五分,白羊肝三钱,竹刀破开羊肝,将药入肝内,纻麻绑好,入瓦罐内,煎吃,忌盐。(《滇南本草》)

2. 治小孩水肿 绣球防风 5～15 g,水煎服。(《西双版纳傣药志》)

3. 治感冒,咳嗽,百日咳,小儿疳积 绣球防风 9～15 g。煎服。

4. 治牙龈出血 鲜绣球防风,嚼吞。(3、4 方出自《红河中草药》)

5. 治梅毒,痈疽发背,无名肿毒,癣疮,疥癞 绣球防风适量,外敷或外洗。(《昆明民间常用草药》)

4177 绣球防风果 xiù qiú fáng fēng guǒ (《云南中草药》)

【异名】 绣球防风子(《滇南本草图说》)。

【基原】 为唇形科绣球防风属植物绣球防风 *Leucas ciliata* Benth. 的果实。

【原植物】 参见"绣球防风"条。

【采收加工】 10～11 月采收果实,晒干。

【药性】 苦、淡,平。

1.《滇南本草图说》:"味淡,平,无毒。"

2.《云南中草药》:"苦、辛,微温。"

【功用主治】 解表,清肺,消疳。主治感冒,小儿肺炎,疳积,目眦赤烂。

1.《滇南本草图说》:"治小儿疳积,眼眦最效。"

2.《云南中草药》:"治感冒风寒,小儿肺炎。"

【用法用量】 内服:煎汤,3～9 g;或研末。

【选方】 1. 治小儿疳积,眼眦 绣球防风子、地草菓为末,用黑羊肝煎汤服。(《滇南本草图说》)

2. 治小儿肺炎 绣球防风果 15 g,水煎服。(《云南中草药》)

4178 绣球防风根 xiù qiú fáng fēng gēn (《云南中草药》)

【基原】 为唇形科绣球防风属植物绣球防风 *Leucas ciliata* Benth. 的根。

【原植物】 参见"绣球防风"条。

【采收加工】 9～10 月挖根,晒干。

【功用主治】《云南中草药》:"祛风解毒,舒肝理气。治肝气郁结,风湿麻木疼痛,痢疾,小儿疳积,皮疹,脱肛。"

【用法用量】 内服:煎汤,9～15 g。

十 一 画

4179 **球兰** qiú lán（《福建民间草药》）

【异名】 玉叠梅（《赣州志》），玉蝶梅（《植物名实图考》），铁加杯、金雪球、牛舌黄、石壁梅、金丝叶、绣球叶（《福建民间草药》），大石仙桃（《南宁市药物志》），爬岩板、草鞋板（《贵州民间药物》），壁梅、石梅（《全国中草药汇编》），绣球龙（《福建药物志》），厚叶藤、达斗藤（《广西药用植物名录》）。

【基原】 为萝藦科球兰属植物球兰的藤茎或叶。

【原植物】 球兰 *Hoya carnosa*（L. f.）R. Br.［*Asclepias carnosa* L. f.］ 又名：蜡兰、玉绣球（《广州植物志》）。

攀缘灌木。附生于树上或石上，全株有乳汁，茎节有气根。叶对生，肉质；叶片卵圆形至卵圆状长圆形，长4～9 cm，宽2～6 cm，先端钝，基部圆形；侧脉约4对。聚伞花序伞形状，腋生，有花约30朵；总花序梗和花梗被柔毛，花白色，直径2 cm；花萼5深裂；花冠辐状，花冠筒短，裂片外面无毛，内面具有乳头状突起；花粉块每室1个，伸长，侧边透明。蓇葖果线形，光滑。种子先端具白色绢质种毛。花期4～6月，果期7～8月。

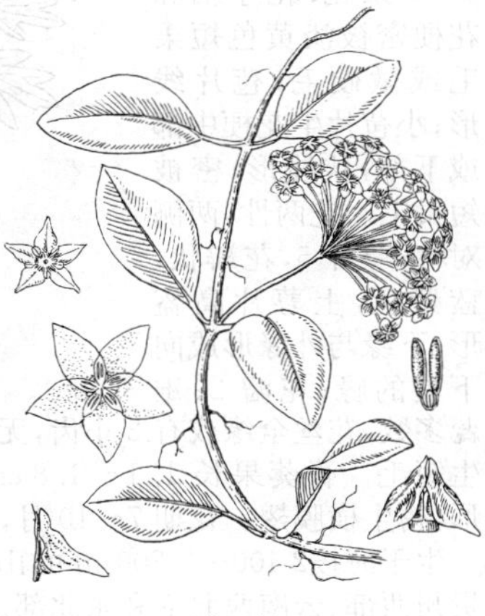

球 兰

生于平原和山地，附生于树上或石上。分布于福建、广东、广西、海南、云南、台湾等地。

【采收加工】 全年均可采，鲜用或晒干。

【成分】 茎和叶含球兰苷（hoyin）[1]，谷甾醇（sitosterol）和球兰脂（hoya fat）[2]。茎含甾体苷类成分：19-acetoxydigipurogenin Ⅱ，hoyacarnoside A、B、C、D、E、F、G、H、I、J、K、L、M、N、O、P、Q、R、S、T。寡糖：寡糖A、B、C[3]。

【药性】 苦，寒，小毒。

1.《贵州民间药物》："味微甘，性温，无毒。"

2.《全国中草药汇编》："苦，平。"

3.《福建药物志》："微苦，寒。"

4.《广西民族药简编》："有小毒。"

【功用主治】 清热解毒，祛痰止咳，通经下乳。主治流行性乙型脑炎，肺热咳嗽，睾丸炎，乳腺炎，痈肿，关节痛，产妇乳汁不通。

1.《贵州民间药物》："补虚弱，催乳。"

2.《全国中草药汇编》："清热解毒，祛风利湿。主治流行性乙型脑炎，肺炎，支气管炎，睾丸炎，风湿性关节炎，小便不利；外用治痈肿疔疮。"

3.《福建药物志》："清热解毒，祛痰止咳。主治麻疹并发肺炎，鼻衄，乳腺炎。"

【用法用量】 内服：煎汤，6～15 g，鲜品30～90 g，或捣烂绞汁。外用：鲜品，捣敷。

【选方】 1. 治流行性乙型脑炎　球兰鲜叶捣烂绞汁，加入30%葡萄糖，0.6%氯仿。1～2岁儿童每次10 ml，每增加1～2岁每次增服5 ml，10岁以上服30 ml，每日3～4次。

2. 治麻疹并发肺炎，支气管炎　球兰鲜叶60 g，鱼腥草15 g，水煎服。

3. 治风湿关节痛　鲜球兰60～95 g，猪脚1个。酌加酒水炖服。（1～3方出自《福建药物志》）

4. 治痈肿初起　鲜球兰叶1握，加红糖15 g（如有红晕灼痛者，则改加冬蜜1小杯），捣烂，加热，贴于患处，日换2次。（《福建民间草药》）

5. 治产妇乳汁不通　球兰15 g，水煎服或与猪肉煲服。（《广西民族药简编》）

4180 **理石** lǐ shí（《本经》）

【异名】 立制石（《本经》），肌石（《别录》），长理石（《本草经集注》），肥石、不灰木（《石药尔雅》）。

【基原】 为硫酸盐类石膏族矿物石膏（$CaSO_4 \cdot 2H_2O$）与硬石膏（$CaSO_4$）的集合体。

【原矿物】 理石 Gypsum and Anhydrite

石膏变种，属单斜晶系。个体纤维状、集合体细脉状或透镜状。新鲜面白色，风化面灰、黄、褐黄色，或被黏土质围岩污染，呈青灰等色调。条痕白色。新鲜断面呈丝绢光泽，或见解理面的反光亮点；风化面黯淡，无光泽。肉眼见不到解理面，只见平行纤维方向的解理纹和（或）斜交纤维的解理纹。断口不平坦至参差状。硬度2（脱水-硬石膏化则硬度增大），性脆，易碎。相对密度2.3（或随硬石膏化增大密度）。

形成于各种类型石膏层的裂隙或硬石膏层水化部位。山西、湖北、陕西等地均有。

【药材】 理石 *Gypsum and Anhydritum*　主产陕西、山西、湖北。

性状　本品为不规则块状。深灰色。体较轻，质硬脆，可砸碎，断面大部分粗糙，呈暗灰色，解理面可见到明显亮星；其中部分可见到直立的细纤维，纤维间亦可见到亮星。气、味皆淡。

鉴别　（1）石膏　参见"石膏"条。硬石膏　参见"长石"条。

（2）X射线衍射分析曲线：7.68（>10），4.31（5），3.82（10），3.08（6），2.88（2），2.80（1），2.70（2），2.61（1），2.54（1），2.51（1），2.46（1），2.22（2），由此表明理石主要组成矿物为石膏。

（3）差热分析曲线：吸热175 ℃（大），205 ℃（大）；放热

375 ℃(微);由 125 ℃始 230 ℃止失重;表明属石膏的特征;但不同于纯石膏曲线。

【药性】 辛、甘,寒。归胃经。

1.《本经》:"味辛,寒。"

2.《别录》:"甘,大寒,无毒。"

【功用主治】 清热散结,除烦止渴。主治身热心烦,消渴,积聚,痿痹。

1.《本经》:"主身热,利胃解烦,益精明目,破积聚,去三虫。"

2.《别录》:"除营卫中去来大热、结热,解烦毒,止消渴,及中风痿痹。"

3.《新修本草》:"酒渍服之。疗癖,令人肥悦。"

【用法用量】 内服:煎汤,15~30 g。

【宜忌】《本草经集注》:"滑石为之使,恶麻黄。"

4181 理肺散 lǐ fèi sǎn (《云南中草药》)

【异名】 接骨丹(《云南中草药选》),小接骨(《云南药用植物名录》),接骨草(《中国中药资源志要》)。

【基原】 为茜草科耳草属植物攀缘耳草的全株。

【原植物】 攀缘耳草 *Hedyotis scandens* Roxb.[*Oldenlandia scandens* (Roxb.) O. Kuntze.] 又名:凉喉茶(《西藏植物志》)。

草质藤本,攀缘状。主根发达,圆柱形,多弯曲。茎圆柱形,有槽及细条纹,具分枝,具明显托叶鞘。叶对生,纸质,长椭圆形或椭圆状披针形,先端渐尖,基部楔形,上面绿色,下面绿白色,两面平滑无毛,侧脉 3~4 对,全缘。聚伞花序顶生,密集;总花梗被柔毛;苞片线形,被毛;花萼漏斗状,先端具 4 浅齿,齿间有 2~3 枚腺体外凸;花冠白色,花冠筒长 2 mm,裂片 4,反曲,基部密生曲长柔毛;雄蕊 4,花药外露;柱头 2,密生短柔毛。果球形,直径约 5 mm,黑色。花期 8 月。

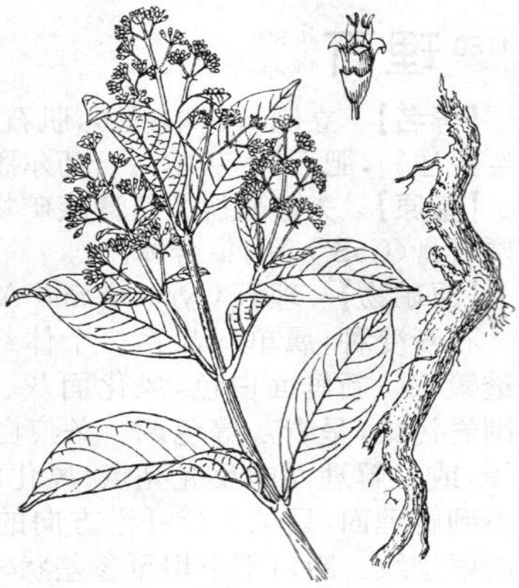

攀缘耳草

生于向阳山坡的灌木丛或疏林边缘。分布于广东、广西、云南、西藏等地。

【采收加工】 全年均可采,鲜用或切碎晒干。

【成分】 茎含表粘霉醇(epiglutinol)、羽扇豆醇(lupeol)、谷甾醇(sitosterol)、豆甾醇(stigmasterol)[1]。

【药性】 苦,凉。

1.《云南中草药》:"苦,凉。"

2.《全国中草药汇编》:"辛、苦,平。"

【功用主治】《云南中草药》:"消炎,续骨。主治肺炎,支气管炎,口腔炎,肺结核,骨折。"

【用法用量】 内服:煎汤,15~30 g。外用:鲜品捣敷;或干品研末调敷。

【选方】 1. 治肺炎,支气管炎,口腔炎 理肺散 30 g,水煎服。

2. 治肺结核 理肺散 30 g。炖肉服。

3. 治骨折 理肺散鲜品适量,捣烂敷患处。(1~3 方出自《云南中草药》)

4182 堵喇 dǔ lǎ (《植物名实图考》)

【异名】 化血丹(《玉龙本草》),紫草乌(《彝医植物药》)。

【基原】 为毛茛科乌头属植物紫乌头的块根。

【原植物】 紫乌头 *Aconitum episcopale* Lévl.

多年生草本。块根倒圆锥形。茎缠绕,有分枝,上部疏被短柔毛。叶互生;茎中部叶的叶片五角形,基部心形,3 裂达基部或近基部,中央全裂片菱形,近羽状深裂,侧全裂片斜扇形。总状花序有 3~8 朵花;花序轴和花梗密被淡黄色短柔毛或微硬毛;苞片线形;小苞片生花梗中部或下部,狭线形,密被短柔毛。花两性,两侧对称;萼片 5,花瓣状,蓝紫色,上萼片高盔形,下缘与外缘形成向下展的喙;花瓣 2;雄蕊多数,花丝全缘或有 2 小齿,无毛;心皮 5,无毛或上部疏生短毛。蓇葖果长 1.1~1.8 cm,无毛。种子多数,三棱形,密生横膜翅。花期 7~10 月,果期 8~11 月。

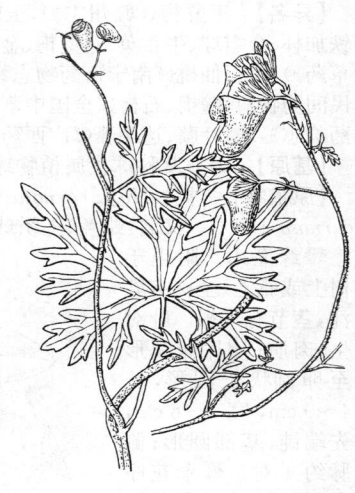

紫乌头

生于海拔2 400~3 200 m 的山地。分布于四川西南部、贵州西部、云南西北部和东北部。

【采收加工】 9~11 月采挖,晒干或烘干。

【药材】 堵喇 *Radix Aconiti Episcopalis* 产于四川、贵州、云南。

性状 根圆锥形,长 5~7 cm,直径 1~2 cm。表面黑褐色,极为皱缩,具多数粗纵沟纹。质坚硬,不易折断,断面紫黑色,略可见环状形成层。

鉴别 (1) 根横切面:后生皮层为 2~3 列细胞;皮层细胞 4~5 列,均不规则形,间有多数石细胞。形成层环于根上段、中段为六角形,下段略呈六边形。木质部束中的导管 1~2 列,于形成层的角隅大多呈 V 字形排列。中央为髓部。

粉末特征:石细胞长条形、梭形、类方形或不规则形,长 48~137 μm,直径 28~44 μm,纹孔及孔沟明显。淀粉粒均为单粒,长圆形、棒槌形、瓜子形或细条状,长 10~36 μm,直径 5~28 μm,脐点均不明显,少数可见层纹。

(2) 薄层色谱:取本品粉末 1 g,加 10%氨溶液 1 ml,乙醚 10 ml,冷浸 24 h,滤过。滤液挥干,残渣用二氯甲烷洗入 1 ml容量瓶定容,作为样品溶液。另取滇乌碱、塔拉乌头胺制成各 1 mg/1 ml 的二氯甲烷溶液作为对照品溶液。在高效硅胶 GF_{254} 薄层板上点样品和对照品溶液各 3 μl,以环己烷-乙酸乙酯-二乙胺(8∶1∶1)展开,取出,晾干,喷以碘化铋钾、碘化钾碘试液等容混合液显色,供试品色谱在与对照品色谱相应位置显同颜色的斑点。

【成分】 块根含生物碱成分：乌头诺辛(aconosine)，鹤乌碱(scopaline)，紫乌生碱(episcopalisine)，紫乌生宁碱(episcopalisinine)，紫乌亭碱(episcopalitine)，紫乌定碱(episcopalidine)[1]，紫草乌头碱甲(delavaconitine A)，滇乌碱(yunaconitine)[2]，准噶尔乌头碱(songorine)，塔拉胺(talatisamine)，14-乙酰塔拉胺(14-acetyltalatisamine)，异叶乌头定碱(heterophylloidine)，去乙酰异叶乌头定碱(deacetylheterophylloidine)[3]。

【药理】 1. 对心脏作用 紫乌生碱与乌头碱结构相似，但其致心律失常作用较乌头碱弱 600 倍，且在一定剂量范围内可明显拮抗乌头碱所致心律失常作用。紫乌生碱高浓度时使大鼠离体心房心率减慢，心收缩力增强，5×10^{-3} mol/L 紫乌生碱可明显拮抗 1.25×10^{-4} mol/L 乌头碱的增加心率、降低心缩力作用。麻醉大鼠腹腔注射紫乌生碱 20 mg/kg，可显著对抗 15 min 后静注乌头碱所致心律不齐，而腹腔注射乌头碱后 15 min 静注紫乌生碱 10 mg/kg，其抗乌头碱作用更佳，可明显减少乌头碱所致心律失常发生率及死亡[1]。

2. 局部麻醉作用 1%紫草乌头碱溶液表面麻醉作用约为可卡因的 2 倍，家兔角膜麻醉可维持 40～60 min[2]。

3. 镇痛作用 紫草乌头碱的镇痛作用较粉防己碱强而弱于吗啡[2]。

毒性 紫草乌头碱的小鼠皮下和静脉注射 LD_{50} 分别为 106 mg/kg 和 28 mg/kg；给麻醉犬静脉注射 10～12 mg/kg 能使其心率减慢，血压降低，呼吸停止而死亡[2]。

【药性】 辛，热，有毒。

【功用主治】 祛风湿，解毒，醒酒。主治风湿骨痛，跌打伤痛，解乌头、鸦片中毒及酒醉。

《植物名实图考》："解草乌毒，产缅地者能解百毒。"

【用法用量】 内服：煎汤，1.5～6 g；或入丸、散。外用：研末调敷；或醋、酒磨涂。

【宜忌】 本品有毒，用时遵医嘱，以免中毒，孕妇禁服。中毒症状为口舌麻木，继而四肢及全身发麻，呼吸抑制，手足抽搐，神志不清等。

【选方】 1. 治风湿跌打骨痛 紫草乌泡酒，少量内服，并外搽痛处。

2. 解乌头毒 紫草乌晒干研末，煎水服或兑水服；或在误服草乌中毒后鲜嚼本品。

3. 解酒醉 用紫草乌鲜品煎水服；或干品削粉兑水服。

4. 解吸食鸦片中毒 用紫草乌干品刮末兑水服；或采鲜品熬水服。

5. 治外伤出血 紫草乌研末撒于伤口上。(1～5 方出自《彝医植物药》)

4183 莙菜根 tián cài gēn (《纲目》)

【异名】 莙荙儿、莙荙根(《饮膳正要》)。

【基原】 为藜科甜菜属植物莙菜及糖萝卜的根。

【原植物】 1. 莙菜 *Beta vulgaris* L. var. *cruenta* Alef. 又名：甜菜(《中国农业百科全书》)。

二年生或多年生草本，高 60～120 cm。根圆锥形或纺锤形，肉质，外皮紫红色或黄白色。茎直立，有沟纹，光亮。基生叶有长柄，叶片长圆形，全缘而呈波状，叶面皱缩不平，略有光泽；下面有粗壮凸出的叶脉，先端钝，基部楔形，截形或略呈心形；茎生叶较小，卵形或披针状长圆形，先端渐尖，基部渐狭。花序圆锥状；花小，黄绿色，通常 2 个或数个聚生；花被 5 裂，裂片背部有棱，基部与子房结合，果期变硬，包覆果实；雄蕊 5，生于肥厚的花盘上；子房藏于花盘内，柱头 3 枚。胞果聚生，球状，褐色。种子扁平，双凸镜状，种皮革质，红褐色，光亮。花期 5～6 月，果期 7 月。

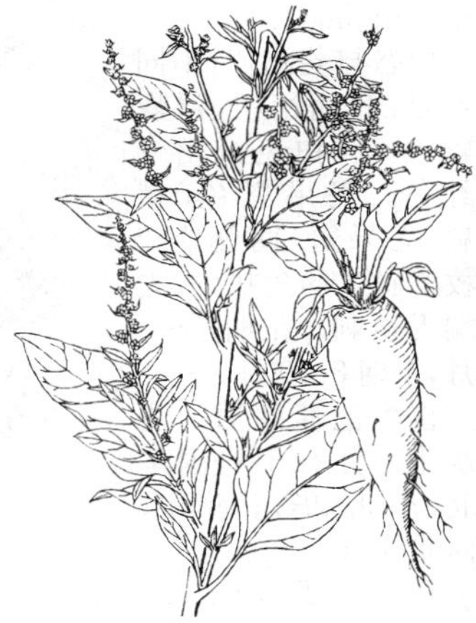

莙 菜

我国普遍栽培，以东北、内蒙古栽培较多。

本植物的茎、叶(莙荙菜)亦供药用，另设专条。

2. 糖萝卜 *B. vulgaris* L. var. *saccharifera* Alef.

形态与莙菜基本相似，但根为纺锤形，肥厚，外皮白色，富含糖分。

我国各地均有栽培，但以北方栽培面积最大。

【采收加工】 8～10 月采挖，切片，晒干。

【药性】 《饮膳正要》："甘，平，无毒。"

【功用主治】 《饮膳正要》："通经脉，下气，开胸膈。"

【用法用量】 内服：煎汤，15～30 g。

4184 菱 líng (《别录》)

【异名】 芰(《尔雅》)，水栗(《风俗通》)，芰实(《别录》)，菱角(《周礼注疏》)，水菱(《品汇精要》)，蓤、沙角(《纲目》)，菱实(《食物中药与便方》)。

【基原】 为菱科菱属植物菱、乌菱、无冠菱及格菱等的果肉。

【原植物】 1. 菱 *Trapa bispinosa* Roxb.

一年生水生草本。叶二型；浮生叶聚生于茎顶部，成莲座状；叶柄中部膨胀成海绵质气囊，被柔毛；叶片三角形，边缘上半部有粗锯齿，近基部全缘，上面绿色无毛，下面脉上有毛。沉浸叶羽状细裂。花两性，白色，单生于叶腋；花萼 4 深裂；花瓣 4；雄蕊 4；子房半下位，2 室，花柱钻状，柱头头状，花盘鸡冠状。坚果倒三角形，两端有刺。花期 6～7 月，果期 9～10 月。

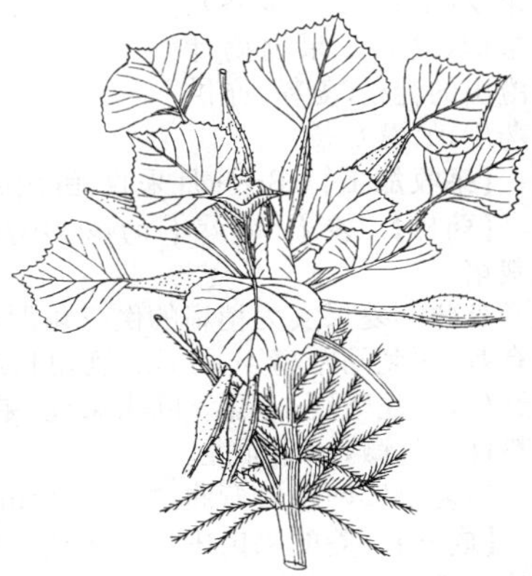

菱

生于池塘河沼中，各地均有栽培。

2. 乌菱 *T. bicornis* Osbeck

形态与菱相似，不同点在于：果实具两角，平展，先端向下弯曲，连角宽 4～6 cm。花期 7～8 月，果期 9～10 月。

各地均有栽培，分布于长江以南。

3. 无冠菱 *T. korshinskyi* V. Vassil. ［*T. japonica* Fler.］

又名：丘角菱(《东北草本植物志》)。

形态与菱相似，不同点是：叶柄稍粗，浮囊较大。花白色或稍带红色。坚果黑色，稍扁，无果冠，两侧有2枚稍斜上的角状刺，先端无逆刺。花期7～8月，果期8～9月。

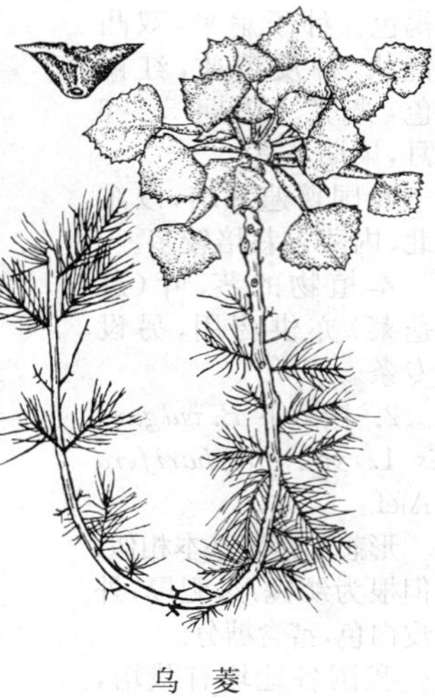

乌　菱

喜生池塘湖泊的浅水中。分布于我国华北、东北、华东、华中、西北等地。

4. 格菱 *T. natans* L. var. *komarovii* V. Vassil. ［*T. pseudoincisa* Nakai］

形态与菱相似，不同点在于：叶柄中上部有狭长圆形海绵质的气囊。坚果倒三角形；肩角平伸或稍斜上，先端有倒刺，腰角无，其位置上常有丘状突起。花期6～7月，果期9～10月。

生于湖泊中。分布黑龙江、吉林及华北各地。

本植物的叶(菱叶)、果皮(菱壳)、茎(菱茎)、果柄(菱蒂)、果肉捣汁澄出的淀粉(菱粉)亦供药用，另设专条。

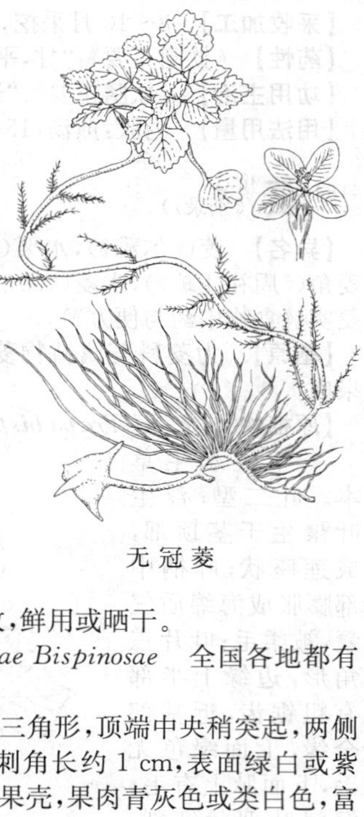

无冠菱

【采收加工】 8～9月采收，鲜用或晒干。

【药材】 菱 *Fructus Trapae Bispinosae* 全国各地都有栽培。

性状　菱果实为稍扁的倒三角形，顶端中央稍突起，两侧有刺，两刺间距离4～5 cm，刺角长约1 cm，表面绿白或紫红色，果壳坚硬，木化。除去果壳，果肉青灰色或类白色，富粉性。气微，味甜而涩。

乌菱果实两角较弯曲，宽7～8 cm。

【成分】 菱的果肉中含甾体化合物：4，6，8(14)，22-麦角甾四烯-3-酮〔4，6，8(14)，22-ergostatetraen-3-one〕，22-二氢-4-豆甾烯-3，6-二酮(22-dihydrostigmast-4-en-3，6-dione)，β-谷甾醇(β-sitosterol)[1]。

乌菱干果含鞣质：乌菱鞣质(bicornin)，玫瑰鞣质(rugosin) D，喜树鞣质(camptothin) B，新唢呐草素(tellimagrandin) Ⅰ、Ⅱ，长梗马兜铃素(pedunculagin)及1，6-二-O-没食子酰-β-D-葡萄糖(1，6-di-O-galloyl-β-D-glucose)，2，3-二-O-没食子酰-β-D-葡萄糖(2，3-di-O-galloyl-β-D-glucose)，1，2，3-三-O-没食子酰-β-D-葡萄糖(1，2，3-tri-O-galloyl-β-D-glucose)，1，2，6-三-O-没食子酰-β-D-葡萄糖(1，2，6-tri-O-galloyl-β-D-glucose)，1，2，3，6-四-O-没食子酰-β-D-葡萄糖(1，2，3，6-tetra-O-galloyl-β-D-glucose)，6-O-二-没食子酰-1，2，3-三-O-没食子酰-β-D-葡萄糖(6-O-digalloyl-1，2，3-tri-O-galloyl-β-D-glucose)[2]。

【药性】 甘，凉。归脾、胃经。

1.《别录》："味甘，平。无毒。"

2.《千金方》："味甘、辛，平。无毒。"

3.《食疗本草》："生食性冷。"

4.《日用本草》："味甘，寒。无毒。"

5.《医林纂要》："甘、涩，咸，寒。"

6.《随息居饮食谱》："鲜者甘凉，熟者甘平。"

【功用主治】 健脾益胃，除烦止渴，解毒。主治脾虚泄泻，暑热烦渴，消渴，饮酒过度，痢疾。

1.《别录》："主安中补脏，不饥轻身。"

2.《本草图经》："解丹石毒。"

3.《滇南本草》："治一切腰腿筋骨疼痛，周身四肢不仁，风湿入窍之症。"

4.《纲目》："解伤寒积热，止消渴，解酒毒，射罔毒。"

5.《医林纂要》："止渴，除烦，清暑。"

6.《食物考》："生啖宽中，清胃除热。老则甘香，补中益气。生者解酒。"

7.《本草求原》："止渴，除五脏邪热，心胸浮热，肠胃积热，止痢。"

8.《食物中药与便方》："利尿通乳。"

9.《沙漠地区药用植物》："清热解毒。"

10.《全国中草药汇编》："健胃止痢，抗癌。主治胃溃疡，痢疾，食管癌，乳腺癌，子宫颈癌。"

【用法用量】 内服：煎汤，9～15 g，大剂量可用至60 g；或生食。清暑热，除烦渴，宜生用；补脾益胃，宜熟用。

【宜忌】 脾胃虚寒，中焦气滞者慎服。

1.《食疗本草》："令人脏冷，损阳气，痿茎。多食令人腹胀满者，可暖酒和姜饮一两盏即消矣。"

2.《本草图经》："性冷不可多食。"

3.《宝庆本草折衷》："忌蜜，畏姜。"

【选方】 1. 治食管癌　菱实、紫藤、诃子、薏苡仁各9 g。煎汤服。(《食物中药与便方》)

2. 治消化性溃疡，胃癌初起　菱角60 g，薏苡仁30 g，水煎当茶饮。(《常见抗癌中草药》)

4185 菱叶 líng yè
(《滇南本草》)

【基原】 为菱科菱属植物菱 *Trapa bispinosa* Roxb. 或其同属植物的叶。

【原植物】 参见"菱"条。

【采收加工】 6～7月采收，鲜用或晒干。

【药性】 甘，凉。

【功用主治】 清热利湿。主治小儿走马牙疳，疮肿。

1.《滇南本草》："晒干为末，搽小儿走马牙疳。"

2.《中国药用植物图鉴》："治小儿头疮及增强视力。"

3.《福建药物志》："清热利湿。"

【用法用量】 外用：研末搽；或鲜品捣敷。内服：煎汤，6～15 g，鲜品加倍。

4186 菱壳 líng ké
(《纲目拾遗》)

【异名】 菱皮(《滇南本草》)，乌菱壳(《纲目》)，风菱角

(《医宗汇编》)。

【基原】 为菱科菱属植物菱 *Trapa bispinosa* Roxb. 或其同属植物的果皮。

【原植物】 参见"菱"条。

【采收加工】 8～9 月收集果皮,鲜用或晒干。

【药性】 南药《中草药学》:"甘,涩,平。"

【功用主治】 涩肠止泻,止血,敛疮,解毒。主治泄泻,痢疾,胃溃疡,便血,脱肛,痔疮,疔疮。

1.《滇南本草》:"烧灰为末,调菜油搽痔疮。"

2.《纲目》:"入染须发方。""亦止泄痢。"

3.《纲目拾遗》:"治头面黄水疮,无名肿毒,天泡疮,脱肛。"

4.《本草推陈》:"止便血。"

【用法用量】 内服:煎汤,15～30 g,大剂量可用至 60 g。外用:烧存性研末调敷;或煎水洗。

【选方】 1. 治赤痢久不愈者 用新鲜红菱连壳捣烂,绞自然汁一饭碗,加白糖霜少许,隔汤炖略温,清晨空心服,每日一服。(《种福堂公选良方》)

2. 治胃癌、食管癌、贲门癌 鲜菱角 250 g,洗净,不去壳,置石臼中捣烂,加水绞汁,调蜜或白糖,早饭前和临睡前分服。(《福建药物志》)

3. 治头面黄水疮 隔年老菱壳,烧存性,麻油调敷。(《纲目拾遗》引《医宗汇编》)

4. 治无名肿毒及天泡疮 老菱壳烧灰,香油调敷。(《纲目拾遗》引《医抄》)

4187 菱茎 líng jīng (《食鉴本草》)

【异名】 菱草茎(《食物中药与便方》)。

【基原】 为菱科菱属植物菱 *Trapa bispinosa* Roxb. 或其同属植物的茎。

【原植物】 参见"菱"条。

【采收加工】 6～7 月开花时采收,鲜用或晒干。

【药性】 甘,凉。

1. 柴裔《食鉴本草》:"味甘、涩,无毒。"

2.《福建药物志》:"甘,凉。"

【功用主治】 清热利湿。主治胃溃疡,疣赘,疮毒。

1. 柴裔《食鉴本草》:"治不服水土良。"

2.《本草推陈》:"治胃溃疡,胃癌,子宫颈癌,多发性疣赘。"

3.《福建药物志》:"清热利湿。"

【用法用量】 内服:煎汤,鲜品 30～45 g。外用:捣烂敷、搽。

【选方】 1. 治胃溃疡及胃癌、子宫颈癌 菱茎 30～45 g,苡米仁 30 g。煎汤代茶连续服。(《本草推陈》)

2. 治小儿头部疮毒,酒毒(宿醉) 鲜菱草茎(去叶及须根)60～120 g,水煎服。(《食物中药与便方》)

4188 菱粉 líng fěn (《纲目拾遗》)

【基原】 为菱科菱属植物菱 *Trapa bispinosa* Roxb. 或其同属植物的果肉捣汁澄出的淀粉。

【原植物】 参见"菱"条。

【采收加工】 果实成熟后采收,去壳,取其果肉,捣汁澄出淀粉,晒干。

【功用主治】《纲目拾遗》:"补脾胃,强脚膝,健力益气,耐饥,行水,去暑解毒。"

【用法用量】 内服:10～30 g,沸水冲。

【宜忌】《纲目拾遗》:"食菱粉而腹胀者,用姜汤或酒解之。"

4189 菱蒂 líng dì (《纲目拾遗》)

【基原】 为菱科菱属植物菱 *Trapa bispinosa* Roxb. 或其同属植物的果柄。

【原植物】 参见"菱"条。

【采收加工】 采果时取其果柄,鲜用或晒干。

【功用主治】 解毒散结。主治胃溃疡,疣赘。

1.《纲目拾遗》:"治疣子。"

2.《本草推陈》:"治胃溃疡,胃癌及多发性疣赘,食管癌,妇人子宫颈癌。"

【用法用量】 内服:煎汤,鲜品 30～45 g。外用:鲜品擦拭或捣汁涂。

【选方】 1. 治胃溃疡,胃癌,子宫颈癌 菱之果柄 45 g,苡米仁 30 g。煎汤代茶持续服。(《本草推陈》)

2. 治疣子 用鲜水菱蒂搽一二次,即自落。(《纲目拾遗》)

【临床报道】 治疗皮肤疣 取鲜菱蒂在患部不断擦拭,每次约 2 min,每日 6～8 次。治疗青年扁平疣 56 例,全部治愈;寻常疣 18 例,17 例治愈,1 例无效;尖锐湿疣 3 例,2 例治愈,1 例无效;传染性软疣 5 例,4 例治愈(其中 1 例复发),1 例无效。有效病例一般在 15 d 左右,皮损完全脱落[1]。

4190 菱叶山蚂蝗 líng yè shān mǎ huáng (《贵州草药》)

【异名】 小粘子草(《贵州草药》)。

【基原】 为豆科长柄山蚂蝗属植物长柄山蚂蝗的根、叶。

【原植物】 长柄山蚂蝗 *Podocarpium podocarpum* (DC.) Yang et P. H. Huang [*Desmodium podocarpum* DC.] 又名:圆菱叶山蚂蝗(《中国主要植物图说·豆科》)。

小灌木,高 50～100 cm。茎有棱;叶互生;托叶线状披针形;三出复叶,顶生小叶圆状菱形,先端骤急尖或钝,基部宽楔形,侧生小叶较小,斜卵形。花序顶生者成圆锥状,腋生者成总状;花紫红色;花萼疏被柔毛,萼齿短;花冠蝶形;雄蕊 10,单体。荚果长约 16 mm,通常具 2 节,背部弯,被钩状小毛;节深裂达腹缝线,上部截形,基部楔形。花期 7～8 月,果期 8～9 月。

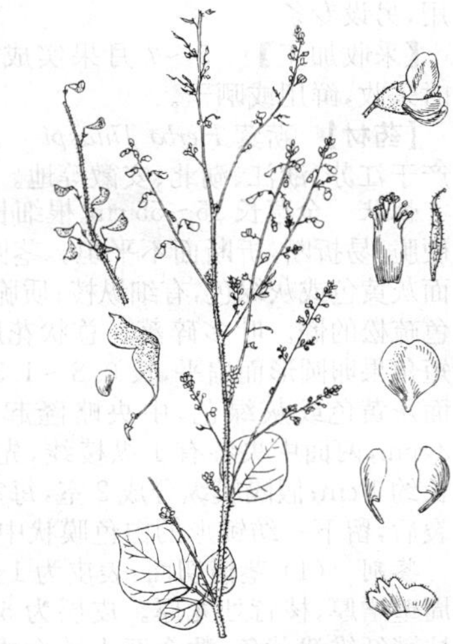

长柄山蚂蝗

生于山地草坡或林下。分布于江苏、浙江、安徽、江西、山东、河南、湖北、湖南、广西、四川、贵州、云南、陕西、甘肃、台湾等地。

【采收加工】 7～10 月采收,鲜用或切段晒干。

【药性】《贵州草药》:"苦,温。"

【功用主治】《贵州草药》:“发表散寒,止血。治感冒,咳嗽,刀伤。”

【用法用量】内服:煎汤,9～15 g。外用:捣敷。

【选方】1. 治感冒　小粘子草根、山苏麻、虎掌草根(溪畔银莲花)各 9 g。煎水服。

2. 治刀伤　小粘子草叶,适量,捣绒。敷患处。(1、2 方出自《贵州草药》)

4191 菥蓂 xī mǐng (《本经》)

【异名】大荠(《尔雅》),蔑菥、大蕺、马辛(《本经》),析目、荣目、马驹(《吴普本草》),老荠(《尔雅》郭璞注),遏蓝菜(《救荒本草》),花叶荠、水荠(《植物名实图考》),老鼓草(《中国药用植物志》),苏败酱、瓜子草(《中药志》)。

【基原】为十字花科遏蓝菜属植物菥蓂的全草。

【原植物】菥蓂 *Thlaspi arvense* L.　又名:洋辣罐(辽宁),苦稽(甘肃),苦菜(安徽),犁头草(陕西),臭虫草(江苏)。

一年生草本,高 9～60 cm。茎直立,有棱。基生叶叶柄长 1～3 cm;叶片倒卵状长圆形,先端圆钝或急尖,基部抱茎,两侧箭形,边缘具疏齿。总状花序顶生;花白色;萼片 4,直立,卵形,先端圆钝;花瓣 4,长圆状倒卵形;雄蕊 6,分离;雌蕊 1,子房 2 室,柱头头状,近 2 裂,花柱短或长。短角果近圆形或倒宽卵形,扁平,周围有宽翅,先端有深凹缺。种子 5～10 颗,卵形,长约1.5 mm,稍扁平,棕褐色,表面有颗粒状环纹。花果期 5～7 月。

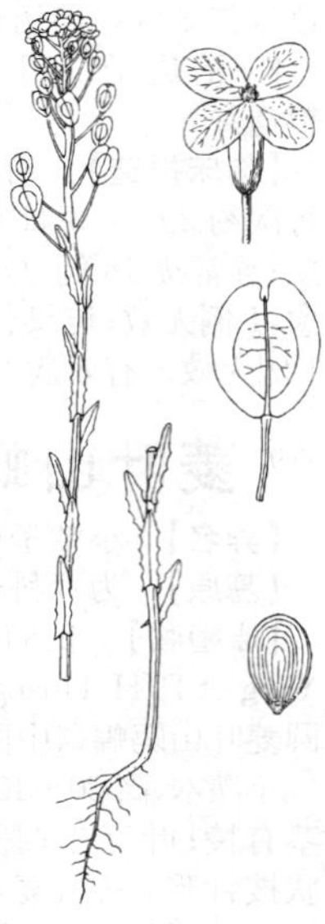

菥　蓂

生于平地路旁、沟边或村落附近。分布几乎遍及全国。

本植物的种子(菥蓂子)亦供药用,另设专条。

【采收加工】5～7 月果实成熟时采收,鲜用或晒干。

【药材】菥蓂 *Herba Thlaspi*　主产于江苏、浙江、湖北、安徽等地。

性状　全草长 15～55 cm。根细长圆锥形;表面灰黄色;质硬脆,易折断,折断面不平坦。茎圆柱形,直径 1～5 mm;表面灰黄色或灰绿色,有细纵棱;质脆易折断,折断面中央有白色疏松的髓。叶多碎落。总状花序生于茎枝顶端及叶腋。短角果卵圆形而扁平,长 0.8～1.5 cm,宽 0.5～1.3 cm;表面灰黄色或灰绿色,中央略隆起,边缘有宽翅,宽 1.5～3 mm,两面中央各有 1 纵棱线,先端凹陷,基部有细果柄,长约 1 cm;假隔膜纵分成 2 室,每室有种子 5～7 粒,果实开裂后,留下一纺锤形的白色膜状中隔。气微,味淡。

鉴别　(1) 茎横切面:表皮为 1 列类方形薄壁细胞,外平周壁增厚,棱背处尤厚。皮层为 5～10 余列薄壁细胞。中柱鞘纤维浅黄色,数个至十数个成群,壁微木化或非木化。韧皮部狭窄,木质部导管多角形,直径 10～55 μm,浅黄色,常数个成群。维管束间为浅黄色的木化纤维所充满,宽 10～25 列细胞。髓部宽阔,周围 5～10 列细胞壁稍厚,木化,具圆形或长形单纹孔。

(2) 取本品果枝粉末 1 g,加石油醚(沸程 30～60 ℃) 5 ml,冷渍 24 h,滤过。滤渣挥尽溶剂,加甲醇 5 ml,于70 ℃水溶中回流 30 min,趁热过滤。取滤液 1～2 滴于表面皿上,滴加 3% 碘-重氮化钠试液(重氮化钠 0.3 g,溶解于 0.1 mol/L的碘试液 10 ml 中即得)1～2 滴,混匀,即有细小的气泡产生(检查芥子苷)。

【成分】全草含芥子油苷 (glucosinolate)[1],内有黑芥子苷(sinigrin)[2]。

【药理】杀菌等作用　黑芥子苷经酶水解成黑芥子油后,有杀菌作用[1]。黑芥子苷可用于痛风治疗以增加尿酸的排出[2]。

【炮制】取原药材,除去杂质,抢水洗净,润透,切段,干燥。

饮片性状　为不规则形的段,茎、叶、果混合,茎呈圆柱形,黄绿色或灰黄色,有细棱线,质脆,切面中部有髓。叶互生,多脱落,黄绿色。果实卵圆形而扁平,表面灰绿色或灰黄色,边缘有翅。气微,味淡。

贮干燥容器中,密闭,置通风干燥处。防霉。

【药性】苦、甘,微寒。归肝、脾经。

1.《纲目》:“甘,平,无毒。”

2.《福建中草药》:“微苦,平。”

3. 南药《中草药学》:“入脾、胃经。”

【功用主治】清热解毒,利水消肿。主治目赤肿痛,肺痈,肠痈,泄泻,痢疾,白带,产后瘀血腹痛,消化不良,肾炎水肿,肝硬化腹水,痈疮肿毒。

1.《纲目》:“和中益气,利肝明目。”

2.《全国中草药汇编》:“主治阑尾炎,肺脓疡,痈疖肿毒,丹毒,子宫内膜炎,白带,肾炎,肝硬化腹水,小儿消化不良。”

3.《福建药物志》:“行气和血,利尿消肿。主治产后瘀血痛,肝硬化腹水。”

【用法用量】内服:煎汤,10～30 g,鲜品加倍。

【选方】1. 治肾炎　菥蓂鲜全草 30～60 g,水煎服。

2. 治产后子宫内膜炎　菥蓂干全草 15 g,水煎,调红糖服。(1、2 方出自《福建中草药》)

3. 治产后瘀血痛　菥蓂 15 g,水煎,冲失笑散(五灵脂、蒲黄)10 g 服。(《福建药物志》)

4. 消翳肉　菥蓂捣汁,点眼。(《食物考》)

4192 菥蓂子 xī mǐng zǐ (《本经》)

【基原】为十字花科遏蓝菜属植物菥蓂 *Thlaspi arvense* L. 的种子。

【原植物】参见“菥蓂”条。

【采收加工】5～7 月果实成熟时,割取全株,打下种子,晒干,扬净。

【药材】菥蓂子 *Semen Thlaspi*　主产于江苏、浙江、湖北、安徽等地。

性状　种子扁圆形,长约 1.8 mm,宽约 1.2 mm;表面棕黑色,两面各有 5～7 条突起的偏心性环纹,基部尖,并有小凹。种皮薄,无胚乳,子叶直叠。气微,味淡。

【成分】含黑芥子苷(sinigrin),芥子酶与挥发油,脂肪油[1],脂肪油中含有二十碳-11-烯酸甲酯 (methyl eicos-11-enate)[2]。

【药性】辛,微温。归肝经。

1.《本经》:“味辛,微温。”

2.《别录》:“无毒。”

3.《新修本草》:“其味甘而不辛也。”

【功用主治】 明目，祛风湿。主治目赤肿痛，障翳胬肉，迎风流泪，风湿痹痛。

1.《本经》："主明目，目痛泪出，除痹，补五脏，益精光，久服轻身不老。"

2.《别录》："疗心腹腰痛。"

3.《药性论》："治肝家积聚，眼目赤肿。"

4.《全国中草药汇编》："祛风除湿，和胃止痛。主治风湿性关节炎，腰痛，急性结膜炎，胃痛，肝炎。"

【用法用量】 内服：煎汤，5～15 g。

【宜忌】《本草经集注》："恶干姜、苦参。"

【选方】 治眼热痛，泪不止　菥蓂子捣筛为末，欲卧，以铜箸点眼中，当有热泪及恶物出，并去胬肉，可三四十夜点之。(《海上集验方》)

4193 菘菜 sōng cài (《别录》)

【异名】 白菜(《饮膳正要》)，青菜(《日用本草》)，夏菘(《农政全书》)。

【基原】 为十字花科芸苔属植物青菜的叶。

【原植物】 青菜 *Brassica chinensis* L.　又名：江门白菜、小白菜(《广州植物志》)，油白菜(《苏南种子植物手册》)，小油菜(《经济植物手册》)，小青菜(江苏)。

草本，一年生或二年生，高 25～70 cm。植株光滑，带粉霜。茎直立，有分枝。基生叶倒卵形，坚实，深绿色，有光泽，基部渐狭成宽柄，肉质肥厚，白色或淡绿色；茎生叶长卵圆形或宽披针形，基部圆耳状抱茎，宽展，全缘，微带粉霜。总状花序顶生，成圆锥状，花后花序轴渐延长；萼片 4，淡绿色，基部呈伞状；花瓣 4，淡黄色，瓣片椭圆形或近圆形；雄蕊 6，花丝线形；雌蕊 1，子房圆柱形，花柱细，柱头膨大，头状。长角果圆柱形；果瓣中肋明显，并可见网纹。种子球形，紫褐色或黄褐色。花期 4～5 月，果期 5～6 月。

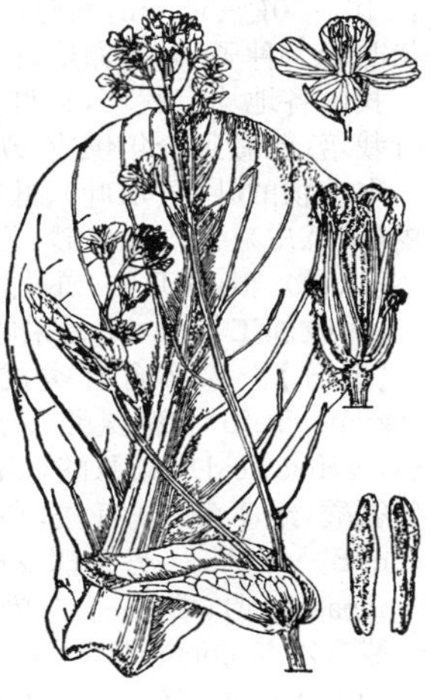

青　菜

喜生长在土壤肥沃疏松、排水良好的向阳地。中国原产。现全国各地普遍栽培。

本植物的种子(菘菜子)、陈年卤汁(陈冬菜卤汁)亦供药用，另设专条。

【采收加工】 3～5 月采收，鲜用或晒干。

【成分】 嫩茎、叶含胡萝卜素(carotene)，核黄素(riboflavine)，烟酸(nicotinic acid)，维生素 C[1]。2 个酰化花青苷(acylated anthocyanin)[2]。

【药理】 降胆固醇作用　种子油可降低大鼠血及肝中的高胆固醇。此油在大鼠血及组织中促进脂肪转运而导致胆固醇下降[1]。

【药性】 甘，凉。归肺、胃、大肠经。

1. 崔禹锡《食经》："味甘，少冷，无毒。"

2.《绍兴本草》："味甘，温。""甘、平。"

3.《宝庆本草折衷》："味甘，小苦，平，凉。"

4.《医林纂要》："甘、辛，寒。"

【功用主治】 清热除烦，生津止渴，通利肠胃。主治肺热咳嗽，消渴，便秘，食积。

1.《别录》："主通利肠胃，除胸中烦，解酒渴。"

2.《食疗本草》："治消渴……又消食，亦少下气。"

3.《食性本草》："行风气，去邪热气。"

4.《滇南本草》："主消痰，止咳嗽，利小便，清肺热。"

5.《随息居饮食谱》："甘可养胃，解渴生津。"

【用法用量】 内服：适量，煮食或捣汁饮。外用：捣敷。

【宜忌】 脾胃虚寒，大便溏薄者慎服。

1.《本草经集注》："服药有甘草而食菘，即令病不除。"

2.《日华子》："多食发皮肤风瘙痒。"

3.《纲目》："气虚胃冷人多食，恶心吐沫。"

4.《医学入门》："中虚者食之过多发冷病。惟生姜可解。"

5.《本草省常》："服甘草，苍白术者忌之。"

【选方】 1. 治小儿赤游，行于上下，至心即死　杵菘菜敷上。(《子母秘录》)

2. 治发背　杵地菘汁一升，日再服，以瘥止。(《伤寒类要》)

3. 治多年血风疮，久治不痊者　用青菜、萝卜英，二味不拘多少，作齑酸水，从煎热洗疮，见赤肉，每日洗三四次，就将菜叶贴之，亦换三四次。忌发物，二七日即愈。(《外科启玄》)

4. 治漆毒生疮　白菘菜捣烂涂之。(《纲目》)

4194 菘菜子 sōng cài zǐ (《别录》)

【异名】 青菜子(通称)。

【基原】 为十字花科芸苔属植物青菜 *Brassica chinensis* L. 的种子。

【原植物】 参见"菘菜"条。

【采收加工】 6～7 月种子成熟时，于晴天早晨刈取。刈取后置席上干燥 2 d，充分干燥后，打出种子，再清理干燥 1～2 d，贮存备用。

【成分】 种子含油，内有大量的芥酸(erucic acid)，亚油酸(linoleic acid)和亚麻酸(linolenic acid)[1]。

【药性】 甘，平。归肺、胃经。

【功用主治】 清肺化痰，消食醒酒。主治痰热咳嗽，食积，醉酒。

1.《别录》："作油敷头，长发。"

2.《分类草药性》："治痰喘，清肺气，化痰。"

【用法用量】 内服：煎汤，5～10 g，或入丸、散。

【选方】 治酒醉不醒　菘菜子二合，细研，以井华水一大盏调之，分为三服。(《圣惠方》)

4195 堇宝莲叶 jǐn bǎo lián yè (《台湾药用植物志》)

【基原】 为桃金娘科蒲桃属植物乌墨 *Syzygium cumini* (L.) Skeels 的叶。

【原植物】 参见"羊屎果"条。

【采收加工】 全年均可采，鲜用或晒干。

【药性】 苦、辛，凉。归大肠经。

【功用主治】 解毒杀虫止痒。主治痢疾，疮肿，湿疹瘙痒。

《台湾药用植物志》："叶捣汁服，为痢疾之收敛剂。"

【用法用量】 内服：煎汤，6～15 g；或捣汁。外用：捣敷、研末撒或煎汤洗。

4196 勒鱼 lè yú (《纲目》)

【异名】 鳓(《篇海》),鲞鱼(《正字通》),鲙鱼、白鳞鱼、克鳓鱼、火鳞鱼(《黄渤海鱼类调查报告》),快鱼(辽宁),力鱼、白力鱼(福建),曹白鱼(广东)。

【基原】 为鲱科鳓鱼属动物鳓鱼的肉。

【原动物】 鳓鱼 *Ilisha elongata* (Bennett)

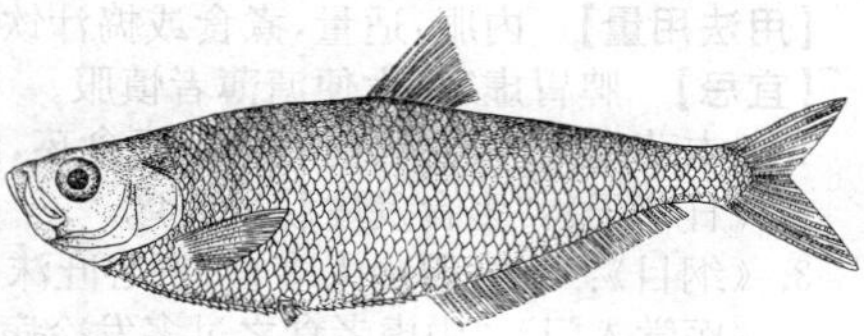
鳓 鱼

体侧扁,长约40 cm。头上部通常有2条低隆的嵴。吻短,略上翘。眼大,脂眼睑发达。口小,口裂近垂直,上颌骨末端圆钝。下颌发达,上下颌、腭骨和舌上均具细牙。鳃盖膜彼此分离,不与峡部相连,鳃盖条6,鳃耙较粗(11～12)+(23～24)。体被薄圆鳞。无侧线,腹部窄而尖,有锯齿状的锐利棱鳞,腹鳍前为23～27;腹鳍后为12～15;胸鳍和腹鳍基部有腋鳞。背鳍15～17。臀鳍48～50,其基底长约为背鳍基长的4倍。胸鳍16～17,向后伸达腹鳍基。尾鳍叉形。体背黄绿或蓝绿色,体侧银白色。背鳍、胸鳍和尾鳍黄绿色。

为近海回游性中上层鱼类,主食桡足类、头足类及鱼类等小动物。每年春夏集群由外海游向近岸、河口一带泥沙底质的浅水产卵,卵浮性,卵径2.2～2.4 mm,怀卵量14万～16万粒。我国从北到南沿海及台湾均有分布。

【采收加工】 四季均可捕捞,捕后洗净,鲜用或晒干。

【成分】 肉含蛋白质,脂肪,钙,磷,铁,核黄素,烟酸(nicotinic acid)和硫胺素(thiamine)[1]。

【药性】 甘,平。归脾、胃经。

1.《纲目》:"甘,平,无毒。"

2.《医林纂要》:"甘,咸,平。"

3.《本草撮要》:"入手、足太阴经。"

【功用主治】 健脾开胃,养心安神。主治脾虚泄泻,消化不良,噤口不食,心悸怔忡。

1.《纲目》:"开胃暖中。"

2.《药性切用》:"调中开胃。"

3.《中国药用海洋生物》:"滋补强壮,用于心悸怔忡,慢性腹泻。"

4.《中国动物药》:"养心安神,补脾强胃。"

【用法用量】 内服:焙干研末,每次5 g,或煮食。

【宜忌】 不宜多食。

《随息居饮食谱》:"多食发风,醉者更甚。"

【选方】 1. 治慢性腹泻 鳓鱼1条,葱、姜各适量,煎汤,食肉饮汁。(《中国动物药》)

2. 治小儿噤口不能食 用鳓鱼煎,小儿闻此,胃口即开,后用莲肉研末,米饮调服。(《证治宝鉴》)

3. 治心悸、怔忡 鳓鱼1条,焙干研末。每服5 g,日服2次。(《中国动物药》)

4197 黄瓜 huáng guā (《本草拾遗》)

【异名】 胡瓜(《千金方》),王瓜(《滇南本草》),刺瓜(《植物名实图考》)。

【基原】 为葫芦科香瓜属植物黄瓜的果实。

【原植物】 黄瓜 *Cucumis sativus* L.

一年生蔓生草本。茎枝长,具纵沟及棱,被白色硬糙毛。卷须细。单叶互生;叶柄稍粗糙;叶片三角状宽卵形,膜质,两面甚粗糙,掌状3～5裂,裂片三角形并具锯齿,有时边缘具缘毛。花单性,雌雄同株;雄花常数朵簇生于叶腋,花梗细,被柔毛,花萼筒狭钟状圆筒形,密被白色长柔毛,花萼裂片钻形,花冠黄白色,花冠裂片长圆状披针形,急尖,雄蕊3,花丝近无;雌花单生,或稀簇生;子房纺锤形,柱头3。果实长圆形或圆柱形,长10～30(～50)cm,熟时黄绿色,表面粗糙,具有刺尖的瘤状凸起。种子小,狭卵形,白色。花、果期为夏、秋季。

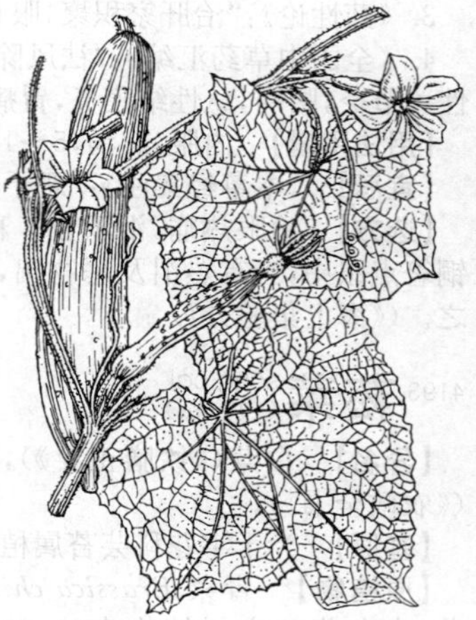
黄 瓜

我国各地均有栽培,且许多地区均有温室或塑料大篷进行栽培,已做到全年供应,现广泛种植于热带和温带地区。

本植物的叶(黄瓜叶)、藤茎(黄瓜藤)、种子(黄瓜子)、果皮(黄瓜皮)、果皮和朱砂、芒硝混合制成的白色结晶性粉末(黄瓜霜)、根(黄瓜根)亦供药用,另设专条。

【采收加工】 6～7月采收果实,鲜用。

【成分】 果实含苷类成分:芸香苷(rutin),异槲皮苷(isoquercitrin)和精氨酸(arginine)的葡萄糖苷;酚酸:咖啡酸(caffeic acid),绿原酸(chlorogenic acid)[1,2];氨基酸:天冬氨酸,组氨酸,缬氨酸,亮氨酸等[3]。尚含维生素(vitamin) B_2[4]、C[5]。另含挥发成分:(E,Z)-2,6-壬二烯醇(2,6-nonadienol),2,6-壬二烯醛(2,6-nonadienal),(Z)-2-壬烯醛〔(Z)-2-nonenal〕,(E)-2-壬烯醛〔(E)-2-nonenal〕[6,7]。

种子含甾醇成分:松藻甾醇(codisterol),25(27)-去氢多孔甾醇〔25(27)-dehydroporiferasterol〕,赪桐甾醇(clerosterol),异岩藻甾醇(isofucosterol),豆甾醇(stigmasterol),菜油甾醇(campesterol),谷甾醇(sitosterol),25(27)-去氢菠菜甾醇〔25(27)-dehydrochondrillasterol〕,24β-乙基-7,25(27)-胆甾二烯醇〔24β-ethyl-25(27)-dehydrolathosterol〕,燕麦甾醇(avenasterol),菠菜甾醇(spina-sterol),24-甲基-7-胆甾烯醇(24-methyllathosterol),22-二氢菠菜甾醇(22-dihydrospinasterol)[8];脂肪酸:油酸(oleic acid),亚油酸(linoleic acid),棕榈酸(palmitic acid),硬脂酸(stearic acid)[9]。

黄瓜头含苦味成分是葫芦苦素(cucurbitacin)A、B、C、D[7]。

【药理】 促干扰素生成作用 家兔十二指肠给予黄瓜匀浆,收集腹腔淋巴液和血浆,检查12 h内产生的干扰素,均无明显作用。但如给予黄瓜的水解产物,则可增加淋巴液中的干扰素。提示黄瓜先经过初步消化(可能经胃的消化)后,可能有诱生干扰素的作用,在给药后7 h作用最强,但对血浆干扰素无影响。其有效成分对胰蛋白酶敏感,但对热、酸稳定[1]。

【药性】 甘，凉。归肺、脾、胃经。

1.《千金方》："味甘，寒，有毒。"

2.《饮膳正要》："味甘，平、寒。"

3.《滇南本草》："味辛，微苦，性大寒。"

4.《医林纂要》："甘，酸，寒。"

5.《本草求真》："入脾、胃、大肠。"

6.《本草撮要》："入手、足太阴经。"

【功用主治】 清热，利水，解毒。主治热病口渴，小便短赤，水肿尿少，水火烫伤，汗斑，痱疮。

1.《日用本草》："除胸中热，解烦渴，利水道。"

2.《滇南本草》："解疮癣热毒，消烦渴。"

3.《本经逢原》："清热利水，善解火毒。"

【用法用量】 内服：适量，煮熟或生啖；或绞汁服。外用：生擦或捣汁涂。

【宜忌】 中寒吐泻及病后体弱者禁服。

1.《千金方》："不可多食，动寒热，多疟病，积瘀血热。"

2.《食疗本草》："发疰气，令人虚热上逆，少气，发百病及疮疥，损阴血脉气，发脚气。天行后不可食。小儿切忌，滑中，生疳虫。不与醋同食。"

3.《滇南本草》："动寒痰，胃冷者食之，腹痛吐泻。"

4.《医林纂要》："忌落花生。"

【选方】 1. 治骨蒸劳热，皮肤干燥，心神烦热，口干，小便赤黄　熟黄瓜一枚，头上取破，去瓤，纳黄连末二两，却以纸封口，用大麦面裹，文火烧，令面黄熟为度，去面，研为丸，如梧桐子大。每于食后以温水下二十丸。(《圣惠方》)

2. 治小儿热痢　嫩黄瓜同蜜食十余枚，良。(《海上名方》)

3. 治水病肚胀至四肢肿　用胡瓜一个，破作两片不出子，以醋煮一半，水煮一半，俱烂，空心顿服，须臾下水。(《千金方》)

4. 治杖疮焮肿　六月六日，取黄瓜入瓷瓶中，水浸之，每以水扫于疮上，立效。(《医林集要》)

5. 治烫火伤　老黄瓜不拘多少，入瓷瓶内收藏，自烂为水。涂伤处。立时痛止，即不起泡。(《伤科汇纂》)

6. 治汗斑　黄瓜蘸硼砂拭之，汗出为度。(《王氏医存》)

7. 治痤痱　黄瓜一枚，切作段子，擦痱子上。(《杨氏家藏方》)

【临床报道】 1. 治疗汤火烫伤　农历7月间取老黄瓜温水洗净，切碎，榨汁，纱布过滤，加入10%辛养粉，瓶贮备用。先将患部常规消毒处理，用药棉蘸取黄瓜汁涂于伤面。经治16例均获愈。1～5 d治愈者8例，6～10 d治愈者5例，11～20 d治愈者3例。观察发现：本品止痛迅速，轻伤立时止痛，重症数小时后疼痛亦可得以缓解[1]。

2. 治疗皮肤汗斑　取新鲜黄瓜捣烂取汁，将硼砂研细后徐徐投入黄瓜汁内，直至饱和为止。先将患处洗净擦干，然后涂药，每日1次。共治18例，结果治愈17例，其中涂药1次者1例，3次者13例，5次者2例。愈后无瘢痕及色素沉着[2]。

4198 黄芩 huáng qín (《本经》)

【异名】 腐肠(《本经》)，黄文、妒妇、虹胜、经芩、印头、内虚(《吴普本草》)，茈葿(《广雅》)，空肠(《别录》)，子芩、宿芩(陶弘景)，纯尾芩(《新修本草》)，条芩(《纲目》)，元芩、土金茶根(《东北药用植物志》)，山茶根(北方各省)。

【基原】 为唇形科黄芩属植物黄芩的根。

【原植物】 黄芩 *Scutellaria baicalensis* Georgi

多年生草本，高30～80 cm。茎四棱形，有细条纹，绿色或常带紫色；自基部分枝多而细。叶交互对生；无柄或几无柄；叶片披针形至线状披针形，先端钝，基部近圆形，全缘。总状花序顶生或腋生；苞片叶状，卵圆状披针形至披针形；花萼二唇形，紫绿色，膜质；花冠二唇形，蓝紫色或紫红色，花冠管细，基部骤曲；雄蕊4，药室裂口有白色髯毛；子房褐色，花柱细长，先端微裂。小坚果4，卵球形，长1.5 mm，径1 mm，黑褐色，有瘤。花期6～9月，果期8～10月。

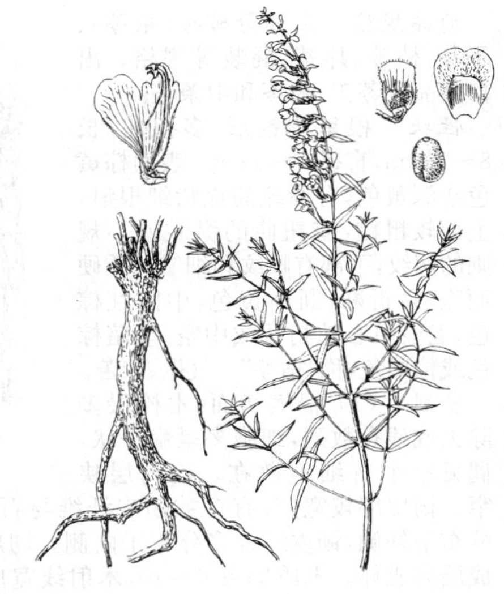

黄　芩

生于海拔60～2 000 m的向阳干燥山坡、荒地上，常见于路边。分布于东北及河北、山西、内蒙古、山东、河南、陕西、甘肃等地。

此外，同属植物根作黄芩药用的还有滇黄芩 *S. amoena* C. H. Wrignt分布于四川、贵州、云南等地；粘毛黄芩 *S. viscidula* Bunge分布于河北、山西、内蒙古、吉林、山东等地；丽江黄芩 *S. likiangensis* Diels分布于四川南部、云南西北部；甘肃黄芩 *S. rehderiana* Diels分布于山西、陕西、甘肃等地。

本植物的果实(黄芩子)亦供药用，另设专条。

【栽培】 生物学特性　喜阳光充足、温暖凉爽的气候，耐严寒，耐旱怕涝，耐瘠薄，成年植株地下部分可忍受－30 ℃的低温。以土层深厚、肥沃的中性或微碱性壤土或砂质壤土栽培为宜。忌连作。

繁殖方法　种子繁殖或分根繁殖。种子繁殖：直播或育苗移栽，直播省劳力，根条长，杈根少，产量高。春播3～4月中旬，秋播8月中旬，开沟条播，行距30～45 cm。幼苗出齐后，分2～3次间苗，保持株距12～15 cm。分根繁殖：挖取尚未萌发的3年生黄芩根茎，切取主根留供药用，然后根据根茎生长的自然形状分切成若干块，每块有芽眼2～3个即可栽种。

田间管理　在出苗期应保持土壤湿润；适时松土除草；每年追肥2～3次，6～7月为生长旺盛期，可追施人畜粪肥或硫酸铵或过磷酸钙等。除留种地外，抽出花序之前应剪去花梗。

病虫害防治　病害有叶枯病，可清洁田园，发病初期喷洒1∶1∶200波尔多液，或用50%多菌灵1 000倍液防治。根腐病，注意排水，实行轮作。虫害有黄芩舞蛾，可用90%敌百虫防治。

【采收加工】 栽培2～3年收获，秋后茎叶枯黄时，选晴天挖取，晒至半干，撞去外皮，晒干或烘干。

【药材】 黄芩 *Radix Scutellariae* 产于东北、河北、山西、河南、陕西、内蒙古。以山西产量多，河北质量好。

商品规格　商品分枝芩(条芩)、子芩、枯芩、片芩、混装等规格。出口商品分芩王、枝芩和中条芩。

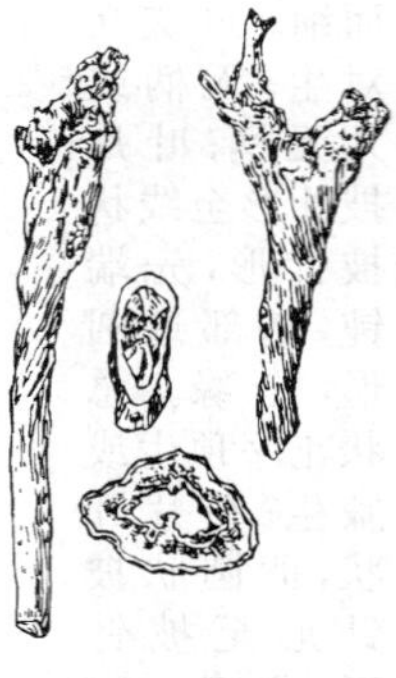
黄芩(根)外形

性状　根呈圆锥形，多扭曲，长8～25 cm，直径1～3 cm。表面棕黄色或深黄色，有稀疏的疣状细根痕，上部较粗糙，有扭曲的纵皱或不规则的网纹，下部有顺纹和细皱。质硬而脆，易折断，断面黄色，中间红棕色；老根中心枯朽状或中空，呈暗棕色或棕黑色，称“枯芩”。气微、味苦。

鉴别　(1) 根横切面：木栓层多除去或残存数列，细胞多呈扁平状，偶见单个石细胞散在。栓内层狭窄。韧皮部较宽广，有多数韧皮纤维与石细胞，石细胞多分布于外侧，韧皮纤维多分布于内侧。韧皮射线宽阔。形成层多成环。木质部束6～10，木射线宽广而平直。老根中央有一至数个同心排列的木栓环。本品薄壁细胞含淀粉粒。

粉末特征：黄色。韧皮纤维单个散在或数个成束，梭形，长60～250 μm，直径9～33 μm，壁厚，孔沟细。石细胞类圆形、类方形或长方形，壁较厚或甚厚。木栓细胞棕黄色，多角形。网纹导管多见，直径24～72 μm。木纤维多碎断，直径约12 μm，有稀疏斜纹孔。淀粉粒甚多，单粒类球形，直径2～10 μm，脐点明显，复粒由2～3分粒组成。

(2) 取粉末2 g，置100 ml锥形瓶中，加乙醇20 ml；置水浴上回流15 min，滤过。取滤液1 ml，加醋酸铅试液2～3滴，即发生橘黄色沉淀；另取滤液1 ml，加镁粉少量与盐酸3～4滴，显红色(检查黄酮)。

(3) 薄层色谱：取本品粉末1 g，加甲醇20 ml，超声处理20 min，滤过，滤液蒸干，残渣加甲醇1 ml使溶解，作为供试品溶液。另取黄芩苷对照品，加甲醇制成每1 ml含1 mg的溶液，作为对照品溶液。吸取上述二种溶液各5 μl，分别点于同一以含4%醋酸钠的羧甲基纤维素钠溶液为黏合剂的硅胶G薄层板上，以醋酸乙酯-丁酮-甲酸-水(5∶3∶1∶1)为展开剂，预平衡30 min，展开，取出，晾干，喷以1%三氯化铁乙醇溶液。供试品色谱中，在与对照品色谱相应的位置上，显一相同的的暗绿色斑点。

品质标志　《中华人民共和国药典》2005年版规定：照高效液相色谱法测定，本品按干燥品计算，含黄芩苷($C_{21}H_{18}O_{11}$)不得少于9.0%。

【成分】 1. 黄芩　根含黄酮类化合物：黄芩素(baicalein)，黄芩新素(neobaicalein)即黄芩黄酮(skullcapflavone) Ⅱ，黄芩苷(baicalin)，汉黄芩素(wogonin)，汉黄芩苷(wogonoside)[1]，木蝴蝶素即木蝴蝶素(oroxylin, oroxylin) A[2, 3]，7-甲氧基黄芩素(7-methoxybaicalein)[2]，黄芩黄酮(skullcapflavone) Ⅰ[3, 4]，二氢木蝴蝶素A(dihydrooroxylin A)，白杨素(chrysin)，5, 8, 2′-三羟基-7-甲氧基黄酮(5, 8, 2′-trihydroxy-7-methoxy-flavone)，5, 8, 2′-三羟基-6, 7-二甲氧基黄酮(5, 8, 2′-trihydroxy-6, 7-dimethoxyflavone)，5, 7, 4′-三羟基-6-甲氧基黄烷酮(5, 7, 4′-trihydroxy-6-methoxyflavanone)[5]，3, 5, 7, 2′, 6′-五羟基黄烷酮(3, 5, 7, 2′, 6′-pentahydroxyflavanone)，汉黄芩素-5-β-D-葡萄糖苷(wogonin-5-β-D-glucoside)，2-(3-羟基-4-甲氧基苯基)-乙基-1-O-α-L-鼠李糖基(1→3)-β-D-(4-阿魏酰基)-葡萄糖苷〔2-(3-hydroxy-4-methoxyphenyl) ethyl-1-O-α-L-rhamnosyl(1→3)-β-D-(4-feruloyl) glucoside〕[6]，白杨素-8-C-β-D-葡萄糖苷(chrysin-8-C-β-D-glucoside)[7]，白杨素-6-C-β-葡萄糖苷-8-C-α-L-阿拉伯糖苷(chrysin-6-C-β-D-glucoside-8-C-α-L-arabinoside)，白杨素-6-C-α-L-阿拉伯糖苷-8-C-β-D-葡萄糖苷(chrysin-6-C-α-L-arabinoside-8-C-β-D-glucoside)[8]，(2S)-5, 7, 2′, 6′-四羟基黄烷酮〔(2S)-5, 7, 2′, 6′-tetrahydroxyflavanone〕[9, 10]，5, 7, 2′, 6′-四羟基黄酮(5, 7, 2′, 6′-tetrahydroxyflavone)，5, 8-二羟基-6, 7-二甲氧基黄酮(5, 8-dihydroxy-6, 7-dimethoxyflavone)，5, 7, 4′-三羟基-8-甲氧基黄酮(5, 7, 4′-trihydroxy-8-methoxyflavone)，木蝴蝶素A-7-O-葡萄糖醛酸苷(oroxylinA-7-O-glucuronide)[11]，5, 7, 2′-三羟基-6-甲氧基黄酮(5, 7, 2′-trihydroxy-6-methoxyflavone)，5, 2′-二羟基-6, 7, 8-三甲氧基黄酮(5, 2′-dihydroxy-6, 7, 8-trimethoxyflavone)，5-羟基-7, 8-二甲氧基黄酮(5-hydroxy-7, 8-dimethoxy-flavone)，去甲汉黄芩素(norwogonin)，二氢黄芩素(dihydrobaicalin)[12]，5, 7, 2′-三羟基黄酮(5, 7, 2′-trihydroxyflavone)，5, 7, 2′-三羟基-8, 6′-二甲氧基黄酮(5, 7, 2′-trihydroxy-8, 6′-dimethoxyflavone)，5, 7, 2′, 5′-四羟基-8, 6′-二甲氧基黄酮即粘毛黄芩素Ⅲ(5, 7, 2′, 5′-tetrahydroxy-8, 6′-dimethoxyflavone, viscidulin Ⅲ)，5, 2′, 5′-三羟基-6, 7, 8-三甲氧基黄酮(5, 2′, 5′-trihydroxy-6, 7, 8-trimethoxyflavone)，黄芩素-7-O-β-D-吡喃葡萄糖苷(baicalein-7-O-β-D-glucopyranoside)[13]，5, 7, 2′-三羟基-8-甲氧基黄酮(5, 7, 2′-trihydroxy-8-methoxyflavone)即韧黄芩素(tenaxin) Ⅱ，5, 2′, 6′-三羟基-7, 8-二甲氧基黄酮(5, 2′, 6′-trihydroxy-7, 8-dimethoxyflavone)即粘毛黄芩素(viscidulin) Ⅱ，5, 7, 2′-三羟基-6′-甲氧基黄酮(5, 7, 2′-trihydroxy-6′-methoxyflavone)，5, 7, 2′, 3′-四羟基黄酮(5, 7, 2′, 3′-tetrahydroxyflavone)，3, 5, 7, 2′, 6′-五羟基黄酮(3, 5, 7, 2′, 6′-pentahydroxyflavone)即粘毛黄芩素(viscidulin) Ⅰ，(2S)-7, 2′, 6′-三羟基-5-甲氧基黄烷酮〔(2S)-7, 2′, 6′-trihydroxy-5-methoxyflavanone〕，2, 6, 2′, 4′-四羟基-6′-甲氧基查尔酮(2, 6, 2′, 4′-tetrahydroxy-6′-methoxychalcone)[14]，5, 2′, 6′-三羟基-6, 7, 8-三甲氧基黄酮-2′-O-葡萄糖苷(5, 2′, 6′-trihydroxy-6, 7, 8-trimethoxy flavone 2′-O-glucoside)，5, 2′, 6′-三羟基-6, 7-二甲氧基黄酮2′-O-葡萄糖苷(5, 2′, 6′-trihydroxy-6, 7-dimethoxy flavone 2′-O-glucoside)[15]，5, 7, 2′, 5′-四羟基黄酮(5, 7, 2′, 5′-tetrahydroxyflavone)，左旋圣草素(eriodictyol)，半枝莲种素(rivularin)及粘毛黄芩素Ⅲ-2′-O-β-D-吡喃葡萄糖苷(viscidulin Ⅲ-2′-O-β-D-glucopyranoside)[16]等。另外还含β-谷甾醇(β-sitosterol)，菜油甾醇(campesterol)及豆甾醇(stigmasterol)[3]。

2. 滇黄芩　根含黄酮类成分：汉黄芩素，黄芩素，黄芩苷，汉黄芩苷，5, 7, 2′-三羟基-6-甲氧基黄酮[17, 18]，(2S)-5, 7, 8-三羟基黄烷酮〔(2S)-5, 7, 8-trihydroxyflavanone〕，(2S)-2′, 5, 6′, 7-四羟基黄烷酮，2′, 3, 5, 6′, 7-五羟基黄烷酮，2′, 5, 5′, 7-四羟基黄酮，去甲汉黄芩素，木蝴蝶素A，滇黄芩新苷(scuteamoenoside)，(2R, 3R)-2′, 3, 5, 7-

四羟基黄烷酮〔(2R, 3R)-2′, 3, 5, 7-tetrahydroxyflavanone〕[19],滇黄芩新素(scuteamoenin),(2R, 3R)-3, 5, 7-三羟基黄烷酮〔(2R, 3R)-3, 5, 7-trihydroxyflavanone〕,黄芩黄酮Ⅱ, 2′, 3, 5, 6′, 7-五羟基黄酮,白杨素,β-谷甾醇[18], 5, 7, 2′-三羟基-6-甲氧基黄酮 7-O-β-D-葡萄糖苷及甲酯,5, 7, 2′, 6′-四羟基黄酮醇 2′-O-β-D-葡萄糖苷[20],滇黄芩苷(amoenin)A、B、C、D、E[21]。

3. 粘毛黄芩　根含黄芩苷,汉黄芩苷[22, 23],黄芩素,汉黄芩素,木蝴蝶素 A,黄芩新素,5, 2′-二羟基-7, 8-二甲氧基黄酮(panicolin)即黄芩黄酮Ⅰ,粘毛黄芩素Ⅰ、Ⅱ、Ⅲ[23, 24]。

4. 丽江黄芩　根含黄芩素,汉黄芩素,白杨素,木蝴蝶素 A,韧黄芩素Ⅱ,粘毛黄芩素Ⅰ[25]。

同属植物甘肃黄芩根含甘肃黄芩素(rehderianin)Ⅰ,粘毛黄芩素Ⅲ[22],黄芩苷,汉黄芩素,黄芩素,木蝴蝶素 A,甘黄芩苷元(ganhuangenin)[23]。川黄芩根含黄芩苷,汉黄芩苷,黄芩素,粘毛黄芩素Ⅰ、Ⅲ,木蝴蝶素 A 和汉黄芩素[24]。

【药理】 1. 抗微生物作用　黄芩煎剂在体外对葡萄球菌、溶血链球菌、白喉杆菌、伤寒杆菌和霍乱弧菌、肺炎链球菌、痢疾杆菌、大肠杆菌、副伤寒杆菌、变形杆菌和铜绿假单胞菌有抑制作用[1];对志贺、斯密、福氏和宋内痢疾杆菌均有抑制或杀灭作用[2];对炭疽杆菌也有抑制作用[3]。煎剂对人型和牛型结核杆菌均有抑制作用[4, 5]。黄芩苷减轻金黄色葡萄球菌外毒素诱发的病理损害,可能是通过阻断细胞的信号通讯通路而发挥作用[6]。黄芩煎剂使流感病毒 PR_8 株感染后的小鼠肺部损伤减轻[7, 8]。黄芩苷能显著抑制植物血凝素引起的外周血单核细胞中 HIV_1 的复制,其抑制作用具浓度依赖性。如果预先使用黄芩苷更有效[9]。黄芩苷在一定浓度下对体外培养的 T 细胞株 CEM 无细胞毒性,而在感染 HIV 病毒的 CEM 细胞则表现出明显的细胞毒性[10]。

2. 对免疫功能的影响　黄芩苷体内试验表明,它对小鼠腹腔巨噬细胞具有双向调节作用,低剂量可显著增加巨噬细胞吞噬中性红和溶菌酶含量,高剂量则起抑制作用[11]。黄芩苷对脂多糖(LPS)诱导的小鼠淋巴细胞增殖反应具有剂量效应关系,在低剂量时均表现为促进淋巴细胞增殖,而高剂量时则表现为明显的抑制作用。腹腔注射黄芩苷可明显增加小鼠脾脏单核细胞内 cAMP 的含量,而 cAMP 可以促进和诱导淋巴细胞的分化,由此推断黄芩苷对淋巴细胞分化可能具有一定的调节作用[12]。黄芩苷对红细胞免疫黏附功能具有促进作用,其作用与浓度和时间有关。体外实验也证实黄芩苷对小鼠红细胞 C_3b 受体花环形成的促进作用是该药对红细胞膜上的相应位点的直接作用,可能是通过直接影响红细胞膜上的 CR_1 受体结构改变所引起[13]。在细胞免疫方面,黄芩苷对实验性心肌梗死大鼠模型的治疗结果显示,治疗组大鼠的 CD4/CD8 值以及实验动物的生存率与对照组差异有显著性,表明黄芩苷能明显改善缺血性心力衰竭的细胞免疫功能异常,推测黄芩苷的免疫调节作用可能是保护缺血性心力衰竭的重要机制[14]。

3. 降低血压和利尿作用　麻醉犬静注黄芩苷 10 mg/kg,血压稍降(约 20%),10 min 后尿量开始增加,20 min 达最高(原尿量的 2 倍),90 min 恢复,静注 20 mg/kg 及 30 mg/kg,效果更明显,血压下降 40%～50%,持续 4～5 min,尿量迅速增加,10 min 达高峰(约原尿量 3 倍),50 min 后逐渐恢复,切断两侧迷走神经,尿量仍增加,但血压未见下降,甚而上升[15]。慢性肾性高血压犬灌服黄芩浸剂 1 g/kg,每日 3 次,连续 4 星期,可使血压下降,心率变慢[16]。

4. 降血脂作用　灌服乙醇诱发的实验性大鼠脂肪肝和血脂质升高,口服汉黄芩素每日 100 mg/kg,连续 8 d,可降低血清三酰甘油,口服黄芩素或黄芩苷可降低肝中总胆固醇、游离胆固醇和三酰甘油,黄芩素可增加血清高密度脂蛋白胆固醇。在体外,100 μg/ml 汉黄芩素、黄芩素、黄芩苷均可抑制去甲肾上腺素对大鼠离体脂肪组织促进脂肪分解的作用[17]。

5. 对缺血再灌注损伤的保护作用　经股静脉注射黄芩苷能显著降低缺血再灌注模型大鼠心肌的脂质过氧化物丙二醛的含量,升高组织内的超氧化物歧化酶和谷胱甘肽过氧化物酶的活性,提示黄芩苷对再灌注损伤的心肌有保护作用,其机制可能与抗氧自由基引起的脂质过氧化反应有关[18]。对糖尿病大鼠脑缺血再灌注损伤的保护研究结果还证实,黄芩苷能缩小糖尿病大鼠脑缺血再灌注损伤的脑梗死体积,减轻白细胞浸润程度,缺血区的髓过氧化物酶活性和细胞间黏附分子 1($ICAM_1$)mRNA 的表达均显著降低,并推测其保护作用可能与抑制 $ICAM_1$ 的表达降低微血管通透性等有关[19]。另一方面缺血再灌注损伤时细胞内的钙离子超载既是损害的结果,又是造成细胞进一步损害的重要原因。在神经胶质瘤大鼠模型的研究中发现,黄芩苷能明显降低由去甲肾上腺素诱导的神经胶质瘤细胞内高钙离子浓度水平,且作用的强弱存在效应剂量关系,进一步研究还发现黄芩苷的降钙机制可能与降低细胞膜磷脂酶 C 的活性有关[20]。

6. 抗血小板聚集和抗凝作用　在体外,黄芩素、汉黄芩素、木蝴蝶素 A、黄芩黄酮Ⅱ和白杨素 1.0 mmol/L 可抑制胶原产生的大鼠血小板聚集,白杨素也能抑制 ADP 产生的血小板聚集,对花生四烯酸产生的血小板聚集,黄芩素和汉黄芩素有抑制作用。黄芩素和黄芩苷还可抑制由凝血酶诱导的由纤维蛋白原向纤维蛋白的转变。大鼠灌服黄芩素或黄芩苷 50 mg/kg,对内毒素诱发的实验性弥散性血管内凝血(DIC),可防止血小板和纤维蛋白原的减少[21]。

7. 抗氧化作用　大鼠灌服汉黄芩素、黄芩素或黄芩苷 100 mg/kg,可使腹腔注射 $FeCl_2$-抗坏血酸-ADP 混合物产生的脂质过氧化物减少;在体外,由 $FeCl_2$-抗坏血酸和 NADPH-ADP 产生的脂质过氧化物也有抑制作用;大鼠灌服黄芩苷每日 100 mg/kg,连续 3 d,对口服氧化植物油(菜子油、玉米油和豆油混合物)升高的天冬氨酸氨基转移酶和丙氨酸氨基转移酶有降低作用[22]。黄芩苷对羟自由基的清除作用强于羟自由基特异性清除剂甘露醇[23]。黄芩苷在体内容易与金属离子如 Cu^{2+}、Zn^{2+} 通过螯合作用形成金属螯合物黄芩苷铜、黄芩苷锌,对氧自由基的清除作用比黄芩苷单体强[24]。黄芩苷还可明显降低由二甲基亚硝胺诱导的大鼠肝纤维化模型中肝脏线粒体脂质过氧化产物丙二醛(MDA)含量[25]。

8. 抗癌作用　黄芩醚提物在体外对白血病 L_{1210} 细胞有细胞毒反应,ED_{50} 为 10.4 μg/ml,黄芩黄酮Ⅱ的 ED_{50} 为 1.5 μg/ml[26]。黄芩茎叶总黄酮对 LA_{795} 瘤株的体内增殖具有显著的抑制作用[27]。用黄芩苷分别对离体培养的雄性激素依赖和非雄性激素依赖的前列腺癌细胞株 LNCapap、Du_{145} 研究后发现,黄芩苷不仅能调节细胞周期,而且能够通过上调促进凋亡基因 P_{53}、*Bax*,下调凋亡抑制基因 *bcl-2*、*bcl-6* 的表达,同时抑制肿瘤细胞的增殖而表现为抑制肿瘤的生长[28]。在黄芩苷的保肝机制研究中发现不同浓度的黄芩苷对肿瘤坏死因子-α(TNFF-α)诱导的大鼠肝细胞凋亡均有明显的抑制作用,浓度越低,作用越明显[29]。

9. 其他作用　黄芩煎剂每日 4 g/kg 可明显延缓白内障的发生[30]。

10. 体内过程　人口服黄芩苷 2 000 mg,尿排泄速度峰时(Tc):9 h,尿排泄速度峰值(G):6.6 μg/h,肾排泄率 4%,$t_{1/2}$ 5.6 h。人肌注黄芩苷 500 mg,Tc 0.75 h, CT 28.88 μg/h,肾排泄率 12.2%, $t_{1/2}$ 1.2 h[31]。

毒性　小鼠腹腔注射黄芩苷 LD_{50} 为 3 081 mg/kg,用药后动物俯伏不动,闭眼,翻正反射不消失,呼吸慢,因窒息、抽搐死亡,心脏仍跳[15]。家兔静注黄芩浸剂 2 g/kg,15 min 后镇静,30 min 后睡眠,8～12 h 后死亡[32]。犬灌服黄芩浸剂有呕吐,灌服每日 5 g/kg 黄芩浸剂,连续 8 星期,可使粪便稀软[16]。

【炮制】 1. 黄芩:取原药材,除去杂质,置沸水中煮 10 min,取出,闷透,切薄片,干燥;或蒸 30 min,取出,切薄片,干燥(忌曝晒)。

2. 炒黄芩:取黄芩片,置锅内,用文火炒至黄色,取出放凉。

3. 黄芩炭:取黄芩片置锅内,用武火炒至黑褐色时,喷淋清水少许,灭尽火星,取出凉透。黄芩炭多用于止血。

4. 酒黄芩:取黄芩片用黄酒拌匀,闷润至透,置锅内,用文火炒至深黄色时,取出放凉。酒黄芩,清上焦热。

5. 姜黄芩:取黄芩片用姜汁拌匀,闷润至透,置锅内,用文火炒干,取出放凉。姜黄芩可去痰火,治泻痢。

6. 蜜黄芩:将蜜熔化过滤,再加热至起泡,加入黄芩片炒至微黄色。或再喷水,搅至水干时,再炒至黄色,不粘手为度,取出晾干。

饮片性状　黄芩为不规则的薄片,表面黄色,中间有红棕色的圆心,有的中央呈暗棕色或棕黑色枯朽状;周边棕黄色或深黄色,质硬而脆。气微,味苦。炒黄芩形如黄芩,色泽加深。黄芩炭形如黄芩,黑褐色,有焦炭气。酒黄芩形如黄芩,棕黄色,略有酒气。姜黄芩形如黄芩,味酸辛辣。蜜黄芩形如黄芩,味微甜。

贮干燥容器内。酒黄芩、姜黄芩、蜜黄芩,密闭,置于阴凉干燥处,防潮。黄芩炭散热防复燃。

【药性】 苦,寒。归肺、心、肝、胆、大肠经。

1.《本经》:"味苦,平。"

2.《别录》:"大寒,无毒。"

3.《药性论》:"味苦、甘。"

4.《纲目》:"入手少阴、阳明,手足太阴、少阳六经。"

5.《雷公炮制药性解》:"入肺、大肠、膀胱、胆四经。"

【功用主治】 清热泻火,燥湿解毒,止血,安胎。主治肺热咳嗽,热病高热神昏,肝火头痛,目赤肿痛,湿热黄疸,泻痢,热淋,吐衄,崩漏,胎热不安,痈肿疔疮。

1.《本经》:"主诸热黄疸,肠澼,泄痢,逐水,下血闭。(治)恶疮,疽蚀,火疡。"

2.《别录》:"疗痰热,胃中热,小腹绞痛,消谷,利小肠,女子血闭,淋露下血,小儿腹痛。"

3. 陶弘景:"治奔豚,脐下热痛。"(引自《汤液本草》)

4.《药性论》:"能治热毒,骨蒸,寒热往来,肠胃不利,破壅气,治五淋,令人宣畅,去关节烦闷,解热渴,治热腹中疠痛,心腹坚胀。"

5. 张洁古:"利胸中气,消膈上痰。"(引自《汤液本草》)

6.《滇南本草》:"上行泻肺火,下降泻膀胱火。(治)男子五淋,女子暴崩,调经安胎。清热,胎中有火热不安,清胎热,除六经实火实热。所谓实火可泻,黄芩是也,热症多用之。"

7.《纲目》:"治风热湿热头疼,奔豚热痛,火咳肺痿喉腥,诸失血。"

【用法用量】 内服:煎汤,3～9 g;或入丸、散;外用:煎水洗;或研末调敷。清热泻火、解毒生用,治上部热证酒炒用,猪胆汁炒可泻肝胆火,炒炭用于止血。枯芩轻虚,多用于上焦之火;子芩重实,多用于下焦之热。

【宜忌】 脾胃虚寒,少食便溏者禁服。

1.《本草经集注》:"恶葱实。畏丹砂、牡丹、黎芦。"

2.《本草经疏》:"苦寒能损胃气而伤脾阴;脾肺虚热者忌之。故凡中寒作泄,中寒腹痛,肝肾虚而少腹痛,血虚腹痛,脾虚泄泻,肾虚溏泻,脾虚水肿,血枯经闭,气虚小水不利,肺受寒邪喘咳及血虚胎不安,阴虚淋露,法并禁用。"

3.《本经逢原》:"若血虚发热,肾虚挟寒,及妊娠胎寒下坠,脉迟小弱,皆不可用,以其苦寒而伐生发之气也。"

4.《得配本草》:"痘疹灌浆时,大肠无火,肺气虚弱,血虚胎动者皆禁用。"

【选方】 1. 治热痰,其色赤,结如胶而坚,多烦热心痛,口干唇燥,喜笑,脉洪　天南星、半夏、黄芩各等分。为细末,姜汁浸,蒸饼为丸。每服四十至五十丸。(《杂病源流犀烛》半夏丸)

2. 治热病,烦热如火,狂言妄语欲走　黄芩一两,甘遂一两(煨令黄),龙胆一两(去芦头)。上件药,捣细罗为散,每服,不计时候,以温水调服一钱,须臾,令病人饮水三两盏,腹满则吐之。此方疗火热急者,甚效。(《圣惠方》)

3. 治小儿心热惊啼　黄芩(去黑心)、人参各一分。上二味,捣罗为散。每服一字匕,竹叶汤调下,不拘时候。(《圣济总录》黄芩散)

4. 治少阳头痛及太阳头痛,不拘偏正　片黄芩,酒浸透,晒干为末。每服一钱,茶、酒任下。(《兰室秘藏》小清空膏)

5. 治太阳与少阳合病,自下利者　黄芩三两,甘草二两(炙),芍药二两,大枣十二枚(擘)。以水一斗,煮取三升,去滓,温服一升,日再夜一服。(《伤寒论》黄芩汤)

6. 治上热下寒,寒热格拒,食入即吐　干姜、黄芩、黄连、人参各三两,水煎去渣,分二次服。(《伤寒论》干姜黄芩黄连人参汤)

7. 治吐血、衄血,或发或止,皆心脏积热所致　黄芩一两(去心中黑腐)。上捣细罗为散。每服三钱。以水一中盏,煎至六分,不计时候,和滓温服。(《圣惠方》黄芩散)

8. 治肝经风热,血崩、便血、尿血等症　黄芩(炒黑)、防风各等分。为细末,酒糊为丸,梧桐子大。每服三十至五十丸,食远或食前米汤或温酒送下。(《景岳全书》防风黄芩丸)

9. 治妇人四十岁后,天癸却行,或过多不止　黄芩心材条者二两(重用米醋,浸七日,炙干,又浸又炙,如此七次)。为细末,醋糊为丸,如梧桐子大。每服七十丸,空心温酒送下,日进二服。(《瑞竹堂经验方》芩心丸)

10. 治胎热不安　用黄芩、白术各等分。俱微炒,为末,炼蜜丸梧桐子大,每早晚三钱,白汤下。(《丹溪纂要》)

11. 治男子五劳七伤,消渴不生肌肉,妇女带下,手足寒热　春三月,黄芩、黄连各四两,大黄三两;夏三月,黄芩六两,黄连七两,大黄一两;秋三月,黄芩六两,黄连三两,大黄二两;冬三月,黄芩三两,大黄五两,黄连二两。为细末,炼蜜为丸,大豆大,每服五至七丸,日三次。(《千金方》三黄丸)

12. 治白癜风　用黄芩末，茄蒂蘸搽。(《仁术便览》)

【临床报道】 1. 治疗沙眼　将212例沙眼患者，分为2%黄芩苷眼药水组、2%黄芩苷加海螵蛸擦治组、3%黄芩苷眼药水组及0.1%利福平组(对照)。各组均每日用药液点眼2～3次，其中第二组点药前，先用浸入1∶5 000苯扎溴铵中的海螵蛸擦摩1次睑结膜病变。各组均以4星期为1个疗程，结果用黄芩苷眼药水3组治愈加基愈率分别是：2%黄芩苷组为50%，3%黄芩苷组为57.7%，2%黄芩苷加海螵蛸擦治组为66.2%。经统计学处理，3组治疗沙眼疗效与利福平相当[1]。

2. 治疗肝炎　用黄芩苷片剂(每片含黄芩苷0.25 g)，每日3次，每次2片口服；针剂每支2 ml(含黄芩苷60 mg)，每日2～4 ml肌内注射；或8～20 ml加入10%葡萄糖液500 ml内静脉滴入。1个月为1个疗程，一般治疗1～2个疗程。共治疗268例，结果：迁延型肝炎118例，显效62例，好转13例，无效43例，有效率为63.6%；慢性肝炎150例，显效76例，好转34例，无效40例，有效率为73.3%。两型合计，总的显效率为51.5%，总有效率为69.0%[2]。

3. 治疗高血压病　将黄芩制成20%酊剂，每次5～10 ml，日服3次。共治疗51例，服药前血压均在23.9/13.3 kPa以上。结果：服药1～12月后血压下降2.66/1.33 kPa以上者占70%以上。一般临床症状也随之消失或减轻。据观察，本药虽经较长时期服用，仍能发挥继续降压作用，无明显副作用[3]。

4. 防治鼻咽癌急性放射性皮炎　观察110例，按随机法分为实验组(54例)和对照组(56例)，两组均采用^{60}Co常规方法照射，实验组在对照组基础上于放疗的前一日开始使用黄芩水提物〔制法：黄芩干品用水洗净，置锅中加水浸至药面，热提3 h，趁热滤出药液，药渣加水按上法再热提两次，合并3次的药液，用稀盐酸调pH 1～2，在80 ℃下保温50 min，室温静置，滤去黄芩苷，滤液用氢氧化钠溶液中和，静置，过滤，滤液于水浴上浓缩至浓浆状(每克相当于含黄芩生药7.5 g)，供皮肤外涂用〕，每日在放疗前及睡前将药均匀薄涂在放射野的皮肤处，次晨及放疗后将药洗去，观察皮肤情况。结果：两组皮肤损伤程度情况：皮肤的0度(皮肤无变化)、Ⅰ度(皮肤轻度红斑、干性脱屑、出汗减少)、Ⅱ度(皮肤明显红斑，斑状湿性皮炎，中度水肿)、Ⅲ度(融合性湿性皮炎，凹陷性水肿)、Ⅳ度(皮肤坏死、溃疡、出血)损伤，实验组分别为0、48、6、0、0例；对照组则分别为0、34、17、5、0例。两组比较，经秩和检验，差异有显著性($u=3.47$，$P<0.01$)[4]。

5. 治疗尿毒症性口腔溃疡　治疗组13例，用黄芩漱口液做口腔护理，每日3次；对照组13例，用4%苏打水做口腔护理，每日3次。口腔护理后两组溃疡面均用洗必泰贴膜覆盖，1星期为1个疗程。结果：治疗组用药5 d，溃疡愈合56处，愈合率94.9%，7 d全部愈合，愈合率100%。对照组用药5 d，溃疡愈合24处，愈合率41.4%，7 d愈合29处，愈合率50%。两组比较差异显著($P<0.05$)[5]。

6. 治疗顽固性皮肤溃疡　取黄芩200 g，加入清水1 500 ml，武火煎沸后以文火煎至700 ml，取二层洁净纱布过滤，再将药液以文火浓缩为500 ml，冷后装瓶备用。治疗时以洁净纱布浸透药液外敷溃疡面，干后淋以药液，保持湿润。结果：一般用药3～5 d后溃疡面渗出明显减轻，2星期后即有新生肉芽组织，1个月痊愈。共治疗56例全部获愈[6]。

【各家论述】 1.《本草图经》："张仲景治伤寒心下痞满，泻心汤四方皆用黄芩，以其主诸热，利小肠故也。又太阳病下之利不止，有葛根黄芩黄连汤，及妊娠安胎散，亦多用黄芩。"

2.《珍珠囊》："黄芩中枯而飘者，泻肺火，消痰利气；细实而坚者，泻大肠火，养阴退阳。中枯而飘者，除风湿留热于肌表；细实而坚者，滋化源于膀胱。"

3. 朱丹溪："黄芩、白术乃安胎圣药，俗以黄芩为寒而不敢用，盖不知胎孕宜清热凉血，血不妄行，乃能养胎。黄芩乃上、中二焦药，能降火下行，白术能补脾也。"(引自《纲目》)

4.《本草汇言》："黄芩，气清而亲上，味重而降下，此剂味虽苦，而有泄下之理，体质枯飘，而有升上之情，故善能治三焦之火者也。所以方脉科以之清肌退热，疮疡科以之解毒生肌，光明科以之散热明目，妇女科以之安胎理经，此盖诸科半表半里之首剂也。"

5.《本草经疏》："黄芩，其性清肃，所以除邪，味苦所以燥湿，阴寒所以胜热，故主诸热。诸热者邪热与湿热也。黄疸、肠澼、泄痢，皆湿热胜之病也，折其本，则诸病自瘳矣。苦寒能除湿热，所以小肠利而水自逐，源清则流洁也。血闭者，实热在血分，即热入血室，令人经闭不通，湿热解，则荣气清而自行也。恶疮疽蚀者，血热则留结，而为痈肿溃烂也。火痛者，火气伤血也，凉血除热则自愈也。"

6.《药品化义》："黄芩中枯者名枯芩，条细者名条芩，一品宜分两用。盖枯芩体轻主浮，专泻肺胃上焦之火，主治胸中逆气，膈上热痰，咳嗽喘急，目赤齿痛，吐衄失血，发斑发黄，痘疹疮毒，以其大能凉膈也。其条芩体重主降，专泻大肠下焦之火，主治大便闭结，小便淋浊，小腹急胀，肠红痢疾，血热崩中，胎漏下血，挟热腹痛，谵语狂言，以其能清大肠也。"

7.《本草新编》："古人云，黄芩乃安胎之圣药，盖因胎中有火，故用之于白术、归身、人参、熟地、杜仲之中，自然胎安，倘无火而虚寒胎动，正恐得黄芩而反助其寒，虽有参、归等药，补气、补血、补阴，未必胎气之能固也，况不用参、归等药，欲望其安胎，万无是理矣。"

8.《本经逢原》："昔人以柴胡去热不及黄芩，盖柴胡专主少阳往来寒热，少阳为枢，非柴胡不能宣通中外；黄芩专主阳明蒸热，阳明居中，非黄芩不能开泄蕴隆，一主风木客邪，一主湿土蕴著，讵可混论。芩虽苦寒，毕竟治标之药，惟躯壳热者宜之，若阴虚伏热，虚阳发露，可轻试乎？其条实者，兼行冲脉，治血热妄行，古方有一味子芩丸，治女人血热，经水暴下不止者，最效。"

9.《医林纂要》："枯芩，降泻心火于高位以安肺，清肌表之热；子芩，彻邪热于下行，而厚大肠，除肠胃湿滞，除寒热往来。"

10.《本草述钩元》："芩与连虽俱治湿热，而黄芩治由热而化湿者，黄连则治由湿化热者。"

11.《本草正义》："黄芩亦大苦大寒之品，通治一切湿热，性质与黄连最近，故主治亦与黄连相辅而行，且味苦直降而气轻清，故能彻上彻下，内而五脏六腑，外而肌肉皮毛，凡气血痰郁之实火，内外女幼诸科之湿聚热结病证，无不治之，为寒凉剂中必备之物。然苦降碍胃，必伐生气，且大苦大燥，苟非湿漫，亦弗浪用，所宜所忌，无不与黄连同归。"

4199 黄芪 huáng qí (《汤液本草》)

【异名】 黄耆、戴糁(《本经》)，戴椹、独椹、芰草、蜀脂、百本(《别录》),王孙(《药性论》),百药绵(侯宁极《药谱》),羊肉(《日华子》),绵黄耆(《本草图经》),绵耆(《本草蒙筌》),绵芪(《药品化义》),箭芪(刘仁廉《医学集成》),土山爆张根(《新疆药材》),独根(《甘肃中药手册》),二人抬(《辽宁经济植物志》),绵黄芪(《全国中草药汇编》)。

【基原】 为豆科黄芪属植物蒙古黄芪和膜荚黄芪的根。

【原植物】 1. 蒙古黄芪 *Astragalus membranaceus* Bunge var. *mongholicus* (Bunge) P. K. Hsiao

多年生草本,高 50～150 cm。根直长,圆柱形,稍呈木质,表面淡棕黄色至深棕色。茎直立,上部有分枝,被长柔毛。奇数羽状复叶,互生;叶柄基部有披针形托叶;小叶25～37 片,小叶片宽椭圆形,长4～9 mm,先端稍钝,有短尖,基部楔形,全缘,两面有白色长柔毛。总状花序腋生,有花 10～25 朵;小花梗短,生黑色硬毛;苞片线状披针形;花萼筒状;花冠黄色,蝶形;雄蕊 10,二体;子房有柄,光滑无毛,花柱无毛。荚果膜质,膨胀,卵状长圆形,宽 1.1～1.5 cm,无毛,先端有喙,有显著网纹。种子 5～6 颗,肾形,黑色。花期 6～7 月,果期 8～9 月。

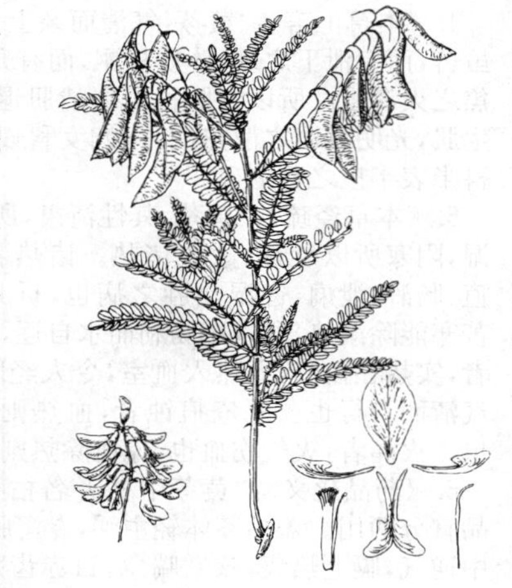

蒙古黄芪

生于山坡、沟旁或疏林下。分布于河北、山西、内蒙古、辽宁、吉林、黑龙江、西藏、新疆等地。在东北、河北、山西、内蒙古等地有栽培。

2. 膜荚黄芪 *A. membranaceus* (Fisch.) Bunge

本种形态和上种极相似,主要区别为:小叶 13～31 片,小叶片卵状披针形或椭圆形,长 7～30 mm,宽4～10 mm。花冠淡黄色;子房被疏柔毛。荚果卵状长圆形,长 2～2.5 cm,宽 0.9～1.2 cm,被黑色短毛。

生于向阳山坡或灌丛边缘,或见于河边砂质地。分布于北京、天津、河北、山西、内蒙古、辽宁、吉林、黑龙江、山东、四川、西藏、陕西、甘肃、青海、宁夏等地。在东北、内蒙古、河北、山西等地有栽培。

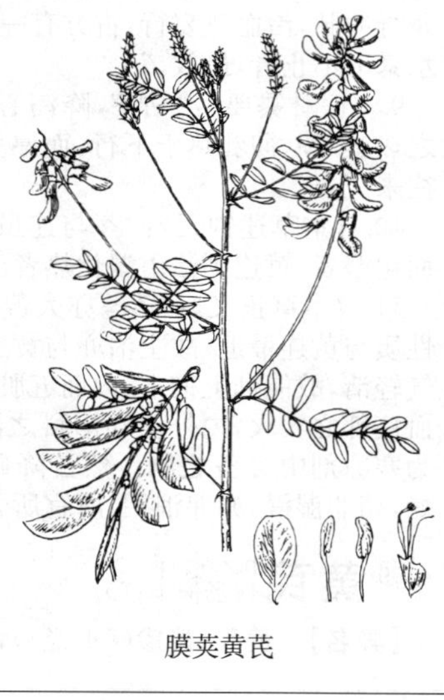

膜荚黄芪

【栽培】 生物学特性 黄芪性喜凉爽、阳光充足的环境。耐寒,怕炎热,耐旱,忌水涝。宜选择向阳山坡、土层深厚肥沃、透水排水性强的中性和微碱性的壤土以及石灰性壤土种植,黏土和重盐碱地不宜种植。盛花期土壤不宜过于干旱,以免落花落果。

繁殖方法 种子繁殖。春播 3 月下旬至 4 月上旬,秋播 9～10 月。由于种子硬实较多,生产上可采用沙擦提高发芽率。条播,行距 30 cm,开浅沟,深约 3 cm,将种子均匀撒播沟内,覆土 2 cm 左右,播后注意浇水保湿,2～3 星期出苗,当苗高 10～15 cm 时,按行株距 10～15 cm 定苗,秋播于第二年春季出苗。

田间管理 为促使齐苗,苗期需灌水,但不宜过猛过大。雨季应注意排水,并培土以防倒伏。第一、第二年根部生长较快,需每年结合中耕除草,追肥 1～2 次。如多年后采收,从第二年起可施圈肥加过磷酸钙。

病虫害防治 病害有黄芪白粉病,发病期用 50%托布津 1 000 倍液或 BO-10 生物制剂喷雾。虫害有黄芪籽蜂、芫菁、蚜虫。

【采收加工】 播种后 2～3 年采收,9～11 月或春季冬芽萌动前采挖,深刨以防折断根,切下芦头,抖净泥土,晒至半干,堆积 1～2 d 再晒,直至晒干为止。剪去侧根及须根,扎成小捆,即是生黄芪。

【药材】 黄芪 *Radix Astragali* 蒙古黄芪主产于山西、内蒙古、吉林、河北等地,产量大,质量好。膜荚黄芪主产于黑龙江、内蒙古、山西等地。

性状 根呈圆柱形,有的有分枝,上端较粗,长 30～90 cm,直径 1～3.5 cm。表面淡棕黄色或淡棕褐色,有不整齐的纵皱纹或纵沟。质硬而韧,不易折断,断面纤维性强,并显粉性,皮部黄白色,木部淡黄色,有放射状纹理及裂隙,老根中心偶有枯朽状,黑褐色或呈空洞。气特异,味微甜,嚼之微有豆腥味。

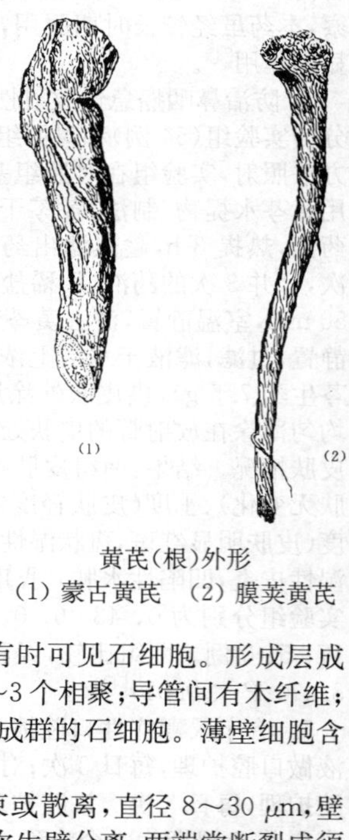

黄芪(根)外形
(1) 蒙古黄芪 (2) 膜荚黄芪

鉴别 (1) 根横切面:木栓细胞多列。栓内层为 3～5 列厚角细胞。韧皮部射线外侧常弯曲,有裂隙;纤维成束,壁厚,木化或微木化,与筛管群交互排列;近栓内层处有时可见石细胞。形成层成环。木质部导管单个散在或 2～3 个相聚;导管间有木纤维;射线中有时可见单个或2～4 个成群的石细胞。薄壁细胞含淀粉粒。

粉末特征:黄白色。纤维成束或散离,直径 8～30 μm,壁厚,表面有纵裂纹,初生壁常与次生壁分离,两端常断裂成须状,或较平截。具缘纹孔导管无色或橙黄色,具缘纹孔排列紧密。石细胞少见,圆形、长圆形或形状不规则,壁较厚。

(2) 取本品粉末 3 g,加水 30 ml 浸渍过夜,滤过,取滤液 1 ml 置试管中,于 60 ℃水浴中加热 10 min,加 5%α-萘酚乙醇溶液 5 滴,摇匀,沿管壁缓缓加入浓硫酸 0.5 ml,在试液与硫酸交界处出现紫红色环(检查糖、多糖)。

(3) 取本品粉末 2 g,加酸性乙醇 10 ml,温浸 2 h,滤过。将滤液调至中性,蒸干,加 3%盐酸 2 ml,溶解残渣。各取滤液 0.5 ml,分别加碘化铋钾及碘化汞钾试剂各 1 滴,前者产生橙红色沉淀,后者产生白色沉淀(检查生物碱)。

(4) 取本品粉末2 g,加甲醇10 ml,放置过夜,滤过;取滤液1 ml,在水浴上蒸干,用少量冰醋酸溶解残渣,加入醋酸酐-浓硫酸试剂(19∶1)0.5 ml颜色由黄转变为红色～青色～污绿色(检查甾醇)。

(5) 薄层色谱:取本品粉末3 g,加甲醇20 ml,加热回流1 h,滤过,滤液加于中性氧化铝柱(100～120目,5 g,内径10～15 mm)上,用40%甲醇100 ml洗脱,收集洗脱液,蒸干,残渣加水30 ml使溶解,用水饱和的正丁醇提取2次,每次20 ml,合并正丁醇液;用水洗涤2次,每次20 ml;弃去水液,正丁醇液蒸干,残渣加甲醇0.5 ml使溶解,作为供试品溶液。另取黄芪甲苷对照品,加甲醇制成每1 ml含1 mg的溶液,作为对照品溶液。吸取上述两种溶液各2 μl,分别点于同一硅胶G薄层板上,以氯仿-甲醇-水(13∶7∶2)的下层溶液为展开剂,展开,取出,晾干,喷以10%硫酸乙醇溶液,在105 ℃加热至斑点显色清晰。供试品色谱中,在与对照品色谱相应的位置上,日光下显相同的棕褐色斑点;紫外光灯(365 nm)下显相同的橙黄色荧光斑点。

品质标志　《中华人民共和国药典》2005年版规定:照高效液相色谱法测定,本品含黄芪甲苷($C_{41}H_{68}O_{14}$)不得少于0.040%。照水溶性浸出物测定法冷浸法测定,本品含水溶性浸出物不得少于17.0%。

【成分】 1. 蒙古黄芪　根含皂苷类成分:黄芪苷(astragaloside)Ⅰ、Ⅱ、Ⅳ,大豆皂苷(soyasaponin)Ⅰ,琼脂黄芪苷(agroastragaloside)Ⅱ[27]。异黄酮成分:毛蕊异黄酮-7-O-β-D-葡萄糖苷(calycosin-7-O-β-D-glucoside),2′-羟基-3′,4′-二甲氧基异黄烷-7-O-β-D-葡萄糖苷(2′-hydroxy-3′,4′-dimethoxyisoflavane-7-O-β-D-glucoside),9,10-二甲氧基紫檀烷-3-O-β-D-葡萄糖苷(9,10-dimethoxypterocarpan-3-O-β-D-glucoside)[1,3],异微凸剑叶莎醇-7,2′-二-O-葡萄糖苷(isomucronulatol-7,2′-di-O-glucoside),5′-羟基异微凸剑叶莎醇-2′,5′-二-O-葡萄糖苷(5′-hydroxyisomuronulatol-2′,5′-di-O-glucoside),异微凸剑叶莎醇-7-O-葡萄糖苷(isomucronulatol-7-O-glucoside)[4],左旋微凸剑叶莎醇-7-O-葡萄糖苷(mucronulatol-7-O-glucoside)[5],左旋-7,2′-二羟基-3′,4′-二甲基异黄烷-7-O-β-D-吡喃葡萄糖苷(7,2′-dihydroxy-3′,4′-dimethylisoflavane-7-O-β-D-glucopyranoside),环黄芪醇-3-O-β-D-吡喃木糖基-25-O-β-D-吡喃葡萄糖苷(3-O-β-D-xylopyranosyl-25-O-β-D-glucopyranosylcycloastragenol)[6],刺芒柄花素(formononetin),毛蕊异黄酮(calycosin)[1,3],异微凸剑叶莎醇(isomucronulatol),7-O-甲基异微凸剑叶莎醇(7-O-methylisomucronulatol),3,9-二-O-甲基尼森香豌豆紫檀酚(3,9-di-O-methylnissolin)[4],2′-当归酰氧基-1′,2′-二氢美洲花椒素(2′-angeloyloxy-1′,2′-dihydroxanthyletin),2′-千里光酰氧基-1′,2′-二氢美洲花椒素(2′-senecioyloxy-1′,2′-dihydroxanthyletin)[25],3′-甲氧基-5′-羟基异黄酮-7-O-β-D-葡萄糖苷(3′-methyoxy-5′-hydroxysioflavone-7-O-β-D-glucoside),(cyclocanthoside E)[26]。脂肪酸类:棕榈酸(palmitic acid)[5],亚油酸(linoleic acid),亚麻酸(linolenic acid)[7],左旋-13-羟基十八碳-9,11-二烯酸(coriolic acid)[8]。又含胡萝卜苷(daucosterol),β-谷甾醇(β-sitosterol),羽扇豆醇(lupeol),α-联苯双酯(dimethyl-4,4′-dimethoxy-5,6,5′,6′-dimethylene-dioxybiphenyl-2,2′-dicarboxylate)[5],羽扇烯酮(lupenone),右旋-落叶松脂醇(lariciresinol),左旋丁香树脂酚(syringaresinol),3-羟基-2-甲基吡啶(3-hydroxy-2-methylpyridine)[8],天冬酰胺(asparagine),γ-氨基丁酸(γ-aminobutyric acid)[5]。此外,含多糖类:黄芪多糖(astrglalan)Ⅰ、Ⅱ、Ⅲ[9,10],杂多糖AH-1、AH-2[10],酸性多糖AMon-S[11],黄芪多糖Ⅰ、Ⅱ,杂多糖AH-1,酸性多糖AMon-S[9～11]。并含近二十多种微量元素[12]。

2. 膜荚黄芪　根含皂苷成分:黄芪苷Ⅰ、Ⅱ、Ⅲ、Ⅳ、Ⅴ、Ⅵ、Ⅶ、Ⅷ,乙酰黄芪苷(acetylastragaloside)Ⅰ,异黄芪苷(isoastragaloside)Ⅰ、Ⅱ,大豆皂苷Ⅰ[13],膜荚黄芪苷(astramembrannin)Ⅰ、Ⅱ[14,15]。根含黄酮成分:毛蕊黄酮-7-O-β-D-葡萄糖苷,刺芒柄花素-7-O-β-D-葡萄糖苷(formononentin-7-O-β-D-glucoside),9,10-二甲氧基紫檀烷-3-O-β-D-葡萄糖苷,7,2′-二羟基-3′,4′-二甲氧基异黄酮-7-O-β-D-葡萄糖苷(7,2′-dihydroxy-3′,4′-dimethoxyisoflavone-7-O-β-D-glucoside)[16],刺芒柄花素,毛蕊异黄酮[17],熊竹素(kumatakenin)[18],(3R)-7,2′,3-三羟基-4′-甲氧基异黄烷((3R)-7,2′,3-trihydroxy-4′-methoxyisoflaran),(3R)-8,2′-二羟基-7,4′-二甲氧基异黄烷〔(3R)-8,2′-dihydroxy-7,4′-dimethoxyisoflaran〕[24]。另含胡萝卜苷,羽扇豆醇,β-谷甾醇[15],香豆素(coumarin)[19],多糖[20],蛋白多糖F_1,白介素-2(interleukin-2)[21],甜菜碱(betaine)及胆碱(choline)[7]。21种游离氨基酸,其中天冬酰胺、刀豆氨酸、脯氨酸、精氨酸、γ-氨基丁酸等含量较高[22],游离氨基酸总量约为1.26%[23]。近二十种微量元素,其中含量较高的有钙、磷、镁、铁等[12]。

【药理】 1. 对免疫系统的影响　(1) 对体液免疫的作用　10～25 g/kg黄芪煎液可增强正常小鼠和泼尼松小鼠网状内皮系统吞噬功能,增加环磷酰胺小鼠血清溶血素抗体生成能力[1]。黄芪多糖(APS)可使小鼠胸腺和脾内T细胞数增加,而IgG的产生更需T细胞参与,给小鼠口服黄芪液,对免疫反应早期阶段的脾脏抗原结合细胞(包括T细胞、B细胞的前体细胞)有促进作用,以绵羊红细胞免疫后的小鼠IgG抗体产生增加,脾溶血空斑数增加或呈调节作用,此外黄芪制剂喷鼻后,鼻分泌液中IgA明显上升,正常人服用黄芪浸膏片后IgM、IgE显著增加[2]。

(2) 对细胞免疫的作用　胆总管结扎3星期后大鼠血中T细胞表型含量均有所下降,其中T细胞表型CD4减少相对更明显,血清IL-2水平亦明显下降。腹腔注射黄芪2星期可使大鼠T细胞表型CD3,CD4和CD8升高至接近正常,纠正IL-2产生的受抑状态[3]。用黄芪注射液20 ml,每日1次静脉滴注,外周血中T淋巴细胞亚群CD3,CD4显著提高,黄芪注射液能显著提高肺结核患者细胞免疫水平[4]。阻塞性黄疸大鼠模型腹腔内注射黄芪每日250 mg/kg,2星期,血中T细胞表型CD3,CD4,CD8含量升高至正常水平[5]。

(3) 对自然杀伤(NK)细胞的影响　膜荚黄芪注射液与人血淋巴细胞预孵18 h,对NK细胞活性有明显促进作用,并有剂量依赖性。黄芪0.1～1 mg/ml与人脐血干扰素(P-IFN)10^3～10^4 u联合应用,可使NK细胞活性提高5～6倍,但浓度过大则可轻度抑制NK细胞毒活性,黄芪对NK细胞活性的促进作用主要是通过诱导淋巴细胞产生γ干扰素(γ-IFN)介导的[6]。黄芪培养3种肺癌细胞株后,细胞株IL-2及γ-IFN水平明显高于对照组[7]。

2. 对机体代谢的影响　(1) 延缓衰老作用　对人胎肾或乳小鼠肾细胞培养,加0.5%蒙古黄芪煎剂者,活细胞数均比对照组高,对金黄地鼠肾细胞培养,可延长细胞在体外生长的寿命长达1倍左右。对培养的人胎肺二倍体细胞的寿命,对照组生长的寿命为66代,加入0.2%蒙古黄芪煎剂可延长为88代,平均延长1/3左右,而且还可延长每代细胞的维持时间[8]。老龄(28～30月龄)大鼠外周血淋巴细胞和脑组织β肾上腺素受体明显低于5～6月龄大鼠，如于饮水中加入膜荚黄芪煎剂每日0.25 g/只，长期饮用，则可使β受体密度上调[9]。定期吸入臭氧产生衰老模型小鼠肠道内双歧杆菌和肠球菌减少，灌服膜荚黄芪煎剂0.5 g/只，共20 d，可使该两种菌基本恢复正常[10]。

(2) 抗氧化作用　黄芪对二甲亚砜体系产生的氧自由基信号有强抑制作用，3%的生黄芪提取液对氧自由基的清除率为40.6%，随着药物浓度的增加对氧自由基的清除率可达90%以上，说明黄芪是氧自由基的良好清除剂[11]。近年来大量实验研究证实，黄芪的有效成分——黄芪总黄酮和黄芪皂苷均有良好的抗氧自由基作用。在大鼠缺血10 min、再灌注10 min模型上，利用低温电子自旋共振波谱仪观察到，黄芪总黄酮可使冠脉流出液中的自由基明显减少[12]。在结扎大鼠冠脉前降支造成的MIRI模型上，亦可观察到黄芪总黄酮能够降低缺血心肌组织中丙二醇(MDA)的含量，从而进一步证实了黄芪总黄酮具有清除氧自由基和抑制脂质过氧化的作用[13]。黄芪皂苷可使MIRI的心肌组织超氧化物歧化酶(SOD)含量明显增高，脂质过氧化物(LPO)和氧自由基波谱信号降低，表明黄芪皂苷具有良好的清除氧自由基作用[14]。

(3) 对核酸代谢的影响　膜荚黄芪煎剂在体外对^{3}H-尿嘧啶核苷(^{3}H-UR)掺入大鼠肝细胞RNA有促进作用[15]。腹腔注射APS 200 mg/kg可使小鼠肝、脾细胞中碱性核糖核酸酶(RNase)活性显著下降，提示RNA前体3H-UR掺入量降低，转录作用并未增强，RNA含量的增加可能是由于RNase活性降低致RNA分解代谢减慢所致[16]。膜荚黄芪所含黄芪苷Ⅰ(AS-Ⅰ)灌服80 mg/kg，每日2次，共3次，使小鼠再生肝DNA含量明显增加[17]。小鼠腹腔注射APS对DNA的代谢无明显影响[18]。

(4) 对蛋白质及其他代谢的影响　小鼠灌服膜荚黄芪煎剂10 d，能显著增加^{3}H-亮氨酸掺入血清和肝脏蛋白质的速率，而对蛋白质的含量无影响，提示黄芪可促进小鼠血清和肝脏蛋白质更新，其有效成分可能是其中的多糖[19]。小鼠腹腔注射黄芪多糖APS可使葡萄糖负荷小鼠血糖水平明显降低，明显对抗肾上腺素引起的血糖升高，而对苯乙双胍所致低血糖也有显著对抗作用，表明黄芪对血糖具双向调节作用，但对胰岛素性低血糖无明显影响[20]。豚鼠灌服黄芪煎剂对肝细胞微粒体和小肠黏膜匀浆中胆固醇合成的限速酶羟甲基戊二酰辅酶A还原酶有明显抑制作用，但对肝7α-羟化酶活力无影响，对血清总胆固醇和高密度脂蛋白胆固醇浓度也无明显影响[21]。

3. 对造血功能的影响　小鼠灌服膜荚黄芪煎剂20 g/kg，共10 d，对失血性贫血和乙酰苯肼所致溶血性贫血均能使外周血红细胞和血红蛋白增加，对环磷酰胺所致白细胞和血小板减少有促进其恢复的作用，能增加网织红细胞数和骨髓有核细胞数[22]。

4. 对心血管系统的作用　黄芪冻干粉可明显增加冠脉血流量，显著减慢心率和降低心搏幅度[23]。利用大鼠乳鼠心肌缺氧缺糖/复氧复糖损伤模型，通过对心肌超微结构观察发现，黄芪能有效保护“再给氧”心肌细胞，尤其对线粒体有明显的保护作用，在缺氧前加药保护，可使线粒体大小均匀，线粒体嵴及内外膜清晰完整，肌原纤维及横纹可见；在复氧时同时加药，对线粒体亦有较好的保护作用。研究还表明，黄芪能明显减低乳酸脱氢酶(LDH)的释放量，改善心肌细胞的能量代谢[24]。黄芪皂苷对化合物所致培养心肌细胞损伤也有保护作用，可保护线粒体并能较大程度地恢复线粒体的活性值[25]。

5. 抗血栓作用　皂苷TSA可显著延长电刺激大鼠颈总动脉形成血栓的时间，并能抑制血小板聚集，提高PGI_2和NO水平，降低TXA_2/PGI_2比例。说明TSA具有显著抗血栓形成的作用，其作用机制与提高PGI_2和NO水平有关[26]。

6. 抗病毒作用　黄芪煎剂不论灌胃或鼻腔给药均对小鼠Ⅰ型副流感病毒感染有一定保护作用[27]。蒙古黄芪不同提取部分试验结果表明，AⅠ、AⅥ和AⅦ对Ⅰ型单纯疱疹病毒(HSV-1)有抑制作用，AⅠ和AⅥ对HSV-2有抑制作用。AⅥ在体外不能直接灭活HSV-1，但能抑制已感染细胞的病毒复制。AⅠ为醇提取液，含氨基酸、黄酮类、苷类、生物碱及多糖等，AⅥ主要含黄酮类，AⅦ主要含苷类[28]。黄芪在细胞外对大鼠心肌细胞柯萨奇病毒无直接杀灭作用，但药物预先作用于心肌细胞48 h后，均可降低感染病毒的心肌细胞对病毒的敏感性[29]。黄芪对感染病毒心肌的保护作用与钙拮抗作用有关[30]。早期使用药物可改善感染细胞的Ca^{2+}平衡，从而有可能减轻感染细胞的Ca^{2+}继发性损伤，又可抑制感染细胞中病毒核酸的复制[31]。

7. 抗癌作用　以3-甲基胆蒽碘油溶液诱发大鼠肺癌，在此过程中给大鼠肌注黄芪注射液，每日1次，共175 d，黄芪组的发癌率为16.28%，显著低于对照组(51.52%)[32]。自发产生黑色素瘤B_{16}小鼠腹腔注射蒙古黄芪多糖APS，可使荷瘤鼠生存期从15.71 d延长至21.57 d，如与IL-2/LAK细胞合用则可延长至24.86 d，有非常显著差异[33]。

8. 抗关节炎作用　佐剂性关节炎(AA)大鼠血清MDA、白介素-Ⅰ(IL-1)和亚硝酸盐量明显升高，且MDA和白介素-Ⅰ(IL-1)与AA鼠非致炎侧足肿胀度呈明显正相关。黄芪总黄酮全程或1星期的阶段性治疗在发挥抗炎作用的同时，均可使AA鼠过高的MDA、白介素-Ⅰ(IL-1)和亚硝酸盐降低[34]。

9. 抗炎与镇痛作用及作用机制　黄芪总苷可使角叉莱胶诱导大鼠气囊炎症的渗出液量，中性白细胞游出数和蛋白质渗出量显著减少。对His、5-HT引起的小鼠皮肤血管通透性增加有明显的抑制作用。并可显著降低大鼠角叉莱胶气囊炎症渗出液中PGE_2含量。黄芪总苷尚可减少渗出液中IL-8的含量，降低渗出液及中性白细胞中PLA_2活性，减少中性白细胞O_2^-生成。此外，黄芪总苷还可减少渗出液中NO的生成量。黄芪总苷可显著抑制小鼠福尔马林致痛后第二时相的疼痛反应，致痛前4 h给药效果最佳。黄芪总苷的镇痛作用不受纳洛酮的影响[35]。

毒性　小鼠灌服膜荚黄芪75 g/kg，48 h内无异常症状出现，腹腔注射时LD_{50}为40 g/kg，死前出现四肢麻痹和呼吸困难。大鼠每日腹腔注射0.5 g/kg，共30 d，对体重和进食无明显影响，亦未出现其他不良反应[36]。小鼠腹腔注射黄芪注射液15 g/kg，共7 d，经微核试验，不诱发微核率升高[37]。

【炮制】 1. 黄芪：取原药材，除去杂质，洗净，润透，切厚片，干燥。生品长于固表止汗，托疮生肌，利水退肿。

2. 炒黄芪：取黄芪片置锅内，用文火炒至深黄色微有焦斑，取出放凉。炒黄芪性偏燥，补脾益气而不壅滞，多用于食少便溏、脾虚腹胀。

3. 蜜黄芪：取炼蜜加适量开水稀释后，加入黄芪片拌匀，稍闷，置锅内，用文火加热，炒至深黄色，不粘手为度，取出放凉。蜜黄芪质偏润，长于补气生血，多用于肺虚气短、气虚血弱、气虚便秘。

4. 酒黄芪：取黄芪片，加米酒拌匀，放 1 h 后炒炙。酒黄芪温升作用较强，适用于气虚肺寒及气虚下陷。

饮片性状　黄芪为类圆形或椭圆形厚片，表面黄白色，内层有棕色环纹及放射状纹理，外层有曲折裂隙，中心黄色。周边灰黄色或浅棕色，有纵纹。气微，味微甜。嚼之有豆腥味。炒黄芪形如黄芪片，表面深黄色，微有焦斑。蜜黄芪形如黄芪片，表面深黄色，微有光泽，略带黏性，有蜜香气，味甜。酒黄芪形如黄芪片，表面黄色，微有酒气。

贮干燥容器内，炒黄芪、制黄芪密闭，置阴凉干燥处。

【药性】 甘，温。归肺、脾经。

1.《本经》："味甘，微温。"

2.《别录》："无毒。生白水者，冷。"

3.《日华子》："白水耆，凉。"

4.《汤液本草》："入手少阳经、足太阴经、足少阴命门。"

5.《本草经疏》："入手阳明、太阴经。"

6.《本草正》："味甘，气平，气味俱轻，升多降少，阳中微阴。生者微凉，炙性温。专于气分而达表。"

7.《本草新编》："入手太阴，足太阴，手少阴经。"

8.《本草易读》："入足阳明胃，足太阴脾。"

【功用主治】 益气升阳，固表止汗，利水消肿，托毒生肌。主治一切气虚血亏之证，如脾虚泄泻，肺虚咳嗽，脱肛，子宫下垂，自汗，盗汗，水肿，血痹，痈疽难溃或久溃不敛。

1.《本经》："主痈疽，久败疮，排脓止痛，大风癞疾，五痔，鼠瘘，补虚，小儿百病。"

2.《别录》："主妇人子脏风邪气，逐五脏间恶血，补丈夫虚损，五劳羸瘦，止渴，腹痛，泄痢，益气，利阴气。"

3.《药性论》："治发背，内补，主虚喘，肾衰，耳聋，疗寒热。生陇西者，下补五脏。"

4.《日华子》："黄芪助气壮筋骨，长肉补血，破癥癖，治瘰疬，瘿赘，肠风，血崩，带下，赤白痢，产前后一切病，月候不匀，消渴，痰嗽，并治头风，热毒，赤目等。""白水者，排脓治血，及烦闷，热毒，骨蒸劳，功次黄耆；赤水芪，治血，退热毒，余功用并同上；木耆治烦，排脓力微于黄耆，遇缺即倍用之。"

5.《珍珠囊》："益胃气，去肌热，止自汗，诸痛用之。"

6.《医学启源》："治虚劳自汗，补肺气，实皮毛，泻肺中火，脉弦自汗。善治脾胃虚弱，疮疡血脉不行，内托阴证，疮疡。"

7.《汤液本草》："心云：补五脏诸虚不足，而泻阴火，去虚热。无汗则发之，有汗则止之。"

8.《本草汇言》："补肺健脾，实卫敛汗，驱风运毒。"

9.《本草备要》："生血，生肌，排脓内托，疮痈圣药。痘疹不起，阳虚无热者宜之。"

10.《衷中参西录》："善利小便。""善治肢体痿废。""与发表药同用，能祛外风，与养阴清热药同用，更能熄内风也。"

【用法用量】 内服：煎汤，10～15 g，大剂量可用至 30～60 g；或入丸、散，膏剂。

【宜忌】 表实邪盛，食积停滞，肝郁气滞，痈疽初起或溃后热毒尚盛等实证，以及阴虚阳亢者均慎服。

1. 徐之才《药对》："恶龟甲、白鲜皮。"

2.《医学入门》："苍黑气盛者禁用，表实邪旺者亦不可用，阴虚者亦宜少用。""畏防风。"

3.《本草经疏》："功能实表，有表邪者勿用；能助气，气实者勿用；能内塞，补不足，胸膈气闭闷，肠胃有积滞者勿用；能补阳，阳盛阴虚者忌之；上焦热盛，下焦虚寒者忌之；患者多怒，肝气不和者勿服；痘疮血分热甚者禁用。"

4.《药品化义》："若气有余，表邪旺，腠理实，三焦火动，宜断戒之。至于中风手足不遂，痰壅气闭，始终皆不加。"

5.《本草新编》："骨蒸、痨热与中满之人忌用。"

6.《本草汇纂》："反藜芦，畏五灵脂、防风。"

【选方】 1. 治男子、妇人诸虚不足，肢体劳倦，胸中烦悸，时常焦渴，唇干口燥，面色萎黄，不能饮食，或先渴而欲发疮疖，或病痈疽而后渴　黄耆六两（去芦，蜜涂炙），甘草一两（炙）。上㕮咀。每二钱，水一盏，枣二枚，煎至七分，去滓，温服，不拘时。（《局方》黄耆六一汤）

2. 治阴阳气血不足，腹中拘急，自汗或盗汗，身重或不仁，脉大而虚　黄耆一两半，桂枝、炙甘草、生姜各三两，芍药六两，大枣十二枚，饴糖（烊化）一升，水煎，分三次服。（《金匮要略》黄耆建中汤）

3. 治肌热燥热，困渴引饮，目赤面红，昼夜不息，其脉洪大而虚，重按全无，证象白虎，惟脉不长，误服白虎汤必死，此病得之于饥困劳役　黄耆一两，当归（酒洗）二钱。上细切，都作一服，水二盏，煎至一盏，去渣温服，空心食前。（《内外伤辨》当归补血汤）

4. 治表虚自汗　防风一两，黄耆（蜜炙）、白术各二两。上㕮咀。每服三钱，水一钟半，加大枣一枚，煎至七分，去滓，食后热服。（《医方类聚》引《究原方》玉屏风散）

5. 治气虚阳弱，虚汗不止，肢体倦怠　黄耆（去芦，蜜炙）、附子（炮，去皮、脐）各等分。上㕮咀。每服四钱，水二盏，生姜一片，煎至八分，去滓，食前温服，不拘时候。（《严氏济生方》耆附汤）

6. 治黄汗病，身体肿，发热汗出而渴，状如风水，汗沾衣，色正黄如柏汁，脉沉　黄耆五两，芍药、桂枝各三两。以苦酒一升、水七升相和，煮取三升，每服一升。（《金匮要略》黄耆芍药桂枝苦酒汤）

7. 治虚中有热，咳嗽脓血，口舌咽干，又不可投药者　好黄耆四两，甘草一两。为末。每服三钱，如茶点羹粥中，亦可服。（《肘后方》）

8. 治肠风泻血　黄耆、黄连等分。为末，面糊丸如绿豆大。每服三十丸，米饮下。（《传家秘宝》）

9. 治尿血，砂淋，痛不可忍　黄耆、人参等分。为末，以大萝卜一个，切一指厚大四五片，蜜二两，淹炙令尽，不令焦，点末。食无时，以盐汤下。（《永类钤方》）

10. 治胎动不安，腹痛下黄汁　糯米一合，黄耆、川芎各一两。上细锉，水一大盏，煎至一盏三分。温服。（《妇人良方》）

11. 治老人大便秘涩　黄耆、陈皮（去白）各半两。上为细末。每服三钱，用大麻仁一合烂研，以水投取浆一盏，滤去滓，于银、石器内煎，候有乳起，即入白蜜一大匙，再煎令沸，调药末，空心食前服。（《局方》黄耆汤）

12. 治小儿小便不通　绵黄耆为末。每服一钱，水一盏，煎至五分，温服无时。（《小儿卫生总微论方》）

13. 治白浊　黄耆（盐炒）半两，茯苓一两。上为末，每服一二钱，空心白汤送下。（《经验良方》黄耆散）

14. 治痈疽发背，肠痈，奶痈，无名肿毒，焮作疼痛，憎寒壮热，类若伤寒，不问老幼虚人　忍冬草（去梗）、黄耆（去芦）各五两，当归一两二钱，甘草（炙）一两。上为细末。每服二钱，酒一盏半，煎至一盏，若病在上，食后服，病在下，食前服，少顷再进第二服，留滓外敷。未成脓者内消，已成脓

者即溃。(《局方》神效托里散)

【临床报道】 1. 防治感冒　共观察 1 000 人。随机分为 6 组:Ⅰ组口服黄芪片(每片含生药 0.5 g),每次 5 片,每日 3 次,或隔日口服黄芪汤剂 15 g,10 d 为 1 个疗程,停药 5 d 后再进行第二疗程;Ⅱ组用黄芪喷鼻(用 50%的黄芪水煎液),隔日 1 次,每次 0.5 ml;Ⅲ组干扰素喷鼻,每日 1 次,每次 0.5 ml;Ⅳ组用黄芪加干扰素,隔日口服黄芪 1 次,每次 15 g,同时干扰素喷鼻 1 次,每日 0.5 ml,或用黄芪干扰素混合液(相当于单独使用的浓度),隔日喷鼻 1 次,每次 0.5 ml;Ⅴ组用干扰素甲 3 型流感灭活疫苗混合液(其中含黄芪、干扰素、甲 3 型流感灭活疫苗),隔日喷鼻 1 次,每次 0.5 ml;Ⅵ组用黄芪干扰素涂鼻油膏(基质为白凡士林、羊毛脂,黄芪、干扰素),每日 1 次,由消毒棉签涂鼻道深部。用药期间一律每 2 d 观察 1 次。结果:Ⅰ组有较好的预防感冒作用,发病率降低 56.5%。而低滴度干扰素也有预防感冒的作用,若黄芪与低滴度干扰素联合应用,比单纯用黄芪和低滴度干扰素之预防指数均为高。单独使用干扰素喷鼻不能缩短感冒的病程,而黄芪口服加干扰素喷鼻及黄芪加干扰素喷鼻,可以缩短感冒的病程 ($P < 0.05$)。黄芪局部应用不论在动物或人群中均证明对预防感冒有一定作用[1]。

2. 治疗小儿反复呼吸道感染　治疗组 81 例,用黄芪 90 g,防风 10 g,白术 10 g,水煎成 60 ml,小于 2 岁,每次 5 ml,大于 2 岁,每次 10 ml,每日 2 次口服,2 个月为 1 个疗程。治疗期间如有发热、咳嗽仍对症治疗。对照组 51 例,采用常规抗感染及对症治疗。结果:治疗组显效 49 例,有效24 例,无效 8 例;对照组显效 11 例,有效 20 例,无效 20 例[2]。

3. 治疗小儿支气管哮喘　治疗组 117 例,用黄芪注射液 2 ml(相当于生药 4 g),作右天府及左足三里,或左天府及右足三里穴位注射,每星期 1 次,左右交换注射,每人注射 34～38 针为 1 个疗程。在穴位注射期间,如哮喘发作,酌加中西药治疗。对照组 35 例,用 5%胎盘丙种球蛋白针剂每次注射 0.3 ml,穴位、方法、时间同上。结果:黄芪组显效 64 例,有效 39 例,无效 14 例,总有效率 88.03%;对照组显效 12 例,有效 22 例,无效 1 例,总有效率 97.14%。两组显效率比较有显著性差异 ($P < 0.05$)[3]。

4. 治疗慢性乙型肝炎　治疗组 174 例,用 100%黄芪针剂,分别于足三里(双)、肾俞(双)每 3 日交替注射 1 次,每次每穴 1 ml,2 个月为 1 个疗程。部分病例加注党参注射液 1 ml。对照组 84 例,用厌氧棒状菌苗 0.5～1 ml 至阳穴注射,每星期 1 次,12 次为 1 个疗程。两组同时给予常规保肝治疗。治疗前及治疗后每 15～30 d 分别作 HBsAg 检测。结果:治疗组转阴 79 例(45.4%),滴度下降 52 例(30.5%),两者共 131 例(75.3%);对照组阴转 27 例(31.4%),滴度下降 29 例(33.7%),两者计 56 例(65.1%)。经统计学处理,两组疗效有显著差异 ($P < 0.01$)[4]。

5. 治疗糖尿病肾病(DN)　将 65 例 DN 随机分为两组,治疗组 35 例,对照组 30 例,在常规治疗的基础上,治疗组加用黄芪注射液 40 ml,加液体内静滴,疗程 21 d,观察治疗前后尿白蛋白、尿总蛋白、血尿素氮、血肌酐变化。结果:对照组治疗前后尿白蛋白、尿总蛋白均显著下降 ($P < 0.05$),而治疗组下降更为显著 ($P < 0.01$),与对照组比较差异显著 ($P < 0.05$)[5]。

6. 治疗急性病毒性心肌炎　用黄芪 20 g,甘草 6 g,水煎 30 min,每日 1 剂,1 次温服,连服 30 d。发热或病情较重者每日应用青霉素钠 640 万～800 万 u,地塞米松 5～10 mg,此外,不用其他药物。共治疗 32 例,结果:显效 25 例,有效 6 例,无效 1 例,总有效率 96.9%[6]。

7. 治疗慢性肺心病心衰　对照组 60 例,采用低流量吸氧、抗感染、强心苷、利尿剂、纠正酸碱失衡和电解质紊乱等常规治疗;治疗组 60 例,在上述常规综合治疗基础上加用黄芪注射液与丹参注射液各 20 ml,一起加入 5%葡萄糖液 500 ml 中静脉滴注,每日 1 次,2 星期为 1 个疗程。结果:治疗组有效率为 93.3%,对照组有效率为 70%,治疗组疗效明显高于对照组,差异有显著意义 ($P < 0.01$)。认为两药联用治疗慢性肺心病心衰,能降低心肌耗氧量,降低心脏前、后负荷,增加心肌收缩力,提高心排出量,从而改善心功能[7]。

8. 治疗消化性溃疡　用黄芪注射液 2 ml(含生药 2 g)肌注,每日 2 次。共治疗 73 例(其中十二指肠溃疡 51 例,胃溃疡 18 例,复合性溃疡 4 例)。结果:愈合 13 例(34.2%),好转 15 例(39.5%),无效 10 例(26.3%)[8]。

9. 治疗婴幼儿秋冬季腹泻　对照组 112 例,按常规给予抗生素(庆大霉素或丁胺卡那霉素)、助消化和收敛药;治疗组 130 例,在常规疗法的基础上,加用黄芪注射液每次 2～4 ml,每日1～2 次静脉点滴,疗程 3～5 d。结果:治疗组显效 82 例,有效 28 例,总有效率 84.6%;对照组显效 32 例,有效 41 例,总有效率 65.5%,两组疗效有显著差异 ($P < 0.01$)[9]。

10. 治疗鼻炎　用黄芪注射液每侧下鼻甲注射 2 ml,每日 1 次或隔日 1 次,每 10 次为 1 个疗程。共治疗变应性反应性鼻炎 49 例,慢性鼻炎 51 例,经治疗 1～3 个疗程后,变应性反应性鼻炎治愈 23 例,好转 17 例,无效 9 例;慢性鼻炎治愈 18 例,好转 20 例,无效 13 例[10]。

11. 治疗带状疱疹　将 82 例带状疱疹患者随机分为治疗组 42 例,用黄芪注射液 16 ml 静脉滴注,每日 1 次。对照组 40 例,用利巴韦林注射液 0.6 g 静脉滴注,每日 1 次。两组均服用吲哚美辛 25 mg,维生素 B_1 20 mg,每日 3 次。皮损局部均外用炉甘石洗剂,7 d 为 1 个疗程。结果:治疗组在皮疹干燥结痂时间 ($P < 0.01$)、止痛时间 ($P < 0.01$)、治愈率 ($P < 0.05$)、总显效率 ($P < 0.01$) 和总有效率 ($P < 0.05$) 等方面优于对照组,且治疗组无明显毒副作用[11]。

【各家论述】 1.《汤液本草》:"(黄芪)治气虚盗汗并自汗,即表皮之药,又治肤痛,则表药可知。又治咯血,柔脾胃,是为中州药也。又治伤寒尺脉不至,又补肾脏元气,为里药。是上中下内外三焦之药。"

2.《本草蒙筌》:"参耆甘温,俱能补益,证属虚损,堪并建功。但人参惟补元气调中,黄耆兼补卫气实表。""如患内伤,脾胃虚弱,饮食怕进,怠惰,嗜眠,发热,恶寒,呕吐泄泻,及胀满痞塞,力乏形羸,脉息虚微,精神短少等证,治之悉宜补中益气,当以人参加重为君、黄耆减轻为臣。若系表虚,腠理不固,自汗盗汗,渐至亡阳,并诸溃疡,多耗脓血,婴儿痘疹,未灌全浆,一切阴毒不起之疾,治之又宜实卫护营,须让黄耆倍用为主,人参少入为辅焉。"

3. 李东垣:"黄耆既补三焦,实卫气,与桂同功,特比桂甘平,不辛热为异耳。但桂则通血脉,能破血而实卫气,耆则益气也。又黄芪与人参、甘草三味,为除燥热、肌热之圣药。脾胃一虚,肺气先绝,必用黄芪温分肉、益皮毛、实腠理,不令汗出,以益元气而补三焦。"(引自《纲目》)

4. 朱丹溪："黄耆，补元气，肥白而多汗者为宜，若面黑形实而瘦者，服之令人胸满，宜以三拗汤泻之。"(引自《纲目》)

5.《本草汇言》："黄芪，补肺健脾，实卫敛汗，驱风运毒之药也。故阳虚之人，自汗频来，乃表虚而腠理不密也，黄芪可以实卫而敛汗；伤寒之证，行发表而邪汗不出，乃里虚而正气内乏也，黄芪可以济津以助汗；贼风之疴，偏中血脉而手中不随者，黄芪可以荣筋骨；痈疡之脓血内溃，阳气虚而不敛者，黄芪可以生肌肉，又阴疮不能起发，阳气虚而不溃者，黄芪可以托脓毒。"

6.《本草正》："(黄芪)因其味轻，故专于气分而达表，所以能补元阳，充腠理，治劳伤，长肌肉。气虚而难汗者可发，表疏而多汗者可止。其所以止血崩血淋者，以气固而血自止也；故曰血脱益气。其所以治泻痢带浊者，以气固而陷自除也，故曰陷者举之。""黄耆，生者微凉，可治痈疽；蜜炙性温，能补虚损。"

7.《药品化义》："黄芪，性温能升阳，味甘淡，用蜜炒又能温中，主健脾，故内伤气虚，少用以佐人参，使补中益气，治脾虚泄泻，疟痢日久，吐衄肠血，诸久失血后，及痘疹惨白。主补肺，故表疏卫虚，多用以君人参，使敛汗固表，治自汗盗汗。诸毒溃后，收口生肌，及痘疮贯脓，痈疽久不愈者，从骨托毒而出，必须盐炒。痘科虚不发表，在表助气为先，又宜生用。"

8.《轩岐救正论·药性微蕴》："黄耆、白术、人参，此三者虽为补气之药，第主治之属，脏腑之殊，则迥然不同也。""盖耆专主卫气，白术主脾胃中州之气，人参则益脾肾之元气。合三者兼用，又通益上、中、下三焦，表里脏腑诸气也。何以言耆专主卫气乎？耆质轻气薄，色白微黄，味淡略甘，乃肺脾上中二焦阳分之药，而主治则固自汗，治虚喘，解肌热，疗痈疽，只此数症。尚须佐以参、术，方能著功。""盖卫气之疏，总由于胃气、元气之虚，必兼以参、术而扶胃气、元气，以充卫气，则相须为用耳。"

9.《本草备要》："生用固表，无汗能发，有汗能止，温分肉，实腠理，泻阴火，解肌热，炙用补中，益元气，温三焦，壮脾胃。"

10.《本经逢原》："(黄耆)入肺而固表虚自汗，入脾而托已溃痈疡。《本经》首言痈疽久败，排脓止痛，次言大风癞疾，五痔鼠瘘，皆用生者，以疏卫气之热。性虽温补，而能通调血脉，流行经络，可无碍于壅滞也。其治气虚盗汗自汗，及皮肤痛，是肌表之药。治咯血柔脾胃，是中州之药。治伤寒尺脉不至，补肾脏元气不足，及婴儿易感风邪，发热自汗诸病，皆用炙者，以实卫气之虚，乃上中下内外三焦药，即《本经》补虚之谓。如痘疹用保元汤治脾肺虚热，当归补血汤治血虚发热，皆为圣药。"

11.《得配本草》："黄耆补气，而气有内外之分。气之卫于脉外者，在内之卫气也；气之行于肌表者，在外之卫气也。肌表之气，补宜黄耆；五内之气，补宜人参。若内气虚乏，用黄耆升提于表，外气日见有余，而内气愈使不足。久之血无所摄，营气亦觉消散。虚损之所以由补而成也。故内外气虚之治，各有其道。"

12.《本草求真》："黄耆，味甘性温，质轻皮黄肉白，故能入肺补气，入表实卫，为补气诸药之最，是以有耆之称。""然与人参比较，则参气味甘平，阳兼有阴；耆则秉性纯阳，而阴气绝少。盖一宜于中虚，而泄泻痞满、倦怠可除；一更宜于表虚，而自汗亡阳、溃疡不起可治。且一宜于水亏而气不得宣发，一更宜于火衰而气不得上达之为异耳。"

13.《本经疏证》："(黄芪)，直入中土而行三焦，故能内补中气，则《本经》所谓补虚，《别录》所谓补丈夫虚损、五劳羸瘦，益气也；能中行营气，则《本经》所谓主痈疽、久败疮，排脓止痛，大风癞疾，《别录》所谓逐五脏间恶血，也能下行卫气，则《本经》所谓五痔鼠瘘，《别录》所谓妇人子脏风邪气，腹痛泄利也。""黄芪一源三派，浚三焦之根，利营卫之气，故凡营卫间阻滞，无不尽通。所谓源清流自洁者也。"

14.《本草便读》："(黄芪)之补，善达表益卫，温分肉，肥腠理，使阳气和利，充满流行，自然生津生血，故为外科家圣药，以营卫气血太和，自无瘀滞耳。""生者补中而善行卫分，能益气固表，得防风则补而不滞，行而不泄，其功愈大；同当归则和营达卫。炙用则大补中气，有阳生阴长之理。"

15.《本草正义》："(黄芪)补益中土，温养脾胃，凡中气不振，脾土虚弱，清气下陷者最宜。其皮味浓质厚，力量皆在皮中，故能直达人之肤表肌肉，固护卫阳，充实表分，是其专长，所以表虚诸病，最为神剂。""凡饥饱劳役，脾阳下陷，气怯神疲者，及疟久脾虚，清气不升，寒热不止者，授以东垣之补中益气汤，无不捷效，正以黄芪为参、术之佐，而又得升、柴以升举之，则脾阳复辟，而中州之大气斡旋矣。"

4200 黄连 huáng lián (《本经》)

【异名】 王连(《本经》)，支连(《药性论》)。

【基原】 为毛茛科黄连属植物黄连、三角叶黄连或云南黄连的根茎。

【原植物】 1. 黄连 *Coptis chinensis* Franch. [*C. teeta* Wall. var. *chinensis* Finet et Gagnep.] 又名：川连、鸡爪黄连。

多年生草本。根茎呈黄色，分枝，密生须根。叶基生；有叶柄；叶片坚纸质，卵状三角形，3全裂；中央裂片有细柄，卵状菱形，顶端急尖，羽状深裂，边缘有锐锯齿，侧生裂片不等2深裂，表面沿脉被短柔毛。花葶1～2，二歧或多歧聚伞花序，有花3～8朵；总苞片通常3，披针形；萼片5，黄绿色，窄卵形；花瓣线形或线状披针形；雄蕊多数；心皮8～12，离生，有短柄。蓇葖果。种子7～8粒，长椭圆形，褐色。花期2～4月，果期3～6月。

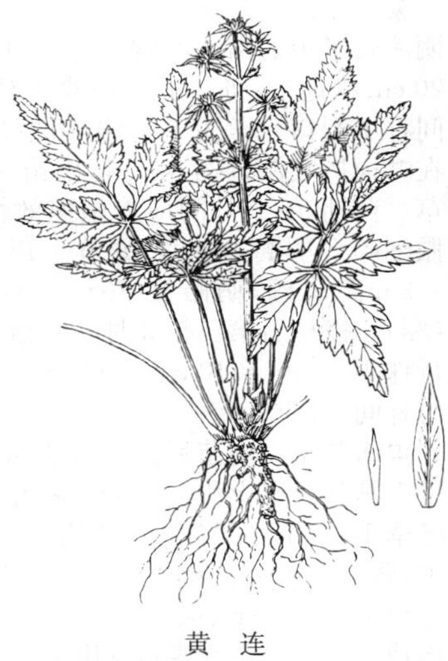

黄 连

生于海拔1 000～2 000 m山地密林中或山谷阴凉处。野生或栽培。分布于湖北、湖南、四川、贵州、陕西等地；在湖北西部、四川东部和陕西南部有较大量栽培。

2. 三角叶黄连 *Coptis deltoidea* C. Y. Cheng et Hsiao 又名：峨眉连、峨眉家连(四川)。

根茎呈黄色，不分枝或少分枝，节间明显，密生多数细根，匍匐茎横走。叶片卵形，3全裂；中央裂片三角状卵形，羽状深裂，深裂片多少彼此密接。花瓣近披针形，雄蕊短，仅为花瓣的1/2左右。

栽培于四川峨眉及洪雅一带海拔1 600～2 200 m之间的山地林下。

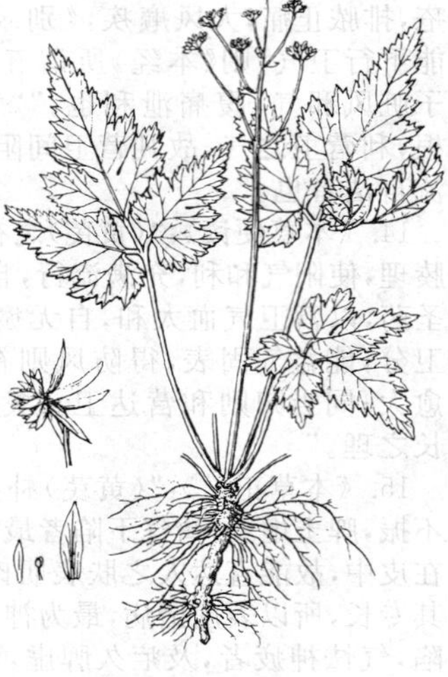

三角叶黄连

3. 云南黄连 *Coptis teetoides* C. Y. Cheng

根茎黄色，节间密，较少分枝，生多数须根。叶片卵状三角形，三全裂，中央裂片卵状菱形，先端长渐尖至渐尖，羽状深裂，深裂片彼此疏离，相距最宽处可达1.5 cm。花瓣匙形至卵状匙形，先端钝。

生于海拔1 500～2 300 m之间的高山寒湿的林荫下，野生或栽培。

【栽培】 生物学特性　黄连喜高山冷凉阴湿的环境。较耐寒，不耐炎热、忌干旱。最适宜生长温度17～22 ℃，冬季在冰雪覆盖下越冬，叶可保持常绿不枯。耐肥力很强；土壤以上泡下实，上层富含腐殖质肥沃疏松的砂壤土，下层以保水保肥力较强、pH 5.5～6.5黏壤土最适宜；黄连为阴地植物，有强大的叶面积群，可利用林间间隙照射的阳光，忌直射强光。

繁殖方法　种子繁殖。5月上旬种子成熟采收后，选择阴凉较平坦的山坡用树枝搭荫棚，雨水能自然淋入棚内，挖20 cm深地窖，将种子与湿沙在窖内层积贮藏。10～11月间种子裂口后撒播于高畦，用牛马粪覆盖。次年2月下旬在畦面搭矮棚遮荫，3月初出苗，拣去畦面落叶，并除净杂草。苗期5～6月间应追施速效性氮肥催苗，10～11月间撒细碎牛马粪及火灰腐殖土以利越冬。于冬季砍树搭1.2 m高荫棚，荫蔽度70%左右，棚内作1.6 m宽高畦(厢)。播种后第三年3月间幼苗长出4～6片真叶时移栽，行株距10 cm×10 cm，栽深3～5 cm。近年有用玉米间作与林间栽连技术。

田间管理　出苗后及时拔出杂草。栽植后，立即撒施少量牛马粪及熏土称刀口肥。每年早春、夏季种子收获后及冬季10～11月间各追肥1次，春夏以氮磷等速效性肥料为主，冬肥以牛马粪及熏土为主，施冬肥后应培土。第一、第二年培土约1 cm，第三、第四年2～3 cm。追肥前应除草，移栽后一二年苗小露地孔隙大，易生杂草，每年应拔草4～5次，四五年生黄连已封垄，结合追肥每年拔草3次。搭棚栽连，当年5月种子采收后应揭去盖棚敞阳，抑制叶的生长，促使根茎充实；林间栽连，栽后第三年开始冬季应修枝亮棚，使荫蔽度由栽连时的70%左右降低到20%～30%。

病虫害防治　主要病害有白粉病，应降低荫蔽度增加光照并可用石硫合剂防治。虫害有蛴螬、蝼蛄等，可诱杀。早春有麂子、锦鸡为害花苔和种子，应围以篱笆，加强人工捕杀，减轻为害。

【采收加工】 黄连栽后4～5年的10～11月间，用黄连抓子连根抓起，抖掉泥土，剪去须根和叶，取根茎在黄连炕上烘炕干燥，烘时用操板翻动，并打掉已干燥的泥土。五六成干时出炕，根据根茎大小，分为3～4等，再分别细炕，勤翻动，待根茎断面呈干草色时即可出炕，装入槽笼，撞掉泥土和须根即成。

【药材】 黄连 *Rhizoma Coptidis*　黄连主产于四川、湖北，以四川石柱、南川，湖北来凤、恩施等地产量大，质量好；三角叶黄连主产于四川峨眉、洪雅、峨边等地；云连主产于云南西北部的德钦、维西、腾冲等地。以上三种分别习称"味连"、"雅连"、"云连"。

商品规格　味连　一等：多聚集成簇，分枝肥壮坚实，间有过桥，长不超过2 cm。二等：条较一等瘦小，有过桥。

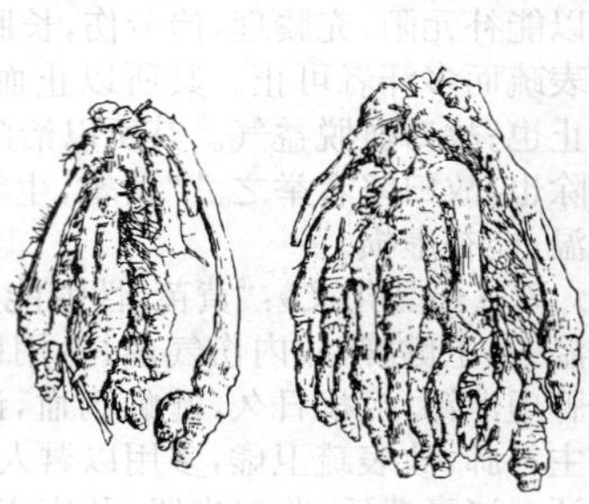

味连(根茎)外形

雅连　一等：单枝，过桥少，长不超过2.5 cm。二等：条较一等瘦，过桥较多。

云连　一等：单枝，直径在0.3 cm以上。二等：条较瘦小，直径在0.3 cm以下，间有过桥。

性状　味连　根茎多簇状分枝，弯曲互抱，形似倒鸡爪状，习称"鸡爪黄连"；单枝类圆柱形，长3～6 cm，直径2～8 mm。表面灰黄色或黄棕色，外皮剥落处显红棕色，粗糙，有不规则结节状隆起、须根及须根残基，有的节间表面平滑如茎秆，习称"过桥"；上部多残留褐色鳞叶，顶端常留有残余的茎或叶柄。质坚硬，折断面不整齐，皮部橙红色或暗棕色，木部鲜黄色或橙黄色，髓部红棕色，有时中空。气微，味极苦。

雅连　多为单枝，略呈圆柱形，微弯曲，长4～8 cm，直径5～10 mm。过桥较长。顶端有少许残茎。

云连　多为单枝，弯曲呈钩状，较细小，长2～5 cm，直径2～4 mm。

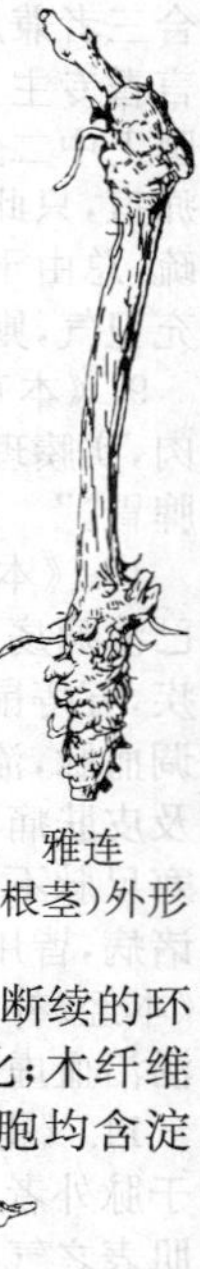

雅连
(根茎)外形

鉴别　(1) 根茎横切面：味连　鳞叶组织常脱落。木栓层为数列木栓细胞。皮层宽广，有的可见根迹和叶迹维管束；石细胞黄色，单个散在或数个成群。中柱鞘纤维成束，或伴有少数石细胞，均显黄色。维管束外韧型，呈断续的环状排列，束间形成层不明显。木质部黄色，均木化；木纤维较发达。髓部均为薄壁细胞，无石细胞。薄壁细胞均含淀粉粒。

雅连　髓部有多数石细胞。

云连　皮层、中柱鞘及髓部均无石细胞。

粉末特征：味连　黄棕色或黄色。石细胞鲜黄色，类圆形、类方形、类多角形或稍延长，直径25～64 μm，长约至102 μm，壁厚9～28 μm，纹孔明显，有的层纹明显。木纤维众多，黄色，细长；直径10～13 cm，壁稍厚，木化，纹孔稀疏。韧皮纤维鲜黄色，纺锤形或

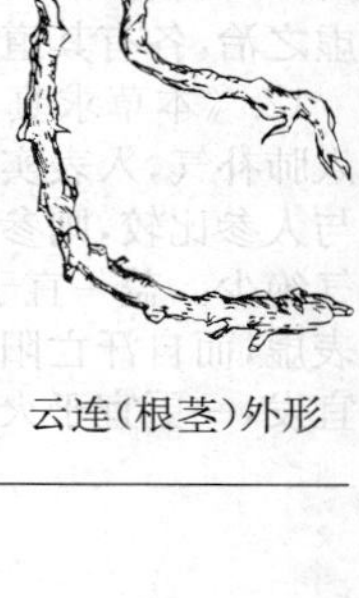

云连(根茎)外形

长梭形，长136～185 μm，直径25～40 μm，壁较厚，纹孔较稀。导管主为孔纹和螺纹导管，直径8～20 μm。淀粉粒多为单粒，长圆形、肾形、类球形或卵形，直径1～10 μm；复粒少数，由2～4分粒组成。鳞叶表皮细胞绿黄色或黄棕色，略呈长方形，壁微波状弯曲。

雅连　石细胞较多，鲜黄色，长椭圆形、类方形、类长方形或不规则条形，长35～252 μm，直径23～102 μm，壁厚7～26 μm，层纹细密而明显。

云连　无石细胞。

(2) 本品折断面在紫外光灯下显金黄色荧光，木质部尤为显著。

(3) 取本品粉末约1 g，加乙醇10 ml，加热至沸腾，放冷，滤过，取滤液5滴，加稀盐酸1 ml与漂白粉少量，即显樱红色；另取滤液5滴，加5%五倍子酸的乙醇溶液2～3滴，蒸干，趁热加硫酸数滴，即显深绿色(检查小檗碱)。

(4) 取本品粉末或切片，加稀盐酸或30%硝酸1滴，片刻后镜检，可见黄色针状结晶簇，加热结晶显红色并消失(检查小檗碱)。

(5) 薄层色谱：取本品粉末50 mg，加甲醇5 ml，加热回流15 min，滤过，滤液补加甲醇使成5 ml，作为供试品溶液。另取盐酸小檗碱对照品，加甲醇制成每1 ml含0.5 mg的溶液，作为对照品溶液。吸取上述二种溶液各1 μl，分别点于同一硅胶G薄层板上，以苯-醋酸乙酯-异丙醇-甲醇-水(6∶3∶1.5∶1.5∶0.3)为展开剂，置氨蒸气饱和的展开缸内，展开，取出，晾干，置紫外光灯(365 nm)下检视。供试品色谱中，在与对照品色谱相应的位置上，显相同的黄色荧光斑点。

品质标志　《中华人民共和国药典》2005年版规定：照薄层色谱、扫描法测定，本品含小檗碱以盐酸小檗碱($C_{20}H_{17}NO_4 \cdot HCl$)计，不得少于3.6%。

【成分】 1. 黄连　根茎含生物碱类：小檗碱(berberine) 5.56%～7.25%，黄连碱(coptisine)，表小檗碱(epiberberine)[1]，小檗红碱(berberrubine)[2]，掌叶防己碱(palmatine)，非洲防己碱(columbamine)，药根碱(jatrorrhizine)，甲基黄连碱(worenine)，木兰花碱(magnoflorine)，又含阿魏酸(ferulic acid)[3,4]，黄柏酮(obakunone)，黄柏内酯(obakulactone)[5]。

2. 三角叶黄连　根茎含生物碱类：表小檗碱[1]，小檗碱，黄连碱，掌叶防己碱，甲基黄连碱，药根碱，木兰花碱[6]。

3. 云南黄连　根茎含生物碱类：小檗碱，掌叶防己碱，药根碱，甲基黄连碱，木兰花碱，黄连碱[7]。

【药理】 1. 抗微生物及抗原虫作用　黄连对金葡菌、志贺痢疾杆菌、福氏痢疾杆菌有较强的抑制作用，而香连丸煎剂较单用黄连弱[1]。黄连煎液及水浸液对堇色毛癣菌、絮状表皮癣菌、奥杜盎小芽胞癣菌、白念珠菌、星状奴卡菌等14种皮肤真菌呈抑制作用[2~3]。霍乱弧菌体外培养8 h，培养基中小檗碱摄入量的约75%结合在细菌脂质部分上，而改变其脂肪酸结构，使菌体毒素失活[4]。通过琼脂平板稀释法对常用中药100味进行了体外抑制幽门螺旋菌的研究，发现黄连等对幽门螺旋菌有高度抑制作用[5]。通过实验研究发现黄连水煎液提取物对所实验的两种牙周致病菌的生长均有强的抑制作用，提示黄连可用于各型牙周炎的治疗[6]。黄连具有消除大肠杆菌R质粒的作用，经黄连作用24 h，消除率为2.42%；延长作用时间至48 h，其消除提高率为22.57%。细菌丢失的耐药性可表现为单一或两种耐药性的丧失[7]。

2. 抗病毒作用　用柯萨奇B_3病毒(CB_3V)感染BAL A/C小鼠建立CB_3V心肌炎动物模型，用黄连对感染鼠进行治疗，有抗病毒心肌炎作用[8]。

3. 对循环系统的作用　(1) 对心肌收缩功能及血流动力学的作用　小檗碱小剂量能兴奋离体猫心脏，增加冠脉流量20%～40%，大剂量则表现抑制；在离体蛙心、猫、兔的心耳、犬心肺装置及犬在体心脏亦呈现这种剂量依赖性双向作用[9,10]。小檗碱静注在麻醉犬、猫、兔及不麻醉大鼠均有降压作用，随着剂量增加，降压程度与时间也增加，重复给药无快速耐受性[9,11~16]。

(2) 对心肌缺血及心肌梗死的保护作用　小檗碱在每1 min 0.02 mg/kg时，对衰竭心脏可显著降低其心肌耗氧；每1 min 0.2 mg/kg时可降低正常心肌耗氧，保护因心肌缺血造成的心肌损伤，改善梗死后衰竭心室功能[17]。

(3) 抗心律失常作用　小檗碱对乌头碱所致大鼠心室纤颤和氯仿引起的小鼠心室纤颤有对抗作用[18]。药根碱10 mg/kg静注对大鼠心肌缺血和复灌所致的心律失常均有对抗作用，使心肌缺血的开始时间推迟，持续时间缩短，复灌期间室性心律失常的发生率和死亡率降低[19]。

4. 对神经系统作用　(1) 对中枢神经系统作用　小檗碱对牛奶致热兔和酵母悬液发热大鼠有明显解热作用[9,20]。

(2) 对外周神经递质的作用　小檗碱在整体[21]和离体器官[21,22]上对乙酰胆碱具有剂量依赖性双相作用，即小剂量增加乙酰胆碱的作用，大剂量则拮抗，其拮抗属非竞争性拮抗[21]。小檗碱亦能减弱肾上腺素的升压反应[14,22]，还能拮抗肾上腺素和去甲肾上腺素所引起的麻醉兔心律失常[23]。

5. 抗溃疡　黄连甲醇提取物1 g/kg口服对盐酸-乙醇胃溃疡模型的胃黏膜损伤呈显著抑制作用[24]。黄连碱和氧化黄连碱C-9和C-10位上有次甲二氧基，能够抑制胃损伤形成，且具有剂量依耐性[25]。

6. 抗肿瘤作用　黄连对鼻咽癌细胞(HNE_1)有杀伤作用，半抑制浓度为1∶729，具有浓度依耐性的特点[26]。单味黄连对鼻咽癌和宫颈癌裸鼠移植瘤的抑制效应明显，鼻咽癌抑瘤率达到86.3%，宫颈癌抑瘤率达到77.0%[27]。

7. 降血糖作用　黄连具有较强的降血糖作用[28]。黄连水煎剂1 g/kg或小檗碱40 mg/kg给小鼠灌胃均可降低正常小鼠血糖，并呈一定量效关系。小檗碱可降低四氧嘧啶糖尿病小鼠及自发性糖尿病KK小鼠的血糖，可改善KK小鼠的葡萄糖耐量，并能对抗外源葡萄糖或肾上腺素引起的小鼠血糖升高[29]。小檗碱能抑制以丙氨酸为底物的糖原异生。小檗碱降血糖作用伴有血乳酸升高，故认为其降血糖作用可能通过抑制糖原异生和/或促进糖酵解所致[30]。

8. 抗炎作用　黄连甲醇提取液对大鼠多种实验性足跖肿胀及肉芽肿有抗炎作用，局部用药也能减轻肉芽肿发展，疗效与保泰松相似[31,32]。并能抑制乙酸或组胺引起的毛细血管通透性增加及二甲苯引起的小鼠耳壳肿胀[33]。小檗碱能刺激大鼠ACTH的释放[34]，其抗炎作用可能与此有关。

9. 抑制血小板聚集　黄连及小檗碱在体外对ADP、肾上腺素引起的血小板聚集有明显的抑制作用。人口服小檗碱对血小板聚集率高的患者有抑制作用[35]。其机制可能是小檗碱抑制了血小板膜α_2受体，使血小板内cAMP升高所致。

10. 体内过程 ^{3}H-小檗碱给家兔灌胃或静注后，血药时程曲线符合二室模型。该药吸收快，分布广泛。肺中浓度最高，其次为肝、脾、肾、心。血浆蛋白结合率为38%±3%。大鼠6 d内从尿和粪中排泄分别为73%和10.9%。尿液排泄中以原型药物为主，并有代谢产物[36]。

毒性 小檗碱小鼠腹腔注射的LD_{50}为24.3 mg/kg[37]，大鼠腹腔注射的LD_{50}为205 mg/kg。四氢小檗碱给小鼠灌胃，皮下及静脉注射的LD_{50}分别为940 mg/kg，790 mg/kg及100 mg/kg，长期用药未见蓄积作用及病理变化[38]。

【炮制】 1. 黄连：取原药材，除去杂质，抢水洗净，润透，切薄片，晾干。生品常用于清心火，解热毒。

2. 酒黄连：取黄连片，用黄酒拌匀，闷润至透，置锅内，用文火加热，炒干，取出放凉。酒黄连常用于清上焦头目之火。

3. 姜黄连：取黄连片，加姜汁拌匀，闷润至透，置锅内，用文火加热，炒干，取出放凉。姜黄连清中焦之火，善治胃热呕吐。

4. 萸黄连：取吴茱萸，加适量清水，煎煮30 min，去渣取汁，与黄连片拌匀，放置闷润，待药汁被吸尽后，置锅内，用文火加热，炒干，取出放凉。萸黄连可清气分湿热，散肝胆郁火。

5. 炒黄连：取黄连片，置锅内，用文火加热，炒至老黄色，取出放凉。炒黄连寒性较缓和，不易伤害脾阳。

饮片性状 黄连为不规则的薄片，表面棕黄色或黄色，木部金黄色，有放射状纹理；周边暗黄色，粗糙，有细小的须根。质坚硬，气微，味极苦。酒黄连形如黄连，色泽加深，微有酒气。姜黄连形如黄连，棕黄色，略具姜的辛辣气味。萸黄连形如黄连，色泽加深，有吴茱萸的辛辣气味。炒黄连形如黄连，呈棕黄色。

贮干燥容器内，炒黄连，制黄连，密闭，置阴凉干燥处。

【药性】 苦，寒。归心、肝、胃、大肠经。

1.《本经》："味苦，寒。"

2. 张洁古："气味俱厚，可升可降，阴中阳也。入手少阴经。"(引自《纲目》)

3.《本草正》："味大苦，气大寒；味厚气薄，沉也降也，降中微升，阴中微阳。"

4.《本草经疏》："味厚于气，味苦而厚，阴也。入手少阴、阳明，足少阴、厥阴，足阳明、太阴。"

5.《药品化义》："入心、肝、脾、胆、胃、大肠六经。"

【功用主治】 清热泻火，燥湿，解毒。主治热病邪入心经之高热，烦躁，谵妄或热盛迫血妄行之吐衄，湿热胸痞，泄泻，痢疾，心火亢盛之心烦失眠，胃热呕吐，消谷善饥，肝火目赤肿痛，以及热毒疮疡，疔毒走黄，牙龈肿痛，口舌生疮，聤耳，痔血，湿疹，烫伤。

1.《本经》："主热气目痛，眦伤泣出，明目，肠澼腹痛下痢，妇人阴中肿痛。久服令人不忘。"

2.《别录》："主五脏冷热，久下泄澼脓血，止消渴、大惊，除水，利骨，调胃，厚肠益胆，治口疮。"

3.《本草经集注》："胜乌头，解巴豆毒。"

4.《药性论》："杀小儿疳虫，点赤眼昏痛，镇肝，去热毒。"

5.《日华子》："治五劳七伤，益气，止心腹痛，惊悸烦躁，润心肺，长肉，止血，并疮疥，盗汗，天行热疾；猪肚蒸为丸，治小儿疳气。"

6.《医学启源》："泻心火，除脾胃中湿热，治烦躁恶心，郁热在中焦，兀兀欲吐，心下痞满。《主治秘要》：其用有五：泻心热，一也；去上焦火，二也；诸疮必用，三也；去风湿，四也；赤眼暴发，五也。"

7.《分部本草妙用》："安蛔，润大便结，通小便秘。"

8.《药品化义》："味苦，苦能燥湿而去垢；性寒，寒能胜热而不滞；善理心脾之火，凡口疮、牙疼、耳鸣、目痛、烦躁、恶心、中焦郁热、呕吐、痞闷、肠痹、下痢、小儿疳积、伤寒吐蛔、诸痛疮疡，皆不可缺。"

9.《本草通玄》："泻心火而除痞满，疗痢疾而止腹痛，清肝胆而明目，祛湿热而理疮疡，利水道而厚肠胃，去心窍之恶血，消心积之伏梁。"

10.《本草新编》："安心，止梦遗，定狂躁。"

【用法用量】 内服：煎汤，1.5～3 g；研末，每次0.3～0.6 g；或入丸、散。外用：研末调敷；或煎水洗；或熬膏涂；或浸汁用。治热病高热，湿热蕴蒸，热毒炽盛诸症，宜生用；肝火上炎，目赤肿痛，头痛，宜酒拌炒；胃热呕吐，用姜汁拌炒；肝火犯胃，脘痛吞酸，宜吴茱萸煎汤拌炒。

【宜忌】 胃虚呕恶，脾虚泄泻，五更肾泻，均应慎服。

1.《本草经集注》："恶菊花、芫花、玄参、白鲜；畏款冬。"

2.《药性论》："恶白僵蚕，忌猪肉。"

3.《蜀本草》："畏牛膝。"

4.《纲目》："黄连大苦大寒，用之降火燥湿，中病即当止，岂可久服，使肃杀之令常行，而伐其生发冲和之气乎？"

5.《本草正》："黄连善泻心脾实火，虚热妄用，必致格阳，故寇宗奭曰：虚而冷者，慎勿轻用；王海藏曰：夏月久血痢不用黄连，阴在内也。"

6.《本草经疏》："凡病人血少气虚，脾胃薄弱，血不足，以致惊悸不眠，而兼烦热躁渴，及产后不眠，血虚发热，泄泻腹痛，小儿痘疮，阳虚作泄，行浆后泄泻，老人脾胃虚寒作泻，阴虚人天明溏泄，病名肾泄，真阴不足，内热烦躁诸证，法咸忌之，犯之使人危殆。"

【选方】 1. 治丈夫、妇人三焦积热。上焦有热，攻冲眼目赤肿，头项肿痛，口舌生疮；中焦有热，心膈烦躁，不美饮食；下焦有热，小便赤涩，大便秘结，五脏俱热，即生疽疖疮痍及五般痔疾，粪门肿痛，或下鲜血 黄连(去须、芦)、黄芩(去芦)、大黄(煨)各十两。上为细末，炼蜜为丸，如梧桐子大。每服三十丸，用熟水吞下，如脏腑壅实，加服丸数。小儿积热，亦宜服之。(《局方》三黄丸)

2. 治心烦懊侬反复，心乱，怔忡，上热，胸中气乱，心下痞闷，食入反出 朱砂四钱，黄连五钱，生甘草二钱半。为细末，汤浸，蒸饼丸如黍米大。每服一十丸，食后时时津唾咽下。(《直指方》黄连安神丸)

3. 治心经实热 黄连七钱。水一盏半，煎一盏。食远温服，小儿减之。(《局方》泻心汤)

4. 治伤寒发狂，逾墙上屋 黄连、寒水石各等分。上为末，每服二钱，浓煎甘草汤，候冷调服。(《普济方》鹊石散)

5. 治消渴能饮水，小便甜，有如脂麸片，日夜六、七十起 冬瓜一枚，黄连十两。上截冬瓜头去，入黄连末，火中煨之，候黄连熟，布绞取汁。一服一大盏，日再服，但服两三枚瓜，以差为度。(《近效方》)

6. 治赤白利 黄连、黄柏并栀子仁二两。切，以水九升，煮取三升。分三服，并良。(《龙门石窟方》)

7. 治丈夫、妇人肠胃虚弱，冷热不调，泄泻烦渴，米谷不化，腹胀肠鸣，胸膈痞闷，胁肋胀满，或下痢脓血，里急后重，夜起频并，不思饮食，或小便不利，肢体怠惰，渐即消瘦 黄连(去芦、须)二十两(用吴茱萸十两同炒令赤，去茱萸不

用），木香（不见火）四两八钱八分。为细末，醋糊为丸，如梧桐子大。每服二十丸，米饮吞下。（《局方》大香连丸）

8. 治脾受湿气，泄利不止，米谷迟化，脐腹刺痛，小儿有疳气下痢　黄连（去须）、吴茱萸（去梗，炒）、白芍药各五两。上为细末，面糊为丸，如梧桐子大。每服二十丸，浓煎米饮下，空心日三服。（《局方》戊己丸）

9. 治诸血妄行，脏毒下血　黄连（晒干，为末），独头蒜一颗（煨熟，取肉，研细）。上入米醋少许，捣和为丸，梧桐子大，晒干。每服三十至四十丸，陈米饮下。（《直指方》蒜连丸）

10. 治胃脘痛甚，诸药不效者，寒因热用方　黄连六钱，附子（炮，去皮脐）一钱。上细切。作一服，加生姜三片，大枣一枚，水一盏半，煎至一盏，去渣稍热服。（《医学正传》）

11. 治湿热证呕恶不止，昼夜不差　川连三四分，苏叶二三分。两味煎汤，呷下即止。（薛生白《湿热病篇》）

12. 治小儿口疳　黄连、芦荟等分。为末。每蜜汤服五分。走马牙疳，入蟾灰等分，青黛减半，麝香少许。（《简便单方》）

13. 治重舌、木舌　黄连蜜炙二钱，白僵蚕一钱。共乳细。掺舌上，涎出即好。（《疡医大全》）

14. 治痔疮　黄连二两，煎膏，更加等分芒硝，冰片一钱加入。痔疮敷上即消。（《丹溪治法心要》）

【临床报道】 1. 治疗鼻衄　将川黄连与白及等分焙干，研末混匀，消毒后备用。治疗时将药粉黏附于凡士林纱条或纱球上，采用鼻腔或后鼻孔填塞，48 h 取出，若出血则再次填塞。对照组：单纯使用凡士林纱条或纱球，行前鼻腔或后鼻孔填塞，48 h 取出，若出血则再次填塞。治疗组及对照组全身给予降压、抗炎、止血等对症处理。结果：治疗组 60 例，痊愈 53 例，好转 6 例，无效 1 例，总有效率 98.33%；对照组 60 例，痊愈 39 例，好转 16 例，无效 5 例，总有效率 91.67%。两组比较差异显著（$P<0.01$）[1]。

2. 治疗白喉　用黄连粉内服，每次 0.6 g，每日 4～6 次，并配合 1% 黄连溶液漱口。治疗轻症白喉 11 例，体温在 1～3 d 内恢复正常，假膜平均在 2.6 d 消退。治疗后咽拭培养平均 2.8 d 转为阴性[2]。

3. 治疗慢性胃炎　将黄连 10 g，陈皮 10 g，放于大茶杯中，加沸水 200 ml 浸泡，15 min 后饮用，可重复浸泡，每日 3～5 杯，10 日为 1 个疗程，1～6 个疗程治愈。结果观察 12 例，全部治愈[3]。

4. 治疗溃疡性结肠炎　用定位灌肠法，将生黄连粉混于 150 ml 温水中灌入。隔日灌 1 次，9 次为 1 个疗程，需要时每隔 1 星期可进行第二、第三疗程。共治疗 18 例，结果 15 例获痊愈[4]。

5. 治疗气管炎　令患者坐位，双手交叉，头略低，任取风门、大杼、大椎、肺俞中两穴，每穴注入黄连素注射液 2 ml，每日 1 次，10 次为 1 个疗程。中间休息 3 d 后再进行第二个疗程。共治 83 例，结果痊愈 26 例，好转 46 例，无效 11 例[5]。

6. 治疗指骨骨髓炎　取黄连 65 g，捣成粉末，置烧瓶中，加水至 2 000 ml，煮沸 3 次，每次 15 min，冷却备用。使用时取药液适量，注入小瓷杯中，将患指伸入浸泡，以药液浸没全部病灶为度。每日 1 次，每次 1～3 h。共治 87 例，全部治愈[6]。

7. 治疗中耳炎　用黄连 15 g，冰片 1 g，75% 乙醇100 ml，制成醇浸滴耳液。先将 3% 过氧化氢溶液冲洗外耳道，拭净，将滴耳剂滴入患耳，每日 2 次，每次 2 滴，至痊愈。共治 53 例，治愈率达 92.5%。一般 7 d 痊愈[7]。

【各家论述】 1.《汤液本草》："黄连苦燥，故入心，火就燥也，然泻心，其实泻脾也，为子能令母实，实则泻其子。治血，防风为上使，黄连为中使，地榆为下使。"

2.《本草蒙筌》："黄连，久服之，反从火化，愈觉发热，不知有寒。故其功效，惟初病气实热盛者服之最良，而久病气虚发热，服之又反助其火也。"

3. 刘完素："古方以黄连为治痢之最，盖治痢惟宜辛苦寒药，辛能发散，开通郁结，苦能燥湿，寒能胜热，使气宣平而已。诸苦寒药多泄，惟黄连、黄柏性冷而燥，能降火去湿，而止泄痢，故治痢以之为君。"（引自《纲目》）

4.《本草汇言》："黄连，解伤寒疫热，定阳明、少阴赫曦之传邪，退心脾郁热，祛下痢赤白后重之恶疾。又如惊悸怔忡、烦乱恍惚而神志不宁，痛痒疮疡、斑毒、痦痘，而邪热有余，黄连为必用也。若目痛赤肿，睛散羞明，乃肝之邪热也；呕逆恶心，吞吐酸苦，乃脾之邪热也；胁痛弦气，心下痞满，乃肝脾之邪热也；舌烂口臭，唇齿燥裂，乃心脾之邪热也；均属火热内甚，阳盛阴衰之证，非此不治。设或七情之火，聚而不散，六郁之火，结而不舒，用二陈以清之可也；然无黄连之苦寒，则二陈不能独清；吐血衄血，妄奔于上；溲血淋血，妄泄于下，用四生以止之可也，然无黄连之少佐，则四生不能独止。又有肠风下血，用之可以厚肠胃而止血。小便热闭，用之可以清内热而行便。又能退伏热而消蓄暑。其功专于泻火，清湿热而治疳热，其味在于苦寒。""但此药禀天地清寒之气以生，群草中肃清之物也，故祛邪散热，荡涤肠胃，肃静神明，是其性之所长，而于初病气实热盛者，服之最良。若久病元虚发热，用之补益精血，滋养元气，则其功泊如也。"

5.《本草经疏》："黄连，为病酒之仙药，滞下之神草，六经所至，各有殊功。其主热气目痛，眦伤泪出，明目、大惊、益胆者，凉心清肝胆也；肠澼腹痛下痢，《别录》兼主泄澼。泄者，泻利也；澼者，大肠下血也，俗呼为脏毒。除水、利骨、厚肠胃、疗口疮者，涤除肠、胃、脾三家之湿热也。久服令人不忘者，心家无火则清，清则明，故不忘。"

6.《轩岐救正论·药性微蕴》："黄连，性苦燥大寒，疗诸热湿热及毒痢，与胃经吐血，脏毒下血，佐以他药最为有功。然必惟患实热元气胃气未伤者用之相宜，但中病即止，亦未可久服也。自本草厚肠胃之言一出，举世医者不分虚实，拘执经文，混行施治，岂知斯言，盖为毒痢积热，熏蒸肠胃致肠垢刮削而下，用连以解热，热既消则肠胃复原而自厚，所谓厚肠胃者以此。若人禀赋不实，虽有热症，用之则反败胃，渐耗真阳，甚有火衰虚火之症而亦妄用何也。故东垣曰，实火可泻，芩连之属。"

7.《本草新编》："黄连、肉桂寒热实相反，似乎不可并用，而实有并用而成功者。盖黄连入心，肉桂入肾也。凡人日夜之间，必心肾两交，而后水火始得既济，水火两分，而心肾不交矣。心不交于肾，则日不能寐，肾不交于心，则夜不能寐矣。黄连与肉桂同用，则心肾交于顷刻，又何梦之不安乎？"

8.《本草经百种录》："苦味属火，其性皆热，此固常理，黄连至苦而反至寒，则得火之味与水之性也，故能除水火相乱之病，水火相乱者，湿热是也。凡药能去湿者必增热，能除热者必不能去湿，惟黄连能以苦燥湿，以寒除热，一举两得，莫神于此。"

9.《本草求真》："据书所载治功，备极表著，且以《别录》

中有厚肠胃一语，互为传播，以至于今，谬尤莫辟，贻害无穷。讵知黄连止属泻心之品，除湿之味，即云肠澼能止，口干能除，痞满腹痛能消，痈疽疮疡能愈，肝虚能镇，与夫妇人阴蚀，小儿疳积，并火眼赤痛，吐血、衄血，诸毒等症，无不由此调治，亦何莫不因湿热火退而言，岂于湿除火退之外，尚有治效之著哉。况此性禀纯阴，在人肠胃素厚，挟有燥湿火热，服之过多，尚有偏性为害，而致胃阳顿绝，生气澌灭，矧有脾阳素弱，因此一言流播，而可恃为常服者乎！今人一见火炽，不论是寒是热，是虚是实，辄以取投，以致偏胜贻患，暗受夭折，殊堪叹惜。”

10.《本经疏证》：“黄连所主之目痛，必兼眦伤泣出，又须识其目痛眦伤泣出，必因于热气所为，乃为的对之剂。”

11.《本草思辨录》：“黄连之用，见于仲圣方者黄连阿胶汤、泻心汤，治心也。五泻心汤、黄连汤、干姜黄连黄芩人参汤，治胃也。黄连粉，治脾也。乌梅丸，治肝也。白头翁汤、葛根黄芩黄连汤，治肠也。其制剂之道，或配以大黄、芍药之泄，或配以半夏、栝楼实之宣，或配以干姜、附子之温，或配以阿胶、鸡子黄之濡，或配以人参、甘草之补，因证制宜，所以能收苦燥之益而无苦燥之弊也。”

12.《本草正义》：“黄连大苦大寒，苦燥湿，寒胜热，能泄降一切有余之湿火，而心、脾、肝、肾之热，胆、胃、大小肠之火，无不治之。上以清风火之目病，中以平肝胃之呕吐，下以通腹痛之滞下，皆燥湿清热之效也。又苦先入心，清涤血热，故血家诸病，如吐衄、溲血、便血、淋浊、痔漏、崩带等症及痈疡、斑疹、丹毒，并皆仰给于此。但目疾须合泄风行血，滞下须兼行气导浊，呕吐须兼镇坠化痰，方有捷效，仅恃苦寒，亦不能操必胜之券。且连之苦寒，尤以苦胜，故燥湿之功独显，凡诸证之必需于连者，类皆湿热郁蒸，恃以为苦燥泄降之资，不仅以清热见长。凡非舌厚苔黄，腻浊满布者，亦不任此大苦大燥之品。即疮疡一科，世人几视为阳证通用之药，实则惟疔毒一证发于实火，需连最多，余惟湿热交结，亦所恒用。此外血热血毒之不挟湿邪者，自有清血解毒之剂，亦非专恃黄连可以通治也。”

4201 黄矾 huáng fán（《新修本草》）

【异名】 鸡屎矾（《本草经集注》），金线矾（《海药本草》）。

【基原】 为硫酸盐类矿物黄矾的矿石。

【原矿物】 黄矾 Fibroferrite 又名：纤铁矾。

单斜晶系。常呈不规则块状或纤维状集合体。淡黄色。显绢丝状或珍珠状光泽。微透明。硬度 2～2.5，性脆，断面浅绿色。相对密度 1.8～1.9。

常生于长石及粗面岩内。产于内蒙古、西藏、陕西、甘肃、青海、新疆等地。

【药材】 黄矾 *Fibroferritum* 产于陕西、青海、内蒙古、甘肃。

性状 本品多呈不规则块状。淡黄色。微透明；绢丝光泽或珍珠光泽。体较轻，硬度近于指甲。微有铁锈气，味咸、酸，微涩。

鉴别 （1）取本品 1 小块，置具有小孔软木塞的试管内，灼烧，有水生成，附于上部的管壁上（检查结晶水）。

（2）取本品约 0.5 g，加水 10 ml，使溶解，滤过。取滤液 1 ml，加亚铁氰化钾试液，即生成深蓝色沉淀；分离，沉淀在稀盐酸中不溶，但加氢氧化钠试液，即分解成棕色沉淀（检查铁盐）。取滤液 1 ml，加硫氰酸铵试液，即显血红色（检查铁盐）。取滤液 1 ml，加氯化钡试液，即生成白色沉淀（检查硫酸盐）。取滤液 1 ml，加醋酸铅试液，即生成白色沉淀（检查硫酸盐）。

【成分】 主要成分为硫酸铁（$Fe_2O_3 \cdot 2SO_3 \cdot 10H_2O$），其中三氧化硫（$SO_3$）32%，三氧化二铁（$Fe_2O_3$）32%，水（$H_2O$）36%[1]。

【药性】 《海药本草》：“味咸、酸、涩，有毒。”

【功用主治】 解毒，杀虫，敛疮。主治痔瘘，恶疮，疥癣及聤耳出脓。

1.《新修本草》：“疗疮生肉。”

2.《海药本草》：“主野鸡瘘痔、恶疮、疥癣等疾。”

3. 李东垣：“治阳明风热牙疼。”（引自《纲目》）

【用法用量】 外用：研末撒或调敷。内服：研末，每次 0.5 g；入丸、散。

【宜忌】 本品多作外用，内服宜慎，不可多服久服。

【选方】 1. 治小儿疳疮，蚀口鼻及下部 鸡屎矾烧灰，为末。先以米泔洗疮，拭干，以药敷之，日三。（《圣济总录》鸡屎矾敷方）

2. 治妒精疮 黄矾、青矾、麝香等分。为末。小便后敷上，不过三度。（《千金方》）

3. 治小儿聤耳出脓水 黄矾半两，乌贼鱼骨一分，黄连一分（去须）。上药捣罗为末，绵裹如枣核大。塞耳中，日三易之。（《圣惠方》黄矾散）

4. 治小儿癣久不瘥 黄矾一两烧灰，细研。每用先以水净洗，拭干涂之。（《圣惠方》）

4202 黄柏 huáng bò（《纲目》）

【异名】 檗木（《本经》），檗皮（《伤寒论》），黄檗（《本草经集注》）。

【基原】 为芸香科黄檗属植物黄皮树或黄檗的树皮。

【原植物】 1. 黄皮树 *Phellodendron chinense* Schneid.

落叶乔木，高 10～12 m。树皮棕褐色，有唇形皮孔，外层木栓较薄。奇数羽状复叶对生；小叶 7～15，长圆状披针形至长圆状卵形，先端长渐尖，基部宽楔形或圆形，不对称，近全缘，上面中脉上具有锈色短毛，下面密被锈色长柔毛，小叶厚纸质。花单性，雌雄异株；排成顶生圆锥花序，花序轴密被短毛。花紫色；花萼及花瓣均为 5 数；雄花有雄蕊 5～6，退化雌蕊钻形；雌花有退化雄蕊 5～6，子房上位，有短柄，5 室，花柱短，柱头 5 浅裂。果轴及果皮粗大，常密被短毛；浆果状核果近球形，直径 1～1.5 cm，密集成团，熟后黑色，内有种子 5～6 颗。花期 5～6 月，果期 10～11 月。

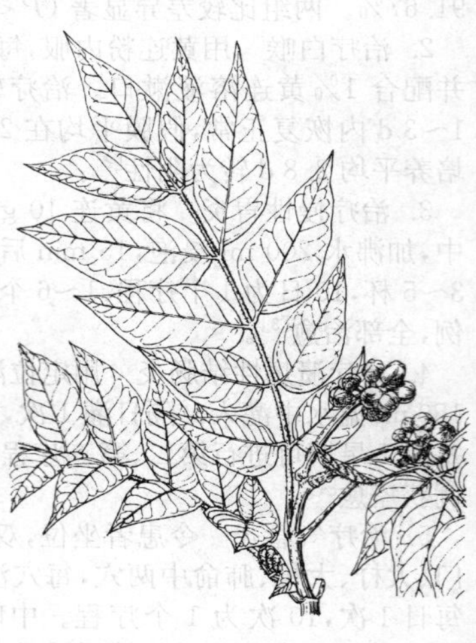

黄皮树

生于杂木林中。分布于浙江、江西、湖北、广西、四川、贵州、云南、陕西南部等地。

2. 黄檗 *P. amurense* Rupr.

落叶乔木，高10～25 m。树外皮灰褐色，木栓发达，呈不规则网状纵沟裂，内皮鲜黄色。小枝灰褐色或淡棕色，罕为红棕色，有小皮孔。奇数羽状复叶对生，小叶柄短；小叶5～15枚，披针形至卵状长圆形，先端长渐尖，叶基不等的广楔形或近圆形，边缘有细钝齿，齿缝有腺点，薄纸质。雌雄异株；圆锥状聚伞花序，花轴及花枝幼时被毛；花小，黄绿色；花萼及花瓣均为5数；雄花雄蕊5，伸出花瓣外，花丝基部有毛；雌花的退化雄蕊呈小鳞片状；雌蕊1，子房有短柄，5室，花柱短，柱头5浅裂。浆果状核果呈球形，直径8～10 mm，密集成团，熟后紫黑色，内有种子2～5颗。花期5～6月，果期9～10月。

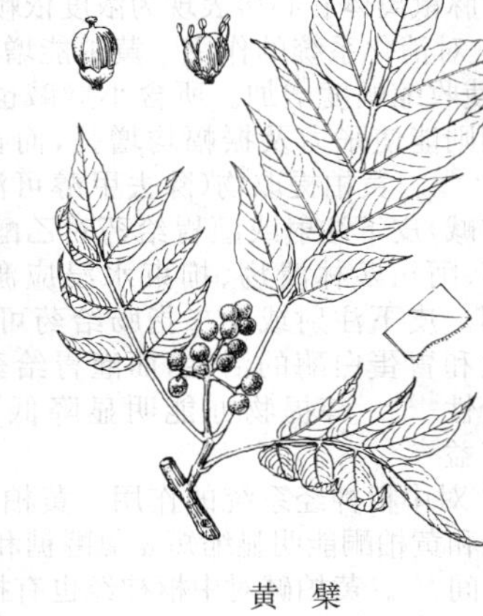

黄 檗

生于山地杂木林中或山谷溪流附近。分布于华北及东北。

【栽培】 生物学特性　喜凉爽气候，抗风力强，怕干旱、怕涝。苗期稍耐阴，忌高温干旱，成树喜阳光，耐严寒。幼树易遭冻害，嫩梢易受晚霜为害，致使分叉，干形不良。以选土层深厚，疏松肥沃，富含腐殖质的微酸性或中性壤土栽培为宜。

繁殖方法　种子繁殖或根蘖繁殖，以种子繁殖为主。10～11月果实呈青黑色较硬尚未开裂时即可采收，堆放，盖稻草，经10～15 d，果实变黑有臭味时，取出，捣烂果皮，淘洗种子，阴干或晒干。育苗移栽：春播3月下旬至4月下旬，秋播可随采随播。春播要在播前1～2月用湿沙保藏种子或用温水浸泡3～5 d，按行距30～45 cm开沟，浇水，将种子均匀播入，覆细土，稍加镇压，用稻草覆盖。经40～50 d出苗。出苗后进行间苗，松土除草，挖穴径0.5～1 m，深40～60 cm，每穴栽1株，填一半土后，将幼苗向上稍提一下，使根部舒展，再填土压实，浇水。

田间管理　定植半月内要经常浇水，保持土壤湿润。生长期间每年夏、秋季除草。入冬前施肥1次，沟施10～15 kg厩肥。

病虫害防治　病害有锈病，可在5～6月喷波美0.2～0.3度石硫合剂或25%粉锈宁700倍液。立枯病，5月喷退菌特50%可湿性粉剂500倍液。另有煤污病等。虫害有花椒凤蝶幼虫、黄褐天幕毛虫、地老虎、蚜虫、蝼蛄等为害。

【采收加工】 定植15～20年采收，5月上旬至6月上旬，用半环剥或环剥、砍树剥皮等方法剥皮。目前多用环剥，可在夏初的阴天，日平均温度在22～26 ℃，此时形成层活动旺盛，再生树皮容易。选健壮无病虫害的植株，用刀在树段的上下两端分别围绕树干环割一圈，再纵割一刀，切割深度以不损伤形成层为度，然后将树皮剥下，喷10×10^{-6}吲哚乙酸，再把略长于树段的小竹竿缚在树段上，以免塑料薄膜接触形成层，外面再包塑料薄膜两层，可促使再生新树皮；第二、第三年连续剥皮，但产量略低于第一年。注意剥皮后一定要加强培育管理，使树势很快复壮，否则会出现衰退现象。剥下的皮，趁鲜刮掉粗皮，晒至半干，再叠成堆，用石板压平，再晒至全干。

【药材】 黄柏 *Cortex Phellodendri*　黄皮树主产于四川、湖北、贵州、云南、陕西、广西等地；黄檗主产于辽宁、吉林、黑龙江、河北、内蒙古等地。前者习称“川黄柏”，后者习称“关黄柏”。

性状　川黄柏　树皮呈浅槽状或板片状，略弯曲，长宽不一，厚3～6 mm，外表面黄褐色或黄棕色，平坦或具纵沟纹，有的可见残存的灰褐色粗皮及唇形横生皮孔。内表面暗黄色或淡棕色，具细密的纵棱纹。体轻，质硬，断面皮层略呈颗粒状，韧皮部纤维状，呈裂片状分层，深黄色。气微，味极苦，嚼之有黏性。

关黄柏　厚2～4 mm。外表面黄绿色或淡棕黄色，较平坦，有不规则的纵裂纹，皮孔痕小而少见，偶有灰白色的粗皮残留。内表面黄色或黄棕色。体轻，质较硬，断面鲜黄色或黄绿色。

鉴别　(1) 树皮横切面：栓皮未除尽者可见木栓层细胞，栓内层为数列长方形或近圆形的细胞。皮层狭窄，石细胞鲜黄色，成群或单个散在，多呈不规则类多角形，有的分枝状，细胞壁极厚，孔沟可见，层纹明显，胞腔小，纤维群较少，散在。韧皮部射线宽2～4列细胞，稍弯曲；韧皮纤维束众多，与韧皮薄壁细胞和筛管群交互排列成层带，纤维黄色，壁极厚，周围薄壁细胞含草酸钙方晶。黏液细胞众多。薄壁细胞中含草酸钙方晶及淀粉粒。

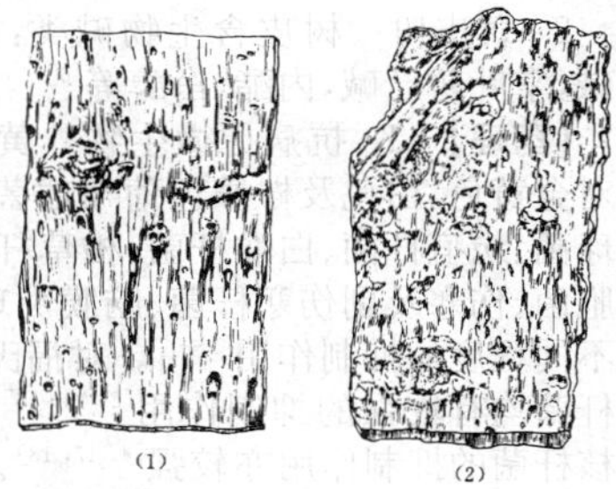

(1)　(2)

黄柏(树皮)外形

(1) 关黄柏　(2) 川黄柏

粉末特征：绿黄色或黄色。纤维鲜黄色，直径16～38 μm，常成束，周围细胞含草酸钙方晶，形成晶纤维；含晶细胞壁木化增厚。石细胞鲜黄色，类圆形或纺锤形，直径35～128 μm，有的呈分枝状，枝端锐尖，壁厚，层纹明显。草酸钙方晶直径约至24 μm。

(2) 取本品粉末0.5 g，加甲醇10 ml，水浴温热数分钟，放冷，滤过，取滤液1 ml，加稀盐酸1 ml与漂白粉少量，显樱红色(检查小檗碱)。

(3) 取本品粉末少量，置载玻片上，加乙醇2～3滴，加稀盐酸或30%硝酸1～2滴，加盖玻片，片刻后镜检，见黄色针晶簇(检查小檗碱)。

(4) 取本品粉末1 g，加乙醚10 ml，振摇后，滤过，滤液挥干，残渣加冰醋酸1 ml使溶解，再加硫酸1滴，放置，溶液显紫棕色(检查黄柏酮)。

(5) 薄层色谱：取本品粉末0.1 g，加甲醇5 ml，加热回流15 min，滤过，滤液补充甲醇至5 ml，作为供试品溶液。另取盐酸小檗碱对照品，加甲醇制成每1 ml含0.5 mg的溶液，作为对照品溶液。吸取上述二种溶液各1 μl，分别点于同一硅胶G薄层板上，以苯-醋酸乙酯-异丙醇-甲醇-浓氨试液(6∶3∶1.5∶1.5∶0.5)为展开剂，置氨蒸气饱和的展开缸内，展开，取出，晾干，置紫外光灯(365 nm)下检视。供试品色谱中，在与对照品色谱相应的位置上，显相同的一个黄色荧光斑点。

品质标志 《中华人民共和国药典》2005 年版规定：照高效液相方法，黄柏含小檗碱以盐酸小檗碱（$C_{20}H_{18}ClNO_4$）计不得少于 3.0%，关黄柏含盐酸小檗碱（$C_{20}H_{17}NO_4 \cdot HCl$）不得少于 0.60%。

【成分】 1. 黄檗 树皮含生物碱类：小檗碱（berberine），并含少量黄柏碱（phellodendrine），木兰花碱（magnoflorine），药根碱（jatrorrhizine），掌叶防己碱（palmatine），白栝楼碱（candicine），蝙蝠葛任碱（menisperine），胍（guanidine）[1]；另含柠檬苦素（limonin）即黄柏内酯（obaculactone），黄柏酮（obacunone）及 γ-，β-谷甾醇（γ-，β-sitosterol），菜油甾醇（campesterol）[2]，豆甾醇（stigmasterol），7-去氢豆甾醇（7-dehydrostigmasterol），白鲜交酯（dictamnolide），黄柏酮酸（obacunonic acid），青荧光酸（lumicaeruleicacid），24-亚甲基环木菠萝醇（24-methylenecycloartanol），γ-羟基丁烯内酯衍生物（黄柏）Ⅰ、Ⅱ（γ-hydroxybutenolide derivatives Ⅰ、Ⅱ）[3]，牛奶树醇-B（hispiol B）[4]，小檗红碱（berberrubine）[5]。

2. 黄皮树 树皮含生物碱类：小檗碱，木兰花碱，黄柏碱，掌叶防己碱，内酯，甾醇等[6]。

【药理】 1. 抗病原微生物 黄柏水煎剂或醇浸剂体外对金黄色、白色及柠檬色葡萄球菌、溶血性链球菌、肺炎链球菌、炭疽杆菌、白喉杆菌、枯草杆菌、大肠杆菌、铜绿假单胞菌、伤寒及副伤寒杆菌、脑膜炎球菌及霍乱弧菌等，均有不同程度的抑制作用[1~9]。对福氏、宋内、志贺及施氏痢疾杆菌均有较强的抑制作用[2,10~16]。体外试验中黄柏对结核杆菌的抑制作用亦较强[4,17,18]。各种炮制品中，炒制温度最高的炒品的抑菌作用最差[19]。黄柏煎剂、水浸剂于体外对多种致病性皮肤真菌，如堇色毛癣菌、絮状表皮癣菌、犬小芽胞子菌、许兰毛癣菌、奥杜盎小孢子菌及腹股沟表皮癣菌等有不同程度的抑制作用[20~24]。对乙型肝炎表面抗原，黄柏具有明显的选择性抑制作用，此作用并非所含鞣质所致。黄柏所含成分小檗碱、黄柏碱、掌叶防己碱、黄酮苷等也均无此作用[25~28]。

2. 解热和抗炎症作用 黄柏有一定的退热作用。对微生物感染引起的发热，除具有抗菌作用消除病因导致退热外，另一方面也与其本身具有的解热作用有关。所含小檗碱有明显的抗腹泻和抗炎作用[29,30]。硫酸小檗碱40 mg/kg，80 mg/kg灌胃能对抗蓖麻油或番泻叶引起小鼠腹泻，但不影响正常小鼠胃肠墨汁推进功能。能抑制乙酸或组胺引起的毛细血管渗透性增加，抑制二甲苯引起小鼠耳壳肿胀。小檗碱能对抗霍乱弧菌和大肠杆菌毒素引起的肠分泌亢进、腹泻和死亡[31,32]。在急性抗炎实验中，对巴豆油所致小鼠耳壳肿胀的影响和醋酸所致小鼠腹腔毛细血管通透性的作用可看出，作用最强的是生品，炒品最弱[19]。

3. 对心血管系统的作用 （1）降压 黄柏醇提取液碱性物腹腔注射，对麻醉猫、犬、兔或不麻醉大鼠，均有降压作用[33,34]。黄柏所含成分小檗碱、黄柏碱及掌叶防己碱都具有不同程度的降压作用。黄柏碱静注于兔、猫和犬均可引起降压，并能增强肾上腺素和去甲肾上腺素的升压反应，抑制人工窒息及刺激迷走神经向中端之升压反应，抑制刺激节前纤维而引起的猫瞬膜收缩[35]。

（2）对心脏的作用 小量的小檗碱可兴奋心肌，增强其收缩力，具有正性肌力作用[36]，且作用发生较快。但麻醉犬大剂量静滴，则可抑制心肌，使其收缩力减弱。在哺乳动物心脏标本上，小量小檗碱能增强乙酰胆碱的作用，大剂量则对抗之[37]。

（3）对心率的影响 小檗碱以负性频率为主，在麻醉和清醒动物中，静注小檗碱使心率先加快，以后为持续减慢，且随剂量增大，心率减慢更显著。小檗碱在 0.1～300 μmol/L 时对豚鼠离体右心房表现为浓度依赖性频率作用[38]。

4. 对消化系统的作用 黄柏能增强家兔离体肠管的收缩，使收缩幅度增加。所含小檗碱也能增加收缩幅度，黄柏酮则能使张力及振幅均增强，而黄柏内酯则使肠管弛缓[39,40]。黄柏提取物（除去甲醇可溶性成分即小檗碱类生物碱）皮下注射或灌胃给药对乙醇性溃疡、幽门结扎性溃疡、阿司匹林溃疡、拘束水浸应激溃疡均有显著抑制作用。皮下注射或十二指肠给药可明显抑制胃液量、总酸度和胃蛋白酶的活性，而灌胃给药只能抑制胃蛋白酶的活性[41]。醇提物亦能明显降低胃液总酸度，对胃溃疡有益[19]。

5. 对中枢神经系统的作用 黄柏及从中分离出的柠檬苦素和黄柏酮能明显缩短 α-氯醛糖和乌拉坦引起的小鼠睡眠时间[42]。黄柏碱对中枢神经也有抑制作用，能减弱小鼠自发活动和各种反射[43]。

6. 抗血小板聚集作用 实验证明小檗碱对 ADP、花生四烯酸（AA）、胶原及钙离子载体 A23187 诱发的血小板聚集和 ATP 释放均有不同程度的抑制作用。其中以对胶原诱发的聚集及释放的抑制作用最为强烈（IC_{50}分别为 0.12 mmol/L 及 0.08 mmol/L）。其作用机制是抑制了血小板膜 AA 的释放和代谢，从而抑制血小板血栓烷 A_2（TXA_2）的生成[44,45]，小檗碱能对抗富含血小板血浆凝块的收缩。血小板活力的高低与胞浆内 Ca^{2+} 的浓度有直接关系。小檗碱与硝苯啶等钙通道阻滞剂一样，是直接抑制了 Ca^{2+} 内流，进而抑制了凝块的收缩[46]。

7. 其他作用 黄柏还能杀精子[47]，杀灭孑孓、家蝇等[48]。小檗碱的降脂、利胆、抗癌等作用详见黄连条。

毒性 黄柏煎剂小鼠腹腔注射的 LD_{50} 为 2.7 g/kg[35]，黄柏碱小鼠腹腔注射的 LD_{50} 为 69.5 mg/kg[35]，昔罗匹林为 71.5 mg/kg[49]。

【炮制】 1. 黄柏：取原药材，除去杂质，抢水洗净，润透，切丝，干燥。

2. 炒黄柏：取净黄柏丝，置锅内，用文火炒至微焦，取出放凉。

3. 盐炒黄柏：取净黄柏丝，用盐水拌匀，闷润至尽，置锅内，用文火炒干，取出放凉。

4. 酒炒黄柏：取净黄柏丝，用黄酒拌匀，闷润至尽，置锅内，用文火炒干，取出放凉。

5. 黄柏炭：取净黄柏丝，置热锅内，用武火炒至表面焦黑色，内部焦褐色，喷淋清水少许，灭尽火星，取出，晾干，凉透。

饮片性状 黄柏为微卷曲的丝状，外表面黄绿色或淡棕黄色，较平坦，内表面黄色或黄棕色。体轻，质坚硬，切面鲜黄色。气微，味苦。炒黄柏形如黄柏丝，色泽加深，质焦脆。盐黄柏形如黄柏丝，表面深黄色，偶有焦斑，略具咸味。酒黄柏形如黄柏丝，表面深黄色，偶有焦斑，略具酒气。黄柏炭形如黄柏丝，表面焦黑色，内部焦褐色，质轻而脆，味微苦涩。

贮干燥容器内，炒黄柏、盐炒黄柏、酒炒黄柏，密闭，置阴凉干燥处。黄柏炭散热，防复燃。

【药性】 苦，寒。归肾、膀胱、大肠经。

1.《本经》："味苦，寒。"

2.《别录》："无毒。"

3.《药性论》："平。"

4.《珍珠囊》："苦，辛。阴中之阳。"

5.《汤液本草》："足太阳经引经药，足少阴经之剂。"

6.《本草汇言》："入足太阴。"

7.《本草经解》："入足少阴肾经、手少阴心经。"

【功用主治】 清热燥湿，泻火解毒。主治湿热痢疾、泄泻、黄疸，梦遗、淋浊、带下，骨蒸劳热，痿躄，以及口舌生疮，目赤肿痛，痈疽疮毒，皮肤湿疹。

1.《本经》："主五脏肠胃中结热，黄疸，肠痔；止泻痢，女子漏下赤白，阴伤蚀疮。"

2.《别录》："疗惊气在皮间，肌肤热赤起，目热赤痛，口疮。久服通神。根主心腹百病，安魂魄，久服轻身延年，通神。"

3.《药性论》："主男子阴痿。治下血如鸡鸭肝片；及男子茎上疮，屑末敷之。"

4.《本草拾遗》："主热疮疱起，虫疮，痢，下血，杀蛀虫；煎服，主消渴。"

5.《日华子》："安心除劳，治骨蒸，洗肝，明目，多泪，口干，心热，杀疳虫，治蛔心痛，疥癣，蜜炙治鼻洪，肠风，泻血，后分急热肿痛。皮力微次于根。"

6.《医学启源》："蜜炒此一味，为细末，治口疮如神，瘫痪必用之药也。《主治秘诀》云：其用有六：泻膀胱龙火，一也；利小便热结，二也；除下焦湿肿，三也；治痢先见血，四也；去脐下痛，五也；补肾气不足；壮骨髓，六也。"

7.《脾胃论》："除湿热为痿，救足膝无力，亦除阴汗、阴痿。"

8.《兰室秘藏》："泻冲脉之邪，治夏月气上冲咽不得息而喘息，有声不得卧。"又"如有躁热欲去衣者，肾中伏火也，宜加之。"

9. 李东垣："治诸疮痛不可忍。"（引自《纲目》）

10.《纲目》："敷小儿头疮。"

11.《药性考》："泻火，利湿，坚阴，凉肠，痈肿敷良。"

12.《现代实用中药》："打扑损伤等，磨粉调如泥状涂贴。"

【用法用量】 内服：煎汤，3～9 g；或入丸、散。外用：研末调敷，或煎水浸洗。降实火，宜生用；清虚热，宜盐水炒用；止血，宜炒炭用。

【宜忌】 脾虚胃弱，无火者禁服。

1.《本草经集注》："恶干漆。"

2.《本草经疏》："阴阳两虚之人，病兼脾胃薄弱，饮食少进及食不消，或兼泄泻，或恶冷物及好热食；肾虚天明作泄，上热下寒，小便冷痛，子宫寒；血虚不孕，阳虚发热，瘀血停滞，产后血虚发热，金疮发热；痈疽溃后发热，伤食发热，阴虚小水不利，痘后脾虚小水不利，血虚不得眠，血虚烦躁，脾阴不足作泄等证，法咸忌之。"

3.《药笼小品》："无火忌之。"

【选方】 1. 治血痢　黄柏、黄连各四两。苦酒五升，煎二升半，温分服无时。（《卫生易简方》）

2. 治小儿久赤白痢，腹胀疠痛　黄柏一两（微炙，锉），当归一两（锉，微炒）。上件药捣为末，煨大蒜和丸，如绿豆大。每服以粥饮下七丸，日三四服。（《圣惠方》黄柏丸）

3. 治伤寒身黄，发热　肥栀子十五个（擘），甘草一两（炙），黄柏二两。上三味，以水四升，煮取一升半，去滓，分温再服。（《伤寒论》栀子柏皮汤）

4. 治不渴而小便闭，热在下焦血分　黄柏（去皮，锉，酒洗，焙）、知母（锉，酒洗，焙干）各一两，肉桂五分。上为细末，熟水为丸，如梧桐子大。每服一百丸，空心白汤下。顿两足令药易下行故也。如小便利，前阴中如刀刺痛，当有恶物下为验。（《兰室秘藏》通关丸）

5. 治筋骨疼痛，因湿热者　黄檗（炒）、苍术（米泔浸，炒）。上二味为末，沸汤，入姜汁调服。二物皆有雄壮之气，表实气实者，加酒少许佐之。有气加气药，血虚者加补药，痛甚者加生姜汁热辣服之。（《丹溪心法》二妙散）

6. 降阴火，补肾水　黄檗（炒褐色）、知母（酒浸，炒）各四两，熟地黄（酒蒸）、龟版（酥炙）各六两。上为末，猪脊髓、蜜丸。服七十丸，空心盐白汤下。（《丹溪心法》大补丸）

7. 治婴童肾经火盛，阴硬不软　黄柏一两（盐水炒），知母五钱（盐水炒），生地五钱。为末，蜜丸。盐汤下，灯心汤亦可。（《婴童百问》泻肾丸）

8. 治盗汗　炒黄柏、炒知母各一钱五分，炙甘草五分。上为粗末，作一服，水二盏，煎至一盏，食前温服。（《兰室秘藏》正气汤）

9. 治急劳寒热进退，渐将羸瘦　黄柏（去粗皮）三两，乌梅二十一枚（焙干）。上二味，粗捣筛。每服五钱匕，水一盏半，煎至一盏，去滓露一宿，平旦空心服。（《圣济总录》黄柏饮）

10. 治毒热上攻，口中生疮　黄柏（蜜炙），细辛（洗去土、叶）。上等分，为细末，每用少许，掺于舌上，有涎吐出，以愈为度。（《济生续方》赴筵散）

11. 治肺壅，鼻中生疮，肿痛　黄柏、槟榔等分。捣罗为末，以猪脂调敷之。（《圣惠方》）

12. 治一切肿毒　黄柏、大黄各等分。为末，用醋调搽。如干用水润之。（《痈疽验方》二黄膏）

13. 治小儿脓疮，遍身不干　黄柏末，入枯矾少许掺之。（《简便单方》）

14. 治燕窝疮　黄柏末，红枣肉（焙干存性为末）等分，加枯矾减半。共研细末，香油调敷。（《外科证治全书》碧玉散）

15. 治小儿冻耳成疮，或痒或痛　黄柏、白蔹各半两。上件药，捣细罗为散，先用汤洗疮，后以生油调涂之。（《圣惠方》黄柏散）

16. 治颈上瘿瘤不疼不痛，俱是痰结　黄柏、海藻各一两。研细收贮，每用五分以舌舔之。一日三五次即消。（《疡医大全》）

【临床报道】 1. 治疗烧伤　取80％乙醇3 500 ml于容器中，搅拌下加入黄柏粉400 g，榆树皮粉1 000 g，使溶剂浸没药面后密盖浸渍，48 h后倾取浸出液，残渣加80％乙醇3 000 ml同法浸渍，压榨药末，合并两次浸出液，静置24 h，加压过滤，分获即得。本品为红棕色液体。创面早期清洗、处理后，向创面喷洒药液，2～4 h 1次，至结痂，一般痂皮10～14 d可脱落，痂下愈合。若治疗过程中出现痂下积脓，可局部引流。共治疗252例，结果：1星期内治愈143例，占56.75％；2星期左右治愈104例，占41.27％；4星期左右治愈3例，占1.2％；6星期左右治愈2例，占0.8％[1]。

2. 治疗天行赤眼　取菊花15 g，黄柏15 g，捣细，冷开水煎煮3次合并，取药液250～300 ml，澄清待凉，装瓶备用，为1人量。用消毒不带针头注射器吸药液冲洗患眼，或用吸管吸液滴眼，每日5次。晚上睡前可用无菌纱布浸药液湿敷于患眼上，用胶布固定，第二日早上揭去。共治疗120例，结果全部治愈，无1例并发症发生，其中1剂治愈93例，2剂治愈27例，治愈率为100%[2]。

3. 治疗宫颈糜烂 取天花粉、黄柏各等分，打成粉末，高压蒸气消毒制成淡黄色"天黄粉"。患者取膀胱截石位，第一次用药前用1%苯扎溴铵阴道冲洗1次，如分泌物多，可用棉签擦除。将"天黄粉"直接覆盖于糜烂面，涂布均匀，隔日1次，10 d为1个疗程。随后隔3 d每晚用天黄粉胶囊塞药，每日1次，每次2粒，连用7 d，以巩固疗效。治疗过程中，如月经来潮，停止用药。共治疗38例，结果：Ⅰ度8例，显效5例，有效2例；Ⅱ度22例，显效9例，有效10例；Ⅲ度8例，显效3例，有效5例。总有效率为89.4%[3]。

4. 治疗老年真菌感染 ①口腔真菌感染用漱剂或擦剂：黄柏30 g，乌梅60 g，加水500 ml，煎至100 ml，分2次漱口或用棉签蘸药液擦洗口腔，晨起和睡前各1次。②痰培养真菌感染用蒸气吸入法：黄柏60 g，乌梅120 g，加水1 000 ml，煮沸40 min后倒入容器中用消毒纱布盖好，置放口鼻前，张口呼吸使药物蒸气吸入，药液加热后再重复使用，每日2次。③大便培养真菌感染使用灌肠法：黄柏60 g，乌梅120 g，加水1 000 ml，煎至200 ml，将药液倒入灌肠容器中进行保留灌肠，在灌肠前应排空大便，每日灌肠1次。④尿培养真菌感染用内服法：黄柏15 g，乌梅30 g，甘草6 g，加水500 ml，煎至100 ml，分3次口服，日服1剂。结果：口腔真菌感染25例，经治疗3～4 d后，真菌全部消失，涂片检查阴性。肺部真菌感染8例，经治疗7～8 d，痰培养真菌消失6例，其中2例因慢支合并感染病情较重，配合制真菌素治疗。肠道真菌感染15例，经治疗6～8 d，大便培养真菌全部消失。泌尿道真菌感染2例，皆女性患者，治疗8～12 d，尿培养真菌消失。真菌感染50例，治愈48例，无效2例，治愈率96%，治疗过程未发现药物不良反应[4]。

5. 治疗冻疮 用黄柏60 g，芒硝30 g(未感染者用黄柏30 g，芒硝60 g)，研末，凉开水调成糊状，取适量敷于局部，每日敷药1次，无菌敷料包扎。共治疗62例，结果敷药后均无不适，胀痛、灼痒明显减轻。感染者3～6 d，未感染者2～4 d愈合[5]。

6. 治疗面部皮肤病 用黄柏30 g，地榆30 g，加水1 000 ml，浸泡10 min后煮沸，再文火煎10 min，过滤药渣后留溶液备用。患者平躺于治疗床上，蒸馏水清洁面部后用湿纱布保护双眼及口腔，用黄柏地榆溶液调倒膜粉至糊状，均匀倒至面部成膜状，倒膜要达到一定厚度，尤其皮损区，患者有从凉到热，再从热到凉的感觉，倒膜凉透后轻轻揭去，每日1次。治疗期间服用甘草锌胶囊0.1 g，每日3次。10 d为1个疗程。共治疗69例，结果：痤疮痊愈8例，显效15例，有效12例；酒渣鼻痊愈1例，显效4例，有效6例；脂溢性皮炎痊愈11例，显效8例，有效4例。总显效率为68.1%，总有效率为100.0%[6]。

7. 治疗闭合性软组织损伤 用黄柏、生半夏、五倍子、面粉各等分。先将面粉、五倍子共炒至熟，冷却后与余药共研细末，过罗即成，瓶贮备用。使用时加食醋调成糊状，武火熬熟成膏，涂于损伤的皮肤上，范围略大于损伤面积，上盖白麻纸4～5层，再用胶布或绷带固定，1～2 d换药1次。共治60例，治愈45例，显效12例，好转3例。见效最短1 d，最长9 d，平均1.23 d。据观察，疼痛愈烈，效果愈好[7]。

【各家论述】 1.《汤液本草》："栀子、黄芩入肺，黄连入心，黄柏入肾，燥湿所归，各从其类也。《活人书》解毒汤，上下内外通治之。"

2.《本草要略》："黄柏，味辛性寒，走少阴而泻火。今人谓其补肾，非也。特以肾家火旺，两尺脉盛为身热、为眼疼、为喉痹诸疾者，用其泻火，则肾亦坚固，而无狂荡之患矣。岂诚有补肾之功哉？故肾之无火而两尺脉微弱，或左尺独旺者，皆不宜用此剂。《内经》所谓强肾之阴，热之犹可。此又不可不知。"

3.《医学入门》："丹溪谓肾家无火而两尺脉微，或左尺独旺者，皆不宜用，惟两尺脉俱旺者最宜。"

4.《纲目》："古书言知母佐黄柏，滋阴降火，有金水相生之义……盖气为阳，血为阴，邪火煎熬，则阴血渐涸，故阴虚火动之病须之。然必少壮气盛能食者，用之相宜。若中气不足而邪火炽盛者，久服则有寒中之变。近时虚损及纵欲求嗣之人，用补阴药，往往以此二味为君，日日服饵，降令太过，脾胃受伤，真阳暗损，精气不暖，致生他病。盖不知此物苦寒而滑渗，且苦味久服，有反从火化之害。故叶氏《医学统旨》有四物加知母、黄柏，久服伤胃，不能生阴之戒。""黄檗性寒而沉，生用则降实火，熟用则不伤胃，酒制则治上，盐制则治下，蜜制则治中。"

5.《雷公炮制药性解》："黄柏沉而属阴，故主肾与膀胱诸证。其性苦寒，能泄亢甚之阳，以坚肾部，则水主既盛，阳光自遏，而阴血无火烁之患矣，岂真有滋补之功哉。"

6.《本草汇言》："黄檗，益阴清热，仗此专功，凡阴火攻冲，骨蒸郁热，小腹急疾，用此能抑阴中之火。湿热不清，膝胫疼痛，步履艰难，用此能清湿中之热。若夫上焦之火，攻发口舌，以致舌肿口破，或齿牙浮动、咽喉肿疼，是皆火之上浮也；下焦之火，蓄积大肠，以致下痢赤白、后重迫痛，或小便黄赤、淋沥浑浊，或癃闭不通、胀满阻塞，或脚气攻冲，呕逆恶心，或五疸壅塞，遍身发黄。是皆湿热下侵也，俱用黄柏可以治之。"

7.《本草经疏》："黄檗，禀至阴之气而得清寒之性者也。其味苦，其气寒，其性无毒，故应主五脏肠胃中结热。盖阴不足，则热始结于肠胃；黄瘅虽由湿热，然必发于真阴不足之人；肠澼痔漏，亦皆湿热伤血所致；泄痢者，滞下也，亦湿热干犯肠胃之病；女子漏下赤白，阴伤蚀痛，皆湿热乘阴虚流客下部而成；肤热赤起，目热赤痛，口疮，皆阴虚血热所生病也。以至阴之气，补至阴之不足，虚则补之，以类相从，故阴回、热解、湿燥而诸证自除矣。乃足少阴肾经之要药。专治阴虚生内热诸证，功烈甚伟，非常药可比也。"

8.《本草崇原》："黄柏，主治五脏肠胃中之结热、黄疸、肠痔。治结热者，寒能清热也；治黄疸、肠痔者，苦能胜湿也；止泻痢者，先热泻而后下痢，黄柏苦寒能止之也。女子漏下赤白，阴伤蚀疮，皆湿热下注之病，苦胜湿而寒清热，故黄柏皆能治之也。以上主治皆正气无亏，热毒内盛。所谓下者举之，结者散之，热者寒之，强者泻之，各安其气，必清必静，则病气衰去，归其所宗，此黄柏之治，皆有余之病也。"

9.《本草新编》："盖黄柏乃至阴之物，其性寒冷，止可暂用以降火，而不可长用以退热。试思阴寒之地，不生草本，岂阴寒之药，反生精髓。黄柏有泻而无补，此可必信者也。如遇阴虚火动之人，用黄柏以泻火，不若用元参以降火也，万不得已而用黄柏，亦宜与肉桂同用，一寒一热，水火有相济之妙，庶不致为阴寒之气所逼，至于损胃，而伤脾也。"

10.《冯氏锦囊》："云补阴者，以火退而阴长，非有补功也。"又"黄柏性寒，行隆冬肃杀之令，故独入少阴，泻有余之相火，必尺中洪大、按之有力可炒黑暂用。昔人称其补阴者，非其性也。盖热去则阴不受伤耳，利于实热而不利于虚热耳。”

11.《本经逢原》：“黄柏，生用降实火，酒制治阴火上炎，盐制治下焦之火，姜制治中焦痰火，姜汁炒黑治湿热，盐酒炒黑制虚火。阴虚火盛，面赤戴阳，附子汁制。”

12.《医林纂要》：“（黄柏）补肾，清金，抑相火，行冬藏之令，为坚肾主药。色黄而深暗，气味沉厚入肾，苦坚辛润，行膀胱浊水，而敛二肾之真精，治阴虚之骨蒸劳热，疗血竭之痹痿、瘫疾，止妄热之泻痢、崩漏、痔瘘，行旁溢之疸黄、湿肿、淋闭，肃清尘秽，能使耳目聪明，反源归根，以俾真阳不泄，是归藏之令，自秋而闭塞成冬，在保合太和，然后更生也。”“生用降火，炒黑止崩带，酒炒则上清耳目口齿、清金，蜜炙治肝胃火，盐水炒能安肾水，清膀胱火。”

13.《得配本草》：“以黄柏补水，以其能清自下泛上之阴火，火清则水得坚凝，不补而补也。盖阴中邪火，本非命门之真火，不妨用苦寒者除之，若肾中真水不足，水中之真火虚浮于上，宜用二地以滋之，水足火自归脏也。”

14.《本草求真》：“实热实火则宜，而于虚热虚火，则徒有损而无益。阴寒之性，能损人气，减人食，命门真元之火，一见而消亡，脾胃运行之职，一见而沮丧，元气既虚，又用苦寒，遏绝生机，莫此为甚。”

15.《重庆堂随笔》：“凡下部不坚之病多矣，如茎痿、遗浊、带漏、痿躄、便血、泻痢诸症。今人不察病情，但从虚寒治之，而不知大半属于虚热也。盖下焦多湿，始因阴虚火盛而湿渐化热，继则湿热阻夫气化，反耗精液，遂成不坚之病，皆黄檗之专司也，去其蚀阴之病，正是保全生气，谁谓苦寒无益于生气哉？盖黄檗治下焦湿热诸证，正与蛇床子治下焦寒湿诸证为对待。”

4203 黄根 huáng gēn（《广西本草选编》）

【异名】 狗骨木（《广西本草选编》），白狗骨（《广西药用植物名录》），黑根子（《有毒中草药大辞典》）。

【基原】 为茜草科三角瓣花属植物南山花的根。

【原植物】 南山花 *Prismatomeris tetrandra*（Roxb.）K. Schum.　又名：三角瓣花（《海南植物志》）。

灌木，高1～3 m。全株无毛。小枝四棱柱形。叶对生，薄革质；有叶柄，上面有槽；托叶三角形，先端急尖；叶片长椭圆形、椭圆状披针形或倒披针形，先端渐尖，两面有光泽。伞形花序近枝顶腋生，有花数朵至多朵；总花梗短或近无；花芳香，具花梗；花萼杯状，长约3 mm，檐截平；花冠筒状，裂片5（很少4），狭披针形，广展；花药不露出。核果近球形，直径约8 mm，熟时黑紫色。花期4～5月。

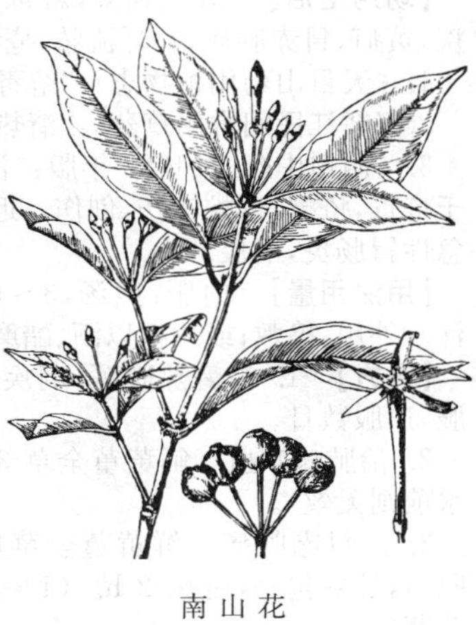

南山花

生于杂木林中。分布于广东、广西、海南、云南等地。

【采收加工】 全年均可采，切片，晒干。

【药材】 黄根 *Radix Prismatomeridis Tetrandrae* 产于广东、海南、广西、云南等地。

性状　根圆柱形，常呈不规则扭曲，有分枝，或切成不规则块片，长短厚薄不一，直径0.5～4 cm。表面黄棕色，具纵皱纹，有的具纵裂纹。栓皮易脱落，脱落处显赭红色。质坚硬，不易折断，横断面皮部极薄，棕黄色，木部发达，土黄色，具细密的同心环纹及放射状纹理。气微，味淡。

鉴别　(1) 根横切面：木栓层为10余列木栓细胞。韧皮部细胞含红色色素，有石细胞散在，有的细胞含草酸钙针晶束。形成层明显。木质部导管单个散在或2～3个相连，木纤维发达，木射线宽1～2列细胞。本品薄壁细胞含淀粉粒。

(2) 本品新切面，置紫外光灯（365 nm）下观察，显浅蓝白色荧光。

(3) 用1%玫红三羧酸胺溶液滴于药材切面上，放置片刻，呈红棕色，久置不褪（检查有机铝）。

【药理】 1. 对心脏的作用　不同剂量（1 g/100 ml、1.5 g/100 ml、3.5 g/100 ml灌流液）的黄根均能降低正常离体大鼠心脏的心肌收缩力、冠脉流量和心率，并能削弱离体大鼠心脏对缺氧的耐受力。黄根抑制离体大鼠心脏功能的程度，随剂量递增或给药时间延长而加强，这种现象可能与黄根中含铝、锰量较高，在一定程度上能阻止细胞外钙慢通道内流，使细胞内钙浓度降低，进而抑制心肌收缩力有关[1]。

2. 对呼吸系统的作用　酚红法试验证明，小鼠灌服黄根具有明显的祛痰作用。用0.3%磷酸组胺恒压喷雾引喘证明，给豚鼠腹腔注射和黄根醇提水溶物对动物的药物性引喘具有保护作用，且与氨茶碱相似[2]。

3. 抗菌作用　研究证明，用稀醇回流提取的黄根制剂，在体外平板法进行抗菌试验时，其抗菌率为72%，仅次于黄连素(80%)和链霉素(90%)，但优于青霉素(55%)。对金黄色葡萄球菌、炭疽杆菌有高度抑制作用；对乙型链球菌、肺炎链球菌、伤寒杆菌、白喉杆菌及福氏痢疾杆菌有中度抑制作用。稀醇回流提取黄根制剂对金黄色葡萄球菌的最低抑制浓度(MIC)为1∶16，对炭疽杆菌的MIC为1∶32，对伤寒杆菌的MIC为1∶8[3]。

4. 治疗矽肺　经动物实验和临床试验认为黄根对矽肺有治疗作用，可抗石英、石棉的溶血毒性，其中黄根抗石棉的溶血作用比抗石英的溶血作用更强[4]。对大鼠矽肺模型腹腔注射黄根，治疗1、2、3个月的各组鼠肺外观实验观察，其病变明显较对照组减轻。电镜观察，对照组病变程度属Ⅱ-Ⅲ级，治疗组病变仅为Ⅰ-Ⅱ级，表现为肺间质纤维化较轻，结节稀少，外形小，特殊染色所见结节内胶原纤维很少[5]。对黄根治疗动物实验性矽肺的有效成分研究表明，黄根60%乙醇提取液腹腔注射，对矽肺有明显疗效，但灌胃的疗效欠佳；黄根95%乙醇提取物和脂溶部分，对实验性矽肺无明显效果，但黄根60%乙醇提取物和水溶部分则有效；黄根中所含无机铝效果不明显，而铝的有机化合物可能是有效成分之一[6,7]。

5. 体内过程　大鼠和犬口服或肌内注射黄根浸膏铝后，5 min内血浆中可测得铝，1 h达高峰值，说明吸收迅速，15 min后，肺、肾铝含量较高，心脏次之，肝、脾较低；1 h后铝在组织内含量继续增高，特别是肺、肾最高；4 h后相应各组织铝含量均缓慢下降。血浆药-时曲线呈快(α)、慢(β)两个时相。体内分布较广，蓄积时间较长[8]。

毒性　本品长期使用毒副作用很小。少数患者用药后，出现口干，白细胞的胞核不整，胞浆中出现空泡等现象[5]。黄根对心脏有抑制作用，对于矽肺并有肺心病、心功能严重损害的患者，当病情改善、心肌缺氧状况缓解时，心脏功能恢复不理想，即应考虑黄根对心脏的抑制作用，此时即应酌情停药或减量[1]。

【药性】　微苦，凉。

1.《广西本草选编》："味微苦、辛，性平。"

2.《全国中草药汇编》："微苦，性凉。"

【功用主治】　凉血止血，利湿退黄，散瘀强筋。主治齿衄，贫血，肝炎，风湿性关节炎，尿路感染，跌打损伤。

1.《广西本草选编》："祛瘀生新，强壮筋骨。"

2.《全国中草药汇编》："凉血止血，利湿退黄。主治白血病，再生障碍性贫血，牙龈出血，肝炎，尿路感染。"

【用法用量】　内服：煎汤，10～30 g。

【选方】　1. 治地中海贫血，再生障碍性贫血　黄根30 g，与猪骨炖汤，不加油盐，每日服2～3次。

2. 治风湿性关节炎，肝炎　黄根 15～30 g，水煎服。（1、2方出自《广西本草选编》）

4204 黄鸭 huáng yā
（《中国动物药》）

【基原】　为鸭科动物赤麻鸭的肉。

【原动物】　赤麻鸭 *Tadorna ferruginea*（Pallas）　又名：渎凫、黄凫（《中国经济动物志·鸟类》）。

形似家鸭。棕黄色，雌雄鸭羽色相似，头和颈羽色较浅，呈棕白而异于体羽，颈基部有一黑色领环。翅和尾羽黑色，翅上覆羽白色；翼镜绿色有闪辉；背、肩、胁及下体均为橙褐色，杂以黑褐色波状细斑。嘴紫红色，尖端黑色，脚黑色。

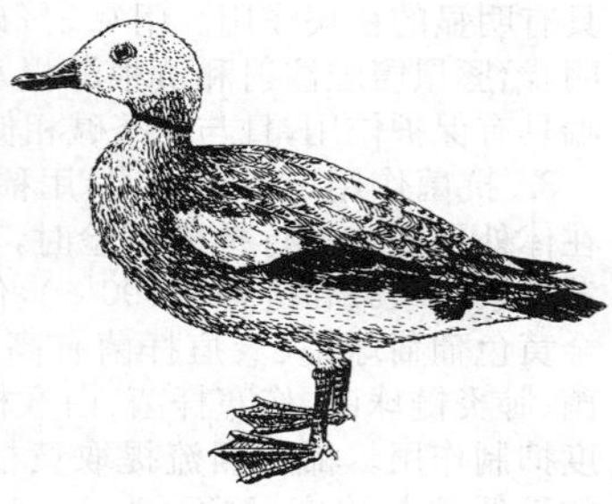

赤麻鸭

栖息于岸边水草繁茂的池沼、江河中。有时成百只的大群停栖在水边沙滩上。营巢于河岸的土穴、悬岩或田野沟渠中。杂食性，主食植物。分布几遍全国。

【采收加工】　宜冬季捕捉，取肉，鲜用或焙干用。

【功用主治】　温肾兴阳，补气健脾。主治肾虚阳痿，遗精，腰膝酸软，肌肉挛痛，体虚羸瘦，脾虚脱肛，子宫下垂，疮疡溃后，脓水清稀，久不收口。

1.《中国动物药》："补肾壮阳，消疮肿，祛风湿。治肾虚阳痿、遗精、诸疮肿痛、风湿腰腿疼。"

2.《迪庆藏药》："治逆洛病，腓肠肌痉挛和炭疽病。"

【用法用量】　内服：适量，煮熟食；或焙干研末，5～10 g。

【选方】　1. 治肾虚阳痿　黄鸭1只（去内脏、毛羽），大葱3只，仙茅3 g，肉苁蓉10 g，巴戟天5 g。上药纳入黄鸭腹内，煮极熟，食肉饮汁。量不限。其骨焙酥研末，白开水送服，每服5 g。

2. 治风湿腰腿疼　黄鸭焙干研末，老贯筋 50 g，以其煎液送服黄鸭5 g，日服2次。

3. 治疮疡溃烂　黄鸭肉50 g，黄芪25 g，蒲公英50 g。煎极熟，食肉饮汁，日服2次。（1～3方出自《中国动物药》）。

4205 黄堇 huáng jǐn
（《天目山药用植物志》）

【异名】　黄花鱼灯草、粪桶草（《天目山药用植物志》），石莲（《河南中草药手册》），水黄连（河南），虾子草、野水芹（安徽），鱼子草（湖南）、断肠草（四川）。

【基原】　为罂粟科紫堇属植物小花黄堇的根或全草。

【原植物】　小花黄堇 *Corydalis racemosa*（Thunb.）Pers.

一年生草本，高 10～55 cm，有恶臭。直根细长。茎直立，多分枝。叶互生；有叶柄；叶片轮廓卵圆形至三角形，二至三回羽状全裂，一回裂片 7～9 枚，末回裂片卵形，先端钝圆，边缘羽状深裂。总状花序顶生或腋生；苞片狭披针形至钻形；萼片小；花冠黄色，外轮上花瓣不具鸡冠状突起，距长只及花瓣全长的 1/5，末端略下弯。蒴果条形，微具肿节。种子扁球形，直径约1 mm，黑色，表面密生小凹点。花期 3～4 月，果期 4～5月。

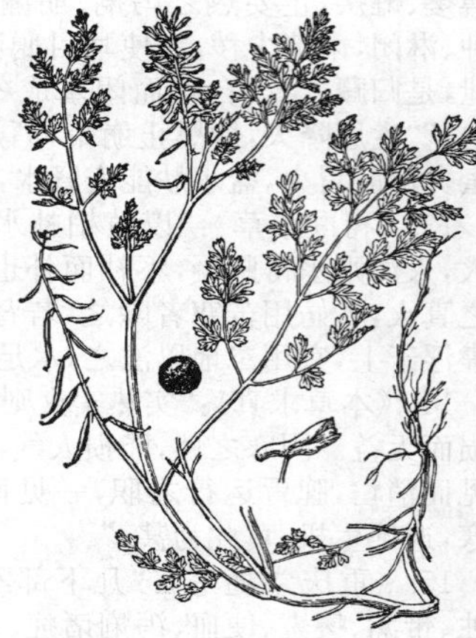

小花黄堇

生于旷野山坡、墙根沟畔。广泛分布于长江流域中、下游和珠江流域等地，北达河南西南部、陕西南部、甘肃东南部，南抵海南，东达台湾，西抵四川、云南。

【采收加工】　5～8月采收，晒干。

【成分】　小花黄堇全草含生物碱类：原阿片碱（protopine）和消旋-四氢掌叶防己碱（tetrahydropalmatine）[1]。

【药性】　苦，寒，有毒。

1.《天目山药用植物志》："性寒，味苦涩，有毒。"

2.《浙江民间常用草药》："性凉，味微苦。"

【功用主治】　清热利湿，解毒杀虫。主治湿热泄泻，痢疾，黄疸，目赤肿痛，聤耳流脓，疮毒，疥癣，毒蛇咬伤。

1.《天目山药用植物志》："解毒杀虫。治毒蛇咬伤。"

2.《浙江民间常用草药》："清热解暑，利尿止痢。"

3.《四川中药志》1982年版："清热解毒，止痛，止痒。用于疮毒，疥癣，毒蛇咬伤，创伤。近有用于急性黄疸型肝炎，急性胃肠炎，痢疾。"

【用法用量】　内服：煎汤，3～6 g，鲜者 15～30 g；或捣汁。外用：捣敷；或用根以酒、醋磨汁搽。

【选方】　1. 治暑热腹泻，痢疾　鲜黄堇全草 30 g，水煎服，连服数日。

2. 治肺病咳血　鲜黄堇全草 30～60 g，捣烂取汁服（用水煎则无效）。

3. 治目赤肿痛　鲜黄堇全草加食盐少许捣烂，闭上患眼后，外敷包好，卧床 2 h。（1～3方出自《浙江民间常用草药》）

4. 治疮毒肿痛　鲜黄堇全草 15 g，煎服；并用鲜叶捣汁涂患处。（《天目山药用植物志》）

5. 治牛皮癣，顽癣　黄堇根磨酒、醋外搽。（江西《草药

手册》)

6. 治毒蛇咬伤　鲜黄堇草。捣汁涂敷。(《天目山药用植物志》)

【临床报道】 治疗化脓性中耳炎　取新鲜断肠草洗净,捣烂挤汁,过滤后,加防腐剂备用。拭净脓液后将断肠草汁滴耳。因本药有小毒,如耳咽管通畅,宜用棉球浸药汁少许填入耳内,以免药液进入口腔内。经临床验证 32 例,8 例痊愈,18 例有效,6 例无效[1]。

4206 **黄菀** huáng wǎn (《高原中草药治疗手册》)

【基原】 为菊科千里光属植物森林千里光的全草。

【原植物】 森林千里光 *Senecio nemorensis* L.　又名:林荫千里光(《中国高等植物图鉴》)。

多年生草本,高 50～100 cm。根状茎歪斜,短。茎单生或有时丛生,直立,上部有稍斜升的花序枝。单叶互生;下部叶在花期常枯萎;中部叶较大,披针形或长圆状披针形,先端尖,基部渐狭,近无柄而半抱茎,边缘有细锯齿,两面被疏毛或近无毛,有细羽状脉;上部叶条状披针形至条形。头状花序,多数,小,排列成复伞房状;有梗,细长,被短柔毛,有条形苞叶;总苞近柱状,基部有数个条形苞叶;总苞片 1 层,10～12 个,条状长圆形,先端三角形,背面有短毛;舌状花约 5 个,黄色,舌片条形;筒状花多数。瘦果,圆柱形,有纵肋,冠毛白色。种子淡褐色。花期 6～8 月。

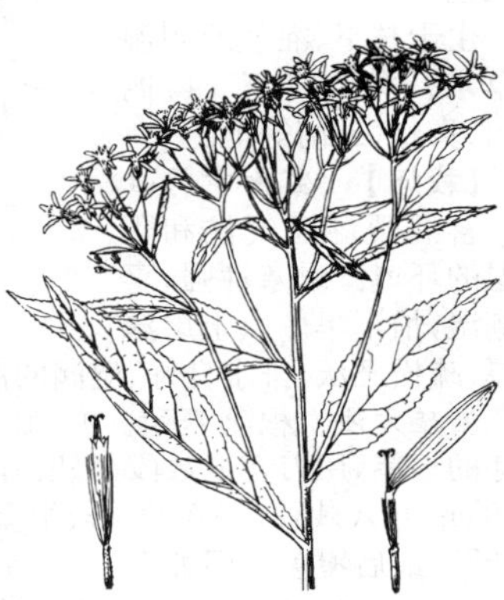

森林千里光

生于河谷草甸子、林缘、林下阴湿地。分布于华北、东北、华东、西北及台湾等地。

【采收加工】 8～9 月采收,鲜用或晒干。

【成分】 全草含生物碱类:大叶千里光碱(macrophylline),瓶千里光碱(sarracine)等[1,2]。还含洋蓟素(cynarin),绿原酸(chlorogenic acid)[3],环氧四氢高 21-去甲千里光二酮(nemorensine)等[4]。金合欢烯(farnesene),甜没药烯(bisabolene),β-谷甾醇(β-sitosterol),$C_{28\sim32}$不饱和脂肪族醇,呋喃橐吾烯酮(furanoligularenone),3-氧代-8α-佛术-1,7-二烯-8,12-内酯(3-oxo-8α-eremophila-1,7-dien-8,12-olide),3-氧代-8α-羟基佛术-1,7-二烯-8,12-内酯(3-oxo-8α-hydroxyeremophila-1,7-dien-8,12-olide),类胡萝卜素(carotenoid)[5]。

根皮和叶中含黄酮类芸香苷(rutin),槲皮素(quercetin);另含延胡索酸(fumaric acid),没食子酚(pyrogallol),焦性儿茶酚(pyrocatechol),卫矛醇(dulcitol),马栗树皮素(esculetin)及内酯类成分[6]。

【药性】 苦、辛,寒。

【功用主治】 《全国中草药汇编》:"清热解毒。主治热痢,眼肿,痈疖疔毒。"

【用法用量】 内服:煎汤,6～12 g。外用:鲜品捣敷。

【选方】 1. 治肠炎、痢疾　黄菀、山泽兰、旱莲草各20 g,水煎服。(《台湾青草药》)

2. 治肝炎、结膜炎　黄菀配龙胆草或獐牙菜,水煎服。(《高原中草药治疗手册》)

4207 **黄葵** huáng kuí (《广西中草药》)

【异名】 罗裙博、赶风痧(《生草药性备要》),假三恣(《岭南采药录》),野芙蓉、假棉花(《广西中草药》),水芙蓉、假芙蓉(《广西本草选编》),药虎、磟碡草、三脚鳖、三脚破(《台湾药用植物志》)。

【基原】 为锦葵科秋葵属植物黄葵的全株。

【原植物】 黄葵 *Abelmoschus moschatus* Medic.[*Hibiscus abelmoschus* L.]　又名:麝香秋葵(《云南植物志》)。

一年生或二年生草本,高 1～2 m。被有粗毛。叶互生;有叶柄;托叶线形;叶通常掌状 5～7 深裂,裂片披针形至三角形,边缘具不规则锯齿,偶有浅裂似槭叶状,基部心形,两面均疏被硬毛。花单生于叶腋间,被倒硬毛,小苞片 8～10,线形;花萼佛焰苞状,5 裂,常早落;花黄色,直径约10 cm,花瓣 5,内面基部暗紫色;雄蕊柱长约 2.5 cm,平滑无毛,花柱分枝 5,柱头盘状。蒴果长圆形,先端尖,被黄色长硬毛。种子肾形,具腺状脉纹,具麝香味。花期 6～10 月。

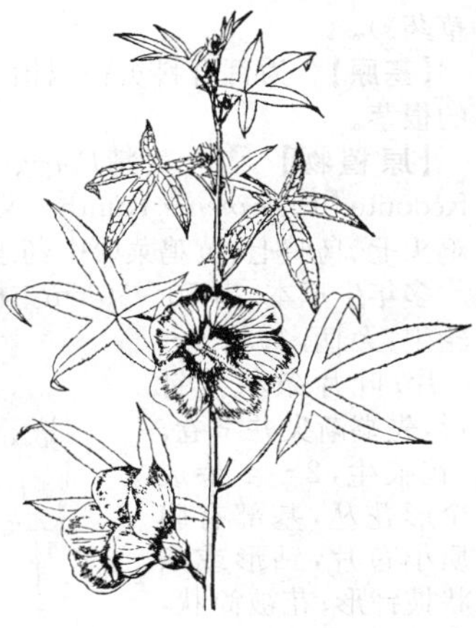

黄　葵

常生于平原、山谷、溪涧旁或山坡灌丛中。分布于江西、湖南、广东、广西、海南和云南、台湾等地,有栽培。

【采收加工】 6～10 月采收,鲜用或晒干。

【成分】 黄葵叶含 β-谷甾醇(β-sitosterol),β-谷甾醇-β-D-葡萄糖苷(β-sitosterol-β-D-glucoside)。

花含黄酮类:杨梅树皮素(myricetin),杨梅树皮素-葡萄糖苷(myricetin-glucoside);β-谷甾醇。干果壳含 β-谷甾醇[1]。

种子含 α-脑磷脂(α-cephalin),磷脂酰丝氨酸(phosphatidylserine),磷脂酰丝氨酸缩醛磷脂(phosphatidylserineplasmalogen)和胆碱缩醛磷脂(phosphatidylcholine plasmalogen)[2]。甾醇类:菜油甾醇(campesterol),谷甾醇,豆甾醇(stigmasterol),胆甾醇(cholesterol)及麦角甾醇(ergosterol)[3]。

【药性】 《广西中草药》:"味微甘,性寒。"

【功用主治】 清热解毒,下乳通便。主治高热不退,肺热咳嗽,痢疾,大便秘结,产后乳汁不通,骨折,痈疮脓肿,无名肿毒及水火烫伤。

1. 《生草药性备要》:"消肿祛风,止咳祛痰。"

2. 《岭南采药录》:"清热,散毒。将茎叶捣烂敷恶疮。"

3. 《广西本草选编》:"清热解毒,滑肠通乳。主治高热不退,肺热咳嗽,产后乳汁不通,大便秘结,痈疮,疖肿,无名肿毒;骨折;烧烫伤,用花浸油外涂。"

4. 《全国中草药汇编》:"清热利湿,拔毒排脓。根治阿米巴痢疾,尿路结石。"

5.《台湾药用植物志》:“根可治白浊。”

【用法用量】 内服:煎汤,9～15 g。外用:鲜品捣敷。

4208 黄精 huáng jīng (《雷公炮炙论》)

【异名】 龙衔(《广雅》),白及、兔竹、垂珠、鸡格、米脯(《抱朴子》),菟竹、鹿竹、重楼、救穷(《别录》),戊己芝(《五符经》),萎蕤、苟格、马箭、仙人余粮(《本草图经》),气精(《宝庆本草折衷》),黄芝(《灵芝瑞草经》),生姜(《滇南本草》),野生姜、米铺(《本草蒙筌》),野仙姜(《广西通志》),山生姜(《本草备要》),玉竹黄精、白及黄精(《本草从新》),阳雀蕻(《辰溪志》),土灵芝、老虎姜(《草木便方》),山捣臼(《岭南采药录》),鸡头参(《山西中药志》),懒姜(《贵州民间草药》)。

【基原】 为百合科黄精属植物黄精、多花黄精和滇黄精的根茎。

【原植物】 1. 黄精*Polygonatum sibiricum* Delar. ex Redoute [*P. chinense* Kunth 又名:笔管菜(《救荒本草》),鸡头七、乌鸦七、黄鸡菜(《中药志》)。

多年生草本,高 50～90 cm。根茎圆柱状,结节膨大。叶轮生,无柄,每轮 4～6 片;叶片条状披针形,先端渐尖并拳卷。花腋生,2～4 朵成伞形花丛,基部有膜质小苞片,钻形或条状披针形;花被筒状,白色至淡黄色,裂片 6,披针形;雄蕊着生在花被筒的 1/2 以上处,花丝短。浆果球形,成熟时紫黑色。花期 5～6 月,果期 7～9 月。

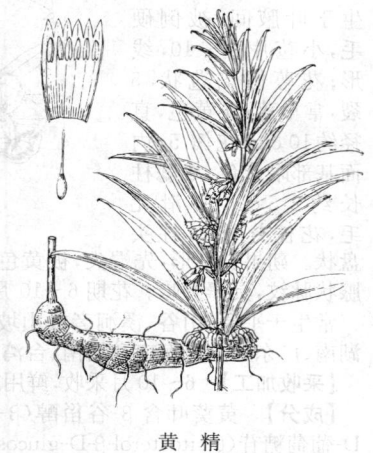

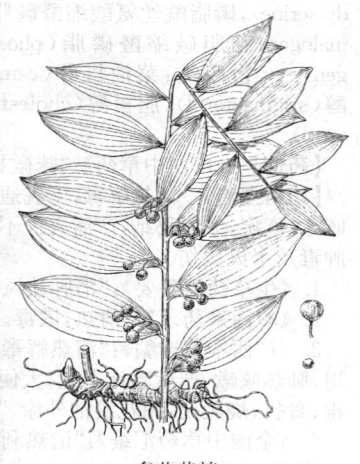

黄 精

生于山地林下、灌丛或山坡的半阴处。分布于华北、东北及江苏、浙江、安徽、山东、河南、陕西、甘肃、宁夏等地。

2. 多花黄精 *P. cyrtonema* Hua [*P. multiflorum* auct. non All.; *P. multiflorum* L. var. *longifolium* Merr.; *P. brachynema* Hand. -Mazz.] 又名:南黄精、黄精姜、竹姜、姜形黄精(《中药志》)、囊丝黄精。

本种与黄精的区别在于:植株高大粗壮。根茎稍带结节状或连珠状。叶互生。花序通常有花 3～7 朵。

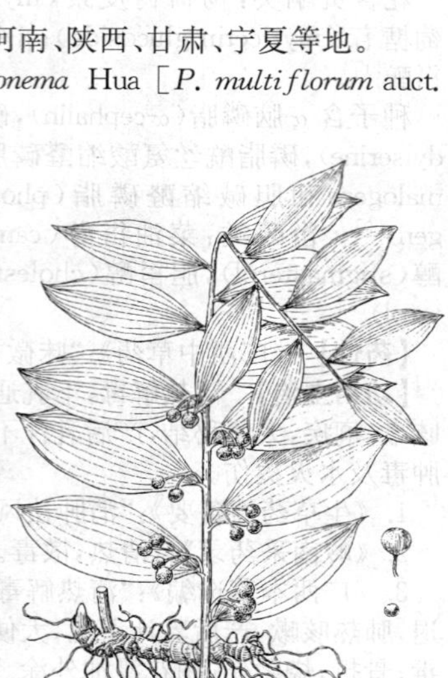

多花黄精

生于山林、灌丛、沟谷旁的阴湿肥沃土壤中,或人工栽培。分布于中南及江苏、浙江、安徽、福建、江西、四川、贵州等地。

3. 滇黄精 *P. kingianum* Coll. et Hemsl. [*P. agglutinatum* Hua] 又名:德保黄精、节节高、仙人饭(《中药志》)。

本种与黄精的区别在于:植株高 1～3 m。顶端常作缠绕状。叶片轮生,每轮通常 4～8 叶;叶片线形至线状披针形,先端渐尖并拳卷。花腋生,通常2～4 朵成短聚伞花序;花被较大,筒状,常带粉红色。浆果,成熟时红色。

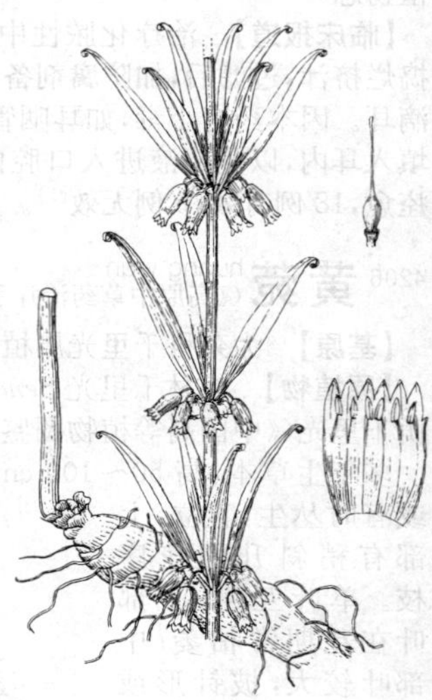

滇黄精

生于林下、灌丛或阴湿草坡。分布于广西、四川、贵州、云南等地。

【栽培】 生物学特性 喜温暖湿润气候和阴湿的环境。耐寒性强,喜潮湿,怕干旱。以土层深厚、疏松肥沃、排水良好、湿润的沙壤土栽培为宜。

繁殖方法 根茎繁殖。9～10 月边收获边分栽,选择有芽的根茎,用刀切成数段,每段有节两个,按行株距 30 cm×20 cm 开穴栽种,每穴栽 1 段根茎,栽后施入腐熟厩肥或土杂肥,最后覆盖一层细土。

田间管理 出苗后经常松土除草,松土要浅,避免伤根。保持土壤湿润。结合中耕除草,在春、夏各追肥 1 次,肥料以腐熟人畜粪水为主。植株枯萎后,撒施土杂肥。

病虫害防治 病害有叶斑病,可用 65%代森锌可湿性粉剂 500 倍液防治;虫害有蛴螬,为害根茎,可用苦楝叶水淋根。

【采收加工】 栽后 3 年收获。9～10 月挖起根茎,去掉茎秆,洗净泥沙,除去须根和烂疤,蒸到透心后,晒干或烘干。

【药材】 黄精 *Rhizoma Polygonati* 黄精主产于河北、内蒙古、陕西、辽宁、吉林、河南、山西等地;多花黄精主产于浙江、安徽、湖南、贵州等地。滇黄精主产于广西、云南、贵州等地。按形状不同,习称“鸡头黄精”、“姜形黄精”、“大黄精”。

性状 鸡头黄精 根茎呈结节状弯柱形,长 3～10 cm,直径 0.5～1.5 cm。结节长 2～4 cm,略呈圆锥形,常有分枝;表面黄白色或灰黄色,半透明,有纵皱纹,茎痕圆形,直径 5～8 mm。

姜形黄精 根茎呈长条结节块状,长短不等,常数个块状结节相连。表面灰黄色或黄褐色,粗糙,结节上侧有突出的圆盘状茎痕,直径 0.8～1.5 cm。

大黄精 根茎呈肥厚肉质的结节块状,结节长可达10 cm 以上,宽 3～6 cm,厚 2～3 cm。表面淡黄色至黄棕色,具环节,有皱纹及须根痕,结节上侧茎痕呈圆盘状,圆周凹入,中部突出。质硬而韧,不易折断,断面角质,淡黄色至黄棕色。气微,味甜,嚼之有黏性。

鉴别 (1) 根茎横切面:大黄精 表皮细胞外壁较厚。薄壁组织间散有多数大的黏液细胞,内含草酸钙针晶束。

维管束散列，大多为周木型。

鸡头黄精、姜形黄精　维管束多为外韧型。

(2) 取粗粉1 g，加水20 ml，水浴温热30 min，滤过。取滤液2 ml置试管中，加α-萘酚试剂2～3滴，摇匀，沿管壁加硫酸1 ml，两液面交界处有红色环。取滤液2 ml，加混合的Fehling试剂3 ml，摇匀后置水浴中加热片刻，有砖红色沉淀产生(检查糖类)。

品质标志　《中华人民共和国药典》2005年版规定：照醇溶性浸出物测定法热浸法测定，本品含醇溶性浸出物不得少于45.0%。

【成分】 黄精根状茎含2个呋甾烯醇型皂苷和2个螺甾烯醇型皂苷。属于前者的是：26-O-β-D-吡喃葡萄糖基-22-O-甲基-25(S)-呋甾-5-烯-3β，26-二醇3-O-β-石蒜四糖苷〔26-O-β-D-glucopyranosyl-22-O-methyl-25(S)-furost-5-ene-3β, 26-diol 3-O-β-lycotetraoside〕即西伯利亚蓼苷A(sibiricoside A)和26-O-β-D-吡喃葡萄糖基-22-O-甲基-25(S)-呋甾-5-烯-3β，14α，26-三醇3-O-β-石蒜四糖苷〔26-O-β-D-glucopyranosyl-22-O-methyl-25(S)-furost-5-ene-3β, 14α, 26-triol 3-O-β-lycotetraoside〕即14α-羟基西伯利亚蓼苷A(14α-hydroxysibiricoside A)；属于后者的是：(23S, 25R)螺甾-5-烯-3β，14α，23-三醇3-O-β-石蒜四醇苷〔(23S, 5R) spirost-5-ene-3β, 14α, 23-triol 3-O-β-lycotetraoside〕即西伯利亚蓼苷B(sibiricoside B)和新巴拉次薯蓣皂苷元-A 3-O-β-石蒜四糖苷(neoprazerigenin A 3-O-β-lycotetraoside)[1]。另含多糖：黄精多糖A、B、C[2]。

【药理】 1. 抗病原微生物作用　黄精水煎液浓缩至1 g(生药)/kg浓度作为原液，体外试验原液1/160浓度以下可抑制伤寒杆菌，1/80以下可抑制金黄色葡萄球菌、耐酸菌607、石膏样毛癣菌、柯氏型表皮癣菌；黄精醇浸膏的乙醚提取物1/2 500浓度以下可抑制伤寒杆菌，1/640以下可抑制金黄色葡萄球菌[1]。黄精粉末用水调成糊状，用22层纸片进行抑菌试验，结果对红色毛癣菌、申克孢子丝菌、新型隐球菌、白念珠菌、金黄色葡萄球菌、铜绿假单胞菌有抑制作用[2]。黄精多糖对非洲绿猴肾细胞的最大无毒浓度为16 mg/ml。在对非洲绿猴肾细胞无毒性的浓度下对单纯疱疹病毒1型(Stoker株)和2型(333株和Sav株)均有显著的抑制作用[3]。用0.2%黄精多糖眼液、2 mg/ml黄精多糖注射液及0.5%黄精多糖口服液3种制剂治疗家兔实验性单纯疱疹病毒性角膜炎，疗效显著[4]。

2. 对心血管系统的作用　黄精水浸膏0.35%洛氏溶液离体兔心灌流，能极明显的增加冠脉流量，同时对心率和心肌收缩力无影响；犬静注黄精溶液〔0.16～0.26 g(生药)/kg〕，冠脉流量峰值平均增加32.4%±8.7%，对心率、心肌氧利用率和平均动脉压无影响；家兔静注黄精溶液1.5 g(生药)/kg，能压抑垂体后叶素引起的T波增高和促进T波异常提前恢复[5]。黄精水醇提取液经八木法离体蟾蜍心的灌流实验发现，对衰竭心脏生药0.03 g就呈强心效果，每搏输出量由衰竭状态的2～3滴增加到每搏3～4滴，心肌收缩振幅增大30%；对正常心脏有抑制作用，平均剂量为生药0.18 g[6]。黄精的氯仿提取液对兔肺血管紧张素转变酶(ACE)的活性有抑制作用[7]。

3. 降血脂作用　黄精多糖能显著降低高脂血症实验动物的血清TC，LDL-C和Lp(a)浓度，减少主动脉内膜泡沫细胞的形成[8]。

4. 延缓衰老作用　用黄精的水提取液饲养果蝇，可使果蝇的平均生存期延长8%～9%，相应的最高生存期亦有很大提高；给小鼠喂饮黄精的水煎液，一段时间后能明显提高小鼠肝脏中的SOD活性；降低小鼠全血脂质过氧化物生成，增强小鼠全血谷胱甘肽过氧化物酶的活性，降低小鼠血清肌酸激酶水平[9]。在对活性氧自由基的清除作用上，黄精也有一定的作用，而且不同的炮制方法，清除作用也不同，酒制黄精大于蜜炙黄精[10]。

5. 对免疫功能和环核苷酸含量的影响　黄精水煎剂12.5 g/kg灌胃对3月、18月、24月龄小鼠酸性α-醋酸萘酯酶(ANAE)阳性淋巴细胞百分率有促进作用，对3月龄小鼠体外抗体形成细胞(PFC)促进作用明显，而对18月、24月龄小鼠作用不明显[11]。黄精水煎液给小鼠每日每只喂饲0.5 g，连续10 d，能显著降低正常小鼠血浆cAMP、cGMP含量，尤以降低cGMP显著，使cAMP/cGMP比值略增高，但无显著差异；明显升高正常小鼠脾组织cGMP含量，对cAMP、cAMP/cGMP无明显影响[12]。

6. 对血糖的影响　黄精甲醇提取物给正常小鼠以及链脲霉素诱发糖尿病小鼠腹腔注射4 h后使血糖值下降，并能较强地抑制肾上腺素诱发高血糖小鼠的血糖值，认为其甲醇提取物具有抑制肝糖酵解的功能。经研究发现其配糖体是活性成分之一[13]。

7. 提高学习和记忆再现能力的作用　黄精多糖200 mg/kg、100 mg/kg、50 mg/kg 3个剂量给老龄大鼠灌胃，连续15 d，能显著改善老龄大鼠学习记忆及记忆再现能力，降低错误次数，明显缩短迷宫测试中大鼠的潜伏时间[14]。

8. 其他作用　小鼠腹腔注射黄精水浸膏12 g/kg，能使其耐缺氧能力明显提高[5]。黄精煎剂2.65 g/kg灌胃能显著延长小鼠游泳时间[15]。黄精甲醇提取物40 mg/只，正丁醇部分20 mg/只，水层部分20 mg/只，腹腔注射，对干冰-甲醇冷冻小鼠尾部1 min，切尾法实验表明有止血作用，使小鼠出血量减少[16]。

毒性　将生黄精及清蒸品的水提醇沉液按每24 h 450 g(相当于原生药)/kg剂量给小鼠灌服，结果，生品组小鼠全部死亡，而炮制组小鼠无死亡，均活动正常，说明黄精炮制后毒性明显降低[17]。

【炮制】 1. 黄精：取原药材，除去杂质，洗净，略润，切厚片，干燥。

2. 蒸黄精：取黄精，洗净，置笼屉内，蒸至棕黑色滋润时，取出，切厚片。蒸后增强补脾益肾润肺作用，可消除麻味，免刺咽喉。

3. 炙黄精：取净黄精片用清水漂1夜，煮后晒至五成干，拌蜂蜜润一夜，放锅内隔水蒸至透为度。

4. 酒黄精：取净黄精片用黄酒拌匀，置炖药罐内，密闭，隔水加热或用蒸汽加热，炖至黄酒被吸尽；或置适宜容器内，蒸至内外滋润，色黑，取出，晒至外皮稍干时，切厚片，干燥。酒制能助药势，使滋而不腻。

饮片性状　黄精为不规则厚片，表面淡黄色或棕黄色，半透明，周边黄棕色，较皱缩，偶见盘状茎根痕(鸡眼)，质稍硬而韧，黏性。气微，味甜。蒸黄精形如黄精，表面棕黑色，有光泽质柔软。酒黄精形如黄精，表面黑色，有光泽，中心深褐色，味甜，微有酒气。炙黄精形如黄精，内外呈黑色。

贮干燥容器内，蒸黄精、炙黄精、酒黄精密闭，置于阴凉干燥处，防潮、防蛀。

【药性】 甘，平。归脾、肺、肾经。

1.《别录》："味甘，平，无毒。"

2.《四声本草》:"寒。"
3.《品汇精要》:"味甘,性平缓。气之薄者,阳中之阴。臭腥。"
4.《本草正》:"味甘、微辛,性温。"
5.《玉楸药解》:"入足太阴脾、足阳明胃经。"
6.《医林纂要》:"纯阳,其性大热。"
7.《本草再新》:"入心、脾、肺、肾四经。"
8.《天宝本草》:"味苦、甘,微温。"

【功用主治】 养阴润肺,补脾益气,滋肾填精。主治阴虚劳嗽,肺燥咳嗽;脾虚乏力,食少口干,消渴;肾亏腰膝酸软,阳痿遗精,耳鸣目暗,须发早白,体虚羸瘦,风癞癣疾。

1.《别录》:"主补中益气,除风湿,安五脏。久服轻身延年不饥。"
2.《日华子》:"补五劳七伤,助筋骨,止饥,耐寒暑,益脾胃,润心肺。单服九蒸九暴,食之驻颜。"
3.《道藏神仙芝草经》:"宽中益气,五脏调良,肌肉充盛,骨体坚强,其力倍,多年不老,颜色鲜明,发白更黑,齿落更生。下三尸虫。"
4.《本草蒙筌》:"壮元阳。小儿羸瘦多啖弥佳。"
5.《纲目》:"补诸虚,止寒热,填精髓。"
6.《本草从新》:"平补气血而润。"
7.《药物图考》:"主理血气,坚筋骨,润皮肤,去面黑,目痛,眦烂。"
8.《现代实用中药》:"为滋养强壮药,对病后诸虚弱症有效。又为解热剂,用于间歇热、痛风、骨膜炎等。并为蛔虫驱除药,对于高血压亦有效。"
9.《吉林中草药》:"治脚癣,蛲虫病。"
10.《湖北中草药志》:"治阴血不足,大便秘结,神经性皮炎。"

【用法用量】 内服:煎汤,10~15 g,鲜品 30~60 g;或入丸、散,熬膏。外用:煎汤洗;熬膏涂;或浸酒搽。

【宜忌】 中寒泄泻,痰湿痞满气滞者禁服。

1.《纲目》:"忌梅实。"
2.《玉楸药解》:"黄精助湿,湿旺者不宜。"
3.《得配本草》:"气滞者禁用。"
4.《本草正义》:"胃纳不旺者,亦必避之。"

【选方】 1. 治脾胃虚弱,体倦乏力　黄精、党参、淮山药各 50 g。炖鸡食。(《东北药用植物志》)

2. 治慢性肝炎,疲乏无力,腹胀不适,胃口不好,尿量减少,汗多口干　丹参 30 g,黄精 25 g,糯稻根须 25 g,水煎服。(《本草骈比》)

3. 助气固精,保镇丹田　黄精(去皮)、枸杞子各二斤。洗净黄精,控干细锉,与枸杞子相和,杵碎拌匀,阴干,捣罗为细末,炼蜜为丸梧桐子大,每服三五十丸,空心食前温酒下。(《圣济总录》二精丸)

4. 治肾虚腰痛　黄精 250 g,黑豆 60 g。煮食。(《湖南药物志》)

5. 治小儿五迟、五软　黄精 1 000 g,煨红枣 120~180 g。焙干研末,炼蜜为丸,黄豆大。每次 6 g,每日 3 次,开水调服。(江西《草药手册》)

6. 治眼,补肝气,明目　蔓菁子一斤(以水淘净),黄精二斤(和蔓菁子水蒸九次)。上药,捣细罗为散。每服空心以粥饮调二钱,日午晚食后,以温水再调服。(《圣惠方》蔓菁子散)

7. 治大风癞病,面赤疹起,手足挛急,身发疮痍,指节已落　黄精(生者)十二斤,白蜜五斤,生地黄(肥者)五斤。上三味,先将黄精、生地黄洗净细锉,以木石杵臼,捣熟复研烂,入水三斗,绞取汁,置银铜器中,和蜜搅匀煎之,成稠膏为度。每用温酒调化二钱匕至三钱匕,日三夜一。(《圣济总录》黄精煎)

8. 治足癣、体癣　黄精 30 g,丁香 10 g,百部 10 g。煎水外洗。(《新编常用中草药手册》)

9. 治神经性皮炎　黄精适量。切片,九蒸九晒。早晚嚼服,每次 15~30 g。(《湖北中草药志》)

10. 治骨折　懒姜、小九龙盘(即观音草)各 1 把。拌酒捣绒,先将骨折复位,再包上药,后上杉木皮夹板,日换药 1 次。(《贵州民间药物》)

11. 治九子疡或毒疮　老虎姜适量,捣绒包患处。治九子疡加甜酒炒熟,外包。(《贵州草药》)

【临床报道】 1. 治疗白细胞减少症　用浙江产黄精,洗净,加水煎熬去渣,加糖,再掺以糖浆制成 100% 糖浆(每 1 ml 含黄精 1 g),成人每次 10 ml,每日 3 次,4 星期为 1 个疗程。共治 40 例,结果:显效 11 例,有效 18 例,无效 11 例,总有效率为 72.5%。多数病例白细胞在用药 2 星期后开始增加。对药物所致白细胞减少者,在不停原服用药的情况下疗效显著。少数病例药后有轻微腹胀,改饭后服药即可消除[1]。

2. 治疗呼吸道继发真菌感染　治疗组 40 例,用黄精煎制成 1∶1(1 ml 药液含黄精 1.0 g)药液,漱口后咽下,每日 50~60 ml。对照Ⅰ组 20 例,单纯支持治疗(加强营养、间断滴注白蛋白等)。对照Ⅱ组 19 例,用抗真菌抗生素治疗。结果:治疗组中获得较快控制 32 例(80%),延迟控制 5 例(12.5%),死亡 3 例(7.5%)。对照Ⅰ组较快控制率明显低,死亡 3 例,对照Ⅱ组死亡 4 例,两组死亡率明显增高。2 星期内痰真菌阴转率,治疗组较对照Ⅰ组效果好,两者有显著差异($P<0.01$),而与对照Ⅱ组间疗效无明显差异($P>0.05$)[2]。

3. 治疗药物中毒性耳聋　100%黄精注射液 2~4 ml(相当于生药 2~4 g),每日肌注;同时每日肌注维生素 B_1 100 mg,口服维生素 A_2 5 000 u,每日 3 次;部分患者服用黄精片(每日相当 10 g 生药)或以黄精 10 g 水煎服。连续用药,平均疗程 2 个月。对照组用 ATP、苍术片、维生素 A、维生素 B_1、复合维生素 B 等为主,疗程 2 月~5 年。黄精组观察 100 例,治愈 9 例,有效 25 例,有效率总计为 34%。对照组观察 100 例,无 1 例治愈,有效率仅 2%($P<0.01$)。结果表明黄精对中毒性耳聋早期患者有一定疗效,对年幼者、病程短者效果较好,与中毒药物的用量、种类及易感性无明显关系。同时伴强噪声损伤者预后差[3]。

4. 治疗近视眼　取黄精 45 kg,黑豆 5 kg,白糖 5 kg,制成每 1 ml 含黄精 1 g 的糖浆。每人每次 20 ml,开水冲服。另设空白对照组,不作任何治疗,只定期作视力检查。治疗时间分别为 12~25 d。学生照常学习。视力在原基础上增进 1 排为进步,增进 2 排以上为显效。黄精糖浆组观察 82 例,显效 26 例,进步 22 例,总有效率 58.5%,其中初中学生的有效率为 81.5%,高中组 38.63%;空白对照组观察 74 例,显效 1 例,进步 8 例,自转率 12.16%。2 组结果比较有显著差异($P<0.005$)。观察表明,药物组对近视的有效范围多在 −2.25 D 以内,说明黄精糖浆主要适合于近视程度不深的学生[4]。

5. 治疗手足癣　取黄精干品 100 g,加 75%乙醇 250 ml,

密闭浸泡半月，过滤取汁，与普通米醋 150 ml 和匀即成黄精醇醋液。用时将患处用温水洗净，擦干，以棉签蘸药液涂擦患处，每日 3 次。避免重复感染。观察 67 例，痊愈 55 例，好转 12 例[5]。

6. 治疗蛲虫病　1～3 岁用黄精、玉竹各 10 g，3～8 岁用黄精、玉竹各 15 g，将药物加水浸泡 60～90 min，然后隔水蒸 25～30 min，去渣服汤，再蒸再服，日 3 次，连用 3 d。结果：54 例患儿 52 例治愈（虫卵检查 3 次阴性，随防 6 个月以上未复发）[6]。

【各家论述】 1.《本经逢原》："黄精为补中宫之胜品，宽中益气，使五脏调和，肌肉充盛，骨髓坚强，皆是补阴之功。"

2.《玉楸药解》："黄精滋润醇浓，善补脾精，不生胃气，未能益燥，但可助湿。上动胃逆，浊气充塞，故多服头痛。湿旺者不宜。"

3.《医林纂要》："生黄精，实有辛莶之味，戟人喉吻，惟蒸晒久，庶几补养滋肾耳。然纯阳能动命火，使血妄行，山中人饮汁杯许则衄，可知其性大热。"

4.《药性切用》："黄精性平味甘，补益中气，润养精血，功力轻缓，稍逊玉竹一筹。"

5.《本草求真》："黄精止是入脾补阴，若使夹有痰湿，则食反更助湿。"

6.《本草便读》："黄精味甘如饴，性平质润，为补养脾阴之正品。"

7.《本草正义》："黄精味甘而厚腻，颇类熟地黄……按其功力，亦大类熟地，补血补阴，而养脾胃是其专长。"

4209 黄槿 huáng jǐn（《广西本草选编》）

【基原】 为锦葵科木槿属植物黄槿的叶、树皮或花。

【原植物】 黄槿 *Hibiscus tiliaceus* L.［*H. tiliaefolius* Salisb.］　又名：海麻、没麻、陆麻、叶网麻、丹枚、脉麻、坡麻、木麻、苦皮麻、九重皮（《中国经济植物志》），黄木槿、铜麻、山加半、港麻（《海南植物志》），海麻桐、公背树（《广西本草选编》），海南木（《广西药用植物名录》）。

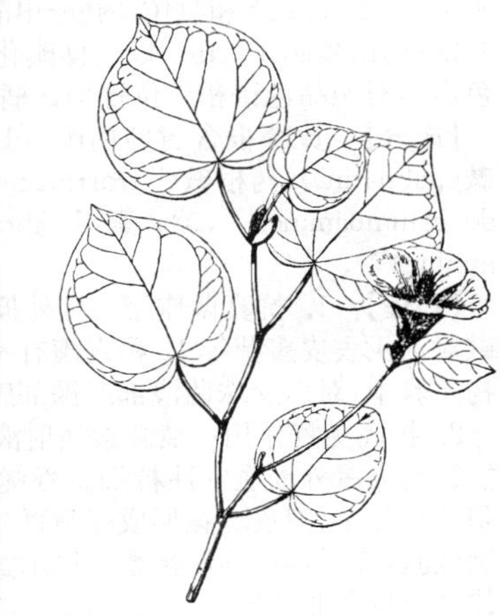

黄　槿

常绿灌木或乔木，高 4～10 m。树皮灰白色；叶革质；有叶柄；托叶叶状，长圆形，被星状疏柔毛；叶近圆形或广卵形，先端突尖，有时短渐尖，基部心形，全缘或具不明显细圆齿；叶脉 7 或 9 条。花序顶生或腋生，常数花排列成聚伞花序；花梗基部有 1 对托叶状苞片；小苞片 7～10，线状披针形；萼长，基部合生，萼裂 5，披针形，被绒毛；花冠钟形，花瓣 5，黄色，内面基部暗紫色，倒卵形，外面密被黄色星状柔毛；雄蕊柱长约 3 cm，平滑无毛；花柱枝 5，被细腺毛。蒴果卵圆形，被绒毛，果爿 5，木质。种子光滑，肾形。花期 6～8 月。

产于福建、广东、广西、海南、台湾等地。多为栽培。

【采收加工】 全年均可采叶和树皮，6～8 月采摘未完全开放的花，阴干或晒干。

【药性】 甘、淡，微寒。归肺经。

【功用主治】《广西本草选编》："清热解毒，散瘀消肿。主治木薯中毒，疮疖肿痛。"

【用法用量】 内服：煎汤，30～60 g；或捣汁。外用：捣烂敷。

【选方】 1. 治木薯中毒　（黄槿）鲜花或鲜嫩叶 30～60 g，捣烂取汁冲白糖水服，重者可口服 2～3 剂。

2. 治疮疖肿毒　（黄槿）鲜嫩叶或鲜树皮，捣烂外敷。（1、2 方出自《全国中草药汇编》）

4210 黄樟 huáng zhāng（《全国中草药汇编》）

【异名】 樟木、山椒（海南），油樟、大叶樟（江西、广东），臭樟、冰片树（云南）。

【基原】 为樟科樟属植物黄樟的根、树皮或叶。

【原植物】 黄樟 *Cinnamomum porrectum* (Roxb.) Kosterm.［*Laurus porrecta* Roxb.；*C. parthenoxylum* (Jack) Nees］　又名：香樟（《红河中草药》），黑骨樟（广东）。

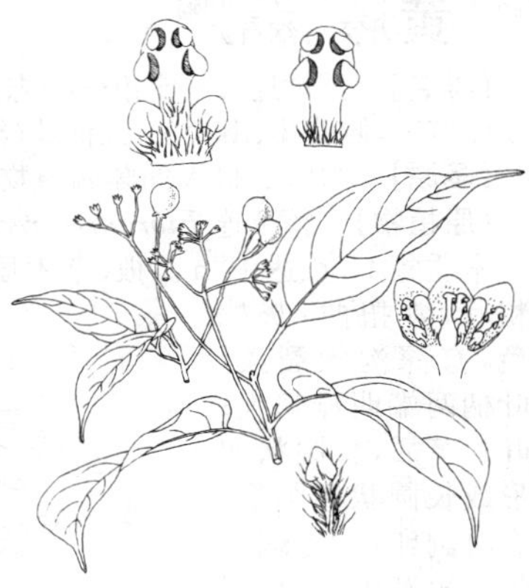

黄　樟

常绿乔木，高 10～25 m。树皮纵裂，暗灰褐色。枝条绿褐色。叶互生；叶片椭圆状卵形或长椭圆状卵形，先端急尖或短渐尖，基部楔形或阔楔形，全缘，羽状脉，侧脉 4～5 对，革质。圆锥花序腋生或近顶生。花两性，黄绿色；花梗细；花被筒倒锥形，花被裂片椭圆形；雄蕊 9，花丝被短柔毛；退化雄蕊 3，三角状心形；子房球形，花柱弯曲，柱头不明显 3 浅裂。果实球形，直径 6～8 mm，黑色；果托倒锥形，有纵长条纹。花期 3～5 月，果期 4～10 月。

生于常绿阔叶林或灌木丛中。分布于福建、江西、湖南、广东、广西、海南、贵州、云南。

【采收加工】 5～10 月采收，除去杂质，晒干或鲜用。产区多利用根枝及废材经过蒸馏提取樟脑油，并精制成颗粒状结晶。

【成分】 叶、树干和树根含挥发油，主要成分有：黄樟醚 (safrole)，β-蒎烯 (β-pinene)，水芹烯 (phellandrene)，及少量的丁香油酚 (eugenol)，桂皮醛 (cinnamaldehyde) 等[1]。叶含挥发油，按照叶油主要成分的差异已发现 5 个类型[3]：桉叶素 (cineole)[2]，芳樟醇 (linalool)[3]，右旋芳樟醇[4]，樟脑 (camphor)，α、β-柠檬醛 (citral)[5]，黄樟醚[6]。

【药理】 毒性　黄樟油的小鼠经口 LD_{50} 为 2 521 mg/kg（雄）和 2 178 mg/kg（雌）；采取定期递增法灌胃染毒测试蓄积系数为 3.3；致突变试验中，3 组受试动物的微核发生率均明显高于对照组；精子畸变试验未发现有明显异常；从胚胎毒性的 3 项指标判断，显示黄樟油具有胚胎毒性效应[1]。

【药性】 辛、微苦,温。归肺、脾、肝经。

1.《广西本草选编》:"味辛、甘,气香,性温。"

2.《全国中草药汇编》:"微苦、辛,温。"

【功用主治】 祛风散寒,温中行气,活血止痛。主治风寒感冒,风湿痹痛,胃寒腹痛,泄泻,痢疾,跌打损伤,月经不调。

1.《广西本草选编》:"祛风散寒,行气止痛。"

2.《全国中草药汇编》:"祛风利湿,行气止痛。主治风湿骨痛,胃痛,胃肠炎,跌打损伤,感冒。"

3.《福建药物志》:"温中散寒,消食化滞。"

【用法用量】 内服:煎汤,10～15 g。外用:煎汤熏洗或捣敷。

【选方】 1. 治心胃气痛,产后恶露不尽,遗尿 黄樟根6～9 g,水煎服。

2. 治跌打肿痛 黄樟鲜叶捣烂外敷。

3. 治皮肤瘙痒 用黄樟鲜叶水煎外洗。(1～3方出自《广西本草选编》)

4. 治百日咳,痢疾 黄樟干皮3 g,山茨菇1.5 g,红糖6 g,水煎服。(《红河中草药》)

4211 黄藤 huáng téng (《纲目》)

【异名】 土黄连(《南宁市药物志》),黄连藤(《中国药用植物图鉴》),伸筋藤、山大王、天仙藤(《广西药用植物名录》)。

【基原】 为防己科天仙藤属植物藤黄连的根、茎或叶。

【原植物】 藤黄连 *Fibraurea recisa* Pierre

木质藤本,长达10 m。根、茎木质部呈鲜黄色,味苦。茎粗壮,常扭曲,灰棕色,有深沟状裂纹。叶柄两端明显膨大;叶片革质,长圆状卵形或长圆状椭圆形,有时阔卵形,先端急尖或短渐尖,基部圆或钝,侧脉及网脉均在背面凸起。圆锥花序生于老枝或老茎上,大而疏散;花单性异株,花被片8～12,自外向内渐大;雄花雄蕊3,分离,花丝肥厚;雌花具3心皮。核果长圆状椭圆形,长1.8～3 cm,黄色,内果皮木质。花期春末夏初,果期秋冬季。

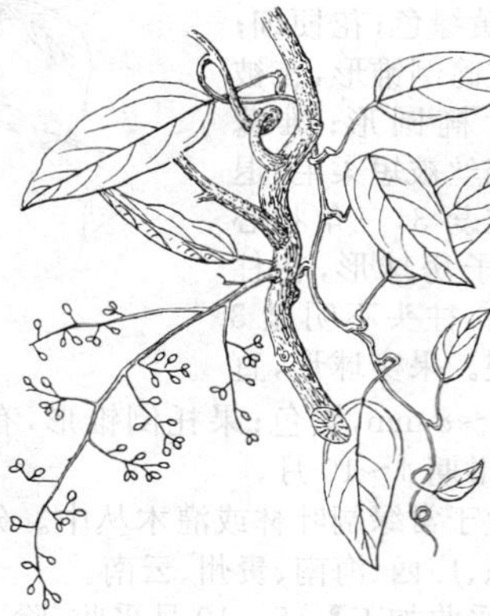

藤黄连

生于山谷密林中或石壁上。分布于广东、广西、云南等地。

【采收加工】 根、茎全年均可采,切片,晒干;叶多5～8月采,晒干。

【药材】 黄藤 *Radix seu Folium seu Caulis Fibraureae Recisae* 产于广东、广西、云南等地。

性状 根圆柱形,少数扭曲,偶有分枝,直径0.5～3 cm。表面黄棕色,具不规则纵棱,皮孔横向,有支根痕,栓皮易脱落。质硬,断面鲜黄色,有菊花状纹理和裂隙。气微,味极苦。

茎圆柱形,少数弯曲,直径可达3 cm或更粗。表面暗灰黄色至灰绿色,节微隆起,断面鲜黄色,中心有髓。味苦。

叶卵形或长圆形。暗灰绿色至暗黄棕色,先端具短尖,基部圆钝,全缘,两面无毛,离基3～5脉,叶脉两面突出,下面较明显;叶柄长5～14 cm,两端肿胀,近基部盾状着生。革质而脆。气、味微弱。

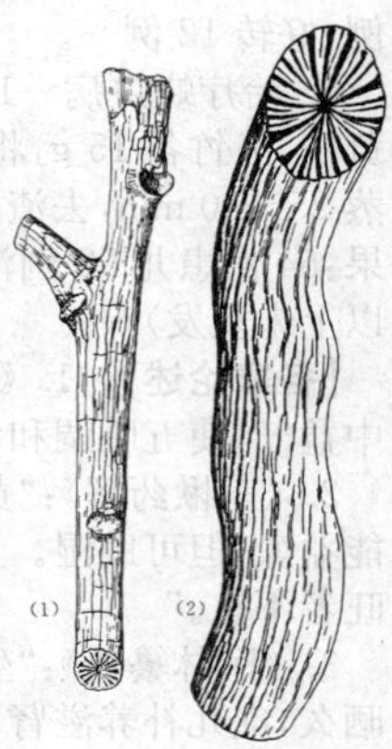

黄藤(茎、根)外形
(1) 茎 (2) 根

鉴别 (1) 根横切面:木栓层多已脱落,残留部分为数至10余列木栓细胞。中柱鞘为石细胞环带。韧皮射线宽阔,呈漏斗状,有石细胞。木质部发达,周围的薄壁细胞含草酸钙方晶。

茎横切面:木栓层通常由数条宽窄相间的木栓细胞带组成,皮层狭窄。中柱鞘纤维间有石细胞,并与射线部位的石细胞群相连成波浪形环。维管束双韧型。皮层、射线及髓有单个大型石细胞散在,石细胞壁厚,层纹、孔沟明显。根、茎的石细胞含草酸钙方晶,薄壁细胞含淀粉粒。

叶横切面:上下表皮细胞长方形或方形。外被角质层,栅栏细胞1列。支柱细胞大型,多分枝,壁厚,层纹明显,贯穿于叶肉组织中。

叶表面观:上表皮细胞垂周壁波状弯曲。下表皮细胞不规则多边形,垂周壁较平直;气孔不定式。上下表皮细胞均含细小的草酸钙棱晶。

(2) 取根粗粉1 g,用适量乙醇回流1 h,取滤液浓缩至少量备用。取浓缩液,滴加改良碘化铋钾试液,产生红棕色沉淀(检查生物碱)。

(3) 薄层色谱:取2项下乙醇液作供试品,以掌叶防己碱作对照品,分别点样于硅胶G薄层板上,以氯仿-甲醇-氨水(20∶1∶0.25)和氯仿-丙酮-甲醇(5∶5∶1.5)为展开剂作二次展开,展距13 cm。以改良碘化铋钾试液显色,供试品色谱与对照品色谱相应位置均显橘红色。

【成分】 黄藤根含黄藤内酯(fibralactone)[1],掌叶防己碱(palmatine),药根碱(jatrorrhizine),伪非洲防己碱(pseudo-columbamine)[2],黄藤素甲(fibranine),黄藤素乙(fibraminine)[3]。

【药理】 1. 抗真菌作用 体外抑菌试验表明,黄藤生物碱对柯氏表皮癣菌等12种真菌有不同程度的抑制作用;动物实验中,对白念珠菌浅部或深部感染,均有良好疗效[1]。

2. 提高免疫作用 黄藤素注射液对大鼠进行腹腔注射,能提高大鼠外周血中性粒细胞吞噬率、酸性α-醋酸萘酯酶阳性百分率、脾玫瑰花形成细胞百分率,促进白细胞移行抑制试验,降低移行抑制指数。提示黄藤素能提高细胞免疫、体液免疫和非特异性免疫功能[2]。

【炮制】 根,取原药材用清水浸润,捞起,中途淋水,待润透切片,片厚约0.4 mm。晒干或烘干,筛去灰屑。

贮存干燥容器内。

【药性】 苦,寒。归肺、肝、大肠经。

1.《纲目》:"甘、苦,平,无毒。"

2.《广西中药志》:"归心、肝二经。"

3.《广西本草选编》:"苦,寒,有小毒。"

【功用主治】 清热解毒,利湿。主治急性扁桃体炎,咽喉炎，结膜炎，黄疸，胃肠炎，痢疾，食物中毒，盆腔炎，阴道炎，疮疖，烧烫伤。

1.《纲目》："主治饮食中毒，利小便，煮汁频服即解。"

2.《广西中药志》："治阳黄，枪炮伤，烫伤。"

3.《中国药用植物图鉴》："水煎内服治发热头痛，根磨汁能治眼结膜炎，磨碎敷疔疮，茎叶煎水洗澡可治腰痛。"

4.《广西中草药》："治急性胃肠炎，急性扁桃体炎，咽喉炎，结膜炎，肺结核，疮疖，汤火伤；可预防流脑。"

【用法用量】 内服：煎汤，10～30 g。外用：煎水洗患处。

【宜忌】 脾胃虚寒者慎服。

【选方】 1. 治传染性肝炎　黄藤 30～60 g，酸咪咪（大叶酸浆草）15 g。煮猪骨或鸡肉服，也可蒸甜酒服。（《中草药新医疗法处方集》）

2. 治天疱疮　黄藤 15 g，山东管 15 g。共研末，以茶油调涂患处。（《陆川本草》）

3. 治疮疖、烧烫伤　用（黄藤）根、茎煎浓汁外涂。

4. 预防流脑　藤黄连茎 500 g，加水 2.5 kg，煮沸 30 min，每次 10～30 ml，每日服 2 次。

5. 治骨折　用（黄藤）根、茎适量研粉，配成 20% 凡士林软膏，均匀涂于纱布上，将骨折复位后敷于患处，夹板固定，5～7 d 换药 1 次。（3～5 方出自《广西本草选编》）

【临床报道】 治疗真菌性阴道炎　以黄藤生物碱针剂肌内注射，每次 2 ml(20 mg)，5 d 为 1 个疗程作为针剂组；或黄藤胶囊阴道塞药，每日 1 粒(50 mg)为胶囊组；若针剂效果不明显者改用胶囊，为针剂加胶囊组。分别观察 121 例、62 例、17 例，共 200 例，结果：近期治愈 171 例，好转 24 例，无效 5 例，有效率为 97.5%；远期追访 87 例，巩固 79 例，复发 8 例[1]。

4212 黄三七 huáng sān qī 《陕西中草药》

【异名】 土黄连、太白黄连（《陕西中草药》），野黄连（《陕甘宁青中草药选》）。

【基原】 为毛茛科黄三七属植物黄三七的根茎或全草。

【原植物】 黄三七 *Souliea vaginata* (Maxim.) Franch. [*Coptis ospirocarpa* Brühl; *Isopyrum vaginatum* Maxim.]

又名：长果升麻（《中国高等植物图鉴》），苏里草（《陕西草药》）。

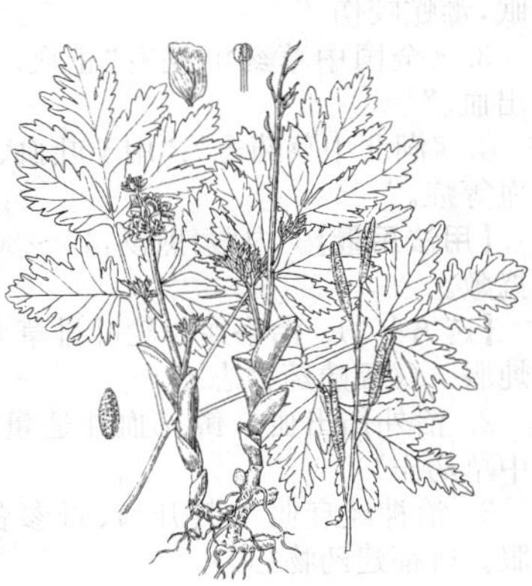

黄三七

多年生草本，高 25～75 cm。根状茎有分枝，粗壮，疏生纤维状根。茎直立，近基部有 2～4 片膜质鞘。叶为二至三回三出复叶；叶片三角形，具长柄；一回裂片菱形，再一至二回近羽状分裂，边缘具不等的锯齿。总状花序具 4～6 花；苞片卵形，膜质；花两性，先叶开放，花梗与花约等长；萼片 5，花瓣状，倒卵形，白色；花瓣 5，宽倒卵形或扇形；雄蕊多数，花丝狭线形，花药近椭圆形；心皮 1～2，狭长圆形，花柱短，柱头面中央微凹。果 1～2，具明显的网脉。种子 12～16，黑色。花期 5～6 月，果期 7～9 月。

生于海拔 2 800～3 900 m 的山地林中、林缘或草地。分布于四川、云南、西藏、陕西、甘肃、青海。

【采收加工】 6～8 月采收，根茎带土晒干，去净泥土用；全草阴干用。

【成分】 根茎含皂苷成分：铁破锣皂苷（beesioside）Ⅲ、Ⅳ[1,2]，27-deoxyactein，actein，25-O-乙酰基升麻环氧醇木糖苷（25-O-acetylcimigenol xyloside），25-O-甲基升麻环氧醇木糖苷（25-O-methylcimigenol xyloside），升麻醇木糖苷（cimigoside），24-O-acetylhydroshengmanol xyloside[3]。

【药性】 《陕西中草药》："苦，凉。"

【功用主治】 清热除烦，解毒消肿。主治热病烦躁，心悸怔忡，骨蒸潮热，咽炎，口腔炎，结膜炎，疮痈肿毒，湿热泄泻，痢疾。

1.《陕西中草药》："泻火燥湿，清心除烦，抗菌消炎，健胃。治咽炎、结膜炎、口腔炎，骨蒸潮热，心慌心悸，烦躁不安，菌痢，肠炎，痈疮肿毒。"

2.《陕甘宁青中草药》："消肿疗疮，治痈肿恶疮。"

3.《四川中药志》1982 年版："清热解毒，泻火除烦。用于咽喉肿痛，口舌生疮，目赤红肿，热毒泻痢，痈疮肿毒及热病心烦。"

【用法用量】 内服：煎汤，6～9 g。外用：研末撒或调敷。

【选方】 1. 治咽痛喉痹　太白黄连 6 g，蝙蝠葛 9 g，扁竹根 15 g，水煎服。

2. 治肝热目赤、多泪　太白黄连 9 g，木贼 9 g，夏枯草 15 g，水煎服。

3. 治疗疮疖肿　太白黄连适量，研末，水调敷。（1～3 方出自《四川中药志》1982 年版）

4213 黄大豆 huáng dà dòu 宁源《食鉴本草》

【异名】 黄豆（《日用本草》）。

【基原】 为豆科大豆属植物大豆 *Glycine max* (L.) Merr. 的种皮黄色的种子。

【原植物】 参见"黑大豆"条。

【采收加工】 8～10 月果实成熟后采收，取其种子晒干。

【药材】 黄大豆 *Semen Glycines Macis*　全国大部分地区均产。

性状　种子黄色，黄绿色。种皮薄，除去种皮，可见 2 片子叶。黄绿色，肥厚。质坚硬。气微，具豆腥味。

【药理】 1. 抑菌作用　大豆异黄酮对金黄色葡萄球菌、藤黄微球菌、蜡状芽胞杆菌、短小芽胞杆菌、枯草芽胞杆菌、单增李氏菌、白念珠菌、梨头霉菌和米曲霉均有明显的抑制作用，其最低抑细菌浓度（MIC）分别为 0.03%、0.09%、0.02%、0.03%、0.03%、0.05%、0.05%、0.05% 和 0.05%，但对大肠杆菌和酿酒酵母无抑制作用。游离型苷元和结合型糖苷的抑菌结果显示，大豆异黄酮中具有抑菌活性的成分是其游离型的苷元。其热稳定性好，经 121 ℃、30 min 湿热灭菌处理后仍具有较强的抗菌活性[1]。

2. 抗氧化作用　金雀异黄素和大豆苷元均能明显抑制 Fe^{2+}-ADP-NADPH 系统引发的大鼠肝微粒体脂质过氧化物形成，IC_{50} 分别为 1.8×10^{-4} mol/L 和 6.0×10^{-4} mol/L[2]。对黄嘌呤/黄嘌呤氧化酶系统引发的超氧阴离子产生的影响更敏感[3]。20 μmol/L 的金雀异黄素几乎能完全抑制超氧阴离子的产生，相同浓度的大豆苷元抑制率为 80%[4]。

大豆异黄酮对整体动物也有明确的抗氧化作用。用含 250×10^{-6} 和 50×10^{-6} 金雀异黄素的饲料喂养 Sencar 小鼠 30 d,发现抗氧化酶活性有所提高,包括皮肤的 SOD 和 GSH-Px(谷胱甘肽过氧化酶),小肠、肝脏和肾脏的过氧化氢酶(CAT)水平均有提高的趋势,组织谷胱甘肽还原酶(GSSG-R)和谷胱甘肽 S 转移酶(GST)有不同程度的升高[5]。大豆异黄酮提取物对阿霉素引起的小鼠过氧化水平提高和抗氧化酶活性的降低也有明显的抑制作用,200 mg/kg 的提取物(总异黄酮 40 mg/kg)连续 2 星期口服,使血、肝脏和心肌的 LPO 分别下降 26%、20%和 18%,SOD 活性提高 97%、42%和 97%。心肌的 GSH-px 活性提高 50%。并且抑制阿霉素的心脏毒性,减轻心脏的病理损伤,降低动物的死亡率[6]。

3. 雌激素样作用　将异黄酮和羊子宫的 ER(雌激素受体)蛋白在体外孵育 1 h,显示出和 ER 结合的能力[7]。在依赖 E_2 的人乳腺癌细胞株观察到金雀异黄素和雌马酚均能和 ER 结合,但内在活性较低[8]。

【药性】　甘,平。归脾、胃、大肠经。

1.《日用本草》:"甘,温,或云寒。"

2.《纲目》:"生温,炒热,微毒。"

3.《本草汇言》:"味甘,气平,无毒。"

4.《本草再新》:"入心、脾二经。"

5.《本草撮要》:"入手足太阴、阳明经。"

【功用主治】　健脾消积,利水消肿。主治食积泻痢,腹胀食呆,脾虚水肿,疮痈肿毒,外伤出血。

1.《日用本草》:"宽中下气,利大肠,消水胀。治肿毒。"

2.《本草汇言》:"煮汁饮,能润脾燥,故消积痢。"

3.《本经逢原》:"误食毒物,黄大豆生捣研水灌吐之;诸菌毒不得吐者,浓煎汁饮之。又试内痈及臭毒腹痛,并与生黄豆嚼,甜而不恶心者,为上部有痈脓,及臭毒发痧之真候。"

4.《贵州民间方药集》:"用于催乳,研成末外敷,可止刀伤出血,及拔疔毒。"

【用法用量】　内服:煎汤,30~90 g;或研末。外用:捣敷;或炒焦研末调敷。

【宜忌】　内服不宜过量。

1.《纲目》:"多食壅气、生痰、动嗽,令人身重,发面黄疮疥。"

2.《本草汇纂》:"患黄水疥疮者不宜食,又忌同猪肉食。"

【选方】　1. 治单纯性消化不良　黄豆 500 g,血藤 5 kg。将血藤煮取汁,浓缩前把磨好的豆浆倒进血藤汁中煮沸 20 min,过滤去渣,浓液烘干研粉备用。小儿每次 0.5~1.0 g,每日服 4 次。(《全国中草药新医疗法展览会资料选编》)

2. 治痧症　生大豆嚼食(不拘量),以口中觉有腥味为度。(《湖南药物志》)

3. 治诸痈疮　黄豆,浸胖捣涂。(《随息居饮食谱》)

【临床报道】　治疗多发性神经炎　用黄豆、米糠各 1 500 g。将黄豆炒枯磨成细粉,与米糠拌匀,备用。每餐取 100 g,水调作饼,加食油适量,置于待蒸的饭面上,随饭蒸熟,餐前食服。每日 3 次,10 d 为 1 个疗程。共用此方治疗 100 例,均获痊愈。疗程最短者 4 d,最长者 15 d,平均 8.5 d[1]。

【各家论述】　《本草求真》:"黄大豆,按书既言味甘,服多壅气,生痰动嗽。又曰宽中下气,利大肠,消水胀肿毒,其理似属两歧。讵知书言甘壅而滞,是即炒熟而气不泄之意也;书言宽中下气利肠,是即生冷未炒之意也。凡物生则疏泄,熟则壅滞,大豆其味虽甘,其性虽温,然生则水气未泄,服之多有疏泄之害,故豆须分生熟,而治则有补泻之别耳。用补则须假以炒熟,然必少食则宜,若使多服不节,则必见有生痰壅气动嗽之弊也。"

4214 黄开口 huáng kāi kǒu (《江苏药材志》)

【异名】　老虎脚迹草(《中国药用植物志》),见血住(《湖北中草药志》)。

【基原】　为报春花科珍珠菜属植物轮叶过路黄的全草。

【原植物】　轮叶过路黄 *Lysimachia klattiana* Hance 又名:克氏排草(《中国药用植物志》),轮叶排草(《江苏南部种子植物手册》)。

多年生草本,高 15~45 cm。全株被有铁锈色长柔毛。茎直立,近圆形。叶 6 至多枚在茎端密集成轮生状,在茎下部各节 3~4 枚轮生或对生;无柄或近于无柄;叶片披针形至狭披针形,先端渐尖或稍钝,基部楔形,两面均被多细胞柔毛。花集生于茎端成伞形花序;花梗被稀疏柔毛,果时下弯;花萼 5 深裂,裂片披针形,中脉明显;花冠黄色,5 深裂;雄蕊 5;雌蕊 1,子房上位,卵圆形,1 室,柱头头状而扁。蒴果近球形;种子细小,卵形而扁,黑褐色。花期 5~7 月,果期 8 月。

生于疏林下、林缘和山坡阴处草丛中。分布于江苏、浙江、安徽、福建、江西、山东、河南、湖北、湖南等地。

【采收加工】　5~6 月采收,晒干。

【药理】　抑菌作用　煎剂用平板稀释法,1∶50 对金黄色葡萄球菌,1∶10 对痢疾杆菌和大肠杆菌,均有抑制作用[1]。

【药性】　苦、涩,微寒。

1.《安徽中草药》:"性微寒,味苦、涩。"

2.《青岛中草药手册》:"性平,微温,味淡。"

3.《福建药物志》:"苦、微酸、涩,凉。"

【功用主治】　凉血止血,平肝,解毒。主治咯血,吐血,衄血,便血,外伤出血,失眠,高血压病,毒蛇咬伤。

1.《中国药用植物图鉴》:"治高血压病。"

2.《安徽中草药》:"敛阴平肝,解蛇毒。主治神经衰弱失眠,毒蛇咬伤。"

3.《全国中草药汇编》:"止血。主治肺结核咯血,外伤出血。"

4.《湖北中草药志》:"用于吐血、衄血、便血、蚂蟥咬伤出血等症。"

【用法用量】　内服:煎汤,15~30 g;或捣汁。外用:鲜品捣敷。

【选方】　1. 治咯血　轮叶排草 60 g,和瘦猪肉或鸡蛋同炖服。(《福建药物志》)

2. 治外伤出血　鲜见血住适量,捣烂,敷患处。(《湖北中草药志》)

3. 治神经衰弱　黄开口、丹参各 15 g,合欢花 9 g。煎服。(《福建药物志》)

4. 治高血压病　每晚取轮叶排草 3~5 株,煎水 1 碗口服。连服 3~4 月。(《安徽中草药》)

5. 治毒蛇咬伤　轮叶排草嫩头 7 个,打汁,冲冷开水 1 盅,1 次服用。同时口含烧酒,在蛇咬处吸出其毒液(严防毒液下咽)。(《江苏药材志》)

【临床报道】　1. 治疗各种出血　将见血住晒干研粉,消毒后撒于出血伤口上，轻压包扎。此外，并可制成片剂、丸剂服用。临床共治疗肺胃出血、支气管扩张出血、鼻出血、功能性子宫出血、上节育环后出血及外伤出血等共174例，用药后很快血止，完全痊愈136例(78.2%)，出血量显著减少的23例(13.2%)，无效15例(8.6%)。鲜草比干品作用强，静注较肌注效果好。须配合病因治疗[1]。

2. 治疗高血压病　用克氏排草糖浆，每次50 ml(含鲜草30 g)，每晚临睡前温开水冲服，共治44例，结果：显效2例(4.7%)，有效28例(63.5%)，无效14例(31.8%)。对原发性Ⅱ期高血压病，中医辨证属阴虚阳亢而以阳亢为主者效果较好，对更年期妇女血压增高及肾性高血压病效果不佳。少数患者服药后有胃部不适感[2]。

4215 黄木耳 huáng mù ěr (《西藏常用中草药》)

【异名】 金木耳、黄金银耳、黄耳(刘波《中国药用真菌》)。

【基原】 为银耳科银耳属真菌金耳的子实体。

【原植物】 金耳 *Tremella aurantia* Schw. ex Fr. [*T. lutescens* Fr.]

子实体脑状或瘤状，不规则皱卷，基部狭窄，从树皮缝隙间生出，宽1～3 cm，高0.5～2 cm。鲜橙黄色、金黄色至橙红色，胶质，干后缩小变为软骨质，但基本保持原状和原色。菌肉柔软多汁，金黄色，半透明。子实层同色，厚100～150 μm，成熟时表面出现霜状的担孢子或分生孢子。担子球形，(16～25)μm×(14～20)μm。孢子球形至洋梨形，无色，直径4～5 μm。

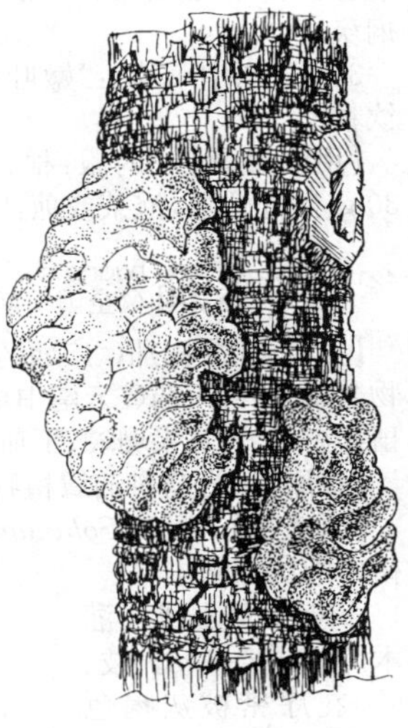

金　耳

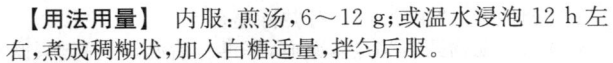

生于阔叶树腐木上。分布于山西、吉林、黑龙江、福建、江西、四川、贵州、云南、西藏等地。

本植物生于桑树上所生的子实体(为桑耳来源之一)亦供药用，另设专条。

【采收加工】 7～10月采收，晒干。

【成分】 含脂肪酸[1]。

【药理】 增强免疫功能　金耳发酵液多糖能激活小鼠腹腔巨噬细胞吞噬鸡红细胞的能力，增强其吞噬功能。巨噬细胞吞噬活力增强，不仅能提高机体的非特异性免疫功能，还能增强机体在抗原刺激下产生特异性免疫的能力；金耳发酵液多糖能够促进环磷酰胺所致的免疫抑制小鼠的抗体形成能力[1]。

【药性】 甘，平。归肺经。

1.《西藏常用中草药》："性平，味甘。"

2. 刘波《中国药用真菌》："性温中带寒，味甘。"

【功用主治】 滋阴润肺，生津止渴。主治虚劳咳嗽，痰中带血，津少口渴，骨蒸潮热，盗汗。

1.《西藏常用中草药》："滋阴润肺，生津。用于虚痨咳嗽，咳血，肺结核。"

2. 刘波《中国药用真菌》："化痰，止嗽，定喘，调气，平肝阳。治肺热，痰多，感冒咳嗽，气喘，高血压。"

【用法用量】 内服：煎汤，6～12 g；或温水浸泡12 h左右，煮成稠糊状，加入白糖适量，拌匀后服。

【选方】 1. 治肺燥干咳，痰稠黄，口渴　黄木耳10 g，沙参、玉竹各12 g。水煎分3次服，每日1剂。

2. 治肺结核病　黄木耳12 g，猪肺120 g。加水文火煎，喝汤并吃猪肺。

3. 治虚劳骨蒸，潮热，盗汗　黄木耳12 g，龟版(炙)10 g(先煎)，生牡蛎15 g，水煎服。(1～3方出自《药用寄生》)

4216 黄牛角 huáng niú jiǎo (《中国动物药》)

【异名】 牛角(通称)。

【基原】 为牛科野牛属动物黄牛 *Bos taurus domesticus* Gmelin的角。

【原动物】 参见"牛肉"条。

【采收加工】 宰牛时锯下牛角，水煮，去除内部骨质角鳃后，洗净，晒干或烘干。

【药材】 黄牛角 *Cornu Bovis* 全国大部分地区均产，主产于安徽涡阳。

性状　本品呈圆形或钝四棱稍扁平而弯曲的锥形，长短不一，上部渐尖或稍钝，有纵纹，表面黄棕或灰黑色，下部表面显米黄色或灰白色角质，内有骨塞，坚硬难折难劈。断面细腻，有环纹。气微，味淡。

【药理】 1. 对心血管系统的作用　牛角煎剂3 g/kg或注射液0.2 g/kg和0.4 g/kg静脉注射，使麻醉猫或兔血压先升后降，降低作用持续15～20 min，其降压幅度略低于犀角[1,2]。牛角醚提取物对离体兔心也有强心作用，用量大也可致收缩期停止。醚提取物2 g(生药)/kg静脉注射，5 min后兔心电图出现R-R间期延长，心率由250次/min减少至205次/min[1]。牛角对血压的作用不受切断两侧迷走神经或交感神经的影响。在少数麻醉猫，牛角煎剂产生与剂量相关的升压作用，尤其容易出现在血压被水合氯醛降低的情况[1]。另有报道，牛角能降低毛细血管的通透性[3]。

2. 对血液系统的作用　牛角醚提取物2 g(生药)/kg静脉注射，家兔外周血中白细胞，在给药1 h后由7 330/mm^3下降至2 950/mm^3，5 h后逐渐恢复正常，对红细胞无明显影响，预先静脉注射阿托品不能影响牛角降低白细胞的作用[4]。另有报道，牛角注射液0.2 g/kg静脉注射1 h后，使兔白细胞总数急剧减少(由10 960减少至3 500)，3～5 h后，逐渐恢复并增多，在药后24 h平均达药前的1～5倍，从分类看，中性粒细胞增加明显[2]。此外牛角尚能使血小板数增加，凝血时间缩短[2]和出血时间缩短[3]。

3. 其他作用　牛角煎剂对离体兔肠有兴奋作用，表现为张力提高。牛角混悬剂0.15 g/kg灌胃或注射液0.3 g/kg静脉注射，对肌内注射牛乳致热家兔无明显退热作用，体内与体外试验表明牛角对金黄色葡萄球菌和溶血性链球菌无明显抑制作用[2]。另有报道，牛角有抗炎和抗感染作用，能增强肾上腺皮质功能和巨噬细胞吞噬功能[3]。

【炮制】 取原药材，除去杂质，制成粉末。

饮片性状　粉末，灰白色，体轻，略有光泽。气微，味淡。贮干燥容器内，置通风干燥处。

【药性】 《纲目》："苦，寒。"

【功用主治】 清热解毒，凉血止血。主治温病高热，神昏谵语，风毒喉痹，疮毒，血淋，吐血，崩漏，尿血。

1.《本草元命苞》："治风眩喉痹。"

2.《纲目》："治淋破血。"

3.《药性考》:“牛角煎汁,疗热除瘟。”

4.《东北动物药》:“清热,凉血,解毒。治温热病高热、谵语、疮毒、血崩、吐血。”

5.《中国药用动物志》:“主治温病血热妄行,痈疮疖肿。”

【用法用量】 内服:煎汤,5~15 g;或烧灰研末,9 g。外用:烧灰研末调涂。

【选方】 1. 治喉痹,肿塞欲死　沙牛角,烧,刮取灰,细筛,和酒服枣许大,水调亦得。(《肘后方》)

2. 治崩中带下　烧牛角末,以酒服方寸匕,日三服。(《千金方》)

3. 治石淋　牛角烧灰,服方寸匕,日五六服,任意饮酒。(《外台》引《范汪方》)

4. 治出血症　将牛、羊角放入密闭容器里煅炭,研成细粉,过筛备用。内出血,每日 3 次,每次 2 g;外出血,撒于患处。

5. 治宫颈糜烂　牛角(烧灰存性)、紫草各等分,冰片适量。研末过筛,装瓶,高压灭菌后外用。上药前用浸有过氧化氢的棉球,擦净宫颈白带,将药粉撒在带线棉球上,棉球紧贴糜烂面,12 h 后由患者自己取出,每日局部上药 1 次,待好转后改为隔日 1 次。(4、5 方出自《内蒙古药用动物》)

6. 治头疮经久不差　牛角尖烧灰,上研罗为末,以生油调涂之。(《圣惠方》)

7. 治赤秃发落　牛、羊角等分烧灰,上研如粉,以猪脂调敷之。(《普济方》)

8. 治蜂螫伤　牛角烧灰二两,上一味为散,苦酒调敷痛处。(《圣济总录》角灰散)

4217 黄牛茶 huáng niú chá (广州部队《常用中草药手册》)

【异名】 雀笼木(广州部队《常用中草药手册》),黄芽木(《广西药用植物名录》)。

【基原】 为藤黄科黄牛木属植物黄牛木的根、树皮或茎叶。

【原植物】 黄牛木 *Cratoxylum cochinchinense* (Lour.) Bl. [*Hypericum cochinchinense* Lour.; *C. ligustrinum* (Spach.) Bl.] 又名:越南黄牛木(《海南植物志》),鹧鸪木(广西)。

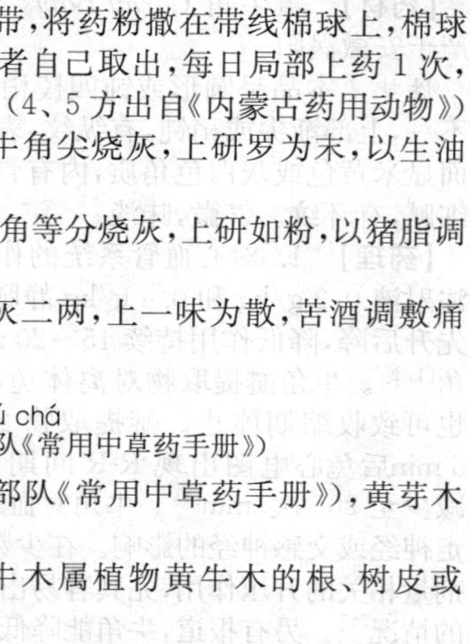

黄牛木

灌木或小乔木,高 2~10 m。树干底部簇生长枝刺。枝条对生,淡红色。单叶对生;有叶柄;叶片薄革质或纸质,椭圆形或长圆形,先端渐尖或急尖,基部楔形,边缘全缘,上面绿色,下面粉绿色,有透明腺点及黑点。聚伞花序有花 1~3 朵,腋生及顶生;花粉红色;萼片 5,椭圆形,全面有黑色纵腺条,果时增大;花瓣 5,先端圆形,基部楔形,脉间有黑腺纹;雄蕊合生成 3 束,粗短;腺体 3,盔状,先端增厚反曲;子房上位,3 室。蒴果椭圆形,长 8~12 mm,有宿存花萼。种子一侧有翅。花期 4~5 月,果期 6 月以后。

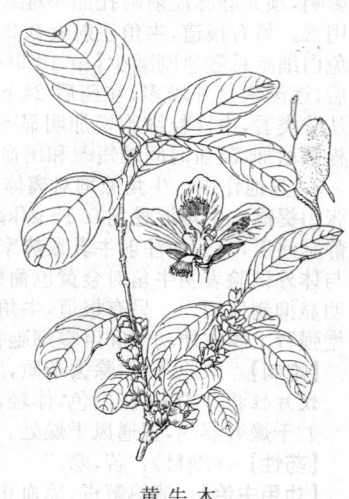

生于热带阳坡的次生林或灌丛中。分布于广东、广西、海南、云南等地。

【采收加工】 全年均可采根和树皮,切碎,鲜用或晒干;6~7 月采叶,鲜用或晾干。

【成分】 树皮含三萜成分:(13E, 17E)-水龙骨萜-7, 13, 17, 21-四烯-3β-醇〔(13E, 17E)-polypoda-7, 13, 17, 21-tetraen-3β-ol〕,(E)-牻牛儿醇-1, 3, 7-三羟基呫酮〔(E)-7-geranyloxy-1, 3, 7-trihydroxanthone〕[1]。

【药性】 甘,微苦,凉。归肺、胃、大肠经。

1.《广东中草药》:“甘、淡、微苦,凉。”

2.《广西中草药》:“性平。”

【功用主治】 清热化湿,祛瘀消肿。主治感冒,中暑发热,泄泻,黄疸,跌打损伤,痈肿疮疖。

1.《广东中草药》:“健胃消滞,解暑化湿,散瘀消肿。治急性胃肠炎,感冒、感暑发热,黄疸,跌打肿痛,枪伤。骨鲠咽喉,取鲜叶浓煎含咽。”

2. 广州部队《常用中草药手册》:“清热解暑,化湿消滞。治感冒发热,肠炎腹泻,咳嗽声嘶。嫩叶作茶,可预防感冒、痢疾。”

3.《广西中草药》:“嫩叶治暑热烦渴。也可作暑天清凉饮料。”

【用法用量】 内服:根、树皮煎汤,9~15 g,鲜品 15~30 g;鲜叶适量,泡茶或煎汁含咽。

4218 黄水茄 huáng shuǐ qié (《全国中草药汇编》)

【异名】 凝固茄(《广西药用植物名录》),黄刺茄(《广西植物名录》),苦天茄(《云南中草药》),野茄、洋苦茄(《云南药用植物名录》),黄果珊瑚、丁茄、黄天茄(《全国中草药汇编》)。

【基原】 为茄科茄属植物野茄的根、叶、果实。

【原植物】 野茄 *Solanum coagulans* Forsk. 又名:颠茄树(《中国植物志》)。

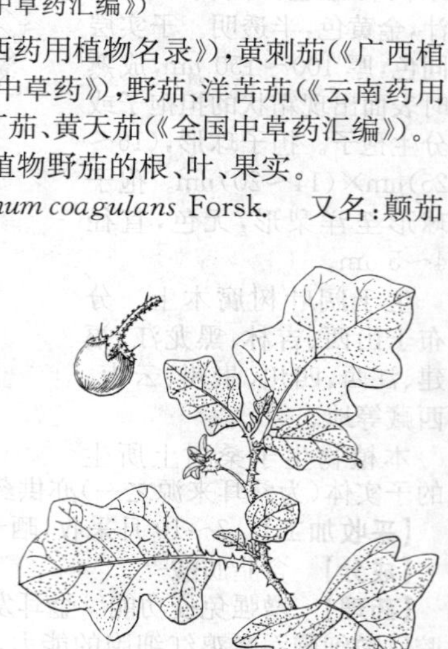

野　茄

多年生草本或亚灌木,高 0.5~2 m。枝、叶、花序密被灰褐色星状绒毛和皮刺。上部叶常假双生,不相等,有叶柄;叶片卵形至卵状椭圆形,先端渐尖、急尖或钝,基部偏斜,边缘浅波状圆裂,裂片通常 5~7;中脉在下面凸出,在两面均具细直刺,侧脉每边 3~4 条。蝎尾状花序腋外生;能孕花大,独生于花序基部,不孕花小,雌蕊退化;萼钟形;花冠辐射,星形,紫蓝色,裂片宽三角形;雄蕊 5,着生于花冠筒喉部;子房具多数胚珠。浆果球状,无毛,成熟时黄色,基部有宿存萼片;种子扁圆形。花期夏季,果期冬季。

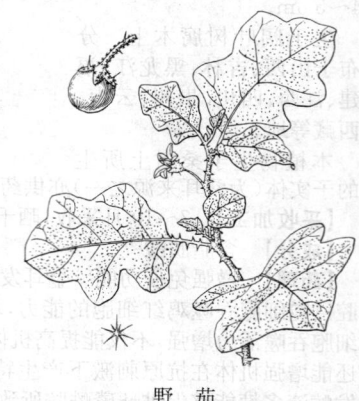

生于海拔 180~1 100 m 的灌木丛中或缓坡地带。分布于广东、广西、云南、台湾。

【采收加工】 7~10 月采根、叶,冬季采果,鲜用或晒干。

【药性】 苦,辛,凉。

1.《云南中草药》:“微苦,凉,有小毒。”

2.《全国中草药汇编》:“苦、辛,温。”

【功用主治】 止咳平喘,解毒消肿,止痛。主治咳嗽,哮喘,风湿性关节炎,热淋,睾丸炎,牙痛,痈疮溃烂。

1.《云南中草药》:“止咳平喘,散瘀止痛,解毒消肿。”

2.《全国中草药汇编》:“利湿,消肿,止痛。主治风湿性关节炎,睾丸炎,牙痛。”

【用法用量】 内服:煎汤,9～15 g。外用:捣敷或煎水洗。

【选方】 1. 治胃痛,尿道炎,慢性支气管炎,哮喘,风湿腰腿痛,麻疹,痈疮溃烂 (苦天茄)根 9～15 g。煎服。

2. 治牙痛 (苦天茄)果研末,取少许含口中,隔片刻后以酒送服。(1、2 方出自《云南中草药》)

4219 黄水枝 huáng shuǐ zhī (《四川武隆药用植物图志》)

【异名】 博落(《四川中药志》),高脚铜告牌(《天目山药用植物志》),紫背金钱(《广西药用植物名录》),虎耳草(《陕西中草药》)。

【基原】 为虎耳草科黄水枝属植物黄水枝的全草。

【原植物】 黄水枝 *Tiarella polyphylla* D. Don 又名:水前胡(《云南种子植物名录》)。

多年生草本,高 22～44 cm。根茎黄褐色,横生,有鳞片。茎不分枝,有纵沟,绿色,被白色柔毛。基生叶心形至卵圆形,先端急尖,基部心脏形,边缘有腺毛和不整齐的钝锯齿,齿端有刺;有叶柄;茎生叶互生,2～3 枚,叶脉掌状 5 出,黄褐色。总状花序顶生,密生短腺毛;苞片小,钻形;花萼白色,钟形,裂片 5,三角形,先端急尖;无花瓣;雄蕊 10,花丝钻形;雌蕊 1,心皮 2,不等大,子房上位,1 室,花柱 2。蒴果有 2 角。种子多数。花、果期 4～11 月。

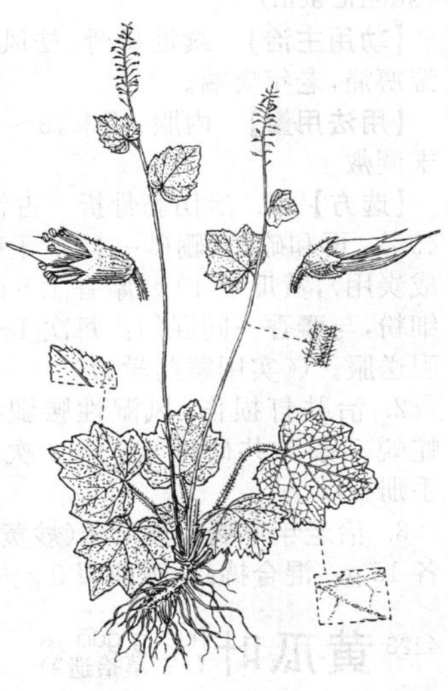

黄水枝

生于海拔 980～3 800 m之林下、灌丛和阴湿地。分布于西南及浙江、安徽、福建、江西、湖北、湖南、广东、广西、西藏、陕西、甘肃、台湾等地。

【采收加工】 4～10 月采收,晒干或鲜用。

【成分】 全草含三萜皂苷成分:3-O-(β-D-吡喃葡萄糖基)齐墩果酸〔3-O-(β-D-glucopyranosyl) oleanolic acid〕,3-O-〔β-D-吡喃葡萄糖基-(1→3)-β-D-吡喃葡萄糖基〕齐墩果酸{3-O-〔β-D-glucopyranosyl-(1→3)-β-D-glucopyranosyl〕oleanolic acid},3-O-〔β-D-吡喃葡萄糖基(1→2)-β-D-吡喃葡萄糖基〕齐墩果酸{3-O-〔β-D-glucopyranosyl-(1→2)-β-D-glucopyranosyl〕oleanolic acid},3-O-〔β-D-吡喃葡萄糖基-(1→3)-β-D-吡喃葡萄糖基〕齐墩果酸 28-O-β-D 吡喃葡萄糖苷酯{3-O-〔β-D-glucopyranosyl-(1→3)-β-D-glucopyranosyl〕oleanolic acid 28-O-β-D-glucopyranosyl ester},3-O-〔β-D-吡喃葡萄糖基-(1→2)-β-D-吡喃葡萄糖基〕齐墩果酸 28-O-β-D 吡喃葡萄糖苷酯{3-O-〔β-D-glucopyranosyl-(1→2)-β-D-glucopyranosyl〕oleanolic acid 28-O-β-D-glucopyranosyl ester},3-O-〔α-L-吡喃鼠李糖基-(1→3)-β-D-吡喃葡萄糖基〕齐墩果酸{3-O-〔α-L-rhamnopyranosyl-(1→3)-β-D-glucopyranosyl〕oleanolic acid},3-O-〔α-L-吡喃鼠李糖基-(1→3)-β-D-吡喃葡萄糖基〕齐墩果酸 28-O-β-D 吡喃葡萄糖苷酯{3-O-〔α-L-rhamnopyranosyl-(1→3)-β-D-glucopyranosyl〕oleanolic acid 28-O-β-D-glucopyranosyl ester}[1]。

【药理】 抑制胆碱酯酶作用 甲醇提取物对人血浆胆碱酯酶抑制活性较强,表现出大于 80%的抑制活性[1]。

【药性】 《陕西中草药》:“味辛、苦,性凉。”

【功用主治】 《全国中草药汇编》:“清热解毒,活血祛瘀,消肿止痛。治疮疖肿毒,肝炎,咳嗽气喘。”

【用法用量】 内服:煎汤,9～15 g;或浸酒。外用:鲜品捣敷。

【选方】 治咳嗽气急 (黄水枝)全草 30 g,芫荽莱 12～15 g,水煎,冲红糖,每日早晚饭前各服 1 次。忌食酸、辣、芥菜、萝卜菜。(《天目山药用植物志》)

4220 黄龙尾 huáng lóng wěi (《滇南本草》)

【异名】 龙芽草、石打穿、子母草、刀砍药、马灵安、水消食(《滇南本草》整理本)。

【基原】 为蔷薇科龙牙草属植物黄龙尾的地上部分。

【原植物】 黄龙尾 *Agrimonia pilosa* Ledeb. var. *nepalensis* (D. Don) Nakai [*A. nepalensis* D. Don] 又名:尼泊尔龙芽草(《秦岭植物志》),仙鹤草(《滇南本草》整理本),绒毛龙芽草。

多年生宿根草本,高 30～100 cm。根茎外皮黑褐色,内皮红黄色,块状,上有须根;芽白色,尖圆。茎直立,全身密被污黄色直立硬毛及短柔毛。奇数羽状复叶互生;小叶3～13片,互出而间生,有短柄;叶片倒卵形或椭圆形,先端钝或锐,基部楔形至宽楔形,边缘具圆裂状粗深锯齿;托叶 2 枚,斜卵形。总状花序顶生;萼筒倒圆锥形,5 裂,萼筒与裂片间生一圈带红褐色的内钩刺毛;花瓣 5,黄色,椭圆状长圆形;雄蕊 6～10,花丝丝状,花药黄色;子房椭圆形,花柱单一,宿存,柱头头状。瘦果扁椭圆形,具钩刺。花、果期 5～12 月。

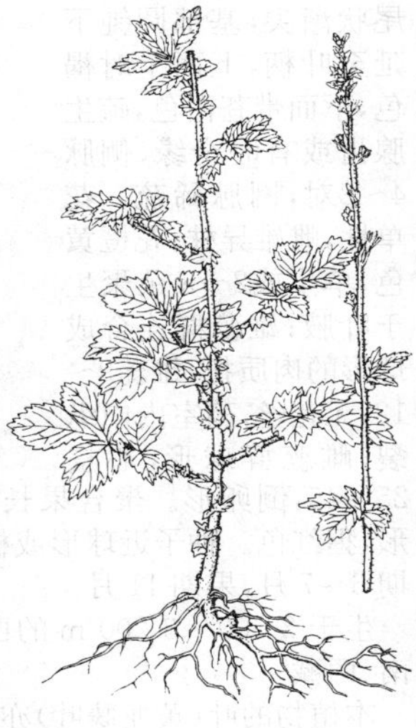

黄龙尾

生于海拔100～3 500 m 的溪边、山坡草地及疏林中。分布于河北、山西、江苏、浙江、安徽、江西、山东、河南、湖北、湖南、广东、广西、四川、贵州、云南、西藏、陕西、甘肃等地。

【采收加工】 7～10 月割取未开花的地上部分,扎成把,晒干。

【成分】 地上部分含黄酮成分:金丝桃苷(hyperin),(2S, 3S)-(—)-花旗松素-3-葡萄糖苷〔(2S, 3S)-(—)-taxifolin 3-glucoside〕,(2R, 3R)-(+)-花旗松素-3-葡萄糖苷〔(2S, 3S)-(—)-taxifolin 3-glucoside〕[1]。

【药性】《滇南本草》:“味苦、涩,性微温。”

【功用主治】《滇南本草》:“调妇人月经或前或后,红崩白带,面寒背寒,腹痛,腰痛,发热气胀,赤白痢疾。”

【用法用量】 内服:煎汤,6～9 g。

【选方】 1. 治妇人赤带,带土黄色,头晕,体困,寒热往来,四肢酸软,小便淋症,阴中痒痛,尿急腹胀　黄龙尾三钱,马鞭草根一钱,黑锁梅根一钱,水煎,点水酒服,老弱忌服。

2. 治面寒疼痛　黄龙尾(不拘多少,焙干)为末,点烧酒煎服。(1、2 方出自《滇南本草》)

4221 **黄龙藤** huáng lóng téng (《植物名实图考》)

【异名】 五香藤、通气香、铁骨散、小血藤(《云南中草药选》),蛇毒药、拔毒散、小红袍、岩青叶、大红袍(《云南中草药》),满山香、滑藤(《云南药用植物名录》),紫龙、血藤、五沙藤(云南)。

【基原】 为五味子科五味子属植物合蕊五味子的藤茎及根。

【原植物】 合蕊五味子 *Schisandra propinqua* (Wall.) Baill. [*Kadsura propinqua* Wall; *S. propinqua* Wall. var. *intermedia* A. C. Smith]。

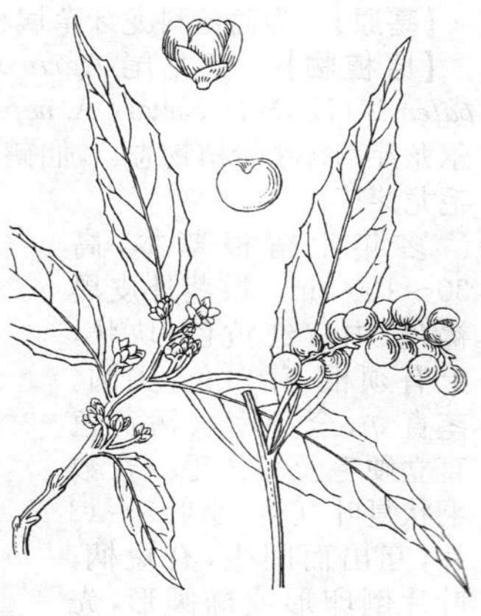

合蕊五味子

落叶木质藤本。当年生枝褐色。单叶互生,革质;有叶柄;叶片卵形、长圆状卵形或狭长圆状卵形,先端渐尖或尾状渐尖,基部圆钝下延至叶柄,上面干时褐色,下面带苍白色,疏生腺齿或有时全缘,侧脉4～8对,网脉稀疏。花单性,雌雄异株;花橙黄色,单生或2～3 朵聚生于叶腋;雄蕊群连合成球形的肉质托,雄蕊9～12,无花丝,药室内向纵裂;雌蕊群球形,心皮25～45,倒卵形。聚合果长约 15 cm,小浆果成熟时近球形,猩红色。种子近球形或椭圆形,两侧扁,种皮光滑。花期 6～7 月,果期 11 月。

生于 2 000～3 200 m 的山地河谷阔叶林中。分布于云南、西藏。

本植物的叶(黄龙藤叶)亦供药用,另设专条。

【采收加工】 全年均可采收,切片,晒干。

【成分】 含安五酮酸(anwuweizonic acid)和漫五酸(manwuweizic acid)[1]。藤茎含三萜内酯成分:schiprolactone A, schisanlactine A、B[2]。

【药理】 抑瘤作用　黄龙藤所含的漫五酸对小鼠 Lewis 肺癌、脑肿瘤-22 及肝肿瘤有抑制作用而在体外则无细胞毒作用[1]。

【药性】 苦、辛,平。归肝经。

1.《云南中草药》:“涩、微苦,寒。”

2.《全国中草药汇编》:“甘、辛,平。”

【功用主治】 清热解毒,活血消肿。主治流感,痈肿疮毒,毒蛇咬伤,风湿麻木,跌打损伤,月经不调。

1.《云南中草药》:“根:清热解毒,消肿止痛。预防流脑、流感,治毒蛇咬伤,无名肿毒,外伤出血,骨折。”

2.《全国中草药汇编》:“根治风湿麻木,跌打损伤,胃痛,月经不调,血栓闭塞性脉管炎。”

【用法用量】 内服:煎汤,10～20 g;或浸酒。外用:捣敷;或研末撒。

【选方】 1. 治风湿麻木,跌打损伤,胃痛,月经不调,脉管炎　五香藤根及茎 12～18 g。煎服,或配方泡酒服。

2. 治外伤出血　五香藤根皮磨粉,撒于伤口处。(1、2 方出自《云南中草药选》)

4222 **黄瓜子** huáng guā zǐ (《辽宁常用中草药手册》)

【异名】 哈力苏(《吉林中草药》)。

【基原】 为葫芦科香瓜属植物黄瓜 *Cucumis sativus* L. 的种子。

【原植物】 参见“黄瓜”条。

【采收加工】 7～10 月采收成熟的果实,剖开,取出种子,晒干。

【成分】 黄瓜子含脂肪油,其中脂肪酸:油酸(oleic acid),亚油酸(linoleic acid),棕榈酸(palmitic acid),硬脂酸(stearic acid)[1]。

【功用主治】 续筋接骨,祛风,消痰。主治骨折筋伤,风湿痹痛,老年痰喘。

【用法用量】 内服:研末,3～10 g;或入丸、散。外用:研末调敷。

【选方】 1. 治伤筋骨折　古钱 1 枚(于炭火中烧红醋煅 49 次,再和硫黄、硼砂一同置于砂壶内密封,炼红烧透,制成炭用),黄瓜子 49 g,麝香 1.5 g(另研)。先将前二味碎成细粉,与麝香一同混匀。每次 1～2 g,每日 1～2 次,白酒为引送服。(《实用蒙药学》)

2. 治跌打损伤,风湿性腰腿痛　黄瓜子 30 g(焙黄),蛇蜕 1 条。共研细末,分 3 次服。(《辽宁常用中草药手册》)

3. 治老年哮喘　黄瓜子(炒黄研末)、核桃仁、杏仁、蜂蜜各 15 g。混合捣碎,睡前服 9 g。(《吉林中草药》)

4223 **黄瓜叶** huáng guā yè (《本草拾遗》)

【基原】 为葫芦科香瓜属植物黄瓜 *Cucumis sativus* L. 的叶片。

【原植物】 参见“黄瓜”条。

【采收加工】 6～9 月采收,晒干或鲜用。

【药性】 苦,寒。

1.《本草拾遗》:“味苦,平,小毒。”

2.《湖南药物志》:“寒,淡,无毒。”

【功用主治】 清湿热,消毒肿。主治湿热泻痢,无名肿毒,湿脚气。

1.《滇南本草》:“治咽喉十八症,叶,煎服即愈。”

2.《分类草药性》:“治小儿水泻,消食积,痢疾。”

3.《四川中药志》1982 年版:“用于湿热下痢,疮毒。”

4.《福建药物志》:“治无名肿毒。嫩叶治高血压。”

【用法用量】 内服:煎汤,10～15 g,鲜品加倍;或绞汁饮。外用:捣敷或绞汁涂。

【选方】 1. 治湿热下痢　黄瓜叶 30 g,水煎,加白糖适量服。(《青岛中草药手册》)

2. 治脚湿气　黄瓜叶捣烂，取汁，用酒煮沸服；或用叶焙干，研末，以酒泡食。（《湖南药物志》）

3. 治高血压病　黄瓜嫩叶30 g，丹参15 g，水煎服；或制成片剂，每日3次分服。（《福建药物志》）

4224 黄瓜皮 huáng guā pí（《新疆药材》）

【异名】 金衣（《吉林中草药》）。

【基原】 为葫芦科香瓜属植物黄瓜 *Cucumis sativus* L. 的果皮。

【原植物】 参见"黄瓜"条。

【采收加工】 7～10月采收成熟果实，刨下果皮，晒干或鲜用。

【药材】 黄瓜皮 *Exocarpium Cucumis Sativi* 全国各地均产。

性状　本品呈不规则卷筒状，厚1～2 mm。外表面黄褐色，上有深褐色疣状突起及黄白色或黄色网状花纹；内表面黄白色，有皱纹。质轻而柔韧。气清香，味淡。

鉴别　黄瓜皮横切面：表皮细胞1列，栅栏状，外被角质层，外切向壁和垂周壁上有棕黄色次生壁，垂周壁常自内向外渐增厚。表皮内方为薄壁组织，维管束纵横其中，可见较大维管束为双韧型。

【药性】 《辽宁常用中草药手册》："甘，寒。"

【功用主治】 清热利尿。主治热结膀胱，小便淋痛，水肿尿少。

1.《辽宁常用中草药手册》："清热利尿。治膀胱炎、尿道炎。"

2.《吉林中草药》："清热利水。治水肿。"

【用法用量】 内服：煎汤，10～15 g，鲜品加倍。

【选方】 治水肿　金衣15 g，醋煎，空腹服，每日服2次。（《吉林中草药》）

4225 黄瓜根 huáng guā gēn（《纲目》）

【基原】 为葫芦科香瓜属植物黄瓜 *Cucumis sativus* L. 的根。

【原植物】 参见"黄瓜"条。

【采收加工】 7～10月采挖，切段，晒干或鲜用。

【药性】 《四川中药志》1960年版："性凉，味甘、苦，无毒。"

【功用主治】 清热，利湿，解毒。主治湿热泻痢，黄疸，消渴，疮疡肿毒，聤耳。

1.《日华子》："捣敷狐刺毒肿。"

2.《滇南本草》："捣烂，敷大恶疮，效。"

3.《四川中药志》1960年版："利水通淋，消胀，治小儿腹泻及日久转痢等症。"

【用法用量】 内服：煎汤，10～15 g，鲜品加倍；或入丸剂。外用：捣敷。

【选方】 1. 治小儿腹泻，湿热下痢　黄瓜根、六合草，水煎加白糖服。（《四川中药志》1960年版）

2. 治黄疸肝炎　黄瓜根，捣烂，取汁，每日早晨温服1盅（约10 ml）。（《内蒙古中草药》）

3. 治消渴　黄瓜根、黄连等分，捣末蜜和，丸如梧子，食后服十丸，以差为度。（《龙门石窟药方》）

4. 治化脓性耳聋，耳炎　黄瓜根一味，削如枣核。塞耳，数日干，耵聍脓血自出尽，即差。（《圣济总录》黄瓜根方）

4226 黄瓜霜 huáng guā shuāng（《药性纂要》）

【基原】 为葫芦科香瓜属植物黄瓜 *Cucumis sativus* L. 的果皮和朱砂、芒硝混合制成的白色结晶性粉末。

【原植物】 参见"黄瓜"条。

【采收加工】 将成熟的果实剐去瓜瓤，用朱砂、芒硝各9 g，两药和匀，灌入瓜内，倒吊阴干，待瓜外出霜，刮下晒干备用。

【药性】 甘、咸。凉。

【功用主治】 泻火明目，消肿止痛。主治火眼赤痛，咽喉肿痛，口舌生疮，牙龈肿痛，跌打焮肿。

1.《药性纂要》："泡水洗风火眼，消肿止痒；牙疼，敷患处，吐去苦涎。"

2.《食物本草会纂》："治咽喉肿痛，火眼赤痛。"

3.《本草求真》："治杖疮、火眼，用此点搽。"

【用法用量】 外用：点眼、吹喉或撒布。

【选方】 1. 治风泪眼　用秋王瓜一枚，竹刀去瓤，以盆硝装在瓜内，悬背阴处下，用瓷器接滴下硝水及每日扫取瓜上霜，亦用瓷器收贮，点眼。亦治风赤。（《卫生易简方》）

2. 治咽喉肿痛　老黄瓜一条去子，用好皮硝填满阴干，为末。每用少许吹入喉内，即愈。（《古今医统》一提金）

3. 治噎食　老黄瓜挖出瓤，入皮硝、硼砂，放有风无日之处，俟其皮外生霜，扫下收用。每以一二分，开水冲服。（《王氏医存》）

4. 治急心痛　黄瓜一条，剖对开，去肉去子，入明矾末填内，合住，线捆好，悬挂阴干，待皮上起白霜，将霜刮下，研细，贮瓷瓶内，封固。凡心痛欲死，急不可待者，但有微微气息，即可将瓜霜点眼四角治之。〔《河南中医》1982，(3)：40〕

【临床报道】 治疗口腔炎　用芒硝填入黄瓜内，在黄瓜外皮上渗出芒硝白霜即为黄瓜霜。用棉签蘸药粉撒布于口内患处，不易撒布可吹入，每日3～4次。共治疗口腔炎50例，一般1 d后见效。重者2～3 d见效，未见不良反应[1]。

4227 黄瓜藤 huáng guā téng（《滇南本草》）

【基原】 为葫芦科香瓜属植物黄瓜 *Cucumis sativus* L. 的藤茎。

【原植物】 参见"黄瓜"条。

【采收加工】 7～10月采收，晒干或鲜用。

【药性】 苦，凉。归心、肺经。

1.《上海常用中草药》："苦，平，有小毒。"

2.《四川中药志》1982年版："苦，寒。"

【功用主治】 清热，化痰，利湿，解毒。主治痰热咳嗽，癫痫，湿热泻痢，湿痰流注，疮痈肿毒，高血压病。

1.《中国药用植物图鉴》："治痢疾。"

2.《上海常用中草药》："祛痰镇痉，主治癫痫。"

3.《四川中药志》1982年版："用于湿热下痢，肺热咳嗽，疮痈肿毒，高血压及高血脂症。"

【用法用量】 内服：煎汤，15～30 g，鲜品加倍。外用：煎水洗或研末撒。

【选方】 1. 治癫痫　黄瓜藤6～15 g，煎水200 ml，分早晚2次服，可长期连服。〔《北京中医学院学报》1959(1)：218〕

2. 治腹泻　黄瓜藤120 g，萹蓄60 g，水煎服。（《湖南药物志》）

3. 治噤口痢　黄瓜藤（不拘多少，连茎叶，经霜者晒干烧灰存性出火毒）。上用香油调，纳脐中，即效。（《古今医鉴》

纳脐膏）

4. 治高血压病　黄瓜茎藤 250 g，水煎服；或研细粉，每次3 g，吞服，每日 3 次。（《浙江药用植物志》）

5. 治黄水疮　黄瓜藤（阴干，火焙存性），枯矾，共为细末，搽疮上。（《滇南本草》）

【临床报道】　治疗高血压病　用单味黄瓜藤片（每片含生药 3 g），每次 6 片，每日服 3 次，4 星期为 1 个疗程。治疗高血压病患者 20 例（其中Ⅰ期 3 例，Ⅱ期 4 例，Ⅲ期 13 例），经1～2 个疗程治疗，结果：近期治愈 8 例，有效 9 例，无效 3 例；总有效率达 85%。未见明显副作用和毒性反应[1]。

4228 黄皮叶 huáng pí yè
（《岭南采药录》）

【异名】　黄皮果树叶（《广西民间常用中草药手册》）。

【基原】　为芸香科黄皮属植物黄皮 *Clausena lansium* (Lour.) Skeels 的叶。

【原植物】　参见“黄皮果”条。

【采收加工】　全年均可采收，鲜用或晒干。

【药材】　黄皮叶 *Folium Clausenae Lansii* 产于广西。

性状　本品为单数羽状复叶，小叶 5～13 片，多皱缩，破碎，黄绿色至深绿色，完整者呈阔卵形或卵状椭圆形，密布细小半透明油点及疏柔毛，长 4～13 cm，宽 2～5 cm，先端急尖或短渐尖，基部楔形至圆形，两侧不对称，叶全缘或浅波状至浅圆齿状，略反卷，叶脉于叶面凹下，于背面凸起，小叶柄被短柔毛，长 2～4 mm，质脆。气香，味微苦辛。

鉴别　叶横切面：上表皮细胞呈扁方形或长方形，被角质层；下表皮细胞较小，有多数气孔及非腺毛。栅栏组织为1～2 列细胞；海绵组织含多数草酸钙簇晶及少数方晶。主脉维管束周韧式，中柱鞘纤维束淡黄色。断续排列成环状。叶肉组织中有大型分泌细胞散在。

粉末特征：黄绿色。草酸钙簇晶较多，棱角稍钝，直径 15～35 μm，亦有少数草酸钙方晶；非腺毛指状至长圆锥形，直径 30～50 μm，长 70～240 μm；表皮细胞表面观呈多角形，气孔多为不定式，少数为环式，副卫细胞 4～6 个；中柱鞘纤维壁较厚，直径 30～40 μm，周围薄壁细胞有的含草酸簇晶；木纤维外壁呈波状，胞腔稍大，直径 40～70 μm；导管多为网纹及螺纹，直径 60～100 μm。

【成分】　黄皮叶含氨基酸类成分：新黄皮内酰胺（neoclausenamide），异新黄皮内酰胺（isoneoclausenamide）[1]，黄皮内酰胺（clausenamide），环黄皮内酰胺（cycloclausenamide）[2]，ε-戊内酰胺（ε-valerolactam）[4]，高黄皮内酰胺（homoclausenamide），ζ-黄皮内酰胺（ζ-clausenamide）[5]，2 个新的黄皮内酰胺（clausamide）Ⅰ、Ⅱ[9]，N-2-苯乙基桂皮酰胺（N-2-phenylethyl-cinnamamide）；香豆素类化合物：印黄皮内酯（indicolactone），八角黄皮内酯（anisolactone），2″，3″-环氧八角黄皮内酯（2″，3″-epoxyanisolactone）[6]。叶尚含香豆素（coumarin），3-苄基桂皮酰胺（3-benzyl cinnamamide），苯甲酸（benzoic acid）[9]。

地上部分含三萜醇类：黄皮萜醇（lansiol）即 3β-羟基-23，24，24-三甲基羊毛甾烷-9（11），25-二烯〔3β-hydroxy-23，24，24-trime-thyllanosta-9（11），25-diene〕[7]，黄皮酰亚胺（lansimide）[8] 等。

【药理】　1. 保肝作用　黄皮内酰胺、新黄皮内酰胺、环黄皮内酰胺口服，对四氯化碳（CCl_4）中毒小鼠有降丙氨酸氨基转移酶活性[1,2]。从黄皮中提取到的芳香酰胺类化合物注射剂，可使 CCl_4 中毒小鼠血清丙氨酸氨基转移酶活性从对照组的 1 678 u 降至 727 u[3]。新黄皮酰胺，辛黄皮酰胺和原黄皮酰胺给药 3 次对小鼠肝药酶都有显著的诱导作用，原黄皮酰胺在体外与肝微粒体共温孵可明显抑制氨基比林脱甲基酶活性。几种化合物对肝药酶均表现出先抑制后诱导的双相作用[4]。

2. 抗脂质过氧化作用　黄皮内酰胺 1 mmol/L 显著抑制大鼠脑、肝脏、心脏微粒体亚铁半胱氨酸所致脂质过氧化。在芬顿反应体系中，36.6% 羟自由基可被黄皮内酰胺 1 mmol/L清除。在黄嘌呤-黄嘌呤氧化酶体系和核黄素紫外照射体系中，1 mmol/L 黄皮内酰胺对 O_2^- 的清除率分别达 21.2% 和 16.2%[5]。黄皮内酰胺每次 100 mg/kg，每日两次，连续 3 d 口服，可抑制乙醇 15 ml/kg 口服诱发的小鼠肝脂质过氧化反应达 50%，并可显著激活肝和脑组织胞浆液中谷胱甘肽过氧化酶的活力[6]。

3. 降血糖及血脂作用　黄皮叶水煎剂以每日 20 g（生药）/kg 给链脲佐菌素所致糖尿病模型大鼠灌服，可使模型大鼠空腹血糖较治疗前显著下降，对其体重减轻也有一定的抑制作用[7]。去氢印黄皮内酯（黄皮香豆清）每日200 mg/kg 灌服，连续 3 d，可使正常小鼠血糖明显下降，同时可使四氧嘧啶所致高血糖小鼠血糖显著下降；并显著对抗肾上腺素的升糖作用[8]。黄皮叶浸膏喂养雄性大鼠 30 d，可使平均血清总胆固醇含量降至对照组的 78%，其中对降低三酸甘油酯作用极为明显，还能有效地降低血清中总胆固醇和 β-脂蛋白含量[9]。

4. 益智作用　口服方式给予黄皮酰胺，采用跳台法和 Y 型水迷宫法测试，发现黄皮酰胺可显著抑制人类 Alzheimer 病（AD）的病理模型的学习记忆功能障碍[10]。（－）黄皮酰胺在体给药 10 d 后能使小鼠脑内 NMDA 受体密度显著增高，并呈一定的量效关系[11]。侧脑室注入脑终浓度为 2×10^{-6} mol/L（－）7-羟基黄皮酰胺后 15，30，60 min，大鼠海马齿状回群峰电位幅值比给药前均增加了 30% 以上，比空白对照组增加了 27%～41%；而同剂量的（＋）7-羟基黄皮酰胺在注射后的 3 个时间点上，群峰电位幅值比给药前下降了 18%～25%，比空白对照组下降了 11%～20%，说明（－）7-羟基黄皮酰胺能增强大鼠海马齿状回的基础突触传递活动，而（＋）7-羟基黄皮酰胺对这种活动显示出抑制作用[12]。

5. 解痉作用　黄皮地上部分 50% 乙醇提取物对豚鼠回肠有解痉作用，其中的黄皮酰亚胺是最有活性的成分[13]。

【炮制】　除去杂质及枝梗，洗净，切碎，干燥。置阴凉干燥处。

【药性】　辛、苦，平。

1.《全国中草药汇编》：“苦、辛，平。”

2.《福建药物志》：“辛、苦，温。”

3.《壮族民间用药选编》：“凉。”

【功用主治】　解表散热，行气化痰，利尿，解毒。主治温病发热，疟疾，咳嗽痰喘，脘腹疼痛，风湿痹痛，黄肿，小便不利，热毒疥癣，蛇虫咬伤。

1.《本草求原》：“解秽除垢，退黄肿。”

2.《岭南采药录》：“煎水洗，解秽恶，消风肿，治疥癞，去热散毒。”

3.《全国中草药汇编》：“解表散热，顺气化痰。防治流行性感冒，流行性脑脊髓膜炎，痢疾，治感冒发热。”

4.《福建药物志》：“健胃化痰，治痰湿咳喘。”

5.《广西民族药简编》：“治胃痛。”

【用法用量】 内服：煎汤，15～30 g(鲜品 30～60 g)。外用：煎水洗或捣烂敷。

【选方】 1. 治流感、感冒、疟疾 黄皮叶 15～30 g，水煎服。(广州部队《常用中草药手册》)

2. 治痰湿喘咳 鲜黄皮叶 30～60 g，水煎服。(《福建中草药》)

3. 治腹胀腹痛，风湿性关节炎 鲜黄皮叶 30～60 g(干用减半)，水煎服(广州空军《常用中草药手册》)

4. 治小儿消化不良 黄皮叶、山鸡椒根各 6 g，叶下珠 15 g，水煎服。(《福建中草药》)

5. 通小便 黄皮叶四五片，酒一二两。煎服。(《岭南采药录》)

6. 治风痰流注、寒性脓疡 黄皮树嫩叶、黄皮果核(焙燥，研细)、龟版(砂炒，研末)各 120 g。炼蜜为丸，如小豆大，每服 6 g，每日 2 次，以黄酒送下。

7. 治毒蛇、狂犬咬伤 黄皮树叶 60 g，焙燥，研细，用适量好黄酒隔水炖煮，每日分 2 次温服，并以药渣敷于伤口。(6、7 方出自《食物中药与便方》)

4229 黄皮果 huáng pí guǒ (《纲目》)

【异名】 黄皮子(《桂海虞衡志》)，黄弹子(《广东通志》)，黄弹(《岭南杂记》)，金弹子(《本草求原》)。

【基原】 为芸香科黄皮属植物黄皮的成熟果实。

【原植物】 黄皮 *Clausena lansium* (Lour.) Skeels [*Quinaria lansium* Lour.]

常绿灌木或小乔木，高可达 12 m。幼枝、花轴、叶轴、叶柄及嫩叶下面脉上均有集生成簇的丛状短毛及长毛，有香味。奇数羽状复叶互生；小叶柄长 4～8 mm；小叶片 5～13，顶端 1 枚最大，向下逐渐变小，卵形或椭圆状披针形，长 6～13 cm，宽 2.5～6 cm，先端锐尖或短渐尖，基部宽楔形，不对称，边浅波状或具浅钝齿。聚伞状圆锥花序顶生或腋生，花枝扩展，多花；萼片 5，广卵形；花瓣 5，白色，匙形，长不超过 5 mm，开放时反展；雄蕊 10，长短互间；子房上位，5 室，密被毛。浆果球形、扁圆形，长 1.2～3 cm，淡黄色至暗黄色，密被毛。种子绿色。花期 4～5 月，果期 7～9 月。

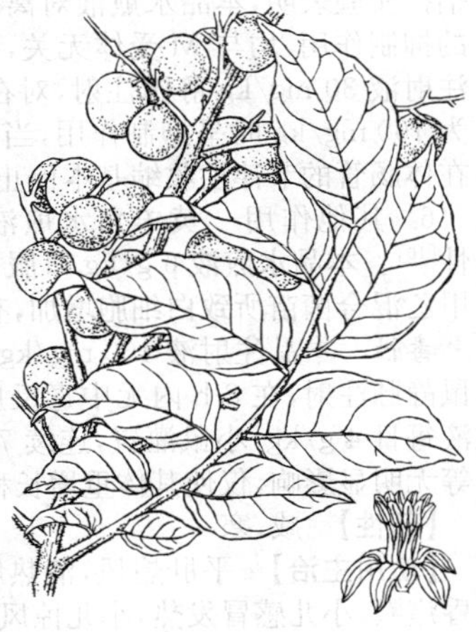

黄 皮

多为栽培。分布于西南及福建、广东、广西、海南、台湾等地。

本植物的叶(黄皮叶)、根(黄皮根)、种子(黄皮果核)亦供药用，另设专条。

【采收加工】 7～9 月果实成熟时采摘，鲜用、直接晒干或用食盐腌后晒干。

【药材】 黄皮果 *Fructus Clausenae Lansii* 主产于广西。

性状 果实呈类圆形，直径 0.8～2.3 cm。外表面黄褐色或深绿色，具有皱纹。果肉较薄。种子扁卵圆形，长 1.1～1.4 cm，宽 8～9 mm，厚 3～4 mm，棕色或棕黄色，具不规则皱纹。气微，味辛、略苦。

【成分】 黄皮种子含黄皮新肉桂酰胺(lansiumamide)A、B、C、D[1]。

【药性】 辛、甘、酸，微温。

1. 姚可成《食物本草》："酸，平，无毒。"

2.《本草求原》："酸、甘，寒，无毒。"

3.《全国中草药汇编》："甘、酸，微温。"

4.《食物中药与便方》："气香，味酸、微苦、辛。"

【功用主治】 行气，消食，化痰。主治食积胀满，脘腹疼痛，疝痛，痰饮咳喘。

1. 姚可成《食物本草》："主呕逆痰水，胸膈满痛，蛔虫上攻，心下痛。"

2.《本草求原》："行气。嫩者腌晒干，醒酒开胃。"

3.《全国中草药汇编》："化痰消食。主治食积胀满，痰饮咳喘。"

4.《食物中药与便方》："宣解郁热，理疝痛。"

【用法用量】 内服：煎汤，15～30 g。

【宜忌】《本草求原》："多食动火，发疮疖。"

【选方】 1. 治食积胀满 腌黄皮果 15～30 g，水炖服。(《福建中草药》)

2. 治肝胃气痛 生黄皮果晒干，每日 10 个，水煎服。

3. 治蛔虫上攻，心下痛 黄皮果 18 g(鲜者 60 g)，水煎，空腹服。(2、3 方出自《食物中药与便方》)

4. 治疝痛 黄皮果 9～15 g，橘核 9～15 g，煎服。(江西《中草药学》)

5. 治痰咳哮喘 黄皮果，用食盐腌后，用时取 15 g，酌加开水炖服。(《福建民间草药》)

4230 黄皮根 huáng pí gēn (《福建民间草药》)

【基原】 为芸香科黄皮属植物黄皮 *Clausena lansium* (Lour.) Skeels 的根。

【原植物】 参见"黄皮果"条。

【采收加工】 全年可采，鲜用或切片晒干。

【成分】 黄皮根中含呋喃香豆素：欧前胡内酯(imperatorin)，黄皮呋喃香豆素(wampetin)即去氢印黄皮内酯(dehydroindicolactone)，8-牻牛儿氧基补骨脂素(8-geranoxypsoralen)和倍半萜酮右旋日本刺参萜酮(oplopanone)[1,2]，缝状芸香内酯(chalepensin)，chalpin，芸香酚内酯(gravelliferone)，狭叶香茶菜素(angustifoline)[4]。生物碱类：卡巴唑生物碱 3-甲酰基-6-甲氧基卡巴唑(3-formyl-6-methoxy carbazole)，6-甲氧基卡巴唑-3-羧酸甲酯(methyl 6-methoxycarbazole-3-carboxy-late)，3-甲酰基-1，6-二甲氧基卡巴唑(3-formyl-1，6-dimethoxycarbazole)，3-甲酰基卡巴唑(3-formyl carbazole)，卡巴唑-3-羧酸甲酯(methyl carbazole-3-carboxylate)，九里香碱(murrayanine)，山小桔灵(glycozoline)，印度黄皮唑碱 (indizoline)[3]，印度黄皮唑碱(indizoline)，2，7-二羟基-3-甲酰-1-(3′-甲基-2′-丁烯基)咔唑[2，7-dihydroxy-3-formyl-1-(3′-methyl-2′-butenyl)carbazole][4]。

【药性】《全国中草药汇编》："苦、辛，微温。"

【功用主治】 行气止痛。主治气滞胃痛，腹痛，疝痛，风湿骨痛，痛经。

1.《全国中草药汇编》："行气止痛，健胃消肿。主治胃痛，腹痛，疝痛，风湿骨痛，痛经。"

2.《食物中药与便方》:“治气痛。”
3.《广西民族药简编》:“治感冒。”
【用法用量】 内服:煎汤,9～60 g。
【选方】 1. 治胃痛 黄皮根、台乌各 9 g,青木香 6 g,煎服。(江西《中草药学》)
2. 治肝胃气痛 黄皮树根 30～60 g,水煎后去渣,加黄酒冲服。(《食物中药与便方》)
3. 治胃、十二指肠溃疡 黄皮根 30 g,酒水炖服。(《福建药物志》)
4. 治疝气偏坠 黄皮树根 60 g,小茴香 15 g,水煎后去渣,冲入黄酒适量,温服,每日 2 次。(《食物中药与便方》)

4231 黄羊肉 huáng yáng ròu (《饮膳正要》)

【基原】 为牛科黄羊属动物黄羊的肉。
【原动物】 黄羊 *Procapra gutturosa* Pallas 又名:羳羊(《尔雅》),茧耳羊(《纲目》),蒙古瞪羚、蒙古原羚(《中国经济动物志》),蒙古黄羊(《中国动物图谱》),蒙古原羊、短尾巴黄羊。
中等大小偶蹄动物。成兽体长超过 1.1 m,体重可达 30 kg左右。鼻面较宽,耳较短,颈细长,颊无面纹。雄羊角一对,角短较直。除角尖外,均有明显的环棱,角尖向内弯。角因个体差异而有变化。雌羊无角,但相当于角的部位有明显突起。四肢较细,后肢略长于前肢。臀部有白斑。尾短,长仅 8～10 cm。其冬毛厚而色浅,全身为浅红棕色,杂有白色长毛伸出;腹毛白色,臀部白斑极为显著。夏毛浅棕黄色,吻鼻部略带棕色,尾亦棕色。
栖息于草原丘陵和半荒地带。具集群性,奔跑甚速。以禾本科植物及豆科牧草为主食。分布于我国华北、东北、西北等地。黄羊为国家二级保护动物,野生者已日渐减少,禁止滥捕。
本动物的角(黄羊角)亦供药用,另设专条。
【药性】《饮膳正要》:“味甘,温,无毒。”
【功用主治】《饮膳正要》:“补中益气。治劳伤虚寒。”
【用法用量】 内服:煮食,适量。

4232 黄羊角 huáng yáng jiǎo (《吉林中草药》)

【基原】 为牛科黄羊属动物黄羊 *Procapra gutturosa* Pallas 的角。
【原动物】 参见“黄羊肉”条。
【采收加工】 冬季捕猎后,将角从基部锯下,干燥。
【药材】 黄羊角 *Cornu Procaprae Gutturosae* 主产于内蒙古、甘肃等地。
性状 本品呈长圆锥形而侧扁,略呈“S”形,长约 20 cm。表面灰棕色或灰黑色,不甚光滑,除先端外,角中下部均有等距的椭圆形环脊 17～20 个,其下部间距较密,约 5 mm,环脊的一侧较平坦,不连成环状。内有骨塞,透明。气味弱。
鉴别 角纵切片:用 10%氢氧化钾处理后装片,组织细胞呈淡棕色或灰棕色,细胞内含少量灰色或棕色色素颗粒,常相聚成团或相连成丝状。粉末特征:淡棕色。与羚羊角极相似。惟基本角质细胞含棕色或灰棕色色素颗粒。
【药理】 1. 解热作用 黄羊角水煎液 6 g/kg 和 8 g/kg 灌胃,对静脉注射伤寒、副伤寒甲乙混合菌苗所致发热家兔,有明显解热作用,体温于用药后 2 h 开始下降,6 h 恢复正常[1]。另报道本品水煎液和酸水解或酶水解制成的注射液静脉注射时,1 g/kg 或更少剂量即有明显解热作用[2,5]。
2. 镇静作用 小鼠吊笼法实验表明,黄羊角注射液 10 g/kg或 12.5 g/kg 腹腔注射,有显著中枢抑制作用,小鼠活动可减少至睡眠状态[2,4]。黄羊角水煎液腹腔注射或静注也能显著减少小鼠自发活动次数,表明有镇静作用[6,7]。黄羊角注射液 1.6 g/kg 或 2 g/kg 腹腔注射能显著延长巴比妥钠所致小鼠睡眠时间[2,3],水煎剂 10 g/kg 腹腔注射也能显著延长硫喷妥钠或水合氯醛所致小鼠睡眠时间,并能对抗苯丙胺所致小鼠兴奋作用[1,6]。此外与戊巴比妥钠或异戊巴比妥也有协同作用[5,7]。
3. 抗惊厥作用 本品水煎液 20 g/kg 腹腔注射,对苯甲酸钠咖啡因、印防己毒素和士的宁惊厥均有明显对抗作用[1]。本品注射液 1.6 g/kg 或 2 g/kg 注射给药能明显对抗小鼠士的宁惊厥,但碱水解液无效[2,3]。另有报道,本品水煎液 20 g/kg 腹腔注射能明显对抗尼可刹米所致小鼠抽搐反应,但能明显增加小鼠 CNB 惊厥率和戊四氮所致小鼠死亡率,对最大电休克发作无对抗作用[6]。
4. 镇痛作用 黄羊角水煎液 10 g/kg 腹腔注射,对醋酸所致小鼠扭体反应有非常显著的抑制作用[1]。其注射液 3 g/kg腹腔注射,小鼠热板法和醋酸扭体法实验也均证明有明显镇痛作用[8]。
5. 对平滑肌的作用 黄羊角水煎液对离体兔十二指肠和豚鼠回肠有兴奋作用,使张力上升,收缩幅度加大;相反其水解液对肠肌呈现抑制作用。对离体大鼠子宫,其水煎液和水解液均呈兴奋作用。经阿托品、乙酰胆碱和氯化钡拮抗实验表明,本品水煎液对离体肠的兴奋作用和水解液的抑制作用,均与 M 受体无关,可能为直接作用[9]。本品注射液 30 mg/kg 静脉注射,对在体兔肠有兴奋作用,剂量为 160 mg/kg 时呈抑制作用,当剂量达 500 mg/kg 时可使在体肠管的节律性收缩基本停止[8]。
6. 其他作用 黄羊角水煎液能增强苯巴比妥钠的毒性[10]。本品水煎液 6 g/kg 口服,对静脉注射伤寒、副伤寒甲乙混合菌苗所致白细胞增加,有明显减少作用[1]。
毒性 本品注射液 160 mg/kg(相当成人用量 100 倍)小鼠静脉注射,在 8 h 内无中毒反应和死亡发生[5]。其水煎液每日 4 g/kg,小鼠灌胃,连续 7 d,对大小便、饮食及活动等无明显影响,仅使其体重增长稍有缓慢或减轻[10]。
【药性】 咸,寒。
【功用主治】 平肝熄风,清热解毒。主治温热病高热神昏痉厥,小儿感冒发热,小儿惊风,中风,青盲内障。
1.《吉林中草药》:“平肝息风,清热解毒。治痫证,中风,小儿惊风,肝火炽盛,温热病。”
2.《中国动物药》:“治上呼吸道感染高热。”
3.《内蒙古药用动物》:“有止泻功能,主痢疾。”
4.《常见药用动物》:“治温病高热神昏。”
【用法用量】 内服:煎汤,3～9 g,大剂量可用至 30～50 g;或研末冲。
【选方】 1. 治高热抽搐 黄羊角 50 g,钩藤 15 g,水煎服,日服 2 次。(《常见药用动物》)
2. 治小儿感冒发热 黄羊角 6 g,水煎 3 h,滤过,再加热浓缩,然后于滤液中兑蔗糖,制成黄羊角糖浆。每次 0.6 g,每日 3 次。(《吉林中草药》)
3. 治扁桃体炎或细菌感染性疾病 黄羊角研极细末,白水冲服,每次 0.3 g,每日服 3 次。(《中国动物药》)
【临床报道】 1. 治疗流行性感冒发热,上呼吸道感染,

扁桃体炎　口服黄羊角冲剂，每日2～3次，每次1包，每包相当于原生药5 g。临床观察289例发烧患者，证明对上感发烧患者有一定清热解毒作用，退烧疗效达85.81%。退热温和而稳定，出汗较少，热退后一般很少有反跳现象[1]。

2. 治疗因肝阳上亢、肝风内动、肝火上炎而引起的青光眼　口服黄羊角片剂，每日3次，每次4片（每片含相当于原生药0.75 g）。治疗慢性单纯性青光眼37例，结果：显效14例，有效10例，无效13例，总有效率64.9%；治疗睫状体炎性青光眼17例，结果：显效6例，有效3例，无效8例，总有效率52.9%[1]。

3. 治疗黄疸型病毒性肝炎　用野黄羊角粉5.0 g，每日1剂，水煎分2次服，1个月为1个疗程，共治疗2～3个疗程，治疗期间忌烟酒及油腻之品。共治疗168例，结果：治愈81例，基本治愈38例，好转34例，无效15例，总有效率91.07%[2]。

4233 黄寿丹 huáng shòu dān（《云南中草药》）

【异名】　老来青、还少丹（《全国中草药汇编》），野聋菜（《台湾药用植物志》）。

【基原】　为紫茉莉科黄细心属植物黄细心的根。

【原植物】　黄细心 *Boerhavia diffusa* L.［*B. repens* L.］

又名：披散黄细心（《全国中草药汇编》），沙参（《海南植物志》）。

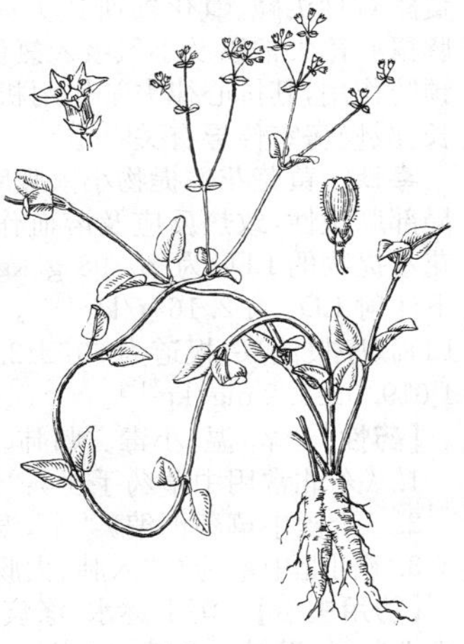

黄 细 心

多年生草本。根长锥形，肉质，外表灰黄色或淡紫色。茎匍匐，多分枝。叶对生；有叶柄；叶片卵形、卵圆形或椭圆形，先端圆形或急尖，基部圆形或浅心形，全缘或微波状。聚伞花序排成疏散的圆锥花序状，顶生或腋生；花小，淡黄色，两性，花下有棕黄色膜质苞片，披针形，被柔毛；花被管浅钟状，紫红色，先端5浅裂；雄蕊5，花丝细长；子房上位，花柱细长，柱头2叉。蒴果，倒卵形，长3～3.5 mm，具5棱，外被腺毛。花期7～8月，果期8～9月。

生于较干燥的旷野及路旁草地上。分布于海南、四川、云南、台湾。

【采收加工】　9～12月采挖，切片，晒干。

【成分】　黄细心根含三十一烷（hentriacontane），β-谷甾醇（β-sitosterol），熊果酸（ursolic acid）[1]，三十醇（triacontanol），β-蜕皮素（β-ecdysone）[2]，次黄嘌呤-9-L-呋喃阿拉伯糖苷（hypoxanthine-9-L-arabinofuranoside）[3]，黄细心酮（boeravinone）A、B[4]、C[5]、D、E、F[6]，普那那苷（punarnavoside）[7]及5，7-二羟基-3′，4′-二甲氧基-6，8-二甲基黄酮（5，7-dihydroxy-3′，4′-dimethoxy-6，8-dimethylflavone）[8]，鹅掌楸苷（liriodendrin），丁香树脂酚单-β-D-葡萄糖苷（syringaresinol mono-β-D-glucoside）[9]。亦含抗病毒蛋白质[10]，生物碱[11]，微量元素等[12]。根及地上部分含有类血藤酮（rotenoid），类固醇（steroid）和一种黄酮（flavone）[13]。根尚含异呋喃蒽酚酮成分：methyl-3，10-dihydro-11-hydroxy-1-methoxy-4，6-dimethyl-10-oxo-1H-furo［3，4-b］xanthene-3-carboxylate[14]。

【药理】　1. 对心血管的影响　根中所含的次黄嘌呤-9-L-呋喃阿拉伯糖苷对大鼠和猫在体心脏有减慢心率和降压作用，对豚鼠离体心房有减慢心率和减弱收缩力作用。这些心血管作用不受双侧颈迷走神经切断、阿托品化或甲氧苄二胺（mepyramine）处理影响，表明其降血压、减慢心率和减弱收缩力的作用是通过腺苷样机制中介的[1]。根甲醇提取物中所含木脂素类成分鹅掌楸苷对单个蛙心细胞有明显的Ca^{2+}通道阻滞作用[2]。

2. 止血作用　根的水提取物含抗纤溶成分普那那苷[3]，每日25 mg/kg连续7 d经口给药，能阻止子宫内避孕器所致恒河猴的子宫出血症状[4]。另有报道本品提取物对带有子宫内避孕器的行经期猴，能促进子宫内膜血管腔的纤维蛋白和血小板沉积[5]。

3. 抗炎作用　本植物茎和根的浸出物，水、醇提取物等均有明显抗炎作用[6]。本品根提取物对带有子宫内避孕器的行经期猴，能使子宫内膜水肿、炎症反应及腺体的弯曲程度减轻[5]。

4. 其他作用　本植物根和地上部分的氯仿与甲醇提取物，对四氯化碳（CCl_4）中毒大鼠有保护作用，其有效成分为一种类血藤酮、一种类固醇和一种黄酮[7]，本品提取物次黄嘌呤-9-L-呋喃阿拉伯糖苷能使成熟大鼠、鸡和志愿者的血清尿酸水平降低[8]。本品水提取物有广谱抗病毒作用，其有效成分可能是一种糖蛋白[9]。

【药性】　《云南中草药》："苦、辛，温。"

【功用主治】　活血散瘀，强筋壮骨，调经，消积。主治跌打损伤，筋骨疼痛，月经不调，小儿疳积。

1.《云南中草药》："活血调经，强筋壮骨，消积。主治跌打损伤，筋骨疼痛，腰腿痛，小儿疳积，月经不调，小儿麻痹后遗症。"

2.《全国中草药汇编》："治月经不调，白带，胃纳不佳，脾肾虚浮肿，虚咳。"

【用法用量】　内服：煎汤，15～30 g；或泡酒。

【选方】　1. 治跌打损伤，筋骨疼痛，腰腿痛　黄寿丹30～60 g，泡酒服或煎服。

2. 治小儿疳积　黄寿丹3 g（研末），鸡蛋1个，炖服。

3. 治小儿麻痹后遗症　黄寿丹1.5～3 g，煮猪骨头吃。（1～3方出自《云南中草药》）

4234 黄芫花 huáng yuán huā（《本草图经》）

【异名】　绛州芫花（《本草图经》），北芫花、黄闷头花（《中药材品种论述》），叩皮花、痒眼花（山西）。

【基原】　为瑞香科荛花属植物河朔荛花的花蕾。

【原植物】　河朔荛花 *Wikstroemia chamaedaphne* Meissn.　又名：芫蒿、不芽草、羊尾子朴（山西），羊眼子、黄雁雁（河北）。

直立落叶灌木，高0.5 m。枝细长，新枝绿色，老枝红褐色。叶对生，革质；长椭圆状披针形乃至披针形，先端尖或稍尖，基部渐狭成短柄，全缘。花小，黄色，数朵排成顶生伞形聚伞花序，带数个再集合成圆锥花序；花被管状，先端4裂，外面被疏柔毛；雄蕊8；花盘长圆形；子房上部被淡黄色短柔毛，柱头圆形。核果卵圆形。花期夏秋间，果期秋季。

生于山坡、路旁、沟边和草丛中，分布于华北及河南、四川、陕西、甘肃等地。

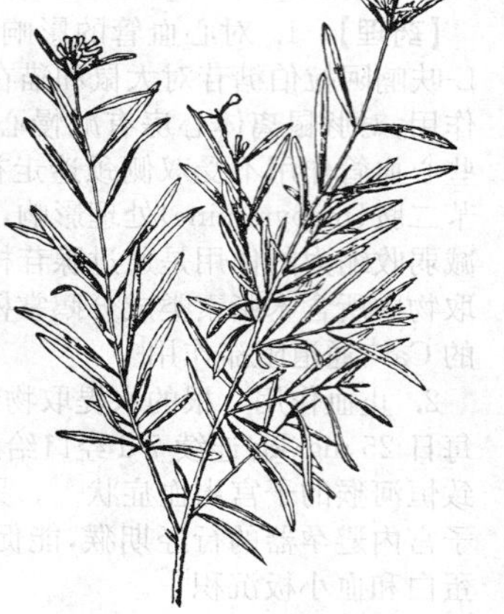

河朔荛花

【采收加工】 7～8月采其花蕾，阴干或烘干。

【药材】 黄芫花 *Flos Wikstroemiae Chamaedaphnis* 产于山西、河北、陕西、甘肃等地。

性状 花呈棒状或细长筒状，多散在聚集成束，两性，不具花瓣，萼圆筒状而细，少弯曲，长3～8 mm，表面浅灰绿色或灰黄色，密被短柔毛，先端裂片为全长的1/6～1/4，背面也有短柔毛。解剖观察可见萼先端裂片亦为4枚，卵圆形，雄蕊8，排成2列，着生于萼筒内，不具花丝。气微弱，味甘有辣感。

鉴别 (1) 粉末特征：黄绿色。非腺毛单细胞多弯曲，长60～80 μm。花粉粒球形，直径为22 μm，表面可见网状雕纹，具细小网孔。

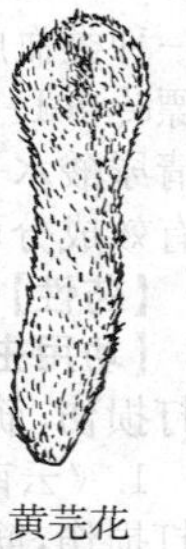

黄芫花（花蕾）外形

(2) 取本品粉末1 g，加45％乙醇10 ml，振摇提取，滤过，滤液置水浴上蒸干，加适量甲醇溶解，滤过，取滤液1 ml，加镁粉少许，加盐酸3～4滴，显橘红色；另取滤液1 ml，加醋酸铝试液2滴，产生黄色沉淀；再取滤液1滴，点于洁净的滤纸上，喷洒1％三氯化铝的甲醇溶液，待干后置紫外光灯下观察，显黄绿色荧光。

【成分】 花含黄酮苷类：5, 7, 3′, 4′-四羟基黄酮-3′-O-D-葡萄糖苷（5, 7, 3′, 4′-tetrahydroxyflavone-3′-O-D-glucoside）[1]，5, 7-二羟基-3′-甲氧基黄酮-4′-O-D-葡萄糖苷（5, 7-dihydroxy-3′-methoxy-flavone-4′-O-D-glucoside），5, 7, 4′-三羟基黄酮-3′-O-β-D-葡萄糖苷（5, 7, 4′-trihydroxy-flavone-3′-O-β-D-glucoside），5, 7, 3′, 4′-四羟基黄酮-3-O-β-D-葡萄糖苷（5, 7, 3′, 4′-tetrahydroxyflavone-3-O-β-D-glucoside），5, 7, 3′, 4′-四羟基黄酮-8-C-β-D-葡萄糖苷（5, 7, 3′, 4′-tetrahydroxyflavone-8-C-β-D-glucoside），正三十一烷（*n*-hentriacontane），三十烷醇（triacontanol），二十八烷醇（octacosanol），29-羟基-3-二十九烷酮（29-hydroxynonacosan-3-one）[2]。花含芫花酯甲（yuanhuacinA）[3]。

【药理】 1. 对生殖功能的影响 黄芫花醇液可直接对人妊娠子宫肌条发挥作用，加强其收缩活动，家兔妊娠和非妊娠子宫对黄芫花混悬液的反应不同，前者收缩明显加强，后者收缩无改变[1]。黄芫花醇提物灌胃或阴道给药对中期妊娠家兔无效，静脉给药毒副作用明显，引产作用不确实。在一定剂量范围内可加强大鼠离体子宫肌的收缩，家兔妊娠19～20 d羊膜腔注射黄芫花醇提取物66 mg/kg，于24～36 h内排出死胎，子宫排出完全，引出死胎，病理检查胎盘蜕膜细胞、绒毛膜滋养层细胞变性坏死，芫花酯甲为其有效单体之一[2, 3]。黄芫花乙醇注射液抗早孕的主要环节可能是使蜕膜变性，释放前列腺素，从而干扰维持早孕的因素，达到终止妊娠目的[4]。

2. 对中枢神经系统的作用 黄芫花水提物有明显的镇静作用，而安定作用、抗苯丙胺作用和抗阿朴吗啡作用比氟哌啶醇弱，上述作用可能是它治疗精神分裂症的药理学基础，水提物还有与氯丙嗪相似的降低体温作用，但抗惊厥作用和镇痛作用不明显[5]。

3. 促癌作用 黄芫花乙醚提取物能促进Ⅱ型单纯疱疹病毒（HSV-2）333株诱发小鼠宫颈癌[6]。黄芫花能诱导EB病毒早期抗原表达[7]。黄芫花提取物刺激细胞增殖作用与对细胞间隙连接通讯（GJIC）抑制作用有平行相关性，黄芫花提取物抑制V_{79}细胞的GJIC，同时刺激DNA合成，使细胞周期M期时相百分比升高，与已知促癌物12-O-十四烷酰佛波醇醋酸酯-13（TPA）的效应相似，许多促癌剂有抑制细胞GJIC的作用，GJIC的阻断可能是肿瘤发生、促进阶段的重要机制之一[8]。在动物诱癌实验中，证明黄芫花内含有促癌物[9]。

4. 对心血管系统的作用 黄芫花总黄酮对心脏具有正性肌力作用，使心肌收缩力加强，输出量增加，并能改善猫心肺制备之动、静脉压，增加每分及每搏心输出量。对离体兔动脉条，总黄酮呈松弛作用，并可轻微扩张离体兔肾、耳的血管，但对麻醉猫血压和呼吸无明显作用[10]。黄芫花总黄酮对乌头碱、氯化钡所致大鼠心律失常，毒毛花苷G致豚鼠心律失常以及小鼠吸入氯仿所致心室纤颤均有治疗或预防作用，其抗心律失常作用机制可能与其使P-R间期延长，减慢房室传导有关[11]。

毒性 黄芫花醇提物小鼠腹腔注射LD_{50}为3.0 g/kg，有局部刺激性，致热反应及溶血作用[2]。小鼠腹腔注射黄芫花水提物的LD_{50}为25.98 g/kg[5]。黄芫花乙醇液小鼠皮下注射LD_{50}为2.16 g/kg [12]。黄芫花总黄酮小鼠静注的LD_{50}（序贯法）一报道为607±2.089 mg/kg[10]，另一报道为1 619.0±7.2 mg/kg[11]。

【药性】 辛，温，小毒。归肺、大肠经。

1.《东北常用中草药手册》："苦，寒。"

2.《全国中草药汇编》："辛，温，有小毒。"

3.《河北中草药》："入肺、大肠经。"

【功用主治】 泻下逐水，涤痰。主治水肿，痰饮，咳喘，传染性肝炎，精神分裂症，癫痫。

1.《东北常用中草药手册》："通便，泻水饮，治精神病，癫痫，神经官能症，水肿胀满，痰饮积聚。"

2.《全国中草药汇编》："主治咳逆喘满，急慢性传染性肝炎，精神分裂症。"

【用法用量】 内服：研末，1.5～3 g；煎汤，3～6 g。治疗精神分裂症，必要时用量可逐渐加大至6 g，水煎服。

【宜忌】 体质虚弱、溃疡病、孕妇禁服；反甘草。

1.《东北常用中草药手册》："①反甘草；②服后有不同程度的胃部灼痛和腹泻，体弱者偶有虚脱现象，宜慎用。"

2.《全国中草药汇编》："发热体弱、溃疡病、孕妇忌服。"

【选方】 治精神分裂症 黄芫花研粉，每日3～4.5 g，饭前顿服。10～20 d为1个疗程。(《全国中草药汇编》)

【临床报道】 1. 抗早孕 取黄芫花籽或花蕾1 000 g加85％～95％乙醇800 ml，加热回流提取，反复3次，经过滤、减压蒸干、流通蒸汽灭菌、分装等处理，终产品每支1.0 ml（相当于原生药1 g）。为加强黄芫花乙醇液抗早孕的完全流产率，给药前肌注丙酸睾酮 100 mg/日，共 3 d。术前外阴常规清洗，消毒阴道、宫颈。探针测宫腔深度，然后经阴道通过内径 1 mm 的塑料导管，将药注入宫腔；再用原注射器吸取注射用水 0.5 ml 注入子宫，注药后拔出导管。用量：孕 8 星期以内注药 0.8 ml，孕 9 星期注药 0.9 ml，孕 10 星期注药 1 ml，孕 11 星期以上注药 1.2 ml。结果：本组 312 例中完全流产为 262 例（83.97%），不全流产 33 例（10.58%），无效 17 例（5.45%），总有效率为 94.55%[1]。

2. 治疗急慢性肝炎　用芫蒿片（每片含黄芫花黄酮 12.5 mg）口服，成人每次 4～5 片，每日 3 次，儿童酌减，1 个月为 1 个疗程，一般用 2～4 个疗程，治疗急慢性肝炎 100 例，总有效率为 94%，其中急性肝炎 74 例，有效率为 96%；慢性肝炎 26 例，有效率为 88.5%。对降低氨基转移酶作用明显，100 例中有 89 例氨基转移酶下降或恢复正常，有效率为 89%。74 例急性肝炎中氨基转移酶恢复正常者 47 例，占 63.4%，26 例慢性肝炎中氨基转移酶恢复正常者 10 例，占 38.4%[2]。

3. 治疗精神病　取黄芫花花蕾及叶晒干研粉，过筛备用。成人每日 2～4 g，连服 3～7 d。治疗精神分裂症、躁抑症、神经症、癫痫等计 153 例，结果：痊愈 71 例（46.5%），好转 46 例（30.1%）。一般连服 3～7 d 即可见效，如不见效，休息几日，再服 1 个疗程。其主要作用能使兴奋型患者安静，抑郁型患者情绪活跃，忧虑型患者有所缓解。有不同程度的胃部灼痛、腹泻等副作用，体弱者偶有虚脱现象[3]。

4235 黄花母 huáng huā mǔ（《文山中草药》）

【异名】　大地丁草、黄花谷拔、拔脓消、胶粘根（《广西中药志》），黄花仔、乏力草、小本黄花草（《福建中草药》），细迷马桩棵、黄花地桃花、脓见愁、黄花猛、地膏药（《文山中草药》），黄花稔、黄金树、吸血草（《福建药物志》）。

【基原】　为锦葵科黄花稔属植物白背黄花稔的全草。

【原植物】　白背黄花稔 *Sida rhombifolia* L.　又名：菱叶拔毒散（《中国经济植物志》）。

直立亚灌木，高约 1 m。枝多，被有星状绵毛。叶互生；有叶柄；托叶纤细，刺毛状；叶菱形或长圆状披针形，先端浑圆至短尖，基部宽楔形，边缘具锯齿。花单生于叶腋，花梗密被星状柔毛，中部以上有节；萼杯形，裂片 5，三角形；花黄色，花瓣倒卵形，先端圆，基部狭；雄蕊柱无毛，疏被腺状乳突；花柱分枝 8～10。果半球形，直径 6～7 mm，分果爿 8～10，被星状柔毛，先端具 2 短芒。花期秋、冬季。

生于山坡灌丛间、旷野和沟谷两岸。分布于华南、西南及福建、湖北、台湾等地。

本植物的根（黄花母根）亦供药用，另设专条。

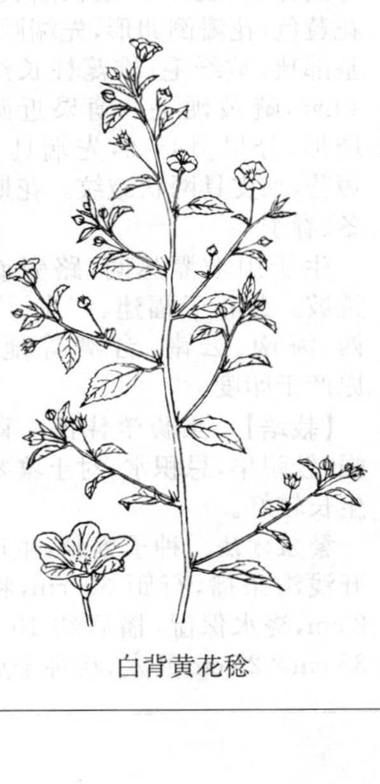

白背黄花稔

【栽培】　生物学特性　喜温暖和阳光充足的环境。生长适应性强，耐旱、耐寒。对土壤要求不严，较贫瘠的土地也能生长。

繁殖方法　种子繁殖，直播或育苗定植。当冬季种子成熟时，选择植株下层饱满且充分成熟的果实，晾干后置通风处贮藏。翌年春季 3～4 月播种，按行株距 35 cm×30 cm 开穴点播，或按 35 cm 开行条播，覆土 1 cm，浇水保湿，播种后，气温在 25 ℃以上时，10 d 左右出苗。

田间管理　苗高 4～5 cm，具 3～4 片真叶时间苗，穴播者每穴留 3 株，条播者按株距 10～12 cm 定苗，定苗后于 6 月、8 月和 10 月分别在中耕除草后追施复合肥或农家肥。

【采收加工】　7～10 月采收，晒干。

【成分】　地上部分含生物碱类：β-苯乙胺（β-phenethylamine），N-甲基-β-苯乙胺（N-methy-β-phenethylamine），麻黄碱（ephedrine），ϕ-麻黄碱（ϕ-ephedrine），鸭嘴花酚碱（vasicinol），鸭嘴花酮碱（vasicinone），鸭嘴花碱（vasicine），胆碱（choline）及甜菜碱（betai-ne）[1]。

叶含多种氨基酸：赖氨酸，组氨酸，苯丙氨酸，亮氨酸，精氨酸，天冬酰胺，谷氨酰胺，丙氨酸，缬氨酸，天冬氨酸，谷氨酸，甘氨酸，丝氨酸，苏氨酸及酪氨酸；多种脂肪酸：肉豆蔻酸（myristic acid），棕榈酸（palmitic acid），硬脂酸（stearic acid），油酸（oleic acid）及亚油酸（linoleic acid），还含植物甾醇（phytosterols）[2]。

种子油脂肪酸组成主要为亚油酸、锦葵酸（malvalic acid）及苹婆酸（sterculic acid）[3]。

【药理】　对肠管平滑肌的作用　全草的水-醇提取液能收缩离体豚鼠小肠，并能被抗组胺药所拮抗，但对兔十二指肠的运动无影响[1]。

【药性】　甘、辛，凉。归肝、胃、大肠经。

1.《广西中药志》："味微酸、涩，性凉，无毒。入脾、胃、大肠三经。"

2. 广州部队《常用中草药手册》："甘、辛，凉。"

3.《海南岛常用中草药手册》："甘、淡，平。"

4.《四川常用中草药》："性平，味苦。"

5.《福建药物志》："微甘，温。"

【功用主治】　清热利湿，解毒消肿。主治感冒发热，咽喉肿痛，湿热泻痢，黄疸，带下，淋证，痔血，痈疽疔疮，劳倦乏力，腰腿痛。

1.《广西中药志》："清凉拔毒，消肿排脓。敷疔疮，疖疮，炮码伤。"

2. 广州部队《常用中草药手册》："疏风解表，散瘀拔毒。主治流感，感冒，扁桃体炎，肠炎，菌痢，瘰疽疔疮。"

3.《贵州草药》："止血。"

4.《四川常用中草药》："能除湿，解毒。治小儿风湿痿痹，赤白带下，癣病等症。"

5.《福建药物志》："补中益气，排脓生肌。全草主治劳倦乏力，风湿腰膝痛，头晕，闭经，扭伤。叶治乳腺炎，骑马痈，阴囊湿疹。"

6.《四川中药志》1979 年版："化痰散结。主治瘰疬结核。"

【用法用量】　内服：煎汤，15～30 g，鲜品大剂量可用至 90 g。外用：捣敷。

【选方】　1. 治痢疾，肠炎　地膏药 30 g，车前草 30 g，辣蓼 15 g，水煎服。

2. 治黄疸　地膏药 30 g，金钱草 30 g，三白草 30 g，水煎服。（1、2 方出自《四川中药志》1979 年版）

3. 治疖疮　黄花母生叶，黄糖少许共捣烂，外敷。（《广西中药志》）

4. 治骑马痈　黄花稔鲜叶适量，蜗牛（带壳）3～6 个。共

捣烂敷患处，每日换药1～2次。(《福建药物志》)

5. 治外伤出血　黄花稔头适量，捣敷创口。(《闽东本草》)

6. 治颈淋巴结结核　地膏药60 g，炖肉服，并以鲜叶敷患处。(《四川中药志》1979年版)

7. 治劳倦乏力　(黄花稔)干全草30～60 g，酒水炖服；兼有感冒者，加兰花参干全草15～24 g，水煎服。(《福建中草药》)

8. 治关节筋骨痛　风干黄花母全草，每次60 g，水煎服。(《泉州本草》)

4236 黄花菜 huáng huā cài (汪颖《食物本草》)

【异名】　臭矢菜、羊角草(《广西本草选编》)，向天癀、黄花蝴蝶草(《台湾药用植物志》)。

【基原】　为白花菜科白花菜属植物黄花菜的全草。

【原植物】　黄花菜 *Cleome viscosa* L.

一年生草本，高0.3～1 m。全株密被黏质腺毛与淡黄色柔毛，具恶臭气味。掌状复叶，小叶3～5；有叶柄，长2～4 cm；小叶倒披针状椭圆形。花单生于叶腋；萼片狭椭圆形至倒披针状椭圆形；花瓣4，淡黄色或橘黄色，倒卵形或匙形，基部楔形至多少有爪；雄蕊10～20；子房无柄，圆柱形，柱头头状。蒴果圆柱形，密被腺毛，长6～9 cm；种子黑褐色，表面约有30条横向平行皱纹。无明显花果期，通常3月出苗，7月果熟。

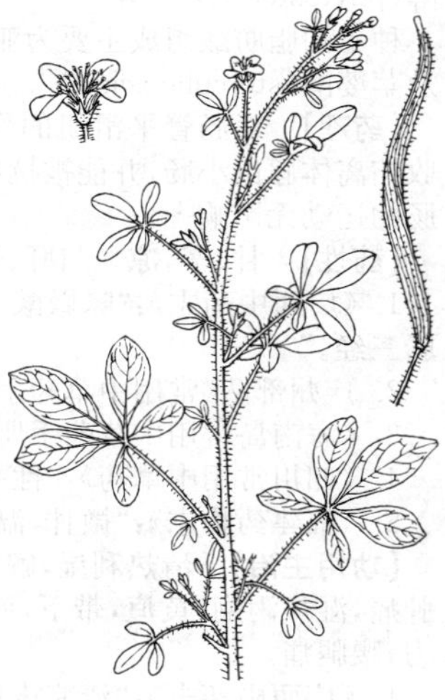

黄 花 菜

生于田野、荒地。分布于浙江、安徽、福建、江西、湖南、广东、广西、海南、云南、台湾等地。

本植物的种子(黄花菜子)亦供药用，另设专条。

【采收加工】　8～10月采，鲜用或晒干。

【成分】　黄花菜全植物含萜类：麦角甾-5-烯-3-O-α-L-吡喃鼠李糖苷(ergost-5-ene-3-O-α-L-rhamnopyranoside)，5，4′-二-O-甲基圣草酚-7-O-β-D-吡喃葡萄糖苷(5，4′-di-O-methyleriodictyol-7-O-β-D-glucopyranoside)[1]，(1R，3E，7Z，12R)-20-羟基烟草-3，7，15-三烯-19-酸〔(1R，3E，7Z，12R)-20-hydroxycembra-3，7，15-trien-19-oic acid〕，(3E，7Z，11Z)-17，20-二羟基烟草-3，7，11，15-四烯-19-酸〔(3E，7Z，11Z)-17，20-dihydroxycembra-3，7，11，15-tetraen-19-oic acid〕[2]，圣草酚-5-吡喃鼠李苷(eriodictyol-5-rhamnopyranoside)[3]，黄花菜醛酸(cleomaldic acid)[4]。

根含萜类：β-香树脂醇(amyrin)，羽扇豆醇(lupeol)，含黄酮类成分：3′，4′-二羟基-5-甲氧基黄烷酮-7-O-α-L-吡喃鼠李糖苷(3′，4′-dihydroxy-5-methoxyflavanone-7-O-α-L-rhamnopyranoside)[5]，柚皮素-4′-O-β-D-吡喃木糖基-(1→4)-β-D-吡喃葡萄糖苷〔naringenin-4′-O-β-D-xylopyranosyl-(1→4)-β-D-glucopyranoside〕[6]，3′，4′，5-三羟基黄烷酮-7-O-α-L-吡喃鼠李糖苷(3′，4′，5-trihydroxyflavanone-7-O-α-L-rhamnopyranoside)[7]，柚皮素-4′-半乳糖苷(naringenin-4′-galactoside)，二氢山柰酚-4′-木糖苷(dihydrokaempferol-4′-xyloside)[8]，二氢山柰素-3-葡萄糖醛酸苷(dihydrokaempferide-3-glucuronide)，二十二酸(docosanoicacid)[9]，山柰素-3-葡萄糖醛酸苷(kaempferide-3-glucuronide)[10]。

叶、叶翅含黄花菜内酯(cleomeolide)[11,12]。另外，黄花菜尚含有氨基酸，糖[13]。

【药性】　苦、辛，温，有毒。

【功用主治】　活血消肿，祛风止痛。主治跌打肿痛，劳伤腰痛，疝气，头痛，痢疾，疮疡。

《台湾药用植物志》："煎服为肠部疾患良药，治疝痛及痢疾。外敷头痛，亦为偻麻质斯之擦剂。"

【用法用量】　内服：煎汤，6～9 g。外用：捣敷或煎水洗；或研粉撒敷。

【选方】　1. 治跌打肿痛，劳伤腰痛　用臭矢菜鲜全草捣烂外敷。

2. 治疮疡溃烂　用臭矢菜全草水煎外洗，并用全草研粉撒布患处。(1、2方出自《广西本草选编》)

3. 治劳伤过度，肢体无力　黄花菜鲜全草30 g，水煎，冲红糖，早晚饭前各服1次；忌食酸、辣、芥菜等物。(《天目山药用植物志》)

4237 黄花稔 huáng huā rěn (《云南思茅中草药选》)

【异名】　四吻草、索血草、山鸡(《福建民间草药》)，拔毒散(《云南思茅中草药选》)，脓见消(《广西药用植物名录》)，单鞭救主、梅肉草(《广东药用植物简编》)，柑仔蜜、蛇总管、四米草、尖叶嗽血草、白索子(《台湾药用植物志》)。

【基原】　为锦葵科黄花稔属植物黄花稔的叶或根。

【原植物】　黄花稔 *Sida acuta* Burm. f.

亚灌木状草本，高1～2 m。多分枝，小枝被柔毛至近无毛。叶互生；有叶柄，长4～6 mm，疏被柔毛；托叶线形；叶披针形，先端短尖或渐尖，基部圆或钝，具锯齿。花单朵或成对生于叶腋，被柔毛，中部具节；萼浅杯状，裂片5，尾状渐尖；花黄色，花瓣倒卵形，先端圆，基部狭，被纤毛；雄蕊柱长约4 mm，疏被硬毛。蒴果近圆球形，分果爿4～9，先端具2短芒，果皮具网状皱纹。花期冬、春季。

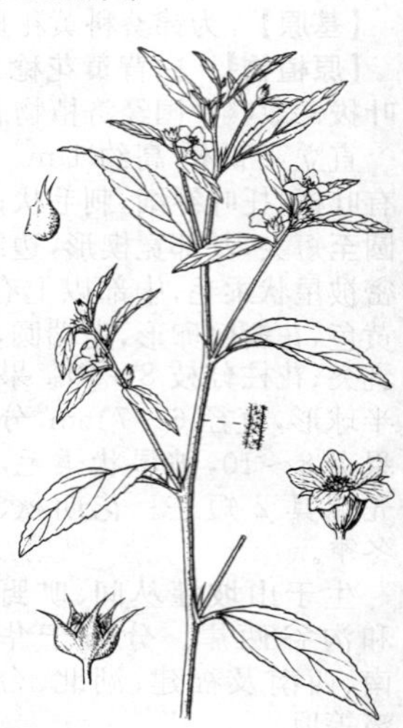

黄 花 稔

生于山坡灌丛间，路旁或荒坡。分布于福建、广东、广西、海南、云南、台湾等地。原产于印度。

【栽培】　生物学特性　喜温暖和向阳的环境。适应性强，较耐旱，忌积水，对土壤要求不严，以疏松肥沃的壤土中生长较好。

繁殖方法　种子繁殖，生产上多采用直播。于3～4月，开浅沟条播，行距30 cm，将种子均匀播入沟中，覆细土2 cm，浇水保湿，播后约10 d出苗。亦可穴播，按行株距35 cm×25 cm开穴，将种子点播至穴内。

田间管理　苗高 4～5 cm 时间苗，条播按行距 10 cm 左右定苗，穴播每穴留苗 3 株。定植后至封行前，应隔月松土和除草 1 次，春、夏、秋季各追施人粪尿或复合肥 1 次，冬季追施堆肥或厩肥，追肥后进行培土。

【采收加工】 7～10 月采叶，鲜用或晾干或晒干。早春植株萌芽前挖根，切片，晒干。

【成分】 根含生物碱类：白叶藤碱（crytolepine），麻黄碱（ephedrine）[1]，β-苯乙胺（β-phenethylamine），ϕ-麻黄碱（ϕ-ephedrine），鸭嘴花酚碱（vasicinol），鸭嘴花酮碱（vasicinone），鸭嘴花碱（vasicine），下箴刺桐碱（hypaphorine），胆碱（choline），甜菜碱（betaine）[2]；又含 α-香树脂醇（α-amyrin），蜕皮甾酮（ecdysterone）[1]，多糖（polysacchride）[3]。

地上部分含生物碱：β-苯乙胺，麻黄碱，ϕ-麻黄碱、鸭嘴花酚碱，鸭嘴花酮碱，鸭嘴花碱，胆碱（choline），甜菜碱（betaine）[2]；还含鲨肝油烷（pristane），植烷（phytane），三十一烷（hentriacontane），二十九烷（nonacosane），胆甾醇（cholesterol），菜油甾醇（campesterol），豆甾醇（stigmasterol），β-谷甾醇（β-sitosterol），7-豆甾烯醇（stigmast-7-enol）[4]。

带根全草还含白芷属脑（heraclenol），丁香苷（syringin）及胡萝卜苷（daucosterol）[5]。

【药理】 1. 对心血管系统的作用　黄花稔煎剂对离体蛙心（straub 法）低浓度（0.78%）呈抑制作用，高浓度（6.25%）则使心跳停止于收缩状态，最小中毒浓度为 1.56%。用田村小林法 50%浓度使离体蛙心心跳停止于半收缩状态，持续 1～2.5 min 后逐渐恢复。家兔静脉注射 25%黄花稔煎剂，立即使血压明显降低 2～3.3 kPa 达 1 min后恢复[1]。

2. 对肠管平滑肌的作用　家兔静脉注射 5%～10% 1 ml/kg，使在位肠管紧张性明显增加，基线显著上升，蠕动变慢，振幅增大，1%浓度，使离体家兔肠管振幅缩小，但紧张性增高，基线上升，2.5%使肠管运动抑制，运动频率显著变慢，波幅显著缩小，紧张性显著增高[1]。

毒性　50%黄花稔煎剂 50 g/kg 给小鼠腹腔注射，5 只动物中有 1 只注射后活泼逐渐加剧，竖毛，蜷伏不动，48 h 后死亡[1]。

【药性】 微辛，凉。

【功用主治】 《台湾药用植物志》："有固气、通气、利水、清凉解毒、固肠胃之功。主治肝脏肿大，黄疸，肿毒，疮疡，小儿慢性消化不良，外痔等。""治感冒，茎、叶煎水服。"

【用法用量】 内服：煎汤，15～30 g。外用：捣敷或研粉撒敷。

【选方】 1. 治创伤　取（四米草）叶与五爪龙共捣，敷患处。

2. 治外痔核肿痛　白索子全草 30 g，金针菜根、山芙蓉根各 20 g，水煎服。（1、2 方出自《台湾药用植物志》）

3. 治小儿热结肿毒　取（黄花稔）鲜的 1 握，调糯米饭捣烂，加热外敷。

4. 治腰痛　取（黄花稔）根 30～45 g，乌贼干 2 只。酌加酒、水各半炖服。（3、4 方出自《福建民间草药》）

4238 黄芩子 huáng qín zǐ（《别录》）

【基原】 为唇形科黄芩属植物黄芩 *Scutellaria baicalensis* Georgi、滇黄芩 *S. amoena* C. H. Wright、粘毛黄芩 *S. viscidula* Bunge 或丽江黄芩 *S. likiangensis* Diels 的果实。

【原植物】 参见"黄芩"条。

【采收加工】 8～9 月果实成熟后采摘，晒干备用。

【功用主治】 《别录》："主肠澼脓血。"

【用法用量】 内服：煎汤，5～10 g。

4239 黄芦木 huáng lú mù（《植物名实图考》）

【异名】 狗奶根（《长白山植物药志》），刀口药（黑龙江），刺黄檗（山西、陕西），小檗（通称）。

【基原】 为小檗科小檗属植物黄芦木的根和茎、枝。

【原植物】 黄芦木 *Berberis amurensis* Rupr.　又名：大叶小檗（《东北植物药图志》）。

落叶灌木，高 1～3 m。嫩枝灰黄色，老枝灰色，有沟。刺粗大，常 3 分叉。叶5～7 片簇生；有叶柄；叶片长椭圆形、倒卵状椭圆形或卵形，先端急尖或钝，基部渐狭下延成柄，边缘密生刺状细锯齿，网脉明显。总状花序开展或下垂，花淡黄色；小苞片 2，三角形；萼片倒卵形；花瓣椭圆形，先端微缺，内面近基部有 1 对蜜腺；雄蕊 6，花药瓣状开裂；子房卵圆形，内含 2 胚珠，柱头头状，扁圆形。浆果椭圆形，鲜红色，常被白粉。花期6～7 月，果期 8～9 月。

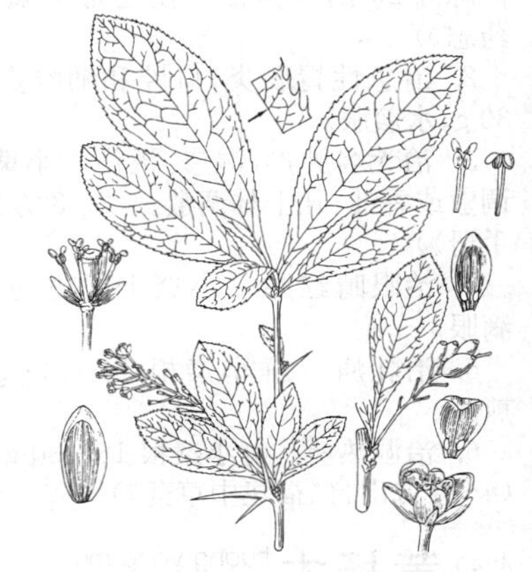

黄芦木

生于海拔 1 250～2 850 m 的山坡灌丛中、山沟、山区地埂上。分布于华北、东北及山东、陕西等地。

【采收加工】 春、秋季采收根及茎，晒干。

【成分】 根含生物碱：小檗碱（berberine），小檗胺（berbamine），还含药根碱（jatrorrhizine），大叶小檗碱（berbamunine），氧化小檗碱（oxyberberine），木兰花碱（magnoflorine）[1~3]，非洲防己碱（columbamine），掌叶防己碱（palmatine），尖刺碱（oxyacanthine）[4]。

茎含小檗碱、掌叶防己碱[5]。

【药理】 1. 降压作用　尖刺碱 10 mg 注入麻醉犬股动脉，可引起给药侧下肢血管扩张，全身血压显著下降[1]。此碱具有利胆作用，强度较小檗碱为弱，但较持久[2]。40 μg/ml能抑制小鼠腹水癌细胞的氧摄取[3]。在体外无抗结核菌作用[4]。在麻醉、二侧迷走神经切断及人工呼吸的犬身上，尖刺碱对肾上腺素引起的血压上升及肾血管收缩有阻断作用[5]。

2. 对平滑肌及心脏的作用　黄芦木叶酊剂能引起动物子宫肌收缩，加快心率，增加心肌收缩力，降低血压。根制剂作用相似。欧小檗作用与大叶小檗相似，并能降低胆囊收缩张力，减少收缩次数，增加胆汁流量，减轻疼痛及炎症现象[6]。

3. 所含小檗碱药理作用参见"黄连"条，小檗胺药理作用参见"三颗针"条。

【药性】 《辽宁常用中草药手册》："大寒。"

【功用主治】 清热燥湿，解毒。主治肠炎，痢疾，肝炎，无名肿毒，湿疹，烫伤，目赤，口疮。

1.《辽宁常用中草药手册》："健胃，清热，解毒。治消化不良，急性胃肠炎，无名肿毒，丹毒，湿疹，烫伤，目疾，口疮。"

2.《陕西中草药》："清热燥湿，泻火解毒，抗菌消炎。主治急性肠炎，痢疾，黄疸，白带，关节肿痛，阴虚发热，骨蒸盗汗，痈肿疮疡，咽炎，结膜炎，黄水疮。"

3.《长白山植物药志》："清热泻火，解毒清肝。主治咽喉肿痛，目赤，急慢性肝炎，支气管炎，乳腺炎，尿路感染，疮疖肿毒。外用治创伤感染，湿疹疮痒，中耳炎。"

【用法用量】 内服：煎汤，5～20 g。外用：研粉撒布或调敷；煎水洗或点眼。

【选方】 1. 治湿热发黄(急性黄疸型肝炎) 小檗 20 g，茵陈蒿 25 g，水煎服。便秘加大黄 10 g。(《长白山植物药志》)

2. 治急性胃肠炎，口腔和咽喉炎，结膜炎 小檗 15～30 g，水煎服。

3. 治无名肿毒，湿疹，烫伤 小檗适量，焙干研面，用水调敷或香油、凡士林调敷。(2、3 方出自《辽宁常用中草药手册》)

4. 治眼睛红肿 小檗干树皮切薄片，浸入清水，取液滴眼。

5. 治乳痈 鲜小檗根 15～30 g，瘦猪肉适量。水酒煎服。

6. 治湿热痹 鲜小檗根 15～30 g，猪瘦肉适量，水煎服。(4～6 方出自《福建中草药》)

4240 黄杨木 huáng yáng mù (《纲目》)

【异名】 山黄杨(《履巉岩本草》)，千年矮、小黄杨(《分类草药性》)，细叶黄杨、瓜子黄杨(《天目山药用植物志》)，乌龙木(《全国中草药汇编》)。

【基原】 为黄杨科黄杨属植物黄杨的茎枝及叶。

【原植物】 黄杨 *Buxus sinica* (Rehd. et Wils.) M. Cheng [*B. microphylla* Sieb. et Zucc. var. *sinica* Rehd. et Wils.] 又名：锦熟黄杨(《中国植物志》)。

常绿灌木或小乔木，高 1～6 m。栓皮成有规则的剥裂，灰色；枝圆柱形，有纵棱，灰白色。叶对生；有叶柄，上面被毛；叶片革质，阔椭圆形、阔倒卵形、卵状椭圆形或长圆形，中脉凸出，下半段常有微细毛，侧脉明显。穗状花序腋生，单性，雌雄同株，花密集，花序轴被毛；苞片阔卵形；雄花约 10 朵，雄蕊连花药长达 4 mm；雌花多存于花序上部，萼片 6，排成 2 列；花柱 3，子房 3 室，柱头粗厚，倒心形。蒴果近球形，成熟时黑色。花期 3～4 月，果期 5～7 月。

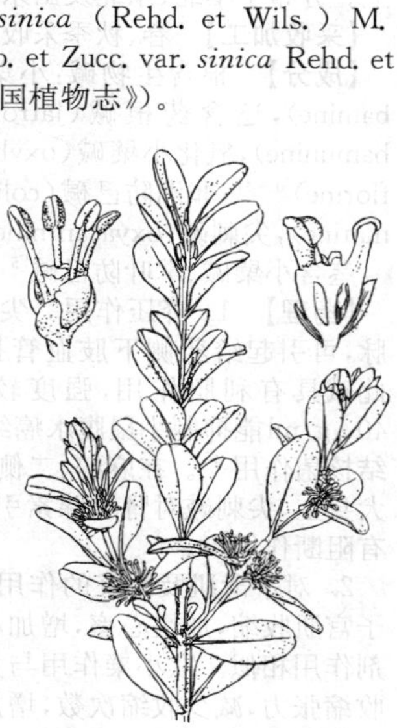

黄 杨

生于海拔 1 200～2 600 m 的山谷、溪边、林下，现有栽培作观赏用。分布于华东、中南及四川、贵州、陕西、甘肃等地。

本植物的叶(黄杨叶)、根(黄杨根)、果实(山黄杨子)亦供药用，另设专条。

【采收加工】 全年可采，晒干。

【药材】 黄杨木 *Herba Buxi Sinicae* 产于陕西、甘肃、湖北、四川、贵州、广西、广东、江西、浙江、安徽、江苏、山东等地。

性状 茎圆柱形，有纵棱，小棱四棱形，全面被短柔毛或外方相对两侧面无毛。叶片长 1～3 cm，宽 0.8～2 cm，阔椭圆形、阔倒卵形、卵状椭圆形或长圆形，先端圆或钝，常有小凹口，基部圆或急尖或楔形，叶面光亮，中脉凸出，侧脉明显，叶背中脉平坦或稍凸出，中脉上常密被短线状钟乳体。革质。叶柄长 1～2 mm，上面被毛。气微，味苦，无毒。

【成分】 木质部含生物碱：环常绿黄杨碱(cyclovirobuxine)C、D(即环维黄杨星 D)，环原黄杨碱(cycloprotobuxamine)A、C[1]。

叶含生物碱：黄杨胺醇碱(buxaminol)E，环朝鲜黄杨碱(cyclokoreanine)B，黄杨酮碱(buxtauine)，环常绿黄杨碱 D，黄杨胺碱(buxamine)E，环小叶黄杨碱(buxpiine)[2]。

茎叶含环原黄杨酰胺(cycloprotobuxinamine)，小叶黄杨碱(buxmicrophylline)A，黄杨酮碱(buxtauine)M，异东莨菪素(isoscopoletin)，表羽扇豆醇(epi-lupeol)[3]。

【药理】 1. 保护急性脑缺血作用 环维黄杨星 D 能降低局灶性脑缺血再灌注损伤模型大鼠神经行为学评分、脑梗死率、脑指数、脑含水量，抑制 $Na_2S_2O_4$ 造成的 PC_{12} 细胞缺氧样损伤，降低 LDH 的漏出，增加细胞存活率[1]。

2. 对心脏的作用 环维黄杨星 D 对 $CaCl_2$、Ach 诱发小鼠在体心房纤颤和乌头碱、哇巴因或肾上腺素所致豚鼠离体心房纤颤，有明显的剂量依赖性抑制作用，且作用强度与胺碘酮相似。环维黄杨星 D 0.3～100 μmol/L 降低离体右心房自律性。对离体左心房，环维黄杨星 D 0.3 μmol/L 抑制肾上腺素引起的异常自律性，延长有效不应期和动作电位时程，降低兴奋性；高浓度时，可降低 Vmax，延长冲动传导时间[2]。环维黄杨星 D 具有升高心肌细胞内游离钙离子浓度的作用，$[Ca^{2+}]i$ 的升高既源于内钙释放又源于外钙内流[3]。

3. 对血液流变学的影响 静脉注射环维黄杨星 D(CVB-D)1.1 mg/kg 对正常大鼠血液流变学无明显影响，但明显抑制心肌缺血引起的血液流变学异常，有利于用改善心肌缺血[4]。环维黄杨星 D 具有改善微循环的作用，能明显扩张小鼠耳细动脉和细静脉，拮抗高分子右旋糖酐所致家兔球结膜微循环障碍[5]。

4. 抗病毒作用 黄杨木提取物 SPV-30 对 HIV 有抑制作用[6]。

【药性】《四川中药志》1960 年版："性平，味苦。无毒。"

【功用主治】 祛风除湿，理气止痛。主治风湿痹痛，胸腹气胀，疝气疼痛，牙痛，跌打伤痛。

1.《分类草药性》："治一切风湿，头痛，九种气痛，红白痢。"

2.《四川中药志》1960 年版："治风湿，牙痛，气痛，疝痛，胸腹气胀，跌打损伤，妇人难产，及暑月疖疮。"

【用法用量】 内服：煎汤，9～15 g；或浸酒。外用：鲜品捣烂敷。

【选方】 1. 治跌打损伤 黄杨木泡酒服。(《四川中药志》1960 年版)

2. 治痔疮出血　千年矮嫩枝(带叶)30 g,梦花树根 15 g,水煎服。(《恩施中草药手册》)

4241 黄杨叶 huáng yáng yè (《纲目》)

【异名】　黄杨脑(《丹溪心法》)。

【基原】　为黄杨科黄杨属植物黄杨 *Buxus sinica* (Rehd. et Wils.) M. Cheng 或雀舌黄杨 *B. bodinieri* Lévl. 的叶。

【原植物】　参见"黄杨木"、"匙叶黄杨"条。

【采收加工】　全年可采,鲜用或晒干。

【炮制】　取原药材,除去杂质及枝梗,筛去灰屑。

饮片性状　为完整或破碎的叶片,倒卵圆形,长 10～30 mm,全缘,先端稍凹,基部狭楔形,表面深绿色,有光泽,背面主脉明显,革质。气微,味苦。

贮干燥容器内,置通风干燥处。

【药性】　《纲目》:"苦,平。无毒。"

【功用主治】　清热解毒,消肿散结。主治疮疖肿毒,风火牙痛,跌打伤痛。

1.《纲目》:"主治妇人难产,入达生散用,又主暑月生疖。"

2.《药性考》:"催生,捣涂疮疖,排脓消硬。"

3.《湖南药物志》:"消风去湿,清热化痰。"

【用法用量】　内服:煎汤,9 g;或浸酒。外用:鲜叶捣烂敷。

【选方】　1. 治暑月生疖　黄杨叶捣烂,涂之。(《纲目》)

2. 治湿疹作痒　黄杨叶,烘干,研细粉,扑患处。

3. 治风火牙痛　黄杨叶,煎水含漱。(2、3 方出自《安徽中草药》)

4. 治跌打损伤　黄杨叶 9 g,浸酒饮之。(《青岛中草药手册》)

4242 黄杨根 huáng yáng gēn (《湖南药物志》)

【基原】　为黄杨科黄杨属植物黄杨 *Buxus sinica* (Rehd. et Wils.) M. Cheng 或雀舌黄杨 *B. bodinieri* Lévl. 的根。

【原植物】　参见"黄杨木"、"匙叶黄杨"条。

【采收加工】　全年可采挖,鲜用,或切片晒干。

【药性】　《贵州草药》:"性平,味辛。"

【功用主治】　祛风除湿,清热解毒。主治风湿痹痛,湿热黄疸,伤风咳嗽。

1.《贵州草药》:"清热解毒,驱风止咳。"

2.《安徽中草药》:"清热利湿,解毒。"

3.《甘肃中草药手册》:"行气活血,除风湿。"

【用法用量】　内服:煎汤,9～15 g,鲜品 15～30 g。

【选方】　1. 治风湿　千年矮根、三角风各 30 g,泡酒 500 ml,每次服 30 ml。(《贵州草药》)

2. 治筋骨痛　黄杨根 15～30 g,煎酒服。(《湖南药物志》)

3. 治湿热黄疸　黄杨须根、茵陈、凤尾草各 15 g,煎服。(《安徽中草药》)

4. 治伤风咳嗽　千年矮根及叶各 15 g,煨水服。(《贵州草药》)

【临床报道】　治疗消化性溃疡　用黄杨木根 80～120 g,切碎,加清水 1 000 ml,煎至 500 ml;童子鸡 1 只,体重 500～750 g,去毛和内脏,加清水 750 ml 炖至 500 ml,两汤液混合为 1 d 量,分 2～3 次口服。5 d 为 1 个疗程,一般服 1～3 个疗程即可。共治疗 32 例,结果:1～3 个疗程治愈 26 例,好转 4 例,未愈 2 例,总有效率 93.7%[1]。

4243 黄刺皮 huáng cì pí (《青海常用中草药》)

【异名】　黄三刺(《西宁中草药》),黄檗、刺黄檗、山黄檗(陕西),黄三刺皮、吉尕尔(青海),三颗针(陕西、甘肃、青海)。

【基原】　为小檗科小檗属植物直穗小檗、鲜黄小檗和甘肃小檗的根和枝内皮。

【原植物】 1. 直穗小檗 *Berberis dasystachya* Maxim. 又名:密穗小檗(《秦岭植物志》)。

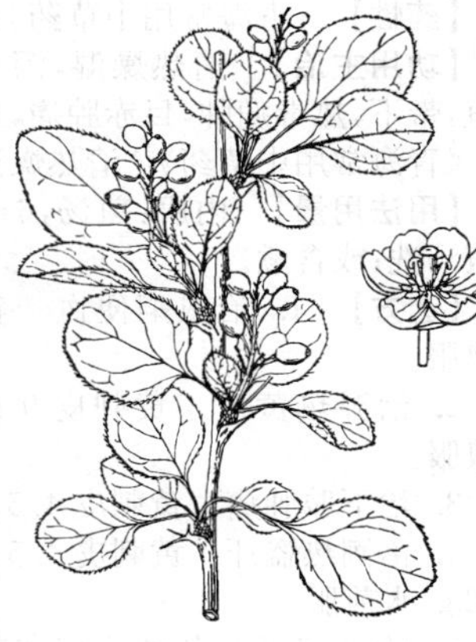

直穗小檗

落叶灌木,高 2～3 m。枝圆柱形,幼枝红色,老枝灰色或黄褐色。叶 3～5 片簇生,近革质;有柄;叶片宽倒卵形或近圆形,先端圆钝,基部近圆形,边缘有 20～50 刺状细锯齿,两面网脉明显。总状花序,花 15～30 朵;萼片花瓣状,先端微凹,基部有 1 对腺体;雄蕊 6,花药先端平截;子房有 1～2 个胚珠。果穗直立,浆果椭圆形,成熟后红色。花期 5～6 月,果期 7～9 月。

生于海拔1 700～2 700 m 的高山灌丛中。分布于河南、陕西、甘肃、青海等地。

2. 鲜黄小檗 *B. diaphana* Maxim. 又名:黄刺(陕西),黄花刺(《中国树木分类学》)。

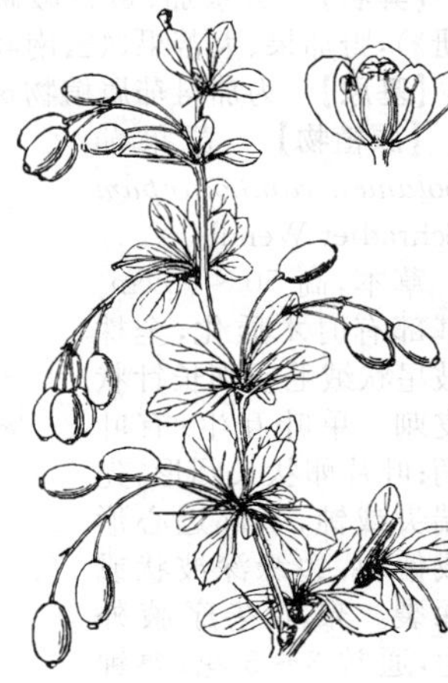

鲜黄小檗

落叶灌木,高 1～3 m。枝具棱及疣状突起,刺 3 叉。叶 3～5 片簇生,坚纸质;网脉隆起,下面灰色,被白粉。花单生,或 2～5 朵簇生成近总状花序;花鲜黄色,萼片花瓣状,2 轮;雄蕊 6;子房倒卵形,内含 6～10 个胚珠。浆果卵状长圆形,鲜红色或淡红色,种子 5～6 颗。花期 5 月,果期 8～9 月。

生于海拔2 500～3 600 m 的山地灌丛中。分布于四川、陕西、甘肃、青海等地。

3. 甘肃小檗 *B. kansuensis* Schneid.

落叶灌木,高达 3 m。一年生枝后期鲜红色,具条棱,二年生枝淡褐色,较细。叶簇生;叶片近圆形或宽倒卵形。总状花序,花 10～30 朵;萼片 6,花瓣 6,黄色,椭圆形,基部有 1 对腺体;雄蕊 6,花药瓣裂;子房 1 室,柱头无柄。浆果红色。种子 2 颗。花期 5～6 月,果期 7～8 月。

生于海拔 1 400～2 800 m 的山坡灌木丛中。分布于陕西、甘肃、宁夏等地。

【采收加工】 8～10月挖根，取皮，切片，晒干。4～5月间出芽时，砍取较粗的茎，刮去粗皮，去掉木心，取黄色皮层及韧皮层，晒干。

【成分】 1. 直穗小檗 根含小檗碱(berberine)，小檗胺(berbamine)，还含掌叶防己碱(palmatine)，药根碱(jatrorrhizine)，皮部含小檗碱[1,2]。

2. 鲜黄小檗 根含小檗碱，小檗胺，还含掌叶防己碱、药根碱[1,2]。

3. 甘肃小檗 根含生物碱：小檗碱，小檗胺，掌叶防己碱[1,2]。

【药性】《青海常用中草药》："苦，寒。"

【功用主治】 清热燥湿，泻火解毒。主治湿热痢疾，黄疸，带下，热毒痈肿，目赤肿痛，口舌生疮。

《青海常用中草药》："清热燥湿，泻火解毒。"

【用法用量】 内服：煎汤，6～15 g。外用：研末调敷；或煎汤洗；或含漱。

【选方】 1. 治热痢便血 黄刺皮 4.5 g，赤芍 9 g，水煎服。

2. 治湿热黄疸 黄刺皮 9 g，焦三栀 9 g，大黄 6 g，水煎服。

3. 治下肢肿痛 黄刺皮 4.5 g，苍术 6 g，水煎服。

4. 治潮热盗汗 黄刺皮 4.5 g，知母 9 g，熟地 12 g，龟版 12 g，水煎服。

5. 治乳腺炎及各种痈疮初起 黄刺皮研末，加蛋清调糊，敷患处。(1～5方出自《青海常用中草药手册》)

4244 黄果茄 huáng guǒ qié (福建晋江《中草药手册》)

【异名】 黄水茄、黄打破碗、刺茄(福建晋江《中草药手册》)，野茄果、大苦果(《云南经济植物》)。

【基原】 为茄科茄属植物黄果茄的根、果实及种子。

【原植物】 黄果茄 *Solanum xanthocarpum* Schrad et Wendl.

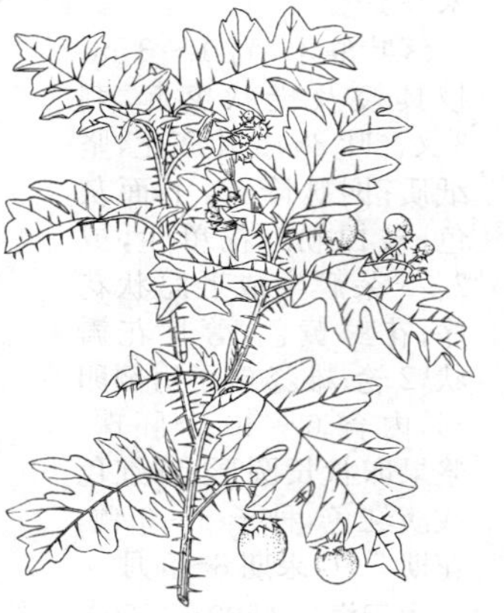

黄果茄

草本，高 50～70 cm。基部有时木质化，全株被星状绒毛或细长针状皮刺。单叶互生；有叶柄；叶片卵状长圆形，先端尖或钝，基部近心形或偏斜，边缘深波状或深裂。聚伞花序腋外生，通常 3～5 花；萼钟形，5 裂，外面有小刺；花冠辐状，蓝紫色，5 裂，裂瓣卵状三角形，外被绒毛；雄蕊 5；子房卵圆形，花柱纤细，柱头截形。浆果球形，直径 1.3～1.9 cm；种子近肾形，扁平。花期冬到夏季，果熟期夏、秋季。

生长于村边、路旁、荒地及干旱河谷沙滩上。星散分布于福建、湖北、海南、四川、云南、台湾等地。

【采收加工】 7～10月挖根，9～12月采果及种子，晒干或鲜用。

【成分】 黄果茄叶、根和果实中含香豆素类：东莨菪素(scopoletin)，马栗树皮苷(esculin)，马栗树皮素(esculetin)[1]。

果实中含甾醇类：黄果茄甾醇(carpesterol)，β-谷甾醇(β-sitosterol)[2]，豆甾醇(stigmasterol)，菜油甾醇(campesterol)，胆甾醇(cholesterol)，谷甾醇葡萄糖苷(sitosteryl glucoside)，豆甾醇葡萄糖苷(stigmasteryl glucoside)，澳洲茄边碱(solamargine)，β-澳洲茄边碱(β-solamargine)，4α-甲基-(24R)-乙基胆甾-7-烯-3β-醇〔4α-methyl-(24R)-ethylcholest-7-en-3β-ol〕[3]，4α-甲基-24ζ-乙基-5α-胆甾-7-烯-3β,22ζ-二醇〔4α-methyl-24ζ-ethyl-5α-cholest-7-en-3β, 22ζ-diol〕，3β,22ζ-二羟基-4α-甲基-24ζ-乙基-5α-胆甾-7-烯-6-酮(3β,22ζ-dihydroxy-4α-methyl-24ζ-ethyl-5α-cholest-7-en-6-one)，3β-苯甲酰-14β,22ζ-二羟基-4α-甲基-24ζ-乙基-5α-胆甾-7-烯-6-酮(3β-benzoxy-14β, 22ζ-dihydroxy-4α-methyl-24ζ-ethyl-5α-cholest-7-en-6-one)，3β-苯甲酰-14α, 22ζ-二羟基-4α-甲基-24ζ-乙基-5α-胆甾-7-烯-6-酮(3β-benzoxy-14α, 22ζ-dihydroxy-4α-methyl-24ζ-ethyl-5α-cholest-7-en-6-one)，3β-(对羟基)苯甲酰-22ζ-羟基-4α-甲基-24ζ-乙基-5α-胆甾-7-烯-6-酮〔3β-(p-hydroxy)-benzoxy-22ζ-hydroxy-4α-methyl-24ζ-ethyl-5α-cholest-7-en-6-one〕[4]，4α-甲基-24ζ-甲基胆甾-3β,22ζ-二醇(4α-methyl-24ζ-methylcholest-3β,22ζ-diol)，去甲黄果茄甾醇(norcarpesterol，22-hydroxy-6-oxo-4-methyl-24-methylcholest-7-en-3β-ylbenzoate)[5]，澳洲茄碱(solasonine)，β-谷甾醇-半乳糖苷(β-sitosterol-galactoside)[6]。另含薯蓣皂苷元(diosgenin)[2]，环木菠萝烷醇(cycloartanol)，环木菠萝烯醇(cycloartenol)[3]，刺茄子碱(solasurine)，咖啡酸(caffeicacid)和咖啡酸甲酯(methyl caffeate)[6]。

种子含游离氨基酸：赖氨酸，亮氨酸[7]。

【药理】 1. 强心作用 全草醇提物及生物碱皂苷部分有强心作用。对离体蛙心、猫心房肌或心室肌、乳头肌在一定浓度时，能增加其收缩及张力，但如浓度过高，反降低其收缩力。对完整犬的心房及心室，也能增强其收缩振幅，血压亦有逐步升高[1]。

2. 对组胺含量的影响 长期用药可显著降低鼠肺及支气管组胺含量，而对皮肤、胃的组胺有轻度上升；含糖生物碱 2 mg/kg 腹腔注射 2 星期，对受鸡蛋清致敏的豚鼠有保护作用。对支气管病的治疗作用可能由于其使支气管及肺中的组胺耗竭有关；此外其中所含的无机硝酸盐成分也有某些祛痰作用。粗提物、叶茎醇提物、树脂性成分同样具有一定释放组胺的作用[1]。

3. 灭螺作用 黄果茄分子量为 722 的果实提取物对湖北钉螺有较好的杀灭效果[2]。

毒性 黄果茄提取物对试验鱼种稀有鮈鲫的急性毒性试验 LD_{50} 为 2.02 mg/L；对大鼠急性经口毒性的绝对致死剂量为 2 150 mg/kg 体重，LD_{50} 为 794 mg/kg 体重[3]。

【药性】《福建药物志》："苦，辛，温。"

【功用主治】《福建药物志》："利湿，消肿，止痛。治风湿关节痛、睾丸炎、牙痛。"

【用法用量】 内服：煎汤，9～15 g。外用：适量，涂擦或研末敷。

【选方】 1. 治手足麻痹，风湿性关节炎 黄果茄鲜根 60～90 g，炖母鸡服。

2. 治牙痛 黄果茄干根 15 g，水煎服，或煎浓汤漱口。

3. 治睾丸炎 黄果茄根 7 株，马鞭草根 5 株，灯笼草根 7 株，合猪腰子炖服；合青壳鸡蛋炖服亦可。

4. 治头部发疮　黄果茄鲜果，切成两半，擦患处。（1～4方出自福建晋江《中草药手册》）

4245 黄明胶 huáng míng jiāo（《食疗本草》）

【异名】 水胶（《外台》），牛皮胶（《本草图经》），海犀胶（《纲目》），广胶、明胶（《本经逢原》）。

【基原】 为牛科野牛属动物黄牛 *Bos taurus domesticus* Gmelin 的皮制成的胶。

【原动物】 参见“牛肉”条。

【制法】 将干燥的黄牛皮，铡成小方块，置清水中浸洗2 d，经常搅拌换水，至牛皮柔软时洗净取出，入铜锅内，加入约5倍量的清水，加热使徐徐沸腾，并随时添水，每24 h滤取清液，如此反复3次，将全部滤液用明矾沉淀，倾取清汁，再入铜锅内加热浓缩，至滴于滤纸上不化为度，加入黄酒或冰糖等辅料收胶，倒入胶盘内，俟冷，切成小块，晾干。

【药材】 黄明胶 *Colla Corii Bovis*　全国各地均产。

性状　本品呈长方形或较薄的长方形片块，褐绿色，近半透明。气微，味微甘咸。

鉴别　(1) 10%黄明胶水溶液，其胶凝温度为0.5 ℃。

(2) 取黄明胶5 g，置于100 ml烧杯中，加蒸馏水45 ml，置水浴中加热溶解，溶液与茚三酮反应，呈紫色；与双缩脲反应，呈紫红色。

【成分】 牛皮的胶原含氨基酸：甘氨酸，丙氨酸，缬氨酸，亮氨酸，异亮氨酸，脯氨酸，羟基脯氨酸，苯丙氨酸，酪氨酸，丝氨酸，苏氨酸，甲硫氨酸，精氨酸，组氨酸，赖氨酸，羟基赖氨酸，天冬氨酸，谷氨酸。明胶也含少量的钙，主要是在制胶过程中用石灰脱脂时掺入的[1]。

【药理】 1. 补益作用　20%黄明胶液0.5 ml/只给小鼠灌胃，每日1次，连续11 d，使血红蛋白量明显增加，表明有补血作用；小鼠白细胞数虽有增加，但不显著。按上法给药15 d，稍能延长小鼠游泳时间，有一定抗疲劳作用；此外对小鼠胸腺有一定增重作用[1]。

2. 护胃作用　牛皮制取的胶原对乙醇所致大鼠胃黏膜损害有促进修复和保护作用[2,3]。

【药性】 甘，平。归肺、大肠经。

1.《纲目》：“甘，平，无毒。”

2.《药性切用》：“甘，温。”

3.《本草汇言》：“甘、涩，可升，可降，入手阳明、太阴经。”

4.《会约医镜》：“入肝经。”

【功用主治】 滋阴润燥，养血止血，活血消肿，解毒。主治虚劳肺痿，咳嗽咯血，吐衄，崩漏，下痢便血，跌打损伤，痈疽疮毒，烧烫伤。

1.《食疗本草》：“敷肿，治咳嗽不差，止吐血、咯血。”

2.《本草拾遗》：“疗风，止泄，补虚。”

3.《纲目》：“治吐血、衄血、下血、血淋，下痢，妊妇胎动血下，风湿走注疼痛，打扑伤损，汤火灼疮，一切痈疽肿毒，活血止痛，润燥，利大小肠。”

4.《医林纂要》：“补肺清金，滋阴养血，行水，利大肠。”

5.《药性切用》：“益精补虚，润燥解毒。”

【用法用量】 内服：水酒烊冲，3～9 g；或入丸、散。外用：烊化涂。

【选方】 1. 治肺痿劳伤吐血　黄明胶（炙燥）二两，花桑叶（阴干）二两。上二味，捣罗为细散，每服三钱匕，用生地黄汁调下，糯米饮亦得。（《圣济总录》补肺散）

2. 治肺阴虚咳嗽　黄明胶15 g，杏仁10 g，糯米15 g，水煎服。日服2次。（《中国动物药》）

3. 治吐血，衄血，咯血，唾血，呕血，崩血，淋血，痢疾下血诸症　牛皮胶一两（剪碎，麦面拌炒成珠），研细末，配黑蒲黄、黑姜炭各五钱，俱研极细末，每服三钱，温米汤调下。（《本草汇言》）

4. 治孕妇胎漏下血，手足厥冷欲死　生艾汁二盏，牛皮胶、白蜜各二两。煎一盏半，稍热服之。无生艾，浓煎干艾。（《同寿录》）

5. 治寒湿脚气　牛皮胶一块（细切，面炒成珠），研末，每服一钱，酒下。（《纲目》引《万氏方》）

6. 治风湿走痛　牛皮胶一两，姜汁半杯。同化成膏，摊纸上，热贴之，冷即易。（《纲目》引《卫生杂兴》）

7. 治寒冻足跟，开裂血出疼痛　牛皮胶烧灰。上一味，细研为末，以唾调涂之。（《圣济总录》牛胶散）

8. 治跌扑伤损　真牛皮胶一两，干冬瓜皮一两（锉）。同炒存性，研末，每服五钱，热酒一钟调服，仍饮酒二三钟，暖卧微汗。（《纲目》引蔺氏方）

9. 治一切痈疽疖毒　牛胶（锉，蛤粉炒如珠）、粉草各一两，橘红五钱。上作三剂，水煎服。（《外科精要》）

10. 治汤火伤　水煎胶令稀稠得所，待冷涂疮。（《纲目》引《斗门方》）

【各家论述】 1.《本草汇言》：“黄明胶，止诸般失血之药也。梁心如曰：其性黏腻，其味甘涩，入服食药中，固气敛脱，与阿胶仿佛通用，但其性平补，宜于虚热者也。如散痈肿，调脓止痛，护膜生肌，则黄明胶又迈于阿胶一筹也。”

2.《医林纂要》：“皮本属肺，胶则黏而能续，滑而能通，滋阴补肺，可治吐衄，止咳嗽，消痰固气，功用略同阿胶但不及，其下沉入肝肾，澄清秽浊耳。”

4246 黄金线 huáng jīn xiàn（《香港中草药》）

【异名】 肺形草、簇花双蝴蝶、斑叶蔓龙胆（《香港中草药》）。

【基原】 为龙胆科双蝴蝶属植物香港双蝴蝶的全草。

【原植物】 香港双蝴蝶 *Tripterospermum nienkui* (Marq.) C. J. Wu[*Gentiana nienkui* Marq.; *Crawfurdia fasciculata* Wall.]　又名：双蝴蝶（《海南植物志》）。

多年生缠绕草本。根茎短，紫褐色。茎节间长5～16 cm，暗紫色或绿色。基生叶丛生，卵形，先端急尖，基部宽楔形；茎生叶对生；叶片卵形或卵状披针形，先端渐尖，有时呈短尾状，基部近心形或圆形，边缘微波状；叶脉3～5条。花单生叶腋；苞片1～4对，披针形或卵形；花萼钟形，沿脉具翅，裂片披针形；花冠紫色、蓝色或绿色带紫斑，狭钟形，卵状三角形，褶三角状卵形，先端啮蚀状或微波状；雄蕊5；子房长

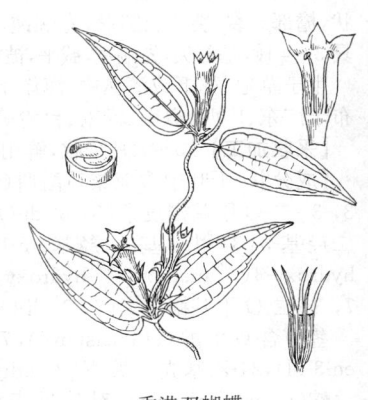

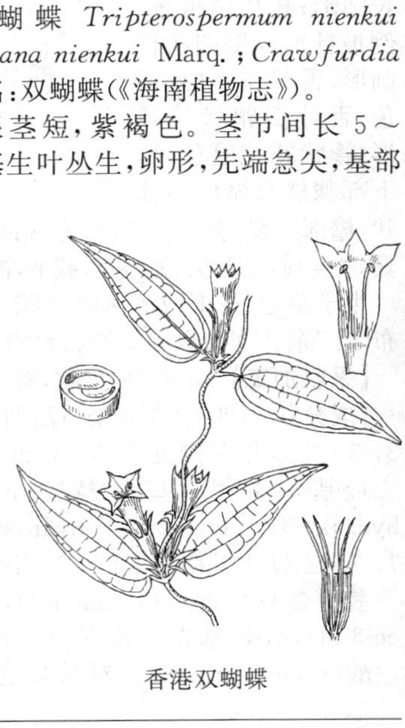

香港双蝴蝶

圆形，花柱线形，柱头2裂。浆果紫红色，近圆形至长椭圆形。种子紫黑色，椭圆形或卵形、扁三棱形，表面具网纹。花期9月至翌年1月。

生于海拔500～1 800 m的山谷密林中或山坡路旁疏林中。分布于浙江、福建、湖南、广东、广西、海南等地。

【采收加工】 全年均可采，晒干或鲜用。

【药性】 《香港中草药》："味甘、辛，性寒。"

【功用主治】 《香港中草药》："清热解毒，止咳止血。主治支气管炎，肺结核咯血，肺炎，肺脓疡，肾炎，泌尿系感染，小儿高热。外用治疗疮疖肿，乳腺炎，外伤出血。"

【用法用量】 内服：煎汤，15～30 g。外用：鲜品捣敷。

【选方】 1. 治肺结核咯血，支气管炎 肺形草15 g，冰糖30 g，水煎服。

2. 治肾炎 肺形草12 g，灯心草15 g，粟米须30 g，水煎服。

3. 治疗疮疖肿，乳腺炎 肺形草鲜叶，捣烂敷患处，每日换药2次；同时用肺形草9～15 g，水煎服。（1～3方出自《香港中草药》）

4247 黄泥菜 huáng ní cài （《广西药用植物名录》）

【基原】 为菊科蟛蜞菊属植物孪花蟛蜞菊的全草。

【原植物】 孪花蟛蜞菊 *Wedelia biflora* (L.) DC. [*Verbesina biflora* L.]

攀缘状草本。茎粗壮，分枝。叶对生；下部叶有柄；叶片卵形至卵状披针形，先端渐尖，基部截形、浑圆或稀有楔尖，边缘有规则的锯齿，两面被贴生短糙毛；主脉3，网脉通常明显；上部叶较小，卵状披针形或披针形。头状花序少数，生叶腋或枝顶，有时孪生；花序梗细弱；总苞半球形或近卵状；总苞片2层；外层卵形至卵状长圆形；托片稍折叠，倒披针形或倒卵状长圆形；舌状花1层，黄色，舌片倒卵状长圆形；管状花花冠黄色，下部骤然收缩成细管状，檐部5裂，裂片长圆形，先端钝，被疏短毛。瘦果倒卵形，具3～4棱，基部尖，先端宽，截平，被密短柔毛。花期几全年。

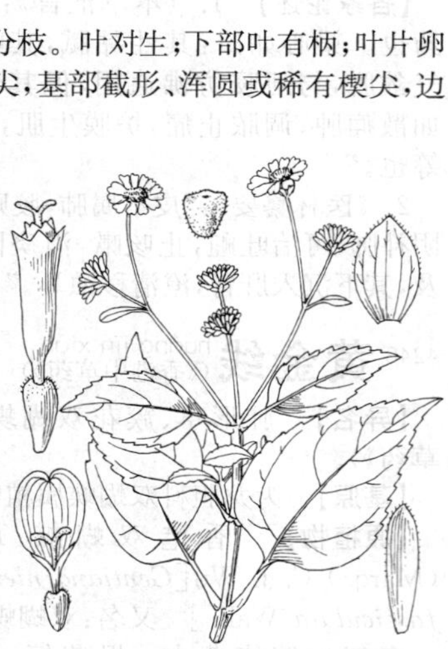

孪花蟛蜞菊

生于草地、林下或灌丛中，海岸干燥沙地上也常可见。分布于广东、广西、海南、云南、台湾等地。

【采收加工】 5～7月采收，鲜用或切段晒干。

【成分】 干叶中含亚黎芦酰肼(veratrylidenehydrazide)，3，3′-二-O-甲基槲皮素(3，3′-di-O-methylquercetin)，2，7-二羟基-3(3′-甲氧基-4′-羟基)-5-甲氧基异黄酮〔2，7-dihydroxy-3(3′-methoxy-4′-hydroxy)-5-methoxyisoflavone〕，7，3′-二-O-甲基槲皮素(7，3′-di-O-methylquercetin)[1]。

茎中含豆甾醇(stigmasterol)，7-豆甾烯-3-醇(stigma-7-en-3-ol)，24-乙基粪甾烷酮(24-ethylcoprostanone)，大花沼兰酸(grandifloricacid)，对映贝壳杉二烯酸(*ent*-kauradienoic acid)[1,2]及16-甲基-15-贝壳杉烯-19-酸(16-methylkaur-15-en-19-oic acid)[2]。

【药性】 辛，凉。

【功用主治】 散瘀消肿。主治风湿骨痛，跌打损伤，疮疡肿毒。

【用法用量】 内服：煎汤，3～9 g。外用：捣敷。

4248 黄姑鱼 huáng gū yú （《中国药用海洋生物》）

【异名】 黄姑子、铜罗鱼、铜鱼（《黄渤海鱼类调查报告》），黄鸡婆、春只、春水鱼（《中国药用海洋生物》）。

【基原】 为石首鱼科黄姑鱼属动物黄姑鱼的肉。

【原动物】 黄姑鱼 *Nibea albiflora* (Richardson)

体侧扁，长一般为21～35 cm，大者可达40 cm以上。头中大，稍尖突。吻短钝，吻端有小孔5个。眼中大，上侧位。口中大，亚前位，斜裂。下颌稍短于上颌，上颌牙细小，外行牙较大；下颌内行牙较大。颏部具小孔5个，中间小孔无皮突。鳃孔大。头的后部及体均被栉鳞，侧线发达。背鳍Ⅹ，Ⅰ-28～30。连续，起点在胸鳍基部上方。臀鳍Ⅱ-7，第二鳍棘粗大。胸鳍尖长。尾鳍楔形。体背侧灰橙色。背侧有许多深灰色波状条纹，斜向前下方，但不与侧线下方条纹相连。背鳍鳍棘上部暗褐色；鳍条部边缘黑色，每一鳍条基底有1个黑色小点。胸鳍、腹鳍和臀鳍均橙黄色。腹面银白色。

为近海中下层鱼类，以底栖动物和幼鱼为食，有明显的季节性回游，于生殖期4～6月，由外海游向近岸产卵。怀卵量为51万～174万粒。卵浮性，球形，有透明油球1个。鳔能发声。生殖期叫声较大。我国沿海均有分布。

本动物的鱼鳔（鱼鳔）亦供药用，另设专条。

【药性】 甘、咸，平。

【功用主治】 《中国药用海洋生物》："补肾利水消肿。用于产后腹痛、肾炎浮肿。"

【用法用量】 内服：炖食，适量。

【选方】 治肾炎、浮肿 （黄姑鱼）肉，不加盐，清蒸食用。（《中国药用海洋生物》）

4249 黄荆子 huáng jīng zǐ （《纲目拾遗》）

【异名】 布荆子（《本草求原》），黄金子（《浙江中药手册》）。

【基原】 为马鞭草科牡荆属植物黄荆的果实。

【原植物】 黄荆 *Vitex negundo* L.

又名：五指柑（《生草药性备要》），山黄荆、黄荆条（《纲目拾遗》），埔姜（《台湾树木志》）。

直立灌木，高1～3 m。小枝四棱形，与叶及花序通常被灰白色短柔毛。有叶柄，长2～5.5 cm；掌状复叶，小叶5，小叶片长圆状披针形至披针

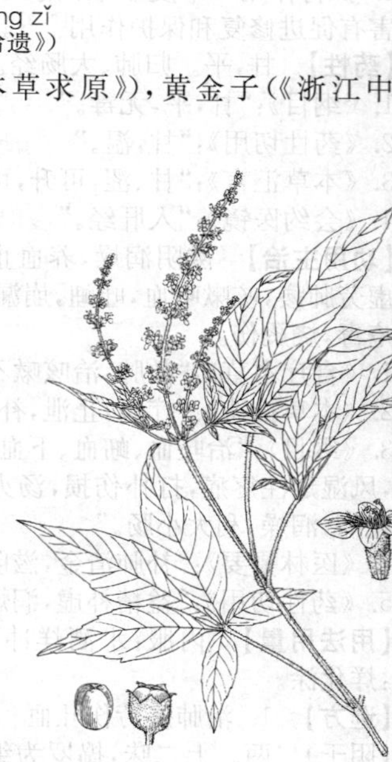

黄 荆

形，基部楔形，全缘或有少数粗锯齿，先端渐尖，表面绿色，侧脉 9～20 对。聚伞花序排列成圆锥花序式，顶生；花萼钟状，先端 5 齿裂，外面被灰白色绒毛；花冠淡紫色，外有微柔毛，二唇形；雄蕊伸于花冠管外。核果褐色，近球形。花期 4～6 月，果期 7～10 月。

生于山坡、路旁或灌丛中。分布于长江以南各地。

本植物的叶(黄荆叶)、枝条(黄荆枝)、根(黄荆根)、茎枝用火烤灼而流出的液汁(黄荆沥)亦供药用，另设专条。

【采收加工】 8～9 月采摘果实，晾晒干燥。

【药材】 黄荆子 *Fructus Viticis Negundinis* 产于江苏、浙江、湖南、四川、广西等地。

性状 果实连同宿萼及短果柄呈倒卵状类圆形或近梨形，长 3～5.5 mm，直径 1.5～2 mm。宿萼灰褐色，密被棕黄色或灰白色绒毛，包被整个果实的 2/3 或更多，萼筒先端 5 齿裂，外面具 5～10 条脉纹。果实近球形，上端稍大略平圆，有花柱脱落的凹痕，基部稍狭尖，棕褐色。质坚硬，不易破碎，断面黄棕色，4 室，每室有黄白色或黄棕色种子 1 颗或不育。气香，味微苦、涩。

鉴别 (1) 果实横切面：外果皮为 1 列类圆形细胞，内含淡棕色颗粒物，外被角质层；有腺毛及非腺毛，腺毛头部1～2 个细胞，柄单细胞，非腺毛 1～3 个细胞，具壁疣。其下为一列薄壁细胞，类圆形，再下为 3～4 列切向延长的薄壁细胞，内含大量的深棕色颗粒物。中果皮细胞长圆形，径向延长，壁厚，木化，外端散有小型维管束，断续成环。内果皮为 2～4 列类圆形或椭圆形石细胞，向内延伸将种子包围。果实中轴部分有 2 个周韧维管束。种皮外表皮为 1 列扁小薄壁细胞，其内为 2～5 列网纹细胞。

(2) 取粉末(40 目)1 g，用石油醚脱脂后，再以乙醇10 ml浸泡 4～6 h，滤过，浓缩滤液到 1 ml，分置于 2 支试管中，分别加盐酸镁粉、盐酸锌粉试剂，依次显现橙黄色和樱红色(检查黄酮)。

(3) 薄层色谱：取本品粗粉 1 g，加石油醚 5 ml，滤过，浓缩到 0.5 ml 作供试品溶液；另取牡荆内酯加石油醚制成对照品溶液。分别点样于同一硅胶 G-CMC 薄层板上，以石油醚-乙酸乙酯(3∶2)展开，展距 10 cm。用 2%香草醛硫酸液显色，供试品色谱中在与对照品色谱相应位置上显相同的红色斑点，继为蓝色，最终成为稳定的浅红色。

【成分】 种子含对羟基苯甲酸(*p*-hydroxy-benzoic acid)，5-氧异酞酸(5-oxyisophthalic acid)[1]；含萜类：3β-乙酰氧基-12-齐墩果烯-27-羧酸(3β-acetoxyolean-12-en-27-oic acid)，2α，3α-二羟基-5，12-齐墩果二烯-28-羧酸(2α，3α-dihydroxyoleana-5，12-dien-28-oicacid)，2β，3α-二乙酰氧基-5，12-齐墩果二烯-28-羧酸(2β，3α-diacetoxyoleana-5，12-dien-28-oic acid)，2α，3β-二乙酰氧基-18-羟基-5，12-齐墩果二烯-28-羧酸(2α，3β-diacetoxy-18-hydroxyoleana-5，12-dien-28-oic acid)[2]，6-羟基-4-(4-羟基-3-甲氧基苯基)-3-羟基甲基-7-甲氧基-3，4-二氢-2-萘甲醛〔6-hydroxy-4-(4-hydroxy-3-methoxyphenyl)-3-hydroxymethyl-7-methoxy-3，4-dihydro-2-naphthaldehyde〕[3]；还含蒿黄素(artemetin)[4]及葡萄糖(glucose)[5]，5，7，3′-三羟基-6，8，4-三甲氧基黄酮(5，7，3′-trihydroxy-6，8，4′-trimethoxy flavone)[6]。种子油含甾醇类：5β-氢-8，11，13-松香三烯-6α-醇(5β-hydro-8，11，13-abietatrien-6α-ol)，8，25-羊毛甾二烯-3β-醇(lanostan-8，25-dien-3β-ol)[7]，β-谷甾醇(β-sitosterol)[5]；含脂肪烷类：正三十三烷(*n*-tritriacontane)，正三十一烷(*n*-hentriacontane)，正三十五烷(*n*-pentatriacontane)，正二十九烷(*n*-nonacosane)等 C_{27}～C_{37} 烷烃[8]；其脂肪酸成分有：棕榈酸(palmitic acid)，油酸(oleic acid)，亚油酸(linoleic acid)及硬脂酸(stearic acid)[8]等；含对羟基苯甲酸、阿魏酸(ferulic acid)，对香豆酸(*p*-coumaric acid)，香草酸(vanillic acid)及丁香酸(syringicacid)[8]。黄荆挥发油含桉叶素(cineole)，左旋香桧烯(sabinene)，α-蒎烯(α-pinene)，莰烯(camphene)，β-丁香烯(β-caryophellene)，玷㶲烯(copaene)[9]及柠檬醛(citral)[10]等。

【药理】 1. 镇咳、平喘 黄荆子煎剂对豚鼠支气管平滑肌有扩张作用。小鼠离体肺灌流实验也表明，煎剂可解除气管、支气管痉挛。黄荆子作用较黄荆根强，不同提取物以含黄酮及强心苷部分效力较好[1,2]。

2. 抗炎作用 黄荆子种子得到的新的抗炎物质 50 mg/kg 口服，对水肿的抑制率达 40.6%[3,4]。黄荆子脱脂种子的氯仿提取物 500 mg/kg 口服，对大鼠角叉菜胶所致足肿胀有显著抑制作用，抑制率达 34.8%，分离到的两种化合物分别以 50 mg/kg 口服，抑制率为 18.7%、34.3%[5]。

3. 解热镇痛作用 黄荆子水提液 12 g(生药)/kg 口服对 2，4-二硝基酚所致大鼠发热有解热作用。8 g/kg 对热板、醋酸所致小鼠疼痛反应也有抑制作用。对小鼠阈下催眠剂量戊巴比妥钠有促进睡眠作用[6]。

4. 对生殖器官的影响 从黄荆子种子中得到的富含黄酮成分以 10 mg/kg 给去势青春期前雄犬腹腔注射 30 d 或给予成年健康雄犬 60 d，能破坏精子发生过程的后一阶段，使附睾缺乏精子。睾丸和附睾中蛋白、唾液酸、RNA 含量均明显减少，反映出雄激素活性降低；而睾丸胆固醇、磷酸酯酶活性升高，去势可引起附睾体积和重量的减少。以黄酮成分治疗可引起附睾细胞高度降低[7]。从中分离到的 5，7，3′-三羟基-6，8，4′-三甲氧基黄酮 10 mg/kg 腹腔注射 45 d，可使犬睾丸和附睾湿重减少，附睾细胞水平上的曲细精管直径和曲度减少，提示它对雄激素依赖性结构的敏感性。精子生成缺乏不影响代谢和性欲。药物对犬间质细胞形态和功能无明显影响[8]。5，7，3′-三羟基-6，8，4′-三甲氧基黄酮有雌激素活性。在 3 d 的子宫亲和力试验中，60 mg/kg 和 120 mg/kg 剂量可使小鼠子宫湿重增加。它还可抑制 17β-雌二醇亲子宫作用。该化合物以每只 60 mg/kg、120 mg/kg 给怀孕小鼠从怀孕第四至第六日口服，表现出 100%抗着床作用，但若从怀孕第八至第十日口服，仅有 50%抗着床作用[9]。

5. 抗微生物作用 黄荆子煎剂体外抗菌试验表明对金黄色葡萄球菌、卡他球菌有抑制作用，煎煮时间延长效果会更佳[2]。黄荆子煎剂能杀灭疟原虫环状体[10]。

6. 其他作用 黄荆挥发油以每日 0.21 ml/kg，给予正常小鼠，连续 6 d，对腹腔巨噬细胞活力有显著提高[11]。

【药性】 辛、苦，温。归肺、胃、肝经。

1.《草木便方》："苦，温。"

2.《广西中药志》："味辛，性温，无毒。"

3.《四川中药志》1960 年版："入肝、肾、胃三经。"

【功用主治】 理气消食，祛痰镇咳，祛风止痛。主治肝胃气痛，食积，便秘，疝气，咳嗽，哮喘，感冒发热，风湿痹痛。

1.《纲目拾遗》："消食下气。"

2.《草木便方》："养肝，利窍，坚齿，聪耳明目，止带浊。疗风痹，瘰疬。"

3.《四川中药志》1960 年版："养肝除风，行气止痛。治伤寒呃逆，咳喘，食滞，小儿疝气及痔漏生管。”

4.《河南中草药手册》：“理气，止咳逆。主治哮喘，肝胃气痛，膈食吞酸，便秘。”

5.《山西中草药》：“祛风，祛痰，镇咳。主治咳嗽吐痰，哮喘。”

【用法用量】 内服：煎汤，5～10 g；或入丸、散。

【宜忌】《四川中药志》1960年版：“凡湿热燥渴无气滞者忌用。”

【选方】 1. 治肝胃痛　黄荆子研末，和粉作团食。（《纲目拾遗》）

2. 治膈食吞酸或便秘　黄荆果实15 g，水煎或开水泡服，早晚各服1次。（《农村常用中草药手册》）

3. 治痢疾，肠炎，消化不良　黄荆子300 g，酒药子30 g。分别炒黄，加白糖150 g，拌匀，每次服4～6 g，小儿1～3 g，每日4次。（《全国中草药汇编》）

4. 治疝气　黄荆子、小茴香各9 g，荔子核12 g，水煎服。（《甘肃中草药手册》）

5. 治伤寒发热而咳逆者　黄荆子，炒，水煎服。（《古今医鉴》黄荆散）

6. 治流感，咳嗽，风湿痛，发热身疼　黄荆子、蔓荆叶、千里光各10 g，冰糖。共研细末，每次10～15 g，每日2～3 g，开水冲服。（《中国民族药志》）

7. 治哮喘　黄荆子6～15 g，研粉，加白糖适量，每日2次，水冲服。（南京《常用中草药》）

8. 治痔漏之管　黄荆条所结之子（炙炒为末）五钱一服，黑糖拌，空心酒送服。（《纲目拾遗》）

【临床报道】 1. 治疗慢性气管炎　取黄荆子焙干研末，炼蜜为丸（每丸含生药9 g），每服1丸，每日3次，10 d为1个疗程，连服2个疗程。共治疗46例，近期控制5例，显效17例，好转15例。对咳、痰、喘均有疗效，但以祛痰效果较好。据观察，本品对单纯型、轻型、虚寒型、无肺气肿的患者效果较好。配合紫河车、淮山药组成复方治疗，则可提高疗效[1]。

2. 治疗急性菌痢　黄荆子适量，晒干或焙干，研成细末，压制成片（每片重0.5 g），每服4 g（小儿酌减），每日3次，3 d为1个疗程，最长2个疗程。共治73例，结果：痊愈69例，好转3例，无效1例，治愈率94.5%，有效率98.6%[2]。

4250 黄荆叶 huáng jīng yè（《纲目拾遗》）

【异名】 蚊枝叶（《生草药性备要》），白背叶（《岭南采药录》），姜荆叶（《湖南药物志》），姜子叶（《农村常用草药手册》）。

【基原】 为马鞭草科牡荆属植物黄荆 *Vitex negundo* L. 的叶。

【原植物】 参见“黄荆子”条。

【采收加工】 6～7月开花时采叶，鲜用或堆叠踏实，使其发汗，倒出晒至半干，再堆叠踏实，待绿色变黑润，再晒至足干。

【药理】 1. 抗炎作用　黄荆叶对去肾上腺雄性大鼠的甲醛性足肿胀有抗炎作用[1,2]。黄荆叶提取物500 μg/ml对48/80引起的大鼠巨噬细胞组胺释放抑制率为112%，100 μg/ml的抑制率为105%，4 μg/ml的抑制率为54%[3]。

2. 抑菌作用　黄荆叶提取物的浓缩液对细菌的抑制效果很明显，而对真菌、酵母菌无抑制效果。被抑制的细菌中既有革兰阳性菌也有革兰阴性菌，既有球菌也有杆菌，说明黄荆叶提取物对细菌有广泛抑制作用。对6种细菌的最低抑制浓度为：白色葡萄球菌0.06%，枯草芽胞杆菌0.20%，金黄色葡萄球菌0.24%，四联球菌0.24%，沙门菌0.28%，大肠杆菌0.30%[4]。

3. 抗基因毒性作用　黄荆叶提取物儿科用糖浆和片剂，没有基因毒性作用，但是可抑制二甲基亚硝基胺、甲基甲烷磺酸盐和四环素的基因毒性，表现为减少这三种毒素诱发的微核多染红细胞的生成[5]。

【药性】 辛、苦，凉。

1.《草木便方》：“寒。”

2.《岭南采药录》：“甘、苦，平。”

3.《海南岛常用中草药手册》：“微苦、辛，平，气香。”

【功用主治】 解表散热，化湿和中，杀虫止痒。主治感冒发热，伤暑吐泻，痧气腹痛，肠炎，痢疾，疟疾，湿疹，癣，疥，蛇虫咬伤。

1.《救生苦海》：“治九窍出血，捣汁，酒和，服二合。”

2.《本草求原》：“洗癣疥恶疮。”

3.《岭南采药录》：“治小儿五疳，煎汤浴身，散热，消疮肿痛。和米炒淬饮之，止吐泻。”

4.《海南岛常用中草药手册》：“化湿浊，散寒解表。治感冒发热，吐泻，痢疾，胃痛，淋巴管炎，风痰热痰壅盛，疟疾。”

【用法用量】 内服：煎汤，15～30 g，鲜品30～60 g。外用：煎水洗；或捣敷；或绞汁涂。

【选方】 1. 治感冒　黄荆叶、路边荆各30 g，姜、葱各6 g，水煎服。

2. 治中暑呕吐、腹痛、腹泻　黄荆叶、红辣蓼、生半夏各60 g。焙干研细末，炼蜜为丸，黄豆大，每日服2次，每次6 g。（1、2方出自《农村常用草药手册》）

3. 治痧气腹痛　新鲜黄荆枝头嫩叶、新鲜辣蓼枝头嫩叶各30 g（切碎），吴茱萸9 g（研细）。同捣极烂，做成条状锭子，晒干。用时用药锭3 g，凉开水磨服。（《江西民间草药验方》）

4. 治疟疾　黄荆叶180 g，煎水取浓汁1碗半，发作前4 h服1半，2 h服1半。（《广东中药》）

5. 治脚蛀（脚癣）　黄荆叶，捣烂罨上。（《纲目拾遗》）

6. 治毒蛇咬伤，满身红肿发泡　黄荆嫩头，捣汁涂泡上，渣罨咬处。（《谈野翁试验方》）

7. 治外伤，犬及蜈蚣咬伤　黄荆叶60～120 g。捣烂，擦、敷患处。（《农村常用草药手册》）

4251 黄荆沥 huáng jīng lì（《陕甘宁青中草药选》）

【基原】 为马鞭草科牡荆属植物黄荆 *Vitex negundo* L. 的茎用火烤灼而流出的液汁。

【原植物】 参见“黄荆子”条。

【制法】 夏、秋季取新鲜黄荆粗茎切段，一头放火中烤，从另一头收取汁液即为荆沥。

【药性】《陕甘宁青中草药选》：“味甘，性平。”

【功用主治】《陕甘宁青中草药选》：“除痰涎，去烦热。主治小儿惊风，痰壅气促。”

【用法用量】 内服：50～100 ml，小儿酌减。

4252 黄荆枝 huáng jīng zhī（《民间常用草药汇编》）

【异名】 黄金条（徐州《单方验方新医疗法选编》）。

【基原】 为马鞭草科牡荆属植物黄荆 *Vitex negundo* L. 的枝条。

【原植物】 参见“黄荆子”条。

【采收加工】 5～10月均可采收，切段晒干。

【药性】《海南岛常用中草药手册》：“微苦、辛，平，气香。”

【功用主治】 祛风解表，消肿止痛。主治感冒发热，咳嗽，喉痹肿痛，风湿骨痛，牙痛，烫伤。

1.《民间常用草药汇编》：“解热发汗。同荆芥、胡椒煎水服治牙痛。”

2.《海南岛常用中草药手册》：“化湿浊，散寒解表。治感冒发热，吐泻，痢疾，胃痛，淋巴管炎，风痰热痰壅盛，疟疾。”

【用法用量】 内服：煎汤，10～15 g，鲜品加倍。外用：捣敷；或煅存性研末调敷。

【选方】 1. 治关节炎 黄金条15 g，水煎，每日1剂分2次服。（徐州《单方验方新医疗法选编》）

2. 治火烫伤成疮 黄荆枝，煅灰调香油涂。（《民间常用草药汇编》）

4253 黄荆根 huáng jīng gēn（《草木便方》）

【基原】 为马鞭草科牡荆属植物黄荆 *Vitex negundo* L. 的根。

【原植物】 参见“黄荆子”条。

【采收加工】 2月或8月采根，鲜用或切片晒干。

【药理】 1. 镇咳、平喘作用 黄荆根煎剂对豚鼠支气管平滑肌有扩张作用。小鼠离体肺灌流实验也表明，煎剂可解除气管、支气管痉挛[1]。

2. 抗菌作用 黄荆根煎剂体外抗菌试验表明，对金黄色葡萄球菌、卡他球菌有抑制作用，煎煮时间延长效果会更佳[2]。

【药性】 微辛、苦，平。

1.《河南中草药手册》：“性平，味苦、微辛。”

2.《陕甘宁青中草药选》：“味甘、苦，性平。”

【功用主治】 祛风解表，理气止痛。主治感冒，慢性气管炎，风湿痹痛，胃痛，痧气，腹痛。

1.《草木便方》：“治心头风，牙疳。”

2.《分类草药性》：“治刀伤，止痛，并治痧症，盗汗。”

3.《贵州民间方药集》：“镇咳，解热，驱风。治惊痫，除风湿。”

4.《河南中草药手册》：“祛风除湿，利关节。”

【用法用量】 内服：煎汤，15～30 g，根皮用量酌减。

【选方】 1. 治风湿关节痛，腰痛 黄荆根、八角枫根、狗骨根各30 g，水煎服。（《农村常用草药手册》）

2. 治胃溃疡，慢性胃炎 黄荆根30 g，红糖适量，煎服。

3. 治疟疾 黄荆根30 g，于疟发前3 h煎服。（2、3方出自南京《常用中草药》）

4. 治蛲虫病 黄荆根30 g，切片，同甜酒炒至黄色，用水2碗，煎到1碗，晚饭前煎服。（《农村常用草药手册》）

5. 治子宫颈癌 黄荆根皮6 g，瘦猪肉120 g。加水炖服。（《陕甘宁青中草药选》）

【临床报道】 治疗慢性气管炎 用黄荆根鲜品60 g或干品15 g，加水煎沸后用文火熬2～3 h，约得煎液100 ml，每日1剂，分2次服，10 d为1个疗程，连服2个疗程。共治疗335例，结果：总有效率84.2%，显效率34.2%。对喘、咳、痰、炎及哮鸣音均有较好疗效。中医分型观察，以虚寒型疗效最好，痰热型次之，肺燥型较差。部分病例有腹泻、腹痛、腹胀、恶心、胃纳不好，及头晕、头痛、心跳等副作用，均较轻微，不影响治疗。合并严重心脏病，特别是心力衰竭者禁用[1]。

4254 黄草乌 huáng cǎo wū（《新华本草纲要》）

【基原】 为毛茛科乌头属植物丽江乌头的块根。

【原植物】 丽江乌头 *Aconitum forrestii* Stapf [*A. likiangense* Chen et Liu]

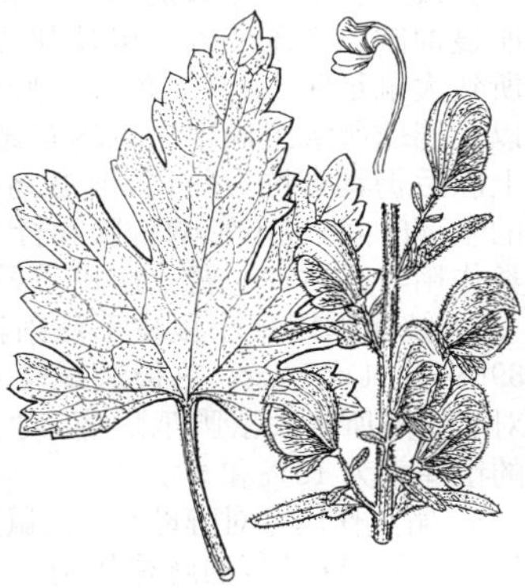

丽江乌头

多年生草本，高70～100 cm。块根圆锥状。茎直立，被有反曲短柔毛。叶互生；茎中部以上叶具短柄；叶片宽卵形或五角状卵形，长7～12 cm，宽7～10 cm，基部心形，3深裂稍超过中部或至本身长度4/5处，深裂片近邻接，两面被短柔毛。总状花序顶生，具多数密集的花；花序轴和花梗密被伸展的淡黄色短柔毛，并混生反曲短柔毛；下部苞片叶状，中部以上苞片长圆状线形；花梗长1～2.5 cm；小苞片狭长圆形或线形。花两性，两侧对称；萼片5，花瓣状，紫蓝色，外面被短柔毛，上萼片盔形，喙短；花瓣2，无毛；雄蕊多数，花丝全缘；心皮5，无毛。种子多数。花期9月，果期10月。

生于海拔3 100 m一带的山地草坡或林边。分布于四川西南部木里、云南西北部丽江。

【采收加工】 9～11月采挖，多鲜用或晒干。

【药材】黄草乌 *Radix Aconiti Forrestii* 产于四川、云南。

性状 根圆锥形，长4～5 cm，直径1～1.5 cm。表面棕色至深棕色，母根具不规则纵皱缩纹及须根痕；子根稍光滑，具少数点状须根痕。质坚硬，不易折断，断面白色，可见少数深棕色散列的小点。

鉴别 根横切面：后生皮层为3～4列棕色细胞；皮层细胞5～6列，类长方形，切向排列，石细胞密集。内皮层明显，复合的外韧型维管束数个环列，母根的每个维管束的外侧有皱缩的薄壁细胞环，子根的复合维管束5～6个。形成层环类长圆形。木质部束中导管呈径向或V字形排列。

粉末特征：石细胞多，长条形、类方形、长方形或锥形，长50～256 μm，直径20～50 μm，纹孔及孔沟明显，壁厚或稍厚。淀粉粒单粒呈长圆形、盔帽形或锤形，直径6～24 μm，脐点呈点状、一字形、八字形；复粒由2分粒组成。

【成分】 丽江乌头块根含粗茎乌头碱甲（crassicauline A），丽乌碱（liwaconitine），展花乌头碱（chasmaconitine），乌头诺辛（aconosine），卡马乌头原碱（cammaconine）[1,2]，8-去乙酰滇乌碱（8-deacetylyunaconitine）[3]，塔拉胺（talatisamine），展花乌头宁（chasmanine），佛氏乌头亭（forestine），佛氏乌头辛（foresticine）[4]，滇乌碱（yunaconitine）[1,2,4]，丽江乌头碱（foresaconitine）即是黄草乌碱丙（vilmorrianinec）[1,5]，丽江乌头任碱（acoforine），丽江乌头辛碱（acoforesticine），丽江乌头亭碱（acoforestine），丽江乌头宁碱（acoforestinine）[6]，嘟拉乌头原碱（dolaconine），丽日

碱甲(liconosine A)[7],3-去羟-8-去乙酰滇乌碱(3-deoxy-8-deacetyl yunaconitine)[3],3α,13-二羟基丽江乌头碱(3α,13-dihydroxyforesaconitine)[8]等生物碱。还含茴香酸(anisic acid)[1]。

【药理】 1. 抗炎作用　滇乌碱皮下注射10～80 μg/kg或灌服50～100 μg/kg于大鼠或小鼠,对醋酸、组胺等所致腹腔或皮肤毛细血管通透性增高有显著的抑制作用,并能明显抑制二甲苯所致小鼠耳肿,抑制角叉莱胶、蛋清及甲醛所致大鼠足跖水肿,对角叉莱胶所致大鼠胸腔白细胞游走以及棉球所致组织增生也均有显著抑制作用。摘除双侧肾上腺后仍具有抗炎作用,但滇乌碱不能延长去肾上腺大鼠的生存时间,也不影响胸腺和肾上腺重量,表明滇乌碱的抗炎作用与垂体——肾上腺皮质系统无关[1]。

2. 镇痛作用　小鼠皮下注射滇乌碱的扭体反应ED_{50}为39(34～44) μg/kg。热板法试验ED_{50}为42(37～49) μg/kg。对于甲醛所致大鼠脚爪疼痛,皮下注射10 μg/kg,30 μg/kg的镇痛率为16%和50%[1]。

3. 解热作用　对酵母所致大鼠发热,灌服滇乌碱50 μg/kg、100 μg/kg有显著的解热作用[1]。

4. 对免疫功能的影响　小鼠对血中碳粒的廓清试验,腹腔注射滇乌碱50 μg/kg连续4 d,可明显提高吞噬指数和吞噬系数,但却使小鼠肝、脾重量明显减轻,20 μg/kg无明显影响。20 μg/kg、50 μg/kg还能使小鼠血清总补体活性明显升高,但对C_3含量的影响不明显。对于绵羊红细胞(SRBC)免疫所致小鼠溶血素抗体的生成及溶血空斑形成细胞数滇乌碱无明显影响,或有所抑制,但对IgG无明显影响。50 μg/kg腹腔注射能显著延长小鼠耳后移植心肌的存活时间,对大鼠实验性变态反应性脑脊髓炎有抑制倾向[2]。

毒性　滇乌碱的LD_{50}小鼠灌服、皮下注射和腹腔注射分别为2.97 mg/kg、0.37 mg/kg、0.34 mg/kg;大鼠则分别为540 μg/kg、67 μg/kg及60 μg/kg。中毒症状为活动减少,闭目匐伏,流涎,呕吐样反应,后肢软瘫,呼吸抑制,一般在药后1 h左右死亡,死前有抽搐[1]。

【功用主治】 祛风湿,镇痛。主治风湿关节疼痛,跌打损伤。

【用法用量】 外用:捣敷。

4255 黄草花 huáng cǎo huā 《新华本草纲要》

【基原】 为罂粟科紫堇属植物灰绿黄堇的全草。

【原植物】 灰绿黄堇 *Corydalis adunca* Maxim.

多年生草本,高18～40 cm。植株灰绿色,无毛,多少被白粉。主根明显,肉质,有分枝,棕黄色。根茎粗壮。茎丛生,通常多分枝。基生叶多数,具长柄,叶片肉质,轮廓卵形,三回羽状全裂;茎生叶似基生叶。总状花序顶生或腋生;苞片钻形;花梗较苞片略短;萼片卵形,边缘具齿;花冠黄色;子房狭卵形,柱头具乳突4～8。

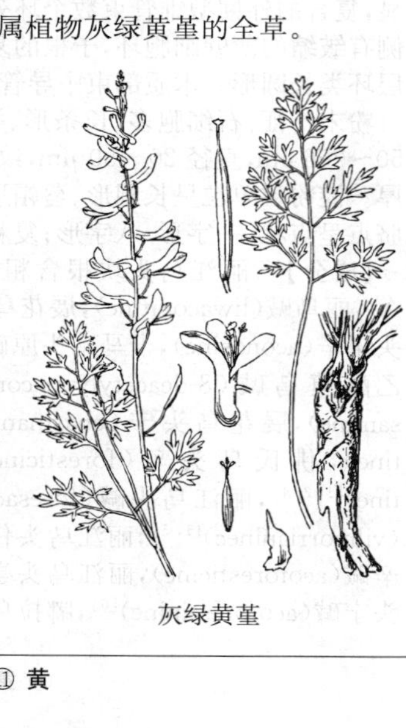

灰绿黄堇

蒴果近条形,长18～22 mm。种子1列,6～8枚,黑色,有光泽,表面密布细凹点,种阜小而伸展。花期6～7月,果期7～8月。

生于海拔1 000～2 400 m的干燥土坡或山坡灌丛中。分布于内蒙古、四川、云南、西藏、陕西、甘肃、青海、宁夏。

【采收加工】 6～7月花期采收,切段,阴干。

【药材】 黄草花 *Herba Corydalis Aduncae* 主产于西藏、四川、青海等地。

性状　全株长28～35 cm或呈0.5～3 cm小段。茎圆柱形,多分枝;表面灰绿色至绿色,具纵棱及纵向细纹;质脆,断面中空或有髓。叶多皱缩或破碎,基生叶与茎下部叶均具长柄;叶片展平后,完整者倒卵形,长6～9 cm,三回羽状全裂,灰绿色、浅绿色或黄绿色。总状花序位于枝顶,多卷曲或破碎,每花下有披针形苞片1枚,浅绿色;花萼2,膜质状,淡褐色;花冠黄色,有短距,长8～12 mm。蒴果多开裂,果壳绿褐色。气清香,味微涩。

鉴别　(1) 茎横切面:表皮细胞1列,长方形,切向排列,外被角质层,外壁和内壁明显增厚。皮层狭窄,为6～8列薄壁细胞,类圆形、长方形、多角形及不规则形,切向排列,棱脊处有厚角组织。维管束外韧型,断续排列成环,韧皮部外侧有纤维束,微木化。束中形成层为3～6列细胞,韧皮部较木质部狭窄,木质部内方纤维束较发达。髓部宽广,有的髓细胞可见明显的壁孔;老茎髓部中空。

粉末特征:浅绿黄色。纤维众多,成束或单个散在,有的纤维较短,胞腔大,直径37～89 μm;有的纤维细长,胞腔小,直径18～30 μm,成束的纤维有的与薄壁细胞相连。花粉粒淡黄色,圆球形,直径30～33 μm,表面隐约可见点状凸起,有的可见萌发孔。茎的表皮细胞长多角形,排列紧密,气孔为不定式,也有不等式,副卫细胞3～5个。导管有网纹、梯纹、具缘纹孔,螺纹少见,直径23～61 μm。有时可见叶的组织碎片,黄绿色。

(2) 取本品1 g,加入乙醇5 ml,冷浸0.5 h,滤过。滤液置水浴上蒸干,加入稀盐酸数滴,滤过。滤液分成3份,分别加入碘化汞钾试液、硅钨酸试液、苦味酸试液依次产生黄白色、白色、黄白色沉淀(检查生物碱)。

(3) 取本品1 g,加入蒸馏水10 ml,取其冷浸液1 ml,加入5% α-萘酚的乙醇液2～3滴,摇匀后,沿壁加入浓硫酸0.5 ml,界面处即呈紫红色环。

【功用主治】 《中国民族药志》:"清热解毒,止痛止泻,清肝利胆。用于背心痛,头痛,发烧或血病之背痛,胆病厌油,腹泻及肝脏疾患等。"

【用法用量】 内服:煎汤,3～9 g。

【选方】 1. 治肺热,背心痛,胸痛,喘气,吐痰,痰中带血,恶寒或因饮酒,晒太阳,喝浓茶引起的发烧　灰绿黄堇30 g,余甘子30 g,木香马兜铃20 g。共研为粗粉,煎汤服,每次1～2 g,每日1～3次。(《月王药诊》三味余甘子汤散)

2. 治胆病皮肤发黄　灰绿黄堇10 g,木香马兜铃15 g,蒂达、图木娘、波棱瓜花各10 g。共研为粗粉,煎汤服,每次1～2 g,每日1～3次。(《月王药诊》五味木香马兜铃汤散)

4256 黄茶根 huáng chá gēn 《四川常用中草药》

【异名】 女儿茶、岩果紫(《贵州民间药物》),女儿红(《四川常用中草药》),紫果叶(《新华本草纲要》)。

【基原】 为鼠李科鼠李属植物异叶鼠李的根、枝叶。

【原植物】 异叶鼠李 *Rhamnus heterophylla* Oliv. [*R.*

cavaleriei Lévl.］ 又名：崖枣树(《中国树木分类学》)。

灌木，高1.5～2 m。多分枝，小枝细长，被密短柔毛。叶互生；有叶柄，长2～7 mm，有短柔毛；托叶小，钻形或线形，宿存；叶片纸质，大小异形，小叶近圆形，大叶长圆形。花单性，雌雄异株，单生或2～3朵簇生于叶腋，黄绿色，花萼5裂，裂片外面被疏柔毛；雄花花瓣5，匙形，先端微凹，具退化雌蕊，子房不发育，花柱3半裂；雌花花瓣小，2浅裂，早落，子房球形，3室，花柱短，3半裂。核果球形，成熟时黑色，具3分核。种子背面具纵沟，卵形。花期5～8月，果期9～12月。

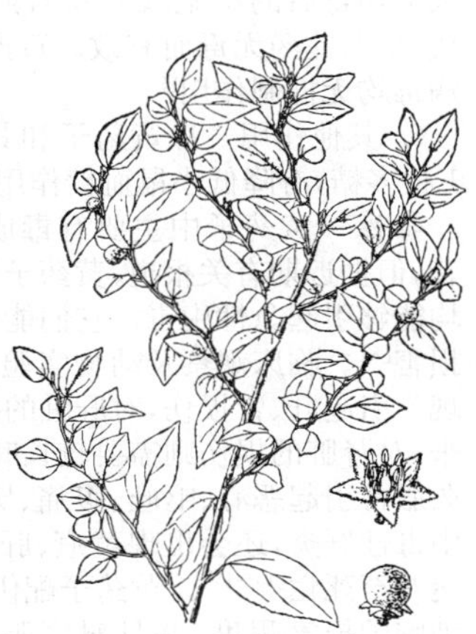
异叶鼠李

生于海拔300～1 450 m的山坡、灌丛和林缘。分布于西南及湖北、陕西、甘肃。

【采收加工】 4～5月采嫩枝叶，鲜用或切段晒干。9～12月采根，鲜用或切片晒干。

【成分】 枝叶含大黄素(emodin)，欧鼠李苷(frangulin)A，山柰酚(kaempferol)[1]。根茎含女儿茶多糖(NLC-A)。

【药性】 涩、微苦，凉。

1.《贵州民间药物》："性凉，味涩、微苦。"

2.《四川常用中草药》："微甘、苦。"

【功用主治】 清热解毒，凉血止血。主治痢疾，疮痈，吐血，咯血，痔疮出血，崩漏，白带。

1.《贵州民间药物》："清热凉血。治痔疮出血。"

2.《四川常用中草药》："清热，消积，活血，通经。治食积，肝经积滞，月经不调，吐血，劳伤，咳嗽，气痛等症。"

【用法用量】 内服：煎汤，10～30 g；鲜品30～60 g。

【选方】 1. 治痔疮出血 鲜女儿茶45 g，鲜刺老包根、地石榴果(即小种地瓜，要过冬的)各30 g，炖猪肉250 g，多放汤，少加盐，炖好后去渣取汁，每日3次，每次1饭碗。(《贵州民间药物》)

2. 治痢疾，崩带 女儿茶30～45 g，水煎，分2次服。(南川《常用中草药手册》)

4257 黄药子 huáng yào zǐ (《滇南本草》)

【异名】 黄药(《刘涓子鬼遗方》)，黄药根(《开宝本草》)，苦药子(《圣济总录》)，山慈姑、金线吊虾蟆(《植物名实图考》)，红药子(《四川中药志》)，黄独根(《江西草药》)，零余子、黄狗子(《全国中草药汇编》)。

【基原】 为薯蓣科薯蓣属植物黄独的块茎。

【原植物】 黄独 *Dioscorea bulbifera* L. 又名：零余薯(《广州植物志》)，雷公薯(《中国高等植物图鉴》)。

缠绕草质藤本。块茎棕褐色，卵圆形至长圆形，表面密生多数细长须根。茎左旋，圆柱形。单叶互生；叶柄较叶片稍短；叶片宽卵状心形或卵状心形，先端尾状渐尖，边缘全缘或微波状，无毛；叶腋内有大小不等的紫褐色的球形或卵圆形珠芽(零余子)。花单性，雌雄异株；雄花序穗状下垂；雄花单生密集，新鲜时紫色，雄蕊6，着生于花被基部，花丝与花药近等长；雌花序与雄花序相似，常2至数个丛生叶腋。蒴果反折下垂，三棱状长圆形，成熟时淡黄色，表面密生紫色小斑点。种子深褐色，扁卵形，种翅栗褐色。花期7～10月，果期8～11月。

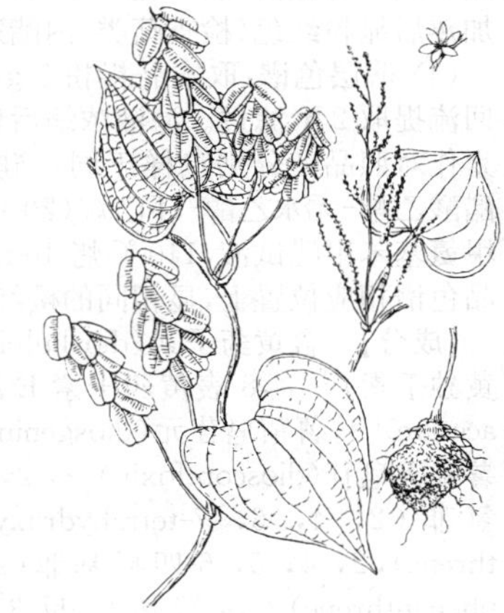
黄 独

生于海拔2 000 m以下的河谷边、山谷阴沟或杂木林缘。分布于华东、中南、西南及陕西、甘肃、台湾等地。

本植物叶腋内生长的紫褐色珠芽(黄独零余子)亦供药用，另设专条。

【栽培】 生物学特性 喜阳光充足、温暖湿润气候，耐荫蔽。以土层深厚、疏松肥沃、排水良好的砂质壤土栽培为宜。

繁殖方法 小块茎(零余子)繁殖。在冬季把落在地上的零余子拣回，放在木箱或竹篓里，贮藏室内过冬。翌年3～4月栽种。

田间管理 苗高约30 cm时，浅薅除草，重施人畜粪水，同时把茎藤理附在攀缘物上。

【采收加工】 栽种2～3年后在冬季采挖，选径粗在3 cm以上的块茎，洗去泥土，剪去须根后，横切成厚1 cm的片，晒或炕干，或鲜用。

【药材】 黄药子 *Rhizoma Dioscoreae Bulbiferae* 主产于湖北、湖南、江苏等地。

性状 多为横切厚片，圆形或近圆形，直径2.5～7 cm，厚0.5～1.5 cm。表面棕黑色，皱缩，有众多白色、点状突起的须根痕，或有弯曲残留的细根，栓皮易剥落；切面黄白色至黄棕色，平坦或凹凸不平。质坚脆，易折断，断面颗粒状，并散有橙黄色麻点。气微，味苦。

鉴别 (1) 块茎横切面：木栓细胞壁微木化，内侧石细胞断续排列成环。近外方的基本组织有分泌道。维管束外韧型，散在。黏液细胞多数，含草酸钙针晶束。薄壁细胞含淀粉粒。

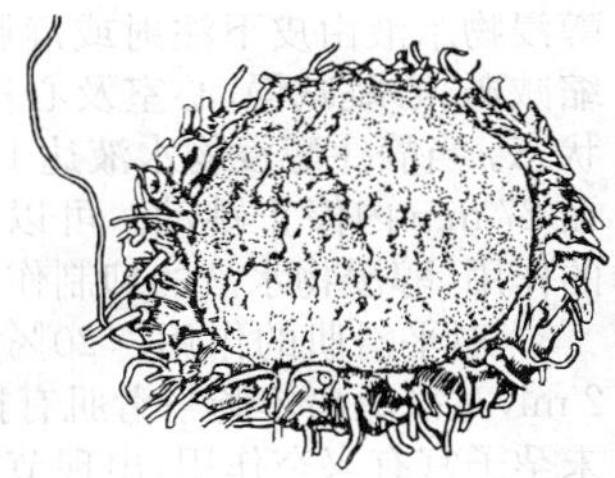
黄药子饮片外形

粉末特征：石细胞长梭形，两端钝圆，或不规则椭圆形、卵状三角形，孔沟密集。淀粉粒长圆形、卵形、贝壳形或不规则条形，短径5～12 μm，长径15～21 μm，脐点点状。黏液细胞类圆形，短径95～160 μm，长径150～300 μm，含草酸钙针晶束，长50～117 μm。分泌道含树脂状物。

(2) 取本品粗粉0.5 g，加水5 ml，振摇后，滤过。取滤液1 ml，加1%三氯化铁试液2滴，显绿色，并产生絮状沉淀(检查酚类和鞣质)。

(3) 取本品粗粉1 g，加乙醇10 ml，热浸约10 min，滤过。

取滤液滴在滤纸上，加1%香草醛盐酸试液，显淡紫色；另取上述乙醇滤液，滴在滤纸上，加对二甲氨基苯甲醛试液，加热后显粉红色(检查萜类、内酯)。

(4) 薄层色谱：取本品粗粉5 g，加乙醇30 ml，在水浴上回流提取2 h，滤过。滤液浓缩后作供试液。另取黄药子乙素作对照品。分别点样于同一硅胶G-CMC薄层板上，以醋酸乙酯-无水乙醇-环已烷(20：1.5：1)展开，喷以对二甲氨基苯甲醛试液，110 ℃烤10 min，供试液色谱在与对照品色谱相应位置上，显相同的樱红色斑点。

【成分】 含黄药子素(diosbulbin) A～H(即黄独甲素至黄独壬素)[1～3]，8-表黄药子素E乙酸酯(8-epidiosbulbin E acetate)[2]，薯蓣皂苷元(diosgenin)，薯蓣皂苷(diosgenin)，薯蓣毒皂苷(dioscorefoxin)[4]，2，4，6，7-四羟基-9，10-二氢菲(2，4，6，7-tetrahydroxy-9，10-dihydro phenanthrene)，2，4，5，6-四羟基菲(2，4，5，6-tetrahydroxyphenanthrene)[5]，4-羟基-(2-反-3′，7′-二甲基-2′，6′-辛二烯基)-6-甲氧基苯乙酮〔4-hydroxy-(2-*trans*-3′，7′-dimethylocta-2′，6′-dienyl)-6-methoxyacetophe-none〕，4，6-二羟基-2-O-(4′-羟丁基)苯乙酮〔4，6-dihydroxy-2-0-(4′-hydroxybutyl)acetophenone〕[6]，二氢薯蓣碱(dihydrodioscorine)[7]，鞣质等[8]。

【药理】 1. 抗菌作用 体外抗菌试验表明，黄药子水浸剂(1：3)在其20%～40%浓度内对堇色毛癣菌、同心性毛癣菌、许兰黄癣菌、奥杜盎小芽胞癣菌、铁锈色小芽胞癣菌、羊毛状小芽胞癣菌、石膏样小芽胞癣菌、腹股沟表皮癣菌、红色表皮癣菌、星形奴卡菌等皮肤真菌均有不同程度的抑制作用[1]。分离出的生物碱二氢薯蓣碱在0.1%浓度时能抑制多种使植物致病的真菌生长[2]。口服黄独乙素每日50 mg/kg及200 mg/kg对大鼠角叉菜胶性足跖肿及大鼠棉球肉芽肿有显著的抑制作用。黄独乙素是黄药子抗炎活性成分之一[3]。

2. 对心脏的作用 20%黄药子水煎剂或醇浸物水液用1：500浓度0.1 ml时，可使离体蛙心收缩减弱、心跳减慢、心室及心房扩张；用其1：50浓度0.1 ml时，可使离体蛙心立刻被抑制，心室停止跳动，心房和静脉窦仍然跳动，但在15 min内停止活动于舒张状态。20%黄药子水煎剂或醇浸物水液由皮下注射或静脉注射给药，可使在位蛙心收缩减弱、心跳减慢、心室及心房扩张，处于舒张而收缩不全状态。当静注醇浸物水液达1 ml时，心室收缩立即减弱，并在27 min内停止跳动。可以认为黄药子有直接抑制心肌的作用，醇浸物水液的抑制作用较水煎剂强[4]。

3. 对平滑肌的作用 20%黄药子水煎剂或醇浸物水液2 ml，对家兔离体肠平滑肌有抑制作用；对家兔及豚鼠离体未孕子宫有兴奋作用，出现节律性收缩与强直性收缩，苯海拉明能消除其对子宫的兴奋作用[4]。

4. 抑瘤作用 黄药子乙醇提取物(浸膏)在50 mg/kg和100 mg/kg剂量下对小鼠肝癌H_{22}的抑瘤率分别为19.5%和36.3%，对小鼠肉瘤S_{180}的抑瘤率分别为24.3%和31.6%；用黄药子乙醇浸膏治疗小鼠腹水瘤(EAC)，能够明显延长小鼠的生存日数，当剂量为100 mg/kg时，可使小鼠的生命延长率达到74.1%[5]。黄药子甲素、乙素、丙素以及薯蓣皂苷等均具有抗肿瘤作用，尤其对于甲状腺腺瘤有独特的疗效[6，7]。黄药子油对子宫颈癌U_{14}、小鼠白血病L_{615}均有一定的抑制作用[8]。

5. 抗病毒作用 黄药子乙醇浸膏在0.017～0.034 mg/ml时不仅能抑灭DNA病毒，而且能抑制RNA病毒的转录，灭活病毒后的细胞或药物对照细胞仍旧能够继续分裂传代，说明此药无毒而有效。黄药子的水浸剂对各种类型的病毒均无抑制作用[9]。

6. 其他作用 从黄药子和其他薯蓣科植物中分离得到1种多糖，有降低小鼠血糖作用[10]。

毒性 黄药子中主要有毒成分为薯蓣皂苷及薯蓣毒皂苷，但据近期有关报道，黄药子甲素、乙素、丙素以及鞣质等均能够引起急性中毒。它们能蓄积中毒，久服对肝、肾均有损害[8]。临床观察及动物实验表明，黄药子的毒性主要表现为引起肝、肾损伤，对肝脏的损伤在短时间内即可表现出来，对肾脏的损伤则需要较长时间才能显现[11，12]。黄药子久服常引起恶心、呕吐、腹痛、厌油腻食物等症状并常引起中毒性肝炎，还会出现黄疸、肝肿大，严重者甚至出现肝昏迷乃至死亡[13～15]。黄药子配伍当归后，可明显减轻其对肝细胞的损害程度，并且对肾脏的损害也有一定的缓解作用[16]。服用黄药子的同时，给予具有抗癌活性的抗生素阿霉素后，虽没有造成肝脏毒性，但加重了阿霉素的心脏毒性作用[17]。

【炮制】 取原药材，除去杂质，洗净，润透，切小块或厚片，干燥。

饮片性状 本品为圆形或类圆形的厚片或小块。表面淡黄色至黄棕色，散有多数颗粒状橙色的斑点，粉质；周边棕黑色，密布黄白色至棕黄色圆形根痕和须根痕，气微，味苦。

贮干燥容器内，置通风干燥处。防霉，防蛀。

【药性】 苦，寒，小毒。归肺、肝经。

1.《日华子》："凉。"

2.《开宝本草》："苦，平，无毒。"

3.《滇南本草》："性大寒，味苦。"

4.《本草经疏》："气薄味厚，降多升少，阴也。入手少阴、足厥阴经。"

5.《食物考》："辛，寒。微毒。"

6.《湖南药物志》："苦，咸。有毒。"

7.《广西本草选编》："味苦、涩，性凉。"

【功用主治】 散结消瘿，清热解毒，凉血止血。主治瘿瘤，喉痹，痈肿疮毒，毒蛇咬伤，肿瘤，吐血，衄血，咯血，百日咳，肺热咳喘。

1.《开宝本草》："主诸恶肿疮瘘，喉痹，蛇犬咬毒，取根研服之，亦含亦涂。"

2.《绍兴本草》："治瘰疬及瘿气。"

3.《得配本草》："治产后时疫热狂。"

4.《药性考》："降火止血。"

5.《食物考》："诸药毒除。蒸食甘美，热嗽能去。厚肠充胃，稀痘食豫。"

6.《萃金裘本草述录》："治肺热咳嗽，唾血，鼻衄，舌衄，舌肿，咽喉肿痛。"

7.《江苏省植物药材志》："治腰酸痛。"

8.《现代实用中药》："为止血剂，治吐血，咯血，鼻血，产后流血过多。"

9.《湖南药物志》："祛湿散痰，补虚壮肾，清热解毒，杀虫。主治疝气，腰痛。"

【用法用量】 内服：煎汤，3～9 g；或浸酒；研末1～2 g。外用：鲜品捣敷；或研末调敷；或磨汁涂。

【宜忌】 内服剂量不宜过大。

1.《本草经疏》："痈疽已溃不宜服，痈疽发时不焮肿，不渴，色淡，脾胃作泻者，此为阴症，当以内补为急，解毒次之，药子之类宜少服，止可外敷。”

2.《南方主要有毒植物》：“薯块和小薯有毒，误食引起口、舌、喉等处烧灼痛，流涎，恶心，呕吐，腹痛，腹泻，瞳孔缩小，严重的出现昏迷，呼吸困难和心脏麻痹而死亡。”

【选方】 1. 治瘿气　黄药子一斤。浸洗净，酒一斗浸之，每日早晚常服一盏，忌一切毒物及不得喜怒。(《斗门方》)

2. 治缠喉风，颐颔肿及胸膈有痰，汤水不下者　黄药子一两。为细末，每服一钱，白汤下。吐出顽痰。(《扁鹊心书》黄药子散)

3. 治小儿咽喉肿痛　苦药子、白僵蚕各等分。上二味，捣为细散，每服半钱匕，白矾水调下，量儿大小加减。(《圣济总录》苦药子散)

4. 治舌肿及重舌　黄药、甘草(炙，锉)各一两。上二味，粗捣筛，每服三钱匕，以水一盏，煎至七分，去滓，食后温服。(《圣济总录》黄药汤)

5. 治发背痈疽脓尽，四面皮粘，恐再有脓毒攻起　黄药子、白药子各一两，赤小豆一合。上三味为末，水调敷。(《刘涓子鬼遗方》逼毒散)

6. 治瘰疬　黄独鲜块茎 60～90 g，鸭蛋 1 枚，水煎，调些酒服。(《福建中草药》)

7. 治睾丸炎　黄独根 9～15 g，猪瘦肉 120 g。水炖，服汤食肉，每日 1 剂。(《江西草药》)

8. 治毒蛇咬伤　黄药子 9 g，天葵根、生南星各 3 g。捣绒敷伤口。(《贵州草药》)

9. 治扭伤　黄独根、七叶一枝花(均鲜用)各等量。捣烂外敷。(《江西草药》)

10. 治鼻衄不止　黄药子为末，每服二钱匕，煎阿胶汤下。良久以新水调面一匙头服之。(《简要济众方》)

11. 治舌上出血不止　黄药子一两，青黛一分。上为细末，每服一钱匕，食前新汲水调下，日二服。(《奇效良方》圣金散)

12. 治腹泻　黄药子研末，每次 3 g，开水吞服。(《贵州草药》)

13. 治咳嗽气喘　黄独块茎、胡颓子叶各 9 g，甘蔗节 2 个，水煎服。(《浙江民间常用草药》)

【临床报道】 1. 治疗甲状腺腺瘤　用黄药子 300 g，研为细末，与白酒 1 500 g 和匀，分装于 4 个 500 ml 盐水瓶中，棉线扎紧瓶塞，放于铁锅中，加水后加温至 60～70 ℃，4 h后取出，冷却过滤后即成，每次 6 ml，每日 3 次，睡前加服 12 ml。1 个月为 1 个疗程。肿瘤消失后巩固治疗半个疗程。伴肝病者忌服。共治疗 48 例，结果：治愈 40 例，显效 5 例，有效 1 例，无效 2 例，总有效率 95.8%[1]。

2. 治疗宫颈炎　黄药子 500 g，浸于黄酒 2 kg 中，加入密封罐内微火蒸 2 h，密封放于冷处避光，7 d 后待用。用时先用棉签擦净宫颈分泌物，然后将带尾线之消毒棉球浸湿药酒，贴于宫颈表面，24 d 后取出，隔日 1 次。观察 53 例，平均用药 9 次，有效率达 100%，治愈率为 32.7%，患者上药后无全身及局部不良反应[2]。

3. 治疗银屑病　取黄药子块茎(根)300 g，切片捣碎，加 75%乙醇 1 000 ml，浸泡 7 d，过滤后即成黄药子酊。用时将其酊剂直接涂擦皮损局部，每日 2～3 次。共治疗 56 例，结果：有效率为 87.5%，一般见效时间为 5～14 d，治愈时间 3～5 星期[3]。

【各家论述】 1.《本草经疏》：“经曰，一阴一阳结为喉痹，一阴者少阴君火也；一阳者少阳相火也。解少阴之热，相火自不妄动而喉痹瘳矣。蛇犬咬毒，亦血分受热毒所伤故也，苦寒能凉血，得土气之厚者，又能解百毒也。”

2. 王起凡：“黄药子，解毒凉血最验，古人于外科、血证两方尝用。今人不复用者，因久服有脱发之虞，知其为凉血散血明矣。”(引自《本草汇言》)

4258 黄栌根 huáng lú gēn (《陕西中草药》)

【基原】 为漆树科黄栌属植物光叶黄栌或毛叶黄栌的根。

【原植物】 1. 光叶黄栌 *Cotinus coggygria* Scop. var. *cinerea* Engl. 又名：灰毛黄栌(《植物学报》)，西山红叶(北京)。

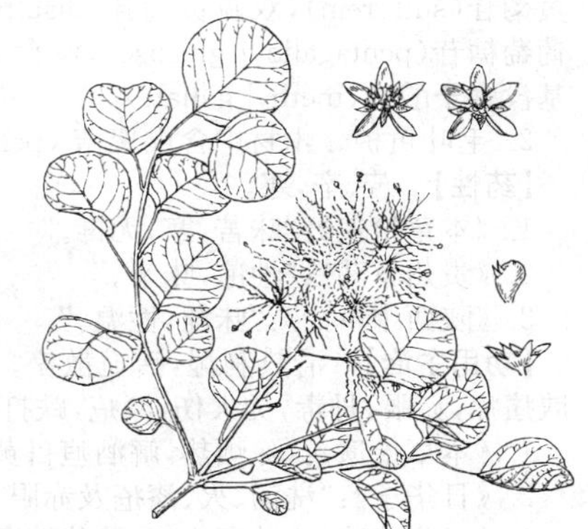

光叶黄栌

落叶灌木，高 2～4 m。树皮鳞片状，暗灰色；小枝有柔毛，灰色。单叶互生，叶柄短；叶片倒卵形或卵圆形，先端圆或微凹，基部圆形或阔楔形，全缘，两面或尤其叶背显著被灰色柔毛；侧脉 6～11 对。圆锥花序，被柔毛；花萼无毛，裂片卵状三角形；花瓣卵形或卵状披针形；雄蕊 5，花药卵形，与花丝等长；花盘 5 裂，紫褐色；子房近球形，花柱 3，分离，无毛。小坚果，扁肾形。

生于海拔 700～1 620 m 的向阳山坡林中。分布于河北、山东、河南、湖北、四川等地。

2. 毛叶黄栌 *C. coggygria* Scop. var. *pubescens* Engl. 又名：柔毛黄栌(《植物学报》)，彭皮连、金告碑木(《天目山药用植物志》)。

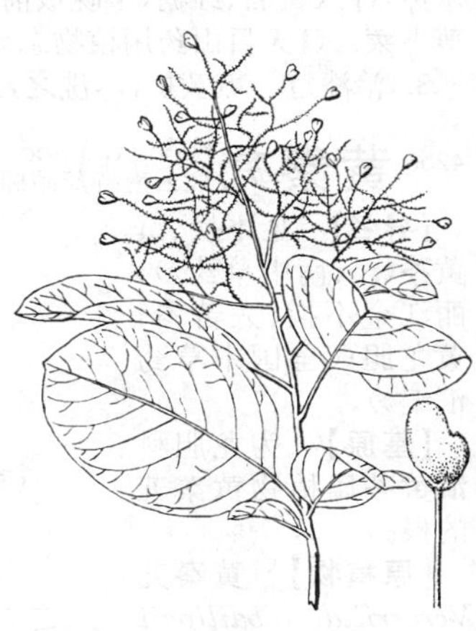

毛叶黄栌

与上种主要区别：叶多为阔椭圆形、稀圆形，叶背尤其沿脉上和叶柄密被柔毛；花序无毛或近无毛。花期4～5月，果期9～10月。

生于海拔 800～1 500 m 的山坡林中。分布于山西、江苏、浙江、山东、河南、湖北、四川、贵州、陕西、甘肃等地。

本植物的枝叶(黄栌枝叶)亦供药用，另设专条。

【栽培】 生物学特性　喜阳光，耐半阴，耐旱，耐寒，耐盐碱，耐瘠薄，但不耐水湿。生长迅速，萌蘖力强。

繁殖方法　种子繁殖、分株繁殖或扦插繁殖。种子繁殖：6～7 月果实成熟时采种，经湿沙贮藏 40～50 d 后播种。幼苗抗寒力较差，入冬前需覆盖树叶和草秸防寒。也可在采种后沙藏越冬，翌年春季播种。分株繁殖：春季发芽前，选树干外围生长好的根蘖苗，连须根掘起，栽入圃地育苗，然后定植。扦插繁殖：春季用硬枝插，需搭塑料拱棚，保温保湿。生长季节在喷雾条件下，用带叶嫩枝插，用4×10^{-4}～5×10^{-4}吲哚丁酸处理剪口，30 d左右即可生根。生根后停止喷雾，待须根生长时移栽，成活率较高。

田间管理　移栽时对树冠枝条适当剪短，以减少蒸发，利于成活。一般在春季发芽前移栽为宜。生长季节追施有机肥2～3次。

【采收加工】　全年均可采根，切段晒干。

【成分】　1. 光叶黄栌　全草含硫黄菊素(sulfuretin)，硫黄菊苷(sulfurein)，双硫黄菊苷(disulfuretin)，黄没食子酰葡萄糖苷(pentagalloyl glucose)，没食子酸(gallic acid)，甲基没食子酸盐(methyl gallate)[1]。

2. 毛叶黄栌　木材中含戊聚糖(pentosan)[2]。

【药性】　苦、辛，寒。

1.《本草拾遗》："味苦，寒，无毒。"

2.《贵州草药》："性凉，味辛。"

3.《陕西中草药》："味涩，性温。"

【功用主治】　清热利湿，活血散瘀。主治黄疸，肝炎，皮肤瘙痒，赤眼，丹毒，烫火伤，漆疮，跌打瘀痛。

1.《本草拾遗》："除烦热，解酒疸目黄，煮服之。"

2.《日华子》："洗汤、火、漆疮及赤眼。"

3.《贵州草药》："散瘀止痛，清热解毒。"

4.《陕西中草药》："祛风毒，活血散瘀。主治皮肤瘙痒症，跌打损伤，骨折，虚肿。"

5.《全国中草药汇编》："主治急性黄疸型肝炎，慢性肝炎(迁延性肝炎)，无黄疸型肝炎，麻疹不出。"

【用法用量】　内服：煎汤，10～30 g。外用：煎水洗。

【选方】　1. 治肝炎　黄栌，成人每日30 g，小儿减半，煎2次，合并一起，早晚各服1次；外用枝、叶煎水洗或叶捣烂敷患处。(《全国中草药汇编》)

2. 治妇女产后劳损　毛黄栌根皮60 g，加蕲艾根30 g，水煎，冲入黄酒、红糖，早晚饭前各服1次；忌食酸辣、芥菜、萝卜菜。(《天目山药用植物志》)

3. 治漆疮　煎黄栌汁，洗之，最良。(《杨氏产乳方》)

4259 黄秦艽 huáng qín jiāo(《云南省药品标准》)

【异名】　金不换、滇黄芩(《云南中草药》)，丽江金不换、大苦参、黄龙胆(《全国中草药汇编》)。

【基原】　为龙胆科滇黄芩属植物黄秦艽的根。

【原植物】　黄秦艽 *Veratrilla baillonii* Franch.

多年生草本，高30～85 cm。主根圆锥形黄色，粗壮。茎黄绿色或上部紫色，粗壮不分枝。基生叶呈莲座状，有长柄，叶片长圆状匙形，先端圆钝，基部渐狭，叶脉3～5条；茎生叶对生，无柄；叶片卵状椭圆形。圆锥状复聚伞花序，花密集；花萼筒甚短，4裂至近基部，裂片先端钝；花冠黄绿色，有紫色条纹，冠筒短，5裂，裂片长圆形，先端常凹形，基部具2个紫色腺斑；雄蕊5，着生于花冠弯曲处；子房卵形，无柄，花柱不明显。蒴果卵圆形，无柄。种子深褐色，近圆形，表面具细网纹，周缘具宽翅。花、果期5～8月。

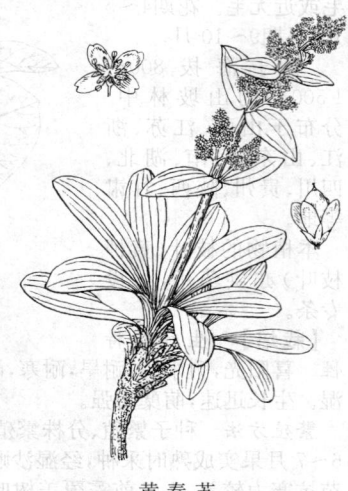

黄秦艽

生于海拔3 000～4 600 m的高山草地、灌丛中。分布于四川、云南及西藏等地。

【采收加工】　6～7月采挖，晒干。

【成分】　根含呫吨酮及呫吨酮苷：1-羟基-2，3，4，7-四甲氧基呫吨酮(1-hydroxy-2，3，4，7-tetramethoxyxanthone)，金不换苷元(veratrilogenin)，金不换苷(veratriloside)[1]，1，3-二羟基-2，7-二甲氧基呫吨酮(1，3-dihydroxy-2，7-dimethoxyxanthone)，1-羟基-2，3，7-三甲氧基呫吨酮(1-hydroxy-2，3，7-trimethoxyxanthone)，1-羟基-2，3，5-三甲氧基呫吨酮(1-hydroxy-2，3，5-trimethoxyxanthone)，1-羟基-2，3，4，5-四甲氧基呫吨酮(1-hydroxy-2，3，4，5-tetramethoxyxanthone)，1，4-二羟基-2，3，7-三甲氧基呫吨酮(1，4-dihydroxy-2，3，7-trimethoxyxanthone)[2]，2，3，4，7-四甲氧基呫吨酮1-O-β-D-吡喃木糖基(1→6)-β-D-吡喃葡萄糖苷〔2，3，4，7-tetramethoxyxanthone-1-O-β-D-xylopyranosyl-(1→6)-β-D-glucopyranoside〕[3]。

【药性】　苦，寒，有毒。

1.《云南中草药》："苦，寒。"

2.《全国中草药汇编》："有毒。"

【功用主治】　清热解毒，活络止痛，杀虫。主治肺热咳嗽，扁桃体炎，胃炎，痢疾，慢性胆囊炎，肾炎，乳腺炎，烧伤，跌打损伤，痈疮肿毒，蛔虫病。

1.《云南中草药》："清热解毒，活络止痛。主治肺炎，肾炎，乳腺炎，扁桃体炎，支气管炎，草乌中毒，跌打损伤。"

2.《全国中草药汇编》："清热，消炎，解毒，杀虫。主治肺热咳嗽，阿米巴痢疾，烧伤，黄疸性肝炎，蛔虫病，痈疮肿毒等。"

【用法用量】　内服：煎汤，1.5～3 g；或泡酒。外用：研末调搽。

【选方】　1. 治肺热咳嗽　(黄秦艽)根3 g，水煎分3次服。

2. 治阿米巴痢疾　黄秦艽1.5 g，草血竭3 g，水煎服。

3. 治烧伤　黄秦艽研细末调凡士林外搽。(1～3方出自《全国中草药汇编》)

4. 治跌打损伤　金不换适量，泡酒分服。(《云南中草药》)

4260 黄海葵 huáng hǎi kuí(《青岛中草药手册》)

【异名】　海菊花、海腚根、沙筒(《青岛中草药手册》)。

【基原】　为海葵科黄海葵属动物黄海葵的全体。

【原动物】　黄海葵 *Anthopleura xanthogrammica* (Berkly) 体态多变，收缩时呈左右对称的相合状，伸展时呈圆筒形；体高30～90 mm，体宽30～70 mm，多数为中等大小。体顶端为口盘，口盘底色为深浅不一的灰白色和青褐色。口位于口盘中央，呈裂缝状，周围有浅粉红色的口唇。口盘边缘环生数圈触手，触手细长可伸缩，呈浅褐色，或粉红色，按12的倍数排列，总数为96根。触手向口面有白斑；反口面的基部有灰白色结节约20个。体色变异较大，上部为灰褐色或灰绿色，下部为黄褐色或肉色。体壁上有疣状吸盘，上部比下部多，下部近平滑。

体常埋于沙中，下端有圆形足盘，固着于沿海高潮线岩石上或残水坑沙中石上。当退潮时，触手伸展如菊花状，若遇惊动即缩于泥沙中。为极普通的种类。我国分布于黄海、渤海、东海。

同属动物太平洋侧花海葵 *A. pacifica* Uchida 亦供药用。

【采收加工】 四季均可采，鲜用。

【成分】 全体含黄海葵强心肽(anthopleurin)A、B、C。黄海葵强心肽A相对分子质量约为5 500，由49个氨基酸残基组成，含3个胱氨酸残基。黄海葵强心肽C由47个氨基酸残基组成[1]。含2-氨基乙基磷酸酯(2-amino ethylphosphate)，N-甲基-2-氨基乙基磷酸酯(N-methyl-2-aminoethylphosphate)。尚含胆碱磷酸酯的磷酸类化合物[1]。含类胡萝卜素色素(peridinin)，为5′，6′-环氧-3，5，3′-三羟基-6，7-二脱氢-5，6，5′，6′-四氢-12，13，20-三去甲基-β，β-胡萝卜烯-19′，11′-交酯-3-乙酸酯(5′，6′-epoxy-3，5，3′-trihydroxy-6，7-didehydro-5，6，5′，6′-tetrahydro-12，13，20-trinor-β，β-caroten-19′，11′-olide-3-acetate)[1]。嘧啶类：尿嘧啶(uracil)，2′-脱氧核糖尿嘧啶(2′-deoxyribose uridine)，胸腺嘧啶(thymidine)，脱氧核糖胸腺嘧啶(deoxyribose thymidine)，脂肪酸成分：1-O-十六碳烷酰-2-O-[9-十八碳烯酰-3-O-(9，12-十八碳二烯酰)甘油酯]{[1-O-hexadecanoyl-2-O-(9-octadecenoyl) 3-O-9，12-octadecadienoyl]glycerol}，1-O-[9-十八碳二烯酰-2-O-(9，12-十八碳二烯酰)甘油酯]{1-O-[9-octadecadienoyl2-O-(9，12-octadecadienoyl)]glycerol}，1-O-十六烷酰基-3-O-(14-二十碳烯酰基)甘油酯[1-O-hexadecanoyl-3-O-(14-eicosylecenoyl)glycerol][2]。

【药理】 强心作用 黄海葵强心肽A对豚鼠离体心房半数有效量(ED_{50})为4.4×10^{-9} mol/L，对哺乳动物心脏均能增加收缩力，但不增加心搏作用。对Na^+，K^+-ATP酶、单胺氧化酶、腺苷-3，5′-磷酸二酯酶不显作用，强心作用较毒毛花苷G强200～1 000倍。黄海葵强心肽C对大鼠离体心房的半数有效量(ED_{50})为3.0×10^{-9} mol[1]。

毒性 黄海葵强心肽A的半数致死量(LD_{50})为0.3～0.4 mg/kg[1]。

【药性】 咸，平，有毒。

《青岛中草药手册》："性平，味咸。"

【功用主治】 《青岛中草药手册》："收敛固涩，祛湿杀虫。主治痔疮，脱肛，白带过多，蛲虫等。"

【用法用量】 外用：切碎或化水外敷。内服：煎汤，1个。

【宜忌】 本品有毒，多作外用，内服宜慎。

【选方】 1. 治痔疮，脱肛，白带过多 鲜海葵1个，剖腹去砂炖服。

2. 治痔疮，脱肛 鲜海葵1个，撒冰片少许，化水后敷于肛门。(1、2方出自《山东药用动物》)

3. 治蛲虫病 将海葵1块塞入肛门，每晚1次，连用1个星期。(《青岛中草药手册》)

【临床报道】 治疗痔疮，脱肛 以太平洋侧花海葵为主，配伍少量中药如冰片等，以护肤霜为基质制成"海葵膏"外用。用法：每晚用温水坐浴后，将海葵膏涂于患处，稍加按摩，以药膏不堆积于皮肤表面为宜，早、晚各涂1次，急性重症患者每日可涂药数次。一般以2星期为1个疗程。最短用药2～3次，即可止痛、止血；用药3～5 d可获明显效果。共治疗82例，结果：基本痊愈19例，显效13例，有效29例，无效21例，总有效率74.4%。其中外痔12例的有效率达88.6%，对内痔的疗效较差，改制成"海葵栓剂"则疗效有显著提高[1]。

4261 **黄梢蛇** huáng shāo shé (《广西中药志》)

【异名】 黄肚龙、过树龙、过树榕、上竹龙、灰背蛇(《广西药用动物》)。

【基原】 为游蛇科鼠蛇属动物灰鼠蛇除去内脏的全体。

【原动物】 灰鼠蛇 *Ptyas korros* (Schlegel)

体全长可达2 m，细长。头、体背呈灰黑色、灰棕色或灰褐色，体后部及尾部背鳞鳞缘黑褐色，互相交织成细网纹；唇缘及腹部淡黄色，颊鳞2～3；眶前鳞1(2)，有1眶前下鳞，眶后鳞2(3)；颞鳞2(1～3)+2(1～4)，上唇鳞3-2-3(4-2-3)式。背鳞平滑，15-15(13)-11行；腹鳞156～184；肛鳞2分，尾下鳞109～154对。

生活于海拔212～1 600 m的平原、丘陵及山区，常见于水稻田边、河边、路旁及杂草乱石处，以蛙、鸟、鼠等为食。分布于浙江、福建、江西、湖南、广东、广西、海南、贵州、云南、台湾。

本动物的胆囊(蛇胆)、蜕下的皮膜(蛇蜕)亦供药用，另设专条。

【采收加工】 清明至秋季捕捉，以冬季入穴冬眠前捕捉者质佳。捕后除去内脏，擦净血迹，鲜用或烘干。

【成分】 灰鼠蛇肉含蛋白、脂肪、多种氨基酸。蜕皮含骨胶原。脑含促卵泡激素(follicle stimulating hormone)，促黄体生长激素(luteinizing hormone)[1]。

【药性】 《广西药用动物》："性平，味甘、咸。"

【功用主治】 《中国药用动物志》："祛风除湿，舒筋活络。主治风湿性关节炎、麻痹、瘫痪等症。"

【用法用量】 内服：煎汤，3～10 g；或浸酒饮。

【选方】 治久患风湿瘫痪病，面部脚部浮肿，中风伤湿，半身不遂和骨节疼痛 眼镜蛇、金环蛇、黄梢蛇各1条，共重1～1.5 kg，剖腹去内脏及头，清水快洗，用布抹干，泡50度以上的米酒7.5～10 kg，密封2～3个月。每次饮量60 g左右。(《广西药用动物》三蛇酒)

4262 **黄槲叶** huáng hú yè (《草木便方》)

【异名】 大榕叶(《生草药性备要》)。

【基原】 为桑科无花果属植物黄葛树的叶。

【原植物】 黄葛树 *Ficus virens* Ait. var. *sublanceolata* (Miq.) Corner 又名：嘉树(《峨眉县志》)，万年阴、婆罗树(《生草药性备要》)，榕树(《草木便方》)，黄槲树(《中国药用植物志》)，披针叶黄葛树(《贵州植物志》)，猪麻榕、马尾榕(海南)，小无花果(贵州)。

落叶乔木，高达15～20 m。板根延伸达数十米外，支柱根形成树干，胸围达3～5 m。叶互生；有叶柄，长2.5～5 cm；托叶广卵形；叶片纸质，长

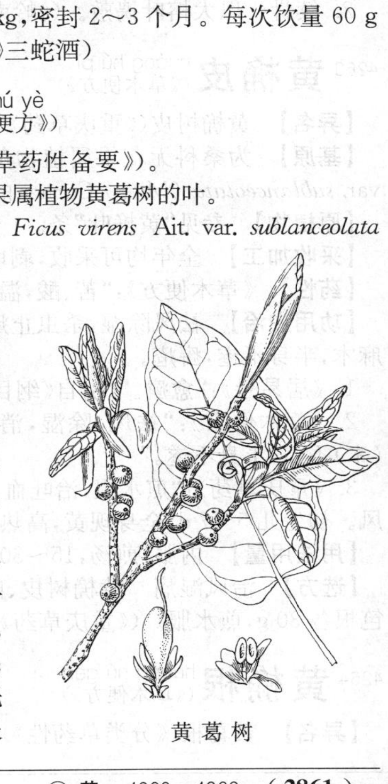

黄葛树

椭圆形或近披针形，先端短渐尖，基部钝或圆形，全缘，基出脉3条，侧脉7～10对，网脉稍明显。隐头花序（榕果），花序单生或成对腋生，近球形，成熟时黄色或红色；雄花、瘿花、雌花同生于一花序托内；雄花少数，雄蕊1，花丝短；瘿花具花被片3～4，花柱侧生；雌花无梗，花被片4。瘦果微有皱纹。花、果期全年。

生于海拔500～800 m的疏林中或溪边湿地。分布于广东、广西、海南、四川、贵州、云南。

本植物的树皮（黄桷皮）、根皮（黄桷根）、树的乳汁（黄桷浆）、根部由寄生虫所形成的疙瘩（黄桷树根疙瘩）亦供药用，另设专条。

【采收加工】 7～10月采收，鲜用。

【成分】 叶含黄酮苷成分：高山黄芩素-6-O-β-D-葡萄糖苷（scutellarein-6-O-β-D-glucoside）[1]，山柰酚-3-O-β-D-葡萄糖苷（kaempferol-3-O-β-D-glucoside），槲皮素-3-O-β-D-葡萄糖苷（quercetin-3-O-β-D-glucoside），6-羟基山柰酚-7-O-β-D-葡萄糖苷（6-hydroxy-kaempferol-7-O-β-D-glucoside），槲皮素-3-O-β-D-芸香糖苷（quercetin-3-O-β-D-rutinoside）[2]。还含α-香树脂醇（α-amyrin），香柠檬烯（bergapten），苄基葡萄糖苷（benzyl glucoside），豆甾醇（stigmasterol），豆甾醇-3-O-β-D-葡萄糖苷（stigmasterol-3-O-β-D-glucoside）[2]。

【药性】 《生草药性备要》："味涩，性平。"

【功用主治】 祛风活血，消肿止痛。主治筋骨疼痛，迎风流泪，皮肤瘙痒，臁疮，骨折。

1.《生草药性备要》："除骨内风，又能续骨。"

2.《本草求原》："续筋骨，止痛，消瘀。"

3.《草木便方》："叶贴臁疮胫烂。"

4.《重庆草药》："煎水熏洗风眼流泪，皮肤瘙痒。"

【用法用量】 内服：煎汤，9～15 g。外用：捣敷；或煎水洗。

【选方】 1. 治远年骨痛 取大榕叶蒸醋，送饭常食。（《生草药性备要》）

2. 续骨 以大榕叶捣敷。（《岭南采药录》）

4263 黄桷皮 huáng hú pí（《草木便方》）

【异名】 黄桷树皮（《重庆草药》）。

【基原】 为桑科无花果属植物黄葛树 *Ficus virens* Ait. var. *sublanceolata*（Miq.）Corner的树皮。

【原植物】 参见"黄桷叶"条。

【采收加工】 全年均可采收，剥取树皮，晒干。

【药性】 《草木便方》："苦、酸，温。"

【功用主治】 祛风除湿，杀虫止痒。主治风湿痹证，四肢麻木，半身不遂，癣疮。

1.《居易录》："愈癣。"（引自《纲目拾遗》）

2.《草木便方》："祛风，除湿，消肿满。治四肢顽痹，麻（木）不仁，半身不遂。"

3.《重庆草药》："煎水服，治吐血，煎水洗，治初生儿黄七风。初生儿5～7 d，全身现黄，高热惊风。"

【用法用量】 内服：煎汤，15～30 g。外用：煎水洗。

【选方】 治风湿痛 黄桷树皮、阎王刺根、酸汤根、铁篱笆根各30 g，煎水服。（《重庆草药》）

4264 黄桷根 huáng hú gēn（《草木便方》）

【异名】 黄葛根（《分类草药性》）。

【基原】 为桑科无花果属植物黄葛树 *Ficus virens* Ait. var. *sublanceolata*（Miq.）Corner的根皮。

【原植物】 参见"黄桷叶"条。

【采收加工】 8～9月采者为佳，鲜用或晒干。

【药性】 苦、酸，温。

1.《草木便方》："苦、酸，温。"

2.《重庆草药》："味苦、涩，性热。"

3.《全国中草药汇编》："微辛，凉。"

【功用主治】 祛风除湿，消肿，杀虫。主治风湿痹痛，四肢麻木，半身不遂，劳伤腰痛，跌打损伤，水肿，疥癣。

1.《纲目拾遗》："治疥癣，取其根皮煎汤浴之。"

2.《草木便方》："祛风，除湿，消肿满。治风湿痹痛，麻（木）不仁，半身不遂。"

3.《分类草药性》："杀虫，退火。治跌打损伤，小儿疝气。"

4.《四川中药志》1960年版："行气消肿。治肿胀等症。"

5.《重庆草药》："治劳伤，腰背酸痛，湿肿，虚弱。"

6.《全国中草药汇编》："清热解毒。主治风湿骨痛，感冒，扁桃体炎，眼结膜炎。"

【用法用量】 内服：煎汤，9～15 g；或浸酒。外用：煎水洗浴。

4265 黄桷浆 huáng hú jiāng（《草木便方》）

【基原】 为桑科无花果属植物黄葛树 *Ficus virens* Ait. var. *sublanceolata*（Miq.）Corner的乳汁。

【原植物】 参见"黄桷叶"条。

【采收加工】 全年均可采收，切割树皮使乳汁流出，随采随用。

【功用主治】 杀虫，解毒消肿。主治疥癣，腮腺炎。

1.《草木便方》："疗疥癞，血风癣。"

2.《重庆草药》："治腮腺炎。"

【用法用量】 外用：涂敷。

4266 黄脚鸡 huáng jiǎo jī（《贵州草药》）

【异名】 十样错（《贵州草药》），竹节参（《贵州药用植物目录》），竹叶三七、黄三七（《湖南药物志》）。

【基原】 为百合科竹根七属植物深裂竹根七的根茎。

【原植物】 深裂竹根七 *Disporopsis pernyi*（Hua）Diels［*Aulisconema pernyi* Hua；*D. arisanensis* Hayata］又名：竹根假万寿竹（《中国高等植物图鉴》），剑叶假万寿竹。

多年生草本，高20～30 cm。根茎圆柱形，肉质，横走，外皮黄色，须根多数。茎绿色，直立，具细纵棱。叶互生；有叶柄，长3～9 mm；叶片卵状披针形，先端渐尖；基部宽楔形，全缘；3出脉。花单生或成对生于叶腋；花被基部筒状，先端6裂，白色，

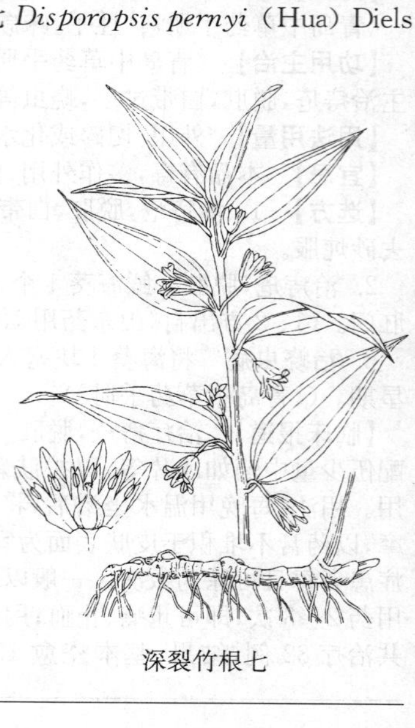

深裂竹根七

副花冠6片，每片又2裂；子房上位。浆果球形；种子1～3颗。花期4～5月，果期11～12月。

生于海拔500～2 500 m的林下石山或荫蔽山谷水旁。分布于西南及浙江、江西、湖南、广西、台湾等地。

【采收加工】 6～10月采收，鲜用或蒸后晒干。

【药性】 甘，平。《贵州草药》："甘，平。"

【功用主治】 益气养阴，活血舒筋。主治产后虚弱，小儿疳积，阴虚咳嗽，多汗，口干，跌打肿痛，风湿疼痛，腰痛。

1.《贵州草药》："养阴润肺，生津止渴。"

2.《全国中草药汇编》："主治虚咳多汗，口干，产后虚弱。"

3.《湖南药物志》："生津养胃，益气缓痛。"

【用法用量】 内服：煎汤，15～30 g；或浸酒。外用：鲜品捣敷；或浸酒搽。

【选方】 1. 治产后虚弱 黄脚鸡30 g，炖子鸡1只吃。

2. 治虚咳多汗 黄脚鸡、红姨妈菜各15 g，炖肉吃。（1、2方出自《贵州草药》）

3. 治跌打肿痛 （竹叶三七）鲜根状茎捣烂，先揉后敷；或浸酒搽。（《湖南药物志》）

4. 治劳伤风湿疼痛 黄脚鸡、黄精、白尾笋各15 g，泡酒服。

5. 治夜间多尿或遗精腰痛 黄脚鸡、丹参、仙茅各15 g，煨水或泡酒服。（4、5方出自《贵州草药》）

4267 黄麻子 huáng má zǐ （《纲目拾遗》）

【异名】 大麻子（汪连仕《采药书》）。

【基原】 为椴树科黄麻属植物黄麻*Corchorus capsularis* L.的种子。

【原植物】 参见"黄麻叶"条。

【采收加工】 10～11月采收成熟果实，去掉果皮，将种子晒干。

【成分】 种子含长蒴黄麻苷(olitoriside)，黄麻苷(corchoroside)A[1]、B[2]，葡萄糖糖芥苷(erysimoside)[3]，黄白糖芥苷(helveticoside)[4]，黄麻醇苷(corchorosol)A[5]，黄麻毒苷(corcho side)B、C[6]，葡萄糖基(1→6)-长蒴黄麻苷〔gluco(1→6)-olitoriside〕[7]，毒毛旋花子苷元(strophanthidin)[6]。种子油中脂肪酸：亚油酸(linoleic acid)，油酸(oleic acid)，棕榈酸(palmitic acid)等[8]。

【药理】 1. 强心作用 黄麻苷A、长蒴黄麻苷对在位蛙、兔、猫心均表现心肌收缩力增强，舒张期延长、心率减慢以及相应的心电图改变，有典型的强心苷作用，与毒毛花苷K相似[1]。

2. 对实验性心肌病变的影响 黄麻苷A及长蒴黄麻苷对实验性心肌炎的家兔能减轻其临床症状，并防止心肌硬化的发展。在实验性动脉粥样硬化之家兔、垂体及凝血酶能使心肌之细胞色素氧化酶及琥珀酸脱氢酶进一步下降，长蒴黄麻苷及黄麻苷A则能阻止之，并使心肌酶含量增加。对结扎其冠脉形成之心肌梗死，两者均表现治疗作用[1]。

3. 对血管及血压的影响 长蒴黄麻苷及黄麻苷A，在增加冠状血流量及心肌氧摄取方面起协同作用。长蒴黄麻苷对实验性动脉粥样硬化的家兔有明显升压作用，而且持续时间比健康动物要长1倍；黄麻苷A小量仅短时升压，大剂量则引起明显、稳定的升压作用[1]。

4. 其他作用 长蒴黄麻苷及黄麻苷A对中枢有镇静作用。黄麻苷A能使患者动脉血氧含量增加。长蒴黄麻苷可使大鼠心肌糖元含量升高[1]。

毒性 本品毒性与毒毛花苷K相似。黄麻苷A的毒性较长蒴黄麻苷及毒毛花苷K高，与铃兰毒苷相近。黄麻苷A对豚鼠及猫的最大耐受量与最小致死量之比为1∶2；长蒴黄麻苷为1∶3.8[1]。

【药性】 苦，温，有毒。

1. 汪连仕《采药书》："性热。"（引自《纲目拾遗》）

2.《福建药物志》："苦，温。有毒。"

【功用主治】 活血，调经，止咳。主治血枯经闭，月经不调，久咳。

1.《纲目拾遗》："治咳伤肺。"

2.《天目山药用植物志》："治妇女干血痨及月经不调。"

【用法用量】 内服：煎汤，3～9 g。

【宜忌】 孕妇慎服。

【选方】 治妇女干血痨及月经不调 黄麻子15～18 g，水煎服。（《天目山药用植物志》）

4268 黄麻叶 huáng má yè （《纲目拾遗》）

【异名】 苦麻叶（《全国中草药汇编》）。

【基原】 为椴树科黄麻属植物黄麻的叶。

【原植物】 黄麻*Corchorus capsularis* L. 又名：络麻（《便民图纂》），苦麻、洋麻（《福建药物志》），水麻（《湖南药物志》）。

草本，高1～2 m。单叶互生；叶柄长约2 cm，被柔毛；叶纸质，卵状披针形至狭窄披针形，先端渐尖，基部圆形，边缘有粗锯齿；中脉有侧脉6～7对。花单生或数朵排成腋生聚伞花序，有短的花序柄及花柄；萼片4～5片；花瓣黄色，倒卵形；雄蕊18～22，离生；子房无毛，柱头浅裂。蒴果球形，直径1 cm或稍大，先端无角，表面有直行钝棱及小瘤状突起，5爿裂开。花期夏季，果秋后成熟。

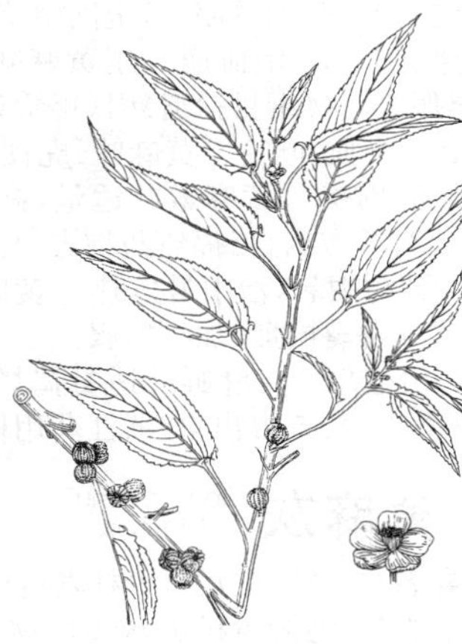

黄　麻

生于荒野或人工栽培。我国长江以南各地普遍栽培。

本植物的种子（黄麻子）、根（黄麻根）、茎皮纤维烧存性的灰（黄麻灰）亦供药用，另设专条。

【栽培】 生物学特性 喜温暖湿润的气候。可在旱田种植，亦可在坡下平地种植。以向阳、排水良好而疏松肥沃的壤土栽培为好。

繁殖方法 种子繁殖。秋季采收成熟饱满果实，晾干或晒干后，去掉果皮，取出种子放入布袋中置通风处贮藏。翌年3月播种，直播，按行距35 cm开沟条播，沟深5 cm，将种子均匀播入沟里，覆盖细土2 cm，浇水保湿。7～10 d出苗。

田间管理 苗高4～5 cm时，按株距5 cm留苗1株，间苗并追施稀薄人粪尿或尿素。生长期直至封行前，每月追复合肥或农家肥，花期施1次磷、钾肥，每次进行追肥前中耕除草，并进行培土。

【采收加工】 7～10月采收，鲜用或晒干。

【成分】 叶含β-谷甾醇(β-sitoterol)，β-谷甾醇-D-葡萄糖苷(β-sitosterol-D-glucoside)，园果黄麻酮(capsularone)，黄麻醇(corchorol)，园果黄麻醇苷(capsularol)[1]，园果黄麻苷(capsin)[2]，园果黄麻苷元-30-O-β-吡喃葡萄糖苷(capsugenin-30-O-β-D-glucopyranoside)[3]及园果黄麻苷元(capsugenin)[4]。

【药性】 苦，平。

1.《现代实用中药》："苦，温。无毒。"

2.《全国中草药汇编》："苦，寒。"

3.《福建药物志》："微苦，平。有毒。"

【功用主治】 凉血止血，清热利湿。主治咯血，吐血，血崩，便血，泻痢，疔痈疮疹。

1.《纲目拾遗》："治血症，血崩，气症，心疼，肚痛，痢疾，痞结。"

2.《现代实用中药》："为妇人血崩要药，治子宫内出血。"

3.《湖南药物志》："疏风止血，祛湿利尿。"

4.《全国中草药汇编》："预防中暑，治中暑发热，痢疾，疮疖肿毒。"

5.《浙江药用植物志》："治大便出血，河豚中毒。"

6.《福建药物志》："清热利湿，拔毒消肿，凉血止血。治腹泻，咯血，吐血，带状疱疹，创伤出血。"

【用法用量】 内服：煎汤，6～10 g。外用：捣敷。

【宜忌】 孕妇禁服。《全国中草药汇编》："孕妇慎服。"

【选方】 1. 治血崩 用黄麻叶连根捣烂，酒煎露一宿，次早服之。(《纲目拾遗》引《年希尧集验良方》)

2. 治咯血，吐血 黄麻叶、虎杖、龙芽草各9 g，水煎服。

3. 治痢疾 黄麻嫩叶适量，捣烂后以饭汤煮或油炒熟吃。(2、3方出自《福建药物志》)

4. 预防中暑，治中暑发热 黄麻嫩叶30 g，水煎加红糖服；或加番薯同煎，加红糖服。

5. 治疮疖 黄麻鲜叶适量捣烂外敷；或加野菊花叶，捣烂外敷。(4、5方出自《浙江药用植物志》)

4269 黄麻灰 huáng má huī (《陆川本草》)

【异名】 黄麻皮灰(《少林真传伤科秘方》)。

【基原】 为椴树科黄麻属植物黄麻 *Corchorus capsubris* L. 茎皮纤维烧存性的灰。

【原植物】 参见"黄麻叶"条。

【功用主治】 活血止血。主治跌打肿痛，外伤出血。

【用法用量】 内服：研末，每次0.5～1.5 g。外用：研末撒敷。

【选方】 治跌打损伤 黄麻皮灰一两(存性)，生大黄五钱，桃仁五钱(去皮、尖)，自然铜二钱(醋浸一夜，醋煅七次)，地鳖虫二钱(火酒入麝香浸，炙净末)。上为细末，轻者每服七分，重者一钱，好酒送下。(《少林真传伤科秘方》)

4270 黄麻根 huáng má gēn (《纲目拾遗》)

【基原】 为椴树科黄麻属植物黄麻 *Corchorus capsularis* L. 的根。

【原植物】 参见"黄麻叶"条。

【采收加工】 9～11月采挖，切段或切片，晒干。

【成分】 根含果糖(fructose)，葡萄糖(glucose)，半乳糖(galactose)，β-谷甾醇(β-sitosterol)，2α，3β，19-三羟基-12-乌苏烯-23，28-二酸(corosin)[1]，氧代-2α，3β，19-三羟基-12-乌苏烯-23，28-二酸(oxo-corosin)，熊果酸(ursolic acid)及2α-羟基熊果酸(corosolic acid)[2]。

【药性】 苦，寒。

1.《现代实用中药》："苦，温。无毒。"

2.《浙江药用植物志》："味苦，性寒。"

【功用主治】 清热利湿，活血止血。主治石淋，带下，泄泻，痢疾，荨麻疹，毒蛇咬伤，崩漏。

1.《现代实用中药》："利尿，治膀胱结石。"

2.《天目山药用植物志》："祛瘀止血。治石淋及带下，崩中，毒蛇咬伤。"

3.《湖南药物志》："疏风止血，祛湿利尿。"

4.《浙江药用植物志》："治热痢，河豚中毒，荨麻疹。"

【用法用量】 内服：煎汤，10～15 g；或研末。外用：捣敷。

【选方】 1. 治膀胱结石 黄麻根10～15 g，水煎服。(《湖南药物志》)

2. 治麻疹后腹泻 黄麻根30 g，烧灰存性，开水冲服。(《陆川本草》麻灰汤)

3. 治荨麻疹 (黄麻)根皮15～30 g，水煎服。(《浙江药用植物志》)

4. 治毒蛇咬伤 黄麻鲜根120 g，加食盐捣烂，取汁服，并将药渣敷伤处。(江西《草药手册》)

5. 治痔漏 看疮大小，取隔年黄麻根，刮去皮，睹成绳子，入孔中，至不可入则止，浅疮外膏药贴之。(《丹溪治法心要》)

4271 黄缅桂 huáng miǎn guì (《云南思茅中草药选》)

【异名】 黄兰(《植物名实图考》)，大黄桂、黄桷兰(《全国中草药汇编》)。

【基原】 为木兰科含笑属植物黄兰的根。

【原植物】 黄兰 *Michelia champaca* L. 又名：黄玉兰(广东)。

常绿乔木，高10～20 m，胸径1 m。幼枝、嫩叶和叶柄均被淡黄色平伏柔毛。叶互生；叶柄细，长2～4 cm；叶薄革质；叶片披针状卵形或披针状长椭圆形，先端长渐尖或近尾状渐尖，基部宽楔形或楔形，两面绿色。花单生于叶腋，橙黄色，极香；花梗短而有灰色绒毛；花被15～20披针形；雄蕊多数，药隔伸出成长尖头；雌蕊心皮多数，分离，密被银灰色微毛。聚合果序长7～15 cm，蓇葖果倒卵状长圆形，外有疣状突起。种子2～4，有红色假种皮。花期6～7月，果期9～10月。

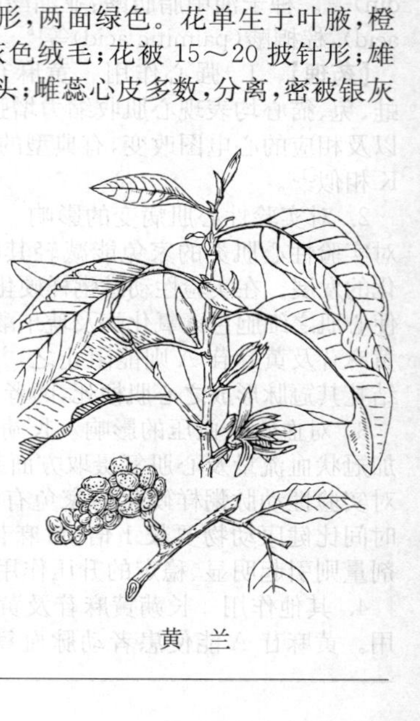

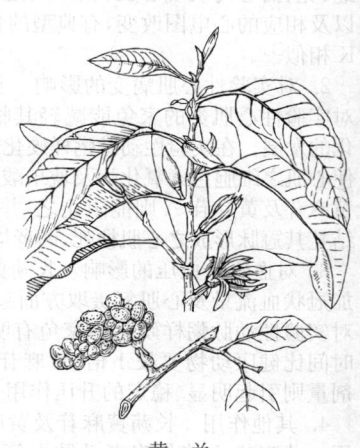

黄 兰

生于湿润温暖地区。分布于云南南部和西藏等地。长江流域以南各地有栽培。

本植物的果实(黄缅桂果)亦供药用，另设专条。

【采收加工】 全年

均可采挖，切片，晒干。

【成分】 根含小白菊内酯(parthenolide)[1]。

茎皮含生物碱：氧代黄心树宁碱(oxoushinsunine)，黄心树宁碱(ushinsunine)，木兰花碱(magnoflorine)[2]。又含β-谷甾醇(β-sitosterol)[3]。

叶含挥发油，油中主要成分为芳樟醇(linalool)，芳樟醇乙酸酯(linalylacetate)，甲基庚烯酮(methyl heptenone)，牻牛儿醇(geraniol)[4]。

【药理】 1. 抗菌作用　黄兰树皮含黄心树宁碱等成分，该生物碱对金黄色葡萄球菌、沙门菌、分枝杆菌、枯草杆菌均有显著的抑制作用[1]。

2. 抗癌作用　黄兰的乙醇提取物对人类鼻咽上皮癌细胞有一定的抑制作用[2]。

【药性】 苦，凉。

1.《全国中草药汇编》："味苦，性凉。"

2.《福建药物志》："味甘，性凉。"

【功用主治】《福建药物志》："祛风，利咽。主治风湿关节痛，咽喉肿痛，鱼骨鲠喉。"

【用法用量】 内服：煎汤，6～15 g；或浸酒。

【选方】 1. 治风湿骨痛　黄缅桂根 15～30 g，泡酒服。

2. 治骨刺卡喉　黄缅桂根切成薄片，每含 1～2 片，徐徐咽下药液，30 min 后吐出药渣再换。(1、2 方出自《云南思茅中草药选》)

4272 黄瑞木 huáng ruì mù (《全国中草药汇编》)

【异名】 杨桐、鸡仔茶、黄板叉木(《全国中草药汇编》)。

【基原】 为山茶科杨桐属植物黄瑞木的根及嫩叶。

【原植物】 黄瑞木 *Adinandra millettii* (Hook. et Arn.) Benth. et Hook. f.　又名：毛药红淡(《中国高等植物图鉴》)。

灌木或小乔木，高达 5 m。嫩枝和顶芽疏生柔毛。单叶互生；叶有短柄；叶片革质，长圆状椭圆形，边缘全缘，少有在上半部略有细牙齿。花两性，单生于叶腋；萼片 5，卵状三角形，外面被贴伏短毛，边缘近于膜质，有细腺齿和睫毛；花冠裂片 5，无毛；雄蕊约 25 枚，花药密生白色柔毛；子房上位，3 室，有白色柔毛，花柱无毛。浆果近球形，直径 7～8 mm。种子细小，黑色，光亮。

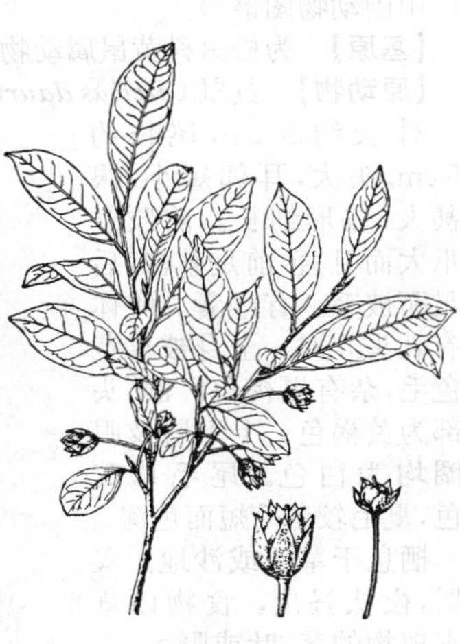

黄瑞木

生于海拔 90～1 200 m 的山地林荫处或水边。分布于江苏、浙江、安徽、福建、江西、湖南、广东、广西等地。

【采收加工】 全年可挖根，晒干或鲜用。夏、秋采嫩叶，鲜用。

【药性】《全国中草药汇编》："甘、微苦，凉。"

【功用主治】 凉血止血，解毒消肿。主治衄血，尿血，传染性肝炎，腮腺炎，疖肿，蛇虫咬伤，癌肿。

1.《全国中草药汇编》："凉血止血，消肿解毒。根治鼻衄，睾丸炎，腮腺炎。鲜叶外用治疖肿，毒蛇咬伤，毒蜂螫伤。"

2.《福建药物志》："治传染性肝炎。"

【用法用量】 内服：煎汤，15～30 g，鲜品酌加。外用：以鲜叶捣敷；或以根磨淘米水擦患处。

【选方】 1. 治鼻衄　黄瑞木根、栀子根各 60 g，水煎服。

2. 治慢性肝炎　黄瑞木根、黑豆各 60 g，水煎服。(1、2 方出自《福建药物志》)

4273 黄楝树 huáng liàn shù (《救荒本草》)

【基原】 为漆树科黄连木属植物黄连木的叶芽、叶或根、树皮。

【原植物】 黄连木 *Pistacia chinensis* Bunge　又名：凉茶树(《八闽通志》)，胜铁力木(《峤南琐记》)，楷木(《淮南草木谱》)，楷树(《中国高等植物图鉴》)，倒鳞木(《贵州植物志》)。

落叶乔木，高 20 m以上。树皮呈鳞片状剥落，暗褐色；幼枝具细小皮孔，灰棕色；冬芽红色，有特殊气味。偶数羽状复叶互生；小叶对生或近对生，纸质，披针形或卵状披针形，先端渐尖或长渐尖，基部偏斜，全缘，两面主脉间有细微柔毛。圆锥花序顶生；花单性，雌雄异株；雄花排成密集总状花序，萼片 1～2，雄蕊 3～5，花丝短；雌花排成疏散圆锥花序，花小，无花瓣；子房上位，球形，花柱极短，柱头 3，厚肉质，红色。核果倒卵状球形，成熟时紫红色，干后有纵向细条纹，先端细尖。花期 3～4 月，果期 9～11 月。

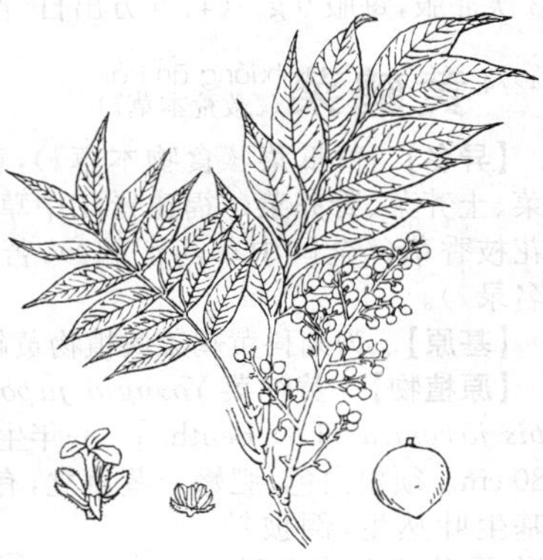

黄连木

生于海拔 140～3 550 m 的低山、丘陵、石山林或平原。分布于华东、中南、西南及河北、陕西、甘肃、台湾等地。

【采收加工】 春季采集叶芽，鲜用；7～10 月采叶，鲜用或晒干；根及树皮全年可采，切片，晒干。

【成分】 叶含黄酮成分：槲皮素(quercetin)，槲皮苷(quercitrin)，槲皮素-3-O-(6″-没食子酰)-β-D-葡萄糖(quercetin-3-O-(6″-galloyl)-β-D-glucoside)[1]。鞣质成分：没食子酸(gallic acid)，间双没食子酸(*m*-digallic acid)，6-O-没食子酰熊果苷(6-O-galloyl arbntin)[1]。

【药性】 苦、涩，寒。

1. 柴裔《食鉴本草》："味苦，寒，涩，无毒。"

2.《食物考》："苦，微甘。"

【功用主治】 清热，利湿，解毒，生津。主治痢疾，淋证，咽喉肿痛，口舌糜烂，皮肤痒疮，湿疹，无名肿毒，暑热口渴。

1. 柴裔《食鉴本草》："主治消渴，解暑，利水道。"

2.《食物考》："微甘代茗，盐食酸甜，解喉痛哽，味如橄榄，消热醒酒，舌烂口糜，嚼汁解恹。"

3.《药检》："生津明目，清积热，解毒。"

4.《四川常用中草药》："清热解毒。树皮治痢疾，皮肤痒疮，脓疮，癣癞，小儿头疮；幼芽治目赤肿痛。"

5.《浙江药用植物志》："清热，利湿，解毒。主治淋症，痔疮；外治漆疮及无名肿毒。"

6.《福建药物志》："清热解暑。主治痢疾，皮肤瘙痒，湿疹，外伤出血，预防中暑。"

【用法用量】 内服：煎汤，15～30 g；腌食，叶芽适量。外用：捣汁涂或煎水洗。

【选方】 1. 治痢疾腹泻　黄连木叶 15 g，水煎服。(《青岛中草药手册》)

2. 治淋证　黄连木叶，研末，用淘米水对白糖冲服。(《湖南药物志》)

3. 治风湿疮或漆疮初起　黄连木叶或树皮 150 g，板栗根皮 120～150 g。捣细，用初沸米汤冲泡，加盖闷 1～2 h 后擦洗患处。(《天目山药用植物志》)

4. 治外伤出血　黄连木叶、蛤蟆草、土三七各适量。共研末成散剂，外敷局部。

5. 治支气管炎　黄连木叶 24 g，地龙 9 g。共研细末，分 3 次冲服，每服 9 g。(4、5 方出自《青岛中草药手册》)

4274 黄鹌菜 huáng ān cài (《救荒本草》)

【异名】 黄瓜菜(《食物本草》)，黄花菜(《纲目》)，山芥菜、土芥菜、野芥菜(《福建晋江中草药手册》)，野青菜、黄花枝香草(《全国中草药汇编》)，苦菜药(《广西药用植物名录》)。

【基原】 为菊科黄鹌菜属植物黄鹌菜的根或全草。

【原植物】 黄鹌菜 *Youngia japonica* (L.) D C.［*Crepis japonica* (L.) Benth.］ 一年生或二年生草本，高15～80 cm。须根白色，肥嫩。茎直立，有乳汁，基部抽出数枝。基生叶丛生，倒披针形，琴状或羽状半裂，顶裂片较侧裂片稍大，侧裂片向下渐小，有深波状齿；茎生叶互生，少数，叶质薄，上面被细柔毛，下面被密细绒毛。头状花序小而窄，具长梗，排列成聚伞状圆锥花丛；总苞长 4～7 mm，无毛；舌状花黄色，花冠先端具 5 齿。瘦果红棕色或褐色，长约 2 mm，稍扁平，具粗细不匀的纵棱；冠毛白色，和瘦果近等长。花果期 6～7 月。

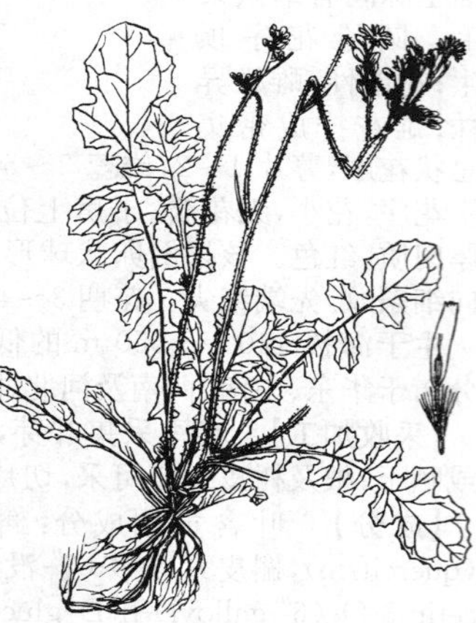

黄鹌菜

生于路旁、溪边、草丛、林内等处。分布于华东、中南、西南及河北、陕西、西藏、台湾等地。

【采收加工】 5～6 月采收全草，秋季采根，鲜用或切段晒干。

【药性】 甘、微苦，凉。

1.《救荒本草》："叶：味甜。"

2.《广西本草选编》："味淡、微苦，性凉。"

3.《食物中药与便方》："甘、微苦，微寒，无毒。"

【功用主治】 清热解毒，利尿消肿。主治感冒，咽痛，眼结膜炎，乳痈，疮疖肿毒，毒蛇咬伤，痢疾，肝硬化腹水，急性肾炎，淋浊，血尿，白带，风湿关节炎，跌打损伤。

1.《广西本草选编》："清热利湿，凉血解毒。主治痢疾，急性结膜炎，咽喉炎，扁桃体炎，尿道炎，血尿，痈疮肿毒。"

2.《食物中药与便方》："通结气，利肠胃。治指头疔，带状疱疹，跌打伤。"

3.《全国中草药汇编》："清热解毒，利尿消肿，止痛。主治乳腺炎，牙痛，小便不利，肝硬化腹水。"

【用法用量】 内服：煎汤，9～15 g，鲜品 30～60 g；或捣汁。外用：鲜品捣敷；或捣汁含漱。

【选方】 1. 治咽喉炎　鲜黄鹌菜，洗净，捣汁，加醋适量含漱(治疗期间忌食油腻食物)。

2. 治乳腺炎　鲜黄鹌菜 30～60 g，水煎，酌加酒服，渣捣烂加热外敷患处。(1、2 方出自福建晋江《中草药手册》)

3. 治鹅口疮　鲜黄鹌菜根 6～7 个，用二次淘米水洗，捣烂取汁调蜜服。

4. 治急性肾炎　鲜黄鹌菜 2～3 株，烤干研末，和鸡蛋炒食。(3、4 方出自《福建药物志》)

5. 治跌打伤　(黄鹌菜)鲜全草 30 g(干品 15 g)，加酒水各半，适量，煎，去渣，每日分 2 次服。(《食物中药与便方》)

6. 治痢疾　(黄鹌菜)鲜全草 60 g，捣烂绞汁冲蜜糖服。(《广西本草选编》)

7. 治狂犬咬伤　鲜黄鹌菜 30～60 g，绞汁泡开水服，渣外敷。

8. 治胼胝　鲜黄鹌菜 30～60 g，水酒各半煎服，渣外敷。(7、8 方出自福建晋江《中草药手册》)

4275 黄鼠肉 huáng shǔ ròu (《饮膳正要》)

【异名】 鼫鼠(《说文》)，礼鼠、拱鼠(《韩昌黎集》)，貔狸(《纲目》)，豆鼠、禾鼠、草原黄鼠、蒙古黄鼠、达呼尔黄鼠(《中国动物图谱》)。

【基原】 为松鼠科黄鼠属动物黄鼠的肉。

【原动物】 黄鼠 *Citellus dauricus* Brandt 体长约 20 cm，尾长约 6 cm。头大，耳郭短小，眼甚大，体形细长。前肢趾爪大而且直，前足掌裸，后足跖被毛。有颊囊。雌体有乳头 5 对。全身被草黄色毛，杂有黑褐色。额、头部为黄褐色。上下唇及眼圈均为白色。尾毛草黄色，夏毛较冬毛短而色深。

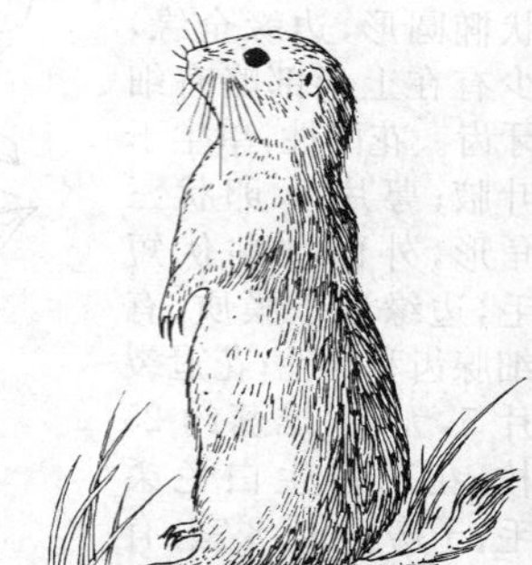

黄鼠

栖息于草原或沙地。穴居，夜伏昼出。食物以草本植物的茎、叶或野菜、大豆幼苗等为主，秋后盗食黄豆、玉米、高粱、谷子等作物。分布于华北、东北及山东、陕西、甘肃等地。

【采收加工】 5～7 月捕捉，取肉，鲜用。

【药性】《饮膳正要》："味甘，平，无毒。"

【功用主治】《纲目》："润肺生津，煎膏贴疮肿，解毒止痛。"

【用法用量】 外用：熬膏贴疮。

【宜忌】《饮膳正要》："多食发疮。"

【选方】 治诸疮肿毒，去痛退热　大黄鼠一个，清油一斤。慢火煎焦，水上试油不散，滤滓澄清再煎，入炒紫黄丹五两，用柳枝搅匀，滴水成珠，下黄蜡一两，熬黑，去火毒3天。如常摊贴。(《经验良方》灵鼠膏)

4276 黄颔蛇 huáng hàn shé (《纲目》)

【异名】 黄喉蛇(《纲目》)。

【基原】 为游蛇科锦蛇属动物黑眉锦蛇除去内脏的全体。

【原动物】 黑眉锦蛇 *Elaphe taeniurus* Cope 又名：秤星蛇(《中国动物图谱》)。

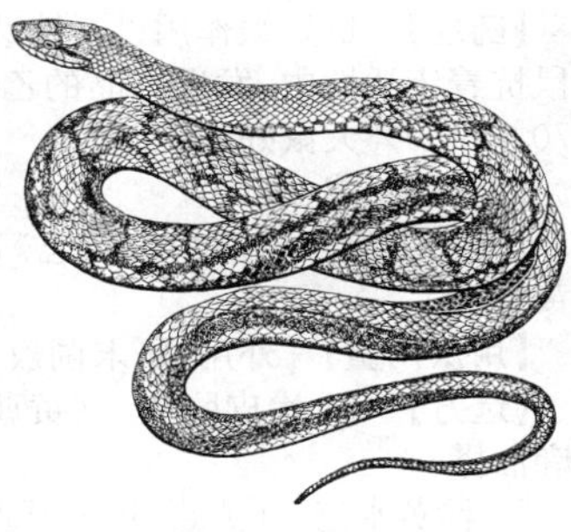

黑眉锦蛇

体形较大，全长可达2 m以上。头颈区分明显，上唇和咽喉部黄色，背面黄绿、灰绿或棕灰色，体前部背正中具黑色梯状横纹，体后黑色纵线延伸至尾末端，眼后具黑色眉纹，腹灰白色，但前端、尾部及体侧为黄色。眶前鳞1(2)，其下方常有1～2枚小鳞，眶后鳞2(3)；颞鳞2(1、3)+3(4、2、5)，上唇鳞4-2-3(3-2-3、5-2-3)式。背鳞25(23)-25(23、21)-19-(17)行，中段9～17行微棱；腹鳞225～267；肛鳞2分，尾下鳞76～122对。

生活于海拔300～3 000 m的平原，丘陵及山地。以鼠、鸟、蛙等为食。分布于河北、山西、辽宁、江苏、浙江、安徽、福建、江西、河南、湖北、湖南、广东、海南、四川、贵州、云南、西藏、陕西、甘肃、台湾等地。

本动物的头(黄颔蛇头)、骨(黄颔蛇骨)亦供药用，另设专条。

【采收加工】 春至秋季捕捉，剖腹，除去内脏，盘起，干燥。

【药性】 《纲目》："甘，温，有小毒。"

【功用主治】 祛风，杀虫，解毒，退翳。主治疠风，恶疮，疥癣，漏疮，目翳。

1.《纲目》："酿酒或入丸、散，主风癞，顽癣，恶疮。自死蛇渍汁，涂大疥。煮汁，浸臂腕作痛，烧灰，同猪脂涂风癣漏疮，妇人妒乳，猘犬咬伤。"

2.《秦岭巴山天然药物志》："祛风杀虫，退翳。主治惊痫，喉痹，疥癣，疔肿，痔漏，目翳等。"

【用法用量】 内服：焙研，5～9 g；或浸酒，20～40 ml。外用：浸洗或调涂。

【宜忌】 《秦岭巴山天然药物志》："凡惊癫痫疾，肝气不足者忌用。"

4277 黄粱米 huáng liáng mǐ (《别录》)

【异名】 竹根米(《千金方》)，竹根黄(《新修本草》)，黄米(《外台》)。

【基原】 为禾本科狗尾草属植物粱 *Setaria italica* (L.) Beauv.或粟 *S. italica* (L.) Beauv. var. *germanica* (Mill.) Schred.品种之一的种仁。

【原植物】 参见"粟米"条。

【采收加工】 9～10月果实成熟时收割，打下种子，加工为种仁，晒干。

【药性】 甘，平。归脾、胃经。

1.《别录》："甘，平，无毒。"

2.《本草再新》："味甘，性微凉。入脾、胃二经。"

【功用主治】 和中，利湿。主治霍乱，呕吐，泄痢，风湿痹痛。

1.《别录》："主益气，和中，止泄。"

2.《日华子》："去客风，治顽痹。"

3.《纲目》："止霍乱下痢，利小便，除烦热。"

4.《本草药性大全》："散丹毒生疮。"

【用法用量】 内服：煎汤，30～90 g；或煮粥。外用：研末调敷。

【选方】 1. 治霍乱心烦 黄粱米半升，捣为粉，每服六钱匕，水二盏调，顿服。(《圣济总录》)

2. 治霍乱吐下后，大渴 黄粱米五升，水一斗，煮之令得三升汁，澄清，稍稍饮之。(《肘后方》)

3. 治小儿脑热鼻干 白矾(生末)、黄米粉各一两。上每以一钱，清水半合，调如泥，涂脑上，日三次。(《普济方》白矾涂方)

4. 治小儿生疮，满身面如烧 黄米一升，末以蜜水和涂之，瘥为度。(《外台》)

4278 黄鲴鱼 huáng gù yú (《纲目》)

【异名】 黄骨鱼(《纲目》)，黄姑子、黄尾刁、黄片、黄尾(《中国经济动物志·淡水鱼类》)。

【基原】 为鲤科鲴属动物黄尾鲴的肉。

【原动物】 黄尾鲴 *Xenocypris davidi* Bleeker

体长侧扁，腹部圆，在肛门前有一短而不明显的腹棱，个体较银鲴厚。头尖，吻钝，口下位，横裂，下颌有较发达的角质缘。鳃耙47～51。下咽齿3行，长而侧扁。侧线鳞 $62\frac{10\sim12}{5\sim6\sim V}68$。背鳍3，7；最后一根不分支鳍条为光滑的硬刺。臀鳍3，9～11。背部黑灰色，腹部及体侧下半部银白色，鳃盖后缘有一浅黄色斑条。尾鳍分叉，呈显著的黄色。

栖息于江河、湖泊等宽阔的水域中下层，为江河中常见的一种小型鱼类。分布于长江流域，河北、山西、山东、福建、甘肃、海南亦有。

【采收加工】 常年均可捕捞，捕后除去鳞片及内脏，洗净，鲜用。

【药性】 《纲目》："甘，温，无毒。"

【功用主治】 温中止泻。主治胃寒泄泻。

1.《纲目》："止胃寒泄泻。"

2.《中国药用动物志》："温中止泻。"

【用法用量】 内服：煮食，100～200 g。

【宜忌】 《医林纂要》："多食令人发热作渴。"

4279 黄颡鱼 huáng sǎng yú (《食疗本草》)

【异名】 鲿(《诗经》)，黄颊鱼、黄鲿鱼(陆玑《诗疏》)，黄扬(《埤雅》)，黄鱼(《医学入门》)，黄鉠、黄軋(《纲目》)，鳝丝鱼(姚可成《食物本草》)，黄樱(《医林纂要》)，黄骨鱼(《本草求原》)，黄刺鱼(《随息居饮食谱》)，河龙盾鲍(《鱼类分类学》)，黄腊丁、黄鳍鱼、嘎呀子(《中国经济动物志·淡水鱼类》)。

【基原】 为鲿科黄颡鱼属动物黄颡鱼的肉。

【原动物】 黄颡鱼 *Pseudobagrus fulvidraco* (Richardson)[*Pelteobagrus fulvidraco* (Richardson)]

体长20 cm,腹部面平直,体后半部侧扁,尾柄较细长。头大扁平,吻短,圆钝,上、下颌略等长,口大,下位,两颌及腭骨有绒毛状的齿带。眼小,侧位。须4对,鼻须末端可达眼后,上颌须1对,颐须2对。体裸露无鳞,侧线完全。背鳍1,6~7;不分枝鳍条成为硬棘,棘后缘有锯齿。胸鳍1,7,硬棘前后缘均有锯齿。臀鳍21~25。脂鳍末端游离,较臀鳍短。体呈黄色,背部黑褐色,腹部为淡黄色,尾鳍分叉,上、下叶各有黑色纵纹。

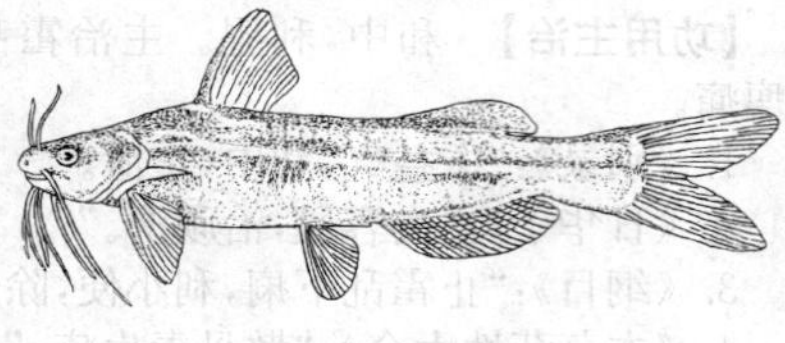
黄颡鱼

生活于江河、湖泊常见的一种底层鱼类。喜栖于有腐败物质的静水或缓流的浅滩处。食性广,主要以底栖无脊椎动物为食。分布于长江、黄河、珠江及黑龙江等流域。

本动物皮肤分泌的黏液(黄颡鱼涎)、颊骨(黄颡鱼颊骨)亦供药用,另设专条。

【采收加工】 常年均可捕捞,鲜用。

【药性】 甘,平。

1.《日用本草》:"甘,平,有小毒。"

2.《东医宝鉴》:"无毒。"

3.《医林纂要》:"甘、咸,平。"

4.《随息居饮食谱》:"甘,温。"

【功用主治】 祛风利水,解毒敛疮。主治水气浮肿,小便不利,瘰疬,恶疮。

1. 陶弘景:"醒酒。"(引自《纲目》)

2.《日用本草》:"祛风。"

3.《纲目》:"煮食,消水肿,利小便;烧灰,治瘰疬久溃不收敛及诸恶疮。"

4.《随息居饮食谱》:"发痘疮。"

5.《中国动物药》:"解毒。"

【用法用量】 内服:煮食,100~200 g。外用:烧存性研末调敷。

【宜忌】 1.《日用本草》:"发风动气,发疮疥,病人尤忌食之。"

2.《饮食须知》:"反荆芥。"

【选方】 1. 治水气浮肿 黄颡三尾,绿豆一合,大蒜三瓣。水煮烂,去鱼食豆,以汁调商陆末一钱服。(《医林集要》)

2. 治瘰疬不问破与未破 黄颡鱼破开,入蓖麻子二三十个在肚内,以绵缚定,于厕坑内放,冬三月,春秋二月,夏一月。取出,洗净。用黄泥固济,文武火煨带性,烂研末,香油调数次。(《普济方》)

4280 黄檀叶 huáng tán yè (《浙江药用植物志》)

【基原】 为豆科黄檀属植物黄檀 *Dalbergia hupeana* Hance 的叶。

【原植物】 参见"檀根"条。

【采收加工】 7~10月采叶,鲜用或晒干。

【药性】 辛、苦,平。小毒。

【功用主治】 清热解毒,活血消肿。主治疔疮肿毒,跌打损伤。

【用法用量】 外用:鲜品捣敷;或晒干研末调敷。

【选方】 治疔疮肿毒,跌打肿痛 (黄檀)鲜叶适量,捣烂敷患处;或干叶研粉,用开水调敷患处。(《浙江药用植物志》)

4281 黄藨叶 huáng biāo yè (《四川中药志》)

【基原】 为蔷薇科悬钩子属植物椭圆悬钩子 *Rubus ellipticus* Smith 的叶。

【原植物】 参见"黄藨根"条。

【采收加工】 8~9月采收,鲜用或晒干。

【药理】 抗妊娠作用 在筛选108种药用植物对雌性大鼠抗着床活性中,发现本品的乙醇和丙酮提取浸膏可抑制70%~90%大鼠妊娠[1]。

【药性】 咸,酸,平。

【功用主治】 《四川中药志》1960年版:"杀虫,止痒,干黄水。"

【用法用量】 外用:研末调敷。

【选方】 1. 治皮肤疮 (黄藨)干叶配满天星研成粉调麻油搽。

2. 治黄水疮 (黄藨)叶晒干研粉,兑冰片、麻油或菜油外搽。痒加花椒粉。(1、2方出自《四川中药志》1960年版)

4282 黄藨根 huáng biāo gēn (《四川中药志》)

【异名】 黄泡根(《红河中草药》)。

【基原】 为蔷薇科悬钩子属植物椭圆悬钩子的根。

【原植物】 椭圆悬钩子 *Rubus ellipticus* Smith 又名:黄泡、老虎泡(《分类草药性》),老虎藨、切头悬钩子(《四川中药志》1960年版),黄喜马莓(《英拉汉植物名称》)。

半匍匐状灌木,高1~3 m。小枝平展,粗壮,有不明显的棱,密生红棕色弯曲长毛,刺粗壮有钩。小叶3片;托叶线形;叶片阔倒卵形,先端圆切或稍凹,基部楔形,边缘具不整齐的锯齿。短总状花序顶生或腋生;小花梗极短;萼片5,卵圆形;花瓣5,倒卵形,白色;雄蕊1轮;心皮有细伏毛,成熟心皮多数。聚合果球形,金黄色,有多数具皱纹的小核果。花期3~4月,果期4~5月。

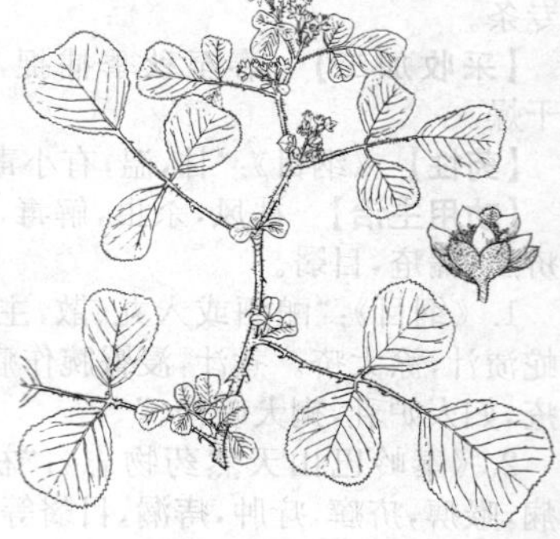
椭圆悬钩子

生于海拔1 000~2 500 m的干旱山坡、山谷或疏林内。分布于四川、云南、西藏等地。

本植物的叶(黄藨叶)亦供药用,另设专条。

【采收加工】 8~9月采挖,切片晒干。

【药性】 《四川中药志》1960年版:"性平,味咸、酸。"

【功用主治】 《四川中药志》1960年版:"祛风除湿,清热解毒;治吐血,瘰疬。"

【用法用量】 内服:煎汤,15~30 g;或浸酒。

【宜忌】 《四川中药志》1960年版:"治疯狗咬伤,如发现鼻血腥气都可服,但孕妇忌服。"

【选方】 1. 治风湿关节痛,手足麻木 (黄泡)根15~

30 g，泡酒服或配方用。

2. 治肠炎，腹泻，红白痢疾　（黄泡）根 6 g，白头翁 6 g，马尾黄连 9 g，煎服。（1、2 方出自《红河中草药》）

4283 黄蘑菇 huáng mó gū 刘波《中国药用真菌》

【基原】　为牛肝菌科粉末牛肝菌属真菌黄粉末牛肝菌和网柄粉末牛肝菌的子实体。

【原植物】　1. 黄粉末牛肝菌 *Pulveroboletus ravenelii* (Berk. et Curt.) Murr. ［*Boletus ravenelii* Berk. et Curt.］

又名：黄牛肝、黄衣牛肝、黄粉牛肝菌、拉氏黄粉牛肝（刘波《中国药用真菌》），黄犊菌（《中国药用真菌图鉴》）。

菌盖扁半球形，宽 4～10 cm。湿润时稍黏，表面有一层柠檬黄色粉末，易脱落。菌肉白色。菌管层近柄周围凹陷，浅黄色。管口多角形。菌柄近圆柱形，实心，近顶部有蛛网状菌环。孢子印青褐色；孢子平滑，椭圆形至长椭圆形，(8～14.5) μm×(6～6.2) μm。

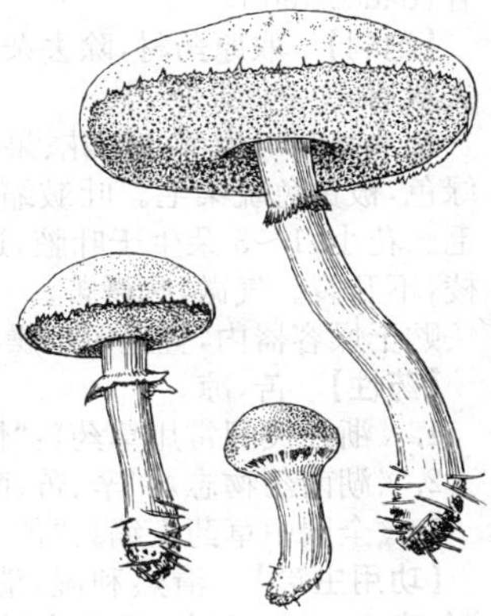

黄粉末牛肝菌

生于阔叶或针阔叶混交林下。夏、秋季常见。分布于山西、吉林、江苏、安徽、湖北、湖南、广东、广西、四川、云南、西藏、陕西等地。

2. 网柄粉末牛肝菌 *P. retipes* (Berk. et Curt.) Sing. 又名：网柄黄牛肝菌、花脚牛肝菌。

菌盖直径 5～16 cm。有短绒毛，黄色、金黄色。菌肉淡黄色。菌管弯生，近柄处微下延。管孔柠檬黄色。菌柄圆柱状，黄色，有明显的网络。柄部和盖表均有黄色粉末状物覆盖。孢子长纺锤形、长椭圆形。

单生或群生。见于壳斗科和桦木属（*Betula*）等树木的林下，也见于云杉林、杜鹃灌丛和高山草地。分布于华南、西南及江苏、安徽、浙江、福建、台湾、西藏等地。

【采收加工】　7～10 月采收，晒干。

【药性】　微咸，温。

【功用主治】　祛风散寒，舒筋活络，止血。主治风寒湿痹，腰膝疼痛，肢体麻木，外伤出血。

1. 刘波《中国药用真菌》："追风散寒，舒筋活络。"

2.《中国药用孢子植物》："消炎止血，驱风除湿。"

3.《秦岭巴山天然药物志》："主治腰腿疼痛，四肢麻木，筋络不舒。"

【用法用量】　内服：煎汤，6～9 g；或入丸、散。外用：研末敷。

【选方】　1. 治风湿性关节痛　黄粉牛肝菌 6 g，络石藤 12 g，威灵仙 9 g，煎服。

2. 治外伤出血　黄粉牛肝菌晒干，研末外敷。（1、2 方出自《中国药用孢子植物》）

4284 黄鳝藤 huáng shàn téng （《植物名实图考》）

【异名】　紫罗花、蛇藤（《植物名实图考》），熊柳根（《闽东本草》），熊柳藤、皱皮草（《福建民间草药》），勾儿茶（《福建中草药》），黑龙串筋、大叶勾儿茶（《云南思茅中草药选》）。

【基原】　为鼠李科勾儿茶属植物多花勾儿茶的茎、叶或根。

【原植物】　多花勾儿茶 *Berchemia floribunda* (Wall.) Brongn. ［*Zizyphus floribunda* Wall.；*B. giraldiana* Schneid.；*B. floribunda* (Wall.) Brongn. var. *megalophylla* Schneid.］

落叶灌木，高达 1.5 m。树皮略光滑，黄绿色，有黑色块状斑。叶互生；托叶狭披针形，宿存；叶片卵形至卵状椭圆形，先端钝或渐尖，基部圆形，全缘；侧脉 7～12 对。花两性，多数，通常数个簇生排成顶生宽聚伞圆锥花序，或下部兼腋生聚伞总状花序；花小，粉绿色；花萼 5 裂；花瓣 5；雄蕊 5；子房藏于花盘内，2 室，花柱 2 深裂。核果圆柱状椭圆形，基部有盘状宿存花盘，初绿色，后变紫黑色。花期 7～8 月，果期至翌年 4～7 月。

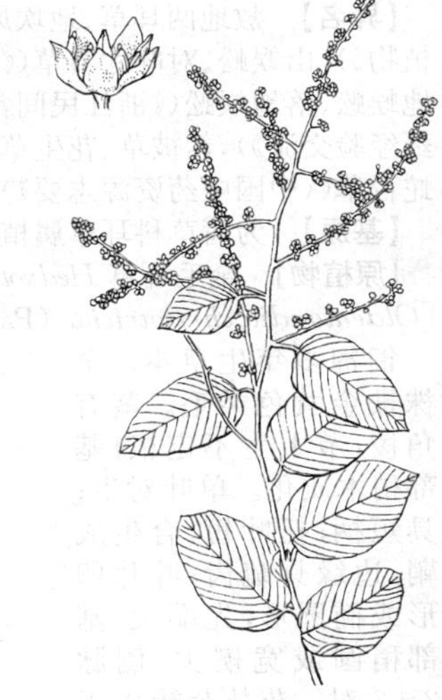

多花勾儿茶

生于山地路旁和灌木林缘。分布于华东、中南、西南及山西、陕西、甘肃。

【采收加工】　7～10 月采收茎叶，鲜用或切段晒干。秋后采根，鲜用或切片晒干。

【药性】　甘，微涩，微温。

1.《陕西中草药》："味微涩，性平。"

2.《福建药物志》："甘，微温。"

【功用主治】　祛风除湿，活血止痛。主治风湿痹痛，胃痛，痛经，产后腹痛，跌打损伤，小儿疳积。

1.《植物名实图考》："治漂蛇毒。"

2.《陕西中草药》："祛风湿，活血通络，止咳化痰，健脾益气。主治风湿关节痛，腰痛，痛经，肺结核，瘰疬，小儿疳积，肝炎，胆道蛔虫，毒蛇咬伤，跌打损伤。"

3.《福建药物志》："补脾益气，排脓生肌。主治骨结核，慢性骨髓炎，劳倦乏力，风湿关节痛，肝硬化，血小板减少症，胃痛，小儿疳积，白带，月经不调，产后腹痛，跌打损伤，天蛇疔溃烂。"

【用法用量】　内服：煎汤，15～30 g，大剂量 60～120 g。外用：鲜品捣敷。

【选方】　1. 治风湿关节痛　勾儿茶根 60 g，五加皮根、钩藤根各 30 g，猪脚 1 个，水煎服。（《福建药物志》）

2. 治产后腹痛　多花勾儿茶 30 g，黄酒 250 ml。隔汤炖后，去渣加红糖 30 g 内服。（《浙南本草新编》）

3. 治损伤肿痛　黄鳝藤鲜根皮捣烂，或干根研末，调红酒外敷。（《福建中草药》）

4. 治风毒流注　熊柳根 90～120 g，羊肉 120 g。酌加酒、水各半或用开水炖服。（《福建民间草药》）

5. 治肺结核，内伤咳血　钩儿茶 30～60 g，水煎服。（《陕西中草药》）

6. 治静脉炎或淋巴结炎　多花勾儿茶 60 g，蒲公英30 g，苍耳子 15 g，水煎服。

7. 治荨麻疹　多花勾儿茶 60 g，红糖 30 g，黄酒 250 ml。隔汤炖 1 h，分 2 次服。（6、7 方出自《浙南本草新编》）

8. 治湿热黄疸　熊柳藤 30～60 g，玉柏（金不换草）12～15 g，水煎服。（《福建民间草药》）

4285 黄毛耳草 huáng máo ěr cǎo （《浙江民间草药》）

【异名】 敷地两耳草、地坎风、铺地蜈蚣（《广西野生资源植物》），山蜈蚣、对叶寸节草（《浙江民间草药》），过路蜈蚣、地蜈蚣、落地蜈蚣（《浙江民间常用草药》），腹泻草（《中草医药经验交流》），絮被草、花生草（《湖南药物志》），鹅不食草、蛇舌草（《中国中药资源志要》）。

【基原】 为茜草科耳草属植物金毛耳草的全草。

【原植物】 金毛耳草 *Hedyotis chrysotricha* （Palib.）Merr. ［*Oldenlandia chrisotricha* （Palib.）Chun］

匍匐多年生草本。全株被金黄色柔毛。茎有角棱，节上生不定根，基部稍木质化。单叶对生；具短柄；托叶短，合生成鞘，边缘具疏齿；叶片卵形或椭圆形，先端尖，基部稍圆或宽楔尖，侧脉 2～3 对。花数朵簇生于叶腋；无总花梗；萼筒漏斗状，4 裂，裂片披针形；花冠漏斗状，淡紫色或白色，4 深裂；雄蕊 4，着生于花冠喉部，花丝短；子房 2 室，花柱丝状，柱头棒状，2 裂。蒴果球形，熟时不裂。种子细小，黑棕色。花期 7 月，果期 9 月。

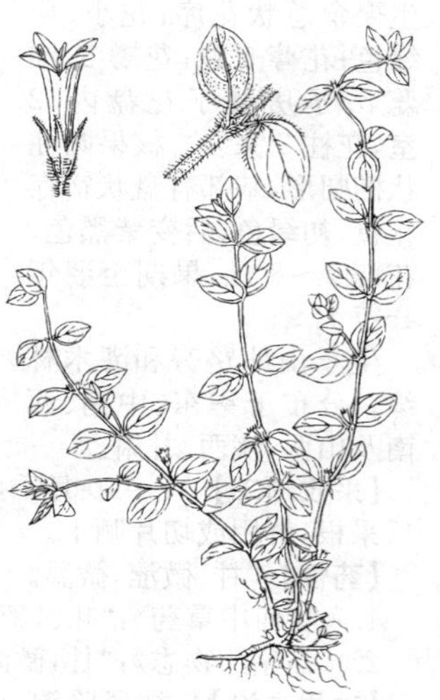

金毛耳草

生于山地林下、岩石上、路旁、溪边及田野草丛中。分布于长江以南各地。

【采收加工】 7～10 月采收，鲜用或晒干。

【药材】 黄毛耳草 *Herba Hedyotidis Chrysotrichae* 主产于浙江、江苏、江西等地。

性状　全体被黄色或灰白色柔毛。茎细，稍扭曲，表面黄绿色或绿褐色，有明显纵沟纹；节上有残留须根；质脆，易折断。叶对生，叶片多向外卷曲，完整者展平后呈卵形或椭圆状披针形，长 1～2.2 cm，宽 5～13 mm，全缘，上面绿褐色，下面黄绿色；两面均被黄色柔毛，托叶短，合生；叶柄短。蒴果球形，被疏毛，直径约 2 mm。气微，味苦。

鉴别　（1）茎横切面：表皮细胞 1 列，近方形、长方形，切向延长，外被角质层。非腺毛多细胞，多破碎，表面可见纵向角质纹理。皮层约有 10 列薄壁细胞，含草酸钙针晶束，偶见簇晶，内皮层凯氏点明显。韧皮部狭窄，细胞形小，皱缩。木质部由导管与木纤维组成。髓部宽广，中空。

叶粉末特征：黄绿色。非腺毛众多，由 2～10 细胞组成，壁增厚，长 270～925（～1 565）μm，直径 17～30 μm，表面具角质纹理。气孔平轴式。叶肉细胞含草酸钙针晶束，长 50～90（～266）μm；草酸钙簇晶直径 10～20 μm，棱角较尖。

（2）取本品粗粉 2 g，加 60% 乙醇 20 ml，加热回流 10 min，放冷，滤过。取滤液 1 ml 置试管中，加镁粉少量与浓盐酸 3～4 滴，即显橙红色（检查黄酮类）。

【成分】 全草含三萜类：车叶草苷（asperuloside），熊果酸（ursolic acid），白桦脂酸（betulic acid），齐墩果酸（oleanolic acid）[1]。黄酮成分：芦丁（rutin），水仙苷（narcissine），异鼠李素-3-芸香糖苷（nicotiflorin）[2]。还含 β-谷甾醇（β-sitosterol），棕榈酸十六醇酯（hexadecyl palmitate），三十二烷酸（dotriacontanoic acid）[1]，东莨菪内酯（scopoletin），七叶内酯（aesculetin），又含生物碱成分：（chrysotricine），咖啡酸（caffeic acic），异落叶松树脂醇（isolariciresinol），2，6-二甲氧基对苯醌（2，6-dimethoxy-1，4-benzoquinone），胡萝卜苷（daucosterol）[2]。

【炮制】 取原药材，除去杂质，洗净，润软，切段，干燥，筛去灰屑。

饮片性状　为茎、叶、花、果混合的段状。茎近圆柱形，灰绿色，被黄色疏柔毛。叶皱缩或破碎，灰绿色，被黄色疏柔毛。花小，1～3 朵生于叶腋，近无梗。蒴果球形，具数条纵棱，不开裂。气微，味微苦。

贮干燥容器内，置通风干燥处。

【药性】 苦，凉。

1.《浙江民间常用草药》："性平，味微苦，无毒。"

2.《湖南药物志》："辛、苦、酸、涩，无毒。"

3.《全国中草药汇编》："苦，凉。"

【功用主治】 清热利湿，消肿解毒。主治湿热黄疸，泄泻，痢疾，带状疱疹，肾炎水肿，乳糜尿，跌打肿痛，毒蛇咬伤，疮疖肿毒，血崩，白带，外伤出血。

1.《浙江民间常用草药》："清热，利尿，平肝。治暑热泻痢，小儿急性肾炎，湿热黄疸。"

2.《湖南药物志》："行气散瘀，清热解毒，凉血，固齿明目。民间用于小便不止，小儿高烧昏睡，跌打损伤，红崩白带，牙齿痛，缠腰丹，蛇咬，枪弹伤，狂犬伤。"

3.《安徽中草药》："清热解毒，活血止血，利尿消肿。主治肠炎，痢疾，黄疸肝炎，毒蛇咬伤，痈疖，乳腺炎，乳糜尿，劳伤吐血，创伤出血，肾炎水肿。"

4.《全国中草药汇编》："清热利湿，解毒消肿。治功能性子宫出血，咽喉肿痛，外用治蜈蚣咬伤，跌打损伤，疔疮肿毒。"

【用法用量】 内服：煎汤，10～30 g。外用：鲜品捣敷。

【选方】 1. 治湿热黄疸　鲜黄毛耳草 30～60 g，水煎服。

2. 治暑热泻痢　鲜黄毛耳草 30 g，铁苋菜 30 g，水煎，饭前分 3 次服。

3. 治小儿急性肾炎　鲜黄毛耳草 30 g，10 岁以上 60 g，水煎，加红糖，分 3 次服。（1～3 方出自《浙江民间常用草药》）

4. 治红崩、白带　黄毛耳草 15～30 g，水煎服。（《湖南药物志》）

5. 治痈疖，乳腺炎　黄毛耳草、蒲公英各 30 g，野菊花 15 g，水煎当茶饮，药渣捣烂敷患处。（《安徽中草药》）

6. 治带状疱疹　鲜黄毛耳草适量，捣烂绞汁，调雄黄抹患处。（《福建药物志》）

4286 黄水藨叶 huáng shuǐ biāo yè （《贵州民间药物》）

【异名】 黄水泡叶（《贵州民间药物》），药黄泡叶（《四川中药志》）。

【基原】 为蔷薇科悬钩子属植物光滑高粱泡的叶。

【原植物】 光滑高粱泡 *Rubus lambertianus* Ser. var. *glaber* Hemsl. 又名:光叶高粱泡、山泡刺藤、黄水藨、黄莓刺、黄花藨(《贵州民间药物》),药黄泡(《四川中药志》)。

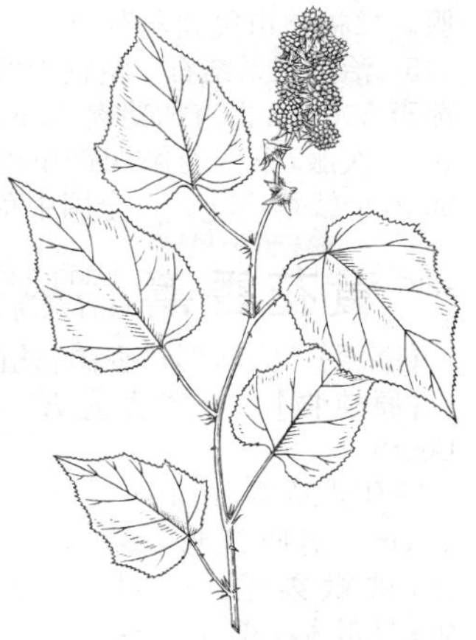
光滑高粱泡

半常绿蔓性灌木。枝具棱,有散生钩状皮刺。叶互生;叶柄长 2～5 cm,具稀疏的细刺;托叶披针形,具数个线形裂片;叶片卵形至长椭圆状卵形,先端渐尖,基部心形,边缘有圆齿牙及波状浅裂。圆锥花序顶生,花白色;萼片近无毛,通常有腺体,宿存;花瓣少有大于萼片者。聚合果近球形,由多数小核果集合而成,黄色或橙黄色。花期 8～9 月,果期 10～11 月。

生于海拔 200～2 500 m 的山坡、多石砾山沟或林缘。分布于江西、湖北、四川、贵州、云南、陕西、甘肃等地。

本植物的根(药黄泡根)亦供药用,另设专条。

【采收加工】 7～10 月采摘,鲜用或晒干。

【药性】 苦,凉。

【功用主治】 祛风清热,解毒敛疮。主治风热感冒,水火烫伤,湿热疮疡。

《四川中药志》1982 年版:"主治感冒风热头痛,烫火伤、湿疮。"

【用法用量】 内服:煎汤,10～30 g。外用:研末罨;或鲜品捣敷。

【选方】 1. 治黄水疮　黄水泡叶晒干,研成末。用时,先将疮洗净,再撒上药粉;未破者,用此药末调麻油或菜油搽,或用黄水泡叶捣烂兑米醋搽,1～2 d 即脱痂而愈。

2. 治小儿口角周围腐烂流黄水　用(黄水泡)叶适量,嚼烂敷患处,干则换鲜药。(1、2 方出自《贵州民间药物》)

3. 治湿热疮疡　药黄泡叶,研细末,罨患处。(《四川中药志》1982 年版)

4287 黄龙藤叶 huáng lóng téng yè (《植物名实图考》)

【异名】 五香藤叶(《云南中草药选》)。

【基原】 为五味子科五味子属植物合蕊五味子 *Schisandra propinqua* (Wall.) Baill. 的叶。

【原植物】 参见"黄龙藤"条。

【采收加工】 5～7 月随采随用。

【药性】 涩,微苦,平。

【功用主治】 解毒消肿,止血。主治痈疮肿毒,毒蛇咬伤,外伤出血。

【用法用量】 外用:捣敷;或研末撒。

【选方】 1. 治疮毒,毒蛇咬伤,狂犬咬伤　五香藤叶适量,捣烂外敷。

2. 治外伤出血　五香藤叶,磨粉,撒于伤口处(1、2 方出自《云南中草药选》)。

4288 黄皮果核 huáng pí guǒ hé (《本草求原》)

【异名】 黄皮核(《岭南采药录》)。

【基原】 为芸香科黄皮属植物黄皮 *Clausena lansium* (Lour.) Skeels 的种子。

【原植物】 参见"黄皮果"条。

【采收加工】 7～9 月采摘成熟的果实,剥取种子,鲜用或晒干。

【药材】 黄皮果核 *Semen Clausenae Lansii*　主产于广西、广东、福建等地。

性状　种子呈扁卵圆形,长 1.1～1.6 cm,宽 8～9 mm,厚 3～4 mm,表面较光滑,基部 1/3 呈棕色,较平坦,上部2/3 呈棕黄色,具不规则皱纹。种脐位于顶端略尖而稍弯向一侧,近椭圆形,合点位于圆端,与种脐同一侧面。种脊略突起,自种脐通向合点。种皮薄而脆,多破碎脱落。子叶 2,土黄色,肥厚。质脆,易折断。断面黄白色。气微,味辛、微苦。

【成分】 种子含油量 53.12%[1]。

【药性】 《广西中药志》:"味辛、微苦,性温,无毒。"

【功用主治】 行气止痛,解毒散结。主治气滞脘腹疼痛,疝痛,睾丸肿痛,痛经,小儿头疮,蜈蚣咬伤。

1.《生草药性备要》:"治疝气。"

2.《广西中药志》:"行气,消滞,散结。治食滞胃痛,睾丸肿痛。外用捣烂涂小儿头疮。"

3.《全国中草药汇编》:"止痛,健胃消肿。主治腹痛,风湿骨痛,痛经。"

【用法用量】 内服:煎汤,9～15 g。外用:捣烂敷。

【宜忌】 《广西中药志》:"气虚者忌用。"

【选方】 1. 治肠痉挛、肠疝痛、胃神经痛　黄皮果核炒香,研细末。以水或黄酒送下,每服 6 g,每日 2～3 次。(《食物中药与便方》)

2. 治疝痛　黄皮果核 6 g(捣烂),磨盘草果实 30 g,猪小肚 1 个。将药放入猪肚内,炖 2 h,去药渣服汤和肉。(《壮族民间用药选编》)

3. 治小儿头上疮疖　黄皮果核水磨涂。

4. 治蜈蚣咬伤　黄皮果核捣烂敷之。(3、4 方出自《彩色生草药图谱》)

4289 黄芽白菜 huáng yá bái cài (《滇南本草》)

【异名】 黄芽菜(《咸淳临安志》),黄矮菜、花交菜(《戒庵漫笔》),黄芽白(《食物考》)。

【基原】 为十字花科芸苔属植物白菜的鲜叶和根。

【原植物】 白菜 *Brassica pekinensis* (Lour.) Rupr. [*Sinapis pekinensis* Lour.] 又名:大白菜(北京),卷心白(四川)。

二年生草本。幼叶下中脉具少数刺毛。第一年茎短缩,肉质,白色。基生叶大,多数,叶片倒卵状长圆形至宽倒卵形,顶端圆钝,

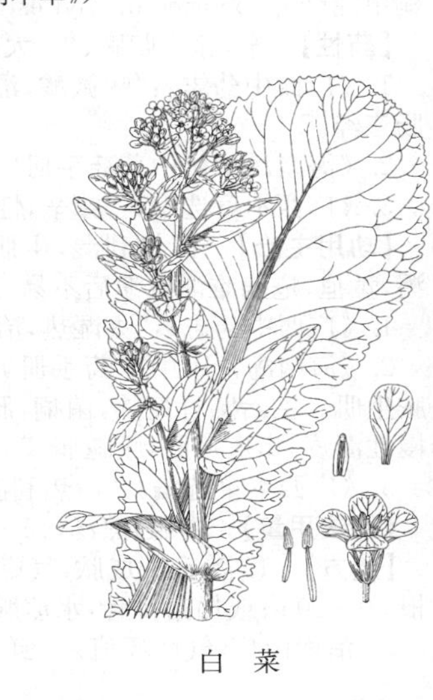
白　菜

边缘皱缩呈波状，中脉宽，白色，叶柄扁平而宽，两侧有具缺刻的宽翅；翌年春季抽茎，茎高 40～60 cm，茎下部叶和上部叶为长圆状卵形、长圆状披针形至长披针形，全缘或有裂齿，具粉霜。总状花序常由茎上部叶腋抽出；萼片 4，黄绿色；花瓣 4，鲜黄色，瓣片近圆形或倒卵形，基部渐狭成爪；雄蕊 6，4 长 2 短；雌蕊 1，子房圆柱形。长角果线形，具喙。种子球形，棕色。花期 4～5 月，果期 5～6 月。

原产我国，现各地广泛栽培。

【采收加工】 10～12 月采收，鲜用。

【成分】 嫩茎、叶含蛋白质，脂肪，糖类，粗纤维，钙，磷，铁，胡萝卜素，核黄素，烟酸，维生素 C[1]。又含异硫氰酸-丁-3-烯酯(3-butenylisothiocyanate)[2]，种子油中含大量的芥酸(erucicacid)，亚油酸(linoleic acid)和亚麻酸(linolenic acid)[3]。

【药性】 甘，平。归胃经。

1.《滇南本草》："味甘，微酸，性微寒。"

2.《食物本草》："甘，平。无毒。"

【功用主治】 通利肠胃，养胃和中，利小便。

1.《滇南本草》："走经络，动痰火，利小便。"

2.《食物本草》："主益元，补胃，悦颜色。"

3.《本草省常》："利肠胃，安五脏，除烦热，解酒毒，消食下气，止嗽和中，久食令人肥健。"

【用法用量】 内服：煮食或捣汁饮。

【宜忌】 脾胃虚寒者慎用。

4290 黄花母根 huáng huā mǔ gēn
(《广西中药志》)

【异名】 胶粘根(《广西中药志》)，土黄芪(《福建中草药》)。

【基原】 为锦葵科黄花稔属植物白背黄花稔 *Sida rhombifolia* L. 的根。

【原植物】 参见"黄花母"条。

【采收加工】 7～10 月采挖，鲜用或切片晒干。

【成分】 根含 β-苯乙胺(β-phenethyl amine)，N-甲基-β-苯乙胺(N-methyl-β-phenethylamine)，S-右旋-N-甲基色氨酸甲酯〔S-(+)-N-methyltryptophane methyl ester〕，鸭嘴花酚碱(vasicinol)，鸭嘴花酮碱(vasicinone)，鸭嘴花碱(vasicine)，胆碱(cho-line)，下箴刺桐碱(hypaphorine)，下箴刺桐甲酯(hypaphorine methyl ester)及菜碱(betaine)[1]。

【药性】 辛，凉。归脾、胃、大肠经。

1.《广西中药志》："味微酸，涩，性凉，无毒。入脾、胃、大肠三经。"

2.《海南岛常用中草药手册》："甘，淡，平。"

3.《广西本草选编》："味辛，性凉。"

【功用主治】 清热利湿，生肌排脓。主治湿热痢疾，泄泻，黄疸，疮痈难溃或溃后不易收口。

1.《广西中药志》："去湿热，治湿热痢疾，哮喘。"

2.《海南岛常用中草药手册》："清热解毒，利湿消肿，排脓生肌。主治感冒高热，菌痢，肠炎腹泻，黄疸，扁桃体炎，慢性溃疡，疖疮痈肿，腰腿痛。"

3.《广西本草选编》："清热利湿，消肿止痛。"

【用法用量】 内服：煎汤，15～30 g；鲜品可用 60～90 g。

【选方】 1. 治痈肿成脓，气虚不易溃破者 (黄花稔)鲜根 30～90 g；或加猪排骨，水煎服。(《福建中草药》)

2. 治崩山疔(气性坏疽) 鲜黄花稔根 90 g，水煎服；或加鸡肉适量，酒炖服。(福建晋江《中草药手册》)

3. 治腰腿痛 黄花稔干根 30 g，墨鱼干 2 条，酒水各半炖服。(福州军区《中草药手册》)

4. 治阴疽结毒 黄花稔根、茎 60 g，红糖 30 g。开水炖服。(《福州市民间药草》)

5. 治泌尿系结石 黄花稔根 60～120 g，加清水 1 500 ml，煎至 500 ml，去渣加猪肉 60 g，煮熟为度，吃肉喝汤，每日分 2～4 次服，第一至第四剂单用黄花稔根，第五剂加车前草 30 g，金钱草 60 g。(《全国中草药汇编》)

4291 黄花香薷 huáng huā xiāng rú
(《青藏高原药物图鉴》)

【基原】 为唇形科香薷属植物毛穗香薷的全草。

【原植物】 毛穗香薷 *Elsholtzia eriostachya* (Benth.) Benth.

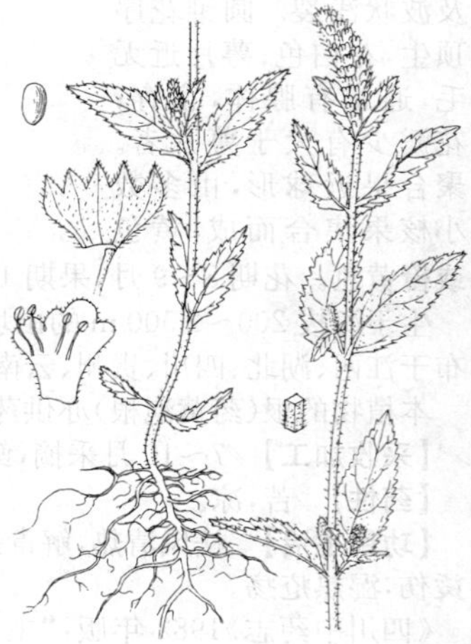

毛穗香薷

一年生草本，高 15～37 cm。茎四棱形，直立，被微柔毛。叶对生；具叶柄，长 1.5～9 mm，被长柔毛；叶片长圆形或卵状长圆形，先端稍钝，基部楔形或圆形，边缘具细锯齿或锯齿状圆齿，两面被长柔毛。轮伞花序多花密集成假穗状花序；苞片宽卵圆形；花萼钟状，外面密被串珠状长柔毛，萼齿 5，三角形，具缘毛；花冠黄色，边缘具缘毛，上唇直立，下唇 3 裂，中裂片较大；雄蕊 4，花丝无毛，花药卵圆形；子房 4 裂，花柱内藏，柱头 2 浅裂。小坚果椭圆形，褐色。花期7～8 月，果期 8～9 月。

生于海拔 3 500～4 100 m 的山坡草地、灌丛中、河谷沙地或高山流石坡。分布于四川、甘肃、云南和西藏等地。

【采收加工】 7～8 月采收地上部分，晒干或鲜用。

【药材】 黄花香薷 *Herba Elsholtziae Eriostachyae* 主产于云南、四川等地。

性状 茎呈方柱形，长 15～40 cm，常从基部分枝，表面紫红色，被短柔毛；质脆。叶多卷曲皱缩，展平后呈长圆形或卵状长圆形，长 0.8～4 cm，宽 0.3～1.5 cm，上面黄绿色，被柔毛；叶柄长0.1～1 cm，密被柔毛。顶端常有假穗状花序，花黄棕色。气清香，味辛凉。

【药性】 辛，微温。

1.《青藏高原药物图鉴》："辛，涩，温，无毒。"

2.《中国藏药》："微辛，甘，平。"

【功用主治】 化湿健胃，杀虫止痒。主治湿滞痞满食少，腹痛吐泻，虫积，疥癣湿痒，阴道滴虫。

1.《青藏高原药物图鉴》："内服健胃。外用治皮肤瘙痒。"

2.《中国藏药》："驱虫，杀虫，利湿。治肛门虫病，胎虫病，皮肤虫病，胃肠虫病。外用可防虫蝇。"

【用法用量】 内服：煎汤，3～9 g；或研末。外用：捣烂敷；或研末调敷；或煎汤洗。

【选方】 防虫蝇叮咬 毛穗香薷草适量。捣烂,敷在疮疡表面。(《中国藏药》)

4292 黄花堇菜 huáng huā jǐn cài (《云南中草药》)

【异名】 土细辛(《云南中草药》),踏膀药、黄花细辛、黄花地丁(《全国中草药汇编》)。

【基原】 为堇菜科堇菜属植物灰叶堇菜的根或带根全草。

【原植物】 灰叶堇菜 *Viola delavayi* Franch.

多年生草本,高 15～25 cm。根茎粗短,具多数暗褐色纤维状根。基生叶通常 1 枚或缺,卵形,先端渐尖,基部心形,具波状齿缘,齿端具腺点,叶柄长;茎生叶宽卵形或三角状卵形,基部浅心形或截形;托叶草质,披针形、长圆形或卵形,全缘或具疏锯齿。花黄色,具长梗,花梗近顶部有 2 枚线形小苞片;萼片线形,先端尖;花瓣 5,黄色,基部有紫色条纹;子房无毛,柱头 2 裂,先端圆。蒴果小,卵形或近长圆形,与宿存萼片近等长或稍短。花期6～8 月,果期 7～8 月。

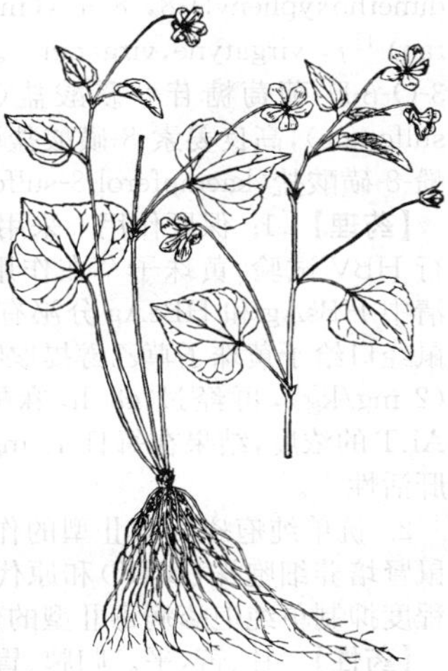

灰叶堇菜

生于海拔 1 800～2 800 m的山地林缘、草坡、溪谷潮湿处。分布于四川、贵州、云南等地。

【采收加工】 9～12 月采收,晒干。

【药性】 辛、甘,温。归肝、脾经。

1.《云南中草药》:"气香,酸,甘,温。"

2.《全国中草药汇编》:"甘、微辛,温。"

【功用主治】 温经通络,除湿止痛。主治风湿痹痛,小儿麻痹后遗症。

1.《云南中草药》:"温经通络,除湿止痛。治慢性风湿关节炎,小儿麻痹。"

2.《全国中草药汇编》:"温经通络,消疳健脾。主治风湿性关节炎,小儿麻痹后遗症,小儿疳积,气虚头晕。"

【用法用量】 内服:煎汤,3～6 g;或研末,1.5～3 g。

【选方】 1. 治慢性风湿关节炎 土细辛根 3 g,研末,每日 2～3 次,酒送服。

2. 治小儿麻痹 土细辛 3 g,水煎服。(1、2 方出自《云南中草药》)

4293 黄花菜子 huáng huā cài zǐ (《贵州草药》)

【基原】 为白花菜科白花菜属植物黄花菜 *Cleome viscosa* L. 的种子。

【原植物】 参见"黄花菜"条。

【成分】 种子含黄花菜香豆素(cleosandrin)[1]黄花菜木脂素(cleomiscosin)A、B、C 、D[2～5],秦皮素(fraxetin)[5],豆甾-5,24(28)-二烯-3β-O-α-L-鼠李糖苷〔stigmasta-5,24(28)-diene-3β-O-α-L-rhamnoside〕[6],白花菜苷(glucocapparin),葡萄糖醉蝶花素(glucocleomin)[7]。又含种子油 18.3%,油中含亚油酸(linoleic acid)51.01%,亚麻酸(linolenicacid)18.14%,硬脂酸(stearic acid)17.5%,油酸(oleic acid)7.01%,棕榈酸(palmitic acid)6.80%。还含有蔗糖[8]。

【采收加工】 7 月份果熟时,割取全株,晒干,打下种子,扬净。

【功用主治】《台湾药用植物志》:"种子煎服治腹部疾患,驱虫;外用为引赤药;其油为驱虫剂。""种子与叶同效,内服为驱风及驱虫剂。"

4294 黄芪茎叶 huáng qí jīng yè (《别录》)

【异名】 芰草(《别录》)。

【基原】 为豆科黄芪属植物蒙古黄芪 *Astragalus membranaceus* Bunge var. *mongholicus* (Bunge) P. K. Hsiao 和膜荚黄芪 *A. membranaceus* (Fisch.) Bunge 的茎叶。

【原植物】 参见"黄芪"条。

【功用主治】《别录》:"疗渴及筋挛,痈肿,疽疮。"

【各家论述】《本草正义》:"黄耆茎叶疗渴,亦升清滋液之功。治筋挛者,亦禀温和之性,而且有宣通络脉之力也。其治痈肿疽疮,则茎叶有外行之性,乃能疏通气血,而消肿化壅,与根之偏于补益者,固自有别耳。"

4295 黄栌枝叶 huáng lú zhī yè (《贵州草药》)

【基原】 为漆树科黄栌属植物光叶黄栌 *Cotinus coggygria* Scop. var. *cinerea* Engl. 和毛叶黄栌 *C. coggygria* Scop. *pubescens* Engl. 的枝叶。

【原植物】 参见"黄栌根"条。

【采收加工】 7～10 月采收,扎成把,晒干。

【药材】 黄栌枝叶 *Folium Cotini Coggygriae* 主产于河北、山东、河南、湖北、四川。

性状 叶片纸质多缩皱,破碎,完整者展平后卵圆形至倒卵形,长 3～8 cm,宽 2.5～10 cm。灰绿色,两面均被白色短柔毛,下表面沿叶脉处较密;叶柄长 1～4～7.5 cm。气微香,味涩、微苦。

鉴别 (1) 叶横切面:上、下表皮均被较明显的角质层,在毛基周围的角质层呈放射状,气孔不定式,下表面居多;非腺毛多为单细胞,偶见分隔单列非腺毛,以下表面为多;腺毛柄为单细胞,腺头为多细胞。栅栏组织通常 2～3 列,海绵组织排列疏松,并有草酸钙棱晶(方晶)及簇晶。维管束近于环状,位于横切面的中心。韧皮部明显,其中具有树脂道;木质部较发达,导管呈放射状排列,中柱鞘为纤维群排列成连续的环,在中脉的基本组织中散有草酸钙棱晶及簇晶。在上、下表皮内侧通常各有数层厚角细胞。

(2) 取样品粉末 10 g,加水 200 ml,回流 1 h,滤过。滤液先用石油醚提取 2 次,水相再以乙酸乙酯提取 3 次,合并乙酸乙酯提取液并以水洗 2 次,加无水硫酸钠干燥,回收溶剂,残渣加甲醇溶解。取甲醇溶液 1 ml,加水 1 ml,加 1% 三氯化铁溶液 2 滴,即呈墨绿色(检查酚类及鞣质)。取甲醇溶液 1 ml,加镁粉少许,再加盐酸数滴,呈樱红色;取甲醇溶液,滴于滤纸上呈土黄色,在紫外光灯下呈暗红色,加三氯化铝 1 滴显黄绿色,在紫外光灯下呈棕黄色(检查黄酮)。

【成分】 叶含鞣质,有没食子酸(gallic acid),没食子酸四糖(gallic acidtetrasaccharide),三没食子酰葡萄糖(trigalloylglucose),三甲基没食子酰葡萄糖(trimethylgalloylglucose)；黄酮类有飞燕草素 3-半乳糖苷（delphinidin 3-galactoside），越橘花青苷（idaein，cyanidin-3-galactoside），矮牵牛素-3-葡萄糖苷（petunidin-3-glucoside），矢车菊素单葡萄糖苷（cyanidinmonoglucoside），飞燕草素单葡萄糖苷（delphinidin monoglucoside），芍药花素单葡萄糖苷（peonidin monoglucoside）等；还含挥发油[1]。

【药理】 抗炎作用　叶中提得的总黄酮苷，80～160 mg/kg 给小鼠灌胃，对甲醛引起的实验性关节炎有抗炎作用；此外，还能抑制细胞脱落，并增加毛细血管抵抗力，对蛋清性足肿亦有效[1]。

【药性】 苦、辛，寒。

1.《贵州草药》："性凉，味辛。"

2.《山西中草药》："苦，寒。"

3.《全国中草药汇编》："辛、苦，凉。"

【功用主治】 清热解毒，活血止痛。主治黄疸型肝炎，丹毒，漆疮，水火烫伤，结膜炎，跌打损伤。

1.《贵州草药》："散瘀止痛，清热解毒。"

2.《山西中草药》："主治黄疸型传染性肝炎，水火烫伤皮肤未破。"

3.《安徽中草药》："清热利湿。"

4.《全国中草药汇编》："主治丹毒、漆疮。"

5. 南药《中草药学》："清湿热。主治黄疸型肝炎，水、火烫伤。"

6.《河北中草药》："祛瘀止痛，用于跌打损伤，诸瘀肿痛。"

【用法用量】 内服：煎汤，9～15 g。外用：煎水洗或捣烂敷。

【选方】 1. 治丹毒疼痛　黄栌枝叶煨水洗患处；再用桑白皮 9 g，煨水服。（《贵州草药》）

2. 治急性眼结膜炎　黄栌叶、菊花各 9 g，煎服；药渣煎水熏患眼。（《安徽中草药》）

4296 黄珠子草 huáng zhū zi cǎo（《广西中药志》）

【异名】 珍珠草、鱼骨草、日开夜闭（《南宁市药物志》），单叶叶下珠（《台湾药用植物志》），山油柑（《福建药物志》）。

【基原】 为大戟科叶下珠属植物黄珠子草的全草。

【原植物】 黄珠子草 *Phyllanthus virgatus* Forst. f. ［*P. simplex* Retz.；*P. simplex* Retz. var. *virgatus* (Forst. f.) Muell. -Arg.；*P. ancepssensu* Benth.］

一年生草本，高达 60 cm。枝自茎基部分出。全株无毛。单叶互生；几无柄；托叶膜质，卵状三角形，粉红色；叶片近革质，线状披针形、长圆形或狭椭圆形，先端钝或急尖，基部圆而稍偏斜。花小，单性同株；雄花花梗长约 2 mm，萼片 6，雄蕊 3，花丝分离，花盘腺体 6；雌花花梗长约 5 mm，花萼 6 深裂，紫红色，子房球形，3 室。蒴果扁球形，果皮紫红色，具鳞片状凸起，萼片宿存。种子具细疣点。花期 4～5 月，果期 6～11 月。

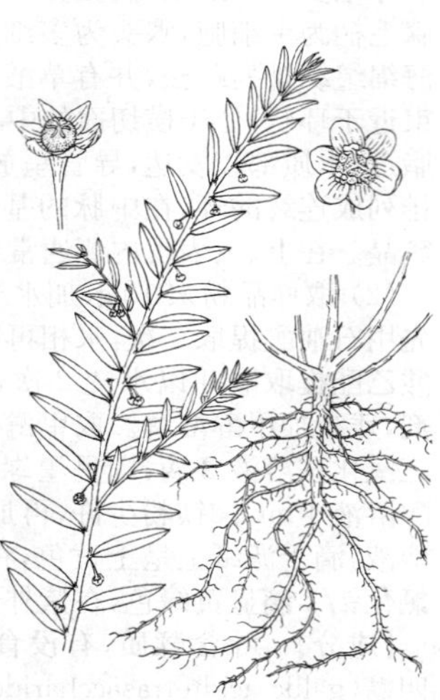

黄珠子草

生于海拔 1 350 m 以下的山坡、草地。分布于西南及福建、江西、湖北、湖南、广东、广西、海南、陕西、台湾等地。

【采收加工】 6～11 月采收，鲜用或晒干。

【成分】 全草含木脂素成分：(－)-7，8-顺-8，8′-反-7′，8′-反-7-3，4-(亚甲基二氧苯基)-7′-(3′，4′-二甲氧基苯基)-8，8′-双(甲氧基甲酯)四氢呋喃｛(－)-7，8-*cis*-8，8′-*trans*-7′，8′-*trans*-7-〔3，4-(methylenedioxy) phenyl〕-7′-(3′，4′-dimethoxyphenyl)-8，8′-bis(methoxymethyl) tetrahydrofuran)[1]｝，virgatyne，virganin[2]。又含黄酮成分：高良姜素-3-O-β-D-葡萄糖苷-8-磺酸盐（galangin-3-β-D-glucoside-8-sulfonate），高良姜素-8-磺酸盐（galangin-8-sulfonate），山柰酚-8-磺酸盐（kaempferol-8-sulfonate）[2]。

【药理】 1. 保肝作用　采用 2215 细胞培养法对药物进行 HBV 试验，黄珠子草在作用第五日时，对 2215 细胞上清中 HBsAg 和 HBeAg 分泌有较好的抑制作用[1]。对大鼠经口给予黄珠子草乙醇提取物，7 d 后经口给予四氯化碳（2 mg/kg），再经过 48 h，麻醉后收集血液，测定 AST，ALT 的浓度，结果在每日 40 mg/kg 剂量时，产生明显的保肝活性[2]。

2. 抗单纯疱疹病毒Ⅱ型的作用　黄珠子草水提物在地鼠肾培养细胞株（BHK）和原代兔肾培养细胞上均有不同程度抑制单纯疱疹病毒Ⅱ型的作用[3]。

【药性】 甘、苦，平。归脾、胃经。

1.《广西中药志》："味甘，性平，入脾、胃二经。"

2.《福建药物志》："甘、苦，平。"

【功用主治】 消积，通淋，解毒。主治疳积，淋病，乳痈，牙疳，毒蛇咬伤。

1.《广西中药志》："补脾胃。治小儿疳积。"

2.《广西本草选编》："清热散结，健胃消积。"

3.《福建药物志》："消积通淋。治淋病，乳痈，牙疳，骨鲠，眼翳，毒蛇咬伤。"

【用法用量】 内服：煎汤，9～15 g。外用：捣敷；煎水洗或含漱。

【选方】 1. 治小儿疳积　黄珠子草 15 g，鸡肝 1 个，炖服。

2. 治牙疳（牙龈溃烂流血）　黄珠子草适量，水煎，含漱或洗牙龈，并吐出毒涎。（1、2 方出自《福建药物志》）

3. 治乳痈　鲜黄珠子草捣烂外敷，并用鲜黄珠子全草水煎外洗。（《广西本草选编》）

4. 治毒蛇咬伤　黄珠子草 30 g，水煎服，渣加食盐少许，捣烂外敷。（《福建药物志》）

4297 黄唇鱼鳃 huáng chún yú sāi（《中国药用海洋生物》）

【基原】 为石首鱼科黄唇鱼属动物黄唇鱼的鳃。

【原动物】 黄唇鱼 *Bahaba flavolabiata* (Linnaeus)　又名：黄鱼、黄柑（浙江）。

体侧扁，一般长 100～150 cm。头中大，吻钝尖，有吻孔 5 个。眼中大，上侧位。口前位，斜裂，上下颌约等长，张口时下颌突出。上颌外行牙较大，尖锥形；内行牙细小。下颌内行牙稍扩大。颏部有 2 个不明显小孔。鳃耙细长。头部被小圆鳞。头后半部及体侧均被栉鳞。背鳍Ⅶ，Ⅰ-22～25，起点于胸鳍基部后上方。臀鳍Ⅱ-7，第二鳍棘粗长。胸鳍尖长。腹鳍胸位，外侧鳍条略延长成丝状。尾鳍楔形，幼体尾鳍尖圆。体灰棕带橙黄色,胸鳍基部腋下有1黑斑。背鳍鳍棘和鳍条边缘黑色,腹侧灰白色,腹鳍和臀鳍浅色。尾鳍灰黑色。

为近海大型底层鱼类,栖息于水深50～60 m海区,幼鱼栖息于沿岸及河口附近,以虾、蟹等甲壳动物及小鱼为食。我国分布于东海、南海。黄唇鱼为国家二级保护动物,禁止滥捕。

本动物的鱼鳔(鱼鳔)亦供药用,另设专条。

【采收加工】 常年均可捕捞,捕后,将鳃取出,鲜用。

【药性】 《中国药用海洋生物》:"甘、咸,平。"

【功用主治】 活血调经。主治崩漏。

1.《中国药用海洋生物》:"用于血崩。"

2.《中国药用动物志》:"活血调经。"

【用法用量】 内服:煎汤或研末,适量。

4298 黄麻梗虫 huáng má gěng chóng (《纲目拾遗》)

【异名】 黄麻虫(陶华),麻虫(《百草镜》)。

【基原】 为椴树科黄麻属植物黄麻 *Corchorus capsularis* L. 茎中的一种昆虫的幼虫。

【功用主治】 治疔疮。

【用法用量】 外用:捣研调涂。

【选方】 1. 治疔疮 黄麻梗内虫,以葱叶包贮,挂风头令干,将疔疮挑破,以麻虫少许,入于所挑之处。(《程林即得方》)

2. 治红丝疔 蜣螂三个(肚白者佳),黄麻虫十个。二味捣匀,拨破患处贴之。如患在手足,有红丝上臂,丝尽处,将针挑断出血,仍用前药。毒重者更服败毒药。(陶华·蜣螂膏)

4299 黄斑龙胆 huáng bān lóng dǎn (《新华本草纲要》)

【基原】 为龙胆科龙胆属植物黄花龙胆的全草。

【原植物】 黄花龙胆 *Gentiana flavomaculata* Hayata

一年生草本,高4～10 cm。茎密被乳突,基部分枝,枝细,斜升。基生叶大,卵状椭圆形至长圆状披针形,先端急尖,具小尖头,基部钝,边缘具乳突或仅基部具乳突,两面具乳突,中脉在下面明显;叶柄连合成长筒形;茎生叶小,疏离,卵形、卵状椭圆形至披针形。花多数,单生于小枝顶端;花萼钟形;花冠筒状钟形,上部淡黄色,基部淡紫色,喉部具黄色斑点;雄蕊着生于花冠筒中部,花丝线状钻形,花药椭圆形;子房狭椭圆形,花柱线形,柱头2裂。蒴果外露,倒卵形或卵形,长约6 mm,基部渐狭,边缘具翅。种子长圆形或狭长圆形,表面具细网纹。花、果期8～10月。

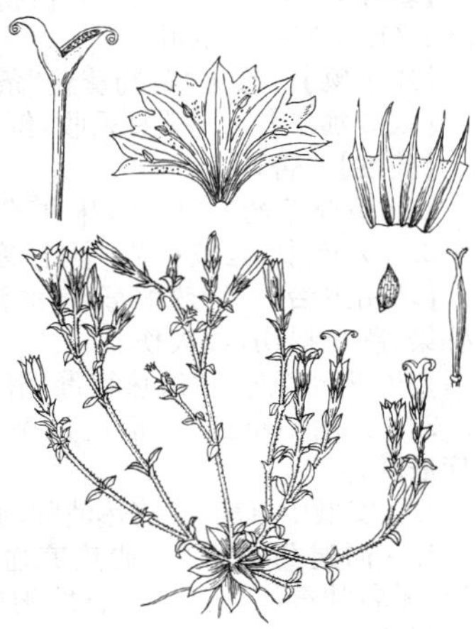

黄花龙胆

生于海拔1 800～3 000 m的山坡草地。分布于台湾。

【采收加工】 8～10月采收,晒干。

【成分】 含黄酮成分:槲皮素(quercetin),芸香苷(rutin)[1],黄花龙胆三萜酯(gentiatriculin)[2],熊果酸(ursolic acid),α-香树脂醇(α-amyrin),β-香树脂醇(β-amyrin),12-乌苏烯-3β,28-二醇-3β-棕榈酸酯(urs-12-ene-3β,28-diol-3β-palmitate),12-齐墩果烯-3β,28-二醇-3β-棕榈酸酯(olean-12-ene-3β,28-diol-3β-palmitate),12-乌苏烯-3β,28-二醇(urs-12-ene-3β,28-diol),12-齐墩果烯-3β,28-二醇(olean-12-ene-3β,28-diol)[3]。

【功用主治】 利胆退黄。主治黄疸型肝炎。

【用法用量】 内服:煎汤,3～10 g。

4300 黄锁梅叶 huáng suǒ méi yè (《昆明民间常用草药》)

【基原】 为蔷薇科悬钩子属植物栽秧泡 *Rubus ellipticus* Smith var. *obcordatus* (Franch.) Focke的叶。

【原植物】 参见"黄锁梅根"条。

【采收加工】 5～7月采收,晒干。

【药材】 黄锁梅叶 *Folium Rubi Obcordati* 产于广西、四川、云南、贵州等地。

性状 鲜叶片倒卵形,顶端浅心形或近截形,长2～5.5 cm,宽1.5～4(～5)cm,边缘有锯齿,下表面毛茸较上表面多。干叶皱缩,深绿色或枯绿色,质脆易碎。气微,味微涩。

【成分】 含三萜酸成分:鱼藤酸(elliptic acid)[1]。

【药性】 《云南中草药》:"苦、涩,平。"

【功用主治】 《云南中草药》:"止血。治外伤出血。"

【用法用量】 外用:研末撒;或调敷。

【选方】 1. 治慢性湿疹 用黄锁梅干叶适量,捣碎后调植物油敷患处。(《文山中草药》)

2. 治黄水疮 用黄锁梅干叶研末,撒于患处。(《昆明民间常用草药》)

4301 黄锁梅果 huáng suǒ méi guǒ (《文山中草药》)

【基原】 为蔷薇科悬钩子属植物栽秧泡 *Rubus ellipticus* Smith var. *obcordatus* (Franch.) Focke的果实。

【原植物】 参见"黄锁梅根"条。

【采收加工】 5～7月果实成熟时采收,鲜用或晒干用。

【药性】 甘、酸,平。

【功用主治】 补肾涩精。主治神经衰弱,多尿,遗精,早泄。

【用法用量】 内服:煎汤,6～15 g;鲜品30～60 g。

4302 黄锁梅根 huáng suǒ méi gēn (《滇南本草》)

【异名】 锁梅根、钻地风(《滇南本草》),黄泡刺根(《昆明民间常用草药》),红锁梅、乌泡(《云南中草药》),黄泡、三月泡(《文山中草药》),雀不钻、黄茨果(《云南中草药选》)。

【基原】 为蔷薇科悬钩子属植物栽秧泡的根。

【原植物】 栽秧泡 *Rubus ellipticus* Smith var. *obcordatus* (Franch.) Focke [*R. obcordatus* (Franch.) Thuan]

灌木,高1.5～3 m。全株被红棕色柔毛,有倒钩刺和较密的褐色刚毛。小叶3枚,小叶片阔倒卵形或倒心形,先端浅心形或近截形,基部宽楔形,边缘有锯齿;总叶柄长1.6～2.5 cm;托叶针形,长约3 mm。花为密集成顶生短总状花序,或腋生成束,白色或淡红色;萼片5,花瓣5;雄蕊多数,分离;雌蕊多数,花托几顶生。聚合果球形,橘黄色,小核果具1颗种子。花期3～4月,果期4～5月。

生于海拔300～2 000 m的山坡、路旁或灌木丛中。分布于广西、四川、贵州、云南等地。

本植物的叶(黄锁梅叶)、果实(黄锁梅果)亦供药用,另设专条。

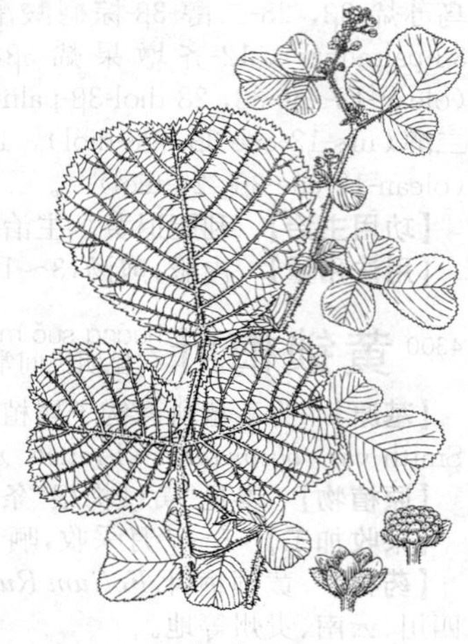

栽秧泡

【采收加工】 9～10月挖根,切片,晒干或研成粉末贮存。

【药性】 酸、涩,微温。

1.《滇南本草》:“味酸,性温。”

2.《云南中草药》:“苦、涩,平。”

【功用主治】 舒筋活络,清热利湿,消肿解毒。主治筋骨疼痛,肢体痿软麻木,赤白久痢,黄疸型肝炎,扁桃体炎,无名肿毒。

1.《滇南本草》:“走经络,治筋骨疼痛、痿软麻木,止日久赤白痢。”

2.《云南中草药》:“止痢,解毒消肿。主治扁桃腺炎,无名肿毒,痢疾。”

【用法用量】 内服:煎汤,10～15 g;或浸酒。外用:研末,调敷。

【选方】 1. 治久痢、休息痢　黄锁梅9 g,乌梅1个,水煎服。

2. 治肠风下血　黄锁梅9 g,淮寄生草9 g,水煎服。(1、2方出自《昆明民间常用草药》)

3. 治烫、烧伤　用(钻地风)根尖研粉外敷。(《云南中草药选》)

4303 黄缅桂果 huáng miǎn guì guǒ (《云南思茅中草药选》)

【基原】 为木兰科含笑属植物黄兰 *Michelia champaca* L. 的果实。

【原植物】 参见“黄缅桂”条。

【采收加工】 7～10月采摘果实,去皮晒干,研粉。

【药性】 苦,凉。

【功用主治】 《全国中草药汇编》:“健胃止痛。治消化不良,胃痛。”

【用法用量】 内服:研粉,0.3～0.6 g。

【选方】 治消化不良,胃痛　黄缅桂果,研粉,每服0.3～0.6 g,开水冲服。(《全国中草药汇编》)

4304 黄蜀葵子 huáng shǔ kuí zǐ (《本草衍义》)

【异名】 黄葵子(《海上方》),秋葵子、羊桃子(《陕西中草药》)。

【基原】 为锦葵科秋葵属植物黄蜀葵 *Abelmoschus manihot* (L.) Medic. 的种子。

【原植物】 参见“黄蜀葵花”条。

【采收加工】 9～11月果实成熟时采收,晒干脱粒,簸去杂质,再晒至全干。

【药性】 《纲目》:“甘,寒,滑,无毒。”

【功用主治】 利水通淋,消肿解毒,下乳。主治淋证,水肿,便秘,痈肿,跌打损伤,乳汁不通。

1.《本草图经》:“主淋涩,又令妇人易产。”

2.《纲目》:“主治痈肿,利小便,五淋水肿,产难,通乳汁。”

3.《陕西中草药》:“补脾健胃,生肌。主治消化不良,不思饮食,跌打损伤,骨折。”

4.《全国中草药汇编》:“清热解毒,润燥滑肠,主治大便秘结,小便不利,水肿,尿路结石,乳汁不通。”

【用法用量】 内服:煎汤,10～15 g;或研末,2～5 g。外用:研末调敷。

【宜忌】 孕妇禁服。

【选方】 1. 治沙石淋　蜀葵花子(炒)一两为末,食前米饮调下一钱。(《古今医统》独圣散)

2. 治小便不通　黄蜀葵子三四十粒,细研,以汤冲,绞取汁一小盏,顿服。(《圣济总录》蜀葵子汤)

3. 治便痈初起　黄蜀葵子十七粒,皂角半挺。为末,以石灰同醋调涂。(《永类钤方》)

4. 治打扑损伤　黄葵子研,酒服二钱。(《海上方》)

5. 治鼻衄　黄葵子为末,新汲水调二钱下。(《卫生易简方》)

6. 治难产　黄蜀葵子二七枚,赤小豆七枚,生用。上二味,同研细,以童子小便二分调,顿服立下。(《圣济总录》圣散子)

7. 治乳汁不下　黄蜀葵子5～10 g(打碎布包),猪蹄1只,水炖至肉烂,食肉喝汤。(《安徽中草药》)

【各家论述】 《纲目》:“黄葵子,古方少用,今为催生及利小便要药;或入汤散皆宜。盖其性滑,与冬葵子同功故也。”

4305 黄蜀葵叶 huáng shǔ kuí yè (《福建民间草药》)

【基原】 为锦葵科秋葵属植物黄蜀葵 *Abelmoschus manihot* (L.) Medic. 的叶。

【原植物】 参见“黄蜀葵花”条。

【采收加工】 5～7月采收,鲜用或晒干。

【药性】 苦,寒。

1.《贵州草药》:“性寒,味甘。”

2.《云南中草药》:“苦、辛,微寒。”

【功用主治】 清热解毒,活血消肿。主治热毒疮痈,尿路感染,跌打损伤,烫火伤。

1.《贵州草药》:“清热解毒,滑肠润燥。”

2.《云南中草药》:“活血祛瘀,消炎,接骨,治跌打损伤,疗疮肿毒。”

3.《安徽中草药》:“清热消肿,通乳,利尿。治尿路感染。”

4.《福建药物志》:“清热凉血,消肿解毒。主治痈疽疔疖,无名肿毒,刀伤出血,急性阑尾炎,肺结核出血,泌尿系结石。”

【用法用量】 内服:煎汤,10～15 g,鲜品可用至30～60 g。外用:鲜品捣敷。

【选方】 1. 治痈疽　鲜黄蜀葵叶一握,洗净后和冬蜜共捣烂,敷患处,每日换2次。(《福建民间草药》)

2. 治尿路感染　黄蜀葵茎叶9 g,煎服。(《安徽中草药》)

3. 治烫火伤　鲜黄蜀葵叶,捣敷。(福州军区《中草药手册》)

【临床报道】 治疗疔疮疖肿 取鲜秋葵叶10余片，加蜂蜜适量，共捣为泥状，用时取适量摊于纱布上，敷患处，并可以胶布固定之，每日换药1～2次。共治疗58例，结果：13例疔疮，除3例面部感染，加用青霉素、链霉素未计外，其余10例，均以外敷治愈，治愈时间平均为4 d；45例疖肿，亦用上法，均在3～4 d内治愈[1]。

4306 黄蜀葵花 huáng shǔ kuí huā （《嘉祐本草》）

【异名】 侧金盏花（《纲目》）。

【基原】 为锦葵科秋葵属植物黄蜀葵或刚毛黄蜀葵的花。

【原植物】 1. 黄蜀葵 *Abelmoschus manihot* (L.) Medic. [*Hibiscus manihot* L.] 又名：黄葵（《说文》），秋葵（《群芳谱》），棉花葵（《植物名实图考》）。

一年生或多年生草本，高1～2 m。叶互生，有叶柄，长6～18 cm；托叶披针形。叶掌状5～9深裂，裂片长圆状披针形，两面疏被长硬毛，边缘具粗钝锯齿。花单生于枝端叶腋；小苞片4～5，卵状披针形；花萼佛焰苞状，5裂，近全缘，较长于小苞片，被柔毛，果时脱落；花大，淡黄色，内面基部紫色，花瓣5；雄蕊多数，结合成筒状，雄蕊柱长1.5～2 cm；雌蕊柱头紫黑色，匙状盘形。蒴果卵状椭圆形，被硬毛。种子多数，肾形，被柔毛组成的条纹多条。花期8～10月。

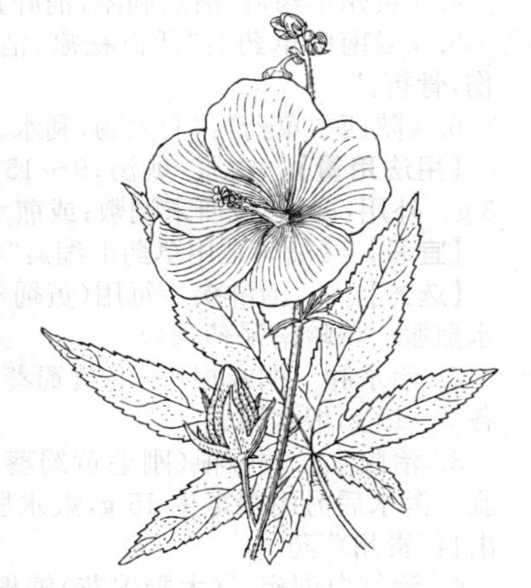

黄蜀葵

常生于山谷草丛、田边或沟旁灌丛间。分布于中南、西南及河北、浙江、福建、江西、山东、陕西等地。

本植物的茎皮（黄蜀葵茎）、叶（黄蜀葵叶）、根（黄蜀葵根）、种子（黄蜀葵子）亦供药用，另设专条。

2. 刚毛黄蜀葵 *A. manihot* (L.) Medic. var. *pungens* (Roxb.) Hochr. 又名：刚毛秋葵、桐麻《贵州草药》。

本变种与上种的区别为：植株全体密被黄色长刚毛。

分布于西南及湖北、广东、广西、海南、台湾等地。

【栽培】 生物学特性 喜温暖气候，平地、丘陵山区均可栽培。适应性较强，但不耐寒。对土壤要求不严，但以排水良好、疏松肥沃的夹砂土栽种较好。

繁殖方法 种子繁殖。9～11月采收成熟果实，晒干脱粒，贮藏。3～4月用穴播或条播法播种，通常保持株距(30～45)cm×35 cm，播后10 d左右出苗。

田间管理 苗高12～15 cm时，匀苗、补苗，并中耕除草1次。苗高50 cm时，再除草1次，每次中耕后，追施人畜粪水。

病虫害防治 卷叶虫，5～8月发生，为害叶片，可用90%晶体敌百虫800倍液喷杀。

【采收加工】 7～10月分批采摘花蕾，晒干。

【成分】 黄蜀葵花含槲皮素-3-洋槐糖苷(quercetin-3-robinobioside)，槲皮素-3-葡萄糖苷(quercetin-3-glucoside)，金丝桃苷(hyperin)，杨梅素(myricetin)及槲皮素(quercetin)[1]。

【药理】 1. 镇痛作用 黄蜀葵花总黄酮(TFA)可不同程度地抑制小鼠扭体反应；TFA可使福尔马林致小鼠疼痛的Ⅰ、Ⅱ相反应明显减轻，动脉注射TFA 200 mg/kg可明显减轻KCl诱发的家兔疼痛反应。连续用药可使TFA在小鼠跳跃实验中，阳性率为0。表明TFA具有一定的镇痛作用且局部给药有效，连续用药无成瘾性[1]。

2. 对免疫功能的影响 黄蜀葵花提取物能在一定程度上减少人中性粒细胞经24 h培养后上清液中IL-8的含量，并在一定范围内与药物浓度呈正相关[2]。

3. 对抗心肌损伤的保护作用 黄蜀葵花总黄酮对注射垂体后叶素的大鼠心电图T波升高有抑制作用。对冠状动脉结扎造成的急性心肌梗死大鼠，能够显著抑制血清中CPK、LDH的升高，降低血清游离脂肪酸水平。黄蜀葵花总黄酮可以降低急性心肌梗死大鼠的梗死面积，对小鼠心肌线粒体中MDA的生成有抑制作用，也能提高SOD和GSH-Px的活力[3]。

4. 抗炎、解热作用 TFA能有效减轻小鼠右耳肿胀程度，TFA 50 mg/kg可明显抑制大鼠新生肉芽组织形成；对由松节油或大肠杆菌液诱发的家兔体温升高，TFA可产生不同程度地降低作用[4]。

5. 对离体大鼠缺血再灌注心肌的保护作用 TFA可明显增加缺血再灌后离体大鼠心肌组织匀浆中的SOD活性，降低MDA生成量，减少心肌细胞内CPK、LDH的漏出，并使NO含量及NOS活性得到提高[5]。

【药性】 甘、辛，凉。

1.《品汇精要》："无毒。"

2.《纲目》："甘，寒，滑。"

3.《医林纂要》："甘，咸，寒。"

4.《四川常用中草药》："味苦、辛。"

【功用主治】 利尿通淋，活血止血，解毒消肿。主治淋证，吐血，衄血，崩漏，胎衣不下，痈肿疮毒，水火烫伤。

1.《嘉祐本草》："治小便淋及催生，又主诸恶疮脓水久不瘥者，作末敷之。"

2.《本草衍义》："疮家为要药。"

3.《纲目》："消痈肿。浸油涂汤火伤。"

4.《四川常用中草药》："下乳，排脓，通血脉，解疮毒。治烫火伤。"

5.《青岛中草药手册》："镇咳祛痰，润肠，通乳，利水，消肿解毒。主治肺热咳嗽，大便秘结，吐血，衄血，白带，尿路结石，疮疖。"

【用法用量】 内服：煎汤，5～15 g；或研末，3～6 g。外用：研末调敷；或浸油涂。

【宜忌】 孕妇禁服。

【选方】 1. 治砂石淋 黄蜀葵花一两，炒，捣罗为散，每服一钱匕，食前米饮调下。（《圣济总录》独圣散）

2. 治鼻衄不止 酸石榴花一分，黄蜀葵花一钱，上锉，每服一钱，水一盏，煎至六分，不拘时温服。（《奇效良方》二花散）

3. 治肺痨吐血 黄蜀葵花一两，上为散，每服一钱匕，糯米饮调下。食后服。（《普济方》）

4. 治红崩白带 （黄蜀葵）鲜花、鲜鸡冠花（红崩用红花，白带用白花）各120 g，炖肉，数次分服。（江西《草药手册》）

5. 治痈疽肿毒恶疮 黄蜀葵花，用盐掺，取入瓷器密封，

经年不坏，患处敷之。(《直指方》蜀葵膏)

6. 治烫伤　黄蜀葵花放麻油内浸泡，待溶成糊状，涂患处，每日2～3次。(《安徽中草药》)

7. 治小儿秃疮　黄蜀葵花、大黄、黄芩等分。为末，米泔净洗，香油调搽。(《普济方》)

【临床报道】 1. 治疗慢性肾小球肾炎　132例患者分为湿热证组95例与非湿热证组37例，所有病例均服用单味黄蜀葵花胶囊，每次4～5粒，每日3次，相当于生药24～30 g/d。4星期为1个疗程，连续2～3个疗程。除24例舒张压高于13.0 kPa者加服硝苯地平外，均不再使用其他药物。结果：完全缓解19例，基本缓解47例，好转32例，总有效率74.24%。湿热证疗效显著优于非湿热证组($P<0.01$)。两组尿蛋白定量均较治疗前明显下降，而湿热证组下降幅度明显优于非湿热证组。尿素氮、肌酐两组治疗前后均无明显差异[1]。

2. 治疗乳糜尿　用黄蜀葵花提取物，每日服药量相当于生药20～30 g，分3次服。2星期为1个疗程。可连续2～4个疗程。共治疗26例，结果：痊愈18例，好转4例，总有效率84.62%。其中有湿热见证者有效21/22例，无湿热见症者有效1/4例[2]。

3. 治疗口腔溃疡疼痛　用黄蜀葵花煎液治53例，用黄蜀葵花提取物结晶Ⅲ(金丝桃苷)治54例，病种包括复发性口疮、疱疹性口炎、黏膜血泡(或伴继发感染)。结果：黄蜀葵花煎液显效48例，有效5例；黄蜀葵结晶Ⅲ显效53例，有效1例。两种剂型止痛效果无显著差异，结晶Ⅲ药效出现比煎液快[3]。

4. 治疗口腔黏膜白斑　用黄蜀葵花提取物结晶Ⅲ制成药膜，对5例临床诊断为白斑的男性(年龄45～65岁)患者进行局部敷贴治疗，先涂布2.5%克霉唑混悬液以防真菌感染，而后敷药膜20 min，每日3次。敷药7～15 d后，单纯型Ⅰ度3例(损害7块)完全消失，1例(损害1块)接近消失；单纯型Ⅱ度1例(损害1块)变平而柔软，乳白色明显变浅。停药2月复查，均疗效稳定[4]。

4307 黄蜀葵茎 huáng shǔ kuí jīng (江西《草药手册》)

【基原】 为锦葵科秋葵属植物黄蜀葵 *Abelmoschus manihot* (L.) Medic. 的茎或茎皮。

【原植物】 参见“黄蜀葵花”条。

【采收加工】 9～12月采集，晒干或炕干。

【药性】 甘，寒。

【功用主治】 清热解毒，通便利尿。主治发热，便秘，淋证，疔疮肿毒，烫伤。

1.《贵州草药》：“清热解毒，滑肠润燥。”

2.《安徽中草药》：“清热消肿，通乳，利尿。主治尿路感染。”

【用法用量】 内服：煎汤，5～10 g。外用：油浸搽。

【选方】 1. 防治产褥热　黄蜀葵花茎及根30 g，用鸡汤煎服或水煎取汁，煮鸡蛋2只，加甜酒少许服。

2. 治烫伤　黄蜀葵皮浸油搽。

3. 治气血虚　蜜炙黄蜀葵茎及根30 g，星宿菜6 g。用瘦猪肉煎汤服。(1～3方出自江西《草药手册》)

4308 黄蜀葵根 huáng shǔ kuí gēn (《纲目》)

【基原】 为锦葵科秋葵属植物黄蜀葵 *Abelmoschus manihot* (L.) Medic. 和刚毛黄蜀葵 *A. manihot* (L.) Medic. var. *pungens* (Roxb.) Hochr. 的根。

【原植物】 参见“黄蜀葵花”条。

【采收加工】 9～10月挖根，晒干。

【药性】 甘、苦，寒。

1.《纲目》：“甘，寒，滑，无毒。”

2.《云南中草药》：“苦、辛，微寒。”

【功用主治】 清热利湿，解毒消肿，通乳。主治淋证，水肿，痢疾，痈肿，腮腺炎，跌打损伤，乳汁不通。

1.《纲目》：“主治痈肿，利小便，五淋水肿，产难，通乳汁。”

2.《民间常用草药汇编》：“通气，行滞，化痞块。治牙痛。”

3.《中国药用植物图鉴》：“镇咳。”

4.《贵州草药》：“清热利湿，消肿止痛。”

5.《云南中草药》：“活血祛瘀、消炎，接骨。主治跌打损伤，骨折。”

6.《陕西中草药》：“润大肠，利水。主治便秘，水肿。”

【用法用量】 内服：煎汤，9～15 g；或研末，每次1.5～3 g。外用：捣敷；或研末调敷；或煎水外洗。

【宜忌】 《民间常用草药汇编》：“孕妇忌服。”

【选方】 1. 治淋疾　每用(黄蜀葵)根五钱至一两五钱，水煎服。(《岭南采药录》)

2. 治水肿　桐麻根(刚毛黄蜀葵根)、水杨柳、水灯草根各9～15 g，煨水服。

3. 治腹水　桐麻根(刚毛黄蜀葵根)、蜂蜜各30 g，煨水服。泻水后另用槲寄生15 g，煨水服，可防复发。(2、3方出自《贵州草药》)

4. 治红白痢疾　(大野棉花)鲜根15～30 g；或干品3～9 g，水煎服，每日服2次。(《文山中草药》)

5. 治痈疔，痔疮　黄蜀葵根，煎水洗。(4，5方出自《岭南采药录》)

6. 治产后乳少　黄蜀葵根60 g，玉竹60 g，通草10 g，炖猪蹄服。(《四川中药志》1979年版)

7. 治肺热咳嗽　黄蜀葵根21 g，水煎，酌加冰糖化服。(江西《草药手册》)

4309 黄颔蛇头 huáng hàn shé tóu (《纲目》)

【基原】 为游蛇科锦蛇属动物黑眉锦蛇 *Elaphe taeniurus* Cope 的头。

【原动物】 参见“黄颔蛇”条。

【采收加工】 春至秋季捕捉，加工时取头晒干。

【功用主治】 截疟，解毒消肿。主治久疟，痈肿，痔疮。

1.《纲目》：“主久疟及小肠痈。”

2.《药性考》：“灰傅痈肿，痔调。”

【用法用量】 内服：入丸、散，适量。外用：煅研，调涂。

4310 黄颔蛇骨 huáng hàn shé gǔ (《纲目》)

【基原】 为游蛇科锦蛇属动物黑眉锦蛇 *Elaphe taeniurus* Cope 的骨。

【原动物】 参见“黄颔蛇”条。

【采收加工】 春至秋季捕捉，加工时取骨晒干。

【功用主治】《纲目》：“治久疟，劳疟。”

【用法用量】 内服：入丸、散，适量。

4311 **黄颡鱼涎** huáng sǎng yú xián
（《纲目》）

【基原】 为鮠科黄颡鱼属动物黄颡鱼 *Pseudobagrus fulvidraco* (Richardson)皮肤分泌的黏液。

【原动物】 参见"黄颡鱼"条。

【采收加工】 常年均可捕捞。捕后，刮取其皮肤分泌的黏液，鲜用。

【功用主治】 《日用本草》："治消渴。"

【用法用量】 内服：入丸剂，适量。

【选方】 治消渴，饮水日夜不止 青蛤粉，白滑石。上研为细末，用黄颡鱼涎和为丸，如梧桐子大，每服三十丸，煎陈粟米饮下，不拘时。（《普济方》生津丸）

4312 **黄花地桃花** huáng huā dì táo huā
（《中医方药学》）

【异名】 黄花虱麻头（《中医方药学》），千打槌、地桃花（《广西药用植物名录》），玉如意、火蒴麻（《福建药物志》）。

【基原】 为椴树科刺蒴麻属植物刺蒴麻的根或全草。

【原植物】 刺蒴麻 *Triumfetta rhomboidea* Jacq. [*T. bartramia* L.] 又名：密马专（《中国高等植物图鉴》）。

亚灌木。嫩枝被灰褐色短茸毛。叶互生；叶柄长 1～5 cm；叶片纸质，生于茎下部的阔卵圆形，先端常 3 裂，基部圆形；生于茎上部的长圆形；上面有疏毛，下面有星状柔毛，边缘有不规则的粗锯齿；基出脉 3～5 条。聚伞花序数枝腋生，花序柄及花柄均极短；萼片狭长圆形，顶端有角，被长毛；花瓣比萼片略短，黄色，边缘有毛；雄蕊 10；子房有刺毛。果球形，不开裂，被灰黄色柔毛，具钩针刺长 2 mm，有种子 2～6 颗。花期夏、秋季。

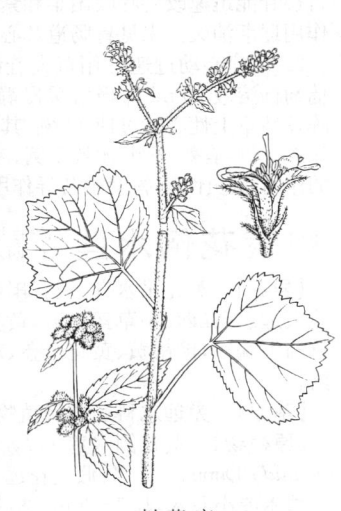

刺蒴麻

生于林边灌丛中。分布于福建、广东、广西、海南、云南、台湾等地。

【采收加工】 冬季或早春萌发前挖取根部，切片，鲜用或晒干。全年均可采全草，切段，鲜用或晒干。

【药性】 苦，微寒。

1.《中医方药学》："苦，微寒。"

2.《广西本草选编》："味甘、淡，性平。"

【功用主治】 清热利湿，解毒。主治风热感冒，痢疾，泌尿系结石，疮疖，毒蛇咬伤。

1.《中医方药学》："利尿化石。用于石淋，亦可用于感冒风热表证。"

2.《广西本草选编》："利水通淋，清热除湿。主治泌尿系结石，痢疾，疮疖。"

3.《台湾药用植物志》："治毒蛇咬伤，疔毒，酒后感风，月内风。"

【用法用量】 内服：煎汤，15～30 g。外用：鲜叶捣敷。

【选方】 治泌尿道结石 用鲜（刺蒴麻）全草 120 g，加水 1 500 ml，煎至 500 ml 去渣，加瘦肉 60 g 同煎。分 3～4 次服，每日 1 剂，3 d 为 1 个疗程，停药 3 d，再服 2 个疗程。若不显效，可再服 2～4 个疗程。（《广西本草选编》）

4313 **黄花夹竹桃** huáng huā jiā zhú táo
（《广西药用植物图志》）

【异名】 柳木子、相等子、台湾柳、吊钟花（《南方主要有毒植物》），夹竹桃、番仔桃（《福建中草药》），铁石榴、杨石榴、菱角树、癣疮叶（《云南药用植物名录》）。

【基原】 为夹竹桃科黄花夹竹桃属植物黄花夹竹桃的果仁。

【原植物】 黄花夹竹桃 *Thevetia peruviana* (Pers.) K. Schum. [*Cerbera peruviana* Pers.] 又名：黄夹竹桃（《拉汉种子植物名称》）。

常绿小乔木，高 2～5 m。树皮棕褐色，皮孔明显；小枝灰绿色，下垂。叶互生，无柄；叶片革质，线形或线状披针形，两端长尖，鲜绿色；中肋明显。聚伞花序顶生；通常 6 花成簇，黄色；萼片 5，绿色，三角形；花冠大形，漏斗形；雄蕊着生于花冠筒喉部，花丝被银白色毛；柱头圆形，先端 2 裂；子房无柄，秃净，2 裂。核果扁三角球形，内果皮木质，生时绿色而亮，干时黑色。种子 2～4 颗，长圆形，淡灰色。花期 6～12 月，果期 8 月至翌年春季。

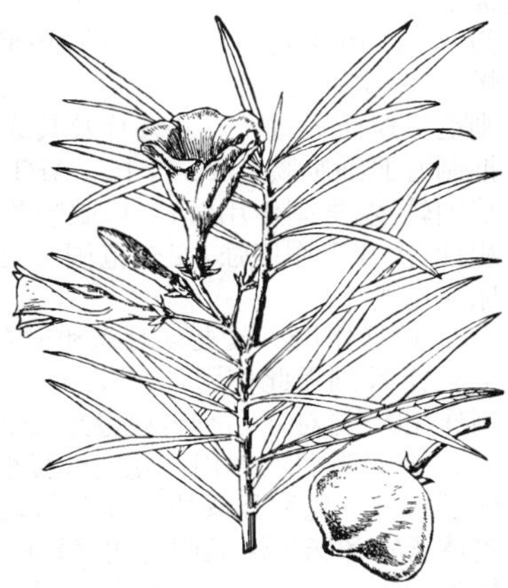

黄花夹竹桃

多培植于路边或庭园。福建、广东、广西、海南、云南、台湾等地有栽培。原产美洲热带地区。

本植物的叶（黄花夹竹桃叶）亦供药用，另设专条。

【采收加工】 果实成熟时采收，剥取种仁，晒干。

【药材】 黄花夹竹桃 *Fructus Thevetiae Peruvianae* 产于广东、福建、广西、云南、台湾等地。

性状 果实呈扁三角状球形，直径 2.5～4 cm，表面皱缩，黑色，先端微凸起，基部有宿萼及果柄，外果皮稍厚，中果皮肉质，内果皮坚硬。破碎后内有种子 2～4 粒，卵形，先端稍尖，两面凸起。一侧有圆形种脐，贴附于果壳内侧面。外种皮表面淡棕红色，内种皮乳白色，光滑，质脆，易破碎。颓废的胚乳呈白色丝绒状，贴附于子叶的外周。子叶 2 枚，富油性。气微，味极苦。

【成分】 果仁中含多种强心苷：黄花夹竹桃苷甲（thevetin A），黄花夹竹桃苷乙（thevetin B，cerberoside），黄花夹竹桃次苷甲（peruvoside），黄花夹竹桃次苷乙（neriifolin）[1]，黄花夹竹桃次苷丙（ruvoside），单乙酰黄花夹竹桃次苷乙（cerberin）即海杧果苷（monoacetylneriifolin）和黄花夹竹桃次苷丁（perusitin）[2]。

种子中所含的主要强心苷有：黄花夹竹桃苷甲，黄花夹竹桃苷乙，黄花夹竹桃二糖苷（thevebioside），黄花夹竹桃次苷乙，单乙酰黄花夹竹桃次苷乙[3]，黄花夹竹桃次苷戊

(thevefolin)[4]，黄花夹竹桃次苷丙(ruvoside，theveneriine)[5]，黄花夹竹桃次苷甲[6]。种子中还含有黄花夹竹桃臭蚁苷甲(theveside)，黄花夹竹桃臭蚁苷乙(theviridoside)[7]，黄花夹竹桃黄酮素(vertiaflavone)[8]，单乙酰黄花夹竹桃次苷乙和少量单乙酰黄花夹竹桃次苷甲(acetylperuvoside)，异黄花夹竹桃次苷乙(isoneriifolin)[9]。果实含多糖(polysaccharides)，系由L-阿拉伯糖，半乳糖，D-半乳糖醛酸，D-葡萄糖和D-木糖组成[10]。种子油中含脂肪酸：油酸(oleic acid)，亚油酸(linoleic acid)，硬脂酸(stearic acid)，棕榈酸(palmitic acid)；雨季采收的不成熟种子中含肉豆蔻酸(myristic acid)，月桂酸(lauric acid)，癸酸(capric acid)等[11]。

【药理】 1. 对心脏和血管的作用　本品具有洋地黄样强心作用[1,2]。叶的醇提取物对离体和在体猫心均有明显的强心作用，且作用迅速[3]。并可使猫心电图心率减慢，T波低平，大剂量可产生心房颤动，死于心室颤动[4]。花的醇提取物对蛙及猫心亦有强心作用。对猫的效价为(MLD)为0.119 g(生药)/kg[5]。次苷甲和毒毛花苷G能显著减慢心率，次苷乙却使心率增加[6]。次苷丙的强心作用特点则是迅速而短暂[7]。黄夹苷及其成分强心作用机制也与其抑制心肌细胞膜上Na^+，K^+-APT酶有关[8]。黄夹苷安全范围较宽，毒副作用较轻，口服吸收良好，作用出现快，无蓄积性，次苷甲作用强，安全范围大，这两种强心苷均已在临床应用[9,10]。

2. 镇静作用　黄夹苷对猫和猴有一定的镇静作用，而毒毛花苷K则无此作用，次苷乙对中枢神经系统亦无明显抑制作用[11]。对人亦有出现倦怠、思睡者[12]。

3. 对平滑肌的作用　花的醇提取物对猫、兔和豚鼠的离体子宫以及兔和豚鼠的离体肠管均有兴奋作用，但对大鼠离体子宫和肠平滑肌则无明显影响[5]。叶的醇提取物对离体兔子宫(已孕及未孕)和豚鼠子宫可使收缩加强，张力增加；对离体兔十二指肠使张力增高，蠕动加强，加入阿托品亦不能使肠管恢复原来状态，对离体大鼠肠和子宫也无明显影响[4]。

4. 利尿作用　麻醉犬和输尿管瘘犬静注黄花夹竹桃苷很快出现利尿作用，以1～1.5 h尿量增加最明显。正常大鼠腹腔给药后，利尿作用以第五小时最显著[11]。

5. 体内过程　豚鼠静注次苷甲和次苷乙的血浆浓度-时间曲线符合二室开放模型。次苷乙的$t_{1/2}$为11 min，$t_{1/2\beta}$为6.79 h；次苷甲则分别为8 min和2.13 h，口服次苷甲、次苷乙和黄夹苷后血浆峰浓度时间分别为52 min，34 min和15 min，生物利用度分别为29.5%，35.6%和27.1%，灌服次苷甲、乙后$t_{1/2\beta}$分别为2.55 h，7.04 h[13]。

6. 抗肿瘤作用　黄花夹竹桃苷对SMMC-7721，SGC-7901和HeLa细胞的Na^+，K^+-ATP酶活性有明显的抑制作用，细胞表现为溶解性坏死的形态学改变[14]。

毒性　次苷甲临床应用的毒副作用与洋地黄类制剂相似，心电图可表现T波低平，PR延长，QT缩短，引起早搏和传导阻滞，但其致心律失常及对心电图的影响较地高辛和毛花苷丙小，在应用其他强心苷出现病理性心电图时，改用次苷甲其心功能可保持代偿而心律失常改善。次苷甲其他副作用主要是消化道症状，一般不严重[10]。猫和犬灌服黄花夹竹桃叶酊剂(蒸去乙醇加水配制)毒性反应主要也是恶心、呕吐、唾液增多、困倦、易眠，少数动物有兴奋不安，猫则有拒食，犬的食欲受影响较轻[4]。

【药性】 辛、苦，温，大毒。归心经。

1.《中国药用植物图鉴》："味辛，有毒。"

2. 南药《中草药学》："辛，温，有大毒。"

3.《全国中草药汇编》："辛、苦，温。"

【功用主治】 强心利尿消肿。主治各种心脏病引起的心力衰竭，阵发性室上性心动过速，阵发性心房纤颤。

【用法用量】 用提取物制成片剂口服；或制成注射液静脉注射。

【宜忌】 本品生药不可内服，误食可致死。中毒后口腔有烧灼感，舌刺痛，喉干，头痛头晕，恶心呕吐，腹痛，烦躁，说胡话，其后四肢冰冷，脸色苍白，脉搏不规则，瞳孔散大，对光不敏感，昏迷，心跳停止而死亡。

【临床报道】 1. 治疗心力衰竭　黄花夹竹桃核仁研碎，用苯除去脂油，提取黄花夹竹桃苷，制成0.25 mg/ml安瓿剂。成人每次给予黄花夹竹桃苷0.25～0.5 mg，溶于50%葡萄糖溶液20～40 ml中，作缓慢静脉注射，10 min注完。共治疗10例，结果：注射1 h后，有6例症状及体征迅速改善，心率减慢30%～40%；3例症状及体征轻度改善，心率减慢20%～30%；仅1例症状没有任何改善。据观察，黄花夹竹桃苷能迅速改善呼吸困难和紫绀，但效力维持不久，3 h后作用逐渐消失。未见胃肠道及心血管方面的毒性症状[1]。

2. 治疗心动过速　用黄夹苷静注，每次0.25 mg，以5%葡萄糖溶液20 ml稀释后缓慢静注，5～10 min注完。治疗阵发性室上性心动过速14例，其中11例为正常心脏，结果：显效5例，有效3例，无效3例。提示黄夹苷有明显减慢心率的作用，其负性频率、负性传导作用均较毒毛花苷K强[2]。

4314 黄花倒水莲 huáng huā dào shuǐ lián
《广西本草选编》

【异名】 黄花吊水莲、观音串(《广西药用植物名录》)，黄花大远志(江西《中草药学》)，黄花远志、倒吊黄花(《全国中草药汇编》)，倒吊黄、黄花金盏、观音坠、黄花鸡骨草(《福建药物志》)。

【基原】 为远志科远志属植物黄花倒水莲的根或茎、叶。

【原植物】 黄花倒水莲 *Polygala fallax* Hemsl.［*P. aureocauda* Dunn］　又名：假黄花远志(《中国高等植物图鉴》)。

灌木或小乔木，高1～3 m。根粗壮，肉质，多分枝，表皮淡黄色；茎灰色，具浅褐色斑点；枝圆柱形，灰绿色，密被短柔毛。单叶互生；叶柄长9～14 mm；叶膜质，披针形至椭圆状披针形，先端渐尖，基部楔形至钝圆，全缘；主脉在上表面凹陷。总状花序顶生或腋生；花两性，萼片5，早落，均具缘毛；花瓣3枚，纯黄色；雄蕊8枚，花药卵形；子房压扁，圆形，具缘毛，基部具环状花盘。蒴果阔倒心形至圆形，绿黄色。种子圆形，棕黑色至黑色，密被白色短柔毛，近种脐端具一顶端突起的种阜。花期5～8月，果

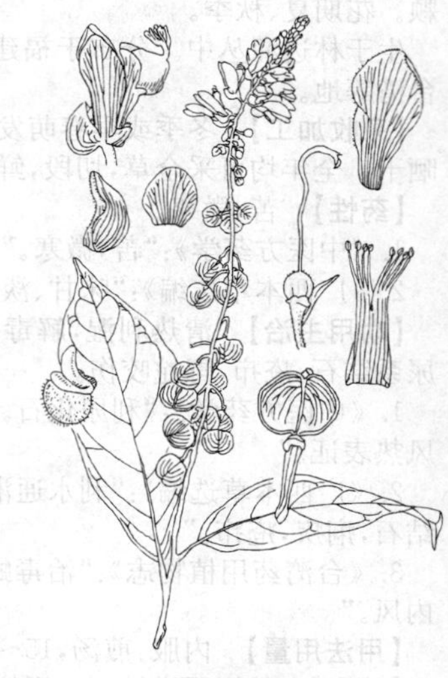

黄花倒水莲

期8～12月。

生长于海拔360～1 650 m的山谷林下、水旁荫湿处。分布于福建、江西、湖南、广东、广西、贵州、云南等地。

【栽培】 生物学特性　喜亚热带温暖湿润的气候。忌干旱及强光。土壤以土层深厚，质地潮湿疏松、腐殖质丰富的壤土为宜。

繁殖方法　种子繁殖。秋后采收成熟种子，放通风处晾干后，放入布袋置通风凉爽处贮藏。翌年3月播种。点播，行距20 cm，种子株距5 cm，覆土盖草，浇水，经常保持土壤湿润。幼苗出土时，立即揭草并搭棚或插芒萁遮荫。当苗高30 cm左右时，选阴雨天气移植。按行株距150 cm×150 cm穴栽定植。

田间管理　定植1～2年内，可间种芋头或沙姜等作物，3年后，每年除草3～4次，夏、冬季各施1次草木灰或有机肥。

【采收加工】 5～7月采收茎、叶，切段晒干。9～12月采挖根，切片晒干。

【药理】 1. 对心血管的作用　10%与30%黄花倒水莲水煎液(PAD)5 ml/kg腹腔注射，能抗垂体后叶素引起的家兔急性心肌缺血，降低豚鼠离体心脏冠脉阻力，增加冠脉流量；60%与90% PAD 1 ml/kg舌下静脉给药，能使氯化钡引起大鼠室性心律失常恢复至正常窦性心律；而90% PAD对豚鼠离体心脏呈抑制作用[1]。

2. 调脂作用　黄花倒水莲总皂苷预防性给药能降低新西兰家兔血清中TC，TG，LDL C及MDA含量、肝组织中TC，TG含量并升高血清中HDL-C含量和SOD活性并呈剂量相关性[2]。

3. 对凝血系统的影响　黄花倒水莲总皂苷可明显延长体外家兔血浆复钙时间；显著延长凝血酶所致纤维蛋白凝固时间；显著延长部分凝血活酶时间；对血浆凝血酶原时间无明显影响。预先灌胃给予黄花倒水莲总皂苷显著延长小鼠凝血时间；减小角叉菜胶所致尾部形成血栓的长度，同时明显抑制其足趾肿胀。表明黄花倒水莲可能通过影响内源性凝血系统发挥抗凝血及抗血栓作用[3]。

4. 免疫增强功效　黄花倒水莲总皂苷能显著提高小鼠Th细胞亚群的数量，增高Th/Ts细胞亚群的比值；提高IL-2生成的水平。证明黄花倒水莲总皂苷对小鼠的细胞免疫功能有明显增强作用[4]。

5. 对乙肝病毒表面抗原的抑制作用　黄花倒水莲水煎液对乙肝病毒表面抗原具有体外抑制作用，且接触时间越长则抑制作用越强，药物浓度过稀时则抑制作用减弱[5]。

6. 抗应激作用　黄花倒水莲多糖有明显的抗应激作用，但无明显抗疲劳作用[6]。

【药性】 甘、微苦，平。归脾、肾经。

1. 广州部队《常用中草药手册》："甘，微温。"

2.《福建药物志》："微苦，平。"

【功用主治】 补气血，强筋骨，通经络。主治劳倦乏力，脾虚水肿，肾虚腰痛，阳痿，带下，风湿痹痛，月经不调，痛经，跌打损伤。

1. 广州部队《常用中草药手册》："滋补强壮，散瘀消肿。治劳损性腰腿痛，跌打损伤，急慢性肝炎。"

2.《广西中草药》："补气血，壮筋骨。治病后虚弱，产后血虚，肾虚腰痛，脾虚水肿，子宫脱垂，月经不调。"

3.《广西本草选编》："治痛经。"

4.《福建药物志》："补脾益肾，滋阴降火。主治劳倦乏力，风湿关节痛，肾亏多尿，阳痿，慢性肾炎，肺结核潮热，产后腰痛，白带，小儿疳积，遗尿。"

【用法用量】 内服：煎汤，15～30 g。外用：捣敷。

【选方】 1. 治贫血　黄花大远志、土党参、鸡血藤各30 g，水煎服。(江西《中草药学》)

2. 治劳倦乏力、腰背酸痛　黄花远志根30 g，墨鱼干1只，酒水炖服。

3. 治阳痿　黄花远志根60 g，杜仲15 g，猪腰子1副，酒水炖服。

4. 治产后腰痛　黄花远志根30 g，野花生根15 g，水煎，调红糖服。(2～4方出自《福建药物志》)

5. 治风湿关节炎，肾虚腰痛　黄花倒水莲30～60 g，水煎或浸酒服。(《广西本草选编》)

6. 治肺结核潮热　黄花远志根15 g，伏牛花、白马骨各用根30 g，和猪瘦肉60 g，水炖服。(《福建药物志》)

7. 治外伤出血　黄花倒水莲鲜叶，捣烂敷患处。(《广西中草药》)

【临床报道】 治疗高脂血症　治疗组30例，用黄花倒水连口服液10 ml(湖南中医学院中药教研室提供，含生药10 g)，日3次。对照组30例。每人每日早服诺衡600 mg，晚服诺衡300 mg(药品由湖南湘江制药厂生产)。均8星期为1个疗程，结果：治疗组30例中，显效(TC下降≥20%或TG下降≥40%)23例，有效(TC下降10%～20%或TG下降20%～40%)5例，无效2例，总有效率为90.3%。对照组30例中，显效24例，有效5例，无效1例，总有效率为96.7%。两组总有效率比较差异无显著性($P>0.05$)[1]。

4315 黄花绿绒蒿 huáng huā lǜ róng hāo (《全国中草药汇编》)

【基原】 为罂粟科绿绒蒿属植物椭果绿绒蒿的全草。

【原植物】 椭果绿绒蒿 *Meconopsis chelidonifolia* Bur. et Franch.　又名：裂叶蒿(《新华本草纲要》)。

多年生草本，高0.5～1.5 m。主根细，须根多；茎绿色带紫，直立，上部分枝，下部被毛。基生叶和茎下部叶具短柄，密被黄棕色长硬毛；叶片轮廓宽卵形，近基部羽状全裂，顶部羽状浅裂，裂片3～5，疏离，羽状浅裂或深裂。花生于上部茎枝的叶腋内，有时2朵生于小枝末端；萼片2，近圆形；花瓣4，黄色，倒卵形或近卵形；雄蕊多数，花丝丝状，花药狭长圆形，黄色；子房卵圆形，花柱短，柱头头状。蒴果卵圆形，无毛。种子镰状长圆形。花期5～7月，果期7月以后。

生于海拔1 850～3 700 m的疏林下或溪边较阴处。分布于四川及云南等地。

本植物的根(蒿枝七)亦供药用，另设专条。

【采收加工】 6～7月采收，晒干。

【功用主治】 清热，除湿，通淋，止痛。主治肺热咳嗽，肺炎，肝炎，湿热水肿，淋

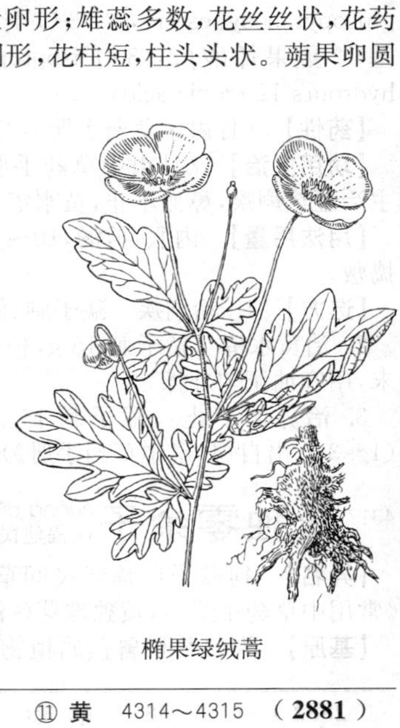

椭果绿绒蒿

浊，风湿关节疼痛。

【用法用量】 内服：煎汤，3～6 g。

4316 黄果悬钩子 huáng guǒ xuán gōu zǐ（《甘肃中草药手册》）

【异名】 猛子刺（《甘肃中草药手册》）。

【基原】 为蔷薇科悬钩子属植物黄果悬钩子的茎叶。

【原植物】 黄果悬钩子 *Rubus xanthocarpus* Bur. et Franch. 又名：黄莓子、莓子刺（甘肃），泡儿刺（陕西）。

半灌木状多年生草本。高 30～50 cm，茎匍匐。小枝具棱。叶互生；叶柄和叶轴散生皮刺；小叶 3 枚，有时 5 枚，长圆形，稀卵状披针形。花 1～4 朵成伞房状花序，花梗疏生皮刺；花白色；萼裂片外面密生细刺，内面有毛。聚合果扁球形或半圆形，橘黄色。花期 5～6 月，果期 8 月。

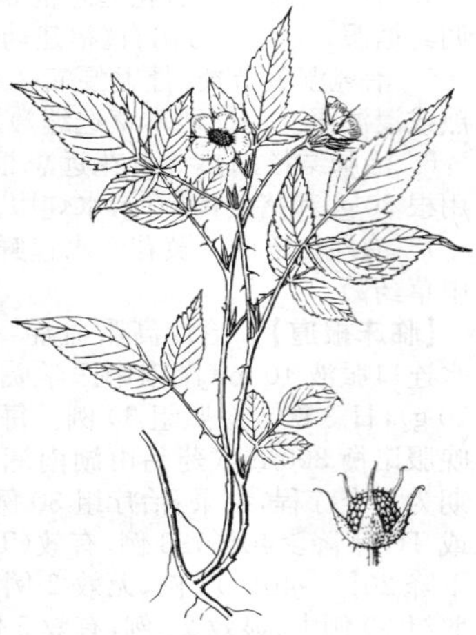

黄果悬钩子

生于海拔 600～3 200 m 的山坡、路旁、林缘、林中或山沟石砾滩地。分布于安徽、四川、陕西、甘肃等地。

本植物的根（地莓子）亦供药用，另设专条。

【采收加工】 7～10 月采茎叶，鲜用或晒干。

【成分】 地上部分含三萜类成分：1α，2α，3β，19α-四羟基-12-烯-28-熊果酸（1α，2α，3β，19α-tetrahydroxyurs-12-en-28-oic acid），2α，3α，19α，24-四羟基-12-烯-28-熊果酸-28-O-β-葡萄糖酸酯（2α，3α，19α，24-tetrahydroxy-urs-12-en-28-oic acid-28-O-β-glucopyranosyl ester），2α，3α，19α-四羟基-12--24-甲酰基-28-熊果酸-28-O-β-葡萄糖酸酯（2α，3α，19α-trihydroxy-urs-12-en-24-formyl-28-oic acid-28-O-β-glucopyranosyl ester），2，3-O-异亚丙基-2α，3α，19α-三羟基-12-熊果烯酸（2，3-O-isopropylidenyl-2α，3α，19α-trihydrours-12-en-oic acid）[1]。

【药性】《甘肃中草药手册》："苦，微寒。"

【功用主治】《甘肃中草药手册》："清湿热，杀虫，止血。主治湿热痢疾，鼻血不止，黄水疮，疥癣。"

【用法用量】 内服：煎汤，10～15 g。外用：煎水熏洗；或捣敷。

【选方】 1. 治痢疾 猛子刺、仙鹤草各 15 g，水煎服。

2. 治黄水疮 猛子刺 15 g，枯矾 3 g，雄黄 3 g。共研细末，用麻油调匀外擦。

3. 治鼻血不止 猛子刺 15 g，生石膏 30 g，水煎服。（1～3 方出自《甘肃中草药手册》）

4317 黄独零余子 huáng dú líng yú zǐ（《福建民间草药》）

【异名】 狗嗽子（《福建民间草药》），零余子（广州部队《常用中草药手册》），黄独珠芽（《浙江药用植物志》）。

【基原】 为薯蓣科薯蓣属植物黄独 *Dioscorea bulbifera* L. 叶腋内生长的珠芽（零余子）。

【原植物】 参见"黄药子"条。

【采收加工】 7～8 月采收，鲜用或切片晒干。

【药性】 苦、辛，寒，小毒。

1. 广州部队《常用中草药手册》："苦，平。"

2.《浙江药用植物志》："有小毒。"

3.《福建药物志》："苦、辛，凉。"

【功用主治】 清热化痰，止咳平喘，散结解毒。主治痰热咳喘，百日咳，咽喉肿痛，瘿瘤，瘰疬，疮疡肿毒，蛇犬咬伤。

1. 广州部队《常用中草药手册》："治咳嗽。"

2.《浙江药用植物志》："化痰散结，清热消肿。主治咳嗽气喘，瘰疬，疮疡肿毒。"

3.《福建药物志》："化痰止咳，催吐消肿。主治百日咳，产后瘀血痛。"

【用法用量】 内服：煎汤，6～15 g；或磨汁、浸酒。外用：切片贴或捣敷。

【宜忌】 不宜过量或久服；脾胃虚弱者不宜磨汁服。

【选方】 1. 治咳嗽 黄独零余子 4.5～9 g，水煎服。（广州部队《常用中草药手册》）

2. 治无名肿毒 鲜黄独珠芽捣烂外敷，并取鲜黄独30 g，水煎服。（《浙江药用植物志》）

3. 治食管癌，胃癌，子宫癌，直肠癌 干黄独珠芽 313 g（切片），62 度白酒 1.5 kg。装入小口陶罐内，石膏封口，糠火慢烧 2 h，或将陶罐放入锅内，慢火蒸 2 h，提出陶罐。稍冷后放入冷水中浸 1 星期，过滤。成人每日 50 ml，少量频饮，以不醉为度。（《福建中草药》）

4. 解诸药毒 鲜狗嗽子和开水磨汁 1 盏，用开水送服，可催吐，以污物吐尽为止。（《福建民间草药》）

【临床报道】 治疗百日咳 取黄独果（即珠芽）5 kg，切成片，加水以文火煎成 10 000 ml，过滤去渣，在滤液中加入冰糖或白糖 500 g。3 岁以内每服 30 ml，每日 4 次；3 岁以上每服 50 ml，每日 4 次。共治 25 例，结果：痊愈 19 例，好转 4 例，无效 2 例，有效率 92%。无效的 2 例合并重度小病灶性肺炎。此药对处于痉挛性咳嗽期者效力最明显，合并肺炎者需配抗生素。仅 1 例发生恶心呕吐，其余未见副作用[1]。

4318 黄颡鱼颊骨 huáng sǎng yú jiá gǔ（《纲目》）

【基原】 为鲿科黄颡鱼属动物黄颡鱼 *Pseudobagrus fulvidraco*（Richardson）的颊骨。

【原动物】 参见"黄颡鱼"条。

【采收加工】 常年均可捕捞。捕后，刮取其颊骨，洗净，鲜用或晒干。

【功用主治】 解毒开痹。主治喉痹。

【用法用量】 内服：烧存性研末，每次 3 g。

【选方】 治喉痹 黄颡鱼颊骨，不计多少，烧灰出火毒，以茶清调下三钱匕。（《圣济总录》）

4319 黄花夹竹桃叶 huáng huā jiā zhú táo yè（《广西药用植物图志》）

【基原】 为夹竹桃科黄花夹竹桃属植物黄花夹竹桃 *Thevetia peruviana*（Pers.）K. Schum. 的叶。

【原植物】 参见"黄花夹竹桃"条。

【采收加工】 全年均可采，晒干或鲜用。

【药材】 黄花夹竹桃叶 *Folium Thevetiae Peruvianae*

产于广东、福建、广西、云南、台湾等地。

性状　叶片向外卷曲成筒状，完整叶片呈条形，长10～15 cm，展开宽0.5～1 cm，全缘，近无柄，上表面黄绿色，下表面浅黄绿色。两面光滑无毛；叶背面主脉突出。腹面呈槽形。叶质脆而易碎。气微，味苦。

鉴别　叶横切面：上表面细胞1列，类长方形至长方形，外被角质层，无气孔。下表皮细胞较小，具气孔，栅栏细胞1列。海绵组织由不规则长椭圆形细胞组成，内含草酸钙簇晶。主脉上表皮下方和下表皮上方具厚角组织。维管束鞘纤维排列成间断环状。维管束为外韧型。韧皮部较窄，薄壁组织中具乳管。

【成分】 叶含强心苷：黄花夹竹桃新苷（thevetioside）A、B[1]、C、D、E、F、G[1,2]，洋地黄毒苷元β-龙胆二糖基-(1→4)-α-L-黄花夹竹桃糖苷〔digitoxigenin β-gentiobiosyl-(1→4)-α-L-thevetoside〕，洋地黄毒苷元β-龙胆二糖基-(1→4)-α-L-3-O-甲基鼠李糖苷〔digitoxigenin β-gentiobiosyl-(1→4)-α-L-3-O-acofrioside〕，洋地黄毒苷元α-L-鼠李糖苷（digitoxigenin α-L-rhamnoside）即卫矛单糖苷（evomonoside），(20R)-18，20-环氧洋地黄毒苷元α-L-黄花夹竹桃糖苷〔(20R)-18，20-epoxy-digitoxigenin α-L-thevetoside〕，(20S)-18，20-环氧洋地黄毒苷元α-L-黄花夹竹桃糖苷，坎纳苷元α-L-鼠李糖苷（cannogenin α-L-rhamnoside）即马来亚苷（malayoside），坎纳苷元α-L-黄花夹竹桃糖苷（cannogenin α-L-thevetoside），乌它苷元β-D-葡萄糖基-α-L-黄花夹竹桃糖苷（uzarigenin β-D-glucosyl-α-L-thevetoside），乌它苷元β-龙胆二糖基-(1→4)-α-L-黄花夹竹桃糖苷〔uzarigenin β-gentiobiosyl-(1→4)-α-L-thevetoside〕，乌它苷元β-龙胆二糖基-α-L-3-O-甲基鼠李糖苷（uzarigenin β-gentiobiosyl-α-L-3-O-acofrioside）[2]，黄花夹竹桃次苷甲（peruvoside），黄花夹竹桃种苷（neriifoside）[3]，3β-O-(α-L-黄花夹竹桃糖)-3β，14β-二羟基-14(13→12)移位-5β，12β，14β-强心甾-13(18)，20(22)-二烯内酯〔3β-O-(α-L-thevetose)-3β，14β-dihydroxy-14(13→12)abeo-5β，12β，14β-carda-13(18)，20(22)-dienolide〕[4]。含三萜类：羽扇豆醇乙酸酯（lupeolacetate），齐墩果酸（oleanolicacid），熊果酸（ursolic acid），α-香树脂醇乙酸酯（α-amyrin acetate），β-香树脂醇乙酸酯[3]，新羽扇烯醇乙酸酯（neolupenylacetate），β-谷甾醇（β-sitosterol），豆甾-5-烯-7-酮（stigmast-5-en-7-one），3β-羟基-11α，12α-环氧乌苏-13β，28-内酯（3β-hydroxy-11α，12α-epoxy-urs-13β，28-olide），3β-羟基-11-氧代-12乌苏烯-28-酸（3β-hydroxy-11-oxo-urs-12-en-28-oic acid）。还含4，16-孕甾二烯-12β-羟基-3，20-二酮（4，16-pregnadien-12β-hydroxy-3，20-dione）[3]，氨基酸等[5]。

【药性】 辛、苦，温，有毒。

1.《广西中药志》："味苦、涩，性平，有毒。"

2.《福建药物志》："苦、辛，温，有大毒。"

【功用主治】 解毒消肿。主治蛇头疔。

【用法用量】 外用：鲜品捣敷。

【宜忌】 不作内服。

【选方】 治蛇头疔　（黄花夹竹桃）鲜叶捣烂和蜜调匀包敷患处，日换2～3次。（《福建中草药》）

4320 黄桷树根疙瘩 huáng hú shù gēn gē da（《重庆草药》）

【基原】 为桑科无花果属植物黄葛树 *Ficus virens* Ait. var. *sublanceolata*（Miq.）Corner根部由寄生虫所形成的疙瘩。

【原植物】 参见"黄桷叶"条。

【采收加工】 全年均可采，由根部割取，切片，晒干。

【功用主治】 《重庆草药》："泡酒服，治背脊痛，劳伤腰痛。"

【用法用量】 内服：10～30 g，浸酒饮。

4321 菴蕳 ǎn lǘ（《本经》）

【异名】 菴蕳草（《千金方》），菴蕳蒿（《广利方》），淹蕳（《履巉岩本草》），覆蕳（《纲目》），臭蒿（《药材资料汇编》）。

【基原】 为菊科蒿属植物菴蕳的全草。

【原植物】 菴蕳 *Artemisia keiskeana* Miq.

多年生草本，高30～100 cm。根状茎短，有少数营养枝。茎直立，常丛生，被柔毛，中部以上常分枝。下部叶在花期枯萎，中部叶倒卵形或倒卵状匙形，先端钝尖，基部渐狭，楔形，中部向上边缘有疏锯齿或浅裂齿；上面无毛或有微毛，下面色浅，稍有绢毛；上部叶长圆形，有微齿或全缘。头状花序多数，于茎顶和分枝上排列成疏散的复总状花序；总苞球形；总苞片3～4层；外围雌花6～10朵；中间两性花13～18朵，均为管状，淡黄色，两性花花柱分枝，先端为披针形突渐尖。瘦果长约2 mm。花果期8～11月。

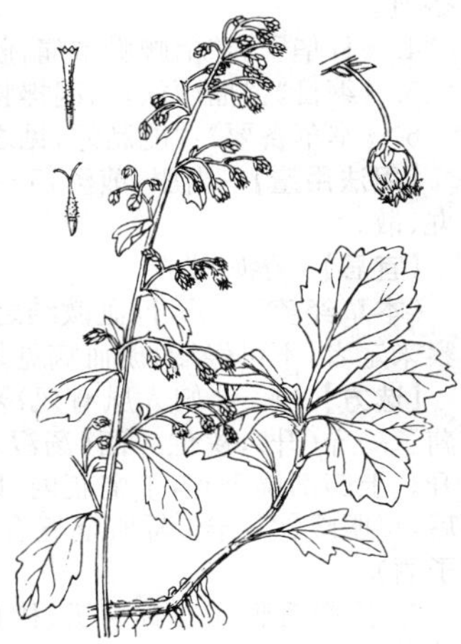

菴　蕳

生于山坡、路旁、草地、灌丛及疏林下。分布于河北、辽宁、吉林、黑龙江、山东等地。

本植物的种子（菴蕳子）亦供药用，另设专条。

【采收加工】 8～9月割取地上部分，晒干。

【成分】 全草含香豆素单萜酯成分：arteketskeanin A，7-(*trans*-8-oxogeranyloxy)-6-methoxycoumarin[1]，artekeiskeanol A、B、C、D，isofraxidin，fraxidin，daphnoretin[2]。

【药性】 《药性论》："味辛、苦。"

【功用主治】 活血通经，祛湿。主治妇女血瘀经闭，跌打瘀肿，风湿痹痛。

【用法用量】 内服：煎汤，15～30 g；或研末；或捣汁饮。

【选方】 1. 治瘀血不散变成痈肿　生菴蕳蒿捣汁一升，服之。（《广利方》）

2. 治风湿关节痛　菴蕳15～30 g，水煎服。（苏州医学院《中草药手册》）

3. 治折踠瘀血　菴蕳草汁服之。亦可散服之，日三。（《千金方》）

4322 菴蕳子 ǎn lǘ zǐ（《本经》）

【基原】 为菊科蒿属植物菴蕳 *Artemisia keiskeana* Miq.的果实。

【原植物】 参见"菴蕳"条。

【采收加工】 冬季采收，晒干。

【药性】 辛、苦，温。

1.《本经》："味苦，微寒。"

2.《药性论》："味辛、苦。"

3.《品汇精要》："味苦，性温，泄，味厚于气，阴中之阳，臭香。"

【功用主治】 活血散瘀，祛风除湿。主治妇女血瘀经闭，产后瘀滞腹痛，跌打损伤，风湿痹痛。

1.《本经》："主五脏瘀血，腹中水气，胪胀留热，风寒湿痹，身体诸痛。久服轻身延年不老。"

2.《别录》："疗心下坚，膈中寒热，周痹，妇人月水不通，消食，明目。"

3.《本经》："益气，主男子阴痿不起，治心腹胀满，能消瘀血。"

4.《日华子》："治腰脚重痛，膀胱疼，明目，及骨节烦痛。"

5.《纲目》："擂酒饮，治闪挫腰痛，及妇人产后血气痛。"

6.《本草备要》："能制蛇，见之则烂。"

【用法用量】 内服：煎汤，5～10 g；或浸酒；或捣汁；或入丸、散。

【宜忌】 孕妇禁服。

《本草经疏》："子，行血散结之药，妇人月事不以时至，审察未定者，不可轻用，瘀血病见之不审者勿试。"

【选方】 1. 治妇人夙有风冷，留血结聚，月水不通 菴蕳子一斤(升)，桃仁二两(汤浸，去皮、尖、双仁)，大麻仁二升。上药都捣令碎，于瓷瓶内，以酒二斗浸，密封头。五日后，每服暖饮三合，渐加至五合，日三服。(《圣惠方》菴蕳子酒)

2. 治产后腹痛 菴蕳子、桃仁(汤浸，去皮、尖、双仁，麸炒微黄)各半两。上捣罗为末，炼蜜为丸，如梧桐子大。不计时候，以热汤下二十丸。(《普济方》菴蕳子丸)

3. 治妇人卒漏下，先多后少，日久不断 菴蕳子(微炒)、熟干地黄(焙)、蒲黄(微炒)、当归(焙)各二两。上四味，粗捣筛，每服三钱匕，水一盏，煎至七分，去滓温服，空心、日午、临卧。(《圣济总录》菴蕳子饮)

4323 菝葜 bá qiā (《别录》)

【异名】 王瓜草、金刚根(《日华子》)，金刚骨(《儒门事亲》)，山梨儿、铁刷子(《救荒本草》)，铁菱角(《纲目》)，金刚刺(《医林纂要》)，金刚头、假萆薢、山菱角、霸王引(《岭南采药录》)，沟谷刺、金巴斗、豺狗刺(《中国树木分类学》)，马甲、硬饭头、冷饭头(《广州植物志》)，饭巴铎、冷饭巴(《四川中药志》)，金刚鞭(《江西民间草药验方》)。

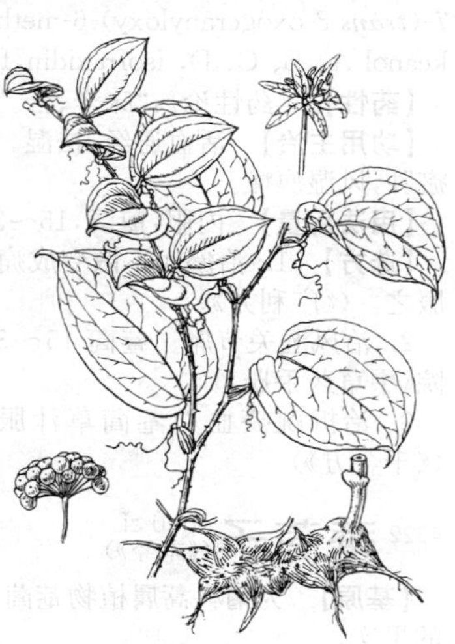

菝 葜

【基原】 为百合科菝葜属植物菝葜的根茎。

【原植物】 菝葜 *Smilax china* L. 又名：王瓜草(《日华子》)，金刚藤(《履巉岩本草》)，金刚树(《救荒本草》)。

攀缘状灌木，高1～3 m。刺疏生。根茎粗厚，坚硬，块根不规则，粗2～3 cm。叶互生；叶柄有狭鞘，两侧有托叶卷须2条；叶片薄革质或坚纸质，卵圆形或圆形、椭圆形，基部宽楔形至心形，下面淡绿色，较少苍白色，有时具粉霜。花单性，雌雄异株；伞形花序生于叶尚幼嫩的小枝上，具十几朵或更多的花，常呈球形；花被裂片6，绿黄色；雄花具雄蕊6枚；雌花具退化雄蕊6枚，子房上位3室，柱头3裂。浆果直径6～15 mm，熟时红色，有粉霜。花期2～5月，果期9～11月。

生于海拔2 000 m以下的林下灌木丛中、路旁、河谷或山坡上。分布于华东、中南、西南及台湾等地。

本植物的叶(菝葜叶)亦供药用，另设专条。

【采收加工】 2月或8月采挖根茎，切片晒干。

【药材】 菝葜 *Rhizoma Smilacis Chinae* 产于浙江、江苏、广西等地。

性状 根茎扁柱形，略弯曲，或不规则形，长10～20 cm，直径2～4 cm。表面黄棕色或紫棕色，结节膨大处有圆锥状突起的茎痕、芽痕及细根断痕，或留有坚硬折断的细根，呈刺状，节上有鳞叶；有时先端残留地上茎。质坚硬，断面棕黄色或红棕色，粗纤维性。气微，味微苦。

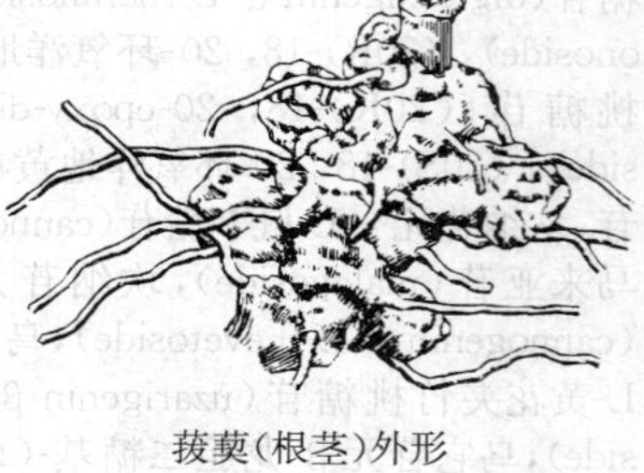

菝葜(根茎)外形

鉴别 粉末特征：浅棕红色。淀粉粒类圆形或半圆球形，直径5～30 μm，脐点点状、裂缝状或飞鸟状；复粒较少，2～4分粒组成。石细胞单个散在或数个成群，淡黄色或红棕色，类圆形、长椭圆形、类方形或不规则形，直径40～195 μm，壁厚8～45 μm，木化，孔沟明显，胞腔较小，有的含红棕色物。短纤维易见，淡黄色，长方形或短梭状，壁微木化。草酸钙针晶长75～140 μm，偶有成束存在于黏液细胞中。

品质标志 《中华人民共和国药典》2005年版规定：照高效液相色谱法规定，本品含薯蓣皂苷元($C_{27}H_{42}O_3$)不得少于0.040%。

【成分】 根含菝葜素(smilaxin)，异黄杞苷(isoengeletin)，齐墩果酸(oleanolic acid)，山柰素(kaempferide)，二氢山柰素(dihydrokaempferide)，β-谷甾醇(β-sitosterol)，β-谷甾醇葡萄糖苷(β-sitosteroylglucoside)[1]，薯蓣皂苷的原皂苷元A(prosapoge-nin A of dioscin)，薯蓣皂苷(dioscin)，纤细薯蓣皂苷(gracillin)，甲基原纤细薯蓣皂苷(methylprotogracillin)，甲基原薯蓣皂苷(methylprotodioscin)等[2]。新替告皂苷元-3-O-α-L-吡喃鼠李糖-(1→6)-β-D-吡喃葡萄糖苷(neotigogenin-3-O-α-L-rhamnopyranosyl-(1→6)-β-D-glucopyranoside)，新替告皂苷元-3-O-β-D-吡喃葡萄糖-(1→4)-O-〔α-L-吡喃鼠李糖-(1→6)〕-β-D-吡喃葡萄糖苷{neotigogenin-3-O-β-D-glucopyranosyl-(1→4)-O-〔α-L-rhamnopyranosyl)-(1→6)-〕-β-D-glucopyranoside}，伪原薯蓣皂苷(pseudoprotodioscin)，异娜草皂苷元-3-O-α-L-吡喃鼠李糖-(1→2)-O-〔α-L-吡喃鼠李糖-(1→4)〕-β-D-吡喃葡萄糖苷{isonarthogenin-3-O-α-L-rhamnopyranosyl-(1→2)-O-

〔α-L-rhamnopyranosyl-(1→4)〕-β-D-glucopyranoside}[3]，薯蓣皂苷元(diosgenin)[4]。

【药理】 1. 抗菌作用 菝葜乙醇提取物对金黄色葡萄球菌、苏云金芽胞杆菌、大肠杆菌和枯草芽胞杆菌的生长有抑制作用[1]。

2. 抗炎作用 以菝葜醇提取物 90 g(生药)/kg 给大鼠灌胃，对蛋清性足肿胀有抑制作用[2]。大鼠皮下注射琼脂法形成肉芽肿模型后灌胃给予 90～180 g/kg 菝葜水煎液，对模型大鼠足跖肿胀有明显抑制作用；180 g/kg 对肉芽肿增重有明显抑制作用[3]。

3. 抗肿瘤作用 菝葜醇提取物每日以 90 g(生药)/kg 给小鼠灌胃，连续 7 d，对小鼠肉瘤 S_{180}、宫颈癌 U_{14} 增殖有抑制作用，但对艾氏腹水癌(EAC)未显示出抑制作用[2]。从菝葜中分离出的 4 个甾体皂苷在 Ames 试验和 SOSumu 试验中，未检查出有致突变性质，在 SOSumu 抗癌试验中，有两种提取物可通过 AF-2 抑制 β-半乳糖苷酶活性[4]。

4. 活血化瘀作用 菝葜水煎液的 100 g/kg 剂量能显著延长 APTT，稀释 8 倍后的菝葜水煎液能抑制体外的血小板聚集功能，特别是对血小板的 V_1 的影响更显著，但对 FIB 和血小板数无明显影响[5]。

5. 对血糖及糖肝元的影响 小鼠灌胃菝葜煎剂连续 3 d 或 6 d，能显著对抗肾上腺素和葡萄糖引起的小鼠血糖升高，降低四氧嘧啶糖尿病小鼠的血糖浓度，明显增加肝糖元含量，但对正常小鼠血糖无明显影响[6]。

【炮制】 取原药材，除去杂质及残存须根，洗净，浸润至透，切薄片，干燥。

饮片性状 本品为不规则薄片，表面红棕色，粉性，多可见中间有木心，木心粗纤维性；周边波状黄棕色或紫棕色，气微，味微苦。

贮干燥容器内，置通风干燥处。

【药性】 甘、酸，平。归肝、肾经。

1.《别录》："味甘，平、温，无毒。"

2.《救荒本草》："味甘、酸。"

3.《纲目》："足厥阴、少阴药。气温，味酸，性涩而收。"

4.《医林纂要》："甘、苦，平。"

5. 广州部队《常用中草药手册》："甘、淡，凉。"

6.《安徽中草药》："性微温。"

【功用主治】 祛风利湿，解毒消痈。主治风湿痹痛，淋浊，带下，泄泻，痢疾，痈肿疮毒，顽癣，烧烫伤。

1.《别录》："主腰背寒痛，风痹，益血气，止小便利。"

2.《日华子》："治时疾瘟瘴。"

3. 王好古："补肝经风虚。"(引自《纲目》)

4.《品汇精要》："散肿毒。"

5.《纲目》："治消渴，血崩，下利。"

6.《本经逢原》："祛湿热，利水，坚筋骨。"

7.《医林纂要》："缓肝坚肾，清小肠火，化膀胱水。治恶疮，毒疮，虫毒。"

8.《南京民间药草》："化痰止咳。浸酒服，可治筋骨麻木。"

9.《江苏省植物药材志》："泡酒服治心头痛。"

10.《四川中药志》1960 年版："清热，除风毒。治崩带，血淋，瘰疬及跌打损伤。"

11.《广西本草选编》："主治感冒风热，扁桃体炎，消化不良，尿路感染，肾炎，鼻咽癌，胃癌，直肠癌，宫颈癌。"

【用法用量】 内服：煎汤，10～30 g；或浸酒；或入丸、散。

【宜忌】《本草经疏》："忌茗、醋。"

【选方】 1. 治患脚，积年不能行，腰脊挛痹及腹屈内紧急者 菝葜洗净，锉之，一斛，以水三斛，煮取九斗，以渍曲及煮去滓，取一斛渍饭，酿之如酒法，熟即取饮。多少任意。(《肘后方》)

2. 治沙石淋重者 菝葜二两，捣罗为细散，每服一钱匕，米饮调下。服毕，用地椒煎汤，浴连腰浸，须臾即通。(《圣济总录》菝葜散)

3. 治乳糜尿 菝葜根状茎、楤木根各 30 g，水煎服，每日 1 剂。(《全国中草药汇编》)

4. 治血尿 菝葜根、算盘子根各 30 g，煎服。(《安徽中草药》)

5. 治小便多，滑数不禁 金刚骨为末，以好酒调三钱，服之。(《儒门事亲》)

6. 治消渴饮水无休 菝葜(锉、炒)、汤瓶内碱各一两，乌梅二两(并核椎碎，焙干)。上三味，粗捣筛，每服二钱匕，水一盏，于石器中煎至七分，稍热细呷。(《圣济总录》菝葜饮)

7. 治崩漏 菝葜根、棕榈炭各 30 g，煎服。(《安徽中草药》)

8. 治闭经 菝葜根 15～30 g，水煎兑甜酒服。(《湖南药物志》)

9. 治肺脓疡 菝葜根 60 g，水煎服。或加鱼腥草全草 15～30 g，羊乳根 30 g，水煎服。(《浙江民间常用草药》)

10. 治下痢赤白 金刚根和好腊茶等分，为末，白梅肉丸和鸡头大，每服五丸至七丸，小儿三丸。赤痢甘草汤下，白痢乌梅汤下，赤白痢乌梅甘草汤下。(《履巉岩本草》)

11. 治黄疸型肝炎 菝葜根状茎、金樱子根各 60 g，半边莲 15 g，水煎服。(《浙江药用植物志》)

12. 治流火 菝葜根 30～60 g，牛藤根 6～9 g，水煎服。(《浙江民间常用草药》)

13. 治牛皮癣 鲜菝葜根茎 60 g，煎汤内服，连服 20～30 d。或本品 60～120 g，乌梅 30 g，甘草 15 g，浸 24 h 后煎服，每日 1 剂，连服 40～60 d。(《浙南本草新编》)

【临床报道】 1. 治疗银屑病 用菝葜、土茯苓等量，水煎浓缩制成冲剂，每袋含生药 30 g，每日 2～4 袋，分 2 次冲服，60 d 为 1 个疗程。用药期间忌茶，停用其他药物。共治疗 164 例，结果：临床痊愈 79 例，显效 17 例，有效 31 例，无效 37 例，总有效率达 77.4%。认为本药对寻常型急性期点滴状疗效最好，有效率达 83.7%。一般服药后 2 星期左右见效。副作用为轻微胃肠道反应，但不影响治疗，可自行缓解[1]。

2. 治疗直肠脱垂 用菝葜 90～120 g，金樱根(子)60～90 g，每日 1 剂，煎汤分 3 次服，小儿用量酌减。共观察 27 例，结果全部治愈。治愈时间最短 0.5 d，最长 52 d[2]。

【各家论述】 1.《本草经疏》："菝葜、土茯苓与萆薢形虽不同，而主治不甚相远。李氏疑为一物数种，理或然也。总之，皆善除湿祛风，消水去浊分清，固下焦元气，故能兴阳道而主诸痹水恶疮不瘳也。"

2.《本经逢原》："菝葜与萆薢相类，《别录》主腰背寒痛风痹，皆取祛湿热，利水，坚筋骨之义。"

4324 菝葜叶 bá qiā yè (《日华子》)

【基原】 为百合科菝葜属植物菝葜 *Smilax china* L. 的叶。

【原植物】 参见"菝葜"条。

【采收加工】 7～10 月采收，鲜用或晒干。

【药性】 甘，平。

1.《履巉岩本草》:“温,无毒。”

2.《四川中药志》1960年版:“性平,味甘。”

【功用主治】 祛风,利湿,解毒。主治肿毒,疮疖,臁疮,烧烫伤,蜈蚣咬伤。

1.《日华子》:“治风肿,止痛。扑损、恶疮,以盐涂敷。”

2.《本草图经》:“酿酒,治风毒,脚弱,痹满上气。”

3.《四川中药志》1960年版:“治臁疮。”

4.《全国中草药汇编》:“外用治痈疖疔疮,烫伤。”

【用法用量】 外用:捣敷,研末调敷;或煎水洗。内服:煎汤,15～30 g;或浸酒。

【选方】 1. 治诸般恶毒,疮疖肿毒 (金刚藤)每用一叶,贴疮上,候清水出为度,未瘥再用。(《履巉岩本草》)

2. 治烧烫伤 新鲜菝葜叶烤干(不要烤焦),碾成80～100号粉末。用时加麻油调成糊状,每日涂患处1～2次。(《全国中草药汇编》)

3. 治子宫脱垂 菝葜根30 g,水煎服,每日服2次;另用菝葜叶捣烂,煎水,加面粉,桐油(或香油)洗阴部,每日服2次。(《湖南药物志》)

4. 治糖尿病 菝葜鲜叶30～60 g,水煎作茶饮。(《广西本草选编》)

4325 菖蒲叶 chāng pú yè (《纲目》)

【基原】 为天南星科菖蒲属植物石菖蒲 *Acorus tatarinowii* Schott 的叶。

【原植物】 参见“石菖蒲”条。

【采收加工】 5～7月采收,晒干。

【功用主治】 《纲目》:“洗疥、大风疮。”

4326 萝藦 luó mó (《本草经集注》)

【异名】 芄兰(《诗经》),雚(《尔雅》),莞(《说文》),雀瓢(陆玑《诗疏》),苦丸(《本草经集注》),白环藤、熏桑(《本草拾遗》),羊角菜、羊奶科、合钵儿、细丝藤、婆婆针扎儿(《救荒本草》),婆婆针袋儿(《袖珍方》),羊婆奶、婆婆针线包(《纲目》),奶浆藤、奶浆草(《民间常用草药汇编》),野隔山消(《湖南药物志》),小隔大撬(《陕西中草药》),老婆筋(《河南中草药》),天鹅绒(《天津中草药》),小青布、大洋泡奶、刀口药(《安徽中草药》),野蕻、千层须(《江西草药》)。

【基原】 为萝藦科萝藦属植物萝藦的全草或根。

【原植物】 萝藦 *Metaplexis japonica* (Thunb.) Makino [*Pergularia japonica* Thunb.]

多年生草质藤本,长达8 m。全株具乳汁;茎下部木质化,上部较柔韧,有纵条纹,幼茎叶密被短柔毛。叶对生,膜质;叶片卵状心形,先端短渐尖,基部心形,叶耳圆,上面绿色,下面粉绿色。总状式聚伞花序腋生或腋外生;小苞片膜质,披针形;花萼裂片5,披针形;花冠白色,有淡紫红色斑纹;花冠裂片5,张开,先端反折,基部向左覆盖;雄蕊5,连生成圆锥状,并包围雌蕊在其中;子房由2枚离生心皮组成,柱头延伸成一长喙,先端2裂。蓇葖果叉生,纺锤形,先端渐尖,基部膨大。种子扁平,褐色,有膜质边,上端着生多数白色绢丝状毛。花期7～8月,果期9～12月。

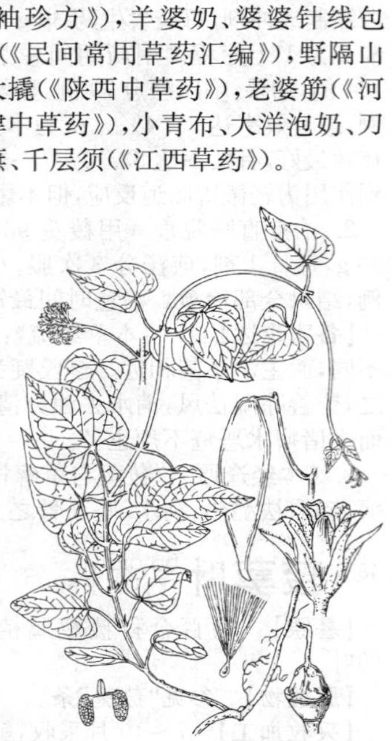

萝 藦

生于林边荒地、河边、路旁灌木丛中。分布于华北、东北、华东及河南、湖北、湖南、贵州、陕西、甘肃等地。

本植物的果实(萝藦子)、果壳(天浆壳)亦供药用,另设专条。

【采收加工】 7～8月采收全草,鲜用或晒干。7～10月挖根,晒干。

【成分】 根含酯型苷,从中分得妊烯型苷元成分苯甲酰热马酮(benzoylramanone),萝藦苷元(metaplexigenin),异热马酮(isoramanone),肉珊瑚苷元(sarcostin),萝藦米宁(gagaminin),二苯甲酰萝藦醇(dibenzoylgagaimol),去酰萝藦苷元(deacylmetaplexigenin),去酰牛皮消苷元(deacylcynanchogenin),夜来香素(pregularin),去羟基肉珊瑚苷元(utendin)等[1]。根含甾类糖苷成分:苷元为12-O-乙酰夜来香素(12-O-acetylpergularin),热马酮(ramanone),12-O-乙酰热马酮(12-O-acetyl ramanone)与2, 6-二去氧吡喃已糖形成的苷[2],苷元为12-O-乙酰夜来香素(12-O-acetylpergularin),萝藦苷元(metaplexigenin),去酰萝藦苷元(deacylmetaplexigenin)与2, 6-二去氧-3-O-甲基吡喃已糖形成的苷[3]。

茎、叶也含妊烯类苷,在其水解产物中有加拿大麻糖(D-cymarose),洋地黄毒糖(digitoxose);以及肉珊瑚苷元,萝藦苷元,苯甲酰热马酮,夜来香素,去羟基肉珊瑚苷元等。其乳汁含蛋白酶[1]。

【药性】 甘、辛,平。

1.《品汇精要》:“味甘、辛,性温,无毒。”

2.《四川中药志》1960年版:“性平,味淡,无毒。”

3.《全国中草药汇编》:“根:甘,温;全草:甘、微辛,温。”

【功用主治】 补精益气,解毒消肿。主治虚损劳伤,阳痿,遗精白带,乳汁不足,丹毒,瘰疬,疔疮,蛇虫咬伤。

1.《本草经集注》:“补益精气,强盛阴道。”

2.《本草拾遗》:“主蜘蛛、蚕咬,折取汁,点疮上,此汁烂丝,煮食补益。叶:主目热赤,挼碎滴目中。”

3.《纲目》:“取汁敷丹毒赤肿及蛇虫毒。蜘蛛伤,频治不愈者,捣封三度,能烂丝毒,即化作脓也。”

4.《吉林中草药》:“治外伤出血。”

5.《全国中草药汇编》:“根:补气益精。主治体质虚弱,阳痿,白带,乳汁不足,小儿疳积;外用治疔疮,五步蛇咬伤。全草:强壮,行气活血,消肿解毒。主治肾虚遗精,乳汁不足;外用治疮疖肿毒,虫蛇咬伤。”

【用法用量】 内服:煎汤,15～60 g。外用:鲜品,捣敷。

【选方】 1. 治吐血虚损 萝藦、地骨皮、柏子仁、五味子各三两。上为细末,空心米饮下。(《不居集》萝藦散)

2. 治阳痿 萝藦根、淫羊藿根、仙茅根各9 g,水煎服,每日1剂。(《江西草药》)

3. 下乳 奶浆藤9～15 g,水煎服;炖肉服可用至30～60 g。(《民间常用草药汇编》)

4. 治小儿疳积 萝藦茎叶适量,研末,每服3～6 g,白糖调服。(《江西草药》)

5. 治丹火毒遍身赤肿不可忍　萝藦草，捣烂取汁敷之，或捣敷上。(《梅师方》)

6. 治瘰疬　萝藦根 30 g，水煎服，每日 1 剂。(《江西草药》)

7. 治白癜风　萝藦草，煮以拭之。(《广济方》)

8. 治疣瘊，刺瘊，扁平疣　于患处周围用针挑破见血，点萝藦茎藤白汁，待自干，一次即愈。(《吉林中草药》)

9. 治诸般打扑损伤，皮破血出，痛不可忍　婆婆针袋儿，擂水化服，渣罨疮口上。(《袖珍方》)

10. 治五步蛇咬伤　萝藦根 9 g，兔耳风根 6 g，龙胆草根 6 g，水煎服，白糖为引。(《江西草药》)

【各家论述】《本草汇言》："萝藦，补虚劳，益精气之药也。此药温平培补，统治一切劳损力役之人，筋骨血脉久为劳力疲痹(惫)者，服此立安。然补血、生血，功过归、地；壮精培元，力堪枸杞；化毒解疔，与金银花、半枝莲、紫花地丁，其效验亦相等也。"

4327 萝芙木 luó fū mù (《中国药用植物志》)

【异名】山辣椒、山马蹄、山胡椒、萝芙藤(《中国药用植物志》)，假辣椒、鱼胆木、羊姆奶、毒狗药(《广西药用植物图志》)，假鱼胆、火烙木(《南宁市药物志》)，万药归宗(《广西中药志》)，通骨消、羊屎木、甘榕木、刀伤药、三叉虎、地郎伞(《广西药用植物名录》)，山番椒(《海南岛常用中草药手册》)，十八爪、红果木(《贵州草药》)，麻三端(《云南中草药》)，百花矮陀(《云南思茅中草药选》)。

【基原】为夹竹桃科萝芙木属植物萝芙木的根。

【原植物】萝芙木 *Rauvolfia verticillata* (Lour.) Baill. [*Dissolaena verticillata* Lour.]

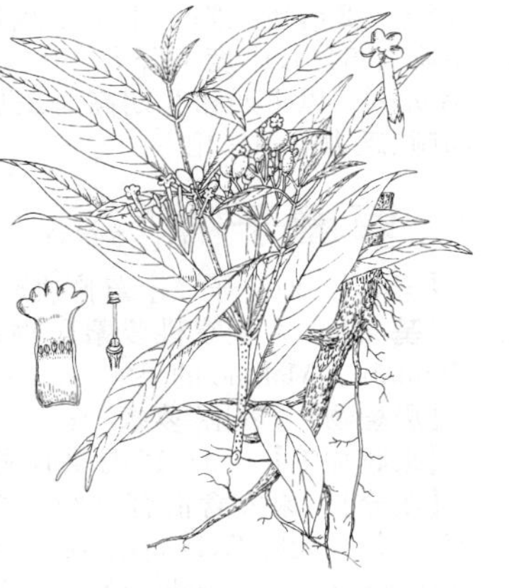

萝 芙 木

灌木，高 1～3 m。全株无毛。小枝淡灰褐色，疏生圆点状皮孔。叶 3～4 片轮生，稀对生；叶片质薄，长椭圆状披针形，先端渐尖或急尖，基部楔形或渐尖，全缘或略带波状，上面绿色，下面淡绿色。聚伞花序呈三叉状分歧，生于上部的小枝腋间；总花梗纤细，花梗丝状；总苞片针状或三角状；花萼 5 深裂，裂片卵状披针形，绿色；花冠白色，呈高脚碟状；雄蕊 5；花盘环状；子房由 2 枚离生心皮所组成，花柱圆柱形，柱头短棒状。果实核果状，离生或合生，卵圆形至椭圆形，熟后紫黑色。种子 1 颗。花期 5～7 月，果期 4 月至翌年春季。

生于低山区丘陵地或溪边的灌木丛及小树林中。分布于广东、广西、海南、贵州、云南、台湾等地。

本植物的茎叶(萝芙木茎叶)亦供药用，另设专条。

【栽培】生物学特性　喜温暖湿润的气候环境，不耐寒。在高温多雨季节，生长旺盛。土壤以肥沃、疏松、湿润的砂壤土及壤土较好。

繁殖方法　种子繁殖或扦插繁殖，以种子繁殖为主。种子繁殖：于 9～10 月采收充分成熟的果实，堆积 2～3 d，或用水浸泡 1 d，待果肉变软，搓烂果肉，洗出充实种子，随即播种；也可用湿沙混合贮藏至翌年 3～4 月播种，出苗后，在 5 月、7 月、9 月各中耕除草、追肥 1 次，培育 1 年，即可定植。扦插繁殖：4 月上旬，选健壮枝条，剪成 12～15 cm、具有 2～3 个节的插条，在苗床培育 1 年，即可定植。春、秋季均可定植，按行窝距各约 80 cm 挖窝，每窝栽苗 1 株，栽后淋水，盖草保湿。

田间管理　苗期应及时除草，干旱时淋水。栽植第一年的春、夏、秋季各中耕除草 1 次，第二年植株封畦后，只在春、冬季各进行 1 次，第三年在春季进行 1 次。施肥与中耕除草结合进行。第一年施肥 3 次，第二年施肥 2 次，第三年施肥 1 次。春、夏季施人畜粪水，秋、冬季除用人畜粪水外，增施过磷酸钙和火灰，施后盖土。

病虫害防治　病害有立枯病，幼苗期喷 1∶1∶200 倍波尔多液。虫害有介壳虫为害。

【采收加工】定植 2～3 年便可采挖，以 10 月份采收生物碱含量较高。先离地面 10 cm 左右砍断茎杆，清除枝叶，将根挖出，抖去泥土，粗根切成 1 cm 厚的薄片，细根砍成短节，晒干即成。

【药材】萝芙木 *Radix Rauvolfiae Verlicillatae*　产于台湾、广东、广西、云南等地。

性状　根呈圆柱形，略弯曲，长短不一，直径约至 3 cm，主根下常有分枝。表面灰棕色至灰棕黄色，有不规则纵沟和棱线，栓皮松软，极易脱落露出暗棕色皮部或灰黄色木部。质坚硬，不易折断，切断面皮部很窄，淡棕色。木部占极大部分，黄白色，具明显的年轮和细密的放射状纹理。气微，皮部极苦，木部微苦。

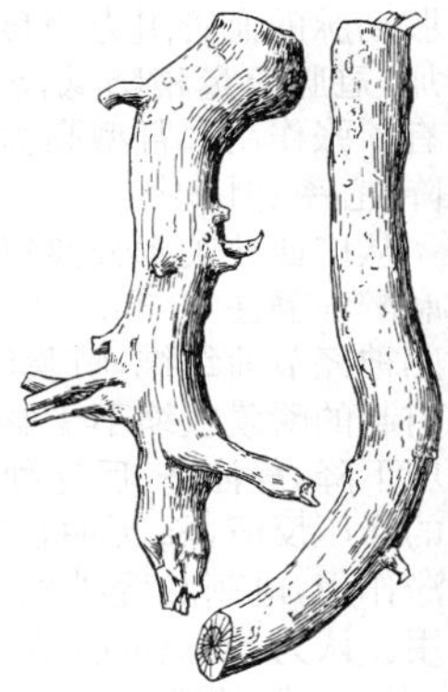

萝芙木(根)外形

鉴别　(1) 根横切面：木栓层由宽窄相间的木栓细胞带组成，外缘部分已脱落。老根及近根茎部位的根中皮层薄壁组织散有单个或 2 个相连的石细胞，石细胞长方形或近圆形，浅黄色，有的呈梭状，直径 45～55 μm，长 129～257(～490) μm。韧皮射线呈喇叭形，皮层和韧皮部薄壁组织散有乳汁管，薄壁细胞含草酸钙簇晶和方晶。形成层环明显。木质部占大部分，年轮明显，导管多单个或 2～3 个成群，放射状排列；木纤维众多，壁厚，木化；木薄壁细胞壁木化，具纹孔；木射线宽 1～2 列细胞。本品薄壁细胞含淀粉粒。根茎皮层有多数石细胞及厚壁纤维散在。

(2) 取本品粉末 1 g，用氨水湿润后，加氯仿 30 ml，浸泡过夜，滤过，滤液蒸干后，加 1% 盐酸溶液 10 ml 溶解，滤过，滤液分置 2 支试管中，1 支试管滴加改良碘化铋钾试液，产生红棕色沉淀；另 1 支试管滴加碘化汞钾试液，产生黄白色沉淀(检查生物碱)。

(3) 薄层色谱：取本品粗粉 1 g，加混合溶剂(乙醚-氯仿-95% 乙醇＝6∶16∶5) 10 ml 及水 1 ml，振摇后室温浸泡过夜，滤过。滤液浓缩至干，加氯仿 0.5 ml 溶解，供点样。另以利舍平氯仿溶液为对照品。取纤维素薄层板，先在 15%

甲酰胺丙酮溶液中浸过，取出。挥去丙酮后点样，以石油醚(沸程 90～120 ℃)-四氯化碳-甲酰胺(12∶8∶0.5)充分振摇后的上层液，加无水乙醇 0.5 ml 为展开剂，在浓氨水饱和下展开 18.5 cm，取出晾干，置紫外光分析灯(365 nm)下检视。供试品色谱中，在与对照品色谱的相应位置，显相同颜色的荧光斑点。

【成分】 萝芙木根含利舍平(reserpine)，育亨宾(yohimbine)，萝莱碱(raunescine)，四氢蛇根碱(ajmalicine)，蛇根亭碱(serpentinine)，萝芙木碱(ajmaline)，萝芙木甲素(rauwolfia A)[1]，山马蹄碱(samatine)[2]，魏氏波瑞木胺(碱)(vellosimine)，霹雳萝芙辛碱(peraksine)等[3]。萝芙木中尚含有熊果酸(ursolic acid)[4]。海南萝芙木的根含有萝芙木碱，魏氏波瑞木胺(碱)，斯配加春(spegatrine)，萝芙木亭碱(verticillatine)，双斯配加春(dispegatrine)[5]，大斯配加春(macrospegatrine)[6]。

【药理】 1. 降血压作用　萝芙木总生物碱(降压灵)含 20 多种生物碱，静注后引起血压下降主要由于所含中强碱引起，而口服给药则是以利舍平为代表的弱碱部分起主要降压作用。从总碱的中强碱部分分离出一种含量较多的生物碱蛇根宁碱(S)，为季胺盐。麻醉猫静注 S 1 mg/kg 血压明显下降，此时去甲肾上腺素的升压反应减弱，肾上腺素的升压反应被翻转，表明 S 有阻滞 α 肾上腺素受体的作用。麻醉犬静注 S 1 mg/kg，血压明显下降，颈内动脉、冠脉及股动脉的血管阻力明显降低，颈内动脉及股动脉血流量增加，冠脉流量稍降低，S 对脑血管、冠状血管及外周血管均有扩张作用。肾型高血压犬静注 S 1 mg/kg，血压立即下降，心率加快[1]。

从广西萝芙木分离得一种季胺类生物碱山马蹄碱(Sa)。麻醉猫静注 Sa 3 mg/kg，血压明显降低，此时电刺激颈上交感神经节前纤维，瞬膜反应显著减弱或消失，刺激节后纤维引起的瞬膜收缩不受影响，刺激迷走神经外周端引起的血压下降，静注 Sa 后这种刺激反应也消失，对乙酰胆碱引起的降压反应，Sa 无明显影响，上述结果提示 Sa 有神经节阻滞作用，电刺激胫神经外周端实验还证明 Sa 有箭毒样作用。认为 Sa 很可能是一种 N-胆碱能系统的抑制剂[2]。

从萝芙木根新提出一种萝芙木亭碱(Vt)。麻醉犬静注后血压下降 50%(ED_{50})的剂量为 0.71 mg/kg，麻醉猫 ED_{50} 为 0.97 mg/kg，肾型高血压犬肌注 Vt 1.0 mg/kg 和 2.5 mg/kg，自发性高血压大鼠(SHR)膜腔注射 2～8 mg/kg，血压均明显下降[3]。麻醉犬静注 Vt 0.5～1.0 mg/kg，能降低心脏后负荷，对前负荷无明显影响[4]。麻醉猫静注 Vt 对交感和副交感神经节均有明显阻断作用，ED_{50} 分别为 1.03 mg/kg 和 0.80 mg/kg。用放射配体结合测定法证明 Vt 对大鼠脑皮质细胞膜 α_1 和 α_2 肾上腺素受体有亲和力，表观解离常数(Ki 值)分别为 0.22 μmol/L 和 0.11 μmol/L；离体大鼠肛尾肌和输精管实验表明，Vt 对 α_1 和 α_2 受体均有阻断作用。说明 Vt 是兼有神经节和 α 受体阻断的新型降压药物[5]。

2. 其他作用　正常犬每日服国产萝芙木根总碱 1～4 mg/kg，连服 8～14 d，对条件反射的影响与利舍平相似，主要为阳性条件反射量减少，潜伏期延长，阴性条件反射的变化较不明显，非条件反射量无改变或稍降低，这说明它们主要是降低大脑皮质的兴奋过程[6]。小鼠腹腔注射萝芙木甲素 50～100 mg/kg，进行延长环己烯巴比妥睡眠时间试验、转轮、滚筒、抖笼等试验，其镇静指数为 3.6～5.0，而利舍平为 8.3～16.5，表明萝芙木甲素有较弱的镇静作用[7]。

毒性　小鼠腹腔注射萝芙木甲素 LD_{50} 约 0.34 g/kg，死前主要症状为呼吸困难。鸽静注 20～40 mg/kg 有剧烈呕吐，但外表正常，无呼吸衰竭和平衡失调[8]。小鼠静注萝芙木亭碱的 LD_{50} 为 23 mg/kg[3]。

【药性】 苦、微辛，凉。

1.《广西中药志》："味苦，性寒，有小毒。"

2.《海南岛常用中草药手册》："辛、苦，平。"

3.《贵州草药》："性平，味咸、微辛。"

【功用主治】 清热，降压，宁神。主治感冒发热，头痛身疼，咽喉肿痛，高血压病，眩晕，失眠。

1.《广西中药志》："泻肝降火。治高血压，头痛，风热痧气。"

2.《海南岛常用中草药手册》："镇静安神，调肝解郁。治高血压，白带，淋浊，月经不调，疝气，喉痛。"

3.《广西本草选编》："凉血解毒。治高热，感冒风热，癫痫，失眠。"

4.《全国中草药汇编》："外用治跌打损伤，毒蛇咬伤。"

【用法用量】 内服：煎汤，10～30 g。外用：鲜品，捣敷。

【宜忌】 有胃病及气血虚寒者慎服。

【选方】 1. 治感冒头痛，身骨疼　假辣椒、土茯苓、土甘草(又名天星藴、白点秤)各 60～90 g，煎汤，每日分 3 次服。(《广西药用植物图志》)

2. 治高血压病头晕、头痛、耳鸣、腰痛　萝芙木 30 g，杜仲 15 g，水煎服。(《四川中药志》1979 年版)

3. 治喉痛　十八爪根适量。切细，嚼含。(《贵州草药》)

4. 治湿热黄疸　萝芙木 15 g，金钱草 30 g，小蓟 25 g，水煎服。(《四川中药志》1979 年版)

【临床报道】 治疗高血压病　用萝芙木制成丸剂(每粒含生药 0.2 g)，每日口服 0.6～1.8 g，极量 2.4 g，最佳量 0.6～1.2 g，血压降至正常后减量。经治 50 例，血压明显下降者 54%，中度下降者 12%，轻度下降者 26%，总有效率 92%。以Ⅰ期和Ⅱ期高血压病效果最佳。少数病例有嗜睡、乏力等副作用[1]。

4328 萝藦子 luó mó zǐ (《新修本草》)

【异名】 斫合子(《本草拾遗》)。

【基原】 为萝藦科萝藦属物萝藦 *Metaplexis japonica* (Thunb.) Makino 的果实。

【原植物】 参见"萝藦"条。

【采收加工】 10～12 月采收成熟果实，晒干。

【成分】 果实含混合苷约 0.3%，其中糖分是多种脱氧糖：D-加拿大麻糖(D-cymarose)，D-沙门糖(D-sarmentose)，L-夹竹桃糖(L-oleandrose)，D-洋地黄毒糖(D-digitoxose)。苷元是酯型妊烯类化合物，水解后产生热马酮(ramanone)，去酰牛皮消苷元(deacylcynanchogenin)，萝藦苷元(metaplexigenin)，肉珊瑚苷元(sarcostin)，乙酸，桂皮酸等[1]。

【药性】《新修本草》："味甘、辛，温，无毒。"

【功用主治】 补肾益精，生肌止血。主治虚劳，阳痿，遗精，金疮出血。

1.《本草经集注》："补益精气，强盛阴道。"

2.《新修本草》："主虚劳。"

3.《本草拾遗》："主金疮，生肤止血，捣碎敷疮上。"

【用法用量】 内服：煎汤，9～18 g；或研末。外用：捣敷。

【选方】 治肾虚阳痿　萝藦子、补骨脂各 9 g，枸杞子 12 g，煎服。(《安徽中草药》)

4329 萝芙木茎叶 luó fū mù jīng yè （《南宁市药物志》）

【基原】 为夹竹桃科萝芙木属植物萝芙木 *Rauvolfia verticillata* (Lour.) Baill. 及同属多种植物的茎叶。

【原植物】 参见"萝芙木"条。

【采收加工】 7～10 月采收，切段，晒干或鲜用。

【成分】 萝芙木茎含四氢蛇根碱（ajmalicine）即 δ-育亨宾（δ-yohimbine）[1]。叶含马蹄叶碱（aricine），洋槐苷（robinin）[2]。根、茎中还含萝芙木甲素（rauwolfia A）[3]。

【药理】 降压作用 麻醉犬静注海南岛产萝芙木叶粗制剂（RVH）50～200 mg（生药）/kg，血压明显下降，剂量增加，降压作用增强，维持时间也更长，重复注射未见急性耐受现象；静注叶的生物碱（FA）3 mg/kg，也产生相似降压作用，除血压降低外，脉搏减慢，呼吸稍加快，肠张力增加。切断两侧迷走神经或注射阿托品后，FA 减慢脉搏的作用消失，而降压作用仍然存在。肾型高血压和"原发性"高血压犬口服 RVH 每日 4 g（生药）/kg，或服 FA 20～40 mg/kg，连续 10 d，肾型高血压大鼠每日服 FA 40～80 mg/kg，血压均明显下降[1]。原发性高血压犬停药后 2 星期恢复原来血压水平，肾型高血压犬停药 1 星期即恢复原来血压[2, 3]。

毒性 小鼠一次服 RVH 的 LD_{50} 为 74±2.5 g/kg，FA 为 2.35±0.1 g/kg。给药后动物自发活动减少，多数在给药后 2 h 内死亡，死前有阵发抽搐和呼吸困难，呼吸先于心跳停止。犬每日服 RVH 4 g（生药）/kg，共 10 d〔因血压降得太低，第九、第十两日改为 2 g（生药）/kg〕，其红细胞、白细胞计数和血红蛋白等血象均正常，其血、尿及肝肾功能检查均无不良影响[1]。3 只高血压犬每日服 RVG 1～2 g（生药）/kg，共 10 d，食欲正常，其中 2 只犬先后各腹泻 2～4 次，动物在药期间均表现镇静状态[3]。

【功用主治】 清热解毒，活血消肿。主治咽喉肿痛，跌打瘀肿，疮疖溃疡，毒蛇咬伤，高血压病。

1.《广西中药志》："散瘀毒，消肿，亦可降压。敷跌打，蛇伤。"

2.《中国药用植物图鉴》："治疟疾和肌肉痛。"

3.《海南岛常用中草药手册》："叶外敷治恶疮溃疡。"

【用法用量】 内服：煎汤，15～30 g。外用：捣敷；或煎水洗。

【选方】 1. 治喉痛 萝芙木鲜叶适量，加盐捣烂含之。（《海南岛常用中草药手册》）

2. 治跌打，蛇咬伤 萝芙木鲜叶捣烂敷。（广州空军《常用中草药手册》）

3. 治刀伤出血 萝芙木鲜叶适量，捣绒敷伤口。（《贵州草药》）

4. 治恶疮溃疡 萝芙木鲜叶捣敷。（《海南岛常用中草药手册》）

4330 萆薢 bēi xiè （《本经》）

【异名】 百枝（《吴普本草》），竹木（《雷公炮炙论》），赤节（《别录》），白菝葜（《日华子》），川萆薢（《本草原始》），粉萆薢（《本草从新》），山田薯、土薯蓣（《泉州本草》），麻甲头（广东）。

【基原】 为薯蓣科薯蓣属植物粉背薯蓣的根茎。

【原植物】 粉背薯蓣 *Dioscorea collettii* Hook. f. var. *hypoglauca* (Palibin) Péi et Ting [*D. hypoglauca* Palibin]

多年生缠绕草质藤本。根茎姜块状，断面姜黄色，表面有须根。茎左旋，有时密被黄色柔毛。单叶互生；叶片三角状心形或卵状披针形，先端渐尖，边缘波状或近全缘，下面灰白色，沿叶脉及叶缘被黄白色硬毛。花雌雄异株。雄花序单生或 2～3 个簇生于叶腋；苞片卵状披针形，花被碟形；雄蕊 3 枚。雌花序穗状；花全部单生，子房下位，柱头 3 裂。蒴果有 3 翅，两端平截，先端与基部通常等宽，成熟后反曲下垂；种子 2 颗，着生于中轴中部，成熟时四周有薄膜状翅。花期 5～8 月，果期 6～10 月。

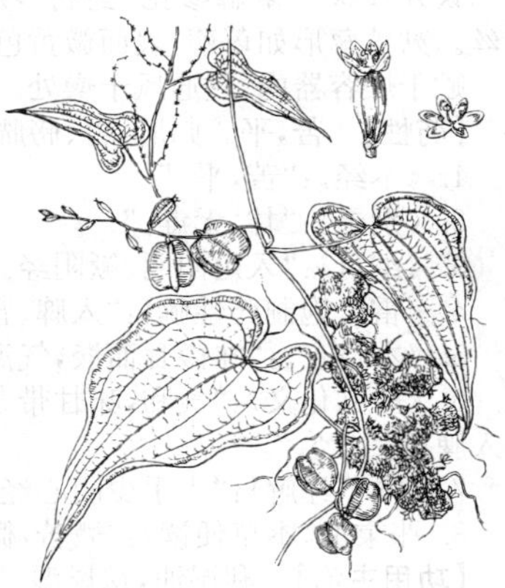

粉背薯蓣

生于海拔 200～1 300 m的山腰陡坡、山谷缓坡或水沟边阴处的混交林边缘或疏林下。分布于浙江、安徽、福建、江西、河南、湖北、湖南、广东、广西、台湾等地。

【采收加工】 9～12 月挖取根茎，切片晒干。

【药材】 萆薢 *Rhizoma Dioscoreae Collettii* 主产于浙江、安徽、江西、湖南等地。

性状 根茎呈竹节状，类圆柱形，有分枝，表面皱缩，常残留有茎枯萎疤痕及未除尽的细长须根。商品多为不规则的薄片，大小不一，厚约 0.5 mm，边缘不整齐，有的有棕黑色或灰棕色的外皮。切面黄白色或淡灰棕色，平坦，细腻，有粉性及不规则的黄色筋脉花纹（维管束），对光照视，极为显著。质松，易折断。气微，味苦、微辛。

鉴别 （1）根茎横切面：外层为多列木栓化细胞。皮层较薄，近木栓层的细胞壁木质化，有明显的壁孔，皮层中有黏液细胞，长 68～82 μm，直约 54 μm，内含草酸钙针晶束。中柱散有外韧型维管束。本品薄壁细胞含淀粉粒。

（2）薄层色谱：参见"穿山龙"条。

【成分】 粉背薯蓣的根茎得到 9 个甾类成分：薯蓣皂苷元（diosgenin），雅姆皂苷元（yamogenin），3，5-去氧替告皂苷元（$\Delta^{3,5}$-deoxytigogenin），3，5-去氧新替告皂苷元（$\Delta^{3,5}$-deoxyneotigogenin），薯蓣皂苷元棕榈酸酯（diosgenin palmitate），雅姆皂苷元棕榈酸酯（yamogenin palmitate），β-谷甾醇（β-sitosterol）[3]和另 1 对差向异构体：薯蓣皂苷元乙酸酯（diosgenin acetate）与雅姆皂苷元乙酸酯（yamogenin acetate）[1]；还得到 2 个甾苷：粉背薯蓣皂苷（hypoglaucine）A，原粉背薯蓣皂苷（protohypoglaucine）A[2]。根茎含粉背薯蓣皂苷（hypoglaucine）A，原粉背薯蓣皂苷（protohypoglaucine）A[2]，纤细薯蓣皂苷（gracillin），原纤细薯蓣皂苷（progracillin）[3]，粉背薯蓣皂苷（hypoglaucine）F[4]。

【药理】 1. 抗菌作用 薯蓣皂苷、纤细薯蓣苷和薯蓣皂苷的原皂苷元（prosapogenin）B 有抗真菌（毛发癣菌、梨形孢子菌）作用，对细菌无效[1]。

2. 其他作用 薯蓣皂苷能抑制肿瘤细胞白血病 L_{1210}，IC_{50} 为 0.17 μg/ml[2]。

毒性 薯蓣皂苷小鼠的 LD_{50} ＞300 mg/kg[5]。

【炮制】 1. 萆薢：取原药材，除去杂质，浸泡，润透，切薄片，干燥。

2. 泔制萆薢：取原药材，切 6 mm 宽丝，用米泔水洗去泥沙，晒干。

3. 麸萆薢：取净萆薢片置锅内用麸炒微黄色。

饮片性状　萆薢参见“药材”项。泔制萆薢为不规则宽丝。麸萆薢形如萆薢，表面微黄色，偶有焦斑。

贮干燥容器内，置通风干燥处。

【药性】　苦，平。归肝、胃、膀胱经。

1.《本经》：“苦，平。”

2.《别录》：“甘，无毒。”

3.《纲目》：“入足阳明、厥阴经。”

4.《雷公炮制药性解》：“入脾、肾、膀胱三经。”

5.《本草正》：“味微甘而淡，气温。性味纯缓。”

6.《药品化义》：“气和，味甘带苦，性凉。性气与味俱薄，入脾、胃二经。”

7.《本草经解》：“入手少阴心经，气味俱降，阴也。”

8. 张秉成《本草便读》：“微苦，微温，入肝、胃兼入小肠。”

【功用主治】　利湿浊，祛风湿。主治膏淋，白浊，带下，疮疡，湿疹，风湿痹痛。

1.《本经》：“主腰背痛，强骨节，风寒湿周痹，恶疮不瘳，热气。”

2.《别录》：“（主）伤中恚怒，阴痿失溺，关节老血，老人五缓。”

3.《日华子》：“治瘫缓软风，头眩痫疾，补水藏，坚筋骨，益精明目，中风失音。”

4.《纲目》：“治白浊，茎中痛，痔瘘坏疮。”

5.《本草新编》：“逐关节久结，能消杨梅疮毒。”

6.《医林纂要》：“缓肝，坚肾，清小肠火，化膀胱水。”

7.《全国中草药汇编》：“主治毒蛇咬伤。”

【用法用量】　内服：煎汤，10～15 g；或入丸、散。

【宜忌】　肾虚阴亏者慎服。

1.《本草经集注》：“畏葵根、大黄、柴胡、牡蛎。”

2.《本草蒙筌》：“凡用拯疴，忌食牛肉。”

3.《本草经疏》：“下部无湿，阴虚火炽，以致溺有余沥，茎中痛，此真阴不足候也。无湿肾虚腰痛，并不宜服。”

4.《本草备要》：“忌茗、醋。”

5.《本经逢原》：“若阴虚精滑及元气下陷不能摄精，小便频数，大便引急者，误用病必转剧。”

6.《得配本草》：“小便自利及无风湿而有前症者，皆禁用。”

【选方】　1. 治真元不足，下焦虚寒，小便白浊，频数无度，漩面如油，光彩不定，漩脚澄下，旋如膏糊；或小便频数，虽不白浊，亦能治疗　益智仁、川萆薢、石菖蒲、乌药各等分。为细末，每服三钱，水一盏半，入盐一捻，同煎至七分，温服，食前。（《杨氏家藏方》萆薢分清饮）

2. 治阴痿失溺　萆薢 6 g，附子 4.5 g。合煎汤内服。（《泉州本草》）

3. 治白带日久，体力衰弱　怀山药 30 g，萆薢 24 g，莲子 9 g，水煎，食前温服。（《陕西中医验方选编》）

4. 治肠风、痔漏　萆薢（细锉）、贯众（逐叶擘下了去土）等分。捣罗为末，每服二钱，温酒调下，空心，食前服。（《孙尚药方》如圣散）

5. 治风湿腰痛，久湿痹不散　萆薢、杜仲（去粗皮，炙）各三两，枸杞根皮（洗）五两。上三味，细锉，用好酒五升，于净瓶内浸密封，重汤煮两时许，取出候冷，旋暖不拘时饮之，常令微醉。（《圣济总录》萆薢酒）

6. 治杨梅疮，不问新旧溃烂，或筋骨作痛　川萆薢，每用一两，以水三盅，煎二盅，去渣，不拘时，徐徐温服。（《外科发挥》萆薢汤）

【临床报道】　治疗高脂血症　用萆薢一味，研末，每次 5 g，每日 3 次，温开水送服，30 d 为 1 个疗程，连续用 3 个疗程。共治疗 62 例，其中高胆固醇血症 36 例，治疗后显效 18 例，有效 11 例，改善 4 例，无效 3 例。高三酰甘油血症 56 例，治疗后显效 23 例，有效 22 例，改善 7 例，无效 4 例。未见任何毒副作用，且降脂作用持久，不易复发[1]。

【各家论述】　1.《纲目》：“萆薢，足阳明、厥阴经药也。厥阴主筋属风，阳明主肉属湿，萆薢之功，长于去风湿，所以能治缓弱顽痹、遗浊、恶疮诸病之属风湿者。萆薢、菝葜、土茯苓三物，形虽不同，而主治之功不相远，岂亦一类数种乎？”

2.《雷公炮制药性解》：“肾受土克，则水脏即衰，肝挟相火而凌土湿，脾主肌肉，湿郁肌腠，则生热生风，以致营卫不利，关节不利。而萆薢长于去水，用之以渗脾湿，则土安其位，水不受侮也。然失用令人小便多，小便既多，则肾气安得缓实，今多泥其入肾，用为补剂，亦未深原其理耳。”

3.《本草经疏》：“萆薢，为祛风除湿，补益下元之要药，故主腰背痛强直，骨节风寒湿周痹，恶疮不瘳，热气伤中，恚怒阴痿失溺，关节老血，老人五缓，正以苦能燥湿，甘入脾而益血，故悉主之。”

4.《本草通玄》：“萆薢，胃与肝药也。搜风去湿，补肾强筋，主白浊茎中痛，阴痿失溺，恶疮。入肝搜风，故能理风与筋之病。入胃祛湿，故能理浊与疮之病。古人或称其摄溺之功，或称其逐水之效，何两说相悬耶？不知闭蛰封藏之本在肾，气强旺则收摄，而妄水亦无容藏之地，且善清胃家湿热，故能去浊分清也。”

5.《药品化义》：“萆薢，性味淡薄，长于渗湿，带苦亦能降下，主治风寒湿痹，男子白浊，茎中作痛，女人白带，病由胃中浊气下流所致，以此入胃驱湿，其症自愈。又治疮痒恶厉，湿郁肌腠，营卫不得宣行，致筋脉拘挛，手足不便，以此渗脾湿，能令血脉调和也。”

6.《得配本草》：“小便混浊，病有不同，或阴火炽盛于肠胃，或热邪郁结于膀胱，或肾水不足，而肾气不能化。若以萆薢燥湿之剂投之，则火愈烈，而水益亏，浊者愈浊矣。惟肠胃中风湿内郁而溺浊者，服萆薢分清饮始效。”

7.《本草求真》：“凡人大便燥结，小便频数，每于便时痛不可忍者，此必大便热闭，积热腐瘀等物，同液乘虚流入小肠，故于便时，即作痛也，且水道不清，则湿热不除而肝火愈炽，筋骨愈痿。萆薢气味苦平，既能入肝祛风，复能引水归于大肠以通谷道。俾水液澄清，而无痛苦之患矣，又安有痹痛腰冷，膀胱宿水，与阴痿失弱，痔漏恶疮之累乎？昔人云：既有逐水之功，复有摄精之力，洵不诬耳。”

8.《本草便读》：“萆薢，《本经》谓其苦平无毒，主治腰痛骨强，风寒湿痹，观其大意知其能入肝肾，治阳虚湿浊之药。虽云能治下焦风寒湿痹，大抵萆薢之功治湿为长，治风次之，治寒则尤其次也。”

9.《本草思辨录》：“风寒湿之在腰背骨节而痛强者，阴不化也，以萆薢达之而阴化。风寒湿之为阴痿、为失溺、为老人五缓者，阳不伸也，以萆薢导之而阳伸。后世以萆薢为分清浊之剂，亦由阴化阳伸而后清升浊降。即止小便数、除茎中痛，均不出是义耳。化阴非能益阴，伸阳非能助阳。盖萆薢者，所以驱风寒湿也。”

10.《衷中参西录》:“萆薢为固涩下焦之要药,其能治失溺,《别录》原有明文。时医因古方有萆薢分清饮,遂误认萆薢为利小便之要药,而于小便不利、淋涩诸证多用之。尝见有以利小便,而小便转癃闭者,以治淋证,竟至小便滴沥不通者,其误人可胜道哉!萆薢分清饮之君萆薢,原治小便频数,溺出旋白如油,乃下焦虚寒,气化不固之证,观其佐以缩小便之益智,温下焦之乌药,其用意可知。”“萆薢为治失溺要药,不可用之治淋。《别录》谓萆薢治阴痿、失溺,老人五缓。盖失溺之证实因膀胱之括约筋少约束之力,此系筋缓之病,实为五缓之一,萆薢善治五缓,所以治之。拙拟醒脾升陷汤中,曾重用萆薢以治小便频数不禁,屡次奏效,是萆薢为治失溺之要药可知矣。萆薢分清饮竟用之以治膏淋,何其背谬若是?”

11.《本草正义》:“萆薢,性能流通脉络而利筋骨,入药用根,则沉坠下降,故主治下焦。虽微苦能泄,而质轻气清,色味皆淡,则清热理湿,多入气分,少入血分。《本经》主腰背痛,乃肾有湿热、浊气不去而腰膂为之疼痛,非肾虚无湿之腰痛所可浑同施治。强骨节者,宣通百脉,湿浊去而正气自强,非能补益以助其强固,此药理之至易辨者。”“《别录》谓主伤中,亦惟脾为湿困者宜之,决非补中之药。又治恚怒,颇不可解。又谓阴痿失溺,则湿热闭结者,亦有痿躄不仁、溲溺不利之症,必非可以起虚痿。”

4331 菜豆 cài dòu
(《浙江药用植物志》)

【异名】 云藕豆、四季豆、龙爪豆(《植物名实图考》),唐豇、隐元豆(《植物学大辞典》),云豆、六月鲜、龙骨豆、二生豆、三生豆、唐豆(《中国主要植物图说·豆科》),白饭豆、白豆、粉豆(《陆川本草》)。

【基原】 为豆科菜豆属植物菜豆的荚果。

【原植物】 菜豆 *Phaseolus vulgaris* L.

一年生缠绕草本。长 2～3 m,被柔毛。羽状复叶;小叶3,顶生小叶阔卵形至菱状卵形,先端急尖,基部圆形或宽楔形,两面沿叶脉有疏柔毛;侧生小叶偏斜,托叶小,基部着生。总状花序腋生,花数朵;小苞片斜卵形或近圆形,脉明显,较萼长;花萼钟状,有疏短柔毛;花冠蝶形,白色、黄色,后变淡紫红色,旗瓣近方形,翼瓣长圆形而小;雄蕊 10,二体,(9)+1;荚果条状,略膨胀。种子球形或长圆形,白色、褐色、蓝黑或绛红色,光亮而有花斑。花期 5～7 月,果期 7～8 月。

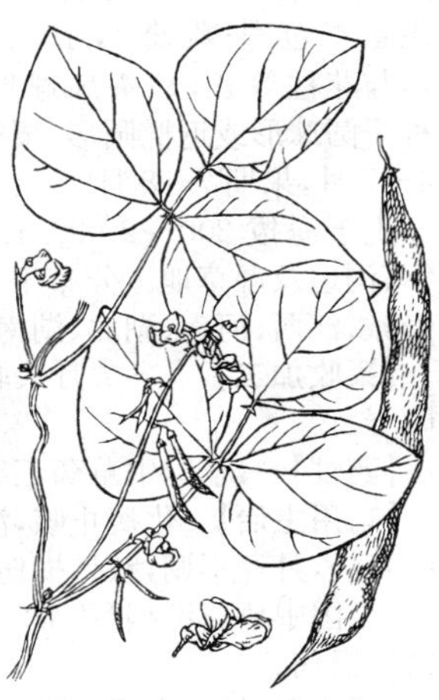

菜 豆

全国各地多有栽培。

【采收加工】 7～8 月采摘,鲜用。

【成分】 菜豆种子含三萜类、黄酮、有机酸、糖、蛋白质、植物凝集素及数种其他成分。三萜类:大豆皂苷(soyasapogenol) B[1],3β,22β-二羟基-12 齐墩果烯-24-O-β-D-吡喃葡萄糖苷(3β,22β-dihydroxyolean-12-en-24-O-β-D-glucopyranoside)[2],菜豆皂苷(phaseoloside) D[3],菜豆皂苷(phaseoloside) E[4]和 3-O-〔β-D-吡喃葡萄糖基(1→2)-β-D-吡喃半乳糖基(1→2)-β-D-吡喃葡萄糖醛酸基〕齐墩果-12-烯-2β,22β,24-三醇{3-O-〔β-D-glucopyranosyl(1→2)-β-D-galactopyranosyl(1→2)-β-D-glucuronopyranosyl〕alean-12-en-3β,22β,24-triol}[5]。黄酮类:种皮含多种黄酮化合物,无色蹄纹天竺素(leucopelargonidin),无色矢车菊素(leucocyanidin),无色飞燕草素(leucodelphinidin),山柰酚-3-木糖葡萄糖苷(kaempferol-3-O-xylosyl-glucoside),槲皮素-3-葡萄糖苷(quercetin-3-O-glucoside),山柰酚-3-O-葡萄糖苷(kaempferol-3-O-glucoside),杨梅树皮素-3-葡萄糖苷(myricetin-3-O-glucoside),蹄纹天竺素-3-葡萄糖苷(pelargonidin-3-O-glucoside),蹄纹天竺素-3,5-二葡萄糖苷(pelargonidin-3,5-O-diglucoside),矢车菊素-3-葡萄糖苷(cyanidin-3-O-glucoside),矢车菊素-3,5-二葡萄糖苷(cyanidin-3,5-O-diglucoside),飞燕草素-3,5-二葡萄糖苷(delphinidin-3,5-O-diglucoside),飞燕草素-3-葡萄糖苷(delphinidin-3-O-glucoside),矮牵牛素-3-葡萄糖苷(petunidin-3-O-glucoside),锦葵花素-3-葡萄糖苷(malvidin-3-O-glucoside)[6]。有机酸类:苹果酸(malic acid),丙二酸(malonic acid),枸橼酸(citric acid),甘醇酸(glycolic acid),琥珀酸(succinic acid),延胡索酸(fumaric acid)[7],止杈酸(abscisic acid),茉莉酮酸(jasmonic acid)[8],L-哌啶酸(L-pipecolic acid)[9],亚油酸(linoleic acid),油酸(oleic acid),亚麻酸(linolenic acid),棕榈酸(palmitic acid)[10]。糖类:蔗糖,棉子糖,水苏糖,果糖,葡萄糖,麦芽糖[11],毛蕊花糖(verbascose)[12]及多糖(polysaccharide)[13]。蛋白质、植物凝集素及氨基酸:种子含糖蛋白(glycoprotein)Ⅰ[24],糖蛋白(glycoprotein)Ⅱ[14],白细胞凝集素(leukoagglutinin)[15],植物凝集素(phytohemagglutinin, lectin)[16]。种子还含 S-甲基-L-半胱氨酸(S-methyl-L-cysteine)[17]。种子蛋白质水解后含苏氨酸(threonine),异亮氨酸(isoleucine)和色氨酸(tryptophan)[18]。其他成分:种子含生育酚(tocopherol)[19],抗坏血酸(ascorbic acid),去氢抗坏血酸(dehydroascorbic acid)[20]。亦含尿(嘧啶核)苷(uridine),腺(嘌呤核)苷(adenosine),黄(嘌呤核)苷(xanthosine)和鸟(嘌呤核)苷(guanosine)[21],胡椒基丁醚(piperonyl butoxide)[23]。未发芽种子和叶轴含 β-谷甾醇(β-sitosterol),豆甾醇(stigmasterol)和菜油甾醇(campesterol)[22]。

【药理】 1. 免疫激活作用 从本品中提得的一种植物血凝素 PHA 为一种非特异性的凝集素,除能凝集人的红细胞外,体外试验或注射是一种很强的致有丝分裂原,能强烈促进淋巴细胞母细胞转化,激活细胞免疫。PHA 作为免疫学试剂及免疫激活剂广泛用于免疫学研究及肿瘤等患者以激活细胞免疫[1]。

2. 终止妊娠作用 从菜豆中分得 3 种 PHA 蛋白均具有终止妊娠作用,蛋白 A、B、C 于每 30 g 体重 0.125 mg、0.25 mg及 0.50 mg 剂量腹腔注射均可使小鼠早孕妊娠终止率达 100%,而天花粉蛋白 0.125 mg 为 50%,其中以蛋白 A 和 B 作用为强,A 0.05 mg 剂量有效率仍可达 80%,而 B 为 67%。对于小鼠中孕,0.2 mg/30 g 体重的有效率蛋白 A 为 66.6%,B 为 53.3%,天花粉为 77.7%[1]。

3. 过敏原性 皮下注射 3 d 所致小鼠速发型超敏反应,菜豆蛋白 A、B 均较天花粉为弱,豚鼠致敏试验菜豆蛋白 B 的抗原性也较弱[1]。

毒性 菜豆蛋白 A、B 及天花粉 0.8 mg/20 g 体重腹腔注射对小鼠的死亡率为50%、10%及40%，菜豆蛋白B腹腔注射小鼠的LD_{50}为55 mg/kg[1]。

【药性】《浙江药用植物志》："甘、淡，平。"

【功用主治】《浙江药用植物志》："滋养，利尿消肿。主治水肿，脚气病。"

【用法用量】 内服：煎汤，60～120 g。

【选方】 治水肿 白饭豆120 g，蒜米15 g，白糖30 g，水煎服。(《陆川本草》)

4332 **菜蓟** cài jì (《新华本草纲要》)

【异名】 食托菜蓟(《中国植物志》)，洋蓟(《拉汉种子植物名称》)，朝蓟[《中草药通讯》1973，(5)：63]

【基原】 为菊科菜蓟属植物菜蓟的叶。

【原植物】 菜蓟 *Cynara scolymus* L.

多年生草本，高达2 m。茎直立，有棱，上部分枝，全部茎枝密被蛛丝状毛或毛变稀疏。叶大形，基生叶莲座状；下部茎叶全部长椭圆形或宽披针形，二回羽状全裂；中部叶及上部叶渐小；叶的上面绿色，无毛，下面灰白色，被稠密或稀疏的绒毛。头状花序大，生分枝顶端；总苞片多层，硬革质，中外层总苞片先端渐尖，内层总苞片先端有硬膜质的附片；小花紫红色。瘦果长椭圆形，4棱，先端截形；冠毛白色，多层。花期6～7月。

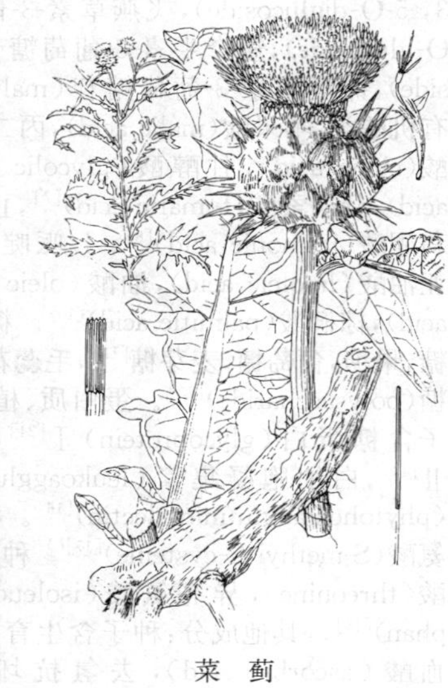

菜 蓟

我国北京、江苏、广东、陕西常有栽培。原产地中海地区。

【采收加工】 6～7月采收，晒干。

【成分】 叶含洋蓟素(cynarin)[1]，洋蓟三糖苷(cynarotrioside)。后者系由木犀草素(luteolin)和2分子葡萄糖(glucose)及1分子鼠李糖(rhamnose)所构成的[2]。还含异绿原酸(isochlorogenicacid)，绿原酸(chlorogenic acid)，木犀草素-7-葡萄糖苷(luteolin-7-glucoside)，咖啡酸(caffeic acid)和奎宁酸(quinicacid)等[3]。

【药理】 1. 保肝作用 菜蓟提取物500 mg/kg分别在四氯化碳中毒前48 h、24 h、1 h给予大鼠，可显著降低ALT(丙氨酸氨基转移酶)、AST(天冬氨酸氨基转移酶)、直接胆红素和谷胱甘肽水平[1]。菜蓟中的洋蓟素0.01～3 mg/ml、咖啡酸1 mg/ml对离体大鼠肝细胞四氯化碳中毒有保护作用，洋蓟素作用稍强[2]。

2. 利胆作用 菜蓟叶子中的利胆成分给犬静脉注射(盐水中含500 mg)，可使犬胆汁分泌从给药前0.9～1.2 ml增加到2.4～3.0 ml[3]。菜蓟总提取物和纯化物对大鼠有明显利胆作用，主要是促进胆酸盐分泌[4]。

3. 其他作用 两种提取物均可减少高脂血症动物血浆胆固醇水平，总提取物作用较差。实验表明两种提取物胃肠道吸收作用较好[4]。菜蓟叶有很强的利尿和排泄盐类的作用。排泄Na^+和Cl^-较之排泄K^+占绝对优势[5]。

【药性】 甘，平。

【功用主治】 舒肝利胆，清泄湿热。主治黄疸，胸胁胀痛，湿热泻痢。

【用法用量】 内服：煎汤，6～15 g。

4333 **菜子七** cài zǐ qī (《全国中草药汇编》)

【异名】 白花石芥菜(《中国高等植物图鉴》)，山芥菜(《东北植物检索表》)，假芹菜(《长白山植物药志》)，角蒿(《湖南药物志》)。

【基原】 为十字花科碎米荠属植物白花碎米荠的根及根状茎或全草。

【原植物】 白花碎米荠 *Cardamine leucantha* (Tausch) O. E. Schulz [*Dentaria leucantha* Tausch]

多年生草本，高30～100 cm。根状茎短，匍匐，须根和粗线状匍匐枝白色，横走，有不定根。茎直立，单一，有细棱。奇数羽状复叶；基生叶具较长叶柄；小叶2～3对，顶生小叶长卵状披针形，先端渐尖，边缘具不整齐钝齿，基部楔形；茎上部叶有小叶1～2对，均被短柔毛。总状花序顶生；萼片4，椭圆形，边缘膜质；花瓣4，白色，长圆状楔形或近倒卵形；雄蕊6，4长2短，基部有一半环形侧生蜜腺包围；雌蕊1，子房与花柱等长，柱头扁球形。长角果线形，具宿存花柱。种子圆球形或近椭圆形，栗褐色，边缘具狭翅或无翅。花期4～7月，果期7～8月。

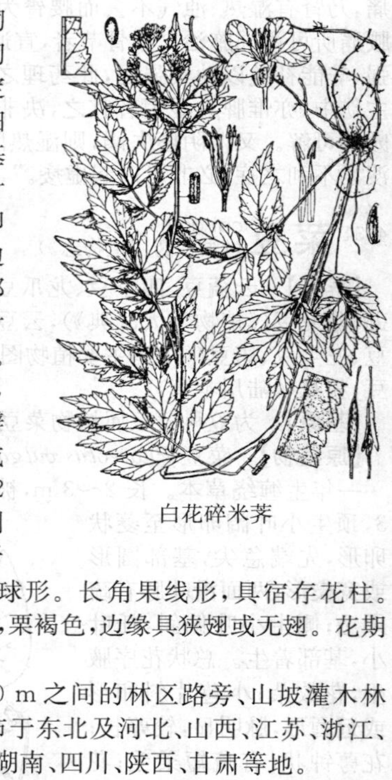

白花碎米荠

生于海拔200～2 000 m之间的林区路旁、山坡灌木林下、沟边及湿草地。分布于东北及河北、山西、江苏、浙江、安徽、江西、河南、湖北、湖南、四川、陕西、甘肃等地。

【采收加工】 5～7月采收全草，8～9月采挖根及根茎，晒干。

【药性】《全国中草药汇编》："辛，温。"

【功用主治】 化痰止咳，活血止痛。主治百日咳，慢性支气管炎，月经不调，跌打损伤等。

《全国中草药汇编》："解痉镇咳，活血止痛。主治百日咳，跌打损伤。"

【用法用量】 内服：煎汤，6～15 g。

【选方】 1. 治百日咳 菜子七根15～30 g，小儿减半，水煎，分3次服，或晒干研粉，用蜂蜜拌服。(《全国中草药新医疗法展览会技术资料选编·传染病》)

2. 治慢性支气管炎 (菜子七)根状茎或全草15 g，杏仁12 g，水煎服。

3. 治月经不调 (菜子七)根状茎研末，每日9 g，酒调服。(2、3方出自《湖南药物志》)

4334 **菜头肾** cài tóu shèn (《浙南本草新编》)

【异名】 土太子参(《浙南本草新编》),肉根马蓝(《浙江药用植物志》)。

【基原】 为爵床科马蓝属植物菜头肾的根或全草。

【原植物】 菜头肾 *Strobilanthes sarcorrhiza* (C. Ling) H. S. Ho [*Championella sarcorrhiza* C. Ling]

多年生草本,高 20～40 cm。肉质根棒状数条。茎直立或基部稍倾斜,节稍膨大。叶对生;叶片披针形或长椭圆状披针形,先端渐尖,基部楔形下延成柄,边缘具波状浅圆齿;叶脉 7～9 对。穗状花序生于枝根;苞片倒卵状椭圆形,宿存;萼 5 深裂几达基部,苞片和萼裂片均被白色或淡褐色的长柔毛;花冠漏斗形,淡紫色,花冠筒直,喉部扩大呈钟形,外面无毛,内面有 2 列微毛;雄蕊 4,二强,外侧一对花丝较内侧一对为长,被短毛;子房上位,花柱有短柔毛。蒴果长圆形,无毛。种子 4 颗,椭圆形,具沟。花期 7～8 月,果期 9～11 月。

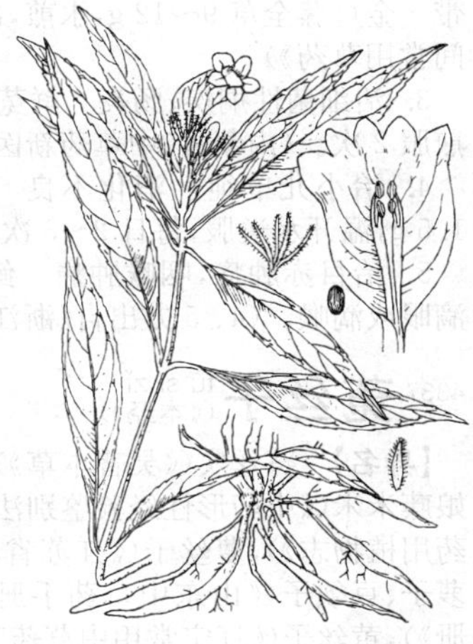

菜头肾

生于山坡路边。分布于浙江东南部。

【采收加工】 立秋后挖根,晒干或鲜用;7～10 月采收全草,扎把,晒干。

【药性】 《全国中草药汇编》:"微甘,凉。"

【功用主治】 《全国中草药汇编》:"根:养阴补肾;茎叶:清热解毒。主治肾虚腰痛,阴虚牙痛,迁延型或慢性肝炎,肾炎或肾盂肾炎。外用治疔疮疖肿,肌腱扭伤。"

【用法用量】 内服:煎汤,9～15 g,鲜品倍量。外用:鲜品捣敷。

【宜忌】 脾胃虚寒者慎服。

【选方】 1. 治阴虚牙龈肿痛 菜头肾根、白英各 15～30 g,水煎服。(《浙江药用植物志》)

2. 治急性传染性肝炎 (菜头肾)茎、叶 30 g,水煎服。(《全国中草药汇编》)

3. 治疖肿鲜 (菜头肾)全草适量,捣烂敷患处。(《浙江药用植物志》)

4335 **菜豆树** cài dòu shù (广州空军《常用中草药手册》)

【异名】 牛尾豆、蛇仔豆、鸡豆木(《广西中兽医药用植物》),豆角木、接骨凉伞、大朗伞、大朝阳、森木朗伞(广州空军《常用中草药手册》),豆角树、白鹤参、牛尾树(《广西中草药》),朝阳花、牛尾木(《广西实用中草药》),蛇树(《全国中草药汇编》),辣椒树、钝刀树(《云南中药资源名录》)。

【基原】 为紫葳科菜豆树属植物菜豆树的根、叶或果实。

【原植物】 菜豆树 *Radermachera sinica* (Hance) Hemsl. [*Stereospermum sinicum* Hance]

小乔木,高达10 m。根直,色白。树皮锈黑色,枝叶聚生于干顶。叶对生;二至三回羽状复叶,小叶卵形至卵状披针形,先端尾状渐尖,基部阔楔形,全缘,侧生小叶片在近基部的一侧疏生少数盘菌状腺体。顶生圆锥花序;苞片线状披针形,早落;花萼蕾时封闭,锥形;花冠钟状漏斗形,白色至淡黄色,裂片 5,圆形,有皱纹;雄蕊 4,二强,光滑;子房光滑,柱头 2 裂。蒴果细长,圆柱形,长达 50～80 cm,稍弯曲,多沟纹,果皮薄革质。种子多数,椭圆形。花期 5～9 月,果期 10～12 月。

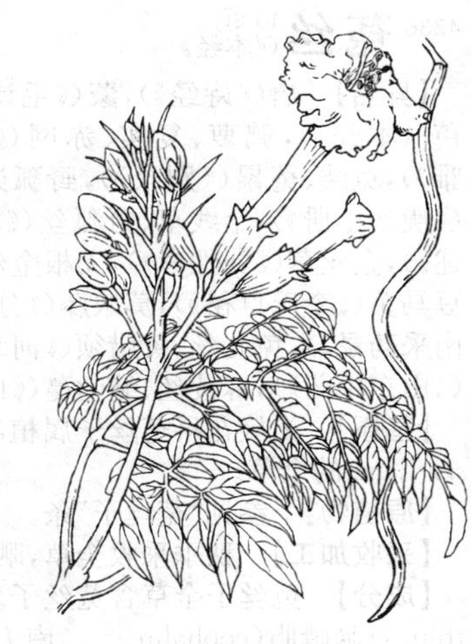

菜豆树

生于山谷或平地疏林中。分布于广东、广西、贵州、云南、台湾。

【采收加工】 全年可采根,7～10 月采叶,10～12 月采果实,鲜用或晒干。

【成分】 菜豆树根皮和叶中含 8-羟基-2,6-二甲基-(2E,6E)-辛二烯酸[8-hydroxy-2,6-dimethyl-(2E,6E)-octadienoic acid],8-羟基-2,6-二甲基-(2E,6E)-辛二烯酸葡萄糖酯〔glucosyl-8-hydroxy-2,6-dimethyl-(2E,6E)-octadienoate〕,8,10-二羟基-2-甲基-(2E,6E)-辛二烯酰基梓醇〔8,10-dihydroxy-2-methyl-(2E,6E)-octadienoylcatalpol〕,6-O-4″-羟基-3″-甲氧基-苯甲酰基筋骨草醇(6-O-4″-hydroxy-3″-methoxy-benzoyl ajugol),黄金树苷(specicoside),米内苷(minecoside),林生钓钟柳苷(nemoroside) Ⅰ,毛子草苷(amphicoside)[1]。木部含萘醌类成分:拉杷醌醇(lapachol),去氢-α-拉杷醌(dehydro-α-lapachone),去氢异-α-拉杷醌(dehydroiso-α-lapa-chone),3-羟基-6-甲氧基去氢异-α-拉杷醌(3-hydroxy-6-methoxydehydroiso-α-lapachone),3-羟基去氢异-α-拉杷醌(3-hydroxydehydroiso-α-lapachone),3,6-二甲氧基去氢异-α-拉杷醌(3,6-dimethoxydehydroiso-α-lapachone),3,5-二羟基-6-甲氧基去氢异-α-拉杷醌(3,5-dihydroxy-6-methoxydehydroiso-α-lapachone),2-异丙烯基萘并[2,3～6]呋喃-4,9-醌〔2-isopropenylnaphtho[2,3～6]furan-4,9-quinone〕[2],菜豆树萜内酯(radermasinin)[3]。

【药理】 镇痛作用 以菜豆树豆荚(豆荚组)、叶(树叶组)、皮(树皮组)和根(树根组)的水提取物各 10.0 g/kg(生药)给小鼠灌药,结果豆荚组、树叶组和树皮组小鼠的扭体次数、热板痛反应时间和电刺激痛阈值与对照组比较有显著性差异,说明菜豆树豆荚、叶和皮的水提取物对小鼠具有显著的镇痛作用[1]。

【药性】 《广西中草药》:"苦,寒。"

【功用主治】 清暑解毒,散瘀消肿。主治伤暑发热,痈肿,跌打骨折,毒蛇咬伤。

《广西中草药》:"散瘀消肿,清热解毒。"

【用法用量】 内服:煎汤,9～15 g。外用:捣敷;或煎水洗。

【选方】 1. 治伤暑发热 菜豆树鲜叶适量,水煎洗全身。

2. 治跌打损伤 菜豆树根 30～60 g,水煎或浸酒服。

3. 治毒蛇咬伤　莱豆树叶或果，捣烂敷头部囟门(先剃去头发)处。(1～3方出自《广西中草药》)

4336 **菟丝** tù sī (《本经》)

【异名】 唐(《诗经》)，蒙(《毛诗传》)，王女(《尔雅》)，菟芦(《本经》)，鸮萝、复实、赤网(《吴普本草》)，兔丘(《广雅》)，菟缕、菟累(《别录》)，野狐浆草(《圣惠方》)，火焰草(《庚辛玉册》)，金线草、野狐丝(《群芳谱》)，黄丝草(《本草述》)，金丝草(《药性考》)，无根金丝草(《采药志》)，缠豆藤、豆马黄(《李氏草秘》)，莫娘藤(《分类草药性》)，吐血丝(《岭南采药录》)，兔儿丝、黄腊须(《河北药材》)，盘死豆、黄乱丝(《山东中药》)，麻棱丝、缠丝蔓(《山东中草药手册》)。

【基原】 为旋花科菟丝子属植物菟丝子 *Cuscuta chinensis* Lam. 的全草。

【原植物】 参见"菟丝子"条。

【采收加工】 秋季采收全草，晒干或鲜用。

【成分】 菟丝子全草含菟丝子多糖[1]，还含卵磷脂(lecithin)及脑磷脂(cephalin)[2]。南方菟丝子全草含香豆素衍生物[3]，茎含β-胡萝卜素(β-carotene)，γ-胡萝卜素(γ-carotene)，5，6-环氧-α-胡萝卜素(α-carotene-5，6-epoxide)，叶黄素(lutein)，蒲公英黄质(taraxanth-in)[4]。全草含生物碱成分(cuscutamine)；含木酚素成分 cuscutoxide A、B，熊果酸苷(arbutin)，绿原酸(chlorogenic acid)，对香豆酸(*p*-coumaric acid)[5]。

【药材】 菟丝 *Herba Cuscutae*　主产广东、四川。

性状　干燥茎多缠绕成团，呈棕黄色，柔细，直径约1 mm。叶退化成鳞片状，多脱落。花簇生于茎节，成球形。果实圆形或扁球形，大小不一，棕黄色。气微，味苦。

【炮制】 取原药材，除去杂质，抢水洗净，稍润，切长段，干燥，过筛。

饮片性状　为不规则的段，呈乱丝状或结成团。茎纤细，淡黄色或棕黄色，多弯曲不直，偶有螺旋状。花小，钟状，簇生，淡棕黄色。蒴果近球形，淡黄色。气微，味微苦、涩。

贮干燥容器内，置阴凉干燥处。

【药性】 苦、甘，平。

1.《纲目》："甘，平，无毒。"

2.《药鉴》："性凉，味微甘。"

3.《药性考》："味苦，性寒。"

【功用主治】 清热解毒，凉血止血，健脾利湿。主治痢疾，黄疸，吐血，衄血，便血，血崩，淋浊，带下，便溏，目赤肿痛，咽喉肿痛，痈疽肿毒，痱子。

1.《本经》："汁去面䵟。"

2.《本草蒙筌》："解热毒痱疹，散痒塌痘疮。"

3.《药鉴》："利水，治湿热。"

4.《百草镜》："治癃淋浊痢，带下，黄疸，预解痘毒，敷红丝疔。"

5.《药性考》："凉血散血。治痈疽肿毒诸症。性寒凉血，吐、衄、崩、便、咳、咯(诸血)能截(服之能止)，解诸药毒，瘴疠并息。"

6.《纲目拾遗》："葛祖治狐骚气，辟汗愈疟。"

7.《植物名实图考》："治跌打，利小便。"

8.《四川中药志》1960年版："行血，生精，洗汗斑及散痧。"

9.《陕西中药志》："内用有滋阴作用；煎汤外用治阴疮，阴肿，阴痒，阴痛及阴道滴虫病。"

10.《浙江药用植物志》："补肝肾，安胎。主治遗精，崩漏，带下，习惯性流产，小儿单纯性消化不良，目赤肿痛，咽喉肿痛。"

【用法用量】 内服：煎汤，9～15 g；或研末。外用：煎水洗；或捣敷；或捣汁涂、滴患处。

【选方】 1. 治小便不通　金丝草一握，同韭菜根头煎汤洗小肚。(《慈惠小编》)

2. 治阳痿遗精，腰膝酸痛，小便淋漓，大便溏泄，妇女白带　金灯藤全草9～12 g，水煎，冲黄酒、红糖服。(《浙江民间常用草药》)

3. 治细菌性痢疾、肠炎　鲜菟丝子全草30 g，每日1剂，煎服2次。(内蒙古《中草药新医疗法资料选编》)

4. 治小儿单纯性消化不良　金丝草研粉，每次0.9～1.5 g，温开水送服，每日2～3次。

5. 治目赤肿痛，咽喉肿痛　鲜金丝草适量。捣烂取汁，滴眼或滴喉。(4、5方出自《浙江药用植物志》)

4337 **菟丝子** tù sī zǐ (《本经》)

【异名】 菟丝实(《吴普本草》)，吐丝子(《本草求原》)，无娘藤米米(《中药形性经验鉴别法》)，黄藤子、龙须子(《东北药用植物志》)，萝丝子(《江苏省植物药材志》)，黄网子、黄萝子、豆须子(《山东中草药手册》)，缠龙子(《河南中药手册》)，黄丝子(《辽宁常用中草药手册》)。

【基原】 为旋花科菟丝子属植物菟丝子的种子。

【原植物】 菟丝子 *Cuscuta chinensis* Lam.　又名：黄丝(北方诸省)，豆寄生(江苏及北方诸省)，无根草(内蒙古、陕西、山西、河南、江苏)，金丝藤(山西、江西)，无根藤(江西、四川、贵州、云南)。

一年生寄生草本。茎缠绕，黄色，纤细，多分枝，多寄生根，伸入寄主体内。叶稀少，鳞片状，三角状卵形。花两性，多数簇生成小伞形或小团伞花序；苞片小，鳞片状；花萼杯状；花冠白色；雄蕊5；雌蕊2，子房近球形，2室，花柱2，柱头头状。蒴果近球形，稍扁。种子2～4颗，黄或黄褐色，卵形，长1.4～1.6 mm，表面粗糙。花期7～9月，果期8～10月。

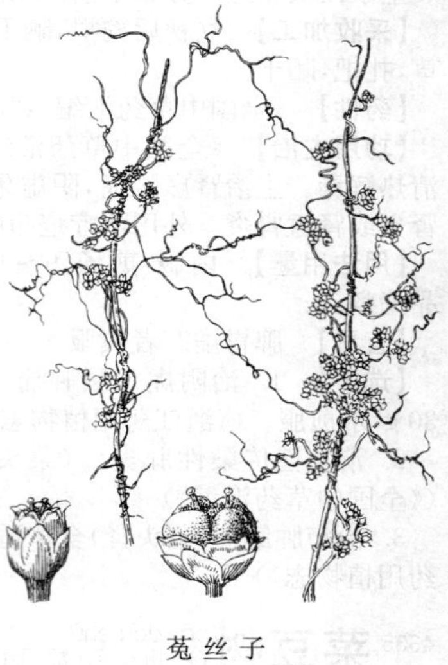

菟 丝 子

生于田边、路边、荒地、灌木丛中、山坡向阳处。多寄生于豆科、菊科、藜科等草本植物上。全国大部分地区有分布，以北方地区为主。

此外，种子作菟丝子药用的还有南方菟丝子 *C. australis* R. Br. 分布于河北、辽宁、吉林、江苏、浙江、安徽、福建、江西、山东、湖北、湖南、广东、四川、云南、陕西、甘肃、宁夏、新疆、台湾等地。金灯藤 *C. japonica* Choisy 分布于我国南北多数地区。

本植物的全草(菟丝)亦供药用，另设专条。

【采收加工】 9～10月采收成熟果实，晒干，打出种子，簸去果壳、杂质。

【药材】 菟丝子 *Semen Cuscutae Chinensis* 主产于辽宁、吉林、河北、河南、山东、山西、江苏等地。

性状 种子类球形，腹棱线明显，两侧常凹陷，直径1～1.5 mm。表面灰棕色或黄棕色，微粗糙，种喙不明显；于扩大镜下可见表面有细密深色小点，并有分布不均匀的白色丝状条纹；种脐近圆形，位于种子顶端。种皮坚硬，不易破碎，用沸水浸泡，表面有黏性，煮沸至种皮破裂，露出黄白色细长卷旋状的胚，称"吐丝"。除去种皮可见中央为卷旋3周的胚，胚乳膜质套状，位于胚周围。气微，味微苦、涩。

鉴别 (1)种子横切面：表皮细胞1列，在脐点处为2列，类方形，少数为长方形，壁木化，角隅处呈角状突起。栅状细胞2列，外列细胞木化；内列细胞非木化，外侧近交界处有光辉带。营养层明显，有分泌物。胚乳最外层细胞壁加厚，非木化，含大油滴和糊粉粒。

粉末特征：黄褐色或深褐色。种皮表皮细胞断面观呈类方形或类长方形，侧壁增厚；表面观呈圆多角形，角隅处壁明显增厚。种皮栅状细胞成片，断面观2列，具光辉带；表面观呈多角形皱缩。胚乳细胞呈多角形或类圆形，胞腔内含糊粉粒。子叶细胞含糊粉粒及脂肪油滴。

(2)取本品粉末1 g，加水10 ml，冷浸12 h，滤过。取滤液2 ml，加α-萘酚试液2～3滴，沿管壁加硫酸1 ml，与硫酸的接触面产生紫红色环(检查糖类)。

(3)取菟丝子1 g，加甲醇10 ml，冷浸12 h，滤过。取滤液2 ml，加镁粉少许及盐酸数滴，溶液呈桃红色(检查黄酮类)。

【成分】 菟丝子种子含黄酮类成分槲皮素(quercetin)，紫云英苷(astragalin)，金丝桃苷(hyperin)及槲皮素-3-O-β-D-半乳糖-7-O-β-葡萄糖苷(quercetin-3-O-β-D-galactoside-7-O-β-glucoside)[1]。南方菟丝子果实含大量的生物碱[2]。菟丝子种子含新芝麻酯素(neosesamin)，4，4′，6-三羟基橙酮(4，4′，6-trihydroxyaurone)，棕榈酸(palmitic acid)，硬脂酸(stearic acid)，胡萝卜苷(daucosterol)[3]。含甾醇成分：β-谷甾醇(β-sitosterol)，豆甾醇(stigmasterol)，5-燕麦甾醇(Δ^5-avenasterol)，菜油甾醇(campesterol)，胆甾醇(cholesterol)[4]。含乙酰化三糖成分：cus-1、cus-2[5]。

南方菟丝子种子含黄酮成分：山柰酚，紫云英苷，槲皮素，虫漆醋酸(lacceroic acid)、β-谷甾醇、β-谷甾醇3-O-β-吡喃葡萄糖苷(β-sitosterol 3-O-β-xylopyrananoside)[6]，金丝桃苷[7]。还含南菟丝子苷(australiside)A，胸腺嘧啶脱氧核苷酸(thymidine)，咖啡酸，咖啡酸-β-D-葡萄糖苷(caffeic acid-β-D-glucoside)，对羟基桂皮酸(*p*-coumaric acid)[8]。

【药理】 1. 增强性腺功能 雌性大鼠灌服煎剂10 g/kg，每日2次，连续5 d，可使垂体前叶、卵巢和子宫重量增加，但血浆中促黄体生成激素(LH)无明显改变；卵巢绒毛膜促性腺激素/促黄体生成素(HCG/LH)受体特异结合力及HCG/LH受体数增加；使去卵巢大鼠的垂体对注射黄体生成素释放激素(LRH)的LH分泌反应提高，提示菟丝子对下丘脑-垂体-性腺(卵巢)轴功能有兴奋作用[1]。菟丝子黄酮明显降低心理应激大鼠下丘脑β-EP含量；提高腺垂体嗜碱性细胞数量及黄体生成素(LH)含量，但对腺垂体卵泡刺激素(FSH)含量没有明显影响。另外，菟丝子黄酮能明显提高应激大鼠卵巢内分泌功能降低模型血清雌二醇(E_2)、孕酮(P)水平，增加垂体、卵巢、子宫的重量，但对肾上腺抗坏血酸含量没有明显的影响[2，3]。

2. 对造血系统的作用 小鼠皮下注射菟丝子注射液，每日2次，共3 d，对受环磷酰胺抑制的粒系祖细胞(CFU-D)的生长有促进作用[4]。

3. 增强免疫功能 菟丝子黄酮能提高小鼠腹腔巨噬细胞吞噬功能、活性E-玫瑰花结形成率和抗体的生成[5]。金丝桃苷体内剂量在300 mg/kg和150 mg/kg时对小鼠胸腺指数及脾T、B淋巴细胞增殖和腹腔巨噬细胞吞噬功能具有明显的抑制作用。而浓度在50 mg/kg时对小鼠脾T、B淋巴细胞增殖和腹腔巨噬细胞吞噬功能具有明显的增强作用。金丝桃苷体外剂量在1.00～6.25 μg/ml时能显著增强脾T、B淋巴细胞的增殖和促进T淋巴细胞产生白介素-2(IL-2)的能力，同时也能增强腹腔巨噬细胞的吞噬功能和释放NO的能力[6]。

4. 对心血管的作用 菟丝子总黄酮对实验性大鼠心肌缺血具明显预防和治疗作用，可减轻心肌缺血的程度和范围，并且具增加冠脉流量、扩冠、降压以及强心等作用。其水煎液及醇提物能增强离体蟾蜍心脏的收缩力，降低麻醉犬的血压[7，8]。菟丝子有效成分EOA-1还对乳鼠心脏体外保存及耳后移植存活有积极作用[9]。

5. 抗癌作用 小鼠灌服菟丝子水提取物1 g/kg，每星期3次，连续36星期，可明显抑制二甲基苯蒽诱发的皮肤乳头状瘤的生长和皮肤癌的发生[10]。

6. 其他作用 菟丝子在体外还具有清除超氧阴离子自由基、羟自由基和抑制鼠肝匀浆脂质过氧化作用[11]。菟丝子水提取物可防治四氯化碳引起的大鼠肝损害[12]。菟丝子对大鼠晶状体中异常生化变化具有阻止和纠正作用，防止醛糖还原酶活性的升高，使降低的多元醇脱氢酶、己糖激酶、六磷酸葡萄糖脱氢酶的活性基本恢复正常，说明其对大鼠半乳糖性白内障有很好的疗效[13，14]。

【炮制】 1. 菟丝子 取原药材，除去杂质，洗净，晒干。生品养肝明目力胜。

2. 炒菟丝子 取净菟丝子置锅内，用文火加热炒至微黄，有爆裂声时，取出放凉。

3. 菟丝子饼 取菟丝子，置锅内，加适量水，边煮边铲，煮至吐丝为度，取出，放置过夜，压平，切成块，干燥。

4. 盐菟丝子 取净菟丝子用盐水拌匀，稍闷，置锅内，用文火加热炒干，取出放凉。盐制增强其补肾作用。

5. 酒菟丝子 取净菟丝子，用黄酒拌匀，置适宜容器内煮至酒被吸尽，取出，干燥。酒制增强其温肾壮阳作用。

6. 酒菟丝子饼 取净菟丝子置锅内，加适量水煮至开裂，不断翻动，待水被吸尽呈稠粥状时，加入黄酒拌匀，取出，压成大片，切成长方块(长约2 cm，宽约1.5 cm，厚约1 cm)，干燥。酒制增强其温肾壮阳作用。

饮片性状 菟丝子参见"药材"项。炒菟丝子形如菟丝子，黄棕色，有裂口，气香，味淡。菟丝子饼为黄棕色块，气微，味淡。盐菟丝子形如菟丝子，色泽加深，有裂口，味微咸。酒菟丝子形如菟丝子，具酒气。酒菟丝子饼呈小长方块，表面灰褐色或棕黄色，略具酒气。

贮干燥容器内。炒菟丝子、菟丝子饼、盐菟丝子、酒菟丝子、酒菟丝子饼，密闭，置阴凉干燥处，防霉，防蛀。

【药性】 辛、甘，平。归肝、肾、脾经。

1.《本经》："味辛，平。"

2.《别录》："甘，无毒。"

3.《品汇精要》："性平，散，缓，气之薄者，阳中之阴。"

4.《本草汇言》："味辛、甘、苦，气平。无毒。入足少阴肾经。"

5.《本草正》："味甘、辛，气微温。"

6.《药品化义》："味甘、淡，性微温。能浮能沉，性气薄而味厚。入肾、脾二经。"

7.《本草新编》："味辛、甘，气温，无毒。入心、肝、肾三经。"

【功用主治】 补肾益精，养肝明目，固胎止泄。主治腰膝酸痛，遗精，阳痿，早泄，不育，消渴，淋浊，遗尿，目昏耳鸣，胎动不安，流产，泄泻。

1.《本经》："主续绝伤，补不足，益气力，肥健，汁去面䵟，久服明目，轻身延年。"

2.《雷公炮炙论》："补人卫气，助人筋脉。"

3.《别录》："养肌强阴，坚筋骨，主茎中寒，精自出，溺有余沥，口苦燥渴，寒血为积。"

4.《药性论》："治男子女人虚冷，添精益髓，去腰疼膝冷，久服延年，驻悦颜色，又主消渴热中。"

5.《日华子》："补五劳七伤，治鬼交泄精，尿血，润心肺。"

6. 王好古："补肝脏风虚。"(引自《纲目》)

7. 王靖远："专补肝脏风虚，活利腰膝间，一切顽麻痿痹诸疾。"(引自《本草汇言》)

8.《本草经疏》："为补脾、肾、肝三经要药。"

9.《本草汇言》："补肾养肝，温脾助胃之药也。主男子阳道衰微，阴茎痿弱，或遗精梦泄，小便滑涩；治女人腰脊酸疼，小腹常痛，或子宫虚冷、带下淋沥，或饮食减少，大便不实，是皆男妇足三阴不足之证。"

10.《湖南药物志》："舒筋活气，退热祛寒。"

【用法用量】 内服：煎汤，6～15 g；或入丸、散。外用：炒研调敷。

【宜忌】 阴虚火旺、阳强不痿及大便燥结之证禁服。

1.《千金方》："菟丝子忌兔肉。"

2.《本草经集注》："恶藋菌。""宜丸不宜煮。"

3.《本草经疏》："肾家多火，强阳不痿者忌之，大便燥结者亦忌之。"

4.《本经逢原》："阳强不痿、大便燥结、小水赤涩者勿用，以其性偏助阳也。"

5.《得配本草》："孕妇、血崩、阳强、便结、肾脏有火、阴虚火动，六者禁用。"

【选方】 1. 补肾气，壮阳道，助精神，轻腰脚　菟丝子一斤(淘净，酒煮，捣成饼，焙干)，附子(制)四两。共为末，酒糊丸，梧子大。酒下五十丸。(《扁鹊心书》菟丝子丸)

2. 治精气不足，肾水涸燥，咽干多渴，耳鸣头晕，目视昏，面色黧黑，腰膝疼痛，脚膝酸弱，屡服药不得痊者　菟丝子(淘净，酒蒸，擂)二两，五味子一两。上为末，炼蜜丸如桐子大，每服七十丸，空心盐汤或酒送下。(《普济方》引《济生方》双补丸)

3. 治心肾不足，精少血燥，心下烦热，怔忡不安，或口干生疮，目赤头晕，小便赤浊，五心烦热，多渴引饮，及精虚血少，不受峻补者　菟丝子(淘，酒蒸，擂)二两，麦门冬(去心)二两。上为细末，炼蜜为丸，如梧桐子大，每服七十丸。空心、食前用盐汤送下；熟水亦得。(《医方类聚》引《济生续方》心肾丸)

4. 治心气不足，思虑太过，肾经虚损，真阳不固，溺有余沥，小便白浊，梦寐频泄　菟丝子五两，白茯苓三两，石莲子(去壳)二两。上为细末，酒煮糊为丸，如梧桐子大，每服三十丸，空心盐汤下。常服镇益心神，补虚养血，清小便。(《局方》茯菟丸)

5. 治丈夫腰膝积冷痛，或顽麻无力　菟丝子(洗)秤一两，牛膝一两。同浸于银器内，用酒浸过一寸五日，曝干，为末，将原浸酒再入少醇酒作糊，搜和丸，如梧桐子大。空心酒下二十丸。(《经验后方》)

6. 治膏淋　菟丝子(酒浸，蒸，捣，焙)，桑螵蛸(炙)各半两，泽泻一分。上为细末，炼蜜为丸，如梧桐子大，每服二十丸，空心用清米饮送下。(《普济方》菟丝丸)

7. 治小便淋涩　车前子(焙)，菟丝子。上为末，炼蜜为丸，食后服之。(《医方类聚》引《千金月令》驻景丸)

8. 治肝肾俱虚，眼常昏暗　菟丝子五两(酒浸三日，曝干，别捣为末)，车前子一两，熟干地黄三两。上件药，捣罗为末，炼蜜和捣，丸如梧桐子大。每于空心以温酒下三十丸。晚食前再服。(《圣惠方》驻景丸)

9. 治滑胎　菟丝子(炒熟)四两，桑寄生二两，川续断二两，真阿胶二两。上药将前味轧细，水化阿胶和为丸，一分重(干足一分)，每服二十丸，开水送下，日再服。气虚者，加人参二两。大气陷者，加生黄芪三两。食少者，加炒白术二两。凉者，加炒补骨脂二两。热者，加生地二两。(《衷中参西录》寿胎丸)

10. 治面上粉刺　捣菟丝子，绞取汁涂之。(《肘后方》)

11. 治白癜风　菟丝子 9 g。浸入 95% 乙醇 60 g 内，2～3 d 后取汁，外涂，每日 2～3 次。(《青岛中草药手册》)

【临床报道】 1. 治疗隐匿性肾炎　用菟丝子 30 g，水煎 300 ml，2 次分服。连服 3 个月后评定疗效。共治疗 13 例，结果：痊愈 3 例(23.08%)，好转 9 例(69.23%)，无效 1 例(7.69%)；总有效率 92.31%[1]。

2. 治疗阳痿　用淫羊藿、菟丝子各 150 g，共为末，每次 5 g，黄酒送服，每日 3 次。20 d 为 1 个疗程。同时配合自我按摩会阴及阴部，先自左向右，再自右向左，反复按摩 10 次，每日按摩 3 次；再配合用川芎、细辛各 15 g，煎水坐浴 20 min，每晚 1 次。治疗期间禁房事 3 个月，并避免过劳及受寒。共治疗 52 例，结果：痊愈 39 例，好转 9 例，无效 4 例，总有效率为 92%。服药时间最短 17 d，最长 3 个疗程，平均 48.5 d。随访 20 例痊愈患者均未见复发[2]。

3. 治疗带状疱疹　取干净菟丝子种子炒至表面呈黄色，微鼓起时取出，摊凉后立即研磨成细粉，过 120 目筛备用。用时将菟丝子粉用麻油调成糊状，外涂于患者疮面，每日 6～8 次，3 日为 1 个疗程。共治疗 26 例，结果全部治愈，其中经 1 个疗程治愈者 12 例，2 个疗程治愈者 13 例，14 d 治愈者 1 例[3]。

【各家论述】 1.《本草汇言》："菟丝子，补肾养肝，温脾助胃之药也。但补而不峻，温而不燥，故入肾经。虚可以补，实可以利，寒可以温，热可以凉，湿可以燥，燥可以润。非若黄柏、知母，苦寒而不温，有泻肾经之气；非若肉桂、益智，辛热而不凉，有动肾经之燥；非若苁蓉、琐阳，甘咸而滞气，有生肾经之湿者比也。如汉人集《神农本草》称为续绝伤，益气力，明目精，皆由补肾养肝，温理脾胃之征验也。"

2.《本草经疏》："五味之中，惟辛通四气，复兼四味，《经》曰肾苦燥，急食辛以润之，菟丝子之属是也。与辛香燥热之辛，迥乎不同矣，学者不以辞害义可也。为补脾、肾、肝三经要药，主续绝伤、补不足、益气力、肥健者，三经俱实，则绝伤续而不足补矣。脾统血，合肌肉而主四肢，足阳明、太阴之气盛，则力长而肥健。补脾故养肌，益肝肾故强阴，坚筋骨，暖而能补肾中阳气，故主茎中寒精自出，溺有余沥。口苦燥渴者，脾肾虚而生内热，津液因之不足也，二脏得补，则二病自愈。寒血为积者，劳伤则血瘀，阳气乏绝则内寒，血随气行，气弱不能统血以行，久而为积矣。凡劳伤，皆脾、肾、肝三脏主之，肝脾气旺，则瘀血自行也。”

3.《药品化义》：“（菟丝子）禀气中和，性味甘平。取子主于降，用之入肾，善补而不峻，益阴而固阳。凡滑精、便浊、尿血余沥、虚损劳伤、腰膝积冷、顽麻无力，皆由肾虚所致，以此补养，无不奏效。又因味甘，甘能助脾，疗脾虚久泻，饮食不化，四肢困倦，脾气渐旺，则卫气自充，肌肤得养矣。”

4.《本草新编》：“（菟丝子）可以重用，亦可一味专用。遇心虚之人，日夜梦，精频泄者，用菟丝子三两，水十碗，煮汁三碗，分三服，早、午、晚各一服即止，且永不再遗。此乃心、肝、肾三经齐病，水火两虚所致。菟丝子正补心、肝、肾之圣药，况又不杂之别味，则力尤专，所以能直入三经以收全效也。他如夜梦不安，两目昏暗，双足乏力，皆可用一二两，同人参、熟地、白术、山萸之类，用之多建奇功。”

5.《本草思辨录》：“他物补肾，补之而已。此（菟丝子）能补中寓升，故其治精自出溺有余沥，不得以涩剂目之。治消渴，则是化肾中之阴以升其液，亦非滋阴之谓。”

4338 菊芋 jú yù（《全国中草药汇编》）

【异名】 洋姜、番羌（广东）。

【基原】 为菊科向日葵属植物菊芋的块茎或茎叶。

【原植物】 菊芋 *Helianthus tuberosus* L.　又名：菊藷（《中国植物志》）。

多年生草本，高 1～3 m。地下茎块状。茎直立，上部分枝，被短糙毛或刚毛。基部叶对生，上部叶互生；有叶柄，叶柄上部有狭翅；叶片卵形至卵状椭圆形，先端急尖或渐尖，基部宽楔形，边缘有锯齿。头状花序数个，生于枝端；有 1～2 个线状披针形的苞叶；总苞片披针形或线状披针形，开展；舌状花中性，淡黄色；管状花两性，孕育，花冠黄色、棕色或紫色，裂片 5。瘦果楔形；冠毛上端常有 2～4 个具毛的扁芒。花期 8～10 月。

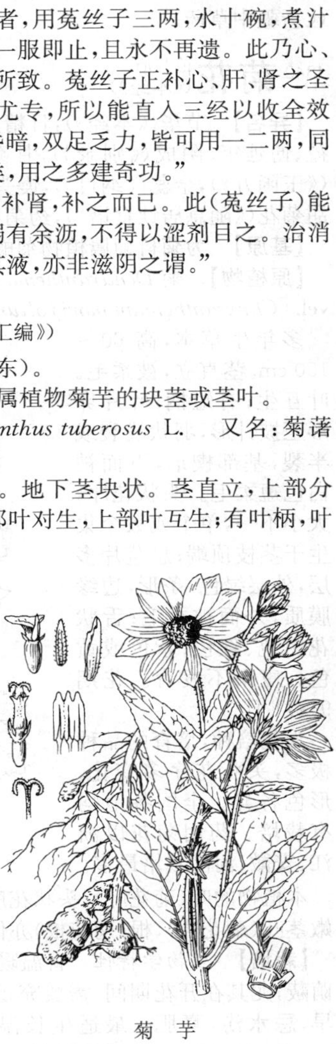
菊　芋

现我国大多数地区有栽培。原产北美。

【采收加工】 9～10 月采挖块茎，7～10 月采收茎叶，鲜用或晒干。

【成分】 块根含菊糖（inulin）[1～4]，蔗糖 1F-β-D-果糖转移酶（sucrose 1F-β-D-fructosyltransferase）[5]，核酮糖-1，5-二磷酸羧化酶（ribulose-1，5-bisphosphatecarboxylase）[6]，多酚氧化酶（polyphenoloxidase）[7]，旋覆花酶（inulase）[8]，果糖低聚糖（fructo-oligosaccharides）[9，10]。叶含向日葵精（heliangine），肿柄菊内酯（tagitinin）E，密花绵毛叶菊素（erioflorin）[11]。叶的腺毛含勒普妥卡品（leptocarpin），14-羟基勒普妥卡品（14-hydroxylept ocarpin），巴德来因（budlein）A，巴德来因 A 巴豆酸酯（budlein A tiglate），巴德来因 A 2-甲基丁酸酯（budlein A 2-methylbutyrate），巴德来因 A 异丁酸酯（budlein A-isobutyrate），巴德来因 A 甲基丙烯酸酯（budlein A methylacrylate），4，5-异-巴德来因 A 异丁酸酯（4，5-isobudlein A isobutyrate），4，15-异-阿吹坡利西内酯醇异丁酸酯（4，15-isoatripliciolideisobutyrate），4，15-异阿吹坡利西内酯醇甲基丙烯酸酯（4，15-isoatripliciolide methyl acrylate），4，15-异阿吹坡利西内酯醇巴豆酸酯（4，15-isoatripliciolide tiglate），4，15-异阿吹坡利西内酯醇当归酸酯（4，15-isoatripliciolide angelate），3-羟基-阿吹坡利西内酯醇巴豆酸酯（3-hydroxy-atripliciolide tiglate），8β-14-二羟基木香烯内酯（8β，14-dihydroxy costunolide），去乙酰锯齿泽兰内酯（desacetyleupaserrin），1α，2-二羟基羽状半裂素（1α，2-dihydroxy pinnatifidin）[12]，棘壳孢菌素（pyrenocin）A、B[13]，茉莉酮酸（jasmonic acid），甲基-β-D-吡喃葡萄糖块茎酮酸酯（methyl β-D-glucopyranosyl tuberonate），甲基-β-D-吡喃葡萄糖向日葵酸酯（methyl β-D-glucopyranosyl helianthenate）A、B[14]、C、D、E、F[15]，甲基块茎酮酸葡萄糖苷（methy tuberonic acid glucoside）[16]。地上部分的挥发油含向日葵醇（helianthol）A，芳香性成分中主要含有 β-甜没药烯（β-bisabolene）[17，18]。

【药性】 甘、微苦，凉。

【功用主治】《全国中草药汇编》：“清热凉血，接骨。主治热病，肠热泻血，跌打骨伤。”

【用法用量】 内服：煎汤，10～15 g；或块根 1 个，生嚼服。外用：鲜茎叶捣敷。

【选方】 1. 治热病唇焦舌绛，肠热泻下　（菊芋）鲜块茎 1 只，生嚼服。

2. 治跌打损伤　（菊芋）鲜茎叶适量，捣敷。（1、2 方出自《浙江药用植物志》）

4339 菊苣 jú qǔ（《新疆中草药手册》）

【异名】 蓝菊（《新疆中草药》）。

【基原】 为菊科菊苣属植物菊苣或毛菊苣的地上部分。

【原植物】 1. 菊苣 *Cichorium intybus* L.

多年生草本，高 20～150 cm。根肥大。茎直立，有棱，中空，分枝偏斜且先端粗厚，有疏粗毛或绢毛，少有无毛。基生叶倒向羽状分裂至不分裂，有齿，基部渐狭成有翅的叶柄；茎生叶渐小，少数，披针状卵形至披针形，上部叶小，全缘，全部叶的下面被疏粗毛或绢毛。头状花序单生茎和枝端，或 2～3 个在中上部叶腋内簇生；总苞圆柱状；外层总苞片长短形状不一，下部软革质，有睫毛；花全部舌状，花冠蓝

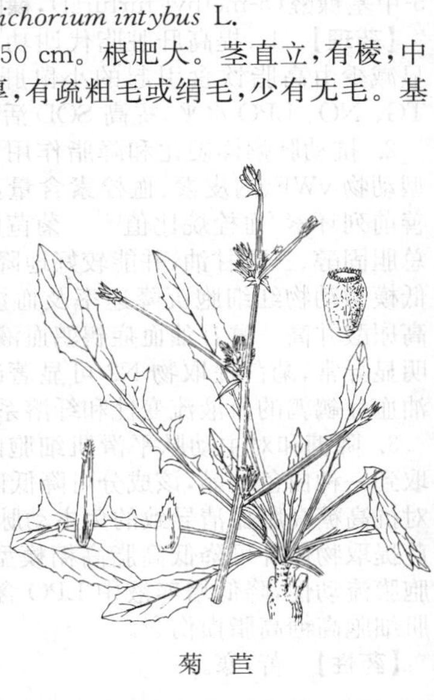
菊　苣

色。瘦果先端截形。花期夏季。

生于山坡、田野及荒地上。分布于华北、东北、西北及江西、山东等地。

2. 毛菊苣 *C. glandulosum* Boiss. et Hout

形态与上种相似。主要区别是：本种是1年生或2年生草本；茎、叶被长柔毛或长腺毛；外层总苞片比内层总苞片略短，基部连结。

分布于新疆。

本植物的根（菊苣根）亦供药用，另设专条。

【采收加工】 5～7月采收，切段晒干。

【药材】 菊苣 *Berba Cichorii* 产于东北、华北、西北及山东、江西等地。

性状 菊苣 茎近光滑。茎生叶少或退化，长圆状披针形。头状花序少数，簇生；苞片2层，外短内长，无毛。

毛菊苣 全体被硬毛。茎呈圆柱形，稍弯曲，表面灰绿色或带紫色，具纵棱；断面黄白色，中空。叶多破碎，灰绿色，茎中部的完整叶片呈大头羽裂。头状花序5～13个成短总状排列。总苞圆筒状，直径5～6 mm；苞片2层，外层稍短或近等长，有腺毛；舌状花蓝色。瘦果倒卵形，有棱，顶端截形，被鳞片状冠毛，长1～2 mm，黄褐色或棕褐色。气微，味咸、微苦。

【成分】 全草含马栗树皮素（esculetin），马栗树皮苷（esculin），野莴苣苷（cichoriin），山莴苣素（lectucin）和山莴苣苦素（lacturopicrin）[1]。叶含单咖啡酰酒石酸（monocaffeoyltartaric acid）[2]，二咖啡酰酒石酸（dicaff eoyltartaric acid）又名菊苣酸（chicoric acid）[3]。含吡嗪成分：甲基吡嗪（methyl pyranzine），2，6-二甲基吡嗪（2，6-dimethyl pyrazine），2，5-二甲基吡嗪（2，5-dimethyl pyranzine），三甲基吡嗪（trimethyl pyranzine），2-乙基-3-甲基吡嗪（2-ethyl-3-methyl pyranzine），2-乙基-6-甲基吡嗪（2-ethyl pyranzine），3-乙基-2，5-二甲基吡嗪（3-ethyl 2，5-dimethyl pyranzine），5-乙基-2，3-二甲基吡嗪（5-ethyl-2，3-dimethylpyranzine），2-乙酰基-3-甲基吡嗪（2-ethyl-3-methyl pyranzine）[4]。含吡咯成分：乙酰基吡咯（acetyl pyrrole），甲酰吡咯（formyl pyrrole）[4]。含呋喃成分：5-甲基呋喃（5-methyl furan），乙酰基呋喃（acetyl furan），糠醛（furfural），5-甲基糠醛（5-methyl furfural），糠醇（furfuryl alcohol）[4]。

【药理】 1. 提高肝脏脂代谢功能 不同剂量菊苣可明显减少由高脂饮食引起的小鼠肝脂质蓄积，降低肝TC、TG、NO、LPO水平，提高SOD活性[1]。

2. 抗动脉粥样硬化和降脂作用 菊苣提取物能降低模型动物vWF、内皮素、血栓素含量，升高前列环素水平，改善前列环素/血栓烷比值[2]。菊苣醇提物可降低模型动物总胆固醇、三酰甘油，并能较好地降低全血、血浆黏稠度，降低模型动物红细胞沉降速率及血沉方程K值[3]。实验性高尿酸并高三酰甘油血症鹌鹑血液流变学和纤溶活性出现明显异常，菊苣提取物N2可显著改善高尿酸并高三酰甘油血症鹌鹑的血液流变性和纤溶系统活性[4]。

3. 降糖和对主动脉平滑肌细胞的保护作用 从菊苣提取到一种白色结晶，该成分可降低四氧嘧啶模型小鼠血糖，对抗高糖高脂血清导致的兔主动脉平滑肌细胞损伤[5]。菊苣提取物体外可降低高脂高糖模型细胞膜微黏度、改善细胞膜流动性，降低培养液中LPO含量，从而对抗动脉平滑肌细胞高糖高脂损伤[6]。

【药性】 苦，寒。

1.《新疆中草药》："苦，寒。"

2.《中国民族药志》："微苦、咸，凉。"

【功用主治】 清热利湿，健胃消食。主治湿热黄疸，肾炎水肿，胃脘胀痛，食欲不振。

1.《新疆中草药》："清热，利尿，利胆，消炎。主治黄疸型肝炎，急性肾炎，气管炎。"

2.《中国民族药志》："清热解毒，利水消肿，健胃。用于肝火食少，肾炎水肿，胃脘湿热胀痛，食欲不振。"

【用法用量】 内服：煎汤，3～9 g。外用：煎水洗。

【选方】 1. 治黄疸型肝炎 菊苣9 g，水煎服。并用适量煎水洗身。（《新疆中草药手册》）

2. 治急性肾炎 菊苣、索索葡萄、车前草各9 g，水煎服。（《新疆中草药》）

4340 菊花 jú huā（《本经》）

【异名】 节华（《本经》），日精、女节、女华、女茎、更生、周盈、傅延年、阴成（《别录》），甘菊、真菊（《抱朴子》），金精（《玉函方》），金蕊（《纲目》），馒头菊、簪头菊（《医林纂要》），甜菊花（《随息居饮食谱》），药菊（《河北药材》）。

【基原】 为菊科菊属植物菊的头状花序。

【原植物】 菊 *Dendranthema morifolium*（Ramat.）Tzvel.［*Chrysanthemum morifolium* Ramat.］

多年生草本，高60～150 cm。茎直立，被柔毛。叶互生；有短柄；叶片卵形至披针形，羽状浅裂或半裂，基部楔形，下面被白色短柔毛。头状花序，大小不一，单个或数个集生于茎枝顶端；总苞片多层，外层绿色，条形，边缘膜质，外面被柔毛；舌状花白色、红色、紫色或黄色。瘦果不发育。花期9～11月。

为栽培种，培育的品种极多，头状花序多变化，形色各异。全国各地均有栽培。药用菊花以浙江、安徽、河南栽培最多。

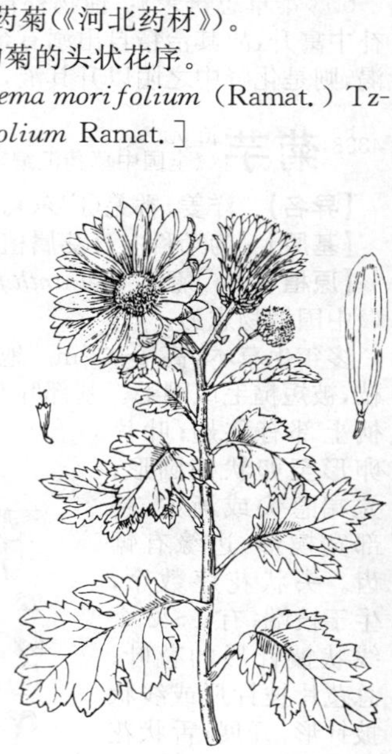

菊

本植物的叶（菊花叶）、头状花序的蒸馏液（甘菊花露）、幼嫩茎叶（菊花苗）、根（菊花根）亦供药用，另设专条。

【栽培】 生物学特性 喜温暖湿润、阳光充足的气候，忌荫蔽，尤其在开花期间，需要充足的日照时间。耐寒，稍耐旱，忌水涝，喜肥。最适生长温度20 ℃左右，花期能耐−4 ℃，根可耐−17 ℃的低温。对土壤要求不严。以地势高燥、背风向阳、疏松肥沃、含丰富的腐殖质、排水良好、pH6～8的砂质壤土或黏壤土栽培为宜。忌连作。前茬以小麦、水稻、蚕豆、元胡等作物为好，也可与早玉米、桑、蚕豆、烟草、油菜、大蒜、小麦间套作。黏重土、低洼积水地不宜栽种。

繁殖方法 扦插繁殖或分株繁殖。扦插育苗移栽：4月下旬至6月上旬截取健壮母株的幼枝作插穗，随剪随插，插穗长12～15 cm，按行距24 cm开沟，沟深14 cm，每隔15～

20 cm扦插1株，覆土压实，浇水。扦插后要遮荫，经常浇水保湿，松土除草，每隔半月施稀人粪尿1次，经15～20 d生根，待生长健壮后即可移栽。分株繁殖：11月选优良植株，收花后割除残茎，培土越冬。4月下旬至5月上旬，待新苗长至15 cm高，选择阴天，挖掘母株，将健壮带有白根的幼苗，适当切去过长的根，按行株距40 cm×40 cm开穴，每穴栽1～2株，剪去顶端，填土压实，浇水。

田间管理　生长期间需中耕除草3～4次，中耕宜浅不宜深，每隔半月1次，后两次中耕除草结合培土。苗高20～25 cm时进行第一次打顶，第二次在6月底，第三次不迟于7月上旬。菊花喜肥，但应控制施氮肥，以免徒长，遭病虫为害。一般在幼苗成活后施稀人粪尿或尿素，开始分枝时施人畜粪及腐熟饼肥，9月施浓粪肥，增加过磷酸钙，施肥应该集中在中期。生长前期少浇水，遇旱浇水，9月孕蕾期注意防旱。雨季要排除积水，以防烂根。

病虫害防治　病害有叶枯病，为害叶片，发病初期可用1∶1∶100波尔多液或65%可湿性代森锌500倍液喷雾。根腐病，6月下旬至8月上旬发病，可用退菌特50%可湿性粉剂500倍液灌注。另有白粉病、霜霉病、黄萎病等为害。虫害有棉蚜、大青叶跳蝻、菊天牛、瘿螨、斜纹夜蛾、地老虎等为害。

【采收加工】　10月下旬至11上旬待花瓣平展，有80%的花心散开时，选晴天露水干后分批采收。采下鲜花，切忌堆放，需及时干燥或薄摊于通风处。加工方法因各地产的药材品种而不同：阴干，适用于小面积生产，待花大部开放，选晴天，割下花枝，捆成小把，悬吊通风处，经30～40 d，待花干燥后摘下，略晒；晒干，将鲜菊花薄铺蒸笼内，厚度不超过3朵花，待水沸后，将蒸笼置锅上蒸3～4 min，倒至晒具内晒干，不宜翻动；烘干，将鲜菊铺于烘筛上，厚度不超过3 cm，60 ℃炕干。

【药材】　菊花 *Flos Chrysanthemi*　产于安徽亳县、涡阳及河南商丘者称“亳菊”；产于安徽滁县者称“滁菊”；产于安徽歙县，浙江德清者称“贡菊”；产于浙江嘉兴、桐乡、吴兴多系茶菊，产于浙江海宁者多系黄菊，此二者，统称“杭菊”。以亳菊和滁菊品质最优。

商品规格　亳菊　一等，花大、瓣密、苞厚、不露心、花瓣长而宽、白色、近基部微带红色，无散朵及枝叶。二等，花朵中个、色微黄，无散杂及枝叶。三等，花朵小、色黄或暗，间有散朵，叶棒不超过5%。

滁菊　一等，多为头花，朵大、色粉白、花心较大、黄色，不散瓣，无枝叶。二等，为二水花，色粉白，朵均匀，不散瓣，无枝叶。三等，为尾花，朵小、色次，间有散瓣、并条。

贡菊　一等，花头圆形。花瓣密、白色。花蒂绿色，花蕊小，淡黄色，均匀，不散朵。二等，朵欠均匀，不散瓣。三等，花头小，朵不均匀，间有散瓣。

杭菊　一等，蒸花呈压缩状，朵大肥厚，玉白色。花心较大、黄色。无霜打花、生花及枝叶。二等，花朵厚、较小、心黄色。三等，花朵小、间有不严重的霜打花。

性状　亳菊　头状花序倒圆锥形或圆筒形，有时稍压扁呈扇形，直径1.5～3 cm，离散。总苞碟状；总苞片3～4层，卵形或椭圆形，草质，黄绿色或褐绿色，外被柔毛，边缘膜质，花托半球形，无托片或托毛。舌状花数层，雌性，位于外围，类白色，劲直，上举，纵向折缩，散生金黄色腺点；管状花多数，两性，位于中央，为舌状花所隐藏，黄色，先端5齿裂。瘦果不发育，无冠毛。体轻，质柔润，干时松脆。气清香，味甘、微苦。

滁菊　呈不规则球形或扁球形，直径1.5～2.5 cm。舌状花白色，不规则扭曲，内卷，边缘皱缩，有时可见淡褐色腺点；管状花大多隐藏。

贡菊　呈扁球形或不规则球形，直径1.5～2.5 cm。舌状花白色或类白色，斜升，上部反折，边缘稍内卷而皱缩，通常无腺点；管状花少，外露。

杭菊　呈碟形或扁球形，直径2.5～4 cm，常数个相连成片。舌状花类白色或黄色，平展或微折叠，彼此粘连，通常无腺点；管状花多数，外露。

鉴别　(1) 粉末特征：黄棕色，气清香。花粉粒黄色，类圆形，直径22～38 μm，有3孔沟，表面有刺，刺长3.4～7 μm，每裂片4～5刺。花冠表皮细胞表面观垂周壁波状弯曲，表面有微细致密的角质纹理。苞片表皮细胞垂周壁波状弯曲，表面有稍粗的角质纹理。气孔不定式，副卫细胞3～6个。花柱及柱头碎片的边缘细胞呈绒毛状突起。T形毛少见，大多碎断，顶端细胞长大，基部2～5细胞。腺毛少见。头部鞋底形，4、6或8个细胞，两两相对排列，长径32～127 μm，短径22～74 μm，外被角质层。此外，有药隔顶端附属物及基部细胞、花粉囊内壁细胞、分泌道、纤维、子房表皮细胞等。

(2) 薄层色谱：取本品1 g，剪碎，加石油醚20 ml，超声处理10 min，弃去石油醚，药渣挥干，加稀盐酸1 ml与醋酸乙酯50 ml，超声处理30 min，滤过，滤液蒸干，残渣加甲醇2 ml使溶解，作为供试品溶液。另取绿原酸对照品，加乙醇制成每1 ml含0.5 mg的溶液，作为对照品溶液。吸取上述两种溶液各0.5～1 μl，分别点于同一聚酰胺薄膜上，以甲苯-醋酸乙酯-冰醋酸-水(2∶30∶2∶2∶4)的上层溶液为展开剂，展开，取出，晾干，置紫外光灯(365 nm)下检视。供试品色谱中，在与对照品色谱相应的位置上，显相同颜色的斑点。

品质标志　《中华人民共和国药典》2005年版规定：照高效液相色谱法测定，本品含绿原酸($C_{16}H_{18}O_9$)不得少于0.20%。

【成分】　花含挥发油，成分主要为龙脑(borneol)，樟脑(camphor)，菊油环酮(chrysanthenone)，还含木犀草素-7-葡萄糖苷(luteolin-7-glucoside)，大波斯菊苷(cosmosiin)即芹菜素-7-O-葡萄糖苷(apigenin-7-O-glucoside)[1]，刺槐苷(acacetin-7-rhamnoglucoside)，芹菜素(apigenin)，芹菜素-7-O-鼠李葡萄糖苷(apigenin-7-O-rhamnoglucoside)，刺槐素-7-O-葡萄糖苷(acacetin-7-O-glucoside)，槲皮素-3-O-半乳糖苷(quercetin3-O-galactoside)，槲皮苷(quercitrin)，异鼠李素-3-O-半乳糖苷(isorhamnetin-3-O-galactoside)，木犀草素-7-O-鼠李葡萄糖苷(luteolin-7-O-rhamnoglucoside)[2]，木犀草素(luteolin)，β-榄香烯(β-elemene)，百里香酚(thymol)，二十一烷(heneicosane)，二十三烷(tricosane)，二十六烷(hexacosane)[3]，以及糖类和氨基酸[4]。

【药理】　1. 抗菌抗病毒作用　菊花水煎液体外试验对金黄色葡萄球菌、乙型溶血性链球菌有抑制作用[1]。菊花水浸液对堇色毛癣菌、同心性毛癣菌、许兰黄癣菌、奥杜盎小芽胞癣菌、铁锈色小芽胞癣菌、羊毛样小芽胞癣菌、腹股沟表皮癣菌、红色表皮癣菌、星形奴卡菌有抑制作用[2]。菊花对单纯疱疹病毒(HSV-1)、脊髓灰质炎病毒和麻疹病毒具有不同程度的抑制作用，与空白组对照，空斑形成率减少50%。另外菊花还具有抗艾滋病作用，从其中分离得到的金合欢素-7-O-B-D-O 吡喃半乳糖苷是抗 HZV 的新活性成分，且毒性相当低[3,4]。

2. 对冠脉的作用　菊花制剂具有明显增加离体兔心、在体犬心冠脉流量的作用，可使由刺激脑中枢引起的缺血性心电图 ST 段压低的状况得到改善，提高小鼠对减压缺氧的耐受性[5]。杭白菊制剂的酚性部分可以增加豚鼠离体心脏冠脉流量并对家兔的心、肝、肾功能无明显毒性作用。菊花对实验性心肌梗死、实验性冠脉粥样硬化或供血不足的实验动物，能增加血流量和营养性血流量，还有加强心肌收缩和增加耗氧量的作用[6]。

3. 对胆固醇代谢的影响　菊花水煎剂能抑制大鼠肝微粒体中的羟甲基戊二酰辅酶 A 还原酶(HMGR)的活力，激活胆固醇羟化酶，从而起到加速胆固醇代谢的作用[7]。菊花提取物对大鼠血清胆固醇的升高有明显改善作用，对于正常的基础饲料组大鼠，菊花提取物能保持血清总胆固醇基本不变，而提高有保护作用的 HDL 浓度，降低有危害作用的 LDL 浓度，在高脂膳食情况下具有抑制血胆固醇和三酰甘油升高的作用[8]。

4. 延缓衰老作用　菊花能明显延长家蚕的寿命[9]，可使谷胱甘肽过氧化降低[10]。菊花提取物可以提高小鼠心脑耐缺氧能力，延长生存时间[8]。杭白菊还有清除氧自由基的能力[11]。研究菊花提取物对生物膜的超氧阴离子自由基损伤的保护作用，发现菊花提取物可以进入细胞膜的甘油酯而起保护作用[12]。

5. 抗肿瘤作用　从菊花中分离出来的蒲公英赛炮型 3-羟基三萜类对由 12-O-十四酰大戟二萜醇-13-酯(TPA)引起的小鼠皮肤肿瘤有较显著的抑制作用[13,14]。

6. 其他作用　菊花提取物对大鼠肝细胞色素 P450 有明显抑制作用，并具有一定的亚族选择性[15]。

【炮制】 1. 菊花　取原药材，除去杂质及残留的梗叶，筛去灰屑。

2. 炒菊花　选择完整菊花，用文火炒至花瓣边缘呈微黑色，取出放凉。

3. 菊花炭　取净菊花置锅内，用中火炒至焦褐色，喷淋清水少许，灭尽火星，取出晾透。

饮片性状　菊花参见“药材”项。炒菊花形如菊花，花瓣边缘呈微黑色；菊花炭形如菊花，有的花朵散离，花瓣呈焦褐色。

贮干燥容器内，置阴凉干燥处，防霉，防蛀。菊花炭及时散热，宜防复燃。

【药性】 甘、苦，微寒。归肺、肝经。

1.《本经》：“味苦，平。”

2.《别录》：“甘，无毒。”

3.《天宝单方图》：“白菊：味辛，平。”

4.《汤液本草》：“苦而甘寒。”

5.《雷公炮制药性解》：“入肺、脾、肝、肾四经。”

6.《本草经疏》：“苦入心、小肠，甘入脾、胃，平辛走肝、胆，兼入肺与大肠。”

7.《随息居饮食谱》：“甘，凉。”

【功用主治】 疏风清热，平肝明目，解毒消肿。主治外感风热或风温初起，发热头痛，眩晕，目赤肿痛，疔疮肿毒。

1.《本经》：“主风头眩肿痛，目欲脱，泪出，皮肤死肌，恶风，湿痹，久服利血气，轻身，耐老延年。”

2.《别录》：“疗腰痛去来陶陶，除胸中烦热，安肠胃，利五脉，调四肢。”

3.《本草经集注》：“白菊：主风眩，能令头不白。”

4.《药性论》：“治热头风眩倒地，脑骨疼痛，身上诸风令消散。”

5.《日华子》：“治四肢游风，利血脉，心烦，胸膈壅闷，并痈毒，头痛；作枕明目。”

6.《本草衍义》：“专治头目风热。”

7. 王好古：“主肝气不足。”(引自《纲目》)

8.《本草汇言》：“祛风清热，养肝明目。”

9.《纲目拾遗》：“专入阳分。治诸风头眩，解酒毒疔肿。”“黄茶菊：明目祛风，搜肝气，治头晕目眩，益血润容，入血分；白茶菊：通肺气，止咳逆，清三焦郁火，疗肌热，入气分。”

10.《随息居饮食谱》：“清利头目，养血熄风，消疔肿。”

【用法用量】 内服：煎汤，10～15 g；或入丸、散；或泡茶。外用：煎水洗；或捣烂敷。

【宜忌】 气虚胃寒，食减泄泻者慎用。

1.《本草汇言》：“气虚胃寒，食少泄泻之病，宜少用之。”

2.《本草用法研究》：“阳虚者慎用。脉搏不速、舌苔淡白者；消化不良而腹泻者；患关节炎而恶寒者均忌用。”

【选方】 1. 治太阴温病，但咳，身不甚热，微渴者　杏仁二钱，连翘一钱五分，薄荷八分，桑叶二钱五分，菊花一钱，苦桔梗二钱，甘草八分，苇根二钱。水二杯，煮取一杯，每日三服。(《温病条辨》桑菊饮)

2. 治偏正头痛　甘菊花、石膏、川芎各三钱。为末，每服三钱，茶清调下。(《卫生易简方》)

3. 治风头旋　甘菊花(开者)，上件药九月九日取曝干者作末，以糯米饭中蒸熟。每一斗米，用五两菊花末，溶拌如常醖法，多用细曲为良。候酒熟，即压去滓，每暖一小盏服。(《圣惠方》菊花醖酒方)

4. 治热毒风上攻，目赤头旋，眼花面肿　菊花(焙)、排风子(焙)、甘草(炮)各一两。上三味，捣罗为散，夜卧时温水调下三钱匕。(《圣济总录》菊花散)

5. 治肝肾不足，虚火上炎，目赤肿痛，久视昏暗，迎风流泪，怕日羞明，头晕盗汗，潮热足软　枸杞子、甘菊花、熟地黄、山萸肉、怀山药、白茯苓、牡丹皮、泽泻。炼蜜为丸。(《医级》杞菊地黄丸)

6. 治腰痛　菊花二升，芫花二升，羊踯躅二升。上三味，以醋拌令湿润，分为两剂，内布囊中蒸之，如饮一斗米许顷，适寒温，隔衣熨之，冷即易熨，痛处定即差。(《外台》)

7. 治肿毒疔疮，即时消散　白菊花四两，甘草四钱。水三碗煎一碗，冲热黄酒服。(《仙拈集》二妙汤)

8. 治阴疮，痒　菊花、榴根皮，上煎汤蒸洗。(《普济方》)

【临床报道】 1. 治疗高血压病、动脉硬化症　用银花、菊花各 24～30 g(头晕明显者加桑叶 12 g，动脉硬化、血脂高者加山楂 12～24 g)，混匀，分 4 次用沸滚开水冲泡 10～15 min 后当茶饮，冲泡 2 次即可弃掉另换，不可煎熬。治 200 例，效果良好。其中系统观察 46 例，服 3～7 d 后头痛眩晕、失眠等症开始减轻，随即血压降至正常者 35 例，其余病例服药 10～30 d 后，自觉症状均有不同程度好转[1]。

2. 治疗偏头痛　用杭菊花 20 g，开水 1 000 ml 泡，日分 3 次饮用，或代茶常年饮用。2 个月为 1 个疗程。共观察 32 例，结果：治愈 23 例，有效 9 例。治疗显效最短半月，最长 2 个月[2]。

3. 治疗冠心病　以白菊花 300 g，加温水浸泡过夜，次日煎 2 次，每次 30 min，待沉淀后除去沉渣，再浓缩至 500 ml，每日 2 次，每次 25 ml，2 个月为 1 个疗程。观察 61 例，对心绞痛症状的总有效率为 80%，其中显效率 43.3%；心电图表现总有效率为 49.5%，其中显效 18.8%，2/3 的患者于 20 d 内心绞痛缓解或消失。30 例合并高血压病患者，19 例血压降低。对于胸闷、心悸、气急及头晕、头痛、四肢发麻等症状，亦有明显疗效。服药期间除 1 例有上腹痛，1 例有轻度腹泻外，其余均无其他副作用[3]。

4. 治疗天行赤眼　取菊花 15 g，黄柏 15 g，捣细，冷开水煎煮 3 次合并，取药液 250～300 ml，澄清待凉，装瓶备用。为 1 人量。用消毒不带针头注射器吸药液冲洗患眼，或用吸管吸液滴眼，每日 5 次。晚上睡前可用无菌纱布浸药液湿敷于患眼上，用胶布固定，第二日早上揭去。共治疗 120 例，结果全部治愈，无 1 例并发症发生。其中 1 剂治愈 93 例，2 剂治愈 27 例，治愈率为 100%[4]。

5. 治疗溃疡性结肠炎　菊花煎剂组 31 例，用菊花 100 g 水煎至 100 ml，每晚 1 次保留灌肠。激素组 31 例，用氢化可的松 100 mg，加生理盐水 100 ml，每晚 1 次保留灌肠。20 d 为 1 个疗程，结果：菊花煎剂组治愈 23 例(74.19%)，好转 5 例(16.12%)，无效 3 例；激素组治愈 22 例(70.96%)，好转 7 例(22.58%)，无效 2 例。治疗后随访 1 年，其中菊花煎剂组 23 例，复发 2 例(复发率 8.7%)；激素组 19 例，复发 7 例(复发率 36.8%)。两组相比有明显差异($P<0.05$)。治疗后激素组出现面部痤疮 2 例，肥胖 9 例，糜烂性胃炎 2 例，高血糖 1 例[5]。

【各家论述】 1.《纲目》："菊花，昔人谓其能除风热，益肝补阴。盖不知其尤多益金、水二脏也，补水所以制火，益金所以平木，木平则风息，火降则热除，用治诸风头目，其旨深微。"

2.《药品化义》："是以肺气虚，须用白甘菊。如黄色者，其味苦重，清香气散，主清肺火。凡头风眩晕，鼻塞热壅，肌肤湿痹，四肢游风，肩背疼痛，皆由肺气热，以此清顺肺金，且清金则肝木有制。又治暴赤眼肿，目肿泪出。是以清肺热须用黄甘菊。"

3.《本草新编》："甘菊花，凡有胃火俱可清之，而尤相宜者痿病也。痿病责在阳明，然而治阳明者，多用白虎汤，而石膏过于寒凉，恐伤胃气，而痿病又多是阳明之虚热，白虎汤又泻实火之汤也，尤为不宜，不若用甘菊花一二两，煎汤以代茶饮，既遇阳明之火，而又补阳明之气，久服而痿病自痊，甘菊花退阳明之火病，其在斯乎。""甘菊不单明目，可以尤用之者，全在退阳明之胃火，盖阳明内热，必宜阴寒之药以泻之，如石膏知母之类，然石膏过于太峻，未免太寒以损胃气，不若用甘菊花至一二两，同元参麦冬共剂之，既能平胃中之火，而不伤胃之气也。""甘菊花，气味轻清，功亦甚缓，必宜久服始效，不可责以近功，惟目痛骤用之，成功甚速，余则俱于缓始能取效也。"

4.《药性通考》："世人每用白菊花，岂黄者无用乎？曰：菊花虽有黄白，其性相同，黄者取中州之气，能入脾经，清胃火，其功比白者更有功也，世人独取白菊者，乃不能深知药性之人也。"

5.《神农本草经百种录》："凡芳香之物，皆能治头目肌表之疾，但香则无不辛燥，惟菊花不甚燥烈，故于头目风火之疾，尤宜焉。"

6.《本草求真》："(甘菊)其味辛，故能祛风而明目。其味甘，故能保肺以滋水，其味苦，故能解热以除燥。凡风热内炽而致眼目失养、翳膜遮睛与头眩运、恶风湿痹等症，服此甘和轻剂以平木制火、养肺滋肾，俾木平则风熄，火降则热除，而病无不愈矣。"

7.《药义明辨》："(菊花)盖由其秉金精而兼水化，金水相涵为益阴之上品，不独平肝，而且能益肝之不足也。"

8.《本草便读》："甘菊之用，可一言敝之，曰疏风而已。然虽系疏风之品，而性甘寒，与羌、麻等辛燥者不同，故补肝肾药中可相需而用也。"

9.《本草正义》："凡花皆主宣扬疏泄，独菊花则摄纳下降，能平肝火熄内风，抑木气之横逆。""惟菊花之清苦降泄，能收摄虚阳而纳归于下，故为目科要药。又治皮肤死肌，恶风湿痹者，则血热而络脉不洁，渐以积秽成腐。菊花苦辛宣络，能理血中热毒，则污浊去而痹着之死肌可愈。"

4341 菊苣根 jú qǔ gēn (《中国民族药志》)

【基原】 为菊科菊苣属植物菊苣 *Cichorium intybus* L. 或毛菊苣 *C. glandulosum* Boiss. et Hout 的根。

【原植物】 参见"菊苣"条。

【采收加工】 7～10 月采收，切片晒干。

【成分】 根含山莴苣素(lactucin)，野莴苣苷(cichoriin)，α-山莴苣醇(α-lactucerol)即是蒲公英甾醇(taraxasterol)[1]，菊苣内酯(cichoriolide)A，菊苣萜苷(cichorioside)B、C，8-去氧山莴苣素(8-deoxylactucin)，苦苣菜苷(sonchuside)A、C，假还阳参苷(crepidiaside)B 等[2]。

【药性】 微苦，凉。

【功用主治】 《中国民族药志》："清热利湿，健胃。用于胃热食少，胸腹胀闷。"

【用法用量】 内服：研末，3～6 g。

【选方】 治消化不良，胸腹胀闷　菊苣根 6 分，土木香 3 分，小茴香 1 分。共研细粉，每次 3～5 g，每日 3 次，饭前温开水送服。(《中国民族药志》菊苣木香散)

4342 菊花叶 jú huā yè (《别录》)

【异名】 容成(《玉函方》)。

【基原】 为菊科菊属植物菊 *Dendranthema morifolium* (Ramat.) Tzvel. 的叶。

【原植物】 参见"菊花"条。

【采收加工】 7～10 月采摘，鲜用或晒干。

【成分】 叶含多种游离氨基酸[1]。

【药性】 《本草求原》："辛、甘，平。"

【功用主治】 清肝明目，解毒消肿。主治头风，目眩，疔疮，痈肿。

1.《食疗本草》："主头风，目眩，泪出，去烦热，利五脏。"

2.《日华子》："明目。"

3.《本草求原》："清肺，平肝胆。治五疔、疳疔毒、痈疽、恶疮。"

【用法用量】 内服：煎汤，9～15 g；或捣汁。外用：捣敷。

【选方】 1. 治红丝疔　白菊花叶(无白者，别菊亦可，冬月无叶，取根)，加雄黄钱许，蜒蚰二条，共捣极烂，从头敷至丝尽处为止，用绢条裹紧。(《纲目拾遗》)

2. 治疔毒及一切无名肿毒　白菊花叶连根，捶取自然汁一茶盅，滚酒调服；用酒煮服亦可，生用更妙。病重宜多服。渣敷患处，留头不敷，盖被睡卧出汗。(《寿世良方》菊花饮)

4343 菊花苗 jú huā miáo (《得配本草》)

【异名】 玉英(《玉函方》)。

【基原】 为菊科菊属植物菊 *Dendranthema morifolium* (Ramat.) Tzvel. 的幼嫩茎叶。

【原植物】 参见"菊花"条。

【采收加工】 4～6 月采收，阴干或鲜用。

【成分】 茎含赤霉素(gibberellins)，细胞激肽(cytokinins)[1]。

【药性】《本草求原》："甘微苦，凉。"

【功用主治】《本草求原》："清肝胆热，益肝气，明目去翳；治头风眩晕欲倒。"

【用法用量】 内服：煎汤，6～12 g。外用：煎水熏洗。

【选方】 1. 治久患头风眩闷，头发干落，胸中痰结　白菊苗，捣末。先灸两风池各二七壮，后空腹取药一方寸匕，和无灰酒服之，日再，渐加三方寸匕。若不欲饮酒者，但和羹粥之汁服之亦得。(《天宝单方图》)

2. 清目宁心　甘菊新长嫩头丛生叶，摘来洗净，细切，入盐同米煮粥，食之。(《遵生八笺》菊苗粥)

3. 治女人阴肿　甘菊苗捣烂煎汤，先熏后洗。(《世医得效方》)

4344 菊花参 jú huā shēn (《滇南本草》)

【异名】 金钱参、一颗松(《滇南本草》)，半边钱(《昆明民间常用草药》)，铜钱参、小人参、爬地参(《西昌中草药》)，白洋参、水胖药、小菊花参(《云南药用植物名录》)。

【基原】 为龙胆科龙胆属植物肉根龙胆的根。

【原植物】 肉根龙胆 *Gentiana sarcorrhiza* Ling et Ma exT. N. Ho

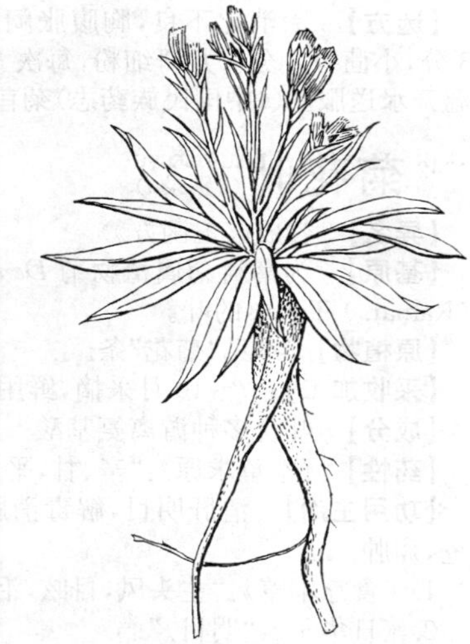

肉根龙胆

多年生草本，高 2～5 cm。根肉质，数条，纺锤形，白色。无主茎。叶密集，丛生呈莲座状，近革质，叶片线状披针形，先端尖，基部阔，主脉于两面稍突起，上面绿色，下面灰绿色，密生小刺状毛，全缘。花茎自叶丛中抽出，每花茎有花1～3朵；花萼倒锥状筒形，外面具柔毛，裂片 5，密生小刺状腺毛；花冠淡紫蓝色，漏斗形，裂片 5，卵形，褶卵状椭圆形，先端截形，边缘具不整齐细齿；雄蕊 5；子房椭圆形，具短柄，花柱短粗，柱头 2 裂。蒴果先端外露，长圆状匙形，先端圆，具宽翅，两侧边缘具狭翅。种子褐色，椭圆形，具网纹。花、果期 4～7 月。

生于海拔 1 500～1 900 m 的疏林向阳草丛中。分布于四川、云南等地。

【采收加工】 6～7 月采挖，晒干或鲜用。

【药性】 甘、微苦，温。

1.《滇南本草》："味微甘、苦，性微寒。"

2.《云南中草药》："甘，温。"

【功用主治】 益肺肾，退虚热。主治肺虚咳嗽，肾虚遗精，遗尿，虚劳发热，病后体虚，头昏多梦，自汗，盗汗，小儿疳积。

1.《滇南本草》："治劳伤虚热不退，血气虚弱，形体消瘦，午后怯怜，夜间发热，五心烦热，天明出汗，盗汗等症。男妇老幼，并皆治之。"

2.《云南中草药》："补虚，益肺，滋肾。主治病后体虚，肺虚咳嗽，多梦，遗精，遗尿，小儿疳积。"

3.《全国中草药汇编》："健脾益气，补肾固精。主治虚热不退，小儿久泻。"

【用法用量】 内服：煎汤，9～15 g。

【选方】 1. 治虚热不退　菊花参 9 g，地骨皮 15 g，水煎服。(《昆明民间常用草药》)

2. 治小儿疳积　(铜钱参)鲜品 30 g。研末，蒸蛋或炖肉服。

3. 治跌打瘀肿　(铜钱参)鲜品配透骨消、酸浆草各适量。捣敷患部。(2、3 方出自《西昌中草药》)

4345 菊花根 jú huā gēn (《本草正》)

【异名】 长生(《玉函方》)。

【基原】 为菊科菊属植物菊 *Dendranthema morifolium* (Ramat.) Tzvel. 的根。

【原植物】 参见"菊花"条。

【采收加工】 9～12 月采挖根，鲜用或晒干。

【成分】 根含细胞激肽(cytokinins)[1]。

【药性】 苦，甘，寒。

【功用主治】 利小便，清热解毒。主治癃闭，咽喉肿痛，痈肿疔毒。

1.《本草正》："善利水，捣汁和酒服之，大治癃闭。"

2.《纲目拾遗》："治疔肿，喉疔，喉癣。"

【用法用量】 内服：煎汤，15～30 g；或捣汁。外用：捣敷。

【选方】 1. 治小便闭　白菊花根捣烂取汁半茶盅。用热酒冲汁服，或滚水加酒一小杯冲亦可。(《不知医必要》)

2. 治吹乳　甘菊花根、叶杵烂。酒酿冲服，渣敷患处。(《鲟溪单方选》)

4346 菊花脑 jú huā nǎo (《上海常用中草药》)

【异名】 野菊、连梗野菊、田边菊、菊花头(《上海常用中草药》)。

【基原】 为菊科菊属植物菊花脑的嫩茎叶。

【原植物】 菊花脑 *Dendranthema nankingense* (Hand. -Mazz.) X. D. Cui

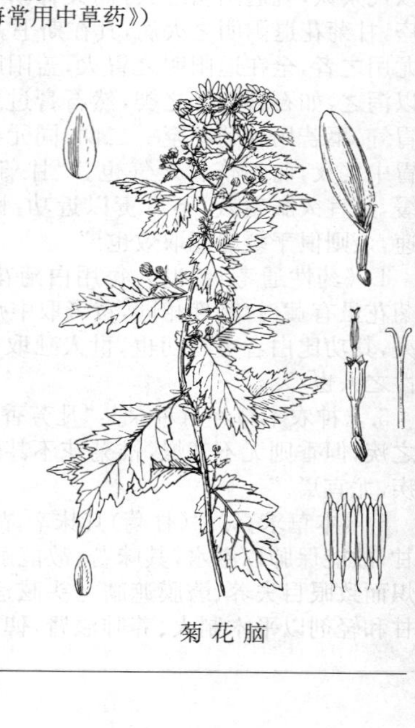

菊花脑

多年生草本，高 30～90 cm。茎直立，有分枝，近光滑或上部稍有细毛。叶互生；叶柄有窄翼；叶片卵形或长椭圆状卵形，先端短尖，基部具粗大复齿或羽状深裂，上面绿色，光滑或近无毛，下面淡绿色，脉上具稀疏的细毛。头状花序生于枝端，集成圆锥状；总苞半球形；总苞片光滑，薄膜质，透明；舌状花黄色，长椭圆状披针形，管状花长约 3 mm。花期 10～11 月。

分布于上海、江苏。南京地区有栽培。

【采收加工】 7～9 月采集，切碎，晒干或鲜用。

【药性】 苦、辛，凉。

【功用主治】 《上海常用中草药》："清热解毒。主治鼻炎，支气管炎，风火赤眼，疮疖痈肿，咽喉肿痛，蛇咬伤，湿疹，皮肤瘙痒。"

【用法用量】 内服：煎汤，15～30 g。外用：捣敷；或煎汤熏洗。

4347 菩提树皮 pú tí shù pí（《天目山药用植物志》）

【异名】 小叶韧树皮、山桑皮（《天目山药用植物志》）。

【基原】 为椴树科椴树属植物南京椴 *Tilia miqueliana* Maxim. 的树皮、根及根皮。

【原植物】 参见"菩提树花"条。

【采收加工】 7～10 月采集树皮或根皮，切片，晒干，或蜜炙用。

【成分】 皮含脂肪（fat），蜡（wax）及果胶（pectin）[1]。

【药性】 《青岛中草药手册》："性温，味辛。"

【功用主治】 补虚止咳，活血散瘀。主治劳伤乏力，久咳，跌打损伤。

1.《天目山药用植物志》："治劳伤失力初起，久咳。"

2.《青岛中草药手册》："活血散瘀。主治跌打损伤。"

【用法用量】 内服：煎汤，15～24 g。外用：酒浸搽。

【选方】 1. 治劳伤失力初起　南京椴树皮或根 250 g，水煎加红糖，冲黄酒或烧酒，早、晚饭前分服。

2. 治久咳　南京椴根皮 21～24 g。晒干蜜炙，水煎，饭后服。（1、2 方出自《天目山药用植物》）

3. 治跌打损伤　椴树根 30 g，白酒 500 g。浸泡 5 d 后，搽患处。（《青岛中草药手册》）

4348 菩提树花 pú tí shù huā（《药用植物学》）

【异名】 椴树花（《青岛中草药手册》）。

【基原】 为椴树科椴树属植物南京椴的花序。

【原植物】 南京椴 *Tilia miqueliana* Maxim.　又名：菩提树（《天目山药用植物志》），密克椴树、白椴（《中国高等植物图鉴》）。

乔木，高达 20 m。树皮灰白色；嫩枝具星状毛。单叶互生；叶卵圆形，先端急短尖，基部心形，边缘有整齐锯齿；侧脉 6～8 对。聚伞花序，有花3～12 朵，花序柄被灰色茸毛；苞片狭窄倒披针形，两面有星状柔毛，下部 4～6 cm与花序柄合生；萼片长 5～6 mm，被灰色毛；花瓣比萼片略长；退化雄蕊花瓣状，较短小；雄蕊比萼片稍短；子房有毛，花柱与花瓣平齐。果实球形，被星状柔毛，有小突起。花期 7 月，果期 9 月。

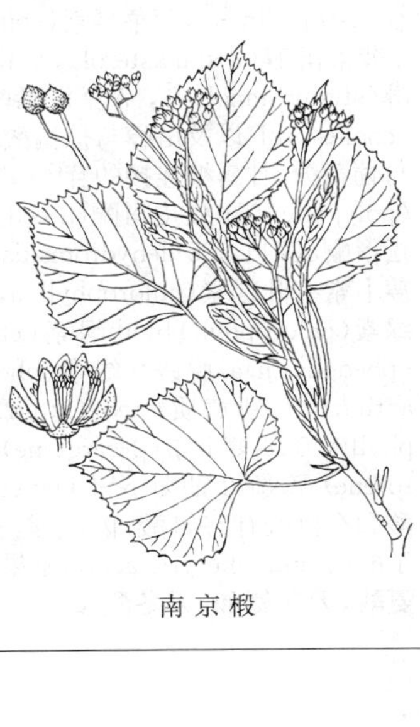

南京椴

生于山坡、山沟等阴湿处。分布于江苏、浙江、安徽、江西、山东、广东等地。

本植物的树皮、根及根皮（菩提树皮）亦供药用，另设专条。

【成分】 花序含大量黏液和挥发油，油中主要成分为金合欢醇（farnesol）及一种发汗作用的苷[1]。

【采收加工】 7 月采花，阴干。

【药性】 《青岛中草药手册》："性温，味辛。"

【功用主治】 发汗解表，止痛镇痉。主治风寒感冒，头身疼痛，惊痫。

1.《中国药用植物图鉴》："浸剂可发汗，镇痉，解热。"

2.《青岛中草药手册》："主治惊痫，风寒感冒。"

【用法用量】 内服：煎汤，15～20 g；或研末，或温开水浸，1.5～3 g。

【选方】 治风寒感冒　椴树花 15 g，麻黄 6 g，桔梗 9 g，水煎服。（《青岛中草药手册》）

4349 萍蓬草子 píng péng cǎo zǐ（《纲目》）

【异名】 水栗包、水粟子（《纲目》），萍蓬子（姚可成《食物本草》）。

【基原】 为睡莲科萍蓬草属植物萍蓬草的种子。

【原植物】 萍蓬草 *Nuphar pumilum*（Hoffm.）DC. 又名：水粟（《纲目》），萍蓬莲（《华东水生维管束植物》），水面一盏灯、水萍蓬、矮萍蓬。

多年生水生草本。根茎肥大。叶漂浮，纸质；阔卵形，侧脉羽状；有叶柄。花单生梗端，漂浮水面，萼片 5，黄色，革质，背面有蜜腺；雄蕊多数；子房上位，柱头盘状，淡黄色，或带红色。浆果卵形，长约3 cm，基部狭窄，具宿存萼片和柱头；种子多数矩圆形，褐色，革质。花期 5～7 月，果期7～9 月。

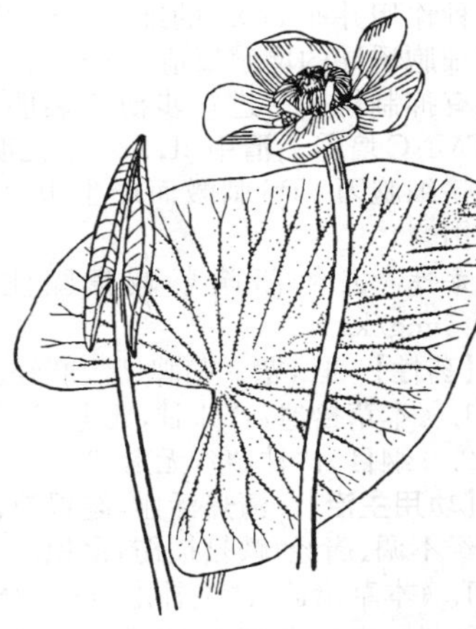

萍蓬草

生于池沼、河湖浅水中。分布于河北、吉林、黑龙江、江苏、浙江、福建、江西、广东等地。

本植物的根茎（萍蓬草根）亦供药用，另设专条。

【采收加工】 8～9 月果熟时采收，晒干。

【药性】 《纲目》："甘，涩，平，无毒。"

【功用主治】 《纲目》："助脾厚肠，令人不饥。"

【用法用量】 内服：煎汤，9～15 g。

4350 萍蓬草根 píng péng cǎo gēn（《本草拾遗》）

【基原】 为睡莲科萍蓬草属植物萍蓬草 *Nuphar pumilum*（Hoffm.）DC. 的根茎。

【原植物】 参见“萍蓬草子”条。

【采收加工】 8～10月采收，鲜用或晒干。

【成分】 根茎含生物碱成分：萍蓬草碱(nupharidine)，小萍蓬草碱(nupharopumiline)，7-表萍蓬草碱(7-epi-nupharidine)，去氧萍蓬草碱(deoxynupharindine)，7-表去氧萍蓬草碱(7-epi-deoxynupharidine)[1]，6-羟基硫代双萍蓬草碱(6-hydroxythiobinupharidine)，6，6′-二羟基硫代双萍蓬草碱(6，6′-dihydroxythiobinupharidine)，6-hydroxythiobinuphlutine B，6′-hydroxythionuphlutine B[2]。

【药理】 1. 镇痛作用 从萍蓬草根茎中提取的去氧萍蓬草碱20 mg/kg给小鼠腹腔注射，热板法及电刺激足跖法证明均能提高痛阈，15～20 mg/kg腹腔注射，能明显降低醋酸引起的小鼠扭体反应的发生率[1]。

2. 抗炎作用 去氧萍蓬草碱10～20 mg/kg小鼠腹腔注射，能明显抑制醋酸所致的腹腔炎性渗出，且有明显的量效关系。大鼠20 mg/kg腹腔注射，能降低蛋清性关节炎的踝关节肿胀程度，其强度与地塞米松4～8 mg/kg相似[1]。

3. 镇静和中枢抑制作用 盐酸去氧萍蓬草碱(DN)对中枢表现明显的抑制作用。DN1～3 mg/kg静脉内注射可使猫下丘脑、海马、中脑网状结构和大脑皮质的脑电图上出现类似睡眠的波型，并出现镇静效应。这些自发脑电活动可被盐酸麻黄碱明显抑制，而被盐酸妥拉苏林和盐酸氯乙双苄胺所增加。以上结果说明，DN对中枢神经系统有抑制作用，并可能与肾上腺素能神经原有关[2]。

4. 对免疫功能的影响 去氧萍蓬草碱(DON)在体外能浓度依赖性地抑制小鼠脾细胞和人扁桃体单个核细胞(hTMNC)因丝裂原刺激的增殖反应，台盼蓝拒染法证明这种作用并非DON的细胞毒作用；DON对同种异型小鼠脾细胞诱导的增殖反应(双向或单向混合淋巴细胞反应)也有抑制作用。进一步研究表明，DON对小鼠脾细胞或hTMNC培养上清中IL-2水平元明显影响，但对小鼠腹腔巨嗜细胞因LPS刺激而产生IL-1和TNF的水平有减低作用[3]。

毒性 去氧萍蓬草碱腹腔注射给药，小鼠 LD_{50} 为42.5 mg/kg[1]。

【药性】 甘，寒。归脾、肺、肝经。

1.《本草拾遗》：“味甘，无毒。”

2.《纲目》：“甘，寒，无毒。”

【功用主治】 清热活血，健胃消食。主治肺热咳嗽，瘀血月经不调、痛经，跌打损伤，食积。

1.《本草拾遗》：“主补虚，益气力，久食不饥，厚肠胃。”

2.《一本堂药选》：“破瘀血，导新血，打仆伤损，梅毒痼结，产后瘀血诸疾。”

3.《中国药用植物图鉴》：“有滋养强壮、健胃及调经作用。”

4.《浙江药用植物志》：“清虚热。”

5.《福建药物志》：“消食破积，除蒸止咳。主治咳嗽，盗汗，消化不良，神经衰弱，痛经，月经不调。”

【用法用量】 内服：煎汤，9～15 g。

【选方】 1. 治肺结核 矮萍蓬草9 g，白及9 g，糯米90 g。共蒸熟，去药渣，吃糯米饭。(江西《草药手册》)

2. 治湿热带下，经闭潮热，痛经，衄血，血淋，热性关节痛 萍蓬草根状茎30～60 g，水煎服。

3. 治急性乳腺炎，疔疮，外伤出血 萍蓬草鲜根茎捣烂敷。(2、3方出自《湖南药物志》)

4351 菠菜 bō cài (《履巉岩本草》)

【异名】 菠棱(《嘉话录》)，波棱菜(《唐会要》)，红根菜(《滇南本草》)，赤根菜(《品汇精要》)，波斯草(《纲目》)，鹦鹉菜、鼠根菜(《现代实用中药》)，角菜(《陆川本草》)，甜茶、拉筋菜(《湖南药物志》)，敏菜(《福建药物志》)，飞薐菜、飞龙菜(《台湾药用植物志》)。

【基原】 为藜科菠菜属植物菠菜的全草。

【原植物】 菠菜 *Spinacia oleracea* L.

一年生草本。全株光滑，柔嫩。幼根红色。茎直立，中空。叶互生；具长柄；基部叶和茎下部叶较大，茎上部叶渐次变小，戟形或三角状卵形，全缘或有缺刻，花序上的叶变为披针形。花单性，雌雄异株；雄花排列呈穗状圆锥花序，顶生或腋生，花被片通常4，黄绿色，雄蕊4；雌花簇生于叶腋，无花被，苞片纵折；花柱4，线形，细长，下部结合。胞果硬，通常有2个角刺，果皮与种皮贴生。种子直立。花期4～6月，果熟期6月。

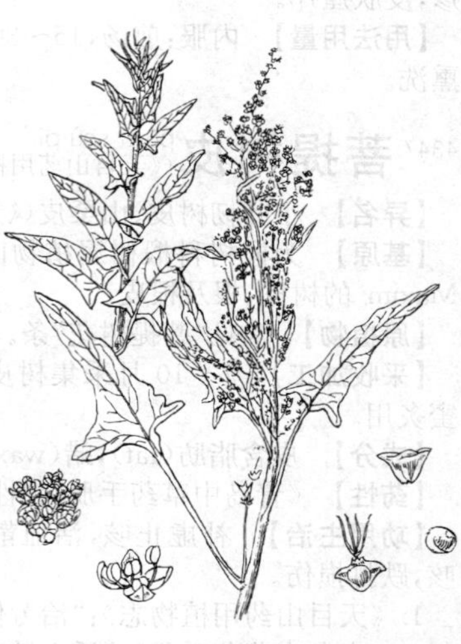

菠 菜

全国各地均有栽培。

本植物的种子(菠菜子)亦供药用，另设专条。

【采收加工】 冬、春季采收，鲜用。

【成分】 全草每100 g含蛋白质2 g，脂肪0.2 g，糖2 g，粗纤维0.6 g，灰分2 g，钙70 mg，磷34 mg，铁2.5 mg，胡萝卜素2.96 mg，维生素 B_1 0.04 mg，维生素 B_2 0.13 mg，烟酸0.6 mg，维生素C 31 mg[1]。又含叶酸(folic acid)[2]，类胡萝卜素(carotenoids)[3]，维生素 B_{12}[4]，α-生育酚(α-tocopherol)[5]。含黄酮及其苷：菠叶素(spinacetin)，万寿菊素(patuletin)[6]，芸香苷(rutin)，金丝桃苷(hyperoside)，紫云英苷(astragalin)[7]，菠菜亭素(spinatin)[8]；甾醇及其苷和酯：α-菠菜甾醇(α-spinasterol)，豆甾醇(stigmasterol)，豆甾烷醇(stigmastanol)[9]，7-豆甾烯醇(7-stigmastenol)，胆甾醇(cholesterol)以及甾醇与棕榈酸(palmitic acid)连接的酯和与葡萄糖、甘露糖连接的苷[10]。昆虫变态激素有水龙骨素(polypodine)B，蜕皮甾酮(β-ecdysone)，(24)，28-去氢罗汉松甾酮[(24)，28-dehydromakisterone]A[11]。叶绿素和胡萝卜素有叶绿素(chlorophyll)a，叶绿素(chlorophyll)a′，叶绿素(chlorophyll)b，叶绿素(chlorophyll)b′，脱镁叶绿素(pheophytin)a，脱镁叶绿素(pheophytin)b，堇黄质(violaxanthin)[12]，新黄质(neoxanthin)，叶黄素(lutein，xanthophyll)，β-胡萝卜素(β-carotene)，新-β-胡萝卜素(neo-β-carotene)B，新-β-胡萝卜素U(neo-β-carotene U)[13,14]，氨基酸和有机酸有谷氨酸，丙氨酸，亮氨酸，苯丙氨酸，γ-氨基丁酸(γ-aminobutyric acid)，苹果酸(malic acid)，脯氨酸，丝氨酸，天冬氨酸，天冬酰胺[15]，咖啡酸(caffeic acid)，绿原

酸(chlorogenic acid),新绿原酸(neochlorogenic acid),原儿茶酸(protocatechuic acid)[7]。另外还含6-羟甲基蝶啶二酮(6-hydroxymethyllumazin)[16],铁氧化还原蛋白(ferredoxin)[17],叶绿醌(plastoquinone)[18]。从根分离了菠菜皂苷(spinasaponin)A和B[19]。磷脂酰胆碱(phosphatidylcholine),磷脂酰丝氨酸(phosphatidylserine),磷脂酰乙醇胺(phosphatidylethanolamine),单半乳糖基甘油二酯(monogalactosyldiglyceride),二半乳糖基甘油二酯(digalactosyldiglyceride),聚半乳糖基甘油二酯(polygalactosyldiglyceride)和脑硫脂(sulfolipid)[20]。

【药理】 1. 抗菌作用　根中所含菠菜皂苷A及B具有抗菌活性[1]。

2. 抗诱变作用　菠菜对环磷酰胺诱发小鼠骨髓细胞及外周血细胞染色体损伤有抗诱变的能力,实验组微核率明显低于阳性对照组微核率[2]。

【药性】 甘,平。归肝、胃、大肠、小肠经。

1.《嘉祐本草》:"冷,微毒。"

2.《日用本草》:"甘,寒。无毒。"

3.《滇南本草》:"味甘,微辛,性温。入脾、肺二经。"

4.《纲目》:"滑。"

5.《医林纂要》:"甘,酸,寒。"

6.《本草求真》:"入肠、胃。"

7.《本草省常》:"性平。"

【功用主治】 解热毒,通血脉,利肠胃。主治头痛,目眩,目赤,夜盲症,消渴,便秘,痔疮。

1.《食疗本草》:"利五脏,通肠胃热,解酒毒,服丹石人食之佳。"

2.《日用本草》:"解热毒。"

3.《滇南本草》:"祛风明目,开通关窍,伤利肠胃,解酒,通血。"

4.《纲目》:"通血脉,开胸膈,下气调中,止渴润燥。根尤良。"

5.《全国中草药汇编》:"滋阴平肝,止渴润肠。治高血压,头痛,目眩,风火赤眼,糖尿病,便秘。"

6.《台湾药用植物志》:"治跌打损伤,瘀血攻心,捣汁冲酒服。""治尿石。"

7.《福建药物志》:"平肝明目,下气调中。治夜盲症,脾虚腹胀。"

【用法用量】 内服:适量,煮食;或捣汁饮。

【宜忌】 不可多食。

1.《食性本草》:"多食令人脚弱,发腰痛,动冷气。不与䱇鱼同食,发霍乱。"

2.《滇南本草》:"菠菜伤肠胃,伤风者忌食,引风邪入脏腑经络,令人咳嗽不止。"

3.《本草省常》:"多食令人作泻。"

4.《随息居饮食谱》:"惊蛰后不宜食;病人忌之。"

【选方】 1. 治高血压病,头痛目眩,慢性便秘　鲜菠菜适量,置沸水中烫约3 min,以麻油拌食,每日2次。(《浙江药用植物志》)

2. 治消渴引饮,日至一石者　菠薐根、鸡内金等分,为末。米饮服一钱,日三。(《纲目》引《经验方》)

3. 治夜盲、脾虚腹胀　每日用菠菜500 g,按家常用生油炒菜,或捣烂绞汁分多次服。(《福建药物志》)

【各家论述】 1.《儒门事亲》:"夫老人久病,大便涩滞不通者……时复服葵菜、菠菜、猪羊肉,自然通利也。《内经》云,以滑养窍是也。"

2.《食物本草》:"凡人久病,大便涩滞不通及痔漏病人,宜常食菠薐、葵菜之类,滑以养窍,自然通利而无枯涸之害也。"

3.《本经逢原》:"凡蔬菜皆能疏利肠胃,而菠薐冷滑尤甚。"

4.《本草求真》:"菠薐,何书皆言能利肠胃。盖因滑则通窍,菠薐质滑而利,凡人久病大便不通,及痔漏关塞之人,咸宜用之。又言能解热毒、酒毒,盖因寒则疗热,菠薐气味既冷,凡因痈肿毒发,并因酒湿成毒者,须宜用此以服。且毒与热,未有不先由胃而始及肠,故药多从甘入,菠薐既滑且冷,而味又甘,故能入胃清解,而使其热与毒尽从肠胃而出矣。"

4352 菠菜子 bō cài zǐ (《浙江药用植物志》)

【异名】 菠薐菜子(《湖南药物志》)。

【基原】 为藜科菠菜属植物菠菜 *Spinacia oleracea* L. 的种子。

【原植物】 参见"菠菜"条。

【采收加工】 6～7月果实成熟时,割取地上部分,打下果实,晒干或鲜用。

【成分】 种子含小龙骨素(polypodine)B,蜕皮甾酮(20-hydroxyecdysone)[1],α-菠菜甾醇(α-spinasterol),豆甾烯醇(stigmastenol)和豆甾烷醇(stigmastanol)[2]。

【药理】 舒缓平滑肌作用　菠菜子以不同溶剂,不同方法提取到5种组分,经初步药理试验,发现其中3个组分(911、901、902)能显著缓解组胺引起的小鼠支气管平滑肌痉挛作用,作用维持时间为72～115 min[1]。

【功用主治】 清肝明目,止咳平喘。主治风火目赤肿痛,咳喘。

《台湾药用植物志》:"为缓泻剂及清凉剂,治呼吸困难,肝脏发炎及黄疸病。"

【用法用量】 内服:煎汤,9～15 g;或研末。

【选方】 1. 治风火赤眼　菠菜子、野菊花各适量,水煎服。

2. 治咳喘　菠菜子以文火炒黄,研粉,每次4.5 g,温开水送服,每日2次。(1、2方出自《浙江药用植物志》)

4353 菅茅根 jiān máo gēn (《纲目》)

【异名】 菅根、地筋、土筋(《别录》),蚂蚱草根(《贵州民间药物》)。

【基原】 为禾本科菅草属植物菅的根茎。

【原植物】 菅 *Themeda gigantea Hack*. var. *villosa* (Poir.) Keng　又名:白华、野菅(《尔雅》),苓草(《植物名实图考》),蚱蜢草、接骨草、大响铃草(《贵州民间药物》)。

多年生草本。高达3 m,根头与须根粗壮。叶鞘无毛;叶舌钝圆,先端微凹,有小纤毛;叶片线形。假圆锥状花序大型,长达1 m;总状花序有两性小穗2～3

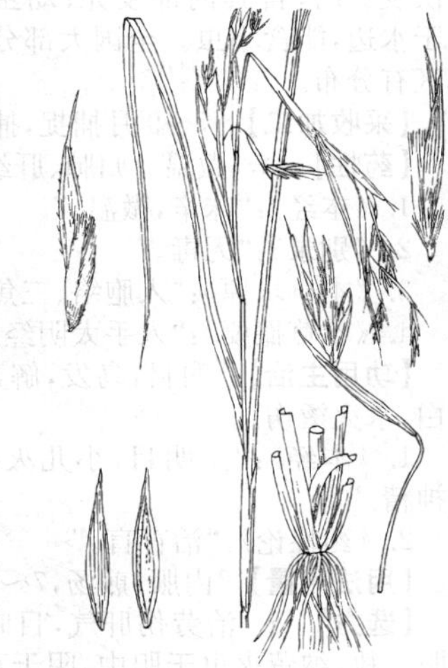

菅

个，无芒或有长达6 mm的直芒，基盘具棕色柔毛；第一颖革质，密被棕色柔毛，第二颖与第一颖同质同长，背部被棕色柔毛。花、果期8～11月。

生长于山坡草地。分布于华中、华南、西南各地。

【采收加工】 7～10月采挖，鲜用或晒干。

【药性】 辛、甘，温。

1.《纲目》："微甘。"

2.《贵州民间药物》："性温，味辛。"

【功用主治】 《贵州民间药物》："散寒解表，接骨。治痨伤，风湿麻木，骨折，水肿。"

【用法用量】 内服：煎汤，15～30 g；捣汁或浸酒。外用：捣敷。

【选方】 1. 治风寒感冒　蚂蚱草根 30 g，铁筷子 15 g，煎水服。

2. 治风湿麻木　蚂蚱草根 30 g，石南藤 15 g，白龙根9 g，泡酒服，又可擦患处。

3. 治骨折　蚂蚱草嫩根 30 g，臭草 30 g，加米酒捣绒，炒热包患处。（1～3 方出自《贵州民间药物》）

4354 萤火 yíng huǒ（《本经》）

【异名】 宵行（《诗经》），磷（《毛诗传》），即照（《尔雅》），夜光（《本经》），夜照、救火、据火、挟火（《吴普本草》），耀夜、宵烛（崔豹《古今注》），放光（《别录》），夜明虫（《绍兴本草》），磷然、照磷（《品汇精要》）。

【基原】 为萤科萤火虫属动物萤火虫的全虫。

【原动物】 萤火虫 *Luciola vitticollis* Kies.

体形细长，15～20 mm。黑褐色，前胸背及尾端 2 节呈暗黄色或桃色。头隐于前胸下，口尖。触角呈鞭状，前胸背中央有暗褐色直条纹，后缘角突出，多刻点。棱状部长三角形。翅2对，前翅为革质的鞘翅，上有隆起的直径 4 条，间室多刻点；后翅膜质稍大，折叠于翅鞘下。足 3 对，腹 6～7 节，尾节黄白色部分能发光。发光力雄虫较强。

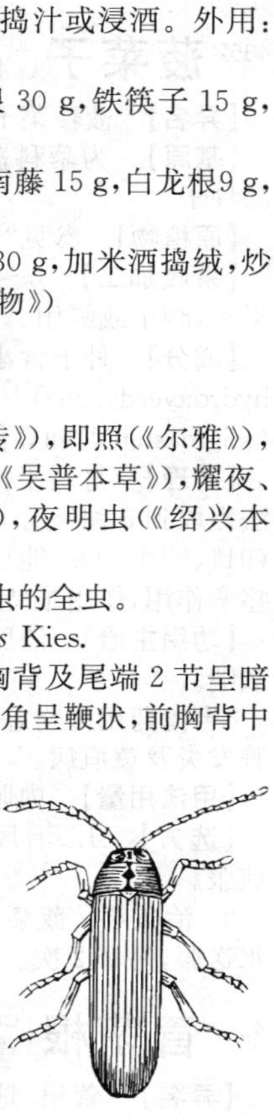

萤火虫

成虫多栖于水边草丛中，昼伏夜出，雌虫产卵于水边草根间，卵渐次发育时，自其内部发光；幼虫栖于水边，能食小虫。全国大部分地区有分布。

【采收加工】 7～9月捕捉，捕后用沸水烫死，晒干。

【药性】 辛，微温。归肺、肝经。

1.《本经》："味辛，微温。"

2.《别录》："无毒。"

3.《本草求原》："入胞络、三焦。"

4.《本草撮要》："入手太阴经。"

【功用主治】 明目，乌发，解毒。主治青盲目暗，头发早白，水火烫伤。

1.《本经》："主明目，小儿火疮伤，热气，蛊毒，鬼疰，通神精。"

2.《药性论》："治青盲。"

【用法用量】 内服：煎汤，7～14 只。外用：研末点眼。

【选方】 1. 治劳伤肝气，目暗　萤火虫二七枚，用鲤鱼胆二枚，纳萤火虫于胆中，阴干百日，捣罗为末。每用少许点之。（《圣惠方》）

2. 黑发　取萤火虫二七枚，捻发自黑。（《纲目》引《便民图纂》）

4355 营实 yíng shí（《本经》）

【异名】 蔷薇子（《本草经集注》），野蔷薇子（《东医宝鉴》），石珊瑚（《纲目拾遗》）。

【基原】 为蔷薇科蔷薇属植物野蔷薇 *Rosa multiflora* Thunb. 的果实。

【原植物】 参见"蔷薇花"条。

【采收加工】 8～9月采收，以半青半红未成熟时为佳，鲜用或晒干。

【药材】 营实 *Fructus Rosae Multiflorae*　产于山东、河南、江苏、安徽、浙江、江西、湖南、湖北、四川、云南、贵州、福建、广东、广西、新疆等地。

性状　本品呈卵圆形，长 6～8 mm，具果柄，顶端有宿存花萼之裂片。果实外皮红褐色，内为肥厚肉质果皮。种子黄褐色，果肉与种子间有白毛，果肉味甜酸。

【成分】 果含β-谷甾醇（β-sitosterol），5α-豆甾烷-3，6-二酮（5α-stigmastan-3，6-dione），蒿属香豆素（scoparone），水杨酸（salicylicacid），没食子酸（gallic acid）[1]，槲皮素-3-β-D-吡喃葡萄糖基-(1→4)-α-L-吡喃鼠李糖苷〔quercetin-3-β-D-glucopyranosyl-(1→4)-α-L-rhamnopyranoside〕，槲皮素-3-β-D-吡喃葡萄糖基-(1→6)-β-D-吡喃葡萄糖基-(1→4)-α-L-吡喃鼠李糖苷〔quercetin-3-β-D-glucopyranosyl-(1→6)-β-D-glucopyranosyl-(1→4)-α-L-rha-mnopyranoside〕，槲皮苷（quercitrin），山柰酚-3-α-L-吡喃鼠李糖苷（kaempferol-3-α-L-rhamnopyranoside），没食子酸甲酯（methylgallate），种子含蔷薇苷（multiflorin）A、B[2, 3]。野蔷薇苷（multinoside）A、B，野蔷薇苷 A 乙酸酯（multinoside A acetate）[4]，赤霉素（gibberellin）A[5]。

【药理】 泻下作用　营实的丁醇提取物小鼠灌胃给药有泻下作用，测得其 ED_{50} 为 5.6 g/kg，已从营实的假果中分离得泻下成分野蔷薇苷 A 乙酸酯，后者的泻下 ED_{50} 为 150 mg/kg[1]。

【药性】 酸，凉。归肝、肾、胃经。

1.《本经》："味酸，温。"

2.《别录》："微寒，无毒。"

3.《药性论》："味苦。"

4.《纲目》："入阳明经。"

5.《医林纂要》："甘，苦，涩。"

【功用主治】 清热解毒，利水消肿。主治疮痈肿毒，风湿痹痛，关节不利，月经不调，水肿，小便不利。

1.《本经》："主痈疽恶疮，结肉，跌筋，败疮，热气，阴蚀不瘳，利关节。"

2.《药性论》："治头疮白秃，主五脏客热。"

3.《纲目》："治上焦有热，好瞑。"

4.《本草汇言》："凉血解毒。"

5.《医林纂要》："敛精固气，补肺收散。"

6.《纲目拾遗》："治产后软瘫。"

7.《药性考》："疗消渴，口糜，骨鲠，金疮，目昏，阴蚀。"

8.《现代实用中药》："为利尿泻下剂，对于肾脏炎浮肿，月经不调，小便不利，脚气肿满，霉疮结痂，癣疮等皮肤病而致肿满喘咳，大小便不通，心腹胀闷者有效；除风湿，疗痈疽，利关节，泻下，利水，百般水肿属实者，可悉用之。"

【用法用量】 口服：煎汤，15～30 g，鲜品用量加倍。外用：捣敷。

【选方】 1. 治血热痈肿及热疹暑毒，流连不已 营实子二两（炒燥，研碎），金银花三两（晒干），浸酒饮。（《千金方》）

2. 治眼热目暗 地肤子、枇杷子、营实各一两。上件药捣细罗为散，每服不计时候，以温酒调下二钱。（《圣惠方》）

3. 治月经不调，经期腹痛 鲜（野蔷薇）成熟果 90～120 g，煎汁冲红糖、黄酒。早晚空腹各服 1 次。忌食酸辣、芥菜、萝卜菜。（江西《草药手册》）

4. 治产后风瘫初起者 用野蔷薇子一两（煮），酒煎服，一次即愈。（《华佗神医秘传》华佗治产后风瘫神方）

【各家论述】《本草汇言》："《蜀本草》主血热成痈，连生疔肿恶毒，或风热暑湿之气，留滞筋脉，致关节不利，肿痛若痹，酿酒服，立时消解。盖此药华于春而实于夏，得木火之气，其气芬芳，宜其有通畅血脉，发越毒气之用也。"

4356 菰米 gū mǐ（《本草经集注》）

【异名】 雁膳（《管子》），菰粱（《楚辞》），安胡（《七发》），蒋实（《楚辞》王逸注），茭米（孙炎），黑米（《杜工部集》），雕胡米（《本草图经》），凋苽、雕菰（《纲目》），茭白子（《江苏植物药材志》），菰实（《吉林中草药》）。

【基原】 为禾本科菰属植物菰 *Zizania caduciflora*（Turcz.）Hand.-Mazz. 的果实。

【原植物】 参见"茭白"条。

【采收加工】 9～10 月果实成熟后采收，搓去外皮，扬净，晒干。

【成分】 果实含矢车菊素-5-葡萄糖苷（cyanidin-5-glucoside）[1]。

【药理】 菰米对血压上升有抑制倾向，对于中风（脑血管障碍）有中等程度预防作用。尚可改善补体效价，增强机体免疫力，使激素活化，促进糖代谢等，毒性试验表明，菰米无论口服或皮下注射，都安全无毒[1]。

【炮制】 取原药材，除去杂质，淘净，干燥，筛去灰屑。

饮片性状 呈长纺锤形，两端渐尖，有的已破碎。外表面棕色或棕褐色，背面具 1 条浅沟纹，腹面自基部至中部有一凹沟，质硬而脆。断面中央白色，边缘淡棕色。气微，味淡。

贮干燥容器内，置通风干燥处，防蛀。

【药性】 甘，寒。归胃、大肠经。

1.《纲目》："甘，冷，无毒。"

2. 姚可成《食物本草》："味甘，寒。"

3.《医林纂要》："甘、咸，寒滑。"

4.《本草撮要》："入手、足阳明经。"

【功用主治】 除烦止渴，和胃理肠。主治心烦，口渴，大便不通，小便不利，小儿泄泻。

1.《本草拾遗》："止渴。"

2.《纲目》："解烦热，调肠胃。"

3.《医林纂要》："和中除烦，止渴利水。"

4.《河北中草药》："解热止渴，润肠胃。用于心烦口渴，口燥咽干，大便秘结。"

5.《浙江药用植物志》："止泻。主治小儿水泻。"

【用法用量】 内服：煎汤，9～15 g。

【选方】 1. 治胸中烦热口渴 菰实绞汁半碗，鲜生地绞汁半碗，合匀，每次 3 汤匙。

2. 治大便不通，小便不利 菰实适量，捣汁，每次 3 匙，日服 2 次。（1、2 方出自《吉林中草药》）

3. 治小儿烦渴，泻利，小便不利 茭白子、大麦芽各15 g，炒焦，水煎去渣，1 日分 2～3 次饮服。（《食物中药与便方》）

4357 菰根 gū gēn（《本草经集注》）

【异名】 苽蒋（《淮南子》），菰蒋根（《肘后方》）。

【基原】 为禾本科菰属植物菰 *Zizania caduciflora*（Turcz.）Hand.-Mazz. 的根茎及根。

【原植物】 参见"茭白"条。

【采收加工】 9～10 月采挖，鲜用或晒干。

【药材】 菰根 *Rhizoma Zizaniae Caduciflorae* 产于南北各地。

性状 根茎呈压扁的圆柱形，已切成短段。直径 0.6～1.8 cm。表面棕黄色或金黄色，有环状突起的节，节上有根痕及芽痕，节间有细纵皱纹。体轻，质软而韧。断面中空，周壁厚约 1 mm，有排列成环的小孔。无臭，味淡。

【药性】 甘，寒。

1.《养生要集》："味甘，平。"（引自《医心方》）

2.《别录》："甘，大寒。"

【功用主治】 除烦止渴，清热解毒。主治消渴，心烦，小便不利，小儿麻疹高热不退，黄疸，鼻衄，烧烫伤。

1.《养生要集》："除胸中烦，解酒，消食。"（引自《医心方》）

2.《别录》："主肠胃痼热，消渴，止小便利。"

3.《本草拾遗》："主火烧疮。"

4.《全国中草药汇编》："清热解毒。主治消渴，烫伤。"

【用法用量】 内服：煎汤，鲜品 60～90 g；或绞汁。外用：烧存性研末调敷。

【选方】 1. 治小儿烦渴，泻利，小便不利 茭白鲜根，芦茅根各 30 g，水煎服。（《食物中药与便方》）

2. 治湿热黄疸，小便不利，鲜茭白根 30～60 g，水煎服。（《食物中药与便方》）

3. 治小儿肝热、麻疹高热不退 茭笋根茎、白茅根、芦根各 30 g，水煎，代茶饮。（《福建药物志》）

4. 治汤火所灼未成疮者 菰蒋根洗去土，烧灰，以鸡子黄和涂之。（《肘后方》）

5. 治毒蛇啮 菰蒋草根灰，取以封之。（《广济方》）

4358 梵天花 fàn tiān huā（《福建民间草药》）

【异名】 三角枫、三合枫（《植物名实图考》），香港野棉花、犬跤爪（《福建民间草药》），五龙会、粘花衣、假棉花（《闽东本草》），野棉花、野木棉（《浙江民间常用草药》），拦路虎（《福建药物志》），狗脚迹（《广西药用植物名录》）。

【基原】 为锦葵科梵天花属植物梵天花的全草。

【原植物】 梵天花 *Urena procumbens* L.［*U. sinuata* L.］

小灌木，高约 80 cm。枝平铺，小枝被星状绒毛。叶互生；托叶钻形，早落；下部叶轮廓为掌状 3～5 深裂，圆形而狭，上部叶通常 3 深裂。花单生或近簇生；小苞片基部合生，疏被星状毛；萼片卵形，尖头，被星状毛；花冠淡红色；雄蕊柱无毛，与花瓣等长。果球形，具刺和长硬毛，刺端有倒钩。种子平滑无毛。花期 6～9 月。

生于山坡小灌丛中。分布于浙江、福建、江西、湖南、广东、广西、海南、台湾等地。

本植物的根（梵天花根）亦供药用，另设专条。

【栽培】 生物学特性 喜温暖湿润气候。可在空旷地和稍荫蔽的环境生长，也可在肥沃或贫瘠的地方生长。但以土质疏松、肥沃的砂质壤土栽培为宜。

繁殖方法 种子繁殖。花期较长，由夏季延至秋季，应选择第一批开花的成熟饱满果实留种。于春季3～4月播种育苗，将种子均匀撒播到苗床上，覆土2 cm，播后盖草、浇水。幼苗出土后，于早、晚逐步揭去盖草，当苗高15 cm，按行株距30 cm×30 cm开穴移植。幼苗适当带土，每穴栽2～3株。种后浇足定根水。

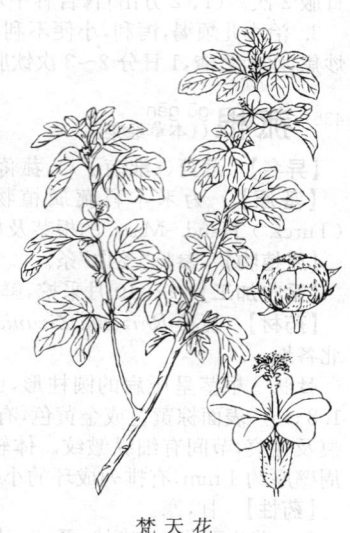

梵天花

田间管理 当具2～3片真叶时，追稀薄氮肥。定植后如遇天旱，应在早晚浇水，并插树叶遮荫。成活后，每季度除草追肥1次，并进行培土。

【采收加工】 6～10月采收，去根，晒干。

【药性】 甘、苦，凉。

1. 广州部队《常用中草药手册》："苦，平。"

2.《浙江药用植物志》："微甘，温。"

【功用主治】 祛风除湿，清热解毒。主治风湿痹痛，泄泻，痢疾，感冒，咽喉肿痛，肺热咳嗽，风毒流注，疮疡肿毒，跌打损伤，毒蛇咬伤。

1. 广州部队《常用中草药手册》："祛风除湿，解毒消肿。主治风湿痹痛，腰肌劳损，跌打瘀积肿痛，毒蛇咬伤，疮疡肿毒。"

2.《广西中草药》："解毒消肿，散瘀止痛，化痰止咳。主治毒蛇咬伤，跌打损伤，肺热咳嗽，疮疡肿毒。"

3.《福建药物志》："根治跌打损伤，狂犬咬伤。叶治带状疱疹、毒蛇咬伤。花治荨麻疹。"

4.《广西民族药简编》："治感冒发热、咽喉炎、尿路结石、消化不良。"

【用法用量】 内服：煎汤，9～15 g；鲜品15～30 g。外用：捣敷。

【选方】 1. 治风毒流注 梵天花120 g，羊肉240 g。酌加酒水各半炖3 h服，每日1次。（《福建民间草药》）

2. 治痢疾 梵天花9～15 g，水煎服。（《广西实用中草药新选》）

3. 治毒蛇咬伤 梵天花鲜叶捣烂，浸洗米水洗伤口，渣敷伤部。并用梵天花鲜根二重皮30 g，五灵脂9 g，雄黄末3 g，酒水煎服。（《福建药物志》）

4359 梵天花根 fàn tiān huā gēn（《福建民间草药》）

【基原】 为锦葵科梵天花属植物梵天花 *Urena procumbens* L. 的根。

【原植物】 参见"梵天花"条。

【采收加工】 全年均可采，切片晒干或鲜用。

【药性】《江西草药》："性平，味淡、微苦。"

【功用主治】 健脾利湿，活血解毒。主治风湿痹痛，劳倦乏力，脾虚水肿、脱肛，带下，跌打损伤，痈疽肿毒，毒蛇咬伤。

1.《江西草药》："健脾利湿，理气化痰。还可治月经不调，脱肛，子宫下垂，风湿关节痛，吐血。"

2.《浙江药用植物志》："行气活血，祛风解毒，健脾补肾。主治风湿痹痛，痢疾，体虚浮肿，跌打损伤，毒蛇咬伤，疮疡肿毒。"

【用法用量】 内服：煎汤，9～15 g，鲜品30～60 g；或炖肉。外用：捣敷。

【宜忌】 孕妇慎服。

【选方】 1. 治风湿性关节炎，劳力过伤 梵天花根90 g，猪胶250 g，黄酒1碗。冲炖服。（《闽南本草》）

2. 治营养不良性水肿 梵天花（根）、苡仁、赤小豆各15 g，水煎服。（《浙南本草选编》）

3. 治产后足膝无力，不能行走 鲜梵天花根，每次60 g，合鸡炖服。（《泉州本草》）

4. 治妇女白带 梵天花根30～60 g，水煎去渣，用瘦猪肉汤兑服。（《江西民间草药验方》）

5. 治疟疾 梵天花根、米酒各30～60 g，同炒，水煎2次，于疟发前2 h及4 h各服1次。（《江西草药》）

6. 治跌打损伤（胃部因跌打损伤，呕吐不能食，或食入即吐） 鲜梵天花根60～90 g，加红糖15 g，冲开水炖服；渣同红糖捣敷伤处。（《闽东本草》）

7. 治痛经 梵天花干根15～60 g，益母草干全草15 g，水煎服。

8. 治蛇咬伤 梵天花根干根二重皮30 g，五灵脂9 g，雄黄末3 g，酒水煎服。（7、8方出自《福建中草药》）

9. 治气瘿（甲状腺肿大） 梵天花根60 g，切，晒干，微炒，水煎去渣，用瘦猪肉汤兑服，每日2剂。（《江西民间草药验方》）

4360 梦花 mèng huā（《分类草药性》）

【异名】 黄瑞香（《花镜》），打结花、梦冬花（《中国树木分类学》），雪里开（《浙江药用植物志》），蒙花（《广西药用植物名录》），岩泽兰（《贵州中草药名录》）。

【基原】 为瑞香科结香属植物结香的花蕾。

【原植物】 结香 *Edgeworthia chrysantha* Lindl. 又名：檬花树、雪花树。

落叶灌木，高1～2 m。小枝粗壮，棕红色，三叉状分枝，具皮孔，被淡黄色或灰色绢状长柔毛。叶互生而簇生于枝顶；叶片纸质，椭圆状长圆形至长圆状倒披针形，先端急尖，基部楔形，上面被疏柔毛，下面粉绿色，被长硬毛，全缘。头状花序；总苞片披针形；总花梗粗，短；花黄色，芳香；花萼圆筒状，先

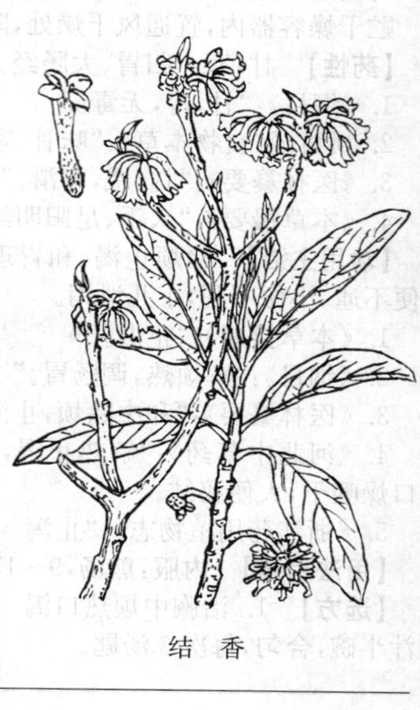

结 香

端4裂，花瓣状；花瓣无；雄蕊8，二轮；子房椭圆形，先端被毛，花柱细长。核果卵形。花期3～4月，先叶开花，果期约8月。

生于山坡、山谷林下及灌丛中。分布于河北、江苏、浙江、安徽、江西、河南、广东、广西、四川、云南、陕西等地。

本植物的根（梦花根）亦供药用，另设专条。

【栽培】 生物学特性 喜温和凉爽的气候。在海拔500 m以上山区种植，生长良好。以排水良好、土层疏松而肥沃的壤土栽培为宜。

繁殖方法 种子繁殖或分株繁殖。种子繁殖：随采随播。将种子均匀地撒播于苗床上，覆土2 cm，浇水保湿。当苗高25～30 cm时，按行株距30 cm×30 cm开穴，每穴栽1株。分株繁殖：将植株根部萌发的分蘖幼株挖出定植。踩紧，浇足定根水。

田间管理 幼苗高5～7 cm时，间苗，保持株距3～4 cm。定植后至封行前，每年中耕除草3～4次。春、夏间施1次氮肥或复合肥，秋、冬追施1次堆肥或草木灰。追肥后进行培土。

病虫害防治 叶斑病，发病初期叶片出现褐色病斑，可用1∶1∶100的波尔多液喷雾。

【采收加工】 冬末或春初花未开放时摘取花序，晒干。

【成分】 花含谷甾醇-3-O-6′-亚麻酰基-β-O-吡喃葡萄糖苷（sitosterol-3-O-6′-linolenoyl-β-D-glucopyranoside），谷甾醇-3-O-6′-亚油酰基-β-D-吡喃葡萄糖苷（sitosterol-3-O-6′-linoleoyl-β-D-glucopyranoside），西瑞香素（daphnoretin）及东方小翅大蜢酮（grasshopperketone）[1]。

花蕾含黄酮成分：山柰酚-3-O-β-D-葡萄糖苷（kaempferol-3-O-β-D-glucoside），4′，5，7-三羟基黄酮醇-3-O-β-D-（6″-对羟基桂皮酰基）葡萄糖苷（tiliroside）[2]。花蕾另含香豆素成分：伞形花内酯（umbelliferone），6-甲氧基-7-羟基双香豆素-3，7′-醚（daphnoretin），7，7′-二羟基双香豆素-8，8′-醚-7-α-L-鼠李糖苷（edgeworoside）[2]。

【药性】 甘，平。归肝、肾经。

1.《青岛中草药手册》："性寒，味甘，入肾、肝经。"

2.《四川中药志》1979年版："甘，温。"

3.《福建药物志》："苦，平。"

【功用主治】 滋养肝肾，明目消翳。主治夜盲，翳障，目赤，小儿疳眼，失音，梦遗。

1.《分类草药性》："治失音。"

2.《重庆草药》："养阴安神。治阴虚火旺，夜梦遗精。"

3.《广西中药志》："明目，祛障翳。治青盲、云翳，多眵泪，羞明，小儿疳眼。"

4.《全国中草药汇编》："主治目赤疼痛，夜盲。"

5.《福建药物志》："治胸痛，头痛，眼花。"

【用法用量】 内服：煎汤，3～15 g；或研末。

【选方】 1. 治夜盲症 结香花10 g，夜明砂10 g，谷精草25 g，猪肝1具。将猪肝切几个裂口，再将前三味研细末撒入肝内，用线扎好，放入砂锅内煮熟。分服。（《四川中药志》1979年版）

2. 治胸痛，头痛 结香花15 g，橘饼1块，水煎服。（《福建药物志》）

3. 治肺虚久咳 结香花9～15 g，水煎服。（《浙江药用植物志》）

4361 梦花根 mèng huā gēn （《分类草药性》）

【基原】 为瑞香科结香属植物结香 *Edgeworthia chrysantha* Lindl. 的根皮及茎皮。

【原植物】 参见"梦花"条。

【采收加工】 全年均可采，挖根，切片晒干。

【成分】 根、茎含香豆素类化合物：结香素（edgeaorin），结香苷（edgeaoroside）A、B、C，缝状芸香苷酯（rutarensin），柠檬油素（limettin），伞形花内酯（umbelliferone）及西瑞香素（daphnoretin）等[1,2]。

【药性】 辛，甘，平。归肝、肾经。

1.《分类草药性》："味辛，性温。"

2.《青岛中草药手册》："性寒，味甘，入肾、肝经。"

【功用主治】 滋养肝肾，祛风活络。主治肝肾虚之梦遗，早泄，白浊，虚淋，血崩，白带，风湿痹痛，跌打损伤。

1.《分类草药性》："治梦遗，红白崩带，杨梅疮，白浊，虚淋。"

2.《贵州民间方药集》："治遗精，早泄，阳痿，风湿麻木，补肾亏。"

3.《民间常用草药汇编》："治肾虚眼雾，见风流泪。"

4.《全国中草药汇编》："主治风湿关节痛，腰痛；外用治跌打损伤，骨折。"

【用法用量】 内服：煎汤，6～15 g；或泡酒。外用：捣敷。

4362 梗通草 gěng tōng cǎo （《饮片新参》）

【异名】 白梗通（《本草正义》），野通草、气通草、水通草（《江苏中药名实考》）。

【基原】 为豆科田皂角属植物田皂角 *Aeschynomene indica* L. 茎中的木质部。

【原植物】 参见"合萌"条。

【采收加工】 9～10月拔起全株，除去根、枝叶及茎顶端部分，剥去茎皮，取木质部，晒干。

【药材】 梗通草 *Xylema Aeschynomenis Indicae* 产于江苏、广西、福建、浙江、湖南、四川等地。

性状 本品呈圆柱状，上端较细，长达40 cm，直径1～3 cm。表面乳白色，平滑，具细密的纵纹，并有皮孔样凹点及枝痕，质轻脆，易折断，断面类白色，不平坦，隐约可见同心性环纹，中央有小孔。气微，味淡。

【成分】 梗通草种子中含脂肪酸，液体石蜡（nujols），油醇（oleyl alcohol）和甾醇（sterols）：5，7-甾醇（$\Delta^{5,7}$-sterol），二氢-β-谷甾醇（dihydro-β-sitoste-rol）等[1]。

【药性】 淡，微苦，凉。

1.《本草正义》："味淡，气清。"

2.《饮片新参》："淡平，微苦。"

3.《天目山药用植物志》："性寒，味甘。"

【功用主治】 清热，利尿，通乳，明目。主治热淋，小便不利，水肿，乳汁不通，夜盲。

1.《天目山药用植物志》："解毒利尿，祛风明目，杀虫止痢。治暴热淋病，小便赤涩，血痢，夜盲，小儿疳积。"

2.《安徽中草药》："清热，利尿，通乳。主治疖肿，热病烦渴，小便不利，乳汁不通。"

【用法用量】 内服：煎汤，6～15 g。

【宜忌】《饮片新参》："溲多者忌用。"

【选方】 治乳汁不通 梗通草6 g。猪蹄汤煎服。（《安徽中草药》）

4363 梧桐子 wú tóng zǐ （《本草经集注》）

【异名】 瓢儿果、桐麻豌（《四川中药志》），凤眼果、红花果(《福建药物志》)。

【基原】 为梧桐科梧桐属植物梧桐的种子。

【原植物】 梧桐 *Firmiana plantanifolia* (L. f.) Marsili [*F. simplex* (L.) W. F. Wight] 又名:榇、梧(《尔雅》),青梧(《品汇精要》),桐麻、瓢羹树(《草木便方》),耳桐、青桐(《中国树木分类学》)。

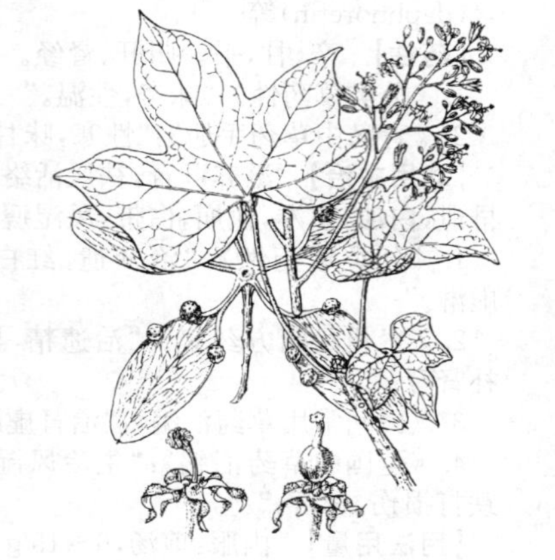

梧 桐

落叶乔木,高达16 m。树皮青绿色,平滑。单叶互生,叶柄长8～30 cm;叶片心形,掌状3～5裂,裂片三角形,先端渐尖,基部心形;基生脉7条。圆锥花序顶生,花单性或杂性,淡黄绿色;雄花由10～15枚雄蕊合生,花丝合成圆柱体;雌花常有退化雄蕊围生子房基部,子房由5心皮联合,部分离生,花柱长,柱头5裂。蓇葖果5,纸质,有柄,成熟时裂开。种子4～5,球形,干时表面多皱纹,着生于叶状果瓣的边缘。花期6～7月,果熟期10～11月。

多为人工栽培。分布于全国大部分地区。

本植物的叶(梧桐叶)、树皮(梧桐白皮)、根(梧桐根)、花(梧桐花)亦供药用,另设专条。

【采收加工】 10～11月种子成熟时将果枝采下,打落种子,晒干。

【药材】 梧桐子 *Semen Firmianae* 产于河北、山西、山东、江西、江苏、福建、台湾、湖北、湖南、广东、广西、四川、贵州及云南等地。

性状 种子球形,状如豌豆,直径约7 mm,表面黄棕色至棕色,微具光泽,有明显隆起的网状皱纹。质轻而硬,外层种皮较脆易破裂,内层种皮坚韧。剥除种皮,可见淡红色的数层外胚乳,内为肥厚的淡黄色内胚乳,油质,子叶2片薄而大,紧贴在内胚乳上,胚根在较小的一端。

粉末特征:淡黄色。外种皮石细胞表面观多角形,直径6～22 μm,侧面观长方形,长38～48 μm,细胞腔小。内种皮栅状细胞长柱状,长约190 μm,两端平截,直径10～13 μm,层纹及胞腔不明显。外胚乳为浅红棕色薄壁细胞,细胞壁呈念珠状增厚,直径15～30 μm。淀粉粒存在于内胚乳细胞中,单粒类球形、长椭圆形、广卵形、梨形或不规则形,直径3～13 μm,脐点点状、短缝状、人字状及星状,层纹不明显。

【成分】 含脂肪油,其脂肪酸有苹婆酸(oterculic acid)、锦葵酸(malvalic acid)[1]等;还含具止血作用的生物碱[2]及咖啡碱(caffein)[3]。

【药理】 1. 降压作用 给麻醉兔、猫静注梧桐子总生物碱(TAW)0.3 g/kg、0.6 g/kg和1.2 g/kg,能使血压迅速下降,但不持久,同时出现心率减慢;将TAW 0.3 g/kg静注犬,2.5 g/kg注入麻醉猫十二指肠,也呈现血压下降;实验还表明TAW降压作用与M受体有关,可能是抑制胆碱酯酶导致兴奋M受体[1]。

2. 止血作用 梧桐子煎剂可使大鼠创伤性出血时间缩短;但对家兔凝血时间、凝血酶原时间、血浆复钙时间及血小板计数等皆无明显影响[2]。梧桐子总生物碱84 mg/kg腹腔注射或168 mg/kg灌胃,对大鼠断尾出血皆有明显的止血作用,对大鼠实验性动脉血栓的形成有明显的促进作用[3]。给家兔每日灌服梧桐子粉混悬液6 g/kg,连续3 d,实验结果证明,梧桐子具有明显的促进血小板聚集作用[4,5]。梧桐子总生物碱对兔循环血小板聚集亦有促进作用[6]。因此,梧桐子及其总生物碱的止血作用机制,可能与其促进血小板黏附和聚集有关[3,6]。

毒性 梧桐子煎剂120 g/kg,水酊剂50 g/kg一次灌胃,对小鼠无明显毒性[2]。梧桐子总生物碱0.84 g/kg、1.68 g/kg、3.36 g/kg注射小鼠及1.68 g/kg、4.2 g/kg灌胃小鼠,无中毒及死亡[3]。梧桐子的水溶性提取物,每1 g含原生药量9 g,给大鼠一次灌胃150 g/kg,对大鼠无明显毒性[5]。

【药性】 甘,平。归脾、肺、肾经。

1.《纲目》:"甘、平,无毒。"

2.《本草汇言》:"味苦,气温。"

3.《本草再新》:"味苦、辛,性温,无毒。入心、肺、肾三经。"

4.《湖南药物志》:"甘,寒。"

5.《青岛中草药手册》:"入脾、胃经。"

【功用主治】 健脾消食,益肺固肾,止血。主治伤食腹痛腹泻,哮喘,疝气,须发早白,鼻衄。

1.《纲目》:"捣汁涂,拔去白发,根下必生黑者。又治小儿口疮,和鸡子烧存性研掺。"

2.《食物考》:"清心益肺,解热利咽,舒脾开胃。"

3.《本草再新》:"温中补气,保肺,固肾滋水。"

4.《本草求原》:"熟食开胃醒脾。"

5.《随息居饮食谱》:"润肺,清热,治疝。"

【用法用量】 内服:煎汤,3～9 g;或研末,2～3 g。外用:煅存性研末敷。

【宜忌】 1.《本草衍义》:"炒作果,动风气。"

2.《调疾饮食辨》:"多食令人耳聋,素有耳病人不宜入口也。"

3.《本草求原》:"生食无益。"

4.《陕西中药志》:"咳嗽多痰者勿食用。"

【选方】 1. 治伤食腹痛腹泻 梧桐子(炒焦)15 g,青藤香12 g,共为细末,每服3 g,开水送服。(《四川中药志》1979年版)

2. 治疝气 梧桐子炒香,剥壳食之。(《贵州省中医经验秘方》)

3. 治久哮 用梧桐子一连,纸包湿,放在火煨,取出安地上,出火气为末。空心,井花水一盏送下,痰出即愈。(《普济方》)

【临床报道】 治疗鼻出血 用梧桐子冲剂(每包10 g,相当生药90 g),每日3次,每次1/3～1/2包口服,儿童及严重的出血患者可酌情加减,6 d为1个疗程,一般治疗1～3个疗程。共治疗由高血压病、干燥性鼻炎、萎缩性鼻炎、鼻中隔偏曲、嵴突穿孔等原因引起的习惯性鼻出血者320例。另设对照组50例,口服维生素K每次4 mg,每日3次;安络血5 mg,每日3次;局部复方薄荷油滴鼻,大部病例治疗2星期左右,结果:治疗组显效240例(75%),有效36例(11.2%),无效44例(13.8%),总有效率为86.2%。对照组显效9例(18%),有效10例(20%),无效31例(62%),

总有效率为38%。两组比较差异显著($P<0.01$)。治疗过程中,少数患者服药后轻微头昏及腹部不适,个别儿童有嗜睡现象[1,2]。

4364 梧桐叶 wú tóng yè (《纲目》)

【基原】 为梧桐科梧桐属植物梧桐 *Firmiana plantanifolia* (L.f.) Marsili 的叶。

【原植物】 参见"梧桐子"条。

【采收加工】 7~10月采集,随采随用,或晒干。

【药材】 梧桐叶 *Folium Firmianae* 产于河北、山西、山东、江西、江苏、福建、台湾、湖北、湖南、广东、广西、四川、贵州及云南等地。

性状 叶片多皱缩破碎,完整者心形,掌状3~5裂,直径15~30 cm,裂片三角形,先端渐尖,基部心形,表面棕色或棕绿色,两面均无毛或被短柔毛,基生脉7条;叶柄与叶片等长。气微,味淡。

【成分】 含芸香苷(rutin)[1],β-香树脂醇(β-amyrin),β-香树脂醇乙酸酯(β-amyrin acetate),β-谷甾醇(β-sitosterol),三十一烷(hentriacontane)[2],还含甜菜碱(betaine),胆碱(choline)[3],水溶性多糖(polysaccharide)及果胶(pectin)[4]。

【药理】 1. 降压作用 梧桐叶浸膏对麻醉犬及猫静注0.25~0.5 g/kg,血压下降持续15 min至1 h;降压与扩张末梢血管有关;降压同时心率减慢[1]。

2. 镇静作用 叶浸膏0.5 g/kg腹腔注射可降低小鼠自主活动[1]。

毒性 叶浸膏灌胃6 g/只,不致引起死亡。静注LD_{50}为8.3 g/kg[1]。

【药性】《福建民间草药》:"苦,寒,无毒。"

【功用主治】 祛风除湿,解毒消肿,降压。主治风湿痹痛麻木,泻痢,跌打损伤,痈疮肿毒,痔疮,高血压病。

1.《中国药用植物图鉴》:"煎汁内服有催生作用,包瘦猪肉煨熟食肉,治小儿疳积;外用可治背痈,熏治白带。"

2.《贵州民间方药集》:"镇咳祛痰,除风湿,治麻木。外用止刀伤出血。"

3. 广州部队《常用中草药手册》:"清热解毒。治痈疮肿毒。"

4.《全国中草药汇编》:"镇静,降压,祛风,解毒。治冠心病,高血压,风湿关节痛,阳痿,遗精,神经衰弱,银屑病。"

【用法用量】 内服:煎汤,10~30 g。外用:鲜叶敷贴,煎水洗;或研末调敷。

【选方】 1. 治风湿骨痛,跌打骨折,哮喘 梧桐叶15~30 g,水煎服。(广州部队《常用中草药手册》)

2. 治手足发背,止痛消肿 梧桐叶(鲜的捣烂或初秋采取阴干)、紫花地丁各等分,研细砂糖调敷。(《疡医大全》紫桐散)

3. 治软疖 用梧桐叶,将白水煮三炷香火,俟叶冷贴患处。(《万氏秘传外科心法》贴肿毒方)

4. 治刀伤出血 梧桐叶研成细末,外敷伤口。(福州台江区《验方汇集》)

5. 治泄泻不止,服诸药罔效 梧桐叶不拘多少。用水数十碗,煎数十沸取出,只浴两足后跟,其泻即止。若浴之近上,大便反闭。(《增补内经拾遗方论》引《海上仙方》梧桐濯足汤)

6. 治脱肛 梧桐叶一片,用开水稍泡,取出,贴患处。(《湖北中草药志》)

7. 长发 梧桐叶半斤,大麻仁半斤。上二味,捣碎,以米泔汁一斗,煮至五升,去滓,每日洗头,半月即发长。(《圣惠方》)

【临床报道】 1. 治疗高血压病 共观察80例,其中52例口服梧桐叶糖浆,每次10 ml(含生药2 g),每日3次;28例加用梧桐叶注射液,每日1支(含总黄酮苷20 mg),肌内注射。经治2个月,结果:显效(舒张压下降20 mmHg以上者)23例,好转(舒张压下降10~20 mmHg之间)37例,总有效率为75%。有60例治疗前血清胆固醇平均值为6.49 mmol/L(249.5 mg%),治疗后血清胆固醇平均值为4.75 mmol/L(175.9 mg%),平均下降1.91 mmol/L(73.6 mg%)。治疗后胆固醇下降57例,下降率95%,其中显著下降(1.3 mmol/L)41例,占下降总数72%。在治疗初期有恶心、胃部不适、腹痛、腹胀等消化道反应[1]。

2. 治疗银屑病 用梧桐叶注射液(每1 ml含黄酮苷10~20 mg)每次2 ml,每日1~2次,或每次4 ml,每日1次。也可加大剂量至每次4 ml,每日2次。15 d为1个疗程。治疗265例,观察其中资料完整者164例,结果:临床治愈和基本治愈共51例,占33.1%;显效41例,有进步49例,总有效率86.0%。治愈时间最短10 d,一般为1个月左右。23例无效者,多系用药时间短及未能持续用药者。其中进行期疗效远比稳定期好,前者治愈率为22.0%,显效率为70.8%,后者则分别为11.1%及41.9%。治疗中除个别患者注射部位有短期疼痛外,无其他不良反应。随访49例,其中32例于停药后15 d到1年内复发,但多数复发后病情减轻,再用梧桐叶治疗仍有效[2]。

4365 梧桐花 wú tóng huā (《纲目拾遗》)

【基原】 为梧桐科梧桐属植物梧桐 *Firmiana plantanifolia* (L.f.) Marsili 的花。

【原植物】 参见"梧桐子"条。

【采收加工】 6月采收,晒干。

【药材】 梧桐花 *Flos Firmianae* 主产于河北、河南、山西、山东、江苏、江西、湖北、四川等地。

性状 花淡黄绿色,基部有梗。无花瓣,花萼筒状,长约1 mm,裂片5,长条形,向外卷曲。被淡黄色短柔毛。雄蕊10~15枚合生,约与萼等长。气微,味淡。

【成分】 花含齐墩果酸(oleanolic acid),β-谷甾醇(β-sitosterol),芹菜素(apigenin)[1]。还含水溶性多糖[2]。

【药性】 甘,平。

【功用主治】 利水消肿,清热解毒。主治水肿,小便不利,创伤红肿,头癣,汤火伤。

1.《山海草函》:"治杖丹,癞头,汤火伤。"(引自《纲目拾遗》)

2. 广州部队《常用中草药手册》:"清热解毒。"

3.《全国中草药汇编》:"治水肿。"

4.《四川中药志》1979年版:"外用:治创伤红肿,癣癞。"

【用法用量】 内服:煎汤,6~15 g。外用:研末调涂。

【选方】 1. 治水肿 干梧桐花9~15 g,水煎服。

2. 治烧烫伤 干梧桐花研粉调涂。(1、2方出自广州部队《常用中草药手册》)

4366 梧桐根 wú tóng gēn (《福建民间草药》)

【异名】 梧桐蔃(《岭南采药录》)。

【基原】 为梧桐科梧桐属植物梧桐 *Firmiana plantanifolia* (L. f.) Marsili 的根。

【原植物】 参见"梧桐子"条。

【采收加工】 全年均可采挖，切片，鲜用或晒干。

【药性】 甘，平。

1.《草木便方》："甘。"

2.《重庆草药》："味淡，性平，无毒。"

【功用主治】 祛风除湿，活血通经，杀虫。主治风湿关节疼痛，淋证，白带，月经不调，跌打损伤，血丝虫病，蛔虫病。

1.《草木便方》："和血，祛风，除湿，通经脉，治妇人吐血，经水乱，腰膝痹痛。"

2.《岭南采药录》："患花柳毒骨痛，和猪肉煮汤服之。"

3.《重庆草药》："治肠风下血。"

4.《全国中草药汇编》："祛风湿，杀虫。治风湿性关节炎，肺结核咳血，跌打损伤，白带，血丝虫病，蛔虫病。"

【用法用量】 内服：煎汤，9～15 g，鲜品 30～60 g；或捣汁。外用：捣敷。

【选方】 1. 治风湿疼痛 梧桐鲜根 30～45 g(干的 24～36 g)，酒水各半同煎 1 h，内服，加 1 个猪脚同煎更好。(《福建民间草药》)

2. 治哮喘 梧桐根 15～30 g，水煎服。(广州部队《常用中草药手册》)

3. 治热淋 梧桐根(去粗皮)，捣烂，浸淘米水内，用布绞汁。加白糖服。(《湖南药物志》)

4367 梧桐白皮 wú tóng bái pí (《本草图经》)

【异名】 梧桐皮(《履巉岩本草》)。

【基原】 为梧桐科梧桐属植物梧桐 *Firmiana plantanifolia* (L. f.) Marsili 去掉栓皮的树皮。

【原植物】 参见"梧桐子"条。

【采收加工】 全年均可采，剥取韧皮部，晒干。

【成分】 树皮含黄酮类：槲皮苷(quercitrin)[1]，山柰酚(kaempferol)，山柰酚-3-O-β-D-芸香糖苷(kaempferol-3-O-β-D-rutinoside)，槲皮素(quercetin)，槲皮素-3-O-β-D-新橙皮苷(quercetin-3-O-β-D-neohesperidoside)，金丝桃苷(hyperoside)[2]。另含二十八醇(octacosanol)，羽扇烯酮(lupenone)[3]，戊聚糖(pentosans)及黏液质(mucilage)[4]。

【药性】 甘、苦，凉。

1.《药性考》："微甘，冷，滑。"

2.《全国中草药汇编》："苦，凉。"

【功用主治】 祛风除湿，活血通经。主治风湿痹痛，痔疮，脱肛，丹毒，恶疮，月经不调，跌打损伤。

1.《本草图经》："主痔。"

2.《生草药性备要》："生肌止痛，散血凉脾，敷跌打。"

3.《本草求原》："煎汁，治丹毒恶疮，虫痔脱肛；浸水，涂须发黑润。"

4.《草木便方》："和血、祛风、除湿，通经脉。治妇人吐血，经水乱，腰膝痹痛。"

【用法用量】 内服：煎汤，10～30 g。外用：捣敷；或煎水洗。

【选方】 1. 治疝气肿痛，痔疮肿痛出血 梧桐树根白皮 30～60 g，盐炒至黄色，再加水煎服。(《四川中药志》1979 年版)

2. 治须发黄赤 梧桐木白皮烧研，和乳汁，涂须发。(《纲目》)

4368 梾木根 lái mù gēn (《浙江药用植物志》)

【基原】 为山茱萸科梾木属植物梾木 *Swida macrophylla* (Wall.) Sojak 的根。

【原植物】 参见"椋木子"条。

【采收加工】 秋后采根，切片晒干。

【药性】 甘、微苦，凉。

【功用主治】《浙江药用植物志》："清热平肝，活血止痛。治头痛，咽喉肿痛，高血压，关节酸痛。"

【用法用量】 内服：煎汤，6～15 g；或浸酒；或研细粉。

【选方】 治高血压病 梾木根 60 g，黄精、龙胆草各 9 g。共研细粉，每日 6 g，开水吞服，每日 2～3 次。(《浙江药用植物志》)

4369 梅叶 méi yè (《本草拾遗》)

【基原】 为蔷薇科杏属植物梅 *Armeniaca mume* Sieb. 的叶。

【原植物】 参见"乌梅"条。

【采收加工】 7～10 月采收，晒干或鲜用。

【药性】《纲目》："酸，平，无毒。"

【功用主治】 止痢，止血，解毒。主治痢疾，崩漏，𧏾疮。

1.《日华子》："煎浓汤，治休息痢并霍乱。"

2.《药性考》："止痢。治月水不止。"

【用法用量】 内服：煎汤，3～10 g。外用：蒸热熏。

【选方】 1. 治月水不止 梅叶(焙)、棕榈皮灰各等分。为末，每服二钱，酒调下。(《圣济总录》)

2. 防治麻疹 梅叶 120 g，水煎对白糖服。(《湖南药物志》)

3. 治下部虫䘌 杵梅叶、桃叶一斛，蒸之令极热。内小器中，大布上坐，虫死。(《外台》)

4370 梅花 méi huā (《纲目》)

【异名】 白梅花(《纲目》)，绿萼梅(《纲目拾遗》)，绿梅花(《药材学》)。

【基原】 为蔷薇科杏属植物绿萼梅 *Armeniaca mume* Sieb. f. *viridicalyx* (Makino) T. Y. Chen 的花蕾。

【原植物】 参见"乌梅"条。本种的花为白色，花萼绿色。

【采收加工】 1 月花未开放时采摘花蕾，及时低温干燥。

【药材】 梅花 *Flos Mume* 主产于江苏、浙江。

性状 干燥花蕾呈类球形，直径 3～6 mm，有极短花梗。苞片数层，鳞片状，暗棕色，有短毛。萼片 5，广卵形，灰绿色或棕色，有毛。花瓣 5 或多数，阔卵圆形，黄白色。雄蕊多数，雌蕊 1，子房着生于凹陷的花托上，表面密被细柔毛。体轻，气清香，味微苦、涩。

鉴别 (1) 粉末特征：淡棕色腺毛着生于苞片边缘，全体呈短棒状，略弯曲，长 160～200 μm，直径 40～50 μm，头部长圆形，由数十个分泌细胞组成，外围角质层明显，内含棕黄色物；柄部多细胞，排成 3～4 列。非腺毛着生于萼片及苞片，无色或淡黄棕色。单细胞非腺毛壁平直或稍弯曲，先端略呈钩状，长短不一，有的表面可见疣点；多细胞非腺毛 2～4 细胞，单列，细胞间隔壁菲薄。花粉粒大多发育不全，发育完全者近球形，直径 34～46 μm，有 3 孔沟，外壁表面隐约可见条纹状雕纹。草酸钙簇晶较多见，呈类圆形，棱角较宽钝或不甚明显，有的呈碎块状，偶见方晶。萼片下表皮细胞多角形，垂周壁略呈念珠状增厚，表面具角质层纹，气孔类圆形，不定式，副卫细胞4～6个。萼片上表皮细胞较大，壁略增厚，念珠状增厚不明显。花瓣表皮细胞多角形，垂周壁薄，波状弯曲。花粉囊内壁细胞断面观呈类方形，细胞界限不甚明显；表面观类圆形，有网状增厚纹理。

(2) 薄层色谱：取梅花粗粉1 g，加甲醇10 ml，冷浸24 h，滤过，滤液浓缩至2 ml，供点样用。另取绿原酸、芦丁、槲皮素为对照品。取样品与对照品点于硅胶G薄层板上，以乙酸乙酯-甲醇-水-甲酸（13：2.5：1：0.02）为展开剂，展距10 cm。挥尽溶剂后，先在紫外光灯（365 nm）下观察，绿原酸显蓝色荧光，样品有相同荧光斑点；再喷5%三氯化铝乙醇试剂，吹干后置紫外光灯下观察，芦丁及槲皮素显亮黄色荧光，样品于相同位置有同样荧光斑点。

【成分】 梅花含挥发油，其中主要含苯甲醛（benzaldehyde），苯甲醇（benzylalcohol），4-松油烯醇（terpinen-4-ol），棕榈酸（palmitic acid）[1]，苯甲酸（benzoic acid），异丁香油酚（isoeugenol）[2]等成分。

【药性】 苦、微甘、微酸，凉。归肝、胃、肺经。

1.《纲目》："微酸、涩，无毒。"

2.《冯氏锦囊》："味甘、微酸，气平。"

3.《百草镜》："性寒，或曰平，味酸涩，清香。"

4.《饮片新参》："苦、微甘。"

5.《本草再新》："味甘、苦，性凉，入肝、肺二经。"

6.《天目山药用植物志》："略有香气，味初淡而后苦。"

【功用主治】 疏肝解郁，开胃生津，化痰。主治肝胃气痛，胸闷，梅核气，暑热烦渴，食欲不振，妊娠呕吐，瘰疬结核，痘疹。

1.《本草原始》："清头目，利肺气，去痰壅滞上热。"

2.《药性纂要》："助胃中生发之气，清肝经郁结之热。"

3.《冯氏锦囊》："发痘解毒。"

4.《百草镜》："解先天胎毒，开胃散郁。煮粥食，助清阳之气上升。"

5.《纲目拾遗》："安神定魂，解先天痘毒、凡中一切毒。"

6.《饮片新参》："红梅花清肝解郁，治头目痛；绿萼梅平肝和胃，止脘痛、头晕，进饮食。"

7.《重庆中药》："生津止渴，解热涤烦。"

8.《天目山药用植物志》："平肝理气，涤痰热。治瘿瘤结核。常用于妇人精神抑郁，胸膈闷塞不舒。"

9.《浙江药用植物志》："疏肝解郁。治肝胃不和，胸闷纳减，梅核气，妊娠呕吐。"

【用法用量】 内服：煎汤，2～6 g；或入丸、散。外用：鲜品，敷贴。

【选方】 1. 治咽喉异物感，上部食管痉挛　梅花、玫瑰花各3 g。开水冲泡，代茶常饮。

2. 治妊娠呕吐　梅花6 g，开水冲泡，代茶饮。（1、2方出自《浙江药用植物志》）

3. 治瘰疬　鸡蛋开一孔，入绿萼梅花将开者七朵，封口，饭上蒸熟，去梅花食蛋，每日1枚，七日痊愈。（《纲目拾遗》）

4. 治痘疹　每年腊月清晨，摘带露绿萼梅一百朵，加上白糖，捣成小饼，令食之。（《不药良方》）

5. 治唇上生疮　白梅瓣贴之，如开裂出血者即止。（4、5方出自《赤水玄珠》）

4371 梅根 méi gēn（《别录》）

【基原】 为蔷薇科杏属植物梅 *Armeniaca mume* Sieb. 的根。

【原植物】 参见"乌梅"条。

【采收加工】 全年可采，挖取侧根，切段晒干或鲜用。

【药性】《福建药物志》："微苦，平。"

【功用主治】 祛风，活血。主治风痹，喉痹，休息痢，肝肿大，瘰疬。

1.《别录》："疗风痹。"

2.《崔氏纂要方》："初生小儿，取根同桃、李根煮汤浴之，无疮热之患。"

3.《日华子》："煎浓汤，治休息痢并霍乱。"

4.《福建药物志》："活血祛瘀。治瘰疬，肝肿大。"

【用法用量】 内服：煎汤，10～15 g。外用：研末，调敷。

【选方】 1. 治喉痹　梅根，以水磨服之。（《普济方》）

2. 治胆囊炎　梅树根（多年的）60 g，水煎服，每日1剂。（《单方验方调查资料选编》）

3. 治久病后食欲不振　（梅树）干根皮60 g（花亦可），加甘草、仙鹤草各15 g，水煎冲红糖，早晚饭前各服1次。

4. 治牙痛　梅根，加黄酒，捣烂敷患处。（3、4方出自《天目山药用植物志》）

4372 梅梗 méi gěng（《纲目拾遗》）

【基原】 为蔷薇科杏属植物梅 *Armeniaca mume* Sieb. 的带叶枝条。

【原植物】 参见"乌梅"条。

【采收加工】 7～10月将带叶的枝条剪下，切段鲜用。

【功用主治】《天目山药用植物志》："理气。治妇人小产。"

【用法用量】 内服：煎汤，10～15 g。

【选方】 治妇人三月久惯小产　梅梗三五条，煎浓汤饮之，复饮龙眼汤。（《纲目拾遗》引《道听集》保产神效方）

4373 梅花参 méi huā shēn（《中国药用海洋生物》）

【异名】 凤梨参（《南海海洋药用生物》）。

【基原】 为刺参科梅花参属动物梅花参（去内脏）的全体。

【原动物】 梅花参 *Thelenota ananas*（Jaeger）

圆筒状。背面肉刺大，每3～11个肉刺基部相连，有似梅花瓣状。在瓣状肉刺中还生有小而单一的肉刺。腹面平坦，遍布小而密的管足。口稍偏于腹面，具20个触手。皮内骨片简单，一种是微小密集的颗粒体，另一种是纤细和分枝2～3次的不规则X形体。

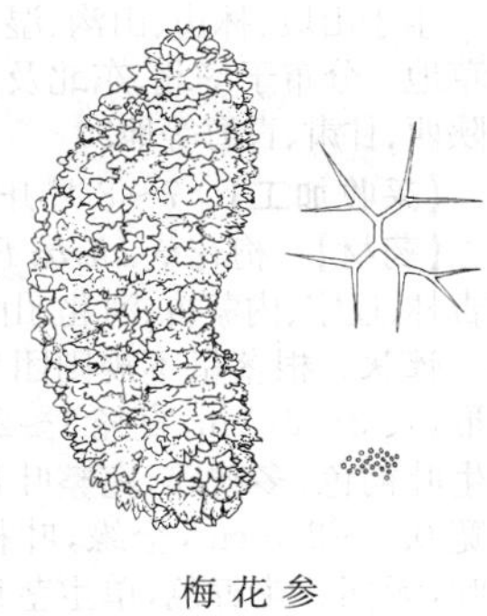

梅花参

生活时体色鲜艳，背面为橙黄色或橙红色，并散布黄色和褐色斑点，触手为黄色，腹面带红色。常栖息于水深3～10 m有海草的珊瑚沙底。泄殖腔内常有隐鱼共栖。分布于海南及西沙、中沙、东沙、南沙群岛。本种个体大，品质佳，是南海所产最好的海参。

【采收加工】 春、秋季捕获，除去内脏，洗净腔内泥沙，入适当的盐水中煮1～2 h，捞起冷却后曝干或烘至快干时，再入蓬叶液中略煮，至色变黑时，取出晒干。

【药理】 抑瘤作用　从梅花参提取的 thelenostatin 1，对肿瘤 P_{388} 的 ED_{50} 为 1.5 μg/ml[1]。从梅花参中分离的三萜苷或其混合物对酵母的细胞增殖及对肉瘤 S_{37} 细胞的生长均有抑制作用[2]。

【药性】 咸，温。归肾、肺经。

【功用主治】 补肾，益精，养血。主治身体虚弱，肺结核，神经衰弱，阳痿，水肿。

1.《南海海洋药用生物》："为滋补品。滋阴降火，补肾。治水肿。"

2.《中国药用动物志》："滋补强壮，补肾壮阳。"

【用法用量】 内服：煮食，适量；研末，每次 5～10 g。

【选方】 1. 治肺结核　梅花参 500 g，白及 250 g，龟版(炙酥)120 g。共研末，每次 15 g，每日 3 次。

2. 治产后、病后体虚　梅花参同猪蹄或猪、羊肉煨食。(1、2 方出自《海味营养与药用指南》)

4374 梅花草 méi huā cǎo (《内蒙古中草药》)

【基原】 为虎耳草科梅花草属植物梅花草的全草。

【原植物】 梅花草 *Parnassia palustris* L.

多年生草本，高 30～50 cm。根茎近球形。基生叶丛生；叶柄长 2.5～6 cm；叶片卵圆形至心形，先端钝圆或锐尖，基部心形，全缘。花单生顶端，白色至浅黄色，形似梅花；萼片 5，椭圆形；花瓣 5，平展，卵状圆形，先端圆；雄蕊 5，与花瓣互生；假雄蕊 5，上半部11～22 丝裂，裂片先端有头状腺体；心皮 4，合生，子房上位，卵形；花柱极短，顶端 4 裂。蒴果，上部 4 裂。种子多数。花期 7～8 月，果期 8～9 月。

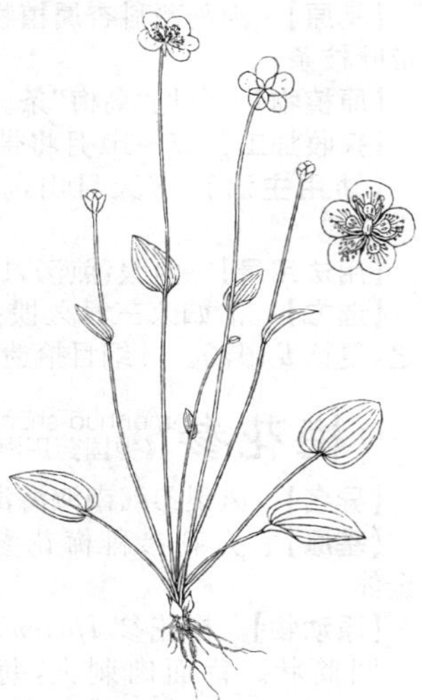
梅花草

生于山坡、林边、山沟、湿草地。分布于华北、东北及陕西、甘肃、青海等地。

【采收加工】 7～8 月开花时采收，晾干。

【药材】 梅花草 *Herba Parnassiae Palustris*　产于黑龙江、吉林、辽宁、内蒙古、河北、山西、陕西、甘肃、新疆、台湾等地。

性状　根茎呈不规则团块状，褐色，有多数须根。茎圆柱形，长 3～27 cm，直径 1～2 mm，有纵棱，质脆，易折断。基生叶褐色，多破碎，完整叶片呈卵圆形或心形，长 1～3 cm，宽 0.5～2.5 cm，全缘，叶柄较长。茎生叶 1 枚，形同基生叶，无柄。花黄色，单生茎顶。气微，味甘。

【成分】 根中含生物碱[1]。

全草含黄酮类成分：芸香苷(rutin)，金丝桃苷(hyperin)，山柰酚(kaempferol)，槲皮素(quercetin)的衍生物[2]。

【药性】 苦，凉。

1.《内蒙古中草药》："味苦，性凉。"

2.《全国中草药汇编》："微苦，平。"

【功用主治】 清热凉血，解毒消肿，止咳化痰。主治黄疸型肝炎，细菌性痢疾，咽喉肿痛，脉管炎，疮痈肿毒，百日咳，咳嗽痰多。

1.《内蒙古中草药》："清热凉血，消肿解毒。主治黄疸性肝炎，脉管炎，疮痈肿毒。"

2.《全国中草药汇编》："清热解毒，止咳化痰。主治细菌性痢疾，咽喉肿痛，百日咳，咳嗽痰多。"

【用法用量】 内服：煎汤，3～9 g；或研末，每次 1～3 g。

4375 梅核仁 méi hé rén (《纲目》)

【基原】 为蔷薇科杏属植物梅 *Armeniaca mume* Sieb. 的种仁。

【原植物】 参见"乌梅"条。

【采收加工】 将成熟的果实，除去果肉，砸开核，取种仁晒干。

【药性】 酸，平。

1.《药性论》："味酸，无毒。"

2.《纲目》："酸，平。"

【功用主治】 清暑，除烦，明目。主治暑热霍乱，烦热，视物不清。

1.《吴普本草》："明目，益气不饥。"

2.《药性论》："除烦热。"

3.《本经逢原》："清妇人子脏中风气积滞。"

4.《本草求原》："治暑气霍乱。"

【用法用量】 内服：煎汤，2～5 g；或入丸剂。外用：捣敷。

【选方】 1. 治暑气霍乱　梅核仁同丝瓜叶或扁豆叶，捣烂。新汲水调灌，即解。(《本草求原》)

2. 治代指肿痛　梅核中仁熟捣，以淳苦酒和敷之。(《肘后方》)

4376 梅花冰片 méi huā bīng piàn (《中药材手册》)

【异名】 龙脑(《别录》)，龙脑香(《新修本草》)，脑子(《海上名方》)，冰片、片脑、冰片脑、梅花脑(《纲目》)，天然冰片、老梅片、梅片(《中药材手册》)。

【基原】 为龙脑香科龙脑香属植物龙脑香树的树脂中析出的天然结晶性化合物。

【原植物】 龙脑香树 *Dryobalanops aromatica* Gaertn. f.

常绿乔木，高达 5 m。树皮裂缝处有龙脑结晶。叶互生，革质；叶片卵状椭圆形，先端急尖或渐尖，全缘，基部钝圆或阔楔形，上面亮绿色，背面灰绿色；主脉明显，侧脉网状。圆锥花序生于上部枝腋；花两性；花托肉质微凹；花萼 5，覆瓦状排列；花瓣 5，白色；雄蕊多数，离生，花药线状；雌蕊 1，子房上位，3 室，花柱丝状。干果卵圆形，果皮革质；种子 1～2 颗，具胚乳。

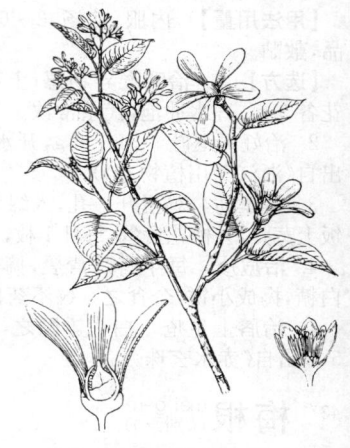

龙脑香树

生于热带雨林地区。分布于南洋群岛。

本植物的种子(龙脑香子)、油树脂(龙脑膏香)亦供药用,另设专条。

【采收加工】 从龙脑香树干的裂缝处,采取干燥的树脂,进行加工。或砍下树干及树枝,切成碎片,经水蒸气蒸馏升华,冷却后即成结晶。

【药材】 梅花冰片 *Borneolum* 主产于印度尼西亚的苏门答腊等地。

性状 玉白色或灰白色半透明结晶。呈多角形片状或颗粒状。质松脆,气芳香,味辛、凉,嚼之则慢慢溶化。具挥发性,燃烧时无黑烟或微有黑烟。冰片商品除梅花冰片外,还有艾片(来源于菊科艾纳香)及机片。机片为人工化学合成品。

【成分】 冰片为右旋龙脑(borneol)[1]。

【药理】 1. 对中枢神经系统的作用 龙脑或异龙脑、合成冰片250 mg/kg腹腔注射,对热板法的实验小鼠,能显著延长其舔足时间;200 mg/kg腹腔注射显著延长戊巴比妥钠所致小鼠睡眠时间。实验表明有明显镇痛和镇静作用,异龙脑的作用比龙脑强[1]。培养液中加冰片有促进雪旺细胞(神经胶质细胞)生长和分裂的作用,其最佳浓度为40 mg/100 ml[2]。

2. 抗炎作用 5%龙脑或异龙脑乳剂涂耳对2%巴豆油合剂涂耳所致小鼠炎症反应有抑制作用,其中异龙脑作用显著。5%龙脑或异龙脑乳剂3.5 ml/kg腹腔注射对大鼠蛋清性足跖肿胀均有显著抑制作用,其中异龙脑作用较强[3]。

3. 抗菌作用 龙脑、异龙脑和人工合成冰片对金黄色葡萄球菌、乙型溶血性链球菌、草绿色链球菌、肺炎链球菌和大肠杆菌等,在试管内均有明显抗菌作用,三者的抗菌作用相似,低浓度抑菌,高浓度杀菌[4]。

4. 抗生育作用 给妊娠早期(7~9 d)、中期(10~14 d)和晚期(16~18 d)小鼠腹腔注射1/4、1/8和1/16 LD_{50}的冰片乳剂1次,对妊娠早期无明显引产作用,对妊娠中期和晚期有显著引产作用[5]。

5. 与其他药物的相互作用 给大鼠先灌胃冰片5 mg/kg,能明显提高四甲基吡嗪(川芎的主要有效成分)的血药浓度,增加曲线下面积[6]。冰片(BO)和水杨酸(SA)的低共熔物(BO-SA)的大鼠离体皮肤透过实验表明,BO-SA的透过速度比单纯混合物和单一BO分别大3.5倍和8.5倍[7]。

6. 其他作用 龙脑和异龙脑200 mg/kg腹腔注射能明显延长常压缺氧小鼠存活时间,异龙脑的作用较龙脑强[1]。龙脑能部分拮抗乙酰胆碱所致大鼠十二指肠的收缩[8]。

7. 体内过程 ^{3}H-冰片1 μCi/(g体重)给小鼠灌胃可迅速经肠黏膜吸收,给药5 min可透过血脑屏障,且在中枢神经有较高浓度和较长停留时间,可能与其开窍作用有关。冰片在血液中能较长时间维持较高血药浓度,由肝、肾消除较快,不易蓄积[9]。^{3}H-冰片2.6 μCi/只小鼠静脉注射分布半衰期为2.8 min,主要分布心、肺、肝、肾等。3.5 μCi/只灌胃,半吸收期为0.157 h,吸收系数为0.25,表明生物利用度较差;消除半衰期为5.3 h,不易蓄积[10]。

毒性 冰片的急性毒性实验结果不尽一致,小鼠灌胃的LD_{50},l-龙脑、d-龙脑和dl-异龙脑分别为3 720 mg/kg、4 960 mg/kg和3 830 mg/kg[11];龙脑、异龙脑和合成冰片分别为2 879 mg/kg、2 269 mg/kg和2 507 mg/kg[1];也有报道龙脑为1 059 mg/kg[12]。小鼠腹腔注射冰片乳剂的LD_{50}为907 mg/kg[5]。以125 mg/kg和500 mg/kg慢性给药,l-龙脑和d-龙脑对外周血液指标和器官重量有影响;dl-异龙脑引起肝损害[11]。龙脑5 g/kg(=LD_{50})给大鼠灌胃使脑突触体碱性磷酸酶的米氏常数(K m)增加,表明对碱性磷酸酶有竞争性抑制作用,可能与其神经毒性作用有关[13]。

【药性】 辛、苦,凉。入心、肺经。

1.《新修本草》:"味辛、苦,微寒(一云温平),无毒。"

2. 李东垣:"入肾。"(引自《本草发挥》)

3.《本经逢原》:"辛、苦,温,有毒。"

4.《药性考》:"辛,热。"

【功用主治】 开窍醒神,散热止痛,明目去翳。主治中风口噤,热病神昏,惊痫痰迷,气闭耳聋,目赤翳膜,喉痹,口疮,痈肿,痔疮,蛲虫病。

1.《别录》:"妇人难产,取龙脑研末少许,以新汲水调服。"

2.《新修本草》:"主心腹邪气,风湿积聚,耳聋,明目,去目赤肤翳。"

3.《海药本草》:"主内外障眼,三虫,治五痔,明目,镇心,秘精。"

4.《本草元命苞》:"通关膈热塞,利闭壅风涎,点内外障视物不睹,退目赤痛,肤翳侵睛。能镇惊明目,善安神秘精。治心腹邪气,去风湿耳聋。"

5.《本草药性大全》:"治喉痹肿塞;治小儿痘疮,心烦,狂躁妄语,治内外障眼。治大人小儿风涎闭塞及暴得惊热。"

6.《纲目》:"疗喉痹,脑痛,鼻瘜,齿痛,伤寒舌出,小儿痘陷,通诸窍,散郁火。"

7.《本草备要》:"治惊痫痰迷。"

8.《医林纂要》:"生肌止痛。"

【用法用量】 内服:入丸、散,0.15~0.3 g,不入煎剂。外用:研末撒,或吹、搽,或点,或调敷。

【宜忌】 孕妇及虚证者慎服。

1.《补遗药性赋》:"若服饵过多至两许,则身冷如醉,气绝而非中毒,盖性寒故也。"

2.《本草经疏》:"急惊属实热可用;慢惊属虚寒不可用。眼目昏暗属肝肾虚者不宜入点药。"

3.《本草求原》:"目病风病阴虚者忌之。"

4.《萃金裘本草述录》:"孕妇禁用。"

【选方】 1. 治急中风目瞑牙噤,不能下药 天南星(生捣为细末)、龙脑(别研)。上二味,各等分,重研细。以中指点散子,揩齿三二十次在大牙左右,其口自开,始得下药。患者只使一字至半钱匕。(《圣济总录》开关散)

2. 治伏热在心,昏瞀不省,或误热药,搐热冒昧不知人,及疮疹倒靥黑陷 生梅花脑子(研)半字或一字。取新杀猪心一个,取心中血同研作大丸,用新汲水少许化下,未省再服;如疮疹陷伏者,温酒化下。(《小儿药证直诀》)

3. 治头脑疼痛 片脑一钱,纸卷作拈,烧烟熏鼻,吐出痰涎即愈。(《寿域神方》)

4. 治眼生花翳 龙脑一钱,川朴硝半两。上件药同研如粉。每以铜箸取如大豆大,点之。(《圣惠方》)

5. 治睛漏疮,目大眦出脓汁有窍 龙脑、马牙硝各半钱,绿豆粉一钱。同研极细。用灯心粘药点之,日四五次。(《圣济总录》)

6. 治风热喉痹 灯心一钱,黄柏五分(并烧存性),白矾七分(煅过),冰片脑三分。为末。每以一二分吹患处。(《濒湖集简方》)

7. 治耳聋 冰片半分(细研),椒目半两(捣末),杏仁一分(浸去皮尖),捣研令匀,绵裹似枣核大,塞耳中,日二易

之。(《圣惠方》)

8. 治痢疾,肛门肿胀如痔状　用冰片研乳调搽。(《慎斋遗书》)

9. 治内外痔疮　片脑一二分。葱汁化搽之。(《简便单方》)

10. 治烫、烧伤　冰片10 g,银朱5 g,香油100 ml。先将香油倒入铝锅熬开,后把银朱、冰片放入,加热成红褐色,即成膏。将创面消毒后涂抹,每日1次。(辽宁《中草药新医疗法资料选编》)

【临床报道】 1. 治疗失眠　选取神门、脑、皮质下、交感、神经衰弱点、失眠等耳穴为主穴,取米粒大小冰片放在0.5 cm×0.5 cm胶布中心,贴于耳穴上,按揉1 min,每晚睡前按揉3～5 min。共治疗92例,结果:显效40例,有效48例,无效或情况不明者4例[1]。

2. 治疗胃肠道功能紊乱所致的腹痛,肠胀气,呕吐　用冰片,每次0.5～0.8 g,每日1次,加水溶化后顿服,一次不效,可连用3～7次,用量用法同前。共治疗124例,结果:显效74例,有效38例,12例无效,总有效率86%[2]。

3. 治疗口疮　以青冰粉(青黛、冰片各等量,研末)治疗口疮,适量撒于溃疡面上,闭口10 min,每日3～5次。治疗350例,用药2～5 d后全部痊愈[3]。

4. 治疗化脓性中耳炎　用冰片1份,菜籽油10份,浸泡1星期,装入滴耳药瓶,洗尽耳道分泌物后,每日滴3次,每次3滴。共治82例,结果:治愈77例,无效5例,总有效率为93%[4]。

5. 治疗面神经炎　取新鲜蓖麻籽10 g,去皮研碎,冰片8 g研碎,二药混匀后装入纱布袋中,将纱布袋放在患侧面部,以覆盖颊车、地仓、翳风穴为宜,然后用热水袋或热水杯放在纱袋上加热,持续30 min时,每日2次,药物每日1换,5 d为1个疗程。共治疗13例,全部治愈,其中2个疗程治愈6例;3个疗程治愈5例;4个疗程治愈2例[5]。

6. 治疗面游风　用生大黄100 g,冰片20 g,食醋250 g,置密封瓶中浸泡7 d,待成深棕色即可应用。大黄可研末放入瓶中,但不宜炒。治疗时先将75%的乙醇消毒患处,再涂大黄冰片酊,每日3～4次。用药后皮肤有轻度刺激感,几分钟后可消失。治疗50例,结果:治愈20例;显效15例;有效15例;无效5例,总有效率为95%[6]。

7. 治疗带状疱疹　将雄黄10 g,冰片1.5 g研碎后溶于75%乙醇100 ml内即成雄黄冰片酊。用生理盐水清洗患处后,外涂雄黄冰片酊,每日4～6次。共治疗43例,全部治愈,平均治疗天数7 d。其中发热者当天或次日热退。疼痛1～5 min明显减轻,皮疹红肿1 d明显减退,水泡、脓血泡2～4 d消退或结痂脱落。溃疡4～7 d结痂脱落,最迟10 d脱痂[7]。

8. 治疗Ⅱ度烧伤　取新鲜鸡蛋,用清水冲洗后浸泡于75%的乙醇中10～15 min,以对蛋壳表面灭菌。在蛋壳一端破一小口,将蛋清流入无菌杯内,加入适量的冰片,用无菌棒搅拌均匀后备用。用时选清创处理,有水疱者剪破水疱皮,排出疱内液体。将配制好的冰片鸡蛋清涂布于创面上。涂布时应注意轻柔、均匀,待其自然干燥。数分钟后即可在创面结成蛋痂,以后每隔2～3 h涂布1次。一般浅Ⅱ度烧伤创面涂3～4 d,深Ⅱ度烧伤涂5～7 d。停涂后可用灭菌生理盐水湿润创面的蛋痂,使之逐渐软化脱落。通常蛋痂在伤后8～10 d可完全脱落,观察418例患者,无一例发生感染。浅Ⅱ度烧伤创面一般在7～8 d愈合,深Ⅱ度者10～14 d愈合,愈合后的创面均不遗留瘢痕[8]。

9. 治疗子宫颈糜烂　对阴道进行常规消毒灌洗后,视糜烂面积大小,以一带线无菌棉球,蘸取不同数量的冰硼散敷于患处,每日1次,6～7 d为1个疗程。共治171例,结果:痊愈144例,显效17例,好转6例,无效4例,总有效率为97.6%。痊愈的144例中,用药最少3次,最多10次[9]。

【各家论述】 1.《本草衍义》:"龙脑,此物大通利关膈热塞。其清香为百药之先,大人小儿风涎闭壅,及暴得惊热,甚济用。然非常服之药,独行则势弱,佐使则有功。于茶亦相宜,多则掩茶气味。"

2.《本草集要》:"龙脑,大辛善走,故能散热,通利结气,目痛、喉痹、下疳诸方多用之者,取其辛散也。世人误以为寒,不知其辛散之性,似乎凉尔。诸香皆属阳,岂有香之至者而性反寒乎?"

3.《纲目》:"古方眼科、小儿科皆言龙脑辛凉,能入心经,故治目病、惊风方多用之。痘疮心热血瘀倒靥者,用引猪血,直入心窍,使毒气宣散于外,则血活痘发,其说皆似是而实未当也。目病、惊病、痘病,皆火病也,火郁则发之,从治之法,辛主发散故尔。其气先入肺,传于心脾,能走能散,使壅塞通利,则经络条达,而惊热自平,疮毒能出。用猪心血,能引龙脑入心经,非龙脑能入心也。"

4. 李东垣:"龙脑入骨,风病在骨髓者宜用之,若风在血脉肌肉,辄用脑、麝,反引风入骨髓,如油入面,莫之能出也。"(引自《纲目》)

5.《本草汇言》:"龙脑香,开窍辟邪之药也,性善走窜,启发壅闭,开达诸窍,无往不通,然芳香之气能辟一切邪恶,辛烈之性能散一切风热。故《唐本草》主暴赤时眼,肿痛羞明,或喉痹痈胀,水浆不通,或脑风头痛,鼻瘜鼻渊,或外痔肿痛,血水淋漓,或交骨不分,胎产难下,或风毒入骨,麻痛拘挛,或痘毒内闭,烦闷不出。此药辛香芳烈,善散善通,为效极捷,一切卒暴气闭,痰结神昏之病,非此不能治也。""然非常服之药,如大人小儿风涎闭塞,及暴得惊热者可用,如久病元虚,而成中风风痹之证,吐泻后成慢惊者,不可用也;眼目系暴热成翳障者可用,如肝肾精血不足,成昏暗者,不可用也;风痛在骨髓者可用,在血脉肌肉者,不可用也。世但知其凉而通利,未达其热而轻浮飞越,喜其香而贵重,动辄与麝香同为桂附之助,然人身之阳易动,阴易亏,不可不慎也。"

6.《本草经疏》:"龙脑香,其香为百药之冠。凡香气之甚者,其性必温热,李珣言温,元素言热是矣。气芳烈,味大辛,阳中之阳,升也散也。性善走窜开窍,无往不达,芳香之气,能辟一切邪恶,辛热之性,能散一切风湿,故主心腹邪气及风湿积聚也。耳聋者窍闭也,开窍则耳自聪;目赤肤翳者,火热甚也,辛温主散,能引火热之气自外而出,则目自明,赤痛肤翳自去,此从治之法也。《别录》又主妇人难产者取其善走,开通关窍之力耳。"

7.《本草正》:"味微甘大辛,敷用者其凉如冰,而气雄力锐。本非热,阳中有阴也。善散气,散血,散火,散滞,通窍,辟恶,逐心腹邪气。""凡用此者宜少而暂,多则走散真气,大能损人。"

8.《医林纂要》:"冰片,辛香之气,固无不达……或疑辛味补肝,则不当寒,香气属阳,亦不当寒。岂知阴阳之中,又各分阴阳……郁金亦辛而寒,梅花独作寒香,勿谓辛香遂不寒也。但寒而香者,阴中之阳耳……冰片主散郁火,能透骨除热,治惊痫,痰迷,喉痹,舌胀,牙痛,耳聋,鼻瘜,目赤肤翳，痘毒内陷，杀虫，疮痔，催生，性走而不守，亦能生肌止痛。然散而易竭，是终归阴寒也。”

9.《本经便读》：“冰片，辛温香烈，宣窍散气。凡一切风痰，诸中内闭等证，暂用以开闭搜邪。然辛香走窜之极，服之令人暴亡。惟外症点眼、吹喉等药用之，或借以辛散，或赖其香开耳。”

4377 梅花刺果 méi huā cì guǒ（《贵州草药》）

【异名】 打油果（《贵阳民间草药》），打枪果（《贵州草药》），炮筒果、牛奶锤、狗奶子（《全国中草药汇编》）。

【基原】 为蔷薇科扁核木属植物扁核木 *Prinsepia utilis* Royle 的果实。

【原植物】 参见“青刺尖”条。

【采收加工】 7～10月采摘果实，晒干。

【药性】 苦、酸，凉。

1.《贵州草药》：“性温，味苦、酸。”

2.《全国中草药汇编》：“苦、辛、凉。”

【功用主治】 消食，明目，解毒。主治食积不化，目翳多泪，疮毒痈疽。

1.《贵州草药》：“消积去翳。治目翳多泪。”

2.《全国中草药汇编》：“消食健胃。治消化不良。”

【用法用量】 内服：煎汤，15～30 g；或浸酒。

【选方】 1. 治消化不良 青刺尖果4个，研粉，开水送服，每日2次。（《全国中草药汇编》）

2. 治目翳多泪 梅花刺果30 g，煎水服。（《贵州草药》）

4378 梅花刺根 méi huā cì gēn（《贵阳民间药草》）

【基原】 为蔷薇科扁核木属植物扁核木 *Prinsepia utilis* Royle 的根。

【原植物】 参见“青刺尖”条。

【采收加工】 全年均可采挖，切段，晒干或鲜用。

【药性】 苦，凉。

1.《滇南本草》：“味苦，性寒。”

2.《贵州草药》：“性温，味苦、酸。”

【功用主治】 清热解毒，活血消肿，止咳消积。主治疮疡肿痛，风湿痹痛，月经不调，跌打损伤，风热咳嗽，食积停滞。

1.《滇南本草》：“主攻一切痈疽毒疮，有脓者出头，无脓者立消，散结核。”

2.《贵州草药》：“止咳化痰，消积。”

3.《全国中草药汇编》：“清热解毒，活血消肿。主治淋巴腺炎，腮腺炎，乳腺炎，风湿性关节炎，痔疮，跌打损伤，月经不调，贫血，牙龈出血。”

【用法用量】 内服：煎汤，15～30 g，鲜品加倍；或泡酒。

【选方】 1. 治淋巴腺炎，腮腺炎，乳腺炎，疮疖 青刺尖根30 g，水煎服；外用鲜叶捣敷。

2. 治风湿性关节炎 青刺尖根60 g，泡酒500 g，每服15～20 ml，每日2次。

3. 治月经不调，贫血，牙龈出血 鲜青刺根30～60 g，水煎服。

4. 治跌打损伤 鲜青刺尖根30～60 g，水煎服；外用鲜叶捣敷。（1～4方出自《全国中草药汇编》）

5. 治虚痨咳嗽 梅花刺根60 g，炖猪肉吃。

6. 治积食 梅花刺根30 g，煎水调米面煎汤粑吃。（5、6方出自《贵州草药》）

4379 梓木 zǐ mù（《握灵本草》）

【异名】 雷电木（《中国药用植物图鉴》）。

【基原】 为紫葳科梓树属植物梓 *Catalpa ovata* G. Don 的木材。

【原植物】 参见“梓白皮”条。

【采收加工】 全年可采，切薄片，晒干。

【成分】 梓木的木部含：β-谷甾醇（β-sitosterol），蜡酸（cerotic acid），香草酸（vanillic acid），阿魏酸（ferulic acid），对羟基苯甲酸（*p*-hydroxybenzoic acid），对羟基桂皮酸（*p*-hydroxycinnamicacid），丁香酸（syringic acid），香草醛（vanillin）[1]，三十烷酸（2-对羟苯基乙基）酯〔2-(4-hydroxyphenyl)ethyl triacontanoate〕，1-二十八酰基甘油酯（1-octacosanoyl glyceride），二十四烷酸（tetracosanoic acid），阿魏酸-二十六烷醇酯（*n*-hexacosylferulate），梓桐（catalponone），脱氧拉杷醇（deoxylapachol）[2]，梓内酯酮（catalpalactone）[3]，梓木酮醇（catalponol）[4]，1-甲基萘醌（1-menaquinone），α-拉杷醌（α-lapachone），4-羟基-α-拉杷醌（4-hydroxy-α-lapachone），9-羟基-α-拉杷醌（9-hydroxy-α-lapachone），4，9-二羟基-α-拉杷醌（4，9-dihydroxy-α-lapachone），8-羟基去氢-异-α-拉杷醌（8-hydroxydehydro-iso-α-lapachone），3，8-二羟基去氢-异-α-拉杷醌（3，8-dihydroxydehydro-iso-α-lapachone），1-羟基-2-甲基-蒽醌（1-hydroxy-2-methyl-anthraquinone），去氢-α-拉杷醌（dehydro-α-apachone）[5]。

【药性】 苦，寒。

【功用主治】 催吐，止痛。主治霍乱不吐不泻，手足痛风。

【用法用量】 内服：煎汤，5～9 g。外用：煎汤熏蒸。

【选方】 1. 治霍乱不吐不泻 梓木屑煎浓汁吐之。

2. 治手足痛风 梓木煎汤，桶上蒸之，勿令汤气入目。（1、2方出自《握灵本草》）

4380 梓叶 zǐ yè（《本经》）

【基原】 为紫葳科梓树属植物梓 *Catalpa ovata* G. Don 的叶。

【原植物】 参见“梓白皮”条。

【采收加工】 5～7月采摘，鲜用或晒干。

【成分】 梓叶含酚酸：对香豆酸（*p*-coumaric acid）[1]，对羟基苯甲酸（*p*-hydroxybenzoic acid）[2]。糖苷成分：甲基（6-O-对羟基苯甲酰基）-β-D-吡喃葡萄糖苷〔methyl(6-O-*p*-hydroxybenzoyl)-β-D-glucopyranoside〕，乙基（6-O-对羟基苯甲酰基）-β-D-吡喃葡萄糖苷〔ethyl(6-O-*p*-hydroxybenzoyl)-β-D-glucopyranoside〕，1，6-二氧-对香豆酰基-β-D-吡喃葡萄糖苷（1，6-di-O-*p*-coumaroyl-β-D-glucopyranoside），1，6-二氧-对羟基苯甲酰基-β-D-吡喃葡萄糖苷（1，6-di-O-*p*-hydroxybenzoyl-β-D-glucopyranoside），12-羟基-8，11，13-松香三亚乙基四胺-19-醛（12-hydroxy-8，11，13-abietain-19-al）[3]。

【药性】 苦，寒。

【功用主治】 清热解毒，杀虫止痒。主治小儿发热，疮疖，疥癣。

1.《本草经集注》：“疗手脚火烂疮。”

2.《四声本草》：“（煎）洗小儿壮热，一切疮疥，皮肤瘙痒。”

【用法用量】 外用：煎汤洗；或煎汁涂；或鲜品捣敷。

【选方】 1. 治风癣疙瘩　梓叶、木棉子、羯羊屎、鼠屎等分。入瓶中,合定,烧取其汁涂之。(《试效录验方》)

2. 治疮疖　鲜梓叶适量,捣烂敷患处。(《吉林中草药》)

4381 梓实 zǐ shí (《现代实用中药》)

【基原】 为紫葳科梓树属植物梓 *Catapla ovata* G. Don 的果实。

【原植物】 参见"梓白皮"条。

【采收加工】 7～8月摘取成熟果实,晒干。

【药材】 梓实 *Fructus Catalpae Ovatae*　全国大部分地区均产。

性状　果实呈狭线形,鲜时具强黏性,熟时渐消失,长 20～30 cm,直径 5～9 mm,微弯转,暗棕色或黑棕色,有细纵皱,并有光泽细点,粗糙而脆,先端常破裂,露出种子,基部有果柄。种子菲薄,淡褐色,长 5 mm,直径 2～3 mm,上下两端具白色光泽毛绒,长约 1 cm,中央内面有暗色脐点,种皮除去可见子叶 2 片。气微,味淡。

【成分】 梓果实含梓果苷(catalposide),梓果次苷(catalpinoside)即梓醇(catalpol)[1],对羟基苯甲酸(*p*-hydroxybenzoic acid)[2,3]和枸橼酸(citric acid)[4]。

【药理】 1. 利尿作用　梓实的利尿作用有效成分除钾盐外,尚有梓果苷(Ⅰ)和梓果次苷(Ⅱ)[1]。在水负荷家兔,Ⅰ20 mg/kg 静脉注射,引起明显的钠利尿作用;而同量的Ⅱ能增加 H_2O 和 Cl^- 排除,而不增加 Na^+ 和 K^+ 的排出。Ⅰ或Ⅱ50 mg/kg 腹腔注射,对水负荷大鼠有相似的作用;但对生理盐水负荷大鼠,同量的Ⅰ或Ⅱ可使 K^+ 排出增加。在碱中毒大鼠,Ⅰ10 mg/kg 或Ⅱ20 mg/kg 腹腔注射,其利尿作用比正常大鼠强,同时Ⅱ使 K^+ 排出增加;在酸中毒大鼠,Ⅰ和Ⅱ的利尿作用减弱,只有在 100 mg/kg(Ⅰ)时,腹腔注射,能使 Na^+ 排出增加,而 K^+ 排出减少。在双侧肾上腺切除的大鼠,Ⅰ和Ⅱ也能使 Na^+ 排出增加[2]。另有报道,从梓未成熟果中提取的对羟基苯甲酸(Ⅲ)能显著增加家兔尿排泄量,同时也增加 K^+、Na^+ 和 Cl^- 的排出[3]。

2. 其他作用　梓果苷(Ⅰ)和梓果次苷(Ⅱ)对大鼠肾无碳酸酐酶抑制作用,对肾小球滤过率和肾血流量也无影响。对家兔血压、离体蛙心和豚鼠心脏均无明显影响[2]。

【药性】 甘,平。

【功用主治】 利水消肿。主治小便不利,浮肿,腹水。

1.《现代实用中药》:"利尿。治浮肿。"

2.《中国药用植物图鉴》:"外用杀虫。"

【用法用量】 内服:水煎,9～15 g。

【选方】 1. 治肾炎水肿　梓实 9 g,水煎服;或加黄芪、茯苓各 9 g,玉米须、白茅根各 15 g,水煎服。

2. 治晚期血吸虫病腹水　梓实 5～10 g,水煎,分 3 次服,连服 17～49 d。(1、2 方出自《福建药物志》)

4382 梓白皮 zǐ bái pí (《本经》)

【异名】 梓皮(《外台》),梓木白皮(《圣惠方》),梓树皮(《济阴纲目》),梓根白皮(《四川中药志》),土杜仲(《湖南药物志》)。

【基原】 为紫葳科梓树属植物梓的根皮或树皮的韧皮部。

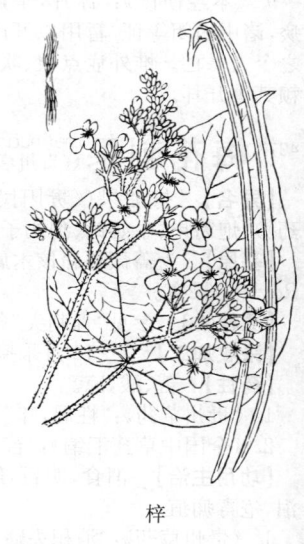

【原植物】 梓 *Catalpa ovata* G. Don [*C. kaempferi* Sieb. et Zucc.; *C. henryi* Dode]　又名:木王(《埤雅》),楸(《植物名实图考长编》),花楸、水桐、河楸(《河南经济植物志》),臭梧桐(《东北植物检索表》),黄花楸(《云南造林树》),木角豆(《杭州药用植物志》)。

梓

乔木,高达15 m。树皮灰褐色,纵裂;幼枝常带紫色,被稀疏柔毛。叶对生或近于对生,有时轮生;叶柄长 6～18 cm;叶片阔卵形,先端渐尖,基部心形,全缘或浅波状,微被柔毛或近无毛,侧脉 4～6 对,基部掌状脉 5～7 条。顶生圆锥花序;花萼 2 唇开裂,绿色或紫色;花冠钟状,淡黄色;能育雄蕊 2,花丝插生于花冠筒上,退化雄蕊 3;子房上位,棒状,柱头 2 裂。蒴果线形,下垂。种子长椭圆形。花期 5～6 月,果期 7～8 月。

生于低山河谷,湿润土壤,多栽培于村庄附近及公路两旁。分布于长江流域及以北地区。

本植物的叶(梓叶)、果实(梓实)、木材(梓木)亦供药用,另设专条。

【栽培】 生物学特征　适应性较强,喜温暖、湿润,也能耐寒。土壤以深厚、肥沃的夹沙土较好。

繁殖方法　种子繁殖,育苗移栽。3～4 月在整好的地上作 1.3 m 宽的畦,在畦上开横沟,沟距 33 cm,深约 7 cm,插幅约 10 cm,施人畜粪水,把种子混合于草木灰内,匀撒沟里,上盖草木灰或细土 1 层,并盖草,至发芽时揭去。培育 1 年即可移栽。在冬季落叶后至早春发芽前挖起幼苗,将根部稍加修剪,在选好的地上,按行、株距各约 2.3 m 开穴,每穴栽植 1 株,盖土压紧,浇水。

田间管理　种子发芽后,要注意扯草,苗高 7～10 cm 时匀苗,每隔 7～10 cm 有苗 1 株,并行中耕除草、追肥 1 次,在 6～7 月再行中除 1 次。第二年春季中除、追肥 1 次。移栽后的 3～5 年内,每年都要松穴除草 3 次,在春、夏、冬季进行。并自第三年起,每年冬季要适当剪去侧枝,培育主干,以利生长。在封林以后,即可不加管理。

【采收加工】 5～7 月采挖,将皮剥下,晒干。

【药材】 梓白皮 *Cortex Catalpae Ovatae*　全国大部分地区均产。

性状　根皮呈块片状、卷曲状,大小不等,长 20～30 cm,直径 2～3 cm,厚 3～5 mm。外表面栓皮易脱落,棕褐色,皱缩,有小支根痕;内表面黄白色,平滑细致,具细网状纹理。折断面不平整,纤维性,撕之不易成薄片。气微,味淡。

【成分】 梓茎皮含萜类:羽扇豆醇(lupeol),阿魏酸(ferulic acid),6-阿魏酰梓醇(6-feruloyl catalpol),梓果苷(catalposide),6-阿魏酰基蔗糖(6-feruloyl sucrose)[1]。含萘醌类:9-甲氧基-α-拉杷醌(9-methoxy-α-lapachone)[1],α-拉杷醌(α-lapachone),9-羟基-α-拉杷醌(9-hydroxy-α-lapachone)[2];另含三十烷酸(2-对羟苯基乙基)酯〔2-(*p*-hydroxyphenyl)ethyl triaconta noate〕[1],对香豆酸(*p*-coumaric acid)[3]。

根皮含异阿魏酸(isoferulic acid),对羟基苯甲酸(*p*-hydroxybenzoic acid)和谷甾醇(sitosterol)[3]。

【药理】 抗诱变作用 梓的茎皮甲醇提取物有显著抗诱变作用。经分离发现其己烷组分具有显著的抗黄曲霉毒素 B_1 的致突变作用。经鉴定效成分为 α-拉杷醌和 9-羟基-α-拉杷醌的混合物[1]。

【药性】 苦,寒。归胆、胃经。

1.《本经》:"味苦,寒。"

2.《别录》:"无毒。"

3.《长沙药解》:"入足少阳胆、足阳明胃经。"

【功用主治】 清热利湿,降逆止吐,杀虫止痒。主治湿热黄疸,胃逆呕吐,疮疥,湿疹,皮肤瘙痒。

1.《本经》:"主热,去三虫。"

2.《别录》:"疗目中疾。""主吐逆胃反,去三虫,小儿热疮,身头热烦,蚀疮,汤浴之并封薄、散敷。"

3.《日华子》:"煎汤洗小儿壮热,一切疥疮,皮肤瘙痒。"

【用法用量】 内服:煎汤,5~9 g。外用:研末调敷或煎水洗浴。

【选方】 1. 治伤寒瘀热在里,身必黄 麻黄(去节)二两,连轺二两,杏仁(去皮、尖)四十个,赤小豆一升,大枣(擘)二十枚,生梓白皮(切)一升,生姜(切)二两,甘草(炙)二两。上八味,以潦水一斗,先煮麻黄再沸,去上沫,内诸药,煮取三升,去滓。分温三服,半日服尽。(《伤寒论》麻黄连轺赤小豆汤)

2. 治伤寒及时气温病及头痛、壮热、脉大,始得一日 生梓木削去黑皮,细切里白一升,以水两升五合煎,去滓,一服八合,三服。(《肘后方》)

3. 治小儿家火丹 梓木白皮三两,蓼叶三两。上件药,烧为灰,细研,以鸡子白调,数数涂之,以瘥为度。(《圣惠方》)

4. 治阴中生细虫,痒不可忍 梓树皮焙干为末二钱,枯矾五分,麝香少许。上和一处,研匀敷之,立效。(《济阴纲目》)

5. 治急性肾炎 梓根皮、冬瓜皮、赤小豆各 15 g,水煎服。

6. 治疔、疖 梓根皮、垂柳根各等量。研末,麻油调涂患处。(5、6 方出自《福建药物志》)

【各家论述】 1.《本经逢原》:"梓皮,能利太阳、阳明经湿热,仲景麻黄连轺赤小豆汤用之;其治温病复伤寒饮变为胃啘者,煮汁饮之,取其引寒饮湿邪下泄也。"

2.《萃金裘本草述录》:"泄戊土之湿热,清甲木之郁遏。湿热消,则黄疸自退;胆胃逆,则呕吐自生;湿热郁遏不得汗泄,则生疥、痤、癣、痱之类。此物专清胃中虚热,故能洗疥癣而除瘙痒。"

4383 梳篦叶 shū bì yè
(《广西药用植物名录》)

【异名】 金鸡尾、年年松(《植物名实图考》),大克蕨、山花蕨(广西)。

【基原】 为蹄盖蕨科双盖蕨属植物双盖蕨的全草。

【原植物】 双盖蕨 *Diplazium donianum* (Mett.) Tard-Blot. [*Asplenium donianum* Mett.] 又名:大羽双盖蕨(《鼎湖山植物名录》)。

植株高 30~60 cm。根茎粗壮,长而横生,顶端和叶柄基部密被黑色、披针形鳞片,边缘有小齿。叶近生;叶片厚纸质,无毛,长圆形或卵状长圆形,一回羽状;侧生羽片 2~5 对,互生,斜向上,有短柄,长圆状披针形或卵状披针形,顶端渐尖略呈尾状,基部阔楔形,全缘或向顶部具疏锯齿;中脉明显,侧脉羽状分叉,每组有小脉 3~5 条,直达叶边。孢子囊群线形;囊群盖同形,膜质。

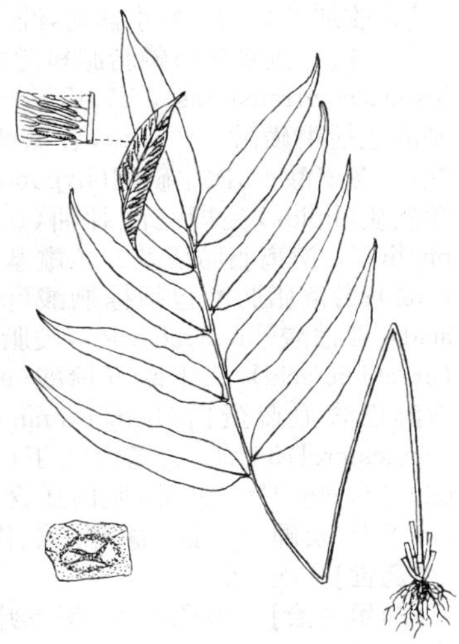

双盖蕨

生于海拔 350~1 400 m的山地林下溪边或湿石上。分布于福建、广东、广西、海南、云南、台湾等地。

【采收加工】 全年均可采收,鲜用或晒干。

【药性】 《中国药用孢子植物》:"微苦,寒。"

【功用主治】 清热利湿,凉血解毒。主治湿热黄疸,蛇咬伤,外伤出血,痛经。

1.《植物名实图考》:"解水毒。"

2.《广西民族药简编》:"水煎服治黄疸型肝炎(苗族)。"

3.《中国药用孢子植物》:"清热利湿,凉血解毒。治黄疸,外伤出血,蛇咬伤等。"

【用法用量】 内服:煎汤,15~30 g。外用:鲜品捣敷;或晒干研末调敷。

【选方】 1. 治黄疸 双盖蕨 15 g,虎杖 15 g,茜草 12 g,煎服。

2. 治蛇咬伤 双盖蕨 30 g,半枝莲 15 g,煎服,并取适量捣敷患处。(1、2 方出自《中国药用孢子植物》)

4384 梭子蟹 suō zǐ xiè
(《中国药用海洋生物》)

【异名】 蝤(《本草图经》),海蟹(《药性切用》),海螃蟹(《全国中草药汇编》),枪蟹(《中国药用海洋生物》)。

【基原】 为梭子蟹科梭子蟹属动物三疣梭子蟹的全体。

【原动物】 三疣梭子蟹 *Portunus trituberculatus* (Miers)

头胸甲呈梭形,稍隆起,表面具分散细颗粒,胃区有横行颗粒线 1 条,左、右鳃区各有 1 条。有疣状突起 3 个。额部平,分为 2 个锐齿;眼窝背缘的外齿及腹缘的内齿均大而尖。口上脊露出在两额齿间。前侧缘包括外眼窝齿共 9 枚。螯足发达,长节棱柱状,前缘具 4 锐刺,腕节内外末缘各具 1 刺,掌节在雄体甚长,背面两隆脊的前端各具 1 刺,外基角具 1 刺,两指节内缘均具钝齿。各节边缘均具短毛。雄体蓝绿色,雌体深紫色。

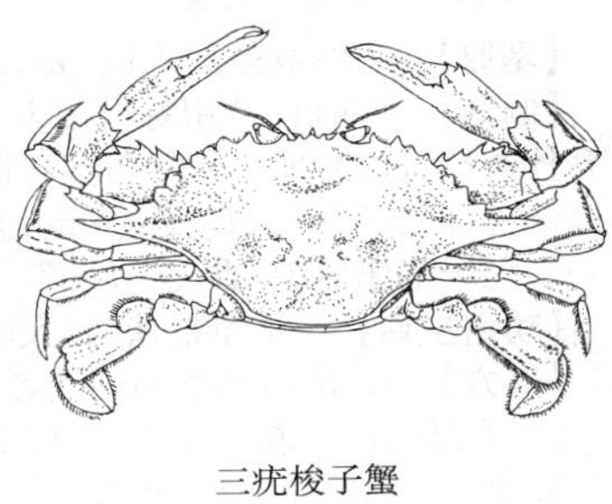

三疣梭子蟹

常生活于水深 10~30 m 的泥沙质海底,喜食动物尸体、小鱼虾及海藻等,4~7 月初为产卵季节。是我国产量最大的食用蟹。我国沿海均有分布,以渤海、黄海、东海较多。

本动物的甲壳(海蟹壳)亦供药用,另设专条。

【采收加工】 春、秋季捕捞,洗净,鲜用或晒干。

【成分】 血浆含卵磷脂胆甾醇酰基转移酶(lecithin-cholesterolacyltransferase, LCAT)[1]。肉含脂肪酸[2],游离氨基酸包括牛磺酸(taurine),甘氨酸,精氨酸,脯氨酸,谷氨酸,天冬氨酸[3],次牛磺酸(hypotaurine)[4]。肝胰腺及肌肉含脂质(lipids)类即三酰甘油(triglycerides),磷脂(phospholipid),游离脂肪酸及二乙酰基甘油酯(diacetyl glyceryl ester);游离脂肪酸包括棕榈酸(palmitic acid),油酸(oleic acid),亚油酸(linolenic acid),硬脂酸(stearic acid),花生酸(arachidic acid),二十碳五烯酸(eicosapentaenoic acid)[5]。血淋巴含血蓝蛋白(hemocyanin)[6]。肝、性腺含胆甾醇(cholesterol)56%[7]。壳含几丁(chitin)-蛋白(total protein)混合物[8, 9]。此外,肌肉还含 ATP 酶[10],蝶啶(pteridine)[11],及砷[12]、铜、镉、铅、镍、铬等[13]。

【药性】 咸,寒。

【功用主治】 滋阴养血,解毒疗伤。主治血枯经闭,漆疮,关节扭伤。

1.《青岛中草药手册》:"捣烂外敷治漆疮。"

2.《中国药用海洋生物》:"清热,散血,滋阴。治漆疮,湿热,产后血闭。"

【用法用量】 内服:适量,煅存性研末。外用:捣敷或煎汤洗。

【宜忌】 《药性切用》:"味浊性重,动风,伤胃尤甚,孕妇均当禁忌。"

【选方】 1. 治产后血闭　三疣梭子蟹,烧存性研末,冲酒服。

2. 治接触性皮炎,漆过敏　三疣梭子蟹煎汤洗患处,或捣烂敷患处。(1、2 方出自《中国药用海洋生物》)

【临床报道】 治疗关节扭伤　取三疣梭子蟹用烤箱烘干,碾成碎粉,过筛(夏季加适量防腐剂,储于塑料袋内备用)。用时以黄酒调成黏稠状敷患处,厚度 3～5 mm,外盖塑料膜以防干燥,每日换药 1 次。共治 30 例,其中单用此蟹粉外敷 25 例,平均消肿日数为 3.2 d;治愈日数 3～25 d,平均 11.6 d。用该蟹粉外敷加辅助疗法治 5 例(1 例局部固定,1 例服小活络丹,2 例服跌打丸,1 例服跌打丸加用理疗),据观察,其疗效与单用蟹粉外敷无明显差异[1]。

4385 豉汁 chǐ zhī
(《本草拾遗》)

【基原】 为淡豆豉加入椒、姜、盐等的加工制成品。

【制法】 《纲目》:"用好豉三斗。清麻油熬令烟断,以一升拌豉,蒸过摊冷晒干,拌再蒸,凡两遍。以白盐一斗捣和,以汤淋汁三四斗,入净釜,下椒、姜、葱、橘丝同煎,三分减一。贮于不津器中,香美绝胜。"

【功用主治】 《本草拾遗》:"大除烦热。"

【选方】 1. 治服药过剂闷乱者　豉汁饮之。

2. 治蜀椒毒　豉汁饮之。(1、2 方出自《千金方》)

3. 治中牛马毒　豉汁和人乳频服之。(《卫生简易方》)

4386 硇砂 náo shā
(《药性论》)

【异名】 北庭砂(《四声本草》),赤砂、黄砂(《石药尔雅》),狄盐(《日华子》),气砂(《本草图经》),透骨将军(《土宿本草》),戎硇(《本草求原》),白硇砂、淡硇砂(《中药志》),岩硇砂(《中药大全》)。

【基原】 为氯化物类卤砂族矿物卤砂(硇砂)的晶体或人工制成品。

【原矿物】 卤砂 Sal Ammoniac

晶体结构属等轴晶系。晶体呈粒状、不规则块状或纤维状集合体。多数呈皮壳状、被膜状产出。无色、白色、淡灰色、黄白色或灰褐色。透明玻璃光泽或半透明乳状光泽。解理不完全。断口贝壳状。硬度 1.5～2,相对密度 1.53。味咸而苦。露置于空气中易潮解。

为火山喷气孔附近的升华物。亦为燃烧的煤层中的升华产物。鸟粪沉积中也有。产于甘肃、青海、新疆等地。

【采收加工】 采得后除去杂质、砂石。或可由人工合成:①以氢氯酸与氨或氨的化合物作用而得。②以氨水中和铁板浸渍(大部分为氯化亚铁)而得。③为索尔夫制碱法之副产品。④以氨水作用于氯化钙而得。

【药材】 硇砂 *Sal Ammoniaci* 主产于青海、新疆、甘肃。

性状　呈不规则扁块状晶体;上表面粗糙,呈粗晶粒状或乳状凸起,白色、淡灰白色。底面不平坦,多呈致密细粒状;淡黄色至黄色(硫黄)。条痕白色。体轻,质脆,易砸碎。断面纤维状。玻璃光泽。具硫黄气,味咸而苦,有强烈刺舌感。易溶于水,在乙醇中略溶。

鉴别　(1) 透射偏光镜下:呈等方粒状,无色透明。折光率 $N=1.638$,中正突起。正交偏光间全黑,为均质体。

(2) 取本品少许,加 10%的氢氧化钠试液,加热,即分解,发生氨臭;遇湿润的红色石蕊试纸变为蓝色,能使硝酸亚汞试液湿润的滤纸显黑色(检查铵盐)。

(3) 取本品约 0.1 g,加入 5 ml 水,使溶解,滤过。滤液加硝酸使成酸性后,加硝酸银试液,即生成白色凝乳状沉淀。分离,沉淀加氨试液即溶解,再加硝酸,沉淀复生成(检查氯化物)。

【成分】 硇砂主要含氯化铵(NH_4Cl);据分析含 NH^+ 433.06%,Cl^- 56.02%,尚含 Fe^{3+} 0.005%,水不溶物 0.19%,SO_2^- 40.15%,Ca^{2+} 0.14%,Mg^{2+} 0.01%[1]。

【药理】 抗肿瘤作用　硇砂成分体外对人 L_{7721} 肝癌细胞系有抑制作用,且强度与药物浓度相关。体内实验可使肿瘤体积显著缩小,直至瘤块坏死吸收消失[1]。

【炮制】 1. 硇砂　取原药材,除去杂质,砸成小块。

2. 制硇砂　取净硇砂,捣碎,研细,加开水溶化,过滤,再将滤液倒入容器内,加入适量醋,隔水加热蒸发,随时将液面析出白霜捞出,直至不析出为止。干燥。制后能使药物纯净,并降低毒性。

饮片性状　硇砂为不规则碎块状,有棱角,凹凸不平,其他参见"药材"项。制硇砂为灰白色粉末,味咸、苦。贮干燥容器内,密闭,置通风干燥处,防潮,防尘。宜在 30 ℃以下保存。

【药性】 咸、苦、辛,温,有毒。归肝、脾、胃经。

1.《药性论》:"有大毒,味酸、咸。"

2.《新修本草》:"味咸、苦、辛,温,有毒。"

3.《本草正》:"味咸、苦、大辛,大热,有毒。"

4.《玉楸药解》:"入足太阴脾、手太阴肺经。"

5.《本草求真》:"专入肠、胃。"

6.《本草再新》:"入肝、脾二经。"

【功用主治】 消积软坚,化腐生肌。主治癥瘕积聚,噎膈反胃,喉痹肿痛,痈肿,瘰疬,翳障,息肉,赘疣。

1.《药性论》:"能除冷病,大益阳事。"

2.《新修本草》:"主积聚,破结血,烂胎,止痛下气,疗咳嗽,宿冷,去恶肉,生好肌。"

3.《本草拾遗》:"主妇人、丈夫羸瘦积病,血气不调,肠鸣,饮食不消,腰脚疼冷,痃癖,痰饮,喉中结气,反胃吐水,令人能食,肥健。"

4.《日华子》:"补水脏,暖子宫,消冷癖瘀血,宿食不消,气块痃癖及血崩带下,恶疮息肉,食肉饱胀,夜多小便,女人血气心疼,丈夫腰胯酸重,四肢不任。"

5.《纲目》:"治噎膈,癥瘕,积痢,骨哽,除痣黡疣赘。"

6.《本草正》:"善消恶肉腐肉,生肌,敷金疮,生肉,去目翳胬肉。"

【用法用量】 外用:研细撒;或调敷;或入膏贴;或化水点、涂。内服:0.3～1 g,入丸、散,不入煎剂。

【宜忌】 内服宜慎,不宜过量,孕妇禁服。肝、肾功能不全及溃疡病患者慎服。生品有腐蚀性,忌内服,只作外用。

1.《药性论》:"畏浆水,忌羊血。能销五金八石,腐坏人肠胃。"

2.《新修本草》:"不宜多服。"

3.《得配本草》:"畏一切酸浆水、醋、乌梅、牡蛎、卷柏、萝卜、独帚、羊蹄、商陆、冬瓜、苍耳、蚕沙、海螵蛸、羊䯒骨、羊踯躅、鱼腥草、河豚鱼胶。"

4.《本草用法研究》:"性毒烈,长于外治,内无实积,勿轻试服之。"

【选方】 1. 治虚中有积,心腹胁肋胀痛　附子半两(炮),硇砂一钱(汤飞),丁香一钱(不见火),干姜一钱半。上为细末,旋入硇砂研和,用稀面糊为丸,如梧桐子大,每服十粒,加至二十粒,生姜汤下,不拘时候。(《魏氏家藏方》硇附丸)

2. 治翻胃吐食,十膈五噎,呕逆不止,心腹疼痛,粥药不下　附子一枚,硇砂一分(先将附子剜脐作孔,入硇砂于内,用生面作饼裹之,慢火煨令焦黄,去面,取附子、硇砂为末),木香三钱,丁香三钱(二味同为末)。上件一处拌匀,面和为丸,每两作二十丸,捏作饼子,每服一饼,用拇指大生姜一块,切作二破,置药在内,湿纸裹煨香熟,和姜细嚼,米饮送下,不拘时候。(《杨氏家藏方》硇附饼子)

3. 治疔疮　硇砂、雄黄、天南星、砒霜各等分,麝香少许。上研为细末。用竹针针开用药,到黄水出,疮已。(《宣明论方》)

4. 治鼻生息肉　硇砂一钱,轻粉三分,冰片五厘,雄黄三分。上共为末,每日五六次点之,渐化为水。(《外科正宗》硇砂散)

5. 治面上疣目,久不瘥　硇砂、硼砂、铁锈、麝香等分。研,搽三次。(《集效方》)

【临床报道】 1. 治疗慢性鼻炎　将硇砂用热水溶解,用活性炭脱色,制成纯品结晶,配成5%～7.5%的注射液。治疗时先以1%丁卡因棉片表面麻醉,然后于每侧鼻下甲注入硇砂液1 ml,每星期1次,6次为1个疗程。共观察70例,结果:治愈12例,好转51例,无效6例,加重1例[1]。

2. 治疗鸡眼　用硇砂2 g,溶于2%普鲁卡因2 ml中,密闭备用。先将患处用75%乙醇消毒,再以三棱针蘸药液2滴,滴于鸡眼中心,即将三棱针向中心点快速直刺,达基底部见血为止,最后用伴创膏敷盖,3～4 d后除去。不愈者10 d后再行治疗。观察100例,结果:痊愈88例,好转12例。治愈者中最少治疗1次,最多5次,一般2～3次[2]。

【各家论述】 1.《本草图经》:"此本攻积聚之物,热而有毒,多服腐坏人肠胃,生用又能化人心为血,固非平居可饵者。"

2.《纲目》:"硇砂,大热有毒之物,噎膈反胃,积块内之病,用之则有神功。盖此疾皆起于七情饮食所致,痰气郁结,遂成有形,妨碍道路,吐食痛胀,非此物化消,岂能去之。"

3.《本草经疏》:"硇砂,乃卤液所结,秉阴毒之气,含阳毒之精。其味极咸、极苦、极辛,气温有毒,其主积聚结血宿冷者,以咸能入血软坚,辛能散结,温能除冷故也。积聚散则痛自止,气自下。因寒以致顽痰缠结,则作咳嗽,故暂用以散之。柔金化石之性,故能烂胎及去恶肉也。"

4387 瓠子 hù zi (《新修本草》)

【异名】 甘瓠(《诗经》),甜瓠(《千金方》),净街槌(《清异录》),葫芦、龙密瓜、天瓜(《滇南本草》),长瓠(《纲目》),扁蒲(《群芳谱》)。

【基原】 为葫芦科葫芦属植物瓠子的果实。

【原植物】 瓠子 *Lagenaria siceraria* (Molina) Standl. var. *hispida* (Thunb.) Hara [*Cucurbita hispida* Thunb.]

一年生攀缘草本。茎、枝被黏质长柔毛,老后渐脱落,具沟纹。叶互生;叶柄长约20 cm,被毛;顶端有2腺体;卷须纤细,上部分2歧;叶片卵状心形或肾状卵形,不分裂或稍浅裂,边缘有小齿。花单性,雌雄同株;花白色。雄花花萼筒漏斗状,裂片披针形;花冠裂片皱波状;雄蕊3,药室折曲;雌花花萼和花冠似雄花;子房圆柱状,密被黏质长柔毛。果实粗细均匀而呈圆柱状,稍弯曲,长60～80 cm,绿白色,果肉白色。花期7～8月,果实8～9月。

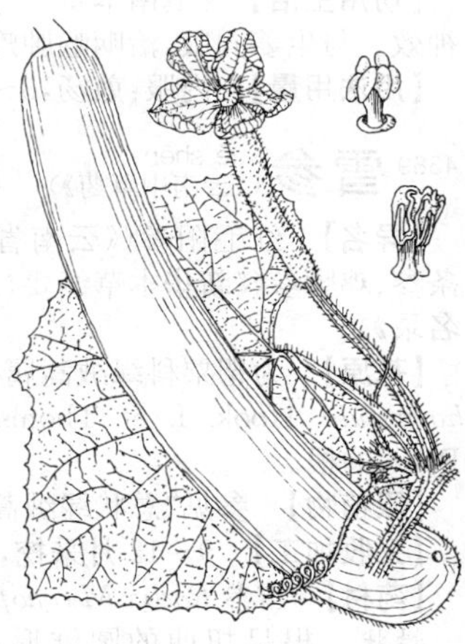

瓠　子

我国各地均有栽培。

本植物的种子(瓠子子)、老熟果皮(蒲种壳)亦供药用,另设专条。

【采收加工】 8～9月果实成熟时采收,鲜用或晒干。

【成分】 果实含葫芦苦素(cucurbitacin)D[1]。

【药理】 对消化系统的作用　人服用煮熟的果实后20～40 min可引起呕吐,9 h后发生急性胃痛和腹泻,18 h后恢复。分析结果提示与瓠子果实中葫芦苦素D含量高有关[1]。

【药性】 甘,凉。

1.《千金方》:"味甘,平,滑,无毒。"

2.《新修本草》:"冷。"

3.《日华子》:"微毒。"

【功用主治】 利水,清热,止渴,除烦。主治水肿腹胀,烦热口渴,疮毒。

1.《千金方》:"主消渴恶疮,鼻口中肉烂痛。"

2.《新修本草》:"通利水道,止渴消热。"

3.《本草约言》:"主利大肠,润泽肌肤。"

4.《本草蒙筌》:"瓢煮渍阴处,疗小便闭难。"

5.《广群芳谱》:"除烦,治心热,调心肺,治石淋,吐蛔虫,压丹石毒。"

【用法用量】 内服：煎汤，鲜者60～120 g；或烧存性研末。外用：烧存性研末调敷。

【宜忌】 中寒者禁服。

1.《千金方》："扁鹊云，患脚气虚胀者，不得食之。"

2.《滇南本草》："作菜不可多食，多则腹痛，心寒，呕吐。"

3.《本草约言》："不可多食，能发疮疥，泄泻。"

【选方】 1. 治左瘫右痪　瓠子烧灰，酒下。

2. 治痰火腿脚疼痛　瓠子烤热包之。

3. 治诸疮脓血流溃，杨梅结毒，横痃、鱼口　瓠子用荞面包好，以火烧焦，去面为末，服之。（1～3方出自《滇南本草》）

4388 瓠子子 hù zi zǐ （《滇南本草》）

【基原】 为葫芦科葫芦属植物瓠子 *Lagenaria siceraria* (Molina) Standl. var. *hispida* (Thunb.) Hara 的种子。

【原植物】 参见"瓠子"条。

【采收加工】 8～9月采收成熟的果实，取出种子，晒干。

【成分】 含黄酮成分：异荭草素(isoorientin)，牡荆素(isovitexin)，芹菜素-7，4′-二葡萄糖基-6-C-葡萄糖苷(apigenin 7，4′-diglucosyl-6-C-glucoside)，saponarin[1]。

【功用主治】《滇南本草》："煎汤治哑瘴，棒疮跌打，搽之神效。与生姜同服，治咽喉肿疼。"

【用法用量】 内服：煎汤，3～9 g，外用：煎汤擦浴。

4389 雪参 xuě shēn （《云南中草药》）

【异名】 红毛阳参(《云南省药品标准》1974年)，刺参、条参、鸡脚参(《新华本草纲要》)，土高丽参(《云南药用植物名录》)。

【基原】 为罂粟科绿绒蒿属植物总状绿绒蒿 *Meconopsis horridula* Hook. f. et Thoms. var. *racemosa* (Maxim.) Prain 的根。

【原植物】 参见"总状绿绒蒿"条。

【采收加工】 9～12月采挖，晒干。

【药材】 雪参 *Radix Meconopsis Racemosae*　产于云南。

性状　根呈扭曲的圆锥形，长9～25 cm，直径0.5～2.5 cm。表面棕黄色或灰黄色。根端残存叶基及黄色毛状物，上侧面有环纹，中下部有纵皱纹。质松脆，易折断；断面松泡，淡黄白色。气微，味甜、微苦。

【成分】 根含N-环氧里水罂粟碱甲醚(amurensinine N-oxide)A，B[1]。

【药性】《云南中草药》："气香，甘，温。"

【功用主治】 补气，益肾。主治久泻，脱肛，食欲不振，浮肿，久咳，哮喘，眩晕及夜盲症。

1.《云南中草药》："补气益肾。主治体虚，头昏眩晕，食欲不振，夜盲。"

2.《云南省药品标准》1974年："补中益气，止咳平喘，止痢。用于气虚下陷，脱肛，便血，浮肿，久泻，久咳，哮喘。"

【用法用量】 内服：煎汤，6～12 g。

4390 雪茶 xuě chá （《纲目拾遗》）

【异名】 蛔样地衣(《陕西草药》)，太白茶(《陕西中草药》)，高山白茶(《西昌中草药》)，石白茶、太白针(《秦岭巴山天然药物志》)。

【基原】 为地茶科地茶属植物地茶或雪地茶的地衣体。

【原植物】 1. 地茶 *Thamnolia vermicularis* (Sw.) Ach. ex Schaer. [*Lichen vermicularis* Sw.]

地衣体枝状，白色或灰白色，久置变黄红色，较细弱。枝常单一，先端渐尖，伸直或微弯曲，蛔虫样。被子器和粉子器侧生。

生于高寒山地。分布于内蒙古、吉林、黑龙江、安徽、湖北、四川、云南、西藏、陕西、新疆等地。

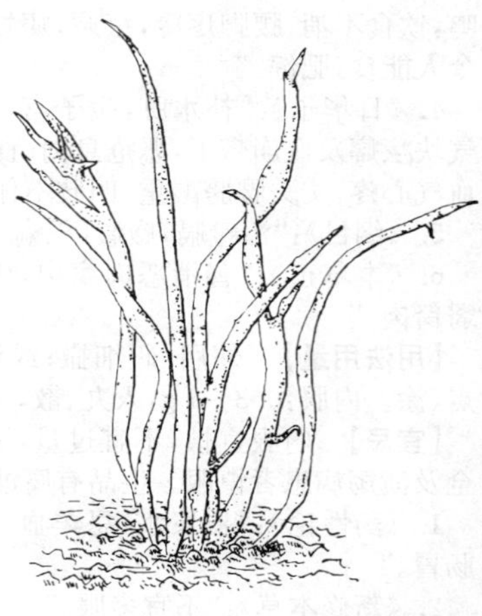

地　茶

2. 雪地茶 *Th. subuliformis* (Ehrh.) W. Culb. [*Lichen subuliformis* Ehrh.]

地衣体枝状。稠密丛生，分枝单一或顶端略分叉，弯曲至扭曲，顶端尖锐，呈针状或钩状，基部污黑色，逐渐腐烂。表面乳白色或灰白色，无光泽，久置不变色；光滑，有时有浅凹陷、纵裂纹或小穿孔。未见子实体。

生于高寒山地草丛中或石上。分布于东北及内蒙古、湖北、湖南、四川、云南、西藏、陕西、甘肃、新疆、台湾等地。

【采收加工】 积雪融化后采收，拔起全株，除去基部苔藓状物及杂质，晒干。

【药材】 雪茶 *Lichen Thamnoliae*　产于云南、四川、陕西等地。

性状　本品呈圆管形，长2～7 cm，直径2～4 mm，稍弯曲，两端渐细，有少数分枝。表面灰白色或灰绿白色。质轻泡，易折断；断面呈空心管状，内管壁白色或淡绿色。气微，味微苦。

【成分】 地衣体含雪茶素(vermicularin)[1]，雪茶酸(thamnolic acid)，鳞片酸(squamatic acid)，羊角衣酸(baeomycesic acid)[2]。另含D-阿糖醇(D-arabitol)[3]和甘露醇[4]，6-二十三烷基-2，4-二甲氧基苯酚(6-tricosyl-2，4-dimethoxyphenol)[5]。

【药性】 甘、苦，凉。归肺、心经。

1.《纲目拾遗》："甘、苦，性温。"

2.《四川中药志》1982年版："甘，凉。"

【功用主治】 清热生津，除烦安神。主治肺热咳嗽，阴虚潮热，热病烦渴，癫痫，失眠，目疾。

1.《纲目拾遗》："治胃气积痛，疗痢。"

2.《陕西中草药》："清热解渴，安神养心，明目。主治心中烦热，虚劳骨蒸，肺炎咳嗽，癫痫狂躁，神经衰弱，目涩，中暑，高血压症。"

3.《云南省药品标准》："清热，生津，解渴。用于咽喉肿痛，声音嘶哑。"

4.《四川中药志》1982年版："清热化痰，生津止渴。用于肺热咳嗽，痰稠不利，热病烦渴，虚烦不眠。"

【用法用量】 内服：煎汤，9～15 g；或泡茶。

【选方】 1. 治肺热咳嗽，痰稠不利，口燥咽干　雪茶15 g，木蝴蝶9 g，青果9 g，水煎服。(《四川中药志》1982年版)

2. 治癫痫狂躁　太白茶、朱砂七各9 g，水煎服，须久服。

3. 治神经衰弱　太白茶、鹿衔草各9 g，羊角参6 g。黄

酒为引，水煎服。（2、3方出自《陕西中草药》）

4. 治诸目疾　太白茶、夏枯草、木贼各30 g，水煎服。用开水先熏后托，再服此药。（《秦岭巴山天然药物志》）

4391 雪药 xuě yào（《四川常用中草药》）

【异名】 波丝草（《贵州草药》），小九龙盘（《湖北中草药志》），毛叶冷水花、红细草（《浙江药用植物志》），遍地红（《广西药用植物名录》）。

【基原】 为荨麻科花点草属植物毛花点草的全草。

【原植物】 毛花点草 *Nanocnide lobata* Wedd. [*N. pilosa* Migo]　又名：裂叶花点草（《湖北植物志》）。

毛花点草

多年生草本，高10～30 cm。茎丛生，多分枝，具弯曲的白色柔毛。单叶互生；叶柄长1～2 cm；托叶侧生，分离；叶片扇形或三角状卵形，先端钝圆，基部宽楔形或浅心形，边缘有粗钝锯齿，两面被白色长毛，有点状或条状钟乳体；基出脉3条，侧出脉再作2分枝。花淡黄绿色或白色，雄花成小形聚伞花序，生于枝梢叶腋，有细刺状硬毛；花被片5；雄蕊5；雌花序聚伞状，生于叶腋或茎梢；花被片4，外面突起，被细刺硬毛。瘦果卵形，光滑，有细点突起，由宿存花被片所包。花期4～5月，果期6～7月。

生于海拔1 200 m左右的山坡路旁、房舍附近及园圃潮湿处。分布于江苏、浙江、安徽、福建、江西、湖北、湖南、广东、广西、四川、贵州、云南。

【采收加工】 5～7月采集，鲜用或晒干。

【药材】 雪药 *Herba Nanocnide Lobatae*　产于浙江、江苏、安徽、湖北、四川、贵州等地。

性状　干燥全草皱缩成团。根细长，棕黄色。茎纤细，多扭曲，直径约1 mm，枯绿色或灰白色，被有白色柔毛。叶皱缩卷摺，多脱落，完整的叶三角状卵形或扇形，枯绿色。有的可见圆球状淡棕绿色花序。气微，味淡。

【药性】《四川常用中草药》："性凉，味苦、辛。"

【功用主治】 清热解毒，消肿散结，止血。主治肺热咳嗽，瘰疬，咯血，烧烫伤，痈肿，跌打损伤，蛇咬伤，外伤出血。

1.《贵州草药》："清热解毒。治疮毒，痱疹。"

2.《四川常用中草药》："治烫伤，火伤。"

3.《四川中药志》1979年版："用于湿疹，肺热咳嗽，痰中带血。"

4.《浙江药用植物志》："活血祛瘀。治跌打损伤。"

5.《湖北中草药志》："用于瘰疬，刀伤出血，蛇咬伤。"

【用法用量】 内服：煎汤，15～30 g。外用：鲜品捣敷；或浸菜油、麻油外搽。

【选方】 1. 治瘰疬　小九龙盘30 g，鲜夏枯草1 500 g，蜂蜜适量。熬膏。日服3次，每次服15 ml。（《湖北中草药志》）

2. 治咯血　（毛花点草）全草30～60 g，水煎服。（《湖南药物志》）

【临床报道】 治疗小面积烫伤　用雪药（干品）500 g，生清油5 000 g。将雪药洗净、晒干，装入有色磨口瓶内，用生清油浸泡，每日搅拌1次，连续浸泡1个月后滤过备用。用时先以1‰新洁尔灭溶液冲洗创面，并放掉水疱内液体，清除附着在创面上的杂物和脓性分泌物。然后取消毒纱布块放入雪药油中浸泡渗透，敷在烫伤的创面上，外用消毒纱布覆盖，每日1次，直至烫伤的创面愈合为止。共治疗85例，结果：治愈80例，占94.12%；好转4例，占4.71%；未愈1例（未坚持治疗），占1.18%，总有效率达98.82%[1]。

4392 雪人参 xuě rén shēn（《贵州民间方药集》）

【异名】 铁刷子（《贵州民间方药集》），血人参（《贵州植物药调查》），山红花、红苦刺（《云南中草药》）。

【基原】 为豆科木蓝属植物茸毛木蓝的根。

【原植物】 茸毛木蓝 *Indigofera stachyoides* Lindl.

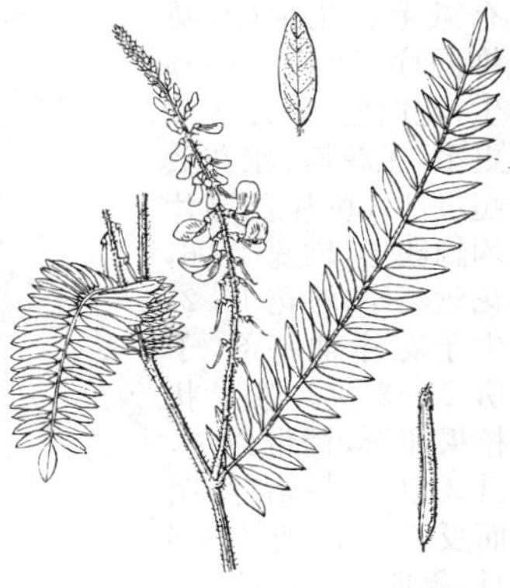

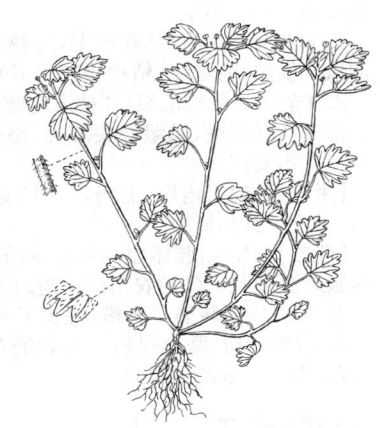
茸毛木蓝

灌木，高1～3 m。全株被黄褐色长茸毛。叶互生；托叶线状披针形；叶柄极短；奇数羽状复叶，小叶41～51片，叶片长圆状披针形或长圆状椭圆形，先端圆，有针状小尖，基部近圆形，全缘，两面密被长柔毛。总状花序腋生或顶生，花多数；花萼杯状，斜形，外面密被长柔毛；蝶形花冠紫红色；雄蕊10，二体；子房无柄，花柱内弯，柱头小。荚果圆柱形，长3～4 cm，密生柔毛，内有种子10余颗。花期4～7月，果期8～11月。

生于海拔700～2 400 m处的向阳山坡或山地疏林灌丛中。分布于湖北、广西、贵州、云南等地。

【采收加工】 秋后采收，切段晒干。

【药性】 甘、微苦，温。归肾经。

1.《贵州民间药物》："性平，味甘、微苦。"

2.《云南中草药》："涩、微苦，温。"

【功用主治】 补虚摄血，活血舒筋。主治体虚久痢，肠风下血，崩漏，溃疡不敛，风湿痹痛，跌打损伤，肝硬化，痞积。

1.《贵州民间方药集》："滋阴补肾，补气摄血。治大肠下血，久痢，妇女血虚，脾弱食差等。"

2.《贵州民间药物》："滋阴补肾，调经活血。治漏底伤寒，下痢日久体虚，外伤溃疡日久，气血两虚，大肠下血。"

3.《云南中草药》："活血止痛，舒筋活络。主治崩漏，跌打，风湿，肝硬化，痞积，痢疾。"

【用法用量】 内服：煎汤，15～60 g；或炖肉。

【宜忌】《贵州民间药物》："忌生冷食物、发物、豆腐、南瓜。"

【选方】 1. 治漏底伤寒，下痢日久体虚　血人参60 g。蒸鸡或炖肉吃。

2. 治大肠下血　血人参、羊奶奶根各60 g，小血藤30 g，枣儿红 15 g，炖猪大肠吃。

3. 治外伤溃疡日久，气血两虚　血人参 60 g，炖肉吃。（1～3 方出自《贵州民间药物》）

4393 雪山林 xuě shān lín（《陕西中草药》）

【异名】 黄秧连（《天目山药用植物志》），长青草、石莲藤（《甘肃中草药手册》），捆仙绳、孩儿茶（《陕西中草药》），转筋草（《恩施中草药手册》）。

【基原】 为黄杨科板凳果属植物顶花板凳果的全株。

【原植物】 顶花板凳果 *Pachysandra terminalis* Sieb. et Zucc.　又名：粉蕊黄杨（《中国树木分类学》），顶蕊三角咪（《中国高等植物图鉴》）。

常绿亚灌木。茎稍粗壮，被细毛，下部根茎状，横卧，上部直立，茎肉质，有分枝。叶互生，似簇生状；叶片菱状倒卵形，上部边缘有粗锯齿，基部楔形，叶面脉上有微毛。花单性，雌雄同序，穗状花序顶生；花白色；萼片 4 或更多，无花瓣；雄花数超过 15，苞片及萼片均阔卵形，雄蕊 4～6，花丝肥厚；雌花 1～2，生于花序轴基部，子房 2～3 室。浆果状核果卵形，稍带白色，具 3 角，花柱宿存，粗而反曲。花期 4～5 月，果期 7～10 月。

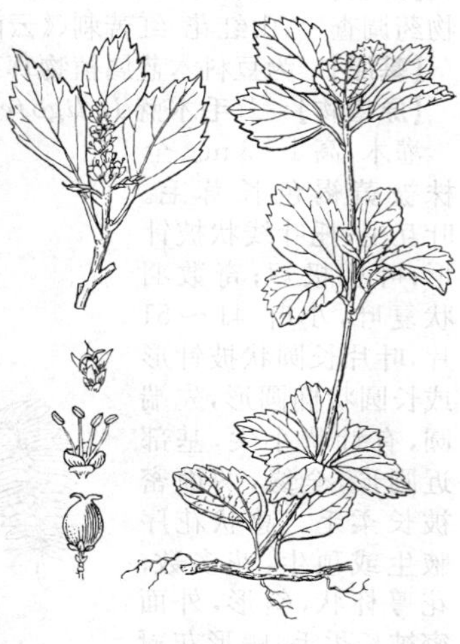

顶花板凳果

生于海拔 800～2 600 m的山区林下阴湿地。分布于浙江、湖北、贵州、陕西、甘肃等地。

【采收加工】 全年均可采，切段，鲜用或晒干。

【药材】 雪山林 *Herba Pachysandrae Terminalis* 产于甘肃、陕西、四川等地。

性状 鲜品茎肉质，干品多纵皱，表面被极细毛，下部根茎状，长约 30 cm，布满长须状不定根。叶薄革质，在茎上每间隔 2～4 cm 有 4～6 叶接近着生，似簇生状，叶片菱状倒卵形，长 2.5～5 cm，宽 1.5～3 cm，上部边缘有齿牙，基部楔形，叶脉上有微毛。叶柄长 1～3 cm。气微，味苦，微辛。

【成分】 全草含有 20 种以上的妊娠甾烷类生物碱：粉蕊黄杨碱（pachysandrine）A、B、C、D，表粉蕊黄杨碱（epi-pachysandrine）A，粉蕊黄杨胺（pachysamine）A、B，表粉蕊黄杨胺（epi-pachysamine）A～F，粉蕊黄杨环氮碱（pachystermine）A、B，粉蕊黄杨醇碱（terminaline）[1]。含萜及甾体化合物：粉蕊黄杨三醇（pachysantriol）[2]，粉蕊黄杨二醇（pachysandiol）A，粉蕊黄杨酮醇（pachysonol），无羁萜（friedelin），表无羁萜醇（epifriedelanol），环木菠萝烯醇（cycloartenol），24-亚甲基环木菠萝烷醇（24-methylenecycloartanol），23-去氢-3β，25-二羟基环木菠萝烷（23-dehydro-3β，25-dihydroxycycloartane），25-去氢-3β，24ξ-二羟基环木菠萝烷（25-dehydro-3β，24ξ-dihydroxycycloartane），β-谷甾醇（β-sitosterol），豆甾醇（stigmasterol）[3]。

叶含螺粉蕊黄杨碱（spiropachysine）[4]。

【药理】 镇静作用　将从雪山林中提取出的 5 种甾类生物碱用于小鼠，观察其对大体行为和对溃疡的影响。粉蕊黄杨环氮碱 A、粉蕊黄杨胺 A、表粉蕊黄杨胺 A 产生镇静、震颤和阵挛性惊厥作用，而粉蕊黄杨碱 A 和螺粉蕊黄杨碱仅引起轻度的镇静作用，动物实验还表明，这 5 种生物碱能预防制动水浸应激引起的胃溃疡[1]。

【药性】 苦、辛，凉。

1.《陕西中草药》："味苦、辛，性温。"

2.《全国中草药汇编》："苦、微辛，平。"

【功用主治】 祛风湿，舒筋络，镇静。主治风湿痹痛，小腿转筋，白带，烦躁。

1.《陕西中草药》："除风湿，退热止痛，理气镇静，通经。治风湿发热，筋骨痛，精神病狂躁不安，闭经等症。"

2.《全国中草药汇编》："祛风止咳，舒筋活络，调经止带。主治慢性气管炎，风湿性关节炎，小腿转筋，白带，闭经，精神烦躁不安。"

【用法用量】 内服：煎汤，9～15 g；或研末，3～6 g；或浸酒。外用：鲜品捣敷。

【选方】 1. 治肢体屈伸不利，转筋疼痛　转筋草 9 g，水煎服或酒泡服。（《神农架中草药》）

2. 治胃痛　转筋草研粉，每次 3～6 g。

3. 治蛇咬伤、跌打损伤　鲜转筋草捣烂外敷。（2、3 方出自《恩施中草药手册》）

4394 雪里开 xuě lǐ kāi（《纲目拾遗》）

【异名】 雪里花（《纲目拾遗》），地雷、拐子药（《湖南药物志》），蛇松子（《浙江民间常用草药》）。

【基原】 为毛茛科铁线莲属植物单叶铁线莲的根或叶。

【原植物】 单叶铁线莲 *Clematis henryi* Oliv.

木质藤本。主根表面淡褐色，内部白色，下部膨大成纺锤状块根。单叶对生；有叶柄，长 2～6 cm；叶片卵状披针形，先端渐尖，基部浅心形，边缘具刺头状的浅齿；基出弧形中脉 3～7 条，两面网脉明显。聚伞花序腋生，常只有 1 朵花；花两性，钟状；花被片 4；花瓣无；雄蕊多数，花丝线形；雌蕊有单心皮组成，心皮多数，花柱被绢毛。瘦果狭卵形，长 3 mm，被短柔毛。花期 11～12 月，果期翌年 3～4 月。

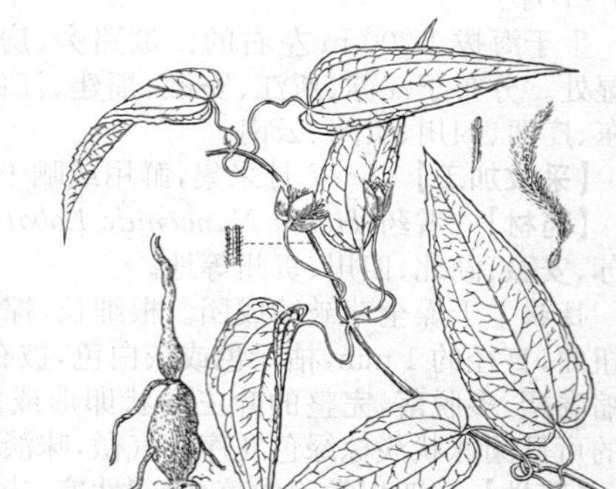

单叶铁线莲

生于海拔 100～2 400 m 的溪边、山谷、阴湿坡地、林下或灌木丛中，缠绕于树上。分布于江苏、浙江、安徽、湖北、湖南、广东、广西、四川、贵州、云南。

【采收加工】 9～12 月挖根部，晒干或晾干；7～10 月采叶，晒干。

【药材】 雪里开 *Radix Clematidis Henryi* 主产于浙江、湖北、湖南等地。

性状 块根纺锤形，长 6～12 cm，直径 0.6～2 cm，多弯曲不直。表面黄褐色，有纵皱纹。质硬，不易折断，断面白色，粉性，具稀疏的放射状纹理。气微，味微甘。

【药理】 1. 镇痛作用 小鼠热板法、扭体法、压尾法等均证明雪里开醇提取物腹腔注射具有明显镇痛作用。对机械刺激引起的疼痛反应镇痛效果较好，维持时间较长。雪里开醇提取物 300 mg/kg 的效果与延胡索乙素 50 mg/kg 大致相当，而镇痛持续时间则明显较后者为长[1]。

2. 镇静作用 小鼠吊笼法实验结果证明，雪里开醇提物 300 mg/kg 腹腔注，活动次数明显少于生理盐水对照组[1]。

【药性】 辛、苦，凉。归心、肺、胃经。

1.《纲目拾遗》："性大寒。"

2.《湖南药物志》："辛、苦，温。无毒。"

3.《浙江药用植物志》："甘、辛，微温。"

4.《湖北中草药志》："淡，平。"

【功用主治】 清热解毒，活血止痛。主治小儿高热惊风，咳嗽，咽喉肿痛，头痛，胃痛，腹痛，跌打损伤，腮腺炎，疖毒疔疮，蛇伤。

1.《雁山志》："能解砒毒。"（引自《纲目拾遗》）

2.《湖南药物志》："行气活血，止痛消肿，抗菌消炎。"

3.《福建药物志》："化痰镇痉，清热解毒。主治咽喉肿痛，急慢性支气管炎，小儿惊风，蛇伤。"

4.《浙江药用植物志》："祛痰镇咳，解痉止痛，解毒。"

5.《峨眉山药用植物研究》："清热利水，通利血脉。"

【用法用量】 内服：煎汤，9～15 g；研末，每次 1～3 g。外用：磨汁涂；或以鲜品捣敷。

【选方】 1. 治高热急惊风 雪里开根 9～12 g，以煮沸的淘米泔水磨汁服，早晚饭前各服 1 次。（《天目山药用植物志》）

2. 治急慢性气管炎 雪里开根 9 g，白英全草 9 g，马蹄金全草 9 g，水煎服。热盛者加三叶青根 9 g 同煎服。（《浙江民间常用草药》）

3. 治头痛时作 雪里开根叶数克和猪脑，水煎，冲酒服。（《天目山药用植物志》）

4. 治胃痛，腹痛，发痧，呕吐 地雷 3 g，磨酒内服。（《湖南药物志》）

5. 治喉疮热毒 取雪里开根捣汁服。（《纲目拾遗》引《万氏家抄》）

6. 治跌打损伤 地雷 3 g。磨酒内服，并外涂患处。（《湖南药物志》）

【临床报道】 止痛 用单叶铁线莲针剂（每 1 ml 相当于原生药 0.5 g），每次 2 ml，肌内注射，治疗各种手术后伤口疼痛、胃痛、肋间神经痛共 59 例 124 人次，有效率达 95% 以上。一般肌注 10 min 后达到止痛效果，维持 3～6 h。多数术后疼痛仅用药 1 次[1]。

4395 雪里见 xuě lǐ jiàn
（《贵州草药》）

【异名】 半截烂（《贵州草药》），大半夏、独角莲、麻醉药、大麻药（《新华本草纲要》）。

【基原】 为天南星科天南星属植物雪里见的根茎。

【原植物】 雪里见 *Arisaema rhizomatum* C. E. C. Fisch. 又名：躲雷草（《贵州草药》），花脸、铁灯台（《湖南药物志》）。

多年生草本。根茎圆锥形或圆柱形，横卧。鳞叶 2～3，披针形，叶柄细，长 15～35 cm；叶片鸟足状分裂，裂片 5，长椭圆形至长圆披针形，渐尖，基部狭，裂片侧脉细，斜伸。佛焰苞黄绿色、黄色、淡红色，具暗紫色或黑色斑点。肉穗花序单性；雄花较疏，花药 2～3，纵裂；雌花密集，子房近球形，花柱明显，柱头小，近盾状。浆果倒卵形，内有倒卵形种子 1 颗。花期 8～11 月。果熟期翌年 1～2 月。

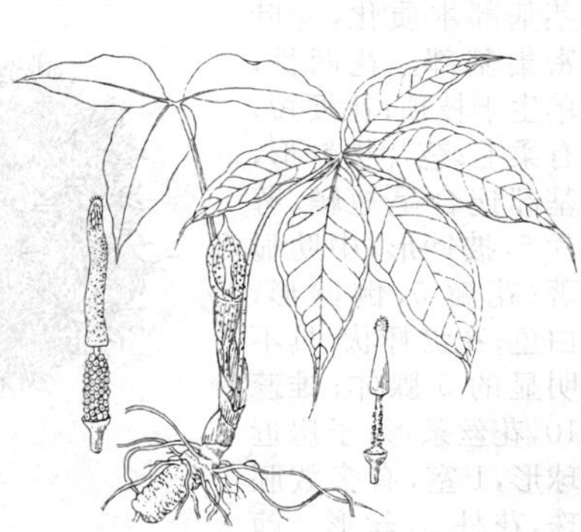

雪里见

生于海拔 650～2 800 m 的常绿阔叶林和苔藓林林下或石上。分布于湖南、广西、四川、云南、西藏等地。

【采收加工】 7～10 月采挖，鲜用或切片晒干。

【药材】 雪里见 *Rhizoma Arisaemae Rhizomati* 主产于广西、四川、云南。

性状 根茎呈圆柱形，有的基部隘缩，长约 3.5 cm，直径约 2 cm。表面淡黄褐色、黄棕色或黑褐色，稍显粗糙，密生环纹和点状根痕。顶端平截，中心有凹陷的茎痕或有茎基残留，外被有棕色膜质残叶。基部平截或为腐烂后呈黑褐色的瘢痕，略凹陷。质坚实而硬，断面淡灰黄色，粉质，在扩大镜下观察，可见密布白色细小亮结晶。无臭，味淡而辛辣刺舌。

【药性】 辛，温，有毒。

1.《贵州草药》："性温，味辛，有毒。"

2.《湖南药物志》："辛、麻，温，有大毒。"

【功用主治】 祛风除湿，散瘀止痛，解毒消肿。主治风湿痹痛，肢体麻木，劳伤疼痛，跌打损伤，结核性溃疡，疮痈肿毒，毒蛇咬伤。

1.《贵州草药》："解毒止痛，祛风除湿。主治无名肿毒，劳伤疼痛，风湿麻木。"

2.《湖南药物志》："散瘀镇痛，解毒消肿。"

3.《湖北中草药志》："主治外伤出血，痈疽疔毒。"

【用法用量】 内服：研末入胶囊，0.3～0.6 g。外用：捣敷；或研末撒；或磨酒涂。

【宜忌】 《湖南药物志》："孕妇、小儿及体弱人忌服。"

【选方】 1. 治劳伤疼痛 雪里见 3 g，泡酒 120 g，每次服 3 g。（《贵州草药》）

2. 治风湿关节痛，跌打损伤，胃痛，牙痛 （雪里见）根状茎 0.3～0.6 g。研末，用豆腐皮或馒头皮包好（装胶囊更好，不能接触口腔黏膜），酒送服。或用 10%乙醇液外搽。

3. 治结核性溃疡 （雪里见）根状茎研末，撒疮面少许。

4. 治疮疖肿毒初起，毒蛇咬伤 （雪里见）根状茎磨酒涂（蛇伤不涂伤口）。（2～4 方出自《湖南药物志》）

4396 雪灵芝 xuě líng zhī
（《民间常用草药汇编》）

【基原】 为石竹科蚤缀属植物甘肃蚤缀的全草。

【原植物】 甘肃蚤缀 *Arenaria kansuensis* Maxim. [*A. kumaonensis* Maxim.] 又名：甘肃雪灵芝（《中国高等植物图鉴补编》），甘肃无心菜（《云南种子植物名录》）。

多年生草本。半圆球形,高5～10 cm,成较密的垫状。主根深长,有支根。茎基部木质化,老叶密集基部。花两性,单生于枝顶;花梗短,有柔毛;苞片披针形,基部连合呈短鞘;萼片5,披针形,中肋显著;花瓣5,倒卵形,白色;花盘杯状,具不明显的5腺体;雄蕊10,花丝条形;子房近球形,1室,有多数胚珠,花柱3,丝形。蒴果球形。种子多数,扁,边缘有狭翅。花期6～7月,果期8～9月。

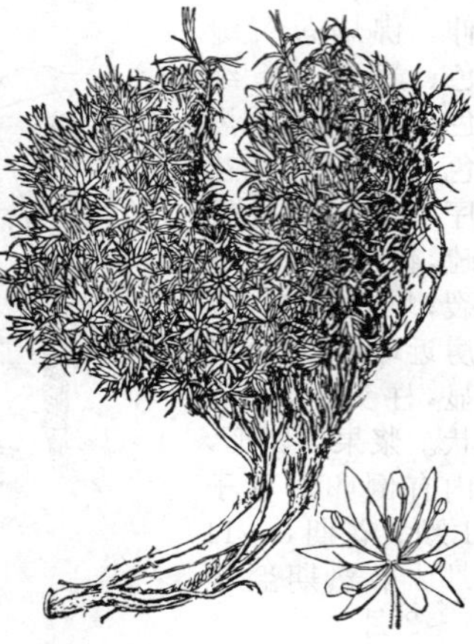
甘肃蚤缀

生于海拔4 300～5 300 m的石灰岩山地草原或石隙间。分布于四川西部、云南、西藏、甘肃、青海。

【采收加工】 6～7月采集,晒干。

【药材】 雪灵芝 *Herba Arenariae Kansuensis* 主产于甘肃、青海、四川西部等地。

性状 全草呈垫状半圆球形,直径达15 cm,高6.2 cm。主根圆柱形,长约20 cm,灰棕色,质脆,易折断,断面黄白色,木质部浅黄色;叶针状线形,基部膜质微抱茎;花单生枝顶,白色。气微,味淡。

鉴别 根横切面:木栓层由十数层呈类长方形木栓细胞组成,壁薄、棕色;皮层狭窄,薄壁细胞形状不规则。韧皮部较宽阔,细胞较小,壁略增厚。皮层及韧皮部细胞腔内均含有大量草酸钙簇晶;并有小型异型维管束散在。形成层不明显。木质部宽阔,略作同心圆状排列,常有裂隙,木质部薄壁细胞中含草酸钙簇晶。髓射线不明显。

叶横切面:上表皮细胞类长圆形,略作切向延长,壁增厚,下表皮细胞类圆形,略作切向延长,为厚壁细胞,外壁强度增厚,黄色。叶肉为类圆形薄壁细胞,无栅状组织,无海绵组织。主脉基本组织为类圆形薄壁细胞。维管束外韧型;近轴(上方)部位有约2层类圆形细胞,细胞稍增厚,淡黄色;远轴(下方)部位约有3层淡黄色厚角细胞。未见维管束鞘。叶缘部分仅为上下表皮细胞,中间有细胞间隙,无叶肉组织。

粉末特征:黄棕色。根表皮细胞棕色,类长方形。皮层薄壁细胞类圆形或椭圆形,内含草酸钙砂晶。草酸钙簇晶随处可见,直径22～55 μm。木薄壁细胞类长方形、壁孔明显。导管多为螺纹;网纹导管较少而粗。纤维成束或散在,壁厚,长约430 μm,直径约15 μm。可见类白色或灰白色不规则状分泌物块,直径20～70 μm。叶表皮细胞可见不定式气孔。花粉粒黄色圆形或长圆形,表面具短刺,孔沟及萌发孔均不明显。

【成分】 雪灵芝全草含生物碱:蚤缀碱(arenarine)A、B、C、D和1-乙酰基-β-咔啉(1-acetyl-β-carboline),1-甲氧甲酰基-β-咔啉(1-methoxycarbonyl-β-carboline)[1];甾体成分:22,23-二氢菠菜甾醇(22,23-dihydrospinasterol),22,23-二氢菠菜甾酮(22,23-dihydrospinasterone),麦角甾醇-5,8-过氧化物(ergosterol-5,8-peroxide),24-亚甲基-22,23-二氢羊毛甾醇(24-methylene-22,23-dihydrolanosterol),6,22-何帕二醇(zeorin),羊齿烯酮(ferneno-ne),胡萝卜苷(β-sitosterol 3β-D-glucopyranoside),22,23-二氢菠菜甾醇棕榈酸酯(22,23-dihydrospinasteryl palmitate);黄酮类成分:小麦黄素(tricin),右旋异金雀花素(isoscoparin)和左旋异金雀花素[2]。

【药理】 1. 抗炎作用 藏药雪灵芝水提取液4 g/kg皮下注射,有抑制巴豆油诱导小鼠耳部水肿和大鼠肉芽肿以及炎症渗出液的作用,对蛋清法和角叉菜胶诱发的大鼠足肿胀急性炎症也有明显的抑制作用,抗炎作用强度与可的松相近。剂量为5 g/kg皮下注射时,可抑制小鼠腹腔巨噬细胞的吞噬作用和血清半数溶血值,并可减轻胸腺、脾脏重量。雪灵芝是皮质醇样直接抗炎作用[1]。

2. 抗缺氧作用 在氧浓度为10%的环境中连续缺氧20 d,昆明种小鼠摄入含雪灵芝全草粉5 g/kg和50 g/kg(基础饲料)的饲料后,小于100 μm肺血管中肌性血管、部分肌性血管的比例低于缺氧对照组,高于正常对照组;而非肌性血管的比例正好相反。酶组织化学的结果显示雪灵芝能有效降低缺氧条件已升高的组织酶活性。表明雪灵芝能有效预防慢性缺氧性肺血管结构重建并能提高组织利用氧的能力和降低机体耗氧量,故雪灵芝具有抗缺氧作用[2]。

【药性】《高原中草药治疗手册》:"性凉,味微甘。入肝、胆、脾三经。"

【功用主治】 清热解毒,利湿退黄,蠲痹止痛。主治外感发热,肺热咳嗽,黄疸,淋浊,风湿痹痛。

1.《民间常用草药汇编》:"治淋浊症,止咳。"

2.《高原中草药治疗手册》:"清热解毒,利胆除黄。治筋骨疼痛,流感,肺炎。"

3.《青藏高原药物图鉴》:"退烧,止咳,降血压,滋补。治肺炎,淋病,淋巴结核,高血压。"

4.《全国中草药汇编》:"滋阴养血,益肾壮骨。主治肺燥咳嗽,咳血,血虚风痹,筋骨疼痛,肾虚眩晕。"

【用法用量】 内服:煎汤,9～15 g;或研末;或泡酒。

4397 雪莲花 xuě lián huā (《纲目拾遗》)

【异名】 雪莲(《柑园小识》),雪荷花(《纲目拾遗》),大拇花(《修订增补天宝本草》),大木花(《四川中药志》)。

【基原】 为菊科风毛菊属植物绵头雪莲花、鼠曲雪莲花、水母雪莲花、三指雪莲花、槲叶雪莲花的带根全草。

【原植物】 1. 绵头雪莲花 *Saussurea laniceps* Hand.-Mazz.

多年生草本,高15～30 cm。根茎粗,有残存叶柄。茎直立,粗壮,上部有白色密绵毛。叶密集,叶片倒披针形或匙形,先端稍尖,基部渐狭成叶柄,边缘有波状锯齿。头状花序多数,无梗,在茎上部排成椭圆形穗状;苞叶条状披针形,被白色密绵毛;总苞半球状;外层总苞片条状披针形,先端长渐尖,有白色密绵毛,内层总苞片披针形,顶端条状

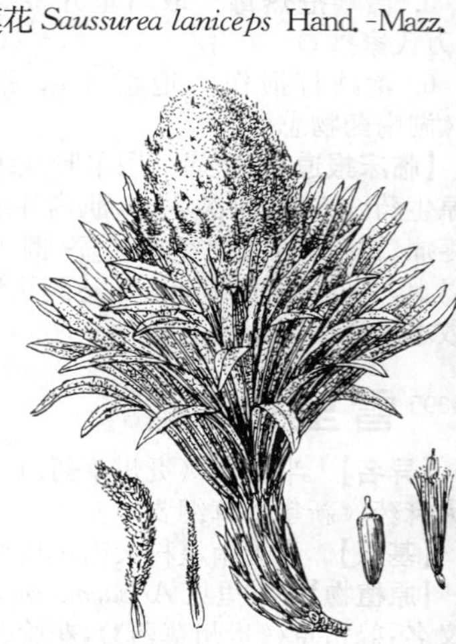
绵头雪莲花

长渐尖，有黑褐色长毛；花白色，檐部圆柱状。瘦果长约3 mm；冠毛黑褐色，外层短，粗毛状，易脱落，内层羽毛状。花期6～7月。

生于高山石滩或石隙中。分布于四川、云南、西藏等地。

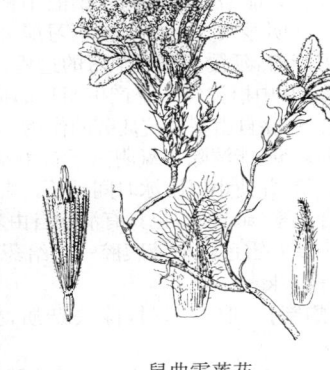

鼠曲雪莲花

2. 鼠曲雪莲花 S. *gnaphaloides*（Royle）Sch.-Bip. 又名：鼠曲风毛菊（《中国高等植物图鉴》）。

本品与绵头雪莲花相似，不同点为：根茎纤细，总苞片3～4层，紫红色，外层长圆状卵形，先端稍钝，有密绵毛，内层披针形，先端渐尖；花浅红色，长8～10 mm。瘦果长约3 mm；冠毛淡褐色，外层少数，毛状，内层羽状。

生于高山山顶碎石间。分布于四川、西藏、新疆等地。

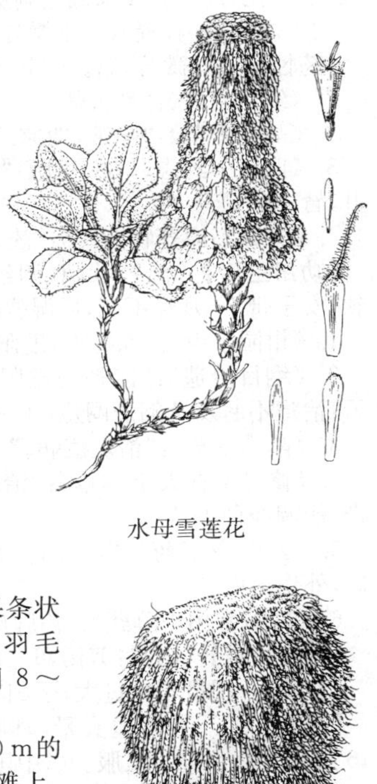

水母雪莲花

3. 水母雪莲花 S. *medusa* Maxim. 又名：水母雪莲（《中草药通讯》），水母雪兔子（《西藏植物志》），甘青雪莲花（《全国中草药汇编》）。

本品与绵头雪莲花相似，不同点为：多根茎细长，有褐色残存叶柄；而基部紫色的鞘状叶柄。总苞狭筒状，总苞片外层条状长圆形，紫色，有白色或褐色绵毛；内层倒披针形。花冠紫色，长约12 mm。瘦果条状纺锤形；冠毛白色，内层羽毛状。花期7～8月，果期8～9月。

生于海拔4 100～4 800 m的高山多砾石山坡和流石滩上。分布于四川、云南、西藏、甘肃、青海等地。

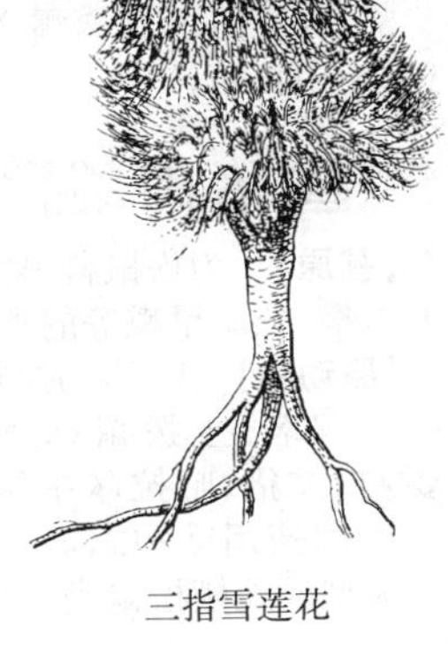

三指雪莲花

4. 三指雪莲花 S. *tridactyla* Sch.-Bip. ex Hook. f. 又名：小红兔（《中药材品种论述》），三指雪莲〔《中草药通讯》1978，(12)：33〕，三指雪兔子（《西藏植物志》）。

本品与绵头雪莲花相似，不同点为：根黄棕色或棕褐色，颈部向上渐粗。紫红色头状花序集成半球状，在茎顶端半外露于白色叶和苞片之外；花全部为管状；花托有刺毛。瘦果的冠毛刺毛状，淡褐色。

生于海拔4 000 m以上的高山流石滩上。分布于云南、西藏等地。

5. 槲叶雪莲花 S. *quercifolia* W. W. Smith

本品与绵头雪莲花相似，不同点为：簇生。根茎常分枝。基部叶椭圆形或狭倒卵形；花红紫色。

生于高山草坡上。分布于四川、云南等地。

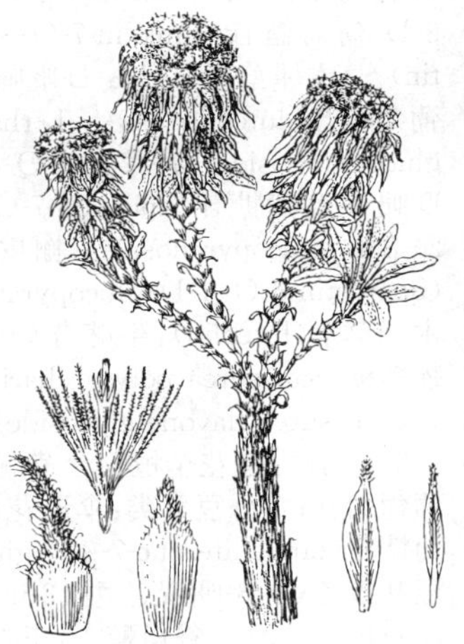

槲叶雪莲花

【采收加工】 6～7月间开花时拔取全株，晾干。

【药材】 雪莲花 *Herba Saussureae* 绵头雪莲花主产于四川西南部、西藏东部及云南贡山等地；鼠曲雪莲花主产于四川、西藏及新疆等地；水母雪莲花主产于青海、甘肃、四川、云南和西藏等地；三指雪莲花（小红兔）主产于西藏及云南；槲叶雪莲花主产于四川西部及云南西北部。

性状 绵头雪莲花 全草干缩呈棉花团状，上宽下狭，略呈倒圆锥形，长10～30 cm；全体密被交织的白色或淡黄色长绵毛。根茎粗壮，表面棕褐色，外皮易剥落，有褐色残留叶柄。叶极密集，倒披针形或匙形，枯绿或棕色，长8～15 cm，宽1.5～2 cm，先端稍尖，基部渐狭成长柄，边缘有波状浅齿，上面密生蛛丝状绵毛或脱落，下面密生褐色绒毛。头状花序多数，无梗，在茎上部排成椭圆形穗状，苞片条状披针形，棕绿色，被白色密绵毛；总苞半球形，外层总苞片条状披针形，有白色密绵毛；内层披针形，有黑褐色长毛。花白色，常脱落。瘦果长约3 mm；冠毛黑褐色。气微，味淡。

鼠曲雪莲花 地上部分长1.5～6 cm。根茎纤细而长，常有1至数个莲座状叶丛。叶短圆形或匙形，长2～4 cm，宽3～8 mm，两面被白色或黄褐色绒毛，上部边缘有疏圆齿或全缘；叶柄稍扩大，紫色；上部叶小，包裹球状花序。花浅红色。冠毛淡褐色，外层少数，毛状，内层羽状。

水母雪莲花 地上部分长8～15 cm。主根长约15 cm。根茎细长，有褐色残留叶柄。基部叶倒卵形或匙形，上半部边缘有8～12个粗齿，基部楔形；上部叶渐小，卵形或卵状披针形，两面被白色绵毛；最上部叶条形或条状披针形，边缘有条裂或细齿。花紫色或淡红色。冠毛白色，内层羽状。

三指雪莲花 地上部分长达15 cm。根圆柱形，肉质。叶羽状分裂，裂片先端钩卷。头状花序紫红色多数，集成半球形，半外露于白色叶及苞片之外；花托有刺毛。冠毛淡褐色，刺毛状。

槲叶雪莲花 地上部分长4～6 cm，簇生。根茎粗，常分枝。基部叶椭圆形或狭倒卵形，长3～4 cm，宽6～15 mm，边缘有粗锯齿，上面有白色疏毛，下面密被白色绒毛；上部叶渐小，披针形，有疏齿或全缘。头状花序多数密集成球状。花红紫色。冠毛黑褐色，外层易脱落，内层羽毛状。

【成分】 1. 绵头雪莲花 全草含香豆素类：东莨菪素

(scopoletin),伞形花内酯(umbelliferone)。又含对羟基苯乙酮(*p*-hydroxyacetophenone),正三十一烷(*n*-hentriacontane),大黄素甲醚(physcion)和β-谷甾醇(β-sitosterol)[1]。

2. 水母雪莲花　地上部分含黄酮类:金圣草素-7-O-β-D-葡萄糖苷(chrysoeriol-7-O-β-D-glucoside),芹菜素-7-O-β-D-葡萄糖苷(apigenin-7-O-β-D-glucoside),木犀草素-7-O-β-D-葡萄糖苷(luteolin-7-O-β-D-glucoside),芸香苷(rutin)[2],木犀草素-7-O-α-L-吡喃鼠李糖基(1→2)-β-D-吡喃葡萄糖苷〔luteolin-7-O-α-L-rhamnopyranosyl(1→2)-β-D-glucopyranoside〕,芹菜素-7-O-α-L-吡喃鼠李糖基(1→2)-β-D-吡喃葡萄糖苷〔apigenin-7-O-α-L-rhamnopyranosyl(1→2)-β-D-glucopyranoside〕,槲皮素-3-O-β-D-吡喃葡萄糖苷(quercetin-3-O-β-D-glucopyranoside),芹菜素(apigenin),木犀草素(luteolin),牛蒡苷(arctiin)[3]。水母雪莲还含雪莲多糖(saussurea polysaccharide)[4]。全草还含雪莲黄酮苷(saussurea flavone glycoside)A_1、A_2、A_3、A_4、A_5[5]。

3. 三指雪莲花全植物含黄酮类　芹菜素,芹菜素-7-β-D-葡萄糖苷;含香豆素类:伞形花内酯,伞形花内酯-7-β-D-葡萄糖苷(umbelliferone-7-β-D-glucoside),东莨菪素。又含对羟基苯乙酮,3-吲哚乙酸(3-indolylacetic acid),秋水仙碱(colchicine)及β-谷甾醇[6],正二十三烷(tricosane),对羟基苯甲酸甲酯(methyl-*p*-hydroxybenzoate)[7]。

【药理】 1. 抗炎镇痛作用　雪莲煎剂,乙醇提取物,总生物碱和雪莲总黄酮,对大鼠由甲醛或蛋清液引起的关节急性炎症均有显著的对抗作用[1~4],其中乙醇提取物的作用与水杨酸钠相似。雪莲总生物碱和雪莲乙醇提取物均可降低家兔皮肤血管的通透性,该作用可能与其抗炎效应有关[4]。小鼠热板法实验,雪莲总黄酮和雪莲注射液均有较强镇痛作用[3,5]。

2. 终止妊娠作用　雪莲煎剂对小鼠各期妊娠及兔的早期妊娠都有显著而确定的终止作用,其终止妊娠效果以宫腔内注射最强,腹腔注射次之,口服也有效,但所用剂量远较腹腔注射大的多[6,7],抑制蜕膜反应可能是雪莲终止早期妊娠的主要机制之一[8]。人胚体外培养,雪莲对滋养层细胞没有明显损害,胎盘绒毛中与孕激素合成有关的酶的活性也未见降低,说明雪莲似乎不抑制孕激素的合成[9]。

3. 对子宫的作用　雪莲煎剂对大鼠离体子宫及家兔在体子宫都有兴奋作用。小剂量时大鼠动情期离体子宫产生强而节律规则的收缩,作用持久,大剂量时也不易引起强直性收缩,而是先产生强大的节律性收缩,以后逐渐减弱而停止[1]。进一步试验发现雪莲的一种提取物——新疆雪莲B_2-1.0可能是产生强烈宫缩从而终止妊娠的有效成分[10]。

4. 对心血管系统的作用　雪莲总生物碱对离体兔心有较强抑制作用,使收缩幅度减小,心率减慢,甚至停搏。总碱对家兔心电图的影响表现为心律减慢,T波抬高,但节律整齐[4,11]。雪莲煎剂可使麻醉猫的血压短暂下降,而后稍升高,继之长时间下降,约维持1 h之久,重复给药有快速耐受现象。雪莲总生物碱和总黄酮,对麻醉兔和犬均有降压作用[1,11]。

5. 对肠和气管平滑肌的影响　雪莲煎剂和总生物碱对离体兔肠有抑制作用,使其收缩减弱,肌张力下降。同时能明显对抗乙酰胆碱、氯化钡、组胺和垂体后叶素引起的肠肌强直性痉挛。对在体兔肠肠活动的影响亦相似。雪莲总黄酮可使离体兔肠发生强直性收缩,而雪莲总生物碱则可对抗此作用[1,11]。雪莲总生物碱还能部分地对抗组胺引起的豚鼠离体气管环收缩作用[4]。

6. 对中枢神经系统的作用　0.1%水母雪莲黄酮苷A_1(SFG)0.2 ml/10 g腹腔注射,能使小鼠自主活动次数明显减少,脑电图Q波均有不同程度的增加,同时尚有α波的减少。并能增强戊巴比妥钠的中枢抑制作用,使翻正反射发生率明显减少。在小鼠学习能力的实验中,能降低小鼠学习能力,延缓其完成学习的过程,延迟巩固性条件反射的建立,对中枢神经系统产生明显的抑制作用[12]。

7. 清除自由基及抗疲劳的作用　从新疆大苞雪莲花中提取的多糖,能清除超氧阴离子自由基,腹腔注射可降低小鼠耗氧量,并使小鼠游泳时间延长。雪莲花中的粗毛豚草素和金合欢素(acacetin)也具有清除自由基和抗氧化能力[13]。

毒性　雪莲注射液腹腔一次给药小鼠的LD_{50}为18.75 g(生药)/kg[5]。

【炮制】 取原药材,除去杂质,抢水洗净,稍润,切段,干燥。

饮片性状　本品为不规则的小段,根、茎、叶、花混合。根为不规则的小段状,表面灰棕色,茎段密被长绵毛,叶为碎片状,被长绵毛,无柄。头状花序总苞片覆瓦状排列,花紫红色,花托有刺毛,瘦果冠毛刺毛状。

贮干燥容器内,置通风干燥处。

【药性】 甘、微苦,温。归肝、肾经。

1.《纲目拾遗》:"性大热。"

2.《晶珠本草》:"味苦,性凉。"

3.《四川中药志》1960年版:"性温,味淡酸,无毒。入脾、肝、肾三经。"

4.《青藏高原药物图鉴》:"淡,平。"

【功用主治】 温肾壮阳,调经止血。主治阳痿,腰膝酸软,女子带下,月经不调,风湿痹症,外伤出血。

1.《柑园小识》:"除冷疾,助阳道。"(引自《纲目拾遗》)

2.《纲目拾遗》:"能补阴益阳,治一切寒症。又,陈海曙云:治痘不起发及闷痘闷痘,用一瓣入煎药中,立效。"

3.《晶珠本草》:"治炭疽病。"

4.《修订增补天宝本草》:"治虚劳吐血,腰膝软,红崩白带,能调经种子。"

5.《云南中草药》:"调经,止血。治月经不调,雪盲,牙痛,外伤出血。"

6.《西藏常用中草药》:"治脾虚咳嗽","肾虚腰痛。"

【用法用量】 内服:煎汤,6~12 g;或浸酒。外用:捣敷。

【宜忌】 用量不宜过大,孕妇禁服。

【选方】 1. 治体虚头晕,耳鸣眼花　雪莲花全草9~15 g,每日2~3次,煎服。(《中国民族药志》)

2. 治雪盲,牙痛　雪莲花6~12 g。生吃或水煎服。

3. 治外伤出血　雪莲花适量。敷患处。(2、3方出自《云南中草药》)

4398 雪猪肉 xuě zhū ròu (《四川中药志》)

【基原】 为松鼠科旱獭属动物喜马拉雅旱獭、灰旱獭、草原旱獭、长尾旱獭等的肉。

【原动物】 1. 喜马拉雅旱獭 *Marmota himalayana* Hodgson　又名:土拨鼠(《本草拾遗》),搭刺不花(《饮膳正要》),雪猪、哈拉(《中国动物图谱》),雪里猪、塔尔巴干(《中国药用动物志》),大旱獭(《中国动物药志》)。

大型的地栖松鼠类。颈粗短。耳郭短圆。尾扁平而短。

四肢粗壮，前足踇趾退化，爪很小，其余 4 趾，爪长而弯曲。吻侧毛淡棕色，有黑色须。鼻背具黑色或黑褐色斑。眼眶上缘有明显的黑色条纹。头顶黑色与棕色相混，两侧至耳基淡黄色。背面褐色与不规则黑纹相混，针毛中段苍白色，尖端黑色。喉、胸、腹部及四肢均为淡黄色，底毛全为灰黑色。臀部呈深棕黄色。尾毛与体色相似，唯尖部黑色。幼体较成体色淡。

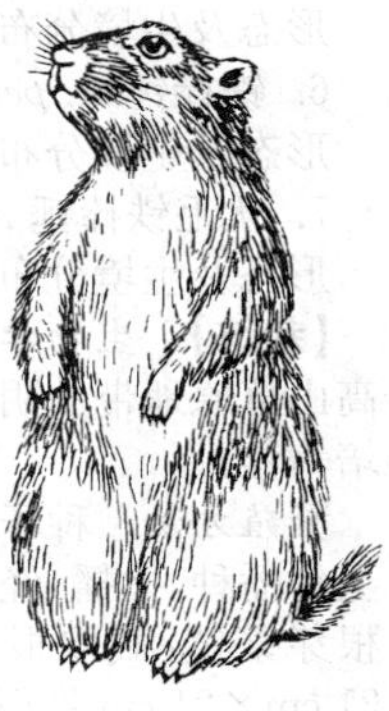

喜马拉雅旱獭

栖息于海拔 2 800～5 000 m 的高山草甸草原带。洞穴居，群栖，白天活动。冬眠。主食草本植物和灌木的嫩枝、叶等。分布于四川、云南、西藏、甘肃、青海等地。

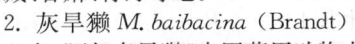

2. 灰旱獭 *M. baibacina* (Brandt)

又名：阿尔泰旱獭《中国药用动物志》。

大小、形态与喜马拉雅旱獭相似，但腹面色调深浓，呈深棕黄色或土棕色。体长 46～54 cm，重 4～6 kg。耳短小。足爪粗短。尾较短。体背淡黄色或沙黄色，间杂黑色或褐黑色。吻、颊、耳下深棕褐色。耳沙黄色。尾与体色相似，尾端黑褐色。

栖息于海拔 2 500～3 500 m 的草原、草甸，喜潮湿，洞穴居，洞口有土丘即旱獭丘。以植物为食。仅分布于新疆北部。

3. 草原旱獭 *M. bobac* Miiller

体型小。体背淡褐色或浅锈色，间杂淡白色，绝无黑褐色。额、头顶纯褐色。耳浅橙黄色。腹面棕褐色，毛基暗褐色。尾深褐色，尾端锈褐色。

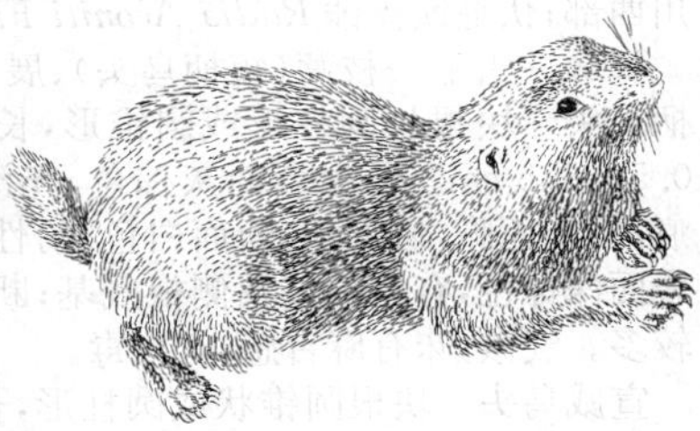

草原旱獭

栖息于地势起伏，草原与荒漠相交的边缘地区。群居，洞穴大多筑在高地或坡地上，洞口外有土丘。以草根、种子为食。分布于内蒙古东部及新疆北部。

4. 长尾旱懒 *M. caudata* Jacquemont

为大型旱獭。耳甚小，几不显露。毛被长而厚密。通体橙黄色或赭黄色，背毛毛端常染有深褐色。腹色与背色近似，但棕色较深，背腹间无明显分界。尾端黑色或赭褐色。

本种为中亚高山草原地带代表种之一。栖息于高山草甸、草原牧草茂密丛生处。洞穴居，亦喜群居，洞口附近有典型的旱獭丘。主要以莎草科、禾本科植物为食。分布于新疆西部和南部。

本动物的脂肪（雪猪油）、四肢骨骼（雪猪骨）亦供药用，另设专条。

【采收加工】 捕杀后，取肉，鲜用或用竹片撑开风干。

【药性】 甘、咸，平。

1.《本草拾遗》："甘，平，无毒。"

2.《四川中药志》1960 年版："性平，味辛、咸，无毒。"

【功用主治】 祛风活络，除湿清热。主治风湿痹痛，脚膝肿痛，痔瘘，湿热身痒。

1.《本草拾遗》："主野鸡瘘疮。"

2.《四川中药志》1960 年版："治湿热身痒，风湿痹痛及脚膝肿痛等症。"

【用法用量】 内服：煎炖汤或煮食，120～250 g。

【宜忌】《饮膳正要》："多食难克化，微动气。"

4399 雪猪油 xuě zhū yóu（《四川中药志》）

【基原】 为松鼠科旱獭属动物喜马拉雅旱獭 *Marmota himalayana* Hodgson、灰旱獭 *M. baibacina* (Brandt)、草原旱獭 *M. bobac* Miiller、长尾旱獭 *M. caudata* Jacquemont 的脂肪。

【原动物】 参见"雪猪肉"条。

【采收加工】 于冬季捕杀，取出板油，装入雪猪胃内，挂起风干即成。

【药材】 雪猪油 *Adeps Marmotae* 主产于四川、青海等地。

性状 装入胃内的脂肪油外形如卵石状，大小似鸭蛋，外表黄色。内部多已卷缩成团，伸张后，长、宽 10～15 cm，厚约 1 cm。质柔润。

【成分】 草原旱獭脂肪中含有 C_{12}～C_{18} 的不饱和脂肪酸约 70%[1]。

【药性】《四川中药志》1960 年版："味辛，性温，无毒。入脾经。"

【功用主治】 祛风除湿，解毒止痒。主治风湿肿痛，湿热疮毒，皮肤溃疡，臁疮，体癣。

1.《四川中药志》1960 年版："除风湿，解疮毒。治脚生痒疮，风湿肿痛，臁疮久烂及湿热疮毒等症。"

2.《彝医动物药》："主治风湿疼痛，手足拘挛。功在温经散寒，除湿通络，舒筋活血，消肿止痛。"

【用法用量】 外用：涂擦。内服：浸酒，10～20 g。

【宜忌】《四川中药志》1960 年版："无湿热疮毒者勿用。"

【选方】 1. 治风湿肿痛，冻疮 雪猪油外搽。（《四川中药志》1960 年版）

2. 治风湿痹痛 雪猪油 5～10 g，配白酒服。（《高原中草药治疗手册》）

3. 治臁疮久烂 煅龟版、煅白螺蛳壳各等分，轻粉少许。共研细末。以雪猪油调搽患处。

4. 治体癣，疮痒 雄黄、冰片各等分。用雪猪油调匀。搽患处。（3、4 方出自《常见药用动物》）

4400 雪猪骨 xuě zhū gǔ（《四川中药志》）

【基原】 为松鼠科动物喜马拉雅旱獭 *Marmota himalayana* Hodgson、灰旱獭 *M. baibacina* (Brandt)、草原旱獭 *M. bobac* Miiller、长尾旱獭 *M. caudata* Jacquemont 的四肢骨骼。

【原动物】 参见"雪猪肉"条。

【采收加工】 捕杀后，取其四肢骨骼，剔尽残肉，悬通风处晾干。

【药性】《四川中药志》1960 年版："性温，味咸、辛，无毒。"

【功用主治】《四川中药志》1960 年版："能除风湿。治筋骨疼痛及四肢麻木。"

【用法用量】 内服：浸酒，15～25 g。

【选方】 治四肢麻木 雪猪骨，捶末，每日 20 g，泡酒饮

服。(《常见药用动物》)

4401 雪上一枝蒿 xuě shàng yī zhī hāo (《科学的民间药草》)

【异名】 一支蒿(《云南中药志》)。

【基原】 为毛茛科乌头属植物短柄乌头、展毛短柄乌头、曲毛短柄乌头、宣威乌头、小白撑、铁棒锤、伏毛铁棒锤等多种乌头属植物的块根。

【原植物】 1. 短柄乌头 *Aconitum brachypodum* Diels

多年生草本,高 30～80 cm。块根长柱形或长圆锥形,外皮棕褐色。茎直立,疏被反曲而紧贴的短柔毛。叶互生;叶片宽卵形,3 全裂,中央全裂片宽菱形,二回近羽状细裂,末回裂片线形。总状花序顶生,有多朵密集的花;苞片叶状;花两性,两侧对称;萼片 5,花瓣状;雄蕊多数,花丝全缘或有 2 小齿,被短毛;心皮 5,密被斜展的黄色长柔毛。蓇葖果。种子多数。花期 9～10 月,果期 10～11 月。

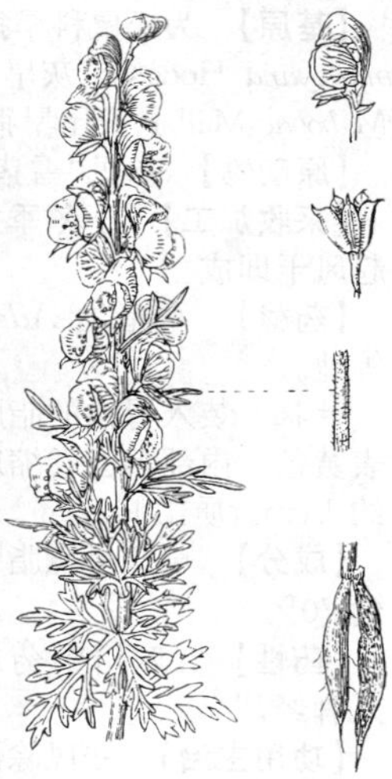

短柄乌头

生于海拔 2 800～4 300 m 的高山草地、疏林下或多石砾处。分布于四川西南部和云南西北部。

2. 展毛短柄乌头 *A. brachypodum* Diels var. *laxiflorum* Fletcher et Lauener 又名:三转半(四川西昌),蒿乌(四川冕宁)。

本种与短柄乌头主要区别:花序轴和花梗被伸展的短柔毛。

生于海拔 3 000～4 300 m 的山地草坡、多石山坡或陡崖上。分布于四川木里、云南禄劝和中甸。

3. 曲毛短柄乌头 *A. brachypodum* Diels var. *crispulum* W. T. Wang

本种与短柄乌头主要区别:小苞片长约 3 mm;心皮密被贴伏的白色短柔毛。

生于海拔 3 700 m 地带的山地。分布于四川西北部(大金)。

4. 宣威乌头 *A. nagarum* Stapf var. *lasiandrum* W. T. Wang

本种与短柄乌头主要区别在于:叶片革质或纸质,肾形,末回小裂片狭卵形至狭披针形,侧全裂片斜扇形,不等 2 深裂,背面疏被紧贴的短柔毛;萼片蓝紫色,上萼片船状盔形,侧萼片圆倒卵形。

生于海拔 2 800 m 左右的山地。分布于云南宣威和富源一带地区。

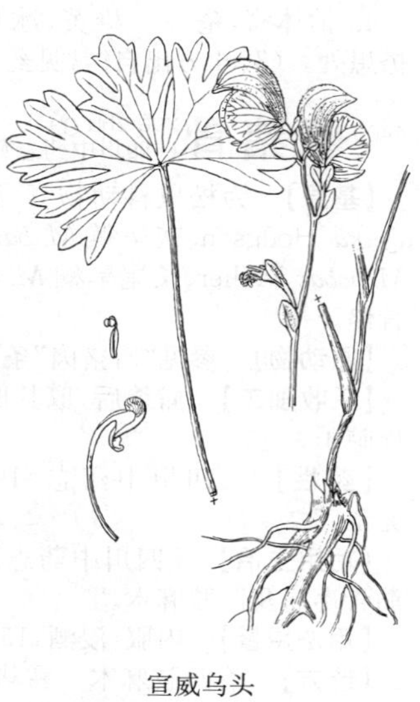

宣威乌头

5. 小白撑 *A. nagarum* Stapf var. *heterotrichum* Fletcher et Lauener [*A. bullatifolium* Lévl.]

形态及生境分布参见“小白撑”条。

6. 铁棒锤 *A. pendulum* Busch

形态及生境分布参见“铁棒锤”条。

7. 伏毛铁棒锤 *A. flavum* Hand. -Mazz.

形态及生境分布参见“铁棒锤”条。

【栽培】 生物学特性 常生长在海拔 3 000～4 000 m 的高山草原地带的阴坡处。以肥沃疏松的黑色腐殖质土壤栽培为佳。

繁殖方法 种子繁殖或根芽繁殖。种子繁殖:每年 5 月上旬播种,撒播,经常保持土壤湿润。育苗 1 年,即可移栽。根芽繁殖:截取根上部 1/3,于 11 月或下雪前,按行株距 21 cm×21 cm 将根芽埋入土中,深 4～6 cm。

田间管理 生长期间应经常除草,为促使植株生长良好,每年可追施土粪或草木灰 1 次。

【采收加工】 8～9 月挖取块根,去掉苗叶及小根,洗净晒干。装麻包撞击之,使外表光滑,放干燥处,防潮湿及虫蛀。

【药材】 雪上一枝蒿(短柄乌头) *Radix Aconiti Brachypodi* 主产于云南东川、会泽、寻甸、曲靖、陆良、富源、宣威以及四川西部等地;展毛短柄乌头 *Radix Aconiti Laxiflori* 产于四川西部、云南西北部及北部;曲毛短柄乌头 *Radix Aconiti Crispuli* 产于四川;宣威乌头 *Radix Aconiti Lasiandri* 产于云南;小白撑 *Radix Aconiti Heterotrichi* 产于云南;铁棒锤 *Radix Aconiti Penduli* 产于云南西北部及四川西部;伏毛铁棒锤 *Radix Aconiti Flavi* 产于四川。

性状 雪上一枝蒿(短柄乌头)、展毛短柄乌头和曲毛短柄乌头 块根长圆柱形或圆锥形,长 2.5～7.5 cm,直径 0.5～1.5 cm。子根表面灰棕色,光滑或有浅皱纹及侧根痕;质坚而脆,易折断,断面白色,粉性,有黑棕色环。母根表面深棕色,有纵皱纹及侧根残基;断面不平坦,中央裂隙较多。气微,味有麻舌感,有大毒。

宣威乌头 块根圆锥状或圆柱形,长 5～7 cm,直径 1～1.5 cm;表面棕色至暗棕色,有纵皱纹及侧根痕;断面淡棕色。

小白撑 参见“小白撑”条。

铁棒锤及伏毛铁棒锤 参见“铁棒锤”条。

鉴别 (1) 根横切面:子根后生皮层为 1～2 列棕色薄壁细胞;皮层窄,4～5 列薄壁细胞,切向延长;内皮层明显。韧皮部宽,皮层及韧皮部外侧均有石细胞散在。形成层近圆形或五角环形。木质部束常成对,排成 V 字形,位于五角隅处。中央有髓。本品薄壁组织中充满淀粉粒。

母根韧皮部及髓部有多数裂隙;内皮层不明显;V 字形木质部束较子根多。

(2) 取本品粉末约 2 g,以氨湿润,加氯仿 30 ml,振摇,分离氯仿,残渣再加 10 ml 氯仿振摇,合并氯仿,加 0.05 mol/L 盐酸 4 ml,振摇。取酸液,再用酸重复提取 1 次,合并酸液,加氨调至 pH9～11,用氯仿提取。取氯仿液置蒸发皿中,徐徐挥尽氯仿,残渣加磷酸 1～2 ml,微加热,溶液由红色变成紫色(检查生物碱)。

(3) 取上述氯仿液于蒸发皿中,挥干,残渣加硫酸数滴,加热,显微红色,再加间苯二酚结晶数粒,继续加热,先显黄色,渐变红色(检查生物碱)。

【成分】 1. 展毛短柄乌头 根含生物碱类:乌头碱

(aconitine)，3-去氧乌头碱(3-deoxyaconitine)，3-乙酰乌头碱(3-acetylaconi-tine)，雪乌碱(penduline)，丽鲁碱(laxiconitine)。[1]

2. 宣威乌头　根含生物碱类：准噶尔乌头碱(songorine)，新乌宁碱(neoline)，14-乙酰新乌宁碱(14-acetylneoline)[2]，乌头碱(aconitine)，3-去氧乌头碱(3-deoxyaconitine)[3]，无毛翠雀亭(denudatine)，准噶尔乌头胺(songoramine)，伏毛铁棒锤碱(flavaconitine)，变绿卵孢碱(virescenine)[4]，乌头芬碱(aconifine)即是小白撑碱(nagarine)[5]。二萜生物碱成分：12-表乙酰基二羟基光泽乌头碱(12-epiacetyl dehydrolucidusculline)，2-羟基去氧乌头碱(2-hydroxyaconitine)[6]，nagadine，14-benzoylsacha conirtine[7]。

【药理】 1. 镇痛及抗炎作用　从短柄乌头中提得的总生物碱有镇痛与抗炎作用[1]。展毛短柄乌头细粉混悬液给小鼠灌胃 1/5LD_{50}剂量，对扭体法实验的抑制率分别为〔0.132 g(生药)/kg〕24%、〔0.276 g(醋制品)/kg〕24%、〔1.84 g(童尿制品)/kg〕68%、〔0.416 g(油制品)/kg〕75%、〔1.38 g(甘草制品)/kg〕81%、〔1.15 g(水煮品)/kg〕95%。表明本品的水煮品、甘草制品、油制品镇痛效果较好，而毒性亦大大降低[2]。宣威乌头的作用及毒性均集中于所含生物碱部分，将本品甲苯提取物的生物碱分为 pH5 提取部分、pH6.5 提取部分(含新乌宁碱及 14-乙酰新乌宁碱)及 pH8 提取部分(含较多准噶尔乌头碱)，实验表明此三部分于小鼠扭体法及热板法均有显著的镇痛作用；对于醋酸所致小鼠腹腔蛋白渗出，三部分生物碱灌服均有抑制作用。pH6.5 部分生物碱还能明显抑制牛血清清蛋白所致小鼠迟发性超敏反应[3]。

2. 抗肿瘤作用　宣威乌头生药粉及甲苯提取物中的非生物碱部分，对于小鼠肉瘤 S_{180} 及 Lewis 肺癌有弱的抑制作用[3]。

毒性　短柄乌头总生物碱皮下注射 LD_{50}(小鼠)为(7.10±1.74)mg/kg。小鼠给药后出现流涎、恶心、颤抖、惊跳等中毒症状。蓄积性与耐受性均不明显[1]。展毛短柄乌头细粉混悬液灌服对小鼠的 LD_{50} 为 0.658±0.097 g(生药)/kg，醋制品为 1.38±0.30 g/kg，童尿制品则>9.18 g/kg，油制品为 2.08±0.44 g/kg，甘草制品为 6.89±1.60 g/kg，水煮品为 5.77±0.90 g/kg。中毒症状为抓嘴、流涎、出汗、便溏、竖毛、抽搐，因呼吸衰竭而死[2]。

【炮制】 取原药材用清水浸漂 7 d，每日换水 2 次，待中心软透后切片，置蒸笼内蒸 2～3 h，取出晒干。再用熟猪油拌和，炒透入药，或将湿纸包裹，置炭火旁煨透，去纸，浸童便中一昼夜，取出，漂净，晒干。

贮容器内，置通风干燥处，防蛀。生品应专柜贮藏。

【药性】 苦、辛，温，有大毒。归肝经。

1.《四川中药志》1960 年版："性大温，味辛、麻，有大毒。入心、肺、肝三经。"

2.《云南中草药》："辛、苦、麻，温，剧毒。"

【功用主治】 祛风除湿，活血止痛。主治风湿骨痛，跌打损伤，肢体疼痛，牙痛，疮疡肿毒，癌性疼痛。

1.《四川中药志》1960 年版："麻醉镇痛，除湿消肿。治顽固性风湿关节剧痛，疗劳伤，跌扑损伤，肢体疼痛及无名肿毒。"

2.《云南中草药》："止血镇痛，祛风除湿。主治内伤出血，跌打损伤；外伤出血，牙痛，风湿关节痛，神经性皮炎。"

3.《云南抗癌中草药》："治胃癌、食管癌、肺癌、横纹肌肉癌、癌性疼痛。"

4.《云南中药志》："用于骨折肿痛，胃痛，痛经。"

【用法用量】 内服：研末，每次不超过 0.02 g，1 d 量不超过 0.04 g。外用：浸酒涂擦；或研末调敷；或煎汤熏洗。

【宜忌】 本品剧毒，未经炮制，不宜内服；治疗剂量与中毒量比较接近，必须严格控制用量。孕妇、老弱、婴幼儿及心脏病、溃疡病患者均禁服。酒剂禁内服。中毒症状主要表现迷走神经强烈兴奋，出现流涎、呕吐、腹痛、心律失常、血压下降、休克、呼吸困难或抽搐昏迷，可因循环和呼吸衰竭而死亡。

《云南中草药》："忌酸冷、豆类、糯食。"

【选方】 1. 治内伤出血，跌打损伤　每用雪上一枝蒿米粒大，开水或酒送服。

2. 治风湿关节痛，神经性皮炎，无名肿毒，骨折，跌打扭伤　每用雪上一枝蒿 9 g，配伍泡酒。外擦患处。(1、2 方出自《云南中草药》)

3. 用于麻醉止痛　雪上一枝蒿配草乌、生南星各适量。共捣绒，用75%乙醇浸泡1 h后外搽患处，作局麻用。忌内服。

4. 治外伤出血　雪上一枝蒿 1.5 g，雪头开花(岩白菜)30 g。共研末外敷。(3、4 方出自《云南中药志》)

【临床报道】 止痛　用雪上一枝蒿注射液(每 1 ml 相当于生药 25 mg)，每次肌内注射 25～50 mg，儿童用量酌减，每日 1 次。1 d 量不超过 50 mg(儿童不超过 10 mg)。治疗风湿性关节炎、关节疼痛以及外伤性腰腿痛共 98 例，结果：治愈 72 例，显效 20 例，有效 4 例，治愈率为 75%。其中良性关节痛 52 例，治愈 40 例，显效 10 例，有效 2 例，治愈率为 76.9%。外伤性腰痛 28 例，治愈 22 例，显效 5 例，有效 1 例，治愈率为 78.6%。一般在 7～10 d 治愈[1]。

4402 排钱草 pái qián cǎo (《福建民间草药》)

【异名】 龙鳞草、午时合(《生草药性备要》)，金钱草、午时灵(《岭南采药录》)，叠钱草、钱排草(《广西野生资源植物》)，双排钱(《福建民间草药》)，金钱豹(《泉州本草》)，钱串草(江西《草药手册》)，双金钱，纸钱剑(《福建中草药》)。

【基原】 为豆科排钱树属植物排钱树的地上部分。

【原植物】 排钱树 *Phyllodium pulchellum* (L.) Desv.［*Desmodium pulchellum* (L.) Benth.；*Hedysarum pulchellum* L.］　又名：尖头阿婆钱、笠碗子树(《海南植物志》)。

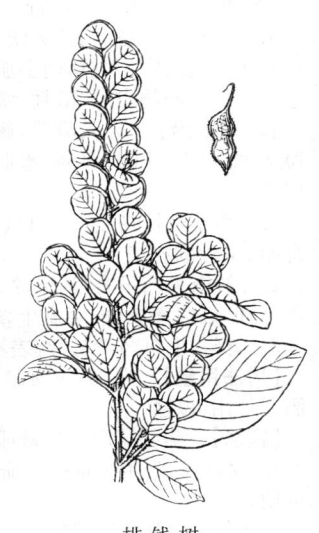
排钱树

直立亚灌木，高 0.5～1.5 m。枝柔弱，圆柱形，被柔毛。三出复叶，具柄；叶片革质，顶端小叶长圆形，先端钝或近尖，基部近圆形，边缘略波状。总状花序顶生或侧生，由多数伞形花序组成，每一伞形花序隐藏于 2 个圆形的叶状苞片内，像排成串的铜钱，故名"排钱草"；花冠蝶形，白色，旗瓣椭圆形，翼瓣贴生于龙骨瓣；雄蕊 10，二体；雌蕊 1，花柱内弯。荚果长圆形，边缘具睫毛，先端有喙，种子褐色。花期7～9月，果期9～11月。

生于山坡、路旁、荒地或灌木丛中。分布于福建、江西、广东、广西、海南、贵州、云南、台湾等地。

本植物的根(排钱草根)亦供药用，另设专条。

【采收加工】 7～10月采收，鲜用或切片晒干。

【成分】 全株含生物碱类：蟾毒色胺(bufotenine)，N，N-二甲基色胺(N，N-dimethyltryptamine)，N，N-二甲基色胺氧化物(N，N-dimethyltryptamine oxide)，5-甲氧基-N-甲基色胺(5-methoxy-N-methyltryptamine)，5-甲氧基-N，N-二甲基色胺(5-methoxy-N，N-dimethyl-tryptamine)，5-甲氧基-N，N-二甲基色胺氧化物(5-methoxy-N，N-dimethyl-tryptamine oxide)，禾草碱(gramine)[1～3]，3-二甲基氨甲基吲哚(3-dimethylaminomethyl-indole)，1-甲基-1，2，3，4-四氢-β-咔巴啉(1-methyl-1，2，3，4-tetrahydro-β-carboline)[4]。

种子含大黄素甲醚-1-葡萄糖基鼠李糖苷(physcion-1-glucosylrhamnoside)[5]，半乳糖配甘露聚糖(galactomannan)[6]。

【药理】 1. 抗肝纤维化　通过给大鼠灌胃给药相当于原生药5 g/kg体重和3 g/kg体重的排钱草水提取物和醇提取物，连续给药8星期后各治疗组肝脏胶原蛋白含量明显低于模型组，肝脏病理组织检查亦显示各治疗组肝细胞变性坏死及肝纤维化程度较模型组轻[1]。对四氯化碳(CCl_4)复制肝纤维化大鼠动物模型，经排钱草总生物碱治疗后，肝组织病变减轻，与纤维化有关细胞及胶原纤维明显减少[2]。排钱草总生物碱能显著降低肝纤维化大鼠血清ALT、HA、γ球蛋白及肝组织羟脯氨酸含量[3]。

2. 抗脂质过氧化　无论是预防实验或是治疗实验，排钱草总生物碱均能显著提高肝纤维化大鼠肝线粒体及血清中SOD活性，降低肝线粒体及血清中MDA含量，降低血清SGPT活性、HA和肝组织中Hyp含量，效果与秋水仙碱相近[4]。

毒性　小鼠口服给药可测得LD_{50}值为61.49 g/kg，相当于人临床拟用日剂量的369倍。长期毒性试验(3个月)结果表明，排钱草对大鼠生长发育、血象、血液生化指标、主要脏器重量系数及器官组织无异常影响[5]。

【药性】 淡、苦，平，小毒。

1.《生草药性备要》："味淡，性苦、平。"

2.《海南岛常用中草药手册》："淡、涩，凉。"

3.《福建药物志》："微甘，微温，有小毒。"

【功用主治】 疏风清热，解毒消肿。主治感冒发热，咽喉肿痛，牙疳，风湿痹痛，水肿，肝脾肿大，跌打肿痛，毒虫咬伤。

1.《生草药性备要》："消风热，浸酒去瘀生新，治小儿马牙疳，又治跌打。"

2.《岭南采药录》："消风热，治小儿马疳，治月内锁喉病，治牙痛，以之浸酒，能去瘀生新，又能去湿消滞。"

3. 南药《中草药学》："解表清热，活血散瘀。"

【用法用量】 内服：煎汤，6～15 g，鲜品60～120 g；或浸酒。外用：捣敷。

【宜忌】 孕妇慎服。过量或长期服用可致呕吐。

1.《海南岛常用中草药手册》："用量不可过大，超过30 g可使人呕吐。"

2.《全国中草药汇编》："孕妇忌服。"

3.《广西民族药简编》："忌吃酸、辣食物。"

【选方】 1. 治关节炎　排钱草60～120 g，黄酒60 g，加水适量煎服。

2. 治腹水　排钱草60～90 g，水煎服。(1、2方出自《福建民间草药》)

3. 治肝脾肿大　排钱草30～60 g，或加旋覆花15 g，水煎服。

4. 治跌打损伤　排钱树干茎、叶60～90 g，水煎调酒服。(3、4方出自《福建中草药》)

5. 治肺结核　排钱草、茜草各30 g，炖小母鸡1只服。(《福建药物志》)

6. 治蜈蚣咬伤　排钱草叶与食盐少许共捣烂，敷伤口周围。(《广西民族药简编》)

4403 排钱草根 pái qián cǎo gēn (《泉州本草》)

【基原】 为豆科排钱树属植物排钱树 *Phyllodium pulchellum* (L.) Desv. 的根。

【原植物】 参见"排钱草"条。

【采收加工】 全年均可采，切片，晒干或鲜用。

【成分】 根含α-香树脂醇(α-amyrin)，白桦酯醇(betulin)，β-谷甾醇(β-sitosterol)[1]。

【药性】 淡、涩，凉。小毒。

1. 广州部队《常用中草药手册》："淡、涩，凉。"

2.《全国中草药汇编》："淡，涩，平。有小毒。"

【功用主治】 活血祛瘀，清热利湿。主治肝脾肿大，黄疸，臌胀，痹证，淋证，闭经，崩漏，痈疽疔疮，跌打肿痛。

1. 广州部队《常用中草药手册》："治疟疾，肝脾肿大，风湿骨痛，跌打瘀肿，妇女血崩(炒炭)。"

2.《全国中草药汇编》："清热利湿，活血祛瘀，软坚散结。主治感冒发热，疟疾，肝炎，肝硬化腹水，血吸虫病肝脾肿大，风湿疼痛，跌打损伤。"

3.《广西民族药简编》："治胃痛，贫血，黄疸型肝炎(壮族)。风湿痛，腰痛，肾炎血尿，砂淋，结石症(瑶族)。"

【用法用量】 内服：煎汤，15～30 g，鲜品60～90 g。

【宜忌】 孕妇及血虚者慎服。

【选方】 1. 治急性传染性肝炎　排钱树根30 g，茵陈9 g，甘草6 g。上为1 d量，制成浸膏片，分2～3次，饭后服。有黄疸的病例，每日加用积雪草、车前草各9～15 g，水煎当茶饮，至黄疸消退。

2. 治风湿性关节炎　排钱草根60～90 g，洗净，捣碎，和猪瘦肉120 g同炖。饭前服，连服数次。(1、2方出自《全国中草药汇编》)

3. 治妇人月经不调，闭经　排钱草根60～90 g，老母鸡1只，酒少许。同炖，饭前服。(《泉州本草》)

4. 治子宫脱垂　排钱草根30 g，炖鸡或猪蹄服。(《福建药物志》)

5. 治跌打损伤　排钱草根60～90 g，洗净，和酒适量炖服，日服2次。(《泉州本草》)

【临床报道】 治疗血吸虫病肝脾肿大　排钱草干根30 g，加水3碗煎成1碗，1次服。隔日服1剂，7剂为1个疗程。亦可制成丸剂，每次1.25 g，每日服2次，14 d为1个疗程。治疗43例，服药1～4个疗程，经3个月后，90%以上患者自觉症状显著改善，肝脾有不同程度的缩小；肝功能有好转[1]。

4404 **掐不齐** qiā bù qí（《江苏药材志》）

【异名】 瓜子鸟梢（《天目山药用植物志》），斑鸠花（贵州）。

【基原】 为豆科胡枝子属植物细梗胡枝子的全草。

【原植物】 细梗胡枝子 *Lespedeza virgata*（Thunb.）DC.［*Hedysarum virgatum* Thunb.］ 又名：莳绘萩（《中国主要植物图说·豆科》）。

小灌木，高 50～100 cm。小枝纤细；三出复叶，互生；小叶片椭圆形、卵形或卵状长椭圆形，先端圆，具短尖，基部圆形，上面光滑无毛，下面疏被白色柔毛。总状花序腋生，花疏生；小苞片卵状披针形，小形；花萼杯状，5 裂，裂片狭披针形，外具白色柔毛；蝶形花冠，黄白色，旗瓣基部有紫斑，翼瓣较短，龙骨瓣长于旗瓣或近等长。荚果短椭圆形，有网脉。种子 1 颗。花期 6～9 月，果期 9～10 月。

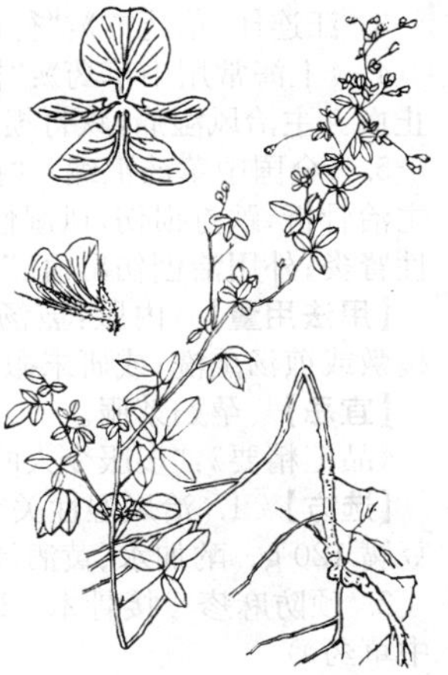

细梗胡枝子

生于海拔 700～1 200 m 的路旁山坡丛林中。分布于华东及河北、山西、河南、湖北、湖南、四川、贵州、陕西、台湾等地。

【采收加工】 6～7 月采收，切碎晒干。

【药材】 掐不齐 *Herba Lespedezae Virgatae* 产于我国南部、中部及华北等地。

性状 根呈长圆柱形，具分枝，表面淡黄棕色，具细纵皱纹，皮孔呈点状或横向延长疤状。茎圆柱形，较细，多分枝或丛生，表面灰黄色至灰褐色，木质。叶为三出复叶，小叶片狭卵形、倒卵形或椭圆形，先端圆钝，稍具短尖，全缘，绿色或绿褐色，上面近无毛或被平伏短毛，背面毛较密集。有时可见腋生的总状花序，花梗无关节，花萼杯状，长约 4.5 mm，被疏毛，花冠蝶形。荚果斜倒卵形。气微，味淡，具豆腥气。

鉴别 (1) 茎横切面：木栓层为数列排列整齐的木栓细胞组成。皮部狭窄。韧皮部细胞呈压缩状。木质部宽广，细胞壁厚，木化，中央可见髓部。

(2) 取本品 2 g，用乙醇 10 ml 浸泡 1 h，滤过，将滤液置紫外光灯(254 nm)下观察，溶液显黄绿色荧光；将溶液加入少许镁粉，滴加浓盐酸 2～3 滴，溶液显橙红色(检查黄酮类)。

【药性】 《秦岭巴山天然药物志》："甘、苦，平。"

【功用主治】 《福建药物志》："利尿，截疟，宁心。治小便不利，疟疾，高血压病，失眠，感冒。"

【用法用量】 内服：煎汤，15～30 g。

4405 **接骨木** jiē gǔ mù（《新修本草》）

【异名】 木蒴藋（《新修本草》），续骨木（《纲目》），扦扦活（《本经逢原》），铁骨散（《植物名实图考》），接骨丹（《草木便方》），七叶金、透骨草（《福建民间草药》），接骨风（《四川中药志》），马尿骚（《吉林中草药》），臭芥棵、暖骨树（《河南中草药手册》），接骨草（《贵州草药》），白马桑、大接骨丹（《陕西中草药》），公道老（《全国中草药汇编》）。

【基原】 为忍冬科接骨木属植物接骨木、毛接骨木及西洋接骨木的茎枝。

【原植物】 1. 接骨木 *Sambucus williamsii* Hance 又名：欧接骨木（《湖南药物志》）。

落叶灌木或小乔木，高达 6 m。老枝有皮孔，髓心淡黄棕色。奇数羽状复叶，对生，小叶常 5～7 枚，小叶片卵圆形、狭椭圆形至倒长圆状披针形，先端尖、渐尖至尾尖，基部楔形或圆形，边缘具不整齐锯齿。花与叶同出，圆锥聚伞花序顶生；具总花梗，花序分枝多成直角开展；花小而密，白色至淡黄色；花萼钟形，裂片 5，舌形；花冠 5 裂，裂片卵形；雄蕊 5，雄蕊与花冠裂片等长，花药黄色；雌蕊 1，子房下位，3 室，花柱短，柱头 3 裂。浆果状核果近球形，黑紫色或红色。花期 4～5 月，果期9～10 月。

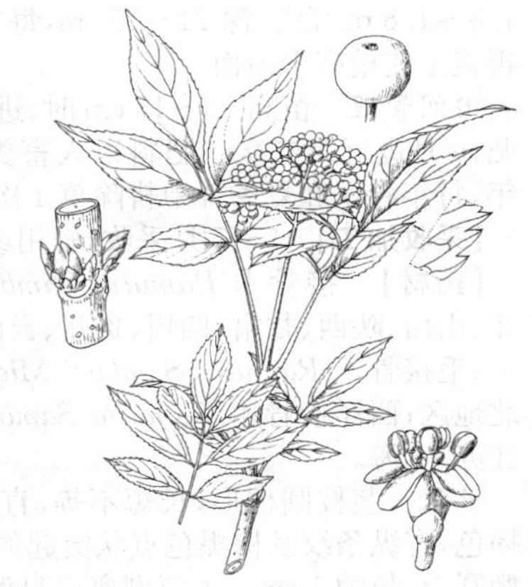

接骨木

生于林下、灌丛或平原路旁。分布于东北、中南、西南及河北、山西、江苏、浙江、安徽、福建、山东、广东、广西、陕西、甘肃等地。

2. 毛接骨木 *S. williamsii* Hance var. *miquelii*（Nakai）Y. C. Tang［*S. buergeriana* Bl. var. *miquelii* Nakai］

本种与接骨木的区别是：奇数羽状复叶有小叶片 5～7 枚，小叶片主脉及侧脉的基部被明显的长硬毛，小叶柄、叶轴及幼枝被黄色长硬毛；花序轴除被短柔毛外还夹杂着长硬毛。

生于海拔 1 000～1 400 m 的松林和桦木林中及山坡岩缝、林缘等处。分布于东北及内蒙古。

3. 西洋接骨木 *S. nigra* L.

本种与接骨木的区别是：枝具明显凸起的圆形皮孔；髓部发达，白色。奇数羽状复叶 3～5 枚，通常 5 枚。果实亮黑色。

上海、江苏、山东等地民间和庭园引种栽培。原产欧洲。

本植物的叶（接骨木叶）、根或根皮（接骨木根）、花（接骨木花）亦供药用，另设专条。

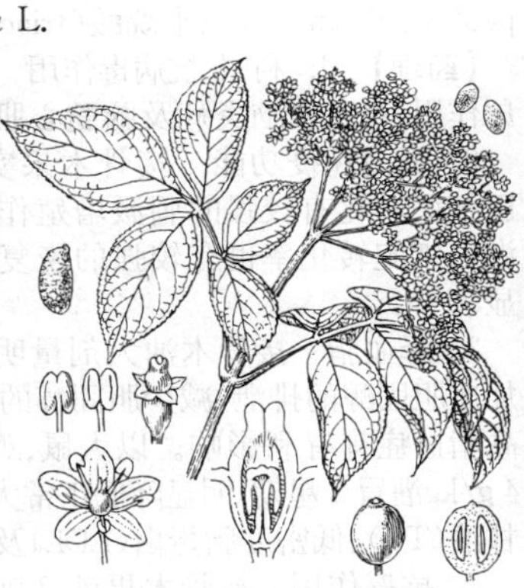

西洋接骨木

【栽培】 生物学特性 适应性较强，对气候要求不严；喜向阳，但又能稍耐荫蔽。以肥沃、疏松的土壤栽培为好。

繁殖方法 扦插繁殖。在 2 月发芽前，选取生长良好，无病虫害的枝条，剪成 20～25 cm 长的插条，每个留有 3 个以上芽节，最上和最下面的芽节要距剪口1～1.5 cm。然后在整好的地上，开3 m宽的畦，按行距26 cm开横沟，深16～20 cm，每沟放插条15～20根，插条的最上一个芽节要露出地面，然后覆土半沟，压紧，再盖细土与畦面齐平。移栽在当年冬季落叶后或明年春季发芽前进行。按行株距各1.3～1.8 m开穴，深21～25 cm，每穴移苗1株，填土压紧，再盖土使稍高于地面。

田间管理　苗高13～17 cm时，进行第一次中耕除草，追肥；6月进行第二次。肥料以人畜粪水为主，移栽后2～3年，每年春季和夏季各中耕除草1次。

【采收加工】　5～7月采收，鲜用或晒干。

【药材】　接骨木 *Ramulus Sambuci Williamsii* 产于河北、山西、陕西、甘肃、四川、贵州、云南及东北、华东、中南地区；毛接骨木 *Ramulus Sambuci Miquelii* 产于内蒙古及东北地区；西洋接骨木 *Ramulus Sambuci Nigrae* 产于山东、江苏、上海。

性状　茎枝圆柱形，长短不等，直径5～12 mm。表面绿褐色，有纵条纹及棕黑色点状突起的皮孔，有的皮孔呈纵长椭圆形，长约1 cm。皮部剥离后呈浅绿色至浅黄棕色。体轻，质硬。加工后的药材为斜向横切片，呈长椭圆形，厚约3 mm，切面皮部褐色，木部浅黄白色至浅黄褐色，有环状年轮和细密放射状的白色纹理。髓部疏松，海绵状。体轻。气无，味微苦。

鉴别　(1) 茎横切面：木栓层为10余列细胞。皮层有呈螺状或网状加厚的细胞群，内侧有纤维束断续排列成环，有时可见石细胞。韧皮部薄壁细胞含红棕色物质，形成层明显，木质部宽广。髓细胞有明显的单纹孔。本品皮层、韧皮部及髓部的薄壁细胞含细小的草酸钙砂晶。

(2) 取本品粗粉5 g，加水50 ml，室温浸泡过夜后，滤过，滤液在60 ℃水浴中加热10 min，趁热滤过，取滤液5 ml于小试管中，密塞，强烈振摇，产生强烈而持久的泡沫，持续10 min以上(检查皂苷)。

【成分】　西洋接骨木含苷类：接骨木花色素苷(sambicyanin)[1]，花色素葡萄糖苷(cyanidol glucoside)[2]，氰醇苷(canogenic glucosides)，环烯醚萜苷(iridoid glucoside)，莫罗忍冬苷(morroniside)[3]。茎枝含棕榈酸蛇麻脂醇酯(lupeol-3-palmitate)，三十烷酸(triacontanoic acid)[4]。

【药理】　1. 利尿、抗病毒作用　接骨木对小鼠有显著的利尿作用，对乙型脑炎病及脑髓心肌炎病毒也有抑制作用[1]。

2. 提高免疫功能　接骨木果实油对正常小鼠体内的淋巴细胞转化有较强的刺激增殖作用，对被环磷酰胺抑制的淋巴细胞转化率也有较强的恢复作用，与对照组相比极为显著[2]。

3. 降血脂　接骨木油大剂量明显降低实验性胆固醇，能加速胆固醇的排泄，减少胆固醇的吸收、转运及合成，对防治高脂血症有有利影响。以大鼠、鸡为实验对象，接骨木果油4 g/kg灌胃2星期，明显降低正常大鼠的总胆固醇(TC)、三酰甘油(TG)、低密度脂蛋白(LDL)及动脉硬化指数(AI)[3,4]。

4. 抗癌作用　接骨木果油2 000 mg/kg灌胃给药，可抑制小鼠S_{180}荷瘤实体瘤及小鼠H_{22}肝癌实体瘤的生长，虽然抗癌作用不如环磷酰胺，但对H_{22}腹水型肝癌小鼠的生命延长率(157.4%)比环磷酰胺(125.4%)更高[5]。

【药性】　甘、苦，平。归肝经。

1.《新修本草》："味甘、苦，平，无毒。"

2.《本草拾遗》："有小毒。"

3.《现代实用中药》："苦，寒。"

【功用主治】　祛风利湿，活血止血。主治风湿痹痛，痛风，大骨节病，急慢性肾炎，风疹，跌打损伤，骨折肿痛，外伤出血。

1.《新修本草》："主折伤，续筋骨，除风痒龋齿。可为浴汤。"

2.《千金方》："打伤瘀血及产妇恶血，一切血不行或不止，并煮汁服。"

3. 汪连仕《草药方》："行血败毒，洗一切疮疥、鬼箭风。"

4.《上海常用中草药》："祛风湿，通筋络，利尿消肿，外用止血。主治风湿痛，跌打损伤，肾炎水肿，创伤出血。"

5.《全国中草药汇编》："接骨续筋，活血止痛，祛风利湿。主治骨折，跌打损伤，风湿性关节炎，痛风，大骨节病，急、慢性肾炎；外用治创伤出血。"

【用法用量】　内服：煎汤，15～30 g；或入丸、散。外用：捣敷或煎汤熏洗；或研末撒。

【宜忌】　孕妇禁服。

《品汇精要》："多服令人吐。"

【选方】　1. 治风湿性关节炎、痛风　鲜接骨木120 g，鲜豆腐120 g。酌加水、黄酒炖服。(江西《草药手册》)

2. 预防麻疹　接骨木120 g，水煎服，日服2次。(《吉林中草药》)

3. 治湿脚气　(欧接骨木)全株60 g，煎水熏洗。(《湖南药物志》)

4. 治产后心闷，手脚烦热，气力欲绝，血运连心头硬及寒热不禁　接骨木破之如算子一握。以水一升，煎取半升，分温两服。(《产书》)

5. 治漆疮　接骨木茎叶120 g，煎汤待凉洗患处。(《山西中草药》)

【各家论述】　《本草新编》："接骨木，入骨节，专续筋接骨，折伤酒吞，风痒汤浴。独用之以接续骨节固奇，然用之生血活血药中，其接骨尤奇，但宜生用为佳。至干木用之，其力减半，炒用又减半也。"

4406 接骨丹 jiē gǔ dān
(《云南中草药选》)

【基原】　为山茱萸科鞘柄木属植物鞘柄木的根皮、茎皮和叶。

【原植物】　鞘柄木 *Toricellia tiliifolia* DC.　又名：叨里木(《中国树木分类学》)，椴叶鞘柄木(《中国种子植物科属词典》)，椴叶烂泥树(《云南种子植物名录》)。

落叶小乔木，高3.5～12 m；树皮灰黑色。小枝灰绿色，圆柱形，有不完全的环形叶痕。叶互生；叶片纸质，椭圆状卵形至宽卵形，先端突尖，基部浅心形，边缘的粗锯齿有须头，有时有波状棱角；掌状叶脉7～9条，网脉在下面明显。总状圆锥花序顶生，下垂，微被短柔毛；花小，

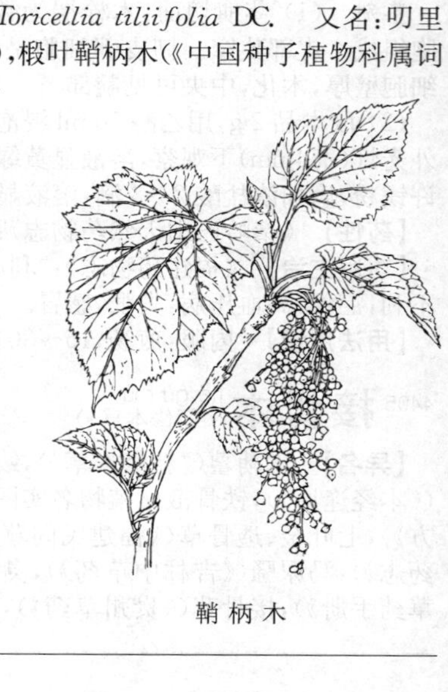

鞘柄木

雄花的花萼管短，裂片5；花瓣5，长椭圆形，白色；雄蕊5，花丝短，花药长方形；花盘平坦，近于圆形；雌花的花萼裂片3～5，不整齐，三角形，锐尖；子房卵圆形，花柱3～4，粗壮。果实核果状，卵形，平滑无毛。花期11月至翌年3月，果期3～4月。

生于海拔1 600～2 600 m的林缘或林中。分布于云南、西藏等地。

【采收加工】 全年可采根皮和茎皮，5～7月采叶，鲜用或晒干。

【药性】 辛、甘，平。

【功用主治】 活血消肿。主治跌打瘀痛，骨折筋伤，风湿痹痛。

《湖北中草药志》："消肿解毒。治痨伤，风湿腰痛。"

【用法用量】 内服：煎汤，6～15 g。外用：捣敷；或研粉调敷。

【选方】 治骨折　取鲜接骨丹适量，捣烂外包或用干品研粉调水外包。亦可配方外包。隔日换药1次。(《云南中草药选》)

4407 接骨木叶 jiē gǔ mù yè (《本草拾遗》)

【基原】 为忍冬科接骨木属植物接骨木 *Sambucus williamsii* Hance、毛接骨木 *S. williamsii* Hance var. *miquelii* (Nakai) Y. C. Tang和西洋接骨木 *S. nigra* L. 的叶。

【原植物】 参见"接骨木"条。

【采收加工】 5～7月采收，鲜用或晒干。

【成分】 叶含腈基糖苷成分：2S-β-D-芹素-D-呋喃基-(1→2)-β-D-吡喃葡萄糖扁桃腈苷(2S-β-D-apio-D-furanosyl-(1→2)-β-D-glucopyranosylmandelonitrile)[1]。

【药性】 辛、苦，平。

1.《现代实用中药》："苦，寒。"

2.《河南中草药手册》："性平，味甘、苦。"

3.《陕西中草药》："味辛、苦，性平。"

【功用主治】 活血，舒筋，止痛，利湿。主治跌打骨折，筋骨疼痛，风湿疼痛，痛风，脚气，烫火伤。

1.《本草拾遗》："主疟。小儿服三叶，大人服七叶，并生捣绞汁服，得吐为度。"

2.《分类草药性》："包伤痕。"

3.《吉林中草药》："祛风，活血行瘀，止痛，利尿，治肾炎水肿，风湿关节炎，跌仆骨折。"

4.《陕西中草药》："舒筋活血，生肌长骨，镇痛止血，清热解毒。主治骨折，跌打损伤，烫火伤，黄疸。"

【用法用量】 内服：煎汤，6～9 g；或泡酒。外用：捣敷；或煎水熏洗；或研末调敷。

【选方】 1. 治筋骨折伤　接骨木鲜叶60～150 g，栀子30 g。共捣烂，酌加黄酒适量，炒热，摊布上，将骨复位后，用上药敷伤处，夹缚固定。(《河南中草药手册》)

2. 治风湿性关节炎，痛风　接骨木茎叶120 g，鲜豆腐120 g。加水及黄酒炖服。(《吉林中草药》)

3. 治脚气湿痹、偏瘫　接骨木叶、金银花藤叶各适量，煎水趁热熏洗。(江西《草药手册》)

4. 治烫火伤　(白马桑)根皮及叶适量，研粉，以菜油或香油研粉调敷患处。(《陕西中草药》)

4408 接骨木花 jiē gǔ mù huā (《国药提要》)

【基原】 为忍冬科接骨木属植物接骨木 *Sambucus williamsii* Hance、毛接骨木 *S. williamsii* Hance var. *miquelii* (Nakai) Y. C. Tang及西洋接骨木 *S. nigra* L. 的花。

【原植物】 参见"接骨木"条。

【采收加工】 4～5月采收整个花序，加热后花即脱落，晒干。

【药性】 辛，温。

【功用主治】 发汗利尿。主治感冒，小便不利。

【用法用量】 内服：煎汤，4.5～9 g；或泡茶饮。

4409 接骨木根 jiē gǔ mù gēn (《本草拾遗》)

【基原】 为忍冬科接骨木属植物接骨木 *Sambucus williamsii* Hance、毛接骨木 *S. williamsii* Hance var. *miquelii* (Nakai) Y. C. Tang和西洋接骨木 *S. nigra* L. 的根或根皮。

【原植物】 参见"接骨木"条。

【采收加工】 9～10月采挖，切片，鲜用或晒干。

【成分】 西洋接骨木花含皂苷：熊果酸(ursolic acid)，20β-羟基熊果酸(20β-hydroxyursolic acid)，24-methylenecycloartanol[1]，α-香树脂醇(α-amyrin)，β-香树脂醇。甾醇类：β-谷甾醇(β-sitosterol)，β-谷甾醇-β-D-吡喃葡萄糖苷(β-sitosterol-β-D-glucopyranoside)[1]。挥发油类：顺式-3-己烯-1-醇(*cis*-3-hexen-1-ol)，芳樟醇(linalool)，橙花醇(nerol)，香矛醛(citronellol)，牻牛儿醇(geraniol)[2]。

【药理】 1. 抗惊，镇痛作用　接骨木根水提物0.34 g/kg、0.68 g/kg和1.35 g/kg给小鼠皮下注射或腹腔注射，可对抗士的宁或咖啡因诱发的惊厥反应。对小鼠醋酸所致的扭体反应和毛细血管通透性增高均有明显的抑制作用[1]。

2. 抗炎作用　接骨木根水提物1.35 g/kg和2.70 g/kg大鼠腹腔注射，可明显抑制由右旋糖酐或角叉菜胶引起的足跖肿胀[1]。

毒性　接骨木根水提物应用序贯法，测得昆明种小鼠尾静脉注射的LD_{50}为1.90±0.32 g/kg[1]。

【药性】 苦、甘，平。

1.《分类草药性》："甘，平，无毒。"

2.《陕西中草药》："味辛、苦，性平。"

【功用主治】 祛风除湿，活血舒筋，利尿消肿。主治风湿疼痛，痰饮，黄疸，跌打瘀痛，骨折肿痛，急、慢性肾炎，烫伤。

1.《本草拾遗》："根皮主痰饮，下水肿及痰疟，煮汁服之，当利下及吐。"

2.《河南中草药手册》："接骨续筋，活血镇痛，祛风利尿。"

3.《陕西中草药》："舒筋活血，生肌长骨，镇痛止血，清热解毒。主治骨折，跌打损伤，烫火伤，黄疸。"

4.《四川中药志》1982年版："用于风湿关节痛，急、慢性肾炎，水肿；外用治创伤出血。"

【用法用量】 内服：煎汤，15～30 g。外用：捣敷；或研粉撒、调敷。

【宜忌】 孕妇慎服。

《本草拾遗》："不可多服。"

【选方】 1. 治筋骨折伤　鲜接骨木根皮60～150 g，黄栀子30 g。共捣烂，黄酒适量，炒热，按伤处大小摊药于布上，骨折复位后即以上药敷患处，夹板固定。(江西《草药手册》)

2. 治烫火伤　(接骨木)根皮及叶适量，研粉，以菜油或香油调敷患处。(《河南中草药手册》)

3. 治创伤出血　接骨木研细粉，外敷患处，加压包扎。

(《安徽中草药》)

4410 接骨树皮 jiē gǔ shù pí（《云南中草药选》）

【异名】 类梧桐、接骨树(《云南中草药选》)。

【基原】 为马鞭草科植物豆腐柴属思茅豆腐柴的根皮或茎皮。

【原植物】 思茅豆腐柴 *Premna szemaoensis* Péi 又名:蚂蚁鼓堆树(《云南思茅中草药选》),戳皮树、绿泽兰、思茅腐婢(《云南中草药》)。

乔木,植株高 3～10 m。幼枝、叶柄及花序分枝均密生棕褐色稍卷曲的绒毛,老枝棕褐色至黑褐色,有纵沟及皮孔。单叶对生;叶柄长 0.5～7.5 cm;叶片厚纸质,基部楔形或近圆形,先端渐尖,表面疏生短柔毛,背面密生棕褐色绒毛。伞房状聚伞花序顶生;花序梗长 1.5～3 cm,具宿存线形苞片;花萼钟状,被短柔毛和淡黄色腺点,先端近平截或 4 裂,稍呈二唇形;花冠淡绿白色或淡黄色,喉部密生一圈白色长柔毛;雄蕊 4,几等长,花丝基部有柔毛,与花柱均伸出花冠外;子房上部有黄色腺点。核果紫黑色,近球形。花、果期 6～9 月。

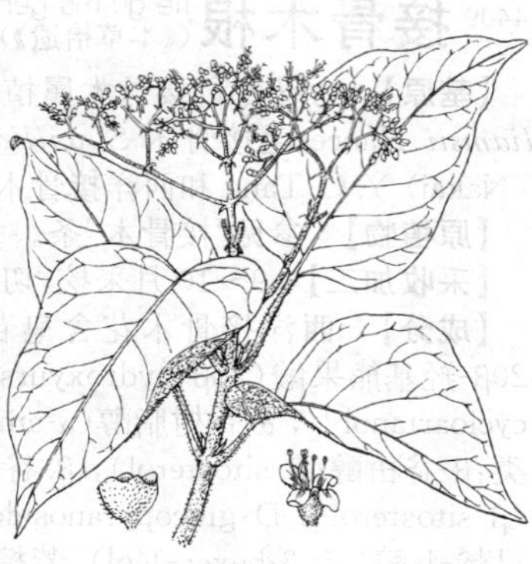

思茅豆腐柴

生于海拔 500～1 500 m 的较干燥疏林中。分布于云南。

【采收加工】 5～6 月采收茎皮,9～11 月采集根皮,晒干。

【药性】 甘、微苦,平。

1.《云南中草药》:"香,甘、微苦,平。"

2.《全国中草药汇编》:"甘,平。"

【功用主治】《全国中草药汇编》:"舒筋活血,接骨镇痛,止血生肌。主治风湿骨痛,跌打损伤,骨折,外伤出血。"

【用法用量】 内服:煎汤,15～30 g;或浸酒。外用:捣敷;研末撒或调敷。

【选方】 1. 治开放性骨折 用接骨树茎皮适量,捣烂敷患处。

2. 治闭合性骨折 先用针刺破皮肤,后敷接骨树茎皮。(1、2 方出自《云南中草药》)

3. 治外伤出血 (类梧桐)药粉撒于伤口。(《云南中草药选》)

4411 救必应 jiù bì yìng（《岭南采药录》）

【异名】 白木香(《岭南采药录》),土千年健、矮陀陀、消癀药(《贵州草药》),白银香、白银树(《福建药物志》),红子儿、冬青柴、白皮冬青(《浙江药用植物志》)。

【基原】 为冬青科冬青属植物铁冬青的树皮或根皮。

【原植物】 铁冬青 *Ilex rotunda* Thunb.

常绿乔木或灌木,高 5～15 m。枝灰色,小枝有棱,红褐色。叶互生;叶柄长 7～12 mm;叶片纸质,卵圆形至椭圆形,先端短尖,全缘,上面有光泽,侧脉 5 对,两面明显。伞形花序;花单性,雌雄异株;雄花序花梗长 2～8 mm;花萼 4～5 裂,裂片三角形;花瓣 4～5,绿白色,卵状矩圆形;雄蕊 4～5,着生花瓣的基部;雌花较小,子房上位。核果球形至椭圆形,熟时红色;先端有宿存柱头。花期 5～6 月,果期 9～10 月。

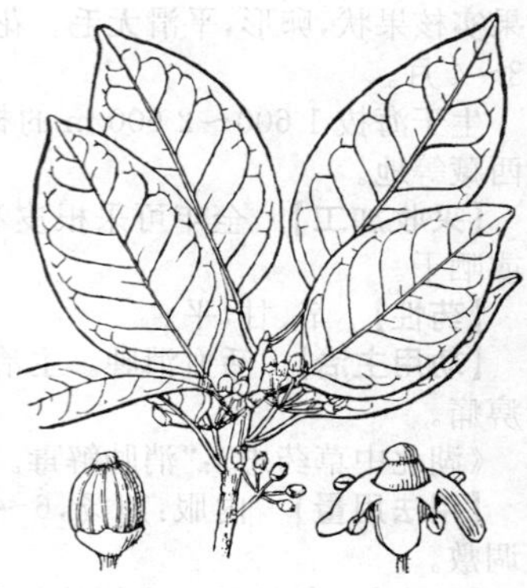

铁冬青

常生长于山下疏林或沟、溪边。分布于江苏、浙江、安徽、福建、江西、湖南、广东、广西、云南、台湾。

【栽培】 生物学特性 喜温暖湿润的气候。喜光照,稍耐寒。对土壤要求不严,以土层深厚而肥沃的砂质壤土上栽培为宜。

繁殖方法 种子繁殖。秋季种子成熟时,选取生长健壮的母株留种。以大粒饱满种子,晾干置布袋贮藏。于翌年 3 月,将种子用 25～30 ℃温水浸半日,再用湿沙混合催芽,种子萌发后,按行株距 35 cm 开沟条播,播后覆土,浇水保湿。当苗高 30 cm 左右定植。按行株距 400 cm×300 cm 开穴,施足基肥,每穴种 1 株,压紧,浇足定根水。

田间管理 头两年应间种豆类等农作物,每年中耕除草 3～4 次,春秋季各施 1 次厩肥等有机肥。冬季将树干下垂纤弱枝、过密枝剪除,促进主干直立粗壮。

【采收加工】 6～7 月采收,晒干。

【药材】 救必应 *Cortex Ilicis Rotundae* 产于我国长江流域以南至南部各地。

性状 根皮呈卷筒状或略卷曲的板片状,长短不一,厚 0.3～0.5(～1)cm。外表面灰黄色或灰褐色,粗糙,常有横皱纹或略横向突起;内表面淡褐色或棕褐色,有浅纵向条纹。质硬而脆,断面略平坦,稍呈颗粒性,黄白色或淡黄褐色。气微,味苦、微涩。

树皮较薄,边缘略向内卷,外表面有较多椭圆状突起的皮孔。

鉴别 (1) 根皮横切面:木栓层为 5～12 列切向延长的木栓细胞,皮层有石细胞单个或成群散在,内侧石细胞群断续排列成环,石细胞长圆形或类圆形,长径 64～100 μm,直径 32～50 μm,壁厚 8～16 μm。韧皮部较宽,有石细胞群散在,射线数列,细胞径向延长,有的含方晶。皮层及韧皮部薄壁细胞中含淀粉粒及草酸钙方晶,方晶大小不一,直径 8～32 μm。

树皮横切面:皮层石细胞群切向排列断续成 2 行,韧皮部石细胞群较少。

(2) 取本品粉末约 2 g,加乙醇 10 ml,浸渍 30 min,时时振摇,滤过。取上述乙醇滤液 2 ml,加三氯化铁试液,显绿蓝色(检查黄酮)。取乙醇滤液 5 ml,置水浴上蒸干,残渣加醋酐数滴,再加硫酸 1～2 滴,即显紫蓝色或红紫色(检查三萜)。

【成分】 树皮含救必应酸(rotundic acid),3-O-23-O-异亚丙基救必应酸(3-O-23-O-isopropylidenerotundic acid),3-乙酰齐墩果酸(3-acetyloleanolic acid),硬脂酸(stearic acid),芥子醛(sinapaldehyde),丁香醛(syringaldehyde),芥

子醛葡萄糖苷(sinapaldehyde glucoside),丁香苷(syringin),长梗冬青苷(pedunculoside)[1],β-香树脂醇(β-amyrin),β-谷甾醇(β-sitosterol)[2]。

【药理】 1. 对心脑血管的作用 救必应树皮醇提取物0.05 g/0.2 ml一次给药,对离体豚鼠心脏灌流有扩张冠状动脉,增加冠脉流量作用,1.6 g/kg静脉注射,对麻醉猫有降血压及对脑垂体后叶所致兔实验性心肌缺血有保护作用[1]。救必应叶(铁冬青)水提取液0.05 g、0.1 g豚鼠离体心脏灌流亦有增加冠脉流量的作用,心率稍慢,心肌收缩力略增。1.0 g/kg、1.5 g/kg静脉注射,以心电图观察,能明显减轻垂体后叶素诱发的大鼠急性心肌缺血。1 g/kg静脉注射,对麻醉兔脑血流量明显增加,降低脑血管阻力,同时使血压下降20%,心率稍慢[2]。按血小板血栓实验法测试,静注救必应水提取液1 g/kg对大鼠血栓形成有抑制作用,其抑制率为18.5%[2]。

2. 对耐缺氧的作用 救必应树皮醇提取物2.6 g/kg腹腔注射,可提高小鼠耐缺氧能力,延长缺氧存活时间[1];救必应叶(铁冬青)水提取液1.0 g/kg、1.5 g/kg腹腔注射,也能显著提高小鼠耐缺氧能力,延长缺氧存活时间[2]。

3. 止血作用 救必应三萜苷(救必应乙素,丁香苷)用试管法测定可使凝血时间缩短,有止血作用;在体试验对犬股动脉切开,犬与兔肝叶部分切除,犬脾脏十字切口,兔耳及肠系膜静脉切开,均能缩短止血时间,其止血机制部分与血管平滑肌收缩有关,此在离体兔耳血管灌流实验可获证明[3,4]。

4. 解痉作用 救必应黄酮苷对豚鼠离体回肠平滑肌有松弛作用,且能对抗乙酰胆碱(Ach)引起的肠痉挛[3]。

5. 抗菌作用 救必应煎剂试管内能抑制金黄色葡萄球菌、溶血性链球菌、弗氏痢疾杆菌、伤寒杆菌与铜绿假单胞菌[5]。

毒性 救必应60%乙醇提取物给小鼠腹腔注射,观察3 d,按简化机率单位法测得其LD_{50}为7.9±1.4 g/kg[1]。救必应叶水提取物小鼠腹腔注射的LD_{50}为10.3±1.6 g/kg[2]。

【药性】 苦,寒。

1.《岭南采药录》:"味苦。"

2.《广西本草选编》:"味苦,性寒。"

【功用主治】 清热解毒,利湿。主治感冒发热,咽喉肿痛,湿热胃痛,暑湿泄泻,黄疸,痢疾,风湿痹痛,湿疹,疮疖,跌打损伤。

1.《广西本草选编》:"清热解毒,消肿止痛。主治感冒风热,小儿发热,急性扁桃腺炎,咽喉炎,急性胃肠炎,急性阑尾炎,肾炎水肿,急性盆腔炎,附件炎,痈疮疖肿,毒蛇咬伤,湿疹,稻田皮炎,烧烫伤。"

2.《福建药物志》:"清热利湿,消肿止痛,祛风解暑。治胃痛,中暑腹痛,痢疾,腹泻,胆囊炎,胰腺炎,风湿关节痛,阴道滴虫病,跌打损伤,关节扭伤。"

【用法用量】 内服:煎汤,9～15 g。外用:捣敷;或熬膏涂。

【选方】 1. 治感冒发热 铁冬青树皮6 g,生姜、茶叶各9 g,水煎服。

2. 治腹痛,热性胃痛 铁冬青树皮18 g,葱头5条,水煎服。(1、2方出自《福建药物志》)

3. 治急、慢性肝炎 救必应45 g,八角王15 g。两药均用树皮,刮去粗皮,切片,加水2碗,煎至半碗,每日1剂,分2次服。(广西《中草药新医疗法处方集》)

4. 治跌打肿痛 救必应树皮6 g研粉,白糖30 g。开水冲服。

5. 治汤火伤 干救必应研粉,用冷开水调成糊状,每日涂5～6次。(4、5方出自《广西中草药》)

【临床报道】 治疗化脓性感染(如皮肤疮疖、蜂窝织炎、深部脓肿等),手术后预防感染 用救必应制成注射剂、片剂和溶液应用。注射剂每次肌注2 ml,片剂每次4片,每日3～4次;溶液供局部外用。共治疗外科化脓性感染26例,治愈23例。用于手术后预防伤口感染9例,8例效果满意。此外,片剂还有止痛作用,可用于胃痛、腹痛、肾绞痛等。治疗过程中一般无全身不良反应[1]。

4412 救军粮叶 jiù jūn liáng yè (《滇南本草》)

【异名】 红子叶(《贵州草药》),火把果叶(《湖南药物志》)。

【基原】 为蔷薇科火棘属植物火棘 *Pyracantha fortuneana* (Maxim.) Li的叶。

【原植物】 参见"赤阳子"条。

【采收加工】 全年均可采,鲜用,随采随用。

【成分】 叶含黄酮类:芸香苷(rutin),芒花苷(miscanthoside),异槲皮苷(isoquercitrin)和槲皮素(quercetin)[1]。

【药性】《贵州草药》:"性平,味甘、微酸。"

【功用主治】 清热解毒,止血敛汗。主治疮疡肿痛,目赤,便血,外伤出血,盗汗。

1.《滇南本草》:"治暴发火眼。"

2.《分类草药性》:"涂痘毒。"

3.《贵州草药》:"清热解毒,活血化瘀,镇痛,敛汗。"

4.《贵州民间方药集》:"清热敛汗,化瘀止血。治盗汗,劳伤腰痛,肠风下血,火眼,刀伤出血,疔疮。"

【用法用量】 内服:煎汤,10～30 g。外用:捣敷。

【选方】 1. 治疔疮 红子叶、野烟叶、蜂糖罐叶、刺三加叶各等量,捣绒敷患处。(《贵州草药》)

2. 治暴发火眼 救军粮叶捣烂,敷眼皮上。(《滇南本草》)

3. 治赤白痢疾 火把果枝叶15 g,槐角30 g,三颗针30 g,水煎服。(《青岛中草药手册》)

4413 雀 què (《别录》)

【异名】 嘉宾(崔豹《古今注》),家雀(《普济方》),瓦雀(《滇南本草》),宾雀(《纲目》),麻禾雀(《本草述》)。

【基原】 为文鸟科麻雀属动物麻雀的肉或全体。

【原动物】 麻雀 *Passer montanus* (Linnaeus)

小型鸟类。体长约12 cm。嘴圆锥状,粗短,黑色。虹膜暗红褐色。额、后颈纯栗褐色。眼下缘、眼先、颏和喉的中部均黑色;颊、耳羽和颈侧白色,耳羽后部具有黑色斑块。上体砂褐色,翕和两肩密布黑色粗纹,并缀以棕褐色。两翅的小覆羽纯栗色,中和大覆羽黑褐而具白端,大覆羽更

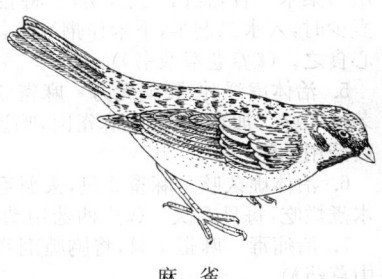

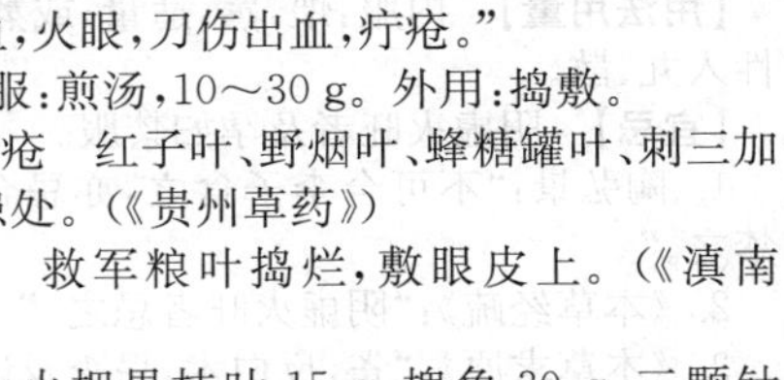

麻 雀

具棕褐色外缘；小翼羽、初级覆羽及全部飞羽均为黑褐色，各羽具有狭细的淡棕褐色边缘；外侧初级飞羽的缘纹，除第1枚外，其余羽基和近羽端两处，形稍扩大，成2道横斑状；内侧次级飞羽的缘纹较宽，棕色也较浓。尾暗褐色，羽缘较淡。胸和腹淡灰近白，沾有褐彩，两胁转为淡黄色，尾下覆羽较胁羽更淡。脚和趾均为黄褐色。

多栖于有人类活动的地方。分布遍布全国。

本动物头部的血液（雀头血）、脑髓（雀脑）、卵（雀卵）、粪便（白丁香）亦供药用，另设专条。

【采收加工】 全年均可捕捉，捕杀后，除去羽毛及内脏，取肉鲜用或焙干。

【药性】 甘，温。归肾、肺、膀胱经。

1.《日华子》："暖，无毒。"

2.《饮膳正要》："味甘，性热。"

3.《纲目》："甘，温。"

4.《雷公炮制药性解》："味甘、咸，入命门。"

5.《本草撮要》："入手足少阴、太阳经。"

6.《彝医动物药》："入肾、肺二经。"

【功用主治】 补肾壮阳，益精固涩。主治肾虚阳痿，早泄，遗精，腰膝酸软，疝气，小便频数，体虚久咳，崩漏，带下，痈毒。

1.《食疗本草》："其肉十月以后，正月以前食之，续五脏不足气，助阴道，益精髓。"

2.《本草拾遗》："起阳道，良之令人有子。"

3.《日华子》："壮阳益气，暖腰膝，缩小便，治血崩带下。"

4.《本草求原》："治肾冷偏坠，小肠疝气，反胃，赤白痢。"

5.《中国动物药》："补肾壮阳，固涩益精。治阳痿遗精，小便频数，崩漏带下。"

【用法用量】 内服：煨，蒸，适量；或熬膏；或浸酒；或煅存性入丸、散。

【宜忌】 阴虚火旺者及孕妇禁服。

1. 陶弘景："不可合李子食之，亦忌合酱食之，妊身人尤禁之。"

2.《本草经疏》："阴虚火旺者忌之。"

3.《本草求原》："雀，反白术，忌李及诸肝。"

【选方】 1. 治阳痿、早泄、遗精 麻雀5只，益智仁5 g，葱白3个，水煎，饮汁食肉，日服2次。（《中国动物药》）

2. 治肾气偏坠，疝气 生雀三枚，燎毛去肠，勿洗，以舶上茴香三钱，胡椒一钱，缩砂、肉桂各二钱，入肚内，湿纸裹，煨熟，空心服之，酒下。（《仁斋直指方》）

3. 治小肠气疼痛 带毛雀儿，取去肠肚，将金丝矾研细，装放雀儿肚满，缝合，用桑柴火缓缓煨烧成炭，研为细末，空心用无灰酒调下。恐恶心，入盐汤少许。年远者每服二枚，近者一枚。（《瑞竹堂经验方》飞黄丹）

4. 治老人脏腑虚损羸瘦，阳气乏弱 雀儿五只（治如食法），粟米一合，葱白三茎（切）。将雀儿炒熟，次入酒一合，煮少时，入水二盏半，下米作粥欲熟，下葱白五味等，候熟空心食之。（《养老奉亲书》）

5. 治体虚浮肿、腰腿无力 麻雀3只，去羽毛及内脏，白茅根30 g。加水煮熟，吃麻雀肉，喝汤，每日1～2次。（《广西药用动物》）

6. 治体虚久咳 麻雀2只，去羽毛和内脏，冰糖15 g，加水煮烂吃，每日2次。（《广西药用动物》）

7. 治痈毒 麻雀1只，将胸膛剖开贴敷患处。（《内蒙古中草药》）

【临床报道】 治疗百日咳 取麻雀1只，先拔掉粗毛，再在火上烤焦后去其内脏，用水洗净顿服，每日服1只，可连服至愈为止。治疗百日咳84例，痊愈者61例，显著进步者11例，进步者10例，无效者2例[1]

【各家论述】《本草经疏》："雀属阳，其气温，味酸，其性淫，故能入下焦阴分，能补暖两肾。"

4414 雀麦 què mài（《新修本草》）

【异名】 蘥（《尔雅》），爵麦（《说文》），燕麦（《尔雅》郭璞注），杜姥草（《千金方》），牡姓草（《广济方》），牛星草（《外台》），野麦、野大麦、野小麦（《湖南药物志》）。

【基原】 为禾本科雀麦属植物雀麦的全草。

【原植物】 雀麦 *Bromus japonicus* Thunb.

一年或二年生草本。茎秆高30～100 cm。叶鞘紧贴于秆，外被柔毛；叶舌先端有不规则的裂齿。圆锥花序开展，下垂，每节有3～7分枝；小穗幼时圆筒状，有7～14朵花；颖披针形，边缘膜质，第一颖长5～6 mm，有3～5脉，第二颖长7～9 mm，有7～9脉；外稃卵圆形，边缘膜质，有7～9脉，先端微2裂，其下约2 mm处生芒；内稃短于外稃，脊上疏具刺毛；雄蕊3，子房先端有毛。颖果线状长圆形，压扁，腹面具沟槽，成熟后紧贴于内外稃。花、果期4～6月。

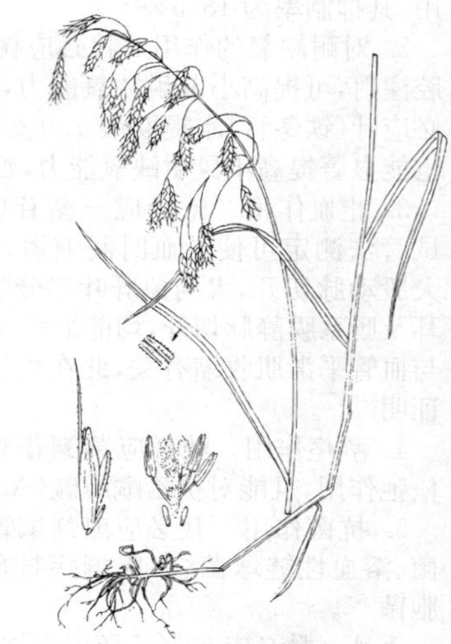

雀 麦

生于山野、荒坡、道旁。分布于华东、华中、四川、陕西、青海、新疆等地。

本植物的种子（雀麦米）亦供药用，另设专条。

【采收加工】 4～6月采收，晒干。

【药性】《新修本草》："味甘，平，无毒。"

【功用主治】 止汗，催产。主治汗出不止，难产。

1.《新修本草》："主女人产不出。煮汁饮之。"

2.《品汇精要》："去虫。"

3.《全国中草药汇编》："止汗，滑肠。主治汗出不止。"

【用法用量】 内服：煎汤，15～30 g。

【选方】 1. 治汗出不止 （雀麦）全草30 g，水煎服；或加米糠15 g，水煎服。（《湖南药物志》）

2. 治妊娠胎死腹中，苦胞衣不下，上抢心 雀麦一把，水五升，煮二升，汁服。（《子母秘录》）

4415 雀卵 què luǎn（《别录》）

【基原】 为文鸟科麻雀属动物麻雀 *Passer montanus* (Linnaeus)的卵。

【原动物】 参见"雀"条。

【采收加工】 产卵时，捡取其卵，鲜用。

【药性】 甘、酸，温。归肾经。

1.《别录》:"味酸、温,无毒。"

2.《医林纂要》:"甘、咸,温。"

3.《会约医镜》:"入肾、命门二经。"

【功用主治】 补肾阳,益精血,调冲任。主治男子阳痿,疝气,女子血枯,崩漏,带下。

1.《别录》:"主下气,男子阴痿不起,强之令热,多精有子。"

2.《食疗本草》:"除疝瘕,决痈肿,续五脏气。"

3.《医林纂要》:"补心,明目,充髓。治鸡盲眼。"

4.《会约医镜》:"补阳滋阴。"

5.《本草求原》:"达肝气,以化生精血,治血枯,起阴痿,治带下疝瘕。"

6.《随息居饮食谱》:"利经脉,调冲任。"

【宜忌】《本草经疏》:"阴虚火盛者忌之。"

【选方】 1. 治男子阴痿不起,女子带下,便溺不利 雀卵白和天雄末、菟丝子末为丸,空心酒下五丸。(《食疗本草》)

2. 治男子阴痿 菟丝子末一斤,于春二、三月取麻禾雀卵五百个,去黄用白,和丸梧子大。每八十丸,空心盐汤或酒下。腰痛加杜仲四分之一;下元冷加附子六分之一。(《本草述》雀卵丸)

3. 治年少时大脱血致血枯,胸胁支满,妨于食,病至则先闻腥臊臭,出清液,先唾血,四肢清,目眩,时时前后血,或醉入房中,气竭伤肝,月事衰少不来 乌鲗骨四份,藘茹一份,二物并合,以雀卵为丸如小豆大,每服五丸,饭前以鲍鱼汁送下。(《素问》)

【各家论述】 1.《本草经疏》:"雀卵性温,补暖命门之阳气,则阴自热而强,精自足而有子也。温主通行,性又走下,故主下气也。""雀肉及卵,古方用天雄服,此药性极热,有大毒,非阴脏及真阳虚惫者,慎勿轻饵。"

2.《药性通考》:"益男子阳道,常能固闭,补阴扶阳之妙药。然亦必入在人参、白术、杜仲、蛇床子之内,则有功。"

3.《药义明辨》:"味酸,气温。主老人脏腑虚损阳气乏弱,先哲用为壮阳益气之助。且求嗣者云,精清薄主雀卵丸,以雀性特淫,是阳气之有余而益肾,有专功也。"

4416 雀瓮 què wèng (《本经》)

【异名】 躁舍(《本经》),蛅蟖房(《别录》),雀儿饭瓮(《蜀本草》),蛓毛虫窠(《日华子》),棘刚子、天浆子(《本草图经》)。

【基原】 为刺蛾科刺蛾属动物黄刺蛾的虫茧。

【原动物】 黄刺蛾 *Cnidocampa flavescens* Walker [*Monema flavescens* Walker]

头、胸部均黄色,足暗红褐色。前翅内半部黄色,外半部褐色,两条暗褐色横线从翅尖向后斜伸,内面一条伸到中室下角后呈松散圆斑,为内半部黄色的分界线,外面一条伸达近后角处;后翅赭黄色,腹部雄虫较小,雌虫肥大。幼虫初孵化时黄色,成熟时变为黄绿色,头小,腹部肥大,体两侧各节有小突起,上生褐色刺毛。7~8月间结茧,呈椭圆形,长约15 mm,灰白色,并有数条暗黑色粗斜线,质甚坚硬。

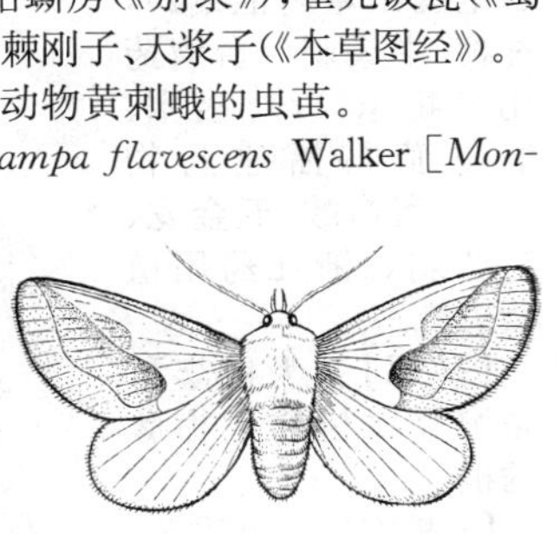

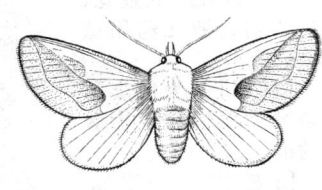

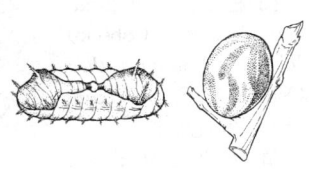

黄刺蛾

幼虫多栖于梨、苹果、枣、柿、樱桃、石榴、李等果树上,食害嫩叶,结茧于树杈或枝干上越冬。全国大部分地区均有分布。

【采收加工】 秋季从树枝上取下,蒸后,干燥即成。

【药材】 雀瓮 *Turfur et Larva Cnidocampae Flavescentis* 全国各地均产。

性状 本品呈椭圆形的空壳,直径 6~10 mm,其一断侧面呈截断形,正面则为一圆口,表面灰色,有纵形褐色条纹,侧面有一棕色纵形条沟,为原附着树枝上的残痕。体轻,石灰质,捏则易碎。味淡。

【药理】 1. 抗缺氧作用 给小鼠腹腔注射雀瓮水提取液 2 g/kg, 1.5 g/kg 和 1 g/kg,可以显著延长小鼠的缺氧存活时间。给大鼠股静脉注射 0.5 g/kg 和 0.25 g/kg 雀瓮水提取液,对垂体后叶素所引起的大鼠急性心肌缺血、心律失常、心率减慢均有明显的对抗作用[1]。

2. 抗惊厥作用 小鼠腹腔注射 10 g/kg, 5 g/kg, 2.5 g/kg 雀瓮水提取液,可对抗戊四氮引起的惊厥[2]。

3. 催眠作用 小鼠腹腔注射 20 g/kg 雀瓮水提取液,对硫喷妥钠阈下剂量催眠作用有协同作用[2]。

4. 镇痛作用 小鼠扭体法和尾电刺激法证明,10 g/kg 和 20 g/kg 雀瓮水提取液腹腔注射给药,有明显的镇痛作用。25 g/kg 雀瓮水提取液腹腔注射给药,小鼠热板法的镇痛效果不明显[2]。

5. 抗炎及抗溃疡作用 100%雀瓮幼虫水提取液以 10 g/kg或 20 g/kg 给大鼠灌胃 4 d,显著抑制角叉莱胶所致足肿胀。大剂量组在蛋清致炎后第二小时,有显著抑制大鼠蛋清性足肿胀作用。同样剂量,每日灌服 2 次,连续数月,对大鼠佐剂性关节炎继发性足肿胀有显著抑制作用。水提取液 10 g/kg 剂量灌胃,每日 2 次,连续 22 d,对醋酸所致大鼠实验性胃溃疡有一定的抑制作用[3]。

毒性 小鼠尾静脉注射雀瓮水提取液,按综合法计算:雀瓮水提取液 LD_{50} 为 14.68±1.16 g/kg[1]。

【药性】 甘,平。

1.《本经》:"味甘,平。"

2.《别录》:"无毒。"

3.《日华子》:"有毒。"

【功用主治】 熄风止惊,解毒消肿。主治小儿惊风,脐风,癫痫,乳蛾肿痛。

1.《本经》:"主小儿惊痫,寒热结气,蛊毒鬼疰。"

2.《本草拾遗》:"主小儿撮口病,先剺小儿口傍,令见血,以瓮碎取汁涂之,亦生捣鼠妇并雀瓮汁涂。"

3.《中国动物药》:"清热止惊,散风解毒。治小儿惊风,癫痫,流涎,脐风等。"

【用法用量】 内服:入丸、散,1~5个。

【选方】 1. 治小儿慢惊 天浆子(有虫者)、白僵蚕、干蝎(三物微炒)各三枚。捣筛为末。煎麻黄汤调服一字,日三。随小儿大小加减之。(《本草图经》)

2. 治小儿撮口及发噤 棘科上雀儿饭瓮子,未开口者,取瓮子内物,和乳汁研灌之。

3. 治小儿痫疾 棘枝上雀瓮,研,其间虫出,取汁灌之。(2、3方出自《圣惠方》)

4. 治乳蛾,喉痹 用天浆子徐徐嚼咽。(《纲目》)

【临床报道】 治疗皮肤溃疡 取雀瓮去净杂物，放在瓦上加热焙黄，研为细末备用。用时将创面清洁后，取适量雀瓮末加香油调成糊状，涂于溃疡面上，隔 2 d 换 1 次。共治疗 31 例，全部治愈。均在换药 2～3 次后，溃疡面即有新鲜肉芽组织生长，治愈时间最短 8 d，最长 50 d[1]。

4417 **雀脑** què nǎo（《别录》）

【基原】 为文鸟科麻雀属动物麻雀 *Passer montanus* (Linnaeus)的脑髓。

【原动物】 参见"雀"条。

【采收加工】 四季均可捕捉，杀死后取出脑髓，鲜用。

【药性】 甘，平。归肾经。

1.《别录》："平。"

2.《滇南本草》："入肾。"

【功用主治】 补肾益阳。主治肾虚阳痿，耳聋，聤耳，冻疮。

1.《别录》："主耳聋。"

2.《食疗本草》："涂冻疮。"

3.《滇南本草》："兴阳泄精。"

【用法用量】 外用：塞耳；外涂或烧研调敷。

【选方】 1. 治聤耳 雀脑以棉裹少许，塞耳中。（《圣济总录》雀脑方）

2. 治冻疮 腊月雀脑子，烧灰研细，小油调，涂冻疮口上。（《儒门事亲》）

4418 **雀翘** què qiào（《别录》）

【异名】 长野荞麦草、大叶野荞麦草（《湖南药物志》），长叶荞麦草、荞麦刺（《全国中草药汇编》），水红骨蛇、秋雀翘（《台湾药用植物志》）。

【基原】 为蓼科蓼属植物箭叶蓼的全草。

【原植物】 箭叶蓼 *Polygonum sagittatum* L.［*P. sieboldii* Meissn.］

一年生草本，长达 1 m。蔓延或半直立，茎细长，具四棱形，沿棱上具倒生钩刺。叶互生；叶柄长达 2 cm，柄上具 3～4 或 1～2 排钩刺；托叶鞘膜质；叶片长卵状披针形，先端锐尖或微钝，基部深凹缺，具卵状三角形的叶耳，仅沿下面中脉具钩刺。头状花序顶生，花密集；苞片长卵形，锐尖；花被 5 裂，白色或粉白色；雄蕊 8；花柱 3，分裂。瘦果三棱形，黑色。花期 5～6 月，果期 6～9 月。

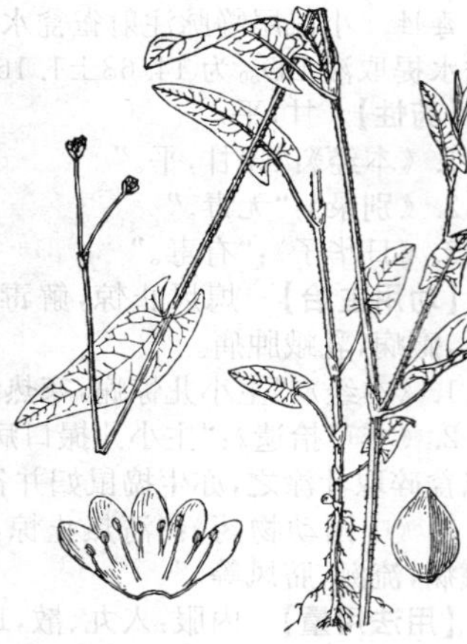

箭叶蓼

生于山脚、路旁水边。分布于华北、东北、华东、西南及河南、湖北、湖南、广西、陕西、甘肃、台湾等地。

本植物的种子（雀翘实）亦供药用，另设专条。

【采收加工】 夏秋采收全草，扎成束，鲜用或阴干。

【药性】 辛、苦，平。

1.《湖南药物志》："辛，温，无毒。"

2.《河北中草药》："酸、涩，平。"

【功用主治】 祛风除湿，清热解毒。主治风湿关节疼痛，疮痈疖肿，痢疾，毒蛇咬伤。

1.《湖南药物志》："祛风活络。治脚膝风湿痛，膝盖生疮。"

2.《河北中草药》："祛风除湿，清热解毒。治风湿肿痛，肠炎痢疾，以及疮痈疖肿，毒蛇、狂犬咬伤等症。"

【用法用量】 内服：煎汤，6～15 g，鲜品 15～30 g；或捣汁饮。外用：水煎熏洗；或鲜品捣敷。

【选方】 1. 治风湿性关节炎 箭叶蓼 120 g，水煎，洗患处。（《河北中草药》）

2. 治脚膝风湿痛 箭叶蓼 30 g，水煎，对酒服。（《湖南药物志》）

3. 治毒蛇咬伤 鲜箭叶蓼捣烂，敷伤口周围。（《河北中草药》）

4419 **雀头血** què tóu xuè（《别录》）

【基原】 为文鸟科麻雀属动物麻雀 *Passer montanus* (Linnaeus)头部的血液。

【原动物】 参见"雀"条。

【采收加工】 随用随捕，捕杀后，取头部的血，鲜用。

【功用主治】《别录》："主雀盲。"

【用法用量】 外用：点眼。

【选方】 治雀盲 以生雀血敷目，可多作之。（《普济方》）

4420 **雀麦米** què mài mǐ（《纲目》）

【基原】 为禾本科雀麦属植物雀麦 *Bromus japonicus* Thunb. 的种子。

【原植物】 参见"雀麦"条。

【采收加工】 5～6 月采收，晒干。

【药性】 甘，平。

【功用主治】 1.《纲目》："滑肠。"

2.《本经逢原》："益肝和脾。"

【用法用量】 内服：煮食，适量。

4421 **雀梅藤** què méi téng（《广西药用植物名录》）

【异名】 刺杨梅、对节巴（《云南药用植物名录》），酸梅簕（《全国中草药汇编》），札梅、牛鬃刺（《台湾药用植物志》），对接木、瘤毒藤（《福建药物志》），雀梅酸、五金龙、对节刺（《浙江药用植物志》）。

【基原】 为鼠李科雀梅藤属植物雀梅藤的根。

【原植物】 雀梅藤 *Sageretia thea* (Osbeck) Johnst.［*Rhamnus thea* Osbeck；*S. theezans* (L.) Brongn.］

藤状或直立灌木。小枝灰色或灰褐色，被

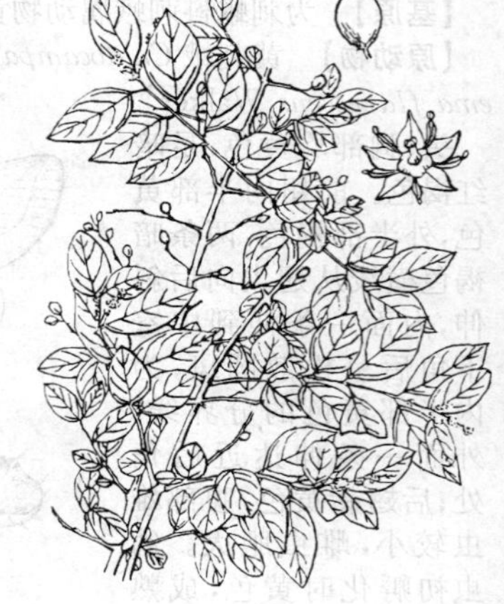

雀梅藤

短柔毛，具刺。叶对生或互生；叶柄长2～7 mm，被短柔毛；叶片纸质，椭圆形、长圆形或卵状椭圆形，先端锐尖，基部圆形或近心形，边缘具细锯齿。花两性，黄色，芳香，穗状或圆锥状花序；花萼5，裂片三角形；花瓣5，匙形，先端2浅裂，常内卷，短于萼片；花柱极短，柱头3浅裂，子房3室。核果近球形，熟时紫黑色。花期9～10月，果期翌年4～5月。

生于海拔2 100 m以下的丘陵、山地林下或灌丛中。分布于西南及江苏、浙江、安徽、福建、江西、湖北、湖南、广东、广西、台湾。

本植物的叶（雀梅藤叶）亦供药用，另设专条。

【采收加工】 9～11月采根，鲜用或切片晒干。

【成分】 根含大麦芽碱（hordenine），无羁萜（friedelin）[1]。

【药理】 1. 护肝作用 雀梅藤的水煎醇沉液或浸膏按40～50 g生药/kg体重之剂量给大鼠灌胃，每日1次，连续9 d，能明显降低四氯化碳中毒大鼠的血清丙氨酸氨基转移酶（ALT），而对正常大鼠的ALT无影响，对四氯化碳中毒大鼠的血清碱性磷酸酶（AKP）也有降低作用[1]。

2. 抗菌作用 雀梅藤水煎液（浓度为100%）体外有抗金黄色葡萄球菌、变形杆菌、枯草杆菌、大肠杆菌、伤寒杆菌的作用，浓度越高，抗菌作用越强，其中金黄色葡萄球菌和变形杆菌最敏感。每只小鼠每日用100%雀梅藤水煎液0.2 ml灌胃，连续3 d，能降低腹膜腔内注射变形杆菌的小鼠的死亡率，说明其体内也有抗菌作用[2]。

毒性 小鼠口服的最小致死量大于625 g生药/kg。以每日10 g/kg或每日100 g/kg的雀梅藤喂养大鼠连续3个月，活动正常，体重增长与对照组无异，肝肾功能、血糖、血常规、心电图均未见异常变化，亦未引起各组织的病理改变，停药1个月后也如此[1]。

【药性】 《广西本草选编》："味甘、淡，性平。"

【功用主治】 降气化痰，祛风利湿。主治咳嗽，哮喘，胃痛，水肿，鹤膝风。

1.《天目山药用植物志》："治鹤膝风。"

2.《广西本草选编》："降气化痰。治咳嗽气喘。"

3.《全国中草药汇编》："治胃痛。"

【用法用量】 内服：煎汤，9～15 g；或浸酒。外用：捣敷。

4422 雀翘实 què qiào shí（《别录》）

【基原】 为蓼科蓼属植物箭叶蓼 *Polygonum sagittatum* L. 的果实。

【原植物】 参见"雀翘"条。

【采收加工】 7～10月果实成熟时采收，晒干。

【药性】 咸，平。

【功用主治】 《别录》："主益气，明目。"

【用法用量】 内服：煎汤，3～9 g。

4423 雀榕叶 què róng yè（《福建民间草药》）

【异名】 白米叶（《福建药物志》）。

【基原】 为桑科无花果属植物笔管榕的叶。

【原植物】 笔管榕 *Ficus virens* Ait.［*F. wightana*（Miq.）Benth.］ 又名：赤榕（《泉州府志》），山榕（《福建植物志》），雀榕、乌榕（《福建药物志》），红肉榕、乌屎榕（《台湾药用植物志》）。

乔木，高5～17 m。有板根或支柱根，幼时附生。叶互生；叶柄长1.5～6 cm；托叶广卵形，早落；叶片坚纸质，长椭圆形、长圆状卵形或倒卵状长圆形，先端钝或短渐尖，基部钝或圆形，全缘；基出脉3条，侧脉5～10对。隐头花序（榕果），近球形，成熟时黄色或紫红色。雄花、瘿花、雌花着生于同一花序托内壁；雄花少数，花被片4～5，线形，雄蕊1，花丝短；瘿花花被片3～4；雌花和瘿花相似。瘦果，花柱延长。花、果期全年。

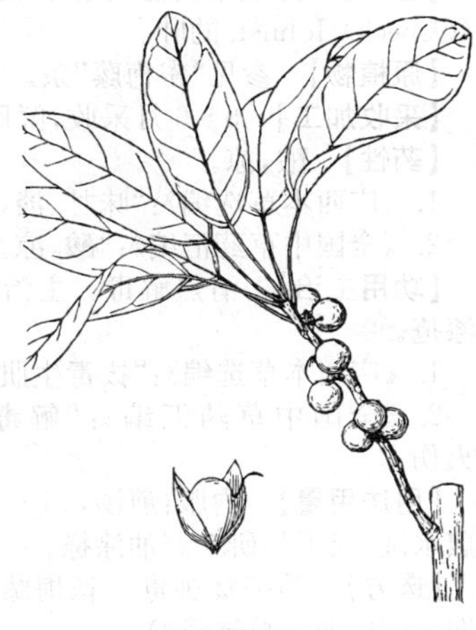

笔管榕

生于海拔500～800 m的山坡林中或河岸、溪边、村寨附近。分布于西南、广东、广西、海南、台湾等地。

本植物的根（雀榕根）亦供药用，另设专条。

【采收加工】 全年均可采收，鲜用。

【成分】 叶含黄酮成分：山柰酚-3-O-β-D-葡萄糖苷（kaempferol-3-O-β-D-glucoside），槲皮素-3-O-β-D-葡萄糖苷（quercetin-3-O-β-D-glucoside），槲皮素-3-O-β-D-芸香糖苷（quercetin-3-O-β-D-rutinoside），6-羟基山柰酚-7-O-β-D-葡萄糖苷（6-hydroxy kaempferol-7-O-β-D-glucoside）[1]。另含香柑内酯（bergaten），豆甾醇（stigmasterol），α-香树脂醇（α-amyrin），豆甾醇-3-O-β-D-葡萄糖苷（stigmasterol-3-O-β-D-glucoside），苄基葡萄糖苷（benzyl glucoside）[1]。

【药性】 《全国中草药汇编》："甘、微苦，平。"

【功用主治】 清热解毒，除湿止痒。主治漆过敏，湿疹，鹅口疮。

1.《全国中草药汇编》："清热解毒。"

2.《台湾药用植物志》："治积烂。"

3.《福建药物志》："治漆过敏，鹅口疮。"

【用法用量】 外用：捣敷；或水煎洗；或绞汁涂。

【选方】 1. 治漆疮 鲜雀榕叶一握，加水煎开二三沸，候温后洗涤。一般连续洗1～3 d即见效。但洗时不能太热，以免发炎。

2. 治湿疹 鲜雀榕叶一握，加水煎汤浴洗，日洗1～2次。

3. 治小儿鹅口疮 鲜雀榕叶煎取一小杯，加人乳适量。以消毒棉花蘸汤洗口，日洗1～2次。（1～3方出自《福建民间草药》）

4424 雀榕根 què róng gēn（《福建中草药》）

【基原】 为桑科无花果属植物笔管榕 *Ficus virens* Ait. 的根。

【原植物】 参见"雀榕叶"条。

【采收加工】 四季可采挖，鲜用或晒干。

【药性】 甘、微苦，平。

【功用主治】 清热解毒。主治乳痈肿痛。

1.《全国中草药汇编》："清热解毒。"

2.《福建药物志》："治乳痈。"

【用法用量】 内服：煎汤，9～15 g（干根）。

【选方】 治乳痈 （雀榕）干根15 g，酒水煎服；另用鲜叶加冷饭捣烂外敷。（《福建中草药》）

4425 **雀梅藤叶** què méi téng yè
(《广西本草选编》)

【基原】 为鼠李科雀梅藤属植物雀梅藤 *Sageretia thea* (Osbeck) Johnst. 的叶。

【原植物】 参见“雀梅藤”条。

【采收加工】 5～6 月采收，鲜用或晒干。

【药性】 酸，凉。

1.《广西本草选编》：“味甘、淡，性平。”

2.《全国中草药汇编》：“酸，凉。”

【功用主治】 清热解毒。主治疮疡肿毒，汤火伤，疥疮，漆疮。

1.《广西本草选编》：“拔毒生肌，主治疮疡肿毒。”

2.《全国中草药汇编》：“解毒消肿，止痛。外用治烫火伤。”

【用法用量】 内服：煎汤，15～30 g。外用：鲜品捣敷；或煎水洗；或干品研粉调油涂搽。

【选方】 治疮疡肿毒 雀梅藤鲜叶捣烂外敷，或水煎外洗。(《广西本草选编》)

4426 **常山** cháng shān
(《本经》)

【异名】 互草(《本经》)，恒山(《吴普本草》)，鸡骨常山(《本草经集注》)，翻胃木(侯宁极《药谱》)，黄常山(《中国药用植物志》)，茗叶常山、土常山(《湖南药物志》)，大常山、树盘根、一枝蓝(《云南中草药选》)。

【基原】 为虎耳草科黄常山属植物常山的根。

【原植物】 常山 *Dichroa febrifuga* Lour.

落叶灌木，高 1～2 m。小枝绿色，常带紫色。叶对生；叶柄长 1.5～2 cm；叶形变化大，通常椭圆形、长圆形、倒卵状椭圆形，稀为披针形，长 5～10 cm，宽 3～6 cm，先端渐尖，基部楔形，边缘有密的锯齿或细锯齿；中脉上面凹陷，侧脉弯拱向上。伞房花序圆锥形，顶生，有梗；花蓝色或青紫色；花萼倒圆锥状，萼齿 4～7；花瓣 4～7，近肉质，花时反卷；雄蕊 10～20，半数与花瓣对生，花丝扁平；子房下位，花柱 5(4～6)，初时基部合生。浆果蓝色，有多数种子。花期 6～7 月，果期 8～10 月。

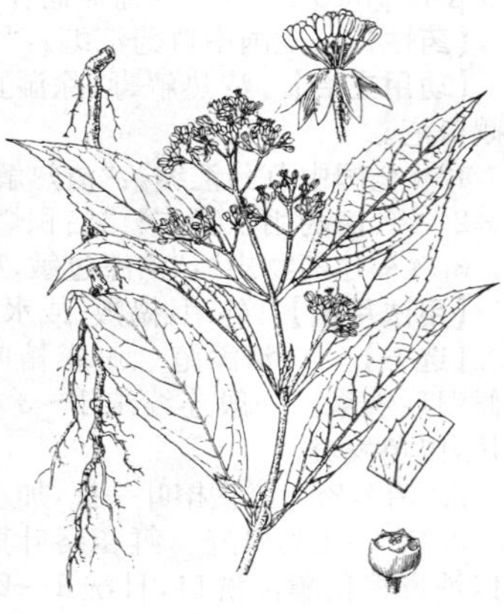

常 山

生于海拔 500～1 200 m 的林缘、沟边、湿润的山地。分布于江西、福建、湖北、湖南、广东、广西、海南、四川、贵州、云南、西藏、陕西、甘肃、台湾等地。

本植物的嫩枝叶(蜀漆)亦供药用，另设专条。

【栽培】 生物学特性 喜阴凉湿润环境，要求土壤肥沃疏松，排水良好，在含腐殖质较多的细沙土、夹沙土中生长最好。土壤黏重、瘦薄、干燥则生长不良。

繁殖方法 扦插繁殖、压条繁殖、分株繁殖或种子繁殖，生产多用扦插繁殖或种子繁殖。扦插繁殖：于 11 月至翌年 3 月选健壮枝条剪成长 17～20 cm 插条，每根具 3 个芽节，按行距 33 cm，深 20 cm 挖穴，每穴用插条 3 根并在一起。种子繁殖：选三年生以上植株的成熟果实，采收后将鲜果与湿沙混合贮藏，翌年种前搓烂果实，淘出种子，3 月中、下旬播种。先将种子拌和细土，撒播畦面，盖草保湿，苗期搭透光度 30%～40% 的简易棚遮荫。定苗行株距各 30 cm。

田间管理 直接扦插和育苗定植后尚未封林前，每年中耕除草 3 次，第一次 3～4 月，第二次 6～7 月，第三次 11 月。封林后每年只在 3～4 月和 11 月各进行 1 次，每次中耕除草后，都要追施肥料，人畜粪水、尿素、饼肥、土杂肥均可。

病虫害防治 病害有叶斑病和斑枯病，注意清园，处理残株、落叶，发生期可用 1：1：100 波尔多液喷雾防治。

【采收加工】 栽培 4 年以上收获。秋后齐地割去茎杆，挖出根，洗去泥土，砍去残余茎杆，再砍成 7～10 cm 短节，晒或炕干后在有火焰的柴火上燎去须根，撞去灰渣即为成品。

【药材】 常山 *Radix Dichroae* 主产于四川、贵州。以四川产量最大，质量最佳。

性状 根呈圆柱形，常弯曲扭转，或有分枝，长 9～15 cm，直径 0.5～2 cm。表面棕黄色，具细纵纹，外皮易剥落而露出淡黄色木部。质坚硬，不易折断，折断时有粉尘飞扬，断面不整齐；横切面黄白色，射线类白色，呈放射状。气微，味苦。

鉴别 (1) 根横切面：木栓细胞数列。皮层窄，少数细胞内含树脂块或草酸钙针晶束。韧皮部较窄，草酸钙针晶束较多。形成层显不规则波状环。木质部占主要部分，均木化，射线宽窄不一；导管多角形，单个散在或数个相聚，有的含黄色侵填体。薄壁细胞含淀粉粒。

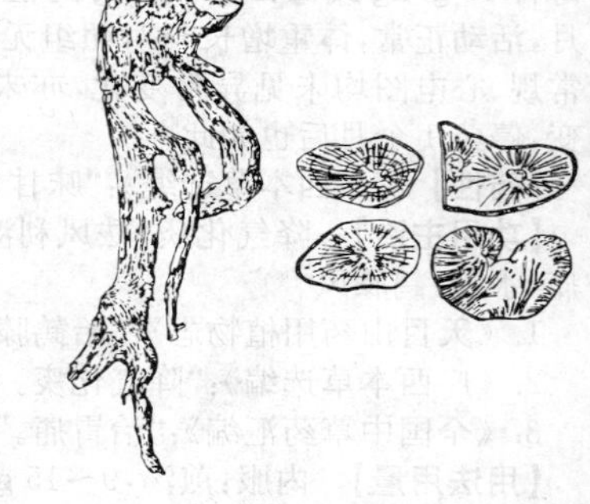

常山(根)外形

(2) 取本品粉末约 2 g，加 70% 乙醇 10 ml，加热回流 15 min，放冷，滤过，滤液蒸干，残渣加 1% 盐酸溶液 2 ml，搅拌滤过。取滤液，加碘化铋钾试液 2 滴，即生成棕红色沉淀(检查生物碱)。

(3) 取本品根的横断面在紫外光灯(365 nm)下显黄色荧光，尤以皮部更为明显。其水浸液则显天蓝色荧光，在碱性溶液中荧光加强(检查伞形花内酯)。

(4) 薄层色谱：取本品粗粉 5 g，加乙醇 25 ml 振摇，浸泡过夜，滤过。取滤液蒸干，加稀盐酸 5 ml 溶解，滤过。滤液用少量氯仿振摇，分去氯仿层，酸液用碳酸钠溶液中和，并调至强碱性(pH11)，用氯仿提取 2 次，每次 3 ml，合并氯仿提取液，浓缩至约 1 ml，供点样用。另取常山碱甲氯仿溶液及伞形花内酯乙醚溶液点样对照。吸取两溶液点样于硅胶 H-1% CMC 薄层板上，氯仿-甲醇(90：10)(每 5 ml 混合溶剂中加 2 滴氨水)展开，展距 18 cm。供试品色谱置于紫外光灯下，在与对照品色谱中伞形花内酯相应处均显亮淡蓝色荧光；改良碘化铋钾试液显色，与对照品色谱中常山碱相应处显红色斑点。

【成分】 根含总生物碱类：黄常山碱甲(α-dichrorine)，黄常山碱乙(β-dichrorine)，黄常山碱丙(γ-dichrorine)[1]。黄常山定碱(dichroidine)，4-喹唑酮(4-quinazolinone)；又含伞形花内酯(umbelliferone)〔又名常山素(dichrin)A〕[2]和常山素(dichrin)B[1]，3β-羟基-5-豆甾烯-7-酮(3β-hydroxystigmast-5-en-7-one)，香草酸(vanillic acid)，八仙花酚(hydrangenol)，7-羟基-8-甲氧基香豆素(7-hydroxy-8-methoxycoumarin)，4-羟基八仙花酚(4-hydroxyhydrangenol)[3]。

【药理】 1. 抗疟作用 常山水浸膏或其有效成分黄常山碱均对鸡疟有明显抗疟作用[1,2]。以常山总提取物给感染氯喹敏感株和耐氯喹株疟原虫的动物作实验治疗时，发现虫体谷氨酸脱氢酶活力分别于治疗中的第五日和第七日消失，提示常山总提取物对氯喹敏感株和耐氯喹株疟原虫皆有良好作用[3,4]。

2. 抗阿米巴原虫作用 盐酸常山碱乙无论体外或体内试验均有强大抗阿米巴原虫作用。体外实验抑制效价较盐酸依米丁强1倍；对感染肠阿米巴原虫的大鼠的实验治疗，其治疗指数也较依米丁大1倍，口服最小有效量为每日1.0 mg/kg[5]。

3. 解热作用 口服常山煎剂2 g/kg[6]，或以醇提液0.3 g/kg皮下注射[7]对人工发热家兔均有明显解热作用。在常山所含单体成分中，已发现常山碱丙有解热作用，给大鼠口服常山碱丙，其退热作用强于阿司匹林[8]。

4. 对心血管的作用 常山碱甲、乙、丙对麻醉犬都有明显降压作用，常山碱在降压的同时，兔心收缩振幅减小和脾、肾容积增加。离体兔心灌注时，从导管侧支内注入0.2～2.0 mg常山碱，可引起兔心收缩的明显抑制[9]。

5. 催吐作用 静脉注射常山碱甲、乙、丙，能引起大部分鸽子呕吐，多数在30 min内出现，氯丙嗪可使其催吐潜伏期延长[10]。常山碱乙的催吐作用机制是通过刺激胃肠道的反射作用引起的，而与延脑催吐化学感受区(CTZ)无关[11]。

6. 其他作用 常山水提液在试管内对流感病毒PR_8有抑制作用[12]，对感染该病毒的小鼠也有一定治疗效果[13]。常山碱乙对艾氏腹水癌细胞体外试验呈明显抑制作用；体内试验抑瘤率艾氏腹水癌小鼠50%～100%，小鼠艾氏腹水癌实体型45%；小鼠S_{180} 45%；小鼠黑色素瘤75%；大鼠腹水肝癌55%；大鼠瓦克癌45%[14]。

7. 体内过程 大鼠实验证明，常山碱乙口服易吸收，口服后1 h胃肠道内已消失40%，静脉注射后血浓度很快降低。体内分布以肾脏内浓度最高，心、肝、肌肉、脂肪及脾脏次之，血中浓度很低，给药1 h后平均血浓度仅2 μg/ml，尿中以原形排出仅16%左右，粪中极少，胆汁中几乎没有[15]。

毒性 小鼠口服各种常山碱的LD_{50}分别为：总碱6.49～9.09 mg/kg；常山碱乙6.11～7.04 mg/kg；常山碱丙6.14～6.76 mg/kg[16]。常山碱无论口服或注射给药(碱甲、乙、丙)均可引起实验动物恶心、呕吐、腹泻及胃肠黏膜充血、出血[11,16]。大剂量常山碱丙对肝脏有损伤作用[17]。但也有报道，以常山总提取物加生理盐水配成2 mg/ml注射液，每日给大鼠腹腔注射2次，每次0.5 ml/10 g，未发现ALT和AST升高现象[3]。

【炮制】 1. 常山：取原药材，除去杂质，大小粗细分开，洗净，浸泡2～3 d，捞出，润透，切薄片，干燥。生品劫痰涌吐力强，多用于胸中痰饮，癫狂等。

2. 酒常山：取净常山片用黄酒拌匀，待吸尽，闷润至透，置锅内，用文火加热，炒干，取出放凉。酒制后作用缓和，毒性降低，多用于截疟。

3. 醋制常山：取净常山片，加醋拌匀，稍润，置锅内，用文火加热炒至微带焦黄色斑点。

饮片性状 常山为不规则的薄片。切面黄白色，射线类白色，放射状，外皮薄，棕黄色，剥落处淡黄色。质坚硬。气微，味苦。酒常山形如常山片，色深黄色，略有酒香气。醋常山形如常山片，微带焦黄色斑点，略有醋气。

贮干燥容器内，置通风干燥处。酒常山、醋常山，密闭，置阴凉干燥处，防蛀。

【药性】 苦、辛，寒，小毒。归肝、脾经。

1.《本经》："味苦，寒。"

2.《别录》："味辛，微寒，有毒。"

3.《品汇精要》："味苦辛，性大寒泄。气薄味厚，阴中之阳。臭腥。"

4.《雷公炮制药性解》："入肝经。"

5.《药品化义》："气与味俱薄，能升。入脾经。"

6.《玉楸药解》："入肺、胃经。"

7.《衷中参西录》："性凉，味微苦。"

【功用主治】 截疟，劫痰。主治疟疾，胸中痰饮积聚。

1.《本经》："主伤寒寒热，温疟，鬼毒，胸中痰结吐逆。"

2.《别录》："疗鬼蛊往来，水胀，洒洒恶寒，鼠瘘。"

3.《药性论》："治诸疟，吐痰涎。"治"项下瘤瘿。"

4.《医学入门》："截疟，吐痰，去水。治疟母及腹中积聚，邪气痞结坚。"

5.《本草正》："治狂、痫、癫、厥。"

【用法用量】 内服：煎汤，5～10 g；或入丸、散。涌吐可生用，截疟宜酒炒用。

【宜忌】 正气不足，久病体弱及孕妇慎服。

1.《雷公炮炙论》："勿令老人、久病服之，切忌也。"

2.《本草经集注》："畏玉札。"

3.《药性论》："忌葱。"

4.《日华子》："忌菘菜。"

5.《直指方》："呕吐发疟之证，或其人素呕而发疟，谨勿用常山。"

6.《本草蒙筌》："忌鸡肉。"

7.《本草经疏》："疟非由瘴气及老痰积饮所致者勿用。"

8.《得配本草》："畏石乳。""非好酒浸透炒熟禁用，恐令人吐。"

【选方】 1. 治一切疟病，寒热往来，发作有时，头痛恶心，烦渴引饮，气息喘急，口苦咽干，背膂酸痛，肠鸣腹痛，或痰聚胸中，烦满欲呕 槟榔四两，常山(酒浸，蒸焙)一斤。上为末，水面糊为丸，如梧桐子大，每服三十丸，于发前一日晚临卧，用冷酒吞下便睡，不得吃热物茶汤之类。至四更尽，再用冷酒吞下十五丸。忌一切生冷鱼腥等物。(《局方》胜金丸)

2. 治疟疾寒热 常山一钱，厚朴、青皮、陈皮、炙甘草、槟榔、草果仁各五分。上细切，作一服，酒水各半盏，寒多加酒，热多加水，煎八分，露星月一宿，空心冷服。忌热茶汤一日，至午食温粥。(《医学正传》引自《局方》截疟七宝饮)

3. 治胸中多痰，头痛不欲食 常山四两，甘草半两。水七升，煮取三升，内半升蜜，服一升，不吐更服。无蜜亦可。(《肘后方》)

4. 治食中失惊，发搐涎塞 生常山末二钱，冷水入茶，调灌吐涎即苏。(《宝庆本草折衷》)

5. 治鹅掌风 常山一斤。以油核桃擦手、足患处，炉内焚

常山一斤，用青布盖好熏之，七日不下水。（《何氏济生论》）

【临床报道】 治疗疟疾 用鸡骨常山藿香片剂，每片含常山 0.08 g，第一日每次 3 片，第二至第五日每次 2 片，每日 3 次，于饭前 1 h 用冷开水吞服，服后静卧 30 min，服药前后 1 小时禁食热饮料，5 d 为 1 个疗程。据 1 926 例的临床观察：①症状控制：第一日观察 668 人，控制率 59.1%；第七日观察 475 人，控制率 91.6%。②疟原虫转阴：间日疟第一日观察 298 人，阴转率 56.7%；第五日观察 306 人，阴转率 76.8%；第七日观察 304 人，阴转率 68.8%。三日疟第一日观察 103 人，阴转率 25.2%；第五日观察 60 人，阴转率 81.7%；第七日观察 20 人，阴转率 75%。恶性疟第一日观察 437 人，阴转率 37.1%；第五日观察 412 人，阴转率 52.9%；第七日观察 385 人，阴转率 47.3%。混合感染第一日观察 46 人，阴转率 31%；第五日观察 34 人，阴转率 44.1%；第七日观察 29 人，阴转率 48.1%。③副作用（恶心、呕吐）：第一日观察 1 270 人，出现率 49.1%；第七日观察 1 033 人，出现率 9.3%，结果表明，常山对间日疟的疗效较好，对恶性疟及混合感染的疗效稍差[1]。

【各家论述】 1.《宝庆本草折衷》："艾原甫谓，常山吐痰疟之要药。今壮人暴疟，服此得吐而疟断，效固捷矣，然亦伤人元脏；若虚劳久疟羸弱者，吐之必致瘘困。宜锉碎，以酒煎数沸，换酒煎三度，仍加乌梅同煎，能制其毒而不作吐。终不及《经验方》，取紧细鸡骨常山锉碎，浸酒中一宿，漉出，以水洗去泡沫，日晒夜露，如此三次，切不可焙。盖一晒一露，得阴阳之真气，其毒已消，服之非但不吐，而功亦倍也。"

2.《直指方》："凡疟，皆因腹中停蓄黄水，惟水不行，所以寒热不歇，此疟家受病之处也。"又"然尝见疟之经久不歇，其故何耶？有根在也。根者何？曰饮、曰水、曰败血尔。"又"水，即水饮也；血，即瘀血也。惟水饮，所以作寒热；惟瘀血，所以增寒热。常山逐水利饮固也，苟无行血药品佐助其间，何以收十全之效耶？当以常山、草果、槟榔、青皮、乌梅、甘草作剂，于内加五灵脂、桃仁为佐，入生姜、浓蜜同煎，以主治之。"又"其有纯热发疟或蕴热内实之证，投以常山，大便点滴而下，似泄不泄，须用北大黄为佐，大泄数行，然后获愈。凡疟方来于正发，不可服药，服药在于未发两时之先，否则药病交争，转为深害。"

3.《岭南卫生方》："常山乃瘴疟要药，今人不问当服不当服，悉以伤气为词，疑而不用。愚尝谓：瘴疟之常山，喉风之巴豆，伤寒之麻黄，内积之硇砂，合使而不使，厥疾不瘥，毋疑。"

4.《纲目》："常山、蜀漆有劫痰截疟之功，须在发散表邪及提出阳分之后。用之得宜，神效立见；用失其法，真气必伤。夫疟有六经疟、五脏疟、痰湿食积、瘴疫鬼邪诸疟，须分阴阳虚实，不可一概论也。"

5.《本草经疏》："常山，古方治疟多用，盖以岭南、西粤多山岚瘴疠气，所感邪气充于荣卫皮肤之间，欲去皮肤毛孔中瘴气根本，非常山不可，以其性能祛逐老痰积饮，善散山岚瘴疠之邪故也。"

6.《衷中参西录》："常山，善消脾中之痰，为治疟疾要药。少服则痰可徐消，若多服即可将脾中之痰吐出，为其多服即作呕吐，故诸家本草谓其有毒。医家用之治疟，亦因此不敢多用，遂至有效有不效。若欲用之必效，当效古人一剂三服之法，用常山五六钱，煎汤一大盅，分五六次徐徐温饮下，即可不作呕吐，疟疾亦有八九可愈。愚一九一七年仲夏病疟，乃于不发疟之清晨，用常山八钱，煎汤一大碗，徐徐温饮之，一次止饮一大口，饮至日夕而剂尽，心中分毫未觉难受，而疟亦遂愈。后遂变汤剂为丸剂，将常山轧细过罗，水泛为丸，桐子大，每服八分，一日之间自晨至暮服五次，共服药四钱，疟亦可愈。若病发时热甚剧者，可用生石膏一两煎汤，初两次服药时，可用此汤送服。"

7.《本草正义》："恒山、蜀漆，本是一物，气味皆辛苦而寒，泄热破结，降逆下气，开痰逐水，其用皆同。其专主温疟一症，则凡属疟邪往来寒热、休作有时，皆是凝痰积湿，留于经隧，古人每谓无痰不成疟，无积不成疟，若不先泄化其痰湿积滞，则病根蟠结，寒热终无休止之时。恒山之用，本为开痰逐水、涤湿化积而设，是以《本经》、《别录》均以为治疟主要之药，后人泥于仲景小柴胡汤一法，知柴胡主疟者多，而知恒山主疟者少。岂知柴胡治疟，仅主邪在经络之一部，而于湿痰积滞不能顾及，惟渐发渐晏者为宜，而早用迟用，皆不切当。惟恒山治疟，能疏通在内之蕴结，抉其根株，则寒热之邪无所凭藉，而疟自不作。是柴胡尚治其标，而恒山乃治其本也。"

4427 常春藤 cháng chūn téng（《本草拾遗》）

【异名】 土鼓藤（《本草拾遗》），龙鳞薜荔（《日华子》），尖叶薜荔（《圣惠方》），三角藤（《履巉岩本草》），三角风、三角尖（《纲目》），上树蜈蚣（《分类草药性》），风藤草（《西藏常用中草药》），三角枫（《甘肃中草药手册》）。

【基原】 为五加科常春藤属植物中华常春藤的茎叶。

【原植物】 中华常春藤 *Hedera nepalensis* K. Koch var. *sinensis*（Tobl.）Rehd.［*H. sinensis* Tobl.］

多年生常绿攀缘藤本，长 3～20 cm。茎灰棕色或黑棕色，有气生根，幼枝被鳞片状柔毛。单叶互生；叶柄长 2～9 cm，有鳞片；无托叶；叶二型；花枝上的叶椭圆状披针形，长椭圆状卵形或披针形，稀卵形或圆卵形，全缘；先端长尖或渐尖，基部楔形、宽圆形、心形；侧脉和网脉两面均明显。伞形花序单个顶生，或2～7个总状排列或伞房状排列成圆锥花序，有花 5～40 朵；花萼密生棕色鳞片；花瓣 5，三角状卵形，淡黄白色或淡绿白色，外面有鳞片；雄蕊 5，花药紫色；子房下位，5 室，花柱全部合生成柱状；花盘隆起，黄色。果实圆球形，红色或黄色。花期 9～11 月，果期翌年 3～5 月。

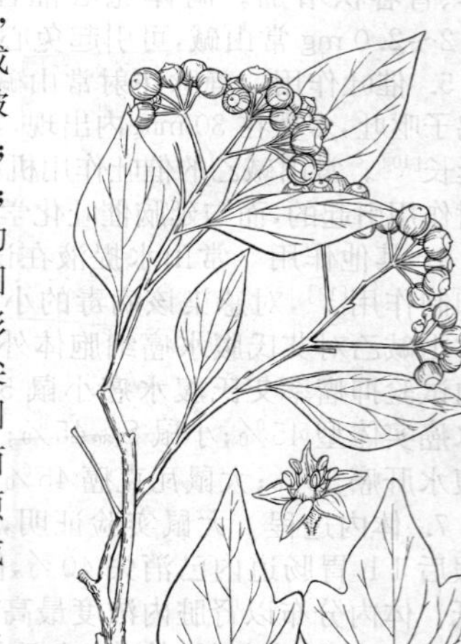

中华常春藤

附生于阔叶林中树干或沟谷阴湿的岩壁上，庭园也常有栽培。分布于西南、江苏、浙江、福建、江西、山东、河南、湖北、湖南、广东、广西、西藏、陕西、甘肃等地。

本植物的种子（常春藤子）亦供药用，另设专条。

【栽培】 生物学特性 喜半阴半阳环境，可利用边角隙地栽植。

繁殖方法 种子繁殖、扦插繁殖或压条繁殖。种子繁殖：果熟时采收，堆放后熟，浸水搓揉，选种洗净阴干，即可播种，也可拌湿砂贮藏，翌年春播种，播后覆土 1 cm，盖草保湿保温。幼苗出土搭棚遮荫，第二年春季移栽或定苗后培育大苗。扦插繁殖：在生长季节用带气根的嫩枝插最易成活，插后搭塑料薄膜拱棚封闭，并遮荫，保持空间温度80%～90%，但床土不宜太湿，以免插条腐烂，约 30 d 即可生根。压条繁殖：在春、秋两季进行，用波状压条法，埋土部位环割后，极易生根。

田间管理　春暖后幼苗带土球移栽，定植后适当短剪主蔓，促使分枝。生长季节结合浇水施人粪尿肥 1～2 次，并设支柱，引其向上攀援生长。

【采收加工】　9～11 月采收，晒干。

【药材】　常春藤 *Caulis seu Folium Hederae Sinensis* 主产于江西、浙江、四川、贵州、西藏。

性状　茎呈圆柱形，长短不一，直径 1～1.5 cm，表面灰绿色或灰棕色，有横长皮孔，嫩枝有鳞片状柔毛；质坚硬，不易折断，断面裂片状，黄白色。叶互生，革质，灰绿色。营养枝的叶三角状卵形，花枝和果枝的叶椭圆状卵形、椭圆状披针形。花黄绿色。果实圆球形，黄色或红色。气微，味涩。

【成分】　茎含鞣质，树脂[1,2]。叶含常春藤苷(hederin)，肌醇(inositol)，胡萝卜素(arotene)，糖类，还含鞣质[1]。

【药性】　辛、苦，平。归肝、脾、肺经。

1.《履巉岩本草》："性凉。有小毒。"

2.《本草再新》："味苦，性微寒。无毒。入肝、脾二经。"

3.《天宝本草》："性温。"

4.《西藏常用中草药》："性平，味甘。"

5.《青岛中草药手册》："性温，味辛、苦。"

【功用主治】　祛风，利湿，和血，解毒。主治风湿痹痛，头痛，头晕，肝炎，跌打损伤，咽喉肿痛，痈肿流注，蛇虫咬伤。

1.《本草拾遗》："主风血羸老，腹内诸冷血闭，强腰脚，变白。"

2.《本草再新》："治肝郁，补脾利湿，去风滑痰，通经络，行血和血，并能理气。"

3.《草木便方》："散风湿，消肿，治痈疽流注，小儿慢惊，风痰，刀伤，犬咬毒。"

4.《天宝本草》："平肝顺气，能明目，治头晕，诸火往上冲。"

5.《分类草药性》："治筋骨疼痛，风湿麻木，泡酒服。能洗疮毒。"

6.《草药新纂》："作发汗药。"

7.《中国药用植物图鉴》："治白癣，小儿痫疾。"

8.《湖南药物志》："治丝虫病。"

【用法用量】　内服：煎汤，6～15 g，研末；或浸酒，捣汁。外用：捣敷或煎汤洗。

【宜忌】　脾虚便溏泻泄者慎服。

1.《云南中草药》："忌酸冷及豆类食物。"

2.《福建药物志》："本品服后常有呕吐及腹泻的反应。"

【选方】　1. 治关节风痛及腰部酸痛　中华常春藤茎及根 9～12 g。黄酒、水各半煎服，连服数日。并用水煎洗患处。(《浙江民间常用草药》)

2. 治妇女产后感风头痛　中华常春藤全草 9 g，用黄酒炒，加红枣 7 个，水煎，饭后服。连服数日。(《浙江民间常用草药》)

3. 治慢性肝炎　三角枫、败酱草各 30 g，水煎服。(《甘肃中草药手册》)

4. 治跌打损伤，外伤出血，骨折　常春藤研细粉外敷；或常春藤 60 g，泡酒 250 g，泡 7～10 d 后服，每服 10～30 ml，日服 3 次。(《云南中草药选》)

5. 治鼻血不止　龙鳞薜荔研水饮之。(《普济方》)

6. 治风火赤眼　中华常春藤 30 g，水煎服。(《浙江药用植物志》)

7. 治一切痈疽　龙鳞薜荔一握，细研，以酒解汁，温服。利恶物为妙。(《外科精要》)

8. 治白皮肿毒(阴疽)及一切痈疽肿毒　中华常春藤全草 9 g，水煎服，连服数日。同时用七叶一枝花根茎 1 个，加醋磨汁，敷患处。(《浙江民间常用草药》)

9. 治肤痒　三角风全草 500 g。熬水沐浴，每 3 d 1 次，经常洗用。(《贵阳民间药草》)

4428 常春藤子 cháng chūn téng zǐ (《本草拾遗》)

【基原】　为五加科常春藤属植物常春藤 *Hedera nepalensis* K. Koch var. *sinensis* (Tobl.) Rohd. 的果实。

【原植物】　参见"常春藤"条。

【采收加工】　10～11 月果熟时采收，晒干。

【药性】　甘、苦，温。

【功用主治】　补肝肾，强腰膝，解毒消肿。主治体虚羸弱，腰膝酸软，脘腹冷痛，肿毒。

1.《本草拾遗》："主风血羸老，腹内诸冷，血闭，强腰脚，变白。"

2.《药性考》："补虚，通络，肿毒堪平。"

【用法用量】　内服：煎汤，3～9 g；或浸酒。

4429 匙叶黄杨 chí yè huáng yáng (《浙江药用植物志》)

【异名】　石黄杨、万年青(《浙江药用植物志》)。

【基原】　为黄杨科植物雀舌黄杨的根、叶或花。

【原植物】　雀舌黄杨 *Buxus bodinieri* Lévl.

灌木，高 3～4 m。枝圆柱形，小枝四棱形，被短柔毛，后变无毛。叶薄革质，叶片通常匙形，亦有狭卵形或倒卵形，大多数中部以上最宽，先端圆或钝，往往有浅凹口或小尖凸头，基部狭长楔形，叶面绿色，光亮，叶背苍灰色，中脉两面凸出，侧脉极多。头状花序腋生，花密集；雄花约 10 朵，萼片卵圆形，不育雌蕊有柱状柄，末端膨大；雌花外萼片长约 2 mm，内萼片长约 2.5 mm，受粉期间子房长 2 mm，花柱长 1.5 mm，略扁，柱头倒心形，下延达花柱 1/3～1/2 处。蒴果卵形，长 5 mm，宿存花柱直立，长 3～4 mm。花期 2 月，果期 5～8 月。

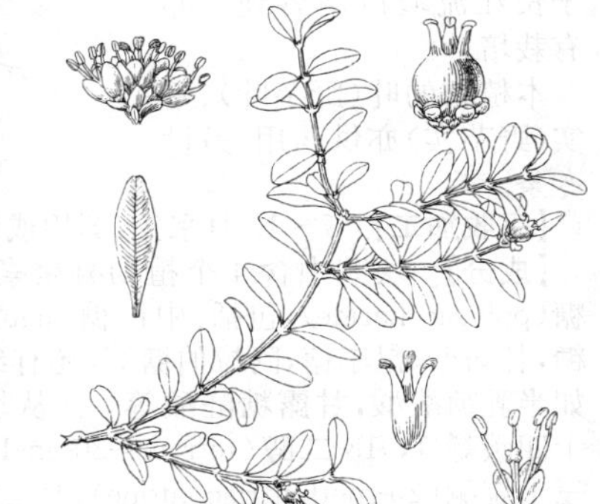

雀舌黄杨

生于海拔 400～2 700 m 的平地或山坡林下。分布于浙江、江西、河南、湖北、广西、广东、四川、贵州、云南、陕西、甘肃等地。

本植物的叶(黄杨叶)、根(黄杨根)亦供药用，另设专条。

【采收加工】 根全年可挖，洗净，切片，晒干；叶全年均可采，鲜用或晒干；花春季采集，晒干。

【药性】《浙江药用植物志》："甘、苦，凉。"

【功用主治】 清热解毒，凉血止血。主治目赤肿痛，咳嗽，咳血，痢疾，疮疡肿毒。

1.《广西民族药简编》："治劳伤咳嗽，痈疮肿毒。"

2.《浙江药用植物志》："清热解毒，凉血止血。主治目赤肿痛，声哑，咳嗽，咳血，痢疾。"

【用法用量】 内服：煎汤，9～15 g。外用：捣烂敷。

4430 野芋 yě yù （《本草经集注》）

【异名】 老芋（《本草经集注》），野芋艿、野芋头（《纲目拾遗》），红芋荷、野芋荷（《江西民间草药验方》），麻芋子、石芋（《西昌中草药》）。

【基原】 为天南星科芋属植物野芋的块茎。

【原植物】 野芋 *Colocasia antiquorum* Schott [*Arum colocasia* L.]

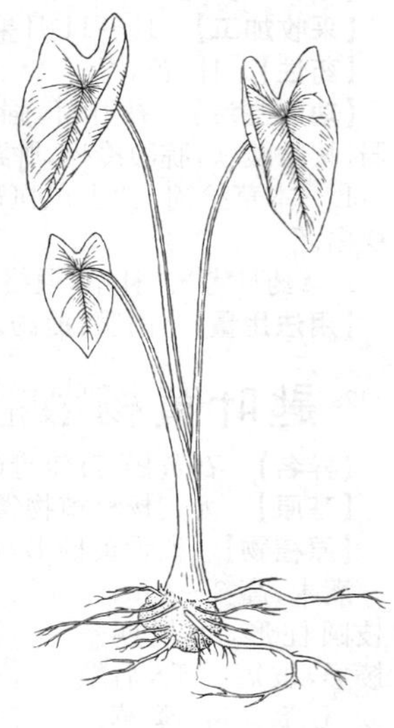

野 芋

草本，湿生。块茎球形，有多数须根；匍匐茎外伸，具小球茎。叶基生，叶柄肥厚，直立；叶片盾状着生，卵状广椭圆形，薄革质，先端较尖，基部耳形，全缘，呈波状。花序柄比叶柄短；佛焰苞苍黄色，管部淡绿色，长圆形；檐部狭长线状披针形，先端渐尖；肉穗花序短于佛焰苞；雌花序与不育雄花序等长；子房具极短的花柱。花期 8 月。

生于林下阴湿处。分布于长江流域以南各地。亦有栽培。

本植物的叶（野芋叶）、果实（野芋实）亦供药用，另设专条。

【采收加工】 7～10 月采挖，鲜用或切片晒干。

【成分】 块茎中含 4 个植物凝聚素（lectins）[1]，还含多糖（polysaccharide），包括：中性糖（neutral sugars），如半乳糖，甘露糖，鼠李糖，阿拉伯糖等，还有约 40% 的阴离子糖，如半乳糖醛酸，甘露糖醛酸等[2]。从块茎中还分得-20-二十四碳烯-1，18-二醇（tetracos-20-en-1，18-diol），25-甲基三十烷酮（25-methyltriacontone），10-二十八碳烯-1，12-二醇（octacos-10-en-1，12-diol），三十五碳-1，7-二烯-12-醇（pentatriacont-1，7-dien-12-ol），25-甲基三十三碳-21-烯-1，9，11-三醇（25-methyltritriacont-21-en-1，9，11-triol），二十九烷（nonacosane），β-谷甾醇（β-sitosterol），豆甾醇（stigmasterol），矢车菊素-3-葡萄糖苷（cyanidin-3-glucoside）[3]。

【药理】 毒性 野芋含有的酸性毒皂苷给大鼠注射 0.1 mg，立即引起死亡，解剖发现有溶血现象及肾上腺明显瘀血。其原因是该皂苷能与红细胞膜的胆固醇结合形成不溶性化合物而引起溶血，皂苷经肾排出时，对肾脏有强烈的刺激作用[1，2]。人服用生品，对消化道黏膜有刺激性和腐蚀性，表现为舌喉发痒、肿胀、流涎、恶心、呕吐、腹泻及胃肠烧灼痛、惊厥，严重者窒息，心脏麻痹而死。外用其汁液对皮肤及黏膜有刺激性并会引起瘙痒，可用清水或醋酸液洗。眼接触后引起失明，应立即用清水彻底冲洗，不应少于 15 min。临床只宜外用，严禁生药口服。出现中毒可采用催吐或用 1% 醋酸洗胃，轻者饮蛋清、乳汁、面糊、米醋及姜汁，同时导泻、补液及对症治疗[2]。

【药性】 辛，寒，有毒。

1.《本草图经》："有大毒。"

2.《纲目》："辛，冷。"

【功用主治】 清热解毒，散瘀消肿。主治痈疮肿毒，乳痈，颈淋巴结炎，痔疮，疥癣，跌打损伤，虫蛇咬伤。

1.《本草拾遗》："取根醋摩，(敷)虫疮疥癣。"

2.《纲目拾遗》："葛祖遗方：合麻药，治跌打损伤，痔漏，麻风，敷肿毒，止痛，治疮癣，捣敷肿伤。"

3.《江西草药》："解毒，消肿，止痛。治痈肿疔毒，黄蜂、蜈蚣、毒蛇咬伤，急性颈淋巴腺炎。"

【用法用量】 外用：捣敷或磨汁涂。

【宜忌】 本品有毒，禁生服，一般不作内服。

《本草经集注》："根杀人，人不识而食之，垂死者，以土浆及粪汁与饮之，得活。"

【选方】 1. 治乳痈 野芋头和香糟捣敷。（《纲目拾遗》）

2. 治急性颈淋巴结炎 野芋根（鲜）1 个，逢中切开，取其中一块贴患处（切面向内），包扎固定。敷后局部可能发生红疹、灼热、作痒等症，此时可将药取下，涂龙胆紫可消失。（《江西草药》）

3. 治毒蛇咬伤 鲜野芋根捣烂如泥，或同井水磨糊状药汁，敷或涂搽于伤口周围及肿处。（《草药手册》）

4431 野桐 yě tóng （《湖南药物志》）

【异名】 天青地白柴、八角楸、毛虫柴（《天目山药用植物志》），螳螂风、犬尾招（《中国经济植物志》）。

【基原】 为大戟科野桐属植物薄叶野桐的根、根皮、茎皮。

【原植物】 薄叶野桐 *Mallotus tenuifolius* Pax 又名：泡泡树、狗尾巴树、黄栗树（《中国经济植物志》），野桐子树（《万县中草药》），小米树（《湖南药物志》）。

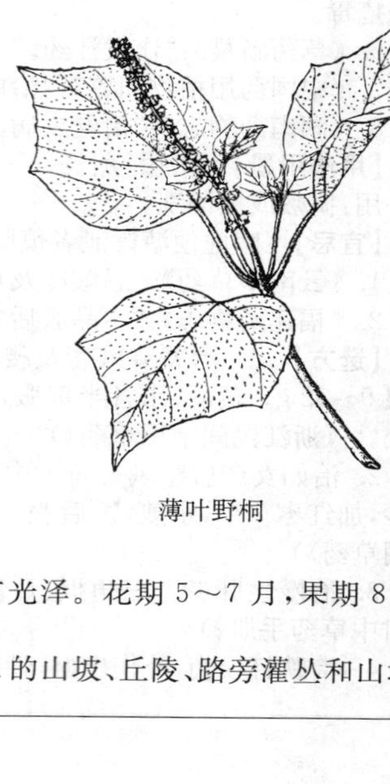

薄叶野桐

灌木或小乔木，高 1.5～7 m。幼枝被星状绒毛，灰褐色；二年生枝，紫黑色。单叶互生；叶阔卵形或宽三角状圆形，先端短尖或渐尖，基部截形或心形，近叶柄处有腺体 2，全缘或不规则 3 浅裂，叶脉凸起。总状花序顶生，密被褐色绒毛；花单性异株；花小，无花瓣；雄蕊多数；雌花花萼 3，披针形，子房 3 室，花柱 3。蒴果球形，有浅 3 棱，每果有种子 3 颗；种子近圆形，黑色，有光泽。花期 5～7 月，果期 8～10 月。

生于海拔 300～1 700 m 的山坡、丘陵、路旁灌丛和山坡疏林中。分布于江苏、浙江、安徽、福建、河南、湖北、湖南、广西、四川、云南等地。

【采收加工】 全年均可采,鲜用或晒干。

【药性】《湖南药物志》:"酸、涩,平。"

【功用主治】《湖南药物志》:"止泻痢。(用于)小儿腹泻,赤白痢,食物中毒,腰部扭伤疼痛,妇女产后腰痛、腹痛,外伤出血。"

【用法用量】 内服:煎汤,9～30 g。外用:捣敷;或研末撒;或煎水洗。

【选方】 1. 治小儿腹泻(水渣便),赤白痢,食物中毒 (野桐)根皮或茎皮60 g(去粗皮),水煎服。(《湖南药物志》)

2. 治腰部扭伤疼痛,妇女产后腰痛、腹痛 (野桐)根或树皮 90～120 g,煎水兑酒、糖,早晚饭前各服 1 次。忌食酸辣、芥菜、萝卜菜。(《湖南药物志》)

3. 治小儿鹅口疮 野桐根 9 g,煎水洗口。(《万县中草药》)

4432 野烟 yě yān (《滇南本草》)

【异名】 大将军、野莴笋、麻菠萝(《云南中草药选》),毒人参(《四川中药志》)。

【基原】 为桔梗科半边莲属植物西南山梗菜的根或茎叶。

【原植物】 西南山梗菜 *Lobelia sequinii* Lévl. et Vant.

半灌木状草本,高 1～2 m。茎多分枝。叶螺旋状排列,纸质,下部长圆形;具长柄;边缘有重锯齿或锯齿。总状花序顶生,花较密集,偏向花序轴一侧;花萼筒倒卵状长圆形至倒锥状,裂片披针状条形,全缘;花冠紫红色、紫蓝色或淡蓝色,5 裂近二唇形,上唇裂片长条形,下唇裂片披针形;雄蕊连合成筒。蒴果长圆状。花、果期 8～10 月。

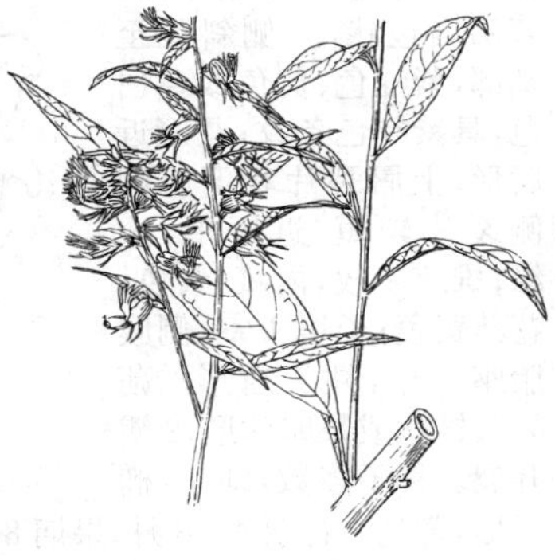

西南山梗菜

生于海拔 500～3 000 m 的山坡草地、林边和路旁。分布于西南及湖北、广西等地。

【采收加工】 9～10 月采收,鲜用或晒干。

【药性】 辛,寒,大毒。

1.《滇南本草》:"味辛、麻,性温,有大毒。"

2.《云南中草药》:"辛、麻,寒,剧毒。"

【功用主治】 祛风活血,清热解毒。主治风湿疼痛,跌打损伤,痈肿疔疮,痄腮,乳蛾,蛇虫咬伤。

1.《滇南本草》:"治热毒疔疮,痈疽搭背,无名肿毒,一切热毒恶疮;或吃牛、马、驴、骡死肉中此恶毒,惟用此药可救。"

2.《云南中草药》:"消炎镇痛。主治扁桃体炎,热毒疔疮,痈疽,发背,无名肿毒。"

3.《全国中草药汇编》:"消炎止痛,解毒,杀虫。主治风湿性关节炎,跌打损伤,疮疡肿毒。"

【用法用量】 外用:捣敷;或酒浸涂擦;或研末撒布。

【宜忌】 禁内服;禁用于皮肤破损处。

1.《滇南本草》:"吃此药后,令人烦乱,不省人事。虚弱之人忌服。"

2.《全国中草药新医疗法展览会资料选编》:"有破损伤口者禁用。"

3.《全国中草药汇编》:"本品有剧毒,忌内服。""误服,能引起中毒。中毒症状为头晕、心慌、呕吐、血压下降等。"

【选方】 1. 治风湿性关节炎,跌打扭伤 破天菜全草切碎,用 75%乙醇浸 7～10 d。乙醇用量以浸没过药面为度,每日擦患处 3～4 次。(《全国中草药汇编》)

2. 治疮疡肿毒 鲜西南山梗菜适量,捣敷患处,或用干品(炒焦黄)煎水洗患处。(《四川中药志》1982 年版)

3. 治毒蛇咬伤 野烟、雄黄末外敷。(《昆明民间常用草药》)

4433 野菱 yě líng (《广西药用植物名录》)

【异名】 刺菱(《纲目拾遗》),菱角(《青岛中草药手册》)。

【基原】 为菱科菱属植物野菱和细果野菱的坚果。

【原植物】 1. 野菱 *Trapa incisa* Sieb. et Zucc. var. *quadricaudata* Gluck

一年生水生草本。叶二型;水浮叶柄长 5～10 cm,有海绵质的气囊为长纺锤形或披针形;叶片斜方形或三角状菱形,上部边缘有锐齿,基部边缘宽楔形,全缘;沉水叶羽状细裂。花白色,腋生。坚果小,三角形,具四角或两角有尖锐的刺,绿色,上方两刺向上伸长,下方两刺朝下。花期 7～8 月,果熟期 10 月。

野生于水塘或田沟内,分布于长江流域。

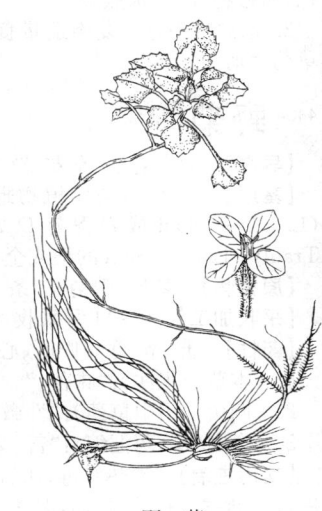

野 菱

2. 细果野菱 *Trapa maximowiczii* Korsh.

与野菱基本相同,不同处为:果三角形,肩角向上,纤细,刺状;腰角刺状,较短,向下,平滑;果颈圆锥状,无果冠。花期 4 月,果期 5～6 月。

野生于水塘中,分布于东北至长江流域。

以上植物的根(野菱根)亦供药用,另设专条。

【采收加工】 8～9 月采收,鲜用或晒干。

【药材】 野菱 *Fructus Trapae Quadricaudatae* 产于浙江、安徽、福建、台湾等地。

性状 野菱果实扁三角状,有四角,两侧两角斜向上开展,宽 2～3 cm,前后两角向下伸

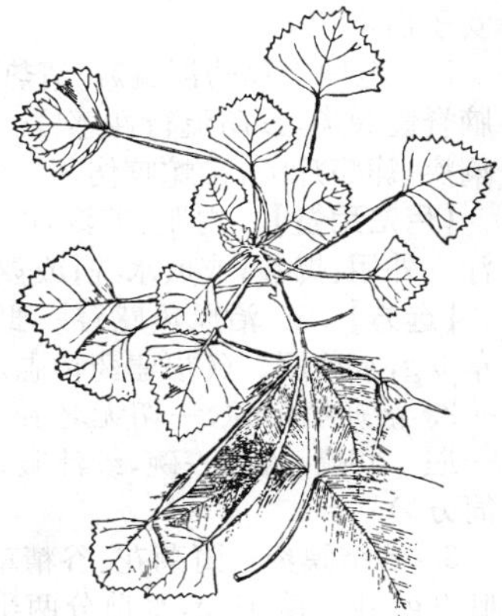

细果野菱

长，角较尖锐。表面黄绿色或微带紫色，果壳木化而坚硬。果肉类白色，富粉性。气微，味甜微涩。

细果野菱果实较小，宽 1～2 cm。

【药性】 甘，平。归脾、胃经。

1.《纲目拾遗》："味甘鲜，性平。无毒。"

2.《青岛中草药手册》："入脾、胃经。"

3.《浙江药用植物志》："甘、涩，平。"

【功用主治】 补脾健胃，解毒消肿。主治脾胃虚弱，泄泻，痢疾，酒精中毒，疮肿。

1.《纲目拾遗》："生食补脾健胃，止渴生津，平肝气，通肾水，益血消食。老者煮食，健脾，止泄痢。"

2.《青岛中草药手册》："补脾健胃，清暑泄热。主治酒精中毒，腹泻，赤白痢疾，小儿黄水疮。"

3.《浙江药用植物志》："解毒消肿，止血。主治胃溃疡，乳房结块，疮毒，月经过多，痢疾，便血。"

【用法用量】 内服：煎汤，30～60 g。

【宜忌】 不宜过食，以免腹胀。

【选方】 1. 治胃癌，食管癌，宫颈癌　菱角 60 g，薏苡仁、矶松各 30 g，水煎服。

2. 治酒精中毒　菱肉适量食之。（1、2 方出自《青岛中草药手册》）

4434 野菊 yě jú（《日华子》）

【异名】 野菊花、土菊花、草菊（《福建药物志》）。

【基原】 为菊科菊属植物野菊 *Dendranthema indicum* (L.) Des Moul 或岩香菊 *D. lavandulifolium* (Fisch. ex Trauty) Ling et Shih 的根或全草。

【原植物】 参见"野菊花"条。

【采收加工】 9～11 月采收，鲜用或晒干。

【药性】 苦、辛，寒。归肝、心经。

1.《本草经集注》："味苦。"

2.《四川常用中草药》："性微寒，味甘、苦，入心、肝。"

3.《全国中草药汇编》："苦、辛，凉。"

【功用主治】 清热解毒，明目。主治感冒，痢疾，痈肿，疔疮，目赤肿痛，眩晕，瘰疬，湿疹。

1.《本草拾遗》："破血，妇人腹内宿血食之。又调中止泄。"

2.《纲目》："治痈肿，疔毒，瘰疬，眼瘜。"

3.《纲目拾遗》："治蛇咬，梅疮，天疱疮。"

4.《分类草药性》："根，解烟毒。治头目眩昏，男子虚淋，女子白带。"

5.《全国中草药汇编》："清热解毒，降血压。防治流行性脑脊髓膜炎，预防流行性感冒。主治感冒，高血压病，肝炎，痢疾，痈疖疔疮，毒蛇咬伤。"

【用法用量】 内服：煎汤，6～12 g，鲜品 30～60 g；或捣汁。外用：捣敷；或煎水洗；或熬膏涂。

【选方】 1. 治风热感冒　野菊花、积雪草各 15 g，地胆草 9 g，水煎服。（《福建药物志》）

2. 治痈疽疔肿，一切无名肿毒　野菊花茎叶、苍耳草各一握。共捣，入酒一碗，绞汁服，取汗，以滓敷之。（《卫生易简方》）

3. 治结膜炎　野菊花、谷精草各 15 g，水煎服；或加冬桑叶 9 g，叶下珠 18 g，水煎分两半，一半熏眼（熏时以布遮之以防泄气），一半内服。（《福建药物志》）

4. 治瘰疬疮肿不破者　野菊花根，捣烂煎酒服之，仍将煎过菊花根为末敷贴。（《瑞竹堂方》）

5. 治湿疹，脓疱疮　野菊花草，水煎 2 次，滤取汁，慢火浓缩成膏，涂搽或贴敷患处。（《内蒙古中草药》）

【临床报道】 治疗感冒　用野菊感冒冲剂每次 30 g（含生药 20 g），每日 3 次，开水冲服，小儿用量酌减。治疗 501 例，痊愈 332 例，显效 91 例，有效 47 例，无效 31 例，总有效率为 93.8%，显效率为 84.5%。501 例中，风热型 356 例，有效 340 例，占 95.5%；风寒型 145 例，有效 130 例，占 89.7%。经统计学处理有显著性差异。使用过程中个别患者有恶心、呕吐等胃肠道反应，停药后自行消失[1]。

4435 野菰 yě gū（《质问本草》）

【异名】 土灵芝草、蔗寄生（《南京民间药草》），金锁匙（《浙江中药资源名录》），僧帽花（《杭州药用植物志》），土地公拐、灌草菰（《台湾植物药材志》），蛇箭草（《江西草药》）。

【基原】 为列当科野菰属植物野菰的肉质茎、花或全草。

【原植物】 野菰 *Aeginetia indica* L.

一年生寄生草本，高15～40 cm。茎不分枝或自基部处有分枝，黄褐色或紫红色。叶卵状披针形或披针形，肉红色，光滑无毛。花常单生茎端，稍俯垂；花萼佛焰包状，一侧斜裂至基部，紫红色、黄色或黄白色，具紫红色条纹；花冠近唇形，上唇裂片和下唇的侧裂片较短，近圆形，全缘；雄蕊 4 枚，内藏，紫色，花药黄色；子房 1 室，侧膜胎座 4 个，柱头盾形。蒴果圆锥状或长卵球形，2 瓣开裂。种子多数，细小，椭圆形，黄色。花期 4～8 月，果期 8～10 月。

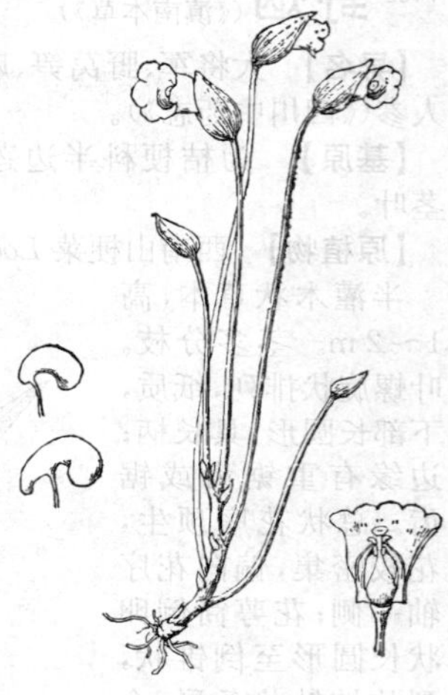

野　菰

喜生于海拔 200～1 800 m 的土层深厚、湿润及枯叶多的地方。常寄生于芒属（*Miscanthus*）和甘蔗属（*Saccharum*）等禾草类植物根上。分布于江苏、浙江、安徽、福建、江西、湖南、广东、广西、四川、贵州、云南、台湾等地。

【采收加工】 5～7 月采收，鲜用或晒干。

【成分】 全株含野菰酸（aeginetic acid），野菰内酯（aeginetolide），β-谷甾醇（β-sitosterol）[1]，多烯酸 E（polyene E），芹菜素（apigenin），β-谷甾基葡萄糖苷（β-sitosteryl glucoside），β-胡萝卜素（β-carotene），视黄醇（retinol），3，7-二甲基-9-（4-甲氧基-2，3，6-三甲苯基）-2，4，6，8-壬四烯酸乙酯（etretinate）[2]，多烯酸（polyene）D、F[3]。

【药理】 抗肿瘤作用　在接种有 1×10^5 meth A 瘤细胞的 BALB/c 荷瘤小鼠，腹腔注射野菰提取物 2.5 mg/kg，结果证明，对照组小鼠均在 21 d 内发生腹水瘤死亡。而野菰治疗组小鼠均无死亡，且未见任何副作用。野菰提取物治疗后的小鼠再次接种同抗原的 meth A 瘤细胞均能继续生存，而第二次接种异抗原 meth A 瘤细胞则全部死亡。这表明野菰提取物能诱导小鼠产生抗原特异性肿瘤免疫物。

体外试验证明野菰提取物无细胞毒作用[1]。

【药性】 味苦,性凉,小毒。

1.《广西本草选编》:"味甘、苦,性凉,有毒。"

2.《湖南药物志》:"微酸、涩,微温,有小毒。"

【功用主治】 清热解毒。主治咽喉肿痛,咳嗽,小儿高热,尿路感染,骨髓炎,毒蛇咬伤,疔疮。

1.《南京民间药草》:"根或花捣烂外敷,或用甘草作引子,煎水内服,可治骨髓炎。"

2.《全国中草药汇编》:"治扁桃体炎,咽喉炎,尿路感染,骨髓炎;外用治毒蛇咬伤。"

3.《浙江药用植物志》:"治小儿高热。"

4.《福建药物志》:"解毒消肿,清热利湿。主治肝炎,肾炎,哮喘;百日咳,鼻衄,脱肛,骨髓炎,疔,疖。"

【用法用量】 内服:煎汤,9～15 g,大剂量可用至 30 g;或研末。外用:捣敷,或捣汁漱口。

【宜忌】《江西草药》:"本品有毒,内服慎用。"

【选方】 1. 治咽喉肿痛　野菰 15～30 g,水煎,冲冰糖或蜂蜜服,或鲜(野菰)全草捣汁,加醋适量漱口。(《浙江药用植物志》)

2. 治哮喘　野菰 15 g,黄酒酌量,水煎服。

3. 治鼻衄　野菰 15 g,瘦猪肉酌量,水炖服。(2、3 方出自《福建药物志》)

4. 治甲状腺肿　灌草菰 110 g,炖猪小肠服。(《台湾植物药材志》)

5. 治脱肛　野菰 30 g,猪大肠 60 g,水煎服。(《福建药物志》)

6. 治骨髓炎　野菰茎、花适量捣敷,并用野菰茎、花 3～9 g,和以等量甘草煎服。(《庐山中草药》)

7. 治毒蛇咬伤　野菰花 30 g(晒干),麝香 0.3 g,蜈蚣 7 条。同浸于麻油内,用时取麻油外搽。(《江西草药》)

8. 治指头疔　鲜(野菰)全草捣烂,加酒糟、食盐少许包患处。(《湖南药物志》)

4436 野山茶 yě shān chá (《新华本草纲要》)

【异名】 山茶花(《滇南本草》),茶花、红山茶花(《云南中草药》)。

【基原】 为山茶科山茶属植物西南红山茶和窄叶西南红山茶的花、叶、根。

【原植物】 1. 西南红山茶 *Camellia pitardii* Coh.-St. [*Thea speciosa* Pit. ex Diels] 又名:西南山茶(《中国高等植物图鉴》)。

灌木或小乔木,高达 7 m。单叶互生;叶片革质,长圆形或长圆状披针形,先端长尾状,基部楔形,边缘具粗锯齿;叶柄长,带红色;叶脉明显。花两性,蔷薇红色至白色,顶生;花冠长 3.5～5.5 cm,花瓣 5～8;雄蕊多数;子房上位,密生绒毛,花柱长 2.5～3 cm,基部有丝状柔毛,先端三浅裂。蒴果木质,球形,室背开裂。

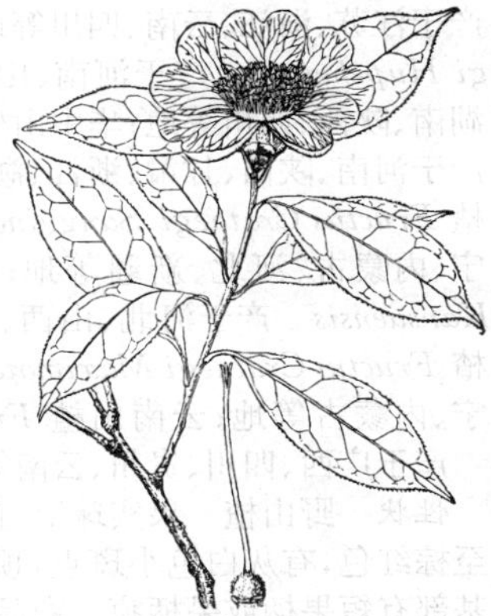

西南红山茶

生于海拔 1 000～2 800 m 的山沟、水旁或疏林中。分布于湖南、广西、四川、贵州、云南等地。

2. 窄叶西南红山茶 *C. pitardii* Coh.-St. var. *yunnanica* Sealy

本种与上种极相似,主要区别为:本种幼枝和嫩叶通常被柔毛,叶顶端渐尖,基部楔形,边缘细锯齿较密;花淡红色,苞片及萼片背部被褐色茸毛。

分布于贵州、云南等地。

以上植物的叶(山茶叶)、种子(山茶子)亦供药用,另设专条。

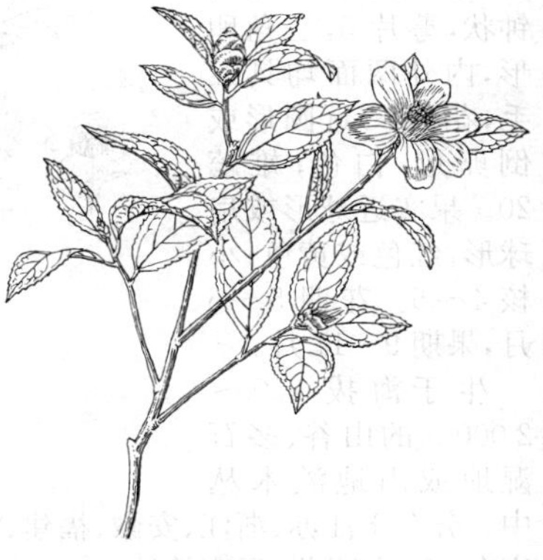

窄叶西南红山茶

【采收加工】 冬季采集,晒干。

【药理】 肝脏毒性　用相当于人用量的 25～100 倍的野山茶给大鼠灌胃饮用30 d,肝脏 ALT 和 AST 均明显升高,高剂量组的 30%肝组织局部肝小叶中央带细胞轻度浊肿,10%肝细胞弥漫性浊肿并见泡沫样,大鼠肝功能受到明显损害[1]。

【药性】 微辛、苦、涩,平。归肝、脾经。

1.《滇南本草》:"气味甘、微辛。"

2.《云南中草药》:"苦、涩,平。"

3.《全国中草药汇编》:"淡,平。"

【功用主治】 活血止血,收敛止泻。主治月经不调,月经过多,肠风下血,鼻衄,吐血,痢疾,脱肛,白带,遗精,风湿痹痛,烧伤,烫伤。

1.《滇南本草》:"治一切大肠下血,肺中有瘀血或吐血之症,急用此花煎汤服之。无花即叶亦可,但不如花之神效也。均宜以童便为使。"

2.《云南中草药》:"活血止血,收敛止泻。"

3.《全国中草药汇编》:"消炎,止痢,调经。主治痢疾,月经不调,鼻衄,吐血,肠风下血,关节炎,脱肛。"

【用法用量】 内服:煎汤,10～30 g;研末,3～6 g。外用:研末调敷或干掺。

【宜忌】《云南中草药》:"忌酸冷。"

【选方】 1. 治月经过多,鼻衄,吐血,肠风下血,风湿　野山茶花 15 g,煎服,或研末开水送服,每次 6 g。

2. 治白带,遗精,月经不调　野山茶花 9～15 g,红糖引,煎服。

3. 治急性胃肠炎,痢疾,脱肛　野山茶花或根 15～30 g,煎服。(1～3 方出自《云南中草药》)

4437 野山楂 yě shān zhā (江西《草药手册》)

【基原】 为蔷薇科山楂属植物野山楂、湖北山楂、华中山楂、辽宁山楂、甘肃山楂、毛山楂、云南山楂等的果实。

【原植物】 1. 野山楂 *Crataegus cuneata* Sieb. et Zucc.

落叶灌木,高达 1.5 m。密分枝,具细刺;小枝有棱,幼时被柔毛,一年生枝紫褐色,无毛,老枝散生,具长圆形皮孔。叶互生;柄长 4～15 mm,有叶翼;托叶大,镰刀状,边缘有齿；叶片宽倒卵形至倒卵状长圆形，先端急尖，基部楔形，边缘有不规则重锯齿；叶脉显著。花两性；伞房花序，具花5～7朵；苞片披针形；萼筒钟状，萼片5，三角卵形，内外两面均具柔毛；花瓣5，近圆形或倒卵形，白色；雄蕊20。果实近球形或扁球形，红色或黄色；小核4～5。花期5～6月，果期9～11月。

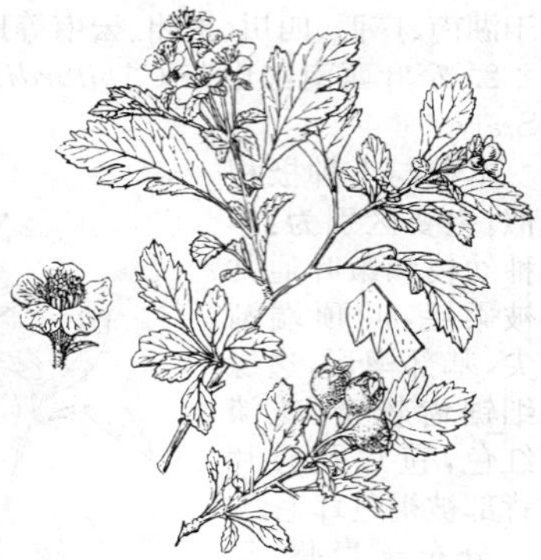

野山楂

生于海拔250～2 000 m的山谷、多石湿地或山地灌木丛中。分布于江苏、浙江、安徽、福建、江西、河南、湖北、湖南、广东、广西、贵州、云南等地。

2. 湖北山楂 *C. hupehensis* Sarg.　又名：猴楂子（湖北），大山枣（江西）。

本种与野山楂的区别为乔木或灌木，刺少或无刺，刺长约1.5 cm。叶边锯齿圆钝，中部以上有（1～）2～4对浅裂片，基部宽楔形；总花梗及花梗无毛；萼筒和萼片外面无毛，萼片全缘。果实球形，暗红色，直径2.5 cm，小核5。

生于海拔500～2 000 m的山坡灌木丛中。分布于山西、江苏、浙江、江西、河南、湖北、湖南、四川、陕西等地。

3. 华中山楂 *C. wilsonii* Sarg.

本种与前2种的区别为叶片基部宽楔形至圆形，叶边有3～7对裂片，叶片上面近无毛，下面具稀疏柔毛。总花梗及花梗均被白色绒毛。果实椭圆形，直径6～7 mm，红色，光滑无毛；小核1～3，两侧有深凹痕。

生于海拔1 000～2 500 m的山坡密林中。分布于浙江、河南、湖北、四川、云南、陕西、甘肃等地。

4. 辽宁山楂 *C. sanguinea* Pall.

本种与前3种的区别为叶片基部楔形，两侧微有短柔毛。总花梗及花梗均无毛。果实近球形，直径约1 cm，血红色。小核3，稀5。

生于海拔900～2 100 m的山坡或河沟旁杂木林中。分布于东北及河北、内蒙古、新疆等地。

5. 甘肃山楂 *C. kansuensis* Wils.

本种与前4种区别为叶片宽卵形，有5～7浅裂片，基部截形或宽楔形，上面无毛或近于无毛，下面被稀疏柔毛，边缘锯齿较密。子房先端具柔毛。果实球形，直径8～10 mm，红色；小核2～3。

甘肃山楂

生于海拔1 000～3 000 m的杂木林中、山坡阴处及山沟旁。分布于河北、山西、四川、贵州、陕西、甘肃等地。

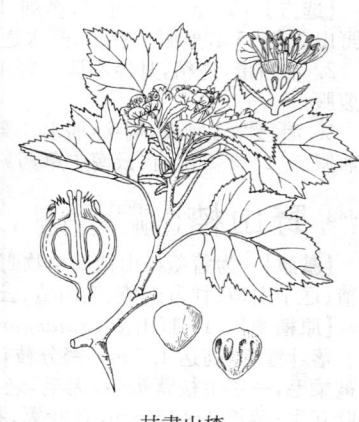

6. 毛山楂 *C. maximowiczii* Schneid.

本种与前5种的区别为：无刺或有刺，刺长1.5～3.5 cm。叶片基部宽楔形，叶边有3～7对浅裂片，上下两面密被柔毛。果实球形，红色，小核3～5。

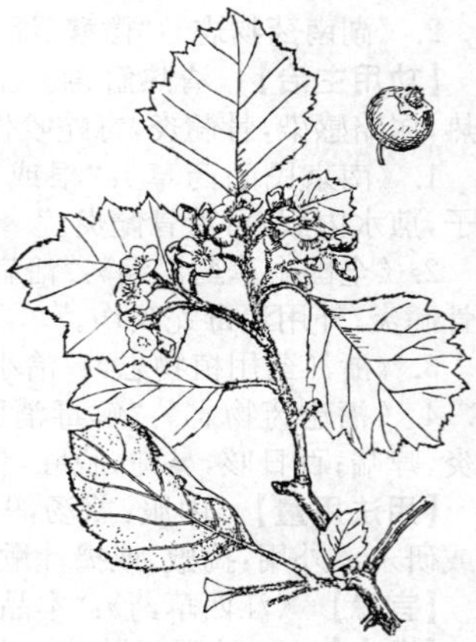

毛山楂

生于海拔200～1 000 m的杂木林中、林缘或河岸沟边、路旁。分布于东北及内蒙古等地。

7. 云南山楂 *C. scabrifolia* (Franch.) Rehd. [*Pyrus scabrifolia* Franch.]　又名：山林果（云南），大果山楂、酸冷果（广西）。

本种与前6种的区别为：落叶乔木，高达10 m。树皮黑灰色；枝条通常无刺，小枝微屈曲。叶片卵状披针形至卵状椭圆形，边缘具圆钝锯齿，常不分裂或仅在不孕枝上有少数叶具3～5浅裂片；总花梗及花梗无毛。果实球形，黄色或带红晕，直径1.5～2 cm，小核5。

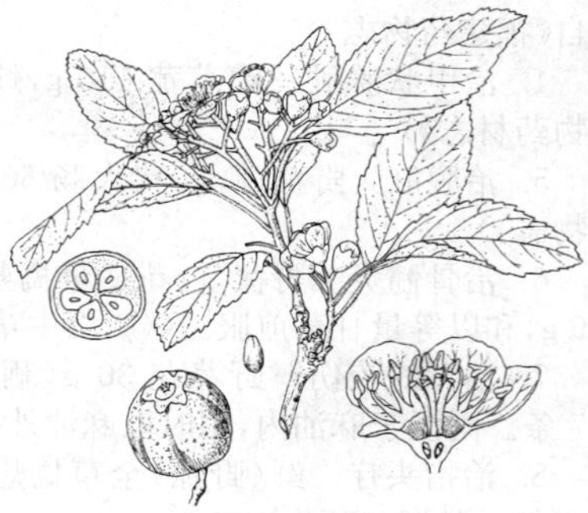

云南山楂

生于海拔1 500～3 000 m的林边灌木丛中或溪岸杂木林中。分布于西南及广西等地。

野山楂的木材（山楂木）、叶（山楂叶）、根（山楂根），野山楂及云南山楂的种子（山楂核），云南山楂的果皮（山林果皮），均供药用，另设专条。

【采收加工】　10～11月果实变成红色，果点明显时采收。用剪刀剪断果柄，或摘下，横切成两半，或切片后晒干。

【药材】　野山楂（南山楂）*Fructus Crataegi Cuneatae*　产于江苏、浙江、云南、四川等地；湖北山楂 *Fructus Crataegi Hupehensis*　产于河南、山西、江苏、浙江、江西、湖北、湖南、陕西、四川等地；华中山楂 *Fructus Crataegi Wilsonii*　产于河南、陕西、甘肃、浙江、湖北、四川、云南等地；辽宁山楂 *Fructus Crataegi Sanguineae*　产于黑龙江、吉林、辽宁、内蒙古、河北、新疆等地；甘肃山楂 *Fructus Crataegi Kansuensis*　产于河北、山西、陕西、甘肃、四川等地；毛山楂 *Fructus Crataegi Maximowiczii*　产于黑龙江、吉林、辽宁、内蒙古等地；云南山楂 *Fructus Crataegi Scabrifoliae*　产于广西、四川、贵州、云南等地。

性状　野山楂　果实球形，直径0.8～1.4 cm；表面棕色至棕红色，有灰白色小斑点，顶端有圆形凹窝状宿存花萼，基部有短果柄或果柄痕。商品多切成半球形或压成饼状。果肉薄，果皮常皱缩，种子5粒，土黄色。质坚硬。气微，味酸、涩,微甜。

湖北山楂 果实近球形,直径约 2.5 cm,深红色,种子5颗,内面两侧平滑。商品多切成两瓣。

华中山楂 果实椭圆形,直径 6～7 mm,红色。

辽宁山楂 果实近球形,直径约 1 cm,血红色,种子3颗,稀 5 颗,两侧有凹痕。

甘肃山楂 果实近球形,直径 0.8～1 cm,表面红色或橘黄色,种子 2～3 颗,内面两侧有凹痕。

毛山楂 果实近球形,直径约 8 mm,红色,萼裂片宿存,种子 3～5 颗,两侧有凹痕。

云南山楂 果实呈扁球形,直径约 1.5 cm,表面红棕色,有稀疏褐色小斑点,种子 5 枚,内面两侧平滑,商品多纵切成两瓣。

鉴别 果实横切面:野山楂 中果皮外侧 4～5 列细胞壁稍厚,内含草酸钙簇晶及方晶,内侧的中果皮薄壁组织中,有多数淡黄色石细胞散在,石细胞类圆形、长圆形,壁孔及孔沟明显。

湖北山楂 外果皮细胞 1 列,外被角质层,内含棕色色素。中果皮细胞类圆形而稍弯曲,外侧的细胞壁较厚,内侧的细胞壁较薄,内含草酸钙簇晶,并有多数石细胞,石细胞呈梭形或长方形,壁厚薄不一,壁孔及孔沟明显。

辽宁山楂 外果皮下为 2 列壁较厚的细胞,排列不整齐。中果皮薄壁组织中,有多数草酸钙簇晶及少数方晶散在。

甘肃山楂 中果皮薄壁组织,细胞形较大,有多数石细胞散在,石细胞呈梭形、多边形、类三角形,径向或不规则散列,壁孔及孔沟明显,壁厚薄不一;薄壁组织中并有多数草酸钙棱晶及砂晶囊存在,砂晶囊直径 60～120 μm。

云南山楂 外果皮细胞 1 列,类方形,外被角质层,内含棕色色素。中果皮极厚,外侧的 10 余列细胞壁略增厚,渐内则细胞壁薄,薄壁组织中有灰棕色团块状物散在。

【药理】 1. 抗心律失常作用 从辽宁山楂新鲜果中制得的酊剂对实验动物有抗心律失常作用[1]。

2. 抗突变 野山楂的抗突变试验结果表明,它的水溶性提取物对环磷酰胺诱导的小鼠骨髓嗜多染红细胞微核的形成有明显的抑制作用,对致突变物诱导的 SOS 反应也有一定程度的抑制作用[2]。

【药性】 酸、甘,微温。归肝、胃经。

【功用主治】 健脾消食,活血化瘀。主治食滞肉积,脘腹胀痛,产后瘀痛,漆疮,冻疮。

【用法用量】 内服:煎汤,3～10 g。外用:煎水洗擦。

4438 野马肉 yě mǎ ròu (《千金方》)

【基原】 为马科马属动物野马的肉。

【原动物】 野马 *Equus przewalskii* Poliakov

体型酷似家马。体长 2.2～2.8 m,肩高 1.3～1.5 m。体重 200～300 kg。头部长而大。耳较大。鬃毛直立、短,不垂于颈部两侧。尾全具长毛。蹄小而高,圆形。耳尖端具棕色毛,内侧具白色毛。吻部为乳白色。夏季毛色呈浅棕色,冬季毛长、厚,色较浅,腹部毛浅黄色。夏季四肢有 2～5 条不十分明显的横纹。四肢毛色呈淡棕色,下部较浅。幼马毛色淡,呈棕灰色。

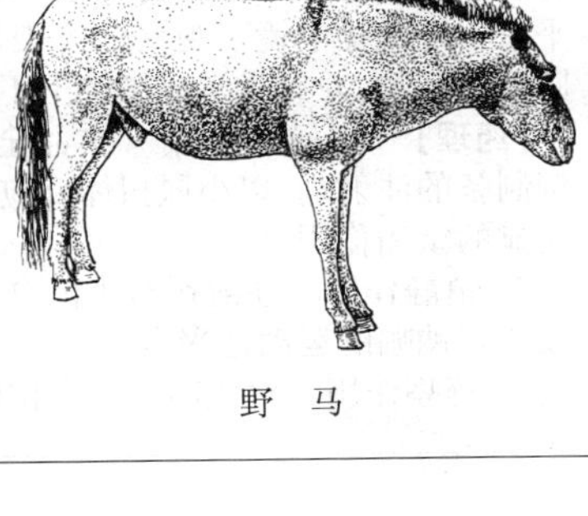

野 马

栖息于荒漠草原地带。一般成群活动,以沙漠中的节节草、琐琐柴、艾草、野葱、芦苇等为食物。6 月间交配,怀孕期 11 个月,每胎 1 仔。分布于内蒙古、甘肃西北部和新疆等地。

野马为国家一级保护动物,濒危,严禁捕猎。

【药性】 甘、辛,平,小毒。

1.《千金方》:“辛,平,无毒。”

2.《饮膳正要》:“味甘,平,有毒。”

【功用主治】 定风痫,壮筋骨。主治癫痫,周痹,肌肉不仁。

1.《千金方》:“主人马痫,筋脉不能自收,周痹,肌肉不仁。”

2.《饮膳正要》:“壮筋骨。”

3.《食物考》:“治痹麻木,马痫迷惑,筋脉抽斜。”

【用法用量】 内服:煮食,适量。

【宜忌】 1.《千金方》:“病死者,不任用。”

2.《饮膳正要》:“不宜多食。”

【选方】 治马痫动发无时,筋脉不收,周痹,肌肉不仁 野马肉一斤。细切,于豉汁中煮,着五味、葱白调和,作腌腊食之。作羹粥及白煮吃妙。(《食医心镜》)

4439 野马追 yě mǎ zhuī (《全国中草药汇编》)

【异名】 白鼓钉(《江苏南部种子植物手册》),化食草(《杭州药用植物志》),毛泽兰(《内蒙古植物志》)。

【基原】 为菊科泽兰属植物尖佩兰的全草。

【原植物】 尖佩兰 *Eupatorium lindleyanum* DC. [*E. lindleyanum* DC. var. *trifoliolatum* Makino] 又名:林泽兰(《中国药用植物志》)。

多年生草本,高 30～150 cm。地下根茎短,须状根丛生,支根淡黄白色,纤细。茎直立,淡褐色或带紫色,散生紫色斑点,被粗毛。叶对生;几无柄;叶片条状披针形,不裂或基部 3 裂,边缘有疏锯齿,两面粗糙,无毛。头状花序多数;总苞钟状;总苞片淡绿色或带紫红色,先端急尖;头状花序含 5 个筒状两性花。瘦果,有腺点,无毛;冠毛白色。花果期5～12 月。

生于湿润山坡、草地或溪旁。除新疆外全国各地均有分布。

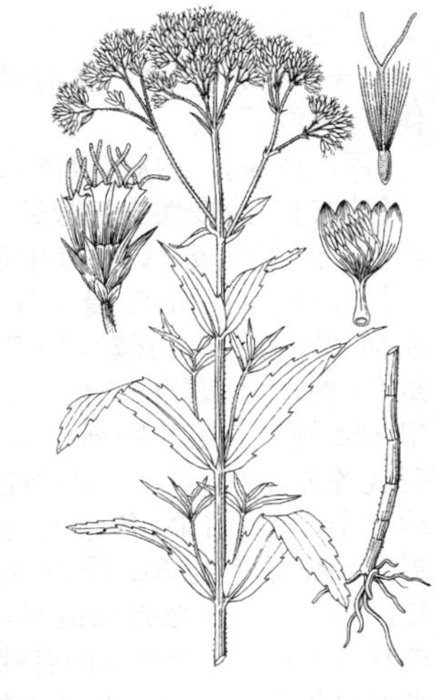

尖 佩 兰

【采收加工】 9～10 月采收,晒干。

【药材】 野马追 *Herba Eupatorii Lindleyani* 产于江苏、甘肃、山东、湖南等地。

性状 本品茎呈圆柱形,长 30～90 cm,直径可达 0.5 cm。表面黄绿色或紫褐色,具纵棱,密被灰白色茸毛,嫩枝尤甚;质硬,易折断,断面纤维性,髓部白色,有的老枝中空。叶对生,无柄,叶片皱缩,完整叶片展平后 3 全裂,似轮生,裂片条状披针形,中间裂片较长,边缘具疏锯齿,上表面绿褐色,下表面黄绿色,两面被毛,具黄色腺点。头状花序顶生,常再排成紧密的伞房花序或大型的复伞房花序。气微,味微苦、涩。

鉴别　叶表面观:上表皮细胞多角形,垂周壁平直,腺毛多;多细胞非腺毛有两种,一种毛茸细长,先端细胞常被折断,多由 3～5 个细胞组成,长 100～152(～280)μm,基部直径 12～20 μm,中间有的细胞有棕色内含物,另一种非腺毛由 6～9～(16)个细胞组成,长 180～825 μm,基部直径30～56 μm。下表皮细胞垂周壁波状弯曲,腺毛和非腺毛与上表面相似,但非腺毛较多,且长度可达 1 125 μm。

【成分】　地上部分含挥发油 0.024%,茎、叶为 0.025%,花为 0.078%。此外,还含黄酮类成分金丝桃苷(hyperin)[1]。又含倍半萜内酯:尖佩兰内酯(eupalinin)A、B、C、D[2]。

【药理】　镇咳、抗组胺、抑菌等作用　总黄酮和总生物碱分别以 6 g/kg 灌胃,0.6 g/kg 皮下注射,对氨水引咳的小鼠均有镇咳作用。生物碱可明显松弛离体豚鼠回肠。乙醇和乙醚提取部分对离体回肠有显著抗组胺作用。生物碱有降压功效,并有抑制腺体而致口干现象。临床用于治疗慢性气管炎时发现黄酮类化合物能增高白细胞数。100%煎液 1∶4、1∶8、1∶32、1∶64,可分别抑制流感杆菌、甲型链球菌、金黄色葡萄球菌及卡他球菌[1]。

毒性　黄酮物质小鼠静脉注射的 LD_{50} 为 533.5±39.3 g(生药)/kg,全草水煎醇溶液小鼠灌胃的 LD_{50} 为 284.3±22.84 g(生药)/kg[1]。

【药性】　《全国中草药汇编》:"苦,平。"

【功用主治】　清肺止咳,化痰平喘。主治支气管炎,咳喘痰多。

1.《杭州药用植物志》:"健胃,助消化。"

2.《全国中草药汇编》:"清肺,止咳,平喘,降血压。主治支气管炎,高血压病。"

3.《香港中草药》:"主治慢性支气管炎,痰多喘咳,扁桃体炎,菌痢。"

【用法用量】　内服:煎汤,30～60 g。

【选方】　治慢性支气管炎　白鼓钉 30 g,或配苏子、旋覆花各 9 g,水煎服。(《香港中草药》)

【临床报道】　治疗慢性气管炎　对野马追全草及其提取物(黄酮类、生物碱),分组进行临床观察。黄酮类物质组 79 例,生物碱组 97 例,黄酮生物碱混合组 94 例,全草组 154 例。各组药物剂量均相当于生药每日 60 g。加工制成各类片剂,每日 3 次,每次 3 片,10 d 为 1 个疗程,均连续 2 个疗程,结果:各组的总有效率为 78.7%～85.5%,近控及显效率为 31.7%～46.6%,其中以混合组疗效最佳。各组均以镇咳效果最好,祛痰次之,止喘较差。病程短的疗效较高。2 个疗程的有效率及近控显效率较 1 个疗程者明显提高。副作用有轻微的口干、上腹部不适、头昏等,以全草组较为明显,但可自行消失,不影响继续服药。对合并有高血压病的患者,有一定降压作用;对血压正常患者无影响[1]。

4440 野木瓜 yě mù guā (江西《草药手册》)

【异名】　五爪金龙(《植物名实图考》),假荔枝、绕绕藤(《浙江中药资源名录》),沙藤(《天目山药用植物志》),鸭脚莲、木通七叶莲、七叶莲(《全国中草药汇编》)。

【基原】　为木通科野木瓜属植物野木瓜的根、根皮及茎叶。

【原植物】　野木瓜 *Stauntonia chinensis* DC.

木质常绿藤本,长达 9 m。全株无毛。茎灰褐色,圆柱形。掌状复叶互生;总叶柄长 5～10 cm;小叶 5～7 片,革质;小叶片长圆形或长圆状披针形,先端长渐尖,基部圆形或楔形,侧脉每边 9～11 条。花单性,雌雄异株,具异臭,常 3 朵排成伞房花序式的总状花序;雄花有萼片 6,淡黄色或乳白色;雄蕊 6;雌花的萼片与雄花相似,心皮 3,棒状,胚珠多数。浆果长圆形,未熟时青色,熟时橙黄色。种子多数,黑色,排成数列藏于果肉中。花期 3～4 月,果期 7～10 月。

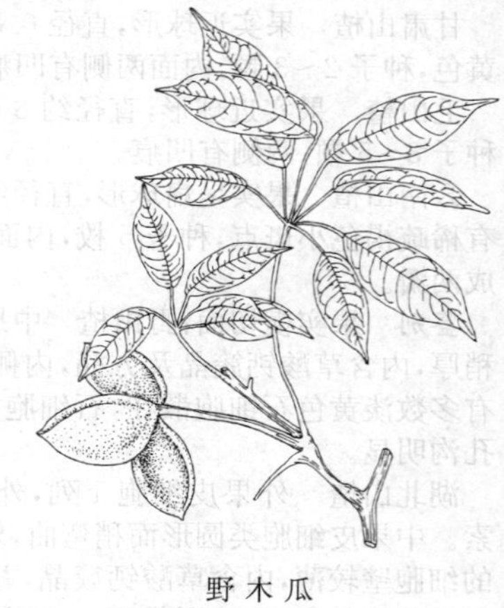

野木瓜

生于湿润通风的杂木林中、山路边及溪谷两旁。分布于江苏、浙江、安徽、福建、江西、湖南、广东、广西、海南等地。

本植物的果实(野木瓜果)亦供药用,另设专条。

【采收加工】　7～10 月采收,藤茎切段,根切片,晒干或鲜用。

【药材】　野木瓜 *Caulis Stauntoniae Chinensis*　主产广东和平县。

性状　茎圆柱形,长 3～5 cm,直径0.3～2.5 cm。表面灰棕色至棕色,有粗纵纹,栓皮常块状脱落而显露内部纤维束;细茎具光泽,纵纹明显,有小枝痕与叶痕。质坚硬,稍带韧性。切断面皮部常与木部分离,皮部狭窄,深棕色,可见灰白色波环状中柱鞘,木部宽广,浅棕黄色,射线致密,导管孔明显。叶片完整或破碎,背面网脉间有白色斑点。气微、味淡、稍苦涩。

鉴别　茎横切面:木栓层有时夹有石细胞,与薄壁细胞形成落皮层。皮层散有石细胞群,近木栓层处几连成环状。中柱鞘纤维壁厚,木化,在紧接韧皮部处多排列成新月形,与髓射线处的石细胞群连成环状。韧皮部较窄。束内形成层可见。髓射线细胞木化,壁孔明显,近形成层处均有石细胞群,木质部均木化。髓细胞类圆形,壁稍厚,木化,壁孔明显。本品薄壁细胞含有众多细小淀粉粒;皮层薄壁细胞含草酸钙方晶。

叶表面观:上表皮细胞壁厚,垂周壁波状弯曲,并略呈串珠状增厚。下表皮细胞有众多不定式气孔,副卫细胞壁稍平直。在扫描电镜下观察叶下表皮,可见气孔与白斑处的圆形凸起物,并有光学显微镜下不可见的刺球体。

【药理】　1. 镇痛作用　本品全株及主干、枝、叶水提醇沉制备的注射剂,以小鼠扭体反应及热板法实验,均证明有明显的镇痛作用[1,2]。

2. 镇静作用　注射剂对小鼠自发活动有抑制作用,并能减弱安钠咖的运动性兴奋[1,2]。

3. 解痉作用　对兔离体及在位肠管,大鼠离体子宫均表现抑制作用，并拮抗乙酰胆碱及垂体后叶素的子宫收缩作用[1，2]。

【药性】 甘，温。

1.《湖南药物志》："甘，寒，无毒。"

2.《浙江药用植物志》："甘，温。"

【功用主治】 祛风，活络，止痛，消肿。主治风湿痹痛，胃痛，跌打损伤，痛经，小便不利，水肿。

1.《福建药物志》："止痛，驱风，散瘀。治胃痛，神经痛，风湿关节痛，牙痛，脱臼，跌打损伤。"

2.《浙江药用植物志》："舒筋活络，解毒利尿，调经止痛。主治风湿性关节炎，跌打损伤，水肿，脚气，痈肿，尿闭，月经不调，天疱疮。"

【用法用量】 内服：煎汤，9～15 g；或浸酒。外用：捣烂敷。

【宜忌】 孕妇慎服。

【选方】 1. 治跌打损伤　野木瓜、酒糟各适量。捣烂，用芭蕉叶包好煨热，敷患处。（江西《草药手册》）

2. 治胃、十二指肠溃疡　野木瓜叶 54 g，山鸡椒叶 30 g。共研细末，每次 3 g，开水送服。

3. 治烫伤　野木瓜鲜叶适量，和食盐少许，捣烂敷患处。（2、3 方出自《福建药物志》）

【临床报道】 1. 用于术后镇痛　将 58 例腹部、下肢择期手术患者分为 2 组，野木瓜组 30 例用野木瓜注射液（每支 2 ml，每毫升含生药 2.5 g）0.166 g/kg。哌替啶组 28 例用哌替啶注射液（每支 2 ml，每毫升含哌替啶 50 mg）0.8 mg/kg。于患者疼痛时肌内注射，所有患者均用 2 次，结果：野木瓜组优良 24 例，有效 5 例，无效 1 例，总有效率 96%。哌替啶组优良 23 例，有效 4 例，无效 1 例，总有效率 96%。2 组总有效率经 χ^2 检验，差异无显著意义（$P>0.05$）。野木瓜组镇痛时间 6.2±1.4 h，哌替啶组 3.5±1.2 h，经 t 检验差异有显著意义（$P<0.05$）[1]。

2. 治疗坐骨神经痛　用野木瓜注射液，首次用 2 ml，若无不良反应，以后每次用 4 ml，每穴（取足太阳膀胱经及少阳胆经穴位为主。如环跳、承扶、殷门、风市、委中、承山、阳陵泉、悬钟、昆仑、丘墟等穴。风寒湿型，可配肝俞、膈俞；气滞血瘀，可配足三里、血海、膈俞；脾肾阳虚型，可配肾俞、脾俞、命门）注药 1～2 ml，每日或隔日治疗 1 次。10 d 为 1 个疗程，休息 7 d 再进行下一疗程。注射后局部用 TDP 照射 5～10 min。后采用毫针，常规取穴，对风寒湿型或气滞血瘀型采用泻法（即提插、捻转补泻法中的泻法），如脾肾阳虚型可采用提插、捻转补泻法中的补法。针刺留针 20～30 min，在针刺后予以艾条，既可采用温针灸法，也可采用艾条温和灸法。艾条一般每次 3～5 min，以上所述腧穴每次针治不必全部选，可从中选 7～10 穴，结果：本组 115 例，痊愈（疼痛消失，活动恢复自如）25 例占 21.7%；显效（疼痛显著减轻）54 例，占 47.0%；有效（疼痛减轻）19 例，占 16.5%；无效 17 例，占 14.8%，总有效率 85.2%[2]。

4441 野升麻 yě shēng má
（《天目山药用植物志》）

【基原】 为毛茛科升麻属植物单穗升麻的根茎。

【原植物】 单穗升麻 *Cimicifuga simplex* Wormsk. [*C. foetida* L. var. *racemosa* Yabe]　又名：野菜升麻（《经济植物手册》）。

多年生草本，高 1～1.5 m。根茎粗壮，横生，外皮带黑色。茎直立，单一，无毛。叶互生；下部茎生叶有长柄，一至三回三出近羽状复叶；叶柄长达 26 cm；顶生小叶有柄，宽披针形或菱形，边缘具锯齿。总状花序不分枝或下部有少数短分枝，密生腺毛和短柔毛；苞片钻形；花杂性；萼片 4～5，花瓣状，白色，宽椭圆形，早落；花瓣无；雄蕊多数，花丝狭线形；心皮 2～7，密被灰色短绒毛。种子 4～8，椭圆形，有膜质鳞翅。花期 8～9 月，果期 9～10 月。

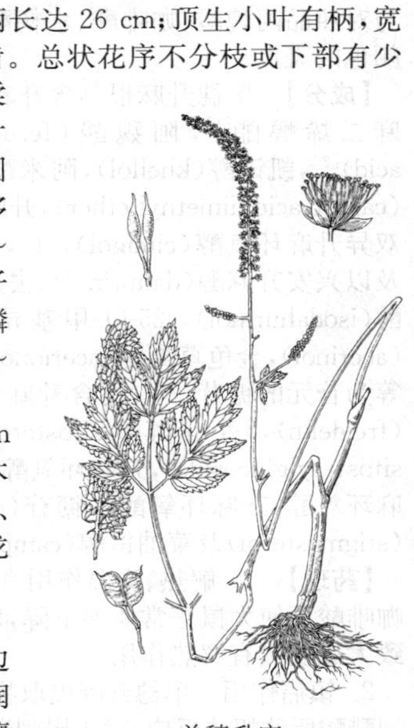

单穗升麻

生于海拔 300～2 300 m 的山地草坡、河岸地、灌木丛或草甸中。分布于河北、内蒙古、辽宁、吉林、黑龙江、四川、陕西、甘肃。

【栽培】 生物学特性　常野生于高寒山区的林边或草坡。宜选择阴凉湿润的环境，肥沃疏松的砂质壤土及黏壤土栽培。

繁殖方法　种子繁殖。9～10 月采摘成熟种子，用湿沙层积贮藏，翌年 3～4 月播种。撒播，行距 21～24 cm，播幅 9～12 cm，覆薄土。出苗后，要勤除杂草，追肥 2～3 次，到第二年春季按行株距21 cm×21 cm定植。

田间管理　栽后前 2 年，每年中耕除草 3 次，第二年后，每年夏、冬季各中除 1 次并结合追肥，冬季可撒施堆肥 1 次或腐殖质土。

【采收加工】 移栽后 3～4 年于 10～11 月采挖根茎，晒干或烘干后，撞掉须根。

【药材】 野升麻 *Rhizoma Cimicifugae Simplicis*　产于东北及四川。

性状　根茎不规则长条形，多分枝，成结节状，长 4～8 cm，直径 0.7～1.2 cm。表面黑褐色，稍具纵向纹理，粗糙，上面具较多的圆洞状茎基，直径 0.5～1.5 cm，下面有残存须根。体轻，质坚韧，不易折断，断面不平坦，纤维性，褐色，中空。气微，味微苦而涩。

鉴别　(1) 根茎横切面：后生皮层细胞 1～3 列，细胞外壁木栓化增厚，有的外壁和垂周壁呈乳头状增厚突入胞腔中。皮层薄壁细胞 8～16 列。中柱鞘纤维束由 30～50 个纤维组成，纤维方形。维管束约 30 个，环列，外韧型；韧皮部细胞径向排列整齐。形成层环较明显；木质部导管多 2～10 成群，稍径向分布，射线宽 2～20 列细胞。髓部宽广，邻近初生木质部部位有韧皮部细胞群。薄壁细胞含淀粉粒。

粉末特征：黄褐色。木纤维略呈纺锤形或长梭形，有的边缘不平整，局部膨大或狭缩，末端锐尖或钝尖，有的斜尖或一端尖突似短分叉状，直径 15～48 μm，长 177～340 μm，壁厚 3～9 μm，多木化，纹孔口斜裂缝状或人字状、十字状。导管主为具缘纹孔导管，也有网纹、梯纹和螺纹导管。纤维少见，长条形，末端圆钝或稍平截，纹孔圆点状。后生皮层细胞黄棕色；表面观类多角形，壁稍厚，有的呈瘤状增厚，突入胞腔中。淀粉粒较多，单粒类圆形，直径 2～8 μm，脐点不明显。

(2) 薄层色谱：按升麻薄层色谱项下方法进行，样品液在与对照品阿魏酸、咖啡酸、水杨酸斑点相应位置上，显相同颜色的斑点。

【成分】 单穗升麻根茎含升麻二烯醇(cimicifugenol)，升麻二烯醇酯[1]，阿魏酸(ferulic acid)，咖啡酸(caffeic acid)[2]，凯诺醇(khellol)，阿米醇(ammiol)，咖啡酸二甲醚(caffeic acid dimethyl ether)，升麻精(cimifugin)[3]，15，24-双异升麻环氧醇(cimigol)，15，24-双异升麻环氧醇苷[4]，及以兴安升麻醇(dahurinol)，去羟兴安升麻醇，异兴安升麻醇(isodahurinol)，25-O-甲基异兴安升麻醇，金龟草二醇(acerinol)，金龟草酮醇(acerionol)，24-O-乙酰金龟草酮醇等为苷元的糖苷[5,6]；还含升麻苷(cimicifugoside)，无羁萜(freidelin)，β-谷甾醇(β-sitosterol)，β-谷甾醇葡萄糖苷(β-sitosterylglucoside)，升麻环氧醇(cimigenol)，25-O-甲基升麻环氧醇，升麻环氧醇木糖苷(cimigenylxyloside)，豆甾醇(stigmasterol)及菜油甾醇(campesterol)[7]。

【药理】 1. 解热、降温作用　单穗升麻提取物阿魏酸及咖啡酸可使大鼠正常体温下降，对伤寒、副伤寒混合疫苗所致大鼠发热有解热作用[1,2]。

2. 镇痛作用　单穗升麻提取物 2 g/kg 小鼠灌服能明显抑制醋酸所致扭体反应；对压尾刺激反应亦有抑制作用[1,2]。

3. 抗炎作用　单穗升麻提取物对角叉菜胶或右旋糖酐所致的足跖肿胀有抑制作用，对乳酸引起的肛门溃疡，可使溃疡面缩小。阿魏酸、咖啡酸亦有抗炎作用[2,3]。

4. 解痉作用　野升麻根茎有解痉作用，解痉成分可能为凯诺醇和阿米醇[4]。

5. 抗菌作用　野升麻浸剂用试管稀释法在 1∶14 时对许兰毛癣菌有抑制作用[5]。

【药性】《天目山药用植物志》："性微寒，味甘、辛、微苦。"

【功用主治】《天目山药用植物志》："功能散风、解毒、升阳、透疹。治时气疫疠，阳明头痛，喉痛，斑疹，风热疮疡，久泄脱肛，女子崩带，小儿麻疹。"

【用法用量】 内服：煎汤，3～9 g。

4442 野火绳 yě huǒ shéng (《红河中草药》)

【异名】 小白药、小火绳、澜沧扁担杆(《红河中草药》)。

【基原】 为椴树科扁担杆属植物毛果扁担杆的根白皮。

【原植物】 毛果扁担杆 *Grewia eriocarpa* Juss. [*G. lantsangensis* Hu]　又名：杠木、山麻树(《中国高等植物图鉴》)。

灌木或小乔木，高达 8 m。幼枝被有茸毛。叶互生，柄长 5～10 mm；托叶线状披针形；叶片纸质，斜卵形至卵状长圆形，先端渐尖或急尖，基部偏斜，斜圆形或斜截形，上面散生星状毛，边缘有细锯齿；脉三出。聚伞花序1～3 枝腋生；苞片披针形；花两性；萼片狭长圆形；腺体短小；雄蕊离生，长短不一；子房被毛，花柱有短柔毛，柱头盾形，4 浅裂或不分裂。核果近球形，被星状毛，有浅沟。

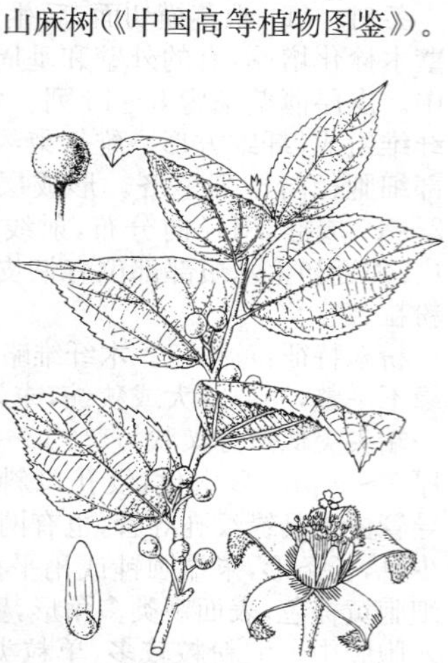

毛果扁担杆

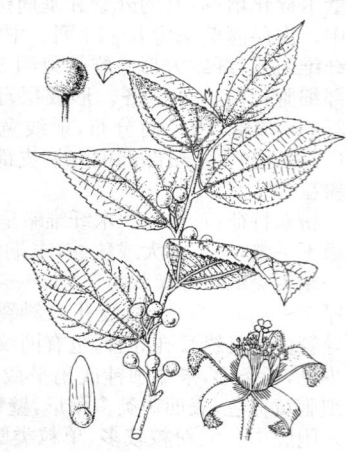

生于半山坡草丛和疏林中。分布于广东、广西、海南、贵州、云南、台湾等地。

【采收加工】 9～12 月挖取根部，剥取根皮，除去栓皮，切段，鲜用或晒干。

【药性】《红河中草药》："涩、微苦，凉。"

【功用主治】 止血，接骨，生肌，解毒。主治外伤出血，刀枪损伤，骨折，疮疖红肿。

《红河中草药》："收敛止血，生肌接骨。"

【用法用量】 外用：鲜品捣敷；或研末调敷。

【选方】 1. 治骨折　(野火绳)鲜根捣烂，鸡蛋清调敷，每 2 日换药 1 次。

2. 治刀枪伤，疮疖红肿　(野火绳)鲜品捣敷或干品研末，冷开水调敷。(1、2 方出自《红河中草药》)

4443 野甘草 yě gān cǎo (《福建民间草药》)

【异名】 假甘草、土甘草(《广西中药志》)，四时茶(《闽南民间草药》)，冰糖草(《广东中药》)。

【基原】 为玄参科野甘草属植物野甘草的全株。

【原植物】 野甘草 *Scoparia dulcis* L.

直立草本或呈亚灌木状，高达 1 m。根粗壮。茎多分枝，枝有棱角及狭翅。叶对生或轮生；近无柄；叶片菱状卵形至菱状披针形，全缘或前半部有齿，两面无毛。花单朵或成对生于叶腋；无小苞片；萼分生，齿 4，卵状长圆形，先端钝，具睫毛；花冠小，白色，喉部生有密毛，花瓣 4，上方 1 枚稍大，钝头，缘有细齿；雄蕊 4，近等长，花药箭形；花柱挺直，柱头截形，或凹入。蒴果卵圆形至球形。花期 5～7 月。

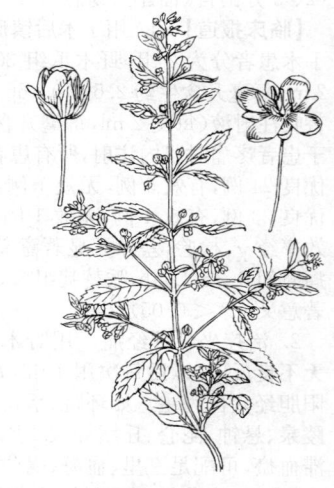

野甘草

生于荒地、路旁，偶见于山坡。分布于福建、广东、广西、云南等地。

【采收加工】 全年均可采，鲜用或晒干。

【成分】 全株含无羁萜(friedelin)，β-黏霉烯醇(glutinol)，α-香树脂醇(α-amyrin)，白桦脂酸(betulinic acid)，依弗酸(ifflaionic acid)，野甘草种酸(dulcioic acid)[1]，野甘草属酸(scoparic acid) A、B、C，野甘草酸(scopadulcic acid) A、B[2]，野甘草都林(scopadulin)[3]，野甘草属醇(scoparinol)，野甘草种醇(dulcinol)，苯并噁唑啉酮(benzoxazolinone)[4]，6-甲氧基苯并噁唑啉酮(6-methoxybenzoxazolinone)，5，7-二羟基-3′，4′，6，8-四甲氧基黄酮(5，7-dihydroxy-3′，4′，6，8-tetramethoxyflavone)[5]，5，7，8，3′，4′，5′-六羟基黄酮-7-O-β-D-葡萄糖醛酸苷(5，7，8，3′，4′，5′-hexahydro xyflavone-7-O-β-D-glucuronide)，芹菜素(apigenin)，高山黄芩素(scutellarein)，木犀草素(luteolin)，6，8-二-C-葡萄糖基芹菜素(vicenin-2)，蒙花苷(linarin)，牡荆素(vitexin)，异牡荆素(isovitexin)，高山黄芩苷(scutellarin)，高山黄芩苷甲酯(scutellarin methyl ester)，木犀草

素-7-葡萄糖苷(luteolin-7-glucoside)[6],刺槐素(acacetin)[7],对-香豆酸(*p*-coumaric acid)[6],野甘草醇(dulciol),阿迈灵(amellin)[8]。地上部分含野甘草醇,野甘草属二醇(scopadiol)[9]。叶含野甘草醇,β-黏霉烯醇,6-甲氧基苯并噁唑啉酮,刺槐素[10],野甘草属酸B及野甘草属酸A[11]。根含β-谷甾醇(β-sitosterol),二十六醇(hexacosanol),D-甘露醇(D-mannitol)[12],6-甲氧基苯并噁唑啉酮,依弗酸,白桦脂酸[13]及薏苡素(coixol)[14]。

【药理】 1. 抗病毒作用　野甘草所含野甘草酸B体外试验证明可抑制病毒的增殖,其作用原理不是直接杀死病毒或抑制病毒与宿主细胞的接触,而是干扰病毒的早期生长。整体试验证明该品能影响单纯性疱疹病毒的早期感染过程。动物接种病毒后,每日口服或腹腔注射100～200 mg/kg能有效地延缓疱疹病灶的出现和延长生存时间[1]。

2. 对胃的保护作用　对猪胃质子泵(H^+,K^+-ATP酶)有显著的抑制作用,其作用呈可逆性、竞争性,半数有效浓度(IC_{50})为20～30 μmol/L,像其他质子泵抑制剂如奥美拉唑一样,对胃有保护作用[2,3]。

3. 抗癌作用　野甘草所含5,7-二羟基-3′,4′,6,8-四甲氧基黄酮对体外培养的人宫颈癌(HeLa 229和HeLa S3)和肝癌(HEp-2)细胞及人正常组织6种细胞系均有细胞毒作用,其作用的敏感性对前者较高,后者则较低[4]。

4. 降血糖作用　野甘草所含阿迈灵15～20 mg口服,可缓解糖尿病患者的症状,在1月内尿糖、血糖皆有显著下降[4]。

5. 降血压　野甘草根的水或醇提取物给麻醉猫静脉注射均可引起血压下降[4]。

6. 其他作用　根的水或醇提取物给麻醉猫静脉注射均可引起呼吸抑制,对离体蟾蜍心脏有兴奋作用。对离体兔十二指肠的张力及运动为抑制。对离体大鼠子宫略有兴奋作用[4]。

【药性】 甘,凉。

1.《广西中药志》:"味甘,性平。"

2. 广州部队《常用中草药手册》:"甘,凉。"

【功用主治】 疏风止咳,清热利湿。主治感冒发热,肺热咳嗽,咽喉肿痛,肠炎,痢疾,小便不利,脚气水肿,湿疹,痱子。

1. 广州部队《常用中草药手册》:"清热利湿,治感冒发热,肠炎腹泻,脚气水肿,小便不利。"

2.《全国中草药汇编》:"疏风止痒。治肺热咳嗽,肠炎,痢疾,外用治痱子,皮肤湿疹。"

3.《福建药物志》:"清热利尿,治麻疹,感冒中暑,痢疾,咽喉炎,支气管炎,脚气,丹毒,跌打损伤。"

【用法用量】 内服:煎汤,15～30 g。外用:捣汁涂。

【选方】 1. 治感冒咳嗽　鲜冰糖草30 g,薄荷9 g,鱼腥草15 g,水煎服。

2. 治细菌性痢疾　冰糖草、羊蹄草各30 g,陈仓米10～15 g,水煎服。(1、2方出自《全国中草药汇编》)

3. 治丹毒　鲜野甘草60 g,食盐少许。同捣烂,水煎服。(《福建中草药》)

4. 治小儿肝炎烦热　鲜野甘草15 g,酌加冰糖。开水炖服。

5. 治脚气浮肿　鲜野甘草30 g,红糖30 g,水煎,饭前服,日2次。(4、5《福建民间草药》)

【临床报道】 治疗肝炎　用鲜冰糖草60 g,水煎服,每日1剂。或服冰糖草干糖浆,每次10 g(相当于干冰糖草15 g),每日2次。共治疗133例,其中急性黄疸型98人,无黄疸型32人,迁延型3人。一般平均治疗8 d退黄,平均35 d治愈。自觉症状消失快,肝功能恢复迅速[1]。

4444 野芋叶 yě yù yè (《纲目》)

【基原】 为天南星科芋属植物野芋 *Colocasia antiquorum* Schott的叶。

【原植物】 参见"野芋"条。

【采收加工】 5～7月采收,鲜用或晒干。

【功用主治】 清热解毒,消肿止痛。主治疔疮肿毒,蛇、虫咬伤。

《纲目》:"捣涂毒肿,初起无名者即消,亦治蜂虿,涂之良。"

【用法用量】 外用:捣敷。

【宜忌】 本品有毒,不宜内服。

【选方】 1. 治指疔　鲜野芋叶适量,白矾少许,酌加猪胆汁。同捣烂如泥,敷于患处。

2. 治毒蛇咬伤　鲜野芋叶同酒酿糟捣敷伤处。

3. 治毒蜂螫伤　鲜野芋全草连根,捣涂患处。(1～3方出自《江西民间草药验方》)

4445 野芋实 yě yù shí (《岭南采药录》)

【异名】 痕芋头花仁(《生草药手册》)。

【基原】 为天南星科芋属植物野芋 *Colocasia antiquorum* Schott的果实。

【原植物】 参见"野芋"条。

【采收加工】 6～7月采收,晒干。

【药性】 辛,温,小毒。

【功用主治】 《岭南采药录》:"治小肠气证,每服六、七粒。"

【用法用量】 内服:煎汤,3～9 g。

【选方】 治疗小肠疝气　痕芋头花仁15 g,炰猪小肚,饮汤,食猪小肚,其药不用食。(《生草药手册》)

4446 野亚麻 yě yà má (《吉林中草药》)

【异名】 疔毒草、野胡麻(《内蒙古中草药》)。

【基原】 为亚麻科亚麻属植物野亚麻的全草。

【原植物】 野亚麻 *Linum stellarioides* Planch.

一年生或二年生草本,高40～70 cm。茎直立,基部略木质,上部多分枝。单叶互生;无柄;叶片线形至线状披针形,全缘;叶脉1～3条。花单生于枝顶形成聚伞花序;萼片5,卵状披针形,绿色,有黑色腺点;花瓣5,倒卵形,淡紫色、蓝色或蓝紫色;雄蕊5,稍短于花柱,退化雄蕊5,与花柱等长;子房卵形,5室。蒴果球形或扁

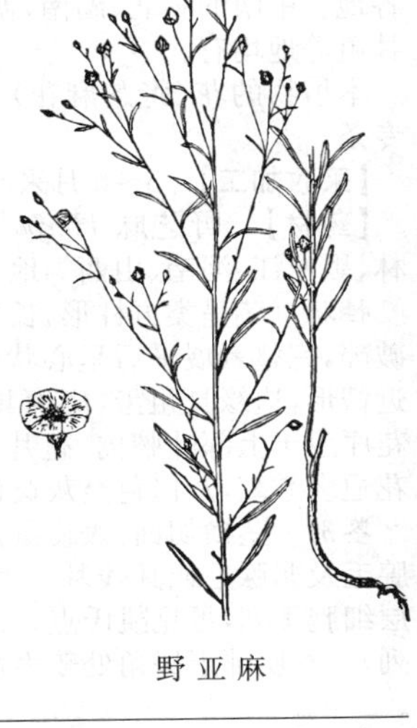

野亚麻

球形，先端突尖。种子长圆形，扁平，褐色。花期7～8月，果期9～10月。

生于平坦沙地、固定沙丘、干燥山坡及草原上。分布于内蒙古、辽宁、吉林、黑龙江、江苏、河南、广西北部、甘肃、青海、宁夏等地。

本植物的种子（野亚麻子）亦供药用，另设专条。

【采收加工】 6～10月采收全草，鲜用。

【药性】 《东北常用中草药手册》："甘，平。"

【功用主治】 《吉林中草药》："解毒消肿。治疮疖痈肿。"

【用法用量】 外用：鲜品捣烂敷。

【选方】 治各种疮疖痈肿　鲜亚麻全草捣烂，敷患处，每日换1次。（《吉林中草药》）

4447 野芝麻 yě zhī má（《植物名实图考》）

【异名】 白花益母草（《植物名实图考》），白花菜（《东北药用植物志》），糯米饭草、吸吸草（《浙江民间草药》），包团草、泡花草（《贵州民间药物》），野油麻（《湖南药物志》），土蚕子（《常用中草药配方》）。

【基原】 为唇形科野芝麻属植物野芝麻的全草。

【原植物】 野芝麻 *Lamium barbatum* Sieb. et Zucc.

多年生草本，高达1m。根茎长，具地下匍匐枝。茎直立，单生，四棱形，具浅槽，中空。茎下部叶卵圆形或心脏形；上部叶卵圆状披针形，草质，两面均被短硬毛；叶柄长。轮伞花序4～14花，着生于茎端；苞片狭线形或丝状。花萼钟形；花冠白色或浅黄色；雄蕊花丝扁平，被微柔毛，花药深紫色，被柔毛；花柱丝状，先端近相等的2浅裂；花盘杯状；子房裂片长圆形，无毛。小坚果倒卵圆形，淡褐色。花期4～6月，果期7～8月。

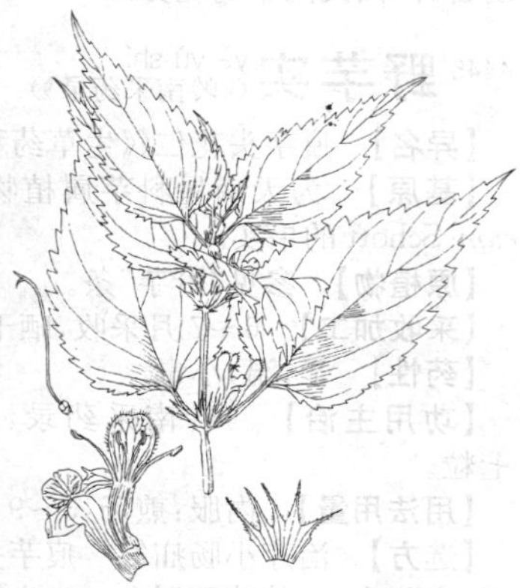
野芝麻

生于路边、溪旁、田埂及荒坡上。分布于华北、东北、华东各地。中南的湖北、湖南，西南的四川、贵州，西北的陕西、甘肃等地均有。

本植物的花（野芝麻花）、根（野芝麻根）亦供药用，另设专条。

【采收加工】 5～6月采收全草，阴干或鲜用。

【药材】 野芝麻 *Herba Lamii Barbati*　产于辽宁、吉林、黑龙江、河南、山西等地。

性状　茎呈类方柱形，长25～50 cm。叶对生，多皱缩或破碎，完整者展平后呈心状卵形，先端长尾状，基部心形或近截形，边缘具粗齿，两面具伏毛；叶柄长1～5 cm。轮伞花序生于上部叶腋内，苞片线形，具睫毛，花萼钟形，5裂，花冠多皱缩，灰白色至灰黄色。质脆。气微香，味淡、微辛。

鉴别　茎横切面：表皮细胞1列，外被角质层；亦见短小腺毛及非腺毛或其残基。表皮下棱角处具厚角组织；内皮层细胞1列，可见凯氏点。维管组织连续成环（嫩茎断续环列）。木质部于棱角处较为宽厚。髓宽大，中心常形成大型腔隙；髓部薄壁组织内有时可见细小草酸钙棱晶，单个存在或数个相集于同一细胞内。

叶表面制片：上表皮细胞垂周壁波状弯曲；下表皮细胞垂周壁波状或深波状弯曲。气孔见于下表皮，常为直轴式。非腺毛2(1～3)细胞，刚直或有时弯曲，长250～964 μm，壁稍加厚，具疣，常木化；腺毛短小，柄部1～2细胞，头部4（或1、2）细胞。另有鳞状腺毛，柄部单细胞，头部8细胞。

【药性】 辛、甘，平。

1.《全国中草药汇编》："甘、辛，平。"

2.《福建药物志》："辛、淡，凉。"

【功用主治】 凉血，活血，利湿，消积。主治肺热咳血，血淋，月经不调，崩漏，水肿，白带，跌打损伤，小儿疳积。

1.《全国中草药汇编》："散瘀，消积，调经，利湿。主治跌打损伤，小儿疳积，白带，痛经，月经不调，肾炎，膀胱炎。"

2.《浙江药用植物志》："清肺，止血，理气，活血。主治肺结核，胃痛。"

3.《福建药物志》："治习惯性流产。"

【用法用量】 内服：煎汤，9～15 g；或研末。外用：鲜品捣敷；或研末调敷。

【选方】 1. 治咯血咳嗽　吸吸草15～30 g，鹿衔草15 g。同煎服。（《浙江民间草药》）

2. 治血淋　野芝麻炒后研末，每服9 g，热米酒冲服。（江西《草药手册》）

3. 治崩漏　野芝麻、龙芽草各30 g，卷柏6 g，水煎服。

4. 治跌打损伤　鲜野芝麻90～120 g，水煎，冲黄酒服。（3、4方出自《浙江药用植物志》）

5. 治小儿虚热　野芝麻9 g，地骨皮9 g，石斛12 g，水煎服。

6. 治肿毒，毒虫咬伤　野芝麻、山莴苣、萱草，共捣烂，敷患处。（5、6方出自江西《草药手册》）

4448 野竹兰 yě zhú lán（《昆明民间常用草药》）

【异名】 膀胱七（《全国中草药汇编》）。

【基原】 为兰科火烧兰属植物小花火烧兰的根。

【原植物】 小花火烧兰 *Epipactis helleborine*（L.）Crantz［*Serapias helleborine* L.；*S. latifolia*（L.）All.］

陆生植物，高20～50 cm。根茎短，根细长。茎直立，上部被柔毛，下部有鞘3～4。叶互生，2～5枚；叶片卵形至卵状披针形。总状花序具3～45朵花。花序轴被短柔毛；花苞片卵形至披针形，叶状；花绿色、淡紫色；中萼片卵状披针形；花瓣较小，卵状披针形；合蕊柱；子房倒卵形，无毛。花期7～10月。

小花火烧兰

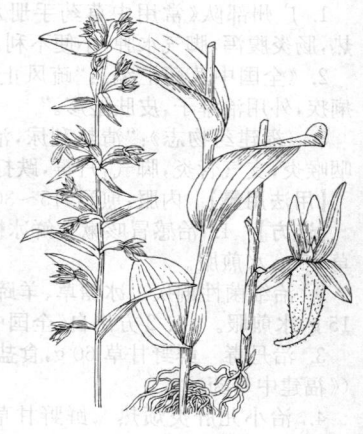

生于林下或草坡上。分布于华北、东北、西南及西北。

【采收加工】 9～11月采挖，晒干。

【成分】 含特效植物血凝素甘露糖(mannose-specific lectins)[1]。

【药理】 抗病毒作用　野竹兰可高度抑制在人胚肺(HEL)、人宫颈癌(HeLa)及马哒犬肾(MDCK)细胞中的人类免疫缺陷性病毒Ⅰ型(HIV-1)及Ⅱ型(HIV-2)。可明显的对抗人类巨细胞病毒(Cytomegalovirus CMV),呼吸道合胞体病毒(RSV)及甲型流感病毒的活性。杂种兰花及野竹兰对HIV的50%有效浓度(EC_{50})为0.04～0.08 μg/ml,杂种兰花、野竹兰并不干扰HIV-1进入MT-4细胞,亦不干扰呼吸道合胞体病毒进入HeLa细胞和甲型流感病毒进入MDCK细胞,故野竹可能是干扰病毒与靶细胞的融合水平[1]。

【药性】《全国中草药汇编》:"甘,淡,平。"

【功用主治】《全国中草药汇编》:"理气行血。治跌打损伤。"

【用法用量】 内服:煎汤,9～15 g。

4449 野麦子 yě mài zǐ (《重庆草药》)

【基原】 为禾本科燕麦属植物野燕麦 *Avena fatua* L. 的种子。

【原植物】 参见"燕麦草"条。

【采收加工】 7～10月果实成熟时采收,脱壳取出种子,晒干。

【药性】《重庆草药》:"甘,温,无毒。"

【功用主治】《重庆草药》:"治虚汗不止,配伍作引子用。"

【用法用量】 内服:煎汤,10～15 g。

4450 野芫荽 yě yuán suī 广州部队《常用中草药手册》

【异名】 假芫茜(《陆川本草》),番香茜(《广西药用植物名录》),山芫荽(《惠阳地区中草药》),番鬼芫茜(《梧州地区中草药》),大芫荽、阿瓦芫荽(《云南药用植物名录》),日本芫荽(《台湾药用植物志》)。

【基原】 为伞形科刺芹属植物刺芹的带根全草。

【原植物】 刺芹 *Eryngium foetidum* L.

二年生或多年生草本,高10～60 cm。具特殊香气。基生叶披针形或倒披针形,先端钝,基部渐狭,革质,有膜质叶鞘,边缘有骨质尖锐锯齿,羽状网脉达锯齿尖端成硬刺,无叶柄。花葶直立,粗壮,二歧分枝;聚伞花序由多数头状花序组成;总苞片5～6,叶状;小总苞片披针形;萼齿卵状披针形;花瓣倒披针形至倒卵形,白色、淡黄色或草绿色;花柱直立或向外倾斜。双悬果球形或卵圆形,表面有瘤状凸起,果棱不明显。花果期4～12月。

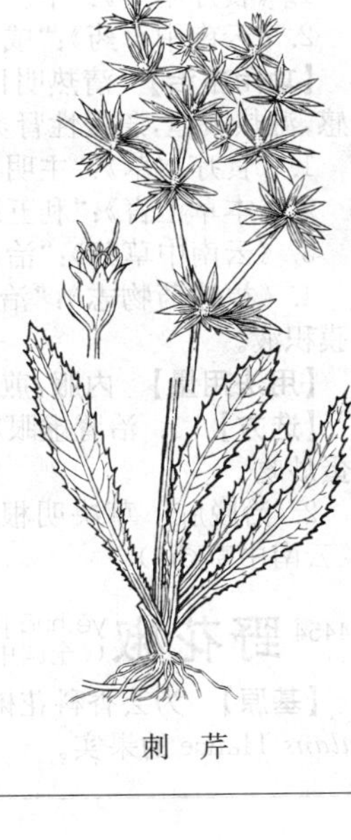

刺　芹

生于海拔100～1 450 m的丘陵、山地林下、林边、路旁、沟边等阴湿处。分布于广东、广西、海南、贵州、云南、台湾等地。

【采收加工】 全年均可采,晒干。

【成分】 根含皂苷[1],根油中含2,3,6-三甲基苯甲醛(2,3,6-trimethylbenzaldehyde),2-甲酰-1,1,5-三甲基-2,4-环己烯-6-醇(2-formyl-1,1,5-trimethylcyclohexa-2,4-dien-6-ol)[2]。全草含挥发油,内含2-十二碳烯醛(dodec-2-en-1-al),α-蒎烯(α-pinene),小茴香醇(fenchylalcohol)及呋喃醇[3]。另还含有水分、碳水化合物、粗蛋白、粗纤维和钙、磷、铁等无机元素[4]。

【药性】 广州部队《常用中草药手册》:"微苦、辛,温。"

【功用主治】 发表透疹,理气消肿。主治感冒,麻疹不透,咽痛,胸痛,食积,呕逆,脘腹胀痛,泻痢,肠痈,疮疖,烫伤,跌打伤肿,蛇咬伤。

1. 广州部队《常用中草药手册》:"疏风除热,芳香健胃。治感冒胸痛,消化不良,肠炎腹泻,蛇咬伤。"

2.《云南中草药》:"发散解表,健胃。主治麻疹未透,牙痛,风寒感冒,扁桃腺炎,气管炎,咳嗽,胃痛,膀胱炎,尿道炎,外伤疮疖,烧烫伤。"

【用法用量】 内服:煎汤,6～15 g。外用:煎汤洗;或捣敷。

【选方】 1. 治风寒感冒　山芫荽15 g,葱头3只,生姜3片。共捣烂,拌热粥服。(《惠阳地区中草药》)

2. 治扁桃体炎,毒蛇咬伤　干野芫荽15 g,煎服;外用鲜野芫荽适量,捣敷。

3. 治消化不良,食欲不振　干野芫荽15 g,煎服。或取鲜野芫荽适量,切细,凉拌作菜吃。(2、3方出自《红河中草药》)

4. 治跌打肿痛　山芫荽适量,加酒少许,蒸热,外搽或外敷患处。(《惠阳地区中草药》)

4451 野苋子 yě xiàn zǐ (《长白山植物药志》)

【异名】 苋菜子(《内蒙古中草药》),青葙子、西风谷(《长白山植物药志》)。

【基原】 为苋科苋属植物凹头苋 *Amaranthus lividus* L. 或反枝苋 *A. retroflexus* L. 的种子。

【原植物】 参见"野苋菜"条。

【采收加工】 9～10月采收果实,日晒,搓揉取种子,干燥。

【药材】 凹头苋 *Semen Amaranthi Lividi*、反枝苋 *Semen Amaranthi Retroflexi*　全国大部分地区均产。

性状　种子环形(凹头苋)或近球形(反枝苋),直径0.8～1.5 mm。前者表面红黑至黑褐色,边缘具环状边。后者棕色或黑色,边缘钝,略有光泽。气微,味淡。

【成分】 种子油含肉豆蔻酸(myristic acid),棕榈酸(palmitic acid),硬脂酸(stearic acid),花生酸(arachidic acid),山萮酸(behenic acid),油酸(oleic acid)和亚油酸(linoleic acid)[1]。

【药性】 甘,凉。归肝、膀胱经。

1.《内蒙古中草药》:"味甘,性微寒。"

2.《长白山植物药志》:"淡,平。"

【功用主治】 清肝明目,利尿。主治肝热目赤,翳障,小便不利。

1.《中国药用植物图鉴》:"利尿,明目。"

2.《内蒙古中草药》:"清肝,凉血,明目,祛风热。治结膜炎,肝炎,高血压,头晕目眩,目翳。"

3.《长白山植物药志》:"祛风湿,清肝火。治目赤肿痛,翳障,高血压。"

【用法用量】 内服:煎汤,6～12 g。

【选方】 1. 治风热目痛　苋菜子9 g,菊花15 g,龙胆草

9 g,水煎服。

2. 治高血压病　苋菜子 15 g,水煎服。(1、2 方出自《内蒙古中草药》)

4452 野苋菜 yě xiàn cài (《滇南本草》)

【异名】　野苋(《植物名实图考》),光苋菜(《全国中草药汇编》)。

【基原】　为苋科苋属植物凹头苋或反枝苋的全草或根。

【原植物】　1. 凹头苋 *Amaranthus lividus* L.

一年生草本,高 10～30 cm。茎淡绿色至暗紫色,斜上,基部分枝。单叶互生;柄长 1～3.5 cm;叶片卵形或菱状卵形,先端凹缺或钝,基部阔楔形,全缘或稍呈波状。花小,单性或杂性;簇生叶腋或成顶生穗状花序或圆锥花序;苞片干膜质,长圆形;花被片 3,细长圆形,先端钝而有微尖,向内曲;雄蕊 3;柱头 3 或 2,线形。胞果扁卵形,近平滑或略具皱纹。种子环形,黑色至黑褐色。花期:7～8 月,果期 8～9 月。

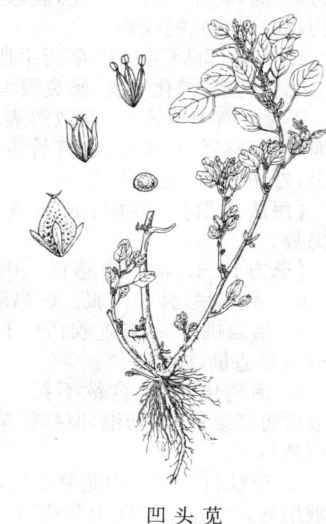

凹 头 苋

生于庭园、路边等处。分布于全国各地。

2. 反枝苋 *Amaranthus retroflexus* L.　又名:西风古(《内蒙古中草药》),红苋菜(《贵州草药》)。

一年生草本,高20～80 cm。茎粗壮,直立,钝棱,密生短柔毛。叶柄长 1.5～5.5 cm。叶片菱状卵形或椭圆状卵形,先端微凸,具小芒尖,基部楔形;花单性或杂性,集成顶生和腋生的圆锥花序;花被片 5,白色;雌花花柱 3。胞果小,扁球形。花期7～8 月,果期 8～9 月。

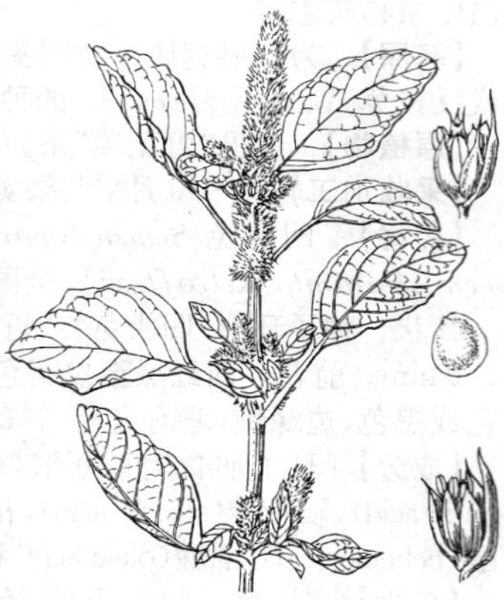

反 枝 苋

生于旷野、田间或村舍附近草地。分布于华北、东北、西北及山东、河南、台湾等地。

以上植物的种子(野苋子)亦供药用,另设专条。

【采收加工】　5～10 月采收,鲜用。

【成分】　1. 凹头苋　全草含苋菜红苷(amarantin)[1],叶含锦葵花素-3-葡萄糖苷(malvidin-3-glucoside)和芍药花素-3-葡萄糖苷(peonidin-3-glucoside)[2]。

2. 反枝苋　全草含饱和的和不饱和的脂肪酸有亚麻酸(linolenic acid),棕榈酸(palmitic acid),亚油酸(linoleic acid),油酸(oleic acid),硬脂酸(stearic acid)和肉豆蔻酸(myristic acid)[3]。叶含谷氨酸(glutamic acid),天冬氨酸(aspartic acid),甲硫氨酸,组胺酸,葡糖胺,半乳糖胺(galactosamine)[4]。组织培养的挥发油分析有顺-3-己烯-1-醇(cis-3-hexen-1-ol),1-己醇(1-hexanol),反-2-己烯-1-醇(trans-2-hexen-1-ol)[5]。

【药性】　甘,微寒。归大肠、小肠经。

1.《滇南本草》:"味咸,性微温。"

2.《河北中草药》:"甘,淡,微寒。"

【功用主治】　清热解毒,利尿。主治痢疾,腹泻,疔疮肿毒,毒蛇咬伤,蜂螫伤,小便不利,水肿。

1.《滇南本草》:"白者去肺中痰结,赤者破肠胃中血积,赤白同用,打肚腹中毛发之积,消虫积,杀寸白虫,下气消胀。洗皮肤瘙痒、皮肤游走之风。"

2.《中国药用植物图鉴》:"缓和止痛,收敛,利尿,解热。"

3.《河北中草药》:"凉血清热,解毒消肿,淡渗水湿而利尿。治腹泻,痢疾及水肿,小便不利。亦治乳痈,痔疮,疔疮肿毒,毒蛇咬伤。"

【用法用量】　内服:煎汤,9～30 g;捣汁。外用:捣敷。

【选方】　1. 治痢疾　凹头苋 30 g,车前子 15 g,水煎服。(《河北中草药》)

2. 治乳痈　鲜野苋根 30～60 g,鸭蛋 1 个,水煎服;另用鲜野苋叶和冷饭捣烂外敷。

3. 治痔疮肿痛　鲜野苋根 30～60 g,猪大肠 1 段,水煎,饭前服。

4. 治毒蛇咬伤　鲜野苋全草 30～60 g,捣烂绞汁服。或鲜全草 30 g,杨梅鲜树皮 9 g,水煎调泻盐 9 g 服。(2～4 方出自《福建中草药》)

4453 野花生 yě huā shēng (《云南思茅中草药选》)

【异名】　草决明(《云南思茅中草药选》)。

【基原】　为豆科决明属植物决明 *Cassia obtusifolia* L. 和小决明 *C. tora* L. 的全草或叶。

【原植物】　参见"决明子"条。

【采收加工】　7～10 月采收全草和叶,晒干。

【药性】　咸、微苦,平。

1.《食疗本草》:"平。"

2.《云南中草药》:"咸、微苦,凉。"

【功用主治】　清热明目,解毒利湿。主治急性结膜炎,流感,湿热黄疸,急慢性肾炎,带下,瘰疬。

1.《食疗本草》:"主明目,利五脏。"

2.《本草汇言》:"利五脏,解一切蕴热。"

3.《云南中草药》:"治流感、感冒。"

4.《福建药物志》:"治急慢性肾炎,疟疾,白带,瘰疬,鞘膜积液。"

【用法用量】　内服:煎汤,9～15 g。

【选方】　1. 治肾虚眼花　草决明花 9～15 g,切碎拌鸡蛋炒吃。

2. 治脱肛　草决明根 6 g,炖猪大肠吃。(1、2 方出自《云南中草药》)

4454 野花椒 yě huā jiāo (《全国中草药汇编》)

【基原】　为芸香科花椒属植物野花椒 *Zanthoxylum simulans* Hance 的果实。

【原植物】 参见“野花椒叶”条。

【采收加工】 7～8月采收成熟的果实，晒干。

【药材】 野花椒 *Fructus Zanthoxyli Simulantis* 主产于浙江、安徽、江西、广西、云南。

性状 分果球形，常1～2个集生，每一分果沿腹背缝线开裂达基部，直径6～7 mm。表面褐红色，密集凸起的小油腺点。基部延长为子房柄，具纵皱纹。种子卵球形，长4～4.5 mm，直径3.5～4 mm，黑色，光亮，基部种阜嵌入状。果皮质韧。气淡，味苦、凉，微麻而辣。

鉴别 果皮横切面：表皮细胞1列，外被角质层。下皮细胞2列，富含棕色色素块。中果皮分布有20个左右的大型油室，类圆形，维管束约25个。薄壁细胞含较多草酸钙簇晶及少量方晶。内果皮为2～5列木化厚壁细胞，外侧1～2列细胞有时较大，切向延长，孔沟清晰，内方1～3列细胞椭圆形或近圆形。

【药性】 《天目山药用植物志》：“性温，味辛，有毒。”

【功用主治】 温中止痛，杀虫止痒。主治脘腹冷痛，呕吐，泄泻，蛔虫腹痛，寒饮咳嗽，湿疹，皮肤瘙痒，阴痒，龋齿疼痛。

1.《中国药用植物图鉴》：“散寒除湿，健胃，驱虫，止泻。”

2.《天目山药用植物志》：“治脘腹寒痛，吐泻及蛔虫痛。”

3.《全国中草药汇编》：“温中止痛。治胃痛，湿疹，皮肤瘙痒，龋齿疼痛。”

【用法用量】 内服：煎汤，3～6 g；或研粉，1～2 g。外用：煎水洗或含漱；或研末调敷。

【宜忌】 妇女哺乳期慎服。

【选方】 1. 治脘腹寒痛，寒湿吐泻 野花椒果壳3～6 g，干姜6 g，吴茱萸6 g，水煎服。

2. 治蛔虫腹痛、呕吐 野花椒果壳6 g，乌梅15～30 g，水煎服。

3. 治寒饮咳喘 野花椒果壳或种子3 g，细辛1.5～3 g，干姜6 g，五味子5 g（打碎），水煎，分次缓服。（1～3方出自《湖南药物志》）

4. 治风寒湿痹及膝痛 野花椒根、茎、果实煎汁洗澡。（江西《草药手册》）

4455 野苎麻 yě zhù má
（《云南中草药选》）

【异名】 野麻（《广西药用植物名录》），大接骨、八楞麻、双合合（《云南思茅中草药选》），牛鼻子树（《云南药用植物名录》）。

【基原】 为荨麻科苎麻属植物束序苎麻的全株。

【原植物】 束序苎麻 *Boehmeria siamensis* Craib

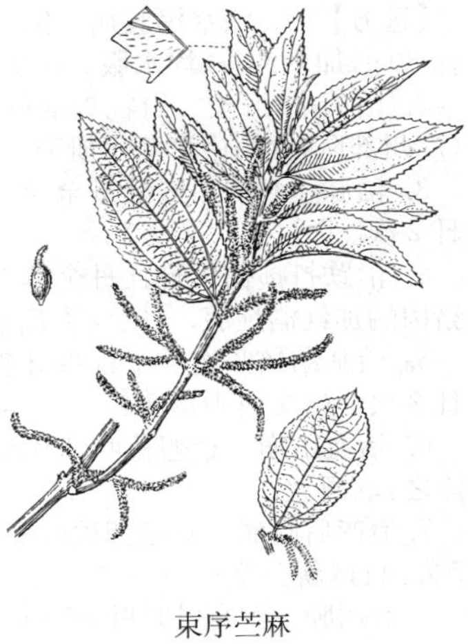

束序苎麻

灌木，高1～3 m。小枝被有短伏毛；芽卵形或狭卵形。叶对生；叶柄长2～10 mm；叶片狭卵形或椭圆形，先端短渐尖或急尖，基部浅心形或圆形，边缘具小牙齿；基出脉3条。穗状花序2～4条，叶腋生，枝顶部花序单生叶腋；花单性，密集，互相邻接；苞片卵形或椭圆形，宿存。雄花花被片4，椭圆形，合生于中部；雌花花被管状，淡绿色，包被子房，子房1室，外面被柔毛。瘦果略作纺锤形。花果期7～10月。

生于海拔1 000 m左右的山地阳坡灌丛中或疏林中。分布于广西、贵州、云南等地。

【采收加工】 全年均可采收，鲜用或晒干。

【药性】 《全国中草药汇编》：“淡，平。”

【功用主治】 《全国中草药汇编》：“清热解毒，祛风除湿。主治肠痈，经闭腹痛，泄泻，风湿痛，荨麻疹，皮肤瘙痒，湿疹，痘疮。”

【用法用量】 内服：煎汤，9～15 g。外用：捣敷；或煎水洗。

【选方】 治荨麻疹 老母猪挂面、五除叶、松毛尖各适量，煎水洗。（《云南思茅中草药选》）

4456 野杜仲 yě dù zhòng
（《全国中草药汇编》）

【异名】 痰药（《全国中草药汇编》）。

【基原】 为卫矛科卫矛属植物大花卫矛及肉花卫矛的根、树皮及根皮。

【原植物】 1. 大花卫矛 *Euonymus grandiflorus* Wall. 又名：滇桂（《植物名实图考》），金丝杜仲（《天目山药用植物志》），黑杜仲（《中国高等植物图鉴》）。

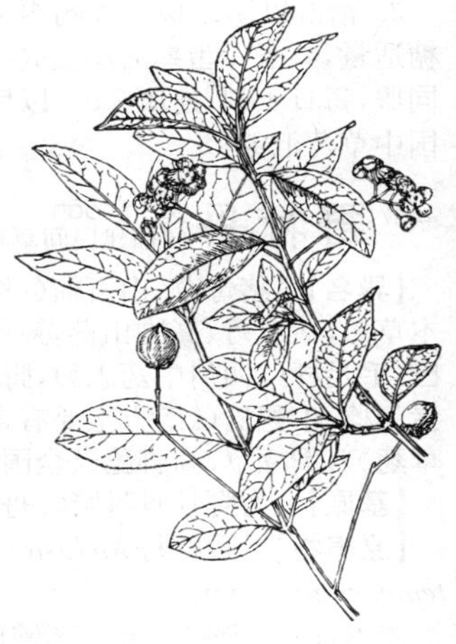

大花卫矛

常绿乔木或灌木，高4～10 m。树干灰黑色。小枝灰绿色，圆筒形，折断时具白丝，幼枝黄绿色，具棱。单叶对生；柄长0.5～1 cm；叶倒卵形、椭圆形，先端急尖或短尖，边缘具细齿，基部楔形。聚伞花序腋生；花大，黄白色，4出数；雄蕊花丝细长。蒴果具狭翅状4锐棱，成熟时黄色至红色。种子黑色，外被深红色假种皮。花期5～6月，果期7～9月。

生于山坡灌丛中或沟谷林缘，常见于石灰岩山地。分布于浙江、江西、湖北、湖南、四川、贵州、云南、陕西、甘肃。

2. 肉花卫矛 *E. carnosus* Hemsl. 又名：土杜仲（《中国高等植物图鉴》）。

本种与大花卫矛极相似，主要区别为：叶柄长达2 cm；叶较宽大，长5～15 cm，稍带肉质，长方椭圆形、宽椭圆形或椭圆状倒卵形，基部宽楔形，先

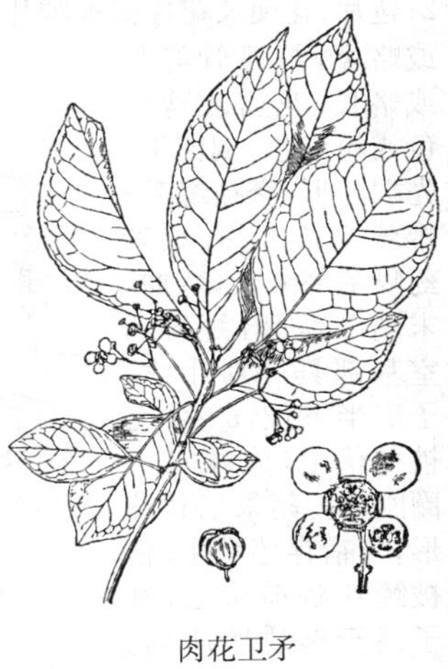

肉花卫矛

端突短尖。

生于山坡、林边或灌丛中。分布于江苏、浙江、安徽、福建、江西、河南、湖北、台湾。

以上植物的果实(野杜仲果)亦供药用,另设专条。

【采收加工】 全年均可采,切片,或剥皮晒干。

【药性】 辛、微苦,平。

1.《全国中草药汇编》:"微苦、涩,平。"

2.《湖北中草药志》:"淡,平。"

【功用主治】 祛风除湿,活血散结。主治风湿疼痛,跌打伤肿,腰痛,经闭,痛经,瘰疬痰核。

1.《全国中草药汇编》:"软坚散结,祛风除湿,通经活络。治淋巴结结核,跌打损伤,肾虚腰痛,风湿疼痛,闭经,痛经。"

2.《湖北中草药志》:"活血通经,治瘀血经闭。"

【用法用量】 内服:煎汤,15～30 g;或浸酒。

【宜忌】 孕妇慎服。

【选方】 1. 治腰痛　大花卫矛树皮或根皮 30 g,大活血 30 g,柘藤根 30 g。加酒煎,1日3次分服。

2. 治瘀血闭经、痛经　大花卫矛根 15 g,野南瓜根 30 g,乌药 15 g,水煎服。(1、2方出自江西《草药手册》)

3. 治淋巴结结核　痰药根 60～120 g,鸡蛋 3～5 个,红糖适量,共煮。蛋熟后剥去壳再煮,过滤去渣。药汁与鸡蛋同服,每日1剂,连服2 d。以后每隔4 d再连服2剂。(《全国中草药汇编》)

4457 野牡丹 yě mǔ dān (《福建民间草药》)

【异名】 猪母草、山石榴(《植物名汇》),豹牙郎木(《陆川本草》),活血丹、高脚山落苏(《中国药用植物图鉴》),吞口巴、毛足杆(《四川中药志》),野石榴、金鸡腿(《闽东本草》),猪姆稔、牛姆稔(《南方主要有毒植物》),红爆牙狼(《文山中草药》),倒罐草、高脚稔(《全国中草药汇编》)。

【基原】 为野牡丹科野牡丹属植物野牡丹的全株。

【原植物】 野牡丹 *Melastoma candidum* D. Don[*M. septemnervium* Lour.]

灌木,高 0.5～1.5 m。茎钝四棱形或近圆柱形,茎、叶柄密被紧贴的鳞片状糙伏毛。叶对生;叶柄长 5～15 mm;叶片坚纸质,卵形或广卵形,先端急尖,基部浅心形或近圆形,全缘,两面被糙伏毛及短柔毛;基出脉7条。伞房花序生于分枝顶端,近头状,有花3～5朵,稀单生,基部具叶状总苞2;苞片、花梗及花萼密被鳞片状糙伏毛;花5数,裂片卵形或略宽,与萼管等长或略长;花瓣玫瑰红色或粉红色,倒卵形,先端圆形,密被缘毛;雄蕊5长5短,长者药隔基部伸长,弯曲,末端2深裂,短者药室基部具一对小瘤;子房半下位,5室,密被糙伏毛,先端具一圈刚毛。蒴果坛状球形,与宿存萼贴生,密被鳞片状糙伏毛;种子镶于肉质胎座内。

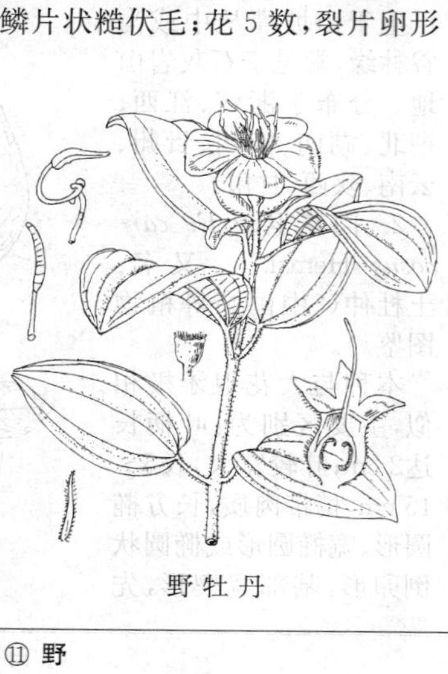

野牡丹

花期5～7月,果期10～12月。

生于海拔约120 m以下的山坡松林下或开阔的灌草丛中,是酸性土常见的植物,分布于华南及福建、云南、台湾等地。

本植物的果实或种子(野牡丹子)、根(野牡丹根)亦供药用,另设专条。

【栽培】 生物学特性　喜温暖湿润的气候。稍耐旱和耐瘠。以向阳、疏松而含腐殖质多的土壤栽培为好。

繁殖方法　种子繁殖。3月下旬至4月上旬播种。将种子混拌草木灰或细土,均匀地撒播于苗床上,覆盖细土2 cm,然后盖草、浇水。气温在25℃以上时,20 d左右出苗,出苗后揭去盖草。苗高15 cm左右,按行株距40 cm×40 cm开穴,每穴栽3株。

田间管理　定植后至封行前,应隔月松土除草1次。春、夏、秋季各追施人粪尿或复合肥1次,冬季追施堆肥或草木灰,追肥后进行培土。

【采收加工】 7～10月采收,晒干。

【药理】 抗菌等作用　野牡丹口服液体外对痢疾杆菌和大肠杆菌均有抑制作用,其 MIC 分别为 0.82 ml/ml 和 1.02 ml/ml;对离体兔肠的蠕动有明显的抑制作用;对蓖麻油、番泻叶引起的小鼠腹泻均有抑制作用[1]。

【炮制】 取原药材,除去杂质,洗净,根润透,切段;果洗净,干燥;鲜叶洗净,用时捣碎。

饮片性状　根粗细不一,为圆柱形或椭圆形的段状。切面黄白色,周边粗糙红棕色。果实长圆形,有的不规则开裂。种子弯曲,黑色。鲜叶片长卵形或卵形,主脉5～7条,全缘,两面均被毛。气微,味淡。

贮干燥容器内,置通风干燥处。

【药性】 酸,涩,凉。

1.《四川常用中草药》:"性凉,味酸、涩。"

2.《四川中药志》1979年版:"甘、酸,涩,平。"

【功用主治】 清热解毒,消积化滞,活血止血。主治泄痢,食积腹痛,肠痈,咳血,崩漏,跌打肿痛,疮肿,毒蛇咬伤。

1.《台湾省通志稿土地志生物篇》:"叶治胃痛。"(引自《台湾药用植物志》)

2.《中国药用植物图鉴》:"治血丝虫病。"

3. 广州部队《常用中草药手册》:"解毒消肿,化滞消积,收敛止血。主治肠炎,菌痢,肝炎,跌打损伤。"

【用法用量】 内服:煎汤,9～15 g;或研末;或泡酒;或绞汁。外用:捣敷;研末调敷;煎汤洗或口嚼(叶)敷。

【宜忌】 孕妇慎服。

【选方】 1. 治水泻腹痛　猪姆稔叶干用 30 g,牛尾松全株 30 g,加米炒香,淬水服。(《新会草药》)

2. 治菌痢,肝炎　野牡丹全草(干品)15～30 g,水煎服。(广州部队《常用中草药手册》)

3. 治膝盖肿痛　野牡丹全草 24 g,忍冬藤 9 g,水煎服,日2次。

4. 治跌打损伤　野牡丹全草 30 g,金樱子根 15 g,和瘦猪肉酌加红酒炖服。(3、4方出自《福建民间草药》)

5. 治肺结核咳血　干红爆牙狼叶 12～18 g,水煎服,每日2次。(《文山中草药》)

6. 治血山崩　猪姆稔叶 250 g,切碎白镬炒,用酒 250 ml 淬之,取酒饮。

7. 治产后腹痛　鲜猪姆稔叶 250 g,切碎炒,酒淬服。(6、7方出自《新会草药》)

8. 治痈肿　鲜野牡丹叶 30～60 g,水煎服。渣捣烂外敷。

(《福建中草药》)

【临床报道】 1. 治疗小儿急性腹泻(肠炎、菌痢等) 用野牡丹止痢片(每片含生药 3.3 g),1 岁以内每次 1 片,1～3 岁每次 2 片,4～6 岁每次 3 片,7～12 岁每次 4 片,每日 3 次,共观察 50 例。另设对照组 32 例(用吡哌酸 50 mg/kg/d),疗程 4～7 d,结果:治疗组显效 25 例,有效 18 例,无效 7 例,总有效率 86%。对照组分别为 6、12、14 例,总有效率 56.25%[1]。

2. 治疗宫颈糜烂 取 200%多花野牡丹煎剂 10～15 ml,置无菌烧杯中,用无菌棉球浸湿后贴敷于宫颈,每日 1 次,判定疗效以不超过 12 次为限,绝大多数 5～10 次即可治愈,结果:256 例中,Ⅰ度糜烂 68 例,用药 2～6 次;Ⅱ度糜烂 150 例,用药 6～8 次,均全部治愈;Ⅲ度糜烂 38 例,用药 7～12 次,36 例治愈,2 例好转。总治愈率 99.2%,有效率 100%[2]。

4458 野鸡草 yě jī cǎo (《贵州民间药物》)

【异名】 小仙茅(《贵州药用植物目录》),小金锁梅、山韭菜、龙肾子(《全国中草药汇编》),独脚仙茅(《广西药用植物名录》)。

【基原】 为仙茅科小金梅草属植物小金梅草的全株。

【原植物】 小金梅草 *Hypoxis aurea* Lour.

多年生草本。根茎肉质,球形;根须状,短。叶基生;叶片狭线形,先端长尖,基部膜质,有黄褐色疏长毛;主脉 3 条,中脉明显。花茎纤细,被白色长柔毛;花序有花 1～2 朵,具淡褐色疏长毛;苞片 2 枚,刚毛状;花被片 6,黄色,宿存,有褐色疏长毛,内层的 3 枚,两侧膜质;雄蕊 6;子房下位,3 室,花柱短,柱头 3 裂,直立。蒴果棒状,成熟时 3 瓣开裂;种子多数,近球形,表面具瘤状突起。花期春、夏季。

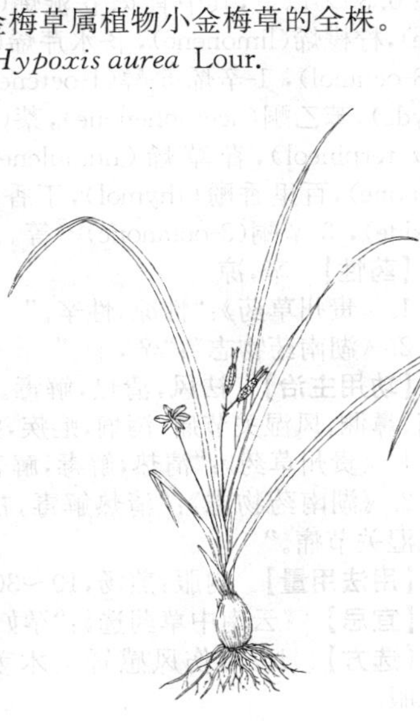

小金梅草

生于山野荒地。分布于江苏、浙江、安徽、福建、江西、湖北、湖南、广东、广西、贵州、云南、西藏、台湾等地。

【采收加工】 7～10 月采收,晒干或鲜用。

【药性】 《贵州民间药物》:"性温,味甘,微辛。"

【功用主治】 温肾壮阳,理气止痛。主治肾虚腰痛,阳痿,失眠,寒疝腹痛。

1.《贵州民间药物》:"温肾。治病后阳虚,疝气。"

2.《全国中草药汇编》:"温肾壮阳,补气。治肾虚腰痛,疝气痛,阳痿,失眠。"

【用法用量】 内服:煎汤,9～15 g。外用:捣敷;或煎汤熏洗。

【选方】 1. 治疝气 野鸡草 9 g,小茴香 3 g,水煎服。(《贵州民间药物》)

2. 治失眠 小金梅草、芡实各 15 g,金樱子 9 g,水煎服(《全国中草药汇编》)

4459 野苜蓿 yě mù xù (《内蒙古中草药》)

【异名】 镰荚苜蓿、豆豆苗(《内蒙古中草药》)。

【基原】 为豆科苜蓿属植物黄花苜蓿的全草。

【原植物】 黄花苜蓿 *Medicago falcate* L. 又名:连花生(《中国高等植物图鉴》)。

多年生草本。根木质化。茎多分枝,斜升或平卧,被短柔毛。三出复叶;托叶卵状披针形或披针形,下部与叶柄合生;小叶倒披针形,条状倒披针形,先端圆钝或微凹,具小刺尖,基部楔形,边缘上部有锯齿,下部全缘,上面近无毛,下面被长柔毛。总状花序密集成头状,腋生,通常有花 5～20 朵;花萼钟状,密被柔毛,萼齿狭三角形;花黄色,旗瓣倒卵形,翼瓣比旗瓣短;雄蕊 10,二体;子房宽条形,稍弯曲或近直立,花柱弯曲,柱头头状。荚果稍扁,镰刀形。种子 2～3 颗。花期 7～8 月,果期 8～9 月。

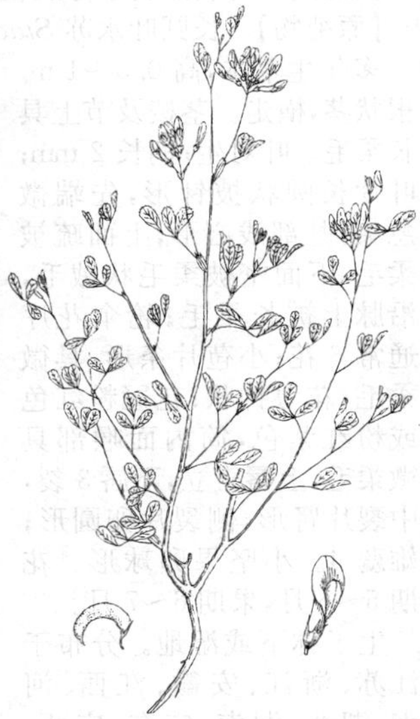

黄花苜蓿

生于海拔 3 000～4 100 m 的山坡林下、草原、丘陵、沟谷及低湿处。分布于华北、东北、西北及西藏等地。

【采收加工】 7～10 月采收全草,晒干备用。

【成分】 全草含皂苷(saponins)[1],叶黄素酯(xanthophyllesters)[2],叶黄素(xanthophylllutein)50%～52%,叶黄素-5,6-环氧化物(xanthophyll-5,6-epoxide),菊黄质(chrysanthemaxanthin)9%～10%,毛茛黄质(flavoxanthin)7%～8%[3,4],小麦黄素-5-O-葡萄糖苷(tricin-5-O-glucoside),小麦黄素-5-二-O-葡萄糖苷(tricin-5-di-O-glucoside),小麦黄素-5,7-二葡萄糖苷(tricin-5,7-di-O-glucoside)[5]。并含有维生素 B_1 和 B_2[6],精氨酸,天冬氨酸,谷氨酸等[7]。此外,尚含有微量元素锰,铁,锌,铜[8]。花含有 β-胡萝卜素(β-carotene),δ-胡萝卜素(δ-carotene),羟基-α-胡萝卜素(hydroxy-α-carotene),新黄质(neoxanthin),异堇黄质(auroxanthin)和毛茛黄质[9]。种子中含有半乳甘露聚糖(galactomannan)[10]。

【药性】 甘、微苦,平。

1.《宁夏中草药手册》:"苦,温。"

2.《内蒙古中草药》:"味甘、微苦,性平。"

【功用主治】 理气健脾,利尿活血。主治脾虚腹胀,消化不良,浮肿,黄疸,风湿痹痛。

1.《宁夏中草药手册》:"舒筋活络,利尿。主治坐骨神经痛,风湿筋骨痛,劳伤疼痛,黄疸型肝炎,白血病。"

2.《内蒙古中草药》:"宽中下气,健脾补虚,利尿。主治胸腹胀满,消化不良,浮肿。"

【用法用量】 内服:煎汤,9～15 g;研末,3～4.5 g。

【选方】 1. 治消化不良,胸腹胀满 黄花苜蓿 3～4.5 g,为末冲服,每日 2 次。(《内蒙古中草药》)

2. 治坐骨神经痛,风湿筋骨痛,劳伤疼痛 野苜蓿 15 g,

水煎服。(《宁夏中草药手册》)

4460 野油麻 yě yóu má (《贵州草药》)

【异名】 地参(《贵州草药》),针筒菜(《中国高等植物图鉴》)。

【基原】 为唇形科水苏属植物长圆叶水苏的全草或根。

【原植物】 长圆叶水苏 *Stachys oblongifolia* Benth.

多年生草本,高0.5～1 m。根状茎,横走。茎棱及节上具长柔毛。叶对生;柄长2 mm;叶片长圆状披针形,先端微急尖,基部浅心形,上面疏被柔毛,下面密被柔毛状绒毛,沿脉上被长柔毛;轮伞花序通常6花;小苞片条形,具微柔毛;花萼钟状;花冠粉红色或粉红紫色,筒内面喉部具微柔毛,上唇直立,下唇3裂,中裂片肾形,侧裂片卵圆形;雄蕊4。小坚果卵球形。花期5～6月,果期6～7月。

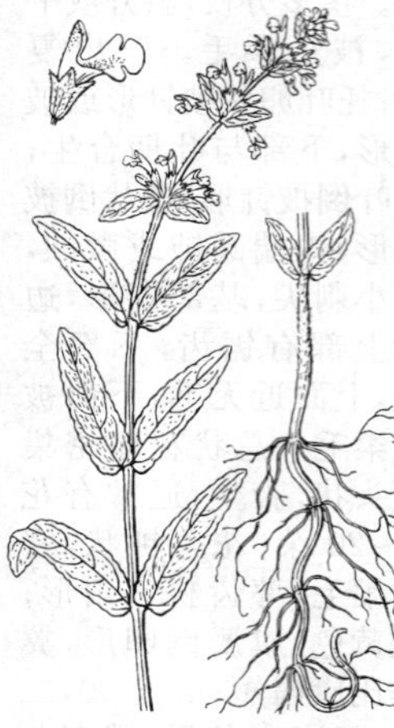

长圆叶水苏

生于林下或湿地。分布于江苏、浙江、安徽、江西、河南、湖北、湖南、广东、广西、四川、贵州、云南、台湾等地。

【采收加工】 7～10月采收,鲜用或晒干。

【药性】《贵州草药》:"性温,味辛、微甘。"

【功用主治】 补气,止血。主治病后体弱,气虚乏力,久痢,外伤出血。

1.《贵州草药》:"补中益气,止血生肌。"

2.《全国中草药汇编》:"可(与毛水苏)同等入药,并可治久痢。"

【用法用量】 内服:煎汤,15～30 g。外用:捣敷。

【选方】 1. 治病后虚弱 野油麻根30 g,炖肉吃。

2. 治外伤出血 野油麻适量,捣绒敷患处。(1、2方出自《贵州草药》)

4461 野草香 yě cǎo xiāng (《植物名实图考》)

【异名】 野香薷(《中国经济植物志》),鱼香菜、木姜花(《贵州草药》),野薄荷(《湖南药物志》)。

【基原】 为唇形科香薷属植物野草香的叶或茎叶。

【原植物】 野草香 *Elsholtzia cypriani* (Pavol.) C. Y. Wu et S. chow

草本,高20～100 cm,全株被柔毛。茎四棱形,直立,被短柔毛。叶对生;柄长2～20 mm;叶片卵形或长圆状披针形,先端急尖,基部楔形下延至叶柄,边缘具锯齿。轮伞花序多花密集成假穗状花序;苞片线形;花萼管状钟形,萼齿5,细小,偏向一侧呈尖嘴状;花冠玫瑰红色,上唇全缘或略凹缺,下唇3裂,中裂片圆形,侧裂片半圆形,全缘;雄蕊4,花药2室;子房4裂,花柱外露,柱头2浅裂。小坚果长圆状椭圆形,黑褐色。花期8～10月,果期9～11月。

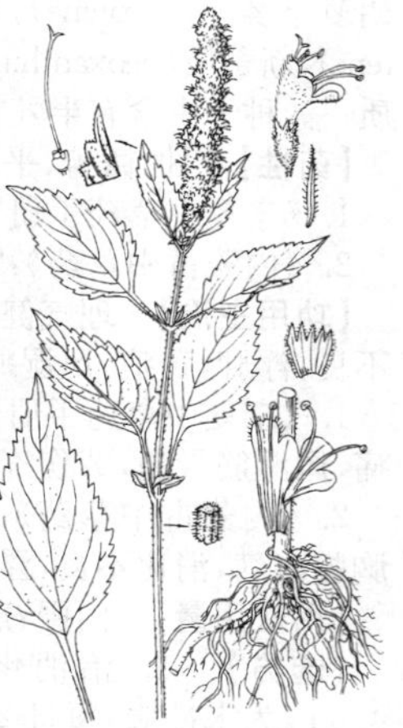

野 草 香

生于海拔400～2 900 m的田边、路旁、河谷岸边、林中或林边草地。分布于河南、湖北、湖南、广西、四川、贵州、云南等地。

【采收加工】 7～10月采收,晒干或鲜用。

【药材】 野草香 *Folium Elsholtziae Cypriani* 主产于广西、贵州、湖南、湖北等地。

性状 叶多卷曲皱缩,展平后呈卵形或长圆形,先端尖,边缘具锯齿,上面被柔毛,下面密被短柔毛和腺点;叶柄长0.2～2 cm。揉搓后有特殊清香,味辛凉。

【成分】 地上部分含挥发油0.81%,油的主要成分为β-去氢香薷酮(β-dehydroelsholtzione),相对含量为86.82%,这是目前香薷属植物中挥发油含量最高的;其次是反式丁香烯(trans-caryophyllene)2.19%, β-金合欢烯(β-farnesene)0.9%,芳樟醇(linalool)0.74%;以下挥发油组分均在0.35%以下,其中有α、β-蒎烯(pinene),月桂烯(myrcene),柠檬烯(limonene),β-水芹烯(β-phellandrene),3-辛醇(3-octanol),1-辛烯-5-醇(1-octene-5-ol),苯甲醛(benzaldehyde),苯乙酮(acetophenone),萘(naphthalene),α-松油醇(α-terpineol),葎草烯(humulene),辣薄荷烯酮(piperitenone),百里香酚(thymol),丁香烯氧化物(caryophyllene oxide),3-辛酮(3-octanone)[1]等。

【药性】 辛,凉。

1.《贵州草药》:"性凉,性辛。"

2.《湖南药物志》:"辛,平。"

【功用主治】 祛风,清热,解毒。主治风热感冒,咽喉肿痛,鼻渊,风湿关节痛,泻痢,疟疾,疔疮肿毒,汗斑。

1.《贵州草药》:"清热,解毒,解表。"

2.《湖南药物志》:"清热解毒,祛风散湿。治风热感冒,风湿关节痛。"

【用法用量】 内服:煎汤,10～30 g。外用:捣汁涂。

【宜忌】《云南中草药选》:"孕妇忌服。"

【选方】 1. 治伤风感冒 木姜花15 g,生姜3片,煎水服。

2. 治鼻渊 木姜花捣绒塞鼻孔。(1、2方出自《贵州草药》)

3. 治疟疾 野草香15～30 g。草果引,煎服,每日1剂。

4. 治汗斑,神经性皮炎 鲜野草香叶捣汁,外涂患处,每日2～3次。(3、4方出自《云南中草药选》)

4462 野草莓 yě cǎo méi (《贵州中草药名录》)

【异名】 草莓、地瓢儿(《新疆中草药》),柔软草莓(《青藏高原药物图鉴》),白地莓(《贵州中草药名录》)。

【基原】 为蔷薇科草莓属植物野草莓的全草。

【原植物】 野草莓 *Fragaria vesca* L. [*F. concolor* Kitag.] 又名:欧洲草莓(《经济植物手册》)。

多年生草本,高5～30 cm。全株被开展柔毛或有时脱落无毛。小叶3;柄长3～20 cm;叶片倒卵圆形、椭圆形或宽卵圆形,先端圆钝,边缘具缺刻状锯齿,锯齿圆钝或急尖,上面绿色,疏被短柔毛,下面淡绿色。聚伞状花序,有花2～5朵;基部具一有柄小叶,花梗被紧贴柔毛;花两性;萼片卵状披针形；花瓣白色，倒卵形，基部具短爪；雄蕊20枚；雌蕊多数。聚合果卵球形，红色；瘦果卵形，表面脉纹不显著。花期4～6月，果期6～9月。

生于山坡、草地、林下。分布于西南及吉林、陕西、甘肃、新疆等地。

【采收加工】 7～10月采收全草，晒干。

【药性】 味甘、酸，性凉。

1.《新疆中草药》："甘酸，凉。"

2.《青藏高原药物图鉴》："甘、温，无毒。"

【功用主治】 清热解毒，收敛止血。主治感冒，咳嗽，咽痛，痄腮，痢疾，口疮，血崩，血尿。

1.《新疆中草药》："清热解毒，补肺利咽。主治感冒发烧，咳嗽，咽喉肿痛，腮腺炎。"

2.《青藏高原药物图鉴》："治肺结核、胸腔脓血。"

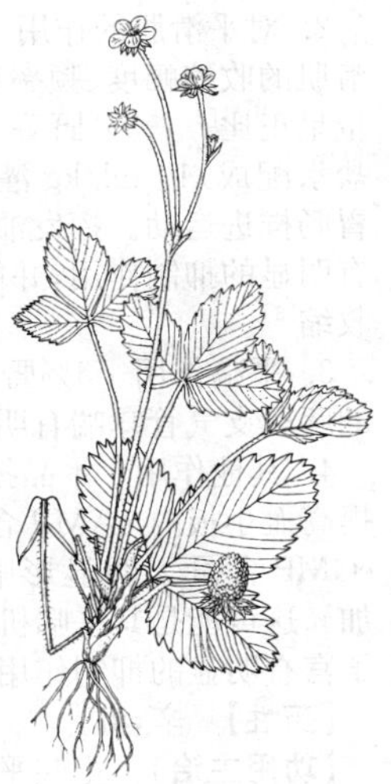

野草莓

【用法用量】 内服：煎汤，9～15 g。外用：捣敷。

【选方】 1. 治感冒发烧，咳嗽，咽喉肿痛　草莓15 g，牛蒡子9 g，牛至6 g，水煎服。

2. 治腮腺炎　草莓、板蓝根各15 g，水煎服。（1、2方出自《新疆中草药》）

4463 野茶辣 yě chá là（《广西药用植物名录》）

【异名】 软柏木、大苦木、假吴萸、鱼胆木、串黄皮、假茶辣、鱼苦胆、山黄皮（《广西药用植物名录》），老鸦饭（《云南中草药》），亚洛轻（《云南思茅中草药选》），石岩青、亚罗青（《云南药用植物名录》）。

【基原】 为楝科浆果楝属植物灰毛浆果楝的根、树皮或叶。

【原植物】 灰毛浆果楝 *Cipadessa cinerascens*（Pell.）Hand.-Mazz.［*C. fruticosa* Bl. var. *cinerascens* Pell.］　又名：野桐椒、臭子（《中国高等植物图鉴》）。

灌木或小乔木，高1～10 m。小枝被绒毛。奇数羽状复叶，互生；小叶9～11，对生或近对生，纸质，卵形至卵状长圆形，先端渐尖或突尖，基部偏斜，全缘或有齿，两面被紧贴的灰黄色柔毛；侧脉8～10对。花两性，圆锥花序腋生；花萼5裂，外面被柔毛；花瓣5，白色至淡黄色，狭长圆形，先端略尖；雄蕊10，花丝合生成短筒；子房球形，无毛。核果球形，略带肉质，熟时深红色至紫黑色，干后有5棱，5室。花期4～11月，果期4～12月。

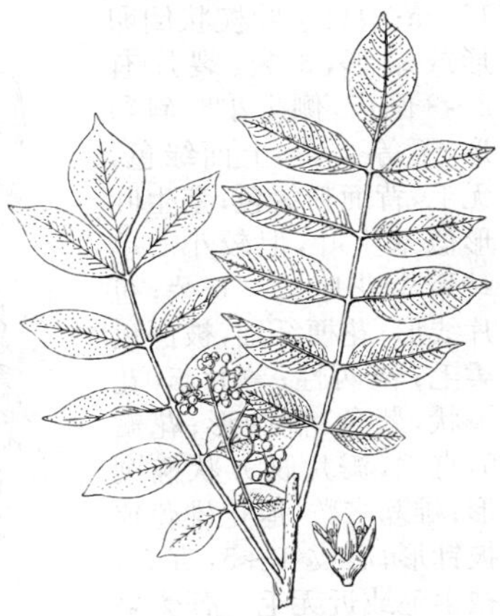

灰毛浆果楝

生于2 400 m以下的河岸、路边等地的疏林、季雨林、常绿阔叶林中。分布于广西、四川、贵州及云南等地。

【采收加工】 全年均可采，鲜用或晒干。

【成分】 叶含黄酮成分：芦丁（rutin），山柰酚-3-O-β-D-(6″-O-α-L-鼠李糖)葡萄糖苷〔kaempferol-3-O-β-D-(6″-O-α-L-rhamnose)glucoside〕[1]。

【药性】 辛、苦，微温。

1.《广西中草药》："辛苦，微温。"

2.《云南中草药》："臭、苦，凉。"

【功用主治】 祛风化湿，行气止痛。主治感冒发热，疟疾，痢疾，脘腹绞痛，风湿痹痛，跌打损伤，烫伤，皮肤瘙痒。

1.《广西中草药》："祛风化湿，行气止痛。治风湿，跌打，腹痛，痢疾，疟疾。"

2.《广西本草选编》："祛风除湿，行气止痛。治风湿痹痛，跌打瘀肿，腹痛。"

3.《云南中草药》："收敛止泻，截疟。"

【用法用量】 内服：煎汤，9～15 g，鲜品30 g。外用：煎水洗；或捣烂敷。

【宜忌】 《广西本草选编》："孕妇慎服。"

【选方】 1. 治外伤出血　灰毛浆果楝鲜叶适量，捣烂敷患处。（《云南中草药》）

2. 治小儿皮炎，皮肤瘙痒　假茶辣叶、桃叶各适量，煎水洗患处。（《全国中草药汇编》）

4464 野厚朴 yě hòu pò（《全国中草药汇编》）

【异名】 土厚朴（《红河中草药》）。

【基原】 为木兰科木兰属植物山玉兰的树皮。

【原植物】 山玉兰 *Magnolia delavayi* Franch.　又名：优昙花、波罗树、山波罗（《植物名实图考》）。

常绿乔木，高达12 m。树皮常开裂，灰绿色或灰黑色。小枝具明显的圆点状皮孔，暗绿色。单叶互生；柄长5～7 cm；叶革质，叶片卵形或卵状长圆形，先端圆钝，稀微凹，基部宽圆形，有时微心形，上面初被卷曲长毛，下面幼时密被长绒毛，侧脉11～16对，网脉较密。花单生，大而芳香，乳白色；花被通常9，外轮3片，淡绿色，向外反卷，内两轮倒卵状匙形；雄蕊多数，药隔伸出成三角状短尖；雌蕊群卵圆形。果窄椭圆形，先端有向外弯的喙。花期4～6月，果期8～10月。

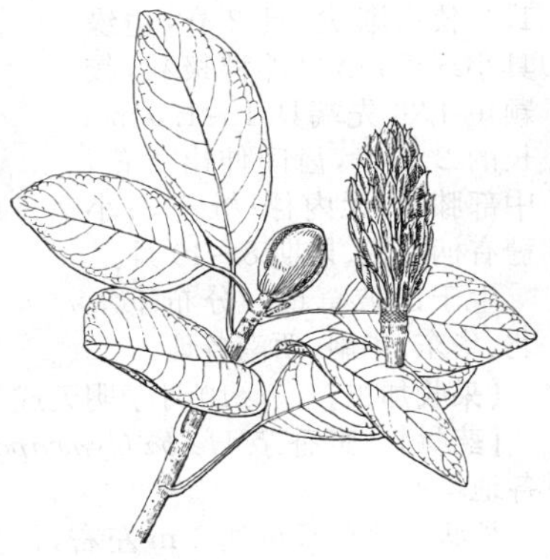

山玉兰

生于海拔1 500～2 800 m的阔叶林中。分布于四川、贵州、云南等地。

本植物的花（野厚朴花）亦供药用，另设专条。

【采收加工】 5～7月剥取老树皮，晒干。

【药材】 野厚朴 *Cortex Magnoliae Delavayi*　主产于

云南。

性状　树皮呈卷筒状，较薄。外表面灰褐色，具纵裂沟，散生横长条形或圆形鼓钉状皮孔。内表面黄白色至淡棕色，无油性。折断面纤维性，无白色晶粒。气微，味淡。

鉴别　树皮横切面：木栓层大部分脱落，栓内层石细胞横向间断排列。皮层较厚，石细胞成群散在；油细胞较少。韧皮部宽广，纤维束较不规则的横向相间排列，嵌有石细胞群；射线前端漏斗状，并散有油细胞。

【药性】《云南中草药》："苦、辛，温。"

【功用主治】《云南中草药》："温中理气，消食健胃。主治消化不良，气积痞痛，腹胀腹泻，慢性胃炎。"

【用法用量】 内服：煎汤，6～15 g。

4465 野香茅 yě xiāng máo（《庐山中草药》）

【异名】 五香草（《广西药用植物名录》），香茅、香茅草（《庐山中草药》）。

【基原】 为禾本科香茅属植物橘草的全草。

【原植物】 橘草 *Cymbopogon goeringii*（Steud.）A. Camus [*Andropogon goeringii* Steud.]

多年生草本，高 60～90 cm。根须状。秆丛生，直立，细弱，无毛；节被白粉色微小毛茸。叶鞘无毛；叶片线形，扁平。假圆锥花序稀疏，狭窄；总状花序孪生，带紫色，具 2～5 节，成熟后极叉开或向后叉开；无柄小穗长圆状披针形；第一颖先端尖或稍钝，具 2 脊，脊间具 3～4 脉，第二颖舟形，先端尖；第一外稃较颖短 1/4，狭窄渐尖，具 2 脊，边缘具小纤毛；第二外稃极狭，较颖短 1/3，先端具 1～1.5 mm 长的 2 裂齿，齿间伸出 1 芒，中部膝曲，无内稃；雄蕊 3；小穗有柄。花、果期 8～10 月。

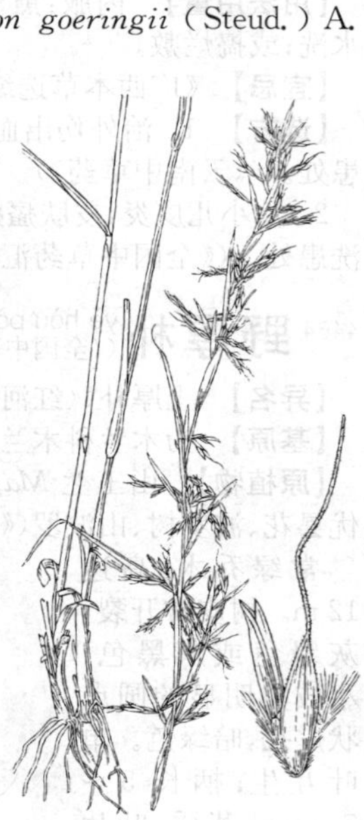

橘草

生于山坡草地。分布于华北、华东、华南、西南各地。

【采收加工】 7～10 月于阴天或早晨采割全草，晾干。

【药材】 野香茅 *Herba Cymbopogonis Goeringii* 我国各地均产。

性状　全草长可达 1 m 左右，秆丛生，较细软，无毛。叶片条形，长约 25 cm，宽 3～4 mm，两面无毛，有白粉；叶鞘基部破裂反卷，内面红棕色。全体有香气。

【药理】 1. 对心血管系统的作用　野香茅挥发油能剂量依赖性地（4×10^{-3} ml/ml、8×10^{-3} ml/ml）抑制离体豚鼠心乳头状肌、心房肌的收缩力，抑制肾上腺素诱发的异常自律性，并延长心肌的功能不应期，但对兴奋性无明显影响。提示野香茅挥发油可能具有抗心律失常作用[1]。本品挥发油 10^{-4} ml/ml、2×10^{-4} ml/ml 可使去甲肾上腺素和氯化钾诱发的离体兔主动脉收缩的量-效曲线右移，最大效应降低，PD′2 分别为 3.86 ml/ml、3.95 ml/ml。10^{-4} ml/ml 可明显抑制去甲肾上腺素的快速收缩作用和抑制 Ca^{2+} 内流依赖性收缩反应，两种收缩幅度均减少，PD′2 为 3.26 ml/ml。说明本品挥发油对血管平滑肌上两种 Ca^{2+} 通道均有阻断作用[2]。

2. 对平滑肌的作用　2%野香茅乳剂可使大鼠离体肠平滑肌的收缩幅度、频率减弱，收缩张力降低，作用强度与剂量呈正比[2]。5%野香茅乳剂（挥发油用吐温－80 和生理盐水配成）10 ml/kg 灌胃或肌内注射，均能明显抑制小鼠胃肠推进运动。挥发油对大鼠离体十二指肠、空肠、回肠均有明显的抑制作用，并能对抗乙酰胆碱引起的回肠强烈性收缩[3]。

3. 平喘作用　5%野香茅乳剂 5 ml/kg 灌胃对组胺所致的豚鼠支气管哮喘有明显的保护作用[2]。

4. 其他作用　本品挥发油 1.6 μl/ml、3.2 μl/ml 可明显提高血小板内 cAMP 含量，随着剂量增加作用增强，而对 cGMP 含量无明显影响，导致 cAMP/cGMP 比值明显增加。这可能是其平喘机制之一[4]。本品挥发油对大鼠离体子宫有明显的抑制作用，可出现完全抑制[2,3]。

【药性】 辛，温。

【功用主治】 止咳平喘，祛风除湿。主治急慢性支气管炎，支气管哮喘，风湿性关节炎，头痛，跌打损伤，心胃气痛，腹痛，水泻。

《全国中草药汇编》："治疗慢性气管炎。"

【用法用量】 内服：煎汤，30～60 g。外用：煎水洗。

【选方】 1. 治老年慢性气管炎　野香茅 30～60 g，松果 30 g，鱼腥草 30～60 g，煎服。

2. 治心胃气痛　野香茅 30～60 g，水煎服。

3. 治水泻　野香茅 30 g，炒米 30 g，水煎服。

4. 治风肿　野香茅 250 g，煎水洗。（1～4 方出自《庐山中草药》）

4466 野前胡 yě qián hú（《贵州草药》）

【异名】 千年耗子屎（《贵州草药》），黄风（《全国中草药汇编》）。

【基原】 为毛茛科耧斗菜属植物无距耧斗菜的带根全草。

【原植物】 无距耧斗菜 *Aquilegia ecalcarata* Maxim. [*Semiaquilegia ecalcarata*（Maxim.）Sprague et Hutch.]

多年生草本，高 26～80 cm。根圆柱形，深褐色。茎直立，被白色柔毛。基生叶二回三出复叶；柄长 7～15 cm；中央小叶楔状倒卵形或扇形，3 裂，裂片有 2～3 圆齿，侧生小叶斜卵形，不等 2 裂，上面绿色，无毛，背面粉绿色；茎生叶形似基生叶，但较小。单歧聚伞花序，2～6 朵；苞片线形；花梗纤细，被白色柔毛；花两性；萼片 5，花瓣状，紫色，椭圆形；花瓣 5，直立，瓣片长方状椭圆形；雄蕊多数，退化雄蕊狭披针形；心皮 4～5，直立，被柔毛或近无毛。蓇葖果长，宿存花柱被长柔毛。

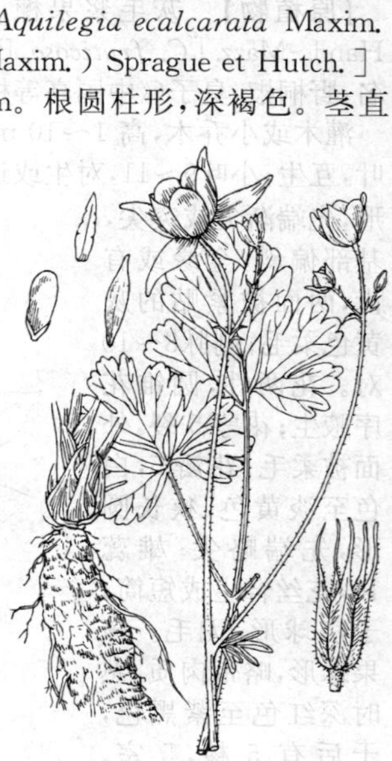

无距耧斗菜

种子倒卵形，黑色，表面有凸起的纵棱。花期5～6月，果期6～8月。

生于海拔1 800～3 500 m的山地林下或路旁。分布于河南、湖北、四川、贵州、西藏、陕西、甘肃、青海。

【采收加工】 10～11月采收，晒干或鲜用。

【成分】 全草含紫堇块茎碱(corytuberine)，木兰花碱(magnoflorine)，黄连碱(coptisine)[1]。

【药性】《贵州民间药物》："性平，味甘。"

【功用主治】 解表退热，生肌拔毒。主治感冒头痛，烂疮，黄水疮。

1.《贵州民间药物》："生肌拔毒。"

2.《全国中草药汇编》："清热解表，生肌拔毒。主治感冒头痛，黄水疮久不收口。"

【用法用量】 内服：煎汤，3～6 g。外用：研末调敷；或捣烂敷。

【选方】 1. 治黄水疮日久不收口 千年耗子屎根、小米蕉叶、郎豆柴叶各等分。晒干为末，调适量菜油敷患处。

2. 治烂疮 千年耗子屎全草适量，加甜酒捣烂，敷患处。(1、2方出自《贵州民间药物》)

4467 野洋参 yě yáng shēn(《贵州民间药物》)

【异名】 报春花根(《云南中草药》)。

【基原】 为报春花科报春花属植物滇北球花报春的根。

【原植物】 滇北球花报春 *Primula denticulate* Smith subsp. *sinodenticulata* W. W. Smith et Forr. [*P. denticulata* Smith subsp. *alta*(Balf. f. et Forr.) W. W. Smith et Fletcher] 又名：米伞花(《贵州民间药物》)，报春花(《云南中草药》)。

多年生草本。须状根，肉质，鲜时白色。叶基生，莲座状；开花期叶丛基部有芽鳞，宿存，阔卵形。叶片长圆形至倒披针形，先端圆形或钝，基部渐狭，边缘具小牙齿和缘毛。伞形花序近头状顶生，有花数十朵；苞片披针形；花萼狭钟状，被粉或粉质腺体，5裂；花冠高脚碟形，蓝紫色或紫红色；雄蕊着生处距冠筒基部。蒴果近球形。花期3～4月，果期4月。

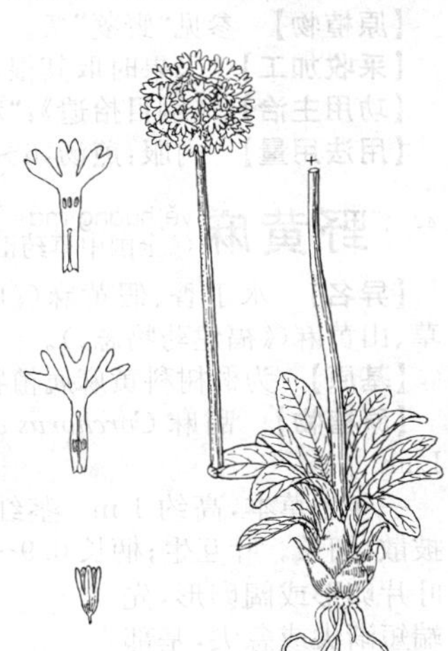
滇北球花报春

生于海拔1 500～3 000 m的山坡草地和灌丛中。分布于四川西部、贵州和云南。

本植物的全草(三月花)亦供药用，另设专条。

【采收加工】 6～7月采挖，晒干。

【药性】 甘、辛，微温。

1.《贵州民间药物》："性平，味甘、辛。"

2.《云南中草药》："麻、微苦，微温。"

【功用主治】 补虚，消疳，通乳。主治虚劳咳嗽，病后体虚，小儿疳积，乳汁不下。

1.《贵州草药》："补虚，通乳，治痨咳，乳汁不下。"

2.《云南中草药》："消疳。主治小儿疳积，结核，病后体虚。"

【用法用量】 内服：煎汤，9～30 g。

【选方】 1. 治痨咳 野洋参、胖血藤各15 g，炖猪心肺吃。(《贵州民间药物》)

2. 治病后体虚 报春花根9～15 g，炖肉吃。(1、2方出自《云南中草药》)

3. 治乳汁不下 野洋参15 g，通草根9 g，炖猪蹄吃。(《贵州草药》)

4468 野烟叶 yě yān yè(《南宁市药物志》)

【异名】 大王叶(《生草药性备要》)，大黄叶(《岭南采药录》)，土烟叶(《中国树木分类学》)，假烟叶(《广州植物志》)。

【基原】 为茄科茄属植物假烟叶树的叶或全株。

【原植物】 假烟叶树 *Solanum verbascifolium* L. 又名：茄树(《中国树木分类学》)，野茄树(《文山中草药》)，毛叶树(《贵州草药》)。

小乔木，高1.5～10 m。小枝密被白色具柄头状簇绒毛。单叶互生；叶柄长1.5～5.5 cm；叶片大而厚，卵状长圆形，长10～29 cm，宽4～12 cm，纸质，柔软，全缘，先端渐尖，基部阔楔形或钝，上面绿色，下面灰绿色，疏生星状毛。聚伞花序成平顶状，多花，侧生或顶生；花白色，直径约1.5 cm；萼钟形，5半裂，外表有灰白色星状毛；花冠浅钟状，5深裂，裂片长圆形；雄蕊5，着生于花冠喉部，花药黄色，顶孔裂；雌蕊1，子房上位，2室，胚珠多数，柱头头状。浆果球状，具宿存萼，黄褐色，初被星状簇绒毛，后渐脱落；种子扁平。几乎全年开花结果。

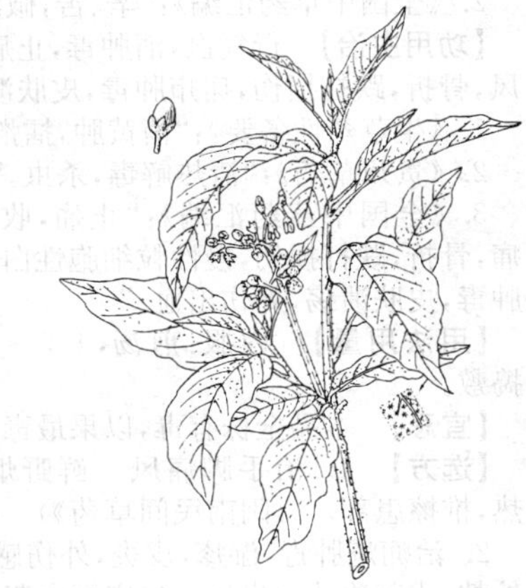
假烟叶树

生长于荒野灌木丛中。分布于福建、广东、广西、四川、贵州、云南、台湾等地。

【采收加工】 开花前采叶，全年可采全株，切段鲜用或晒干。

【成分】 叶含澳洲茄胺(solasodine)57%，澳洲茄-3，5-二烯(solasodiene)3.0%，密花茄碱(solafloridine)8.0%，番茄烯胺(tomatidenol)23.0%，薯蓣皂苷元(diosgenin)8.5%，微量的魏斯泼蒂灵(vespertilin)和5，16-娠二烯醇酮(5，16-pregnadienol one)[1]，还含野烟叶碱(solaverbascine)，番茄胺(tomatidine)[2]，澳洲茄碱(solasonine)[3]，澳洲茄边碱(solamargine)[4]。茎含澳洲茄胺71.0%，澳洲茄-3，5-二烯3.5%，薯蓣皂苷元25.0%和微量密花茄碱[1]，还含澳洲茄碱[3]。果实含澳洲茄胺50.0%，澳洲茄-3，5-二烯3.5%，密花茄碱11.0%，薯蓣皂苷元10.0%，魏斯泼蒂灵10.0%，5，16-娠二烯醇酮10.0%，10-5α-娠烯醇酮(Δ^{10}-5α-pregnenolone)微量[1]。地上部分含野烟叶苷(solaverines)Ⅰ、Ⅱ、Ⅲ,野烟叶醇(solaverol)A、B[5]。

【药理】 1. 对肌肉的作用　叶或全草的水提物 0.013 g(鲜生药)/ml,可引起离体豚鼠回肠收缩,其强度相当于乙酰胆碱引起的最大收缩的 65%,阿托品及麦角酰二乙胺可部分阻断其作用。但是,本品又可使乙酰胆碱、组胺、氯化钡引起的收缩分别减少 60%、60%、30%。水提物可使离体兔十二指肠张力增加,继之产生痉挛。煎剂对离体大鼠子宫和蟾蜍腹直肌有轻度兴奋作用[1,2]。

2. 对心血管系统的作用　水提物对离体兔心迅速引起心收缩不全,以后逐渐部分恢复。煎剂在大鼠后肢灌流试验中无明显作用,给麻醉犬静脉注射有降压作用[1,2]。

3. 对中枢神经系统的作用　小鼠腹腔注射水提取物 5 g(鲜生药)/kg,可显著延长环己巴比妥钠的睡眠时间[1]。

毒性　小鼠腹腔注射水提取物 10 g(鲜生药)/kg,引起抑制、运动失调及呼吸加快,2 h 后 5 只小鼠全部死亡,如静脉注射 2.5 g/kg,中毒症状相似,5 只中 2 只阵挛性惊厥、死亡,余鼠 24 h 后恢复正常[1]。小鼠腹腔注射煎液 0.1 g(生药)/只,24 h 内 2 只小鼠全部死亡[2]。

【药性】 辛、苦,微温,有毒。

1.《生草药性备要》:"味辛,性平。"

2.《全国中草药汇编》:"辛、苦,微温,有毒。"

【功用主治】 行气血,消肿毒,止痛。主治胃痛,腹痛,痛风,骨折,跌打损伤,痈疖肿毒,皮肤溃疡。

1.《生草药性备要》:"消黄肿,擂粥食。"

2.《贵州草药》:"清热解毒,杀虫。"

3.《全国中草药汇编》:"止痛,收敛。根:主治胃痛,腹痛,骨折,跌打损伤,慢性粒细胞性白血病。叶:外用治痈疖肿毒,皮肤溃疡,外伤出血。"

【用法用量】 内服:煎汤,4.5～9 g。外用:煎水洗或捣敷。

【宜忌】 本品全株有毒,以果最毒,内服宜慎。

【选方】 1. 治手脚痛风　鲜野烟叶适量,捣碎和酒炒热,推擦患部。(《闽南民间草药》)

2. 治痈疮肿毒,湿疹,皮炎,外伤感染　假烟叶鲜品捣烂外敷,或煎浓汁洗患处。(《广西中草药》)

3. 治慢性粒细胞白血病　野茄树根 9～15 g,水煎 3 次分服。(《全国中草药汇编》)

4469 野海椒 yě hǎi jiāo (《四川常用中草药》)

【异名】 海茄子(《四川常用中草药》),岩海椒、观音莲、玉珊瑚(《贵州药用植物目录》),珊瑚子、天辣子(《贵州中草药名录》)。

【基原】 为茄科茄属植物珊瑚豆的全草。

【原植物】 珊瑚豆 *Solanum pseudo-capsicum* L. var. *diflorum*(Vell.)Bitter [*S. capsicastrum* Link. ex Schau; *S. diflorum* Vell.; *S. dunnianum* Lévl.] 又名:毛叶冬珊瑚(《四川中药志》)。

珊瑚豆

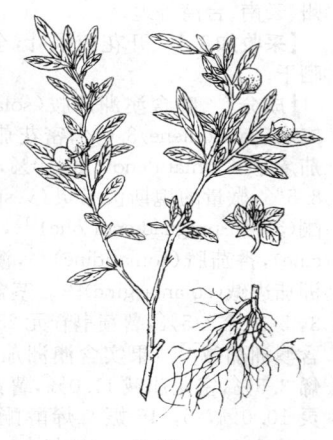

直立小灌木,高 0.3～1.5 m。小枝幼时被树枝状簇绒毛,后渐脱落。叶互生;叶柄长 2～5 mm;叶片卵状长圆形,长 2～5 cm,宽 1～1.5 cm,常 2 枚生于一处,一大一小,先端钝圆,基部渐狭成柄,全缘或呈微波状。花序短,腋生,通常 1～3 朵,单生或成蝎尾状花序;总花梗短几近于无;花梗长约5 mm;萼绿色,略成钟状,上端 5 裂,微被毛;花冠浅钟状,白色,5 深裂,裂片卵圆形;雄蕊 5,黄色;子房近圆形,花柱线形,柱头小,略成头状。浆果单生,球状,珊瑚红色或橘黄色;种子多数,扁平,略呈肾形,平滑。花期 4～7 月,果期 8～12 月。

生于田边、路旁、丛林中或水沟边。分布于广东、广西、四川、云南等地有栽培。

【采收加工】 7～10 月采集,晒干。

【成分】 叶含毛叶冬珊瑚碱(solanocapsine)[1]。

【药性】《四川常用中草药》:"性温,味甘、辛,有小毒。"

【功用主治】《四川常用中草药》:"能消积,利膈,下热毒;治风湿麻痹,湿热痒疮等症。"

【用法用量】 内服:煎汤,每日量 5～10 g。外用:研末调敷。

【宜忌】 本品有毒,内服宜慎。服本品中毒可引起恶心,呕吐,头晕,腹痛,瞳孔散大,心律失常等。

4470 野菱根 yě líng gēn (《纲目拾遗》)

【基原】 为菱科菱属植物野菱 *Trapa incisa* Sieb. et Zucc. var. *quadricaudata* Gluck 和细果野菱 *T. maximowiczii* Korsh. 的根。

【原植物】 参见"野菱"条。

【采收加工】 采果时取其根,切段,晒干。

【功用主治】《纲目拾遗》:"利水通淋。"

【用法用量】 内服:煎汤,6～15 g。

4471 野黄麻 yě huáng má (《全国中草药汇编》)

【异名】 水丁香、假黄麻(《广西药用植物名录》),雨伞草、山黄麻(《福建药物志》)。

【基原】 为椴树科黄麻属植物甜麻的全草。

【原植物】 甜麻 *Corchorus aestuans* L. [*C. acutangulus* Lam.]

一年生草本,高约 1 m。茎红褐色,略被淡黄色柔毛;枝披散,细长。叶互生;柄长 0.9～1.6 cm,被淡黄色长粗毛;叶片卵形或阔卵形,先端短渐尖或急尖,基部圆形,两面均有稀疏的长粗毛,边缘有锯齿;基出脉 5～7 条。花单独或数朵组成聚伞花序;萼片 5 片;花瓣 5 片,倒卵形,黄色;雄蕊多数,黄色;子房长圆柱形,被柔毛,花柱圆棒状,柱头如喙,5 齿裂。蒴果长筒形,具 6 条纵棱,其中 3～4 棱呈翅状突起,成熟时 3～4 瓣裂,果瓣有浅

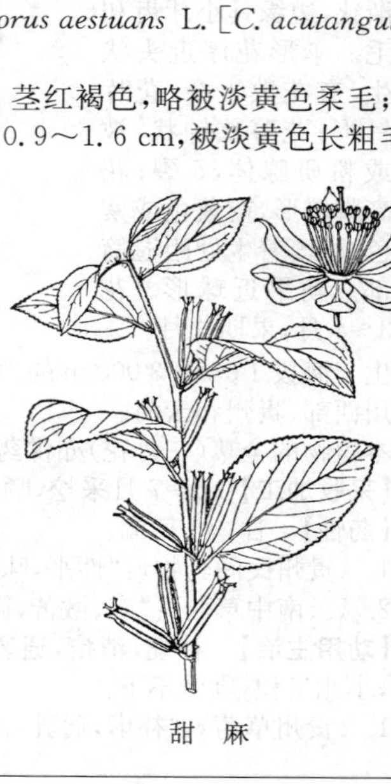

甜　麻

横隔。种子多数。花期夏季。

生于荒地、旷野、村旁、路边、田边。分布于长江以南各地。

【采收加工】 9～10月选晴天挖取全株，切段，晒干。

【成分】 全草含槲皮素(quercetin)[1]。地上部分含黄麻星苷(corchorusin)A、B、C、D[2]。种子含黄白糖芥苷(helveticoside)，黄麻苷(corchoroside)[3]，还含蔗糖(sucrose)，棉子糖(raffinose)，水苏糖(stachyose)及毛蕊花糖(erbascose)[4]。

【药性】 淡，寒。

1.《全国中草药汇编》："味苦，性寒。"

2.《福建药物志》："甘，淡，凉。"

【功用主治】 清热利湿，解毒消肿。主治痢疾，小儿疳积，麻疹，咽喉肿痛，疮疥疖肿，跌打损伤。

1.《生草药性备要》："治小儿疳积，理伤风漏底，煲水饮；亦能消暑，敷疮，散毒消肿，大有止血之功。"

2.《岭南采药录》："治伤寒误下痢不止，煎水洗疥癞、麻痘。"

3.《全国中草药汇编》："清热利湿，消肿拔毒。主治中暑发热，痢疾，咽喉疼痛，疮疖肿毒。"

【用法用量】 内服：煎汤，15～30 g。外用：捣敷，或水煎洗患处。

【宜忌】《全国中草药汇编》："孕妇忌服。"

【选方】 治疮毒　甜麻嫩叶适量，和黄糖捣烂敷患处。(《广州植物志》)

4472 野菊花 yě jú huā （《本草正》）

【异名】 山菊花(《东北中草药》)，千层菊、黄菊花(《安徽中草药》)。

【基原】 为菊科菊属植物野菊的花。

【原植物】 野菊 *Dendranthema indicum* (L.) Des Moul. [*Chrysanthemum indicum* L.]　又名：苦薏(《本草经集注》)，野山菊(《植物名实图考》)，路边菊(《岭南采药录》)，野黄菊(《江苏省植物药材志》)，黄菊仔(《中国药用植物志》)。

多年生草本，高25～100 cm。根茎粗壮，有长或短的地下匍匐枝。茎直立或基部铺展。基生叶脱落；茎生叶卵形或长圆状卵形；顶裂片大，卵形或长圆形，全部裂片边缘浅裂或有锯齿；上部叶渐小；全部叶上面有腺体及疏柔毛，下面灰绿色，毛较多，基部渐狭成具翅的叶柄；托叶具锯齿。头状花序在茎枝顶端排成伞房状圆锥花序；总苞片边缘宽膜质；舌状花黄色，雌性；盘花两性，筒状。瘦果全部同形，有5条极细的纵肋，无冠毛。花期9～10月。

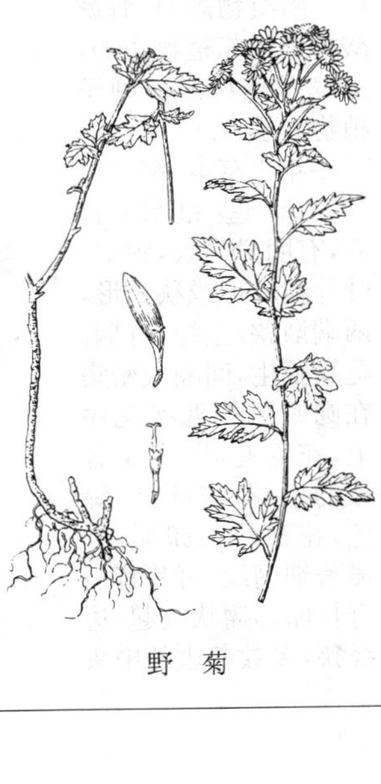

野　菊

生于山坡草地、灌丛、河边水湿地，海滨盐渍地及田边、路旁。本种为多型性的种，在形态特征上有极大的多样性。广布于华北、东北、华东、华中及西南。

本植物的根或全草(野菊)亦供药用，另设专条。

【栽培】 生物学特性　喜凉爽湿润气候，耐寒。以土层深厚、疏松肥沃、富含腐殖质的壤土栽培为宜。

繁殖方法　分株繁殖。6月上、中旬，将老株挖起，分成单株，每株应带白色新根，按行株距24 cm×24 cm开穴，每穴栽3株，填土压实浇水。

田间管理　每年中耕除草3次，结合施肥，幼苗期施稀人粪尿，8～9月可施人畜粪，适当增施过磷酸钙，可进行根外追肥。并培土，以防倒伏。遇旱季要浇水。

病虫害防治　病害有锈病，可用敌锈钠喷射；黄萎病，可在穴内撒施石灰消毒。虫害有跳螨、蚜虫。

【采收加工】 9～10月开花盛期，分批采收，鲜用或晒干。

【药材】 野菊花 *Flos Dendranthemae indici*　我国大部分地区均产。

性状　头状花序类球形，直径0.3～1 cm，棕黄色。总苞由4～5层苞片组成，外层苞片卵形或条形，外表面中部灰绿色或淡棕色，通常被有白毛，边缘膜质；内层苞片长椭圆形，膜质，外表面无毛。总苞基部有的残留总花梗。舌状花1轮，黄色，皱缩卷曲；管状花多数，深黄色。体轻。气芳香，味苦。

鉴别　(1) 粉末特征：黄棕色。花粉粒黄色，类圆形，直径20～33 μm，表面有刺，刺长约3.5 μm，每裂片4～5刺。腺毛头部鞋底形，4～6(～8)细胞，两面相对排列，长径35～120 μm，短径33～67 μm，外被角质层。T形毛较多，顶端细胞长大，臂一长一短，直径23～50 μm，壁稍厚或一边稍厚，基部1～13细胞，其中一个稍膨大或皱缩。

(2) 取本品粉末3 g，加乙醇40 ml，加热回流1 h，滤过。取滤液1滴，点于滤纸上，喷洒三氯化铝试液，干后，置紫外光灯(365 nm)下观察，显黄绿色荧光；取滤液2 ml，加镁粉少量及盐酸4～5滴，加热，显棕红色(检查黄酮)。

品质标志　《中华人民共和国药典》2005年版规定：照高效液相色谱法测定，本品含蒙花苷($C_{28}H_{32}O_{14}$)不得少于0.80%。

【成分】 含野菊花内酯(handelin chrysanthelide)[1,2]，野菊花醇(chrysanthemol)[3]，野菊花三醇(chrysanthetriol)[4]，野菊花酮(indicumenone)[5]，菊油环酮(chrysanthenone)[6,7]，顺-螺烯醇醚(cis-spiroenol ether)，反-螺烯醇醚(trans-spiroenol ether)[8]，当归酰豚草素(angeloylcumambrin)B，当归酰亚菊素(angeloylajadin)，苏格兰蒿素(arteglasin)A[9]，刺槐苷(aca-ciin)[10]，木犀草素(luteolin)[11]，木犀草素-7-β-D-葡萄糖苷(luteolin-7-β-D-glucoside)，槲皮素-β-D-葡萄糖苷(quercetin-β-D-glucoside)[12]，矢车菊苷(chrysanthemin)[13]，菊黄质(chrysanthemaxanthin)[14]，胡萝卜苷(daucosterol)，豚草素(cumambrin)A，刺槐素(acacetin)[3]，刺槐素-7-O-β-D-吡喃半乳糖苷(acacetin-7-O-β-D-galactopyranoside)[15]，1-单山萮酸甘油(glyceryl-1-monobehenate)，棕榈酸(palmitic acid)[3]，熊果酸(ursolic acid)，亚油酸(linoleic acid)，β-谷甾醇(β-sitosterol)，羽扇豆醇(lupeol)[16]，正二十八烷醇(octacosylalcohol)[17]以及挥发油等[18]。还含蒙花苷(linarin)[19]。

【药理】 1. 抗菌作用　野菊花水剂可抑制金葡菌、大肠杆菌、痢疾杆菌等一般致病菌，且对异菸肼、链霉素和氨基水杨酸钠耐药或敏感的结核杆菌以及卡介苗也均有明显的抑菌作用。此外,野菊花水剂还能抑制金葡菌血浆凝固酶的形成,并有抑制金葡菌溶血素溶解绵羊红细胞的作用[1]。

2. 解热作用　野菊花注射液对家兔具有良好的解热效果[1]。

3. 增强机体免疫作用　给小鼠静注 0.2 ml 野菊花水剂(约含生药 0.2 g),能明显增强吞噬细胞的吞噬功能[1]。

4. 对心血管系统的作用　野菊花提取物 CI-2(主含黄酮及内酯)对心血管系统具有明显作用。它可有效地保护缺血心肌的正常生理功能,减少心肌梗死范围,减轻心肌的损伤程度[1]。

5. 降压　野菊花醇浸膏水溶液(含野菊花内酯、黄酮苷、苦味素)对麻醉猫小肠给药以及不麻醉的正常血压犬灌胃均获得降压效果。对慢性肾型高血压犬亦获得降压效果[2]。

6. 抗肿瘤作用　野菊花煎剂体外对 JTG-26(取自人类子宫颈癌的癌细胞)有抑制作用,其抑制率达 70%～90%[3]。

7. 抗氧化作用:野菊花水提液体外可抑制大鼠心、脑、肝、肾组织自动脂质过氧化及 H_2O_2 引发的红细胞脂质过氧化及溶血;小鼠给药共 7 d,可显著升高抗氧化酶性保护系统中谷胱甘肽过氧化物酶、过氧化氢酶活力[4]。

毒性　①急性毒性实验:小鼠静脉注入野菊花注射液(每 1 ml 约含生药 1 g),LD_{50} 为 10.47 g/kg。②亚急性毒性实验:每日腹腔注射 0.2 g/kg 野菊花注射液 1 次,连续 1 个月,与生理盐水对照,两组小鼠体重增长无差别,亦未见组织细胞异常[1]。

【药性】　苦、辛,凉。归肺、肝经。

1.《纲目》:"苦、辛,温,有小毒。"

2.《本草汇言》:"气凉。"

3.《本草求真》:"专入肺、肝。"

【功用主治】　清热解毒,疏风平肝。主治疔疮,痈疽,丹毒,湿疹,皮炎,风热感冒,咽喉肿痛,头痛,眩晕。

1.《纲目》:"治痈肿,疔毒,瘰疬,眼瘜。"

2.《本草汇言》:"破血疏肝,解疔散毒之药也,主妇人腹内宿血,解天行火毒丹疔,捣汁和生酒服之;或取滓敷署亦效。煮汤洗疮疥,又能去风杀虫。"

3.《本草正》:"散火散气,消痈毒、疔肿、瘰疬,眼目热痛,亦破妇人瘀血。"

4.《山西中药志》:"疏风热,清头目,降火解毒。治诸风眩晕,头痛目赤,肿毒。"

5.《江西草药》:"治白喉,口疮,小儿高热抽搐等症。"

6.《内蒙古中草药》:"清热,解毒,消肿。主治疮痈肿毒,乳腺炎,淋巴腺结核,毒蛇咬伤。"

【用法用量】　内服:煎汤,10～15 g,鲜品可用至 30～60 g。外用:捣敷;煎水漱口或淋洗。

【宜忌】　脾胃虚寒者慎服。

1. 朱丹溪:"野菊花,服之大伤胃气。"(引自《纲目》)

2.《广西中药志》:"便泻者忌用。"

【选方】　1. 治疔疮　野菊花和黄糖捣烂贴患处。如生于发际,加梅片、生地龙同敷。(《岭南草药志》)

2. 治急性乳腺炎　野菊花 15 g,蒲公英 30 g,煎服;另用鲜野菊叶捣烂敷患处,干则更换。(《安徽中草药》)

3. 治头癣、湿疹、天泡疮　野菊花、苦楝根皮、苦参根各适量,水煎外洗。

4. 治播散型肺结核　野菊花 45 g,地胆草 30 g,兰香草 60 g,水煎服,每日 1 剂。(3、4 方出自《江西草药》)

5. 治肾炎　野菊花、金钱草、车前草各 3 g,水煎服。(《陕甘宁青中草药选》)

6. 治肝热型高血压病　野菊花 15 g,夏枯草 15 g,草决明 15 g,水煎服。(《四川中药志》1982 年版)

【临床报道】　1. 治疗流行性腮腺炎　取野菊花 15 g,煎汤代茶饮,每日 1 剂,连服 1 星期。共治疗 56 例,结果:痊愈 49 例,好转 5 例,中断服药 2 例[1]。

2. 治疗盆腔炎　轻症慢性盆腔炎患者单用野菊花栓 1 枚,每日 1 次,睡前塞入肛门,连用 2 个月。重症反复发作慢性盆腔炎患者单用野菊花栓 1 枚,每日 1 次,睡前塞入肛门,连用 3 个月。急性盆腔炎大量抗生素控制症状后,继用野菊花栓 1 枚,每日 1 次,巩固疗效,连用 1～2 月。如果附件区压痛明显者,野菊花栓配合下腹超短波理疗。共治疗 40 例,结果:用药第一个月显效 35 例,用药第二个月好转 4 例,无效 1 例,总有效率 97%[2]。

3. 治疗慢性前列腺炎　治疗组 30 例,用野菊花栓肛门给药,每次 1 粒,每日 2 次。对照组 30 例用前列安栓,将药栓置入肛门内 3～4 cm,每次 1 粒,每日 2 次。两组疗程均为 4 星期,治疗后随访 1 个月,疗程内停用其他药物,结果:治疗组近期临床痊愈 5 例,显效 13 例,有效 10 例,无效 2 例,总有效率 93.33%;对照组近期临床痊愈 4 例,显效 16 例,有效 8 例,无效 2 例,总有效率 93.33%。两组总疗效比较无显著性差异。两组前列腺指诊检查及前列腺液检查治疗后均有明显改善($P<0.01$)[3]。

【各家论述】　1.《本草汇言》:"野菊花,性寒味劣,无故而饮,有损胃气,非若甘菊花有益血脉、和肠胃之妙也。"

2.《本草求真》:"野菊花为外科痈肿药也,其味辛而且苦,大能散火散气,故凡痈毒疔肿、瘰疬、眼目热痛、妇人瘀血等症,无不得此则治,以辛能散气,苦能散火者是也。"

4473 野菠菜 yě bō cài (《广西民间常用中草药手册》)

【异名】　酸模(《植物名实图考》),皱叶羊蹄、羊蹄根、野当归、土大黄、野萝卜、牛舌菜、千年不烂心、癣药草(《广西民间常用中草药手册》),假大黄(《广西本草选编》),连明子(《台湾药用植物志》)。

【基原】　为蓼科酸模属植物长刺酸模的根或全草。

【原植物】　长刺酸模 *Rumex maritimus* L.　又名:假菠菜(《海南植物志》),海滨酸模(《江苏植物志》),海滨羊蹄(《云南种子植物名录》)。

一年生草本,高15～120 cm。茎粗壮,直立,有明显沟纹,中空。叶片披针形或狭长形,两端渐狭,全缘,有柄。花簇腋生,间隔或密集在圆锥形的穗状花序上,花穗有叶,生于各枝的上端;花两性,绿色;花被片长卵形,有显著细网纹,每片背后有长卵形瘤状突起,边缘狭,多数各边的中央

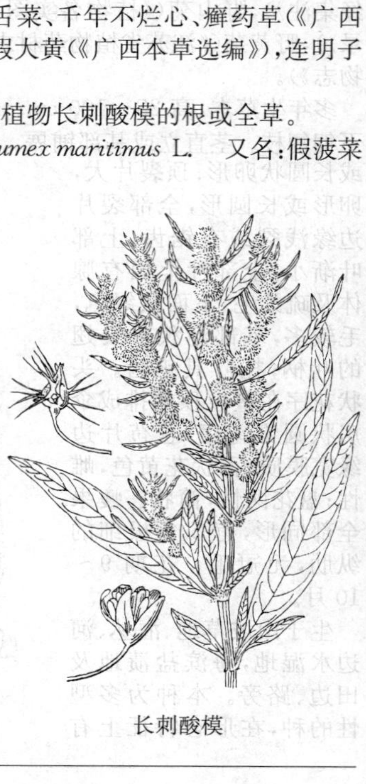

长刺酸模

有一长针刺。瘦果卵形，三角形，褐色，光亮，包于宿存的花被内。花果期5～7月。

生于山野或路旁阴湿地。分布于东北、东南沿海及贵州、云南等地。

【采收加工】 全年均可采收，鲜用或晒干。

【成分】 全草含大黄酚(chrysophanol)，7-羟基-2，3-二甲基色酮(7-hydroxy-2，3-dimethylchromone)，山柰酚(kaempferol)和槲皮素(quercetin)[1]。

【药理】 抗真菌作用 全草乙醇提取物具有抑制须发癣菌和大小孢子菌生长的作用。其已烷和丙醇溶解部分的抗真菌作用更强[1]。

【药性】 酸、苦，寒。

1.《广西民间常用中草药手册》："味酸、苦，性寒，无毒。"

2.《广西本草选编》："味酸、甘、微苦，性凉。"

【功用主治】 凉血，解毒，杀虫。主治肺结核咯血，痔疮出血，痈疮肿毒，疥癣，皮肤瘙痒。

1.《广西民间常用中草药手册》："杀虫，清热，凉血。治痈疮肿痛，秃疮癣癞和跌打肿痛等。"

2.《广西本草选编》："清热凉血，解毒杀虫。主治肺结核咯血，痔疮出血，痈疮疖肿，皮肤瘙痒。"

【用法用量】 内服：煎汤，10～15 g，鲜品用量加倍。外用：捣敷；或水煎洗。

【选方】 1. 治肺结核咯血 长刺酸模30 g，石仙桃45 g，水煎，分3次凉服。(《中国民间生草药原色图谱》)

2. 治疮疡肿痛 羊蹄根适量，黄糖15 g，八角2只。共捣烂，敷患处。

3. 治秃疮癣癞 羊蹄根适量，捣烂，用醋调匀，布包擦患处。

4. 治跌打肿痛 羊蹄根适量，捣烂，用酒炒热，敷患处。(2～4方出自《广西民间常用中草药手册》)

4474 野猪皮 yě zhū pí (《纲目》)

【基原】 为猪科猪属动物野猪 *Sus scrofa* Linnaeus 的皮。

【原动物】 参见"野猪胆"条。

【采收加工】 捕杀后，去毛，剥皮，晾干。

【药材】 野猪皮 *Corium Suis Scrofae* 全国各地均产。

性状 呈不规则的块状，皮厚0.9～2 cm，外表面灰黑色，密布细小的颗粒状突起及较深的皱褶，并带有较多黑色粗壮的硬毛。内表面较光滑，无纤维状露出物。断面黄棕色，较粗糙，半透明，表面颗粒突起较钝，质坚硬，味咸微腥。

鉴别 表皮横切面 表皮颗粒突起常呈单粒，或2～3个成群，具环纹，内含棕色物，于中心常呈放射性存在。

【药性】 甘，平。

【功用主治】 解毒生肌，托疮。主治鼠瘘，恶疮，疥癣。

1.《纲目》："涂鼠瘘恶疮。"

2.《药性考》："治瘘、癣疥。"

【用法用量】 内服：烧灰，研末冲，3～9 g。外用：烧灰调敷。

4475 野猪肉 yě zhū ròu (《食疗本草》)

【基原】 为猪科猪属动物野猪 *Sus scrofa* Linnaeus 的肉。

【原动物】 参见"野猪胆"条。

【药性】 甘，平。

1.《纲目》："甘，平，无毒。"

2.《医林纂要》："甘、咸，寒。"

【功用主治】 补五脏，润肌肤，祛风解毒。主治虚弱羸瘦，癫痫，肠风便血，痔疮出血。

1.《食疗本草》："主癫痫，补肌肤，令人虚肥。肉色赤者，补人五脏，不发风虚气也。"

2.《食医心镜》："主久痔。下血不止，肛边痛。"

3.《医林纂要》："补养虚羸，祛风解毒。"

【用法用量】 内服：煮食，50～250 g。

【宜忌】 1.《本草衍义》："微动风。"

2.《纲目》："服巴豆药者忌之。"

【选方】 治久患痔，下血不止，肛边及腹肚疼痛 野猪肉二斤，切，著椒、盐、葱白炙，空心食。(《食医心镜》)

4476 野猪胆 yě zhū dǎn (《食疗本草》)

【基原】 为猪科猪属动物野猪的胆或胆汁。

【原动物】 野猪 *Sus scrofa* Linnaeus 又名：野彘(《淮南子》)，山猪(《中国经济动物志》)。

形似家猪。体长约1.5 m，体重约150 kg。头部宽长，吻部突出，呈圆锥形，末端具裸露的软骨垫。雄猪犬齿发达，上下犬齿皆向上翘，露出唇外。耳直立，四肢较短，尾细小。身体被刚硬的针毛，背脊鬃毛显著，多为棕黑色，面颊、胸部杂有灰白、污白色毛。幼猪躯体呈淡黄褐色，背部有6条淡黄色纵纹，俗称"花猪"。

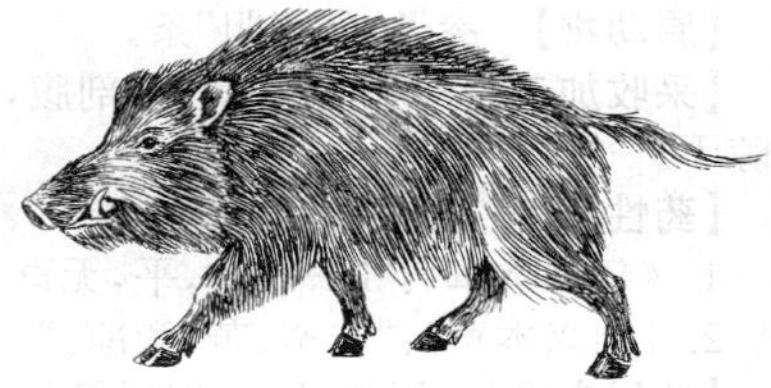

野 猪

多栖息于灌木丛、较潮湿的草地或混交林、阔叶林中。晨、昏或夜间活动，性极凶猛，一般成群活动。杂食性，植物根茎、野果、动物尸体及各种昆虫均食，亦盗食农作物。分布几乎遍及全国。

本动物的皮(野猪皮)、肉(野猪肉)、脂肪(野猪脂)、头骨(野猪头骨)、胆囊中的结石(野猪黄)、睾丸(野猪外肾)、蹄(野猪蹄)亦供药用，另设专条。

【采收加工】 常年均可捕捉，捕杀后，剥皮，剖腹，取生猪胆，鲜用或阴干。

【药性】 《宝庆本草折衷》："味苦，寒。"

【功用主治】 清热镇惊，解毒生肌。主治癫痫，小儿疳疾，产后风，目赤肿痛，疔疮肿毒，烧烫伤。

1.《食疗本草》："治恶热毒邪气。"

2.《纲目》："主治鬼疰癫痫，小儿诸疳。"

3.《吉林中草药》："解毒消炎。治疔疮肿毒，瘰疬，烫火伤，小便不通。"

4.《青藏高原药物图鉴》："治眼炎症，疮疡热毒，生肌。"

【用法用量】 内服：研末或取汁冲，1～3 g。外用：涂敷。

【选方】 1. 治鬼疰癫痫及恶毒热气，小儿诸疳 用野猪胆水研少许，日二服。(《卫生易简方》)

2. 治产后风 野猪胆一个，研末，每次服0.9 g，加黄酒溶解服。(《广西药用动物》)

3. 治瘰疬 取鲜野猪胆一个，套手指上，至愈为度。

4. 治火烫伤 黄柏30 g，研极细末，野猪胆汁调涂患处。

(3、4方出自《吉林中草药》)

4477 野猪脂 yě zhū zhī (《食疗本草》)

【异名】 野猪膏(《食疗本草》)。

【基原】 为猪科猪属动物野猪 *Sus scrofa* Linnaeus 的脂肪。

【原动物】 参见"野猪胆"条。

【采收加工】 捕杀后,剥皮,剖腹,取出脂肪,在锅中以小火炼出油,除去油渣,冷却后,装入容器中备用。

【药性】 甘,平。

【功用主治】 补虚养颜,祛风解毒。主治产后无乳,肿毒疮癣。

1.《食疗本草》:"主妇人无乳。"

2.《日华子》:"悦色,并除风肿毒疮、疥癣。"

【用法用量】 内服:熬油酒冲,适量。外用:涂敷。

【选方】 治产妇少乳 野猪膏炼令精细,以二匙和一盏酒服,日三服。(《食疗本草》)

4478 野猪黄 yě zhū huáng (《新修本草》)

【基原】 为猪科猪属动物野猪 *Sus scrofa* Linnaeus 胆囊中的结石。

【原动物】 参见"野猪胆"条。

【采收加工】 捕杀后,剥皮,剖腹,取出胆囊中的结石,晾干。

【药性】 辛、苦,凉。

1.《新修本草》:"味辛、甘,平,无毒。"

2.《绍兴本草》:"味辛、苦,微凉。"

【功用主治】 清热解毒,熄风镇惊。主治癫痫,惊风,血痢,金疮。

1.《新修本草》:"主金疮,止血,生肉,疗癫痫。"

2.《本草拾遗》:"主血痢。"

3.《日华子》:"治恶毒风,小儿疳气,客忤,天吊。"

【用法用量】 内服:研末,0.15~0.3 g。外用:研末敷。

【选方】 治癫痫 (野猪黄)水研如枣核,日二服。(《新修本草》)

4479 野猪蹄 yě zhū tí (《医林纂要》)

【基原】 为猪科猪属动物野猪 *Sus scrofa* Linnaeus 的蹄。

【原动物】 参见"野猪胆"条。

【采收加工】 捕杀后,割取四蹄,去毛洗净,鲜用。

【药性】 甘,平。

【功用主治】 祛风通痹,解毒托疮。主治风痹,痈疽,漏疮。

1.《医林纂要》:"祛风治痹。"

2.《随息居饮食谱》:"(治)一切痈疽不敛,多年漏疮。"

【用法用量】 内服:煮食或煨食,50~250 g。

4480 野绿麻 yě lǜ má (《浙江中医杂志》)

【基原】 为荨麻科艾麻属植物珠芽艾麻 *Laportea bulbifera* (Sieb. et Zucc.) Wedd. 的全草。

【原植物】 参见"野绿麻根"条。

【采收加工】 7~10月采挖,鲜用或晒干。

【功用主治】 健脾消积。主治小儿疳积。

【用法用量】 内服:煎汤,9~15 g。

【选方】 治疳积 野绿麻全草9~15 g(鲜品30 g)泡水服;严重者加鸡肝或猪肝同煮服。〔《浙江中医杂志》1958,(12):32〕

4481 野棉花 yě mián huā (《滇南本草》)

【异名】 满天星(《滇南本草图说》),清水胆、铁蒿、打破碗花花(《湖南药物志》),土白头翁(《全国中草药汇编》)。

【基原】 为毛茛科银莲花属植物野棉花的根。

【原植物】 野棉花 *Anemone vitifolia* Buch.-Ham. 又名:接骨连、水棉花(云南)。

多年生草本,高60~100 cm。根茎斜生。基生叶2~5;柄长25~60 cm,具柔毛;叶片心状卵形或心状宽卵形,顶端急尖,3~5浅裂,边缘有小牙齿。花葶直立粗壮,具柔毛;聚伞花序二至四回分枝;苞片3,轮生,叶状;花两性;萼片5,花瓣状,白色或带粉红色,倒卵形,外面被白色绒毛;花瓣无;雄蕊多数;心皮多数,密被绵毛。聚合果球形;瘦果长约3.5 mm,密被绵毛,果柄细。花期7~10月,果期8~11月。

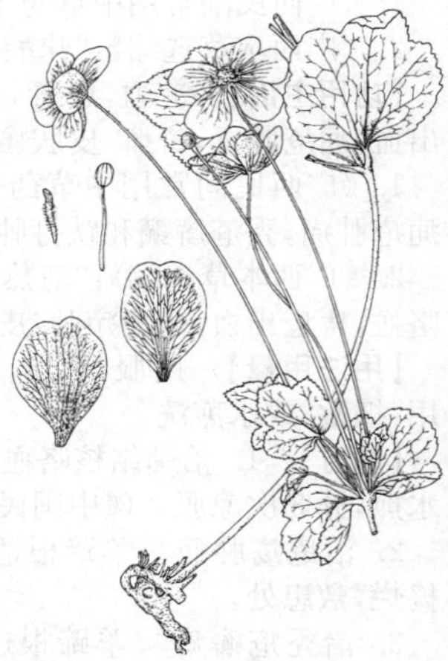

野棉花

生于海拔1 200~2 700 m山地草坡、疏林中或沟边地带。分布于湖南、四川南部、贵州、云南、西藏东南部和南部。

【采收加工】 全年均可采根,切片,晒干。

【成分】 毛茛苷(ranunculin)[1]。

【药性】 苦,寒,有毒。

1.《滇南本草》:"性寒,味苦,有毒。"

2.《湖南药物志》:"温,苦,有大毒。"

【功用主治】 清热,利湿,杀虫,散瘀。主治泄泻,痢疾,黄疸,疟疾,蛔虫病,蛲虫病,小儿疳积,脚气肿痛,风湿骨痛,跌打损伤,痈疽肿毒,蜈蚣咬伤。

1.《滇南本草》:"下气,杀虫,小儿寸白虫、蛔虫犯胃良效。"

2.《滇南本草图说》:"治疳疾。"

3.《湖南药物志》:"清热,截疟,拔脓,杀虫。主治黄疸,伤风感冒,烧伤。"

4.《全国中草药汇编》:"祛风,散瘀,利湿,驱虫。主治跌打损伤,风湿关节痛,肠炎,痢疾,蛔虫病,钩虫病;捣烂敷大椎穴治疟疾。"

【用法用量】 内服:煎汤,6~12 g;或入丸、散。外用:捣敷。

【宜忌】 《全国中草药汇编》:"本品过量服用时,可致头晕、呕吐、四肢麻木等中毒症状,故内服宜慎。"

【选方】 1. 治疟疾 野棉花根7~9枚,常山240 g,黄豆1升。共煮熟,去药,黄豆晒干研成细粉,酒调为丸,雄黄为衣。疟前服10粒。(《湖南药物志》)

2. 治急性肠炎 野棉花根30 g,洗净切碎,加水半面盆,

煮沸 10～20 min，趁热泡洗双脚 20～30 min，每日 1～2 次。(《全国中草药汇编》)

3. 治痈疽不溃　野棉花根、叶 6～9 g，水煎服。(《湖南药物志》)

4. 治跌打内外伤出血　野棉花根，水煎服；或外敷创伤处。(《昆明民间常用草药》)

4482 野塘蒿 yě táng hāo (《湖南药物志》)

【异名】 小山艾(《全国中草药汇编》)，小加蓬(《海南岛中草药》)。

【基原】 为菊科白酒草属植物香丝草的全草。

【原植物】 香丝草 *Conyza bonariensis* (L.) Cronq. [*Erigeron bonariensis* L.；*E. linifolius* Willd.；*E. crispus* Pourr.]

一年生或二年草本，高 30～70 cm。全株被有开展性的细软毛。根纺锤形。茎直立，上部常分枝。单叶互生；基部叶披针形，边缘具不规则的齿裂或羽裂，花后多凋落，有柄；茎生叶向上渐窄，线状，全缘，无柄。头状花序在枝端排列成圆锥状；总苞片 2～3 层，线形；舌状花白色，多层，不明显，雌性，全部结实，先端齿裂；管状花黄色，多数，两性，裂片 5。瘦果长圆形，扁平，有毛；冠毛 1～2 层，外短内长。花期 5～10 月。

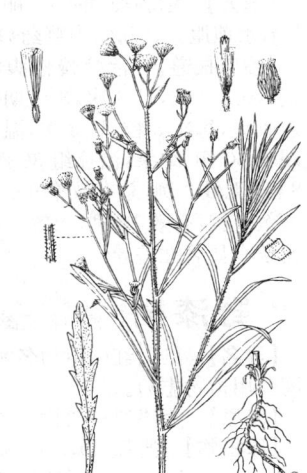

香丝草

生于路边、田野及山坡草地。分布于江苏、福建、江西、河南、湖北、湖南、广东、广西、海南、四川、贵州、云南、西藏及台湾等地。

【采收加工】 7～10 月采收，鲜用或切段晒干。

【成分】 地上部分含黄酮成分：芹菜素(apigenin)，金圣草素(chrysoeriol)，木犀草素(luteolin)，刺槐素(acacetin)，洋蓟素(cynarin)，槲皮素-3-葡萄糖苷(quercetin-3-glucoside)[1]，木犀草素-7-O-葡萄糖苷(luteolin 7-O-glucoside)，木犀草素-7-O-芸香糖苷(luteolin 7-O-rutinoside)，槲皮素(quercetin)，槲皮素 3-O-半乳糖苷(quercetin 3-O-galactoside)，芹菜素-O-葡萄糖苷(apigenin O-glucoside)，烟香椿素(odoratin)，土荆芥素(ambrosin)[3]。又含有机酸成分：咖啡酸(caffeic acid)，绿原酸(chlorogenic acid)，新绿原酸(neochlorogenic acid)，3，5-二咖啡酰奎宁酸(3，5-dicaffeoyl quinic acid)，4，5-二咖啡酰奎宁酸，3，4-二咖啡酰奎宁酸。尚含东莨菪苷(scopoletin)，二氢芥子醇(dihydrosinapylalcohol)[1]，黄决明素(chryso-obtusin)，白术内酯(butenolide) Ⅰ，大牻牛儿素(germacrane)，反-毛叶醇内酯(*trans*-lachnophyllum lactone)，顺-毛叶醇甲酯(*cis*-lachnophyllum methyl ester)[2]，万寿菊苷(patuletrin)[3]，丁烯羧酸内酯(butenolide)[4]。

【药性】 苦，凉。

1.《湖南药物志》："酸、苦，微寒，无毒。"

2.《全国中草药汇编》："苦，凉。"

【功用主治】 清热解毒，除湿止痛。主治感冒，风湿性关节炎，遗精，白带，疮疡脓肿。

1.《湖南药物志》："排脓解毒，利气。治肿毒化脓，遗精，白带。"

2.《全国中草药汇编》："清热去湿，行气止痛。主治感冒，疟疾，急性风湿性关节炎。外用治小面积创伤出血。"

【用法用量】 内服：煎汤，9～12 g。外用：捣敷。

【选方】 治遗精　野塘蒿(去粗皮叶)6 g，水杨柳 9 g，大叶柳树根 9 g，牛皮冻 15 g，水煎服。(《湖南药物志》)

4483 野罂粟 yě yīng sù (《东北常用中草药》)

【异名】 山大烟、山罂粟、毛罂粟、野大烟(《吉林中草药》)，山米壳(《东北常用中草药手册》)，丽春花(《新疆中草药》)。

【基原】 为罂粟科罂粟属植物野罂粟、黑水野罂粟和海罂粟属海罂粟的果实、果壳或带花的全草。

【原植物】 1. 野罂粟 *Papaver nudicaule* L.

多年生草本，高 30～60 cm。全株被硬毛，折断有白浆。根细胡萝卜状。根茎短，具多数叶柄残基。基生叶丛生；具长柄；叶片长卵圆形，羽状深裂，裂片再作不等浅裂，两面被硬伏毛。花单一，顶生；花萼 2 枚，广卵形，被棕灰色硬毛；花瓣 4，倒卵形，内轮 2 个较小，橙黄色或黄色；雄蕊多数，花丝丝状；子房倒卵形，柱头辐射状，4～9 星状裂。蒴果长圆形或倒卵状球形，顶部有盖，常密生硬毛。种子细小，多数。花期 6～8 月，果期 7～8 月。

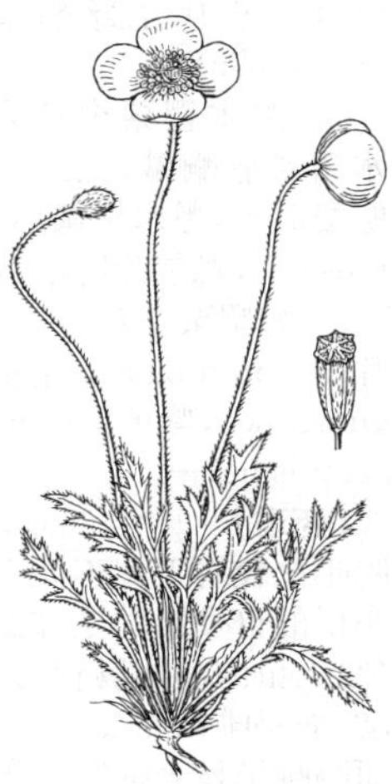

野罂粟

生于山坡干燥地带。分布于东北及山西、内蒙古、宁夏、新疆等地。

2. 黑水野罂粟 *P. nudicaule* L. subsp. *amurense* N. A. Busch [*P. anomalum* Fedde]

一年生草本，高约 40 cm。全株密被硬毛，富含乳汁，折断有白浆。叶全部基生；有短柄；叶卵形或长卵形，羽状深裂，质稍肥厚。花大而美丽，白色，单生于一长花葶上；花瓣 4 枚；子房倒卵形，柱头分裂呈辐射状。蒴果卵形，孔裂。花期 6～8 月，果期 7～8 月。

生于山野、路旁、石砾地或河岸沙地。分布于华北、东北、华中等地。

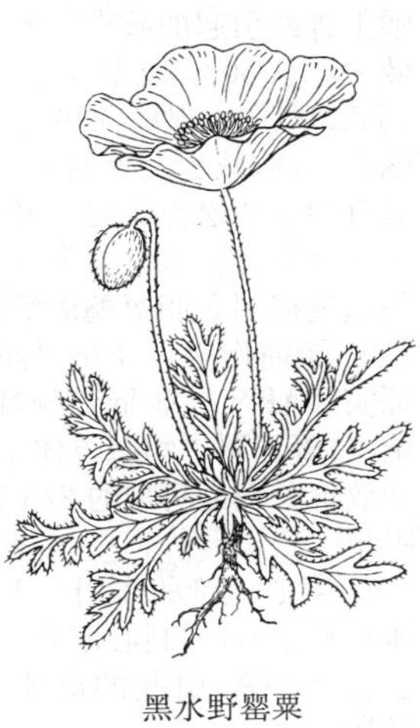

黑水野罂粟

3. 海罂粟 *Glaucium squamigerum* Kar. et Kir.　又名：鳞果海罂粟(《沙漠地区药用植物》)。

多年生草本，高 20～40 cm。全株被白色鳞片。茎直立。叶基生；叶片羽状深裂，裂片呈齿状或缺刻，灰蓝色，表面有粉粒。单花顶生，黄色。蒴果长线形，稍弯曲，有疏刺毛。果期6～7月。

生于砂砾石堆或干燥山坡。分布于新疆。

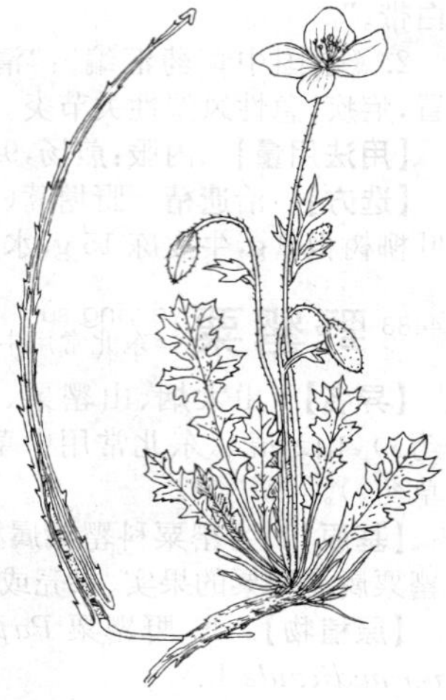

海罂粟

【采收加工】 7～10月采收，除去须根、泥土，晒干。

【成分】 1. 野罂粟全草含黑水罂粟菲酮碱(amurine)，黑水罂粟螺酚碱(amuroline)，二氢黑水罂粟菲酮碱(amurinine)，黄连碱(coptisine)，黑水罂粟菲酚碱(nudaurine, amurinol D)。果壳中含有隐掌叶防己碱(muramine, cryptopalmatine)。花中含野罂粟素(nudicaulin)[1]。

2. 黑水罂粟全草含黑水罂粟菲酮碱，黑水罂粟螺酚碱[2]，黑水罂粟螺酮碱(amuronine)，黑水罂粟碱(amurensine)，隐掌叶防己碱[3]。

3. 海罂粟全草含有α-别隐品碱(α-allocrytopine)，原阿片碱(protopine)，白屈菜红碱(chelerythrine)，血根碱(sanguinarine)，紫堇定(corydine)，小檗碱(berberine)和黄连碱(coptisine)[4]。

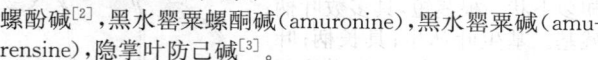

【药理】 1. 与吗啡药理作用的比较　野罂粟生物碱与吗啡比较有下列不同之处：①野罂粟生物碱与吗啡相反，对小鼠的自发活动是抑制的，两者比较有显著差异。②对家兔、大鼠的离体肠管，野罂粟生物碱呈兴奋作用，增强肠蠕动，而吗啡则相反。③对家兔呼吸，野罂粟生物碱无影响，而吗啡呈显著抑制。④纳洛酮能对抗吗啡的镇痛作用，但不对抗野罂粟生物碱的镇痛作用。⑤通过猴的成瘾试验，证明野罂粟生物碱无成瘾性，而吗啡则有明显成瘾性[1]。

2. 止咳平喘作用　以野罂粟蒴果水煎剂、野罂粟总生物碱(TAPN)灌胃给药，对小鼠氨水引起的咳嗽和刺激猫的喉上神经引起的咳嗽都有显著的抑制作用，且呈良好的量效关系。50%野罂粟蒴果水煎剂及野罂粟总生物碱(TAPN)作用强度与可待因相当，并显著延长豚鼠组胺引喘潜伏期，减少发生抽搐动物的比率，对豚鼠离体完整平滑肌有明显的松弛作用。野罂粟对电刺激猫喉上神经引起的咳嗽反射有明显的抑制作用[2,3]，止咳平喘作用机制可能是通过抑制5-脂氧酶的活性实现的[4]。

3. 镇痛作用　经小鼠扭体法、热板法和电刺激法测痛，证实TAPN有剂量依赖性镇痛作用，且不被纳洛酮所拮抗[5]；野罂粟生物碱单体Ⅰ、Ⅵ具有显著的镇痛作用，其镇痛效价分别为吗啡的2/5和1/10，作用持续时间显著长于吗啡[6]。

4. 对心血管的作用　TAPN能浓度依赖性地减慢兔离体心脏心率，抑制心肌收缩力[7]。生物碱单体Ⅱ对去甲肾上腺素(NA)引起的离体兔血管平滑肌的收缩抑制作用最强[8]。

毒性　全草有毒，花、果实毒性较大。中毒后使心脏麻痹及呕吐、昏迷。小鼠腹腔注射煎剂的LD_{50}为15.85g/kg[9]。TAPN及提取物各浓度组与人外周血淋巴细胞姐妹染色单位互换(SCE)之间虽存在着明显的剂量效应关系。但TAPN在正常使用剂量内不会引起人遗传物质的毒性效应[10]。

【药性】 《宁夏中草药手册》："酸、微苦，微寒，有毒。"

【功用主治】 敛肺止咳，涩肠止泻，镇痛。主治久咳喘息，泻痢，便血，脱肛，遗精，带下，头痛，胃痛，痛经。

1.《吉林中草药》："涩肠止痛，解毒。治肠炎，痢疾。"

2.《东北常用中草药手册》："镇痛，止咳，定喘，止泻。治神经性头痛，偏头痛，久咳，喘息，泻痢，便血，遗精，月经痛，白带，脱肛，急慢性胃炎，胃溃疡，胃痛。"

【用法用量】 内服：煎汤，3～6 g。

【宜忌】 本品有毒，不可多服。服用过量可出现头昏、耳鸣、皮肤出疹、瘙痒、青紫等毒性反应。

【选方】 治肠炎，痢疾　丽春花6 g，刺黄柏9 g，土木香3 g，水煎服。(《新疆中草药》)

【临床报道】 治疗慢性腹泻　治疗组用野罂粟胶囊制剂，每次3粒，日3次，3星期为1个疗程。对照组选用香连胶囊，每次3粒，日3次，温开水送服，疗程同治疗组。共观察60例，结果：治疗组30例，痊愈13例，显效7例，有效8例，无效3例，总有效率90.0%。对照组30例，痊愈9例，显效4例，有效10例，无效7例，总有效率为76.7%。两组比较有显著性差异[1]。

4484 野漆树 yě qī shù 《植物名实图考》

【异名】 染山红(《植物名实图考》)，臭毛漆树、山漆(《台湾药用植物志》)。

【基原】 为漆树科漆树属植物野漆的叶。

【原植物】 野漆 *Toxicodendron succedaneu* (L.) O. Kuntze [*Rhus succedanea* L.]　又名：洋漆树、木蜡树(《中国高等植物图鉴》)。

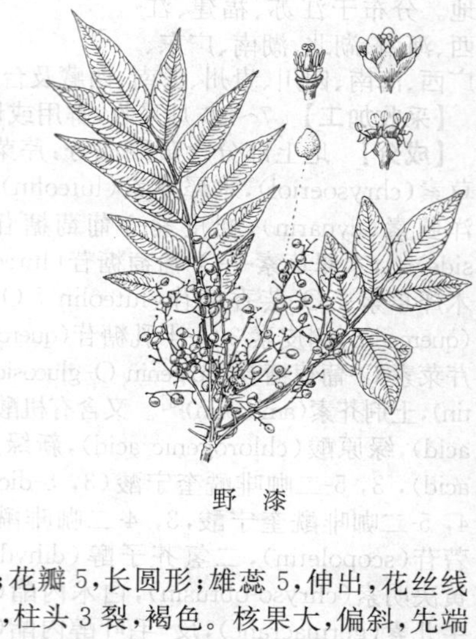

野漆

落叶乔木或小乔木，高达10 m。小枝粗壮；顶芽大，紫褐色。奇数羽状复叶互生，常集生于小枝顶端，有小叶9～15，叶片长圆状椭圆形、阔披针形，先端渐尖或长渐尖，基部多少偏斜，圆形或阔楔形，全缘；侧脉15～22对，弧形上升。圆锥花序，无毛；花小，单性异株，黄绿色；花萼裂片阔卵形；花瓣5，长圆形；雄蕊5，伸出，花丝线形；子房球形，花柱1，柱头3裂，褐色。核果大，偏斜，先端偏离中心，外果皮薄，淡黄色。

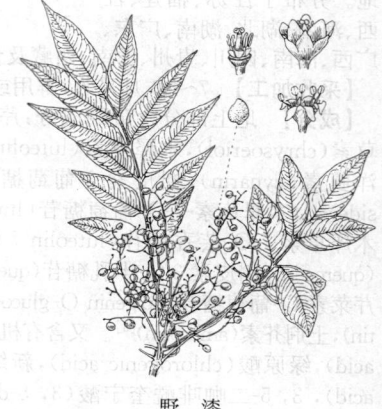

生于海拔150～2 500 m的林中。分布于华北、华东、中南、西南及台湾等地。

本植物的根或根皮(野漆树根)亦供药用，另设专条。

【采收加工】 4～5月采收嫩叶，鲜用或晒干。

【成分】 心材含非瑟素(fisetin)，黄颜木素(fustin)，没食子酸(gallic acid)，硫黄菊素(sulfuretin)，紫铆花素(butein)

和 2-苯基-2，6，3′，4′-四羟基香豆-3-酮（2-benzyl-2，6，3′，4′-tetrahydroxycoumaran-3-one）[1]。树蜡中含 5 种脂肪酸：棕榈酸（palmitic acid），硬脂酸（stearic acid），油酸（oleic acid），亚油酸（linoleic acid），花生酸（arachidic acid）[2]；还含黄酮类成分：新野漆树双黄烷酮（neorhusflavanone）[3]。叶含野漆树苷（rhoifolin）[4]，没食子酸和并没食子酸（ellagic acid）[5]，鞣云实精（corilagin）[6]。果核与种子含并没食子酸和脂肪酸（fatty acid）[7，8]；还含黄酮类成分：扁柏双黄酮（hinokiflavone），贝壳杉双黄酮（amento-flavone）[9]，南方贝壳杉双黄酮（robustaflavone）[10]，穗花杉双黄酮（agathisflavone）[11]，野漆树双黄酮（rhusflavone）[12]，野漆树双黄烷酮（rhusflavanone）[13]，木蜡树双黄烷酮（succedanaflavanone）[14]和新野漆树双黄烷酮[15]。

【药性】 苦、涩，平，有毒。

1.《全国中草药汇编》："苦、涩，平，有小毒。"

2.《浙江药用植物志》："苦、涩，温。"

【功用主治】 散瘀止血，解毒消肿。主治咳血，吐血，外伤出血，毒蛇咬伤。

1.《全国中草药汇编》："平喘，解毒，散瘀消肿，止痛止血。主治哮喘，急慢性肝炎，胃痛，跌打损伤。外用治骨折，创伤出血。"

2.《浙江药用植物志》："主治肺结核，溃疡病出血，毒蛇咬伤。"

【用法用量】 内服：煎汤，6～9 g。外用：捣烂敷。

【宜忌】 对漆过敏者慎用。

【选方】 1. 治肺结核咳血，溃疡病出血 （野漆树）鲜叶 6～9 g，水煎服。（《浙江药用植物志》）

2. 治外伤出血 野漆树嫩叶适量，马尾松嫩叶或田基黄适量，捣烂外敷。（《全国中草药汇编》）

4485 野樱桃 yě yīng táo（《宁夏中草药手册》）

【异名】 缠条子（《中药大辞典》）。

【基原】 为蔷薇科樱桃属植物四川樱桃、细齿樱桃的果实或果皮。

【原植物】 1. 四川樱桃 *Cerasus szechuanica*（Batal.）Yü et Li[*Prunus szechuanica* Batal.；*P. discadenia* Koehne] 又名：四川樱、盘腺樱桃（《湖北植物志》）。

落叶灌木或小乔木，高 3～7 m。小枝幼时带红，老变灰褐色，光滑。叶互生；柄长 1～1.8 cm；托叶卵形至宽卵形；叶片卵形或长圆状倒卵形，先端锐尖，基部圆形或心形，边缘具细密锯齿。花 3～9 朵排列成伞房状总状花序；苞片小叶形，边有盘状腺体；萼筒钟状，萼片三角状披针形，与筒部等长；花瓣白色或淡红色，近圆形；雄蕊 40～47。核果卵球形，紫红色。花期 4～6 月，果熟期 6～8 月。

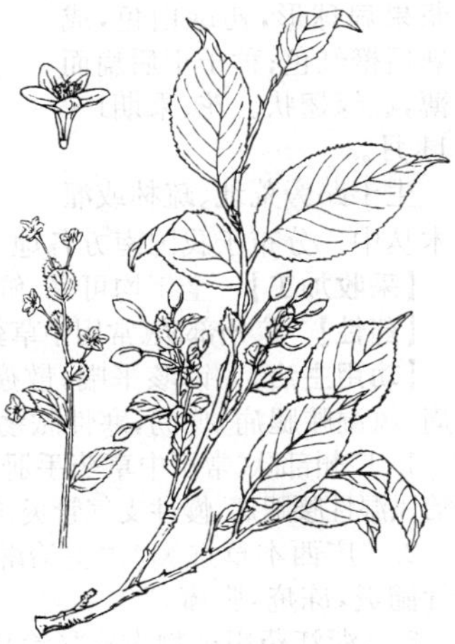
四川樱桃

生于海拔 1 500～2 600 m的山地林缘及林下。分布于河南、湖北、四川、陕西等地。

2. 细齿樱桃 *C. serrula*（Franch.）Yü et Li[*Prunus serrula* Franch.] 又名：云南樱花（《经济植物手册》）。

本种与四川樱桃的区别为：幼枝被细短柔毛；叶片披针形至卵状披针形，下面无毛或脉腋被疏柔毛。花单生或 1～2 朵，花叶同开；果紫红色，核有显著棱纹。花期 5～6 月，果期 7～9 月。

生于海拔 2 600～3 900 m 的山坡、山谷林中、林缘或山坡草地。分布于四川、云南、西藏。

以上植物的果核（野樱桃核）、根（野樱桃根）亦供药用，另设专条。

【采收加工】 7～8 月果实成熟时采摘，鲜用，或剥取果皮晒干。

【药性】 《宁夏中草药手册》："甘，微凉。"

【功用主治】 清肺利咽。主治咽喉肿痛，声音嘶哑。

《宁夏中草药手册》："清血热，益肾。"

【用法用量】 内服：煎汤，15～30 g；或捣汁。

【选方】 治咽喉肿痛，声哑 鲜野樱桃捣汁，每服 1 酒杯，每日 2 次。（《宁夏中草药手册》）

4486 野豌豆 yě wān dòu（《河北中草药》）

【基原】 为豆科野豌豆属植物野豌豆的全草。

【原植物】 野豌豆 *Vicia sepium* L. 又名：滇野豌豆（《云南种子植物名录》）。

多年生草本，高 30～100 cm，全株被疏柔毛。地上茎纤细。羽状复叶，顶端有卷须；托叶戟形，边缘有 4 个粗齿；小叶 8～14，叶片卵状长圆形或卵状披针形，先端急尖，有短尖，膜质；总状花序腋生，花常 2～6 朵密生；花萼钟状，萼齿 5，披针形；花冠红色或紫色，旗瓣楔形，先端凹，翼瓣近倒卵状四方形，先端圆；雄蕊 10，二体；子房无毛，具短柄，花柱先端背面有一丛淡黄色髯毛。荚果长圆形，棕褐色，两端尖，基部具短柄。种子 2～4 颗，扁圆球形，黑色。花、果期 6～8 月。

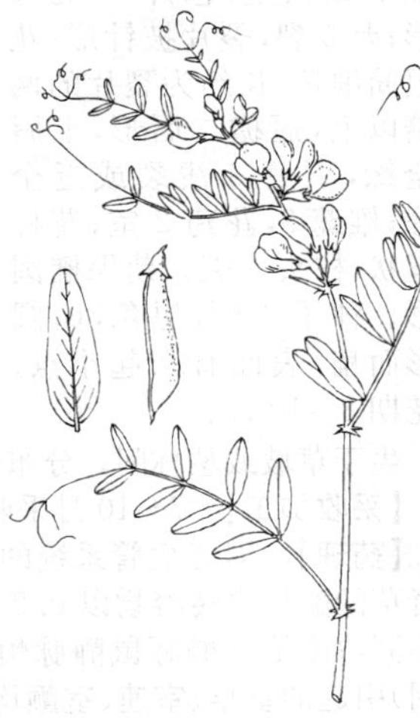
野豌豆

生于海拔 800～2 200 m 的高地上、草坡上。分布于河北、四川、贵州、云南、陕西、甘肃。

【采收加工】 6～7 月采割地上部分，晒干。

【成分】 叶含山柰酚-3-葡萄糖-7-鼠李糖苷（kaempferol-3-glucoside-7-rhamnoside）和山柰酚-3，7-二葡萄糖苷（kaempferol-3，7-diglucoside）[1]。花含山柰酚-3-葡萄糖-7-鼠李糖苷和槲皮素鼠李糖葡萄糖苷（quercetin-rhamnoglucoside）[1]。

【药性】 《河北中草药》："辛、甘，温。"

【功用主治】《河北中草药》："祛风除湿，和血调经，祛痰止咳，补肾。治急、慢性风湿性关节炎，关节肿痛，及阴囊湿疹，湿热黄疸，疟疾，跌打损伤，月经不调，鼻衄，咳嗽痰多及肾虚腰痛，遗精；捣烂外敷治疗疮肿毒。”

【用法用量】 内服：煎汤，9～15 g。外用：捣敷；或煎汤熏洗。

【选方】 1. 治关节炎、关节肿痛　野豌豆 9 g，水煎服，并可煎汤熏洗患处。

2. 治阴囊湿疹　野豌豆、艾叶、防风各 9 g，水煎服，或单用野豌豆煎水洗。

3. 治咳嗽痰多　野豌豆 15 g，水煎服。（1～3 方出自《河北中草药》）

4487 野靛青 yě diàn qīng（《浙江民间常用草药》）

【异名】 红丝线（《岭南采药录》），红蓝、山蓝（广州部队《常用中草药手册》），青红线（《常用中草药彩色图谱》）。

【基原】 为爵床科观音草属植物观音草的全草。

【原植物】 观音草 *Peristrophe baphica* (Spreng.) Bremek. [*Justicia tinctoria* Roxb.; *P. roxburghiana* (Schult.) Bremek.]

多年生草本，高达 80 cm。全株被有灰白色毛。茎纤细，直立，有浅槽。叶对生；具短柄；叶片卵形或长圆状披针形，先端渐尖，基部楔形，全缘。花单生，淡红色，腋生或顶生；苞片 2，椭圆形；萼 5 裂，裂片披针形；花冠筒细长，长约为裂片的两倍以上，冠檐二唇形，上唇全缘，下唇 3 浅裂或近全缘；雄蕊 2，花药 2 室；花柱丝状，柱头 2 裂。蒴果椭圆形。种子 4 颗，黑色，卵圆形而扁，表面有凸起小点。花期 8～10 月。

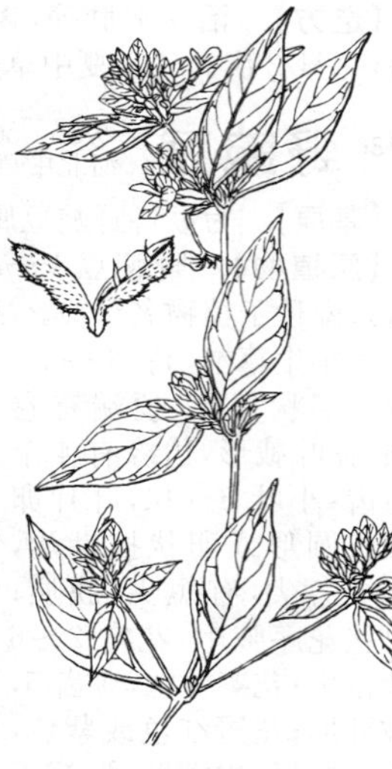

观 音 草

生于草坡或丛林间。分布于长江流域以南各地。

【采收加工】 7～10 月采收，鲜用或晒干。

【药理】 对心血管系统的作用　观音草有降压作用，观音草的醇提水转溶物以 0.2 g/ml、0.3 g/ml、0.4 g/ml 的不同浓度给麻醉豚鼠静脉恒速灌注，对毒毛花苷 C（哇巴因）引起的室早、室速、室颤均有显著保护作用，并对毒毛花苷 C 的致死剂量有明显影响[1]。

【药性】 苦、辛，寒。

1.《湖南药物志》：“苦，平，无毒。一说微辛。”

2.《广西本草选编》：“味微甘、淡，气香，性凉。”

【功用主治】 凉血止血，散瘀消肿。主治肺热咳嗽，肺痨咯血，吐血，咽喉红肿，口舌生疮，小便淋痛，痈肿疮疖，瘰疬，跌打肿痛，毒蛇咬伤。

1.《岭南采药录》：“治痰火咳嗽，吐血。”

2.《浙江民间常用草药》：“清热解毒，消肿，活血。治毒蛇咬伤，小儿惊风，口腔炎，疖痈，尿路感染，中耳炎，风湿性关节炎。”

3.《湖南药物志》：“治腰痛呕吐，咽喉肿痛，打伤，瘰疬。”

4.《广西本草选编》：“凉血止血，消肿止痛。治肺结核出血，外伤出血。”

【用法用量】 内服：煎汤，9～15 g。鲜品倍量。外用：鲜品捣敷；或煎汤洗；或捣汁滴耳。

【宜忌】《福建药物志》：“孕妇忌服。”

【选方】 1. 治咽喉肿痛　观音草 15～30 g，水煎服；或研粉加白糖冲服。（《湖南药物志》）

2. 治尿路感染　观音草、车前草各 15 g，水煎服。

3. 治中耳炎　鲜观音草捣汁，加食盐少许，滴入患耳。（2、3 方出自《浙江民间常用草药》）

4. 治疮疡　鲜观音草、犁头草各适量，水煎服。（《庐山中草药》）

5. 治跌打肿痛　鲜山蓝全草捣烂，酒炒外敷。（《广西本草选编》）

6. 治毒蛇咬伤　观音草、半边莲、疔疮草各 60 g，水煎服。或鲜观音草、半边莲、佛甲草各等量，绞汁内服，每隔 2 h 服 2～3 汤匙，连服 3 d，渣外敷伤口。（《浙江民间常用草药》）

4488 野颠茄 yě diān qié（广州部队《常用中草药手册》）

【异名】 癫茄（《广西植物志》），大丁茄、小颠茄、天茄子、假茄子（《广西药用植物名录》），红癫茄（《广东中草药》）。

【基原】 为茄科茄属植物牛茄子的全株。

【原植物】 牛茄子 *Solanum surattense* Burm f. [*S. aculeatissimum* Jacq.; *S. ciliatum* Lam.]

多年生草本至亚灌木，高 30～60 cm。全株除茎、枝外各部均被具节纤毛，茎直立，茎及小枝具淡黄色细直刺。叶单生或成对互生；叶柄粗壮；叶片宽卵形，先端短尖，基部心形，5～7 裂或中裂，裂片三角形或近卵形，脉上有直刺。聚伞花序腋外生，短而少花；花梗纤细，被直刺及纤毛；萼杯状，有刺，5 裂；花冠白色，5 裂，裂片披针形，端尖；雄蕊 5；子房球形，2 室，胚珠多数。浆果扁球形，初绿白色，成熟后橙红色；种子干后扁而薄，边缘翅状。花、果期1～11 月。

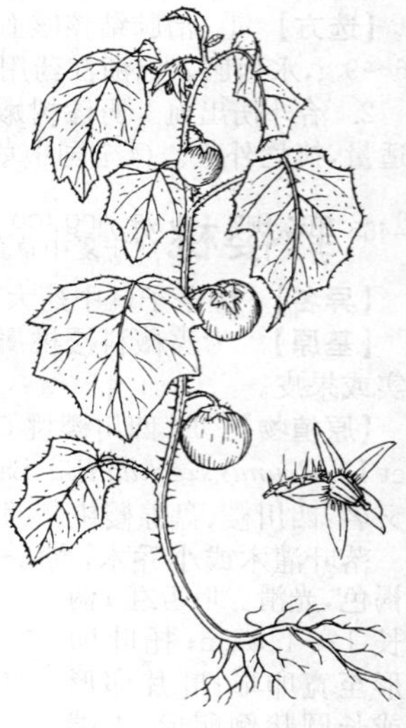

牛 茄 子

生于路旁荒地、疏林或灌木丛中。分布于我国南方各地。辽宁、河南有栽培。

【采收加工】 全年均可采，鲜用或晒干。

【药性】 广州部队《常用中草药手册》：“苦、辛，温，有毒。”

【功用主治】 镇咳平喘，散瘀止痛。主治咳嗽，哮喘，胃痛，风湿腰腿痛，瘰疬，寒性脓疡，痈肿疮毒，跌打损伤。

1. 广州部队《常用中草药手册》：“散瘀止痛，镇咳平喘。主治风湿性腰腿痛，慢性支气管炎，哮喘。”

2.《广西本草选编》：“主治淋巴结结核，寒性脓疡，慢性骨髓炎，冻疮，脚癣。”

3.《浙江药用植物志》：“（治）跌打损伤，胃痛，牙痛，痈肿疮毒，冻疮。”

【用法用量】 内服：煎汤，3～6 g；或研末，0.3～0.9 g。外用：捣敷；煎水洗或研末调敷。

【宜忌】 1. 广州部队《常用中草药手册》："本品有毒，用量不宜过大。"

2.《广西本草选编》："全株有毒，以未成熟的果实最毒，误食出现口渴，咽喉灼热，吞咽困难，皮肤干热潮红，瞳孔散大，视物模糊，烦躁不安，幻觉，谵妄，甚至发生惊厥等症状。青光眼患者禁用，以免增加眼压而使病情恶化，甚至失明。"

【选方】 1. 治跌打肿痛，痈疮肿痛 鲜癫茄根捣敷；或用癫茄茎叶晒干煅存性为末，调茶油敷患处。

2. 治小儿口腔炎 癫茄茎叶，煅存性研末，加冰片少许，涂患处。

3. 治小儿疳积 鲜癫茄果 1～2 枚，切开，加猪肝蒸熟，去癫茄取猪肝吃。

4. 治肝硬化腹水 癫茄种子，炒黄研末服。（1～4 方出自《广东中草药》）

4489 野丁香根 yě dīng xiāng gēn（《红河中草药》）

【基原】 为茜草科滇丁香属植物滇丁香 *Luculia intermedia* Hutch. 或馥郁滇丁香 *L. gratissima*（Wall.）Sweet 的根或带根全株。

【原植物】 参见"滇丁香"条。

【采收加工】 秋后采挖根部，切片晒干。5～7 月采挖带根全株，切段晒干。

【成分】 根含牡丹（皮）酚（paeonol）[1]。

【药性】 《云南中草药》："涩，微苦，凉。"

【功用主治】 《云南中草药》："活血调经，消炎止痛。主治小儿高热昏迷，咽喉肿痛，月经不调，痛经，风湿疼痛，偏头痛，尿路感染，尿路结石，黄肿病，病后头昏，心慌，毒蛇咬伤，外伤感染。"

【用法用量】 内服：煎汤，15～30 g。外用：捣敷。

【选方】 治尿路感染，尿路结石 野丁香根 30 g，葛根 15 g，水煎服。（《红河中草药》）

4490 野大豆藤 yě dà dòu téng（《天目山药用植物志》）

【基原】 为豆科大豆属植物野大豆 *Glycine soja* Sieb. et Zucc. 的茎、叶及根。

【原植物】 参见"穞豆"条。

【采收加工】 9～11 月采收，晒干。

【成分】 全草含 α-淀粉酶（α-amylase），氨基酸[1]，（5-hydroxyisourate hydrolase）[2]。

【药性】 《湖南药物志》："甘，凉。"

【功用主治】 清热敛汗，舒筋止痛。主治盗汗，劳伤筋痛，胃脘痛，小儿食积。

1.《救生苦海》："治痘毒，（野毛豆）连茎、根煅存性，研，麻油和敷。不问初起、日久，未溃、已溃。"

2.《上海常用中草药》："滋养，强壮，敛汗。"

【用法用量】 内服：煎汤，30～120 g。外用：捣敷或研末调敷。

【选方】 1. 治盗汗 野大豆藤或荚果 30～120 g，红枣 30～60 g，加糖煮，连汁全部吃下。

2. 治伤筋 野大豆鲜根加山天萝根皮、酒糟或酒捣烂，烘热包敷患处。（1、2 方出自《天目山药用植物志》）

3. 治胃痛，跌扭腰痛 野大豆根 15 g，水煎服。（《湖南药物志》）

4491 野山蚂蝗 yě shān mǎ huáng（《湖南药物志》）

【异名】 山蚂蟥、毛萝菜（《湖南药物志》）。

【基原】 为紫草科斑种草属植物多苞斑种草的全草。

【原植物】 多苞斑种草 *Bothriospermum secundum* Maxim.

一年或二年生草本，高 25～40 cm，全株被硬毛及伏毛。根直伸。茎直立，有纵棱。基生叶有柄；叶片倒卵状长圆形，先端钝，基部渐狭，近全缘；茎生叶无柄，叶片长圆形或卵状披针形，两面均被基部具基盘的平伏刚毛。花单生于枝梢叶腋，或形成多苞片的总状花序；花梗下垂；花萼 5 深裂；花冠蓝色至浅蓝色，先端 5 裂，裂片卵圆形，喉部有细长附属物；雄蕊 5，花丝极短；雌蕊 1，子房 4 深裂，柱头头状。小坚果 4，卵状椭圆形或肾形，密生疣状突起，腹面有纵椭圆形环状凹陷。花期 5～6 月，果期 7 月。

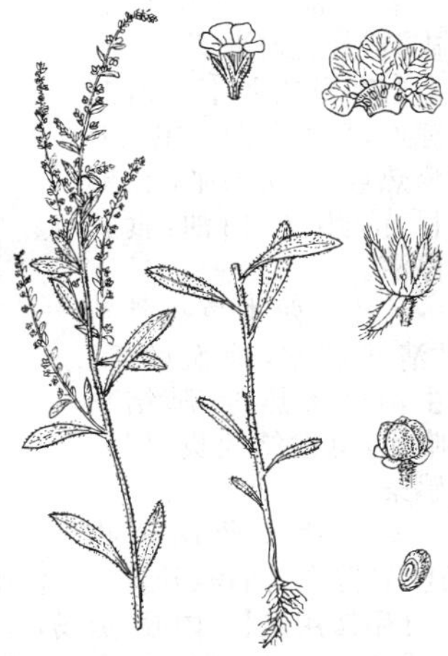

多苞斑种草

生于海拔 250～2 100 m 的山坡、荒地、路旁草丛中及灌木林下。分布于东北及河北、山西、江苏、山东、湖北、湖南、广西、四川、云南、陕西、甘肃、青海、台湾等地。

【采收加工】 5～7 月采收，鲜用或晒干。

【药性】 苦，凉。

【功用主治】 祛风，利水，解疮毒。主治水肿，疮毒。《湖南药物志》："理气，祛风，解毒，杀虫。"

【用法用量】 内服：煎汤，3～9 g。外用：煎水洗。

【选方】 1. 治遍身暴肿 多苞斑种草 9 g，土大黄 6 g，荞子莲 6 g，水煎，内服少许；其余药汁洗擦全身。

2. 治疮毒 多苞斑种草全草，煎水洗患处。（1、2 方出自《湖南药物志》）

4492 野马蹄草 yě mǎ tí cǎo（《广西中草药》）

【异名】 关草、土灯草、水箭草（《广西药用植物名录》），千子草（《贵州中草药名录》）。

【基原】 为莎草科藨草属植物萤蔺的全草。

【原植物】 萤蔺 *Schoenoplectus juncoides*（Roxb.）Palla［*Scirpus juncoides* Roxb.］ 又名：直立席草（《全国中草药汇编》）。

多年生草本，高 20～50 cm。根茎短。秆圆柱形，丛生，有时有棱角，基部有 2～3 叶鞘，无叶片。苞片 1，为秆的延长，直立。小穗 2～5，聚成头状，长圆状卵形，棕色或浅棕色，有多数花；鳞片宽卵形或卵形，近纸质，先端钝圆，有锐尖，背面有 1 脉，两侧有深棕色条纹；雄蕊 3；柱头 2；下位刚毛 5～6 条，长于或短于小坚果，有倒刺。小坚果宽倒卵形，平凸状，熟时黑褐色，稍皱缩，有光泽。花、果期 7～11 月。

生于路旁、田边、塘边、溪旁、沼泽地或荒地潮湿处。除内蒙古、西藏、甘肃未见外，分布几遍全国。

【采收加工】 7～10月采收，晒干。

【药性】 甘、淡，凉。

1.《广西本草选编》："味甘、淡，性凉。"

2.《浙江药用植物志》："甘、苦，平。"

【功用主治】 清热凉血，解毒利湿。主治麻疹热毒，肺痨咳血，牙痛，目赤，热淋，白浊，食积停滞。

1.《广西本草选编》："清热利水，凉血解毒。主治麻疹热毒，肺结核咯血，急性结膜炎，尿路感染。"

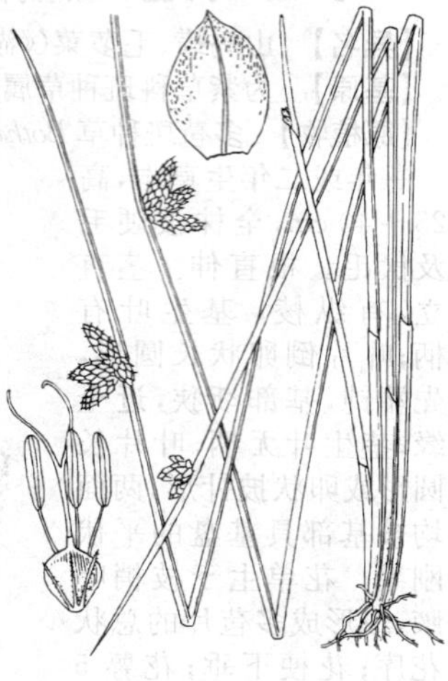

萤蔺

2.《浙江药用植物志》："除湿，消积，开胃。主治胸腹胀满，食积停滞。"

【用法用量】 内服：煎汤，60～120 g。

【选方】 1. 治麻疹热毒 野马蹄草 120 g，冰糖 60 g，煎汤当茶饮。

2. 治肺痨咳血 野马蹄草 60 g，冰糖 30 g，煎汤服。

3. 治火盛牙痛 野马蹄草 60 g，拦路蛇 30 g，煎汤饮并含漱。（1～3 方出自《广西中草药》）

4493 野木瓜果 yě mù guā guǒ （《福建药物志》）

【基原】 为木通科野木瓜属植物野木瓜 *Stauntonia chinensis* DC. 的果实。

【原植物】参见"野木瓜"条。

【采收加工】 8～10 月采摘，晒干或鲜用。

【成分】 含黄酮苷成分：皂草黄素（saponarin），6-羟基木犀草素-7-β-O-葡萄糖苷（6-hydroxyluteolin-7-β-O-glucoside）[1]。含新木脂素葡萄糖苷（yemuoside）[2]。

【功用主治】 敛肠益胃。主治急性胃肠炎。

【用法用量】 内服：煎汤，12～30 g。

【选方】 治胃、十二指肠溃疡 野木瓜 12 g，高良姜4.5 g，制香附 9 g，水煎服。（《福建药物志》）

4494 野木耳菜 yě mù ěr cài （《植物名实图考》）

【异名】 假茼蒿（《南宁市药物志》），冬风菜（《广西药用植物名录》），飞机菜（广州空军《常用中草药手册》），满天飞（《全国中草药汇编》）。

【基原】 为菊科三七草属植物野茼蒿的全草。又名：革命草（《海南植物志》）。

【原植物】 野茼蒿 *Gynura crepidioides* Benth.［*Crassocephalum crepidioides*（Benth.）S. Moore］

一年生草本，高 20～100 cm。茎光滑无毛，直立，有纵条纹。单叶互生；柄长 2～2.5 cm；叶片膜质，长圆状椭圆形，先端渐尖，基部楔形，边缘有不规则锯齿。头状花序，少数，在枝顶排成圆锥状；总苞圆柱形；总苞片 2 层，条状披针形，边缘膜质，先端有小束毛，基部有小苞片数枚；花全为两性，管状，粉红色，花冠先端 5 齿裂；花柱基部小球状。瘦果狭圆柱形，赤红色，有条纹，被毛；冠毛丰富，白色。花期夏季。

生于山坡荒地、路旁及沟谷杂草丛中。分布于福建、江西、湖南、广东、广西、四川、云南及西藏等地。

【采收加工】 6～7月采收，鲜用或晒干。

【药性】 微苦、辛，平。

1.《全国中草药汇编》："苦、微辛，平。"

2.《福建药物志》："微苦，凉。"

【功用主治】 清热解毒，调和脾胃。主治感冒，腹泻，痢疾，口腔炎，乳腺炎，消化不良。

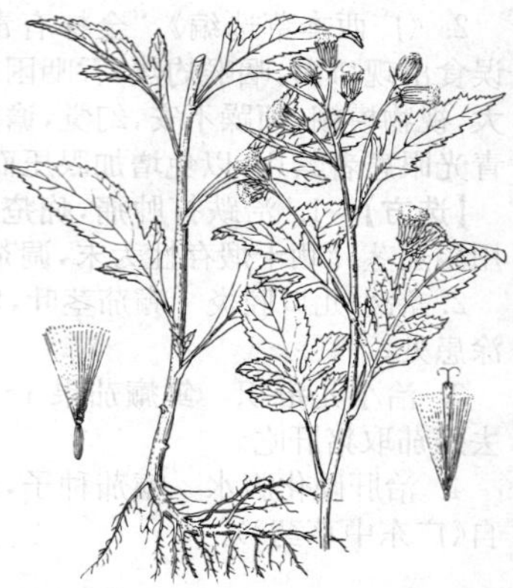

野茼蒿

1.《全国中草药汇编》："健脾消肿。主治消化不良，脾虚浮肿。"

2.《福建药物志》："清热解毒，健脾利湿。主治消化不良，坏血病，脚气病，水肿，腮腺炎，乳腺炎，痈疽疔毒。"

【用法用量】 内服：煎汤，30～60 g；或绞汁。外用：捣敷。

【选方】 治小儿腹泻 安南草、车前草各适量，水煎服。（《福建药物志》）

4495 野凤仙花 yě fèng xiān huā （《植物名实图考》）

【基原】 为凤仙花科凤仙花属植物野凤仙花的全草。

【原植物】 野凤仙花 *Impatiens textori* Miq.

多年生草本，高约 60 cm。根部肉质，发达；根茎块状，圆形或椭圆形。茎肉质，节处膨大，多分枝，绿色、紫红色，有毛。叶互生；叶片卵形、卵状椭圆形或椭圆状披针形，先端尖，基部圆形，下延，边缘有圆齿状锯齿，齿与齿间有极细的线形裂片。总状花序腋生；花梗基部有 1 斜卵形苞片；花大，黄色；萼片 2，绿色；旗瓣直立，翼瓣 2 裂，唇瓣囊状，基部延长成弯距；子房长圆状形。蒴果角果状，长纺锤形。花期 6～7 月。

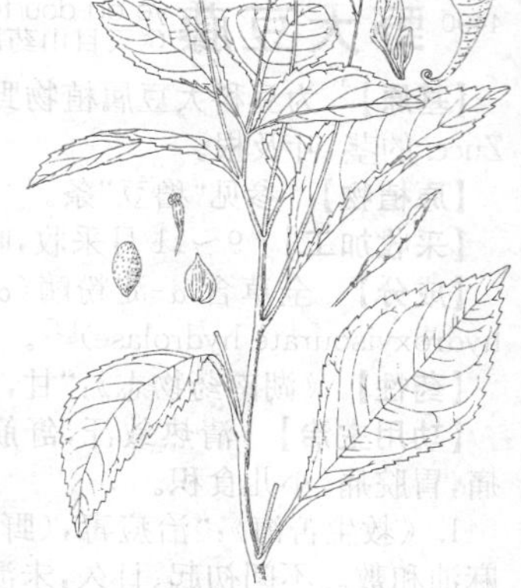

野凤仙花

生于山林、水洼及流水边潮湿处。分布于东北以至江西、四川等地。

本植物的块茎（霸王七）亦供药用，另设专条。

【采收加工】 7～10月采收，鲜用或晒干。

【成分】 全草含黄酮成分：大波斯菊苷（cosmosiin），木犀草素 7-O-葡萄糖苷(luteolin 7-O-glucoside)[1],木犀草素(luteolin),芹菜素(apigenin),金圣草(黄)素(chrysoeriol),金圣草素-7-葡萄糖苷(chrysoeriol-7-glucoside)[2],槲皮素(quercetin),山柰素(kaempferol),芹菜素-7-O-葡萄糖苷(apigenin-7-O-glucoside),金合欢素-7-O-β-D-葡萄糖苷(acacetin-7-O-β-D-glucoside)[3]。

【功用主治】 解毒敛疮。主治恶疮溃疡。

【用法用量】 外用:捣敷;或煎水洗。

【宜忌】 本品多外用,一般不作内服。

4496 野亚麻子 yě yà má zǐ (《内蒙古中草药》)

【异名】 野胡麻子(《内蒙古中草药》)。

【基原】 为亚麻科亚麻属植物野亚麻 *Linum stellarioides* Planch. 的种子。

【原植物】 参见"野亚麻"条。

【采收加工】 9～10 月果实成熟时采摘果实,搓出种子,晒干。

【药性】 《东北常用中草药手册》:"甘,平。"

【功用主治】 《内蒙古中草药》:"养血润燥,祛风解毒。主治血虚便秘,皮肤瘙痒,荨麻疹。"

【用法用量】 内服:煎汤,3～10 g。

【宜忌】 大便滑泄者慎服。

【选方】 1. 治过敏性皮炎,皮肤瘙痒 野胡麻子、白鲜皮、地肤子各 9 g,水煎服或煎汤外洗。

2. 治皮肤干燥起鳞屑 野胡麻子、当归各 90 g,紫草 30 g。做蜜丸,每服 9 g,每日 2 次,开水送服。(1、2 方出自《内蒙古中草药》)

4497 野芝麻花 yě zhī má huā (《东北药用植物志》)

【基原】 为唇形科野芝麻属植物野芝麻 *Lamium barbatum* Sieb. et Zucc. 的花。

【原植物】 参见"野芝麻"条。

【采收加工】 4～6 月采收,阴干。

【药性】 甘、辛,平。

【功用主治】 凉血活血。主治月经不调,赤白带下,小便不利。

1.《东北药用植物志》:"治白带及月经困难。"

2.《全国中草药汇编》:"主治子宫颈炎,小便不利。"

【用法用量】 内服:煎汤,10～25 g。

4498 野芝麻根 yě zhī má gēn (《浙江民间草药》)

【异名】 土蚕子根(《常用中草药配方》)。

【基原】 为唇形科野芝麻属植物野芝麻 *Lamium barbatum* Sieb. et Zucc. 的根。

【原植物】 参见"野芝麻"条。

【采收加工】 7～9 月采收,晒干或鲜用。

【成分】 地下部分含水苏糖(stachyose)及葡萄糖苷[1]。

【药性】 微甘,平。

【功用主治】 清肝利湿,活血消肿。主治眩晕,肝炎,咳嗽咯血,水肿,白带,疳积,痔疮,肿毒。

【用法用量】 内服:煎汤,9～15 g;研末,3～9 g。外用:鲜品捣敷。

【选方】 治小儿疳积 野芝麻根研末,3～9 g,蒸猪肉吃。(《贵州民间药物》)

4499 野西瓜苗 yě xī guā miáo (《救荒本草》)

【异名】 秃汉头(《救荒本草》),小秋葵、香铃草、打瓜花(《全国中草药汇编》),灯笼花、尖炮草(《云南植物志》)。

【基原】 为锦葵科木槿属植物野西瓜苗的全草或根。

【原植物】 野西瓜苗 *Hibiscus trionum* L.

一年生草本,高 25～70 cm,全株被星状粗硬毛或星状柔毛。茎直立或平卧,柔软。叶 2 型;柄长 2～4 cm;托叶线形;下部的叶圆形,不分裂,上部的叶掌状,3～5 深裂。花单生于叶腋;小苞片 12,线形;花萼钟形,淡绿色,裂片 5,膜质,三角形,具纵向紫色条纹;花淡黄色,内面基部紫色,花瓣 5,倒卵形;雄蕊花丝纤细,花药黄色;子房 5 室,花柱 5,无毛。蒴果长圆状球形,果爿 5,果皮薄,黑色。种子肾形,黑色,具腺状突起。花期 7～10 月。

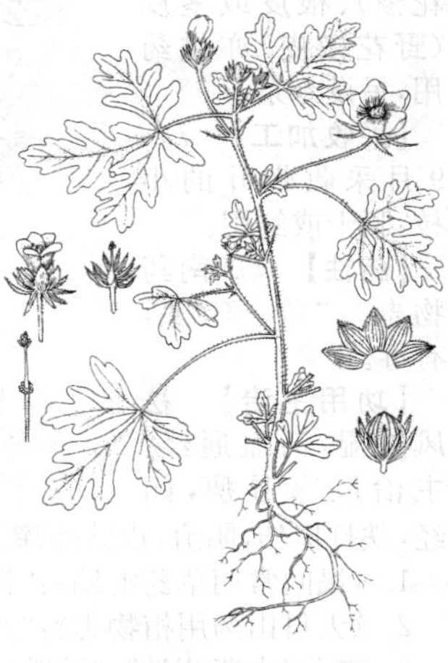

野西瓜苗

生于平原、山野、丘陵或田埂。分布于全国各地。

本植物的种子(野西瓜苗子)亦供药用,另设专条。

【采收加工】 7～10 月采收,晒干。

【药性】 《东北常用中草药手册》:"甘,寒。"

【功用主治】 清热解毒,利咽止咳。主治咽喉肿痛,咳嗽,泻痢,疮毒,烫伤。

1.《救荒本草》:"捣敷疮肿,拔毒。"

2.《贵州草药》:"疏风止咳,解毒,生肌。"

3.《青岛中草药手册》:"清热解毒,止咳,祛湿。主治伤风感冒,咽喉痛,咳嗽,关节炎,烫、火伤等。"

4.《长白山植物药志》:"治急性支气管炎咳嗽,急性风湿性关节炎,肠炎,痢疾。"

【用法用量】 内服:煎汤,15～30 g,鲜品 30～60 g。外用:鲜品捣敷;或干品研末油调涂。

【选方】 1. 治风热咳嗽 小秋葵根 15 g,白糖 9 g,煎水服。(《贵州草药》)

2. 治烫火伤 野西瓜苗研末香油调,外敷烫伤处。(《青岛中草药手册》)

4500 野花椒叶 yě huā jiāo yè (《泉州本草》)

【异名】 花椒叶、麻醉根叶(《江苏药材志》)。

【基原】 为芸香科花椒属植物野花椒的叶。

【原植物】 野花椒 *Zanthoxylum simulans* Hance [*Z. setosum* Hemsl.]

灌木,高 1～2 m。树枝通常有皮刺及白色皮孔。奇数羽状复叶互生,厚纸质;叶轴边缘有狭翅和长短不等的皮刺;顶生小叶具柄;小叶片 5～11,卵圆形,先端急尖或钝,基部宽楔形或近圆形,两侧略不对称,边缘有细钝锯齿。聚伞状圆锥花序顶生;花单性;雄花雄蕊5～7;雌花心皮 2～3,背缝具腺点 1 颗,花柱外弯,柱头略成钝三角形。蓇葖果 1～2,红色至紫红色。种子近球形,黑色光亮。花期 3～5 月,果期6～8月。

生于海拔500 m以下的灌丛中，亦有栽培。分布于华东及河北、辽宁、河南、湖北、湖南、广东、贵州等地。

本植物的果实（野花椒）、根皮或茎皮（野花椒皮）亦供药用，另设专条。

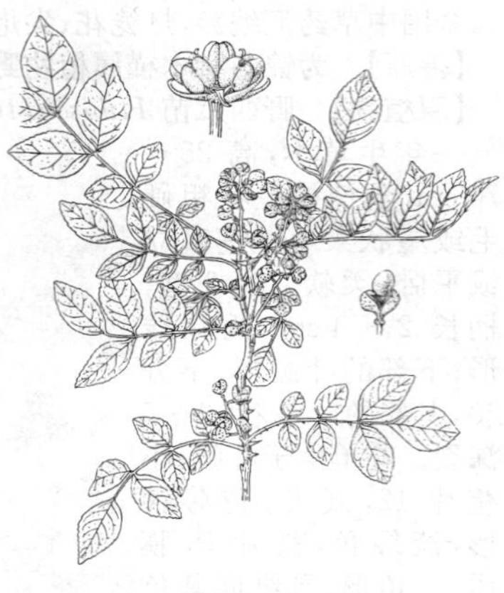

野 花 椒

【采收加工】 7～9月采收带叶的小枝，晒干或鲜用。

【药性】 《湖南药物志》："苦、辛，热，有毒。"

【功用主治】 祛风除湿，活血通经。主治风寒湿痹，闭经，跌打损伤，阴疽，皮肤瘙痒。

1.《民间常用草药汇编》："根、叶：祛风，洗皮肤疮痒。"

2.《天目山药用植物志》："芳香健胃。"

3. 南药《中草药学》："治跌打损伤。"

【用法用量】 内服：煎汤，9～15 g；或泡酒。外用：鲜叶捣敷。

【选方】 1. 治风湿痛　鲜野花椒叶30 g，鲜白芙蓉叶、鲜艾叶各15 g，生姜30 g，麻油120 ml。合锅内炸至各药焦黑为度，去药取油。擦患处，以愈为度。

2. 治妇女经闭　野花椒叶干末泡酒服，每次6 g。

3. 治咯血、吐血　野花椒叶，烧灰为末，每次3 g，童便送服。（1～3方出自《泉州本草》）

4501 野花椒皮 yě huā jiāo pí（《天目山药用植物志》）

【基原】 为芸香科花椒属植物野花椒 *Zanthoxylum simulans* Hance的根皮或茎皮。

【原植物】 参见"野花椒叶"条。

【采收加工】 5～10月剥皮，鲜用或晒干。

【成分】 根含生物碱茵芋碱（skimmianine），加锡弥罗果碱（edulinine），左旋-7-去羟基日巴里尼定（ribalinine），阿瑞罗甫碱（araliopsine）[1]。根皮含二氢白屈菜红碱（dihydrochelerythrine），氧化白屈菜红碱（oxychelerythrine），N-乙酰基番荔枝碱（N-acetylanonaine），茵芋碱（skimmianine），γ-崖椒碱（γ-fagarine），白屈菜红碱（chelerythrine），木兰花碱（magnoflorine），8-甲氧基-N-甲基二甲吡喃并喹啉酮（8-methoxy-N-methylflindersine）和木脂素芝麻素（sesamine），还含β-谷甾醇（β-sitosterol）[2]。

【药理】 1. 对横纹肌的作用　野花椒水溶性生物碱1 mg/ml以2 ml/min给家兔静注，发现家兔垂头现象的平均用药量为10.86 mg/kg。这种作用可逆，并可被新斯的明对抗。9.4 mg/kg给犬注射，可见明显肌松作用。雏鸡肌注可先见痉挛性麻醉，2 min后呈松弛性麻痹。15～20 mg/kg静注，可使家兔胫前神经-胫前肌收缩减弱，主要是神经肌肉接点被阻断，此作用亦可被新斯的明阻断。0.05～0.1 mg野花椒所提取的"D水"部分对未孕大鼠离体子宫有一定兴奋作用，0.015～0.1 mg对家兔离体肠管有张力增加并产生节律性收缩的作用[1]。

2. 其他作用　水溶性生物碱10 mg/kg静注可使麻醉犬血压迅速下降，1 min后心电图有频发性早搏，30 min后逐渐恢复。非水溶性部分有提高痛阈作用[1]。

毒性　水溶性生物碱给小鼠腹腔注射，以简化机率法测得LD_{50}为19.85 mg/kg；静脉注射，以序贯法测得LD_{50}为3.61 mg/kg。家兔连续静注3次，心、肝、肾可见轻度混浊和脂肪变，对肝肾功能无明显影响[1]。

【药性】 《湖南药物志》："苦、辛，热，有毒。"

【功用主治】 祛风除湿，散寒止痛，解毒。主治风寒湿痹，筋骨麻木，脘腹冷痛，吐泻，牙痛，皮肤疮疡，毒蛇咬伤。

1.《民间常用草药汇编》："祛风，洗皮肤疮疡。"

2.《中国药用植物图鉴》："果实及根：散寒除湿，健胃，驱虫，止泻。治蛇咬伤及胃肠病。"

3.《天目山药用植物志》："治积劳损伤，胸腹酸痛麻木。"

4.《全国中草药汇编》："祛风湿，止痛。主治胃寒腹痛，牙痛，风寒痹痛。"

【用法用量】 内服：煎汤，6～9 g；或研末，2～3 g。外用：煎水洗或含漱；或研末调敷，或鲜品捣敷。

【选方】 1. 治胃痛，风湿性关节炎　野花椒根3～9 g，水煎服。（南药《中草药学》）

2. 治积劳损伤，胸腹酸痛麻木　野花椒鲜根90 g，水煎，兑黄酒红糖，早晚饭前各服1次。忌酸辣、芥菜、萝卜等。

3. 治上吐下泻　野花椒根皮，研细末，每次2～3 g，温开水送服。（2、3方出自江西《草药手册》）

4. 治牙痛　野花椒根皮，煎水含漱或研末擦。（《湖南药物志》）

5. 治毒蛇咬伤　野花椒根60～90 g，水煎2次，分2～3次服，每日1剂。并用野花椒根（去芯）适量，捣烂，加烧酒少许调匀，敷患处，每日换药1～2次。（江西《草药手册》）

4502 野杜仲果 yě dù zhòng guǒ（《全国中草药汇编》）

【基原】 为卫矛科卫矛属植物大花卫矛 *Euonymus grandiflorus* Wall. 和肉花卫矛 *E. carnosus* Hemsl. 的果实。

【原植物】 参见"野杜仲"条。

【采收加工】 果熟后采收，晒干。

【成分】 含三萜成分：3β-无羁萜醇（friedelin-3β-ol），无羁萜酮（friedelin），卫矛醇（dulcitol）[1]，蒲公英赛酮（taraxaerone），2，3-二羟基-12-齐墩果烯（2，3-dihydroxyolean-12-ene）[2]。另含蜡酸（cerotic acid），蓖麻酸甲酯（methyl ester of ricinoleic acid），脂肪酸（fatty acid）[2]，杜仲胶（gutta percha）[1]。

【功用主治】 清肠解毒。主治痢疾初起，腹痛后重。

《天目山药用植物志》："治痢疾初起腹痛。"

【用法用量】 内服：煎汤，10～20 g。

4503 野牡丹子 yě mǔ dān zǐ（《陆川本草》）

【异名】 豹牙郎子（《陆川本草》）。

【基原】 为野牡丹科野牡丹属植物野牡丹 *Melastoma candidum* D. Don的果实或种子。

【原植物】 参见"野牡丹"条。

【采收加工】 9～10月果实成熟时采收，晒干。

【药性】 苦，平。

【功用主治】 活血止血，通经下乳。主治崩漏，痛经，经闭，难产，产后腹痛，乳汁不通。

【用法用量】 内服：煎汤，6～15 g；或研末泡酒。

【宜忌】 孕妇禁服。

【选方】 1. 治子宫出血 豹牙郎子 15 g，炒黑煎服。(《陆川本草》)

2. 治妇人经闭或难产 野牡丹种子研末，每次 9 g，泡酒服。(《泉州本草》)

3. 治乳汁稀少 干野牡丹果实 15 g，或加穿山甲 9 g，通草 6 g，猪脚 1 节，水炖服。(《福建中草药》)

4504 野牡丹根 yě mǔ dān gēn (《陆川本草》)

【异名】 王不留(《泉州本草》)，痢疾罐(《贵州草药》)。

【基原】 为野牡丹科野牡丹属植物野牡丹 *Melastoma candidum* D. Don 的根。

【原植物】 参见"野牡丹"条。

【采收加工】 9～11 月采挖，切片晒干或鲜用。

【药性】 酸，涩，平。

1.《四川中药志》1979 年版："甘、酸、涩，平。"

2.《福建药物志》："微酸，微温。"

【功用主治】 清热利湿，活血止血。主治泄泻，痢疾，便血，衄血，月经不调，风湿痹痛，头痛，跌打损伤。

1.《贵州民间方药集》："收敛，止痛。治肠风下血，吐血，衄血。"

2.《四川中药志》1979 年版："清热利湿，消肿止痛，止血散瘀。用于肠炎、痢疾、肝炎、衄血、便血、子宫颈炎、阴道炎等。"

3.《福建药物志》："疏肝理气。主治头痛，偏头痛，风湿痹痛，哮喘，肠炎，肝炎，疝气，乳腺炎，月经不调，产后风，跌打损伤，创伤出血。"

【用法用量】 内服：煎汤，15～30 g；研末或泡酒。外用：捣敷或研末敷。

【宜忌】 孕妇慎服。

【选方】 1. 治风热泄泻 猪𪠑稔根 60 g，酸味子根45 g，盐泡根 45 g；腹痛加救必应 30 g，熊胆草 15 g，水煎服。(《新会草药》)

2. 治鼻血，便血，痢疾 痢疾罐 30 g，炒砂糖少许，煨水服。(《贵州草药》)

3. 治风湿性关节炎 野牡丹根 60 g，夏枯草 15 g，酒 60 g，炖，分 2 次服。(福州军区《中草药手册》)

4. 治跌打损伤，瘀血作痛 野牡丹根 60 g，浸酒 500 g，每次服 1 小杯(约 30 g)。(《泉州本草》)

5. 治经闭 痢疾罐、花脸荞各等量，研末，每次 3 g，白酒吞服。(《贵州草药》)

6. 治乳汁不下或乳少 野牡丹根 9 g，合黄花鱼 1 条炖服；或再加穿山甲 9～15 g 力更大。

7. 治小便癃闭而痛难忍 野牡丹鲜根 60 g，煎汤泡蜂蜜服。体虚者剂量应减为 30 g 以下。

8. 治疔毒初起 干王不留为末，每 30 g 合蟾酥末 1.5 g，叠为丸服，每次 1.8～2.1 g。(6～8 方出自《泉州本草》)

4505 野厚朴花 yě hòu pò huā (《云南中草药》)

【异名】 野玉兰花(《昆明民间常用草药》)。

【基原】 为木兰科木兰属植物山玉兰 *Magnolia delavayi* Franch. 的花。

【原植物】 参见"野厚朴"条。

【采收加工】 4～6 月采摘，晒干。

【药性】 苦、辛，寒。

1.《云南中草药》："苦、辛、涩，寒。"

2.《全国中草药汇编》："苦、辛，平。"

【功用主治】 清热，止咳，利尿。主治肺炎，支气管炎，鼻炎，泌尿道炎症。

1.《云南中草药》："清热解毒，镇咳利水。主治鼻炎，肺炎，支气管炎，咳嗽，泌尿道炎。"

2.《全国中草药汇编》："宣肺止咳。主治鼻炎，鼻窦炎，支气管炎，咳嗽。"

【用法用量】 内服：煎汤，9～15 g。

【选方】 1. 治脑漏、鼻炎 野玉兰花、辛夷花各适量，泡开水饮。

2. 治小便黄赤、烦热不宁 野玉兰花适量，泡开水饮。(1、2 方出自《昆明民间常用草药》)

4506 野鸦椿子 yě yā chūn zǐ (《四川中药志》)

【异名】 鸡眼睛(《四川中药志》)，鸡肫子(《福建药物志》)，乌眼睛(《浙江药用植物志》)，开口椒、鸡肾果(《广西药用植物名录》)。

【基原】 为省沽油科野鸦椿属植物野鸦椿的果实或种子。

【原植物】 野鸦椿 *Euscaphis japonica* (Thunb.) Dippel [*Sambucus japonica* Thunb.] 又名：鸡矢柴、夜夜椿(《湖北中草药志》)，鸡肫柴(《浙江药用植物志》)，鸡肾树(《广西药用植物名录》)。

落叶小乔木或灌木，高 2～8 m。茎皮灰褐色，具纵纹。枝叶揉破后发出恶臭气味。叶对生；奇数羽状复叶，小叶 5～9，长卵形或椭圆形，先端渐尖，基部钝圆，边缘具疏短锯齿，齿尖有腺体；侧脉 8～11，有微柔毛。花两性，圆锥花序顶生，花多，较密集，黄白色；萼片与花瓣均 5，椭圆形，萼片宿成；花盘盘状，心皮 3，分离；雄蕊 5，花丝扁平；雌蕊 3；子房卵形。种子近圆形，假种皮肉质，黑色，有光泽。花期 5～6 月，果期 8～9 月。

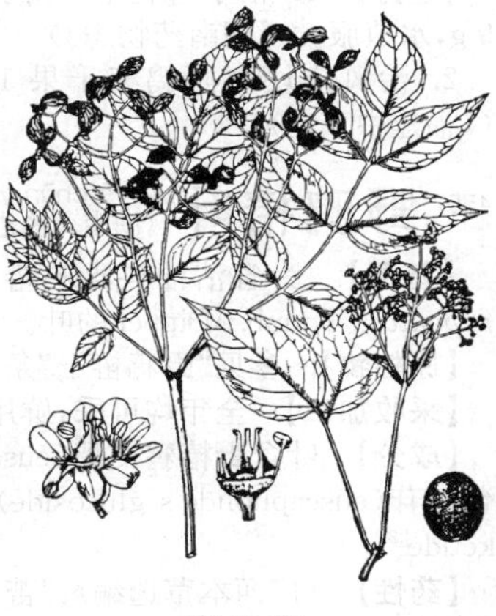

野鸦椿

生于山坡、山谷、河边的丛林或灌丛中，亦有栽培。分布于华东、中南、西南及山西、台湾等地。

本植物的根(野鸦椿根)、花(野鸦椿花)、叶(野鸦椿叶)、茎皮(野鸦椿皮)亦供药用，另设专条。

【栽培】 生物学特性 喜温暖湿润的气候。生长适温 25～30 ℃。幼苗期要求半阴半阳的环境，成龄后，需充足阳光，以土层深厚、质地疏松、排水良好的砂质壤土为好。

繁殖方法 种子繁殖。秋末果实成熟，种子呈黑色时采收，晾干，置通风处贮藏。翌年 3 月播种，选择半阴半阳处作苗床，开沟点播，沟距 30 cm，种子粒距 5 cm，覆盖细土 3 cm，浇水保湿。当苗高 40 cm 左右时定植。按行株距 300 cm×300 cm 挖坑,每坑栽 1 株。栽后压紧,浇足定根水。

田间管理　定植后至成林前,每年中耕除草 3～4 次。第一、第二年可间种豆类农作物,3 年以后,每年中耕除草 2～3 次,并施追肥。

病虫害防治　虫害有红蜡介壳虫,为害嫩芽幼茎。

【采收加工】 9～10 月采收成熟果实或种子,晒干。

【成分】 果含异槲皮苷(isoquercitrin),矢车菊素-3-木糖-葡萄糖苷(cyanidin-3-xylosyl-glucoside),紫云英苷(astragalin),山柰酚-3-葡萄糖苷(kaempferol-3-glucoside),槲皮素-3-葡萄糖苷(quercetin-3-glucoside)[1,2]。

【药性】 辛、微苦,温。

1.《四川中药志》1960 年版:"性微温,味苦,无毒。"

2.《广西本草选编》:"味甘、辛,微苦。"

【功用主治】 祛风散寒,行气散结。主治偏头痛,胃痛,寒疝疼痛,痢疾,脱肛,月经不调,子宫下垂,睾丸肿痛。

1.《湖南药物志》:"达表,散寒行气,利湿祛风,软坚消积。主治月经过多,小腹坠胀,寒疝,睾丸肿痛,子宫脱垂。"

2.《贵州草药》:"理气,发散,去翳,消肿。治眼起白膜,小儿肾囊肿大。"

3.《安徽中草药》:"行气活血,祛风利湿。治偏头痛,外伤肿痛,筋骨疼痛,痢疾,月经过多或血崩。"

4.《福建药物志》:"解毒,行气,镇痛。治头痛,眩晕,感冒,荨麻疹,漆过敏,疝气。"

【用法用量】 内服:煎汤,9～15 g;或泡酒。

【选方】 1. 治子宫脱垂　野鸦椿子 6 g,杜仲 9 g,续断 9 g,水煎服。(《湖南药物志》)

2. 治风疹块　野鸦椿干果 15 g,红枣 30 g,水煎服。(《福建中草药》)

4507 野鸦椿叶 yě yā chūn yè (《湖南药物志》)

【基原】 为省沽油科野鸦椿属植物野鸦椿 *Euscaphis japonica*(Thunb.)Dippel 的叶。

【原植物】 参见"野鸦椿子"条。

【采收加工】 全年均可采,鲜用或晒干。

【成分】 叶含野椿鸦交酯(euscapholide),野椿鸦酯的葡萄糖苷(euscapholide's glucoside)[1],megastsgmane,tetraketide[2]。

【药性】《广西本草选编》:"苦,微辛,微温。"

【功用主治】《湖南药物志》:"治妇女阴痒。"

【用法用量】 外用:煎汤洗。

4508 野鸦椿皮 yě yā chūn pí (《贵州民间药物》)

【异名】 鸡眼睛皮(《贵州民间药物》)。

【基原】 为省沽油科野鸦椿属植物野鸦椿 *Euscaphis japonica*(Thunb.)Dippel 的茎皮。

【原植物】 参见"野鸦椿子"条。

【采收加工】 全年可采,剥取茎皮,晒干。

【药性】《贵州民间药物》:"性温,味辛,有腥臭。"

【功用主治】《贵州民间药物》:"理气,发散。治眼起白膜,小儿水痘及走子(疝气)。"

【用法用量】 内服:煎汤,9～15 g。外用:煎汤洗。

【选方】 治小儿水痘,天花　鸡眼睛皮 15 g,煎水。再将阎王刺的钻木虫(又叫催工虫),焙干研细,以煎成药液冲服,每次 1～1.5 g。(《贵州民间药物》)

4509 野鸦椿花 yě yā chūn huā (《福建民间草药》)

【异名】 鸟腱花(《台湾药用植物志》)。

【基原】 为省沽油科野鸦椿属植物野鸦椿 *Euscaphis japonica*(Thunb.)Dippel 的花。

【原植物】 参见"野鸦椿子"条。

【采收加工】 5～6 月采收,晾干。

【药性】 甘,平。

【功用主治】 祛风止痛。主治头痛,眩晕。

【用法用量】 内服:煎汤,10～15 g。外用:研成细末撒敷。

【选方】 治头痛、眩晕　野鸦椿花 15 g,鸡蛋 1 只,水煎,食蛋喝汤。(《安徽中草药》)

4510 野鸦椿根 yě yā chūn gēn (《中国药用植物志》)

【异名】 花臭木(贵州)。

【基原】 为省沽油科野鸦椿属植物野鸦椿 *Euscaphis japonica*(Thunb.)Dippel 的根或根皮。

【原植物】 参见"野鸦椿子"条。

【采收加工】 9～10 月挖根,切片,鲜用或晒干,或剥取根皮用。

【药性】 味苦、微辛,性平。

1.《广西本草选编》:"味苦、微辛,性微温。"

2.《福建药物志》:"微苦、甘,平。"

【功用主治】 祛风解表,清热利湿。主治外感头痛,风湿腰痛,痢疾,泄泻,跌打损伤。

1.《中国药用植物志》:"根的内皮可治痢治泻,又治各种炎症。"

2.《全国中草药汇编》:"解表,清热,利湿。治感冒头痛,痢疾,肠炎。"

3.《福建药物志》:"祛风,利湿。治风湿腰痛,胃痛,产后风。"

【用法用量】 内服:煎汤,9～15 g,鲜品 30～60 g;或浸酒。外用:捣敷;或煎汤熏洗。

【选方】 1. 治外伤肿痛　鲜野鸦椿根皮和酒捣烂,烘热敷患处。

2. 治妇女血崩　野鸦椿根 120 g,桂圆 30 g,水煎服。(1、2 方出自《天目山药用植物志》)

4511 野核桃仁 yě hé táo rén (《天目山药用植物志》)

【基原】 为胡桃科胡桃属植物野核桃的种仁。

【原植物】 野核桃 *Juglans cathayensis* Dode [*J. draconis* Dode]　又名:野胡桃(《经济植物手册》),麻核桃(《秦岭植物志》)。

落叶乔木,高达 12～25 m。树皮浅纵裂,灰褐色。小枝被腺毛及星状毛;顶芽裸露,密生黄褐色毛。奇数羽状复叶,互生;小叶 9～17 枚,卵形或卵状长椭圆形,硬纸质,先端渐尖,基部斜圆形或近心形,边缘具细锯齿,两面有星状毛和腺毛。花单生,雌雄同株;雄葇荑花序下垂,雄花有花被 4,雄蕊 10～14,无花丝,花药 2 室;雌花序穗状;有雌花 5～10 朵,花被 4 裂,子房下位,花柱短,柱头 2 裂呈绒毛状,暗红色。核果卵形,有 6～8 条纵棱。种子小。花期4～

5月，果期8～10月。

生于海拔300～1 200 m的向阳山坡杂木林内或溪谷两旁土壤肥沃湿润处。分布于华东、西南及山西、湖北、湖南、广西、陕西、甘肃等地。

本植物的种仁的脂肪油（野核桃油）亦供药用，另设专条。

【采收加工】 10月果实成熟时采收，堆积6～7 d，待果皮霉烂后，擦去果皮，洗净，晒至半干，再击碎果核，拣取种仁，晒干。

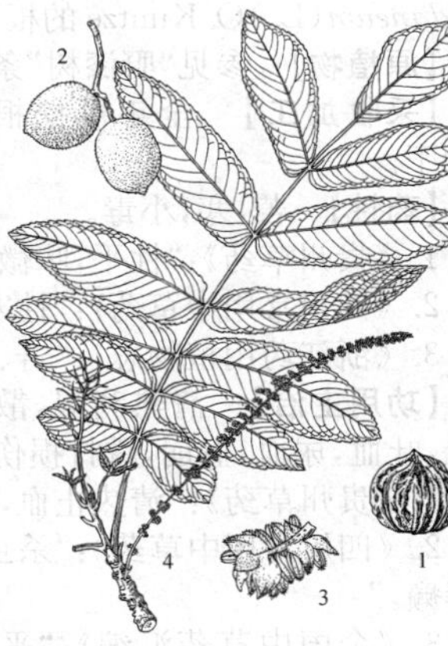

野核桃

【成分】 种仁含油40%～50%，蛋白质15%～20%，糖类和维生素A、B、C等。树皮及外果皮含大量鞣质[1]。

【药理】 抗尿石形成作用 采用草酰胺尿石模型证实，核桃仁具有减缓大鼠草酰胺尿石形成作用[1]。

【药性】 甘，温。归肺、肾、大肠经。

【功用主治】《天目山药用植物志》："功能补养气血，润燥化痰，益命门，利三焦，温肺润肠。治虚寒咳嗽，下肢酸痛。"

【用法用量】 内服：煎汤，30～50 g；或捣碎嚼10～30 g；或捣烂冲酒。外用：捣烂，涂搽。

【选方】 治腰痛 野核桃仁（炒熟）150～180 g，捣烂，冲酒服。（《天目山药用植物志》）

4512 野核桃油 yě hé táo yóu （《天目山药用植物志》）

【基原】 为胡桃科胡桃属植物野核桃 *Juglans cathayensis* Dode种仁的脂肪油。

【原植物】 参见"野核桃仁"条。

【采收加工】 除去果壳，取仁榨油。

【功用主治】《天目山药用植物志》："为缓下剂，能驱除绦虫；外用治皮肤疥癣，冻疮，腋臭。"

【用法用量】 内服：3～5 ml，温开水送。外用：涂搽。

4513 野猪外肾 yě zhū wài shèn （《日华子》）

【基原】 为猪科猪属动物雄性野猪 *Sus scrofa* Linnaeus的睾丸。

【原动物】 参见"野猪胆"条。

【采收加工】 常年均可捕捉，捕杀后，取睾丸，阴干。

【功用主治】《日华子》："治崩中带下，并肠风泻血及血痢。"

【用法用量】 内服：烧存性，研末，3～9 g。

4514 野猪头骨 yě zhū tóu gǔ （《纲目》）

【基原】 为猪科猪属动物野猪 *Sus scrofa* Linnaeus的头骨。

【原动物】 参见"野猪胆"条。

【采收加工】 常年均可捕捉，捕杀后，取头骨，烘干研末。

【药性】 咸，平。

【功用主治】 截疟，利水。主治疟疾，水肿。

1.《纲目》："治邪疟。"

2.《青藏高原药物图鉴》："治水肿。"

【用法用量】 内服：煎汤，100～500 g，或烧成炭研末，冲服。

4515 野绿麻根 yě lǜ má gēn （《浙江中医杂志》）

【异名】 牡丹三七、华艾麻草（《天目山药用植物志》），红禾麻根（《贵州草药》），铁秤砣（《全国中草药汇编》），红火麻（《湖北中草药志》）。

【基原】 为荨麻科艾麻属植物珠芽艾麻的根。

【原植物】 珠芽艾麻 *Laportea bulbifera*（Sieb. et Zucc.）Wedd.［*L. terminalis* Wight；*L. sinensis* C. H. Wright；*L. bulbifera* Wedd. var. *sinensis* Chien］ 又名：零余子荨麻（《中国植物图鉴》），华中艾麻（《中国高等植物图鉴》），麻风草（《广西药用植物名录》）。

多年生草本，高达80 cm，全株疏生螫毛。根纺锤形。茎具棱。单叶互生；柄长3～6 cm；叶片卵形或椭圆形，先端短渐尖，基部宽楔形或圆形，叶缘有圆齿状锯齿。雌雄同株，雌雄花均成圆锥花序；雄花序腋生；雄花被4～5裂，白色；雌花序顶生，雌花被4全裂，不相等，淡绿色，内侧2片，花后增大；子房初直立，后斜生，柱头线形。瘦果圆倒卵形，扁平。花期7～8月，果期8～10月。

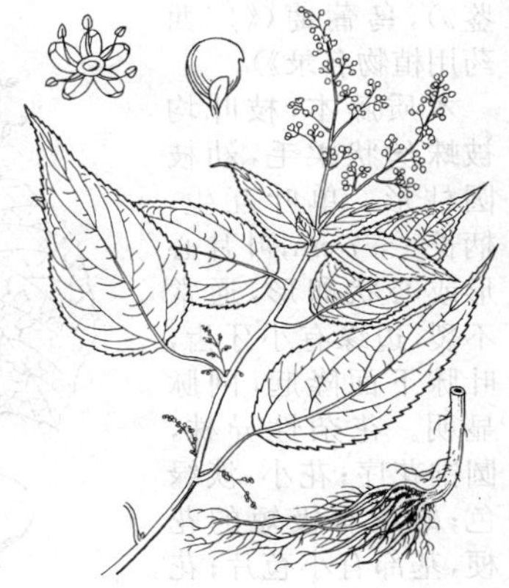
珠芽艾麻

生于山地林下或林边山谷。分布于东北、西南及江苏、浙江、安徽、江西、河南、湖北、西藏、陕西、甘肃等地。

本植物的全草（野绿麻）亦供药用，另设专条。

【采收加工】 9～10月采挖根部，晒干。

【药材】 野绿麻根 *Radix Laporteae bulbiferae* 产于浙江、安徽、湖北、贵州等地。

性状 根茎连接成团块状，大小不等，灰棕色或棕褐色，上面有多数茎的残基和孔洞。根簇生于根茎周围，呈长圆锥形或细长纺锤形，扭曲，长6～20 cm，直径3～6 mm。表面灰棕色至红棕色，具细纵皱纹，有纤细的须根或须根痕。质坚硬，不易折断，断面纤维性，浅红棕色。气微，味微苦、涩。

【药性】 辛，温。

1.《贵州草药》："辛，温。"

2.《湖北中草药志》："苦，温，有小毒。"

【功用主治】 祛风除湿，活血止痛。主治风湿痹痛，肢体麻木，跌打损伤，骨折疼痛，月经不调，劳伤乏力，肾炎水肿。

1.《贵州草药》："祛风，除湿，活血。"

2.《全国中草药汇编》："主治风湿关节痛，皮肤瘙痒，月经不调。"

【用法用量】 内服：煎汤，9～15 g，鲜品30 g；或浸酒。

外用:煎水洗。

【选方】 1. 治风湿关节痛　红禾麻根 30 g,红五加皮 9 g,泡酒服。(《贵州草药》)

2. 治跌打损伤　珠芽艾麻干根研粉,睡前酒送服 6 g。(《湖南药物志》)

3. 治荨麻疹　红火麻 6～9 g,水煎服;小儿酌减。

4. 治体虚浮肿　红火麻根 9～15 g,猪肉 250 g,炖熟,汤肉同服,每日 1 次,连服 2～3 d。(3、4 方出自《湖北中草药志》)

5. 治劳伤乏力　华中艾麻根研粉,每次 6 g,睡前黄酒送服,每日 1 次。(《浙江药用植物志》)

4516 野葡萄根 yě pú táo gēn (《新医药通讯》)

【基原】 为葡萄科葡萄属植物网脉葡萄的根。

【原植物】 网脉葡萄 *Vitis wilsonae* Veitch [*Vitis reticulata* Gagnep.] 又名:大叶山天萝(《中国高等植物图鉴》),乌葡萄(《广西药用植物名录》)。

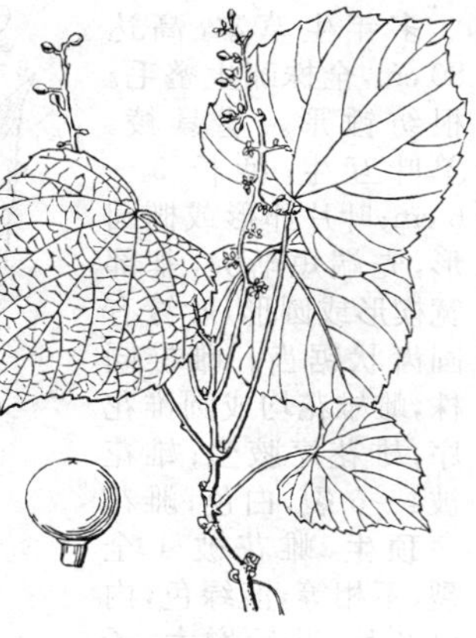
网脉葡萄

木质藤本,枝叶均被蛛丝状柔毛,幼枝圆柱形。单叶互生;柄长 4～7 cm;叶片心形或心状卵形,通常不裂,边缘有小牙齿,叶脉下面隆起,网脉显明。花杂性异株,圆锥花序;花小,淡绿色;雄花有极短的花梗,基部有小苞片;花萼盘状,全缘;花瓣 5～6,顶部黏合成帽状脱落;雄蕊 5～6;两性花子房有短柱头;雄蕊 5,比子房略长。浆果球形,熟时蓝黑色,有白粉。花期 5 月,果期6～7 月。

生于海拔 800～1 200 m 的山谷、山坡灌丛中。分布于西南及浙江、安徽、湖北、湖南、广西等地。

【采收加工】 9～12 月采挖,切片,鲜用或晒干。

【功用主治】 清热解毒。主治痈疽疔疮,慢性骨髓炎。

【用量用法】 外用:捣敷。

【选方】 治痈疽、发背初期未成脓者　鲜板蓝根 20 g,鲜号筒杆根 20 g,鲜野葡萄根 20 g。将上药分别除去根中木质部分后,共捣如泥,外敷患处。(《中国民间单验方》)

【临床报道】 治疗慢性骨髓炎　用野葡萄根 500 g,洗净,剥去表皮,抽掉根心,取其肉皮捣烂如泥状(忌用铁器),再加入 4 个鸡蛋的蛋清及麻油 60 g,酒(或 95%乙醇)15 g,调匀成膏,夏季酌加防腐剂。用时将膏涂在消毒棉垫上,敷于患处,用绷带固定,每日换药 1 次,直至痊愈为止。如有瘘管,可配合药捻引流脓液。一般疗程在 1～2 月。对年老、体弱、病程较长的患者,应配合补益气血药内服;如患处无红肿及热感,自觉深部酸痛,单用此膏外敷效果不明显者,可同时内服中药阳和汤,以促使深部脓肿破溃,敷药始能发挥其作用。共治疗骨髓炎患者 35 例,痊愈 18 例,显效 2 例[1]。

4517 野漆树根 yě qī shù gēn (《四川常用中草药》)

【异名】 林背子(《贵州草药》)。

【基原】 为漆树科漆树属植物野漆 *Toxicodendron succedaneum*(L.)O. Kuntze 的根或根皮。

【原植物】 参见"野漆树"条。

【采收加工】 全年可挖根,或剥取根皮,鲜用或切片晒干。

【药性】 苦,寒,小毒。

1.《贵州草药》:"性平,味微酸涩。"

2.《四川常用中草药》:"性寒,味苦,有小毒。"

3.《浙江药用植物志》:"苦、涩,温。"

【功用主治】 清热利湿,散瘀止血。主治湿热疮毒,咳血,吐血,尿血,血崩,跌打损伤,毒蛇咬伤。

1.《贵州草药》:"清热止血,利水通淋。"

2.《四川常用中草药》:"杀虫,解毒。治湿热疮毒,虫疮,癣癞。"

3.《全国中草药汇编》:"平喘,解毒,散瘀消肿,止痛止血。主治哮喘,急、慢性肝炎,胃痛,跌打损伤;外用治骨折、创伤出血。"

4.《浙江药用植物志》:"散瘀消肿,止血,解毒。主治肺结核咳血,溃疡病出血,毒蛇咬伤。"

【用法用量】 内服:煎汤,15～30 g。外用:鲜品捣敷或干品研末调敷。

【宜忌】 对漆过敏者慎用。

【选方】 1. 治小便出血　林背子 15 g,煨水冲苦竹水 15 g服。

2. 治崩、带　林背子 30 g,煨甜酒水服。(1、2 方出自《贵州草药》)

3. 治刀伤出血　(野漆树)鲜根皮或根皮适量,加白糖捣烂,包敷伤口。(《浙江药用植物志》)

4. 治头部痈毒溃烂　(野漆树)根皮去栓皮,炙炭研末,猪油调敷;未溃者用根皮加盐卤捣烂外敷,每日换 2 次。(《天目山药用植物志》)

4518 野樱桃核 yě yīng táo hé (《西藏常用中草药》)

【基原】 为蔷薇科樱桃属植物四川樱桃 *Cerasus szechuanica*(Batal.)Yü et Li 和细齿樱桃 *C. serrula*(Franch.)Yü et Li 的果核。

【原植物】 参见"野樱桃"条。

【采收加工】 7～8 月采摘成熟的果实,除去果肉,取核洗净,晒干生用。

【药性】 辛,平。

1.《宁夏中草药手册》:"酸,温。"

2.《西藏常用中草药手册》:"性平,味辛。"

【功用主治】 《西藏常用中草药手册》:"清肺热,透托斑疹。治麻疹不易透发。"

【用法用量】 内服:煎汤,3～10 g。

【选方】 治麻疹初起,疹出不透　樱桃核 9 g,芫荽 6 g,水煎服。(《宁夏中草药手册》)

4519 野樱桃根 yě yīng táo gēn (《宁夏中草药手册》)

【基原】 为蔷薇科樱桃属植物四川樱桃 *Cerasus szechuanica*(Batal.)Yü et Li 和细齿樱桃 *C. serrula*(Franch.)Yü et Li

的根。

【原植物】 参见“野樱桃”条。

【采收加工】 7～10月采根，切段晒干。

【药性】《宁夏中草药手册》：“甘，平。”

【功用主治】 调气活血，杀虫。主治月经不调，绦虫病。

1.《宁夏中草药手册》：“调气活血。主治月经不调。”

2.《西藏常用中草药手册》：“治寸白虫，用根煮汁服。”

【用法用量】 内服：煎汤，10～15 g。

【选方】 治月经不调　樱桃根 15 g，益母草 12 g，当归 9 g，水煎服。（《宁夏中草药手册》）

4520 野西瓜苗子 yě xī guā miáo zǐ（《全国中草药汇编》）

【基原】 为锦葵科木槿属植物野西瓜苗 *Hibiscus trionum* L. 的种子。

【原植物】 参见“野西瓜苗”条。

【采收加工】 9～10 月果实成熟时采摘果实，晒干，打下种子筛净，再晒干。

【药性】 辛，平。

【功用主治】 润肺止咳，补肾。主治肺结核咳嗽，肾虚头晕耳鸣耳聋。

【用法用量】 内服：煎汤，9～15 g。

4521 野胡萝卜根 yě hú luó bō gēn（《草木便方》）

【异名】 鹤虱风根（《重庆常用草药手册》）。

【基原】 为伞形科胡萝卜属植物野胡萝卜 *Daucus carota* L. 的根。

【原植物】 参见“南鹤虱”条。

【采收加工】 春季未开花前采挖，晒干或鲜用。

【成分】 根富含胡萝卜素（carotene），并含挥发油[1]。挥发油中主成分为蒎烯（pinene），柠檬烯（limonene），胡萝卜醇（daucol），胡萝卜次醇（carotol），细辛醚（asarone），细辛醇（asarylaldehyde）[1]等。此外，还含胡萝卜酸（daucic acid）[2]。

【药性】《贵州草药》：“性微温，味甘。”

【功用主治】 解毒，凉血，消食。主治咽喉肿痛，急慢惊风，血淋，消化不良。

1.《草木便方》：“解毒热，杀虫。治喉蛾，痰痹，急慢惊风，逆血，血淋，子痈，蛇伤。”

2.《中国药用植物图鉴》：“利胸膈，调肠胃，用作消化药，治维生素 A 缺乏症。”

【用法用量】 内服：煎汤，15～30 g。外用：捣汁涂。

【选方】 治妇女疳病　鹤虱风根 125 g，炖鸡服。（《重庆常用草药手册》）

4522 眼子菜 yǎn zǐ cài（《救荒本草》）

【异名】 牙齿草、牙拾草（《滇南本草》），水案板（《分类草药性》），滑油丹（《湖南药物志》）。

【基原】 为眼子菜科眼子菜属植物眼子菜及鸡冠眼子菜的全草。

【原植物】 1. 眼子菜 *Potamogeton distinctus* A. Benn. [*P. franchetii* A. Benn. et Baeg.] 又名：鸭吃菜（《种子植物名称》），鸭子草（《中国高等植物图鉴》）。

多年生水生草本。根茎多分枝，白色，时有休眠芽体。茎细长，近直立。叶两型，浮水叶互生，花序下叶对生，宽披针形或卵状椭圆形，柄长 5～20 cm，叶脉多，先端连接；沉水叶，叶片披针形至狭披针形，早落，托叶膜质，先端尖锐，成鞘状抱茎。穗状花序生于浮水叶的叶腋，密生黄绿色小花；花被片 4；雄蕊 4，无花丝；雌蕊 4，分离，子房 1 室。小坚果宽倒卵形，背部有 3 脊，侧面两条较钝，基部通常有 2 突起。花果期 5～8 月。

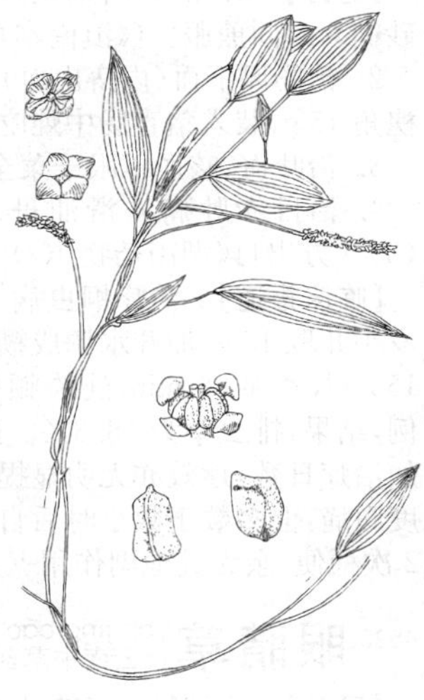

眼子菜

生于水田或水塘中。分布于全国大部分地区。

2. 鸡冠眼子菜 *P. cristatus* Regel. et Maack 又名：小叶眼子菜（《植物学大辞典》），水竹叶（《华东水生维管束植物》）。

多年生水生草本，根茎细长。茎丝状，圆形或近圆形。叶两型，浮水叶椭圆形或披针形，沉水叶条形，先端极尖，全缘，脉 7 条；叶柄短于叶片；托叶膜质，与叶基部离生。花序穗状，长椭圆形或头状；花柱细，喙状。小坚果斜宽倒卵形，背部有鸡冠状突起。花期 5～6 月。

生于静水池沼中。分布于东北及江苏、浙江、福建、江西、河南、湖北、湖南、四川、台湾。

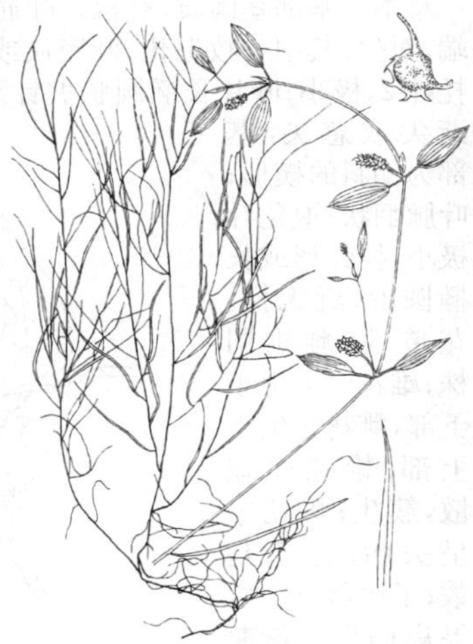

鸡冠眼子菜

上述植物的嫩根（眼子菜根）亦供药用，另设专条。

【采收加工】 3～4 月采收，晒干或鲜用。

【药性】 苦，寒。

1.《滇南本草》：“性寒，味苦涩。”

2.《贵阳民间药草》：“甘，微涩，寒。无毒。”

3.《湖南药物志》：“甘咸无毒，一说酸微寒。”

【功用主治】 清热止血，利湿通淋。主治湿热痢疾，黄疸，热淋，带下，崩漏，目赤肿痛，鼻衄，痔疮出血，疮痈肿毒。

1.《滇南本草》：“止赤白痢，大肠下血，妇人红崩，漏下恶血。”

2.《分类草药性》：“治火眼，女子白带，经水不调，并治臌胀，痒子。”

3.《四川中药志》1960 年版：“清热消肿，利水通淋，消气臌胀，疗黄疸，瘰疬，痔疮，避孕，并治小儿蟾气腹痛。”

4.《陕西中草药》：“清热明目，渗湿利水，通淋镇痛。治急性结膜炎，牙痛，疮疖痈肿。”

5.《全国中草药汇编》：“治水肿，小儿疳积，蛔虫病。”

【用法用量】 内服：煎汤，9～15 g，鲜者 30～60 g。外用:捣敷。

【选方】 1. 治赤白痢疾日久者　眼子菜、山楂各等分,砂糖 6 g,同煎服。(《滇南本草》)

2. 治肠风下血(内痔出血)　眼子菜 30 g,红椿根皮15 g,槐角 15 g,装入猪直肠中炖吃。(《贵阳民间药草》)

3. 治吐血、咳血　眼子菜全草 15~30 g,煮猪精肉食。

4. 治目赤肿痛　滑油丹、螃蟹,共捣烂,敷病眼周围。(3、4 方出自《湖南药物志》)

【临床报道】 治疗蛔虫病　眼子菜全草晒干研粉,6~8 岁小儿取 15 g,加开水调成糊状顿服;或以 15 g 药粉,加水 150 ml,煮沸 30 min,连渣顿服。两法共治蛔虫病患儿 89 例,结果:排虫率为 48.3%。药量减少则疗效下降,即使增加治疗日数,疗效亦无明显提高。用药期间,部分小儿诉轻度腹痛,但多数于数小时后自行消失;少数患儿服药后 1~2 次稀便,余无其他副作用[1]。

4523 眼睛草 yǎn jīng cǎo (《云南中草药》)

【异名】 石骨丹(《云南中草药》),一支林(《全国中草药汇编》),乌来草(《台湾药用植物志》),下山连(《广西药用植物名录》),山七(《贵州中草药名录》)。

【基原】 为荨麻科藤麻属植物藤麻的茎叶。

【原植物】 藤麻 *Procris wightiana* Wall. ex Wedd.[*P. crenata* C. B. Robins.] 又名:虾公菜(《海南植物志》),乌来麻(《台湾植物志》)。

草本。基部茎肉质,有根。叶通常生于上部或簇生于顶端,对生,其中一枚退化;叶膜质或纸质,叶柄长 3~8 mm;托叶 2,极小;叶片长椭圆状披针形或倒卵状长圆形,先端渐尖或急尖,基部为偏斜的楔形;叶脉羽状;退化叶极小,披针形或长椭圆形,近无柄。花单性,雌雄同株;雄花序多生于下部,雌花序生于上部;雄花序疏散,簇生;雌花序呈头状;花 5 基数;子房卵形。瘦果扁卵形。花期春、夏季。

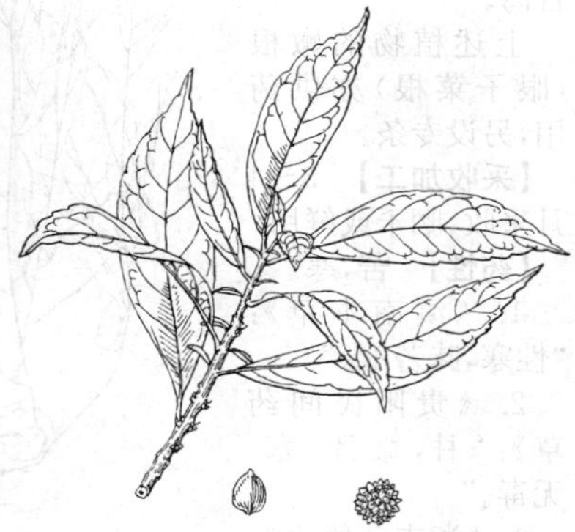

藤　麻

生于中海拔至高海拔的密林下溪边岩石上。分布于福建、广东、广西、海南、四川、贵州、云南、西藏、台湾等地。

【采收加工】 全年均可采收,鲜用。

【药性】 微苦,凉。

1.《云南中草药》:"微苦,凉。"

2.《全国中草药汇编》:"微苦、酸,凉。"

【功用主治】《云南中草药》:"清热解毒,散瘀消肿,退翳明目。"主治角膜云翳,急性结膜炎,水火烫伤,骨折,跌打损伤,无名肿毒,皮肤溃疡。"

【用法用量】 外用:捣敷或煎水,冷却过滤作滴液用。

【选方】 治角膜云翳,急性结膜炎　用(眼睛草)鲜品适量,煎水,冷却过滤。滴眼,每日 2~3 次。(《云南中草药》)

4524 眼镜蛇 yǎn jìng shé (《广西中药志》)

【异名】 膨颈蛇(薛德焴《系统动物学》),蝙蝠蛇、五毒蛇、琵琶蛇(《脊椎动物分类学》),吹风蛇、吹风鳖(《广西中药志》)。

【基原】 为眼镜蛇科眼镜蛇属动物眼镜蛇除去内脏的全体。

【原动物】 眼镜蛇 *Naja naja* (Linnaeus)

体长 1~2m,粗壮;头椭圆形,头及体背黑褐色,颈部具眼镜状斑纹,体背呈黄白色至灰褐色。无颊鳞,眶前鳞 1,眶后鳞 2 或 3;颞鳞 2+3,上唇鳞 2-2-3 式。背鳞平滑,23-21(19)-15 行;腹鳞 160~196;肛鳞 2 分,尾下鳞 38~54 对。

生活于平原、丘陵及山区。白天及夜间活动,性凶猛,受惊时能竖起体前部,颈部膨扁,呼呼作声。以鼠、鸟、蜥蜴、蛇、蛙等为食。分布于浙江、安徽、福建、江西、湖北、湖南、广东、广西、海南、四川、贵州、云南、台湾等地。

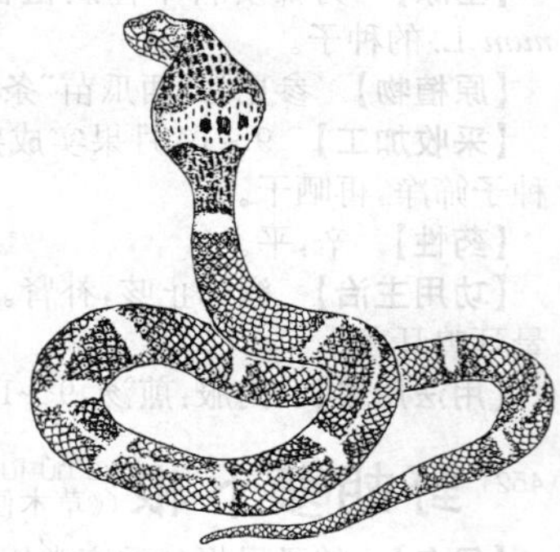

眼镜蛇

本动物毒腺分泌的毒液(眼镜蛇毒)、胆囊(蛇胆)亦供药用,另设专条。

【采收加工】 夏秋季捕捉,杀死后,剖取内脏,鲜用或盘成圆形,文火烘干。

【药材】 眼镜蛇 *Naja naja*　产于云南、贵州、安徽、浙江、江西、湖南、福建等地。

性状　体较粗壮,头呈椭圆形,头颈区分不明显,体长 140~150 cm。头黑褐色,颈部背面具眼镜状斑纹,体背部黑褐色,有狭的黄白色横斑纹,斑纹有时呈双条形。腹面前段呈黄白色,有 1 个黑褐色横斑,横斑前有 1 对黑色斑点,第二十一至第二十四鳞呈淡黄色,其余均为黑色。无颊鳞。背鳞平滑斜行。气腥,味淡。骨骼:左右鼻骨的外侧缘较突出,两鼻骨的背面整体观近菱形,棘突较低矮,前关节面不在前关节突尖端。椎体下突与脉突的侧面观成竖刀状。

鉴别　甘油试液装片:背鳞呈略不对称的椭圆形,长径 8~8.5 mm,短径 6~7 mm,无脊棱及端窝,表面呈乳突多角形。

扫描电镜观察:背鳞表面具刺状突起,排列较密,无端窝,无脊棱,棘状突起排列稀密不一,背鳞表面无网眼状纹饰,无圆形小孔。

【成分】 蜕皮角质蛋白含 19 种氨基酸,其中丝氨酸含量高,谷氨酸含量低而不含羟脯氨酸[1]。

垂体中含催产素(oxytocin),8-异亮氨酸催产素(8-isoleucine oxytocin),8-精氨酸催产素(8-arginine oxytocine)[1]。

血浆中含胆甾醇(cholesterol)200~300 mg/100 ml[1]。

肾上腺含 5-3β-,11β-,17β-羟甾脱氢酶(Δ^5-3β,11β-,17β-hydroxy steroid dehydrogenase),6-磷酸脱氢酶(6-phosphate dehydrogenase),NADH 黄递酶(NADH diaphorase)等。

肾上腺组织可合成孕烯醇酮(pregnenolone),黄体酮(progesterone),脱氧皮质甾酮(deoxycorticosteron),皮质

甾酮(corticosterone)，醛甾酮(aldosterone)，18-羟皮质甾酮(18-hydroxycorticosterone)等[1]。

甲状腺及血清中含碘氨酸(iodoamino acid)，一碘酪氨酸(monoiodo-tyrosine)，二碘酪氨酸(diiodo-tyrosine)，三碘酪氨酸(triiodo-tyrosine)，甲状腺素(thyroxine)等[1]。

干燥的蛇体中含肌苷(inosine)[2]。

【药性】《广西中药志》："味甘、咸，性温，有毒。入肝、肾二经。"

【功用主治】 祛风通络止痛。主治风湿痹痛，中风瘫痪，小儿麻痹症。

1.《广西中药志》："通经络，祛风湿。治风湿关节痛，脚气。"

2.《广西药用动物》："活血，强筋骨。"

3.《中国动物药志》："祛风，活络，止痛。治半身不遂，小儿麻痹等症。"

【用法用量】 内服：煎汤，3～8 g；或浸酒饮。

【宜忌】《广西药用动物》："血燥筋枯的人和孕妇忌用。"

【选方】 治风湿性关节痛　饮眼镜蛇新鲜血液，每日用一条蛇的血液冲酒服，连服半个月。若服后发热，可隔日服或停服。(《广西药用动物》)

4525 眼子菜根 yǎn zǐ cài gēn (《陕西中草药》)

【异名】 针耙七(《贵阳民间药草》)。

【基原】 为眼子菜科眼子菜属植物眼子菜 *Potamogeton distinctus* Benn. 的嫩根。

【原植物】 参见"眼子菜"条。

【采收加工】 3～4 月采挖嫩根，鲜用或晒干备用。

【功用主治】 理气和中，止血。主治气痞腹痛，腰痛，痔疮出血。

【用法用量】 内服：煎汤，9～15 g；或研末。

【选方】 1. 治气痞、肚痛　针耙七(干)15 g，切细，加烧酒 45 g，煨开水服，日服 3 次。外用蜘蛛香根条 1 枚(生)冲烂，贴肚脐，1～2 d 见效。(《贵州民间药草》)

3. 治腰疼　眼子菜根 30 g，研粉，白酒冲服。(《陕西中草药》)

4526 眼镜王蛇 yǎn jìng wáng shé (《广西药用动物》)

【异名】 大扁颈蛇、大眼镜蛇、大吹风蛇、蛇王(《广西药用动物》)。

【基原】 为眼镜蛇科大眼镜蛇属动物眼镜王蛇除去内脏的全体。

【原动物】 眼镜王蛇 *Ophiophagus hannah* (Cantor)

体长 2～3m，可达 6m，是我国最大的毒蛇。头椭圆形，头颈区分不明显。背面茶褐、黑褐色，躯干前、中段色浅，具波浪状黑色横纹，后段、尾部色淡，具窄浅色横纹，腹面前段土黄色；中段黄褐色具黑色横纹；后段黑色，两侧具土黄色斑。

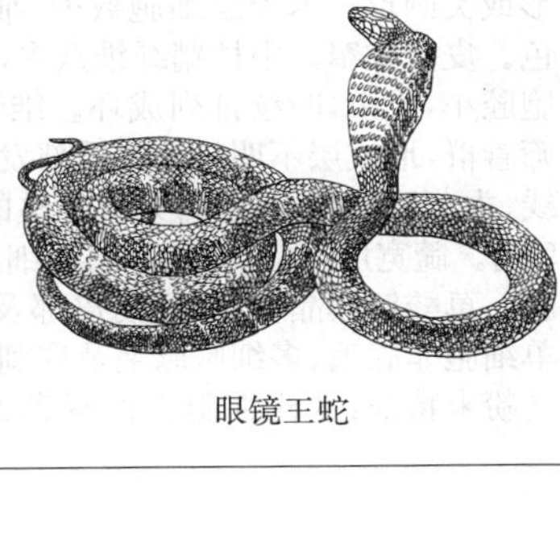

眼镜王蛇

无颊鳞；眶前鳞 1，眶后鳞 3，颞鳞 2＋2(3)，顶鳞之后有 1 对较大的枕鳞，上唇鳞 2-2-3 式。背鳞平滑，19(17)-15-15 行；腹鳞 235～265；肛鳞完整，尾下鳞前段单行，后段双行，77～95。

生活于平原、丘陵，也见于海拔 2 100 m 的山区，常在水域附近，也能爬树。白天活动，性凶猛，受惊时颈部膨扁，竖起前半身，袭击人畜。以蛇、蜥蜴为食。分布于浙江、福建、广东、广西、海南、贵州、云南等地。

【采收加工】 清明后到冬季入穴冬眠前均可捕捉，以立冬前后捕获者最佳。捕得后剥皮，除去内脏，擦净血迹，鲜用或烘干。

【成分】 蛇毒含酶类：磷脂酶(phospholipase) A_2，L-精氨酸酯水解酶，蛋白酶类，三磷酸腺苷酶(adenosine triphosphatase)[1,2]，眼镜王蛇神经毒素(ophiophagus hannah neurotoxin)Ⅴ、Ⅶ、Ⅷ、Ⅹ，另含 α-神经毒素(α-neurotoxin)[3]，fibrinolytic peptide[4]。

【药理】 1. 对外周神经系统的作用　从泰国眼镜王蛇毒中分离得 1 种长链神经毒素 a 和 b，为突触后神经毒[1]。我国从广东眼镜王蛇毒中分离 15 个蛋白组分，其中组分Ⅷ、Ⅸ、Ⅻ、ⅩⅢ为毒性较大的致死性组分，全毒及 4 个组分 10^{-6} g/ml 对离体小鸡颈二腹肌可于短时间内消除标本对间接刺激的反应，此时对外源性乙酰胆碱(Ach)反应也消失，即使将 ACh 浓度增加 10 倍也无效，但标本对氯化钾及直接刺激的反应基本无改变，组分Ⅻ和ⅩⅢ引起的神经肌肉阻滞是容易逆转的，组分Ⅷ和Ⅸ引起的阻滞虽经冲洗 4 h，仍不能逆转。但组分Ⅸ于冲洗并加入溴新斯的明 10^{-5} g/ml后，神经肌肉传递可恢复，而组分Ⅷ则不能。Ⅷ和Ⅸ 10^{-6} g/ml 对蛙腹直肌 ACh 量效曲线可使之平行右移。这 4 个组分均为突触后神经毒。其毒力大小依次为Ⅷ＞Ⅸ＞Ⅻ＞ⅩⅢ[2]。福建眼镜王蛇毒组分Ⅵ～Ⅻ共 7 个组分也具有突触后神经毒性[3]。

2. 对心血管系统的作用　从福建眼镜王蛇毒柱层析分离得 17 个蛋白峰，粗毒(2 mg/心脏)和组分Ⅳ(0.5 mg/心脏)对大鼠离体心脏可使收缩力增强，心率减慢，并出现心律失常，但未使心脏发生挛缩性停跳[3]。

3. 其他作用　眼镜王蛇毒的镇痛作用强度高于眼镜蛇毒、金环蛇毒及吗啡。蛇毒在体外有明显杀灭癌细胞作用，体内对小鼠肉瘤 S_{180}、艾氏腹水癌有治疗作用[1]。福建眼镜王蛇毒具有磷酯酶 A_2、蛋白水解酶、精氨酸酯酶、L-氨基酸氧化酶、胆碱酯酶、磷酸单酯酶和磷酸二酯酶等酶活力。组分Ⅰ和Ⅳ对 ADP 诱导的兔血小板聚集功能有抑制作用。组分ⅩⅦ局部注射于小鼠皮内，可见局部出血效应[3]。

毒性　小鼠皮下注射组分Ⅷ、Ⅸ、Ⅻ和ⅩⅢ(稀释成0.1 ml含蛋白 20 μg，10 ml/kg)，10～40 min 内小鼠全部死亡。小鼠皮下注射的 LD_{50} 分别为：全毒 440 μg/kg，组分Ⅷ 190 μg/kg，Ⅸ 210 μg/kg，Ⅻ 250 μg/kg，ⅩⅢ 440 μg/kg[2]。小鼠静注福建眼镜王蛇粗毒的 LD_{50} 为 1.34±0.03 mg/kg[3]。

【药性】 甘、咸，温，有毒。

【功用主治】《中国动物药志》："有祛风、活血、通络、强筋骨的功能。用于风湿痹痛，神经痛及腰腿痛等症。"

【用法用量】 内服：煎汤，3～8 g。或浸酒服。

【宜忌】 血虚筋骨失养者和孕妇禁服。

4527 眼镜蛇毒 yǎn jìng shé dú (《中国动物药》)

【基原】 为眼镜蛇科眼镜蛇属动物眼镜蛇 *Naja naja* (Linnaeus)毒腺分泌的毒液。

【原动物】 参见"眼镜蛇"条。

【采收加工】 同腹蛇毒，参见“腹蛇毒”条。

【成分】 蛇毒主为眼镜蛇神经毒(crotoxin)，蛇毒中的溶血素经提纯后证明就是卵磷脂酶(lecithinase)A，即磷脂酶(phospholipase) A_2[1]。蛇毒中还含磷酸单酯酶(phosphomonoesterase)，磷酸二酯酶(phosphodiesterase)，5′-核苷酸酶(5′-nucleotidase)，胆碱酯酶(choline esterase)，L-氨基酸氧化酶(L-amino acid oxidase)，磷酯酶A，三磷酸腺苷酶(adenosine triphosphatase)，抗胆碱酯酶(anticholinesterase)，溶菌酶(lysozyme)，α-糜蛋白酶(α-chymotrypsin)等。心脏毒(cardiotoxin)，直接溶解因子(directlytic factor)，细胞毒素(cytotoxin)等碱性多肽，单一肽键，含8个半胱氨酸，无游离的巯基。与神经毒比较，心脏毒无色氨酸、组氨酸、谷氨酸，但含有甲硫氨酸(methionine)，丙氨酸(alanine)及苯丙氨酸(phenylalanine)。由蛇毒分出细胞毒Ⅰ、Ⅱ，细胞毒Ⅱ的相对分子质量约7 000，含有60个氨基酸残基，以4个二硫键桥形成交联[2]。又分出眼镜蛇毒B(Naja naja toxin B)[2, 3]，尚含有CVA蛋白，相对分子质量约18 500；含神经生长因子(nerve growth factor)，眼镜蛇毒(cobramin)B，为碱性蛋白，细胞色素(cytochrome)C，眼镜蛇毒因子(DOF)等[3]。

【药理】 1. 抗肿瘤作用 眼镜蛇毒中的细胞毒素对体外培养的多种动物实验性肿瘤细胞及人癌细胞均有破坏作用。CT-14(cytotoxin-14)为从中华眼镜蛇毒中分离得到不含磷脂酸酶 A_2 的1种典型的细胞毒素，它对人胃癌细胞株(MGC-803)、人鼻咽癌细胞株(CNE)、人宫颈癌(Hela)细胞和乳鼠心肌细胞均有破坏作用并呈量效关系[1]。小鼠灌服眼镜蛇毒2.5 mg/kg、10 mg/kg、30 mg/kg，对皮下接种腹水型肝癌细胞的抑瘤率分别为21.39%、38.07%和65.70%[2~6]。

2. 对免疫功能的影响 眼镜蛇毒可显著提高体液免疫和非特异性免疫功能。小鼠肌注0.044 mg/kg、0.088 mg/kg和0.176 mg/kg，连续给药7 d，可显著提高鸡红细胞免疫的小鼠血清溶血素含量，对2，4-二硝基氯苯所致皮肤迟发型超敏反应有明显的抑制作用，并可显著提高小鼠网状内皮细胞吞噬功能[7, 8]。眼镜蛇体醇提取物在体外可激活小鼠腹腔巨噬细胞，加强其吞噬活性[9]。

3. 对心脏的作用 中华眼镜蛇毒中含有中华眼镜蛇心脏毒(CTX)。CTX可诱导主动脉条收缩，其机制可能是促进细胞内肌浆网释放 Ca^{2+}，并促使钙通道开放，细胞外 Ca^{2+} 内流增加所致，眼镜蛇毒含有的细胞毒素可使大鼠离体心脏收缩力短暂增强后迅速减弱，心率减慢，心脏挛缩，最后停搏。眼镜蛇毒的直接溶解因子可使电位依赖性钙通道开放，引起 Ca^{2+} 内流，并促进 Ca^{2+} 从苯福林敏感的细胞内 Ca^{2+} 池释放出来[10~13]。

4. 抗血栓和抗血小板聚集作用 中华眼镜蛇毒给大鼠静注0.35 mg/kg可明显抑制血小板血栓重量[14]。家兔静注眼镜蛇毒M组分，对血栓形成也有明显抑制作用，且呈显著量效关系，0.05 mg/kg的作用与尿激酶2 250 μg/kg作用相近，可维持1 h以上；M组分对兔和犬实验血栓形成的抑制作用也非常显著[15]。眼镜蛇毒能使人、牛纤维蛋白平板以及加热人纤维蛋白平板均出现纤溶作用[16]。在体外，眼镜蛇毒对ADP诱导的血小板聚集有抑制作用，并有剂量依赖性[14]。M组分对ADP诱导的人血小板聚集也有非常显著的抑制作用，初步认为M组分的作用与所含之纤溶酶与磷脂酶 A_2 有关[17]。

5. 抗炎作用 眼镜蛇毒浸酒内服，对大鼠佐剂关节炎有显著抑制作用并可减少佐剂关节炎大鼠胸腺、脾脏及肾上腺系数，对蛋清所致大鼠足肿胀有显著抑制作用，对甲醛诱导的大鼠足肿胀有显著抑制，对大鼠棉球肉芽肿的形成也有抑制作用，并可减少小鼠毛细血管通透性[18]。

6. 对肺的保护作用 中华眼镜蛇毒对呼吸窘迫综合征、肺水肿等有缓解和抑制作用。对静注油酸制备的小鼠呼吸窘迫综合征(RDS)模型，腹腔注射眼镜蛇毒200 μg/kg，能缓解RDS的发展，减轻油酸所致的血液在肺内积聚的严重程度及降低其发展速度，同时对油酸诱发的小鼠肺水肿、肺郁血有缓解作用[19, 20]。

7. 对自主神经系统的作用 眼镜蛇毒对骨骼肌终板胆碱受体有很强的亲和力，并可阻滞神经肌肉传导[21, 22]，对豚鼠颈上交感神经节突触前乙酰胆碱的释放有易化作用[23]。

毒性 小鼠静注CT-14的近似 LD_{50} 为188±0.22 mg/kg，腹腔注射的 LD_{50} 为2.8 mg/kg，皮下注射的 LD_{50} 为23.2 mg/kg[1]。小鼠腹腔注射中华眼镜蛇毒原毒的 LD_{50} 为0.616 mg/kg，CM-Sephadex C50柱色谱分离得组分Ⅰ和组分Ⅱ腹腔注射的 LD_{50} 为4.56 mg/kg[14]。

【功用主治】 活血，止痛。主治三叉神经痛，坐骨神经痛，肋间神经痛，关节痛，晚期癌肿痛，麻风神经痛，小儿麻痹后遗症及椎体外神经麻痹。

【用法用量】 制成蛇毒注射液后用。制法：眼镜蛇毒1.0 g，溶于5 000 ml生理盐水中，加热1 h(80 ℃)。冷藏，滤过，滤液加0.3%白陶土，加热15 min(80 ℃)，抽滤，滤液加生理盐水至10 000 ml，精滤，灌封，灭菌。每支1 ml。肌内注射，每次1 ml，每日1次。

4528 悬钩木 xuán gōu mù 《中国民族药志》

【基原】 为蔷薇科悬钩子属植物多腺悬钩子 *Rubus phoenicolasius* Maxim 的茎。

【原植物】 参见“空筒泡”条。

【采收加工】 8～10月割取地上部分，晒干。

【药材】 悬钩木 *Ramulus Rubi Phoenicolasii* 主产于西藏、四川、青海、贵州、甘肃、陕西、河南、山东等地。

性状 茎呈长圆柱形，长15～40 cm，粗2～6 mm，分枝或不分枝，直或略弯曲。幼枝外皮黄绿色或绿褐色，具纵沟纹并密被皮刺、腺毛和短柔毛，皮刺黄棕色，腺毛具明显黑色小腺头；老茎枝表面灰褐色，粗糙，疏被细小尖刺及多数皮刺脱落后的瘢痕，瘢痕长圆形、微凹陷。栓皮呈片状或条状剥落，剥落后呈黄棕色，光滑或有纵条纹。质硬而稍韧，断面不整齐，外层纤维性，黄绿色或黄白色，髓大，白绿色、类白色或浅棕黄色，疏松，有的中央有髓腔。气微，味淡。

鉴别 茎横切面：老茎表皮多脱落，残存表皮细胞扁长方形或类圆形。木栓层细胞数列，细胞呈长方形、方形，黄棕色。皮层狭窄。中柱鞘纤维众多，呈多角形或三角形，壁厚胞腔小，成束，断续排列成环。维管束外韧型，韧皮部可见筛管群，形成层不明显。木质部发达，由导管、木纤维、木射线、木薄壁细胞组成，排列成完整的较厚环带，射线细胞1～9列。髓宽广，靠近木质部的髓细胞微木化，有的中央有髓腔。草酸钙簇晶在皮层、韧皮部及髓中散在。嫩茎表皮有单细胞非腺毛、多细胞腺毛及皮刺。

粉末特征：木栓细胞表面观类方形、类长方形或类多角形，壁较薄，有的呈微波状弯曲，内含棕黄色透明物质。纤维众多，线形或长方形，直径 12～60 μm，成束或单个散在，具斜向单纹孔，有的胞腔线形。导管网纹及具缘纹孔。草酸钙簇晶直径 14～40 μm。

【药性】《中国民族药志》："甘、苦，平。"

【功用主治】《中国民族药志》："清热解毒，利气补肾。用于感冒、流感及热病初起，恶寒、发烧，头及周身疼痛，肺病，龙病等。"

【用法用量】内服：煎汤，6～15 g；或入丸、散。

4529 曼陀茄根 màn tuó qié gēn（《云南中草药》）

【异名】向阳花根、天山一支龙、野洋芋（《全国中草药汇编》）。

【基原】为茄科茄参属植物曼陀茄的根。

【原植物】曼陀茄 *Mandragora caulescens* C. B. Clarke [*Anisodus mariae* Pascher; *A. caulescens* (C. B. Clarke) Diels; *Mairela yunnanensis* Lévl.] 又名：茄参（《中国植物志》），向阳花（《云南中草药》）。

多年生草本，株高 20～60 cm。全株被有柔毛。根肉质，长圆锥形，淡褐色。茎上部分枝。茎端叶簇集或互生，较小，长圆形或倒卵状披针形，先端钝，基部渐狭而下延到叶柄成狭翼状。花单生于叶腋或近簇生，具长梗；花萼辐状钟形，5 中裂，裂片卵状三角形，宿存；花冠钟形，暗紫色，5 中裂；雄蕊 5，花丝着生于花药背部；子房 2 室，花柱长。浆果球状，多汁液。种子多数，黄色，扁肾形。花、果期 5～8 月。

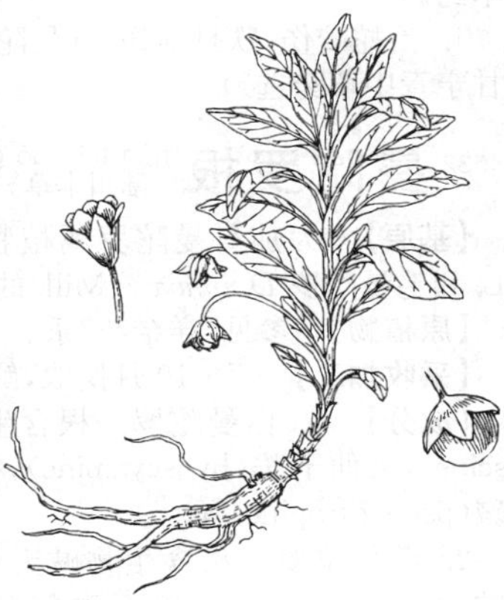

曼 陀 茄

生于高山向阳坡地。分布于四川、云南、西藏。

【采收加工】9～10 月挖取，晒干。

【成分】根、叶均含天仙子胺（hyoscyamine），根中含量为 0.13%[1]。

【药性】《云南中草药》："甘、微苦，温，有毒。"

【功用主治】温中止痛。主治脘腹疼痛，跌打损伤。

1.《云南中草药》："温中散寒，解郁止痛。主治胃痛。"

2.《全国中草药汇编》："镇痛。主治胃痛，腹痛，跌打损伤。"

【用法用量】内服：研末，0.06～0.09 g。

【宜忌】不可过量，儿童禁服。

1.《云南中草药》："忌酸、冷、茶、豆类。中毒，用绿皮洋芋一个生吃解救。"

2.《全国中草药汇编》："若过量则身热面红，大渴，烦躁，重者狂言，乱跑，甚则致精神病或中毒死亡。"

【选方】治急性胃炎引起胃痛　向阳花根研粉，每服 0.07 g，每日 2 次，温开水送服。3 d 为 1 个疗程。（《全国中草药汇编》）

4530 曼陀罗子 màn tuó luó zǐ（《纲目》）

【异名】天茄子、胡茄子（《分类草药性》），狗核桃（《贵州民间方药集》），风茄果（《浙江中药手册》），洋大麻子、山大麻子（《中国土农药志》），醉仙桃（《上海常用中草药》）。

【基原】为茄科曼陀罗属植物白曼陀罗 *Datura metel* L. 和毛曼陀罗 *D. innoxia* Mill. 的果实或种子。

【原植物】参见"洋金花"条。

【采收加工】7～10 月果实成熟时采收，亦可晒干后取出种子。

【药材】曼陀罗子 *Fructus seu Semen Daturae*　白曼陀罗子主产于江苏、广东、福建；毛曼陀罗子主产于河北、山东。

性状　白曼陀罗子　蒴果近球形或扁球形，直径约 3 cm，基部有浅盘状宿萼及短果柄。表面黄绿色，疏生粗短刺。果皮木质化，成熟时作不规则 4 瓣裂。种子多数，扁平，三角形，宽约 3 mm，淡褐色。气特异，味微苦。有毒。

毛曼陀罗子　蒴果近球形或卵球形，直径 3～4 cm，基部宿萼略呈五角形，向外反折，具短果柄。表面淡褐色，密生约等长的针刺和柔毛，针刺细而有韧性。果皮由上部作不规则开裂。种子扁肾形，长约 5 mm，宽约 3 mm，淡褐色。以果实饱满、种子数多、成熟者为佳。

【成分】1. 白曼陀罗　种子含生物碱类：莨菪碱（hyoscyamine），东莨菪碱（scopolamine）[1]，环桉烯醇（cycloeucalenol）；含甾醇类：31-去甲羊毛甾-9(11)-烯醇〔31-norlanost-9(11)-enol〕，31-去甲羊毛甾-8-烯醇（31-norlanost-8-enol），去甲羊毛甾醇（norlanosterol），钝叶甾醇（obtusifoliol），4α-甲基胆甾-8-烯醇（4α-methylcholest-8-enol），4-甲基-7-胆甾烯醇（lophenol），α-谷甾醇（citrostadienol）[2]。种子油含油酸（oleic acid），亚油酸（linoleic acid）[3]。

2. 毛曼陀罗　种子含生物碱：α 和 β 东莨菪宁碱（scopodonnine）[4]，莨菪碱，东莨菪碱，陀罗碱（meteloidine）；曼陀罗萜二醇（daturadiol），曼陀罗萜醇酮（daturaolone）[5]，阿托品（atropine）[6]；植物凝集素（lectin）I_1、I_2。种子油含亚油酸和油酸[5]。

【药性】辛、苦，温，有毒。归肝、脾经。

1.《纲目》："辛，温，有毒。"

2.《四川中药志》1960 年版："性寒，味苦。"

3.《四川常用中草药》："入肝、脾二经。"

【功用主治】平喘，祛风，止痛。主治喘咳，惊痫，风寒湿痹，脱肛，跌打损伤，疮疖。

1.《纲目》："主治诸风及寒湿脚气，煎汤洗之。又主惊痫及脱肛，并入麻药。"

2.《分类草药性》："治跌打损伤，追（逐）瘀血，通经络。"

3.《贵州民间方药集》："熏治牙痛。"

4.《四川中药志》1960 年版："祛风胜湿，定喘消肿。治风寒湿痹，关节肿痛，泻痢等症。"

【用法用量】内服：煎汤，0.15～0.3 g；或浸酒。外用：煎水洗；或浸酒涂擦。

【宜忌】曼陀罗全株有毒，以种子最毒，吃 3 粒可引起中毒。中毒症状为口干，口渴，皮肤发红，干燥，头晕，瞳孔散大，心跳加快，躁动，抽搐，痉挛；食大量则血压下降，昏睡，呼吸停止而死亡。

《四川中药志》1960 年版："无瘀积、体虚者忌用。"

【选方】1. 治脱肛　曼陀罗花子（连壳）一对，橡碗十六个。上捣碎，水煎三五沸，入朴硝热洗，其肛自上。（《儒门

事亲》)

2. 治风湿痛　醉仙桃2只,浸高粱酒500 ml,10 d后饮酒,每日1～2次,每次不超过10 ml。(《上海常用中草药》)

3. 治跌打损伤　曼陀罗子3 g,泡酒180 ml,每次服10 ml。(《民间常用草药汇编》)

4. 治腹痛腹泻　曼陀罗子以酒浸泡,酌量内服。(《湖南药物志》)

4531 曼陀罗叶 màn tuó luó yè (《现代实用中药》)

【基原】 为茄科曼陀罗属植物白曼陀罗 *Datura metel* L. 和毛曼陀罗 *D. innoxia* Mill. 的叶。

【原植物】 参见"洋金花"条。

【采收加工】 7～8月间采收,鲜用,亦可晒干或烘干。

【药材】 曼陀罗叶 *Folium Daturae* 白曼陀罗叶主产于江苏、广东、福建;毛曼陀罗叶主产于河北、山东。

性状　白曼陀罗叶　叶多皱缩卷曲,灰绿色或灰褐色,完整者展平后呈卵形或广卵形,长8～20 cm,宽6～14 cm,先端渐尖,基部稍圆或近于截形,不对称,全缘或每边具3～4浅锯齿,侧脉4～6对,约成45°角离开中脉至近缘处向上弯曲,中脉与侧脉在下面突起;叶柄近圆柱形,长2～3 cm,上面中央有浅槽。气微酸臭,味苦。

毛曼陀罗叶　叶广卵形,长6～28 cm,宽4～24 cm,先端渐尖,基部圆形或截形或楔形,少阔楔形,显著不对称,少有对称,全缘或呈不规则羽状浅裂,裂片三角形,有缘毛,上面疏有白色柔毛,脉上较密,下面密被白色柔毛,脉上尤密,侧脉7～10对,成60～80°角离开中脉直达裂片先端,中脉及侧脉在下面突出;叶柄近圆柱形,长2～16 cm,微紫色,密生白色柔毛。气微,味苦。

粉末特征:白曼陀罗叶　淡绿色或黄绿色。草酸钙簇晶众多,直径14～28 μm;砂晶较少;小棱晶少见。表皮细胞垂周壁微波状弯曲,气孔不等式,下表皮气孔常瘪缩。多细胞非腺毛少见,常折断,壁具疣点。腺毛极少见,腺头多细胞,柄单细胞。叶的横断碎片,具不等面型构造,栅栏细胞1列。

毛曼陀罗叶　棕绿色。草酸钙簇晶多数,直径至28 μm以上。表皮细胞垂周壁多少弯曲,气孔不等式。多细胞非腺毛除基部细胞外,均有明显疣状突起。腺毛有2种:腺头单细胞,柄2～4细胞者为多;腺头3～4细胞,柄单细胞者较少见。叶的横断碎片可见簇晶存在于邻近栅栏组织的海绵组织中。

【成分】 1. 白曼陀罗　叶含生物碱:莨菪碱(hyoscyamine),天仙子碱(scopolamine)即东莨菪碱(hyoscine)[1,2],另含白曼陀罗碱(datumetine),阿托品(atropine)[3],白曼陀罗素(datumetelin)[4],白曼陀罗素C、D、E、F、G[5],白曼陀罗灵(datumelin)[6],曼陀罗灵(daturilie)[7,8],曼陀罗灵醇(daturilinol)[9],魏察白曼陀罗素(withametelin)[10],魏察白曼陀罗素B[11]、C、D、E[12],断魏察白曼陀罗素(secowithametelin)[13],12-去氧魏察曼陀罗内酯(12-deoxywithastramonolide),印度小酸浆醇(physalindicanol)A[11]及N-(对羟基苯乙基)-对羟基桂皮酰胺〔N-(*p*-hydroxyphenyle-thyl)-*p*-hydroxycinnamamide〕[12]。全草含白曼陀罗素A、B[14]。

2. 毛曼陀罗　叶中含生物碱:东莨菪碱,莨菪碱,陀罗碱(meteloidine)及黄酮类成分:槲皮素-7-葡萄糖-3-槐糖苷(quercetin-7-glucosido-3-sophoroside),槲皮素-7-葡萄糖-3-葡萄糖半乳糖苷(quercetin-7-glucoside-3-glucogalactoside)及其咖啡酸,对香豆酸酯,山柰酚-7-葡萄糖-3-槐糖苷(kaempferol-7-glucosido-3-sophoroside),山柰酚-7-葡萄糖-3-葡萄糖半乳糖苷(kaempferol-7-glucosido-3-glucogalactoside)[15]及其咖啡酸酯。还含酪胺(tyramine),去水阿托品(apoatropine),阿朴东莨菪碱(aposcopolamine)[16]。

【药性】 苦、辛,温,有毒。

【功用主治】 镇咳平喘,止痛拔脓。主治喘咳,痹痛,脚气,脱肛,痈疽疮疖。

1.《现代实用中药》:"叶之浸剂,对痉挛性咳嗽,喘息,慢性支气管炎咳嗽有效。"

2.《民间常用草药汇编》:"煎汤洗,治诸风,寒湿,脚气,脱肛。镇痛。"

【用法用量】 内服:煎汤,0.3～0.6 g;或浸酒。外用:适量,煎水洗;或捣汁涂。

【选方】 1. 治喘息　曼陀罗叶少许,和烟草中,吸其烟。(《现代实用中药》)

2. 治胃肠及胆道绞痛　(白花曼陀罗)叶晒干研粉,每次1 g,开水冲服。(《浙江药用植物志》)

3. 治顽固性溃疡　曼陀罗鲜叶,用银针密刺细孔,再用开水或米汤冲泡,然后贴患处,每日换2次。(《福建民间草药》)

4. 治蛇咬伤,跌打损伤　(曼陀罗)鲜叶捣烂外敷。(《陕甘宁青中草药选》)

4532 曼陀罗根 màn tuó luó gēn (《陆川本草》)

【基原】 为茄科曼陀罗属植物白曼陀罗 *Datura metel* L. 和毛曼陀罗 *D. innoxia* Mill. 的根。

【原植物】 参见"洋金花"条。

【采收加工】 7～10月挖取,鲜用或晒干。

【成分】 1. 白曼陀罗　根含生物碱类:天仙子碱(hyoscine),天仙子胺(hyoscyamine),托品碱(tropine),假托品碱(pseudotropine)等[1]。

2. 毛曼陀罗　根含生物碱天仙子胺[2],其余有天仙子碱[3],左旋3α,6β-二巴豆酰氧基莨菪烷(3α,6β-ditigloyloxytropane)[4,5],陀曼碱(meteloidine),7-羟基-3,6-双巴豆酰氧基莨菪烷(7-hydroxy-3,6-bis(tigloyloxy)tropane),假托品碱、托品碱[5]。

【药性】 辛、苦,温,有毒。

【功用主治】 镇咳,止痛,拔脓。主治喘咳,风湿痹痛,疖癣,恶疮,狂犬咬伤。

【用法用量】 内服:煎汤,0.9～1.5 g。外用:煎水熏洗;或研末调涂。

【选方】 1. 治筋骨疼痛　曼陀罗干根30 g,浸酒250 ml,10 d后饮酒,每日1～2次,每次不超过3 g。(《南方主要有毒植物》)

2. 治牛皮癣　剥取曼陀罗根皮,晒干,研末,加醋及枯矾擦患处。(《广西中药志》)

3. 治手掌心破痒流黄水　曼陀罗鲜根9 g,雄黄9 g,明矾9 g。水适量,煎数沸取起。令患者于适合温度时将患处浸于药水中,越久越好,每日作1～2次。(《闽南民间草药》)

4533 蚶 hān (《本草拾遗》)

【基原】 为蚶科魁蚶属动物魁蚶 *Scapharca inflata* (Reeve)、泥蚶属动物泥蚶 *Tegillarca granosa* (Linnaeus)

及魁蚶属动物毛蚶 *S. subcrenata*(Lischke)等的肉。

【原动物】 参见“瓦楞子”条。

【采收加工】 捕得后,洗净,沸水略煮,去壳取肉用。

【成分】 肉含 N-甲基-D-天冬氨酸(N-methyl-D-aspartate)[1]。

【药性】 甘,温。归脾、胃经。

1.《别录》:“味甘,平,无毒。”

2.《食疗本草》:“寒。”

3.《本草拾遗》:“温。”

【功用主治】 补气养血,温中健胃。主治痿痹,胃痛,消化不良,下痢脓血。

1.《别录》:“主痿痹泄痢,便脓血。”

2.《食疗本草》:“润五脏,治消渴,开关节。”

3.《本草拾遗》:“治心腹冷气,腰脊冷风,利五脏,健胃,令人能食。”“温中消食,起阳,益血色。”

4.《医林纂要》:“补心血,散瘀血,除烦醒酒,破结消痰。”

5.《中国动物药志》:“补血,温中,健胃。治血虚痿痹,胃痛,消化不良,下痢脓血等症。”

【用法用量】 内服:煎汤,10～30 g。

【宜忌】 不可多食;内有湿热者慎服。

1.《本草拾遗》:“每食了,以饭压之,不尔,令人口干。”

2.《饮食须知》:“多食令人壅气。”

3.《随息居饮食谱》:“湿热盛者忌之。”

【各家论述】 《本草经疏》:“蚶,味甘,气温,性亦无毒。《经》曰:里不足者,以甘补之。又曰:形不足者,温之以气。甘温能益气而补中,则五脏安,胃气健,心腹腰脊风冷俱瘳矣。胃健则食自消,脏暖则阳自起,气充则血自华。”

4534 **蚶壳钱** hān ké qián (《台湾药用植物志》)

【异名】 红锅盖草、红蚶壳草(《台湾药用植物志》)。

【基原】 为堇菜科堇菜属植物台湾堇菜的全草。

【原植物】 台湾堇菜 *Viola formosana* Hayata 又名:台湾紫堇(《台湾药用植物志》)。

多年生草本,无地上茎。具垂直或斜升的根茎。匍匐枝伸长,末端具莲座状叶,有时具花。叶基生;叶柄细,长1～10 cm,无毛或略被短毛;托叶仅基部与叶柄合生,离生部分边缘具流苏或撕裂;叶片宽心形或近圆形,长与宽各 1～3 cm,先端急尖或钝圆,基部深心形,边缘具圆齿,两面无毛或疏生短毛,下面通常带淡紫色。花冠直径 1.5～2 cm;花梗较长,有时长达 15 cm,中部以上有 2 枚钻状小苞片;萼片狭披针形,基部附属物较短,无毛;上方花瓣与侧方花瓣近等长,先端微缺,基部楔形,里面无须毛,下方花瓣较大,长约1.5 cm,先端具较深微缺或 2 浅裂;距稍弯曲;花柱近直立,柱头前方具短喙。蒴果球形或椭圆形。

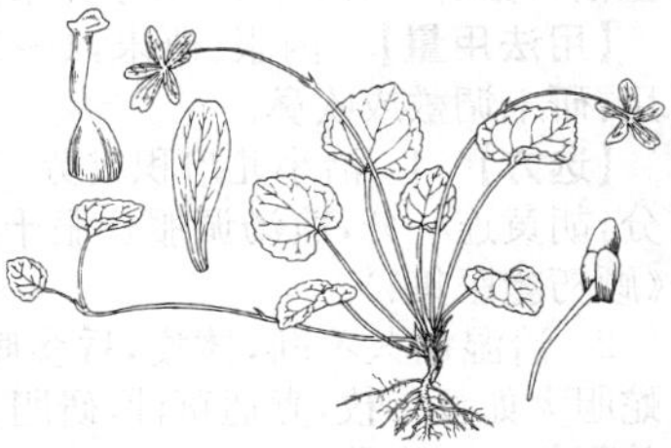

台湾堇菜

生于海拔 1 400～2 500 m 的山林区。分布于台湾等地。

【采收加工】 6～10 月采收,鲜用或晒干。

【功用主治】 《台湾药用植物志》:“为儿科、妇科良药,有解六郁之功。主治小儿科疾患,开胃,去胎毒;治感冒、小儿发育不良;亦为妇科药、通经药,治妇人经痛。”

【用法用量】 内服:煎汤,9～15 g,鲜品 30～60 g;或捣汁。

【选方】 1. 作小儿开胃药 红锅盖草 20 g。半酒水炖猪小肠服。

2. 治小儿发育不良 蚶壳钱 20 g。炖赤肉服,但不可放麻油。

3. 治妇女经来腹痛 蚶壳钱 40 g。半酒水煎服。

4. 解六郁(气、血、痰、火、湿、食),促进肝脏功能 红蚶壳草、九层塔、川芎各 12 g。半酒水约 2 碗,和赤肉 150 g,炖服。(1～4 方出自《台湾药用植物志》)

4535 **蛎菜** lì cài (《中国药用海洋生物》)

【异名】 海青菜、岩头青(《浙江海藻原色图谱》)。

【基原】 为石莼科石莼属植物蛎菜的藻体。

【原植物】 蛎菜 *Ulva conglobata* Kjellm.

藻体高 2～4 cm,亮绿色,丛生,自藻体边缘向基部深裂成许多裂片,相互重叠,似重瓣花朵,边缘略卷曲。体上部膜质,软骨质,稍硬,细胞长方形,下部随着藻体增厚,细胞呈棱柱形,长为宽的 1.5～2 倍。

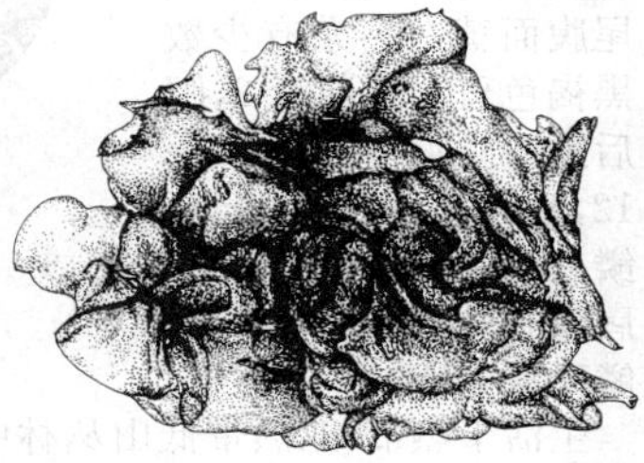

蛎 菜

生长在中潮带以上,带有沙土的岩石上或石沼边缘。我国沿海均有分布,南海沿岸较多。

【采收加工】 四季均可采收,晒干。

【成分】 藻体含硫酸多糖(sulfated polysaccharide)[1],二甲基-α-L-鼠李糖(dimethyl α-L-rhamnoside)[2],3,4,5,6-四氢化-6-羟甲基-3,6-二甲基-4-嘧啶乙酯酸(3,4,5,6-tetrahydro-6-hydroxymethyl-3,6-dimethyl-4-pyrimidine-carboxylic acid),动物银莲花碱(zooanrmonin)[3]。

【药性】 咸,寒。

1.《中国药用海洋生物》:“咸,寒。”

2.《中国药用孢子植物》:“甘,咸,寒。”

【功用主治】 清热解毒,利尿。主治甲状腺肿,中暑,水肿,小便不利。

1.《中国药用海洋生物》:“清热解毒。用于中暑,甲状腺肿。亦可作清凉饮料。”

2.《中国药用孢子植物》:“下水,利小便。”

【用法用量】 内服:煎汤,15～30 g;或泡水作为清凉饮料。

【选方】 治中暑 蛎菜 15 g,藿香 9 g,煎服。(《中国药用海洋生物》)

4536 **蚺蛇皮** rán shé pí (《广西药用动物》)

【异名】 南蛇皮。

【基原】 为蟒科蟒蛇属动物蟒蛇 *Python molurus bivittatus* Schlegel 的皮。

【原动物】 参见“蚺蛇肉”条。

【采收加工】 宰杀蟒蛇时,剥取蛇皮,鲜用或晒干。

【功用主治】 治疥癣,恶疮,杀虫。

【选方】 治牙痛 南蛇皮煨焦,研末,调茶油点患牙。

4537 **蚺蛇肉** rán shé ròu (《食疗本草》)

【基原】 为蟒科蟒蛇属动物蟒蛇除去内脏及皮的全体。

【原动物】 蟒蛇 *Python molurus bivittatus* Schlegel 又名:蟒、王蛇(《尔雅》),蚺蛇(《别录》),南蛇、埋头蛇(《纲目》),王字蛇(《纲目拾遗》),琴蛇、梅花蛇(《广西药用动物》)。

体长 6～7 m。肛孔两侧有爪状后肢残余。背面灰棕色或黄色,背脊具有 1 行红棕色、镶黑边略成方形的大斑块,两侧各有 1 行较小而中央色较浅的斑块。头颈部背面有一矛形斑,头部腹面黄白色,躯干及尾腹面黄白色杂有少数黑褐色斑。眶前鳞 2,眶后鳞 3 或 4;上唇鳞 10～12,吻鳞及前 2 枚上唇鳞有唇窝,前后若干下唇鳞有较浅的唇窝。背鳞平滑无棱。

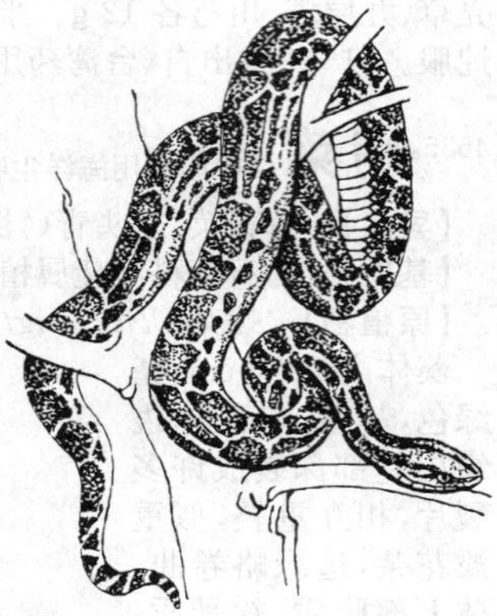

蟒 蛇

生活于热带、亚热带低山丛林中,夜间活动,能吞吃体重 10～15 kg 以下的野麂和山羊等动物,但主要以鼠类、鸟类、爬行类和两栖动物为食。分布于福建、广东、广西、海南、贵州、云南。

野生蟒蛇为国家一级保护动物,严禁滥捕。

本动物的皮(蚺蛇皮)、血(蚺蛇血)、胆(蚺蛇胆)、脂肪(蚺蛇膏)亦供药用,另设专条。

【采收加工】 夏、秋两季,捕杀蟒蛇时用绳缚住头部,尾部用带绳的铁钩钩住肛门,两头拉紧,固定在柱子上,先在肛门前切小口,割断血管放血,然后剖腹去内脏,剥皮,剔出脂肪,洗净,晒干。

【药性】 甘,温。

1.《纲目》:"甘、温,有小毒。"

2.《医林纂要》:"甘、咸,寒。"

【功用主治】 祛风活络,杀虫止痒。主治风痹,瘫痪,疠风,疥癣,恶疮。

1.《食疗本草》:"作脍食之,除疳疮;小儿脑热,水渍注鼻中;齿根宣露,和麝香末敷之。""主温疫气,可作脍食之。"

2.《本草拾遗》:"主飞尸游蛊,喉中有物,吞吐不得出者,作脍食之。"

3.《纲目》:"除手足风痛,杀三虫,去死肌,皮肤风毒疠风,疥癣恶疮。"

4.《医林纂要》:"澂水中之淤,除血分之热。"

【用法用量】 内服:适量,煮食,浸酒;或焙干研末。

【选方】 1. 治诸风瘫痪,筋挛骨痛,痹木瘙痒,杀虫辟瘴,及疠风疥癣恶疮 蚺蛇肉一斤,羌活一两(绢袋盛之)。用糯米二斗,蒸熟,安曲于缸底,置蛇于曲上,乃下饭,密盖,待熟取酒,以蛇焙研和药,其酒每随量温饮数杯,忌风及欲事,亦可袋盛酒饮。(《濒湖集简方》蚺蛇酒)

2. 治狂犬咬人 蛇脯一枚,炙,去头,捣末,服五分匕,日三。(《千金方》)

4538 **蚺蛇血** rán shé xuě (《广西药用动物》)

【异名】 蟒蛇血(《常见药用动物》)。

【基原】 为蟒科蟒蛇属动物蟒蛇 *Python molurus bivittatus* Schlegel 的血。

【原动物】 参见"蚺蛇肉"条。

【采收加工】 宰杀蟒蛇时,在肛门前切小口,割断血管放血,鲜用。

【功用主治】 祛风除湿。主治风湿骨痛,手足麻木。《广西药用动物》:"治风湿病。"

【用法用量】 内服:鲜品冲酒服,25 ml。

【选方】 治风湿骨痛,手足麻木 鲜蟒蛇血冲酒服,每日 1 次,每次 25 ml,连服几次。(《常见药用动物》)

4539 **蚺蛇胆** rán shé dǎn (《别录》)

【基原】 为蟒科蟒蛇属动物蟒蛇 *Python molurus bivittatus* Schlegel 的胆。

【原动物】 参见"蚺蛇肉"条。

【采收加工】 宰杀蟒蛇时,剖腹取胆,鲜用或晾干。

【药材】 蚺蛇胆 *Fel Pythonis Moluri* 主产于福建、广东、广西等地。

性状 本品呈椭圆形,长 4～8 cm,胆皮厚而光滑,胆管较粗。囊皮光滑,韧性强。

【药性】 甘、苦,寒,有毒。归肝、脾经。

1.《别录》:"味甘、苦,寒,有小毒。"

2.《眼科全书》:"味甘咸。"

3.《本草经疏》:"气薄味厚,阴也,降也,入手少阴、足厥阴、阳明经。"

【功用主治】 杀虫除疳,明目去翳,消肿止痛。主治小儿疳积,久痢,脘腹虫痛,惊痫,目翳肿痛,男子下疳,痔疮,疠风。

1.《别录》:"主心腹䘌痛,下部䘌疮,目肿痛。"

2.《本草拾遗》:"主破血,止血痢,蛊毒下血,小儿热丹,口疮,疳痢。"

3.《纲目》:"明目,去翳膜,疗大风。"

4.《医林纂要》:"保心宁神,活血去瘀,明目杀虫。"

5.《本草求原》:"清心肝,散血消肿。"

6.《中国药用动物志》:"明目去翳,除疳杀虫,消肿止痛。主治目赤肿痛,内外翳障,小儿疳痢,痔疮,肿痛等证。"

【用法用量】 内服:研末,1～1.5 g,酒化或水化服。外用:研末调敷或吹鼻。

【选方】 1. 治小儿疳积成劳 用蚺蛇胆一钱,每日用一分,胡黄连一分,煎汤调服。服十次痊愈。(《本草汇言》引《顾朽匏医集》)

2. 治湿痢久不断,体瘦,昏多睡,坐则闭目,食不下 蚺蛇胆大如豆二枚,煮通草汁,研胆,以意多少饮之,并涂五心并下部。(《产乳集验方》)

3. 治小儿脑热无涕 蚺蛇胆一分,蟾酥一小豆大,滑石一分。上细研如粉,每取少许,吹入鼻中。(《圣惠方》吹鼻散)

4. 治牙齿宣露 以蚺蛇胆和麝香末敷之。(《普济方》)

5. 治痔肿痛 蚺蛇胆研,香油调涂。(《医方摘要》)

6. 治疠风癞疮,皮肉崩溃者 用蚺蛇胆,每日服二分,白汤化服。一月全安。

7. 治五痫痰厥,昏迷卒仆 用蚺蛇胆,一分,酒化,灌服立甦,每日服一次,连服五次,痫疾永不复发。(6、7 方出自

《本草汇言》引《顾朽匏医集》)

【各家论述】 1.《本草经疏》:“蚺蛇胆,苦中有甘,气寒,有小毒。气薄味厚,阴也,降也,入手少阴、足厥阴阳明经。心腹䘌痛者,虫在内攻啮也。下部䘌疮者,虫在外侵蚀也。湿热则生虫,苦寒能燥湿杀虫,故内外施之皆得也。肝开窍于目,肝热则目肿痛,入肝泄热,则肿痛除矣。”

2.《调疾饮食辨》:“其胆上旬近头,中旬近心,下旬近尾。诸本草并云能治风,又点目肿翳障,及小儿疳痢、牙疳,皆不言其活血。惟《拾遗》云:破血,止血利,杀虫蛊。此胆取下时,其跳掷可至寻丈,历数刻之久,渐跳渐低,仍取而悬之。未干时,向明照看,其中汁上下奔走若飞。盖其性善动不跳,故能治血凝滞。金疮杖疮,跌仆闷绝者,酒和服立醒。”

4540 蚺蛇膏 rán shé gāo (《别录》)

【异名】 蟒油(《纲目拾遗》),蚺蛇油(《调疾饮食辨》)。

【基原】 为蟒科蟒蛇属动物蟒蛇 *Python molurus bivittatus* Schlegel 的脂肪。

【原动物】 参见“蚺蛇肉”条。

【采收加工】 宰杀蟒蛇时,剥取脂肪,炼油。

【药性】 《纲目》:“甘,平,有小毒。”

【功用主治】 祛风,解毒,清热润肤。主治风毒癞疾,漏疮,冻疮,烫火伤,皮肤皲裂。

1.《别录》:“主皮肤风毒,妇人产后腹痛余疾。”

2. 陶弘景:“多入药用,亦疗伯牛疾(《纲目》注为‘癞也’)。”

3.《纲目》:“绵裹塞耳聋。”

4.《纲目拾遗》:“治漏疮。”

5.《中国动物药》:“治烫火伤及皲裂。”

【用法用量】 外用:熔化涂敷。

【选方】 1. 治漏疮 取蟒油,铜锅内熬熟,随将黄醋入油内搅匀,油纸摊膏,贴患处十余日。(《年希尧集验良方》)

2. 治冻疮、烫伤、皮肤皲裂 取蟒脂肪炼油,涂患处。(《中国动物药》)

3. 治牙露 用蚺蛇膏和麝香末傅之。(《普济方》蚺蛇膏)

4541 蚱蝉 zhà chán (《本经》)

【异名】 蜩、鸣蜩(《诗经》),蝒、马蜩(《尔雅》),蟧(《方言》),鸣蝉(《新修本草》),秋蝉(《圣惠方》),蜘蟟(《七修类编》),知了(《说文通训定声》),蚱蟟(《中药志》)。

【基原】 为蝉科黑蚱属动物黑蚱的全体。

【原动物】 黑蚱 *Cryptotympana pustulata* Fabr

体大色黑而有光泽;雄虫长 4.4～4.8 cm,翅展约 12.5 cm,雌虫稍短。复眼 1 对,大形,两复眼间有单眼 3 只,触角 1 对。口器发达,刺吸式,唇基梳状,上唇宽短,下唇延长成管状,长达第 3 对足的基部。胸部发达,后胸腹板上有一显著的锥状突起,向后延伸。足 3 对。翅 2 对,膜质,黑褐色,半透明,基部染有黄绿色,翅静止时覆在背部如屋脊状。腹部分 7 节,雄蝉腹部第 1 节间有特殊的发音器官,雌蝉同一部位有听器。

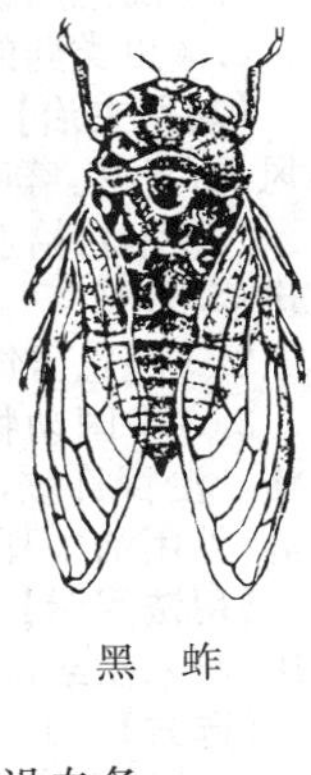

黑 蚱

栖于杨、柳、榆、槐、枫杨等树上。分布于我国辽宁以南的大部分地区。

本动物羽化后的蜕壳(蝉蜕)亦供药用,另设专条。

【采收加工】 6～7 月间捕捉,捕后蒸死,晒干。

【药材】 蚱蝉 *Cicada* 主产于华北。

性状 本品呈长圆形,长 4～4.5 cm,宽 1.8～2 cm。表面大部分黑色,腹面各部边缘呈淡黄褐色,有光泽。头部宽扁,复眼 1 对,椭圆状球形,黄褐色,半透明。胸背部具膜质翅,透明,翅脉淡黄褐色,多已破碎。胸腹部上端具足 3 对,多断落。雄虫下端有 1 对心形鸣器,雌虫无鸣器,腹部较小,有产卵器。尾端呈三角形钝尖,背部和腹部具环节。体轻,质脆。气微腥,味淡。

【药性】 咸、甘,寒。归肝、肺经。

1.《本经》:“味咸,寒。”

2.《别录》:“甘,无毒。”

3.《药性论》:“味酸。”

4.《本草汇言》:“入手太阴、足厥阴经。”

【功用主治】 清热,熄风,镇惊。主治小儿惊风,癫痫,夜啼,偏头痛。

1.《本经》:“主小儿惊痫,夜啼,癫病,寒热。”

2.《别录》:“主惊悸,妇人乳难,胞衣不出。又堕胎。”

3.《药性论》:“主小儿惊哭不止,杀疳虫,去壮热,治肠中幽幽作声。”

4.《新修本草》:“主小儿痫绝不能言。”

【用法用量】 内服:煎汤,1～3 个;或入丸、散。

【选方】 1. 治小儿风热惊悸 蚱蝉半两(去翅、足,微炒),茯神半两,龙齿三分(细研),麦门冬半两(去心,焙),人参三分(去芦头),钩藤三(二)分,牛黄二钱(细研),蛇蜕皮五寸(烧灰),杏仁二分(汤浸,去皮、尖,双仁,麸炒微黄)。捣罗为散。每服以新汲水调下半钱,量儿大小,加减服之。(《圣惠方》蚱蝉散)

2. 治小儿天钓,眼目搐上,筋脉急 蚱蝉一分(微炒),干蝎七枚(生用),牛黄一分(细研),雄黄一分(细研)。上药细研为散。不计时候,以薄荷汤调下一字,量儿大小加减。(《圣惠方》蚱蝉散)

3. 治小儿惊痫夜啼 蚱蝉四十九个,去前截,用后截微炒,为细末。每服五分,用钩藤一钱,煎汤调下;如发热惊搐,用薄荷一钱煎汤调下;天吊口噤,全蝎一钱煎汤调下;疮疹不起,用葱头、麻黄一钱煎汤调下。(《本草汇言》)

4. 治偏头痛 蚱蝉二枚(生用),乳香半两(细研),朱砂半分(细研)。上件药,以蝉研取汁,都和丸如小豆大。头痛时,左边痛纳左鼻中,右边痛纳右鼻中。出黄青水为效。(《圣惠方》)

5. 治小儿疳积,形体羸瘦,神倦疲乏,厌食纳呆 蚱蝉 30 个(洗净焙干),白术 10 g,莱菔子(炒)10 g。共研细末。每服 2 g,每日 3 次。〔《上海中医药杂志》1990,(11):29〕

4542 蚱蜢 zhà měng (《纲目》)

【异名】 皇螽(《诗经》),蠜(《尔雅》),螽(《说文》),蟒、蚮蟒、蚮(《方言》),百蜷(《淮南子》),蛨蚝(《玉篇》)。

【基原】 为蝗科飞蝗属动物飞蝗、稻蝗属动物中华稻蝗、尖头蚱蜢属动物稻叶大剑角蝗等多种昆虫的成虫。

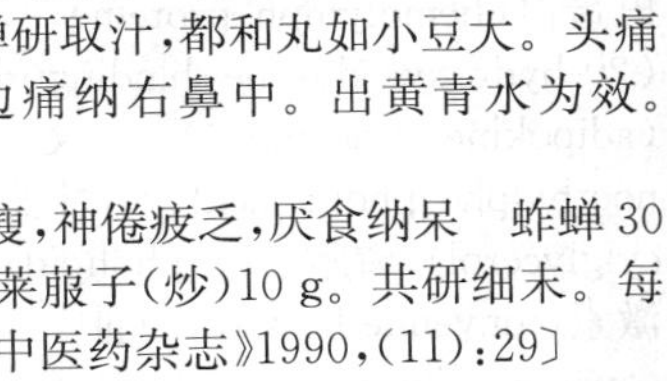

飞 蝗

【原动物】 1. 飞蝗 *Locusta migratoria*

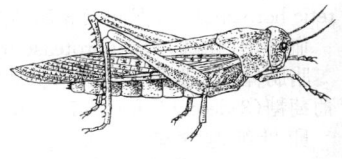

Linnaeus　又名：蝗虫(《中国动物药志》)。

体长约5.4 cm，黄褐色。头顶色淡，复眼棕色，卵圆形。单眼3个，作鼎足排列。触角丝状，褐色。咀嚼式口器。前胸长大，绿色，中央有隆起的纵走线。前翅皮纸质，狭而长，灰黄色，有不规则的斑纹。前、中足黄褐色，后足腿节绿色，内侧有带状黑绿色斑3条。腹部由11节组成，在第1腹节上有听器，在第二至第八腹节上有气门8对，末端有尾毛。

栖息于草地、农田。分布于全国各地。

2. 中华稻蝗 *Oxya chinensis* Thunberg　又名：油蚂蚱(《中国动物药志》)。

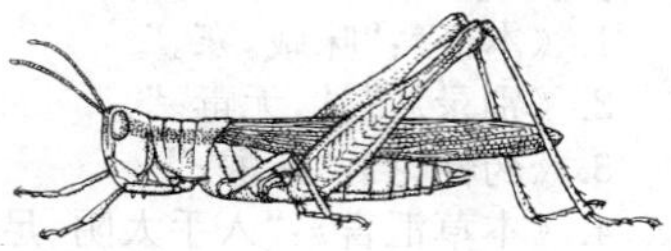

中华稻蝗

体长圆形，长3～4 cm，黄绿色或绿色，有时黄褐色，有光泽。头顶有圆形凹窝，颜面中部沟深。复眼灰色，椭圆形，触角丝状，褐色。前胸发达，中部有横缝3条。前翅前缘部分呈绿色，余部褐色，腹部黄褐色，雄体腹末端屈曲向上。

活动于稻田、堤岸附近。我国大部分地区均有分布。

3. 稻叶大剑角蝗 *Acrida lata* Motsch　又名：尖头蚱蜢(《中国动物药志》)。

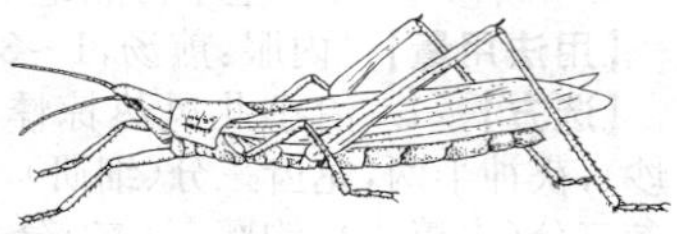

稻叶大剑角蝗

体细长圆形，雄虫长约5.4 cm，雌虫长约9 cm，全体绿色，有时呈灰褐色。头圆锥形，颜面尖形，显著倾斜。咀嚼式口器，触角剑形。雌虫前翅的中央具有1列纵行的白色纹。

生活于草地、农田。分布于全国各地。

【采收加工】　7～9月捕捉，鲜用；或用沸水烫死，晒干或烘干。

【成分】　血淋巴含甾体类成分：孕烯醇酮(pregnenolone)，黄体酮(progesterone)，睾酮(testosterone)，5α-二氢睾酮(5α-dihydrotes tosterone)，雌酮(estrone)，雌二醇(estradiol)[4]；蛋白类成分：凝集素(agglutinin)[1]，卵黄蛋白原(vitellogenin)[3]，蜕皮素(ecdysone)[5]，血脂减少因子(hypolipidemic factor)[6]，脂糖蛋白(lipoglycoprotein)[7]，血淋巴蛋白(hemolymph protein)[8]，20-羟基蜕皮素结合蛋白(20-hydroxyecdysone bindingprotein)[9]，脂肪动用激素(adipokinetic hormone)[10]；又含2-氨基乙基磷酸(2-aminoethylphosphonic acid)[2]，甘油(glycerol)，二酰甘油(diacylglycerol)，磷脂(phospholipid)[11]及联结到蛋白上的保幼激素(junvenile hormone)Ⅲ[12]，血管加压素样神经肽(vasopressin like neuropeptide)[13]。

头含多肽类成分：飞蝗利尿肽(locusta diuretic peptide)[14]，飞蝗焦激肽(locustapyrokinin)Ⅱ[15]，飞蝗亲肌肽(locustamyotropin)Ⅲ、Ⅳ[16]，印楝子素(azadirachtin)A，5-羟色胺(5-serotonin)[17]，飞蝗肌抑制肽(locustamyoinhibiting peptide)[18]，飞蝗激肽(locustakinin)[19]，利尿激素(diuretic hormone)[20]，促同素异形性激素(allato tropin)Ⅰ[21]。

血含蛋白酶抑制剂(protease inhibitor)[22]。

脂肪体含总脂肪酸[23]，脂肪动用激素[24]，3-去氧-3-氟-D-葡萄糖(3-deoxy-3-fluoro-D -glucose)[25]。

卵母细胞含磷脂(phospholipid)，三酰甘油(triglyceride)[26]，三酰甘油合成酶(triglycerides synthase)[27]。卵含蜕皮甾体类腺苷一磷酸酯(ecdysteroid adenylic acid ester)[28]，磷酸肌酸(phosphagen)[29]，组织蛋白酶(cathepsin)[30]。唾液腺体含多巴胺(dopamine)，5-羟色胺，肾上腺素(epinephrine)，脱氧肾上腺素(synephrine)[31]。

飞蝗雄性辅助腺体含多肽成分：飞蝗激肽，飞蝗磺胺激肽(locustasulfakinin)，飞蝗亲肌肽，肌刺激肽(myostimulatingpeptides)，肌亲肽(myotropic peptides)，肌抑制肽(myoinhihitingpeptides)[32]。腺体含甲硫氨酸-脑啡肽样肽(met-enkephalin like peptide)[33]。其他腺体含蜕皮素(ecdysone)，3-去氢蜕皮松(3-dehydroecdysone)[34]。飞蝗肌含牛磺酸(taurine)[35]，乙酰辅酶(acetyl Co)A，肉毒碱(carnitine)，乙酰肉毒碱(acetylcarnitine)，肉毒碱乙酰转移酶(carnitine acetyltransterase)[36]，茧密糖酶(trehalase)[37]，核酸(nucleic acid)，氨基酸[38]，总脂肪酸[23]，3-去氧-3-氟-D-葡萄糖[25]。分泌组织含促性腺神经激素(gonadotropic neurohormone)[39]，神经激素(neurohormone)，胰岛素相关肽(insulin related peptide)[40]，脂肪动用激素Ⅰ，脂肪动用激素Ⅱ[41]。肠含胰蛋白酶(trypsin)[42]，鞣质(tannin)[43]，血管加压素样神经肽[13]。心含促同素异形性激素Ⅰ[21]，抗利尿激素[44]。中枢神经系统含促黑素激素样肽(melanotropin likepeptide)[45]。神经系统还含促肾上腺皮质激素(adrenocorticotropic hormone)，黑素细胞刺激肽(melanophore stimulating hormone)，β-内啡呔(β-endorphin)，促皮质激素释放因子(corticotropin releasing factor)，亮氨酸脑啡肽(leucine enkepha line)[33]，真蛸胺(octopamine)[46]，血管加压素样神经肽[47]。组织含脊椎动物型甾体(vertebrate type steroid)[48]。

飞蝗含黄嘌呤脱氢酶(xanthine dehydrogenase)[49]，甲壳质酶(chitinase)，壳二糖酶(chitobiase)[50]，甲壳质(chitin)[51]，鞣酸(tannic acid)[52]，脂肪动用激素Ⅳ[53]，岩藻甾醇24,28-环氧丙酸(fucosterol 24,28-epoxide propionate)，胆甾醇(cholesterol)[54]，N-乙酰多巴胺(N-acetyldopamine)[55]，卵黄磷蛋白(vitellin)[56]，印楝子素[57]，骨胶原(collagen)[58]，蜕皮甾体类脂肪酸酯(ecdysteroid fatty acidester)[59]，苯酚(phenol)，愈创木酚(guaiacol)，藜芦醚(veratrole)[60]，异黄蝶呤(isoxanthopterin)，黄蝶呤(xanthopterin)[61]，正二十九烷(*n*-nonacosane)等17种正烷烃类[62]。

【药性】　辛、甘，温。归肺、肝、脾经。

1.《本草拾遗》："有毒。"

2.《纲目》："辛，有毒。"

3.《纲目拾遗》："辛，平，微毒，性窜而不守。"

4.《随息居饮食谱》："辛、甘，温。"

5.《虫类药的应用》："无毒，入肺、肝、脾三经。"

【功用主治】　祛风解痉，止咳平喘。主治小儿惊风，破伤风，百日咳，哮喘。

1.《纲目拾遗》："治咳嗽，惊风，破伤(风)，疗折损，冻疮，斑疹不出。"

2.《随息居饮食谱》："暖胃助阳，健脾运食。"

3.《中国动物药》："止咳平喘，滋补强壮，止痉，解毒，透疹。治百日咳，支气管哮喘，小儿惊风，咽喉肿痛，疹出不畅等；外用治中耳炎。"

【用法用量】　内服：煎汤，5～10只；研末，1.5～3 g。外用：研末撒或调敷。

【选方】　1. 治小儿惊风　蚱蜢不拘多少，煅存性(研末)，砂糖和服。(《纲目拾遗》)

2. 治急、慢惊风　霜降后取蚱蜢风干，用十个或七个，加钩藤、薄荷叶各一撮，煎汤灌下，渣再煎服。(《百草镜》)

3. 治破伤风　霜降后蚱蜢晒干，用十数个，瓦上煅存性，酒下。(《救生苦海》)

4. 治产后冒风　干蚱蜢数十个，瓦上煅存性，好酒调服。(《纲目拾遗》引《王良生救急方》)

5. 治百日咳　蚱蜢 30 只，生甘草 5 g。共研面，每次1 g，日服3 次。

6. 治支气管喘息　蚱蜢 30 只，生甘草 5 g，麻黄 5 g。水煎服，日服 2 次。

7. 治菌痢、肠炎　霜打蚱蜢，焙黄黑色，研成细面，成人每服 10 g，小儿酌减，日服 3 次。(5～7 方出自《中国动物药》)

8. 治三日疟　畠螽阴干为末。临发日，于五更时酒服方寸匕。(姚可成《食物本草》)

9. 治冻疮　蚱蜢风干，煅研。香油和搽，撒亦可。(《养素园传信方》)

4543 蚯疽草 qiū jū cǎo (《福建民间草药》)

【异名】　白头菜、夜明草(《广西药用植物名录》)，肉桂草、泥鳅菜(《福建中草药》)，茯苓菜(《广西植物名录》)。

【基原】　为菊科鱼眼草属植物鱼眼草的全草。

【原植物】　鱼眼草 *Dichrocephala auriculata* (Thunb.) Druce [*Ethulia auriculata* Thunb.]

一年生草本，高 15～50 cm。茎直立或铺散，无毛或被短柔毛。叶片卵形、椭圆形或披针形，长 3～10 cm，大头羽裂，顶裂片宽大，宽达 4 cm，侧裂片常 1 对，稀 2 对，两面无毛或被稀疏短柔毛。头状花序极小，球形，生于叉状分枝顶端，多数头状花序在茎顶或分枝顶端排成疏松的伞房状；梗长达3 cm；总苞片1～2层；花托半圆球形突起，上端平；盘花两性，能育，花冠先端有 4～5 齿。瘦果扁，有加厚的边缘；无冠毛。花期夏末至冬初。

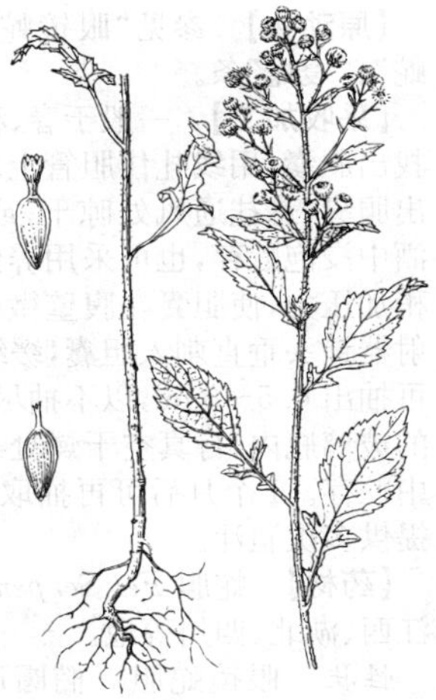

鱼眼草

生于山坡、山谷、山坡林下或水沟边。分布于浙江、福建、湖北、湖南、广东、广西、四川、贵州、云南、陕西及台湾等地。

【采收加工】　7～10 月采收，鲜用或晒干。

【药性】　苦、辛，平。

1.《湖南药物志》："微苦、辛，平。"

2.《浙江药用植物志》："苦、辛，温。"

【功用主治】　解毒，活血，消肿。主治疔毒肿痛，扭伤肿痛。

1.《湖南药物志》："清热解毒，消肿止痛。"

2.《浙江药用植物志》："温中散寒，活血调经。主治胃寒作痛，月经不调，扭伤肿痛；外治疔毒，毒蛇咬伤。"

【用法用量】　内服：煎汤，9～15 g；研末，3～6 g。外用：鲜草捣敷。

【选方】　1. 治蚯疽(小儿外生殖器焮肿)，小便不利　鲜蚯疽草和冬蜜捣烂敷贴。

2. 治疔毒肿痛　鲜蚯疽草和米稀饭，加食盐少许，捣烂敷贴，日换 2 次。(1、2 方出自《福建民间草药》)

3. 治扭伤肿痛　干茯苓菜研末，每次 6 g，酒送服；另用鲜茯苓菜捣烂调些酒，敷伤处。(《福建中草药》)

4544 蛇含 shé hán (《本经》)

【异名】　蛇衔(《本经》)，威蛇(《日华子》)，小龙牙(《斗门方》)，紫背龙牙(《本草图经》)，紫背草(《直指方》)，蛇含草(《本草蒙筌》)，蛇包五披风(《植物名实图考》)，五匹风(《草木便方》)，五皮风、五爪龙(《分类草药性》)，地五加、五爪虎、五叶莓(《贵州民间方药集》)，地五爪(《江西民间草药》)，五爪风、五星草、五虎草(《湖南药物志》)，五爪金龙、五叶蛇莓(《浙江民间常用草药》)。

【基原】　为蔷薇科委陵菜属植物蛇含委陵菜的带根全草。

【原植物】　蛇含委陵菜 *Potentilla kleiniana* Wight et Arn.

二年生或多年生宿根草本。多须根。茎平卧，具匍匐茎，常于节处生根并发育出新植株。基生叶为近于鸟足状 5 小叶；叶柄被疏柔毛或开展长柔毛，小叶近无柄稀有短柄；托叶膜质，淡褐色，外被疏柔毛或脱落近无毛；小叶片倒卵形或长圆倒卵形，长 0.5～4 cm，宽 0.4～2 cm，先端圆钝，基部楔形，边缘有多数急尖或圆钝锯齿，两面被疏柔毛；下部茎生叶有 5 小叶，上部茎生叶有 3 小叶，与基生叶相似，唯叶柄较短，托叶草质，卵形至卵状披针形，全缘，稀有 1～2 齿，先端急尖或渐尖，外被疏长柔毛。聚伞花序密集枝顶如假伞形，花梗密被开展长柔毛，下有茎生叶如苞片状；花两性；萼片 5，三角卵圆形，先端急尖或渐尖，副萼片 5，披针形或椭圆状披针形，先端急尖或渐尖，花时比萼片短，果时略长或近等长，外被疏长柔毛；花瓣 5，倒卵形，先端微凹，长于萼片，黄色；花柱近顶生。瘦果近圆形，多数，一面稍平，具皱纹。花、果期 4～9 月。

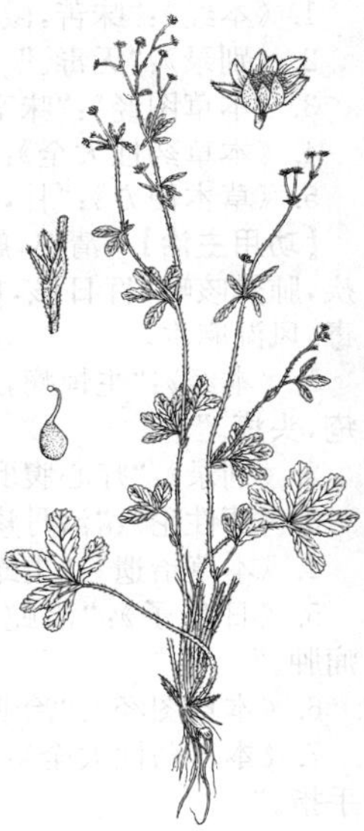

蛇含委陵菜

生于海拔 200～3 000 m 的田边、水旁、草甸及山坡草地。分布于华东、中南、西南及辽宁、西藏、陕西等地。

【栽培】　生物学特性　喜阳光充足、气候温和、较湿润的环境，适应性较强，在高山、丘陵、平坝都可栽培。对土壤无严格选择，常野生在荒地、田边或路旁，以地势向阳，较肥沃、潮湿的夹砂土栽培较好。

繁殖方法　分株繁殖。挖取老株匍匐茎上着生的新株作为种苗，每株都要带须根，春季2～3 月或秋季 9～10 月栽种，以秋栽为好，按行窝距各 20 cm 开窝，每窝栽苗 2～3 株，盖土压紧，并施稀薄人畜粪水。

田间管理　栽后要及时淋水。秋季栽种的，当年 12 月中耕除草、追肥 1 次，以后每年要随时拔除杂草，并于 5 月和 9～10 月两次收获后，浅中耕、追肥 1 次。肥料用人畜粪水或硫酸铵，连续采收 3～4 年后，需换地栽培。

【采收加工】　栽种后每年可收 2 次，在 5 月和 9～10 月挖取全草，晒干。

【药材】　蛇含 *Herba Potentillae Kleinianae*　主产于浙江、江西、湖南、贵州等地。

性状　全体长约 40 cm。根茎粗短，根多数，须状。茎细长，多分枝，被疏毛。叶掌状复叶；基生叶有 5 小叶，小叶倒卵形或倒披针形，长 1～5 cm，宽 0.5～1.5 cm，边缘具粗锯齿，上下表面均被毛，茎生叶有 3～5 小叶。花多，黄色。果实表面微有皱纹。气微，味苦、微涩。

鉴别　叶表面观：上下表皮细胞垂周壁平直或微弯曲。气孔不定式或不等式。非腺毛微弯曲，长 112～950 μm，直径 20 μm。草酸钙簇晶直径 28 μm。

【成分】　全株含仙鹤草素（agrimoniin），蛇含鞣质（potentillin），长梗马兜铃素（pedunculagin）[1]。

【药性】　苦、辛，微寒。归肝、肺经。

1.《本经》："味苦，微寒。"
2.《别录》："无毒。"
3.《本草图经》："味辛、甘。"
4.《本草药性大全》："无毒，一云有毒。"
5.《草木便方》："甘，平。"

【功用主治】　清热，解毒，消肿，止咳。主治高热惊风，疟疾，肺热咳嗽，百日咳，咽喉肿痛，痢疾，目赤肿痛，疮疖肿毒，风湿麻木。

1.《本经》："主惊痫，寒热邪气，除热，金疮，疽痔，鼠瘘恶疮，头疡。"
2.《别录》："疗心腹邪气，腹痛，湿痹，养胎，利小儿。"
3.《药性论》："治丹疹，小儿寒热。"
4.《本草拾遗》："主蛇咬。"
5.《日华子》："治蛇虫蜂虺所伤及眼赤，止血，熁风疹痈肿。"
6.《本草图经》："治咽喉肿痛。"
7.《本草药性大全》："主诸丹石燥，捣烂成膏，堪续已断手指。"
8.《植物名实图考》："治咳嗽。"
9.《草木便方》："发汗解肌。治风痰咳嗽，惊痫，洗眼消毒。"
10.《分类草药性》："治风寒湿气，跌打损伤。"

【用法用量】　内服：煎汤，9～15 g，鲜品倍量。外用：煎水洗或捣敷；或捣汁涂；或煎水含漱。

【选方】　1. 治小儿惊风　五皮风 9 g，全虫 1 个，僵虫 1 个，朱砂 1.5 g。各药研成细末，混合成散剂，开水吞服。（《贵阳民间药草》）

2. 治疟疾并发高烧　五匹风 16 g，白蔹 6 g，紫苏 10 g。水煎服，于疟前 2 h 服，每日 1 剂，连服 3 剂。（《贵州民间方药集》）

3. 治麻疹后热咳　五皮风、白蜡花、枇杷花各 9 g。研末，加蜂蜜蒸服。

4. 治百日咳　五皮风 15 g，生姜 3 片。煎水服。（3、4 方出自《贵阳民间药草》）

5. 治肺脓疡　鲜蛇含 90 g，或加百蕊草 30 g。煎服。

6. 治急性乳腺炎初起　鲜蛇含、蒲公英各 30 g，煎服；另用上药各等量捣烂敷患处，干则更换。

7. 治毒蛇咬伤　鲜蛇含草，捣烂敷伤口周围；另用鲜蛇含、鲜鸭跖草各 30 g，野菊花 15 g。煎服。（5～7 方出自《安徽中草药》）

8. 治淋巴结核　蛇含 30 g，星宿菜、葫芦茶各 9 g，茅瓜 24 g，豆腐 125 g。水煎服。（《福建药物志》）

9. 治雷公藤中毒　鲜蛇含全草 60～120 g，鲜构树枝梢（连叶）7～8 枚。捣烂取汁，加鸭蛋清 4 只混匀，灌服。（《浙江民间常用草药》）

4545 蛇胆 shé dǎn（《四川中药志》）

【基原】　为眼镜蛇科眼镜蛇属动物眼镜蛇 *Naja naja*（Linnaeus）、金环蛇属动物金环蛇 *Bungarus fasciatus*（Schneider）、游蛇科乌风蛇属动物乌梢蛇 *Zaocys dhumnades*（Cantor）、鼠蛇属动物黄梢蛇（灰鼠蛇）*Ptyas korros*（Schlegel）、蝰科蝮蛇属动物蝮蛇 *Agkistrodon haly*（Pallas）等多种蛇的胆囊。

药材所用蛇胆，尚有眼镜蛇科大眼镜蛇属动物眼镜王蛇 *Ophiophagus hannah*（Cantor）、金环蛇属动物银环蛇 *Bungarus multicinctus multicinctus* Blyth、游蛇科锦蛇属动物黑眉锦蛇 *Elaphe taeniurus* Cope、百花锦蛇 *E. moellendorffi*（Boettger）、蝰科蝮蛇属动物尖吻蝮 *Agkistrodon acutus*（Guenther）等。此外，据报道，海蛇科海蛇属动物青环海蛇 *Hydrophis cyanocinctus* Daudin 等海蛇的胆，也供药用，功用相似。

【原动物】　参见"眼镜蛇"、"金环蛇"、"乌梢蛇"、"黄梢蛇"、"蝮蛇"条。

【采收加工】　一般于春、秋两季，将蛇捕得后，剖开腹部，找出胆囊，用线扎住胆管上端，然后沿结扎处上方剪断，取出胆囊，悬挂通风处晾干；或保存于含醇为 50% 以上的白酒中浸泡贮存，也可采用养蛇取胆法：以左手摸准胆囊后，稍加压力，使胆囊在腹壁微凸，用乙醇消毒该处皮肤，将注射器针头垂直刺入胆囊，缓缓抽出胆汁。视蛇体大小，每次可抽出 0.5～3 ml，以不抽尽为宜。将抽出的胆汁装入消毒的玻璃瓶内，行真空干燥处理，获得黄绿色结晶，分装安瓿中贮存。1 个月后可再抽取，如此在饲养过程中，1 条蛇可提供多次胆汁。

【药材】　蛇胆 *Fel Serpentis*　主产于湖南、广东、广西、江西、湖北、四川等地。

性状　眼镜蛇胆　椭圆形或卵形，长 1～2.5 cm，直径 0.5～1 cm，胆蒂略偏生。囊皮光滑，韧性强。胆汁呈橙黄色，有黏性。味苦而后甜，有清凉刺喉感。

金环蛇胆　类圆形或椭圆形，长 0.7～1.2 cm，胆管略粗。囊皮光滑，韧性强。夏季胆汁呈褐色、白色或淡红色，冬季呈绿色或黑褐色。气微腥，味苦而甘。

乌梢蛇胆（乌蛇胆）　卵形或长圆形，长约 1 cm，直径 0.5 cm，囊皮不光滑。上端胆管长约 1.5 cm。表面棕褐色或绿褐色。对光透视微透明，胆汁黏稠，黄棕色或黄绿色。气微腥，味苦、涩，后甘。

黄梢蛇（灰鼠蛇）胆　长卵圆形，长 1～2 cm，直径 0.5～0.8 cm。胆蒂偏侧生。囊皮光滑，韧性强。胆汁墨绿色，味苦、涩。

银环蛇胆　类圆形或椭圆形，长 0.5～1 cm，直径 0.5～0.7 cm。胆蒂生于一侧。囊皮光滑，韧性强。

百花锦蛇胆　椭圆形或卵圆形，长1～1.5 cm，直径0.5～1 cm，表面深绿色或黄白色。囊皮光滑，韧性强。气微腥，味苦、后甘。

鉴别　(1) 取蛇胆粉末少许，用水合氯醛装片，置显微镜下观察，呈圆柱状物体。长35～42 μm，宽约18 μm，内含颗粒物，无色。

(2) 取胆汁1滴，置试管中，加新配制的1%糠醛溶液1滴，再加50%硫酸溶液5 ml，水浴加热10 min，溶液由浅蓝色逐渐变至深蓝色者为蛇胆，由浅红色渐变紫褐色后变污绿者为鱼胆，呈墨绿色者为鸡胆，显浅黄棕色者为鸭胆。

(3) 取胆汁滴于滤纸上，置紫外分析仪下观察，显较强烈的天蓝色荧光，持续不退。

(4) 薄层色谱：取蛇胆汁0.5 ml，加2 ml无水乙醇沉淀蛋白质，取上清液，作为供试品溶液。另取胆酸标准品2 mg，加无水乙醇1 ml，混匀，作对照品溶液。吸取上述两种溶液各2 μl，点于同一块硅胶G薄层板上，以异丙醇-氯仿-酯酸-水(40∶30∶4∶2)展开，取出挥干，喷洒10%磷钼酸乙醇溶液，喷洒10%磷钼酸乙醇溶液，80 ℃加热5 min。供试品色谱在与对照品色谱相应的位置上显相同颜色的斑点。

【成分】 蛇胆中的胆汁酸至少有12种以上，主要成分为牛磺胆酸(taurocholicacid)，由胆酸与牛磺酸结合而成[1]。多数药用蛇胆中还含牛磺鹅去氧胆酸(taurochenodeoxycholic acid)，牛磺去氧胆酸(taurodeoxycholic acid)，石胆酸(lithocholic acid)，游离的胆酸(cholic acid)及胆固醇(cholesterol)[2]。此外，蚺蛇科的巨蟒、蚺蛇、岩蛇含蟒胆酸(pythonic acid)，王蛇、巨蟒、缟蛇胆汁中含有牛磺蟒胆酸(tauropythonic acid)，蝰蛇科蛇类含蝰蛇胆酸和α-海豹胆酸(α-phocaecholic acid)[3]。

【药理】 1. 镇咳、祛痰、平喘作用　60%乙醇提取的三蛇胆(眼镜蛇、过树榕、金环蛇)液灌胃，均抑制氨气刺激所致小鼠咳嗽，促进小鼠呼吸道分泌，抑制组胺引起的豚鼠哮喘[1,2]。三蛇胆灌胃，还促进家鸽气管纤毛运动[1]。加热处理后的蛇胆(锦蛇)灌胃对小鼠仍有镇咳、祛痰作用[3]。正常或异样增大的蛇胆(眼镜蛇、王锦蛇、黑眉锦蛇)汁对乙酰胆碱引起的离体豚鼠气管痉挛有舒张作用[4]。牛磺胆酸钠灌胃，也抑制氨水刺激所致小鼠咳嗽，增加小鼠呼吸道酚红排泌量，提示牛磺胆酸为蛇胆主要有效成分之一[5]。

2. 对心脏的作用　牛磺胆酸(TCA)使兔窦房结自律性降低，动作电位时程延长，房室结的动作电位振幅加大；胆酸(CA)也使窦房结、房室结自律性降低等[6]。

3. 对肝脏的作用　胆汁酸类(除CA和TCA外)在高浓度时对大鼠离体肝细胞有一定的损害作用，肝毒性与增加胞浆内Ca^{2+}浓度相关[7]。黑眉蛇蛇胆对四氯化碳所致的体外培养的肝细胞损伤有保护作用[8]。

4. 对胃黏膜的作用　TCA连续灌胃，可使大鼠腺胃壁细胞减少，胃黏膜变薄，并发生纤维化及间质组织炎症细胞浸润[9]。

5. 致癌性和致突变性　胆汁酸中的CA和TCA对大鼠有促肝癌生成作用。TCA的酯类对大鼠有促胃癌生成作用[10]。多数结合型胆汁酸无致突变性，也不增加MNNG(N-甲基-N′-亚硝基-N-硝基胍)的致突变作用，大多数胆汁酸还对抗MMC的致突变性，TCA能对抗其他胆汁酸的毒性或致突变性[11]。

6. 其他作用　胆汁酸对一般需氧胆道病原体有抗菌作用，非结合型胆汁酸的抗菌作用较结合型的胆汁酸强[12]。TCA高浓度下对大鼠匀浆有抗脂质过氧化作用[13]。牛磺胆酸钠灌胃，抑制小鼠二甲苯所致耳肿胀和大鼠角叉菜胶所致足肿胀有抗炎作用[5]。

毒性　蛇胆酒灌胃对小鼠的LD_{50}为24.5 ml/kg，小鼠各脏器有一定的病理性改变。大鼠灌胃7 ml/kg，血清淀粉酶即可升高，可能对胰腺有一定的损伤[14,15]。

【药性】 苦、微甘，寒。

1.《别录》："蝮蛇胆，苦，微寒，有毒。"

2.《四川中药志》1960年版："性凉，味苦、微甘。"

【功用主治】 祛风镇惊，化痰止咳，凉肝明目，解毒。主治风热惊痫，痰热惊厥，痰热咳嗽，百日咳，目赤，目翳，痔疮肿痛，痤疮。

1.《别录》："蝮蛇胆，主䘌疮。"

2.《药性论》："蝮蛇胆，杀下部虫。"

3.《纲目》："蝮蛇胆，疗诸漏，研敷之；若作痛，杵杏仁摩之。""乌蛇胆主治大风疠疾，木舌胀塞。"

4.《四川中药志》1960年版："治痰迷心窍，风热发狂，眼雾不明，痔疮红肿及皮肤热毒等症。"

5.《全国中草药汇编》："清热解毒，化痰镇痉。主治小儿肺炎，百日咳，支气管炎，咳嗽痰喘，痰热惊厥，急性风湿性关节炎。"

【用法用量】 内服：开水或酒冲服，0.5～1个；或入丸、散；或制成酒剂。外用：取汁外涂；或研末调搽。

【选方】 1. 治痰迷心窍　蛇胆配陈皮、胆星、黄连、川贝、琥珀。共研末为丸服。(《四川中药志》1960年版)

2. 治木舌塞胀　蛇胆一枚，焙干为末，敷舌上，有涎吐出。(《圣济总录》)

3. 治大风疾　用冬瓜一个，截去五寸长，去瓤，掘地坑深三尺，令净，安冬瓜于内。以乌蛇胆一个，消梨一个，置于瓜上，以土隔盖之。至三七日，看一度，瓜未甚坏；候七七日三物俱化为水，看一度，取出。每用一茶脚，以酒和服之，三两次立愈。小可风疾，每服一匙头。(《博济方》大风龙胆膏)

4. 治急性风湿性关节炎　蛇胆2～3个，将胆囊切开，浸泡于500 ml白酒中。每次20 ml，日饮2次。(《中国动物药》蛇胆酒)

【临床报道】 1. 治风热咳嗽(急性气管炎、慢性气管炎、上呼吸道炎、感冒等)　复方蛇胆川贝末内服，每日2次，每次1瓶(药重1 g)，2～4 d为1个疗程。共治疗343例，显效169例，有效141例，无效33例，总有效率90.37%。临床表明本药对治疗咳嗽、咳痰为指征的呼吸系疾病有较好的疗效，一般在服用1～3 d内，可得到近控疗效。特别是中医分型为风热咳嗽、西医分型为急性支气管炎者疗效尤为显著[1]。

2. 治慢性咽炎　用蛇胆川贝散含服，每次1支(每支0.6 g)，每日2次，6 d为1个疗程。共治疗30例，显效15例，有效13例，无效2例，总有效率93.3%[2]。

3. 治疗百日咳　以口服蛇胆陈皮末(每支药量0.6 g)，1岁以内，每次服1/5支；1～2岁，每次服1/4支；3～5岁，每次服1/3支；6～10岁，每次服1/2支，每日服2次。同时肌内注射维生素C 75 mg，胶丁钙1 ml，6 d为1个疗程，治疗百日咳患儿60例。结果：痊愈56例，显效2例，进步2例。总治愈率达93.3%[3]。

4. 治疗痤疮、脂溢性皮炎、黄褐斑　蝮蛇胆汁0.5 ml加雪花膏500 g混合调匀得蛇胆霜。每日早晚涂擦皮损处。治疗痤疮374例，治愈率为20%，好转率为71.1%，无效率为8.9%。治疗脂溢性皮炎322例，有效率达100%。治愈率为83.2%，疗效最好。治疗黄褐斑104例，治愈率占26.3%。但却有不同程度的1/2以上皮损消失。据观察：蛇胆霜具有消炎、抑菌杀虫、溶解皮脂、脱色及止痒等功效[4]。

4546 蛇莓 shé méi （《别录》）

【异名】 蚕莓（《日用本草》），鸡冠果、野杨梅（《救荒本草》），蛇含草、蛇泡草、蛇盘草、麻蛇果（《滇南本草》），蛇藨、地莓（《本草会编》），龙吐珠（《生草药性备要》），九龙草（《纲目拾遗》），三爪龙（《分类草药性》），疔疮药、蛇蛋果（《植物名实图考》），蛇皮藤（《福建民间草药》），龙衔珠（《民间常用草药汇编》），小草莓、地杨梅（《陆川本草》），三叶藨（《四川中药志》），龙球草（《广东中药》），蛇葡萄、蛇果藤（《上海常用中草药》），老蛇泡（《贵州民间方药集》）。

【基原】 为蔷薇科蛇莓属植物蛇莓的全草。

【原植物】 蛇莓 *Duchesnea indica* (Andr.) Focke [*Fragaria indica* Andr.]

多年生草本。根茎短，粗壮。匍匐茎多数，长30～100 cm，有柔毛，在节处生不定根。基生叶数个，茎生叶互生，均为三出复叶；叶柄长1～5 cm，有柔毛；托叶窄卵形到宽披针形，长5～8 mm；小叶片倒卵形至菱状长圆形，长2～3 cm，宽1～3 cm，先端钝，边缘有钝锯齿，两面均有柔毛或上面无毛。花单生于叶腋；花梗长3～6 cm，有柔毛；萼片5，卵形，先端锐尖，外面有散生柔毛；副萼片5，倒卵形，比萼片长，先端常具3～5锯齿；花瓣5，倒卵形，黄色，先端圆钝；雄蕊20～30；心皮多数，离生；花托在果期膨大，海绵质，鲜红色，有光泽，直径10～20 mm，外面有长柔毛。瘦果卵形，光滑或具不明显突起，鲜时有光泽。花期6～8月，果期8～10月。

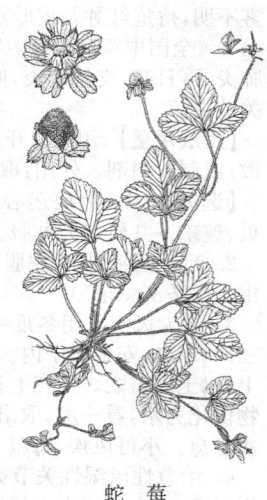

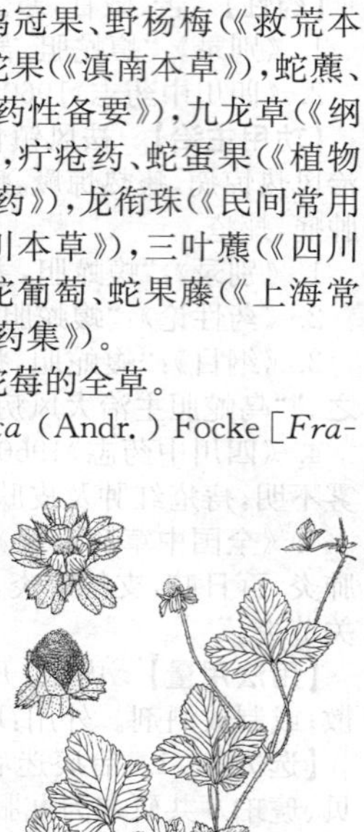

蛇　莓

生于山坡、河岸、草地、潮湿的地方。产辽宁以南各地。

本植物的根（蛇莓根）亦供药用。另设专条。

【栽培】 生物学特性　喜阴湿，耐寒，常生于沟边潮湿草地。对土壤要求不严，但以肥沃、疏松湿润的砂质壤土为好。

繁殖方法　种子或分株繁殖。播种在秋季进行，可播于露地苗床，亦可于室内盆播。其匍匐茎节处着土后可萌生新根形成新植株，将幼小新植株另行栽植即为分株，按30 cm×30 cm的行株距种植即可。

田间管理　栽前应施足基肥，生长期每月追肥1次，旱季注意浇水。

【采收加工】 6～11月采收全草，晒干或鲜用。

【药材】 蛇莓 *Herba Duchesneae Indicae*　产于全国大部分地区。

性状　全草多缠绕成团，被白色毛茸，具匍匐茎，叶互生。三出复叶，基生叶的叶柄长6～10 cm，小叶多皱缩，完整者倒卵形，长1.5～4 cm，宽1～3 cm，基部偏斜，边缘有钝齿，表面黄绿色，上面近无毛，下面被疏毛。花单生于叶腋，具长柄。聚合果棕红色，瘦果小，花萼宿存。气微，味微涩。

鉴别　叶表面观：上表皮细胞类多角形，下表皮细胞略波状弯曲，垂周壁念珠状增厚。下表皮非腺毛及腺毛较上表皮为多，非腺毛单细胞，长166～900 μm，基部直径18～38 μm，壁厚6～12 μm，表面有螺纹状纹理；腺毛头部2细胞，直径25～32 μm，柄部2～3细胞。气孔不定式或不等式，副卫细胞4～5个。叶肉细胞有的含草酸钙簇晶。

【成分】 全草含甾类成分：甲氧基去氢胆甾醇（methoxydehydrochlesterol）[1]；酚类成分：低聚缩合鞣质（lower condensedtannin），并没食子鞣质（ellagitannin），没食子酸（gallic acid），蛋白质鞣质多糖（protein tannicpolysaccharide）[2]；总蛋白及碳水化合物[3]，如己糖，戊糖，糖醛酸，蛋白质[4]；有机酸成分：熊果酸（ursolic acid），委陵菜酸（tormentic acid）[5]，野鸦椿酸（euscaphic acid），坡模醇酸（pomolic acid），延胡索酸（fumaric acid）及单甲酯[6]；黄酮类成分：6-甲氧基柚皮素（6-methoxy naringenin），杜鹃素（farrerol），山柰酚-3-O-芸香糖苷（kaempferol-3-O-rutinoside）及山柰酚-3-O-刺槐二糖苷（kaemp-ferol-3-O-robinobioside）[5]，山柰苷（kaemferitin），短叶老鹳草素（brevifolin）[5]；三萜类成分：蛇莓苷（ducheside）A、B[6]，3β-羟基-12-乌苏烷烯-28-羧酸（3β-hydrours-12-en-28-oic acid），2α，3β，19α-三羟基-12-乌苏烷烯-28-羧酸（2α，3β，19α-trihydroxyurs-12-en-28-oic acid），2α，3α，19α-三羟基-12-乌苏烯-28-羧酸-28-O-β-D-吡喃葡萄糖苷（2α，3α，19α-trihydrours-12-en-28-oic acid-28-O-β-D-glucopyranoside），2α，3β，19α-三羟基-12-乌苏烯-28-羧酸-28-O-β-D-吡喃葡萄糖苷（2α，3β，19α-trihydrours-12-en-28-oic acid-28-O-β-D-glucopyranoside）[6]。又含野蔷薇葡萄糖酯（rosamultin），刺梨苷（kajiichigoside）F，白桦苷（betuloside），蛇莓并没食子苷（duchesellagiside）A、B，β-谷甾醇（β-sitosterol），硬脂酸（stearic acid）。

【药理】 1. 抗癌作用　蛇莓水提浸膏灌胃，对小鼠肉瘤S_{180}、肝细胞瘤H_{22}和未分化肉瘤S_{37}有抑瘤作用，体外可杀伤人体肝癌BEL-7721、胃癌SGC-7901、食管癌ECA-109细胞[1]。其多糖部分对移植S_{180}肉瘤小鼠有抗肿瘤活性[2]。蛇莓石油醚和乙醚提取物在Brine Shrimp生物活性试验中也显示出抗癌活性[3]。

2. 抗菌作用　蛇莓中的皂苷能抑制金黄色葡萄球菌、痢疾杆菌的生长[4]。

3. 抑制中枢神经系统　小鼠灌胃蛇莓水提物，可减少自主活动，增强阈下催眠剂量的戊巴比妥钠的作用，对抗最大电休克的发作，但对戊四氮最小阈发作无影响[5]。

4. 对平滑肌的作用　蛇莓流浸膏对离体肠仅使收缩振幅增大；对家兔、豚鼠及大鼠的离体子宫均呈兴奋作用；对豚鼠离体气管无明显影响[2]。

5. 其他作用　蛇莓流浸膏升高小鼠腹腔巨噬细胞吞噬功能。流浸膏对麻醉犬或兔有短暂的降压作用，并抑制心脏收缩（犬）和心率（豚鼠），增加冠脉流量[2]。蛇莓热水提取物在苯并芘诱导的鼠伤寒沙门菌/微粒体突变试验中有抗突变作用[6]。蛇莓乙醚提取部分有雄激素样和组胺样作用[7]。

【药性】 甘、苦，寒。

1.《别录》："大寒。"

2.《日华子》："味甘、酸，冷，有毒。"

3.《分类草药性》："味苦，性凉。"

【功用主治】 清热，解毒，凉血，消肿。主治感冒发热，咽喉肿痛，口疮，痢疾，黄疸，吐血，痄腮，痈肿疔疖，瘰疬，跌打肿痛，烫火伤。

1.《别录》："主胸腹大热不止。"

2.《本草经集注》："疗溪毒射工，伤寒大热甚良。"

3.《食疗本草》："主胸胃热气……主孩子口噤。"

4.《日华子》："通月经，熁疮肿，傅蛇虫咬。"

5.《纲目》："敷汤火伤，痛即止。"

6.《本草汇言》："解天行热毒。"

7.《生草药性备要》："治洗蛇茸注烂，散毒，干水。"

8.《植物名实图考长编》："捣敷红线疔。"

【用法用量】 内服：煎汤，9～15 g，鲜品 30～60 g；或捣汁饮。外用：捣敷或研末撒。

【选方】 1. 治咽喉肿痛　蛇莓、土牛膝、寒水石各 15 g。煎服。(《安徽中草药》)

2. 治天行热盛，口中生疮　蛇莓自然汁，捣绞一斗，煎取五升，稍稍饮之。(《伤寒类要》)

3. 治蛇头疔、乳痈、背疮　鲜蛇莓草，捣烂，加蜜敷患处。初起未化脓者，加蒲公英 30 g，共杵烂，绞汁一杯，调黄酒 60 g 炖服，渣敷患处。(《闽东本草》)

4. 治子宫内膜炎　鲜蛇莓、火炭母各 60 g。水煎服。(《福建药物志》)

5. 治蛇窜丹　蛇泡草适量，雄黄 1.5 g，大蒜 1 个。共捣烂，布包，外搽。(《贵阳民间药草》)

6. 治皮癣　鲜蛇莓叶适量，枯矾少许，同捣烂(或加醋调)敷患处。(《安徽中草药》)

7. 治雷公藤及磷砒中毒　(蛇莓)鲜草 30 g(去果实)，加生绿豆 30 g。同捣烂，冷开水泡，绞汁服。(《湖南药物志》)

【临床报道】 1. 治疗白喉　三皮风(蛇莓)鲜草，捣成泥状，加 2 倍量的冷开水浸泡 4～6 h，过滤即成 50% 浸剂。服时加糖调味，日服 4 次。3 岁以下首次量 50 ml，以后每次 20～30 ml；3～5 岁首次 80 ml，以后每次 40～50 ml；6～10 岁首次 100 ml，以后每次 60 ml；10 岁以上首次 150 ml，以后每次 100 ml。共治 471 例，治愈率 85%[1]。

2. 治疗慢性咽炎　蛇莓全草(鲜品)每日 100～200 g，或干品每日 10～50 g，水煎，分早、晚 2 次服，亦可和适量瘦猪肉一同煲水服，20 d 为 1 个疗程。共治疗 65 例，临床治愈 8 例，显效 44 例，有效 13 例[2]。

4547 蛇婆 shé pó (《本草拾遗》)

【基原】 为海蛇科海蛇属动物青环海蛇、扁尾蛇属动物半环扁尾海蛇、平颏蛇属动物平颏海蛇等多种海蛇的全体。

【原动物】 1. 青环海蛇 *Hydrophis cyanocinctus* (Daudin)　又名：斑海蛇、海青蛇(《山东药用动物》)。

全长 1.2～2 m，头大小中等，颈部及体前部不细长，体后部及尾侧扁。头背黄橄榄色至深橄榄色，眼后及颞部有黄斑。体背深灰色或铁灰色，具青黑色带状斑纹，几乎环绕全身，环纹在背部宽而色深，腹部窄，体侧最窄，有时不形成环纹，色浅。眼前鳞 1，眼后鳞 2(3)；颞鳞 2＋3，或 3＋3，上唇鳞7～8，偶或 6～9，为 2－3(2)－3(4、2) 式，下唇鳞8～11，第 2 或第 3 鳞片后有 1 列小鳞嵌于唇缘。背鳞颈部雄性为27～31 行，体最粗部 34～47 行，雌性为 27～35 行，体最粗部37～47 行；覆瓦状排列，体最粗部背鳞近圆形，具棱，有时断裂成 2～3 个小结节。腹鳞 290～390；尾下鳞47～49。

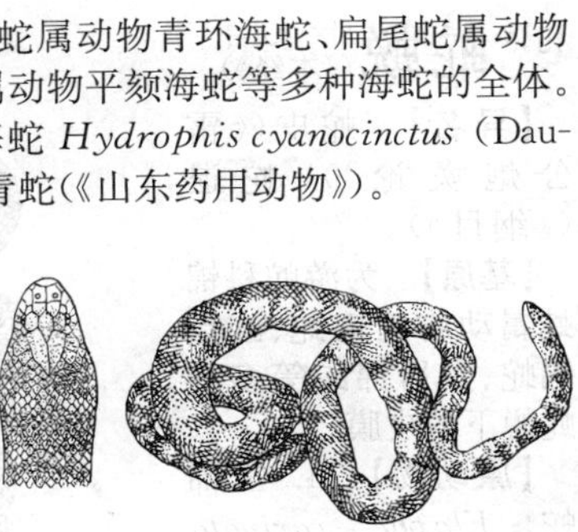

青环海蛇

生活于海中，是我国最普通的海蛇。以捕食蛇鳗、海鳗、小带鱼及其他小鱼为主。卵胎生。有毒。

分布于辽宁、江苏、浙江、福建、山东、广东、广西、海南、台湾等地沿海。

2. 半环扁尾海蛇 *Laticauda semifasciata* (Reinwardt)

全长 63～150 cm，头部短，与颈部界线不明显。躯干略呈长圆柱形，尾侧扁。体背蓝绿色、青灰色或褐灰色，吻端及头部暗褐色，具一蓝色马蹄铁斑；全体有青褐色环纹，背部的色较暗，两侧及腹面的较淡。眼前鳞 1，眼后鳞 2；颞鳞 2＋3，上唇鳞 7，2－2－3 式，其中 3、4 鳞入眶，下唇鳞 7，第 3～6 鳞缘嵌有小鳞片 3。背鳞覆瓦状排列，鳞面光滑，中段鳞列 21～23 行；腹鳞178～205，宽大，体后端的腹鳞有中央棱起；尾下鳞 35～37 对，肛鳞 2 裂。

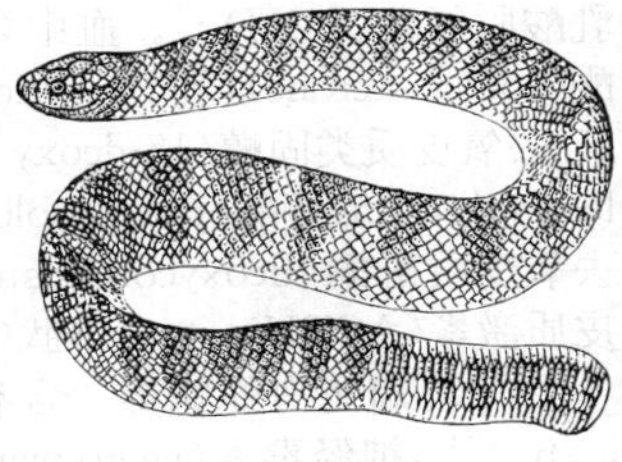

半环扁尾海蛇

生活于海中，以小型鱼虾等为食。主要分布于东海及南海。

3. 平颏海蛇 *Lapemis hardwickii* (Gray)　又名：哈氏平颏海蛇。

全长 69～90 cm，头较大，体粗短。头背橄榄灰黄色至黑色，头侧有时有黄纹。体背绿或橄榄黄色，有与深灰蓝色及棕色构成的横纹，腹面黄白色。吻突出于下颌，左右鼻孔位于相切的鼻鳞上，眼前鳞 1，眼后鳞 1(2)；前颞鳞 2(1、3)，上唇鳞 7，第三、第四鳞入眶。颈部体鳞雄性为 23～41，雌性为 29～37 行。体鳞最粗部雄性为 27～43 行，雌性为 30～39 行。体鳞近六角形或似方形，镶嵌排列，各具短棱；体两侧下部各有 4 行较大的体鳞，棱强。腹鳞小，体后段腹鳞极退化，甚至消失。

生活于海中，以鱼类为食。分布于福建、山东、广东、广西、海南及台湾等地沿海。

供药用的海蛇尚有：青灰海蛇 *Hydrophis caerlescens* (Shaw)、环纹海蛇 *H. fasciatus atriceps* (Güenther)、黑头海蛇 *H. melanocephalus* (Gray)、淡灰海蛇 *H. ornatus* (Gray)、蓝灰扁尾海蛇 *Laticauda colubrina* (Schneider)、扁尾海蛇 *L. laticauda* (Linnaeus)等。

【采收加工】 7～10月捕捉，捕得后用沸水烫死，除去内脏，烘干或鲜用。

【药材】 青环海蛇 *Musculus et Os Hydrophis*　主产于福建、海南、广西、江苏、浙江等沿海地区；平颏海蛇 *Musculus et Os Lapemis*　主产于福建、海南、广西、江苏、浙江等沿海地区；半环扁尾海蛇 *Musculus et Os Laticaudae Semifasciatae*　产于东海及南海。

性状　青环海蛇　呈圆盘状或弯折条状，盘径 12 cm，全体长一般在 120～200 cm。头大小适中，后部侧扁，体最大直径为颈部的 2 倍左右。鼻孔向上，位于吻背，鼻鳞彼此相接。体侧扁，全体带有黑白相间的环纹。体背鳞片菱形，呈镶嵌状排列，除去内脏的腹面，肌肉淡黄色，可见排列均匀而微隆起的肋骨。质坚韧，不易折断。气腥，味咸。

平颏海蛇　呈圆盘状，盘径约 15 cm。全体长 69.2～91.5 cm。头较长，鼻孔向上，鼻鳞彼此相接。体侧扁，全体带有深榄色宽横斑，横斑间距 1～2 鳞宽，在体侧下方尖出成三角形，有的形成完整环纹。体背鳞片菱形，呈镶嵌状排列，除去内脏的腹面，肌肉土黄色，可见排列均匀而微隆起的肋骨。质坚韧，不易折断。气腥，味咸。

半环扁尾海蛇　头部短，体背呈蓝绿色或褐灰色。吻端及头部褐色，有一蓝色马蹄形斑，全体有青褐色环。

【成分】 1. 青环海蛇蛇毒　含海蛇毒（hydrophitoxin）a、b[1]。含 γ-谷氨酰转肽酶（γ-GT），碱性磷酸酶（AKP），乳酸脱氢酶（LDH）[2]。血中含醛甾酮（aldosterone），皮质酮（corticosterone），乳酸（lactic acid）。肾上腺含甾类成分：17-去氧皮质类固醇（17-deoxy corticosteroid），胆甾醇（cholesterol），孕烯醇酮（pregnenolone），黄体酮（pregesterone），去氧皮质甾酮（deoxycorticosterone）[1]。垂体含促肾上腺皮质激素（ACTH），β-内啡肽（β-endorphin）[3]。

2. 半环扁尾海蛇蛇毒　含有海蛇神经毒素（erabutoxin）a、b、c[4]，神经毒素（neurotoxin）b[5]，1 种长链 α 型神经毒素：半环扁尾海蛇毒素Ⅲ（laticauda semifasciata toxin Ⅲ，LS Ⅲ）[6, 7]，还含有磷脂酶（phospholipase）A_2Ⅰ[8, 9] A_2Ⅲ[9]。

3. 平颏海蛇蛇毒　含磷脂酶（phospholipase）A_2，脱氧核糖核酸酶（DNase），核糖核酸酶（RNase），透明质酸酶（hyaluronidase），核苷酸酶（nucleotidase），胆碱酯酶（choline esterase），磷酸二酯酶（phosphodiesterase），酸性磷酸酶（acid phosphatase），碱性磷酸酶（alkaline phosphatase）及一突触后神经毒素（postsynaptic toxin）[11, 12]。含胰蛋白酶抑制剂（trypsin inhibitor）[13]。

4. 淡灰海蛇蛇毒　含淡灰海蛇神经毒素（hydrophis ornatus）a[14]。

5. 扁尾海蛇蛇毒　含磷脂酶 A_2[10]。

6. 蓝灰扁尾海蛇蛇毒　含有 2 个长链神经毒素：蓝灰扁尾海蛇毒素（Laticauda colubrina toxin a、b，toxins L. c.）a、b[15, 16]。蛇毒中还含蓝灰扁尾海蛇磷脂酶 A_2 Ⅱ（L. colubrina phospholipase A_2 Ⅱ，LcPLA-Ⅱ）和蓝灰扁尾海蛇磷脂酶 A_2 同系物Ⅰ[17, 18]。

【药理】 1. 阻滞神经肌肉传递　离体小鸡颈二腹肌试验显示平颏海蛇毒腺提取物的蛋白组分有突触后神经毒作用[1]。从该蛇毒中分离纯化的另一组分也为突触后神经毒，可抑制 ^{125}I 标记的眼镜蛇神经毒素与胆碱受体结合[2]。青环海蛇蛇毒可使小鸡颈二腹肌出现神经肌肉传递阻滞，对肌肉也有直接抑制作用[3]。

2. 止咳、祛痰、平喘作用　青环海蛇胆灌胃，抑制氨气刺激所致小鼠咳嗽，促进小鼠呼吸道分泌，促进家鸽气管纤毛运动；抑制组胺引起豚鼠哮喘[4]。

3. 对免疫功能的影响　青环海蛇酶解产物（HYB）给小鼠口服提高腹腔巨噬细胞吞噬功能和碳廓清率，增加小鼠脾脏重量[5]。体外低浓度海蛇乙醇浸出物促进小鼠脾细胞 T、B 淋巴细胞增殖，高浓度时作用相反；灌胃给予小鼠能促进 B 细胞生成溶血素抗体，高浓度则抑制 T、B 细胞功能[6]。海蛇乙醇浸出物质对小鼠红细胞免疫黏附功能有双向调节作用[7]。

4. 其他作用　HYB 给小鼠口服延长戊巴比妥睡眠时间，减低肝匀浆细胞色素 P450 含量[5]。小鼠腹腔注射青环海蛇蛇毒提高热板法痛阈[8]。平颏海蛇乙醇提取物灌胃，提高乙酰苯肼所致溶血性贫血模型小鼠的红细胞数与血红蛋白含量，升高大黄所致血虚模型小鼠的血红蛋白含量[9]。重组平颏海蛇磷脂酶 A_2 抑制血管外膜成纤维细胞增殖，抑制大鼠血管平滑肌细胞增殖和晚期糖基化终产物诱导的大鼠血管平滑肌细胞增殖[10～12]。灌胃给予小鼠海蛇乙醇浸出物（青环海蛇、长吻海蛇、海蝰、平颏海蛇），增强小鼠运动耐力和血清乳酸脱氢酶活力，增加肌糖原和肝糖原的贮备量[13]。海蛇乙醇浸出物灌胃促进正常小鼠的学习记忆能力及脑内蛋白质合成，改善东莨菪碱所致的小鼠学习记忆障碍，增加模型小鼠大脑皮层和小脑的蛋白质及脑海马区的蛋白质含量[14]。海蛇乙醇浸出物灌胃对大鼠胶原性关节炎（CIA）有预防和治疗作用，能降低关节炎模型大鼠血清抗Ⅱ型胶原抗体水平，抑制耳迟发型超敏反应[15]。

毒性　小鼠腹腔注射平颏海蛇全毒的 LD_{50} 为 525 μg/kg[2]。另报道腹腔注射全蛇毒 LD_{50} 为 408 μg/kg[1]。麻醉猫静滴青环海蛇毒，发现只对呼吸肌或运动神经有毒性作用，而心血管功能不受影响。小鼠静注青环海蛇蛇毒的 LD_{50} 为 0.346±0.09 mg/kg[3]。

【药性】 咸，平。

1.《本草拾遗》："味咸，平，无毒。"

2.《山东药用动物》："性温，味甘。"

【功用主治】 祛风，除湿，通络，补虚。主治风湿痹痛，肌肤麻木，疥癣，皮肤湿痒，小儿营养不良。

1.《本草拾遗》："主赤白毒痢，蛊毒下血，五野鸡病，恶疮，炙食，亦烧末服一二钱匕。"

2.《山东药用动物》："有祛风燥湿，通络活血，滋补强壮等功能。可用于治疗风湿腰腿痛，小儿营养不良等。"

【用法用量】 内服：煎汤，10～30 g。亦可煮食或浸酒。外用：浸酒搽擦。

【宜忌】《广西药用动物》："高血压患者忌服。"

【选方】 1. 治风湿性关节炎，肌肤麻木　海蛇 1 条。浸于 500 ml 60 度白酒中，封闭半年。饮酒，每次 20 ml，日饮 2 次。（《中国动物药》）

2. 治风湿性关节痛及疥癣　海蛇肉和猪骨各适量。共煎服。（《全国中草药汇编》）

3. 治小儿营养不良　鲜海蛇肉适量。炖食。（《中国动物药》）

4548 蛇蜕 shé tuì（《本经》）

【异名】 蛇皮（《雷公炮炙论》）、蛇退（《纲目》）。

【基原】 为游蛇科锦蛇属动物王锦蛇、红点锦蛇、黑眉锦蛇等多种蛇蜕下的皮膜。

【原动物】 1. 王锦蛇 *Elaphe carinata* (Guenther)　又名：王蛇、棱锦蛇（《中国动物图谱》）。

体粗壮，全长 2 m 左

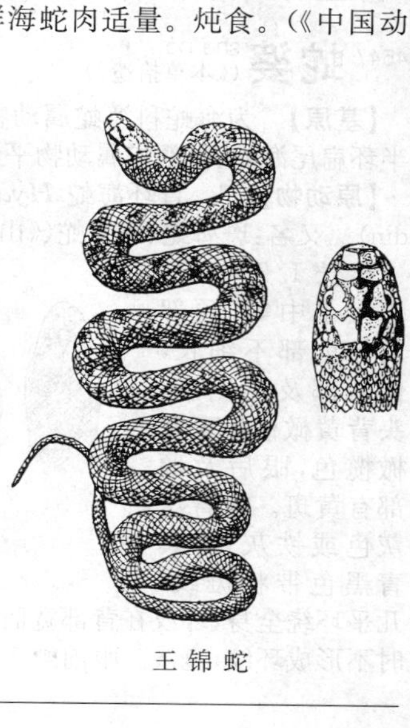

王锦蛇

右。全身黑色，杂以黄色花斑，形似菜花，体前部有若干黄色横纹，头背棕黄色，鳞缘黑色，散以黑色斑，在尾下形成黑色纵线。眶前鳞1，其下方常有1～2枚小鳞，眶后鳞2(3)；颞鳞2(3、1)＋3(2、4)，上唇鳞3－2－3式，背鳞23(25)－23(21)－19(17)行，除最外1～2行平滑，余均具强棱；腹鳞203～224；肛鳞2分，尾下鳞69～102对。

生活于山区及丘陵地带，平原亦有分布。性凶猛，行动迅速。以蛙、鸟、蜥蜴等为食。分布于华中、西南及江苏、浙江、安徽、福建、江西、广东、广西、陕西、甘肃、台湾。

2. 红点锦蛇 *E. rufodorsata* (Cantor)　又名：水蛇(《中国动物图谱》)。

半水栖蛇类，全长约1 m。体背面淡红褐色，具4条深棕色纵纹，直达尾末端，在体前段或断或续，头部有三道深棕色"∧"形斑，腹面黄棕色，密布黑色方斑，腹鳞外侧与背鳞交界处有不规则的黑点；尾腹面正中具黑纵纹，或无斑。眶前鳞1，眶后鳞2，颞鳞2(1、3)＋3(2、1)；上唇鳞2－2－3式，或3、2、3(2、2、2)式。背鳞平滑，21(19－23)－21(19)－17(15)行；腹鳞162～186；肛鳞2分；尾下鳞47～64对。

生活在海拔60～700 m的河流、湖泊、池塘、田野等处，多于晴天活动。以鱼、蛙、蝌蚪为食。分布于东北、华东及河北、山西、河南、湖北。

3. 黑眉锦蛇 *E. taeniurus* Cope

参见"黄颔蛇"条。

【采收加工】 全年均可收集。以4月～10月间为最多，拾得后抖净泥沙，晾干即可。

【药材】 蛇蜕 *Periostracum Serpentis*　全国大部分地区均产。

性状　本品呈圆筒形，多压扁而皱缩，完整者形似蛇，长可达1 m以上。背部银灰色或淡灰棕色，有光泽，鳞迹菱形或椭圆形，衔接处呈白色，略抽皱或凹下；腹部乳白色或略显黄色，鳞迹长方形，呈覆瓦状排列。体轻，质微韧，手捏有润滑感和弹性，轻轻搓揉，沙沙作响。气微腥，味淡或微咸。

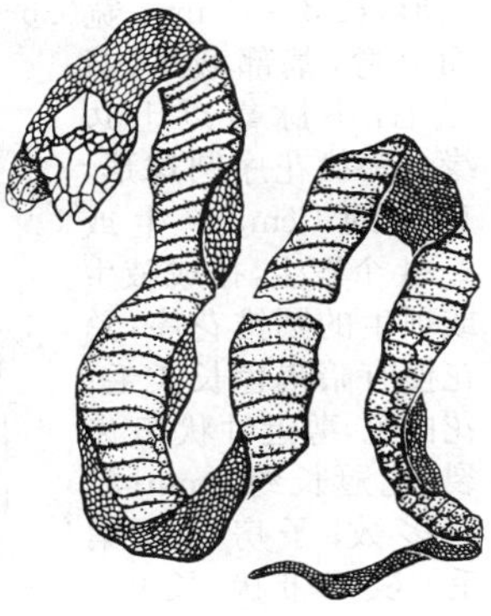
蛇蜕外形

【成分】 王锦蛇蜕下的干燥表皮膜，含骨胶原(collagen)[1]，含抗毒因子，相对分子质量为67 000左右的酸性蛋白质[2]。

【药理】 1. 抗炎作用　大鼠静脉注射蛇蜕水提取液或灌胃蛇蜕提取液均抑制羧甲基纤维素引起的白细胞游出。灌胃、皮下注射或静脉注射蛇蜕提取液，抑制角叉菜胶引起的足肿胀或白芥子引起的大鼠足跖肿胀。提取液灌服对右旋糖酐性足肿胀也有抑制作用[1]。

2. 其他作用　蛇蜕提取液体外抑制53 ℃、5 min的红细胞溶血作用[1]。

毒性　蛇蜕的毒性极低。小鼠灌服蛇蜕水提取液的LD_{50}大于50 g/kg，皮下注射LD_{50}为11.9 g/kg，腹腔注射LD_{50}为11.25 g/kg，静脉注射LD_{50}为9.3 g/kg。高剂量腹腔注射，一部分小鼠出现扭体反应；高剂量皮下注射，小鼠出现轻度运动抑制；高剂量静脉注射，部分小鼠出现疾奔痉挛，解剖小鼠内脏，肉眼无明显改变[1]。

【炮制】 1. 蛇蜕　取原药材，除去杂质，洗净，干燥，切段。

2. 酒蛇蜕　取净蛇蜕段，加黄酒拌匀，稍闷，置锅内，用文火炒至微干，取出放凉。每蛇蜕段100 kg，用黄酒15 kg。

3. 甘草水制蛇蜕　取甘草煎水，置容器内，放入净蛇蜕段，泡透后取出，晒干。每蛇蜕段100 kg，用甘草12 kg煎水。

4. 蛇蜕炭　取蛇蜕用酒洗去泥灰。置煅药锅内，密闭，焖煅约1 h，隔夜冷却后，取出。

5. 蜜蛇蜕　取净蛇蜕，置锅内加蜂蜜拌匀，用文火加热，炒至黄色，取出放凉。

饮片性状　蛇蜕参见"药材"项。酒蛇蜕形如蛇蜕，显黄色，略有酒气。甘草水制蛇蜕形如酒蛇蜕，略有甘草甜味。蛇蜕炭形如蛇蜕，呈焦黑色。蜜蛇蜕形如酒蛇蜕，略有黏性及蜜甜味。

贮干燥容器内，密闭，置阴凉干燥处。防蛀。

【药性】 甘、咸，平。归肝经。

1.《本经》："味咸，平。"

2.《别录》："甘，无毒。"

3.《药性论》："有毒。"

4.《珍珠囊补遗药性赋》："味咸、苦，平。"

5.《本草经疏》："入肝。"

6.《本草汇言》："通行十二经。"

7.《本草再新》："入肝、脾二经。"

【功用主治】 祛风，定惊，退翳，止痒，解毒消肿。主治惊痫抽搐，目翳，风疹瘙痒，喉痹，口疮，聤耳，痈疽，疔毒，瘰疬，恶疮，烧烫伤。

1.《本经》："主小儿百二十种惊痫瘈疭，癫疾，寒热，肠痔，虫毒蛇痫。"

2.《别录》："主弄舌摇头，大人五邪，言语僻越，恶疮，呕咳，明目。"

3.《药性论》："主百鬼魅，兼治喉痹。"

4.《食疗本草》："安胎。"

5.《本草拾遗》："主疟。"

6.《日华子》："止呕逆。治小儿惊悸客忤，催生，疬疡，白癜风。"

7.《用药心法》："去翳膜。"(引自《汤液本草》)

8.《珍珠囊补遗药性赋》："主缠喉风，攻头疮瘰疬。"

9.《纲目》："辟恶，祛风，杀虫。烧末服，治妇人吹奶，大人喉风，退目翳，消木舌，敷小儿重舌，重腭，唇紧，解颅，面疮，月蚀，天泡疮，大人疔肿，漏疮肿毒。煮汤洗诸恶虫伤。"

10.《医林纂要》："缓肝保心，去毒热，除风湿。"

【用法用量】 内服：煎汤，3～6 g；研末，每次1.5～3 g。外用：煎汤洗；研末撒或调敷。

【宜忌】 孕妇、产妇禁服。

1.《本草经集注》："畏磁石及酒。"

2.《纲目》："孕妇忌用。"

3.《本草经疏》："小儿惊痫癫疾，非外邪客忤而由于肝心虚者不效。"

4.《得配本草》："产妇禁用。"

【选方】 1. 治急慢惊风，搐搦日数十发，摇头弄舌　蛇蜕一分，牛黄一钱。水一盏煎蛇蜕五分去滓，调牛黄顿服。五岁以上加。(《幼幼新书》)

2. 治小儿百种风邪，惊痫癫疾，或四肢瘈疭，或摇头弄舌，寒热往来诸证　蛇蜕一条，去头尾，酒浸炙黄，研细末；配雄黄、胆星、天竺黄、黄连、甘草各三钱。俱研极细末，总和匀。每遇此患，服三分，薄荷汤调服。(《本草汇言》引《方脉正宗》)

3. 治诸障翳　蛇退(洗焙，剪细)、蝉退(洗焙)、黄连(去须)各半两，绿豆一两，甘草(生)二钱。上锉细，每服二钱，食后、临卧新水煎服。(《直指方》开障散)

4. 治风疹瘙痒不止　蛇蜕(洗，炙焦)、露蜂房(洗，过蜜，炙焦)。共为细末，温酒调下一钱，日二服。(《古今医统》蛇蜕散)

5. 治中耳炎　蛇蜕 97%，小蜘蛛 2%，冰片 1%。共研细末，瓶贮。先将耳内脓液洗净，吹入药粉，每日 1 次。(广西《中草药新医疗法处方集》)

6. 治痈疽未成即消，已成即溃，已溃即敛　蛇蜕，不拘多少，用阴阳瓦煅存性，研细。每早晚俱用，米糕蘸食。(《疡医大全》)

7. 治妇人奶痈痛甚　蛇蜕皮烧灰一钱研，甘草末半钱。同和，暖酒下。如破，用生油调涂。(《传信适用方》无比散)

8. 治疔疮　①蛇蜕皮如鸡子大，以水四升，煮三四沸，去渣，顿服。②烧蛇蜕皮灰，以鸡子清和涂之。(《千金方》)

9. 治瘰疬未破　蜜蜂二十一个，蛇蜕七分五厘。上用香油四两，入二味，慢火熬化，滤渣，入光粉二两，以桑枝急搅候冷，在水中浸七昼夜，纸上摊贴患处。(《疡科选粹》复全膏)

10. 治瘰疬已溃　蜜蜂二十一个，蛇蜕七分半，蜈蚣(端午前收者佳)二条，用香油四两，将前三药入油，用文武火煤枯，捞去渣，入定粉二两，用如箸粗桑枝七条，急搅候冷，出火气七日夜。用纸摊贴患处。(《医宗金鉴》蛇蜕膏)

11. 治漏疮血水不止　蛇皮(洗，焙焦)、五倍子、龙骨各一分，川续断(洗，晒)二分。上细末，入麝香少许，津唾调敷。(《直指方》蛇蜕散)

12. 治痔漏久不瘥　蛇蜕(细研令碎)、蝉蜕(细剪碎)各四两，白矾一两(火煅)，皂荚二锭(为末)。上件共和令匀，分为六帖。每用时以药一帖于瓦器内烧，坐在桶中，桶盖上作一小窍，正坐熏之。(《杨氏家藏方》二蜕散)

13. 治胎衣不下　蛇退一条，蚕退一方，蝉退四十九个。上用磁罐内烧闭存性，研为细末，顺流水调下。(《古今医统》三退散)

14. 治蛲虫　蛇蜕 6 g(焙黄)，冰片 0.3 g。共研细末，临睡前抹肛门处。(《吉林中草药》)

【临床报道】 1. 治疗角膜翳　取蛇蜕、蝉蜕等量，制成 100%双蜕注射液。注射前先记录视力，在结膜囊滴 1%丁卡因(地卡因)2～3 滴，于球结膜下方或靠近角膜翳的球结膜下注射双蜕注射液 0.5 ml，每次注射宜改换位置，每日或隔日 1 次。治疗角膜翳 50 只眼(42 例)，结果显效 15 只眼，进步 30 只眼，无效 5 只眼，有效为 90%。在用本法治疗时，不宜滴用其他退翳药物，如狄奥宁、黄氧化汞(黄降汞)或中药拨云散等，以免刺激后引起结膜下出血[1]。

2. 治疗流行性腮腺炎　取蛇蜕 6 g(成人及 12 岁以上儿童用量加倍)，洗净切碎，加 2 个鸡蛋搅拌，用油炒熟(可以加盐)，1 次服完。90 例患者除 5 例服 2 剂外，均只服 1 剂，结果 81%的病例于治疗 2 d 内腺肿消退[2]。

3. 治疗毛囊炎、蜂窝组织炎、疖及多发性疖肿　取蛇皮 1 张，全蝎 2 个，蜂房 1 个，浸泡于 180 g 食醋中，24 h 后即可使用(药液用完可再加醋 1 次)。以棉片或纱布蘸药液湿敷患处，胶布固定，每日 2 次。经治 35 例，1～3 d 治愈 21 例，4～5 d 治愈 12 例，8～10 d 治愈 2 例。未见不良反应[3]。

4. 治疗带状疱疹　蛇蜕(龙衣)5 g，龙须草 10 g，同烧成灰；凤凰衣 3 g，研成细粉。将三药混匀，制成"龙衣散"。用时取药粉适量，香油调成糊状涂患处，每日 2～3 次。治疗 78 例，痊愈 56 例，好转 20 例，无效 2 例，总有效率为 98.4%。多数患者用药 1 次，灼痛明显减轻，2 d 皮疹停止发展，水疱干涸，3～5 d 痊愈[4]。

【各家论述】 1.《本草汇言》："蛇蜕，专治风动为病，故前古主小儿惊痫癫疾，四肢瘈疭，摇头弄舌，寒热等证，皆属厥阴经为病也；治大人喉痹不通，小儿重舌重腭，及目翳眵障，疔肿痈毒，亦取此属风，性窜，攻而善散，蜕而善解之义。"

2.《本草经疏》："蛇蜕入肝而辟恶，小儿惊痫，瘈疭，癫疾寒热，蛇痫弄舌摇头，大人五邪，言语僻越，皆肝经为病，蛇蜕能引诸药入肝散邪，故主如上等证；邪去木平，故止呕咳明目。"

4549 蛇藤 shé téng (《浙江药用植物志》)

【基原】 为豆科金合欢属植物羽叶金合欢的根及老茎。

【原植物】 羽叶金合欢 *Acacia pennata* (L.) Willd. [*Mimosa pennata* L.]　又名：南蛇簕藤、南蛇簕(《中国高等植物图鉴》)。

多刺的藤本。小枝和叶轴均被锈色短柔毛。总叶柄基部及叶轴上部羽片着生处稍下均有凸起的腺体 1 枚；二回羽状复叶，羽片8～22 对，羽片长 4～7.5 cm；小叶30～54 对，线形，长 3～10 mm，宽0.5～1.5 mm，彼此紧靠，先端锐尖而上弯，基部截平，具缘毛，中脉靠近上边缘。头状花序圆球形，直径约1 cm，单生或2～4 个聚生，排成腋生或顶生的圆锥花序；总花梗有暗褐色长柔毛；花白色，萼近钟状，5 齿裂；花冠长约2 mm；雄蕊多数；子房被微柔毛。荚果带状，长 9～20 cm，宽 2～3.5 cm，边缘稍隆起，呈浅波状，果柄明显。种子8～12 颗，长椭圆形而扁。花期 4～10 月，果期 7 月至翌年 4 月。

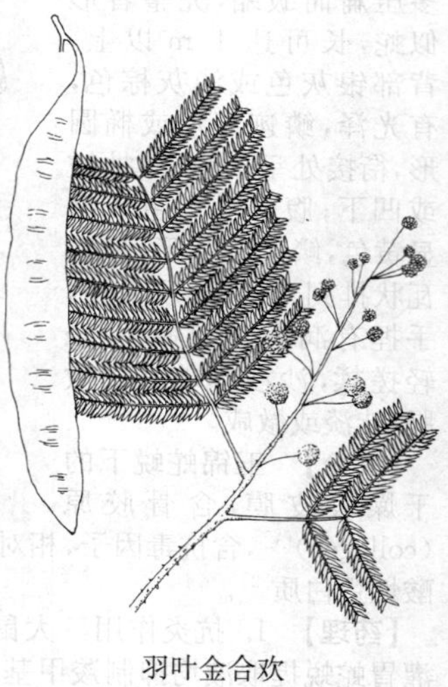
羽叶金合欢

生于山坡疏林中或水旁。分布于浙江、福建、广东、海南、贵州、云南。

【栽培】 生物学特性　产热带，喜温暖、湿润、阳光充足，耐瘠薄土壤。

繁殖方法　种子和扦插繁殖。种子繁殖：在春季气温达 16 ℃左右时，将种子浸于热水中 1～2 d，待种皮膨胀后播种，幼苗移栽 1 次，次春定植。扦插繁殖：可取嫩枝带踵扦插于砂土与蛭石各半的繁殖箱中，生根后移栽，次年定植。

春、夏宜水分充足，5～8月每月施液肥1次，全年要求阳光充足。露地栽培，可于花后剪除植株1/3～1/2，并疏剪枯枝、弱枝，促使树形美观。广州以北地区，只宜温室盆栽，冬季低温不低于4℃，可以存活。

【采收加工】 9～12月采老茎及根，晒干。

【药材】 蛇藤 *Radix et Ramulus Acaciae Pennatae* 产于云南、广东、福建、浙江等地。

性状 根呈条状，有分枝，表皮黄褐色，具淡黄色横生皮孔，切面中心呈淡黄色。茎枝具五棱，棱上和叶轴散布有钩刺及锈色短柔毛。

【药理】 抗生育作用 蛇藤水提液灌胃，对小鼠有抗生育、抗着床作用，且无毒副作用。水提液的正丁醇部分为有效部位[1]。

【药性】 苦、辛、微甘，温。

【功用主治】 祛风湿，强筋骨，活血止痛。主治脊椎骨损伤，腰脊肌劳损，风湿痹痛。

【用法用量】 内服：煎汤，15～30 g。

【选方】 1. 治风湿痹痛 （蛇藤）根及老茎30～60 g，猪蹄或猪肉125 g。煨熟，食肉服汤。

2. 治腰椎单纯压缩性骨折 （蛇藤）根及老茎30 g，当归、川续断、牛膝、茜草各9 g。水煎服。外用活血止痛膏敷局部，适当固定，仰卧休息。

4550 蛇白蔹 shé bái liǎn （《东北常用中草药》）

【异名】 山胡烂（《东北常用中草药手册》），见毒消（《中医杂志》1984，25(8)：47）。

【基原】 为葡萄科蛇葡萄属植物东北蛇葡萄的根皮。

【原植物】 东北蛇葡萄 *Ampelopsis brevipedunculata* (Maxim.) Trautv. 又名：蛇葡萄、狗葡萄（《东北常用中草药手册》），山葡萄、野葡萄、草龙珠〔《中医杂志》1984，25(8)：47〕。

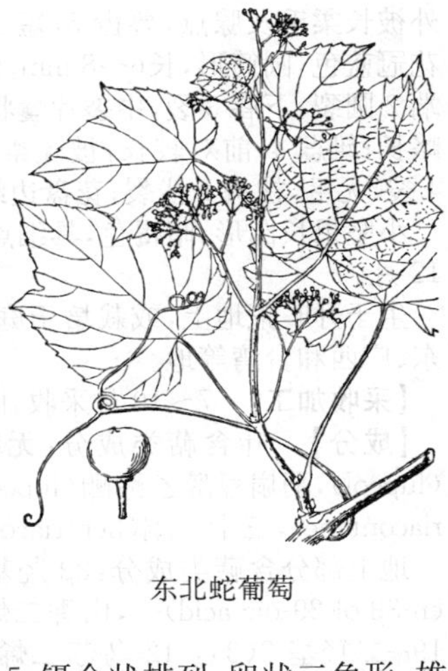

东北蛇葡萄

落叶木质藤本。根粗长，外皮黄白色。枝条粗壮，具皮孔；卷须分叉。单叶互生；叶柄长3～7 cm，有毛或无毛；叶片纸质，宽卵形，长宽各6～12 cm，先端渐尖，常3浅裂稀不裂，基部心形，边缘有较粗大的圆钝锯齿，上面深绿色，下面淡绿色，疏生短柔毛或变无毛。花两性，聚伞花序与叶对生或顶生，花序梗长2～3.5 cm；花黄绿色；萼片5，稍裂开；花瓣5，镊合状排列，卵状三角形；雄蕊5；花盘杯状；子房上位，2室，花柱短细，圆柱状。浆果近圆球形，径6～8 mm，成熟时鲜蓝色。花期4～8月，果期7～11月。

生于山坡、路旁、沟边灌木丛中。分布于辽宁、吉林等地。

【采收加工】 9～11月采挖根部，除去地上部分及泥土，剥去根皮，晒干；或趁鲜切片，晒干。

【成分】 根含寡1，2-二苯乙烯类（oligostibenes）[1]，β-香树脂醇（β-amyrin），白桦酯醇（betulin），香草酸（vanillic acid），山柰酚（kaempferol），3，5-二甲氧基-4-羟基苯甲酸（3，5-dinethoxy-4-hydrobenzoic acid），香橙素（aromadendrol），白藜芦醇（resveratrol），没食子酸乙酯（ethyl gallate）[2]。

【药性】 辛、苦，凉。

1.《东北常用中草药手册》："辛，温。"

2.《长白山植物药志》："辛、苦，凉。"

【功用主治】 祛风湿，解毒，敛疮。主治风湿性关节炎，跌打损伤，烫伤，疮疡，丹毒。

1.《东北常用中草药手册》："清热解毒，生肌止痛，止血。治跌打外伤，水火烫伤，呕吐腹泻，溃疡病，糜烂性毒物所致的皮肤伤害，疮疡肿痛。"

2.《长白山植物药志》："清热解毒，祛风活络。治风湿性关节炎，外伤出血。"

【用法用量】 内服：煎汤，5～10 g，鲜品倍量；或研末。外用：捣烂或加米醋调敷。

【选方】 治慢性风湿性关节炎 蛇葡萄、穿山龙各15 g，珍珠梅茎3 g。水煎服。（《长白山植物药志》）

【临床报道】 治疗带状疱疹 取蛇葡萄鲜根内表皮500 g，切碎，加水1 500 ml，煎沸后用微火再煮60 min，然后将煮烂的内皮捣碎，用铜药罐再煎煮30～60 min，待成糊物（500 g）即可。先用生理盐水棉球洗净皮损部，涂以2%龙胆紫溶液，干燥后，将药糊涂于灭菌纱布上敷贴皮损上，绷带包扎，每日换1次。治疗42例，4 d内全部治愈。一般敷贴1次后疱疹即可干涸，皮肤干燥，多数患者敷贴1～2次疼痛即可控制[1]。

4551 蛇地钱 shé dì qián （江西《草药手册》）

【异名】 蛇皮苔（《云南中草药》），地皮斑、石皮斑、云斑、一团云（江西《草药手册》），地青苔（《云南中药资源名录》）。

【基原】 为蛇苔科蛇苔属植物蛇苔、小蛇苔的叶状体。

【原植物】 1. 蛇苔 *Conocephalum conicum* (L.) Dum. [*Marchantia conica* L.；*Fegatella conica* Corda.] 又名：大蛇苔（《浙江药用植物志》）。

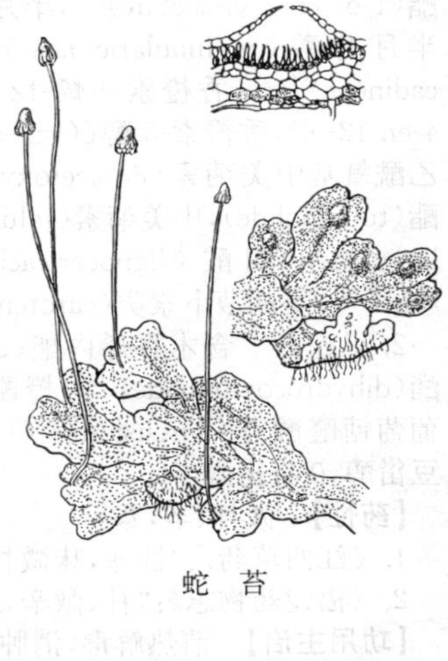

蛇 苔

叶状体深绿色，有光泽，长5～10 cm，宽1～2 cm，多回二歧分叉，背面有六角形气室，每室中央有1个单一型的气孔，孔边细胞5～6列。气室内有多数直立的营养丝，营养丝由2～5个含大量叶绿粒的细胞构成，顶端细胞长梨形，有狭长尖。腹面淡绿色，有假根，两侧各有1列深紫色鳞片。雌雄异株。雌托钝头圆锥形，或蛇头形，褐黄色，托下生5～8枚总苞，每苞内具一梨形孢蒴，孢子褐黄色，直径70～100 μm，表面密被细疣；雄托椭圆盘状，紫色，无柄，贴生于叶状体背面。

生于溪边林下阴湿岩石上或土表。春季至秋季习见。分布于全国各地。

2. 小蛇苔 *C. supradecompositum*（Lindb.）Steph. [*Sandea supradecomposita* Lindb.] 又名：花叶蛇苔（《中国药用孢子植物》）。

叶状体淡绿色，无光泽，较前者小，长 2.5～3 cm，宽 2～3 mm，多为二次二歧分叉。背面具六至八角形气室，孔边细胞 6～8 列。气室内部的营养丝 1～3 枚，顶端细胞短梨形，不具长尖。腹面绿褐色，有假根，两侧各有 1 列深紫褐色鳞片。雌雄异株。雌托圆锥形，褐黄色，托下生多数总苞，每苞内有一长梨形的孢蒴；孢子黄褐色，直径 60～80 μm，有疣，弹丝短，有双螺纹；雄托椭圆盘状，紫色，无柄。秋季雌雄两株先端边缘密生绿色或暗紫色的芽胞体，芽胞体基部有覆瓦状鳞片，芽胞呈不规则扁圆形，两端微有突起。

生于林下或溪边阴湿土上或石表薄土上。夏秋季习见。分布于辽宁、吉林、浙江、福建、湖北、湖南、广东、四川、西藏、陕西、台湾等地。

【采收加工】 6～9 月采收，晒干或鲜用。

【成分】 1. 蛇苔 含萜类：双环大牻牛儿烯-13-醛（bicyclogermacren-13-al）[1]；黄酮类：芹菜素-7-O-β-D-葡萄糖醛酸苷（apigenin-7-O-β-D-glucuronide），芹菜素-4′-O-葡萄糖醛酸苷（apigenin-4′-O-glucuronide），木犀草素-3′-O-葡萄糖醛酸苷（luteolin-3′-O-glucuronide），木犀草素-7-O-葡萄糖醛酸苷（luteolin-7-O-glucuronide）[2]；甾醇类成分：菜油甾醇（campesterol），22-二氢菜子甾醇（22-dihydrobrassicasterol），β-谷甾醇（β-sitosterol），γ-谷甾醇（sitosterol），豆甾醇（stigmasterol），胆甾醇（cholesterol），24-甲基-5，22-胆甾二烯醇（24-methyl-5，22-cholestadienol），24-甲基-5，7，22-胆甾三烯醇（24-methyl-5，7，22-cholestatrienol）[3]。挥发性成分：右旋龙脑阿魏酸酯（bornyl ferulate），龙脑-2-甲氧基-4-羟基桂皮酸酯（bornyl-2-methoxy-4-hydroxycinnamate），左旋柠檬烯（limonene），左旋香桧烯（sabinene），右旋双环榄香烯（bicycloelemene），右旋 β-榄香烯（β-elemene），左旋双环大牻牛儿烯（bicyclogermacrene），半月苔素（lunularin），1-辛烯-3-醇（1-octen-3-ol），1-辛烯-3-醇乙酸酯（1-octen-3-yl-acetate）[4]，半月苔酸（lunularic acid）[5]，前半月苔酸（prelunularic acid）[6]，左旋 δ-荜澄茄烯（δ-cadinene）[7,9]，香橙素-4-烯-12-醇〔(＋)-aromadendendran-4-en-12-ol〕，香橙素-5-醇〔(－)-aromadendendran-5-ol〕，8α-乙酰氧基中美菊素（8α-acetoxyzaluzanin）C、D，郁金香内酯（tulipinolide），中美菊素（zaluzanin）C、D，无羁萜（friedelin），二十四酸（lignocericacid）[7～9]，止权酸（abscisic acid）[10]，类胡萝卜素类（carotenoid）[11]。

2. 小蛇苔 含木香烯内酯（costunolide），二氢木香烯内酯（dihydrocostunolide）[12]，橙酮（aurone），金鱼草素-6-O-葡萄糖醛酸苷（aureusidin-6-O-glcuronide）[13]，菜油甾醇，豆甾醇，β-谷甾醇[12]。

【药性】 微甘、辛，寒。

1.《江西草药》："性寒，味微甘、辛。"

2.《福建药物志》："甘、微辛，寒。"

【功用主治】 清热解毒，消肿止痛。主治痈疮肿毒，烧烫伤，毒蛇咬伤，骨折损伤。

1.《江西草药》："解毒消肿。"

2.《全国中草药汇编》："清热解毒，消肿止痛。外用治疗疮痈肿，烧烫伤，毒蛇咬伤，外伤骨折。"

【用法用量】 外用：研末，麻油调敷；或鲜品捣敷。

【选方】 1. 治指疔、背痈初起 蛇地钱适量。晒干研末，加砂糖和桐油各适量，调匀外敷。

2. 治无名肿毒 蛇地钱、犁头草、腐婢叶（均鲜）各等量，甜酒少许。捣烂外敷。阴疽忌用。（1、2 方出自《江西草药》）

3. 治婴儿湿疹 （蛇苔）全草晒干，炒炭研成细粉，植物油调敷。（《浙江药用植物志》）

4552 蛇百子 shé bǎi zǐ （《陆川本草》）

【异名】 逼死蛇、毛老虎（《陆川本草》），黄黄草、大还魂（《广西药用植物名录》），假藿香（广州空军《常用中草药手册》），山薄荷（《全国中草药汇编》）。

【基原】 为唇形科山香属植物山香的茎、叶。

【原植物】 山香 *Hyptis suaveolens*（L.）Poit. 又名：香苦草（《植物分类学・台湾维管束植物科志》）。

一年生草本，高 0.6～1.6 m。揉之有香气。茎直立，钝四棱形，被平展刚毛。叶对生；叶柄长 0.5～6 cm，被平展刚毛；叶片卵形或宽卵形，长 1.4～11 cm，宽 1.2～9 cm，先端近锐尖，基部圆形或浅心形，边缘具小锯齿，两面均被疏柔毛。聚伞花序 2～5 花，着生于叶腋，排列成假总状花序或圆锥花序；花萼钟形，长约 5 mm，花后结果增大可长达 12 mm，外被长柔毛及腺点，萼齿 5，短三角形，先端长锥尖，被毛；花冠蓝色，圆筒形，长6～8 mm，外面上部被微柔毛，上唇先端 2 圆裂，下唇 3 裂，中裂片囊状，侧裂片与上唇裂片相似，略长；雄蕊 4，前对较长，被疏柔毛，花药汇合成一室；子房 4 裂，无毛，柱头 2 浅裂；花盘边缘微波浪状。

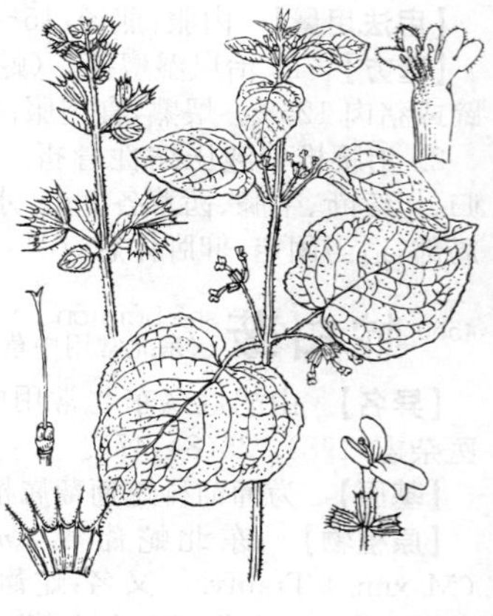

山 香

小坚果长圆形，暗褐色，具细点。花期 1～12 月，果期1～12 月。

生于开旷荒地上，或栽培于庭园、屋旁。分布于福建、广东、广西和台湾等地。

【采收加工】 7～10 月采收，阴干或鲜用。

【成分】 叶含萜类成分：无羁萜（friedelin），羽扇豆醇（lupeol），羽扇豆醇乙酸酯（lupeolacetate），三十一烷（hentriacontane），三十一酮（hentriacotanone）[1]。

地上部分含萜类成分：3β-羟基-12-乌苏烯-29-酸（urs-12-en-3β-ol-29-oic acid）[2]，山香二烯酸（hyptadienicacid）即 1，19α-二羟基-2(3)，12-乌苏二烯-28-酸〔1，19α-dihy-droxy-urs-2(3)，12-dien-28-oic acid〕[3]。

【药理】 1. 抗微生物作用 蛇百子甲醇提取物对白色念珠菌等有抗菌作用[1]。蛇百子挥发油对多种真菌有较强的抗真菌活性[2]。蛇百子焖烧有一定驱蚊作用[3]。蛇百子的某成分体外有抗恶性疟原虫作用，这与其能破坏宿主红细胞膜有关[4]。

2. 促进创伤愈合 蛇百子叶乙醇提取物能促进大鼠创口收缩，提高羟脯氨酸含量、肉芽肿干重等，减少上皮化。

肉芽肿组织中过氧化氢酶和超氧化物歧化酶含量升高[5]。

【药性】 辛、苦,平。

1. 广州部队《常用中草药手册》:"苦辛,凉,有香气。"

2.《广西中草药》:"味辛苦,气香,性平。"

【功用主治】 解表利湿,散瘀止血。主治感冒,风湿痹痛,腹胀,泄泻,痢疾,跌打损伤,湿疹,皮炎。

1. 广州部队《常用中草药手册》:"疏风解表,驱风止痛。主治感冒发热,头痛,胃肠胀气。鲜品捣烂外敷可治蛇伤,煎水外洗治皮炎、湿疹。"

2.《广西中草药》:"散瘀止痛,止血。主治跌打肿痛,刀伤出血,蜈蚣咬伤。"

【用法用量】 内服:煎汤,6～15 g。外用:鲜品捣敷或煎水洗。

【临床报道】 治疗外伤出血、手术出血、消化道出血、食道静脉曲张破裂出血 ①粉剂:用毛老虎干叶研成细粉,低温灭菌。对外伤及手术出血,可取适量撒于出血处,压迫数分钟即止血。内服每日 10～15 g,一次或分次服。②片剂:用毛老虎全草煎 2 次,浓缩至有黏性,加入毛老虎叶细粉,压制成片(每片相当于 1 g 干叶)。用于消化道出血,每日 9～15 片,分 1～3 次服。③水剂:用水提取浓缩液(每1 ml 相当于干品 10 g),用于外伤及手术出血,以消毒纱布蘸药液压迫或填塞出血处。④针剂:每 1 ml 相当于毛老虎乙醇沉淀物 2 mg,用于内脏出血,每次肌注 2 ml。亦可供外用。结果:临床应用粉剂及水剂局部压迫治疗外伤出血 43 例,除 3 例无效外,均迅速止血。用粉剂或片剂,治疗上消化道溃疡合并出血 32 例,服药 3～7 d,大便转黄色者 31 例,无效 1 例。4 例肝硬化合并食管静脉曲张破裂出血,2 例服药后渐止,2 例无效。毛老虎是通过促进血管内血栓形成而止血,故对广泛性渗血和无法结扎之组织,止血效果好,但以出血面充分接触药物者则奏效迅速,反之无效。因此对消化道出血的疗效不如外伤出血。使用中未发现不良反应及副作用,亦未见有多发性血栓形成[1]。

4553 蛇含石 shé hán shí (《纲目》)

【异名】 蛇黄(《新修本草》),蛇黄石(《本草汇言》)。

【基原】 为对硫化物类矿物黄铁矿(或白铁矿)结核或褐铁矿化黄铁矿结核。

【原矿物】 1. 黄铁矿 Pyrite 晶体结构属等轴晶系;成分相同而属于正交斜方晶系的称白铁矿;二种为同质多象变体,均是 FeS_2。结核状,隐晶或细粒个体放射状排列,同心环状结构。新鲜面呈浅黄铜色,金属光泽,硬度 6～6.5,相对密度 4.9～5.2。风化面呈紫褐色或褐黄色,土状光泽,硬度和相对密度降低。白铁矿硬度 5～6,相对密度 4.9。性坚硬而脆,断面参差状。表面风化褐铁矿,断面边缘褐色或黄褐色,核部与黄铁矿(或白铁矿)相同。

多见于沉积岩中和金属矿物的氧化带。产于山西、江苏、浙江、河南、广东、四川等地。

2. 褐铁矿 Limonite 参见"禹余粮"条。

【采收加工】 全年均可采挖,选取结核块,筛选干净或洗净。

【药材】 蛇含石 *Limonitum Globuloforme and Pyritum Globuloforme* 主产于浙江、广东、江苏、河南。

性状 本品为粒状或结核状集合体。呈类圆球形、椭圆形或不规则形。直径 1.5～4.5 cm。褐黄色或褐色。表面粗糙,具密集的立方体形突起,常被一层深黄色粉状物,手触之染指。体重,质坚硬。砸碎断面呈放射状或具同心环层纹;外层色较深,呈褐色或褐黄色(为褐铁矿部分);土状光泽。中央核层色较淡,呈铜黄色、浅黄色或灰黄色(为黄铁矿部分),具金属光泽。微有硫黄气,味淡。

鉴别 (1) 反射偏光镜下:呈浅黄铜色。正交偏光镜下常见到球粒状集合体,球粒粒径约为 0.06 mm,往往充填在空洞中,因此反射光观察结核大体分为胶体状黄铁矿和微晶球粒白铁矿。前者往往在空洞或裂隙分布。在裂隙尚见到氧化铁,黄铁矿为均质体。白铁矿反射率:目测值:绿:52;橙:45.5;红:44.5。双反射清楚,强非均质,球粒平行十字消光。褐铁矿化黄铁矿结核 表层均已风化为褐铁矿;反射光下呈红色或褐色。内部常为黄铁矿或白铁矿。

(2) 取本品粉末 0.2 g,加稀盐酸 10 ml,振摇,滤过。取滤液 2 ml,滴加亚铁氰化钾试液,即生成深蓝色沉淀;分离,沉淀在稀盐酸中不溶,但加氢氧化钠试液,即分解成棕色沉淀(检查铁盐)。取滤液 2 ml,滴加硫氰酸铵试液,即显血红色(检查铁盐)。

(3) X 射线衍射分析曲线:生品主由黄铁矿组成,4.22(4),3.14(2),2.72(10),2.43(5)。锻后转化为赤铁矿,3.72(2),2.71(10),2.53(8)。

(4) 差热分析曲线:生品吸热 319 ℃(小),90 ℃(微),610 ℃(大),665 ℃(微);放热 705 ℃(小)。0～130 ℃间微增重,130～390 ℃,390～610 ℃,670 ℃后有失重。

【成分】 褐铁矿部分,主要为含水的三氧化二铁($2Fe_2O_3 \cdot 3H_2O$),质多不纯,含水量无一定,又常夹有砂石、黏土、锰、磷、钙、钒等杂质[1,2]。黄铁矿主含硫化铁(FeS_2)[2]。

【炮制】 1. 蛇含石 取原药材,除去杂质,洗净,干燥,砸成小块或碾成粉末。生用以镇惊安神为主。

2. 煅蛇含石 取净蛇含石,置适宜的容器内,用无烟武火加热煅至红透。取出放凉,碾碎。煅后以止血定痛为主。

3. 醋淬蛇含石 取净蛇含石,置铁罐内,用无烟武火煅烧至红透,趁热醋淬,取出,干燥。每蛇含石 100 kg,用醋 20 kg。

饮片性状 蛇含石为不规则块状或粉末,块状者,参见"药材"项。煅蛇含石为不规则细粒状或粗粉状,深黄棕色或黄褐色,质酥脆,无光泽。气微,味淡。醋淬蛇含石形如煅蛇含石,微具醋气,味微酸。

贮干燥容器内,密闭,置通风干燥处,防尘。

【药性】 甘,寒。归心包、肝经。

1.《日华子》:"冷,无毒。"

2.《医学入门》:"味甘,性冷。"

3.《本草汇言》:"气寒。"

4.《本经逢原》:"温,微毒。入手、足厥阴血分。"

【功用主治】 镇惊安神,止血定痛。主治心悸,惊痫,肠风血痢,胃痛,骨节酸痛,痈疮肿毒。

1.《新修本草》:"主心痛疰忤,石淋,产难,小儿惊痫。"

2.《日华子》:"镇心。"

3.《纲目》:"磨汁,涂肿毒。"

【用法用量】 内服:煎汤,6～9 g;或入丸、散。外用:研末调敷。

【选方】 1. 治风痫,不论长幼,并是积热风痰攻心所为 蛇黄(小者)二十枚,以槲树汁拌,入火煅令通赤,取出,于净地上一宿,出火毒后,细研如面;又用狗胆一枚,取汁相和,以粟米饭和丸,如绿豆大。每服不计时候,以暖酒下十

五丸，三五日后当吐出恶痰涎。(《圣惠方》)

2. 治心悸动　蛇黄(烧赤，酒淬至酥)二两，朱砂一两(与蛇黄同研水飞)，天麻二两(别为末)。三味合匀，每以半钱，少以薄荷汤调，食后、夜卧服。(《本草衍义》)

3. 治风狂，痰迷心窍　蛇含石二两，醋淬七次，以酥为度。黑雄猪胆为丸，如芥子大，每服五分、七分，至一钱为止，十二三服即愈。(《仙拈集》化痰丸)

4. 治小儿惊痫，因震骇恐怖，叫号恍惚　蛇黄三个(真者，火煅醋淬)，郁金七分(一处为末)，麝香一字。上为末，饭丸桐子大。每服一二丸，煎金银磨刀水化下。(《小儿药证直诀》蛇黄丸)

5. 治五脏六腑诸风，癫痫，掣疭，吐涎沫，不识人，及小儿急慢惊风　蛇含四枚(煅红，以楮树汁一碗淬干)，天南星(炮)、白附子、辰砂(别研)、麝香(别研)各半两。上为末，糯米糊丸如梧子大。每服温汤磨化一丸。量大小与服。大人嚼细三五丸，温酒米汤任下。(《三因方》蛇黄丹)

6. 治肠风下血　蛇黄二颗，煅，醋淬七遍，捣研如面。每服三钱匕，陈米饮调下，食前服之。(《圣济总录》蛇黄散)

7. 治血痢不止　蛇含石二枚，火煅醋淬，研末。每服三钱。米饮下。(《普济方》)

8. 治小儿风气，颈垂软，头不得正，或去前，或去后　蛇含石(大)一块(煅七次，用醋淬七次)，川郁金末少许。上为极细末，入少麝香和匀。用雪白大米饭为丸，如龙眼大，每服一丸，荆芥汤化下；或加生姜汁一二滴，或用金银薄荷汤，早晨不拘时送下。风热项软，合用凉肝丸。(《世医得效方》)

4554 蛇床子 shé chuáng zǐ (《本经》)

【异名】 蛇米(《本经》)，蛇珠(《吴普本草》)，蛇粟(《广雅》)，蛇床仁(《药性论》)，蛇床实(《千金方》)，气果、双肾子(《分类草药性》)，癞头花子(《浙江中药手册》)，野茴香(江西《草药手册》)。

【基原】 为伞形科蛇床属植物蛇床的果实。

【原植物】 蛇床 *Cnidium monnieri* (L.) Cuss. [*Selinum monnieri* L.]　又名：虺床(《尔雅》)，马床(《广雅》)，思益、枣棘、墙靡(《别录》)。

一年生草本，高 20～80 cm。根细长，圆锥形。茎直立或斜上，圆柱形，多分枝，中空，表面具深纵条纹，棱上常具短毛。根生叶具短柄，叶鞘短宽，边缘膜质，上部叶几全部简化成鞘状；叶片轮廓卵形至三角状卵形，长 3～8 cm，宽 2～5 cm，二至三回三出式羽状全裂；末回裂片线形至线状披针形，长 3～10 mm，宽 1～1.5 mm，具小尖头，边缘及脉上粗糙。复伞形花序顶生或侧生，直径 2～3 cm；总苞片 6～10，线形至线状披针形，边缘膜质，有短柔毛；伞辐 8～25；小总苞片多数，线形，边缘膜质，具细睫毛；小伞形花序具花 15～20；萼齿不明显；

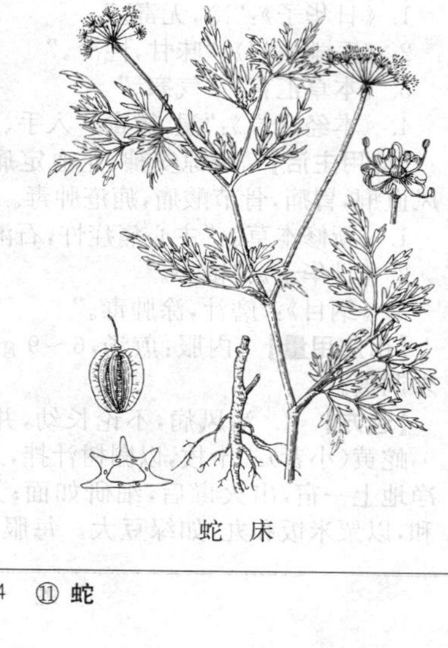

蛇　床

花瓣白色，先端具内折小舌片；花柱基略隆起，花柱向下反曲。双悬果长圆形，长 1.3～3 mm，宽 1～2 mm，横剖面近五角形，主棱 5，均扩展成翅状，每棱槽中有油管 1，合生面 2，胚乳腹面平直。花期 4～6 月，果期 5～7 月。

生于低山坡、田野、路旁、沟边、河边湿地。分布几遍全国各地。

【采收加工】 7～9 月果实成熟时采收。摘下果实晒干；或割取地上部分晒干，打落果实，筛净或簸去杂质。

【药材】 蛇床子 *Fructus Cnidii*　主产于河北、山东、江苏、浙江、四川。

性状　双悬果细小，椭圆形，长 2～4 mm，直径约 2 mm。表面灰棕色或黄褐色，顶端有 2 枚向外弯曲的柱基，基部偶有细梗。分果的背面有薄而突起的纵棱 5 条，接合面平坦，有 2 条棕色略突起的纵棱线。果皮松脆，揉搓易脱落，种子细小，灰棕色，显油性。气香，味辛凉，有麻舌感。

鉴别　(1) 分果横切面：外果皮为 1 列扁平细胞，外被角质层。中果皮较厚，纵棱异常突出，中部有维管束，其周围有厚壁木化网纹细胞；背面纵棱间各有椭圆形油管 1 个，接合面有油管 2 个，共有 6 个。内果皮为 1 列扁平细胞。种皮为 1 列淡棕色细胞。胚乳细胞含多数糊粉粒，每个糊粉粒中含有细小草酸钙簇晶。

粉末特征：黄褐色。外果皮表皮细胞表面观类长方形或类多角形，垂周壁微波状或深波状弯曲，表面具角质纹理，气孔不等式，副卫细胞 4 个。网纹细胞类方形或类圆形，壁稍厚，非木化或微木化，具条状或网状增厚。油管碎片黄棕色或深红棕色，有的可见横隔，表面隐约可见细胞痕迹。镶嵌层(内果皮)细胞壁有的呈念珠状增厚。另有内胚乳细胞和脂肪油滴。

(2) 取本品粉末 2 g，加乙醇 20 ml，加热回流 30 min，滤过。取滤液数滴，点于白瓷板上，置紫外光灯(365 nm)下观察，显蓝紫色荧光；另取滤液 2 ml，加等量的 3%碳酸钠溶液，加热 5 min，放冷，再加新制的重氮对硝基苯胺试液 1～2 滴，即显樱红色。

(3) 取本品粉末 0.5 g，加乙醚适量，热提 5 min，滤过。滤液浓缩至 1 ml，加 7%盐酸羟胺甲醇 2～3 滴，20%氢氧化钾乙醇液 3 滴，在水浴上微热，冷后，加稀盐酸调节 pH 至 3～4，再加 1%三氯化铁乙醇液 1～2 滴，显紫色(检查香豆素)。

(4) 薄层色谱：取本品粗粉 0.3 g，加乙醇 5 ml，超声处理 5 min，放置，取上清液作为供试品溶液。另取蛇床子素对照品，加乙醇制成每 1 ml 含 1 mg 的溶液，作为对照品溶液。吸取上述两种溶液各 2 μl，分别点于同一以羧甲基纤维素钠黏合剂的硅胶 G 薄层板上，以苯-醋酸乙酯(30∶1)为展开剂，展开，取出，晾干，置紫外光灯(365 nm)下检视。供试品色谱中，在与对照品色谱相应的位置上，显相同颜色的荧光斑点。

品质标志　《中华人民共和国药典》2005 年版规定：照薄层扫描法测定，本品含蛇床子素($C_{15}H_{16}O_3$)不得少于 1.0%。

【成分】 果实含挥发油成分：环葑烯(cyclofenchene)、α-和β-蒎烯(pinene)，莰烯(camphene)，月桂烯(myrcene)，柠檬烯(limonene)，α-和β-松油烯(terpinene)，3，5-二甲基苯乙烯(3，5-dimethylstyrene)，异龙脑(isoborneol)，薁(azulene)，乙酸龙脑酯(bornylacetate)，1(7)，8(10)-对薄荷二烯-9-醇[1(7)，8(10)-*p*-menthadien-9-ol]，二戊烯氧化物

(dipenteneoxide)，反式丁香烯(*trans*-caryophyllene)，反式-β-金合欢烯(*trans*-β-farnesene)，α-荜澄茄油烯(α-cubebene)，α-香柑油烯(α-bergamotene)，β-甜没药烯(β-bisabolene)和α-榄香烯(α-elemene)[1]，欧芹酚甲醚(osthole)，香柑内酯(bergapten)，β-桉叶醇(β-eudesmol)，乙酸龙脑酯[2]。香豆素成分：消旋的喷嚏木素(umtatin)，蛇床酚(cnidimol) A和B，欧芹酚甲醚，橙皮油内酯烯醇(auraptenol)，去甲基橙皮油内酯烯醇(demethyl auraptenol)，欧前胡内酯(imperatorin)，花椒毒素(xanthotoxin)，花椒毒酚(xanthotoxol)，异茴芹香豆素(isopimpinellin)，异栓翅芹醇(isogosferol)，香叶木素(diosmetin)，对香豆酸(*p*-coumaricacid)[3]，哥伦比亚内酯(columbianadin)，O-乙酰基哥伦比亚苷元(O-acetyl columbianetin)，食用当归素(edultin)又名蛇床明素(cnidimine)，台湾蛇床子素(cniforin) A即3′-异丁酰氧基-O-乙酰基哥伦比亚苷元(3′-isobutyryloxy-O-acetyl-columbianetin)[4]，5-甲酰基花椒毒素酚(5-formylxanthotoxol)，2′-deoxymeranzin hydrate，cnidimonal，cnidimarin[6]，2′-乙酰基白芷素(2′-acetylangelicin)，山芹酮(oroselon)[7]等。果实含单萜多元醇类成分：3，7-二甲氧基辛烷-1，2，6，7-甲醇(3，7-dimethyloctane-1，2，6，7-tetrols)，6，7-threo-3，7-dimethyloct-3(10)-ene-1，2，6，7，8-pentols，*trans*-*p*-methane-1β，2α，8，9-tetrol[8]。另含棕榈酸(palmitic acid)、β-谷甾醇(β-sitosterol)[5]。

【药理】 1. 对心血管系统的作用　蛇床子总香豆素(Tcr)或欧芹酚甲醚(Ost)腹腔注射对氯仿诱发的小鼠室颤、静注对氯化钙诱发的大鼠室颤及对乌头碱诱发的大鼠心律失常均有防治作用[1，2]。Ost具有钙拮抗作用，抑制氯化钡、高氯化钾除极化对离体豚鼠乳头状肌的电活动，抑制家兔窦房结慢反应动作电位[3]。麻醉开胸犬静注Ost后能抑制心脏，外周阻力降低，血压下降[4]。

2. 对内分泌和生殖系统的作用　Tcr或Ost灌胃，升高醋酸氢化可的松复制的肾阳虚模型大鼠的血浆皮质酮、促肾上腺皮质激素水平[5]。Ost灌胃能拮抗丙基硫氧嘧啶(PTU)对小鼠甲状腺的抑制作用，促进小鼠体内甲状腺激素水平的提高[6]。蛇床子提取物灌胃，提高正常雄性和隐睾模型大鼠血清睾酮含量，提高隐睾大鼠睾丸中类固醇脱氢酶活性[7]。Ost等均能松弛去氧肾上腺素引起的兔海绵体收缩[8]。

3. 抗微生物作用　蛇床子水提取液对大肠杆菌、产黄青霉等有广谱高效抑菌作用[9]。甲醇提取物在MT-4细胞感染HIV实验中有抗HIV作用[10]。煎剂体外对溶组织内阿米巴滋养体有杀灭作用[11]。水提液和醇提取液均有杀灭钉螺作用[12]。

4. 止痒、抗过敏作用　蛇床子甲醇提取物灌胃抑制小鼠5-HT、P物质诱发的搔抓和小鼠特应性皮炎模型的自发搔抓[13，14]。乙醇提取物灌胃抑制化合物48/80诱导的搔抓反应[15]。蛇床子挥发油对组胺引起的离体回肠平滑肌收缩和致敏大鼠腹膜肥大细胞脱颗粒有抑制作用[16]。乙醇提取物和Ost灌胃在大鼠被动皮肤过敏反应、2、4-二硝基氟苯和三硝基氯苯诱导的小鼠接触性皮炎实验中抗过敏作用[17]。

5. 防治骨质疏松　Tcr、Ost抑制新生大鼠颅盖骨成骨细胞自发地或在炎性细胞因子、LPS刺激下产生NO、IL-1及IL-6和表达IL-6mRNA的作用，从而调节成骨细胞的功能[18，19]。Tcr体外抑制大鼠破骨细胞形成分化，减少酸性磷酸酶活性[20]。Ost灌胃抑制大鼠去卵巢诱导的近侧胫骨骨高转换，防止骨质丢失[21]。Tcr灌胃对维甲酸所致大鼠骨质疏松具有防治作用[22]。

6. 对脑组织和神经系统的作用　Tcr、Ost灌胃提高醋酸氢化可的松复制的肾阳虚模型大鼠学习记忆能力，下丘脑和血浆中精氨酸升压素升高，生长抑素下降[23]。Ost腹腔注射改善小鼠东莨菪碱等引起的记忆障碍，延长小鼠断头耐缺氧时间，抑制大鼠肝、脑组织中脂质过氧化物的生成，降低小鼠全血、脑内胆碱酯酶活性[24，25]。蛇床子对东莨菪碱引起的大鼠空间能力和血浆雌二醇的降低有改善作用。Ost皮下注射提高卵巢切除大鼠的空间能力[26]。Ost溶液在多种局部麻醉方法中显示出浸润及传导麻醉作用；给蟾蜍椎管注射时，脊髓出现可恢复性的先兴奋后抑制现象[27]。Ost腹腔注射增强戊巴比妥钠对小鼠的催眠作用，抑制醋酸所致的小鼠扭体反应，对抗安钠咖所致的小鼠自主活动增加，降低蟾蜍离体坐骨神经动作电位的振幅[28]。

7. 抗诱变、抗肿瘤作用　蛇床子乙醇提取物抑制HL-60、HeLa和CoLo 205细胞生长。Ost等诱HL-60细胞凋亡[29]。蛇床子中的欧前胡内酯等对耐药的肿瘤细胞KBV_{200}具有逆转作用[30]。Ost腹腔注射，对BALB/C裸鼠的人肺鳞癌和肺腺癌的瘤体生长有抑制作用[31]。Ost、欧前胡内酯等抑制黄曲霉菌素B_1的诱变性和环磷酰胺诱发的染色体畸变、多染红细胞微核率升高[32]。

8. 其他作用　蛇床子总香豆素和水提取物能拮抗醋酸氢化可的松所致阳虚大鼠血浆中前列腺素E_2、前列腺素$F_{2\alpha}$、cAMP水平及cAMP/cGMP值的降低[33]。蛇床子水煎剂灌胃对D-半乳糖所致衰老模型小鼠能提高红细胞SOD活性、脑组织与睾丸线粒体Na^+，K^+-ATP酶活性和脑组织中NO含量[34]。Ost对家兔离体小肠平滑肌活动有缓解肠痉挛和钙拮抗作用[35]。Ost腹腔注射，增强小鼠网状内皮细胞的吞噬功能，抑制小鼠迟发性超敏反应[36]。Ost腹腔注射对大鼠、小鼠急性和慢性炎症均有抗炎作用[37]。蛇床子浸膏液体外对人精子的表面形态和超微结构有破坏和损伤[38]。蛇床子乙醇提取物中的化合物对他克林(箭毒拮抗剂)诱导的人肝脏$HepG_2$细胞毒性有保护作用[39]。Ost在小鼠神经母细胞瘤和大鼠神经胶质细胞瘤试验中抑制电压依赖性L型钙离子通道[40]。

【炮制】 1. 蛇床子　取原药材，除去杂质，筛去灰屑。

2. 炒蛇床子　取净蛇床子，用文火炒至发香为度，取出放凉。

饮片性状　蛇床子参见“药材”项。炒蛇床子形如蛇床子，表面色泽加深，具浓郁香气。

贮干燥容器内，置通风干燥处，防蛀。

【药性】 辛、苦，温。归肝、肾经。

1.《本经》：“味苦，平。”

2.《别录》：“辛、甘，无毒。”

3.《药性论》：“有小毒。”

4.《纲目》：“乃右肾命门，少阳三焦气分之药。”

5.《本草汇言》：“味苦，性热。入右肾与命门、手少阳、足厥阴四经气分。”

6.《雷公炮制药性解》：“入肺、肾二经。”

7.《本草再新》：“入脾、肾经。”

【功用主治】 温肾壮阳，燥湿杀虫，祛风止痒。主治男子阳痿，女子宫寒不孕，湿痹腰痛，寒湿带下，阴囊湿痒，风湿痹痛，湿疮，疥癣。

1.《本经》:"主妇人阴中肿痛,男子阴痿湿痒,除痹气,利关节,癫痫,恶疮。久服轻身。"

2.《别录》:"温中下气,令妇人子脏热,男子阴强,好颜色,令人有子。"

3.《药性论》:"治男子、女人虚,湿痹,毒风,瘰痛,去男子腰疼。浴男女阴,去风冷,大益阳事。主大风身痒,煎汤浴之差。疗齿痛及小儿惊痫。"

4.《日华子》:"治暴冷,暖丈夫阳气,助女子阴气,扑损瘀血,腰胯疼,阴汗湿癣,四肢顽痹,赤白带下,缩小便。"

5.《珍珠囊补遗药性赋》:"治风湿痒及阴疮。"

6.《长沙药解》:"吹聤耳。"

7.《医林纂要》:"坚肾,润命门,去下部寒湿,去风杀虫。"

8.《药性考》:"散寒,补肾,强阳,益阴,祛风燥湿,除痹腰疼,疗癣疥癞,专益命门。"

9.《分类草药性》:"治膀胱疝气,大补中气。"

【用法用量】 内服:煎汤,3~9 g;或入丸、散剂。外用:煎汤熏洗;或做成坐药、栓剂;或研细末调敷。

【宜忌】 下焦湿热或相火易动,精关不固者禁服。

1.《本草经集注》:"恶牡丹、巴豆、贝母。"

2.《本草经疏》:"肾家有火及下部有热者勿服。"

3.《本经逢原》:"肾火易动,阳强精不固者勿用。"

4.《药义明辨》:"肝肾有湿热者忌之。"

【选方】 1. 治阳痿不起 菟丝子、蛇床子、五味子各等分。上三味末之,蜜丸如梧子。饮服三十丸,日三。(《千金方》)

2. 治妇人子脏偏僻,冷结无子 蛇床子、芫花各等分。上为末,取枣大纱囊盛,如小指长。纳阴中,避风冷。(《妇人良方》)

3. 治肾囊风疙瘩作痒,搔之作痛 蛇床子、威灵仙、归尾、苦参各五钱。水煎熏洗。(《外科大成》蛇床子汤)

4. 治阴汗 蛇床子、石菖蒲各等分。为末。一日三两次涂搽。(《卫生易简方》)

5. 治妇人阴寒,温阴中坐药 蛇床子,末之,以白粉少许,和合相得,丸如枣大。绵裹纳之。(《金匮要略》蛇床子散)

6. 治妇人白带,脐腹冷痛,面色萎黄,日渐虚困 蛇床子一两,白芷一两。上件药,捣细罗为散。每于食前以粥饮调下二钱。(《普济方》)

7. 治妇人阴痒 蛇床子一两,白矾二钱。煎汤,频洗。(《濒湖集简方》)

8. 治妇人子脏挺出 蛇床子一升,酢梅二七枚。水五升,煮取二升半,洗之,日十过。(《僧深集方》蛇床洗方)

9. 治大风癞病 蛇床子、莨菪子等分。上二味,捣罗为散。每量多少,浓煎汁洗疮,逐日服神虎丸。十日疮渐干,半月后须眉渐生。(《圣济总录》蛇床子散)

10. 治冷疮疼痛不止 蛇床子一两,乳香半两。为末,用时入薤白捣稀稠得所,可疮贴之。(《普济方》)

11. 治疮癣 蛇床子一两(为末),白矾一两(枯过,为末)。上用斑蝥煎,麻油调,涂疮上。(《澹寮集验方》搽疮药)

12. 治疥疮瘙痒,搔之皮起作痂 蛇床子半两,黄连(去须)三分,胡粉(结砂子)一两,水银(同胡粉点水研令黑)一分。上件药,以生麻油和稀滑。每用药时,先以盐浆水洗疮令净,后以药涂之,干即更换,不过三五度瘥。(《局方》如圣散)

13. 治耳内湿疮 蛇床子、黄连各一钱,轻粉一分。为末。吹之即愈。(《仙拈集》三妙散)

14. 治牙疼 用蛇床子,不拘多少,煎水热。含漱之,即止。(《古今医鉴》漱牙止痛方)

15. 治肛门奇痒 蛇床子、楝树根各三钱,防风二钱,甘草一钱,皂角三分。共为细末,炼蜜成条。塞入粪门,听其自化,连塞二三次。(《吉人集验方》)

16. 治脱肛 蛇床子、甘草各一两。上为末。热汤调服一钱,日进三服。(《普济方》蛇床散)

17. 治小儿痔疾疼痛,硬肿不消 蛇床子半两(末),荆芥半两(末),蜗牛三七枚。上药研烂,涂纸上。每发时,先用白矾热水洗净后,在被褥上安药,令儿坐其上。(《圣惠方》坐药方)

【临床报道】 1. 治疗成人疥疮 取蛇床子、百部各 250 g,粉碎,冷开水浸 30 min 后,加入 75%乙醇 4 000 ml,浸 15 d,取上清液,制成酊剂。先用温水肥皂洗擦全身,再将蛇百酊剂擦遍颈项以下全身皮肤,每日 1 次。有皮肤损害处或结节表面,每日搽药 2 次,5 d 后洗澡更换衣服、被单,1 星期后复查。以此方法治疗 152 例,治愈 108 例,显效 29 例,无效 15 例,有效率 90.01%;同时配合 20%硫黄软膏每日外搽 1 次,治疗 128 例,治愈 94 例,显效 30 例,无效 4 例,有效率 96.9%,疗效满意,外用未见明显全身毒副作用[1]。

2. 治疗滴虫性阴道炎 先用 10%蛇床子煎液 500 ml 冲洗阴道,后放入 0.5 g 的蛇床子阴道用片剂 2 片,连续治疗 5~7 d 为 1 个疗程。经近百例观察,多数经 1 个疗程即可治愈,滴虫转阴,痒感消失,阴道清洁,白带消失或显著减少[2]。

3. 治疗急性渗出性皮肤病 取蛇床子 60 g,用纱布包好,加水 1 500 ml,煮沸 30 min,以棉垫浸透后拧半干,温敷局部,盖以油纸或塑料布包扎,保持一定温湿度,维持0.5~1 h,每日包 4~6 次。临床观察 380 例,大都治疗 5~10 d,渗出物明显减少,炎症消退。未出现任何副作用[3]。

4. 治疗阴部瘙痒 蛇床子 31 g,黄柏、没食子各 15 g,枯矾 10 g。将前 3 味药加水煎至 1 000 ml,过滤后加枯矾溶化即可。凡皮损呈湿烂、结痂者用纱布浸药液贴敷之;皮损呈红疹、干燥脱屑者擦洗之,粗厚性皮损局部浸浴之。每日 2 次,每次 10~20 min。共治疗 82 例,痊愈 65 例,好转 17 例。多数患者 7~15 d 即可痊愈,少数严重患者连续用药 20~30 d 后,皮损即可大部可消退,皮肤恢复正常,瘙痒不再发作[4]。

5. 治疗哮喘 用蛇床子总香豆素治疗支气管哮喘和喘息型支气管炎发作期患者 118 例,80 mg/次,日服 3 次,对照组 78 例口服热参片(河南联合制药厂生产)8 mg/次,日服 3 次,均以 10 d 为 1 疗程。结果蛇床子总香豆素平喘总有效率为 87.3%,对照组有效率为 76.9%,经统计学处理,两组间有显著差异($P < 0.05$)。蛇床子总香豆素能明显增高哮喘患者的呼气高峰流速值,治疗后提高 10%以上者达 81.8%。少数患者服后有轻微口干、思睡,轻度胃部不适(饭后服可避免),但均不影响治疗,停药后症状自然消失[5]。

【各家论述】 1.《本草汇言》:"蛇床子,壮阳助阴,养肾命之药也。暖子脏起阴器于融和,厚丹田壮阳元而久健,其气味香温而燥,逐冷痹,利关节,止腰痛,健四肢顽软酸痛,除妇人冷带黄白,及阴痿湿痒,阴中肿痛等疾。凡经久一切虚寒湿闭,气滞阴霾之病,厥阴隐僻之疴,此药鼓舞生阳,宣导塞道，不独补助男子，且能有益妇人。世人舍此而觅补药于他品，岂非弃和璞而碔砆是求乎。然肾家有火，下部有热者勿用也。”

2.《本草经疏》：“蛇床子，味苦平，《别录》辛甘无毒。今详其气味，当必兼温燥，阳也。故主妇人阴中肿痛，男子阴痿湿痒，除痹气，利关节，恶疮。《别录》温中下气，令妇人子脏热，男子阴强，久服轻身，令人有子。盖以苦能除湿，温能散寒，辛能润肾，甘能益脾，故能除妇人男子一切虚寒湿所生病。寒湿既除，则病去身轻，性能益阳，故能已疾，而又有补益也。”

3.《本草崇原》：“蛇床子气味苦辛，其性温热，得少阴君火之气，主治男子阴痿湿痒，妇人阴中肿痛，禀火气而下济其阴寒也。除痹气，利关节，禀火气而外通其经脉也。心气虚而寒邪盛则癫痫，心气虚而热邪盛则生恶疮。蛇床味苦性温，能助心气，故治癫痫、恶疮。久服则火土相生，故轻身，心气充盛，故好颜色。”

4.《本草新编》：“蛇床子，功用颇奇，内外俱可施治，而外治尤良。若欲修合丸散，用之于参、芪、归、地、山萸之中，实有利益，然亦宜于阴寒无火之人，倘阴虚火动者，服之非宜。”

4555 蛇附子 shé fù zǐ （《植物名实图考》）

【异名】 石猴子（《植物名实图考》），拦山虎（《广西实用中草药新选》），石抱子、土经丸、石老鼠（《江西草药》），雷胆子、搜夹风（《湖南药物志》），金线吊葫芦（《浙江药用植物志》）。

【基原】 为葡萄科崖爬藤属植物三叶崖爬藤的块根。

【原植物】 三叶崖爬藤 *Tetrastigma hemsleyanum* Diels et Gilg. 又名：三叶青（《浙江药用植物志》）。

多年生常绿草质藤本。茎枝纤细，无毛，长可达10 m，着地部分节上生根；块根卵形或椭圆形，表面棕褐色，内面白色。卷须不分枝，与叶对生。掌状复叶互生；总叶柄长3～4 cm，基部有苞片；小叶3，草质，中间小叶稍大，卵状披针形，长3～7 cm，宽1.2～2.4 cm，先端短渐尖或渐尖，基部宽楔形，边缘疏生小锯齿；侧生小叶基部偏斜。花单性，雌雄异株，聚伞花序腋生，花序梗短于叶柄；雌花黄绿色，花梗有短硬毛；花萼杯状，4裂；花瓣4，近卵形，顶端有不明显的小角；花盘明显，有齿；雌蕊1，子房2室，基部与花盘合生，柱头无柄，裂片4，星状展开。浆果球形，红褐色，成熟时黑色。花期4～5月，果期7～9月。

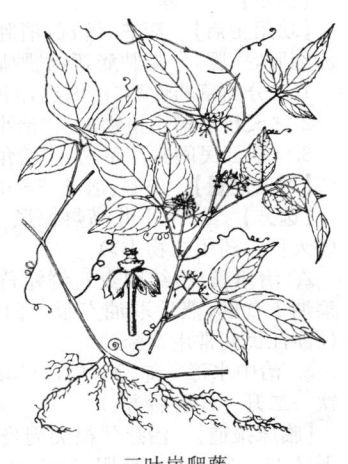

三叶崖爬藤

生于海拔600～1 000 m的阴湿山坡、山沟、溪谷两旁树林下或灌丛中。分布于西南及浙江、福建、江西、湖北、湖南、广东、广西、海南等地。

【栽培】 生物学特性 喜凉爽气候，适温在25 ℃左右生长健壮，冬季气温降至10 ℃时生长停滞。耐旱，忌积水。对土壤要求不严，以含腐殖质丰富或石灰质的壤土种植为好。

繁殖方法 扦插繁殖。于春、夏季进行扦插，以春季较好。选择健壮的枝条，剪成长12～15 cm的插穗，斜插入苗床，入土深度为枝条的2/3，插后压紧；浇水保湿。插后30～40 d，长根出叶时即可定植。按行株距100 cm×100 cm开穴，每穴栽2～3株，压紧，浇足定根水。此外，也可以用种子繁殖。

田间管理 当藤蔓长到35～40 cm时，搭架引蔓攀缘。每年中耕除草3～4次，春、夏季追人粪尿或化肥为主。秋、冬季开环状沟施堆肥或厩肥，并进行培土。冬季适当剪去过密弱枝和枯枝。

病虫害防治 病害有叶斑病，为害叶片，可用1∶1∶150的波尔多液防治。

【采收加工】 9～11月采挖，洗净，切片，鲜用或晒干。

【药材】 蛇附子 *Radix Tetrastigmae Hemsleyani* 产于浙江、江西、福建、湖南及广东部分地区。

性状 块根呈纺锤形、卵圆形、葫芦形或椭圆形，一般长1.5～6 cm，直径0.7～2.5 cm。表面棕褐色，多数较光滑，或有皱纹和少数皮孔状的小瘤状隆起，有时还有凹陷，其内残留棕褐色细根。质硬而脆，断面平坦而粗糙，类白色，粉性，可见棕色形成层环。气无，味甘。

鉴别 块根横切面：木栓层薄，细胞常4～5层。皮层散有黏液细胞，细胞内有针晶束，部分皮层细胞含棕色物。韧皮部细胞较小，排列紧密。形成层成环。木质部导管稀少，常数个相聚，径向排列，周围常有木纤维，射线宽阔，也散有含针晶束的黏液细胞。本品基本薄壁细胞多充满淀粉粒。

【成分】 含萜类成分：胡萝卜甾醇（daucosterol），6′-O-苯甲酰-胡萝卜甾醇（6′-O-benzoyl-daucosterol），β-谷甾醇（β-sitosterol）[1]，蒲公英赛酮（taraxerone），蒲公英赛醇（taraxerol），麦角甾醇（ergosterol）[2]。

【药理】 1. 抗炎作用 腹腔注射蛇附子提取物，能降低小鼠腹腔毛细血管的通透性，抑制二甲苯引起小鼠耳肿胀，抑制棉球肉芽肿[1]。

2. 镇痛作用 腹腔注射蛇附子提取物，在热板法和苯醌致痛模型上均有镇痛作用，给药30 min内镇痛作用最强，维持90 min以上，镇痛强度有剂量依赖性[1]。

毒性 小鼠腹腔注射蛇附子提取物的 LD_{50} 为450.8±81.9 g(生药)/kg[1]。

【药性】 苦、辛，凉。

1.《江西草药》：“味微苦、辛，性凉。”

2.《广西本草选编》：“味微苦，性平。”

【功用主治】 清热解毒，活血祛风。主治高热惊厥，肺炎，咳喘，肝炎，肾炎，风湿痹痛，月经不调，跌打损伤，痈疮疔疖。

1.《植物名实图考》：“取浆冲服，治小儿腹痛，退热。”“治跌打损伤，妇人经水不调，敷一切无名肿毒。”

2.《广西本草选编》：“舒筋活络，消肿止痛。主治风湿关节痛，跌打瘀肿，疖肿，湿疹，急慢性结膜炎，流行性腮腺炎。”

3.《全国中草药汇编》：“主治白喉，小儿高热惊厥，肝炎，痢疾；外用治毒蛇咬伤，扁桃体炎，淋巴结核，子宫颈炎，蜂窝组织炎，跌打损伤。”

4.《福建药物志》:"主治毒蛇咬伤,疮疡肿毒,小儿高热惊厥,黄疸,流行性脑脊髓膜炎,哮喘,百日咳,急、慢性肾炎。"

【用法用量】 内服:煎汤,5~12 g;或捣汁。外用:磨汁涂;或捣烂敷;或研末撒。

【宜忌】《广西本草选编》:"孕妇忌服。"

【选方】 1. 治小儿高热惊厥 石老鼠 3 g,钩藤 6 g,七叶一枝花根 6 g。水煎服。

2. 治肺炎 石老鼠根、瓜子金、枸骨根各 9 g。水煎服,每日 1 剂。

3. 治哮喘 石老鼠根、贝母、桔梗各 3 g。水煎服,每日 1 剂。(1~3 方出自《江西草药》)

4. 治百日咳 (三叶崖爬藤)块根 3~6 g。磨米泔水,用竹沥适量,冲服。(《福建药物志》)

5. 治肝炎 石老鼠根 15 g,虎刺根、茜草根各 30 g。水煎服,每日 1 剂。(《江西草药》)

6. 治急、慢性肾炎 鲜(三叶崖爬藤)块根 30 g。与青壳鸭蛋同煮熟服。(《福建药物志》)

7. 治痈疖疔毒,蜂窝组织炎,咽炎,扁桃体炎,淋巴结核等症 鲜雷胆子和水或酒磨成黏糊,涂擦患处,或以纱布蘸药液湿敷,每日 3~4 次。凡属口腔、阴囊等嫩皮肤处以水磨较好。(湖南《中草药新医疗法资料选编》)

【临床报道】 治疗急性支气管炎、肺炎、咽喉炎、肠炎、胆道感染及眼睑蜂窝织炎等感染性疾病 取三叶青块根加工制成注射液,每支 2 ml,每 1 ml 含生药 2 g。每次 2~4 ml 肌内注射,每日 2~4 次。共治 84 例,除胆道感染曾合并应用清热利胆中草药外,其余均以三叶青为主,部分曾加用对症治疗,结果治愈 52 例,好转 12 例,无效 20 例[1]。

4556 蛇退步 shé tuì bù(《广东中药》)

【异名】 三枝标、蛇鳞草(《广东中药》),三叉蕨(《广西药用植物名录》),入地蜈蚣(《全国中草药汇编》)。

【基原】 为金星蕨科新月蕨属植物三羽新月蕨的全草。

【原植物】 三羽新月蕨 *Pronephrium triphyllum* (Sw.) Holtt. [*Meniscium triphyllum* Sw.] 又名:三叶毛蕨(《广州植物志》),三叶新月蕨(《台湾植物志》)。

植株高 20~50 cm。根茎长而横生,密被灰白色短毛及疏被棕色披针形鳞片。叶远生或近生,一型;叶柄长 10~35 cm,禾秆色,有短毛,基部疏被鳞片;叶片纸质或坚纸质,卵形或卵状披针形,三出复叶,偶有 5 小叶,一回羽状;顶生羽片特大,椭圆状长圆形,长 10~20 cm,宽 2~4.5 cm,先端突然缩狭成长渐尖,基部楔形,全缘或呈波状,侧生羽片较小,长 2~6.5 cm,宽 1~2.5 cm,通常 1 对,偶有 2 对,近对生,略具短柄;叶脉网状,在侧脉间形成 2 行整齐的网眼。孢子囊群幼时圆形,成熟时满布于叶背,着生于小脉上;无囊群盖。

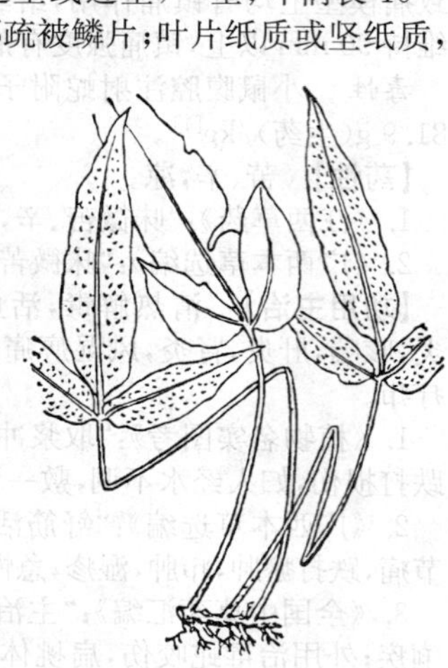

三羽新月蕨

生于海拔 20~1 500 m 的林下溪谷边或路旁。分布于福建、广东、广西、云南、台湾等地。

【采收加工】 四季可采,鲜用或晒干。

【成分】 全草含新月蕨苷(triphyllin) A、B、C[1]。

【药性】 苦、辛,平。

1.《广东中药》:"性平,味微涩。"

2.《广东中草药》:"微苦辛,平。"

【功用主治】 清热,解毒,消肿,化痰。主治痈疮疖肿,跌打损伤,湿疹,皮肤瘙痒,急、慢性气管炎,毒蛇咬伤。

1.《广东中药》:"解毒,消炎、消肿止痛。为疮科常用药,主治痈肿疮毒,疮疖,皮肤瘙痒,反胃,水肿。"

2.《广东中草药》:"治毒蛇咬伤,跌打损伤,湿疹,皮炎,痈疮疖肿。"

3.《广西本草选编》:"散瘀消肿。"

4.《全国中草药汇编》:"清热化痰。治急、慢性支气管炎。"

【用法用量】 内服:煎汤,9~15 g,鲜品 30~60 g。外用:捣敷。

【选方】 1. 治急、慢性气管炎 三羽新月蕨 9 g,白毛夏枯草 15 g,千日红 9 g。煎服。

2. 治毒蛇咬伤 三羽新月蕨 15 g,半枝莲 9 g,垂盆草 30 g。煎服,并用适量捣敷患处。(1、2 方出自《中国药用孢子植物》)

4557 蛇莓根 shé méi gēn(《纲目》)

【异名】 三皮风根(《贵州省中医验方秘方》)。

【基原】 为蔷薇科蛇莓属植物蛇莓 *Duchesnea indica* (Andr.) Focke 的根。

【原植物】 参见"蛇莓"条。

【采收加工】 7~11 月采挖根,晒干。

【药性】 苦,寒。

【功用主治】 清热,解毒,消肿。主治小儿高热惊风,目赤红肿,痄腮,牙龈肿痛,咽喉肿痛,热毒疮疡。

1.《分类草药性》:"治内热,潮热。"

2.《天目山药用植物志》:"治小儿高热惊风。"

3.《浙江民间常用草药》:"治角膜炎、结膜炎。"

【用法用量】 内服:煎汤,3~6 g。外用:捣敷。

【选方】 1. 治小儿高热惊风 蛇莓干根 3 g。水煎服。(《天目山药用植物志》)

2. 治角膜炎,结膜炎 鲜蛇莓根 3~5 株,洗净捣汁,加菜油 1 食匙,蒸后取油点眼,每日 3~4 次,每次 1~2 滴。(《浙江民间常用草药》)

3. 治中水毒 蛇莓草根,捣作末服之,亦可投水捣,绞汁饮一二升。(《肘后方》)

【临床报道】 治疗牙根尖周炎 鲜蛇泡草根茎 60 g,或干品 15~20 g。水煎服,每剂煎 2 次,每次煎至 100 ml 左右,小儿适当减量,顿服。共治疗 50 例,除 2 例慢性牙根尖周炎并发瘘管疗效不显著外,其余均服 1 剂治愈,总有效率为 96%。无毒性,无副作用[1]。

4558 蛇根木 shé gēn mù(《广西药用植物名录》)

【异名】 蛇草根[《中华内科杂志》1957,(6):43],蛇根(《中国药用植物志》),印度蛇根草、印度萝芙木(《中国药用植物图鉴》)。

【基原】 为夹竹桃科萝芙木属植物蛇根木的根和茎叶。

【原植物】 蛇根木 *Rauvolfia serpentina* (L.) Benth. ex Kurz [*Ophioxylon serpentinum* L.]

灌木，高 50～60 cm。茎具纵纹，被稀疏皮孔，节间长 1～4 cm。叶集生于枝的上部，对生，或3叶、4叶轮生，稀为互生；叶柄长 1～1.5 cm；叶片椭圆状披针形或倒卵形，长 7～17 cm，宽 2～5.5 cm，先端短渐尖或急尖，基部狭楔形或渐尖；侧脉 10～12 对，弧形上升至叶缘前网结。伞形或伞房状聚伞花序；总花梗、花梗、花萼及花冠筒均红色；花冠高脚碟状；花冠筒中部膨大，长约1 cm，裂片白色；雄蕊着生于花冠筒中部，仅在雄蕊着生处之上被长柔毛；花盘环状；子房具 2 枚心皮，花柱圆筒状，柱头棒状。核果成对，红色，近球形，合生至中部。花期第 1 次 2～5 月，第 2 次 6～10 月；果期第 1 次 5～8 月，第 2 次 10 月至翌年春季。

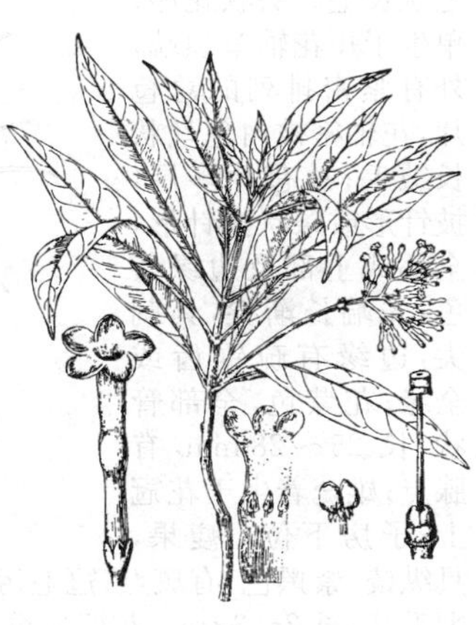
蛇 根 木

我国云南南部有野生。广东、广西、海南等地有栽培。

【采收加工】 全年均可采，晒干。

【成分】 根含生物碱成分：利舍平(reserpine)，四氢蛇根碱(ajmalicine)[1]，萝芙木碱(ajmaline)，蛇根亭碱(serpentinine)，育亨宾(yohimbine)，利血胺(rescinnamine)，蛇根碱(serpentine)，去甲氧基利舍平(deserpidine，11-desmethoxy reserpine)，利舍平酸甲酯(methylreserpate)，柯楠碱(rauhimbine，corynanthine)，异柯楠碱(isorauhimbine)即 3-表-α-育亨宾(3-epi-α-yohimbine)，α-育亨宾(α-yohimbine)，四叶萝芙新碱(tetraphyllicine)，利舍平灵(reserpiline)，利舍平宁(reserpinine)，异萝芙木碱(isoajmaline)，萝芙碱宁(rauwolfinine)，萨杷晋碱(sarpagine)，萝芙木宁碱(ajmalinine)，萝加灵碱(raugalline)，利舍平-4-氧化物(renoxidine)，禅君碱(chandrine)，常花萝芙碱(semperflorine)，蒂巴因(thebaine)，罂粟碱(papaverine)[2]。根中还含有萝芙木西定碱(ajmalicidine)[3]，萝芙木尼明碱(ajmalinimine)[4]，β-吲哚丙酸苄酯(indobine)[5]，β-吲哚丙酸苯酯(indobinine)[6]，利舍米定碱(rescinnamidine)[7]，利舍米醇(rescinnaminol)[8]，5β-甲基伪育亨烷(yohambinine)[9]，萝芙木明碱(ajmalimine)[10]，山德维考里定(sandwicolidine)[11]，山德维考灵(sandwicoline)[12]，7-去氢谷甾醇(7-dehydrositosterol)[13]。须根中也含三种少量吲哚生物碱：3-表-α-育亨宾，18β-羟基-3-表-α-育亨宾，12-羟基萝芙木碱(12-hydrox yajmaline)[14]。根、茎、叶中均含有芸香苷(rutin)[15]。又含新吲哚生物碱：14，15-dehydrorhazinila，aspidochibine，raumacline，Nb-methylraumacline，19(S)-hydro-Nb-methylraumacline[16]。

【药理】 蛇根木的根含数十种生物碱，按理化性质可分为强碱性的季铵类生物碱(如蛇根碱和蛇根亭碱)和弱碱性的叔胺、仲胺类生物碱(如叔胺类的萝芙木碱、仲胺类的利舍平和育亨宾等)。

1. 降压作用 利舍平是蛇根木根中主要的生物碱，能降低血压，减慢心率。其作用非常缓慢、温和而持久。用药后心输出量及外周血管阻力都降低。加大剂量超过每日 0.5 mg者，一般仅能延长降压作用时间，却增加其副作用[1]。

2. 抗心律失常 正常大鼠静注蛇根木总碱抑制乌头碱或氯化钙诱发的心律失常。该总碱能防止乌头碱产生的蛙横纹肌钾离子释放增加[2]。萝芙木碱对冠脉结扎、毒毛花苷和肾上腺素诱发的犬室性心律失常有抑制作用，对乌头碱中毒大鼠有抗心律失常作用，提高猫室颤阈值[3]。

3. 阻断 α_2 肾上腺素受体 育亨宾可阻滞 α_2 受体，增加去甲肾上腺素释放，且使 α_1 受体功能占优势，通常以血管扩张、血压降低占优势。现主要用于α受体亚型的实验分析[4]。

4. 对中枢神经系统的作用 利舍平对中枢神经系统的作用与氯丙嗪相似，能使人镇静，易于入睡，但睡后易被唤醒。对动物行为的影响也较明显，给猴静注后，能使其驯服，并对环境刺激不起反应[1]。犬口服利舍平使阳性条件反射量降低，对分化的影响取决于剂量，小剂量使分化改善，较大剂量使分化解除，大剂量严重破坏兴奋与抑制过程的平衡，引起神经症[5]。

5. 其他作用 利舍平对正常人可增加胰岛素的降血糖作用，也能增加肾上腺素的升血糖作用。糖耐量试验时利舍平可抑制糖尿病患者的升血糖反应。利舍平也降低体温[6]。

毒性 鸽注射蛇根木含总生物碱 0.29%的水提取物(Ⅰ)的绝对致死量为 3.5 ml/kg 或含总生物碱 0.5%的蛇根木酊剂(Ⅱ)10 mg/kg。犬注射Ⅰ的绝对致死量为 7.3 ml/kg，Ⅱ的绝对致死量为 3 ml/kg。中毒症状如呕吐、步态不稳、呼吸慢而不规则，意识丧失类似深睡眠，因呼吸衰竭死亡[7]。

利舍平多数不良反应是由于它对中枢神经系统的作用，镇静、不能完成复杂任务是最常见的不良反应。更严重的是偶有精神抑郁并能导致自杀。其他副作用包括鼻塞和消化性溃疡加重，后者于口服小量时不常见[4]。

【药性】《全国中草药汇编》："苦，凉。"

【功用主治】《全国中草药汇编》："降压。主治高血压。民间用作退热，抗癫，虫蛇咬伤药用。"

【用法用量】 内服：煎汤，9～15 g。

4559 蛇根草 shé gēn cǎo (《浙江民间草药》)

【异名】 岩泽兰、天青地红、血经草(《贵州民间药物》)，四季花、雪里开花(《浙江民间草药》)，活血丹、阴蛇风、小枇杷(《湖南药物志》)，血和散(《全国中草药汇编》)，红灵仙(《万县中草药》)，地红草(《浙江药用植物志》)，蛇足草、荷包草(《福建药物志》)，散血草(《广西药用植物名录》)，钻地风(《陕西中药名录》)。

【基原】 为茜草科蛇根草属植物日本蛇根草的全草。

【原植物】 日本蛇根草 *Ophiorrhiza japonica* Bl.

多年生草本，高 10～25 cm。全株常呈紫绿色。幼枝具棱，老枝圆柱形；根

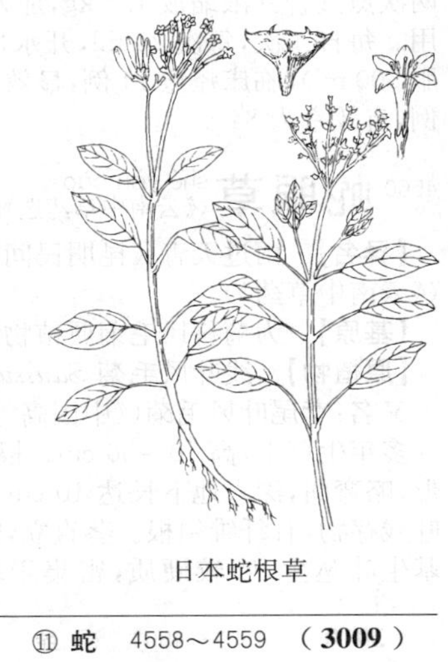
日本蛇根草

茎蔓延地下。叶对生；叶柄长1～3 cm，纤细；叶片狭卵形、长椭圆状斜卵形或卵形，长2.5～7.5 cm，宽1.5～3.2 cm，先端钝或稍钝尖，基部圆形或楔形，全缘，上面近无毛，下面脉上有毛，干后常变淡红紫色，侧脉7～10对。聚伞花序生于枝顶；花梗长2～5 cm；苞片条形，长3～7 mm；萼筒短，裂片5，宿存；花冠筒状，淡红色，先端5裂；雄蕊5，着生于喉部以下；花盘肉质，环状；子房下位，2室，柱头2裂。蒴果倒三角形。种子小，椭圆形。花期4～7月，冬天亦可开花。

生于山坡路边、林下阴湿处草丛中及水沟边。广布于长江以南大部分地区。

同属植物蛇根草 *O. mungos* L. 又名：硬毛蛇根草、血灌汤、五灌掌。分布于湖南、广西、云南、西藏等地。亦同供药用。

【采收加工】 7～10月采收，晒干或鲜用。

【成分】 蛇根草主要含有生物碱类成分：6-羟基牛角花碱（6-hydroxyharman），蛇根草碱（ophiorine）A、B和蛇根草碱A-甲醚（ophiorine A methyl ester），蛇根草碱B-甲醚（ophiorine B methyl ester）以及β-咔啉型苷碱（β-carboline-type glucosidic alkaloids），牛角花碱（loturine）；蛇根草酸（lyalosidic acid），蛇根草苷（lyaloside），10-羟基蛇根草酸（10-hydroxylyalosidic acid）[1]。

【药性】 淡，平。

1.《浙江民间常用草药》："性平，味淡。"

2.《湖南药物志》："甘，温，无毒。"

【功用主治】 祛痰止咳，活血调经。主治咳嗽，劳伤吐血，大便下血，妇女痛经，月经不调，筋骨疼痛，扭挫伤。

1.《浙江民间常用草药》："活血散瘀，清肺发散。治劳伤咳血，伤筋，扭伤脱臼，流火，月经不调。"

2.《湖南药物志》："行血补血，调经止痛，止咳。用于咳嗽，肢冷腹痛，大便下血，风湿筋骨痛，妇女月经不调，痛经，损伤。"

【用法用量】 内服：煎汤，15～30 g。外用：鲜品捣敷。

【选方】 1. 治劳伤咳血 蛇根草、杏香兔耳风、抱石莲各15 g。水煎冲白糖服，每日1次。

2. 治伤筋和扭伤脱臼 蛇根草30 g。水煎冲黄酒服。另取部分加醋共捣烂外敷。

3. 治流火 蛇根草、珍珠菜各15 g。水煎服。（1～3方出自《浙江民间常用草药》）

【临床报道】 治疗慢性支气管炎 取蛇根草500 g加水4 kg，煎取头汁1.75 kg；再加水3.5 kg，煎取二汁1.25 kg。两次煎液合并浓缩成1.5 kg，加入调味剂及防腐剂，装瓶备用。每日4次，每次20 ml，开水冲服。治疗93例（一般约服500 ml），临床痊愈14例，显效14例，好转50例，无效15例，有效率为84%[1]。

4560 蛇眼草 shé yǎn cǎo（《云南中草药选》）

【异名】 雨过天青（《昆明民间常用草药》），大麻草、粉草（《云南中草药》）。

【基原】 为菊科风毛菊属植物线叶风毛菊的全草或根。

【原植物】 线叶风毛菊 *Saussurea romuleifolia* Franch.

又名：鸢尾叶风毛菊（《中国高等植物图鉴》）。

多年生草本，高10～30 cm。根肥大，粗壮，紫黑色，圆锥形，略弯曲，深入地下长达10 cm余，根颈处密生纤维状枯叶残存物，有纤维须根。茎直立，密被绢状长柔毛，有腺毛。基生叶丛生，叶较硬质，密集于基部，叶片线形，长15～30 cm，宽2～5 mm，先端尖，边缘全缘而内卷，下面被灰白色柔毛，叶基部密生绒毛状长毛。头状花序，单生于短花轴茎顶端，外有紧密排列的总苞片，花轴密被白色丝状长绒毛；总苞片多层，披针形或条状披针形，全部或上部及边缘紫色，先端长渐尖，具刺尖，边缘有疏锯齿或全缘；花紫色，全部管状，长25～28 mm，有腺点；雄蕊着生于花冠上；子房下位。瘦果，具纵棱，紫黑色，有斑点；冠毛污白色，外层粗糙毛，短，内层羽毛状，长2～3 cm。花期夏季。

线叶风毛菊

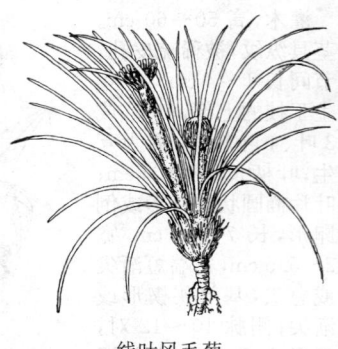

生于海拔2 500～3 200 m的高山草地或疏林、多石地带。分布于四川、云南等地。

【采收加工】 10～11月采收，晒干。

【药性】 辛、苦，凉。

1.《云南中草药》："麻、苦，凉。"

2.《全国中草药汇编》："辛、苦，凉。有小毒。"

【功用主治】 祛风解毒，散瘀止痛。主治风湿麻木，关节炎疼痛，坐骨神经痛，跌打损伤。

1.《云南中草药》："解毒消积。"

2.《全国中草药汇编》："祛风活络，主治风湿关节痛，跌打损伤。"

【用法用量】 内服：煎汤，9～15 g。外用：研末，香油调敷。

【选方】 1. 治坐骨神经痛，风湿性关节炎，跌打损伤，风湿性瘫痪 雨过天青9 g，杨梅根9 g。水煎服。（《昆明民间常用草药》）

2. 治蛇咬伤 （蛇眼草）根研末，香油调敷患处。

3. 治小儿疳积 （蛇眼草）9 g。水煎服。忌辣椒。（2、3方出自《云南中草药》）

4561 蛇婆子 shé pó zǐ（《广西药用植物名录》）

【异名】 满地毯、仙人撒网（《全国中草药新医疗法展览会资料选编》），草梧桐（《台湾药用植物志》）。

【基原】 为梧桐科蛇婆子属植物蛇婆子的根和茎。

【原植物】 蛇婆子 *Waltheria indica* L.［*W. americana* L.；*W. makinoi* Hayata］

略直立或匍匐状半灌木，长达1 m。多分枝，小枝密被短柔毛。叶互生；叶柄长0.5～1 cm；叶片卵圆形或椭

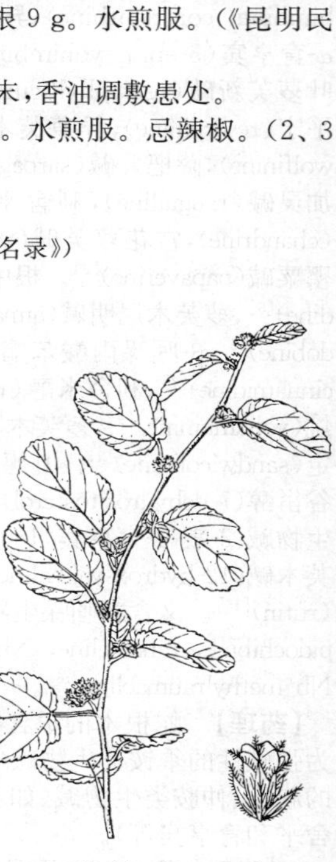

蛇 婆 子

圆形，先端钝，基部圆形或浅心形，边缘具细齿，两面均密被短柔毛。聚伞花序腋生，头状，总花梗短；小苞片狭披针形；萼筒状，5裂，裂片三角形，远比萼筒长；花瓣5片，淡黄色，匙形，先端截形，比萼略长；雄蕊5，花丝合生成筒状，包围着雌蕊；子房无柄，被短柔毛，花柱偏生，柱头流苏状。蒴果小，2瓣裂，倒卵形，为宿存的萼所包围，内有种子1颗。花期夏、秋季。

生于向阳山坡或丘陵。分布于福建、广东、广西、海南、云南、台湾等地。

【栽培】 生物学特性　喜温暖、耐旱、耐瘠薄、忌阴和积水。能耐轻霜。对土壤要求不严，在向阳、排水良好的砂质壤土、黄红壤土均能种植。

繁殖方法　用种子繁殖。春季播种，种子混拌草木灰或细土，均匀地撒播于苗床上，覆盖细土2 cm，然后盖草、浇水。气温25 ℃以上时，播后15～20 d出苗，出苗后揭开盖草，苗高3～4 cm，间去过密和细弱的小苗，翌年春季萌芽前，按行株距30 cm×30 cm开穴移栽。

田间管理　定植后至封行前，应隔月松土除草1次，春、夏、秋季各追施人粪尿或复合肥1次，冬季追施堆肥或厩肥，追肥后进行培土。

【采收加工】 9～11月将全株挖出，把根和茎分别切片或切段，晒干。

【成分】 全株含肽类生物碱：蛇婆子碱（adouetine）X、Y、Y′和Z[1]；黄酮类成分：5，2′，5′-三羟基-3，7，4′-三甲氧基黄酮（5，2′，5′-trihydroxy-3，7，4′-trimethoxyflavone），5，2′-二羟基-3，7，4′，5′-四甲氧基黄酮（5，2′-dihydroxy-3，7，4′，5′-tetramethoxyflavone）[2]。

【药性】《全国中草药汇编》："辛、微甘，平。"

【功用主治】 祛风利湿，解毒消肿。主治风湿痹痛，咽喉肿痛，带下，乳痈，痈疽，瘰疬。

1.《全国中草药汇编》："祛湿驱风，消炎，解毒。主治下消，白带，痈疖，乳腺炎。"

2.《福建药物志》："清热，利湿，解毒。治下消，风湿关节痛，多发性脓肿，咽喉炎，白带，乳腺炎，瘰疬，湿疹，痈疽疖肿，跌打损伤。"

【用法用量】 内服：煎汤，10～30 g；或炖肉服。外用：捣敷。

【选方】 1. 治风湿关节痛　鲜蛇婆子60 g，猪蹄1只。炖熟，加酒服。

2. 治下消，白带　蛇婆子30 g。水煎加冰糖服。

3. 治多发性脓肿　①蛇婆子根60 g，鸡眼草、三桠苦酌量（体虚者加黄芪），青壳鸭蛋（打裂）1个，高粱酒适量。同炖服。外用鲜蛇婆子叶加冷饭捣烂敷患处。②蛇婆子、小薜荔、鲜土牛膝各30～60 g，和青壳鸭蛋或瘦猪肉炖后冲高粱酒服。

4. 治跌打损伤　蛇婆子根、全缘榕、南蛇藤各9 g，白花丹4.5 g。浸酒频服，或和猪骨、鸭蛋炖服。（1～4方出自《福建药物志》）

4562 蛇葡萄 shé pú táo（《天目山药用植物》）

【异名】 酸藤（《植物名实图考》），山葡萄、爬山虎（《植物名汇》），野葡萄（《泉州本草》），烟火藤（《江苏药材志》），过山龙、母苦藤（《天目山药用植物志》），酸古藤、禾黄藤、禾稼子藤（《江西草药》），绿葡萄、假葡萄（《湖南药物志》），水葡萄（《广西药用植物名录》）。

【基原】 为葡萄科蛇葡萄属植物蛇葡萄的茎叶。

【原植物】 蛇葡萄 *Ampelopsis sinica*（Miq.）W. T. Wang［*Vitis sinica* Miq.；*A. heterophylla*（Thunb.）Sieb. et Zucc. var. *vestita* Rehd.］

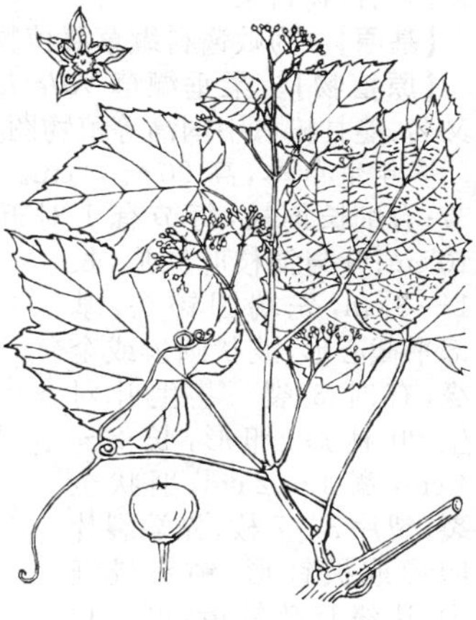

蛇葡萄

木质藤本。茎具皮孔；幼枝被锈色短柔毛，卷须与叶对生，二叉状分枝。单叶互生；叶柄长1～4.5 cm，有锈色短柔毛；叶片心形或心状卵形，长5～12 cm，宽5～8 cm，顶端不裂或具不明显3浅裂，侧裂片小，先端钝，基部心形，上面绿色，下面淡绿色，两面均被锈色短柔毛，边缘有带小尖头的浅圆齿；基出脉5条，侧脉4对，网脉在背面稍明显。花两性，二歧聚伞花序与叶对生，长2～6 cm，被锈色短柔毛，总花梗长1～3 cm；花白绿色，花梗基部有小苞片；花萼盘状，5浅裂，裂片有柔毛；花瓣5，分离，外被柔毛；雄蕊5，与花瓣对生；子房扁球形，被杯状花盘包围。浆果球形，幼时绿色，熟时蓝紫色。花期6月，果期7～10月。

生于海拔300～1 200 m的山谷疏林或灌丛中。分布于中南、西南及江苏、浙江、安徽、福建、江西、台湾等地。

本植物的根或根皮（蛇葡萄根）亦供药用。另设专条。

【采收加工】 7～9月采收茎叶，鲜用或晒干。

【药性】 苦，凉。

1.《上海常用中草药》："甘，平。"

2.《青岛中草药手册》："性寒，味苦。"

【功用主治】 清热，利湿，止血，解毒。主治肾炎水肿，小便不利，风湿痹痛，跌打瘀肿，吐血、尿血，外伤出血，肿毒。

1.《植物名实图考》："洗疮毒。"

2.《上海常用中草药》："利尿消肿，清热解渴，祛风湿。治小便不利涩痛，肝炎，胃热呕吐，风湿性关节炎。"

【用法用量】 内服：煎汤，15～30 g，鲜品倍量；或泡酒。外用：捣敷；研煎水洗；或研末撒。

【选方】 1. 治慢性肾炎　山葡萄叶粉15 g，放鸭蛋白内搅匀，用茶油煎炒；另取山葡萄枝30 g煎汤，以一部分代茶，与上述炒蛋白配合内服，另一部分洗擦皮肤。（《泉州本草》）

2. 治风湿性关节炎　野葡萄藤茎60 g，白酒250 g。泡酒服，每日1次，每次15 g。（《青岛中草药手册》）

3. 治中耳炎　鲜山葡萄藤1根，洗净，截取1段，一端对患耳，另一段用口吹之，使汁滴入耳内。（《江西草药》）

【临床报道】 治疗出血症　用蛇葡萄叶提取物制成注射液（每2 ml含提取物40 mg或60 mg）肌内注射，每次2～4 ml，亦可取其注射液滴于出血部位，或浸湿棉球、纱布敷于出血部位。单用本品共治疗各种出血（包括消化道出血、血尿、手术时创面出血及术后渗出、外伤出血等）43例，有效40例，无效3例，有效率93%。初步观察，本品对静脉出血效果显著，对消化道出血效果明显，对再生障碍性贫血之出血也有一定疗效[1]。

4563 蛇头细辛 shé tóu xì xīn（《贵州民间药物》）

【异名】 蜘蛛香（《贵州民间药物》），水臭草、阿计欧（《贵州药用植物目录》）。

【基原】 为败酱科缬草属植物柔垂缬草的根、根茎。

【原植物】 柔垂缬草 *Valeriana flaccidissima* Maxim. 又名：蔓甘松（《中国高等植物图鉴》）。

多年生草本，高 20～80 cm。根茎细柱状，具明显的环节；有细长匍枝，每节有 1 对近心形的长柄叶，柄长 5～10 cm；叶与匍枝叶同形，长 1～3 cm，先端圆钝头，基部平截心形，波状圆齿或全缘，有时 3 裂。茎生叶对生；叶柄短；卵形，长 2～4 cm，宽 1～2 cm，羽状全裂，裂片 3～7 枚，先端裂片卵形或披针形，钝头或渐尖，边缘具疏锯齿，侧裂片与顶裂片同形而依次渐小。伞房状聚伞花序，顶生或有时自上部叶腋出；苞片和小苞片线形至线状披针形；花小，淡红色；花萼内卷；花冠基部细筒状，上部膨大，5 裂；雄蕊 3；子房下位，长条形。瘦果条状卵形，背面 3 棱细而疏，先端有 10 余条羽状冠毛。花期 4～6 月，果期 5～8 月。

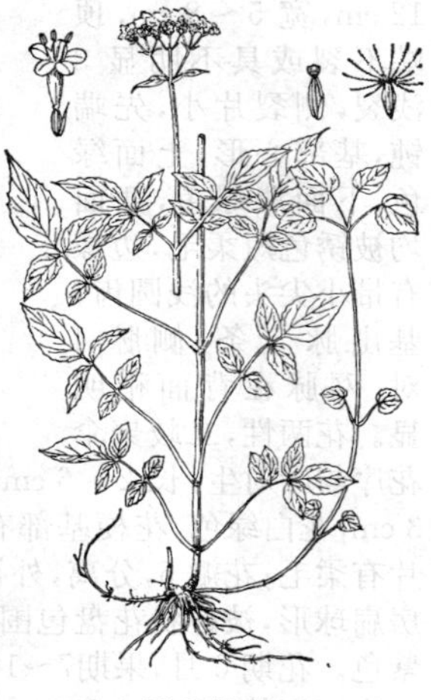

柔垂缬草

生于海拔 1 000～3 600 m 的林缘、溪边等水湿条件较好的草地。分布于湖北、四川、贵州、云南、陕西、台湾。

【采收加工】 7～10 月采挖，鲜用或晒干。

【药性】 《贵州民间药物》："性温，味辛、微甘。"

【功用主治】 祛风，散寒，除湿。主治外感风寒，风湿痹痛，小儿白口疮。

《贵州民间药物》："散寒，解毒，除湿。"

【用法用量】 内服：煎汤，9～15 g。

【选方】 1. 治感冒风寒　蛇头细辛 9～15 g。煎水服。

2. 治风湿痛　蛇头细辛、牛膝、木通各 9 g。煎水服。

3. 治小儿白口疮　蛇头细辛适量，捣烂搽患处。（1～3 方出自《贵州民间药物》）

4564 蛇葡萄根 shé pú táo gēn（《天目山药用植物志》）

【异名】 野葡萄根（《卫生易简方》），山葡萄根、见肿消、外红消（《江西草药》）。

【基原】 为葡萄科蛇葡萄属植物蛇葡萄 *Ampelopsis sinica*（Miq.）W. T. Wang 的根或根皮。

【原植物】 参见"蛇葡萄"条。

【采收加工】 9～10 月采挖根部，切片，或剥取根皮，切片，晒干。鲜用随时可采。

【成分】 根含甾体类成分：β-谷甾醇（β-sitosterol），胡萝卜苷（daucosterol），(24S)-3β-羟基-5-豆甾烯〔(24S)-3β-hydroxy-5-stigmast-5-ene〕[1]；又含右旋儿茶素（catechin）[1]，羽扇豆醇（lupeol）[2]；没食子酸（gallic acid）[1]，棕榈酸（palmitic acid）等[2]。

【药理】 1. 保肝作用　蛇葡萄根醇提液灌胃，对 D-氨基半乳糖所致的大鼠肝损伤有保护作用，降低血清丙氨酸氨基转移酶、天冬氨酸氨基转移酶活性，提高肝匀浆中超氧化物歧化酶，降低丙二醛含量，减轻肝细胞损伤[1,2]。蛇葡萄根浸膏提取液灌胃，减轻刀豆蛋白 A 导致的大鼠肝脏病理损伤，降低血浆中 α-肿瘤坏死因子、一氧化氮含量及丙氨酸氨基转移酶活性，减少肝细胞 Fas 抗原表达[3,4]。

2. 其他作用　蛇葡萄根膏外敷，对慢性骨髓炎模型大鼠能抑制骨髓内金黄色葡萄球菌，减轻炎症程度[5]。蛇葡萄根除去鞣质的水溶性部分体外能抑制单纯疱疹病毒的活性[6]。

【药性】 辛、苦，凉。

1.《江西草药》："性平，味甘、酸。"

2.《湖南药物志》："甘、苦，凉，无毒。"

3.《广西本草选编》："有小毒。"

4.《全国中草药汇编》："辛、苦，凉。"

【功用主治】 清热解毒，祛风除湿，活血散结。主治肺痈，肠痈，肺痨咯血，风湿痹痛，跌打损伤，骨折疼痛，痈肿疮毒，瘰疬，癌肿。

1.《江西草药》："舒筋活血，消肿解毒。"

2.《浙江民间常用草药》："散瘀活血，抗菌消炎，止血。"

3.《全国中草药汇编》："清热解毒，祛风活络，止痛，止血。主治风湿性关节炎，呕吐，腹泻，溃疡病；外用治跌打损伤，肿痛，疮疡肿毒，外伤出血，烧烫伤。"

【用法用量】 内服：煎汤，15～30 g，鲜品倍量。外用：捣烂或研末调敷。

【选方】 1. 治肺痈，肠痈　蛇葡萄根捣汁冲酒服。（《天目山药用植物志》）

2. 治肺结核、淋巴结结核　野葡萄根 500 g，加水 1 250 ml，密封，缓火煎至 840 ml（约每 10 ml 含生药 6 g）。每日 3 次，每次 10 ml，饭后服。（《泉州本草》）

3. 治风痹骨痛　野葡萄根八两，烧酒十六两，浸七日，一日数回，每回饮一小杯。（《草药新纂》）

4. 治慢性风湿性关节炎　蛇葡萄根、穿山龙各 15 g，珍珠梅茎 3 g。水煎服。（《全国中草药汇编》）

5. 治骨折　在正骨手术后，取蛇葡萄根、刺老包、五加皮、地骨皮各 30 g。共研细末，加蜂蜜适量，调成膏，包敷患处，3～5 d 换 1 次。（《湖北中草药志》）

6. 治一切肿毒　野葡萄根红者去粗皮，为末。新水调涂肿上，频扫新水，肿自消散。（《卫生易简方》）

7. 治湿痰流注（寒性脓疡）　山葡萄根、猪瘦肉各 60 g。酒、水各半同炖，服汤食肉。（《江西草药》）

8. 治结毒疮伤　蛇葡萄根皮（去栓皮）、苦参、野桑白根皮。捣烂，拌酒糟或黄酒做饼，烘热敷患处。（《天目山药用植物志》）

9. 治毒蛇咬伤　蛇葡萄鲜根皮、大蓟根等量，加适量醋和面粉，捣烂外敷；亦可单用。（《浙江药用植物志》）

10. 治瘰疬　野葡萄根 30 g，合猪赤肉 120 g，炖服。（《泉州本草》）

11. 治肾癌　蛇葡萄根 30 g，黄药子 9 g，半边莲、白茅根、薏米仁各 15 g。水煎服。（《肿瘤的诊断与防治》）

12. 治乳腺癌　野葡萄根、藤梨根各 30 g，八角金盘、生南星各 3 g。水煎服，每日 1 剂。（《全展选编・肿瘤》）

【临床报道】 1. 治疗慢性骨髓炎　取新鲜野葡萄根皮(去表皮)洗净，捣成泥状，每 500 g 加鸡蛋清 4 个，香油 60 g，白酒 5 ml，苯甲酸钠 2.5 g，搅拌成膏；新鲜野葡萄根内皮捣汁，浸泡纱条，高压灭菌。用时先洗净患处皮肤，红肿疼痛或有脓未溃者，敷药膏 0.2 cm 厚，以胶布或绷带固定；表面坚硬、脓肿难消，可于局部先撒藤黄粉再敷药膏。若患处破溃流脓，形成瘘管，则先用纱条引流，再敷药膏。每日换药 1 次。共治疗 90 例，结果：痊愈 62 例，好转 27 例，无效 1 例。疗程最短者 58 d，最长者 482 d，平均 128 d[1,2]。

2. 治疗带状疱疹　用鲜蛇葡萄根 500 g，加水 2 500 ml，煎成约 500 g 糊状物。先用生理盐水清洗皮损处，再涂 2% 龙胆紫溶液，干燥后，将蛇葡萄糊涂抹在灭菌纱布上敷贴于皮损处，绷带包扎。每日 1 次。治疗带状疱疹 42 例，4 d 内全部治愈[3]。

3. 治疗伤科、外科炎症　用蛇葡萄根内皮研粉或制成 50% 浓缩液。用酒或醋、温开水、米泔水、童便、茶水、麻油、凡士林等调敷患处。外用治疗浅Ⅱ度烫伤、疖肿、急性乳腺炎、外伤感染、急性淋巴结炎、急性睾丸炎等炎症。共观察 117 例，治愈 101 例，显效 13 例，总有效率为 97.4%。3～4 d有效者占 80%以上[4]。

4565 蛏肉 chēng ròu (《食疗本草》)

【异名】 蛏肠(《纲目》)。

【基原】 为竹蛏科缢蛏属动物缢蛏的肉。

【原动物】 缢蛏 *Sinonovacula constricta* (Lamarck) 又名：蛏(《本草拾遗》)。

贝壳长圆柱形，薄而脆，几半透明，一般壳长 40～85 mm，高约为长的 1/3，宽为长的 1/5～1/4。壳顶略靠背缘前端，约壳长的 1/3 处。背腹缘近平行，前后端稍圆，两壳关闭时前端开口。于壳顶稍后有棕黑色的纺锤状韧带，短而突出。自壳顶起斜向腹缘的中央部有一条凹沟，故名缢蛏。壳表被有一层黄绿色壳皮，顶部壳皮常脱落而呈白色。生长线明显。壳内面白色，壳顶下面有与壳表斜沟相应的隆起。铰合部小，左壳具 3 枚主齿，中央 1 枚较强大，分叉；右壳具 2 枚主齿，前面 1 枚与壳面垂直，后面 1 枚向后倾斜。外套痕显著，外套窦宽、深，前端呈圆形。闭壳肌痕三角形，前痕较小，后痕较大。足部发达，两侧扁，呈斧状，尖端平，形成一椭圆形的跖面。水管 2 条，长而分开，末端均有触手。

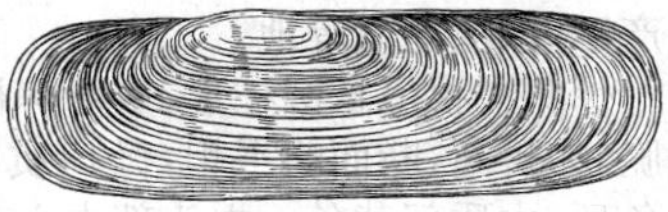
缢　蛏

喜栖息于盐度较低的河口附近或有少量淡水流入的内湾，埋栖于中、低潮区软泥沙滩，一般潜入深度为 100～200 mm。主要以硅藻为食料。雌雄异体，繁殖期为 8～11 月。我国南北沿海均有分布，浙江、福建等地已人工养殖。

本动物的贝壳(蛏壳)亦供药用，另设专条。

【采收加工】 全年均可采捕。捕得后，去壳，取肉，鲜用或晒干。养殖者于春季播种后，当年 7、8 月即可收获。产区多制成蛏干，系将鲜蛏在海水中洗净后，置于锅内干煮至壳张开，剥去蛏壳，洗去泥沙，晒 1～2 d，至蛏肉呈淡黄色即成。

【成分】 每 100 g 蛏肉含水分 88 g，蛋白质 7.2 g，碳水化合物 2.4 g，灰分 1.3 g，钙 133 mg，磷 114 mg，铁 22.7 mg，热量 48 200.8 kJ。每 1 kg 蛏干含碘 900 μg。肉中含糖原(glycogen)每 1 kg 鲜肉中含 3 g[1]。

【药理】 抗氧化作用　蛏肉体外有清除超氧根离子、氢氧根离子、过氧化氢的作用[1]。

【药性】 甘、咸，寒。归心、肝、肾经。

1.《嘉祐本草》："味甘，温，无毒。"

2.《本经逢原》："甘，平，无毒。"

3.《本草从新》："甘，咸，寒。"

4.《本草求真》："入肾、肝。"

5.《本草再新》："入心、肾二经。"

【功用主治】 补阴，清热，除烦。主治产后虚损，烦热口渴，盗汗。

1.《嘉祐本草》："补虚，主冷痢。煮食之，主妇人产后虚损，胸中邪热烦闷气。"

2.《本草从新》："补阴，主热痢。"

3.《医林纂要》："解渴醒酒，除烦去热。""干食，补心滋阴。"

4.《随息居饮食谱》："解丹石毒。"

【用法用量】 内服：煮食，50～100 g(鲜品可用至 250 g)。

【宜忌】 不宜生食。

1.《食疗本草》："天行病后不可食。"

2.《医林纂要》："生食，大寒，令人泻。"

【选方】 1. 治产后虚损、乳少　蛏肉半斤黄酒蒸，煮汤服。(《中国药用海洋生物》)

2. 治盗汗　蛏干 30 g，大米 60 g。加开水炖服。

3. 治腓肠肌痉挛　蛏干 30 g，加红酒适量炖服。

4. 治肝硬化，食欲不振　蛏干 250 g，炖熟，分三餐佐饭，常服。(2～4 方出自《海味营养与药味指南》)

5. 治湿热水肿　蛏干 60 g，炖蒜头梗服。(《泉州本草》)

【各家论述】 《本草求真》："蛏，性体属阴，故能解烦涤热，然惟水衰火盛者则宜。若使脾胃素冷，服之必有动气泄泻之虞矣。书言可治冷痢，似属巧说，未可深信。"

4566 蛏壳 chēng ké (《纲目拾遗》)

【基原】 为竹蛏科缢蛏属动物缢蛏，竹蛏属动物长竹蛏、大竹蛏、细长竹蛏等的贝壳。

【原动物】 1. 缢蛏 *Sinonovacula constricta* (Lamarck) 参见"蛏肉"条。

2. 长竹蛏 *Solen gouldii* Conrad

贝壳窄而长，质脆薄，一般壳长50～120 mm，长为高的 6～7 倍。壳顶位于壳的最前端，不突出，两壳包合呈竹筒状，前后端开口。壳前缘呈截形，略倾斜；后端稍圆，背腹缘直，或腹缘中部微凹，相互平行。外韧带黄褐色，狭长，约为壳长的 1/5。壳面有黄褐色壳皮，光滑。生长线细匀，自前缘始似与腹缘平行；近背缘处呈下垂弧形，后端有时成褶襞。壳内面白色或淡黄色。铰合部小，每壳各有主齿 1 枚。外套痕明显，前端背缘凹入。外套窦短，半圆形。前闭壳肌痕极细长，与韧带几相等；后闭壳肌痕呈弓形。足发达，细长，呈柱状。

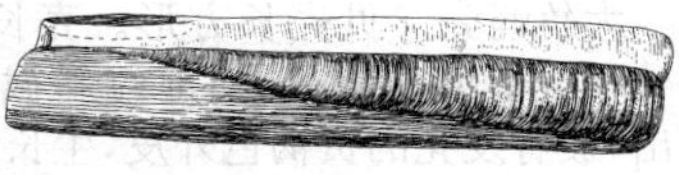
长 竹 蛏

生活于潮间带中、下区至浅海的沙质海底。埋栖深度 200～300 mm。雌雄异体，春、夏季之间繁殖。我国南北沿海均有分布。

3. 大竹蛏 *S. grandis* Dunker

与长竹蛏大同小异。贝壳呈竹筒状，质薄脆，一般壳长 72～140 mm，长为高的 4～5 倍。壳表面凸，被黄褐色壳皮。腹缘及后端壳皮向壳内包卷。生长线明显，有时有淡红色的彩色带。壳内面白色或稍带淡红紫色。各肌痕明显，前闭壳肌痕长形，后闭壳肌痕略呈三角形；足发达，前端尖，左右扁。水管短而粗。两水管愈合，由若干环节组成，末端有触手。

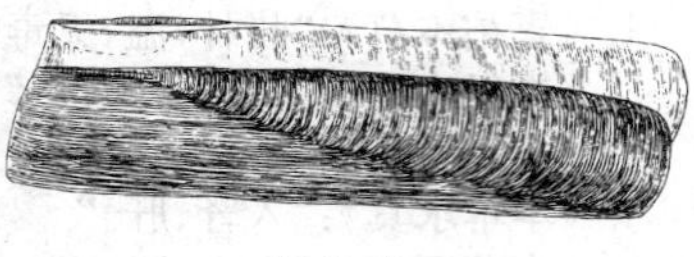

大竹蛏

生活于潮间带中、下区和浅海的泥沙滩，埋栖深度 300～500 mm，洞穴斜，与地面成 70°～80°角。我国沿海均有分布。

4. 细长竹蛏 *S. gracilis* Philippi

贝壳较细长，质极薄脆，一般壳长 65～124 mm，长为高的 6～12 倍。壳表被褐绿色壳皮，并具深色条纹数条。生长线与壳背缘几乎垂直。壳表对角线不达贝壳的最末端边缘。余与长竹蛏近似。

生活于潮间带中、下区及浅海泥沙滩，埋栖深度约300 mm。我国分布于北部沿海(连云港以北)。

尚有：①刀蛏属动物小刀蛏 *Cultellus attenuatus* Dunker 贝壳狭长。壳前端大于后端。为我国南北沿海常见种。②尖刀蛏 *C. scalprum* (Gould)贝壳狭长，前端小于后端。我国东海沿岸分布较多。壳亦作药用。

【采收加工】 捕得后，去肉收集贝壳，晒干。

【药材】 缢蛏壳 *Concha Sinonovaculae Constrictae* 产于我国沿海各地；长竹蛏壳 *Concha Solinis Gouldii*、大竹蛏壳 *Concha Solinis Grandis*、细长竹蛏壳 *Concha Solinis Gracilis* 均产于黄海。

性状　缢蛏壳　贝壳类长方形。壳长 40～85 mm，壳宽 13～26 mm。壳顶位于背缘前端约 1/3 处，背腹缘近于平行，前、后端圆形。外表面生长线明显，自壳顶至腹缘有一条微凹的斜沟，被有黄绿色的外皮；内表面白色或淡黄色，铰合部小，右壳具主齿 2 枚，左壳具主齿 3 枚，中央 1 枚大而分叉。质硬而脆。味微咸。

长竹蛏壳　贝壳长方形。壳长 50～120 mm，长为壳宽的 6～7 倍，背腹缘几平行，前端截形，后端圆形。外表面光滑，被有黄褐色外皮，生长线明显，呈弧形；内表面白色或淡黄色，铰合部小，左、右壳各具主齿 1 枚。质薄脆，易碎。味微咸。

大竹蛏壳　贝壳长方形。壳长 72～140 mm，长为宽的 4～5 倍。背腹缘平行，前端斜截形，后端圆形。外表面突出，被有发亮的黄褐色外皮，生长线明显，呈弧形，有时显淡红色的彩色带；内表面白色或淡红色，铰合部小，左、右壳各具主齿 1 枚。质薄脆，易碎。气味咸。

细长竹蛏壳　贝壳长方形，壳长 65～124 mm，长为宽的 6～7 倍。背腹缘平行，前、后端均平截。外表面被褐绿色外皮，可见深色条纹数条，生长线与壳背缘几呈垂直。内表面白色或淡黄色，铰合部小，左、右壳各具主齿 1 枚。质薄脆，易碎。味微咸。

【功用主治】 1.《纲目拾遗》："治喉风急痹。"

2.《中国药用海洋生物》："用于胃病，咽喉肿痛。"

【用法用量】 内服：煅存性研末入散剂，3～6 g。外用：研末调敷或吹喉。

【选方】 治咽喉一切急症　蛏壳置瓦上，日晒夜露，经年取下，色白如雪，捣细，水漂净，末，晒干，同冰片吹喉。(《万选方》)

4567 鄂豆根 è dòu gēn (《湖北中草药志》)

【异名】 胡豆连、胡豆七(《湖北中草药志》)。

【基原】 为豆科山豆根属植物管鄂山豆根的根或全株。

【原植物】 管鄂山豆根 *Euchresta tubulosa* Dunn

匍匐状小灌木，高约 50 cm。根粗长，灰褐色。叶互生；总叶柄长 3.5～5.5 cm；奇数羽状复叶；小叶 3～5 枚，椭圆形或倒卵状椭圆形，长 5.6～11 cm，先端尖，基部楔形，下面密被淡黄白色短绒毛。花序顶生；花萼 5 齿裂；花冠白色；子房柄长 0.5～1.2 cm。荚果椭圆形，两端尖，棕褐色，长约1.7 cm。花期 5 月；果期 9～11 月。

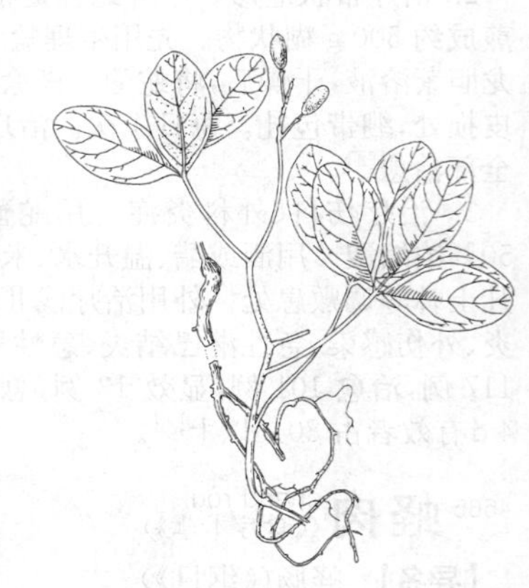

管鄂山豆根

生于海拔 300～1 200 m的山地密林下或沟边。分布于湖北、湖南、四川等地。

【采收加工】 7～10 月采挖全株，晒干。

【药材】 鄂豆根 *Radix seu Herba Euchrestae Tubulosae* 产于湖北、湖南等地。

性状　根呈长圆柱形，表面棕褐色，有纵皱纹。质坚硬而脆，易折断，断面略平坦，微角质，皮部浅黄色，形成层为暗色环，木质部黄色。根头部中心有髓。具豆腥气，味苦。

鉴别　(1) 参见“山豆根”条，唯组织中无晶纤维。

(2) 取本品粗粉 1 g，加 95％乙醇温浸 30 min，滤过，滤液加 1％盐酸，使成酸性。取滤液 1 ml，加碘化汞钾试液2 滴，产生黄白色沉淀(检查生物碱)。

【成分】 根含黄酮类成分：山豆根黄酮(euchrenones) a_1、a_4、a_{14}、a_{15}、a_{17}、a_{18}、b_2，euchritina A、B、C、D、E，euchretin Ⅰ[1]。根含香豆素类成分：euchrestafuran[1]。

【药性】 《湖北中草药志》："苦，寒。"

【功用主治】 清热解毒，行气止痛。主治咽喉肿痛，痢疾，腹痛泄泻，胃痛，胁痛，牙痛，疮疖肿毒。

1.《全国中草药汇编》："利咽喉。治腹痛，腹胀。"

2.《湖北中草药志》："清热解毒，利咽止痛。用于咽喉肿痛，上呼吸道感染，胃痛，胁痛，腹痛，腹泻，痢疾。"

【用法用量】 内服：煎汤，5～10 g；或研末。外用：捣敷。

【选方】 1. 治咽喉肿痛　胡豆连研末。每次 1.5 g，开水吞服。

2. 治腹痛腹泻、痢疾　胡豆连 1.5 g，雄黄连 3 g。共研末，开水吞服。

3. 治肝区痛　胡豆连 1.5 g，香血藤 3 g。共研末，开水吞服。

4. 治胃痛　胡豆连研细末。每次 1.5 g，开水吞服，每日

3次。(1～4方出自《湖北中草药志》)

4568 **啤酒花** pí jiǔ huā (《新疆中草药手册》)

【异名】 忽布、香蛇麻(《新疆中草药手册》)。

【基原】 为桑科葎草属植物啤酒花的未成熟带花果穗。

【原植物】 啤酒花 *Humulus lupulus* L. 又名:蛇麻草(《浙江药用植物志》)。

多年生缠绕草本,长达10 m以上。全株被倒钩刺,茎枝和叶柄具密生细毛。单叶对生;叶片纸质,卵形,基部心形或圆形,边缘具粗锯齿,上面密生小刺毛,下面有疏毛和黄色小油点。花单性,雌雄异株;雄花序为圆锥花序,花被片5,雄蕊5,黄绿色;雌花每2朵生于一苞片的腋部。果穗球果状,宿存苞片膜质且增大,有黄色腺体,气芳香。瘦果扁圆形,褐色,为增大的苞片包围着。花期5～6月,果期6～9月。

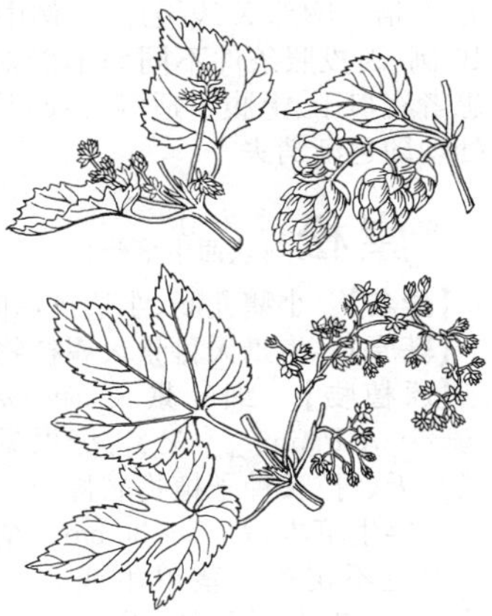

啤 酒 花

新疆北部有野生,华北、东北及浙江、山东等地多为栽培。

【栽培】 生物学特性 喜冷凉高燥气候,较耐寒。宿根可耐－50～－36℃,幼芽可耐－20℃,夏季气温以16～23℃为宜。耐旱、忌涝,耐盐碱性较强。对光反应较为敏感,日照临界长度14～17 h。以向阳、地势高燥、土层深厚、疏松肥沃、富含有机质、排水良好的酸性土壤为宜。

繁殖方法 种子繁殖、根茎繁殖或扦插繁殖。种子繁殖:种子经低温处理,可提高发芽率。以培养实生苗为主,用以引种,不宜大田生产应用。根茎繁殖:冬季至翌年早春,挖掘植株,选带芽的根茎切成小段,按行株距60 cm×60 cm开穴,每穴栽2～3段,覆土1～2 cm,压紧,覆盖塑料薄膜。栽后10～15 d,根芽在土内伸长至5～8 cm,需拨开周围泥土,使根芽露出,留3～5个壮芽,用竹片刮去乱芽,并将斜、横生芽扶正,用湿细土埋在芽枝周围。扦插繁殖:6～9月扦插,一般在开花前后剪取植株下部直径0.3～0.5 cm,长20～25 cm,具2节和2对叶片的绿枝,基部用含吲哚丁酸或萘乙酸(500～1 000)×10^{-6}的50%乙醇溶液浸泡7～10 s,按行株距10 cm×5 cm,深3 cm,进行扦插育苗。经15～20 d生根。现可用茎尖组织培养。出苗后去弱苗,留壮苗。

田间管理 生长期间进行松土、除草各4～5次。追肥可在苗期、现蕾期、花期施用人粪、尿素、过磷酸钙等,并可根外追肥,用0.3%～0.5%尿素和0.3%～0.4%磷酸二氢钾的混合液喷施。冬季施厩肥、堆肥、饼肥等。茎蔓有攀缘习性,搭架或立柱,引苗绑苗上架。掰芽要将主蔓8～12节以下的芽除去,茎节上生出大量分枝时要适当整枝、疏芽、疏叶,6月中旬适当剪除秋梢,8月上、中旬将架下主蔓抽的新梢全部剪除。冬季整修棚架,清洁园地。

病虫害防治 病害有霜霉病、根腐病、枯萎病、灰霉病、黑霉病、花叶病毒病等。虫害有玉米螟、大麻食心虫、高粱条螟、棉铃虫、款冬夜螟、红蜘蛛、糖槭蚧、蚜虫、沙枣木虱、大青叶蝉、榆叶蝉、斜纹夜蛾、艾枝尺蠖、蝙蝠夜蛾、刺蛾、孔雀斑蛱蝶、甘蓝夜蛾、地老虎、金针虫、象鼻虫、金龟子、线虫等。

【采收加工】 7～10月当果穗呈绿色而略带黄色时采摘,晒干或烘干,烘干时温度不得超过45℃。

【药材】 啤酒花 *Spica Humuli Lupuli* 产于新疆、山东、浙江及东北、华北等地。

性状 为压扁的球形体。全体淡黄白色。膜质苞片覆瓦状排列,椭圆形或卵形,长0.5～1.2 cm,宽0.3～0.8 cm,半透明,对光视之可见棕黄色腺点。苞片腋部有细小的雌花2朵或有扁平的瘦果1～2枚。气微芳香,味微甘苦。

【成分】 花苞片上的腺体含树脂:葎草酮(humulone),类葎草酮(cohumulone),伴葎草酮(adhumulone),蛇麻酮(lupulone),类蛇麻酮(colupulone),伴蛇麻酮(adlupulone)[1],异葎草酮(isohumulone) A、B[2],原花色素(proanthocyanidin)[3],前葎草酮(prehumulone)[4]。花含葎草二烯酮(humuladienone),葎草烯酮(humulenone) Ⅱ,α-去二氢荜澄茄烯(α-corocalene),γ-去二氢菖蒲烯(γ-calacorene)[5],2-甲基-3-丁烯-2-醇(2-methylbut-3-en-2-ol)[6];含黄酮类:紫云英苷(astragalin),异槲皮苷(isoquercitrin),芸香苷(rutin)[7],山柰酚-3-鼠李糖基二葡萄糖苷(kaempferol-3-rhamnodiglucoside),山柰酚-3-鼠李糖葡萄糖苷(kaempferol-3-rhamnoglucoside),槲皮素-3-鼠李糖二葡萄糖苷(quercetin-3-rhamnodiglucoside),槲皮素-3-葡萄糖苷(quercetin-3-glucoside),山柰酚葡萄糖苷(kaempferolglucoside)[8],无色矢车菊素(leucocyanidin),无色飞燕草素(leucodelphinidin),山柰酚(kaempferol),槲皮素(quercetin)[9],异黄腐醇(isoxanthohumol),黄腐醇(xanthohumol),3′-(异戊二烯基)-2′,4-二羟基-4′,6′-二甲氧基查耳酮〔3′-(isoprenyl)-2′,4-dihydroxy-4′,6′-dimethoxychalcone〕,2′,6′-二甲氧基-4,4′-二羟基查耳酮(2′,6′-dimethoxy-4,4′-dihydroxychalcone)[10],6-异戊烯基柚皮素(6-isopentenylnaringenin)[11];还含抗坏血酸(ascorbic acid),去氢抗坏血酸(dehydroascorbic acid)[12];挥发油成分主要为月桂烯(myrcene),芳樟醇(linalool),牻牛儿醇(geraniol),葎草烯(humulene),蛇麻素(lupulin)[13],丁香烯(caryophyllene)[14],丁香烯氧化物(caryophyllene oxide),3(12),6-丁香二烯-4-醇〔caryophylla-3(12),6-dien-4-ol〕,葎草烯醇(humulenol),葎草烯环氧化物(humulene epoxide)[15];还含游离氨基酸和蛋白氨基酸[16]。

【药理】 1. 抗病原微生物作用 啤酒花提取物蛇麻酮和葎草酮对细菌和真菌均有显著的抑制作用[1,2]。蛇麻酮体外对革兰阳性菌有效,但对革兰阴性菌无效,青霉素和红霉素可不同程度地增强其抗菌作用[3,4]。蛇麻酮可显著抑制草分枝杆菌和结核杆菌的生长,且在较低pH下作用尤为明显。口服或肌注给药对感染结核杆菌小鼠有较好治疗作用[5,6]。除去蛇麻酮和草酮后的啤酒花提取物仍有抑菌作用[7]。

2. 镇静催眠作用 啤酒花小剂量有镇静作用,中剂量有催眠作用,大剂量则有麻痹作用。啤酒花挥发油、水浸剂、浸膏、透析物以及蛇麻酮和葎草酮均具有镇静作用[8],其镇静作用可能与异缬草酸残基有关[9]。

3. 雌激素样作用 啤酒花具有较强的雌性激素样作用,

每1 g干燥花的雌性激素样活性为200～3 000 U[8]。树脂中的β酸性成分具有雌性激素样作用，活性为每1 g 15 000 U，而α酸性成分则无此作用[10]。

4. 抗氧化作用　啤酒花具有明显的抗氧化活性，并呈剂量一效应关系。当啤酒花水提物反应终浓度为0.83 g/L、1.67 g/L、3.33 g/L、6.67 g/L、13.33 g/L时，其硫代巴比妥酸反应物的阻断率分别为24.09%、31.48%、50.92%、71.39%、85.29%[11]。

5. 其他作用　啤酒花乙醇提取物对离体兔空肠、豚鼠十二指肠及大鼠子宫平滑肌有强大的解痉作用，可对抗乙酰胆碱(Ach)、氯化钡和组胺等对平滑肌的收缩作用[12]。

毒性　啤酒花浸膏对小鼠静脉注射、皮下注射和腹腔注射的LD_{50}分别为30.1 mg/kg，1 200 mg/kg和314 mg/kg，浸膏丙酮提取部分小鼠静脉注射和皮下注射的LD_{50}为515 mg/kg和1 240 mg/kg[13]。蛇麻酮大鼠肌内注射、灌胃的LD_{50}为330 mg/kg和1 800 mg/kg，小鼠肌内注射、灌胃的LD_{50}为600 mg/kg和1 500 mg/kg。动物多于给药后24 h内死亡。死亡前多呈兴奋及抽搐现象，死于呼吸困难，解剖可见肝、肺、肾均有明显充血或出血现象[8]。

【药性】　苦，微凉。入肝、胃经。

1.《新疆中草药手册》："苦，微凉，无毒。"

2.《青岛中草药手册》："性平，味苦。入肝、胃经。"

【功用主治】　健胃消食，利尿安神。主治消化不良，腹胀，浮肿，膀胱炎，肺结核，咳嗽，失眠，麻风病。

1.《新疆中草药》："健胃消食，镇静利尿。主治消化不良，腹胀，肺结核，膀胱炎，神经衰弱，失眠。"

2.《青岛中草药手册》："主治气管炎。"

3.《浙江药用植物志》："主治胸膜炎，癔病。"

【用法用量】　内服：煎汤，3～9 g。

【选方】　1. 治消化不良，腹胀　啤酒花、神曲各9 g，土木香6 g。水煎服。(《新疆中草药》)

2. 治气管炎　啤酒花1.5～3 g，泡茶饮。或啤酒花根、贝母、桔梗、紫菀各9 g，水煎服。(《青岛中草药手册》)

【临床报道】　1. 治疗麻风病　单用啤酒花的提取物乙醇浸膏(称为"三合素"或"酒花素")制成丸剂或片剂(每粒含浸膏0.16 g)内服，日服6～52丸不等，用药半年以上至二年半。在瘤型麻风79例中，初治病例26人，显著进步4例，进步17例，无明显变化5例；复治病例53人，临床治愈5例，近期治愈5例，显著进步18例，进步21例，无效4例。在结核样型46例中，初治病例32人，临床治愈4例，近愈7例，显著进步11例，进步9例，无变化1例；复治病例14人，临床治愈1例，近期治愈3例，显著进步7例，进步2例，无变化1例。界线类8例均属初治，显著进步4例，进步4例。未定类1例亦有进步。服药后部分患者有恶心、呕吐、食欲不振、一过性胃部烧灼感等反应，但很少发生麻风反应，对血象、肝肾功能未见明显影响[1,2]。

2. 治疗肺结核　用酒花素乳剂，每服30～50 ml，每日3次。多数治疗3个月。共观察86例，结果：在单用组62例中病灶吸收者24例，空洞闭合1例，缩小4例；加用异烟肼组24例，病灶吸收者16例。自觉症状两组均有一定改善。由于病灶及空洞性质的不同，疗效颇有差异。其中对主渗出的病变、薄壁空洞的疗效高于主增殖病变、混合病变、干酪空洞及纤维空洞。又用于结核性渗出性胸腹炎30例(配合抽胸水)。结果：痊愈19例，显著好转或好转7例。发热者大多在1～24 d恢复正常，胸液有26例在6～60 d内完全吸收，治疗后遗留轻度胸膜肥厚。服药后少数病例出现心悸，痰中带血，荨麻疹，头晕不适等[3]。

3. 治疗矽肺及矽肺结核　内服啤酒花浸膏片3～4片(每片0.45 g)及维生素C 200 mg，均每日3次。部分病例同时肌注啤酒花注射液4 ml，每日2次；肌注胎盘组织液5 ml，每星期3次。共观察Ⅰ、Ⅱ、Ⅲ期矽肺患者80例(单纯矽肺54例，矽肺结核26例)，结果：治疗后大部分患者咳嗽、喘憋、胸痛、胸闷、咯痰等症状减轻或消失。肺功能检查部分病例有不同程度改善；尿酸平均值升高，为治疗前的2.12倍。胸部X线摄片35例中有改善者15例，无变化者10例，因投照条件不同而不能对比者10例。服药后少数患者有口干、上腹不适等反应，均较轻微，继续服药或对症处理即逐渐消失[4]。

4569 崖松 yá sōng (《陕西中草药》)

【异名】　小鹅儿肠、半边莲(《陕西中药名录》)。

【基原】　为景天科景天属植物细叶景天的带根全草。

【原植物】　细叶景天 *Sedum elatinoides* Franch. [*S. silvestrii* Pamp.]　又名：疣果景天(《秦岭植物志》)，沟繁缕景天(《拉汉种子植物名称》)。

一年生草本，高5～30 cm。全株无毛。根须状，基部节上常生不定根。茎单生或丛生，分枝或不分枝，茎上有棱。叶3～6片轮生，无柄或几无柄；叶长圆状匙形或狭倒披针形，长8～20 mm，宽2～7 mm，先端微钝或急尖，基部渐狭，全缘。花序圆锥状或伞房状，分枝长，花稀疏，花梗细；萼片5，狭三角形至卵状披针形，先端近急尖；花瓣5，白色，披针状卵形，先端急尖，基部离生；雄蕊10，2轮，较花瓣短；鳞片5，宽匙形，先端有缺刻；心皮5，椭圆形，下部合生，背部有微乳头状突起。蓇葖果，成熟时上半部斜展。种子卵形，褐色，平滑。花期5～7月，果期8～9月。

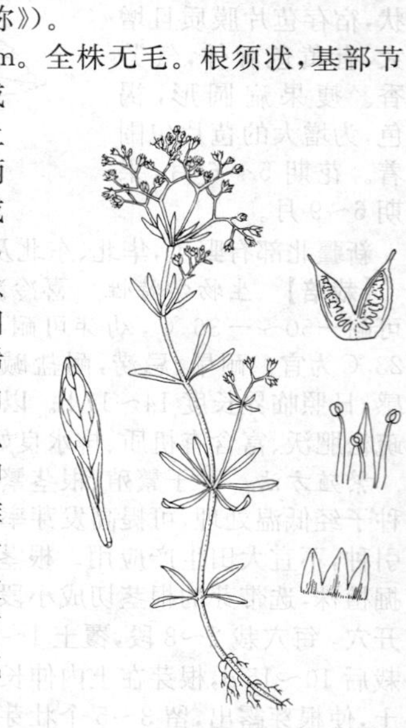
细叶景天

生于山坡或山谷石崖上。分布于山西、河南、湖北、四川、云南、陕西、甘肃等地。

【采收加工】　4～8月挖取带根全草，晒干或鲜用。

【药性】　《陕西中草药》："酸、涩，寒。"

【功用主治】　《陕西中草药》："清热解毒。治小儿丹毒，细菌性痢疾，阿米巴痢疾，汤火伤，睾丸炎。"

【用法用量】　内服：煎汤，15～30 g；或捣汁，鲜品50～100 g。外用：捣敷；或捣汁涂；或煎水洗。

【选方】　治阿米巴痢疾　崖松15 g，凤尾草9 g。水煮服。(《秦岭巴山天然药物志》)

4570 崖棕根 yá zōng gēn (《本草图经》)

【异名】　干经草(《贵州中草药名录》)。

【基原】　为莎草科苔草属植物宽叶苔草的根。

【原植物】 宽叶苔草 *Carex siderosticta* Hance

多年生草本。根茎匍匐而长。秆侧生，花葶状，基部以上生小穗。叶长圆披针形，短于秆，宽1～3 cm，下面疏被短柔毛；基部叶鞘褐色，顶端无叶片。小穗5～8，圆柱形，长1.5～2 cm；穗梗扁，基部的长3～6 cm，向上者渐短；苞片佛焰苞状，绿色；雌花鳞片卵状披针形或长圆状披针形，长4.5～5 mm，中间淡绿色，两侧白色，透明，有锈点线，脉3条，先端锐尖。果囊椭圆形或卵状椭圆形，短于鳞片，有三棱，棱面沟凹，黄绿色，有锈点，膜质，有多数脉，上部急缩成短喙，喙先端平截。小坚果椭圆形，有三棱。

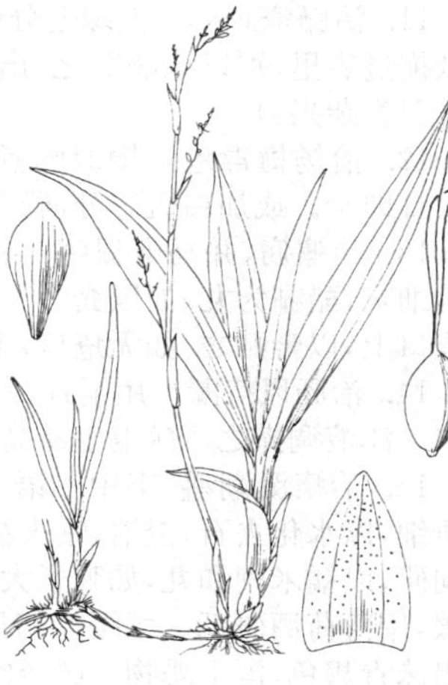

宽叶苔草

生于林下、路边、阴处岩石上。分布于东北及浙江、安徽、江西、山东、河南、湖北、四川、贵州、陕西等地。

【采收加工】 7～9月采收，切段，晒干。

【药性】 《本草图经》："味甘、辛，性温，无毒。"

【功用主治】 《本草图经》："疗妇人血气，并五劳七伤。"

【用法用量】 内服：煎汤，9～12 g。

【选方】 治妇人血气，并五劳七伤 崖棕根、半天回、鸡翁藤、野兰根等份。洗净焙干，捣罗。温酒调服二钱匕。（《本草图经》）

4571 崖花海桐子 yá huā hǎi tóng zǐ （《全国中草药汇编》）

【异名】 山枝仁（《全国中草药汇编》）。

【基原】 为海桐花科海桐花属植物海金子 *Pittosporum illicioides* Makino 的种子。

【原植物】 参见"山栀茶"条。

【采收加工】 11月采收果实，晒干后击破果壳，筛取种子；或采集将成熟的果实加入糠壳共踩，装于箩筐内，放入流水中冲洗，除去糠壳，捞取种子，晒干。

【药性】 苦，寒。

1.《全国中草药汇编》："苦，寒。"

2.《浙江药用植物志》："苦，微温。"

【功用主治】 《全国中草药汇编》："涩肠固精。治咽痛，肠炎，白带，滑精。"

【用法用量】 内服：煎汤，4.5～9 g。

【选方】 治咽痛 山枝仁（崖花海桐子）、桔梗、射干、甘草各9 g。水煎服。（《全国中草药汇编》）

4572 崖花海桐叶 yá huā hǎi tóng yè （《湖南药物志》）

【异名】 吊灯笼（《广西中药志》），山海桐叶（《浙江民间常用草药》），崖花子叶（《湖南药物志》），海金子叶（《广西药用植物志》）。

【基原】 为海桐花科海桐花属植物海金子 *Pittosporum illicioides* Makino 的枝叶。

【原植物】 参见"山栀茶"条。

【采收加工】 6～7月采摘枝叶，晒干。鲜用随时可采。

【药性】 《浙江药用植物志》："苦，微温。"

【功用主治】 消肿解毒，止血。主治疮疖肿毒，皮肤湿痒，毒蛇咬伤，外伤出血。

1.《天目山药用植物志》："治皮肤湿痒。"

2.《全国中草药汇编》："解毒，止血。外用治毒蛇咬伤，疮疖，外伤出血。"

【用法用量】 外用：鲜品捣敷；或干品研末撒。

4573 铜绿 tóng lǜ （《本草拾遗》）

【异名】 铜青（《抱朴子》），生绿（《经验方》）。

【基原】 为铜器表面经二氧化碳或醋酸作用后生成的绿色碱式碳酸铜。

【制法】 取铜器久置潮湿处，或用醋喷在铜器上，至表面产生青绿色铜锈时刮取。

此外，铜绿还有以加工品作药用者。方法为：用天然产出的碱式碳酸铜（即绿青）或糠青、铜绿粉与熟石膏加水拌和，压扁，切成方扁块形，用高粱酒喷之，表面产生绿色，里面淡绿色、土黄色。其质硬而脆，易折断，也易磨粉。粉末淡绿色。无臭、无味。但其杀虫和蚀恶肉作用一般不如真正的铜绿。又据《中国药学大辞典》称："市肆有以枯矾和青盐制成者，不可用。"

【药材】 铜绿 *Malachitum* 主产河北。

性状 纯铜绿为细丝状或小颗粒状的结晶性粉末。翠绿色。体重，质松脆，气微，味微涩。能溶于水及酸，不溶于醚。

鉴别 （1）透射偏光镜下：见细至0.05 mm的针状到柱状、粒状个体。晶粒为灰绿色调，边缘近无色。具多色性：*N*p为亮绿色，*N*g为绿黑到黑绿、带褐色调；干涉色Ⅱ级蓝绿；近平行消光；正延性。个体更细小时，多色性不明显；干涉色亦下降。

（2）取本品粉末少许，置坩埚中加热，产生绿色火焰（检查铜盐）。

（3）本品粉末遇稀盐酸显碳酸盐的各种反应。参见"绿青"条。

（4）本品粉末加稀盐酸反应后的溶液，滤过，滤液显铜盐的各种反应。参见"绿青"条。

（5）取铜器与醋酸作用所得的粉末约0.5 g，加水约10 ml，滤过。滤液显铜盐的各种反应，参见"绿青"条。取滤液1 ml，加硫酸后，加热，即分解发生醋酸特臭；取滤液1 ml，加氨试液中和成中性溶液，加三氯化铁试液1滴，溶液呈深红色，加稀硫酸，颜色即褪去（检查醋酸盐）。

【成分】 主含碱式碳酸铜〔$CuCO_3 \cdot Cu(OH)_2$〕和碱式醋酸铜[1]。

【药性】 酸、涩，微寒，小毒。归肝、胆经。

1.《药对》："寒。"

2.《嘉祐本草》："平，微毒。"

3.《纲目》："酸而有小毒，能入肝胆。"

4.《雷公炮制药性解》："味苦、涩。"

5.《玉楸药解》："入手太阴肺、足厥阴肝经。"

【功用主治】 退翳，去腐敛疮，杀虫，吐风痰。主治目翳，烂眩风眼，痈疽，鼻息肉，喉痹，牙疳，臁疮，顽癣，痔瘘，风痰卒中。

1.《药对》:"主风烂泪出。"
2.《本草拾遗》:"明目,去肤赤;合金疮,止血。"
3.《嘉祐本草》:"治妇人血气心痛,去息肉。"
4.《医学入门》:"治瘫痪风痰,卒中不语。能吐青涎,泻恶物。"
5.《纲目》:"治恶疮,疳疮,吐风痰,杀虫。"
6.《药性纂要》:"外科敷疮,熬膏药,用之外贴,收水燥湿,去腐消肿。"
7.《本经逢原》:"为散疗喉痹、牙疳,醋调揩腋下治狐臭,姜汁调点烂弦风眼。"
8.《玉楸药解》:"平牙疳肉蚀,收烂弦冷泪,消臁疮顽癣,疗痔瘘杨梅,去风杀虫,生发点痣。"
9.《会约医镜》:"脚指缝中流水痒痛,敷之。"

【用法用量】 内服:入丸、散,每次0.5～1 g。外用:研末点涂或调敷。

【宜忌】 本品有强烈的刺激性,无论内服外用,应严格控制剂量。服用过量能引起剧烈呕吐、流涎、腹痛、血痢、急性贫血、损害肝功能,甚至痉挛、谵语、脉搏细小,呼吸浅弱,终至虚脱而死亡。

1.《本草经疏》:"目痛肤翳不由风热外侵而因于肝血虚少者,非所宜用。"
2.《本草汇言》:"中病即止,多服、常服,有燥耗津液,枯损血气之患。"

【选方】 1. 治眼生肤翳,垂生珠管　铜青一两,细墨半两。上件药,捣罗为末,用头醋和丸如白豆大。每用一丸,以乳汁少许、新汲水少许浸化后,以铜筯点之。(《圣惠方》)

2. 治近年风眼　铜绿(研)、寒水石(研)。上各等分,碾为细末。用五七沸滚水浸药,搅匀,澄清,将水面上药膜掠去,将清药水于眼大角点之,勿令尘生于药内,立效。(《瑞竹堂经验方》)

3. 治风毒眼痒痛,连睑赤烂,并暴赤眼　铜绿、白矾各等分。上二味,以炭火烧令烟尽为度,细研如粉,用沙糖和为丸,如豌豆大,于南粉末内滚过。每用二丸,热汤半盏,浸化,洗眼。如冷更暖,洗三五次。(《圣济总录》胜金丸)

4. 治眼胬肉　用铜青、白墡粉、五倍子为末。热汤泡,闭目热洗,冷再热洗之,烂弦者最效。(《卫生易简方》)

5. 治痈疽肿毒,脓头不出　铜青一钱(为末),沥青一两,麻油二钱。先将油熬滚,入沥青熔化,再入铜青末搅匀,用单油纸摊贴毒上,脓头即出,后换长肉膏贴之。(《窦氏外科方》)

6. 治走马牙疳　铜青、滑石、杏仁等分。为末,擦之。(《秘传经验方》)

7. 治疳虫蚀鼻生疮及鼻涕淹渍　铜青、白矾(生研)等分。上二味,同研为散。每用少许,敷疮上,小儿亦不用。(《圣济总录》青金散)

8. 治舌上生疮　①铜绿、铅白霜等分。为细末。每用少许,干撒舌上。(《杨氏家藏方》绿云散)　②铜绿(研)半两,香白芷末一两。上拌和匀。掺舌上,温醋漱立愈。(《医垒元戎》赴筵散)

9. 治癣　上好铜青二三两(研细)。上药以好烧酒拌之,须不干不湿,涂于粗工碗底内,翻转合地上,以砖垫,露一线,下以蕲艾熏之,候干再拌再熏,如此九次,少亦要七次,约以青色带黑为度,然后再研细,将烧酒拌做成锭子。用时以醋磨搽,每日三五次。三五日后,若觉干裂,以菜油少许润之,七日可愈矣。(《种福堂方》九熏丹)

10. 治鹅掌风　用铜青一两(研细,以好醋调染),扁柏叶(阴干)。先用皮硝汤洗手,自干。又以桐油抹手,用炭火渐将柏叶置火上,熏手,黄色上皮即愈。(《疡科选粹》)

11. 治臁疮顽癣　铜绿七分(研),黄蜡一两。化熬,以厚纸拖过表里,别以纸隔贴之,出水妙。亦治杨梅疮及虫咬。(《卫生杂兴》)

12. 治杨梅毒疮　铜绿醋煮研末,烧酒调搽,极痛出水,次日即干。或加白矾等分,研撒。(《简便单方》)

13. 治瘰疬,并马老鼠疮　铜绿、斑猫、砒霜各五分。上为细末,醋糊为丸,如鼠粪大。每用时,一锭子作三丸,纳于疮口上,以膏贴之,如无疮口,干掺之。(《外科精义》)

14. 治肠风痔漏　用铜青、密陀僧各一钱,麝香少许。为末。津液调搽之。(《卫生易简方》)

15. 治痰涎潮盛,卒中不语　生绿二两,净洗,于乳钵内研细,以水化去石,澄清,慢火熬令干,再研匀,入麝香一分,同研,以糯米糊和丸,如弹子大,阴干。如卒中者,每丸作二服,用薄荷酒研下。瘫缓一切风,用朱砂酒研化下,候吐涎出沫青碧色,泻下恶物。(《经验方》碧琳丹)

16. 治神经性皮炎　香油500 ml,熬开,入黄蜡、松香各30 g,溶化,待冷。下铜绿、官粉、密陀僧末各30 g,搅匀,涂于患处。涂药一二次后,局部有点状糜烂及瘙痒加剧等反应。(《疮疡外用本草》)

17. 治面䵟　先以草梃掐断,于䵟上划破,微有血出,铜绿细末贴之。三日不洗面,疮痂起自然无了。如厚䵟或青䵟,须再起一遍,方尽无瘢痕。(《普济方》治面䵟方)

18. 治腋气　用铜青二钱,黄丹、东壁土各一钱。为末,以古铜钱一文磨漏灯香油调药。令患人洗浴了,去腋下毛,搽之,二日一次,不过十度绝根。(《卫生易简方》)

【各家论述】《纲目》:"铜青乃铜之液气所结,酸而有小毒,能入肝胆,故吐利风痰,明目杀疳,皆肝胆之病也。"

4574 铜罗汉 tóng luó hàn (《云南中药资源名录》)

【异名】 姐妹树(《云南思茅中草药选》)。

【基原】 为紫葳科老鸦烟筒花属植物老鸦烟筒花的树皮或叶。

【原植物】 老鸦烟筒花 *Milingtonia hortensis* L.　又名:烟筒花(《中国高等植物图鉴》)。

乔木,高8～25 m。树皮粗糙。二至三回羽状复叶长40～100 cm;小叶椭圆形、卵形或卵状长圆形,长2(～5)～7 cm,宽1.5～4 cm,先端渐尖,基部圆形、偏斜,全缘,两面无毛。聚伞圆锥花序顶生,直径约25 cm;花序轴和花梗被淡黄色柔毛;花萼杯状,长、宽2～4 mm,浅波状5裂;花冠白色,花冠筒长3～7 cm,基部直径2～3 mm,裂片5,卵状披针形,长1～2 cm,内面沿边缘密被细毛;雄蕊4,二强;花盘环状;子房长圆柱状,花柱细长,无毛。蒴果线形,压扁。种子盘状,微小,长圆形,具有膜

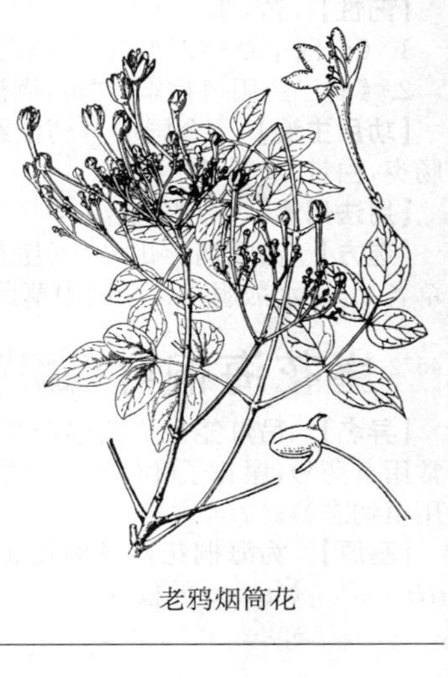
老鸦烟筒花

质周翅。花期9～12月。

生于海拔500～1 200 m的低丘密林中。分布于云南。

【采收加工】 树皮全年均可采，晒干。5～7月采叶，晒干。

【成分】 叶含黄酮类成分：粗毛豚草素(hispidulin)，粗毛豚草素-7-芸香糖苷(hispidulin-7-rutinoside)[1]，高山黄芩素(scutellarein)，高山黄芩素-5-半乳糖苷(scutellarein-5-galactoside)[2]，烟筒花素(hortensin)[3]，粗毛豚草素，滨蓟黄素(cirsimaritin)，异连翘环己醇(isorengyol)，毛柳苷(salidroside)、2-苯乙基芸香糖苷(2-phenethylrutinoside)，2-(3，4-二羟基)苯乙基葡萄糖苷〔2-(3，4-dihydroxy)phenethyl glucoside〕，洋丁香酚苷(acteoside)，对香豆醇葡萄糖苷(*p*-coumaryl alcohol glucoside)，异丁香油酚葡萄糖苷(isoeugenolglucoside)，梾木苷(cornoside)，连翘环己醇酮(rengyolone)，连翘环己醇苷(rengyoside) A、B，连翘环己醇(rengyol)[4]。又含8-O-β-D-异连翘环己醇吡喃葡萄糖苷(8-O-β-D-glucopyranosyl isorengyol)，反式-1-(2-羟基乙基)环己烷-1，4-二醇〔*trans*-1-(2-hydroxyethyl) cyclohexane-1，4-diol〕[5]，柳穿鱼素(pectolinarigenin)[6]，花芽含烟筒花碱苷(millingtonine)[7]。

【药理】 镇咳、祛痰及细胞毒作用 老鸦烟筒花叶(铜罗汉)所含黄酮类化合物粗毛豚草素有镇咳及祛痰作用；在体外对人体鼻咽癌(KB)细胞有细胞毒性[1]。

【药性】《全国中草药汇编》："苦，凉。"

【功用主治】《全国中草药汇编》："祛风止痒，驱虫解毒，祛痰止咳。主治荨麻疹，湿疹及各种皮肤过敏症，蛔虫，咳嗽痰喘。"

【用法用量】 内服：煎汤，9～15 g。外用：叶煎水洗。

4575 铜骨七 tóng gǔ qī (《四川常用中草药》)

【异名】 白接骨连、红接骨连、钻骨风(《贵州草药》)，疔药、血乌(《四川常用中草药》)。

【基原】 为毛茛科银莲花属植物西南银莲花的根茎。

【原植物】 西南银莲花 *Anemone davidii* Franch.〔*A. stolonifera* Maxim. var. *davidii* (Franch.) Finet et Gagnep.〕

多年生草本，高20～55 cm。根茎横生，直径6～10 mm，节间短。基生叶1～3，有时早枯，不存在；叶柄长13～37 cm；三出复叶，叶片轮廓心状五角形，长6～10 cm，3全裂，全裂片有短柄或无柄，中央全裂片3深裂，边缘有不规则小裂片或粗齿，侧生全裂片不等2～3深裂或浅裂，边缘有锯齿，两面疏被短毛。花葶直立；苞片3，轮生，叶状，有柄；花梗1～3，长5～17 cm，被短柔毛；花两性；萼片5，花瓣状，白色，倒卵形，下面有疏柔毛；花瓣无；雄蕊多数，长约为萼片长的1/4；心皮45～70，花柱短，柱头小，近球形。瘦果卵球形，长约2.5 mm。花期5～6月，果期6～8月。

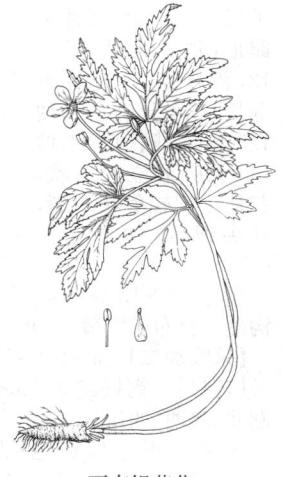

西南银莲花

生于海拔950～3 500 m的山谷林中、竹林中或沟边较阴处。分布于湖北西部、湖南西北部、四川、贵州、云南西北部、西藏东部。

【采收加工】 5～10月采收，晒干。

【药材】 铜骨七 *Rhizoma Anemones Davidii* 产于四川、西藏、云南、贵州等地。

性状 根茎锥状椭圆形或近条形，少数呈团块状，稍弯曲，长3～10 cm，直径1～2.5 cm，表面棕褐色，有皱褶，环节较密集，有的不甚明显，周围着生多数细长须根或圆形根痕；顶端有干枯的叶基及茎基，其周围密生灰白色茸毛。质坚实，断面黄棕色，不甚平坦。气微，味苦。

鉴别 根茎横切面：表皮细胞1列，有的可见表皮毛。皮层较宽，最外为后生皮层，外侧有石细胞群断续排列成环，或与少数纤维束相间排列。维管束外韧型，约20个，环列；韧皮部狭窄；形成层微波状；木质部导管不发达，射线宽阔。髓部大。本品薄壁细胞充满圆形或类圆形淀粉粒，直径3～5 μm。

【药理】 1. 抗肿瘤作用 西南银莲花根茎(铜骨七)中的皂苷Ⅱ、Ⅲ、Ⅳ体外对人癌细胞生长有抑制作用[1]。其中的成分灌胃或腹腔注射均能抑制小鼠肉瘤S_{180}的生长，但在有效剂量下已显示出一定毒性[2]。

2. 抗菌作用 铜骨七中的皂苷Ⅴ、Ⅵ、Ⅶ体外抑制蜡状芽胞杆菌和白色假丝酵母生长[1]。

【药性】 微苦，温。

1.《贵州民间药物》："性平，味微苦。"

2.《四川常用中草药》："性温，味苦、微甘。"

【功用主治】 活血，止痛，解毒。主治跌打损伤，风湿疼痛，腰肌劳损，口疮。

1.《贵州民间药物》："消肿毒，治跌打损伤，接骨。"

2.《四川常用中草药》："镇痛，活血。治虚劳内伤，跌打损伤，风湿痛。"

3.《全国中草药汇编》："补肾壮阳。主治腰肌劳损，阳痿。"

【用法用量】 内服：煎汤，9～12 g。外用：研末调敷。

【宜忌】《四川常用中草药》："孕妇忌服。"

4576 铜锣七 tóng luó qī (《鄂西草药名录》)

【异名】 山乌龟、地乌龟(《贵州民间药物》)

【基原】 为防己科千金藤属植物草质千金藤的块根。

【原植物】 草质千金藤 *Stephania herbacea* Gagnep.

缠绕草质藤本。块根肥大，椭圆形。茎无毛，皮孔细小，呈乳头状凸起。叶薄革质，宽卵形至宽三角状卵形，长4～6 cm，宽4.5～8 cm，先端短急尖，钝头，基部圆形或截形，两面无毛，下面被白粉；叶柄细弱，长3～11 cm。花序腋生，疏松，总花梗长2～3 cm；雄花：萼片6，倒卵形，膜质；花瓣3，近圆形；雌花：萼片3，卵形，光滑；花瓣3，倒卵形；子房卵形，无毛，花柱3裂，丝状。核果球形，内

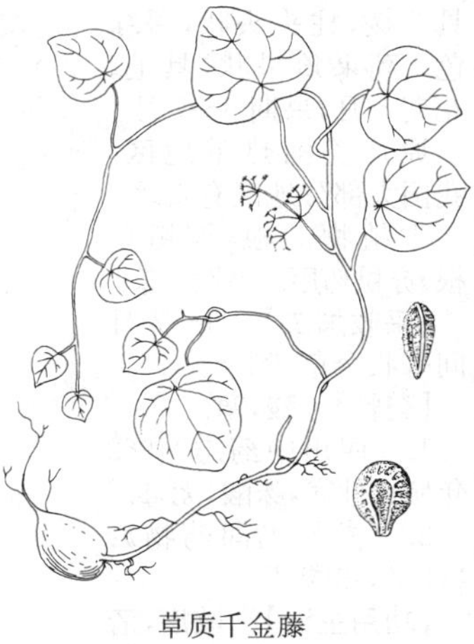

草质千金藤

果皮马蹄铁形，有横脊约 15 条，成熟时红色。花期 5～6 月，果期 7～9 月。

生于海拔 500～1 800 m 的山坡、路旁、林下或岩壁缝隙中。分布于湖北、四川、贵州等地。

【采收加工】 9～10 月采挖，切片，晒干。

【药性】《贵州民间药物》："性寒，味苦。"

【功用主治】 止痛，解毒，消肿。主治胃脘疼痛，痈肿疮毒，跌打肿痛。

1.《贵州民间药物》："清热解毒。"

2.《贵州草药》："止痛消肿。"

【用法用量】 内服：煎汤，3～9 g；研末，每次 3 g。外用：鲜品捣敷或磨汁涂。

【宜忌】 孕妇禁服。

《恩施中草药手册》："用量过大有恶心反应。"

【选方】 1. 治胃痛呕酸 山乌龟，晒干研末。每次用 3 g，以温开水冲服，每日 3 次，连服 5 d。服后稍有呕吐现象，但无妨碍。

2. 治对口疮 鲜山乌龟磨水，以浓汁涂于患处。

3. 治烫伤、火伤(破皮) 鲜山乌龟磨水，随时搽伤处。

4. 治外伤(跌打红肿) 山乌龟 30 g，酸浆草 18 g，共研为末，兑烧酒调匀，揉擦伤处，并以药粉 0.6 g 冲酒服。(1～4 方出自《贵州民间药物》)

4577 铜锤草 tóng chuí cǎo (《四川中药志》)

【异名】 大酸味草(《广州植物志》)，大老鸦酸、地麦子(《贵州民间药物》)，紫酢浆草(《四川中药志》)，大叶酢浆草(《广西本草选编》)。

【基原】 为酢浆草科酢浆草属植物红花酢浆草的全草。

【原植物】 红花酢浆草 *Oxalis corymbosa* DC. [*O. martiana* Zucc.]

多年生草本，高约 35 cm。有多数小鳞茎聚生在一起，鳞片褐色，有三条纵棱。叶基生，掌状三出叶；总叶柄长 15～24 cm，被毛，小叶阔倒心形，长 3.5～5 cm，宽 3.5～5.3 cm，先端凹缺，叶缘及叶背被毛。伞形花序有花 6～10 朵；萼片 5，绿色，椭圆状披针形，先端有 2 条褐色斑纹，外面被白色毛；花瓣 5，淡紫色，基部绿黄色，有深色条纹，倒披针形，先端钝或截形；雄蕊 10 枚，5 长 5 短，长者长约 6 mm，短者长 3 mm，花丝基部合生，被白色短柔毛；子房由 5 心皮组成，具 5 棱，柱头头状，深绿色。蒴果角果状，具毛。花期 5 月，果期 6～7 月。

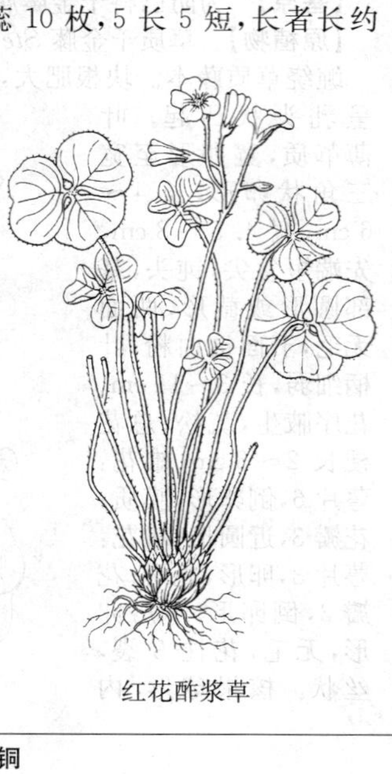

红花酢浆草

原产美洲热带地区。我国大部分地区有栽培。

本植物的根(铜锤草根)亦供药用。另设专条。

【采收加工】 6～7 月间采收全草，晒干。

【药性】 酸，寒。

1.《四川中药志》1962 年版："性寒，味酸，无毒。"

2.《贵州民间药物》："性平，味酸。"

【功用主治】 散瘀，清热，利湿，解毒。主治跌打损伤，月经不调，咽喉肿痛，痢疾，水肿，砂淋，白带，痈肿疮疖。

1.《四川中药志》1962 年版："能散瘀血；治跌打损伤瘀血，妇女白带，砂淋，脱肛及痔疮。"

2.《贵州民间药物》："行气活血。治金疮跌损，赤白痢症。"

3.《广西本草选编》："主治湿热白带，热咳，肝炎，口腔炎，骨鲠喉，烧烫伤。"

4.《福建药物志》："主治肾盂肾炎，扁桃体炎，胆囊炎，失眠，尿路结石，糖尿病，小儿夏季热，咽喉疼痛，蛇头疔。"

5.《浙江药用植物志》："化痰。主治慢性气管炎。"

【用法用量】 内服：煎汤，15～30 g；或浸酒、炖肉。外用：捣烂敷。

【宜忌】 孕妇禁服。

【选方】 1. 治跌打损伤(未破皮者) 大老鸦酸 30 g，小锯锯藤 15 g。拌酒糟，包敷患处。(《贵州民间药物》)

2. 治扁桃体炎 鲜红花酢浆草 30～60 g。米泔水洗净，捣烂绞汁，调蜜服。(《福建药物志》)

3. 治慢性肾炎 (红花酢浆草)鲜品 15～30 g。配鸡蛋煎服。(福建晋江《中草药手册》)

4. 治蛇头疔 鲜红花酢浆草叶和蜜捣烂敷患处。(《福建中草药》)

【临床报道】 治疗慢性气管炎 红花酢浆草 312 g，水煎，浓缩至 250 ml，分 10 d 服完为 1 个疗程，连服 2 个疗程。共治疗 48 例，有效率为 60.3%，显效率为 8.3%[1]

4578 铜钱细辛 tóng qián xì xīn (《新华本草纲要》)

【异名】 胡椒七、小铜钱乌金、乌金草(《湖北植物志》)。

【基原】 为马兜铃科细辛属植物铜钱细辛的全草。

【原植物】 铜钱细辛 *Asarum debile* Franch.

多年生草本，植株通常矮小。根茎横走。叶 2 片对生于枝顶；叶柄长 5～12 cm；芽胞叶卵形，边缘密生睫毛；叶片心形，长 2.5～4 cm，宽 3～6 cm，先端急尖或钝，基部心形，叶缘在中部常内弯，上面深绿色，散生柔毛，脉上较密，下面浅绿色，光滑或脉上有毛。花紫色；花梗长 1～1.5 cm，花被在子房以上合生，裂片宽卵形，被长柔毛；雄蕊 12，稀较少，与花柱近等长，花丝比花药长约 1.5 倍，药隔通常不伸出；子房下位近球状，花柱顶端辐射状 6 裂，柱头顶生。花期 5～6 月。

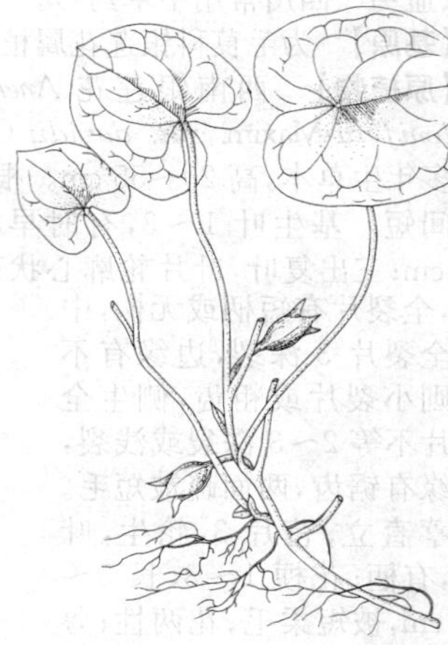

铜钱细辛

生于林下阴湿地或沟边。分布于安徽、湖北、四川、陕西等地。

【采收加工】 5～8 月挖取全草，置通风处阴干。

【药材】 铜钱细辛 *Herba Asari Debilis* 主产于安徽、湖北、陕西、四川。

性状 根茎棕黄色，直径 1～2 mm，节间长 0.5～1.7 cm，可约至 2.5 cm；断面类正方形，形成层环棕褐色。

根纤细。叶片较小,展平后呈心形,长 2.5～4 cm,宽 3～6 cm,先端急尖或钝,基部心形,叶缘有睫毛,上面散生白色柔毛,脉上毛密;叶柄长 5～12 cm。气芳香,味辛辣。

【成分】 全草含挥发油成分:1,8-桉叶素(1,8-cineole),芳樟醇(linalool),4-松油烯醇(terpinen-4-ol),α-松油醇(α-terpineol),2-异丙基-5-甲基茴香醚(2-isopropyl-5-methylanisole),乙酸龙脑酯(bornyl acetate),十一烷-2-酮(2-undecanone),3,5-二甲氧基甲苯(3,5-dimethoxytoluene),黄樟醚(safrole),乙酸松油醇酯(terpinyl acetate),反式丁香烯(*trans*-caryophyllene),乙酸橙花醇酯(neryl acetate),反式-β-金合欢烯(*trans*-β-farnesene),α-姜黄烯(α-curcumene),甲基丁香油酚(methyl eugenol),橙花叔醇(nerolidol),甲基异丁香油酚(methylisoeugenol),榄香脂素(elemicin),2,4,5-三甲氧基丙烯基苯(2,4,5-trimethoxypropenylbenzene)等[1]。

【功用主治】《秦岭巴山天然药物志》:"发表散寒,化痰止咳,祛风,行水开窍。主治风寒感冒,肺寒喘咳,面瘫,鼻窦炎,牙痛。"

【用法用量】 内服:煎汤,2～6 g;研末,每次 0.5～1.5 g,开水送服。

【选方】 治腹痛,腹胀 铜钱细辛研末,每次 1～1.5 g,温开水吞服。(《恩施中草药手册》)

4579 铜锤草根 tóng chuí cǎo gēn (《贵州草药》)

【异名】 大老鸦酸根(《贵州民间药物》)。

【基原】 为酢浆草科酢浆草属植物红花酢浆草 *Oxalis corymbosa* DC. 的根。

【原植物】 参见"铜锤草"条。

【采收加工】 9～10 月挖根,鲜用或晒干。

【功用主治】《贵州草药》:"镇惊。"

【用法用量】 内服:煎汤 9～15 g。

【选方】 1. 治小儿急惊风 大老鸦酸根 15 g,鱼鳅串、铁灯草各 9 g。煎水服。(《贵州民间药物》)

2. 治小儿肝热,骨蒸 (红花酢浆草)鲜根 15 g。水煎服。(福建晋江《中草药手册》)

4580 铜脚威灵仙 tóng jiǎo wēi líng xiān (《浙江药用植物志》)

【异名】 黄药子(《植物名实图考》),铜灵仙(《中药材手册》)。

【基原】 为毛茛科铁线莲属植物圆锥铁线莲的根。

【原植物】 圆锥铁线莲 *Clematis terniflora* DC. [*C. paniculata* Thunb.] 又名:锥花铁线莲(《全国中草药汇编》)。

木质藤本。茎枝有短柔毛,后脱落近无毛。叶对生;叶柄长约3 cm;一回羽状复叶,通常 5 小叶,有时 3 或 7,偶尔基部 1 对为 2～3 裂或 2～3 小叶,茎基部为单叶或三出复叶;小叶片狭卵形、宽卵形或卵状披针形,长 2.5～8 cm,宽 1～5 cm,先端钝或锐尖,有时微凹或短渐尖,基部圆形、浅心形或楔形,全缘,下面网脉突起。圆锥状聚伞花序腋生或顶生,长 5～19 cm,较开展,多花,花序梗、花梗有短柔毛;花两性;萼片 4,狭倒卵形或长圆形,白色,开展,外面有短柔毛,边缘密生绒毛;花瓣无;雄蕊多数,花丝比花药长 2～3 倍;心皮少数,有毛。瘦果扁卵形或扁椭圆形,橙黄色,常 5～7 个,有柔毛,宿存花柱羽毛状,长达 4 cm。花期 6～8 月,果期 8～11 月。

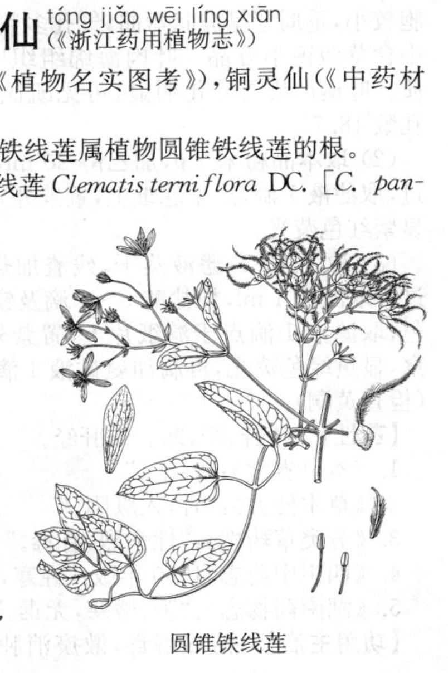

圆锥铁线莲

生于海拔 400 m 以下的山地、丘陵的林边或路旁草丛中。分布于江苏、浙江、安徽、江西、河南、湖北、湖南、陕西。

【采收加工】 四季均可采挖,鲜用或晒干。

【成分】 根含三萜皂苷类成分:齐墩果酸(oleanolic acid)及常春藤皂苷元(hederagenin)[1]。齐墩果酸型皂苷:clematernosides A、B、E、F、G、H、I、J、K,clematernosides C、D[2]。含常春藤皂苷型:huxhangoside B,clematichinenoside[2]。

【药性】《天目山药用植物志》:"性平,味苦,有毒。"

【功用主治】 祛风除湿,解毒凉血。主治风湿痹痛,咽喉肿痛,疔疮肿毒,恶疮,吐血,咯血,崩漏,蛇咬伤。

1.《杭州药用植物志》:"民间用以治筋骨痛。"

2.《天目山药用植物志》:"功能凉血、降火、消瘘、解毒。治诸恶肿疮瘘、喉痹、蛇犬咬伤。"

3.《浙江药用植物志》:"凉血解毒,消肿止痛。主治毒蛇咬伤、扁桃体炎、咽喉炎、疔疮肿毒。"

【用法用量】 内服:煎汤,9～15 g。外用:捣敷。

【宜忌】《浙江民间常用草药》:"剂量不能超过 24 g。服药后有眼花反应,一般不需处理,1～2 h 后能自动消失,若有头昏、呕吐反应,可服米泔水解之。"

4581 铜锤玉带草 tóng chuí yù dài cǎo (《植物名实图考》)

【异名】 地茄子草(《分类草药性》),翳子草(《贵阳民间药草》),地浮萍(《四川中药志》),扣子草、马莲草(《广西药用植物名录》),铜锤草、红头带(《云南中草药选》),土油甘、白路桥、三脚丁(《福建药物志》)。

【基原】 为桔梗科铜锤玉带草属植物铜锤玉带草的全草。

【原植物】 铜锤玉带草 *Pratia nummularia* (Lam.) A. Br. et Ascher. [*Lobelia nummularia* Lam.; *P. begonifolia* Lindl.]

多年生草本,长 12～55 cm。有白色乳汁。茎平卧,被开展的柔毛,不分枝或在基部有长或短的分枝,节上生根。叶互生;叶柄长 2～7 mm,被开展柔毛;叶片心形或卵形,长 0.8～1.6 cm,宽 0.6～1.8 cm,先端钝圆或急尖,基部斜心形,边缘有牙齿,两面疏生短柔毛;叶脉掌状。花单生叶腋;花梗长 0.7～3.5 cm;花萼筒坛状,裂片条状披针形,伸直,每边生 2 或 3 枚小齿;花冠紫红色、淡紫色、绿色

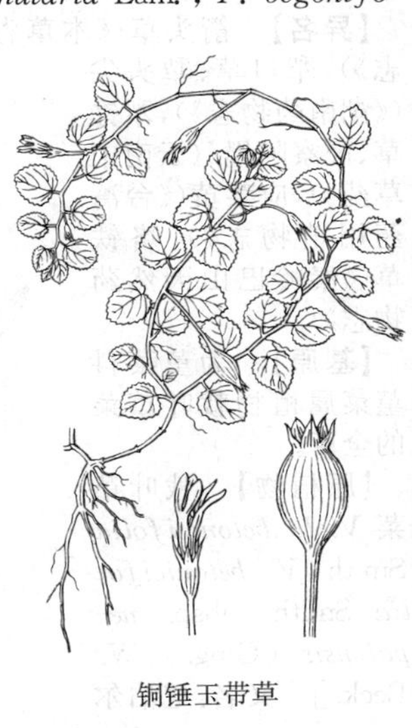

铜锤玉带草

或黄白色，花冠筒外面无毛，内面被柔毛，檐部二唇形，裂片5，上唇2裂片条状披针形，下唇裂片披针形；雄蕊5，花丝中部以上连合，花药围抱柱头；子房下位，2室，柱头2裂。浆果紫红色，椭圆状球形，长1～1.3 cm。种子多数，近圆球形，稍压扁，表面有小疣突。在热带地区全年可开花结果。

生于田边、路旁以及丘陵、低山草坡或疏林中的潮湿地。分布于华东、西南、华南以及湖北、湖南、西藏、台湾等地。

本植物的果实(地茄子)亦供药用，另设专条。

【采收加工】 7～9月采收，鲜用或晒干。

【成分】 全草含生物碱成分：1-(2-N-甲基哌啶基)-丁-2-酮〔1-(2-N-methylpiperidyl)-butan-2-one〕，1-(2-N-甲基哌啶基)-戊-2-酮〔1-(2-N-methylpiperidyl)-pentan-2-one〕[1]。

【药性】 辛、苦，平。

1.《贵阳民间药草》："甘、苦，平。"

2.《全国中草药汇编》："辛、苦，平。"

【功用主治】 祛风利湿，活血，解毒。主治风湿疼痛，跌打损伤，月经不调，目赤，目翳，乳痈，无名肿毒。

1.《分类草药性》："治男子遗精，女子白带。顺气散瘀。治一切头晕，补气，炖肉服。"

2.《贵阳民间药草》："解毒，去翳。治目翳，目受损伤红肿。"

3.《云南中草药》："活血祛瘀，除风利湿。主治风湿疼痛，月经不调，子宫脱垂，跌打损伤，骨折。"

【用法用量】 内服：煎汤，9～15 g；研末吞服，每次0.9～1.2 g；或浸酒。外用：捣敷。

【宜忌】 《云南中草药》："孕妇忌服。忌大蒜。"

【选方】 1. 治风湿痹痛、跌打损伤　地茄子全草120 g，泡酒500 g。浸2～5 d，每服10～15 ml，每日服3次。(《四川中药志》1979年版)

2. 治小儿急性肾炎　铜锤玉带草、白茅根、米仁根各9 g，车前子6 g。水煎服。

3. 治遗精、白带　铜锤玉带草果实、金樱子、白果根、紫茉莉根各9 g。水煎服。(2、3方出自《浙江药用植物志》)

4. 治膀胱疝气　地茄子30 g，川楝子、小茴香各12 g。水煎服。(《四川中药志》1979年版)

4582 铧头草 huá tóu cǎo (《草木便方》)

【异名】 箭头草(《本草省常》)，青地黄瓜(《四川中药志》)，犁口草、犁头尖(《湖南药物志》)，犁铧草、虎察阿墨(《云南中草药》)，应菜黄(《台湾药用植物志》)，烙铁草(《秦岭巴山天然药物志》)。

【基原】 为堇菜科堇菜属植物戟叶堇菜的全草。

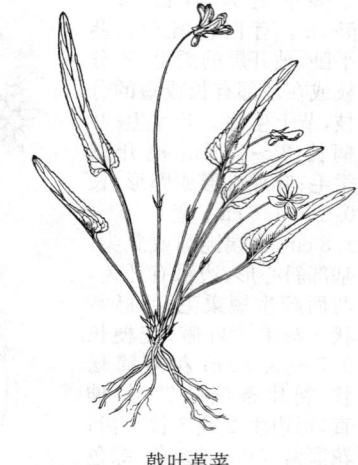

戟叶堇菜

【原植物】 戟叶堇菜 *Viola betonicifolia* Smith〔*V. betonicifolia* Smith subsp. *nepalensis* (Ging.) W. Beck.〕 又名：尼泊尔堇菜、箭叶堇菜(《台湾植物志》)。

多年生草本，无地上茎。根茎通常较粗短，长5～10 mm，斜生或垂直。叶基生，莲座状；叶柄较长，上半部有狭而明显的翅；托叶褐色，约3/4与叶柄合生；叶片狭披针形、长三角状戟形或三角状卵形，长2～7.5 cm，宽0.5～3 cm，先端尖，有时稍钝圆，基部截形或略呈浅心形，边缘具疏而浅的波状齿。花白色或淡紫色，有深色条纹；花梗细长；萼片卵状披针形或狭卵形，长5～6 mm，基部附属物较短；侧方花瓣长圆状倒卵形，长1～1.2 cm，下方花瓣通常稍短，距管状，稍短而粗，长2～6 mm；雄蕊5，花丝短，花药环生于雌蕊周围；子房卵球形，柱头前方具明显的短喙。蒴果椭圆形至长圆形，无毛。花、果期4～9月。

生于田野路边、山坡草地、灌丛、林缘等处。分布于华东、中南及四川、云南、西藏、陕西、甘肃等地。

【栽培】 生物学特性　喜温暖湿润的气候，以疏松肥沃的砂质壤土栽培为宜。

繁殖方法　种子繁殖。春播于3月播种，直播，按行距25 cm开沟，用草木灰或细土拌种均匀撒播沟内，覆盖细土1 cm，浇水保湿。

田间管理　幼苗长出3～4片真叶时，按株距7～8 cm留苗1枚，间苗应结合松土除草。间苗浅松土后追施稀薄腐熟人粪尿。生长期间，每月追施人粪尿或复合肥1次。

【采收加工】 5～9月有花果时采收。晒干。

【药材】 铧头草 *Herba Violae Betonicifoliae*　产于长江流域以南各地。

性状　多皱缩成团。主根较粗短。叶丛生，灰绿或枯绿色，具长柄。叶片湿润展平后，叶片箭头状披针形或线状披针形，基部稍下延于叶柄，边缘有浅波状齿。花柄长于叶，花黄白色，可见紫色条纹。蒴果椭圆形。气微，味微苦带黏性。

鉴别　(1) 根横切面：木栓细胞2～4列，栓化并微木化。皮层薄壁细胞中含淀粉粒与草酸钙簇晶和棱晶。维管束外韧型，木质部占大部分。薄壁细胞内可见棕黄色树脂样物质。

叶表面观或断面观：上表皮细胞较大，呈长椭圆形，垂周壁稍弯曲，气孔不等式，毛茸有短线状加厚纹理。下表皮细胞较小，垂周壁呈波状弯曲，气孔多数，不等式，下表皮细胞中含草酸钙小方晶。叶肉海绵组织中可见棕黄色树脂物质。叶柄内皮层分化明显，可见凯氏点。栅表比20.3，气孔数18.7。

(2) 取本品粉末2 g，加乙醇20 ml，加热回流30 min，滤过，取滤液1滴，点于滤纸上，置紫外光灯(365 nm)下检视，显紫红色荧光。

(3) 取上述(2)滤液蒸干，残渣加热水3 ml，使溶解，滤过。取滤液1 ml，加盐酸3～4滴及镁粉少量，加热显棕红色；取滤液1滴点于滤纸片上，置紫外光灯(365 nm)下观察，显黄绿色荧光，再滴加氨试液1滴，即显亮黄绿色荧光(检查黄酮)。

【药性】 微苦、辛，寒。归肝经。

1.《本草省常》："性平。"

2.《草木便方》："甘，入厥阴。"

3.《分类草药性》："性辛烈，有毒。"

4.《四川中药志》1960年版："性寒，味辛、酸，无毒。"

5.《湖南药物志》："苦，微寒，无毒。"

【功用主治】 清热解毒，散瘀消肿。主治疮疡肿毒，喉痛，乳痈，肠痈，黄疸，目赤肿痛，跌打损伤，刀伤出血。

1.《本草省常》："止痛散血，消一切肿毒。"

2.《草木便方》："直攻命门停滞精，月瘕胀满能消散，刀刃斧伤涂即清。"

3.《分类草药性》："去风火，消毒肿疔疮，散瘀血。"

4.《四川中药志》1960年版："除风火，散瘀血，通经，消肿，解毒；治红肿疮毒、疔疮及淋浊等症。"

5.《云南中草药》："清热凉血，解毒消肿。主治感冒，咳嗽，喉痛，结膜炎，乳腺炎，麦粒肿，痈疮肿毒，跌打损伤，阑尾炎，支气管炎，外伤出血。"

【用法用量】 内服：煎汤，9～15 g；鲜品30～60 g。外用：捣敷。

【宜忌】 《四川中药志》1960年版："泡酒者孕妇忌服。"

【选方】 1. 治伤口流水　箭叶堇菜叶、鱼蜡叶、线鸡尾、鸡屎藤。捣烂敷，或洗伤处。(《湖南药物志》)

2. 治肠痈　铧头草、红藤各9 g。煎汤服。(《秦岭巴山天然药物志》)

3. 治急性胆道感染　铧头草、凤尾草、马蹄金、金钱草(豆科)各15 g。水煎服。(《浙南本草新编》)

4. 治目疾　箭叶堇菜、小苦菜、满天星各15 g。嚼敷患处。(《湖南药物志》)

4583 铧尖草 huá jiān cǎo (《贵州民间药物》)

【异名】 试剑草(《履巉岩本草》)，铧口草(《贵阳民间药草》)，铧头草(《贵州民间药物》)，紫花地丁、耳钩草(《广东中草药》)，犁头草、鸡口舌、紫地丁(《浙江民间常用草药》)，犁咀菜(广州部队《常用中草药手册》)，铧尖菜(《贵州草药》)，箭头草、蕹菜癀(《福建药物志》)。

【基原】 为堇菜科堇菜属植物长萼堇菜的全草。

【原植物】 长萼堇菜 *Viola inconspicus* Bl.

多年生草本，无地上茎。根茎垂直或斜生，较粗壮。叶基生，莲座状；叶柄长2～7 cm；托叶3/4与叶柄合生，分离部分披针形；叶片三角形、三角状卵形或戟形，长1.5～7 cm，宽1～3.5 cm，基部宽，向上渐狭，先端渐尖或尖，基部宽心形，两侧垂片发达，稍延于叶柄成狭翅。花淡紫色，有暗色条纹；花梗细弱；萼片卵状披针形或披针形，基部附属物伸长，长约3 mm；花瓣长圆状倒卵形，侧方花瓣里面基部有须毛，距管状，长2.5～3 mm，直，末端钝；下方雄蕊背部距角状；子房球形，花柱棍棒状，先端平，两侧具较宽的缘边，前方具明显的短喙。蒴果长圆形，无毛。花、果期3～11月。

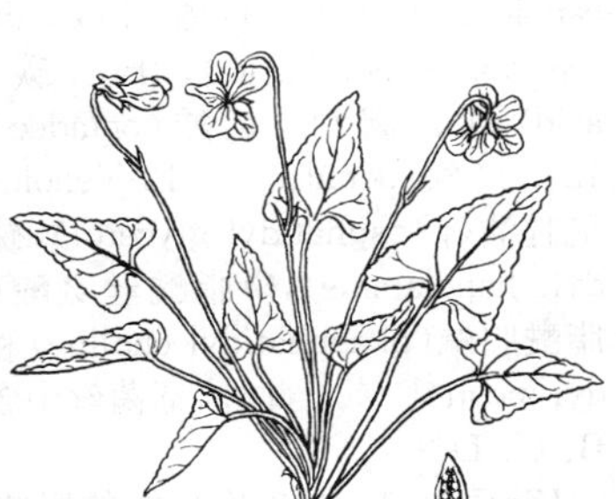

长萼堇菜

生于林缘、山坡草地、田边及溪旁等处。分布于江苏、浙江、安徽、福建、江西、湖北、湖南、广东、广西、海南、四川、云南、陕西、甘肃(南部)、台湾等地。

【栽培】 生物学特性　喜温暖湿润的气候。以疏松肥沃的砂质壤土栽培为宜。

繁殖方法　种子繁殖。秋季或春季播种，直播，按行距25 cm左右开沟，深1～2 cm，将种子播入沟内，覆盖草木灰或细土，浇水保湿。也可在春季，挖取老蔸，进行分株繁殖。

田间管理　出苗后，勤除杂草；适当追施人畜粪水1～2次。

【采收加工】 5～11月采收全草，晒干。

【药材】 铧尖草 *Herba Violae Inconspicui*　产于长江流域以南各地。

性状　叶片三角状卵形或舌状三角形，基部宽心形，稍下延于叶柄，有两垂片，有的两面皆可见少数短毛。花距短囊形，长约2.5 cm。

鉴别　根横切面：木栓细胞2～6列，长方形或多角形，切向延长，壁栓化并微木化。皮层细胞有棕黄色树脂样物质，皮层和韧皮部薄壁细胞中含淀粉粒和草酸钙簇晶和方棱晶。木质部导管具单纹孔，木化，直径28～40 μm；管胞为具缘纹孔，木化，直径10～20 μm，无木纤维。

叶表面观或断面观：上表皮细胞垂周壁平直，有乳头突起。气孔少，不等式。下表皮细胞垂周壁稍弯曲，有明显串珠状增厚。气孔多数，不等式。两面均被单细胞毛茸，表面有横向环形疣状突和纵向短线状突起。叶肉组织栅状细胞1～2列。栅状和海绵组织有树脂物质。栅表比23.6，气孔指数16.7。

【药性】 苦、辛，寒。

1.《履巉岩本草》："性凉，有毒。"

2.《贵阳民间药草》："辛、苦，寒。"

【功用主治】 清热解毒，利湿，散瘀消肿。主治疔疮痈肿，咽喉肿痛，乳痈，黄疸，目赤，目翳，跌打损伤，产后瘀血腹痛。

1.《履巉岩本草》："治蛇伤犬咬，一切虫毒，用少许捣烂，贴患处。"

2.《贵阳民间药草》："清湿热，解火毒，治痈肿，疔疮，提脓生肌。"

3.《广西中药志》："敷治眼疾及背瘩疮。"

4.《贵州民间药物》："消食积饱胀。"

5.《广西本草选编》："治急性黄疸型肝炎，咽喉炎，扁桃体炎，结膜炎，急性阑尾炎，毒蛇咬伤，蜈蚣咬伤，断肠草中毒。"

【用法用量】 内服：煎汤，9～15 g，鲜品30～60 g；或捣汁。外用：捣敷。

【选方】 1. 治一切痈疽，疔疮，无名肿毒　鲜犁头草、野菊花叶等量同捣烂外敷；或鲜犁头草加白糖少许捣烂外敷亦可，每日1换。同时捣汁1酒杯内服。(《浙江民间常用草药》)

2. 治扁桃体炎　鲜紫花地丁30 g，朱砂根15 g。水煎服。(《福建药物志》)

3. 治乳痈，疔疮　犁头草(鲜)120 g，半边莲(鲜)60 g，甜酒糟60 g。捣烂外敷。(《江西草药》)

4. 治湿热发黄　铧口草叶(为末)9 g。用红酒一杯饭后送服，每日服2次。(《贵阳民间药草》)

5. 治结膜炎　犁头草、半边莲(均鲜)各等量，人乳少许。捣烂敷眼皮上，每日2次。

6. 治角膜溃疡、虹膜睫状体炎　犁头草、连钱草(均鲜)各适量。捣烂敷眼皮上，每日换药1～2次。

7. 治支气管炎　犁头草(鲜)、枇杷叶(去毛)各30 g。水煎服。寒咳加生姜3片；热咳加白茅根30 g，陈皮30 g；发烧加马尾松叶 9 g,车前 15 g。

8. 治毒蛇咬伤　犁头草、半边莲、连钱草(均鲜)各适量。捣烂外敷。(5～8 方出自《江西草药》)

4584 银耳 yín ěr
(《中国药学大辞典》)

【异名】　白木耳(《酉阳杂俎》),白耳、桑鹅、五鼎芝(《清异录》),白耳子(《贵州民间方药集》)。

【基原】　为银耳科银耳属银耳的子实体。

【原植物】　银耳 *Tremella fuciformis* Berk.

子实体纯白色,胶质,半透明,宽 5～10 cm,由多数宽而薄的瓣片组成,新鲜时软,干后收缩。担子近球形,纵分隔,(10 ～ 13)μm × (9 ～ 10)μm。孢子无色,光滑,近球形,(6～8.5)μm×(4 ～ 7)μm。

生于栎树及其他阔叶树腐木上。分布于西南及江苏、浙江、安徽、福建、江西、湖北、湖南、广东、广西、海南、陕西、台湾等地。现多人工栽培。

本植物寄生于桑上的可食用子实体(桑耳)亦供药用,另设专条。

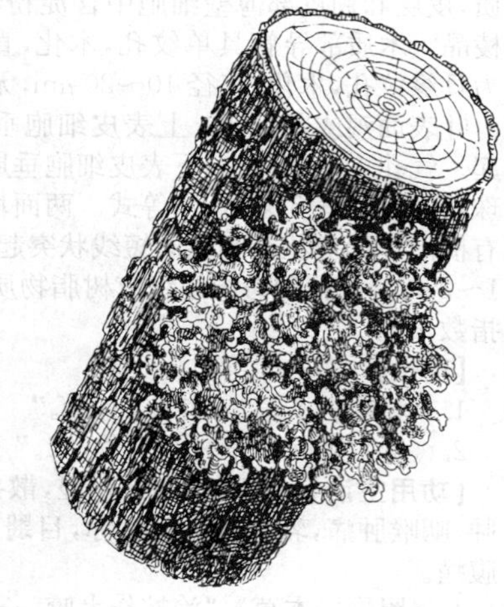

银　耳

【栽培】　生物学特性　银耳是一种腐生菌,属中温型,但耐寒力很强。菌丝适宜生长温度为 20～28 ℃,子实体在 20～26 ℃生长最好;段木中含水量 42%～47%、树皮含水量 44%～50%,或木屑培养基含水量 60%～65%,相对湿度 80%～96%银耳生长良好;银耳是好气性真菌,适宜的酸碱度为 pH5.2～5.8,银耳菌丝对纤维的分解能力很微弱,需要一种"香灰"的子囊菌帮助它分解木材,提供营养。

繁殖方法　(1) 菌种培养　银耳菌种培养比较特殊,需采用混和培养的方法,将银耳菌与香灰菌培养在一起。制作母种时两种菌应从同一耳木上分离,获得纯菌种后先在 PDA 培养基上接入银耳菌种,在25 ℃下培养,待斜面上形成 1 cm 左右菌落时,接入香灰菌,共同培养,然后转入原种和栽培种。原种可用木屑、米糠、蔗糖和石膏配制培养基生产,在原种培养基内加入棒形或楔形种木,生产出栽培种。

(2) 栽培方法　有段木栽培与代料栽培。段木栽培:选择树龄 10～15 年、直径 6～10 cm 的阔叶树作耳木,秋季落叶后至春初萌生新芽前砍伐,截成 1～1.2 m 长段,堆放晾晒。选早晚有阳光散射、三分阳七分阴的林间为耳堂,在气温稳定在 15～18 ℃时开始接种,一般在清明至立夏之间,先在段木上按 10 cm × 3 cm 的规格,以品字形或螺旋形打出接种穴,穴直径 1～1.2 cm,深 1.2～1.8 cm,把木屑菌种分装至每个穴中,稍加压实后盖上树皮盖,如用种木接种,放入种木后应锤紧。接种后将段木呈"井"字形堆积在树荫下或稍遮阴,堆高 1.2 m,堆温 22～26 ℃之间,每 7～10 d 翻堆 1 次,经 40 d 菌发后拆堆排堂。排堂方法一般将段木呈"人"字形排放在支架上,出耳期间温度保持在 20～25 ℃;子实体生长旺期,每日应喷水 3～5 次,使相对湿度能达到 85%～95%,并注意耳堂内的通风透光。代料栽培:可用木屑、刨花、甘蔗渣、甜菜渣、棉子壳、花生壳等为主要原料,辅以其他营养成分配制培养基,装塑料袋后在袋侧开长 2 cm、深 1.5 cm 的接种穴 4～8 个,用氧化锌橡皮膏胶布封盖,高压灭菌后,揭开胶布接入菌种,再盖牢胶布,放在 25～28 ℃室温下培养 4 d,然后转入 25 ℃左右培养到 14 d 当菌丝在接种孔生长成圆形生长区时,即可揭开些胶布流通空气,温度可降到 23 ℃左右,1 星期后接种孔"冒黄水",可将室温降到 20 ℃,每日喷水 3～4 次,保持相对湿度 90%,生长 40 d 即可采耳。

【采收加工】　当耳片开齐停止生长时,应及时采收,清水漂洗 3 次后,及时晒干或烘干。

【药材】　银耳 *Tremella*　主产于四川、贵州、云南、福建、湖北、安徽、浙江、广西、陕西、台湾。以四川通江银耳、福建漳州雪耳最著名。

性状　子实体由数片至 10 余片薄而多皱褶的瓣片组成,呈菊花形、牡丹花形或绣球形,直径 3～15 cm,白色或类黄色,表面光滑,有光泽,基蒂黄褐色。角质,硬而脆。浸泡水中膨胀,有胶质。气微,味淡。

【成分】　含多糖类成分:银耳子实体多糖(TP),银耳孢子多糖(TSP)[1],多糖 TP-1,糖蛋白 TP[2],细胞壁多糖[3],葡萄糖醛酸木糖甘露聚糖(glucuronoxylomannan)[4],中性多糖[5],酸性杂多聚糖(acidicheteroglycans) AC、BC[6]。银耳孢子中含 3 个多糖:TF-A,TF-B 及 TF-C,其相对分子质量分别为 76 000,76 000 及 70 000[7]。含脂质成分,其甾醇部分含有麦角甾醇(ergosterol),麦角甾-5,7-二烯-3β-醇(ergosta-5,7-dien-3β-ol),麦角甾-7-烯-3β-醇(ergosta-7-en-3β-ol);脂肪酸部分含有十一烷酸(undecanoic acid),十二烷酸(*n*-dodecanoic acid),十三烷酸(tridecanoic acid),正十四烷酸(*n*-tetradecanoic acid),十五烷酸(pentadecanoicacid),正十六烷酸(*n*-hexadecanoicacid),正十八烷酸(*n*-octadecanoic acid),十六碳-9-烯酸(hexadec-9-enoic acid),十八碳-(9)-烯酸(octadec-9-enoic acid),十八碳-9,12-二烯酸(octadeca-9,12-dienoic acid);磷脂部分含有磷脂酰甘油(phosphatidyl glycerol),磷脂酰乙醇胺(phosphatidylethanolamine),磷脂酰丝氨酸(phosphatidyl serine),磷脂酰胆碱(phasphatidyl choline)和磷脂酰肌醇(phosphatidyl inositol)[8]。此外,葡菌丝中含萨尼丹宁(sanitanin) A、B、C、D[9]。

【药理】　1. 对免疫功能的影响　银耳多糖皮下注射增加正常或皮下注射醋酸可的松小鼠的血碳廓清率;升高正常小鼠和环磷酰胺所致免疫功能受抑小鼠的半数溶血值,促进正常小鼠和免疫功能受抑小鼠溶血素形成;对抗醋酸可的松引起的小鼠脾重减轻[1]。银耳溶液给小鼠灌胃,提高脾淋巴细胞体外增殖反应及外周血 T 细胞 α-ANAE 阳性率,增强脾细胞 IL-2 和肝脏超氧化物歧化酶活性[2]。银耳中的酸性杂多糖诱导人单核细胞产生 IL-1、IL-6 和 TNF[3]。银耳多糖促进小鼠脾细胞 IL-2、IL-6 和 TNF-αmRNA 的表达而促进上述细胞因子的生成[4]。银耳多糖一定剂量范围内可增加小鼠脾细胞内游离钙离子浓度,与 ConA 有协同作用[5]。

2. 抗肿瘤、抗突变作用　注射银耳制剂,对小鼠荷腹水型或实体瘤肝癌、宫颈癌 U_{27} 的生长有抑制作用[6]。小鼠腹腔注射银耳孢子多糖抑制 S_{180} 肉瘤生长,这可能与其增强机体免疫功能相关[7]。银耳多糖降低人肝癌细胞中乳酸脱氢酶和琥珀酸脱氢酶活性，但增加人胚肺成纤维细胞中琥珀酸脱氢酶活性[8]。但有报道银耳多糖体外对小鼠腹水型肉瘤 S_{180} 和人慢性骨髓性白血病 K_{562} 细胞增殖无明显影响[9]。小鼠骨髓微核实验表明，银耳多糖可对抗环磷酰胺所致的微核率增加和染色体损伤[10]。

3. 抗辐射、影响造血系统功能　银耳多糖皮下注射可降低 γ 射线照射后小鼠死亡率，提高死亡鼠平均存活时间[11]。腹腔注射银耳制剂可改善照射小鼠造血功能，升高血清集落刺激因子水平[12]。银耳芽胞发酵液增加正常小鼠白细胞数，防治环磷酰胺所致的白细胞数减少[13]。小鼠腹腔注射银耳制剂，提高骨髓中的外源性脾结节形成单位(CFU-S)和粒-巨噬系祖细胞(GM-CFC)生成率，增加内源性 CFU-S[14]。

4. 降血脂、降血糖作用　银耳多糖和银耳孢子多糖降低高脂血症大鼠血清游离胆固醇、胆固醇酯、三酰甘油、β-脂蛋白含量，降低高胆固醇血症小鼠血清总胆固醇含量[15]。银耳膳食性纤维加入大鼠食物中，降低高胆固醇饮食性大鼠血清低密度脂蛋白胆固醇、肝脏总胆固醇和三酰甘油，增加粪便中中性类固醇、胆汁酸和未消化纤维排泄[16]。

银耳中的葡萄糖醛酸木糖甘露聚糖腹腔注射对正常和链脲佐菌素复制的糖尿病模型大鼠有降血糖作用[17]。兔血糖测定显示银耳多糖对胰岛素进行化学修饰后，延长胰岛素在体内的作用时间[18]。

5. 抗氧化、促进物质合成　银耳多糖降低小鼠心肌组织脂褐质含量，增强小鼠脑和肝组织中超氧化物歧化酶活力，抑制脑中单胺氧化酶 B 的活性[19]。银耳多糖和银耳孢子多糖对小鼠血清蛋白和核糖核酸的生物合成有促进作用[20]。腹腔或皮下注射银耳多糖能促进正常小鼠和部分切肝小鼠肝蛋白质合成，银耳多糖能促进肝 RNA 合成[21]。银耳多糖增加小鼠肝细胞内粗面内质网和糖原的含量，减少基质在细胞中的含量[22]。

6. 抗凝和抗栓作用　银耳多糖和银耳孢子多糖给小鼠静注、腹腔注射、灌胃以及体外实验均表现出抗凝血作用[23]。兔灌胃银耳多糖和银耳孢子多糖有抗血栓作用[24]。

7. 其他作用　银耳多糖口服或腹腔注射，均可对抗四氯化碳所致的血清丙氨酸氨基转移酶的升高[10]。银耳孢子粗多糖腹腔注射抑制甲醛所致大鼠足跖肿胀[11]。银耳多糖和银耳孢子多糖灌胃抑制大鼠应激性溃疡的形成，促进醋酸性胃溃疡的愈合，但对胃酸分泌和胃蛋白酶活性无明显影响[25]。银耳多糖可使人红细胞膜蛋白交联作用减少，膜流动性趋于正常，红细胞溶血率降低，对红细胞膜有保护作用[26]。银耳多糖及其硫酸酯体外对牛免疫缺陷病毒引起的合胞体有抑制作用[27]。

【药性】　甘、淡，平。

1.《饮片新参》："甘、淡，凉，腻。"

2.《现代实用中药》："甘，平。无毒。"

【功用主治】　滋阴生津，润肺养胃。主治虚劳咳嗽，肺燥干咳，津少口渴，病后体虚。

1.《本草再新》："润肺滋阴。"

2.《本草问答》："治口干肺痿，痰郁咳逆。"

3.《饮片新参》："清补肺阴，滋液，治劳咳。"

4. 刘波《中国药用真菌》："强精，补肾，滋阴，润肺，生津，止嗽，清热，润肠，益胃，补气，和血，强心，壮身，补脑，提神。治肺热咳嗽，肺燥干咳，产后虚弱，久咳喉痒，月经不调，肺热胃炎，大便秘结，大便下血，新久痢疾，雀斑。"

5.《福建药志》："治肺痿，咯血，慢性肝炎。"

【用法用量】　内服：煎汤，3～10 g；或炖冰糖、肉类服。

【宜忌】　风寒咳嗽者及湿热酿痰致咳者禁用。

《饮片新参》："风寒咳嗽者忌用。"

【选方】　1. 润肺，止咳，滋补　白木耳 6 g，竹参 6 g，淫羊藿 3 g。先将白木耳及竹参用冷水发胀，然后加水 1 小碗及冰糖，猪油适量调和，最后取淫羊藿稍加碎截，置碗中共蒸，服时去淫羊藿渣。参、耳连汤内服。(《贵州民间方药集》)

2. 治肺阴虚，咳嗽，痰少，口渴　银耳 6 g(先用水浸泡)，冰糖 15 g。加水适量，隔水共蒸透，制成白木耳糖汤，分 2 次服，每日 1 剂。

3. 治热病伤津，口渴引饮　银耳 10 g，芦根 15 g，小环草 10 g。水煎，取银耳，滤去药渣，喝汤，并吃银耳，每日 1 剂。

4. 用于癌症患者放疗、化疗期　银耳 12 g，绞股蓝 45 g，党参、黄芪各 30 g。共煎水，取银耳，去药渣，加苡仁、大米各 30 g 煮粥吃。每日 1 剂，长期配合放疗、化疗，可防止白细胞下降。

5. 治原发性高血压病　银耳 10 g，米醋、水各 10 ml，鸡蛋 3 个(先煮熟去壳)，共慢火炖汤，吃银耳和鸡蛋。每日吃蛋 1 个，并喝汤吃银耳。(2～5 方出自《药用寄生》)

【临床报道】　1. 治疗慢性气管炎　用银耳糖浆口服，每次 30 ml，每日 3 次，连服 50 d 为 1 个疗程，治疗慢性气管炎 102 例，按西医分型疗效：单纯型 81 例，临床控制 25 例，显效 36 例，好转 11 例；喘息型 21 例，临床控制 2 例，显效 6 例，好转 7 例。按中医分型：肺虚型 37 例，临床控制 8 例，显效 20 例，好转 4 例；脾虚型 42 例，临床控制 14 例，显效 14 例，好转 5 例；肾虚型 21 例，临床控制 5 例，显效 8 例，好转 7 例；阴虚型 2 例，好转 2 例[1]。

2. 治疗肺心病　用银耳糖浆口服，每次 30 ml，每日 3 次，连服 60 d 为 1 个疗程，在农村治疗缓解期或慢性迁延期肺心病 43 例，结果：临床控制 1 例，显效 10 例，好转 18 例；在市区治疗缓解期肺心病 30 例，结果：临床控制者占 20%，显效 33%，好转 37%，总有效率 90%[1]。

3. 治疗白细胞减少　①用银耳多糖胶囊(每个胶囊含银耳多糖 0.5 g)，每日口服 3 次，每次 0.5 g(少数患者每日用量 3～4.5 g)，连用 30 d 为 1 个疗程。共防治放疗、化疗期间白细胞减少症 40 例，43 个疗程(治疗组 38 例，41 个疗程，预防组 2 例，2 个疗程)。治疗期间放、化疗一般不停，但白细胞下降太低者暂停放疗或化疗。有 5 个疗程与 16α-溴代雌酚酮合并应用，有 5 个疗程合并应用其他治疗(如输血、鲨肝醇或炔雌醇)，单一应用银耳多糖为 34 个疗程，平均用药 25.4 d。疗效评定分第一评定标准和第二评定标准。结果：按第一标准判断，治疗组 38 例，41 个疗程，显效 13 个疗程，有效 11 个疗程，无效 17 个疗程，总有效率为 58.5%；预防组 2 个疗程未见效果。按第二标准判断，治疗组有效疗程为 24 个，有效率也为 58.5%，预防组无效[2]。②口服银耳多糖，每日 2 g，分 2 次服用，连续用药 30 d(其中 8 例 60～120 d)，观察肿瘤患者放、化疗引起的白细胞减少和其他原因(如急性白血病、再生障碍性贫血、脾功能亢进、长期接触放射与微波、苯与铅接触者)以及原因不明者引起的白细胞减少症 58 例。结果：从事放射工作者及原因不明引起白细胞减少者，服用银耳多糖后，头晕、乏力、失眠、多梦等症状均有显著改善或消失，停药后上述症状又逐渐出现。升白细胞的疗效，显效 11 例，有效 30 例，无效 17

例，总有效率为70.7%。其中以肿瘤放、化疗组和原因不明组效果较好，总有效率分别为86.2%和81.8%[3]。

4585 银朱 yín zhū（《本草蒙筌》）

【异名】 水华朱（胡演《升丹炼药秘诀》），心红（《本草蒙筌》），猩红、紫粉霜（《纲目》）。

【基原】 为以水银、硫黄和氢氧化钾为原料，经加热升华而制成的硫化汞（HgS）。

【制法】 1. 湿制法 取水银30份，升华硫11.5份，氢氧化钾7.5份。将水银、升华硫置乳钵中研匀，加入氢氧化钾溶液，加温45℃为准，于蒸发器内蒸发。补充蒸散的水分，经数小时温蒸，至色鲜红时，即投入冷水中。然后收集于滤纸上，以水洗之，倘有硫残留，则加硫酐溶液去之，次以热水洗之，最后加温干燥即得银朱。

2. 干制法 取水银20份，升华硫4份，稀氢氧化钾溶液若干。将水银和升华硫在乳钵内研匀，置升华器内徐徐加热，蒸去水分，并逐渐起火光，化合变为硫化汞。增强火势，则升华为黑色硫化汞，附着于盖的内面。分取其中心的暗色部分。所剩残渣再升华，分取出暗色部分，将暗色部分合并，研成细末，与稀氢氧化钾液共煮沸，则变为红色，以水洗涤，加温70～80℃，干燥后即得银朱。

【药材】 银朱 *Vermilion* 主产广州、武汉；安徽亦产。

性状 本品为细粒或细粉状。红色、朱红色。具较强光泽。体重，质细腻、滑润、疏松，手触之染指。吸湿易结块。无臭、无味。

鉴别 (1) 透射偏光镜下：颗粒粗达0.001 mm。极高的正突起个体呈板柱状，橘红至橘黄色，半透明。粒径＞0.01 mm者，显多色性：*Ng*为红色，*Np*为橘黄色。具有一组中等和另一组不完全解理。平行消光。正延性。

(2) 取本品置开口试管中灼烧，产生黄色的SO_2气体，能使硝酸汞试纸变黑（检查硫盐）。

(3) 本品汞盐的鉴别，参见"朱砂"条。

(4) X射线衍射分析曲线 银朱与朱砂相同。

【成分】 主要为硫化汞（HgS）[1]。含铅（Pb）、铜（Cu）、钠（Na）、铁（Fe）、铝（Al）等杂质[2]。

【药性】 辛，温。有毒。归心、肺经。

1.《纲目》："辛，温，有毒。"

2.《外科全生集》："有微毒。"

3.《本草再新》："入心、肺二经。"

【功用主治】 攻毒，杀虫，燥湿，劫痰。主治痈疽肿毒，恶疮，臁疮，疥癣。

1.《本草蒙筌》："杀虫、虱。"

2.《医学入门》："杀疮虫，治脑风，熏厉风疮，能收水去毒。"

3.《纲目》："破积滞，劫痰涎，散结胸，疗疥癣恶疮，杀虫及虱，功同粉霜。"

4.《外科全生集》："止痒。"

5. 张秉成《本草便读》："燥湿提脓。"

【用法用量】 外用：研末调敷。内服：研末，0.2～0.5 g，每日1次；或入丸、散。

【宜忌】 本品有毒，内服宜慎，不能过量或连续服用。孕妇禁服。入药忌用火煅。

1.《本草汇纂》："但用以服食，古人切戒谓其性悍烈，良非所宜。"

2. 张秉成《本草便读》："不宜内服。"

【选方】 1. 治疽疮发背 银朱、白矾等分。煎汤温洗，却用桑柴火远远灸之，日三次。（《救急方》）

2. 治痈疡热疖，初起未溃 银朱二两，杏仁二两（研细末），广丹二两，轻粉一两（乳细），蓖麻子肉五两，松香十两，茶油二两。先将蓖麻子肉捶融如泥，再将余药缓缓加入，须捶之极透后，放入茶油，再打成膏，捶数以愈多愈佳，隔水炖化，用油纸摊成膏。贴患处。（《全国中药成药处方集》千捶膏）

3. 治赤游丹毒 银朱研末，用马齿苋捣汁调涂，干则以汁润之。（《赤水玄珠》心红散）

4. 治鱼脐疔疮，四面赤，中央黑 银朱，水和丸。每服一丸，温酒下。（《普济方》走马丹）

5. 治日久顽疮不收者 银朱一钱，地下（陈）石灰五分，松香五钱。为末，香油一两，搅摊纸上贴之。（《应急良方》）

6. 治血风臁疮，生脚股上，乃湿毒成风也 黄蜡二两，熔化，入银朱一两，搅摊纸上，刺孔贴之。（《简便单方》）

7. 治黄水疮 铅粉（炒）、槐花（炒）等分为末，听用。老松香一两，银朱四钱，共为末，纸卷成条，麻油浸透，火燃着，一头滴下药油。以器盛之。用调前药末，外用。（《外科大成》二合散）

8. 治杨梅疮 银朱、轻粉各一钱，黄蜡、清油各一两。化开和收，以油纸摊贴。（《纲目》）

9. 治汤火灼伤 银朱研细，菜油调敷二次。（《多能鄙事》）

10. 治咽喉疼痛 银朱、海螵蛸（末）等分。吹之取涎。（《急救方》）

11. 治小儿内钓多啼 银朱半钱，乳香、煨蒜各一钱。为末，研丸黍米大。半岁五丸，薄荷汤下。（《全幼心鉴》）

【各家论述】 1.《纲目》："银朱，乃硫黄同汞升炼而成，其性燥烈，亦能烂龈挛筋，其功过与轻粉同也。"

2.《本经逢原》："银朱，水银和硫黄煅炼成朱，故专杀虫治疮，以毒攻毒而已。观其同蟹壳烧之，则臭虫绝迹，和枣肉熏之，则疮痂顿枯，其性悍烈可知。"

3.《本草便读》："银朱与轻粉之性，寒温略异，而主治却又相同，其燥烈升散较猛，长于外治，不宜内服尔。"

4586 银鱼 yín yú（《纲目》）

【异名】 王余（《尔雅》郭璞注），鲙残鱼（《尔雅翼》），银条鱼（《日用本草》）。

【基原】 为银鱼科短吻银鱼属动物太湖新银鱼的全体。

【原动物】 太湖新银鱼 *Neosalanx tankankeii taihuensis* Chen 又名：太湖短吻银鱼、小银鱼（《中国经济动物志·淡水鱼类》）。

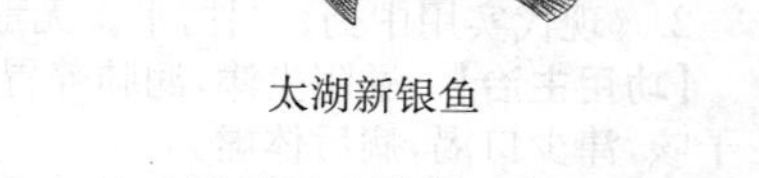
太湖新银鱼

体长70～80 mm，头扁平。吻短钝，口小，下颌略长，上下颌各有一列细齿，下颌前端及腭骨均无齿。背鳍Ⅱ，12～14。脂鳍小，臀鳍Ⅲ，21～24。生活时全体透明，从头的背后可清楚地看见脑的形状，死后体乳白色，各鳍较透明，无色，体侧每边沿腹面各有一行黑色小点。

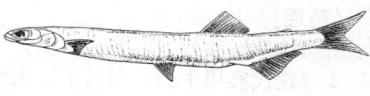

主要分布于江苏太湖及沿长江中、下游的许多湖泊内。

作银鱼药用的还有陈氏新银鱼 *N. tangkahkeii*（Wu）等。

【采收加工】 3～5月捕捞，捕后，鲜用，亦可晒干或烘干，或加工成鱼干。

【药性】 甘，平。归脾、胃、肺经。

1.《日用本草》："味甘，平，无毒。"

2.《医林纂要》："甘、苦，平。"

3.《本草求真》："入脾、胃。"

【功用主治】 补虚，润肺，健胃。主治营养不良，肺虚咳嗽，脾虚泄泻，小儿疳积。

1.《日用本草》："宽中健胃，合生姜作羹佳。"

2. 姚可成《食物本草》："利水，润肺止咳。"

3.《医林纂要》："补肺清金，滋阴，补虚劳。"

4.《随息居饮食谱》："养胃阴，和经脉。"

5.《中国药用海洋生物》："用于营养不良、消化不良、小儿疳积。"

【用法用量】 内服：煎汤，30～90 g。

【宜忌】 姚可成《食物本草》："水晶鱼，不可多食，动湿生疮。"

【选方】 1. 治脾虚泄泻、消化不良、营养不良 银鱼90 g，与葱煎汤食。

2. 治小儿疳积 银鱼30 g，山楂15 g，谷芽30 g。煎服。(1、2方出自《中国动物药》)

4587 银箔 yín bó (《本草蒙筌》)

【异名】 银薄(《药性论》)，银页(《圣惠方》)，银泊(《救伤秘旨》)。

【基原】 为自然元素类铜族矿物自然银经加工而成的薄片。

【原矿物】 自然银 Native Silver 又名：银(《别录》)，生银(《开宝本草》)，白金、鋈(《纲目》)。

晶体结构属等轴晶系。单个晶体立方体和八面体，或为两者的聚形，惟极少见。通常多以粒状、块状、鳞片状、网状、丝状及树枝状等集合体产出。银白色，表面常现灰黑色锖色。条痕银白色。金属光泽。不透明，硬度2.5～3，断口锯齿状，无解理，相对密度10.1～11.1。具延展性，有良好的导热及导电性。

自然银多形成于低温热液矿床中。在含有机质的方解石脉内也常有自然银密集。此外，外生成因的自然银常见于硫化物矿床氧化带。产于辽宁、浙江、广东、四川、云南、青海等地。

【药材】 银箔 *Argentum Foil* 主产于江苏南京。

性状 本品通常呈正方形薄片状。长宽为93.3 mm，多夹于面积相同的薄纸层中。银白色。表面平坦，但具微细皱纹。金属光泽；不透明。质菲薄，易漂浮，并易皱折而破裂。气、味皆无。

鉴别 (1) 取本品一小片，加硝酸约2 ml，振摇，溶解，溶液无色(检查银盐)。

(2) 取上述溶液滴加稀盐酸，即发生白色凝乳状沉淀；分离，沉淀溶于氨试液，再加硝酸，沉淀复生成(检查银盐)。

【成分】 主要成分为银(Ag)[1]。

【药性】 辛，平。归心、肝经。

1.《海药本草》："大寒，无毒。"

2.《本草蒙筌》："味辛，气平，无毒。"

3.《雷公炮制药性解》："入心、肺二经。"

4.《本草汇言》："入手少阴、足厥阴经。"

【功用主治】 镇惊，定痫，安神。主治惊痫癫狂，心悸恍惚，夜不安寐。

1.《药性论》："主定志，去惊痫，小儿癫疾狂走之病。"

2.《海药本草》："主坚筋骨，镇心明目，风热癫疾。"

3.《本草蒙筌》："除谵语恍惚不睡，止热狂惊悸发痫，定志养神，镇心明目，安五脏，辟诸邪，并用服之，功胜紫雪。"

4.《本草正》："主治与金箔不远，同能平肝。"

5.《本草再新》："舒肝气，定心智，安魂魄，滋肾水，行经络，利关节，破积消疽，治小儿惊痫，痘疮诸毒。"

【用法用量】 内服：多作为丸药挂衣。

【宜忌】 勿炼粉入药服。

1.《得配本草》："畏石亭脂、砒石、磁石、荷叶、蕈灰、羚羊角、乌贼骨、黄连、甘草、飞廉、鼠尾、龟甲、生姜、地黄、羊脂、苏子油。"

2.《本草述钩元》："过服亦能伤肝。"

【选方】 1. 治心虚惊悸，或因忧虑，神气不安 茯神(去木)、人参、甘草(炙，锉)、龙齿各一两半，升麻、枳壳(去瓤，麸炒)各一两，银箔二百片，麦门冬(去心，焙)二两。上为末，炼蜜为丸，如梧桐子大。每服十五至二十丸，早晚食后米饮下。(《圣济总录》镇心丸)

2. 治小儿伏热潮发者 银箔十片，续随子一分(去皮，研)，青黛一分，芦荟一分(研)，胡黄连末一分，麝香一钱。上通研匀细，以糯米饭和丸，如绿豆大。每服一至二粒，煎薄荷汤下，量儿大小加减。(《小儿医方妙选》银箔丹)

4588 银不换 yín bù huàn (广州部队《常用中草药手册》)

【异名】 九条牛(《海南岛常用中草药手册》)，银锁匙、金线风(《广西中草药》)，毛篸箕笃(广州部队《常用中草药手册》)。

【基原】 为防己科轮环藤属植物毛叶轮环藤的根。

【原植物】 毛叶轮环藤 *Cyclea barbata* (Wall.) Miers

草质藤本。根长圆柱形，稍扭曲，直径1 cm左右，外皮灰棕色或灰褐色。茎纤细缠绕，有纵条，嫩枝被长柔毛。叶互生；叶柄密被长柔毛，近盾状着生；叶片薄纸质或近膜质，三角状阔卵形，长5～10 cm，宽3～8 cm，先端渐尖，基部微凹或近截平，两面被柔毛，全缘，缘毛甚密，长而广展，掌状脉7～9条，自叶柄着生处放射伸出。花序腋生，花单性，雌雄异株；雄花为密伞形花序排列成圆锥状，具1～2回分枝，被长柔毛；雄花萼筒杯状，背面被长硬毛，萼4裂，裂片阔三角形，花冠筒浅杯状，雄蕊稍伸出；雌花序下垂，密伞形花序排列成总状；雌花萼片2，近圆形，背面密被硬毛；花瓣2，扁圆形，无毛；子房密被硬毛，柱头裂片尖锐。核果扁圆形，内果皮骨质，背部两侧各有2行疣状小突起。花果期8～11月。

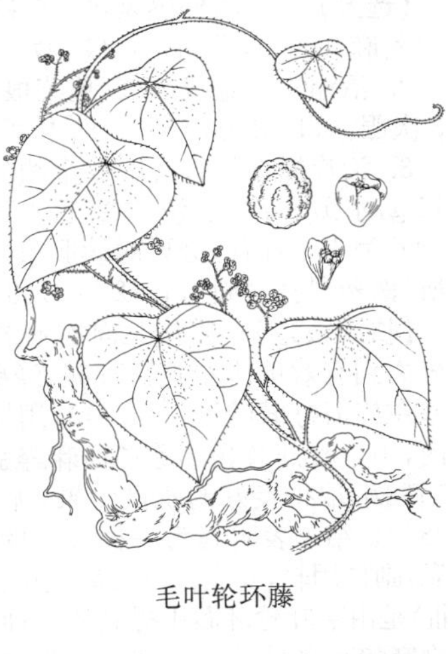

毛叶轮环藤

生于潮湿山地、林边、路旁及丘陵灌木丛中。分布于广东、广西、海南等地。

【采收加工】 四季均可采挖，去粗皮，切段，晒干。

【成分】 根含生物碱类成分：异谷树碱（isochondrodendrine），左旋箭毒碱（curine），小檗胺（berbamine），防己诺林碱（fangchinoline），高阿罗莫灵碱（homoaromoline），轮藤环宁碱（cycleanine），粉防己碱（tetrandrine），异粉防己碱（isotetrandrine），木兰花碱（magnoflorine）及轮环藤酚碱（cyclanoline）[1]。喹啉生物碱：（＋）-thalrugosine，（－）-limacine[2]，（－）-2′-norlimacine，（＋）-clycleabarbatine，（－）-衡州马药碱（（－）-coclaurine），（－）-N-甲基衡州马药碱〔（－）-N-methylcoclaurine〕。根中另含（＋）瑞香楠君〔（＋）-daphnandrine〕，（＋）-cycleanorine，（－）-repandine[3]。

【药理】 1. 肌松作用　从毛叶轮环藤根（银不换）中分离的汉防己甲素、高阿罗莫灵碱、左旋箭毒碱、异谷树碱的碘甲烷盐静注在家兔垂头试验中有肌松作用，对小鼠、猫、犬等均有肌松作用。左旋箭毒碱为非去极化型肌松剂，给麻醉猫等静注有降压和组胺释放作用[1]。

2. 抗疟作用　银不换的生物碱提取物有抗疟原虫作用，对人 KB 细胞也有一定细胞毒性[2, 3]。

3. 其他作用　毛叶轮环藤体外对胶原或 ADP 诱导的血小板聚集有一定抑制作用[4]。

【药性】《海南岛常用中草药手册》："苦，寒。有小毒。"

【功用主治】 清热解毒，散瘀止痛，利尿通淋。主治风热感冒，咽喉疼痛，胃痛，腹痛，牙痛，湿热泻痢，小便淋痛，跌打伤痛，扭挫伤。

1.《海南岛常用中草药手册》："清热解毒，止痛。主治胃痛，咽喉痛，胃火牙痛，湿热泄泻。"

2. 广州部队《常用中草药手册》："解毒，止痛，散瘀。主治咽喉炎，腹痛，牙痛，跌打损伤。"

3.《广西中草药》："清热解毒，镇痛利尿。治感冒风热，痢疾，砂淋等。"

【用法用量】 内服：煎汤，3～15 g，研末，1.5～3 g。

【选方】 1. 治外感风热　金线风根 15 g，干薄荷 3 g，干山芝麻 9 g。水煎，日分 2 次服。

2. 治痢疾　金线风、刺苋菜根、马齿苋各 30 g。水煎，分 3 次服。（1、2 方出自《广西中草药》）

3. 治疗慢性气管炎　取金线风 15 g，榄核莲 12 g，百部 15 g，水煎 2 次，去渣浓缩至 30～60 ml，每日 1 次，顿服。10 d 为 1 个疗程，必要时续服第二个疗程。〔广西医药研究所《医药科技资料》，1972，(3)：83〕

【临床报道】 用作肌肉松弛剂：①由银不换总生物碱中分离到有效单体左旋箭毒碱，经碘甲基化后制成碘化二甲基左旋箭毒碱（银不换Ⅱ号），用量在 0.1～0.5 mg/kg 范围内，用于腹部及胸部等各种麻醉手术 210 例，其中中药麻醉 161 例，取得良好的肌松效果，优良率达 73%，总有效率为 98%。结果表明其为一种较好的强效肌松剂，具有效果可靠，副作用轻，安全范围大诸优点[1]。②氯甲左箭毒（银不换Ⅲ）是由毛叶轮环藤中提制的一种肌松剂，临床用于中、西药物麻醉和多种部位手术 412 例，用量一般为 0.2 mg/kg 左右，结果获得了良好的肌松效果[2]。

4589 银线草 yín xiàn cǎo（《陕西中草药》）

【异名】 四叶草（《黑龙江常用中草药手册》），四块瓦、天王七、拐拐细辛、四叶七、白毛七（《陕西中草药》），灯笼花（《长白山植物药志》）。

【基原】 为金粟兰科金粟兰属植物银线草的全草或根及根茎。

【原植物】 银线草 *Chloranthus japonicus* Sieb.

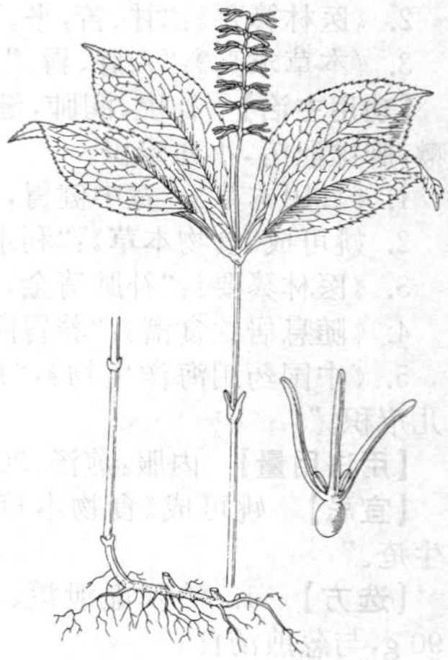

银线草

多年生草本，高 20～50 cm。根茎横走，有节，生多数细长须根，具特殊气味；茎直立，通常不分枝，下部节上对生 2 片鳞状叶。叶对生，通常 4 片生于茎顶，成假轮生；叶柄长 8～18 mm；叶片宽椭圆形或倒卵形，长 8～14 cm，宽 5～8 cm，先端急尖，基部宽楔形，边缘具锐锯齿，齿尖有一腺体，上面深绿色，下面色淡，网脉明显。穗状花序顶生，单一，连总花梗长 3～5 cm；苞片三角形或近半圆形；花小，白色；雄蕊 3，药隔着生于子房上部外侧，基部连合；中央药隔无花药，两侧药隔各有 1 个 1 室的花药；子房卵形，无花柱，柱头截平。核果梨形。花期 4～5 月，果期 5～7 月。

生于山谷林下阴湿处。分布于河北、山西、辽宁、吉林、山东、陕西、甘肃。

【采收加工】 7～9 月采挖全草及根，鲜用或晒干。

【药材】 银线草 *Radix Chloranthi Japonici*　主产于吉林、辽宁、河北、山西等地。

性状　根茎节间较疏，表面暗绿色。根须状，细长圆柱形，稍弯曲，长 5～20 cm，直径 0.1～1.5 mm；表面土黄色或灰白色，平滑。质脆易折断，断面较平整，皮部灰白色，木部黄白色，皮部发达，易与木部分离。气微香，味微苦。

鉴别　根横切面：表皮细胞类方形。皮层宽广，有油细胞和石细胞散在，石细胞直径 42～62 μm，壁厚，孔沟及层纹均明显；内皮层细胞凯氏点较明显。中柱鞘细胞 1 列，切向延长。初生木质部 4～8 束，导管分化至根中心。

【成分】 根含内酯类成分：金粟兰内酯（chloranthalactone）A、B、C、D、E，苍术内酯Ⅲ（atractylenolide Ⅲ）[1]，银线草内酯（shizukanolide）A[8]、C[7]、D[2]，银线草内酯醇（shizukolidol）[3]，去氢银线草内酯（dehydroshizukanolide），欧亚活血丹内酯（glechomanolide）[4]；萜类成分：银线草呋喃醇（shizukafuranol），银线草螺二烯醇（shizuka acoradienol），莪术呋喃二烯酮（furanodienone），东莨菪素（scopoletin），异东莨菪素（isoscopoletin）[3]，异莪术呋喃二烯（isofuranadiene）[4]，异秦皮定（isofraxidin）[5]，银线草醇（shizukaol）A[9]，内酯类化合物[6]；倍半萜类成分：金粟兰酸（chloranthalic acid），甲基金粟兰酸（methyl chloranthadimeric）[10]，倍半萜二聚物银线草醇（shizukaol）E、F、G、H、I[11]、J，三银线草醇（trishizukaol）A[12]。

【药理】 1. 抗真菌作用　从茎、叶中分出的银线草内酯及金粟兰内酯有抗真菌作用。从新鲜根中分出金粟兰内酯 C 及其去乙酰衍生物也有抗真菌（如灰蓝毛菌）作用[1]。

2. 抗肿瘤作用　金粟兰内酯 A、B、C、D 能抑制小鼠淋巴肉瘤细胞 L-5178Y[1]。

【药性】 辛、苦,温。有毒。

1.《山西中草药》:"辛、苦,温,有毒。"

2.《河北中草药》:"有小毒。"

【功用主治】 祛风散寒,活血解毒。主治风寒感冒,风湿痹痛,腰腿痛,跌打损伤,寒瘀经闭,无名肿毒,皮肤瘙痒,毒蛇咬伤。

1.《陕西中草药》:"祛湿散寒,理气活血,散瘀解毒。主治劳伤,腰腿疼,跌打损伤,感冒,白带,疖肿。"

2.《河北中草药》:"用治瘀血作痛,寒湿性腰腿痛,以及气滞经闭等症,并可防治蛀牙。"

3.《长白山药用植物志》:"主治风寒咳嗽,无名肿毒,皮肤瘙痒。外用可治毒蛇咬伤。"

【用法用量】 内服:煎汤,3~6 g;或浸酒。外用:捣敷。

【宜忌】 1.《黑龙江常用中草药手册》:"全株有毒,内服宜慎。"

2.《长白山药用植物志》:"心脏病,吐血史及孕妇忌服。"

【选方】 1. 治劳伤 (银线草)9~15 g,白酒 500 g,泡酒剂服。每次 2~3 酒盅,每日 1~2 次。

2. 治跌打损伤,骨折,扭伤 (银线草)鲜品、食盐各适量,共捣烂,烘热敷患处。同时可用鲜品 1.5~3 g,水煎服;或干品研末服,每次 0.6~0.9 g。

3. 治白带 (银线草)30~60 g,炖鸡肉,分数次服。(1~3 方出自《陕西中草药》)

4590 银柴胡 yín chái hú (《纲目》)

【异名】 银夏柴胡(《本草原始》),银胡(《本草求真》),牛肚根、沙参儿、白根子、土参(《中药志》)。

【基原】 为石竹科繁缕属植物银柴胡的根。

【原植物】 银柴胡 *Stellaria dichotoma* L. var. *lanceolata* Bunge [*S. gypsophiloides* Fenzl] 又名:狭叶歧繁缕(《全国中草药汇编》)。

多年生草本,高 20~40 cm。主根圆柱形,直径 1~3 cm,外皮淡黄色,根头处有许多疣状的茎部残基。茎直立而纤细,上部二叉状分枝,密被短毛或腺毛;节略膨大。单叶对生;无柄;叶片披针形,长 4~30 mm,宽 1.5~4 mm,先端锐尖,基部圆形,全缘,上面疏被短毛或几无毛,下面被短毛。花单生于叶腋;花梗长约 2 cm;萼片 5,披针形,绿色,边缘白色膜质;花瓣 5,较萼片为短,白色,全缘,先端 2 深裂;雄蕊 10,2 轮,花丝基部合生,黄色;子房上位,花柱 3,细长。蒴果近球形,外被宿萼,成熟时先端 6 齿裂。种子通常 1 粒,椭圆形,深棕色,种皮有多数小突起。花期 6~7 月,果期 8~9 月。

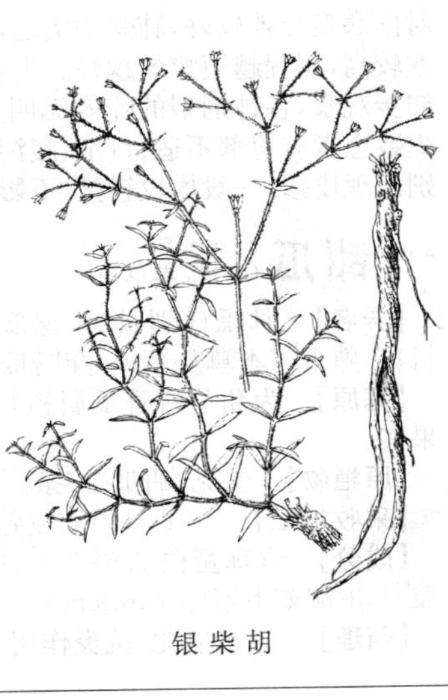

银柴胡

生于干燥草原及山坡石缝中。分布于东北及河北、内蒙古、陕西、甘肃、宁夏等地。近年来宁夏的陶乐等县试行栽培。

【栽培】 生物学特性 喜温暖或凉爽气候,耐严寒,忌水浸。适宜砂质壤土栽培。

繁殖方法 种子繁殖。春季或秋季条播或穴播,行株距 33~40 cm,覆土 1 cm,保持土壤湿润,约 10 d 出苗,苗齐后可间苗 1~2 次。

田间管理 生长期应中耕、除草、追肥。雨季注意排水。

【采收加工】 9~10 月采挖,晒干。

【药材】 银柴胡 *Radix Stellariae* 主产于宁夏回族自治区的陶乐、盐池、灵武、中卫等县,为该自治区地道药材。

性状 根呈类圆柱形,偶有分枝,长 15~40 cm,直径 0.5~2.5 cm。表面浅棕黄色至浅棕色,有扭曲的纵皱纹及支根痕,多具孔穴状或盘状凹陷(细根痕),习称"砂眼",从砂眼处折断可见棕色裂隙中有细砂散出。根头部略膨大,有密集的呈疣状突起的芽苞、茎或根茎的残基,习称"珍珠盘"。质硬而脆,易折断,断面不平坦,较疏松,有裂隙,皮部甚薄,木部有黄、白色相间的放射状纹理(射线与木质部束相间而致)。气微,味甘。

栽培品有分枝,下部多扭曲,直径 0.6~1.2 cm。表面浅棕黄色或浅黄棕色,纵皱纹细腻明显,细支根痕多呈点状凹陷。根头部有多数疣状突起。几无砂眼。折断面质地较紧密,几无裂隙,略显粉性,木部放射状纹理不甚明显。味微甜。

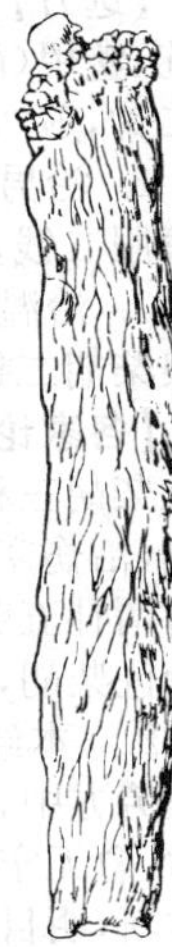

银柴胡(根)外形

鉴别 (1) 根横切面:木栓细胞数列至 10 余列,扁长方形或类方形,棕黄色。皮层较窄,为 4~8 列切向延长的薄壁细胞。韧皮部筛管群明显;形成层成环;木质部发达,导管略作放射状排列,木射线宽至 10 余列细胞。薄壁细胞含草酸钙砂晶,尤以射线细胞中为多,尚可见草酸钙簇晶及细小油滴状物。

粉末特征:黄白色。草酸钙砂晶极多,散在或充塞了薄壁细胞中;晶体呈三角形、类方形、箭头形、楔形、菱形或不规则形,直径 2~9(~18) μm。草酸钙簇晶较多,散在或与砂晶聚集于薄壁细胞中,直径 9~38 μm。网纹和具缘纹孔导管较多,直径 9~134 μm。木栓细胞淡棕黄色,壁薄,微木化。

(2) 取本品粉末 1 g,加无水乙醇 10 ml,浸渍 15 min,滤过。取滤液 2 ml,置紫外光灯(365 nm)下观察,显亮蓝微紫色荧光。

(3) 紫外光谱:取本品粉末 0.1 g,加甲醇 25 ml,超声处理 10 min,滤过,滤液置 50 ml 量瓶中,加甲醇至刻度,测定紫外光谱,本品在 270±2 nm 波长处有最大吸收。

【成分】 根含甾醇:α-菠菜甾醇(α-spinasterol),7-豆甾烯醇(stigmast-7-enol),豆甾醇(stigmasterol),α-菠菜甾醇葡萄糖苷(α-spinasteryl glucoside),7-豆甾烯醇葡萄糖苷(stigmast-7-enolglucoside),β-谷甾醇(β-sitosterol)[1,2];含环肽类成分:银柴胡环肽(stellaria cyclopetide) Ⅰ[1],dichotomins G、F[3]。

【药性】 甘、苦,凉。归肝、胃经。

1.《本经逢原》:"甘,微寒,无毒。""行足阳明、少阴。"

2.《医林纂要》:"苦,寒。"

3.《药性切用》:"入肝、肾。"

4. 张秉成《本草便读》:"入肝、胆。"

【功用主治】 清虚热,除疳热。主治阴虚发热,骨蒸劳热,阴虚久疟,小儿疳积发热。

1.《本草经疏》:“治劳热骨蒸。”

2.《本经逢原》:“不独清热,兼能凉血。”

3.《本草从新》:“治虚劳肌热,骨蒸劳疟,热从髓出,小儿五疳羸热。”

4.《本草求原》:“清肺、胃、脾、肾热。治五藏虚损,肌肤劳热,骨蒸烦痛,湿痹拘挛。”

【用法用量】 内服:煎汤,5~10 g;或入丸、散。

【宜忌】 外感风寒,血虚无热者慎服。

【选方】 1. 治骨蒸劳热 银柴胡一钱五分,胡黄连、秦艽、鳖甲(醋炙)、地骨皮、青蒿、知母各一钱,甘草五分。水二钟,煎八分,食远服。(《证治准绳》清骨散)

2. 治男妇虚劳发热,或咳或不咳 银柴胡、沙参各等分,每服二钱,水煎服。(《本草汇言》)

3. 治温证潮热,身体枯瘦,皮肤甲错,消索而不润泽者 银柴胡二钱,鳖甲三钱。(《温病指归》银甲散)

【各家论述】 1.《本草汇言》:“柴胡有银柴胡、北柴胡、软柴胡三种之分。银柴胡清热,治阴虚内热也;北柴胡清热,治伤寒邪热也;软柴胡清热,治肝热骨蒸也。《日华子》所谓补五劳七伤,治虚热羸瘦,与经验方治劳热,青蒿煎丸少佐柴胡,言银柴胡也。”

2.《本经逢原》:“银柴胡,其性味与石斛不甚相远。凡入虚劳方中,惟有银州者为宜,若用北柴胡,升动虚阳,发热喘嗽,愈无宁宇,可不辨而混用乎!按柴胡条下,《本经》推陈致新,明目益精,皆银夏而言,非北柴胡所能也。”

3.《本草便读》:“银柴胡,从来注《本草》者,皆言其能治小儿疳热,大人痨热,大抵有入肝胆凉血之功。”“柴胡,能解散表邪,银柴胡无解表之性,虽同是用根,性味相仿,上古虽不分,究竟各有所宜耳。”

4.《本草正义》:“银柴胡治虚热骨蒸,自有实效,断非北柴胡之升阳泄汗可比,然则古人谓柴胡为虚劳之药者,亦指银柴胡言之也。赵恕轩《纲目拾遗》谓热在骨髓,非银柴胡莫疗,用以治虚劳肌热骨蒸,劳疟热从髓出及小儿五疳羸热,盖退热而不苦泄,理阴而不升腾,固虚热之良药,苟劳怯而未至血液枯绝,以此清理虚火之燔灼,再合之育阴补脾,尚可徐图挽救,非北柴胡之发泄者所可同日而语也。”

4591 银白杨叶 yín bái yáng yè
(《安徽中草药》)

【基原】 为杨柳科杨属植物银白杨的叶。

【原植物】 银白杨 *Populus alba* L. 又名:白背杨(《广西植物名录》)。

乔木,高15~30 m。树干不直,树皮白色至灰白色。芽卵圆形,密被白绒毛,后局部或全部脱落。萌枝和长枝叶卵圆形,掌状 3~5 浅裂,长 4~10 cm,宽 3~8 cm,初时两面被白绒毛,后上面脱落;短枝叶较小,长 4~8 cm,宽 2~5 cm,卵圆形或椭圆状卵形,先端钝尖,基部阔楔形或圆形,上面光滑,下面具白色绒毛;叶柄短于或等于叶片,略侧扁,被白绒毛;叶缘具深波状牙齿。雄花序长 3~6 cm;花序轴有毛,苞片膜质,宽椭圆形,边缘有齿牙和长毛;花盘有短梗;雄蕊 8~10,花药紫红色;雌花序长 5~10 cm,花序轴具毛,雌蕊具短柄,花柱短,柱头 2,有淡黄色长裂片。蒴果细圆锥形,2 瓣裂。花期 4~5 月,果期5 月。

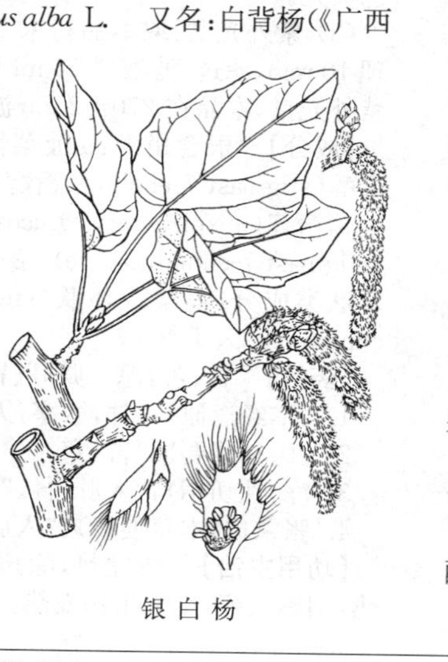

银白杨

喜生于湿润肥沃的沙质土上。仅新疆有野生,河北、山西、辽宁、江苏、安徽、山东、河南、广西、陕西、甘肃、青海、宁夏等地栽培。

【采收加工】 5~7 月采收,鲜用或晒干。

【药材】 银白杨叶 *Folium Populi Albae* 产于东北、华北、西北、西藏等地。

性状 叶片多皱缩、破碎,完整者展平后近圆形,掌状3~5 浅裂,长 4~10 cm,宽 3~8 cm,先端渐尖,基部阔楔形或圆形,叶缘有小牙齿。上面灰绿色,下面可见白色绒毛;叶柄略侧扁,被白绒毛。质脆易碎。气微清香,味微苦。

鉴别 叶横切面:上表皮细胞类长方形,外被角质层,下表皮有多数单细胞非腺毛和气孔。栅栏组织细胞 2 列,海绵组织细胞长方形,主脉维管束外韧型,略近环状,中柱鞘纤维断续环列,主脉上、下表皮内方有厚角组织。薄壁细胞含有草酸钙簇晶和方晶。

【成分】 叶含苷类成分:O-β-D-吡喃葡萄糖基-9-β-D-呋喃核糖基二氢玉蜀黍嘌呤(O-β-D-glucopyranosyl-9-β-D-ribofuranosyldihydrozeatin),O-β-D 吡喃葡萄糖基玉蜀黍嘌呤(O-β-D-glucopyranosylzeatin),O-β-D-吡喃葡萄糖基二氢玉蜀黍嘌呤(O-β-D-glucopyranosyldihydrozeatin)[1],右旋异落叶松脂醇-单-β-D-吡喃葡萄糖苷〔isolariciresinol mono-β-D-glucopyranoside〕[2]。

【功用主治】 止咳平喘,清热化痰。

【用法用量】 内服:煎汤,3~9 g。外用:煎水含漱。

【选方】 1. 治慢性气管炎 银白杨叶 9 g。煎服。

2. 治风火牙痛 鲜银白杨叶煎水,加米醋适量,混匀含漱。

【临床报道】 治疗慢性气管炎 用银白杨叶制成 1∶2 糖浆剂、注射剂、浸膏丸三种剂型。糖浆剂日服 3 次,每次 10 ml;注射剂肌内注射,每日 1 次,每次 1 ml(含生药 2 g);浸膏丸每次 10 粒,每日服 3 次(每日总量相当生药 25 g);部分病例同时并用注射剂或加服百蕊草(每次 15 g,冲泡后分 3 次服)。共观察 1 115 例,平均有效率为 88%左右,显效率为 52%左右,对咳、痰、喘均有疗效,但平喘作用稍差;对虚寒型疗效较好,肺燥型次之,痰热型较差。疗程长者疗效较高,病程越短疗效越好。生效时间多在服药后 3~5 d。初步观察,各种剂型的疗效无明显差别;无严重副作用,仅少数患者有胃部不适、口干、腹泻、面部轻度浮肿等反应,个别出现皮疹,一般均较轻微,不影响治疗[1]。

4592 甜瓜 tián guā
(《开宝本草》)

【异名】 甘瓜(《别录》),香瓜(《滇南本草》),果瓜(《纲目》),熟瓜(《本草从新》),穿肠瓜(《纲目拾遗》)。

【基原】 为葫芦科香瓜属植物甜瓜 *Cucumis melo* L. 的果实。

【原植物】 参见“甜瓜蒂”条。

【采收加工】 7~8 月果实成熟时采收,鲜用。

【成分】 含球蛋白 2.68%[1],枸橼酸(citric acid)等有机酸[2],β-胡萝卜素(β-carotene)[3]。

【药理】 1. 抗氧化、抗炎作用 甜瓜提取物体外抑制腹腔巨噬细胞产生超氧阴离子，在 IgG_1 抗原-抗体复合物刺激下还诱导巨噬细胞产生 IL-10，这与提取物富含超氧化物歧化酶(SOD)有关。甜瓜提取物与麸蛋白共同给小鼠经口给予，可防止 SOD 在小鼠体内消化失活，从而使甜瓜提取物在体内显示抗氧化和抗炎作用[1]。

2. 其他作用　甜瓜水提物含有腺苷，能抑制胶原、肾上腺素、ADP 等诱导的人血小板聚集[2]。甜瓜中一种枯草溶菌素样肽链内切酶是甜瓜致敏的主要成分之一[3]。

【药性】 甘，寒。归心、胃经。

1.《日华子》："无毒。"

2.《嘉祐本草》："寒，有毒。"

3.《饮膳正要》："味甘，寒。"

4.《滇南本草》："性平。"

5.《本草蒙筌》："味苦，有小毒。"

6.《玉楸药解》："入足太阴脾、足阳明胃经。"

7.《得配本草》："入手太阴经。"

8.《本草求真》："专入心、胃。"

【功用主治】 清暑热，解烦渴，利小便。主治暑热烦渴，小便不利，暑热下痢腹痛。

1.《食疗本草》："止渴，益气，除烦热，利小便，通三焦间壅塞气。"

2.《嘉祐本草》："主口鼻疮。"

3.《本草衍义》："暑月服之，不中暑气。"

4.《滇南本草》："治风湿麻木，四肢疼痛。"

5.《食物考》："性滑通肠。"

6.《随息居饮食谱》："涤热，疗饥。治暑痢。"

【用法用量】 内服：适量，生食；或煎汤；或研末。

【宜忌】 脾胃虚寒、腹胀便溏者禁服。

1.《孙真人食忌》："患脚气病人勿食甜瓜，其患永不除。又五月甜瓜沉水者杀人。又多食发黄疸病，动冷疾，令人虚羸。解药力。两蒂者杀人。"

2.《食疗本草》："多食令人阴下湿痒，生疮。动宿冷病，癥癖人不可食之。若食之饱胀，入水自消。多食令人惙惙虚弱，脚手无力。"

3.《本草衍义》："多食，未有不下利者，贫下多食，至深秋作痢，为难治，为其消损阳气故也。"

4.《本草蒙筌》："多啖生痰。"

【选方】 1. 治热渴　以甜瓜去皮，食后徐徐吃之，煮皮作羹亦佳。(《古今医统》)

2. 治脓血恶痢，痛不可忍　以水浸甜瓜数枚食之即愈。(《本草求真》)

3. 治痔漏　用穿肠瓜焙存性为末，每末一两，加蝉蜕末三钱五分。以金银花五钱，浸酒一二日，煎数滚，调药末，每服二钱七分，空心金银花酒下。(《纲目拾遗》)

4. 治小儿中风，口眼斜僻　用甜瓜瓤以水绞取汁，和大枣面搜作饼子，炙令热熨。正便止，勿令太过。(《普济方》)

4593 甜茶 tián chá (《饮片新参》)

【异名】 伞花八仙叶(《天目山药用植物志》)。

【基原】 为虎耳草科绣球属植物腊莲绣球 *Hydrangea strigosa* Rehd. 和伞形绣球 *H. angustipetala* Hayata 的幼叶。

【原植物】 参见"土常山"条。

【采收加工】 立夏前后，采摘嫩枝叶，揉搓使其出汗，晒干。

【药材】 甜茶 *Folium Hydrangeae*　腊莲绣球产于陕西、甘肃、浙江、安徽、江西、福建、湖南、湖北、四川、贵州等地；伞形绣球产于安徽、浙江、江西、福建、台湾、广西等地。

性状　腊莲绣球　叶多皱缩扭曲呈条状或小团块状，黄绿色或暗绿色，少数连于小枝上。完整叶片展平后呈卵状披针形至矩圆形，先端渐尖，基部楔形或圆形，边缘有小锯齿，齿尖有硬尖，上面疏生伏毛或近无毛，下面全部或仅脉上有粗伏毛。质脆，易碎。气微，味微甜。

伞形绣球　完整叶片倒卵状矩圆形或椭圆形，边缘除基部外均有小锯齿，上面中脉有柔毛，下面疏生小伏毛，沿脉较密，脉腋间有束毛。

【药性】 甘，凉。

1.《本草图经》："甘，性凉。"

2.《饮片新参》："涩，微甘。"

【功用主治】 1.《饮片新参》："截久疟。"

2.《中国药用植物图鉴》："作利尿药。"

【用法用量】 内服：煎汤，10～30 g。

【选方】 1. 治疟疾　伞花八仙叶 15～18 g，研细，用鸡蛋 1～3 只，拌和后，煎成淡味蛋饼，在发冷前 1 h 吃完；或单用叶 30 g 左右煎汁服。(《天目山药用植物志》)

2. 治高血压病　甜茶叶、决明子、车前草各 30 g，野菊花 15 g。水煎服，每日 1 剂。(《全国中草药汇编》)

4594 甜橙 tián chéng (《滇南本草》整理本)

【异名】 黄果(《桂海虞衡志》)，橙子(《滇南本草》)，新会橙(《植物名实图考》)，广橘(《中国树木分类学》)，雪柑、印子柑、广柑(《广州植物志》)。

【基原】 为芸香科柑橘属植物甜橙的果实。

【原植物】 甜橙 *Citrus sinensis* (L.) Osbeck

常绿小乔木，高 3～8 m。树冠圆形，分枝多，有刺或无刺，幼枝有棱角。叶互生，单身复叶；叶柄长 0.6～2 cm，叶翼狭窄，宽 2～3 mm，顶端有关节；叶片质较厚，椭圆形或卵圆形，长 6～12 cm，宽 2.3～5.5 cm，先端短尖或渐尖，微凹，基部阔楔形或圆形，波状全缘，或有不明显的波状锯齿，有半透明油腺点。花 1 至数朵簇生叶腋，白色，有柄；花萼 3～5 裂，裂片三角形；花瓣 5，舌形，向外反卷；雄蕊 19～28，花丝下部连合成5～12 束；雌蕊 1，子房近球形，10～13 室，柱头头状，花柱细，不脱落。柑果扁圆形或近球形，直径6～9 cm，橙黄色或橙红色，果皮较厚，不易剥离，瓤囊 8～13，果汁黄色，味甜。种子楔状卵形，表面平滑。花期 4 月，果熟期 11～12 月。

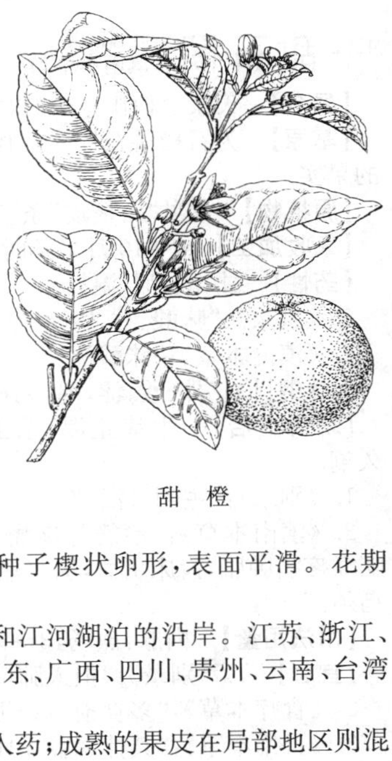

甜　橙

栽培于丘陵、低山地带和江河湖泊的沿岸。江苏、浙江、福建、江西、湖北、湖南、广东、广西、四川、贵州、云南、台湾等地均有栽培。

本品之幼果，亦作青皮入药；成熟的果皮在局部地区则混作陈皮入药。

本植物的叶(橙叶)、幼果(枳实)、果皮(橙皮)亦供药用,另设专条。

【采收加工】 11~12月果实成熟时采摘,鲜用或晒干备用。

【成分】 含黄酮苷:橙皮苷(hesperidin),柚皮芸香苷(narirutin),异樱花素-7-芸香糖苷(isosakuranetin-7-rutinoside),柚皮素-4′-葡萄糖苷-7-芸香糖苷(naringenin-4′-glucoside-7-rutinoside),柚皮苷(naringin),柠檬素-3-β-D-葡萄糖苷(limocitrin-3-β-D-glucoside)和O-D-木糖基牡荆素(O-D-xylosylvitexin)[1],3,5,6,7,8,3′,4′-二十四甲氧基黄酮(3,5,6,7,8,3′,4′-heptamethoxy flavone),川陈皮素(nobiletin),福橘素(tangeretin),无羁萜(friedelin)[2];内酯成分:双内酯苦味成分柠檬苦素即黄柏内酯(limonin,obaculactone)及其衍生物柠檬苦素酸A-环内酯(limonoicacid A-ring lactone)。生物碱成分:那可汀(narcotine),含有机酸:枸橼酸(citric acid)和苹果酸(malic acid)。另含间苯三酚-β-D-葡萄糖苷(phloroglucinol-β-D-glucoside,phlorin)及糖类、维生素、钙、磷、铁等[1];氰定-3-葡萄糖苷-乙酸(cyaniding-3-glucoside acetate),氰定-3-葡萄糖苷(cyaniding-3-glucoside)[3]。

【药理】 抗氧化等作用 甜橙皮渣水提液体外对过氧化氢有清除作用[1]。果皮受损的甜橙皮中能产生一种抗指状青霉等的成分[2]。

甜橙所含橙皮苷、柚皮苷、黄柏内酯、那可汀等成分,其药理作用参见陈皮、佛手、枸橘、柠檬、香橼、柚等。

【药性】 1.《滇南本草》:"性微温,味辛微苦。入厥阴肝经。"

2.《植物名实图考》:"味甜。"

【功用主治】《滇南本草》:"行厥阴滞塞之气,止肝气左肋疼痛,下气,消膨胀,行阳明乳汁不通。"

【用法用量】 内服:干品研细末,6 g;或鲜品适量,捣汁。

【选方】 治妇人乳结不通,红肿结硬疼痛,恶寒发热 干橙子细末二钱,有新鲜者捣汁,点水酒服。(《滇南本草》)

4595 甜石榴 tián shí liú (《滇南本草》)

【异名】 天浆(《酉阳杂俎》),甘石榴(《纲目》)。

【基原】 为石榴科石榴属植物石榴 *Punica granatum* L. 的果实。

【原植物】 参见"石榴皮"条。

【采收加工】 9~10月果熟时采收,鲜用。

【药性】 甘、酸、涩,温。

1.《别录》:"味酸、甘。"

2.《滇南本草》:"味酸涩。"

3.《纲目》:"甘、酸、涩,温,无毒。"

【功用主治】 生津止渴,杀虫。主治咽燥口渴,虫积,久痢。

1.《别录》:"主咽燥渴。"

2.《滇南本草》:"治筋骨疼痛,四肢无力,化虫,止痢,或咽喉疼痛肿胀,齿床出血,退胆热,明目。同文蛤为末,亦能乌须。"

【用法用量】 内服:煎汤,3~9 g;或捣汁。

【宜忌】 1.《别录》:"损人肺,不可多食。"

2.《食疗本草》:"多食损齿令黑。"

3.《日用本草》:"其汁恋膈而成痰。损肺气,病人忌食。"

4.《医林纂要》:"多食生痰,作热痢。"

4596 甜叶菊 tián yè jú (《中草药》1983,14(11):43)

【异名】 甜茶(《北京植物志》)。

【基原】 为菊科甜菊属植物甜叶菊的叶。

【原植物】 甜叶菊 *Stevia rebaudiana* (Bertoni) Hemsl. [*Eupatorium rebaudianum* Bertoni] 又名:甜菊(《北京植物志》)。

多年生草本,高100~150 cm。茎直立,基部半木质化,粗约1 cm,多分枝。叶对生;无柄;叶片倒卵形至宽披针形,长5~10 cm,宽1.5~3.5 cm,先端钝,基部楔形,上半部叶缘具粗锯齿。头状花序小,在枝端排成伞房状,每花序具5朵管状花,总苞圆筒状,长约6 mm;总苞片5~6,近等长,背面被短柔毛;小花管状,白色,先端5裂。瘦果,长纺锤形,黑褐色;冠毛多条,污白色。花、果期8~10月(北京)。

原产于南美巴拉圭和巴西交界的高山草地。现北京、河北、江苏、福建、湖南、云南、陕西等地均有引种。

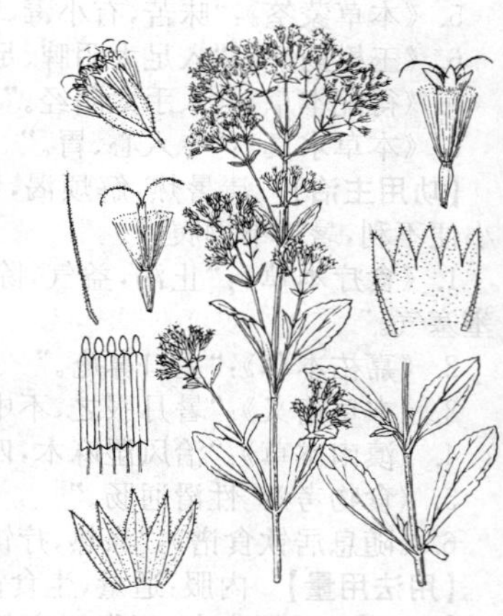

甜叶菊

【采收加工】 5~10月均可采收,摘取叶片,鲜用或晒干。

【药材】 甜叶菊 *Folium Steviae Rebaudianae* 产于北京、江苏、河北、陕西、福建、云南等地。

性状 本品多破碎或皱缩,草绿色,完整的叶片展平后呈倒卵形至宽披针形,长4.5~9.5 cm,宽1.5~3.5 cm;先端钝,基部楔形;中上部边缘有粗锯齿,下部全缘;三出脉,中央主脉明显,两面均有柔毛;具短叶柄,叶片常下延至叶柄基部;薄革质,质脆易碎。气微,味极甜。

鉴别 叶横切面:表皮细胞由一列类方形细胞组成,外壁稍厚,其外方被有蜡质。上下表皮的气孔为不定式,以下表皮为多,并布有多细胞组成的腺毛和5~11个细胞组成的非腺毛,下表皮尚有腺鳞分布。栅栏组织细胞2~3列,以2列者多见,不通过中脉。海绵组织,排列疏松。主脉维管束外韧型,韧皮部窄,外侧有纤维束带,木质部导管径向排列,内侧为木薄壁细胞群。

【成分】 含苷类成分:蛇菊苷(stevioside)[1],又称斯替维亚苷,甜叶菊苷(rebaudioside) A、B[2]、C、D、E[3],甜叶菊素(sterebin) A、B、C、D[4]、E、F、G、H[5],卫矛醇苷(dulcoside) A、B[6];还含蛇菊醇(steviol)及其糖苷,主要为蛇菊苷[7];甾醇类成分:豆甾醇(stigmasterol),β-谷甾醇(β-sitosterol),菜油甾醇(campesterol)[8],豆甾醇-β-D-葡萄糖苷(stigmasterol-β-D-glucoside),β-谷甾醇-β-D-葡萄糖苷(β-sitosterol-β-D-glucoside);黄酮类及其苷类成分:芹菜素-7-O-β-D-葡萄糖苷(apigenin-7-O-β-D-glucoside)[9],芹菜素-4′-O-葡萄糖苷(apigenin-4′-O-glucoside),木犀草素-7-O-葡萄糖苷(luteolin-7-O-glucoside),山柰酚-3-O-鼠李糖苷(kaempferol-3-O-rhamnoside),槲皮苷(quercetrin),槲皮

素-3-O-葡萄糖苷(quercetin-3-O-glucoside),槲皮素-3-O-阿拉伯糖苷(quercetin-3-O-arabinoside),5,7,3′-三羟基-3,6,4′-三甲氧基黄酮(5,7,3′-trihydroxy-3,6,4′-trimethoxy flavone)[10]。

【药理】 1. 降血糖作用 甜叶菊中的蛇菊苷降低正常小鼠血糖,提高小鼠糖耐量,抑制小鼠四氧嘧啶性糖尿病。蛇菊苷还抑制肾上腺素引起的血糖升高[1]。蛇菊苷灌胃增加胰岛素敏感性瘦型 Zucker 大鼠和胰岛素耐受性肥胖型 Zucker 大鼠机体的胰岛素的敏感性;体外提高胰岛素对两种大鼠骨骼肌葡萄糖的转运[2]。蛇菊苷给Ⅱ型糖尿病 GK 大鼠喂饲有降血糖作用,增加胰岛β细胞分泌胰岛素[3]。

2. 降血压作用 蛇菊苷给麻醉犬胃饲和静脉注射能降低血压,左椎动脉注入无效,说明降压与中枢神经系统无关。蛇菊苷对肾性高血压犬也有降压作用。大鼠主动脉平滑肌细胞培养试验显示蛇菊苷降压作用可能是抑制钙离子内流[4]。蛇菊苷腹腔注射对正常和自发性高血压大鼠、醋酸去氧皮甾酮敏感性高血压大鼠和肾性高血压大鼠均有降压作用。蛇菊苷溶液给成年自发性高血压大鼠饮用能降低血压,并防止未成年自发性高血压大鼠高血压的发生发展[5]。

3. 对肾脏功能的影响 静注甜叶菊粗提物对抗利尿大鼠能增加肾集合管水重吸收,对水利尿大鼠能增加游离水清除率[6]。甜叶菊粗提物经口给予增加实验性肾性高血压大鼠肾小球滤过率,增加实验性肾性高血压大鼠和正常血压大鼠的肾血浆流量、尿流量和钠盐排泄[7]。甜叶菊粗提物使正常大鼠血压降低、利尿、尿钠增多,而肾小球滤过率恒定[8]。

4. 抗微生物作用 甜叶菊热水提取物体外抑制四种血清型人轮状病毒的复制,阻碍病毒吸附到细胞上[9]。甜叶菊水提发酵液对溶血性大肠埃氏杆菌 O_{157}:H_7 等有杀菌作用,但对双歧杆菌、乳酸杆菌没有杀灭作用[10]。

5. 其他作用 甜叶菊发酵提取物体外抑制组胺所致豚鼠回肠的收缩[11]。蛇菊苷、卫矛醇苷 A 和甜叶菊苷 A、C 抑制 12-O-十四烷酰基大戟二萜醇-13-乙酸酯(TPA)诱导的小鼠炎症,混合物也抑制 TPA 对 7,12-二甲基苯[a]蒽诱发小鼠皮肤肿瘤形成的促进作用[12]。蛇菊苷或蛇菊醇经口给予禁食大鼠,增加肝糖原生成。蛇菊苷加入饮水中给禁食大鼠饮用也刺激肝糖原生成[13]。甜叶菊水提取物抑制大鼠肝线粒体酶如氧化磷酸化酶等的活性[14]。蛇菊苷现常用作不含热量的甜味剂。蛇菊苷和甜叶菊苷 A 加入大鼠膳食中,未见致龋性[15]。

毒性 甜叶菊提取物及其制剂在多项实验中未显示出毒性。但有报道甜叶菊水提物长期给予雄性大鼠使大鼠睾丸、精囊、附睾尾重量减轻,副性腺果糖含量、附睾精子浓度降低,还减少血浆睾酮水平[16]。蛇菊苷给大鼠皮下注射 1.5 g/kg,对肾脏有一定毒性,并影响尿酶排泄[17]。甜叶菊提取物或蛇菊醇经口给予小鼠,对肝、胃、睾丸等器官未见有 DNA 损伤作用[18]。蛇菊苷在回复突变等七种致突变实验中未显示诱导突变作用,但其苷元蛇菊醇在鼠伤寒沙门菌 TM_{677} 的正向突变试验、中国仓鼠肺成纤维细胞的染色体畸变和基因突变试验中显示剂量相关性阳性作用[19]。

【功用主治】 生津止渴,利尿降压。主治消渴,高血压病。

1.《中草药》1983,14(11):43:"为肥胖病、糖尿病的辅助治疗药。"

2.《中草药》1984,15(8):43:"具有降低血糖的作用。""治疗糖尿病。""具有降血压的作用。"

【用法用量】 内服:煎汤,3~10 g;或开水泡,代茶饮。

【临床报道】 治疗高血压病 用国产甜菊苷每次 0.5 g,每日 3 次口服,30 d 为 1 个疗程。治疗 31 例,并设对照组 23 例,予药用淀粉作为安慰剂。治疗前 1 星期及治疗中停用其他药物,疗程结束后按全国规定标准进行疗效评定。结果,治疗组显效 18 例,有效 8 例,无效 5 例,总有效率为 83.9%。其中Ⅰ期高血压病 13 例,显效 9 例,有效 2 例;Ⅱ期 16 例,显效 8 例,有效 6 例;Ⅲ期 2 例,显效 1 例。对照组显效 1 例,有效 1 例,总有效率仅 8.6%,与治疗组相比有非常显著的差异。服甜菊苷后,多数患者尿量有不同程度增多,说明它有一定的利尿作用。少数患者出现轻度腹胀、反酸、恶心、头痛,坚持治疗,5~7 d 后自行消失[1]。

4597 甜瓜子 tián guā zǐ (《开宝本草》)

【异名】 甘瓜子(《别录》),甜瓜仁、甜瓜瓣(《本经逢原》)。

【基原】 为葫芦科香瓜属植物甜瓜 *Cucumis melo* L. 的种子。

【原植物】 参见"甜瓜蒂"条。

【采收加工】 7~9 月采收甜瓜的种子,阴干。

【药材】 甜瓜子 *Semen Melo* 全国大部分地区均产。

性状 种子长卵形,扁平,长 6~8 mm,宽 3~4 mm,厚约 1 mm。一端稍狭,顶端平截,有不明显的种脐,另一端圆钝。表面黄白色至淡棕色,平滑,稍具光泽,放大镜下可见细密纵纹理。质较硬而脆,除去种皮后,有白色膜质的胚乳,包于子叶之外;子叶白色,富油性。气微,味淡。

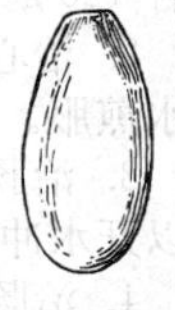

甜瓜子(种子)外形

鉴别 (1) 粉末特征:黄棕色。种皮外侧石细胞淡黄绿色或无色,多延长呈长方形、长条形或不规则形,壁波状弯曲或呈瘤状突起,层纹较明显,纹孔圆点状或斜裂缝状。种皮内侧石细胞金黄色。断面观细胞类圆形,壁甚厚,细胞界限不明显,层纹及孔沟隐约可见;表面观类长方形,壁深波状弯曲,彼此嵌合紧密,纹孔裂缝状或点状,孔沟隐约可见。星状细胞不规则形,具多个短分枝状突起,直径约 25 μm,壁稍厚,木化。种皮下皮细胞表面观长方形或不规则形,壁波状弯曲或呈短小突起,与邻细胞相接形成明显的细胞间隙,纹孔稀疏,有的具网状增厚。子叶细胞含糊粉粒。内胚乳细胞界限不明显,有横条纹及较密的交错纹理。

(2) 取本品粉末 2 g,加乙醇 25 ml,加热回流 30 min,趁热滤过。取滤液 1 ml,加氯化钠明胶试液 2 滴,发生白色沉淀(检查鞣质)。取滤液 1 ml,加 5%α-萘酚乙醇溶液 2~3 滴,摇匀,沿管壁加硫酸 0.5 ml,两液接界处显紫红色环(检查糖、多糖)。取滤液 10 ml,分置 3 支试管中,一管中加硅钨酸试液,发生灰白色沉淀;一管中加碘化铋钾试液,发生橘红色沉淀;一管中加碘化汞钾试液,发生黄色沉淀(检查生物碱)。

【成分】 种子含蛋白 30.6%,脂肪 48.7%,维生素 C,胡萝卜素和多种氨基酸。含脂肪酸成分:亚油酸(linoleic acid),油酸(oleic acid),棕榈酸(palmiticacid),硬脂酸(stearic acid)及肉豆蔻酸(myristic acid)的甘油酯,卵磷脂(lecithin),胆甾醇(cholesterol)。尚含球蛋白及谷蛋白和半乳聚糖,葡萄糖,树胶,树脂等[1~3]。果仁中含脂类 49.4%,其中中性脂类占 91.5%,糖脂类占 6.4%,磷脂占 2.1%[4]。

【药理】 1. 驱虫作用　种子体外试验能杀死蛔虫和绦虫。种子的水提取液对猫作体内试验也能全部杀死蛔虫和绦虫[1]。

2. 其他作用　甜瓜种子中含有尿素酶抑制剂[2]、胰蛋白酶抑制剂[3]。甜瓜种子醚提取物在动物体内有利尿作用[4]。

【炮制】 1. 甜瓜子　取原药材，除去杂质，洗净，干燥。用时捣碎。

2. 炒甜瓜子　取净甜瓜子，置锅内，用文火加热，炒至颜色加深，取出放凉，用时捣碎。

饮片性状　甜瓜子参见"药材"项。炒甜瓜子形如甜瓜子，表面淡黄色或棕色。

贮干燥容器内，炒甜瓜子密闭，置通风干燥处。

【药性】 甘，寒。归肺、胃、大肠经。

1.《纲目》："甘，寒。"

2. 姚可成《食物本草》："无毒。"

3.《陕西中药志》："苦，寒，有小毒。入胃经。"

【功用主治】 清肺，润肠，散结，消痈。主治肺热咳嗽，热病口渴，大便燥结，肠痈，肺痈。

1.《别录》："主腹内结聚，破溃脓血，最为肠、胃、脾内壅要药。"

2.《食疗本草》："热，补中宜人。"

3.《本草拾遗》："止月经太过，为末去油，水调服。"

4.《纲目》："清肺润肠，和中止渴。"

【用法用量】 内服：煎汤，10～15 g；或研末，3～6 g。

【选方】 1. 治肺水肿，渗出性胸膜炎　冬瓜子、甜瓜子各 120 g。打碎煮汤代茶饮。(《施今墨对药》)

2. 治心烦口渴　甜瓜子 9 g，麦门冬 12 g，天花粉 12 g。水煎服。(《青岛中草药手册》)

3. 治肠痈，肺痈　甜瓜子 30 g，加白糖适量，捣烂研细，以开水冲服。(《食物中药与便方》)

4. 治肠痈已成，小腹肿痛，小便似淋，或大便艰涩下脓　甜瓜子一合，当归(炒)一两，蛇蜕皮一尺。研粗末。每服四钱，水一盏半，煎一盏，食前服，利下恶物为妙。(《圣惠方》)

5. 治口臭　甜瓜子作末，蜜和。每日空心洗漱，含一丸如枣核大，亦敷齿。(《千金方》)

6. 治风湿相搏，腰脚疼痛　甜瓜子三两(净，炒黄色)，干木瓜一两半(去皮穰)，威灵仙一两，川乌头半两(炮，去皮脐)。上为细末，酒煮面糊为丸，如梧桐子大。每服三十丸，温酒送下。避风处少息，汗出为度，服药后当日忌食热物及相反药物，如半夏、瓜蒌、贝母、白及之类。如病在上食后服，病在下食前服。(《重订瑞竹堂经验方》甜瓜子丸)

7. 治打扑伤损疼痛　甜瓜子二合，橘子仁二合。上微炒，捣细罗为散。每服以暖酒调下二钱，日三服。(《圣惠方》)

【各家论述】《本经逢原》："甜瓜仁专于开痰利气。《别录》治腹内结聚，破溃脓血，为肠胃内痈要药，《千金》治肺痈有苇茎汤，肠痈有牡丹大黄汤，予尝用之。然必黄熟味甜者，方不伤胃气，若生青味苦，力劣不堪入药。"

4598 甜瓜叶 tián guā yè (《嘉祐本草》)

【基原】 为葫芦科香瓜属植物甜瓜 *Cucumis melo* L. 的叶。

【原植物】 参见"甜瓜蒂"条。

【采收加工】 6～7 月采叶，鲜用或晒干。

【功用主治】 1.《食疗本草》："生捣汁(涂)，生发。补中，治小儿疳及打伤损折。研末酒服，去瘀血。"

2.《滇南本草》："煎汤洗风癞。"

【用法用量】 内服：煎汤，9～15 g。外用：捣敷；或捣汁涂。

4599 甜瓜皮 tián guā pí (《滇南本草》)

【基原】 为葫芦科香瓜属植物甜瓜 *Cucumis melo* L. 的果皮。

【原植物】 参见"甜瓜蒂"条。

【采收加工】 采摘成熟的果实，刨取果皮，晒干或鲜用。

【功用主治】 1.《食医心镜》："治热，去烦渴，煎皮作羹亦佳。"

2.《滇南本草》："泡水止牙疼。"

【用法用量】 内服：煎汤，3～9 g。外用：泡水漱口。

【选方】 1. 治淋证　甜瓜皮五钱，甘草一钱。上二味，水煎服。(《名医方选》)

2. 治皮肤、胃、膀胱、子宫癌　从新鲜(甜瓜)果皮分得的液汁敷于肿瘤，或干燥果皮研细与水拌匀，外敷。〔《中草药通讯》1974，(6)：61〕

4600 甜瓜花 tián guā huā (《本草图经》)

【基原】 为葫芦科香瓜属植物甜瓜 *Cucumis melo* L. 的花。

【原植物】 参见"甜瓜蒂"条。

【采收加工】 6～7 月开花时采收，晒干或鲜用。

【功用主治】 1.《别录》："主心痛咳逆。"

2.《滇南本草》："敷疮散毒。"

【用法用量】 内服：煎汤，3～9 g。外用：捣敷。

4601 甜瓜茎 tián guā jīng (《本草图经》)

【异名】 甜瓜蔓(《纲目》)，香瓜藤〔《江苏中医》1960，(5)：31〕。

【基原】 为葫芦科香瓜属植物甜瓜 *Cucumis melo* L. 的茎藤。

【原植物】 参见"甜瓜蒂"条。

【采收加工】 6～9 月采收，鲜用或晒干。

【成分】 含甾醇类成分：α-菠菜甾醇(α-spinasterol)，7-豆甾烯-3β-醇(tigmast-7-en-3β-ol)[1]。

【炮制】 取原药材，除去杂质，抢水洗净，润透，切段，干燥，过筛。

饮片性状　为不规则的小段，茎、叶混合。茎不规则扭曲，表面暗绿色，有明显的纵沟纹及短刚毛，易碎。叶片表面有粗毛。气微，味苦。

贮干燥容器内，置通风干燥处。

【功用主治】 1.《本草图经》："主鼻中瘜肉、齆鼻。"

2.《宝庆本草折衷》："吹鼻治黄。"

3.《纲目》："治女人月经断绝。"

【用法用量】 内服：煎汤，9～15 g。外用：研末，吹鼻；或熬膏涂搽。

【选方】 1. 治鼻齆脑塞眼昏　用青甜瓜茎为末，吹鼻中，亦治鼻中瘜肉。(《卫生易简方》)

2. 治白秃疮　用甜瓜蔓龙头不拘多少，河水浸一宿，以砂锅熬取极苦汁，去瓜蔓，以火熬成膏，盛于磁器内。先剃头去尽疮痂，使血出尽，以河水洗净，却用瓜蔓膏一盏，加半夏末二钱，生姜汁二匙同调敷，不过二三次立愈，忌猪鱼动

风之物。(《同寿录》)

3. 治女人月经断绝　甜瓜茎、使君子各半两,甘草六钱。为末,每酒服二钱。(《纲目》)

4. 治菌痢　新鲜香瓜藤 5 kg,加水煎熬,加入黄糖500 g,浓缩成 4 000 ml(每 100 ml 相当于香瓜藤 120 g)。成人每日 100～200 ml,5～15 岁 60～100 ml,分 2～3 次服,连服 3～4 d。腹泻、腹痛剧烈的患者,可加复方樟脑酊 4～6 ml,分 2 次服。〔《江苏中医》1960,(5):31〕

5. 治高血压病　香瓜藤、黄瓜藤、西瓜藤各 15 g(干品),加水 500 ml 煎至 100 ml。每日服 1～2 次,1 个月为 1 个疗程。〔《卫生简讯》1972,(5):20〕

4602 甜瓜根 tián guā gēn (《滇南本草》)

【基原】　为葫芦科香瓜属植物甜瓜 *Cucumis melo* L. 的根。

【原植物】　参见"甜瓜蒂"条。

【采收加工】　6～9 月采挖,晒干。

【功用主治】　《滇南本草》:"煎汤洗风癞。"

【用法用量】　外用:煎水洗。

4603 甜瓜蒂 tián guā dì (《本草经集注》)

【异名】　瓜蒂(《本经》),瓜丁(《千金方》),苦丁香(《宝庆本草折衷》),甜瓜把(《山东中药》)。

【基原】　为葫芦科香瓜属植物甜瓜的果柄。

【原植物】　甜瓜 *Cucumis melo* L.

一年生匍匐或攀缘草本。茎、枝有棱,有黄褐色或白色的糙毛和疣状突起。卷须单一,被微柔毛。叶互生;叶柄长8～12 cm,具槽沟及短刚柔毛;叶片厚纸质,近圆形或肾形,长宽均 8～15 cm,上面被白色糙硬毛,下面沿脉密被糙硬毛,边缘不分裂或 3～7 浅裂,裂片先端圆钝,有锯齿。花单性,雌雄同株;雄花数朵,簇生于叶腋;花梗纤细,花萼筒狭钟形,密被白色长柔毛,裂片近钻形;花冠黄色,长约 2 cm,裂片卵状长圆形,急尖;雄蕊 3,花丝极短,药室折曲,药隔顶端引长;雌花单生,花梗被柔毛;子房长椭圆形,密被长柔毛和硬毛,花柱长 1～2 mm,柱头靠合。果实形状、颜色变异较大,一般为球形或长椭圆形,果皮平滑,有纵沟或斑纹,果肉白色、黄色或绿色。种子污白色或黄白色,卵形或长圆形。花、果期夏季。

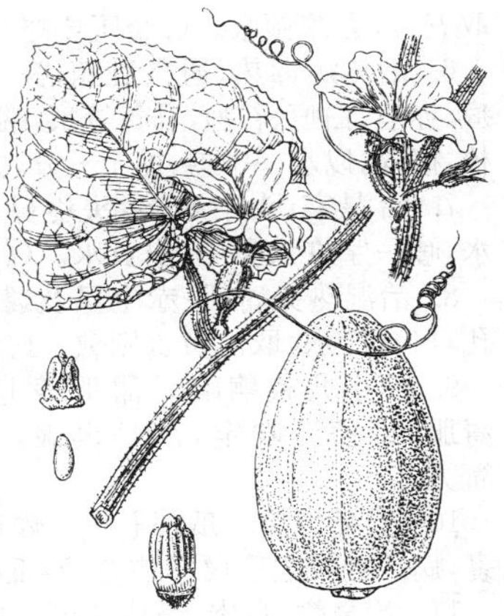

甜　瓜

全国各地广泛栽培。

本植物的果实(甜瓜)、果皮(甜瓜皮)、种子(甜瓜子)、叶(甜瓜叶)、花(甜瓜花)、茎藤(甜瓜茎)、根(甜瓜根)亦供药用。另设专条。

【栽培】　生物学特性　喜温暖气候。耐热、不耐寒、喜光、耐旱而又较湿润。宜选排水良好、土层深厚的冲积砂壤土栽培。

繁殖方法　种子繁殖,直播或育苗移栽法。直播法:春播于 3～4 月,将经浸种、催芽的种子,按行株距 2 m×0.4 m 开穴点播。每穴下种 2～3 颗,覆土 2～3 cm。当瓜苗长出 2～3 片真叶时间苗、定苗,每穴留壮苗 1 株。育苗移栽法:春播于 2～3 月,在保温苗床上用营养土块或营养袋点播,每块(袋)播种子 2 粒,当瓜苗长 2～3 片真叶时,去弱苗留壮苗 1 株,长出 3～4 片真叶时按上法移植进大田。

田间管理　苗期注意松土、除草,追提苗肥 1 次,分蔓期追肥 2 次,结果期追肥 2 次。用原粪液和草木灰。为防果实接触地面造成腐烂或肉质变硬,在瓜蔓下铺草 1 层。甜瓜整枝采用 6 蔓式,当主蔓有 5～6 叶时,留 4 叶摘心,当子蔓发生后,留 2 条强壮的子蔓,其余子蔓均摘除。当子蔓有 5～6 叶时,留 4 叶摘心,以后在每条子蔓上各留 3 条孙蔓,即成 6 蔓式。

【采收加工】　采摘成熟的果实,取果柄,鲜用或晒干。

【药材】　甜瓜蒂 *Pedicellus Melo* 全国大部分地区均产。

性状　果柄细圆柱形,常扭曲,长 3～6 cm,直径 0.2～0.4 cm,连接瓜的一端略膨大,直径约 8 mm,有纵沟纹;外表面灰黄色,有稀疏短毛茸。带果皮的果柄较短,长 0.3～2.6 cm,略弯曲或扭曲,有纵沟纹,果皮部分近圆盘形,直径约 2 cm,外表面暗黄色至棕黄色,皱缩,边缘薄而内卷,内表面黄白色至棕色。果柄质轻而韧,不易折断,断面纤维性,中空。气微,味苦。

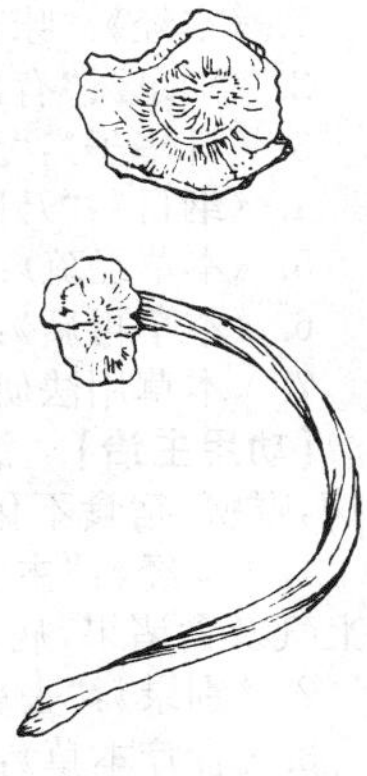

甜瓜蒂(果柄)外形

鉴别　(1) 果柄横切面:表皮外被角质层。皮层有一圈由数列厚壁细胞组成的环,细胞多角形,腔大。维管束双韧型,木质部外侧的导管较大。髓部细胞常破碎成空洞状。

粉末特征:灰黄色。腺毛较少,头部 6 细胞,含黄色物质。分枝状非腺毛3～4 细胞,每一细胞长 120～250 μm,直径 12～18 μm。非腺毛2～8 细胞,长 170～465 μm,直径约 28 μm,壁具短条状突起。石细胞类圆形或类方形,壁厚或稍薄,孔沟明显。此外,皮层纤维长可达 1 mm 以上(解离观察),直径约 40 μm,木化,腔大,具斜壁孔,边缘常微波状,多碎断。

(2) 取本品粉末 0.5 g,加乙醇 10 ml,回流 30 min,滤过。取滤液置蒸发皿中蒸干,残渣加 5%磷钼酸乙醇液 1～2 滴,烘烤后显深蓝色(检查葫芦素类)。

【成分】　甜瓜蒂含皂苷类成分:葫芦苦素(cucurbitacin) B、D、E,异葫芦苦素(isocucurbitacin) B,葫芦苦素 B-2-O-β-D-吡喃葡萄糖苷(cucurbitacin B-2-O-β-D-glucopyranoside)[1～3]。还含甾醇类:α-菠菜甾醇(α-spinasterol)[2]。

【药理】　1. 保肝作用　甜瓜蒂注射液皮下注射对大鼠四氯化碳引起的血清丙氨酸氨基转移酶(ALT)升高有降低作用[1]。甜瓜蒂中有效成分葫芦苦素 E 降低四氯化碳所致大鼠 ALT 升高,还能使血浆或肝脏的 cAMP/cGMP 的比值恢复正常水平,促使受损肝细胞修复[2]。葫芦苦素 B 体外抑制苯并(a)芘在大鼠肝微粒体中的代谢,抑制终致癌物质形成的作用[3]。

2. 细胞毒与抗癌作用　葫芦苦素 B、D、E、I 体外对人鼻咽癌KB细胞和人宫颈癌HeLa细胞均有细胞毒作用；葫芦苦素D治疗抑制小鼠肉瘤S_{180}与艾氏腹水癌肿瘤生长[4]。葫芦苦素E腹腔注射使肝癌小鼠肝内DNA增加，核酸代谢改善[5]。葫芦苦素B对大鼠Walker癌肉瘤和小鼠Lewis肺癌也有疗效[6]。

3. 对免疫功能的影响　给小鼠肌注葫芦苦素B提高碳廓清率和巨噬细胞吞噬率，增加溶血素的含量、空斑形成数量、T淋巴细胞转化率及T细胞数量[7]。

4. 对心血管系统的作用　葫芦苦素D能增加大鼠毛细血管通透性，其作用不是通过组胺或5-羟色胺释放机制。麻醉猫、犬、猴静注较大剂量葫芦苦素D后血压缓降伴心动缓慢[8]。

5. 其他作用　葫芦苦素B灌胃对小鼠有抗炎作用[9]。甜瓜蒂分离提取物给犬口服可引起剧烈呕吐，终至呼吸麻痹而死亡，如皮下注射或静注则无催吐作用，表明药物是通过刺激胃感觉神经反射地兴奋呕吐中枢而致吐[10]。葫芦苦素D静注可使清醒猫和犬发生腹泻，刺激麻醉犬肠蠕动，但对离体豚鼠回肠蠕动无影响[8]。

毒性　小鼠尾静脉注射甜瓜蒂注射液的LD_{50}为6.87±0.2 mg/kg[1]。

【药性】 苦，寒，有毒。归脾、胃经。

1.《本经》："味苦，寒。"

2.《别录》："有毒。"

3.《日华子》："无毒。"

4.《纲目》："乃阳明经药。"

5.《本草经疏》："有小毒。入手太阴、足阳明、足太阴经。"

6.《本草再新》："入心、脾二经。"

7.《本草用法研究》："入肺、胃，兼入肝、胆四经。"

【功用主治】 涌吐痰食，除湿退黄。主治中风，风痰癫痫，喉痹，宿食不化，胸脘胀痛，湿热黄疸。

1.《本经》："主大水，身面四肢浮肿，下水，杀蛊毒，咳逆上气及食诸果，病在胸腹中，皆吐下之。"

2.《别录》："去鼻中息肉，疗黄疸。"

3.《食疗本草》："主瘖黄黄疸及暴急黄。"

4.《日华子》："治脑塞热齆，眼昏，吐痰。"

5.《汤液本草》："除偏头疼。"

6.《本草蒙筌》："逐咽喉窒塞风痰。逐胸中寒。止呃逆气冲。"

7.《医学入门》："主风痫、风疹。"

8.《纲目》："治风眩、头痛、癫痫、喉痹，头目有湿气。"

【用法用量】 内服：煎汤，3～6 g；或入丸、散，0.3～1.5 g。外用：研末吹鼻。

【宜忌】 体虚、失血及上部无实邪者禁服。本品有毒，不宜大量服用，过量则易出现头晕眼花，脘腹不适，呕吐，腹泻，严重者可因脱水，造成电解质紊乱终致循环衰竭及呼吸中枢麻痹而死亡。

1.《伤寒论》："诸亡血、虚家，不可与。"

2.《本草衍义补遗》："胃弱者勿用，病后、产后，宜深戒之。"

3.《本草经疏》："能损胃伤血，耗气伤神，凡胸中无寒，胃家无食，皮中无水，头面无湿，及胃虚气弱，诸亡血诸产后似中风倒仆，心虚有热，癫痫，女劳谷疸，元气尫羸，脾虚浮肿，切勿误用。"

4.《中国药用植物图鉴》："忌服大量，以免中毒。"

5.《全国中草药汇编》："心脏病者忌用。"

【选方】 1. 治风涎暴作，气塞倒卧　甜瓜蒂约半寸许，曝极干不限多少，为细末。量疾，每用一二钱匕，腻粉一钱匕，以水半合同调匀灌之。良久涎自出，或觉有涎，用诸药行化不下，但如此服，涎即出。或服药良久涎未出，含沙糖一块，下咽，即涎出。(《本草衍义》)

2. 治中风失音闷乱，口眼㖞斜，不省人事，牙关紧闭　防风三两(去芦)，瓜蒂三两(拣净研破，以纸卷定，连纸锉细，去纸，用粗罗子罗过，另放末，将渣炒微黄，次入末一处同炒黄用)，藜芦(去苗及心)加减用之，或一两，或半两，或一分。上各为粗末。每服约半两，以齑汁三茶盏，煎三五沸，去齑汁，次入一盏，煎至三沸，却将原二盏同一处煮三沸，去滓澄清，放温，徐徐服之。牙关紧闭者，鼻内灌之。不必尽剂，以吐为度。(《儒门事亲》三圣散)

3. 治病如桂枝证，头不痛，项不强，寸脉微浮，胸中鞕，气上冲咽喉，不得息者，此为胸中有寒也，当吐之　瓜蒂一分(熬黄)，赤小豆一分。上二味，各别捣筛，为散已，合治之，取一钱匕，以香豉一合，用热汤七合，煮作稀糜，去滓，取汁和散。温顿服之，不吐者，少少加，得快吐乃止。(《伤寒论》瓜蒂散)

4. 治风痫，缠喉风，咳嗽，遍身风疹，急中涎潮　甜瓜蒂不限多少，细碾为末。壮年一字，十五以下、老年半字，早晨井花水下，一食顷，含沙糖一块，良久涎如水出，年深，涎尽有一块如涎，布水上如鉴矣。涎尽，食粥一两日。如吐多困甚，即咽麝香汤一盏，即止矣。麝香细研温水调下。(《经验后方》)

5. 治太阳中暍，身热疼重，而脉微弱，此以夏月伤冷水，水行皮中所致。又治诸黄　瓜蒂二七个。锉，以水一升，煮取五合，去滓顿服。(《金匮要略》一物瓜蒂汤)

6. 治热病毒热，通贯脏腑，深入骨髓之间，或为黄疸、黑疸、赤疸、白疸、谷疸、马黄等疾，喘急须臾不绝　上瓜蒂二七枚，捣碎，以水一中盏，煎至五分，去滓，温服。(《圣惠方》)

7. 治湿家，头中寒湿，头疼鼻塞而烦者　瓜蒂末，口含水，㗜一字许入鼻中，出黄水。(《类证活人书》)

8. 治湿热头痛，眼赤生星及翳膜　甜瓜蒂为末，㗜入鼻孔，口含冷水，取出黄水则愈。(《眼科锦囊》独圣散)

9. 治小儿咸齁喘　甜瓜蒂七枚(研细)。冷水调，澄清服，即痰涎喘定，次日再服，三度病除。(《疑难急症简方》)

10. 治牙齿痛　瓜蒂七枚。炒黄研散，以麝香相和，新绵裹，病牙处咬之。(《圣济总录》瓜蒂散)

11. 治鼻齆，息肉，鼻痔等证　瓜蒂一钱，明矾一钱，雄黄半钱，华阴细辛一钱。上为末，以雄犬胆汁和丸，绵包塞鼻中。(《普济方》黄白散)

12. 治耳重　瓜蒂、麝香(研)、地龙、地丁各半两。上四味，捣罗为散。每以少许，掺耳内。(《圣济总录》抵圣散)

13. 治疟　瓜蒂二七枚。捣，水渍一宿服之。(《千金方》)

14. 治诸痔　瓜蒂(为末)三钱，密陀僧二钱(另研)，朱砂五分，冰片少许。上为末，干以唾调敷。(《古今医统大全》辰砂膏)

【临床报道】 1. 治疗急性黄疸型传染性肝炎　用5%的甜瓜蒂水浸出液，每日2～3次，食后口服。年龄10个月～3岁者，每次1 ml；4～12岁者，每次1.5～2 ml；成人每次3～5 ml。共治103例，10 d以内治愈者占46.6%，15 d以内治愈者占92.2%。尿三胆试验阳性及肝功能异常的病例，治疗后全部恢复正常。追踪观察1～2年未发现肝硬化或死亡病例。临床治疗中均未见任何副作用[1,2]。或用瓜蒂散(甜瓜蒂用文火焙黄，研粉)0.1 g吹入两侧鼻内，每日1次，3 d为1个疗程，需要间隔3～7 d方可继续2～3个疗程。治疗黄疸型病毒性肝炎高胆红质血证188例，经过1个月的治疗观察，显效153例，有效31例，无效4例，总有效率为97.8%。与对照组比较(用西医保肝治疗)两组有非常显著性差异[3]。

2. 治疗慢性肝炎　用甜瓜蒂水煮液的氯仿转溶物(或制成瓜蒂素片)和醇提取的葫芦素B及E片剂。水煮液每日量3～4.5 mg，醇提取物每日量为0.6 mg和0.9 mg，均分为3次口服，同服乙酸钠，每次200 mg。对60例迁延型、慢性肝炎患者的临床观察，总有效率为81.7%；对309例慢性肝炎患者的临床疗效观察，总有效率69.9%，显效46.6%，其中对慢性迁延性肝炎有效率为64%，慢性活动性肝炎有效率71.6%。临床研究表明，本药不仅能改善症状，缩小肝脾肿大，而且退黄、降酶效果好[4,5]。

3. 治疗原发性肝癌　从瓜蒂中提取葫芦素，制成葫芦素片口服，开始0.3 mg，逐渐增加至0.5～0.6 mg，每日3次，饭后服，3个月为1个疗程。共治疗169例，其中早期肝癌5例，中晚期肝癌164例，结果治疗后症状及体征改善，食欲增加占53%，肝区痛减轻以至消失占63%，腹胀减轻占53%，瘤体缩小占52%，生活能自理占52%，免疫功能改善占79%，但甲胎蛋白下降者仅9例。生存期2～11月者占29%，12～23月者29%，24～35月者4.3%，36～47月者1.2%，48月以上者占3.1%。研究表明该药较5-氟尿嘧啶在改善症状、消除肝痛、缩小瘤体、延长生存期及恢复体力等方面，具有明显的优势[6～9]。

4. 治疗慢性鼻炎　取甜瓜蒂粉3 g，黄连粉0.9 g，冰片0.3 g。共研细末，制成鼻炎散，装瓶备用。使用时将药粉装入喷粉器喷入鼻腔，以撒布鼻甲黏膜为度，每日1次，3次为1个疗程。共治慢性鼻炎324例，结果通气良好者276例，通气改善者40例，无效者8例；鼻甲红肿消退者312例，仍苍白者12例；脓分泌物转为清水样并逐渐达到鼻腔干净者312例，仍有脓鼻涕者12例。治疗中鼻腔干燥不适者247例，鼻出血和鼻涕带血丝者78例。全部病例治疗后未发现鼻甲萎缩病变[10]。

【各家论述】　1.《纲目》："瓜蒂，乃阳明经除湿热之药，故能引去胸腔痰涎，头目湿气，皮肤水气，黄疸湿热诸证。"

2.《本草经疏》："瓜蒂，味苦，气寒，有小毒。气薄味厚，浮而升，阴多于阳，酸苦涌泄为阴故也。入手太阴、足阳明、足太阴经。其主大水、身面四肢浮肿、黄疸者，皆脾胃虚，水气湿热乘虚而客之也。苦以涌泄，使水湿之气外散，故能主之。经曰：在高者因而越之，病在胸中，则气不得归元而为咳逆上气，吐出胸中之邪，则气自顺，咳逆止矣。杀蛊毒者，亦取吐出之义。去鼻中息肉者，以其苦寒能除肺家之热也。"

3.《本草正》："甜瓜蒂，能升能降，其升则吐，善涌湿热顽痰积饮，去风热头痛、癫痫、喉痹、头目眩晕、胸膈胀满，并诸恶毒在上焦者，皆可除之。其降则泻，善逐水湿痰饮，消浮肿水臌，杀蛊毒、虫毒，凡积聚在下焦者，皆能下之，盖其性峻而急，不从上出，即从下出也。"

4604 **甜地丁** tián dì dīng（《全国中草药汇编》）

【异名】　米布袋(《救荒本草》)，地丁、小丁黄(《吉林中草药》)。

【基原】　为豆科米口袋属植物米口袋、少花米口袋、狭叶米口袋、蓝花米口袋的带根全草。

【原植物】　1. 米口袋 *Gueldenstaedtia multiflora* Bunge [*Amblytropis multiflora* (Bunge) Kitag.]

多年生草本。根圆锥状。茎缩短，在根颈丛生。托叶三角形，具有长柔毛；奇数羽状复叶；小叶11～21，椭圆形、卵形或长椭圆形，长6～22 mm，宽3～6 mm；伞形花序有花4～6朵；花萼钟状，上面2萼齿较大，与花梗均被有长柔毛；花冠紫色，旗瓣卵形，长约13 mm，翼瓣长约10 mm，龙骨瓣短，长5～6 mm；雄蕊10，二体；子房圆筒状，花柱内卷。荚果圆筒状，无假隔膜，长17～22 mm。种子肾形，具凹点，有光泽。花期4月，果期5～6月。

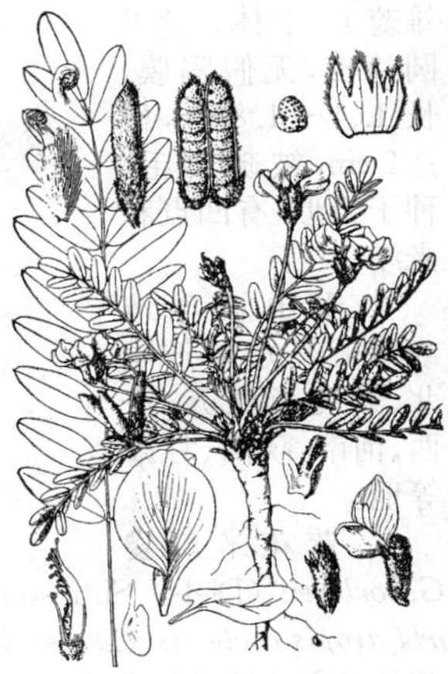

米口袋

生于山坡、草地或路旁。分布于华北、东北及江苏、安徽、山东、湖北、湖南、陕西、甘肃等地。

2. 少花米口袋 *G. pauciflora* (Pall.) Fisch. [*Astragalus pauciflora* Pall.; *Amblytropis pauciflora* (Palls.) Kitag.]　又名：紫花地丁(《沙漠地区药用植物》)。

多年生草本。具粗大而直下的主根和不甚长的地下茎。托叶卵状三角形，有贴伏的疏柔毛；奇数羽状复叶；小叶7～19枚，长椭圆形或披针形，长0.5～2.5 cm，宽1.5～7 mm，先端钝或急尖，有细尖，两面被疏毛。伞形花序有花2～4朵，总花梗细长，与叶等长，被白色疏柔毛；苞片三角形；小苞片线形，长约为萼筒的1/2，被毛；花萼钟状，萼齿披针形，大小不等；花冠红紫色，旗瓣卵圆形，长约13 mm，先端微缺，翼瓣长约11 mm，龙骨瓣长约5.5 mm；雄蕊稍短于龙骨瓣；子房长圆形，被疏柔毛，花柱先端弯曲。荚果长圆筒状，被不平伏的软长毛，成熟时毛较稀。种子圆肾形，直径1.5 mm，有光泽，具不深的凹点。花期5月，果期6～7月。

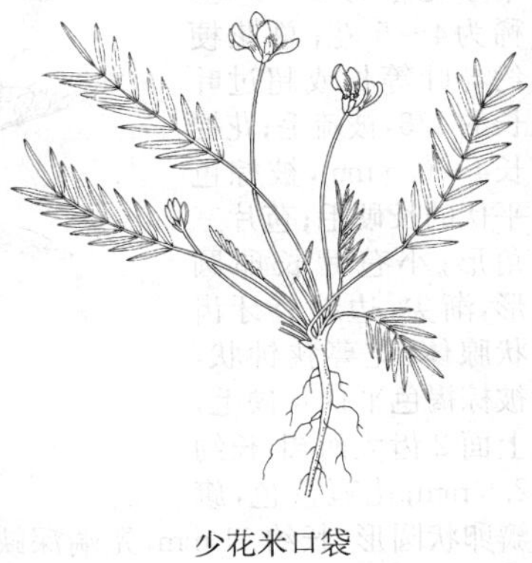

少花米口袋

生于山坡草地。分布于东北及内蒙古、河南、甘肃、宁夏等地。

3. 狭叶米口袋 *G. stenophylla* Bunge [*Amblytropis stenophylla* (Bunge) Kitag.]

多年生草本。主根细而长。茎缩短，在根颈丛生。托叶宽三角形，外被疏长毛；奇数羽状复叶；小叶7～19，长椭圆形或条形，长6～35 mm，宽1～6 mm，先端急尖、钝尖或截形，具细尖头，两面有疏柔毛。伞形花序具花 2～3 朵；总花梗长 5～10 cm；花萼钟状，被有密长柔毛，上面 2 萼齿较大；花冠粉红色；旗瓣圆形，长 6～8 mm，先端微缺，翼瓣长约 7 mm，龙骨瓣长约 4.5 mm；雄蕊 10，二体。荚果圆筒形，无假隔膜，长 1.4～1.8 cm，稀达 2 cm，被疏柔毛。种子肾形，有凹点和光泽。

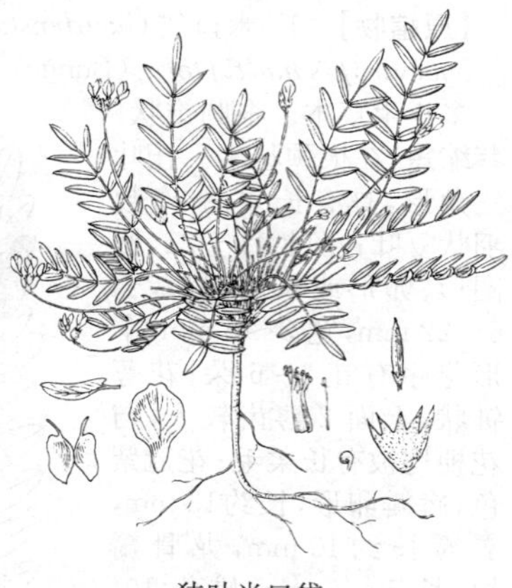

狭叶米口袋

生于山坡草地或路旁。分布于华北、东北及江苏、江西、河南、陕西、甘肃等地。

4. 蓝花米口袋 *G. coelestis* (Diels) Simpson [*Astragalus coelestis* Diels; *Amblytropis coelestis* (Diels) C. Y. Wu] 又名：金莒根、地米菜（《云南药用植物名录》）。

多年生草本。托叶大，宽椭圆形至圆盘形；奇数羽状复叶；小叶 5～7，稀为 9 枚，倒卵形、阔椭圆形或广卵圆形，长达 1.8 cm，宽约 1.2 cm，先端截形或微缺，具不明显的细尖，上面无毛，下面被细柔毛，叶脉及边缘处毛较密。伞形花序有 2～3 花，稀为 4～5 花；总花梗约与叶等长或超过叶长的 1/3，被疏毛；花梗长 4～6.5 mm，被棕色平伏的长硬毛；苞片三角形；小苞片长卵圆形，渐尖，边缘有牙齿状腺体；花萼狭钟状，被棕褐色平伏长硬毛，上面 2 齿大而阔，长约 2.5 mm；花冠蓝色，旗瓣卵状圆形，长约 11 mm，先端深缺，翼瓣长约 10 mm，龙骨瓣长约 4.5 mm；雄蕊略短于龙骨瓣；子房圆柱形，无毛。

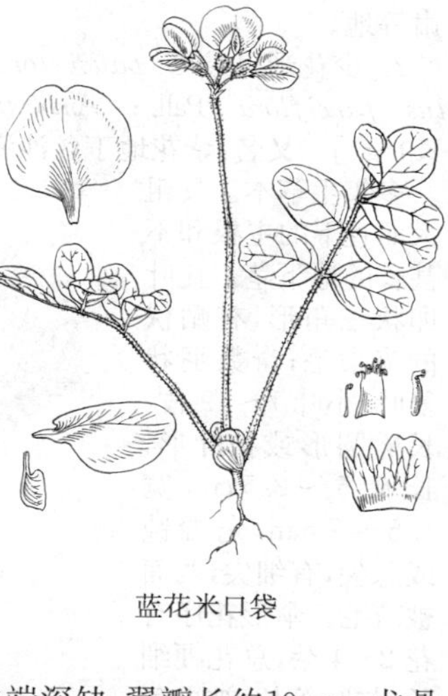

蓝花米口袋

生于山地草丛中。分布于四川、云南等地。

同属植物中尚有光滑米口袋 *G. maritima* Maxim. [*Amblytropis maritima* (Maxim.) Kitag.] 和云南米口袋 *G. yunnanensis* Franch. [*Amblytropis yunnanensis* (Franch.) C. Y. Wu] 在某些地区作“甜地丁”入药。前者分布于东北南部及河北、山东等地。后者分布于四川、云南等地。

【采收加工】 7～10 月采收，鲜用或扎把晒干。

【药材】 米口袋 *Herba Gueldenstaedtiae Multiflorae* 主产于东北、华北、华中、江苏、山东、安徽、陕西及甘肃等地；少花米口袋 *Herba Gueldenstaedtiae Pauciflorae* 主产于东北等地；狭叶米口袋 *Herba Gueldenstaedtiae Stenophyllae* 主产于东北、华北、河南、陕西、甘肃、江苏及江西等地；蓝花米口袋 *Herba Gueldenstaedtiae Coelestidis* 产于四川、云南等省；小米口袋 *Herba Gueldenstaedtiae Vernae* 主产于东北及河南等地。

性状　根呈长圆锥形，有的略扭曲；表面红棕色或灰黄色，有纵皱纹、横向皮孔及细长侧根；质硬，断面黄白色，边缘绵毛状，中央浅黄色，颗粒状。茎短而细，灰绿色，有茸毛。单数羽状复叶，丛生，具托叶，叶多皱缩、破碎，完整小叶片展平后椭圆形，灰绿色，有白色茸毛。有时可见伞形花序，蝶形花冠紫色或黄棕色。荚果圆柱形，棕色，有白色茸毛；种子黑色，细小。气微，味淡、微甜，嚼之有豆腥味。

鉴别　(1) 根横切面：木栓细胞数列，壁栓化并木化。栓内层较窄，有裂隙，并有较多纤维束，纤维壁厚，可见层纹，不木化或微木化，有些纤维弯曲生长，在横切面可见纵断部分。中柱占根的大部分。射线较宽；韧皮部有裂隙，散有较多的厚壁纤维束；形成层成环；木质部导管较大；单个存在或 2～3 个成束，木纤维成束，壁厚，木化或微木化。薄壁细胞含较多淀粉粒，射线及邻近形成层的细胞中更多。

叶表面制片：上下表皮细胞均呈多角形，垂周壁平直。气孔内陷，不等式，少数不定式。非腺毛甚多，多由 2 细胞组成，基部细胞较小，上部细胞较长，壁厚，有疣状突起。

(2) 取本品粉末 2 g，加 1% 酸性乙醇液 20 ml，水浴上回流 5 min，冷却后滤过，滤液在水浴上蒸干，残渣用 1% 盐酸溶解，滤过。取滤液分别滴于白瓷板上，各加碘化铋钾试剂产生橘黄色沉淀；加硅钨酸试剂产生白色沉淀；加 25% 磷钼酸乙醇液产生黄色沉淀，再加氨水 1 滴，沉淀溶解呈蓝色溶液（检查生物碱）。

(3) 取本品粉末 2 g，加甲醇 20 ml，回流提取，提取液滤过，浓缩至 4 ml。取提取液 1 ml，加浓盐酸 4～5 滴及镁粉少许，在水浴上加热 3 min，溶液呈红棕色（检查黄酮）。

(4) 薄层色谱：取上述 (3) 甲醇液，作供试品溶液。另取槲皮素对照品制成对照品溶液。分别吸取二溶液点于硅胶 H-1% CMC（湿法铺板，105～110 ℃活化 1 h）薄层板上，以氯仿-甲醇-甲酸（20∶10∶3）展开 12 cm。用 1% 三氯化铝乙醇液喷雾，置紫外光灯（365 nm）下观察，供试品色谱图上与对照品色谱图相应位置，均显黄绿色斑点。

【成分】 根含叶虱硬脂醇（psyllostearyl alcohol），β-谷甾醇（β-sitosterol），大豆皂醇（soyasapogenol）B 和 E[1]。

【药理】 抗菌作用　甜地丁（小米口袋）石油醚和乙酸乙酯提取物能抑制枯草芽胞杆菌和假单胞菌[1]。

【药性】 甘、苦，寒。归心、肝经。

1.《救荒本草》：“味甜。”

2.《内蒙古中草药》：“味辛苦，性寒。”

3.《河北中草药》：“入心、肝经。”

【功用主治】 清热，解毒，消肿。主治痈肿疔疮，丹毒，肠痈，黄疸，肠炎，痢疾，毒虫咬伤。

1.《吉林中草药》：“清热解毒。治肠痈及诸疮肿毒。”

2.《内蒙古中草药》：“清热解毒，消痈肿。主治化脓性炎症，痈疽疔疮，高热烦躁，黄疸，肠炎，痢疾，瘰疬。”

【用法用量】 内服：煎汤，6～30 g。外用：鲜品捣敷；或煎水洗。

【选方】 1. 治肠痈（慢性阑尾炎）　地丁 60 g，红藤 60 g。水煎，每日服 2 次。

2. 治疔毒　地丁 30 g，甘草 9 g，明矾 3 g。水煎，黄酒为引，每日服 2 次。（1、2 方出自《吉林中草药》）

3. 治指头感染　地丁、野菊花各 30 g。水煎服。（《沙漠地区药用植物》）

4\. 治肠炎腹泻、痢疾　甜地丁、马齿苋、白头翁各 30 g。水煎服。(《青岛中草药手册》)

5\. 治急性传染性肝炎　地丁 30 g。水煎服。(《内蒙古中草药》)

6\. 治烫火伤　地丁研末,香油调涂患处。(《吉林中草药》)

4605 甜果藤 tián guǒ téng (《广西药用植物名录》)

【基原】　为茶茱萸科定心藤属植物定心藤的根及藤茎。

【原植物】　定心藤 *Mappianthus iodoides* Hand. -Mazz. 又名:麦撒花藤(《广西药用植物名录》)。

木质藤本。幼枝褐黄色,具棱,被黄褐色糙伏毛,老枝灰色,具灰白色皮孔;卷须粗壮。叶对生或近对生;叶柄长6～14 mm,圆柱形,上面具窄槽,疏被或密被黄褐色糙伏毛;叶长椭圆形至长圆形,长 8～17 cm,宽 3～7 cm,先端渐尖至尾尖,有长 1～1.5 cm钝尖头,基部圆形或楔形,全缘,干时上面橄榄绿色,近无毛,下面赭黄色至紫红色,略被毛;中脉表面凹下,背面突起,侧脉 3～6 对,弧曲上升,在背面与细网脉均突起。雌雄异株;雄花序交替腋生,长 1～2.5 cm,花冠黄色,微香,5 裂片,裂片卵形,先端内弯,外面密被黄色糙伏毛,里面被短绒毛;雄蕊 5,花丝干时橙黄色,花药黄色;雌蕊不发育,子房圆锥形。雌花序交替腋生,长 1～1.5 cm,粗壮,被黄褐色糙伏毛,雌花花萼浅杯状,裂片 5;花瓣 5,长圆形,先端内弯,外面密被黄褐色糙伏毛,里面被短绒毛;退化雄蕊 5;子房近球形,密被黄褐色硬伏毛,柱头盘状,5 圆裂。核果椭圆形,长 2～3.7 cm,宽 1～1.7 cm,熟时橙黄色,果肉薄,甜,干时具下陷网纹及纵槽。种子 1 颗。花期 4～8 月,雌花较晚,果期 6～12 月。

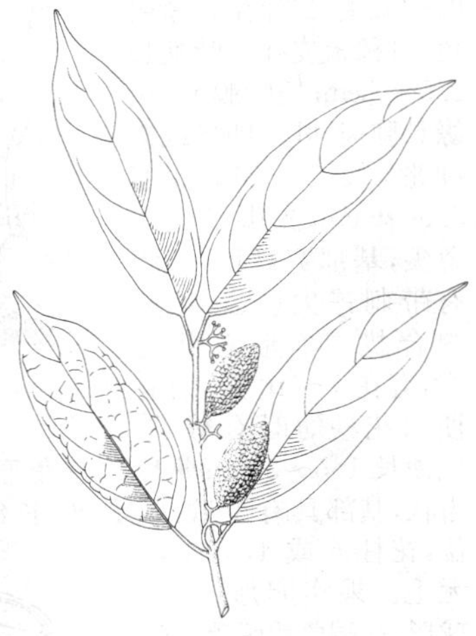

定心藤

生于海拔 800～1 800 m 的疏林、灌丛及沟谷林内。分布于福建、湖南、广东、广西、海南、贵州、云南等地。

【栽培】　生物学特性　喜阴凉湿润的环境,耐阴、耐湿、耐寒。在高海拔或丘陵地带均能正常生长发育。以土层疏松、腐殖质丰富的壤土栽培为宜。

繁殖方法　种子繁殖。夏末至秋季果实陆续成熟,选择第一、第二批饱满的果实,去掉果皮,洗去果肉,把种子稍晾干后可立即播种。选择有适当荫蔽条件的地方作苗床,开沟点播,沟距 35 cm,种子粒距 3～4 cm,覆土 2 cm,浇水保湿。当苗高 25～30 cm 时,按行株距 60 cm×60 cm 开穴,每穴栽 1 株。

【采收加工】　9～11 月采收,挖取根部或割下藤茎,切片,晒干。

【成分】　藤茎含倍半萜醇成分:(—)-雪松醇(cedrol)[1]。

【药性】　苦,凉。

1\.《云南中草药》:"苦,凉。"

2\.《全国中草药汇编》:"微苦、涩,平。"

【功用主治】　活血调经,祛风除湿。主治月经不调,痛经,闭经,产后腹痛,跌打损伤,风湿痹痛。

1\.《云南中草药》:"活血调经,止血止痛,安神,除湿。主治月经不调,痛经,闭经,产后血虚,宫缩痛,心慌,心悸,风湿性关节痛,类风湿性关节炎,腰膝痹痛。"

2\.《全国中草药汇编》:"主治黄疸。外用治外伤出血,毒蛇咬伤。"

【用法用量】　内服:煎汤,9～15 g;或浸酒;或研粉,每次 0.9～1.5 g。外用:研末,撒患处。

【选方】　1. 治月经不调,痛经,闭经,产后风痛　定心藤、台乌各等量,冰片叶少量共研粉。每次服 0.3～1.5 g。(《云南思茅中草药选》)

2\. 治外伤出血　定心藤 9～15 g,煎服或泡酒服,外用适量,研末敷布患处。(《云南中草药》)

4606 甜茶藤 tián chá téng (《广西本草选编》)

【异名】　田婆茶(《广西本草选编》),红五爪金龙、乌蔹(《广西药用植物名录》)。

【基原】　为葡萄科蛇葡萄属植物显齿蛇葡萄的茎叶或根。

【原植物】　显齿蛇葡萄 *Ampelopsis grossedentata* (Hand. -Mazz.) W. T. Wang [*A. cantoniensis* (Hook. et Arn.) Planch. var. *grossedentata* Hand. -Mazz.]　又名:大齿牛果藤(《云南种子植物名录》)。

木质藤本。全株无毛。卷须长达 8 cm,二叉状分枝,与叶对生。叶为二回羽状复叶,长 7～17 cm,枝顶部叶为一回羽状复叶,最下羽片有小叶 3,偶有 5;总叶柄长 1.5～3 cm;小叶片纸质,长圆状披针形或狭椭圆形,长2～5 cm,宽 1～2 cm,先端长渐尖,基部宽楔形,顶生小叶有柄,侧生小叶无柄,稍偏斜,边缘有稀疏牙齿或小牙齿;羽状脉约 4 对。花两性,聚伞花序与叶对生或生于小枝顶端,总花梗长 1～3 cm;花绿色,基部有小苞片;花萼盘状;花瓣 5;雄蕊 5,与花瓣对生;子房与花瓣合生,有花柱。浆果近球形,直径约7 mm,幼时绿色,后变红色。

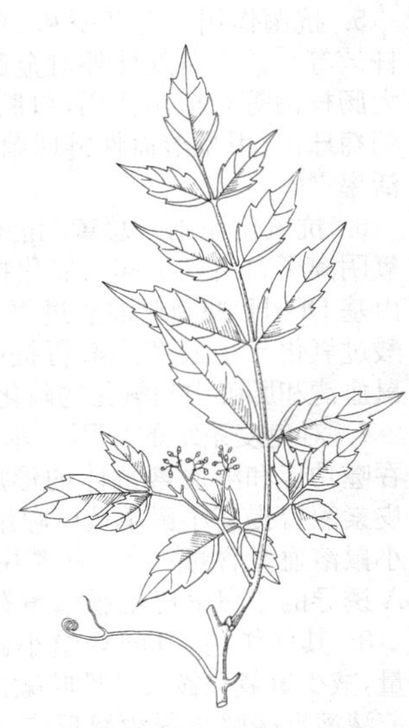

显齿蛇葡萄

生于海拔 400～1 300 m 的山地灌丛、林中、石上、沟边。分布于福建、江西、湖北、广东、广西、贵州、云南等地。

【采收加工】　7～10 月采收,鲜用或切片,晒干。

【药理】　1. 解热发汗、抗炎镇痛作用　甜茶藤(藤茶)乙醇提取液腹腔注射降低伤寒、副伤寒 甲、乙三联菌苗致热家兔的体温,增强乙酰胆碱促进小鼠唾液分泌的作用。水煎液灌胃对大鼠有发汗作用[1]。水提物灌胃对小鼠巴豆油性耳郭水肿、大鼠角叉菜胶性、甲醛性足跖肿胀、大鼠棉球肉芽肿及小鼠腹腔毛细血管通透性均有抑制作用，对切除肾上腺大鼠角叉菜胶性足跖肿胀也有抑制作用。小鼠扭体法、热板法镇痛实验显示水提物灌胃有镇痛作用[2]。总黄酮灌胃对小鼠巴豆油性耳水肿、大鼠角叉菜胶性足跖肿胀、小鼠慢性肉芽肿均有抑制作用[3]。

2. 保肝作用　总黄酮在乙型肝炎病毒(HBV)基因转染的人肝癌细胞系2215细胞培养中抑制乙型肝炎病毒表面抗原和e抗原分泌及HBV-DNA合成[4]。总黄酮、双氢杨梅树皮素(DHM)、杨梅树皮素灌胃能降低四氯化碳、D-半乳糖胺和异硫氰酸萘酯致急性肝损伤模型小鼠血清中丙氨酸氨基转移酶、天冬氨酸氨基转移酶活性和总胆红素含量，减轻肝组织的变性和坏死[5~7]。

3. 降糖、降脂作用　总黄酮灌胃能降低阴虚小鼠血糖和饥饿小鼠肝糖原水平，增加胰岛素抗性[8]。总黄酮灌胃对链脲霉素复制的糖尿病大鼠有降糖作用[9]。总黄酮、DHM、杨梅树皮素灌胃对四氧嘧啶所致糖尿病小鼠有治疗作用，对葡萄糖、肾上腺素引起的高血糖模型小鼠也有降血糖效果，但对正常小鼠血糖无明显影响[10~12]。总黄酮灌胃能降低蛋黄性高脂血症小鼠和实验性高脂血症鹌鹑的血清总胆固醇(TC)、三酰甘油(TG)等，抑制高脂血症鹌鹑动脉粥样硬化和肝脏脂肪化病变[13]。DHM灌胃降低高脂血症小鼠血清TC、TG值，升高高密度脂蛋白水平[14]。

4. 对平滑肌的作用　水煎液对兔离体和在体肠平滑肌的自发活动均有兴奋作用，对抗去甲肾上腺素所致兔肠平滑肌的抑制作用，显示其对兔肠平滑肌α受体有阻断作用[15]。DHM对去甲肾上腺素、氯化钙和氯化钾引起的兔胸主动脉条收缩呈非竞争性拮抗作用，对电压依赖钙通道可能有选择性阻滞作用[16, 17]。

5. 抗菌作用　总黄酮和DHM体外抑制肺炎球菌、流感杆菌等[3]。总黄酮体外对金黄色葡萄球菌、表皮葡萄球菌、大肠杆菌等有抑制作用，口腔黏膜局部给药能保护金黄色葡萄球菌、甲型溶血性链球菌感染的小鼠，提高感染小鼠存活率[18]。

6. 抗氧化作用　总黄酮能清除氧自由基，预防性对抗超氧阴离子自由基引起的氧化损伤[19]。DHM能清除稳定自由基DPPH，抑制亚油酸过氧化，阻止由铁离子引发的亚油酸过氧化[20]。总黄酮灌胃提高D-半乳糖所致衰老模型小鼠血清和肝脏中超氧化物歧化酶活性，减少丙二醛含量[21]。

7. 对免疫系统的作用　水煎液灌胃促进小鼠巨噬细胞吞噬功能和溶血素抗体的形成[1]。总黄酮、DHM、杨梅树皮素灌胃提高小鼠单核巨噬细胞吞噬功能和免疫功能低下小鼠溶血素含量[5~7]。藤茶中提取出的单体化合物对Con A诱导的小鼠淋巴细胞增殖有增强作用[22]。

8. 其他作用　DHM给小鼠灌胃，增强呼吸道酚红排出量，减少氢氧化铵实验性咳嗽次数，有止咳祛痰作用[14]。水煎液灌胃缓解小鼠酒醉反应，缩短醒酒时间[15]。总黄酮体外抑制大鼠血小板聚集，灌胃抑制大鼠体内血栓形成[21]。

毒性　小鼠腹腔注射乙醇提取液的 LD_{50} 为9.65±1.38 g/kg。水煎液灌胃的最大耐受量为18 g/kg[1]。

【药性】《广西本草选编》："味甘、淡，性凉。"

【功用主治】　清热解毒。主治黄疸型肝炎，感冒风热，咽喉肿痛，急性结膜炎，痈疖。

【用法用量】　内服：煎汤，15～30 g，鲜品倍量。外用：煎水洗。

4607　梨 lí　(《别录》)

【异名】　快果(《本草经集注》)，果宗、玉乳、蜜父(《纲目》)。

【基原】　为蔷薇科梨属植物白梨、沙梨、秋子梨等的果实。

【原植物】　1. 白梨 *Pyrus bretschneideri* Rehd.

乔木，高达5～8 m。树冠开展；小枝粗壮，幼时被柔毛；二年生枝紫褐色，具稀疏皮孔。叶柄长2.5～7 cm；托叶膜质，边缘具腺齿；叶片卵形或椭圆形，长5～11 cm，宽3.5～6 cm，先端渐尖或急尖，基部宽楔形，边缘有带刺芒尖锐齿，微向内合拢。伞形总状花序，有花7～10朵，总花梗和花梗幼时有绒毛，花梗长1.5～3 cm；萼片5，三角形；花瓣5，卵形，先端呈啮齿状，基部具有短爪；雄蕊20，长约为花瓣的一半；子房下位，花柱5或4，离生，无毛。果实卵形或近球形，先端萼片脱落，基部具肥厚果梗，黄色，有细密斑点。种子倒卵形，微扁，褐色。花期4月，果期8～9月。

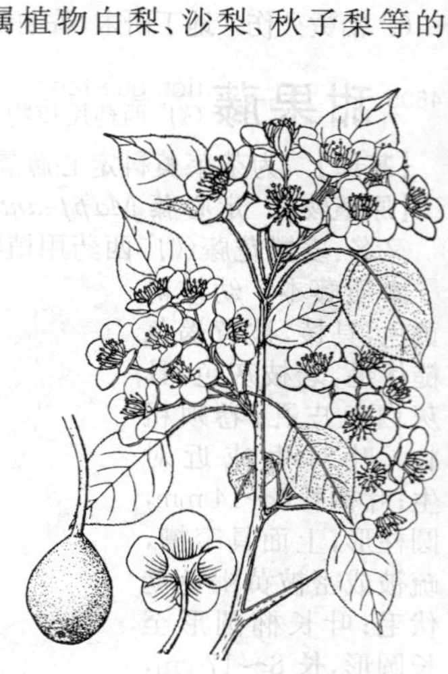

白梨

生于海拔100～2 000 m的干旱寒冷地区山坡阳处。我国北部习见栽培。分布于河北、山西、山东、河南、陕西、甘肃、青海等地。

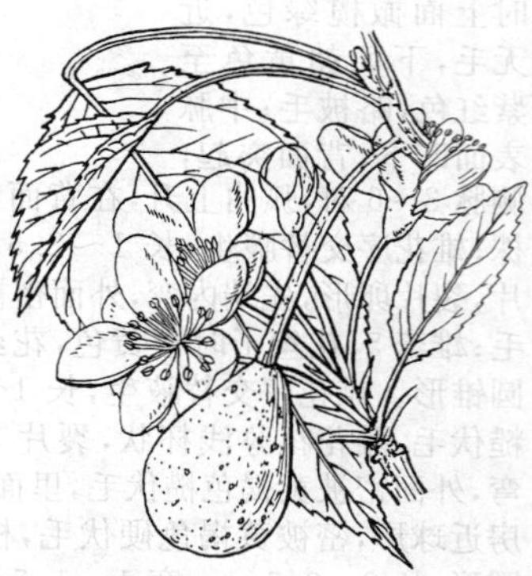

沙梨

2. 沙梨 *P. pyrifolia* (Burm. f.) Nakai

本种与白梨的区别为：叶片基部圆形或近心形；果实褐色。花期4月，果期8月。

生于海拔100～1 400 m的温暖而多雨的地区。我国南北各地均有栽培。分布于江苏、浙江、安徽、福建、江西、湖北、湖南、广东、广西、四川、贵州、云南等地。

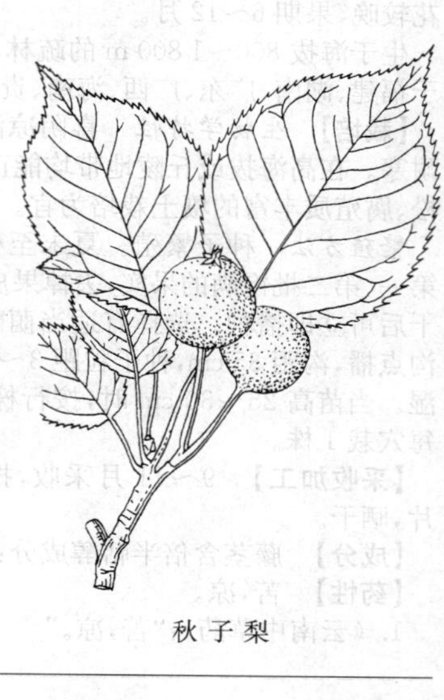

秋子梨

3. 秋子梨 *P. ussuriensis* Maxim.　又名：青梨(《植物学大辞典》)，野梨(《河北

习见树木图说》)。

本种与前2种的区别为:叶形大,长5~10 cm,宽4~6 cm,叶边刺芒长;花柱5;果实黄色,果梗长1~2 cm。花期5月,果期8~10月。

生于海拔100~2 000 m的寒冷干燥的山区。我国华北、东北和西北各地均有栽培。

本植物的叶(梨叶)、果皮(梨皮)、花(梨花)、树枝(梨枝)、树皮(梨木皮)、木材烧的灰(梨木灰)、根(梨树根)亦供药用。另设专条。

【栽培】 生物学特性 对外界环境的适应性比苹果强。耐寒、耐旱、耐涝、耐盐碱。冬季最低温度在-25 ℃以上的地区,多数品种可安全越冬。根系发达,喜光喜温,宜选择土层深厚、排水良好的缓坡山地种植。尤以砂质壤土山地为理想。

繁殖方法 用嫁接繁殖。春季移栽的棠梨苗,只要管得好,可于当年8月进行腹接,年底或来春即可出圃,假若8月来不及嫁接,可在当年冬季进行枝接,第二年秋、冬季出圃。前者缩短育苗时间,后者苗木粗壮,质量更好。定植时间以落叶后至萌芽前这一阶段为最好。行株距一般7 m×5 m。

田间管理 梨的行株距较大,尤其幼年树行间空地多,为了充分利用土地,增加梨园早期收入,改良土壤,减少水土流失,可间种豆类、花生等矮杆作物。注意合理施肥和整形修剪。

病虫害防治 病害有黑星病,为害枝、叶和果实,喷1:2:200波尔多液,以后每隔半月喷药1次,连喷4~5次。虫害有梨瘿蛾,幼虫蛀入木质部,刺激被害部位膨大成瘤,剪下带瘤枝条烧毁。

【采收加工】 8~9月,当果皮呈现该品种固有的颜色,有光泽和香味,种子变为褐色,果柄易脱落时,即可适时采摘,轻摘轻放,不要碰伤梨果和折断果枝。

【药材】 白梨 *Fructus Pyri Bretschneideri* 主产于河北、山东、山西、辽宁、河南、陕西、青海、甘肃等地;沙梨 *Fructus Pyri Pyrifoliae* 产于安徽、江苏、浙江、江西、福建、湖北、湖南、广东、广西、四川、贵州、云南等地;秋子梨 *Fructus Pyri Ussuriensis* 产于黑龙江、吉林、辽宁、内蒙古、河北、山东、陕西、甘肃等地。

性状 白梨 果实多呈卵形或近球形,通常直径为5~7 cm,先端有残留花萼。基部具肥厚果柄,长3~4 cm,表面黄白色,有细密斑点。横切面可见白色子房4~5室,种子倒卵形,微扁,长6~7 mm,褐色。果肉微香,多汁,味甜微酸。干品为圆形横切片,多卷缩,直径2~2.5 cm。外皮淡黄色,有细密斑点。果肉黄白色,有的可见子房室,或灰褐色种子。气微,味甜微酸。

沙梨 果实近球形,先端微向下陷,先端无宿萼。表面浅褐色或棕褐色,有浅色斑点。横切面可见子房室2~5,种子楔状卵形,稍扁平,长8~10 mm,黑褐色。干品多为切片,常皱褶或黏叠在一起,展平后呈圆形薄片,宽4~5~7 cm,厚约1 mm。外皮深棕色,常具灰白色斑点稀疏散在。果肉厚,占片面的大部分,黄棕色,粗糙,略呈颗粒状,横切片的中部可见5室,每室具1颗黑褐色种子,有时种子脱落而呈空洞状。质稍软,微具糖性。气微,味甜。

秋子梨 果实近球形,较小,直径2~6 cm,顶端有残存宿萼,基部微下陷,果柄长1~2 cm。表面稍绿色,稍带褐色或黄色,常有红色斑点。干品果皮褐绿色或黄色,有棕色斑点。

【成分】 白梨果实含蔗糖,果糖等[1]。

沙梨果实含苹果酸,枸橼酸(citrie acid),果糖,葡萄糖,蔗糖等[2]。

【药性】 甘、微酸,凉。归肺、胃经。

1.《别录》:"甘、微酸,寒。"

2.《千金方》:"味甘、微酸、涩,寒,有毒。"

3.《日华子》:"冷,无毒。"

4.《日用本草》:"甘、酸,平。"

5.《本草经疏》:"入手太阴兼入足阳明经。"

6.《要药分剂》:"入心、肺二经,兼入肝、胃二经。"

【功用主治】 润燥,生津,清热,化痰。主治肺燥咳嗽,热病津伤烦渴,消渴,痰热惊狂,噎膈,目赤胬肉,烫火伤。

1.《千金方》:"除客热气,止心烦。"

2.《新修本草》:"削贴汤火疮,不烂,止痛,易差。又主热嗽,止渴。"

3.《食疗本草》:"卒咳嗽,胸中痞塞热结者可多食好生梨;卒闇风失音不语者,生捣汁一合顿服之,日再服。"

4.《开宝本草》:"主中风不语,又疗伤寒热发,解石热气,惊邪,嗽,消渴,利小便。"

5.《本草图经》:"咳嗽,热风,痰实,药多用之。治卒患赤目,胬肉、坐卧痛,疗心热,解烦躁。"

6. 宁源《食鉴本草》:"润肺,凉心,消痰,降火,解疮毒、酒毒。"

7.《本草求原》:"治消中善饥,郁火成劳,咳嗽吐血,小儿疳热及风热昏躁,中风痰热,血液衰少,渐成噎膈,急惊风,热痰壅。"

8.《随息居饮食谱》:"清胃,涤热息风,化痰已嗽,养阴濡燥,散结通肠,消痈疽,解烟煤、炙羹、高粱、麦蘖诸毒,治温暑等疴。"

【用法用量】 内服:煎汤,15~30 g;或生食,1~2枚;或捣汁;或蒸服,或熬膏。外用:捣敷或捣汁点眼。

【宜忌】 脾虚便溏、肺寒咳嗽及产妇慎服。

1.《别录》:"多食令人寒中,金疮、乳妇尤不可食。"

2.《本草经疏》:"肺寒咳嗽,脾家泄泻,腹痛冷积,寒痰痰饮,妇人产后,小儿痘后,胃冷呕吐,及西北真中风证,法咸忌之。"

【选方】 1. 治卒咳嗽 以一颗(梨),刺作五十孔,每孔内以椒一粒,以面裹,于热火灰中煨令熟,出,停冷,去椒食之。(《食疗本草》)

2. 治阴虚咳嗽,咽干口渴,音哑气喘,或自汗盗汗 秋梨100 kg,麦门冬、百合、贝母各1 kg,款冬花750 g,冰糖20 kg。水煎浓缩成清膏,每清膏300 g,加入炼蜜300 g,共熬至滴水成珠为度。每服15 g,温开水冲服,日2次。(《中药制剂手册》梨膏)

3. 治太阴温病口渴甚,吐白沫黏滞不快者 梨汁、荸荠汁、鲜苇根汁、麦冬汁、藕汁(或用蔗浆)。临时斟酌多少,和匀凉服,不甚喜凉者,重汤炖温服。(《温病条辨》五汁饮)

4. 治消渴 香水梨(或好鹅梨,或江南雪梨,俱可)用蜜熬瓶盛,不时用热水或冷水调服,止嚼梨亦妙。(《普济方》)

5. 治反胃转食,药物不下 大雪梨一个,以丁香十五粒刺入梨内,湿纸包四五重,煨熟食之。(《圣济总录》)

6. 治小儿心藏风热,昏懵躁闷,不能下食 梨三枚,切,粳米一合。上以水二升,煮梨取汁一盏,去滓,投米煮粥食之。(《圣惠方》)

7. 治妊娠中风，失音不语，心神冒闷　梨汁、竹沥、生地黄汁各二合，牛乳一合，白蜜半合。和匀，每服一小盏。（《圣惠方》梨汁饮子）

8. 治急惊风热痰壅　梨汁和牛黄服之。

9. 治血液衰少，渐成噎膈　梨汁同人乳、蔗汁、芦根汁、童便、竹沥服之。（8、9方出自《本草求原》）

10. 治急慢性咽炎，阴虚有热者　雪梨1个，罗汉果半个。将雪梨洗净切碎块，罗汉果洗净，水煎，水沸30 min后饮汤。（《补品补药与补益良方》雪梨罗汉果汤）

11. 治小儿噤口痢　甜梨一个，取出子，入蜜填满，纸包，火煨熟吃。（《鲁府禁方》）

12. 治卒患赤目胬肉，坐卧痛者　好梨一颗，捣绞取汁，黄连三枝碎之。以绵裹渍令色变，仰卧注目中。（《本草图经》）

【各家论述】 1.《本草衍义》："梨，多食则动脾，少则不及病，用梨之意，须当斟酌，惟病酒烦渴人，食之甚佳，终不能却疾。"

2.《滇南本草》："梨，滇南处处皆有，种类殊别，皮有厚薄。乳梨，味香，治中风。消梨、花梨、桑梨，治吐血。棠梨，润肺止咳。御儿梨，治肝火目痛。茅梨，治胃寒。蜜梨，治小儿吼。赤梨，治大疮，敷患处。雪梨，治热嗽，止渴。青梨治劳伤腰痛。""麻梨治腹痛。雪梨治吐血。清水梨治小便不通。雀梨定喘化痰。长蒂梨利小便及便中带血。桑梨治妇人虚症。面梨补中。宝珠寺内玉儿梨，久服轻身延年，化痰止咳，生津止渴。老梨主治疟疾暑症。"

3.《纲目》："《别录》著梨，止言其害，不著其功，陶隐居言梨不入药，盖古人论病多主风寒，用药皆用桂、附，故不知梨有治风热、润肺、凉心、消痰、降火、解毒之功也。今人痰病火病，十居六七，梨之有益，盖不为少，但不宜过食尔。然惟乳梨、鹅梨、消梨可食，余梨则亦不能去病也。"

4.《本草经疏》："梨，能润肺消痰，降火除热，故苏恭主热嗽止渴，贴汤火伤；大明主贼风心烦，气喘热狂；孟诜主胸中痞塞热结等，诚不可阙者也。《本经》言多食令人寒中者，以其过于冷利也；乳妇金疮不可食者，以血得寒则凝而成瘀为病也。凡人有痛处，脉数无力，或发渴，此痈疽将成之候，惟昼夜食梨，可转重为轻。膏粱之家，厚味酽酒，纵恣无节，必多痰火卒中痈疽之病，数食梨，可变危为安，功难尽述。"

5.《重庆堂随笔》："梨，不论形色，总以心小肉细，嚼之无渣，而味纯甘者为佳。凡烟火、煤火、酒毒、一切热药为患者，啖之立解，温热燥病，及阴虚火炽，津液燔涸者，捣汁饮之立效。"

4608 梨叶 lí yè（《新修本草》）

【基原】 为蔷薇科梨属植物白梨 *Pyrus bretschneideri* Rehd.、沙梨 *P. pyrifolia*（Burm. f.）Nakai、秋子梨 *P. ussuriensis* Maxim. 等的叶。

【原植物】 参见"梨"条。

【采收加工】 7～9月采叶，鲜用或晒干。

【成分】 白梨叶含蛋白质，过氧化物酶，多酚氧化酶[1]。沙梨叶含绿原酸（chlorogenic acid）[2]，熊果酚苷（arbutin）和鞣质[3]。

【功用主治】 利水，解毒。主治水肿，小便不利，疮毒，毒菌中毒。

1.《新修本草》："主霍乱吐利不止，煮汁服之。"

2.《本草图经》："作煎，治风。"

3.《日用本草》："捣叶服，解中菌毒。"

4.《滇南本草》："敷疮。"

5.《医学入门》："治小儿寒疝腹痛，汗出。"

6.《纲目》："食梨过伤，梨叶煎汁解之。"

7.《全国中草药汇编》："秋子梨叶利水。治水肿，小便不利。"

【用法用量】 内服：煎汤，9～15 g；或鲜品捣汁服。外用：捣敷或捣汁涂。

【选方】 1. 治霍乱心痛，利，无汗　取梨叶枝一大握，水一升，煎取一升服。（《梅师集验方》）

2. 治小儿腹痛，大汗出，名曰寒疝　浓煮梨叶七合，以意消息，可作三四服饮之。（《徐王方》）

3. 治病中水毒　梨叶一把，熟捣，以酒一杯，和绞服之，不过三。（《肘后方》）

4. 治蠼螋尿疮、黄水出　捣梨叶汁敷，干即易之。（《钱氏箧中方》）

【临床报道】 治疗毒菇中毒　鲜梨树叶，洗净，捣烂，加净开水500～1 000 ml，混合绞汁，过滤，频频饮服，昏迷者用鼻饲法灌服，多数患者配用葡萄糖盐水、维生素C、氢化可的松静脉滴注。共治81例，结果：痊愈73例，死亡8例。临床观察对肝损害型、神经精神型、胃肠型疗效较好，对溶血型，兼有呼吸衰竭者无效[1]。

4609 梨皮 lí pí（《滇南本草》）

【基原】 为蔷薇科梨属植物白梨 *Pyrus bretschneideri* Rehd.、沙梨 *P. pyrifolia*（Burm. f.）Nakai、秋子梨 *P. ussuriensis* Maxim. 等的果皮。

【原植物】 参见"梨"条。

【采收加工】 9～10月果实成熟时采摘果实，削取果皮，鲜用或晒干。

【药材】 梨皮 *Pericarpium Pyri Bretschneideri*　产于河北、山东、山西、辽宁等地。

性状　果皮呈不规则片状，或卷曲成条状，外表面淡黄色，有细密斑点，内表面黄白色。气微，味微甜而酸。

【药性】 《四川中药志》："性凉，味甘、涩。"

【功用主治】 润肺，生津，清热。主治肺燥咳嗽，暑热烦渴，吐血，发背，疔疮。

1.《本草元命苞》："搽疥癣。"

2.《滇南本草》："敷发背疔疮。"

3.《本草药性大全》："润干燥咽喉。"

4.《本草再新》："清心降火，滋肾益阴，生津止渴，除烦去湿。"

5.《四川中药志》1960年版："清暑热，止烦渴，生津，收敛。治痢疾及咳嗽有汗。"

【用法用量】 内服：煎汤，9～15 g，鲜品30～60 g。外用：捣汁涂。

【选方】 1. 治痢疾　沙梨皮、石榴果壳。煎服。

2. 治水肿病之消化不良　沙梨皮、五加皮、陈皮、桑白皮、茯苓皮。水煎或炖肉服。（1、2方出自《四川中药志》1960年版）

4610 梨花 lí huā（《纲目》）

【基原】 为蔷薇科梨属植物白梨 *Pyrus bretschneideri* Rehd.、沙梨 *P. pyrifolia*（Burm. f.）Nakai、秋子梨 *P. us-*

suriensis Maxim. 的花。

【原植物】 参见“梨”条。

【采收加工】 花盛开时采摘，晾干。

【功用主治】 1.《本草药性大全》：“却结热胸膈。”

2.《纲目》：“去面黑粉滓。”

【用法用量】 内服：煎汤，9～15 g；或研末。外用：研末调涂。

4611 梨枝 lí zhī（《纲目》）

【基原】 为蔷薇科梨属植物白梨 *Pyrus bretschneideri* Rehd.、沙梨 *P. pyrifolia* (Burm. f.) Nakai、秋子梨 *P. ussuriensis* Maxim. 的树枝。

【原植物】 参见“梨”条。

【采收加工】 全年均可采，剪取枝条，切成小段，晒干。

【药材】 梨枝 *Ramulus Pyri Bretschneideri* 产于河北、山东、山西、辽宁等地。

性状 树枝呈长圆柱形，有分枝，直径 0.3～1.0 cm。表面灰褐色或灰绿色，微有光泽，有纵皱纹，并可见叶痕及点状突起的皮孔。质硬而脆，易折断，断面皮部灰褐色或褐色，大部黄白色或灰黄白色。气微，味涩。

【功用主治】《梅师集验方》：“治霍乱，心痛，利，无汗。”

【用法用量】 内服：煎汤，9～15 g。

4612 梨木皮 lí mù pí（《纲目》）

【基原】 为蔷薇科梨属植物白梨 *Pyrus bretschneideri* Rehd.、沙梨 *P. pyrifolia* (Burm. f.) Nakai、秋子梨 *P. ussuriensis* Maxim. 等的树皮。

【原植物】 参见“梨”条。

【采收加工】 春、秋季节均可剥皮。春季由于树液流动，皮层容易剥落，但质量较差；秋季 8～9 月采剥，则品质较优。在成龄树上剥皮可采用环状剥皮或一定面积条状剥皮，将剥下的树皮，按规格的宽度截成条状，晒干。

【药材】 梨木皮 *Cortex Pyri Bretschneideri* 主产于河北、山东、山西、辽宁、河南、陕西、青海、甘肃等地。

性状 树皮呈卷筒状，槽状或不规则片状，长短、宽窄不一，厚 1～3 mm。外表面灰褐色，有不规则的细皱纹及较大突起的皮孔；内表面棕色或棕黄色，较平滑，有细纵纹。质硬而脆，易折断，断面较平坦。气微，味苦涩。

【功用主治】 1.《纲目》：“解伤寒时气。”

2.《医学入门》：“治疮癣疥癞甚效。”

3.《药性考》：“能疗瘟疫，霍乱气冒。”

【用法用量】 内服：煎汤，3～9 g；或研末，每次 3 g。

【选方】 治伤寒瘟疫，已发未发 梨木皮、大甘草各一两，黄秫谷一合（为末），锅底煤一钱。每服三钱，白汤下，日二服。（《纲目》引《简易方》）

4613 梨木灰 lí mù huī（《纲目》）

【基原】 为蔷薇科梨属植物白梨 *Pyrus bretschneideri* Rehd.、沙梨 *P. pyrifolia* (Burm. f.) Nakai、秋子梨 *P. ussuriensis* Maxim. 等木材烧成的灰。

【原植物】 参见“梨”条。

【采收加工】 全年均可采，将木材晒干，烧成炭灰，保存。

【药材】 梨木灰 *Ornus Pyri Bretschneideri* 产于河北、山东、山西、辽宁、河南、青海等地。

性状 本品呈粉末状，表面灰白色或灰褐色。质轻。气微，味淡。

【功用主治】《纲目》：“治气积郁冒，结气咳逆。”

【用法用量】 内服：煎汤，3～9 g；或入丸、散。

【选方】 治气从脐左右起上冲，胸满气促，郁冒厥者 梨木灰、伏出鸡卵壳中白皮、紫菀、麻黄（去节）等分。为末，糊丸梧子大。每服十丸，酒下。亦可为末服方寸匕，或煮汤服。（《圣济总录》）

4614 梨树根 lí shù gēn（《民间常用草药汇编》）

【异名】 糖果根（《民间常用草药汇编》），糖梨根（《四川中药志》1960 年版）。

【基原】 为蔷薇科梨属植物白梨 *Pyrus bretschnéideri* Rehd、沙梨 *P. pyrifolia* (Burm. f.) Nakai、秋子梨 *P. ussuriensis* Maxim. 等的根。

【原植物】 参见“梨”条。

【采收加工】 全年均可采，挖取侧根，切段，晒干。

【药材】 梨树根 *Radix Pyri Bretschneideri* 产于河北、山东、山西、辽宁等地。

性状 根呈圆柱形，长 20～120 cm，直径 0.5～3 cm。表面黑褐色，有不规则皱纹及横向皮孔样突起。质硬脆，易折断，断面黄白色或淡棕黄色。气微，味涩。

【药性】《四川中药志》1960 年版：“性平，味甘、淡，无毒。”

【功用主治】 润肺止咳，理气止痛。主治肺虚咳嗽，疝气腹痛。

1.《民间常用草药汇编》：“治疝气，止咳嗽。”

2.《四川中药志》1960 年版：“能止咳嗽，治肺虚咳嗽及疝气。”

【用法用量】 内服：煎汤，10～30 g。

4615 犁头尖 lí tóu jiān（《本草求原》）

【异名】 芋头草、小野芋（《生草药性备要》），犁头草（《本草求原》），大叶半夏（《广西药用植物图志》），犁头七（《陆川本草》），土半夏（《闽南民间草药》），山半夏、土巴豆、药狗丹（《南方主要有毒植物》），芋头七、金半夏、野附子（《云南中草药》），独脚莲、耗子尾巴（《四川常用中草药》），山茨菇、犁头半夏（《广西本草选编》），坡芋（《全国中草药汇编》），观音芋、野芋蛋（《福建药物志》）。

【基原】 为天南星科犁头尖属植物犁头尖的块茎及全草。

【原植物】 犁头尖 *Typhonium divaricatum* (L.) Decne. [*Arum divaricatum* L.] 又名：老鼠尾（《广州植物志》）。

多年生草本。块茎近球形、椭圆形，直径 1～2 cm，褐色，具环节，节间有黄色根迹，颈部

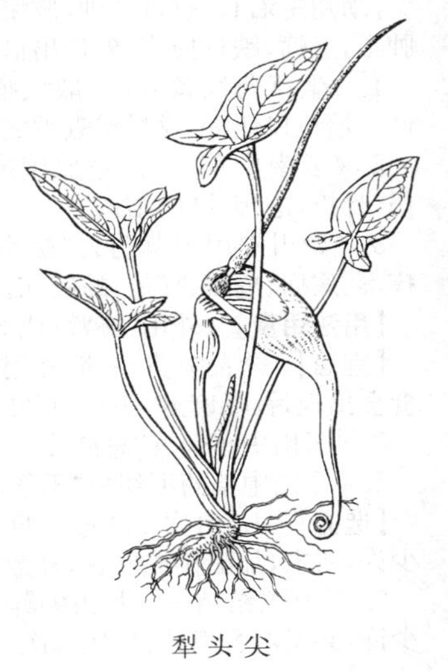

犁头尖

生长1～4 cm的黄白色纤维状须根，散生疣凸状芽眼。幼株叶 1～2，叶片深心形、卵状心形至戟形，长 3～5 cm，宽 2～4 cm；多年生植株叶 4～8 枚，叶柄长20～24 cm，基部鞘状，淡绿色，上部圆柱形，绿色；叶片戟状三角形，绿色，长约 13 cm，宽约 8 cm；中肋 2 面稍隆起，侧脉 3～5 对，最下 1 对基出。花序柄单 1，从叶腋抽出，长 9～11 cm，淡绿色，圆柱形，直立；佛焰苞管部绿色，卵形，长 1.6～3 cm，粗 0.8～1.5 cm，檐部绿紫色，卷成长角状，长12～18 cm，盛花时展开，后仰，卵状长披针形，宽 4～5 cm，中部以上骤狭成带状下垂，先端旋曲，内面深紫色，外面绿紫色；肉穗花序无柄；雌花序圆锥形，长 1.5～3 mm，粗 3～4 mm；中性花序长 1.7～4 cm；雄花序长 4～9 mm，粗约4 mm，橙黄色；附属器具强烈的粪臭，长 10～13 cm，鼠尾状，近直立，下部 1/3 具疣皱，向上平滑；雌花子房卵形，黄色，柱头盘状具乳突，红色；雄花雄蕊 2，长圆状倒卵形；中性花线形，两头黄色，腰部红色。浆果卵圆形。种子球形。花期5～7 月。

生于地边、田头、草坡、石隙中。分布于西南及浙江、福建、江西、广东、广西、海南等地。

【采收加工】 9～11 月采挖，鲜用或晒干。

【药材】 犁头尖 *Rhizoma et Herba Typhonii Divaricati* 产于广西、广东、福建等地。

性状　块茎长圆锥形，直径为 0.3～1 cm，表面褐色，栓皮薄，不易剥落，稍有皱纹。芽痕多偏向一侧，须根痕遍布全体，并有多数外凸的珠芽痕。

鉴别　块茎横切面：木栓层较薄，仅有 4～5 层细胞，木栓细胞方形、长方形或扁平，排列不整齐。薄壁组织中可见大量分生组织，薄壁细胞均充满淀粉粒。黏液细胞多分布于近木栓层的数层薄壁细胞间，较大。

【成分】 块茎含生物碱和甾醇[1]。

【药理】 毒性　小鼠腹腔注射犁头尖全草的氯仿提取物 1 g/kg，出现肌张力增加、活动减少、呼吸困难及神经系统症状。人误服后会引起口腔黏膜起泡，舌、喉麻辣，头晕，呕吐等。可立即含漱及内服生姜汁和米醋，或服蛋清、面糊和大量糖水或静滴葡萄糖盐水，腹部剧痛可注射吗啡，出现惊厥可注射镇静剂，继服溴化钾或吸入乙醚[1]。

【药性】 苦、辛，温，有毒。

1.《云南中草药》："苦、辛、麻，温，有毒。"

2.《四川常用中草药》："性温，味辛、麻，有小毒。"

【功用主治】 解毒消肿，散瘀止血。主治痈疽疔疮，无名肿毒，瘰疬，跌打损伤，外伤出血，疥癣，毒蛇咬伤，蜂螫伤。

1.《生草药性备要》："散大疮，消恶毒，去腐肉生新，止血。治鱼口便毒，捶烂醋煮敷之，冷则又换。"

2.《云南中草药》："止血镇痛。主治外伤出血，跌打损伤，骨折，疮疖，淋巴结核。"

3.《四川常用中草药》："祛痰，止呕。治寒呕冷咳，痈疽疔毒、瘰疬，疮癣，疔疮，蛇咬伤。"

【用法用量】 外用：捣敷；或磨涂；或研末撒。

【宜忌】 本品有毒，一般外用，不作内服。孕妇禁服。误食会出现舌、喉麻辣，头晕，呕吐等中毒症状。

1.《云南中草药》："忌酸冷。孕妇忌服。"

2.《全国中草药汇编》："不作内服。"

【选方】 1. 治痈疖肿毒　犁头尖块茎适量研末，加雄黄少许，研末，加醋捣成糊状，外敷。

2. 治淋巴结结核　犁头尖鲜全草适量。配醋、糯米饭各少许，共捣烂敷患处，日换 2 次。

3. 治血管瘤　鲜犁头尖块茎用米酒（或烧酒）磨汁，外涂，每日 3～4 次。（1～3 方出自《全国中草药汇编》）

4. 治蛇咬伤　①鲜犁头尖 6 g，大箭（鲜品）60 g。捣烂，敷伤口周围。（《四川中药志》1982 年版）　②犁头尖、七叶一枝花、天南星各适量。浸乙醇 1 星期后，用时外涂患处。（《福建药物志》）

【临床报道】 治疗急性甲沟炎　土半夏根茎叶捣烂，加少许精盐及煮熟的淀粉拌成糊状。直接敷在创口上，外包纱布，每日换药 1 次。治疗 48 例，痊愈 42 例，好转、无效各 3 例，有效率 93.7%[1]。

4616 犁头草 lí tóu cǎo （《植物名实图考》）

【异名】 紫金锁、紫花地丁（《植物名实图考》），瘩背草（《南京民间草药》），三角草、犁头尖、烙铁草（《江西民间草药》），地丁草、紫地丁（《浙江民间常用草药》），羊蹄甲、犁铧尖（《陕西中药名录》）。

【基原】 为堇菜科堇菜属植物心叶堇菜的全草。

【原植物】 心叶堇菜 *Viola concordifolia* C. J. Wang[*V. cordifolia* W. Beck.]

多年生草本。无地上茎和匍匐枝。根茎粗短，节密生；支根多条，较粗壮而伸长。叶多数，基生；叶柄在花期通常与叶片近等长，在果期远较叶片长；托叶短，下部与叶柄合生，长约 1 cm，离生部分开展；叶片卵形，宽卵形或三角状卵形，长3～8 cm，宽 3～8 cm，先端尖或稍钝，基部深心形或宽心形，边缘具多数圆钝齿。花淡紫色；近中部有 2 枚线状披针形小苞片；萼片宽披针形，先端渐尖，基部附属物长约 2 mm，末端钝或平截；上方与侧方花瓣倒卵形，下方花瓣长倒心形；距圆筒状，长 4～5 mm，粗约2 mm。蒴果椭圆形，长约 1 cm。

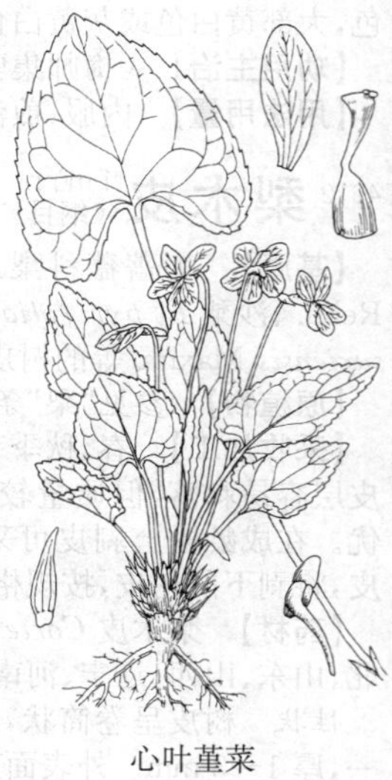

心叶堇菜

生于林缘、林下开阔草地间、山地草丛、溪谷旁。分布于西南及江苏、浙江、安徽、江西、湖南等地。

【采收加工】 4～5 月果实成熟期，采收全草，鲜用或晒干。

【药性】 苦、微辛，寒。

1.《浙江民间常用草药》："性寒，味微苦。"

2.《全国中草药汇编》："苦、微辛，寒。"

【功用主治】 清热解毒，消肿排脓。主治痈疽肿毒，咽喉肿痛，乳痈，肠痈，化脓性骨髓炎，黄疸，目赤，瘰疬，外伤出血。

1.《本草求原》："止血，消恶毒疮，去腐生新，治鱼目便毒。"

2.《中国药用植物图鉴》："外用治疗疮，热毒，肿毒，刀伤出血。内服能治黄疸内热及实热肠痈下血。"

3.《全国中草药汇编》："主治急性结膜炎，咽喉炎，急性黄疸型肝炎，乳腺炎，痈疖肿毒，化脓性骨髓炎，毒蛇咬伤。"

4.《秦岭巴山天然药物志》："治瘰疬。"

【用法用量】 内服：煎汤，9～15 g，鲜品 30～60 g；或捣汁服。外用：捣敷。

【选方】 1. 治痈疽溃烂久不收口　犁头草、木芙蓉花各适量，捣极烂，敷患处。或焙干研末，撒患处，外用纱布敷贴，每日换药 1 次，至愈为止。（江西《草药手册》）

2. 治阑尾炎　①紫花地丁、败酱草各 15 g，活血藤 30 g。水煎服。（《湖北中草药志》）②鲜犁头草、鲜蒲公英、鲜马齿苋各 30 g。煎服。（《安徽中草药》）

3. 治化脓性骨髓炎　鲜犁头草、三叉苦叶（鲜）各等量。捣烂外敷。（《全国中草药汇编》）

4. 治目赤肿痛，畏日羞明，眵泪，头痛，云翳遮睛　鲜犁头草捣烂如泥，加鸡蛋白少许再捣匀，外敷眼皮上，每日换药 1～2 次。（《江西民间草药》）

5. 治妇女产后瘀血腹痛　鲜犁头草 30 g（切碎），鸡蛋 2 个（去壳）。同搅和于锅内加油略炒，再水煎服。（江西《草药手册》）

4617 偏翅唐松草 piān chì táng sōng cǎo（《中国药用植物志》）

【异名】 南马尾连（《云南种子植物名录》），马尾连（《四川中药志》1979 年版）。

【基原】 为毛茛科唐松草属植物偏翅唐松草的根及根茎。

【原植物】 偏翅唐松草 *Thalictrum delavayi* Franch. [*T. delavayi* Franch. var. *parviflorum* Franch.]

多年生草本，高 60～200 cm。茎直立，有分枝。叶互生；叶柄长 1.4～8 cm，基部有鞘；托叶半圆形，边缘分裂或不裂；基生叶在开花时枯萎，茎下部和中部为三至四回羽状复叶；叶片长达 40 cm；小叶草质，大小变异很大，顶生小叶圆卵形、倒卵形或椭圆形，长 5～30 mm，宽 3～25 mm，中部以上 3 浅裂，基部圆形或楔形，小叶柄较长；两侧小叶较小，先端常作不规则 2～3 裂，或不裂，小叶柄短，上面绿色，下面稍苍白色，网脉不明显。圆锥花序长 15～40 cm；苞片和小苞片均为线形；花两性，花梗细，柔弱弯曲；萼片 4，花瓣状，卵形或长圆形，淡紫色，早落；花瓣无；雄蕊多数，花丝近丝状，花药长圆形，先端具短尖头；心皮 15～22，有短柄，花柱短，柱头生于腹面。瘦果扁，斜倒卵形或镰刀状弯曲，约有 8 条纵肋，沿腹棱和背棱有狭翅，宿存花柱长约 1 mm。花期 6～9 月，果期 7～10 月。

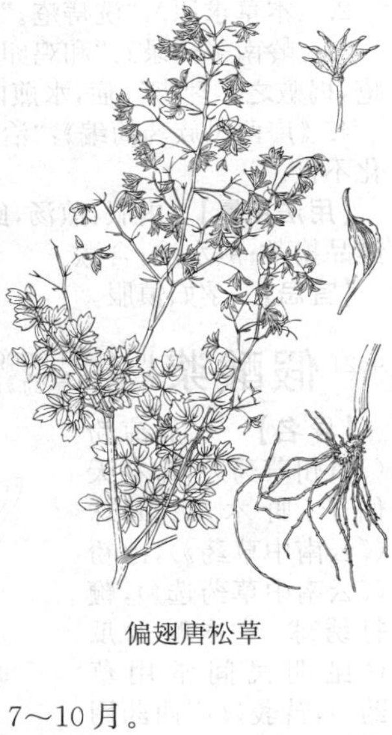
偏翅唐松草

生海拔 1 900～3 400 m 的山地林边、沟边、灌木丛或疏林中。分布于四川、云南、西藏。

【采收加工】 春、秋季采挖，除去苗茎，晒干。

【药材】 偏翅唐松草 *Radix et Rhizoma Thalictri Delavayi*　主产于四川等地。

性状　根茎短，直径约 1 cm，褐色，周围包以棕色纤维状短鞘。须根丛生，细长，外表棕色；断面木心浅黄色。味苦。

【成分】 根含生物碱类成分：木兰花碱（magnoflorine）[1]，鹤氏唐松草碱（hernandezine），小檗碱（berberine），药根碱（jatrorrihizine），伪原阿片碱（pseudoprotopine），隐品碱（cryptopine），芬氏唐松草碱（thalidezine），异芬氏唐松草碱（isothalidezine），唐松草米拉宾碱（thalmirabine）[2]。

全草含木兰花碱，鹤氏唐松草碱，东亚唐松草碱（thalicthuberine），奥寇梯木碱（ocoteine）即小唐松草碱（thalicmine），奥寇梯白木碱（leucoxylonine）[3]。

【药理】 防治矽肺的作用　偏翅唐松草水煎剂灌胃或总生物碱腹腔注射，对气管急性染尘复制的实验性矽肺模型大鼠早期治疗有效。总生物碱腹腔注射对实验性矽肺大鼠病后治疗也有一定效果[1]。

【药性】《四川中药志》1979 年版："苦，寒。"

【功用主治】 清热燥湿，泻火解毒。主治湿热泻痢，黄疸，带下，牙龈肿痛，目赤肿痛，疮疡肿毒。

1.《中国药用植物志》："杀菌消炎。"

2.《四川中药志》1979 年版："清热燥湿，泻火解毒。用于痢疾、肠炎、急性黄疸型肝炎、白带、牙龈肿痛、急性结膜炎、疮肿等。"

【用法用量】 内服：煎汤，5～15 g。

【宜忌】 脾虚寒者慎服。

【选方】 1. 治痢疾和急性肠炎　马尾连 15 g，木香 10 g。水煎服。

2. 治急性黄疸型肝炎　马尾连 15 g，马蹄金 30 g，蒲公英 15 g。水煎服。

3. 治白带　马尾连 6 g，三白草 30 g。水煎服。（1～3 方出自《四川中药志》1979 年版）

4618 假蒟 jiǎ jū（《生草药性备要》）

【异名】 蛤蒟、不拨子（《生草药性备要》），假荖、蛤荖（《岭南采药录》），假蒌（《南宁市药物志》），蛤蒌、大柄蒌（《广西民间常用中草药手册》），荜拨子、猪拨菜（广州部队《常用中草药手册》），钻骨风（《云南中草药选》），臭蒌、山蒌、马蹄蒌（《全国中草药汇编》）。

【基原】 为胡椒科胡椒属植物假蒟的茎、叶或全草。

【原植物】 假蒟 *Piper sarmentosum* Roxb.

多年生匍匐草本，揉之有香气。茎节膨大，常生不定根。叶互生，近膜质，有细腺点，下部的叶阔卵形或近圆形，长 7～14 cm，宽 6～13 cm，先端短尖，基部心形或近截形，叶脉 7 条；上部的叶小，卵形至卵状披针形；叶柄长 1～5 cm。花单性，雌雄异株，无花被；穗状花序；雄花序长 1.5～2 cm，苞片扁圆形，雄蕊 2 枚；雌花序长 6～8 mm，果期延长达 2.5 cm；苞片稍大；柱头 3～5。浆果近球

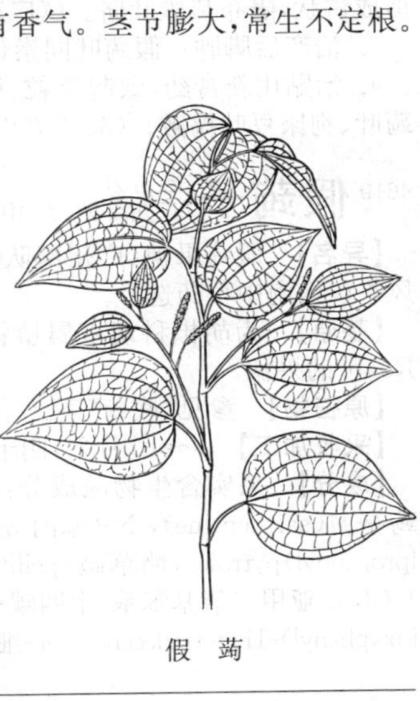
假　蒟

形，具角棱，下部嵌生于花序轴中。花期夏季。

生于山谷密林中或村旁湿润处。分布于福建、广东、广西、海南、贵州及西藏南部等地。

本植物的果穗（假蒟子）、根（假蒟根）亦供药用。另设专条。

【采收加工】 全年均可采收，鲜用或阴干。

【成分】 叶含挥发性成分：α-和γ-细辛脑（asarone），细辛醚（asaricin），1-烯丙基-2，6-二甲氧基-3，4-亚甲二氧基苯（1-allyl-2，6-dimethoxy-3，4-methylenedioxybenzene）[1]，氢化桂皮酸（hydrocinnamicacid）；甾醇类：β-谷甾醇（β-sitosterol）[2]。

地上部分含 N-2-甲基丁酸-2E，4E-癸二烯酰胺〔N-(2-methylbutyl)-2E，4E-decadienamide〕[3]。

【药理】 1. 降血糖作用　假蒟全株水提物灌胃降低正常大鼠和链脲菌素诱导的糖尿病大鼠的血糖[1]。

2. 其他作用　假蒟叶甲醇提取物在大鼠膈神经-半膈膜实验中有阻滞神经肌肉接点的神经肌肉效应，这可能与抑制神经递质乙酰胆碱在终板前的释放有关[2]。假蒟体内外均有一定抗疟作用[3]。脂溶部分对血小板活化因子诱导的兔血小板聚集有抑制作用[4]。

【药性】 苦，温。

1.《生草药性备要》："味苦，性温，无毒。"

2.《本草求原》："苦、辛，温。"

【功用主治】 祛风，行气，止痛，消肿。主治风寒咳喘，风湿痹痛，胃脘痛，腹痛泄泻，产后脚肿，跌打损伤，外伤出血。

1.《生草药性备要》："祛风，治产后气虚脚肿。"

2.《本草求原》："治产后风，病后风寒，解新膏药火毒。"

3.《广西民间常用中草药手册》："行气止痛，祛风杀虫，外用止血。治风湿，跌打，外伤出血，虫牙痛。"

4.《广西本草选编》："驱风活络，行气止血。主治外感风寒，腹痛泄泻，痢疾，肾炎水肿。"

5.《广西民族药简编》："治心胃痛。"

【用法用量】 内服：煎汤，9～15 g。外用：捣敷；或研粉撒敷。

【选方】 1. 治伤风咳嗽　蛤蒌叶 30 g，猪血 120 g。共炖服。（《上海民间常用中草药手册》）

2. 治腹痛腹胀　假蒟鲜叶 15 g。捣烂，加米粉，在锅上煎成饼状，隔布热敷肚脐。（《广东中草药》）

3. 治产后脚肿　假蒟叶同崇鱼，煮醋（食）。

4. 治贴用新膏药，致起浮粒、腐烂流水　（假蒟叶）同槟蒟叶、狗屎豆叶捣敷。（3、4 方出自《本草求原》）

4619 **假蒟子** jiǎ jū zǐ（广州部队《常用中草药手册》）

【异名】 假蒟果穗（广州部队《常用中草药手册》），钻骨风果（《云南中草药选》）。

【基原】 为胡椒科胡椒属植物假蒟 *Piper sarmentosum* Roxb. 的果穗。

【原植物】 参见"假蒟"条。

【采收加工】 9～10 月采，阴干备用。

【成分】 果实含生物碱成分：假蒟碱（sarmentosine），假蒟亭碱（sarmentine），N-(苯丙-3-烯酰基)吡咯〔N-(3-phenylpropenoyl)pyrrole〕，墙草碱（pellitorine）[1]。含挥发油成分：1-(3，4-亚甲二氧基苯基)十四碳-1E-烯〔1-(3，4-methylenedioxyphenyl)-1E-tetradecene〕，α-细辛脑（α-asarone），细辛醛（asaronaldehyde）[2]。另含β-谷甾醇（β-sitosterol）[1]。

【药理】 抗结核、抗疟作用　假蒟果实中的化合物有抗结核、抗疟作用[1]。

【药性】 辛，温。

1. 广州部队《常用中草药手册》："微辛，温。"

2.《广东中草药》："辛，温。"

【功用主治】 温中，行气，止痛，利水。主治脘腹胀痛，腹泻，风湿痹痛，疝气痛，水肿。

1. 广州部队《常用中草药手册》："温中暖胃，驱风行气。主治腹胀腹痛，肠炎腹泻，食欲不振，肾炎水肿，风湿痛。"

2.《广东中草药》："化湿消肿，行气通窍，消滞化痰。治水肿，风湿性关节炎，疝气痛，风寒咳嗽。"

3. 南药《中草药学》："活血。"

【用法用量】 内服：煎汤，1.5～3 g；或煎水含漱。

【宜忌】《广西民族药简编》："堕胎。忌吃糯米、酸类、豆类等食物。"

4620 **假蒟根** jiǎ jū gēn（《生草药性备要》）

【异名】 假蒌根（《广西民间常用中草药手册》），钻骨风根（《云南中草药选》）。

【基原】 为胡椒科胡椒属植物假蒟 *Piper sarmentosum* Roxb. 的根。

【原植物】 参见"假蒟"条。

【采收加工】 全年均可采，晒干。

【药理】 杀虫作用　假蒟根甲醇粗提物灌胃对溶组织内阿米巴所致小鼠盲肠阿米巴病有治疗作用[1]。

【药性】《全国中草药汇编》："辛，温。"

【功用主治】 祛风除湿，消肿止痛。主治风湿痹痛，脚气，胃脘痛，牙痛，痔肿，疟疾。

1.《生草药性备要》："治牙痛，洗烂脚。"

2.《本草求原》："洗痔疮。"

3.《岭南采药录》："和鸡卵煮食之，能疗疟疾。凡患血箭疮，捣敷之。理脚气症，水煎内服外洗。"

4.《广西民族药简编》："治风湿关节痛，胃痛，神经痛，消化不良。"

【用法用量】 内服：煎汤，鲜品 10～15 g；或泡酒。外用：鲜品捣敷；煎水洗；含漱。

【宜忌】 孕妇慎服。

4621 **假酸浆** jiǎ suān jiāng（《贵州草药》）

【异名】 水晶凉粉（《贵州草药》），蓝花天仙子、野木瓜、田珠（《云南中草药》），冰粉（《云南中草药选》），鞭打绣球、草本酸木瓜（《昆明民间常用草药》），苦莪（《广西药用植物名录》），果铃（《贵州中草药名录》）。

【基原】 为茄科假酸浆属植物假酸浆的全草、果实或花。

【原植物】 假酸浆

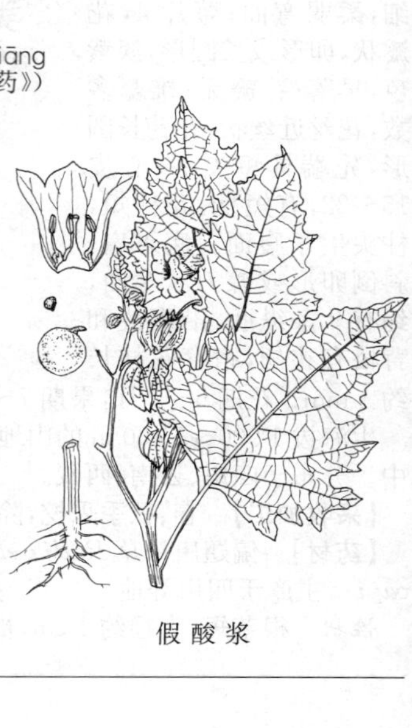

假 酸 浆

Nicandra physaloides (L.) Gaertn.

一年生草本，高 0.4～1.5 m。主根长锥形，有纤细的须状根。茎圆柱形，有4～5条纵沟，绿色，有时带紫色，上部三叉状分枝。单叶互生，卵形或椭圆形，草质，长 4～12 cm，宽 2～8 cm，先端渐尖，基部阔楔形下延，边缘有具圆缺的粗齿或浅裂，两面有稀疏毛。花单生于叶腋，俯垂；花萼5深裂，裂片先端尖锐，基部心形，果时膀胱状膨大；花冠钟形，浅蓝色，直径达4 cm，花筒内面基部有5个紫斑；雄蕊5；子房3～5室。浆果球形，直径 1.5～2 cm，黄色，被膨大的宿萼所包围。种子小，淡褐色。花、果期夏秋季。

生于田边、荒地或住宅区。我国南北均有作药用或观赏栽培；河北、四川、贵州、云南、西藏、甘肃等地有逸为野生。

【采收加工】 秋季采集全草，分出果实，鲜用或晒干备用。花于夏季或秋季采摘，阴干。

【成分】 叶含假酸浆烯酮(nicandrenone)，即假酸浆酮-1[1]，假酸浆烯酮内酯(nic-1-lactone)[2]，假酸浆酮-2[3]、-3、-7[4]、-10[5]、-11[6]、-12、-17[5]，叶中还含魏察假酸浆酮(withanicandrin)[7]。新鲜的全草含假酸浆苷苦素(nicandrin)[8]。

种子中含少量曼陀罗甾内酯(daturalactone)[9]，脱脂的种子含假酸浆苷苦素 B，魏察假酸浆酮[10]。种子油含脂肪酸主要为棕榈酸(palmitic acid)，油酸(oleic acid)，亚油酸(linoleic acid)，还有少量亚麻酸(linolenic acid)；甾醇类化合物包括胆甾醇(cholesterol)，菜油甾醇(campesterol)，豆甾醇(stigmasterol)，谷甾醇(sitosterol)，24-亚乙基胆甾醇(24-ethylidene cholesterol)[11]。果实中含 3-O-β-D-吡喃葡萄糖基-1α，2β，3α，6α-四氢-去甲托烷烃(3-O-β-D-glucopyranosyl-1α，2β，3α，6α-tetrahydro-nor-tropane)[14]。

根中含生物碱类：古豆碱(hygrine)，托品酮(tropinone)[12]。

新鲜全草中含麦角甾烷类成分：nicaphysalins A，B，C，D，E[13]。

【药理】 抗肿瘤作用　假酸浆中含有的假酸浆烯酮体外能抑制淋巴细胞白血病 P_{388} 细胞株、鼻咽癌 KB 细胞，但在体内抗 P_{388} 试验中未见有活性[1]。

【药性】 《全国中草药汇编》："甘、酸、微苦，平。有小毒。"

【功用主治】 清热解毒，利尿。主治感冒发热，鼻渊，热淋，疮疖。

1.《贵州草药》："种子：清热退火，利尿。"

2.《云南中草药》："花、果：祛风，消炎。"

3.《全国中草药汇编》："镇静，祛痰，清热解毒。主治狂犬病，精神病，癫痫，风湿关节炎，鼻渊，感冒，泌尿道感染，疮疖。"

【用法用量】 内服：煎汤，全草或花 3～9 g，鲜品 15～30 g；果实 1.5～3 g。

4622 假耧斗菜 jiǎ lóu dǒu cài (《甘肃中草药手册》)

【基原】 为毛茛科拟耧斗菜属植物拟耧斗菜的叶或地上部分。

【原植物】 拟耧斗菜 *Paraquilegia microphylla* (Royle) Drumm. et Hutch. [*Isopyrum microphyllum* Royle] 又名：小叶假耧斗菜(《陕甘宁青中草药选》)。

多年生草本。全株无毛。根状茎细圆柱形或近纺锤形，粗 2～6 mm。叶基生；叶柄长 2.5～11 cm；通常为一至二回三出复叶；叶片长 1.2～3 cm，一回裂片具细长柄，小叶宽菱形或肾状宽菱形，长 5～8 mm，宽 5～10 mm，3深裂，深裂片再2～3细裂，末回裂片倒披针形、椭圆状倒披针形或线形，宽 0.5～2 mm。花葶1～3，长 3～18 cm；苞片2，对生或近对生，倒披针形，基部有膜质鞘；花两性，直径 2.8～5 cm；萼片5，花瓣状，淡堇色或淡紫红色，偶为白色，倒卵形或椭圆状倒卵形，先端近圆形；花瓣5，小，倒卵形或倒卵状长圆椭圆形，先端微凹，下部浅囊状；雄蕊多数，花丝狭线形；心皮5～8，无毛。蓇葖果，长 6～11 mm，喙短。种子狭卵球形，褐色，一侧有狭翅。花期6～8月，果期8～9月。

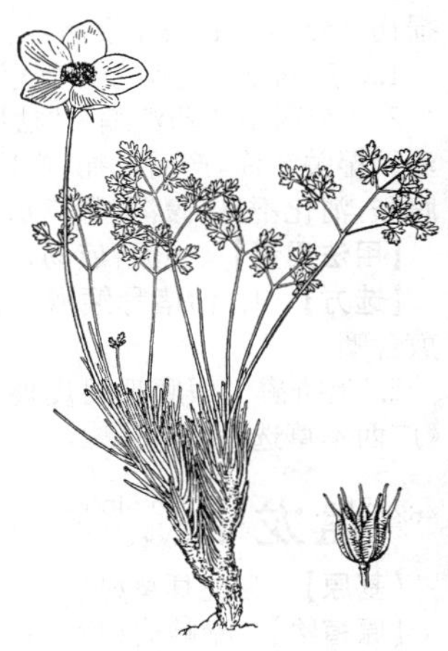

拟耧斗菜

生于海拔2 700～5 200 m的高山山地石壁或岩石上。分布于四川、云南、西藏、甘肃、青海、新疆。

【采收加工】 7～8月采收，晾干。

【药性】 苦、涩，寒。

1.《西藏常用中草药》："性寒，味苦涩。"

2.《青藏高原药物图鉴》："淡，平。"

【功用主治】 活血止痛，止血敛疮。主治跌打损伤，经闭，痛经，胞衣不下，外伤出血，金疮。

1.《西藏常用中草药》："去瘀止血，镇痛。用于下死胎，子宫出血等症。"

2.《陕甘宁青中草药选》："活血散瘀，止痛止血。主治跌打损伤，拔除异物，外伤出血。"

3.《甘肃中草药手册》："活血破瘀，敛疮生肌。"

【用法用量】 内服：煎汤，3～9 g；研末，0.3～0.6 g，每日2次。外用：捣敷。

【宜忌】 《甘肃中草药手册》："孕妇忌用。"

4623 假鹰爪根 jiǎ yīng zhǎo gēn (《广西本草选编》)

【异名】 爪芋根(《新华本草纲要》)。

【基原】 为番荔枝科山指甲属植物假鹰爪 *Desmos chinensis* Lour. 的根。

【原植物】 参见"酒饼叶"条。

【采收加工】 全年均可采收，切片晒干。

【药材】 假鹰爪根 *Radix Desmoris Chinensis*　产于海南、广东、广西、云南等地。

性状　根圆柱形，稍弯曲或有分枝，直径 0.5～2 cm。表面棕黑色，具细皱纹。质硬，不易折断，断面皮部暗黄棕色，木部淡黄棕色。气微香，味淡、微涩。

鉴别　根横切面：木栓层为数列红棕色木栓细胞。韧皮部宽厚；韧皮射线呈漏斗状，有的细胞含橙皮苷结晶；韧皮纤维与薄壁组织相间排列。形成层明显。木质部占半径的1/2，导管单个散在或数个径向相连。本品射线细胞含草酸钙方晶和淀粉粒。

【药理】 抗疟作用　根石油醚提取物有抗疟活性[1]。

【药性】 辛，温，小毒。

1.《广西本草选编》:"味辛,性温,有小毒。"

2.《全国中草药汇编》:"微辛,微温。"

【功用主治】 祛风止痛,行气化瘀。主治风湿痹痛,跌打损伤,痛经,产后瘀滞腹痛,消化不良,胃痛腹胀。

1.《广西本草选编》:"行气消滞,祛风止痛,杀虫。"

2.《全国中草药汇编》:"祛风利湿,健脾理气,祛瘀止痛。治风湿关节痛,产后风痛,产后腹痛,流血不止,痛经,胃痛,腹胀,消化不良,腹泻,肾炎水肿,跌打损伤。"

【用法用量】 内服:煎汤,3～15 g;或浸酒。

【选方】 1. 治诸骨鲠喉 假鹰爪根或叶 15～30 g。水煎含咽。

2. 治疥癣 假鹰爪根皮捣烂,调醋外涂。(1、2 方出自《广西本草选编》)

4624 盘龙七 pán lóng qī 《陕西中草药》

【基原】 为虎耳草科岩白菜属植物秦岭岩白菜的根茎。

【原植物】 秦岭岩白菜 *Bergenia scopulosa* T. P. Wang

多年生草本,高 5～50 cm。根茎粗壮,延伸,直径 2.5～4 cm,沿石壁缝隙匍匐生长,半暴露;密被栗褐色鳞片和叶柄鞘的残余。叶基生,叶柄长 1.5～13 cm,托叶鞘无毛;叶片近肉质,有光泽,圆形或宽卵状圆形,长 5～25 cm,宽 3～22 cm,先端钝圆,基部近圆形或略作楔形,边缘具锯齿或不明显齿,有时近全缘,两面具腺窝;叶脉明显。花茎长 10～20 cm,光滑,中部以上具 1 披针形苞叶;圆锥状聚伞花序顶生,具多数花,分枝,几先叶开放;花萼钟状,5 深裂,紫红色,多脉;花瓣 5,有深紫色脉纹,先端钝,基部有爪;雄蕊 10;子房卵球形,基部 2 室,先端 1 室,花柱 2,柱头大,盾状。蒴果 2 瓣裂。花期 4～5 月,果期 7～8 月。

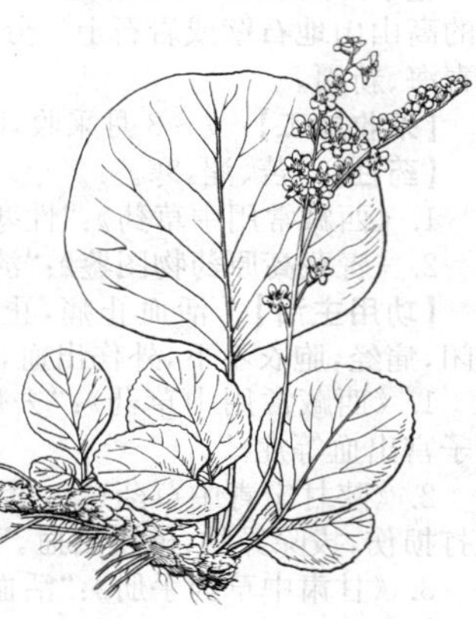

秦岭岩白菜

生于海拔 2 500～3 600 m 的湿润的峭壁石崖缝隙中。分布于陕西等地。

【采收加工】 全年均可采挖,切片晒干。

【药材】 盘龙七 *Rhizoma Bergeniae Scopulosae* 主产于西藏。

性状 根茎近圆柱形,一端稍细,直径 2.5～4 cm。表面褐色,密被褐色鳞片及残存叶鞘,并可见棕红色细根痕。质坚硬,难折断,断面棕红色,显粉性。气微,味涩、微苦。

【成分】 根茎含岩白菜素(bergenin)[1]。

【药性】 涩、微苦,平。

【功用主治】 补脾健胃,收涩固肠,除湿利水,活血。主治急慢性肠胃炎,浮肿,崩漏,白带,淋症,痢疾,黄水疮,秃疮,疥癣。

【用法用量】 内服:煎汤,6～9 g。外用:研末调敷。

【选方】 治泻痢后肠胃虚弱 盘龙七、红石耳各 15 g,朱砂七 9 g,黄精 6 g。水煎服。

4625 盘龙参 pán lóng shēn 《滇南本草》

【异名】 鹝(《诗经》),绶(《尔雅》),一线香(《质问本草》),猪辽参、龙抱柱(《天宝本草》),猪鞭草、猪潦子(《分类草药性》),龙缠柱(《福建民间草药》),猪牙参(《民间常用草药汇编》),扭兰、胜杖草(《南宁市药物志》),盘龙棍、红龙盘柱(《江西民间草药》),小猪獠参(《四川中药志》),海珠草、蛇崽草、一枝枪(《湖南药物志》),盘龙花(《江西草药》),九龙蛇、笑天龙(《贵州草药》),马牙七、盘龙箭(《陕西中草药》)。

【基原】 为兰科绶草属植物绶草的根和全草。

【原植物】 绶草 *Spiranthes sinensis* (Pers.) Ames [*Neottia sinensis* Pers.]

多年生草本,高 15～50 cm。茎直立,基部簇生数条粗厚、肉质的根,近基部生 2～4 枚叶。叶条状倒披针形或条形,长 10～20 cm,宽 4～10 mm。花序顶生,长 10～20 cm,具多数密生的小花,似穗状;花白色或淡红色,螺旋状排列;苞片卵形,长渐尖;中萼片条形,先端钝,侧萼片等长,较狭;花瓣和中萼片等长但较薄,先端极钝,唇瓣近长圆形,伸展,基部至中部边缘全缘,中部以上呈强烈的皱波状啮齿;花药直立,着生于合蕊柱背面,花粉块 2;子房下位,6 室。蒴果椭圆形。花期 5～6 月。

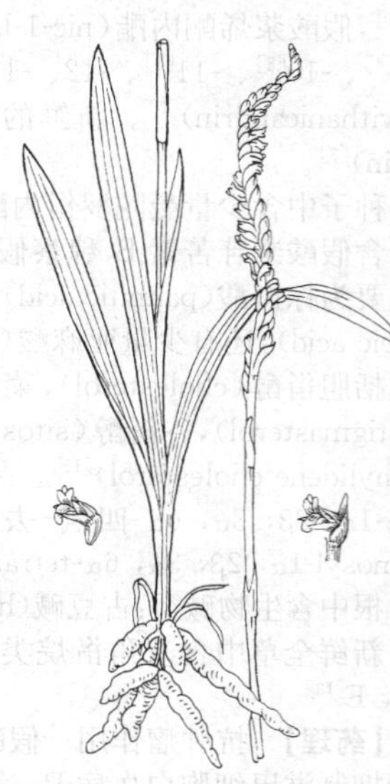

绶 草

生于海拔 400～3 500 m 的山坡林下、灌丛下、草地、路边或沟边草丛中。分布几遍全国。

【采收加工】 7～10 月采收,鲜用或晒干。

【药材】 盘龙参 Radix et Herba Spiranthis Sinensis 产于云南、四川、浙江等地。

性状 本品茎圆柱形,具纵条纹,基部簇生数条小纺锤形块根,具纵皱纹,表面灰白色。叶条形,数枚基生,展平后呈条状披针形。有的可见穗状花序,呈螺旋状扭转。气微,味淡微甘。

【成分】 根含二氢菲类化合物:盘龙参酚(spiranthol)A、B、C,盘龙参新酚(spirasineol)A、B[1,2],盘龙参醌(spiranthoquinone)[2],盘龙参二聚菲酚(spiranthesol)[1],红门兰酚(orchinol)[1,3];甾醇类成分:β-谷甾醇(β-sitosterol),豆甾醇(stigmasterol),菜油甾醇(campesterol)[3];阿魏酸酯成分:阿魏酸十九醇酯(nonadecyl ferulate),阿魏酸二十醇酯(eicosylferulate),阿魏酸二十一醇酯(heneicosyl ferulate),阿魏酸二十三醇酯(tricosyl ferulate),阿魏酸二十四醇酯(tetracosyl ferulate),阿魏酸二十五醇酯(pentacosyl ferulate),阿魏酸二十六醇酯(hexacosylferulate),阿魏酸二十七醇酯(heptacosyl ferulate),阿魏酸二十八醇酯(octacosyl ferulate)[3];其他成分:对羟基苯甲醛(*p*-hydroxybenzaldehyde),对羟基苄醇(*p*-hydroxybenzylalcohol)[3]。

地上部分含二羟基菲类成分:sinensols A、B、C、D、E、F[4]、G、H[5],同环甘遂醇(sinetirucallol)[5]。

【药性】 甘、苦,平。归肺、肝、肾经。

1.《滇南本草》:"味甘,性温。入肺、肝、肾三经。"

2.《贵阳民间药草》:"甘、微苦,平。无毒。"

3.《浙江民间常用草药》:"性凉,味甘,辛。"

【功用主治】 益气养阴,润肺止咳,清热解毒。主治病后虚弱,少气乏力,热病津伤口渴,阴虚内热,咳嗽吐血,头晕,腰痛,遗精,淋浊带下,咽喉肿痛,疮疡痈肿,烫火伤,毒蛇咬伤。

1.《滇南本草》:"滋阴补虚。治腰脊痛,遗精,诸虚百损。"

2.《天宝本草》:"添精壮阳。治头晕、腰痛酸软。"

3.《分类草药性》:"治蛇伤,脚气。"

4.《浙江民间常用草药》:"清热解毒,消毒止痛。治扁桃体炎,咽喉炎,牙痛,毒蛇咬伤,指头炎。"

5. 广州部队《常用中草药手册》:"滋阴凉血,益气生津。主治咳嗽吐血,病后体虚,神经衰弱,夏季热。"

6.《江西草药》:"消肿散结。治肺结核,带状疱疹。"

【用法用量】 内服:煎汤,9~15 g;鲜全草 15~30 g。外用:鲜品捣敷。

【选方】 1. 治产后体虚 盘龙参二两,煮鸡吃。(《滇南本草》)

2. 治病后体虚 盘龙参、当归各 9 g,黄芪 15 g。水煎服。

3. 治肺痨虚热咳血 盘龙参 15 g,贝母 9 g。水煎服。(2、3 方出自《沙漠地区药用植物》)

4. 治神经衰弱 绶草 12 g,远志 9 g,合欢 15 g。水煎服。(《青岛中草药手册》)

5. 治老人大便坠胀带血 小猪獠参 9~15 g,鲜鲫鱼 60 g。煮熟,加白糖服。(《四川中药志》1960 年版)

6. 治淋浊带下 盘龙参 30 g,猪小肚 1~2 个。水煎,加少许食盐,分早晚二次服。(《福建民间草药》)

7. 治咽喉肿痛 绶草根 9 g。水煎,加冰片 0.6 g,徐徐含咽。(《江西草药》)

8. 治小儿夏季热 盘龙参 6 g,鸭跖草 15 g。水煎服。(《香港中草药》)

9. 治糖尿病 鲜绶草根 30~60 g,银杏 15 g,猪胰 1 条。水煎服。

10. 治肾炎 鲜绶草 30~60 g,无根藤、星宿菜、丝瓜根各 30 g。水煎服。(9、10 方出自《福建药物志》)

11. 治带状疱疹 绶草根适量。晒干研末,麻油调搽。(《江西草药》)

12. 治烫火伤 盘龙箭 30 g,蚯蚓 5 条,白糖少量。共捣烂外敷,每日换药 1 次。(《陕西中草药》)

4626 盘羊角 pán yáng jiǎo (《青藏高原药物图鉴》)

【异名】 羚羊角(《中国动物药志》)。

【基原】 为牛科绵羊属动物盘羊 *Ovis ammon* Linnaeus 的角。

【原动物】 参见"山羊肉"条。

【采收加工】 捕捉后锯角,干燥。

【成分】 盘羊的角含多肽类,角蛋白,甾类,角经酸水解后得到赖氨酸,组氨酸,精氨酸,天冬氨酸,苏氨酸,丝氨酸,谷氨酸,脯氨酸,甘氨酸,丙氨酸,缬氨酸,甲硫氨酸,异亮氨酸,亮氨酸,酪氨酸,苯丙氨酸等[1]。

【药性】《内蒙古药用动物》:"味苦、辛,性凉。"

【功用主治】 清瘟解毒。主治瘟疫,高热。

1.《青藏高原药物图鉴》:"解热,治传染病引起的发烧。"

2.《内蒙古药用动物》:"清瘟。主治瘟疫及发烧。"

【用法用量】 内服:研末,5~10 g。

4627 盘肠草 pán cháng cǎo (《四川中药志》1960 年版)

【基原】 为葫芦科南瓜属植物南瓜 *Cucurbita moschata* (Duch. ex Lam.) Duch. ex Poir. 成熟果实内种子所萌发的幼苗。

【原植物】 参见"南瓜"条。

【采收加工】 秋后收集,晒干或鲜用。

【功用主治】 治小儿盘肠气痛及惊风,感冒,风湿热。

【用法用量】 内服:煎汤,3~10 g。外用:捣敷或炒热熨。

【选方】 1. 治小儿盘肠气痛 盘肠草、吴萸、小茴、食盐共捣烂炒热,熨小腹。

2. 治缩阴症 盘肠草煎水服。

4628 盒子草 hé zǐ cǎo (《纲目拾遗》)

【异名】 合子草(《本草拾遗》),鸳鸯木鳖、水荔枝、盒儿藤(《百草镜》),天球草、龟儿草(《纲目拾遗》),葫篓棵子、黄丝藤(《中国经济植物志》),匍丝网草(《浙江药用植物志》),打破碗子藤、野瓜藤(南药《中草药学》),汤罐头草、野苦瓜、湿疹草《新华本草纲要》。

【基原】 为葫芦科盒子草属植物盒子草的全草或种子。

【原植物】 盒子草 *Actinostemma tenerum* Griff. [*A. racemosum* Maxim. ex Cogn.]

柔弱草本。枝纤细,疏被长柔毛,后变无毛。叶柄细,长 2~6 cm,被短柔毛;叶形变异较大,心状戟形、心状狭卵形或披针状三角形,不分裂或3~5 裂或仅在基部分裂,边缘波状或具小圆齿或具疏齿,基部弯曲半圆形、长圆形、深心形,裂片顶端狭三角形,先端渐尖,两面具疏散疣状凸起,长 3~12 cm,宽 2~8 cm。卷须细,2 歧。花单性,雄花总状或圆锥状花序,生于短缩的总梗上;花萼裂片线状披针形,边缘有疏小齿;花冠裂片披针形,黄绿色,具 1 脉,稀 3 脉,疏生短柔毛;雄蕊 5,花丝有毛或无毛;雌花单生、双生或雌雄同序;雌花梗具关节,花萼和花冠同雄花;子房卵状,有疣状突起。蒴果绿色,卵形、阔卵形、长圆状椭圆形,疏生暗绿色鳞片状凸起,成熟时近中部盖裂,果盖锥形。具种子 2~4 颗,种子灰白色,对合,表面有不规则的雕纹,长 11~13 mm,宽 8~9 mm,厚 3~4 mm。花期 7~9 月,果期 9~11 月。

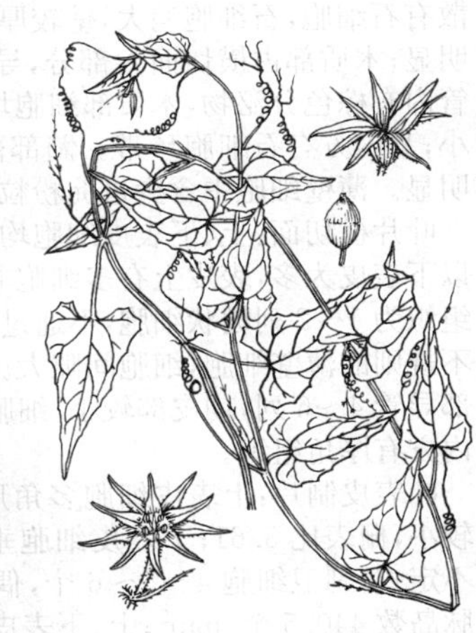

盒子草

多生长于水边草丛中。分布于华东及河北、辽宁、河南、湖南、广西、四川、云南、西藏、台湾等地。

【栽培】 生物学特性 喜温暖气候。耐热、耐寒、不耐旱。一般土壤条件均可生长,但不宜在贫瘠高燥的地块栽培。

繁殖方法　种子繁殖。秋季，采收成熟果实，收集种子，晒干贮藏备用。直播法，春播于 3～4 月，按行距 80～100 cm开浅沟条播，覆土 2～3 cm，播后淋水保湿。

田间管理　出苗后及时松土、除草，全年中耕除草、追肥各 1～2 次。苗高 30 cm 以上时，插人字形支架以供藤蔓攀缘。

【采收加工】　7～10 月采收全草，晒干。秋季采收成熟果实，收集种子，晒干。

【药材】　盒子草 *Herba seu Fructus Actinostemmae Teneri*　全国大部分地区均产。

性状　全草常弯曲成团。茎圆柱形，扭曲；嫩茎表面具 5 条粗棱线，黄绿色；老茎有多数细纵棱，灰黄色；直径 1～4 mm。质脆，易折断，断面不平坦，黄绿色，纤维性强，木质部占大部分，中心有髓。叶片多卷缩，破碎，上表面棕绿色，下表面灰绿色；完整叶展开后多呈心状戟形或心狭卵形，先端渐尖或长尖，膜质，边缘波状或具疏齿，叶脉明显，上、下表面被短柔毛。卷须细，单歧或 2 歧，与叶对生。偶有果实，卵形，疏生暗绿色鳞片状凸起，自近中部盖裂。气清香，味微苦。

果实卵圆形或椭圆状卵形。表面黄棕色或黄绿色，疏生鳞片状刺突，常自中部盖裂，果盖锥形，稍皱缩，果皮薄而脆，易破碎。种子常 2～4 枚，呈龟体状，外表面灰褐色，具不规则雕纹。种皮硬而脆，断面类白色，内表面灰白色，较光滑，种仁白色，瓜子状，外被白色膜，子叶两枚，富油性，轻划有油痕，碎后具香气，味苦。

鉴别　(1) 根茎横切面：表皮细胞 1 层。皮层由 3～4 层细胞组成，外层细胞木栓化。双韧维管束排列成环，初生韧皮部外方中柱鞘部位有木化纤维束，其旁边及髓射线部位散有石细胞，石细胞稍大，壁较厚；韧皮部较窄，束中形成层明显；木质部占横切面大部分，导管直径大小不一，部分导管内有棕色分泌物，木质部细胞均木化，内方韧皮部细胞较小；其内方有石细胞环带。髓部薄壁细胞多破碎。髓射线明显。薄壁细胞中含少量淀粉粒。

叶片横切面：上、下表皮细胞均为 1 层，外被角质层，气孔以下表皮为多，表皮上有多细胞非腺毛，具角质线纹。栅栏组织为 1～2 列栅状细胞，不通过主脉；海绵组织为 4～5 列不规则的薄壁细胞，细胞间隙大。主脉维管束双韧形，木质部导管 4～6 列，韧皮部较小，细胞多角形。主脉上、下表皮内方有厚角组织。

叶表皮制片：上表皮细胞多角形，垂周壁细胞平直，气孔较小，栅表比 3.61；下表皮细胞垂周壁波状弯曲，气孔多，不定式，副卫细胞 4～5～6 个，偶有 3 个，气孔指数 17.1，脉岛数 440.5 个/mm^2；上、下表皮均被非腺毛，以叶脉处多见，非腺毛由 2～11 个细胞组成，长 71～286 μm，具角质线纹。果皮横切面：外果皮为 1 列类长方形细胞，壁稍厚，外被角质层，呈细小的刺状突起；中果皮发达，其外方有 1～6 列微木化的石细胞，断续排列成环，细胞类方形或多角形，壁厚，具单纹孔，余为薄壁组织，其间散有众多小型双韧型维管束；内果皮为 1 列长方形薄壁细胞。

种子横切面：外种皮为 1 列排列不整齐的类长方形细胞；其下几列细胞壁较厚，含褐色色素，有的具单纹孔；中层占大部分，外方有数十列壁稍厚、微木化、具单纹孔的厚壁细胞，其下为 5～10 列石细胞，壁孔、壁沟明显，紧靠石细胞为 4～5 列大型类圆形细胞，具不规则网状增厚纹理，其间散有数个双韧型维管束；内种皮为一列切向延长的细胞。胚乳外层为 1 列细胞，其下为颓废组织。子叶 2 枚，薄壁细胞中含脂肪油和糊粉粒。

(2) 取本品粗粉 3 g，加水 10 ml，浸泡后，充分振摇，产生大量泡沫，经久不散(检查皂苷)。

(3) 薄层色谱：取本品干燥粉末 10 g，加 7%硫酸液-水(1∶3) 100 ml 回流提取，后加氯仿液，继续回流提取，抽滤，取氯仿液，水洗，再用无水硫酸钠脱水，过滤，滤液浓缩至干，渣残以甲醇溶解定容至 1 ml，作为供试品溶液。另取齐墩果酸对照品，加甲醇制成 1 mg/ml 的对照品溶液，吸取供试品溶液 5 μl，对照品溶液 3 μl，点于硅胶 G 板上，以氯仿-乙醚(1∶1)为展开剂，展开，取出，晾干，喷以 10%硫酸乙醇溶液，在 105 ℃烘数分钟，供试品色谱在与对照品色谱相应位置处，日光下观察，均显紫红色斑点；紫外光 (365 nm)灯下，显黄色斑点。

【成分】　种子含脂肪油 25%～29%，碳水化合物 13.28%，灰分 2.95%，粗纤维 0.89%[1]。全草含合子草苷(actinostemmoside) A、B、C、D、E、F、G、H[2～4]。

【药性】　苦，寒。

1.《本草拾遗》："有小毒。"

2.《全国中草药汇编》："苦，寒。"

【功用主治】　利水消肿，清热解毒。主治水肿，臌胀，疳积，湿疹，疮疡，毒蛇咬伤。

1.《本草拾遗》："子及叶主蛊毒、螫咬，捣敷疮上。"

2.《百草镜》："治疳积初起。"(引自《纲目拾遗》)

3.《上海常用中草药》："利尿消肿。主治肾炎水肿、腹水肿胀。"

4.《全国中草药汇编》："清热解毒。主治湿疹，疮疡肿毒。"

5.《湖南药物志》："临床应用于脓疱疮，天疱疮。""可预防蛇毒内侵，对五步蛇、眼镜蛇、竹叶青等咬伤后及早服用有效。"

【用法用量】　内服：煎汤，15～30 g。外用：捣敷或煎水熏洗。

【选方】　1. 治疳积初起　鸳鸯木鳖三钱。煎服愈。(《百草镜》)

2. 治毒蛇咬伤　(盒子草)种子 10 粒，去壳吞服；同时取鲜叶适量，捣烂敷伤处。(《浙江药用植物志》)

3. 治钉铁独伤手足，肿痛不可忍　用合子草细嚼，缚于伤处，一日三次，换贴即愈。(《普济方》)

4629 鸽 gē (《嘉祐本草》)

【异名】　鹁鸽(《食疗本草》)，飞奴(《开元天宝遗书》)。

【基原】　为鸠鸽科鸽属动物原鸽、家鸽、岩鸽的肉。

【原动物】　1. 原鸽 *Columba livia* Gmelin

体长 30～30.3 cm。头较小而圆。头、颈、胸和上背为石板灰色，在颈部、上背、前胸闪耀着金属绿紫色；背的其余部分及两翅覆羽呈暗灰色，翅上各有 1 道黑色横斑；初级和次级飞羽的先端均为宽的黑褐色；尾末端有宽的黑色横斑；下体自胸以下为

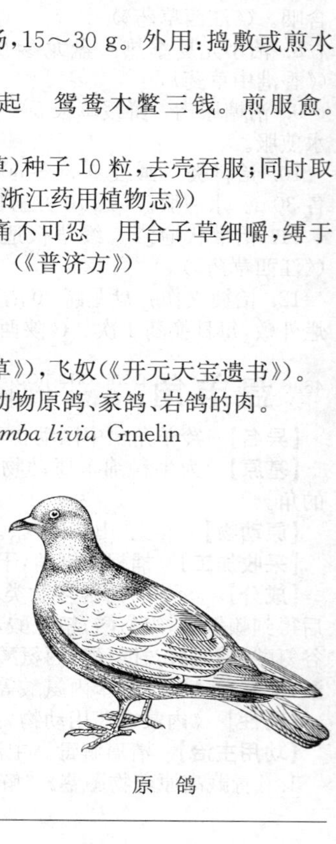

原　鸽

鲜灰色。雌鸟体色似雄鸟，但要暗一些。幼鸟背部灰黑，羽端多少为白色，下体亦较暗。

栖息于高山岩壁上或高大建筑物上。性喜群飞，晨、晚飞至耕作地上觅食，以各种植物种子及果实为食。分布于我国北部和西北部。

2. 家鸽 *C. livia domestica* Linnaeus

由原鸽驯养而来，同时又有家鸽野生化。但在人工饲养过程中其形态的变化较大，以青灰色较普遍，有纯白、茶褐、黑白混杂等。

我国各地均有饲养。

3. 岩鸽 *C. rupestris* Pallas　又名：辘轳、山石鸽、横纹尾石鸽(《中国动物药志》)。

很似普通驯养的鸽子，但腰和尾上覆羽为石板灰色；尾羽基部亦为石板灰色，先端黑色，中段贯以宽阔的白色横带。

栖息于山区多岩石和峭壁处。常小群在山谷或平原觅食。以植物种子为主。我国大部分地区有分布。

原鸽、家鸽的卵(鸽卵)亦供药用，另设专条。

【采收加工】 全年均可捕捉，取肉鲜用。

【成分】 鸽肉含水分 75.10%，粗蛋白质(crude protein) 22.14%，粗脂肪(rude fat) 1.00%，灰分(ash) 1.00%[1]。

【药理】 补血作用　鸽营养液通过饮水给予，升高失血性贫血小鼠血红蛋白含量，增加贫血小鼠血细胞比容，提高血清铁的含量，降低贫血小鼠红细胞中游离原卟啉含量[1]。

【药性】 咸，平。归肺、肝、肾经。

1.《食疗本草》："暖，无毒。"

2.《嘉祐本草》："味咸，平。"

3.《医林纂要》："甘、咸，平。"

4.《本草求真》："入肺、肾。"

5.《本草再新》："入肝、肾二经。"

【功用主治】 滋肾益气，祛风解毒。主治虚羸，消渴，妇女血虚经闭，久疟，恶疮，疥癞。

1.《食疗本草》："调精益气，治恶疮疥并风瘙，解一切药毒，白癜、疬疡风炒酒服。敷驴马疥疮亦可。"

2.《嘉祐本草》："主解诸药毒，及人、马久患疥。"

3.《本经逢原》："久患虚羸者，食之有益。"

4.《医林纂要》："平阴阳，和气血，补心血，解百药毒。顺肺气，令人不噎，暖肾益精。"

5.《本草再新》："治肝风肝火，滋肾益阴。"

6.《四川中药志》1960 年版："治妇女干血劳，月经闭止，截疟，疗肠风下血。"

7.《中国动物药》："益气解毒，祛风和血，调经止痛。治麻疹，猩红热，恶疮，疥癣，妇女血虚经闭，久病体虚等症。"

【用法用量】 内服：煮食，适量。

【宜忌】 1.《食疗本草》："虽益人，缘恐食多减药力。"

2.《医林纂要》："食此过多，亦恐气壅。"

【选方】 1. 治消渴，饮水不知足　白花鸽一只，切作小脔，以土苏煎，含之咽汁。(《食医心镜》)

2. 治麻疹、猩红热、神昏　鸽子 1 个，剖腹贴患儿胸前，绷带包扎。(《吉林中草药》)

【各家论述】《本草经疏》："鸽，《本经》虽云调精益气，其用止长于去风解毒，然而未必益人。故孟诜云，食多减药力。今世劳怯人多畜养及煮食之，殊未当也。"

4630 鸽卵 gē luǎn (《纲目》)

【异名】 鸽蛋(《吉林中草药》)。

【基原】 为鸠鸽科鸽属动物原鸽 *Columba livia* Gmelin 和家鸽 *C. livia domestica* Linnaeus 产的卵。

【原动物】 参见"鸽"条。

【采收加工】 取家鸽产的卵鲜用。

【成分】 鸽蛋可食部分 100 g 含水分 82 g，蛋白质9.5 g，脂肪 6.4 g，碳水化合物 2 g，灰分 0.7 g，钙 108 mg，磷7 mg，铁 3.9 mg[1]。

【药性】《医林纂要》："甘、咸，平。"

【功用主治】 益气，解毒。主治疮疥痘疹。

1.《纲目》："解疮毒，痘毒。"

2.《医林纂要》："可稀痘毒，能补心，去瘀血，生新血，兼解伏毒。"

3.《四川中药志》1960 年版："补肾益气，解疮毒。"

【用法用量】 内服：煮食，适量。

【选方】 1. 解疮痘毒　用白鸽卵一对，入竹筒封置厕中，半月取出，以卵白和辰砂三钱，丸如绿豆大，每服三十丸，三豆饮下，令小儿服之，毒从大小便出，永不出痘，即出亦稀。(柴裔《食鉴本草》)

2. 预防麻疹　鸽蛋 2 个，煮食，麻疹流行时期，可连服 6～10 个，每日服 2 个。(《吉林中草药》)

4631 豚卵 tún luǎn (《本经》)

【异名】 豚颠(《本经》)，猪石子(《济生方》)，猪睾丸(《本草蒙筌》)，猪外肾(《鲁府禁方》)，猪隐睾(《内蒙古中草药新医疗法选编》)。

【基原】 为猪科猪属动物猪 *Sus scrofa domestica* Brisson 的睾丸。

【原动物】 参见"猪胆"条。

【采收加工】 将雄猪宰杀后，刮去猪毛，摘取睾丸。或阉割小猪时留下睾丸。

【成分】 豚卵含甾体激素类成分：睾丸酮(testosterone)[1]。

【药理】 1. 睾丸酮的作用　豚卵的主要有效成分睾丸酮在影响生殖系统与代谢、促进造血功能、延缓衰老、抗冠心病、免疫及抗早孕等多方面有药理作用，详见"牯牛卵囊"。

2. 对内分泌系统的影响　从猪精液制取的纯化抑制素 PUⅡ给去势雄性大鼠脑室注射，能抑制 GnRH 释放，阻止血清 FSH 上升[1]。从猪睾丸或精液中制取的抑制素能抑制人绒毛膜促性腺激素(HCG)引起的 FSH 分泌的增加，减轻动物子宫和卵巢重量的增加[2]。

3. 其他作用　人两种精液抑制素制剂与猪精液抑制素之间存在不完全交叉反应[3]。

【药性】 甘、咸，温。归肾经。

1.《本经》："味甘，温。"

2.《别录》："无毒。"

3.《随息居饮食谱》："甘、咸，温。"

【功用主治】 温肾纳气，散寒止痛。主治哮喘，少腹急痛，疝气痛，阴茎痛，癃闭。

1.《本经》："主惊痫癫疾，除寒热，奔豚，五癃，邪气挛缩。"

2.《千金方》："除阴茎中痛。"

3.《纲目》："治阴阳易病，少腹急痛，用热酒吞二枚即瘥。"

4.《药性考》："治五癃疝急，茎疼腹痛。"

5.《本草求原》："治风寒，壮热掣纵，吐舌出沫。"

【用法用量】 内服：煮食或煎汤，2 个。外用：捣烂或煮膏涂敷。

【选方】 1. 治小儿腹股沟疝 猪隐睾1个(阉割小猪时取)。放瓦片上,用另1瓦合上,放炉内焙干后取出研末,1次口服。(内蒙古《中草药新医疗法资料选编》)

2. 治惊痫中风,壮热,吐舌出沫 豚卵一双(细切),当归二分。以醇酒三升,煮一升分服。(《普济方》)

3. 治秃疮 猪外肾,捣烂,去筋渣用。先用花椒、细茶熬水洗净,后将药搽上封固。(《鲁府禁方》秃疮方)

4632 匐地风毛菊 fú dì fēng máo jú (《高原中草药治疗手册》)

【基原】 为菊科风毛菊属植物星状风毛菊的全草。

【原植物】 星状风毛菊 *Saussurea stella* Maxim. 又名:星状雪兔子(《西藏植物志》)。

无茎草本。叶多数,密集成星状莲座状,草质,条形,长6～19 cm,宽5～15 cm,先端钻状长渐尖,基部常扩大,紫红色,全缘,两面无毛。头状花序,无梗,直径7～10 mm,通常25～30个或更多数花密集成圆球状;总苞圆筒状,长10～12 mm,总苞片约5层,草质,先端紫红色,有睫毛,外层长圆形,中层狭长圆形,内层条形,钝或稍尖,边缘膜质;托片刚毛状;花冠长12～15 mm,檐部狭钟状,长约为筒部之半。瘦果,长3～4 mm,先端有膜质的小冠;冠毛白色,外层短,毛状,内层羽毛状。

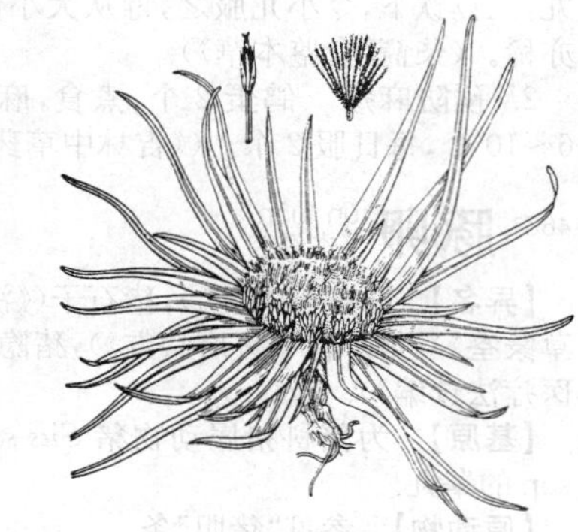

星状风毛菊

生于高山草地和草坡。分布于四川、云南、西藏、甘肃、青海等地。

【采收加工】 9月采收,晒干。

【成分】 全草含黄酮类成分:芹菜素(apigenin),刺槐素(acacetin),椴树素(tilianin),山柰酚(kaempferol),山柰酚3-O-α-L-鼠李糖苷(kaempferol-3-O-α-L-rhamnoside),槲皮苷(quercitrin)[1]。

【药性】《青藏高原药物图鉴》:"苦,微寒。"

【功用主治】 祛风除湿,舒筋通络。主治风湿痹痛,筋脉拘挛。

1.《青藏高原药物图鉴》:"治中毒性热症,骨折。"

2.《全国中草药汇编》:"除湿通络。主治风湿筋骨疼痛。"

【用法用量】 内服:煎汤,15～24 g。

4633 象头花 xiàng tóu huā (《植物名实图考》)

【异名】 母猪半夏、岩芋、独叶半夏、红半夏、山半夏(《昆明民间常用草药》),红南星、大半夏(《全国中草药汇编》),狗爪南星、岩半夏(《贵州中草药名录》),野芋头、野磨芋(《新华本草纲要》)。

【基原】 为天南星科天南星属植物象头花的块茎。

【原植物】 象头花 *Arisaema franchetianum* Engl. [*A. purpureogaleatum* Engl.] 又名:象鼻花、三步莲(《广西药用植物名录》)。

多年生草本。块茎扁球形,直径1～6 cm或更大,周围有多数直径1～2 cm的小块茎,均肉红色。鳞叶2～3,披针形,膜质,最内的长13～20 cm,淡褐色,带紫色斑润,包围叶柄及花序柄,上部分离。叶1,叶柄长20～50 cm,肉红色。幼株叶片轮廓心状箭形,全缘,腰部稍狭缩,两侧基部近圆形;成年植株叶片绿色,背淡,近革质,3全裂,中裂片卵形,宽椭圆形或近倒卵形,基部短楔形至近截形,骤狭渐尖,长7～23 cm,宽6～22 cm,侧裂片偏斜,椭圆形,比中裂片小,基部楔形,均全缘;侧脉5～10对,有明显的网脉。花序柄短于叶柄,肉红色,花期直立,果期下弯180°。佛焰苞污紫色、深紫色,具白色或绿白色宽条纹,管部长4～6 cm,圆筒形,粗1.2～2 cm,喉部边缘反卷;檐部下弯成盔状,渐尖,有长5～6 cm以上的线形尾尖,下垂;肉穗花序单性;雄花序紫色,长圆锥形,花疏,雄花具粗短的柄,花药2～5,药室球形,顶孔开裂,附属器绿紫色,圆锥状,长3.5～6 cm,由中部以下开始下弯,有时几弯成圆圈;雌花序圆柱形,花密,子房绿紫色,顶部扁平,近五角形,下部棱状楔形,柱头明显凸起。浆果绿色,干时黄褐色,倒圆锥形。种子1～2,倒卵形或卵形,淡褐色,骨质,表面泡沫状。花期5～7月,果期9～10月。

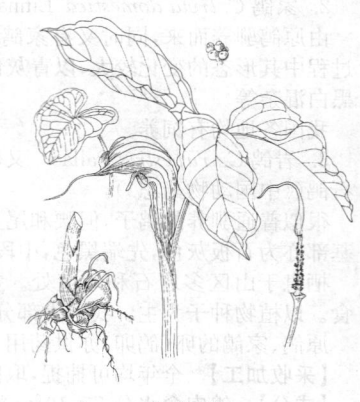

象头花

生于海拔960～3 000 m的林下、灌丛或草坡。我国特有,分布于西南及广西等地。

【采收加工】 6～8月采挖,鲜用或切片晒干。

【药材】 象头花 *Rhizoma Arisaemae Franchetiani* 主产于广西、四川、云南。

性状 块茎扁平,主块茎上周边着生数个突出的小侧芽,略似爪,径1～6 cm,表面深棕色;质坚硬,角质。气微,味微辛、麻。

【药理】 毒性 象头花水浸液20 g/kg给小鼠腹腔注射可因抽搐死亡。氯仿或甲醇部分也有毒性[1]。

【药性】《全国中草药汇编》:"辛,温,有大毒。"

【功用主治】《全国中草药汇编》:"散瘀解毒,消肿止痛。主治胃痛,乳腺炎,疮疖肿毒,颈淋巴结结核,毒蛇咬伤。"

【用法用量】 内服:适量,浸酒。外用:捣敷。

【宜忌】 内服宜慎。

【选方】 1. 治食积胃痛 象头花块茎60 g,泡酒1 000 g。1星期后服,日服1次,每次15～20 ml。(《全国中草药汇编》)

2. 外科手术局麻 母猪半夏、闹羊花、雪上一支蒿、金铁锁、九子不离母、狗核桃各等分。泡酒外搽。忌入口。(《昆明民间常用草药》)

4634 象皮木 xiàng pí mù (《陆川本草》)

【异名】 凳板风(《陆川本草》),九度叶、金瓜南木皮

(《广西药用植物名录》)，鸭脚树、肥猪叶(《云南中草药选》)，灯台树、大树将军(《云南中草药》)，五爪皮(《红河中草药》)，面条树(《广西本草选编》)，埋丁别(《西双版纳傣药志》)。

【基原】 为夹竹桃科鸡骨常山属植物糖胶树的树皮及枝、叶。

【原植物】 糖胶树 *Alstonia scholaris* (L.) R. Br. [*Echites scholaris* L.] 又名：灯架树、鹰爪木、阿根木(《海南植物志》)。

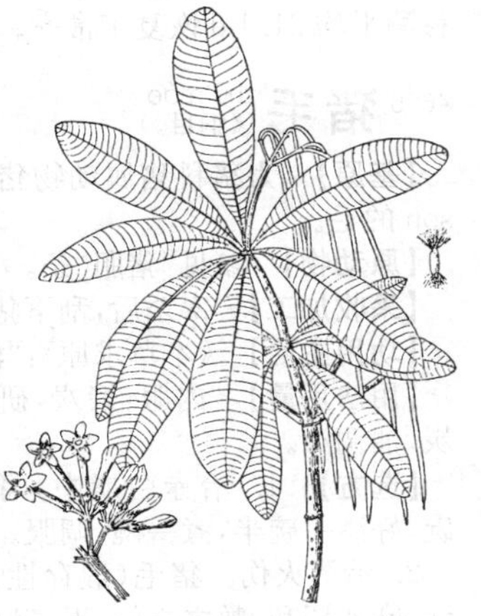
糖胶树

乔木，高达20 m，直径约60 cm。枝轮生，具乳汁。叶3～8片轮生；叶柄长1～2.5 cm；叶片倒卵状长圆形、倒披针形或匙形，稀椭圆形或长圆形，长7～28 cm，宽2～11 cm，先端圆形，钝或微凹，稀急尖或渐尖，基部楔形。花白色，数朵组成稠密的聚伞花序，顶生，被柔毛；总花梗长4～7 cm；花冠高脚碟状，花冠筒长6～10 mm，中部以上膨大，内面被柔毛，裂片在花蕾时向左覆盖，长圆形或卵状长圆形；雄蕊着生于花冠筒膨大处；子房由2枚离生心皮组成，密被柔毛，花柱丝状，长4.5 mm，柱头棍棒状，先端2深裂；花盘环状。蓇葖果2枚，离生，细长，线形，长20～57 cm，外果皮近革质。种子长圆形，红棕色，两端被红棕色长缘毛。花期6～11月，果期8月至翌年4月。

生于海拔650 m以下的低丘陵山地疏林中、路旁或水沟边。广西和云南有野生，湖南、广东、海南、台湾有栽培。

【采收加工】 7～11月采收，晒干或鲜用。

【药材】 象皮木 *Cortex seu Ramulus et Folium Alstoniae Scholaris* 产于广西、云南等地。

性状 树皮呈扁平板片状，大小不一，厚0.6～1.5 cm。外表面灰棕色或淡褐色，龟裂，粗糙，易剥落，剥去栓皮后，内皮黄棕色，具条形沟槽或凹洼；内表面淡黄褐色，粗糙，具纵直纹理。质松脆，易折断，断面层状。气微，味微苦辣。枝条圆柱形，有的具叶。叶长圆形或倒卵状长圆形，长7～28 cm，宽2～11 cm，光滑，先端圆或钝，基部楔形，全缘，灰绿色，羽状脉于边缘处连结；叶柄短，革质，不易破碎。气微，味微苦，有毒。

鉴别 (1) 树皮横切面：木栓层为20～50列切向排列的长方形细胞，含有红棕色物皮层。石细胞群断续排列成环。韧皮部散有石细胞群及乳汁管，射线宽约2列细胞。本品薄壁细胞含草酸钙方晶。

粉末特征：灰黄色。石细胞众多，淡黄色，成群或单个散在，呈类圆形、类方形、长方形或不规则多角形，孔沟明显，层纹可见，直径40～170 μm，壁厚20～40 μm。木栓细胞多角形，内含红棕色色素。草酸钙方晶直径10～40 μm。此外，可见乳汁块。

叶横切面：上表皮细胞1列，外被角质层，其内为1列下皮细胞。栅栏组织1列细胞，海绵组织排列疏松。下表皮1列细胞，外壁呈绒毛状突起，外被角质层。主脉上、下表皮内侧均有厚角组织，维管束双韧型，外韧部有纤维鞘，呈环状排列，木质部略呈弯月形；维管束上、下两侧有椭圆形乳汁管。本品薄壁细胞含草酸钙方晶。

粉末特征：灰绿色。下表皮细胞具类圆形乳突，直径10～20 μm。气孔不定式，副卫细胞5～7个。纤维多成束，直径10～20 μm，壁木化，可见纹孔，纤维周围薄壁细胞含草酸钙方晶，形成晶纤维。草酸钙方晶直径10～30 μm。螺纹、梯纹、网纹导管直径10～50 μm。上表皮细胞多角形，大小不一。可见乳管碎片及乳汁块。

(2) 取本品粉末10 g，加乙醇50 ml，浸泡过夜不时振摇，滤过，滤液加活性炭1 g，置水浴上蒸干，残渣加稀盐酸20 ml使溶解，滤过，取滤液1 ml，加碘化铋钾试液2滴，发生红棕色絮状沉淀；另取滤液1 ml，加碘化汞钾试液2滴，发生粉白色絮状沉淀(检查生物碱)。

(3) 取醇浸液置于滤纸上，挥干，置紫外光灯下观察，无荧光反应。加1%三氯化铝乙醇溶液湿润后，烘干，再置紫外光灯下观察，则显亮黄色荧光(检查黄酮类)。

(4) 取醇浸液1 ml，加镁粉少许及盐酸2～4滴，水浴上加热，溶液显红色(检查黄酮类)。

【成分】 树皮所含生物碱有：鸡骨常山碱(echitamine)，17-O-乙酰基鸡骨常山碱(17-O-acetylechitamine)，6，7-断-6-去甲基狭叶鸭脚树洛平碱B(losbanine)，6，7-断狭叶鸭脚树洛平碱(6，7-secoangustilobine) B，Nb-去甲基鸡骨常山碱(Nb-demethylechitamine)，土波台文碱(tubotaiwine)，土波台文碱-N-氧化物(tubotaiwine-N-oxide)，鸭脚树叶碱(picrinine)，羟基-19，20-二氢阿枯米辛碱(hydroxy-19，20-dihydroakuammicine)，18或19-羟基-19，20-二氢阿枯米辛碱(18 or19-hydroxy-19，20-dihydroakuammicine)[1,2]，还含喜树次碱葡萄糖苷(venoterpine glucoside)[3]等。

叶含生物碱类成分：土波台文碱，土波台文碱-N-氧化物，19-羟基土波台文碱(lagunamine)，灯台树次碱(scholaricine)，19-表灯台树次碱(19-epischolaricine)，Nb-甲基灯台树次碱(Nb-methylscholaricine)，鸭脚树叶碱，鸭脚树叶醛碱(picralinal)，灯台树明碱(alschomine)，异灯台树明碱(isoschomine)，糖胶树碱(nareline)，伪阿枯米京碱(pseudo-akuammigine)，伪阿枯米京碱Nb-氧化物(pseudo-akuammigineNb-oxide)，阿枯米定碱(akuammidine)，Na-甲基-17-二氢鸭脚树叶醛碱(Na-methylburnamine)，匹克拉林碱(picraline)，去-O-甲基狭叶鸭脚树洛平碱B(angustilobine B acid)，6，7-断狭叶鸭脚树洛平碱B，6，7-断-6-去甲基狭叶鸭脚树洛平碱B，瓦来萨明碱(vallesamine)，瓦来萨明碱Nb-氧化物(vallesamine Nb-oxide)，6，7-断-19，20-环氧狭叶鸭脚树洛平碱(6，7-seco-19，20-epoxyangustilobine) B，留柯诺内酰胺(leuconolam)[4]，鸭脚木明碱(alston amine)及拉兹马宁碱(rhazimanine)[5]，糖胶树碱醋酸酯(nareline ethylether)，5-表糖胶树碱醋酸酯(5-epinareline ethylether)，灯台树次碱-N(4)-氧化物(scholaricine-N(4)-oxide)[6]等。含黄酮成分：异鼠李素-3-O-β-D-吡喃葡萄糖苷(isorhamnetin-3-O-β-D-glucopyranoside)，异鼠李素-3-O-β-D-吡喃半乳糖苷(isorhamnetin-3-O-β-D-galactopyranoside)，山柰酚-3-O-(2-吡喃鼠李糖基芸香糖苷)〔Kaempferol-3-O-(2-rhamnosylrutinoside)〕[7]。三萜类成分：白桦脂醇(butulin)，白桦脂酸(betulinic acid)，α-香树脂醇乙酸酯(α-amyrin acetate)[8]等。

【药理】 1. 抗肿瘤和放射增敏作用 象皮木水醇提取

物加入饮水中，对苯并(a)芘诱导的小鼠前胃癌有防治作用，还减少脾细胞微核发生率[1]。象皮木提取物中的鸡骨常山碱给肉瘤 S_{180} 小鼠皮下注射，能使下降的药物代谢酶如 Cyt-P450 等和微粒体血红蛋白恢复至正常[2]。EC 体外影响肉瘤 S_{180} 细胞和微粒体呼吸，减少细胞能量存储，导致肿瘤细胞丧失生存力[3]。EC 皮下注射对甲基胆蒽诱发的大鼠纤维肉瘤有抑制作用，对血浆、肝脏氨基转移酶、脂质过氧化等异常改变也有纠正作用[4]。象皮木提取物注射，能协同环磷酰胺拮抗艾氏腹水癌小鼠的肿瘤生长[5]。象皮木生物碱能增加 γ 射线对 HeLa、$HePG_2$、HL-60、MCF_7 肿瘤细胞的敏感性。生物碱给予艾氏腹水癌小鼠，能增加 γ 射线对艾氏腹水癌的敏感性[6]。

2. 其他作用　象皮木叶、茎、根皮提取物有抗菌作用[7]。象皮木提取物给小鼠灌胃，提高正常小鼠的吞噬指数。水提物的作用比乙醇提取物强。水提物也提高免疫抑制小鼠的吞噬功能，拮抗强的松的免疫抑制作用，低浓度诱导细胞免疫反应而大剂量抑制迟发性超敏反应[8]。象皮木树皮提取物口服一段时间，减轻大鼠睾丸、附睾、精囊、前列腺重量，减少前细线期和粗线期精母细胞、精原细胞和睾丸支持细胞，曲精小管和睾丸间质细胞核区域也减少。精子数目和运动力的减少导致生育能力下降。大鼠睾丸、附睾等蛋白质、唾液酸酶和睾丸糖原下降，精囊果糖含量降低而睾丸胆固醇含量升高[9]。象皮木对小鼠四氯化碳或对乙酰氨基酚导致的血清氨基转移酶升高和组织病理学改变如细胞坏死、炎细胞浸润等有改善作用，对半乳糖胺所致的大鼠肝损伤也有保护作用[10]。象皮木甲醇提取物仅能延缓感染伯格鼠疟原虫的小鼠的死亡，改善体征，但不能杀灭疟原虫[11]。

毒性　象皮木水醇提取物对小鼠的急性毒性以夏季采收的最大，其次是冬季。在雨季采收的象皮木树皮毒性最小。Swiss albino 系小鼠对象皮木毒性最敏感，其次是 DBA 和 C57/BL 系小鼠。杂种小鼠没有纯系小鼠敏感。口服剂量至 2 000 mg/kg 未见毒性，而腹腔注射 1 100 mg/kg 动物死亡最多。大鼠比小鼠对象皮木毒性敏感。亚急性毒性实验中(120 mg/kg、240 mg/kg)生化指标如丙氨酸氨基转移酶、肌酐、尿素等均有升高，而总蛋白、白蛋白、胆固醇、DNA 等降低，红细胞、单核细胞等降低，淋巴细胞、嗜碱细胞等升高。象皮木毒性可能与其中含有 EC 有关[12]。象皮木水醇提取物 360 mg/kg 和 480 mg/kg 给予妊娠 11 d 大鼠，增加胎鼠死亡率，延缓胎鼠发育，增加先天畸形如并指等，并延迟形态分化如睁眼等[13]。

【药性】 苦，凉。

1.《云南中草药》："甘、淡，平。"

2.《广西本草选编》："味苦，性寒。"

3.《全国中草药汇编》："有毒。"

【功用主治】 清热解毒，祛痰止咳，消肿止血。主治感冒发热，肺热咳喘，百日咳，痧气胃痛，黄疸，疟疾，疮疡痈肿，跌打肿痛，溃疡出血，外伤出血。

1.《云南中草药》："消炎退热，镇静止咳。主治百日咳，咳嗽，支气管肺炎，胃痛，腹泻，妊娠呕吐，跌打损伤。"

2.《广西本草选编》："清热解毒，消肿止痛。"

3.《西双版纳傣药志》："治疮疡疖肿。"

【用法用量】 口服：煎汤，5～10 g。外用：捣敷；或研末撒。

【临床报道】 1. 治疗慢性气管炎　每次取灯台树浸膏片(每片相当于原生药 1.7 g)2 片，曲莲皂苷片(每片含量 60 mg)1 片，口服，每日 3 次，10 d 为 1 个疗程。经治 210 例，结果临床治愈 56 例，显效 54 例，好转 94 例，无效 6 例，总有效率 97.2%。实践证明，两药具有消炎、化痰、止咳作用，并有一定平喘作用[1]。

2. 治疗小儿急性传染性肝炎　用鸭脚树树皮及嫩枝、叶(干品)制成 100% 糖浆，按年龄大小每次 15～30 ml，每日服 2 次，至痊愈为止。经治 119 例，治愈 41 例，好转 75 例，无效 3 例。黄疸指数平均 15.3 d 恢复正常，丙氨酸氨基转移酶平均 21.1 d 恢复正常[2]。

4635 猪毛 zhū máo (《纲目》)

【基原】 为猪科猪属动物猪 *Sus scrofa domestica* Brisson 的毛。

【原动物】 参见"猪胆"条。

【采收加工】 宰杀后，刮下猪毛，晾干。

【功用主治】 《本草求原》："治赤白崩中，涂汤火伤。"

【用法用量】 内服：煅炭，研末，酒冲，3～9 g。外用：煅炭，油调涂。

【选方】 1. 治赤白崩中　猪毛(烧灰)三钱，以黑豆一碗，好酒一碗半，煮一碗，调服。(《纲目》)

2. 治烫火伤　猪毛(煅存性)研细末，加轻粉、白硼砂少许，麻油调和，敷之立效，无斑痕。(《洞天奥旨》毛粉散)

3. 治凡烫火伤烂，皮已脱去，惟有鲜肉，或臭烂不堪，诸药不治者　猪毛一篮。以破锅炭火煅红，入猪毛在内煅之，少时猪毛消化而成黑液，取起冷定，略加大黄数钱，共研细末，再加冰片一分，研匀。香油、茶油、蜡烛油俱可调搽。(《幼幼集成》)

4. 治小肠气坠偏痛　以猪毛烧灰为末。每服二钱，空心热黄酒下，一服立止。二次加茴香服。(《鲁府禁方》)

5. 治头赤秃　猪毛烧灰，细研，以猪脂和敷之。(《圣惠方》)

4636 猪心 zhū xīn (《别录》)

【基原】 为猪科猪属动物猪 *Sus scrofa domestica* Brisson 的心脏。

【原动物】 参见"猪胆"条。

【采收加工】 宰杀后，剖腹取心，洗净鲜用或冷藏。

【成分】 猪心脏含心钠素(atrial natriuretic peptide, ANP)、辅酶(coenzyme) Q_{10} 及细胞色素 C(cytochrome C, Cyt-c)[1]。

【药理】 1. 对心血管系统的作用　从猪心房可提取心钠素(心房肽，ANP)[1]。ANP 有选择性舒张血管和降低血压的作用。其中肾动脉和离体主动脉对 ANP 最敏感[2]。ANP 也能对抗去甲肾上腺素、5-羟色胺等所致血管收缩作用[3～5]。ANP 尚有抗心律失常作用，也能预防和对抗氯仿、氯化钡诱发的心律失常[6]。ANP 可抑制体外培养的心肌细胞乳酸脱氢酶漏出，延长心肌细胞的存活期[6,7]。从猪心可提取辅酶 Q_{10}(Coenzyme Q_{10}，CoQ_{10})[1]。CoQ_{10} 能改善心脏的物质代谢和能量代谢，增加心输出量，对心肌有保护作用。口服或注射 CoQ_{10} 有抗异丙肾上腺素的心肌损害作用[8～10]。CoQ_{10} 对冠脉结扎再灌注所致心肌损伤也有保护作用，抑制心肌缺血再灌注后丙二醛的生成，抑制血清乳酸脱氢酶、肌酸磷酸激酶活性及血浆乳酸浓度的升高，缩小心梗范围，改善心电图 ST 抬高程度[11~14]。

2. 对肾脏的作用　ANP 有强大利钠、利尿作用。ANP 的利钠利尿作用显效快，持续时间较短[3, 5, 15]。CoQ_{10} 对部分肾切除造成轻、中度肾衰的鼠有保护作用[16]。

3. 对能量代谢和物质代谢等的影响　CoQ_{10} 是线粒体呼吸链中央性速度调节剂，在线粒体呼吸链及偶联磷酸化电子转移过程中起递氢体作用。CoQ_{10} 作为细胞代谢和细胞呼吸激动剂，能改善与加强机体各器官功能活动，预防与治疗各种器官的能量代谢障碍和缺氧状态[14]。猪心也可用来提取细胞色素 C(Cyt-c)。Cyt-c 可加强细胞呼吸作用，能改善老龄大鼠的细胞代谢、脂代谢和糖代谢[1]。

4. 抗氧化作用　在离体大鼠心肌和人工生物膜脂质体上，CoQ_{10} 能抑制自由基发生系统（$FeCl_2$、维生素 C）所引起的丙二醛的增加[17]。

5. 解毒作用　CoQ_{10} 静脉注射，对氰化物中毒的犬和兔有保护作用[9]。CoQ_{10} 皮下注射能对抗醋氨酚所致小鼠肝损伤[18]。CoQ_{10} 也能对抗 CCl_4 所致大鼠肝损害[19]。CoQ_{10} 也对抗阿霉素对心脏的毒性作用。CoQ_{10} 口服纠正普萘洛尔的负性肌力作用，防止或消除安定药硫利达嗪等引起的 ST 变化及窦性心动过速等心电图异常[20]。

6. 抗肿瘤作用　给小鼠注射 CoQ_{10} 增强对二苯芘诱发的肿瘤及 Friend 白血病病毒感染所致白血病的抵抗力，提高存活率，缩小肿瘤[8, 9]。

【药性】　甘、咸，平。归心经。

1.《千金方》："平，无毒。"

2.《本草图经》："热。"

3.《纲目》："味甘、咸，平。"

4.《随息居饮食谱》："入心经。"

【功用主治】　养心，安神，镇惊。主治惊悸，怔忡，自汗，失眠，风痫。

1.《别录》："主惊邪忧恚。"

2.《千金方》："主虚悸气逆，妇人产后中风，聚血气惊恐。"

3.《日华子》："治惊痫，血癖，邪气。"

4.《本草图经》："主血不足，补虚劳。"

5. 刘完素："镇恍惚。"（引自《纲目》）

6.《食物考》："疗惊悸疾，自汗怔忡卒痛引救。"

7.《本草求原》："治不睡，嗽血，心急痛。"

【用法用量】　内服：煮食，适量；或入丸剂。

【宜忌】《本草图经》："不可多食，能耗心气。又不与吴茱萸合食。"

【选方】　1. 治心虚多汗不睡　豮猪心一个，破开带血，用人参二两，当归二两，装入心中煮熟，去二味药，只吃猪心。（《证治要诀》）

2. 治风邪癫痫，忧恚虚悸，及产后中风痫恍惚　猪心一枚（细切），枸杞菜半斤（切），葱白五茎（切）。上以豉二合，用水二大盏半，煎取汁二盏，去豉，入猪心等并五味料物作羹食。（《圣惠方》猪心羹）

3. 治痰火入心发狂　猪心一个（不下水，切片，焙脆，研末），甘遂二钱，石菖蒲一钱半。为末。用贝母三钱煎汤作丸。每早以生铁落二两，煎汤送下。虚人小儿须服少许。（《医门补要》猪心丸）

4. 治五痫　用猪心一个，剖开，再用甘遂末一钱，入猪心内，外以面糊包裹，在灶火内煨熟，去甘遂末，连面食之。（《吉人集验方》）

5. 治急心疼痛　猪心一枚，每岁入胡椒一粒，同盐、酒煮食。（《纲目》）

6. 治嗽血吐血　猪心一个，竹刀切开，勿令相杂，以沉香末一钱重，半夏七个，入在缝中，纸裹，蘸小便内令湿，煨熟取出，去半夏，只吃猪心。（《证治要诀》）

4637 猪肉 zhū ròu

（《本草经集注》）

【基原】　为猪科猪属动物猪 *Sus scrofa domestica* Brisson 的肉。

【原动物】　参见"猪胆"条。

【采收加工】　宰杀后，刮除猪毛，剖腹去内脏，取肉鲜用或冷藏备用。

【成分】　猪的瘦肉和肥肉约分别含水分 53%、6%，蛋白质 16.7%、2.2%，脂肪 28.8%、90.8%，碳水化合物 1.1%、0.8%，灰分 0.9%、0.1%，钙 71 mg%、1 mg%，磷 177 mg%、26 mg%，铁 2.4 mg%、0.4 mg%[1]。

【药性】　甘、咸，微寒。归脾、胃、肾经。

1.《别录》："豭猪肉，味酸，冷。凡猪肉，味苦。"

2.《千金方》："凡猪肉，味甘，微寒，有小毒。"

3.《医学入门》："其味甘美而咸，其气微寒。先入肾。"

4.《雷公炮制药性解》："入脾经。"

5.《本草求真》："入脾、胃。"

【功用主治】　补虚，滋阴，润燥。主治体虚羸瘦，热病伤津，燥咳，消渴，便秘。

1.《别录》："豭猪肉，疗狂病。"

2.《千金方》："凡猪肉，宜肾，补肾气虚竭。""头肉，补虚乏气力，去惊痫、寒热、五癃。"

3.《本草拾遗》："主压丹石，解热。"

4.《食疗本草》："头，主五痔。"

5.《日华子》："疗水银风。"

6.《本经逢原》："精者，补肝益血。"

7.《药性初用》："补虚润燥。"

8.《随息居饮食谱》："豮猪肉，补肾液，充胃汁，滋肝阴，润肌肤，利二便，止消渴，起尫羸。"

【用法用量】　内服：煮食，30～60 g。外用：贴敷。

【宜忌】　湿热、痰滞内蕴者慎服。

1.《别录》："凡猪肉味苦，主闭血脉，弱筋骨，虚人肌，不可久食，病人金疮者尤甚。"

2.《千金方》："凡猪肉，不可久食，令人少子精，发宿病。"

3.《食疗本草》："虚人动风，不可久食。发痰，若患疟疾人切忌食，必再发。"

4.《纲目》："病猪、黄膘猪、米猪并不可食。""反乌梅、桔梗、黄连、胡黄连（犯之令人泻痢），及苍耳（令人动风）；合葵菜食，少气，合百花菜、吴茱萸食，发痔疾。"

5.《本经逢原》："助湿生痰。"

【选方】　1. 治疫症邪火已衰，津不能回者　鲜猪肉数斤，切大块，急火煮清汤，吹净浮油，恣意凉饮。（《温热经纬》）

2. 治津枯血夺，火灼燥渴，干嗽便秘　猪肉煮汤，吹去油饮。（《随息居饮食谱》）

3. 治上气咳嗽　用猪肉半斤。连骨煮，炙末，酒和三合服之，日二。（《普济方》）

4. 治十种水病不差　猪肉一斤（切）。米半升，上于豉汁中煮作粥，着姜、椒、葱白，空食之。（《食医心镜》）

5. 治乳汁少　用精猪肉，或猪蹄煮清汁，和美味调益元散五七钱，食后连服三五服，更用木梳梳乳周回，乳汁自下。(《卫生易简方》)

6. 治小儿火丹　猪肉切片贴之。(《纲目》)

【各家论述】 1.《本草备要》："猪肉，其味隽永，食之润肠胃，生精液，丰肌体，泽皮肤，固其所也。惟多食则助热生痰，动风作湿，伤风寒及病初愈人为大忌耳。诸家(食忌)之说，稽之于古则无征，试之于人则不验，徒令食忌不足取信于后世。伤寒忌之者，以其补肌固表，油腻缠黏，风邪不能解散也。病初愈忌之者，以肠胃久枯，难受肥浓厚味也。又按猪肉生痰，惟风痰、湿痰、寒痰忌之，如老人燥痰干咳，更须肥浓以滋润之，不可执泥于猪肉生痰之说也。"

2.《医林纂要》："猪，甘咸寒，滋润肌肤，和柔筋骨，通利脏腑，渗达津液，水畜也。日用奉养耆老皆不可缺，老人肥泽枯涩，尤赖滋润以为养，诸家本草皆甚言其无益有损，是犹平时吃饭不见饭之益，及饱食伤胃，乃谓饭为伤人，其通论哉！贫贱经月无肉，及偶获肉食，则筋力顿强，精神顿强，精神顿倍，孰谓无补哉？惟动风发疾则有之，盖过于肥腻反易滞。多食肉以至生痰动风发痼疾亦犹是也。若伤寒初起及大病新愈，则忌油腻，又不独此也。"

4638 猪舌 zhū shé (《食疗本草》)

【基原】 为猪科猪属动物猪 *Sus scrofa domestica* Brisson 的舌。

【原动物】 参见"猪胆"条。

【采收加工】 宰杀后，割下猪舌，洗净鲜用。

【功用主治】 健脾益气。主治脾虚食少，四肢羸弱。

1.《食疗本草》："和五味煮取汁饮，能健脾，补不足之气，令人能食。"

2.《本草药性大全》："益元阳，健脾进食。"

3.《本草求原》："健脾消食。"

【用法用量】 内服：煮食，50～100 g。

4639 猪血 zhū xuè (《别录》)

【基原】 为猪科猪属动物猪 *Sus scrofa domestica* Brisson 的血液。

【原动物】 参见"猪胆"条。

【采收加工】 宰杀猪时，取流出的血液，鲜用。

【成分】 猪血含水分 95%，蛋白质 4.3%，脂肪 0.2%，碳水化合物 0.1%，灰分 0.5%，钙 69 mg%，磷 2 mg%，铁 15 mg%。血豆腐(煮过的猪血凝块)含水分 79%，蛋白质 18.9%，脂肪 0.4%，碳水化合物 0.1%，灰分 1%[1]。还含抗高血压的多肽[2]，超氧化物歧化酶(SOD)[3]，血卟啉[4]等。

【药理】 1. 营养作用　猪血蛋白除甲硫氨酸偏低外，其他必需氨基酸含量均接近或超过鸡蛋蛋白质。用猪血浆蛋白喂饲大鼠，幼大鼠体重增加远远超过酪蛋白组[1]。

2. 促创伤愈合作用　从猪血制取的无蛋白血清腹腔注射对乙醇所致小鼠Ⅱ度烧伤有促进愈合作用[2]。

3. 抗炎作用　从猪血提取的唾液酸局部注射对角叉菜胶所致小鼠足肿胀有抑制作用[3]。猪血制取的 SOD 对角叉菜胶性小鼠足肿、巴豆油所致小鼠耳部肿胀、兔膝关节炎、大鼠佐剂性关节炎及抗血清诱发的大鼠背部皮肤肿胀均有剂量相关性抗炎作用[4]。

4. 对肝脏、心肌和细胞膜的保护作用　从猪血制取的原卟啉钠(protoporphyrin disodium)对四氯化碳所致肝损伤有保护作用[4]。猪红细胞-SOD 对人红细胞膜氧化损伤有保护作用，使膜流动性和膜重封闭能力保持在正常水平，膜蛋白交联作用减少[5]。猪血 SOD 能对抗大鼠心肌缺血再灌注引起的心律失常[6]。

5. 其他作用　从酶解猪血浆分离纯化出的肽对大鼠有抗高血压作用[7]。猪血素口服能使支气管肺癌患者的淋巴细胞转化率和玫瑰花结形成率提高，表明有免疫增强作用[8]。

猪血制取的SOD能清除体内的超氧自由基，保护生物分子。SOD 尚有保护心肌、抗癌、抗辐射和延缓衰老等药理作用，参见"牛血"条。血卟啉(HP)和血卟啉衍生物(HPD)的抗癌作用等参见"牛血"条。

【药性】 咸，平。归心、肝经。

1.《千金方》："平，涩，无毒。"

2.《纲目》："咸，平。"

3.《本草汇言》："猪心血味甘、咸，气平。"

4.《医林纂要》："咸，寒，滑。"

【功用主治】 补血，养心，止血。主治头风眩晕，崩漏，宫颈糜烂。

1.《别录》："主奔豚暴气，中风头眩，淋沥。"

2.《千金方》："主卒下血不止，中风绝伤，头中风眩，及诸淋露。"

3.《日华子》："生血，疗海外瘴气。"

4. 吴瑞："解诸毒。""心血，治惊痫癫疾。"(引自《纲目》)

5.《纲目》："治嘈杂有虫。"

6.《本草求原》："消腻除瘴去风，治淋下血，杖疮血出，交接腹痛，解丹石、诸草毒。心血，治心热癫痫惊风，凡补心用为引药，开骨催生。"

【用法用量】 内服：煮食，适量；或研末，每次 3～9 g。外用：生血涂敷，或研末撒。

【选方】 1. 治心病邪热　猪心血一个，淀花末一匙，朱砂末一两。同研，丸梧子大。每酒服二十丸。(《纲目》引《奇效良方》蕊珠丸)

2. 治杖疮血出　猪血一升，石灰七升。和剂烧灰，再以水和丸，又烧，凡三次。为末撒之。(《纲目》引《外台》)

【临床报道】 治疗宫颈糜烂　取新鲜猪血加工干燥成粉末后，加入 15%的白及粉及 3%的熟石灰混合，用于局部撒布。每日上药 1 次。用时先以 1%的乳酸液冲洗阴道，然后将药粉均匀地喷撒于宫颈糜烂面上，再以带线棉球填塞，次日取出。对于颗粒型者，先将颗粒薄膜擦破，使之出血少许，然后上药，效果较好。治疗单纯性糜烂 67 人，痊愈 54 人；颗粒型 28 人，痊愈 16 人；乳头型 2 人，略有好转[1]。

【各家论述】《本草汇言》："猪心血治惊痫癫疾，及中恶卒死之药也。瞿秉元曰：'惊痫癫疾，心气闭而有痰也；中恶卒死，心气闭而有邪也。'四证均属心君失令，血不归元而然，用此药以心归心，以血导血也。"

4640 猪肝 zhū gān (《千金方》)

【基原】 为猪科猪属动物猪 *Sus scrofa domestica* Brisson 的肝脏。

【原动物】 参见"猪胆"条。

【采收加工】 宰杀后，剖腹取肝，鲜用或冷藏。

【药理】 1. 对肝脏的作用　从乳猪肝制取的肝刺激物质可促进原代培养大鼠肝细胞DNA的合成[1]。乳猪肝肝细胞生长因子(HGF)对大肠杆菌内毒素和鸭肝炎病毒诱发的鸭急性肝坏死也有一定疗效[2]。乳猪HGF降低重症肝炎和慢性活动性肝炎患者血清和外周血单核细胞肿瘤坏死因子(TNF)的活性,也能降低D-氨基半乳糖和内毒素所致急性肝坏死大鼠血清的TNF[3]。冻存猪肝细胞移植可提高切除80%肝叶所复制的急性肝衰模型大鼠的存活率[4]。猪肝细胞培养的生物型人工肝系统能纠正醋氨酚诱发急性肝功能衰竭犬的肝脏功能[5]。乳猪肝细胞构建的新型生物人工肝对乙型重型肝炎患者的稀释血清体外灌流,能降低血清总胆红素水平,增高血清总蛋白和白蛋白水平[6]。从猪肝制取的核糖核酸对二甲基亚硝胺(DMN)所致肝纤维化大鼠有拮抗纤维化作用[7]。

2. 抗肿瘤作用　乳猪肝提取物腹腔注射,能诱发移植于裸小鼠的BEL-7402肝癌细胞凋亡,对其分化和增殖影响不明显[8]。乳猪肝胶原水解物腹腔注射,能抑制荷瘤小鼠S_{180}纤维肉瘤和HepA肝瘤增殖[9]。乳猪肝胶原水解物和促肝细胞生长素腹腔注射,还抑制移植于裸小鼠肾包膜下的人源性胰腺癌细胞SW-1990生长[10]。

3. 其他作用　从乳猪肝提取的多肽类物质腹腔注射,增强小鼠腹腔巨噬细胞对细菌的吞噬作用,并促进巨噬细胞产生促凝血活性因子[11]。猪肝提取的多肽抑制非洲淋巴细胞瘤病毒[12]。猪肝中的蛋白质试管内和小鼠试验证明有一定的抗AIDS病毒作用[13]。从猪肝制取的铜锌超氧化物歧化酶抑制小鼠角叉菜胶性足肿,并提高^{60}Co射线照射小鼠的存活率[14]。

【药性】 甘、苦,温。归脾、胃、肝经。

1.《千金方》:"苦,平,无毒。"

2.《本草图经》:"温。"

3.《纲目》:"味苦,温。""入肝。"

【功用主治】 补肝明目,养血健脾。主治肝虚目昏,夜盲,血虚萎黄,小儿疳积,脚气浮肿,水肿,久痢,脱肛,带下。

1.《千金方》:"主明目。"

2. 苏敬:"主治小儿惊痫。"(引自《纲目》)

3.《本草拾遗》:"主脚气。"

4.《食医心镜》:"主脾胃气虚,水气胀满浮肿。"

5.《本草图经》:"主冷泄,久滑赤白。亦主冷劳腹脏虚者。"

6.《纲目》:"补肝明目,疗肝虚浮肿。"

7.《本草求原》:"治肝虚目暗,目赤,雀目。休息痢,脱肛,中蛊腹痛,牙疳,阴痒,打伤青肿,劳悴,日晚寒热,惊悸烦渴,久泻带下。"

【用法用量】 内服:煮食或煎汤,60～150 g;或入丸、散。外用:敷贴。

【选方】 1. 治肝脏虚弱,远视无力　猪肝一具(细切,去筋膜),葱白一握(去须,切),鸡子三枚。上以豉汁中煮作羹,临熟打破鸡子,投在内食之。(《圣惠方》猪肝羹)

2. 治雀目,遇夜目不能视　①雄猪肝一叶(竹刀披开),蚌粉(如无,以夜明砂代)三钱(为末)。蚌粉纳肝中,麻线扎,米泔煮七分熟,又别蘸蚌粉细嚼,以汁送下。(《直指方》雀盲散)　②青蛤粉、夜明砂、谷精草各等份。上细末,每五七钱,入猪肝内煮熟,细嚼,茶清送下。(《赤水玄珠》煮肝散)

3. 治内外障翳眼　猪肝二两,批开,以夜明砂末二钱匕,掺在肝内,麻绳缚定。用水一盏,煮令肝转色白,取出嚼烂,用煮肝汤送下,食后服。(《证治准绳》煮肝散)

4. 治疳眼　海螵蛸、牡蛎等分,为末,每三钱同猪肝一两,泔水煮食。(《鲟溪单方选》)

5. 治脾胃气虚,食则呕出　猪肝一斤,薄起于瓦上,令极干,上捣为末,煮白粥,绞取汁,和之,手丸如梧桐子大,空心饭饮下三十丸。(《食医心鉴》猪肝丸)

6. 治脚气肿从足始,转入腹　猪肝一具。洗,细切,布绞,更以醋洗,蒜齑食之。一服不尽,分作两顿亦得。(《食医心镜》)

7. 治卒肿满,身面皆洪大　生猪肝一具。细切,顿食之。勿与盐乃可,用苦酒妙。(《肘后方》)

8. 治脾胃虚寒,积冷下痢腹痛　猪肝一斤,芜荑末六分。上薄起肝,糁芜荑末,面裹,更以湿纸裹,煨熟,去面,空心食之。(《食医心镜》)

9. 治冷泄,久滑赤白,乳妇赤白下,冷劳腹,藏虚者　子肝一叶。薄批之,揾着煨熟诃子末中,微火炙,又揾炙,尽半两末止。空腹细嚼,陈米饮送下。(《本草图经》)

10. 治下痢肠滑,饮食及服药俱完出　猪肝一斤(熬令干),黄连、乌梅肉、阿胶各二两,胡粉七棋子。上五味末之,蜜如梧子,酒服二十丸,日三,亦可散服方寸匕。(《千金方》猪肝丸)

11. 治气痢,日夜不记行数　猪肝一具(重十两者),缩砂仁二两。上二味,捣罗缩砂为末,取猪肝,去筋膜,薄切作片子,排厚纸上渗血令干,后将缩砂末糁肝上,以三重湿纸裹,于煻灰火中令极香熟,乘热任意食之。(《圣济总录》猪肝方)

12. 治产后乳汁不下　猪肝一具(切),红米一合,葱白、盐、豉等。上以肝如常法作羹食,作粥亦得。(《食医心镜》猪肝羹)

13. 治女子阴中苦痒,搔之痛闷　取猪肝炙热,纳阴中。(《肘后方》)

【各家论述】《纲目》:"肝主藏血,故诸血病用为响导入肝,《千金翼》(按:疑为《千金方》)治痢疾有猪肝丸,治脱肛有猪肝散,诸眼目方多有猪肝散,皆此意也。"

4641 猪肚 zhū dǔ (《本草经集注》)

【基原】 为猪科猪属动物猪 *Sus scrofa domestica* Brisson的胃。

【原动物】 参见"猪胆"条。

【采收加工】 宰杀后,剖开腹部,取出胃,鲜用或冷藏。

【成分】 含胃泌素(gastrin)、胃蛋白酶(pepsin)、胃膜素(gastric mucin, gastron)[1]及胃蛋白酶稳定因子(pepsin stabilizing factor)[2]。

【药理】 1. 对消化系统的作用　从猪胃窦部可制取胃泌素。胃泌素的主要作用是刺激胃壁细胞分泌盐酸,也有一定促进胃蛋白酶分泌的作用[1～3]。胃泌素能促进胃肠道黏膜和胰腺的增生[3,4]。胃泌素也刺激胰、肝和小肠的水、碳酸氢盐和电解质的分泌,促进胰和小肠黏膜酶的分泌。空腹时,胃泌素促进胆囊收缩,有利于胆汁的排出。此外,胃泌素尚能抑制胃排空,抑制小肠对水、电解质及葡萄糖的吸收[2～5]。从猪胃黏膜提取的胃蛋白酶有促进消化作用,能使蛋白质分解,并能水解多肽[3]。胃蛋白酶提前给药,可防止牛磺胆酸所致动物胃黏膜损伤[6]。猪胃黏膜制取的胃膜素中的黏蛋白能抵抗胃蛋白酶对胃黏膜的腐蚀,并能吸附胃酸，从而发挥抗溃疡作用[3,7]。

2. 其他作用　胃泌素尚能促进胰岛素、胰高血糖素和降钙素的释放[4]，在中枢神经系统尚可起神经递质的作用[5]。胃泌素侧脑室注射，使小鼠迷宫时间和出现错误的次数均升高。胃泌素可能引起小鼠遗忘，其作用有中枢特异性[8]。

【药性】　甘，温。

1.《千金方》："微寒，无毒。"

2.《嘉祐本草》："微温。"

3.《纲目》："甘。"

【功用主治】　补虚损，健脾胃。主治虚劳羸瘦，劳瘵咳嗽，脾虚食少，消渴，小便频数，泄泻，遗精，带下，小儿疳积。

1.《吴普本草》："消积聚癥瘕，治恶疮。"（引自《纲目》）

2.《别录》："补中益气，止渴利。"

3.《千金方》："断暴利虚弱。"

4.《日华子》："补虚损，杀痨虫，止痢。酿黄糯米蒸捣为丸，甚治劳气，并小儿疳蛔，黄瘦病。"

5.《本草图经》："主骨蒸热劳，血脉不行，补羸助气，四季宜食。"

6.《日用本草》："补脾胃，益气力，止消渴，治泄痢，杀疳虫。"

7.《随息居饮食谱》："退虚热，止带浊、遗精。"

【用法用量】　内服：煮食，适量；或入丸剂。

【宜忌】　《随息居饮食谱》："外感未清、胸腹痞胀者，均忌。"

【选方】　1. 治脾虚　豮猪肚一个（洗净，去油膜），用莲肉四两（去皮、心），入肚内，以线缝之，用水煮，令极热；再加黄连四两（姜汁少炒，为末），同前物捣烂为丸，如萝卜子大。每服五分，米汤吞下。（《穷乡便方》猪肚补脾丸）

2. 治脾胃气弱，不多下食　猪肚一枚（洗净），人参（去芦头）、橘皮（汤浸，去白瓤，切）各四分，下馈饭半升，猪脾一枚（净洗，细切）。上以馈饭拌人参、橘皮、脾等酿猪肚中，缝缀讫，蒸令极熟，空腹服之，盐酱多少任意。（《医方类聚》引《食医心镜》）

3. 治脾寒而痛，痛在心下左右　猪肚子一个，莲肉一两，红枣一两，肉桂一钱，小茴香三钱，白糯米一合。未入药之前，照常将猪肚子洗去秽气。入药煮烂，一气顿食，蘸甜酱、酱油食之。如未饱，再用饭压之。肚子入药之后，必须用麻线将口扎紧，清水煮之。（《串雅外编》莲花肚）

4. 治水泄　豮猪肚一枚，净洗去脂膜，入大蒜在内，以肚子满为度，煮之自晨至晚，以肚、蒜糜烂为度，杵成膏子，入平胃散同杵，为丸梧子大。每服三十丸，盐汤或米饮空腹服。（《世医得效方》肚蒜丸）

5. 治消渴　①猪肚一枚，净洗。以水五升，煮令烂熟，取二升已来，去肚，著少豉，渴即饮之，肉亦可吃。（《食医心镜》）　②猪肚一枚（洗去脂膜，不切破），黄连（去须，捣罗为末）五两。上二味，以大麻子仁二合烂研，以水四升调，如杏酪汁，煮猪肚候烂，取出，入黄连末在内，密缝肚口，蒸令极烂，乘热细切，和黄连末，以木臼捣之，候可丸，即丸如梧桐子大，暴干。每服三十丸，温水下，不拘时。（《圣济总录》猪肚黄连丸）

6. 治虚弱遗精　猪肚一枚，入带心连衣红莲子，煮糜，杵丸桐子大，每淡盐汤下三十丸。（《随息居饮食谱》）

7. 治男子肌瘦气弱，咳嗽渐成痨瘵　白术四两，牡蛎（烧）四两，苦参三两。上为细末，以猪肚一个，煮熟剉研成膏，和丸，如梧桐子大。每服三四十丸，米饮下，日三四服。（《御药院方》猪肚丸）

8. 治赤白带下　苦参二两，牡蛎一两五钱（为末）。以雄猪肚一个，水三碗，煮烂，捣泥和丸梧子大。每服百丸，温酒下。（《鲟溪单方选》）

9. 治臌胀水肿　健猪肚一个（不落水，翻出屎净，在砖墙上磨去秽气），将大虾蟆装入肚内，麻扎紧，煮熟，去虾蟆，连汤淡食，勿入盐醋。（《经验广集》）

10. 治老人脚气烦热流肿入膝，满闷　猪肚一具（肥者，细切丝，生）。上以水洗，布绞令干，好蒜、醋、椒、酱五味空心常食之。（《安老怀幼书》）

4642 猪肠 zhū cháng（《食疗本草》）

【异名】　猪脏（《百一选方》）。

【基原】　为猪科猪属动物猪 *Sus scrofa domestica* Brisson 的肠。

【原动物】　参见"猪胆"条。

【采收加工】　宰杀后，剖腹取得，鲜用或冷藏备用。

【成分】　含肝素（heparin）[1]，胰泌素（secretin），胆囊收缩素（cholecystokinin），抑胃肽（gastrin inhibitory polypeptide）[2]，舒血管肠肽（vasoactive intestinal polypeptide）[3]。

【药理】　1. 抗凝、抗栓作用　从猪、牛、羊等动物的肠黏膜提取的肝素有强大而迅速的抗凝血、抗血栓作用[1]。相对分子质量在 10 000 以下的肝素（LMWH）具有抗血栓作用强、抗凝血作用弱的特点[2]。从猪十二指肠制取的酸性黏多糖类药物冠心舒（脑心舒）静脉注射在高岭土部分凝血活酶时间及简易凝血活酶生成试验中有影响动物内凝途径的抗凝作用[3]。冠心舒给家兔静脉注射，血栓湿重减少。冠心舒给大鼠腹腔注射，优球蛋白溶解时间缩短[4]。

2. 调血脂与抗动脉粥样硬化作用　肝素能降低血浆低密度脂蛋白（LDL）、极低密度脂蛋白（VLDL）和乳糜微粒（CM）含量，升高高密度脂蛋白（HDL）含量。肝素还有抗动脉粥样硬化作用[1]。大鼠离体肝脏灌流实验，从猪十二指肠制取的碱提类肝素组分Ⅱ（C_2）促进肝脂酶（HL）释放[5]。C_2 静脉注射可升高兔血浆 LPL 和 HL 的活性，升高血浆 HDL-ch 及 HDL-ch/TC（总胆固醇），降低血浆 VLDL-ch、LDL-ch 和 TC 含量[6,7]。

3. 抗炎作用　从猪十二指肠制取的酸提、中提和碱提类肝素腹腔注射，抑制大鼠蛋清性足肿[8]。冠心舒腹腔注射，对小鼠蛋清性足肿也有抑制作用，但去除肾上腺后此抗炎作用消失。冠心舒腹腔注射还抑制大鼠棉球肉芽肿[9]。

4. 对消化系统的作用　从猪小肠制取的胰泌素能增强胰腺外分泌功能；抑制胃酸分泌；促进胃蛋白酶和胆汁分泌。胰泌素尚能抑制胃肠平滑肌收缩，增强胆囊收缩素的缩胆囊作用。胰泌素对促胃泌素诱发的猫、豚鼠和大鼠的十二指肠溃疡有抑制作用[10~12]。

从猪十二指肠制取的胆囊收缩素（CCK）的主要作用是刺激胆囊收缩，使胆总管括约肌松弛，并可直接作用于肝细胞促进胆汁分泌。CCK 能促进胰外分泌组织的生长，抑制胃运动，促进小肠运动，抑制食欲中枢[10,13~16]。

从猪小肠制取的抑胃肽（GIP）是一种极强的胃酸分泌抑制剂，但对组胺刺激的胃分泌抑制作用较弱。GIP 还抑制胃、小肠运动和小肠对水分及电解质的吸收[10,13,14,17]。

从猪小肠黏膜制取的舒血管肠肽（VIP）对消化系统的作

用主要是刺激胰、胆和肠的分泌，也抑制胃分泌和胃肠平滑肌的收缩[18]。VIP尚能激活大鼠结肠和其他动物空肠的腺苷酸环化酶，促进小肠和结肠分泌水和电解质；使胆囊、胃和肠的平滑肌弛缓，但对离体豚鼠回肠有刺激收缩的作用[14, 19]。

【药性】 甘，微寒。归大、小肠经。

1.《千金方》："微寒，无毒。洞肠，平，无毒。"

2.《纲目》："甘，微寒。"

3.《得配本草》："入大肠。"

4.《本草求原》："甘，寒。入大、小肠。"

【功用主治】 祛风，解毒，止血。主治肠风便血，血痢，痔漏，脱肛。

1.《千金方》："主消渴，小便数，补下焦虚竭。猪洞肠，主洞肠挺出血多者。

2.《日华子》："止小便，补下焦，生血，疗奔豚气及海外瘴气。"

3.《本草图经》："主大、小肠风热。"

4.《纲目》："润肠治燥，调血痢脏毒。"

5.《本草求原》："治肠风脏毒，热痔血痢。"

【用法用量】 内服：煮食，适量；或入丸剂。

【宜忌】 《随息居饮食谱》："外感不清，脾虚滑泄者，均忌。"

【选方】 1. 治肠风痔漏下血　①猪肠头五寸，煮烂。用黄连为末，和捣极如泥，可丸如桐子大。每服七十丸，空心盐汤下。(《鲁府禁方》)　②生猪脏一条（切），控干，以槐花炒干为末，填入脏内，两头线缚了，以好米醋于磁石器内慢火煮烂，切片，沙钵内研烂为丸，梧桐子大。每服二十丸，煎当归酒下。(《世医得效方》)　③用猪脏头一个，纳胡荽缚之。煮熟，露一宿，空心服之。(《丹溪治法心要》)

2. 治内痔　黄连（酒煮）十两，枳壳（麸炒）四两。以大肠脏七寸，入水浸糯米于内，煮烂捣为丸。(《本草蒙筌》连壳丸)

3. 治内外痔　雄猪大肠三尺（去肛门七寸），刺猬皮三张（新瓦煅存性），明矾、槐米各四两。上三味为末，入大肠内，两头扎住，铜锅煮烂，捣匀，成丸（如油腻难丸，可加炒米粉和之）。每日清晨开水下四五钱。(《惠直堂经验方》)

4. 治滑泄　吴茱萸不以多少，拣净，用大猿猪脏一两条，以吴茱萸实满，扎定两头，熟炭火煮令极烂，研细，丸如梧桐子大。早晚食前各以米饮吞下五十丸。(《百一选方》)

5. 治脾经遍身痒癞如松皮疼痛　硫黄二两，猪大肠半条。先将硫黄研末，贯入肠内，连油两头扎紧，放砂锅内，久煮烂，同捣成膏如泥，粗布兜揩遍身。(《疯门全书》)

6. 治小儿呀呷不止　猪肠一截，郁金末、蚌粉各一两。上三味，将二味纳肠中，系两头，火炙干，细罗为末。每服半钱匕，夜卧，熟水调下，三服，顿服尽。(《圣济总录》)

4643 猪苓 zhū líng（《本经》）

【异名】 豕零（《庄子》），豭猪屎（《本经》），豕橐（《庄子》司马彪注），豨苓（《韩昌黎集》），地乌桃（《本草图经》），野猪食（《东北药用植物志》），猪屎苓（《四川中药志》），猪茯苓（《中国药用真菌图鉴》）。

【基原】 为多孔菌科多孔菌属真菌猪苓的菌核。

【原植物】 猪苓 *Polyporus umbellatus* (Pers.) Fr. [*Grifola umbellatus* (Pers.) Pilat]

菌核形状不规则，呈大小不一的团块状，坚实，表面紫黑色，有多数凹凸不平的皱纹，内部白色，大小一般为(3～5)cm×(3～20)cm。子实体从埋生于地下的菌核上发出，有柄并多次分枝，形成一丛菌盖，总直径可达20 cm。菌盖圆形，直径1～4 cm，中部脐状，有淡黄色的纤维状鳞片，近白色至浅褐色，无环纹，边缘薄而锐，常内卷，肉质，干后硬而脆。菌肉薄，白色。菌管长约2 mm，与菌肉同色，下延。管口圆形至多角形，每1 mm间3～4个。孢子无色，光滑，圆筒形，一端圆形，一端有歪尖，(7～10)μm×(3～4.2)μm。

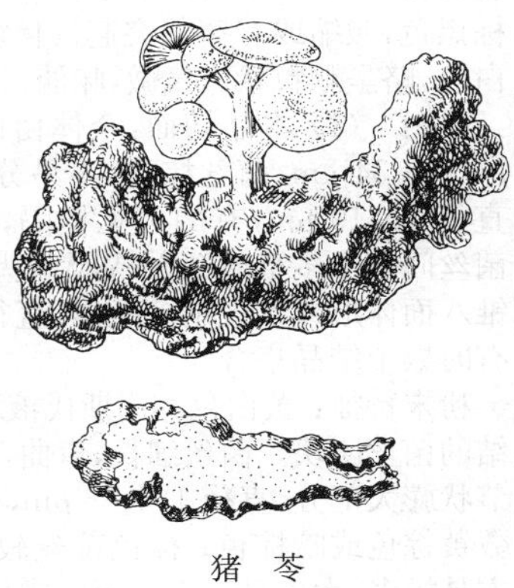

猪　苓

生于林中树根旁或腐木桩旁。分布于东北及河北、山西、河南、湖北、四川、贵州、云南、陕西、甘肃。

【栽培】 生物学特性　野生于海拔1 000～2 000 m的山地次生林中。我国多雨的南方多生长在阳坡，北方多生长在阴坡或半阳坡。5 cm的地温在8～9 ℃菌核开始萌发，月平均地温14～20 ℃时新苓生长快，萌发多，22～25 ℃时形成子实体。猪苓适宜在疏松透气、腐殖质含量高、肥沃偏酸性的砂壤土生长，土壤含水量30%～50%。猪苓与蜜环菌(*Armillaria mellea*)营共生生活，故猪苓的伴生植物与蜜环菌腐生与寄生的树种有关，常与柞、桦、槭、橡、榆、杨、柳、枫、女贞子等树种生活在一起。

繁殖方法　猪苓采用半野生栽培，选蜜环菌能够生长的灌木林、薪柴林，不宜选用用材林和经济林。在晋南地区宜选择海拔1 000～1 500 m、地形平坦或为沟槽地及15°左右的缓坡地，土壤为较肥沃的砂壤土。应首先培养蜜环菌枝，可采挖生长有蜜环菌的树根、木段作菌种，也可用人工培养的蜜环菌三级生产种来培养菌枝，选直径1～2 cm的壳斗科植物及其他阔叶树的新鲜树枝，斜砍成10 cm小段。挖直径50～60 cm、深30 cm的培养坑，坑底铺一层树叶，将砍好的树枝排在树叶上，然后将培养好的蜜环菌叶或野生菌叶摆在树枝之间，盖一薄层土。然后按此法再在上面重复摆几层，每坑一般可摆放5～7层，最后于坑顶覆土3～5 cm，土上用树叶覆盖。需常浇水保湿，约2个月后树枝长满蜜环菌菌丝，称菌枝。再选用直径2～3 cm的菌枝砍成长30 cm左右短节，作为菌种，按培养菌枝的方法扩大培养出菌材，用来伴栽猪苓。猪苓菌种应选择生活力旺盛、灰褐色的鲜苓作种苓。在灌木树丛旁挖10 cm左右深的小穴，穴内应具有树根及纵横交错的毛根，在穴底先铺湿树叶一层，在树根旁放一节菌材，猪苓菌核放在树根与菌材之间，每穴放种苓100～250 g，然后盖一层湿润的树叶，覆土填平。穴顶再盖一层较厚的树叶。

田间管理　猪苓下种后不宜翻动，并忌牲畜践踏。夏季如遇干旱，可引水浇灌。每年春季在穴顶加盖一层树叶，这样可减少土壤水分蒸发，补充土壤有机质，提高土壤肥力。

【采收加工】 猪苓栽后4～5年秋冬检查，如果萌发的白头很少，或不再萌发新苓，并出现腐烂现象，次年3～5月间应及时采挖翻栽，一般栽后4～5年收获。收获后选出灰褐色、核体松软的菌核，留作苓种。取色黑质硬的老苓及时晒干，即成为成品猪苓。

【药材】 猪苓 *Polyporus* 主产于陕西、云南。

性状 菌核呈不规则块状、条形、类圆形或扁块状，有的有分枝，长 5～25 cm，直径 2～6 cm。表面黑色、灰黑色或棕黑色，皱缩或有瘤状突起。体轻，质硬，断面类白色或黄白色，略呈颗粒状。气微，味淡。

鉴别 (1) 本品切面：全体由菌丝紧密交织而成。外层厚 27～54 μm，菌丝棕色，不易分离；内部菌丝无色，弯曲，直径 2～10 μm，有的可见横隔，有分枝或呈结节状膨大。菌丝间有众多草酸钙方晶，大多呈正方八面体形、规则的双锥八面体形或不规则多面体，直径 3～60 μm，长至 68 μm，有时数个结晶集合。

粉末特征：黄白色。用斯氏液装片可见散在的菌丝及黏结的菌丝团块。菌丝细长，弯曲，有分枝，粗细不一，或有结节状膨大部分，直径 1.5～6 μm，稀至 13 μm，大多无色，少数黄棕色或暗棕色；棕色菌丝较粗，横壁不明显。草酸钙方晶极多，大多呈正方八面体或规则的双锥八面体，也有呈不规则多面形，直径 3～60 μm，长至 68 μm，有时可见数个集结。粉末遇水合氯醛液黏化成胶冻状。

(2) 取本品粉末 1 g，加稀盐酸 10 ml，置水浴上煮沸 15 min，搅拌，呈黏胶状。另取本品粉末少量，加氢氧化钠溶液(1→5)适量，搅拌，呈悬浮状。

【成分】 菌核含猪苓葡聚糖 I[1]，甾类化合物：多孔菌甾酮(polyporusterone)A、B、C、D、E、F、G，4，6，8(14)，22-麦角甾四烯-3-酮〔ergosta-4，6，8(14)，22-tetraen-3-one〕[2]，25-去氧罗汉松甾酮(25-deoxymakisterone)A，25-去氧-24(28)-去氢罗汉松甾酮〔25-deoxy-24(28)-dehydromakisterone〕A[3]，7，22-麦角甾二烯-3-酮(ergosta-7，22-dien-3-one)，7，22-麦角甾二烯-3-醇(ergosta-7，22-dien-3-ol)，5，7，22-麦角甾三烯-3-醇(ergosta-5，7，22-trien-3-ol)，5α，8α-表二氧-6，22-麦角甾二烯-3-醇(5α，8α-epidioxyergosta-6，22-dien-3-ol)[4]，还含 α-羟基二十四碳酸(α-hydroxytetracosanoic acid)[5]，3，4-二羟基苯甲醛(3，4-dihydroxy benzaldehyde)[6]，acetosyringone[7]。另猪苓菌丝含多糖是由 D-甘露糖(D-mannose)、D-半乳糖(D-galactose)、D-葡萄糖(D-glucose)组成，其摩尔比为 20∶4∶1[8]。

【药理】 1. 利尿作用 4，6，8(14)，22-麦角甾四烯-3-酮是猪苓中的有效成分，能使脱氧皮质酮处理的肾上腺切除大鼠的尿中钠钾比值恢复正常，有抗醛固酮性利尿作用[1]。

2. 促进免疫功能 猪苓多糖(PUPS)体外促进小鼠脾细胞对刀豆蛋白 A、脂多糖的增殖反应；腹腔注射增加小鼠特异性的抗体分泌细胞数，增强迟发型超敏反应及细胞毒 T 细胞对靶细胞的杀伤活性[2]。PUPS 体外能诱导小鼠腹腔巨噬细胞培养上清中 IL-1 生成[3]。PUPS 能增强正常人外周血单个核细胞中免疫细胞的杀伤活性，提高单个核细胞膜上白介素-2(IL-2)受体的表达并促进其分泌 IL-2[4]。猪苓多糖能诱导 LKA 细胞活性[5]。PUPS 使小鼠腹腔巨噬细胞 NO 生成增加，提高诱导型一氧化氮合酶活性，消耗细胞内还原性谷胱甘肽[6]。PUPS 对荷肉瘤 S_{180} 小鼠、^{60}Co γ 射线全身照射和环磷酰胺所致的细胞免疫功能抑制小鼠均有增强作用[7]。PUPS 能拮抗 S_{180} 肿瘤细胞培养上清的免疫抑制作用，下调肿瘤细胞合成分泌免疫抑制物质[8]。猪苓 D 组分对移植 MM-46 癌的小鼠腹腔注射，使 NK 细胞内的 TNF-α 及 IFN-γ 的表达量增加，增加 NK 细胞刺激因子(巨噬细胞释放的)IL-12[9]。

3. 抗肿瘤和协同抗肿瘤作用 猪苓干粉加入饮食中喂饲，可使诱癌剂诱发的大鼠膀胱肿瘤的发生率、每鼠肿瘤数、肿瘤直径及恶性程度降低[10]。猪苓提取物灌胃提高肝内移植肉瘤 S_{180} 小鼠的生存时间，对 S_{180} 诱导的肝脏肿瘤细胞也有细胞毒性[11]。猪苓多糖(PUPS)抑制人 T_{24} 膀胱癌细胞增殖[12]。PUPS 可使人早幼粒白血病细胞(HL-60)酪氨酸蛋白磷酸化水平下降[13]。PUPS 肌注，抑制小鼠腹水型肝癌 HepA，使抑癌基因 *p16*、*Rb* 及 TNF-α 表达增强[14]。PUPS 腹腔注射抑制小鼠肉瘤 S_{180} 的生长，提高荷瘤小鼠脾细胞淋转、NK 活性及脾组织 IL-5 mRNA 表达[15]。原发性肝癌患者腹水中提取的毒激素-L 抑制大鼠的摄食行为，降低血锌和升高血铜水平。猪苓多糖腹腔注射，能抑制以上不良反应，体外还抑制毒激素-L 诱导的脂解反应[16]。猪苓多糖腹腔注射能增强顺铂或喃氟啶对小鼠移植性肿瘤 S_{180}、Lewis 及 H_{22} 的抑制作用，拮抗顺铂或喃氟啶所致小鼠白细胞下降、免疫器官萎缩、巨噬细胞吞噬功能降低等毒副作用[17, 18]。

4. 保肝作用 猪苓多糖作用于 CCl_4 中毒的人胎肝细胞，能降低肝细胞培养上清中升高的 ALT、AST，升高 SOD 水平，保护肝细胞表面超微结构[19]。PUPS 腹腔注射，增加和回升正常和 CCl_4 所致肝损伤小鼠腹腔巨噬细胞数量和巨噬细胞释放过氧化氢能力[20]。

5. 对皮肤、毛发的影响 猪苓溶液给 UVB 照射诱导的豚鼠皮肤色素沉着模型外用，减少多巴阳性黑素细胞数及含黑素颗粒细胞数，抑制色素沉着[21]。猪苓甲醇提取物外敷促进小鼠背部毛发再生[22]。在猪苓 50% 乙醇提取物中也分离出有毛发再生作用的成分多孔菌甾酮 A、B[23]。

6. 其他作用 猪苓水煎液灌胃，对环磷酰胺引起的小鼠骨髓嗜多染红细胞微核率增加及外周血中红细胞、白细胞、血红蛋白的下降有抑制作用[24]。猪苓煎剂口服给药，对小鼠精子无损伤作用，并抑制由硫酸镉所诱发的小鼠精子畸形率[25]。猪苓水溶性提取物灌胃，预防镉诱发的小鼠遗传性损伤[26]。猪苓多糖灌胃，对林可霉素导致的腹泻小鼠能促进双歧杆菌生长，修复肠道受损的微绒毛[27]。猪苓多糖腹腔注射，增加衰老模型小鼠体重，提高体温和胸腺系数，降低衰老小鼠肝中过氧化脂质含量，提高红细胞中 SOD 和肝脏过氧化氢酶的活性[28]。

【药性】 甘、淡，平。归脾、肾、膀胱经。

1.《本经》："味甘，平。"

2.《吴普本草》："雷公：苦，无毒。"

3.《药性论》："微热。"

4.《汤液本草》："甘苦而淡，甘重于苦。阳也。入足太阳经，少阴经。"

5.《药品化义》："入脾、膀胱二经。"

6.《本草经解》："入手太阴肺经、足太阴脾经。"

【功用主治】 利水渗湿。主治小便不利，水肿胀满，泄泻，淋浊，带下，脚气浮肿。

1.《本经》："主痎疟，解毒，蛊疰不祥，利水道。久服轻身耐老。"

2.《药性论》："解伤寒温疫大热，发汗，主肿胀满腹急痛。"

3.《本草图经》："治渴。"

4.《珍珠囊》："渗泄，止渴。又治淋肿。"

5.《医学启源》："大燥除湿。《主治秘要》云：去心中懊侬。”

6.《医学入门》:“治中暑消渴。”

7.《纲目》:“开腠理,治淋、肿、脚气,白浊,带下,妊娠子淋,胎肿,小便不利。”

8.《药品化义》:“治水泻湿泻。疗黄疸。”

【用法用量】 内服:煎汤,10～15 g;或入丸、散。

【宜忌】 无水湿者禁用,以免伤阴。

1.《本草衍义》:“久服必损肾气,昏人目。”

2.《医学启源》:“比诸淡渗药,大燥亡津液,无湿证勿服。”

3.《医学入门》:“有湿症而肾虚者忌。”

4.《药论》:“一曰汗多口渴者禁,以其小便长而津液之偏枯,久服丧明,多需戕肾。”

【选方】 1. 治妊娠自脚上至腹肿,小便不利,微渴引饮　猪苓五两,末。以熟水服方寸匕,日三服。(《子母秘录》)

2. 治妊娠小便不通,脐下硬痛　猪苓、木通、桑根白皮(锉)各一两。上粗捣筛。每服三钱匕,水一盏,入灯心同煎至七分去滓,食前温服。(《普济方》猪苓汤)

3. 治肝硬化腹水　鲤鱼一条(重 500～2 000 g),猪苓、大腹皮、防己、泽泻各 9 g。剖开鱼腹,除掉内脏,洗净。将以上四味药研末装入鱼腹内,煮熟,去药渣,食鱼喝汤。(《中国药用真菌》)

4. 治小便赤少,大便溏泄　猪苓、茯苓、泽泻、白术各等分。为细末,每服二钱,空腹调服。(《圣济总录》猪苓汤)

5. 治肠胃寒湿,濡泻无度,嗜卧不食　猪苓(去黑皮)半两,肉豆蔻(去壳,炮)二枚,黄柏(去粗皮,炙)一分。上三味捣罗为末,米饮和丸,如绿豆大。每服十丸,食前热水下。(《圣济总录》猪苓丸)

6. 治年壮气盛,梦遗白浊　半夏一两,猪苓一两。上半夏锉如豆大,猪苓为末,先将半夏炒令黄色,不令焦,地上去火毒半日。取半夏为末,以一半猪苓末调匀和丸,如桐子大,更用余猪苓末拌丸,使干,入不油砂瓶中养之。每服四十丸,空心温酒盐汤下,于申未间冷酒下。(《济生方》猪苓丸)

7. 治脉浮发热,渴欲饮水,小便不利　猪苓(去皮)、茯苓、泽泻、阿胶、滑石(碎)各一两。上五味以水四升,先煮四味,取二升,去滓,纳阿胶烊消。温服七合,日三服。(《伤寒论》猪苓汤)

8. 治呕吐而病在膈上,思水者　猪苓、茯苓、白术各等分。上三味,杵为散,饮服方寸匕,日三服。(《金匮要略》猪苓散)

【临床报道】 1. 治疗肺癌　①用猪苓提取物“757”治疗三、四期原发性肺癌 32 例,治疗 3 个月,症状改善率为 62.5%,瘤体稳定率(包括缩小)25%。50%的生存期(30 例)为 12.5 个月。“757”治疗的优点是,能改善肿瘤患者的精神食欲,增加体重,提升血红蛋白等;能缓解肺癌的主要症状,并有提高机体免疫能力的作用,且无不良反应[1]。②有人对猪苓提取物治疗原发性肺癌 30 例扶正作用进行了观察,治疗 8～10 星期为 1 个疗程,疗后体重增加 1.5 kg 和波动在 1.5 kg 左右,保持基本不变的共 22 例,最多增加 6 kg,且体重变化都在化疗之后出现。治疗后血象中白细胞总数下降者 4 例,血小板下降者 5 例,血色素下降者 2 例。吞噬试验结果表明,猪苓多糖配合化疗能提高巨噬细胞的吞噬功能,对提高患者的免疫功能有一定作用[2]。

2. 治疗慢性病毒性肝炎　以随机抽样分组和双育配对法观察猪苓多糖治疗慢性病毒性肝炎 359 例,用猪苓多糖注射液每日 40 mg 肌内注射,连续注射 20 d,休息 10 d,3 个月为 1 个疗程。经观察,279 例 ALT 升高患者中,恢复正常的 98 例,显效 58 例,有效 60 例,总有效率为 77.4%。296 例 HBsAg 阳性患者中阴转 38 例,有效 109 例,有效率为 49.66%。120 例 HBeAg 阳性患者中阴转 41 例,有效率为 34.17%。猪苓多糖能显著改善患者症状,降低 ALT,抑制病毒复制(尤其是 HBeAg 阴转),对肝组织损伤有修复作用,疗效较巩固,长期使用无毒副作用[3]。

3. 治疗免疫功能低下的体弱儿童　猪苓多糖注射液,8 岁以下为 20 mg/d, 8 岁以上 40 mg/d,每日肌内注射 1 次,20 d 为 1 疗程。经 60 例观察,治疗后有 58 例胃纳增加,55 例跑步耐力增加,体重增 0.5 kg。睡眠也有改善,呼吸道感染患病率为零。各项免疫指标 IgG、IgA、IgM、补体 C_3 均有明显改善,PHA(植物血凝素)皮试平均直径>10 mm(阳性标准),免疫球蛋白升高亦很明显,与空白对照组进行比较,其治疗后升高的平均值除 IgG、补体 C_3 外,其余三项均有显著性差异。治疗后半年至 1 年随访,各项免疫指标与治疗结束时相近,远期效果也较好[4]。

4. 治疗银屑病　取猪苓经水煮酒沉法,制成每 1 ml 相当于原生药 0.5 g 的针剂。每次 2 ml,肌内注射,每日 2 次,5～12 岁为每日 1 次,均连续用药 2 星期以上。共治 265 例,结果:基本治愈 83 例,显著好转 67 例,好转 79 例,无效 36 例,总有效率为 86.4%。对基本治愈的 83 例随访,近期复发率为 15.7%。并观察到本药可提高机体的细胞免疫功能。少数病例用药后可出现口干、头晕,短暂皮肤瘙痒加重。注射时间较长的有局部吸收不良,但都在停药后消失。有 2 例出现月经不调,停药后消失,重复用药可再次出现[5]。

【各家论述】 1.《纲目》:“猪苓淡渗,气升而又能降,故能开腠理,利小便,与茯苓同功,但入补药不如茯苓也。”

2.《本草汇言》:“猪苓,渗湿气,利水道,分解阴阳之的药也。此药味甘淡微苦,苦虽下降,而甘淡又能渗利走散。升而能降,降而能升,故善开腠理,分理表阳里阴之气而利小便。故前古主痎疟,解蛊毒。甄氏方主伤寒温疫大热,能发汗逐邪,此分利表阳之气于外也。张氏方主腹满肿胀急痛,心中懊侬,疟痢瘴泻,此分利里阴之气于内也。张仲景治太阳病,脉浮发热,消渴而小便不利者,用五苓散,以发其汗;病消渴欲饮水而复吐者,名为水逆,用五苓散以止其吐;冬时寒嗽,兼寒热如疟状者,名为痰风,用五苓散以定其嗽。此三法俱重在猪苓开达腠理,分利阴阳之妙用也。”

3.《药品化义》:“猪苓味淡,淡主于渗,入脾以通水道,用治水泻湿泻,通淋除湿,消水肿,疗黄疸,独此为最捷,故云与琥珀同功。但不能为主剂,助补药以实脾,领泄药以理脾,佐温药以暖脾,同凉药以清脾。”

4.《长沙药解》:“猪苓,渗利泄水,较之茯苓更捷。但水之为性,非土木条达,不能独行。猪苓散之利水,有白术之燥湿土也;猪苓汤之利水,有阿胶清风木也;五苓之利水,有白术之燥土,桂枝之达木也;八味之利水,有桂枝之达木,地黄之清风也;若徒求利于猪、茯、滑、泽之辈,恐难奏奇功耳。”

5.《本草求真》:“猪苓,凡四苓、五苓等方,并皆用此,性虽有类泽泻,同入膀胱肾经,解热除湿,行窍利水,然水消则脾必燥,水尽则气必走;泽泻虽同利水,性亦类燥,然咸性居多,尚有润存,泽虽治火,性亦损气,然润能滋阴,尚有补在。故猪(苓)必合泽泻以同用,则润燥适均,而无偏颇之患矣。至于茯苓,虽属渗利,有湿自可以去,然茯(苓)则入气而上行，此则入血而下降，且与泽泻利水消肿，治疟止痢等药，审属暑邪湿热内闭，无不藉此以为宣导之需。古人已云，清利小便，无若此駚，以故滋阴药中，止有泽泻，而不用及猪苓，正谓此耳。但此专司引水，津液易耗，久服多致损目。”

4644 猪齿 zhū chǐ（《别录》）

【异名】 猪牙（《圣济总录》）。

【基原】 为猪科猪属动物猪 *Sus scrofa domestica* Brisson 的牙齿。

【原动物】 参见“猪胆”条。

【采收加工】 宰杀后，取其齿，洗净晾干。

【药性】 甘，平。

1.《嘉祐本草》：“平。”

2.《纲目》：“甘，平。”

【功用主治】 镇惊，熄风，解毒。主治小儿惊风，癫痫，痘疮。

1.《别录》：“主小儿惊痫。”

2.《日华子》：“治小儿惊痫，烧灰服，并治蛇咬。”

3.《纲目》：“中牛肉毒者，烧灰水服一钱。又治痘疮倒陷。”

【用法用量】 内服：烧灰研末，每次 1.5～3 g。外用：烧灰调涂。

【选方】 1. 治小儿惊痫，蛇咬 猪齿烧灰，饮服半钱。（《普济方》）

2. 治牛肉中毒 猪牙不拘多少，烧灰。上一味，捣为细末。每服一钱匕，以人乳汁调下。（《圣济总录》）

4645 猪肾 zhū shèn（《别录》）

【异名】 猪腰子（《医学入门》）。

【基原】 为猪科猪属动物猪 *Sus scrofa domestica* Brisson 的肾脏。

【原动物】 参见“猪胆”条。

【采收加工】 宰杀后，剖腹，取出肾脏，鲜用，或冷藏。

【药理】 1. 预防顺铂致死性 乳猪肾提取液腹腔注射，降低顺铂引起的小鼠的死亡率，对顺铂的肾毒性有降低趋势[1]。

2. 其他作用 从猪肾制取的猪肾谷酰胺酶较天冬酰胺酶有更强的抗癌作用，因某些癌细胞的谷酰胺合成缓慢而利用较快。猪肾也可作为制取磷酸二酯酶的原料，给猫静注此酶可引起血压下降[2]。

【药性】 咸，平。归肾经。

1.《别录》：“冷。”

2.《千金方》：“平，无毒。”

3.《纲目》：“咸，冷。”

4.《药性切用》：“入肾。”

【功用主治】 补肾益精，利水。主治肾虚腰痛，遗精盗汗，耳聋，产后虚羸，身面浮肿。

1.《别录》：“和理肾气，通利膀胱。”

2.《千金方》：“除冷利。”

3.《食疗本草》：“主人肾虚。”

4.《日华子》：“补水脏，暖腰膝，补膀胱。治耳聋。”

5.《本草药性大全》：“止腰疼。”

6.《纲目》：“止消渴，治产劳虚汗，下痢崩中。”

7.《食物考》：“定崩带候。”

8.《本草求原》：“泻肾虚热，治遗精多汗，阴痿腰痛，脚气卒肿。”

【用法用量】 内服：煎汤或煮食，15～150 g。

【宜忌】 1.《食疗本草》：“不可久食。”

2.《本草图经》：“不与吴茱萸、白花菜合食。”

【选方】 1. 治阴痿羸瘦，精髓虚弱，四肢少力 猪肾一对（去脂膜，切），枸杞叶半斤。用豉汁二大盏半相和，煮作羹，入盐、椒、葱，空腹食之。（《经验后方》）

2. 治肾虚腰痛 杜仲（姜炒）二钱，破故纸（盐、酒炒）一钱。上研细，先以猪腰子一个，切七片，盐腌拭净，将仲、纸入茴香末，盐少许掺，挟湿纸包煨，酒下。（《简明医彀》煨肾散）

3. 治男子水脏虚惫，遗精盗汗 獖猪肾一枚。以刀开，去筋膜，入附子末一钱匕，以湿纸裹，煨熟。空心稍热服之，便饮酒一盏，多亦甚妙。三五服效。（《经验方》）

4. 治老人久患耳聋 ①磁石一斤（杵碎，水淘去赤汁，绵裹），猪肾一对（去脂膜，切）。上以水五升煮磁石，取二升，去磁石，投肾调和，以葱、豉、姜、椒作羹，空腹食之。作粥及入酒并得。磁石常留起，依前法用之。（《养老奉亲书》磁石猪肾羹） ②人参二分，葱白些少，防风一分。俱捣作末，同粳米三合，入锅煮半熟。将猪肾一对，去膜，预切薄片，淡盐腌顷刻，放粥锅中，投入再莫搅动，慢火更煮良久，食之。（《遵生八笺》猪肾粥）

5. 治久咳不差 ①猪肾一具（去脂膜），椒二十八颗（开口者）。上二味，取肾一颗，上作十四孔，取椒纳孔中，两肾总著二十八颗了。以水缓煮令熟，割破细切，吃之令尽。（《外台》引《延年方》） ②猪肾二枚（细切），干姜三两（为末）。水七升同煮，临卧徐徐服取汗。（《古今医统》猪肾粥）

6. 治产后蓐劳，虚羸喘乏，乍寒乍热，病如疟状 ①猪肾一具（去脂四破），香豉（绵裹）、白粳米、葱白各一斗。上四味，以水三斗，煮取五升，去滓，任情服之。（《千金方》猪肾汤） ②猪腰（肾）一对，白芍药（酒炒）、当归各一两。上以二味药用水三碗煎至二碗，去渣，将猪腰切作骰子大块入药汤，入晚米一合，香豉一钱，加葱、椒、盐煮稠粥，空心日服一次。（《古今医统》猪腰饮）

7. 治心气虚损 用猪腰子（肾）一只。水二碗，煮至盏半，将腰子细切，入人参五钱，当归五钱，并切，同煎至八分，吃腰子，以汁送下。未尽，腰子同上二味药渣焙干为末，山药糊丸如桐子大。每服五十丸。（《卫生易简方》）

8. 治脚气肾虚，腰脚无力 猪肾一双（去脂膜），米二合，葱白（切）二合。上于豉汁中煮作粥，著椒、姜，任性空心食之。（《食医心镜》）

9. 治久泄不止 猪肾一个。批开，掺骨碎补末，煨熟食之。（《濒湖集简方》）

10. 治水肿 ①猪肾一枚（分为七脔），甘遂一分（末，筛为散），以粉肾，微火炙令熟。食之至三四脔，乃可止。当觉腹中鸣，转攻两胁下，小便利，去水即愈。若三四脔不觉，可食七脔令尽。（《外台》引《集验方》） ②大戟、木通、木香各二钱，为末。以猪肾一个，劈开入药末在内，仍合住用线缠缚，湿纸裹，于灰火中煨熟，去纸嚼服。少顷利四五行，即愈。必须忌口。（《卫生易简方》）

11. 治诸疝 用黑雄猪腰子一对（不见水，去膜，切碎），以大、小茴香末各二两，同猪腰子拌匀，再以猪尿脬一个，入腰子于内，扎定。用酒三碗，于砂锅内悬煮至半碗，取起焙干为末。将余酒打糊丸，梧子大。每五十丸，温酒下。（《医

学入门》猪脬丸)

【各家论述】《纲目》:"猪肾性寒,不能补命门精气,方药所用,借其引导而已。《别录》'理'字、'通'字,最为有理。《日华》暖腰膝,补膀胱水脏之说为非矣。今人不达此意,往往食猪肾为补,不可不审。又《千金》治消渴有猪肾荠苨汤,补肾虚劳损诸病有肾沥汤,方甚多,皆用猪、羊肾煮汤煎药,俱是引导之意。"

4646 猪乳 zhū rǔ (《别录》)

【异名】 猪乳汁(《食医心镜》)。

【基原】 为猪科猪属动物猪 *Sus scrofa domestica* Brisson 的乳汁。

【原动物】 参见"猪胆"条。

【采收加工】 从哺乳母猪乳房中挤取。

【药性】《纲目》:"甘,咸,寒,无毒。"

【功用主治】 1.《别录》:"主小儿惊痫病。"

2.《日华子》:"治小儿惊痫、天吊,大人猪、鸡痫病。"

【用法用量】 内服:50～150 g。

【选方】 治小儿惊痫,发动无时 猪乳汁三合。以绵缠浸,令儿吮之,惟多尤佳。(《食医心镜》)

【各家论述】《纲目》:"小儿体属纯阳,其惊痫亦生于风热。猪乳气寒,以寒治热,谓之正治。故钱乙云:初生小儿至满月,以猪乳频滴之,最佳。张涣云:小儿初生无乳,以猪乳代之,出月可免惊痫痘疹之患。杨士瀛云:小儿口噤不开,猪乳饮之甚良。月内胎惊,同朱砂、牛乳少许抹口中,甚妙。"

4647 猪肤 zhū fū (《汤液本草》)

【异名】 猪皮(《汤液本草》)。

【基原】 为猪科猪属动物猪 *Sus scrofa domestica* Brisson 的皮肤。

【原动物】 参见"猪胆"条。

【采收加工】 宰杀后,刮去猪毛,剥取皮肤,鲜用或冷藏。

【成分】 猪肤含水分 46%、蛋白质 26.4%、脂肪 22.7%、灰分 0.6%[1]及硫酸皮肤素(dermatan sulfate)[2]即硫酸软骨素(chondroitin sulfate)B。

【药理】 1. 对血液和造血系统的作用 由猪皮制取的新阿胶灌胃,提高^{60}Co照射所致造血功能损害小鼠外周血中的血红素含量、白细胞数和骨髓有核细胞数[1]。猪皮对大鼠^{60}Co射线损伤也有保护作用[2]。从猪皮提取的硫酸皮肤素(DS)的抗凝作用比肝素(UFH)弱。DS 和 UFH 有协同抗凝作用[3]。由猪皮制取的明胶代血浆及氧化聚合明胶能使放血所致急性出血性休克犬的血压回升[4]。

2. 促进皮肤、黏膜损伤愈合 新鲜猪皮制取的胶原在小鼠烧伤后立即局部涂抹,对创面愈合有促进作用[5]。将乳猪皮生物敷料覆盖于猪皮肤缺损创面,促进创面愈合,提高愈合质量和常温保存时间[6]。胶原蛋白对乙醇所致大鼠胃黏膜损伤有促进修复和保护作用[7]。

3. 其他作用 由猪皮提取的表皮抑素抑制细胞分裂[8]。经复方银溶液处理的冻干猪皮体外对金黄色葡萄球菌、铜绿假单胞菌、大肠杆菌、变形杆菌有抑制作用[9]。

【药性】 甘,凉。归肺、肾经。

1.《注解伤寒论》:"味甘,寒。"

2.《汤液本草》:"入足少阴经。"

3.《本草求原》:"入肾、肺。"

4.《随息居饮食谱》:"甘,凉。"

【功用主治】 清热养阴,利咽,养血止血。主治少阴客热下痢,咽痛,吐血,衄血,便血,崩漏,紫癜。

1.《医学入门》:"治伤寒客热,下痢,咽痛,胸满心烦。"

2.《纲目》:"治少阴下痢、咽痛。"

3.《随息居饮食谱》:"清虚热。"

4.《山东药用动物》:"和血脉,润肌肤。治吐血,衄血,妇女血枯,经水不调,崩中漏下。"

【用法用量】 内服:煎汤或煮食,50～100 g。

【宜忌】《随息居饮食谱》:"若无心烦、咽痛兼证者,是寒滑下利,不宜用此。"

【选方】 1. 治少阴病,下利,咽痛,胸满,心烦 猪肤一斤。以水一斗,煮取五升,去滓,加白蜜一升,白粉五合,熬香,和令相得,温分六服。(《伤寒论》猪肤汤)

2. 治血友病,鼻衄、齿衄、紫癜 猪皮 1 块,红枣 10～15 个。同煮至稀烂,每日 1 剂。

3. 治失血性贫血,痔血,便血,妇女崩漏下血 猪皮 60～100 g,加水及黄酒少许,用文火久煮至稀烂,以红糖调服。

4. 治疲劳过度引起耳鸣、耳聋 猪皮、香葱各 60～100 g。同剁烂,稍加食盐,蒸熟后一次吃完,连吃 3 d。(2～4 方出自《山东药用动物》)

5. 治贫血,白细胞减少症 猪皮 100 g,大枣 10 枚,猪蹄筋 15 g。将猪皮洗净切块,大枣去核,猪蹄筋先用清水泡软。几味同煮,饮汤食皮筋。(《补品补药与补益良方》猪皮蹄筋大枣汤)

【各家论述】《长沙药解》:"猪肤,利咽喉而消肿痛,清心肺而除烦满。《伤寒》猪肤汤治少阴病,下利咽痛,胸满心烦者,猪肤、白蜜,清金而止痛,润燥而除烦,白粉涩滑溏而收泄利也。肺金清凉司皮毛,猪肤秉金气之凉肃,善于清肺,肺气清降,君相归根,则咽痛与烦满自平也。"

4648 猪肺 zhū fèi (《千金方》)

【基原】 为猪科猪属动物猪 *Sus scrofa domestica* Brisson 的肺。

【原动物】 参见"猪胆"条。

【采收加工】 宰杀后,取出肺,鲜用或冷藏。

【药理】 1. 对肺损伤的保护作用 从猪肺灌洗液中制取的肺表面活性物质(PS),改善离体灌洗鼠肺顺应性[1]。气管内滴入 PS 对用整肺灌洗法复制的兔呼吸窘迫综合征(RDS)模型有治疗作用[2]。气管内注入大剂量 PS,提高盐酸吸入肺损伤模型家兔 PaO_2、$PaCO_2$ 降低,并且阻止动脉血 pH 的进一步下降,改善肺动、静态顺应性[3]。气管内注入猪 PS 还减轻油酸性急性肺损伤家兔肺水肿的程度,改善氧合及肺动、静态顺应性,对肺有一定的保护作用[4]。

PS 及肺泡表面活性物质结合蛋白(SP)的药理作用,均可参见"牛肺"条。

2. 其他作用 猪肺组织提取的凝血活酶可用于临床血浆凝血酶原时间的测定[5]。猪肺中提取的两种生物活性多肽灌注,均可使麻醉犬周身血管扩张,血压下降;两种多肽对非血管平滑肌(胃肠等)作用不同,一种使其舒张,另一种使其收缩[6]。从猪肺提取的神经营养因子(neurotrophic factor)对体外培养的胚胎睫状神经原有保护作用,并能提高其胆碱乙酰转移酶的活性[7]。

【药性】 甘，微寒。归肺经。

1.《本草图经》："微寒。"

2.《纲目》："甘，微寒，无毒。"

3.《药性切用》："入肺。"

【功用主治】 补肺，止咳，止血。主治肺虚咳嗽，咯血。

1.《本草药性大全》："治肺咳声连。"

2.《纲目》："疗肺虚咳嗽。又治肺虚嗽血。"

3.《随息居饮食谱》："治肺痿、咳血、上消诸证。"

【用法用量】 内服：煮食、煎汤，适量；或入丸剂。

【宜忌】《本草图经》："不与白花菜合食，令人气滞，发霍乱。"

【选方】 1. 治肺虚咳嗽　猪肺一具，切片，麻油炒熟，同粥食。

2. 治嗽血肺损　薏苡仁研细末，煮猪肺，白蘸食之。(1、2方出自《证治要诀类方》)

3. 治咳嗽肺痿，吐血气喘　猪肺一个(洗净血水)，患者每岁用杏仁一个(去皮尖)。将肺以竹片签眼，每眼杏仁一个，麻扎住，安磁器内重汤煮熟。去杏仁不用，只吃此肺。(《万病回春》)

4. 治人(音哑)无声　猪肺一个，生姜数片，煮熟切作片子。白及二十文，研为末，点尽猪肺吃。(《普济方》白及散)

5. 治吐血　梨汁、藕汁、莱菔汁、人乳、童便各一碗，猪肺一个(不落水，入童便灌足)。和煎至汁存二碗半，炒米粉和为丸，每服五钱。(《卫生鸿宝》猪肺丸)

4649 猪骨 zhū gǔ (《本草经集注》)

【基原】 为猪科猪属动物猪 *Sus scrofa domestica* Brisson 的骨骼。

【原动物】 参见"猪胆"条。

【采收加工】 宰杀后，除去毛及内脏，剔去肉，留取骨骼，晾干。

【药材】 猪骨 *Os Suillum*　产全国各地。

性状　头骨上颌骨侧面观呈直角三角形，吻部长而尖，眼眶倒卵形。牙齿44枚。四肢骨肱骨无髁上孔(习称凤眼)；股骨约长23 cm，骨体微弯，股骨头呈半圆球形；胫骨呈三棱柱状，略弯曲，上端膨大，向下渐细，全体似船桨状。断面髓腔宽大，骨质薄显油性，呈污黄色，质坚实。气微腥。

【药理】 1. 抗炎、镇痛作用　猪筒状骨或蹄爪骨制取的骨宁注射液腹腔注射对大鼠蛋清性关节炎有抑制作用，有效成分为抗炎蛋白肽[1,2]。骨宁注射液腹腔注射抑制酒石酸锑钾所致小鼠扭体反应[1,3]。

2. 骨诱生作用　猪骨基质明胶(pBMG)植入人工致兔胫骨缺损处，能诱导缺损区成骨[4]。在体外组织培养中，pBMG也可启动纤维结缔组织细胞向软骨细胞发生不可逆的分化[5]。pBMG的骨诱生作用的有效成分是猪骨形态发生蛋白(pBMP)。pBMP是一种具有种属同源性、生物相容性好和抗原性小等特点的骨诱生因子。pBMP体外诱导新生鼠骨骼肌成骨，对成年鼠骨骼肌无效[6]。pBMP植入大鼠人工所致颅骨缺损处，促进新骨和骨髓形成[7]。pBMP作用于切髓后的犬牙，帮助牙髓固有细胞形成骨样牙本质[8]。含地塞米松、β-甘油磷酸钠和维生素C的改良体系可使pBMP体外诱导肌组织成骨加速，并有助于钙化和软骨内骨化[9]。在大鼠腰椎缺损的pBMP骨诱生试验中加入纤维蛋白胶状物和自体网状骨，对BMP的骨诱生也有促进作用[10]。

3. 其他作用　大鼠代谢试验表明猪骨制取的骨钙盐，其骨钙能更有效地被动物利用[11]。小鼠肌肉内植入BMP，暂时性诱导新生造血骨髓[12]。

【功用主治】 止渴，补虚，解毒。主治消渴，肺结核，产后乳少，下痢，疽毒，牛皮癣。

1.《金匮要略》："治食诸果中毒。亦治马肝、漏脯等毒。"

2.《纲目》："颊骨煎汁服，解丹药毒。"

3.《王圣俞手集》："猪项上蜻蜓骨：烧灰，涂一切头项疽毒。凡脑疽、鬓发、对口等症，麻油调敷。"(引自《纲目拾遗》)

【用法用量】 内服：煎汤，60～180 g；或烧灰研末，每次6～9 g。外用：烧灰调敷；或馏油涂。

【选方】 1. 治三消渴疾　大枣四十九枚(去皮核)，新莲肉四十九粒(去心)，西木香一钱半，甘草二两(炙)。上用雄猪脊骨一尺二寸，同煎药，用水五碗，于银石器煮，去肉骨，滤渣，取汁一碗，空腹任意呷服。忌生冷、盐、脏等物。以渣减去甘草一半，焙干为末，米汤调服，不以时。(《三因方》猪脊汤)

2. 治下痢红白　腊猪骨，烧存性，研末，温酒调服三钱。(《纲目》)

3. 治肺结核　猪骨250 g，鲜石油菜60 g。加水600 ml，煎到400 ml。每日1剂，分2次服。

4. 治渗出性胸膜炎　猪骨60 g，水指甲30 g。水煎服，每日1剂，分2次服。

5. 治小儿单纯性消化不良　猪骨(煅)，研末。每日服3次，开水冲服。周岁内每次服1.5 g，2周岁每次服3 g，3周岁每次服4.5 g，可类推。

6. 催乳　猪骨150 g，鲜红旱莲(湖南连翘)60 g。每日1剂，水煎，分2次服。(3～6方出自《广西药用动物》)

7. 治牛皮癣　将新鲜猪骨晒干，砸开骨髓腔，装入干馏器内，加热，收集馏液，冷却后即得。将患部洗净后，涂骨馏油一薄层，用绷带包裹，每日1次。(辽宁《中草药新医疗法资料选编》猪骨馏油)

4650 猪胆 zhū dǎn (《别录》)

【基原】 为猪科猪属动物猪的胆汁。

【原动物】 猪 *Sus scrofa domestica* Brisson　又名：豕(《诗经》)，豨(《庄子》)，豚(《周礼》)，彘(《尔雅》)，豨(《纂文》)。

猪的品种繁多，达150多种，形态也有差异。基本特征是：躯体肥胖，头大。鼻与口吻皆长，略向上屈。眼小。耳壳有的大而下垂，有的较小而前挺。四肢短小，4趾，前2趾有蹄，后2趾有悬蹄。颈粗，项背疏生鬃毛。尾短小，末端有毛丛。毛色有纯黑、纯白或黑白混杂等。

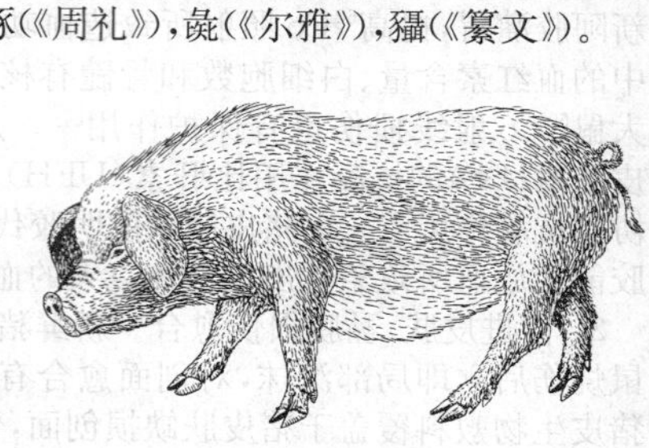

猪

杂食性家养牲畜，繁殖力强，孕期约4个月。

全国各地均有饲养。

本动物的睾丸(豚卵)、毛(猪毛)、心脏(猪心)、肉(猪肉)、舌(猪舌)、血液(猪血)、胃(猪肚)、肝脏(猪肝)、肠(猪肠)、牙齿(猪齿)、肾脏(猪肾)、乳汁(猪乳)、肺脏(猪肺)、皮肤(猪肤)、骨骼(猪骨)、胰脏(猪胰)、脑髓(猪脑)、膀胱(猪脬)、脾脏(猪脾)、甲状腺体(猪靥)、蹄(猪蹄)、脊髓或骨髓(猪髓)、脂肪油(猪脂膏)、蹄甲(猪蹄甲)、腿肉腌制成品(火腿)、膀胱结石(肾精子)亦供药用,另设专条。

【采收加工】 宰杀后,剖腹取出胆囊,取胆汁鲜用或将胆囊挂起晾干,或在半干时稍稍压扁,再干燥之。

【成分】 猪胆汁中主要成分为胆汁酸类,胆色素、黏蛋白、脂类及无机物等,胆汁酸类成分:鹅脱氧胆酸(chenodeoxycholic acid),3α-羟基-6-氧代-5α-胆烷酸(3α-hydroxy-6-oxo-5α-cholanic acid)和石胆酸(lithocholicacid),它们几乎完全与甘氨酸结合而存在[1]。另含猪胆酸(hyocholic acid),猪去氧胆酸(hyodeoxycholic acid),3β,6α-二羟基胆烷酸(3β,6α-dihydroxycholanic acid)[2]。

【药理】 1. 对中枢神经系统的作用 小鼠口服猪胆粉能延长硫喷妥钠诱导的睡眠时间,抑制印防己毒素所致惊厥;给家兔静脉注射能兴奋呼吸中枢[1]。猪胆酸及其盐类有抗戊四唑惊厥作用[2]。猪胆酸及其盐类和胆红素均有一定解热作用[3]。

2. 对心血管系统的作用 猪胆汁精制提取物(主要成分为甘氨猪去氧胆酸)对离体蟾蜍心脏有兴奋作用。精制提取物静脉注射,对麻醉兔有降血压作用,并能对抗肾上腺素所致血压升高[4]。

3. 对消化系统的作用 鼠食饵中加入猪去氧胆酸(HDCA),防止胆固醇结石的形成[5]。家兔静脉注射猪胆粉能促进胃肠运动,增加肝血流[1]。HDCA尚能对抗鹅去氧胆酸所致肝损害[5]。猪胆经口给予对大鼠盐酸-乙醇性或盐酸-阿司匹林性胃溃疡有保护作用[6]。

4. 对呼吸系统的作用 猪胆汁灌胃抑制氨雾所致小鼠咳嗽,猪去氧胆酸钠也有镇咳作用。小鼠酚红法证明猪胆汁灌胃有祛痰作用[7]。

5. 杀精子作用 猪胆汁及其所含成分有杀精效应,其中去氧胆酸钠的杀精作用最强。这与它们具有表面活性、促进脂类分解相关[8,9]。

6. 抗过敏作用 猪胆汁抑制氯化苦(硝基三氯甲烷)所致小鼠耳接触性皮炎[10]。冻干猪胆汁中提取的抗过敏蛋白质成分Fr-1-D-1对小鼠迟发型超敏反应有抑制作用[11]。

7. 抗癌作用 猪胆汁酸钠体外抑制早幼粒白血病细胞HL-60的增殖,并诱导HL-60细胞向终末方向分化[12,13]。胆红素对恶性肿瘤株W_{256}也有抑制作用[14]。

8. 抗氧化作用 从猪胆汁中提取的胆红素能抗脂质过氧化反应。生理浓度的胆红素能保护鼠肝细胞和人红细胞不被自由基破坏;在有白蛋白存在时,游离胆红素的抗氧化作用加强[15,16]。

9. 其他作用 猪胆汁提取物或去氧胆酸钠(猪胆汁的有效成分)对体外培养的人阴道毛滴虫有碎解作用[17]。猪去氧胆酸可使喂饲高脂饲料的小鼠血清总胆固醇水平降低,但对莱克亨鸡和家兔的高胆固醇血症等无效,表明HDCA对血脂的作用有种属差异性[18]。猪去氧胆酸能减轻ECV_{304}细胞的缺氧损伤[19]。

毒性 汁粉对小鼠和大鼠的急、慢性毒性均较低[20]。

牛、猪、羊的胆汁酸及其盐类有相似的药理作用,胆汁酸及其盐类的药理作用可参见"牛胆汁"。

【药性】 苦,寒。归肝、胆、肺、大肠经。

1.《嘉祐本草》:"微寒。"

2.《本草图经》:"大寒。"

3.《汤液本草》:"味苦、咸,寒。"

4.《纲目》:"苦,寒,无毒。"

5.《本草汇言》:"入手足阳明经。"

【功用主治】 清热,止咳,明目,通便,解毒。主治咳嗽,百日咳,哮喘,目赤,目翳,便秘,泄痢,黄疸,喉痹,聤耳,痈疽疔疮,鼠瘘,湿疹,头癣。

1.《别录》:"主伤寒热渴。"

2.《本草拾遗》:"主湿䘌病,下脓血不止,干呕,羸瘦,多睡,面黄者。又主瘦病,咳嗽,大便不通,小儿头疮。"

3.《本草图经》:"主骨热劳极,伤寒及渴疾,小儿五疳,杀虫。"

4.《纲目》:"通小便,敷恶疮,杀疳䘌,治目赤、目翳,明目,清心脏,凉肝脾。"

5.《本草求原》:"清心通脉,补肝胆以和阴,滑润直达下焦,令肝血和而风静,治里寒外热,厥逆无脉,干呕而烦,或泻或止,久而不愈,伤寒斑出;通小便,导大便,止痢,止渴;治喉风闭,胆皮最去目翳,治天蛇毒。"

6.《随息居饮食谱》:"补胆清热,治热痢,通热秘,治厥、癫疾。"

7.《青岛中草药手册》:"清热解毒。治百日咳,气管炎,黄疸腹胀,疔疮。"

【用法用量】 内服:煎汤,6~9 g;或取汁冲,每次3~6 g;或入丸、散。外用:涂敷、点眼或灌肠。

【选方】 1. 治支气管炎 ①猪胆15 g,陈皮15 g,甘草3 g。共研末,装入胶囊内,每日分3次服。(《广西药用动物》)②慢性气管炎:猪胆粉、地龙、清半夏、桔梗各31 g。共研细粉,装入胶囊,每粒0.3 g。每服4粒,每日3~4次,10 d为1个疗程。(《山东药用动物》)

2. 治百日咳 猪胆1个,白糖拌服。1~2岁分10次服,3岁以上分6次服,每日2次。(《广西药用动物》)

3. 治老人咳嗽,咯吐黄脓痰,口苦舌干,大便干燥,微热,或鼻塞流浊涕,舌质红,脉沉数 猪胆一枚新鲜者,取胆汁,生蜂蜜一斤。上二味混合,加热至熟。每日早晚空心时以开水送服二匙。(《养老奉亲书》猪胆蜂浆方)

4. 疗目赤痛及胎赤 用猪胆和盐绿五分,点眦。(《外台》引《广济方》)

5. 治赤眼胬肉,睑内生疮,目多泪出 猪胆一枚,川朴硝一分,黄连一分(去须捣为末),龙脑三大豆大。上件药,都研细为散,与胆汁相和,浸经一宿,日二三度点之。(《圣惠方》)

6. 治阳明病津液内竭,大便硬,不可攻 大猪胆汁一枚,泻汁,和少许法醋,以灌谷道内,如一食顷,当大便出宿食恶物。(《伤寒论》猪胆汁导法)

7. 治少阴病,下利脉微者,与白通汤,利不止,厥逆无脉,干呕烦者 葱白四茎,干姜一两,附子一枚(生,去皮,破八片),人尿五合,猪胆汁一合。上五味,以水三升,煮取一升,去滓,内胆汁,入尿,和令相得,分温再服。(《伤寒论》白通加猪胆汁汤)

8. 治胆囊炎 经煎干的猪胆汁30 g,姜黄30 g,郁金30 g。共研末。每日3次,每次服9 g,用茵陈30 g,煎水冲服。(《广西药用动物》)

9. 治咽喉肿痛 腊八日猪胆一二个,用枯矾五钱、茄柴灰五钱,共入胆,装满吸干。吹些须即愈。(《鲁府禁方》吹喉散)

10. 治中耳炎　将胆矾放入猪胆汁内，浸泡1夜，取出晒干，研末。用时先把耳内脓液吸干，然后吹入药粉。(《广西药用动物》)

11. 治乳痈，乳房红肿，未化脓　猪胆汁、红糖不拘，兑水少许，共熬成膏，摊布上敷患处。(《中医验方》)

12. 治发背疔肿　腊月猪胆一个，装陈石灰阴干，以紫花地丁放在铁罐里炒成灰，再以新猪胆一个调前药。先用茶清洗净，以鹅翎扫疮上。(《卫生易简方》)

13. 治破溃型淋巴结结核　猪胆汁500 ml，青黛、黄柏粉各8 g。将猪胆汁加热浓缩至1/2时(成膏状)，加入青黛、黄柏粉，搅匀，干燥后研成细粉，每服1.5～2 g，每日2次，小儿酌减。外用，取粉末撒布患处，纱布或脱脂棉作引流，每日换药1～2次。(《山东药用动物》)

14. 治臁疮并脚腿血风疮　用猪胆同黄蜡成膏。先以茶清洗疮净，却用厚纸摊药贴上。(《卫生易简方》)

15. 治闭塞性脉管炎　猪胆100个，黄柏粉、青黛各62 g，轻粉、蟾酥各0.6 g，蜂蜜62 g。先用铝锅浓缩猪胆汁至半量，后加入上药续熬20 min，再加入蜂蜜，搅拌均匀，备用。隔日敷患处1次。破溃处每日敷1次。(《山东药用动物》)

16. 治痔疮　猪胆七枚，取汁，炭火熬成膏，用单纸摊敷。须先用槐根取白皮煎汤温洗，然后敷药。(《直指方》猪胆膏)

17. 治黄水疮(《外台》用治烫火疮)　雄猪胆一个，入黄柏一两浸，焙干为末，掺之。或用井花水调搽。(《疡医心得集》)

18. 治诸般痫搐　半夏一两(汤洗七遍)，豮猪胆三个，取汁浸半夏于瓷器中，晒干，切片焙燥，为细末，生姜自然汁煮面和丸，桐子大，每服五七丸至十丸，煎麦门冬熟水下，食后临卧各一服。(《小儿卫生总微论方》猪胆半夏丸)

19. 治头癣(包括黄癣、白癣)　猪胆1个取汁，雄黄9 g。雄黄为末，以猪胆汁调成糊状，涂患处。(《内蒙古药用动物》)

【临床报道】 1. 治疗急性胃肠炎、菌痢等　①用新鲜猪胆汁100 ml，加入绿豆粉500 g混合搅拌，制成药丸(绿胆丸)。成人每次6～9 g，儿童每次0.9 g，日服3～4次。治疗急性胃肠炎31例，治愈28例，好转2例；慢性肠炎4例，治愈2例，好转1例，无效1例；小儿单纯性消化不良4例，治愈3例，好转1例；卡他性肠炎3例，好转1例，无效2例；慢性结肠炎7例，治愈3例，好转2例，无效2例；泌尿系感染13例，治愈12例，好转1例。遇有脱水现象者仍需补液。部分病例在用药1～2 d内即出现疗效，并无副作用[1]。②取猪胆汁50 ml，酵母粉100 g，拌匀，制成丸剂，每丸0.5 g。共治30例，26例痊愈，4例明显好转。治愈日数，最短者2 d，最长者10 d[2]。

2. 治疗慢性气管炎　用猪胆汁、银杏叶加工制成"复胆片"，每片含浸膏0.25 g，每次口服4片，每日3次。治疗慢性气管炎100例，临控32例，显效45例，有效18例，无效5例，总有效率95%[3]。

3. 治疗百日咳　①采用猪胆汁粉剂、糖浆和流浸膏等。胆汁粉剂，6个月以内每次0.2 g，每日1～2次；6个月至1岁每次0.3 g，每日2次；1～4岁每次0.4 g，每日2次；4～7岁每次0.5～0.6 g，每日2次。胆汁流浸膏，1～2岁每次1.5～2.0 ml，2～4岁每次2～3 ml，4～6岁每次3～4 ml，均每日3次，食后服。7.7%猪胆汁糖浆，6个月以下每次5 ml，6个月至1岁每次8 ml，1～4岁每次10 ml，4～7岁每次13～15 ml，日服2次，连服3～5 d。共治1 215例，一般服后2～4 d开始生效，疗程为5～14 d，总有效率62%～67%[4～10]。②用新鲜猪胆汁2份，百部3份，白糖25份，制成丸药，如梧子大，日服3次，1～3岁每次服2丸，4～6岁每次服4丸。治疗250余例，2星期内治愈率达95%以上[11]。

4. 治疗传染性肝炎　用猪胆汁片(含猪胆汁粉0.2 g)每次1～2片，每日3次；治疗传染性肝炎32例(其中黄疸型7例)，治疗后食欲不振、腹胀、乏力、肝区疼痛等自觉症状均有明显改善，7例黄疸型患者1星期后黄疸全部消失；26例肝肿大者，治疗后恢复正常者13例，不同程度缩小者8例，无改变者5例；肝功能检查，有前后对照者14例，治疗后对麝香草酚絮状及氨基转移酶等指标，均有较明显的改善[12]。

5. 治疗单纯性消化不良　用3%的猪胆汁粉糖浆，6个月以下每日4 ml，6个月～1岁6 ml，1～4岁8 ml，4～7岁10 ml，分3～4次内服。可连用数日，无任何副作用。治疗81例，治愈71例，好转7例，无效3例。病程以2～4 d为多，最长者为5个月。用药后多在2～4 d见愈。认为猪胆汁能溶解脂肪酸并助其吸收，从而减少肠内易于腐败物质之产生，故能发挥良好的治疗作用[13]。

6. 治疗甲周炎、毛囊炎、溃疡等外科感染　①用新鲜猪胆，将患指(趾)纳入胆囊内，使创面浸于胆汁中，夏季每日换1个，冬季隔日换1个。共治20余例，一般在治疗7 d内均可痊愈[14]。②用胆汁结晶5 g，滑石粉20 g，苯甲酸钠1 g，凡士林74 g，配制成胆汁膏。用治汗腺炎、毛囊炎、痈肿、慢性溃疡等，共治34例，疗效较好[15]。

7. 用于妇产科各种手术及炎症感染　①用猪胆汁、黄芩素制成注射剂，每次肌内注射2 ml，每日2次，曾用于卵巢肿瘤切除、宫外孕手术、绝育手术等术后感染及慢性盆腔炎、尿路感染等疾病计200例，代替抗生素，有效率为92%[16]。②取鲜猪胆汁、白矾制成粉剂作宫颈喷撒，曾试治慢性宫颈炎100余例，有一定疗效[17]。

8. 治疗滴虫性阴道炎、宫颈炎　①用猪胆提出物50 mg，制成栓剂，隔日上药1次，5次为1个疗程。共治滴虫性阴道炎患者1 452例，治疗2个疗程，滴虫镜检转阴率为97.5%[18]。②用猪苦胆粉、枯矾，加适量滑石粉、蜂蜜，制成胆矾丸，如枣核大。将宫颈炎患者阴道冲洗后放入，每日1～2次，每次1个。共治237例，治愈232例，占97.9%，好转5例，占2.1%[19]。

9. 治疗砂眼　①取鲜猪胆汁过滤使呈清亮溶液，用生理盐水稀释成10%浓度，高压消毒后点眼。治疗砂眼患者39例，每次每眼1滴，每日3次，10 d为1个疗程。痊愈及基本痊愈率为66.7%，较对照组用黄连液点眼的治愈率为高[20]。②用10%的猪胆汁，对5所小学的学生进行治疗，每日上下午各点1次，每次1～2滴，连续用药10 d。共治1 000余例，有效率达61.3%[21]。

10. 治疗慢性化脓性中耳炎　①取鲜猪胆汁烘干研粉，加等量或2倍明矾粉拌匀。使用前先用过氧化氢溶液水渍洗外耳道，拭干后将胆矾均匀喷入鼓膜穿孔处。治疗一般化脓性中耳炎无骨质破坏和胆脂瘤者共149例，计163只耳。经3次喷药治疗后干耳者为75.2%，全部病例的干耳率为96%。治疗次数平均为3.2次[22,23]。②用鲜猪苦胆1枚，将黄连粉1 g，冰片0.3 g，研细装入苦胆内搅匀，浸泡24 h后备用。治疗时先用双氧水冲洗耳道，后滴入猪苦胆汁数滴，每日2～3次。共治123例，2～3 d痊愈者38例，

3～5 d痊愈者74例，5～7 d痊愈者11例[24]。

11. 治疗痄腮　猪胆适量，取汁，用干燥箱或日晒干燥成膏状，备用。将猪胆膏摊于厚布或厚纸上，贴敷肿处，以胶布固定。日敷1次，2次为1个疗程。结果，106例中，除1例无效外，余皆获愈。其中敷药1次者93例；2次者12例[25]。

12. 治疗淋巴结核　取猪苦胆(去皮)500 g，食醋6 500 g，松香30 g。将猪胆汁与食醋混匀后置铁锅中，文火煎熬，经3～4 h成膏状，兑入松香末和匀，装瓶备用。用法：外敷时药膏应与所触及的淋巴结大小相近，尽量不波及健康皮肤。已溃或未溃者均可敷用。有脓腔及窦道者可用其做成纱条引流。最初应每日换药，以后每2～3 d换药1次。有脓者应每日换药。在敷药同时，可服用抗痨药物。经治53例全部有效。轻者半个月即可奏效，一般2个月内治愈或好转[26]。

13. 用作通便剂　新鲜猪胆汁经高压蒸气消毒或煮沸消毒10 min，冷藏。成人60～100 ml，儿童30～40 ml，加温至37℃左右作保留灌肠。试用于腹部手术后及产妇便秘、手术后气胀、麻痹性肠梗阻等患者，计394例，多数患者经30 min后可排便，少数患者需延长至2 h。便量多而自感舒适者382例。6例肠梗阻患者应用胆汁灌肠后，梗阻现象在短时间内解除，未采用其他方法处理[27]。

14. 治疗痔疮　每周用新鲜猪胆1个，用浓白糖水送服；并每晚用温开水熏洗肛门。治疗痔疮50例，治愈48例，好转2例，治疗时间最长5星期，最短3星期[28]。

【各家论述】 1.《纲目》："方家用猪胆，取其寒能胜热，滑能润燥，苦能入心，又能去肝胆之火也。"

2.《本草汇言》："猪胆汁主伤寒里热燥渴，润大便火结之药也。白尚之曰：按经曰，热淫于内，寒以胜之，苦以泄之，故仲景方以苇筒纳谷道二寸，以猪胆汁和醋少许，灌之。治伤寒里热枯燥，大便不通，盖取苦酸寒滑而润燥通结也。又治少阴下利不止，厥逆无脉，干呕烦者，以白通汤加猪胆汁，以调寒热之逆者也。取人尿、猪胆咸苦之物，于热剂之中，使其气相从，而无拒格之患矣。又治霍乱病，吐下已断，汗出而厥，脉微欲绝者，以通脉四逆汤加猪胆汁数匙主之者，盖阳气大虚，阴气独胜，纯与阳药，恐阴气拒格不得入，故加猪胆汁之苦寒入心，以通脉和肝，亦使其气相从，不致拒格也，此寒因热用，热因寒用之义耳。"

4651 猪胰 zhū yí (《药对》)

【基原】 为猪科猪属动物猪 *Sus scrofa domestica* Brisson 的胰脏。

【原动物】 参见"猪胆"条。

【采收加工】 宰杀后，剖腹，取出胰脏，鲜用或冷藏备用。

【成分】 含胰高血糖素(glucagon)，胰岛素(insulin)，胰酶(pancreatin)[1]等各种酶。

【药理】 1. 对消化系统的作用　胰酶是从猪、牛、羊等胰脏中制取的含有胰蛋白酶、胰脂肪酶和胰淀粉酶的消化酶的混合粉末，具有催化蛋白质、脂肪、淀粉水解作用，有助消化。胰脂酶即使在小剂量也有控制脂痢的作用[1～3]。从猪胰中可提取胰高血糖素增加胆汁和胰液分泌；抑制组胺及胃泌素对胃液、肠液分泌的刺激；抑制胃肠运动，降低胆囊张力；抑制肠黏膜对水盐的吸收[2]。从猪胰中分离提取的胰解痉肽(PSP)能抑制电刺激离体豚鼠回肠引起的收缩、家兔和小鼠小肠的运动。PSP还抑制大鼠和猫的胃酸分泌，延缓犬或猪对蛋白质水解产物的吸收[4～6]。

2. 对代谢的影响　猪胰脏中提取的胰岛素(Ins)能降低血糖[2,3]。Ins通过抑制脂肪酶而抑制脂肪分解，促进蛋白质合成，抑制蛋白质分解[2]。胰高血糖素作用与Ins相反，主要是升高血糖，也能活化脂肪酶，促进肝脏对脂肪酸的代谢[2,7]。

3. 抗炎消肿作用　从猪、羊、牛等胰脏制取的胰蛋白酶(trypsin)和从猪胰制取的糜胰蛋白酶(chymotrypsin trypsin)有抗炎消肿作用[2,8,9]。猪糜胰蛋白酶尚有激肽样作用，有利于炎性水肿的吸收。糜胰蛋白酶尚能使纤溶酶原转化为纤溶酶，利于血肿的吸收[2,10]。糜蛋白酶、胰蛋白酶和激肽释放酶对紫葳素(carjurin)所致实验性浮肿有抑制作用。糜蛋白酶对甲醛和蛋清性浮肿也有效[11]。

4. 对心血管系统的作用　从猪胰制取的激肽释放酶(kallikrein, K)能舒张毛细血管和小动脉，血压下降，增加冠状动脉、脑和视网膜等处的血流量[2,3,10]。K能使猫和豚鼠皮肤血管舒张，但使兔耳静脉和胎儿脐动脉血管收缩[12]。从猪胰制取的弹性酶(弹性蛋白酶，elastase)有抗动脉粥样硬化作用[3]。弹性酶降低猫、大鼠和犬血压，增加心肌营养血流量，对异丙肾上腺素所致大鼠急性心肌缺血有保护作用。弹性酶对减压缺氧小鼠也有保护作用[3,10]。胰高血糖素在大剂量时有儿茶酚胺样强心作用，使心收缩力增强，心率加快，心输出量及冠脉流量增加[2,3]。Ins在治疗链脲菌素性糖尿病大鼠的实验中，可见外源性Ins能纠正Ins缺乏所致代谢紊乱，但却使动物产生严重的血管损伤，并促进动脉粥样硬化形成[13]。

5. 其他作用　弹性酶有调血脂作用，能增强脂蛋白脂酶活性[2]，弹性酶也能降低公鸡的血浆胆固醇及游离脂肪酸[3]。胰岛素对X线照射所致白细胞减少的小鼠的骨髓粒系祖细胞、骨髓有核细胞数及白细胞总数均有增加作用[14]。

【药性】 甘，平。

1.《药对》："平。"

2.《本草图经》："寒。"

3.《纲目》："甘，平，微毒。"

【功用主治】 益肺，补脾，润燥。主治肺痿咳嗽，肺胀喘急，咯血，脾虚下痢，乳汁不通，手足皲裂，糖尿病。

1.《药对》："下乳汁。"

2.《本草拾遗》："主肺痿咳嗽，和枣肉浸酒服之。亦能主痃癖羸瘦。"

3.《本草图经》："主肺气干胀喘急，润五脏，去皲疱䵟黯。"

4.《本草求原》："除肾脏邪毒垢腻，润脏。治脾虚冷痢，舌上生疮，腹鸣心闷，脚酸痛，经闭无力，两肋虚胀，去翳，手足唇裂。"

5.《本经逢原》："同胡黄连等药，治霉疮。"

6.《随息居饮食谱》："润燥，涤垢，化痰，运食，清胎，泽颜，止嗽。"

【用法用量】 内服：适量，煮食或煎汤。外用：捣涂。

【宜忌】《本草图经》："多食之损阳。"

【选方】 1. 治一切肺病，咳嗽脓血不止　猪胰一具，削薄竹筒盛，于煻火中炮令极熟，食上吃之。(《食医心镜》)

2. 治肺气喘急，睡卧不安，兼治经年嗽病　猪胰三具(细切)，大枣五十枚(去核)。上二味，以无灰酒五升，浸经三日。每服，不计时候，温服一小盏。(《圣惠方》猪胰酒)

3. 治肺损，嗽血咯血，肺痈　猪胰切片，煮熟，蘸苡仁末，

空心服；如肺痈，米饮调下。（《寿世青编》猪胰片）

4. 治癖块（痰凝气滞之病，在皮里膜外者）　延胡索为末，猪胰一具，切块炙熟，蘸药食之。（《四科简效方》）

5. 治冷痢久不瘥，此是脾气不足，暴冷入脾，舌上生疮，饮食无味，纵吃食下还吐，小腹雷鸣，时时心闷，干皮细起，膝胫酸痛，两耳绝声，四肢沉重，渐瘦劣重，成鬼气；及妇人血气不通，逆饭忧烦，常行无力，四肢不举；丈夫痃癖，两胁虚胀，变为水气　猪胰一具，细切，与青蒿叶相和，以无灰酒一大升，微火温之；趁热纳猪胰中，和蒿叶相共暖，使消尽，又取桂心一小两，另捣为末，纳酒中，每日平旦，空腹取一小盏服之，午时夜间各再一服。忌热面、油腻等食。（《海上集验方》）

6. 治糖尿病　①新鲜猪胰1条。洗净，于开水中烫到半熟，以酱油拌食，每日1条。（《山东药用动物》）②猪胰300 g，淮山药200 g，生黄芪100 g。将猪胰烘干，共研粉制丸或压片。10岁以下患儿每次10 g，每日3次。可同时服用六味地黄汤。〔《江苏中医杂志》1985，(2)：11〕

7. 治目生翳膜　猪胰子一枚（五钱），蕤仁五分，青盐一钱。共捣千下，令如泥，每点少许。（《纲目》引《孙氏集效方》）

8. 滋润手面　杏仁、花粉各一钱，猪胰子一个，红枣二枚（去皮、核），用好酒二杯浸之。早晚洗手面时擦之，皮肤光润。（《同寿录》）

9. 治鹅掌疯　猪胰一具（去油、勿经水），花椒三钱。上用好酒温热，将二味同浸二三日，取胰不时擦手，微火烘之。（《景岳全书》）

10. 治赤白癜风　猪胰一具。酒浸一时，饭上蒸熟食。不过十具。（《纲目》引《寿域神方》）

【临床报道】 治疗慢性气管炎　将猪胰绞碎，在60 ℃下减压干燥，加少量甘油，搅匀，再加淀粉制成丸剂，每丸5 g，含鲜猪胰9 g。早晚各服2丸，中午服1丸。10 d为1个疗程。治疗117例，总有效率为88%。该药不仅对单纯型、喘息型有较好疗效，且对合并肺气肿者亦有疗效[1]。

【各家论述】 1.《本草经疏》："猪胰盖是甘寒滑泽之物，甘寒则津液生，滑泽则垢腻去，故主如书述诸证也。"

2.《随息居饮食谱》："凡妇人子宫脂满不孕及交合不节，而子宫不净者，皆宜蒸煮为肴，多食，自可受孕，妊妇食之，蠲胎垢，其儿出痘必稀。小儿食之，消积滞，可免疳、黄诸病。且血肉之品，无克伐之虞，虽频食亦无害也。所谓泽颜、止嗽者，非用以作面脂而治肺也。食此则痰垢潜消，无秽浊熏蒸之弊，容颜自泽，则咳嗽自平矣。"

4652 猪脑 zhū nǎo（《别录》）

【基原】 为猪科猪属动物猪 *Sus scrofa domestica* Brisson的脑髓。

【原动物】 参见"猪胆"条。

【采收加工】 宰杀后，除去毛及内脏，剖开头颅，取出脑髓部分，鲜用或冷藏备用。

【成分】 猪脑含脑磷脂（phosphatidyl ethanolamine），卵磷脂（lecithine）[1]，脑活素（cerebrolisin）[2]，4-羟基苯乙醇（4-hydroxyphenylethanol）[3]，神经胶质细胞成熟因子（glia-maturation factor）[4]，脑钠素（brain natriureticpeptide）[5]，神经肽（neuropeptide）Y[6]，P物质等[7]。

【药理】 1. 对中枢神经系统的作用　乳猪脑提取物体外促进胎鼠大脑皮层细胞神经元突起生长，并支持存活，还增强神经元内线粒体脱氢酶的活性。其作用与提取物中的神经营养因子成分有关[1]。乳猪脑活性多肽腹腔注射对SAM-P/8脑快速老化大鼠的脑老化有治疗作用[2]。

2. 对心血管系统的作用　给鼠脑室注射脑钠素（BNP），可抑制加压素的分泌和血管紧张素Ⅱ所致血压升高及摄水量增加，这些作用与心钠素作用相似[3]。从猪脑中提取的神经肽Y（NPY）直接促进血管平滑肌收缩，特别是小动脉。NPY增强血管平滑肌对其他缩血管物质的敏感性和刺激神经时引起的缩血管反应。NPY使离体兔心灌流量减少，心收缩力减弱；但对离体豚鼠心房有正性肌力和正性频率作用；对大鼠能使外周阻力升高，心输出量减少[4]。给麻醉大鼠黑质内微量注射NPY，引起血压降低；外侧隔核内微量注射，引起血压升高、心率加快[5,6]。

3. 对内分泌系统的影响　NPY能促进整体动物垂体分泌LH。NPY可直接作用于肾上腺皮质，促进大鼠球状带生长和醛固酮的分泌，提高正常大鼠血浆中醛固酮含量。给犬脑室内注射NPY，能使垂体增加分泌ACTH。给小鼠或大鼠静脉注射NPY，能促进胰岛素的基础分泌，但对葡萄糖诱发的胰岛素分泌有抑制作用[4]。

4. 其他作用　猪脑提取的卵磷脂促进胆固醇和蛋白质的结合而降低血浆胆固醇[7]。外周或中枢给予BNP，对大鼠缺血性脑水肿模型均有缓解脑水肿的作用[8]。从猪脑提取的4-羟基苯基乙醇对单胺氧化酶A有选择性抑制作用[9]。NPY对大鼠的肾素释放有剂量依赖性抑制作用。给去卵巢大鼠第三脑室内注射NPY，可使其摄食量与饮水量增加[4]。

【药性】 《纲目》："甘，寒，有毒。"

【功用主治】 补髓，润肤。主治头风，眩晕，失眠，手足皲裂，冻疮。

1.《别录》："主风眩、脑鸣及冻疮。"

2.《本草药性大全》："治手足皲裂血出疼痛；若冬月冒涉冻凌，面目手足瘃坏汲热疼痛皆治。"

3.《纲目》："主痈肿，涂纸上贴之，干则易。治手足皲裂出血，以酒化洗并涂之。"

4.《本草求原》："治风热入脑，眩鸣。涂喉痹已破，疮口痛。"

5.《四川中药志》1960年版："补骨髓，益虚劳。治神经衰弱，偏正头风及老头眩。"

【用法用量】 内服：炖食或煎汤，适量；或作丸。外用：涂敷。

【宜忌】 1.《千金方》："损男子阳道，临房不能行事。"

2.《随息居饮食谱》："多食损人，患筋软、阳痿。"

3.《调燮类编》："猪脑损阳，酒后尤不可食。"

【选方】 1. 治偏正头风　猪脑髓、明天麻蒸汤服。（《四川中药志》1960年版）

2. 治头被火久注，脑髓受伤，作痛不休，鼻流臭水不堪闻，恐成脑崩　香白芷四两（焙干），研细末，用牙猪脑髓四个，银簪拨去血筋，入磁碗盛之，放在饭甑内，蒸七日，露七夜，令脑髓蒸熟，同上药共捣烂，和匀作丸，如梧子大。每服五钱，一日三服，煮葱白十七根汤下。（《万氏家传点点经》秘传增补香芷丸）

3. 治痈疽　公猪脑子一个，放锅内，好陈醋泡透，文武火煮成膏药样。取出，细布摊，随疮大小贴之。先将小米泔水洗净疮上，贴膏二三日，揭看，内生肉芽，再用小米泔煎洗，又贴三五日，肌肉长平。（《疡医大全》猪脑膏）

4653 **猪脬** zhū pāo
(《纲目》)

【异名】 猪尿胞(《急救方》),猪胞(《圣济总录》),猪小肚(《本草汇言》)。

【基原】 为猪科猪属动物猪 *Sus scrofa domestica* Brisson 的膀胱。

【原动物】 参见"猪胆"条。

【采收加工】 宰杀后,刮去猪毛,剖腹,取膀胱,鲜用或晾干。

【药性】 甘、咸,平。归膀胱经。

1.《纲目》:"甘、咸,寒,无毒。"

2.《本草汇言》:"味甘,气平,无毒。"

3.《本草求原》:"咸,寒,引药入膀胱。"

【功用主治】 1.《纲目》:"主治梦中遗溺,疝气坠痛,阴囊湿痒,玉茎生疮。"

2.《本经逢原》:"治产妇伤膀胱。"

【用法用量】 内服:煮食、炙食,适量;或入丸、散。

【选方】 1. 治遗尿 猪脬一个。以糯米浸洗白净,入椒、盐于内,煮烂。切碎食,蘸茴香末吃,以好酒送下,空心临卧各吃一服,当饭为妙。(《古今医统》)

2. 治小儿尿床及产后损脬遗尿 猪脬、猪肚各一个,糯米半升。将米入脬内,又将脬入肚内,烂煮。入盐、椒匀,如饮食日常服。(《活幼全书》缩泉方)

3. 治渴疾,饮水不止 干猪胞十枚。上剪破出却气,去却系著处,用干盆子一只,烧胞烟尽,取出研令极细。每服一钱匕,温酒调下,不拘时候。(《圣济总录》甘露散)

4. 治疝气坠痛 猪脬一枚(洗),入小茴香、大茴香、破故纸、川楝子等分,填满;入青盐一块,缚定。酒煮熟食之,酒下。其药焙捣为丸服之。(《纲目》)

5. 治肾风阴囊痒 用猪尿胞火炙熟,空心吃,盐汤咽下。(《卫生易简方》)

6. 治玉茎上生疮臭烂 猪胞一个,连尿,去一半,留一半。用新砖两只,炭火煅新砖,将猪胞连尿于砖上焙,不住手来回移放于两口砖上,轮流不歇,胞以尿干为度,研为末,入黄丹一钱。先用葱汤以鹅毛抹洗,以旧绵帛渗干,此药搽三五次立见效。(《普济方》丹胞散)

4654 **猪脾** zhū pí
(《本草图经》)

【异名】 联贴(《纲目》),草鞋底(《随息居饮食谱》),猪横利(《广西药用动物》)。

【基原】 为猪科猪属动物猪 *Sus scrofa domestica* Brisson 的脾脏。

【原动物】 参见"猪胆"条。

【采收加工】 宰杀后,刮去猪毛,剖腹,取出脾脏部分,鲜用或烘干。

【药理】 1. 免疫调节作用 猪脾制取的转移因子(TF)是一种介导细胞免疫的重要淋巴因子之一。猪脾 TF 口服或腹腔注射增强小鼠因环磷酰胺或荷瘤 S_{180} 而抑制的皮肤迟发型超敏反应(DTH)[1]。小鼠口服乙肝特异性猪脾 TF 诱导实验小鼠对乙肝疫苗的 DTH,表明能转移抗原依赖性特异效应[2]。猪脾 TF 与人脐带血 T 淋巴细胞温育后能促进 E 玫瑰花结形成[3]。结核特异性猪脾 TF 能转移对结核的细胞免疫功能,延长强毒感染的小鼠和豚鼠的存活时间[4]。猪脾核糖核酸能提高 γ 射线照射引起的重度辐射损伤的小鼠机体免疫功能[5]。

从猪脾制取的淋巴细胞抑制因子抑制植物血凝素(PHA)诱导的人外周血淋巴细胞(PBL)转化[6]。猪脾制取的免疫抑制提取物超滤组分 SU_3 对小鼠胸腺细胞和脾细胞的自发增殖、PHA 和细菌脂多糖(LPS)诱导的小鼠脾淋巴细胞转化均有抑制作用。SU_3 腹腔注射抑制小鼠 DTH 反应;低剂量时促进小鼠 B 细胞产生绵羊红细胞(SRBC)特异抗体,高剂量时抑制[7]。口服猪脾来源免疫抑制组分对小鼠巨噬细胞吞噬功能、DTH 及 SRBC 抗体生成均有抑制作用[8]。猪脾浸液透析物肌内注射,提高肿瘤患者红细胞的免疫功能[9]。

2. 抗肿瘤、抗突变作用 TF 等能抑制 S_{180} 细胞的 DNA 合成和 S_{180} 转移瘤的生长[10]。猪脾脏提取物在大肠杆菌 PQ_{37} 和鼠伤寒沙门菌组氨酸缺陷型实验中,未显示遗传毒性;对多种致癌因子和诱导剂诱导的回复突变和 SOS 反应却有抑制作用,并抑制人肿瘤细胞[11]。

4. 其他作用 口服猪脾来源免疫抑制组分,对巴豆油致小鼠耳郭肿胀和大鼠棉球肉芽肿有抑制作用[12]。

【药性】 甘,平。归脾、胃经。

1.《纲目》:"涩,平,无毒。"

2.《随息居饮食谱》:"甘,平。"

【功用主治】 健脾,消积。主治脾虚食少,脾积痞块。

1.《本草图经》:"主脾胃虚热。"

2.《本草药性大全》:"主脾伤,除热。"

3.《药性考》:"消痞,并治疟疾。"

4.《本草求原》:"治积块。"

【用法用量】 内服:煮食,适量;或入散剂。

【选方】 1. 治脾胃虚热 猪脾,陈橘红、生姜、人参、葱白(切,拍之)。合陈米水煮如羹,去橘皮,空腹食之。(《本草图经》)

2. 治脾胃气弱,不下食,米谷不化 猪脾一具,猪胃一枚。上二味,净洗细切,入好米两合,如常法煮粥。空腹食。(《圣济总录》猪脾粥)

3. 治脾积痞块 猪脾七个。每个用新针刺烂,以皮硝一钱擦之,磁器盛七日,铁器焙干,又用水红花子七钱,同杵为末。以无灰酒空肚调下。(《保寿堂经验方》)

4. 治脾脏肿大 猪横利(脾脏)1 条,鲜白花丹根 30 g。煲水服。每日服 1 剂,15 d 为 1 个疗程。(《广西药用动物》)

4655 **猪靥** zhū yè
(《纲目》)

【异名】 猪气子(《纲目》)。

【基原】 为猪科猪属动物猪 *Sus scrofa domestica* Brisson 的甲状腺体。

【原动物】 参见"猪胆"条。

【采收加工】 宰杀后,刮去猪毛,取出甲状腺体,鲜用或烘干。

【药理】 促进生长发育、增强机体代谢 猪甲状腺可用于制取甲状腺粉,其中主要有效成分为甲状腺素(T_4)和三碘甲状腺原氨酸(T_3),两者通称为甲状腺激素(TH)。TH 与腺垂体分泌的生长激素(GH)相互配合,共同促进机体的生长发育。TH 基本作用之一是增强机体能量代谢,促进氧化反应,增加耗氧量,使产热增加[1,2]。从猪甲状腺中尚可制取降钙素(CT),CT 有降低血中钙和磷的作用[1,2]。微囊化猪甲状腺组织置入甲减模型大鼠体内,能提高大鼠甲状腺功能[3]。

【功用主治】《纲目》："治项下瘿气。"

【用法用量】 内服：煮食，适量；或焙干研末，每日 0.15 g。

【宜忌】 内服用量不宜过大。心脏病患者慎服。

《中药毒性防治》："①严格控制猪靥的适应证及用量。据临床观察，猪甲状腺粉常用量应以每日 90～160 mg 为宜，初用量宜小，为一般用量的 1/5～1/4(18～40 mg/d)，以后逐渐增加至 90～160 mg/d。②有严重循环系统疾病，如动脉硬化、高血压病、风湿性心脏病、冠心病、心绞痛者，宜慎用猪靥，以免引起心绞痛或心衰。③口服猪靥中毒者，即用生萝卜 1 000 g，捣烂取汁频饮；若无生萝卜，可用干萝卜 500 g，山楂 250 g，水煎服。④若见嗜睡，甚至神志模糊，舌红苔黄，脉滑数者，可取安宫牛黄丸 1 粒，萝卜汁送服。"

【选方】 1. 治气瘤瘿　獖猪靥二七枚(炙)，半夏(汤洗去滑)二十二枚，人参一两。上三味，捣罗为散。每服温酒调一钱匕，临卧垂头吃。(《圣济总录》猪靥散)

2. 治瘿气　猪靥(焙)四十九枚，沉香二钱，真朱砂(罐煅)四十九粒，橘红四钱。共为末，临卧冷酒徐徐服二钱。(《医林集要》开结散)

4656 猪蹄 zhū tí (《千金方》)

【异名】 猪四足《本草经集注》。

【基原】 为猪科猪属动物猪 *Sus scrofa domestica* Brisson 的蹄。

【原动物】 参见"猪胆"条。

【采收加工】 宰杀后，刮去猪毛，剁下脚爪，鲜用。

【药性】 甘、咸，平。归胃经。

1.《别录》："小寒。"

2.《日用本草》："味甘，微凉。"

3.《纲目》："甘、咸，小寒。"

4.《医林纂要》："甘、咸，平。"

5. 张秉成《本草便读》："入胃经。"

【功用主治】 补血，润肤，通乳，托疮。主治虚劳羸瘦，产后乳少，面皱少华，痈疽疮毒。

1.《别录》："主伤挞诸败疮，下乳汁。"

2.《本草图经》："主行妇人乳脉，滑肌肤，去寒热。"

3.《日用本草》："补中气，煮汁洗一切疮疽。"

4.《纲目》："煮羹，通乳脉，托痈疽，压丹石；煮清汁，洗痈疽，渍热毒，消毒气，去恶肉。"

5.《医林纂要》："补气血，养虚羸，疗风痹。"

6.《随息居饮食谱》："填肾精而健腰脚，滋胃液以滑皮肤，长肌肉可愈漏疡；助血脉，能充乳汁。较肉尤补。"

【用法用量】 内服：煎汤或煮食，适量。外用：煎汤洗。

【选方】 1. 治妇人产后无乳汁　①猪蹄一只，治如常，白米半升。上煮令烂，取肉切，投米煮粥，著盐、酱、葱白、椒、姜，和食之。(《食医心镜》猪蹄粥)　②母猪蹄二枚(切)，通草六两。以绵裹，煮作羹食之。(《经效产宝》)

2. 令面光泽洁白　大猪蹄一枚。上以水二升，清浆水一升，煮令烂如胶，夜用涂面，晓以水洗之，面皮光急矣。(《圣惠方》)

3. 治痈诸疽发背，或发乳房，初起微赤　母猪蹄两只，通草六分。以绵裹和煮作羹食之。(《梅师集验方》)

4. 治血友病，鼻衄、齿衄、紫癜　猪蹄 1 只，红枣 10～15 个。同煮至稀烂，每日 1 剂。(《山东药用动物》)

【各家论述】《本草经疏》："乳属阳明，阳明脉弱则乳汁不通。(猪四足)能益阳明经气血，故能下乳。"

4657 猪髓 zhū suí (《纲目》)

【基原】 为猪科猪属动物猪 *Sus scrofa domestica* Brisson 的脊髓或骨髓。

【原动物】 参见"猪胆"条。

【采收加工】 宰杀后，剔出骨骼，取下髓部。

【成分】 猪髓含丰富的钙、酸性黏多糖和磷脂(phospholipid)[1]，以及多种生物活性肽，有 31 肽、25 肽等[2]。

【药理】 一般药理　从猪脊髓提取的生物活性肽 SCP-1 能兴奋豚鼠离体回肠，引起收缩。另一种生物活性肽SCP-2 静脉注射对麻醉大鼠有降血压作用[1]。鲜猪骨提取的骨髓精为主制成的壮骨粉增加正常人血清钙水平，改善精神、睡眠、腰痛和心绞痛症状，血清胆固醇(TC)、低密度脂蛋白(LDL)及动脉硬化指数均下降[2]。从猪骨髓提取的骨形态发生蛋白，植入小鼠股肌内，可诱导实验动物骨形成[3]。

【药性】 甘，寒。归肾经。

1.《本草图经》："寒。"

2.《纲目》："甘，寒，无毒。"

3.《随息居饮食谱》："甘，平。"

【功用主治】 滋阴益髓，生肌。主治骨蒸劳热，遗精，带浊，消渴，疮疡。

1.《本草图经》："主扑损，恶疮。"

2.《纲目》："涂小儿解颅、头疮及脐肿、眉疮、瘑疥。服之，补骨髓，益虚劳。"

3.《药性切用》："补脊充髓。"

4.《本草求原》："通督命，补精髓，治劳伤骨蒸，疳疮。"

5.《随息居饮食谱》："补髓养阴。治骨蒸劳热，带浊遗精。宜为衰老之馔。"

【用法用量】 内服：煎汤，适量；或入丸剂。外用：捣敷。

【选方】 1. 治阴火，补肾水　黄柏(炒褐色)、知母(酒浸炒)各四两，熟地黄(酒蒸)、龟板(酥炙)各六两。上为末，猪脊髓(和)蜜丸。每服七十丸，空心盐白汤下。(《丹溪心法》大补阴丸)

2. 治诸疮口冷气不收　猪筒髓二个，松脂二钱，乳香、黄连、白及各二钱五分，铅丹五钱，黄蜡五钱。上捣研熔蜡和为膏，不拘时敷之。(《疡科选粹》猪骨膏)

3. 治小儿头疮及久不瘥疮　猪筒骨中髓，以腻粉和为剂，复纳骨中，火煨香熟取出。先以温盐水浴疮，乃敷之。(《海上名方》)

4. 治中搭手　猪骨髓，轻粉一分。用青布兜定，捶膏贴之。(《万氏秘传外科心法》生肌妙方)

5. 治烂脚臁疮　炉甘石四钱，上冰片一分，猪脚骨髓一副。上药先将甘石、冰片各研细末，和匀，再将猪骨髓捣烂，以前二味药末和入，捣匀，贮磁碗。将患处腐脓用弱纸揩拭干净，以前药薄薄敷满，每日一换。忌食发气各物。(《经验奇方》)

4658 猪毛菜 zhū máo cài (《河北中药手册》)

【异名】 扎蓬棵(《河北中药手册》)，刺蓬(《甘肃中草药手册》)，三叉明棵、猪毛缨(《河南中草药手册》)，叉明棵(《内蒙古中草药》)。

【基原】 为藜科猪毛菜属植物猪毛菜的全草。

【原植物】 猪毛菜 *Salsola collina* Pall. [*S. chinensis*

Gdagr.]

一年生草本，高 30～100 cm。茎自基部分枝，枝互生，淡绿色，有红紫色条纹，生稀疏的短硬毛。叶片丝状圆柱形，长 2～5 cm，宽 0.5～1.5 mm，生短硬毛，先端有硬针刺，基部边缘膜质，稍扩展而下延。穗状花序，生枝条上部；苞片宽卵形，先端有硬针刺；小苞片 2，狭披针形，比花被长，苞片及小苞片与花序轴紧贴；花被片 5，膜质，披针形，长约 2 mm，结果时自背面中上部生鸡冠状突起；花药短圆形，顶部无附属物；柱头丝形，长为花柱的 1.5～2 倍。胞果倒卵形，果皮膜质。种子横生或斜生，先端平。花期7～9 月，果期 9～10 月。

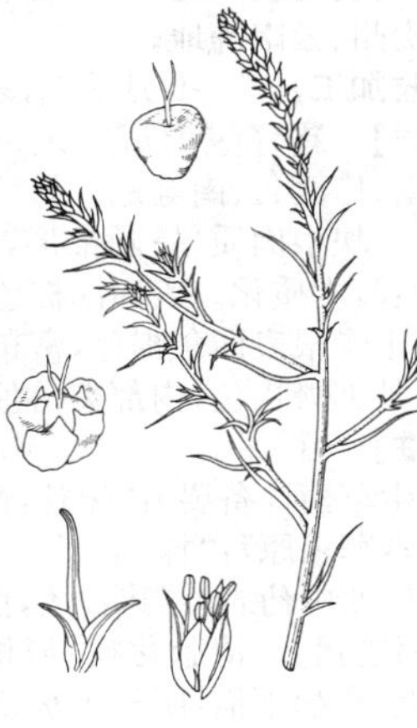

猪 毛 菜

生于村边、路旁、荒地戈壁滩和含盐碱的沙质土壤上。分布于华北、东北、西南、西北及江苏、安徽、山东、河南等地。

此外，与本品同等入药的另有一种无翅猪毛菜 *S. komarovii* Iljin，与猪毛菜的区别在于：植株较短小，茎、枝有条纹；叶片半圆柱形，互生；苞片线形，长于小苞片，小苞片长卵形，长于花被，果时增厚，紧贴花被；花被片背面中上部有篦齿状突起，外形成杯状；柱头长为花柱的 3～4 倍。胞果直径 2～2.5 mm。生于海滨、河滩砂质土地。分布于东北及河北、江苏、浙江、山东。

【采收加工】 7～9 月开花时割取全草，晒干，打成捆，备用。

【药材】 猪毛菜 *Herba Salsolae Collinae* 产于东北、华北及山东、江苏、安徽等地。

性状 全草黄白色。叶多破碎，完整叶片丝状圆柱形，先端有硬针刺。花序穗状，着生于枝上部，苞片硬，卵形，顶部延伸成刺尖，边缘膜质，背部有白色隆脊；花被片先端向中央折曲，紧贴果实，在中央聚成小圆锥体。种子直径约 1.5 mm，先端平。

鉴别 花粉粒，在扫描电镜下观察：花粉粒直径 1.4～19.9 μm，圆形，轮廓线波浪状。孔 36～44 个，孔径 1.15～2.77 μm，孔间距离 2.26～2.99 μm。孔具膜，膜上小刺 10～28 个。

取本品粉末 5 g，用氨水润湿，氯仿 20 ml 浸泡过夜，滤过。滤液挥去氯仿，以 1%盐酸 2 ml 溶解，放入试管中，滴加改良碘化铋钾试液，立即产生红棕色沉淀(检查生物碱)。

【成分】 全草含蔗糖，D-葡萄糖，D-果糖，内消旋肌醇(myoinositol)，D-甘露醇，葡萄糖和果糖的乙酯[1]，甾醇糖苷(sterol glycosides)，三甲铵乙内盐(glycine betaine)和生物碱(alkaloid)[2]。

地上部分含甾醇类成分：豆甾醇 (stigmasterol)，菜油甾醇(campesterol)，胆甾醇(cholesterol)，β-谷甾醇(β-sitosterol)[3]，还含黄酮类成分：异鼠李素 (isorhamnetin)，小麦黄素(tricin)，水仙苷(narcissin)，槲皮素-3-O-β-D-吡喃葡萄糖苷 (quercetin-3-O-β-D-glucopyranoside)，异鼠李素-3-O-β-D-吡喃葡萄糖苷 (isorhamnetin-3-O-β-D-glucopyranoside)[4]，4′-β-D-吡喃芹菜糖基-5，7-二羟基-3′，5′-二甲氧基黄酮(4′-β-D-apifuranosyloxy-5，7-dihydroxy-3′，5′-dimethoxyflavone)[5]，小麦黄素-7-O-β-D-吡喃葡萄糖苷 (tricin-7-O-β-D-glucopyranoside)[4]，苏糖-4′-O-(β-愈创木酚基甘油)小麦黄素〔threo-4′-O-(β-guaiacylglycyl) tricin〕，古柯-4′-O-(β-愈创木酚基甘油)小麦黄素〔erythro-4′-O-(β-guaiacylglycyl) tricin〕[6]。

【药理】 1. 降压作用 猪毛菜水浸膏对麻醉犬、兔与猫静脉注射有降压作用[1～3]。其降压不产生快速耐受现象[1]。在降压剂量时即对心脏有抑制作用，心电图示 ST 段降低[4]。

2. 中枢抑制作用 猪毛菜水浸膏对小鼠防御性运动条件反射有抑制作用，但无分化解除现象。猪毛菜可加速阳性条件反射消退过程。水浸膏皮下注射减少小鼠自发活动，延长戊巴比妥钠催眠时间，并使非催眠剂量的水合氯醛产生催眠[1]。

3. 保肝作用 猪毛菜地上部分乙醇渗漉提取物灌服，对大鼠四氯化碳所致肝损伤有保护作用，能抗肝脏坏死，促进肝脏结构正常化[5]。猪毛菜提取物中的活性物质如甾醇糖苷、甘氨酸、甜菜碱等使四氯化碳诱导的肝损伤大鼠肝组织恢复正常，抑制脂质过氧化，活化谷胱甘肽依赖系统等[6]。

毒性 猪毛菜水浸膏小鼠皮下注射的 LD_{50} 为 56 g/kg。大鼠腹腔注射 8 g/kg 即可致死。家兔灌服 40 g/kg 未见毒性反应，但 80 g/kg 可见死亡[1]。

【药性】 淡，凉。

1.《河北中药手册》："淡，凉。"

2.《甘肃中草药手册》："甘，凉。"

【功用主治】 平肝潜阳，润肠通便。主治高血压病，头痛，眩晕，失眠，肠燥便秘。

1.《河北中药手册》："降血压。治高血压病，头痛。"

2.《安徽中草药》："润肠通便。"

【用法用量】 内服：煎汤，15～30 g；或开水泡后代茶饮。

【选方】 1. 治原发性高血压病 ①猪毛菜 15～30 g。水煎服或经沸水烫后当菜吃。连服 5～6 月，对早期患者效果显著。(《青海常用中草药手册》) ②猪毛菜 60 g，益母草 30 g，黄精 30 g，丹参 15 g。水煎服。(《西宁中草药》)

2. 治高血压病头晕、失眠 猪毛菜 90 g，玉米须 45 g，蚯蚓 15 g。水 5 kg，煎熬至 1 500 ml。每服半小碗，每日服 3 次。或猪毛菜 30 g，水煎，分 2 次服，每日服 1 剂，连续服用。(《河南中草药手册》)

3. 治习惯性便秘 猪毛菜 60 g。煎水代茶。(《安徽中草药》)

4659 猪毛蕨 zhū máo jué (《云南中草药选》)

【异名】 绿爬山虎、大蕨菜、青竹标(《云南中草药选》)，骨碎补(《广西药用植物名录》)，爬岩龙(《贵州中草药名录》)。

【基原】 为水龙骨科密网蕨属植物光亮瘤蕨的根茎。

【原植物】 光亮瘤蕨 *Phymatodes cuspidata* (D. Don) Alston [*Polypodium cuspidatum* D. Don] 又名：光亮茀蕨(《中国主要植物图说 · 蕨类植物门》)，光亮密网蕨(《中国高等植物图鉴》)。

植株高 60～100 cm。根茎肉质，横生，粗约 1 cm，与叶柄基部被褐色、卵圆形、边缘不整齐的大鳞片。叶远生；叶柄长 30～40 cm，淡棕色，基部以关节着生于根茎；叶片近革质，长圆形或长圆状披针形，长 40～60 cm，宽 20～30 cm，单数一回羽状；羽片 2～20 对，披针形，上部的互生，下部的对生，斜展，宽 2～3 cm，近于无柄；先端的披针形，长 15～25 cm，宽 2～3 cm，渐尖头，先端长尾状，基部楔形而稍下延，全缘，有软骨质边；叶脉不明显，小脉网状，内藏小脉分叉而先端呈棒状。孢子囊群圆形，在中脉两侧各成 1 行。

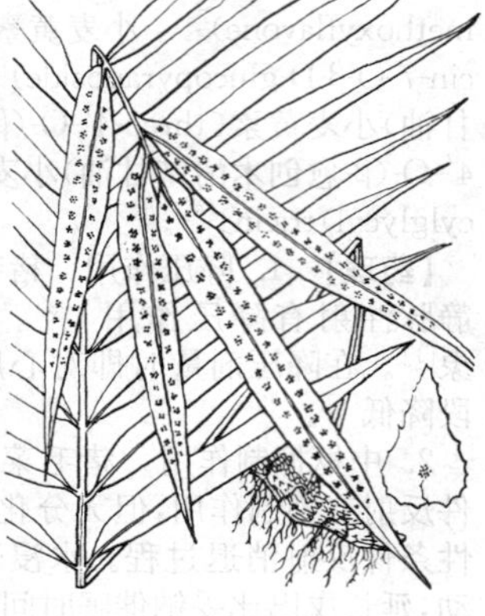
光亮瘤蕨

生于海拔 250～1 500 m 的疏林下向阳的石灰岩上。分布于广东、广西、海南、贵州、云南、西藏等地。

【采收加工】 全年均可挖取，除去须根，鲜用或晒干用。

【药性】《全国中草药汇编》："涩，温。有小毒。"

【功用主治】 活血止痛，接骨消肿。主治跌打损伤，骨折，腰腿痛，无名肿毒。

1.《全国中草药汇编》："活血，止痛，接骨，消肿。主治跌打损伤，骨折。"

2.《中国药用孢子植物》："活血，止痛，接骨，消肿，补肾。治骨折，跌打损伤，肾虚牙痛，肾虚耳鸣，腰腿痛等。"

3.《广西民族药简编》："水煎服，治感冒发烧，咳嗽，头痛，关节痛，捣烂敷患处，治无名肿毒，骨折。"

【用法用量】 内服：煎汤，5～9 g，大剂量可用至 15 g。外用：研末酒调敷。

【宜忌】《广西民族药简编》："忌吃酸、萝卜等食物。"

4660 猪仔笠 zhū zǐ lì

（《生草药性备要》）

【异名】 山葛（《生草药性备要》），大力牛（《岭南采药录》），雀琍珠、鸡头薯（《广州植物志》），鸡心薯、鸡头子、凉薯（《广西中药志》），山芪薯（《广西中草药》），地草果（《全国中草药汇编》）。

【基原】 为豆科鸡头薯属植物猪仔笠的块根。

【原植物】 猪仔笠 *Eriosema chinense* Vog. 又名：毛瓣花（《中国主要植物图说·豆科》），岗菊（广州部队《常用中草药手册》）。

直立草本，高 15～50 cm。块根纺锤形或球形，干时黑色。茎被棕色长柔毛和灰白色短柔毛。单叶互生；叶片长圆形或披针形，长 3～6 cm，宽 5～15 mm，先端钝，基部圆形，两面有白色短柔毛，下面沿叶脉有棕色长柔毛。总状花序腋生，具花 1～2 朵；苞片线形，有棕色柔毛；花萼钟形，萼齿 5，披针形，外面有白色长柔毛；花冠黄色，长约 7 mm；雄蕊 10，二体；子房密生白色长硬毛。荚果菱状椭圆形，有棕色长硬毛。种子 2，小，肾形，黑色。花期 5～9 月，果期 6～11 月。

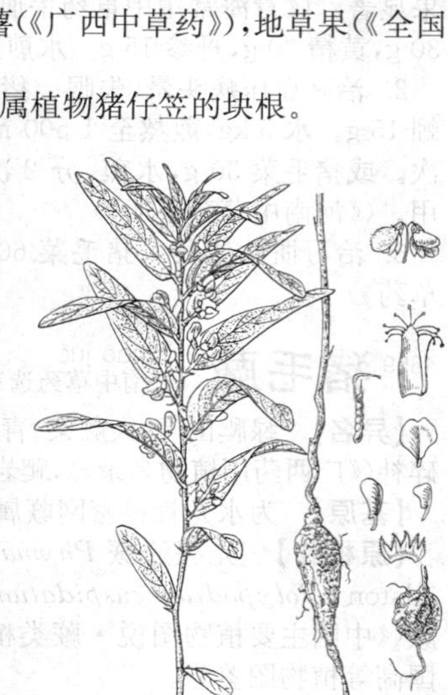
猪 仔 笠

生于无荫山坡草地、干旱山顶。分布于福建、广东、广西、海南、贵州、云南等地。

【采收加工】 7～9 月采挖，多为鲜用，亦可切片，晒干。

【药材】 猪仔笠 *Radix Eriosematis Chinensis* 产于广东、海南、广西、云南等地。

性状　块根肉质，呈圆锥形，长 4～7 cm，直径 2～4 cm，末端细长，木质化。表面深棕色，有短横列的皮孔和少数支根痕。干燥根表面灰褐色，密布不规则的皱纹。质软而韧，切断面外部淡褐色，内部类白色，带纤维性。气微，味微甘。

【药性】 甘，平。

1.《生草药性备要》："味甘，性温，无毒。"

2.《本草求原》："甘，平。"

3.《广西中药志》："味甘淡，性平无毒。"

【功用主治】 清肺化痰，消积，消肿。主治肺热咳嗽，肺痈，痢疾，食积不消，阴囊积水，跌打肿痛。

1.《生草药性备要》："止咳化痰，润肺滋肾。"

2.《广西中药志》："清心肺，生津止渴。治肺热咳嗽，湿热腹痛。"

3. 广州部队《常用中草药手册》："凉血消肿。主治伤风咳嗽，上呼吸道感染，发热烦渴，跌打损伤。"

4.《贵州草药》："治痰火上升，久痢不止，病后虚弱，心烦，口苦，潮热发燥。"

5.《全国中草药汇编》："清热解毒。主治肺脓疡。"

【用法用量】 内服：煎汤，10～15 g；或炖肉。外用：鲜品捣敷。

【宜忌】《广西中药志》："虚寒忌服。"

【选方】 1. 治新染痰火症　猪仔笠煲猪精肉食。

2. 治红白痢　猪仔笠同木棉花煲猪精肉食。（1、2 方出自《生草药性备要》）

3. 治消化不良，食欲不振，胃痛，嗳气反酸，恶心呕吐　地草果（干品）9～15 g。水煎服，每日服 2 次。（《文山中草药》）

4. 治阴囊积水　猪仔笠根 24 g。水煎，调酒少许服。（《福建药物志》）

5. 润颜益寿　猪仔笠加童便、姜汁、黄酒、盐（《岭南采药录》作"盐"）水，十蒸九晒，服之。（《生草药性备要》）

4661 猪屎豆 zhū shǐ dòu

（《广西本草选编》）

【异名】 白猪屎豆（《中药材》），野苦豆、大眼兰（广州部队《常用中草药手册》），野黄豆草、猪屎青、野花生（江西《草药手册》），大马铃（《广西本草选编》）。

【基原】 为豆科猪屎豆属植物猪屎豆的全草。

【原植物】 猪屎豆 *Crotalaria pallida* Ait.［*C. mucronata* Desv.］ 又名：椭圆叶猪屎豆（江西《草药手册》），三圆叶猪屎豆（南药《中草药学》）。

直立矮小灌木。茎枝被紧贴的短柔毛。叶互生，三出复叶；叶柄长 2～4 cm，被密毛；托叶细小，刚毛状而早落；小叶片倒卵状长圆形或窄椭圆形，长 3～5 cm，宽 1.5～2 cm，先端钝圆，有时微缺，基部楔形，上面无毛，下面略被丝光质毛；叶脉明显。总状花序顶生及腋生，有花 20～50 朵；苞片早落；萼筒杯状，先端 5 裂，裂片三角形，外折，约与萼筒等长；蝶形花冠，黄色，旗瓣嵌以紫色条纹，花冠远伸出花萼之外；雄蕊 10，上部分离；子房长圆形，花柱内弯，柱头小。荚果长圆形，嫩时被毛，熟时近于无毛，下垂，果瓣开裂时扭转。种子 20～30 颗。花、果期 6～10 月。

栽培或野生于山坡、路边。分布于浙江、福建、山东、湖南、广东、广西、四川、云南、台湾等地。

本植物的根（猪屎豆根）亦供药用。另设专条。

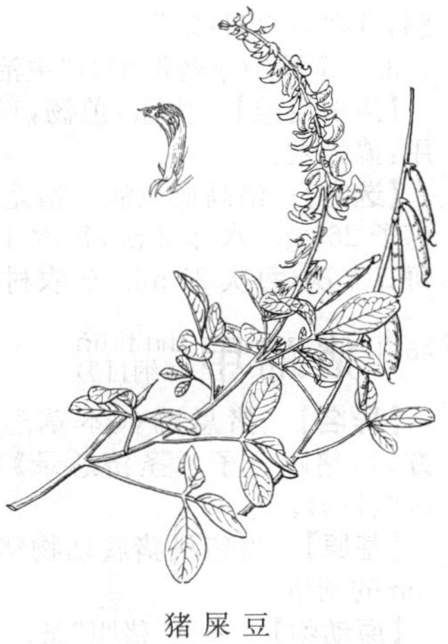

猪 屎 豆

此外，猪屎豆种子及幼嫩叶有毒（毒性见"药理"项）。过去曾有将猪屎豆种子混充沙苑子入药，称"土沙苑子"。临床有因误服而引起中毒的报道。中毒症状有头晕、头痛、恶心、呕吐、食欲不振，严重者可因腹水和肝昏迷而死亡。因此不能作沙苑子入药，所云本品能补肝肾、明目固精等，实系沙苑子功能，亦应纠正。

【采收加工】 9～10 月采收茎叶，打去荚果及种子，晒干或鲜用。

【成分】 猪屎豆种子含生物碱成分：猪屎豆碱（mucronatine）[1]，次猪屎豆碱（mucronatinine）[2]，光萼猪屎豆碱（usaramine），尼勒吉扔碱（nilgirine）[3]，猪屎青碱（crotastriatine）[4] 和全缘千里光碱（integerrimine）[5] 等。黄酮类成分：木犀草素（luteolin），牡荆素（vitexin），牡荆素木糖苷（vitexin-O-xyloside）以及植物凝集素[6]，柚皮素-4′-O-α-L-吡喃鼠李糖基芸香糖苷（naringenin-4′-O-α-L-rhamnopyranoside）[7]。另含 β-谷甾醇（β-sitosterol）[6]，1-去甲基环红母鸡草醇（1-demethylcyclogangetin）[8]。猪屎豆树皮含黄酮成分：5，7，4′-三羟基-2′-甲基异黄酮（5，7，4′-trihydroxy-2′-methoxyisoflavaren）、芹菜素（apigenin）、2′-羟基染料木素（2′-hydroxy genistein），大豆苷元（daidzein）、2′-羟基大豆苷元（2′-hydroxydaidzein）[9]。另含猪屎呋喃（crotafurans）A、B、C、D[10]、E[11]。

【药理】 抗炎作用　猪屎豆树皮中的芹菜素、2′-羟基染料木素、大豆苷元、2′-羟基大豆苷元、猪屎呋喃 A 抑制大鼠中性粒细胞释放 β-葡萄糖醛酸酶和溶菌酶。芹菜素、大豆苷元还抑制超氧阴离子产生。芹菜素、猪屎呋喃 B 抑制脂多糖刺激的 RAW 264.7 巨噬细胞、LPS/γ-IFN 刺激的 N_9 微神经胶质细胞产生 NO。猪屎呋喃 A、Z 则抑制脂多糖刺激的 RAW 264.7 巨噬细胞产生 NO[1,2]。

毒性　猪屎豆种子加入饲料给小鸡喂饲，增加死亡率，影响小鸡摄食及生化指标等[3]。叶喂饲山羊可引起中毒[4]。猪屎豆种子含有的植物凝集素能使人 A、B 红细胞凝集[5]。

【药性】 《广西本草选编》："味苦辛，性平。"

【功用主治】 清热，利湿，解毒。主治痢疾，泄泻，小便淋沥，小儿疳积，乳痈。

1.《广西本草选编》："清热祛湿。主治痢疾，湿热腹泻。"

2. 南药《中草药学》："全草散结，清湿热。"

【用法用量】 内服：煎汤，6～12 g。外用：捣敷。

【宜忌】 《广西本草选编》："孕妇忌服。"

【选方】 治乳腺炎　①（猪屎豆）全草适量，和酒糟捣敷患处；并可取茎叶浓煎，于换药时熏洗患处。　②（猪屎豆）全草 30 g，海金沙全草 30 g，珍珠菜 15 g。水煎服，红糖、米酒为引。（江西《草药手册》）

4662 猪脂膏 zhū zhī gāo （《本草经集注》）

【异名】 猪膏、猪脂（《金匮要略》），猪肪膏（《别录》），猪脂肪（《千金方》）。

【基原】 为猪科猪属动物猪 *Sus scrofa domestica* Brisson 的脂肪油。

【原动物】 参见"猪胆"条。

【采收加工】 宰杀后，刮去猪毛，剖腹，取出脂肪，鲜用或熬炼成熟猪油。

【药性】 甘，微寒。

1.《千金方》："平，无毒。"

2.《嘉祐本草》："微寒。"

3.《滇南本草》："味甘。"

4.《医林纂要》："甘、咸，寒。"

【功用主治】 补虚，润燥，解毒。主治虚劳羸瘦，肺虚咳嗽，便秘，皮肤皲裂，恶疮，烫火伤。

1.《别录》："髻膏，生发。肪膏，主煎诸膏药，解斑猫（蝥）、芫青毒。取脂肪，纳新瓦器中，埋亥地百日，主痈疽。"

2.《本草经集注》："悦皮肤，作手膏不皲裂。"

3.《千金方》："破冷结，散宿血。"

4.《本草拾遗》："腊月猪脂杀虫。"

5.《日华子》："治皮肤风，傅恶疮。"

6.《本草图经》："主诸恶疮，利血脉，解风热，润肺。""并杀斑猫、地胆、亭长等毒。"

【用法用量】 内服：煎汤或熬膏，适量；或入丸剂。外用：涂敷。

【宜忌】 大便滑泄者慎服。

1.《金匮要略》："猪脂不可合梅子食之。"

2.《随息居饮食谱》："外感诸病，大便滑泄者均忌。"

【选方】 1. 治形体黑瘦枯槁　腊月猪脂和大豆黄末和杵，丸如桐子大。每服三五十丸，空心温酒或米饮下。五升为一剂，服二剂见效。（《卫生简易方》）

2. 治肝劳虚寒，关格劳涩，闭塞不通，毛悴色夭　猪膏、姜汁各四升。上二味，以微火煎取三升，下酒五合，和煎，分为三服。（《千金方》猪膏酒）

3. 治大便卒涩结不通　猪脂一两，葵子末一两半。上件药相合，丸如梧桐子大。不计时候，以温水下三十丸，以通利为度。

4. 治黄疸，耳目悉黄，食饮不消，胃中胀热，此肠间有燥粪　煎炼猪脂五两，每服抄大半匙，以葱白汤调，频频服之，以通利为度。（3、4 方出自《圣惠方》）

5. 治年老人日久咳嗽，不能卧者，多年不愈　猪板油四两，蜂蜜四两，米糖四两。上三味，熬化成膏。时刻挑一匙口中噙化，三五日其嗽自止。（《寿世保元》）

6. 治脾虚寒劳损，气胀噫满，食不下　猪膏三升，宿姜汁五升，吴茱萸一升，白术一斤。上四味，捣茱萸、术等二物，细细下筛为散，纳姜汁、膏中煎，取六升。温清酒一升进方寸匕，日再。（《千金方》通噫消食膏酒）

7. 治产后体虚，寒热自汗出　猪膏一升，清酒五合，生姜汁一升，白蜜一升。上四味煎令调和，五上五下，膏成，随意以酒服方寸匕，当炭火上熬。（《千金方》猪膏煎）

8. 治诸般肿毒，恶疮，臁疮，湿毒不收敛，及烫火伤　先用花椒、葱白、甘草，煎烧猪蹄浓汤，洗去恶肉，用无灰绵纸作膏贴之。腊月腊日，用鲜猪肥肉板油，不下水，不入盐，入锅内熬，去渣，用磁器收贮；每油一斤（化开），入白蜡半斤（化匀），又下好樟脑四两，搅匀，磁器收藏，勿令出气。（《疡科选粹》白玉膏）

9. 治口中疮，咽喉塞不利　猪膏、白蜜各一斤，黄连一两。上三味合煎，去滓，搅令相得。含如半枣，日四五，夜二。（《千金方》口燥膏）

10. 治眼赤烂　腊月猪脂五两（炮去滓），铜绿一两（细研），腻粉半两。上件药，都入一通油瓷瓶子内，以篦子搅令匀后，冷凝结为膏。每用，先以热盐浆水洗眼后，涂一大豆许于赤烂处，日三用之。（《圣惠方》碧云膏）

11. 治鼠瘘瘰疬　用猪膏淹生地黄，煎六七沸，涂之。（《纲目》）

12. 治灸疮，脓坏久不差　腊月脂一斤，胡粉一两，薤白一握。上件药，先用脂煎薤白令黄，去滓，倾入瓷盒中，入胡粉搅令匀。每取故帛上涂贴，再易之。（《圣惠方》）

4663 猪笼草 zhū lóng cǎo（《陆川本草》）

【异名】　捕虫草（《陆川本草》），猴子埕（《海南植物志》），猪仔笼（广州部队《常用中草药手册》），担水桶、猴子笼、公仔瓶（《新华本草纲要》）。

【基原】　为猪笼草科猪笼草属植物猪笼草的茎叶。

【原植物】　猪笼草 *Nepenthes mirabilis*（Lour.）Druce

食虫草本，高 1.5 m。叶互生；叶柄半抱茎，长 2～6 cm；叶片椭圆状长圆形，长 9～20 cm，上面几无毛，下面沿中脉附近被蛛丝状柔毛，侧脉约 6 对自叶片下部向上伸出，近平行；卷须长 2～16 cm；食虫囊近圆筒状，长 6～12 cm，粗 1.6～3 cm，盖近圆形或宽卵形，有 2 纵棱，棱上通常生缘毛。花红色或红紫色，雌雄异株；总状花序长 20～40 cm，被长柔毛；萼片 4，狭倒卵形，外面被柔毛；花瓣缺；雄蕊16～20，花丝比萼片稍短，花药密集呈球状；子房 4 室，椭圆形，花柱短，柱头 4 裂。蒴果长 15～30 mm，熟后开裂为4 瓣，具宿存萼片。种子丝状，两端尖，长达 12 mm。花期4～11 月，果期 8～12 月。

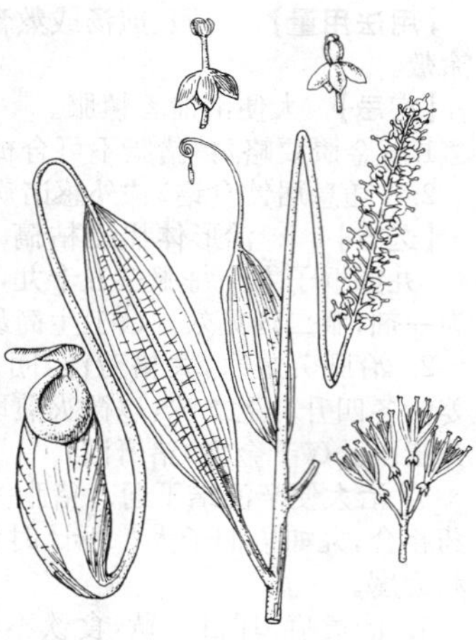

猪笼草

生于向阳的潮湿地带。分布于广东、广西、海南等地。

【采收加工】　9～11 月采收，切段晒干。

【成分】　含有黄酮苷，酚类，氨基酸，糖类，蒽醌苷等成分[1]。

【药性】　甘，淡，凉。

1.《广东中药》："淡，平。"

2. 广州部队《常用中草药手册》："甘淡，凉。"

【功用主治】　清热，止咳，利湿。主治肺燥咳血，感冒咳嗽，百日咳，黄疸，尿路结石，高血压病。

1.《广东中药》："清肺部燥火，治咳血及百日咳。"

2. 广州部队《常用中草药手册》："清热利湿，化痰止咳。治黄疸型肝炎，胃及十二指肠溃疡疼痛，尿路结石，高血压，感冒咳嗽，百日咳。"

3.《全国中草药汇编》："主治风热咳嗽，糖尿病。"

【用法用量】　内服：煎汤，15～30 g；鲜品 30～60 g。外用：捣烂敷。

【选方】　治高血压病　猪笼草 1 000 g，豨莶草 260 g，桑椹子 260 g。水煎 2 次，每次 1 h，浓缩成 1 000 ml。口服，每日 3 次，每次 20 ml。（《农村中草药制剂技术》降压合剂）

4664 猪蹄甲 zhū tí jiǎ（《纲目》）

【异名】　猪悬蹄（《本草经集注》），猪悬蹄甲（《千金方》），猪蹄合子（《圣济总录》），猪爪甲（《普济方》），猪退（《纲目》）。

【基原】　为猪科猪属动物猪 *Sus scrofa domestica* Brisson 的蹄甲。

【原动物】　参见“猪胆”条。

【采收加工】　宰杀后，刮去猪毛，剁下蹄甲，洗净晾干。

【药材】　猪蹄甲 *Ungunis Suillum*　产于全国各地。

性状　本品呈三角锥体状或鞋头状，有时两个相连，底部较平坦，呈三角形；长 4～10.5 cm，高 3～3.5 cm；蹄壁厚薄不一，蹄尖部（蹄尖壁）最厚，3～4 mm，向后方渐薄，蹄后部（蹄踵壁和蹄侧壁）厚约 2 mm，蹄缘处最薄，呈薄膜状，0.10～0.25 mm。黄白色或黑褐色。外表面平滑或粗糙，有光泽，蹄甲尖部上侧具角质轮纹和细密纵线纹，老者角质轮纹呈开裂状；后端具细密纵条线纹，周边蹄缘外翻或内卷，可见毛孔及残留猪毛。蹄底部呈圆三角形，前端为三角形的角质底，较平坦，蹄底边缘宽 1～4.2 mm，由蹄壁及蹄白线两部分构成，其上可见密集突起的角小叶条纹；后端为半椭圆形的角质球，具皱纹及密集凸起小点。内表面上部前端及两侧壁具密集纵向排列的角小叶，角小叶宽 1.2～2.3 mm；蹄底部具密集圆点状凹陷及条状血丝斑纹。角质，半透明或微透明状，质坚韧，不易折断，折断面不整齐，断面显角质样光泽或纤维性；气腥，味咸。

鉴别　（1）蹄尖壁由外、中、内三层结构组成。纵切面观，外层为釉层，由角化的扁平细胞构成，幼蹄甲明显，老蹄甲多脱落；中层为冠状层，是最厚的一层，由平行排列的角小管构成；内层为小叶层，由许多平行排列的角小叶构成。

表面观，小叶呈长方形薄片状，柔韧，边缘齿状，常翻卷，两小叶间具空隙（为肉小叶嵌合处），纵向平行排列。蹄踵壁表面观具纵向平行排列的角小管及管间角质。角小管细长锥体形，长 168～840 μm，直径 70～98 μm；顶端钝尖，基部斜向开口，呈类圆形或长圆形；多单个或两个并列，呈纵向交错排列；管间角质相间其中。蹄球内表面观具众多类圆形凹陷小孔，大小不一，直径 44～560 μm，由不规则的角化细胞构成，呈黑洞状。

（2）薄层色谱：取本品粉末 0.1 g，加 CH_2Cl_2 5 ml，温水浴浸渍 15 min，过滤，滤液作供试品溶液。另取胆固醇约 10 mg，加 5 ml CH_2Cl_2，振摇使溶解，作对照品溶液。吸取上述溶液各 2 μl，分别点于同一硅胶 G-CMCNa 薄层板上，用 CH_2Cl_2-$CHCl_3$（1∶1）为展开剂，展开两次，挥干，喷以10%硫酸乙醇液，于 110 ℃加热 5 min，结果供试品色谱在与对照品相同的位置上呈相同颜色的紫红色斑点。

【药理】　1. 对血液系统的作用　猪蹄甲散外敷对家兔

血管的切口有止血作用[1]。猪蹄甲碱性提取物腹腔注射缩短家兔出血时间、凝血时间、血浆复钙时间、凝血酶原时间，抑制纤溶活性；体外促进家兔血小板聚集，缩短来克亨鸡鸡冠出血时间。小鼠静脉注射有抗肝素作用，而体外无抗肝素作用[2]。

2. 对生殖系统的作用　猪蹄甲制剂妇血宁静脉注射兴奋家兔在位子宫[3,4]。妇血宁还兴奋大鼠、小鼠离体子宫平滑肌[4,5]。妇血宁长时间饲喂，使小鼠子宫组织内膜活跃，肾上腺皮质束状带和网状带增厚[3,4]。妇血宁腹腔注射促进小鼠阴道上皮角化，部分拮抗绒毛膜促性腺素(HCG)的促卵巢分泌雌激素的作用[6]。

3. 促进泌乳　灌胃猪蹄甲煎液，促进实验性产后缺乳大鼠泌乳，升高缺乳大鼠的血清催乳素[7]，还增加仔大鼠体重，改善母鼠乳腺结构[8]。

4. 对心血管系统的作用　妇血宁增加蟾蜍离体心脏的收缩幅度，静脉注射使麻醉猫血压先升后降，心率增加，其作用与交感神经无关[3,5]。妇血宁静脉注射，使家兔血压先降后升，球结膜微循环呈相应双相变化[4]。

5. 抗炎、抑菌作用　猪蹄甲水煎液灌胃在小鼠腹腔毛细血管通透性增高、大鼠足跖肿胀、大鼠纸片性肉芽增生实验中均有抗炎作用[9]。猪蹄甲体外对金黄色葡萄球菌、大肠杆菌有抑制作用[10]。

6. 其他作用　妇血宁降低兔离体回肠的蠕动，松弛豚鼠气管条和家兔回肠平滑肌收缩[3,5]。猪蹄甲制剂能解除巯基酶抑制剂溴醋酸(BA)对人血乳酸脱氢酶的抑制[11]。妇血宁体外高浓度抑制 PHA 诱导的兔血淋巴细胞增殖，低浓度促进增殖，作用显著而持久[12]。

【药性】　咸，微寒。归胃、大肠经。

1.《药对》："微寒。"

2.《嘉祐本草》："平。"

3.《纲目》："咸，平。"

4.《本草经疏》："咸，寒，无毒。入手、足阳明经。"

【功用主治】　化痰定喘，解毒生肌。主治咳嗽喘息，肠痈，痔漏，白秃疮，冻疮。

1.《本经》："主五痔，伏热在肠，肠痈内蚀。"

2.《药性通考》："治寒热痰喘。"

3.《药性考》："烧熏痔蚀，敷疮白秃，能定喘息。"

4.《本草求原》："化痰定喘。"

【用法用量】　内服：烧灰研末，每次 3～9 g；或入丸、散剂。外用：研末调敷。

【选方】　1. 治久咳嗽喘息　①定喘化涎：猪蹄甲四十九个，洗净控干，每个指甲纳半夏、白矾各一字。入罐子内封闭，勿令烟出，火煅通赤，去火细研，入麝香一钱匕。人有上喘咳嗽，用糯米饮调下(一钱)，小儿半钱。(《经验后方》) ②猪蹄合子四十九枚(黑者，水浸洗净)，天南星一枚(大者，锉)，款冬花(带蕊者，末)半两。上三味，用瓶子一枚，铺猪蹄合子在内，上以天南星匀盖之，合了，盐泥赤石脂固济火煅，白烟出为度，候冷取出，入款冬花末并麝香一分、龙脑少许，同研。每服一钱匕，食后煎桑根白皮汤调下。(《圣济总录》黑金散)　③猪爪甲二枚，烧灰细研，入麝香当门子一枚，同研，腊茶清调下。(《普济方》)

2. 治诸痔　猪后蹄垂甲不拘多少，烧存性，为末。陈米饮调二钱，空心服。(《直指方》猪甲散)

3. 治偏坠疝气，并治瘰疬　猪悬蹄，烧存性，为末。每服三钱，黄酒调下。(《鲁府禁方》)

4. 治小儿白秃　猪蹄甲七个，每个入白矾一块，枣儿一个，烧存性，研末。入轻粉、麻油调搽。(《纲目》)

5. 治冻烂疮　猪后悬蹄。上一味，至夜半时烧为末，研细，以猪脂和敷之。(《圣济总录》猪蹄膏)

【临床报道】　1. 治疗血液病　氨肽素(猪蹄甲乙醇提取物，每片 0.2 g)口服，每次 1 g，每日 3 次，长期服用。治疗原发性血小板减少性紫癜 237 例，总有效率 62.4%；再生障碍性贫血 54 例，总有效率 53.3%；白细胞减少 41 例，总有效率 80.4%，治愈 8 例；过敏性紫癜 20 例，总有效率 80%。服药 1～2 星期开始见效，部分病例停药后反复，但续服仍然有效。个别病例长期服药偶见上腹部不适，一般食欲改善，无毒副作用[1]。

2. 治疗功能性子宫出血　宫血灵(猪蹄甲碱性水提取物，每片 0.3 g)口服，每次 3～5 g，每日 3 次，月经来潮前 3 d开始服药，连服 6 d，连续服用 3 个月经周期。观察功能性子宫出血及月经过多者 336 例，有显著的止血调经作用，总有效率 96.4%，治愈率 50.8%[2]。

3. 治疗银屑病　用氨肽素(剂量、服用方法同上)治疗银屑病 232 例，结果治愈 40 例，显效 56 例，有效 74 例，总有效率 73.3%[1]。

【各家论述】　《本草经疏》："悬蹄乃蹄甲之悬起不着地者，《本经》无气味，然为咸寒无毒之物，入手足阳明经药也。湿热下注则五痔内蚀，热壅血滞则为肠痈，咸寒能除肠胃之热，故主之也。"

4665 猪鬃刚 zhū zōng gāng (《全国中草药汇编》)

【异名】　猪鬃草、铁丝草(《甘肃中草药手册》)，碎叶猪鬃草(《云南药用植物名录》)。

【基原】　为铁线蕨科铁线蕨属植物白背铁线蕨的全草。

【原植物】　白背铁线蕨 *Adiantum davidii* Franch.

植株高 15～40 cm。根茎长而横生，连同叶柄基部密被深棕色、阔披针形鳞片。叶远生；叶柄长 8～20 cm，坚硬，向上至小羽片柄均为栗红色，有光泽；叶片厚纸质，上面草绿色，下面灰绿色或灰白色，卵形或三角状卵形，长 10～18 cm，宽 6～10 cm，三回羽状；羽片3～5 对，互生，下部有短柄，向上的近无柄，卵状三角形，基部 1对稍大，长 5～9 cm，宽 1.5～3 cm，二回羽状；一回小羽片 3～5 对，斜阔三角形，互生，斜展，基部 1 对长达 3 cm，羽状；末回小羽片倒三角形，长宽各约 7 mm，上缘不育部分有阔三角形刺尖头的锯齿，两侧全缘，基部楔形；叶脉由末回小羽片基部向上二叉分枝，伸达齿端。孢子囊群圆肾形，着生于小羽片上缘的凹缺内，通常 1 个或偶有 2 个；囊群盖肾形至圆形，黄棕色，成熟时褐黑色，质厚，全缘。

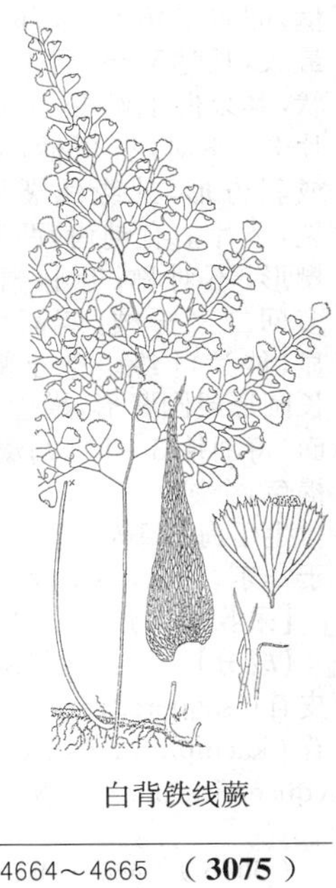

白背铁线蕨

生于海拔 1 000～1 400 m 的林下溪边或干燥环境。分布于河北、山西、四川、云南、陕西、甘肃等地。

【采收加工】　9～11 月采收，晒干。

【药性】 微苦，凉。

1.《全国中草药汇编》："苦，凉。"

2.《中国药用孢子植物》："微苦。"

【功用主治】 清热解毒，利水通淋。主治痢疾，尿路感染，血淋，乳糜尿，睾丸炎，乳腺炎。

1.《全国中草药汇编》："清热，利尿，通乳。主治膀胱炎、血淋、乳腺炎、乳糜尿，睾丸炎。"

2.《中国药用孢子植物》："止痢，利尿，通乳。用于细菌性痢疾，乳腺炎，尿路感染。"

【用法用量】 内服：煎汤，9～15 g。

【选方】 1. 治痢疾　白背铁线蕨 15 g，铁线蕨 15 g，马齿苋 15 g。煎服。

2. 治乳腺炎、尿路感染　白背铁线蕨 15 g，海金沙藤 30 g。煎服。（1、2方出自《中国药用孢子植物》）

4666 猪鬃草 zhū zōng cǎo （《贵州民间方药集》）

【异名】 猪毛七、岩棕（《草木便方》），猪综草（《天宝本草》），铁线草、铁丝纽（《贵阳民间药草》），猪鬃漆、降龙草（《贵州民间方药集》），石中珠、猪毛漆（《中国药用植物志》），小猪毛七、石长生（《四川中药志》），铁光棍、铁丝分金（《湖南药物志》），水猪毛七（《浙江药用植物志》），猪棕七（《湖北中草药志》），猪鬃七（《秦岭巴山天然药物志》），扇叶铁线蕨（《广西药用植物名录》）。

【基原】 为铁线蕨科铁线蕨属植物铁线蕨的全草。

【原植物】 铁线蕨 *Adiantum capillus veneris* L. 又名：铁丝草（《广州植物志》）。

植株高 15～40 cm。根茎细长而横走，密被棕色、披针形鳞片，全缘。叶疏生；叶柄长 8～15 cm，栗黑色，近基部被鳞片，向上光滑，有光泽；叶片薄纸质，卵状三角形或长圆状卵形，长 10～25 cm，宽 8～16 cm，中部以下二回羽状；羽片 3～5 对，互生，有柄，卵状三角形，基部 1 对最大，长达5 cm，羽裂至羽状，其余向上渐变小；小羽片 3～4 对，有短柄，扇形或斜方形，外缘浅裂至深裂，裂片上有钝齿，两侧近楔形，不对称；叶脉扇形，多回二叉分枝，两面均明显，伸达叶缘。孢子囊群长圆形或圆肾形，横生于由变质裂片顶部反折的囊群盖下面，每羽片 3～10 枚；囊群盖圆肾形至长圆形，上缘平直，棕褐色，全缘。

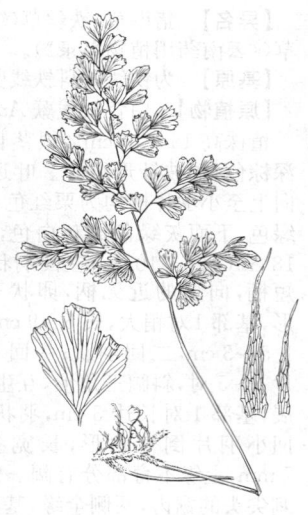

铁线蕨

生于海拔 100～2 800 m 的溪边岩缝或屋旁、墙基。分布于华东、中南、西南及河北、山西、陕西、甘肃等地。

【采收加工】 7～11 月采收，鲜用或晒干。

【成分】 叶中含黄酮类成分：紫云英苷（astragalin），异槲皮苷（isoquercitrin），芸香苷（rutin），山柰酚-3-葡萄糖醛酸苷（kaempferol-3-glucuronide），槲皮素-3-葡萄糖醛酸苷（qucerciturone）[1]，槲皮素-3-O-(6″-丙二酰基)-D-半乳糖苷〔quercetin-3-O-(6″-malonyl)-D-galactoside〕，山柰酚-3，7-二葡萄糖苷（kaempferol-3，7-diglucoside）[2]，山柰酚-3-硫酸酯（kaempferol-3-sulphate）[3]；1-对香豆酰葡萄糖-6-硫酸酯（1-*p*-coumaroylglucose-6-sulphate），1-对香豆酰葡萄糖-2-硫酸酯（1-*p*-coumaroylglucose-2-sulphate），1-咖啡酰半乳糖-6-硫酸酯（1-caffeoylgalactose-6-sulphate）[4]，二脂酰甘油基-O-(4′-N，N，N-三甲基)高丝氨酸〔diacylglyceryl-O-(4′-N，N，N-trimethyl)-homoserine〕[5]，铁线蕨酮（adiantone），3α，4α-环氧雁齿萜烷（3α，4α-epoxyfilicane）[6]，21-羟基-30-去甲基何帕烷-22-酮（21-hydroxy-30-norhopan-22-one）[7]，7-羊齿烯（7-fernene），7，9(11)-羊齿二烯〔7，9(11)-fernadiene〕[8]，谷甾醇（sitosterol），菜油甾醇（campesterol）[9]。新鲜的叶中含三萜醇类成分：蕨素-14-羟基-7α-醇（pteron-14-en-7α-ol），9(11)-羊齿烯-3α-醇〔fern-9(11)-en-3α-ol〕，7-羊齿烯-3α-醇（fern-7-en-3α-ol），5(10)-铁线蕨烯-3α-醇〔adian-5(10)-en-3α-ol〕[10]。

【药理】 抗结核杆菌作用　猪鬃草（铁线蕨）根茎醇提取物体外降低耐利福平结核杆菌细胞的代谢活性，抑制其增殖[1]。

【药性】 甘、微苦，凉。

1.《草木便方》："甘，平。"

2.《天宝本草》："温。""微温。"

3.《贵阳民间药草》："咸，寒，无毒。"

4.《福建药物志》："微苦，凉。"

【功用主治】 清热解毒，利水通淋，消肿。主治感冒发热，肺热咳嗽，咯血，泄泻，痢疾，淋浊，带下，乳痈，瘰疬。

1.《草木便方》："温气血，补肺，止咳定喘化痰。（治）劳伤气血，妇人血气。"

2.《天宝本草》："利水通淋。治白带，头晕，乳肿，赤白痢疾。醋炒疗痔、脱肛。"

3.《湖南药物志》："清热利尿，祛湿消肿。治瘰疬，跌伤，小便不利。"

【用法用量】 内服：煎汤，15～30 g；或浸酒。外用：煎水洗；或研末调敷。

【选方】 1. 治流感发热　铁线蕨 60 g，鸭舌草 30 g，黄芩 15 g，生石膏 30 g。水煎。每日 3 次分服。（《常用中草药配方》）

2. 治肺热咳嗽、咯血　猪鬃草 30 g，苇茎 30 g，鱼腥草 30 g，白茅根 30 g。水煎服。（《四川中药志》1979 年版）

3. 治石淋，血淋　猪鬃草 15 g，海金沙 15 g，铁丝纽15 g。水煎服。（《贵阳民间药草》）

4. 治乳痈　猪棕七、九月花各 12 g，蒲公英 30 g。水煎服。（《湖北中草药志》）

4667 猪屎豆根 zhū shǐ dòu gēn （江西《草药手册》）

【基原】 为豆科猪屎豆属植物猪屎豆 *Crotalaria pallida* Ait. 的根。

【原植物】 参见"猪屎豆"条。

【采收加工】 7～9 月采挖，切片，晒干。

【药性】《全国中草药汇编》："微苦，辛，平。"

【功用主治】《全国中草药汇编》："解毒散结，消积。主治淋巴结核，乳腺炎，痢疾，小儿疳积。"

【用法用量】 内服：煎汤，9～15 g。

【选方】 治淋巴结核　猪屎豆根、凤尾草根、过坛龙根各 15 g。水煎去渣，加陈酒 50 g 兑服。（江西《草药手册》）

4668 猪蓼子草 zhū liáo zǐ cǎo (《分类草药性》)

【基原】 为蓼科蓼属植物节蓼或绒毛钟花蓼的全草。

【原植物】 1. 节蓼 *Polygonum nodosum* Pers. 又名:大马蓼、马蓼(《江西草药》)。

一年生草本,高 40～200 cm。茎直立或斜升,粗壮,单一或分枝,节部膨大。叶互生;叶柄短,具粗伏毛;托叶鞘筒状,膜质;叶长圆形或宽披针形,大小变化甚大,一般长约 10 cm,宽约 2 cm,先端渐尖,基部楔形,上面具暗色斑点,下面具腺点,主脉及边缘具伏生的粗硬刺毛。复总状花序呈穗状顶生或腋生,长 2～5 cm,花序梗疏被短黄色柔毛;花被红色或绿白色,通常 4 裂,无腺点,裂片具细脉;雄蕊 6;花柱 2,从基部分离。瘦果圆卵形,扁平,褐黑色,有光泽,包于宿存花被内。花期 7～8 月,果期 8～10 月。

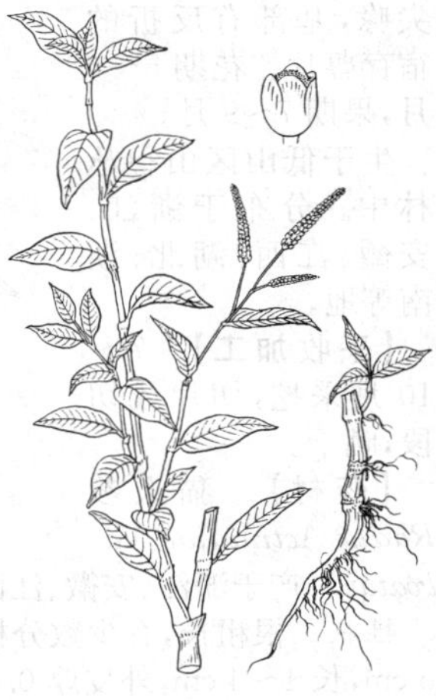

节 蓼

生于路边、沟渠及河谷水湿地。分布于东北、西南及江西、河南、湖北、湖南等地。

2. 绒毛钟花蓼 *P. campanulatum* Hook. f. var. *fulvidum* Hook. f. 又名:神血宁(《贵州中草药名录》),花荞连、节节红(《贵州植物志》)。

多年生草本,高 60～90 cm。茎平卧或斜生,二叉分枝,节上生不定根。叶互生;叶柄长 6～12 mm;托叶鞘抱茎;叶片长卵形至宽披针形,长 7. 5～15 cm,宽 2. 5～6 cm,先端渐尖或顶部成尖尾状,基部宽楔形或近圆形,叶片下面密生黄褐色绒毛。花序圆锥状,花小,具短花梗;苞片小,卵形,顶端急尖;花被钟形,淡红色或白色,5 裂,长圆形;雄蕊 8;雌蕊 1,子房三棱形。瘦果灰白色,稍有光泽。花期 7 月。

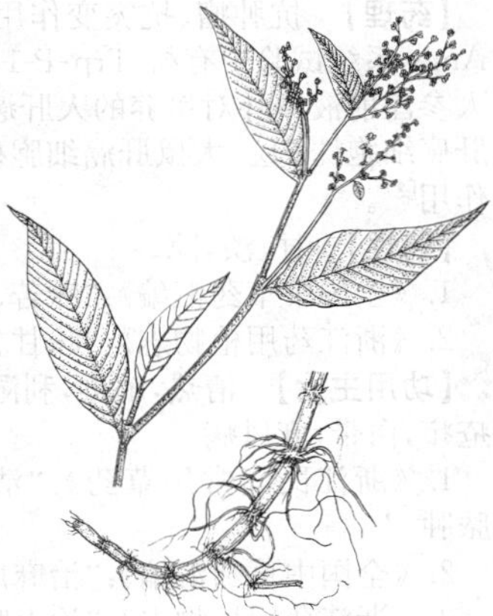

绒毛钟花蓼

生于山岗平地及荒草地。分布于四川、贵州、云南、西藏等地。

【采收加工】 7～9 月花期采收,鲜用或晾干。

【成分】 节蓼的地上部分含黄酮类成分:槲皮素(quercetin),槲皮素-3β-D-葡萄糖苷-2″-没食子酸酯(quercetin-3β-D-glucoside-2″-gallate)[1],山柰酚(kaempferol),槲皮素-3β-D-葡萄糖苷(quercetin-3β-D-glucoside),山柰酚-3β-D-吡喃葡萄糖苷-2″-没食子酸酯(kaempferol-3β-D-glucopyranoside-2″-gallate)[2],短叶松黄烷酮(pinobanksin),花旗松素(双氢槲皮素,taxifolin),(2R, 3R)-3-羟基-5-甲氧基-6, 7-亚甲二氧基黄烷酮〔(2R, 3R)-3-hydroxy-5-methyoxy-6, 7-methylenedioxyflavanone〕[3]。另含赤松素(pinosylvin),没食子酸甲酯(methylgallate),去氢卡瓦胡椒素(dehydrokawain),2, 6-二甲氧基苯醌(2, 6-dimethoxybenzoquinone)[4]。

【药理】 灭螺作用 由猪蓼子草(节蓼)中提取的成分有灭螺作用[1]。

【药性】 《四川中药志》1960 年版:"有小毒。"

【功用主治】 解毒,活血,消肿。主治疮肿,阴疽,瘰疬,跌打损伤。

1. 《分类草药性》:"治疮肿,解热毒。"

2. 《四川中药志》1960 年版:"消肿,散瘀,破血。治无名肿毒,阴疽,瘰疬及月瘕病。"

3. 《江西草药》:"解毒,杀虫,散瘀,开窍。主治中暑,上吐下泻,痢疾,毒蛇咬伤,虫牙痛,外伤出血,痧气腹痛,疟疾,跌打损伤。"

【用法用量】 内服:煎汤(久煎),9～15 g;或绞汁服。外用:鲜品捣敷。

【宜忌】 《分类草药性》:"孕妇及妇女经期忌用。"

4669 猫肉 māo ròu (《纲目》)

【基原】 为猫科猫属动物家猫的肉。

【原动物】 家猫 *Felis ocreata domestica* Brisson 又名:猫狸(《肘后方》),家狸(《新修本草》)。

体长约为 50 cm,重 2～3 kg。头圆吻短。上唇中央 2 裂,口周列生 20～30 根刚毛。眼较圆,耳竖立,多呈三角形。瞳孔于阳光下缩成线状,黑暗中扩大成圆形。趾端具锐利而弯曲的爪,爪能伸缩。尾较长,但短于体长。全身被软毛,色泽不一,有白、黑、黄、灰色或双色、三色相杂。我国各地饲养的家猫,绝大多数个体全身被有横纹。

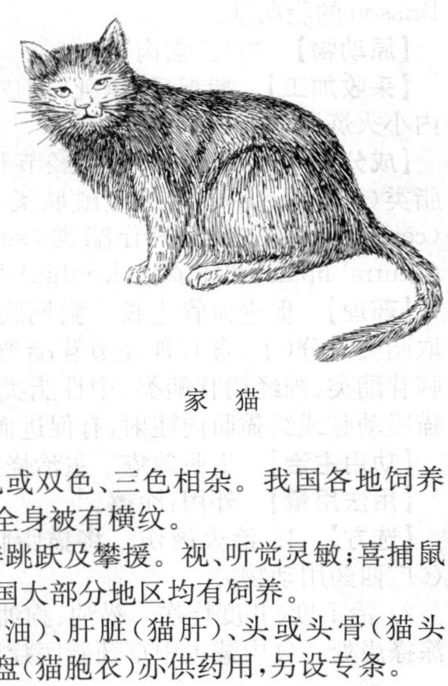

家 猫

性较驯良,爱清洁,善跳跃及攀援。视、听觉灵敏;喜捕鼠类,好食荤腥之物。全国大部分地区均有饲养。

本动物的脂肪油(猫油)、肝脏(猫肝)、头或头骨(猫头骨)、皮毛(猫皮毛)、胎盘(猫胞衣)亦供药用,另设专条。

【采收加工】 随时杀猫取肉,鲜用。

【药性】 甘、酸,温。归肝、脾经。

1. 《纲目》:"甘、酸,温,无毒。"

2. 《医林纂要》:"酸,甘,平。"

3. 《本草求真》:"入肝、肾经。"

【功用主治】 补虚,祛风,解毒,散结。主治虚劳体瘦,风湿痹痛,瘰疬恶疮,溃疡,烧烫伤。

1. 《纲目》:"主劳疰,鼠瘘,蛊毒。"

2. 《本草求真》:"补血。治瘰疬。"

3. 《四川中药志》1960 年版:"治风湿痹痛,补虚劳,消虫胀和疗烫火伤。"

4. 《中国动物药》:"滋阴,解毒,祛风。治血小板减少性紫癜，虚劳体瘦，溃疡。”

【用法用量】 内服：煮汤，125～250 g；或浸酒。外用：烧灰研末敷。

【宜忌】 1.《本经逢原》：“助湿发毒，有湿毒人忌之。”

2.《医林纂要》：“食之令人骨软。”

【选方】 1. 治瘰疬有核、脓血出者　猫狸一物，料理作羹如食法，空心进之。（《补缺肘后方》）

2. 治血小板减少性紫癜　猫肉适量。煮熟，连汤带肉随意吃。（《中国动物药》）

4670 猫肝 māo gān （《纲目》）

【基原】 为猫科猫属动物家猫 *Felis ocreata domestica* Brisson 的肝脏。

【原动物】 参见“猫肉”条。

【采收加工】 随时捕杀，剥皮，剖腹，取出肝脏，切块，鲜用或晒干，研末。

【功用主治】 《中国动物药》：“治喘息。”

【用法用量】 内服：煮食，适量；或晒干研末酒调，每次9～12 g。

【选方】 治痨瘵，杀虫　黑猫肝一具。生晒研末，每朔望五更，酒调服。（《直指方》）

4671 猫油 māo yóu （《内蒙古中草药新医疗法资料选编》）

【基原】 为猫科猫属动物家猫 *Felis ocreata domestica* Brisson 的脂肪油。

【原动物】 参见“猫肉”条。

【采收加工】 捕捉后，杀死，剥皮，剖腹，取出脂肪，置锅内小火炼制，取出油，冷却。

【成分】 猫网膜组织含神经节苷酯类（ganglioside），磷脂类（phospholipids），神经酰胺类（ceramides），脑苷酯类（cerebrosides），神经鞘苷酯类（sphingosides），中性脂类（neutral lipids）和卵磷脂（lecithin）等[1]。

【药理】 促进血管生长　猫网膜组织的氯仿-甲醇粗提取脂类组分（Ⅰ）含有神经节苷酯类、磷脂类、神经酰胺类、脑苷酯类、神经鞘苷酯类、中性脂类和卵磷脂等，用Ⅰ处理猫股动脉或给猫肌内注射，有促进血管生长的作用[1]。

【功用主治】 生肌敛疮。主治烧烫伤。

【用法用量】 外用：涂擦。

【选方】 1. 治火烫伤　将猫脂肪煎熬去渣成油，外涂。（《广西药用动物》）

2. 治Ⅰ度、Ⅱ度烧伤　猫油、狗油各等量。每日3～4次涂搽患处。（《内蒙古中草药新医疗法资料选编》）

4672 猫人参 māo rén shēn （《浙江民间常用草药》）

【异名】 猫气藤、痈草、沙梨藤《浙江民间常用草药》，糯米饭藤《全国中草药汇编》。

【基原】 为猕猴桃科猕猴桃属植物对萼猕猴桃的根。

【原植物】 对萼猕猴桃 *Actinidia valvata* Dunn　又名：镊合猕猴桃（《全国中草药汇编》）。

落叶木质藤本。小枝皮孔较显著；髓白色，实心或呈片状。单叶互生；叶柄淡红色，长1.5～2 cm；叶片近膜质，卵形至长方卵形，长5～13 cm，宽2.5～7.5 cm，先端短渐尖至渐尖，基部截圆至阔楔形，边缘有细锯齿，侧脉5～6对。聚伞花序具2～3花或仅1花单生；花单性，雌雄异株或单性花与两性花共存；萼片2～3，卵形至长方卵形；花瓣7～9，白色，近圆形，长1～1.5 cm，宽1～1.2 cm；雄蕊多数；子房瓶状，花柱比子房稍长。浆果成熟时橙黄色，卵球形，先端有尖喙，基部有反折的宿存萼片。花期5～6月，果期7～9月。

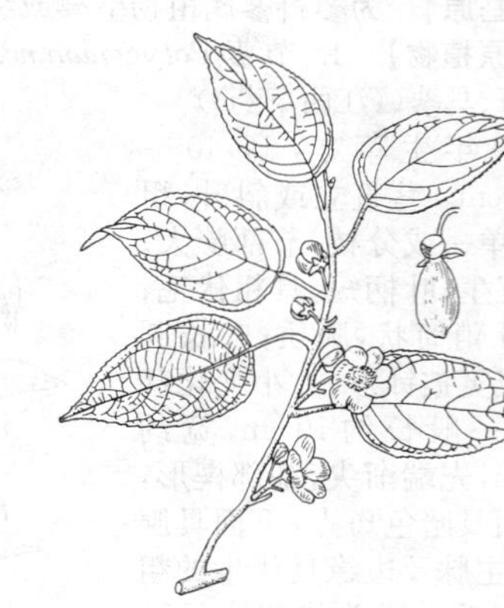

对萼猕猴桃

生于低山区山谷丛林中。分布于浙江、安徽、江西、湖北、湖南等地。

【采收加工】 7～10月采挖，切片或切段，晒干。

【药材】 猫人参 *Radix Actinidiae Valvatae*　产于浙江、安徽、江西、湖南、湖北等地。

性状　根粗长，有少数分枝。商品均已切成段，直径3～5 cm，长1～4 cm，外皮厚0.2～0.5 cm。表面紫褐色，较光滑，栓皮易成片状剥落，脱落处显白色粉霜。质坚硬，切面皮部棕褐色，较平坦，木质部黄白色，有细密小孔（导管），略呈同心环状排列，中央髓细小，直径约0.2 cm，颗粒性。黄白色。气微，味微辛、微苦。

鉴别　取本品粉末5 g，置带塞锥形瓶中，加水50 ml，置水浴（70～80 ℃）温浸2 h（前1 h内时时振摇），滤过。取滤液1 ml，加碘化铋钾试液1～2滴，立即显橙黄色沉淀。改用碘-碘化钾试液，显棕红色沉淀。

【药理】 抗肿瘤、抗突变作用　猫人参乙醇提取试样在Ames系统试验中有抗Trp-P-1致突变活性的作用[1]。猫人参注射液体外对培养的人肝癌细胞株SMMC-7721、小鼠肝癌细胞株H_{22}、大鼠肝癌细胞株CBRH-7919有生长抑制作用[2]。

【药性】 甘、淡，凉。

1.《全国中草药汇编》：“味苦、涩，性凉。”

2.《浙江药用植物志》：“味甘、淡，凉。”

【功用主治】 清热，解毒，利湿，散结。主治夏季热，痈肿疮疖，白带，麻风病。

1.《浙江民间常用草药》：“清热解毒。治痈、疖，白带，脓肿。”

2.《全国中草药汇编》：“治麻风病。亦用于试治癌症。”

3.《浙江药用植物志》：“治上呼吸道感染，夏季热。”

【用法用量】 内服：煎汤，30～60 g。

【选方】 1. 治上呼吸道感染，夏季热，白带　（猫人参）根30 g。水煎服。（《浙江药用植物志》）

2. 治痈，疖　猫人参鲜根45 g，凌霄根9 g。水煎服。

3. 治白带　猫人参鲜根60 g，六月雪15 g，贯众30 g，金灯藤45 g。水煎服。（2、3方出自《浙江民间常用草药》）

【临床报道】 治疗麻风病　每日用猫人参150～200 g，浓煎4 h以上，一次口服。或分别加用苯丙砜、氨苯砜、氨硫脲、麻风宁、大麻风丸等综合治疗。临床治疗麻风病65例，显效21例，有效37例，无效7例。经临床初步观察，猫人参无论单用或综合治疗瘤型及界线类麻风，细菌减少速度均较单用砜类药物治疗为快，其中综合治疗又比单用疗效为高，尤其对于长期麻风反应不能接受砜类药物的患者疗效更好。但结核样型麻风(特别是稳定期结核样型患者)疗效不及瘤型及界线类。因此在临床应用时,必须注意病例的选择[1]。

4673 猫儿屎 māo ér shǐ (《贵州草药》)

【异名】 猫瓜、鸡肠子(《四川常用中草药》),猫屎瓜(《中国高等植物图鉴》),猫屎枫(《湖北植物志》)。

【基原】 为木通科猫儿屎属植物猫儿屎的根或果实。

【原植物】 猫儿屎 *Decaisnea fargesii* Franch. [*D. insignis* Diels] 又名:矮杞树(《中国高等植物图鉴》)。

落叶灌木或小乔木,高 2~7 m。茎直立,坚实,分枝少,树皮灰褐色,枝黄绿色至灰绿色,稍被白粉,枝具明显的纵向棕褐色皮孔,髓部松泡,约占直径的一半。冬芽倒卵形,长 1~2 cm,外面有两枚平滑的鳞片。叶着生于茎顶,互生;奇数羽状复叶,长 60~70 cm;总叶柄长 20 cm,无托叶;小叶 13~25 片,倒卵形至卵状椭圆形,长 6~13 cm,宽 3~6 cm,先端渐尖或尾状渐尖,基部宽楔形或近圆形,偏斜,上面深绿色,无毛,下面淡绿色,微被细柔毛,全缘,中脉在下面凸起,在上面凹陷,侧脉 7~8 对。圆锥花序顶生,杂性异株,萼片 6,两轮排列,长 2~3 cm,淡绿或黄绿色,披针形,花瓣缺;雄花有雄蕊 6,合成单体,药隔角状突出,退化心皮残存;雌花具 6 个不育雄蕊,心皮 3,线状长圆形。蓇葖果,微弯曲,长 5 ~10 cm,幼时绿色或黄绿色,成熟后变蓝紫色,果皮变肉质,具白粉,富含白瓤。种子 30~40,扁平,长圆形,黑色,有光泽。花期 4~7 月,果期 7~10 月。

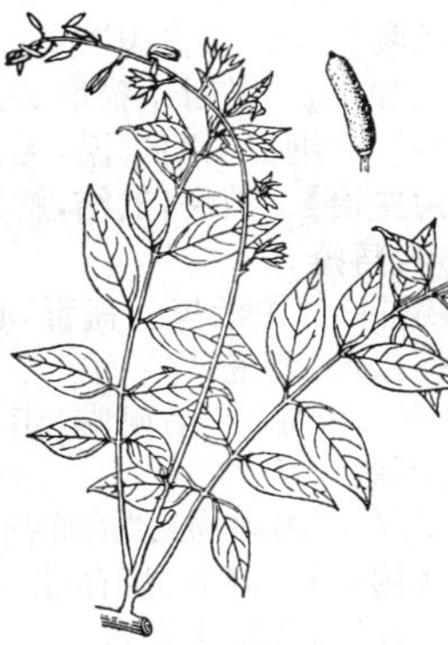

猫儿屎

生于阴坡、灌丛、林下或沟边,性喜阴湿。分布于浙江、安徽、江西、湖北、湖南、广西、四川、贵州、云南、陕西、甘肃等地。

【采收加工】 全年均可采根,晒干;7~9 月采收果实,晒干。

【成分】 含三萜皂苷(decaisosides) A、B、C、D、E[1]、F[2]。

【药性】 甘、辛,平。

1.《贵州草药》:"性平,味甘、辛。"

2.《陕西中草药》:"甘,凉。"

【功用主治】 清肺止咳,祛风除湿。主治肺痨咳嗽,风湿痹痛,肛门湿烂,阴痒。

1.《贵州草药》:"清肺止咳,祛风除湿润燥。治肺痨咳嗽,风湿关节痛。"

2.《陕西中草药》:"清热解毒。治肛门烂,阴痒,疝气。"

【用法用量】 内服:煎汤,15~30 g;或浸酒。外用:煎水洗;或取浓汁搽患处。

【选方】 1. 治肺痨咳嗽 猫儿屎根 30 g,竹林霄 15 g。水煎服。

2. 治风湿关节痛 猫儿屎根、常青藤各 60 g。泡酒服,每日 2 次。(1、2 方出自《四川中药志》1982 年版)

3. 治裂口(皮肤皲裂) 猫儿屎果煨水,取浓汁搽患处。(《贵州草药》)

4674 猫爪草 māo zhǎo cǎo (《中药材手册》)

【异名】 猫爪儿草(《河南中药手册》),三散草(《浙江药用植物志》)。

【基原】 为毛茛科毛茛属植物小毛茛的块根或全草。

【原植物】 小毛茛 *Ranunculus ternatus* Thunb. [*R. zuccarinii* Miq.]

多年生小草本,高 5~20 cm。簇生多数肉质小块根,块根近纺锤形或卵球形,直径 3~5 mm。茎匍散,多分枝,疏生短柔毛,后脱落无毛。基生叶丛生;叶柄长 6~10 cm;叶片形状多变,单叶 3 裂或三出复叶;叶片长 0.5~1.7 cm,宽 0.5~1.5 cm,小叶或一回裂片浅裂或细裂成条形裂片;茎生叶较小,细裂,多无柄。花序具少数花;花两性,单生于茎顶和分枝顶端,直径 1~1.5 cm;萼片 5,椭圆形,外面疏生柔毛;花瓣 5,倒卵形,亮黄色,基部有爪,蜜槽棱形;雄蕊多数;心皮多数,无毛,花柱短。瘦果卵球形,边缘有纵肋,喙长约 0.5 mm。花期 3~5 月,果期 4~8 月。

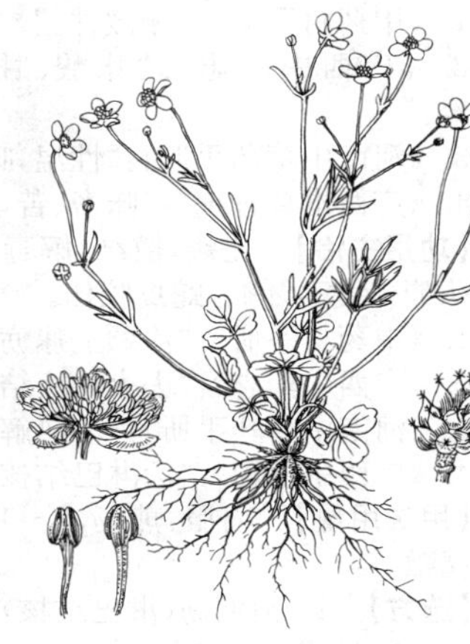

小毛茛

生于平原湿草地、田边荒地或山坡草丛中,在海拔 1 000 m 以上的中山山地亦可见生长。分布于江苏、浙江、安徽、福建、江西、河南、湖北、湖南、广西、台湾。

【栽培】 生物学特性 喜温暖湿润气候。生于丘陵、旱坡、田埂、路旁、荒地阴湿处,适应性强。对土壤要求不严,宜肥沃的腐殖质壤土栽培。

繁殖方法 种子或分根繁殖。种子繁殖:于 4~5 月果实成熟时采种,随采随播或将种子层积贮藏到第 2 年春播。条播行距 30 cm,覆薄土。分根繁殖:春季将挖出的较小的块根作种栽,按行株距 30 cm×30 cm 穴栽。

田间管理 猫爪草因根系浅,不采用锄草,而需拔草,经常保持土壤潮湿,生长期注意浇水,在苗期要追肥 2 次。

【采收加工】 栽种 2~3 年后,于秋末或早春采挖,晒干。

【药材】 猫爪草 *Radix Ranunculi Ternati* 主产于长江中下游各地,北达河南南部,南达广西北部。

性状 块根纺锤形,多 5~6 个簇生,形似猫爪,长 3~10 mm,直径 2~3 mm,顶端有黄褐色残茎或茎痕。表面黄褐色或灰黄色,久存色泽变深,微有纵皱纹,并有点状须根痕和残留须根。质坚实,断面类白色或黄白色,空心或实心,粉性。气微,味微甘。

鉴别 块根横切面:表皮细胞切向延长,黄棕色,有的分化为表皮毛,壁微木化。皮层为 20~30 列细胞,壁稍厚,有纹孔;内皮层明显。中柱小,中柱鞘为 1~2 列薄壁细胞;木质部、韧皮部各 2 束,间隔排列。薄壁细胞中充满淀粉粒。

【成分】 全草中含内酯类成分:小毛茛内酯(ternatolide)[1];含甾醇类:谷甾醇(sitosterol),谷甾醇吡喃葡萄糖苷(sitosterol glucopyranoside)[1],豆甾醇(stigmasterol)[2]。含脂肪酸成分:十六碳烷酸(hexadecanoic acid),花生酸(eicosanoic acid),5-羟基-3-甲氧基-苯甲醛(5-hydroay-3-methoxy-benzaldehyde),nonacosanol 等[2]。

【药理】 1. 抗肿瘤作用 猫爪草乙醇提取物体外在 L_{929} 细胞结合肉瘤 S_{180} 细胞的筛选模型中有诱生肿瘤坏死因子的作用,其有效成分为软脂酸[1]。

2. 抗结核作用 猫爪草中的小毛茛内酯减少耐药结核患者周围血淋巴细胞内结核休眠菌小热休克蛋白基因的表达,激活休眠菌的同时增加周围血淋巴细胞内颗粒裂解肽 mRNA 的表达,增强机体细胞毒性淋巴细胞杀菌能力,达到抗耐药的作用[2]。

【药性】 辛、甘,温。归肝、肺经。

1.《中药材手册》:"味微甘。"

2.《广西中药志》:"味酸、甘,性平,无毒。入肝、肺二经。"

3.《河南中草药手册》:"性温,味辛。"

4.《广西本草选编》:"味辛、苦,性平,有小毒。"

【功用主治】 化痰,散结,解毒。主治瘰疬,结核,疔疮,偏头痛,疟疾,牙痛,蛇虫咬伤。

1.《中药材手册》:"治颈上瘰疬结核。"

2.《广西中药志》:"去火化痰结。治痰火瘰疬。"

3.《河南中草药手册》:"清热解毒,消肿,截疟,治瘰疬。"

4.《广西中草药》:"治淋巴结核,淋巴结炎,咽喉炎。"

【用法用量】 内服:煎汤,9～15 g。外用:研末敷,或鲜品捣敷。

【选方】 1. 治瘰疬(淋巴结核) ①猫爪草、夏枯草各适量,水煮,过滤取汁,再熬成膏,贴患处。②猫爪草 120 g,加水煮沸后,改用文火煎 30 min,过滤取汁,加黄酒或江米甜酒(忌用白酒)为引,分 4 次服。第二日,用上法将原药再煎,不加黄酒服。2 d 1 剂,连服 4 剂。间隔 3～5 d 再续服。

2. 治肺结核 猫爪草 60 g。水煎,分 2 次服。(1、2 方出自《河南中草药手册》)

3. 治疔疮疖肿 猫爪草 45 g,煎水头汁分次内服,药渣捣绒,加小金片 8 片,明矾 0.5 g,研细拌匀,分 2 次外敷患处。〔《浙江中医杂志》1989,24(6):275〕

4. 治偏头痛 小毛茛鲜根适量,食盐少许,同捣烂,敷于患侧太阳穴。敷法:将铜钱 1 个,或用硬壳纸剪成铜钱形亦可,隔住好肉,将药放钱孔上,外用布条扎护,敷至微感灼痛(1～2 h)即取下,敷药处可起小泡,不必挑破,待其自消。

5. 治疟疾 如偏头痛方,外敷桡骨动脉处,或左或右一侧即可。

6. 治火眼暴痛生翳 小毛茛鲜叶 1 片,加食盐少许,捣烂,取绿豆大 1 团,敷在耳背上对眼角处,左眼敷右耳,右眼敷左耳,在暴痛时敷之。

7. 治牙痛 ①用小毛茛鲜草适量,加食盐少许,照上法敷经渠穴,左边牙痛敷右手,右边牙痛敷左手。②鲜根少许捣烂,敷痛处,流去热涎(药汁不可吞服)。敷至不可忍受时即可取出,停数分钟再敷。(4～7 方出自江西《草药手册》)

8. 治男子乳房发育 猫爪草、生麦芽各 50 g。煎水代茶饮,每日 1 剂。〔《浙江中医杂志》1989,24(6):275〕

9. 治恶性淋巴瘤、甲状腺肿瘤和乳腺肿瘤 猫爪草、蛇莓、牡蛎各 30 g,夏枯草 9 g。水煎服,日 1 剂。(《抗癌本草》)

【临床报道】 1. 治疗颈淋巴结核 猫爪蜈蚣散(猫爪草 10 g,蜈蚣 1 条,研末混合为一次量),每日服 1 次,早晨空腹服,儿童减半,开水送下。治疗 210 例,全获痊愈。平均疗程为 30～40 d,最长 90 d,最短 20 d[1]。

2. 治疗急慢性咽炎 猫爪草 5 g,麦冬 10 g。用开水浸泡当茶饮,每日 1 剂,10 d 为 1 个疗程。治疗 34 例,显效 20 例,有效 12 例,无效 2 例。总有效率 94.1%[2]。

4675 猫头骨 māo tóu gǔ (《纲目》)

【基原】 为猫科猫属动物家猫 *Felis ocreata domestica* Brisson 的头或头骨。

【原动物】 参见"猫肉"条。

【采收加工】 随时杀猫取头或头骨,晒干。

【药性】 《纲目》:"甘,温,无毒。"

【功用主治】 消痰,散结,解毒。主治心腹疼痛,瘰疬,痈疽,牙疳,痔疮。

1.《纲目》:"主治鬼疰蛊毒,心腹痛,杀虫治疳,及痘疮变黑,瘰疬鼠瘘,恶疮。"

2.《本草求原》:"治齁喘,走马牙疳,对口疮,小儿阴疮,鼠咬疮不收口。"

3.《山东药用动物》:"治痈疽,痔疾,冻疮。"

【用法用量】 内服:烧存性,研末酒冲,每次 6～9 g;或入丸、散。外用:烧灰末调敷。

【选方】 1. 治心下鳖瘕 黑猫头一枚。烧灰,酒服方寸匕,日三。

2. 治走马牙疳 黑猫头烧灰,酒服方寸匕。(1、2 方出自《纲目》引《寿域神方》)

3. 治鼠瘘 猫脑骨(炙黄)、莽草各等分。上件药,捣细罗为散。敷疮,日两度换之。(《圣惠方》)

4. 治瘰疬 ①猫头骨一个(烧灰),麝香一钱。为极细末。清油调敷。(《外科理例》) ②猫头骨一个(酥炙),蝙蝠一个(以朱砂三钱填入腹内,瓦上炙焦),南星、白矾各一两。上为末,用黄蜡熔化和丸,绿豆大。每服三十丸,临卧米饮下。(《疡科选粹》猫头丸)

5. 收敛痈疽 猫头一个,煅研。鸡子十个煮熟,去白,以黄煎出油,入白蜡少许,调灰敷之,外以膏护住。(《纲目》引《医方摘要》)

4676 猫皮毛 māo pí máo (《纲目》)

【基原】 为猫科猫属动物家猫 *Felis ocreata domestica* Brisson 的皮毛。

【原动物】 参见"猫肉"条。

【采收加工】 冬季捕捉,杀死后,剥取皮,晾干。

【功用主治】 解毒,散结,敛疮。主治瘰疬,痈疽溃烂。

1.《纲目》:"治瘰疬诸瘘,痈疽溃烂。"

2.《本草求原》:"治诸疮溃烂及鼠咬,鬼舐头疮。"

【用法用量】 外用:烧灰调敷。

【选方】 1. 治瘰疬 先以石菖蒲烂研罨患处,微破,却以猫狸皮连毛烧灰,香油调敷。(《证治要诀类方》)

2. 治乳痈溃烂内见者 猫儿腹下毛,坩埚内煅存性,入轻粉少许,油调封之。(《纲目》引《济生秘览》)

3. 治鬼舐头(即油风) 猫儿毛灰,膏和敷之。(《千金方》)

4. 治鼠咬毒 猫毛烧存性,入麝香少许,香油调敷伤处。

(《景岳全书》)

4677 **猫须草** māo xū cǎo (广州部队《常用中草药手册》)

【异名】 猫须公(广州部队《常用中草药手册》),肾菜(《福建药物志》)。

【基原】 为唇形科肾茶属植物肾茶的全草。

【原植物】 肾茶 *Clerodendranthus spicatus* (Thunb.) C. Y. Wu ex H. W. Li [*Clerodendron spicatus* Thunb.]

多年生草本,高 1~1.5 m。茎直立,四棱形,被倒向短柔毛。叶对生;叶柄长 0.4~3 cm,被短柔毛;叶片卵形、菱状卵形或卵状椭圆形,长 2~8.5 cm,宽 1~5 cm,先端渐尖,基部宽楔形或下延至叶柄,边缘在基部以上具粗牙齿或疏圆齿,齿端具小突尖,两面被短柔毛及腺点。轮伞花序具 6 朵花,在主茎和侧枝顶端组成间断的总状花序,长 8~12 cm;苞片圆卵形,长约 3.5 mm,先端骤尖,下面密被短柔毛,边缘具缘毛;花萼钟形,花后增大,上唇大,圆形,下唇具 4 齿,齿三角形,先端具芒尖,边缘均具短缘毛;花冠浅紫色或白色,外面被微柔毛,上唇具腺点,花冠筒极狭,长 9~19 mm,直径约 1 mm,上唇大,外反,3 裂,先端微缺,下唇直伸,长圆形,微凹;雄蕊 4,极度超出花冠筒外 2~4 cm,前对略长,花药小;子房 4 裂,花柱长长地伸出,柱头 2 浅裂;花盘前方呈指状膨大。小坚果卵形,深褐色,具皱纹。花期 5~11 月,果期 6~12 月。

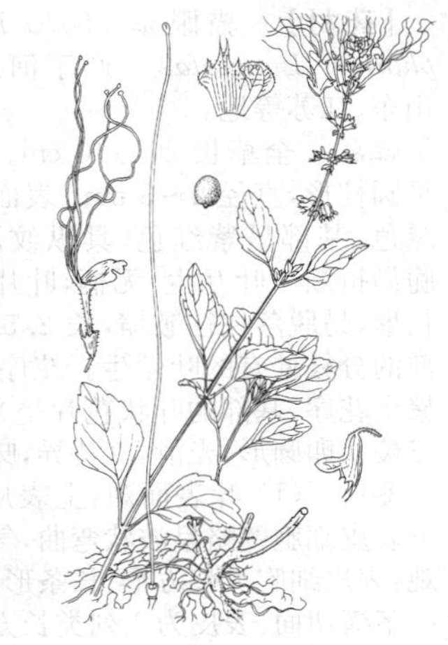

肾 茶

生于海拔 700~1 000 m 的林下潮湿处或草地上,更多的为栽培。分布于福建、广西、海南、云南、台湾等地。

【栽培】 生物学特性 喜高温多湿环境,怕寒、怕旱,忌积水,耐肥。年平均气温 18~24 ℃的地区,生长正常,平均气温 25~30 ℃的高温多雨月份生长迅速旺盛,月平均气温 17 ℃以下时生长停止,气温低于 4 ℃时,叶红、枯萎、死亡。宜选土层深厚、富含有机质的砂壤或壤土,且具有适当荫蔽的环境栽培为好。

繁殖方法 用扦插繁殖或分株繁殖。扦插繁殖:适宜的扦插时间,北方 7~8 月;南方四季均可,以 3~4 月份为好。插条长 10 cm,每截段保留 2~3 节,插穗宜随剪随插,行距 15~20 cm,株距 5~7 cm,插后保持荫蔽、湿润,约 2 星期内生根,存活后 15 d 左右可移栽,行株距 30 cm 左右为宜。分株繁殖:在生长旺季到来之前进行,分株取苗(包括下垂触地生根的老枝)直接移栽。

田间管理 移栽后注意保湿,生长期适时除草、松土和追肥,肥料以腐熟厩肥或人畜粪尿等有机肥为好。

【采收加工】 在高温高湿地区,肾茶终年生长,尤以 4~10 月生长旺盛。一般每年可采收 2~3 次,管理得好,可收 4 次,每次在现蕾开花前采收为佳,宜选晴天,割下茎叶,晒至七成干后,于清晨捆扎成把(防止叶片脱落,再曝晒至全干即可)。

【药材】 猫须草 *Herba Clerodendranthi Spicati* 产于广东、海南、广西、云南、台湾等地。

性状 全草长 30~70 cm 或更长。茎枝呈方柱形,节稍膨大;老茎表面灰棕色或灰褐色,有纵皱纹或纵沟,断面木质,周围黄白色,中央髓部白色;嫩枝对生,紫褐色或紫红色,被短小柔毛。叶对生,皱缩,易破碎,完整者展平后呈卵形或卵状披针形,长 2~5 cm,宽 1~3 cm,先端尖,基部楔形,中部以上的叶片边缘有锯齿,叶脉紫褐色,两面呈黄绿色或暗绿色,均有小柔毛;叶柄长约 2 cm。轮伞花序每轮有 6 花,多已脱落。气微,茎味淡,叶味微苦。

鉴别 茎横切面:茎四棱形,表皮细胞 1 列,被有多种类型毛茸。皮层薄壁细胞 5~10 列,于棱角处有厚角细胞 3~6 列。中柱鞘纤维木化,3~10 个一群,断续成环。韧皮部薄壁细胞小而略皱缩。形成层明显。木质部导管单个,少数 2~3 个相聚,径向散列,木薄壁细胞、木纤维均呈方形或多角形,木射线宽 1~2 细胞。髓部薄壁细胞具壁孔。

叶横切面:上、下表皮均有毛茸,下表皮具气孔。栅栏组织细胞 1 列,海绵组织细胞 4~6 列,排列疏松。主脉处表皮内侧均有厚角组织,维管束外韧型。

【成分】 全草含三萜类,甾醇类,黄酮类,挥发油及其他成分。三萜类成分:α-香树脂醇(α-amyrin),熊果酸(ursolic acid)。甾醇类:β-谷甾醇(β-sitosterol),胡萝卜苷(daucosterol)。黄酮类成分:三裂鼠尾草素(salvigenin),6-甲氧基芫花素(6-methoxygenkwanin)[1],5,3′-二羟基-6,7,4′-三甲氧基黄酮(eupatorin),甜橙素(sinensetin),3′-羟基-5,6,7,4′-四甲氧基黄酮(3′-hydroxy-5,6,7,4′-tetramethoxyflavone)[1,2],高山黄芩素四甲醚(scutellareintetramethylether)[3],异甜橙素(isosinensetin),5-羟基-6,7,3′,4′-四甲氧基黄酮醇(5-hydroxy-6,7,3′,4′-tetramethoxyflavonol),5,6,7,4′-四甲氧基黄酮(5,6,7,4′-tetramethoxyflavone)[4]等。挥发油类成分:柠檬烯(limonene),龙脑(borneol),麝香草酚(thymol)。此外还含酒石酸(tartaric acid),葡萄糖,果糖,戊糖,葡萄糖醛酸,羟基乙酸,皂苷和无机盐[2]等。

【药理】 1. 对泌尿系统的作用 猫须草(肾茶)液拌饲给予大鼠,增加肾脏重量,降低尿素氮和血肌酐,促进肾脏排泄[1]。肾茶水提液灌胃,对小鼠有利尿作用;十二指肠给药,增加家兔输尿管动作电位的频率与幅度[2]。肾茶水提物口服对正常大鼠有利尿作用,但对尿液 pH 无影响[3]。肾茶煎剂抑制血清或脂多糖刺激的原代培养的大鼠肾小球系膜细胞增殖,抑制脂多糖诱导的系膜细胞分泌 IL-1β[4]。肾茶水提液灌胃对慢性肾功能衰竭大鼠能降低血清尿素氮、中分子物质和肌酐,改善贫血症状,增加内生肌酐清除率及尿肌酐的排泄;减轻肾小管组织细胞病变,减少肾小球结构破坏,增加完整肾小球数目[5,6]。猫须草地上部分的水提物、甲醇提取物抑制 ^{125}I-TGF-β_1 结合到 BalC3T3 细胞上的受体。其中的熊果酸和齐墩果酸也有效。猫须草对泌尿系统的作用可能与此有关[7]。

2. 其他作用 肾茶水提液灌胃,缩短小鼠断尾法出血时间[2]。肾茶水提物口服抑制小鼠巴豆油所致的耳肿胀;水提物体外对金黄色葡萄球菌、大肠杆菌和铜绿假单胞菌有抑制作用[3]。低、中剂量肾茶提取液灌胃增强小鼠腹腔巨噬细胞吞噬功能、ConA 诱导的脾淋巴细胞增殖反应及 NK 细胞活性,增加溶血空斑形成细胞(PFC)数目。但高剂量肾茶却无此作用。肾茶对脾脏指数、胸腺指数无影响[8]。猫须草中的高山黄芩素四甲醚等在体外试验中对艾氏腹水癌细胞生长有剂量依赖性抑制作用[9]。

【药性】 甘、微苦，凉。

1. 广州部队《常用中草药手册》："甘、淡、微苦，凉。"

2.《海南岛常用中草药手册》："甘，淡，平。"

【功用主治】 清热，利尿，排石。主治急慢性肾炎，膀胱炎，尿路结石，胆结石，风湿性关节炎。

1. 广州部队《常用中草药手册》："清热去湿，排石利尿。主治急慢性肾炎，膀胱炎，尿路结石，风湿性关节炎。"

2.《福建药物志》："主治胆囊炎。"

【用法用量】 内服：煎汤，30～60 g。

【选方】 1. 治肾炎，膀胱炎　肾菜 60 g，一点红、紫茉莉根各 30 g。水煎服。

2. 治尿道结石　肾菜、石韦（或荠菜）各 30 g，茅莓根 90 g，葡萄 60 g。水煎服。（1、2 方出自《福建药物志》）

【临床报道】 治疗尿路结石　用猫须草全草（干品）60 g，水煎服，每日 1 剂，连续服用 2～3 个月。共系统观察 35 例，其中肾结石 13 例，输尿管结石 21 例，膀胱结石 1 例。结果：9 例排出结石；2 例有明显排石感觉，经 X 线片复查证实，结石阴影消失；1 例自觉症状消失，X 线片结石阴影消失，2 例输尿管上段结石下行至输尿管膀胱段及膀胱内[1]。

4678 猫胞衣 māo bāo yī（《纲目》）

【异名】 猫胞（《本经逢原》）。

【基原】 为猫科猫属动物家猫 *Felis ocreata domestica* Brisson 的胎盘。

【原动物】 参见"猫肉"条。

【采收加工】 雌猫产仔时收集，烘干。

【药性】 甘，温。归脾、胃经。

1.《本草从新》："甘、酸，温。"

2.《本草再新》："味甘，性温，无毒。入肝、脾、胃三经。"

3.《本草撮要》："入手、足太阴经。"

【功用主治】 和胃止呕。主治噎膈反胃，呕吐不食。

1.《纲目》："治反胃吐食。"

2.《药性考》："止吐。"

3.《纲目拾遗》："治噎膈，胃脘痛。"

【用法用量】 内服：煮食，适量；或焙干研末冲，每次 6～9 g。

【选方】 1. 治反胃吐食　猫胞衣烧灰，入朱砂末少许，压舌下。（《纲目》引《杨氏经验方》）

2. 治反胃　①猫胞衣三个。好酒洗，同猪肉四两，淡煮熟服之。（《凤联堂经验方》）②猫胞衣一具。炙脆为末。每服二钱，加麝香五厘，酒下。（《医方一盘珠》）

3. 治反胃，噎膈食不下　猫胞一个（酒洗），胡桃膈十片。俱煅研为末。丁香汤调下。（《医级》猫胞散）

4679 猫眼草 māo yǎn cǎo（《河北中药手册》）

【异名】 猫儿眼（《中国药用植物图鉴》），打碗花、打碗棵（《河北中药手册》）。

【基原】 为大戟科大戟属植物猫眼草的全草。

【原植物】 猫眼草 *Euphorbia lunulata* Bunge　又名：耳叶大戟（《东北植物检索表》），华北大戟（《秦岭植物志》）。

多年生草本，高达 40 cm。茎通常分枝，基部坚硬。下部叶鳞片状，早落；中上部叶狭条状披针形，长 2～5 cm，宽 2～3 mm，先端钝或具短尖，两面无毛。杯状聚伞花序顶生者通常有 4～9 伞梗，基部有轮生叶与茎上部叶同形；腋生者具伞梗 1；每伞梗再 2～3 分叉，各有扇状半圆形或三角状心形苞叶 1 对；总苞杯状，先端 4 裂，腺体 4，新月形，黄褐色，两端有短角；雄蕊 1；子房 3 室，花柱 3，分离，柱头 2 浅裂。蒴果扁球形，无毛；种子长圆形，光滑，一边有纵沟，无网纹及斑点。花期 4～6 月，果期 6～8 月。

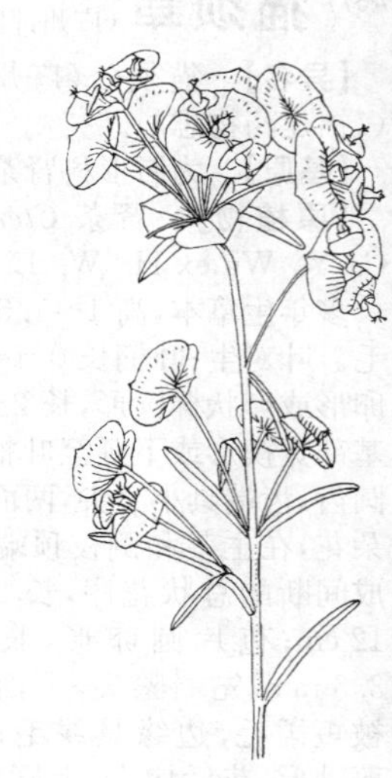

猫眼草

生于山坡、山谷或河岸向阳处。分布于东北及河北、内蒙古、江苏、山东、陕西等地。

【采收加工】 5～7 月采割地上部分，晒干。

【药材】 猫眼草 *Herba Euphorbiae Lunulatae*　产于河北、山东、江苏等地。

性状　全草长 20～40 cm。茎呈圆柱形，直径 2～3 mm；表面黄绿色，基部呈紫红色，具纵纹；质脆易折断。叶互生，无柄，叶片狭长形，易脱落往往皱缩，长 2.5～5 cm，宽 2～3 mm。茎上部的分枝处有的叶轮生。花序顶生或生于上部叶腋，多歧聚伞花序，基部的叶状苞片呈半月形至三角状肾形。蒴果三棱状卵圆形，光滑，气特异，味淡。

鉴别　(1) 叶表面观：上表皮细胞壁较平直，未见气孔；下表皮细胞壁略呈波状弯曲，气孔多数，不定式。茎的表面观：表皮细胞类长方形、长条形，纵向延长，气孔多数。

茎横切面：表皮为 1 列类长方形细胞，纵向延长。皮层细胞大小不一，卵圆形、长方形，切向延长；中柱鞘纤维束排列呈 1 轮，于韧皮部外侧，每个纤维群由 10 余个至 20 多个纤维组成；木质部由导管、木薄壁细胞、木纤维组成，导管较大而稀少；木射线细胞 1～3 列，狭长而小。髓部薄壁细胞圆形；中央全为空隙。

(2) 取本品 1 g，加乙醇 10 ml，在水浴上煮沸。滤过，取滤液 1 ml 置试管中，滴加三氯化铁试剂，振摇后溶液呈污绿色（检查酚性物质）。

(3) 取滤液 1 ml，加镁粉少许，振摇后滴加数滴浓盐酸，溶液呈樱红色（检查黄酮）。

【成分】 地上部分含黄酮类成分：山柰酚（kaempferol），槲皮素（quercetin），槲皮苷（quercitrin），山柰酚-3-L-鼠李糖苷（kaempferol-3-L-rhamnoside），6，7-二羟基香豆素（6，7-dihydroxycoumarin）[1]。种子含猫眼草素（maoyancaosu）[2，3]。

【药理】 1. 止咳作用　猫眼草黄酮苷水溶液给小鼠腹腔注射有不同程度的止咳作用[1]。猫眼草酒浸膏、总黄酮腹腔注射，延长小鼠咳嗽所需喷氨雾时间；总黄酮所含的山柰酚、槲皮素均使之延长[2]。

2. 祛痰作用　小鼠酚红法表明黄酮苷腹腔注射有祛痰作用[1]。口服总黄酮可使小鼠气管抽洗酚红浓度升高；大鼠毛细血管法表明总黄酮中的山柰酚、槲皮素及其相应的苷均有一定的祛痰作用[2]。

3. 平喘作用　猫眼草酒浸膏、总黄酮腹腔注射抑制组胺喷雾引起的豚鼠抽搐反应[2]。

毒性　小鼠口服猫眼草总黄酮的半数致死量为 1.25±0.05 g/kg，亚急性毒性实验中，犬每日口服 125 mg/kg，连续4星期,对体重、血象、肝功能、肾功能等无明显变化[2]。

【药性】 苦,微寒,有毒。

1.《山东中草药手册》:"苦,微寒。"

2.《内蒙古中草药》:"苦,寒。有毒。"

【功用主治】 镇咳,祛痰,平喘,拔毒,逐水。主治痰饮咳喘,水肿,瘰疬,疥癣,无名肿毒。

1.《山东中草药手册》:"逐水,解毒散结。"

2.《内蒙古中草药》:"利尿消肿,化痰散结,杀虫止痒。主治水肿,二便不通,痰饮咳嗽,疥癣,肿毒。"

3.《全国中草药汇编》:"拔毒止痒。外用治颈淋巴结核,疮癣瘙痒。"

4.《秦岭巴山天然药物志》:"镇咳祛痰,平喘。"

【用法用量】 外用:熬膏外敷;或研末调敷。内服:煎汤,3~9 g;或入丸剂。

【宜忌】 本品有毒,内服宜慎。

【选方】 1. 治慢性气管炎 ①猫眼草(去根)、葶苈子、沙参各等分。共为细末,压成0.5 g片剂。每次服4片,每日3次。10 d为1个疗程。疗程之间停药7~10 d。 ②猫眼草、白头翁各4份,炒杏仁(去皮、尖)、麻黄各1份。共为细末,水泛为丸,如绿豆大。每次服3 g(30粒),每日3次。10 d为1个疗程。病程之间停药7~10 d。(《全国中草药汇编》)

2. 治久喘咳,浮肿,以气虚者为宜 猫眼草9 g,杏仁6 g,半夏6 g,茯苓12 g,桂枝3 g。水煎服。(《天津中草药》)

3. 治下肢水肿 猫眼草15 g,鸡子2枚。加水同煮,去汤,吃鸡子,每日1次。(《山东中草药手册》)

4. 治颈淋巴结结核已破成管 猫眼草煎熬成膏。适量外敷患处。(《河北中药手册》)

5. 治无名肿毒 猫眼草适量熬成膏,摊布上贴患处。(《天津中草药》)

4680 猫脚印 māo jiǎo yìn (《云南中草药》)

【异名】 汉荭鱼腥草(《植物名实图考》),水药、狗脚血竭、野麻、白花地丁(《云南中草药》),凤尾小贯众(《云南中药志》)。

【基原】 牻牛儿苗科老鹳草属植物纤细老鹳草的全草。

【原植物】 纤细老鹳草 *Geranium robertianum* L.

一年生草本,植株瘦弱,高25~40 cm。根多数,粗铁丝状,多汁。茎直立,多分枝,略有白色柔毛。叶对生,五角状圆形,长宽各4~7 cm,3~5全裂,裂片卵形,羽状深裂,中全裂片有长柄,侧全裂片有短柄,均细裂,小裂片约3对,长圆形,凸尖头;叶柄长为叶片长的2~4倍,上部叶有短柄。花序柄远较叶为长,顶生2花;萼片披针形,被长白毛,有3脉,中间一脉隆起;花瓣红紫色,较萼片长2倍。蒴果长1.8~2.5 cm。花果期5~10月。

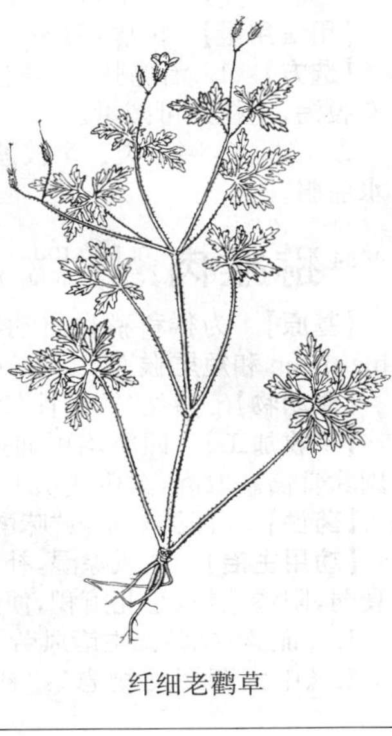

纤细老鹳草

生于海拔1 000~3 100 m的山坡荒地或疏林下。分布于湖北、四川、贵州、云南、台湾。

【采收加工】 5~10月采收全草,鲜用或晒干。

【药理】 抗病毒作用 猫脚印沸乙醇提取物对猴细胞中培养的疱疹性口炎病毒有抑制作用[1]。

【药性】 苦、微辛,平。

1.《云南草药》:"苦、微涩,平。"

2.《云南中药志》:"苦、微辛。"

【功用主治】 祛风除湿,散瘀消肿。主治风湿痹痛,扭挫损伤,疮疖痈肿,麻疹。

1.《云南中草药》:"祛风除湿,解毒。"

2.《云南中药志》:"用于风湿痹痛,疮疖,瘀肿,麻疹,子宫脱垂。"

【用法用量】 内服:煎汤,9~15 g;或泡酒。外用:鲜品捣烂敷。

4681 猫儿眼睛 māo ér yǎn jīng (《四川常用中草药》)

【异名】 野荞子(《四川常用中草药》),野荞麦草(《贵州中草药名录》),头状蓼(《长白山植物药志》)。

【基原】 为蓼科蓼属植物尼泊尔蓼的全草。

【原植物】 尼泊尔蓼 *Polygonum nepalense* Meissn. [*P. alatum* Buch. -Ham. ex D. Don]

一年生草本,高30~50 cm。自茎基部分枝,茎细弱,直立或平卧,节处略膨大,有纵棱槽。单叶互生;下部叶有柄,上部叶近无柄,抱茎;托叶鞘筒状,膜质,先端偏斜;叶片卵形或三角状卵形,长3~5 cm,宽1~3 cm,先端渐尖,基部截形或圆形,全缘,沿叶柄下延呈翅状或耳垂状,下面密生黄色腺点。头状花序成球形,顶生或腋生,花序梗上部有腺毛;总苞卵状披针形;花白色或淡红色;密集;花被常4裂;雄蕊5~6;子房椭圆形,花柱2,下部合生,柱头头状。瘦果扁卵圆形,两面凸出,黑褐色,密生小点,无光泽,包于宿存的花被内。花期5~8月,果期9~11月。

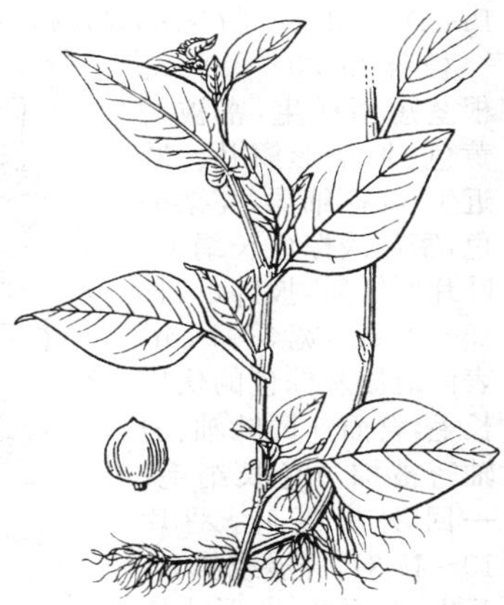

尼泊尔蓼

生于山区土壤深厚湿润、阳光充足的沟边及路旁。分布于华北、东北、华东、中南、西南、西北及西藏等地。

【采收加工】 7~9月采收,晾干。

【成分】 尼泊尔蓼全草含黄酮类成分:5,4′-二甲氧基-6,7-亚甲二氧基黄烷酮(5,4′-dimethoxy-6,7-methylenedioxyflavanone),5,6,7,4′-四甲氧基黄烷酮(5,6,7,4′-tetramethoxyflavanone),5,6,7,2′,3′,4′,5′-七甲氧基黄烷酮(5,6,7,2′,3′,4′,5′-heptamethoxyflavanone)[1],3′,4′,6′,2″,3″,4″,5″-七甲氧基-1,3-二酮基查耳酮(3′,4′,6′,2″,3″,4″,5″-heptamethoxy-1,3-diketo chalcone),槲皮素3-O-鼠李二糖苷(quercetin-3-O-rhamnobioside),金丝桃苷(hyperoside),木犀草素-6-C-葡

萄糖苷(luteolin-6-C-glucoside)。又含β-谷甾醇葡萄糖苷(β-sitosterol glucoside)[2]。另含β-谷甾醇(β-sitosterol),蒲公英赛酮(taraxerone)[1]。

【药理】 解痉作用　本品乙醇可溶解部分有解痉作用,以正己烷、氯仿进一步分离后发现,其有效成分可能为黄酮类[1]。

【药性】 苦,寒。

1.《四川常用中草药》:"性平,味酸、涩。"

2.《长白山植物药志》:"酸、苦,寒。"

【功用主治】 清热解毒,除湿通络。主治咽喉肿痛,目赤,牙龈肿痛,赤白痢疾,风湿痹痛。

1.《四川常用中草药》:"能收敛固肠。治红白痢疾,大便失常,关节痛。"

2.《长白山植物药志》:"清热解毒。主治喉痛,目赤,牙龈肿痛。"

【用法用量】 内服:煎汤,9～15 g。

4682 猫耳朵草 māo ěr duǒ cǎo (《昆明药用植物调查》)

【异名】 土知母、龙头凤尾、毛茇蕨(《昆明民间常用草药》),象牙七、联公七(《云南药用植物名录》)。

【基原】 为裸子蕨科金毛裸蕨属植物金毛裸蕨的根茎或全草。

【原植物】 金毛裸蕨 *Gymnopteris vestita* (Wall. ex Presl) Underw. [*Grammitis vestita* Wall.]

植株高 30～40 cm。根茎短而横生,密被锈黄色、长钻形鳞片。叶近生;叶柄细弱,亮栗褐色,密被淡棕色长绢毛;叶片厚纸质,披针形,长15～20 cm,宽3～7 cm,表面疏被灰棕色的伏生长毛,背面连同叶轴、羽轴密被棕黄色长绢毛;一回羽状复叶,羽片10～17对,开展或斜上,互生,有短柄,卵形或长卵形,钝头,基部圆形或微凹呈心形,宽1.2～2 cm,全缘;侧脉多回分叉,小脉分离,有时在近叶边处连接成斜上网眼。孢子囊群沿侧脉着生,隐藏于柔毛之中。

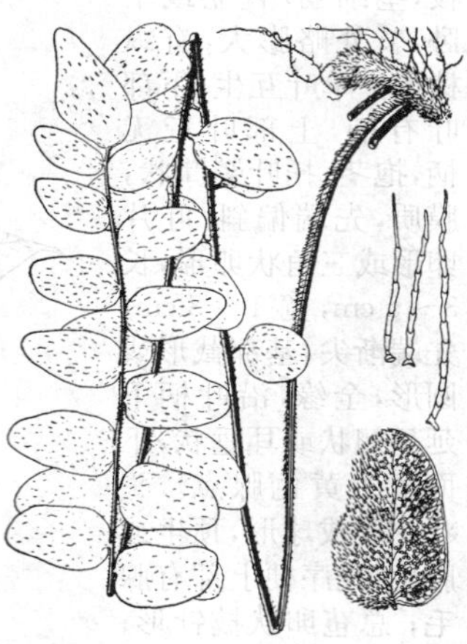

金毛裸蕨

生于海拔 800～3 900 m 的岩壁或灌木丛中岩石上。分布于河北、山西、四川、云南、西藏、台湾。

【采收加工】 全年或夏、秋季采收,鲜用或晒干。

【药性】 《全国中草药汇编》:"根状茎:辛、微苦,凉。"

【功用主治】 清热,止痛。主治伤寒高热,关节疼痛,胃痛。

1.《全国中草药汇编》:"根状茎:消炎,退热。主治伤寒高热。"

2.《中国药用孢子植物》:"全草治胃气痛。"

3.《中国中药资源志要》:"用于关节痛。"

【用法用量】 内服:煎汤,3～9 g。

4683 兜冠黄芩 dōu guān huáng qín (《新疆中草药》)

【异名】 半枝莲。

【基原】 为唇形科黄芩属植物盔状黄芩的全草。

【原植物】 盔状黄芩 *Scutellaria galericulata* L.

多年生草本。根茎匍匐;茎直立,高 35～40 cm,中部以上多分枝,下部常无叶。叶对生;叶柄长 2～7 mm,腹凹背凸,背面密被短柔毛;叶片长圆状披针形,长1.5～6 cm,宽0.8～3 cm,自茎下向上渐变小,先端锐尖,基部浅心形,边缘具圆齿状锯齿,上面绿色,疏被短柔毛,下面淡绿色,密被短柔毛,侧脉约4对。花单生于茎中部以上叶腋内,一侧着生;花梗密被下曲短柔毛,近基部有一对线形的小苞片;花萼长约3.5 mm,盾片着生在萼筒中部稍下方,果时盾片直伸;花冠紫色,紫蓝至蓝色,长约1.8 cm,冠筒基部微囊状,向上渐增大,冠檐二唇形,上唇半圆形,盔状,内凹,先端微缺,下唇中裂片三角状卵圆形;雄蕊4,均内藏,前对较长,具能育半药,后对较短,具全药;花柱细长,先端锐尖,微裂;子房4裂,裂片等大。小坚果黄色,三棱状卵圆形,具小瘤突,腹面中央具果脐。花期6～7月,果期7～8月。

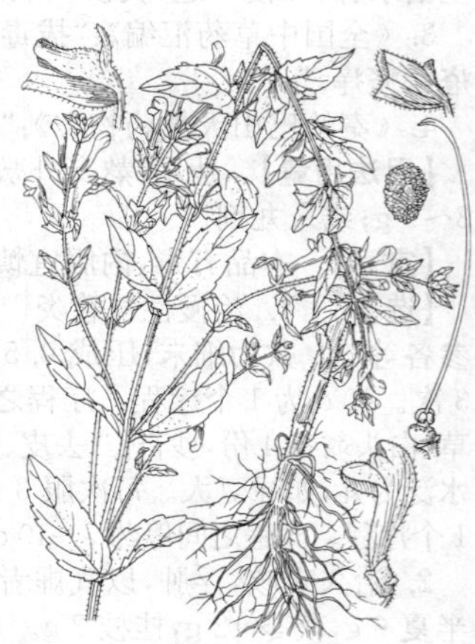

盔状黄芩

生于水沟旁冲积地上。分布于内蒙古、陕西、新疆。

【采收加工】 7～10月采收,切段,鲜用或晒干。

【成分】 地上部分含二萜类成分:scutegalins A、B[1]、C、D[2],甾体类成分:谷甾醇-3-O-β-D-吡喃葡萄糖苷(sitisterd-3-O-β-D-glucopyranoside)[2]。

【药性】 苦,寒。

【功用主治】 清热解毒,活血散瘀,利水消肿。治癌肿,尿道炎,肝炎,阑尾炎,跌打损伤,毒蛇咬伤,疮疡肿毒。

【用法用量】 内服:煎汤,15～30 g。外用:捣敷。

【选方】 1. 治癌肿　半枝莲、龙葵各 60 g。水煎服。如有腹泻,半枝莲可减量。

2. 治肝炎,阑尾炎　半枝莲 15 g,桃仁 9 g,薏苡仁 24 g。水煎服。

4684 猕猴肉 mí hóu ròu (《证类本草》)

【基原】 为猴科猕猴属动物猕猴 *Macaca mulatta* Zimmermann 和短尾猴 *M. speciosa* F. Cuvier 的肉。

【原动物】 参见"猕猴骨"条。

【采收加工】 四季均可捕捉,捕杀后,除去皮毛及内脏,剔除骨骼。取肉,鲜用或烘干。

【药性】 《证类本草》:"味酸、平,无毒。"

【功用主治】 祛风除湿,补肾健脾。主治风湿骨痛,神经衰弱,阳痿遗精,小儿疳积,便血。

1.《证类本草》:"主诸风劳,酿酒弥佳;为脯,主久疟。"

2.《中国药用动物志》:"补肾壮阳,收敛固精,祛风湿。

主治肾虚阳痿，遗精，遗尿，神经衰弱以及风湿痹痛等症。”

3.《中国动物药志》：“治小儿疳积，神经衰弱，风湿骨痛和阳痿。”

4.《彝医动物药》：“治便血。”

【用法用量】 内服：蒸食，100～200 g；或烘烤成肉干食。

4685 猕猴骨 mí hóu gǔ （《证类本草》）

【异名】 猴骨（《贵州民间方药集》），申骨（《四川中药志》）。

【基原】 为猴科猕猴属动物猕猴、短尾猴等的骨骼。

【原动物】 1. 猕猴 *Macaca mulatta* Zimmermann 又名：狙（《庄子》），沐猴（《史记》），王孙（《柳河东集》），马留（《倦游杂录》），猢狲（《圣惠方》），恒河猴、广西猴（《中国经济动物志》），黄猴（《中国药用动物志》）。

体型稍瘦小，头顶无“漩毛”，肩毛短而尾较长，约为体长之半。颊部有颊囊，具5趾（指），有扁平的指甲，臀胝发达，呈红色，雌体更红。体色呈棕灰色或棕黄色，色泽因地区、年龄不同而有异。背部后半部毛呈橙黄色而有光泽；腹面淡灰色，后肢上部亦有橙色的光泽。

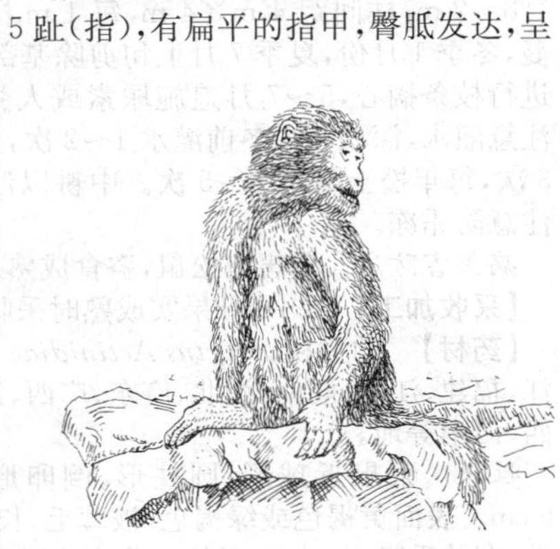

猕 猴

栖息于石山、树林、裸岩等环境中。营集群生活。分布于广东、广西、海南等地和长江流域大部，青藏高原及河北、山西、河南等地亦有零星分布。

猕猴为国家二级保护动物，禁止滥捕。

2. 短尾猴 *M. speciosa* F. Cuvier 又名：红面猴、断尾猴（《中国经济动物志》），青猴、黑猴（《中国药用动物志》）。

体型较猕猴大，大者可重达15 kg。四肢等长，尾很短，仅6 cm左右。壮年时颜面红色，小猴随性成熟而变红，老年后褪去红色变为紫色或青黑色；头顶之毛较长，由正中向两侧分开，此是与猕猴的主要区别点。

生活于热带、亚热带地区，栖息环境与猕猴相似，群居，余皆与猕猴相似。分布于西南及江西、福建、湖南、广东、广西、西藏等地。

本动物的肉（猕猴肉）、内脏的结石（猴枣）亦供药用，另设专条。

【养殖】 生活习性 猕猴分布广泛，适应性强。经人工驯养可很快适应人工饲养条件。喜群居和树栖生活。为森林动物。平时营家族式生活，大群可达100～200只。群体行为中有明显的等级地位行为序列。每个猴群中皆有“猴王”统治。猴王老、弱、病后会受到淘汰更替。雌性或幼小的猴则会受到猴王及其他公猴的保护和照顾。雌猴表现出很强的母性，在猴群中常见母猴抱着幼仔，甚至幼仔死亡也不肯丢弃。食性范围广泛，以植物为主，野果、树叶、种子、瓜果等皆可食，昆虫、鸟蛋、幼鸟也可食。在山区甚至可跑进居民点中偷吃饭菜。

养殖技术 猕猴繁殖为一公多母制，故为近亲血统，但在猴群中近亲发育的症状是很少见的。生长发育较迟缓，一般需生长5年才能性成熟。个体寿命在25～30年。秋季发情交配。发情周期为25～30 d。雌猴有月经出现，持续2～3 d。人工繁殖时，经期完后7～10 d为高潮交配期，受胎率高。可1雄配6雌。妊娠期170 d左右，分娩时难产较少。在妊娠、产仔和哺乳早期要实行公母隔离，以防止流产、死产和产道感染、出血及子宫内膜炎等。

饲养管理 猕猴可圈养，也可笼养。因比其他动物灵敏，要严格护门、护墙防逃。注意房舍及环境卫生，对疾病“防重于治”，及时作疫苗注射。饲喂要定时、定量，饲料要营养全面，搭配多样化。

【采收加工】 四季均可捕捉，捕杀后，剥去皮毛（四肢不去皮毛），除去内脏，剔除骨上筋肉，将骨骼挂通风处晾干。

【药材】 猕猴骨 *Os Macacae* 我国产猕猴及短尾猴地区药材部门均有销售。

性状 药材分四肢骨和全身骨两种规格。

（1）四肢骨 肱骨长约13 cm，粗约1.3 cm；尺、桡骨大小几乎相等，长约14 cm，粗0.8～1 cm。股骨长约17 cm，粗约1.5 cm，微弯；腓、胫骨长约15 cm，胫骨粗约1.2 cm，腓骨较细。前、后肢及掌部与爪均带有皮毛，毛呈黄棕色，骨质轻，外表不甚洁白，断面骨髓多已干枯。

（2）全身骨 分头骨、脊骨、肋骨、髋骨及尾骨等。脊椎骨粗大，28节；肋骨13对，细瘦而弯曲；尾骨从前至后渐细，15节。市售商品多残缺不全。

本品以去净筋肉，无霉坏、臭味、虫蛀者为佳。

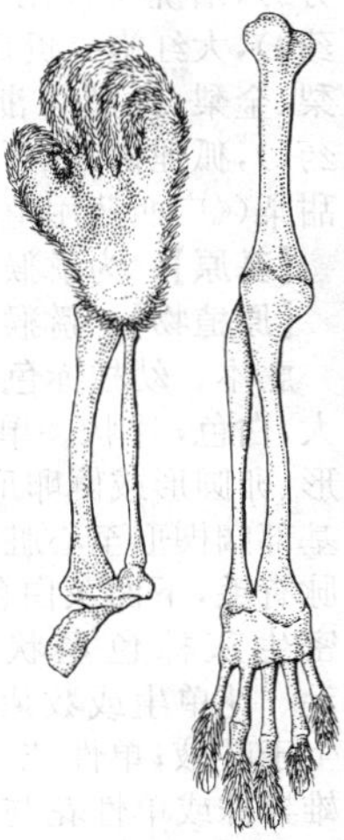

猕猴四肢骨外形

【炮制】 1. 猴骨 取原药除去杂质，用清水浸1～2星期，刮去筋肉，洗净，晒干。锯成段。

2. 炒猴骨 取油砂置锅内，用武火炒烫后，放入净猴骨，不断翻动，炒至表面呈黄色。

3. 酒酥猴骨 取砂炒猴骨，趁热投入定量的酒中，淬酥，捞出，晒干。用时捣碎。每净猴骨10 kg，用酒2 kg。

4. 醋酥猴骨 取砂炒猴骨，趁热投入定量的醋内淬酥，捞出，晒干。用时捣碎。每猴骨100 kg，用醋25 kg。

饮片性状 猴骨呈不规则的段或碎块。表面黄白色，体轻。骨髓多已干枯，气微腥。炒猴骨形如猴骨，表面黄色，质较脆，微具焦臭气。酒酥猴骨形如猴骨，表面黄色，质较酥脆，微具酒香气。醋酥猴骨形如猴骨，表面微黄色，质较酥脆，微有醋酸气。

贮干燥容器内，密闭，置阴凉干燥处，防蛀。

【药性】 酸，平。

1.《证类本草》：“味酸，平，无毒。”

2.《四川中药志》1960年版：“入心、肝二经。”

【功用主治】 祛风湿，强筋骨，镇惊，截疟。主治风寒湿痹，四肢麻木，关节疼痛，骨折，小儿惊痫。

1.《证类本草》：“头骨主瘴疟，作汤治小儿惊痫，鬼魅寒热。”

2.《四川中药志》1960年版：“祛风除湿，镇惊截疟。治风寒湿痹，四肢麻木，小儿惊痫及瘴疟发热。”

3.《广西药用动物》：“有强壮筋骨的作用，对促进骨折愈合有效。”

4.《贵州民间方药集》:"浸酒,治风湿麻木,关节疼痛。"

【用法用量】 内服:煎汤,5～15 g;或浸酒;或入丸、散。

【宜忌】《广西药用动物》:"阴虚湿热的人忌用。"

【选方】 1. 治风湿关节痛 猴骨 500 g(打碎),独活、巴戟天、桂枝、白芍、威灵仙、牛膝各 15 g。用白酒 2 500 ml,浸泡 1 个月。每日饮 2 次,每次 20 ml。

2. 治小儿惊痫 猴头骨烧黑研末。每服 3 g,温开水冲服,每日 2 次。(1、2 方出自《中国动物药》)

3. 治疟疾进退不定 猢狲头骨一枚(烧灰)。细研为散。空腹以温酒调服一钱,临发时再服。(《圣惠方》)

4686 猕猴桃 mí hóu táo (《开宝本草》)

【异名】 藤梨、木子、猕猴梨(《开宝本草》),羊桃(《医心方》),阳桃(《日用本草》),大零核、猴仔梨(《福建民间草药》),大红袍(《贵州民间方药集》),杨桃(《江西草药》),绳梨、金梨、野梨(《浙江民间常用草药》),山洋桃(《贵州草药》),狐狸桃(江西《草药手册》),洋桃果(《安徽中草药》),甜梨(《广西药用植物名录》)。

【基原】 为猕猴桃科猕猴桃属植物猕猴桃的果实。

【原植物】 猕猴桃 *Actinidia chinensis* Planch.

藤本。幼枝赤色,同叶柄密生灰棕色柔毛,老枝无毛;髓大,白色,片状。单叶互生;叶柄长达 6 cm;叶片纸质,圆形、卵圆形或倒卵形,长 5～17 cm,先端突尖、微凹或平截,基部阔楔形至心脏形,边缘有刺毛状齿,上面暗绿色,仅叶脉有毛,下面灰白色,密生灰棕色星状绒毛。花单生或数朵聚生于叶腋;单性花,雌雄异株或单性花与两性花共存;萼片 5,稀为 4,基部稍连合,与花梗被淡棕色绒毛;花瓣 5,稀 4,或多至 6～7 片,刚开放时呈乳白色,后变黄色;雄蕊多数,花药背着;子房上位,多室,花柱丝状,多数。浆果卵圆形或长圆形,长 3～5 cm,密生棕色长毛,有香气。种子细小,黑色。花期 6～7 月,果熟期 8～9 月。

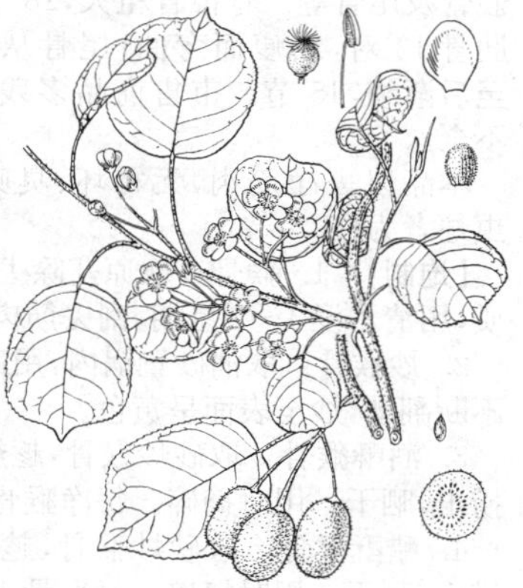

猕猴桃

生于山地林间或灌丛中,常缠绕于他物上。分布于中南及江苏、浙江、安徽、福建、江西、四川、贵州、云南、陕西等地。

本植物的根(猕猴桃根)、藤或藤中的汁液(猕猴桃藤)、枝叶(猕猴桃枝叶)亦供药用。另设专条。

【栽培】 生物学特性 喜温暖潮湿环境,常生长在年平均气温 10 ℃以上,相对湿度 70%～80%,年降水量1 000 mm 的阴湿隐蔽的森林边缘、荒坡、灌木丛中,气温 8 ℃以上开始萌发,低于 8 ℃,则受冻害。对土壤要求不严格,适宜排水良好,腐殖质丰富的微酸性砂质壤土。

繁殖方法 种子、扦插、分株繁殖。种子繁殖:9～10 月采收充分成熟的果实,选果大、端正、味好、无病虫害果实,经后熟一段时间后,洗出种子阴干。种子需低温打破休眠,沙藏 2～3 个月取出播种。也可秋播,次年春出苗。育苗地要求土壤疏松,施足基肥,深耕细耙,作 1 m 宽畦,3 月下旬播种,将混细沙的种子均匀撒播或条播,覆细沙土,喷水,保持湿润。扦插繁殖:绿枝扦插法,6 月上旬选中部组织充实良好新梢,剪留 3 个芽,基部剪口距芽 3 cm 处剪断,下部剪口用快刀削平。每支插条大叶留 1 片,小叶留 2 片,最好用萘乙酸钠 2×10^{-4}～5×10^{-4} 液浸 3～4 h 后扦插。插床深翻施肥,铺干净河沙 20～25 cm,充分灌水,等水渗后按行株距 20 cm×8 cm 扦插,1 个月左右开始生根。根插,早春挖取直径 1～2 cm 粗细根,剪成 10～15 cm 长,平埋苗床中,覆土 5～10 cm。压条,5 月上旬选生长旺盛当年枝条,基部环剥 3 cm 左右,然后用蘸 2×10^{-4}～5×10^{-4} 的萘乙酸钠溶液的脱脂棉,将环剥部分包起来,3 h 后打开,埋入土中深 10～15 cm,促进生根。分株繁殖:在春季萌动前将优良植株根蘖苗刨出,把连带的根切断分别移栽。

田间管理 搭 2 m 高荫棚,有斜、平顶 2 种,架长 5 m,高 1.8～2 m,柱间距 4 m×4 m,每 1 m 拉铁丝 1 条,以利爬蔓,冬季 1 月份,夏季 7 月上旬剪除基部徒长枝。8 月下旬进行枝条摘心,5～7 月追施尿素或人粪尿 2～3 次。全年注意灌水,深秋至入冬前灌水 1～2 次,土壤解冻后春灌2～3 次,每年松土除草 3～5 次。中耕以浅耕为宜,寒冷地区注意防霜冻。

病虫害防治 兽害有松鼠,盗食成熟果实。

【采收加工】 8～9 月果实成熟时采收,鲜用或晒干。

【药材】 猕猴桃 *Fructus Actinidiae Chinensis* 产于浙江、福建、江西、湖南、湖北、广东、广西、云南、贵州、四川、陕西、河南等地。

性状 浆果近球形、圆柱形、倒卵形或椭圆形,长 4～6 cm。表面黄褐色或绿褐色,被茸毛、长硬毛或刺毛状长硬毛,有的秃净,具小而多的淡褐色斑点,先端喙不明显,微尖,基部果柄长 1.2～4 cm,宿存萼反折;果肉外部绿色,内部黄色。种子细小,长 2.5 mm。气微,味酸、甘、微涩。

【成分】 猕猴桃果实含生物碱成分:猕猴桃碱(actinidine)[1],玉蜀黍嘌呤(zeatin),9-核糖基玉蜀黍嘌呤(9-ribosylzeatin)[2];蒽醌类成分:大黄素(emodin),大黄素甲醚(physcion),大黄素-8-甲醚(questin),ω-羟基大黄素(ω-hydroxyemodin),大黄素酸(emodic acid),大黄素 8-β-D-葡萄糖苷(emodin-8-β-D-glucoside)[3]。另含中华猕猴桃蛋白酶(actinidin)[4],游离氨基酸[5],糖,有机酸,维生素 C、B[6～9],色素[10],鞣质[11]及挥发性的烯醇类成分[12,13]。新鲜的果实中维生素 C 的含量为 138～284.54 mg/100 g[14]。

【药理】 1. 防癌、抗突变作用 加入猕猴桃果汁,能阻断在亚硝酸钠和氨基比林反应系统中二甲基亚硝胺的合成[1]。猕猴桃汁服用能阻断胃癌高发区人群内源性 N-亚硝基化合物的合成[2]。猕猴桃汁自由饮用,对亚硝酸钠引起的小鼠肝脏脂质过氧化物水平升高、超氧化物歧化酶(SOD)活性降低和亚硝胺引起的大鼠肝脏脂质过氧化物水平、SOD 活性、谷胱甘肽过氧化物酶活性升高有抑制作用[3]。鼠伤寒沙门菌 TA_{100} 的 Ames 试验表明猕猴桃果汁能抑制 α-叔丁烷-O-苯醌(t-BQ)的诱变性,其活性成分为果汁中所含巯基化合物[4]。猕猴桃热水提取物在鼠伤寒沙门菌/微粒体试验中还抑制苦酮酸和苯并芘诱导的突变[5]。

2. 延缓衰老作用 猕猴桃汁喂养老龄大鼠,增加大鼠肝脏 β 肾上腺能受体亲和力,肝细胞膜及胞浆中丙二醛(MDA)也有下降趋势[6]。给中老年人服用猕猴桃浸膏,升高红细胞中 SOD 活性[7]。

3. 耐缺氧、抗疲劳作用　猕猴桃汁灌胃延长小鼠常压缺氧的存活时间，并能对抗异丙肾上腺素所致存活时间缩短。猕猴桃汁或其上清液腹腔注射均能延长小鼠减压缺氧条件下的存活时间[8]。猕猴桃果汁灌胃延长小鼠游泳时间[9]。

4. 降血脂作用　猕猴桃果汁灌胃，对高脂饲料大鼠有预防血清胆固醇和三酰甘油上升的趋势；降低高脂血症小鼠血清胆固醇含量，升高高密度脂蛋白胆固醇含量，有一定的抗动脉粥样硬化作用[10,11]。

5. 保肝作用　猕猴桃汁自由饮用，抑制四氯化碳引起的实验性肝损伤大鼠的丙氨酸氨基转移酶、天冬氨酸氨基转移酶的升高[12]。

6. 其他作用　中华猕猴桃蛋白酶经二巯基苏糖醇激活，能抑制角叉菜胶、组胺和5-羟色胺(5-HT)所致大鼠足肿、5-HT和组胺所致毛细血管通透性升高、棉球肉芽肿及甲醛所致亚急性炎症[13]。猕猴桃汁灌胃对环磷酰胺诱发的大鼠外周血双核淋巴细胞微核细胞率的升高有抑制作用，诱导大鼠肝脏总谷胱甘肽硫转移酶、尿苷二磷酸葡萄糖醛酸转移酶活性，增强大鼠肝SOD活性及还原型谷胱甘肽的含量，降低MDA含量[14, 15]。饮用猕猴桃汁，使^{60}Co照射的小鼠骨髓有核细胞数量增多，增加DNA合成总量，降低染色体畸变率[16]。猕猴桃汁拮抗Cr^{6+}引起的人胚肺细胞细胞毒性，促进Cr^{6+}在细胞外的还原，降低Cr^{6+}的细胞摄入[17]。

毒性　浓缩10倍果汁给小鼠灌胃10 ml/kg，连续2次以上，小鼠有食欲减退、活动减少、腹泻、嗜睡等现象，个别动物死亡。解剖见小鼠胃充盈，肠道极度扩张[18]。中华猕猴桃蛋白酶小鼠腹腔注射的LD_{50}为99.15 mg/kg。中毒症状有闭目、软弱、静伏不动，死前呈深抑制状态[13]。猕猴桃含有大量与桦属花粉等有交叉反应的致敏原，其中一种30 kD致敏原为猕猴桃特有的[19]。

【药性】　酸、甘，寒。归胃、肝、肾经。

1. 崔禹锡《食经》："味甘，冷。"
2. 《本草拾遗》："味咸，温。无毒。"
3. 《开宝本草》："味酸，甘，寒。无毒。"
4. 《得配本草》："入足少阴、阳明经。"

【功用主治】　清热，止渴，和胃，通淋。主治烦热，消渴，消化不良，黄疸，石淋，痔疮。

1. 崔禹锡《食经》："和中安肝。主黄疸，消渴。"
2. 《食疗本草》："取瓤和蜜煎。去烦热，止消渴。"
3. 《本草拾遗》："主骨节风，瘫缓不随，长年变白，痔病，调中下气。"
4. 《开宝本草》："止暴渴，解烦热，下石淋。热壅反胃者，取汁和生姜汁服之。"

【用法用量】　内服：煎汤，30～60 g；或生食，或榨汁饮。

【宜忌】　脾胃虚寒者慎服。

1. 《开宝本草》："冷脾胃，动泄澼。"
2. 《本草衍义》："过多，则令人脏寒泄。"

【选方】　1. 治消渴　猕猴桃果60 g，天花粉30 g。水煎服。(《湖北中草药志》)

2. 治消化不良　洋桃果、炒山楂各15 g。煎服。(《安徽中草药》)

3. 治偏坠　猕猴桃30 g，金柑根9 g。水煎去渣，冲入烧酒60 g，分2次内服。(《闽东本草》)

4. 治肝硬化腹水　洋桃果、半边莲各30 g，大枣10枚。煎服。(《安徽中草药》)

【临床报道】　治疗慢性气管炎合并肺气肿　取新鲜猕猴桃全果，水煎制成浸膏片，每片0.3 g，相当于原生药2.2 g。每日服2～3次，每次4片(每日药量相当于原生药18～26 g)。共治疗慢性气管炎合并肺气肿66例，其中轻度21例，中度29例，重度16例，服药60～80 d。结果：显效20例，有效29例，无效17例，总有效率74.24%。与服药前一年相比较，患者冬季同期急性发作次数、感冒发病次数明显减少。唾液SIgA测定提示患者免疫功能明显提高[1]。

4687 猕猴桃根 mí hóu táo gēn (《福建民间草药》)

【异名】　洋桃根(《安徽中草药》)。

【基原】　为猕猴桃科猕猴桃属植物猕猴桃 *Actinidia chinensis* Planch. 的根。

【原植物】　参见"猕猴桃"条。

【采收加工】　全年均可采，切段，晒干或鲜用。宜在栽种10年后轮流适当采挖。

【药材】　猕猴桃根 *Radix Actinidiae Chinensis*　产于浙江、安徽、福建、江西、湖南、湖北、广东、广西、云南、贵州、四川等地。

性状　根粗长，有少数分枝。商品已切成段，长1～3 cm，直径3～5 cm。外皮厚2～5 mm，棕褐色或灰棕色，粗糙，具不规则纵沟纹。切面皮部暗红棕色，略呈颗粒性，易折碎成小块状，布有白色胶丝样物(黏液质)，尤以皮部内侧为甚；木部淡棕色，质坚硬，强木化，密布小孔(导管)；髓较大，直径约4 mm，髓心呈膜质片层状，淡棕白色。气微，味淡、微涩。

鉴别　(1) 取本品粗粉5 g，置带塞的锥形瓶中，加水50 ml，水浴(70～80 ℃)温浸2 h，前1 h内时时振摇，滤过。取滤液置小烧杯中，于紫外光灯下观察，显亮绿色荧光。取本品横切面置紫外光灯下观察，显亮黄色荧光。

(2) 取(1)水浸液1 ml，加碘化铋钾试液1～2滴，立即显污绿色沉淀。改用碘-碘化钾试液，则显墨绿色沉淀。

(3) 取(1)水浸液，滴在点滴板上，滴加等量的碘化汞钾试液，显深蓝色，继而渐转灰褐色。

【成分】　根含猕猴桃多糖复合物(actinidia chinensis polysaccharide, ACPS)[1]及丰富的抗坏血酸(ascorbic acid)[2]。

【药理】　1. 抗肿瘤作用　猕猴桃根提取液体外抑制白血病细胞、结肠癌细胞[1]。根中所含多糖复合物(ACPS)腹腔注射抑制小鼠艾氏腹水癌(EAC)、腹水型肝癌HepA和小鼠实体肝癌HepS。ACPS也能延长EAC和白血病P_{388}荷瘤小鼠的生存期。ACPS对癌细胞的DNA合成有一定抑制作用。ACPS还使脾脏cAMP含量和cAMP/cGMP比值恢复至正常[2]。ACPS腹腔注射，增强小鼠体内自然杀伤(NK)细胞对YAC-1小鼠淋巴瘤细胞的杀伤作用[3, 4]。

2. 免疫调节作用　小鼠腹腔注射ACPS加强巨噬细胞的吞噬功能，增加特异花结形成细胞数，对抗环磷酰胺对迟发型超敏反应的抑制[2]。ACPS腹腔注射，提高腹腔注射侵袭型大肠杆菌的NIH小鼠的生存率、抗菌抗体水平和巨噬细胞吞噬功能，肝脏内活菌数减少[5]。中华猕猴桃多糖体外能刺激小鼠脾淋巴细胞；腹腔注射能促进小鼠脾淋巴细胞分泌白介素2(IL-2)；肌内注射，使慢性迁延型肝炎患者外周血T_4淋巴细胞百分比及T_4/T_8比值上升[6]。中华猕猴桃多糖腹腔注射或体外刺激小鼠腹腔巨噬细胞和脾淋巴细胞，受刺激的这些细胞的培养上清液，对相应的C_3H/HeJ小鼠胸腺及CTLL细胞株有促增殖作用，提示巨噬细胞及淋巴细胞培养上清液中分别含有IL-1及IL-2。受刺激后的小鼠血清成分能抑制水泡性口炎病毒对L_{929}细胞的致病变作用,提示该血清中含有干扰素[7]。

3. 其他作用　猕猴桃根的水提醇沉液腹腔注射对正常体温大鼠及注射鲜牛乳或角叉莱胶致热大鼠有降温、解热作用;灌胃抑制小鼠醋酸扭体、电刺激致痛反应,抑制小鼠巴豆油性耳郭水肿、醋酸所致毛细血管通透性升高及组胺所致大鼠腹腔毛细血管通透性升高、角叉莱胶性足肿及棉球肉芽肿[8]。猕猴桃根水提醇沉液抑制家兔及小鼠离体肠自发性收缩,对抗乙酰胆碱、氯化钡和组胺对肠肌的兴奋作用;对抗乙酰胆碱对大鼠离体肠平滑肌的兴奋作用[8]。ACPS能保护组织细胞免受流感病毒和疱疹病毒的感染。ACPS体外抑制感染MA_{104}细胞株的人轮状病毒[9]。中华猕猴桃多糖对超氧阴离子自由基和羟自由基有清除作用[10]。

毒性　水提醇沉液小鼠灌胃的LD_{50}为199 g(生药)/kg,腹腔注射为111 g/kg[8]。

【药性】　微甘、涩,凉。小毒。

1.《贵州民间药物》:"性寒,味涩。"

2.《云南中草药》:"涩、微苦,微温。"

3.《陕西中草药》:"酸、微甘,性凉。有小毒。"

【功用主治】　清热,利湿,活血,消肿。主治肝炎,痢疾,消化不良,水肿,淋浊,带下,风湿痹痛,跌打损伤,疮疖,瘰疬,结核,胃肠道肿瘤,乳腺癌。

1.《贵州民间药物》:"治痢疸,接骨。"

2.《浙江民间常用草药》:"健胃,活血,催乳,消炎。治消化不良,呕吐,跌打损伤,疖肿。"

3.《陕西中草药》:"清热解毒,活血消肿,健胃催乳,抗癌。主治疮疖,瘰疬,消化不良,乳汁不足,癌肿。"

【用法用量】　内服:煎汤,30～60 g。外用:捣敷。

【宜忌】　孕妇慎服。

《抗癌中药的临床效用》:"服用本品后,出现皮肤发痒,皮疹,腹胀,呕吐等副作用。一般停药后即会逐渐消失。"

【选方】　1. 治急性肝炎　猕猴桃根120 g,红枣12枚。水煎当茶饮。(《江西草药》)

2. 治黄疸　猕猴桃根30 g,茜草15 g,淡竹叶6 g,苍耳子根9 g,小蓟15 g。水煎服。(《湖南药物志》)

3. 治淋浊,带下　猕猴桃根30～60 g,苎麻根等量。酌加水煎,日服2次。(《福建民间草药》)

4. 治水肿　猕猴桃根15 g,大腹皮15 g,白术15 g。水煎服。(《青岛中草药手册》)

5. 治丝虫病　猕猴桃根30～60 g。水煎取汁,调猪瘦肉汤或鸡汤服。(《全国中草药汇编》)

6. 治瘰疬　猕猴桃根60 g,蚤休6 g,鸡蛋4个。加水共煮,等鸡蛋快熟时,沸1次,加1盅酒,共加7次。每日早晨空腹吃鸡蛋1个,并喝汤少量。(《陕西中草药》)

7. 治颈淋巴结结核　猕猴桃根30 g,海藻、黄药子、夏枯草各9 g。水煎服。(《浙江药用植物志》)

8. 治胃肠肿瘤,乳腺癌　猕猴桃根75 g,水1 000 ml,煎3 h以上。每日1剂,10～15 d为1个疗程。休息数日再服,共4个疗程。(《陕西中草药》)

9. 治乳腺癌　猕猴桃根、野葡萄根各30 g,八角金盘、生南星各3 g。水煎服,每日1剂。(《全国中草药汇编》)

10. 治肝癌与食管癌　鲜猕猴桃根60～120 g,鸡肉或猪瘦肉30 g。水煎,服汤与肉。每日1剂。(江西《草药手册》)

4688 猕猴桃藤 mí hóu táo téng (《本草拾遗》)

【基原】　为猕猴桃科猕猴桃属植物猕猴桃 *Actinidia chinensis* Planch. 的藤或藤中的汁液。

【原植物】　参见"猕猴桃"条。

【采收加工】　全年均可采,鲜用或晒干,或鲜品捣汁。

【药理】　抗肿瘤、抗氧化作用　中华猕猴桃茎水浸醇提的多糖复合物腹腔注射可使艾氏腹水癌(EAC)荷瘤小鼠生命延长[1]。木质部中所含抗坏血酸物质能捕捉体内过剩的自由基,阻止亚硝酸化合物的生成,促进干扰素产生,增加细胞内cAMP和cGMP水平等[2, 3]。

【功用主治】　1.《本草拾遗》:"下石淋,主胃闭,取汁和姜汁服之佳。"

2.《广西本草选编》:"治消化不良,呕吐,黄疸。"

【用法用量】　内服:煎汤,15～30 g;或捣取汁饮。

4689 猕猴梨叶 mí hóu lí yè (《青岛中草药手册》)

【基原】　为猕猴桃科猕猴桃属植物软枣猕猴桃 *Actinidia arguta* (Sieb. et Zucc.) Planch. ex Miq. 的叶。

【原植物】　参见"软枣子"条。

【采收加工】　7～9月采叶,晒干备用。

【成分】　叶含黄酮类成分:槲皮素-3-二鼠李糖基半乳糖苷{quercetin-3-O-〔α-rhamnopyranosyl-(1→4)-rhamnopyranosyl-(1→6)-β-galactopyranoside〕},山柰酚-3-二鼠李糖基半乳糖苷{kaempferol-3-O-〔α-rhamnopyranosyl-(1→4)-rhamnopyranosyl-(1→6)-β-galactopyranoside〕}[1]。叶另含叶绿素、叶黄素、胡萝卜素及钾、钠等[2]。

【药性】　甘,平。

【功用主治】　止血。主治外伤出血。

【用法用量】　外用:焙干,研末,撒敷。

【选方】　治外伤出血　猕猴梨叶适量,焙干研细面,撒伤处。

4690 猕猴梨根 mí hóu lí gēn (《河南中草药手册》)

【异名】　藤梨根(江西《草药手册》)。

【基原】　为猕猴桃科猕猴桃属植物软枣猕猴桃 *Actinidia arguta* (Sieb. et Zucc.) Planch. ex Miq. 的根。

【原植物】　参见"软枣子"条。

【采收加工】　9～12月采挖根,切片,晒干。

【成分】　根含熊果酸(ursolic acid),齐墩果酸(oleanolic acid),琥珀酸(succinic acid),胡萝卜苷(dancosterol)[1]。全草含猕猴桃碱(actinidine)[2]。

【药理】　抗肿瘤作用　软枣猕猴桃根水溶性成分肌内注射,对小鼠宫颈癌U_{14}有抑制作用。在体外可促进C_3H小鼠的淋巴细胞转化,体内增强该种小鼠自然杀伤细胞对^{125}I-dUrd标记的U_{14}靶细胞的细胞毒作用,体内抑制C_{57}小鼠溶血素生成[1]。藤梨根(软枣猕猴桃根)原液体外对胃癌细胞有明显杀伤作用,24 h抑制作用最强[2]。

【药性】《青岛中草药手册》:"性平,味甘、微酸。"

【功用主治】　《河北中草药》:"能清湿热,利黄疸,且有促进食欲,畅通乳络之功。适用于湿热黄疸,消化不良及乳汁不下等症。能祛风除湿,消痈医疡。适用于风湿痹痛,关节肿痛,以及疔肿、痈疮,跌打损伤等症。有抗癌作用,尤对胃肠道癌肿疗效较佳。"

【用法用量】 内服：煎汤，15～60 g；或捣汁饮。

【选方】 1. 治风湿关节痛 猕猴梨根 15 g，木防己15 g，荭草 9 g，虎杖 9 g。水煎服。（《河南中草药手册》）

2. 治食管癌 猕猴梨根配水杨梅根 60 g，野葡萄根30 g，半枝莲 15 g，半边莲 15 g，凤尾草 15 g，白茅根 15 g。水煎服。（江西《中草药学》）

【临床报道】 治疗胃癌 用藤梨根配合虎杖，以乙醇提取法制成糖浆（每 60 ml 含藤梨根 60 g，虎杖 30 g），每次20～30 ml，每日 3 次，饭前服。观察 18 例，其中胃窦部癌 9 例，胃小弯癌 2 例，胃底贲门癌 4 例，胃体癌 3 例；服药时间 1 星期至 3 个月。结果：显效 3 例，有效 7 例，无效 8 例。据初步观察，本药对胃癌有近期缓解症状的作用，特别是对上腹部疼痛伴有呕吐、便秘的患者有良好的止痛、止吐及通便效果，并能增进食欲；对胃窦部及胃小弯癌疗效较好，少数患者的包块有所缩小。但服药后有头昏、心慌、上腹不适或腹泻等副作用；且症状缓解期短，有的出现反复[1]。

4691 猕猴桃枝叶 mí hóu táo zhī yè（《开宝本草》）

【基原】 为猕猴桃科猕猴桃属植物猕猴桃 *Actinidia chinensis* Planch. 的枝叶。

【原植物】 参见“猕猴桃”条。

【采收加工】 6～7 月采收，鲜用或晒干。

【药材】 猕猴桃枝叶 *Ramulus et Folium Actinidiae Chinensis* 产于浙江、福建、江西、湖南、湖北、广东、广西、云南、贵州、四川、陕西。

性状 幼枝直径 4～8 mm，密被灰白色茸毛、褐色长硬毛或铁锈色刺毛，老枝秃净或有残留，皮孔长圆形，明显或不明显；质脆，易折断，髓部白色或淡褐色，片层状。完整叶阔卵形、近圆形或倒卵形，长 6～17 cm，宽 7～15 cm；先端平截、微凹或有突尖，基部钝圆形或浅心形，边缘具直伸睫状小齿；上面仅中脉及侧脉有少数软毛或散被短糙毛，下面密被灰白色或淡褐色星状绒毛，两面均枯绿色；侧脉 5～8 对，横脉较发达，易见；叶柄长 3～6（～10）cm，被灰白色茸毛或黄褐色长硬毛，或铁锈色硬毛状刺毛。气微，味微苦涩。

【成分】 新鲜的叶中含葡萄糖苷成分 kiwiionoside[1]。

【功用主治】 清热，解毒，止血。主治乳痈，烫伤，风湿关节痛，外伤出血。

1.《开宝本草》：“杀虫。”

2. 南药《中草药学》：“清热利水，散瘀止血。”

【用法用量】 外用：研末或捣敷。

【选方】 1. 治妇人乳痈 鲜猕猴桃叶一握，和适当的酒糟、红糖捣烂，加热外敷，每日早晚各换 1 次。（《福建民间草药》）

2. 治烫伤 猕猴桃叶，捣烂，加石灰少许，敷患处。

3. 治风湿关节痛 猕猴桃叶加小荆芥、牛膝，研烂，拌石灰少许，敷患处。（2、3 方出自《湖南药物志》）

4. 治外伤出血 洋桃叶、苎麻根等量，共研细末，外敷伤口，压迫止血。（《安徽中草药》）

4692 麻叶 má yè（《药性论》）

【异名】 火麻叶（《普济方》），火麻头（《疮科心要》）。

【基原】 为桑科大麻属植物大麻 *Cannabis sativa* L. 的叶。

【原植物】 参见“火麻仁”条。

【采收加工】 7～9 月枝叶茂盛时采收，鲜用或晒干。

【成分】 叶含萜类：大麻酚（cannabinol），大麻二酚（cannabidiol），9-反-四氢大麻酚（Δ^9-*trans*-tetrahydrocannabinol），8-反-四氢大麻酚（Δ^8-*trans*-tetrahydrocannabinol）[1]，二羟基大麻酚（cannabitriol）[2]，大麻环醚萜酚（cannabiglendol）[3]，大麻联苯二酚（cannabinodiol）[4]，四氢次大麻酚酸（tetrahydro-cannabivarinic acid），次大麻二酚酸（cannabidivarinic acid），次大麻色酚酸（cannabichromevarinic acid），次大麻萜二酚酸（cannabidigerovarinic acid）[5]；黄酮类成分：芹菜素（apigenin），木犀草素（luteolin），大波斯菊苷（cosmosiin），牡荆素（vitexin）[6]，异牡荆素（isovitexin），荭草素（orientin）[7]，2″-O-葡萄糖牡荆素（2″-O-glucopyranosylvitexin），2″-O-葡萄糖荭草素（2″-O-glucopyranosylorientin）[8]；生物碱类成分，大麻碱（cannabisativine）[9]，脱水大麻碱（anhydrocannabisativine）[10]，大麦芽碱（hordenine）[11]。螺环化合物：大麻螺酮（cannabispirone），大麻螺烯酮（cannabispire-none）[12]，β-大麻螺醇（β-cannabispirol），大麻螺醇乙酸酯（acetyl cannabispirol）[13]；含芪类成分：大麻异戊烯（cannabiprene），3，4′-二羟基-5-甲氧基联苄（3，4′-dihydroxy-5-methoxybi benzyl）[14]；甾醇类成分：菜油甾醇（campesterol），豆甾醇（stigmasterol），β-谷甾醇（β-sitosterol），5α-豆甾-7，24（28）-二烯-3β-醇〔5α-stigmasta-7，24（28）-dien-3β-ol〕，麦角甾醇（ergosterol）[15]；氨基葡萄糖成分：N-乙酰氨基葡萄糖（N-acetylglucosamine），N-乙酰氨基半乳糖（N-acetylgalactosamine）[16]。精油含：α-蒎烯（α-pinene），莰烯（camphene），β-蒎烯，α-松油烯（α-terpinene），δ-松油烯，β-水芹烯（β-phellandrene），芳樟醇（linalool），反芳樟醇氧化物（*trans*-linalool oxide），水合香桧烯（sabinene hydrate），α-香柑油烯（α-bergamotene），4-松油醇（4-terpinenol），β-金合欢烯（β-farnesene），α-松油醇，α-芹子烯（α-selinene），姜黄烯（curcumene），丁香烯氧化物（caryophyllene oxide）[17]。

【药性】《纲目》：“辛，有毒。”

【功用主治】 止痛，定喘，驱蛔。主治气喘，跌扑疼痛，蛔虫病。

1.《药性论》：“与麻子同捣相和，浸三日，去滓，沐发，令白发不生，补下焦，治渴。”

2.《新修本草》：“捣叶水绞取汁服五合，主蛔虫；捣敷蝎毒。”

3.《圣济总录》：“治打扑损疼痛。”

4.《东北药用植物志》：“解痛，麻醉，利尿。”

5.《中国药用植物图鉴》：“夹入烟草中吸之，治喘息。”

【用法用量】 内服：0.2～1.5 g，捣汁；或入丸、散。外用：捣敷。

【宜忌】 麻叶有毒，内服宜慎。多食会引起中毒反应，开始出现头昏、头痛、心烦、上腹部不适、心悸、全身发麻、舌及口周有麻木增厚迟钝感，继而口唇有紧束感、心悸加重、联想力减弱，重者意识模糊、昏睡或昏迷。

【选方】 1. 治疟疾 火麻叶，不问荣枯，入锅内，文武火慢慢炒香，连锅取下，以纸盖其上，令汗出尽，然后碾为细末。临发以前两时辰，用茶汤或温酒浓调下。（《普济方》）

2. 治小儿水疱疮（天疱疮） 大麻叶片研细，油调敷患处。（《天目山药用植物志》）

4693 麻皮 má pí（《纲目》）

【基原】 为桑科大麻属植物大麻 *Cannabis sativa* L. 的

茎皮部纤维。

【原植物】 参见"火麻仁"条。

【采收加工】 7～9月取茎，剥取皮部，除去外皮，晒干。

【功用主治】 活血，通淋。主治跌扑损伤，热淋胀痛。

1.《新修本草》："沤麻汁，止消渴，治瘀血。"

2.《宝庆本草折衷》："主打扑伤损，彻骨疼楚，昏困危殆。"

3.《纲目》："破血，通小便。"

【用法用量】 内服：煎汤，9～15 g；或研末冲服。

【选方】 1. 治跌扑伤疼痛　黄麻（皮）烧灰、头发灰各一两，乳香五钱。为末。每服三钱，温酒下。(《王仲勉经验方》接骨方)

2. 治热淋，小腹胀满急痛　麻皮一两，甘草三分（炙微赤）。上药细锉，以水二大盏，煎取一盏三分，去滓。食前分为三服。(《圣惠方》)

3. 治破伤风　取大麻皮120 g，烧存性，研细末，分4份，加入适量的黄酒或白酒。每次开水送服1份，盖被使出汗，每日2～3次。一般服药2～3 d见效。(《全国中草药新医疗法展览会技术资料选编》)

4694 麻花 má huā (《吴普本草》)

【异名】 麻勃(《吴普本草》)，乌麻花(《药性论》)。

【基原】 为桑科大麻属植物大麻 *Cannabis sativa* L. 的雄花。

【原植物】 参见"火麻仁"条。

【采收加工】 5～6月花期时采收，鲜用或晒干。

【成分】 花含二羟基大麻酚(cannabitriol)[1]，大麻酚(cannabinol)，大麻二酚(cannabidiol)[2]，9-大麻酚(Δ^9-cannabinol)，11-羟基四氢大麻酚(Δ^{11}-hydroxy-tetrahydrocannabinol)[3]；含黄酮类成分：芹菜素(apigenin)，木犀草素(luteolin)，牡荆素(vitexin)，大波斯菊苷(cosmosiin)[4]。花的挥发油含长叶烯(longifolene)，葎草烯环氧化物(humuleneepoxide)Ⅰ、Ⅱ，丁香烯醇(caryophyllenol)，1，8(9)-间二烯-5-醇〔1，8(9)-*m*-menthadien-5-ol〕[5]，异丁香烯(isocaryophyl-lene)，3，7(11)-芹子二烯〔3，7(11)-selinadiene〕，4(14)，7(11)-芹子二烯〔4(14)，7(11)-selinadiene〕，α-蒎烯(α-pinene)，β-蒎烯(β-pinene)，莰烯(camphene)，对聚伞花素(*p*-cymene)，α-水芹烯(α-phellandrene)，β-水芹烯，月桂烯(myrcene)，α-松油烯(α-terpinene)，柠檬烯(limonene)，顺式罗勒烯(*cis*-ocimene)，反式罗勒烯，异松油烯(terpinolene)，反式-α-香柑油烯(α-bergamotene)，β-草烯(β-humulene)，β-金合欢烯(β-farnesene)，α-芹子烯(α-selinene)，β芹子烯[6]。花粉含植物凝血素(lectin)[7]。

【药理】 1. 对中枢神经系统的作用　大麻是来自雌株大麻植物花和叶的一种制品，小鼠腹腔注射新疆大麻烟浸膏(XCE)使自发活动明显减少；大鼠腹腔注射XCE影响大鼠辨别性学习能力[1]。大麻中的四氢大麻酚(Δ^9-THC)及其他具有精神作用的大麻素类对啮齿动物的自发活动均有抑制作用，大麻酚(CBN)和大麻二酚(CBD)的作用较Δ^8-THC和Δ^9-THC弱[2]。小鼠腹腔注射XCE对电刺激诱发强直性惊厥有对抗作用，对醋酸等引起的扭体反应有抑制作用[1]。大麻作用于脑内CB_1受体，发挥非阿片类痛觉调制作用。大麻镇痛还与内源性阿片肽系统、DA受体等有关[3]。猫口服或肌注Δ^9-THC可产生止吐作用[2]。大鼠腹腔注射Δ^9-THC可发生剂量依赖性进食减少，动物体重也迅速下降[4]。大鼠腹腔注射XCE可使体温下降[1]。在注射酵母产生的动物体温升高试验中，Δ^9-THC的降温作用比对正常体温动物更强[2]。Δ^9-THC能作用于特异性的大麻脂类受体，增加伏核壳层多巴胺的释放，多巴胺的增多可能参与成瘾的情绪反应[5]。围产期大鼠应用大麻素类，对幼仔黑质纹状体、结节漏斗等脑区DA能活性均有影响。围产期应用大麻素类的影响因动物性别及不同脑区而不同[6,7]。Δ^9-THC促进大鼠纹状体、下丘脑和皮质切片^{3}H-胆碱转变为^{3}H-乙酰胆碱[8]。海马胆碱能功能的改变与大麻素类引起的知觉变化和记忆丧失有关[2]。

2. 对心血管系统的作用　未麻醉大鼠腹腔注射Δ^9-THC开始可见心动过缓和升压，第十日可见心率增加，而整个过程中升压作用是增加的[9]。大麻素类对人和实验动物的心血管作用有很大差异。对麻醉动物产生心动过缓，对人则主要是心动过速。对麻醉动物主要引起降压，而对人的血压则无明显影响[2]。

3. 对生殖功能的影响　Δ^9-THC能增加切除卵巢大鼠下丘脑内侧基底束内黄体生成素释放激素(LHRH)和甲基脑啡呔含量，此作用与内源性类阿片系统有关。Δ^9-THC能减少雄性大鼠下丘脑前部和内侧基底部LHRH浓度并与剂量相关[2]。小鼠口服高剂量Δ^9-THC和CBN，可产生生殖功能改变。妊娠或哺乳小鼠应用此剂量可使雄性仔鼠生殖功能改变[10]。

4. 对内分泌的影响　Δ^9-THC是很强的促肾上腺皮质激素(ACTH)分泌刺激剂，但在戊巴比妥麻醉大鼠则不能引起ACTH分泌，这与其他可兴奋ACTH分泌的药物有所不同[2]。

5. 抗炎作用　大鼠角叉莱胶足肿试验显示Δ^9-THC作用是阿司匹林20倍，约为氢化可的松的2倍。Δ^9-THC无解热作用，有镇痛作用[11]。

6. 对免疫功能的影响　Δ^9-THC和11-羟基四氢大麻酚(11-OH-THC)在体外对刀豆球蛋白A(ConA)和植物血凝素(PHA)引起的小鼠淋巴细胞增殖反应有抑制作用[12]。大麻类物质通过与免疫细胞表面抑制性G蛋白偶联受体CB_1和CB_2结合，调节免疫细胞的功能和细胞因子的产生。大麻受体可根据组织分布不同分为中枢型和外周型两类，前者主要分布在脑组织中而后者主要分布在免疫细胞表面[13]。

毒性　大麻是世界上滥用最广泛的麻醉品。大麻口服毒性很低，大麻致命的报道极少。雌大鼠对大麻毒性较为敏感。大麻能引起脑退行变化。人急性中毒常见症状有恶心、呕吐、头昏，精神反应有恐慌，并有短暂狂热和致幻。重者可发生中毒性精神病，症状包括突然发作的精神错乱、谵妄、致幻(主要是幻视)、情绪不稳、兴奋、失定向力、人格解体、短时健忘等。大麻对意志脆弱者更易诱发精神病[14]。长期吸大麻并不危及猴的整体健康[15]。长期服用大麻是否形成身体依赖性目前仍有争议。但多数实验表明，长期吸食大麻会形成身体依赖性、精神依赖性和耐药性，具有滥用的潜力[14]。大麻脂类戒断能增加杏仁核促肾上腺皮质激素释放因子的释放量并激活应激反应相关核团Fos蛋白的表达[16]。孕期应用大麻不影响妊娠，也不影响新生儿体重等[17]。

【药性】 苦、辛，温。有毒。

1.《吴普本草》："雷公：辛，无毒。"

2.《药性论》:“味苦,微热。”

【功用主治】 祛风,活血。主治风病肢体麻木,遍身瘙痒,眉发脱落,妇女经闭。

1.《药性论》:“治一百二十种恶风,黑色遍身苦痒,逐诸风恶血。主女人经候不通。”

2.《纲目》:“治健忘及金疮内漏。”

【用法用量】 内服:煎汤,1～3 g;或入膏、丸。外用:研末敷;或作炷燃灸。

【宜忌】《吴普本草》:“畏牡蛎。”

【选方】 1. 治风病麻木　麻花四两,草乌一两。炒存性,为末,炼蜜调成膏,每服三分,白汤调下。(《纲目》)

2. 治血虚眉、发、髭不生　乌麻花,瓷器盛,密盖,埋之,六十日出。用涂之,易生而黑也。(《圣惠方》)

3. 治头风眉落,生眉毛　七月乌麻花阴干,末之,以生乌麻油渍之。二日一涂。

4. 治瘰疬　麻花、艾各等分。合捣作炷,灸疬子一百壮。(3、4 方出自《千金方》)

5. 治金疮内漏　麻勃一两,蒲黄二两。为末,酒服一钱,日三,夜一。(《纲目》引《外台》)

4695 麻油 má yóu (《本草经集注》)

【异名】 胡麻油(《别录》),乌麻油(《外台》),脂麻油(《近效方》),香油(苏轼《物类相感志》),生油(《本草衍义》),清油(《岭南卫生方》)。

【基原】 为胡麻科芝麻属植物脂麻 *Sesamum indicum* DC. 的种子榨取之脂肪油。

【原植物】 参见“黑脂麻”条。

【药性】 甘,凉。

1.《别录》:“微寒。”

2.《品汇精要》:“味甘,性微寒,无毒。”

3.《得配本草》:“入手阳明经。”

【功用主治】 润燥通便,解毒,生肌。治肠燥便秘,蛔虫病,食积腹痛,疮肿,溃疡,疥癣,皮肤皲裂。

1.《别录》:“利大肠,胞衣不落。生者摩疮肿,生秃发。”

2.《千金方》:“去头面游风。”

3. 孟诜:“杀五黄,下三焦热毒气,通大小肠,治蛔心痛,敷一切恶疮疥癣,杀一切虫。取一合,和鸡子两颗,芒硝一两,少时即泻下热毒。”

4.《本草拾遗》:“主天行热,肠秘内结热,服一合,下利为度。”

5.《日华子本草》:“陈油煎膏,生肌长肉,止痛,消痈肿,补皮裂。”

6.《纲目》:“解热毒、食毒、虫毒。”

【用法用量】 内服:生用或熬熟。外用:涂搽。

【宜忌】 脾虚便溏者忌服。

【选方】 1. 治小儿初生大小便不通　真香油一两,皮硝少许。同煎滚,冷定,徐徐灌入口中,咽下即通。(《蔺氏经验方》)

2. 治百药、百虫、五金八石、砒霜、山岚瘴蛊及河豚诸毒　生胡麻油一碗。灌之,吐出毒物。(《易简方》)

3. 治胎漏难产,因血干涩　清油半两,好蜜一两。同煎数十沸,温服。(《便产须知》)

4. 治痈疽发背,初作即服此,使毒气不内攻　麻油一斤。煎二十沸,和醇醋二碗,分五次,一日服尽。(《仁斋直指方》)

5. 治肿毒初起　麻油煎葱黑色,趁热,通手旋涂自消。(《百一选方》)

6. 治急喉痹　生油一合。急灌之。(《圣济总录》)

7. 治梅花秃癣　清油一碗,以小竹子烧火,入内煎沸,沥猪胆汁一个,和匀,剃头擦之,二三日愈,勿令日晒。(《普济方》)

【各家论述】 1.《纲目》:“胡麻油,用以煎炼食物,尤能动火生痰,陈氏谓之大寒,珍意不然。但生用之,有润燥、解毒、止痛、消肿之功,似乎寒耳。”

2.《本草经疏》:“麻油,甘寒而滑利,故主胞衣不下及利大肠;生者气更寒,能解毒、凉血,故摩疮肿、生秃发也。”

4696 麻根 má gēn (《本草经集注》)

【异名】 麻青根(《药性论》),大麻根(《圣惠方》)。

【基原】 为桑科大麻属植物大麻 *Cannabis sativa* L. 的根。

【原植物】 参见“火麻仁”条。

【采收加工】 全年均可采挖,晒干。

【成分】 含生物碱类成分:大麻碱(cannabisativine)[1],脱水大麻碱(anhydrocannabisativine)[2],胆碱(choline),神经碱(neurine)[3]。甾醇类成分:5α-麦角甾-3-酮(5α-ergostan-3-one),5α-豆甾-3-酮(5α-stigmastan-3-one),菜油甾醇(campesterol),豆甾醇(stigmasterol),5β-豆甾-22-烯-3-酮(5α-stigmast-22-en-3-one)[4],豆甾-4-烯-3-酮(stigmast-4-en-3-one),菜油甾-4-烯-3-酮(campest-4-en-3-one),豆甾-4, 22-二烯-3-酮(stigmast-4, 22-dien-3-one),豆甾-5-烯-3β-醇-7-酮(stigmast-5-en-3β-ol-7-one),菜油甾-5-烯-3β-醇-7-酮(campest-5-en-3β-ol-7-one),5, 22-豆甾二烯-3β-醇-7-酮(stigmast-5, 22-dien-3β-ol-7-one)[5],β-谷甾醇(β-sitosterol)[6],30-去甲-9, 19-环羊毛甾醇-24-亚甲基 3β-乙酸酯(30-nor-9, 19-cyclolanost-24-methylene 3β-acetate)[7]。另含大麻环醚萜酚(cannabiglendol)[8],无羁萜(friedelin),表无羁萜醇(epifriedelinol),葛缕酮(carvone),二氢葛缕酮(dihydrocarvone)[6],4-羟基苯甲酸盐(4-hydroxyben zoates),甲基羟基苯甲酸盐(methyl-hydroxybenzoates)[7]。

【药性】《本草汇言》:“味苦,气平,无毒。”

【功用主治】 散瘀,止血,通淋。主治跌打损伤,难产,胞衣不下,血崩,淋证,带下。

1.《本草经集注》:“主瘀血,石淋。”

2.《新修本草》:“主产难,胞衣不出,破血壅胀,带下,崩中不止。”

3.《本草汇言》:“活瘀血,通小便。”

【用法用量】 内服:煎汤或捣汁,9～15 g。

【选方】 1. 治金疮中风,骨痛不可忍,或堕坠打损,有瘀血在心腹,令人胀满短气　大麻根、叶无问多少,捣研,绞取汁,饮三合至四合。无青者,以干者煎取汁服。(《圣济总录》麻根饮)

2. 治妊娠令易产　大麻根三茎,水一升,煎取半升,顿服。立产。胎衣不下,服之亦下。(《新续十全方》)

3. 治淋下血　麻根十枚,水五升,煮取二升,一服,血止。(《肘后方》)

4. 治热病,小便不通,淋沥如血　大麻根二两,乱发灰二钱。先将麻根以水一大盏,煎至六分,去滓,下乱发灰,调令匀,顿服。(《圣惠方》)

5. 治尿床　大麻根皮三升(切),以水五升,煮取一升八合,去滓,分二服,小儿减之。(《医心方》引《新录方》)

4697 麻黄 má huáng （《本经》）

【异名】　龙沙（《本经》），狗骨（《广雅》），卑相、卑盐（《别录》）。

【基原】　为麻黄科麻黄属植物草麻黄、中麻黄和木贼麻黄的草质茎。

【原植物】 1. 草麻黄 *Ephedra sinica* Stapf　又名：华麻黄（《中国植物图谱》）。

草本状灌木，高 20～40 cm。木质茎短，常似根茎，匍匐地上或横卧土中；小枝直伸或微曲，绿色，长圆柱形，细纵槽纹常不明显，节明显，节间长2.5～5.5 cm，径 1.5～2 mm。鳞叶膜质鞘状，长 3～4 mm，下部约 1/2 合生，上部 2 裂，裂片锐三角形，先端急尖，常向外反曲。花成鳞球花序，通常雌雄异株；雄球花多成复穗状，常具总梗；雌球花单生，有梗，成熟时苞片增大，肉质，红色，成浆果状。种子 2，包于苞片内，不露出，黑红色或灰褐色，三角状卵圆形或宽卵圆形，长4.5～6 mm，直径约 4 mm，表面有细皱纹。花期 5～6 月，种子成熟期7～8 月。

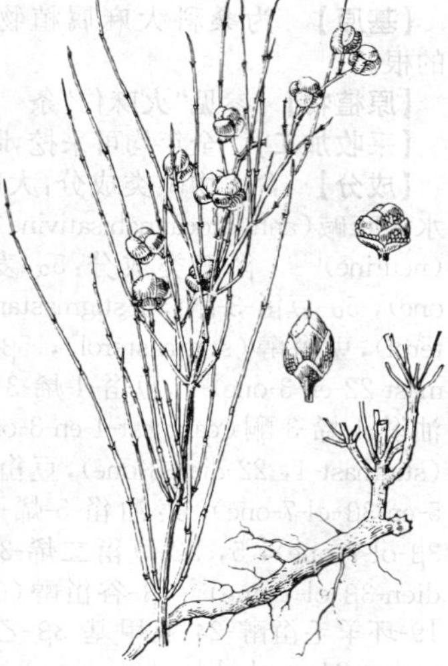

草 麻 黄

生于干山坡、平原、干燥荒地、河床、干草原、河滩附近及固定沙丘，常成片丛生。分布于华北及辽宁、吉林、河南西北部、陕西、新疆等地。

2. 中麻黄 *E. intermedia* Schrenk ex C. A. Mey.

灌木，高 20～100 cm。木质茎直立或匍匐斜上，较粗壮，基部多分枝，圆柱形，常被白粉呈灰绿色，有对生或轮生的分枝，节间长 3～6 cm，直径 1～3 mm，有细浅纵槽纹。鳞叶膜质鞘状，下部约 1/3 合生，裂片通常 3 裂，稀 2 裂，裂片钝三角形或窄三角状披针形。雄球花通常无梗，数个密集于节上呈团状，稀 2～3 个对生或轮生于节上；雌球花 2～3，成簇，对生或轮生于节上，无梗或有短梗。雌球花成熟时苞片肉质，红色，成浆果状，长卵形或卵圆形，有长约 1 mm 的短柄。种子包于肉质红色苞片内，不外露，种子通常 3 粒，稀 2 粒，卵圆形或长卵圆形，长 5～6 mm，直径约 3 mm。花期 5～6 月，种子成熟期 7～8 月。

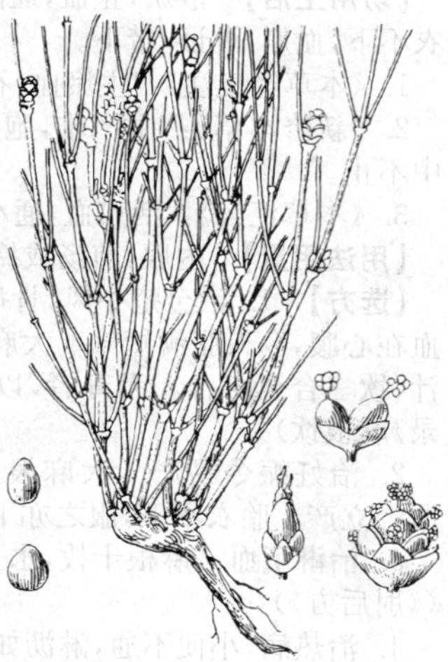

中 麻 黄

生于海拔数百米至 2 000 m 的干旱荒漠、沙漠、戈壁、干旱山坡或草地上。分布于华北、西北及辽宁、山东等地，以西北地区最为习见。

3. 木贼麻黄 *E. equisetina* Bge.

直立小灌木，高 70～100 cm。木质茎粗长，直立，基径 1～1.5 cm；小枝细圆柱形，对生或轮生的分枝较多，节间较短，通常长 1.5～2.5 cm，直径1～1.5 mm，纵槽纹细浅不明显，被白粉，呈蓝绿色或灰绿色。鳞叶膜质鞘状，下部约 2/3 合生，常呈棕色，上部 2 裂，裂片钝三角形，长 1.5～2 mm。雄球花单生或 3～4 个集生于节上，无梗或有短梗；雌球花单生，常在节上成对，无柄。雌球花成熟时苞片肉质，红色，成浆果状，长卵形或卵圆形。种子通常 1，窄长卵形，长 5～7 mm，直径 2～3 mm，多有明显的纵纹。花期6～7 月；种子成熟期 8～9 月。

生于干旱荒漠、多砂石的山脊、山顶或草地。分布于华北及陕西西部、甘肃、新疆等地。

本植物的根和根茎（麻黄根）亦供药用。另设专条。

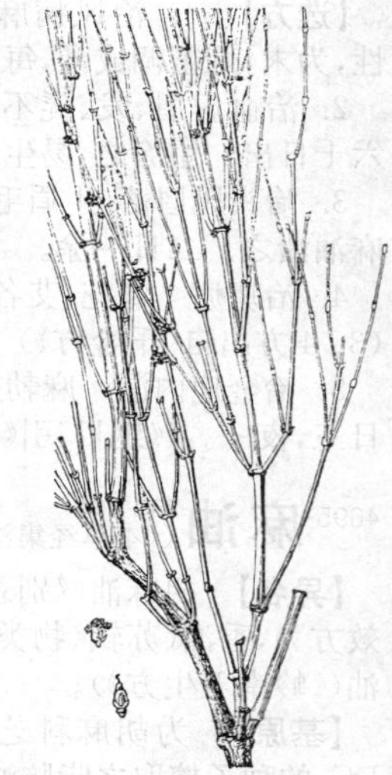

木贼麻黄

【栽培】　生物学特性　喜凉爽较干燥气候，耐严寒，对土壤要求不严格，砂质壤土、砂土、壤土均可生长，低洼地和排水不良的黏土不宜栽培。

繁殖方法　用种子及分株繁殖。种子繁殖：应采取成熟饱满的种子，条播或穴播，条播开浅沟，行距 30 cm，穴播穴距 30 cm 左右，每穴播种子 20～30 粒，覆土 0.7～1.0 cm，播后浇水，约经 15 d 出苗，不需间苗，应注意松土除草。分株繁殖：多在秋天或早春进行，将植株挖出，根据株丛大小，每株丛可分成 5～10 株，选择高燥的地块，作成平垄，开沟，行距 30 cm，按株距 30 cm 栽植，栽后覆土至根芽，将土压实后浇水。

田间管理　苗期和生长初期应适当浇水，苗高 6～8 cm后，返青前每亩施厩肥1 500～2 000 kg。

【采收加工】　8～10 月间割取部分绿色茎枝，或连根拔起，放通风处晾干，或晾至六成干时，再晒干。放置干燥通风处，防潮防霉。干后切段供药用。

【药材】　麻黄 *Herba Ephedrae*　草麻黄主产于河北、山西、新疆、内蒙古；中麻黄主产于甘肃、青海、内蒙古及新疆；木贼麻黄主产于河北、山西、甘肃、陕西、内蒙古、宁夏、新疆等地。

性状　草麻黄　茎呈细长圆柱形，少分枝，直径 1～2 mm。有的带少量棕色木质茎。表面淡绿色至黄绿色，有细纵脊线，触之微有粗糙感。节明显，节间长 2～6 cm。节上有膜质鳞叶，长 3～4 mm；裂片 2（稀 3），锐三角形，先端灰白色，反曲，基部联合成筒状，红棕色。体轻，质脆，易折断，断面略呈纤维性，周边绿黄色，髓部红棕色，近圆形。气微香，味涩、微苦。

中麻黄　多分枝，直径 1.5～3 mm，有粗糙感。节间长 2～6 cm，膜质鳞叶长 2～3 mm，裂片 3（稀 2），先端锐尖。

断面髓部呈三角状圆形。

木贼麻黄　较多分枝，直径1～1.5 mm，无粗糙感。节间长1.5～3 cm。膜质鳞叶长1～2 mm；裂片2(稀3)，上部为短三角形，灰白色，先端多不反曲，基部棕红色至棕黑色。

鉴别　(1) 茎横切面：草麻黄　表皮细胞外被厚的角质层；脊线较密，有蜡质疣状凸起，两脊线间有下陷气孔。下皮纤维束位于脊线处，壁厚，非木化。皮层较宽，纤维成束散在。中柱鞘纤维束新月形。维管束外韧型，8～10个。形成层环类圆形。木质部呈三角状。髓部薄壁细胞含棕色块；偶有环髓纤维。表皮细胞外壁、皮层薄壁细胞及纤维均有多数微小草酸钙砂晶或方晶。

中麻黄　维管束12～15个。形成层环类三角形。环髓纤维成束或单个散在。

木贼麻黄　维管束8～10个。形成层环类圆形。无环髓纤维。

粉末特征：草麻黄粉末淡棕色。表皮细胞断面观呈类长方形，外壁布满草酸钙砂晶；角质层厚约18 μm。气孔特异，长圆形，侧面观保卫细胞似电话筒状，两端特厚。皮层纤维细长，直径10～24 μm，壁极厚，有的木化，壁上布满砂晶，形成嵌晶纤维。螺纹、具缘纹孔导管直径10～15 μm，导管分子端壁斜面相接，接触面具多数穿孔，为麻黄式穿孔板。此外，有木纤维，薄壁细胞含细小簇晶、色素块、石细胞等。

(2) 取本品粉末0.2 g，加水5 ml与稀盐酸1～2滴，煮沸2～3 min，滤过。滤液置分液漏斗中，加氨试液数滴使呈碱性，再加氯仿5 ml，振摇提取。分取氯仿液，置两支试管中，一管加氨制氯化铜试液与二硫化碳各5滴，振摇，静置，氯仿层显深黄色；另一管为空白，以氯仿5滴代替二硫化碳5滴，振摇后氯仿层无色或显微黄色。

(3) 薄层色谱：取本品粉末1 g，加浓氨试液数滴，再加氯仿10 ml，加热回流1 h，滤过，滤液蒸干，残渣加甲醇2 ml充分振摇，滤过，滤液作为供试品溶液。另取盐酸麻黄碱对照品，加甲醇制成每1 ml含1 mg的溶液，作为对照品溶液。吸取上述两种溶液各5 μl，分别点于同一硅胶H薄层板上，以氯仿-甲醇-浓氨试液(20∶5∶0.5)为展开剂，展开，取出，晾干，喷以茚三酮试液，在105 ℃加热至斑点显色清晰。供试品色谱中，在与对照品色谱相应的位置上，显相同的红色斑点。

品质标质　《中华人民共和国药典》2005年版规定：本品含盐酸麻黄碱($C_{10}H_{15}NO\cdot HCl$)，不得少于1.0%。

【成分】　草麻黄地上部分含有麻黄生物碱类：左旋麻黄碱(ephedrine)，右旋伪麻黄碱(pseudoephedrine)，左旋去甲基麻黄碱(norephedrine)，右旋去甲基伪麻黄碱(norpseudoephedrine)，左旋甲基麻黄碱(methylephedrine)，痕量右旋甲基伪麻黄碱(methylpseudoephedrine)，O-苯甲酰-L-(+)-伪麻黄碱〔O-benzoyl-L(+)-pseudoephedrine〕[1]。噁唑酮类生物碱：麻黄噁唑酮(ephedroxane)[2]。含32种挥发油成分：α，α，4-三甲基-3-环己烯-甲醇(α，α，4-trimethyl-3-cyclohexen-1-methanol)，β-松油醇(β-terpineol)，对甲基-2-烯-7-醇(p-methyl-2-en-7-ol)，左旋-α-松油醇(α-terpineol)和2，3，5，6-四甲基吡嗪(2，3，5，6-tetramethylpyrazine)[3,4]。黄酮类化合物：芹菜素(apigenin)，小麦黄素(tricin)，山柰酚(kaempferol)，芹菜素-5-鼠李糖苷(apigenin-5-rhamnoside)，蜀葵苷元(herbacetin)，3-甲氧基蜀葵苷元(3-methoxyherbacetin)及山柰酚鼠李糖苷(kaempferol rhamnoside)[5]。

中麻黄地上部分含生物碱成分：左旋麻黄碱，右旋伪麻黄碱，左旋去甲基麻黄碱，右旋去甲基伪麻黄碱，左旋甲基麻黄碱，右旋甲基伪麻黄碱[6]。还含麻黄噁唑酮[2]。

木贼麻黄地上部分含生物碱类成分：左旋麻黄碱，右旋伪麻黄碱，左旋去甲基麻黄碱，右旋去甲基伪麻黄碱，左旋甲基麻黄碱，右旋甲基伪麻黄碱[6]。噁唑酮类生物碱：麻黄噁唑酮[2]。挥发油成分：6，10，14-三甲基十五碳-2-酮(6，10，14-trimethyl-2-pentadecanone)，3，7，11，15-四甲基-2-十六碳烯-1-醇(3，7，11，15-tetramethyl-2-hexadecen-1-ol)，十八碳酸甲酯(octadecanoic acid methyl ester)，2，3，5，6-四甲基吡嗪[3,4]。黄酮醇苷成分：4′，5，7-三羟基-8-甲氧基黄酮醇-3-O-β-D-吡喃葡萄糖苷(4′，5，7-trihydroxy-8-methoxyflavonol-3-O-β-D-glucopyranoside)[7]。酚酸类：苯甲酸(benzoic acid)，对羟基苯甲酸(p-hydroxybenzoic acid)，桂皮酸(cinnamic acid)，对香豆酸(p-coumaric acid)，香草酸(vanillic acid)及原儿茶酸(protocatechuic acid)[8]。

【药理】　1. 对心血管系统的作用　麻黄有拟肾上腺素能神经作用。其水提物经麻醉犬十二指肠给药或静注，均可使血压和心搏数升高，升压反应可产生快速耐受性[1]。麻黄在猫肺叶血管实验中显示出由α-肾上腺素能受体介导的加压反应[2]。服用麻黄粉，对正常血压的健康志愿者能增加心率，对血压作用变化不恒定[3]。

2. 平喘、祛痰、镇咳作用　豚鼠腹腔注射麻黄挥发油能延长组胺致喘的时间[4]。麻黄水溶性提取物对豚鼠气管机械刺激所致咳嗽有镇咳作用[1]。但麻黄挥发油对小鼠的氨水喷雾引咳无明显作用[4]。小鼠灌胃给予麻黄挥发油有提高气管排泌酚红的作用[4]。

3. 发汗、利尿作用　大鼠口服水溶性提取物其足底部的水分散发(发汗)呈现剂量依赖性发汗作用。用左旋麻黄碱给猫静注可使其后肢足趾放散的水分增加。大鼠口服麻黄碱或者口服左旋甲基麻黄碱可促使足底发汗[1]。麻黄碱虽不能诱发人体出汗，但当人处于温热环境中，用麻黄碱汗腺分泌确可增加和加快[5,6]。麻醉犬静注右旋伪麻黄碱尿量可增加；家兔静注亦可见尿量明显增加，但当剂量过大，尿量反见减少[5,6]。

4. 对免疫系统的影响　麻黄水提取物和乙醇提取物在卵蛋白致敏豚鼠的肺切片实验中有抗过敏作用。两种提取物有抑制与Ⅰ型变态反应有关的嗜碱细胞和肥大细胞释放组胺等化学介质的作用[1]。麻黄水提性成分在人、猪、豚鼠、大鼠和家兔试验中抑制经典补体途径，该补体抑制成分还抑制旁路途径等[7]。麻黄不同分离成分中筛选出的麻黄-9905灌胃能减轻二硝基氯苯所致的小鼠耳郭肿胀，使胸腺萎缩，调整二硝基氯苯所致的血液中CD4/CD8的失调，对小鼠的细胞免疫有抑制作用[8]。

5. 抗炎作用　甲醇提取物能减少醋酸导致的小鼠腹膜炎的血管通透性增加，抑制鸡胚尿囊膜肉芽组织的形成。水提取物灌胃，抑制右旋糖酐和角叉菜胶所致的浮肿[1]。小鼠和大鼠分别腹腔注射异麻黄碱，能抑制小鼠的巴豆油性耳肿胀、大鼠的角叉菜胶性足肿胀和甲醛性足跖肿及大鼠棉球肉芽肿[9]。

6. 解热作用　麻黄挥发油乳剂对肌注消毒牛乳引起发热的家兔有解热作用。麻黄挥发油及松油醇对正常小鼠体温有降温作用[10]。

7. 对神经及神经肌肉传递的影响　麻黄的水溶性提取物给小鼠灌胃，可出现自发运动亢进，还能使大鼠的皮质和海马回持续出现低振幅快波的觉醒脑波[1]。麻黄碱对骨骼肌有抗疲劳作用，可增强重症肌无力患者离体肋间肌的肌张力[11]，但却抑制正常人的神经传递。低浓度麻黄可拮抗高钾去极化所引起的神经肌肉麻痹，低浓度对刺激大鼠膈神经所致膈肌收缩有短暂的兴奋作用，高浓度则表现为抑制[12]。

8. 抗肿瘤、抗突变作用　麻黄水溶性组分体外抑制人脐静脉内皮细胞的血管生成和 $B_{16}F_{10}$ 黑素瘤细胞侵入基质膜。水溶性组分抑制接种 $B_{16}F_{10}$ 黑素瘤细胞的 BDF_1 小鼠肿瘤生长[13]。麻黄水提物体外对苯并芘、1，6-二硝基芘等诱导的突变有抑制作用[14]。

9. 其他作用　麻黄干浸膏溶液给小鼠自由饮用，能降低腺嘌呤诱发的慢性肾功能衰竭大鼠血中尿素氮、肌酐、甲基胍，纠正高磷低钙血症，改善肾功能[15]。麻黄挥发油对流感嗜血杆菌、甲型链球菌、肺炎球菌、奈瑟球菌、枯草杆菌、大肠杆菌、白念珠菌等亦有不同程度的抑制作用[4]。麻黄水提物和醇提物灌胃能降低小鼠体重[8]，现国外常用于减肥食品添加成分。麻黄可促进正常大鼠附睾处脂肪细胞由葡萄糖转化的脂肪合成，抑制去甲肾上腺素促进的脂肪分解作用。该作用不是由麻黄碱所致，其作用机制与胰岛素有类同之处[16]。麻黄水煎液给急性血瘀模型大鼠灌胃，能延长凝血酶原时间、缩短血浆优球蛋白溶解时间，降低血液黏度，改善其血液流变性[17]。麻黄碱引起家兔阴茎肌条收缩，持续数小时。麻黄碱削弱电场刺激引起的收缩。长期使用麻黄碱可能耗尽交感神经末端的去甲肾上腺素，从而导致阴茎异常勃起[18]。麻黄甲醇提取物体外抑制人脐静脉内皮细胞的血管生成[19]。大鼠灌胃麻黄提取物在 FR_{20} 训练程序中显示出类似 d-去氧麻黄碱的加强分辨能力的作用[20]。麻黄抑制由 5-羟色氨酸引起的小鼠腹泻[21]。麻黄、麻黄生物碱、L-麻黄碱都能促进链脲菌素性糖尿病模型小鼠萎缩的胰岛再生，纠正血糖过高[22]。从麻黄中提取的水溶性多糖抑制邻苯三酚的自氧化，有清除自由基作用[23]。

毒性　麻黄毒性较小，其所含的麻黄碱毒性较伪麻黄碱大，能引起小鼠眼球突出，举尾反应和紫绀。用麻黄提取物给小鼠腹腔注射，可见眼眶出血、眼球突出，有人认为是麻黄内的中性物质协同所引起[5]。麻黄制剂的细胞毒性与其中的麻黄碱含量不完全一致，提取物中含有其他毒性物质。研磨能增加提取物毒性。提取物对神经 2a 细胞相对敏感，提示麻黄毒性作用于神经细胞。全草煮沸 2 h 能提高麻黄提取物中的麻黄碱转变为毒素[24]。

【炮制】 1. 麻黄　取原药材，除去杂质、木质茎及残根，洗净，微润后切段，干燥。生品发散力强，适于风寒表实证及风水浮肿。

2. 蜜麻黄　取炼蜜用适量开水稀释后，加入麻黄拌匀，闷透，置锅内，用文火加热，炒至不粘手为度，取出，放凉。每麻黄 100 kg，用炼蜜 20 kg。蜜麻黄发散力较弱，长于止咳平喘，多用于表证较轻而喘咳重的患者。

3. 麻黄绒　取净麻黄段，碾成绒，筛去粉末。麻黄绒作用缓和，适于老人、幼儿及体虚者患风寒感冒或咳喘。

4. 蜜麻黄绒　取炼蜜用适量开水稀释后，加入麻黄绒拌匀，闷透，置锅内，用文火加热炒至深黄色，不粘手时，取出放凉。每麻黄绒 100 kg，用炼蜜 30 kg。蜜麻黄绒作用极其缓和。

5. 炒麻黄　取麻黄段，置锅内，用文火加热，炒至微焦，取出放凉。

6. 生姜、甘草制麻黄　取甘草、生姜煎汤，煎至味出，趁热浸泡麻黄段，浸后晒干。每麻黄段 100 kg，用生姜 6 kg，甘草 6 kg。

饮片性状　麻黄呈圆柱形小段，表面黄绿色，粗糙，有细纵棱线，节上有细小鳞片，质脆。断面中心显红黄色，粉性。气微，味微苦、涩。蜜麻黄表面颜色加深，微有光泽，有焦香气，味微甜。麻黄绒呈松散之绒状，黄绿色。蜜麻黄绒呈松散黏结纤维状，深黄色，气焦香，味微甜。炒麻黄呈褐黄色微焦。生姜、甘草制麻黄颜色加深，有微弱的姜气和苦甜味。

贮干燥容器内，置通风干燥处；蜜麻黄、蜜麻黄绒、生姜甘草制麻黄应密闭，置阴凉干燥处。

【药性】 辛、微苦，温。归肺、膀胱经。

1.《本经》："味苦，温。"

2.《吴普本草》："神农、雷公：苦，无毒。扁鹊：酸，无毒。"

3.《别录》："微温。"

4.《药性论》："味甘，平。"

5.《医学启源》："《主治秘要》云，性温，味甘辛。"

6.《珍珠囊》："苦、甘。阴中之阳。入手太阴。"

7.《汤液本草》："气温，味苦甘而苦。气味俱薄，阳也，升也。甘热纯阳，无毒。手太阴之剂。入足太阳经，走手少阴经、阳明经药。"

8.《纲目》："微苦而辛，性热而轻扬。"

9.《本草求原》："气温入肝，味苦入心，轻清入肺。"

10.《药品化义》："入肺、大肠、包络、膀胱经。"

【功用主治】 发汗解表，宣肺平喘，利水消肿。主治风寒表实证，咳嗽气喘，风水，小便不利，风湿痹痛，肌肤不仁，风疹瘙痒，阴疽痰核。

1.《本经》："主中风、伤寒头痛，温疟。发表出汗，去邪热气，止咳逆上气，除寒热，破癥坚积聚。"

2.《别录》："主五脏邪气缓急，风胁痛，字乳余疾。止好唾，通腠理，疏伤寒头痛，解肌，泄邪恶气，消赤黑斑毒。"

3.《药性论》："治身上毒风顽痹，皮肉不仁。主壮热，解肌发汗，温疟，治温疫。"

4.《日华子》："通九窍，调血脉，开毛孔皮肤，逐风，破癥瘕积聚，逐五脏邪气，退热，御山岚瘴气。"

5.《珍珠囊》："泄卫中实，去营中寒，发太阳、少阴之汗。"

6.《滇南本草》："治鼻窍闭塞不通、香臭不闻，肺寒咳嗽。"

7.《本草蒙筌》："劫咳逆、痿痹。"

8.《纲目》："散赤目肿痛，水肿，风肿，产后血滞。"

9.《医林纂要》："补肝，行水液，泻肺，降逆气，行彻肌表，故以为足太阳经之药。"

【用法用量】 内服：煎汤，1.5～10 g；或入丸、散。外用：研末嗃鼻或研末敷。

生用发汗力强，发汗、利水用之；炙用发汗力弱，蜜炙兼能润肺，止咳平喘多用。

【宜忌】 体虚自汗、盗汗及虚喘者禁服。

1.《别录》："不可多服，令人虚。"

2.《雷公炮炙论》："凡使，去节并沫，若不尽，服之令人闷。"

3.《本草经集注》："恶辛夷、石韦。"

4. 李东垣："饮食劳倦，及杂病自汗，表虚之证用之，则脱

人元气，不可不禁。”（引自《纲目》）

5.《纲目》：“凡服麻黄药，须避风一日，不尔病复作也。”

6.《本草经疏》：“表虚自汗，阴虚盗汗；肺虚有热，多痰咳嗽以致鼻塞；疮疱热甚，不因寒邪所郁而自倒靥；虚人伤风，气虚发喘；阴虚火炎，以致眩晕头痛；南方中风瘫痪，及平日阳虚腠理不密之人皆禁用。”

7.《药性通考》：“吐血之人忌用，气虚体弱之人并孕妇忌用。”

【选方】 1. 治太阳病头痛发热，身疼腰痛，骨节疼痛，恶风无汗而喘者　麻黄三两（去节），桂枝二两（去皮），甘草一两（炙），杏仁七十个（去皮、尖）。上四味，以水九升，先煮麻黄，减二升，去上沫，纳诸药，煮取二升半，去滓，温服八合，覆取微似汗，不须啜粥。（《伤寒论》麻黄汤）

2. 治少阴病，始得之，反发热，脉沉者　麻黄二两（去节），细辛二两，附子一枚（炮，去皮，破八片）。上三味，以水一斗，先煮麻黄，减二升，去上沫，纳诸药，煮取三升，去滓，温服一升，日三服。（《伤寒论》麻黄附子细辛汤）

3. 治感冒风邪，鼻塞声重，语言不出；或伤风伤冷，头痛目眩，四肢拘倦，咳嗽痰多，胸闷气短　麻黄（不去节）、杏仁（不去皮、尖）、甘草（生用）各等分。为粗末，每服五钱，水一盏半，姜五片；同煎至一盏，去滓。通口服，以衣被盖覆睡，取微汗为度。（《局方》三拗汤）

4. 治太阳病发汗后，不可更行桂枝汤，汗出而喘，无大热者　麻黄四两（去节），杏仁五十个（去皮、尖），甘草二两（炙），石膏半斤（碎，绵裹）。上四味，以水七升，煮麻黄，减二升，去上沫，纳诸药，煮取二升，去滓，温服一升。（《伤寒论》麻黄杏仁甘草石膏汤）

5. 治咳喘上气，喉中水鸡声者　射干十三枚，麻黄四两，生姜四两，细辛、紫菀、款冬花各三两，五味子半升，大枣七枚，半夏（大者，洗）八枚。上九味，以水一斗二升，先煮麻黄两沸，去上沫，纳诸药，煮取三升，分温三服。（《金匮要略》射干麻黄汤）

6. 治风水恶风，一身悉肿，脉浮不渴，续自汗出，无大热者　麻黄六两，石膏半斤，生姜三两，大枣十五枚，甘草二两。上五味，以水六升，先煮麻黄，去上沫，纳诸药，煮取三升，三温三服。（《金匮要略》越婢汤）

7. 治水之为病，其脉沉小，属少阴者　麻黄三两，甘草二两，附子一枚（炮）。上三味，以水七升，先煮麻黄，去上沫，纳诸药，煮取二升半，温服八分，日三服。（《金匮要略》麻黄附子汤）

8. 治水气病，皮水无汗者　甘草二两，麻黄四两。上二味，以水五升，先煮麻黄，去上沫，纳甘草，煮取三升，温服一升。重覆汗出，不汗，再服。慎风寒。（《金匮要略》甘草麻黄汤）

9. 治病者一身尽疼，发热，日晡所剧者，名风湿，此病伤于汗出当风，或久伤取冷所致　麻黄（去节）半两（汤泡），甘草一两（炙），薏苡仁半两，杏仁十个（去皮、尖，炒）。上锉麻豆大，每服四钱匕，水一盏半，煮八分，去滓，温服，有微汗避风。（《金匮要略》麻黄杏仁薏苡甘草汤）

10. 治中风手足拘挛，百节疼痛，烦热心乱，恶寒，经日不欲饮食者　麻黄三十铢，独活一两，细辛十二铢，黄芪十二铢，黄芩十八铢。上五味㕮咀，以水五升，煮取二升，分二服。一服小汗，二服大汗。（《千金方》引张仲景三黄汤）

11. 治风痹荣卫不行，四肢疼痛　麻黄五两（去根节了，秤），桂心二两。上捣细罗为散，以酒二升，慢火煎如饧。每服不计时候，以热酒调下一茶匙，频服，以汗出为度。（《圣惠方》）

12. 治伤寒，瘀热在里，身必黄　麻黄二两（去节），连轺二两，杏仁四十个（去皮、尖），赤小豆一升，大枣十二枚（擘），生梓白皮一升（切），生姜二两（切），甘草二两（炙）。上八味，以潦水一斗，先煮麻黄再沸，去上沫，纳诸药，煮取三升，去滓，分温三服，半日服尽。（《伤寒论》麻黄连轺赤小豆汤）

13. 治伤寒热出表，发黄疸　麻黄三两，以醇酒五升，煮取一升半，尽服之，温服汗出即愈。冬月寒时用清酒，春月宜用水。（《千金方》麻黄醇酒汤）

14. 治水饮内停，上凌于心，心下悸动　半夏、麻黄各等分。末之，炼蜜和丸小豆大。饮服三丸，日三服。（《金匮要略》半夏麻黄丸）

15. 治疥疮　猪油四两，斑蝥三个，麻黄五钱，蓖麻子（去壳研烂）一百粒，大枫子（去壳研烂）一百粒。先将猪油化开，下斑蝥煎数沸，随去斑蝥，再下麻黄，煎枯滤去渣，将大枫、蓖麻肉和匀听搽。（《医学心悟》麻黄膏）

16. 治酒皶鼻　麻黄、麻黄根各二两，头生酒五壶。将药入酒内煮三炷香久，露一宿，每早晚各饮 3～5 杯。（《医宗金鉴》麻黄宣肺酒）

17. 治眼目偏痛及头风　麻黄（烧灰）半两，盆硝二钱半，麝香、脑子各少许。为细末，鼻内之。（《普济方》如圣散）

【临床报道】 1. 治疗咳嗽　用麻黄膏外用治疗小儿风寒咳喘 288 例。取麻油 1 850 g，铅丹 500 g。麻油熬至滴水成珠后，将铅丹放入油中搅拌均匀，再次炼熬黏稠即为膏基。继用 70%麻黄粉，30%白胡椒粉，混合均匀，在每份膏基上放上一小药匙(0.1 g)，趁热合拢备用。治疗时将此膏药烘热，贴于患儿肺俞穴。咳喘甚或年龄稍大患儿可贴两侧肺俞穴，每日换药 1 次；症情轻或幼儿可贴一侧或 2 d 换药 1 次。结果：治愈 235 例，好转 42 例，无效 11 例，总有效率 96.2%。其中 3 d 内治愈 164 例；5 d 内治愈 56 例，好转 17 例；1 星期内治愈 15 例，好转 25 例；1 星期后未愈 11 例[1]。

2. 治疗小儿腹泻　以麻黄 2～4 g，前胡 4～8 g，水煎后少加白糖顿服，每日 1 剂。观察 138 例，治愈 126 例，占 91.3%，其中 124 例服药 1～2 剂即愈。因肺与大肠相表里，可能由宣肺利水而取效[2]。

3. 治疗小儿遗尿　每晚睡前取生麻黄(5～7 岁 3 g，8～15 岁 6 g，15 岁以上 10 g)，水煎 1 次，去上沫顿服。一般服药 1～3 次，见效，连服 1 个月，停药观察 3 个月，无反复者为痊愈。治疗遗尿患儿 30 例，全部治愈，有效率 100%[3]。

【各家论述】 1.《纲目》引李东垣：“轻可去实，麻黄、葛根之属是也。六淫有余之邪，客于阳分皮毛之间，腠理闭拒，营卫气血不行，故谓之实，二药轻清，故可去之。”

2.《汤液本草》：“夫麻黄治卫实之药，桂枝治卫虚之药。桂枝、麻黄虽为太阳经药，其实荣卫药也。肺主卫（为气），心主荣为血，故麻黄为手太阴之剂，桂枝为手少阴之剂。故伤寒伤风而嗽者，用麻黄桂枝，即汤液之源也。”

3.《纲目》：“麻黄乃肺经专药，故治肺病多用之。张仲景治伤寒无汗用麻黄，有汗用桂枝。历代名医解释，皆随文附会，未有究其精微者。时珍常绎思之，似有一得，与昔人所解不同云。津液为汗，汗即血也。在营则为血，在卫则为汗。夫寒伤营，营血内涩，不能外通于卫，卫气闭固，津液不行，故无汗发热而憎寒。夫风伤卫，卫气外泄，不能内护于营，营气虚弱，津液不固，故有汗发热而恶风。然风寒之邪，皆由皮毛而入。皮毛者，肺之合也。肺主卫气，包罗一身，天之象也。是证虽属乎太阳，而肺实受邪气。其证时兼面赤怫郁，咳嗽有痰，喘而胸满诸证者，非肺病乎？盖皮毛外闭，则邪热内攻，而肺气膹郁。故用麻黄、甘草同桂枝，引出营分之邪，达之肌表，佐以杏仁泄肺而利气。汗后无大热而喘者，加以石膏。朱肱《活人书》，夏至后加石膏、知母，皆是泄肺火之药。是则麻黄汤虽太阳发汗重剂，实为发散肺经火郁之药也。”

4.《本草正》：“麻黄以轻扬之味，而兼辛温之性，故善达肌表，走经络，大能表散风邪，祛除寒毒。一应温疫、疟疾、瘴气、山岚，凡足三阳表实之证，必宜用之。若寒邪深入少阴、厥阴筋骨之间，非用麻黄、官桂不能逐也。但用此之法，自有微妙。则在佐使之间，或兼气药以助力，可得卫中之汗；或兼血药以助液，可得营中之汗；或兼温药以助阳，可逐阴凝之寒毒；可兼寒药以助阴，可解炎热之瘟邪；此实伤寒阴疟第一要药，故仲景诸方，以此为首，实千古之独得者也。今见后人多有畏之为毒药而不敢用，又有谓夏月不宜用麻黄者，皆不达。虽在李氏有云，若过发汗则汗多亡阳，若自汗表虚之人，用之则脱人元气，是皆过用及误用而然，若阴邪深入，则无论冬夏，皆所最宜，又何过之有？此外如手太阴之风寒咳嗽，手少阴之风热斑疹，足少阴之风水肿胀，足厥阴之风痛、目痛，凡宜用散者，惟斯为最。然柴胡、麻黄俱为散邪要药，但阳邪宜柴胡，阴邪宜麻黄，不可不察也。”

5.《本草通玄》：“麻黄轻可去实，为发表第一药，惟当冬令在表真有寒邪者，始为相宜。虽发热恶寒，苟不头疼、身痛、拘急、脉不浮紧者，不可用也。虽可汗之症，亦当察病之重轻，人之虚实，不得多服。盖汗乃心之液，若不可汗而误汗，虽可汗而过汗，则心血为之动摇，或亡阳，或血溢而成坏症，可不兢兢致谨哉。”

6.《药品化义》：“麻黄，为发表散邪之药也，但元气虚及劳力感寒或表虚者，断不可用。若误用之，自汗不止，筋惕肉瞤，为亡阳症。”

7.《衷中参西录》：“陆九芝谓：麻黄用数分，即可发汗。此以治南方之人则可，非所论于北方也。盖南方气暖，其人肌肤薄弱，汗最易出，故南方有麻黄不可过钱之语。北方若至塞外，气候寒冷，其人之肌肤增厚，若更为出外劳碌，不避风霜之人，又当严寒之候，恒用至七八钱始得汗者。夫用药之道，贵因时、因地、因人，活泼斟酌，以胜病为主，不可拘于成见也。”

8.《本草正义》：“麻黄轻清上浮，专疏肺郁，宣泄气机，是为治感第一要药。虽曰解表，实为开肺；虽曰散寒，实为泄邪；风寒固得之而外散，即温热亦无不赖之以宣通。观于《本草经》主中风伤寒，祛邪热气，除寒热之说及后人并治风热斑疹，热痹不仁，温疟岚瘴，其旨可见。”“抑麻黄之泄肺，亦不独疏散外来之邪也，苟为肺气郁窒，治节无权，即当借其轻扬以开痹着，如仲景甘草麻黄汤之治里水黄肿，《千金》麻黄醇酒汤之治表热黄疸，后人以麻黄治水肿气喘，小便不利诸法，虽曰皆取解表，然以开在内之闭塞，非以逐在外之感邪也。又凡寒邪郁肺，而鼻塞音哑；热邪窒肺，而为浊涕鼻渊；水饮渍肺，而为面浮喘促；火气灼肺，而为气热息粗以及燥火内燔，新凉外束，干咳嗌燥等证，无不恃以为疏达肺金，保金清肃之要务，较之杏、贝苦降，桑皮、杷叶等之遏抑闭塞者，功罪大是不侔。”

4698 麻秸 má jiē （《纲目》）

【异名】 脂麻秸（《摘元方》），麻藍（《纲目》），芝麻荄（《中国医学大辞典》），油麻稿（福建《民间实用草药》）。

【基原】 为胡麻科芝麻属植物脂麻 *Sesamum indicum* DC. 的茎。

【原植物】 参见“黑脂麻”条。

【功用主治】 《纲目》：“烧灰，入点痣去恶肉方中用。”

【用法用量】 内服：煎汤或烧存性研末。外用：烧存性研末搽。

【选方】 1. 治小儿盐哮　脂麻秸，瓦内烧存性，出火毒，研末，以淡豆腐蘸食之。（《摘元方》）

2. 治周身浮肿，胀满气喘　干油麻稿二两，红糖一两。开水一碗，冲炖服。（福建《民间实用草药》）

3. 治聤耳出脓　白麻秸，刮取一合，花胭脂一枚。为末，绵裹塞耳中。（《圣济总录》）

4699 麻蕡 má fén （《本经》）

【异名】 麖、枲实（《尔雅》），麻勃（《本经》），麻蓝、青羊、青葛（《吴普本草》）。

【基原】 为桑科大麻属植物大麻 *Cannabis sativa* L. 的雌花序及幼嫩果序。

【原植物】 参见“火麻仁”条。

【采收加工】 6～7月采收，鲜用或晒干。

【成分】 花序含萜类：1-四氢大麻酚（Δ^1-tetrahydrocannabinol），大麻色烯（cannabichromene），大麻萜酚（cannabigerol）[1]，大麻环酚（cannabicyclol），9-6α，10α-反-四氢大麻酚（Δ^9-6α，10α-*trans*-tetrahydrocannabinol）[2]，大麻酚酸（cannabinolic acid），1-四氢大麻酚酸（Δ^1-tetrahydrocannabinolic acid）B[3]，大麻萜酚酸（cannabigerolic acid ），六氢次大麻呋酚酸（cannabielsoic acid），次大麻二酚酸（cannabidivarinic acid），大麻二酚酸（cannabidiolic acid）[4]，次大麻酚（cannabivarin），四氢次大麻酚（tetrahydrocannabivarin）[5]，次大麻色烯（cannabivarichromene）[6]，大麻二吡喃环烷（cannabicitran）[7]，大麻香豆酮（cannabicoumaronone）[8]，四氢二羟基大麻酚大麻二酚羧酸酯（tetrahydrocannabitriol cannabidiolcarboxylic acid ester）[9]；还含有7-羟基-5-甲氧基-1，2-二氢化茚-1-螺环六烷（7-hydroxy-5-methoxyindan-1-spiro-cyclohexane），5-羟基-7-甲氧基-1，2-二氧化茚-1-螺环六烷（5-hydroxy-7-methoxyindan-1-spiro-cyclohexane），5，7-二羟基-1，2-二氢化茚-1-螺—环六烷（5，7-dihydroxyindan-1-spirocyclohe-xane）[10]，3，5，4′-三羟基联苄（3，5，4′-trihydroxybibenzyl）[11]。

【药性】 辛，平。有毒。

1.《本经》：“辛，平。”

2.《吴普本草》：“岐伯：有毒。雷公：甘。”

3.《医林纂要》：“甘，平，滑，微辛。”

【功用主治】 祛风，止痛，镇惊。主治痛风，痹证，癫狂，失眠，咳喘。

1.《本经》：“主五劳七伤，利五脏，下血寒气。久服，通神明，轻身。”

2.《别录》：“破积，止痹，散脓。”

3.《医林纂要》：“和胃，润命门，祛风，利大肠，破瘀，通乳，下胎。”

4. 李承祜《生药学》：“治躁狂，癔病，痉挛性咳嗽，喘息，神经痛。”

【用法用量】 内服：煎汤，0.3～0.6 g。外用：捣敷。

【宜忌】 体虚及孕妇禁服。

1.《本经》：“多食令见鬼狂走。”

2.《吴普本草》：“畏牡蛎、白薇。”

3.《本草经集注》：“恶茯苓。”

4700 麻滓 má zǐ（《纲目》）

【异名】麻油滓（《千金方》），麻枯饼、芝麻莘（《寿亲养老新书》），麻籸（《纲目》）。

【基原】 为胡麻科芝麻属植物脂麻 *Sesamum indicum* DC. 的种子经榨去脂肪油后的渣滓。

【原植物】 参见“黑脂麻”条。

【功用主治】 治痈疽溃烂，亦可固齿。

【用法用量】 外用：敷贴或煅存性揩齿。

【选方】 1. 治疽溃后（《纲目》引作“疽疮有虫”） 以生麻油滓，绵裹布疮上，虫出。（《千金方》）

2. 牢牙，乌髭 旱莲草二两，芝麻莘三两，诃子二十个（并核锉），不蛀皂角三铤，月蚕沙二两，青盐三两半，川升麻三两半。为末，醋打薄糊为丸，如弹子大，捻作饼子，或焙或晒，以干为度。先用小口磁瓶罐子，将纸筋泥固济，曝干，入药饼在瓶内，煻火中烧令烟出，若烟淡时，药尚存性，急取退火，以黄泥塞瓶口，候冷，次日出药，为末，早晚用如揩牙药，以温汤灌嗽（使牙药时须少候片时，方使灌嗽）。（《寿亲养老新书》）

4701 麻腐 má fǔ（《药镜》）

【异名】 胡麻腐（《中国医学大辞典》）。

【基原】 为胡麻科芝麻属植物脂麻 *Sesamum indicum* DC. 的种子和合绿豆真粉的加工制成品。

【原植物】 参见“黑脂麻”条。

【药性】 姚可成《食物本草》：“甘，平。”

【功用主治】 1. 姚可成《食物本草》：“利肠胃，解热毒，滋益精髓，最利老人。”

2.《纲目拾遗》：“润肌，滑肠，解毒。”

4702 麻布七 má bù qī（《陕西中草药》）

【异名】 破布七、麻布袋、穿心莲（《贵州民间药物》），统天袋、九连环、网子七、蓑衣七、背网子、龙骨七、龙膝、辫子七、花花七（《陕西中草药》）。

【基原】 为毛茛科乌头属植物高乌头的根。

【原植物】 高乌头 *Aconitum sinomontanum* Nakai

多年生草本，高60～150 cm。根圆柱形，长达20 cm，直径达2 cm。茎直立，上部近花序处被反曲的短柔毛。叶互生，基生叶1，茎生叶4～6；茎下部叶及基生叶有长柄，叶柄长30～50 cm；叶片肾形或圆肾形，长12～14.5 cm，宽20～28 cm，基部宽心形，3深裂，中央深裂片较小，楔状狭菱形，3裂，边缘有不整齐三角形锐齿，侧深裂片斜扇形，不等3裂。总状花序有密集的花；苞片比花梗长，下部苞片叶状，上部苞片线形；小苞片通常生花梗中部，狭线形；花两性，两侧对称；萼片5，花瓣状，蓝紫色，外面密被短曲柔毛，上萼片圆筒形，高1.6～3 cm，外缘在中部之下稍缢缩，下缘长1.1～1.5 cm；花瓣2，无毛，长达2 cm，唇舌形，长约3.5 mm，距长约6.5 mm，向后拳卷；雄蕊多数，无毛，花丝具1～2小齿；心皮3，无毛。蓇葖果长1.1～1.7 cm。种子多数，倒卵形，长约3 mm，具3棱，密生横狭翅。花期6～9月，果期7～10月。

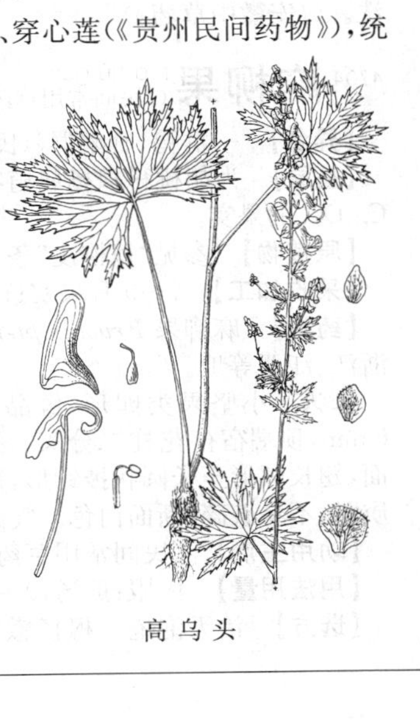

高乌头

生于海拔1 000～3 700 m的山坡草地或林中。分布于河北、山西、湖北西部、湖南、四川、贵州、陕西、甘肃南部、青海东部。

【采收加工】 7～11月采挖，鲜用或去残茎、须根，或将根撕开，除去内附黑皮，晒干。

【药材】 麻布七 *Radix Aconiti Sinomontani* 产于河北、陕西、甘肃、青海等地。

性状 根圆柱形或圆锥形，有的从根头处分枝，长10～20 cm，中部直径1～2.5 cm。表面暗棕色，粗糙，或因栓化细胞脱落而可见多数裂生细根纵向排列或似网状。质坚硬，能折断，断面淡黄棕色，有的根中央已枯朽成空洞状。气微，味辛、苦、微麻。

鉴别 根横切面：根上段的一侧有凹沟，中央有多个外韧型维管束排成一环，其内侧为一个木质束环，中心部分因栓化细胞脱落而形成空隙；中段可见数个裂生中柱，每个中柱各包含1～2个维管束，内侧往往有木质部束，中央为大空隙。支根呈原生中柱状。本品薄壁细胞中含细小的淀粉粒，直径4～8 μm。

【成分】 根含生物碱成分：刺乌头碱（lappaconitine），毛茛叶乌头碱（ranaconitine）[1,2]，刺乌宁（lappaconine），刺乌定（lappaconidine），N-去乙酰冉乌碱（N-deacetylranaconitine），N-去乙酰高乌甲素（N-deacetyllappaconitine），8-O-acetylexcelsine，excelsine，septalisine，易混翠雀花碱（condelphone），异塔拉定（isotalalizidine），变绿卵孢碱（rirescenine），14-O-乙酰变绿卵孢碱（14-O-acetylrirescenine），氨茴酰茎牛扁碱（anthranoyllycoctonine），盐酸阿替生（atisinum-hydrochloride）[3]。又含牛扁酸单甲酯（lycaconitic acid monomethyl ester）[4]。

【药理】 1. 抗炎作用 麻布七中的刺乌头碱（LA）皮下或腹腔注射对醋酸所致小鼠腹腔毛细血管通透性增高、二甲苯所致小鼠耳肿胀、蛋清或角叉菜胶所致大鼠足跖肿胀以及棉球所致炎性增生均有抑制作用，抗炎作用与肾上腺无明显关系[1]。

2. 对中枢神经的作用 小鼠扭体法、热板法显示LA皮下注射有镇痛作用，纳洛酮不影响其镇痛效果。LA皮下注射还抑制甲醛所致小鼠足疼痛[1]。小鼠与猴试验均证明刺乌头碱无成瘾性[2]。大鼠光刺激热甩尾测痛实验表明氯化钙或氯化镁能拮抗腹腔注射刺乌头碱的镇痛作用。硝苯啶或维拉帕米能部分翻转钙离子对LA镇痛的拮抗作用，对乙二醇双（α-氨基乙基）醚四乙酸则加强LA镇痛作用[3]。正常大鼠海马片实验中，LA抑制刺激引起的群峰电位或场兴奋性突触后电位，抑制比枯枯灵碱或低镁引起的癫痫样反应，对乙溴醋胺的兴奋性作用则无影响[4]。LA腹腔注射对酵母所致大鼠发热有解热作用，但作用持续时间很短[1]。刺乌头碱溶液对兔角膜有局部麻醉作用，皮下注射对豚鼠有浸润麻醉作用，对小鼠坐骨神经有传导阻滞作用[2]。

3. 对心血管系统的影响　LA是河豚毒素敏感性电压依赖性钠通道阻滞剂，在豚鼠心房实验中，有负性心力作用，能使心搏停止。另外，预先给予LA能防止乌头碱或毒花毛苷G的致心律失常作用，是Ⅰ类抗心律失常作用的天然药物[5]。

4. 其他作用　高乌甲素(刺乌头碱)霜搽剂外用，对小鼠急性软组织损伤有治疗作用[6]。

毒性　小鼠腹腔注射LA的LD_{50}为10.5 mg/kg；大鼠腹腔注射LA的LD_{50}为9.9 mg/kg[1]。

【药性】 苦、辛，温。有毒。

1.《贵州民间药物》："性温，味苦、辛、咸。"

2.《陕西中草药》："味苦、辛，性温，有毒。"

【功用主治】 祛风除湿，活血理气，止痛。主治风湿腰腿痛，跌打损伤，胃脘冷痛，痧气腹痛，瘰疬，疮疖。

1.《民间常用草药汇编》："接骨，治瘰疬及骨结核。"

2.《贵州民间药物》："治痨伤，止痛。"

3.《贵州草药》："宁心，理气，止痛，活血化瘀。"

4.《陕西中草药》："活血散瘀，消肿止痛，祛风湿。主治跌打损伤，骨折，风湿腰腿痛，劳伤，疮疖，瘰疬。"

5.《四川常用中草药》："能理气，消胀，定痛。治心胃气痛，胸腹胀满，发痧气痛，产后血气痛，冷气痛，穿气(鼓肠)痛等症。"

【用法用量】 内服：煎汤，3～9 g；或浸酒服，或入散剂。外用：捣敷；或浸酒搽。

【宜忌】 本品有毒，内服宜慎。

【选方】 1. 治跌打损伤　穿心莲(麻布七)15 g。泡酒，早晚服。

2. 治心悸　穿心莲(麻布七)3 g(研末)，木香1.5 g。蒸甜酒服。

3. 治胃气痛　穿心莲(麻布七)6 g(研末)。煎水或蒸酒服。

4. 治痧证心气痛　穿心莲(麻布七)、青藤香各15 g。研末。用开水吞服，成人每次1.5 g，小儿每次0.6～1.5 g。(1～4方出自《贵州民间药物》)

5. 治瘰疬，疮疖　麻布七、金线吊葫芦各适量。捣烂敷患处。(《万县中草药》)

4703 麻柳叶 má liǔ yè (《草木便方》)

【异名】 枫杨叶(《湖南药物志》)，柳树叶(南药《中草药学》)。

【基原】 为胡桃科枫杨属植物枫杨 *Pterocarya stenoptera* C. DC.的叶。

【原植物】 参见"枫柳皮"条。

【采收加工】 5～10月均可采收，鲜用或晒干。

【药材】 麻柳叶 *Folium pterocaryae*　产于山东、江苏、浙江、江西等地。

性状　小叶多皱缩，展平后，长椭圆形至长椭圆状披针形，长5～12 cm，宽2.5～3.5 cm，全体绿褐色，上面略粗糙，中脉、侧脉及下面有极稀疏毛。小叶柄极短或无。质脆。气微，味淡。

鉴别　叶横切面：上表皮细胞1列。栅栏组织细胞1～2列。主脉维管束2个，外韧型，韧皮部外侧有中柱鞘纤维。主脉处上表皮下方有厚角组织。

粉末特征：暗绿色。非腺毛为单细胞，长85～320 μm，直径8～25 μm，壁厚约4 μm。有的基部弯曲，纹孔偶见。上、下表皮细胞表面观类多角形，壁波状弯曲；下表皮有不定式气孔。草酸钙簇晶，直径16～92 μm，棱角短钝。此外，有螺纹导管。

【成分】 叶含维生素C[1]，鞣质[2]。

【药理】 杀灭钉螺的作用　麻柳(枫杨)叶水提物有杀灭钉螺的作用[1]。枫杨水浸液处理，使钉螺头足部肿胀，高浓度损伤肝部内囊膜[2]。枫杨叶水浸液处理使钉螺正极区的酯酶带减少，活性降低[3]。枫杨水浸液处理，能升高钉螺肝脏丙氨酸氨基转移酶、天冬氨酸氨基转移酶活力[4]。

【药性】 辛、苦，温。有毒。

1.《安徽中草药》："性寒，味苦。有小毒。"

2.《全国中草药汇编》："辛、苦，温。"

【功用主治】 祛风，杀虫，解毒，敛疮。主治风湿痹痛，牙痛，疥癣，湿疹，溃疡不敛，烫伤，咳嗽气喘。

1.《草木便方》："涂烂疮，汤火伤。"

2.《分类草药性》："洗疥疮，癣疮。"

3.《四川中药志》1960年版："杀虫，解毒，涂汤火伤及久疮，止牙痛。"

4.《安徽中草药》："祛风利湿，杀虫止痒。"

5.《全国中草药汇编》："治血吸虫病；外用治黄癣，脚癣。"

【用法用量】 内服：煎汤，6～15 g。外用：煎水外洗；乙醇浸搽；或捣敷。

【宜忌】 孕妇禁服。

【选方】 1. 治皮肤癣　鲜麻柳叶60 g，切碎，乙醇500 ml。将麻柳叶投入乙醇中浸1个星期后取用。用时，取一些棉花蘸液擦患处，每日擦1～2次，或取叶煎水洗。(《闽南民间草药》)

2. 治痒疹　麻柳叶、毛秀才、千里光、柳枝，煎水洗。

3. 治牙痛　麻柳叶捣绒，塞患处或噙用。(2、3方出自《四川中药志》1960年版)

4. 治膝关节痛　枫杨叶、虎耳草，捣烂敷患处。(《湖南药物志》)

5. 治阴道滴虫　鲜枫杨叶、蛇床子各适量，水煎浓汁熏洗。(《安徽中草药》)

4704 麻柳果 má liǔ guǒ (《民间常用草药汇编》)

【异名】 一群鸭、雁鹅群(《民间常用草药汇编》)。

【基原】 为胡桃科枫杨属植物枫杨 *Pterocarya stenoptera* C. DC.的果实。

【原植物】 参见"枫柳皮"条。

【采收加工】 7～9月果实近成熟时采收，鲜用或晒干。

【药材】 麻柳果 *Fructus pterocaryae*　产于山东、江苏、浙江、江西等地。

性状　小坚果类卵形，鲜品黄绿色，干品棕褐色，长约6 mm，顶端宿存花柱二分叉。果翅2，着生于果实顶端背面，翅长圆形至长圆状披针形，平行或顶端稍外展，具纵纹。质坚，不易破碎，断面白色。气微清香，味淡。

【功用主治】《民间常用草药汇编》："散寒止咳。"

【用法用量】 内服：煎汤，9～25 g。外用：煎水洗。

【选方】 治天泡疮　枫杨嫩枝叶及果实500 g。煎水洗

澡。忌入口。〔《中草药通讯》1972，(2)：58〕

4705 麻疯树 má fēng shù（《广西中草药》）

【异名】 桐子树、小桐子、宾麻、膏桐、水漆(《中国经济植物志》)，青桐木(《广西中草药》)，臭油桐、吗洪罕(《云南思茅中草药选》)，亮桐(《云南中草药》)。

【基原】 为大戟科麻疯树属植物麻疯树的树皮、叶。

【原植物】 麻疯树 *Jatropha curcas* L. 又名：黄肿树、假白榄(《广州植物志》)，芙蓉树(《海南植物志》)。

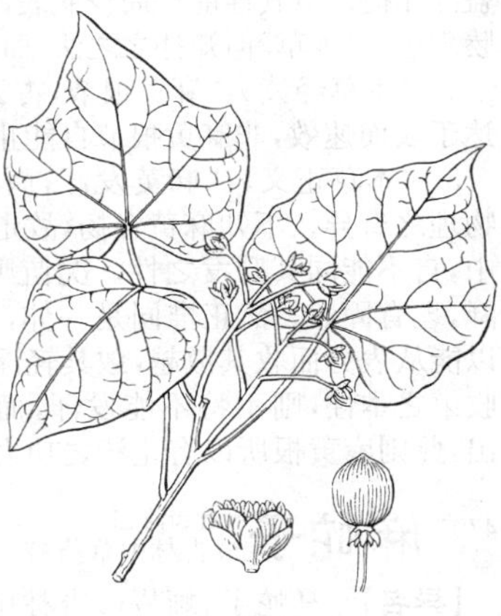

麻 疯 树

灌木或小乔木，高2～5 m。无毛或近无毛，有乳汁。枝粗壮，圆柱形，具凸起叶痕，幼枝绿色。单叶互生；叶柄长 6～18 cm；叶片纸质，近圆形至卵圆形，长宽略相等，6～19 cm，先端渐尖或短尖，基部心形，全缘或3～5 浅裂，幼时下面脉上被毛，掌状脉 5～7 条，末端达边缘。花单性同株。二歧聚伞花序伞房状，腋生，长 5～12 cm；总花梗长，中部以上具分枝；苞片线状披针形或披针形，长 4～8 mm；花小，黄绿色，直径 7～8 mm；雄花花梗短，萼片 5，倒卵状长圆形，基部稍连合，长约 4 mm，大小略不等，花瓣 5，长圆形，下部连合，长约6 mm，淡绿色，里面被绒毛，外弯，花盘腺体 5 枚，雄蕊 10，二轮，外轮 5 枚分离，内轮花丝下部合生，花药线状长圆形，长约 1.5 mm；雌花花后花梗延长，萼片 5，长圆形，长约 6.5 mm，先端急尖，其中 2 枚稍狭，分离，花瓣 5，长圆形，长约 5 mm，淡绿色，分离，腺体 5，子房卵圆形，3 室，花柱 3，箭形，柱头 2 裂。蒴果近球形，直径 2.5～3 cm，黄色，初为肉质，后变干燥，成熟时裂为 3 个 2 瓣裂的分果爿；种子长圆形，长 1.6～2 cm，平滑，干时黑色。花期 5～8 月，果期8～12 月。

栽培或半野生于平地、山坡灌丛中。分布于福建、广东、广西、海南、四川、贵州、云南、台湾等地。

本植物的果实(小桐子)亦供药用，另设专条。

【采收加工】 全年均可采收，鲜用或晒干。

【药理】 1. 抗微生物作用 麻疯树树液抑制葡萄球菌、芽胞杆菌、微球菌生长，抑制蛔虫、美洲钩虫孵化，也抑制蚊虫幼体生长，表现出抗疟作用[1]。麻疯树树枝水提液抑制人免疫缺陷病毒诱导的细胞病变，且对细胞毒性较小[2]。

2. 其他作用 麻疯树树液减少人血液凝血时间，但稀释的树液却延长凝血时间。凝血酶原和部分凝血活酶实验也显示树液中含有促凝和抗凝两种物质。乙酸乙酯提取部分含有促凝物质，而丁醇部分含有抗凝物质[3]。麻疯树稀释树液单次局部用药或低浓度稀释液多次用药，对雄性小鼠皮肤外科伤口有治疗作用[4]。麻疯树树液中的成分抑制人补体经典途径，促进人 T 细胞增殖[5]。麻疯树根粉局部涂药对小鼠 TPA 诱导的耳部炎症有抑制作用，甲醇提取物口服抑制大鼠角叉莱胶或甲醛诱导的足肿胀、松节油诱导的炎性渗出和棉球肉芽肿[6]。

毒性 树液腹腔注射或灌胃对小鼠毒性很大[1]。高浓度稀释液或原液多次外用会腐蚀小鼠皮肤[4]。

【药性】 苦、涩，凉。有毒。

1.《广西中草药》："味涩，性微寒，有毒。"

2.《全国中草药汇编》："苦、涩，凉。"

【功用主治】 散瘀消肿，止血止痛，敛疮，杀虫。主治跌打瘀肿，骨折疼痛，关节挫伤，创伤出血，麻风，湿疹，下肢溃疡，疥疮，脚癣。

1.《广西中草药》："散瘀消肿，止血，止痛，杀虫止痒。主治跌打瘀肿，创伤出血，皮肤瘙痒，湿疹。"

2.《广西本草选编》："主治烧烫伤。"

3.《云南中草药》："止血消炎。主治高血压，支气管哮喘，骨折，跌打损伤，疥癣顽疮，脚癣。"

4.《全国中草药汇编》："外用治麻风，癞痢头，慢性溃疡，关节挫伤，阴道滴虫。"

【用法用量】 内服：煎汤，6～15 g。外用：捣敷；或鲜叶绞汁搽。

【宜忌】 本品有毒，内服宜慎。

《广西中草药》："本品有毒。仅作外用，不能内服。"

【选方】 1. 治骨折 麻疯树根皮、接骨藤、玄朗叶、叶上花各适量。捣烂外敷。(《西昌中草药》)

2. 治关节挫伤 麻疯树皮适量，捣烂外包。(《全国中草药汇编》)

3. 治皮肤瘙痒，湿疹 用麻疯树鲜叶置火上烤熟，至叶柔软时揉烂，擦患处。(《广西中草药》)

4. 治烧烫伤 用麻疯树皮和嫩叶各适量捣烂取汁，加茶油少许，搽患处。(《广西本草选编》)

5. 治支气管哮喘 麻疯树根皮 15 g，冰糖 30 g。煎服。(《云南中草药》)

4706 麻黄根 má huáng gēn（《本草经集注》）

【基原】 为麻黄科麻黄属植物草麻黄 *Ephedra sinica* Stapf 或中麻黄 *E. intermedia* Schrenk ex C. A. Mey. 的根和根茎。

【原植物】 参见"麻黄"条。

【采收加工】 立秋后采挖，去尽须根及茎苗，晒干。

【药材】 麻黄根 *Radix Ephedrae* 主产于辽宁、河北、山西、新疆、内蒙古、甘肃、青海等地。

性状 根呈圆柱形，略弯曲，长 8～25 cm，直径 0.5～1.5 cm。表面红棕色或灰棕色，有纵皱纹及支根痕。外皮粗糙，易成片状剥落。根茎具节，节间长 0.7～2 cm，表面有横长突起的皮孔。体轻，质硬而脆，断面皮部黄白色，木部淡黄色或黄色，射线放射状，中心有髓。气微，味微苦。

鉴别 (1) 根横切面：木栓细胞 10 余列，其外有落皮层。皮层为数列薄壁细胞，含草酸钙砂晶。中柱鞘由纤维及石细胞组成。韧皮部窄。形成层成环。木质部发达，由导管、管胞及木纤维组成；射线宽广，含草酸钙砂晶，有的髓部有纤维；薄壁细胞具纹孔。根茎的射线较窄。

粉末特征：棕红色或棕黄色。木栓细胞长方形，棕色，含草酸钙砂晶。纤维多单个散在，直径 20～25 μm，壁厚，木化，斜纹孔明显。螺纹、网纹导管直径 30～50 μm，导管分子穿孔板上具多数圆形穿孔。有时可见石细胞，呈长圆形、类纤维状或有分枝，直径 20～50 μm，壁厚。髓部薄壁细胞类方形、类长方形或类圆形，壁稍厚，具纹孔。薄壁细胞含草酸钙砂晶。

(2) 取本品纵剖面置紫外光下观察，皮部显蓝白色荧光，木部显黄色荧光，有的中心显金黄色荧光。

【成分】 麻黄根含生物碱类成分：麻黄根碱(ephedradine)A、B[1]、C[2]、D[3]，阿魏酰组胺(feruloylhistamine)[4]，酪氨酸甜菜碱(maokonine)[5]。又含麻黄根素(ephedrannin)A，麻黄双黄酮(mahuannin)A、B、C、D[6]。

【药理】 对血压的影响　麻黄根的甲醇提取物静注有降压作用[1]。其中的麻黄根碱A、B、C、D均有降压作用。麻黄根碱B静注对正常和自发性高血压大鼠及犬均有降压和减慢心率作用；还能抑制豚鼠由电刺激节前神经和乙酰胆碱诱发的输精管收缩反应，但对血管紧张素Ⅱ引起的血压升高无影响[2,3]。另外，咪唑生物碱阿魏酰组胺以及麻黄根素A、麻黄双黄酮A、B、C、D都具有降压作用[1,4,5]。麻黄根中亦含有少量弱升压成分酪氨酸甜菜碱，对乌拉坦麻醉大鼠有升压作用[6]。

【炮制】 1. 麻黄根　取原药材，除去杂质及残茎，洗净，润透，切厚片，干燥。

2. 蜜麻黄根　先将蜜放锅内，用文火熔化，加入净麻黄根片拌炒，炒至蜜被吸透呈黄棕色，取出，放凉后不粘手。每麻黄根片100 kg，用炼蜜15 kg。

饮片性状　本品为类圆形厚片，表面黄白色，纤维性，有菊花心。周边红棕色或灰棕色，有纵纹及支根痕。质坚硬。无臭，味微苦。蜜麻黄根，表面呈黄棕色，微显光泽，有焦香气，味略甜。

贮密闭容器内，置阴凉干燥处。

【药性】 甘、微涩，平。归肺经。

1.《纲目》："甘，平，无毒。"

2.《本草正》："味甘、微苦、微涩，平。"

3.《四川常用中草药》："入心、肺二经。"

【功用主治】 止汗。主治自汗，盗汗。

1.《本草经集注》："止汗，夏日杂粉用之。"

2.《滇南本草》："止汗，实表气，固虚，消肺气、梅核气。"

3.《品汇精要》："止盗汗。"

【用法用量】 内服：煎汤，3～10 g；或入丸、散。外用：研粉扑。

【宜忌】 有表邪者禁服。

【选方】 1. 治虚汗无度　麻黄根、黄芪等分。为末，飞面糊，作丸梧子大。每用浮麦汤下百丸，以止为度。(《谈野翁试验方》)

2. 治虚劳盗汗不止　麻黄根(锉)、牡蛎(煅)、黄芪(锉)等分。上三味，粗捣筛。每服三钱匕，水一盏，葱白三寸，同煎至半盏，去滓温服。(《圣济总录》麻黄根汤)

3. 治产后虚汗不止　①当归一两(锉，微炒)，麻黄根二两，黄芪一两(锉)。上药捣粗，罗为散。每服四钱，以水一中盏，煎至六分，去滓，不计时候温服。(《圣惠方》麻黄根散) ②牡蛎粉三分，麻黄根二两。捣细，罗为散，用扑身上。(《圣惠方》麻黄根散)

4. 治大虚汗出欲死，若自汗不止者　麻黄根、附子(炮裂，去皮脐)、牡蛎(煅赤)各等分。上三味，捣罗为细散。每用一两，以白粟米粉一升，拌和令匀，以扑汗处。(《圣济总录》麻黄根散)

5. 治人汗劳不止　麻黄根二份，石膏一份。凡二物治筛和蜜丸。大人服小豆三丸，日三；小儿以意增损。(《医心方》引《效验方》麻黄丸)

6. 治脚汗　麻黄根30%，牡蛎30%，六次(亚)甲基四胺15%，滑石粉25%。上药共研末，用适量撒在脚上即可。一般能保持10～15 d脚不出汗。(《全国中草药汇编》)

7. 治肾劳热，阴囊生疮　麻黄根、石硫黄各三两，米粉五合。上三味治下筛，安絮如常用粉法搭疮上，粉湿，更搭之。(《千金方》麻黄根粉)

【各家论述】 1.《纲目》："麻黄发汗之气，驶不能御，而根节止汗，效如影响。物理之妙，不可测度如此。自汗有风湿、伤风、风温、气虚、血虚、脾虚、阴虚、胃热、痰饮、中暑、亡阳、柔痓诸证，皆可随证加而用之。当归六黄汤加麻黄根治盗汗尤捷。盖其性能行周身肌表，故能引诸药外至卫分而固腠理也。《本草》但知扑之之法，而不知服饵之功尤良也。"

2.《本草经读》："麻黄根节，古云止汗，是引止汗之药，以达于表而速效，非麻黄根节自能止汗，旧解多误。"

3.《本草正义》："麻黄发汗，而根节专于止汗，昔人每谓物理之奇异。不知麻黄轻扬，故走表而发汗，其根则深入土中，自不能同其升发之性。况苗则轻扬，根则重坠，一升一降，理有固然。然正惟同是一体，则轻扬走表之性犹存，所以能从表分而收其散越，敛其轻浮，以还归于里。是固根荄收束之本性，则不特不能发汗，而并能使外发之汗敛而不出，此则麻黄根所以有止汗之功力，投之辄效者也。"

4707 **麻蛇子** má shé zǐ (《吉林中草药》)

【异名】 马蛇子、蜥蜴(《吉林中草药》)，蛇师子、石龙子(《内蒙古中草药》)。

【基原】 为蜥蜴科麻蜥属动物丽斑麻蜥的全体。

【原动物】 丽斑麻蜥 *Eremias argus* Peters

体小，全长15 cm左右。吻较窄，吻端钝圆；耳孔椭圆形，鼓膜裸露，头背具对称大鳞，颏鳞成盾形，顶鳞后缘平齐，略成方形，颊鳞2枚，前小后大；有2枚大的眶上鳞，颈、躯干、四肢背面具粒鳞，肩前方两侧和腹面有一明显皮肤皱褶形成的领围，其游离缘具大鳞，腹面鳞较大，平滑，略近方形，斜向中线排列；尾部具狭长棱鳞，排列成环。四肢均具5指、趾，有爪，后肢前伸达肋部，每侧具股窝8～12，2列股窝在肛前相隔6～12枚鳞片，背面暗棕色或棕绿色，头背及尾后无斑。幼体体侧有浅色纵纹，纵纹之间散有黑边、色浅的眼斑。成体纵纹不显，而眼斑极明显，背面正中眼斑12～16纵排，每横排有6个眼斑；雄性背面色斑清晰，腹面橘红色，雌性腹面色斑较昏暗模糊，腹面白色。

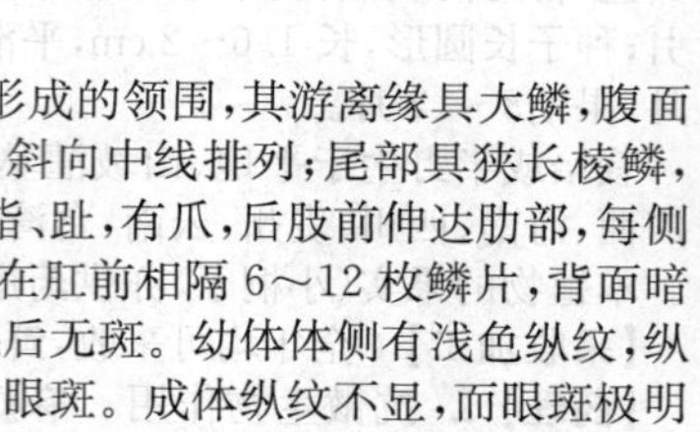

丽斑麻蜥

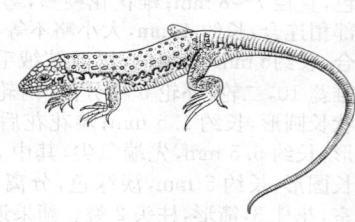

生活于干燥地区。行动迅速。捕食昆虫。分布于东北及河北、山西、内蒙古、江苏、安徽、山东、河南、陕西、甘肃、青海、宁夏。

【采收加工】 7～9月捕捉，捏死，以铁丝穿头，晒干或烘干。

【药材】 麻蛇子 *Eremias Argus*　产于东北及甘肃、河北、山东、山西、陕西等地。

性状　本品呈弯曲条状。体长约10 cm，头部呈三角形，四肢向后屈伸，背部灰褐色，可见数列纵行的斑点，腹部颜色较浅,呈灰白色,有的个体后肢内侧呈肉粉色。鳞面光滑,横行排列,尾细长,容易断落。气微腥,味微咸。

【成分】 组织中含乳酸脱氢酶的同工酶(isoenzymes of lactate dehydrogenase)[1]。全体含无机元素镉、钴、铅、锌、铝、铁、钙、镁、钡、铬、铜、锰、镍、磷、锶[2]。

【药性】《内蒙古中草药》:"味咸,性寒,有小毒。"

【功用主治】 软坚化痰,攻毒散结。主治淋巴结核,肺结核,骨结核,骨髓炎,骨折,癫痫,慢性气管炎,慢性湿疹。

1.《吉林中草药》:"消瘿散瘰。治淋巴结结核。"

2.《内蒙古中草药》:"镇静,滋阴止咳。主治癫痫,喘咳,慢性湿疹,淋巴结核。"

3.《山东药用动物》:"活血祛瘀,消瘿散结,解毒、镇静。治骨折,淋巴结结核,气管炎,羊痫风等。"

4.《中国动物药》:"(治)骨结核及骨髓炎等。"

【用法用量】 内服:研末,1.5~6 g。外用:研末调敷。

【选方】 1. 治肺结核　蜥蜴焙干研末,加等量的糯米粉和匀,每服1.5~3 g,日服2次,开水送下。(《新疆中草药》)

2. 治淋巴结结核、骨结核及骨髓炎　蜥蜴烘干研粉,撒于窦道内,每日1次。(《中国动物药》)

3. 治羊痫风　蜥蜴1只。焙干研末,每次1.5 g,每日2次,白开水送服,连续吃10只为1个疗程。(《内蒙古中草药》)

4. 治慢性气管炎　蜥蜴焙存性,研粉,装入胶囊,每服0.6~0.9 g,每日1次。(《中国动物药》)

5. 治慢性湿疹　麻蛇子和黑大豆(1:1),放干馏器内,置火上加热,制成蜥蜴黑豆油,搽患处。(《山东药用动物》)

6. 治小便不通　蜥蜴3个,蝼蛄7个(去头)。捣成泥状,水煎,日服2次。(《吉林中草药》)

【临床报道】 1. 治疗慢性气管炎　以马蛇子焙干存性,研粉装胶囊内服,每次0.6~0.9 g,每日1次。临床观察488例,显效75例,好转263例,总有效率为75%。实践中发现,对痰多患者疗效较好,无痰患者疗效不佳。因此,又对131例痰多患者进行了疗效观察,结果显效34例,好转79例,总有效率为85.6%[1]。

2. 治疗子宫颈癌　用蜥蜴注射液(每安瓿2.0 ml,相当于蜥蜴生药2 g),肌内注射(每日2次,每次注射4~6 ml)和宫颈局部注射(每日或隔日注射1次,每次注射6 ml)。治疗子宫颈癌7例。结果近期治愈2例,显效2例,好转2例,无效1例。而且发现早期治疗比晚期治疗效果好[2]。

3. 治疗癫痫　①蜥蜴60条焙干研末,每3条为1包。每服1包,日服1次,20 d为1个疗程。不愈可再服第二疗程,一般均在1个疗程内获效。共治疗癫痫12例,全部治愈[3]。②取蜥蜴粉1.5 g,朱砂9 g(研细末),为一次口服量(成人量)。睡前将蜥蜴粉、朱砂混合倒入杯里,用适量酒调匀冲服,以卧床出透汗为宜。有效或无效可隔半月或1个月服1次。共治疗150例,男84例,女66例。结果:控制发作共69例,基本控制发作共67例,无效14例,总有效率90.6%[4]。

4708 麻叶绣球 má yè xiù qiú
(《贵州民间药物》)

【异名】 碎米桠、山茴香(《贵州民间药物》)。

【基原】 为蔷薇科绣线菊属植物绣球绣线菊的根及根皮。

【原植物】 绣球绣线菊 *Spiraea blumei* G. Don　又名:珍珠梅(《植物名实图考》),珍珠绣球(《中国树木分类学》),补氏绣线菊(《经济植物手册》)。

灌木,高1~2 m。小枝细,开张,稍弯曲,深红褐色或暗灰褐色,无毛,冬芽小,卵形,有数个外露鳞片。单叶互生;叶片菱状卵形至倒卵形,长2~3.5 cm,宽1~1.8 cm,先端圆钝或微尖,基部楔形,边缘自近中部以上有少数圆钝缺刻状锯齿或3~5浅裂,两面无毛,下面浅蓝绿色。伞形花序有总梗,无毛,具花10~25朵;花梗长6~10 mm;苞片披针形;花直径5~8 mm;萼筒钟状,内面具短柔毛,萼片三角形或卵状三角形,先端短渐尖或急尖,内面疏生短柔毛;花瓣宽倒卵形,先端微凹,长2~3.5 mm,白色;雄蕊18~20,较花瓣短;花盘由8~10个较薄的裂片组成;子房无毛或仅在腹部微具短柔毛,花柱短于雄蕊。蓇葖果直立,无毛,花柱位于背部先端,倾斜开展,萼片直立。花期4~6月,果期8~10月。

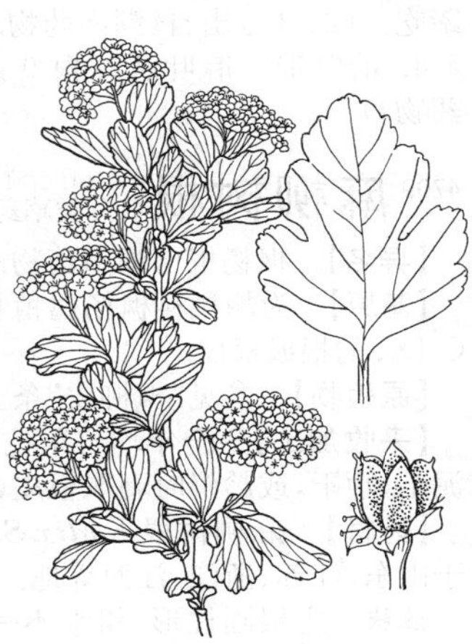

绣球绣线菊

生于海拔500~2 000 m的向阳山坡、杂木林内或路旁。分布于华东及河北、山西、内蒙古、辽宁、河南、湖北、广东、广西、四川、陕西、甘肃等地。

本植物的果实(麻叶绣球果)亦供药用。另设专条。

【栽培】 生物学特性　喜温暖湿润气候,耐寒、耐旱、耐贫瘠,宜选排水良好、疏松湿润的土壤栽培。

繁殖方法　种子繁殖、扦插繁殖或分株繁殖法。种子繁殖:2~3月将种子撒播于半干半湿的苗床上,覆土0.5~1 cm,保持湿润,约1星期可萌发。苗培育1年,移栽至苗圃,培养2~3年,苗高80 cm左右时即可出圃定植。扦插繁殖:春季,选取一年生枝条,剪成12~15 cm长作插穗,按行株距15 cm×10 cm扦插,插后浇水,遮荫,插活后移栽于苗圃,培育2~3年,便可出圃。分株繁殖:10~11月,挖出植株,抖去泥土,分成5~7枝为1束栽种,按行株距80 cm×50 cm开穴定植。

田间管理　栽后每年进行中耕除草1~2次,冬季施厩肥1次。

病虫害防治　有蚜虫为害。

【采收加工】 全年均可挖取根和根皮,晒干。

【药性】 辛,微温。

1.《贵州民间药物》:"性微温,味辛。"

2.《河北中草药》:"辛,温。"

【功用主治】 活血止痛,解毒祛湿。主治跌打损伤,咽喉肿痛,风湿关节痛,带下,疮毒,湿疹。

1.《贵州草药》:"散瘀,利湿,解毒。"

2.《湖南药物志》:"清热消肿,祛风止痛。"

3.《福建药物志》:"行瘀化湿。治白带,跌打损伤。"

【用法用量】 内服:煎汤,15~30 g;或浸酒。外用:研末,浸油搽。

【选方】 1. 治跌打损伤,瘀血积滞疼痛　麻叶绣球根(干品)60 g,泡酒500 ml。每日服3次,每次30 g。(《贵州

民间药物》)

2. 治咽喉肿痛　绣球绣线菊根 30 g，半边莲、金银花各15～18 g。水煎，兑糖服。

3. 治风湿关节痛　绣球绣线菊根 60～90 g。煎水炖猪蹄吃。(2、3 方出自《湖南药物志》)

4. 治白带　麻叶绣球根 9 g。蒸白糖服。(《贵州民间药物》)

4709 麻柳树根 má liǔ shù gēn (《分类草药性》)

【异名】　枫杨根(《湖南药物志》)。

【基原】　为胡桃科枫杨属植物枫杨 *Pterocarya stenoptera* C. DC. 的根或根皮。

【原植物】　参见"枫柳皮"条。

【采收加工】　全年均可采挖或结合伐木采挖，将根除去泥土，晒干，或趁鲜时剥取根皮，晒干。

【药材】　麻柳树根 *Radix Seu Cortex Pterocaryae*　产于山东、江苏、浙江、江西等地。

性状　主根圆柱形，粗细不一，直径通常 2～5 cm，质地坚硬，不易折断，断面木部淡棕白色。根皮呈向内弯曲的半筒状或不规则槽状，厚 2～3 mm。外表面灰褐色，有横长椭圆形皮孔及纵沟纹；内表面棕黄色至棕黑色，有较细密的纵向纹理。体轻质脆，易折断，断面不平整，强纤维性。气微，味苦涩而微辣。

鉴别　根皮横切面：木栓层较厚，由数粒细胞组成，皮层较宽，纤维束众多，韧皮部宽广，纤维束略呈层状排列，射线较平直，薄壁细胞中含有众多草酸钙簇晶。

【药性】　苦、辛，温。有毒。

1.《重庆草药》："味麻、辣、苦，性热，有毒。"

2.《福建药物志》："辛、微苦，温，有毒。"

【功用主治】　祛风散寒，止痛，解毒敛疮。主治风湿痹痛，牙痛，疥癣，疮疡肿毒，溃疡日久不敛，汤火烫伤。

1.《分类草药性》："专治一切筋骨疼痛，风湿，包涂鱼口。"

2.《民间常用草药汇编》："散寒止咳。"

3.《四川中药志》1960 年版："杀虫，解毒。涂汤火伤及久疮，止牙痛。"

【用法用量】　内服：煎汤 3～6 g；或浸酒。外用：研末调敷；或捣敷。

【宜忌】　《重庆草药》："内服慎用，体弱者少用。"

【选方】　1. 治风湿麻木，寒湿脚痛　(麻柳树)须根泡酒服。(《重庆草药》)

2. 治疥，癣　枫杨根、黎辣根，共研细末。疥疮用香油调搽，癣用醋调搽。(《湖南药物志》)

4710 麻叶绣球果 má yè xiù qiú guǒ (《贵州民间药物》)

【基原】　为蔷薇科绣线菊属植物绣球绣线菊 *Spiraea blumei* G. Don 的果实。

【原植物】　参见"麻叶绣球"条。

【采收加工】　9～10 月果实成熟时采收，晒干。

【药性】　《贵州民间药物》："性微温，味辛。"

【功用主治】　理气止痛。主治脘腹胀痛。

1.《贵州草药》："调气止痛。"

2.《福建药物志》："调气和中，治腹胀。"

【用法用量】　内服：研末，3 g。

【选方】　治腹胀痛　麻叶绣球果实 3 g。研末，用开水吞服。(《贵州民间药物》)

4711 廊茵 láng yīn (《湖南药物志》)

【异名】　红大老鸦酸草、石宗草、蛇不钻(《湖南药物志》)，猫儿刺(江西《草药手册》)，南蛇草(《甘肃中草药手册》)，急解索、猫舌草(《全国中草药汇编》)，蛇倒退(《贵州中草药名录》)。

【基原】　为蓼科蓼属植物刺蓼的全草。

【原植物】　刺蓼 *Polygonum senticosum* (Meissn.) Franch. et Sav. [*Chylocalyx senticosus* Meissn.]

多年生草本，长达 1～3 m。茎蔓延或上升，四棱形，有倒钩刺。叶互生；叶柄长 2～8 cm；托叶鞘短筒状，膜质，上部草质，绿色；叶片三角形或三角状戟形，长 4～8 cm，宽 3～7 cm，先端渐尖或狭尖，基部截形或微心形，通常两面无毛或生稀疏细毛，下面沿中脉有倒生钩刺。总状花序呈头状，顶生或腋生；总花梗生腺毛和短柔毛，疏生钩刺；花淡红色；花被 5 深裂，裂片短圆形；雄蕊 8；花柱 3，柱头头状。瘦果近球形，黑亮，包于宿存的花被内。花期 7～8 月，果期 8～9 月。

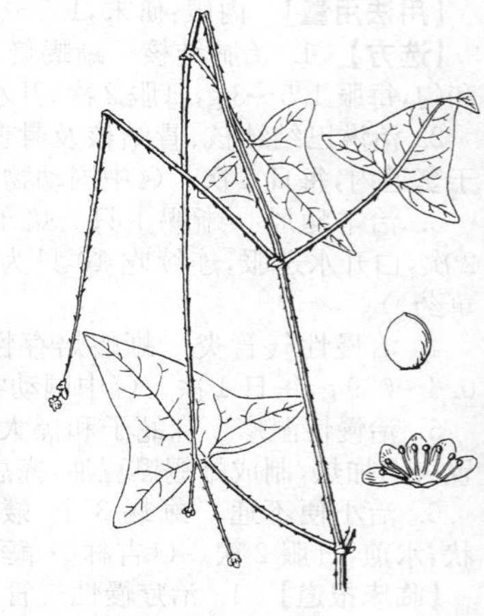

刺　蓼

生于沟边、路旁及山谷灌丛下。分布于河北、辽宁、江苏、浙江、安徽、福建、江西、山东、河南、湖北、湖南、广西、贵州、甘肃等地。

【采收加工】　7～9 月采收全草，鲜用或晒干。

【成分】　刺蓼全草含异槲皮苷(isoquercitrin)[1]。

【药性】　苦、酸、微辛，平。

1.《甘肃中草药手册》："酸、微辛，平。"

2.《青岛中草药手册》："性平，味苦。"

【功能主治】　清热解毒，利湿止痒，散瘀消肿。主治痈疮疔疖，毒蛇咬伤，湿疹，黄水疮，带状疱疹，跌打损伤，内痔外痔。

1.《甘肃中草药手册》："清热解毒，理气止痛，固脱。治小儿胎毒，胃气疼痛，子宫脱垂。"

2.《青岛中草药手册》："行血散瘀，消肿解毒。治跌打损伤，痈肿疔疮，小儿胎毒，湿疹痒痛。"

3.《河北中草药》："适用于带状疱疹，湿疹，烫伤，皮炎，化脓性疮肿，小儿胎毒，以及肠炎，痢疾等症。"

4.《浙江药用植物志》："治痔疮，疳积。"

【用法用量】　内服：煎汤，15～30 g；研末，1.5～3 g。外用：鲜品捣敷；或榨汁涂；或煎水洗。

【选方】　1. 治蛇头疮　廊茵全草捣烂敷。

2. 治顽固性痈疖　廊茵全草煎水洗。

3. 治婴儿胎毒　廊茵全草煎水洗。(1～3 方出自《湖南药物志》)

4. 治蛇咬伤　鲜刺蓼、鲜蛇含草、鲜连钱草各 90～120 g。共捣烂，敷伤口周围。(《全国中草药汇编》)

5. 治湿疹痒痛　廊茵鲜全草捣烂冲热汤洗患处。(江西

《草药手册》)

6. 治黄水疮　刺蓼研末,敷患处。(《河北中草药》)

7. 治过敏性皮炎　刺蓼、虎杖根各 15～30 g。水煎服。(《福建药物志》)

8. 治外痔　廊茵鲜全草捣烂,压榨取汁,放锅内浓缩后涂敷患处。(江西《草药手册》)

4712 鹿心 lù xīn
(《中药材》1997,20(4):173)

【基原】　为鹿科鹿属动物梅花鹿 *Cervus nippon* Temminck 或马鹿 *C. elaphus* Linnaeus 的心脏。

【原动物】　参见"鹿茸"条。

【采收加工】　捕杀后,剖开胸腔取心脏,鲜用或冷藏。

【药材】　鹿心 *Cor Cervi*　梅花鹿心主产吉林、辽宁、河北等地;马鹿心主产于黑龙江、吉林、内蒙古等地。

性状　梅花鹿心　本品呈略扁的三角状锥形、类卵形,心尖钝圆,宽 4.8～7.5 cm,冠状沟(基部)至心尖高 7.5～8.9 cm。表面有多数不规则的皱褶纹理。基部覆盖少量浅黄棕色脂肪,前、后纵沟,及末端弓明显,形成深浅不一的皱纹。顶端残留部分不规则的左、右心房及脉管等组织。全体深黑褐色。气腥。

马鹿心　本品呈略扁的长或短的三角状锥形、类卵形,心尖尖或稍钝,表面凹凸不平或有较大的皱褶纹理。

【成分】　鹿心含微量元素、氨基酸、脂肪酸、维生素、前列腺素、磷脂、激素、生物胺等与鹿茸相同的生物活性成分[1]。

【功用主治】　养心安神。主治心悸不安。

4713 鹿皮 lù pí
(《纲目》)

【基原】　为鹿科鹿属动物梅花鹿 *Cervus nippon* Temminck 或马鹿 *C. elaphus* Linnaeus 的皮。

【原动物】　参见"鹿茸"条。

【采收加工】　宰鹿时剥皮,用温水浸泡,去净毛、垢,风干。

【炮制】　取鹿皮,用水浸泡,刮净毛及残肉,洗净,切小块,干燥。

饮片性状　鹿皮呈不规则的块状。表面灰褐色。质韧,不易折断。气微腥。

贮干燥容器内,密闭,置阴凉干燥处,防潮,防蛀。

【药性】　《四川中药志》1960 年版:"性温,味咸,无毒。"

【功用主治】　补气,涩精,敛疮。主治带下,血崩,肾虚滑精,漏疮。

1.《纲目》:"治一切漏疮。"

2.《四川中药志》1960 年版:"补气,涩虚滑。治妇女白带,崩漏,肾虚滑精及涂一切疮漏。"

【用法用量】　内服:煎汤,9～12 g。外用:烧灰调涂。

【选方】　治一切漏疮　(鹿皮)烧灰和猪脂纳之,日五六易,愈乃止。(《纲目》)

4714 鹿肉 lù ròu
(《别录》)

【基原】　为鹿科鹿属动物梅花鹿 *Cervus nippon* Temminck 或马鹿 *C. elaphus* Linnaeus 的肉。

【原动物】　参见"鹿茸"条。

【采收加工】　宰鹿时,取肉,鲜用或风干。

【药材】　鹿肉 *Musculus Cervi*　产于东北、四川、内蒙古、河北、江苏等地。

性状　干燥品为横切或纵切成条状或块状的肌肉块,大小不等,肌肉纤维束明显;表面黄褐色或黑褐色,并混有黄白色呈半透明状的筋膜,质较轻,易撕裂。鲜品呈暗红色或红紫色,质柔韧。气腥膻,味微咸。

【成分】　梅花鹿或马鹿的肉含水分 75.76%,粗蛋白 19.77%,粗脂肪 1.92%,灰分 1.13%[1]。

【药性】　甘,温。归脾、肾经。

1.《别录》:"温。"

2.《千金方》:"味苦,温,无毒。"

【功用主治】　益气助阳,养血祛风。主治虚劳羸瘦,阳痿,腰脊酸痛,中风口僻。

1.《别录》:"补中,强五脏,益气力。生者疗口僻。"

2.《纲目》:"养血生容,治产后风虚邪僻。"

3.《医林纂要》:"补脾胃,益气血,补助命火,壮阳益精,暖腰脊。"

4.《食物考》:"去风养血。"

【用法用量】　内服:煮食、煎汤或熬膏,适量。外用:捣敷。

【宜忌】　上焦有痰热、胃家有火、阴虚火旺吐血者慎服。

1.《食疗本草》:"九月后、正月前食之。自外皆不食,发冷痛。"

2.《本草从新》:"上焦有痰热,胃家有火,吐血属阴衰火盛者,俱忌。"

3.《医林纂要》:"鹿肉虽可养人而助欲,使心志迷惑,此不可不知。"

4.《本草求原》:"服丹石药人勿用。"

【选方】　1. 治产后无乳汁　鹿肉(切,洗)四两。上用水三碗煮,入五味作臛,任意食之。(《寿亲养老书》鹿肉臛)

2. 治中风口僻不正　生(鹿肉)和生椒捣薄之,使人专看之,正则急去之。(《千金方》)

【各家论述】《本草纲目》:"邵氏言鹿之一身皆益人,或煮或蒸或脯,同酒食之良。大抵鹿乃纯阳之物,能通督脉,故其肉、角有益无损。"

4715 鹿血 lù xuè
(《千金方》)

【基原】　为鹿科鹿属动物梅花鹿 *Cervus nippon* Temminck 或马鹿 *C. elaphus* Linnaeus 的血液。

【原动物】　参见"鹿茸"条。

【采收加工】　宰鹿或锯鹿茸时取血,凉凝后,风干成紫棕色块片状即成。

【药材】　鹿血 *Sanguis Cervi*　产于吉林、辽宁、河北、江苏、四川、黑龙江、内蒙古、云南、青海、新疆等地。

性状　呈不规则的薄片状,紫黑色,有角质样光泽,质地坚实,酥脆,气腥,味甘、咸。

【成分】　马鹿等血清中含 γ-谷酰胺转移酶(γ-glutamyltransferase)19.5 μg/L,天冬氨酸氨基转移酶(glutamicoxalacetic transaminase)43.0 μg/L,肌酸磷酸激酶(creatine phosphokinase)197.9 μg/L,血浆中胃蛋白酶原(pepsinogen)0.91 μg/L,血尿氮(blood urea N)8.56 mol/L,含血清葡萄糖(6.9 mol/L),磷 1.75 mol/L,碳 2.13 mol/L,镁 0.74 mol/L,钾 4.43 mol/L 及钠 138.5 mol/L[1]。

【药理】　1. 抗缺氧、抗疲劳作用　梅花鹿血粉胶囊灌胃延长缺氧小鼠的存活时间,延长小鼠低温游泳时间,有抗缺氧、抗疲劳作用[1]。

2. 其他作用　鹿血灌胃对盐酸林可霉素造成的肠道菌群失调性腹泻的小鼠能够促进肠道双歧杆菌、乳酸杆菌、肠

杆菌、肠球菌、类杆菌的生长，对肠道菌群具有调整作用；也增强小鼠腹腔巨噬细胞吞噬能力、B细胞产生抗体的能力、T淋巴细胞转化率及NK细胞活性[2]。皮下注射鹿茸血精，对外伤动物模型能增加体重，血浆蛋白含量和红细胞数也有所升高[3]。给麻醉猫静脉注射鹿茸血精制剂能使猫血压降低[3]。

【药性】 甘、咸，温。

1.《日用本草》："味甘。"

2.《医林纂要》："咸，热。"

【功用主治】 补虚，养血，止血。主治精血不足，腰痛，阳痿，遗精，血虚心悸，失眠，肺痿吐血，鼻衄，崩漏，带下。

1.《千金方》："生血，治痈肿。"

2.《新修本草》："主狂犬伤，鼻衄，折伤，阴痿，补虚，止腰痛。"

3.《日华子》："治肺痿吐血及崩中、带下。"

4.《日用本草》："补阴，益营气。"

5.《医学入门》："主肺痈，衄血，止饥渴，充气血。"

6.《纲目》："大补虚损，益精血，解痘毒、药毒。"

7.《本草新编》："调血脉。"

8.《医林纂要》："行血祛瘀，续绝除伤。"

【用法用量】 内服：酒调，3～6 g；或入丸、散。

【选方】 1. 治心悸失眠及各种气痛　鹿茸血，每服0.9 g，日服2次，黄酒送服。(《内蒙古药用动物》)

2. 治鼻血时作　干鹿血，炒枯，将酒淬熏二三次，仍用酒淬半杯和服之。(《纲目》)

3. 治风湿痹痛　鹿茸血30 g，桂枝、五加皮、制川乌、松节各9 g。用酒浸泡7 d。饮酒，每次20 ml，每日2次。(《内蒙古药用动物》)

4716 鹿角 lù jiǎo (《本经》)

【基原】 为鹿科鹿属动物梅花鹿 *Cervus nippon* Temminck、马鹿 *C. elaphus* Linnaeus 已骨化的角或锯茸后翌年春季脱落的角基。分别习称"梅花鹿角"、"马鹿角"、"鹿角脱盘"。

【原动物】 参见"鹿茸"条。

【采收加工】 一般于冬季或早春连脑骨一起砍下者称"砍角"，或自基部锯下，洗净，风干；或在春末拾取自然脱落者，称"退角"。

【药材】 鹿角 *Cornu Cervi*　主产于黑龙江、吉林、辽宁、四川、青海、内蒙古、新疆等地。

性状　马鹿角　呈分枝状，通常分成4～6枝，全长50～120 cm。主枝弯曲，直径3～6 cm。基部盘状，上具不规则瘤状突起，习称"珍珠盘"，周边常有稀疏细小的孔洞。侧枝多向一面伸展，第一枝与珍珠盘相距较近，与主干几成直角或钝角伸出，第二枝靠近第一枝伸出，习称"坐地分枝"；第二枝与第三枝相距较远。表面灰褐色或灰黄色，有光泽，角尖平滑，中、下部常具疣状突起，习称"骨钉"，并具长短不等的断续纵棱，习称"苦瓜棱"。质坚硬，断面外圈骨质，灰白色或微带淡褐色，中部多呈灰褐色或青灰色，具蜂窝状孔。无臭，味微咸。

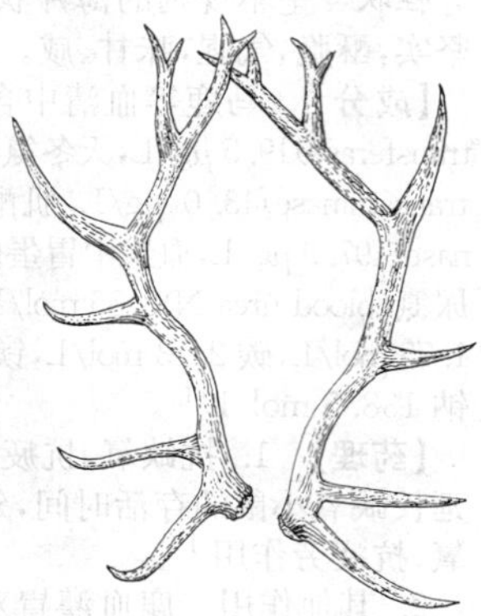

马鹿角外形

梅花鹿角　通常分成3～4枝，全长30～60 cm，直径2.5～5 cm。侧枝多向两旁伸展，第一枝与珍珠盘相距较近，第二枝与第一枝相距较远，主枝末端分成两小枝。表面黄棕色或灰棕色，枝端灰白色。枝端以下具明显骨钉，纵向排成"苦瓜棱"，顶部灰白色或灰黄色，有光泽。

鹿角脱盘　呈盔状或扁盔状，直径3～6 cm(珍珠盘直径4.5～6.5 cm)，高1.5～4 cm。表面灰褐色或灰黄色，有光泽。底面平，蜂窝状，多呈黄白色或黄棕色。珍珠盘周边常有稀疏细小的孔洞。上面略平或呈不规则的半球形。质坚硬，断面外圈骨质，灰白色或类白色。

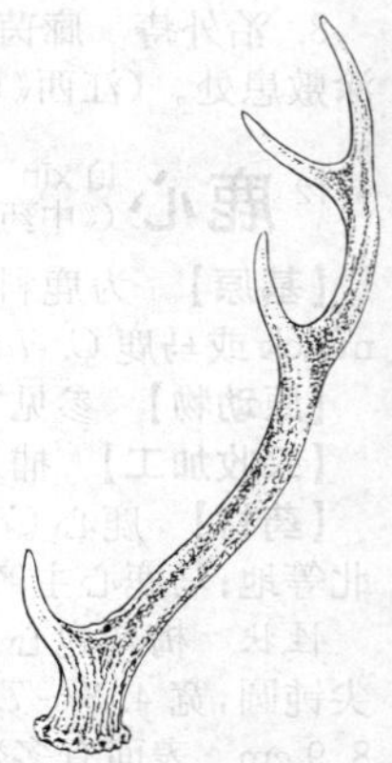

梅花鹿角外形

鉴别　取梅花鹿角和马鹿角新鲜横断面，在紫外光灯(365 nm)下观察：梅花鹿角骨密质显亮白色，骨疏质显灰白色荧光。马鹿角骨密质显淡蓝色，骨疏质显蓝褐色荧光。

品质标志　《中华人民共和国药典》2005年版规定：照水溶性浸出物热浸法测定，本品水溶性浸出物不得少于17.0%。

【成分】 鹿角含胶质25%，磷酸钙50%～60%，碳酸钙及氮化物[1]。另含氨基酸，内有天冬氨酸、苏氨酸、丝氨酸、谷氨酸、脯氨酸、甘氨酸、丙氨酸、缬氨酸、亮氨酸、异亮氨酸、苯丙氨酸、赖氨酸、组氨酸、精氨酸[2]。

【药理】 1. 对乳腺增生的影响　小鼠腹腔注射鹿花盘或鹿花盘多肽，对雌二醇引起的小鼠乳腺增生有抑制作用[1]。马鹿鹿角提取物皮下注射或灌胃对己烯雌酚所致乳腺增生的大鼠血中催乳素(PRL)升高有抑制作用。提取物还抑制角叉菜胶炎症模型大鼠血中PRL含量的升高，这可能是通过提高脑多巴胺含量而实现的[2]。

2. 抗骨质疏松作用　鹿角胶钙颗粒灌胃，降低维甲酸所致骨质疏松模型大鼠血清碱性磷酸酶，升高血清和股骨钙、磷含量，增加模型大鼠股骨骨密度，延长模型大鼠游泳时间[3]。

3. 抗炎作用　马鹿鹿角提取物皮下注射能抑制大鼠右旋糖酐和小鼠二甲苯所致急性渗出性炎症，对大鼠慢性肉芽组织增生性炎症也有抑制作用，降低肾上腺维生素C含量。提取物腹腔注射对组胺、5-羟色胺、前列腺素E_1引起的毛细血管通透性增强有抑制作用[4]。

4. 其他作用　鹿角提取物给麻醉犬静注，增加心脏搏出量[5]。小鼠腹腔注射鹿花盘提取物，增强巨噬细胞的吞噬能力，促进T细胞的增殖；还抑制小鼠乳腺癌[1]。

【炮制】 1. 鹿角　取原药材，用温水浸泡，除去血水，蒸热镑片，干燥。

2. 鹿角粉　取净鹿角片，研成细粉或取净鹿角锉末研成细粉。

饮片性状　鹿角参见"药材"项。鹿角粉呈粉末状，浅黄色或棕黄色。气微腥，味微咸。

贮干燥容器内，密闭，置通风干燥处。

【药性】 咸，温。归肾、肝经。

1.《本经》："温。"

2.《别录》："味咸，微温，无毒。"

3.《珍珠囊补遗药性赋》："味苦、辛。"

4.《得配本草》："入手少阳、足少阴经血分。"

5.《要药分剂》："入肾，兼心、肝二经。"

【功用主治】 温肾，益精，强筋骨，行血消肿。主治腰脊冷痛，阳痿，遗精，崩漏，带下，尿频，阴疽疮疡，乳痈，跌打瘀肿，筋骨疼痛。

1.《本经》："主恶疮痈肿，逐邪恶气，留血在阴中。"

2.《别录》："除小腹急痛、腰脊痛、折伤恶血，益气。"

3.《千金方》："屑，服方寸匕，日三，益气力，强骨髓，补绝伤。"

4.《食疗本草》："妇人梦交者，鹿角末三指一撮，和清酒服；又女子胞中余血不尽欲死者，以清酒和鹿角灰，服方寸匕，日三夜一，甚效。"

5.《日华子》："疗患疮、痈肿、热毒等，醋磨敷。脱精、尿血、梦交，并治之，水磨服。小儿重舌、鹅口疮，炙熨之。"

6.《纲目》："鹿角，生用则散热行血，消肿辟邪；熟用则益肾补虚，强精活血。"

【用法用量】 内服：煎汤，5～10 g；研末，每次 1～3 g；或入丸、散。外用：磨汁涂、研末撒或调敷。熟用偏于补肾益精，生用偏于散血消肿。

【宜忌】 阴虚火旺者禁服。

1.《本草经集注》："杜仲为之使。"

2.《本草经疏》："无瘀血停留者不得服，阳盛阴虚者忌之，胃火齿痛者不宜服。"

3.《得配本草》："命门火炽，疮毒宜凉者，并忌之。"

【选方】 1. 治卒腰痛，不得俯仰 鹿角长六寸，烧。捣末，酒服之。（《肘后方》）

2. 治骨虚极，面肿垢黑，脊痛不能久立，气衰发落齿槁，腰脊痛，甚则喜唾 鹿角二两，川牛膝（去芦，酒浸，焙）一两半。上为细末，炼蜜为丸，如梧桐子大。每服七十丸，空心盐汤送下。（《济生方》鹿角丸）

3. 治真阴不足，肾水涸燥，咽干多渴，耳鸣头晕，目视昏花，面色黧黑，腰背疼痛，脚膝酸软 生鹿角（镑）一两，菟丝子（淘，酒蒸，擂）二两。上为细末，酒糊为丸，如梧桐子大。每服七十丸，空心食前用盐酒、盐汤任下。（《严氏济生续方》鹿菟丸）

4. 治肾虚伤冷，冷气入肾，腰痛如掣 鹿角屑一两（酥炙），附子二两（炮），桂心三分。为末，酒糊为丸，梧子大。盐、酒下三五十丸，空心服。（《三因方》鹿角丸）

5. 治虚劳羸弱，阳气不足，阴痿，小便数 鹿角屑四两（炒令黄）、天雄四两（炮裂，去皮、脐）。上件药捣罗为末，炼蜜和捣三二百杵，丸如梧桐子大。每服食前以暖酒下二十丸。（《圣惠方》）

6. 治虚损精极者，梦泄遗精，瘦削少气，目视不明等症 鹿角二斤，龟板一斤，枸杞子六两，人参三两。将鹿角截碎，龟板打碎，长流水浸三日，刮去垢。用砂锅河水慢火鱼眼汤，桑柴煮三昼夜，不可断火。当添热水，不可添冷水，三日取出。晒干碾为末。另用河水将末并枸杞、人参又煮一昼夜，滤去渣，再慢火熬成膏。初服一钱五分，渐至三钱。空心酒服。（《摄生秘剖》龟鹿二仙膏）

7. 治妊娠忽下血，腰痛不可忍 鹿角（锉）一两，当归（锉）一两。上二味作一服，以水二盏，煎至一盏，去滓，温服，食前。（《洪氏集验方》）

8. 治妇人漏下不断 鹿角烧灰，细研，食前温酒调下二钱。（《妇人良方》）

9. 治溺血久不止，脉细数者 鹿角八两（烧灰），秋石一两（煅灰）。共为末，蜜丸。乌梅汤下三钱。（《医略六书》鹿角秋石丸）

10. 治妇人赤白带下，不论年月深久不瘥 鹿角烧灰存性为末，好酒调下，空心服二匙。（《寿世保元》）

11. 治消肾，小便滑数，白浊不止 鹿角屑二两。炒令黄，捣细罗为散。每于食前，以粥饮调下二钱。（《圣惠方》）

12. 治七八十老人，患积痢不断，兼不能饮食 上党人参四分，鹿角（去上皮，取白处作末，炒令黄）秤二分。上二味捣筛为散。平旦粥清饮服方寸匕，日再。（《十便良方》）

13. 治产后血晕，因虚火载血上行，渐渐晕来 鹿角烧灰，出火毒，研极细末，好酒、童便灌下。一呷即醒，行血极快。（《丹溪心法》）

14. 治胎衣不下 鹿角末三指撮。酒服之。（《外台》）

15. 治奶发，诸痈疽发背 烧鹿角，捣末，以苦酒和涂之。（《肘后方》）

16. 治便毒 鹿角（烧灰）三钱，核桃干皮（烧灰）三钱。取灰好酒下。（《种杏仙方》）

17. 治鼻疳 鹿角（烧灰）一两，枯矾一两，人发灰五钱。共为末。先用花椒水洗净，以末掺之。（《奇验喉证明辨》）

18. 治冷臁疮 鹿角灰、发灰、乳香为末，清油调敷。（《世医得效方》）

19. 治重舌，舌强不能放唾 鹿角末如大豆许，安舌下，日三四度。亦治小儿不能乳。（《千金方》）

20. 治四肢骨碎筋伤蹉跌 鹿角为散，酒服方寸匕，日三。（《千金方》引《肘后方》）

【临床报道】 1. 治疗急性乳腺炎 将鹿角锉为细末，装入胶囊，每粒 0.5 g。每次 2～4 粒，日服 4～6 次。治 27 例，除 1 例用药 3 d 无效改用他药外，余皆治愈。初起者疗效较好[1]

2. 治疗乳腺增生 将鹿花盘（即鹿茸的头部脱角盘）制成针剂肌注，于月经前 10～15 d 用药，每次 2 ml，每日 2 次，至月经来潮时停药。观察 86 例，治愈 29 例，好转 46 例，无效 11 例，有效率 87.2%。用药最少 20 支，最多 80 支。约 2% 患者药后引起荨麻疹，用抗过敏类药物治疗即愈[2]

【各家论述】 1.《本草经疏》："鹿角，生角则味咸气温，惟散热行血消肿，辟恶气而已。咸能入血软坚，温能通行散邪，故主恶疮痈肿，逐邪恶气及留血在阴中，少腹血结痛，折伤恶血等证也。肝肾虚则为腰脊痛，咸温入肾补肝，故主腰脊痛。气属阳，补阳故又能益气也。"

2.《本草经百种录》："鹿之精气全在于角，角本下连督脉，则鹿之督脉最盛可知，故能补人身之督脉；督脉为周身骨节之主，肾主骨，故又能补肾。角之中皆贯以血，冲为血海，故又能补冲脉。冲督盛而肾气强，则诸效自臻矣。"

3.《本草崇原》："鹿角功力与茸、胶相等，而攻毒破泄，行瘀逐邪之功居多，较茸、胶又稍锐焉。"

4717 鹿尾 lù wěi（《青海药材》）

【基原】 为鹿科鹿属动物梅花鹿 *Cervus nippon* Temminck 或马鹿 *C. elaphus* Linnaeus 的尾巴。

【原动物】 参见"鹿茸"条。

【采收加工】 商品分为"毛鹿尾"和"光鹿尾"。宰鹿后，将鹿尾在荐椎与尾椎相接处割下，洗净，在通风处挂起，阴干，称为“毛鹿尾”；或将割下的新鲜带毛鹿尾用湿布或湿麻袋片包上，放在 20 ℃左右温度下闷 2～3 d，然后取出拔掉长毛，放凉水中浸泡片刻，取出，刮净绒毛和表皮，去掉尾根残肉和多余的尾骨，用线绳缝合尾根及断离的皮肤，将尾拉直，挂通风处，阴干，称为“光鹿尾”。

【药材】 鹿尾 *Cauda Cervi* 产地同“鹿茸”条。

性状 马鹿尾 呈钝圆形似猪舌状。雌鹿尾体形粗短，尾头较钝圆；雄鹿尾体形较细长，尾头较尖。毛马鹿尾长 15～20 cm，基部稍扁宽，割断面不平整，背面有棕黄色长毛，夹杂少许白毛；腹面为淡黄色短毛，具尾骨。光马鹿尾较短，长 13～15 cm，基部稍扁宽，割断面通常缝合，边缘肥厚，背面隆起，腹面凹陷。表面紫红色至紫黑色，光滑，油润，有光泽，可见凹点状微细毛孔及少许茸毛，间有纵沟。质坚硬，断面肉厚。气微，味咸。

梅花鹿尾 较马鹿尾狭长而薄小。带毛者多数具有背线延续的黑线，黑线逐渐变宽至 3.5～4.5 cm；尾的边缘有白色长毛；腹面有稀疏的白毛，露肤。少数鹿尾不具黑线。不带毛者稍短。基部略扁宽，割断面缝合，尾尖略向下弯，呈紫红色或紫黑色，表面光滑，油润，有光泽，可见凹点状微细毛孔及少许茸毛，具纵向皱沟。质坚硬，气腥，味咸。

【药理】 对生殖系统的作用 公鹿尾粉剂给大鼠灌胃，增加雄性大鼠睾丸、前列腺、贮精囊、提肛肌海绵球肌的重量，也增加雌鼠子宫和卵巢的重量[1]。

【炮制】 1. 鹿尾 取带毛鹿尾，用火燎去毛茸刷洗干净，切成小碎块，干燥。

2. 酒鹿尾 取光鹿尾小碎块用黄酒拌匀，闷润，置笼屉内，加热蒸透，取出，干燥。每净鹿尾块 100 kg，用黄酒 20 kg。

饮片性状 鹿尾参见“药材”项。酒鹿尾形如鹿尾，色略加深，略有酒气。

贮干燥容器内，密闭，置阴凉干燥处，防虫蛀。

【药性】 《四川中药志》1979 年版：“甘，咸，温。”

【功用主治】 补肾阳，益精气。主治肾虚遗精，腰脊疼痛，头昏耳鸣。

1.《四川中药志》1979 年版：“壮阳生精，暖腰膝。用于肾虚腰脊疼痛，屈伸不利，遗精及头昏耳鸣。”

2.《内蒙古药用动物》：“主治滑精。”

3.《中国动物药》：“治肾虚遗精，腰膝酸痛。”

【用法用量】 内服：煎汤，6～15 g；或入丸剂。

【宜忌】 《四川中药志》1960 年版：“阳盛有热者忌服。”

4718 鹿齿 lù chǐ （《新修本草》）

【基原】 为鹿科鹿属动物梅花鹿 *Cervus nippon* Temminck 或马鹿 *C. elaphus* Linnaeus 的牙齿。

【原动物】 参见“鹿茸”条。

【采收加工】 杀鹿后将牙齿连同上、下颌骨一起卸下，清水煮烂肉，拔下牙齿，干燥。

【药材】 鹿齿 *Dens Cervi* 产于东北、内蒙古、青海、四川等地。

性状 分为切齿、犬齿和臼齿 3 种，每齿又分齿冠、齿颈、齿根 3 部分。而齿又由齿质、釉质和基质组成。齿质黄白色，坚硬。釉质青白色稍透明，甚坚硬，基质似骨质，衬复齿根部并填充在釉质缝中。臼齿磨面有釉质和皱褶，形成新月形的陷凹和隆起。其中前臼齿呈卵圆形，齿舌面有 1 纵沟，臼齿呈不正四角形，有 2 个纵沟。每臼齿均有 3 个齿根。质坚硬，气微，味微咸。

【功用主治】 1.《新修本草》：“主留血气，鼠瘘，心腹痛。”

2.《本草蒙筌》：“攻疮毒。”

【用法用量】 外用：水磨涂。

4719 鹿茸 lù róng （《本经》）

【异名】 斑龙珠（《澹寮方》）。

【基原】 为鹿科鹿属动物梅花鹿、马鹿等的雄鹿密生茸毛尚未骨化的幼角。

【原动物】 1. 梅花鹿 *Cervus nippon* Temminck 又名：花鹿（《中国经济动物志》）。

体长 1.5 m 左右，体重 100 kg 左右。眶下腺明显，耳大直立，颈细长。四肢细长，后肢外侧踝关节下有褐色蹠腺，主蹄狭小，侧蹄小。臀部有明显的白色臀斑，尾短。雄鹿有分叉的角，长全时有 4～5 叉，眉叉斜向前伸，第二枝与眉叉较远，主干末端再分两小枝。冬毛栗棕色，白色斑点不显。鼻面及颊部毛短，毛尖沙黄色。从头顶起沿脊椎到尾部有一深棕色的背线。白色臀斑有深棕色边缘。腹毛淡棕，鼠蹊部白色。四肢外侧同体色，内侧色稍淡。夏毛薄，无绒毛，红棕色，白斑显著，在脊背两旁及体侧下缘排列成纵行，有黑色的背中线。腹面白色，尾背面黑色，四肢色较体色为浅。

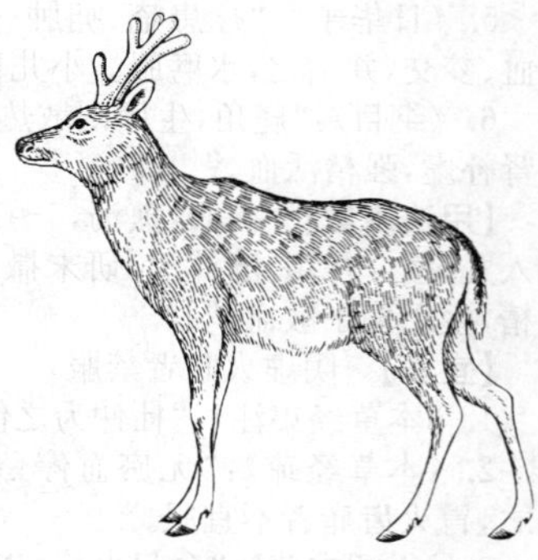

梅花鹿

栖于混交林、山地草原及森林近缘。分布于华北、东北、华东、华南。

梅花鹿为国家一级保护动物，目前野生较少，禁止捕猎。

2. 马鹿 *C. elaphus* Linnaeus 又名：八叉鹿、黄臀赤鹿（《中国经济动物志》）。

体型较大，体长 2 m，体重超过200 kg。肩高约 1 m，背平直，肩部与臀部高度相等。鼻端裸露，耳大呈圆锥形。颈长约占体长 1/3，颈下被毛较长。四肢长，两侧蹄较长，能触及地面。尾短。雄性有角，眉叉向前伸，几与主干成直角，主干稍向后略向内弯，角面除尖端外均较粗糙，角基有一小圈瘤状突。冬毛灰褐色。嘴、下颌深棕色，颊棕色，额部棕黑色。耳外黄褐、耳内白色。颈部与身体背面稍带黄褐色，有一黑棕色的背线。四肢外侧棕色，内侧较

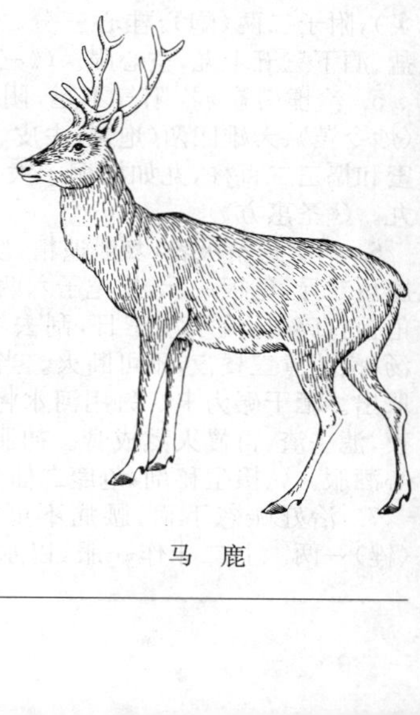

马 鹿

浅。臀部有黄赭色斑。夏毛较短，没有绒毛，呈赤褐色。

栖于混交林、高山的森林草原。分布于东北、西北及内蒙古等地。

马鹿为国家二级保护动物，野生者日渐减少，禁止滥捕。

上述动物的心脏（鹿心）、皮（鹿皮）、肉（鹿肉）、血液（鹿血）、已骨化的角或锯茸后翌年春季脱落的角基（鹿角）、尾巴（鹿尾）、牙齿（鹿齿）、骨骼（鹿骨）、肝管末端的膨大部分（鹿胆）、胎兽或胎盘（鹿胎）、脂肪油（鹿脂）、四肢的肌腱（鹿筋）、甲状腺体（鹿靥）、阴茎和睾丸（鹿鞭）、骨髓或脊髓（鹿髓）、头部肌肉（鹿头肉）、角煎熬而制成的胶块（鹿角胶）、角熬制鹿角胶后剩余的骨渣（鹿角霜）、蹄肉（鹿蹄肉）亦供药用，另设专条。

【养殖】 生活习性　野生梅花鹿在森林中生活。喜群居，性温顺，善跳跃，感官灵敏。具有季节性垂直迁徙习性，夏季鹿群多到高山地带活动，冬季多到低山区的河谷或向阳山坡越冬。植物性食性，能采食上百种植物的枝叶、果实、树皮和杂草。食性广泛，对酸、甜、苦味的食物均可采食。尤对柞树的细枝、嫩叶和果实更喜食。鹿角春季脱落并萌发新角。4～8月份为生茸期，到9月初鹿角停止生长，鹿茸皮脱落，仅遗留下分成4个枝杈的裸露骨角质，是配种期殴斗和冬季雪下寻食的工具。

养殖技术　梅花鹿为季节性发情的动物。秋季配种，幼鹿2周岁时性成熟。每年9～11月份时，公鹿变得膘肥体壮，颈围粗，毛色暗，阴囊下垂，性暴好斗，常与其他公鹿争偶。母鹿在此时期可发情3～4次，每次持续18～36 h。鹿的配种方式有几种：①群公群母式，即将25～30只参配母鹿与3～5只种公鹿组成配种群，直到11月底配种结束再分开。②单公群母式，即将1只优良公鹿与15～20只母鹿组群配种。但要每隔一段时期中间替换种公鹿。③单公单母定时放对式。即每日早晚，将公鹿拨入母鹿群中与发情母鹿交配，配后即将公鹿拨出。④人工授精，其中包括采精、精液稀释和输精几个步骤。可以充分利用优良种公鹿进行配种。每只发情母鹿要复配2～3次才能保证高受胎率。妊娠期为235 d左右。每年5～6月份为产仔期。产前要做好准备工作，并对个别难产母鹿要进行接产，梅花鹿多为每胎1仔，双仔率仅占5%～15%。初生子鹿要保证吃到初乳才能提高成活率。

饲养管理　梅花鹿从野生变为家养，驯化是技术关键。驯化工作要从早期发育阶段开始，如人工哺乳，幼鹿训练等。以期发育到成年后更好地接受人工饲养管理，促使鹿茸优质高产和提高后裔的繁殖成活率。梅花鹿以各种粮、豆类及农副产品为精饲料，以农作物茎、叶和多种树木枝叶及青草为粗饲料。青贮玉米秸更是人工养鹿的重要饲料。还要每日补给适量的食盐和维生素。为保证营养全面要力求饲料多样化。公鹿生茸期、母鹿哺乳期和育成期幼鹿要多投给精料。在驯化的基础上可将公鹿、母鹿和育成鹿分别组成放牧群，引导到牧场上去放，大幅度降低饲养成本和提高生产力。放牧管理主要防止鹿只逃失；收茸期管理主要防止鹿茸伤损；配种管理主要防止公鹿伤亡；产仔期管理主要是对难产鹿接产。在日常管理中要建立起完整的定时、定量、定点投料给水的饲喂制度和每日清扫圈舍、定期消毒等环境卫生制度，并严格执行，防止各种灾害给鹿群造成损失。

疾病防治　养鹿人员每日对鹿只活动情况、采食、饮水、排便等进行细致观察。对发病鹿要提倡早发现，早治疗。鹿病基本上可分为疫病和普通病两类。疫病危害大，主要有结核病、坏死杆菌病、布氏杆菌病和血尿病等，要通过定期接种疫苗进行预防。普通病主要有食毛症、饲料中毒、寄生虫病等。主要通过改善饲养管理阻断病源，并对患病鹿对症治疗来解决。

马鹿养殖要点与梅花鹿大致相似，其体形较大，生存竞争能力强，野生鹿较多，每年配种、产仔和生茸期都要稍早于梅花鹿。

【采收加工】 鹿茸每年可采收两茬。头茬茸包括“二杠锯茸”和“三杈锯茸”。另外还有计划地采收少量的“二杠砍茸”和“三杈砍茸”。砍茸是将鹿杀死取下连同头骨的鹿茸，价格昂贵。鹿茸加工在我国的传统方法为“水煮法”，近年来又研究出“微波及远红外线法”，加工产品也分为“带血茸”和“排血茸”两种。第二次采收的二茬茸和幼鹿“初角茸”均骨化程度高，加工也简单，属低档产品。

马鹿茸比梅花鹿茸大，一般都加工成“带血茸”。

【药材】 鹿茸 *Cornu Cervi Pantotrichum*　花鹿茸（梅花鹿茸）主产于吉林、辽宁、河北等地。马鹿茸主产黑龙江、吉林、内蒙古等地者又称东马鹿茸；四川、云南、青海、新疆等地产者又称西马鹿茸。

性状　花鹿茸　呈圆柱状分枝，具一个分枝者习称“二杠”，主枝习称“大挺”，长17～20 cm，锯口直径4～5 cm，离锯口约1 cm处分出侧枝，习称“门庄”，长9～15 cm，直径较大挺略细。外皮红棕色或棕色，多光润，表面密生红黄色或棕黄色细茸毛，上端较密，下端较疏；分岔间具1条灰黑色筋脉，皮茸紧贴。锯口黄白色，外围无骨质，中部密布细孔。体轻。气微腥，味微咸。具二个分枝者，习称“三岔”，大挺长23～33 cm，直径较二杠细，略呈弓形，微扁，枝端略尖，下部多有纵棱筋及突起疙瘩，皮红黄色，茸毛较稀而粗。

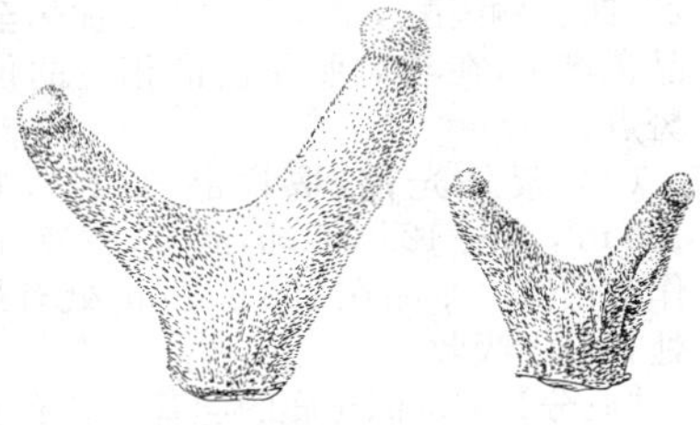

梅花鹿茸（二杠）外形

二茬茸与头茬茸相似，但挺长而不圆或下粗而上细，下部有纵棱筋。皮灰黄色，茸毛较粗糙，锯口外围往往骨化，质较重，无腥气。

马鹿茸　较花鹿茸粗大，分枝较多，侧枝一个者习称“单门”，二个者习称“莲花”，三个者习称“三岔”，四个者习称“四岔”或更多。

东马鹿茸　“单门”大挺长25～27 cm，直径约3 cm。外皮灰黑色，茸毛灰褐色或灰黄色，锯口面外皮较厚，灰黑色，中部密布细孔，质嫩；“莲花”大挺长可达33 cm，下部有棱筋，锯口面蜂窝状小孔稍大；“三岔”皮色深，质较老；“四岔”茸毛粗而稀，大挺下部具棱筋及疙瘩，分枝顶端多无毛，习称“捻头”。

西马鹿茸　大挺多不圆，顶端圆扁不一，长30～100 cm。表面有棱，多抽缩干瘪，分枝较长且弯曲，茸毛粗长，灰色或黑灰色。锯口色较深，常见骨质。气腥臭，味咸。

鉴别　(1) 粉末特征：淡黄色。表皮角质层表面颗粒状，茸毛脱落后的毛窝呈圆洞状。毛茸毛干中部直径13～50 μm，表面由扁平细胞（鳞片）呈覆瓦状排列的毛小皮包围，细胞的游离缘指向毛尖，皮质有棕色色素，髓质断续或无。毛根常与毛囊相连，基部膨大作撕裂状。④骨碎片表面有纵纹及点状孔隙；骨陷窝呈类圆形或类棱形，边缘骨小管呈放射状沟纹；横断面可见大的圆形孔洞，边缘凹凸不平。未骨化骨组织表面具多数不规则的块状突起物。角化棱形细胞多散在。

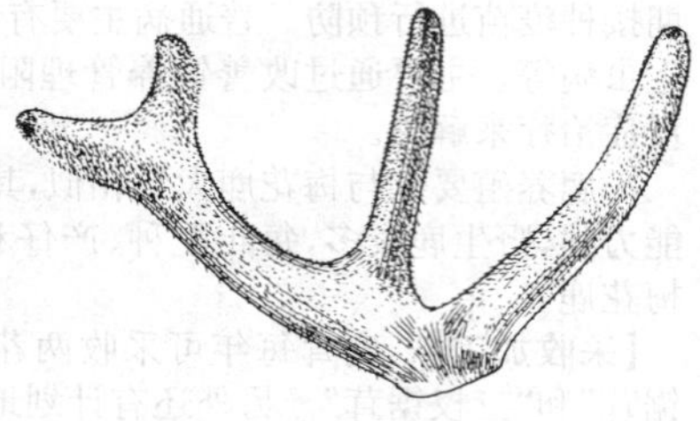

马鹿茸(三岔)外形

(2) 取粉末 0.1 g，加水 4 ml，加热 15 min，放冷，滤过。取滤液 1 ml，加茚三酮试液 3 滴，摇匀，加热煮沸数分钟，显蓝紫色；另取滤液 1 ml，加 10%氢氧化钠溶液 2 滴，摇匀，滴加 0.5%硫酸铜溶液，显蓝紫色(检查氨基酸、蛋白质)。

(3) 薄层色谱：取本品粉末 0.4 g，加 70%乙醇 5 ml，超声处理 15 min，滤过，滤液作为供试品溶液。另取甘氨酸对照品，加 70%乙醇制成每 1 ml 含 2 mg 的溶液，作为对照品溶液。吸取供试品溶液 8 μl、对照品溶液 1 μl，分别点于同一以羧甲基纤维素钠为黏合剂的硅胶 G 薄层板上，以正丁醇-冰醋酸-水(3∶1∶1)为展开剂，展开，取出，晾干，喷以 2%茚三酮丙酮溶液，在 105 ℃加热至斑点显色清晰。供试品色谱中，在与对照品色谱相应的位置上，显相同颜色的斑点。

(4) 紫外光谱：取样品 0.2 g，粉碎，加 40%乙醇液 100 ml，温浸 12 h，冷却，滤过，滤液备用。另取 40%乙醇液作空白液。本品在 253±2 nm 处有最大吸收，236±2 nm 处有最小吸收。

【成分】 1. 梅花鹿的鹿茸　含有多种成分，其中总氨基酸含量达 50.13%，有甘氨酸，赖氨酸，精氨酸，天冬氨酸，谷氨酸，脯氨酸，丙氨酸，亮氨酸等 17 种以上[1]。甾类化合物：胆甾醇肉豆蔻酸酯(cholesteryl myristate)，胆甾醇油酸酯(cholesteryloleate)，胆甾醇棕榈酸酯(cholesteryl palmitate)，胆甾醇硬脂酸酯(cholesteryl stearate)，对羟基苯甲醛(*p*-hydroxybenzaldehyde)，胆甾醇(cholesterol)，胆甾-5-烯-3β-醇-7-酮(cholest-5-en-3β-ol-7-one)，胆甾-5-烯-3β，7α-二醇(cholest-5-en-3β，7α-diol)，胆甾-5-烯-3β，7β-二醇(cholest-5-en-3β，7β-diol)[2]。含尿嘧啶(uracil)，次黄嘌呤(hypoxanthine)，尿素(urea)，尿嘧啶核苷(uridine)，烟酸(nicotinic acid)，肌酐(creatinine)。另外，还含脂肪酸，三酰甘油(triglycerides)和单酸甘油酯(monoglyceride)，其中脂肪酸由月桂酸(lauric acid)，肉豆蔻酸(myristic acid)，棕榈酸(palmitic acid)，棕榈油酸(palmitoleicacid)，油酸(oleic acid)和亚油酸(linoleic acid)组成[2]。鹿茸中含多胺类：精脒(spermidine)，精胺(spermine)，腐胺(putrescine)。整个鹿茸总多胺中腐胺含量最多，精脒次之，精胺最少[3]。此外，鹿茸中尚含有硫酸软骨素 A 等酸性多糖类物质[4]，雌酮(estrone)[3]，神经鞘磷脂(sphingomyelin)，神经节苷酯(ganglioside)[5]，雌二醇(estradiol)[6]，前列腺素 PGE_1、前列腺素 PGE_2、前列腺素 $PGF_{1\alpha}$、前列腺素 $PGF_{1\beta}$[7]，神经酰胺(ceramide)及钙、磷、镁等 20 种元素[8]。

2. 马鹿的鹿茸　含甾醇类成分：胆甾醇肉豆蔻酸酯，胆甾醇油酸酯，胆甾醇棕榈酸酯，胆甾醇硬脂酸酯，胆甾醇(cholesterol)，胆甾-5-烯-3β-醇-7-酮，胆甾-5-烯-3β，7α-二醇，胆甾-5-烯-3β，7β-二醇；尿嘧啶，次黄嘌呤，肌酐(creatinine)，烟酸，尿素，对羟基苯甲醛(*p*-hydroxybenzaldehyde)，对羟基苯甲酸(*p*-hydroxybenzoic acid)，尿苷(uridine)[9]。马鹿茸还含溶血磷脂酰胆碱(lysophosphatidylcholine，LPC)，LPC 中含有 8 种脂肪酸：肉豆蔻酸，十五烷酸(pentadecanoic acid)，棕榈酸，棕榈油酸，十七烷酸(heptadecanoic acid)，硬脂酸(stearic acid)，油酸，亚油酸[10]。此外，还含有氨基酸、无机元素、神经酰胺及少量雌酮等[8]。

【药理】 1. 抗氧化、延缓衰老　鹿茸提取物体外抑制 NADPH-维生素 C 和 Fe^{2+}-半胱氨酸系统诱发的大鼠脑、肝、肾微粒体脂质过氧化反应及黄嘌呤-黄嘌呤氧化酶系统还原型细胞色素 C 形成[1]。鹿茸灌胃，使醋酸泼尼松龙复制的肾阳虚模型大鼠和老龄大鼠升高的血清 LPO 含量降低，使降低的 SOD 活力和睾丸酮含量升高[2]。鹿茸精(鹿茸乙醇提取物制剂)灌胃，抑制老年小鼠脑和肝单胺氧化酶 B 活性，增加脑 5-羟色胺和多巴胺含量，促进 RNA 和蛋白质合成[3]。

2. 对神经系统的作用　鹿茸组分具有神经生长因子样作用，能促进鸡胚背根神经节突起生长；促进大鼠肾上腺嗜铬细胞瘤株 PC-12 分化[4]。鹿茸多肽肌注，促进大鼠坐骨神经损伤后神经再生及功能的恢复[5]。给小鼠灌服鹿茸磷脂可使樟柳碱诱发的小鼠学习记忆障碍得到改善[6]。

3. 对心血管系统的作用　鹿茸精通过修饰 Na^+，K^+ ATP 酶保护大鼠离体缺血再灌注损伤的心肌[7]。鹿茸精静脉注射，对犬急性全心心肌缺血再灌注损伤有保护作用[8]。鹿茸精促进急性失血性低血压家兔的血压恢复，对氯仿诱发的小鼠室颤和氯化钡诱发的大鼠室性心律失常有治疗作用[9]。

4. 增强性功能，影响生殖系统　鹿茸粉剂给大鼠灌胃，增加雄鼠睾丸、前列腺贮精囊等重量，也增加雌鼠子宫和卵巢的重量[10]。鹿茸多肽腹腔注射，升高雄性小鼠血浆中黄体生成素(LH)和睾酮含量；体外使大鼠腺垂体细胞中 LH 含量升高[11]。鹿茸 D 组分可使阳虚和骨髓损伤小鼠睾丸、包皮腺等重量增加，纠正骨髓损伤小鼠睾丸、包皮腺、精液囊及肝脏 DNA 合成的低下[12]。

5. 增强免疫功能　鹿茸提取物灌胃，对兔抗大鼠淋巴细胞血清所致的大鼠细胞免疫功能低下有提高作用[13]。鹿茸醇提物灌胃增强环磷酰胺诱导的免疫功能低下的小鼠红细胞免疫功能[14]。鹿茸多糖灌胃，促进和调节氢化可的松所致免疫功能低下小鼠的细胞免疫和体液免疫功能，增强机体吞噬细胞的吞噬作用，减少重组白介素-2 的毒副作用[15，16]。

6. 防治骨质疏松，促进创伤愈合　鹿茸灌胃后，增加和加快 TGF-β_1、BMP-2 在骨折模型大鼠骨痂组织中表达，提高大鼠骨折愈合质量[17]。鹿茸蛋白中含有双向调控大鼠成骨肉瘤细胞系 UMR_{106} 细胞增殖的多种生物活性因子[18]。鹿茸多肽对家兔、人胚软骨细胞以及鸡胚头盖骨成骨样细胞都有促进有丝分裂的作用[19]。总鹿茸多肽外涂对实验性大鼠皮肤损伤有加速修复作用[20]。鹿茸生长素肌内注射，对维甲酸所致大鼠骨质疏松有治疗作用[21]。

7. 其他作用　鹿茸液灌胃，增加小鼠体重，延长小鼠游泳时间和低温存活时间，增加肾上腺重量[22]。鹿茸水煎液能促进金黄色葡萄球菌、大肠杆菌生长，具有营养作用[23]。

小鼠灌服鹿茸水提取物，增加睾丸和肝脏重量、肝脑组织RNA和蛋白质含量、血清中蛋白质含量以及肝细胞核RNA含量[24]。鹿茸醇提物灌胃，对环磷酰胺所致小鼠遗传物质损伤具有保护作用[25]。给腹腔接种肉瘤S_{180}的小鼠口服鹿茸蛋白提取物，延长生存时间[26]。腹腔注射鹿茸多糖，抑制右旋糖酐、蛋清所致的小鼠足跖肿胀[27]。大鼠灌服鹿茸多糖，抑制应激性、醋酸性及结扎胃幽门引起的胃溃疡[28]。鹿茸灌胃，对大鼠酒精性肝损伤有保护作用[29]。鹿茸提取物给隐睾小鼠灌胃，对小鼠颌下腺内生理活性物质有诱导作用[30]。鹿茸精注射液肺俞穴注射，降低支气管哮喘缓解期患者IgE水平，升高血浆皮质醇、醛固酮水平[31]。

【炮制】 1. 鹿茸　取原药材，燎去茸毛刮净，以布带缠绕茸体，自锯口面小孔不断灌入热白酒，至灌满，浸润至透，稍蒸，横切薄片，压平，干燥。

2. 鹿茸粉　取原药材，燎去茸毛，刮净劈成碎块，研成细粉。

3. 乳制鹿茸　取净鹿茸，置蒸笼内蒸透切片，再用钳子夹着茸片蘸乳汁，在无烟炉火上烤炙至汁尽呈黄色，晒干。每鹿茸片1 kg，用牛乳0.5 kg。

4. 酒鹿茸　取鹿茸片置文火上烘热，投入白酒中淬，淬后再烘，如此反复3～4次，至白酒被吸尽显灰黄色，周边起小泡并有酥香味，酥脆，研细。每鹿茸片1 kg，用白酒1 kg。

饮片性状　(1) 梅花鹿茸为类圆形或椭圆形薄片，表面粉白色或浅棕色，中间有蜂窝状细孔，外皮无骨质或略具骨质，周边粗糙，红棕色或棕色，质坚脆。气微腥，味微咸。角尖部称“血片”或“蜡片”，表面浅棕或浅黄白色，半透明，微显光泽；中上部称“粉片”，表面黄白色或粉白色，中间有极小的蜂窝状细孔；下部称“老角片”，表面灰白色或灰棕色，中间有明显的蜂窝状细孔。鹿茸粉为灰白色或米黄色粉末，气微腥、味微咸。乳制鹿茸形如鹿茸片，表面显黄色。酒鹿茸形如鹿茸粉，灰黄色，气香。

(2) 马鹿茸为圆形或类圆形薄片，表面米黄色或灰黑色，中间有细蜂窝状小孔，外皮较厚，无骨质或略具骨质，周边灰黑色，质坚韧，或坚脆，气微腥，味微咸。血片表面半透明，微显光泽。粉片老片有蜂窝状细孔。马鹿茸粉为米黄色或灰黑色粉末，气微腥。乳制马鹿茸、酒马鹿茸形如乳马鹿茸，表面色泽较深。

贮干燥容器内，密闭，置阴凉干燥处，防蛀。

【药性】 甘、咸，温。归肾、肝经。

1.《本经》：“味甘，温。”

2.《别录》：“酸，微温，无毒。”

3.《药性论》：“味苦、辛。”

4.《品汇精要》：“味甘、酸，性温收。气厚于味，阳也。臭膻。”

5.《本草蒙筌》：“味甘、咸，气温。”

6.《雷公炮制药性解》：“入肾经。”

7.《本草经疏》：“入手厥阴、少阴，足少阴、厥阴经。”

8.《得配本草》：“纯阳。入足少阴经血分，通督脉之气舍，达奇经之阳道。”

【功用主治】 壮肾阳，益精血，强筋骨，托疮毒。主治肾阳虚衰，阳痿滑精，宫冷不孕，虚劳羸瘦，神疲畏寒，眩晕，耳鸣耳聋，腰背酸痛，筋骨痿软，小儿五迟，女子崩漏带下，阴疽。

1.《本经》：“主漏下，恶血，寒热，惊痫，益气，强志，生齿，不老。”

2.《别录》：“疗虚劳，洒洒如疟，羸瘦，四肢酸疼，腰脊痛，小便利，泄精，溺血，破留血在腹，散石淋，痈肿，骨中热疽，养骨，安胎，下气，杀鬼精物，久服耐老。”

3.《药性论》：“主补男子腰脊虚冷，脚膝无力，夜梦鬼交，精溢自出，女人崩中漏血。”“又主赤白带下。”

4.《日华子》：“补虚羸，壮筋骨，破瘀血，杀鬼精，安胎下气。”

5.《纲目》：“生精补髓，养血益阳，强健筋骨。治一切虚损，耳聋，目暗，眩晕，虚痢。”

6.《本草切要》：“治小儿痘疮虚白，浆水不充，或大便泄泻，寒战咬牙；治老人脾肾衰寒，命门无火，或饮食减常，大便溏滑诸证。”

【用法用量】 内服：研粉冲服，1～3 g；或入丸剂，亦可浸酒服。

【宜忌】 凡阴虚阳亢，血分有热，胃火盛或肺有痰热以及外感热病者均禁服。

1.《别录》：“不可近阴，令痿。”

2.《本草经集注》：“麻勃为之使。”

3.《本草经疏》：“肾虚有火者不宜用，以其偏于补阳也；上焦有痰热及胃家有火者不宜用，以其性热复腻滞难化也。凡吐血下血，阴虚火炽者概不得服。”

4.《本草问答》：“但其性上行，凡是血逆、火逆者不宜用。”

【选方】 1. 补虚，益真气，暖下焦，助老扶弱，久服强健　鹿茸二两(酒炙)，附子半两(炮，去皮、脐)，沉香半两，麝香一钱一字(别研)。上为细末，将肉苁蓉一两半，酒煮烂，研细，别入酒，熬膏和丸，如梧桐子大。每服五十丸，温酒、盐汤任下，空心，食前。(《杨氏家藏方》)

2. 治虚弱阳事不举，面色不明，小便频数，饮食不思　好鹿茸五钱，多用一两(去皮，切片)，干山药一两(为末)。上以生薄绢裹，用酒浸七日后，饮酒，日三盏为度。酒尽，将鹿茸焙干，留为补药用之。(《普济方》鹿茸酒)

3. 治湿久不治，伏足少阴，舌白身痛，足跗浮肿　鹿茸五钱，附子三钱，草果一钱，菟丝子三钱，茯苓五钱。水五杯，煮取二杯，日再服，渣再煮一杯服。(《温病条辨》鹿附汤)

4. 治下痢危困　麝香半钱(别研，临时入)，鹿茸一两(酥炙)。上鹿茸为末，方入麝香，以灯心煮枣肉为丸，如梧桐子大。每服五十丸，空心服。(《百一选方》香茸丸)

5. 治小肠虚冷，小便数多　鹿茸二两(酥炙令微黄)，白龙骨一两(烧过)，桑螵蛸三分(微炒)，椒红一两(微炒)，附子一两半(炮)，山茱萸一两。上药捣罗为末，炼蜜和捣一二百杵，丸如梧桐子大。每服，空心及晚食前，以盐汤下二十丸。(《圣惠方》鹿茸丸)

6. 治眩晕之甚，抬头则屋转，眼前黑花，观见常如有物飞动，或见物有二　鹿茸，每服半两，用无灰酒三盏，煎至一盏，去滓，入麝香少许服。(《证治要诀》)

7. 治崩中漏下，赤白不止　鹿茸十八铢，桑耳二两半。上二味，以醋五升渍，炙燥渍尽为度，治下筛，服方寸匕，日三。(《千金方》)

8. 治室女冲任虚寒，带下纯白　鹿茸(醋蒸，焙)二两，白蔹、金毛狗脊(去毛)各一两。上为细末，用艾煎醋汁，打糯米糊丸，如梧桐子大。每服五十丸，空心温酒下。(《济生方》白蔹丸)

9. 治尿血　鹿茸(炙)、当归、干地黄各二两，葵子五合，蒲黄五合。上五味，捣筛为散。酒服方寸匕，日三服。忌芜荑。(《古今录验方》鹿茸散)

【各家论述】 1.《本草经疏》:"鹿茸,禀纯阳之质,含生发之气。妇人冲任脉虚,则为漏下恶血,或瘀血在腹,或为石淋。男子肝肾不足,则为寒热、惊痫,或虚劳洒洒如疟,或羸瘦,四肢酸疼、腰脊痛,或小便数利、泄精、溺血。此药走命门、心包络及肝、肾之阴分,补下之真阳,故能主如上诸证及益气强志也。痈肿疽疡,皆营气不从所致,甘温能通血脉,和腠理,故亦主之。"

2.《本经逢原》:"鹿茸功用,专主伤中劳绝,腰痛羸瘦,取其补火助阳,生精益髓,强筋健骨,固精摄便,下元虚人,头旋眼黑,皆宜用之。《本经》治漏下恶血,是阳虚不能统阴,即寒热惊痫,皆肝肾精血不足所致也。八味丸中加鹿茸、五味子,名十补丸,为峻补命门真元之专药。"

3.《本草经解要》:"鹿茸,味甘可以养血,气温可以导火,所以止惊痫之寒热也。益气者,气温则益阳气,味甘则益阴气也。甘温有益阴阳之气,气得刚大而志强矣。鹿茸,骨属也,齿者骨之余也,甘温之味主生长,所以生齿。"

4.《神农本草经百种录》:"鹿茸气体全而未发泄,故补阳益血之功多;鹿角则透发已尽,故拓毒消散之功胜。先后迟速之间,功效辄异。非明乎造化之机者,不能测也。"

5.《中国药学大辞典》引曹炳章:"鹿茸,补精填髓之功效虽甚伟,服食不善,往往发生吐血、衄血、目赤、头晕、中风昏厥等症。考其原因,其人平时多阳旺液燥,贫血亏精,气血乏运,苟服食参、茸,能用份少、服日多,则助气养血,有益无损,虽有余热,亦不为害;若阳虚阴燥之人,再骤服大剂,以致有助燥烁阴之弊。盖茸为骨血之精,通督脉而上冲于脑,其上升之性,故如上述之病生焉。余每遇当用鹿茸之症,自一厘渐增至数分、数钱,每获妥效,此即大虚缓补之义也。"

4720 鹿药 lù yào (《千金方》)

【异名】 九层楼、盘龙七(《贵州民间药物》),偏头七、螃蟹七、白窝儿七、狮子七(《陕西中草药》),山糜子(《辽宁常用中草药手册》)。

【基原】 为百合科鹿药属植物鹿药及管花鹿药的根及根茎。

【原植物】 1. 鹿药 *Smilacina japonica* A. Gray [*S. japonica* A. Gray var. *mandshurica* Maxim.]

多年生草本,高30~60 cm。根茎横走,多少圆柱状,直径6~10 mm,有时具膨大结节。茎中部以上具粗伏毛。叶互生,4~9枚;叶柄长3~15 mm;叶片纸质,卵状椭圆形、椭圆形或长圆形,长6~13 cm,宽3~7 cm,先端近短渐尖,基部圆形。圆锥花序长3~6 cm,具粗短毛;花单生,花梗长2~6 mm,花被片6,长圆形或长圆状倒卵形,长约3 mm,白色;雄蕊6,花丝基部贴生于花被片上,花药小;子房3室,花柱与子房近等长,柱头几不裂。浆果近球形,直径5~6 mm,熟时红色,具1~2颗种子。花期5~6月,果期8~9月。

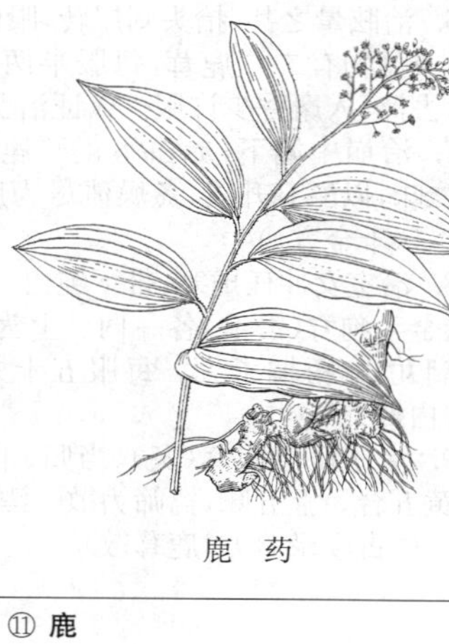

鹿　药

生于林下荫湿处或岩缝中。分布于东北及河北、山西、江苏、浙江、安徽、江西、河南、湖北、湖南、四川、贵州、陕西、甘肃、台湾。

2. 管花鹿药 *S. henryi* (Baker) Wanget et Tang [*Oligobotrya henryi* Baker] 又名:鄂西鹿药(《陕西中草药》)。

多年生草本,植株高50~80 cm。根茎直径1~2 cm。茎中部以上具短硬毛或微硬毛,少有无毛。叶互生,具短柄或几无柄;叶片椭圆形、卵形或长圆形,长9~22 cm,宽3.5~11 cm,先端渐尖或具短尖。花多少偏于轴的一侧,通常排成总状花序,有时基部具1~2个分枝或具多个分枝而成圆锥花序,花序长3~7 cm,具毛;花梗长1.5~5 mm,具毛;花被高脚碟状,筒部长6~10 mm,裂片6,开展,长2~3 mm;雄蕊6,生于花被筒喉部,花丝极短,花药长约0.7 mm;子房3室,花柱稍长于子房,柱头3裂。浆果球形,直径7~9 mm,熟时红色,具2~4颗种子。花期5~6月,果期8~10月。

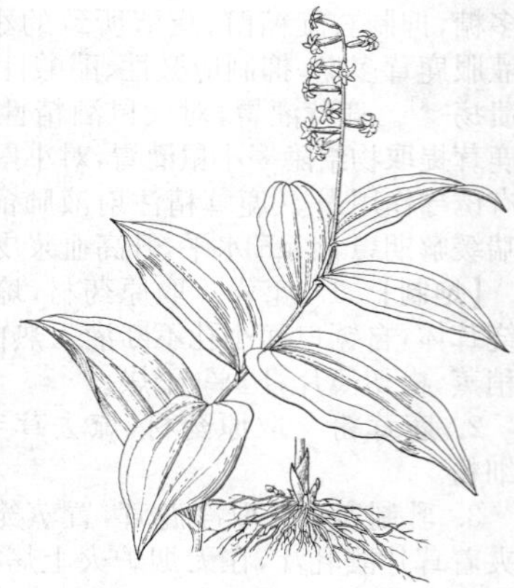

管花鹿药

生于海拔1 300~4 000 m的林下、灌丛下、水旁湿地或林缘。分布于西南及山西、河南、湖北、湖南、西藏、陕西、甘肃等地。

【采收加工】 春、秋季采挖,鲜用或晒干。

【成分】 鹿药含黄酮类:异鼠李素-3-O-半乳糖苷(isorha-mnetin-3-O-galactoside)[1]。

【药性】 甘、苦,温。归肾、肝经。

1.《开宝本草》:"甘,温,无毒。"

2.《山东中草药手册》:"甘、苦,温。"

3.《陕西中草药》:"甘,微辛,温。"

【功用主治】 补肾,活血,祛风,止痛。主治肾虚阳痿,月经不调,偏、正头痛,风湿痹痛,跌打损伤,痈肿疮毒。

1.《开宝本草》:"主风血,去诸冷,益老起阳,浸酒服之。"

2.《贵州民间药物》:"治痨伤,痈毒。"

3.《山东中草药手册》:"消痈肿,补虚损。"

4.《陕西中草药》:"祛风镇痛,补气血,壮筋骨。治头痛,偏头痛,风湿疼痛,月经不调,痨伤。"

【用法用量】 内服:煎汤,6~15 g;或浸酒。外用:捣敷;或加热熨。

【选方】 治乳痈　鲜盘龙七、青菜叶各30 g。共捣细,用布包好,放在开水里烫热后,取出熨乳部。(《贵州民间药物》)

【各家论述】 《本草经疏》:"鹿药,甘能益血,甘能入脾,甘温益阳气故能主风血,去诸冷而益老起阳也。当与黄精、萎蕤、枸杞之类同科。气味和平,性本无毒,补益之外,别无治疗。"

4721 鹿骨 lù gǔ (《别录》)

【基原】 为鹿科鹿属动物梅花鹿 *Cervus nippon* Temminck 或马鹿 *C. elaphus* Linnaeus 的骨骼。

【原动物】 参见"鹿茸"条。

【采收加工】 杀鹿时取骨，除去筋肉即可。

【炮制】 烫鹿骨 取鹿骨用温水闷润，剔去残余筋肉，洗净泥土，晒干。大小分开，先将砂子置热锅内，用武火炒至轻松时，倒入净鹿骨，炒至稍带颜色，质酥，取出，筛去砂子，砸成小块。

饮片性状 烫鹿骨呈不规则块状。表面淡黄白色，质略酥，断面不整齐，灰白色，中间空，靠骨壁一面为蜂窝状。气微。

贮干燥容器内，置通风干燥处，防潮。

【药性】 甘，温。归肾经。

1.《药性论》："味甘，微热，无毒。"

2.《食疗本草》："温。"

3.《医学入门》："甘，热。"

【功用主治】 补虚羸，强筋骨，生肌敛疮。主治虚劳骨弱，风湿痹痛，瘰疬，疮毒。

1.《千金方》："主内虚，续绝伤，补骨，可作酒。"

2.《纲目》："烧灰水服，治小儿洞注下痢。"

3.《本草求原》："益虚弱。"

4.《四川中药志》1979年版："祛风除湿，续筋接骨，补中益气。用于风湿四肢疼痛，筋骨冷痹。"

【用法用量】 内服：煎汤，15～30 g；或浸酒；或烧存性为末，每次5～10 g。外用：煅存性研末撒。

【选方】 1. 补益虚羸 鹿骨一具，枸杞根二升。各以水一斗，煎汁五升，和匀，共煎五升，日二服。(《千金方》鹿骨煎)

2. 治瘰疬，生肌 鹿顶骨烧灰存性，为末。先以葱椒汤洗疮净，拭干掺药；或油调搽。(《卫生易简方》)

3. 治疮毒，生肌收口 鹿胫骨，湿纸包固，灰火煨之，以黄脆可研为度。掺大毒，生肌甚速。(《救生苦海》斑龙散)

4722 ## 鹿胆 lù dǎn (《纲目》)

【基原】 为鹿科鹿属动物梅花鹿 *Cervus nippon* Temminck 或马鹿 *C. elaphus* Linnaeus 肝管末端的膨大部分。

【原动物】 参见"鹿茸"条。

【采收加工】 杀鹿后，收取肝管末端膨大部分，阴干或鲜用。

【成分】 含胆汁酸类成分：胆酸(cholic acid)，去氧胆酸(deoxycholic acid)[1]。

【药性】 苦，寒。无毒。

【功用主治】 消肿散毒。

【用法用量】 外用：涂敷。

4723 ## 鹿胎 lù tāi (《本草新编》)

【基原】 为鹿科鹿属动物梅花鹿 *Cervus nippon* Temminck 或马鹿 *C. elaphus* Linnaeus 的胎兽或胎盘。

【原动物】 参见"鹿茸"条。

【采收加工】 鹿胎有两种：一种是在母鹿妊娠中，后期剖腹取胎或流产的胎，包括胎盘及羊水在内，总称"水胎"；另一种是初生胎未经哺乳或死产的鹿仔。其加工方法是先将胎用水洗净，剔除胎毛，然后放入锅内加水15 kg用火焙干；另一种方法是先用酒浸2～3 d后，再直接用火烤干。干鹿胎可加工成"鹿胎粉"和"鹿胎膏"入药。熬制鹿胎膏有的加入其他药材；也有的不加，只单纯用鹿胎熬制。

【药材】 鹿胎 *Emoryp Cervi* 产于东北、西北、内蒙古、河北、江苏等地。

性状 梅花鹿胎 鲜胎呈肾状或束状，大小不一。外面毛被粉色或粉红色较厚的胞衣，有韧性，内含胎鹿及羊水。剥去胎衣，妊娠1个月者，四肢呈乳突状，头部能见到眼和嘴的雏形。妊娠4～5个月者，骨骼形成，体表无毛，但已具鹿外形。妊娠6～8个月者或失水鹿胎(包括新生死鹿)，头较大呈卵圆形，嘴尖细小，眼眶较大，眼膜皮凹陷，下唇较长，微露1～2对小白牙(习称"坐骨生牙")，身躯瘦短，四肢细长，蹄淡黄色至淡棕色，脊背皮毛有白色小花斑点。尾短扁圆，干燥后，质坚硬不易折断。气微腥，味微咸。

马鹿胎 与梅花鹿胎相似，惟体形略大，眼眶较小，颈及四肢更长。

【炮制】 取原药材，除去杂质，砍成碎块，摆放于铁丝筛上，再置于无烟的炉上烘烤，烤热后，均匀地涂抹酥油(或麻油)，待油渗入鹿胎块内部后，继续涂油和烘烤，如此反复操作，呈黄色，质酥脆时，离火，取下，放凉，碾成粉末。

饮片性状 呈粉末状，褐红色。气微腥。

贮干燥容器内，密闭，置阴凉干燥处，防蛀。

【药性】 甘、咸，温。

1.《本经逢原》："甘，温，无毒。"

2.《四川中药志》1979年版："咸，温。"

【功用主治】 温肾壮阳，补虚生精，调经。主治精血不足，腰膝酸软，虚损劳瘵，月经不调，不孕，崩漏，带下。

1.《本草新编》："健脾生精，兴阳补火。"

2.《本经逢原》："补养天真，滋益少火。"

3.《山东药用动物》："益肾壮阳，补虚生精。治虚损劳瘵，精血不足，腰腿酸软，妇女虚寒，崩漏带下。"

4.《四川中药志》1979年版："温补下元，固冲调经。用于下元虚惫，冲任不固，崩漏带下，精血亏虚不育。"

【用法用量】 内服：入丸、散，6～15 g；鲜品可煮汁熬膏。

【选方】 1. 治虚损劳瘵 鹿胎(去秽，煮烂)，熟地八两(人乳、粉山药各一两，拌蒸九次)，菟丝子十两(酒煮)，杞子八两(乳浸)，制过首乌十两(乳浸，日晒夜露九次)，金石斛六两(酒炒)，巴戟肉五两(酒炒)，黄芪(酥炙)五两，人参四两。黄蒿膏为丸。(《沈氏尊生书》鹿胎丸)

2. 治冲任虚损，腰腿酸痛，经血不调，脐腹冷痛，气血虚弱，心悸头眩，气短乏力，身体瘦弱 鹿胎1具(干者500 g，鲜者7 500 g)，鹿角胶2 000 g，熟地黄4 000 g，茯苓1 500 g，白术(麸炒)500 g，当归500 g，人参500 g，甘草500 g，川芎500 g，白芍(酒炒)500 g。熬膏。口服，每次5 g，每日2次，黄酒或温开水送服。(《全国医药产品大全》鹿胎膏)

【各家论述】 《本经逢原》："鹿性补阳益精，男子真元不足者宜之，不特茸、角、茎、胎入药，而全鹿丸合大剂参、芪、桂、附，大壮元阳，其胎纯阳未散，宜为补养天真、滋益少火之良剂。然须参、芪、河车辈佐之，尤为得力。如平素虚寒，下元不足者，入六味丸中为温补精血之要药，而无桂、附辛热伤阴之患。"

4724 ## 鹿脂 lù zhī (《本草药性大全》)

【基原】 为鹿科鹿属动物梅花鹿 *Cervus nippon* Temminck，或马鹿 *C. elaphus* Linnaeus 的脂肪油。

【原动物】 参见"鹿茸"条。

【采收加工】 杀鹿后剔取体内的脂肪，鲜用或置锅内加热熬炼，除去油渣，放凉，切成小块。

【药材】 鹿脂 *Adeps Cervi* 主产于内蒙古、四川等地。

性状 脂肪呈黄白色块状、条状或片状，长 15～20 cm，宽 10～15 cm，厚 2.0～5.0 cm。具油润光泽，半透明状。体轻，柔软。脂肪油灰白色，似冷凝豚脂样。质硬，滑腻。微有膻气。

【功用主治】 祛风，解毒，消肿。主治头风风痹，皮肤痒痛，痈肿疮毒。

1.《本草药性大全》："治风痹。"

2.《青藏高原药物图鉴》："敷治寄生虫引起的皮肤病，熏治寄生虫引起的鼻痒，眼痛，头痛，牙痛。"

3.《内蒙古药用动物》："外涂可治疱疮。"

【用法用量】 内服：熬膏，适量。外用：涂敷，或燃熏。

【宜忌】 《新修本草》："不可近阴。"

4725 鹿梨 lù lí（《本草图经》）

【异名】 檖（《诗经》），赤萝（《毛诗传》），萝（《尔雅》），山梨、阳檖、鼠梨（陆玑《诗疏》），树梨（《纲目》），酸梨（《植物名实图考》），野梨（江西《草药手册》），糖梨、杜梨（《贵州中草药名录》）。

【基原】 为蔷薇科梨属植物豆梨的果实。

【原植物】 豆梨 *Pyrus calleryana* Decne

乔木，高 5～8 m。小枝粗壮，圆柱形，幼嫩时有绒毛，二年生枝条灰褐色。单叶互生；叶柄长 2～4 cm，无毛；托叶纸质，线状披针形；叶片宽卵形至卵形，长 4～8 cm，宽 3.5～6 cm，先端渐尖，基部圆形至宽楔形，边缘有钝锯齿，两面无毛，花两性；伞形总状花序，具花 6～12 朵，直径 4～6 cm，总花梗和花梗均无毛，花梗长 1.5～3 cm；苞片膜质，线状披针形；花直径 2～2.5 cm；萼筒无毛，萼片 5，披针形，先端渐尖，全缘，长约 5 mm，内面具绒毛，边缘较密；花瓣 5，卵形，长约 13 mm，基部具短爪，白色；雄蕊 20，稍短于花瓣；花柱 2，稀 3，基部无毛。梨果球形，直径约 1 cm，黑褐色，有斑点，有细长果梗。花期 4 月，果期 8～9 月。

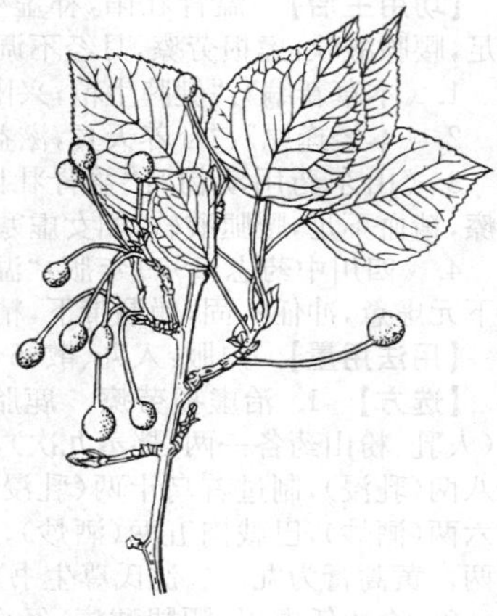

豆 梨

生长于海拔 80～1 800 m 的山坡、平原或山谷杂木林中，适于温暖潮湿气候。分布于华东、中南等地。

本植物的叶（鹿梨叶）、枝条（鹿梨枝）、根（鹿梨根）、果皮（鹿梨果皮）、根皮（鹿梨根皮）亦供药用。另设专条。

【采收加工】 8～9 月果实成熟时采摘，晒干。

【药材】 鹿梨 *Fructus Pyri Calleryanae* 产于广东、江西、浙江、江苏、山东等地。

性状 果实类球形，直径约 1 cm。表面黑褐色，光滑，少有皱缩纹，先端微凹，周边不突起，基部有长 2～4 cm 的果柄。质坚硬，果肉薄，褐色，横切面可见 2～3 室。气微，味酸、微甜。

【药性】 酸、甘、涩，凉。

1.《纲目》："酸、涩，寒，无毒。"

2.《全国中草药汇编》："酸、甘、涩，寒。"

【功用主治】 健脾，消食，止痢。主治食积，泻痢。

1.《本草图经》："煨食治痢。"（引自《纲目》）

2.《全国中草药汇编》："健胃，止痢。"

【用法用量】 内服：煎汤，15～30 g。

4726 鹿葱 lù cōng（《中药志》）

【基原】 为石蒜科石蒜属植物鹿葱的鳞茎。

【原植物】 鹿葱 *Lycoris squamigera* Maxim. 又名：夏水仙（《江苏南部种子植物手册》）。

多年生草本。鳞茎卵形，直径 4～5 cm。秋季出叶，长约 8 cm，立即枯萎，第二年早春又抽叶；叶带状，宽约 2 cm，先端圆钝，绿色。花茎高 50～70 cm；总苞片 2 枚，披针形，长约 6 cm，宽约 1.3 cm；伞形花序有花 4～8 朵，淡紫红色；花被裂片 6，倒披针形，长约 7 cm，宽约 1.8 cm，边缘基部微皱缩，花被管长约 2 cm；雄蕊与花被裂片近等长；花柱略伸出花被外。花期 8 月。

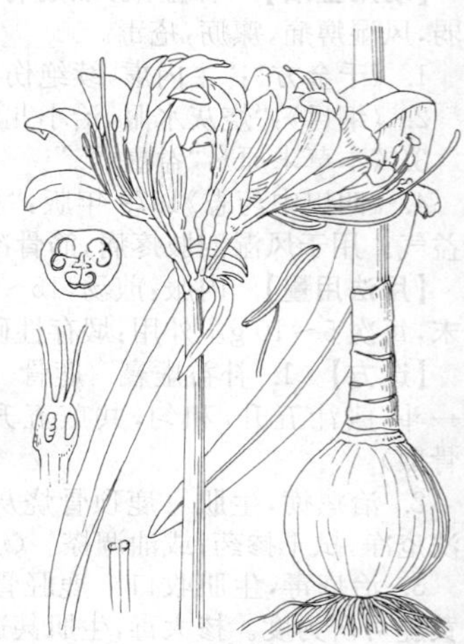

鹿 葱

野生于山沟、溪边阴湿处。分布于河北、江苏、浙江、山东、河南等地。

【栽培】 生物学特性 生于山沟、水边阴湿草丛中，地上部夏、冬两季休眠，2 月中、下旬叶丛萌发出土，5 月下旬至 6 月上旬前后枯萎进入休眠期，初秋抽出花茎，花期 8 月中旬至 9 月上旬，一般栽培情况下结实少。9 月植株枯萎进入第二次地上休眠，鳞茎露地越冬。

繁殖方法 以鳞茎自然分球繁殖为主，也可采用人工切割法促生小鳞茎以提高繁殖系数。用快刀将鳞茎从基部向上作十字形交叉纵切，深约至鳞茎颈的 3/4，然后将鳞茎埋在沙或泥炭藓中，深度约为鳞茎的 3/4，切口处可生出许多小球，再用小球分开栽种。

【采收加工】 9～10 月将鳞茎挖出，选大者，鲜用或晒干入药，小者做种。

【成分】 鲜茎含生物碱类成分：石蒜碱（lycorine），伪石蒜碱（pseudolycorine），石蒜伦碱（lycorenine），高石蒜碱（homolycorine），多花水仙碱（tazettine），新雨石蒜碱（norpluviine），雪花莲胺碱（galanthamine），表雪花莲胺碱（epigalanthamine），条纹碱（vittatine），雨石蒜碱（pluviie），石蒜胺碱（lycoramine），小星蒜碱（hippeastrine），紫花石蒜碱（squamigerine）[1]和石蒜-S-葡萄甘露聚糖（lycoris-S-glucomannan）[2]。

【药理】 抗疟作用 鹿葱球根部的甲醇提取物在筛选试验中显示抗疟活性[1]。

【功用主治】 解毒，祛痰，利尿，催吐。主治咽喉肿痛，疮痈肿毒，瘰疬，咳嗽痰喘，水肿，小便不利，食物中毒。

【用法用量】 内服：煎汤，1～3 g；或绞汁饮。外用：捣敷，绞汁涂或煎汤熏洗。

【宜忌】 体虚无实邪及孕妇禁服；皮肤破损者禁敷。

4727 **鹿筋** lù jīn（《新修本草》）

【基原】 为鹿科鹿属动物梅花鹿 *Cervus nippon* Temminck 或马鹿 *C. elaphus* Linnaeus 四肢的肌腱。

【原动物】 参见“鹿茸”条。

【采收加工】 杀鹿后，取四肢，抽出鹿筋，保留蹄部，鲜用或阴干。

【药材】 鹿筋 *Liganentum Cervi* 产地同“鹿茸”条。

性状 梅花鹿筋 本品呈细长条状，长 25～43 cm。粗 0.8～1.2 cm。金黄色或棕黄色，有光泽，半透明。悬蹄小，蹄甲黑色，光滑，呈稍狭长的半圆形，蹄垫灰黑色，角质化。蹄毛棕黄色或淡棕色，细而柔软。籽骨 4 块，关节面光滑，2、3 籽骨似舌状，稍大，长 1.2～1.4 cm，宽 0.5～0.7 cm，1、4 籽骨关节面均有 1 条棱脊，一侧斜面呈长条形，长 0.9～1.1 cm，宽 0.4～0.6 cm。质坚韧，难折断。气微腥，味淡。

马鹿筋 本品呈细长条状，长 37～54 cm，粗 1.4～3 cm。红棕色或棕黄色，有光泽，不透明或半透明。悬蹄较大，蹄甲黑色，光滑，呈半圆锥状，顶部钝圆，蹄垫灰黑色，角质化。蹄毛棕黄色或棕色，稍柔软。籽骨 4 块，关节面光滑，二、三籽骨似舌状，稍大，长 1.6～1.8 cm，宽 0.8～1 cm，一、四籽骨关节面均有 1 条棱脊，一侧斜面呈长条形，长 1.3～1.5 cm，宽 0.7～0.9 cm，一侧斜面呈长半圆形，长 1.3～1.5 cm，宽 0.7～0.9 cm。质坚韧。气微腥，味淡。

【炮制】 1. 鹿筋 取原药材，除去杂质及蹄甲，用温水浸 2 h 洗净，取出文火烘烤至软，趁热切成薄片，干燥。

2. 烫鹿筋 先将滑石粉（用量以掩埋鹿筋片，并剩余部分为宜）置锅内，中火加热至翻动呈灵活状态时，倒入净鹿筋片，翻炒至形体鼓起，呈深黄色时，筛去滑石粉，放凉。

饮片性状 鹿筋呈不规则的薄片状，金黄色或棕黄色，有光泽而透明，质坚韧，气微腥。烫鹿筋形如鹿筋，形体鼓起，色泽加深，气微香。

贮干燥容器内，密闭，置通风干燥处，防蛀。

【药性】 《四川中药志》1979 年版：“性咸，温。”

【功用主治】 补肝肾，强筋骨。主治手足无力，劳损绝伤，转筋。

1.《新修本草》：“主劳损，续绝。”

2.《本草药性大全》：“下骨鲠。”

3.《本经逢原》：“大壮筋骨，食之令人不畏寒冷。”

4.《本草求真》：“补阳。”

5.《四川中药志》1979 年版：“用于肾虚手足无力，风湿关节痛，劳损绝伤，脚转筋。”

【用法用量】 内服：煎汤或煮食，60～120 g。

【选方】 治骨鲠 鹿筋渍之，索紧，令大如弹丸，持筋端吞之，至鲠处，徐徐引之，鲠着筋出。（《外台》）

4728 **鹿靥** lù yè（《纲目》）

【基原】 为鹿科鹿属动物梅花鹿 *Cervus nippon* Temminck 或马鹿 *C. elaphus* Linnaeus 的甲状腺体。

【原动物】 参见“鹿茸”条。

【采收加工】 杀鹿后，剖取甲状腺体，鲜用或烘干。

【功用主治】 1.《圣惠方》：“治瘿气，令内消。”

2.《药性考》：“消瘿核。”

【用法用量】 内服：酒浸，适量。

【选方】 治五瘿 鹿靥，以家酒渍，炙干，纳酒中，更炙，令香，含咽汁，味尽更易，十具愈。（《深师方》五瘿丸）

4729 **鹿鞭** lù biān（《医林纂要》）

【异名】 鹿肾（《别录》），鹿茎筋（《千金方》），鹿阴茎（《医林纂要》），鹿冲（《四川中药材生产技术》），鹿冲肾（《四川中药志》）。

【基原】 为鹿科鹿属动物梅花鹿 *Cervus nippon* Temminck 或马鹿 *C. elaphus* Linnaeus 的阴茎和睾丸。

【原动物】 参见“鹿茸”条。

【采收加工】 宰杀后，割取阴茎及睾丸，除去残肉及油脂、固定于木板上风干。亦可用沸水浇烫后置烤箱 80 ℃ 烤干。

【药材】 鹿鞭 *Penis et Testis Cervi* 产地同“鹿茸”条。

性状 梅花鹿鞭 阴茎呈类扁圆柱形，长 25～50 cm，中部直径 1.2～2 cm。龟头类圆柱形，长 2～10 cm，前端钝圆，表面棕黄色至黑棕色，光滑，半透明，可见斜肋纹。包皮有的呈环状隆起，直径 1.4～2.0 cm，不隆起者有的伸长达 12 cm，先端带有鹿毛。阴茎一侧多有纵沟，对应一侧有隆脊，两侧面光滑，半透明，斜肋纹明显。阴茎中下部带 2 枚睾丸。睾丸扁椭圆形，长 4.5～9.0 cm，中部直径 2.5～4.5 cm，表面棕黄色至黑棕色，皱缩不平，一侧有副睾附着，副睾体狭窄而弯曲，副睾尾变粗呈瘤状突起，长 1～1.5 cm。质坚韧，不易折断。气微腥。

马鹿鞭 呈两侧稍扁的长圆柱形，长 45～60 cm，直径 2～3 cm。表面灰黄色至黄棕色，呈半透明状，未洗净血污的呈褐色或紫褐色，不呈半透明状。在阴茎体两侧中间分别各有 1 条由根部到前端的纵沟槽，顶端包皮略呈囊状或卷曲成环套状隆起，包皮前端带有黄白色、棕黄色或棕褐色丛生皮毛，形成锋毛，在锋毛上呈现毛锋端色重，毛根部色浅的现象，也有呈现褐色、褐黑色毛梢。毛粗而扁，富弹性。龟头藏于包皮内或裸露，其先端钝圆，可见纵棱及沟痕，用水泡后先端可展开平面，尿道口在下缘。在全长靠基部端的 1/3～1/2 处附有睾丸 1 对，睾丸呈长椭圆形，棕褐色，长 11 cm 左右，直径约 4 cm，有的具长的系带（输精管）。质坚硬，不易折断，或切断面可见最外层为纤维体（俗称皮膜），厚 1～2 mm，中间大部分为疏松的海绵体，尿道和血管孔。气腥，味微咸。

【炮制】 1. 鹿鞭 取原药材除去杂质及筋膜，洗净，取出干燥。用文火加热烘烤至软，趁热切成薄片。

2. 鹿鞭粉 取滑石粉置锅内（滑石粉用量，以烫炒时能将鹿鞭片掩埋，并剩余部分为宜），中火加热至翻动呈灵活状态后，倒入净鹿鞭片，翻炒至形体鼓起，呈深黄色时，快取出，筛去滑石粉，放凉，碾成粉末。

饮片性状 鹿鞭为类圆形或不规则的薄片，棕黄色，半透明，边缘有抽沟痕，中心有空隙，质坚韧。气微腥，味微咸。鹿鞭粉呈细粉状，棕黄色。腥味减轻，味微咸。

贮干燥容器内，密闭，置通风干燥处，防蛀。

【药性】 甘、咸，温。归肝、肾、膀胱经。

1.《别录》：“平。”

2.《本草药性大全》：“味甘，气平，无毒。”

3.《医林纂要》：“甘，咸，热。”

【功用主治】 补肾精，壮肾阳，强腰膝。主治肾虚劳损，腰膝酸痛，耳聋耳鸣，阳痿，遗精，滑精，早泄，宫寒不孕，带下清稀。

1.《别录》："主补肾气。"

2.《日华子》："补中，安五藏，壮阳气。"

3.《医林纂要》："强阳事。"

4.《四川中药志》1979 年版："补肾壮阳，用于肾虚阳痿，耳鸣，妇人子宫寒冷久不受孕，慢性睾丸发炎。"

5.《山东药用动物》："补肾壮阳，益精，下乳。治劳损，腰膝酸痛，遗精，滑精，乳汁不足。"

【用法用量】 内服：煎汤，6～15 g；或煮食，或熬膏，或入丸、散。

【宜忌】 素体阳盛者慎服。

【选方】 1. 治肾气虚损耳聋　鹿肾一对(去脂膜，切)，粳米二合。上于豉汁中相和，煮作粥，入五味，如法调和，空腹食之。作羹及入酒并得食之。

2. 治五劳七伤，阳气衰弱　鹿肾一对(去脂膜，细切)，肉苁蓉二两(酒浸一宿，刮去皱皮，切)，粳米二合。上件药先以水二大盏，煮米作粥，欲熟，下鹿肾、苁蓉、葱白、盐椒，食之。(1、2 方出自《圣惠方》鹿肾粥)

3. 治阳痿，早泄，以及体倦乏力，精神不振　鹿鞭 2 具，白酒 1 000 ml，将鹿鞭洗净，温水泡软，去掉内膜，切成细片，再放入白酒中浸泡 1 个月，即可饮服。每日 2 次，每次 10～15 ml。(《食物与性保健》鹿鞭酒)

4. 治阳痿，宫寒不孕　鹿肾 1 具，补骨脂 30 g，肉苁蓉 30 g，枸杞 30 g，韭菜子 15 g，巴戟天 15 g。共研为末，制成 9 g 蜜丸。每服 1 丸，日服 2 次。(《东北动物药》)

5. 治妇人血虚，腰膝酸痛，不能受孕者　鹿肾熬胶，与阿胶搀入服之。(《中国医学大辞典》)

4730 鹿藿 lù huò (《本经》)

【异名】 菌(《尔雅》)，鹿豆(《尔雅》郭璞注)，萱豆、野绿豆(《纲目》)，野黄豆(《中国主要植物图说》)，老鼠眼(《广州植物志》)，老鼠豆、野毛豆、门瘦、酒壶藤(《湖南药物志》)，乌眼睛豆、大叶野绿豆(《天目山药用植物志》)，鬼豆根、藤黄豆(《广西药用植物名录》)。

【基原】 为豆科鹿藿属植物鹿藿的茎叶。

【原植物】 鹿藿 *Rhynchosia volubilis* Lour.

多年生缠绕草本。各部密被淡黄色柔毛。茎蔓长。3 出复叶，顶生小叶近于圆形，长 2.5～6 cm，宽 2.5～5.5 cm，先端急尖或短渐尖；侧生小叶斜阔卵形，或斜阔椭圆形，长 2～6 cm，宽 1.5～2.5 cm，先端急尖，基部圆形；叶片纸质，上面疏被短柔毛，背面密被长柔毛和橘黄色透明腺点；托叶线状披针形，不脱落。总状花序腋生，花 10 余朵；长约 7 mm；花萼钟状，5 裂；花冠黄色，龙骨瓣有长喙；雄蕊 10，二体，花药 1 室；子房上位，胚珠 2，花柱长，基部弯曲，被毛，柱头头状。荚果短，长圆形，红紫色，长约 1.5 cm，阔约 9 mm；种子 1～2 粒，黑色，有光泽。花期 5～9 月，果期 7～10 月。

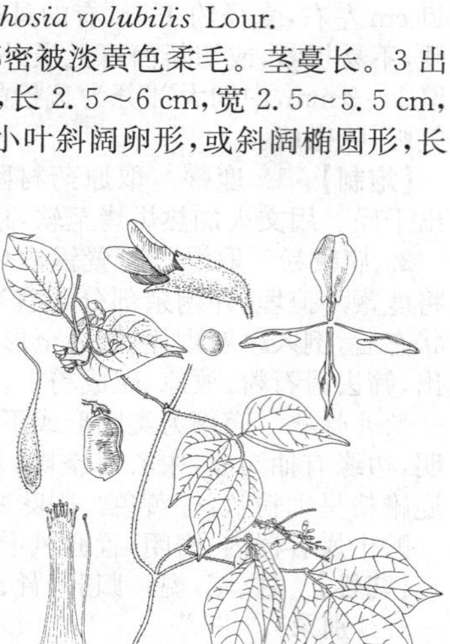

鹿　藿

生于海拔 400～1 200 m 的山坡杂草中或附攀树上。分布于江苏、浙江、安徽、福建、江西、湖北、湖南、广东、广西、四川、贵州、台湾等地。

【采收加工】 5～6 月采收，鲜用或晒干，贮干燥处。

【药性】 苦、辛，平。归脾、肝经。

1.《本经》："味苦，平。"

2.《别录》："无毒。"

3.《本草经疏》："入足阳明、太阴、厥阴经。"

4.《医林纂要》："甘，酸。"

5.《福建药物志》："微辛，平。"

【功用主治】 祛风，止痛，活血，解毒。主治风湿痹痛，头痛，牙痛，腰脊疼痛，产后瘀血腹痛，产褥热，瘰疬，痈肿疮毒，跌打损伤。

1.《本经》："主蛊毒，女子腰腹痛不乐，肠痈，瘰疬，疡气。"

2.《本草省常》："止头痛。"

3.《福建药物志》："祛风除湿，活血通络。主治风湿关节痛，腰脊劳损，酒后伤风，小儿疳积，蛔虫病，产后瘀血痛，牙痛，痔疮，跌打损伤，烫火伤。"

4.《香港中草药》："利尿，消肿，解毒，活血。"

【用法用量】 内服：煎汤，9～30 g。外用：捣敷。

【选方】 1. 治瘰疬　鹿藿 15 g，豆腐适量。加水同煮服。

2. 治流注，痈肿　鲜鹿藿叶适量。捣烂，酌加烧酒捣匀，外敷。(1、2 方出自江西《草药手册》)

3. 治痔疮　鹿藿 30～60 g，鸭蛋 1 个。炖服。(《福建药物志》)

【各家论述】 《本草经疏》："鹿藿，解毒凉血之药也。惟其解毒，故主蛊毒；惟其凉血，故主肠痈、瘰疬、疡气；女人以血为主，血虚有热则腰腹痛不乐，得苦凉之气，则热退而血得所养，故主女人腰腹痛不乐也。"

4731 鹿髓 lù suí (《别录》)

【基原】 为鹿科鹿属动物梅花鹿 *Cervus nippon* Temminck 或马鹿 *C. elaphus* Linnaeus 的骨髓或脊髓。

【原动物】 参见"鹿茸"条。

【采收加工】 宰鹿后敲取骨髓，抽取脊髓，洗去血污，干燥。亦可将鹿骨煮沸后，敲取或抽取。

【药材】 鹿髓 *Medulla Ossium et Medulla Spinalis Cervi*　产地同"鹿茸"条。

性状　本品呈扁圆柱形或类圆柱形的短段，长短、粗细不一，黄白色，具蜡脂样光泽，富油性。体轻，质脆嫩，气膻，具油腥味。

【药性】 《别录》："味甘，温。"

【功用主治】 补阳益阴，生精润燥。主治虚劳羸弱，筋骨急痛，阳痿，不育，肺痿咳嗽。

1.《别录》："主丈夫、女子伤中脉绝，筋急痛，咳逆，以酒和服之。"

2.《新修本草》："髓脂主痈肿死肌，温中，四肢不随，风头，通腠理。"

3.《日华子》："治筋骨弱，呕吐；地黄汁煎作膏，填骨髓；蜜煮，壮阳，令有子。"

4.《纲目》："补阴强阳，生精益髓，润燥泽肌。"

5.《本草求原》："治肺痿咳嗽。"

【用法用量】 内服：熬膏、酒煮，9～30 g；或入丸剂。外用:涂敷。

【选方】 治虚劳伤中,脉绝筋急,肺痿咳嗽 鹿髓半升,蜜二两,酥二两,生地黄汁四合,杏仁三两(汤浸,去皮、尖、双仁,以酒一中盏,浸研取汁),桃仁三两(汤浸,去皮、尖、双仁,以酒半盏,浸研取汁)。上件药,先以桃仁、杏仁、地黄等汁,于银锅内以慢火煎令减半,次下鹿髓、酥、蜜,同煎如饧。每于食后,含咽一茶匙。(《圣惠方》鹿髓煎)

4732 鹿心草 lù xīn cǎo (《云南中草药》)

【异名】 鹿仙草、见根生、坡本、地杨梅、地吕、万星菌、藤林、猪油药、蒿枝花、土里开花、红菌、牛奶菌(《云南中草药》)。

【基原】 为蛇菰科蛇菰属植物粗穗蛇菰的全草。

【原植物】 粗穗蛇菰 *Balanophora dioica* R. Br. ex Royle [*B. affinis* Griff.] 又名:异株蛇菰(《云南植物志》)。

草本,高 10～15 cm。根茎黄褐色、血红色或灰白带褐色,不规则分枝,单个分枝直径 0.5～2.5 cm,有时近球形,表面密生颗粒状疣瘤和黄色的星芒状皮孔。花茎圆柱状,紫红色或淡红色,偶带灰白色;苞片鳞状多数,互生,2 列,很少旋生,呈覆瓦状排列,阔卵形或卵状长圆形,长 1.5～4 cm,宽 1.5～2.5 cm,内凹,先端钝或微缺。花雌雄异株(序);雄花序卵圆形或长圆形,长 3～3.5 cm,宽 1.5～3 cm,雄花辐射对称,下面具苞片,花被裂片 4,卵形,聚药雄蕊半球形,花药 4 枚,马蹄形,斜裂;雌花序椭圆形或圆锥状,长 2～7 cm,雌花紫红色或橙黄色,子房卵球形,着生于附属体基部,花柱附属体倒梨形,长约 1.5 mm,先端拱圆形。花期 8～10 月。

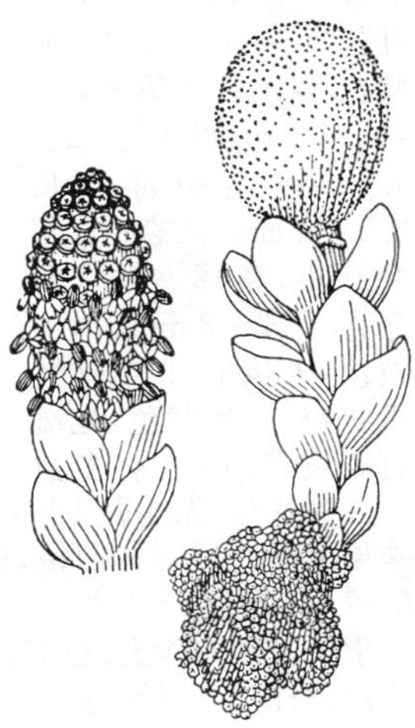

粗穗蛇菰

生于海拔1 150～3 200 m的山地密林中。分布于湖南、云南、西藏等地。

【采收加工】 7～10 月采挖,阴干或鲜用。

【成分】 全草含咖啡酸甲酯(methyl caffeate),落叶松脂醇(larisiresinol)[1]。

【药性】《云南中草药》:"苦、涩,温。"

【功用主治】 补肾健脾,止血生肌。主治阳痿,痢疾,胃痛吐血,月经过多,外伤出血。

1.《云南中草药》:"壮阳补肾,止血生肌。主治神经症,阳痿,慢性肝炎,外伤出血,消化道出血,月经过多。"

2.《全国中草药汇编》:"健脾理气,主治胃痛。"

【用法用量】 内服:煎汤,9～15 g。外用:研末,猪油调敷。

4733 鹿头肉 lù tóu ròu (《千金方》)

【基原】 为鹿科鹿属动物梅花鹿 *Cervus nippon* Temminck 或马鹿 *C. elaphus* Linnaeus 的头部肌肉。

【原动物】 参见"鹿茸"条。

【采收加工】 宰鹿后,割下鹿头,剥开头皮,剔取头肉,切成小块,鲜用或干燥。

【药材】 鹿头肉 *Musculus Capitis Cervi* 产于东北及河北、江苏、四川、内蒙古、青海、新疆等地。

性状 干燥的小肉块呈纵、横或斜块或条状,大小不一。表面棕褐或棕黑色,可见肌纤维。质轻,易撕裂。鲜肉红紫色或暗红色,质柔韧。气腥膻,味微咸。

【药性】《千金方》:"平。"

【功用主治】 补气益精,生津安神。主治虚劳消渴,烦闷多梦。

1.《千金方》:"主消渴,多梦妄见者。"

2.《日华子》:"治烦满多梦。"

3.《本草药性大全》:"主生津。"

4.《食物考》:"安神。"

【用法用量】 内服:煮食,适量;或熬胶。

【选方】 1. 治老人消渴,诸药不瘥,黄瘦力弱 鹿头一枚,炮去毛,净洗之,煮头烂熟,空心,日以五味食之,并服汁。(《寿亲养老新书》鹿头方)

2. 治虚劳不足,消渴,夜梦鬼物,补益精气 鹿头煮烂,捣泥,连汁和曲米酿酒饮,少入葱、椒。(《纲目》鹿头酒)

4734 鹿耳翎 lù ěr líng (《本草求原》)

【异名】 鹿耳苓、鹿耳草(《生草药性备要》),八十缺、毛六猬、六角瓣、六什头、六毒草、八楞风、八面风、蜡达草、六十瓣、六角心、羊仔菊(《福建民间草药》),辘轴风(《陆川本草》),四方根(《南宁市药物志》),羊耳三稔(《广东中药》),陆续消、六耳消(《广西中药志》),土防风、六盘金(《闽东本草》),八棱锋、八面锋、六角仙、羊仔草、狗咬癀、洋桃瓣、丝肚草、鹿都草、劳毒草(《中药材品种论述》),羊毛草(《贵州草药》),六角草(《福建中草药》),百草王、六耳铃、四棱锋、六达草、四方艾、三面风(《全国中草药汇编》)。

【基原】 为菊科六棱菊属植物六棱菊的全草。

【原植物】 六棱菊 *Laggera alata* (D. Don) Sch.-Bip. [*Erigeron alatum* D. Don; *Blumea alata* (D. Don) DC.] 又名:臭灵丹(《江苏植物志》)。

多年生草本,高 40～100 cm。茎直立,多分枝,全株除花冠外几乎都被腺毛。叶互生,无柄;叶片椭圆状倒披针形,上部叶条状披针形,长 2.5～10 cm,宽 2～7.5 cm,先端钝或短尖,基部渐窄下延于茎成翅状,边缘有疏细齿。头状花序多数,直径 1～1.5 cm,呈圆锥状,果时稍下垂;总苞片约 6 层,条状披针形,质坚硬,被短腺毛;花多数,杂性,雌花丝状,两性花筒状;全部花冠淡紫色。瘦果圆柱形,长约1 mm,有 10 棱,被疏白色柔毛;冠毛白色,易脱落。花果期 10 月至翌年 2 月。

生于旷野、路旁以及山坡阳处。分布于我国东部、东南部和西南部。

本植物的根(鹿耳翎根)亦供药用。另设专条。

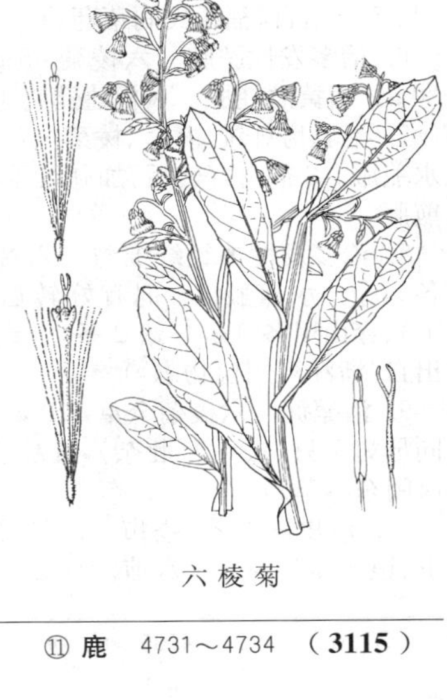

六棱菊

【采收加工】 8～10

月采收,鲜用或切段晒干。

【药材】 鹿耳翎 *Herba Laggerae Alatae* 我国大部分地区均产。

性状 本品长短不一。老茎粗壮,直径 6~10 mm,灰棕色,有不规则纵皱纹。枝条棕黄色,有皱纹及黄色腺毛。茎枝具翅 4~6 条,灰绿色至黄棕色,被有短腺毛。质坚而脆,断面中心有髓。叶互生,多破碎,灰绿色至黄棕色,被黄色短腺毛。气香,味微苦,辛。

【成分】 本品含黄酮苷,酚类,有机酸,氨基酸,糖类[1],蒿黄素(artemetin)[2]。叶中含多种挥发油:百里香氢醌二甲基醚(thymoquinol dimethyl ether),α-桉叶醇(α-eudesmol),α-葎草烯(α-humulene),β-丁香烯(β-caryophyllene)[3],7-表-β-桉叶醇(7-epi-β-eudesmol),7-表-γ-桉叶醇(7-epi-γ-eudesmol),β-芹子烯(β-selinene),isointermedeol,桧脑(juniper camphor),β-dihydroagarofuran[4]。

【药性】 辛、苦,微温。

1.《本草求原》:"甘、辛,平。"

2.《全国中草药汇编》:"苦、辛,微温。"

【功用主治】 祛风,利湿,散瘀,解毒。主治风寒咳嗽,泄泻,风湿关节痛,闭经,跌打损伤,疔疮痈肿,瘰疬,湿疹瘙痒。

1.《生草药性备要》:"敷疮圣药。"

2.《本草求原》:"解毒生肌,消肿拔毒,去结毒,理蛇伤烂。"

3.《岭南采药录》:"散瘀血,祛毒。"

4.《福建药物志》:"祛风利湿,活血解毒。主治咳嗽,头痛,眩晕,水肿,胃痛,腰痛,腹泻,经闭,产后腹痛,产后风痛,乳腺炎,颈淋巴结核,骨结核,多发性脓肿,湿疹,跌打损伤。"

5. 南药《中草药学》:"主治烧烫伤,肾炎水肿,气管炎,肺炎,口腔炎。"

【用法用量】 内服:煎汤,9~15 g,鲜者 30~60 g;或捣汁服。外用:捣敷;或煎水洗。

【选方】 1. 治风寒咳嗽 六棱菊干花序 15~18 g。蜜炒,水煎服。(《福建中草药》)

2. 治腹痛吐泻 六棱菊 9 g,观音茶 4.5 g,生姜 3 片。煎服。(《闽东本草》)

3. 治关节肿痛 六棱菊 60 g,山芝麻根 15 g。水煎服。(《福建药物志》)

4. 治妇女经闭 鲜六棱菊全草 15~30 g。老酒炖服。

5. 治跌打损伤 六棱菊全草 30 g。和酒半斤,炖服。(4、5 方出自《福建民间草药》)

6. 治多发性脓肿 六棱菊 45 g,山芝麻、狭叶韩信草各 30 g。用黄酒炖服。(《福建药物志》)

7. 治乳房纤维瘤 六棱菊全草、半枝莲、野菊花各 30 g。水煎服。3 剂有好转后,加脉纹香茶菜、瓜子金各 15 g。水煎服。

8. 治多发性神经纤维瘤 六棱菊全草、半枝莲、野菊花各 30 g。水煎服。5 剂有好转后,加归尾 12 g,象皮(先下)、穿山甲各 9 g,蜈蚣 2 条,全蝎 6 g。水煎服。(7、8 方出自《浙江药用植物志》)

9. 治瘰疬 六棱菊全草 500 g。水 1 000 ml,煎汤去渣,同母鸡 1 只(去毛及肚杂),红糖少许炖熟,分 3~4 次服。(《闽东本草》)

10. 治皮肤湿疹、疮疖 六耳棱(鹿耳翎)、路边菊、大力王、银花藤各 30 g。水煎。日分 2 次服。其渣可加水煎洗患处。(《广西民间常用中草药手册》)

4735 鹿角草 lù jiǎo cǎo (《福建中草药》)

【异名】 金锁匙(《海南岛常用中草药手册》),矮鬼针草(《福建中草药》),小号一包针、落地柏(《全国中草药汇编》),小叶鬼针草(《福建药物志》)。

【基原】 为菊科鹿角草属植物鹿角草的全草。

【原植物】 鹿角草 *Glossogyne tenuifolia* Cass. 又名:香茹(《中国高等植物图鉴》)。

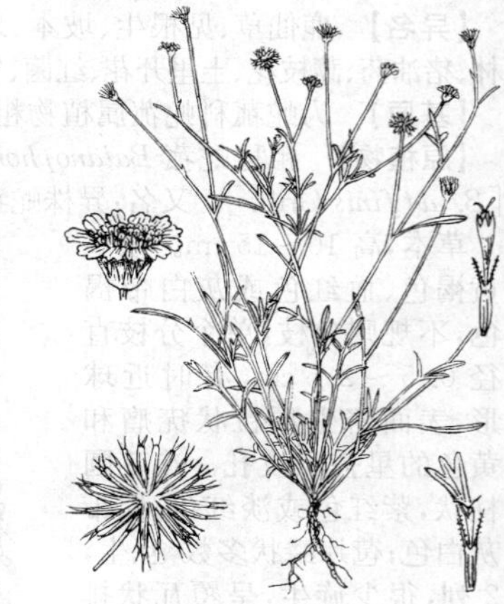

鹿角草

多年生草本,高 15~30 cm。主根粗厚,圆柱形,疏生侧根,根上端有短粗的根茎,根茎顶端分枝。茎有纵棱。基生叶长 4~8 cm,无毛,羽状深裂,裂片条形,长 7~15 mm;叶柄长 2~4.5 mm;茎中部叶长 2.5~4 cm,羽裂;上部叶细小,条形。头状花序直径 6~8 mm,单生枝顶,外围有 1 层雌性舌状花,舌片黄色,先端有 3 宽齿,中央有多数两性筒状花,先端有 4 齿,花柱分枝有长附器,花全部结实。瘦果条形,扁平,具四棱,棕黑色,先端有芒刺 2 枚。花期 6~7 月,果期 8~9 月。

生于坚硬的沙土、空旷沙地及海边。分布于福建、广东、广西、海南、台湾等地。

【采收加工】 7~10 月采收,鲜用或晒干。

【成分】 全草含黄酮类成分:木犀草素-7-O-β-D-吡喃葡萄糖苷(luteolin-7-O-β-D-glucopyranoside),木犀草素(luteolin)[1]。

【药理】 抗炎作用 鹿角草乙醇提取物抑制脂多糖(LPS)诱导的小鼠巨噬细胞 RAW 264.7 的炎症反应,下调 LPS 诱导的诱导型一氧化氮合酶表达,通过抑制环加氧酶 2 基因而抑制前列腺素 E_2 释放,还抑制 LPS 刺激的炎性细胞因子如 α-TNF、IL-6 等释放。其作用机制是乙醇提取物能抑制 κB 核因子介导的基因表达,减少炎性介质[1]。

【药性】 微苦、微辛,凉。

1.《海南岛常用中草药手册》:"微苦,微凉,气香。"

2.《全国中草药汇编》:"甘、微苦,凉。"

【功用主治】 清热利湿,解毒消肿,活血止血。主治痢疾,泄泻,咳嗽,哮喘,乳蛾,痈疖肿毒,跌打肿痛,尿血,外伤出血。

1.《海南岛常用中草药手册》:"清热生津,润肺,镇咳化痰,理跌打。主治菌痢,湿热泄泻,肺燥干咳,慢性支气管炎,哮喘,肺结核,跌打损伤。"

2.《全国中草药汇编》:"清热解毒,利湿消肿,祛瘀活血。主治急性扁桃体炎,齿龈炎,支气管炎,肠炎,尿道炎,浮肿;外用治带状疱疹,跌打损伤。"

【用法用量】 内服:煎汤,9~15 g。外用:鲜品捣敷。

【宜忌】 孕妇慎服。

【选方】 1. 治痢疾 香茹 30 g,海金沙 60 g。水煎服。

2. 治腮腺炎　香茹 30 g，一枝黄花 15 g，甘草 3 g。水煎服。（1、2 方出自《福建药物志》）

3. 治血尿　落地柏 15 g。水煎服。（《广东省惠阳地区中草药》）

4. 治背痈　鲜香茹、南蛇藤根各 60 g。加酒适量，炖服。

5. 治带状疱疹　鲜香茹适量。捣烂绞汁，调茶油涂患处。（4、5 方出自《福建药物志》）

4736 鹿角胶 lù jiǎo jiāo（《本经》）

【异名】　白胶（《本经》），鹿胶（《本经逢原》）。

【基原】　为鹿科鹿属动物梅花鹿 *Cervus nippon* Temminck 或马鹿 *C. elaphus* Linnaeus 的角煎熬而制成的胶块。

【原动物】　参见“鹿茸”条。

【制法】　熬制时间多在 11 月至翌年 3 月进行，先将鹿角锯成小段，置水中浸漂，每日搅动并换水 1～2 次，漂至水清，取出，置容器中熬取胶液，至角质酥融易碎时为止。将胶液过滤，用文火浓缩，取出，冷凝后，切成小块，即成。或用“热压熬胶法”，将鹿角锯段或劈碎洗净，置 0.72 kPa 高压灭菌锅内加水煮 18 h 取出，复于普通锅内煎煮提取，每 3～4 h 换水 1 次（48 h 后即可提尽胶质），合并提取液，趁热过滤，文火浓缩收水胶，置胶槽中让其自然冷凝，取出阴干。

【药材】　鹿角胶 *Colla Cornus Cervi*　主产于吉林、辽宁、黑龙江、山东等地。

性状　呈方块状，长宽各 2～3 cm，厚约 0.5 cm，表面棕红或棕色，光滑，半透明。有的一端有黄白色多孔性薄层。质坚而脆，易破碎，断面光洁有光泽，对光透视不混浊。气无，味微甜。

鉴别　(1) 取本品 1 g，加 10 ml 水溶解，其 pH 为 6.6，水溶液置紫外光灯（254 nm）下观察，可见蓝色荧光。

(2) 取上述水溶液 2 ml，加 50％丙酮或 50％乙醇均不呈现明显浑浊。

(3) 取本品 1 g，加乙醇 10 ml 溶解，取 1 ml 乙醇溶液：加茚三酮试液数滴显紫色；取乙醇溶液 1 ml，加 1％硫酸铜和 40％氢氧化钠溶液等量混合液 3～5 滴，振摇后，呈紫红色（检查蛋白质）。

(4) 取乙醇溶液加醋酐-浓硫酸，现红紫色，继之呈黑绿色（检查甾类）。

【成分】　梅花鹿或马鹿的角煎熬而成的胶块，成分与鹿角相似，主要含胶质，磷酸钙，碳酸钙等[1]。

【药理】　增强性功能　鹿角胶老剂型或颗粒新剂型灌胃，可缩短电刺激诱发大鼠阴茎勃起的潜伏期。鹿角胶新、老剂型对雄鼠交配能力有增强趋势。新剂型对雄性大鼠精液囊和前列腺有增重作用。两种剂型鹿角胶均有一定的补血作用[1]。

【药性】　甘、咸，温。归肝、肾经。

1.《本经》：“味甘，平。”

2.《别录》：“温，无毒。”

3.《绍兴本草》：“味苦、甘。”

4.《饮膳正要》：“微咸。”

5.《本草经疏》：“入足厥阴、少阴，手少阴、厥阴经。”

6.《本草正》：“味甘、咸，气温。”

7.《本草经解》：“入手太阴肺经、足太阴脾经。”

8.《本草求原》：“微平。”

【功用主治】　温肾益精，养血安胎，止血。主治虚劳羸瘦，头晕耳鸣，腰膝酸软，阳痿滑精，宫寒不孕，胎动不安，崩漏带下，吐血，衄血，咯血，尿血，阴疽。

1.《本经》：“主伤中劳绝，腰痛羸瘦，补中益气，妇人血闭无子，止痛安胎。”

2.《别录》：“疗吐血，下血，崩中不止，四肢酸疼，多汗，淋露，折跌伤损。”

3.《药性论》：“主男子肾脏气，气衰虚劳损，妇人服之令有子，能安胎去冷，治漏下赤白。”

4.《绍兴本草》：“滋养阴气，润补。”

5.《医学入门》：“主咳嗽、咯血、嗽血、尿血。”

6.《纲目》：“炙捣酒服，补虚劳，长肌益髓。又治劳嗽，尿精尿血，疮疡肿毒。”

7.《医灯续焰》：“治阳衰，少气困乏，力减神疲，或精冷无子，及一切虚寒阳不足之证。”

8.《药性纂要》：“益肾补虚，暖精活血，壮筋骨，强腰膝。”

9.《玉楸药解》：“温肝补肾，滋益精血。治阳痿精滑，跌打损伤。”

【宜忌】　阴虚阳亢及火热内蕴之出血、咳嗽、疮疡、疟痢者禁服。

1.《本草经集注》：“得火良，畏大黄。”

2.《本草经疏》：“肾虚有火者不宜用，以其偏于补阳也；上焦有痰热及胃家有火者不宜用，以其性热复腻滞难化也。凡吐血下血，系阴虚火炽者，概不得服。”

3.《本草汇言》：“肠胃有郁火者，阳有余阴不足者，诸病因血热者，俱忌用之。苟非精寒血冷、阳衰命门无火者，不可概用。”

【选方】　1. 治虚劳　鹿角胶（以酒浸胶数日，煮糊丸众药）、鹿角霜（碾为细末）、菟丝子（净洗，酒浸两宿，蒸，研）、柏子仁（别研）、熟地黄（酒浸两宿，蒸，焙，余酒入在胶内）各十两。先焙鹿角胶、菟丝子、地黄干，碾为细末，柏子仁在众药内研，却将鹿角胶酒约三、四升，煮作糊，于石臼内杵二千余下，令熟，丸如梧子大。早晚空心五十丸至一百丸止，逐日早晚服，盐汤或酒任下。（《百一选方》斑龙丸）

2. 治五劳七伤，身无润泽，腰脊疼痛，四肢沉重，久服填骨髓，好颜色，祛风气，润鬓发　鹿角胶（捣碎，炒令黄燥，捣罗为末）三两，牛乳一升，白蜜一合，牛酥一合，生姜汁一合。上五味，先煎乳，欲熟，即下胶，消讫，次下姜汁，次下蜜，唯须缓入，煎十余沸，倾于瓷器中，仍数数搅，勿令酥浮于上，待凝，以竹刀割为小片。每食后，细细含咽之。（《圣惠方》鹿角胶煎方）

3. 治肾经虚损，真元不足　鹿角胶二两，鹿角霜一斤，茯苓五两。上为末，将胶水为丸，梧子大。空心米汤或酒服下一百丸。（《赤水玄珠》固真丸）

4. 治虚劳梦泄　鹿角胶一两（研碎，炒令黄燥），覆盆子一两，车前子一两。上件药，捣细罗为散。每于食前，以温酒调下二钱。（《圣惠方》鹿角胶散）

5. 治肾虚腰膝痿弱，筋骨不健，早衰　鹿角胶 12 g，龟版胶 10 g，人参 10 g，枸杞 15 g。炼蜜为丸。每服 6 g，淡盐汤下。（《四川中药志》1979 年版）

6. 治咳嗽不瘥者　黄明胶（鹿角胶）（令半焦，为末）每服一钱匕，人参（末）二钱匕。用薄豉汤一盏八分，葱白少许，入铫子煎一两沸后，倾入盏，遇咳嗽时呷三五口。（《食疗本草》）

7. 治妊娠胎动，漏血不止　鹿角胶（炙燥）一两，人参、白茯苓（去黑皮）各半两。上三味，粗捣筛。每服三钱匕，水一

盏，煎至七分，去滓温服。(《圣济总录》鹿角胶汤)

8. 治吐血不止　鹿角胶一两(炙黄为末)，生地黄汁一升二合。上件药，于铜器中盛，蒸之令胶消，分温二服。(《圣惠方》)

9. 治鼻衄　用鹿角胶，不计多少，以沸汤浸软，贴鼻坳上。更以酵面调，令稀稠得所，若左窍出血则涂右边，右窍出血则涂左边。(《普济方》贴鼻方)

10. 治肾虚尿血　鹿角胶 5～10 g(烊化)，旱莲草 15 g。水煎送服。(《四川中药志》1979 年版)

11. 治妇人白带下不止，面色萎黄，绕脐冷痛　鹿角胶一两(捣碎，炒令黄燥)，白龙骨一两，桂心一两，当归一两(微炒)，附子二两(炮裂去皮脐)，白术一两。上件药捣细罗为散。每于食前，以粥饮调下二钱。(《圣惠方》鹿角胶散)

12. 治妇人伤损，瘀血不散，腹肚膨胀，大小便不通，上攻心腹，闷乱者　鹿角胶、产妇油发各一钱，烧没药三钱。用酒一大盏煎服。(《理伤续断方》阴红汤)

13. 治鹤膝风、贴骨疽及一切阴疽　鹿角胶三钱，熟地一两，肉桂一钱(研粉)，麻黄五分，白芥子二钱，姜炭五分，生甘草一钱。水煎服。(《外科全生集》阳和汤)

14. 治小儿面上疮、豆子瘢　(鹿角胶)黄明胶慢火炙为末，温酒调一钱匕。(《谭氏小儿方》)

15. 治汤火疮　用水煎(鹿角)胶，令稀稠得所，待冷涂疮。(《斗门方》)

【各家论述】 1.《本草汇言》："鹿角胶，壮元阳，补血气，生精髓，暖筋骨之药也。前古主伤中劳绝，腰痛羸瘦，补血气精髓筋骨肠胃。虚者补之，损者培之，绝者续之，怯者强之，寒者暖之。此系血属之精，较草木无情，更增一筹之力矣。"

2.《本草经疏》："凡作劳之人，中气伤绝，四肢作痛，多汗或吐血下血，皆肝心受病。此药能补益中气，则绝伤和，四肢利，血自止，汗自敛也。折跌伤损，则血瘀而成病，甘温入血，通行又兼补益，故折跌伤损自愈。妇人血闭无子，及崩中淋露，胎动不安，腰痛羸瘦者，皆血虚肝肾不足之候，温肝补肾益血，则诸证自退，而胎自得所养也。"

3.《本草崇原》："鹿角形如剑戟，具阳刚坚锐之体，水熬成胶，故气平味甘，不若鹿茸之甘温也。主治伤中劳绝者，中气因七情而伤，经脉因劳顿而绝，鹿胶甘平滋润，故能治也。治腰痛羸瘦者，鹿运督脉，则腰痛可治矣。胶能益髓，则羸瘦可治矣。补中者补中焦，益气者益肾气也。治妇人血闭无子者，鹿性纯阳，角具坚刚，胶质润下，故能生阳行瘀积，和经脉而孕子也。止痛安胎者，更和经脉而生子也。久服则益阴助阳，故轻身延年。"

4.《本经逢原》："鹿角，生用则散热行血，消肿辟邪，熬胶则益阳补肾，强精活血，总不出通督脉、补命门之用，但胶力稍缓，不能如茸之力峻耳。互参二条经旨，乃知茸有交通阳维之功，胶有缘合冲任之用。"

5.《本草求原》："(鹿角胶)坚强之阴液，得火炼成胶，是阴化于阳中，能填补冲任督脉之精血，兼通达阴气以后活血；强肾主伤中劳绝，腰痛羸瘦，补中益气，妇人血闭无子，吐血、下血、崩血、尿血，盗汗、遗精，尿数或不禁，带漏，肢痛，安胎去冷止痛，皆补精化气之效。"

4737 鹿角霜 lù jiǎo shuāng (《宝庆本草折衷》)

【异名】 鹿角白霜(《本草蒙筌》)。

【基原】 为鹿科鹿属动物梅花鹿 *Cervus nippon* Temminck 或马鹿 *C. elaphus* Linnaeus 等的角熬制鹿角胶后剩余的骨渣。

【原动物】 参见"鹿茸"条。

【制法】 现在所用的鹿角霜，均是提制鹿角胶后剩下的残渣，而古代在制取鹿角霜的过程中，有不提出胶质者，也有加入其他辅料药者。

【药材】 鹿角霜 *Cornu Cervi Degelatinatum* 主产吉林、辽宁、黑龙江、北京、山东等地。

性状　本品呈长圆柱形或不规则的块状，大小不一。表面灰白色，显粉性，常具纵棱，偶见灰色或灰棕色斑点。体轻，质酥，断面外层较致密，白色或灰白色，内层有蜂窝状小孔，灰褐色或灰黄色，有吸湿性。气微，味淡，嚼之有粘牙感。

【成分】 鹿角霜主要成分为磷酸钙、碳酸钙、氮化物及胶质等[1]。另含天冬氨酸、苏氨酸、丝氨酸、谷氨酸、脯氨酸、甘氨酸、丙氨酸、缬氨酸、异亮氨酸、亮氨酸、苯丙氨酸、赖氨酸、组氨酸、精氨酸等 14 种氨基酸[2]。从多毛鹿角的正丁醇提取物中分得次黄嘌呤(hypoxanthine)、尿嘧啶(uracil)、尿素(urea)和肌酸酐(creatinine)[3]。

【药性】 咸、涩，温。归肾、肝经。

1.《宝庆本草折衷》："味涩，温，无毒。"

2.《医学入门》："味咸，温，无毒。"

3.《医林纂要》："甘、咸，温。"

4.《得配本草》："入足少阴经血分。"

【功用主治】 补肾助阳，收敛止血。主治肾虚遗精，盗汗，食少便溏，久泻久痢，崩漏，带下，小便频数，遗尿，尿后余沥，疮疡久不愈合，创伤出血。

1.《宝庆本草折衷》："治亡血盗汗，遗沥失精，小便滑数，妇人宫脏冷，带下无子，秘精坚髓补虚。"

2.《本草蒙筌》："主治同鹿角胶，功效略缓。"

3.《医学入门》："治五劳七伤羸瘦，补肾益气，固精壮阳，强骨髓，治梦遗。"

4.《本草汇言》："收涩止痢，去妇人白带。"

5.《本草新编》："止滑泻。"

6.《本经逢原》："治脾胃虚寒，食少便溏，胃反呕逆。"

【用法用量】 内服：煎汤，5～10 g；或入丸、散。外用：研末撒。

【宜忌】 阴虚火旺者禁服。

【选方】 1. 治肾寒羸瘦，生阳气，补精髓　鹿角霜、肉苁蓉(酒浸，去皴皮，切，焙)、附子(炮裂，去皮、脐)、巴戟天(去心)、蜀椒(去目及闭口，炒出汗)各一两。上五味，捣罗为末，酒煮面糊和丸如梧桐子大。每服二十丸，空心，温酒下。(《圣济总录》鹿角霜丸)

2. 治诸虚百损，羸弱不堪者　用铜甑一具，着底铺薄荷末二两，上铺山药末八两，上铺鳗鱼(去头、尾)一斤，上铺鹿角霜四两，再以薄荷末二两盖之，蒸极烂，将鱼骨炙脆为末，共一处捣和丸。每服五钱，白汤下。(《何氏济生论》鹿角霜丸)

3. 治茎痿　鹿角霜、茯苓，等分为末，酒糊丸梧子大。每服三十丸，盐汤下。(《四科简效方》)

4. 治小儿哕　鹿角霜、大豆等分。上为末相和，乳调涂奶上，饮儿。(《普济方》)

5. 治盗汗遗精　鹿角霜二两，生龙骨(炒)、牡蛎(煅)各一两。为末，酒糊丸梧子大。每盐汤下四十丸。(《普济方》)

6. 治五种腰痛，夜多小便，膀胱宿冷　鹿角霜，细研如面，每日空腹时以温酒调下二钱，晚食前再服。(《圣惠方》鹿角霜方)

7. 治上热下寒，小便不禁　用鹿角带顶骨者，入罐内煮之，候角酥糜为度，轻沥出，用刀削去皮如雪白，火焙之，俟角极干，为细末，酒糊为丸如梧桐子大。每服三十粒至四十粒，空心温酒盐汤下。（《普济方》鹿角霜丸）

8. 治产后淋沥遗溺　鹿角霜五钱，熟地黄八钱，党参三钱，黄耆三钱，韭子一钱，肉桂一钱，菟丝子二钱。（《产孕集》鹿角霜饮）

9. 治膏淋，小便淋闭，或复黄赤白黯如脂膏状　鹿角霜、白茯苓、秋石等分。上为末，糊丸梧子大。每服五十丸，米汤下。（《三因方》鹿角霜丸）

10. 治痔痛　鹿角霜为末，蜜丸。荔枝草煎汤送下，每日空心服三钱。（《王氏医存》）

【各家论述】 1.《本经逢原》："取嫩（鹿）角寸截，置小坛中，洒水相和，盆盖泥封，糠火煨三伏时，捣细如霜，名鹿角霜。治火不生土，脾胃虚寒，食少便溏，胃反呕逆之疾，取其温而不黏滞也，古方多制应用。今人每以煎过胶者代充，其胶既去，服之何益。"

2.《本草便读》："鹿角胶、鹿角霜，性味功用与鹿茸相近，但少壮衰老不同，然总不外乎血肉有情之品，能温补督脉，添精益血。如精血不足，而可受腻补则用胶。若仅阳虚而不受滋腻者，则用霜可也。"

4738 鹿茸草 lù róng cǎo （《植物名实图考》）

【异名】 千年艾（《庐山志》），千重塔（《植物名实图考》），瓶儿蜈蚣草、山门穹（《杭州药用植物志》），千层矮、龙须草、白路箕、毛茵陈、白丝草、土茵陈（《湖南药物志》），栀子草、牙痛草、白头翁、六月霜（《江西草药》），白山艾、白龙骨、白杉笠、千层楼（《福建中草药》），千年春（江西《草药手册》），千年霜、满山白、白头毛、白鸡毛、四季青、瓜子草、老鼠牙草（《浙江民间常用草药》），白毛鹿茸草、鱼鳃草（《全国中草药汇编》），白细芒、白茅草、白地蜈蚣（《福建药物志》）。

【基原】 为玄参科鹿茸草属植物绵毛鹿茸草的全草。

【原植物】 绵毛鹿茸草 *Monochasma savatieri* Franch. 又名：沙氏鹿茸草（《中国植物志》）。

多年生草本，高 15～23 cm。常有残留的隔年枯茎，全株被银白色密绵毛。茎丛生，基部倾卧或弯曲，老时木质化。叶在茎基部者较小，密集交互对生，向上逐渐扩大成长圆状披针形至条状披针形，长1～2.5 cm，宽 2～3 mm，先端渐锐尖，基部狭窄无柄。花序具腺毛；花少数，单生于茎顶部的叶腋呈顶生总状花序；花梗端有 2 叶状小苞片；花萼筒状，被腺毛，萼齿 4，条形或条状披针形；花冠淡红色或近白色，筒部细长，近喉部扩大，上唇盔状弯曲，2 裂，下唇长于上唇，3 裂，喉部有 2 沟；雄蕊 4，二强；子房长卵形，花柱细长，柱头长圆形。果长圆形，包于宿萼内，仅背面开裂。种子多数，扁平。花期 3～4 月。

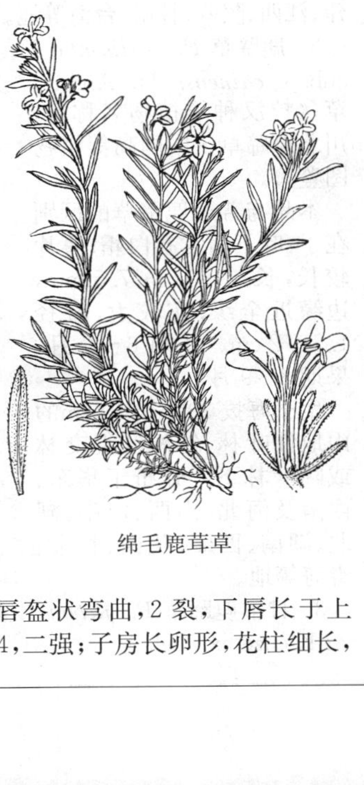

绵毛鹿茸草

生于山坡向阳处、杂草中或林下。分布于江苏、浙江、福建、江西、湖南等地。

【采收加工】 3～6 月采收，鲜用或晒干。

【成分】 地上部分含两种环烯醚萜苷即 MS-5、MS-6，及梓醇（catalpol），巴尔蒂苷（bartsioside），桃叶珊瑚苷（aucubin），洋丁香酚苷（acteoside），去氢洋丁香酚苷（dehydroacteoside）[1]，去甲玉叶金花苷酸甲酯（demethylmussaenoside），7-O-乙酰基-8-表马钱子苷酸（7-O-acetyl-8-epiloganic ecid）[2]。全草含甘露醇（D-mannitol）[3]。

【药理】 抑制醛糖还原酶的作用　鹿茸草丙酮提取物抑制兔晶体醛糖还原酶的活性，从中分离得到洋丁香酚苷对该酶抑制作用较强[1]。

【药性】 苦，涩，凉。

1.《江西草药》："性平，味微苦、涩。"

2.《浙江药用植物志》："苦，凉。"

【功用主治】 清热解毒，凉血止血。主治感冒，肺热咳嗽，风火牙痛，小儿鹅口疮，乳痈，月经不调，崩漏，带下，吐血，便血，外伤出血，风湿骨痛。

1.《湖南药物志》："应用于风火牙痛，咳嗽，风湿骨痛，月经不调，崩漏，大便下血，创伤，烫伤。"

2.《江西草药》："凉血止血，解毒止痛。治小儿高热惊风，吐血，乳痈，肿毒，急性胃肠炎，菌痢，牙痛，热淋，毒蛇咬伤等症。"

3.《全国中草药汇编》："清热解毒，凉血止血。主治小儿鹅口疮，牙痛，肺炎，小儿高热，风湿性关节炎，吐血，便血；外用治乳腺炎，外伤出血。"

【用法用量】 内服：煎汤，10～15 g，鲜品 30～60 g。外用：煎水洗或鲜品捣敷。

【选方】 1. 治咳嗽　鹿茸草 12 g。水煎兑冰糖服。（《湖南药物志》）

2. 治急性胃肠炎、菌痢　白毛鹿茸草 30 g。水煎服。每日 1 剂。

3. 治乳痈、肿毒　鲜鹿茸草 30 g。甜酒糟适量，捣汁每日 3 次服，药渣捣敷。

4. 治吐血　鹿茸草 60 g，麦冬 15 g，川贝 6 g。水煎服，白糖为引，每日 1 剂。（2～4 方出自《江西草药》）

5. 治肠风便血　六月霜三钱，同猪大肠炖熟，食肠及汤。

6. 治虚火牙痛　六月霜二钱，枸杞根五钱，毛姜三钱。水煎服；或用猪瘦肉二、三两炖汤服。（5、6 方出自《中医药实验研究》）

7. 治产后伤风　干绵毛鹿茸草 30 g，白牛胆干全草30 g。水煎，调红糖服。（《福建中草药》）

【临床报道】 治慢性气管炎　用鹿茸草制成 3 种剂型观察：①糖浆：每 200 ml 含生药 500 g，日服 2 次，每次 10 ml。②水浸膏片：每日 15 片（相当于生药 30 g），3 次分服。③醇浸膏片：每日 6 片（相当于生药 30 g），3 次分服。均10 d为 1 疗程，共治 282 例，3 个疗程的总有效率为 86.5%～88.89%，显效率为 34.04%～50.0%。第二疗程的显效率较第一疗程明显增高。对咳、痰、喘均有一定作用。少数患者出现短时间的胃部不适，口干，大便烂或干结，个别出现发热[1]。

4739 鹿梨叶 lù lí yè （《全国中草药汇编》）

【基原】 为蔷薇科梨属植物豆梨 *Pyrus calleryana* Decne. 的叶。

【原植物】 参见"鹿梨"条。

【采收加工】 7～10月采收，晒干或鲜用。

【成分】 叶含黄酮类成分：异槲皮苷(quercetin-3-glucoside)，木犀草素-7-葡萄糖苷(luteolin-7-glucoside)；皂苷类成分：熊果苷(arbutin)，大波斯菊苷(cosmosiin)，鹿梨苷(calleryanin)，咖啡酰鹿梨苷(caffeoylcalleryanin)，原儿茶酰鹿梨苷(protocatechuoylcalleryanin)，对羟基苯甲酰鹿梨苷(*p*-hydroxybenzoylcalleryanin)，香草酰鹿梨苷(vanilloylcalleryanin)，含苯丙酸衍生物：绿原酸(chlorogenic acid)，异绿原酸(isochlorogenic acid)。又含原儿茶酸-3-葡萄糖苷(protocatechuicacid-3-glucoside)[1～3]。

【药性】《全国中草药汇编》："微甘，涩，凉。"

【功用主治】 清热解毒，润肺止咳。主治毒菇中毒，毒蛇咬伤，目赤肿痛，胃肠炎，肺热咳嗽。

1.《全国中草药汇编》："润肺止咳，清热解毒。主治肺燥咳嗽，急性眼结膜炎。"

2.《福建药物志》："主治毒菇中毒、胃肠炎、竹叶青蛇咬伤。"

【用法用量】 内服：煎汤，15～30 g；或捣汁。外用：捣汁涂。

【选方】 1. 治毒菇中毒、竹叶青蛇咬伤 鲜豆梨叶6 kg，捣烂加冷开水适量，绞汁分服；外用和鲜稻草捣烂取汁涂伤处。(《福建药物志》)

2. 治藜芦中毒 豆梨叶或花 120 g。捣汁服。(《常用中草药单方验方选编》)

4740 鹿梨枝 lù lí zhī (江西《草药手册》)

【基原】 为蔷薇科梨属植物豆梨 *Pyrus calleryana* Decne. 的枝条。

【原植物】 参见"鹿梨"条。

【采收加工】 全年可采，剪取枝条，切段，晒干。

【功用主治】 行气和胃，止泻。主治霍乱吐泻，反胃吐食。

【用法用量】 内服：煎汤，9～15 g。

4741 鹿梨根 lù lí gēn (《本草图经》)

【基原】 为蔷薇科梨属植物豆梨 *Pyrus calleryana* Decne. 的根。

【原植物】 参见"鹿梨"条。

【采收加工】 全年均可采，挖取侧根，切片，晒干。

【药性】 涩、微甘，凉。

1.《全国中草药汇编》："微甘，涩，凉。"

2.《浙江药用植物志》："甘，淡，平。"

【功用主治】 润肺止咳，清热解毒。主治肺燥咳嗽，疮疡肿痛。

1.《全国中草药汇编》："润肺止咳，清热解毒。主治肺燥咳嗽，急性眼结膜炎。"

2.《浙江药用植物志》："主治肺虚咳嗽，疝气。"

【用法用量】 内服：煎汤，9～15 g，大剂量可用至 30 g。外用：捣敷。

【选方】 1. 治水肿(见脸色发黑) 豆梨根、山木香(小果蔷薇)、山梅根、白栎根各 60 g。水煎分次服。另以加倍量煎水洗。(《湖南药物志》)

2. 治一切疮 鹿梨根、蛇床子各半斤，真剪草四两，硫黄三钱，轻粉一钱。为末，麻油调敷之。小儿，涂于绢衣上着之，七日不解，自愈。(《纲目》引《仁存堂经验方》鹿梨散)

4742 鹿衔草 lù xián cǎo (《滇南本草》)

【异名】 鹿蹄草、小秦王草(《纲目》)，破血丹(《植物名实图考》)，纸背金牛草、大肺筋草、红肺筋草(《重庆草药》)，鹿寿茶(《陕西中草药》)，鹿安茶(《山西中草药》)，鹿含草(《浙江药用植物志》)。

【基原】 为鹿蹄草科鹿蹄草属植物普通鹿蹄草、鹿蹄草、日本鹿蹄草、红花鹿蹄草的全草。

【原植物】 1. 普通鹿蹄草 *Pyrola decorata* H. Andr. 又名：雅美鹿蹄草、山美人鹿蹄草(《拉汉种子植物名称》)。

常绿亚灌木状小草本，高 15～35 cm。根茎细长，横生或斜升，有分枝。叶 3～6，近基生，叶柄长 1.5～4 cm；叶片薄革质，长圆形至倒卵状长圆形或匙形，长 3～7 cm，宽 2.5～4 cm，先端钝尖，基部楔形或阔楔形，下延于叶柄，上面绿色，沿叶脉为淡绿白色或稍白色，下面色较淡，常带紫色，边缘有疏齿。花葶常带紫色，有 1～2(～3)枚褐色鳞片状叶，先端渐尖，基部稍抱花葶。总状花序长 2.5～4 cm，有花 4～10，半下垂；花冠碗形，淡绿色、黄绿色或近白色；花梗腋间有膜质苞片；萼片先端急尖；花瓣倒卵状椭圆形，长达 1 cm，先端圆形；雄蕊 10，花丝无毛，花药黄色，具小角；花柱倾斜，上部弯曲，先端有环状突起，伸出花冠，柱头 5 圆裂。蒴果扁球形，直径 7～10 mm。花期6～7月，果期 7～8月。

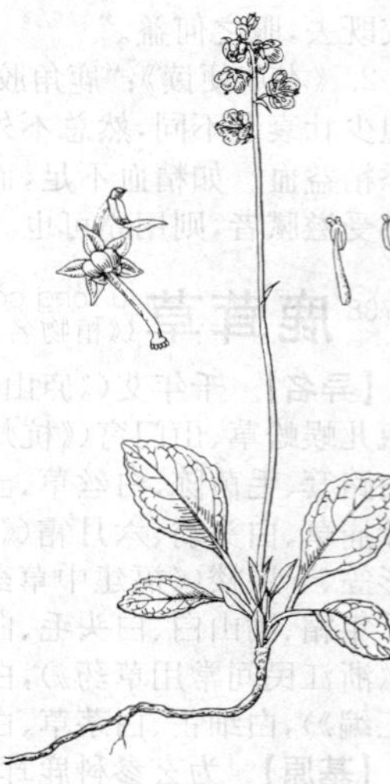

普通鹿蹄草

生于海拔 600～3 000 m 的山地阔叶林或灌丛下。分布于西南、华南及浙江、安徽、福建、江西、陕西、甘肃、台湾等地。

2. 鹿蹄草 *P. calliantha* H. Andr. [*P. rotundifolia* L. subsp. *chinensis* H. Andr.] 又名：河北鹿蹄草、美花鹿蹄草(《拉汉种子植物名称》)，川北鹿蹄草(《中国高等植物图鉴》)。

本品与普通鹿蹄草的区别在于：叶下面常有白霜；萼片较长，长(4～)5～7.5 mm，边缘近全缘；花较大，直径 1.5～2 cm。花期 6～8 月，果期 8～9 月。

生于海拔 300～4 100 m的山地针叶林、针阔叶混交林或阔叶林下。分布于华东、西南及河北、山西、河南、湖北、湖南、西藏、陕西、甘肃、青海等地。

3. 日本鹿蹄草 *P. japonica* Klenze ex Alef.

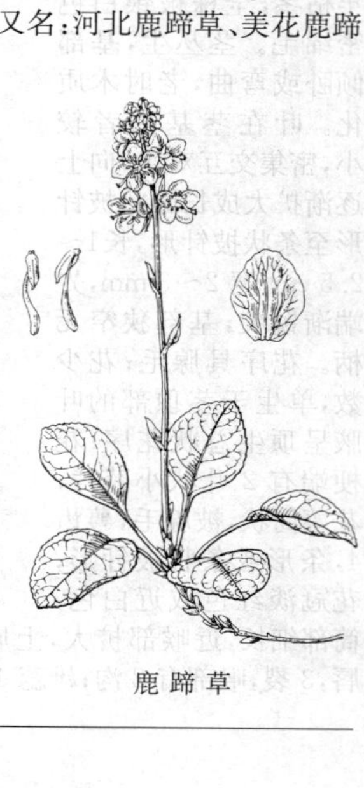

鹿蹄草

本品与前两种的区别在于：叶片椭圆形或卵状椭圆形，稀广椭圆形。萼片披针状三角形；苞片线状披针形；花冠白色；花瓣倒卵状椭圆形或卵状椭圆形，先端圆钝；花柱较长，长11～13 mm。蒴果扁球形。花期 6～7 月，果期8～9月。

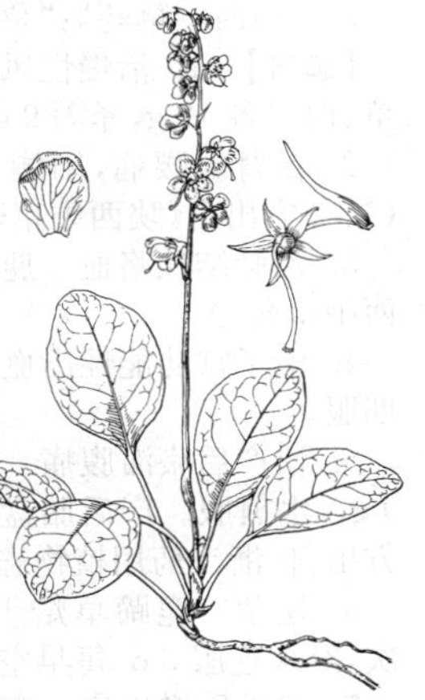

日本鹿蹄草

生于海拔 800～2 000 m 的山地针阔叶混交林或阔叶林下。分布于东北及河北、内蒙古、河南。

4. 红花鹿蹄草 *P. incarnata* Fisch. ex DC.

本品与前 3 种的区别在于：植株较大，高 15～30 cm。叶片较大，近圆形、圆卵形至卵状椭圆形，长 3.5～6 cm，宽2.5～5.5 cm，两面有时带紫色。花葶上的鳞片状叶狭长圆形或长圆状卵形；萼片三角状宽披针形，长 3.5～5 mm；花冠紫色；花柱长 6～10 mm，伸出花冠。蒴果带紫红色。花期 6～7 月，果期 8～9 月。

生于海拔1 000～2 500 m 的针叶林、针阔叶混交林或阔叶林下。分布于华北及辽宁、吉林、河南、新疆。

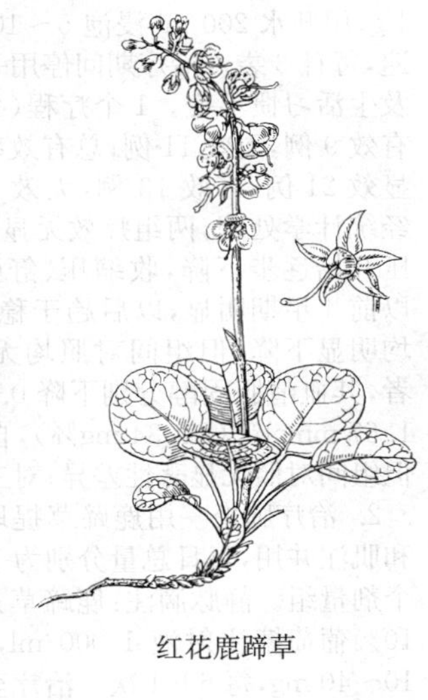

红花鹿蹄草

此外，尚有鹿蹄草属其他种类在不同产区亦作鹿衔草药用：①圆叶鹿蹄草 *P. rotundifolia* L. 分布于新疆的阿尔泰地区。②紫背鹿蹄草 *P. atropurpurea* Franch. 分布于四川、云南、西藏、陕西、甘肃、青海。③长叶鹿蹄草 *P. elegantula* H. Andr. 分布于福建、广东。④短柱鹿蹄草 *P. minor* L. 分布于吉林、黑龙江、新疆。⑤肾叶鹿蹄草 *P. renifolia* Maxim. 分布于东北及河北、内蒙古。

【栽培】 生物学特性 喜较冷凉阴湿环境。土壤以有较多枯朽落叶而排水良好的腐殖质土较好，可在林下栽培。

繁殖方法 分株繁殖。9～10 月，结合采收，连匍匐茎一齐扯起，分成单株，每株都要带有部分匍匐茎和须根。在选好的林下，把灌木杂草除去，不要翻动土层，开 1.3 m 宽的畦，按行距 25 cm 开小沟，深 6～7 cm，把幼苗放入沟里，每隔 10 cm 放 1 株，斜靠沟壁，盖腐殖质土与地面齐平。栽后淋 1 次水。平时要勤除杂草，每年冬季要盖腐殖质土拌石灰。

【采收加工】 栽后 3～4 年采收，在 9～10 月结合分株进行。采大留小，扯密留稀，每隔 6～10 cm 留苗 1 株。以后每隔 1 年，又可采收 1 次，除去杂草，晒至发软，堆积发汗，盖麻袋等物，使叶片变紫红或紫褐色后，晒干或炕干。

【药材】 鹿蹄草 *Herba Pyrolae* 产于河南、甘肃、陕西、浙江、安徽、江西、湖北、湖南、广东、广西、福建、贵州、四川、云南、西藏。

性状 本品根茎细长。茎圆柱形或具纵棱，长 10～30 cm。叶基生，长卵圆形或近圆形，长 2～8 cm，暗绿色或紫褐色，先端圆或稍尖，全缘或有稀疏的小锯齿，边缘略反卷，上表面有时沿脉具白色的斑纹，下表面有时具白粉。总状花序有花 4～10 余朵；花半下垂，萼片 5，舌形或卵状长圆形；花瓣 5，早落，雄蕊 10，花药基部有小角，顶孔开裂；花柱外露，有环状突起的柱头盘。蒴果扁球形，直径 7～10 mm，5 纵裂，裂瓣边缘有蛛丝状毛。气微，味淡、微苦。

鉴别 叶横切面：上、下表皮细胞类方形，外被角质层。下表皮可见气孔，内方具厚角细胞 5～7 列。上表皮内方有厚角细胞 1～3 列。栅栏细胞不明显，海绵细胞类圆形，含草酸钙簇晶。主脉维管束外韧型，木质部呈新月形，韧皮部窄。薄壁细胞含红棕色或棕黄色物。

【成分】 1. 普通鹿蹄草 含黄酮类成分：山柰酚-3-O-葡萄糖苷（kaempferol-3-O-glucoside），槲皮素-3-O-葡萄糖苷（quercetin-3-O-gluco-side）[1]；鹿蹄草素即 2，5-二羟基甲苯（2，5-dihydroxytoluene）[2]。

2. 鹿蹄草 含 N-苯基-2-萘胺（N-phenyl-2-naphthylamine），伞形梅笠草素（chimaphilin），高熊果苷（homoarbutin），没食子酸（gallic acid），原儿茶酸（protocatechuic acid），鹿蹄草素[3]，肾叶鹿蹄草苷（renifolin）[5]，羟基肾叶鹿蹄草素（hydroxylrenifolin）[9]；含黄酮类：槲皮素（quercetin）[3]，金丝桃苷（hyperin），没食子酰金丝桃苷（galloylhyperin）[5]；另含没食子鞣质（gallotannin）[4]，6-O-没食子酰高熊果苷（6-O-galloylhomoarbutin）[5]。

3. 日本鹿蹄草 含鹿蹄草苷（pirolatin），高熊果苷，熊果苷（arbutin），甲基熊果苷（methyl arbutin），槲皮素（quercetin），齐墩果酸（oleanolic acid），熊果酸（ursolic acid），三十一烷（hentriacontane），β-谷甾醇（β-sitosterol），α-谷甾醇（α-sitosterol）[6]。

4. 红花鹿蹄草 含高熊果苷、异高熊果苷（isohomoarbutin）[7]，6-O-没食子酰高熊果苷，右旋儿茶素（catechin），左旋表儿茶素没食子酸酯（epicatechin gallate），原矢车菊素（procyanidin）B_1 及 B_3，原矢车菊素 B_2-3′-O-没食子酸酯（procyanidin B_2-3′-O-gallate），原矢车菊素 B_2-3，3′-O-没食子酸酯（procyanidin B_2-3，3′-di-O-gallate），金丝桃苷，金丝桃苷-2″-O-没食子酸酯（hyperin-2″-O-gallate）[8]。

【药理】 1. 对心血管系统的作用 静注鹿蹄草水煎醇沉液降低猫心肌张力-时间指数。猫、犬静注鹿蹄草后，脑血流量增加[1]。鹿蹄草煎剂增加小鼠脾、脑、肾等脏器对 ^{86}Rb的摄取能力，升高小鼠血浆 cAMP 含量[2]。

鹿蹄草乙酸乙酯提取物对抗离体豚鼠右心室缺血再灌注引起的心律失常[3]。鹿衔草中的 2″-O-没食子酰基金丝桃苷（PCA-4）在豚鼠右心室游离壁缺氧再给氧心律失常模型中降低心律失常发生率，对抗心室肌跨壁传导时间的延长、心肌纤维径向传导速度的降低和外膜下刺激阈值的升高[4]。PCA-4 静脉注射对大鼠结扎造成的心肌缺血再灌注损伤有保护作用，增加心肌组织中 SOD 水平，降低脂质过氧化物水平，改善心肌线粒体损伤[5]。

普通鹿蹄草煎液灌胃降低氯仿致小鼠心室纤颤。普通鹿蹄草、鹿蹄草水煎醇沉部分均增加离体蛙心收缩幅度[6]。

2. 对免疫功能的影响 鹿蹄草煎剂可使人淋巴细胞的 E-玫瑰花环形成率增高，促进人淋巴细胞转化率[7]。普通鹿蹄草、鹿蹄草水煎醇沉部分给小鼠灌胃，对抗环磷酰胺导致的白细胞数降低和功能低下的迟发型超敏反应[6]。

3. 抗炎作用　鹿蹄草水煎剂给小鼠灌胃，能抑制二甲苯所致小鼠耳郭炎症，抑制醋酸诱发的小鼠腹腔毛细血管通透性的增高，抑制大鼠角叉莱胶性关节炎，对抗大鼠棉球肉芽肿，抑制佐剂性关节肿胀。多次用药可提高胸腺、脾脏重量[8, 9]。普通鹿蹄草、鹿蹄草水煎醇沉部分给小鼠灌胃降低小鼠二甲苯所致耳郭炎性肿胀、角叉莱胶所致足肿胀，减少醋酸所致的小鼠扭体次数[6]。

4. 抗菌作用　普通鹿蹄草、鹿蹄草水煎醇沉部分体外抑制金黄色葡萄球菌、肺炎杆菌等[6]。鹿蹄草素体外抑制多种革兰阳性菌和阴性菌，但皮下注射或静脉注射对小鼠金黄色葡萄球菌感染、铜绿假单胞菌感染几乎没有保护作用，体内血药浓度检测提示本品在动物体内迅速代谢，失去抗菌活性[10]。

5. 其他作用　体外试验表明鹿蹄草所含的 N-苯基-α-萘胺、伞形梅笠草素、没食子酸、鹿蹄草素等对 P_{388} 淋巴白血病细胞有抑制作用[11]。鹿蹄草水提取物的氯仿和正丁醇可溶性部分能抑制花生四烯酸诱导的血小板聚集[12]。

毒性　普通鹿蹄草、鹿蹄草水煎醇沉部分给小鼠灌胃的 LD_{50} 为 222.84 g/kg、231.0 g/kg[6]。

【药性】　甘、苦，平。归肝、肾经。

1.《滇南本草》："味辛、凉，性温、平。无毒。走足少阴。"

2.《植物名实图考》："入肝、肾二经。"

3.《四川中药志》1960 年版："性温，味苦。"

4.《陕西中草药》："味微苦、涩，性平。"

5.《山西中草药》："微甘，温。"

【功用主治】　补肾强骨，祛风除湿，止咳，止血。主治肾虚腰痛，风湿痹痛，筋骨痿软，泄泻痢疾，新久咳嗽，吐血衄血，崩漏，外伤出血。

1.《滇南本草》："添精补髓，延年益寿。治筋骨疼痛，痰火之症，煎点水酒服。"

2.《植物名实图考》："治吐血，通经有效。《安徽志》：性益阳。强筋，健骨，补腰肾，生津液。"

3.《四川中药志》1960 年版："强筋壮骨，祛风除湿，补虚劳，止惊悸、盗汗。治筋骨酸软，各种出血，风湿关节痛，惊痫吐舌及鼠瘘、痈肿等证。"

4.《湖南药物志》："活血止血。治金创出血，一切蛇虫犬咬伤。"

5.《黑龙江中草药手册》："为收敛药，治创伤出血及蛇虫咬伤。有用作补药，治虚劳咳嗽，强筋壮骨。又治痈疽疔毒，瘰疬诸疮。有清热解毒，止血作用。又有补腰肾，生精液和调经功效。"

6.《陕西中草药》："补肾壮阳，祛风除湿，调经活血，收敛止血。治虚劳咳嗽，肾虚盗汗，腰膝无力，风湿性及类风湿关节炎，崩漏，白带，结膜炎，各种出血。"

7.《内蒙古中草药》："治过敏性皮炎。"

8.《福建药物志》："主治慢性细菌性痢疾，慢性肠炎，风湿关节痛，神经衰弱，毒蛇咬伤。"

9.《浙江药用植物志》："祛瘀，止血，补肾，降压，调经，解毒。主治内外伤出血，痢疾，风湿痹痛，月经不调，产后瘀滞，慢性肾炎，皮炎，蛇虫咬伤。"

【用法用量】　内服：煎汤，15～30 g；研末，6～9 g。外用：捣敷或研末撒；或煎水洗。

【宜忌】　孕妇慎服。

1.《四川中药志》1960 年版："湿热瘀滞者忌用。"

2.《陕西中草药》："忌酒及刺激性食物。"

3.《山西中草药》："孕妇慎服。"

【选方】　1. 治慢性风湿性关节炎，类风湿关节炎　鹿蹄草、白术各 12 g，泽泻 9 g。水煎服。

2. 治肾虚腰痛，阳痿　鹿衔草 30 g，猪蹄一对。炖食。（1、2 方出自《陕西中草药》）

3. 治肺结核咯血　鹿衔草、白及各 12 g。水煎服。（《山西中草药》）

4. 治子宫功能性出血　鹿衔草、苦丁茶各 9 g。水煎，经期服。

5. 治产后瘀滞腹痛　鹿含草 15 g，一枝黄花 6 g，苦爹菜 9 g。水煎服。产后胎盘不下，鲜全草 60 g，水煎服。（4、5 方出自《浙江药用植物志》）

6. 避孕　鹿蹄草焙干为末，每次服 9 g，于月经前服 1 次，经末连服 3 d，每早空腹服。（《内蒙古中草药》）

7. 治骨质增生症　鹿蹄草 25 g，熟地 100 g，申姜 75 g，鸡血藤 75 g，肉苁蓉 50 g。共研细末，炼蜜为丸，每丸重 15 g，每服 1 丸，日 2 次。（《长白山植物药志》）

【临床报道】 1. 治疗高血压病　用双盲法随机分甲、乙两组治疗高血压病 101 例。甲组 51 例，用鹿蹄草Ⅰ号（含鹿蹄草、短柄五加、柿叶等）；乙组 50 例，用鹿蹄草Ⅱ号（单味鹿蹄草）。鹿蹄草Ⅰ号、Ⅱ号均为茶剂，每次 1 袋，每袋 1 g，用开水 200 ml 浸泡 5～10 min，代茶饮用，连续冲泡 2 遍，每日 3 袋。治疗期间停用一切其他药物，保持原有饮食及生活习惯不变。1 个疗程（45 d）后，51 例中显效 31 例，有效 9 例，无效 11 例；总有效率为 78.43%。乙组 50 例中显效 21 例，有效 13 例，无效 16 例；总有效率为 68.0%。经统计学处理，两组疗效无显著性差异。治疗 1 星期后血压开始逐步下降，收缩压、舒张压都明显下降，下降幅度以前 4 星期明显，以后趋于稳定。两组的收缩压、舒张压均明显下降，但组间对照均无显著性差异。对血脂增高者，其血清胆固醇分别下降 0.81 mmol/L（31.24 mg%）和 1.67 mmol/L（64.34 mg%），自身对照有非常显著性差异，但组间对照无显著性差异；对三酰甘油则无影响[1]。

2. 治疗肺炎　用鹿蹄草提取物鹿蹄草素针剂静脉滴注和肌注并用，每日总量分别为 190 mg、400 mg 和 960 mg 3 个剂量组。静脉滴注：鹿蹄草素 150～800 mg，加入 5%～10%葡萄糖注射液 1 000 ml，每日 1 次；肌注：鹿蹄草素 10～40 mg，每 6 h 1 次。治疗至热退正常 3～4 d，临床症状基本消失，肺部炎性体征消失，白细胞下降到正常范围内，即予停药观察。治疗期间可并用祛痰药和维生素类药辅助治疗。经治 80 例，结果：治愈 68 例，无效 12 例，总有效率为 85%。各剂量组疗效基本相同[2]。

3. 治疗肠道感染　儿童轻型泄泻及普通型菌痢者，口服鹿蹄草素 40 mg，每日 3～4 次，或肌注 40 mg，每日 2～3 次；重型泄泻及重型中毒型菌痢者，静脉滴注鹿蹄草素 100～300 mg，分 2 次滴入，症状好转后改肌注或口服。成人菌痢者，口服鹿蹄草素 200 mg，每日 4 次，同时静脉滴注鹿蹄草素每日 400 mg 后，肌注 40 mg，每 8 h 一次，连续 3d 后停用静滴，仅口服和肌注，直至恢复正常后 3 d 停药。共治疗婴幼儿泄泻 36 例，急性菌痢 46 例。结果：婴幼儿泄泻组中痊愈 22 例，好转 8 例，无效 6 例，总有效率为 83.33%，有效病例平均退热日数为 1.92 d，平均止泻日数为 3.08 d。菌痢组中 34 例痊愈，8 例好转，4 例无效[3]。

4743 **鹿蹄肉** lù tí ròu（《千金方》）

【基原】 为鹿科鹿属动物梅花鹿 *Cervus nippon* Temminck 或马鹿 *C. elaphus* Linnaeus 的蹄肉。

【原动物】 参见"鹿茸"条。

【采收加工】 宰鹿后，割取鹿蹄，鲜用或干燥。

【药性】 甘，平。

【功用主治】 补虚祛风，除湿止痛。主治风寒湿痹，腰脚酸痛。

1.《千金方》："主脚膝骨中疼痛，不能践地。"

2.《日华子》："治脚膝酸。"

3.《本草药性大全》："主腰膝酸痛，治风痛下躁。"

4. 姚可成《食物本草》："主诸风。"

【用法用量】 内服：煮食，适量。

【选方】 1. 治风寒湿痹，四肢挛急，骨节疼痛　鹿蹄一具（治如食），牛膝菜半斤。上煮令极熟，着葱、椒调和，任性食之。（《食医心镜》）

2. 治诸风虚，腰脚疼痛，不能践地　鹿蹄四只，陈皮二钱，草果二钱。上件煮令烂熟，取肉入五味，空腹食之。（《饮膳正要》鹿蹄汤）

4744 **鹿耳翎根** lù ěr líng gēn（《福建药物志》）

【基原】 为菊科六棱菊属植物六棱菊 *Laggera alata* (D. Don) Sch. -Bip. 的根。

【原植物】 参见"鹿耳翎"条。

【采收加工】 9～10 月采挖，鲜用或晒干。

【药性】 辛，凉。

【功用主治】 祛风，解毒，散瘀。主治头痛，毒蛇咬伤，肝硬化，妇女闭经。

【用法用量】 内服：煎汤，15～30 g。鲜品可用 60 g。外用：捣敷。

【选方】 1. 治久年头痛，产后风痛　六棱菊鲜根 60 g。水煎服，或炖羊脑 1 个，加酒少许服。（《福建药物志》）

2. 治青竹蛇咬伤　六棱菊根 60 g，磨水内服；另用六棱菊茎叶（鲜）适量，捣烂外敷。（《江西草药》）

4745 **鹿梨果皮** lù lí guǒ pí（《本草图经》）

【异名】 野梨果皮（江西《草药手册》）。

【基原】 为蔷薇科梨属植物豆梨 *Pyrus calleryana* Decne. 的果皮。

【原植物】 参见"鹿梨"条。

【采收加工】 果实成熟时采摘，削取果皮，晒干。

【药性】《浙江药用植物志》："甘，涩，凉。"

【功用主治】 清热生津，涩肠止痢。主治热病伤津，久痢，疥癣。

1.《本草图经》："治疮癣及疥癞。"

2.《浙江药用植物志》："清热，生津，收敛。主治热病伤津，久痢，水肿，消化不良。"

【用法用量】 内服：煎汤，9～15 g。

4746 **鹿梨根皮** lù lí gēn pí（《本草图经》）

【基原】 为蔷薇科梨属植物豆梨 *Pyrus calleryana* Decne. 的根皮。

【原植物】 参见"鹿梨"条。

【采收加工】 全年均可采，挖出侧根，剥取根皮，鲜用。

【药性】 酸，涩，寒。

【功用主治】《药性考》："洗疮疥疾。"

【用法用量】 外用：捣敷；或煎水熏洗。

【选方】 治一切癣　鹿梨根，刮皮捣烂，醋和，麻布包擦之；干者为末，以水和捣。（《纲目》引《唐瑶经验方》）

4747 **旋花** xuán huā（《本经》）

【异名】 筋根花（《本经》），鼓子花（《本草图经》），打碗花（《救荒本草》）。

【基原】 为旋花科打碗花属植物旋花的花。

【原植物】 旋花 *Calystegia sepium* (L.) R. Br. [*Convolvulus sepium* L.]　又名：葍（《诗经》），葍、蔓茅（《尔雅》），葬（《说文》），乌甚（《广雅》），燕葍［《诗疏》（陆玑）］，美草（《别录》），旋葍、筋根（《新修本草》），葍旋（《四声本草》），续筋根、肫肠草（《本草图经》），兔儿苗、狗儿秧（《救荒本草》），天剑草（《纲目》），饭藤（《植物名实图考长编》）。

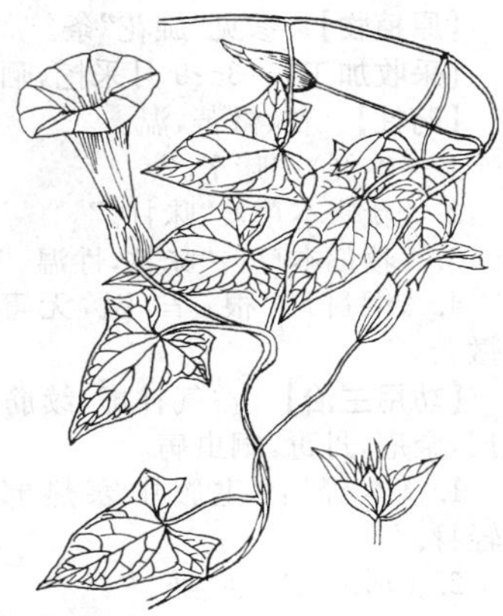
旋　花

多年生草本。全株不被毛。茎缠绕，有细棱。叶形多变，叶片三角状卵形或宽卵形，长 4～10 cm，宽 2～6 cm，先端渐尖或锐尖，基部戟形或心形，全缘或基部稍伸展为具 2～3 个大齿缺的裂片。花单生叶腋；花梗长达 10 cm，有细棱或有时具狭翅；苞片 2，宽卵形，先端锐尖；萼片 5，卵形；花冠通常白色或有时淡红色或紫色，漏斗状，冠檐微裂；雄蕊 5，花丝基部扩大，被小鳞毛；子房无毛，柱头 2 裂。蒴果卵形，长约 1 cm，为增大的宿存苞片和萼片所包被。种子黑褐色，长约 4 mm，表面有小疣。花期 6～7 月，果期 7～8 月。

生于海拔 140～2 600 m 的路旁、溪边草丛、农田边及山坡林缘。我国大部分地区有分布。

本植物的茎叶（旋花苗）、根（旋花根）亦供药用，另设专条。

【采收加工】 6～7 月开花时采收，晾干。

【药性】 甘，温。

1.《本经》："味甘，温。"

2.《别录》："无毒。"

3.《纲目》："甘滑，微苦。"

4. 姚可成《食物本草》："味甘，辛，温，无毒。"

【功用主治】 益气，养颜，涩精。主治面皯，遗精，遗尿。

1.《本经》："主益气，去面皯黑色。"

2.《药性考》："秘精益气。"

【用法用量】 内服：煎汤，6～10 g；或入丸剂。

【选方】 秘精益髓　五色龙骨五两，覆盆子五两，莲花蕊四两（未开者，阴干），鼓子花三两，鸡头子仁一百个，并为末，以金樱子二百枚（去皮），木臼捣烂，水七升，煎浓汁一升，去滓和药，杵二千下，丸梧子大，每空心温盐酒下三十丸。忌葵菜。（《瑞竹堂经验方》太乙金锁丹）

4748 **旋花苗** xuán huā miáo（《本草拾遗》）

【基原】 为旋花科打碗花属植物旋花 *Calystegia sepium* (L.) R. Br. 的茎叶。

【原植物】 参见"旋花"条。

【采收加工】 6～8月采收，鲜用或晒干。

【药性】 甘、微苦，平。

【功用主治】 清热解毒。主治丹毒。

1.《本草拾遗》："主丹毒，小儿热毒。"

2.《纲目》："能制雄黄。"

3.《国药的药理学》："为利尿药，治糖尿病。"

【用法用量】 内服：煎汤，10～15 g，或绞汁。

4749 **旋花根** xuán huā gēn（《本经》）

【异名】 旋葍草根（《救急方》），篱天剑根（《湖南药物志》）。

【基原】 为旋花科打碗花属植物旋花 *Calystegia sepium* (L.) R. Br. 的根。

【原植物】 参见"旋花"条。

【采收加工】 3～9月采挖，晒干或鲜用。

【药性】 甘、微苦，温。

1.《本经》："味辛。"

2.《新修本草》："味甘。"

3.《救荒本草》："味甘，性温。"

4.《纲目》："根：辛，温，无毒。""花、根、茎、叶并甘滑微苦。"

【功用主治】 益气补虚，续筋接骨，解毒，杀虫。主治劳损，金疮，丹毒，蛔虫病。

1.《本经》："主腹中寒热邪气。利小便，久服不饥，轻身。"

2.《别录》："主续筋。"

3.《本草拾遗》："根苗捣绞汁服之，主丹毒，小儿热毒。根主续筋骨，合金疮。"

4.《纲目》："补劳损，益精气。"

【用法用量】 内服：煎汤，10～15 g；或绞汁。外用：捣敷。

【选方】 1. 治被斫筋断 旋葍根捣汁，沥疮中，仍以滓傅之，即封裹之。（《外台》引《必效方》）

2. 治蛔虫病 篱天剑根 30 g，煮鸡蛋食。（《湖南药物志》）

【各家论述】 《纲目》："旋花根细如筋，可啖，故《别录》言其久服不饥。时珍自京师还，见北土车夫每载之，云暮归煎汤饮，可补损伤，则益气续筋之说尤可征矣。"

4750 **旋鸡尾** xuán jī wěi（《广西药用植物名录》）

【基原】 为铁角蕨科铁角蕨属植物厚叶铁角蕨的根茎。

【原植物】 厚叶铁角蕨 *Asplenium griffithianum* Hook.

植株高 20～25 cm。根茎直立，下部密生纤维状须根，顶部被深棕色、披针形鳞片，顶部渐狭成纤维状，边缘略有粗齿。叶近生；叶柄长 3～4 mm，或近无柄，淡禾秆色，疏被鳞片；叶片近肉质，线状倒披针形，长 20～25 cm，宽 1.5～2.5 cm，顶部短渐尖，下部渐狭并下延于短叶柄，全缘或上部有疏缺刻或有钝齿；中脉两面隆起，侧脉二叉，斜向上，两面不明显。孢子囊群线形，长 5～7 mm，背生于侧脉上侧一边，距离叶边 1/3～2/3，在中脉两侧各成 1 排；囊群盖线形，全缘，灰白色。

生于密林下沟谷岩石上或水旁。分布于华南、西南及福建、湖南、台湾等地。

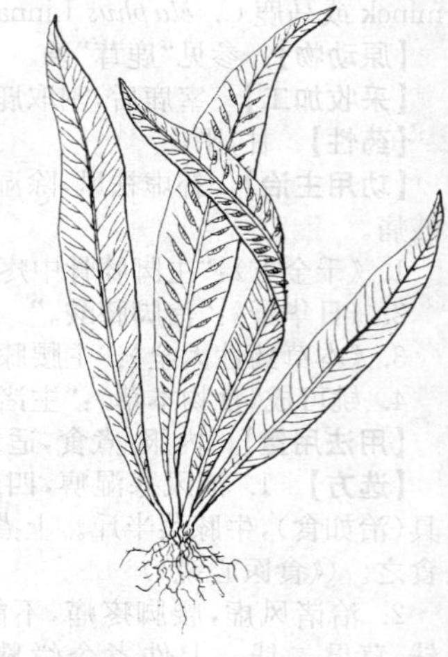

厚叶铁角蕨

【采收加工】 9～11月采挖，晒干。

【药性】 微苦，凉。

【功用主治】 《中国药用孢子植物》："清热，利尿，消炎。治黄疸，高热，烧烫伤。"

【用法用量】 内服：煎汤，9～15 g。外用：研末敷。

【选方】 治黄疸 厚叶铁角蕨 15 g，虎杖 9 g，茵陈 15 g。煎服。（《中国药用孢子植物》）

4751 **旋覆花** xuán fù huā（《本经》）

【异名】 覆、盗庚（《尔雅》），盛椹（《本经》），戴椹（《别录》），飞天蕊（侯宁极《药谱》），金钱花（《本草图经》），野油花（《小儿卫生总微论方》），滴滴金、夏菊（《纲目》），金钱菊（《花史》），艾菊、迭罗黄（《群芳谱》），满天星（《岭南采药录》），六月菊（《铁岭县志》），黄熟花（《南京民间药草》），水葵花、金盏花（《贵州民间方药集》），复花（《新疆药材》），小黄花（《河北药材》），猫耳朵花、驴耳朵花（《山东中药》），金沸花、伏花、全福花（《上海常用中草药》）。

【基原】 为菊科旋覆花属植物旋覆花或欧亚旋覆花的花序。

【原植物】 1. 旋覆花 *Inula japonica* Thunb. [*I. britanica* L. var. *japonica* (Thunb.) Franch. et Sav.; *I. britanica* L. var. *chinensis* Regel] 又名：毛耳朵（《尔雅义疏》）。

多年生草本，高 30～80 cm。根状茎短，横走或斜升，具须根。茎单生或簇生，绿色或紫色，有细纵沟，被长伏毛。基部叶花期枯萎，中部叶长圆形或长圆状披针形，长 4～13 cm，宽 1.5～4.5 cm，先端尖，基部渐狭，常有圆形半抱茎的小耳，无柄，全缘或有疏齿，上面具疏毛或近无毛，下面具疏伏毛和腺点，中脉和侧脉有较密的长毛；上部叶渐小，线状披针形。头状花序，径 3～4 cm，多数或少数排列成疏散的伞房花序；花序梗细长；总苞半球形，径 1.3～1.7 cm，总苞片约 5 层，线状披针形，最外层常叶质而较长；舌状花黄色，舌片线形，长 10～13 mm；管状花花冠长约 5 mm，有三角披针形裂片；冠毛白色，1 轮。瘦果圆柱形，长

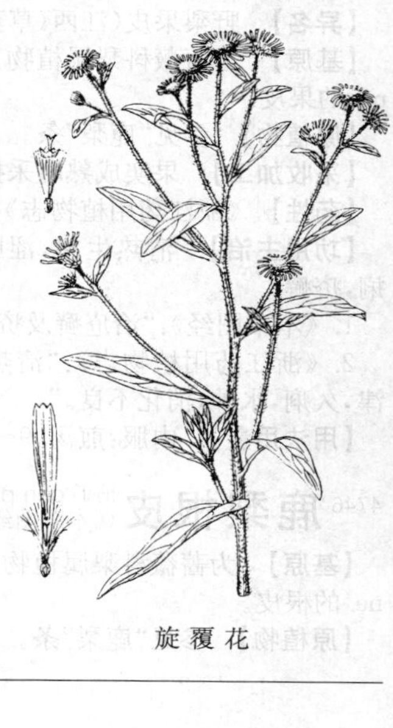

旋覆花

1～1.2 mm，有10条纵沟，被疏短毛。花期6～10月，果期9～11月。

生于海拔150～2 400 m的山坡路旁、湿润草地、河岸和田埂上。广布于东北、华北、华东、华中及广西等地。

2. 欧亚旋覆花 *I. britannica* L.　又名：大花旋覆花（《中药志》）。

与旋覆花不同点在于：叶片长圆或椭圆状披针形，基部宽大，心形，有耳，半抱茎。头状花序，径2.5～5 cm；总苞径1.5～2.2 cm，长达1cm。瘦果圆柱形，有浅沟，被短毛。

生于河岸、湿润坡地、田埂和路旁。分布于东北、华北及河南、陕西、甘肃、新疆等地。

本植物的根（旋覆花根）及全草（金沸草）亦供药用，另设专条。

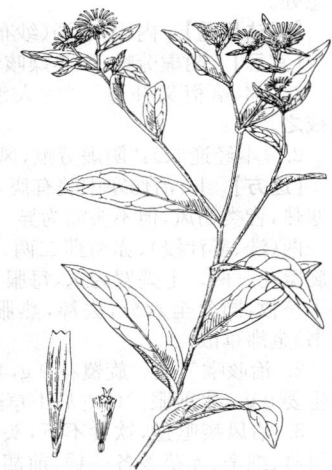

欧亚旋覆花

【栽培】　生物学特性　喜温暖湿润气候。以土层深厚，疏松肥沃，富含腐殖质的砂质壤土栽培为宜。重黏土及过干燥地不宜栽培，忌连作。

繁殖方法　种子繁殖或分株繁殖。种子繁殖：8月果实成熟时，分批采摘，脱粒，晒干。春播3～4月，条播，按行株距30 cm开浅沟，将种子与草木灰拌匀播入沟内，覆土，浇水。经2～3星期出苗。穴播，按行株距25 cm×25 cm开穴播种。分株繁殖：3～4月挖掘植株的分蘖苗及根芽，穴栽，每次可栽分蘖苗3株或根芽4～5节，覆土。

田间管理　用种子繁殖待苗高3～6 cm时，间苗、补苗。每年5月和7月及雨后要进行中耕除草，并结合施肥，以人畜粪为主。收割后需进行培土。遇旱季要浇水；雨季注意排水。

病虫害防治　病害有根腐病，多雨季节注意松土排水。可用50%多菌灵可湿性粉剂1 000倍液或用石灰5 kg加水100 kg浇穴。

【采收加工】　7～10月分批采收花序，晒干。

【药材】　旋覆花 *Flos Inulae*　主产于河南信阳、洛阳，江苏南通、启东，河北保定，浙江杭州、宁波。以河南产量最大，江苏、浙江品质最佳。

性状　本品呈扁球形或类球形，直径1～2 cm。总苞由多数苞片组成，呈覆瓦状排列，苞片披针形或条形，灰黄色，长4～11 mm；总苞基部有时残留花梗，苞片及花梗表面被白色茸毛，舌状花1列，黄色，长约1 cm，多卷曲，常脱落，先端3齿裂；管状花多数，棕黄色，长约5 mm，先端5齿裂；子房顶端有多数白色冠毛，长5～6 mm。有的可见椭圆形小瘦果。体轻，易散碎。气微，味微苦。

鉴别　(1) 本品表面观：苞片非腺毛1～8细胞，多细胞者基部膨大，顶端细胞特长；内层苞片另有2～3细胞并生的非腺毛。冠毛为多列性非腺毛，边缘细胞稍向外突出。子房表皮细胞含草酸钙柱晶，长约至48 μm，直径2～5 μm；子房非腺毛2列性，1列为单细胞，另列通常2细胞，长90～220 μm。苞片、花冠腺毛棒槌状，头部多细胞，多排成2列，围有角质囊，柄多细胞，2列。花粉粒类球形，直径22～33 μm，外壁有刺，长约3 μm，具3个萌发孔。

(2) 薄层色谱：取本品粉末2 g，置具塞锥形瓶中，加石油醚（60～90 ℃）30 ml，冷浸1 h，加热回流30 min，放冷，滤过，滤液浓缩至近干，残渣加石油醚（60～90 ℃）2 ml使溶解，作为供试品溶液。另取旋覆花对照药材2 g，同法制成对照药材溶液。吸取上述两种溶液各5 μl，分别点于同一硅胶G薄层板上，以石油醚（60～90 ℃）-醋酸乙酯（5∶1）为展开剂，展开，取出，晾干，喷以5%香草醛硫酸溶液，加热至斑点显色清晰。供试品色谱中，在与对照药材色谱相应的位置上，显相同颜色的主斑点。

【成分】　1. 旋覆花　花含内酯类成分：旋覆花次内酯（inulicin），去乙酰旋覆花次内酯（deacetyl inulicin）[1]，大花旋覆花内酯（britannilactone），单乙酰基大花旋覆花内酯（monoacetylbritannilac tone），二乙酰基大花旋覆花内酯（diacetylbritan nilactone），环醚大花旋覆花内酯（britannilide），氧化大花旋覆花内酯（oxobritan nilactone），旋覆花佛术内酯（eremobritanilin），旋覆花酸（inulalic acid）[2]。含黄酮类成分：山柰酚（kaempferol），槲皮素（quercetin），柽柳素（tamarixetin），杜鹃黄素（azaleatin），5，4′-二甲氧基槲皮素（5，4′-dimethoxyquercetin）[3]，红车轴草素（pratensein）[2]。又含蒲公英甾醇（taraxasterol），蒲公英甾醇乙酸酯（taraxasterol acetate），胡萝卜苷（daucosterol），肉豆蔻酸（myristic acid），棕榈酸（palmitic acid），甘油三硬脂酸酯（stearin）[3]。

2. 欧亚旋覆花　花含内酯类成分：大花旋覆花内酯，单乙酰基大花旋覆花内酯，二乙酰基大花旋覆花内酯，环醚大花旋覆花内酯，氧化大花旋覆花内酯，旋覆花酸，红车轴草素[2]，天人菊内酯[4]。黄酮类成分：山柰酚，4′，5-二甲氧基槲皮素，柽柳素，杜鹃黄素[3]，槲皮素，异槲皮苷（isoquercitrin）[5]，芹菜素（apigenin），芹菜素-7-O-β-吡喃葡萄糖苷（apigenin-7-O-β-glucopyranoside），槲皮素-3′，4′-二甲氧基-7-O-β-吡喃葡萄糖苷（quercetin-3′，4′-dimethoxy-7-O-β-glucopyranoside）[9]。二萜苷成分：inuloside A，B[6]，17-O-β-D-吡喃葡萄糖基-16-贝壳杉-19-酸（17-O-β-D-glucopyranosyl-16-β-H-ent-kauran-19-oic acid），17-O-β-D-吡喃葡萄糖基-16-贝壳杉-19-酸-19-O-β-D-吡喃葡萄糖苷（17-O-β-D-glucopyranosyl-16-β-H-ent-kauran-19-oic acid-19-O-β-D-glucopyranoside）[7]。倍半萜酮成分：4α，6α-二羟基桉叶-8β，12-内酯（4α，6α-dihydroxyeudesman-8β，12-olide），8-表-堆心菊灵（8-epihelenalin）[8]，4α，5β-环氧泽兰内酯（4α，5β-epoxyenpatolide），4α，5β-环氧去乙酰卵南美菊素（4α，5β-epoxydesacatylovalifolin），5α-hydrodehydroleucodin[9]。还含咖啡酸（caffeic acid），绿原酸（chlorogenicacid）[5]，蒲公英甾醇，蒲公英甾醇乙酸酯[3]。

【药理】　1. 对呼吸系统的作用　二氧化硫引咳法显示小鼠腹腔注射水煎剂有镇咳作用。采用小鼠气管冲洗酚红法，腹腔注射呈现祛痰作用[1]。旋覆花黄酮对组胺引起的豚鼠支气管痉挛性哮喘有保护作用，对抗组胺引起的豚鼠离体气管痉挛[2]。

2. 抗炎作用　腹腔注射水煎剂，抑制巴豆油所致小鼠耳部炎症。灌服无效[1]。旋覆花中的旋覆花次内酯在多种模型中显示抗炎作用[3]。

3. 对免疫系统的作用　旋覆花水提液经口给药降低小鼠脾重，减少初次免疫应答 IgG_1 量；腹腔注射减少小鼠抗体生成及γ-干扰素（γ-IFN）生成细胞比例，抑制γ-IFN和白介素-6(IL-6)生成,诱导淋巴结细胞 IL-4 生成[4]。旋覆花提取物加入饮水中自由饮用,对链脲霉素诱导的自身免疫性糖尿病模型小鼠能抑制血糖水平升高,改善胰岛β细胞等病变,抑制受刺激的脾 T 淋巴细胞产生 γ-IFN,降低 $CD4^+$ 细胞中 γ-IFN 生成细胞的比例[5]。

4. 抗微生物作用　旋覆花煎剂抑制金黄色葡萄球菌等[6]。欧亚旋覆花内酯体外对阴道滴虫和溶组织阿米巴均有杀虫作用[7]。旋覆花水提物在筛选试验中有抑制Ⅱ型单纯疱疹病毒的作用[8]。

5. 保肝作用　旋覆花热水提取物注射给予痤疮丙酸杆菌和脂多糖诱导的急性肝功能衰竭小鼠能增加存活率,从中分离出的有效成分蒲公英甾醇乙酸酯还对 CCl_4 或 D-氨基半乳糖诱导的小鼠肝损伤有降低氨基转移酶、抑制肝细胞变性坏死的作用[9]。

6. 其他作用　旋覆花对牛心 cAMP 磷酸二酯酶具有抑制作用[10]。经犬肝动脉灌注不同剂型的旋覆花注射液,可引起血压下降;在人体对血压影响则不明显[11]。旋覆花次内酯能兴奋中枢神经系统和肠道平滑肌,有抗溃疡及利尿作用[3]。

毒性　小鼠灌胃旋覆花水煎剂的 LD_{50} 大于 50 g/kg,毒性较低[1]。小鼠灌胃旋覆花次内酯的 LD_{50} 为 1 330 mg/kg,腹腔注射的为 476 mg/kg[3]。

【炮制】 1. 旋覆花　取原药材,除去梗、叶、花柄及杂质,筛去砂屑。

2. 蜜旋覆花　取炼蜜用适量开水稀释后,加入净旋覆花中拌匀,稍闷,置锅内,用文火炒至表面深黄色,不粘手为度,取出放凉。每旋覆花 100 kg,用炼蜜 25 kg。

3. 炒旋覆花　取净旋覆花,置锅内,用文火炒至带焦斑时,取出放凉。

饮片性状　旋覆花参见"药材"项。蜜旋覆花形如旋覆花,深黄色,多破碎,具蜜香气,味甜。炒旋覆花形如旋覆花,具焦斑。

贮干燥容器内,蜜旋覆花、炒旋覆花密闭,置阴凉干燥处,防潮。

【药性】 苦、辛、咸,微温。归肺、胃、大肠经。

1.《本经》:"味咸,温。"

2.《别录》:"甘,微冷利,有小毒。"

3.《药性论》:"味甘,无毒。"

4.《纲目》:"乃手太阴肺、手阳明大肠药也。"

5.《雷公炮制药性解》:"入肺、肝、大肠、膀胱四经。"

6.《本草新编》:"入心、肝、大小肠。"

【功用主治】 消痰行水,降气止呕。主治咳喘痰黏,呕吐噫气,胸痞胁痛。

1.《本经》:"主结气胁下满,惊悸,除水,去五脏间寒热,补中,下气。"

2.《别录》:"消胸上痰结,唾如胶漆,心胁痰水,膀胱留饮,风气湿痹,皮间死肉,目中眵䁾,利大肠,通血脉,益色泽。"

3.《药性论》:"主肋胁气,下寒热水肿,主治膀胱宿水,去逐大腹,开胃,止呕逆不下食。"

4.《日华子》:"明目,治头风,通血脉。"

5.《汤液本草》:"发汗、吐、下后,心下痞,噫气不除者宜此。"

6.《医学入门》:"逐水、消痰、止呕噎。"

7.《医林纂要》:"补心,通血脉,泄肺、降逆气。"

8.《药性切用》:"下气定喘,软坚化痰,为疏理风气水湿专药。"

9.《药性考》:"治噫消痰,止呕利脏,腹疮唇裂,染须乌发,头风白屑。"

10.《南京民间药草》:"花和苗,祛湿、拔毒、消肿,煎水洗患处。"

【用法用量】 内服:煎汤(纱布包煎或滤去毛),3～10 g。

【宜忌】 阴虚劳嗽,风热燥咳者禁服。

1.《本草衍义补遗》:"病人涉寒者不宜多服,利大肠,戒之。"

2.《本经逢原》:"阴虚劳嗽,风热燥咳,不可误用。"

【选方】 1. 治伤寒中脘有痰,令人壮热,项筋紧急,时发寒热,皆类伤风,但不头痛为异　前胡三两、荆芥四两、半夏一两(洗、姜汁浸)、赤芍药二两、细辛一两、甘草一两(炙)、旋覆花三两。上捣罗为末,每服二钱,水一盏,生姜五片,枣子一枚,同煎至六分,去滓,热服,未知再服。(《类证活人书》金沸草散)

2. 治咳嗽气逆　旋覆花 9 g,半夏 6 g,前胡 6 g,苏子9 g,生姜 9 g。水煎服。(《青岛中草药手册》)

3. 治风痰呕逆,饮食不下,头目昏闷　旋覆花、枇杷叶、川芎、细辛、赤茯苓各一钱,前胡一钱五分。姜、枣水煎服。(《妇人良方》旋覆花汤)

4. 治中脘伏痰,吐逆眩晕　旋覆花(去根)、半夏(汤泡七次)、橘红、干姜(炮)各一两,槟榔、人参、甘草、白术各半两。上㕮咀,每服四钱,水一盏半,生姜七片,煎至七分,去滓温服,不拘时候。(《济生方》旋覆花汤)

5. 治痰饮在胸膈,呕不止,心下痞硬者　旋覆花、半夏、茯苓、青皮。水煎服。(《产科发蒙》旋覆半夏汤)

6. 治伤寒发汗,若吐若下解后,心下痞硬,噫气不除者　旋覆花三两,人参二两,生姜五两,代赭石一两,甘草三两(炙),半夏半升(洗),大枣十二枚(擘)。上七味,以水一斗,煮取六升,去滓,再煎取三升,温服一升,日三服。(《伤寒论》旋覆代赭汤)

7. 治肝着,亦治妇人半产漏下　旋覆花三两,葱十四茎,新绛少许。以水三升,煮取一升,顿服之。(《金匮要略》旋覆花汤)

8. 治伏暑、湿温,胁痛或咳或不咳,无寒,但潮热或竟寒热为疟状　生香附三钱,旋覆花三钱(绢包),苏子霜三钱,广皮二钱,半夏五钱,茯苓块三钱,薏仁五钱。水八杯,煮取三杯,分三次温服。(《温病条辨》香附旋覆花汤)

9. 治风湿痰饮上攻,头目眩胀眵䁾　旋覆花、天麻、甘菊花各等分,为末,每晚服二钱,白汤下。(《本草汇言》引《方脉正宗》)

10. 治如胶漆稠黏,咽喉不利　用旋覆花为末,每服二三钱,水煎,时时呷服。(《卫生易简方》)

11. 治小便不行,因痰饮留闭者　旋覆花一握。捣汁,和生白酒服。(《本草汇言》引《方脉正宗》)

12. 治老人春时多偏正头疼,男子女人通用　旋覆花二两(焙),白僵蚕二两(炒),石膏二分(细研)。上杵为末,以葱煨熟,和根同杵为丸,桐子大。急用,葱茶下二丸。慢痛,不过二服。(《养老奉亲书》)

【各家论述】 1.《本草衍义》:"旋覆花,行痰水,去头目风,亦走散之药也。"

2.《注解伤寒论》成无己:"硬则气坚,咸味可以软之,旋覆之咸以软痞硬。"

3.《纲目》:"(旋覆)所治诸病,其功只在行水、下气、通血脉尔。"

4.《本草发明》:"旋覆花,消痰导饮、散结利气之味,其云除惊悸者,以去心下水饮,心神自定也。又治目中翳瞙头风,毕竟痰饮结滞而生风热,此能散之,头目自清也。"

5.《本草汇言》:"旋覆花,消痰逐水,利气下行之药也。主心肺结气,胁下虚满,胸中结痰,痞坚噫气,或心脾伏饮,膀胱留饮,宿水等症。大抵此剂微咸以软坚散痞硬,性利以下气行痰水,实消伐之药也。本草有定惊悸、补中之说,窃思痰闭心包脾络之间,往往令人病惊,旋覆破痰逐饮,痰饮去则胞络清净而无碍,五志自宁,惊悸安矣。又饮消则脾健,脾健则能运行饮食,中气自受其益而补养矣。"又:"童玉峰云,若热痰,则多烦热;湿痰,则多倦怠软弱;风痰,则多瘫痪奇症;惊痰,则多心痛巅疾;冷痰,则多骨痹痿疾;饮痰,则多胁痛臂痛;食积痰,则多癖块痞满。其为病状,种种变见,用旋覆花,虚实寒热,随证加入,无不应手获效。"

6.《本草经疏》:"旋覆花,其味首系之以咸,润下作咸,咸能软坚;《别录》加甘,甘能缓中;微温,温能通行。故主结气,胁下满;心脾伏饮则病惊悸,饮消则复常矣。除水,去五脏间寒热,及消胸上痰结,唾如胶漆,心胁痰水,膀胱留饮,风气湿痹,皮间死肌,目中眵瞒,利大肠者,皆软坚、冷利、润下、消痰饮除水之功也。其曰补中下气者,以甘能缓中、咸能润下故也。通血脉,益色泽者,盖指饮消则脾健,健则运行,脾裹血又统血故也。"

7.《本草新编》:"或问:旋覆花治气逆甚神,为伤寒要药,但不识可于伤寒之外而亦治之乎?夫气逆之症不止伤寒,旋覆花之治气逆,尤于伤寒之外见奇,但伤寒气逆,不必加人参,而杂症中之气逆非人参不能奏功,必须共用耳。或问:旋覆花不可独用见奇有之乎?旋覆花固不可独用也,得代赭石则能收旋转之功。凡逆气而不能旋转者,必须用之下喉而气则转矣。"

8.《本草正义》:"旋覆花,其主治当以泄散风寒、疏通脉络为专主,《别录》治风气湿痹、皮间死肉、通血脉,宗奭去头目风,皆其轻疏泄散之功也。以治风寒喘嗽,寒饮渍肺,最是正法。或谓旋覆花降气,寒邪在肺者,不宜早用。则止知疏泄之力足以下降,而不知其飞扬之性本能上升。且《本经》明谓其温,寇宗奭又以为辛,则疏散寒邪,正其专职。若其开结泄水,下气降逆等治,则类皆沉重下达之义,颇嫌其与轻扬之本性,不甚符合。按《本经》旋覆花一名金沸草,疑古人本有用其茎叶,而未必皆用其花者。考草木花叶之功用,不同者甚多,或升或降,各有取义,亦其禀赋使然,不容混合。且茎则质重,花则质轻,亦物理自然之性,况旋覆花之尤为轻而上扬者乎。乃今人恒用其花,而并不用茎叶,竟以重坠之功,责之轻扬之质,恐亦非古人辨别物性之真旨也。且其花专主温散,疏泄之力亦猛,宜于寒饮,而不宜于热痰,石顽已谓阴虚劳嗽,风热燥咳,误用之,嗽必愈甚,是亦以其轻扬,升泄太过,正与降气之理相反。惟其轻灵之性,流动不滞,自能流通气化而宣窒塞,固非专以升散见长。若但以逐水导湿为治,似不如兼用其茎叶较为近理,《别录》称其根专主风湿,其意可晓然也。"

4752 旋覆花根 xuán fù huā gēn (《别录》)

【基原】 为菊科旋覆花属植物旋覆花 *Inula japonica* Thunb.、欧亚旋覆花 *I. britannica* L. 的根。

【原植物】 参见"旋覆花"条。

【采收加工】 9~11月采挖,晒干。

【药性】 咸,温。

【功用主治】 祛风湿,平喘咳,解毒生肌。主治风湿痹痛,喘咳,疔疮。

1.《别录》:"主风湿。"

2.《江苏省植物药材志》:"治刀伤,疔疮;煎服平喘镇咳。"

【用法用量】 内服:煎汤,9~15 g。外用:捣敷。

【选方】 续断筋 旋覆花根洗净,捣,量疮大小,取多少敷之,日一易之,以瘥为度。(《救急方》)

4753 章鱼 zhāng yú (《纲目》)

【异名】 傽鱼(《临海异物志》),章举(《韩昌黎集》),鱆、望潮(《闽中海错疏》),小八梢鱼、络蹄(《东医宝鉴》),蛸(《动物学大辞典》)。

【基原】 为章鱼科蛸属动物真蛸、长蛸等的肉。

【原动物】 1. 真蛸 *Octopus vulgaris* Lamarck

胴部椭圆形,全长约达80 cm。头部与胴部相连,短小,眼发达,周围常有小形刺状突起;头顶中央有口,四周有口膜,口内具角质颚,似鸟喙。漏斗尖筒状,漏斗器"W"形。胴体褐色,背部有稀疏的疣状突起及灰白斑点。各腕稍长,长度相近,侧腕较长,腹腕较短,顺序一般约2>3>1>4,吸盘2行,雄性右侧第三腕茎化,端器很小,略呈尖锥形,不明显,系两边皮肤向腹面卷曲而成,纵沟不清,腕侧膜较发达,形成输精沟。内壳退化。

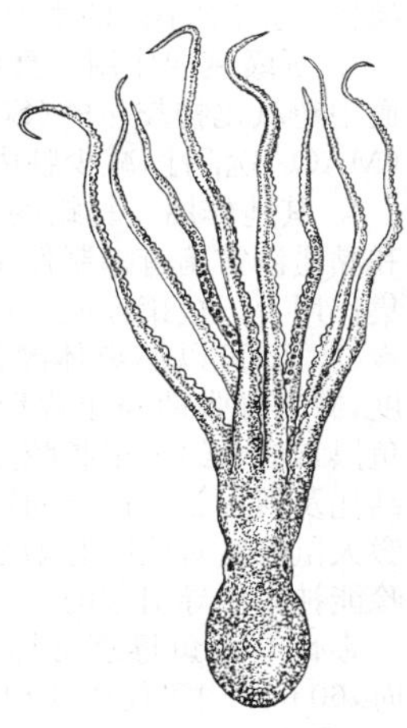

真 蛸

栖息于水深20~200 m的泥沙、碎贝壳沿岸海底,白天常潜伏于岩礁缝内,夜间活动觅食,体大力强,以蟹、虾及贝类为食。春、夏季分批产卵,卵很小,卵膜白色,长椭圆形。我国分布于南海、东海。

2. 长蛸 *O. variabilis* (Sasaki) 又名:石距(《本草图经》),乌蛸、长腿蛸、章拒、长爪章(《中国经济动物志·海产软体动物》)。

胴部长椭圆形,全长约达80 cm,体肉红色,背浓腹淡,表面光滑,漏斗器"W"形。各腕颇长,长度悬殊,顺序为1>2>3>4,其中第一对腕最长,约为第四对腕长的2倍,约为头部和胴部总长的6倍。吸盘2行。雄性右侧第三腕茎化,长度仅为左侧第三腕的1/2,端器大而明显,匙形,约为全腕长度的1/5。

常栖息于海流较急的岩石间及水深60~70 m的泥沙质海底,有时至潮间带活

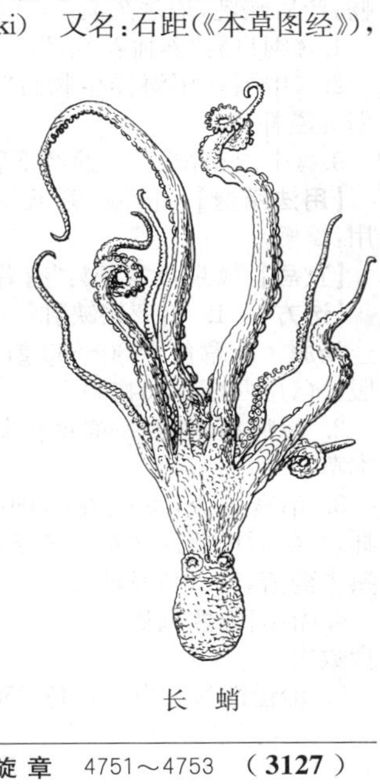

长 蛸

动。如遇人捕捉，能以腕吸石上而拒捕，故名石距（义同拒）。春、夏季分批产卵，卵子长茄形，我国沿海均有分布。

3. 短蛸 *O. ocellatus* Gray　又名：坐蛸、短腿蛸、短脚章、短爪章（《中国经济动物志·海产软体动物》）。

胴部卵圆形或球形，全长约 27 cm，体黄褐色。背面粒状突起密集，且两眼皮肤表面有浅色纺锤形或半月形的斑块，每一眼的前方有一椭圆形的金色圈。漏斗器呈“W”形。各腕较短，长度相近，顺序为 4＞3＞2＞1。余与真蛸相近似。

栖息于潮间带至水深 90 m 的泥沙海底，但以水深处20～30 m 较多，有时隐藏于石块下，退潮后可钻入泥沙中。春季产卵，卵子像大米粒，故又名饭蛸，但北方沿海较多。

【采收加工】　春季或秋、冬季捕捉。用延绳钓法捕取，鲜用或干制成章鱼干。

【药理】　1. 抗应激作用　真蛸提取物给小鼠灌胃，延长游泳时间，显示常压耐缺氧作用。短蛸提取物给小鼠灌胃，有抗高温、耐缺氧作用[1]。

2. 对学习记忆功能的影响　真蛸和短蛸提取物给小鼠灌胃，均增强小鼠的学习记忆能力[1]。

3. 延缓衰老作用　真蛸和短蛸提取物给小鼠灌胃，增加血中超氧化物歧化酶（SOD）活性，降低肝脏单胺氧化酶 B（MAO-B）活性，减少脑内丙二醛含量，有延缓衰老作用[1]。

4. 其他作用　真蛸的血淋巴细胞体外对鼠伤寒沙门菌和黏质沙雷菌有抑制作用。真蛸的血淋巴对人血细胞有凝集作用[2]。短蛸提取物对肉瘤 S_{180} 有抑制作用[3]。章鱼毒素（肽类）可以使离体灌注的章鱼和蟹的心脏降低跳动幅度，并在舒张期停止跳动[3,4]。从真蛸的墨囊中得到的章鱼黑素成分给大鼠腹腔注射，能减少其胃液分泌，预防幽门结扎及阿司匹林诱导的胃溃疡形成[4]。章鱼涎肽对电场刺激大鼠输精管收缩有增强作用，此作用可能是通过增强嘌呤能神经传导引起的[5]。

毒性　章鱼毒素可抑制兔的呼吸；当浓度达 0.1 mg/g 时，60 min 内可使甲壳动物完全瘫痪[3]。

【药性】　甘、咸，平。

1.《纲目》：“甘、咸，寒，无毒。”

2.《东医宝鉴》：“性平，味甘，无毒。”

【功用主治】　养血通乳，解毒，生肌。主治血虚经行不畅，产后缺乳，疮疡久溃。

1.《纲目》：“养血益气。”

2.《中国药用海洋生物》：“养血益气，收敛，生肌。用于催乳滋补。”

3.《中国动物药》：“通经下乳。治产妇乳汁不足。”

【用法用量】　内服：煎汤，30～60 g（鲜品用 150 g）。外用：捣敷。

【宜忌】　《泉州本草》：“有荨麻疹史者不宜服。”

【选方】　1. 治产妇缺乳　①章鱼干 30～60 g，炖猪脚，连汤服。②章鱼干 30～60 g，花生 60 g，加少许猪油，炖汤服。（《广西药用动物》）

2. 治痈疽肿毒　章鱼捣烂，调冰片，敷患处。（《泉州本草》）

3. 治宫颈炎，盆腔炎，阴道炎　①章鱼 3 条，加米酒 2 杯，炖熟后内服。②章鱼 3 条，鸡冠花、海螵蛸各 9 g。同炖熟去药渣，食章鱼及药汁。

4. 治细菌性痢疾　章鱼 3 条，米酒 1 杯。炖熟内服，连食数次。

5. 治慢性盆腔炎　章鱼 250 g，加米酒 120 g。炖熟后 1 次服完，连服 7 d 为 1 个疗程。

6. 治疟疾　章鱼与番薯同煮，食之。（3～6 方出自《海味营养与药用指南》）

4754 商陆 shāng lù （《本经》）

【异名】　苭根、夜呼（《本经》），蓫薚马尾（《尔雅》），当陆（《尔雅》郭璞注），章陆（《雷公炮炙论》），白昌（《开宝本草》），章柳根（《本草图经》），见肿消、山萝卜（《分类草药性》），水萝卜（《中国药用植物志》），白母鸡、长不老（《南京民间药草》），牛萝卜、春牛头（《四川中药志》），湿萝卜（《贵州民间方药集》），下山虎、牛大黄（《湖南药物志》），狗头三七（《药材资料汇编》），金七娘、猪母耳、金鸡母（《福建药物志》）。

【基原】　为商陆科商陆属植物商陆和垂序商陆的根。

【原植物】　1. 商陆 *Phytolacca acinosa* Roxb. ［*P. esculenta* van Houtt.］

多年生草本，高达 1.5 m。全株光滑无毛。根粗壮，圆锥形，肉质，外皮淡黄色，有横长皮孔，侧根甚多。茎绿色或紫红色，多分枝。单叶互生，具柄，柄的基部稍扁宽；叶片卵状椭圆形或椭圆形，长 12～15 cm，宽 5～8 cm，先端急尖或渐尖，基部渐狭，全缘。总状花序生于枝端或侧生于茎上，花序直立；花被片 5，初白色后渐变为淡红色；雄蕊 8～10；心皮 8～10 个，分离，但紧密靠拢。浆果，扁圆状，有宿萼，熟时呈深红紫色或黑色。种子肾形黑色。花、果期 5～10 月。

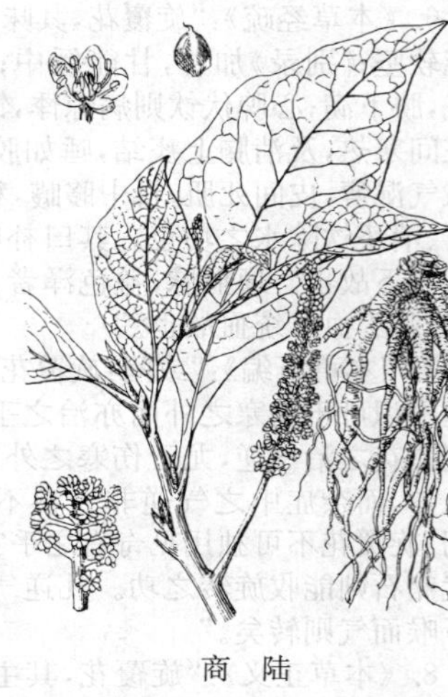

商　陆

生于路旁疏林下，或栽培于庭园。分布于全国大部分地区。

2. 垂序商陆 *P. americana* L. ［*P. decandra* L.］　又名：美洲商陆（《江苏植物志》），美商陆（《中药志》）。

形态与上种相似，区别在于本种茎紫红色，棱角较为明显，叶片通常较上种略窄，总状果序下垂，雄蕊及心皮通常 10 枚。花期 7～8 月，果期 8～10 月。

生于林下、路边及宅旁阴湿处。分布于河北、江苏、浙江、江西、山东、湖北、广西、四川、陕西等地。栽培或逸生。

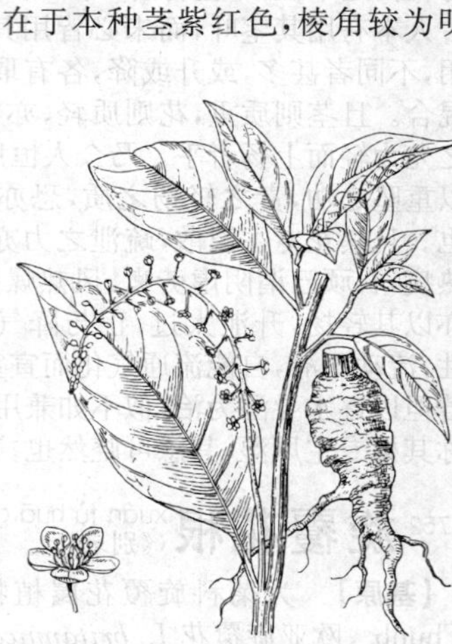

垂序商陆

本植物的叶（商陆叶、美商陆叶）、花（商陆花）和垂序商陆的种子（美商陆子）亦供

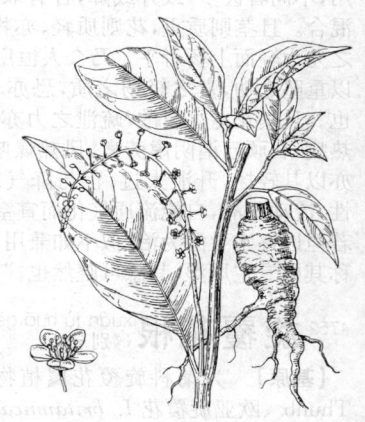

药用，另设专条。

【栽培】 生物学特性 喜温暖湿润气候，耐寒。适宜生长温度为14～30 ℃。以土层深厚、疏松、肥沃，富含腐殖质、排水良好的砂质壤土为好。不宜低洼或黏重土栽培。

繁殖方法 种子繁殖，直播或育苗移栽。9～10月，果实变成紫黑色时采收，浸入水中搓去外皮，晾干贮藏。直播法：于4月按行株距各33 cm开穴，穴浅底平，每穴播种子7～8粒，施人畜粪水，盖火灰1层，以不见种子为度。苗高10～12 cm时匀苗，每穴留壮苗2～3株。育苗移栽法：条播，按沟心距约25 cm，在畦上开横沟，深约5 cm，播幅10 cm。撒播。育苗1年后，春季移栽。

田间管理 第一年中耕除草、追肥各3次，第一次在6月上旬，第二次在6月中旬，第三次在11月上旬倒苗时。肥料以人畜粪水为主，第二年除在春季出苗后中耕除草和追肥各1次外，第二年若不挖，在冬季结合培土，还需中耕除草和追肥各1次。

病虫害防治 病害有根腐病。

【采收加工】 直播的在播种后2～3年收获，育苗移栽的在移栽后1～2年收获。冬季倒苗时采挖，割去茎秆，挖出根部，横切成1 cm厚的薄片，晒干或炕干。

【药材】 商陆 *Radix Phytolaccae* 商陆主产于河南、安徽、湖北等地；垂序商陆主产于山东、浙江、江西等地。

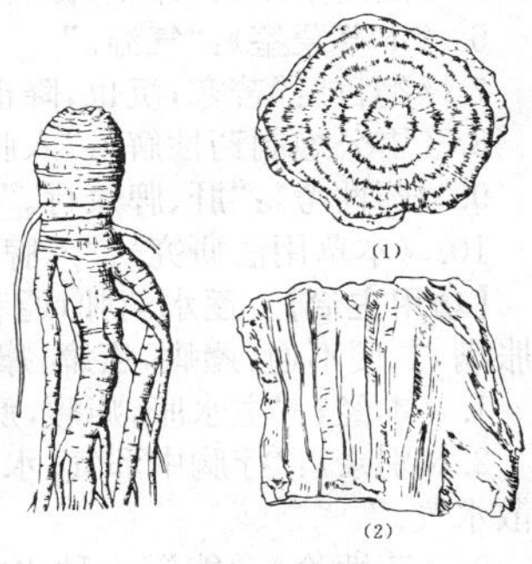
商陆(根)外形
(1) 横切面 (2) 纵切面

性状 根圆锥形，有多数分枝。表面灰棕色或灰黄色，有明显的横向皮孔及纵沟纹。商品多为横切或纵切的不规则块片，厚薄不等。外皮灰黄色或灰棕色。横切片弯曲不平，边缘皱缩，直径2～8 cm；切面浅黄棕色或黄白色，木部隆起，形成数个突起的同心性环轮。纵切片弯曲或卷曲，长5～8 cm，宽1～2 cm，木部呈平行条状突起。质硬。气微，味稍甜，久嚼麻舌。

鉴别 (1) 根横切面：商陆 木栓细胞数列至10余列。皮层较窄。维管组织为三生构造，有数层同心性形成层环，每环有几十个维管束。维管束外侧为韧皮部，内侧为木质部；木纤维较多，常数个相连或围于导管周围。薄壁细胞含草酸钙针晶束，有少数草酸钙方晶或簇晶，并含淀粉粒。

粉末特征：灰白色。草酸钙针晶成束或散在，针晶纤细，针晶束长40～72 μm，尚可见草酸钙方晶或簇晶。木纤维多成束，直径10～20 μm，壁厚或稍厚，有多数十字形纹孔。木栓细胞棕黄色，长方形或多角形，有的含颗粒状物。淀粉粒单粒类圆形或长圆形，直径3～28 μm，脐点短缝状、点状、星状和人字形，层纹不明显；复粒少数，由2～3分粒组成。

(2) 取本品细粉0.5 g，加95%乙醇10 ml回流提取0.5 h，滤过。滤液蒸干，残渣用冰醋酸1 ml和醋酐1 ml溶解，再滴加浓硫酸，立即显红棕色，2 h也不褪色(检查商陆皂苷)。

(3) 取本品细粉0.5 g，加50%乙醇10 ml，回流提取30 min，滤过，滤液蒸干，残渣溶于生理盐水7 ml中，滤过，用氢氧化钠溶液调至中性。取滤液2 ml，加2%红细胞悬浮液2 ml，混匀，静置10 min后，变为透明，即溶血。

(4) 薄层色谱：取粉末2.5 g，加甲醇10 ml浸泡过夜，滤过，作供试品溶液。另取商陆皂苷A、H制成对照品溶液。吸取二溶液点于同一硅胶G薄层板上，用氯仿-甲醇(8∶2)展开，展距10 cm。喷10%硫酸乙醇溶液，110 ℃烘烤10 min，供试品色谱中在与对照品色谱相应位置，显相同颜色的斑点。

【成分】 1. 商陆 根含皂苷及苷元成分：商陆种苷(esculentoside)A、B、C、D[1]、E(即是美商陆苷G，phytolaccoside G)、F[2]、H[3]、K、L[4]、O、P、Q[5]、J[6]、M[7]、I、N[8]及G[9]，美商陆苷E，商陆种酸(esculentic acid)，美商陆酸(phytolaccagenic acid)[10]，2-羟基商陆酸(jaligonic acid，demethyl phytolaccagenin)[10, 11]，美商陆皂苷元(phytolaccagenin)[11]，2，23，29-三羟基齐墩果酸(esculentagenic acid)[6]，商陆种苷元(esculentagenin)[7]；甾醇类成分：α-菠菜甾醇(α-spinasterol)、7-豆甾烯醇(Δ^7-stigmastenol)及它们的葡萄糖苷和酰化甾醇葡萄糖苷。脂肪酸：棕榈酸(palmitic acid)，硬脂酸(stearic acid)及肉豆蔻酸(myristic acid)，主要是6′-棕榈酰基-α-菠菜甾醇-β-D-葡萄糖苷(6′-palmityl-α-spinasteryl-β-D-glucoside)[13]；另含γ-氨基丁酸(γ-aminobutyric acid)[12]。

块根含2-乙基-正己醇(2-ethyl-1-hexanol)，2-甲氧基-4-丙烯基苯酚(2-methoxy-4-propenylphenol)，邻苯二甲酸二丁酯(dibutylphthalate)，棕榈酸乙酯(ethyl palmitate)，带状网翼藻醇(zonarol)，2-单亚油酸甘油酯(2-monolinolein)，油酸乙酯(ethyloleate)，棕榈酸十四醇酯(tetradecylpalmitate)[14]，还含商陆多糖Ⅰ[15]和植物致丝裂素(phytomitogen)[16]。

2. 垂序商陆 根含皂苷及苷元成分：美商陆苷A、B[即是美商陆皂苷(phytolaccasaponin)G]、D、E(即是美商陆皂苷E)、G(即是商陆种苷E)[17, 18]、D_2、F[19]，美商陆皂苷B[20]，美商陆皂苷元；含2-羟基商陆种酸，3-氧代-30-甲氧基羰基-23-去甲-12-齐墩果烯-28-酸(3-oxo-30-carbomethoxy-23-norolean-12-en-28-oic acid)[21]，商陆种酸，美商陆酸[10]，齐墩果酸(oleanolic acid)[22]；还含2-哌啶甲酸(pipecolinic acid)，天冬氨酸，谷氨酸，瓜氨酸(citrulline)，γ-谷氨酰组氨酸(γ-glutamylhistidine)[23]，γ-氨基丁酸、组胺(histamine)[24]。含甾醇类成分：α-菠菜甾醇，7-豆甾烯醇，α-菠菜甾醇-β-D-葡萄糖苷(α-spinasteryl-β-D-glucoside)，7-豆甾烯醇-β-D-葡萄糖苷(Δ^7-stigmastenyl-β-D-glucoside)，6′-棕榈酰基-7-豆甾烯醇-β-D-葡萄糖苷(6′-palmityl-Δ^7-stigmastenyl-β-D-glucoside)，6′-棕榈酰基-α-菠菜甾醇-β-D-葡萄糖苷[21]。还含美商陆毒素(phytolaccatoxin)[25, 26]，黄美味草醇(xanthomicrol)[27]，美商陆根抗病毒蛋白(PAP-R，pokeweed antiviral protei nfrom roots)[28]，美商陆根抗真菌蛋白(pokeweed antifungalprotein)R_1，R_2[29]。

【药理】 1. 对免疫功能的影响 垂序商陆根中所含的有丝分裂原(PWM)在试管内可诱导人外周血淋巴细胞转化，对T细胞和B细胞均有促有丝分裂作用，能刺激B细胞产生免疫球蛋白，主要为IgM[1]。商陆多糖Ⅰ体外增强小鼠淋巴细胞α型DNA多聚酶活性，腹腔注射增强刀豆蛋白(ConA)刺激的小鼠淋巴细胞α型DNA多聚酶活性，促进脾淋巴细胞增殖[2]。商陆皂苷甲(EsA)促进ConA活化的小鼠胸腺细胞凋亡[3]。商陆皂苷辛增强ConA诱导小鼠脾淋巴细胞生成 IL-3 和 IL-6[4]。商陆皂苷甲能降低脂多糖(LPS)作用下中性粒细胞与内皮细胞间高水平的黏附率[5]。

2. 抗炎作用　EsA 腹腔注射，有抑制醋酸升高小鼠腹腔毛细血管通透性的作用，也抑制二甲苯所致小鼠耳肿胀、角叉菜胶所致大鼠足跖肿胀和棉球肉芽肿，减轻胸腺重量，其抗炎作用不通过垂体-肾上腺皮质系统[6]。EsA 减少 LPS 刺激的人外周血单核细胞产生肿瘤坏死因子(TNF)[7]。商陆己烷提取物中的脑苷类成分抑制环氧合酶-2 的活性[8]。

3. 抗肿瘤作用　PWM 能激活人外周血单核细胞介导的细胞毒作用，使白血病细胞凋亡[9]。PWM 处理可以下调 U_{937}、Raji 细胞上的 HLA-DR 分子表达，改变肿瘤细胞表面 MHCⅠ类分子的表达[10]。小鼠腹腔注射商陆多糖Ⅰ，在脂多糖辅助下诱生 TNF，增强腹腔巨噬细胞对 Meth A 细胞毒作用，抑制 Meth A 实体瘤，延长 Meth A 腹水型小鼠存活期[11]。

4. 抗菌、抗病毒作用　商陆煎剂和酊剂体外抑制流感杆菌、肺炎杆菌等[12]。水浸剂对许兰黄癣菌、奥杜盎小芽胞癣菌等有抑制作用[13]。商陆蛋白质有抗Ⅱ型单纯疱疹病毒的作用[14]。

5. 利尿、保护肾脏的作用　商陆及其炮制品煎剂给小鼠、大鼠灌胃均有利尿作用[15, 16]。EsA 腹腔注射减少大鼠自身免疫性肾小球肾炎的尿蛋白，抑制血清中 TNF、IL-1 和 IL-6 的产生[17]。垂序商陆根中的 α-菠菜甾醇抑制高糖诱导的肾小球系膜细胞增殖，抑制链脲霉素诱导的糖尿病鼠血清三酰甘油、肾脏重量增加和尿蛋白分泌，对糖尿病性肾病有治疗作用[18]。商陆皂苷甲腹腔注射，对自身免疫综合征小鼠能降低异常增高的血清自身抗体和淋巴细胞转化水平，改善肾脏组织炎症[19]。

6. 对呼吸系统的作用　商陆及其炮制品的煎剂给小鼠腹腔注射，可使酚红排泌量增加，有祛痰作用[15]。商陆生物碱部分灌服，对氨雾引起的小鼠咳嗽有镇咳作用[20]。

7. 对造血功能的促进、保护作用　商陆素-脾细胞条件培养基对小鼠骨髓造血祖细胞有集落刺激活性，对红系祖细胞的形成有协同促进作用[21]。商陆多糖Ⅰ给药，促进经环磷酰胺注射的正常小鼠和荷肉瘤 S_{180} 小鼠外周血白细胞回升，提高骨髓细胞有核细胞数目和增殖能力；对 ^{60}Co 照射小鼠的造血功能也有保护作用[22]。

8. 对生殖系统的抑制作用　商陆对早孕绒毛人绒毛膜促性腺激素分泌有抑制作用[23]。商陆总皂苷体外对人、家兔精子有致死作用[24]。

9. 其他作用　垂序商陆水煎剂对 CCl_4 所致小鼠急性肝损伤有保护作用；垂序商陆总皂苷延长雄性果蝇的平均寿命[25]。EsA 还抑制 LPS 刺激的兔滑膜细胞产生 IL-1 和 TNF，有助于消除类风湿关节炎的关节炎症[26]。商陆皂苷口服给药对大鼠幽门结扎性、醋酸性及小鼠利舍平性胃溃疡有抑制作用[27]。垂序商陆浆提取液、中国商陆皂苷能杀灭钉螺[28, 29]。

毒性　商陆毒性较大。商陆生品煎剂给小鼠腹腔注射的 LD_{50} 为 6.53±1.97 g/kg，醋煮后毒性降低[15]。亦有报道清蒸品和醋煮品毒性最小[16]。商陆含多种毒素，大剂量使用能导致剧烈腹泻、呕吐甚至中枢神经麻痹等。小鼠灌胃商陆生品煎剂 50.0 g/kg，连续 15 d，可见肠黏膜淋巴细胞浸润，杯状细胞减少，体重下降，体温上升。醋制后毒性降低[30]。

商陆水煎液灌胃，诱发受孕小鼠骨髓和胚胎肝内的嗜多染红细胞微核率阳性，对小鼠具有潜在致突变性，且小鼠胚胎肝比骨髓细胞对药物敏感[31]。

【炮制】 1. 商陆　取原药材，除去杂质，洗净，润透，切厚片或块，干燥。

2. 醋制商陆　①取净商陆，加醋拌匀，焖透，置锅内用文火加热，炒干，取出，放凉。每商陆 100 kg，用醋 30 kg。②取净商陆片，加醋(或加适量水)，置锅内，用文武火加热，煮至醋吸尽，取出，晾干或晒干。每商陆 100 kg，用醋 30～50 kg。醋炙后降低毒性，缓和泻下作用。

饮片性状　商陆为大小厚薄不一的横切或纵切的块片。切面浅黄棕色或黄白色，周边灰黄或灰棕色，皱缩。横切面弯曲不平，具多数同心环状突起，习称“罗盘纹”；纵切面弯曲或卷曲，表面凹凸不平，木部呈多数隆起的平行条纹，韧皮部下凹，质坚硬。气微，味稍甜后微苦，久嚼麻舌。醋制商陆形如商陆，表面呈棕黄色，略有醋气。

贮干燥容器内，防潮，防蛀。醋商陆密闭，置阴凉干燥处。

【药性】 苦，寒，有毒。归肺、肾、大肠经。

1.《本经》：“味辛，平。”

2.《别录》：“酸，有毒。”

3.《药性论》：“甘，有大毒。”

4.《日华子》：“味苦，冷。”

5.《滇南本草》：“味辛，微苦，性微寒。”

6.《本草蒙筌》：“气温。”

7.《纲目》：“苦寒，沉也，降也，阴也。”

8.《雷公炮制药性解》：“入脾、膀胱、小肠经。”

9.《药性考》：“肝、脾兼行。”

10.《本草用法研究》：“入脾、胃、大肠三经。”

【功用主治】 逐水消肿，通利二便，解毒散结。主治水肿胀满，二便不通，癥瘕，痃癖，瘰疬，疮毒。

1.《本经》：“主水胀，疝瘕，痹；熨除痈肿，杀鬼精物。”

2.《别录》：“疗胸中邪气，水肿，痿痹，腹满洪直，疏五脏，散水气。”

3.《药性论》：“能泻十种水病。喉痹不通，薄切醋熬，喉肿处外薄之，瘥。”

4.《日华子》：“通大小肠，泻蛊毒，堕胎，熻肿毒，傅恶疮。”

5.《医林纂要》：“沉阴下行，泻下逐水，去热结。磨涂疮癣，杀虫。赤商，败瘀血，利小便。”

6.《贵州民间方药集》：“治黄疸。”

7.《杭州药用植物志》：“外用治无名中毒及治皮肤的寄生虫病。”

【用法用量】 内服：煎汤，3～10 g；或入散剂。外用：捣敷。

内服宜醋制或久蒸后用；外用宜生品。

【宜忌】 体虚水肿慎服，孕妇忌服。宜从小量开始。本品对胃肠道有刺激作用，故宜饭后服。过量中毒，可出现恶心呕吐，腹痛腹泻，心动过速，呼吸频数，继则言语不清，躁动，抽搐，严重者血压下降，昏迷，瞳孔散大，心跳或呼吸停止而死亡。

1.《药性论》：“忌犬肉。”

2.《日华子》：“白者得大蒜良。”“赤者能伏硇砂、砒石、雌黄。”(引自《纲目》)

3.《新修本草》：“赤者，若服之伤人，乃至痢血不已而死也。”

4.《宝庆本草折衷》：“忌盐，并诸咸味。”

5.《滇南本草》：“忌犯铁器。”

6.《品汇精要》:“妊娠不可服。”

7.《纲目》:“胃气虚弱者不可用。”

8.《本草汇言》:“胃虚阳弱人,服之立毙,非气结水壅、急胀不通者,不可轻用。”

9.《本草用法研究》:“大小便通利者,虚弱者禁用。”

【选方】 1. 治卒肿满身面皆洪大　商陆根一斤(刮去皮,薄切之),煮令烂,去滓,内羊肉一斤,下葱豉盐如食法,随意食之,肿瘥后亦宜作此。亦可常捣商陆,与米中半蒸作饼子,食之。(《肘后方》)

2. 治水气通身洪肿,喘呼气息,烦躁多渴,大小便不利,服热药不得者　泽泻、商陆、赤小豆(炒)、羌活(去芦)、大腹皮、椒目、木通、秦艽(去芦)、茯苓皮、槟榔。上等分,细切。每服四钱,水一盏半,生姜五片,煎七分,去滓温服,不拘时候。(《济生方》疏凿饮子)

3. 治石水病,腹光紧急如鼓,大小便涩　槟榔研末半两,商陆、生姜各一两,桑白皮一两半,甘草炙一分。上除槟榔外,用水二大盏,煎至一大盏,去滓。五更初分作二服,每服调槟榔末一分,至平明当利,如未利再服。(《奇效良方》槟榔散)

4. 治肿满,小便不利　赤商陆根捣烂,入麝香三分,贴于脐心,以帛束之,得小便利即肿消。(《纲目》)

5. 治痃癖不瘥,胁下痛硬如石　生商陆根汁一升,杏仁一两(汤浸,去皮、尖)。研仁令烂,以商陆根汁相和,研滤取汁,以火煎如饧。每服取枣许大,空腹以热酒调下,渐加,以利恶物为度。

6. 治产后血块时攻心腹,疼痛不可忍　商陆(干者)、当归(切,炒)各一分,紫葳、蒲黄各一两。上四味捣罗为散,空腹酒调下二钱匕。(5、6方出自《圣惠方》)

7. 治瘰疬结核肿硬　商陆根三两。上件药捣令烂,捻作饼子,如钱大,安置瘰疬子上,以艾灸饼子上,令热干佳,灸三十壮瘥。(《圣惠方》商陆饼子)

8. 治毒热肿　商陆根、芸苔苗叶根等分。上二味,捣之,以鸡子清和贴之,干即易之。(《外台》引《近效方》)

9. 治大便不通　商陆(干者),大戟(锉,炒)各一分。上二味,粗捣筛,用水四盏,枣十枚去核,煎至一盏半,下黑豆半合,同煎至水尽,拣取黑豆。初春三粒,稍加之,以通利为度。(《圣济总录》商陆煮豆方)

10. 治跌打　商陆研末,调热酒擂跌打青黑之处,再贴膏药更好。(《滇南本草》)

11. 治消化性溃疡　商陆粉 10 g,血余炭 10 g,鲜鸡蛋 1 个。先将鸡蛋去壳,用蛋清、蛋黄与药物搅拌均匀,在锅内放入少许茶油,待油烧熟后,将上药液倒入锅内煎熟即可。分 2 次口服,上、下午各 1 次,2 星期为 1 疗程。〔《湖南中医杂志》1985,(4):13〕

【临床报道】 1. 治疗慢性气管炎　将商陆分别制成蜜浆、蜜丸(分Ⅰ、Ⅱ号)。每次服蜜浆 20 ml 或蜜丸Ⅰ号(或Ⅱ号)1 丸,均每日 3 次,10 d 为 1 疗程,一般服用 3 个疗程,每疗程间隔 3～5 d,亦可连服。共治疗 682 例,结果蜜丸疗效较佳,Ⅰ号有效率为 95.19%,Ⅱ号为 95.85%;蜜浆有效率为 82.58%。以上制剂止咳、祛痰效果较好,平喘效果较差。3 种剂型均有累积增效现象,但停药后疗效有逐渐减退趋势,故应适当间断投药以巩固疗效。绝大多数患者服药后食欲增加,睡眠好转,体感温热,耐寒力增强。一般无明显不良反应,少数患者有鼻咽干感及上腹部不适、腹泻等,3～5 d 消失,无需停药。制法:蜜浆取鲜商陆 1.25 kg,洗净,切片,加水 1 500 ml,文火煮 2 h 左右,去渣,加蜜 125 g,浓缩至 600 ml;蜜丸Ⅰ号取商陆洗净,切片,置冷水内煮沸 7～8 min 后,捞出,弃水,放入蒸笼内蒸40 min,晒干,粉碎成粉,炼蜜为丸,每丸重 9 g(含纯粉 3.9 g);蜜丸Ⅱ号取鲜商陆洗净,切片,放入蒸笼内蒸 1 h,然后晒干或烘干,粉碎成粉,炼蜜为丸,每丸重 9 g(含纯粉 3.9 g)[1]。

2. 治疗银屑病　将生商陆切片置于高压蒸锅中蒸 2 h 后烤干,研成粉,压片。口服成人每日 9 g,分 3 次服,儿童量酌减。治疗各型银屑病 40 例,结果治愈 12 例,明显进步 9 例,进步 11 例,无效 8 例,治愈率为 30%,总有效率为 80%。商陆治疗各型银屑病(急性点滴状银屑病除外),一般 20 d 至 1 月后才产生效果,有部分患者用药 7 d 后自觉症状减轻或消失,皮损开始好转;治疗疗程一般 20 d 至 2 个月,最长可达 3 月以上。用药 1 个月未见效果则可不再使用[2]。

3. 治疗乳腺增生病　用商陆片剂(每片内含生药0.5 g),每服 6 片,每日 3 次,如无不良反应,可逐渐增加剂量,最多至每次 20 片。共治疗 253 例,其中双侧者 165 例,单侧者 88 例,手术后复发者 12 例,同时设未经治疗组和西药组(睾丸糖衣片),分别为 105 例和 20 例,作对照观察。结果商陆组治愈 94 例,显效 72 例,好转 74 例,无效 13 例;未治组自愈 9 例,显效、好转 8 例,无效 88 例;西药组治愈 1 例,显效 3 例,好转 9 例,无效 7 例。结果表明,商陆对乳腺增生病的疗效明显优于睾丸糖衣片[3]。

【各家论述】 1.《新修本草》:“商陆有赤白二种,白者入药用,赤者甚有毒,但贴肿外用,若服之,伤人,乃至痢血不已而死也。”

2.《纲目》:“商陆其性下行,专于行水,与大戟、甘遂盖异性而同功。方家治肿满小便不利者,以赤根捣烂,入麝香三分,贴于脐心,以帛束之,得小便利即肿消。又治湿水,以指画肉上随散不成文者,用白商陆、香附子炒干,出火毒,以酒浸一夜,日干为末,每服三钱,米饮下,或以大蒜同商陆煮汁服亦可。其茎叶作蔬食,亦可治肿疾。”

3.《得宜本草》:“赤者服之,痢血不止杀人,白者煎服亦能杀人。”

4.《药义明辨》:“商陆,白者直疏五脏,散水气,有排山倒海之势,所谓急则治其标也。万密斋曰:凡取水药,惟气实能食者可与服之,不可逡巡,待正气尽化为水,则难去矣。玩斯语,取水一法,岂可尽日不用,惟投剂者审其所宜,更取水之药味,宜详察耳。”

5.《本经疏证》:“李濒湖谓商陆沉降而阴,其性下行,专于治水,与大戟、甘遂异性同功也。夫所贵于治《本经》者,为能审名辨物,知其各有所宜耳。若商陆之功,不过与大戟、甘遂埒,则用大戟、甘遂已耳,又何取于商陆哉?夫大戟、甘遂味苦,商陆味辛,苦者取其降,辛者取其通,降者能行逆折横流之水,通者能行壅淤停蓄之水,取义既殊,功用遂别,岂得以此况彼也。仲景书中十枣汤用大戟、甘遂,大陷胸汤、甘遂半夏汤、大黄甘遂汤均用甘遂,不用大戟,则甘遂之与大戟,固自有异矣;独于大病瘥后,腰已下有水气者,牡蛎泽泻散中偏取商陆,谓非商陆有异于大戟、甘遂乎。下病者上取,上病者下取,牡蛎泽泻散治腰以下水气不行,必先使商陆、葶苈,从肺及肾开其来源之壅,而后牡蛎、海藻之软坚,蜀漆、泽泻之开泄,方能得力,用栝楼根者,恐行水之气过驶,有伤上焦之阴,仍使之从脾吸阴,还归于上。是故商陆之功,在决壅导塞,不在行水疏利,明乎此,则不与其他行水之物同称混指矣。”

6.《本草求原》赵其光："（商陆）能散至阴之水结，疏五脏，故治疝瘕痹躄、水肿、痈肿。阳水宜辛寒，阴水宜苦温。乃疏凿饮子治阳水用之，治阴水则与槟、姜、桑白同用，因阴水阳水之甚皆结于至阴，宜此急宜治标也。"

7.《本草用法研究》："白走气，赤走血，泻水虽同，惟赤者可外敷痈肿耳。"

4755 商陆叶 shāng lù yè （《安徽中草药》）

【基原】 为商陆科商陆属植物商陆 *Phytolacca acinosa* Roxb. 的叶。

【原植物】 参见"商陆"条。

【采收加工】 5～7月采叶，鲜用或晒干备用。

【成分】 商陆叶含美商陆皂苷元（phytolaccagenin），商陆素（cinospesigenin）[1]，糖和氨基酸[2]。

【药理】 抗病毒作用 垂序商陆春季叶中的抗病毒蛋白-Ⅰ、夏初叶中的抗病毒蛋白-Ⅱ、夏末叶中的抗病毒蛋白-Ⅲ对从Ⅰ型人免疫缺陷病毒、细菌噬菌体等单纯化的基因组RNA有去嘌呤作用。3种抗病毒蛋白亚型均抑制人周围血中单核细胞中Ⅰ型人免疫缺陷病毒复制[1]。垂序商陆叶中的抗病毒蛋白处理雄性家兔的精子，不影响精子受孕率及胚胎发育等[2]。

【功用主治】 清热解毒。主治痈肿疮毒。

【用法用量】 外用：捣敷。

4756 商陆花 shāng lù huā （《本草图经》）

【异名】 荔花（《本草经集注》）。

【基原】 为商陆科商陆属植物商陆 *Phytolacca acinosa* Roxb. 或垂序商陆 *P. americana* L. 的花。

【原植物】 参见"商陆"条。

【采收加工】 7～8月花期采收，晒干或阴干。

【药材】 商陆花 *Flos Phytolaccae* 主产于河南、安徽、湖北等地。

性状 花略呈颗粒状圆球形，直径约6 mm，棕黄色或淡黄褐色，具短梗。短梗基部有1枚苞片及2枚小苞片，苞片线形。花被片5，卵形或椭圆形，长3～4 mm；雄蕊8～10，有时脱落，心皮8～10枚。有时可见顶弯稍反曲的短小柱头。体轻，质柔韧。气微，味淡。

【功用主治】 《本草图经》："主人心惛塞，多忘喜误（'误'一作'卧'），取花阴干百日，捣末，日暮水服方寸匕。"

【用法用量】 内服：研末，1～3 g。

【宜忌】 《本草蒙筌》："堕妊娠，孕妇切忌。"

4757 望月砂 wàng yuè shā （《本经逢原》）

【异名】 兔蕈（《雷公炮炙论》），兔屎（《补缺肘后方》），玩月砂（姚僧坦《集验方》），明月砂（《圣惠方》），兔粪（《苏沈良方》）。

【基原】 为兔科兔属动物东北兔 *Lepus mandschuricus* Radde 和华南兔 *L. sinensis* Gray 等野兔的干燥粪便。

【原动物】 参见"兔肉"条。

此外，同属蒙古兔 *L. tolai* Pallas、雪兔 *L. timidus* Linnaeus 的干燥粪便亦供药用。但家兔粪不供药用。

【采收加工】 9～10月间，野草被割除后，即可见到兔粪，扫取之，拣净杂质、泥沙，晒干。

【药性】 辛，寒。归肝、肺经。

1.《本草从新》："辛，平。"

2.《本草求真》："专入肝。辛，寒。"

3.《本草撮要》："入手足太阴、足厥阴经。"

4.《广西药用动物》："性平，味微苦而辛。入肺、肝经。"

【功用主治】 去翳明目，解毒杀虫。主治目翳目暗，疳积，痔瘘。

1.《本草蒙筌》："疗痘生眼内成疮，痔发肠头下血。"

2.《纲目》："目中浮翳，劳瘵五疳，疳疮痔瘘，杀虫解毒。"

【用法用量】 内服：煎汤，5～10 g；或入丸、散。外用：烧灰调敷。

【宜忌】 孕妇慎服。

1.《得配本草》："产妇禁用。"

2.《本草求真》："若阴气上乘，目障不清，未可用焉。"

3.《广西药用动物》："体虚有胃病的人忌用。"

【选方】 1. 治痘后目翳 兔屎二七粒，用雌雄槟榔各一枚同磨。井水调服。（《蔺氏经验方》）

2. 治小儿痘疹，眼中生翳 兔粪、蝉蜕、木通、甘草。煎汤频服。（《摄生众妙方》）

3. 治月蚀耳疮 望夜，取兔屎纳蛤蟆腹中，同烧末，敷之。（《肘后方》）

4. 治劳瘵 兔屎四十九粒，硇砂（如兔屎大）四十九粒。为末，生蜜为丸，如梧桐子大。月望以井水浸甘草一夜，五更初取汁送下七丸，有虫即下，三日不下再服。（《苏沈良方》明月丹）

5. 治痔疮下血，疼痛不止者 玩月砂慢火炒黄，为末。每服二钱，入乳香五分，空心温酒下，日三服。（姚僧坦《集验方》）

6. 治五痔下痢 兔屎（炒）半两，干虾蟆一枚（烧灰，为末），绵裹如莲子大。纳下部，日三易之。

7. 治大小便秘 望月砂一匙安脐中，冷水滴之令透，自通也。（6、7方出自《圣惠方》）

【各家论述】 《本草求真》："兔屎能明目，以除目中浮翳，且劳瘵、五疳、痔漏、蛊食、痘疮等症，服之皆治，亦由热结毒积而成，得此寒以解热，辛以散结，故能服之有功。若阴气上乘，目障不清，未可用焉。"

4758 望江青 wàng jiāng qīng （《李氏草秘》）

【异名】 天芝麻（《李氏草秘》），还精草、玉星草、银脚鹭鸶、血见愁（《纲目拾遗》），白马兰、泥灯心、野地蚕、白根草（《浙江民间常用草药》）。

【基原】 为唇形科水苏属植物光叶水苏的根或全草。

【原植物】 光叶水苏 *Stachys palustris* L. 又名：沼生水苏（《中国植物志》）。

多年生草本，高60～110 cm。下部匍匐生根。茎方形，节上有毛。叶对生；叶柄长3～17 mm；叶片长圆状披针形至披针形，长4～10.5 cm，宽0.7～3 cm，

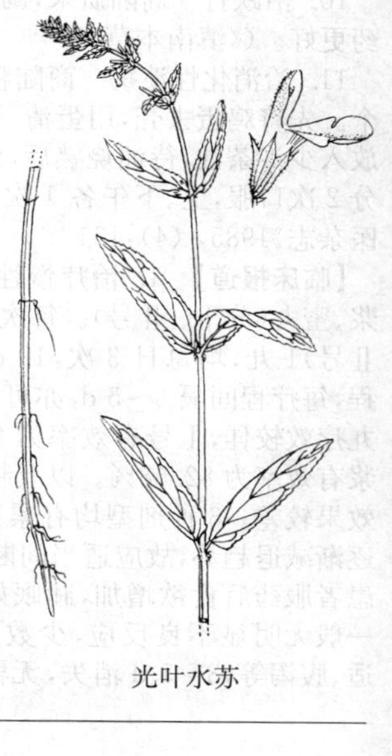

光叶水苏

先端急尖，基部近圆形或心形，边缘有锯齿，两面均无毛。花轮有花6朵至多数，腋生而集成间断的穗形总状花序，或顶生于枝梢，花轴长5～12 cm；苞片小，披针形；花萼钟状，有10条脉纹和5齿，齿端有针尖，边缘有纤毛；花冠淡红色或淡紫色，长约14.5 mm，上唇倒卵圆形，外面被短柔毛，全缘，下唇3裂；雄蕊4，二强；花柱先端2裂，较雄蕊短。小坚果倒卵圆形，黑色光滑。花期4～6月，果期5～7月。

生于潮湿的田间草丛或水沟边。分布于河北、江苏、浙江、安徽、福建、江西、山东等地。

【采收加工】 春季至初冬采收，鲜用或晒干。

【成分】 光叶水苏全草含皂苷类成分：绿莲皂苷元(chlorogenin)，新绿莲皂苷元(neochlorogenin)[1]。甾醇类：β-谷甾醇(β-sitosterol)和甾醇酯[2]。酚酸类成分：咖啡酸(caffeic acid)[1]，绿原酸(chlorogenic acid)，原儿茶酸(protocatechuic acid)，芥子酸(sinapic acid)[3]。又含α-香树脂醇(α-amyrin)[2]。

【药性】 甘、苦，凉。归肺经。

1.《百草镜》："性寒而味微苦。入肺经。"

2.《纲目拾遗》："凉、苦。"

【功用主治】 清热解毒，凉血活血。主治咽喉肿痛，肺痈，百日咳，痢疾，乳痈，带状疱疹，目生翳障，咯血，跌打肿痛。

1.《百草镜》："吐血服之，生精还力，除湿热，去星障，疗肺痈，劳力伤，脱力黄。同金器煎服愈惊风。"

2.《杭州药用植物志》："治脱力强壮剂。"

3.《浙江民间常用草药》："抗菌消炎。"

【用法用量】 内服：煎汤，15～30 g，大剂量可用至60 g；或捣汁和酒。外用：捣汁涂，或捣烂敷。

【选方】 1. 治扁桃体炎，咽喉炎及其他喉症 (光叶水苏)全草连根30 g，或加牛膝30 g，一枝黄花全草15 g。水煎，含服。(《浙江民间常用草药》)

2. 治目中星翳障 望江青一两，羊肝一具，同豆腐煮食。(《百草镜》)

3. 治吐血 白蜜二两，隔汤顿熟，望江青一两，煎汁冲蜜服，不论远年新起一切血证，二服除根。(《纲目拾遗》)

4759 望江南 wàng jiāng nán (《救荒本草》)

【异名】 金豆子(《纲目拾遗》)，羊角豆、野扁豆(《中国树木分类学》)，飞天蜈蚣、铁蜈蚣(《江西草药》)，凤凰草、喉百草(《江苏省植物药材志》)，大羊角菜(《南宁市药物志》)，头晕菜(《广西中药志》)，豆荚草、土蚕菜(《湖南药物志》)，草旃那(《台湾药用植物志》)，猪骨棉、大更药、狗屎豆、大夜明、夜关门、假决明(《南方主要有毒植物》)，山咖啡(《福建中草药》)，褺茶(《中国药用植物志》)。

【基原】 为豆科决明属植物望江南的茎叶。

【原植物】 望江南 *Cassia occidentalis* L. 又名：望江南决明(《中国药用植物志》)。

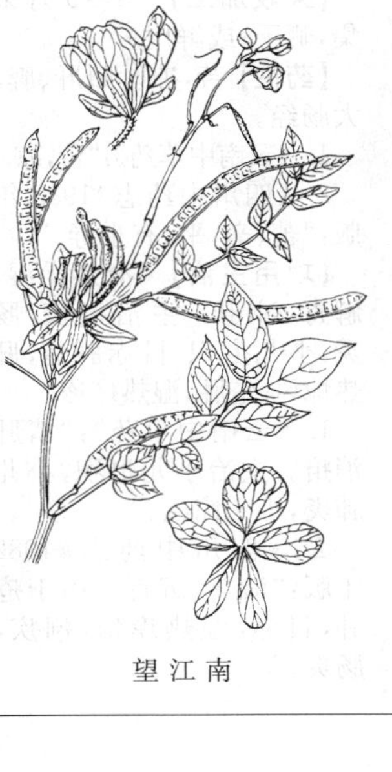

望 江 南

灌木或半灌木，高1～2 m。分枝少，无毛。叶互生，偶数羽状复叶，长约20 cm；叶柄离基部约2 mm处有1枚大而褐色、圆锥形的腺体；小叶具短柄，膜质，4～5对，叶片卵形至椭圆状披针形，长4～9 cm，宽2～3.5 cm，先端渐尖，有缘毛，基部近于圆形，稍偏斜，全缘，上面密被细柔毛，下面无毛。伞房状总状花序顶生或腋生，长约5 cm；苞片线状披针形或长卵形，早落；萼片不相等，5片，分离；花黄色，直径1.5～2 cm，花瓣5，倒卵形，先端圆形，基部具短狭的爪；雄蕊10，发育雄蕊7，3枚不育，无花药；子房线形而扁，被白色长毛，花柱丝状，内弯，柱头截形。荚果扁平，线形，褐色，长10～13 cm，宽8～9 mm，稍内弯，边加厚。种子30～40颗，长1～1.5 cm，卵形，稍扁，淡褐色，有光泽，种子间有薄的横隔膜。花期4～8月，果期6～10月。

常生于河边滩地、旷野或丘陵的灌木林或疏林中。分布于长江以南各地。此外，河北、山东、河南、台湾也有分布。

本植物的种子(望江南子)亦供药用，另设专条。

【栽培】 生物学特性 原产于热带，喜温暖气候，不耐寒，植株适宜生长温度为15～30 ℃，若气温低于10 ℃，则停止生长，降至5 ℃，植株开始死亡。一般土壤均可种植，以排水良好的砂质壤土为好。

繁殖方法 种子繁殖。播种期南方3月份，北方以4月中、下旬为宜。播种前可用温水浸种一昼夜，以利出苗。条播，行距50～60 cm，开约5 cm深的沟，播种。播种后覆土约2 cm，稍加镇压。

田间管理 出苗后即可进行松土除草，苗高4～5 cm时按株距5～10 cm间苗，并施1次稀薄人粪尿，当苗高10～15 cm时结合松土，除草，按株距30～35 cm定苗，再施肥、培土1次。植株封垄前宜再追施1次粪肥或施硫酸铵、过磷酸钙。天旱要及时浇水，雨季注意排水。

病虫害防治 病害有根腐病，7～8月雨季发生，可选地势高，排水良好的地块种植；经常松土，增加土壤通气性；用50%多菌灵1 000倍液喷洒。虫害有红蜘蛛，5～8月发生。

【采收加工】 8月间采收茎叶，晒干。

【成分】 茎叶含蒽醌类成分：大黄酚(chrysophanol)，大黄素(emodin)，大黄素-8-甲醚(questin)，计米大黄蒽酮(germichrysone)，甲基计米决明蒽酮(methylgermitorosone)，金钟柏醇-Ⅰ(occidentalol-Ⅰ)，金钟柏醇-Ⅱ(occidentalol-Ⅱ)；另含东非山扁豆醇(singueanol-Ⅰ)，青霉抗菌素(pinselin)[1]。叶含大黄酚及1种双蒽醌[2]。

【药理】 1. 抗疟作用 望江南叶乙醇提取物或二氯甲烷提取物体外能抑制疟原虫生长，有抗疟活性[1,2]。望江南根皮乙醇或二氯甲烷提取物灌胃，对感染伯格鼠疟原虫的小鼠有抗疟作用[3]。

2. 抗微生物作用 望江南叶提取物抑制枯草芽胞杆菌、金黄色葡萄球菌[4]。望江南根抑制伤寒沙门菌[5]。望江南体外抑制絮状表皮癣菌等真菌[6]。

3. 抗突变、防癌作用 望江南水提取物在鼠伤寒沙门菌TA_{98}、TA_{100}的Ames试验中，在大鼠肝S_9提取物存在下，抑制黄曲霉素B_1、苯并芘诱导的突变[7]。望江南水提取物给予小鼠，可减少苯并芘、环磷酰胺引起的染色体畸变，降低肝脏细胞色素P_{450}水平，提高谷胱甘肽S-转移酶和谷胱甘肽含量[8]。

4. 其他作用 望江南叶粉抑制大鼠角叉莱胶诱导的足肿胀和棉球肉芽肿慢性炎症，降低肉芽肿渗出物中过氧化脂质、磷脂酶 A_2 等含量，增加碱性磷酸酶含量等。叶粉还能增加低渗状态下的红细胞膜稳定性[9]。望江南叶水-乙醇提取物对乙酰氨基酚或乙醇引起的大鼠肝损伤有保护作用[10]。望江南水提取物灌胃，对抗环磷酰胺引起的小鼠体液免疫抑制，使受抑的骨髓细胞恢复正常[11]。

【药性】 苦，寒。小毒。

1.《救荒本草》："味微苦。"

2. 广州部队《常用中草药手册》："苦，平。"

3.《中国有毒植物》："种子和叶有毒。"

【功用主治】 肃肺，清肝，通便，解毒。主治咳嗽气喘，头痛目赤，小便血淋，大便秘结，痈肿疮毒，蛇虫咬伤。

1.《纲目拾遗》："治肿毒。"

2.《中国药用植物志》："治咳嗽，胃病，气块，气胀。"

4.《南方主要有毒植物》："治慢性便秘，哮喘。"

【用法用量】 内服：煎汤，6～9 g，鲜品 15～30 g；或捣汁。外用：鲜叶捣敷。

【宜忌】 体虚患者慎服。

【选方】 1. 治肿毒　金豆子叶，晒研，醋和敷，留头即消；或酒下二三钱。（《纲目拾遗》）

2. 治蛇头疔　鲜羊角豆叶一握。和白麻子捣烂敷贴患处。（《福建民间草药》）

【临床报道】 治疗顽固性头痛　用望江南叶 30 g，猪瘦肉 250 g，加盐适量，水煎服，每日 1 剂。治疗肝阳上亢头痛 18 例，近期治愈 15 例；肾虚头痛 14 例，近期治愈 12 例；偏头痛 10 例，近期治愈 9 例。治愈病例随访半年以上未见复发[1]。

4760 望江南子 wàng jiāng nán zǐ
（《现代实用中药》）

【异名】 槐豆（《救荒本草》），金花豹子（《百草镜》），金豆子（《纲目拾遗》），金角子、金角儿（《江苏省植物药材志》），风寒豆、黄豇豆（《江苏药材志》），江南豆（《中国药用植物志》），野鸡子豆（《福建民间草药》），水爪豆（《广西药用植物名录》）。

【基原】 为豆科决明属植物望江南 *Cassia occidentalis* L. 的种子。

【原植物】 参见"望江南"条。

【采收加工】 10 月果实成熟变黄时，割取全株，晒干后脱粒，取种子再晒干。

【药材】 望江南子 *Semen Cassiae Occidentalis*　产于长江以南各地。

性状　本品呈卵形而扁，一端稍尖，长径 3～4 mm，短径 2～3 mm，暗绿色，中央有淡褐色椭圆形斑点，微凹，有的四周有白色细网纹，但贮藏后渐脱落而平滑，先端具斜生黑色条状的种脐。质地坚硬。气香，有豆腥味，富黏液。

【药理】 毒性　喂饲含望江南种子的小猪出现共济失调和其他神经肌肉功能障碍现象。主要病理改变还有横膈膜肌病和胰腺组织坏死[1]。望江南种子用甲醇、氯仿等有机溶剂提取，不能去除其中的毒素。用无机性溶剂如碳酸氢钠溶液提取，能去除大部分毒素。鸡中毒表现为体重减轻、腹泻、低温，偶尔共济失调等。肉眼可见骨骼肌、心肌颜色发白，肝脏充血。显微镜观察可见肌肉组织中空泡形成、肌膜核增生、肌原纤维分离，电镜下可见线粒体嵴断裂，线粒体肿胀破裂[2]。

【药性】 甘、苦，凉，有毒。归肝、胃、大肠经。

1.《现代实用中药》："苦、平，无毒。"

2.《广西中药志》："味微甘、苦，性平。"

【功用主治】 清肝，健胃，通便，解毒。主治目赤肿痛，头晕头胀，消化不良，胃痛，痢疾，便秘，痈肿疔毒。

1.《纲目拾遗》："治疔、痈。"

2.《现代实用中药》："健胃整肠。治下痢腹痛，食伤，慢性便秘，头胀。"

3.《江西中药》："治胃痛，消化不良。"

4.《广西中药志》："清肝，明目，治头晕。"

【用法用量】 内服：煎汤，6～9 g；研末，1.5～3 g。外用：研末调敷。

【宜忌】 体虚者慎服。过量服用易引起呕吐，腹泻。

【选方】 1. 治肝火迫眼，红肿羞明，或视物不明　羊角豆子 15～30 g，冰糖 30 g。酌冲开水炖服。（《福建民间草药》）

2. 治高血压病　望江南子炒焦研末。每次 3 g，砂糖酌量，冲开水代茶常服。（《福建中草药》）

4761 惊风草 jīng fēng cǎo
（《云南中草药》）

【异名】 披麻草（《昆明民间常用草药》），小青草（《四川中药志》）。

【基原】 为毛茛科唐松草属植物直梗高山唐松草的全草。

【原植物】 直梗高山唐松草 *Thalictrum alpinum* L. var. *elatum* Ulbr. ［*T. esquirolii* Lévl. et Vent.］

多年生小草本，全株无毛。叶均基生，4～5 或更多，为二回三出复叶；叶柄长 1.5～3.5 cm；叶片长 1.5～4 cm；小叶薄草质，有短柄或无柄，圆菱形、菱状宽倒卵形或倒卵形，长和宽均达 10～20 mm，3 浅裂，浅裂片全缘，基部圆或宽楔形，网脉明显。花葶高达 25～38 cm，常有一分枝；总状花序；苞片小，狭卵形，花两性，花梗向上直展；萼片 4，花瓣状，椭圆形，长约 2 mm，早落；花瓣无；雄蕊多数，长约 5 mm，花丝丝状，花药狭长圆形，先端有短尖头；心皮 3～5，柱头箭头形。瘦果狭椭圆形，稍扁，长约 3 mm，有 8 条纵肋，无柄。花期 6～8 月，果期 7～9 月。

生于海拔 2 400～4 600 m 的高山草地。分布于河北、山西、四川、云南、西藏、陕西、甘肃、宁夏、青海。

【采收加工】 6～9 月采集，晒干；或鲜用。

【药性】 苦，凉。归肝、脾、大肠经。

1.《云南中草药》："苦，凉。"

2.《四川中药志》1982 年版："苦、辛，平，有小毒。"

【功用主治】 清热燥湿，解毒，凉肝。主治痢疾，肠炎，小儿疳积，目赤肿痛，肝热惊风，疮肿，湿热痒疹。

1.《云南中草药》："清肝消疳。主治小儿疳积，小儿肺炎，小儿惊风。"

2.《四川中药志》1982 年版："清热，解毒。用于疮肿，目赤，湿热痒疹，痢疾，肠炎。"

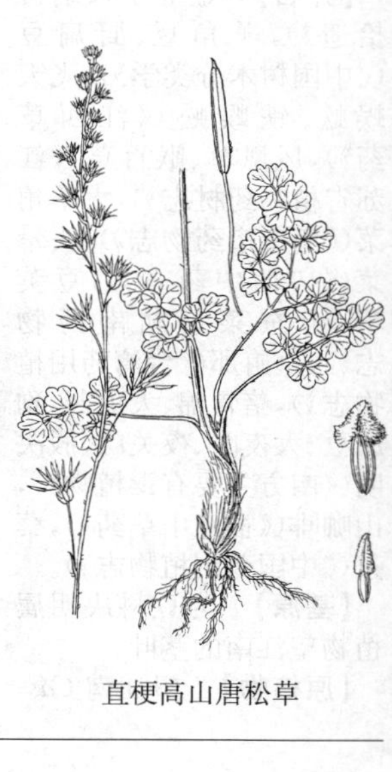

直梗高山唐松草

【用法用量】 内服:煎汤,3～9 g。

【宜忌】 脾胃虚寒者慎服。

【选方】 1. 治目赤肿痛 小青草 9 g,千里光 18 g,夏枯草 18 g,天胡荽 18 g。水煎服。

2. 治肠炎、痢疾 小青草 9 g,野棉花根 9 g。水煎服。(1、2 方出自《四川中药志》1982 年版)

4762 羚羊肉 líng yáng ròu (《本草拾遗》)

【基原】 为牛科高鼻羚羊属动物赛加羚羊 *Saiga tatarica* Linnaeus 的肉。

【原动物】 参见“羚羊角”条。

【采收加工】 四季均可捕捉,捕杀后,除去皮毛及内脏,剔除骨骼。取肉,鲜用或烘干。

【药性】 甘,平。

1.《纲目》:“甘,平,无毒。”

2.《医林纂要》:“甘、辛,热。”

【功用主治】 柔筋利骨,祛风解毒。主治中风筋骨强急,恶疮,毒蛇咬伤。

1.《食疗本草》:“和五味子炒之,投酒中经宿,饮之,治筋骨急强,中风。”

2.《本草拾遗》:“主蛇咬,恶疮。”

3.《食物考》:“柔筋和骨。”

【用法用量】 内服:适量,炙熟浸酒。

4763 羚羊角 líng yáng jiǎo (《本经》)

【异名】 泠角(《广雅》)。

【基原】 为牛科羚羊属动物赛加羚羊的角。

【原动物】 赛加羚羊 *Saiga tatarica* Linnaeus 又名:麢(《说文》)。

身体大小与黄羊相似,长 1～1.4 m,体重雄兽为 37～60 kg,雌兽 29～37 kg。头型较特别,耳郭短小,眼眶突出。鼻端大,鼻中间具槽,鼻孔呈明显的筒状,整个鼻子呈肿胀鼓起,故亦谓高鼻羚羊。雄羊具角 1 对,不分叉,角自基部长出后几乎竖直向上,至生长到整个角的 1/3 高度时,二角略向外斜,接着又往上,往里靠近再又微微向外,最后二角相向略往内弯。角尖端平滑,而下半段具环棱。角呈半透明状,黄蜡色。整个体色呈灰黄色,但体侧较灰白。冬季时毛色显得更淡。

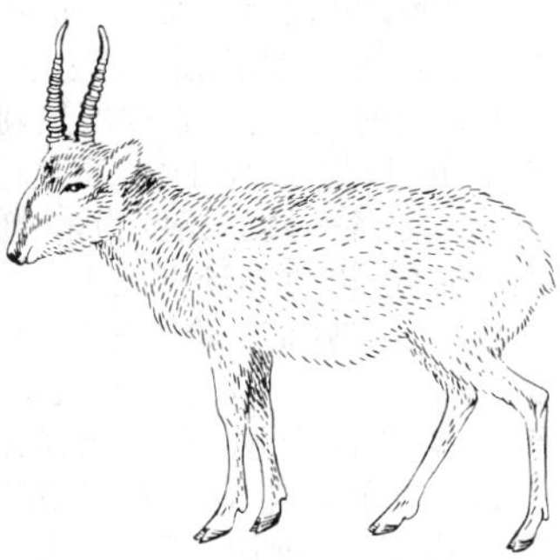

赛加羚羊

栖息于荒漠及半荒漠的开阔地区,性喜干旱。以各种植物为食,如梭梭、蒿类、羽茅等。一般边食边行。在我国仅分布于新疆北部的边境地区。

野生赛加羚羊为国家一级保护动物,严禁捕猎。

本动物的肉(羚羊肉)亦供药用,另设专条。

【采收加工】 全年均可捕捉,捕得后,将角从基部锯下。削成薄片,或磨成粉末备用。

【药材】 羚羊角 *Coenu Saigae Tataricae* 大部分从俄罗斯等地进口,我国新疆产少量。

性状 呈长圆锥形,略呈弓形弯曲,长 15～33 cm,类白色或黄白色,基部稍呈青灰色。嫩枝透视有“血丝”或紫黑色斑纹,光滑如玉,无裂纹,老枝则有细纵裂纹。除尖端部分外,有 10～16 个隆起环脊,中部以上多呈半环,间距约2 cm,用手握之,四指正好嵌入凹处。角的基部横截面圆形,直径 3～4 cm,内有坚硬质重的角柱,习称“骨塞”,骨塞长约占全角的 1/2 或1/3,表面有突起的纵棱与其外面角鞘内的凹沟紧密嵌合,从横断面观,其结合部呈锯齿状。除去骨塞后,角的下半段成空洞,全角呈半透明,对光透视,上半段中央有 1 条隐约可辨的细孔道直通角尖,习称“通天眼”。质坚硬。气无,味淡。

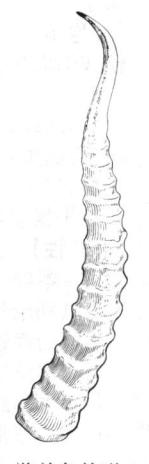

羚羊角外形

鉴别 (1) 本品横切面:可见组织构造多少呈波浪状起伏。角顶部组织波浪起伏最为明显,在峰部往往有束存在,束多呈三角形;角中部稍呈波浪状,束多呈双凸透镜形;角基部波浪形不明显。束呈椭圆形至类圆形。髓腔的大小不一,长径 10～50(～80)μm,以角基部的髓腔最大,束的皮层细胞扁梭形,3～5 层。束间距离较宽广,充满着近等径性多边形、长菱形,或狭长形的基本角质细胞。皮层细胞或基本角质细胞均显无色透明,其中不含或仅含少量细小浅灰色色素颗粒,细胞中央往往可见一个折光性强的圆粒或线状物。

粉末特征:淡灰白色。为不规则碎块,近白色、淡黄白色或淡灰色,微透明,均匀分布有多数长圆形、新月形、长条形空隙,偶见空隙周围显细密放射状纹理;有的碎块隐约可见长梭形纹理。

(2) 薄层色谱:取本品粉末 0.2 g,加氯仿 10 ml,冷浸 48 h,滤过,滤液水浴浓缩至干,加适量氯仿溶解,取少量点于硅胶 G 薄层板上,以苯-乙酸乙酯(7∶3)为展开剂,展距 15 cm,用硅钨酸试剂喷雾,100 ℃烘 5 min,在 Rf 0.51 处有 1 个斑点。

(3) 紫外光谱:取本品粉末 0.2 g,加乙醇 10 ml,放置 12 h,滤过,滤液在 340～230 nm 处扫描,吸收度量程 0～1 A,波长标尺放大 20 nm/cm,在 260±2 nm、254±2 nm、248±2 nm 及 220±2 nm 波长处有最大吸收。

【成分】 赛加羚羊角含角蛋白,磷酸钙,不溶性无机盐[1],赖氨酸,丝氨酸,谷氨酸,苯丙氨酸,亮氨酸,天冬氨酸,酪氨酸等 17 种氨基酸[2],并含 5 种磷脂类成分,即卵磷脂(lecithine),脑磷脂(cephalin),神经鞘磷脂(sphingomyelin),磷脂酰丝氨酸(phosphatidylserine),磷脂酰肌醇(phosphatidylinositol)[3]。

【药理】 1. 解热、镇痛作用 羚羊角超细粉体与粗粉给小鼠灌胃,在热板法和醋酸扭体法中有镇痛作用。对 2,4-二硝基苯酚所致大鼠实验性体温增高,羚羊角超细粉体和粗粉灌胃均有解热作用[1]。羚羊角水煎液灌胃降低伤寒、副伤寒甲乙三联菌苗引起的发热家兔的体温[2]。羚羊角口服液灌胃,预防 2,4-二硝基苯酚所致大鼠发热;腹腔注射,降低伤寒、副伤寒甲乙三联菌苗引起的发热家兔的体温[3,4]。

2. 镇静、抗惊厥作用 羚羊角口服液灌胃或腹腔注射减少小鼠自发活动,对抗小鼠电刺激及戊四氮引起的惊厥,延长戊巴比妥钠等睡眠时间[3,4]。水煎液灌胃对小鼠也有镇静、抗惊厥作用[2]。

3. 对平滑肌的作用　羚羊角水煎液对离体家兔十二指肠有兴奋作用，对乙烯雌酚处理的子宫、动情周期子宫及妊娠子宫，呈兴奋作用[5]。

【炮制】 1. 羚羊角　取原药材，除去骨塞，用温水浸润，镑成纵向极薄片，晾干。

2. 羚羊角粉　锉碎或研成细粉。

饮片性状　羚羊角为纵向极薄片，多卷曲，边缘有小波状，表面类白色或黄白色，光滑，半透明，有光泽，质坚韧。无臭，味淡。羚羊角粉为乳白色细粉。无臭，味淡。

贮干燥容器内，密闭，置阴凉干燥处。防蛀。

【药性】 咸，寒。归肝、心经。

1.《本经》："味咸，寒。"

2.《别录》："苦，微寒，无毒。"

3.《药性论》："味甘。"

4.《本草衍义补遗》："属木，入厥阴经。"

5.《本草经疏》："入手太阴、少阴，足厥阴经。"

6.《本草汇言》："味淡，气寒，无毒。"

7.《本草新编》："味酸、苦，气寒，专走肝经。"

8.《本草三家合注》(叶注)："入足少阴肾经、足太阳膀胱经。气味俱降，阴也。"

9.《衷中参西录》："性近于平，不过微凉。"

【功用主治】 平肝息风，清肝明目，凉血解毒。主治肝风内动，惊痫抽搐，筋脉拘挛；肝阳头疼眩晕，肝火目赤肿痛以及血热出血，温病发斑，痈肿疮毒。

1.《本经》："主明目，益气起阴，去恶血注下，辟蛊毒，恶鬼不祥，安心气，常不魇寐。"

2.《别录》："疗伤寒时气寒热，热在肌肤，温风注毒伏在骨间；除邪气，惊梦狂越僻谬，及食噎不通。久服强筋骨、轻身，起阴益气，利丈夫。"

3.《药性论》："能治一切热毒风攻注，中恶毒风卒死昏乱不识人。散产后血冲心烦闷，烧末酒服之。主小儿惊痫，治山瘴，能散恶血，烧灰治噎塞不通。"

4.《食疗本草》："主中风筋挛，附骨疼痛。生摩和水涂肿上及恶疮，良。又卒热闷，屑作末，研和少蜜服。亦治热毒痢疾及血痢。"又："伤寒热毒下血，末服之即瘥。又疗疝气。"

5.《本草拾遗》："主溪毒及惊悸烦闷，卧不安，心胸间恶气毒，瘰疬。"

6.《绍兴本草》："明目，破毒，利经络。"

7.《纲目》："平肝舒筋，定风安魂，散血下气，辟恶解毒，治子痫痉疾。"

8.《药性切用》："清肝泄热，去翳，舒筋，为惊狂抽搐专药。"

9.《本草再新》："定心神，止盗汗，消水肿，去瘀血，生新血，降火下气，止渴除烦。"

10.《青藏高原药物图鉴》："治癫痫，脑炎，脑膜炎，痢疾，头痛，头晕，眼炎症。"

【用法用量】 内服：煎汤，1.5～3 g，宜单煎 2h 以上；磨汁或研末，0.3～0.6 g；或入丸、散。外用：煎汤或磨汁涂敷。

【宜忌】 脾虚慢惊患者禁服。

1.《本草经疏》："凡心肝二经虚而有热者宜之，虚而无热者不宜用。"

2.《本草从新》："性寒，能发生生之气，无火热勿用。"

【选方】 1. 治伤寒时气，寒热伏热，汗、吐、下后余热不退，或心惊狂动，烦乱不宁，或谵语无伦，人情颠倒，脉仍数急，迁延不愈　羚羊角磨汁半盏，以甘草、灯心各一钱，煎汤和服。(《方脉正宗》)

2. 治中风手颤，亸曳语涩　羚羊角(镑)一两，犀角(镑)三分，羌活(去芦头)、防风(去叉)各一两半，薏苡仁(炒)、秦艽(洗)各二两。共研细末，炼蜜丸，如梧桐子大。每服二十丸，煎竹叶汤下，渐加至三十丸。(《圣济总录》羚羊角丸)

3. 治肝中风，筋脉拘急，舌强语涩　羚羊角屑一两，独活一两，附子一两(炮裂去皮、脐)。上为末。每服三钱。水一中盏，入生姜半分，同煎至六分，去滓，入竹沥一合，更煎一二沸。温服。(《圣惠方》)

4. 治偏风，手足不随，四肢顽痹　羚羊角(镑)一两，独活(去芦头)二两，乌头(炮裂，去皮、脐)三分，防风(去叉)一分。上四味，锉如麻豆大。每服五钱匕，以水二盏，煎取一盏，去滓分温二服，空腹夜卧各一。(《圣济总录》羚羊角汤)

5. 治阳厥气逆，多怒　羚羊角、人参各三两，赤茯苓二两(去皮)，远志(去心)、大黄(炒)各半两，甘草一分(炙)。上为末。每服三钱，水一盏半，煎至八分，去滓温服，不计时候。(《宣明论方》羚羊角汤)

6. 治血虚筋脉挛急，或历节掣痛　羚羊角磨汁半盏，以金银花一两五钱，煎汤一碗，和服。(《续青囊方》)

7. 治小儿夜啼及多惊热　羚羊角屑一分，黄芩一分，犀角屑一分，甘草一分(炙微赤，锉)，茯神一分，麦门冬半两(去心，焙)。捣，粗罗为散。每服一钱，以水一小盏，煎至五分，去滓，量儿大小，分减服之。

8. 治产后中风，身体反张如角弓　羚羊角屑三分，独活一两，当归三分(锉，微炒)，防风一两(去芦头)，人参半两(去芦头)，赤芍药半两，细辛半两，桂心半两，麻黄一两(去根、节)。捣，粗罗为末。每服四钱，以水一中盏，入生姜半分，煎至六分，去滓，不计时候温服。(7、8 方出自《圣惠方》羚羊角散)

9. 治中风，心烦，恍惚，腹中痛或时闷绝　羚羊角屑，微炒，捣罗为散，温酒服一钱匕。(《简易普济良方》)

10. 治时气七日，心神烦热，胸膈不利，目赤，不得睡卧　羚羊角屑、黄芩、栀子仁、黄连(去须)、川升麻、枳壳(麸炒微黄，去瓤)各一两。捣罗为末，炼蜜和丸，如梧桐子大。每服不计时候，以竹叶汤下三十丸。(《圣惠方》羚羊角丸)

11. 治卒呕血　羚羊角(镑)一两半，桂(去粗皮)二两，大黄(锉，炒)一两。上三味，粗捣筛。每服三钱匕，水一盏，煎至一盏，去滓冷服。(《圣济总录》羚羊角饮)

12. 治血运迷闷　羚羊角烧灰一两，香墨半两(末)。上件药相和，细研，不计时候煎，薄荷汤调下二钱。(《圣惠方》)

13. 疗产后血下不尽，烦闷腹痛　羚羊角(炭火上烧作胶)二两，芍药二两(炒黄)，枳壳二两(炒令黄色)。捣罗为散，水调服方寸匕。(《经效产宝》)

14. 治骨蒸，饮食不作肌肉，发热自汗，若日夜间热易治，日夜俱热难愈　羚羊角为末，每服二钱匕，温水调下。(《卫生易简方》)

15. 治陷翳久不得去，用此蔻发　羚羊角(镑)二两，升麻一两半，细辛一两，甘草五钱。一半蜜丸；一半为散，以泔水煎。吞丸子五七十个，食后热服。取散为前导，丸为后合也。(《张氏医通》保命羚羊角散)

16. 治心肺风热冲目，生胬肉　羚羊角(镑)、黄芩(去黑心)、柴胡(去苗)、升麻各三分，甘草(生锉)一两。粗捣筛，

每服五钱匕，水一盏半，煎至一盏，去滓，食后服。（《圣济总录》羚羊角汤）

17. 治眼卒生白翳膜　羚羊角屑半两，泽泻半两，甘菊花一两，葳蕤半两，菟丝子半两（酒浸三日，曝干，别捣为末）。捣，粗罗为散，每服三钱，以水一中盏，煎至八分，去滓，不计时候，温服。（《圣惠方》羚羊角散）

18. 治痘瘖后余毒未清，随处肿痛　羚羊角磨汁半盏，以黄芪、金银花各二两，煎汤和服。（《本草汇言》）

19. 治筋痹，肢节酸痛　羚羊角、薄荷、附子、独活、白芍药、防风、川芎各等分。上水盏半，姜三片，煎五分服。（《医门法律》羚羊角散）

20. 治卒食噎　羚羊角一两。上捣细罗为散，每服不计时候，以粥饮调服一钱。亦可以角水磨涂咽喉外。（《圣惠方》）

【临床报道】 治疗高热病症　用水解羚羊角制成注射液（每支 2 ml，含生药 20 mg），成人每次 1～2 支，每日 3～4 次，肌内注射。治疗流感、麻疹、小儿肺炎等所引起的发热 100 例。以降温为指标，显效 41 例，有效 45 例，无效 14 例。本品使用安全可靠，无副作用[1]。

【各家论述】 1.《纲目》："羚羊角，入厥阴肝经。肝开窍于目，其发病也，目暗障翳，而羚羊角能平之。肝主风，在合为筋，其发病也，小儿惊痫，妇人子痫，大人中风搐搦及经脉挛急，历节掣痛，而羚角能舒之。魂者，肝之神也，发病则惊骇不宁，狂越僻谬，魇寐卒死，而羚角能安之。血者，肝之藏也，发病则瘀滞下注，疝痛毒痢，疮肿瘘疬，产后血气，而羚角能散之。相火寄于肝胆，在气为怒，病则烦满气逆，噎塞不通，寒热及伤寒伏热，而羚角能降之。羚性灵，而筋骨之精在角，故又能辟邪恶而解诸毒。"

2.《冯氏锦囊》："犀角镇心凉心血，羚羊角镇肝凉肝荣。（羚羊角）清肺肝解热毒，血热痘症宜之。较之犀角凉心镇心者更无冰伏痘毒之患，故功力尤稳耳。"

3.《本经逢原》："诸角皆能入肝，散血解毒，而犀角为之首推，故痘疮之血热毒盛者，为之必需。若痘疮之毒，并在气分，而正面稠密，不能起发者，又须羚羊角以分解其势，使恶血流于他处，此非犀角之所能也。"

4.《本草三家合注》（陈注）："羚羊角，气寒味咸无毒，入肾与膀胱二经。主明目者，咸寒以补水，水足则目明也。益气者，水能化气也。起阴者，阴器为宗筋而属肝，肝为木，木得烈热而萎，得雨露而挺也。味咸则破血，故主去恶血。气寒则清热，故止注下也。蛊毒为血热之毒也，咸寒可以除之。"

5.《衷中参西录》："羚羊角最能清大热，兼能解热中之大毒。且既善清里，又善透表，能引脏腑间之热毒达于肌肤而外出。疹之未出，或已出而速回者，皆可以此表之，为托表麻疹之妙药。即表之不出而毒气内陷者，服之亦可内消。又善入肝经，以治肝火炽盛，至生眼疾及患吐蛔者之妙药。所最异者性善退热却不甚凉，虽过用之不致令人寒胃作泄泻，与他凉药不同，此乃具有特殊之良能，非可以寻常药饵之凉热相权衡也。"

4764 粘人花 zhān rén huā（《贵州民间药物》）

【异名】 饿蚂蝗、黄黏粑草（《贵州民间药物》），野豆子、牛巴嘴（《四川中药志》），山蚂蝗、过路黄（《云南中草药》），山毛豆花、乌山黄檀草、满鼎糊草（《台湾药用植物志》），长波状叶山蚂蝗（《广西药用植物名录》）。

【基原】 为豆科山蚂蝗属植物波叶山蚂蝗的茎叶。

【原植物】 波叶山蚂蝗 *Desmodium sequax* Wall. [*D. sinuatum* (Miq.) Bl. ex Baker] 又名：瓦子草（《中国高等植物图鉴》）。

灌木，高达 2 m。枝具淡黄色短柔毛。三出复叶，顶生小叶卵状菱形，长 4～10 cm，宽 3～7 cm，先端急尖，基部宽楔形，边缘波状，两面有白色柔毛，侧生小叶较小；叶柄有毛；托叶长椭圆形，长约 6 mm，被淡黄色柔毛。腋生总状花序，花序轴和花梗有柔毛；花萼阔钟状，萼齿三角形，有短柔毛；花冠紫色，旗瓣无爪，与翼瓣、龙骨瓣近等长；雄蕊 10，(9)＋1；子房线形，有短柔毛。荚果串珠状，稍弯，密生开展褐色短柔毛，有 5～10 荚节。花期7～9月，果期 9～10月。

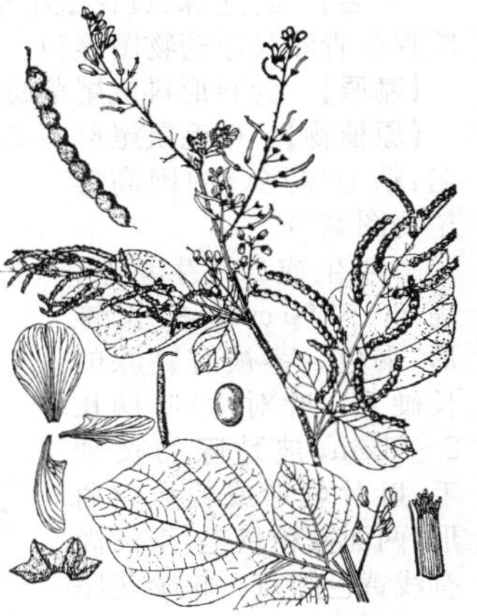

波叶山蚂蝗

生于 400～2 100 m 的山地草坡或林边。分布于西南及河南、湖北、湖南、广西、台湾等地。

本植物的果实（山蚂蝗果）、根（粘人花根）亦供药用，另设专条。

【采收加工】 7～10月采收，切段晒干。

【成分】 茎含水黄皮素（karanjin），水黄皮黄素（pongapin），5-甲氧基水黄皮黄素（5-methoxy pongapin），披针灰叶素（lanceolatin）B，kanujin[1]。

【药性】 微苦、涩，平。

1.《四川中药志》1960 年版："性温，味淡、微辛，无毒。"

2.《云南中草药》："涩，平。"

3.《全国中草药汇编》："微苦、涩，温。"

【功用主治】 《四川中药志》1960 年版："治风热火眼，妇人产后胞衣不下及月瘕痨。"

【用法用量】 内服：煎汤，30～60 g。外用：煎水洗；或研末撒。

【选方】 1. 治胞衣不下　野豆子、黄实叶、煅莲房各适量。水煎服。

2. 治月瘕痨　野豆子加红糖炖鸡服。（1、2 方出自《四川中药志》1960 年版）

4765 粘人花根 zhān rén huā gēn（《贵州民间药物》）

【基原】 为豆科山蚂蝗属植物波叶山蚂蝗 *Desmodium sequax* Wall. 的根。

【原植物】 参见"粘人花"条。

【采收加工】 秋后采收，切段晒干。

【药性】 微苦、涩，温。

1.《贵州民间药物》："微温，有小毒。"

2.《贵州草药》："涩，微温。"

【功用主治】 润肺止咳，驱虫。主治肺结核咳嗽，盗汗，产后瘀滞腹痛，蛔虫、蛲虫病。

1.《贵州草药》："驱虫，补虚，止咳，定喘。"

2.《全国中草药汇编》："润肺止咳，驱虫。治肺结核咳嗽，盗汗，喘咳，产后胎盘滞留，蛔虫病。”

【用法用量】 内服：煎汤，10～30 g，大剂量可用至 60 g。

【选方】 1. 治虚痨咳嗽 粘人花根、青粘粑草、白粘粑草各 6 g。煎水兑酒服。

2. 治喘咳 粘人花根、石豇豆各 15 g，生姜 1 片。炖鸡吃。

3. 治小儿蛲虫 粘人花根 12～15 g。煎水服，每次 1 杯，每日 3 次。（1～3 方出自《贵州民间药物》）

4766 粘毛鼠尾草 zhān máo shǔ wěi cǎo（《中国中药资源志要》）

【异名】 野芝麻、黄花鼠尾草（《甘肃中草药手册》），吉子嘎保（《青藏高原药物图鉴》）。

【基原】 为唇形科鼠尾草属植物粘毛鼠尾草的全草。

【原植物】 粘毛鼠尾草 *Salvia roborowskii* Maxim. 又名：粘毛鼠尾（《中国高等植物图鉴》）。

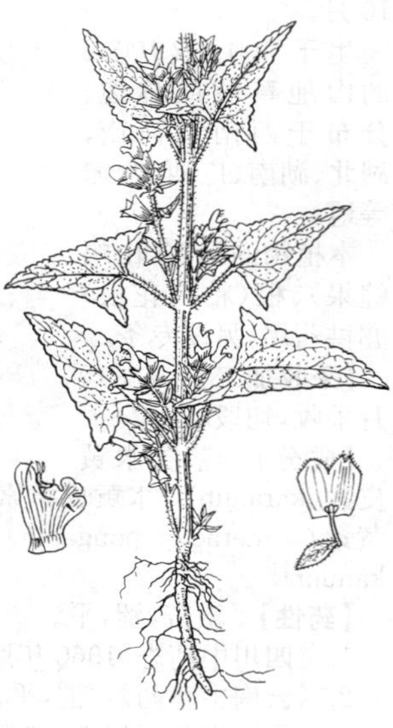

粘毛鼠尾草

一年生或二年生草本，高 30～90 cm。根长锥形，褐色。茎被有黏腺的长硬毛。叶对生；叶柄长 2～6 cm，被黏腺的长硬毛；叶片戟形或戟状三角形，两面被粗伏毛，下面尚有浅黄色腺点。轮伞花序 4～6 花，上部密集下部疏离组成顶生或腋生的总状花序；花萼钟状，二唇形；花冠黄色，二唇形，长 1～1.3 cm，外面被疏柔毛，内面离冠筒基部 2～2.5 mm 有不完全的疏柔毛毛环；花丝长约4 mm，药隔长约 4 mm，上下臂近等长。小坚果倒卵圆形，暗褐色，光滑。花期 6～8 月，果期 9～10 月。

生于海拔 2 500～3 700 m 的山坡草地，沟边荫处，山脚山腰。分布于四川、云南、西藏、甘肃、青海等地。

本植物的果实（粘毛鼠尾草果）亦供药用，另设专条。

【采收加工】 6～8 月采收全草，晒干。

【成分】 根含菲醌类成分：丹参醌（tanshinone）Ⅰ、ⅡA，亚甲基丹参醌（ethylenetanshinquinone）[1]。

全草含三萜类成分：triterpenoid Ⅰ、Ⅱ。又含丁香油酚-β-D-吡喃葡萄糖苷（eugenyl-β-D-glucopyranoside）[2]。

【药性】 微苦、微甘，凉。归肝、胃经。

1.《甘肃中草药手册》：“甘、微苦，平。”

2.《青藏高原药物图鉴》：“甘、涩，寒。无毒。”

【功用主治】 清肝，明目，止痛。主治目赤肿痛，翳障，肝炎，牙痛。

1.《甘肃中草药手册》：“明目退翳。治目赤肿痛，翳膜遮睛。”

2.《青藏高原药物图鉴》：“治肝炎，牙痛。”

【用法用量】 内服：煎汤，3～9 g；或研末。

【选方】 治目赤肿痛，翳膜遮睛 野芝麻全草适量，研细末内服。每次 3 g，每日 2～3 次。（《甘肃中草药手册》）

4767 粘毛鼠尾草果 zhān máo shǔ wěi cǎo guǒ（《中国中药资源志要》）

【异名】 黄花鼠尾草果（《甘肃中草药手册》）。

【基原】 为唇形科鼠尾草属植物粘毛鼠尾草 *Salvia roborowskii* Maxim. 的果实。

【原植物】 参见“粘毛鼠尾草”条。

【采收加工】 9～10 月采收，晒干。

【药性】《甘肃中草药手册》：“甘、微苦，平。”

【功用主治】 滋肾补肝，明目。主治产后体虚，乳汁不足，视物昏花。

【用法用量】 内服：煎汤，6～15 g。

【选方】 治产后体虚，乳汁不足 野芝麻 9～15 g（炒）。水煎调红糖服。（《甘肃中草药手册》）

4768 粗榧根 cū fěi gēn（《广西本草选编》）

【基原】 为三尖杉科三尖杉属植物粗榧 *Cephalotaxus sinensis*（Rehd. et Wils.）Li 的根或树皮。

【原植物】 参见“粗榧枝叶”条。

【采收加工】 全年可采，刮去粗皮，切片，晒干。

【成分】 树皮含生物碱：海南粗榧内酯（hainanolide），异粗榧碱（isoharringtonine），高粗榧碱（homoharringtonine）[1]，粗榧碱（harringtonine），去氧粗榧碱（deoxyharringtonine）[2, 3]。

【药性】 淡、涩，平。

【功用主治】《广西本草选编》：“祛风除湿。主治风湿痹痛。”

【用法用量】 内服：煎汤，15～30 g。

4769 粗叶耳草 cū yè ěr cǎo（《广西本草选编》）

【异名】 莺哥利、光天化戟（《广西本草选编》），细茜草（《云南药用植物名录》），大号杉刺癀、小号大角荚、茜草节节花（《福建药物志》），锅老根、杀虫草（《广西药用植物名录》）。

【基原】 为茜草科耳草属植物粗叶耳草的全草。

【原植物】 粗叶耳草 *Hedyotis hispida* Retz.［*Oldenlandia hispida* Poir.］

一年生披散草本，高 25～30 cm。枝条平卧，上部四棱柱形，下部圆柱形，被短粗毛。叶对生；近无柄；托叶鞘状，顶部分裂成数根刺毛；叶片椭圆形或椭圆状披针形，长 2.5～5 cm，宽 6～20 mm，先端尖，基部楔形或钝，上面被角质的短硬毛，触之刺手，下面被短硬毛。团伞花序腋生；无总花梗；苞片披针形；花无梗；萼筒倒圆锥形，萼裂片 4，披针形；花冠白色，近漏斗形，长 3.8～4 mm，4 裂；雄蕊着生于花冠筒喉部；柱头头状，粗糙。蒴果卵形，长 1.5～2.5 mm，被粗毛，熟时顶部开裂。种子多数，有棱。花期3～11月。

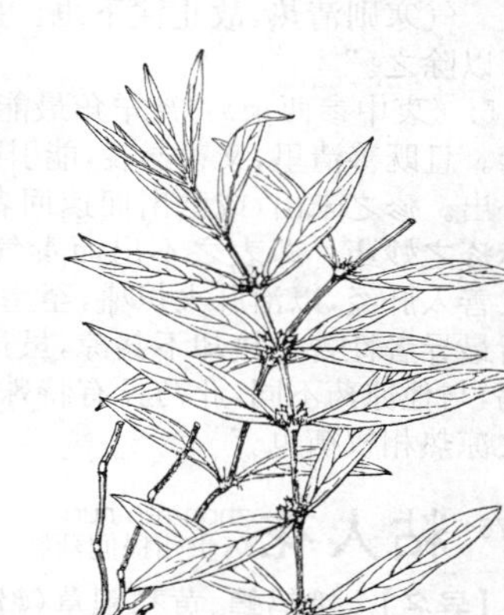

粗叶耳草

生于草丛、路旁及疏林下。分布于广东、广西、海南、贵州、云南等地。

【采收加工】 5～7 月

采收，鲜用或切碎晒干。

【药性】 苦，凉。

1.《广西本草选编》："味淡，性凉。"

2.《全国中草药汇编》："苦，凉。"

【功用主治】 清热解毒，消肿止痛。主治小儿麻痹症，风湿痹痛，感冒发热，咽喉痛，胃肠炎，蛇虫咬伤，疔疮疖肿。

1.《广西本草选编》："清热解毒。主治痢疾，肺结核咯血，竹木刺入肉，疮疖，蚂蟥入鼻。"

2.《全国中草药汇编》："清热解毒，消肿止痛。主治小儿麻痹症，感冒发热，咽喉痛，胃肠炎，外用治疗蛇咬伤，蜈蚣咬伤，狗咬伤。"

3.《福建药物志》："清热利湿，祛风止痛，消肿解毒。主治肝炎，风湿关节痛，疝气，多发性脓肿，毒蛇咬伤。"

【用法用量】 内服：煎汤，15～30 g，大剂量可用至 60 g。外用：捣敷。

【选方】 1. 治小儿麻痹症　鲜粗叶耳草 15 g，葫芦茶 15 g。水煎服。（厦门《新医疗法与中草药选编》）

2. 治风湿关节痛　鲜粗叶耳草 60～120 g，猪骨适量，绿心豆 60 g。水炖服。《福建药物志》）

3. 治毒蛇咬伤　鲜粗叶耳草 30 g。水煎服；渣捣烂外敷伤口。（厦门《新医疗法与中草药选编》）

4. 治多发性脓肿　鲜粗叶耳草适量，蝼蛄 1 只。共捣烂敷上星穴。（《福建药物志》）

4770 粗榧枝叶 cū fěi zhī yè （《全国中草药汇编》）

【基原】 为三尖杉科三尖杉属植物粗榧的枝叶。

【原植物】 粗榧 *Cephalotaxus sinensis*（Rehd. et Wils.）Li［*C. drupacea* Sieb. et Zucc. var. *sinensis* Rehd. et Wils.］又名：鄂西粗榧（《中国树木分类学》），中华粗榧杉、粗榧杉（《中国裸子植物志》），竹叶粗榧（《海南植物志》），中国粗榧（《中国树木学》），水柏子〔《中草药通讯》1973，(3)：19〕，木榧、血榧、土香榧（《天目山药用植物志》）。

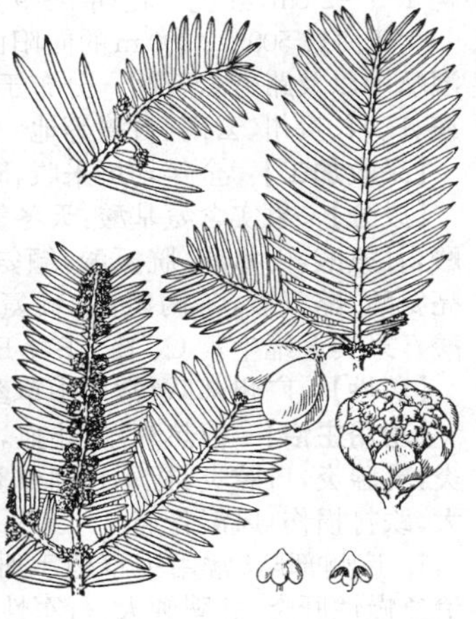

粗　榧

灌木或小乔木，高达15 m。树皮灰色或灰褐色，裂成薄片状脱落。叶条形，排成 2 列，长 2～5 cm，宽约 3 mm，上部渐窄，先端渐尖或微凸尖，基部近圆形，质地较厚，上面深绿色，中脉明显，下面有 2 条白色气孔带，较绿色边带宽2～4 倍。雄球花6～7 聚生成头状，径约6 mm，总梗长约3 mm；雄球花卵圆形，基部有 1 枚苞片，雄蕊 4～11 枚；雌球花头状，通常 2～5 个胚珠发育成种子。种子 2～5，生于总梗的上端，卵圆形、椭圆状卵圆形或近球形，长 1.8～2.5 cm，先端中央有尖头。花期 3～4 月，种子 10～11 月成熟。

生于海拔 2 000 m 以下的山地，喜温暖湿润气候及黄壤、黄棕壤、棕色森林土壤。分布于长江流域以南至广东、广西，西至河南、四川、贵州、云南、陕西、甘肃等地。

本植物的根（粗榧根）亦供药用，另设专条。

【采收加工】 7～9 月采收，晒干。

【成分】 枝叶含生物碱类成分：三尖杉碱（cephalotaxine），Ⅱ-羟基三尖杉碱（Ⅱ-hydroxycephaltaxine），桥氧三尖杉碱（drupacine），去甲基三尖杉酮碱（demethylcephalotaxinone），C-3-表台湾三尖杉碱（C-3-epiwilsonine），台湾三尖杉碱（wilsonine）[1]，10-脱乙酰浆果杉亭-Ⅲ（10-deacetylbaccatinⅢ）[2]。

【功用主治】《全国中草药汇编》："本植物总生物碱对慢性白血病和淋巴瘤有较为明显的疗效。"

【用法用量】 一般提取其生物碱制成注射剂使用，具体用法用量参见"临床报道"项。

【宜忌】 本品主要毒性为骨髓抑制和消化道反应，少数患者可发生心脏毒性反应。

【临床报道】 1. 治疗白血病　用中华粗榧总生物碱每日 50～100 mg 肌注，个别用至 200 mg。治疗慢性粒细胞白血病 11 例，结果完全缓解者 3 例，部分缓解Ⅰ级、Ⅱ级各 2 例，未缓解 4 例。还发现本品对慢粒急变亦有较好疗效，用治急性淋巴细胞白血病 10 例，大部分系与环磷酰胺、6-巯基嘌呤、激素等联合用药，除 1 例外均达不同程度缓解，其中完全缓解 6 例。观察急性粒细胞白血病 14 例，完全缓解 2 例，部分缓解 5 例[1]。

2. 治疗真性红细胞增多症　应用粗榧酯碱共治 7 例 9 次，结果缓解 3 例次，显效 4 例次，良好 1 例次，进步 1 例次。缓解至良好 8 例次。至缓解所需药物总量为 65.5～133 mg，平均为 97.8 mg；时间 32～42 d，平均 36 d。显效所需药物总量为 62.5～126 mg，平均 92.5 mg，时间 28～50 d，平均 40 d。疗效较好，对复发的患者仍然有效。在常规剂量下副作用轻而短暂，其缺点为缓解期较短[2]。

4771 粗糠柴叶 cū kāng chái yè （《广西中药志》）

【基原】 为大戟科野桐属植物粗糠柴 *Mallotus philippinensis*（Lam.）Muell.-Arg. 的叶。

【原植物】 参见"吕宋楸毛"条。

【采收加工】 全年均可采收，鲜用或晒干。

【成分】 叶含二聚查耳酮类成分：kamalachalcone A、B[1]。还含淀粉酶（amylase），过氧化酶（peroxidase），磷酸化酶（phosphatase），多酚氧化酶（polyphenoloxidase）[2]。

【药性】《广西本草选编》："味淡涩，性平，有小毒。"

【功用主治】 清热祛湿，止血，生肌。主治湿热吐泻，风湿痹痛，外伤出血，疮疡，水火烫伤。

1.《广西本草选编》："止血，生肌。主治外伤出血，疮疡溃烂久不收口。"

2.《福建药物志》："清热利湿。治胃肠炎，风湿痛。"

【用法用量】 内服：煎汤，3～6 g。外用：鲜品捣敷；或研末撒，或煎水洗。

【宜忌】 本品有一定毒性，内服不宜过量。

《广西本草选编》："叶背面的腺点内含有毒成分，中毒后可致恶心、呕吐、强烈泻下。"

【选方】 治胃肠炎　粗糠柴叶 6 g。捣烂，加二次米泔水炖服。（《福建药物志》）

4772 粗糠柴根 cū kāng chái gēn （《海南岛常用中草药手册》）

【基原】 为大戟科野桐属植物粗糠柴 *Mallotus philip-*

pinensis (Lam.) Muell.-Arg. 的根。

【原植物】 参见"吕宋楸毛"条。

【采收加工】 全年均可采收,切片,晒干。

【药性】 微苦、微涩,凉。有毒。

1.《海南岛常用中草药手册》:"微苦、微涩。"

2.《全国中草药汇编》:"微苦、微涩,凉。"

【功用主治】 清热祛湿,解毒消肿。主治湿热痢疾,咽喉肿痛。

1.《海南岛常用中草药手册》:"清热解表,消炎止痛。主治急慢性痢疾,咽喉肿痛,扁桃腺炎。"

2.《全国中草药汇编》:"清热利湿。"

3.《台湾药用植物志》:"治月经不调。"

【用法用量】 内服:煎汤,15～30 g。

4773 粗毛鳞盖蕨 cū máo lín gài jué (《中国药用孢子植物》)

【基原】 为碗蕨科鳞盖蕨属植物粗毛鳞盖蕨的全草。

【原植物】 粗毛鳞盖蕨 *Microlepia strigosa* (Thunb.) Presl [*Trichomanes strigosa* Thunb.] 又名:粗毛鳞蕨(《中国主要植物图说》)。

植株高达 1 m 以上。根茎横走,粗壮,密生褐色节状刚毛。叶远生;叶柄长 40～60 cm,禾秆色或绿褐色,基部有褐色节状毛;叶轴及羽轴腹面略有毛,背面密生褐色短毛;叶片厚纸质,长圆形,长 40～60 cm,宽 15～30 cm,二回羽裂;羽片 14～20 对,互生,有柄,线状披针形,基部偏斜楔形,先端长尖或长渐尖,羽状,下部的较大,长 14～20 cm,宽 2～3.5 cm;二回羽片 14～25 对,互生,斜卵形或近菱形,边缘上侧有缺刻或粗钝齿状,长 1.5～2 cm,宽 6～10 mm,背面脉上有毛;叶脉羽状。孢子囊群生于小脉先端,囊群盖杯状,黄绿色,有毛,以基部及两侧着生于叶缘内。

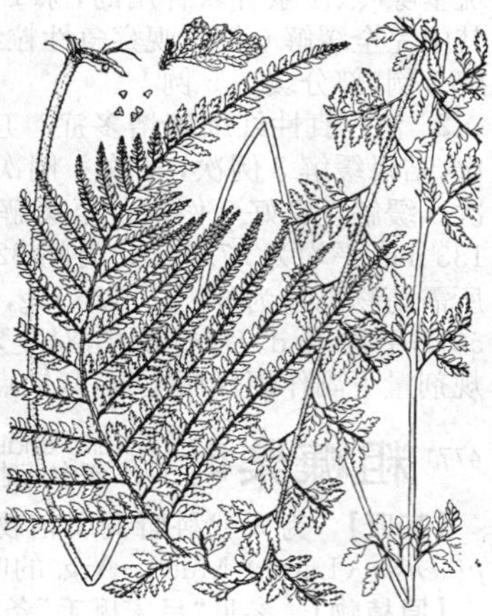

粗毛鳞盖蕨

生于海拔 1 700 m 的林下石灰岩上。分布于浙江、福建、四川、云南、台湾等地。

【采收加工】 7～10 月采收全草,鲜用或晒干。

【成分】 地上部分含(3R)-蕨素〔(3R)-pterosin〕D,(2R, 3R)-蕨素〔(2R, 3R)-pterosin〕L,2R-蕨素(2R-pterosin)B,2R-蕨素 O,2R-蕨素 F,2S-蕨素(2S-pterosin)P,2S, 3S-蕨素〔(2S, 3S)-pterosin〕C,2S, 3S-蕨素 C-O-3-β-D-吡喃葡萄糖苷(2S, 3S-pterosin C-O-3-β-D-glucopyranoside)[1],欧蕨伊鲁苷(ptaquilo side)[2]。全草含氰基葡萄糖苷类成分:prunasin 4′-O-*p*-coumarate[3]。

【药性】 微苦,寒。

【功用主治】 去湿热。治流行性感冒、肝炎等。

【用法用量】 内服:煎汤,9～15 g。

【选方】 1. 治肝炎 粗毛鳞盖蕨 30 g,蒲公英 30 g,虎杖 9 g。煎服。

2. 治流行性感冒 粗毛鳞盖蕨 15 g,板蓝根 15 g,苦参 9 g。煎服。(1、2 方出自《中国药用孢子植物》)

4774 粗叶悬钩子 cū yè xuán gōu zǐ (广州部队《常用中草药手册》)

【异名】 大叶蛇泡竻、大破布刺、老虎泡、虎掌竻、九月泡(广州部队《常用中草药手册》),八月泡、牛尾泡、大竻坛(《广西中草药》)。

【基原】 为蔷薇科悬钩子属植物粗叶悬钩子的根、叶。

【原植物】 粗叶悬钩子 *Rubus alceaefolius* Poir.

攀缘灌木。枝密生黄色绒毛,叶柄及花序有小钩刺。单叶,近革质;叶柄长 2～4.5 cm;托叶羽状深裂;叶片近圆形或宽卵形,大小极不等,长 6～16 cm,宽 5～14 cm,不整齐 3～7 裂,上面有粗毛和囊泡状小凸起,下面密生灰色或浅黄色绵毛和长柔毛,叶脉锈色。顶生或腋生圆锥花序或总状花序,有时腋生头状花束,总花梗、花梗和花萼被淡黄色绒毛;花白色,直径 12～15 mm;苞片大,似托叶。聚合果球形,直径 1.5～2 cm,红色。花期 7～9 月,果期 10～11 月。

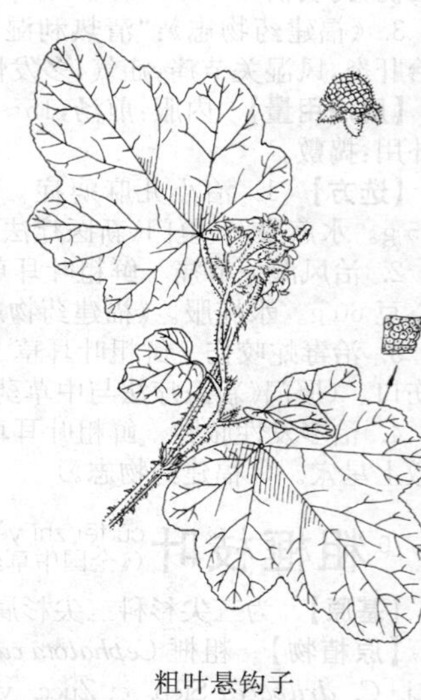

粗叶悬钩子

生于海拔 500～2 000 m 的向阳山坡、山谷杂木林内或沼泽灌丛中以及路旁岩石间。分布于江苏、福建、江西、湖南、广东、广西、贵州、云南、台湾等地。

【采收加工】 全年均可采收,晒干。

【成分】 果实含氨基酸:天冬氨酸,苏氨酸,丝氨酸,谷氨酸,甘氨酸,丙氨酸,胱氨酸,缬氨酸,甲硫氨酸,异亮氨酸,亮氨酸,酪氨酸,苯丙氨酸,赖氨酸,组氨酸,精氨酸,脯氨酸。果实含维生素 C、B_1、B_2、E,维生素 A 痕量[1]。

【药性】 广州部队《常用中草药手册》:"甘、淡,平。"

【功用主治】 清热利湿,止血,散瘀。主治肝炎,痢疾,肠炎,乳腺炎,口腔炎,行军性血红蛋白尿,外伤出血,肝脾肿大,跌打损伤,风湿骨痛。

1. 广州部队《常用中草药手册》:"活血祛瘀,清热止血。治急慢性肝炎,肝脾肿大,行军性血红蛋白尿,乳腺炎,外伤出血,口腔炎。"

2.《广西中草药》:"清热,消肿,止血,散瘀。"

3.《全国中草药汇编》:"清热利湿。主治痢疾,肠炎,跌打损伤,风湿骨痛。"

【用法用量】 内服:煎汤,15～30 g。外用:研末撒敷;或煎水含漱。

【临床报道】 治疗嗜盐菌食物中毒 粗叶悬钩子 45 g,生姜 15 g(老幼及病轻者酌减),水煎服,同时饮淡盐糖水。治疗 71 例,全部患者均有吃咸黄泥螺史,患者有头痛、恶寒、发热、腹痛、上吐下泻及失水征,部分患者有血便,2 例轻度休克。结果,除 1 例孕妇外,全部治愈[1]。

4775 **断节参** duàn jié shēn（《红河中草药》）

【基原】 为萝藦科鹅绒藤属植物昆明杯冠藤的根。

【原植物】 昆明杯冠藤 *Cynanchum wallichii* Wight 又名：假马兜铃（《中国高等植物图鉴》），昆明白前（《种子植物名称》）。

多年生草质藤本。茎被单列毛。叶对生，托叶呈叶状，单生于叶腋间；叶片薄纸质，卵状长圆形，长4～9 cm，宽2～4 cm，先端短渐尖，基部耳状心形，叶耳圆形而内向，上面被柔毛，下面苍白色，近无毛，叶缘有睫毛。伞房状聚伞花序腋生，有花10～20朵；花萼外面被柔毛，内面基部腺体多至20个；花冠白色或黄白色，辐状或近钟形；副花冠白色，膜质杯状，先端有5个圆形的齿；花粉块每室1个，下垂，柱状，全缘或微2裂。蓇葖果单生，近纺锤形，向端部喙状，长渐尖，中部膨大，长约6.5 cm。种子宽卵形，种毛白色绢质。花期7～10月，果期9月开始。

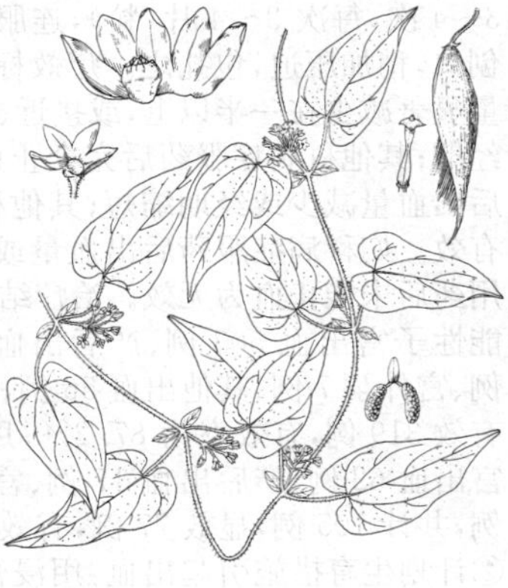

昆明杯冠藤

生于山坡草地、村边和路旁灌木丛中或山谷等处。分布于西南及广西等地。

【采收加工】 9～12月采挖，切片，鲜用或晒干。

【成分】 昆明杯冠藤根含苷类成分：去酰基萝藦苷元(deacylmetaplexigenin)，青洋参苷元(qingyangshengenie)[1]，断节参苷(wallicoside)[2]；生物碱成分：喙牛奶菜碱(rostratamine)，萝藦胺(gagamine)。另含牛皮消素(caudatin)[1]。

【药性】 甘、微苦，温。

【功用主治】 补肾壮腰，强筋骨，解毒。主治肾虚腰痛，足膝无力，跌打损伤，骨折，狂犬咬伤。

【用法用量】 内服：煎汤，干品25～100 g；或浸酒。外用：鲜品，捣敷。

【选方】 1. 治肾虚腰痛，病后体虚，营养不良 断节参30～60 g，炖肉吃。

2. 治跌打损伤，骨折 断节参15～30 g，泡酒服；外用鲜品捣敷。（1、2方出自《红河中草药》）

4776 **断血流** duàn xuè liú（《安徽中草药》）

【异名】 大叶香薷（《植物名实图考》），荫风轮、山藿香（《贵州草药》），瘦风轮、九层塔、野薄荷、田螺菜、蒙铋草（《全国中草药新医疗法展览会资料选编》），多头风轮菜（《全国中草药汇编》）。

【基原】 为唇形科风轮菜属植物灯笼草的全草。

【原植物】 灯笼草 *Clinopodium polycephalum* (Vaniot) C. Y. Wu et Hsuan ex Hsuan [*Calamintha polycephalum* Vaniot]

多年生草本，高0.5～1 m。茎多分枝，被糙硬毛及腺毛。叶对生；叶柄长3～8 mm；叶片卵形，长2～5 cm，宽1.5～3.2 cm，先端尖或钝，基部楔形，边缘具圆齿状牙齿，两面被糙硬毛。轮伞花序多花，圆球状，花时径达2 cm，沿茎及分枝形成宽而多头的圆锥花序；苞片针状，与花萼均被具节柔毛及腺毛；花萼管状，上唇3齿，先端具尾尖，下唇2齿，先端芒尖；花冠紫红色，长约8 mm，外面被微柔毛，上唇先端微缺，下唇3裂；雄蕊4，不露出，前对较长，花药2室，后对雄蕊短，花药小；子房4裂，花柱着生于子房底，柱头2裂。小坚果4，卵形，棕色。花期7～8月，果期8～9月。

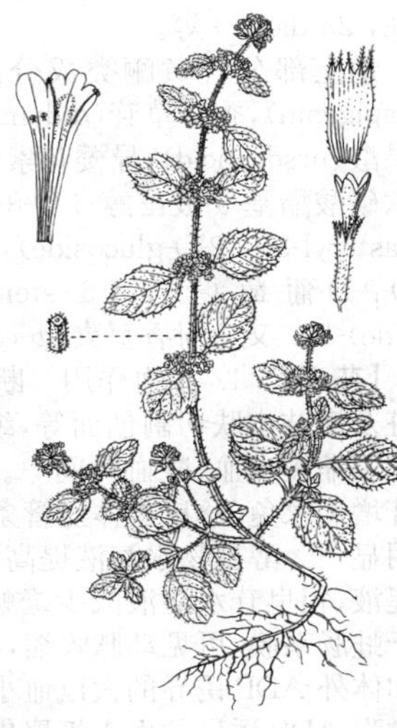

灯笼草

生于山坡、路旁、林下、灌丛或草地。分布于华东、西南及河北、河南、湖北、湖南、广西、陕西、甘肃等地。

【采收加工】 7～9月采收，切段晒干或鲜用。

【药材】 断血流 *Herba Clinopodii* 产于陕西、甘肃、山西、河北、河南、山东、浙江、江苏、安徽、福建、江西、湖南、湖北、广西、贵州等地。

性状 本品茎呈方柱形，四面凹下呈槽，分枝对生，长30～90 cm，直径1.5～4 mm，上部密被灰白色茸毛，下部较稀疏或近于无毛，节间长2～8 cm，表面灰绿色或绿褐色；质脆，易折断，断面不整齐，中央有髓或中空。叶对生，有柄，叶片多皱缩破碎，完整者展平后呈卵形，长2～5 cm，宽1.5～3.2 cm，边缘具疏锯齿，上表面绿褐色，下表面灰绿色，两面均密白色茸毛。气微香，味涩、微苦。

鉴别 (1) 叶表面观：下表皮细胞垂周壁呈波状，气孔直轴式。非腺毛细长、众多，由1～9细胞组成，长至1 440 μm，有的基部细胞膨大，直径至102 μm；中部细胞直径10～55 μm，有的细胞呈缢缩状，表面具疣状突起。腺鳞头部7～11细胞，直径至60 μm，柄单细胞，极短。小腺毛头部、柄均为单细胞，头部直径约20 μm。

(2) 取本品粉末1 g，加乙醇10 ml，水浴加热15 min，滤过。取滤液1 ml置小试管中，加镁粉与盐酸数滴，溶液渐变橙红色；取滤液滴于滤纸片上，干后在紫外光灯(254 nm)下观察，呈蓝紫色荧光，喷以0.5%醋酸镁甲醇溶液，再置紫外光灯下观察，荧光变为天蓝色（检查黄酮类）。

(3) 薄层色谱：取本品粉末1 g，加甲醇10 ml，加热回流30 min，滤过，滤液蒸干，残渣加水10 ml使溶解，加乙醚振摇提取2次，每次10 ml，弃去乙醚液，水液加水饱和正丁醇振摇提取2次，每次10 ml，合并正丁醇液，蒸干，残渣加甲醇1 ml使溶解，置中性氧化铝柱（100～120目，5 g，内径1～1.5 cm，用水湿法装柱）上，用40%甲醇40 ml洗脱，收集洗脱液，蒸干，残渣加甲醇1 ml使溶解，作为供试品溶液。另取醉鱼草皂苷Ⅳb对照品，加甲醇制成每1 ml含2 mg的溶液，作为对照品溶液。吸取上述两种溶液各4 μl，分别点于同一硅胶G薄层板上，以三氯甲烷-甲醇-冰醋酸-水(7∶2.5∶1∶0.5)为展开剂，展开，取出，晾干，喷以10%硫酸乙醇溶液，在110 ℃加热至斑点显色清晰。供试品色谱中，在与对照品色谱相应的位置上，显相同的棕红色斑点；置紫外光灯(365 nm)下检视，显相同的棕红色荧光斑点。

【成分】 全草含风轮菜皂苷(clinopodiside)A[1]及蒲公英赛-9，12，17-三烯3β，23-二醇(taraxer-9，12，17-triene-3β，23-diol)[2]等。

地上部分含黄酮类成分：柚皮素(naringenin)，芹菜素(apigenin)，香蜂草苷(didymin)[3]。含三萜皂苷类成分：熊果酸(ursdic acid)，异樱花素(isosakuranetin)；甾醇类：6′-十六碳酸酯基-α-菠甾醇-3-O-β-D-葡萄糖苷(6′-palmityl-α-spinasteryl-3-O-β-D-glucoside)，6′-十八碳酸酯基-α-菠甾醇-3-O-β-D-葡萄糖苷(6′-steryl-α-spinasteryl-3-O-β-D-glucoside)[4]。又含对香豆素(*p*-coumaric acid)[3]。

【药理】 1. 止血作用 断血流敷于家兔颈动脉切口、肝脏及后肢皮肤切割创面等，缩短止血时间。醇提物给小鼠灌服缩短出血、凝血时间[1]。断血流水浸膏、醇浸膏、粗皂苷增加家兔、豚鼠离体血管条的收缩，对子宫动脉条作用最明显[2]。醇提物水溶液提高大鼠在体肾脏灌流压[1]。水抽提液、粗皂苷水溶液减少蟾蜍后肢血管灌流量。浸剂滴加于蛙肠系膜，可见动脉收缩，静脉扩张[3]。断血流总皂苷增加体外ADP诱导的大鼠血小板聚集。总皂苷给小鼠灌服，增强ADP诱导的血小板聚集作用，升高血小板黏附率。总皂苷给大鼠灌胃，升高血浆、血小板内血栓烷 B_2 含量[4]。断血流总苷灌胃，减少早孕大鼠药物流产后的出血量[5]。

2. 抑制免疫功能 断血流总皂苷给小鼠腹腔注射，抑制碳粒廓清作用，升高小鼠血清IgG含量，抑制小鼠腹腔巨噬细胞吞噬功能；总皂苷给豚鼠腹腔注射，可降低血清补体总量[6]。

3. 抗炎、抑菌作用 断血流总皂苷能抑制角叉菜胶引起的大鼠足肿胀，对抗组胺所致小鼠皮肤毛细血管通透性增加，兴奋肾上腺皮质功能[7]。

【药性】 辛、苦，凉。

1.《贵州草药》："性温，味辛、甘、苦。"

2.《安徽中草药》："性凉，味苦、微辛。"

【功用主治】 清热解毒，凉血活血。主治风热感冒，咳嗽，目赤肿痛，咽喉肿痛，白喉，腹痛痢疾，吐血，咯血，尿血，崩漏，外伤出血，肝炎，胆囊炎，痄腮，胃痛，关节疼痛，疮疡肿痛，毒蛇咬伤，湿疹，痔疮，跌打肿痛。

1.《贵州草药》："解表散寒，理气消肿。"

2.《安徽中草药》："活血止血，祛风散热，解毒消肿。主治咳血，衄血，吐血，子宫出血，外伤出血，风热感冒，疮疖，外伤肿痛。"

3.《全国中草药汇编》："凉血止血，清热解毒。主治各种出血，黄疸型肝炎，胆囊炎，感冒，急性结膜炎；外用治外科疮疡，蛇犬咬伤。"

4.《福建药物志》："清热解毒，疏风消肿。主治白喉，咽喉肿痛，小儿气管炎，痢疾，腹泻，乳腺炎。"

【用法用量】 内服：煎汤，15～30 g；或捣汁。外用：捣敷；或研末撒。

【选方】 1. 治感冒 山藿香15 g，柴胡9 g。煨水服。(《贵州草药》)

2. 治风热感冒 断血流、连翘各15 g，桑叶、菊花各9 g，淡豆豉12 g。煎服。(《安徽中草药》)

3. 治小儿气管炎 荫风轮9 g，薄荷3 g，生姜3片。水煎，加糖服。(《福建药物志》)

4. 治疮疖 鲜断血流、鲜马齿苋各适量。捣烂外敷，干则更换。

5. 治外伤肿痛 鲜断血流、鲜景天三七各适量，捣烂敷患处，肿胀重者，用猪胆汁适量熬浓，加雄黄粉少许调匀，和前药调匀涂肿处。(4、5方出自《安徽中草药》)

【临床报道】 1. 治疗月经过多和功能性子宫出血，胃十二指肠溃疡出血等症 用断血流制成糖衣浸膏片(每片相当于原生药约10 g)、胶囊或粉剂。片剂、胶囊口服，每日3～4次，每次3～4片(粒)，连服5 d；粉剂适量外用，撒于创口，稍加压迫，包扎之。疗效标准：妇科病症服药后出血量显著减少在一半以上，或接近、恢复到原来正常的经量和经期；其他科病症服药后完全止血为显效。妇科病症服药后出血量减少或经期缩短；其他科病症出血量显著减少为有效。妇科病症服药后出血量或经期无变化；其他科病症用药后未能止血为无效。治疗结果：①一般性妇科出血：功能性子宫出血503例、产后出血30例、子宫肿瘤出血59例、宫外孕7例、其他出血56例，共计655例，显效251例，有效319例，有效率为87.2%；用浸膏胶囊治疗功能性子宫出血62例、产后出血17例、宫外孕13例、其他出血13例，共计105例，显效77例，有效25例，有效率为97.1%。②计划生育措施引起出血：用浸膏糖衣片治疗上环后出血87例、取环后出血8例、人工流产出血31例，扎管后出血21例，共计147例，显效63例，有效128例，有效率为87.1%。③内科出血：使用浸膏胶囊治疗胃和十二指肠溃疡出血41例、血小板减少性紫癜31例、肺结核咯血33例、其他出血32例，共计137例，显效84例，有效31例，有效率为83.9%。④五官科、泌尿科出血：使用浸膏胶囊治疗血尿、乳糜血尿、鼻衄、牙龈出血等共76例，显效64例，有效6例，有效率为92.1%。⑤外伤出血：使用断血流止血粉治疗各种外伤性出血77例，显效74例，有效2例，有效率为98.7%。起效时间与治疗日数：据219例妇科出血症患者统计，服药后1～2 d见效者占患者总数75%，3 d内见效者占患者总数的95%；据181例显效患者统计，治疗平均日数为3.0 d，其中功能性子宫出血及月经过多患者106例，治疗日数平均为2.9 d。副作用：据802例妇科出血症的观察，仅21例(2.6%)有胃部不适感觉，停药后即自行消失[1]。

2. 治疗宫外孕 用断血流糖衣片或胶囊治疗宫外孕28例，其中休克型18例，不稳定型3例，包块型7例。治疗方法：休克型除补液、输血纠正休克外，每次服胶囊3粒(每粒相当于生药5 g)，或糖衣片4粒(每粒相当于4 g)，每日3次；包块型，每次服胶囊2粒，或糖衣片3粒，每日3次。均连服10 d左右，结果全部未经手术而痊愈[2]。

4777 断线蕨 duàn xiàn jué
(《中国药用孢子植物》)

【异名】 石韦、一双剑、斩蛇剑《广西药用植物名录》。

【基原】 为水龙骨科线蕨属植物断线蕨的叶。

【原植物】 断线蕨 *Colysis hemionitidea* (Wall.) Presl [*Polypodium hemionitideum* Wall.]

植株高30～60 cm。根茎长而横生，密被深褐色、卵状披针形鳞片，先端渐尖，边缘有疏齿，筛孔透明。叶远生；叶柄长1.5～2 cm，圆柱形，暗棕色至红棕色，以关节着生于根茎，疏被鳞片，上部有狭翅；叶片纸质，阔披针形至倒披针形，长40～60 cm，宽5～7 cm，先端渐尖，向基部渐狭，常下延达基部，全缘；主脉两面隆起，侧脉明显而两面隆起，不达于叶缘，横脉曲折，在每对侧脉之间联结成3～4个近方形的大网眼，内藏小脉单一或分叉，先端有膨大的水囊。孢子囊群大，长圆形、近圆形至短线形，在每对侧脉之间有不整齐的1行，生于网眼的交叉点，无囊群盖，通常仅位于叶背的上半部，能育。

生于海拔500～1 300 m的混交林下、溪边或湿岩石上。分布于福建、广西、海南、贵州、云南、西藏、台湾等地。

【采收加工】 全年均可采收，晒干或鲜用。

【药性】《中国药用孢子植物》："淡涩，凉。"

【功用主治】 清热利尿，解毒。主治小便短赤淋痛，发痧，毒蛇咬伤。

1.《广西民族药简编》："水煎服治走马风、发痧。"

2.《中国药用孢子植物》："清热解毒，利尿。治小便短赤、尿路感染、毒蛇咬伤等。"

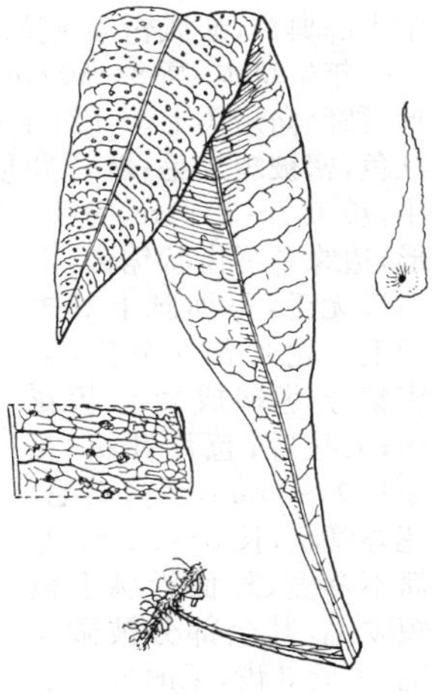

断线蕨

【用法用量】 内服：煎汤，15～30 g。外用：捣敷。

【选方】 治尿路感染、小便短赤 断线蕨15 g，石韦9 g。煎服。(《中国药用孢子植物》)

4778 剪草 jiǎn cǎo (《本草拾遗》)

【异名】 翦草(《日华子》)，四块瓦、土细辛(《广西中草药》)，四叶对(《天目山药用植物志》)，银线草(《浙江民间常用草药》)，四对草(《福建药物志》)。

【基原】 为金粟兰科金粟兰属植物丝穗金粟兰的全草或根。

【原植物】 丝穗金粟兰 *Chloranthus fortunei* (A. Gray) Solms-Lamb.

多年生草本，高15～40 cm。根茎粗短，密生多数细长须根。茎直立，单生或数个丛生，下部节上对生2片鳞状叶。叶对生，一般4片生于茎上部；叶柄长1～1.5 cm；托叶钻形；叶片纸质，宽椭圆形、长椭圆形或倒卵形，长5～11 cm，宽3～7 cm，先端短尖，基部宽楔形，边缘有锯齿，齿尖有一腺体，近基部全缘。穗状花序单一，顶生，连总花梗长4～6 cm；苞片倒卵形，通常2～3齿裂；花白色；雄蕊3，药隔基部合生，着生于子房上部外侧，药隔伸长成丝状，药室在药隔的基部；子房倒卵形，无花柱。核果球形，有纵条纹。花期4～5月，果期5～6月。

生山坡林下阴湿处或草丛中。分布于华东及湖北、湖南、广东、广西、四川、台湾。

【采收加工】 6～7月采集，晒干。

【药材】 剪草 *Herba Chloranthi Fortunei* 主产于山东、江苏、浙江、江西等地。

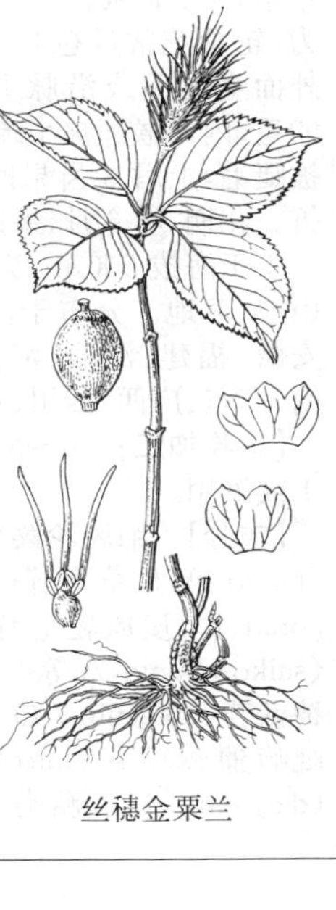

丝穗金粟兰

性状 根茎呈团块状，节间较密。须根细长弯曲，直径0.5～1.5 mm；表面灰黄色或灰棕色，具明显纵皱纹，有支根痕；质脆易断，皮部易与木部剥离而露出木心。茎具纵棱；表面浅棕色；节处棕黑色，具残存托叶，节间长4～10 cm。叶对生，茎顶两对密集，常似4叶轮生；叶皱缩，展平后椭圆形或倒卵状椭圆形，长4～10 cm，宽2.5～6 cm，边缘具圆锯齿，灰绿色；叶柄长0.5～1.5 cm。有的可见单一顶生的穗状花序(或果序)。气香，味苦、辛。

鉴别 根横切面：表皮细胞多为类方形，外被角质层。皮层宽广，薄壁细胞中含大量淀粉粒；有油细胞散在；内皮层细胞内壁增厚。中柱鞘细胞1列，切向延长。初生木质部4～8(～14)束，根中央薄壁细胞壁木化。

叶横切面：上、下表皮细胞各1列，外被角质层，可见非腺毛。栅栏组织和海绵组织分化不明显；有油细胞散在。主脉维管束外韧型，向下明显突出。

【药性】 辛、苦，平。有毒。归肺、肝经。

1.《本草拾遗》："味甚苦，平，无毒。"

2.《日华子》："凉。"

3.《本草图经》："有毒。"

4.《广西中草药》："味辛，性温，有小毒。"

5.《福建药物志》："苦、辛，平。"

【功用主治】 祛风活血，解毒消肿。主治风湿痹痛，跌打损伤，疮疖癣疥，毒蛇咬伤。

1.《本草拾遗》："主虫疮疥癣。"

2.《日华子》："治恶疮、疥癣、风瘙。"

3.《本草图经》："主诸疮疥痂瘘蚀及牛马诸疮。"

4.《浙江民间常用草药》："散瘀活血，抗菌消炎，主治跌打损伤，疖肿。"

5.《广西中草药》："祛风镇痛，活血散瘀，消肿解毒。治风湿性关节炎，急性肠胃炎，菌痢，咳嗽。"

6.《福建药物志》："治闭经，荨麻疹，皮肤瘙痒，痈肿，多发性脓肿，毒蛇咬伤。"

【用法用量】 内服：煎汤，根3～6 g；研末，0.9～1.2 g。外用：捣敷；或煎水熏洗。

【宜忌】 内服不可过量，孕妇慎服。

《天目山药用植物志》："多服能引起呕吐，在服药期间忌食糖及玉蜀黍。"

【选方】 1. 治劳瘵 每用(剪草)一斤，净洗为末，入生蜜二斤，和为膏，以器皿盛之，不得犯铁器，九蒸九曝，日一蒸曝。病人五更起，面东坐，不得语，令匙抄药，如粥服之，每服四两。服已，良久用稀粟米饮压之。药冷，服粥饮亦不可太热，或吐或下皆不妨。如久病肺损咯血，只一服愈，寻常咳嗽，血妄行，每服一匙可也。(《本草拾遗》)

2. 治跌打损伤后内伤腹痛呕吐 (剪草)鲜根15～18 g(干根减半)，加青木香12～15 g。水煎，冲烧酒(随量)，早晚空腹2次分服。(《天目山药用植物志》)

3. 治风湿关节痛 丝穗金粟兰45 g，白酒500 ml，红糖95 g。浸7 d后，每次服30～60 ml。

4. 治毒蛇咬伤 丝穗金粟兰鲜叶适量，雄黄少许。捣烂敷患处。(3、4方出自《福建药物志》)

4779 剪刀股 jiǎn dāo gǔ (《救荒本草》)

【异名】 假蒲公英(广州空军《常用中草药手册》)，蒲公英(《广西药用植物名录》)，鸭舌草(《广东惠阳中草药》)，鹅公英(《潮阳草药》)。

【基原】 为菊科苦荬菜属植物剪刀股的全草。

【原植物】 剪刀股 *Ixeris debilis* A. Gray 又名：低滩苦荬菜(《中国高等植物图鉴》)。

多年生草本，高 10～30 cm。全株无毛，具匍茎。基生叶莲座状，叶基部下延成叶柄，叶片匙状倒披针形至倒卵形，长 5～25 cm，宽 1～3 cm，先端钝，基部下延，全缘或具疏锯齿或下部羽状分裂；花茎上的叶仅 1～2 枚，全缘，无叶柄。头状花序 1～6；有梗；总苞长 1～1.5 cm，外层总苞片卵形，内层总苞片约 8 枚，长圆状披针形，先端钝；舌状花黄色，长约 1.5 cm。瘦果成熟后红棕色，长 5～6 mm，喙长 2～3 mm，冠毛白色。花期 4～5 月。

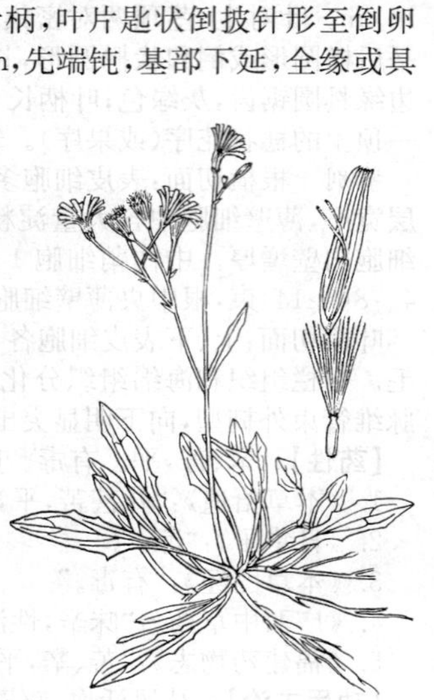

剪刀股

生海边低湿地、路旁及荒地。分布于东北、华东及中南。

【采收加工】 3～5 月采收，鲜用或晒干。

【药理】 抗遗传性损伤 剪刀股提取物在蚕豆根尖细胞微核试验中能对抗烟碱引起的遗传物质损伤[1]。

【药性】 苦，寒。归胃、肝、肾经。

1.《救荒本草》："味苦。"

2.《广西中药志》："味甘，性寒，无毒。入胃、肝、肾三经。"

3.《福建药物志》："苦，凉。"

【功用主治】 清热解毒，利尿消肿。主治肺脓疡，咽痛，目赤，乳腺炎，痈疽疮疡，水肿，小便不利。

1.《广西中药志》："解热毒，消痈肿，清(凉)血，利尿。治乳痈，疔毒，淋病，水肿，目赤肿痛。"

2.《全国中草药汇编》："清热凉血，利尿消肿。治肺热咳嗽，咽痛，口腔溃疡，急性结膜炎，阑尾炎，水肿，小便不利；外用治乳腺炎，疮疖肿毒，皮肤瘙痒。"

3.《福建药物志》："清热解毒。主治腮腺炎，肺脓疡，咽喉炎，支气管炎，遗精，项疽，乳腺炎，足底脓肿。"

【用法用量】 内服：煎汤，10～15 g。外用：捣敷。

【宜忌】 气血虚弱者慎服。

《广西中药志》："体质虚寒，气弱血衰者禁用。"

【选方】 1. 治腮腺炎 剪刀股根 15 g，青壳鸭蛋 1 个。水炖服。

2. 治肺脓疡 剪刀股、葫芦茶各 30 g。水煎冲蜜或冰糖服。

3. 治项疽 鲜剪刀股 120 g，鲜筋骨草 90 g，加冬蜜 20 g。捣烂，分早晚 2 次外敷。

4. 治遗精 剪刀股 15～30 g。水煎，取药液炖猪小肚或瘦肉服。(1～4 方出自《福建药物志》)

4780 剪刀草 jiǎn dāo cǎo (《饮片新参》)

【异名】 玉如意(《苏州本产药材》)，山薄荷、土薄荷(《泉州青草药》)，野薄荷(《泉州本草》)，野仙人草、小叶仙人草(《江西民间草药验方》)，节节花、野香草(《浙江民间常用草药》)。

【基原】 为唇形科风轮菜属植物细风轮菜和邻近风轮菜的全草。

【原植物】 1. 细风轮菜 *Clinopodium gracile* (Benth.) Matsum [*Calamintha gracilis* Benth.] 又名：塔花(《植物学大辞典》)，瘦风轮菜(《拉汉种子植物名称》)。

一年生草本，高 8～30 cm。茎多数，自匍匐茎生出，四棱形，被倒向短柔毛。叶对生；叶柄长 0.8～1.3 cm，基部紫红色，密被短柔毛；叶片卵形或茎最下部的叶圆卵形而较小，长 1.2～3.4 cm，宽 1～2.4 cm，先端钝，基部圆形或楔形，边缘具圆齿状锯齿，上面近无毛，下面脉上具短硬毛。轮伞花序分离，或密集于茎端成短总状花序；无苞叶；苞片针状；花梗长 1～3 mm，被微柔毛；花萼管状，长 3～5 mm，萼筒不等宽，外面沿脉上被短硬毛，其余部分被微柔毛，上唇 3 齿，果时向上反折，下唇 2 齿，齿均被睫毛；花冠白色至紫红色，比花萼长约 1/2 倍，外面被微柔毛，上唇先端微缺，下唇 3 裂；雄蕊 4，前对能育，花药 2 室；子房 4 裂，柱头 2 裂。小坚果 4，卵球形，褐色。花期 6～8 月，果期 7～10 月。

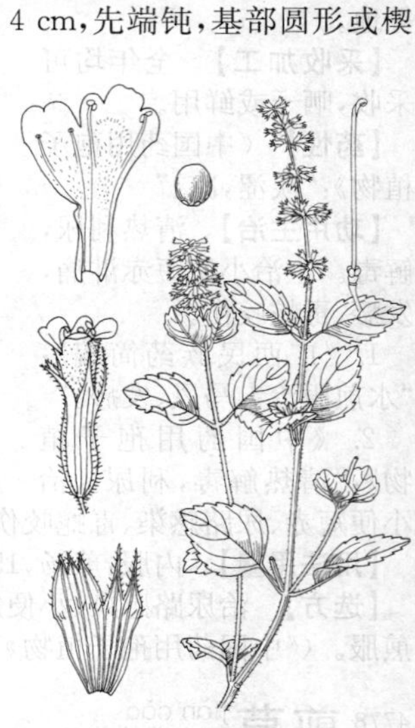

细风轮菜

生于海拔 2 400 m 以下的路旁、空旷草地、沟边、林缘、灌丛中。分布于西南及陕西南部、江苏、浙江、福建、江西、湖北、湖南、广东、广西、台湾等地。

2. 邻近风轮菜 *C. confine* (Hance) O. Kuntze [*Calamintha confine* Hance] 又名：光风轮(《浙江民间常用草药》)，灯笼草、节节菜、蜂窝草(《贵州中草药名录》)。

本种与细风轮菜的主要区别为：轮伞花常具苞叶；萼筒等宽，外面全无毛或沿脉上有极稀少的毛，内面喉部被小疏柔毛，齿缘被睫毛，上唇 3 齿果时不向上反折。花期 5～6 月，果期 7～8 月。

生于海拔 500 m 以下的田边、山坡、草地。分布于江苏、浙江、安徽、福建、江西、河南南部、湖南、广东、广西、四川、贵州等地。

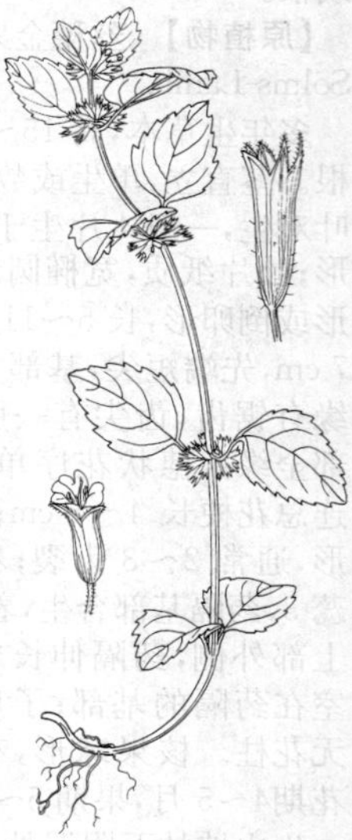

邻近风轮菜

【采收加工】 6～8 月采收，晒干或鲜用。

【成分】 细风轮菜全草主含皂苷成分：醉鱼草皂苷(buddlejasaponin)Ⅳ，瘦风轮皂苷(clinoposaponin)Ⅰ～Ⅴ，柴胡皂苷(saikosaponin)A 等[1]。黄酮类成分：芹菜素-7-O-β-吡喃葡萄糖苷(apigenin-7-O-β-glucopyranoside)，木犀草素-7-O-β-吡喃葡萄糖苷(luteolin-7-O-β-glucopyranoside)，香风草苷(didymin)[2]。三萜类成分：桦木酸(betulinic acid)，石竹素

(oleanolic acid)，2α-羟基石竹素(2α-hydroxy oleanolic acid)[2]。脂肪酸类成分：硬脂酸(stearic acid)，棕榈酸(palmtic acid)，肉豆蔻酸(myristic acid)，迷迭香酸(rosmarinic acid)，3-(3,4-二羟基苯基)-乳酸〔3-(3,4-dihydroxyphenyl)-lactic acid〕[2]。甾醇类成分：β-谷甾醇(β-sitosterol)，7-豆甾醇(Δ^7-stigmastenol)，7-豆甾烯基-3-O-β-吡喃葡萄糖苷(Δ^7-stigmastenyl-3-O-β-glucopyrano-side)[2]。

【药理】 1. 止血作用　邻近风轮菜、细风轮菜药粉分别敷于家兔颈动脉和股动脉切口、肝脏切割创面以及后肢皮肤、肌肉创面，均可显著缩短止血时间。邻近风轮菜、细风轮菜醇提取物灌胃给予小鼠缩短小鼠断尾出血时间，减少出血量，缩短毛细管凝血时间[1]。

2. 其他作用　两者醇浸膏配成的水溶液均可使离体兔耳灌流量减少；醇提取物水溶液可使大鼠在体肾脏灌流压提高[1]。邻近风轮菜、细风轮菜能抑制金黄色葡萄球菌、肺炎链球菌[1]。

【药性】 苦、辛，凉。

1.《饮片新参》："苦，平。"

2.《上海常用中草药》："苦、辛，凉。"

3.《湖南药物志》："苦，微寒，无毒。"

【功用主治】 祛风清热，行气活血，解毒消肿。主治感冒发热，食积腹痛，呕吐，泄泻，痢疾，白喉，咽喉肿痛，痈肿丹毒，荨麻疹，毒虫咬伤，跌打肿痛，外伤出血。

1.《饮片新参》："消疮肿丹毒，虫咬伤。"

2.《上海常用中草药》："祛风散热，解毒消肿。主治痈疽肿毒及乳腺炎，痢疾，跌打损伤，荨麻疹及过敏性皮炎。"

3.《湖南药物志》："行气散血，消积。主治急性胃肠炎，腹痛，小儿食积，打伤，颈痛。灭孑孓。"

4.《安徽中草药》："活血散瘀，止血，抗过敏。"

5.《全国中草药汇编》："清热解毒。"

6.《浙江药用植物志》："主治白喉，咽喉肿痛，外伤出血。"

【用法用量】 内服：煎汤，15～30 g，鲜品 30～60 g；或捣汁。外用：捣敷，或煎水洗。

【选方】 1. 治感冒头痛　光风轮 30 g，煎服。或光风轮 9 g，淡豆豉 12 g，薄荷 6 g(后下)，葱白 3 根，煎服。(《安徽中草药》)

2. 治中暑腹痛　光风轮 15 g，青木香根 6 g。水煎服，每日 1 剂。(《江西草药》)

3. 治菌痢，肠炎　①剪刀草 30 g，叶下珠(大戟科)、爵床各 15 g。水煎服。②剪刀草 36 g，龙芽草 6 g。水煎服。(《浙南本草新编》)

4. 治妇人血崩(属血热者)　瘦风轮菜 30 g，生地黄、侧柏叶各 15 g，入冰糖少许。水煎服，日 2 次。(《泉州本草》)

5. 治毛囊炎，蜂窝组织炎　剪刀草、蕺草、千里光叶，各取鲜草等量，食醋捣烂，敷患处，日换 2 次。(《浙南本草新编》)

4781 剪夏罗 jiǎn xià luó (《天目山药用植物志》)

【异名】 剪红罗、剪春罗(《纲目》)，碎剪罗(《秘传花镜》)，剪金花、雄黄花(《植物名实图考》)，阔叶鲤鱼胆(《天目山药用植物志》)，山茶田(《全国中草药汇编》)。

【基原】 为石竹科剪秋萝属植物剪夏罗的根及全草。

【原植物】 剪夏罗 *Lychnis coronata* Thunb.

多年生草本，高 50～80 cm。根茎横生，竹节状，表面黄色，内面白色，具条状根；茎直立，丛生，微有棱，节略膨大，光滑。单叶对生；无柄；叶片卵状椭圆形，长 6～10 cm，宽 2～4 cm，先端渐尖或长渐尖，基部圆形或阔楔形，边缘有浅细锯齿。花 1～5 朵集成聚伞花序；花萼长筒形，先端 5 裂；花瓣 5，橙红色，先端有不规则浅裂，呈锯齿状，基部狭窄成爪状，瓣片与爪之间有鳞片 2；雄蕊 10，与花瓣互生；子房圆柱形，花柱 5。蒴果具宿存萼。种子多数。花期 7 月，果期 8 月。

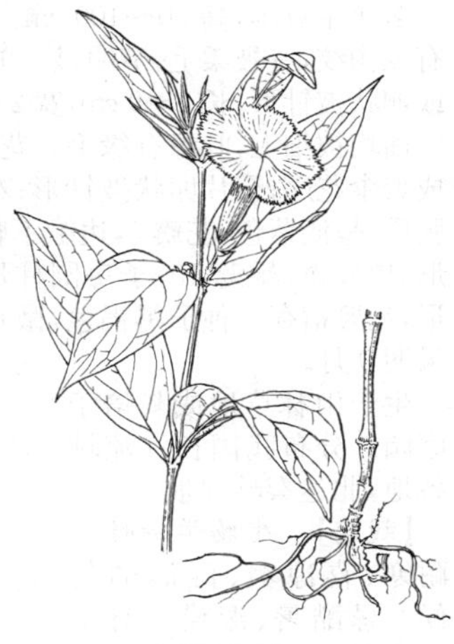

剪夏罗

生于山坡疏林内或林缘草丛中的较阴湿处。分布于我国中部及浙江、江西、贵州等地。

【采收加工】 4～5 月采收，鲜用或晒干。

【药材】 剪夏罗 *Herba Lychnis Coronatae*　产于浙江、江西。

性状　全草长 50～80 cm。根条状。根茎竹节状，表面黄色，内面白色。茎略有棱，节稍膨大，光滑。单叶对生，完整叶片卵状椭圆形，长 6～10 cm，宽 2～4 cm，先端渐尖，基部圆钝至阔楔形，边缘具浅细锯齿。花 1～5 朵成聚伞花序；花萼长筒形，具脉 10 条，先端 5 裂，裂片尖卵形，花瓣 5，暗红色，先端有不规则浅裂，下部渐狭成爪。蒴果具宿萼，先端 5 齿裂。种子多数。气微，味淡。

鉴别　粉末特征：暗绿色。气孔主要分布于下表皮，直轴式，也有不定式，副卫细胞 3～4 个，有的具放射状纹理。草酸钙簇晶众多，直径 32～44 μm。非腺毛由 3～11 个细胞组成，具壁疣，有的其中 1 个细胞缢缩。

【成分】 全草含 2-甲基丁胺(2-methylbutylamine)[1]。

叶中含蒎立醇(pinitol)，异金雀花素(isoscoparin)及阿魏酰葡萄糖(feruloylglucose)[2]。

【药性】 甘、微苦，寒。归肺、肝经。

1.《纲目》："甘，寒。无毒。"

2.《湖南药物志》："甘、微苦，寒。"

【功用主治】 清热除湿，泻火解毒。主治感冒发热，缠腰火丹，风湿痹痛，泄泻。

1.《药性考》："治肠血，火丹热疮。"

2.《天目山药用植物志》："治因淋雨或落水感寒及饮冷水等引起的身热无汗，口渴；关节不利，腹泻。"

3.《湖南药物志》："清热解毒，镇痛止泻。用于急性风湿性关节炎，腹泻，喉痹；外用治腰部癣，带状疱疹，跌打损伤。"

【用法用量】 内服：煎汤，根及根状茎 9～15 g，全草15～30 g。外用：鲜花或叶捣敷；根或根状茎研末调涂。

【选方】 1. 治因淋雨或落水感寒及饮冷水等引起的身热无汗，口渴　剪夏罗全草 30 g 许，加寒扭(蔷薇科高粱泡)根、仙鹤草、饭消扭(蔷薇科蓬蘽)各 15～18 g。水煎，冲入适量白酒，早、晚饭前各服 1 次。

2. 治蛇缠疮　剪夏罗根研末，柏子油调匀涂患处。(1、2 方出自《天目山药用植物志》)

4782 剪红纱花 jiǎn hóng shā huā (《纲目》)

【异名】 汉宫秋、剪秋纱(《花镜》)，散血沙(《四川常用中草药》),甜胆草、甜龙胆(《湖南药物志》)。

【基原】 为石竹科剪秋萝属植物剪秋罗的带根全草。

【原植物】 剪秋罗 *Lychnis senno* Sieb. et Zucc.

多年生草本,高 50～100 cm。根粗直而深。茎直立,圆形有纵沟纹,密被柔毛,节明显。单叶对生;叶片椭圆状披针形或卵状披针形,长 4～9 cm,宽 2～3 cm,先端渐尖,基部楔形,两面均被细毛,叶缘有缘毛。花 1～3 朵或较多疏生于茎端成聚伞花序;苞片卵状披针形;花萼长棒形,先端 5 裂,边缘膜质,呈淡紫色;花瓣 5,边缘不整齐深裂,呈深红色,爪狭楔形,稍外露;雄蕊 10;子房圆柱形,有柄,花柱 5。蒴果长圆形,花萼宿存。种子黑褐色,微具疣状突起。花期 7～8 月,果期 9 月。

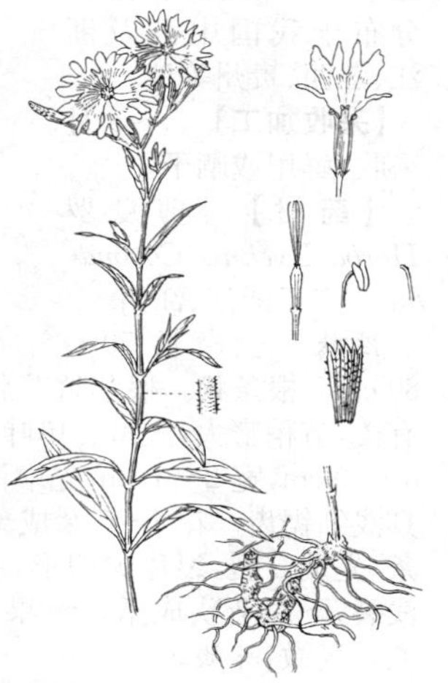

剪 秋 罗

生于山林草地或栽培于庭园。分布我国长江流域各地,北达秦岭北坡。

【栽培】 生物学特性 耐寒、喜凉爽、湿润的气候。忌酷暑、湿涝。对土壤要求不严,在含有腐殖质的石灰质或石砾的土壤上生长更好。

繁殖方法 种子繁殖。一般育苗移栽,也可直播。春播的结实不好,多秋播,开 1.3 m 宽的畦,按沟心距约33 cm开横沟,深 3～7 cm,施人畜粪水后,用种子拌成种子灰播种,盖细土约1 cm。苗高 7～10 cm时,扯草松土,并施清淡人畜粪水提苗,以后注意除草、追肥。培育 1 年就可移栽。株行距30～40 cm。

田间管理 5～6 月各中耕除草、追肥 1 次。在 8 月采收后再中耕除草、追肥 1 次。栽种 3 年以后,要翻蔸另种。

【采收加工】 7～10 月采收全草,晒干。

【药性】 甘、淡,寒。

1.《四川常用中草药》:"性平、凉,味涩、苦。"

2.《全国中草药汇编》:"甘,寒。"

3.《四川中药志》1979 年版:"甘、淡,寒。"

【功用主治】 清热利尿,散瘀止痛。主治外感发热,热淋,泄泻,缠腰火丹,风湿痹痛,跌打损伤。

1.《纲目》:"利小便,主痈肿。"

2.《四川常用中草药》:"散血,止腹泻;治跌打损伤,暑热腹泻。"

3.《全国中草药汇编》:"主治感冒,风湿性关节炎,腹泻;外用治带状疱疹。"

4.《湖南药物志》:"解热,镇痛。"

5.《四川中药志》1979 年版:"活血散瘀,利水清热。用于跌打损伤,热淋,小便不利。"

【用法用量】 内服:煎汤,根 9～15 g,全草 15～30 g;或泡酒。外用:研末调敷。

【选方】 1. 治急性尿路感染 剪秋罗 10 g,车前草、银花藤各 30 g。水煎服。

2. 治跌打损伤,瘀滞作痛 剪秋罗泡酒,内服外擦。(1、2 方出自《四川中药志》1979 年版)

4783 清风藤 qīng fēng téng (《本草图经》)

【异名】 青藤、寻风藤(《纲目》),一口两嘴(《广西药用植物名录》),过山龙、牢钩刺(《浙江药用植物志》)。

【基原】 为清风藤科清风藤属植物清风藤的茎叶或根。

【原植物】 清风藤 *Sabia japonica* Maxim.

落叶攀缘木质藤本。老枝紫褐色,常留有木质化成单刺状或双刺状的叶柄基部。单叶互生;叶柄长 2～5 mm,被柔毛;叶片近纸质,卵状椭圆形、卵形或阔卵形,长 3.5～9 cm,宽 2～4.5 cm,叶面中脉有稀疏毛,叶背带白色,脉上被稀疏柔毛。花先叶开放,单生于叶腋,花小,两性;苞片 4,倒卵形;花梗长2～4 mm,果时增长至 2～2.5 cm;萼片 5,近圆形或阔卵形,具缘毛;花瓣 5,淡黄绿色,倒卵形或长圆状倒卵形,长 3～4 mm,具脉纹;雄蕊 5;花盘杯状,有 5 裂齿;子房卵形,被细毛。分果片近圆形或肾形,直径约5 mm;核有明显的中肋,两侧面具蜂窝状凹穴。花期 2～3 月,果期 4～7 月。

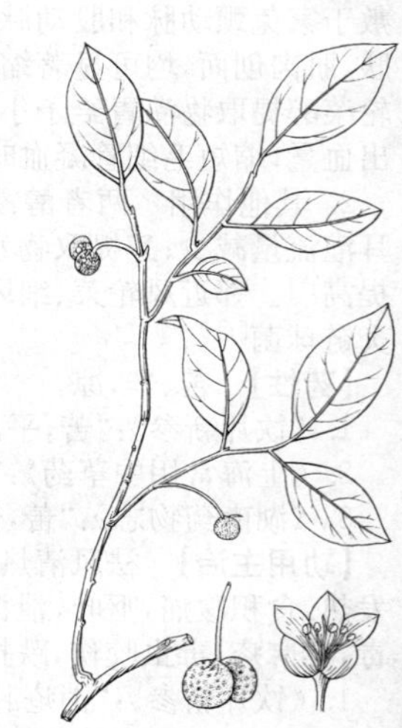

清 风 藤

生于海拔800 m以下的山谷、林缘灌木林中。分布于江苏、浙江、安徽、福建、江西、广东、广西、贵州等地。

此外,与本品功效相同的同属植物尚有:鄂西清风藤 *S. campanulata* Wall. ex Roxb. Subsp. *ritchieae* (Rehd. et Wils.) Y. F. Wu [*S. ritchieae* Rehd. et Wils.]据《浙江药用植物志》记载,功效与清风藤相同。分布于江苏、浙江、安徽、福建、江西、湖北、湖南、广东、四川、贵州、陕西、甘肃等地。

【栽培】 生物学特性 喜阴凉湿润的气候。在雨量充沛、云雾多、土壤和空气湿度大的条件下,植株生长健壮。要求含腐殖质多而肥沃的砂质壤土栽培为宜。

繁殖方法 扦插繁殖。清风藤的自然结果率不高,故多用扦插繁殖:春季,硬枝扦插,按行株距 6 cm×6 cm 斜插于土中,保持湿润。插后 45～60 d 可定植。按行株距 250 cm×250 cm 开穴,施足基肥后选阴雨天种植。

【采收加工】 5～7 月割取藤茎,切段后,晒干;9～11 月挖取根部,切片,鲜用或晒干。7～10 月采叶,鲜用。

【药材】 清风藤 *Caulis et Folium seu Radix Sabiae Japonicae* 主产广西、广东、福建、江西。

性状 茎呈圆柱形,灰黑色,光滑,外表有纵皱纹及叶柄残基,呈短刺状。断面皮部较薄,灰黑色,木部黄白色。气微,味微苦。

【药性】 苦、辛,温。归肝经。

1.《广西本草选编》:"味微辛,性微温。"

2.《安徽中草药》:"性温,味辛。"

3.《湖南药物志》:"苦、微辛,微温。"

4.《福建药物志》:"苦,平。"

【功用主治】 祛风利湿,活血解毒。主治风湿痹痛,鹤膝风,水肿,脚气,跌打肿痛,骨折,深部脓肿,骨髓炎,化脓性关节炎,脊椎炎,疮疡肿毒,皮肤瘙痒。

1.《本草图经》:"治风。"

2.《纲目》:“治风湿流注,历节鹤膝,麻痹瘙痒,损伤疮肿。入酒药中用。”

3.《天目山药用植物志》:“祛风通络。治风湿痹痛,肌肉麻木初起,皮肤瘙痒及疮毒。”

4.《广西本草选编》:“祛风通络,消肿止痛。主治风湿痹痛,肢体酸麻,皮肤瘙痒,跌打肿痛,骨折,疮疖肿毒。”

5.《安徽中草药》:“祛风散寒,除湿消肿。”

6.《福建药物志》:“祛风湿,利小便。治风湿痹痛,鹤膝风,水肿,脚气。”

【用法用量】 内服:煎汤,9～15 g,大剂量 30～60 g;或浸酒。外用:鲜品捣敷;或煎水熏洗。

【选方】 1. 治风湿痹痛 清风藤、寻骨风各 9 g,煎服。或清风藤、虎杖、松节各 9 g,煎服。

2. 治偏瘫 清风藤、豨莶草各 9 g,煎服。(1、2 方出自《安徽中草药》)

3. 治跌打损伤 (清风藤)根 15～30 g,水煎服。或加酒 250 ml 浸 1 星期,每次 15 ml,每日 3 次。(《湖南药物志》)

4. 治跌打损伤,热疖肿毒 鲜清风藤适量,红糖少许,同捣烂敷伤处,干则更换。(《安徽中草药》)

5. 治深部脓肿,骨髓炎早期,化脓性关节炎,脊椎炎 (清风藤)茎 60 g,猕猴桃根 60 g。水煎,分多次服。(《湖南药物志》)

4784 清酒缸 qīng jiǔ gāng (《草木便方》)

【异名】 小槐花(《植物名实图考》),草鞋板(《天宝本草》),山蚂蟥(《植物学大辞典》),饿蚂毯、三把苓(《岭南采药录》),蚂蟥木、蝴蜞木(《陆川本草》),拿身草(《中国主要植物图说》),羊带归、粘衣草(《江西民间草药》),畏草(《四川中药志》),巴人草、水蛭草、豆子草、粘衣刺、路边鸡、路边肖(《湖南药物志》),扁子草、逢人打、粘身草(《江西草药》),金腰带、狗屙黏(《浙江民间常用草药》),蚂蟥草、化痰精、长叶粘巴草、旱蚂蟥(《贵州草药》),饿蚂蟥(《广西药用植物名录》)。

【基原】 为豆科山蚂蝗属植物小槐花的全株。

【原植物】 小槐花 *Desmodium caudatum* (Thunb.) DC. [*Hedysarum caudatum* Thunb.]

灌木,高 2～4 m,无毛。叶柄扁,长 1.5～2.5 cm;托叶狭披针形,长 5～8 mm;三出复叶,顶生小叶披针形或阔披针形,长 4～9 cm,宽 1.5～4 cm,上面无毛,下面有短柔毛,侧生小叶较汪。总状花序腋生;花萼钟状,萼齿二唇形,上面 2 齿几连合;花冠绿白色,长约 7 mm,龙骨瓣有爪;雄蕊二体,(9)+1;子房密生绢毛。荚果长 5～8 cm,条形,稍弯,具钩状短毛,荚节 4～6,长圆形,不开裂。种子长圆形,深褐色。花期 7～9 月,果期 9～11 月。

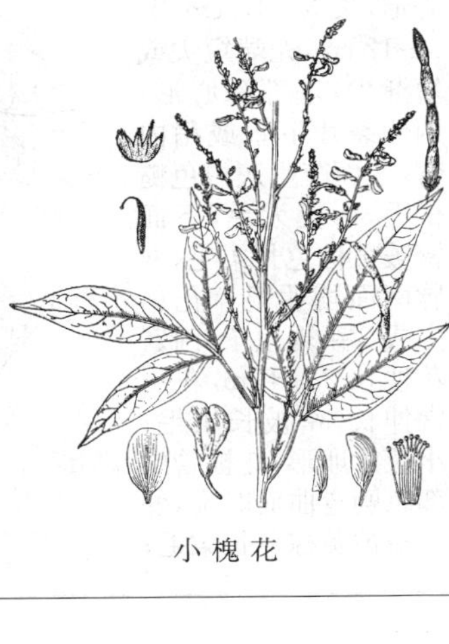
小槐花

生于海拔 200～1 000 m的山坡草地或林边路旁。分布于江苏、浙江、安徽、福建、江西、湖北、湖南、广东、广西、四川、贵州、云南、台湾等地。

本植物的根(青酒缸根)亦供药用,另设专条。

【采收加工】 9～10 月采收,切段,晒干。

【成分】 叶含当药素(swertisin)[1]。

【药性】 苦,凉。

1.《草木便方》:“性温。”

2.《湖南药物志》:“苦,平。无毒。”

3.《贵州草药》:“性微寒,味苦、涩。”

4.《全国中草药汇编》:“微苦,辛,平。”

【功用主治】 清热利湿,消积散瘀。主治劳伤咳嗽,吐血,水肿,小儿疳积,痈疮溃疡,跌打损伤。

1.《草木便方》:“补肾经,清胃火。(主治)酒色劳伤,伤寒发热,乳痈疽肿。”

2.《岭南采药录》:“清热散瘀,利水去湿。”

3.《民间常用草药汇编》:“开胃健脾,消水肿,疗小儿疳积。”

4.《四川中药志》1960 年版:“发表散寒;开胃,解痘毒。治劳伤咳嗽吐血及伤寒胃肠中有火;叶可敷疮。”

5.《湖南药物志》:“祛风,杀虫,利尿。”

【用法用量】 内服:煎汤,9～15 g,鲜品 15～30 g。外用:煎水洗;或捣敷;或研末调敷。

【选方】 1. 治毒蛇咬伤 小槐花鲜叶 30 g。捣烂冲酒 30 ml 服,药渣敷伤口周围。(《广西本草选编》)

2. 治急性肾炎 小槐花叶 9～15 g。水煎服。或配白茅根、大蓟各 15 g,水煎服。(《福建药物志》)

4785 清酒缸根 qīng jiǔ gāng gēn (《草木便方》)

【异名】 粘衣草根(《江西民间草药》),蚂蟥根(《贵州草药》)。

【基原】 为豆科山蚂蝗属植物小槐花 *Desmodium caudatum* (Thunb.) DC. 的根。

【原植物】 参见“青酒缸”条。

【采收加工】 9～10 月采挖,切段,晒干。

【药材】 清酒缸根 *Radix Desmodii Caudati* 产于安徽、浙江、江西、广东等地。

性状 根呈圆柱形,大小不等,有支根;表面棕褐色,具纵皱纹,可见疣状突起;皮孔明显,类圆形或椭圆形;质坚硬而脆,略带韧性,不易折断,断面纤维性,黄白色。气微,味淡。

鉴别 (1) 根横切面:木栓层为数列扁平木栓细胞,有的部分脱落。皮层有 3～5 列薄壁细胞,细胞内含有棕黄色的分泌物,散在草酸钙棱晶,有少数分泌细胞,内含棕黄色的树脂状物质。中柱鞘纤维散生,韧皮部由韧皮纤维束,韧皮薄壁细胞及筛管群等间隔排列,并有分泌细胞散在,内含棕黄色树脂状物质,初生韧皮部的筛管多颓废作条状;纤维壁厚。射线稍弯曲,常与韧皮部其他组织分离而呈裂隙。形成层明显,木质部发达,木射线由 1～5 列细胞径向延长;导管常单个或 2～3 成束,内有棕黄色树脂状物质,周围有时有管胞;有木纤维束及木薄壁细胞。

粉末特征:灰棕色。淀粉粒呈圆形或类圆形,直径 4～12 μm。纤维较多,韧皮纤维成束或散离,细长,壁甚厚,微木化,直径 6～14 μm。木纤维成束或散离,细长,壁厚,木化,直径 4～10 μm。树脂块黄色或棕黄色,甚多,大小不一。草酸钙棱晶,直径 12～27 μm。导管短节状,主为具缘纹孔,网纹较少,木化;直径 87～104 μm。管胞具缘纹孔,两端狭尖木化，直径约17 μm。木薄壁细胞具纹孔，长方形或类方形，木化。

(2) 取本品粗粉1 g，加乙醇10 ml，置水浴上回流30 min，滤过。取部分滤液，蒸干，用稀盐酸溶解，滤过，滤液分别置3个试管中，一管加碘化汞钾试液数滴，发生黄白色沉淀；一管加硅钨酸试液数滴，发生白色沉淀；一管加碘化铋钾试液数滴，发生橘红色沉淀。(检查生物碱)取滤液1 ml，加盐酸数滴及镁粉少量，溶液显樱红色(检查黄酮)。

【成分】 根含青酒缸酚(desmodol)，N，N-二甲基色胺(N，N-dimethyltryptamine)，蟾蜍色胺(bufotenine)和蟾蜍色胺-N-氧化物(bufotenine N-oxide)[1]。

【药性】 微苦，温。

1.《草木便方》："性温。"

2.《江西草药》："性温，味微苦。"

【功用主治】 祛风利湿，化瘀拔毒。主治风湿痹痛，痢疾，黄疸，痈疽瘰疬，跌打损伤。

1.《江西草药》："祛风活血，利湿。"

2.《贵州草药》："驱虫，生肌，清湿热。"

3.《福建药物志》："祛风除湿，破积消肿。主治风湿关节痛，黄疸，胆囊炎，胃痛，小儿疳积，淋巴结炎，丝虫病淋巴管炎，多发性脓肿，跌打损伤，神经性皮炎，毒蛇咬伤。"

【用法用量】 内服：煎汤，15～30 g；或浸酒。外用：捣敷；或煎水洗。

【宜忌】《江西草药》："本品有催吐作用，孕妇忌用。"

【选方】 1. 治风湿关节痛 小槐花根、桑树根各30 g。酒水各半炖服。(《福建药物志》)

2. 治风湿腰痛 小槐花根15 g，六月雪根30 g，野荞麦根30 g。酒水各半煎服，每日1剂。

3. 治痢疾 小槐花根15 g，野花生根15 g，过坛龙15 g。水煎服，白糖为引。

4. 治黄疸型肝炎 小槐花根60 g，淡竹叶30 g，虎刺根60 g，三叶木通根60 g，猪蹄1只。水煎，服汤食肉，每日1剂。(2～4方出自《江西草药》)

5. 治瘰疬 粘衣草根250 g。切片，烧酒1 kg，同封浸7 d以上。每次饮酒30 ml，每日2次。(《江西民间草药》)

6. 治蕲蛇、蝮蛇咬伤 小槐花鲜根、山白菊(三脉叶马兰)鲜根各30 g。捣烂绞汁服，另取上药捣敷伤口，每日2次。(《浙江民间草药》)

7. 治腹股沟淋巴结炎 小槐花根二层皮125 g，醋调适量，放文火上煎热后，包于纱布中，敷患处。(《福建药物志》)

4786 渐尖毛蕨 jiàn jiān máo jué (《天目山药用植物志》)

【异名】 金星草(《植物名实图考》)，小叶凤凰尾巴草(《天目山药用植物志》)，小水花蕨(《广西药用植物名录》)。

【基原】 为金星蕨科毛蕨属植物渐尖毛蕨的根茎或全草。

【原植物】 渐尖毛蕨 *Cyclosorus acuminatus* (Houtt.) Nakai［*Polypodium acuminatum* Houtt.］ 又名：尖羽毛蕨(《海南植物志》)，小毛蕨(《台湾植物志》)。

植株高80～150 cm。根茎长而横生，连同叶柄基部疏被棕色、全缘的披针形鳞片。叶远生；叶柄长30～60 cm，深禾秆色，向上略被柔毛或近无毛；叶片厚纸质，两面近无毛，披针形，长60～100 cm，宽15～30 cm，二回羽裂；羽片15～20对，互生，无柄，线状披针形，长8～15 cm，宽1～1.8 cm，先端渐尖，基部截形，羽状浅裂至半裂，下部的羽片反折而不缩短或稍缩短；裂片斜向上，18～24对，长圆形，基部上侧1片裂片常较长，叶轴、羽轴和中脉下面被刚毛；叶脉羽状，下面隆起，侧脉每裂片7～8对。孢子囊群圆形，背生于侧脉中部稍上处；囊群盖大，圆肾形，棕色，膜质，最后卷缩，密生柔毛。

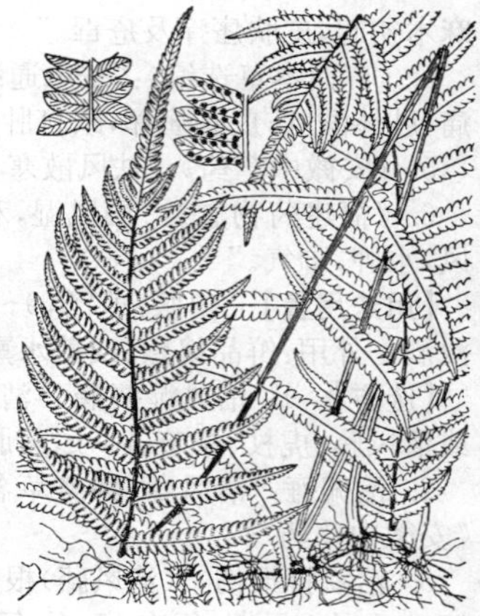

渐尖毛蕨

生于海拔100～1 200 m的田边、路旁或林下溪谷边。分布于长江流域以南各地，东到台湾，北至山西，西达秦岭南部。

【采收加工】 7～10月采收，晒干。

【药性】《中国药用孢子植物》："微苦、涩，平。"

【功用主治】 清热解毒，祛风除湿，健脾。主治泄泻，痢疾，热淋，咽喉肿痛，风湿痹痛，小儿疳积，狂犬咬伤，烧烫伤。

1.《浙江药用植物志》："根及全草能消炎、健脾。可治疗烫伤、疳积等症。"

2.《中国药用孢子植物》："解毒镇惊。治狂犬咬伤。"

3.《中国民族药志》："清热解毒，凉血止痢。用于痢疾，肠炎。"

【用法用量】 内服：煎服，15～30 g，大剂量150～180 g。

【选方】 治狂犬咬伤 渐尖毛蕨150～180 g。用铜器加水煎，每日早晚饭前各服1次。忌酸辣，并避嘈杂声。(《天目山药用植物志》)

4787 淮通 huái tōng (《四川中药志》)

【异名】 淮木通(《四川中药志》)。

【基原】 为马兜铃科马兜铃属植物宝兴马兜铃的茎藤或根。

【原植物】 宝兴马兜铃 *Aristolochia moupinensis* Franch. 又名：穆坪马兜铃、木香马兜铃(《中国高等植物图鉴》)。

木质藤本。根长圆柱形。嫩枝和芽密被黄棕色或灰色长柔毛。叶互生；叶柄密被灰棕色或黄棕色长柔毛；叶片卵形或卵状心形，长6～16 cm，宽5～12 cm，先端短尖或短渐尖，基部深心形，两侧裂片下垂或稍内弯，上面疏生灰白色糙伏毛，后变无毛，下面密被黄棕色长柔毛，网脉两面均明显。花单生或2朵聚生于叶腋；花梗长3～8 cm，花后常伸长，密被长柔毛；小苞片卵形；花被管中部急剧弯曲而略扁，外面疏被黄棕色长柔毛；

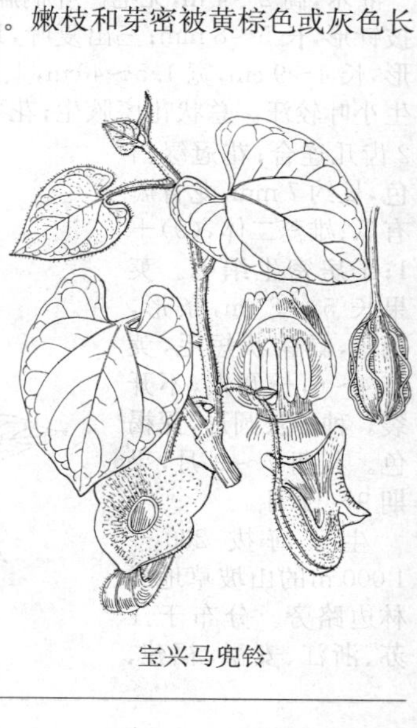

宝兴马兜铃

檐部盘状，近圆形，内面黄色，有紫红色斑点，边缘绿色，具网状脉纹，浅3裂，裂片先端具凸尖；喉部圆形，稍具领状环；花药成对贴生于合蕊柱近基部；子房圆柱形，密被长柔毛；合蕊柱先端3裂。蒴果长圆形，成熟时自先端向下6瓣开裂。种子长卵形，背面平凸状，具皱纹及隆起的边缘。花期5～6月，果期8～10月。

生于海拔2 000～3 000 m的林缘或林中。分布于浙江、福建、江西、湖北、湖南、四川、贵州、云南等地。

【采收加工】 春、秋季采收切段或剖开，晒干。

【药材】 淮通 *Caulis seu Radix Aristolochiae Moupinensis* 主产于云南等地。

性状 茎长圆柱形或稍弯曲，长短不一，直径1～2.5 cm。表面除去栓皮显灰黄色，较粗糙，可见纵向稍弯曲的维管束；节处不膨大，分枝痕互生。体较轻，质硬，不易折断，断面不平坦，呈放射状不平整的层片状，髓部小，呈一字形，类白色或颓废呈黑色的空洞。气微香，味微辛、苦。

鉴别 (1) 茎横切面：木栓层较厚，木栓细胞20余列。皮层稍厚，有石细胞群。中柱鞘部位石细胞群和纤维束断续排列成环。外韧型维管束，放射状排列，韧皮部稍狭窄；形成层不明显；木质部导管直径40～300 μm，排列成多层环轮。射线细胞宽7至多列。皮层及射线薄壁细胞富含淀粉粒，并含草酸钙簇晶。

粉末特征：灰黄色。淀粉粒众多，单粒或2～4个组成的复粒，脐点点状或裂隙状。石细胞单个或成群，长径20～100 μm。草酸钙簇晶多见，直径15～35 μm。具缘纹孔导管直径20～150 μm。木纤维成束，壁稍厚。木栓组织浅棕黄色，细胞多角形。

(2) 取本品粗粉2 g，加1%盐酸乙醇溶液40 ml，水浴上回流提取1 h，滤过。取滤液20 ml，用氨试液调至中性，在水浴上蒸干。加5%盐酸溶液溶解，滤过。滤液分置3支小试管中各1 ml，分别加碘化汞钾、碘化钾、碘化铋钾试液各2滴，依次产生淡黄色、棕红色、红棕色浑浊。

【成分】 根、茎中含蒽类衍生物：马兜铃酸(aristolochic acid)Ⅰ、Ⅱ、Ⅳ，马兜铃酸Ⅳ甲醚(aristolochic acid Ⅳ methylether)，马兜铃酸Ⅳ甲醚甲酯(aristolochic acid Ⅳ methylether methyl ester)，穆坪马兜铃酰胺(moupinamide)，去甲氧基穆坪马兜铃酰胺〔N-(*p*-hydroxyphenethyl)-*p*-coumaramide〕[1,2]。生物碱类：木兰花碱(magnoflorine)，尿囊素(allantoin)；有机酸类：丁香酸(syringic acid)，对香豆酸(*p*-coumaric acid)，棕榈酸(palmitic acid)。还含β-谷甾醇(β-sitosterol)[1,2]。

【药性】 苦、辛，寒。归心、膀胱、小肠经。

1.《四川中药志》1960年版："性寒，味苦，无毒。入心、肾、膀胱、小肠四经。"

2.《藏药标准》："辛，凉。"

【功用主治】 清热利湿，祛风止痛。主治泻痢腹痛，湿热身肿，小便赤涩，尿血，风湿热痹，痈肿恶疮，湿疹，毒蛇咬伤。

1.《四川中药志》1960年版："除烦退热，行水下乳，排脓止痛。治湿热壅滞身肿，通五淋，利小便，疗痈肿、恶疮。"

2.《云南中草药》："清热除湿，排脓止痛。治湿热小便不利，尿血，阴道滴虫，湿疹，荨麻疹，风湿关节痛。"

3.《藏药标准》："清热凉血。用于血热，肺热，肝热，六腑热。"

【用法用量】 内服：煎汤，6～9 g。

【宜忌】 遗尿、滑精者及孕妇禁服。

4788 淫羊藿 yín yáng huò (《本经》)

【异名】 刚前(《本经》)，仙灵脾(《雷公炮炙论》)，仙灵毗(《柳柳州集》)，黄连祖、千两金、干鸡筋、放杖草、弃杖草(《日华子》)，三枝九叶草(《本草图经》)，干雄筋(《国药的药理学》)，羊藿(《四川中药志》)，牛角花、铜丝草、铁打杵(《贵州民间方药集》)，三叉骨、三叉风、桂鱼风、铁铧口、肺经草、铁菱角、铁耙头、鲫鱼风(《湖南药物志》)，羊藿叶(《北方常用中草药手册》)，羊角风、三角莲(《全国中草药汇编》)，乏力草、鸡爪莲(南药《中草药学》)。

【基原】 为小檗科淫羊藿属植物淫羊藿、箭叶淫羊藿、巫山淫羊藿、朝鲜淫羊藿、柔毛淫羊藿等的茎、叶。

【原植物】 1. 淫羊藿 *Epimedium brevicornum* Maxim.

又名：小叶淫羊藿(《陕西中药志》)，短角淫羊藿(《湖北植物志》)，心叶淫羊藿(《中药志》)。

多年生草本，高30～40 cm。根茎横走，质硬，生多数须根。茎直立，有棱，无毛，通常无基生叶。茎生叶2，生于茎顶；有长柄；二回三出复叶，小叶9，宽卵形或近圆形，长3～7 cm，宽2.5～6 cm，先端急尖或短渐尖，基部深心形，边缘有刺齿，上面绿色，有光泽，无毛，下面苍白色，疏生少数柔毛；顶生小叶基部裂片圆形，均等，两侧小叶基部裂片不对称，内侧圆形，外侧急尖。圆锥花序顶生，较狭，长10～35 cm；花序轴及花梗有腺毛；花梗基部苞片卵状披针形，膜质；花白色，直径1.5 cm，20～50朵，花梗长5～20 mm；外萼片4，狭卵形，带暗绿色，长1～3 mm，内萼片4，披针形，白色或淡黄色；花瓣4，小，距长2～3 mm；雄蕊4，长3～4 mm；雌蕊1，花柱长。蓇葖果长1 cm，先端有喙。种子1～2颗，褐色。花期5～6月，果期6～8月。

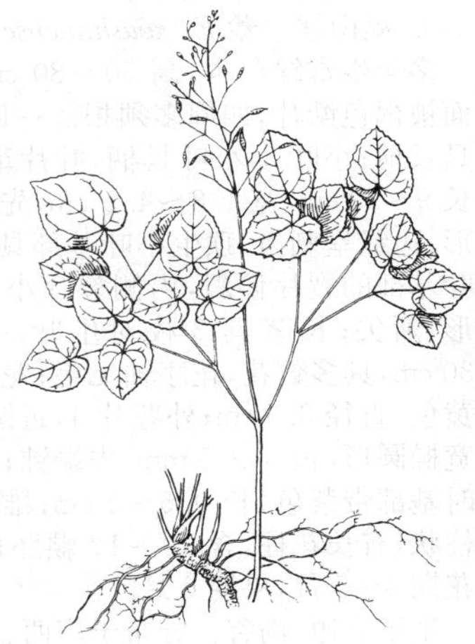

淫羊藿

生于山坡阴湿处或山谷林下。分布于北京、河北、山西、内蒙古、安徽、河南、湖北、湖南、广西、四川、陕西、甘肃、青海、宁夏、新疆等地。

2. 箭叶淫羊藿 *E. sagittatum* (Sieb. et Zucc.) Maxim.

多年生常绿草本，高25～50 cm。根茎短粗，略呈结节状，坚硬，外皮褐色，断面白色。茎有条棱，无毛。基生叶1～3，一回三出复

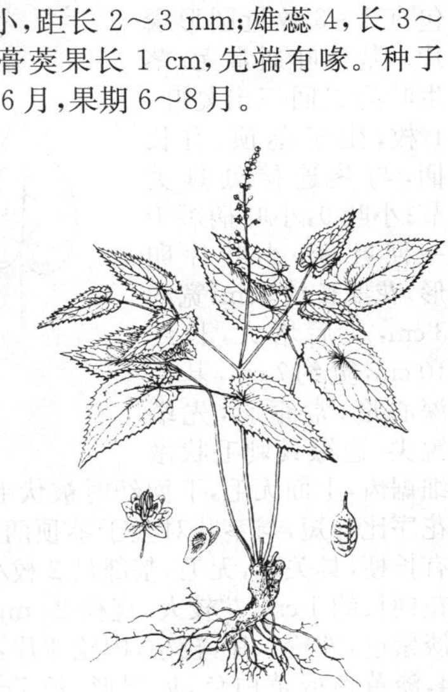

箭叶淫羊藿

叶;叶柄细,长 4~18 cm;茎生叶 2,常生于茎顶,与基生叶同型;小叶革质,狭卵形至披针形,长 15~19 cm,宽 3~8 cm,先端急尖或渐尖,基部心形,两侧小叶基部呈不对称心形,浅裂,边缘生细刺毛;顶生小叶基部裂片近圆形,均等,侧生小叶基部裂片不对称,内侧裂片较小,圆形,外侧裂片较大,三角形,急尖。圆锥花序顶生,挺直,花序轴及花梗通常无毛,有时被少数腺毛;花白色,直径约 6 mm,20~60 朵花;花梗长约1 cm;外轮萼片 4,长圆状卵形,长3~4 mm,带紫色,内轮萼片 4,卵形或卵状三角形,长约4 mm,先端急尖,白色;花瓣与内萼片近等长,棕黄色,有短距;雄蕊 4,长约 5 mm,花药瓣裂。蓇葖果长约 1 cm,有喙。种子肾状长圆形,深褐色。花期 2~3 月,果期 5~6 月。

生于山地、密林、岩石缝中、溪旁或阴处潮湿地。分布于江苏、浙江、安徽、福建、江西、湖北、湖南、广东、广西、四川、贵州、陕西、甘肃、台湾等地。

3. 巫山淫羊藿 *E. wushanense* T. S. Ying

多年生常绿草本,高 50~80 cm。根茎结节状,质硬,表面被褐色鳞片,四周多须根。一回三出复叶,基生或茎生,具长柄;小叶 3,小叶具柄,叶片革质,披针形至狭披针形,长 9~23 cm,宽 1.8~4.5 cm,先端渐尖或长渐尖,基部心形,边缘呈刺齿,顶生小叶基部具均等的圆形裂片,侧生小叶基部的裂片偏斜,内侧裂片小,圆形,外侧裂片大,三角形,渐尖;长茎具 2 枚对生叶。圆锥花序顶生,长 15~30 cm,具多数花,花序轴无毛;花梗疏被腺毛或无毛;花淡黄色,直径 3.5 cm;外萼片 4,近圆形,长 2~5 mm,内萼片宽椭圆形,长 3~15 mm,先端钝;花瓣呈角状距,淡黄色,有时基部带紫色,长 0.6~2 cm;雄蕊长 2~4 mm;心皮斜圆柱状,有长花柱,含 10~12 颗胚珠。蓇葖果长约 1.5 cm。花期 4~5 月,果期 6 月。

生于溪边、沟谷。分布于广西、四川、贵州、陕西等地。

4. 朝鲜淫羊藿 *E. koreanum* Nakai　又名:东北淫羊藿(《全国中草药汇编》)。

多年生草本,高 20~40 cm。根茎横走,长而硬,生多数须根。茎直立,稍上升,有棱,基部包有 2~3 枚近圆形鳞片。基生叶通常无;茎生叶为二回三出复叶,1 枚,生于茎顶,有长柄,与茎连接处具关节;小叶 9,小叶柄短于一回叶柄,小叶片卵形,花期长约5 cm,宽约3 cm,花后增大,长约10 cm,宽约7 cm,基部深心形,常歪斜,先端锐尖,边缘具刺毛状微细锯齿,上面无毛,下面幼时被伏毛,其后毛渐脱落。总状花序比叶短,与茎叶对生于茎顶两侧,单一或由基部分歧,有长梗,具关节,无毛,基部具 2 枚小苞,顶生 4~6 朵花;小花梗长约 1 cm,花较大,直径 2 cm;萼片 8,卵状披针形,带淡紫色,外轮 4 片,较小,内轮 4 片,较大,长 6~9 mm;花瓣 4,淡黄色或黄白色,近圆形,长 7~8 mm,先端尖;子房 1 室,花柱伸长,柱头头状。果纺锤形,长约 6 mm(带花柱),2 瓣裂,内有 6~8 颗种子。花期 4 月下旬至 5 月中旬,果期 5 月。

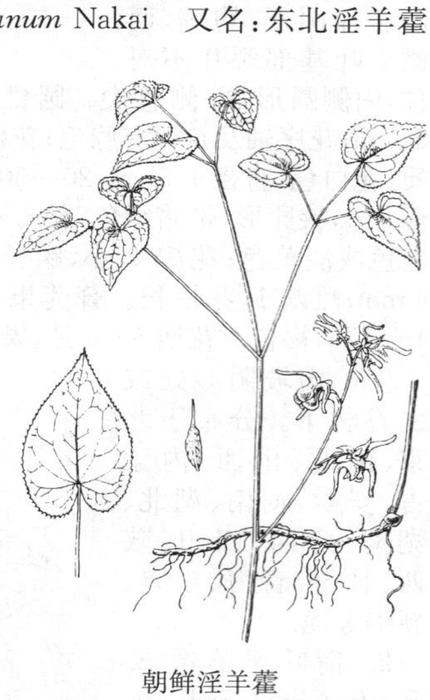
朝鲜淫羊藿

生于多阴的林下或灌丛间,喜富含腐殖质并较湿润的土壤。分布于辽宁、吉林、黑龙江等地。

5. 柔毛淫羊藿 *Epimedium pubescens* Maxim.　又名:毛叶淫羊藿(《四川中药志》)。

多年生草本,高 20~60 cm。根茎短粗,结节状。茎微具条棱,无毛或与叶柄相交接部有细柔毛。一回三出复叶,茎叶 2 片对生;小叶革质,卵形至披针形,长 3~20 cm,宽 2~8 cm,先端短渐尖或渐尖,基部深或浅心形,裂片常圆形,边缘有刺齿,上面有光泽,下面密被灰色柔毛或卷柔毛,沿叶脉及叶柄处尤多。圆锥花序顶生或腋生,花序轴及花梗有腺毛;花白色,直径1 cm;花梗长 1~2 cm;外萼片 4,宽卵形,长 2~3 mm,带紫色,内萼片披针形,长 5~7 mm,白色,有数脉;花瓣小,短于内萼,束状;雄蕊长 4 mm。蓇葖果长圆形,先端有长喙。花期 4~5 月,果期 5~7 月。

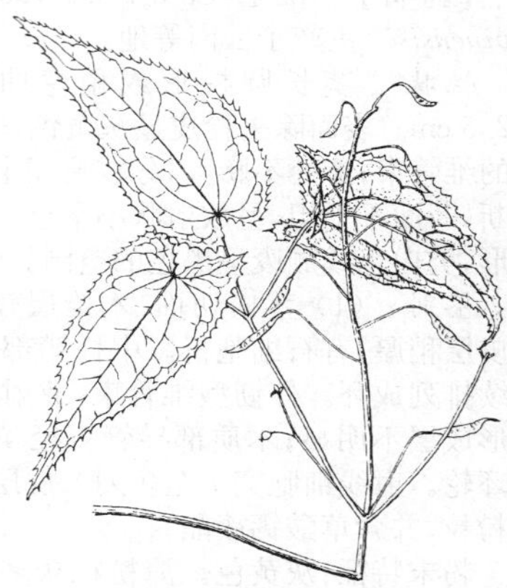
柔毛淫羊藿

生于山坡、林下草丛中,喜阴湿地带。

分布于河北、内蒙古、浙江、安徽、江西、河南、湖北、四川、贵州、陕西、甘肃等地。

本植物的根及根茎(淫羊藿根)亦供药用,另设专条。

【采收加工】 7~10 月采收,割取茎叶,晒干。

【药材】 淫羊藿 *Herba Epimedii*　淫羊藿主产于陕西、山西、安徽、河南等地;箭叶淫羊藿主产于湖北、四川、浙江、湖南、陕西、江西等地;巫山淫羊藿主产于陕西、四川、贵州等地;朝鲜淫羊藿主产于辽宁、吉林等地;柔毛淫羊藿主产于四川。

性状　淫羊藿　茎细圆柱形,长约 20 cm,表面黄绿色或淡黄色,具光泽。茎生叶对生,二回三出复叶;小叶片卵圆形,长 3~8 cm,宽 2~6 cm;先端微尖,顶生小叶基部心形,两侧小叶较小,偏心形,外侧较大,呈耳状,边缘具黄色刺毛状细锯齿;上表面黄绿色,主脉 7~9 条,基部有稀疏细长毛,细脉两面突起,网脉明显;小叶柄长 1~5 cm。叶片近革质。无臭,味微苦。

箭叶淫羊藿　一回三出复叶,小叶片长卵形至卵状披针形,长 4~12 cm,宽 2.5~5 cm;先端渐尖,两侧小叶基部明显偏斜,外侧呈箭形。下表面疏被粗短伏毛或近无毛。叶片革质。

柔毛淫羊藿　叶下表面及叶柄密被绒毛状柔毛。

巫山淫羊藿　小叶片披针形至狭披针形,长 9~23 cm,宽 1.8~4.5 cm;先端渐尖或长渐尖,边缘具刺齿,侧生小叶基部的裂片偏斜,内边裂片小,圆形,外边裂片大,三角形,渐尖。下表面被绵毛或秃净。

朝鲜淫羊藿　小叶较大,长 4~10 cm,宽 3.5~7 cm,先端长尖。叶片较薄。

鉴别 (1) 叶横切面:淫羊藿 上、下表皮细胞各1列,细胞近方形,主脉处外壁钝圆形,下表皮有气孔,有时可见残留非腺毛;外被角质层。主脉维管束3,外韧型,木质部具导管与纤维,其余的细胞壁厚,木化,上、下表皮内方有数列细胞壁显著增厚。叶肉栅栏组织细胞2~3列,除叶绿体外尚含深色物;海绵组织细胞排列疏松;支脉维管束明显,木质部、韧皮部、厚壁组织均清晰可见,周围的异细胞中含草酸钙棱晶或柱晶。

箭叶淫羊藿 主脉维管束5;栅栏组织细胞1(~2)列。

柔毛淫羊藿 主脉维管束5;栅栏组织细胞1(~2)列,充满深色物质。有较多的残留非腺毛。

巫山淫羊藿 主脉维管束7;栅栏组织细胞1~2列。

朝鲜淫羊藿 主脉维管束3;栅栏组织细胞1(~2)列;异细胞多含草酸钙柱晶。

(2) 取本品粉末0.1 g,加水10 ml,水浴加热10 min,滤过。滤液蒸干,加乙醇5 ml热溶,滤过。滤液中加镁粉及浓盐酸,显红色(检查黄酮类)。

(3) 薄层色谱:取本品粉末0.5 g,加乙醇10 ml,温浸30 min,滤过,滤液蒸干,残渣加乙醇1 ml使溶解,作为供试品溶液。另取淫羊藿苷,以甲醇溶解成每1 ml含0.1 mg的对照品溶液。吸取供试品溶液和对照品溶液各10 μl,分别点于同一以羧甲基纤维素钠为黏合剂的硅胶H薄层板,以醋酸乙酯-丁酮-甲酸-水(10∶1∶1∶1)为展开剂,展开,取出,晾干,置紫外光灯(365 nm)下检视。供试品色谱中,在与对照品色谱相应的位置上,显相同的暗红色斑点;喷以三氯化铝试液,再置紫外光灯(365 nm)下检视,显相同的橙红色荧光斑点。

品质标志 《中华人民共和国药典》2005年版规定:照分光光度法测定,本品含总黄酮以淫羊藿苷($C_{33}H_{40}O_{15}$)计不得少于5.0%;照高效液相色谱法测定,本品含淫羊藿苷($C_{33}H_{40}O_{15}$)不得少于0.50%。

【成分】 1. 淫羊藿 地上部分含黄酮类:淫羊藿黄酮苷(icariin),淫羊藿黄酮次苷(icariside)Ⅰ[1,2],并含钾、钙等无机元素[3]。

2. 箭叶淫羊藿 全草含黄酮类成分:淫羊藿黄酮苷[4],淫羊藿黄酮次苷Ⅰ,淫羊藿素-3-鼠李糖苷(icaritin-3-O-α-rhamnoside),脱水淫羊藿素-3-鼠李糖苷(anhydroicaritin-3-O-α-rhamnoside)[7],槲皮素(quercetin)及槲皮素-3-O-β-D-葡萄糖苷(quercetin-3-O-β-D-glucoside)[5];皂苷类成分:箭叶苷(sagittatoside)A、B、C[8],箭叶亭苷(sagittatin)A、B[9];生物碱类:淫羊藿定(epimedin)A、B、C[8];还含二十六醇(ceryl alcohol),三十烷(triacontane),植物甾醇(phytosterol),油酸(oleic acid),亚油酸(linoleic acid),棕榈酸(palmitic acid)[4];此外,含少量钾等无机元素[6]。

地上部分含黄酮类成分:淫羊藿苷(icariside)A_1、B_2、B_6、B_9、D_3、E_6、E_7、H_1,淫羊藿苷元B_1(icarisidin B_1),淫羊藿醇(icariol)A_1、A_2。含苯丙素类:赤式及苏式狄利格醇(dilignol),5,5′-二甲氧基狄利格醇(5,5′-dimethoxydilignol),赤式及苏式狄利格醇鼠李糖苷(dilignol rhamnoside),赤式5′-甲氧基狄利格醇鼠李糖苷(5′-methoxydilignol rhamnoside),赤式及苏式的1,2-双-(4-羟基-3-甲氧基苯基)-丙烷-1,3-二醇〔1,2-bis-(4-hydroxy-3-methoxyphenyl)-propane-1,3-diol〕,5-甲氧基-(－)-异落叶松脂醇〔5-methoxy-(－)-isolariciresinol〕,异落叶松脂醇,5-甲氧基-9-木糖基-(－)-异落叶松脂醇,左旋橄榄脂素(olivil),右旋丁香树脂酚-葡萄糖苷(syringaresinol-O-β-D-glucopyranoside),山矾脂素葡萄糖苷(symplocosigenin-O-β-D-glucopyranoside),二氢去氢双松柏醇(dihydrodehydrodiconiferylalcohol),苯乙醇基葡萄糖苷(phenethyl glucoside),(Z)-己-3-烯醇葡萄糖苷〔(Z)-3-hexenyl glucoside〕,布卢门醇C葡萄糖苷(blumenol C glucoside)[10]。

3. 巫山淫羊藿 地上部分含黄酮类成分:淫羊藿黄酮苷及巫山淫羊藿黄酮苷(wushanicariin)[11],宝藿苷(baohuoside)Ⅰ、Ⅱ、Ⅵ,柔藿苷(rouhuoside),槲皮素-3-半乳糖苷,槲皮素-3-鼠李糖苷,淫羊藿属苷(epimedoside)A,淫羊藿素,8-异戊烯基山柰酚-4′-甲氧基-3-〔木糖基(1→4)鼠李糖苷〕-7-葡萄糖苷{8-prenylkaempferol-4′-methoxy-3-〔xylosyl(1→4) rhamnoside〕-7-glucoside}[12];此外尚含钙等无机元素[9]。

4. 朝鲜淫羊藿 地上部分含黄酮类:淫羊藿黄酮苷及淫羊藿属苷A[13],淫羊藿定A、B、C[14],淫羊藿定A1、B1[15],槲皮素,脱水淫羊藿素-3-鼠李糖苷[16],朝鲜淫羊藿属苷(epimedokoreanoside)Ⅰ、Ⅱ[17],朝藿苷(caohuoside)B[18],朝藿苷丙(korepimedoside C),淫羊藿苷A_7(icariside A_7),2-(对羟基苯氧)-5,7-二羟基-6-异戊烯基色酮〔2-(p-hydroxyphenoxy)6-prenylchromone〕[19]。

5. 柔毛淫羊藿 地上部分含淫羊藿黄酮苷,淫羊藿黄酮次苷Ⅰ,淫羊藿属苷C,宝藿苷Ⅰ、Ⅳ,金丝桃苷(hyperoside)[20]及柔藿苷[21]。此外尚含钙等无机元素[3]。

【药理】 1. 增强性功能,影响生殖与内分泌系统 淫羊藿苷(ICA)能松弛家兔阴茎海绵体平滑肌,这与抑制Ⅴ型磷酸二酯酶活性而增强NO-cGMP活性有关[1]。口饲改善动脉性勃起功能障碍模型大鼠勃起功能[2]。淫羊藿流浸膏灌胃改善氢化可的松所致的阳虚证大鼠的体征,增加前列腺-贮精囊、子宫、肾上腺、胸腺等重量及睾酮、雌二醇水平[3]。ICA体外促进大鼠卵泡颗粒细胞分泌雌二醇,高浓度促进肾上腺皮质细胞分泌皮质酮[4]。淫羊藿黄酮灌胃给药促进未成年雄性大鼠腺垂体、附睾及精囊腺发育,促进离体大鼠间质细胞睾酮的基础分泌[5]。淫羊藿多糖皮下注射,提高雄性小鼠促肾上腺皮质激素、促甲状腺激素、促卵泡激素和促黄体激素水平[6]。ICA灌胃拮抗丙基硫氧嘧啶(PTU)的抑制甲状腺作用[7]。煎剂灌胃抑制糖皮质激素引起的大鼠肾上腺萎缩和合成功能的降低[8]。

2. 延缓衰老 淫羊藿灌胃,对老年大鼠线粒体的氧化损伤有保护作用[9]。水提液促进衰老-年轻人胚肺二倍体成纤维细胞国内标准株融合细胞DNA合成,延长2BS细胞寿命[10]。巫山淫羊藿多糖多相脂质体灌胃,提高老龄小鼠红细胞、肝组织等抗氧化能力[11]。淫羊藿总黄酮给老年大鼠灌胃,逆转衰老淋巴细胞中异常表达的凋亡基因与增殖基因,重建衰老免疫稳态[12]。巫山淫羊藿多糖和淫羊藿总黄酮复合物灌胃能提高老龄雄性大鼠下丘脑中单胺类神经递质水平,改善老龄大鼠、小鼠学习记忆行为,抑制老龄小鼠脑及全血胆碱酯酶活性[13]。

3. 调节免疫功能 箭叶淫羊藿叶提取物灌胃促进小鼠网状内皮系统的吞噬功能,激活肝脏Kupffer细胞的吞噬能力[14]。柔毛淫羊藿水煎液灌服促进羟基脲所致免疫功能低下小鼠单核吞噬细胞系统的吞噬能力和红细胞免疫黏附功能,降低体内循环免疫复合物[15]。腹腔注射淫羊藿多糖,对抗环磷酰胺所致小鼠的免疫低下作用。皮下注射也能拮抗小鼠荷瘤S_{180}引起的免疫功能低下[16]。淫羊藿总黄酮灌胃恢复睾丸切除所致雄激素缺乏模型小鼠异常增高的免疫功能[17]。淫羊藿总黄酮灌胃拮抗外源性激素皮质酮对大鼠T细胞的抑制作用[18]。淫羊藿总黄酮灌胃增加荷瘤小鼠(艾氏腹水瘤)的细胞免疫功能和红细胞免疫功能[19]。淫羊藿苷能逆转转化生长因子 $β_2$ 对 LAK、CD_3 AK 细胞的免疫抑制作用[20]。淫羊藿苷及其肠菌代谢产物对人组织细胞瘤 THP_1 细胞分泌 IL-6 等 4 种炎症性细胞因子均有特异的调节作用[21]。淫羊藿水煎液灌服,使慢性肾衰模型大鼠 IL-2 水平和 IL-2 mRNA 表达恢复至正常[22]。

4. 对心脑血管系统的作用　朝鲜淫羊藿总黄酮苷颈静脉给药,能拮抗氯化钡、乌头碱诱发的大鼠心律失常和肾上腺素诱发的豚鼠心律失常[23]。淫羊藿提取物静脉滴注能降低麻醉犬总外周血管阻力和左室舒张末期压,增加冠状动脉血流量、心输出量等[24]。淫羊藿总黄酮或淫羊藿苷静脉注射,均增加麻醉兔脑血流量,降低脑血管阻力,延缓筒箭毒处理的大鼠脑电图消失时间,对脑缺氧有保护作用[25]。淫羊藿提取物口服,对家兔实验性动脉粥样硬化病灶有消退作用[26]。箭叶淫羊藿水提物促进鸡胚尿囊绒毛膜血管生成和牛主动脉内皮细胞增殖[27]。

5. 防治骨质疏松,促进骨折愈合　淫羊藿总黄酮体外促进人成骨样细胞 OS_{732} 增殖和分化[28]。给予箭叶淫羊藿黄酮提取物的大鼠血清体外能促进大鼠颅骨成骨细胞分化,而黄酮提取物无效[29]。淫羊藿注射液体外诱导兔破骨细胞凋亡,抑制骨吸收[30]。箭叶淫羊藿提取液灌胃防治醋酸泼尼松龙所致大鼠骨质疏松[31]。淫羊藿总黄酮灌胃对维甲酸所致骨质疏松模型大鼠有保护性腺、抑制骨吸收、促进骨形成和抑制骨量丢失的作用[32]。淫羊藿煎液喂饲骨折模型家兔,促进血管内皮生长因子、转化生长因子表达,加快骨折愈合[33]。

6. 抗肿瘤作用　淫羊藿苷体外对 HL-60 细胞有诱导分化作用;腹腔注射抑制 HL-60 细胞在小鼠体内增殖[34]。淫羊藿苷能提高人高转移肺癌细胞膜流动性,增加肿瘤细胞抗原性而起抗癌作用[35]。箭叶淫羊藿体外抑制人肝细胞瘤 SK-Hep_1 等及白血病细胞 K_{562}、U_{937}、P_3H_1 和 Raji 增殖[36]。

7. 对神经系统的作用　箭叶淫羊藿甲醇提取物、朝鲜淫羊藿中提取的丁香树脂酚在肾上腺嗜铬细胞瘤株细胞实验中有诱导神经节神经突起生长的作用[37, 38]。淫羊藿水提取液在蟾蜍离体坐骨神经动作电位法等试验中有局部麻醉作用[39]。淫羊藿水提取液腹腔注射,对小鼠有镇静、镇痛作用[40, 41]。

8. 其他作用　淫羊藿水提取液腹腔注射对缺氧小鼠模型有耐缺氧作用[42]。淫羊藿水煎液灌胃,减轻慢性肾功能不全大鼠肾脏组织免疫病理学改变,减少细胞外基质产生[43]。箭叶淫羊藿水提物或醇提物均有较强的抗Ⅱ型 HSV 作用[44]。淫羊藿总黄酮下调人外周血单个核细胞 TNF-α 转换酶 mRNA 的表达,防治人工全髋关节无菌性松动[45]。淫羊藿总黄酮灌胃对小鼠、大鼠多种炎症模型有抑制作用[46]。淫羊藿苷能抑制 Cloudman S_{91} 黑素瘤细胞黑素合成和酪氨酸酶活性[47]。淫羊藿黄酮苷对四氯化碳诱导的大鼠肝脏损伤有保护作用[48]。

【炮制】 1. 淫羊藿　取原药材,除去杂质及枝梗,取叶,洗净,稍润,切丝,干燥。

2. 制淫羊藿　(1) 羊脂制　取羊脂油加热熔化,加入淫羊藿丝,用文火炒至有光泽,取出,放凉。每淫羊藿 100 kg,用炼羊脂油 20 kg。

(2) 酥油制　取酥油,置锅内文火加热熔化,再将净淫羊藿丝倒入,炒拌均匀,取出,摊开,晾凉。淫羊藿每 100 kg,用酥油 25 kg。

(3) 酒制　取淫羊藿加黄酒喷匀炒干。淫羊藿每 500 kg,用黄酒 120 kg。

(4) 炒制　取淫羊藿置热锅中,用文火炒微焦。

饮片性状　淫羊藿为丝片状,叶片上表面黄绿色或淡黄色,光滑,可见网纹状叶脉。下表面灰绿色,被有白粉,中脉及细脉凸出。边缘有细刺状锯齿。无臭、味苦。羊脂制淫羊藿形如淫羊藿,表面微黄色,光亮,微有羊油气。酒制淫羊藿形如淫羊藿,微有酒气。炒淫羊藿形如淫羊藿,表面微焦。

贮干燥容器内,密闭,置阴凉干燥处。防潮。

【药性】 辛、甘,温。归肾、肝经。

1.《本经》:"味辛,寒。"

2.《别录》:"无毒。"

3.《药性论》:"味甘,平。"

4.《蜀本草》:"温。"

5.《滇南本草》:"性微温,味微辛。入肝肾二经。"

6.《纲目》:"乃手、足阳明、三焦、命门药也。"

7.《本草经疏》:"入手厥阴,足少阴、厥阴。可升可降,阳也。"

【功用主治】 补肾壮阳,强筋健骨,祛风除湿。主治阳痿遗精,虚冷不育,尿频失禁,肾虚喘咳,腰膝酸软,风湿痹痛,半身不遂,四肢不仁。

1.《本经》:"主阴痿绝伤,茎中痛。利小便,益气力,强志。"

2.《别录》:"坚筋骨,消瘰疬、赤痈。下部有疮,洗,出虫。"

3.《日华子》:"治一切冷风劳气,补腰膝,强心力,丈夫绝阳不起,女子绝阴无子,筋骨挛急,四肢不任,老人昏耄,中年健忘。"

4.《医学入门》:"补肾虚,助阳。治偏风手足不遂,四肢皮肤不仁。"

5.《医林纂要》:"补命门肝肾,能壮阳益精,亦去寒痹。"

6.《分类草药性》:"治咳嗽,去风。"

【用法用量】 内服:煎汤,3~9 g,大剂量可用至 15 g;或浸酒、熬膏,入丸、散。外用:煎汤含漱。

【宜忌】 阴虚而相火易动者禁服。

《本草经疏》:"虚阳易举,梦遗不止,便赤口干,强阳不痿并忌之。"

【选方】 1. 益丈夫,兴阳,理腿膝冷　淫羊藿一斤,酒一斗,浸经二日,饮之佳。(《食医心镜》)

2. 治阳痿　箭叶淫羊藿 9 g,土丁桂 24 g,鲜黄花远志 30 g,鲜金樱子 60 g。水煎服。(《福建药物志》)

3. 治偏风手足不遂,皮肤不仁　仙灵脾一斤,细锉,以生绢袋盛,于不津器中用无灰酒二斗浸之,以厚纸重重密封,不得通气,春夏三日、秋冬五日后旋开。每日随性暖饮之,常令醺醺,不得大醉。(《圣惠方》)

4. 治风走注疼痛,来往不定　仙灵脾、威灵仙、芎䓖、桂心、苍耳子各一两。上药捣细,罗为散。每服不计时候,以温酒调下一钱。(《圣惠方》仙灵脾散)

5. 治历节痛风,手足顽痹,行步艰难　仙灵脾、茄子根各二斤,黑豆二升。以上三味,细锉,都以水三斗煮至一斗,去滓,更煎至五升即止。(《圣惠方》仙灵脾煎)

6. 治三焦咳嗽,腹满不饮食,气不顺　仙灵脾、覆盆子、五味子(炒)各一两。为末,炼蜜丸,梧子大。每姜茶下二十丸。

7. 治目昏生翳　仙灵脾、生王瓜(即小栝楼红色者)等分。为末,每服一钱,茶下,日二服。(6、7方出自《圣济总录》)

8. 治伤寒后青盲(日近者可治)　仙灵脾一两,淡豆豉四十九粒。水一碗半,煎至一碗,顿服。(《百一选方》)

9. 治疮疹入眼　仙灵脾、威灵仙(去芦)等分。上为细末,每服半钱,食后米汤调下。(《小儿卫生总微论方》仙灵脾散)

10. 治牙疼　仙灵脾,不拘多少。为粗末,煎汤漱牙齿。(《卫生家宝》固本散)

11. 治妇女更年期综合征,眩晕,高血压病以及其他慢性疾病见有冲任不调证候者　仙茅6～15 g,仙灵脾9～15 g,当归、巴戟天各9 g,黄柏、知母各6～9 g。水煎服。(上海中医学院《方剂学》)

【临床报道】 1. 治疗神经衰弱　①用3%淫羊藿煎液离子透入法,每日1次,10～20 d为1疗程。少数患者另服镇静剂。观察104例,痊愈22例,显著进步21例,进步46例,无效15例,总有效率为85.4%。大多数患者疗程长者疗效较好。少数患者治疗初期可出现轻度反应或症状暂时加重,但继续治疗即迅速消失[1]。②用淫羊藿浸膏片、总黄酮苷、单体淫羊藿苷治疗神经衰弱228例。浸膏片组每次服4片(每片含生药2.8 g),每日3次;总黄酮苷片组每次服2～3片(每片30 mg,相当于生药3 g),每日3次;淫羊藿苷组每次服20 mg(相当于生药10 g),每日3次。3组均服药1个疗程(30 d),停药后观察10～20 d。结果:浸膏片组138例,总有效率为89.85%;总黄酮苷片组61例,总有效率为93.44%;淫羊藿苷组27例,总有效率为89.66%。总黄酮苷片组停药半年后随访42例,总有效率仍达90.46%,说明疗效比较稳定[2]。

2. 治疗小儿麻痹症　取淫羊藿、桑寄生等量,制成每2 ml含生药各1 g的注射液。急性期以肌内注射为主,配合穴位注射。肌内注射每次2 ml,每日2次,连续20 d。恢复期及后遗症期以穴位注射为主,配合肌内注射。穴位注射按常规取穴,每穴注射1～2 ml,隔日1次,连续20 d。休息半月再继续治疗。治疗各期小儿麻痹症共246例,其中急性期34例,痊愈8例,基本痊愈16例,显效7例,有效2例,无效1例;恢复期43例,痊愈21例,有效15例,进步5例,无效2例;后遗症期169例,痊愈及基本痊愈9例,显效及有效129例,无效31例。据观察,本品对急性期及刚进入恢复期的患者疗效显著,恢复较快。对后遗症期也有一定效果,用药后患肢普遍有发热、力量增加等感觉,有效患者可见肌肉逐渐恢复,患肢增粗;其中以下肢麻痹者疗效较好,上肢麻痹及年龄较大者疗效较差。用药后除有口干现象外,未见其他副作用[3,4]。

3. 治疗慢性气管炎　取淫羊藿茎、叶适量(干品),以其总量的80%煎取浓汁,20%研粉,两者混合为丸。每日量相当于生药30 g,两次分服,1个月为1疗程。观察1 066例,1个疗程的有效率为74.6%,近期控制和显效率为22.1%。其中镇咳有效率为86.8%,祛痰有效率为87.9%,平喘有效率为73.8%。说明本品祛痰、镇咳作用较好,平喘较差。经治2个疗程者比1个疗程的近期控制和显效率有显著提高。观察中曾对经治1个疗程的110例进行随访,结果半年后的有效率为59.1%,较原来疗效下降26.1%。治疗中曾以相当于生药15 g和45 g的剂量(一日量),分别对部分患者进行观察,结果疗效与每日服30 g者均基本相似。服药后部分患者有轻微反应,以口干、恶心为多见,其次为腹胀、头晕,一般可自行消失[5]。

4. 治疗高血压病　用淫羊藿制成浸膏糖衣片,每日用量相当于生药30 g,分3次服用,疗程1个月。共治115例,有效率为78.26%,血压下降幅度最大为10.7/5.33 kPa。高血压病Ⅰ期有效率为91.6%,Ⅱ期有效率为70.3%。治疗后头胀、头痛、眩晕、心悸等主要症状半数以上患者有好转。服药期间偶有口干、胃部不适、恶心等副作用[6]。

5. 治疗冠心病　用淫羊藿片剂每次4～6片(每片重0.3 g,相当于生药2.7 g),每日2次。1个月为1疗程,治疗1～3个疗程。观察140例,结果:改善心绞痛症状总有效率为77.8%;改善心电图的总有效率为74.3%。半数患者增加疗程可以提高疗效[7]。

6. 治疗白细胞减少症　用单味箭叶淫羊藿制成冲剂,每包15 g,第一星期每日3包,第二星期每日2包,用药30～45 d。治疗有典型气虚症状的白细胞减少症22例。其中白细胞计数最低者1.7×10^9/L,最高者3.8×10^9/L。22例患者中坚持按要求服药的14例,其中近期治愈3例,其症状消失,白细胞计数升至5.0×10^9/L以上;显效4例,症状减轻,白细胞增加1.5×10^9/L以上;有效5例,症状有所减轻,白细胞增加不足1.0×10^9/L;2例无效[8]。

【各家论述】 1.《纲目》:"淫羊藿,性温不寒,能益精气,真阳不足者宜之。"

2.《本草经疏》:"淫羊藿,其味辛甘,其气温而无毒。《本经》言寒者,误也。为补命门要药。辛以润肾,甘温益阳气,故主阴痿绝伤,益气力,强志。茎中痛者,肝肾虚也,补益二经,痛自止矣。膀胱者,州都之官,津液藏焉,气化则能出矣。辛以润其燥,甘温益阳气以助其化,故利小便也。肝主筋,肾主骨,益肾肝则筋骨自坚矣。辛能散结,甘能缓中,温能通气行血,故主瘰疬赤痈及下部有疮,洗出虫。"

3.《本草述》:"淫羊藿,《本经》首主阴痿绝伤,《日华子》亦首言其疗男子绝阳,女子绝阴,则谓人命门、补真阳者是也。盖命门为肾中之真阳,即人身之元气也,其所谓绝阳绝阴,不本之元气,何以嘘之于既槁。所谓益气力,强志,并治冷气劳气,筋骨挛急等证,皆其助元气之故。至若茎中痛,小便不利,皆肝肾气虚所致,此味入肾而助元阳,即是补肾气,而肝肾固同一治也。老人昏耄,中年健忘,皆元阳衰败而不能上升者也。须知此味以降为升,其升由于能降也。"

4.《药性通考》:"夫男女虽分阴阳,而五脏六腑正各相同,男子命门寒则不举,女子命门寒则阳不纳,非男子绝阳不能生,女子绝阳尚可产也。淫羊藿补阳不补阴,取其补男女之阳,则彼此之化生不息。阴中有阳,则男子精热而能施,女子亦精热而能受。况妇人用之,又不止温补命门,尤定小腹之痛,去阴门之痒,暖子宫之寒,止白带之湿。"

5.《本草正义》:"淫羊藿,禀性辛温,专壮肾阳,故主阴痿。曰绝伤者,即阳事之绝伤也。茎中痛,亦肾脏之虚寒。利小便者,指老人及虚寒人之阳事不振,小便滴沥者言之,得其补助肾阳而小便自利,非湿热蕴结,水道赤涩者可比。读书慎勿误会。益气力,强志,坚筋骨,皆元阳振作之功。然虚寒者固其所宜,而阴精不充、真阳不固者,万不可为揠苗之助长也。消瘰疬、赤痈,盖亦因温通气血,故能消化凝结。然疬疡之病,由于阴血不充,肝阳燔灼,而煎熬津液,凝结痰浊者为多,幸勿误读古书,反以助其烈焰。洗下部之疮，则辛燥能除湿热，亦犹蛇床子洗疮杀虫耳。《日华》主丈夫绝阳，女子绝阴，一切冷风劳气，筋骨挛急，四肢不仁，补腰膝，则辛温之品，固不独益肾壮阳，并能通行经络，祛除风寒湿痹。但《日华》又谓治老人昏耄，中年健忘，则未免誉之太过。而景岳且谓男子阳衰，女子阴衰之艰于子嗣者，皆宜服之，则偏信温补，其弊滋多，更非中正之道矣。石顽谓一味仙灵脾酒，为偏风不遂要药。按不遂之病有二因：一为气血俱虚，不能荣养经络，或风寒湿热痹着之病，古人之所谓痹症是也，其来也缓；一为气血上冲，扰乱脑神经而忽失其运动之病，今之所谓中风，西医之所谓脑经病是也，其病也暴。仙灵脾酒，止可治风寒湿痹之不遂，并不能治气血两虚之不遂，而血冲脑经之不遂，更万万不可误用。”

4789 **淫羊藿根** yín yáng huò gēn（《本草图经》）

【异名】 仙灵脾根（《圣惠方》），羊藿根（《分类草药性》）。

【基原】 为小檗科淫羊藿属植物淫羊藿 *Epimedium brevicornum* Maxim. 等的根及根茎。

【原植物】 参见“淫羊藿”条。

【采收加工】 6～8月采挖，晒干。

【成分】 地下部分含黄酮类成分：淫羊藿黄酮苷，2″-鼠李糖淫羊藿黄酮次苷Ⅱ，淫羊藿属苷A，宝藿苷（baohuoside）Ⅱ[1]，槲皮素（quercetin），金丝桃苷（hyperoside）[2]；甾醇类：菜油甾醇（campesterol），β-谷甾醇（β-sitosterol），β-谷甾醇-3-葡萄糖苷，菜油甾醇-3-葡萄糖苷[3]，胡萝卜甾醇（daucosterol）[2]；此外尚含二十九烷（*n*-nonacosane），三十一烷（nhentriacotane），钙等无机元素[3]。

【药性】 《本草害利》：“辛温。入肾。”

【功用主治】 补肾助阳，祛风除湿。主治肾虚阳痿，小便淋沥，喘咳，风湿痹痛。

1.《本草害利》：“补大肠、三焦，强筋骨，起阳事衰，利小便，除茎中痛。”

2.《分类草药性》：“治男子虚淋，白浊，头眩；妇人白带，经水不调。并治吼喘。”

【用法用量】 内服：煎汤，9～15 g；或浸酒；或研末为散。

【宜忌】 阴虚而相火易动者禁服。

【选方】 1. 治小儿雀目，至暮无所见　仙灵脾根半两，晚蚕蛾（微炒）半两，射干一分，甘草（炙微赤，锉）一分。捣细罗为散。用羊子肝一枚，切开，掺药二钱在内，以线系定，用黑豉一合，米泔一大盏，煮熟取出，分为二服，以汁下之。（《圣惠方》仙灵脾散）

2. 治瘰疬成脓不溃　淫羊藿干根 30 g。水煎，调酒和红糖服。（《福建中草药》）

4790 **淡菜** dàn cài（《食疗本草》）

【异名】 东海夫人（《本草拾遗》），壳菜（《嘉祐本草》），海蛏（《纲目》），红蛤（《东医宝鉴》），珠菜（《本草撮要》），海红（《中国药用海洋生物》）。

【基原】 为贻贝科贻贝属动物厚壳贻贝、贻贝、翡翠贻贝及其他贻贝类的肉。

【原动物】 1. 厚壳贻贝 *Mytilus coruscus* Gould [*M. crassitesta* Lischke]

贝壳呈楔形，壳的长度约为高的2倍，为宽的3倍，一般壳长116～160 mm。壳质厚，壳顶尖细，位于壳的最前端，稍向腹面弯曲，腹缘略直，足丝孔狭缝状，位于近壳顶处。背缘与腹缘构成近45°角向后上方延伸，背缘与后缘相接处形成一较大钝角，后缘圆。壳面由壳顶沿腹缘形成一条隆起，将壳面分为上、下两部分，两壳闭合时在腹面形成一菱形平面。生长线极明显，但不规则，无放射肋。壳皮厚，棕黑色，壳的边缘向内卷曲成镶边状的红褐色狭缘。壳顶常剥蚀，露出白色壳质，干后壳皮常呈崩裂状。壳内面呈灰白色或灰蓝色，具珍珠样光泽，外套痕及闭壳肌痕明显，前闭壳肌痕小，卵圆形或心形，位于壳顶后方；后闭壳肌痕大，椭圆形，位于后端略偏背缘。壳顶内面铰合齿2枚，小型，呈八字形。韧带褐色，位于背缘前方。外套缘具有分枝状的触手。足前端呈棒状；后端微扁呈片状。足丝粗壮，淡黄褐色。

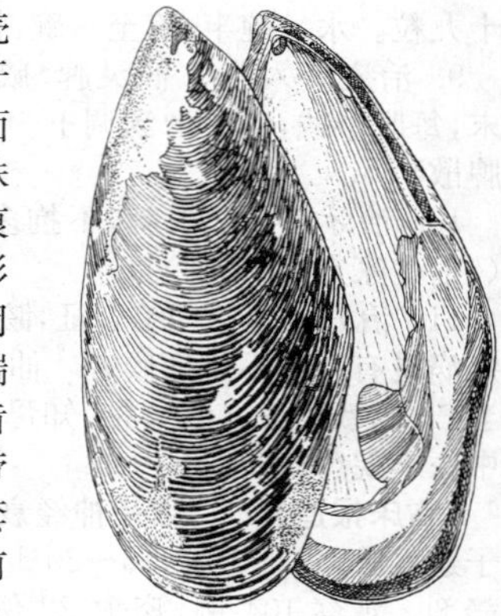

厚壳贻贝

以足丝固着于低潮线以下的浅海岩石间，北方多在20 m的深处，浙江一带多在8～10 m处生长密度最大，幼贝分布较浅。喜海浪大、盐分高的海区。雌雄异体，在大连沿海产卵期约在8月。我国分布于渤海、黄海、东海。

2. 贻贝 *M. edulis* Linnaeus　又名：紫贻贝（《中国北部海产经济软体动物》）。

贝壳呈楔形或不等三角形，壳长度不及高的2倍，宽度为高的1/4～1/3，一般壳长60～80 mm。壳质薄，前端尖细，后端宽广。壳顶在壳的最前端，前方有淡褐色的菱形小月面。壳腹缘较直，足丝伸出处略凹入。背缘与腹缘形成的夹角大于45°。后缘宽圆。壳表面自壳顶起沿腹缘向后突起，达壳的中部后渐收缩。生长线细而明显，自壳顶始，或环形排列生长，放射肋不明显。壳皮黑褐色，具光泽，并包被壳的边缘，壳顶及腹缘常呈淡褐色，顶部壳皮易脱落，露出淡紫色壳质。壳内面白色或淡紫色，具珍珠样光泽。外套痕、闭壳肌痕明显，前闭壳肌痕小，半月形，位于壳顶下方；后闭壳肌痕大，椭圆形，位于后端略偏背缘。缩足肌痕、中足丝收缩肌痕及后足足丝收缩肌痕愈合成一狭长的带状，并与后闭壳肌痕相连。铰合部长，约等于壳长的1/2，有不发达的铰合齿2～12枚。韧带深褐色，约与铰合部等长。足丝较细软，淡褐色。

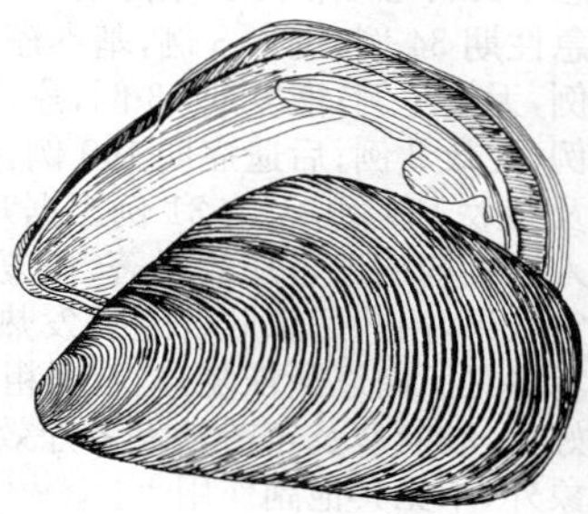

贻　贝

栖息于内湾浅海及近岸的岩礁底，通常在低潮线附近至水深2 m左右分布较密，以足丝附着于岩石上及海港中各种建筑设施上。雌雄异体，生殖腺成熟时，雄性为乳黄色；雌性为橘红色，春、秋季两次产卵。繁殖很快，为养殖的优良品种。我国自然分布于黄海、渤海，近年已南移至福建等地试养。

3. 翡翠贻贝 *M. viridis* Linnaeus [*Perna viridis* (Linnaeus)]

贝壳呈楔形，壳质中等厚，一般壳长 136 mm，高 58 mm，宽 38.5 mm。壳顶尖，呈喙状，腹缘直或稍弯，背缘与腹缘约成 30°角。壳表面翠绿色，前半部常呈绿褐色，光滑而有光泽，壳面前端具有隆起肋。生长线较细密，绕壳顶环生。壳内面瓷白色，珍珠光泽不强，由壳皮卷入的角质层狭缘为碧绿色。无前闭壳肌痕；后闭壳肌痕大，略呈圆形，位于壳后端背侧。铰合齿左壳 2 枚，右 1 枚。外套缘较薄，具有触手状突起。足细呈棒状，足丝细软，淡黄色。

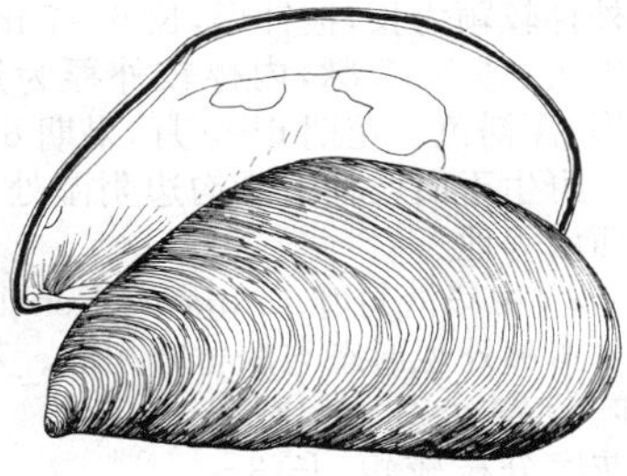

翡翠贻贝

栖息于潮线至水深 5～6 m 处，最深可达 10 m 以上，附着于水流通畅处的岩石上。雌雄异体，产卵早期约于 6 月中旬，晚期于 10～12 月间。分布于南海和东海南部。

【采收加工】 全年均可采，捕得后，剥取其肉，晒干。

【药材】 淡菜 *Mylilussiccus* 主产于我国北方沿海，以辽宁产量最多。

性状 本品呈椭圆状楔形。前端圆，后端扁，后端两侧有大而圆的闭壳肌。外质膜极发达，足小，呈棒状，两外套膜间有明显的生殖腺。外套后端有一点愈合，形成明显的入水孔和出水孔，入水孔皆呈紫褐色，其入水孔周边的分枝状小触手颜色更深。出水孔紫褐色，全体深棕色。背部透过外套膜可见深褐色的脏团。生殖腺颜色较深。气微腥，味咸，嚼之有海米样鲜腥气。

【成分】 厚壳贻贝肌肉含甾醇类：3，4，3′-三羟基-7′，8′-二去氢-β-胡萝卜素(3，4，3′-trihydroxy-7′，8′-didehydro-β-carotene)，扇贝醇酮(pectenolone)，硅藻黄质(diatoxanthin)，梳黄质(pectenoxanthin)，贻贝黄质(mytiloxanthin)[1]；另含脂肪酸[2]，氨基酸，蛋白质[3]。

贻贝全体含甾醇类：胆甾醇(cholesterol)，5，7-胆甾-二烯-3β-醇(5，7-cholestadien-3β-ol)，24-甲基胆甾-5，7，22-三烯-3β-醇(24-methylcholesta-5，7，22-trien-3β-ol)[4]，石房蛤毒素(saxitoxin)[5]，贻贝多生物活性物质(multibioactive substances，MSM)[6]，硒[7]，富胱氨酸多酚蛋白质(cystinerich polyphenolicprotein)[8]，脂类(lipid)[9]。又含有机锡化合物：三丁基锡(tributyltin，TBT)，二丁基锡(dibutyltin，DBT)，单丁基锡(monobutyltin，MBT)，三苯锡(triphenyltin，TPT)，二苯锡(diphenyltin，DPT)，单苯锡(monophenyltin，MPT)[10,11]。肌肉组织含内消旋-阿拉诺品(meso-alanopine)，D-斯托宾(D-strombine)[12]，寡肽(oligopeptide)[13]。

翡翠贻贝含泛醌(ubiquinone)[14]。

【药理】 1. 对心血管系统的作用 淡菜(贻贝)醇提取物稀释后预先给家兔静脉注射，对肾上腺素引起的心律失常具有保护作用[1]。淡菜(贻贝)中的贻贝多活素(MSM)给大鼠灌胃，对抗大鼠冠脉结扎性急性心肌梗死，减轻垂体后叶素引起的大鼠缺血性损伤。这可能与防止心肌细胞脂质过氧化有关[2]。MSM 灌胃能改善小鼠心肌氧和营养性物质的供应[3]。贻贝乙醇提取物给大鼠静脉注射有降压作用，且无快速耐受现象。降压作用是通过兴奋迷走神经和 M 胆碱受体来实现的[4]。

2. 抗动脉粥样硬化作用 贻贝提取物灌服，降低食饵性高血脂大鼠血浆总胆固醇(TC)、三酰甘油(TG)，降低血浆低密度脂蛋白胆固醇(LDL-C)水平[5]。MSM 灌服，降低食饵性动脉粥样硬化模型鹌鹑血清升高的 TC、TG、LDL-C、极低密度脂蛋白胆固醇(VDL-C)水平，主动脉和心肌 TG 及 TC 含量也降低，抑制主动脉内膜粥样斑块形成，还可改善肝脏的病变[6]。

3. 抗凝，改善微循环作用 大鼠口服 MSM 抑制实验性血栓形成，抑制 ADP 诱导的大鼠血小板聚集。MSM 体外用药也可降低胶原诱导的家兔血小板聚集[7]。MSM 灌胃可使微循环障碍模型大鼠肠系膜微循环血流量增加、血流速度加快以及血流状态、血液颜色、血管壁清晰度改善[8]。

4. 其他作用 贻贝提取物给犬静注，缩小肾容积，减少尿量[1]。贻贝水提取液对大鼠离体子宫有收缩作用，增强电场刺激输精管引起的收缩，对大鼠离体胃条与回肠平滑肌则有松弛作用。高剂量可使蟾蜍血管灌注流量减少[9]。贻贝提取物灌胃，抑制小鼠移植性宫颈癌 U_{14}，降低荷瘤小鼠血及肝脏中过氧化脂质，提高超氧化物歧化酶、还原型谷胱甘肽水平[10]。厚壳贻贝给小鼠灌胃，抑制小鼠单胺氧化酶 B 活性[11]。

毒性 MSM 在治疗量范围内毒性极微，但高剂量组(人体用量 250 倍)大鼠血小板减少，停药 15 d 后未能恢复[12]。

【药性】 甘、咸，温。归肝、肾经。

1.《食疗本草》："温，无毒。"
2.《本草拾遗》："味甘，温，无毒。"
3.《本草汇言》："入足阳明、太阳经。"
4.《本草从新》："甘、咸，温。"
5.《药性切用》："甘、咸，性凉。"
6.《要药分剂》："入肝、肾二经。"

【功用主治】 补肝肾，益精血，消瘿瘤。主治虚劳羸瘦，眩晕，盗汗，阳痿，腰痛，吐血，崩漏，带下，瘿瘤。

1.《食疗本草》："补虚劳损，产后血结，腹内冷痛，治癥瘕，腰痛，润毛发，崩中带下，烧一顿令饱，大效。"
2.《本草拾遗》："主虚羸劳损，因产瘦瘠，血气结积，腹冷，肠鸣下痢，腰疼，带下，疝瘕。"
3.《日华子》："补五脏，理腰脚气，益阳事，能消宿食，除腹中冷气，消痃癖气。"
4.《嘉祐本草》："治虚劳伤惫，精血少者，及吐血，妇人带下、漏下，丈夫久痢，并煮食之，任意。"
5.《纲目》："消瘿气。"
6.《药性切用》："益阴除热，为虚劳退热专药。"
7.《药笼小品》："补阴潜阳，凡虚火易升者宜之。"
8.《随息居饮食谱》："补肾，益血填精。治遗、带、崩、淋，阳痿阴冷，消渴，瘿瘤。"
9.《现代实用中药》："为性的增进药，治阳痿早泄；又为滋养神经药，用于头晕、目眩；并为止血剂，治肠出血、子宫出血。"
10.《中国药用海洋生物》："补肝肾，益精血，调经。用于高血压。"

【用法用量】 内服：煎汤，15～30 g；或入丸、散。

【宜忌】 1.《本草拾遗》："久服令人发脱。""发石，令肠结。”

2.《日华子》:“多食令头闷目暗。”

3.《本经逢原》:“久食令人阳痿不起。”

【选方】 1. 治头晕及睡中盗汗　淡菜(焙燥,研细粉)100 g,陈皮(研细粉)60 g。研和,蜂蜜为丸。每服 5 g,每日 3 次。(《现代实用中药》)

2. 治高血压病　淡菜 30 g,松花蛋 1 个。共煮服。(《中国药用海洋生物》)

3. 治贫血　淡菜 50 g,熟地 40 g,黄芪 50 g,当归 10 g。水煎服,日服 2 次。(《中国动物药》)

4. 治阳痿,肾虚腰痛　淡菜 30 g,狗肾 1 具。煎煮至熟烂,饮汁食肉,为一日量。(《山东药用动物》)

5. 治经血多　淡菜 30～60 g。与猪肉共煮,行经前服。(《中国药用海洋生物》)

6. 治白带　淡菜 30 g,用黄酒浸洗一遍;韭菜 50 g,洗净,切好。二味一起煮熟,食之。每日 1 剂。(《水产品营养与药用手册》)

7. 治瘿气(地方性甲状腺肿)　淡菜 30 g,昆布 15 g。煎煮熟烂,连药带汁一次服,日服 2 次,连服 2 星期为 1 疗程,间隔 1 星期再服。(《山东药用动物》)

8. 治既厥且哕(俗名呃忒),脉细而劲　鸡子黄(生用)一枚,真阿胶二钱,生龟版六钱,童便一杯,淡菜三钱。水五杯,先煮龟版、淡菜得二杯,去滓,入阿胶,上火烊化,内鸡子黄,搅令相得,再冲童便,顿服之。(《温病条辨》小定风珠)

【各家论述】 1.《医学入门》:“淡菜,治劳热骨蒸,须多食乃见功,若数两作丸、散,未有大效。”

2.《本草汇言》:“淡菜,补虚养肾之药也。蔡心吾曰,此物本属介类,原其气味甘美而淡,性本清凉,故藏器云,善治肾虚有热,及热郁吐血,痢血便血,及血郁成瘿,留结筋脉诸疾。”

4791 淡竹叶 dàn zhú yè (《滇南本草》)

【异名】 竹叶门冬青(《分类草药性》),迷身草(《岭南科学杂志》),山鸡米(《华南经济禾草植物》),金竹叶(《广西中兽医药用植物》),长竹叶(《江苏植物药材志》),山冬、地竹(《广西中药志》),淡竹米(《药材学》),林下竹(《闽东本草》)。

【基原】 为禾本科淡竹叶属植物淡竹叶或中华淡竹叶的地上部分。

【原植物】 1. 淡竹叶 *Lophatherum gracile* Brongn.

多年生草本,高 40～90 cm。根状茎粗短,坚硬。须根稀疏,其近顶端或中部常肥厚成纺锤状的块根。秆纤弱,多少木质化。叶互生,广披针形,长 5～20 cm,宽 1.5～3 cm,先端渐尖或短尖,全缘,基部近圆形或楔形而渐狭缩成柄状或无柄,平行脉多条,并有明显横脉,呈小长方格状,两面光滑或有小刺毛;叶鞘边缘光滑或具纤毛;叶舌短小,质硬,长 0.5～1 mm,有缘毛。圆锥花序顶生,长 10～30 cm,分枝较少,疏散,斜升或展开;小穗线状披针形,长 7～12 mm(连同短芒),宽 1.5～2.5 mm,具粗壮小穗柄;颖长圆形,具五脉;外稃较颖为长,披针形,长 6～7 mm,宽约 3 mm,先端具短尖头,具 5～7 脉,内稃较外稃为短,膜质透明。颖果纺锤形,深褐色。花期 6～9 月,果期 8～10 月。

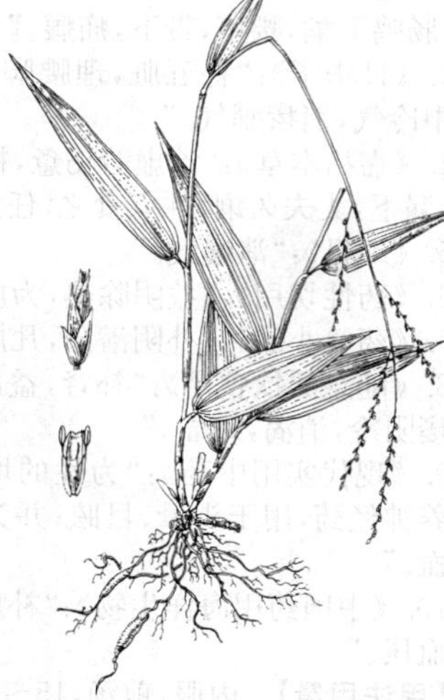

淡 竹 叶

野生于山坡林下或沟边阴湿处,分布于长江流域以南和西南等地。

2. 中华淡竹叶 *L. sinense* Rendle

本种外观形态与淡竹叶相似。不同之点在于中华淡竹叶叶片宽达 4 cm。圆锥花序分枝较短,长 3～8 cm;小穗广披针形,长 7～9 cm,宽 2.5～3 mm;颖宽卵形,具 5～7 脉;第一外稃长约 6 mm,宽约 5 mm,具 7 脉,先端有长不及 1 mm 的短芒。花期 8～9 月,果期 9～10 月。

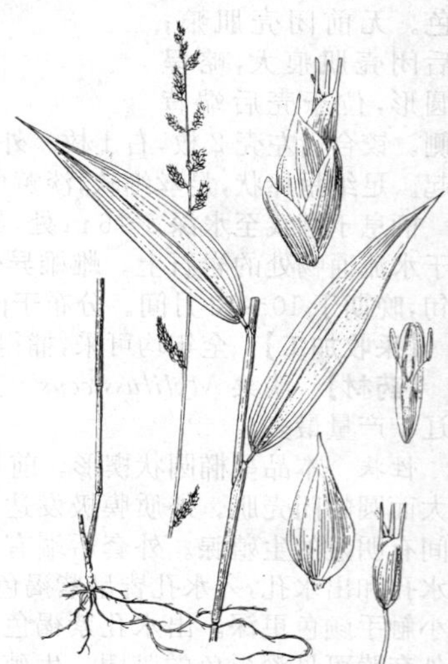

中华淡竹叶

生长于山坡、溪边。分布于江苏、浙江、福建、江西、湖南等地。

以上植物的根茎及块根(碎骨子)亦供药用,另设专条。

【栽培】 生物学特性　喜阴凉气候。宜选山坡林下及阴湿处栽培。以富含腐殖质的砂质壤土栽培为宜。

繁殖方法　种子繁殖,直播法。7～9 月,在种子成熟时割取果穗,搓下种子,晒干、簸净贮藏备用。春播于 3～4 月,在整平的林下地,按沟心距 25～30 cm 开横沟,播幅约 10 cm,深 2～5 cm。播前,种子用草木灰拌匀,播时先在沟里施人畜粪水,把种子灰均匀撒入,上覆盖一层薄细土。

田间管理　在幼苗出齐后,要注意除草。苗高 3～6 cm 时追肥 1 次。以后在 7 月、10 月再进行中耕除草、追肥各 1 次。肥料以人畜粪水或复合肥为主。以后株丛较大,每年在春、秋季各中耕除草、追肥 1 次。

【采收加工】 栽后 3～4 年开始采收。在 6～7 月将开花时,除留种以外,其余一律离地 2～5 cm 处割起地上部分,晒干,理顺扎成小把即成。但在晒时,不能间断,以免脱节;夜间不能露天堆放,以免黄叶。可连续收获数年。

【药材】 淡竹叶 *Herba Lophatheri*　主产于浙江、安徽、湖南、四川、湖北、广东、江西等地,以浙江产量大、质量优,称杭竹叶。

性状　茎圆柱形,长 25～30 cm,直径 1.5～2 mm;表面淡黄绿色,有节,节上抱有叶鞘,断面中空。叶多皱缩卷曲,叶片披针形,长 5～20 cm,宽 1～3.5 cm;表面浅绿色或黄绿色,叶脉平行,具横行小脉,形成长方形的网格状,下表面尤为明显。叶鞘长约 5 cm,开裂,外具纵条纹,沿叶鞘边缘有白色长柔毛。体轻,质柔韧。气微,味淡。

鉴别 (1) 叶横切面：上表皮细胞大小不一，位于叶脉间叶肉组织上方的细胞大而呈扇形，长宽可至 88 μm，位于叶脉或机械组织上方的细胞极小，长宽约 8 μm；下表皮细胞长方形，较小，排列整齐，有气孔；上下表皮均被角质层，有单细胞非腺毛。栅栏组织为1～2列短柱状细胞，海绵组织为2～4列细胞。主脉维管束外韧型，具束鞘纤维，木质部导管稀少，排成V形，韧皮部位于木质部下方，与木质部之间具2～3列纤维。叶脉处上下表皮内侧有厚壁纤维束。

叶表面观：上表皮细胞长方形或类方形，垂周壁薄，波状弯曲，其下可见圆形栅栏细胞。下表皮长细胞与短细胞交替排列或数个相连，长细胞长方形，垂周壁波状弯曲；短细胞为哑铃形的硅质细胞和类方形的栓质细胞，于叶脉处短细胞成串；气孔较多，保卫细胞哑铃形，副卫细胞近圆三角形，非腺毛有三种：一种单细胞长非腺毛；一种单细胞短非腺毛，呈短圆锥形；另一种为双细胞短小毛茸，偶见。

(2) 取本品粉末 1 g，加乙醇 20 ml，回流 1 h，滤过。取滤液 5 ml 置小蒸发皿中，于水浴上蒸干，残渣加醋酐 1 ml 溶解，再加浓硫酸 1～2 滴，即显红色，渐变成紫红色、蓝紫色，最后呈污绿色(检查甾醇)。

(3) 取本品碎片 1 g，加水 30 ml，煮沸 10 min，滤过。滤液浓缩成 1 ml，加新制碱性酒石酸铜试液 2 ml，置水浴上加热数分钟，产生棕红色沉淀(检查糖类)。

【成分】 茎、叶含三萜化合物：芦竹素(arundoin)，印白茅素(cylindrin)，蒲公英赛醇(taraxerol)，无羁萜(friedelin)[1]。

【药理】 1. 解热作用 水浸膏给酵母混悬液引起的发热大鼠灌胃，有解热作用[1]。

2. 抗微生物作用 淡竹叶水煎剂体外抑制金黄色葡萄球菌、溶血性链球菌[2]。淡竹叶水煎剂体外抑制鼻病毒17型[3]。

3. 其他作用 粗提取物抑制小鼠肉瘤 S_{180}，但对宫颈癌 U_{14} 和淋巴肉瘤-1腹水型均无抑制作用[4]。

【药性】 甘，淡，寒。归心、胃、小肠经。

1.《滇南本草》："味苦，性寒。"

2.《纲目》："甘，寒，无毒。"

3.《本草汇言》："入手太阳经。"

4.《生草药性备要》："味甜、辛、淡，性寒。"

5.《本草易读》："入手太阴肺。"

6.《玉楸药解》："味甘，微寒。入足太阳膀胱经。"

7.《本草再新》："有微毒，入心、肾二经。"

8.《本草撮要》："入手少阴、厥阴经。"

9.《草药新纂》："性凉润。"

10.《四川中药志》1960年版："入心、胃、小肠、膀胱四经。"

【功用主治】 清热，除烦，利尿。主治烦热口渴，口舌生疮，牙龈肿痛，小儿惊啼，小便赤涩，淋浊。

1.《滇南本草》："治肺热咳嗽，肺气上逆，治虚烦，发热不眠。退虚热，止烦热，煎点童便服。"

2.《纲目》："去烦热，利小便，清心。"

3.《生草药性备要》："凉心，消痰止渴，除上焦火，治白浊，退热，散痔疮毒，明眼目。"

4.《握灵本草》："去胃热。"

5.《玉楸药解》："去湿，解热。"

6.《医林纂要》："治小儿惊痫。"

7.《药性考》："散结。"

8.《本草再新》："(治)小儿痘毒，外症恶毒。"

9.《草木便方》："治烦热，咳喘，吐血，呕哕。"

10.《草药新纂》："治热病疮疡。"

11.《现代实用中药》："为清凉解热利尿药，用于热病口渴，小便涩痛，烦热不寐等症。又对于牙龈肿痛、口腔炎等有效。"

12.《湖南药物志》："生津止渴，治胃痛，喉痛，肺痨，感冒初起。预防麻疹、中暑。"

13.《广西民族药简编》："治感冒咳嗽，睾丸肿大，小儿麻疹初起咳嗽，肝炎。"

【用法用量】 内服：煎汤，9～15 g。

【宜忌】 无实火、湿热者慎服，体虚有寒者禁服。

1.《本草汇言》："阴虚清气不化者，不可用。"

2.《品汇精要》(续集)："孕妇勿服。"

3.《四川中药志》1960年版："无实热者慎用。"

4.《南宁市药物志》："无湿热者禁用。"

5.《广西民族药简编》："忌吃酸、辣、萝卜、老蒜、猪油、酒等食物。"

【选方】 1. 治热病烦渴 淡竹叶 30 g，白茅根 30 g，干银花 12 g。水煎。分3～4次服。(《广西民间常用中草药手册》)

2. 治口舌糜烂 鲜淡竹叶 30 g，木通 9 g，生地 9 g。水煎服。(《福建中草药》)

3. 治口腔炎，牙周炎，扁桃体炎 淡竹叶 30～60 g，犁头草、夏枯草各 15 g，薄荷 9 g。水煎服。(《浙江民间常用中草药手册》)

4. 治咽喉肿痛 山鸡米 30 g，山栀子根 15 g。煎服。(《广东省惠阳地区中草药》)

5. 治小便不利，淋闭不通，因气壮火胜者 淡竹叶一两，甘草一钱，木通、滑石各二钱。水煎服。(《本草汇言》)

6. 治血淋，小便涩痛 淡竹叶全草 30 g，生地 15 g，生藕节 30 g。煎汤服，日2次。(《泉州本草》)

7. 治衄血 干淡竹叶 15 g，生栀子 9 g，一枝黄花 9 g。水煎服。(福州军区《中草药手册》)

8. 治小儿胎热，母孕时多食炙煿之物，生下面赤眼闭，口中气热，焦啼，躁热 淡竹叶、甘草、黑豆各三钱，灯心二十根，水一碗，浓煎三四分，频频少进。令乳母亦服。(《本草汇言》)

9. 治肺炎 鲜淡竹叶 30 g，三桠苦 9 g，麦冬 15 g。水煎服。(《福州中草药临床手册》)

10. 治肺结核潮热 淡竹叶、青蒿各 15 g，地骨皮 30 g。水煎服。连服1～2星期。(《浙江民间常用草药》)

11. 预防麻疹 淡竹叶、桑叶各 3 kg，地丁 4 kg。共煎汁，每日服3～4次，每次一小菜碗，连服5～7 d。(《湖南药物志》)

12. 预防流行性乙型脑炎 淡竹叶 9 g，荷叶 9 g，冬瓜皮 9 g，茅根 9 g。水煎服。每星期1～2次。(江西《草药手册》)

【临床报道】 1. 治疗特发性水肿 每日用淡竹叶 1～2 g，开水浸泡当茶饮，连用1个月。治37例，治愈25例，显效7例，无效5例。总有效率为86.5%。对单纯性水肿及病程短、年轻者效果尤好[1]。

2. 预防肛门术后小便困难 术后患者立即用淡竹叶、灯心草各 6 g，开水浸泡当茶饮，每日1剂，连用2 d。共观察536例，40 min 内排尿者421例，60 min 内排尿者102例，2 h 内排尿者10例，仅3例因年龄较高伴前列腺肥大而进行导尿[2]。

【各家论述】 1.《本草汇言》:"淡竹叶,清心火,利小便,通淋闭之药也。淡味五脏无归,但入太阳利小便为专用,有走无守,证因气壮火郁、小水不利,用无不宜。"

2.《本经逢原》:"淡竹叶,性专淡渗下降,故能去烦热,清心利小便。"

3.《玉楸药解》:"淡竹叶,甘寒渗利,疏通小便,清泻膀胱湿热。"

4.《药义明辨》:"淡竹叶,味甘、淡,气寒,清心肺,除烦热,凡阳中无阴而阳僭者,无分气血虚实,皆可用也。"

5.《用药指南》:"淡竹叶,专通小便。湿热郁于膀胱则小便不利,淡竹叶能下心火及利小肠之火,兼去膀胱湿热,所以治之。兼解心烦。邪热郁于包络,上凌于心,则心火不宁而烦生焉,淡竹叶气寒入于小肠,心与小肠相通,小肠火泻,心火亦去。"

4792 淡竹壳 dàn zhú ké (《纲目拾遗》)

【异名】 淡竹箨(《纲目拾遗》)。

【基原】 为禾本科刚竹属植物淡竹 *Phyllostachys nigra* (Lodd. ex Lindl.) Munro var. *henonis* (Mitf.) Stapf ex Rendle 的箨叶。

【原植物】 参见"竹茹"条。

【采收加工】 5～7月采收,鲜用或晾干。

【药性】 甘、淡,寒。

【功用主治】 《纲目拾遗》:"能去目翳,功同熊胆。"

【用法用量】 外用:烧灰研末点眼。

【选方】 治翳 淡竹壳不拘多少,以布拭去毛,烧灰存性,每药一钱,加麝香三五厘,同擂细末,点在翳上。(《一草亭目科》此君丹)

4793 淡竹根 dàn zhú gēn (《本草拾遗》)

【异名】 恒生骨(《石药尔雅》)。

【基原】 为禾本科刚竹属植物淡竹 *Phyllostachys nigra* (Lodd. ex Lindl.) Munro var. *henonis* (Mitf.) Stapf ex Rendle 的根茎。

【原植物】 参见"竹茹"条。

【采收加工】 全年均可采收。晒干。

【药理】 增强免疫功能 淡竹根水提浸膏液灌胃,提高小鼠肝脏系数,增加 IgG、IgA 和 IgM 含量,提高 C_3 补体含量[1]。

【药性】 《日华子》:"味甘,冷,无毒。"

【功用主治】 清热除烦,涤痰定惊。主治发热心烦,惊悸,小儿惊痫。

1.《本草拾遗》:"煮取汁,除烦热。"

2.《日华子》:"消痰,去风热,惊悸迷闷,小儿惊痫。"

3.《纲目》:"同竹叶煎汤,洗妇人子宫下脱。"

4.《重庆草药》:"下乳。"

【用法用量】 内服:煎汤,30～60 g。外用:煎水洗。

4794 淡竹笋 dàn zhú sǔn (汪颖《食物本草》)

【基原】 为禾本科刚竹属植物淡竹 *Phyllostachys nigra* (Lodd. ex Lindl.) Munro var. *henonis* (Mitf.) Stapf ex Rendle 的嫩笋。

【原植物】 参见"竹茹"条。

【采收加工】 初春采挖,去箨叶,鲜用或晒干。

【成分】 嫩芽含维生素 B_{12}[1]。

【药性】 甘,寒。归肺、胃经。

1.《纲目》:"甘、寒。"

2.《本草再新》:"入肝、肺二经。"

【功用主治】 汪颖《食物本草》:"消痰,除热狂,壮热头痛,头风,并妊妇头旋颠仆,惊悸,温疫,迷闷,小儿惊痫,天吊。"

【用法用量】 内服:煎汤,30～60 g。

4795 淡豆豉 dàn dòu chǐ (《本草汇言》)

【异名】 香豉(《伤寒论》),豉(《别录》),淡豉、大豆豉(《纲目》)。

【基原】 为豆科大豆属植物大豆 *Glycine max* (L.) Merr. 黑色的成熟种子经蒸罨发酵等加工而成。

【原植物】 参见"黑大豆"条。

【制法】 将黑大豆洗净。另取桑叶、青蒿的煎液拌入豆中,俟吸尽后置蒸笼内蒸透,取出稍晾,再置容器内,用煎煮过的桑叶、青蒿覆盖,在 25～28 ℃和 80%相对湿度下使其发酵,至长满黄衣时取出,除去药渣,加适量水搅拌,置容器内,保持 50～60 ℃再闷 15～20 d,俟其充分发酵,至有香气逸出时,取出,略蒸,干燥。

每大豆 100 kg,用桑叶、青蒿 10 kg;或用青蒿、桑叶、苏叶各 10 kg,麻黄 2.5 kg,或用鲜辣蓼、鲜青蒿、鲜佩兰、鲜苏叶、鲜藿香、鲜薄荷及麻黄各 2 kg。

【药材】 淡豆豉 *Semen Sojae Praeparatum* 全国大部分地区均产,主产于东北。

性状 本品呈椭圆形,略扁,长 0.6～1 cm,直径 0.5～0.7 cm。表面黑色,皱缩不平,无光泽,一侧有棕色的条状种脐,珠孔不明显。子叶 2 片,肥厚。质柔软,断面棕黑色。气香,味微甘。

鉴别 取本品 1 g,研碎,加水 10 ml,加热至沸,并保持微沸数分钟,滤过。取滤液 0.5 ml,点于滤纸上,待干,喷以 1%吲哚醌-醋酸(10∶1)的混合液,干后,在 100～110 ℃烘约 10 min,显紫红色。

【药理】 1. 降血脂作用 淡豆豉给去卵巢建立的脂代谢紊乱模型大鼠灌胃,降低三酰甘油、氧化性低密度脂蛋白和丙二醛含量,升高高密度脂蛋白、载脂蛋白Ⅰ和超氧化物歧化酶[1]。淡豆豉有效成分大豆异黄酮有降血脂作用[2]。

2. 抗肿瘤作用 淡豆豉醇提物体外可抑制人肝癌细胞株 SMMC-7721 和 QSG-7701 生长[3]。

【炮制】 1. 淡豆豉 取原药材,除去杂质。

2. 炒豆豉 取净豆豉,置锅内,用文火炒至表面微焦,有香气逸出时,取出放凉。

饮片性状 淡豆豉呈扁椭圆形,表面黑色略皱缩,上附有黄灰色膜状物,皮松脆,偶有脱落,种仁棕黄色,质坚。气香,味微甜。炒豆豉形如淡豆豉,表面有焦斑,气微香。

贮干燥容器内,置阴凉干燥处,防蛀。

【药性】 苦、辛,平。归肺、胃经。

1.《别录》:"味苦,寒,无毒。"

2.《药性论》:"味苦、甘。"

3.《千金方》:"味涩。"

4.《绍兴本草》:"平。"

5.《纲目》:"温。"

6.《雷公炮制药性解》:"入肺经。"

7.《本草经解》:"入足太阳膀胱、手太阳小肠、手少阴心、手少阳三焦经。”

8.《药性切用》：“入肺、肾。”

9.《要药分剂》：“入肺、胃二经。”

【功用主治】 解肌发表，宣郁除烦。主治外感表证，寒热头痛，心烦，胸闷，懊憹不眠。

1.《别录》：“主伤寒头痛寒热，瘴气恶毒，烦躁满闷，虚劳喘吸，两脚疼冷。又杀六畜胎子诸毒。”

2.《药性论》：“主下血痢如刺者，治时疾热病发汗，又寒热风，胸中疮生者。”

3.《食疗本草》：“能治久盗汗。”

4.《日华子》：“治中毒药，蛊气，疟疾，骨蒸，并治犬咬。”

5.《宝庆本草折衷》：“制砒毒。”

6.《本草元命苞》：“口舌生疮，豉末含之。”

7.《纲目》：“下气，调中。治伤寒温毒发痘，呕逆。”

8.《本经逢原》：“治误食鸟兽肝中毒。”

9.《随息居饮食谱》：“治湿热诸病。”

10.《会约医镜》：“安胎孕。”

【用法用量】 内服：煎汤，5～15 g；或入丸剂。外用：捣敷；或炒焦研末调敷。

【宜忌】 胃虚易泛恶者慎服。

《本草经疏》：“凡伤寒传入阴经与夫直中三阴者，皆不宜用。热结胸中，烦闷不安者，此欲成结胸，法当下，不宜复用汗吐之药，并宜忌之。”

【选方】 1. 治作寒有数种，人不能别，初觉头痛身热，脉洪，起一二日　用葱白一虎口，豉一升。以水三升，煮取一升。顿服取汗，不汗复更作，加葛根二两，升麻三两，五升水煎取二升，分再服，必得汗。若不汗，更加麻黄二两。（《肘后方》）

2. 治痰饮头痛寒热，呕逆，如伤寒　淡豆豉三合，制半夏五钱，茯苓三钱，生姜十片。水煎服。（《方脉正宗》）

3. 治发汗吐下后，虚烦不得眠，心中懊憹　栀子十四个（擘），香豉四合（绵裹）。上二味，以水四升，先煎栀子，得二升半，纳豉，煮取一升半，去滓。分为二服，温进一服，得吐者止后服。（《伤寒论》栀子豉汤）

4. 治风热攻心，烦闷不已　豉二合，青竹茹一两，米二合。上以水三大盏，煎豉、竹茹，取汁一盏半，去滓，下米煮粥。温温食之。（《圣惠方》豉粥）

5. 治伤寒心狂欲走　豉（炒令香熟）三两，芒硝（烧令白，于湿地上用纸衬出火毒）四两。上二味，每取豉半两，先以水一盏，煎取七分，去滓，下芒硝末三钱匕，再煎三二沸。空腹，分温二服，如人行三里更一服，日夜可四服。（《圣济总录》香豉汤）

6. 治伤寒汗出不解，已三四日，胸中闷　豉一升，盐一合。水四升，煎取一升半。分服当吐。（《梅师集验方》）

7. 治温毒发斑，大疫难救　黑膏生地黄半斤（切碎），好豉一升，猪脂二斤。合煎五六沸，令至三分减一，绞去滓，末雄黄、麝香如大豆者纳中，搅和。尽服之，毒从皮中出。（《肘后方》）

8. 治大头瘟瘴，头痛发热，胸胀气急　淡豆豉八钱，连翘一两，生姜五片，葱白五茎。水五大碗，煎二碗半。徐徐服。（《方脉正宗》）

9. 治多年肺气喘急，呴嗽，晨夕不得眠　信砒石一钱半（研尽如粉），豆豉（好者）一两半（水略润少时，以纸浥干，研成膏）。上用膏子和砒同杵极均，丸如麻子大。每服十五丸，小儿量大小与之，并用极冷腊茶清临卧吞下，以知为度。（《本事方》紫金丹）

10. 治疟疾腹胀，寒热，遍身疼　淡豆豉五合，槟榔五钱。水二碗，煎一碗，得吐即愈。（《肘后方》）

11. 治血痢不止　淡豆豉二两，大蒜肉一两五钱（火煨熟）。共捣成膏，丸梧子大。每早服百丸，白汤下。（《博济方》）

12. 治伤寒暴痢腹痛　豉一升，薤白（切）一握。以水三升先煮薤，内豉更煮汤，色黑去豉。分为二服，不差再服。（《药性论》）

13. 治泻痢虚损　淡豉二两，白术三钱，甘草五分。上同杵为膏，丸如梧子大。每服三四丸，以米饮汤下。如未愈及赤白痢腹满胁痛者加一二丸。（《宣明论方》二胜丸）

14. 治小儿一二岁，面色萎黄，不进饮食，腹胀如鼓，或生青筋，日渐羸瘦　淡豆豉十粒，巴豆一粒略去油。上研匀如泥，丸粟米大。每服十丸，姜汤下，无时服。（《普济方》淡豆豉丸）

15. 治痔漏　豆豉（炒）、槐子（炒）等分。为末。每服一两，水煎空心服。（《卫生易简方》）

16. 治小便不通　连根葱一根（不洗去泥土），生姜一片，淡豆豉二十一粒，盐二匙。同研捶作饼，放铫子上烘热，饼掩脐中，以厚绵絮系定，良久气通自利，不然再换。（《片玉心书》）

17. 治虚劳冷，骨节疼痛无力　豉二升，地黄八斤。上二味再遍蒸，暴干为散。食后以酒一升，进二方寸匕，日再服之。亦治虚热。（《千金方》）

18. 治鼻衄，终日不止，心神烦闷　豉二合，艾叶如鸡子大，鹿角胶二两（杵碎，炒令黄燥）。上件药，以水二大盏，煎取一盏二分。分为三服，徐徐服之。（《圣惠方》）

19. 治头疮久不瘥，及白秃　豆豉半升，龙胆草、芜荑各一分。上药一处用湿纸裹，盐泥固济，火煅存性，碾为末，以生清油半斤熬取四两，下药急搅匀，得所，瓷合收。敷神效。（《世医得效方》如圣黑膏）

20. 治蝮蛇螫　豉四两，椒三两（去目），熏陆香三两，白矾三两（烧灰）。上件药相和烂捣。以唾调敷被咬处。（《圣惠方》）

【各家论述】 1.《纲目》：“黑豆性平，作豉则温。既经蒸署，故能升能散；得葱则发汗，得盐则能吐，得酒则治风，得薤则治痢，得蒜则止血；炒熟则又能止汗，亦麻黄根节之义也。”

2.《本草汇言》：“淡豆豉，治天行时疾，疫疠瘟瘴之药也。王绍隆曰：此药乃宣郁之上剂也。凡病一切有形无形，壅胀满闷，停结不化，不能发越致疾者，无不宣之，故统治阴阳互结，寒热迭侵，暑湿交感，食饮不运，以致伤寒寒热头痛，或汗吐下后虚烦不得眠，甚至反复颠倒，心中懊憹，一切时灾瘟瘴，疟痢斑毒，伏痧恶气，及杂病科痰饮，寒热，头痛，呕逆，胸结，腹胀，逆气，喘吸，脚气，黄疸，黄汗，一切沉滞浊气搏聚胸胃者，咸能治之。倘非关气化寒热时瘴，而转属形藏实热，致成痞满燥实坚者，此当却而谢之也。”

3.《本草经疏》：“豉，《经》云，味苦寒无毒，然详其用，气应微温。盖黑豆性本寒，得蒸晒之气必温，非苦温则不能发汗，开腠理，治伤寒头痛、寒热及瘴气恶毒也。苦以涌吐，故能治烦躁满闷，以热郁胸中，非宣剂无以除之，如伤寒短气烦躁，胸中懊憹，饥不欲食，虚烦不得眠者，用栀子豉汤吐之是也。又能下气调中辟寒，故主虚劳喘吸，两脚疼冷。”

4.《医林纂要》：“（淡豆豉）黑入肾，苦坚水而泻心火，故能交心肾，治不眠。”

5.《本经疏证》：“豆豉治烦躁满闷，非特由于伤寒头痛寒热者可用，即由于瘴气恶毒者亦可用也。盖烦者阳盛，躁者阴逆，阳盛而不得下交，阴逆而不能上济，是以神不安于内，形不安于外，最是仲景形容之妙，曰反复颠倒，心中懊侬。惟其反复颠倒，心中懊侬，正可以见上以热盛，不受阴之滋，下因阴逆，不受阳之降，治之不以它药，止以豆豉栀子成汤，以栀子能泄热下行，即可知豆豉能散阴上逆矣。”

6.《萃金裘本草述录》：“（淡豆豉）能宣足少阴、太阳之真气，令生化达于藏府以际周身，其治虚烦者心火为烦，由肾阴不至于心也，淡豉能化阴气上奉于心，故治烦躁。”

4796 淡花当药 dàn huā dāng yào （《全国中草药汇编》）

【异名】 獐牙菜、加达（《高原中草药治疗手册》），当药、水黄连（《长白山植物药志》）。

【基原】 为龙胆科獐牙菜属植物北方獐牙菜的全草。

【原植物】 北方獐牙菜 *Swertia diluta* (Turcz.) Benth. et Hook. F. [*Gentiana diluta* Turcz.; *S. chinensis* Franch. ex Hemsl.] 又名：中国当药（《中国北部植物图志》），兴安獐牙菜（《内蒙古中草药》）。

一年生草本，高 20～70 cm。茎直立，四棱形，棱上有窄翅，分枝多，细弱，斜升。叶对生；无柄；叶片线状披针形至线形，长 1～4.5 cm，宽 1.5～9 mm，两端渐狭，全缘；下面中脉明显突起。聚伞花序集成圆锥状，顶生和腋生；花萼绿色，萼片 5，裂片线形，长 6～12 mm；花直径 1～1.5 cm，花冠浅蓝色，有紫色条纹，5 裂，裂片椭圆状披针形，长 8～12 mm，先端急尖，基部有 2 个腺窝，边缘具长柔毛状流苏；雄蕊 5，花丝线形；子房无柄，椭圆状卵形至卵状披针形，花柱粗短，柱头 2 裂，裂片半圆形。蒴果狭卵形，长至 1.2 cm。种子深褐色，长圆形，表面有小瘤状突起。花、果期 8～10 月。

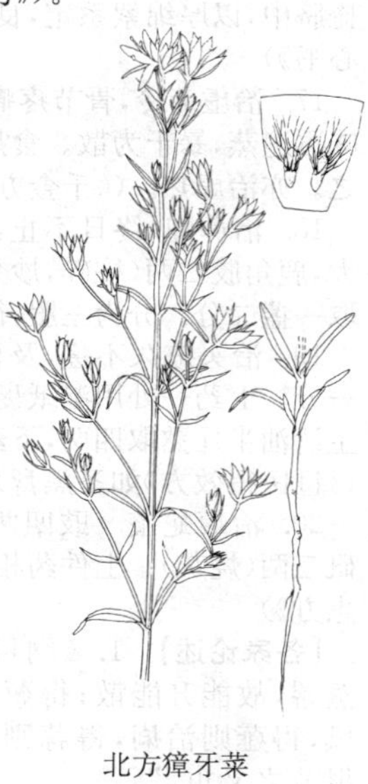

北方獐牙菜

生于海拔 150～2 600 m 的阴湿山坡、林下、田边或谷地。分布于东北、华北及江苏、山东、河南、四川、陕西、甘肃、青海等地。

【采收加工】 7～10 月采收全草，晒干或鲜用。

【药性】《长白山植物药志》：“性味苦，寒。”

【功用主治】 清热解毒，利湿健胃。主治骨髓炎，咽喉炎，扁桃体炎，结膜炎，肝炎，消化不良，痢疾，疮痈疥癣，毒蛇咬伤。

1.《内蒙古中草药》：“清热，健胃，利湿。主治消化不良，胃炎，黄疸。”

2.《长白山植物药志》：“清湿热，健胃。主治黄疸肝炎，痢疾。外用治疗疮肿。”

【用法用量】 内服：煎汤，5～15 g，大剂量可用至 25 g；或研末 1.5 g。外用：捣敷；或捣汁外搽。

【选方】 1. 治消化不良 当药 9 g。水煎服或研面，每次 1.5 g，日服 2 次。（《内蒙古中草药》）

2. 治疮毒肿痛 （淡花当药）鲜草捣烂外敷。（《长白山植物药志》）

3. 治火眼，牙痛，口疮 当药 6 g。水煎服，日 2 次。（《内蒙古中草药》）

4797 深山黄堇 shēn shān huáng jǐn （《全国中草药汇编》）

【异名】 石莲、断肠草（《青岛中草药手册》），田饭酸（《福建药物志》）。

【基原】 为罂粟科紫堇属植物深山黄堇的全草。

【原植物】 深山黄堇 *Corydalis pallida* (Thunb.) Pers. [*Fumaria pallida* Thunb.] 又名：黄堇（《中国高等植物图鉴》）。

二年生草本，高 20～60 cm，无毛。主根长直。茎直立，上部有少数分枝。叶互生；下部叶有长柄，上部叶柄极短；叶片轮廓卵形至宽卵形，长达 20 cm，2～3 回羽状全裂，一回裂片常 5～7 枚，末回裂片卵形，多浅裂，下面有白粉。总状花序顶生或腋生，长达 25 cm，疏生数花；苞片狭卵形至条形，全缘；萼片小；花冠淡黄色，长 17～23 mm，距圆筒形；子房条形，柱头 2 裂，具 8 乳突。蒴果串珠状，长 3 cm。种子扁球形，直径约 1.5 mm，黑色，表面密生短圆锥状小突起。种阜紧裹种子的一半。花期 4～6 月，果期 5～7 月。

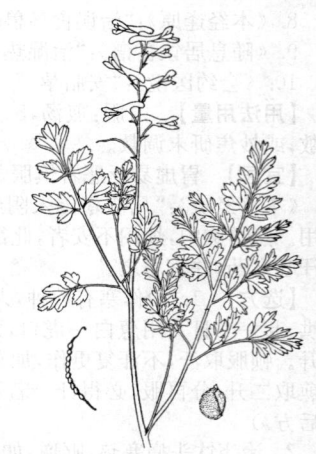

深山黄堇

生于丘陵林下或沟边潮湿处。分布于东北及江苏、浙江、安徽、福建、江西、山东、河南、台湾等地。

【采收加工】 3～6 月采收，鲜用或晒干。

【成分】 深山黄堇含生物碱类：原阿片碱（protopine），咖坡任碱（capaurine），咖坡明碱（capaurimine），咖坡定碱（capauridine），右旋四氢掌叶防己碱（tetrahydropalmatine），消旋四氢掌叶防己碱，紫堇碱（corydaline），隐品碱（cryptopine），消旋金罂粟碱（stylopine），深山黄堇碱（pallidine），奇科马宁碱（kikemanine），清风藤碱（sinoacutine）及异波尔定碱（isoboldine）等[1～3]。异喹啉生物碱：阿朴啡（aporphine），苯并菲啶（benzophenanthridines），protoberberines[4]。

【药性】 微苦，凉。有毒。

1.《青岛中草药手册》：“性凉，味微苦，有毒。入肝、肺、大肠经。”

2.《福建药物志》：“辛、微苦，凉。”

【功用主治】 清热利湿，解毒。主治湿热泄泻，赤白痢疾，带下，痈疮热疖，丹毒，风火赤眼。

1.《青岛中草药手册》：“清热解暑，利尿止痢。主治暑热腹泻，痢疾，肺病咳血。”

2.《福建药物志》：“清热利湿，消肿解毒。主治腹泻、痢疾、咳血、白带、对口疮、背痈、丹毒、风火赤眼。”

【用法用量】 内服：煎汤，3～9 g，鲜全草 30 g；或捣烂绞汁。外用：捣烂敷。

【选方】 1. 治肺病吐血 鲜黄堇全草 60 g。捣烂取汁，分 3 次服(水煎则无效)。

2. 治牛皮癣 黄堇、蒺藜各 30 g，白酒 150 g。浸泡数日后外搽。(1、2 方出自《青岛中草药手册》)

4798 深山不出头 shēn shān bù chū tóu (《全国中草药汇编》)

【异名】 葛菌、葛藤菌、地重楼(《贵州草药》)，石上莲、独脚莲(《全国中草药汇编》)。

【基原】 为蛇菰科蛇菰属植物红烛蛇菰的全草。

【原植物】 红烛蛇菰 *Balanophora mutinoides* Hayata [*B. kawakamii* Val.; *B. valida* Diels]

草本，高约 10 cm。根茎红褐色或淡紫红色，不整齐的卵圆形，多少分枝，表面部分平滑并大部有小凸体，顶端裂鞘呈钟状杯形，基部易与根茎本体脱离；裂鞘分裂至中部，裂片 4，粗齿状，表面密被颗粒状小疣瘤和稀疏而明显的红黄色星芒状皮孔；花茎红色，长达 10 cm，自基部至中部以上为鳞状苞片所遮盖；鳞状苞片红黄色，舟状，长约 4 cm，宽约 1.5 cm，旋生。花雌雄异株(序)；花序均呈圆锥状球形，长 1.5～2 cm，宽约 1.5 cm；雄花 3 数，苍褐色，花被 3 裂，聚药雄蕊有横裂的花药 3 枚；雌花淡红紫色，子房纺锤状，密集，着生于附属体基部，花柱丝状，附属体棍棒状。花期 3～5 月，果期 5～7 月。

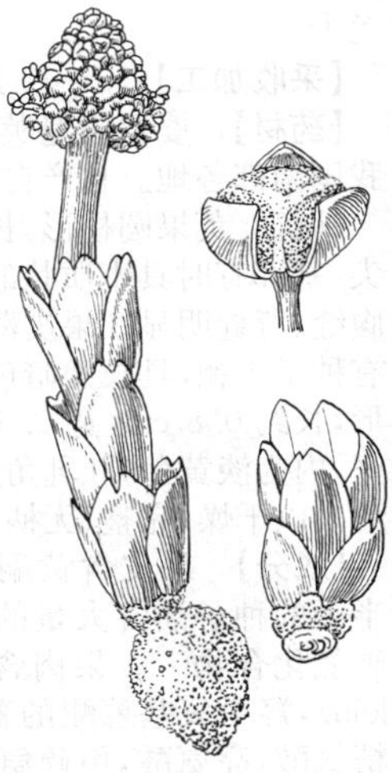

红烛蛇菰

生于海拔 1 100～2 000 m 的密林中阴湿地段或山谷间。分布于西南及广东、广西、台湾等地。

【采收加工】 5～7 月采收，晒干或鲜用。

【药性】 辛、微酸，凉。

1.《贵州草药》："性凉，味辛。"

2.《全国中草药汇编》："微酸、甘，凉。"

【功用主治】 清热解毒，止痛，凉血，散瘀消肿。主治胃痛，咯血，跌打损伤，疮疡肿毒，痔疮。

1.《贵州草药》："清热解毒，凉血，止痛。"

2.《全国中草药汇编》："解毒，散瘀，消肿。"

【用法用量】 内服：煎汤，9～15 g，大剂量可用至 30 g；或炖肉服。外用：捣敷；或浸酒、醋外搽。

【选方】 1. 治咳血 葛菌 9 g。蒸冰糖服。(《贵州草药》)

2. 治骨髓炎 深山不出头、米酒各适量。共捣患处，每日 1 次。(《全国中草药汇编》)

3. 治九子疡 葛菌磨酒、醋外搽。

4. 治痔疮 葛菌、羊奶奶根各 15 g，炖肉吃；或用葛菌 6 g，羊奶奶 15 g，蒸酒 30 g 服。(3、4 方出自《贵州草药》)

4799 深裂黄草乌 shēn liè huáng cǎo wū (《贵州草药》)

【异名】 藤乌(《贵州草药》)。

【基原】 为毛茛科乌头属植物深裂黄草乌的根。

【原植物】 深裂黄草乌 *Aconitum vilmorinianum* Kom. var. *altifidum* W. T. Wang 又名：西南乌头。

多年生草本。块根椭圆形或胡萝卜形。茎细长，缠绕，有分枝。叶互生；叶柄与叶片近等长；叶片坚纸质，五角形，长5～10 cm，宽 8～15.5 cm，基部宽心形，3 全裂，有时不达基部，裂片再 2～3 次深裂，末回裂片狭卵形或披针状线形，表面疏被紧贴的短柔毛。总状花序腋生，有花 3～6 朵，轴和花梗密被伏贴的短柔毛，花梗中部有两枚线形的小苞片；萼片 5，花瓣状，紫蓝色，上萼片高盔形；花瓣 2，藏于盔帽内，无毛，距向后弯曲；雄蕊多数，无毛，花丝全缘或有 2 枚小齿；心皮 5。蓇葖果不弯曲，无毛。种子三棱形，只在一面密生横膜翅。花期 8～10 月，果期 9～10 月。

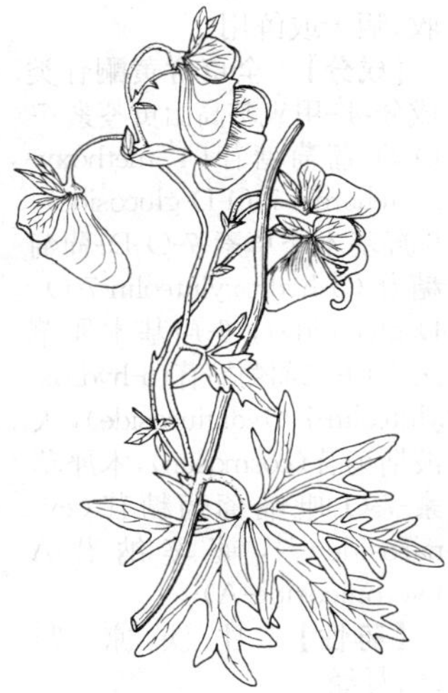

深裂黄草乌

生于海拔 2 800 m 一带山地。分布于四川西部、贵州西部、云南东北部。

【采收加工】 9～11 月采挖，除去残茎及须根，晒干。

【成分】 根含二萜生物碱成分：黄乌定(vilmoridine)，acoforine，columbidine，yunaconitine，sachaconitine，14-O-acetylsachaconitine[1]，深裂黄草乌碱(vilmorinianine)，denudatine，去氧乌头碱(deoxyaconitine)[2]。

【药性】 《贵州草药》："性热，味辛，有毒。"

【功用主治】 《贵州草药》："驱风除湿，解毒镇痛。"

【用法用量】 内服：煎汤 3～9 g；或泡酒；或入散剂。外用：磨水搽。

【选方】 1. 治毒疮 疮中心先用鸡脚刺(红泡刺)研末敷上，然后用藤乌 1 个，磨水搽疮四周。

2. 治风湿性关节炎 ①藤乌、过山龙各 15 g，透骨草 60 g。泡酒服。每日 3 次，每次 30 g；睡前用九里光 500 g 熬水洗患处。②藤乌 60 g。用童便泡 3 d，洗净，烘干研末。每次用酒吞 0.3～0.6 g。(1、2 方出自《贵州草药》)

4800 婆婆纳 pó pó nà (《救荒本草》)

【异名】 狗卵草(《百草镜》)，双珠草(《纲目拾遗》)，双铜锤、双肾草(《民间常用草药汇编》)，卵子草(《四川中药志》)，石补钉(《湖南药物志》)，菜肾子(《全国中草药汇编》)，将军草(《浙江药用植物志》)。

【基原】 为玄参科婆婆纳属植物婆婆纳的全草。

【原植物】 婆婆纳 *Veronica didyma* Tenore

一年生草本，高 10～25 cm。茎铺散多分枝，被长柔毛，纤细。叶对生；具短柄；叶片心形至卵形，长 5～10 mm，宽 6～7 mm，先端钝，基部圆形，边缘具深钝齿，两面被白色柔毛。总状花序顶生；苞片叶状，互生；花梗略短于苞片；花萼 4 裂，裂片卵形，顶端急尖，疏被短硬毛；花冠淡紫色、蓝色、粉色或白色，直径 4～5 mm，筒部极短，裂片圆形至卵形；雄蕊 2，短于花冠；子房上位，2 室。蒴果近肾形，密被腺毛，略短于宿萼，宽4～5 mm。种子背面具横纹，长约 1.5 mm。

花期3～10月。

生于荒地。分布于西北、华东、华中、西南，北京亦常见。

【采收加工】 3～4月采收，晒干或鲜用。

【成分】 全草含黄酮苷类成分：4′-甲氧基高山黄芩素-7-O-D-葡萄糖苷(4′-methoxyscutellarein-7-O-D-glucoside)，6-羟基木犀草素-7-O-D-葡萄糖苷(6-hydroxyluteolin-7-O-D-glucoside)，6-羟基木犀草素-7-O-二葡萄糖苷(6-hydroxyluteolin-7-O-diglucoside)，大波斯菊苷(cosmosiin)，木犀草素-7-O-吡喃葡萄糖苷(cynaroside)[1]，婆婆纳苷-A(veronicoside-A)[2]。

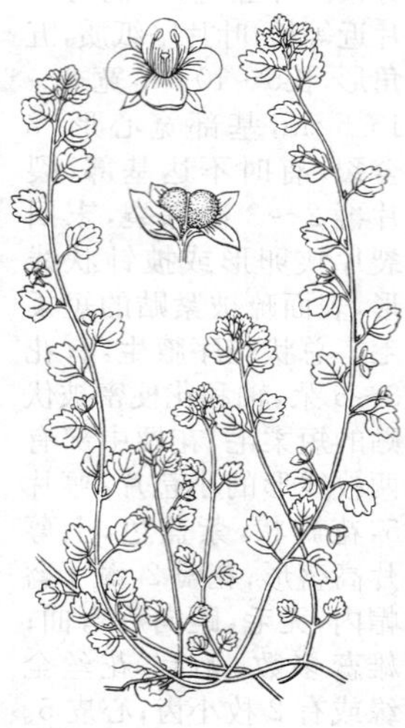

婆婆纳

【药性】 甘、淡，凉。归肝、肾经。

1.《救荒本草》："味甜。"

2.《百草镜》："性温。"

3.《四川中药志》1960年版："性凉、味淡，无毒。"

4.《安徽中草药》："性凉，味微甘、淡。"

【功用主治】 补肾强腰，解毒消肿。主治肾虚腰痛，疝气，睾丸肿痛，妇女带下，痈肿。

1.《百草镜》："治疝气，行下部，发大汗为妙。治腰痛。"

2.《民间常用草药汇编》："固肾，止吐血。治小儿膀胱疝气。"

3.《四川中药志》1960年版："治阴肿及妇女白带。"

4.《四川常用中草药》："补肾养阴。"

5.《安徽中草药》："清热泻火，解毒消肿。主治痈肿，睾丸肿痛，疟疾。"

【用法用量】 内服：煎汤，15～30 g，鲜品60～90 g；或捣汁饮。

【选方】 1. 治疝气　狗卵草鲜者60 g。捣取汁，白酒和服，饥时服药尽醉，蒙被暖睡，待发大汗自愈。倘用干者，止宜30 g，煎白酒，加紫背天葵15 g同煎更妙。(《澹寮方》)

2. 治膀胱疝气，白带　卵子草、夜关门各30～60 g。用二道淘米水煎服。(《重庆草药》)

3. 治睾丸肿　婆婆纳30 g，小茴香6 g，橘核12 g，荔枝核15 g。水煎服。

4. 治痈肿　婆婆纳、紫花地丁各30 g。煎服，药渣捣烂外敷。(3、4方出自《安徽中草药》)

5. 治吐血　鲜婆婆纳60 g。水煎服，或捣烂绞汁，加红糖适量，开水冲服。(《福建药物志》)

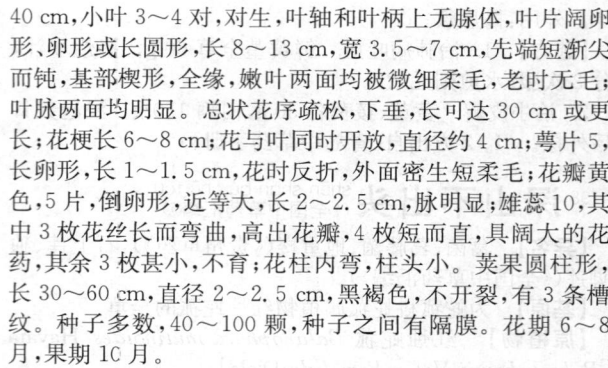

4801 婆罗门皂荚 pó luó mén zào jiá (《本草拾遗》)

【异名】 阿勒勃(《本草拾遗》)，波斯皂荚(《酉阳杂俎》)，清泻山扁豆(《国药的药理学》)。

【基原】 为豆科决明属植物腊肠树的果实。

【原植物】 腊肠树 *Cassia fistula* L.　又名：长果子树、黄槐花树(《中国主要植物图说》)

落叶乔木或中等小乔木，高可达15 m。树皮粗糙，暗褐色。叶互生，有柄，叶柄基部膨大；偶数羽状复叶，长30～40 cm，小叶3～4对，对生，叶轴和叶柄上无腺体，叶片阔卵形、卵形或长圆形，长8～13 cm，宽3.5～7 cm，先端短渐尖而钝，基部楔形，全缘，嫩叶两面均被微细柔毛，老时无毛；叶脉两面均明显。总状花序疏松，下垂，长可达30 cm或更长；花梗长6～8 cm；花与叶同时开放，直径约4 cm；萼片5，长卵形，长1～1.5 cm，花时反折，外面密生短柔毛；花瓣黄色，5片，倒卵形，近等大，长2～2.5 cm，脉明显；雄蕊10，其中3枚花丝长而弯曲，高出花瓣，4枚短而直，具阔大的花药，其余3枚甚小，不育；花柱内弯，柱头小。荚果圆柱形，长30～60 cm，直径2～2.5 cm，黑褐色，不开裂，有3条槽纹。种子多数，40～100颗，种子之间有隔膜。花期6～8月，果期10月。

我国南部和西南部各地有栽培。原产印度、缅甸和斯里兰卡。

【采收加工】 9～10月果实未成熟时采收，晒干。

【药材】 婆罗门皂荚 *Fructus Cassiae Fistulae*　主产于我国南部各地。自产自销。

性状　荚果圆柱形，长30～60 cm，直径1.5～2 cm，顶端尖，基部有时具木质状的果柄；表面暗褐色，平滑而带光泽，腹缝、背缝明显。果皮薄，硬而木质状，内有多数横隔，每隔有种子1颗，具长而暗色的珠柄，附着于腹缝。种子扁卵圆形，长约0.8 cm，宽0.6 cm，厚0.4 cm，赤褐色，光滑而质坚，内为淡黄色，胚乳角质状，胚弯曲。味甜而微酸，有特异臭。以干燥、完整、无柄、摇之不响者为佳。

【成分】 果皮含黄酮，蒽醌，色酮，生物碱，甾醇，三萜，半干的种子油含大量的游离脂肪酸(free fatty acid)，蜡及碳氢化合物[1]。果肉含不饱和蜡，芦荟大黄素苷(barbaloin)，羟甲氧基蒽醌的葡萄糖苷[2]，以及11种氨基酸，如精氨酸，亮氨酸，甲硫氨酸，苯丙氨酸，色氨酸，天冬氨酸，谷氨酸[3]。

【药性】 《本草拾遗》："味苦，大寒，无毒。"

【功用主治】 清热通便，消积止痛。主治便秘，胃脘痛，疳积。

1.《本草拾遗》："主心膈间热风，心黄，骨蒸寒热，杀三虫。"

2.《海药本草》："主热病及下痰，杀虫，通经络。子疗小儿疳气。"

3.《中国民族药志》："(崩龙族)主治腹胀；(傣族)通便止呕。用于消化不良、便秘、呕吐；(景颇族)解毒、通便。用于食物中毒、便秘；(苦聪人)主治鼻衄、红崩；行气宽胸，舒筋活血。用于热证引起的肿胀；配酸服用，可攻下胆汁；配白鲜皮服，有化痰止咳作用；配鲜芫荽汁漱口，对咽喉肿痛有效。"

【用法用量】 内服：煎汤，4～8 g。

【宜忌】 本品久煎则无通便作用。过量可引起呕吐。

【临床报道】 治疗胃脘痛　取腊肠树果制成煎剂，每10 ml内含鲜果约50 g，为一次量。每日服3次，7 d为1疗程。治疗56例胃脘痛(包括胃、十二指肠溃疡，急、慢性胃炎，胃肠神经症等)，均收到较好的止痛效果，对便秘、胃酸过多、食欲不振等症，亦有明显改善作用。本品为止痛轻泻剂，但久煎(一般煎8 h以上)后则无泻下作用，反有收敛作用。本品有小毒，过量可引起呕吐。故一般以采用未完全成熟之果实为好[1]。

4802 婆婆指甲菜 pó pó zhǐ jiǎ cài (《救荒本草》)

【异名】 瓜子草(《植物名实图考》)，高脚鼠耳菜(《天目山药用植物志》)，山马齿苋、天青地白、铺地黄、岩马齿苋、卷耳(《湖南药物志》)，大鹅儿肠(《四川中药志》)。

【基原】 为石竹科卷耳属植物球序卷耳的全草。

【原植物】 球序卷耳 *Cerastium glomeratum* Thuill. [*C. vulgatum* L. var. *glomeratum* (Thuill.) Edgew. et Hook. f.; *C. viscosum* L.] 又名：粘毛卷耳(《全国中草药汇编》)，圈序卷耳(《西藏植物志》)。

球序卷耳

二年生草本，高可达30 cm。全株被灰黄色软毛。根状茎倾斜，簇生多数直立茎枝，枝带紫红色，上部有腺毛。单叶对生，基生叶匙形或广披针形，基部狭窄成柄；茎生叶对生，叶片窄长椭圆形至宽卵形，长1～2 cm，宽5～12 mm，先端钝，基部圆形，全缘，主脉明显，在下面凸出。顶生二歧聚伞花序，花特密，簇聚成头状，基部有叶状苞片；萼片5，披针形，被腺毛；花瓣5，白色，先端2浅裂；雄蕊10个，2轮；子房上位，1室，卵圆形，花柱4～5条。蒴果圆柱状，熟时先端10齿裂。种子褐色呈三角形，具疣状突起。花期3～5月，果期4～6月。

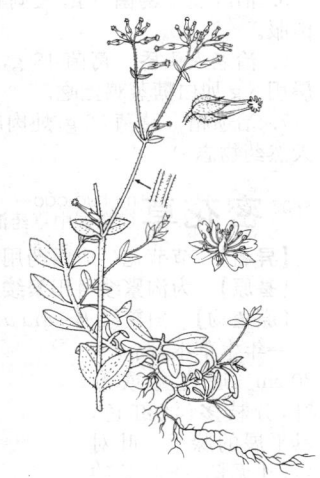

生于海拔3 000 m以下的田野路边山坡草丛中。分布于全国各地。

【采收加工】 3～6月采集，晒干或鲜用。

【成分】 球序卷耳叶含脂质(lipid)[1]。

【药性】 甘、微苦，凉。归肺、胃、肝经。

1.《救荒本草》："味甘。"

2.《四川常用中草药》："味酸、苦，性凉。"

3.《湖南药物志》："苦，微寒。无毒。"

4.《全国中草药汇编》："淡，凉。"

【功用主治】 清热，利湿，凉血解毒。主治感冒发热，湿热泄泻，肠风下血，乳痈，疔疮，高血压病。

1.《植物名实图考》："清小便热症。"

2.《中国药用植物志》："降压。"

3.《四川常用中草药》："驱风，利尿，解热。治久泻便溏，大肠下血，肛裂出血，白带等症。"

4.《全国中草药汇编》："清热解表，降压，解毒。主治感冒发热，高血压；外用治乳腺炎，疔疮。"

5.《四川中药志》1982年版："清热利湿，止血。用于湿热腹泻，热淋，带下，肠风下血。"

【用法用量】 内服：煎汤，15～30 g。外用：捣敷；或煎水熏洗。

【选方】 1. 治小儿风寒咳嗽，身热，鼻塞等症　婆婆指甲菜、芫荽各15～18 g，胡颓子叶6～9 g。水煎，冲红糖，每日早晚饭前各1次。(《天目山药用植物志》)

2. 治肠风下血　大鹅儿肠30 g，无花果30 g，仙鹤草15 g，虎杖15 g。炖猪大肠服。

3. 治湿热腹泻　大鹅儿肠30 g，马齿苋30 g，马鞭草30 g，车前草30 g。水煎服。(2、3方出自《四川中药志》1982年版)

4. 治妇女乳痈初起　①鲜婆婆指甲菜捣烂，加酒糟做饼，烘热敷于腕部脉门上，左乳敷于右腕，右乳敷于左腕。(《天目山药用植物志》)　②婆婆指甲菜、酢酱草、过路黄各30 g。水煎服，渣敷患处。(《湖南药物志》)

4803 梁王茶 liáng wáng chá (《云南药用植物名录》)

【异名】 金刚散、山槟榔(《云南中草药选》)，良旺茶、宝金刚、金刚树、白鸡骨头树(《云南中草药》)，香棍(《西昌中草药》)，兰花、小牛角兰(《贵州中草药名录》)。

【基原】 为五加科梁王茶属植物掌叶梁王茶的树皮或叶。

【原植物】 掌叶梁王茶 *Nothopanax delavayi* (Franch.) Harms ex Diels [*Panax delavayi* Franch.]

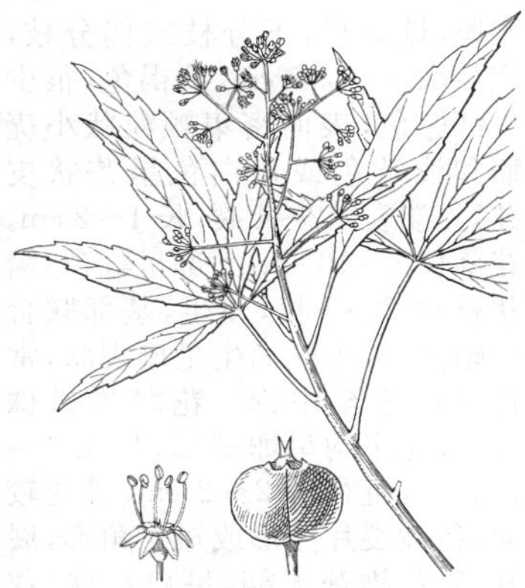

掌叶梁王茶

灌木，高1～5 m。茎干灰褐色，有稀疏的皮孔。叶为掌状复叶；叶柄长4～12 cm，小叶柄长1～10 mm；小叶片3～5，长圆状披针形至椭圆状披针形，长6～12 cm，宽1～2.5 cm，先端渐尖至长渐尖，基部楔形，边缘疏生钝齿或近全缘；上面绿色，下面淡绿色，两面均无毛。圆锥花序顶生，长5～18 cm，伞形花序直径约2 cm，有花10余朵；花萼无毛，长约1 mm，边缘有5个三角形小齿；花瓣5，三角状卵形，长约1.5 mm，白色；雄蕊5，花丝长2.5～3 mm；子房下位，2室，花柱2，基部合生，先端离生；花盘微凸。果实近圆球形，侧扁，直径2～5 mm，宿存花柱长2.5～3 mm，先端外弯，有种子2颗。花期9～10月，果期12月至翌年1月。

生于海拔1 000～2 500 m的森林或灌木丛中。分布于四川、贵州、云南等地。

【采收加工】 全年均可采，切片，晒干。叶多鲜用。

【药理】 镇痛作用　掌叶梁王茶根与茎的醇提液灌胃，提高小鼠热板法痛阈。茎的大剂量的镇痛作用与根小剂量的相似[1]。

【药性】 甘、苦，凉。

1.《云南中草药》："清香，微苦，凉。"

2.《全国中草药汇编》："甘，微苦，凉。"

【功用主治】 清热解毒，活血舒筋。主治咽喉肿痛，目赤肿痛，消化不良，月经不调，风湿腰腿痛，跌打骨折。

1.《云南中草药》："清热解毒，理气舒筋。主治咽喉热痛，月经不调，消化不良，跌打损伤，骨折。"

2.《全国中草药汇编》："主治急性咽炎，急性结膜炎。"

【用法用量】 内服：煎汤，9～15 g；或泡茶；或浸酒。外用：捣敷。

【选方】 1. 治风热咳嗽　香棍皮15 g，桑皮、天冬各9 g。煎水加蜂蜜调服。(《西昌中草药》)

2. 治骨折，跌打损伤，风湿腰腿痛　良旺茶全株15 g，煎服。或用良旺茶全株90 g，加酒500 g，浸泡5～7 d内服。

每次 10 ml，每日 2～3 次。局部可用鲜叶捣烂外包，每日换 1 次。（《云南中草药选》）

4804 寄生黄 jì shēng huáng（《贵州草药》）

【异名】 鹿仙草、见根生、地杨梅、土里开花、鹿心草、红菌、牛奶菌（《云南药用植物名录》），鸡心七、文王一支笔、接木怀胎、观音莲（《湖北中草药志》），黄药子、借母怀胎、九子不离母（《云南种子植物名录》），葛菌（《秦岭巴山天然药物志》）。

【基原】 为蛇菰科蛇菰属植物筒鞘蛇菰的全草。

【原植物】 筒鞘蛇菰 *Balanophora involucrata* Hook. f. [*B. involucrata* Hook. f. var. *flava* Hook. f.] 又名：鞘苞蛇菰（《秦岭植物志》）。

寄生草本，高 5～15 cm。根茎肥厚，近球形，不分枝或偶分枝，直径 2.5～5.5 cm，黄褐色，很少呈红棕色，表面密集颗粒状小疣瘤和浅黄色或黄白色星芒状皮孔，先端裂鞘2～4 裂，长 1～2 cm。花茎长 3～10 cm，大部呈红色；鳞状苞片 2～5 枚，轮生，基部联合呈鞘筒状，先端离生呈撕裂状，常包着花茎至中部。花雌雄异株（序）；花序均呈卵球形，长 1.4～2.4 cm，直径 1.2～2 cm；雄花较大，花被裂片卵形或短三角形，展开，聚药雄蕊无柄，呈扁盘状，花药横裂，具短梗；雌花子房卵圆形，具细长的花柱和子房柄，附属体倒圆锥形，先端截形或稍圆形。花期 7～8 月。

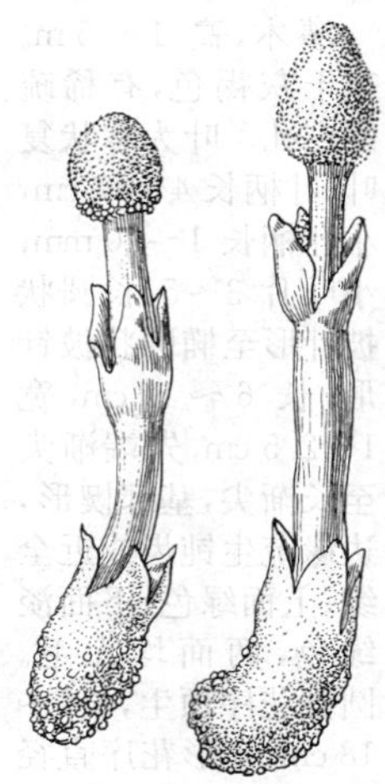
筒鞘蛇菰

生于海拔 2 300～3 600 m的针叶林或针阔叶混交林下。多寄生在杜鹃花根上。分布于西南及湖北、湖南、西藏、陕西等地。

【采收加工】 9～10 月采收，晒干或鲜用。

【药理】 镇痛、抗炎作用 寄生黄（筒鞘蛇菰）甲醇提取物灌胃提高小鼠热刺激的痛阈水平，对小鼠二甲苯致炎性耳郭水肿、小鼠醋酸扭体反应有抑制作用[1]。

【药性】 苦、涩，寒。归肺、胃、肝经。

1.《贵州草药》："性平，味辛。"

2.《湖北中草药志》："涩，平。"

3.《秦岭巴山天然药物志》："涩、苦，寒。"

【功用主治】 润肺止咳，行气健胃，清热利湿，凉血止血，补肾涩精。主治肺热咳嗽，脘腹疼痛，黄疸，痔疮肿痛，跌打损伤，咯血，月经不调，崩漏，外伤出血，头昏，遗精。

1.《贵州草药》："理气健胃，清热利湿，解毒。主治胃气痛，黄疸，痔疮。"

2.《湖北中草药志》："润肺止咳，活血，止血，止痛。用于咳嗽，哮喘，胃痛，月经不调，跌打损伤，外伤出血等症。"

3.《秦岭巴山天然药物志》："清热解毒，凉血止血，固肾涩精。主治咳嗽咯血，血崩，痔疮肿痛，头昏，胃痛。"

【用法用量】 内服：煎汤，9～15 g；或炖肉、浸酒。外用：捣烂敷；或研末撒敷。

【选方】 1. 治心腹疼痛 葛菌、山慈菇、黄荆子各 9 g。水煎服。（《秦岭巴山天然药物志》）

2. 治胃气痛，痛经 鸡心七、枳壳各 9 g，乌药、荜澄茄、川芎、厚朴各 6 g。白酒 500 ml，浸泡 1 d，日服 2 次，每次 10～40 ml。（《湖北中草药志》）

3. 治酒疾，酒醉 葛菌、枳椇子各 12 g。水煎服。（《秦岭巴山天然药物志》）

4. 治痔疮 寄生黄 9 g，炖猪大肠 1 节吃。（《贵州草药》）

5. 治红崩 葛菌 9 g，大蓟根 12 g，映山红根 15 g。炖肉服。

6. 治老人头昏 葛菌 18 g，天麻 30 g。共研粉，每日早晨用 3 g 加白糖蒸鸡蛋吃。

7. 治遗精 葛菌 30 g，炖肉服。（5～7 方出自《秦岭巴山天然药物志》）

4805 密花草 mì huā cǎo（《全国中草药汇编》）

【异名】 节节花（《广西药用植物名录》）。

【基原】 为沟繁缕科田繁缕属植物田繁缕的全草。

【原植物】 田繁缕 *Bergia ammannioides* Roxb. ex Roth

一年生草本，高 7～30 cm。近直立或渐升，分枝多，淡红色，具平展的腺毛。叶对生，几无柄；托叶长约 2 mm，2 深裂，裂片披针形，有撕裂状小齿；叶片狭椭圆形或倒披针形，长 0.4～2 cm，宽 2～8 mm，边缘有尖锐的小锯齿，下面有短毛。花小，多数簇生于叶腋；花梗长 1～2 mm；萼片 5，狭卵形，长约 1.2 mm，先端渐尖；花瓣 5，淡红色，狭卵形，约与萼片等长；雄蕊 5；花柱 5，短。蒴果近球形，长 1.2～2 mm，裂为 5 瓣。种子多数，极小。花期几近全年。

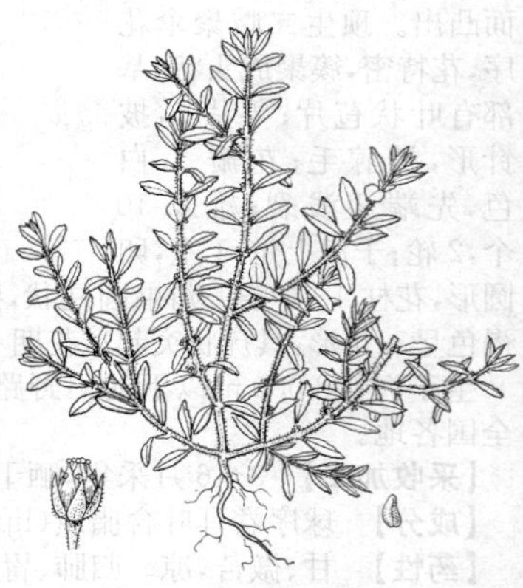
田繁缕

生于田边或溪边草地。分布于湖南、广东、广西、云南、台湾等地。

【采收加工】 全年可采，鲜用或晒干。

【药性】 甘，凉。

【功用主治】 清热解毒。主治尿路感染，痈疖，口腔炎。

【用法用量】 内服：煎汤，15～30 g；或含漱。外用：鲜品捣敷；或煎汤含漱。

4806 密陀僧 mì tuó sēng（《雷公炮炙论》）

【异名】 没多僧（《新修本草》），陀僧（《普济方》），炉底（《纲目》），银池、淡银（《药物出产辨》），金炉底、银炉底（《现代实用中药》），金陀僧（《中药志》）。

【基原】 为硫化物类方铅矿族矿物方铅矿提炼银、铅时沉积的炉底，或为铅熔融后的加工制成品。

【原矿物】 方铅矿 Galena

晶体结构属等轴晶系；对称型 m 3 m，常呈立方体晶形，有时以八面体与立方体聚形出现。通常成粒状、致密块状集合体。铅灰色；条痕灰黑色；金属光泽。硬度 2～3；解理平行{100}完全。相对密度 7.4～7.6。具弱导电性和良检波性。方铅矿是自然界分布最广的铅矿物，并常含银。形成于不同温度的热液过程，其中以中温热液过程最主要，经常与闪锌矿一起形成铅锌硫化物矿床。中国方铅矿产地很多，其中以甘肃厂坝、青海锡铁山、湖南水口山、广东凡口、云南金顶等地最有名。

【制法】 传统方法将铅熔融，用铁棍在熔铅中旋转数次，使部分熔铅黏附于上，取出铁棍，浸冷水中，熔铅冷却后，即成密陀僧。如此反复多次，使密陀僧积聚一定量时，打下即得。近代制法，将黄丹入铁锅内用烈火熔炼，当温度升至400 ℃以上时，黄丹中一部分氧游离，即成密陀僧。待冷，取出。

【药材】 密陀僧 *Lithargyrum* 主产湖南湘潭、长沙。

性状 本品为不规则块状，有的为厚板状，一面微突起，另面稍弯；金黄色或淡灰黄色，带有绿色调；条痕淡黄色。外表面粗糙而常脱落成较平滑面，对光照之闪闪发光。体重，质硬脆，可砸碎，断面不平坦，层纹明显，可层层剥离；具银星样光泽。本品几不溶于水，易溶于硝酸，在醋酸中亦溶解，露置空气中则缓慢吸收二氧化碳，变成碱式碳酸铅。气微。

鉴别 (1) 本品易溶于硝酸，通入硫化氢得黑色沉淀。

(2) 加热到 300～450 ℃时，氧化为红色的四氧化三铅，温度再高，又得氧化铅。

(3) 取本品粉末约 0.5 g，加入 10 ml 稀硝酸，即成为乳黄色液体，滤过。取滤液 1 ml，加碘化钾试液 1 滴，即生成黄色沉淀，遇热溶解，冷后析出黄色结晶。取滤液 3 ml，加铬酸钾试液 2 ml，即生成黄色沉淀；此沉淀溶解于 2 mol/L 氢氧化钠试液，不溶解于 2 mol/L 氢氧化铵液或 2 mol/L 的稀硝酸试液(检查铅盐)。

【成分】 主要含氧化铅(PbO)；尚含少量砂石、金属铅、二氧化铅(PbO_2)等夹杂物，以及微量铅、锑、铁、钙、镁等[1, 2]。

【药理】 抗真菌作用 密陀僧膏在试管中对共心性毛癣菌、絮状表皮癣菌、足跖毛癣菌、铁锈色小芽胞菌等呈抑制作用[1]。水浸剂在试管内对堇色毛癣菌、铁锈色小芽胞菌、星形奴卡菌等皮肤真菌也有抑制作用[2]。

毒性 小鼠静脉注射密陀僧煎剂的 LD_{50} 为 6.81 g/kg，中毒表现有反应迟钝、震颤、肝充血[3]。

【药性】 咸、辛，平。有毒。归肝、脾经。

1.《新修本草》："味咸、辛，平，有小毒。"

2.《日华子》："味甘，平，无毒。"

3.《玉楸药解》："入足厥阴肝经。"

4.《本草求真》："入脾。"

5.《本草再新》："入脾、肺二经。"

【功用主治】 燥湿，杀虫，解毒，收敛，防腐。主治疮疡溃烂久不收敛，口疮，湿疹，疥癣，狐臭，汗斑，酐黯，酒皶鼻，烧烫伤。

1.《新修本草》："主久痢，五痔，金疮。面上瘢酐，面膏药用之。"

2.《日华子》："镇心，补五脏，治惊痫，嗽，呕及吐痰等。"

3.《本草别说》："通治口疮最验。"

4.《纲目》："疗反胃消渴，疟疾下痢，止血，杀虫，消积。治诸疮，消肿毒，除胡臭，染髭发。""制狼毒。"

5.《本草正》："收阴汗，脚气。"

6.《本经逢原》："水磨服，解砒霜、硫黄毒。"

7.《本草求真》："祛湿除热，消积，涤痰，镇阴之品。""敷冻疮。"

【用法用量】 内服：研末，0.2～0.5 g；或入丸、散。外用：研末撒或调涂；或制成膏药、软膏、油剂等。

【宜忌】 本品以外用为主，长期大量使用易引起铅中毒。内服宜慎，不可过量，不能超过 1 星期，体虚及孕妇、儿童禁服。中毒症状，参见"铅"条。

1.《本草经疏》："密陀僧大都可外敷，不可内服。"

2.《本经逢原》："入口则漾漾欲吐，以阴毒之性，能伤胃气也。"

3.《得配本草》："若销银炉底所结者，烂诸物，不宜轻服，但宜外敷。"

【选方】 1. 治痈肿穴后，恶疮脓水虽减，肌肉不生 密陀僧一两半，黄连一两去须，槟榔三分。上件药，捣细罗为散。日三贴之。(《圣惠方》)

2. 治诸疮久不收敛 密陀僧(煅)、花蕊石(煅)、白龙骨各一两，乳香、轻粉各一钱。为细末，和匀。干掺。(《证治准绳》平肌散)

3. 治坐板疮，肿痛多脓 密陀僧、生矾、大黄等分。为极细末，敷之。(《景岳全书》)

4. 治一切热毒恶疮及下疳疮 密陀僧、黄柏各一分半，腻粉一钱，麝香少许。先洗疮，拭干敷之，甚者三四次。(《证治准绳》)

5. 治口疮不已 密陀僧、黄柏、青黛各等分。为细末，干掺疮上。(《杏苑生春》赴筵散)

6. 治肾囊湿疮 密陀僧、干姜、滑石为末，擦上。(《直指方》)

7. 治腋臭 ①密陀僧四两，枯白矾二两，轻粉三钱。上为细末，频擦两腋下，擦至半月见效，半年痊愈。(《景岳全书》) ②密陀僧(细研末)一份，生大蒜头(去皮)三份。共捣如泥，每取 5 g 左右药泥，平摊于清洁纱布敷料上，贴于腋下，用胶布固定，每日换药 1 次，7 d 为 1 疗程，一般在2～4 星期获效。〔《浙江中医杂志》，1966，(4)：154〕

8. 治酐黯斑点 密陀僧二两，细研。上以人乳汁调涂面，每夜用之。(《圣惠方》)

9. 治紫汗斑 密陀僧、硫黄等分为末，姜汁蘸涂。(《百便单方》)

10. 灭瘢 密陀僧、滑石各二两，白芷五钱。上为末，湿则干掺，或用好蜜调敷，治烂痘以此敷面，如误抓破者用之敷贴最良。(《景岳全书》救苦灭瘢散)

11. 治赘疣 密陀僧、桑白皮等分研，新汲水调涂。(《四科简效方》)

12. 治蛲虫 密陀僧(煅)一两，麝香(研)半钱，硫黄(研)一分，定粉(研)半两。上四味，捣研为细末，醋煮面糊，丸如梧桐子大。每服十丸，空心芜荑汤下。(《圣济总录》密香丸)

13. 治妇人中风，痰涎壅滞，吐涎 密陀僧一两，藜芦半两为末。上药以生续随子捣绞取汁和丸，如梧桐子大，以腻粉滚过，每服以温酒研下一丸。(《圣惠方》密陀僧丸)

14. 治疟疾 用密陀僧一块，炭火煅红，浸童便中，凡七次，研末细筛。壮年人八分；六十以上、十五以下六七分；婴儿二三分。以陈仓米煮粥调药，于疟将发，先半时服之立愈。(《退庵随笔》)

【临床报道】 1. 治疗神经性皮炎 密陀僧 15 g，轻粉 15 g，冰片 9 g，分别研为细末，再合研混匀，用生菜油调成糊状，涂于患处，外贴塑料薄膜，再用薄层纱布覆盖固定，每日换药，坚持搽药2～3星期才能见效。治疗43例患者，痊愈24例，显效9例，好转8例，无效2例[1]。

2. 防治水田皮炎　以密陀僧1 000 g研细，桐油500 ml，混合调成稀糊状。将手或下肢洗净擦干，用毛笔或棉球蘸药涂于要下水部位，经1～2 h后，即形成假膜，再下水工作，共防治3 860人，疗效达90%，预防作用达96%[2]。

3. 治疗烧伤　用大黄密陀僧药膏外敷治疗烧烫伤258例，药膏用大黄、密陀僧按3∶2比例研成极细粉，每100 g凡士林调入药粉10 g，拌匀。清创后用药膏涂敷，无菌纱布包扎，每1～2 d换药1次；同时配合清热解毒，养阴生津煎剂内服。结果，Ⅰ度烧伤平均6 d治愈，浅Ⅱ度8 d痊愈，深Ⅱ度15 d痊愈，Ⅲ度28 d痊愈。治愈率100%。Ⅰ～Ⅱ度烧伤均不留瘢痕；刺激性少；止痛效果好[3]。

【各家论述】 1.《纲目》："密陀僧感铅银之气，其性重坠下沉，直走下焦，故能坠痰、止吐、消积，定惊痫，治疟痢，止消渴，疗疮肿。洪迈《夷坚志》云：惊气入心络，瘖不能言语者，用密陀僧末一匕，茶调服。昔有人伐薪，为狼所逐，而得是疾，或授此方而愈。又一军校采藤，逢恶蛇病此，亦用此而愈。此乃惊则气乱，密陀僧之重以去怯而平肝也。其功力与铅丹同，故膏药中以代铅丹云。"

2.《本草经疏》："密陀僧，感银铜之气而结，故其味咸辛气平，有小毒。久痢、五痔，大肠湿热积滞也，辛主散结滞，咸主润下除热，大肠清宁，则久痢五痔自瘳矣。体重能消磨坚积，味咸能入血凉血，故又主金疮及灭面上瘢䵟也。"

4807 密蒙花 mì měng huā（《开宝本草》）

【异名】 小锦花（《雷公炮炙论》），羊耳朵（《滇南本草》），蒙花（《本草求真》），黄饭花（《南宁市药物志》），疙瘩皮树花（《中药材手册》），鸡骨头花（《四川中药志》），蒙花珠、老蒙花、羊耳朵朵尖、水锦花（《全国中草药汇编》）。

【基原】 为醉鱼草科醉鱼草属植物密蒙花的花蕾及花序。

【原植物】 密蒙花 *Buddleja officinalis* Maxim.

落叶灌木，高约3 m，最高可达6 m以上。小枝灰褐色，微具4棱，枝及叶柄、叶背、花序均密被白色星状毛及茸毛，茎上的毛渐次脱落。单叶对生；叶片宽披针形，长5～12 cm，宽1～4 cm，先端渐尖，基部楔形，全缘或具小锯齿。大圆锥花序由聚伞花序组成，顶生及腋生，总苞及萼筒、花冠密被灰白色绒毛；花萼钟状，先端4裂；花冠筒状，先端4裂，筒部紫堇色，口部橘黄色，内外均被柔毛；雄蕊4，着生于花冠管中部；子房上位，2室，被毛，花柱短，柱头膨大，长卵形。蒴果长卵形，长2～6 mm，2瓣裂，外果皮被星状毛，基部具宿存花被。种子细小，两端具翅。花期2～3月，果期5～8月。

密 蒙 花

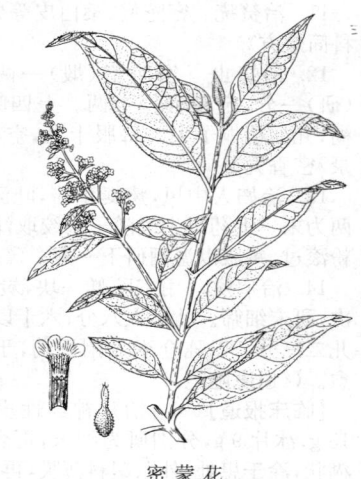

生于海拔200～2 800 m的山坡、丘陵、河边、村边的灌木丛和林缘。分布于中南、西南及安徽、福建、陕西、甘肃、西藏等地。

本植物的叶（羊耳朵叶）亦供药用，另设专条。

【栽培】 生物学特性　多生于阳光充足的石灰岩坡地、河边灌木丛中。

繁殖方法　种子繁殖：秋季种子成熟期，采下即行播种，在苗床中培育1～2年，苗高1 m左右时移栽定植，株距1.5～2.0 m，每穴栽1株，加强管理，栽后2～3年可以开花。

【采收加工】 2～3月间采摘簇生的未开放花蕾，晒干。

【药材】 密蒙花 *Flos Buddlejae*　主产于湖北宜昌、襄阳，四川金堂、广汉，河南商城，陕西安康、紫阳，云南楚雄、大理等地。以湖北、四川等地产量较大。

性状　为多数花蕾密集而成的花序小分枝，呈不规则圆锥状，长1.5～3 cm。表面灰黄色或棕黄色，密被茸毛。花蕾呈短棒状，上端略大，长0.3～1 cm，直径0.1～0.2 cm；花萼钟状，先端4齿裂；花冠筒状，与萼等长或稍长，先端4裂，裂片卵形；雄蕊4，着生在花冠管中部。质柔软。气微香，味微苦、辛。

鉴别　(1) 花萼及花冠表面观：下表面密被非腺毛，通常为4细胞，基部2细胞单列；上部2细胞并列，每细胞又分2叉，每分叉长250～500 μm，壁甚厚，胞腔线形。花冠上表面有少数非腺毛，单细胞，长200～600 μm，壁具多数刺状突起。花粉粒球形，直径13～20 μm，表面光滑，有3个萌发孔。

(2) 取本品粉末0.5 g，加乙醚10 ml，置70～75 ℃水浴中浸渍30 min，放冷，滤过。取滤液2 ml，加盐酸5滴与镁粉少许，显棕黄色（检查刺槐苷）。

品质标志　《中华人民共和国药典》2005年版规定：照高效液相色谱法测定，本品含蒙花苷（$C_{28}H_{32}O_{14}$）不得少于0.50%。

【成分】 花含黄酮苷类：刺槐素（acacetin）[1]，醉鱼草苷（buddleoglucoside），又称蒙花苷（linarin）或刺槐苷（acaciin）[2]；三萜苷类：密蒙萜苷（mimengoside）A和B[3]；含环烯醚萜苷类：桃叶珊瑚苷（aucubin），梓醇（catalpol），梓果苷（catalposide），对甲氧基桂皮酰桃叶珊瑚苷（*p*-methoxycinnamoyl aucubin），对甲氧基桂皮酰梓醇（*p*-methoxycinnamoylcatalpol）；3,4-二羟基苯乙苷类：洋丁香酚苷（acteoside），海胆苷（echinacoside）[4]。

【药理】 1. 抗微生物作用　密蒙花总提取物及其单体体外抑制金黄色葡萄球菌、乙型溶血性链球菌[1]。密蒙花中黄酮体外显示较弱的抗真菌作用，但无溶血作用[2]。

2. 抗肿瘤作用　密蒙花的花蕾中分离得到的苯丙素酚苷类成分体外实验中显示了一定的抗肿瘤活性[3]。密蒙花花蕾中的皂苷对白血病HL-60细胞有抑制作用[4]。

3. 其他作用　水提取物对体外培养的肝细胞诱发的细胞毒素有抑制作用，但对四氯化碳（CCl_4）所致肝细胞损伤无保护效果[5]。密蒙花煎提液灌胃，提高正常小鼠T淋巴细胞活性，对环磷酰胺造成的小鼠免疫功能受损有一定的拮抗作用[6]。密蒙花提取物在大鼠腹腔白细胞实验中抑制环加氧酶[7]。密蒙花70%甲醇提取物、黄酮醇及其苷类抑制大鼠晶状体醛糖还原酶[8]。木犀草素等体外在NBT试验中有清除超氧化物的能力[2]。密蒙花中的成分抑制1-甲基-4-苯基吡啶诱导的PC_{12}神经细胞的凋亡和氧化应激[9]。

【炮制】 1. 密蒙花　取原药材，除去杂质，筛去灰屑。

2. 蜜制密蒙花 取炼蜜置锅内加适量水，加热至沸，倒入净密蒙花不断翻动拌匀，炒至黄色，不粘手，取出，晾干。密蒙花每100 kg，用蜜40 kg。

饮片性状 密蒙花参见"药材"项。蜜制密蒙花，形如密蒙花，深黄色，具蜜香气，味甜。

贮干燥容器内，置通风干燥处，防潮，防蛀。

【药性】 甘，微寒。归肝经。

1.《开宝本草》："味甘，平、微寒，无毒。"

2. 王好古："入肝经气、血分。"(引自《纲目》)

3.《医林纂要》："甘，寒。"

4.《药性集要》："味甘，凉。"

5.《湖北中草药志》："有小毒。"

【功用主治】 祛风清热，润肝明目，退翳。主治目赤肿痛，羞明多眵多泪，翳障遮目，眼目昏暗，视物不清。

1.《开宝本草》："主青盲肤翳，赤涩多眵泪，消目中赤脉，小儿麸豆及疳气攻眼。"

2. 刘完素："(治)羞明怕日。"(引自《纲目》)

3. 王好古："润肝燥。"(引自《纲目》)

4.《本草元命苞》："疗瞳子昏花。"

5.《滇南本草》："祛风明目退翳。"

6.《本草正》："(治)风热糜烂，云翳遮睛。"

7.《本经逢原》："搜风散结，目疾之专药。"

8.《医林纂要》："缓肝凉血。"

9.《药性切用》："有消风散热之功。"

10.《现代实用中药》："用于弱视症，夜盲症，以及小儿营养不良之疳盲症。有补眼明目，清凉消炎之功。"

【用法用量】 内服：煎汤，6～15 g；或入丸、散。

【宜忌】 1.《萃金裘本草述录》："虚寒内伤、劳伤目疾禁服密蒙花。"

2.《四川中药志》1960年版："阳虚、肝寒胃弱者忌用。"

【选方】 1. 治风气攻注，两眼昏暗，眵泪羞明，睑生风粟，隐涩难开，或痒或痛，渐生翳膜，视物不明，及久患头疼，牵引两眼，渐觉细小，昏涩隐痛，并暴赤肿痛，并皆疗之 密蒙花(净)、石决明(用盐同东流水煮一伏时，漉出，研粉)、木贼、杜蒺藜(炒，去尖)、羌活(去芦)、菊花(去土)各等量。上为细末，每服一钱，腊茶清调下，食后，日二服。(《局方》密蒙花散)

2. 治目畏日羞明 用密蒙花三钱，生地黄、黄芩各二钱。水煎服。(《本草汇言》)

3. 治眼翳障 密蒙花、黄柏根(洗，锉)各一两。上二味，捣罗为末，炼蜜和丸，如梧桐子大。每服十丸至十五丸，食后、临卧熟水下，或煎饧汤下。(《圣济总录》密蒙花丸)

4. 治小儿疳积，攻眼不明，目将瞎者 密蒙花一两，使君子肉三钱，白芜荑五钱，胡黄连二钱，芦荟一钱。共为末，饧糖为丸，如鸡豆大，每早晚各服一丸，白汤化下。

5. 治一切目病，因积视久，专睛著视，有劳目睛，以致昏胀，肿痛不明者 用密蒙花五钱，甘菊花二钱，麦门冬(去心)八钱，当归身一钱五分，玉竹四钱。水煎服。(4、5方均出自《本草汇言》)

6. 治夜盲 密蒙花15 g，青葙子15 g，草决明12 g。各为细末，放猪肝内煮熟后焙干，加车前子、乌贼骨、夜明砂各9 g，共为细末，早晚各服9 g，开水送服，连服3剂。(《甘肃中医验方集锦》)

7. 治头晕 密蒙花蒸小鸡，去渣服汤与肉。(《苗族药物集》)

8. 治百日咳 用羊耳朵朵尖兑米汤油、蜂蜜或糖蒸吃。也可将羊耳朵朵尖塞入去盖去心之宝珠梨中加蜂蜜蒸吃。(《昆明民间常用草药》)

【各家论述】 1.《本草经疏》："密蒙花，观《本经》所主，无非肝虚有热所致，盖肝开窍于目，目得血而能视，肝血虚则为青盲肤翳，肝热甚则为赤肿、眵泪赤脉及小儿豆疮余毒，疳气攻眼。此药甘以补血，寒以除热，肝血足而诸证无不愈矣。好古谓其润肝燥，宁真以之治畏日羞明，诚谓此也。"

2.《本草求真》："密蒙花，味薄于气，佐以养血之药，更有力焉。"

3.《本草用法研究》："密蒙花，其色紫，故入肝，甘寒无毒，故能润肝燥，养肝血，熄肝家之风热，风热得去，肝血得养，故一切目疾皆可除也。虽属治目之品，凡肝虚而有风热之病，皆可用之，不必印定眼目也。"

4808 密花美登木 mì huā měi dēng mù (《中国本草图录》)

【基原】 为卫矛科美登木属植物密花美登木的叶。

【原植物】 密花美登木 *Maytenus confertiflorus* J. Y. Lo et X. X. Chen

灌木，高至4 m，枝刺粗壮。叶互生；叶柄长8～12 mm；叶片纸质，宽椭圆形或倒卵形，长11～24 cm，宽3～10 cm，先端短渐尖或急尖而钝，基部窄楔形，近全缘或有极浅疏齿，常上下波曲。叶柄、叶脉及幼枝均带紫红色。圆锥花序丛生，总花梗不明显；花小，萼裂片5，花瓣5，雄蕊5，心皮3。蒴果三角状球形，长10～14 mm。种子暗红棕色，椭圆形或卵球形，长约7 mm，具假种皮。花期9～10月，果期10～11月。

生于山地灌木丛中。分布于广西。

【采收加工】 7～9月采收，晒干。

【药材】 密花美登木 *Folium Mayteni Confertiflorae* 产于广西。

性状 叶片椭圆形或广卵形，长9～17～24 cm，宽3～8～15 cm。叶片薄，革质，叶尖钝圆或稍尖，叶缘浅波状或近全缘。叶柄长0.7～1.1 cm。气微，味淡。

鉴别 叶横切面：表皮为1列细胞，下表皮具气孔。栅栏组织占叶肉1/4～1/3，海绵组织4～5层细胞；近下表皮内侧的第二列细胞中，含草酸钙簇晶。主脉维管束木质部近呈环状，韧皮部大部分位于下表皮的内侧，外围有零星的柱鞘纤维束和少数石细胞；薄壁细胞中含有草酸钙簇晶。

【成分】 叶含有机酸类：丁二酸(succinic acid)，丁香酸(syringicacid)，3-羟基曲酸(3-hydroxykojic acid)；含黑麦草内酯(loliolide)[1]，美登木素(maytansine)[1,2]。萜类成分：卫矛醇(dulcitol)[1]，白桦脂酸(betulinic acid)，白桦脂酸葡萄糖酸(betulinic acid glucoside)，β-香树酯醇(β-amyrin)，齐墩果酸(oleanonic acid)；甾醇类：β-谷甾醇(β-sitosterol)，β-谷甾醇-β-D-葡萄糖苷(β-sitosterol-β-D-glucoside)[3]。

【药理】 1. 抗肿瘤作用 叶乙酸乙酯提取物761-1腹腔注射延长艾氏腹水癌(EAC)小鼠、白血病L_{7212}小鼠的寿命，抑制大鼠W_{256}癌肉瘤。密花美登木茎提取物M_2对EAC、腹水型肝癌(HepA)、W_{256}等有一定疗效[1]。美登木素为美登木抗癌有效成分，对EAC、HepA、小鼠肉瘤S_{180}、小鼠白血病L_{1210}、P_{388}、W_{256}及B_{16}黑色素瘤等均有一定疗效[1,2]。美登木素能干扰细胞微管蛋白聚合，从而阻止纺锤体形成[3]。

2. 其他作用　小鼠精原细胞试验中 761-1 及美登木素均为阳性反应。美登木素体外抑制棒色青真菌[1]。

毒性　小鼠腹腔注射 761-1 的 LD_{50} 为 453.3±44.7 mg/kg；美登木素腹腔注射的 LD_{50} 为 0.40±0.18 mg/kg[1]。犬与猴试验表明美登木素对犬的致死量(静注 1 次)为 0.12 mg/kg，连续静注 5 次时，犬的致死量为 0.06 mg/kg。猴的致死量为 0.24 mg/kg。造血系统出现血红蛋白降低，白细胞及网织红细胞减少，骨髓造血功能显著受抑制。末梢血及淋巴组织中淋巴细胞减少。消化系统出现食欲不振、呕吐、血便、体重减轻。致死量时心血管系统出现心肌退行性病变。泌尿系统方面出现肾功能不良，尿素氮(BUN)升高。肝功能受损，磺溴酞钠(BSP)值升高，丙氨酸氨基转移酶(ALT)、天冬氨酸氨基转移酶(AST)升高，病理组织学显示脂肪性病变。胰腺方面只在猴身上出现腺胞细胞萎缩[2]。

【药性】　辛、苦，寒。有毒。

【功用主治】　祛瘀止痛，解毒消肿。主治跌打损伤，腰痛。并有抗肿瘤作用，近代试用于治疗癌症。

1.《新中医》1979，(1)：43："解毒消肿，活血祛瘀。治肝癌。"

2.《药学学报》1981，16(1)：59："民间用叶加酒捣烂，治腰痛。"

【用法用量】　内服：煎汤，15～30 g，大剂量可用至 60 g。外用：鲜品捣敷。

4809 密脉鹅掌柴 mì mài é zhǎng chái
(《全国中草药汇编》)

【异名】　七叶莲、五加风、木克买、五加皮(《云南药用植物名录》)，龙爪树、汉桃叶(《云南中草药选》)，万年青、五爪叶(《玉溪中草药》)。

【基原】　为五加科鹅掌柴属植物密脉鹅掌柴的茎叶。

【原植物】　密脉鹅掌柴 *Schefflera venulosa* (Wight et Arn.) Harms [*Paratropia venulosa* Wight et Arn.; *Heptapleurum venulosum* Seem.]

密脉鹅掌柴

灌木或小乔木，高 2～10 m，有时为附生藤状灌木。树皮灰白色；枝条粗壮，圆柱状，绿色，有黄色皮孔。掌状复叶互生，有小叶 5～7；叶柄圆柱形，长 10～18 cm，无毛，小叶柄不等长，有狭沟；托叶和叶柄基部合生成鞘状；叶片革质，椭圆形至长圆形，长 11～16 cm，宽 4～6 cm；先端钝、急尖或短渐尖，基部渐狭、钝形至近圆形，全缘，两面均无毛；侧脉 4～8 对，网脉稠密而隆起。伞形花序有花 6～12 朵，组成顶生的圆锥花序；总花梗长 5～7 mm，花梗长 1～2 mm；苞片三角形，早落；萼无毛，边缘全缘至近全缘；花瓣 5，长 2 mm，有 3 脉，两面均无毛，花淡红色；雄蕊 5，与花瓣等长或略长；子房下位，5 室，无花柱，柱头 5，无柄，花盘微隆起。果实卵形或近球形，有 5 棱，长约4 mm，红色。花期 5 月，果期 6 月。

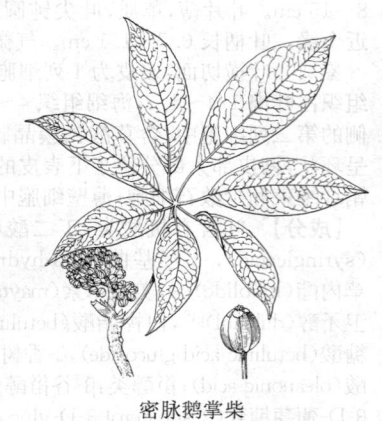

生于海拔 900～1 500 m 的常绿阔叶林中。分布于湖南、广西、贵州、云南、西藏等地。

【采收加工】　全年均可采，切片，晒干或鲜用。

【成分】　叶含三萜类：β-香树脂醇(β-amyrin)，齐墩果酸(oleanolic acid)，齐墩果酮酸(oleanonic acid)，白桦脂酸(betulinic acid)，白桦脂酸糖苷(betulinic acid glycoside)[1]；含甾醇类：β-谷甾醇(β-sitosterol)，β-谷甾醇-β-D-葡萄糖苷(β-sitosterol-β-D-glucoside)[1]；三萜皂苷类成分：羽扇豆-20(29)-烯-28-酸-3-O-β-D-葡萄糖(2→1)-O-β-D-葡萄糖苷[lup-20(29)-en-28-oic-3-O-β-D-glucopyranosyl (2→1)-O-β-D-glucopyranoside][2]。

【药性】《云南中草药》："苦、甘，温。"

【功用主治】　祛风止痛，活血消肿。主治风湿痹痛，胃脘痛，跌打骨折，外伤出血。

1.《云南中草药》："舒筋活络，消肿止痛。主治骨折及一切外伤疼痛，风湿骨痛。"

2.《全国中草药汇编》："茎治胃及十二指肠溃疡疼痛；叶治外伤出血。"

【用法用量】　内服：煎汤，9～15 g；或浸酒。外用：捣敷。

【宜忌】　孕妇慎服。

【选方】　治慢性风湿性关节炎，跌打损伤　七叶莲 15～30 g。煎服。或用本品 120 g，泡酒 500 ml，浸泡 48 h 后内服。每次 10 ml，每日 3 次。亦可用鲜品适量，捣烂敷患处。(《云南中草药选》)

4810 弹涂鱼 tán tú yú
(《海洋药物》)

【基原】　为弹涂鱼科弹涂鱼属动物弹涂鱼及大弹涂鱼属动物大弹涂鱼等的肉。

【原动物】　1. 弹涂鱼 *Periophthalmus cantonensis* (Osbeck)　又名：跳跳鱼、泥猴(《中国动物药志》)。

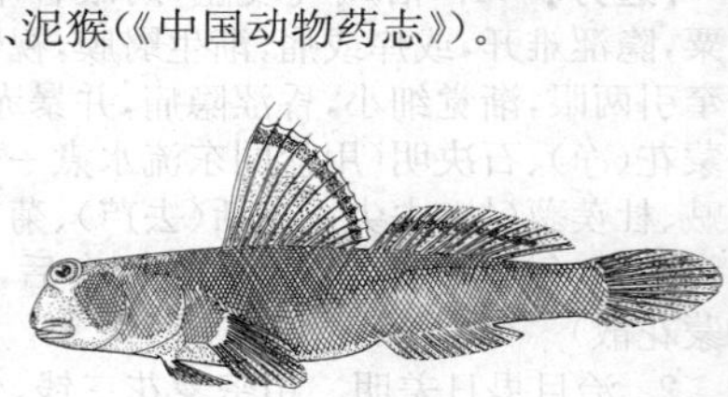
弹涂鱼

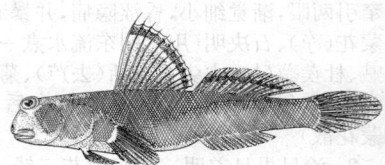

体侧扁，长 4～10 cm，背缘较平直。头宽大，略侧扁，吻短而圆钝。眼高位，两眼互相靠近，突出于头部背缘之上，下眼睑发达。口宽大，横裂，唇发达。上颌稍长于下颌，牙尖锐，直立，上下颌各具 1 行牙，前端数牙稍大。鳃孔裂缝状。体及头背均被小圆鳞，无侧线。背鳍 2 个，分离，第一背鳍 XII～XIV，扇状。第一鳍棘最长，约与头等长；第二背鳍 12～14。臀鳍 12～14，起点约与第二背鳍起点相对。胸鳍圆形，基部具臂状肌柄。腹鳍愈合成吸盘。后缘凹入。尾鳍圆形。体灰褐色，背面和两侧具小黑斑。第一背鳍褐色，近边缘有 1 条黑带，边缘白色。第二背鳍黄褐色，中部有 1 条灰褐色纵带，边缘黄色。臀鳍灰色，胸鳍、腹鳍、尾鳍均浅褐色。

喜栖息于沿海底质为泥沙、淤泥的高潮区，或半咸水的河口滩涂、港湾等处。退潮时常在海滨泥涂上觅食，能靠胸鳍肌柄爬行跳动，捕食小动物。食性很杂。视觉灵敏，受惊即速跳回水中或钻入洞穴内。4～5 月为产卵期。我国沿海均有分布。

2. 大弹涂鱼 *Boleophthalmus pectinirostris* (Linnaeus)

又名：跳鱼、弹泥(《海洋药物民间应用》)。

体侧扁，一般长9～15 cm。背腹缘均平直。与弹涂鱼主要差别为：口大，几平直。两颌约等长，上下颌各具1行牙，上颌牙锥形，直立；下颌牙斜向外方，呈平卧状。背鳍2个，第一背鳍Ⅴ，基底较短，以第三鳍棘为最长，约为头长的1.6倍。第二背鳍22～26，基底较长，与臀鳍基底几等长。尾鳍钝矛形，体褐色，体侧、头部、背鳍和尾鳍均有蓝白色小斑点。体侧上部沿背鳍基底有5～6条暗褐色纹。腹面蓝灰色。背鳍和尾鳍蓝黑色，余鳍淡灰褐色。

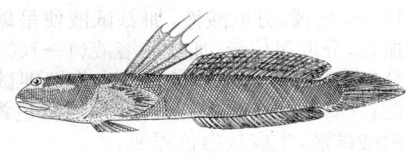

大弹涂鱼

栖息于海水或河口附近，常活动于岸边。我国分布于黄海、东海、南海。

此外，作用相似的同科动物尚有：①青弹涂鱼 *Scartelaos viridis* (Hamilton) 我国分布于东海、南海。②大青弹涂鱼 *S. gigas* Chu et Wu 我国分布于南海。

【采收加工】 常年均可捕捞，捕后，除去外皮及内脏，鲜用。

【成分】 大弹涂鱼肉含葡萄糖，果糖，木糖，半乳糖[1]，葡萄糖-6-磷酸酯(glucose-6-phosphate)，葡萄糖-1-磷酸酯(glucose-1-phosphate)，果糖-1-磷酸酯(fructose-1-phosphate)，果糖-6-磷酸酯(fructose-6-phosphate)，果糖-1，6-二磷酸酯(fructose-1，6-diphosphate)[2]。

【药性】 《海洋药物民间应用》："味甘、咸，性微温。"

【功用主治】 补肾助阳。主治肾虚阳痿，腰痛腰酸，耳鸣耳聋，眩晕，小儿遗尿。

1.《海洋药物民间应用》："补肾壮阳，活血止痛，解毒。主治肾虚腰痛，扭伤，坐骨神经痛，虚眩，小儿夜尿，小儿盗汗，黄胖病，妇人乳头疮。"

2.《中国海洋药物》1989，(4)：42："滋补益气。"

【用法用量】 内服：炖食，60～120 g。外用：研末，麻油调涂。

【选方】 1. 治耳聋耳鸣　大弹涂鱼120 g。加米酒炖服。

2. 治虚眩　鸡蛋3个，打破搅匀，加酒适量，将大弹涂鱼120 g置入上述混合液中，令其麻醉后炖服。

3. 治小儿夜尿　大弹涂鱼60～120 g。加米酒少许炖服。

4. 治黄胖病　大弹涂鱼水炖常服。(1～4方出自《海洋药物民间应用》)

4811 弹刀子菜 dàn dāo zǐ cài (《全国中草药汇编》)

【异名】 水苏叶通泉草、四叶细辛(《全国中草药汇编》)，地菊花、山刀草(《湖南药物志》)，大叶山油麻(《浙江药用植物志》)，毛曲菜(《贵州中药资源名录》)。

【基原】 为玄参科通泉草属植物弹刀子菜的全草。

【原植物】 弹刀子菜 *Mazus stachydifolius* (Turcz.) Maxim. [*Tittmannia stachydifolia* Turcz.]

多年生草本，高10～50 cm。粗壮，全株被白色长柔毛。根状茎短；茎直立，圆柱形，不分枝或基部分枝，老时基部木质化。基生叶匙形，有短柄，常早枯；茎生叶对生，上部的常互生，无柄；叶片长椭圆形至倒卵状披针形；纸质，长2～7 cm，以茎中部的最大，边缘具锯齿。总状花序顶生，长2～20 cm，花稀疏；苞片三角形；花萼漏斗状，长0.5～1 cm，比花梗长，萼齿先端长锐尖；花冠紫色，长1.5～2 cm；上唇短，2裂，下唇宽大，开展，3裂，中裂片较侧裂片小，有两条着生腺毛的皱褶直达喉部；雄蕊4枚，二强；子房上部被长硬毛。蒴果扁卵球形，长2～4 mm。花期4～6月，果期7～9月。

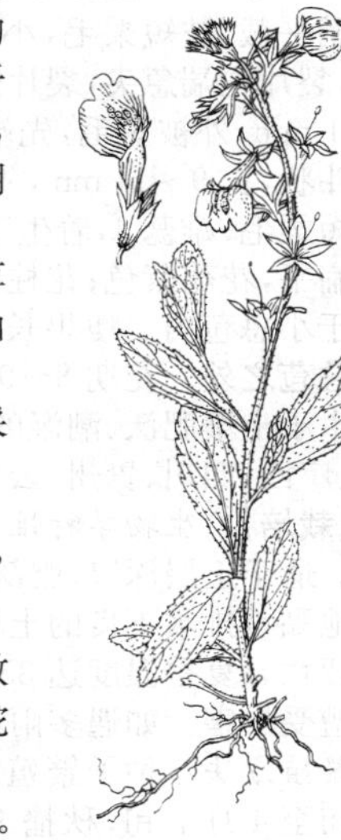

弹刀子菜

生于潮湿的山坡、田野、路旁、草地及林缘。分布于东北、河北、山东、湖北、四川等地。

【采收加工】 7～9月结果时采收，鲜用或晒干。

【药性】 微辛，凉。

1.《全国中草药汇编》："微辛，凉。"

2.《湖南药物志》："微辛、苦，凉。"

【功用主治】 清热解毒，凉血散瘀。主治便秘下血，疮疖肿毒，毒蛇咬伤，跌打损伤。

1.《全国中草药汇编》："解蛇毒。主治毒蛇咬伤。"

2.《湖南药物志》："清热解毒，活血消肿。用于跌打损伤，疮疖肿毒，毒蛇咬伤。"

3.《浙江药用植物志》："清热，凉血，解毒。主治便秘下血，毒蛇咬伤。"

【用法用量】 内服：煎汤，15～30 g。外用：鲜品，捣敷。

【选方】 治便秘下血　弹刀子菜30 g，仙鹤草、醉鱼草、忍冬藤各15 g，淡竹叶12 g。水煎服。(《浙江药用植物志》)

4812 续断 xù duàn (《本经》)

【异名】 龙豆、属折(《本经》)，接骨、南草(《别录》)，接骨草(《卫生易简方》)，鼓锤草、和尚头(《滇南本草》)，川断(《临证指南》)。

【基原】 为川续断科川续断属植物川续断的根。

【原植物】 川续断 *Dipsacus asperoides* C. Y. Cheng et T. M. Ai

多年生草本，高60～200 cm。根1至数条，圆柱状，黄褐色，稍肉质，侧根细长疏生。茎直立，具6～8棱，棱上有刺毛。基生叶稀疏丛生，具长柄，叶片琴状羽裂，长15～25 cm，宽5～20 cm，两侧裂片3～4对，倒卵形或匙形，最大的长4～9 cm，宽3～4.5 cm，上面被短毛，下面脉上被刺毛；茎生叶在茎中下部的羽状深裂，中央裂片特长，先端渐尖，有疏粗锯齿，两侧裂片2～4对，较小，具长柄，向上叶柄渐短；上部叶披针

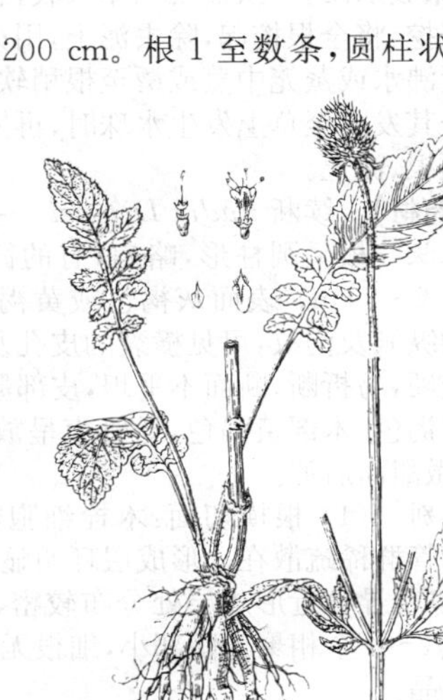

川续断

形，不裂或基部3裂。花序头状球形，直径2～3 cm；总花梗长可达55 cm；总苞片5～7片，叶状，披针形或长线形，长1～4.5 cm，被硬毛；小苞片倒卵楔形，长7～11 mm，先端稍平截，被短柔毛，小总苞每侧面有两条浅纵沟，顶端4裂，裂片先端急尖，裂片间有不规则细裂；花萼四棱皿状，长约1 mm，外被短毛，先端毛较长；花冠淡黄白色，花冠管窄漏斗状，长9～11 mm，先端4裂，裂片倒卵形，一片稍大，外被短柔毛；雄蕊4，着生于花冠管的上部，明显超出花冠，花丝扁平，花药紫色；花柱短于雄蕊，柱头短棒状，子房下位，包于小总苞内。瘦果长倒卵柱状，长约4 mm，仅先端露于小总苞之外。花期8～9月，果期9～10月。

生于土壤肥沃、潮湿的山坡、草地。分布于江西、湖北、湖南、广西、四川、贵州、云南、西藏等地。

【栽培】 生物学特性　喜较凉爽湿润的气候，耐寒，忌高温。适于土层深厚、肥沃、疏松的土壤栽培。在干燥地区或质地黏重排水不良的土壤栽培，不仅生长不良，而且容易染病死亡。夏季温度达35 ℃以上时，茎叶萎垂，停止生长，容易遭受旱害。如遇多雨或潮湿环境，地下部易发病腐烂。

繁殖方法　种子繁殖或分株繁殖。种子繁殖：春播3月下旬至4月上旬；秋播9月下旬至10月下旬。种子需用40 ℃温水浸泡10 h左右，捞出后放纱布袋或盆内置温暖处催芽，待萌芽时即可播种。条播，播前深翻土地，耙细整平，做宽30 cm×(15～20)cm的高畦，行距20～35 cm，深3 cm，播后覆土镇压。穴播，行距为35～40 cm，穴深7～10 cm，穴径17～20 cm，每穴播种7～8粒。播后施人畜粪尿，上覆1～1.5 cm细土。分株繁殖：秋季将带有芽的根头及细根，重新栽种，每穴1株，行株距为50 cm×(25～33)cm，栽后立即浇水，以利发根。

田间管理　苗高7～10 cm时间苗，每穴留壮苗2～3株，条播者按株距15 cm定苗。结合施肥进行中耕除草，施人畜粪尿，同时可施适量磷、钾肥，以促进根的膨大。夏季多雨季节注意排水防涝。

病虫害防治　病害有根腐病，注意播种不宜过密，留苗不宜过多，经常保持土壤排水良好。如果发病严重，可提前1年采收，以免造成损失。虫害有红蜘蛛，苗期用0.2～0.3度波美石硫合剂喷雾。

【采收加工】 秋播第三年采收，春播第二年收获，在霜冻前采挖，将全根挖起，除去泥土，用火烘烤或晒干，也可将鲜根置沸水或蒸笼中蒸或烫至根稍软时取出，堆起，用稻草覆盖任其发酵至草上发生水珠时，再摊开晒干或烤至全干，去掉须根、泥土。

【药材】 续断 *Radix Dipsaci*　主产于湖北、四川、贵州。

性状　根呈圆柱形，略扁，有的微弯曲，长5～15 cm，直径0.5～2 cm。表面灰褐色或黄褐色，有稍扭曲或明显扭曲的纵皱及沟纹，可见横裂的皮孔及数须根痕。质软，久置后变硬，易折断，断面不平坦，皮部墨绿色或棕色，外缘褐色或淡褐色，木部黄褐色，导管束呈放射状排列。气微香，味苦、微甜而后涩。

鉴别　(1) 根横切面：木栓细胞数列。皮层较窄。韧皮部筛管群稀疏散在。形成层环明显或不甚明显。木质部射线宽广，导管近形成层处分布较密，向内渐稀少，常单个散在或2～4个相聚。髓部小，细根无多髓。薄壁细胞含草酸钙簇晶。

粉末特征：黄棕色。草酸钙簇晶甚多，直径15～50 μm，散在或存在于皱缩的薄壁细胞中，有时数个排列成紧密的条状。纺锤形薄壁细胞稍厚，有斜向交错的细纹理。具缘纹孔及网纹导管直径约至72(90)μm。木栓细胞淡棕色，表面观类长方形、类方形、多角形或长多角形，壁薄。

(2) 取本品粉末5 g，加氨试液2 ml，搅拌均匀，加氯仿50 ml，加热回流1 h，滤过。滤液加盐酸溶液(1→100) 10 ml，振摇，分取酸液，加氨试液使呈碱性，加氯仿10 ml，振摇，分取氯仿液，加盐酸溶液(1→100)5 ml，振摇，取酸液分置三支试管中：一管中加碘化铋钾试液，生成橘黄色沉淀；一管中加碘化汞钾试液，生成黄色浑浊；另一管中加硅钨酸试液，生成灰白色浑浊。

(3) 薄层色谱：取本品粉末3 g，加浓氨试液4 ml，拌匀，放置1 h，加氯仿30 ml，超声处理30 min，滤过，滤液用盐酸溶液(4→100) 30 ml分次提取，提取液用浓氨试液调节pH至10，再用氯仿20 ml分次提取，合并氯仿液，浓缩至约0.5 ml，作为供试品溶液。另取续断对照药材3 g，同法制成对照药材溶液。吸取上述两种溶液各10 μl，分别点于同一以2%氢氧化钠溶液制备的硅胶G薄层板上，以苯-无水乙醇(9∶2)为展开剂，展开，取出，晾干，先喷以稀碘化铋钾试液，再喷以5%亚硝酸钠的70%乙醇溶液，放置片刻，在日光下检视。供试品色谱中，在与对照药材色谱相应的位置上，显相同颜色的斑点。

品质标志　《中华人民共和国药典》2005年版规定：照高效液相色谱法测定，本品含川续断皂苷Ⅵ($C_{47}H_{76}O_{18}$)不得少于2.0%。

【成分】 川续断根含环烯醚萜糖苷：当药苷(sweroside)，马钱子苷(loganin)，茶茱萸苷(cantleyoside)[1]；三萜皂苷：木通皂苷D即3-O-α-L-吡喃阿拉伯糖基常春藤皂苷元-28-O-β-D-吡喃葡萄糖基(1→6)-β-D-吡喃葡萄糖苷〔akebiasaponin D, 3-O-α-L-arabinopyranosylhederagenin-28-O-β-D-glucopyranosyl(1→6)-β-D-glucopyranoside〕，3-O-(4-O-乙酰基)-α-L-吡喃阿拉伯糖基常春藤皂苷元-28-O-β-D-吡喃葡萄糖基(1→6)-β-D-吡喃葡萄糖苷〔3-O-(4-O-acetyl)-α-L-arabinopyranosylhederagenin-28-O-β-D-glucopyranosyl(1→6)-β-D-glucopyranoside〕[1,2]，3-O-α-L-吡喃阿拉伯糖基齐墩果酸-28-O-β-D-吡喃葡萄糖基(1→6)-β-D-吡喃葡萄糖苷〔3-O-α-L-arabinopyranosyloleanolic acid-28-O-β-D-glucopyranosyl(1→6)-β-D-glucopyranoside〕[2]，3-O-β-D-吡喃葡萄糖基(1→3)-α-L-吡喃鼠李糖基(1→2)-α-L-吡喃阿拉伯糖基常春藤皂苷元-28-O-β-D-吡喃葡萄糖基(1→6)-β-D-吡喃葡萄糖苷〔3-O-β-D-glucopyranosyl(1→3)-α-L-rhamnopyranosyl(1→2)-α-L-arabinopyranosylhederagenin-28-O-β-D-glucopyranosyl(1→6)-β-D-glucopyranoside〕，3-O-α-L-吡喃鼠李糖基(1→3)-β-D-吡喃葡萄糖基(1→3)-α-L-吡喃鼠李糖基(1→2)-α-L-吡喃阿拉伯糖基常春藤皂苷元-28-O-β-D-吡喃葡萄糖基(1→6)-β-D-吡喃葡萄糖苷〔3-O-α-L-rhamnopyranosyl(1→3)-β-D-glucopyranosyl(1→3)-α-L-rhamnopyranosyl(1→2)-α-L-arabinopyranosylhederagenin-28-O-β-D-glucopyranosyl(1→6)-β-D-glucopyranoside〕[3]，3-O-β-D-吡喃木糖基(1→4)-β-D-吡喃葡萄糖基(1→4)α-L-吡喃鼠李糖基(1→3)-β-D-吡喃葡萄糖基(1→3)-α-L-吡喃鼠李糖基(1→2)-α-L-吡喃阿拉伯糖基常春藤皂苷元{3-O-〔β-D-xylopyranosyl(1→4)-β-D-glucopyranosyl(1→4)〕α-L-rhamnopyranosyl(1→3)-β-D-glucopyranosyl(1→3)-α-L-rhamnopyranosyl(1→2)-α-L-arabinopyranosylhederagenin}，3-O-〔β-D-吡喃木糖基(1→4)-β-D-吡喃葡萄糖基(1→

4)〕〔α-L-吡喃鼠李糖基(1→3)〕-β-D-吡喃葡萄糖基(1→3)-α-L-吡喃鼠李糖基(1→2)-α-L-吡喃阿拉伯糖基常春藤皂苷元-28-O-β-D-吡喃葡萄糖基(1→6)-β-D-吡喃葡萄糖苷{3-O-〔β-D-xylopyranosyl(1→4)-β-D-glucopyranosyl(1→4)〕〔α-L-rhamnopyranosyl(1→3)〕-β-D-glucopyranosyl(1→3)-α-L-rhamnopy-ranosyl(1→2)-α-L-arabinopyranosylhederagenin-28-O-β-D-glucopyranosyl(1→6)-β-D-glucopyranoside}[4]，3-O-〔β-D-吡喃木糖基(1→4)-β-D-吡喃葡萄糖基(1→4)〕〔α-L-吡喃鼠李糖基(1→3)〕-β-D-吡喃葡萄糖基(1→3)-α-L-吡喃鼠李糖基(1→2)-α-L-吡喃阿拉伯糖基常春藤皂苷元-28-O-β-D-吡喃葡萄糖苷{3-O-〔β-D-xylopyranosyl(1→4)-β-D-glucopyranosyl(1→4)〕〔α-L-rhamnopyranosyl(1→3)〕-β-D-glucopyranosyl(1→3)-α-L-rhamnopyranosyl(1→2)-α-L-arabinopyranosylhederagenin-28-O-β-D-glucopyranosi-de}[5]，3-O-α-L-吡喃阿拉伯糖基常春藤皂苷元(3-O-α-L-arabinopyranosylhederagenin)，3-O-α-L-吡喃阿拉伯糖基常春藤皂苷元-28-O-β-D-吡喃葡萄糖苷(3-O-α-L-arabinopyranosylhederage-nin-28-O-β-D-glucopyranoside)，常春藤皂苷元-28-O-β-D-吡喃葡萄糖基(1→6)-β-D-吡喃葡萄糖苷〔hederagenin-28-O-β-D-glucopyranosyl(1→6)-β-D-glucopyranoside〕[6, 7]，3-O-〔β-D-吡喃葡萄糖基(1→4)〕〔α-L-吡喃鼠李糖基(1→3)〕-β-D-吡喃葡萄糖基(1→3)-α-L-吡喃鼠李糖基(1→2)-α-L-吡喃阿拉伯糖基常春藤皂苷元{3-O-〔β-D-glucopyranosyl(1→4)〕〔α-L-rhamnopyranosyl(1→3)〕-β-D-glucopyranosyl(1→3)-α-L-rhamnopyranosyl(1→2)-α-L-arabinopyranosylhederagenin}，3-O-〔β-D-吡喃葡萄糖基(1→4)〕〔α-L-吡喃鼠李糖基(1→3)〕-β-D-吡喃葡萄糖基(1→3)-α-L-吡喃鼠李糖基(1→2)-α-L-吡喃阿拉伯糖基常春藤皂苷元-28-O-β-D-吡喃葡萄糖基(1→6)-β-D-吡喃葡萄糖苷{3-O-〔β-D-glucopyranosyl(1→4)〕〔α-L-rhamnopyranosyl(1→3)〕-β-D-glucopyranosyl(1→3)-α-L-rhamnopyranosyl(1→2)-α-L-arabinopyranosylhedera-genin-28-O-β-D-glucopyranosyl(1→6)-β-D-glucopyranoside}，3-O-〔β-D-吡喃木糖基(1→4)-β-D-吡喃葡萄糖基(1→4)〕〔α-L-吡喃鼠李糖基(1→3)〕-β-D-吡喃葡萄糖基(1→3)-α-L-吡喃鼠李糖基(1→2)-α-L-吡喃阿拉伯糖基齐墩果酸-28-O-β-D-吡喃葡萄糖基(1→6)-β-D-吡喃葡萄糖苷{3-O-〔β-D-xylopyranosyl(1→4)-β-D-glucopyranosyl(1→4)〕〔α-L-rhamnopyranosyl(1→3)〕-β-D-glucopyranosyl(1→3)-α-L-rhamnopyranosyl(1→2)-α-L-arabinopyranosyloleanolic acid-28-O-β-D-glucopyranosyl(1→6)-β-D-glucopyranoside}[7]，3-O-〔β-吡喃木糖基(1→4)-β-D-吡喃葡萄糖基(1→4)〕〔α-L-吡喃鼠李糖基(1→3)〕-β-D-吡喃半乳糖基(1→3)-α-L-吡喃鼠李糖基(1→2)-α-L-吡喃阿拉伯糖基常春藤皂苷元{3-O-〔β-D-xylopyranosyl(1→4)-β-D-glucopyranosyl(1→4)〕〔α-L-rhamnopyranosyl(1→3)〕-β-D-galactopyranosyl(1→3)-α-L-rhamnopyranosyl(1→2)-α-L-arabinopyranosylhederagenin}即川续断皂苷(asperosaponin) F，3-O-〔β-D-吡喃木糖基(1→4)-β-D-吡喃葡萄糖基(1→4)〕〔α-L-吡喃鼠李糖基(1→3)〕-β-D-吡喃半乳糖基(1→3)-α-L-吡喃鼠李糖基(1→2)-α-L-吡喃阿拉伯糖基常春藤皂苷元-28-O-β-D-吡喃葡萄糖基(1→6)-β-D-吡喃葡萄糖苷{3-O-〔β-D-xylopyranosyl(1→4)-β-D-glucopyranosyl(1→4)〕〔α-L-rhamnopyranosyl(1→3)〕-β-D-galactopyranosyl(1→3)-α-L-rhamnopyranosyl(1→2)-α-L-arabinopyranosylhederagenin-28-O-β-D-glucopyranosyl(1→6)-β-D-glucopyranoside}，即川续断皂苷(asperosaponin) H1[8]；挥发油：其成分有41种，已鉴定的有29种，其中含量较高的有莳萝艾菊酮(carvotanacetone)，2，4，6-三叔丁基苯酚(2，4，6-tri-tert-butylphenol)，3-乙基-5-甲基苯酚(3-ethyl-5-methylphenol)，2，4-二甲基苯酚(2，4-dimethylphenol)，4-甲基苯酚(4-methylphenol)，3-甲基苯酚(3-methylphenol)，2-乙基-4-甲基苯酚(2-ethyl-4-methylphenol)，2，6-二叔丁基-4-甲基苯酚〔2，6-bis(1，1-dimethylethyl)-4-methylphenol〕、苯酚(phenol)、α，α，4-三甲基-3-环己烯甲醇(α，α，4-trimethyl-3-cyclohexene-methanol)，4-甲基-1-异丙基-3-环己烯-1-醇〔4-methyl-1-(1-methylethyl)-3-cyclohexene-1-ol〕，4-(3-甲基-2-丁烯基)-4-环己烯-1，3-二酮〔4-(3-methyl-2-butenyl)-4-cyclohexene-1，3-dione〕，氧芴(dibenzofuran)，菲(phenanthrene)，2′-羟基-4′-甲氧基-苯乙酮(2′-hydroxy-4′-methoxyacetophenone)，1，2-二甲氧基苯(1，2-dimethoxybenzene)及丙酸乙酯(ethylpropionate)[9]等；其他：常春藤皂苷元(hederagenin)[10, 11]，β-谷甾醇[2, 11]，胡萝卜苷(daucosterol)，蔗糖(sucrose)[2]及含量较多的微量元素钛[12]。

【药理】 1. 改善骨质疏松、促进骨损伤愈合　续断对体外培养的正常成人成骨细胞有促增殖作用[1]。续断提取液灌胃对去卵巢骨质疏松模型大鼠能抑制骨吸收与骨形成，降低骨高转换率，改善骨质疏松症[2]。续断提取液灌胃能改善去卵巢大鼠骨质疏松性骨折愈合骨痂的生物力学性能[3]。水煎液及其总皂苷粗提出物灌胃均促进大鼠膝盖骨骨损伤愈合[4]。续断中药水灌胃对实验性骨缺损家兔能提高成骨细胞的活性和数量、促进基质钙化、促进骨痂生长[5]。

2. 对生殖系统的影响　川续断浸膏、总生物碱及挥发油对未孕或妊娠小鼠离体子宫皆有抑制收缩作用。总生物碱及挥发油能抑制妊娠大鼠子宫的收缩[6]。川续断生物碱抑制妊娠大鼠在体子宫平滑肌自发收缩，对抗催产素诱发的妊娠大鼠在体子宫平滑肌收缩，并具有对抗大鼠摘除卵巢后导致的流产作用[7]。

3. 延缓衰老作用　川续断提取物灌胃提高Alzheimer(一种老年痴呆症)模型大鼠的学习记忆力，减少和降低顶叶皮质内淀粉样蛋白样免疫反应阳性神经元的截面积和光密度[8]；抑制和清除海马结构齿状回和CA_1区β-淀粉样蛋白的沉积[9]；恢复顶叶皮层内生长抑素神经元[10]。水煎剂灌胃可提高D-半乳糖衰老模型小鼠的红细胞超氧化物歧化酶和肝细胞膜Na^+，K^+-ATP酶活性，降低肝组织丙二醛含量[11]。续断能延长家蚕生存时限，身长、体重增加缓慢，食桑量减少，有延缓衰老作用[12]。

4. 对免疫系统的影响　续断乙醇提取物灌服抑制DNCB所致小鼠迟发型超敏反应，增强小鼠单核巨噬细胞吞噬功能，促进溶血素抗体形成[13]。续断的粗多糖部分有抗补体活性，能刺激淋巴细胞的致有丝分裂，抑制巨噬细胞的吞噬作用[14]。

5. 抗炎、镇痛、抗凝作用　续断生品、盐炙、酒炙品水煎液灌胃，在扭体法、热板法中有镇痛作用研究，抑制二甲苯所致的小鼠耳部炎症和醋酸所致小鼠腹腔毛细血管通透性的亢进，延长小鼠凝血时间[15]。乙醇提取物灌服还能抑制大鼠蛋清性足肿胀及纸片所致的小鼠肉芽组织增生，增加大鼠肾上腺中维生素C的含量[13]。

6. 其他作用　水煎液灌胃能提高小鼠耐缺氧能力，延长小鼠负重游泳持续时间,促进小鼠巨噬细胞吞噬功能[16]。生品和盐炙品提取物灌胃对小鼠有消除皮下血肿作用[17]。川续断挥发油对金黄色葡萄球菌有抑制能力[18]。

【炮制】 1. 续断 取原药材,除去杂质,洗净,润透,切薄片,干燥,筛去灰屑。

2. 炒续断 取续断片置锅内,用文火炒至微焦或黄色具焦斑时,取出放凉。炒续断增强补肾强腰、止崩漏之作用。

3. 酒续断 取续断片用黄酒拌匀,闷润至透,置锅内,用文火炒至微带黑色时,取出放凉。每续断片100 kg,用黄酒10 kg。酒续断增强活血舒筋之功用。

4. 盐续断 取续断片喷淋盐水,拌匀,闷润至透,置锅内,用文火炒干,取出放凉。每续断片100 kg,用食盐2 kg。盐续断引药入肾,增强补肝肾之功用。

5. 续断炭 取续断片置锅内,用武火炒至片面呈黑褐色时,喷淋清水少许,灭尽火星,取出放凉。续断炭多用于止血。

饮片性状 续断片为类圆形或椭圆形薄片。表面淡褐色,微带墨绿色或棕色,木部有黄褐色或黄色花纹(维管束);周边黄褐色或灰褐色,有皱纹;质坚硬或稍软。气微香,味苦微甜而涩。炒续断形如续断片,表面黄色具焦斑。酒续断形如续断片,表面微黑色或灰褐色,略具酒香气。盐续断形如续断片,表面黑褐色,味微咸。续断炭形如续断片,表面黑褐色。

贮干燥容器内,酒续断、盐续断,密闭,置阴凉干燥处,防潮,防蛀。续断炭应散热防复燃。

【药性】 苦、辛,微温。归肝、肾经。

1.《本经》:"微苦,微温。"

2.《别录》:"辛,无毒。"

3.《珍珠囊补遗药性赋》:"味苦、辛,微寒。"

4.《滇南本草》:"味苦、微酸,性温。"

5.《雷公炮制药性解》:"味苦、辛,性温。入肝、肾二经。"

6.《本草经疏》:"苦、甘、辛,微温。"

7.《本草正》:"(川产者)味苦而涩,苦重涩轻,气微寒。他产者味甘、微辛、涩。"

8.《药品化义》:"入肝、胆、肺三经。"

【功用主治】 补肝肾,强筋骨,调血脉,止崩漏。主治腰背酸痛,肢节痿痹,跌扑创伤,损筋折骨,胎动漏红,血崩,遗精,带下,痈疽疮肿。

1.《本经》:"主伤寒,补不足,金疮,痈疡、折跌,续筋骨,妇人乳难,久服益气力。"

2.《别录》:"主崩中漏血,金疮血内漏,止痛,生肌肉,及踠伤,恶血,腰痛,关节缓急。"

3.《药性论》:"主绝伤,去诸温毒,能宣通经脉。"

4.《日华子》:"助气,调血脉,补五劳七伤,破癥结瘀血,消肿毒,肠风,痔瘘,乳痈,瘰疬,扑损,妇人产前后一切病,面黄虚肿,缩小便,止泄精,尿血,胎漏,子宫冷。"

5.《滇南本草》:"补肝,强筋骨,走经络,止经中(筋骨)酸痛,安胎,止妇人白带,生新血,破瘀血,落死胎,止咳嗽,咳血,治赤白便浊。"

6.《滇南本草图说》:"治一切无名肿毒、杨梅、天泡诸疮。"

7.《医林纂要》:"坚肾,补肝,去伤,续断。"

8.《本草求原》:"治肝肾病及心肺,骨蒸劳热,盗汗烦躁,气喘咳嗽脓血。"

【用法用量】 内服:煎汤,6~15 g;或入丸、散。外用:鲜品,捣敷。

【宜忌】 1.《本草经集注》:"地黄为之使。""恶雷丸。"

2.《本草经疏》:"禁与苦寒药同用以治血病及与大辛热药用于胎前。"

3.《得配本草》:"初痢勿用,怒气郁者禁用。"

4.《本草求真》:"实疏通气血筋骨第一药也。第因气薄而见精脱、胎动、溺血、失血等症,则又深忌,以性下流者故耳。"

【选方】 1. 治腰痛并脚软 续断二两,破故纸、牛膝、木瓜、萆薢、杜仲各一两。上为细末,炼蜜为丸桐子大。空心无灰酒下五、六十丸。(《扶寿精方》续断丸)

2. 治气滞腰卒痛 续断、威灵仙(锉,焙)、桂(去粗皮)、当归(锉,焙)各一两。为末。每服二钱匕,不拘时,温酒调服。(《圣济总录》续断散)

3. 治老人风冷,转筋骨痛 续断、牛膝(去芦,酒浸)。上为细末,温酒调下二钱,食前服。(《杨氏家藏方》续断散)

4. 治跌扑折伤 川续断、当归各一两,自然铜五钱(火煅酒淬),土鳖虫三十个(火烘为末)。俱研细,红曲打糊丸,如黍米大。每早晚各服五分,温酒送下。(《本草汇言》)

5. 治妊娠胎动两三月堕,预宜服此 川续断(酒浸)、杜仲(姜汁炒去丝)各二两。为末,枣肉煮,杵和丸,梧子大。每服三十丸,米饮下。(《纲目》)

6. 治妊娠下血及尿血 当归、生地黄各一两,续断半两,赤芍药二钱半。上为末,每服二钱,空心葱白汤下。(《济阴纲目》续断汤)

7. 治男子妇人精滑,下元虚冷及疝气证,妇人经脉不调,大人小儿皆可服 川独活、谷精草、续断、茵陈。上为细末,鸡子清为丸,如梧子大。每服五十丸,空心,温酒送下,干物压之。(《瑞竹堂方》鸡清丸)

8. 治下血久不止,虚寒色淡晦者 侧柏叶(炒香)、续断(酒炒)各三钱,鹿茸一具,炙酥。乌梅汤、人参汤、米饮汤任下。(《张氏医通》断红丸)

9. 治乳痈,初起可消,久患可愈 川续断八两(酒浸,炒),蒲公英四两(日干,炒)。俱为末。每早晚各服三钱,白汤调下。(《本草汇言》)

10. 长发 用续断汁沐头。(《普济方》)

【各家论述】 1.《本草汇言》:"续断,补续血脉之药也,大抵所断之血脉非此不续,所伤之筋骨非此不养,所滞之关节非此不利,所损之胎非此不安。久服常服,能益气力。有补伤生血之效,补而不滞,行而不泄,故女科、外科取用恒多。"

2.《本草正》:"续断,用其苦涩。其味苦而重,故能入血分,调血脉,消肿毒、乳痈、瘰疬、痔瘘,治金损跌伤,续筋骨血脉;其味涩,故能治吐血、衄血、崩淋、胎漏、便血、尿血,调血痢,缩小便,止遗精带浊。佐之以甘,如甘草、地黄、人参、山药之类,其效尤捷。"

3.《药品化义》:"续断,苦养血脉,辛养皮毛,善理血脉伤损,接续筋骨断折,故名续断。外消乳痈、瘰疬,内清痔漏、肠红,以其气和味清,胎产调经,最为稳当。且苦能坚肾,辛能润肾,可疗小便频数,精滑梦遗,腰背酸疼,足膝无力,此皆肾经症也。若同紫菀用之,调血润燥,治血枯便闭,大能宣通血气而不走泄。"

4.《本草新编》:"或问,续断能接筋骨,何以单用续断,未见奏功,入之于生血活血药中,反能奏效,何欤?曰:此正续断之奇也。夫断者不能复续,犹死者不能重生也,欲使断者复续，必须使死者重生矣。筋骨至于断，其中之血先死矣，续断止能接筋骨之断，不能使血之生也，用之生血活血之中，则血之死者，既庆再生，而筋骨之断者，自庆再续，又何疑于单用之无功，而共用之甚效哉。”又：“盖续断气温，多用则生热，热生则火炽矣。少用则温而不热，肾水反得而渐生，阴生于阳之中也。他本谓其能愈乳痈、瘰疬、肠风、痔瘘，岂有气温之药，而能愈湿热之病乎，恐非可信之论。”

5.《本草求真》：“续断，实疏通气血筋骨第一药也。第因气薄而见精脱、胎动、溺血、失血等症，则又深忌，以性下流者故耳。功与地黄、牛膝、杜仲、巴戟相等，但有温补细微之别，不可不知。”

6.《本草正义》：“续断，通行百脉，能续绝伤而调气血，《本经》谓其主伤寒，补不足，极言其通调经脉之功。惟伤寒之寒字，殊不可解，疑当作中，然但本皆作伤寒，惟石顽《逢原》则竟作伤中，盖亦石顽改之，未必其所见旧本之果作伤中也。其治金疮痈疡，止痛生肌肉，及折跌踠伤，恶血，续筋骨，主腰痛，关节缓急等证，无一非活血通络之功效。妇人乳难，则以乳子之时言之。即产后诸病，续断行血而能和血。故通治产后及崩漏也。”又：“续断，其气温和，气味俱存，故兼入气血，能宣行百脉，通利关节，凡经络筋骨血脉诸病，无不主之，而通痹起痿，尤有特长。又其味苦而涩，能行能止，则疗崩漏、带下、血痢、淋浊，而女科之胎产经带，奇经八脉诸病，及伤科踠闪跌仆诸证，外疡痈肿溃腐，支节酸疼，屈伸不利等病，类皆赖以成功，其效甚宏，其用颇广，加以成功颇捷，而性又柔和，无燥烈刚暴之弊。”

4813 续随子叶 xù suí zǐ yè （《日华子》）

【基原】 为大戟科大戟属植物续随子 *Euphorbia lathyris* L. 的叶。

【原植物】 参见“千金子”条。

【采收加工】 随用随采。

【成分】 叶含黄酮类成分：山柰酚（kaempferol）和槲皮素（quercetin）的 3-葡萄糖醛酸苷；又含谷甾醇（sitosterol）等[1, 2]。

【功用主治】 祛斑，解毒。主治白癜，面皯，蝎螫。

1.《日华子》：“叶汁敷白癜、面皯。”

2.《纲目》：“捣叶敷蝎螫。”

【用法用量】 外用：捣敷，或捣汁涂。

4814 续随子茎中白汁 xù suí zǐ jīng zhōng bái zhī （《开宝本草》）

【基原】 为大戟科大戟属植物续随子 *Euphorbia lathyris* L. 的茎中白色乳汁。

【原植物】 参见“千金子”条。

【采收加工】 7～10 月折断茎部，取液汁，随采随用。

【成分】 茎三萜成分蒲公英赛醇（taraxerol）和白桦脂醇（betulin）；含三十一烷（hentriacontane），谷甾醇（sitosterol）。浆汁中含二羟基苯丙氨酸[1~3]。

【功用主治】 去斑解毒，敛疮。主治黚黯，白癜，蛇伤。

1.《开宝本草》：“去黚黯。”

2.《本草蒙筌》：“敷白癜，面皯。”

【选方】 治蛇咬伤 续随子鲜茎中白浆汁，滴入伤口。（《四川中药志》1960 年版）

【临床报道】 治疗蛇咬伤 伤口先作十字切开，将续随子鲜草折断流出的白汁滴于切口上，每 5～10 min 滴 1 次。另取鲜草捣敷伤口周围。治疗 366 例，伤口均愈合[1]。

4815 绵参 mián shēn （《青藏高原药物图鉴》）

【异名】 绵毛参、毛药草（《青海省中草药野外辨认手册》），光杆琼（《全国中草药汇编》）。

【基原】 为唇形科绵参属植物绵参的根或全草。

【原植物】 绵参 *Eriophyton wallichii* Benth. 又名：毛草（《中国植物科属检索表》）。

多年生草本，全株被绵毛，高 10～20 cm。根肥厚，圆柱形。茎直立，下部常生于石块堆中，呈白色、肉质，无毛，叶为苞片状，白色无毛。茎上部叶大，两两交互对生，叶片菱形或圆形，长宽 3～4 cm，顶端叶较小，先端急尖，基部宽楔形，边缘在中部以上具圆齿状锯齿；叶柄短或近于无柄。轮伞花序 6 花，无花梗；小苞片刺状，长达 1.2 cm；花萼宽钟形，长约 15 mm，隐藏于叶丛中，外面密被绵毛，内面在萼齿先端及边缘被绵毛，其余部分无毛，齿 5，三角形，近等大，长约 7 mm；花冠淡紫或粉红色，长 2.2～2.8 cm，上唇大，盔状，下唇小，3 裂，中裂片略大，先端微缺；雄蕊 4，前对较长，先端突起，花丝有柔毛，后对花丝基部增厚；柱头 2 裂；花盘平顶。小坚果倒卵圆状三棱形，长约 3 mm，黄褐色。花期 7～9 月，果期 8～10 月。

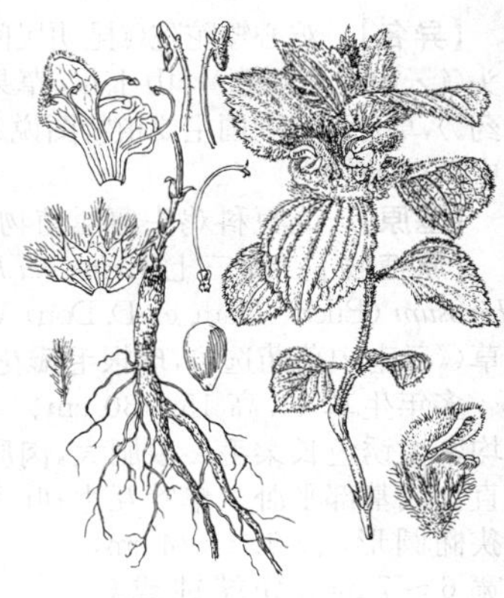

绵 参

生于海拔 2 700～5 300 m 的高山强度风化的乱石块堆中。分布于四川西部、云南西北部、西藏、青海等地。

此外，功效相同的尚有同科植物西藏扭连钱 *Phyllophyton tibeticum*（Jacquem.）C. Y. Wu 生于海拔 5 300 m 的极高山强度风化的乱石滩上。分布于西藏西部。

【采收加工】 7～8 月采收，晾干。

【药材】 绵参 *Herba Eriophyti Wallichii* 主产于云南、西藏、青海等地。

性状 全株皱缩，形似绵球状。根圆锥形，长 4～6 cm，黑褐色或棕黑色；质脆，易折断，断面不平整，黄白色。茎呈方柱形，有节。叶对生，茎下部叶鳞片状，中上部叶密集，叶片卵圆形，长和宽 3～4 cm，先端急尖，基部宽楔形，上部边缘有锯齿，两面被白色绵毛，网脉粗糙明显。轮伞花序隐藏在叶丛中；花冠二唇形，淡紫色至粉红色或淡黄色。气微，味淡。

鉴别 茎横切面：呈近方形，四角有 4 条肋状突起。表皮细胞 1 列。皮层广宽，于角隅处有厚角组织；内皮层明显。外韧维管束排成环状，木质部较宽，导管数个成群，稍呈径向排列。髓部宽阔。

叶横切面：表皮细胞 1 列，外被非腺毛和腺毛。栅栏组织 3～4 列细胞，海绵组织细胞较少。中脉上表皮下凹，下表皮凸起，主脉有 3 个外韧型维管束。

粉末特征：深灰绿色，气浓。非腺毛和腺毛众多，常碎断，为多细胞组成，直径 31～62 μm，壁厚。花粉粒较多，浅褐色或浅褐黄色，椭圆形，壁厚，具细突起，偶见单沟。表皮碎片众多，不规则形，壁多弯曲。导管较少，有螺纹、梯纹和网纹导管，直径 8～36 μm。薄壁细胞偶见单纹孔。

【药性】《全国中草药汇编》："味苦，性寒。"

【功用主治】清热解毒，止咳。主治流行性感冒，肺炎，肺脓肿，肺结核，肝炎，痢疾，痈肿。

1.《全国中草药汇编》："清热解毒。主治肺炎，痢疾，水草中毒，食物中毒。"

2.《中国民族药志》："清热，解毒，止咳。用于流行性感冒，瘟病，肝炎，肺炎，肺脓肿，肺结核，肺热咳嗽，传染性热症。"

【用法用量】内服：煎汤，9～15 g。

4816 绵三七 mián sān qī （《昆明民间常用草药》）

【异名】鸡心矮陀陀（《昆明民间常用草药》），山草果、山鸡头（《云南中草药选》），山土瓜、草果暗消、地草果（《红河中草药》），草仔薯（《中国主要植物图说》），独苗一支立（《四川常用中草药》）。

【基原】为豆科鸡头薯属植物绵三七的块根。

【原植物】绵三七 *Eriosema himalaicum* Ohashi［*E. tuberosum* (Buch.-Ham. ex D. Don) Wang et Tang］又名：排红草（《云南中草药选》），球根毛瓣花（《红河中草药》）。

多年生草本，高 15～30 cm。茎、叶脉、花梗、萼齿、荚果均密生锈色长柔毛。根肥大，肉质，近球形或短纺锤形。茎直立或基部平卧。单叶互生；叶片披针形、倒卵状披针形或狭椭圆形，长 1.5～4 cm，宽 6～7 mm，先端钝或急尖，有小突尖，基部近圆形或楔形，上面疏生白色长柔毛，下面灰白色，密生白色长柔毛。花单生于叶腋；花梗长约 2 mm；花萼杯状，长约 5 mm，萼齿披针形；花冠黄色，背面疏生丝质短毛；雄蕊 10，二体。荚果长圆形，长约 8 mm，先端有短喙。花、果期 6～7 月。

生于山坡草丛中、石缝中或林下。分布于四川、云南等地。

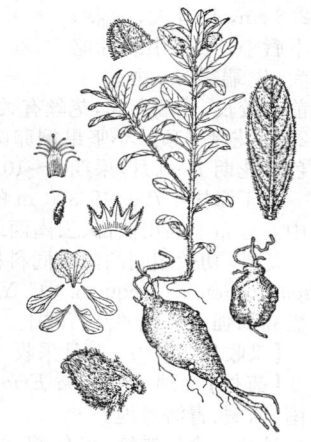

绵 三 七

【采收加工】7～8 月采挖，多为鲜用，亦可切片晒干。

【药材】绵三七 *Radix Eriosematis Himalaici* 产于云南、四川等地。

性状 块根呈短纺锤形或球形，表面黑褐色，有致密的纵皱纹和支根痕，质坚实，断面黄白色，富粉性。气微，味微甘、苦。

【药性】甘、微苦，平。

1.《四川常用中草药》："性平，味甘、微苦。"

2.《云南中草药》："温。"

3.《全国中草药汇编》："甘，苦，涩，平。"

【功用主治】健胃消积，行气止痛，解毒消肿。主治小儿疳积，消化不良，脘腹疼痛，腹泻，痢疾，睾丸肿痛，疝气，咽喉肿痛，跌打损伤，疮毒。

1.《四川常用中草药》："能消气。治睾丸肿痛，疝气，痢疾等症。"

2.《云南中草药》："健胃消食，消肿止痛。"

3.《全国中草药汇编》："健胃消积，理气止痛。主治小儿疳积，消化不良，胃腹疼痛，腹泻，跌打损伤。"

【用法用量】内服：煎汤，9～15 g；或研末；或浸酒。外用：捣敷；或研末调敷。

【选方】1. 治小儿疳积，消化不良 鲜球根毛瓣花块根 30～60 g，生吃；或用干品 15～30 g，煎服。（《云南中草药选》）

2. 治遗精，狂犬病，病后体虚 排红草根 30 g。炖肉吃。（《云南中草药》）

4817 绵枣儿 mián zǎo ér （《救荒本草》）

【异名】石枣儿（《救荒本草》），天蒜（《生草药性备要》），地兰（《岭南采药录》），山大蒜（《江苏省植物药材志》），鲜白头（《江苏药材志》），地枣、独叶芹、催生草、药狗蒜（《东北药用植物志》），老鸦葱（《浙江中药资源名录》）。

【基原】为百合科绵枣儿属植物绵枣儿的鳞茎或全草。

【原植物】绵枣儿 *Scilla scilloides* (Lindl.) Druce［*Barnardia scilloides* Lindl.；*S. sinensis* (Lour.) Merr.］

多年生草本。鳞茎卵形或近球形，高 2～5 cm，宽 1～3 cm，鳞茎皮黑褐色。基生叶 2～5 枚；叶片狭带状，长 15～40 cm，宽 2～9 mm，平滑。花葶通常比叶长，总状花序长 2～20 cm；花小，直径 4～5 mm，紫红色、粉红色至白色；花梗长 5～12 mm，基部有 1～2 枚较小苞片；花被片 6，近椭圆形，长 2.5～4 mm，基部稍合生而成盘状；雄蕊 6，稍短于花被，花丝近披针形，边缘和背面常具小乳突，基部稍合生；子房卵状球形，基部有短柄，表面有小乳突，3 室，花柱长约为子房的一半。蒴果近倒卵形，长 3～6 mm。种子 1～3 颗，黑色。花、果期 7～11 月。

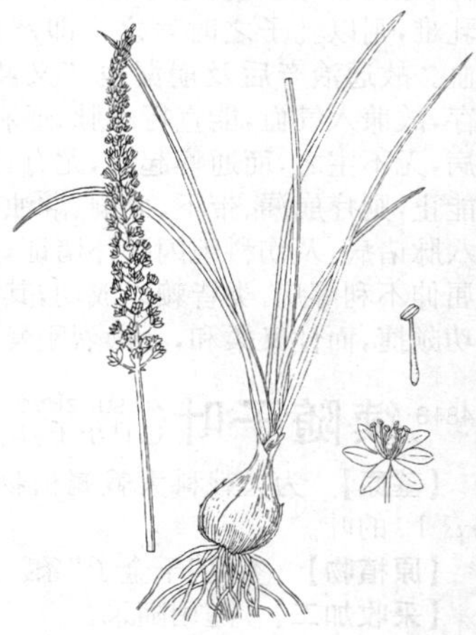

绵 枣 儿

生于山坡、草地、路旁或林缘。分布于东北、华北、华东、华中及广东、四川、云南、台湾等地。

【采收加工】6～7 月采收，鲜用或晒干。

【成分】鳞茎含皂苷类：绵枣儿糖苷（scillascilloside）D-1、E-1、E-2、E-3、E-4、E-5、G-1[1]，绵枣儿素（scillascillin），2-羟基-7-O-甲基绵枣儿素（2-hydroxy-7-O-methylscillascillin）[2]，海葱原苷（proscillaridin）A[3]。甾醇类：15-去氧尤可甾醇（15-deoxoeucosterol），15-去氧-22-羟基尤可甾醇（15-deoxo-22-hydroxyeucosterol），15-去氧-30-羟基尤可甾醇（15-deoxo-30-hydroxyeucosterol），15-去氧尤可甾酮（15-deoxoeucosterone）及 2 种三萜螺环内酯化合物[1]。

【药理】抗肿瘤作用 绵枣儿鳞茎分离的多种化合物体外抑制 HT_{1080}、PC-3 等 8 种肿瘤细胞系细胞。其中的绵枣儿糖苷 E-1 抗肿瘤活性最强。绵枣儿糖苷 E-1 给予 S_{180} 肉瘤小鼠，能延长其寿命[1]。

【药性】苦、甘，寒。小毒。

1.《生草药性备要》："味甜，性寒。"

2.《山东中草药手册》："苦，辛，寒，有毒。"

3.《全国中草药汇编》："甘、苦，寒，有小毒。"

【功用主治】 活血止痛，解毒消肿，强心利尿。主治跌打损伤，筋骨疼痛，疮痈肿痛，乳痈，心脏病水肿。

1.《生草药性备要》："治苦伤。"

2.《岭南采药录》："取头捣烂，能敷治乳疮、毒疮。"

3.《东北药用植物志》："叶及根茎的乙醇提取液，有强心利尿作用。全草煎服作止痛药，用于牙疼、筋骨疼、腰腿疼及枪打、碰破等；亦有催生之效。"

4.《全国中草药汇编》："强心利尿，消肿止痛，解毒。主治跌打损伤，腰腿疼痛，筋骨痛，牙痛，心脏病水肿；外用治痈疽，乳腺炎，毒蛇咬伤。"

【用法用量】 内服：煎汤，3～9 g。外用：捣敷。

【宜忌】《全国中草药汇编》："孕妇忌服。"

4818 绵萆薢 mián bì xiè（《中药志》）

【异名】 畚箕斗、山畚箕、山薯、狗粪棵（《浙江药用植物志》）。

【基原】 为薯蓣科薯蓣属植物绵萆薢和福州薯蓣的根茎。

【原植物】 1. 绵萆薢 *Dioscorea spongiosa* J. Q. Xi，M. Mizuno et W. L. Zhao

多年生缠绕草质藤本。根茎横生，分枝，粗大，直径 2～5 cm，干后质地疏松，海绵状，外皮灰黄色，生多数细长须根。茎左旋，圆柱形。单叶互生；叶片稍革质，形态变化较大，基部叶掌状深心形，上部叶片卵形，边缘波状或全缘，下面网脉明显，两面疏被白硬毛。雄花序腋生，总状，花被新鲜时橙黄色，干后褐色，雄蕊 6，有时仅 3 枚发育；雌花序与雄花序相似。蒴果成熟时反曲下垂，翅近半圆形，先端微凹，基部圆形，长1.5～1.8 cm，宽约1.2 cm。种子扁卵圆形，四周围有薄膜状翅。花期6～7月，果期7～10月。

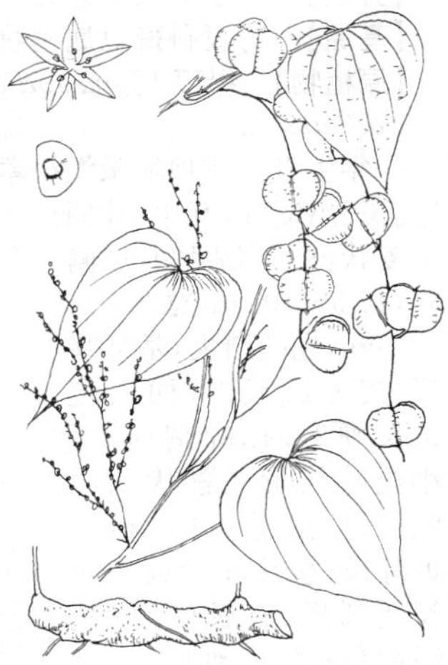

绵萆薢

生于海拔 450～700 m 的山坡路旁疏林下或灌丛中。分布于浙江、福建、江西、湖北、湖南、广东、广西。

2. 福州薯蓣 *D. futschauensis* Uline ex R. Knuth 又名：猴子薯（《浙江药用植物志》）。

本种形态与绵萆薢相似，其特点是根茎外皮黄褐色，干后粉质。叶片形状变化较大，基部叶掌状深心形，不等，7浅裂，上部叶片卵状三角形。花冠新鲜时橙黄色，干后黑色。

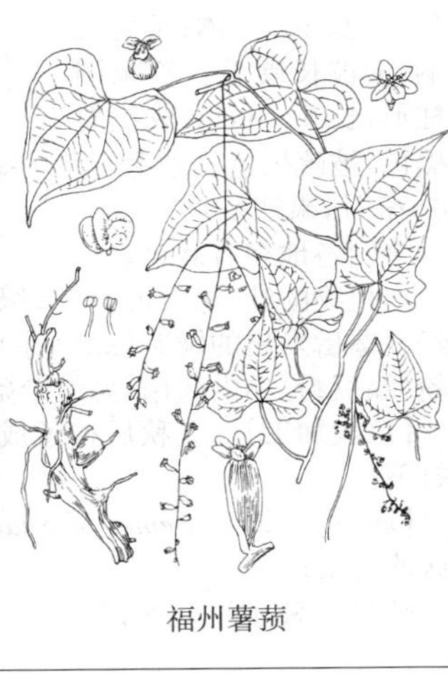

福州薯蓣

生于海拔 700 m 以下的山坡灌丛、林缘、沟谷边及路旁。分布于浙江南部、福建、湖南、广东北部、广西。

【采收加工】 7～10 月采收，除去茎叶，绵萆薢切成片晒干，福州薯蓣切成小段晒干。

【药材】 绵萆薢 *Rhizoma Dioscoreae Septemlobae* 绵萆薢主产于浙江、江西、福建等地；福州薯蓣主产于福建、浙江等地。

性状 本品为不规则的斜切片，边缘不整齐，大小不一，厚 2～5 mm。外皮黄棕色至黄褐色，有稀疏的须根残基，呈圆锥状凸起。切面灰白色至浅灰棕色，黄棕色点状维管束散在。质疏松，略呈海绵状。气微，味微苦。

鉴别 (1) 粉末特征：淡黄棕色。淀粉粒众多，单粒卵圆形、椭圆形、类圆形、类三角形或不规则形，有的一端尖突，有的呈瘤状，直径 10～70 μm，脐点裂缝状，人字状、点状，层纹大多不明显。草酸钙针晶多成束，长 90～210 μm。薄壁细胞多角形、椭圆形或长方形，壁略增厚，纹孔明显。木栓细胞棕黄色，多角形，壁平直。

(2) 取本品粉末 2 g，加水 30 ml，水溶后加热 10 min，滤过。取滤液 2 ml 置具塞试管中，振摇 1 min。产生大量的蜂窝状泡沫，放置 10 min，泡沫未有明显的消失。取滤液，加入 2%红细胞混悬液 5～10 滴，放置数分钟，血细胞逐渐被溶解而使溶液呈淡红色透明状（检查皂苷）。

(3) 取本品粉末 2 g，加 80%乙醇加热浸提，滤过。滤液蒸去乙醇，放冷，残渣溶于少量醋酸中，加醋酐和浓硫酸，应显紫红色（检查皂苷）。

(4) 薄层色谱：取本品粉末 1 g，加 2 mol/L 盐酸约10 ml，加热水解 4 h，滤过。残渣用水洗至中性，60 ℃真空干燥 2 h，加石油醚（60～90 ℃）回流提取 4 h，提取液蒸干后加氯仿 2 ml 溶解作供试液；另取薯蓣皂苷元和 25-异螺甾-3，5-二烯对照品加氯仿制成每 1 ml 含 1 mg 作对照。各取 10 μl 点于同一硅胶- 10% CMC 板上，用氯仿-丙酮(93 ∶ 7)展开，喷雾 3%磷钼酸醇试液，加热显色。供试品色谱在与对照品色谱相应的位置上显相同的蓝色斑点。

【成分】 福州薯蓣根茎含甾体皂苷：白花延龄草苷（trillin），薯蓣皂苷（dioscin），纤细薯蓣皂苷（gracillin），薯蓣皂苷元（diosgenin），薯蓣皂苷元棕榈酸酯（diosgenin palmitate），3，5-去氧替告皂苷元（$\Delta^{3,5}$-deoxytigogenin）[1]。还含 β-谷甾醇（β-sitosterol）[1]。

【药理】 1. 抗骨质疏松作用 绵萆薢能抑制破骨细胞形成，刺激成骨细胞增殖，对成骨细胞和骨髓细胞的毒性较小[1]。绵萆薢水提物中的成分在骨器官培养系统中抑制甲状旁腺激素诱导的骨吸收[2]。绵萆薢水提物分离的组分和成分对卵巢切除大鼠或小鼠能抑制骨丢失，提高骨密度等，有抗骨质疏松作用[3]。

2. 抗肿瘤作用 从福州薯蓣的根茎中分离得到的薯蓣皂苷的次皂苷元 B 能抑制多种人肿瘤细胞的增殖。它通过诱导人慢性髓系白血病 K_{562} 细胞凋亡而发挥其抗 K_{562} 细胞增殖的作用[4]。

【炮制】 1. 绵萆薢 取原药材，除去杂质，洗净，润透，切丝或小方块，干燥，筛去灰屑。

2. 麸炒绵萆薢 取绵萆薢或小方块，用麦麸炒至微黄色为度。每萆薢 100 kg，用麦麸 30 kg。

饮片性状 绵萆薢呈丝或小方块形。外皮灰黄色，切面浅黄白色,粗糙,可见黄色点状维管束散在。质疏松,略呈海绵状。气微,味苦、微辛。麸炒绵萆薢形如绵萆薢,表面呈黄色,略有香气。

贮干燥容器内,置通风干燥处,防霉。

【药性】《浙江药用植物志》:"苦,平。"

【功用主治】 祛风湿,利湿浊,消肿毒。主治风湿痹痛,淋痛,白浊,白带,湿疮。

1.《浙江药用植物志》:"祛风湿,利湿浊。主治风湿痹痛,腰膝酸痛,小便混浊,淋沥,白带。"

2.《福建药物志》:"治消化不良,关节痛,扭伤。"

【用法用量】 内服:煎汤,9～20 g;或浸酒;或入丸、散。外用:鲜品捣敷。

【选方】 1. 治风湿痹痛 萆薢、牛膝、木瓜、骨碎补、川续断、生地各适量。水煎服。(《浙江药用植物志》)

2. 治白浊 福州薯蓣根茎、石菖蒲、瞿麦各 9 g,甘草6 g。水煎服。

3. 治扭伤 福州薯蓣根茎 30 g。酒炖服。(2、3 方出自《福建药物志》)

4819 綟木 lì mù (《本草拾遗》)

【异名】 椭叶南烛、饭粒子树、乌饭叶、羊尘饭(《湖南药物志》),碎米子(《万县中草药》)。

【基原】 为杜鹃花科南烛属植物小果珍珠花的叶、根或果实。

【原植物】 小果珍珠花 *Lyonia ovalifolia* (Wall.) Drude var. *elliptica* (Sieb. et Zucc.) Hand.-Mazz. [*Andromeda elliptica* Sieb. et Zucc.] 又名:小果南烛(《中国树木分类学》),小果卵叶梫木(《峨眉植物图志》),南烛、毛米饭花、野乌饭子(《浙江药用植物志》),小果米饭花(《云南植物志》)。

落叶灌木或小乔木,高 3～7 m。单叶互生;叶片纸质,卵形至卵状椭圆形,长 5～10 cm,宽 2～2.5 cm,顶端渐尖或急尖,基部圆形、圆楔形或近心形,全缘,下面脉上有柔毛。总状花序生在去年枝的叶腋,长 3～8 cm,下部常有数小叶;萼片三角状卵形,尖头,长约 2 mm;花冠白色,椭圆状坛形,长约 8 mm,5 浅裂,外面被柔毛;雄蕊 10 枚,无芒状附属物,顶孔开裂;子房 4～5 室,有毛。蒴果扁球形,较小,直径约 3 mm,果序长 12～14 cm。花期 6 月,果熟期 10 月。

生于阳坡灌木丛中。分布于江苏、浙江、安徽、福建、湖北、湖南、广东、广西、四川、贵州、云南、台湾等地。

【采收加工】 9～11 月采挖根,切片,晒干;10 月采收成熟果实;生长期采收叶,鲜用或晒干。

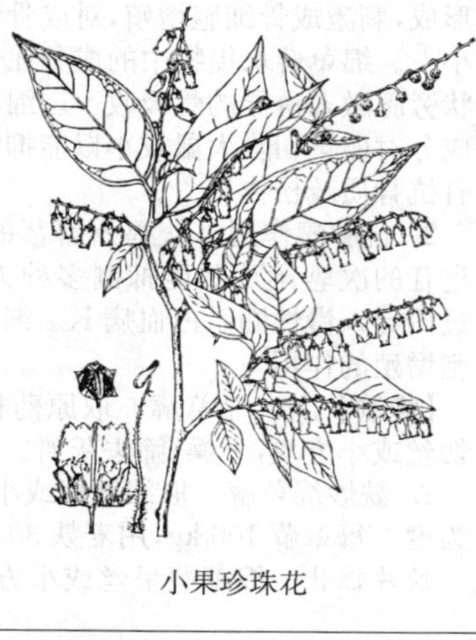

小果珍珠花

【药性】甘,温。

1.《本草拾遗》:"味甘,温,无毒。"

2.《湖南药物志》:"甘,酸,平,无毒。"

【功用主治】 补脾益肾,活血强筋。主治脾虚腹泻,腰脚无力,跌打损伤。

1.《本草拾遗》:"主风血羸瘦,补腰脚,益阳道,宜浸酒。"

2.《湖南药物志》:"补脾益肾,养精强胃,强壮筋骨。"

3.《全国中草药汇编》:"健脾止泻,活血,强筋。"

4.《浙江药用植物志》:"叶:健脾止泻。根:活血。主治脾虚腹泻,头晕目眩,跌打损伤,刀斧伤。"

【用法用量】 内服:煎汤,根或叶 15～30 g;果 9～30 g。外用:鲜叶捣敷。

【选方】 1. 治跌打损伤,全身酸麻 (綟木)根 90～120 g。水煎,红糖、黄酒冲服,早晚饭前各服 1 次。忌食酸辣。(《全国中草药汇编》)

2. 治脾虚水肿 碎米子根 30 g,鳅鱼 250 g。煮糯米食。

3. 治梦遗滑精 碎米子果、金樱子果各 30 g。水煎服。(2、3 方出自《万县中草药》)

4. 治午后发热 椭叶南烛根 15 g,麦冬 9 g,生地 9 g,荆芥 3 g,水煎服,每日服 3 次;又方:(椭叶南烛)果 9～15 g,水煎服。

5. 治疝气,鱼口 椭叶南烛根 15～30 g。水煎服。(4、5 方出自《湖南药物志》)

4820 绿豆 lǜ dòu (《开宝本草》)

【异名】 青小豆(《圣惠方》)。

【基原】 为豆科豇豆属植物绿豆的种子。

【原植物】 绿豆 *Vigna radiata* (L.) R. Wilczak [*Phaseolus radiatus* L.]

一年生直立或顶端微缠绕草本。高约60 cm,被短褐色硬毛。三出复叶,互生;叶柄长 9～12 cm;小叶 3,叶片阔卵形至菱状卵形,侧生小叶偏斜,长 6～10 cm,宽 2.5～7.5 cm,先端渐尖,基部圆形、楔形或截形,两面疏被长硬毛;托叶阔卵形,小托叶线形。总状花序腋生,总花梗短于叶柄或近等长;苞片卵形或卵状长椭圆形,有长硬毛;花绿黄色;萼斜钟状,萼齿4,最下面 1 齿最长,近无毛;旗瓣肾形,翼瓣有渐窄的爪,龙骨瓣的爪截形,其中一片龙骨瓣有角;雄蕊 10,二体;子房无柄,密被长硬毛。荚果圆柱形,长 6～8 cm,成熟时黑色,被疏褐色长硬毛。种子绿色或暗绿色,长圆形。花期 6～7 月,果期 8 月。

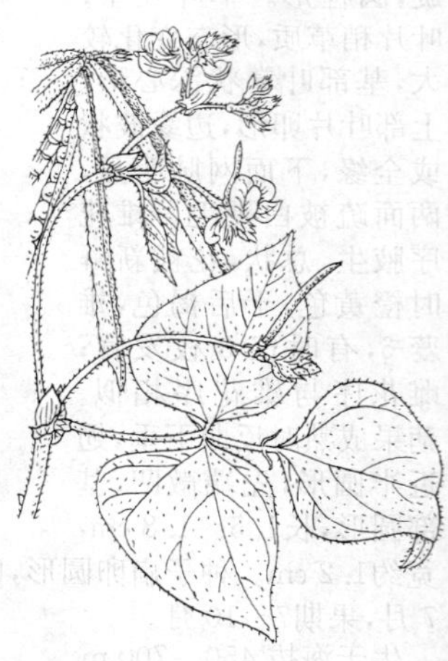

绿 豆

全国各地多有栽培。

本植物的叶(绿豆叶)、花(绿豆花)、种皮(绿豆皮)、种子经浸罨后发出的嫩芽(绿豆芽)、种子经水磨加工而得的淀粉(绿豆粉)亦供药用,另设专条。

【采收加工】 立秋后种子成熟时采收,拔取全株,晒干,打下种子。

【药材】 绿豆 *Semen Vignae Radiatae* 全国大部分地区均有栽培。

性状 种子短矩圆形,长 4～6 mm。表面绿黄色、暗绿色、绿棕色,光滑而有光泽。种脐位于种子的一侧,白色,条形,约为种子长的1/2。种皮薄而坚韧,剥离后露出淡黄绿色或黄白色2片肥厚的子叶。气微,嚼之具豆腥气。

鉴别 粉末特征:灰白色或类白色。淀粉粒极多,主为单粒,肾形、长圆形、类圆形、圆三角形或卵圆形,有的一端稍尖凸,直径3～30 μm,脐点短缝状、星状或点状,有的辐射状开裂,少数层纹可见。种皮栅状细胞成片,顶面观呈类多角形或稍延长,孔沟细密,胞腔细小或不明显,稍下胞腔条状;底面观胞腔大,可见含一晶体。种皮支持(滴漏)细胞侧(断)面观呈哑铃状,长17～55 μm,侧壁中部厚至8 μm;表面观呈类圆形或长圆形,直径14～38 μm,可见环状增厚壁。星状细胞呈不规则多角形,有多数浅短分枝状突起,枝端较平截,细胞直径19～34 μm,胞腔内含黄棕色物。色素块较多,黄棕色或红棕色,存在于星状细胞或薄壁细胞中。主为螺纹或环纹导管,直径5～14 μm。

【成分】 绿豆种子中含胡萝卜素(carotene),核黄素(riboflavine)[1];蛋白质以球蛋白类(blobulin)为主[2],其组成含甲硫氨酸,色氨酸和酪氨酸[3]。糖类主要有果糖,葡萄糖,麦芽糖[4]。绿豆的磷脂成分中有磷脂酰胆碱(phosphatidylcholine),磷脂酰乙醇胺(phosphatidylethanolamine),磷脂酰肌胺(phosphatidylinositol),磷脂酰甘油(phosphatidylglycerol),磷脂酰丝氨酸(phosphatidylserine),磷脂酸(phosphatidic acid)[5]。

【药理】 1. 降脂作用 绿豆水醇提取物口服,降低正常小鼠、大鼠血清胆固醇;也降低实验性高胆固醇血症家兔的血清胆固醇[1]。绿豆汁灌胃降低四氧嘧啶和蛋黄乳液建立的实验性高脂血症小鼠的血清总胆固醇、三酰甘油、低密度脂蛋白胆固醇浓度,增高血清高密度脂蛋白胆固醇浓度[2]。绿豆多糖还可增强血清脂蛋白脂酶活性,促进脂蛋白中三酰甘油(甘油三酯)水解而易被组织细胞清除和利用[3]。

2. 抗肿瘤作用 对于吗啡加亚硝酸钠诱发的小鼠肺瘤和肝瘤,喂饲含绿豆粉的饲料,可降低诱发肿瘤的数目和大小[4]。从绿豆中分离纯化的苯丙氨酸解氨酶体外对小鼠L_{1210}淋巴细胞白血病细胞株的生长有抑制作用[5]。

3. 减轻化疗药物毒性 含10%绿豆的饲料喂饲,使环磷酰胺降低的小鼠脾脏系数回升,抑制环磷酰胺诱发的小鼠红细胞功能低下[6];降低环磷酰胺诱发的小鼠骨髓嗜多染红细胞微核率、骨髓细胞染色体畸变率[7]。

4. 其他作用 绿豆浆灌胃减轻长期摄入小剂量乐果对雄性大鼠血清性激素、睾丸酸性磷酸酶、乳酸脱氢酶活性的抑制,减轻乐果对睾丸组织的损伤和对精子质量的不利影响[8]。绿豆生汁含丰富的超氧化物歧化酶和胡萝卜素,有抗氧化作用[9]。磷烧伤家兔其局部用赤石脂糊剂吸附磷,服用绿豆汤,可抑制血尿素氮的升高,增加尿量,降低血磷水平,促进尿磷排泄,减轻肾脏和肝脏的损伤[10]。

【药性】 味甘,性寒。归心、肝、胃经。

1.《日华子》:“冷。”

2.《开宝本草》:“甘,寒,无毒。”

3.《绍兴本草》:“味甘,微寒。”

4.《本草衍义补遗》:“入阳明。”

5.《雷公炮制药性解》:“入心、胃二经。”

6.《本经逢原》:“甘,凉。”

7.《医林纂要》:“甘、酸、咸,寒。”

8.《药义明辨》:“味甘,气寒,入肝、胃二经。”

【功用主治】 清热,消暑,利水,解毒。主治暑热烦渴,感冒发热,霍乱吐泻,痰热哮喘,头痛目赤,口舌生疮,水肿尿少,疮疡痈肿,风疹丹毒,药物及食物中毒。

1. 孙思邈:“主寒热热中,止泄利、卒澼,利小便腹满。”(引自《纲目》)

2.《食疗本草》:“补益,和五脏,安精神,助十二经脉。又研汁煮饮,服之治消渴。又去浮风,益气力,润皮肉,可常食之。”

3.《日华子》:“益气,除热毒风,厚肠胃。作枕明目,治头风头痛。”

4.《开宝本草》:“主丹毒烦热,风疹,热气奔豚,生研绞汁服。亦煮食,消肿下气,压热解毒。”

5.《绍兴本草》:“解诸热毒。”

6.《日用本草》:“除烦热,消丹毒风疹,解一切药草鱼牛马金石等毒。”

7.《纲目》:“治痘毒,利肿胀。”

8.《本草汇言》:“清暑热,静烦热,润燥热,解毒热。”

9.《本草述》:“治痰喘。”

10.《冯氏锦囊》:“除湿消肿,益气除热,解酒毒烦热,并百药毒及一切痈肿痘毒。”

11.《本经逢原》:“解附子、砒石、诸石药毒。”

12.《会约医镜》:“清火清痰,疗痈肿痘烂。”

【用法用量】 内服:煎汤,15～30 g,大剂量可用120 g;或研末;或生研绞汁。外用:研末调敷。

【宜忌】 药用不可去皮。脾胃虚寒滑泄者慎服。

1.《食疗本草》:“今人食(绿豆)皆挞去皮,即有少壅气,若愈病须和皮,故不可去。”

2.《本草拾遗》:“反榧子壳,害人。”

3.《本草经疏》:“脾胃虚寒滑泄者忌之。”

【选方】 1. 治解暑热烦渴 ①绿豆淘净,下锅加水,大火一滚,取汤停冷色碧。食之。如多滚则色浊,不堪食矣。(《遵生八笺》绿豆汤) ②绿豆淘净,下汤煮熟,入米同煮食之。(《寿世青编》绿豆粥) ③绿豆30 g,薏仁15 g。水煎服。每日3次,每次1剂。(《甘肃中草药手册》)

2. 治感冒发烧 绿豆30 g,带须葱白3个。水煎,白糖调服。每日2次。(《甘肃中草药手册》)

3. 治暑热霍乱 绿豆五合。煮汤,顿冷,调六一散三钱服。(《本草汇言》)

4. 治饮食不住口,仍易饥饿近似中消 绿豆、橘皮、小麦各一升。炒熟为末。每用末一升,滚水调服。(《寿世青编》豆麦汤)

5. 治霍乱吐泻诸药不纳 绿豆、胡椒各四十九粒。上研碎,水浸煎服。如渴甚,研为细末,以新汲井水调服,神效。(《经验秘方》)

6. 治头风头痛,明目 用绿豆作枕,枕之即无头风赤眼患。(《普济方》)

7. 治胃痛 绿豆30 g,猪苦胆1个。绿豆装入猪苦胆内,待胆汁干燥后,取豆研末。每服6 g,每日2次,开水送下。(《甘肃中草药手册》)

8. 治十种水气 绿豆二合半,大附子一只(去皮、脐,切作两片)。水三碗,煮熟,空心卧时食豆。次日将附子两片作四片,再以绿豆二合半,如前煮食。第三日别以绿豆、附子如前煮食,第四日如第二日法煮食。水从小便下,肿自消,未消再服。忌生冷、毒物、盐、酒六十日。(《朱氏集验方》)

9. 治虚肿 生绿豆一合(研末),橘皮二钱,良姜一钱(锉)。煎汤,候冷,调绿豆末得所,然后略煨,连三日,空心

服。(《普济方》)

10. 治小便不通，淋沥　青小豆半斤，冬麻子三合(捣碎，以水二升淘，绞取汁)，陈橘皮一合(末)。上以冬麻子汁煮橘皮及豆，令熟食之。(《圣惠方》)

11. 治风燥血热，大便结燥，小水赤涩　绿豆一升，怀熟地四两，麦门冬五两。以水五升煮汁。徐徐代茶饮之。(《本草汇言》)

12. 治一切风湿、雀斑、酒刺、白屑风皮肤作痒　绿豆半升，滑石、白芷、白附子各二钱。共为细末。每用三匙，早晚洗面时汤调洗患上。(《外科正宗》玉肌散)

13. 治火眼　绿豆 60 g。水煎服。(《湖南药物志》)

14. 治金石丹火药毒，并酒毒、烟毒、煤毒为病　绿豆一升。生捣末。豆腐浆二碗调服。一时无豆腐浆，用糯米泔顿温亦可。(《本草汇言》)

15. 解砒、附子、巴豆中毒不久者　鸡蛋清 5 个，绿豆粉 120 g。调服；或绿豆 120 g，甘草 60 g。水煎服。(《内蒙古中草药》)

16. 解乌头毒　绿豆 120 g，生甘草 60 g。水煎服。(《上海常用中草药》)

17. 治食物中毒，消化不良，菌痢　①生绿豆 5 000 g，鲜猪胆汁 1 000 ml。将生绿豆磨粉，过 100 目筛，与猪胆汁混合成丸，似绿豆大。每日服 3 次，每次 6～12 g。(《湖北中草药志》)　②食物中毒急救可用生绿豆适量，用水浸泡后研磨，去渣取汁，大量灌服。(《食物中药与便方》)

18. 治烫伤　绿豆研末。调鸡蛋清涂患处。另用绿豆 30 g，乳香 12 g，朱砂 3 g，甘草 1.5 g。共为细末。每次服 6～8 g。(《福建药物志》)

【临床报道】 1. 治疗高脂血症　绿豆磨粉，每日 2 次，每次 30 g，于早晚饭前用温开水冲服，1 个月为 1 疗程。结果：115 例中，降胆固醇、三酰甘油、β-脂蛋白的有效率分别为 86.2%、84.3%、83.3%。治疗前合并高血压病者 41 例，治疗后恢复正常者 25 例，好转 10 例；合并心肌缺血者 17 例，药后恢复正常 5 例，改善 10 例。与 390 例服用烟酸肌醇酯者对照，除降三酰甘油两组疗效无明显差异外，其余均明显优于后者($P > 0.01$)[1]。

2. 治疗复发性口疮　鸡蛋 1 个，绿豆适量。将绿豆用冷水浸泡 10～20 min，煮沸 3～5 min。取其汤汁冲入调成糊状的鸡蛋中，使之成为蛋花状。每日早晚各饮用 1 次。观察 70 余例，一般 3 d 即愈[2]。

【各家论述】 1.《纲目》："绿豆，消肿治痘之功虽同赤豆，而压热解毒之力过之。且益气、厚肠胃、通经脉，无久服枯人之忌。但以作凉粉，造豆酒，或偏于冷，或偏于热，能致人病，皆人所为，非豆之咎也。豆粉须以绿色黏腻者为真，外科治痈疽，有内托护心散，极言其效，丹溪朱氏，有论发挥。""绿豆肉平、皮寒，解金石、砒霜、草木一切诸毒，宜连皮生研，水服。按《夷坚志》去，有人服附子酒多，头肿如斗，唇裂血流，急求绿豆、黑豆各数合，嚼食，并煎汤饮之，乃解也。"

2.《本草汇言》："潘氏曰：绿豆色绿，青黄之间色也，所以李时珍称为通厥阴、阳明经，为肝脾之用药也。《开宝》方主一切热毒、热气、燥热及金石丹火药毒、酒毒、煤毒、烟毒，为病烦热、燥热、口渴、胀闷、便闭及腹痛、头痛、水泻、血痢，诸症用此压热解毒，功必倍之。但气味甘寒，能治虚热，故孟诜方言补益元气，和调脏腑，安养精神，去十二经血脉中风燥。此专为天行暑热、金石丹火诸毒热设也。若夫老人元虚气弱，脾胃不实，饮食减少，大宜温养者，此药虽良，终非所宜，多食久食，必有寒滞胃肠，致生满胀之患。"

3.《本草经疏》："绿豆甘寒，能除热下气解毒。阳明客热则发出风疹，以胃主肌肉，热极生风故也，解阳明之热，则风疹自除。胀满者，湿热侵于脾胃也，热气奔豚者，湿热客于肾经也，除湿则肿消，压热则气下，益脾胃而肾邪亦自平也。"

4.《本草求真》："绿豆味甘性寒，据书备极称善，有言能厚肠胃、润皮肤、和五脏及资脾胃，按此虽用参、芪、归、术不是过也。第书所言，能厚、能润、能和、能资者，缘因毒邪内炽，凡脏腑经络皮肤脾胃，无一不受毒扰，服此性善解毒，故凡一切痈肿等症，无不用此奏效。"

4821 绿青 lǜ qīng (《别录》)

【异名】 石绿(《新修本草》)，石碌(《本草衍义》)，大绿(《纲目》)。

【基原】 为碳酸盐类孔雀石族矿物孔雀石。

【原矿物】 孔雀石 Malachite

晶体结构属单斜晶系。单体呈针状、针柱状，或放射状同心环带状，隐晶集合体常呈被膜或钟乳状，表面不平坦，全体显较均匀的绿色、深绿色。半透明至不透明。条痕淡绿色。晶面呈金刚光泽，纤维状者显丝绢光泽。多组解理，完全到不完全。硬度 3.4～4。断口不平坦，致密块体为贝壳状。相对密度 3.9～4.0。

系硫化铜矿床氧化带中的风化产物，亦有含铜硫化矿物氧化所产生的易溶硫酸铜与方解石相互作用而成，或与含碳酸水溶液作用的结果，常与扁青、曾青(蓝铜矿)共生，与少量石英、方解石等矿物伴生。产于广东、海南、西藏、青海等地。

【采收加工】 选择绿色块状集合体入药。

【药材】 绿青 *Malachitum*　产于海南、广东、青海、西藏。

性状　本品为针状集合体，呈不规则块状。鲜绿色、深绿色；条痕淡绿色。表面不平坦，顶部凹凸瘤状；底部粗糙溶渣状，光泽暗淡；纵侧面具细纹理。丝绢光泽。体重，质坚脆，横断面参差状。气微，味淡。

鉴别　(1) 透射偏光镜下：放射状、针状集合体结构。绿色或白色，强多色性：Ng 为深绿色，Nm 为黄绿色，Np 为浅绿色至近于无色；极高正突起。干涉色高级白，但常受矿物自色干扰而呈绿色；斜消光，$Np \wedge C = 21° \sim 23°$，二轴晶；负光性。光轴角 43°～44°。

(2) 取本品粉末约 1 g，加入 10 ml 稀盐酸，即泡沸，产生大量气体，将此气体通入氢氧化钙试液中，即生成白色沉淀(检查碳酸盐)。

(3) 取上述反应后的溶液，滤过。取滤液滴加氨试液，即生成淡蓝色沉淀；再加过量的氨试液，沉淀即溶解，呈深蓝色溶液(检查铜盐)。取滤液，加亚铁氰化钾试液，即显红棕色(检查铜盐)。

(4) X 射线衍射分析曲线 7.50(2)，6.05(>10)，5.11(>10)，4.73(2)，3.71(>10)，3.03(5)，3.00(9)，2.87(>10)，2.79(10)，2.54(>10)，2.49(4)，2.47(4)，2.44(2)，2.36(4)，2.32(6)，2.30(1)。

(5) 差热分析曲线　吸热 380 ℃(中大)及微弱失重，吸热 1 090 ℃(中)。

【成分】 主要为碱式碳酸铜〔$CuCO_3 \cdot Cu(OH)_2$〕，常有

硅酸铜或磷酸铜与之共存。此外，还夹杂着少量的氧化铅（PbO）、氧化铁（FeO）、氧化铜（CuO）[1]、氧化镁（MgO）[2]、硅酸（H_2SiO_3），及砷、铅、锌、铜、镍、铬、钴、锑、铋、锡、镓、铟、钛、锗、锰、锆、铍、银、钡、钙、镁、铁、铝、硼等元素[3]。

【药理】 催吐、去腐作用　绿青中的铜在酸性溶液中绝大部分已溶出，酸溶物中铜的比例大于碱溶物。在胃内溶出后即有催吐作用。未溶出的部分铜随酸不溶物即被吐出，或有遗留进入肠道。一般无害。绿青经煅淬外用，铜可部分析出。铜有腐蚀性，有去腐作用[1]。

【炮制】《本草图经》："拣取上色精好者，先捣下筛，更用水飞过至细，乃再研治之。"

水飞用，可除去大部分密度小于或大于孔雀石的矿物组成，并可除去矾类等水溶性成分，有利于纯净药材。

【药性】 酸，寒。有毒。归肝经。

1.《别录》："味酸，寒，无毒。"

2.《绍兴本草》："有小毒。"

3.《本草汇言》："味苦涩，气平。"

4.《玉楸药解》："味酸，气平。入足厥阴肝经。"

【功用主治】 催吐祛痰，镇惊，敛疮。主治风痰壅塞，眩晕昏仆，痰迷惊痫，疳疮。

1.《别录》："主益气，疗鼽鼻，止泄利。"

2.《本草图经》："吐风痰。"

3.《本草汇言》："消喉痹，杀疳䘌。"

4.《玉楸药解》："清凉重坠。治风痰壅闷，急惊昏迷。"

【用法用量】 内服：入丸、散，0.5～1 g。外用：研末撒；或调敷。

【宜忌】 体弱者慎服。

《本草衍义》："损心肺。"

【选方】 1. 治小儿卒急中风，牙关紧急，不省人事　石绿一两，胆矾半两，白矾、轻粉各一钱。上为末，面糊丸，如鸡头大。五岁一丸，生油化下，吐涎。（《普济方》引《全婴方论》碧霞丹）

2. 治卒中急风，眩晕僵仆，痰涎壅塞，心神迷闷，牙关紧急，目睛上视及五种痫病，涎潮搐搦　石绿（研九度，飞）十两，附子尖、乌头尖、蝎梢各七十个。上将后三味为末，入石绿令匀，面糊为丸，如鸡头实大。每服急用薄荷汁半盏化下一丸，更入酒半合，温暖服之，须臾吐出痰涎，然后随症治之，如牙关紧急，斡开灌之。（《局方》碧霞丹）

3. 治风痰　拣绿青上色精好者，先捣下筛，更用水飞过至细，乃再研治之。如风痰眩闷，取二三钱匕，同生龙脑三四豆许研匀。以生薄荷汁合酒温调服，偃卧须臾，涎自口角流出，乃愈。（《本草图经》）

4. 治鼻疳、肾疳、头疮、耳疮　石绿一钱，白芷一钱，黄柏一钱。为末，先以甘草水洗疮，拭净敷之。（《洞天奥旨》绿白散）

5. 治喉痹胀塞，水药不通　石绿一钱。研末，白汤调服，须臾吐出涎痰，立通。（《方脉正宗》）

6. 治腋下胡臭　石绿三钱，轻粉一钱。浓醋汤调涂，五次断根。（《集玄方》）

4822 绿矾 lǜ fán（《日华子》）

【异名】 青矾（《新修本草》），皂荚矾（《传信适用方》），皂矾（《普济方》）。

【基原】 为硫酸盐类水绿矾族矿物水绿矾或其人工制品（绛矾）。

【原矿物】 水绿矾 Melanterite

晶体结构属单斜晶系。晶体为短柱状、厚板状、细粒状或纤维状，集合体呈粒块状、纤维放射状块体或皮壳、被膜。呈各种色调的绿色；含铜时呈浅绿蓝色（铜绿矾），失水、羟基化或氧化为黄绿、绿黄到金丝雀黄、黄褐、红褐、褐红等色（过渡为水绿矾-纤铁矾即黄矾或局部含褐铁矿的集合体）；完全脱水的纯净绿矾为白色。条痕浅于颜色。新鲜晶体透明，罕见；通常半透明，风化表面不透明。玻璃状、丝绢状光泽或为土状光泽。晶体解理完全，断口呈贝壳状；风化者见不到清晰解理。硬度2；失水或羟基化者硬度稍增大；纤维状、土状者硬度更低。性脆，易碎。相对密度 1.90 左右。易溶于水；味觉先涩而后甜。

广泛分布于干旱地区，含铁硫化物矿物（黄铁矿、磁黄铁矿等）的风化带。除传统产区甘肃、山西、湖北、安徽、四川外，浙江、山东、河南、湖南、陕西、新疆等地均有产出。

【采收加工】 采得后，除去杂质。宜密闭贮藏，防止变色或受潮。绿矾经煅制后即成绛矾（又名：矾红），参见"炮制"项。

【药材】 绿矾 *Melanteritum*　产于山东、湖南、陕西、甘肃、新疆、安徽、浙江等地。

性状　绿矾　为柱状或粒状集合体，呈不规则块状。蓝绿色、绿色；条痕白色。透明至微透明。表面不平坦，粗糙，露值空气中日久，则变为淡黄色。质硬脆，用指甲可刻划出痕，易砸碎，断面具玻璃样光泽。无臭，味先涩后甜。

绛矾　为细粒集合体，呈不规则块状。表面不平坦，有的一面较平整，一面具大小不一的小孔洞。绛红色、褐红色或砖红色；条痕绛红色或黄红色。不透明；具土样光泽。体较轻，质硬脆，但用指甲至小刀可以刻划出痕。砸碎后，断面有时可见夹有白色小斑点。气微，味极涩后微甜。

鉴别　(1) 透射偏光镜下：绿矾 无色或微带绿色。折光率：$Ng = 1.486$，$Nm = 1.478$，$Np = 1.471$，低负突起。干涉色为绿-黄色。斜消光，$Ng \wedge C = 43°$。正延长符号。二轴晶。正光性。

绛矾　形状不规则，细粒边缘呈红色。小于 0.025 mm 者半透明、高倍镜下近无色，带黄色调。正高突起，浸油中检查不出以上物质的光性特征。

(2) 取本品（绿矾）约 2 g，置闭口试管中，灼烧，管壁有水生成（检查结晶水）。

(3) 取本品约 0.5 g，加水约 5 ml，使溶解，滤过。取滤液 1 ml，滴加铁氰化钾试液，即生成深蓝色沉淀；分离，沉淀在稀盐酸中不溶，但加氢氧化钠试液，即分解成棕色沉淀（检查亚铁盐）。取滤液 1 ml，滴加氯化钡试液，即生成白色沉淀；分离，沉淀在盐酸或硝酸中均不溶解（检查硫酸盐）。

(4) X 射线衍射分析曲线　水绿矾为 4.90(10)，3.78(6)，3.23(2)；或 4.87(5)，3.78(6)；可含有多种脱水产物：$Fe[SO_4]\cdot 5H_2O$ 为 5.57(6)，3.73(8)；$Fe[SO_4]\cdot 4H_2O$ 为 2.97(7)或 2.93(7)；$Fe[SO_4]\cdot H_2O$ 为 3.12(4)，2.52(4)以及 $Fe[SO_4]$ 为 5.98(8)，4.36(8)或 3.56(9)，3.41(4)。

绛矾　赤铁矿 3.66(1)，2.71(2)，2.51(2)，2.20(1)，1.84(1)，1.69(1)，1.59(1)。

【成分】 天然绿矾主要含硫酸亚铁（$FeSO_4 \cdot 7H_2O$）。因产地不同，常含有量比不同的杂质成分如铜、钙、镁、铝、锌、锰等。煅烧成绛矾则主要为氧化铁，尚可出现含水不同的硫酸铁组成[1~3]。

【药理】 治疗贫血 绿矾内服，部分可溶性铁被血液吸收，并刺激造血功能使红细胞新生旺盛。外用能使蛋白质沉淀，其稀薄液有收敛作用，浓厚者则产生刺激[1]。绿矾制剂治疗缺铁性贫血，疗效与硫酸亚铁组基本相似，不良反应以胃肠道症状为主[2]。

【炮制】 1. 绿矾 取原药材，除去杂质，碾碎。生品多用于喉疮、趾甲疮等。

2. 煅绿矾 取净绿矾，打碎后置适宜的容器内，用无烟武火加热煅至红透，取出放凉，研粉。内服多煅用，可用于黄肿胀满，血虚萎黄，疳积久痢，肠风便血等。

3. 醋制绿矾 ①取净绿矾与醋同放铁锅内，置炉火上烧煅，待绿矾熔化时，用竹片搅匀，使矾、醋充分混合，再煅至全部呈绛色为度，取出，放凉，研粉。每绿矾 100 kg，用醋 25 kg。②取净绿矾，用明煅法煅至红透，趁热用醋淬透。每绿矾 100 kg，用醋 30 kg。

饮片性状 绿矾为不规则碎块，浅绿色或黄绿色，半透明，具玻璃光泽。质脆，入水易溶化。有铁锈气，味涩。煅绿矾(绛矾)呈粉状、绛色，味涩。醋制绿矾形如煅绿矾，微具醋气，味微酸。

贮干燥容器内，密闭，置阴凉干燥处，防潮，防尘。

【药性】 酸、涩，寒。归肝、脾经。

1.《日华子》："凉，无毒。"

2.《品汇精要》："味酸，性寒。气薄味厚，阴也。"

3.《纲目》："烧赤，入血分。"

4.《玉楸药解》："入手太阴肺、手阳明大肠经。"

5.《本草求真》："专入脾，兼入肝。味酸咸而涩。"

6.《本草再新》："味酸而涩，性凉。有毒。"

【功用主治】 补血消积，解毒敛疮，燥湿杀虫。主治血虚萎黄，疳积，腹胀痞满，肠风便血，疮疡溃烂，喉痹口疮，烂弦风眼，疥癣瘙痒。

1.《新修本草》："疗疳及诸疮。"

2.《日华子》："治喉痹，稻牙，口疮及恶疮，疥癣；酿鲫鱼烧灰和服，疗肠风泻血。"

3.《医学入门》："消水肿、黄疸、小儿疳积，乃抑肝助脾之剂，治甲疽肿痛出水。"

4.《纲目》："消积滞，燥脾湿，化痰涎，除胀满、黄肿、疟痢、风眼、口齿诸病。"

5.《本经逢原》："破血分之瘀积，其效最速。"

6.《玉楸药解》："止血，治崩中便血。"

7.《现代实用中药》："用其小量，能补血，用于贫血及萎黄病，并治胃肠出血，配合他药为丸剂用之。""生用大量作催吐剂。""外用火煅透，治结膜炎、白癣、脓疱疹、腋臭等。"

8.《迪庆藏药》："治伤口腐肉，瘤子。"

【用法用量】 内服：入丸、散，0.2～0.6 g。不入汤剂。外用：研末撒或调敷；或为 2%水溶液涂洗。

【宜忌】 本品多服能引起呕吐、腹痛、腹泻、头晕等不良反应，胃弱及孕妇慎服。内服多用绛矾，对肠胃刺激作用较轻。服药期间禁饮茶水。

1.《纲目》："畏醋。"

2.《本草经疏》："绿矾虽能消肉食坚积，然能令人作泻，胃弱人不宜用。"

3.《玉楸药解》："未可轻服。"

4.《现代实用中药》："多服有碍胃肠，起消化不良及便秘之弊。""生用大量作催吐剂，但易起胃肠炎，宜慎用。"

【选方】 1. 治脾土衰弱，肝木气盛，肝乘脾土，病心腹中满，或黄肿如土色 苍术二斤，米泔水浸二宿，同黄酒面曲四两，炒赤色，皂矾一斤，醋拌晒干，入瓶火煅。为末，醋糊丸，梧子大。每服三四十丸，好酒米汤任下，日二三服。(《纲目》引张三丰《仙传方》伐木丸)

2. 治食劳黄、目黄、身黄者 皂矾不以多少(煅红，醋淬)，为末。枣肉为丸，如梧桐子大。每服二三十丸，食后生姜汤下。(《卫生宝鉴》枣矾丸)

3. 治小儿营养不良性贫血 绿矾、苍术、枳壳、陈皮、茯苓、白术各等分，共研细末。每用 18 g 掺入 500 g 面粉中做成 4 或 5 个焦饼，随时可食用。〔《新医药杂志》1975，(9)：15〕

4. 治钩虫病 青矾 250 g，米醋 120 g，黑豆 120 g，米饭适量。先将青矾煅赤醋淬，称取 120 g 研末；另将黑豆炒熟磨粉，与青矾拌匀，用米饭捣和为丸，如黄豆大，焙干。每服 1.8～2.4 g，儿童酌减，早、晚各 1 次。连服 5～10 d，休息数日再服。10～20 d 为 1 个疗程。服药期间忌饮茶。(《湖南农村常用中草药手册》)

5. 治翻胃吐食 白面二斤半，蒸作大馒头一个，头上开口，剜空，将皂矾填满，以新瓦围住，盐泥封固，文武火烧一日夜，取出研末，枣肉为丸，如梧子大。每服二十丸，空心酒、汤任下。忌酒色。(《医方摘要》)

6. 治妇人赤白带下，连年不瘥 绿矾一两(烧赤)，釜底墨一两，乌贼鱼骨一两(炙黄)。上药细研为末，以粟米饭和丸，如梧桐子大。食前以暖酒下十五丸。(《圣惠方》绿矾丸)

7. 治脏腑积冷，肠风痔疾，一切泻痢 青矾半斤，硫黄二两。以醋一斗二升于锅中煮，待干取出，入瓷瓶中，盖头以六一泥固济，候干，以火五斤煅一伏时，寒泉出毒了，细研，以面糊和丸，如麻子大。每日空腹服十丸，以柏子仁汤送下。(《圣惠方》碧珠丹)

8. 治甲疮 绿矾半两(烧熟)，芦荟一钱半，麝一字。上研如粉，以绢袋盛药，纳所患指于袋中，线扎定，瘥为度。(《直指方》绿矾散)

9. 治结毒溃烂顽硬，脓水淋漓及顽臁等症 矾红、松香等分。为末，香油调敷。先用苍术一两，川椒三钱。水煎熏洗毕，敷药盖油纸，再以绢条扎紧。三日一换。(《外科大成》紫金膏)

10. 治喉痹 取皂荚矾入好米醋，或常用酽醋亦通。二物同研，咽之，如苦喉中偏一傍痛，则侧卧就痛处含之勿咽。(《传信方》)

11. 治小儿牙疳口臭 绿矾(研)、白矾(烧汁尽)各半两，麝香一钱。上细研，每用少许，贴牙齿上，不计时候。(《普济方》三灵散)

12. 治狐臭 绿矾半生半煅，为细末，入少量轻粉研细，每半钱，浴后以生姜汁调擦，候十分热痛即止。(《直指方》)

13. 治鹅掌风，皮肤枯厚，破裂作痛 白矾、皂矾各四两，孩儿茶五钱，柏叶半斤。用水十碗，煎上药数滚，候用。先用桐油搽抹患处，以桐油蘸纸捻点着，以烟焰向患上熏之片时，方将前汤乘滚贮净桶内，手架上，用布盖，以汤气熏之，勿令泄气，待微热倾入盆内，蘸洗良久。一次可愈。七日忌下汤水。(《外科正宗》二矾汤)

14. 治烂弦风眼 青矾火煅出毒，细研，泡汤澄清点洗。(《永类钤方》)

15. 治白秃头疮 皂矾、楝树子，烧研搽之。(《普济方》)

16. 治烫火伤　皂矾和凉水浇之，其痛即止，肿亦消。(《杨诚经验方》)

17. 治疥疮　绿矾、花椒各一文，冰片、樟脑各七文。上药用鸡子一枚，滤去黄存白，将药纳壳中，同煅成灰。湿疮者干掺之；干疮者菜油调敷。(《良方汇录》)

18. 治癣疮作痒　绿矾(火煅)三钱，螺蛳十四个，槿树皮末一两。先将螺蛳、槿皮末入锅蒸熟，次入矾红，细研令匀。外搽之。(《纲目》引《孙氏集效方》)

【临床报道】 1. 治疗钩虫病　用青矾 500 g、桐油 100 g 制成胶囊，每粒 0.8 g。成人每服 2 粒，每日 2 次，饭前服，连服 5～7 d，儿童酌减。服药期间禁喝茶，妊娠、严重胃溃疡与 3 月内有呕血史者禁服。治疗 35 例钩虫病，结果有 32 例大便镜检钩虫卵阴性。副作用主要为上腹烧灼、恶心、呕吐、腹泻、头痛头晕等，一般不需处理，严重者可采用针刺，副作用很快消失，如改为每晚睡前服 1.5 g，连服 10 d，则副作用较小[1]。

2. 治疗内痔　用 2% 的青矾注射液和等量的 1% 普鲁卡因混匀，配成 1∶1 浓度注射，用量视痔核大小而定，一般单个痔核注药 1 ml 左右，不得超过 1.5 ml，否则易导致局部组织坏死，一次总量不宜超过 3 ml。如需多次注射，每次应间隔 5～7 d。治疗内痔 110 例，结果二期内痔 59 例，痊愈 57 例，好转 2 例，治愈率 96.6%；三期内痔 51 例，痊愈 45 例，好转 6 例，治愈率 88.2%，总治愈率 92.7%，有效率 100%。其中注药 1 次痊愈者 44 例，2 次痊愈者 39 例，3 次痊愈者 27 例。副作用主要为肛门局部坠胀，少数出现肛门疼痛、腹胀痛、排尿困难等，经对症处理即消失，未出现肛门水肿、感染、继发大出血及肛门狭窄等并发症[2]。

3. 治疗冻疮　用青矾 100 g，一次溶化在 1 500 ml 开水内，先熏后洗，连用 2～3 d。治疗 41 例冻疮未溃者，多在治疗后 2～3 d 内痊愈，无副作用[3]。

【各家论述】 1.《纲目》："绿矾酸涌涩收，燥湿解毒，化涎之功，与白矾同而力差缓。按张三丰《仙传方》载伐木丸，治脾土衰弱，肝木气盛，木来克土，病心腹中满，或黄肿如土色，服此能助土益元。用苍术二斤，米泔水浸二宿，同黄酒面曲四两，炒赤色，皂矾一斤，醋拌晒干，入瓶火煅。为末，醋糊丸，梧子大。每服三四十丸，好酒米汤任下，日二、三服。时珍尝以此方加平胃散，治中满腹胀，果有效验。盖此矾色绿味酸，烧之则赤，既能入血分伐木，又能燥湿化涎，利小便，消食积，故黄肿、胀满、疟痢、疳疾方往往用之。其源则自张仲景用矾石、消石治女劳黄疸方中变化而来。"

2.《本草经疏》："绿矾，《本经》主喉痹者，酸涌化涎之功也。蚛牙口疮，恶疮疥癣者，燥湿除热解毒之功也。肠风泻血者，消散湿热之后，复有收涩之功也。然而诸治之外，又善消积滞，凡腹中坚，肉积，诸药不能化者，以矾红同健脾消食药为丸，投之辄消。"

3.《本经逢原》："皂矾，专除垢腻，同苍术、酒曲醋丸，治心腹中满，或黄肿如土色，甚效。盖矾色绿，味酸，烧之则赤，用以破血分之瘀积，其效最速。《金匮》治女劳黑疸，消石矾石丸专取皂矾以破瘀积之血，缘其未经注明，尝有误用白矾涩收，殊昧此理。""妇人白沃经水不利，子脏坚癖，中有干血，下白物，用矾石杏仁蜜丸纳阴中，日一易之。"

4.《医林纂要》："矾红功亦略同白矾，色赤入心入血分，治诸血病，从容平缓而有奇功。尤消水肿血胀食蛊，治劳疸，合苍术及神曲用之，治中满臌胀，胜于鸡矢醴及他攻破之药。又能敛气，且不必忌盐，盖平肝即以和脾，补心即以生土也。"

4823 绿盐 lǜ yán (《新修本草》)

【异名】 盐绿(《延年秘录》)，石绿(《海药本草》)。

【基原】 为卤化物类、氯铜矿族矿物氯铜矿或人工制品。

【原矿物】 氯铜矿 Atacamite　晶体结构属斜方晶系。晶体针柱状、板状，罕见。集合体呈粒状、致密块状或皮壳状、纤维状。亮绿至浅黑绿色。条痕苹果绿色。透明至半透明。玻璃至金刚光泽。一组解理完全、两组解理中等；细粒者肉眼见不到解理。断口贝壳状。硬度 3～3.5。性脆。相对密度 3.76。不同矿区或不同制法所产氯铜矿，共存矿物不同，成分、性状有变异。

自然产出的氯铜矿，局限于干旱地区的铜矿床风化壳。湖南、四川、云南、西藏、青海有产。

【采收加工】 采得后，除净泥土、砂砾及杂质。

【药材】 绿盐 *Atacamitum*　产湖南、云南、青海、西藏。

性状　本品为块状或柱状。绿色；条痕绿至淡绿色。金刚石光泽或玻璃光泽，透明至半透明。体较重，质硬脆，断面贝壳状。气无，味微咸。

鉴别　(1) 透射偏光镜下：为针状绿色雏晶。具多色性，*Ng* 绿色，*Np* 近无色，平行消光；正延性。

(2) 取本品置闭管内，灼烧，管壁有水生成，并产生灰色之升华物(检查结晶水)。

(3) 取本品置木炭上灼烧，火焰现蓝色，并在木炭上生淡褐及浅灰白色之被膜，灼热久时则生成金属铜珠(检查铜盐)。

(4) X 射线衍射分析曲线为 5.40(10)，5.00(10)，2.82(10)，2.75(10)，2.62(10)，1.815(8)，1.603(8)。

(5) 差热分析曲线特征　吸热 300 ℃(大)，433 ℃(中)；放热 388 ℃(中)，960 ℃(宽、小)。120～210 ℃之间失重 0.5%，210～430 ℃间失重 5.5%，430 ℃以后持续失重。

【成分】 主要成分为碱式氯化铜〔$2Cu_2(OH)_3Cl$〕或写作〔$CuCl_2 \cdot 3Cu(OH)_2$〕[1]。常混有铝、铁、钙、镁等杂质。人工制品亦可由原料不同而含有杂质或有害成分如铅等[2]。

【药理】 毒性　天然绿盐由于铜溶液与蛋白质化合会生成蛋白化合物，其浓溶液用于疡面会起腐蚀作用，而可消云翳。如误服能刺激胃黏膜引起呕吐、腹痛等。吸收进入体内能破坏红细胞并恶化肝功能，出现急性贫血、眩晕、脉细、体温下降，严重时可致痉挛、麻痹而死亡。故只作外用药。另外，用铜炊具时，应该避免与盐及酸性菜肴接触，以免产生铜盐，其中即有绿盐成分[1,2]。

【药性】 咸、苦、平。有毒。归肝经。

1.《新修本草》："味咸苦辛，平，无毒。"

2.《海药本草》："味咸、涩。"

【功用主治】 明目去翳。主治目翳，目涩昏暗，泪多眵多。

1.《新修本草》："主目赤泪出，肤翳眵暗。"

2.《海药本草》："主明目消翳，点眼；及小儿无辜疳气。"

【用法用量】 外用：研细配膏，点眼或敷贴；或制成稀溶液作冲洗剂，亦可外掺。

【宜忌】 本品有剧毒，不宜内服。外用须经净制。

【选方】 1. 治目昏暗赤涩泪多出　盐绿一分，蕤仁一两(汤浸，去赤皮)。上药一处熟研，入好酥一分，更研令匀。每夜卧时，取麻子大点之。(《圣惠方》)

2. 治目胎赤痛　盐绿一分，蜜半两。上二味，于蚌蛤壳

内相和。每夜临卧时，于火上炙令暖，点目眦头立差。(《圣济总录》点眼盐绿膏)

3. 治眼卒生翳膜　盐绿半两，盐花一钱，龙脑一豆大。上件药，研如粉，以瓷合盛。每以半粳米大，日三度点之。(《圣惠方》)

4. 治齿漏疳，虫蚀齿疼痛，出脓水不绝　盐绿、麝香(细研)、黄连(去须)各一分，石胆一钱。上药同于乳钵内细研为散。每用一字，掺于湿纸片上贴之，日二三度。忽患口疮者，绵裹半钱，含。(《圣惠方》盐绿散)

4824 绿兰花 lǜ lán huā (《重庆草药》)

【异名】　脓泡药(《贵州草药》)，汤湿草、野田菜、鹅肠草、五瓣梅、猫脚迹、猫儿草(《全国中草药汇编》)。

【基原】　为玄参科通泉草属植物通泉草的全草。

【原植物】　通泉草 *Mazus japonicus* (Thunb.) O. Kuntze 又名：虎仔草、石淋草(《泉州本草》)。

一年生草本，高 3～30 cm。近无毛。主根垂直向下，须根细。茎直立，基部分枝、披散。基生叶少，叶片倒卵状匙形，膜质，先端全缘，具疏齿，基部楔形，下延成带翅的叶柄；茎生叶少数，与基生叶相似。总状花序生于茎枝顶端，花稀疏；花萼钟状；花冠紫色或蓝色，上唇短而直立，2 裂，裂片卵状三角形，下唇中裂片较小突出，倒卵圆形；雄蕊 4；子房无毛，花柱 2 裂。蒴果球形。种子小而多数，黄色，种皮上有不规则的网纹。花、果期 4～10 月。

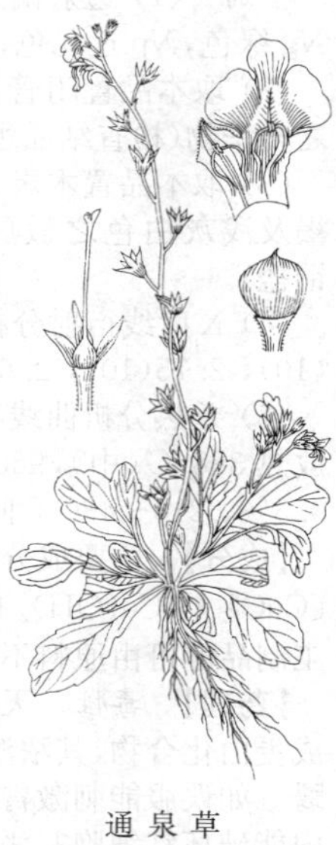

通 泉 草

生于海拔 2 500 m 以下的湿润的草坡、沟边、路旁及林缘。除内蒙古、新疆、宁夏外，全国其他地区多有分布。

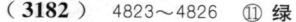

【采收加工】　5～10 月均可采收，鲜用或晒干。

【药性】　苦、微甘，凉。

1.《贵州草药》："性平，味辛、涩。"

2.《安徽中草药》："性凉，味苦、微甘。"

3.《四川中药志》1982 年版："苦，寒。"

【功用主治】　清热解毒，利湿通淋，健脾消积。主治热毒痈肿，脓疱疮，疔疮，烧烫伤，尿路感染，腹水，黄疸型肝炎，消化不良，小儿疳积。

1.《重庆草药》："清热解毒。治红肿溃疡，无名肿毒。"

2.《安徽中草药》："清热利尿，健脾消积。主治尿路感染，腹水，消化不良，疳积，黄疸型肝炎。"

3.《全国中草药汇编》："止痛，健胃，解毒。主治偏头痛，消化不良，疔疮，脓疱疮，烫伤。"

4.《四川中药志》1982 年版："用于热毒疮肿，乳痈，烧烫伤。"

【用法用量】　内服：煎汤，10～15 g。外用：鲜品捣敷。

【选方】　1. 治痈疽疮肿　干(通泉草)全草。研细末，冷水调敷患处，每日一换。(《泉州本草》)

2. 治乳痈　通泉草 30 g，蒲公英 30 g，橘叶 12 g，生甘草 6 g。水煎服。(《四川中药志》1982 年版)

3. 治消化不良、疳积　通泉草、葎草各 15 g。煎服。(《安徽中草药》)

4. 治心脏性水肿　鲜通泉草适量，知陈萝卜子捣烂，加皮硝拌匀，包敷肚脐上。(《浙江药用植物志》)

4825 绿豆叶 lǜ dòu yè (《开宝本草》)

【基原】　为豆科豇豆属植物绿豆 *Vigna radiata* (L.) R. Wilczak 的叶。

【原植物】　参见"绿豆"条。

【药性】　《本草汇言》："味苦，气寒，无毒。"

【采收加工】　7～9 月采收，随采随用。

【功用主治】　清热解毒。主治霍乱吐泻，斑疹，疔疮，疥癣，药毒，火毒。

1.《开宝本草》："霍乱吐下，绞汁和醋少许，温服。"

2.《本草汇言》："治疔毒，斑疹，金、石、丹、火诸毒，及霍乱吐下，并绞汁，和温汤饮之。"

【用法用量】　内服：捣汁，15～30 g。外用：捣烂布包擦。

【选方】　治风癣干疥　绿豆叶，捣烂，和米醋少许，用旧帛擦之。(《本草汇言》)

4826 绿豆皮 lǜ dòu pí (《纲目》)

【异名】　绿豆壳(《本经逢原》)，绿豆衣(《山西中药志》)。

【基原】　为豆科豇豆属植物绿豆 *Vigna radiata* (L.) R. Wilczak 的种皮。

【原植物】　参见"绿豆"条。

【采收加工】　取绿豆发芽后残留的皮壳晒干而得。

【药材】　绿豆皮 *Testa Vignae Radiatae*　产于全国大部分地区。

性状　本品多向内卷成梭形或不规则形，长 4～7 mm，直径约 2 mm。表面黄绿色至暗绿色，微有光泽；种脐呈长圆形槽状，其上常有残留黄白色种柄；内表面色较淡。质较脆，易捻碎。气微，味淡。

鉴别　粉末特征：黄绿色。种皮栅状细胞成片。横断面观细胞 1 列(种脐处 2 列)，狭长，稍不平整，长 56～94 μm，宽 8～11 μm；外壁及侧壁上部有明显增厚，有细纵沟纹，中部及下部较厚，内壁薄，胞腔明显；顶面观呈多角形，孔沟细密，胞腔细小或不明显，底面观胞腔大。种皮支持(滴漏)细胞 1 列，侧面观呈哑铃状，长 18～67 μm；表面观呈类圆形或长圆形，直径 14～32 μm，可见环状增厚壁。淀粉粒有时可见，单粒，呈肾形、长圆形、类圆形、圆三角形或不规则形，一端稍尖凸，直径 3～30 μm，长至 43 μm；脐点短缝状、星状或点状，层纹多不明显。

【炮制】　取原药材，除去杂质，抢水洗净，干燥。

饮片性状　参见"药材"项。

贮干燥容器内，置通风干燥处。

【药性】　甘，寒。归心、胃经。

1.《开宝本草》："寒。"

2.《纲目》："甘，寒，无毒。"

3.《青岛中草药手册》："入心、胃经。"

【功用主治】　清暑止渴，利尿解毒，退目翳。主治暑热烦渴，泄泻，痢疾，水肿，痈肿，丹毒，目翳。

1.《纲目》："解热毒，退目翳。"

2.《随息居饮食谱》："清风热，去目翳，化斑疹，消肿胀。"

3.《江苏省植物药材志》："为清凉解毒药，又为滋养品，有利尿解热作用。生用绞汁服,治丹毒,烦热,痘疹,热痢。"

4.《山东中草药手册》:"清暑止渴,利尿解毒。治暑热烦渴,水肿,食物中毒。"

【用法用量】 内服:煎汤,9~30 g;或研末。外用:研末和水洗。

【选方】 1. 治暑热烦渴　绿豆皮 12 g,鲜荷叶 30 g,白扁豆花 9 g。水煎服。(《山东中草药手册》)

2. 治头晕　绿豆衣 15 g,桑叶 12 g,荷叶 9 g。煎汤当茶饮。(《内蒙古中草药》)

3. 治水肿　绿豆皮 15 g,冬瓜皮 30 g,赤小豆 30 g。水煎服。(《山东中草药手册》)

4. 治斑痘目生翳　绿豆皮、白菊花、谷精草等分,为末。每用一钱,以干柿饼一枚,粟米泔一盏,同煮干。食柿,日三服。(《直指方》通神散)

4827 绿豆芽 lǜ dòu yá (《纲目》)

【异名】 豆芽菜(《本草汇言》)。

【基原】 为豆科豇豆属植物绿豆 *Vigna radiata* (L.) R. Wilczak 的种子经浸罨后发出的嫩芽。

【原植物】 参见"绿豆"条。

【药理】 1. 抗肿瘤作用　从绿豆芽中分离纯化的苯丙氨酸解氨酶于体外对小鼠 L_{1210} 白血病细胞的生长有抑制作用[1]。

2. 抗氧化作用　在硫代巴比妥酸反应物阻断试验中,绿豆芽显示抗氧化活性,煮沸后抗氧化活性下降幅度较小,可能存在耐热的抗氧化物质[2]。

【药性】 甘,凉。

1.《纲目》:"甘,平,无毒。"

2.《本草求原》:"甘,凉。"

【功用主治】 清热消暑,解毒利尿。主治暑热烦渴,酒毒,小便不利,目翳。

1.《纲目》:"解酒毒、热毒,利三焦。"

2.《本草汇言》:"解毒清暑,通利三焦,润达二便。"

3.《本草求原》:"解酒,清热,明目,利三焦。"

【用法用量】 内服:煎汤,30~60 g;或捣烂绞汁。

【宜忌】 姚可成《食物本草》:"脾胃虚寒之人,不宜久食。"

【选方】 治白带,肾盂肾炎,尿道炎　鲜绿豆芽 30~60 g,捣烂绞汁,加红糖适量,炖服。(《福建药物志》)

4828 绿豆花 lǜ dòu huā (《纲目》)

【基原】 为豆科豇豆属植物绿豆 *Vigna radiata* (L.) R. Wilczak 的花。

【原植物】 参见"绿豆"条。

【采收加工】 6~7 月摘取花朵,晒干。

【功用主治】 《纲目》:"解酒毒。"

【用法用量】 内服:煎汤,30~60 g。

4829 绿豆粉 lǜ dòu fěn (《纲目》)

【异名】 真粉(《日用本草》)。

【基原】 为豆科豇豆属植物绿豆 *Vigna radiata* (L.) R. Wilczak 的种子经水磨加工而得的淀粉。

【原植物】 参见"绿豆"条。

【药理】 降脂、抗动脉粥样硬化作用　绿豆粉及发芽绿豆的粉有降脂作用[1~5]。发芽绿豆粉(刚露幼芽的绿豆晒干研粉)作为饲料可防止高脂饲料所致大鼠的血、主动脉及肝的脂质含量增高[1]。以绿豆粉或发芽绿豆粉喂饲(占饲料量的 70%),对高脂饲料造成高脂血症家兔有降低血清总胆固醇、β 脂蛋白作用,减轻兔血管病变、冠脉病变斑块数及管腔阻塞程度,并降低异丙肾上腺素负荷时病理心电图的发生率[5]。

【药性】 《日用本草》:"味甘,凉,平,无毒。"

【功用主治】 清热消暑,凉血解毒。主治暑热烦渴,霍乱吐利,痈肿疮疡,丹毒,烧烫伤,跌打损伤,肠风下血,酒毒。

1.《日用本草》:"解诸热,益气,解酒食诸毒。治发背,痈疽,疮肿及汤火伤灼。"

2. 汪颖《食物本草》:"解菰菌砒毒。"

3.《医学入门》:"和五脏,安精神,行十二经脉,益气力,润皮肤,除热毒风,厚肠胃,可常食之。"

4.《纲目》:"新水调服,治霍乱转筋,解诸药毒。"

5. 姚可成《食物本草》:"滋脏腑,益肠胃,凉血,解诸毒,凉大肠,止下血。"

6.《本经逢原》:"治痈疽,痘毒,痘疮,湿烂。"

7.《得配本草》:"敷痈肿,消丹毒。"

【用法用量】 内服:水调,9~30 g。外用:调敷;或粉扑。

【选方】 1. 治霍乱吐利　绿豆粉、白糖各二两。新汲水调服。(《生生编》)

2. 治发背内溃及诸恶疮攻心呕痛　乳香(通明者)一两(用水外浸,以乳钵研细),真绿豆粉(研)四两。上二味合研极细。每服一钱匕,新水调下。(《圣济总录》托里汤)

3. 治一切肿毒初起　绿豆粉(炒黄黑色),猪牙皂荚一两。为末。用米醋调敷之,皮破者油调之。(《秘传经验方》)

4. 治痘后痈毒初起　绿豆、赤小豆、黑大豆等分。为末。醋调,时时扫涂,即消。(《医学正传》三豆膏)

5. 治口舌生疮,久不差　绿豆粉半两,荜茇半两。上二味捣罗为末,糯米粥为丸,如绿豆大。先用冷水漱口,后含化一丸,咽津无妨。(《圣济总录》金粉丸)

6. 治火烧烫伤　绿豆粉不拘多少,炒令微焦,研细。以生油涂疮上。(《圣济总录》定痛膏)

7. 治夏月痱子痒痛　绿豆粉四两(微炒),滑石半两(研)。拌匀研粉,绵扑子扑之。(《百一选方》玉女英)

8. 治解误服热剂,烦渴闷乱,或作吐,或狂渴　绿豆粉一两,净黄连、干葛、甘草各半两。上除绿豆粉外,余三味或晒或焙,为末,入乳钵同绿豆粉杵匀。每服半钱至一钱,温豉汤调服。(《活幼心书》绿豆饮)

9. 解砒石毒　绿豆粉、寒水石等分。以蓝根汁调服三五钱。(《卫生易简方》)

10. 解酒毒　绿豆粉烫皮,多食之。(《纲目》)

【各家论述】 《本草经疏》:"绿豆粉所禀气味与绿豆同,故能解诸热及酒食毒、汤火伤也。发背、痈疽、疮肿,皆热毒所致,甘寒解阳明之热,则毒气不致犯胃而呕恶,肠胃清凉而诸肿散矣。热伤气,除热故能益气也。"

4830 绿段草 lǜ duàn cǎo (《植物名实图考》)

【异名】 地胆(《植物名实图考》),花花草、小花草、花叶叶(《红河中草药》)。

【基原】 为野牡丹科蜂斗草属植物小蜂斗草的全株。

【原植物】 小蜂斗草 *Sonerila laeta* Stapf [*S. picta* auct. non Korth]

小灌木，高约30 cm。茎四棱形，有槽，被柔毛及疏腺点。叶对生；叶片纸质，椭圆形或卵状椭圆形，先端短尖，基部楔形，表面被有短刺毛，毛基部具有白色斑点，中脉微凹，侧脉约3对，背脉具星散的短刺毛。聚伞花序，顶生，有花2～7朵；花萼钟状管形；花瓣紫红色或红色，一侧偏斜；雄蕊3，等长，花丝与花药等长；子房瓶形，膜质冠3裂。蒴果倒圆锥形，具有三棱，三纵裂。花期9～10月，果期约12月。

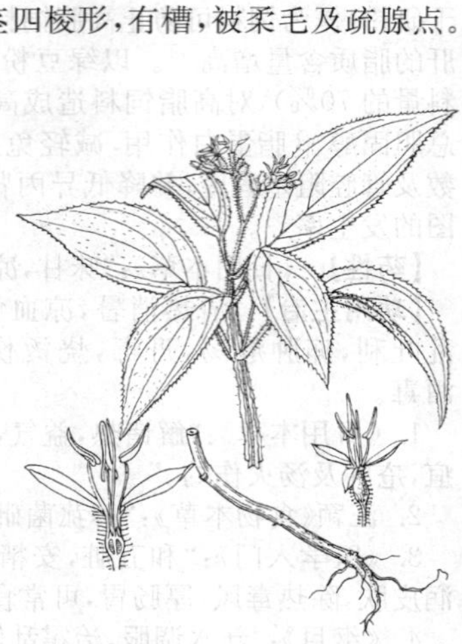

小蜂斗草

生于海拔150～1 300 m的山谷、林下阴湿地及沟边。分布于云南等地。

【采收加工】 5～7月采收，鲜用或切碎晒干。

【药性】《云南中草药》："淡，平。"

【功用主治】《云南中草药》："清热解毒，活络止痛。主治结膜炎，肺结核，胃痛，麻风，骨折，带状疱疹。"

【用法用量】 内服：煎汤，9～15 g；或研末炖肉。外用：捣汁点眼；或捣敷。

【选方】 1. 治肺结核，胃痛　干花花草9～15 g。煎服或研末炖肉服。

2. 治结膜炎　鲜花花草适量。捣汁点眼。（1、2方出自《红河中草药》）

3. 治骨折，带状疱疹　鲜花花草捣烂敷患处。（《云南中草药》）

4831 绿绒蒿 lǜ róng hāo

（《高原中草药治疗手册》）

【基原】 为罂粟科绿绒蒿属植物长叶绿绒蒿和全缘绿绒蒿的全草或根。

【原植物】 1. 长叶绿绒蒿 *Meconopsis lancifolia* (Franch.) Franch. [*Cathcartia lancifolia* Franch.]　又名：具叶绿绒蒿（《云南药用植物名录》）。

一年生草本，高8～25 cm。主根圆锥状。茎直立。叶基生；叶片披针形，先端圆，基部楔形，下延成翅，边缘通常全缘。花茎中间粗，两端渐狭；花序顶生，成聚伞总状；花瓣4～8，紫色或蓝色，倒卵形；花丝线状，与花瓣同色，花药黄色至黑褐色；子房长圆形或椭圆形，被黄褐色伸展的刺毛，稀无毛。蒴果狭倒卵形至长圆状椭圆形，成熟时褐色。花、果期6～9月。

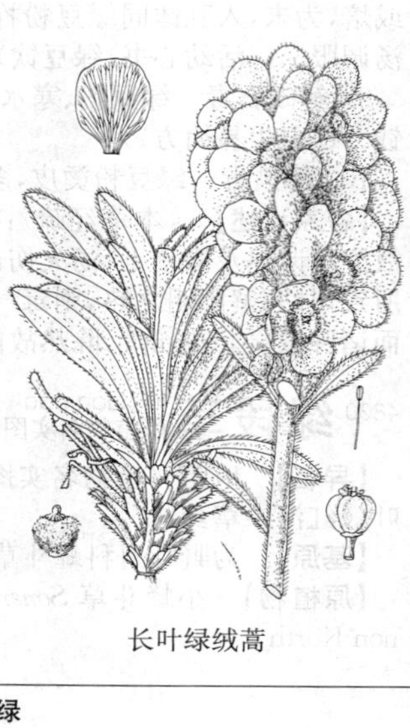

长叶绿绒蒿

生于海拔3 900～4 500 m的高山灌丛下或草坡。分布于四川、云南、西藏、甘肃等地。

2. 全缘绿绒蒿 *M. integrifolia* (Maxim.) Franch. [*Cathcartia integrifolia* Maxim.]　又名：毛瓣绿绒蒿（《全国中草药汇编》），黄芙蓉（云南），鹿茸菜（四川）。

一年生草本，高近150 cm。主根粗，具须根。茎粗壮。基生叶莲座状，中间常混生鳞片状叶；下部茎生叶互生；上部茎生叶，近无柄；最上部茎生叶通常成假轮生状，较小。花瓣6～8，黄色或稀白色；花丝丝状，金黄色，花药橘红色；蒴果。花、果期5～11月。

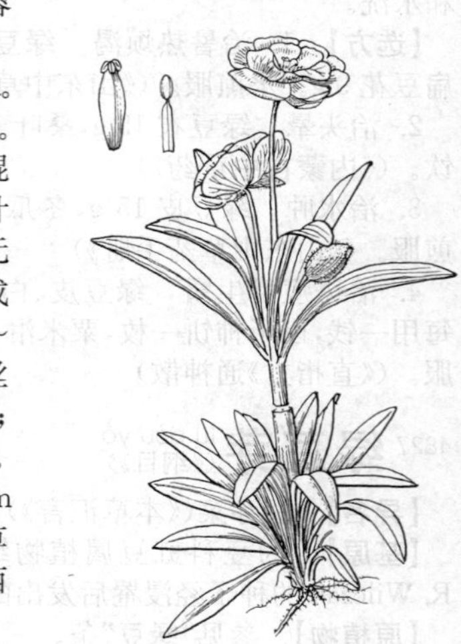

全缘绿绒蒿

生于海拔3 800～5 000 m的高山灌丛下、山坡、草甸。分布于四川、云南、西藏、甘肃、青海等地。

【采收加工】 7～8月采收，阴干。

【药材】 绿绒蒿 *Herba seu Radix Meconopsis*　主产于甘肃、四川、云南、西藏等地。

性状　长叶绿绒蒿　全草多破碎。根茎及根圆锥形，长5～10 cm，直径0.2～2 cm。表面棕褐色至棕黄色，根茎顶端有众多黄色硬毛及叶鞘残基，下部有横向不规则鳞片状斑痕或环纹。茎圆柱形，多扁缩，表面黄绿色或紫棕色，有纵沟纹；质脆易断，断面中空。内表面白色膜质状。叶多皱缩破碎，两面均被硬毛。花近长球形，花萼绿色至灰褐色，有疏毛，花冠4瓣，蓝色或紫色，雄蕊多数，子房上位。蒴果椭圆形至长卵形，长0.9～3 cm，直径0.4～0.9 cm，表面黑褐色，多具7条纵棱。种子长三角形，略弯，长约1.5 mm，直径0.5 mm，表面棕红色，有纵皱。气微，味微苦。

全缘绿绒蒿　全草皱缩破碎，长25～90 cm。主根长10～20 cm，直径0.5～1 cm，表面棕褐色。茎单一，直径0.6～1.5 cm，密被棕黄色长柔毛；质脆易断。基部叶簇生，皱缩；完整叶片呈倒披针形或倒卵形，长约30 cm，宽约4 cm，先端急尖或钝，主脉3～5条，表面枯绿色，被疏长毛，叶柄及叶片略等长，密被长毛。茎上部叶无柄。花单生或呈总状，花瓣黄色，多脱落。气微，味苦。

鉴别　根横切面：木栓层为数列细胞，部分已脱落。皮层窄，细胞切向延长，内含少量淀粉粒。韧皮部狭窄。导管数个至数十个成群，呈断续的放射状排列，射线部位常有径向裂隙。

叶横切面：上下表皮均为1列扁平、外壁角质增厚的细胞。叶肉全为海绵组织细胞。维管束外韧型，导管周围细胞内有时可见棕黑色块状物。

粉末特征：灰绿色。非腺毛多细胞。具刺；导管多为螺纹，亦见网纹及环纹；花粉粒圆球形，直径30～35 μm；木薄壁细胞长方形，具纹孔；具草酸钙簇晶；气孔为不定式，副卫细胞4～5个。

【成分】 长叶绿绒蒿全草含氨基酸，有机酸，强心苷，挥发油，糖类，鞣质，生物碱，香豆素[1]。

【药理】 抗菌作用 长叶绿绒蒿水提取液对痢疾杆菌有抑制作用[1]。

【药性】 味苦、涩，性寒，小毒。

1.《西藏常用中草药》："甘、涩，寒。有小毒。"

2.《甘肃中草药手册》："甘、苦，寒。有小毒。"

【功用主治】 清热利湿。主治肺热咳嗽，湿热黄疸，水肿，创伤久不愈合。

1.《西藏常用中草药》："清热泄肺，除湿利水。治咳嗽，肺炎，肝炎，湿热水肿。"

2.《甘肃中草药手册》："全草可催吐、生肌，根可升举中气。主治湿热黄疸，伤口久不愈合，疮疡流黄水及中气下陷等症。"

3.《藏药标准》："清热，利尿，消炎，止痛。"

【用法用量】 内服：煎汤，3～6 g。外用：研末敷。

【宜忌】 体弱者及孕妇慎服。

【选方】 1. 治湿热黄疸 全缘绿绒蒿适量。研末内服，每次 0.3 g，每日 2 次，盐水送下，以吐为度。

2. 治中气下陷 全缘绿绒蒿根适量。研末内服，每次 0.3～0.6 g，每日 2 次。（1、2 方出自《甘肃中草药手册》）

4832 绿笋片 lǜ sǔn piàn（《纲目拾遗》）

【异名】 绿笋干（《竹谱详录》），玉版笋（《纲目》），草鞋底、蝴蝶尖（《纲目拾遗》）。

【基原】 为禾本科慈竹属植物绿竹嫩苗的制成品。

【原动物】 绿竹 *Dendrocalamopsis oldhami* (Munro) Keng f. [*Bambusa oldhami* Munro; *Sinocalamus oldhami* (Munro) McClure] 又名：坭竹、石竹、毛绿竹（广东）、长枝竹、效脚绿（台湾）。

秆幼时被白粉，粉退后呈绿色或暗绿色，高达 6～9 m，直径 5～8 cm。箨鞘脱落性，先端近截形；箨耳具纤毛；箨舌近全缘或上缘呈波状；箨片直立，三角形。小枝有叶 6～15 枚；叶鞘幼时有小刺毛，边缘有时疏生纤毛；叶舌矮，截平或圆拱起；叶片长圆状披针形，下面被柔毛，边缘粗糙或有小刺毛。花枝无叶；假小穗单生或丛生于花枝各节，两侧扁，下部绿色，上部赤紫色；苞片 3～5，上方 1 或 2 片腋内发芽；小穗含 5～9 朵小花；颖 1 片，卵形，边缘生纤毛，具多脉；外稃与颖相似；内稃长 13 mm，先端尖锐而不具裂缺，背部两脊间有 3～5 脉，脊外至边缘各有 2 脉，边缘和脊上均生显著的纤毛；鳞被 3；花药长 8 mm；子房卵形，被粗毛，花柱显著，较子房为长，先端有 3 条长而纤细的羽毛状柱头。笋期 5～11 月，花期夏、秋季。

生于山坡、路旁。为我国台湾省普遍栽培的竹类之一。分布于浙江、福建、广东、广西、海南及台湾等地。

【采收加工】 春、夏季挖鲜笋，去净箨叶，煮熟，切片，晒干或烘干。

【药性】《纲目拾遗》："味甘，性平。"

【功用主治】《纲目拾遗》："治实喘，消痰。"

【用法用量】 内服：煎汤，30～60 g。

4833 绿豆升麻 lǜ dòu shēng má（《万县中草药》）

【基原】 为毛茛科类叶升麻属植物类叶升麻的根茎。

【原植物】 类叶升麻 *Actaea asiatica* Hara [*Actaea spicata* L. var. *asiatica* (Hara) S. H. Li et Y. H. Huang]

多年生草本，高 30～80 cm。根茎横生，外皮黑褐色，有细根。茎直立。茎下部叶为三回三出近羽状复叶；具叶柄；叶片三角形；顶生小叶卵形或宽卵状菱形，边缘有锐锯齿，侧生小叶卵形或斜卵形，上面近无毛，下面脉上被毛；茎上部叶似茎下部叶，但较小，具短柄。总状花序有多数花；花序轴和花梗被短柔毛；花两性，萼片 4；雄蕊多数；心皮 1。浆果近球形，紫黑色；种子卵形，有 3 纵棱。花期 5～6 月，果期 7～9 月。

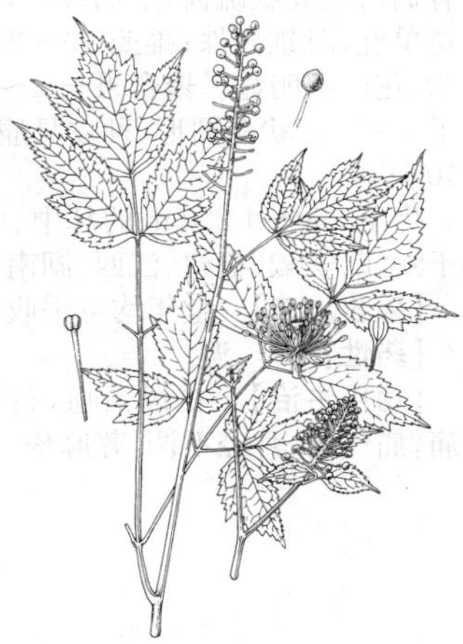

类叶升麻

生于海拔 350～3 100 m 的山地林下、草地或沟边阴处。分布于东北及河北、山西、内蒙古、湖北、四川、云南、西藏东部、陕西、甘肃、青海。

【采收加工】 春、秋二季采挖，切片，晒干。

【成分】 根茎含苷元成分：schisanlignone C、D，schisanlignaol D[1]。

【药理】 催吐、致泻作用 绿豆升麻（类叶升麻）根有催吐和致泻作用，动物食后发生腹泻、呕吐和严重的胃肠炎[1]。

【药性】 辛、微苦，平。

1.《甘肃中草药手册》："辛、苦，微温。"

2.《全国中草药汇编》："辛、苦，凉。"

【功用主治】 散风热，透疹，解毒。主治风热头痛，风疹，麻疹不透，百日咳，犬咬伤。

1.《甘肃中草药手册》："祛风湿，发表透疹。主治风湿疼痛，麻疹不透，皮肤风疹等症。"

2.《全国中草药汇编》："祛风止咳，清热解毒。主治感冒头痛，百日咳。外用治犬咬伤。"

【用法用量】 内服：煎汤，3～9 g。外用：捣敷。

【选方】 1. 治皮肤风疹 类叶升麻 9 g，荆芥 6 g，防风、牛蒡子、黄芩、白芷各 9 g。水煎服。（《甘肃中草药手册》）

2. 治小儿麻疹不透 绿豆升麻、芫荽、西河柳、椿树皮各 9 g。水煎服。

3. 治子宫脱垂 绿豆升麻、益母草各 15 g，棕树子 30 g，八月瓜 1 个。炖母鸡服。（2、3 方出自《万县中草药》）

4834 绿叶五味子 lǜ yè wǔ wèi zǐ（《湖南药物志》）

【异名】 内风消、小血藤（《湖南药物志》），过山风（《广东药用植物手册》），风沙藤（广东）。

【基原】 为五味子科五味子属植物绿叶五味子的藤茎或根。

【原植物】 绿叶五味子 *Schisandra viridis* A. C. Smith

落叶藤本。幼枝圆柱形，有细棱，紫褐

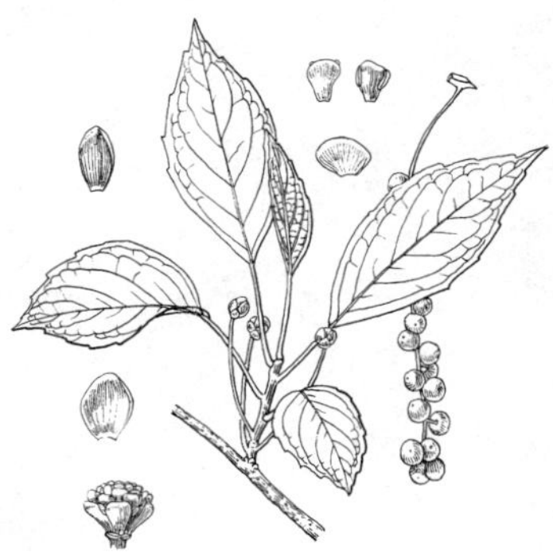

绿叶五味子

色，老枝呈片状剥落，灰褐色。叶互生，纸质；具叶柄；叶片卵状椭圆形、卵形或倒卵形，先端渐尖，基部钝或楔形，边缘有锯齿或波状疏齿，上面绿色，下面浅绿色，网脉两面明显。花单性，雌雄异株；雄蕊 10～20；雌蕊群椭圆形，心皮 15～20，花柱不明显。聚合果长 4～5 cm，有小浆果 15～20。种子 1～2，肾状椭圆形，种皮具瘤点。花期 4～6 月，果期 6～10 月。

生于 250～1 200 m 的林中、山坡路旁及山沟溪边。分布于浙江、安徽、福建、江西、湖南、广东、广西、贵州等地。

【采收加工】 全年均可采收，切片，晒干或鲜用。

【药性】 辛，温。

【功用主治】 祛风活血，行气止痛。主治风湿骨痛，胃痛，疝气痛，月经不调，荨麻疹，带状疱疹。

【用法用量】 内服：煎汤，15～30 g。外用：煎水洗；或捣敷；或绞汁搽。

【选方】 1. 治风湿骨痛久治不愈　过山风 60 g，两面针 15 g，钻骨风 30 g。水煎温服。

2. 治心胃寒痛　过山风、小毛蒟各 30 g。水煎温服。

3. 治疝气肿痛　过山风 30 g，小茴香 20 g。水煎温服。

4. 治妇女月经不调，经痛有瘀血块　过山风 30 g，益母草 60 g，土鳖虫 10 g，川楝子 10 g。水煎微温服。（1～4 方出自《中国民间生草药原色图谱》）

5. 治荨麻疹　绿叶五味子全株。煎水洗。

6. 治带状疱疹　绿叶五味子鲜叶捣烂敷或绞汁搽。（5、6 方出自《湖南药物志》）

十 二 画

4835 **琴叶榕** qín yè róng 《广西药用植物名录》

【异名】 山沉香、过山香(《广西药用植物名录》),铁牛入石(《全国中草药汇编》),牛根子(福建)。

【基原】 为桑科无花果属植物琴叶榕的根、叶。

【原植物】 琴叶榕 *Ficus pandurata* Hance 又名:鸡公木、筛箕子木(《广西药用植物名录》),牛奶子树(《全国中草药汇编》),牛奶柴、水榕(《福建药物志》),倒吊葫芦(《广东植物志》)。

落叶小灌木,高 1～2 m。叶互生;具叶柄,被粗伏毛;叶片纸质,提琴形或倒卵形,长 4～11 cm,宽 1.5～6 cm,先端急尖,基部圆形或宽楔形,上面无毛,下面浅绿,有短毛;基出脉 3 条,侧脉 3～5 对,网脉明显。隐头花序(榕果)单生于叶腋或已落叶的叶腋,卵圆形,成熟时紫红色,先端有脐状突起;总花梗长 3～10 mm;雄花、瘿花生于同一花序托内;雄花花被片 4,雄蕊 3,花丝长短不一;瘿花花被片 3～4,花柱侧生;雌花生于另一花序托内,花柱侧生。瘦果。花期 6～11 月。

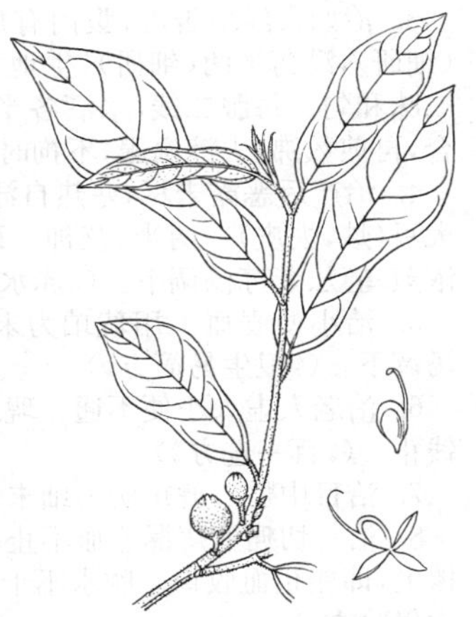

琴叶榕

生于山地疏林、灌木丛或村落路旁。分布于华南及浙江、福建、江西、云南等地。

【采收加工】 9～10 月挖根,7～10 月采叶,鲜用或晒干。

【药理】 1. 抗氧化作用 琴叶榕根水提取液体外能清除超氧阴离子。水提取液灌胃,升高大鼠血清超氧化物歧化酶,减少丙二醛含量[1]。

2. 抗炎作用 琴叶榕根提取液给细菌性前列腺炎模型大鼠喂饲,减少尿液、前列腺液白细胞,增加琥珀酸脱氢酶、β-羟化甾体脱氢酶、酸性磷酸酶的活性,前列腺组织结构基本完整[2]。

【药性】 甘、微辛,平。

1.《广西本草选编》:"味涩、微辛。"

2.《全国中草药汇编》:"甘,温。"

【功用主治】 祛风除湿,解毒消肿,活血通经。主治风湿痹痛,黄疸,疟疾,乳汁不通,乳痈,痛经,闭经,跌打损伤,毒蛇咬伤。

1.《广西本草选编》:"祛风解毒,活血调经。主治风湿痹痛,腰腿痛,胃痛,黄疸,乳痈,闭经,月经不调。"

2.《全国中草药汇编》:"行气活血,舒筋活络。主治乳汁不通,跌打损伤,外用治乳腺炎。"

3.《浙江药用植物志》:"消肿,解毒。主治背痈,疟疾。"

【用法用量】 内服:煎汤,30～60 g。外用:捣敷。

【选方】 1. 治腰背酸痛 琴叶榕干根 30～60 g,穿山龙干根 15 g。酒水煎服。(《福建中草药》)

2. 治黄疸 琴叶榕根 60 g,马蓝 60 g。水煎服。

3. 治疟疾 琴叶榕根 30～45 g。切片,酒炒,水煎 2 次,于症发前 4 h 和 2 h 各服 1 次。

4. 治乳痈 鲜琴叶榕根 60 g。水煎去渣,用甜酒兑服。外用琴叶榕叶捣敷患处。(2～4 方出自《江西民间草药验方》)

5. 治痛经 琴叶榕干根 30 g,益母草 15 g,艾叶 6 g。水煎服。(《福建中草药》)

6. 治跌打损伤 琴叶榕鲜根 45 g,酒水各半煎服;另取鲜叶捣烂,加酒糟调匀,烘热外敷。(《福建药物志》)

7. 治毒蛇咬伤 琴叶榕 30 g,煎水服;外用根捣烂敷伤口。(江西《草药手册》)

4836 **琥珀** hǔ pò 《别录》

【异名】 育沛(《山海经》),虎魄(《急就篇》),虎珀(《汉书》),江珠(《博物志》),琥魄(《后汉书》),兽魄、顿牟(《隋书》),血琥珀、血珀、红琥珀(《矿物药浅说》)。

【基原】 为古代松科松属植物的树脂,埋藏地下经年久转化而成的化石样物质。

【原矿物】 琥珀 Amber

呈不规则的团块状、钟乳状或散粒状。有时内具昆虫或植物的化石,散在煤或砂质黏土中。煤层中者,质较坚硬称煤珀。黏土中者,质酥、体较轻称琥珀。颜色为棕黄色、橙黄色或黄色,时有红色、褐色或绿色等。透明至不透明,有松脂光泽。硬度 2～2.5。相对密度 1.05～1.09。易熔。加热至 150 ℃变软,250～400 ℃时熔融。溶于硫酸和热硝酸中,部分溶于乙醇、乙醚和松节油。

主要分布于白垩纪或第三纪的砂砾岩、煤层的沉积物中。产于辽宁、广西、贵州、云南等地。

【采收加工】 从地层或煤层中挖出后,除去砂石、泥土等杂质。

【药材】 琥珀 *Succinum* 主产于云南腾冲,河南南阳、西峡,广西平南、贵县,辽宁抚顺。

商品规格 商品过去按产地不同分为云珀、广西珀、河南珀、湖南珀、抚顺珀。过去尚有"毛珀"和"光珀"之分。"毛珀"系天然品,未经加工,表面不光滑,药用多为本品;"光珀"为加工品,表面光滑,多作器皿,又称器珀。

性状 琥珀 为不规则块状、钟乳状、粗颗粒状。块状者大小不一;钟乳状者直径 1～4.5 cm,长达 7 cm。表面光滑或凹凸不平,血红色、淡黄色至淡棕色或深棕色,常相间排列;条痕白色。透明至半透明。树脂样光泽。体较轻,质酥脆,捻之易碎。断面平滑,具玻璃样光泽。摩擦之,显电气性,能吸引灯心草或薄纸片。稍有松脂气,味淡,嚼之易碎,无砂石感。

煤珀　为不规则多角形块状或颗粒状。淡黄色、淡棕色或黑褐色。有光泽，质坚硬，捻不易碎。断面有玻璃样光泽。有煤油气，味淡。嚼之无砂石感。

鉴别　(1) 透射偏光镜下：琥珀浅黄色；折光率 $N\approx1.535$，几乎见不到糙面；风化后，折光率降低，$N\approx1.510$ 或 1.490。煤珀蜡黄色，质地较杂；折光率 $N\approx1.540$。两者于正交偏光镜间全黑，为非晶质均质体。

(2) 琥珀燃之易熔，稍冒黑烟，刚熄灭时冒白烟，微有松香气。煤珀燃之冒黑烟，刚熄灭时冒白烟，有似煤油的臭气。

(3) 紫外光谱：分别取琥珀和松香的样品各 1 g，以石油醚(60～90 ℃)10 ml 浸渍 4 h，滤过，滤液以石油醚稀释至每 1 ml 含药 0.1～1 mg，以岛津 UV—200 型紫外分光光度计进行测定，琥珀的吸收峰是 228 nm，松香的吸收峰是 242 nm、251 nm。

(4) X 射线衍射分析　琥珀属非晶质体，故无 X 射线衍射反映。

(5) 差热分析曲线　琥珀的曲线无明确峰谷和失重点，且比煤珀的更复杂：吸热 100～110 ℃(小、宽)，370 ℃(小)，515 ℃(中)，645 ℃(大)。约 50 ℃开始，至 480 ℃急骤失重，占样重的 85%；自 480～750 ℃失重缓慢，占样品的 25%。即受热挥发，高温(800 ℃)全部挥发。

煤珀的热分析曲线特征为：吸热 390 ℃双谷(中)，465 ℃(中)；放热 493 ℃(小)，605 ℃(中)；分三段失重，即分别在 390 ℃双谷间，465 ℃尖谷段和 456～605 ℃间。这些特点与其 C∶H∶O 的比值相关。

【成分】　主要含树脂，挥发油，二松香醇酸(diabietinolic acid)，琥珀银松酸(succinosilvinic acid)，琥珀树脂醇(succinoresinol)，琥珀松香醇(succinoabietol)，琥珀酸(succinic acid)，龙脑(borneol)[1,2]，琥珀氧松香酸(succoxyabietic acid)，琥珀松香醇酸(succinoabietinolic acid)[3]，还含有钠、锶、硅、铁、钨、镁、铝、钴、镓等元素[4]。

【药理】　毒性　20%琥珀混悬液以 20 g/kg 给小鼠灌胃，连续 7 d，可见小鼠活动减少，体重等其他指标均正常[1]。

【炮制】　取原药材，除去杂质，用时捣碎或研成细粉。

饮片性状　参见"药材"项。贮干燥容器内，置阴凉干燥处，防尘。

【药性】　甘，平。归心、肝、膀胱经。

1.《别录》："味甘，平，无毒。"

2.《海药本草》："温。"

3.《雷公炮制药性解》："入心、脾、小肠三经。"

4.《本草求真》："专入心、肝，兼入小肠、肾。"

5.《本经续疏》："味苦，平。"

6.《本草分经》："入肝、肺、膀胱、心。"

【功用主治】　镇惊安神，散瘀止血，利水通淋，去翳明目。主治失眠，惊悸，惊风，癫痫，瘀血闭经，产后腹痛，癥瘕积聚，血淋血尿，目生翳障。

1.《别录》："主安五脏，定魂魄，杀精魅邪鬼，消瘀血，通五淋。"

2.《药性论》："治产后血疹痛。"

3.《本草拾遗》："止血生肌，合金疮。"

4.《日华子》："疗蛊毒，壮心，明目磨翳，止心痛，癫邪，破结癥。"

5.《珍珠囊》："利小便，清肺，又消瘀血。"

6.《本草正》："清心肺，消瘀血、痰涎。"

7.《玉楸药解》："凉肺清肝，磨障翳，止惊悸，除遗精白浊，下死胎胞衣，涂面益色，敷疔拔毒，止渴除烦，滑胎催生。"

【用法用量】　内服：研末，1～3 g；或入丸、散。外用：研末撒；或点眼。

【宜忌】　阴虚内热及无瘀滞者慎服。

1.《本草衍义补遗》："今古方用为利小便，若血少不利者，反致其燥结之苦。"

2.《本草经疏》："此药毕竟是消磨渗利之性，不利虚人。凡阴虚内热，火炎水涸，小便因少而不利者，勿服琥珀以强利之，利之则愈损其阴。"

【选方】　1. 治健忘恍惚，神虚不寐　琥珀、羚羊角(镑细)、人参、白茯神、远志(制)、甘草等分。上为细末，猪心血和，炼蜜丸芡实大，金箔为衣。每服一丸，灯心汤嚼下。(《景岳全书》琥珀多寐丸)

2. 治小儿胎惊　琥珀、防风各一钱，朱砂半钱。为末。猪乳调一字，入口中。(《直指方》)

3. 治妇人经络否涩，腹内有瘀血，痛不可忍　琥珀半两(细研)，没药半两(细研)，生地黄半斤。上除地黄捣汁外，二味和匀。每服二钱，水酒各半盏，煎至七分，入地黄汁二合，再煎数沸，去滓温服，不拘时候。(《普济方》琥珀散)

4. 治产后恶露未尽，寒热自汗，或肚腹作痛　琥珀一钱，大豆(炒，去皮)一两半，茯神一两。为末。每服二钱，空心浓煎乌豆、紫苏汤调下。(《赤水玄珠》大调经散)

5. 治小便溺血　用琥珀为末。每服二钱，灯心、薄荷煎汤调下。(《卫生易简方》)

6. 治老人虚人小便不通　琥珀研如粉。人参汤调下，一钱止。(《百一选方》)

7. 治目中翳　琥珀研为细末，点目中。(《普济方》)

8. 治一切痈疽痔漏恶血不止　琥珀二三分。研极细末。掺上，即能止血收口。脓水不干，用黄蜀葵花煎汤洗。(《文堂集验方》)

9. 治金疮出血不止，敷此无瘢痕　琥珀屑、降香真木、血竭等分。为极细末。敷伤处。(《张氏医通》紫金丹)

【各家论述】　1.《本草衍义补遗》："琥珀属阳，今古方用为利小便，以燥脾土有功，脾能运化，肺气下降，故小便可通。"

2.《雷公炮制药性解》："《内经》曰：主不明则十二官危，使道闭塞而不通。服琥珀，则神室得令，五脏安，魂魄定，邪何所附？病何自生邪？于是使道通，而瘀血诸症靡弗去矣。夫目得血而能视，心宁则荣和，而翳何足虞？金疮者，惟患其血逆于腠尔，能止之和之，未有不瘳者也。"

3.《本草经解》："五脏藏阴者也，血有所凝，则五脏为之不安，琥珀甘平和血，故安五脏也。气平入肺，味甘入脾，质坚有镇定之功，所以入肺脾而定魂魄也。魂魄定则神气内守，而精魅邪鬼不得犯之，所以云能杀鬼魅也。气平则通利，味甘则缓中，所以能消瘀血也。气平入肺，肺通水道，所以治五淋。"

4.《国药诠证》："五脏有血积则不安，魂魄因气阻而不定，则精魅至而邪鬼作矣。琥珀有破血利气之效，故能安五脏，定魂魄，杀精魅邪鬼也。消瘀血，通五淋，均破血利气之效。藏器用以止血生肌合金疮，以其能燥湿而散血也。元素用以清肺利小肠，以其能散湿而利水也。"

4837 琼枝 qióng zhī 《纲目》

【异名】　石华(郭璞《江赋》)，石花菜(《日用本草》)，石花、海菜、草珊瑚(《南越笔记》),璚枝(《大明一统志》)。

【基原】 为红翎菜科麒麟菜属植物琼枝的藻体。

【原植物】 琼枝 *Eucheuma gelatinae*(Esp.)J. Ag. 又名:胶麒麟菜(广东)。

藻体黄绿色或紫红色,夏季藻体背面黄色,腹面红色,软骨质,匍匐重叠,不规则叉状或羽状分枝,枝上部斜立,扁平,宽3～5 mm,厚1～2 mm,枝端及藻体腹面常具有圆盘状固着器,而以腹面较多。髓部中央有密集的藻丝。四分孢子囊带状分裂。囊果圆形有长柄,单生或2～3个集生。

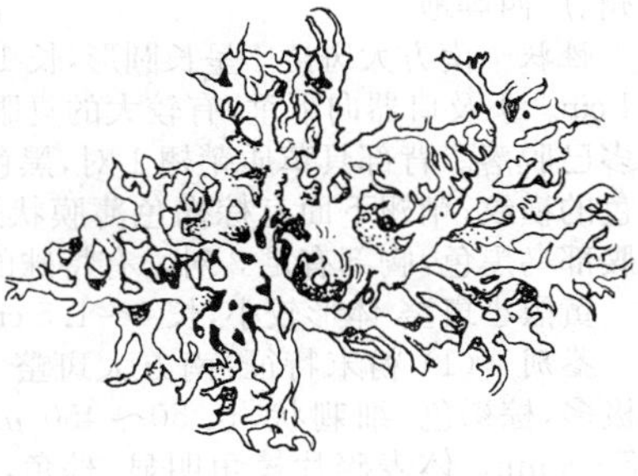

琼 枝

生于大干潮线附近或在0.5～7 m深处的碎、死珊瑚上,少数亦生于低潮带的珊瑚礁石隙中。分布于海南、台湾等地沿海。

【采收加工】 7～9月采集,漂去沙屑,晒干。

【药材】 琼枝 *Alga Eucheumae* 产于海南、台湾等地沿海。

性状 藻体紫红色或黄绿色,分枝间相互附着,形成团块状。叶状体背面黄色,腹面红色,不规则叉状分枝,枝扁平,宽3～5 mm,厚约2 mm。藻体一面常有圆锥形突起,两侧密生羽状小枝,枝端常有盘状固着器。气腥,味咸。

【成分】 含角叉菜胶(carrageenan),由β-、κ-、ε-、γ-、μ-、ν-角叉菜胶所组成[1],其主要成分是部分脱硫酸酯κ-角叉菜胶(partiallydesulfated κ-carrageenan),次要成分是部分脱硫酸酯μ-角叉菜胶,次要成分的多糖链中可能还混杂有甲基半乳糖基和丙酮酸缩醛基[2]。

【药性】 甘、咸,寒。归肺、肝、大肠经。

1.《纲目》:"甘,咸,大寒。滑,无毒。"

2.《本草再新》:"入肝、肺二经。"

3.《本草撮要》:"入手足太阴、阳明经。"

【功用主治】 清肺化痰,软坚散结,解毒。主治痰热咳嗽,瘿瘤痰核,痔疮,肠炎。

1.《南越笔记》:"以作海藻酒,治瘿气;以作琥珀糖,去上焦浮热。"

2.《随息居饮食谱》:"久食愈痔。"

3.《本草便读》:"清肺部热痰,导肠中湿热。阴虚湿热,痔血等症,皆可用之。"

4.《中国药用海洋生物》:"润肺化痰,清热软坚。用于支气管炎,痰结瘿瘤,肠炎和痔疾等。"

【用法用量】 内服:煎汤,15～30 g。

【宜忌】 中下焦虚寒者慎服,孕妇慎服。

1.姚可成《食物本草》:"孕妇不可多食。"

2.《本经逢原》:"下部虚寒及脾气不充者,勿食。"

3.《随息居饮食谱》:"寒凝已甚,中虚无火者忌食。"

【选方】 1. 治支气管炎,支气管扩张,内热痰结咳嗽 琼枝15 g,桑白皮、地骨皮、麦冬各9 g。煎服。

2. 治瘿瘤瘰疬 琼枝、海带、牡蛎各30 g,泽漆12 g。煎服。

3. 治肠炎,痔疮 琼枝30 g,黄芩9 g,地榆15 g,地锦草30 g。煎服。(1～3方出自《中国药用海洋生物》)

4838 斑鸠 bān jiū (《嘉祐本草》)

【异名】 斑鹤、锦鸠(《范汪方》),斑鷦(《本草衍义》)。

【基原】 为鸠鸽科火斑鸠属动物火斑鸠、斑鸠属动物山斑鸠和珠项斑鸠的肉。

【原动物】 1. 火斑鸠 *Oenopopelia tranquebarica*(Harmann) 又名:小斑鸠(《中国药用动物志》)。

体形较小,体长22～26 cm。头顶和后颈蓝灰色,头侧稍浅,颈基有1道黑色领环;背、肩羽和两翼覆羽葡萄红色。尾羽具宽阔的白色羽端,最外侧尾羽的外翈转为纯白色,飞羽暗褐;颏和尾下覆羽白色,下体其余部分羽色与背相同但较浅。雌鸟上体均为土褐色,前头沾灰,后颈黑领环不显。腰部渲染蓝灰,下体土褐色。颏和喉近白,下腹和尾下覆羽转为蓝灰色。

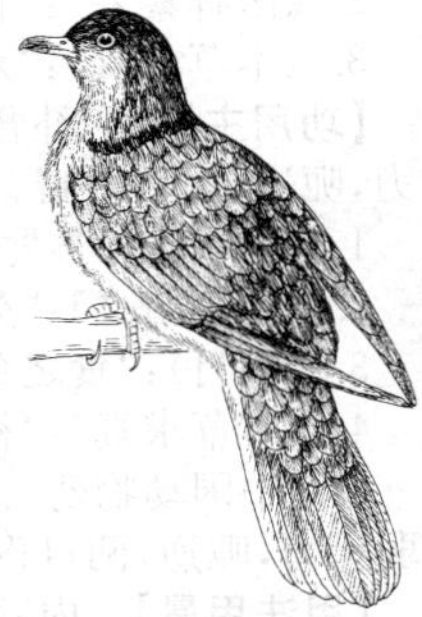

火斑鸠

栖于邻近田间的山林、竹林。常成群活动于田野、村庄附近。营巢于树枝上及竹林内,每窝产卵2～3只。以作物或杂草种子、植物果实为食。分布于华北、东北、华东、中南、西南及陕西、青海、西藏等地。

2. 山斑鸠 *Streptopelia orientalis*(Latham) 又名:东方斑鸠、绿斑鸠(《中国动物药志》)。

体形较大,体长约34 cm,翼长19～20 cm。额和头顶蓝灰色,头和颈灰褐而稍带葡萄酒色;颈基左右两侧各具黑羽成块斑状,各羽缘先端蓝灰色。肩羽羽缘斑为显著的红褐色。上背褐色;下背及腰蓝灰色。下体为葡萄酒色。外侧尾羽灰白色端部较短;尾下覆羽鸠灰色。嘴暗铅色,脚和趾紫红,爪红黑色。

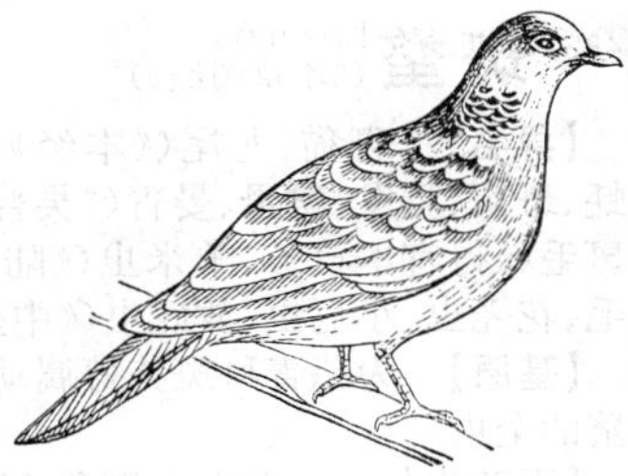

山斑鸠

栖于平原和山地林中,冬季常成小群活动在田间。营巢于树枝上,多在较隐蔽的矮林间,巢甚简陋,每窝产卵2只。主食农作物及杂草种子。分布于全国各地。

3. 珠颈斑鸠 *S. chinensis*(Scopoli) 又名:花斑鸠、花脖斑鸠、珍珠鸠(《中国药用动物志》)。

体长达32 cm,翼长15～16 cm。额和头顶前部淡灰色,头顶余部和后头为鸽灰色而带葡萄粉红色;后颈基处和两侧有宽的黑色颈圈,黑羽先端为白色或黄白色成斑点状(名珠状斑)。肩羽羽斑呈棕黄色;上体余部为褐色,上颈、头侧、喉、胸和腹均为葡萄酒色,外侧尾羽先端具宽阔的白斑,尾下覆羽暗

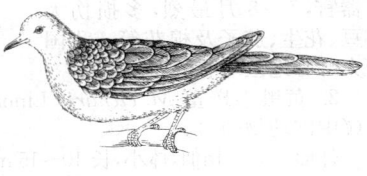

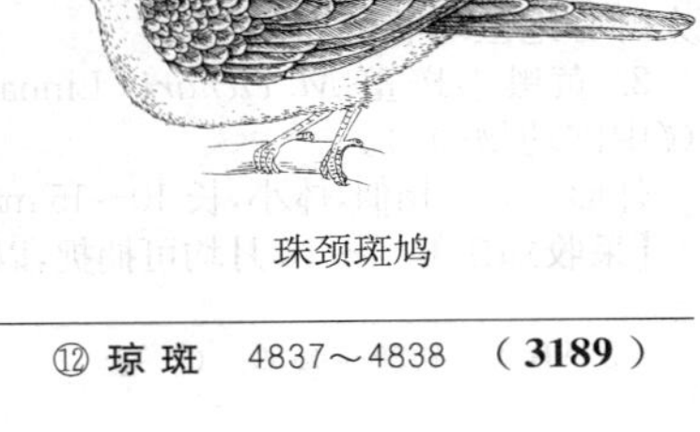

珠颈斑鸠

石板灰色。嘴深角褐色；跗跖和趾紫红色，爪褐色。

栖于农田附近的树林、竹林及田间，亦常在居民点附近活动。飞行十分迅速。鸣声响亮。以谷物及杂草种子为主食。巢营于树上、竹子上或灌丛间。每窝产卵2只，雌雄鸟参加孵卵。分布于北至河北，南至广东，西至陕西、四川、云南广大地区。

【采收加工】 全年均可捕捉。捕杀后，除去羽毛及内脏，鲜用或烘干。

【药性】 甘，平。归肺、肾经。

1.《嘉祐本草》："甘，平，无毒。"

2.《医林纂要》："甘，咸，平。"

3.《本草求真》："入肺肾。"

【功用主治】 补肾，益气，明目。主治久病气虚，身疲乏力，呃逆，两目昏暗。

1.《嘉祐本草》："主明目。多食其肉，益气助阴阳。"

2.《本草衍义》："久病虚损人食之，补气。"

3.《纲目》："食之令人不噎。"

4.《本草求真》："补肾明目，补肺益气。"

5.《中国动物药》："益气明目，强筋壮骨。治久病气虚衰弱无力，呃逆，两目昏暗等。"

【用法用量】 内服：适量，煮食。

【选方】 1. 治筋骨软弱无力　斑鸠1只，五加皮15 g，续断15 g。水煎服，日服2次。

2. 治呃逆　斑鸠1只(去毛及内脏)，旋覆花15 g，半夏5 g，柿蒂15 g。共煮熟，食肉饮汁，日服2次。(1、2方出自《中国动物药》)

3. 治眼青盲无所见　斑浮鸠一头(如治食法，炙令熟)，决明子半升，细辛二两，防风二两。上咬咀，合封十五日，为末。每服方寸匕，酒送下，日三夜二。(《医心方》)

4839 斑蝥 bān máo (《本草图经》)

【异名】 斑猫、龙尾(《本经》)，盤蝥(《说文》)，斑蚝、龙蚝、斑菌、腃发、盤蛩、晏青(《吴普本草》)，龙苗(《药性论》)，斑毛(《得宜本草》)，羊米虫(《陆川本草》)，老虎斑毛、花斑毛、花壳虫、小豆虫、放屁虫(《中药志》)。

【基原】 为芫青科斑芫菁属动物南方大斑蝥或黄黑小斑蝥的全虫。

【原动物】 1. 南方大斑蝥 *Mylabris phalerata* Pallas 又名：大斑芫青(《中国动物药》)。

长15～30 mm。被有黑毛。头呈圆三角形，有粗密刺点。复眼大，略呈肾形。触角1对。前胸长略大于宽。鞘翅端部宽于基部，黑色底色，翅基部有2大黄斑，翅中央前后各具一黄色波纹状横带。

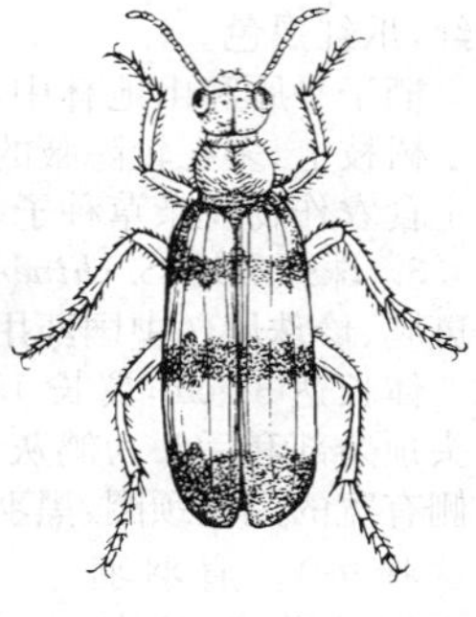
南方大斑蝥

喜群集栖息和取食。复变态，幼虫共6龄，成虫4～5月开始为害植物的叶、芽及花等器官，7～8月最烈，多损伤大豆、花生、茄子及棉花等。我国大部分地区均有分布。

2. 黄黑小斑蝥 *M. cichorii* Linnaeus　又名：眼斑芫青(《中国动物药》)。

外形与上种相似，体小，长10～15 mm。生态与分布同上种。

【采收加工】 5～10月均可捕捉，以6～8月最盛，多在清晨露水未干，斑蝥翅湿不易飞起时捕捉，捕捉时应戴手套和口罩，以免刺激皮肤和黏膜，引起炎症。日出后可用纱兜捕捉。将捕到的斑蝥用沸水烫死，取出晒干或烘干，或采用米炒法。

【药材】 斑蝥 *Mylabris*　主产河南、安徽、江苏、湖南、贵州、广西等地。

性状　南方大斑蝥　呈长圆形，长1.5～2.5 cm，宽0.5～1 cm。头及口器向下垂，有较大的复眼及触角各1对，触角多已脱落。背部具革质鞘翅1对，黑色，有3条黄色或棕黄色的横纹；鞘翅下面有棕褐色薄膜状透明的内翅2片。胸腹部乌黑色，胸部有足3对。有特殊的臭气。

黄黑小斑蝥 体形较小，长1～1.5 cm。

鉴别　(1) 粉末特征：南方大斑蝥　棕黑色。体表刚毛极多，棕褐色，细刺状，长50～450 μm或更长，中段直径5～8 μm。体表碎片棱角明显，棕色，表面平或具小瘤突，有的可见短小的刺和刚毛脱落后的小凹窝。板状肌纤维易见，板块状、条状或数条成束，黄白色，微透明，可见顺直纹理，有时具横向环纹。气管壁组织具整齐条状增厚壁，白色，其下有透明膜状物衬托。翅碎块可见黄白色及黑褐色相间的斑纹，在黑褐色部分具交错排列微突起的钮扣状圆环，直径34～54 μm，表面具刚毛。

黄黑小斑蝥　灰褐色。肌纤维大小不等，边缘不整齐，半透明，表面具细密的网状小方格，或仅见密集的整齐顺纹。体表刚毛较小。

(2) 取粉末约0.15 g，用微量升华法，得白色升华物，放置片刻，镜检呈柱形、棱形结晶。升华物供试：升华物用石油醚洗2～3次，加硫酸(相对密度1.77)2～3滴，微热，溶解后转入试管内，再继续用小火加热至发生气泡，立即离火，滴入对二氨基苯甲醛硫酸溶液1滴，溶液即显樱红色或紫红色。将升华物滴加硫酸(相对密度1.77)2～3滴，微热，溶解后转入试管内，加入间苯二酚粉末少许，小火加热至沸，溶液变红色，在紫外光灯下观察，显绿色荧光。将升华物滴加氢氧化钡水溶液封藏后镜检，可见针束状结晶(检查斑蝥素)。

(3) 薄层色谱：取斑蝥粉末适量，加盐酸氯仿(1∶100)25 ml，振摇50 min，过夜，滤过，回收氯仿，残渣加丙酮溶解，作供试品溶液。另取斑蝥素对照品制成丙酮液作对照品溶液。分别吸取两溶液点样于同一块硅胶G板上，以氯仿-丙酮(95∶5)展开后，用0.04%溴甲酚绿醇液显色，供试品和标准品在相应位置上，显相同颜色的斑点。

品质标志　《中华人民共和国药典》2005年版规定：照气相色谱法测定，本品含斑蝥素($C_{10}H_{12}O_4$)不得少于0.35%。

【成分】 1. 南方大斑蝥　含萜类成分：斑蝥素(cantharidin)[1]，羟基斑蝥素(hydroxycantharidin)[2]；脂肪及树脂，蚁酸(formic acid)，色素等[1]。全虫体含磷、镁、钙，微量的铁、铝、锌、铬、锰、镉、锶、铜等元素[3]。

2. 黄黑小斑蝥(台湾产者)　含斑蝥素[4]。

【药理】 1. 抗肿瘤作用　斑蝥素体外抑制人早幼粒白血病HL-60细胞和肝癌QGY-7703细胞，能够诱导HL-60细胞发生凋亡[1]。斑蝥素也诱导人红白血病K_{562}细胞凋亡，凋亡大部分发生在M期，也有少量发生在细胞间期，是多点启动的[2]。斑蝥素作用于肝癌QGY-7703细胞，抑制细胞表达参与细胞周期进程基因、能量代谢基因、致瘤活性基因及肿瘤特异表达基因，促进了多种细胞生长抑制基因以及凋亡相关基因的表达，这可能是其细胞毒作用的机制[3]。斑蝥煎液腹腔注射，延长L_{615}白血病小鼠的生存期，降低DNA非整倍体率和S期细胞比例[4]。

2. 对肾脏的保护作用　斑蝥素能对抗新生猪肾小管上皮细胞低氧损伤后 F-actin 骨架系统紊乱的作用，防止肾小管上皮细胞低氧损伤[5]。斑蝥素抑制低氧损伤后 G_1/S 肾小管上皮细胞增殖周期停滞和 p21 高表达[6]。

3. 其他作用　斑蝥煎剂灌胃，对正常小鼠能改善耳郭微循环、延长凝血时间（玻片法和毛细管法）；在热板法和醋酸扭体法中有镇痛作用；对二甲苯性耳肿胀、蛋清性足肿胀和琼脂性肉芽肿有抗炎作用；对雌鼠的卵巢重量未见明显影响，但能降低怀孕率，增高畸胎率[7]。小鼠腹腔注射斑蝥素，使脾淋巴细胞产生白介素-2 和巨噬细胞产生白介素-1 均增加[8]。感染新城鸡瘟病毒的病鸡喂饲脂溶性斑蝥素，提高存活率[9]。斑蝥素抑制 NIH/3T3 细胞（鼠来源的成纤维细胞株增殖）治疗量无细胞毒性，能防治器官组织纤维化[10]。

毒性　小鼠灌胃斑蝥悬液的 LD_{50} 为 131.8 mg/kg，水煎剂的 LD_{50} 为 457.1 mg/kg[11]。小鼠腹腔注射斑蝥素的 LD_{50} 为 1.86 mg/kg，斑蝥素对小鼠肝脏、肾脏毒性较为显著[12]。斑蝥临床中毒反应以泌尿系统和消化系统的毒性反应为主，严重毒性反应表现为急性肾功能衰竭和中毒性休克[13]。

斑蝥（南方大斑蝥）煎煮液使小鼠骨髓嗜多染红细胞微核率和小鼠骨髓细胞姊妹染色单体交换率升高，有一定的致突变性[14]。

【炮制】 1. 生斑蝥　取原药材，除去头、足、翅及杂质。

2. 米炒斑蝥　取净斑蝥与米置锅内，用文火加热，拌炒至米呈黄棕色，取出，除去米，放凉。

3. 甘草糯米制斑蝥　取净斑蝥于甘草汤内泡过，晒干。再于锅内用糯米同炒至米呈金黄色时，取出筛去糯米。另换糯米再炒至米呈金黄色，如此反复制作 10 次为止。

饮片性状　生斑蝥参见“药材”项。米炒斑蝥、甘草糯米制斑蝥形如斑蝥，略显光泽。

贮干燥容器内，密闭，置通风干燥处，防蛀。

【药性】 辛，温。大毒。归肝、胃、肾经。

1.《本经》：“味辛，寒。”

2.《本草正》：“味辛，性热。”

3.《本草经疏》：“入手阳明、手太阳经。”

4.《本经逢原》：“辛、咸，温，有毒。”

5.《会约医镜》：“入肺、脾二经。”

6.《本草再新》：“入肝、脾、肾三经。”

【功用主治】 攻毒蚀疮，逐瘀散结。主治痈疽，瘰疬，顽癣，经闭，癥瘕，癌肿。

1.《本经》：“主寒热，鬼疰，蛊毒，鼠瘘，恶疮疽。蚀死肌，破石癃。”

2.《别录》：“主疥癣，血积，堕胎。”

3.《药性论》：“治瘰疬，通利水道。”

4.《日华子》：“疗淋疾，敷恶疮、瘘烂。”

5.《绍兴本草》：“逐血理痛。”

6.《纲目》：“治疝瘕，解疔毒、猘犬毒、沙虱毒、轻粉毒。”

7.《药性考》：“攻杨梅恶疮。”

【用法用量】 内服：炒炙研末，每次量 0.03～0.06 g；或入丸剂。外用：研末敷贴发泡，酒、醋浸或制成膏涂。

【宜忌】 凡体质虚弱，心、肾功能不全，消化道溃疡者，以及孕妇均禁服。斑蝥毒性大，有很强的腐蚀力。内服应从小剂量开始，逐步增加；外敷时间不能过长，涂布面积亦不宜过大，以防皮肤吸收中毒。中毒症状主要表现为口腔灼痛，舌肿起泡，吞咽困难，恶心呕吐，甚则吐血水、血块；胸腹部绞痛，继则下腹及腰部绞痛，尿频痛急，甚则血尿。严重中毒可见谵语痉挛，或全身发麻，四肢厥冷，脉搏微弱，血压下降，大汗，气促。如抢救不及时，可因急性肾功能衰竭或全身衰竭而死亡。

1.《本草经集注》：“畏巴豆、丹参、空青，恶肤青。”

2.《日华子》：“恶豆花，入药除翼、足，熟炒用，生即吐泻人。”

3.《本草衍义》：“妊身人不可服，为能溃人肉，治淋药多用，极苦人，尤宜斟酌。”

4.《纲目》：“恶甘草。”

【选方】 1. 治瘰疬多年不效者　斑蝥一分（去头、翅、足，糯米炒），薄荷叶三分。上件为细末，乌鸡子汁和丸如梧桐子大。清茶送下二丸，午时后服三丸，临卧服四丸，次日空心服五丸。脐下痛，小便中取恶物是效；如小便涩，吃葱、茶少许。（《杨氏家藏方》必捷丸）

2. 治瘘疮有虫　斑蝥五个（八月中取），以苦酒浸半日，晒干，铜器炒熟为末，巴豆一粒，黄犬背上毛二七根（炒，研），朱砂五分。同和苦酒顿服。虫当尽出。

3. 治疣痣黑子　斑蝥三个，人言少许。以糯米五钱炒黄，去米。入蒜一个，捣烂点之。（2、3 方出自《纲目》）

4. 治疔肿　斑蝥一枚，蒜皮一片。先以针拨破疮头，纳斑蝥于疮口中，以蒜皮盖定，一日一度，根出瘥。（《圣济总录》斑猫薄敷方）

5. 治干癣积年生痂，搔之黄水出，每逢阴雨即痒　斑蝥半两，微炒为末。蜜调敷之。（《外台》）

6. 治急心痛　斑蝥七个，胡椒四十九粒。同炒至斑蝥焦碎，去斑蝥不用，取净胡椒为末。作一服，热酒调下，不拘时候。

7. 治狂犬咬伤　斑蝥七个，糯米一撮。同炒色黄，取米七粒，同斑蝥七个研细，以百草霜一钱三分和匀。用米饮调服，极效。

8. 治破伤风强直　斑蝥头、蝎梢尾、草乌尖、附子蒂细研为末。热酒调服。（6～8 方出自《卫生易简方》）

9. 治偏正头风　斑蝥一个，去头、翅、足，隔纸研细为末，筛去衣壳。将少许贴在膏药上，头左痛，贴右太阳穴；头右痛，贴左太阳穴，足半日取下。（《良方集腋》）

10. 治晚期食管癌　斑蝥 1 只，去翅、足、绒毛，取鸡蛋 1 个，敲一小孔，纳入斑蝥，于锅中蒸 30 min，取出分作 3 次服下。（《虫类药的应用》）

【临床报道】 1. 治疗原发性肝癌　口服斑蝥素片从每日 0.5 mg 开始，逐渐递增到每次 0.5 mg，每日 3～4 次；或斑蝥素针剂从 0.5 mg 开始，加入 50%葡萄糖 40 ml 静脉推注，每日 1 次，逐渐递增到每日 1 mg。治疗Ⅱ期、Ⅲ期原发性肝癌 27 例，平均用药总量为 82.15 mg，疗程平均 80.96 d，总有效率 51.8%，治疗后 1 年生存率 11.11%。副作用以泌尿和消化系统为多见，要定期复查尿常规和肾功能，一旦出现异常要及时停药[1]。

2. 治疗肝炎　用脂溶性斑蝥素片（每片含斑蝥素 0.3 mg）成人每次口服 0.6～0.9 mg，小儿口服每次 0.01～0.02 mg/kg，每日 3～4 次。治疗急性病毒性肝炎 37 例（其中黄疸型 23 例，无黄疸型 14 例），结果：临床治愈 36 例，好转 1 例，有效率 100%；HBsAg 阳性 15 例转阴 9 例，占 60%。经 1 年随访 36 例复发 1 例。服药期间多喝开水或绿茶，可避免或减少副作用。孕妇忌用[2]。

3. 治疗周围性面神经麻痹　用巴豆 10 个，斑蝥 5 只，生姜 50 g。碾碎后贴敷于患侧面部 8 h，外用敷料固定。待形成水泡后，用无菌注射器将泡内液抽出，油纱覆盖患处，使其自然愈合。共治疗 70 例，结果：痊愈（双侧额纹、鼻唇沟恢复对称，蹙眉与闭眼正常，鼓腮时口角不漏气，进食时齿颊间不滞留食物残渣，说话和笑时无口角歪斜，面部表情正常)57 例；好转(双侧额纹与鼻唇沟基本对称，眼闭合欠实，鼓腮时口角不漏气，进食时齿颊间不滞留食物，笑时可见口角不对称)9 例；无效 4 例。总有效率 94.3%[3]。

4. 治疗尖锐湿疣　将 98 例尖锐湿疣患者随机分为 3 组，对 31 例患者单纯应用斑蝥素治疗(A 组)，方法：用斑蝥素乳膏(每支 4 g，含斑蝥素 1 mg)，将乳膏在疣体表面均匀涂抹一薄层，每日 1 次，连用 10 d 为 1 个疗程。对 35 例患者应用斑蝥素和激光联合治疗(B 组)，32 例患者单纯用激光治疗(C 组)，观察其复发情况。结果：单纯用斑蝥素治疗复发率为 16.13%；斑蝥素联合激光治疗效果最好，临床复发率为 8.57%，但与 A 组比较无统计学意义，$P>0.05$；单纯用激光治疗效果差，临床复发率为 65.63%，与 A 组比较有非常显著性差异[4]。

5. 治疗痛经　取发泡膏(用斑蝥、白芥子各 20 g，研极细末，以 50%二甲亚砜调成膏状)麦粒大一块，置于 2 cm×2 cm 胶布中心，每于经前 5 d，及经潮微觉腹痛时，交替贴于中极或关元穴上，每贴 3 h 揭去，局部出现水泡，不需刺破，2～3 d 内渐干结痂，连贴 2 个月经周期，治疗 82 例痛经，总有效率为 90.25%[5]。

6. 治疗过敏性鼻炎　用发泡膏(方见“治疗痛经”)麦粒大 1 块，置于 2 cm×2 cm 胶布中心，交替贴于两侧内关或外关穴上，3 h 后揭去，局部出现水泡，2～3 d 后水泡干结(愈后不留瘢痕)。每星期 1 次，4 次为 1 个疗程，必要时可贴 2～3 个疗程。治疗 64 例，总有效率 96.6%[6]。

7. 治疗斑秃　用 5～10 个斑蝥放到 75%的乙醇 50～100 ml 中，封闭浸泡 7 d，再根据患病的时间长短配合梅花针治疗，发病 1 星期以内者，只单用斑蝥液涂抹患处，每日涂药 1 次，待药液干后，用干棉球揉搓患处，令患处潮红发热为止；发病 2 星期以上者，用梅花针轻轻叩打局部，使局部出现小的渗血点用干棉球擦去血渍后，涂上斑蝥药液，每日早晚各 1 次，1 个月为 1 个疗程。结果：显效(于用药 4 星期后，患处有毛发萌出)20 例，有效(用药 6 星期后，患处有毛发萌出)35 例，无效 3 例，总有效率为 94.82%[7]。

8. 治疗寻常疣　先以手术刀削去疣角化层，至欲出血为度，用棉签蘸斑蝥素火棉胶(斑蝥素 0.7 g，丙酮 30 ml，火棉胶加至 100 ml)涂于疣表面，干后复涂 2～3 次，疣表面结一层白色薄膜，外以氧化锌橡皮膏贴之，3～4 d 揭去敷剂，清除疣表面坏死物后，按前法重复贴敷，共治疗 52 例，总有效率 92.3%，一般 3～5 次即愈[8]。

9. 治疗甲沟炎　取斑蝥末如米粒大一块，均匀撒在患处，外用黑膏药烘软敷贴，8～20 h 后，患处有微黄色液体渗出，即可揭去膏药清洗，用甲紫外涂。共治疗 105 例，均一次用药后即愈[9]。

10. 治疗网球肘　用斑蝥、白芥子、寻骨风等分，研极细末，等分混合，密封备用。取上药适量，用 50%乙醇调成糊状敷于肱骨外上髁痛点处，以 4 cm×4 cm 之医用胶布贴敷固定，待 6～10 h 局部起一小水泡后，揭去胶布，水泡无需处理，一般 5～7 d 自行愈合，若水泡破损，用消毒棉签挤干淡黄色液体后，外以无菌纱布覆盖。每星期治疗 1 次，3 次为 1 个疗程，2 个疗程后观察疗效。治疗期间，患肢避免作提拎重物及快速屈伸肘关节等动作。共治疗 41 例，结果：治愈 31 例，显效 6 例，好转 4 例，总有效率 100%。半年后随访，仅 1 例复发。再次治疗后疼痛消除[10]。

【各家论述】 1.《纲目》：“斑蝥专主走下窍，直至精溺之处，蚀下败物，痛不可当。葛氏云：凡用斑蝥，取其利小便，引药行气，以毒攻毒也。”

2.《雷公炮制药性解》：“按斑蝥入腹，有开山凿巅之势，最称猛烈，故辄致腹痛不可忍。余见里中一壮年患痞疾，服斑蝥数剂，初则大泻不止，烦闷欲绝，继则二便来红，三日而死。自非百药不效之病，不可轻使。”

3.《本草汇言》：“斑蝥，倘用之不善，如溃伤肌肉，攻害脏腑，崩败血气，为祸不可胜言者，详慎用之可也。”

4.《本草经疏》：“斑猫，近人肌肉则溃烂，毒可知矣。性能伤肌肉，蚀死肌，故主鼠瘘疽疮疥癣。辛寒走散下泄，故主破石癃血积及堕胎也。甄权主瘰疬，通利水道，以其能追逐肠胃垢腻，复能破结走下窍也。”“斑猫，性有大毒，能溃烂人肌肉，惟瘰疬、癫犬咬或可如法暂施，此物若煅之存性，犹能啮人肠胃，发泡溃烂致死，即前二证亦不若用米同炒，取气而勿用质为稳，余证必不可饵。”

5.《本草汇纂》：“斑蝥味辛气寒有毒，破恶血恶毒，其性下走而不上，专走下窍，直至精溺之处，蚀下败物，痛不可当，且入胎则堕，其毒可知。外用蚀死肌，敷疥癣、鼠瘘、恶疮，内治破石淋，拔瘰疬疔肿，下猘犬毒、蛊毒、轻粉毒，取其以毒攻毒，然惟实者可用。”

4840 斑叶兰 bān yè lán (《贵州民间药物》)

【异名】 九层盖、野洋参(《贵州民间药物》)，小将军(《浙江中药资源名录》)，金边莲、银耳环(《中国中药资源志要》)。

【基原】 为兰科斑叶兰属植物大斑叶兰、小斑叶兰、大花斑叶兰或绒叶斑叶兰的全草。

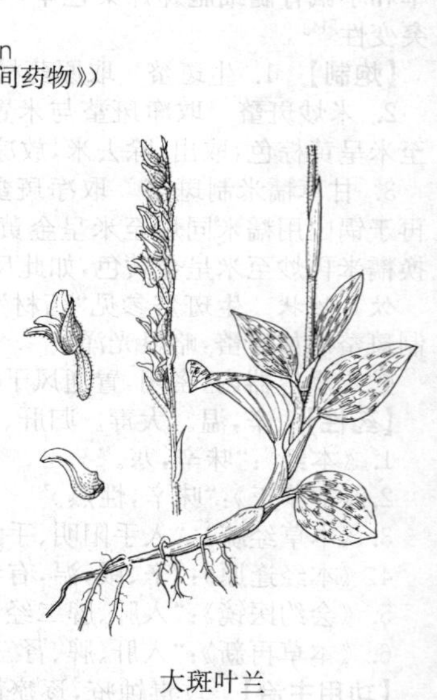

大斑叶兰

【原植物】 1. 大斑叶兰 *Goodyera schlechtendaliana* Reichb. f. 又名：偏花斑叶兰(《海南植物志》)。

多年生草本，高 15～35 cm。根茎匍匐，肉质。茎直立，被有长柔毛。叶 4～6 枚，互生于茎下部，有叶柄；叶片卵形或卵状披针形，上面绿色，具黄白色精致的斑纹；总状花序具花 5～20 余朵，疏生，花序轴被有长柔毛；苞片卵状披针形；花偏向一侧，白色或微带红色；花瓣卵状倒披针形，唇瓣与萼片等长，先端具长圆状披针形的长喙；蕊柱长为萼片的 3/5。蒴果。花期 8～9 月。

生于山谷林下阴湿处。分布于长江以南各地及西藏。

2. 小斑叶兰 *G. repens* (L.) R. Br. [*Satyrium re-*

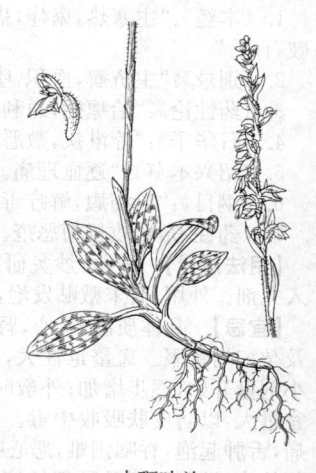

小斑叶兰

pens L.]

较大斑叶兰小；叶3～7枚；花白色或黄白色，萼片三角状卵形，花瓣倒披针形，唇瓣先端长喙狭而弯曲。

生于山谷林下阴湿处。广布于全国各地。

3. 大花斑叶兰 *G. biflora*（Lindl.）Hook. f.［*Georchis biflora* Lindl.］

茎高5～10 cm。叶片卵形，上面暗蓝绿色，背面带红色。花序有花2～8朵，花呈长筒状；唇瓣比萼片短，白色带黄色，蕊喙臂和花药长而细。

生于山谷林下。分布于湖北、湖南、广东、四川、云南、陕西等地。

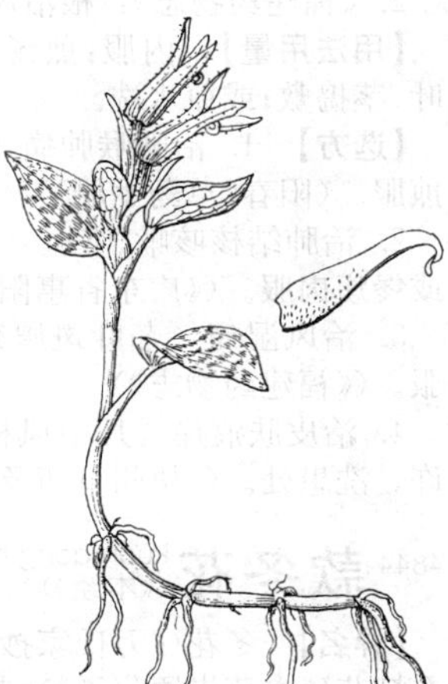

大花斑叶兰

4. 绒叶斑叶兰 *G. velutina* Maxim. 又名：绒毛斑叶兰（《云南种子植物名录》）。

茎高8～16 cm。叶片卵形，边缘波状，上面暗紫色并为天鹅绒状，中肋白色或黄白色，下面淡红色或稍带粉红色。唇瓣凹陷呈囊状；蕊喙分裂成条状的2枚裂片。

生于山坡林下。分布于浙江、湖北、湖南、广东、台湾等地。

绒叶斑叶兰

【采收加工】 7～9月采收，鲜用或晒干。

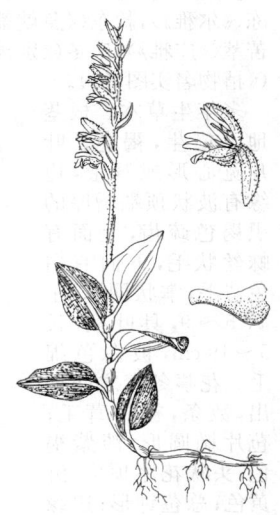

【成分】 大斑叶兰全草含黄酮苷成分：芦丁（rutin），山柰酚-3-O-芸香糖苷（kaempferol-3-O-rutinoside），异鼠李素-3-O-芸香糖苷（isorhamnetin-3-O-rutinoside），3-〔(6-O-脱氧-α-L-吡喃甘露糖苷)-β-D-葡萄糖基〕氧化-5，7-二羟基-8-〔(4-羟基-3，5-二甲苯基)甲基〕-2-(3，4-二羟基苯基)-4H-1-苯并吡喃基-4-酮{3-〔(6-O-deoxy-α-L-mannopytanosyl)-β-D-glucopyranosyl〕oxi-5，7-dihydroxy-8-〔(4-hydroxy-3，5-dimethoxyphenyl) methyl〕-2-(3，4-dihydroxypheny)-4H-1-benzopyran-4-one}[1]。

斑叶兰属植物含脂肪类葡萄糖苷成分：3-(S)-3-β-D-吡喃葡萄糖基-丁内酯〔3-(S)-3-β-D-glucopyranosyloxybutanolide〕，3-(S)-3-β-D-吡喃葡萄糖基-4-羟丁酸〔3-(S)-3-β-D-glucopyranosyloxy-4-hydroxybutanoic acid〕[2]。

【药理】 1. 对中枢神经系统的作用 大斑叶兰全草中的成分能抑制小鼠自发活动，延长戊巴比妥的睡眠时间，拮抗印防己毒素诱导的惊厥[1]。

2. 保肝作用 大斑叶兰全草中的3-(S)-3-β-D-吡喃葡萄糖基-丁内酯等对四氯化碳诱导的原代培养的大鼠肝细胞损伤有保护作用[2]。

【药性】 甘、辛，平。

1.《西藏常用中草药》："性温，味甘、辛。"

2.《湖南药物志》："甘，平。"

3.《甘肃中草药手册》："微苦，微寒。"

4.《湖北中草药志》："微酸，凉。"

【功用主治】 补肾益气，清热解毒。主治肺痨咳嗽，咯血，头晕乏力，神经衰弱，阳痿，跌打损伤，骨节疼痛，咽喉肿痛，乳痈，疮疖，瘰疬，毒蛇咬伤。

1.《贵州民间药物》："根可补虚，叶可止痛。治骨节疼痛，肾气虚弱。"

2.《浙江民间常用草药》："清凉解毒，消炎退肿。治毒蛇咬伤，痈肿疮疖，肺病咳嗽，气管炎。"

3.《西藏常用中草药》："软坚散结，消瘰疬。主治淋巴结核。"

4.《湖南药物志》："清肺止咳。治肺痨咳嗽，尿血。"

5.《广西本草选编》："补肾益气，活络，止痛。治头目眩晕，四肢乏力，神经衰弱，阳痿。"

6.《全国中草药汇编》："润肺止咳，清热凉血。主治咯血，百日咳，食欲不振。"

【用法用量】 内服：煎汤，9～15 g；或捣汁；或浸酒。外用：捣敷。

【宜忌】《贵州民间药物》："忌酸、冷食物。"

【选方】 1. 治肺结核，咳嗽发烧 斑叶兰、青蒿、党参各15 g，银柴胡、鳖甲各9 g。水煎服。（《新疆中草药》）

2. 治肾气虚弱，头目眩晕，四肢乏力 野洋参（干的）30 g。蒸鸡或炖肉吃；或煎水服，早晚空腹时各服1次，每次半碗。（《贵州民间药物》）

3. 治骨节疼痛 斑叶兰捣烂，用酒炒热，外包痛处（小儿用淘米水代酒），每日1换。（《贵州民间药物》）

4. 治痈肿疮毒，毒蛇咬伤 斑叶兰12 g，金银花15 g，一支蒿6 g。水煎服。另取鲜斑叶兰捣烂外敷。（《甘肃中草药手册》）

4841 斑竹壳 bān zhú ké（《民间常用草药汇编》）

【基原】 为禾本科毛竹属植物桂竹 *Phyllostachys bambusoides* Sieb. et Zucc. 的箨叶。

【原植物】 参见"斑竹根"条。

【采收加工】 4～7月采收，去毛，晒干或鲜用。

【药性】 苦，寒。

【功用主治】《民间常用草药汇编》："清血热。烧灰吃透斑疹。"

【用法用量】 内服：煎汤，6～9 g；或烧灰存性冲服。

4842 斑竹根 bān zhú gēn（《草木便方》）

【基原】 为禾本科毛竹属植物桂竹的根茎及根。

【原植物】 桂竹 *Phyllostachys bambusoides* Sieb. et Zucc. 又名：刚竹、台竹（《竹谱详录》），箭竹（《纲目》），般竹（《草木便方》），光竹（《中国树木分类学》），网苦竹（《江苏植物名录》）。

植株乔木状，木质化。地下茎节间长25～45 mm，直径粗16～20 mm，实心或中空，有芽一侧为深沟；芽单生，三角卵形，表面光泽。竿高可达20 m，粗达15 cm；竿环稍高于箨环；箨鞘革质，背面黄褐色。末级小枝具2～4叶；叶耳半圆形，缝毛发达；叶片长5.5～15 cm，宽1.5～2.5 cm。花枝呈穗状，长5～8 cm，基部有3～5片逐渐增大的鳞片状苞片；

佛焰苞6～8片；小穗披针形；外稃长2～2.5 cm，被微毛；内稃稍短于外稃；鳞被菱状长椭圆形，花药长11～14 mm；柱头3，羽毛状。笋期5月下旬。

分布于黄河流域及以南各地，从武夷山脉向西经五岭山脉至西南各地均可见野生的植株。

本植物的箨叶(斑竹壳)亦供药用，另设专条。

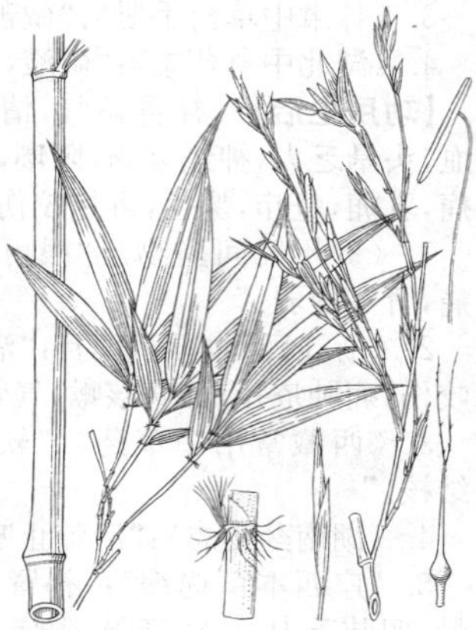

桂　竹

【采收加工】　9～10月采挖根茎及根，切段，晒干。

【成分】　本品含α-纤维素，木质素，全纤维素和微量元素[1]。

【药性】　淡、微苦，寒。

1.《草木便方》："淡。"

2.《四川中药志》1960年版："性寒，味淡、微苦，无毒。"

【功用主治】　祛风除湿，止咳平喘。主治风湿痹痛，咳嗽气喘，血崩。

1.《草木便方》："去肺寒，祛风除湿。治气喘痰咳，四肢筋骨顽痹痛。"

2.《全国中草药汇编》："祛风热，通经络，止血。主治风热咳嗽，气喘，妇女血崩。"

【用法用量】　内服：煎汤，15～30 g。

4843 斑鸠木 bān jiū mù (《广西药用植物名录》)

【异名】　月中风(《梧州草药及常见病多发病处方选》)，白沉沙、硬骨过山龙(《广西药用植物名录》)，白花毛桃(广东)。

【基原】　为菊科斑鸠菊属植物茄叶斑鸠菊的根或茎、叶。

【原植物】　茄叶斑鸠菊 *Vernonia solanifolia* Benth. 又名：茄叶咸虾花(《中国植物志》)。

直立藤状灌木或小乔木，高达8～12 m。枝圆柱形，密被黄褐色绒毛或绵毛。叶互生；具短柄，被绒毛；叶片卵形或长圆状卵形，全缘或有疏钝齿，侧脉7～9对。头状花序多数，在叶腋或枝端排成复伞房花序；总苞半球形，总苞片4～5层，外面被密绒毛；花托平，具小窝孔；花冠管状，粉红色或淡紫色。瘦果4～5棱；冠毛淡黄色。花期11月至翌年4月。

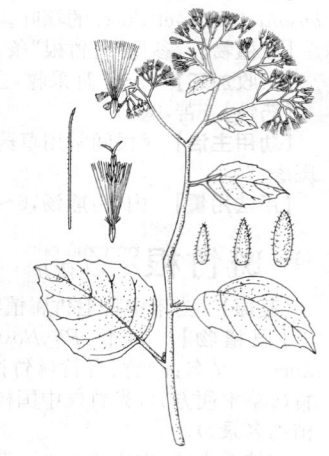

茄叶斑鸠菊

生于海拔500～1 000 m的山谷疏林中或林缘，或攀缘于乔木上。分布于福建、广东、广西、海南、云南等地。

【采收加工】　5～10月均可采用，晒干或鲜用。

【药性】《全国中草药汇编》："甘、苦，凉。"

【功用主治】　润肺止咳，祛风止痒。主治咽喉肿痛，肺结核咳嗽，咯血，支气管炎，胃肠炎，风湿痹痛，外伤出血，皮肤瘙痒。

1.《全国中草药汇编》："凉血止血，润肺止咳。根治咽喉肿痛，肺结核咳嗽，咯血；叶外用治外伤出血。"

2.《福建药物志》："根治风湿痛。"

【用法用量】　内服：煎汤，根30～60 g；或浸酒。外用：叶、茎捣敷；或煎水洗。

【选方】　1. 治咽喉肿痛，咳嗽　夜牵牛根30～60 g。水煎服。(阳春《草药手册》)

2. 治肺结核咳嗽、咯血　白花毛桃根30 g(干)。水煎服或煲瘦肉服。(《广东省惠阳地区中草药》)

3. 治风湿痛　茄叶斑鸠菊根250 g，猪脚节1个。水炖服。(《福建药物志》)

4. 治皮肤痕痒　月中风梗500 g，煲水2 000 g，加醋少许。洗患处。(《梧州草药及常见病多发病处方选》)

4844 款冬花 kuǎn dōng huā (《本经》)

【异名】　冬花(《万氏家抄方》)，款花(《疮疡经验全书》)，看灯花(《本草崇原集说》)，艾冬花(《山西中药志》)，九九花(《中药志》)。

【基原】　为菊科款冬属植物款冬的花蕾。

【原植物】　款冬 *Tussilago farfara* L.　又名：菟奚、颗冻(《尔雅》)，款东(《急就篇》)，橐吾、颗东(《本经》)，款冻、苦萃(《广雅》)，氐冬(《别录》)，钻冻(《本草衍义》)，八角乌(《植物名实图考》)。

多年生草本。根茎地下横生，褐色。叶片宽心形或肾形，边缘有波状顶端增厚的黑褐色疏齿，上面有蛛丝状毛，下面有白色毡毛；掌状网脉，主脉5～9，具叶柄，长5～19 cm，被白色绵毛。花葶冬春之间抽出，数条，被白茸毛；苞片椭圆形，淡紫褐色；头状花序顶生，鲜黄色；总苞钟形；边缘舌状花，雌性，多层，子房下位，柱头2裂；中央管状花，两性，先端5裂，雄蕊5，柱头头状，通常不育。瘦果长椭圆形，有5～10棱，冠毛淡黄色。花期1～2月，果期4月。

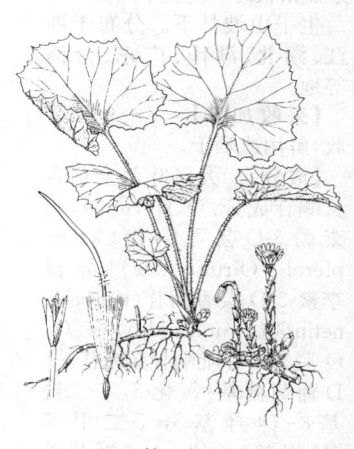

款　冬

生于向阳较暖的水沟两旁。分布于华北、西北及江西、湖北、湖南等地。

【栽培】　生物学特性　喜凉爽湿润，耐严寒，忌高温、干旱。适宜生长温度为15～25 ℃，宜选山区或阴坡栽种，在平原可与果树间作。土壤以腐殖质多或微酸性砂质壤土为好。

繁殖方法　根茎繁殖。早春解冻后，将根茎挖出，截成10～13 cm长段，每段芽胞2～3个，按行距25～30 cm开沟，株距6～10 cm，将种根平放在沟内，覆土5 cm，稍加镇压。如土壤干旱，则需浇水。20 d左右出苗。秋天追肥培土。若冬初土壤封冻前采收花蕾，则将刨出的根茎贮存地窖或埋于土中，一层根茎一层土，最上一层土需达45～60 cm，以防冻害。第2年春季栽种。

田间管理　4月下旬，苗出齐后可中耕间苗，生长期中，松土除草2～3次。秋天追肥1次，并结合培土，防止花蕾露出地面而变色，影响质量。经常浇水、排水，保持土壤湿润。

病虫害防治　病害主要有萎缩性叶枯病及褐斑病等。发现病害，须立即将病叶摘除烧毁，并多施磷钾肥。及时清除病叶，发病前和发病初期喷射等量式波尔多液，每7 d 1次，连喷2次。虫害主要为蚜虫，可用烟叶4 kg，碱4 kg，肥皂8块，加水120 kg，制成水剂喷射。

【采收加工】　在立冬前后花尚未出土时挖取根茎，摘下花蕾，不宜水洗和受潮，以免变黑，放通风处晾干，待水分晾干后再烘干。不宜日晒及用手翻动，并防止雨雪冰冻，干燥时间不宜过长。

【药材】　款冬花 *Flos Farfarae*　主产于河南、甘肃、山西、陕西等地。以河南产量大；甘肃灵台、陕西榆林产者质佳，称"灵台冬花"。

性状　未开放的头状花序呈不规则短棒状，单生或2～3花序基部连生，俗称"连三朵"，长1～2.5 cm，直径0.5～1 cm。上端较粗，下端渐细或带有短梗，外面被有多数鱼鳞状苞片；苞片外表面红紫色或淡红色，内表面密被白色絮状茸毛。体轻。撕开后可见白色丝状绵毛；舌状花及筒状花细小，长约2 mm。气香，味微苦、辛，带黏性，嚼之呈棉絮状。

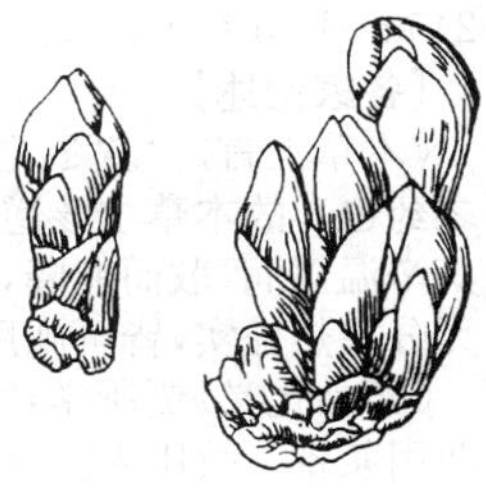

款冬花(未开放的头状花序)外形

鉴别　(1) 粉末特征：棕色，绵绒状。非腺毛较多，极长，1～4细胞，顶端细胞长，扭曲盘绕成团，直径5～17 μm，壁薄。腺毛略呈棒槌形，头部稍膨大呈椭圆形，4～6细胞；柄部多细胞，2列(侧面观1列)。冠毛为多列性分枝状毛，各分枝单细胞，先端渐尖。花粉粒淡黄色，类圆球形，直径28～40 μm，具3孔沟，外壁较厚，表面有刺。花粉囊内壁细胞，表面观呈类长方形，具纵向条状增厚壁。苞片表皮表面观，细胞呈类长方形或类多角形，垂周壁薄或略呈连珠状增厚，具细波状角质纹理；边缘的表皮细胞呈绒毛状。气孔不定式，副卫细胞4～7个。筒状花冠裂片，边缘的内表皮细胞类长圆形，有角质纹理，近中央的细胞群较皱缩并稍突起。柱头表皮细胞，外壁突起呈乳头状，有的分化成短绒毛状，壁薄。花序轴厚壁细胞长方形，微木化，具斜纹孔。分泌细胞，存在于薄壁组织中，类圆形或长圆形，含黄色分泌物。粉末用冷水合氯醛液装片，可见菊糖团块呈扇形。

(2) 取本品粗粉1 g，置沙氏提取器中，用乙醇提取至提取液近无色，浓缩至约5 ml。取浓缩液1 ml，置小试管中，加镁粉少许，再加盐酸2～3滴，溶液显棕红色(检查黄酮)；取浓缩液1 ml，置蒸发皿中，水浴蒸干，残渣用氯仿1 ml溶解，转入试管中，沿管壁缓缓加入浓硫酸1 ml，使分两层，氯仿层显绿色荧光，硫酸层显红色荧光(检查三萜醇)。

【成分】　花含生物碱：款冬花碱(tussilagine)[1]，克氏千里光碱(senkirkine)[2]；含倍半萜成分：款冬花酮(tussilagone)又称款冬花素〔tussilagin，14-acetoxy-7β-(3-ethylcrotonoyloxy)notonipe tranone〕[3,4,5]，1α-(2-甲基丁酸)款冬花素酯〔14-acetoxy-7β-(3-ethyl-*cis*-crotonoyloxy)-1α-(2-methylbutyryloxy)-notonipe tranone〕[3,5]，14-去乙酰基款冬花素〔7β-(3-ethyl-*cis*-crotonoyloxy)-14-hydroxynotonipetranone〕，7β-去(3-乙基巴豆油酰氧基)-7β-当归酰氧基款冬花素(14-acetoxy-7β-angeloyloxy-notonipetranone)，7β-去(3-乙基巴豆油酰氧基)-7β-千里光酰氧基款冬花素(14-acetoxy-7β-senecioyloxynotonipetranone)，1α-(2-甲基丁酸)-14-去乙酰基款冬花素酯〔7β-(3-ethyl-*cis*-crotonoyloxy)-14-hydroxy-1α-(2-methylbutyryloxy) notonipe tranone〕，款冬花内酯(tussilagolactone)[5]，14-去乙酰氧基-3，14-去氢-1α-(2-甲基丁酸)款冬花素酯〔7β-(3-ethyl-*cis*-crotonoyloxy)-1α-(2-methyl butyryloxy)-3，14-dehydro-Z-notonipetranone〕[3,5]，倍半萜成分：tussilagonone，neotussilagolactone[12]。含黄酮苷成分：芸香苷(rutin)，金丝桃苷(hyperin)[7]。还含款冬二醇(faradiol)，山金车甾醇(arnidiol)[6]，β-谷甾醇(β-sitosterol)[3]，蒲公英黄质(taraxanthin)[8]等。含挥发油类：1-壬烯(1-nonene)，1-癸烯(1-octene)，1-十一碳烯(1-undecene)，1-十二碳烯(1-dodecene)，1-十三碳烯(1-tridecene)，1-十五碳烯(1-pentadecene)，β-甜没药烯(β-bisabolene)，香荆芥酚(carvacrol)，棕榈酸甲酯(methyl palmitate)，亚油酸甲酯(methyl linoleate)，苯甲醇(benzyl alcohol)，苯乙醇(phenylethyl alcohol)，1-壬烯-3-醇(1-nonen-3-ol)，1-十一碳烯-3-醇(1-undecen-3-ol)，当归酸(angelic acid)，2-甲基丁酸(2-methylbutyric acid)[9]等；还含氨基酸：γ-氨基丁酸，丙氨酸，丝氨酸和甘氨酸[10]；又含无机元素[11]等。

【药理】　1. 对呼吸系统的作用　款冬花水煎液灌胃延长引起半数小鼠咳嗽所需的氨水雾化时间，增加小鼠气管段酚红排泌量，有止咳化痰作用[1]。款冬花醇提取物和醚提取液静注，对麻醉猫和兔有呼吸兴奋作用，但有时在呼吸兴奋前或后有呼吸暂停。此作用可被六烃季铵所减弱[2]。款冬花酮有呼吸兴奋作用[3]。

2. 对心血管系统的作用　款冬花醇提液和煎剂静注，对猫的血压先呈短暂微降，继之急剧上升。醚提取物对失血性休克猫、兔、犬和大鼠升压作用更明显[4]。给猫脊髓静注款冬花酮有升压作用。猫椎动脉给药可使血压下降，呼吸急剧兴奋。款冬花酮引起兔主动脉条收缩。款冬花酮升压部位在外周[5]。款冬花酮能增加犬外周阻力，收缩血压，心率减慢。款冬花酮可提高失血性犬心肌纤维缩短速度和增加心输出量，使心肌力量-速度向量环的形态恢复得更接近于正常[6]。

3. 对消化系统的作用　款冬花乙醇提取物灌胃，抑制小鼠蓖麻油性和番泻叶性腹泻[7]。款冬花醇提物灌胃，能抑制小鼠水浸应激性溃疡、盐酸性溃疡和吲哚美辛-乙醇性溃疡的形成[7,8]。

4. 其他作用　款冬花乙醇提取物灌胃，减少小鼠二甲苯性耳肿胀、角叉菜胶性足肿胀[7]。款冬花粗乙醇提取物抑制蜡样芽胞杆菌、白念珠菌等[9]。款冬花提取物能与兔血小板膜结合，抑制血小板活化因子(PAF)，抑制PAF和角叉菜胶引起的大鼠足跖肿胀。提取物又能与囊泡膜结合，是钙通道的阻断剂[10]。款冬花素等对血小板活化因子引起的血小板聚集有抑制作用。款冬花素在钙通道阻滞剂受体结合实验中显示有阻断活性[11]。款冬花中一种甜没药烯环氧化物抑制脂多糖诱导的鼠巨噬细胞中一氧化氮合成[12]。

毒性　款冬花有致癌活性,可使大鼠肝脏长有血管肉瘤,其致癌物可能是一种具有肝细胞毒性的吡咯生物碱克氏千里光碱(senkirkine)[13]。

【炮制】1. 款冬花　取原药材,除去杂质及残梗,筛去灰屑。生款冬花偏于化痰止咳。

2. 炒款冬花　取净款冬花,炒至微焦,取出放凉。

3. 蜜款冬花　取炼蜜用适量开水稀释后,加入款冬花中,拌匀,闷透,置锅内,用文火炒至不粘手为度,取出放凉。蜜炙款冬花偏于润肺止咳。

饮片性状　款冬花参见"药材"项。炒款冬花形如款冬花,颜色加深,微焦。蜜款冬花形如款冬花,表面棕黄色有焦斑,略具光泽,稍带黏性,味甜。

贮干燥容器内,炒款冬花、蜜款冬花密闭,置阴凉干燥处,防潮,防蛀。

【药性】辛、微甘,温。归肺经。

1.《本经》:"辛,温。"

2.《别录》:"甘,无毒。"

3.《医学启源》:"辛、苦。"

4.《雷公炮制药性解》:"入心、肺二经。"

5.《药品化义》:"味微苦、略辛,性平。"

【功用主治】润肺下气,化痰止咳。主治新久咳嗽,气喘,劳嗽咳血。

1.《本经》:"主咳逆上气,善喘,喉痹,诸惊痫,寒热邪气。"

2.《别录》:"(主)消渴,喘息呼吸。"

3.《药性论》:"主疗肺气心促急,热乏劳咳,连连不绝,涕唾稠黏。治肺痿,肺痈,吐脓。"

4.《日华子》:"润心肺,益五藏,除烦,补劳劣,消痰止嗽,肺痿吐血,心虚惊悸,洗肝明目及中风等疾。"

5.《医学启源》:"温肺止嗽。"

6.《本草蒙筌》:"润肺泻火邪,下气定喘促。"

【用法用量】内服:煎汤,3～10 g;或熬膏;或入丸、散。外用:研末调敷。

【宜忌】阴虚者慎服。

1.《本草经集注》:"恶皂荚、消石、玄参,畏贝母、辛夷、麻黄、黄耆、黄芩、黄连、青葙。"

2.《本草崇原》:"若肺火燔灼、肺气焦满者不可用。"

3.《本经逢原》:"阴虚劳嗽禁用。"

【选方】1. 治暴发咳嗽　款冬花二两,桑根白皮(锉)、贝母(去心)、五味子、甘草(炙,锉)各半两,知母一分,杏仁(去皮尖双仁,炒,研)三分。上七味,粗捣筛,每服三钱匕,水一盏,煎至七分,去滓温服。(《圣济总录》款冬花汤)

2. 治久咳不差　款冬花一味,每旦取如鸡子许,用少许蜜拌花使润,内铁铛中,插一小竹筒,铛下著炭火,款冬烟从筒中出,口含筒吸取烟咽之,勿使漏烟气,吸烟使尽止。凡如是三日一度为之,待至六日,则饱食羊肉馎饦一顿。(《外台》引《崔氏方》)

3. 治喘嗽不已,或痰中有血　款冬花、百合(蒸,焙)。上等分为细末,炼蜜为丸,如龙眼大。每服一丸,食后、临卧细嚼,姜汤咽下,噙化尤佳。(《济生方》百花膏)

4. 治肺痈,嗽而胸满,振寒,脉数,咽干,大渴,时出浊唾腥臭,臭久吐脓如粳米粥状者　款冬花一两五钱(去梗),甘草一两(炙),桔梗二两,薏苡仁一两。上作十剂,水煎服。(《疮疡经验全书》款花汤)

5. 治口中疳疮　款冬花、黄连等分。为细末,用唾津调成饼子。先以蛇床子煎汤漱口,乃以饼子傅之。(《纲目》引《杨诚经验方》)

6. 治痔漏　(款冬)花蕾研末,水调敷。(《湖南药物志》)

【临床报道】1. 治疗哮喘　将款冬花制成醇浸膏,每次服 5 ml(相当于生药 6 g),每日 3 次,观察 1 星期。共观察 36 例。结果:显效(1～2 d 内即见喘平咳减,最大呼气中期流速有明显改进)8 例,好转(服药后喘咳在 3 d 以上减轻,或虽减而持久未平复者)19 例,无效 9 例。远期疗效不理想。副作用以胃肠系统的反应较多,36 例中有恶心 10 例。另 2 例有心烦、失眠现象[1]。

2. 治疗慢性气管炎　取款冬花和地龙加工制成复方款冬花注射液,每次肌内注射 2 ml,连续用药 10 d。经治 68 例,临床痊愈 8 例,显效 32 例,好转 24 例,无效 4 例。初步观察在注射 3～4 次后,咳嗽、咯痰、喘息即明显减轻,食欲、睡眠亦有改善,同时还有一定的降压作用[2]。

3. 治疗慢性骨髓炎　款冬花适量,制成糊状,涂于消毒布块上,对有窦道形成的患者用淡盐水清洗,按伤面大小,取将涂有款冬花糊的消毒布块平铺于伤面,然后用纱布固定。每日换药 1 次,10 d 为 1 个疗程。对病灶较深,窦道引流不畅者,治疗时还应进行蝶形开窗引流术。共治疗 51 例,结果:痊愈(症状消失,窦道及创面完全愈合,X 线片示骨质修复清晰,无复发者)35 例,有效(症状基本消失,窦道及创面基本愈合,X 线片示骨质大部分修复)12 例,无效 4 例,总有效率为 92%。本组病例治疗时间最短 60 d,最长 245 d,平均 109 d[3]。

【各家论述】

《本草汇言》:"款冬花温肺、润肺、清肺、敛肺、调肺、补肺之药也。故本草主咳逆上气,喘嗽喉痹,寒热邪气诸证。以其辛温而润,散而能降,补而能收,为治嗽要药,于肺无忤,无分寒热虚实,皆可施用。"

《药品化义》贾所学:"冬花,其味苦主降,气香主散,一物两用兼备。故用入肺部,顺肺中之气,又清肺中之血,专治咳逆上气,烦热喘促,痰饮稠黏,涕唾腥臭,为诸证之要剂,如久肺虚,尤不可缺。"

《本经逢原》张石顽:"款冬,虽其性温,却不燥血,故能轻扬上达。观《本经》主治,一皆气升火炎之病,古方用为温肺治嗽之要药,润肺消痰,止嗽定喘,喉痹喉痦,肺痿肺痈,咸宜用之。"

《本草崇原》:"款冬花辛温,从阴出阳,主治肺气虚寒之咳喘,若肺火燔灼,肺气焦满者不可用。《济生方》中用百合款冬花二味为丸,名百花丸,治痰嗽带血,服之有愈有不愈者,寒嗽相宜,火嗽不宜也。"

《本草正义》:"(款冬花)于寒束肺金之饮邪喘嗽最宜。然气味虽温而生于水中,亦润而不燥,则温热之邪郁于肺经而不得疏泄者,亦能治之,又如紫菀开肺,寒热皆宜之例。特比之紫菀,究是温辛一筹,则火邪郁结,如肺痈成脓,痰红臭秽之候,自当有所顾忌。甄权竟谓其主肺痿肺痈,而景岳、石顽从而和之,殊是未妥。且石顽亦谓阴虚劳嗽忌之,以其性温也,何独于肺痈而不畏其温?"

《本草新编》:"款冬花,止嗽最善,能止肺嗽肝咳,近人喜用紫菀,而不用款冬花者,殊不可解。紫菀,虽亦止嗽,而味苦伤胃,不若款冬之味甘,清中有补也。"

《本经疏证》:"《千金》、《外台》凡治咳逆久嗽,并用紫菀、款冬者,十方而九。然二物者,一则开结,使中焦之阴化血;

一则吸阴下归。究之功力略同，而其异在《千金》、《外台》亦约略可见，盖凡唾脓血失音者及风寒水气盛者，多不甚用款冬，但用紫菀；款冬则每同温剂补剂用者为多。”

4845 越瓜 yuè guā （《本草经集注》）

【异名】 稍瓜（《饮膳正要》），羊角瓜（《纲目》），生瓜（《本经逢原》），白瓜（《本草求原》）。

【基原】 为葫芦科香瓜属植物菜瓜的果实。

【原植物】 菜瓜 *Cucumis melo* L. var. *conomon*（Thunb.）Makino[*C. conomon* Thunb.]

一年生草本，匍匐或攀缘，枝、茎有棱，有黄褐色或白色糙硬毛和疣状突起。卷须细。叶互生；有叶柄；叶片厚纸质，近圆形或肾形，上面粗糙，被白色糙硬毛，背面沿脉密被糙硬毛，有锯齿；掌状脉。花单性，雌雄同株；雄花数朵簇生于叶腋；花萼狭钟形，密被白色长柔毛，裂片近钻形；花冠黄色，裂片卵状长圆形；雄蕊3，花丝极短；雌花单生；子房长椭圆形，柱头靠合。果实长圆状圆柱形或棒状，长20～50 cm，径6～15 cm，上部比下部略粗，平滑无毛，淡绿色，有纵条纹，果内白色或淡绿色。花、果期夏季。

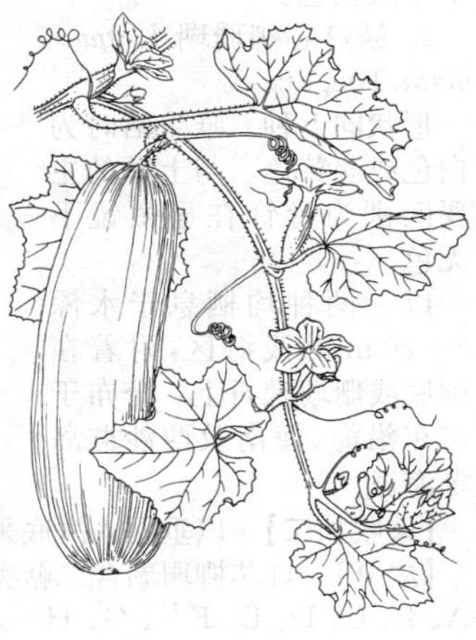
菜 瓜

我国南北各地普遍栽培。

本植物果实的腌制品（酱瓜）亦供药用，另设专条。

【采收加工】 7～8月果实成熟时采收。

【药性】 甘，寒。归胃、小肠经。

1.《本草经集注》：“冷。”

2.《千金方》：“甘，平，无毒。”

3.《开宝本草》：“甘，寒。”

4.《饮膳正要》：“有毒。”

5.《本草求真》：“入肠、胃。”

【功用主治】 清热，生津，利尿。主治烦热口渴，小便不利，口疮。

1.《千金方》：“益肠胃。”

2.《食疗本草》：“利阴阳，止烦渴。”

3.《本草拾遗》：“利小便，去烦热，解酒毒，宣泄热气。为灰敷口吻疮及阴茎热疮。”

4. 姚可成《食物本草》：“涤胃消渴，清暑益气。”

5.《本经逢原》：“解热毒，收湿气。”

6.《福建药物志》：“生津止渴，清热解毒，主治甲沟炎，口渴，胼胝。”

【用法用量】 内服：适量，生食；或煮熟。外用：烧灰存性研末调敷。

【宜忌】 生食过量损伤脾胃，脾胃虚寒者禁服。

1.《食疗本草》：“此物动风，虽止渴，能发诸疮，不可久食，发痢。小儿夏月不可与食。令人虚弱，冷中，常令人脐下为癥痛不止。天行病后不可食。不得和牛乳及酪食之。不可空腹和醋食之，令人心痛。”

2.《随息居食谱》：“病目者忌。”

【选方】 1. 治口吻疮 用越瓜为灰，敷之。（《普济方》）

2. 治甲沟炎 伤口洗净，用盐渍菜瓜敷患处。（《福建药物志》）

4846 越橘叶 yuè jú yè （《国药的药理学》）

【异名】 熊果叶（《新疆中草药手册》）。

【基原】 为杜鹃花科越橘属植物越橘的叶。

【原植物】 越橘 *Vaccinium vitisidaea* L. [*V. jesoense* Miq.; *V. vitisidaea* L. var. *genuinum* Herder] 又名：温普（《盛京通志》），山果儿（《满洲野生植物图说》）。

常绿小灌木。株高10～30 cm，地下有细长匍匐根茎，地上茎纤细，直立或下部平铺，枝被灰白色短柔毛。单叶互生；叶柄短，被微毛；叶片革质，椭圆形或倒卵形，长0.7～2 cm，宽0.4～0.8 cm，先端圆，基部宽楔形，边缘反卷，有浅波状小钝齿，中脉被微毛，背面具腺点状伏生短毛。总状花序短，有2～8朵花；苞片红色，宽卵形；小苞片2，卵形；萼筒短钟状无毛，萼片4，宽三角形；花冠白色或淡红色；雄蕊8，花丝短，有微毛；花柱丝状，稍超出花冠。浆果近球形，熟时紫红色。花期6～7月，果期8～9月。

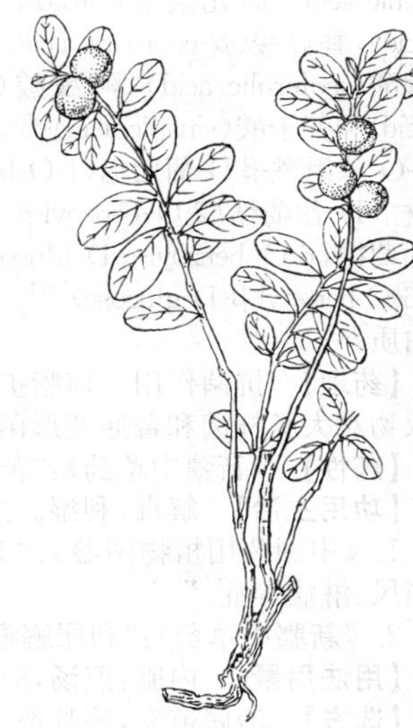
越 橘

生于海拔900～3 200 m的落叶松林下、白桦林下、高山草原。分布于内蒙古、吉林、黑龙江、新疆等地。

本植物的成熟果实（越橘果）亦供药用，另设专条。

【采收加工】 6月间开花时采叶，晒干。

【成分】 叶含三萜皂苷类：熊果苷（arbutin），熊果酸（ursolic acid）[1]，甲基熊果苷（methylarbutin）[2]，2-O-咖啡酰基熊果苷（2-O-caffeoy larbutin）[3]，洋梨苷（pyroside），毛柳苷（salidroside），4-羟苯基-β-龙胆二糖苷（4-hydroxyphenyl-β-gentiobioside）[4]，氢醌（hydroquinone），氢醌单甲醚（hydroquinonemonomethyl ether）[2]。含黄酮类成分：5，7，3′，4′-四羟基黄酮-3-O-β-D-吡喃半乳糖苷（5，7，3′，4′-tetrahydroxy flavone-3-O-β-D-galactopyranoside），5，7，3′，4′-四羟基黄酮-3-O-β-D-吡喃葡萄糖（5，7，3′，4′-tetrahydroxy flavone -3-O-β-D -glucopyranoside）[5]，金丝桃苷（hyperoside），萹蓄苷（avicularin），槲皮素-3-D-葡萄糖-L-鼠李糖苷（quercetin-3-D-glucosyl-L-rhamnoside）[6]，异槲皮苷（isoquercetin）[7]。又含鞣质和原花色素类：右旋-儿茶酚（d-catechol），左旋-表儿茶酚（L-epicatechol），右旋没食子儿茶酚（d-gallocatechol）[8]，左旋表儿茶素（epicatechin），右旋儿茶素（catechin），左旋表没食子儿茶素（epigallocatechin），右旋没食子儿茶素（gallocatechin），原花青素（procyanidin）B-1、B-3、B-7，原花色素（proanthocyanidin）A-1、A-2，桂皮鞣质（cinnamtannin）B1、B2、D1、D2，表儿茶素-

(4β→8)-表儿茶素-(4β→8，2β→O→7)-儿茶素〔epicatechin-(4β→8)-epicatechin-(4β→8，2β→O→7)-catechin〕，表儿茶素-(4β→6)-表儿茶素-(4β→8，2β→O→7)-儿茶素〔epicatechin-(4β→6)-epicatechin-(4β→8，2β→O→7)-catechin〕，表儿茶素-(4β→8，2β→O→7)-表儿茶素-(4α→8)-表儿茶素-(4β→8)-儿茶素〔epicatechin-(4β→8，2β→O→7)-epicatechin-(4α→8)-epicatechin-(4β→8)-catechin〕，表儿茶素-(4β→8，2β→O→7)-表儿茶素-(4α→8)-表儿茶素-(4β→6)-儿茶素〔epicatechin-(4β→8，2β→O→7)-epicatechin-(4α→8)-epicatechin-(4β→6)-catechin〕[9]。还含有14种酚酸类化合物，分别为水杨酸(salicylic acid)，对羟基苯甲酸(*p*-hydroxybenzoic acid)，草木犀酸(melilotic acid)，香草酸(vanillic acid)，龙胆酸(gentisic acid)，高原儿茶酸(homoprotocatechuic acid)，原儿茶酚(protocatechuic acid)，丁香酸(syringic acid)，香豆酸(*p*-coumaric acid)，没食子酸(gallic acid)，异阿魏酸(isoferulic acid)，阿魏酸(ferulic acid)，咖啡酸(caffeic acid)和芥子酸(sinapic acid)[10]。又含苯甲酰葡萄糖苷类，有1-O-苯甲酰-β-D-葡萄糖(1-O-benzoyl-β-D-glucose)，2-O-苯甲酰-β-D-葡萄糖(2-O-benzoyl-β-D-glucose)，6-O-苯甲酰-α-D-葡萄糖(6-O-benzoyl-α-D-glucose)，6-O-苯甲酰-β-D-葡萄糖(6-O-benzoyl-β-D-glucose)[11]。此外，还含游离氨基酸和蛋白质[12]。

【药理】 抗菌作用　琼脂扩散法证实越橘地上部分的提取物对大肠杆菌和普通变形菌有抑制作用[1]。

【药性】《新疆中草药》："苦、涩，温，有小毒。"

【功用主治】 解毒，利湿。主治淋证，痛风。

1.《中国药用植物图鉴》："为尿道防腐及利尿剂。主治痛风、淋病等症。"

2.《新疆中草药》："利尿解毒。"

【用法用量】 内服：煎汤，3～9 g。

【选方】 治尿道炎，膀胱炎　熊果叶6 g。水煎服。(《新疆中草药手册》)

4847 越橘果 yuè jú guǒ (《吉林中草药》)

【基原】 为杜鹃花科越橘属植物越橘 *Vaccinium vitis-idaea* L. 的成熟果实。

【原植物】 参见"越橘叶"条。

【采收加工】 9～10月采收，晒干。

【药理】 1. 对牙周病的影响　越橘中的单宁对多种牙周病菌有抑制作用[1]，能抗脂质过氧化，抑制超氧化物形成，清除超氧化物[2]，可用于治疗牙周疾病。

2. 其他作用　越橘提取物在体外抑制血小板活化因子诱导的胞吐作用，有一定的抗炎作用[3]。越橘果水提取物对感染脑炎病毒的小鼠能提高抗病毒能力，这与其影响免疫功能有关[4]。

【药性】 酸、甘，平。有毒。

1.《新疆中草药》："苦、涩，温，有小毒。"

2.《全国中草药汇编》："酸、甘，平。"

【功用主治】《吉林中草药》："止痢。治痢疾。"

【用法用量】 内服：煎汤，3～9 g。

【选方】 治肠炎，痢疾　越橘果6 g，土木香9 g。水煎服。(《新疆中草药》)

4848 越王余筭 yuè wáng yú suàn (《本草拾遗》)

【异名】 越王竹(《南方草木状》)，白珊瑚(《系统动物学》)。

【基原】 为鞭柳珊瑚科灯芯柳珊瑚属动物灯芯柳珊瑚、鳞灯芯柳珊瑚的群体。

【原动物】 1. 灯芯柳珊瑚 *Junceella juncea*(Pallas)

群体呈鞭状或分枝状，长可达70 cm左右。中轴骨骼呈灰白色，劲而有弹性。生活时呈黄色，水螅体有8个白色触手。干标本褪色后为淡黄色或灰白色。皮层厚。骨针呈双头棒锤形，显微镜下呈淡黄色。

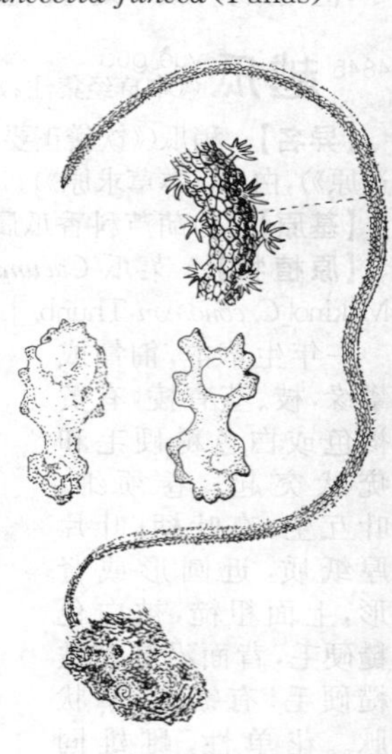
灯芯柳珊瑚

2. 鳞灯芯柳珊瑚 *J. squamata* Toeplitz

形状同上种。唯生活时为白色或淡黄色。与上种的主要区别为骨针在显微镜下无色。

以上两种均栖息于水深8～20 m的浅海区，附着在硬底或珊瑚礁石上。分布于广东沿海、海南及西沙群岛等海域。

【采收加工】 以垂网入海底采收，晾干，击碎。

【成分】 灯芯柳珊瑚含二萜类：灯芯柳珊瑚二萜(juncin) A、B、C、D、E、F[1]、G、H[6]。

鳞灯芯柳珊瑚含氯二萜内酯：鳞灯芯柳珊瑚二萜内酯(junceelin)[2]和鳞灯芯柳珊瑚二萜内酯B[3]，还含三丙酮胺(triacetonamine)[4,5]。

【药理】 1. 抗心律失常作用　越王余筭(鳞灯芯柳珊瑚)中含有的三丙酮胺(TAA)给小鼠、大鼠、豚鼠及家兔腹腔或静脉注射，能拮抗氯化钡、氯化钙、氯仿和毒毛花苷G等药物及电刺激、机械结扎所造成的实验性心律失常，对抗乌头碱诱发的大鼠室颤作用尤为显著[1]。

2. 其他作用　鳞灯芯柳珊瑚中的鳞灯芯柳珊瑚二萜内酯A的水解产物体外抑制肺癌 A_{549} 细胞的生长[2]。活体微循环方法证明TAA具有降压和扩张血管作用[3]。

毒性　TAA给小鼠腹腔注射 LD_{50} 为384.2±0.01 mg/kg；静脉注射 LD_{50} 为252.5±0.02 mg/kg[1]。

【药性】 咸，平。

1.《本草拾遗》："味咸，平，无毒。"

2.《海药本草》："味咸，温。"

【功用主治】 利水，散结。主治水肿，宿滞不消。

1.《本草拾遗》："主下水，破结气。"

2.《海药本草》："主水肿浮气，结聚，宿滞不消，腹中虚鸣，并宜煮服之。"

【用法用量】 内服：煎汤，15～30 g。

4849 博落回 bó luò huí (《本草拾遗》)

【异名】 落回(《酉阳杂俎》)，号筒草、勃勒回(《植物名实图考长编》)，号筒杆(《湖南野生植物》)，三钱三(《广西中药志》)，山梧桐(《杭州药用植物志》)。

【基原】 为罂粟科博落回属植物博落回和小果博落回的根或全草。

【原植物】 1. 博落回 *Macleaya cordata*(Willd.)R. Br.

[*Bocconia cordata* Willd.]

多年生大型草本，高达 1～4 m，基部呈灌木状。具乳黄色浆汁。根茎橙红色，粗大。茎绿色或红紫色，中空，上部多分枝，无毛。单叶互生；具叶柄，长 1～12 cm；叶片宽卵形或近圆形，基出脉通常 5，边缘波状或波状牙齿。大型圆锥花序多花，长 15～40 cm，生于茎或分枝顶端；苞片狭披针形；花无瓣；雄蕊 24～30，花丝丝状，花药狭条形；子房倒卵形，无毛。蒴果倒披针形，扁平，外被白粉。种子通常 4～8 枚，卵球形。花期 6～8 月，果期 7～10 月。

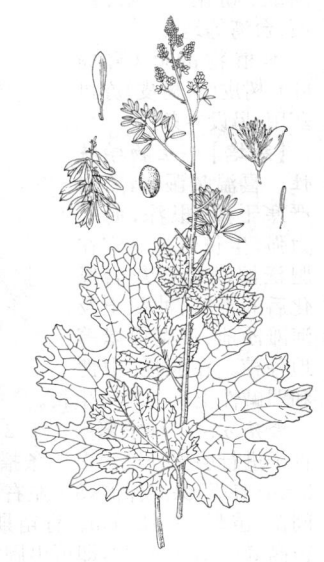

博落回

生于海拔 150～830 m 的丘陵或低山林、灌丛、草丛、村边或路旁等处。分布于江苏、浙江、安徽、福建、江西、湖北、湖南、广东、广西、海南、四川、贵州、云南、台湾等地。

2. 小果博落回 *M. microcarpa*（Maxim.）Fedde [*B. microcarpa* Maxim.]　又名：黄薄荷（《河南植物志》），泡桐杆、黄婆娘、野麻子（《秦岭植物志》）。

多年生大型草本，高达 1～3 m，被白粉。根粗壮，黄褐色。茎直立，绿色或微红紫色，含红黄色乳汁。叶卵圆状心形，裂片具不规则波状齿，下面被白粉，有卷曲的短绒毛。圆锥花序顶生或腋生；萼片 2，花瓣状；雄蕊 8 枚或更多，花丝丝状，花药线形；雌蕊 1 枚，子房倒长卵形，花柱短，柱头 2 裂。蒴果下垂，扁平，近圆形。种子 1 颗，卵形，黑色。花期 6～7 月，果期 7～8 月。

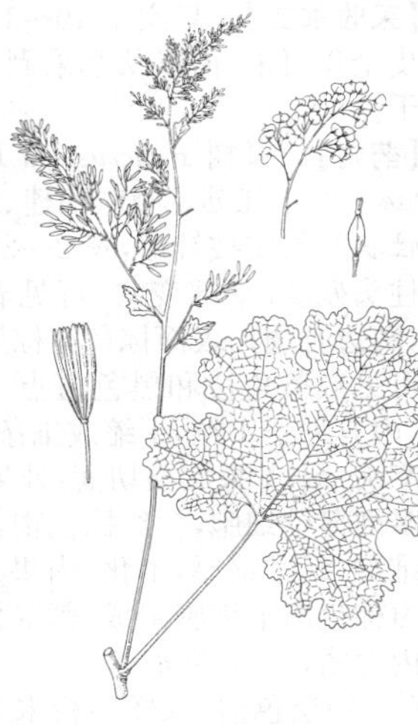

小果博落回

生于海拔 2 000 m 以下的低山河边、沟岸、路旁等处。分布于江苏、河南、湖北、四川、陕西、甘肃等地。

【栽培】　生物学特性　喜温暖湿润环境，耐寒、耐旱。喜阳光充足。对土壤要求不严，但以肥沃、砂质壤土和黏壤土生长较好。

繁殖方法　种子繁殖。9 月果实成熟时，割下果枝，晒干，脱粒。春播，按行距 40～60 cm 条播。为使播种均匀，可将种子与细土混合。播种后经常保持土壤湿润，在适宜温度内约 2 星期后出苗。

田间管理　待苗出齐后，间苗 1～2 次，株距为 40 cm。结合松土进行除草。追肥施人粪尿、硫酸铵、过磷酸钙等。遇旱季适当浇水。

病虫害防治　虫害有蚜虫，叶面用化学试剂喷杀。

【采收加工】　9～12 月采收，根与茎叶分开，晒干。鲜用随时可采。

【成分】　博落回根含生物碱类：血根碱（sanguinarine），白屈菜红碱（chelerythrine），原阿片碱（protopine），α-别隐品碱（α-allocryptopine）[1]，博落回碱（bocconine）即是白屈菜玉红碱（chelirubine）[2]，氧化血根碱（oxysanguinarine）[3]，博落回醇碱（bocconoline）[4]，去氢碎叶紫堇碱（dehydrocheilanthifoline）[5]。全草中含原阿片碱，原阿片碱-N-氧化物（protopine-N-oxide），α-别隐品碱[6]，黄连碱（coptisine），小檗碱（berberine），刻叶紫堇明碱（corysamine）[7]。果实中含血根碱，白屈菜红碱，原阿片碱，α-别隐品碱及 β-别隐品碱[7]。小果博落回地上部分含血根碱，白屈菜红碱，原阿片碱，隐品碱（cryptopine），别隐品碱（allocryptopine）[8]和博落回碱[9]。

【药理】　1. 抗微生物、杀蛆蝇作用　白屈菜红碱、血根碱及博落回碱对金黄色葡萄球菌、枯草杆菌、八叠球菌、大肠杆菌、变形杆菌、铜绿假单胞菌以及某些真菌有抑制作用[1]。博落回有杀阴道滴虫作用[2]。博落回总生物碱对绒尾蛆蝇有杀灭作用[3]。血根碱、白屈菜红碱及博落回碱还有杀线虫作用[1]。

2. 保肝作用　博落回根细粉灌胃对四氯化碳、半乳糖胺所致急性肝损伤大鼠有改善肝功能作用；对四氯化碳所致慢性肝损伤大鼠可降低血清乳酸脱氢酶水平，降低死亡率，提高血清白蛋白/球蛋白比值，抑制肝脏纤维化[4]。

3. 其他作用　博落回总生物碱灌胃，能使小鼠肉瘤细胞变性坏死[5]。博落回根细粉灌胃提高小鼠胸腺指数，增加血清溶血素水平，促进小鼠迟发型超敏反应[4]。博落回中的生物碱抑制大鼠肝脏线粒体中单胺氧化酶活性[6]。生物碱抑制人红细胞乙酰胆碱酯酶水解乙酰硫代胆碱的作用[7]。生物碱能抑制氨肽酶 A、N 和二肽基肽酶Ⅳ。加入牛血清白蛋白，能使这种酶抑制作用消失[8]。在原代培养的人和猪肝细胞中，血根碱和白屈菜红碱在一定浓度有细胞毒性，能使乳酸脱氢酶渗漏，影响细胞膜完整性[9]。

毒性　博落回粉混悬液给小鼠灌胃安全限度大于 100 倍。大鼠长期毒性试验显示各生理指标均在正常范围内。高剂量组大鼠血清丙氨酸氨基转移酶和尿素氮含量降低，胸腺指数提高[10]。但有报道将博落回注射液注入兔耳静脉，会引起心电图 T 波倒置，并可出现多源性、多发性室性期前收缩，伴有短暂的阵发性心律紊乱，阿托品可对抗其对心脏的毒性[11]。

【药性】　苦、辛，寒。大毒。

1.《本草拾遗》："有大毒。"

2.《湖南药物志》："辛、涩，寒。有小毒。"

3.《江西草药》："性温，味苦、辛。"

【功用主治】　散瘀，祛风，解毒，止痛，杀虫。主治一切恶疮，顽癣，湿疹，蛇虫咬伤，跌打肿痛，风湿痹痛。

1.《本草拾遗》："主恶疮瘿根，瘤赘，瘜肉，白癜风，蛊毒，精魅，溪毒，已上疮瘘者，和百丈青、鸡桑灰等为末傅瘘疮。"

2.《中国药用植物志》："外用治一切恶疮及皮肤病。"

3.《广西中药志》："外用治跌打。"

4.《湖南药物志》："祛风解毒，行气消肿，杀虫。"

5.《江西草药》："治慢性溃疡，脓肿，皮癣，蜈蚣、黄蜂咬伤。"

6.《广西本草选编》:"散瘀消肿,祛风镇痛,杀虫止痒。主治跌打瘀肿,风湿关节痛,龋齿痛。"

【用法用量】 外用:捣敷;或煎水熏洗;或研末调敷。

【宜忌】 本品有毒,禁内服。口服易引起中毒,轻者出现口渴、头晕、恶心、呕吐、胃烧灼感及四肢麻木、乏力;重者出现烦躁、嗜睡、昏迷、精神异常、心律失常等而死亡。《本草拾遗》:"茎……折之有黄汁,药人立死,不可入口也。"

【选方】 1. 治指疔 号筒树(博落回连梗带叶)一把,水煎熏洗约 15 min,再将煎过的叶子贴患指,每日 2～3 次。早期发炎者,如此反复熏洗,外贴 3～6 次愈。〔《江西医药》1966,(7):371〕

2. 治臁疮 博落回全草。烧存性,研极细末,撒于疮口内;或用麻油调搽;或用生猪油捣和成膏敷贴。(《江西民间草药验方》)

3. 治中耳炎 博落回叶研末 6 g,高粱酒 30 g。炖热冲入,装瓶,密闭 3 d,用灯心草蘸取上面澄清液滴耳内,早晚各 1 次。(《安徽中草药》)

4. 治水、火烫伤 博落回根研末,棉花子油调搽。(江西《草药手册》)

5. 治蜈蚣、黄蜂咬伤 取新鲜博落回茎,折断,有黄色汁液流出,以汁搽患处。(《江西民间草药验方》)

6. 治黄癣(癞痢) 先剃发,再用博落回 60 g,明矾 30 g。煎水洗,每日 1 次,共 7 d。(江西《草药手册》)

7. 治疥癣 博落回叶 30 g,米醋 250 g。浸泡 1 d 后,外涂患处,每日 2 次。(《安徽中草药》)

【临床报道】 1. 治疗滴虫性阴道炎 鲜嫩博落回茎叶切碎,加水熬成每 1 ml 含生药 25 g 的浸膏。于月经结束后,先用 1∶5 000 高锰酸钾液 300～500 ml 冲洗阴道,然后用棉签蘸药反复涂擦阴道壁 2～3 次,或留置含药的阴道棉栓。每日用药 1～2 次,7～10 d 为 1 个疗程。疗程结束后连续 3 d,取标本镜检,以观察疗效。共治疗 132 例,经 1 个疗程后,全部病例症状消失,阴道分泌物镜检转阴。连用 3 个疗程可以根治[1]。

2. 治疗酒皶鼻 取博落回茎 50 g,95%乙醇 100 ml,浸泡 5～7 d 备用。每次涂抹 1 min,每日 2～3 次,15 d 为 1 个疗程。治疗酒皶鼻 30 例,经 3 个疗程的治疗,痊愈 15 例,显效 10 例,好转 3 例,无效 2 例[2]。

3. 治疗痔疮合并感染 取博落回、红藤、黄柏各 60 g,加水 2 000 ml,煎取 1 000 ml,过滤去渣,取坐位趁热熏洗患部,每次 15～30 min,每日 2～3 次。共治疗 30 例,结果:痊愈 25 例,显效 4 例,无效 1 例。治疗时间 2～5 d,平均 2.5 d[3]。

4850 喜树 xǐ shù

(《浙江民间常用草药》)

【异名】 旱莲(《植物名实图考》),旱莲木(《浙江药用植物志》),水栗子、水冬瓜、秋青树(《四川植物志》)。

【基原】 为蓝果树科旱莲木属植物喜树的果实或根及根皮。

【原植物】 喜树 *Camptotheca acuminata* Decne.

落叶乔木,高 20～25 m。树皮呈灰色。叶互生,纸质,长卵形,长 12～28 cm,宽 6～12 cm,先端渐尖,基部宽楔形,全缘或微呈波状,上面亮绿色,下面淡绿色,疏生短柔毛,脉上较密。花单性同株,多数排成球形头状花序,雌花顶生,雄花腋生;苞片 3;花萼 5 裂,边缘有纤毛;花瓣 5,淡绿色;花盘微裂;雄花有雄蕊 10,两轮;雌花子房下位,花柱 2～3 裂。瘦果窄长圆形,有窄翅。花期 4～7 月,果期 10～11 月。

生于林缘、溪边或栽培于庭院、道旁。分布于西南及江苏、浙江、福建、江西、湖北、湖南、广东、广西、台湾等地。

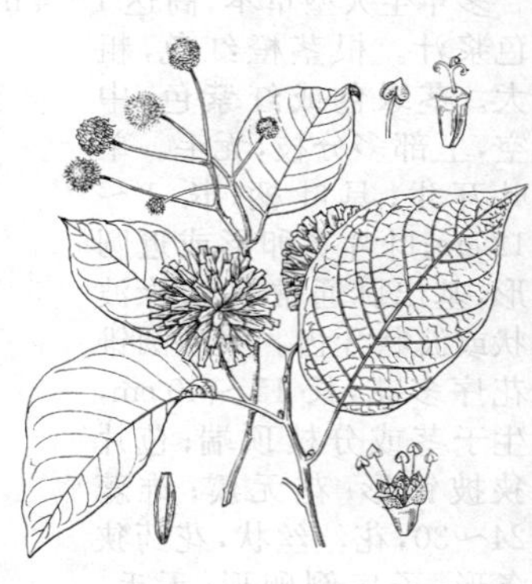

喜 树

本植物的叶(喜树叶)、树皮(喜树皮)亦供药用,另设专条。

【栽培】 生物学特性 喜温暖湿润,不耐严寒干燥,根深,萌芽力强,生长迅速。宜在肥沃湿润之石灰岩风化后的土壤、冲积土及河滩沙地、江湖堤岸等地种植。在酸性、中性和弱碱性土壤上均可生长。

繁殖方法 种子繁殖。于 2 月底至 3 月中旬播种,播前种子进行层积处理。多用条播,条距 30 cm,播后覆土 1～2 cm,盖草,保温保湿,8 d 左右即可出苗。苗高 10 cm 左右间苗,苗距 18～24 cm。育苗期适时中耕除草,追肥 3 次,苗高 80～100 cm 时,即可出圃定植。在冬季落叶后至春季萌芽前定植。

田间管理 一般在幼林期或雨季前后,杂草生长旺盛时,要及时中耕除草。定植后 1～2 年,松土除草 2 次,以后每年 1 次,成林后,不再单独中耕。结合中耕除草施以有机肥、人畜粪尿,以促进林木速生。

病虫害防治 虫害有褐边绿刺蛾,幼虫为害叶片。

【采收加工】 果实于 10～11 月成熟时采收,晒干。根及根皮全年可采,但以秋季采剥为好,除去外层粗皮,晒干或烘干。

【药材】 喜树 *Fructus seu Radix Camptothecae Acuminatae* 产于江苏、浙江、福建、江西、湖北、湖南等地。

性状 果实披针形,长 2～2.5 cm,宽 5～7 mm,先端尖,有柱头残基;基部变狭,可见着生在花盘上的椭圆形凹点痕,两边有翅。表面棕色至棕黑色,微有光泽,有纵皱纹,有时可见数条角棱和黑色斑点。质韧,不易折断,断面纤维性,内有种子 1 粒,干缩成细条状。气微,味苦。

鉴别 (1) 果实横切面:外果皮为一列扁平细胞;中果皮为多列薄壁细胞,含红棕色物,维管束十数个,散列,外侧具纤维群,纤维壁厚,木化;内果皮为数列厚壁纤维。种皮细胞由棕色扁平细胞组成;鲜品的胚乳细胞和子叶细胞内充满内含物,干后萎缩。

(2) 薄层色谱:取样品粉末 2 g,用 80%乙醇 30 ml 回流 30 min,放冷,滤过,滤液减压蒸去乙醇,放冷,滤过,滤液用含有 10%乙醇的氯仿溶液提取,浓缩提取液,作供试液,以喜树碱和 10-羟基喜树碱制对照溶液。吸取二溶液,点于硅胶 G 板上,以氯仿-丙酮(7∶3)为展开剂,展距 13 cm,于紫外光灯下(254 nm)观察,样品与对照品色谱在相对应的位置处显相同颜色的荧光斑点。

【成分】 喜树的果实含生物碱类:喜树碱(camptothecine),10-羟基喜树碱(10-hydroxy camptothecine),11-甲氧基喜树碱(11-methoxycamptothecine),去氧喜树碱(deoxycamptothecine),喜树次碱(venoterpine)[1],11-羟基喜树碱(11-hydroxycamptothecine),10-甲氧基喜树碱(10-methoxycamptothecine)[2],10-羟基脱氧喜树碱(10-hydroxydeoxycamptothecine)[4]，喜树矛因碱(camptacumothine)，喜树曼宁碱(camptacumanine)，乌檀费新碱(naucleficine)，牛眼马钱托林碱(angustoline)，二氢异喹胺(dihydroisoquinamine)[5]，长梗马兜铃素(pedunculagin)[6]，19-O-甲基牛眼马钱托林碱(19-O-methylangustoline)[7]，22-羟基旱莲木碱(22-hydroxyacuminatine)，19-羟基臭马比木碱(19-hydroxymappicine)，氧代儿茶钩藤丹宁碱(oxogambirtannine)[8]，18-羟基喜树碱(18-hydroxycamptothecin)；含萜类：白桦脂酸(betulic acid)，长春花苷内酰胺(vincoside lactam)[1]。含鞣质类：3，4-O，O-亚甲基并没食子酸(3，4-O，O-methyleneellagic acid)，3′，4′-O-二甲基-3，4-O，O-亚甲基并没食子酸(3′，4′-O-dimethyl-3，4-O，O-methyleneellagic acid)，3，4-O，O-亚甲基-3′，4′-O-二甲基-5′-甲氧基并没食子酸(3，4-O，O-methlene-3′，4′-O-dimethyl-5′-methoxyellagic acid)，3，4-O，O-亚甲基-3′，4′-O-二甲基-5′-羟基并没食子酸(3，4-O，O-methylene-3′，4′-O-dimethyl-5′-hydroxyellagic acid)[2]，3，4′-O-二甲基并没食子酸(3，4′-O-dimethylellagic acid)，3，4，3′-O-三甲基并没食子酸(3，4，3′-O-trimethylellagic acid)，3′-O-甲基-3，4-O，O-次甲基并没食子酸(3′-O-methyl-3，4-O，O-methylidyneellagic acid)，3，4-O，O-次甲基并没食子酸(3，4-O，O-methylidyneellagic acid)，3，4-O，O-次甲基-3′，4′-O-二甲基并没食子酸(3，4-O，O -dimethyl-3′，4′-O -methylidyneellagic acid)，3，4-O，O-次甲基-3，4′-O-二甲基-5′-甲氧基并没食子酸(5′-methoxy-3′，4′-O -dimethyl-3，4-O，O-methylidyneellagic acid)，3，3′，4，4′-O-四甲基-5′-甲氧基并没食子酸(3，3′，4，4′-O -tetramethyl-5′-methoxyellagic acid)，5′-羟基-3′，4′-O-二甲基-3，4-O，O-次甲基并没食子酸(5′-hydroxy-3′，4′-O-dimethyl-3，4-O，O-methylidyneellagic acid)，丁香酸(syringicacid)[3]，吕宋果内酯(strychnolactone)，水杨酸(salicylic acid)，壬二酸(nonandioic acid)[9]，止杈酸(d-abscisic acid)，丁香树脂酚(syringaresinol)，β-谷甾醇(β-sitosterol)[10]，咖啡酸乙酯(ethyl caffeate)，熊果酸(ursolic acid)，肌醇(inositol)[11]。

喜树的根含生物碱类：喜树碱，喜树次碱；另含并没食子酸-3，4，3′-三甲醚(3，4，3′-tri-O-methylellagic acid)，β-谷甾醇[12]及β-谷甾醇 3-β-D-葡萄糖苷(β-sitosterol 3-β-D-glucoside)[13]。

根皮中含生物碱类：20-去氧喜树碱(20-deoxycamptothecin)，20-己酰喜树碱(20-hexanoylcamptothecine)，20-己酰基-10-甲氧基喜树碱(20-hexanoyl-10-methoxy camptothecin)[14]，喜树碱，10-甲氧基喜树碱[15]，11-羟基-(20s)-喜树碱[16]。

【药理】 1. 抗肿瘤作用　从喜树分离的喜树碱类物质选择性地抑制 DNA 拓扑异构酶Ⅰ，表现出抗肿瘤作用。喜树碱对舌鳞癌 Tca-8113 细胞有增殖抑制和诱导凋亡的作用[1]。10-羟基喜树碱体外对人肝癌细胞 QGY 和 $HepG_2$ 生长增殖有抑制作用[2]。腹腔注射 10-羟基喜树碱对小鼠肾包膜下移植的 $HepG_2$ 肿瘤也有抑制作用[3]。10-羟基喜树碱诱导高转移人肺癌细胞 $PGCL_3$ 凋亡[4]。羟基喜树碱还抑制人胰腺癌细胞[5]。10-羧基喜树碱对 T_{24} 人膀胱癌细胞有很强的细胞毒作用，能使膀胱癌细胞 DNA 断裂损伤增加[6]。

2. 抗病毒作用　喜树果提取液能抗单纯疱疹病毒Ⅱ型，防止吸附病毒的 BGM 细胞出现病变[7]。

3. 其他作用　小鼠小剂量腹腔注射喜树碱对肿瘤相伴免疫性有抑制作用。喜树碱引起的免疫抑制是暂时的，停药后免疫功能得以恢复[8]。喜树碱灌胃或皮下注射，对交配后的大鼠和家兔均有抗早孕作用[9]。喜树碱水剂、乳剂体外能抑制兔眼球结膜成纤维细胞，兔结膜下埋线并用喜树碱结膜下注射对埋线周围成纤维细胞的增殖有抑制作用[10]。

毒性　小鼠腹腔注射喜树碱的 LD_{50} 为 65.7±11.3 mg/kg，10-羟基喜树碱的 LD_{50} 为 149.6±29.7 mg/kg。10-羟基喜树碱对小鼠的骨髓毒性低于喜树碱[11]。给予喜树碱钠盐最大耐受量而存活的犬出现可逆性贫血，中性粒细胞和淋巴细胞减少。当用量为最小致死量时，猴在死前血色素升高，血清碱性磷酸酶、天冬氨酸氨基转移酶和丙氨酸氨基转移酶升高，骨髓内细胞减少，犬出现坏死性胆囊炎；猴肾脏肾小管明显损伤，少数有肝局部性坏死[12]。10-羟基喜树碱抑制中国仓鼠卵巢细胞有丝分裂，诱发卵巢细胞染色体畸变。10-羟基喜树碱腹腔注射诱发小鼠骨髓嗜多染红细胞微核形成。妊娠小鼠肌注，母鼠骨髓和胎肝血微核率均升高，其致诱变作用可经胎盘转移[13]。

【药性】 苦、辛，寒。有毒。归脾、胃、肝经。

1.《安徽中草药》："性平，味微苦、甘，辛，有小毒。"

2.《全国中草药汇编》："苦、涩，凉。"

3.《浙江药用植物志》："苦，寒，有毒。"

【功用主治】 清热解毒，散结消癥。主治食道癌，贲门癌，胃癌，肠癌，肝癌，白血病，牛皮癣，疮肿。

1.《浙江民间常用草药》："抗癌，治癣。"

2.《青岛中草药手册》："解热消炎。"

3.《全国中草药汇编》："抗癌，清热，杀虫。主治胃癌，结肠癌，膀胱癌，慢性粒细胞性白血病；外用治牛皮癣。"

4.《四川中药志》1979 年版："治肝癌，卵巢腺癌。"

5.《浙江药用植物志》："治血吸虫病肝脾肿大。"

【用法用量】 内服：煎汤，根皮 9～15 g，果实 3～9 g；或研末吞；或制成针剂、片剂。

【宜忌】 内服不宜过量。

1.《浙江民间常用草药》："忌用铁器煎煮、调制。"

2. 上海《中草药学》："一般认为果的作用较根皮佳，但毒性也大。"

【选方】 1. 治胃癌，直肠癌，肝癌，膀胱癌　喜树根皮研末，每日 3 次，每次 3 g；喜树果研末，每日 1 次，每次 6 g。(《辨证施治》)

2. 治白血病　喜树根 30 g，仙鹤草、鹿衔草、岩株、银花、凤尾草各 30 g，甘草 9 g。煎汁代茶饮。(《本草骈比》)

【临床报道】 1. 治疗转移性肝癌　本组 38 例患者原发病为小细胞肺癌 5 例，肺低分化腺癌 6 例，肺低分化鳞癌 2 例，乳腺癌 8 例，胃癌 9 例，结直肠癌 8 例。联合方案中用药方法为原发肿瘤化疗一线方案加羟基喜树碱 10～20 mg，第一至第五日持续 4 h 静脉点滴。结果：总有效率为 37.84%，平均生存期为 14.34 个月，半年生存率为 51.20%，1 年生存率为 26.60%，其中以增殖较活跃的小细胞肺癌、肺低分化腺癌、乳腺癌的肝转移疗效最突出，主要毒性为骨髓抑制，但程度较轻。认为以羟基喜树碱联合方案治疗转移性肝癌是安全有效的，可做为首选方案[1]。

2. 治疗膀胱癌　选择 18 例无法手术及晚期的膀胱癌患者，采用髂内动脉插管技术，将导管插入髂内动脉后跨过臀上动脉，根据血管造影找到膀胱肿瘤的供血动脉，把喜树碱微球 170 mg(含喜树碱 20 mg)通过导管栓入此动脉。结果:治疗后 17 例患者肿瘤出现不同程度坏死,瘤体缩小,血尿症状全部消失,未见明显毒副作用,1 例无效。认为本方法对无法手术或晚期的膀胱癌是一种安全、简单、效果较好的方法,尤其对膀胱癌出血有立竿见影的效果[2]。

3. 治疗鼻咽癌　全部 116 例患者均接受 4MV 直线加速器或 ^{60}Co 治疗机和深部 X 线机常规分割放疗。观察组 58 例每星期一再给予羟基喜树碱 10 mg 静滴,总量 60～70 mg。化疗时常规使用止吐药物。结果:近期疗效放疗结束时,鼻咽部肿瘤完全消退率观察组为 91.4%(53/58),对照组为 72.4%(42/58),两组差异非常显著($\chi^2=7.05$, $P<0.01$);颈部肿瘤完全消退率观察组为 87.9%(51/58),对照组为 67.2%(39/58),两组差异非常显著($\chi^2=7.14$, $P<0.01$)[3]。

4. 治疗银屑病　治疗组 77 例用 0.03%喜树碱霜及 0.03%喜树碱乙醇液,外涂局部皮损,每日 2 次。对照组 38 例外用 1%氢化可的松霜,配用昆明山海棠片口服,每次 2～3 片,每日 3 次。结果:治疗组皮损消退 50%以上者 59 例,占 76.62%。对照组皮损消退 50%以上者 9 例,占 23.68%,经 u 检验,$P<0.01$。治疗组中 8 例发生局部刺激反应,包括剧痒、灼痛、潮红等,个别发生糜烂,但停药后即可消退[4]。

5. 治疗皮肤疣　用喜树碱注射液 20 ml(每安瓿 2 ml,内含 5 mg 喜树碱钠),蒸馏水 30 ml,化学醇二甲亚砜 70 ml,配成 0.04%喜树碱二甲亚砜溶液。用时以棉棒蘸药液少许,直接涂于皮损处,每日 2 次。共治疗 40 例,其中传染性软疣 12 例,扁平疣 19 例,寻常疣 6 例,女阴尖锐湿疣 3 例。结果:除 2 例扁平疣患者失去联系及 2 例寻常疣患者治疗不规则,皮损变化不大外,其余均于 2～3 星期内治愈。对角质较厚的扁平疣及寻常疣,可用 0.07%的药液。一般用 0.04%的药液即可[5]。

6. 治疗慢性湿疹或神经性皮炎　160 例患者随机分为两组。治疗组 82 例,晨予 0.03%喜树碱软膏轻涂于患处,晚上外用派瑞松霜,各 1 次;对照组 78 例,单纯外涂派瑞松霜,早晚各 1 次。除瘙痒严重者口服抗组胺药外,均不并用其他内服药物。连续用药 4 星期后判定疗效。随访半年观察其复发率。结果:治疗组治愈率为 58.54%,有效率为 85.37%,复发率为 18.75%。对照组分别为 42.31%,69.23%,39.39%。两组间三者比较,P 均<0.05,差异有显著性[6]。

4851 喜树叶 xǐ shù yè 江西《中草药学》

【基原】　为蓝果树科旱莲木属植物喜树 *Camptotheca acuminata* Decne. 的叶。

【原植物】　参见“喜树”条。

【采收加工】　7～9 月采摘,鲜用。

【成分】　喜树的叶子中含生物碱类:喜树碱(camptothecine)[1];黄酮类:槲皮素(quercetin),山柰酚(kaempferol)[1],含鞣质类:没食子酸(gallic acid),三叶豆苷(trifolin)[1],喜树鞣质(camptothin)A、B,木鞣质(cornusiin)A,路边青鞣质(gemin)D,新唢呐草素(tellimagrandin)Ⅰ、Ⅱ,1,2,6-三-O-没食子酰-β-D-葡萄糖(1,2,6-tri-O-galloyl-β-D-glucose),1,2,3,6-四-O-没食子酰-β-D-葡萄糖(1,2,3,6-tetra-O-galloyl-β-D-glucose)[2]。

【药性】　苦,寒。有毒。《青岛中草药手册》:“性寒,味苦。”

【功用主治】　清热解毒,祛风止痒。主治痈疮疖肿,牛皮癣。

【用法用量】　外用:鲜品捣敷或煎汤洗。

【选方】　1. 治疖肿、疮痈初起　喜树嫩叶一握,加食盐少许(捣烂)外敷。(江西《中草药学》)

2. 治牛皮癣　喜树叶加水浓煎后,外洗患处。(《浙江民间常用草药》)

4852 喜树皮 xǐ shù pí (《浙江民间常用草药》)

【基原】　为蓝果树科旱莲木属植物喜树 *Camptotheca acuminata* Decne. 的树皮。

【原植物】　参见“喜树”条。

【采收加工】　全年均可采,剥取树皮,切碎晒干。

【药性】　《福建药物志》:“苦,寒,有小毒。”

【功用主治】　活血解毒,祛风止痒。主治牛皮癣。

【用法用量】　外用:煎汤洗或水煎浓缩调涂。内服:煎汤,15～30 g。

【宜忌】　《浙江民间常用草药》:“忌用铁器煎煮、调制。”

【选方】　治牛皮癣　喜树皮或树枝切碎,水煎浓缩,然后加羊毛脂、凡士林调成 10%或 20%油膏外搽。另取树皮或树枝 30～60 g,水煎服,每日 1 剂。(《浙江民间常用草药》)

4853 斯里兰卡肉桂 sī lǐ lán kǎ ròu guì (《中华本草》)

【基原】　为樟科樟属植物锡兰肉桂的树皮。

【原植物】　锡兰肉桂 *Cinnamomum zeylanicum* Bl. [*Laurus cinnamomum* Roxb.]

常绿乔木,高达 10 m。树皮内具桂醛芳香气,外黑褐色。枝条略呈四棱形,灰色,具白斑。叶对生或近对生;有叶柄,无毛;叶片卵形或卵状披针形,全缘,革质或近革质,上面绿色,光亮,下面淡绿白色,两面无毛,离基三出脉,中脉和侧脉在叶两面凸起,网脉在下面呈蜂窝状。圆锥花序腋生和顶生;两性花,黄色;花被筒倒锥形,花被裂片 6,长圆形;雄蕊 9,花药 4 室;子房卵形,花柱短,柱头盘状。果实卵形,黑色。

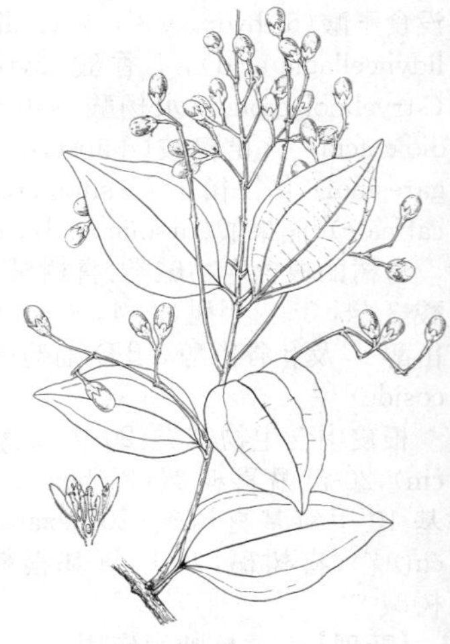

锡兰肉桂

我国广东、广西、海南、云南、台湾等地有引种栽培。原产于斯里兰卡。

【栽培】　生物学特性　原产热带,需高温高湿的生境条件。

繁殖方法　种子、扦插繁殖。种子繁殖:9～10 月种子成熟,采后洗净果皮,阴干半日至 1 d 立即播种。条播,行株距 20 cm×5 cm,覆土深度 1～1.5 cm,发芽率可达 82%～100%。扦插繁殖:以高温高湿的 6～8 月扦插为宜。插条宜选成龄树砍伐后萌发的当年生枝条和 1～3 年生树的当年生枝条,扦插成活率高,插条可采用环剥法或高浓度的萘乙酸液处理,可有效地提高插条生根成活率。苗期要搭棚遮荫,并注意除草、松土和施肥。培育 1 年,按行株距 5 m×4 m 挖穴定植。栽植后 1 个月内注意淋水保湿,每年冬末春初视杂草状况除草松土,并适当施肥。

【采收加工】 种后 5～6 年可收桂皮,从茎基部剥皮,晒 1～2 d,卷成圆筒状,阴干。

【药材】 斯里兰卡肉桂 *Cortex Cinnamomi Zeylanici* 主产于斯里兰卡。

性状　枝皮常为 7～12 或更多层薄片重叠卷成的细长复卷筒状,长可达 60 cm,筒宽约 1 cm,每片厚约 0.5 mm。外表面黄棕色,平坦,可见波浪状纵直条纹,偶见疤痕和空洞(系枝条伸出处);内表面色泽较深。气芳香,味甜。

鉴别　枝皮横切面:木栓层为数列细胞,最内层细胞外壁增厚,木化(进口品栓皮已除去)。皮层散有石细胞及分泌细胞,石细胞通常外壁薄。中柱鞘部位石细胞断续散在,不连成环状,韧皮部有长圆形石细胞切向排列成 10～25 列;韧皮纤维于外侧较少,内侧较多,单个或 2～4 个成束,纤维直径多在 30 μm 以下。

【成分】 树皮中含挥发油含桂皮醛(cinnamaldehyde),丁香油酚(eugenol)[1]。树皮含锡兰肉桂素(cinnzeylanine),锡兰肉桂醇(cinnzeylanol)[2],原花色素(proanthocyanidin) Ⅰ、Ⅱ、Ⅲ、Ⅳ[3],阿糖基木聚糖(arabinoxylan)[4]。

【药理】 抗溃疡、抗真菌等作用　斯里兰卡肉桂水提取物灌服抑制小鼠水浸应激性溃疡形成,对大剂量地塞米松所致阳虚小鼠胸腺萎缩和高胆固醇也有抑制作用[1]。斯里兰卡肉桂及精油体外能抑制多种真菌[2,3]。

毒性　小鼠灌服斯里兰卡肉桂水提取物的 LD_{50} 为 51.8±3.0 g(生药)/kg。给药后小鼠表现为倦怠少动,皮毛松弛,肌肉无力,翻正反射消失,呼吸微弱,死鼠多呈俯卧位[1]。

【功用主治】 温中健胃,止痛。主治脘腹痞满,消化不良,泄泻腹痛,寒疝气痛。

《中国药用植物图鉴》:"芳香健胃。"

【用法用量】 内服:煎汤 2～5 g(不宜久煎);研末服,0.5～1.5 g。

4854 葫芦茶 hú lu chá (《生草药性备要》)

【异名】 金剑草、螳螂草(《泉州本草》),田刀柄、钊板茶(《岭南草药志》),鲮鲤舌(《闽东本草》),鳖颈草(《广西药用植物名录》),金腰带(《浙江药用植物志》)。

【基原】 为豆科葫芦茶属植物葫芦茶、蔓茎葫芦茶的枝叶。

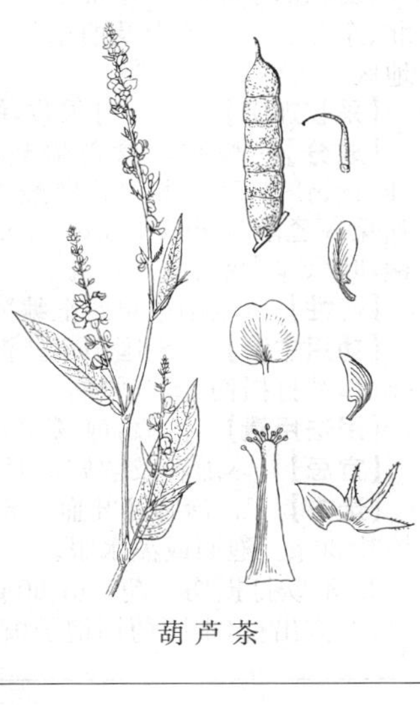

葫芦茶

【原植物】 1. 葫芦茶 *Tadehagi triquetrum*(L.) Ohashi[*Desmodium triquetrum*(L.)DC.; *Pteroloma triquetrum*(L.)Benth.]

落叶小灌木,高 1～2 m。多分枝,枝直立,三棱形。单叶互生,叶片卵状披针形至狭披针形,上面无毛,背面中脉和侧脉被长毛;叶柄具宽翅;托叶 2 枚,披针形,有纵脉。总状花序腋生或顶生;花萼钟状;花冠紫红色,蝶形,旗瓣圆形;雄蕊 10,二体,下部合生;子房密生短柔毛,花柱内弯。荚果条状长圆形,背缝线直,腹缝线呈波状。花期 7～9 月,果期 8～10 月。

生于海拔 500～700 m 的荒地、低丘陵地草丛中。分布于福建、广东、广西、海南、贵州、云南、台湾。

2. 蔓茎葫芦茶 *T. triquetrum*(L.)Ohashi subsp. *pseudotriquetrum*(DC.) Ohashi [*Desmodium pseudotriquetrum* DC.] 又名:假葫芦茶(《拉汉英种子植物名称》)。

半灌木。多分枝,长达 1 m,三棱形。单叶互生,叶片卵状披针形至卵形;有叶柄,长 0.7～3.2 cm,具翅;托叶披针形,有纵脉。总状花序顶生或腋生;花冠蝶形,紫色;雄蕊 10,二体,下部合生。荚果条状长圆形,具明显网状脉,腹背缝被缘毛。花、果期 8 月。

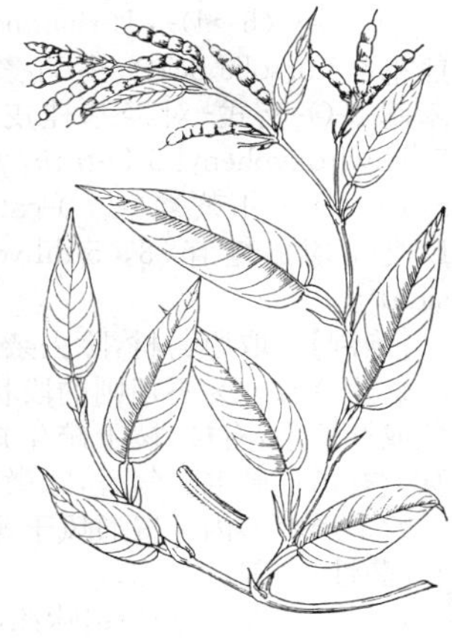

蔓茎葫芦茶

生于向阳山坡疏林下、路边及丘陵地带。分布于浙江、广西、四川、云南、台湾。

本植物的根(葫芦茶根)亦供药用,另设专条。

【采收加工】 7～9 月割取地上部分,除去粗枝,切段晒干。

【药材】 葫芦茶 *Ramulus et Folium Tadehagi*　葫芦茶主产于广东、广西、福建等地;蔓茎葫芦茶主产于广西、福建等地。

性状　葫芦茶　茎枝多折断,基部木质,圆柱形,直径约 5 mm,表面红棕色至红褐色;上部草质,具三棱,棱上疏被粗毛。叶多皱缩卷曲,展平后呈卵状矩圆形至披针形,长 6～15 cm,宽 1～3.5 cm;表面红棕色,下面主脉上有毛,革质;叶柄长 0.8～3.5 cm,具阔翅;托叶有时可见,披针形,淡棕色。有时可见总状花序或扁平荚果,长 2～5 cm,有 4～8 个近方形荚节,被毛。气香,味微甘。

蔓茎葫芦茶　叶卵状披针形或椭圆状披针形;荚果仅背、腹缝密生缘毛。

鉴别　(1) 茎横切面:表皮细胞 1 列。皮层为 4～5 列类圆形薄壁细胞,棱角处有 3～4 列厚角细胞。中柱鞘纤维断续成环。韧皮部狭窄,韧皮纤维单个散在或成束。形成层成环。木质部占较大部位;木射线宽 1～3 列细胞;导管单个散在或数个径向排列。髓部三角形。本品薄壁细胞中含草酸钙方晶。

叶横切面:上表面中央有尖突的棱脊,叶背中脉向外凸起。中脉维管束 5 个,下方 3 个较大,排成弯月形或连成槽状,韧皮部在木质部下方,上方 2 个较小,韧皮部位于木质部之上。中柱鞘纤维成环。薄壁细胞含草酸钙方晶。

叶表面观:上表皮细胞垂周壁平直或波状弯曲,气孔及毛茸均较少。下表皮细胞垂周壁波状弯曲,气孔较多,平轴式。腺毛易见,腺头 3 细胞,腺柄 2 细胞。非腺毛有 2 种,一种为单细胞,壁厚,表面有疣状突起;另一种 2～3 细胞,壁薄，顶端常弯曲呈钩状。

(2) 取本品碎叶 10 g，用 70%乙醇回流提取 2 次，滤过。滤液加盐酸 3 滴和锌粉少许，溶液呈粉红色（检查黄酮类）。

【成分】 叶含鞣质(tannin)，二氧化硅、氧化钾[1]。葫芦茶含黄酮类成分：山柰素-3-O-β-D-吡喃葡萄糖苷(kaempferol-3-O-β-D-glucopyranoside)，山柰素-3-O-β-D-吡喃半乳糖苷(kaempferol-3-O-β-D-galactopyranoside)，槲皮素-3-O-β-D-吡喃葡萄糖基(6→1)-α-L-吡喃鼠李糖苷〔quercetin-3-O-β-D-glucopyranosyl(6→1)-α-L-rhamnopyranoside〕，又称为葫芦茶苷(tadehaginoside)，山柰素-3-O-β-D-吡喃半乳糖基(6→1)-α-L-吡喃鼠李糖苷〔kaempferol-3-O-β-D-galactopyranosyl(6→1)-α-L-rhamnopyranoside〕；含皂苷类成分：熊果酸(ursolic acid)、冬青素(ilexgenin) A，3，5-二羟基苯基-6-O-反式-对羟基桂皮酰基-β-D-吡喃葡萄糖苷(3，5-dihydroxyphenyl-6-O-*trans-p*-coumaroly-β-D-glucopyranoside)，(+)-儿茶素〔(+)-catechin〕、3，5-二羟基苯基-β-D-吡喃葡萄糖苷(3，5-dihydroxyphenyl-β-D-glucopyranoside)[2]。

【炮制】 取原药材，除去杂质，洗净，润透，切段，干燥。

饮片性状　为不规则的段状，茎、叶混合。茎段表面红褐色或红棕色，有棱，棱上疏生短硬毛；叶红棕色，革质，下面脉上有稀疏硬毛。气香，味微甜。

贮干燥容器内。置通风干燥处。

【药性】 苦、涩，凉。

1.《生草药性备要》："味涩，性平。"

2. 广州部队《常用中草药手册》："甘、苦，微凉。"

【功用主治】 清热解毒，利水消积。主治中暑烦渴，感冒发热，咽喉肿痛，肺病咳血，肾炎，黄疸，泄泻，痢疾，风湿关节痛，小儿疳积，钩虫病，疥疮。

1.《生草药性备要》："消食杀虫，治小儿五疳。"

2.《本草求原》："退黄疸。"

3.《岭南采药录》："疮久有虫，敷之。解热毒，去疳积。治劳伤吐血。"

4. 广州部队《常用中草药手册》："消炎解暑，利水消滞，杀虫防腐。制茶用于感冒发烧，咽喉肿痛，预防中暑；煎水治肾炎水肿，黄疸型肝炎，肠炎腹泻。"

5.《全国中草药汇编》："清热解毒，消积利湿。主治妊娠呕吐，菠萝中毒，小儿硬皮病。"

6.《福建药物志》："消痰散瘀，清热解毒。治乳腺炎，齿龈炎，角膜溃疡，骨结核，淋巴结核，扁桃体炎，腮腺炎，多发性脓肿。"

【用法用量】 内服：煎汤，15～60 g。外用：捣汁涂；或煎水洗。

【选方】 1. 治流感　葫芦茶、马兰各 15 g，羌活 9 g，薄荷 6 g。水煎服。

2. 治肺痈　葫芦茶、射干、瓜蒌各 9 g。水煎服。(1、2 方出自《福建药物志》)

3. 治急性肾炎水肿　葫芦茶、冬瓜皮各 30 g，茅根 30～60 g，麻黄 9～15 g，枇杷叶 15 g，杏仁 12 g。水煎分 2 次服。(《全国中草药汇编》)

4. 治痢疾　葫芦茶全草、细叶扯头孟根各 60～90 g。加鸡蛋 1 个同煎，煎至鸡蛋熟时，将蛋壳除去再煎，加生盐调味，汤蛋同服。(《岭南草药志》)

5. 治风湿性关节酸痛　葫芦茶茎，每次 60 g，合猪脚节炖服。(《泉州本草》)

6. 治小儿疳积　葫芦茶 5 份，独脚金 5 份，苦楝子 1 份，香附 2 份。水煎，浓缩至每 100 ml 含生药 120 g。每日 15～30 ml，分 3 次服，6 d 为 1 个疗程。(《全国中草药汇编》)

7. 治产后瘀血痛　鲜葫芦全草 15～30 g，杵烂，酌加米酒炖服。如用清水煎服，可治月经病。(《闽东本草》)

8. 治硬皮病　鲜葫芦茶、蜂窝草各 500 g，捣烂加少许食盐，炒热，每日上午搽患处 1 次。(《全国中草药汇编》)

9. 治荨麻疹　葫芦茶鲜茎、叶 30 g，水煎服。或用鲜全草适量，水煎熏洗。(《福建中草药》)

10. 治骨结核　葫芦茶、飞扬各 15 g。水煎服，每日 1 剂，连服 1 个月。(《福建药物志》)

【临床报道】 1. 治疗急性扁桃体炎和急性咽炎　用葫芦茶 30 g，卤地菊、排钱草各 15 g，制成冲剂。每日 2 次，每次半剂。病重者加倍，小儿减半。共治疗 1 200 例，结果：治愈 1 150 例，无效 50 例，有效率达 96%。急性化脓性扁桃体炎 10 例，治愈 9 例，无效 1 例。一般服药 2～3 d 症状消失，应续服 1～2 d，以巩固疗效[1]。

2. 治疗钩虫病　取葫芦茶全草 250 g(干品)，加水 800 ml，文火煎至 250 ml。分 2 次于早晚空腹时服。共治疗 276 例，结果：治愈(服药 1 剂，10 d 后大便镜检虫卵阴转) 183 例，无效 93 例。服药后仅个别病例有恶心、呕吐现象[2]。

4855 葫芦藓 hú lú xiǎn (《中国药用孢子植物》)

【异名】 石松毛、红孩儿(贵州)，牛毛七(四川)。

【基原】 为葫芦藓科球果紫堇属植物葫芦藓的植物体。

【原植物】 葫芦藓 *Funaria hygrometrica* Hedw.

植株矮小，高 1～3 cm，直立，淡绿色。茎单一或从基部稀疏分枝。叶簇生茎顶，长舌形；中肋粗。雌雄同株异苞，雄苞顶生，花蕾状。雌苞则生于雄苞下的短侧枝上；蒴柄细长，黄褐色，长 2～5 cm，上部弯曲，孢蒴弯梨形，不对称；蒴齿两层；蒴帽兜形，具长喙，形似葫芦瓢状。

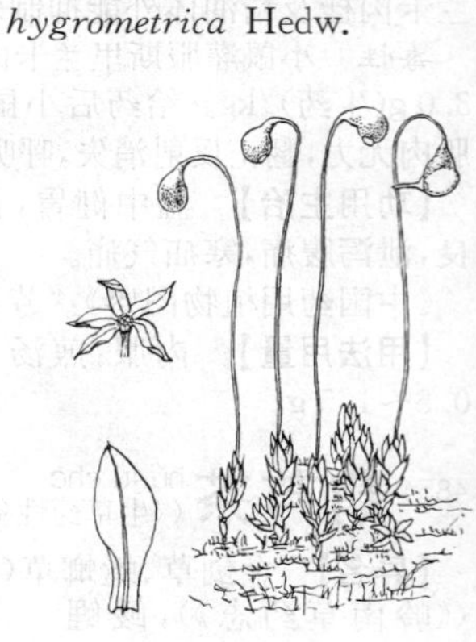

葫芦藓

生于氮肥丰富的阴湿地上。春、夏、秋均可见。分布于华北、东北、华东、华中及西南等地区。

【采收加工】 6～7 月采收，鲜用或晒干。

【成分】 植物体含苔藓激动素(bryokinin)[1]，动力精(kinetin)[2]，环磷酸腺苷磷酸二酯酶[3]，茁长素(auxin)[4]，吲哚-3-乙酸(indole-3-acetic acid)[5] 及脂类[6]。叶含铁、铜、锰，叶绿体含铁、铜、锰[7]。

【药性】 《全国中草药汇编》："淡，平。"

【功用主治】 《全国中草药汇编》："除湿止血。主治痨伤吐血，跌打损伤，湿气脚痛。"

【用法用量】 内服：煎汤，30～60 g。外用：捣敷。

【宜忌】 体虚者及孕妇慎服。

【选方】 1. 治肺热吐血　葫芦藓 60 g，茅草根 60 g，侧柏叶 30 g。泡酒或熬水服。

2. 治跌打损伤　葫芦藓 60 g，煎服；另取鲜草适量捣敷。(1、2 方出自《中国药用孢子植物》)

4856 **葫芦茶根** hú lu chá gēn（《贵州草药》）

【基原】 为豆科植物葫芦茶 *Tadehagi triquetrum*（L.）Ohashi 及蔓茎葫芦茶 *T. triquetrum*（L.）Ohashi subsp. *pseudotriquetrum*（DC.）Ohashi 的根。

【原植物】 参见"葫芦茶"条。

【采收加工】 7～9月挖根，晒干。

【药性】 微苦、辛，平。

【功用主治】 清热止咳，解毒散结。主治风热咳嗽，肺痈，痈肿，瘰疬，黄疸。

《贵州草药》："清热，解毒，利湿，止咳。"

【用法用量】 内服：煎汤，15～30 g。

【选方】 1. 治风热咳嗽、吐血、咯血　葫芦茶根 9～15 g。煨水兑蜂蜜服。

2. 治高烧或黄疸病　葫芦茶根 30 g。煨水服。（1、2方出自《贵州草药》）

3. 治肺痈　葫芦茶根 15 g。水煎服。（《福建中草药》）

4. 治瘰疬，瓜藤痈　葫芦茶鲜根 30～60 g。水煎服。

5. 治骨痨　葫芦茶干根 30～60 g，南蛇藤、山芝麻、粗叶榕干根各 30 g。酌加豆腐，水煎服。（4、5方出自《福建中草药》）

4857 **散血莲** sàn xuè lián（《湖南药物志》）

【异名】 凤丫草（《植物名实图考》），活血莲（《湖南药物志》），大叶凤凰尾巴草（《天目山药用植物志》），眉凤草（《贵州草药》），羊角草、铁蕨（《广西药用植物名录》），凤尾草（《贵州中草药名录》）。

【基原】 为裸子蕨科凤丫蕨属植物凤丫蕨的根茎或全草。

【原植物】 凤丫蕨 *Coniogramme japonica*（Thunb.）Diels［*Hemionitis japonica* Thunb.］

植株高 80～120 cm。根茎横生，疏被披针形鳞片。叶远生；有叶柄，禾秆色，向上光滑；叶片草质，长圆状三角形，上部为一回羽状，下部为二回羽状；羽片和小羽片边缘有细锯齿；叶脉网状，在中脉两侧各形成 2～3 行网眼，网眼外的小脉分离，先端有纺锤形水囊体，不达锯齿基部。孢子囊群线形，沿叶脉延伸，几达叶边；无囊群盖。

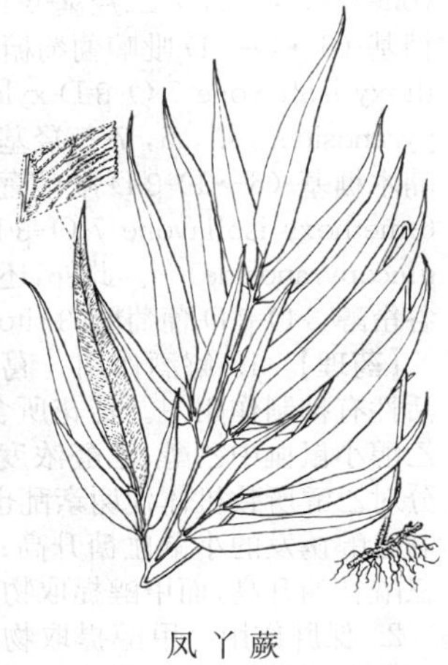

凤丫蕨

生于海拔 100～1 800 m 的阔叶林下和溪沟阴湿处。分布于长江以南及台湾等地。

【采收加工】 7～9月挖根，晒干。

【成分】 全草含蕨素（pterosin）D，表蕨素（epipterosin）L[1]和蕨素 X、Y[2]。

根茎含甾醇类：β-谷甾醇（β-sitosterol），棕榈酸β-谷甾醇酯（β-sitosterylpalmitate），β-谷甾醇-D-葡萄糖苷（β-sitosteryl-β-D-glucoside），环鸦片甾烯醇（cyclolaudenol）[3]。叶含辛苯酮（octabenzone）[3]。

【药性】 辛、微苦，凉。归肝经。

1.《贵州草药》："性寒，味微辛。"

2.《全国中草药汇编》："苦，凉。"

【功用主治】 祛风除湿，散血止痛，清热解毒。主治风湿关节痛，瘀血腹痛，闭经，跌打损伤，目赤肿痛，乳痈及各种肿毒初起。

1.《湖南药物志》："根，散血。治筋骨痛，火眼，经闭。"

2.《全国中草药汇编》："祛风除湿，活血止痛，清热解毒。主治风湿筋骨痛，跌打损伤，瘀血腹痛，经闭，目赤肿痛，肿毒初起，乳腺炎。"

3.《中国药用孢子植物》："明目。"

【用法用量】 内服：煎汤，15～30 g；或泡酒。

【宜忌】《全国中草药汇编》："孕妇慎服。"

【选方】 1. 治风湿关节痛　眉凤草根茎、凤尾草根各 30 g。泡酒服。（《贵州草药》）

2. 治妇女闭经，瘀血腹痛　（凤丫蕨）根茎 15 g。水煎，冲红糖服。（江西《草药手册》）

3. 治跌打损伤，劳伤筋骨酸痛　凤丫蕨根 12 g。煎服。或用根 30 g，酒 500 ml 浸 7 d。每晚服酒 15～30 g。（《新编常用中草药手册》）

4. 治目赤肿痛　鲜（凤丫蕨）根茎（去鳞毛）30 g。水煎，加白糖早晚饭前各服 1 次。忌食酸辣、芥菜、萝卜菜。（江西《草药手册》）

5. 治各种肿毒初起　（凤丫蕨）全草或根茎 9～15 g。水煎，冲甜酒服。（《天目山药用植物志》）

6. 治咳血　眉凤草 30 g。煨水服。

7. 治眉毛风（眉棱骨痛）　眉凤草根茎磨酒或水，外搽，每日多次。（6、7方出自《贵州草药》）

4858 **散血藤** sàn xuè téng（《四川中药志》）

【异名】 利筋藤（《四川中药志》）。

【基原】 为虎耳草科钻地风属植物白背钻地风的藤茎。

【原植物】 白背钻地风 *Schizophragma hypoglaucum* Rehd. 又名：粉叶钻地风（《拉汉种子植物名称》）。

落叶藤状灌木，长达 10 m。老枝纵裂，脱薄皮，小枝栗褐色，以气生根攀缘于其他物上。单叶对生，纸质；叶片长圆状卵圆形至长椭圆形，全缘，上面深绿色，下面粉白色，密生乳头状突起。伞房花序顶生；花二型；边缘不育花仅具一大型萼片，呈长圆形或狭长圆形，乳白色，老时棕色；能育花小萼片 4～5；花瓣 4～5；雄蕊 10；花柱 1。蒴果。种子多数，线形。

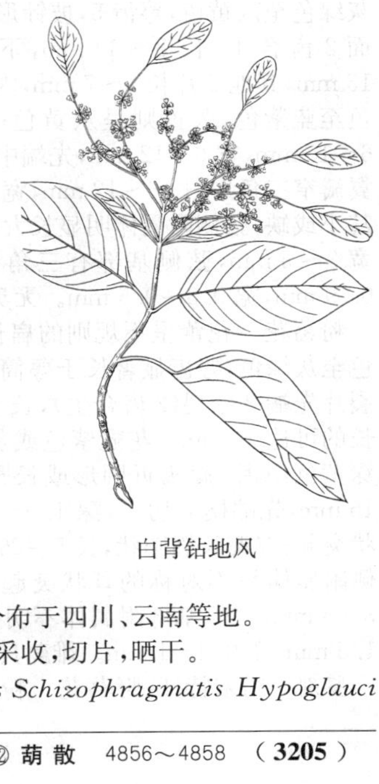

白背钻地风

生于海拔 1 300～2 000 m 山地沟边林中。分布于四川、云南等地。

【采收加工】 全年均可采收，切片，晒干。

【药材】 散血藤 *Caulis Schizophragmatis Hypoglauci*

产于四川、云南等地。

性状　藤茎圆柱形，长短不一，直径3～5 mm。表面黑褐色至黑色，被微毛，节膨大，毛明显，并可见侧枝及叶痕。质较硬，不易折断，断面粉性，木部黄白色，髓部色深或中空。气微，味苦。

【药性】《四川中药志》1982年版："辛、苦，微寒。"

【功用主治】《四川中药志》1982年版："祛风湿，利筋骨。用于风湿骨节酸痛，筋脉拘挛。"

【用法用量】内服：煎汤，9～18 g；或浸酒。外用：捣敷。

【选方】治风湿关节疼痛、四肢拘挛　利筋藤15 g，川牛膝9 g，豨莶草12 g，臭梧桐9 g，伸筋草12 g。水煎服；或酒浸服。（《四川中药志》1982年版）

4859 葛叶 gé yè（《别录》）

【基原】为豆科葛属植物野葛 *Pueraria lobata*（Willd.）Ohwi、甘葛藤 *P. thomsonii* Benth. 的叶。

【原植物】参见"葛根"条。

【采收加工】全年均可采，鲜用或晒干。

【药性】甘、微涩，凉。

【功用主治】止血。主治外伤出血。

1.《别录》："主金疮，止血。"

2.《本草图经》："主金刃疮，山行伤刺血出，卒不可得药，但挼叶敷之。"

【用法用量】外用：捣烂敷。

4860 葛花 gé huā（《别录》）

【异名】葛条花（《中药志》）。

【基原】为豆科葛属植物野葛 *Pueraria lobata*（Willd.）Ohwi、甘葛藤 *P. thomsonii* Benth. 的花。

【原植物】参见"葛根"条。

【采收加工】立秋后当花未全放时采收，去枝叶，晒干。

【药材】葛花 *Flos Puerariae*　粉葛花一般为栽培，主产广西。野葛花，全国各地除新疆、西藏、青海外都有分布。

性状　野葛花　花蕾呈扁长圆形。开放的花皱缩，花萼灰绿色至灰黄色，萼齿5，披针形，约与萼筒等长或稍长，上面2齿合生，长8～11 mm，下面裂片最长1片可长达15 mm，其他2片长5～7 mm，内外均有灰白色毛。花冠蓝色至蓝紫色，久置则呈灰黄色；旗瓣近圆形或长圆形，高6～15 mm，宽6～12 mm，先端中央缺刻，深0.5～1.0 mm；翼瓣窄三角形，长6～12 mm，宽2～5 mm，基部附属体一侧甚小或缺，弦侧附属体明显长大于宽，龙骨瓣长5～13 mm，宽3～5 mm，弦侧基部有三角形附属体。花药长0.6～0.9 mm，宽0.3～0.5 mm。无臭，味淡。

粉葛花　花蕾呈不规则的扁长圆形或三角形，花萼黄绿色至灰绿色，萼齿显著长于萼筒，内外均有灰白色毛，上面裂片先端2分裂(2齿合生)，长12～16 mm，下方3裂片最长的可达20 mm。花冠紫色或灰紫色，久置后呈黄白色至深黄色，5片，旗瓣近圆形或长圆形，高6～20 mm，宽6～16 mm，先端楔形切入，深1.0～1.9 mm，基部有2短圆耳状突起；翼瓣长椭圆状，长5～20 mm，宽3～5 mm，基部两侧附属体呈不对称的耳状突起；龙骨瓣长6～20 mm，宽3～8 mm，弦侧基部附属体不明显，稍呈突起。花药长1～1.5 mm，宽0.2～1 mm。雌蕊具毛。体轻，无臭，味淡。

鉴别　粉末特征：野葛花　粉末灰棕蓝色。①萼片上下表皮都着生非腺毛及腺毛，非腺毛单列，基部2个细胞小型，先端细胞细长，末端锐尖；腺毛多细胞头，内含浅黄色内含物；上表皮细胞内侧有含1个单棱晶的厚壁细胞。②旗瓣上表皮细胞壁方形，呈乳突状，外覆有厚(19～23 μm)瘤状角质层；中央部的上表皮细胞高19～26 μm，下表皮细胞高18～24 μm，宽8～14 μm，表面有厚9～11 μm的角质层。③花粉粒，显微镜下P×E=(20.4～23.8)μm×(22.1～23.8)μm，扫描电镜下长球形，P×E=(20～23)μm×(23～25)μm，表面网眼较小，点状，孔状，网眼内颗粒状纹饰少。

粉葛花　粉末灰棕蓝色。旗瓣上面表皮细胞长方形，高34～49 μm，宽10～18 μm，细胞呈扁平突起，覆有4～6 μm厚的角质层；中央部的下表皮细胞类方形，高19～26 μm，宽9～14 μm，表面有厚7～9 μm的角质层，呈乳头状突起。花粉粒淡黄色，单粒，3孔沟，显微镜下，P×E=(20.4～23.8)μm×(20.4～27.2)μm，扫描电镜下长球形，P×E=(21～23)μm×(23～25)μm，表面具网纹纹饰，网眼较大，多边形，网眼内具多数明显的颗粒状纹饰。

【成分】野葛新鲜花中含挥发油：中性油中含1-辛烯-3-醇(1-octen-3-ol)，丁香油酚(eugenol)，芳樟醇(linalool)，酸性油中得苯甲酸甲酯(methyl benzoate)，丙酸甲酯(methyl propionate)，异戊酸甲酯(methyl isovalerate)，正己酸甲酯(methyl caproate)。含尼泊尔鸢尾黄酮(irisolidonce)，染料木素(genistein)，大豆素(daidzein)，槲皮素(quercetin)[1]，葛花苷(kakkalide)[2]，鹰嘴豆芽素(biochanin)A，刺芒柄花素(formononetin)，芒柄花苷(ononin)，降紫香苷(sissotrin)[3]。含三萜皂苷：槐花二醇(sophoradiol)，槐花皂苷(kaikasaponin)Ⅲ[4]。花含异黄酮类成分：6，4′-二羟基-7-甲氧基异黄酮(kakkatin)[5]，4′，5，7-三羟基-6-甲氧基异黄酮(4′，5，7-trihydroxy-6-methoxy isoflavone)，4′，7′-二羟基-6-甲氧基异黄酮(4′，7′-dihydroxy-6-methoxy isoflavone)[6]，4′，5，7-二羟基-6-甲氧基异黄酮7-O-β-D-吡喃木糖基-(6→1)-β-D-吡喃葡萄糖苷〔4′，5，7-trihydroxy-6-methoxy isoflavone 7-O-β-D-xylopyranosyl-(6→1)-β-D-glucopyranoside〕，4′，5，7-三羟基-6-甲氧基异黄酮7-O-β-D-吡喃木糖基-(6→1)-β-D-吡喃葡萄糖苷〔4′，5，7-trihydroxy-6-methoxy isoflavone 7-O-β-D-xylopyranosyl-(6→1)-β-D-glucopyranoside〕[7]。此外，还分得β-谷甾醇(β-sitosterol)，β-谷甾醇-3-O-β-D-葡萄糖(β-sitosterol-3-O-β-D-glucose)[3]。

【药理】1. 解酒作用　葛花水提物体外对乙醇脱氢酶活性有抑制作用[1]。葛花所含异黄酮部分灌服，可使喂饲乙醇小鼠血中乙醇、乙醛浓度显著下降。葛花多种提取部分对乙醇所致机体代谢紊乱也有保护效果。甲醇提取物抑制乙醇诱发的小鼠血糖升高；三萜皂苷降低乙醇诱导的血三酰甘油升高，而甲醇提取物及异黄酮无效[2]。

2. 保肝作用　甲醇提取物对高脂饮食所致小鼠轻度肝损伤有保护效果，异黄酮或三萜皂苷也均有效。异黄酮及三萜皂苷对于四氯化碳所致小鼠肝损伤可使AST及ALT下降[3]。

3. 对消化系统的影响　葛花提取物抑制盐酸/乙醇诱发的大鼠胃黏膜损伤，增加胃黏膜前列腺素 E_2 等含量，高剂量抑制伴随pH升高的酸排泄量。葛花提取物促进小鼠消化道输送功能[4]。

【药性】甘，凉。归脾、胃经。

1.《滇南本草》："味甘，平，微苦，性微寒。"

2.《纲目》:"甘,平。无毒。"
3.《得配本草》:"辛、甘。入足阳明经。"

【功用主治】 解酒醒脾,止血。主治烦热口渴,头痛头晕,脘腹胀满,呕逆吐酸,伤酒吐血,肠风下血。

1.《别录》:"主消酒。"
2.《滇南本草》:"治头目眩晕,憎寒壮热,解酒醒脾胃,酒毒酒痢,饮食不思,胸膈饱胀发呃,呕吐酸痰。酒毒伤胃,吐血呕血。消热,解酒毒。"
3.《纲目》:"治肠风下血。"
4.《医林纂要》:"清肺。"
5. 南药《中草药学》:"治痔疮大便带血及烦渴。"

【用法用量】 内服:煎汤,3～9 g;或入丸、散。

【宜忌】 1.《本经逢原》:"无酒毒者不可服。服之损人天元,以大开肌肉,而发泄伤津也。"
2.《得配本草》:"因酒已成弱者,禁用。"

【选方】 1. 治饮酒中毒 葛花一两。上一味,捣为散,沸汤点一大钱匕,不拘时候,亦可煎服。(《圣济总录》葛花散)
2. 治饮酒过度,酒积热毒,损伤脾胃,呕血吐血,发热烦渴,小便赤少 葛花一两,黄连一钱,滑石一两(水飞),粉草五钱。共为细末,水叠为丸。每服一钱,白滚水下。(《滇南本草》葛花清热丸)

4861 葛谷 gé gǔ (《本经》)

【基原】 为豆科葛属植物野葛 *Pueraria lobata* (Willd.) Ohwi、甘葛藤 *P. thomsonii* Benth. 的种子。

【原植物】 参见"葛根"条。

【采收加工】 秋季果实成熟时采收,打下种子,晒干。

【药性】 甘,平。归大肠、胃经。

1.《纲目》:"甘、平。无毒。"
2.《医林纂要》:"甘、咸,寒。"
3.《本草三家合注》(叶注):"入足阳明胃、手阳明大肠。阴中阳也。"

【功用主治】 健脾止泻,解酒。主治泄泻,痢疾,饮酒过度。

1.《本经》:"主下利。"
2.《本草蒙筌》:"治痢实肠。"
3.《纲目》:"解酒毒。"
4.《医林纂要》:"补心清肺。"

【用法用量】 内服:煎汤,10～15 g;或入丸、散。

【选方】 治热毒下痢 葛谷炒研末,白汤调服二钱,极验。(《本草汇言》)

4862 葛根 gé gēn (《本经》)

【异名】 鸡齐根(《本经》),干葛(《阎氏小儿方》),甘葛(《滇南本草》),粉葛(《草木便方》),黄葛根(《天宝本草》),葛麻茹(《陆川本草》),葛子根(《山东中药》),葛条根(《陕西中药志》)。

【基原】 为豆科葛属植物野葛或甘葛藤的块根。

【原植物】 1. 野葛 *Pueraria lobata* (Willd.) Ohwi [*P. thunbergiana* (Sieb. et Zucc.) Benth.; *P. hirsuta* (Thunb.) Schneid.] 又名:葛(《本经》),鹿藿、黄斤(《别录》),葛藤(《中国高等植物图鉴》)。

多年生落叶藤本,长达 10 m。茎枝被黄褐色粗毛。块根肥厚,圆柱状,外皮灰黄色,内部粉质,纤维性很强。茎基部粗壮,上部多分枝。三出复叶;顶生小叶柄较长;叶片菱状圆形,侧生小叶较小,斜卵形。总状花序腋生或顶生,花冠蓝紫色或紫色;萼钟状;雄蕊 10,二体;子房线形,花柱弯曲。荚果线形。种子卵圆形,赤褐色,有光泽。花期 4～8 月,果期 8～10 月。

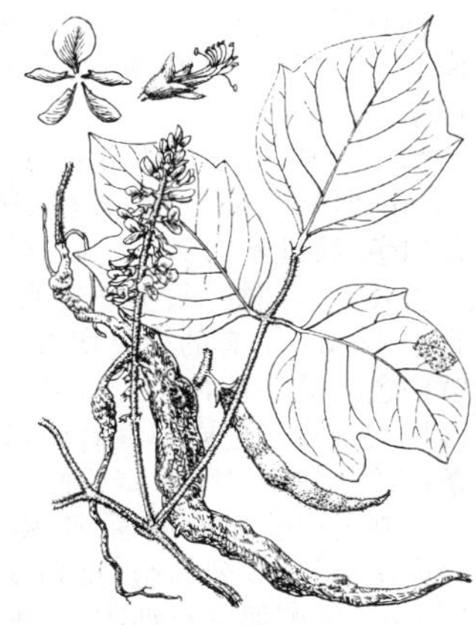
野 葛

生于山坡、路边草丛中及较阴湿的地方。除西藏、新疆外,全国各地均有分布。

2. 甘葛藤 *P. thomsonii* Benth. 又名:葛麻藤(广西、云南)。

藤本。根肥大。茎枝被黄褐色短毛或杂有长硬毛。三出复叶;小叶片菱状卵形至宽卵形,有时 3 裂。总状花序腋生;小苞片卵形;花萼钟状;花冠紫色。荚果长椭圆形,扁平;密被黄褐色长硬毛。种子肾形或圆形。花期 6～9 月,果期 8～10 月。

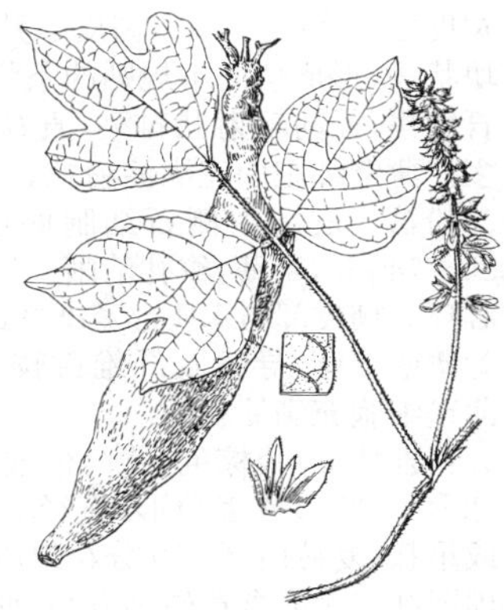
甘 葛 藤

栽培或野生于山野灌丛和疏林中。分布于广东、广西、四川、云南等地。

本植物的种子(葛谷)、藤茎(葛蔓)、叶(葛叶)、花(葛花)以及块根经水磨而澄取的淀粉(葛粉)亦供药用,另设专条。

【栽培】 生物学特性 适应性强,在向阳湿润的荒坡、林边都可栽培,以深厚、肥沃、疏松的砂质壤土较好。

繁殖方法 扦插、根头、压条、种子等方法繁殖,以扦插和根头繁殖为常用。扦插繁殖:在冬季采挖葛根时,把较粗大的藤子割下,剪去头尾,选取中间健壮部分,剪成长 33 cm 的短段,每段有 2～3 个芽,埋于湿润的细沙中,堆藏阴凉湿润处,清明前后发芽时,取出栽种,按行株距各 0. 6～1 m 开窝,施堆肥或木灰,每窝栽插条 2～3 根。根头繁殖:在采挖时,把葛根头切下 10～12 cm 作种,随挖随栽,每窝栽种 1 株。

田间管理 栽后第一年松窝 3 次,第一次在出苗后,第二次在 6～7 月,第三次在冬季落叶后。以后每年只进行 2 次,第一次在早春发芽时,第二次在冬季落叶后。在每次中除后,施追肥 1 次,肥料以人畜粪水为主。当茎藤长约 65 cm 时要摘去顶芽,以促使多发侧藤,有利块根生长。

病虫害防治 虫害有金龟子,咬食叶片;斑蝥,咬食花瓣,可于露水未干时,捕捉,晒干作药用。

【采收加工】 11 月下旬小雪过后,当叶片枯黄后到发芽前进行。于晴天用利刀割断葛藤,刨开葛蔸上的泥土,挖出块根,切下根头作种,刮去粗皮,切成 1.5～2 cm 厚的斜片,晒干或烘干。广东、福建等地切片后，用盐水、白矾水或淘米水浸泡，再用硫黄熏后晒干，色较白净。

【药材】 葛根 *Radix Puerariae* 野葛主产于湖南、河南、广东、浙江、四川；粉葛（甘葛藤）多为栽培，主产于广西、广东。

性状 野葛 呈纵切的长方形厚片或小方块，长 5～35 cm，厚 0.5～1 cm。外皮淡棕色，有纵皱纹，粗糙。切面黄白色，纹理不明显。质韧，纤维性强。无臭，味微甜。

粉葛 呈圆柱形、类纺锤形或半圆柱形，长 12～15 cm，直径 4～8 cm；有的为纵切或斜切的厚片，大小不一。表面黄白色或淡棕色，未去外皮的呈灰棕色。横切面可见由纤维形成的浅棕色同心性环纹，纵切面可见由纤维形成的数条纵纹。体重，质硬，富粉性。

鉴别 (1) 根横切面：野葛 木栓层为多列木栓细胞。栓内层为 4～5 列细胞，排列紧密，外侧细胞含有少量草酸钙方晶，内侧偶见石细胞，石细胞类方形、类椭圆形或不规则形，直径 32～66 μm，壁厚。异形维管束排列形成 1～3 个同心环。射线较窄，4～5 列细胞，韧皮部与木质部径向宽度之比为 1∶1～2，韧皮部具少数分泌细胞，内含红棕色块状物，形成切向不规则的条状，晶鞘纤维众多。木质部导管密集，径向辐射状排列，直径 38～115 μm。晶鞘纤维众多。薄壁细胞中充满淀粉粒。

粉葛 皮层内侧石细胞偶见，类长方形、类方形，直径 25～74 μm，壁薄，纹孔清晰。异形维管束排列成 3～5 个同心环。韧皮部与木质部宽度之比为 1∶8～10。木质部大部为薄壁细胞，导管及纤维束较少。导管直径 26～127 μm。薄壁细胞充满淀粉粒。

粉末特征：淡棕色、黄白色或淡黄色。淀粉粒甚多，单粒球形、半圆形或多角形，直径 3～37 μm，脐点点状、裂缝状或星状；复粒由 2～10 分粒组成。纤维多成束，壁厚，木化，周围细胞大多含草酸钙方晶，形成晶纤维，含晶细胞壁木化增厚。石细胞少见，类圆形或多角形，直径 38～70 μm。具缘纹孔导管较大，具缘纹孔六角形可椭圆形，排列极为紧密。

(2) 取本品粉末 0.5～1 g，加乙醇 25 ml，80 ℃热浸 30 min，放冷，滤过，滤液点于滤纸上，喷洒 1%三氯化铝乙醇液，干燥后在紫外光灯下(254 nm)显蓝色荧光，用氨水熏后颜色更亮(检查异黄酮)。

(3) 薄层色谱：取本品粉末 0.8 g，加甲醇 10 ml，放置 2 h，滤过，滤液蒸干，残渣加甲醇 0.5 ml 使溶解，作为供试品溶液。另取葛根素对照品，加甲醇制成每 1 ml 含 1 mg 的溶液，作为对照品溶液。吸取上述两种溶液各 10 μl，分别点于同一以羧甲基纤维素钠为黏合剂的硅胶 H 薄层板上，使成条状，以氯仿-甲醇-水(7∶2.5∶0.25)为展开剂，展开，取出，晾干，置紫外光灯(365 nm)下检视。供试品色谱中，在与对照品色谱相应的位置上，显相同颜色的荧光条斑。

品质标志 《中华人民共和国药典》2005 年版规定：照高效液相色谱法测定，本品含葛根素($C_{21}H_{20}O_9$)，野葛不得少于 2.40%；2000 年版药典还规定，粉葛含葛根素不得少于 0.30%。

【成分】 野葛根含黄酮类：大豆苷元(daidzein)，大豆苷(daidzin)，葛根素(puerarin)，4′-甲氧基葛根素(4′-methoxypuerarin)，大豆苷元-4′，7-二葡萄糖苷(daidzein-4′，7-diglucoside)[1]，大豆苷元-7-(6-O-丙二酰基)-葡萄糖苷〔daidzein-7-(6-O-malonyl)-glucoside〕[2]，大豆苷元-8-C-芹菜糖基(1→6)-葡萄糖苷〔daidzein-8-C-apiosyl(1→6)-glucoside〕，葛根素木糖苷(puerarinxyloside，PG-2)，3′-羟基葛根素(3′-hydroxypuerarin，PG-1)，3′-甲氧基葛根素(3′-methoxypuerarin，PG-3)[3]，3′-甲氧基葛根素(3′-methoxy puerarin)，8-碳-芹菜酰(1→6)葡萄糖大豆苷〔8-C-apiosyl(1→6)glucoside of daidzein〕[11]，4′-O-葡萄糖基葛根素(4′-O-glucosyl puerarin，PG-6)。另含葛根酚(puerarol)[4]，葛根苷(pueroside)A、B[5]，染料木素(genistein)，染料木素-8-C-芹菜糖基(1→6)-葡萄糖苷〔genistein-8-C-apiosyl(1→6)-glucoside〕，刺芒柄花素(formononetin)[3]，刺芒柄花素-7-葡萄糖苷(formononetin-7-glucoside)[6]，羽扇烯酮(lupenone)，β-谷甾醇(β-sitosterol)，二十二烷酸(docosanoic acid)，二十四烷酸(tetracosanoic acid)，1-二十四烷酸甘油酯(glycerol-1-monotetracosanoate)，尿囊素(allantoin)[7]，β-谷甾醇-β-D-葡萄糖苷(β-sitosteryl-β-D-glucoside)，6，7-二甲氧基香豆素(6，7-dimethoxycoumarin)，5-甲基海因(5-methylhydantoin)[8]及以槐花二醇(sophoradiol)，广东相思子三醇(cantoniensistriol)，大豆皂醇(soyasapogenol)A、B，葛根皂醇(kudzusapogenol)C、A 和葛根皂醇 B 甲酯(kudzusapogenol Bmethylester)为苷元的三萜皂苷[9]。

甘葛藤根含大豆苷，葛根素，4′-甲氧基葛根素[1]，大豆苷元及痕量大豆苷元-4，7′-二葡萄糖苷[10]。

【药理】 1. 对心血管系统的作用 葛根素减轻缺氧-复氧损伤造成的大鼠乳鼠心肌细胞的自由基损害，保护心肌细胞的线粒体功能[1]。葛根素口服制剂灌胃改善心肌缺血大鼠的心电图 T 波、P-R 间期、Q-T 间期变化，对抗缺氧状态下离体新生大鼠心肌细胞形态学和酶学的异常变化[2]。大豆苷元腹腔注射预防氯仿诱发的小鼠室颤，静脉注射预防氯化钙诱发的大鼠室颤；大豆苷元静脉注射对抗乌头碱诱发的大鼠心律失常、肾上腺素诱发的家兔心律失常；大豆苷元降低蟾蜍离体坐骨神经动作电位振幅[3]。葛根素抑制大鼠心室肌细胞的 L 型钙离子通道电流和豚鼠心室肌细胞钾离子通道，提示葛根素的抗心肌缺血和抗心律失常作用可能与之有关[4,5]。葛根总黄酮可阻断离体神经肽 Y 诱导的大鼠心肌细胞肥大效应[6]。葛根素腹腔注射降低大鼠慢性低 O_2 高 CO_2 性肺动脉高压，改善肺血管重建[7]。葛根素诱导培养的兔血管平滑肌细胞凋亡，使动脉粥样硬化斑块细胞质中的葡萄糖调节蛋白 94 基因表达增高[8]。葛根素能减轻氧化型低密度脂蛋白对体外培养的人脐静脉内皮细胞功能的损害作用，使 NO 产生增加[9]。葛根素在去甲肾上腺素作用下对大鼠主动脉有促进和抑制收缩的双向作用；对肺动脉仅有抑制收缩作用；对豚鼠血管有促进收缩作用，具有 β 和 α 受体的阻断作用[10]。葛根素腹腔注射抑制球囊剥脱手术后大鼠血小板的活化及血管平滑肌细胞的移行[11]。

2. 对脑血管系统的作用 葛根大豆苷元腹腔注射改善断颅法等小鼠脑缺血症状，延长断头小鼠喘气时间及双侧颈总动脉结扎小鼠的存活时间，抑制脑组织中乳酸和超氧化物歧化酶(SOD)含量的改变[12]。葛根素腹腔注射对易中风型自发高血压大鼠实验性脑缺血中风有保护作用[13]。葛根素静脉滴注能扩张脑血管，增加脑血流量，改善椎基底动脉供血不足[14]。葛根素腹腔注射对全脑缺血再灌注后大鼠神经有保护作用，通过上调 Bcl2 蛋白、下调 Bax 蛋白的表达而抑制神经细胞凋亡[15]。葛根素促进大鼠脑微血管内皮细胞增殖且可抑制TNF-α和IL-1β诱导的黏附分子表达[16]。葛根素提高阿霉素损伤的大鼠乳鼠脑细胞内线粒体脱氢酶活性，减轻细胞超微结构的损伤[17]。

3. 对糖尿病及其并发症的作用　葛根素灌胃降低糖尿病大鼠血糖、血清果糖胺的含量，减少主动脉糖基化终产物的形成及其受体表达[18]。葛根素腹腔注射对糖尿病性白内障大鼠有抗过氧亚硝基阴离子介导的氧化应激损伤作用[19]。葛根素腹腔注射改善糖尿病大鼠肾功能，肾小球基质金属蛋白酶2 mRNA及蛋白表达升高，Ⅳ型胶原及层黏连蛋白表达等减少[20]。葛根提取物灌胃改善地塞米松造成的大鼠胰岛素抵抗，降低胰岛素抵抗3T3 L_1脂肪细胞培养基中的葡萄糖水平，增强细胞对胰岛素的敏感性[21]。

4. 雌激素样作用　葛根提取物灌胃可恢复去势大鼠的雌激素水平，提高促性激素水平；在正常大鼠体内，该物质表现为抗雌激素作用[22]。葛根提取物灌胃提高去卵巢大鼠阴道和子宫重量，改善子宫萎缩状况，并改变其血中激素水平[23]。葛根提取物灌胃能促进未成熟大鼠乳腺及子宫发育[24]。

5. 抗骨质疏松作用　葛根素促进大鼠成骨细胞合成分泌碱性磷酸酶，减少兔破骨细胞空泡性变，骨吸收陷窝面积和培养液上清液中钙离子含量下降[25]。葛根异黄酮灌胃对地塞米松引起的大鼠继发性骨质疏松有防治作用[26]。

6. 益智作用　小鼠灌胃葛根总黄酮能够对抗东莨菪碱、亚硝酸钠、乙醇、氮气吸入、双侧颈总动脉阻断再灌流引起的记忆障碍，改善D-半乳糖所致亚急性衰老小鼠的记忆功能，对抗东莨菪碱引起的自主选择能力降低[27]。葛根素腹腔注射改善长期给予乙醇造成的小鼠学习记忆功能障碍，提高脑组织SOD的活性，改变海马突触界面结构[28]。

7. 抗肿瘤作用　葛根多糖对嗜铬细胞瘤细胞PC_{12}增殖有损伤作用，并增强H_2O_2导致的细胞损伤[29]。葛根提取物、葛根总皂苷、葛根多糖、葛根素和大豆苷元体外对P_{388}白血病细胞的^{3}H-TdR掺入均有抑制作用，总皂苷的作用最强[30]。

8. 降血脂作用　葛根素加入饲料中喂饲能抑制高脂饲料诱导的大鼠血浆三酰甘油(TG)、总胆固醇(TC)、低密度脂蛋白胆固醇以及血栓烷A_2升高，升高高密度脂蛋白胆固醇[31]。葛根异黄酮灌胃降低去卵巢大鼠血清TG、TC[32]。

9. 对血液系统的作用　葛根素注射液腹腔注射降低急性血瘀证模型大鼠全血黏度和血浆黏度，改善模型大鼠的血液流变性[33, 34]。葛根总黄酮灌胃降低大鼠全血黏度、血小板黏附率，抑制血栓形成及ADP诱导的血小板聚集，还抑制ADP诱导的小鼠体内血小板血栓形成[35]。

10. 抗氧化作用　葛根素腹腔注射均增加D-半乳糖致衰老小鼠在新异环境中的自发活动和探究行为，提高衰老小鼠血清、脑和肝组织SOD的活性，降低衰老小鼠体内MDA和脂褐素含量[36]。葛根异黄酮体外抑制小鼠肝、肾组织及兔脑组织匀浆中丙二醛的升高。葛根异黄酮静脉注射降低兔冻伤性脑水肿模型血、脑组织中过氧化脂质含量，提高SOD活性[37]。

11. 解酒作用　葛根总黄酮灌胃提高小鼠对啤酒的耐受量，减少睡眠时间，降低小鼠体内乙醇含量，对抗啤酒所致的中枢抑制作用[38]。饮用葛根煎液拮抗大鼠长期服用乙醇引起的肝脏和睾丸脂质过氧化损害[39]。

12. 对免疫系统的影响　葛根水溶性部分激活人外周血中淋巴细胞(LC)及嗜酸细胞(EC)，促进异戊佛波豆蔻乙酸醇(PMA)体外刺激LC和EC产生多量活性介质；但醇溶部分抑制PMA刺激LC和EC产生活性介质[40]。葛根水煎剂灌胃提高小鼠绵羊红细胞抗体和卵清抗体生成水平[41]。

13. 其他作用　小鼠灌服葛根提取液后胃黏膜中SOD的活性升高，MDA水平降低，游泳运动能力提高[42]。葛根醇浸膏和总黄酮可拮抗乙酰胆碱或前列腺素$F_{2\alpha}$所致大鼠离体回肠的收缩，松弛正常状态下的大鼠离体回肠[43]。葛根总黄酮对大鼠、小鼠肝微粒体中细胞色素P450有诱导作用[44]。葛根总黄酮灌胃上调运动大鼠脑组织与中枢疲劳有一定关联的GAT-2基因[45]。葛根总黄酮灌胃治疗雌激素水平下降所致的大鼠鼻黏膜萎缩[46]。葛根素静脉注射对发热家兔有降温作用，不影响正常家兔体温[47]。葛根素滴眼液对由眼球结膜下注射地塞米松引起的家兔眼高压模型有降低眼内压的作用，对兔耳缘静脉快速注射葡萄糖而引起的眼压升高也有抑制作用[48]。葛根素静脉滴注对家兔肝缺血再灌注有保护作用，降低血清乳酸脱氢酶活性，提高肝组织乳酸脱氢酶活性[49]。静脉注射葛根素使肾缺血再灌注所致急性肾脏损伤大鼠的血肌酐、肾组织MDA含量下降，Na^+，K^+-ATP酶活性升高，改善肾脏形态结构和功能[50]。葛根素静脉注射对兔脊髓缺血再灌注损伤有保护作用，血浆中MDA浓度下降，SOD活性升高[51]。静脉注射葛根素改善突发性耳聋患者的甲皱微循环和听力[52]。葛根素腹腔注射增高大鼠心、脑、肝、肾组织一氧化氮含量和心、脑组织一氧化氮合酶活性[53]。大豆苷元拮抗乙酰胆碱、组胺、高K^+和Ca^{2+}所致豚鼠离体胆囊收缩[54]。

毒性　小鼠腹腔注射葛根总黄酮的LD_{50}为5.97 g/kg，灌胃的LD_{50}为10.11 g/kg。大鼠长期毒性实验显示基本无明显毒性[55]。葛根素能引起某些患者急性溶血和肾功能衰竭(肾衰)，此类患者血清中含有可活化补体的IgM类抗葛根素抗体[56]。

【炮制】 1. 葛根　取原药材，除去杂质，洗净，润透，切厚片，干燥。

2. 炒葛根　取葛根片，置锅内，用文火炒至表面黄色，略带焦斑，取出，放凉。

3. 煨葛根　取麸皮撒在热锅中，加热至冒烟时，投入葛根片，迅速翻动，炒至表面呈焦黄色，取出，筛去麸皮，放凉。

饮片性状　葛根为不规则的厚片，表面类白色或淡棕色，粗糙，纤维性强，富粉性，可见有纤维形成的同心环层，或见纤维与粉质相间形成的纵纹。周边淡棕色或灰棕色，质硬体重。无臭，味微甜。炒葛根形如葛根片，表面黄色，偶见焦斑。煨葛根形如葛根片，表面微黄色，米黄色或深黄色。

贮干燥容器内，置通风干燥处，防潮，防蛀。

【药性】 甘、辛，平。归脾、胃经。

1.《本经》："味甘，平。"

2.《别录》："无毒。生根汁，大寒。"

3.《医学启源》："通行足阳明之经。《主治秘要》云：味甘性寒，气味俱薄，体轻上行，浮而微降，阳中阴也。"

4.《滇南本草》："味甘，性微寒。"

5.《纲目》："甘、辛。"

6.《本草再新》："味甘、苦，性温平。入肝、脾、肾三经。"

【功用主治】 解肌发表，生津止渴，升阳止泻。主治外感发热，头项强痛，麻疹初起、疹出不畅，温病口渴，消渴病，泄泻，痢疾。

1.《本经》："主消渴，身大热，呕吐，诸痹，起阴气，解诸毒。"

2.《别录》:"疗伤寒中风头痛,解肌发表出汗,开腠理,疗金疮,止痛,胁风痛。""生根汁,疗消渴,伤寒壮热。"

3.《药性论》:"能治天行上气,呕逆,开胃下食,主解酒毒,止烦渴。熬屑治金疮,治时疾寒热。"

4.《本草拾遗》:"生者破血,合疮,堕胎。解酒毒,身热赤,酒黄,小便赤涩。可断谷不肌。"

5.《日华子》:"治胸膈热,心烦闷,热狂。止血痢,通小肠,排脓、破血。敷蛇虫啮,解罯毒箭。"

6.《开宝本草》:"小儿热痞,以葛根浸捣汁饮之良。"

7.《医学启源》:"《主治秘要》云,其用有四:止渴一也;解渴二也;发散表邪三也;发散小儿疮疹难出四也。"

8.《滇南本草》:"治胃虚消渴,伤风,伤暑,伤寒,解表邪,发寒热往来,湿疟。解中酒热毒,小儿痘疹初出要药。"

9.《纲目》:"散郁火。"

【用法用量】 内服:煎汤,10～15 g;或捣汁。外用:捣敷。解表、透疹、生津宜生用;止泻多煨用。

【宜忌】 表虚多汗与虚阳上亢者慎用。

1.《本草经疏》:"五劳七伤,上盛下虚之人,暑月虽有脾胃病,不宜服。"

2.《本草正》:"其性凉,易于动呕,胃寒者所当慎用。"

3.《本草从新》:"夏月表虚汗多,尤忌。"

4.《药义明辨》:"凡中气虚而热郁于胃者,不可轻投。"

【选方】 1. 治太阳病,项背强几几,无汗恶风　葛根四两,麻黄二两(去节),桂枝二两(去皮),生姜三两(切),甘草二两(炙),芍药二两,大枣十二枚(擘)。以水一斗,先煮葛根、麻黄,减二升,去白沫,内诸药,煮取三升,去滓。温服一升,复取微似汗。(《伤寒论》葛根汤)

2. 治伤寒及时气温病及头痛、壮热、脉大,始得一日　葛根四两,水一斗,煎取三升,乃纳豉一升,煎水升半。一服。捣生葛根汁,服一二升亦为佳。(《肘后方》)

3. 治大人小儿时气温疫,头痛发热,肢体烦痛,及疮疹已发及未发　升麻、白芍药、甘草(炙)各十两,葛根十五两。上为粗末。每服三钱。用水一盏半,煎取一中盏,去滓稍热服,不计时候。日二三服,以病气去,身清凉为度。小儿量力服之。(《局方》升麻葛根汤)

4. 治时气烦渴不止　葛根二两(锉),葱白五茎(切)。上件药,以水二大盏,煎至一大盏,去滓,内白粳米半合,豉半合,以生绢裹煎,良久候烂,去米、豉,放冷。不计时候,温服。(《圣惠方》)

5. 治太阳病桂枝证,医反下之,利遂不止,脉促者,表未解也,喘而汗出者　葛根半斤,甘草二两(炙),黄芩三两,黄连三两。以水八升,先煮葛根,减二升,内诸药,煮取二升,去滓。分温再服。(《伤寒论》葛根黄芩黄连汤)

6. 治酒醉不醒　葛根汁,一斗二升饮之。取醒止。(《千金方》)

7. 治胃受邪热,心烦喜冷,呕吐不止　葛根二钱,半夏钱半(汤洗七次),甘草(炙)一钱。水一盏,入竹茹一块,姜五片,煎七分,去滓。冷服,不拘时。(《卫生易简方》)

8. 治心热吐血不止　生葛根汁半大升,顿服。(《广利方》)

9. 治蜘蛛等诸般虫咬　葛粉,生姜汁调敷。(《医学纲目》)

10. 治金疮中风痉　生葛根一斤(锉)。以水五升,煮取二升,去滓。每热服一小盏,日三四服。(《圣惠方》)

11. 治时毒头面肿赤　葛根、牛蒡子、管仲、甘草、豆豉各五钱。上件共为细末。每服三钱,用水调服。(《杏苑生春》葛根牛蒡子散)

【临床报道】 1. 治疗椎-基底动脉供血不足　将62例患者随机分成观察组(34例)和对照组(28例),观察组用葛根素注射液0.5 g,加入5%葡萄糖液或生理盐水250 ml中静滴,每日1次,共14 d;对照组用盐酸培他啶氯化钠注射液(西其汀注射液)250 ml静滴,每日1次,共14 d。结果:观察组痊愈15例,好转17例,无效2例,总有效率94%。对照组痊愈8例,好转16例,无效4例,总有效率86%。经颅多普勒、血液流变学等各项参数改善情况观察组均优于对照组($P<0.05$)[1]。

2. 治疗高血压病　每日用葛根30 g,槐米15 g,茺蔚子15 g,煎汤500 ml,早晚各服250 ml,或泡水当茶饮。连服1月为1个疗程。治疗原发性高血压50例,其中Ⅰ期20例,Ⅱ期27例,Ⅲ期3例。结果:血压下降至正常范围,临床症状改善,维持1年以上者9例,维持半年以上者6例,维持3个月以上者8例;服药期间血压下降,症状有不同程度缓解19例;无效8例。总有效率为84%。疗程最短1个月,最长13个月。以Ⅰ、Ⅱ期疗效明显,取效快,降压维持时间长[2]。

3. 治疗急性脑梗死　全部患者都用甘露醇和胞二磷胆碱作脱水及活化脑细胞的治疗,在此基础上对照组60例,每日静滴右旋糖酐500 ml加复方丹参注射液16 ml。治疗组60例,每日静滴5%葡萄糖注射液500 ml加葛根素400 mg。疗程均为14 d。在开始治疗前及治疗后7、14、21、28 d对患者的神志、水平凝视、面瘫、语言、上肢关节肌力、手肌力、下肢肌力、步行能力共8个方面进行评分(改良爱登堡与斯堪的纳维亚研究组评分标准)。结果:治疗组在各个时点的神经功能缺损评分的平均减少分数(MDSND)均优于对照组,未发现毒性[3]。

4. 治疗突发性耳聋　用葛根素500 mg,加在5%葡萄糖250 ml内静脉滴注,辅以能量合剂(辅酶A、ATP、细胞色素C),维生素B_1、维生素B_{12},每日1次,10 d为1个疗程。1个疗程效果不好者,停药2～3 d,再用第二个疗程,最多可用3个疗程。共治疗45例,其治疗1个疗程29例,2个疗程16例。结果:治愈28例,显效4例,有效9例,无效4例[4]。

5. 治疗缺血性视神经视网膜疾病　治疗组21眼,用葛根素注射液400 mg,加入5%葡萄糖氯化钠250 ml静脉滴注,每日1次;对照组20眼,用丹参注射液20 ml,加入5%葡萄糖氯化钠250 ml静脉滴注,每日1次。两组均联合能量合剂等一般治疗,7次为1个疗程。结果:治疗组显效(视力表视力提高2行或以上,或由眼前指数提高到0.06以上,视野恢复正常或视野缺损范围缩小15度以上)11眼,有效(视力表视力提高1行或由眼前指数提高到0.04,视野缺损范围缩小5～15度)6眼,无效4眼,总有效率80.96%;对照组显效8眼,有效7眼,无效5眼,总有效率75%。统计学检验两组疗效无显著差异($P>0.05$)[5]。

6. 治疗冠心病心绞痛　将98例患者随机分为两组,治疗组50例,选用葛根素注射液500 mg,加入5%葡萄糖500 ml静脉输注;对照组48例,采用加镁极化液500 ml,加丹参20 ml静脉输注。每日1次,14 d为1个疗程,1个疗程后观察疗效。结果:①缓解心绞痛症状:治疗组总有效率为86.0%,对照组为45.8%,两组比较有统计学意义($P<0.01$)。②心肌缺血改善后心电图评定:治疗组为80.0%,对照组为35.4%,两组比较有统计学意义($P<0.05$)。认

为葛根素治疗冠心病心绞痛临床疗效肯定，毒性少[6]。

7. 治疗软组织慢性溃疡　取葛根 60 g，白芷 40 g，研为粉末装入小瓶高压灭菌后备用。创面常规清洗消毒后撒一层葛根白芷粉，再以 5%氯霉素油纱条覆盖，无菌纱布包扎。如伤口周围红肿、脓性分泌物较多者，用双氧水、生理盐水冲洗，0.1%苯扎溴铵棉球轻拭，5%氯霉素纱条覆盖，每日换药 1 次，待炎症反应好转后，再用本药均匀撒于创面上。根据溃疡创面情况，每隔 1～3 d 换药 1 次。共治疗 150 例，结果：141 例于换药后 15～58 d 创面愈合，6 例经换药后肉芽新鲜后行植皮术，3 例创面无明显改善[7]。

【各家论述】　1. 李东垣："干葛，其气轻浮，鼓舞胃气上行，生津液，又解肌热，治脾胃虚弱泄泻之圣药也。"(引自《纲目》)

2.《纲目》："本草十剂云：轻可去实，麻黄、葛根之属。盖麻黄乃太阳经药，兼入肺经，肺主皮毛；葛根乃阳明经药，兼入脾经，脾主肌肉。所以二味药皆轻扬发散，而所入迥然不同也。"

3.《本草汇言》："葛根，清风寒，净表邪，解肌热，止烦渴，泻胃火之药也。尝观发表散邪之药，其品亦多，如麻黄拔太阳营分之寒，桂枝解太阳卫分之风，防风、紫苏散太阳在表之风寒，藁本、羌活散太阳在表之寒湿，均称发散药也。而葛根之发散，亦入太阳，亦散风寒，又不同矣。非若麻、桂、苏、防辛香温燥，发散而又有损中气之误也；非若藁本、羌活，发散而又有耗营血之虞也。此药枝茎蔓延，统走太阳一身经络，根长丈余，入土最深，又得土阴之气，沉而且厚，故《神农经》谓起阴气，除消渴、身大热，明属三阳表热无寒之邪，能散之清之之意也。"

4.《本草经疏》："伤寒头痛兼项强，腰脊痛及遍身骨疼者，足太阳也，邪犹专入阳明，故无渴证，不宜服(葛根)。"

5.《本草正》："葛根，用此者，用其凉散，虽善达诸阳经，而阳明为最，以其气轻，故善解表发汗。凡解散之药多辛热，此独凉而甘，故解温热时行疫疾，凡热而兼渴者，此为最良，当以为君，而佐以柴、防、甘、桔极妙。"

6.《药品化义》："葛根，根主上升，甘主散表，若多用二三钱，能理肌肉之邪，开发腠理而出汗，属足阳明胃经药，治伤寒发热，鼻干口燥，目痛不眠，疟疾热重。盖麻黄、紫苏专能攻表，而葛根独能解肌耳。因其性味甘凉，能鼓舞胃气，若少用五六分，治胃虚热渴，酒毒呕吐，胃中郁火，牙疼口臭。"

7.《本草备要》："风药多燥，葛根独能止渴者，以能升胃气，入肺而生津耳。"

8.《重庆堂随笔》："葛根，风药也，风药皆燥。古人言其生津者，生乃升字之讹也。以风药性主上行，能升举下陷之清阳。清阳上升，则阴气随之而起，津腾液达，渴自止矣。设非清阳下陷，而火炎津耗之渴，误服此药，则火藉风盛，燎原莫遏。即非阴虚火炎之证，凡胃津不足而渴者，亦当忌之。"

9.《本草思辨录》："葛根与栝蒌根，《本经》皆主消渴。而葛根起阴气，栝蒌根不言起阴气。用葛根者皆知为升阳明之药，栝蒌根无用之为升者。盖其所以主消渴者，为其性濡润而味苦寒，皮黄肉白，能劫肺胃之热，润肺胃之燥耳。别名天花瑞雪，亦正取寒润下降之意。葛根则异乎是矣，味甘平，为阳明之正药。内色洁白，则能由胃入肺。外色紫黑，则又由肺达太阳。味甘兼辛，则擅发散之长，层递而升，复横溢而散。升则升胃津以滋肺，散则散表邪以解肌。故栝蒌根治身热，是以寒胜热；葛根治身热，是以辛散热。栝蒌根止渴，是增益其所无；葛根止渴，是挹彼以注兹。用葛根而过，有竭胃汁之虞，胃阳下溜，亦能起阴气以止利也。"

4863 葛粉 gé fěn（《开宝本草》）

【基原】　为豆科葛属植物野葛 *Pueraria lobata*（Willd.）Ohwi、甘葛藤 *P. thomsonii* Benth. 的块根经水磨而澄取的淀粉。

【原植物】　参见"葛根"条。

【采收加工】　将葛根洗净，用破碎机将其破碎成 2 cm 以下的小块，用磨碎机磨成粉浆，边磨边加水，块根与水的比例为 1∶2。过滤除渣，纯化，于烘房中 50 ℃左右的温度下烘干，再过 100 目筛即得。

【药性】　甘，寒。归胃经。

1.《开宝本草》："味甘，大寒。无毒。"

2.《品汇精要》："气之薄者，阴中之阴。臭香。行足阳明经。"

【功用主治】　解热除烦，生津止渴。主治烦热，口渴，醉酒，喉痹，疮疖。

1.《本草拾遗》："裛小儿热疮。"

2.《开宝本草》："主压丹石，去烦热，利大小便，止渴。"

3.《医林纂要》："除烦，解热，醒酒。治喉痹，齿痛。"

【用法用量】　内服：开水或蜂蜜、米粥调服，10～30 g。外用：撒或调敷。

【宜忌】　《品汇精要》："多食行小便，使人利。"

【选方】　1. 治胸中烦热或渴，心躁　葛粉四两，粟米半斤。以水浸粟米经宿，来日漉出，与葛粉同拌令匀，煮粥食之。(《圣惠方》葛根粉粥)

2. 治小儿壮热，呕吐，不下食　葛粉二两。以水三合相和调粉，于铜纱罗中，令遍。沸汤中煮熟食之。(《食医心镜》葛粉汤)

3. 治血痢　葛粉三两，蜜一两。上以新汲水四合搅调。空心顿服之。(《食医心镜》)

4. 治小儿夏月痱子及热疮　葛粉三两，甘草一两(生锉)，石灰一两(炒)。上件药捣罗为末，以绵揾扑于疮上。(《圣惠方》葛粉散)

5. 治褥疮　干葛研粉过筛后高压消毒备用。使用前先清洗褥疮创面，再将葛粉均匀撒布创面，盖上消毒凡士林纱布。每日换药 1 次。〔《钦州医药》1980，(1)：55〕

4864 葛蔓 gé màn（《新修本草》）

【异名】　葛藤(《圣济总录》)，葛藤蔓(《卫生易简方》)。

【基原】　为豆科葛属植物野葛 *Pueraria lobata*（Willd.）Ohwi、甘葛藤 *P. thomsonii* Benth. 的藤茎。

【原植物】　参见"葛根"条。

【采收加工】　全年均可采，鲜用或晒干。

【成分】　藤茎含黄酮类：6，7-二甲氧基-3′，4′-次甲二氧基异黄酮（6，7-dimethoxy-3′，4′-methylenedioxyisoflavone)，芒柄花异黄酮(formononetin)，大豆苷元(daidzein)，大豆苷(daidzin)，葛根素(puerarin)。另含尿囊素(allantoin)，二十四酸-2，3-甘油酯(tetracosanoid acid-2，3-dihydroxypropyl ester)、β-谷甾醇(β-sitosterol)和胡萝卜苷(daucosterol)[1]。

【药性】　甘，寒。

【功用主治】　清热解毒，消肿。主治喉痹，疮痈疖肿。

1.《新修本草》:"主喉痹。"
2.《纲目》:"消痈肿。"

【用法用量】 内服:煎汤,5～10 g,鲜品 30～60 g;或烧存性研末。外用:烧存性,研末调敷。

【选方】 1. 治喉痹　葛蔓烧为灰,水服方寸匕。(《新修本草》)

2. 治疖子初起　葛蔓烧灰,水调敷之。(《千金方》)

3. 治妇人乳痈　葛蔓烧灰,酒服二钱,三服效。(《卫生易简方》)

4. 治中水毒、溪毒,下部虫蚀生疮　葛藤不拘多少。上一味,以水煮取浓汁,洗下部,并导灌入下部。(《圣济总录》葛藤洗方)

4865 葛蕈 gé xùn (《纲目拾遗》)

【异名】 葛花菜、葛乳(《纲目》),蛇菰(《湖南药物志》),葛菌、红血莲、葛蕈药(《四川中药志》),菌藤菌、地重楼(《贵州草药》),铺地开花、深山不出头(《全国中草药汇编》),角菌、角花(《新华本草纲要》),球穗蛇菰(《中国药用植物简编》)。

【基原】 为蛇菰科蛇菰属植物红冬蛇菰的全草。

【原植物】 红冬蛇菰 *Balanophora harlandii* Hook. f. [*Balania harlandii* (Hook. f.) van Tiegh.]

草本,高 2.5～9 cm。根茎扁球形或近球形,苍褐色。分枝或不分枝,表面粗糙,密被小斑点,呈脑状皱褶。花茎淡红色;鳞状苞片多少肉质,红色或淡红色,长圆状卵形,聚生于花茎基部,呈总苞状。花雌雄异株(序);花序近球形或卵圆状椭圆形;雄花序轴有凹陷的蜂窠状洼穴,雄花 3 数,聚药雄蕊有 3 枚花药;雌花子房黄色,着生于附属体基部或花序轴表面上,花柱丝状,附属体暗褐色,倒圆锥形或倒卵形。花期 9～11 月。

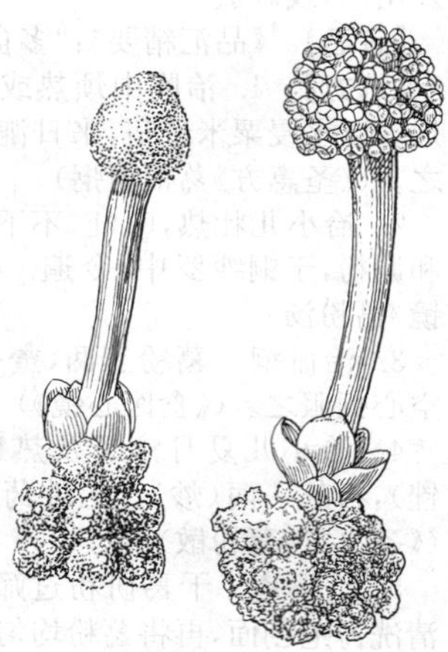

红冬蛇菰

生于海拔 600～2 100 m 的荫蔽林下较湿润的腐殖土壤处。分布于广东、广西、云南等地。

【采收加工】 9～12 月采挖,阴干或鲜用。

【药性】 苦、涩,寒。归肺、大肠经。

1.《纲目》:"苦、甘,无毒。"
2.《四川中药志》1962 年版:"性寒,味涩、苦。"
3.《福建药物志》:"有小毒。"

【功用主治】 凉血止血,清热解毒。主治咳嗽咯血,血崩,肠风下血,痔疮肿痛,梅毒,疔疮,小儿阴茎肿,风热斑疹。

1.《纲目》:"醒神,治酒积。"
2.《纲目拾遗》:"解肌热,散风火及阳明风热斑疹。"
3.《四川中药志》1962 年版:"清肺热,解热毒。治咳嗽吐血,血崩及痔疮肿痛。"
4.《广西本草选编》:"清热解毒,凉血止血。"
5.《浙江药用植物志》:"治肠风下血。"
6.《福建药物志》:"清热凉血,解毒消肿。主治咳嗽,咯血,痔疮发炎,梅毒,蛇头疔,蜈蚣咬伤。"

【用法用量】 内服:煎汤,9～15 g。外用:捣敷;或研末敷。

【选方】 1. 治肺热咳嗽,咯血　葛蕈、肺筋草、鹿含草、白茅根各 9～15 g。水煎服。

2. 治肠风下血　葛蕈、老君须、棕树根各 9～15 g。水煎服。(1、2 方出自《浙江药用植物志》)

3. 治梅毒　葛蕈、冰片(少许)研末,搽患处。

4. 治生蛇头(疔),小儿阴茎肿　葛蕈捣烂敷患处。(3、4 方出自《湖南药物志》)

4866 葛仙米 gé xiān mǐ (《纲目拾遗》)

【异名】 地耳(《别录》),地踏菇(《纲目》),鼻涕肉(《野菜博录》),地踏菜(姚可成《食物本草》),天仙米、天仙菜(《纲目拾遗》),地软、地衣(《陕西中草药》),地木耳(《四川中药志》),地皮菜(江苏),地捡皮(四川)。

【基原】 为念珠藻科念珠藻属植物念珠藻或其同属植物的藻体。

【原植物】 念珠藻 *Nostoc commune* Vauch. [*Stratonostoc commune* (Vauch.) Flenk.]

藻体鲜时,厚胶质鞘包围,成不规则球状体。绿褐色、墨绿色、橄榄绿色。内圆形细胞呈念珠状单列排列,有大型异形细胞,直径 15～20 μm,圆形,近透明。环境干燥或藻体干熟后,成不规则瓣片状,形如菌类的木耳菌。其内的念珠状细胞链顺着胶鞘的表面呈平行列。干后藻体中空,破裂为片状,蓝黑色或呈黑色。脆而易碎,浸水后则复原。

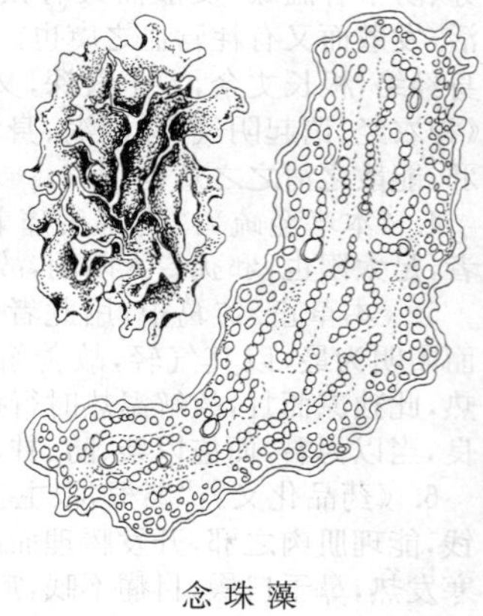

念珠藻

生于夏、秋季雨后潮湿草地或湿水滩旁。分布于东北、华东、中南、西南及陕西等地。

【采收加工】 5～9 月雨后采收,晒干。

【药材】 葛仙米 *Alga Nostoc Communis*　全国各地均产。

性状　藻体形似木耳。质坚固,外被透明的胶质物。干后卷缩,呈灰褐色,易碎裂,鲜品蓝绿色。具青草气,味淡。

鉴别　藻丝体由念珠状单列有异形胞的藻丝组成,藻丝细胞短桶形或近球形,多数长较宽小,长约 5 μm,异形胞近球形,直径约 7 μm。繁殖细胞和营养细胞等大,极罕见,外壁平滑无色。

【成分】 含肌红蛋白(myoglobin)[1],β-胡萝卜素(β-carotene),海胆烯酮(echinenone),鸡油菌黄质(canthaxanthin),磷脂[2],甾醇(sterol)及其葡萄糖苷、香树脂醇类(amyrin)[3],蛋白质(protein),铁,钙和维生素(vitamin)C 等[4,5]。

【药性】 甘、淡,寒。

1.《别录》:"味甘,无毒。"
2.《粤西偶记》:"性寒,味甘爽。"(引自《纲目拾遗》)

3.《食物考》:“淡。”

【功用主治】 清热明目,益气收敛。主治目赤红肿,夜盲症,烫火伤,久痢,脱肛。

1.《别录》:“主明目,益气,令人有子。”

2.《粤西偶记》:“解热清膈,利肠胃。”(引自《纲目拾遗》)

3.《食物考》:“清神解热,痰火能疗。”注云:“久服延年,盖亦能清脏热者。”

4.《陕西中草药》:“清热收敛,益气明目。治烫火伤,夜盲症。”

5.《全国中草药汇编》:“主治脱肛。”

【用法用量】 内服:煎汤,30～60 g。外用:研粉调敷。

【宜忌】 《纲目拾遗》:“不宜多食。”

【选方】 1. 治目赤肿痛　地木耳 9 g,野菊花 9 g,光明草 9 g,青葙子 9 g。水煎服。(《四川中药志》1982 年版)

2. 治夜盲症　地软 60 g。当菜常服。

3. 治烫火伤　地软 15 g。焙干研粉。菜油调敷患处;或加白糖 9 g,香油调敷患处。(2、3 方出自《陕西中草药》)

4. 治久痢脱肛　鲜葛仙米 250 g。洗净后用白糖浸泡。取汁内服。(《全国中草药汇编》)

4867 葛藟叶 gé lěi yè (《贵州草药》)

【基原】 为葡萄科葡萄属植物葛藟 *Vitis flexuosa* Thunb. 的叶。

【原植物】 参见“葛藟汁”条。

【采收加工】 7～9 月采摘,鲜用或晒干。

【药性】 甘,平。

【功用主治】 消积,解毒,敛疮。主治食积,痢疾,湿疹,烫火伤。

【用法用量】 内服:煎汤,10～15 g。外用:煎水洗;或捣汁涂。

【选方】 治湿疹　葛藟鲜叶适量,捣汁外涂;或加明矾、食盐少许,煎汤外洗。(《浙江药用植物志》)

4868 葛藟汁 gé lěi zhī (《本草拾遗》)

【异名】 千岁藟汁(《别录》)。

【基原】 为葡萄科葡萄属植物葛藟的藤汁。

【原植物】 葛藟 *Vitis flexuosa* Thunb.　又名:藟、秬鬯(《说文》),巨荒、蓷藟(陆玑《诗疏》),千岁藟、藟芜(《别录》),野葡萄、乌鞍藤(《浙江药用植物志》),割谷镰藤、栽秧藤(《全国中草药汇编》)。

木质藤本。枝细长,幼枝被有灰白色绒毛;卷须与叶对生。单叶互生;有叶柄,被蛛丝状柔毛;叶片宽卵形或三角状卵形,主脉和脉腋有柔毛。花杂性异株,圆锥花序细长,与叶对生,花序轴有白色丝状毛;花小,雄花黄绿色;花萼盘状;花瓣 5;雄蕊 5;雄蕊与子房等长。浆果球形,熟时紫黑色。花期 4～5 月,果期 5～8 月。

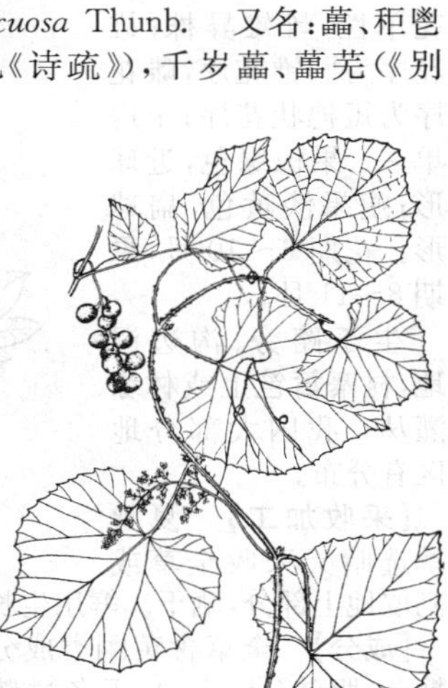

葛　藟

生于海拔 2 500 m 以下的山地灌丛中。分布于华东、中南、西南及陕西、台湾等地。

本植物的根或根皮(葛藟根)、叶(葛藟叶)、果实(葛藟果实)亦供药用,另设专条。

【栽培】 生物学特性　喜阴凉湿润气候,在排水良好、疏松而富含腐殖质的壤土中栽培为宜。重黏土、低洼地不宜种植,忌积水。

繁殖方法　种子繁殖和扦插繁殖。种子繁殖:8～9 月,将成熟的果穗剪下,洗去果肉,晾干,用布袋放通风处贮藏。翌年 3～4 月,将种子均匀地撒播于苗床上,播后 15 d 左右出苗,当苗高 15～20 cm 时,按行株距 80 cm×60 cm 开穴,每穴栽 1 株。扦插繁殖:春初发芽前,剪取健壮枝条,截成长 15～20 cm 作插穗,可直接插于大田。

田间管理　生长期注意除草追肥,当苗高 30 cm 左右,设支架,以供缠绕生长,当枝叶长得过密时,应适当修剪。

【采收加工】 7～9 月砍断茎藤,取汁,鲜用。

【药性】 《别录》:“甘,平,无毒。”

【功用主治】 益气生津,活血舒筋。主治乏力,口渴,哕逆,跌打损伤。

1.《别录》:“主补五脏,益气,续筋骨,长肌肉,去诸痹。久服轻身,不饥耐老。”

2. 崔禹锡《食经》:“食之补五脏,以薯蓣为粉和汁煮作粥食,主哕逆。又合白蜜食之益人。”

3.《日华子》:“止渴,悦色。”

【用法用量】 内服:原汁,5～10 g。外用:涂敷;或点眼。

【选方】 治热翳赤障　用斫断千岁藟藤,以水浸,从一头吹取气,滴目中。(《普济方》)

4869 葛藟根 gé lěi gēn (《湖南药物志》)

【基原】 为葡萄科葡萄属植物葛藟 *Vitis flexuosa* Thunb. 的根或根皮。

【原植物】 参见“葛藟汁”条。

【采收加工】 9～11 月挖取根部,切片,或剥取根皮,切片,鲜用或晒干。

【功用主治】 利湿活血,解毒消肿。主治黄疸型肝炎,风湿痹痛,跌打损伤,痈肿。

《别录》:“主缓筋,令不痛。”

【用法用量】 内服:煎汤,15～30 g。外用:捣敷。

【选方】 1. 治黄疸型肝炎　葛藟根、白英、绵茵陈各 15 g。水煎服。

2. 治风湿痹痛　葛藟根 15～30 g,水煎冲黄酒服;另取葛藟鲜根适量,捣烂敷患处。(1、2 方出自《浙江药用植物志》)

3. 治痈毒　葛藟根 30 g,糯米藤根 30 g。捣烂,敷患处。(《湖南药物志》)

4. 治病后体虚,久久不复　葛藟根或果,熬膏服。(江西《中草药学》)

4870 葛上亭长 gé shàng tíng zhǎng (《别录》)

【异名】 亭长(《本草经集注》),豆蚝(《动物学大辞典》),豆斑蝥(《国药的药理学》),红娘、鸡冠虫(《四川中药志》)。

【基原】 为芫青科芫青属动物锯角豆芫青的全虫。

【原动物】 锯角豆芫青 *Epicauta gorhami* Marseul　又

名：豆芫青、白条黑芫青、豆白条芫青(《中国药用动物志》)。

体黑色，腹面灰色，体长15～18 mm，宽2.6～4.6 mm。头红褐色，略呈三角形，与身体几成垂直。复眼肾形，黑褐色。触角侧扁，雄虫触角中央膨大。口器咀嚼式。前胸背板上有一条白色毛构成的纵线，鞘翅细长，黑色，有白色纵线，翅面密被黑色毛。雌虫尾短，腹部各节的后缘有白色长毛，形成一白色环带。

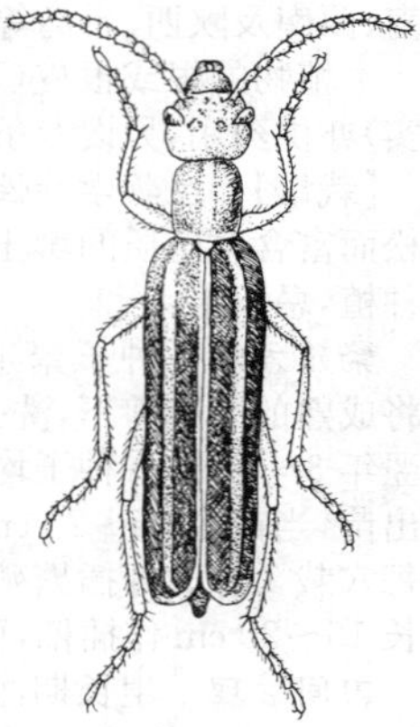

锯角豆芫青

成虫多活动于田间，取食大豆、花生、棉花等植物叶片和花瓣，我国大部分地区均有分布。

【采收加工】 7～9月捕捉，置沸水中烫死，晒干。用时和米同炒至米黄，取出去米，将虫之足、翅、头去净即可。

【药材】 葛上亭长 *Epicauta Gorhami* 产于全国大部分地区。

性状 本品呈长圆形，长10.5～18.5 mm。头红色，体和足黑色。前胸较狭小而呈颈状，前胸背板有一条白色纵纹。鞘翅黑色，内外缘及中部具灰白色纵纹。足3对。

鉴别 取本品粉末约0.15 g，行微量升华，玻片上出现油状物，稍冷，析出升华物，镜检，呈无色杆状结晶。升华物加硫酸(相对密度1.77)1滴，微热溶解，继续小火加热到发生气泡，立即离火，滴入对二甲氨基苯甲醛硫酸溶液1滴，即显樱红色或紫红色(检查斑蝥素)。

【成分】 含斑蝥素(cantharidin)[1]。

【炮制】 取原药材，除去杂质，与糯米或糙米同炒，炒至米呈焦黄色时，取出，去净米，除去头、足、翅。

饮片性状 参见"药材"项。

贮干燥容器内，置阴凉干燥处，防蛀。

【药性】 《别录》："味辛，微温，有毒。"

【功用主治】 逐瘀，破积，攻毒。主治血瘀经闭，癥瘕积聚，白癞。

1.《别录》："主蛊毒、鬼疰，破淋结、积聚，堕胎。"

2.《纲目》："通血闭，癥块，鬼胎，余功同斑蝥。"

【用法用量】 内服：入丸、散，1～2只。外用：捣烂敷；或煮酒搽。

【宜忌】 内服宜慎，体弱者及孕妇禁服。

1.《品汇精要》："妊娠不可服。"

2.《纲目》："畏、恶同斑蝥。"

【选方】 1. 治妇人经脉不通，癥块胀满 葛上亭长五枚，以小糙米相和，炒令熟，去翅、足，研为末。分三服，空心煎，甘草汤调服。须臾觉脐腹急痛，煎药豆(《纲目》作"黑豆")汤服之。(《圣惠方》)

2. 治黑障青盲，疫眼，打扑眼，痘疹入目 葛上亭长(或斑蝥)为末，将酽醋合均如泥，摊于绵絮上，贴百会、耳后、眉棱等处，上用硬膏封上面，则一夜而发水泡。(《眼科锦囊》发泡膏)

3. 治白癞 葛上亭长四七枚(去翅、足，与糯米同炒，米熟为度，不用米)，干蝮蛇一枚(头尾全者，炙黄，去鳞及腹中物)。上二味捣罗，生绢袋贮，以酒五升，瓷瓶中慢火煅煮，酒及一升以下。用棉囊蘸药汁摩涂癞上，日二夜一，如不急痛，日夜可涂五七次。(《圣济总录》)

【各家论述】 《绍兴本草》："葛上亭长，乃斑猫、芫青之类，然别是一种。验其破血之性亦不远矣，大率破蓄血坚积多见用之。"

4871 葛藟果实 gé lěi guǒ shí (《贵州草药》)

【基原】 为葡萄科葡萄属植物葛藟 *Vitis flexuosa* Thunb. 的果实。

【原植物】 参见"葛藟汁"条。

【采收加工】 7～9月季果实成熟时采收，鲜用或晒干。

【药性】 甘，平。

【功用主治】 《贵州草药》："润肺止咳，清热凉血，消食。主治咳嗽，吐血，食积。"

【用法用量】 内服：煎汤，10～15 g。

【选方】 1. 治咳嗽 葛藟果实9 g。煨水服。

2. 治吐血 葛藟果实15 g。煨水服。

3. 治食积 葛藟果、叶各15 g。煨水服。(1～3方出自《贵州草药》)

4. 治痢疾 葛藟叶、果各30～60 g。水煎服。(《湖南药物志》)

4872 葎草 lǜ cǎo (《新修本草》)

【异名】 勒草、黑草(《别录》)，葛葎蔓(《新修本草》)，葛勒蔓(《独行方》)，来莓草(《开宝本草》)，葛葎草(《圣济总录》)，涩萝蔓(《救荒本草》)，拉拉藤(《江苏野生植物志》)，五爪龙(《福建民间草药》)，大叶五爪龙(《全国中草药汇编》)。

【基原】 为桑科葎草属植物葎草的全草。

【原植物】 葎草 *Humulus scandens* (Lour.) Merr. [*Antidesma scandens* Lour.; *H. japonicus* Sieb. et Zucc.]

一年生或多年生蔓性草本。茎淡绿色，有纵条棱，可长达数米，茎枝和叶柄上密生短倒向钩刺。单叶对生；叶柄稍有6条棱，有倒向短钩刺；掌状叶5～7深裂，裂片卵形或卵状披针形，边缘有锯齿，上面有粗刚毛，下面有细油点，脉上有硬毛。花单性，雌雄异株；雄花序为圆锥花序，雌花序为短穗状花序；子房单一。果穗绿色，近球形；瘦果淡黄色，扁球形。花期6～10月，果期8～11月。

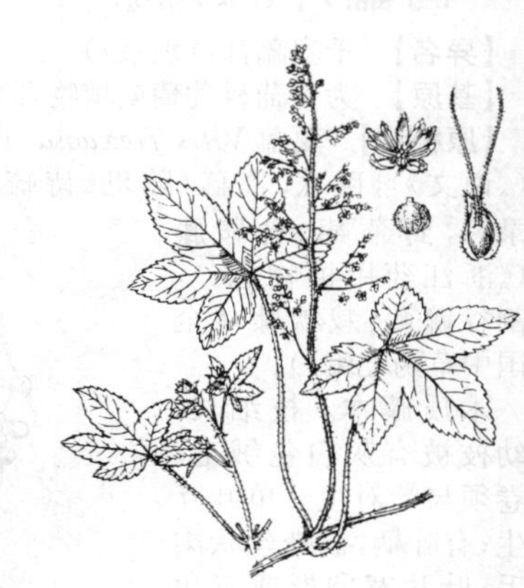

葎 草

生于路旁、沟边湿地，村寨篱笆上或林缘灌丛。我国大部分地区有分布。

【采收加工】 夏秋季选晴天采收全草或割取地上部分，晒干。鲜用生长期随时采。

【成分】 全草含黄酮类成分：木犀草素(luteolin)；葡萄糖苷，胆碱(choline)，天冬酰胺(asparamide)[1]；含挥发油类：β-葎草烯(β-humulene)，丁香烯(caryophyllene)，α-玷𤥕烯(α-copaene)，α-芹子烯(α-selinene)，β-芹子烯(β-selinene)

和 γ-荜澄茄烯(γ-cadinene)等[2]。

球果含葎草酮(humulone),蛇麻酮(lupulone)[1]。

叶含黄酮类成分:木犀草素-7-葡萄糖苷(luteolin-7-glucoside),大波斯菊苷(cosmosiin),牡荆素(vitexin)[3]。

【药理】 抗菌作用 蛇麻酮和葎草酮在体外对革兰阳性菌如金黄色葡萄球菌、粪链球菌、肺炎链球菌、白喉杆菌、炭疽杆菌、枯草杆菌和蜡样芽胞杆菌均有明显的抑制作用[1,2]。蛇麻酮在体外对结核杆菌的抑制浓度为 25 μg/mL[3],对感染结核杆菌 $H_{37}Rv$ 小鼠,肌内注射或灌服蛇麻酮连续 30 d,可使感染小鼠肝、心、肺和脾等脏器病灶内的抗酸杆菌数显著减少[4]。蛇麻酮和葎草酮对革兰阴性菌、酵母菌和真菌的抑制作用均很微弱或无效[1,2]。

毒性 小鼠肌内注射蛇麻酮 LD_{50} 为 600 mg/kg, 1～2 h 内死亡。每日肌内注射 60 mg/kg 共 4 星期,未见明显的有害作用,病理组织学检查示肝脏小范围白细胞浸润和肾小管变性病灶,以 5%阿拉伯胶悬液灌胃 1 500 mg/kg, 1 h 内小鼠死亡 50%[3]。

【炮制】 取原药材,除去杂质,淋润,切段,干燥。

饮片性状 为茎、叶混合的段,被毛。茎棕黑色或黄褐色,有棱及倒钩刺或钩刺脱落的痕迹,切断面中空。叶多已破碎,深绿色或棕褐色,偶见黄绿色小花。气微,味涩,有刺舌感。

贮干燥容器内,置通风干燥处。

【药性】 甘、苦,寒。归肺、肾经。

1.《别录》:"味甘,无毒。"

2.《新修本草》:"味甘、苦,寒。"

【功用主治】 清热解毒,利尿通淋。主治肺热咳嗽,肺痈,虚热烦渴,热淋,水肿,小便不利,湿热泻痢,热毒疮疡,皮肤瘙痒。

1.《别录》:"主瘀血,止精溢盛气。"

2.《新修本草》:"主五淋,利小便,止水痢,除疟、虚热、渴。"

3.《本草衍义》:"治伤寒汗后虚热。"

4.《纲目》:"润三焦,消五谷,益五脏,除九虫,辟温疫,敷蛇、蝎伤。"

5.《本草正义》:"主湿热壅塞之实证,亦可为外疡阳毒之外敷药也。"

6.《全国中草药汇编》:"主治肺结核潮热,胃肠炎,痢疾,感冒发热,小便不利,肾盂肾炎,急性肾炎,膀胱炎,泌尿系结石。"

【用法用量】 内服:煎汤,10～15 g,鲜品 30～60 g;或捣汁。外用:捣敷;或煎水熏洗。

【选方】 1. 治伤寒汗后虚热 葎草(锉),研取生汁。饮一合愈。(《本草衍义》)

2. 治肺结核 葎草、夏枯草、百部各 12 g。水煎服。(《安徽中草药》)

3. 治膏淋 葎草一斤(洗切)。捣取自然汁,用醋一合匀。每服半盏,连服三服,不计时。(《圣济总录》葎草饮)

4. 治关节红肿热痛 鲜葎草(捣烂),白糖(或蜂蜜)。调敷患处,干则更换。(《安徽中草药》)

5. 治痔疮脱肛 鲜葎草 90 g。煎水熏洗。(《闽东本草》)

6. 治瘰疬 葎草鲜叶 30 g,黄酒 60 g,红糖 120 g。水煎,分 3 次饭后服。(《福建民间草药》)

7. 治癞,遍体皆疮者 葎草一担。以水二石,煮取一石,以渍疮。(《纲目》引《独行方》)

【临床报道】 1. 治疗肺结核 以 100%的葎草注射液肌内注射,每日 2 次,每次 2～4 ml, 30 d 为 1 个疗程。观察 80 例经链霉素、异烟肼等抗结核药物治疗效果不理想的肺结核患者,经 1 个疗程后,症状消失或改善者 72 例;痰菌阳性者 47 例中阴转 21 例;有空洞的 51 例中治后缩小或闭合者 36 例,其中以干酪性和薄壁空洞的疗效较明显;病灶变化情况,据 79 例观察,吸收者 51 例(64.5%),其中以渗出性和增殖性病灶吸收较明显。治疗过程中部分患者经肝、肾功能检查,未见不良影响;个别患者可能因制剂不纯,用药后出现发热恶寒现象,停药后即消失[1]。

2. 治疗细菌性痢疾 取五爪龙藤和叶加水适量煎汁,使每 1 ml 约含生药 3 g。1～2 岁,每日口服 2 次,每次 20 ml; 2 岁以上,每日 2 次,每次 30 ml, 4～6 d 为 1 个疗程。临床观察 42 例,35 例治愈(经 4～6 d 的疗程后,热退正常,临床症状消失,大便镜检阴性,或经门诊 1～2 星期后追踪均为正常大便者),占 83.4%; 4 例进步,占 9.5%; 3 例无效,占 7.1%。治愈病例的平均退热时间为 1.6 d,大便外观复常时间为 2.3 d,大便镜检正常为 2.6 d[2]。

3. 治疗婴幼儿脾虚型腹泻 取鲜品 500 g 或干品 150～250 g,先用冷水 2 000 mL 浸泡 20 min,然后水煮沸 10～15 min,待药温降至 35～45 ℃后洗手足,洗手不过肘,洗足不过膝,每日 1 剂,每剂煎煮 3 次,每次 15 min。共治疗 86 例,结果:痊愈 85 例(症状和体征消失,大便 1 次,质成形),其中 1 剂治愈 53 例,2 剂治愈者 27 例,3 剂治愈者 5 例,1 例用药 4 d 无效[3]。

4. 治疗带状疱疹 将本品除净杂质,洗净泥沙,捣烂,用软净纱布滤汁即得。用时以消毒棉签蘸药汁涂患处,每日 5～6 次。共治疗 21 例,均获显效[4]。

4873 葡萄 pú táo (《本经》)

【异名】 蒲陶(《汉书》),草龙珠(《纲目》),赐紫樱桃、琐琐葡萄(《群芳谱》),菩提子(《亨利氏中国植物名录》),索索葡萄(新疆)。

【基原】 为葡萄科葡萄属植物葡萄的果实。

【原植物】 葡萄 *Vitis vinifera* L.

高大缠绕藤本。幼茎秃净或略被绵毛;卷须二叉状分枝,与叶对生。叶互生;叶柄长 4～8 cm;叶片纸质,圆卵形或圆形,宽 10～20 cm,常 3～5 裂,基部心形。花杂性,异株;圆锥花序大而长,与叶对生,被疏蛛丝状柔毛;萼极小,杯状,全缘或不明显的 5 齿裂;花瓣 5,黄绿色;雄蕊 5;花盘隆起,由 5 个腺体组成,基部与子房合生;子房 2 室,花柱短,圆锥形。浆果卵圆形至卵状长圆形,富汁液,成熟时紫黑色或红而带青色,外被蜡粉。花期 6 月,果期 9～10 月。

原产亚洲西部,现我国各地普遍栽培。

本植物的根(葡萄根)、藤叶(葡萄藤叶)亦供药用,另设专条。

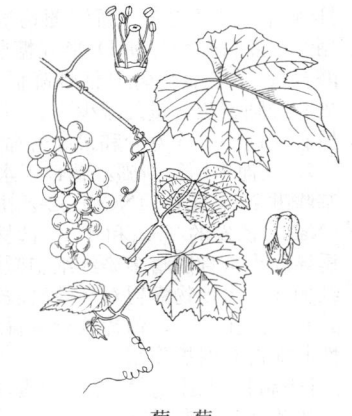

葡 萄

【采收加工】 7～9月果实成熟时采收，鲜用或风干。

【药材】 葡萄 *Fructus Vitis Viniferae* 全国各地普遍栽培。

性状 本品鲜品为圆形或椭圆形，干品均皱缩，长3～7 mm，直径2～6 mm，表面淡黄绿色至暗红色。顶端有残存柱基，微凸尖，基部有果柄痕，有的残存果柄。质稍柔软，易被撕裂，富糖质，气微，味甜微酸。

鉴别 (1) 果实横切面：外果皮表皮细胞1层，排列整齐，切向延长，壁稍厚，外被角质层。中果皮广阔，中果皮内侧细胞有众多草酸钙簇晶，排列成断续的环带。中果皮细胞还有散在的簇晶、柱晶、不规则状的晶体以及棕黄色内含物。果皮外侧维管束为外韧型，果实中心的维管束倒转为内韧型，常4个在一起。

(2) 取本品粗粉2 g，加50%乙醇10 ml，浸渍30 min，滤过。取滤液1 ml，加碱性酒石酸铜试液2 ml，发生棕红色沉淀(检查还原糖)。

(3) 纸色谱：用(2)滤液点样于新华滤纸(1号)，用正丁醇-醋酸-水(4∶1∶5)上层液15 ml，加甲醇3 ml为展开剂，展距15 cm，用α-萘酚硫酸试剂显色，显2个蓝色斑点，其中1个与果糖对照品一致。

【成分】 果含葡萄糖，果糖，少量蔗糖，木糖，酒石酸(tartaric acid)，苹果酸(malic acid)。并含各种花色素的单葡萄糖苷和双葡萄糖苷[1，2]。果皮含矢车菊素(cyanidin)，芍药花素(peonidin)，飞燕草素(delphinidin)，矮牵牛素(petunidin)，锦葵花素(malvidin)[3]，锦葵花素-3-β-葡萄糖苷(oenin)[4]。此外，本品还含原矢车菊酚低聚物(procyanidol oligomers)[5]。

【药理】 1. 抗肿瘤作用 和田红葡萄醇提液与葡萄皮醇提液都降低胃癌细胞株NKM和肝癌细胞株Q_3细胞存活率，葡萄皮醇提液还抑制胃癌细胞株MGC_{803}。葡萄皮醇提液抑瘤效果强于葡萄醇提液。葡萄醇提液促进正常小鼠成纤维细胞株3T3生长作用较强[1]。吐鲁番无核白葡萄提取物体外抑制人胃癌MGC-803、人肺腺癌SPC-A1、宫颈癌HeLa及肝癌Q_3细胞存活，抑制SPC-A1、Q_3和HeLa肿瘤细胞蛋白合成[2]。葡萄中所含的白藜芦醇抑制经致癌物处理的小鼠乳腺培养物中癌前病变发展，抑制小鼠皮肤肿瘤发生。白藜芦醇能抗氧化，抑制环氧合酶、过氧化氢酶等[3]。白藜芦醇触发人肿瘤细胞中CD95信号依赖性细胞凋亡[4]。

2. 抗氧化、延缓衰老作用 葡萄中所含的黄酮原矢车菊酚的低聚物有抗氧化活性，能清除实验系统中的氧自由基，抑制脂质过氧化[5]。新鲜葡萄溶液对亚硝酸根有清除作用[6]。灌胃葡萄汁使D-半乳糖所致衰老模型大鼠脑丙二醛含量、单胺氧化酶-B活性降低，对抗D-半乳糖所致大鼠皮肤羟脯氨酸含量的减少[7]。新疆红葡萄干水提物能延长黑腹果蝇的平均寿命和最高寿命[8]。

3. 其他作用 新疆红葡萄干水提物无诱变性，但对4-硝基喹啉-N-氧化物(4NQO)、2-乙酰氨基芴(2-AF)和叠氮钠(NaN_3)诱发的TA_{98}和TA_{100}菌株的回复突变、环磷酰胺所诱导的小鼠骨髓嗜多染红细胞微核形成有抑制作用。新疆红葡萄干水提物灌胃对环磷酰胺所致小鼠免疫功能的损伤具有拮抗作用[8]。葡萄胶囊灌胃对四氯化碳所致小鼠化学性肝损伤有保护作用[9]。

【炮制】 取原药材，除去杂质，摘去残留果梗。

饮片性状 参见“药材”项。

贮干燥容器内，置阴凉干燥处。防热，防潮，防蛀。

【药性】 甘、酸，平。归肺、脾、肾经。

1.《本经》：“味甘，平。”

2.《药性论》：“味甘、酸。”

3.《绍兴本草》：“味甘，温。”

4.《纲目》：“甘、涩，平。”

5.《本经逢原》：“甘，寒。琐琐葡萄：甘、微咸，温。”

6.《本草求真》：“琐琐葡萄专入肾。”

7.《本草再新》：“入脾、肺二经。”

【功用主治】 补气血，舒筋络，利小便。主治气血虚弱，肺虚咳嗽，心悸盗汗，烦渴，风湿痹痛，淋病，水肿，痘疹不透。

1.《本经》：“主筋骨湿痹，益气倍力，强志，令人肥健耐饥，忍风寒。久食轻身，不老延年。可作酒。”

2.《别录》：“逐水，利小便。”

3.《本草图经》：“治时气发疮疹不出者，研酒饮之。”

4.《滇南本草》：“大补气血，舒筋活络。泡酒服之，治阴阳脱症，又治盗汗虚证。汁，治咳嗽。”

5.《医林纂要》：“敛肺，解烦。”

6.《本草再新》：“暖胃健脾，治肺虚寒嗽，破血积疽瘤。”

7.《随息居饮食谱》：“补气，滋肾液，益肝阴，强筋骨，止渴，安胎。”

【用法用量】 内服：煎汤，15～30 g；或捣汁；或熬膏；或浸酒。外用：浸酒涂擦；或捣汁含咽；或研末撒。

【宜忌】 阴虚内热、胃肠实热或痰热内蕴者慎服。

1.《食疗本草》：“其子不宜多食，令人心卒烦闷，犹如火燎，亦发黄病；凡热疾后不可食之，(食之)目暗，骨热，久成麻疖病。”

2.《本经逢原》：“多食令人泄泻。”

3.《医林纂要》：“多食生内热。”

4.《食物考》：“多食发痔。”

【选方】 1. 强肾 琐琐葡萄、人参各一钱，火酒浸一宿，晨涂于手心，摩擦腰脊，能助膂力强壮，若卧时摩擦腰脊，力能助肾之坚强，服之尤为得力。(《本经逢原》)

2. 治热淋，小便涩少，碜痛沥血 葡萄(绞取汁)五合，藕汁五合，生地黄汁五合，蜜五两。上相和，煎为稀饧，每于食前服二合。(《圣惠方》)

3. 除烦止渴 生葡萄捣滤取汁，以瓦器熬稠，入熟蜜少许，同收，点汤饮。(《居家必用事类全集》)

4. 治咽喉红肿，热气尚浅者 甜葡萄汁加元胡粉，徐徐饮之。(《喉科金钥》清凉饮)

5. 治时气或疮疹发不出 葡萄子生为末，每服一二钱，温酒或米饮调下。(《卫生易简方》)

4874 葡萄根 pú táo gēn (《食疗本草》)

【基原】 为葡萄科葡萄属植物葡萄 *Vitis vinifera* L. 的根。

【原植物】 参见“葡萄”条。

【采收加工】 9～11月挖取根部，切片，鲜用或晒干。

【成分】 根含γ-2-葡萄素(γ-2-viniferin)[1]。

【药性】《纲目》：“甘、涩，平，无毒。”

【功用主治】 祛风利湿，解毒消肿。主治风湿痹痛，水肿，小便不利，跌打损伤，痈肿疔疮。

1.《食疗本草》：“煮取浓汁饮之，止呕哕及霍乱后恶心；女人有娠，往往子上冲心，细细饮之即止，其子便下，胎安好。”

2.《滇南本草》:“治蛇头疮。”

3.《纲目》:“治腰脚肢腿痛,煎汤淋洗之,良。”

4.《全国中草药汇编》:“祛风湿,利尿。主治风湿骨痛,水肿,外用治骨折。”

【用法用量】 内服:煎汤,15～30 g;或炖肉。外用:捣敷;或煎汤洗。

【选方】 1. 治风湿性关节炎,坐骨神经痛 葡萄根30 g。水煎服或和猪尾骨炖服。(《福建药物志》)

2. 治跌打损伤疼痛,风毒流痰(包括寒性脓疡,骨结核等) 葡萄根或藤 60～90 g,加水、酒合煎服;并用鲜根捣烂敷患处。(《食物中药与便方》)

3. 治妊娠恶阻,胎气不安 葡萄根 25 g,苏梗 12 g。水煎服。(《四川中药志》1979 年版)

4875 葡萄藤叶 pú táo téng yè (《纲目》)

【异名】 葡萄秧〔《中草药通讯》1975,(3):23〕

【基原】 为葡萄科葡萄属植物葡萄 *Vitis vinifera* L. 的藤叶。

【原植物】 参见“葡萄”条。

【采收加工】 9～11 月挖取根部,切片,鲜用或晒干。

【成分】 茎含还原糖,蔗糖,淀粉,鞣质[1]。叶含 2(Z)-4-羟基-2-甲基-2-丁烯-1-基-β-D-吡喃葡萄糖苷〔2(Z)-4-hydroxy-2-methyl-2-buten-1-yl-β-D-glucopyranoside〕,2(Z)-1-羟基-2-甲基-2-丁烯-4 基-β-D-吡喃葡萄糖苷〔2(Z)-1-hydroxy-2-methyl-2-buten-4-yl-β-D-glucopyranoside〕[2];含有机酸类:酒石酸(tartaric acid),苹果酸(malic acid),草酸(oxalic acid),延胡索酸(fumaric acid),琥珀酸(succinic acid),枸橼酸(citric acid),奎宁酸(quinic acid),莽草酸(shikimic acid),甘油酸(glyceric acid)[3],又含黄酮类:异槲皮苷(isoquercitrin),槲皮苷(quercitrin),芸香苷(rutin)[4]。植物体中含抗诱变剂(antimutagen)[5]。

【药性】 酸、涩,平。

1.《纲目》:“甘、涩,平,无毒。”

2.《福建药物志》:“根、藤、叶:酸,平。”

【功用主治】 祛风除湿,解毒消肿。主治风湿痹痛,水肿,腹泻,风热目赤,痈肿疔疮。

1.《滇南本草》:“叶治火眼。”

2.《纲目》:“饮其汁,利小便,通小肠,消肿满。”

3.《全国中草药汇编》:“祛风湿,利尿。主治风湿骨痛,水肿。外用治骨折。”

4.《福建药物志》:“茎藤:治天泡疮;叶:治血崩腹泻。”

【用法用量】 内服:煎汤,10～15 g;或捣汁。外用:捣敷。

【选方】 1. 治风寒湿痹,筋骨疼痛,瘫痪麻木 葡萄藤或根、嫩桑枝、蚕沙各 30 g。加黄酒与水等量煎,每日 2～3 次分服。(《食物中药与便方》)

2. 治水肿 葡萄心(嫩叶)与蝼蛄(去头尾)同研,露七日,曝干。为末,淡酒调下,暑月用佳。(《活法机要》)

3. 治疔肿 葡萄细藤嫩根,研之,以无灰酒调,去滓,随量而饮;仍以滓贴患处,软帛系之。(《宝庆本草折衷》)

【临床报道】 1. 治疗坐骨神经痛 用葡萄秧制成注射液(每 1 ml 含新鲜玫瑰香葡萄秧 1 g,1 支 2 ml)肌内注射,每次 1 支,每日 1 支,2 星期为 1 个疗程,一般使用 2～4 个疗程。治疗 31 例,有效 25 例,无效 6 例,有效率 84%。大部分患者用药 1～2 d 自觉疼痛缓解,有的在注射后 1 h 内剧痛缓解[1]。

2. 治疗婴儿腹泻 用葡萄叶制成冲剂(每包含鲜叶 10 g 或干叶 5 g),1 岁以上小儿每次 1 包,1 岁以下小儿减半,每日服 3 次。治疗 60 例,治愈 48 例,其中 40 例 3 d 以内治愈,其余 4～5 d 内治愈。本品无论急性或迁延性腹泻均有效,病程短者疗效高,对抗生素无效患者也同样有效。无任何副作用[2]。

4876 葱叶 cōng yè (《食疗本草》)

【基原】 为百合科葱属植物葱 *Allium fistulosum* L. 的叶。

【原植物】 参见“葱白”条。

【采收加工】 全年均可采收,鲜用或晒干。

【成分】 叶含草酸钙(calcium oxalate)[1],α-葡萄糖苷酶(α-glucosidase)[2],蒜氨酸裂解酶(alliin lyase),糖蛋白(glycopyotein)[3]。全草含游离氨基酸:谷氨酸,谷氨酰胺,天冬氨酸,天冬酰胺,脯氨酸,精氨酸,丙氨酸,γ-氨基丁酸[4],S-烷基半胱胺酸衍生物(S-alkylcysteine deriv),S-烷基半胱胺酸亚砜(S-alkylcysteine sulfoxide)[5]。

【药理】 对血管平滑肌的作用 生葱叶提取物体外对大鼠胸主动脉环有源自内皮的一氧化氮介导的血管舒张作用,高浓度则有不依赖内皮的血管舒张作用。煮沸的葱叶却能刺激源自内皮的一种收缩血管因子的释放[1]。

【药性】 辛,温。归肺经。

【功用主治】 发汗解表,解毒散肿。主治感冒风寒,风水浮肿,疮痈肿痛,跌打损伤。

1.《千金方》:“除肝中邪气,安中利五脏,益目精,发黄疸,杀百药毒。”

2.《食疗本草》:“主伤寒壮热,出汗,中风,面目浮肿,骨节头疼。”

3.《本草图经》:“煨葱治打扑损。”

【用法用量】 内服:煎汤,9～15 g;或煮粥。外用:捣敷;或煎水洗。

【选方】 1. 治水病两足肿者 锉葱叶及茎,煮令烂渍之,日三五作。(《独行方》)

2. 治头目重闷疼痛 用葱叶插入鼻内二三寸并耳内,气通即便清爽也。(《纲目》)

3. 治代指 萎黄葱叶,煮沸渍之。(《千金方》)

4. 治跌打损伤,外伤出血,疼痛不止 鲜(葱)叶煨热,剥开敷患处,连续热敷。(南药《中草药学》)

4877 葱白 cōng bái (《别录》)

【异名】 葱茎白(《纲目》),葱白头(《药品化义》)。

【基原】 为百合科葱属植物葱的鳞茎。

【原植物】 葱 *Allium fistulosum* L. 又名:和事草(《清异录》),芤、菜伯(《纲目》),火葱(《草木便方》),大葱(北京)。

多年生草本,高达50 cm。簇生,全体辛臭,折断后有辛味之黏液。须根丛生,白色。鳞茎圆柱形,先端稍肥大,鳞叶成层,白色,上具白色纵纹。叶基生;叶片圆柱形,中空,先端尖,绿色,具纵纹;叶鞘浅绿色。花葶约与叶等长;总苞白色,2 裂;伞形花序球形,多花,密集;花梗与花被等长或为其 2/3 长;花被钟状,白色,花被片 6,狭卵形。蒴果三棱形。种子黑色,三角状半圆形。花期 7～9 月,果期 8～

10月。

全国各地均有栽培。

本植物的须根(葱须)、叶(葱叶)、花(葱花)、种子(葱实)及茎或全株捣取之汁(葱汁)亦供药用,另设专条。

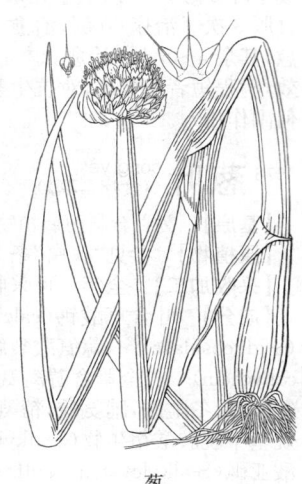

葱

【采收加工】 7～9月采挖,除去须根、叶及外膜,鲜用。

【成分】 鳞茎含黏液质(macilage),戊聚糖(pentosan),多糖类(polysaccharides),其中黏液质主要成分是多糖,其次是纤维素,半纤维素,果胶[1],还含糖,维生素C,胡萝卜素(carotene)[2],维生素B_1、B_2、A、PP[3],草酸(oxalic acid)[4],脂类,亚麻酸(linolenic acid),亚油酸(linoleic acid),棕榈酸(palmitic acid),油酸(oleic acid),花生酸(arachidic acid)[5],泛醌-9及泛醌-10(ubiquinone-9,-10)[6]。此外,鳞茎还含挥发油,油中主要成分为大蒜辣素(allicin)[7]。

【药理】 1. 抗微生物作用　葱白体外对志贺痢疾杆菌有抑制作用,水浸液对许兰毛癣菌、奥杜盎小孢子菌等皮肤真菌有抑制作用;葱白中所含的硫化物是其抗菌的有效成分之一。葱白研磨的滤液对阴道滴虫有杀灭作用,并有驱除蛲虫的作用[1]。

2. 镇静、镇痛作用　葱白水煎液给小鼠灌服,能使自主活动减少,痛阈值提高,表明有镇静、镇痛作用[2]。

【药性】 辛,温。归肺、胃经。

1.《别录》:"平。"

2.《用药心法》:"辛而甘,气厚味薄,阳也。"(引自《汤液本草》)

3.《汤液本草》:"气温,味辛,无毒。入手太阴经、足阳明经。"

4.《雷公炮制药性解》:"入肺、胃、肝三经。"

【功用主治】 发表,通阳,解毒。主治感冒风寒,阴寒腹痛,二便不通,痢疾,疮痈肿痛,虫积腹痛。

1.《本经》:"主伤寒寒热,出汗,中风,面目肿。"

2.《别录》:"(主)伤寒骨肉痛,喉痹不通,安胎,归目,除肝邪气,安中,利五脏,益目睛,杀百药毒。"

3.《食疗本草》:"通气,主伤寒头痛,开骨节,止血衄,利小便。"

4.《日华子》:"治天行时疾,头痛热狂,通大小肠,霍乱转筋及贲豚气,脚气,心腹痛,目眩,及止心迷闷。"

5.《用药心法》:"通阳气,发散风邪。"

6.《日用本草》:"能达表和里,安胎止血。"

7.《心印绀珠经》:"其用有二:散伤风阳明头痛之邪,止伤寒阳明下痢之苦。"

8.《纲目》:"除风湿,身痛麻痹,去积心痛,止大人阳脱,阴毒腹痛,小儿盘肠内钓,妇人妊娠溺血,通奶汁,散乳痈,利耳鸣,涂猘犬伤,制蚯蚓毒。"

【用法用量】 内服:煎汤,9～15 g;或酒煎。煮粥食,每次可用鲜品15～30 g。外用:捣敷,炒熨,煎水洗,蜂蜜或醋调敷。

【宜忌】 表虚多汗者慎服。

1.《千金方》:"食生葱即啖蜜,变作下利。"

2.《食疗本草》:"不得多食,恐拔气上冲人,五脏闷绝。""虚人患气者,多食发气。"

3.《履巉岩本草》:"久食令人多忘,尤发痼疾。狐臭人不可食。"

4.《纲目》:"服地黄、常山人,忌食葱。"

5.《本草经疏》:"病人表虚易汗者勿食,病已得汗勿再进。"

【选方】 1. 治伤寒初觉头痛,肉热,脉洪起一二日　葱白一虎口,豉一升。以水三升,煮取一升,顿服取汗。(《肘后方》)

2. 治脱阳,或因大吐大泻之后,四肢逆冷,元气不接,不省人事,或伤寒新瘥,误与妇人交,小腹紧痛,外肾搐缩,面黑气喘,冷汗自出,须臾不救　葱白数茎炒令热,熨脐下,后以葱白连须三七根,细锉,砂盆内研细,用酒五升,煮至二升。分作三服,灌之。(《华佗危病方》)

3. 治少阴病下利　葱白四茎,干姜一两,附子一枚(生,去皮,破八片)。上三味,以水三升,煮取一升,去滓分温再服。(《伤寒论》白通汤)

4. 治霍乱烦躁,卧不安稳　葱白二十茎,大枣二十枚。水三升,煮取二升,顿服之。(《肘后方》)

5. 治小便难,小肠胀　葱白三斤。细锉,炒令热,以帕子裹,分作二处,更以熨脐下。(《本事方》)

6. 治痈疖肿硬无头,不变色者　米粉四两,葱白一两(细切)。同炒黑色,杵为细末。每用,看多少,醋调摊纸上,贴病处,一伏时换一次,以消为度。(《外科精义》乌金散)

7. 治阴囊肿痛　葱白、乳香捣涂。(《纲目》)

8. 治乳房胀痛,乳汁不通　葱白适量捣碎,加盐少许,用锅煎成饼,贴患处。(《全国中草药汇编》)

9. 治磕打损伤,头脑破骨及手足骨折或指头破裂,血流不止　葱白捣烂,焙热封裹损处。(《日用本草》)

【临床报道】 1. 治疗感冒　取葱白、生姜各15 g,食盐3 g,捣成糊状,用纱布包裹,涂擦五心(前胸、后背、脚心、手心、腘窝、肘窝)1遍后,让患者安卧。部分病例30 min后出汗退热,自觉症状减轻,次日可完全恢复。共治疗107例,结果均在1～2 d内见效。一般用1次,少数病例用2次[1]。

2. 治疗急性乳腺炎　用生半夏、葱白等量,共捣为泥,做成枣核大小的栓剂,塞入健侧鼻腔,30 min后取出栓剂,每日3～5次。治疗期间嘱患者多饮开水。共治疗38例,结果:35例病程$<$48 h者用药1～2 d后症状、体征消失,排乳通畅者32例;症状基本消失,硬块明显缩小,能正常哺乳者3例。3例病程$>$48 h者经治疗症状无明显减轻[2]。

3. 治疗产后尿潴留　大葱1 000 g去根及叶,留白,剁成粗末,放锅内炒热,布包热敷于脐下小腹部,以尿通为度。治疗产后尿闭20例,1次痊愈者17例,2～3次痊愈者3例(为尿通后仍排尿不畅、不净者)。总有效率为100%[3]。

4. 治疗蛲虫病　葱白,每30 g加水100 ml,微火煮烂,过滤备用。于傍晚或临睡前灌肠。剂量为4～5岁10 ml,7岁15 ml。治疗后的第三日、第七日以棉拭漂浮法检查虫卵。治疗116例,阴转86例,阴转率74.1%,且对年龄较小的儿童效果较好[4]。

5. 治疗鸡眼　先用热水将鸡眼泡软，用剪刀将老化角质层除去。取新鲜葱白1片，略大于鸡眼，敷于患处，胶布固定。每日更换1次。76例患者经外敷7 d痊愈者44例，10 d后痊愈者29例，另3例效果不明显[5]。

6. 治疗急性关节扭伤　取葱白适量，用刀切碎，将锅刷净放入葱白，用文火炒热，趁热取出，外敷于扭伤关节部位（但注意不要烫伤皮肤），半小时后取下，一般外敷1次即可痊愈，重者在24 h再用上法外敷1次。结果：265例患者中，251例经外敷1次而痊愈；14例外敷1次疼痛明显减轻，外敷2次痊愈。用药后3 d随访，无1例复发[6]。

【各家论述】 1.《本草经集注》："葱亦有寒热，白冷青热，伤寒汤中不得令有青也。"

2.《纲目》："葱，所治之症，多属太阴、阳明，皆取其发散通气之功。通气故能解毒及理血病。气者，血之帅也，气通则血活矣。"

3.《本草经疏》："葱，辛能发散，能解肌，能通上下阳气。故外来怫郁诸证，悉皆主之。伤寒寒热，邪气并也；中风面目肿，风热郁也；伤寒骨肉痛，邪始中也。喉痹不通，君相二火上乘于肺也，辛凉发散，得汗则火自散而喉痹通也。肝开窍于目，散肝中邪热，故云归目。除肝邪气，邪气散则正气通，血自和调而有安胎、安中、利五脏之功矣。其曰益目精，杀百药毒者，则是辛润利窍而兼解散通气之力也。"

4.《医林纂要》："葱，陶氏谓白冷青热，此却不然。但全用则行通身，根与白行肌肤，青与尖专行达肌表，上头目。""生用则外行，泡汤则表散，熟之则守中。"

5.《本草求真》："（葱），又气通则血活，故书又载能止诸般血出不调。且气通则毒解，故书又载能治诸般恶毒。即是以思，则知气血之凝聚，是即寒气之未散；寒气之既散，是即血气之既理，又安有毒气不解，而云是药之莫治乎。"

6.《本草正义》："（鲜葱白）去青用白，取其轻清；或连须用，欲其兼通百脉；若单用青葱茎，则以疏通肝络之郁窒，与葱白专主发散不同。""鲜葱白，轻用二三枚，重至五枚，以柔细者为佳，吾吴谓之绵葱。其粗壮者则曰胡葱，气浊力薄，不如柔细之佳。"

4878 葱汁 cōng zhī （《别录》）

【异名】 葱苒（陶弘景），葱涕（《千金方》），空亭液（《石药尔雅》），葱涎（《百一选方》），葱油（《现代实用中药》）。

【基原】 为百合科葱属植物葱 *Allium fistulosum* L. 的茎或全株捣取之汁。

【原植物】 参见"葱白"条。

【采收加工】 全年采茎或全株，捣汁，鲜用。

【药理】 壮阳作用　葱白汁给小鼠灌服，增加雄性小鼠的交尾活动，提高小鼠血浆睾酮的含量，增加幼年雄性小鼠包皮腺、前列腺精囊的重量，表明葱白汁对雄性小鼠有壮阳作用[1]。

【药性】 辛，温。归肝经。

1.《别录》："平，温。"

2.《纲目》："辛，温，无毒。"

【功用主治】 散瘀止血，通窍，解毒。主治衄血，尿血，头痛，耳聋，虫积，跌打损伤，疮痈肿痛。

1.《别录》："主溺血，解藜芦毒。"

2.《千金方》："解桂毒。"

3.《纲目》："散瘀血，止衄止痛，治头痛耳聋，消痔漏，解众药毒。"

【用法用量】 内服：5～10 ml，单饮；和酒服，或泛丸。外用：涂搽或滴鼻、滴耳。

【选方】 1. 治鼻衄血　葱白一握。捣裂汁，投酒少许，抄三两滴入鼻内。（《胜金方》）

2. 治金疮出血不止　葱，炙令热，挼取汁，敷疮上。（《梅师方》）

3. 治小儿蛔虫性不全肠梗阻　大葱汁、香油各15～30 g（成人加倍）。先服葱汁，约2 h后再服等量香油。若服后12 h未排出，可连续再服，直至症减虫出为止。其服量可酌情增减，稍多服亦无害。〔《中医杂志》1966，(4)：30〕

4. 治打扑损伤　葱新折者，便入塘灰火煨，承热剥皮，掰开，其间有涕，便将罨损处，仍多煨取，继续易热者。（《传信方》）

5. 治膀胱积滞，风毒气热，小便不通　葱汁一蛤蜊壳许，入腻粉调和如泥，封脐内，以裹肚系定，热手熨，须臾即通。（《普济方》）

【各家论述】《纲目》："葱汁即葱涕，功同葱白。古方多用葱涎丸药，亦取其通散上焦风气也。《胜金方》取汁入酒少许，滴鼻中治衄血不止，云即觉血从脑散下也。又《唐瑶经验方》，以葱汁和蜜少许服之，亦佳。云二物同食害人，何以能治此疾。恐人脾胃不同，非甚急不可轻试也。"

4879 葱花 cōng huā （《本草图经》）

【基原】 为百合科葱属植物葱 *Allium fistulosum* L. 的花。

【原植物】 参见"葱白"条。

【采收加工】 7～9月花开时采收，阴干。

【功用主治】 散寒通阳。主治脘腹冷痛，胀满。

【用法用量】 内服：煎汤，6～12 g。

【选方】 治脾心痛，痛则腹胀如锥刀刺者　吴茱萸一升，葱花一升。以水一大升八合，煎七合，去滓，分二服。（《纲目》引《海上集验方》）

4880 葱实 cōng shí （《本经》）

【异名】 葱子（《日华子》）。

【基原】 为百合科葱属植物葱 *Allium fistulosum* L. 的种子。

【原植物】 参见"葱白"条。

【采收加工】 7～9月采收果实，晒干，搓取种子，簸去杂质。

【药材】 葱实 *Semen Allii Fistulosi*　全国各地均产，以山东产量最大。

性状　种子三角状扁卵形，一面微凹，另面隆起，有棱线1～2条，长3～4 mm，宽2～3 mm。表面黑色，多光滑或偶有疏皱纹，凹面平滑。基部有两个突起，较短的突起先端灰棕色或灰白色，为种脐，较长的突起先端为珠孔。纵切面可见种皮菲薄，胚乳灰白色，胚白色，弯曲，子叶1枚。体轻，质坚硬。气特异，嚼之有葱味。

鉴别　种子横切面：种皮表皮细胞外壁向外突起，细胞壁厚，被有薄角质层，细胞腔含暗褐色造壁物质，其下为数列棕黄色薄壁细胞。胚乳细胞形大，壁甚厚，有大形纹孔，细胞腔中含有糊粉粒及脂肪油。

粉末特征：灰黑色。种皮表皮细胞黑色，长条形、多角形、类圆形或不规则形，直径18～37～74～130 μm，表面具网状纹理。胚乳细胞众多，多破碎，有较多大的类圆形或长圆形纹孔。

【药理】 抗真菌作用　葱实中分离的单酸甘油酯等在 V_8 培养基上抑制真菌（*Phytophtohora capsici*）生长[1]。

【炮制】 取原药材除去杂质，洗净，干燥。筛去灰屑。用时捣碎。

饮片性状　参见“药材”项。

贮干燥容器内，置通风干燥处，防蛀。

【药性】《本经》：“辛，温。”

【功用主治】 温肾，明目，解毒。主治肾虚阳毒，遗精，目眩，视物昏暗，疮痈，药食中毒。

1.《本经》：“主明目，补中不足。”

2.《别录》：“解藜芦毒。”

3.《全国中草药汇编》：“主治肾虚阳痿，遗精。”

【用法用量】 内服：煎汤，6～12 g；或入丸、散，煮粥。外用：熬膏敷贴，煎水洗。

【选方】 1. 治眼暗，补不足　捣葱实和蜜，丸如梧子大。食后，饮汁服一二十丸，日二三服。（《食医心镜》）

2. 治疔　蜂蜜一两，葱心七个。同熬，滴水成珠，摊绢帛上贴。（《本草原始》）

3. 治食诸毒肉，吐血不止，痿黄甚者　葱子一升，洗，煮使破，取汁停冷，服半升，日夜各一服，血定止。（《卫生易简方》）

4881 葱须 cōng xū （《食疗本草》）

【异名】 葱根（《别录》）。

【基原】 为百合科葱属植物葱 *Allium fistulosum* L. 的须根。

【原植物】 参见“葱白”条。

【采收加工】 全年均可采收，鲜用或晒干。

【药性】《食疗本草》：“平。”

【功用主治】 祛风散寒，通气散瘀。主治风寒头痛，喉疮，痔疮，冻伤。

1.《别录》：“主伤寒头痛。”

2.《食疗本草》：“通气。”

3.《日华子》：“杀一切鱼肉毒。”

4.《纲目》：“疗饱食房劳，便血肠澼成痔。”

【用法用量】 内服：煎汤，6～9 g；或研末。外用：研末吹；或煎水熏洗。

【选方】 1. 治伤寒头痛，寒热及冷痢肠痛　葱根、豆豉。浸酒煮饮。（《孟诜方》）

2. 治喉中疮肿　葱须（阴干为末）一钱，蒲州胆矾一钱。研匀，一字，入竹管中吹病处。（《医准》）

3. 治牡痔　葱根、桃叶各一握。切捣，以水三升，煎数沸，去滓，入盆内，乘热熏洗，日三两度。（《圣济总录》）

4. 治冻伤　葱须、茄根各 120 g。煎水洗泡患处。（内蒙古《中草药新医疗法资料选编》）

4882 葶苈子 tíng lì zǐ （《雷公炮炙论》）

【异名】 大适、大室（《本经》），丁历（《别录》）。

【基原】 为十字花科独行菜属植物葶苈、琴叶葶苈和播娘蒿属植物播娘蒿的种子。

【原植物】 1. 葶苈 *Lepidium apetalum* Willd.　又名：狗荠（《广雅》），独行菜（《救荒本草》），腺茎独行菜（《秦岭植物志》），无瓣独行菜、沙荠（《长白山植物药志》）。

一年生或二年生草本，高 5～30 cm。茎直立，被白色微小头状毛。基生叶有柄；叶片狭匙形或倒披针形，一回羽状浅裂或深裂；茎生叶披针形或长圆形，边缘有疏齿；最上部叶线形，先端尖，边缘少有疏齿或近于全缘；两面无毛或疏被头状毛。总状花序顶生；萼片 4；近卵形；无花瓣或退化成丝状；雄蕊 2 或 4，等长；雌蕊 1，子房卵圆形而扁，无花柱，柱头圆形而扁。短角果卵圆形或椭圆形，扁平。种子椭圆状卵形，表面平滑，棕红色或黄褐色。花期 5～6 月，果期 6～7 月。

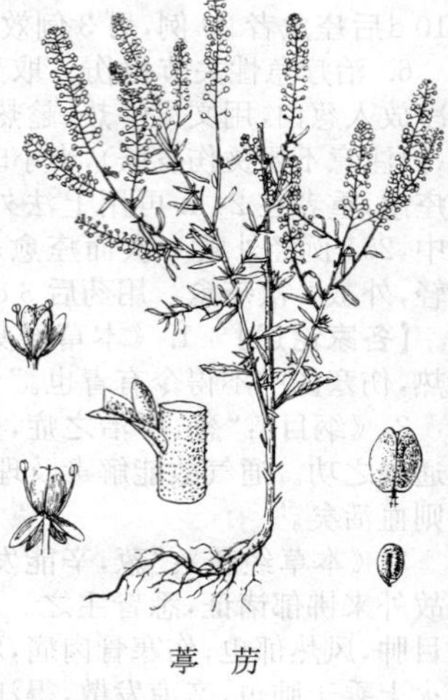

葶　苈

生于海拔 400～2 000 m 的山坡、沟旁、路旁及村庄附近，为常见的田间杂草。分布于华北、东北、华东、西南、西北等地。

2. 琴叶葶苈 *L. virginicum* L.　又名：独行菜（《救荒本草》），北美独行菜。

一年生或二年生草本。茎直立，单一，表面具柱状腺毛。叶互生；叶片倒披针形，羽状分裂或大头羽状分裂。总状花序顶生；萼 4，线状披针形；花瓣 4，白色，广卵形；雄蕊 2 或 4；雌蕊 1；柱头头状。短角果近圆形，扁平。种子卵形，光滑，红棕色，边缘有白色窄翅。花期 4～5 月，果期 6～7 月。

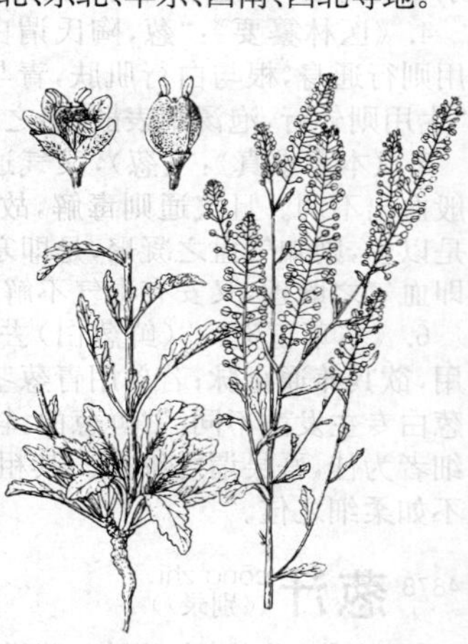

琴叶葶苈

生于路旁、荒地及田野。原产美洲；分布于江苏、浙江、安徽、福建、江西、山东、河南、湖北、广西、台湾等地。

3. 播娘蒿 *Descurainia sophia* (L.) Webb ex Prantl [*Sisymbrium sophia* L.] 又名：眉毛蒿、米米蒿、线香子（江苏），麦蒿、婆婆蒿（山东），野芥菜（内蒙古）。

一年生或二年生草本。全株呈灰白色。茎直立，上部分枝，具纵棱槽，密被分枝状短柔毛。叶轮廓为

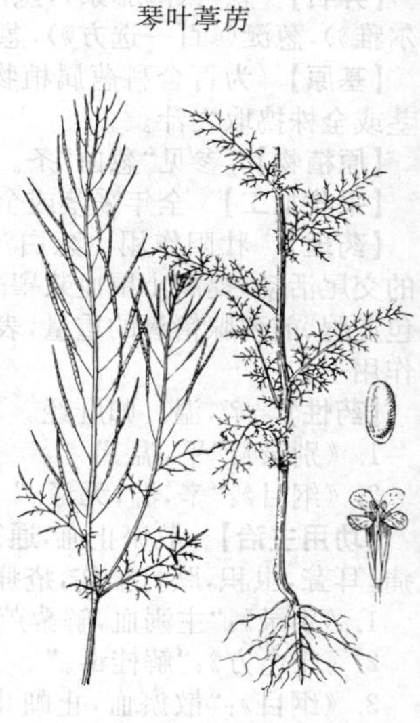

播 娘 蒿

长圆形或长圆状披针形，二至三回羽状全裂或深裂。总状花序顶生；花瓣黄色；雄蕊6，四强；雌蕊1，子房圆柱形。长角果圆筒状，无毛。种子每室1行，多数，长圆形，稍扁，淡红褐色，表面有细网纹。花、果期为4～7月。

生于山坡、田野和农田。分布于华北、东北、华东、西南、西北等地。

以上植物的全草（大叶香荠菜、播娘蒿）亦供药用，另设专条。

【栽培】 生物学特性　适应性强，喜温暖、湿润、阳光充足的环境，适宜栽培在土壤肥沃、疏松、排水良好的坡地。

繁殖方法　种子繁殖。9月下旬前播种，按行株距40 cm×20 cm穴播，11～12月结合除草匀苗、补苗，每穴留壮苗4～5株。翌年2月结合中耕除草，追施人粪尿1次。

病虫害防治　病害有菌核病，播种时用5%食盐水浸种20 min，或5%石灰水淋穴。

【采收加工】 种植翌年4月底5月上旬采收，果实呈黄绿色时及时收割，以免过熟种子脱落。晒干，放入麻袋或其他包装物，贮放干燥处，防潮、黏结和发霉。

【药材】 北葶苈子（独行菜种子）*Semen Lepidii* 主产于河北、辽宁、内蒙古等地；南葶苈子（播娘蒿种子）*Semen Descurainiae* 主产于江苏、安徽、山东等地。

性状　北葶苈子　种子扁卵形，长1～1.5 mm，宽0.5～1 mm。表面黄棕色或红棕色，微有光泽，具多数细微颗粒状突起，并可见2条纵列的浅槽，其中一条较明显，一端钝圆，另端渐尖而微凹，种脐位于凹下处，但不明显。无臭，味微辛辣，黏性较强。

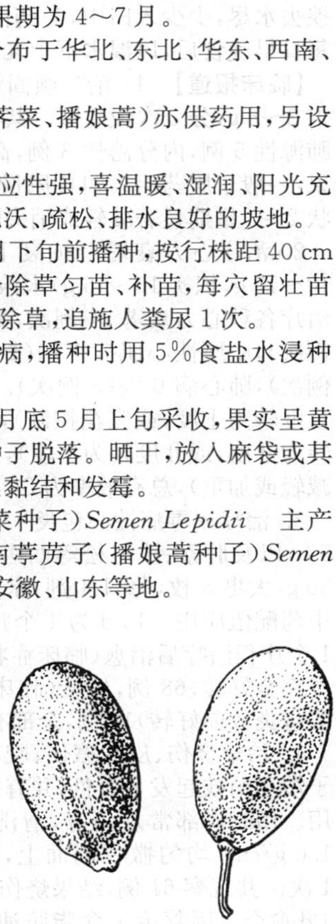

北葶苈子（种子）外形

南葶苈子　长圆形略扁，长0.8～1.2 mm，宽约0.5 mm；表面黄棕色，一端钝圆，另一端微凹或较平截，中央凹入，种脐位于凹下处，种子表面具有细密的网纹及2条纵列的浅槽。气微，味微辛，略带黏性。

鉴别　(1)种子横切面：北葶苈子　表皮为1列黏液细胞，其外壁向外特化成黏液层，厚度可达216 μm，内壁有纤维素沉积形成径向延伸的纤维素柱，长24～34 μm，先端钝圆、偏斜或平截，周围可见黏液质纹理。栅状细胞1列，略呈方形，宽26～34 μm，侧壁和内壁增厚，强木化。色素层细胞颓废状，其下方有1列扁平的内胚乳细胞，内含糊粉粒。子叶占大部分，细胞呈不规则多边形，壁稍厚，内含糊粉粒。

南葶苈子　黏液细胞外壁的黏液层较薄，厚约100 μm，内壁纤维素柱长8～28 μm。

粉末特征：黄棕色。北葶苈子　种皮表皮细胞为黏液细胞，断面观略长方形，内壁增厚向外延伸成纤维素柱，纤维素柱长24～34 μm，顶端钝圆、偏斜或平截，周围可见黏液质纹理。种皮内表皮细胞为黄色，表面观呈多角形、类方形，少数长多角形，直径15～42 μm，壁厚5～8 μm。

南葶苈子　种皮外表皮细胞断面观类方形，纤维素柱短，长8～18 μm，种皮内表皮细胞表面观长方多角形。

(2)取本品少量，加水浸泡后，用放大镜观察，北葶苈子透明状黏液层较厚，其厚度可超过种子宽度的1/2以上；其膨胀度不低于12。南葶苈子透明状黏液层薄，厚度约为种子宽度的1/5以下，其膨胀度不低于3。

(3)取粉末约1 g，置硬质试管内，加氢氧化钠1小粒，置酒精灯上灼热，放冷，加水2 ml使溶解，滤过。取滤液1 ml加5%盐酸酸化，即有硫化氢产生，遇新制的醋酸铅试纸显有光泽的棕黑色。另取亚硝基铁氰化钠1小粒，置白瓷板上，加水1～2滴使溶解，加上述滤液1～2滴，显紫红色（检查异硫氰苷）。

品质标志　《中华人民共和国药典》2005年版规定：称取本品约0.6 g，照膨胀度测定法测定，北葶苈子不得低于12；南葶苈子不得低于3。

【成分】 1. 葶苈　种子含黑芥子苷（sinigrin）[1]。

2. 播娘蒿　种子含芥子酸（sinapic acid）[2]，毒毛花苷元（strophanthidin），黄白糖芥苷（helveticoside）即是糖芥苷（erysimin），又名糖芥毒苷（erysimotoxin），卫矛单糖苷（evomonoside），卫矛双糖苷（evobioside），葡萄糖糖芥苷（erysimoside）[3]，芥子碱（sinapine）[4]。种子的挥发油含芥子油苷（glucosinolate），芥酸（erucic acid）[5]，异硫氰酸苄酯（benzyl isothiocyanate），异硫氰酸烯丙酯（allylisothiocyanate），二烯丙基二硫化物（allyl disulfide）[6]；还含脂肪油：亚油酸（linoleic acid），亚麻酸（linolenicacid），油酸（oleic acid），棕榈酸（palmitic acid），硬脂酸（stearicacid）及芥酸，非皂化部分含β-谷甾醇（β-sitosterol）[6]。

【药理】 1. 强心作用　葶苈子水提取物静脉注射能增加犬的左心室心肌收缩性和泵血功能，增加冠脉流量，但不增加心肌耗氧量[1]。葶苈子乙醇粗提取物中分别得到氯仿提取物和正丁醇提取物。氯仿提取物使离体蟾蜍心脏收缩幅度增加，静脉注射改善麻醉兔心脏的射血功能，增加血输出量。正丁醇提取物对麻醉兔仅有加快呼吸的作用[2]。琴叶葶苈子醇提取物对在位蛙心可使之停止于收缩期；静注能使戊巴比妥钠致衰竭的在体猫心收缩力增强。醇提物增加猫心心输出量，降低静脉压；剂量较大时可出现强心苷中毒样作用[3]。葶苈子（播娘蒿）醇提取物也使在位兔、猫心收缩力增强，心率减慢，血压升高，心传导阻滞，猫心电图表现出典型的强心苷样作用[4]。

2. 调节血脂作用　葶苈子（播娘蒿）醇提取物和葶苈子油给饮食性高脂血症大鼠灌服，降低高脂血症大鼠的总胆固醇、三酰甘油、低密度脂蛋白等，升高高密度脂蛋白水平等，有调血脂作用[5]。

毒性　播娘蒿对犬灌胃的毒性反应主要表现为恶心呕吐，食欲不振。剂量加大，呕吐加剧，并有腹泻[4]。

【炮制】 1. 葶苈子　取原药材，除去杂质，筛去灰屑（因遇水发黏，不宜用水淘洗）。

2. 炒葶苈子　取净葶苈子置锅内，用文火加热，炒至微鼓起，并有香气逸出，取出放凉。炒后药性缓和。

3. 蜜葶苈　取净葶苈子，用炼蜜拌炒至蜜汁吸尽，或加炼蜜及少量水拌匀，炒至不黏手为度。

饮片性状　葶苈子参见“药材”项。炒葶苈子形如葶苈子，微鼓起，偶有爆裂痕，表面色泽加深，有油香气，不带黏性。蜜葶苈子形如葶苈子，微粘手，味微甜。

贮干燥容器内，密闭，置阴凉通风干燥处，防蛀。

【药性】 辛、苦，寒。归肺、膀胱、大肠经。

1.《本经》：“味辛，寒。”

2.《别录》：“苦，大寒。无毒。”

3.《药性论》："味酸。有小毒。"
4.《雷公炮制药性解》："(入)肺、心、脾、膀胱四经。"
5.《本草求真》："专入肺，兼入胃。"
6.《本草再新》："入肝、肺经。"

【功用主治】 泻肺平喘，利水消肿。主治痰涎壅肺之喘咳痰多，肺痈，胸腹积水，水肿，痈疽恶疮，瘰疬结核。

1.《本经》："主癥瘕积聚结气，饮食寒热，破坚逐邪，通利水道。"
2.《别录》："下膀胱水，伏留热气，皮间邪水上出，面目浮肿，身暴中风热痱痒，利小腹。"
3.《药性论》："能利小便，抽肺气上喘息急，止嗽。"
4.《开宝本草》："疗肺痈上气咳嗽，定喘促，除胸中痰饮。"
5.《伤寒类要》："除肾痹，唇干。"
6.《心印绀珠经》："除遍身之浮肿，逐膀胱之留热，定肺气之喘促，疗积饮之痰厥。"
7.《纲目》："通月经。"

【用法用量】 内服：煎汤，3～9 g；或入丸、散。外用：煎水洗或研末调敷。利水消肿宜生用；治痰饮喘咳宜炒用；肺虚痰阻喘咳宜蜜炙用。

【宜忌】 肺虚喘咳，脾虚肿满者慎服；不宜久服。

1.《别录》："久服令人虚。"
2.《本草经集注》："恶僵蚕，石龙芮。"
3.《本草经疏》："不利于脾胃虚弱及真阴不足之人，凡肿满由于脾虚不能制水，水气泛溢，小便不通由于膀胱虚无气以化者，法所咸忌。"
4. 张秉成《本草便读》："寒饮、阴水等证及虚弱者，不可用也。"

【选方】 1. 治肺痈喘不得卧 葶苈(熬令黄色，捣，丸如弹子大)，大枣十二枚。上先以水三升煮枣，取二升，去枣纳葶苈，取一升，顿服。(《金匮要略》葶苈大枣泻肺汤)

2. 治咳嗽痰涎喘急 葶苈半两，半夏(生姜汁浸软，切作片子)半两，巴豆四十九粒(去皮，同上二味一处炒，候半夏黄为度)。上件除巴豆不用，只用上二味为细末。每服一钱，以生姜汁入蜜少许同调下，食后。(《杨氏家藏方》葶苈散)

3. 治水肿及暴肿 葶苈三两，杵六千下，令如泥，即下汉防已末四两，取绿头鸭就药臼中，截头沥血于臼中，血尽和鸭头更捣五千下，丸如梧桐子大，患甚者，空腹白汤下十丸，稍可者五丸，频服，五日止。此药利小便有效。(《经验方》)

4. 治肿满腹大，四肢枯瘦，小便涩浊 甜葶苈(纸隔炒)、荠菜根等分。上为末，蜜丸如弹子大。每服一丸，陈皮汤嚼下。只三丸，小便清，数丸，腹当依旧。(《三因方》葶苈大丸)

5. 治时气发黄 甜葶苈二两(隔纸炒令紫色)，川大黄二两(锉碎，微炒)。上件药，捣罗为末，炼蜜和丸，如梧桐子大。每服不计时候，以温水下二丸，以利为度。(《圣惠方》)

6. 治腹胀积聚癥瘕 葶苈子一升(熬)，以酒五升浸七日。服三合，日三。(《千金方》)

7. 治瘰疬结核 葶苈子二合，豉半斤(汤浸令软)。上药都捣熟，捻作饼子如钱厚，安在疬子上，以艾炷如小指大，灸饼上，五日一度，灸七壮。(《圣惠方》葶苈饼子法)

8. 治一切痈疽恶疮 甜葶苈半两，木通半两(锉)，川大黄半两(生锉)，莽草半两。上四味，捣罗为细散，以水和如稀膏，涂肿上，干即更涂，以差为度。(《圣济总录》)

9. 治小儿白秃 以葶苈子杵末，汤洗去其痂，涂之。(《小儿卫生总微论方》)

10. 治眼胎赤，兼生翳膜 苦葶苈半斤(净去尘土)。上件药，用木杵臼捣烂如饧糖。取醋粟米饭，纳净布巾中，干捩去水尽，少少入臼中，与药同捣，令可丸，即丸如绿豆大。每日早晚食后，以温水下十丸。(《圣惠方》独圣还睛丸)

【临床报道】 1. 治疗顽固性心衰 23 例每日用葶苈子末 3～6 g，分 3 次饭后服。共治疗 23 例，其中心源性 9 例，肺源性 5 例，内分泌性 3 例，高血压性 2 例，肾性 4 例。结果：一般于服药后第四日尿量增加，浮肿开始消退，心衰症状 2～3 星期显著减轻或消失[1]。

2. 治疗心力衰竭 抗衰Ⅰ号(葶苈子 30～50 g，丹参 10～15 g，枳实 10～15 g)水煎服，每日 1 剂，分 2 次服。共治疗各种心力衰竭 24 例次，其中风湿性心瓣膜病 6 例(10 例次)，肥厚性心肌病 1 例(1 例次)，病毒性心肌炎 3 例(5 例次)，肺心病 6 例(8 例次)。显效 8 例次(服药 3 d，心衰Ⅲ度转为Ⅰ度，或完全控制)，有效 12 例次(服药 6 d，Ⅲ度转为Ⅱ度，或Ⅱ度转为Ⅰ度)，无效 4 例次(服药 6 d，病情无减轻或加重)，总有效率为 83.3%[2]。

3. 治疗尿毒症性心包炎 在血液透析每星期 15 h，每次 5 h，以及肝素、泼尼松等西医药治疗基础上，加用：葶苈子 30 g，大枣 5 枚，每日 1 剂，水煎服。或与其他辨证施治之中药配伍应用。15 d 为 1 个疗程，共治疗 80 例。结果，经 1 个疗程治疗后治愈(临床症状消失，超声心动图检查心包炎完全好转)68 例，好转(临床症状好转，超声心动图检查心包炎较前好转)12 例，全部有效[3]。

4. 治疗烧伤、皮肤擦伤、胶布过敏引起的水泡 将葶苈子炒至稍鼓起发金黄色，并有香气时取出，凉后碾成粉剂备用。用时局部常规消毒，清洗创面，将葶苈子粉按 0.5～1.0 g/cm^2 均匀撒在创面上，每日换药 1 次，重者可增加 1 次。共观察 61 例，结果烧伤一般 8～10 d 愈合，其他 3～4 d 愈合。因葶苈子含脂肪油，撒后患者不会有干裂样疼痛感[4]。

【各家论述】 1.《本草衍义》："葶苈用子，子之味有甜、苦二等，其形则一也。《经》既言味辛苦，即甜者不复更入药也。大概治体皆以行水走泄为用，故曰久服令人虚。盖取苦泄之义，其理甚明。《药性论》所说尽矣，但不当言味酸。"

2.《汤液本草》："(葶苈)苦、甜二味，主治同，仲景用苦，余方或有用甜者，或有不言甜苦者。大抵苦则下泄，甜则少缓，量病虚实用之，不可不审。本草虽云治同，甜、苦之味安得不异。"

3.《纲目》："(葶苈)甘、苦二种，正如牵牛黑、白二色，急缓不同；又如壶卢甘、苦二味，良毒亦异。大抵甜者下泄之性缓，虽泄肺而不伤胃；苦者下泄之性急，既泄肺而易伤胃，故以大枣辅之。然肺中水气𦣛满急者，非此不能除。但水去则止，不可过剂尔。既不久服，何至杀人？《淮南子》云大戟去水，葶苈愈胀，用之不节，乃反成病，亦在用之有节。"

4.《本草正》："第此有甜、苦二种，虽曰为甜，然亦非真甜，但稍淡耳。稍淡者，其性亦缓。"

5.《本草经百种录》："葶苈滑润而香，专泻肺气，肺为水源，故能泻肺，即能泻水。凡积聚寒热从水气来者，此药主之。""大黄之泻从中焦始，葶苈之泻从上焦始，故《伤寒论》中承气汤用大黄，而陷胸汤用葶苈也。"

6.《本草正义》："(葶苈子)《本经》主治，皆以破泄为义，惟寒泄之品，能通利邪气之有余，不能补益正气之不足，苟非实热郁窒，自当知所顾忌。《别录》久服令人虚，本是至理，然肺家痰火壅塞，及寒饮弥漫，喘急气促，或为肿胀等证，亦必赖此披坚执锐之才，以成捣穴犁庭之绩。自徐之才论十剂之泄以去闭，偶以大黄、葶苈二物并举，而东垣遂谓葶苈气味俱厚，不减大黄，景岳从而和之，石顽且谓苦寒不减消黄，丹溪亦有葶苈性急，病涉虚者，杀人甚捷之说，遂令俗人不辨是非，畏如蛇蝎，即寻常肺气喘满，痰饮窒塞之证，亦几有不敢轻试之意，其亦知实在性质，不过开泄二字，且体质本轻，故能上行入肺，而味又甚淡，何至猛烈乃尔。"

4883 蒌油 lóu yóu（《纲目拾遗》）

【异名】 蒌叶油（《纲目拾遗》）。

【基原】 为胡椒科胡椒属植物蒟酱 *Piper betle* L. 之叶经蒸馏而得的芳香油。

【原植物】 参见"蒟酱"条。

【成分】 含胡椒醇（piperol）A、B，白果苦内酯（ginkgolide），水杨酸-β-萘酯（piperbetol），甲基水杨酸-β-萘酯（methylpiperbetol）[1]。

【药理】 1. 对血压和心脏的影响　低剂量蒟酱挥发油（蒌油）可使麻醉犬产生暂时性血压降低而不影响呼吸。大剂量则使血压持久下降，呼吸先兴奋而后突然停止。对两栖类和哺乳类动物心脏的收缩力和频率有直接抑制作用[1]。

2. 对平滑肌的作用　蒌油对大鼠和兔的离体肠管及大鼠离体子宫有直接松弛作用，并能抑制乙酰胆碱引起的收缩，对蛙腹直肌亦有抗乙酰胆碱作用[1]。

3. 抗微生物作用　蒟酱挥发油（蒌油）有较弱的抗菌作用[1]。蒌油体外对大头金蝇幼虫有杀虫作用，能防治皮蝇蛆病[2]。

【功用主治】《本草补》："治手足红肿或疼，以蒌叶油揉擦，用布包裹；滴耳治耳痛；刀伤刺伤，以棉花浸蒌油贴裹伤处；又治背痈及疔毒，贴之，初起者即解散，已成即速溃脓；亦可敷贴杨梅毒疮、漏痔。"（引自《纲目拾遗》）

【用法用量】 外用：涂搽、滴耳；或以消毒棉球蘸擦或敷贴。

4884 蒌蒿 lóu hāo（《食疗本草》）

【异名】 蔄蒿（《救荒本草》），芦蒿（江苏）。

【基原】 为菊科蒿属植物蒌蒿的全草。

【原植物】 蒌蒿 *Artemisia selengensis* Turcz. ex Bess. [*A. vulgaris* L. var. *selengensis* (Turcz. ex Bess.) Maxim.; *A. selengensis* Turcz. ex Bess. var. *integerrima* (Kom.) Nakai]　又名：蒌（《诗经》），蔏蒌（《尔雅》）。

蒌　蒿

多年生草本，高 60～150 cm。根茎略粗，直立或斜向上，地下茎匍匐。茎初时绿褐色，后为紫红色，有纵棱。叶互生，下部叶在花期枯萎，中部叶密集，羽状深裂，侧裂片 1～2 对，线状披针形或线形，边缘有疏尖齿；上部叶 3 裂或线形而全缘，上面绿色，下面有灰白色蛛丝状平贴的绵毛。头状花序近球形；花黄色，外层雌性，内层两性，均结实。瘦果卵状椭圆形，略压扁。花果期 8～11 月。

生于低海拔的山坡草地、路边荒野、河岸等处。分布于华北、东北、华东、华中等地。

【采收加工】 春季采收嫩根苗，鲜用。

【成分】 根中含(+)-(3S, 4R, 5S)-(2E)-3, 4-环氧-(2, 4-己二炔亚基)-1, 6-二氧杂螺[4.5]癸烷〔(+)-(3S, 4R, 5S)-(2E)-3, 4-epoxy-(2, 4-hexadiynyliden)-1, 6-dioxaspiro[4.5]decane〕[1]。

叶中含亚麻酸乙酯（α-linolenic acid ethylester），碳-19-螺旋缩酮烯醚多烯（C-19-spiroketalenol etherpolyene），脱肠草素（herniarin），甾体化合物（steroid）[2]。

地上部分含三萜烯成分：mongolenin[4]，neopallavicinin[5]，桉子酸（eudesmanolide），桉子酸甲酯（eudesmenoic acid methyl ester）[6]。

【药理】 抗应激、促进免疫　蒌蒿水溶液灌胃可增强小鼠抗缺氧、抗疲劳、耐高温、耐低温能力，增加小鼠免疫器官（脾和胸腺）重量及碳粒廓清速率，有抗应激、免疫促进作用[1]。

【药性】 苦、辛，温。

【功用主治】 利膈开胃。主治食欲不振。

1.《纲目》："利膈开胃，杀河豚毒。"

2.《医林纂要》："开胃，行水。"

【用法用量】 内服：煎汤，5～10 g。

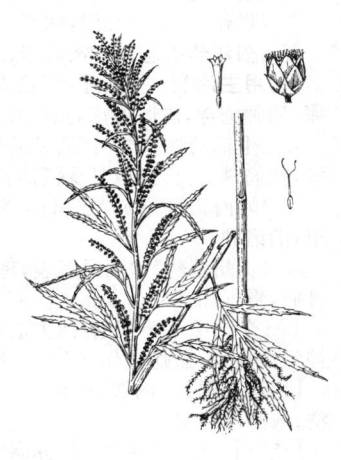

4885 落葵 luò kuí（《别录》）

【异名】 蔠葵、蘩露（《尔雅》），承露（《尔雅》郭璞注），天葵（《别录》），藤葵、胡燕脂（《开宝本草》），藤儿菜（《日用本草》），滑藤、西洋菜（《品汇精要》），御菜、燕脂菜、染绛子（《纲目》），燕脂豆、木耳菜（《植物名实图考》），潺菜（《广州植物志》），紫葵（《福建民间草药》），滑菜果、寸金丹、粘藤（《全国中草药汇编》）。

【基原】 为落葵科落葵属植物落葵的叶或全草。

【原植物】 落葵 *Basella alba* L. [*B. rubra* L.]

一年生缠绕草本。植株肉质，光滑。茎长可达 3～4 m，多分枝，绿色或淡紫色。单叶互生；有叶柄，长 1～3 cm；叶片宽卵形、心形至长椭圆形，长 2～19 cm，宽 2～16 cm，先端急尖，基部心形或圆形，全缘，叶脉在下面微凹，上面稍凸。穗状花序腋生或顶生，单一或有分枝；花无梗，萼片 5，淡紫色或淡红色，下部白色，连合成管；无花瓣；雄蕊 5 个，花丝蕾中直立；花柱 3，柱头具多数小颗粒突起。浆果卵形或球形，暗紫色，多汁液。种子近球形。花期 6～9 月，果期 7～10 月。

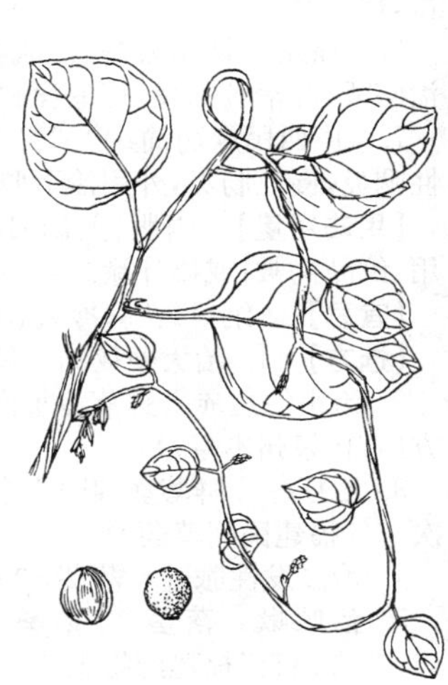

落　葵

生于海拔 2 000 m 以下地区，我国长江流域以南各地均有栽培，北方少见。

本植物的果实（落葵

子）、花（落葵花）亦供药用，另设专条。

【采收加工】 7～9月采收叶或全草，鲜用或晒干。

【药材】 落葵 *Folium seu Herba Basellae* 长江流域以南各地均产。

性状 茎肉质，圆柱形，直径3～8 mm，稍弯曲，有分枝，绿色或淡紫色；质脆，易断，折断面鲜绿色。叶微皱缩，展平后宽卵形、心形或长椭圆形，长2～14 cm，宽2～12 cm，全缘，先端急尖，基部近心形或圆形；叶柄长1～3 cm。气微，味甜，有黏性。

鉴别 叶横切面：上下表皮细胞1列。栅栏组织不通过主脉，叶肉组织中有黏液细胞及草酸钙簇晶。主脉维管束外韧型。

叶表面观：上表皮细胞类多角形，垂周壁平直，下表皮细胞长方形，壁波状弯曲。上、下表皮均有平轴式气孔。

茎横切面：表皮细胞1列。皮层较宽，散有黏液细胞；内皮层明显。维管束外韧型，大小不等，呈不规则环状排列。髓部宽广，散有黏液细胞。

【成分】 叶含多糖[1]，胡萝卜素（carotene），有机酸[2]，维生素C[3]，氨基酸[4]，蛋白质等[5]。

【药理】 1. 解热抗炎作用 落葵鲜品榨取的汁液灌胃，对于酵母所致大鼠发热有解热作用[1]。落葵鲜汁对大鼠蛋清性足肿、甲醛性足肿、醋酸所致小鼠毛细血管通透性增高、羧甲基纤维素（CMC）所致大鼠白细胞游走及大鼠棉球肉芽肿，均有抑制作用[1]。

2. 抗病毒作用 本植物叶的水提取物对烟草镶嵌病毒有抑制作用，其有效成分为一种糖蛋白[2]。

【药性】 甘、酸，寒。

1.《别录》："酸，寒，无毒。"

2.《纲目》："甘，微酸，冷滑。"

3.《全国中草药汇编》："甘，淡，凉。"

【功用主治】 滑肠通便，清热利湿，凉血解毒，活血。主治大便秘结，小便短涩，痢疾，热毒疮疡，跌打损伤。

1.《别录》："主滑中，散热。"

2.《本草药性大全》："滑中至灵，散热郁尤妙。"

3.《纲目》："利大小肠。"

4.《岭南采药录》："治湿热痢。"

5.《全国中草药汇编》："清热解毒，接骨止痛。主治阑尾炎，痢疾，大便秘结，膀胱炎；外用治骨折，跌打损伤，外伤出血，烧，烫伤。"

6.《福建药物志》："祛风利湿，清热滑肠，消肿解毒。主治咳嗽；叶治乳腺炎，疔疮痈肿，皮肤湿疹。"

7.《广西民族药简编》："治血山崩，小儿麻痹后遗症，慢性咽炎，慢性肠炎，外用治下肢溃疡。"

【用法用量】 内服：煎汤，10～15 g，鲜品30～60 g。外用：鲜品捣敷；或捣汁涂。

【宜忌】《纲目》："脾冷人，不可食。"

【选方】 1. 治大便秘结 鲜落葵叶煮作副食。

2. 治小便短赤 鲜落葵每次60 g，煎汤代茶频服。（1、2方出自《泉州本草》）

3. 治疔疮 鲜落葵（叶）十余片。捣烂涂贴，每日换1～2次。（《福建民间草药》）

4. 治多发性脓肿 落葵30 g。水煎，黄酒冲服。

5. 治咳嗽 落葵30 g，桑叶15 g，薄荷3 g。水煎服。（4、5方出自《福建药物志》）

6. 治久年下血 落葵30 g，白肉豆根30 g，老母鸡1只（去头、脚、内脏）。水适量炖服。

7. 治手脚关节风疼痛 鲜落葵全茎30 g，猪蹄节1具或老母鸡1只（去头、脚、内脏）。水、酒适量各半炖服。

8. 治外伤出血 鲜落葵叶和冰糖共捣烂敷患处。（6～8方出自《闽南民间草药》）

4886 落马衣 luò mǎ yī （《生草药性备要》）

【异名】 马衣叶、假紫苏（《生草药性备要》），土防风（《岭南采药录》），臭苏头、鸭儿蔑（《陆川本草》），防风草、秽草（《南宁市药物志》），野苏麻（《贵州草药》）。

【基原】 为唇形科广防风属植物广防风的全草。

【原植物】 广防风 *Epimeredi indica* （L.） Rothm.［*Anisomeles indica* （L.） O. Ktze.］

草本，高1～2 m，直立，粗壮，有分枝。茎四棱形，密被白色贴生短柔毛。叶对生；有叶柄长1～4.5 cm；苞片叶状；叶片阔卵圆形，边缘具不规则的牙齿，两面均被毛。轮伞花序多花，密集；苞片线形；花萼钟形；花冠淡紫色，内面中部有毛环；雄蕊4，二强，花丝两侧边缘膜质，被小纤毛；柱头2浅裂；花盘平顶，具圆齿。小坚果近圆球形，黑色，有光泽。花期8～9月，果期9～11月。

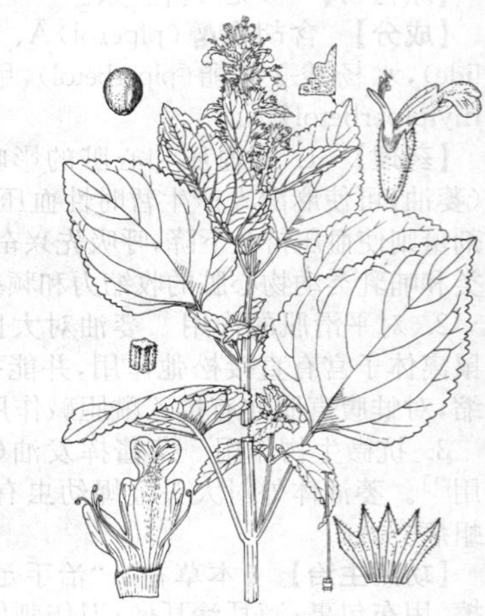

广防风

生于海拔40～2 400 m的热带及南亚热带地区的林缘或路旁等荒地上。分布于西南及浙江南部、福建、江西南部、湖南南部、广东、广西及台湾等地。

【采收加工】 7～9月割取全草，晒干或鲜用。

【药理】 抗病毒作用 落马衣中的单体成分有抗人免疫缺陷病毒（HIV）的作用[1]。

【药性】 辛、苦，平。

1.《生草药性备要》："味香，性温。"

2.《贵州草药》："性温，味辛、苦。"

3.《福建药物志》："苦、微辛，凉。"

【功用主治】 祛风湿，解热毒。主治感冒发热，风湿痹痛，痈肿疮毒，皮肤湿疹，虫蛇咬伤。

1.《生草药性备要》："消风散热，去疮毒，除筋骨疼痛，止痛，壮筋骨，肾虚人取其头浸酒饮。"

2.《岭南采药录》："祛风湿，壮筋骨，乌须发，洗痔疮，洗疳，消诸肿。"

3.《贵州草药》："驱风解表，理气，止痛。主治感冒，风湿骨痛，胃气痛。"

4.《全国中草药汇编》："主治胃肠炎。外用治皮肤湿疹，神经性皮炎，虫蛇咬伤，痈疮肿毒。"

【用法用量】 内服：煎汤，9～15 g；或浸酒。外用：煎水洗；或鲜品捣敷。

【选方】 1. 治感冒 野苏麻、路边金各15 g。煨水服。

2. 治风湿骨痛 野苏麻、阎王刺、香樟皮各15 g。煨水

服。(1、2方出自《贵州草药》)

3. 治痈肿　防风草鲜全草60 g,绞汁调黄酒炖服,渣外敷。或鲜全草30 g,鲜马鞭草9 g,水煎,黄酒冲服。(《浙江药用植物志》)

4. 治骨髓炎,疮疡　防风草鲜叶适量。捣烂用米醋适量调匀敷患处。(《壮族民间用药选编》)

5. 治湿疹　防风草适量。水煎,调食盐或醋洗患处。(《浙江药用植物志》)

6. 治毒蛇咬伤　广防风、豨莶草(菊科)鲜品各30 g。水煎服,渣捣烂敷患处。(《福建药物志》)

4887 落花生 luò huā shēng (《滇南本草图说》)

【异名】　花生(《酉阳杂俎》),落花参(《滇南本草》),长生果(《本经逢原》),落地生(《刘启堂经验秘方》),及地果(《南城县志》)。

【基原】　为豆科落花生属植物落花生的成熟种子。

【原植物】　落花生 *Arachis hypogaea* L.　又名:番果(《现代实用中药》)。

一年生草本。高30～70 cm。茎匍匐或直立,有棱,被棕黄色长毛。偶数羽状复叶,互生;具叶柄,被棕色长毛;托叶大,披针形,脉纹明显。小叶通常4枚,椭圆形至倒卵形,有时为长圆形。花黄色,单生或簇生于叶腋;萼管细长;花冠蝶形;雄蕊9,合生;花柱细长,柱头顶生。荚果长椭圆形,种子间常缢缩,果皮厚,革质,具突起网脉。种子1～4颗。花期6～7月,果期9～10月。

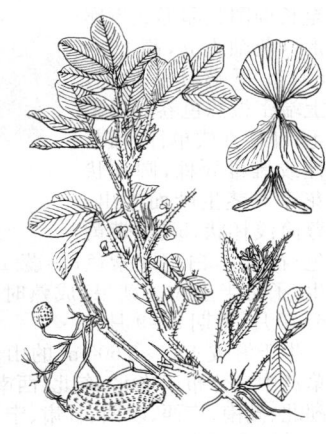

落 花 生

全国各地均有栽培。

本植物的根(落花生根)、茎叶(落花生枝叶)、果皮(花生壳)、种皮(花生衣)及种子榨出之脂肪油(花生油)亦供药用,另设专条。

【采收加工】　10月挖取果实,剥去果壳,取种子,晒干。

【药材】　落花生 *Semen Arachidis Hypogaeae*　我国大部分地区均产。

性状　种子短圆柱形或一端较平截,长0.5～1.5 cm,直径0.5～0.8 cm。种皮棕色或淡棕红色,不易剥离,子叶两枚,类白色,油润,中间有胚芽。气微,味淡,嚼之有豆腥味。

【成分】　花生的种子含卵磷脂(lecithine),氨基酸类:γ-亚甲基谷氨酸(γ-methylene glutamic acid)[1],γ-氨基-α-亚甲基丁酸(γ-amino-α-methylene butyric acid)[2];含生物碱类:嘌呤(purine)[3],花生碱(arachine),甜菜碱(betaine),胆碱(choline)[1,3]。种子所含维生素:维生素B族中的维生素B_1,泛酸(pantothenic acid),生物素(biotin)[3]和维生素C[4]。种子中还含甾醇类:β-谷甾醇(β-sitosterol),菜油甾醇(campesterol)[5],豆甾醇(stigmasterol),胆甾醇(cholesterol),24-亚甲基胆甾醇(24-methylene cholesterol)[6],另含木聚糖(xylan)和葡萄甘露聚糖(glucomannan)[7],微量元素铬、铁、钴、锌等[8]。

【药理】　细胞凝集作用　从花生中提得的花生凝集素能使经神经氨酸酶处理的红细胞凝集,也能使胸腺细胞、急性淋巴细胞性白血病细胞凝集。花生凝集素凝集试验可将胸腺细胞分为两个亚群,反映胸腺细胞分化的程度,呈阳性者为幼稚T细胞,呈阴性者是成熟或接近成熟的T细胞[1]。

【药性】　甘、平。归脾、肺经。

1.《滇南本草》:"味甘、热,无毒。"

2.《滇南本草图说》:"味甘,寒,无毒。"

3.《本草从新》:"辛甘而香。"

4.《食物宜忌》:"性平,味甘。"(引自《纲目拾遗》)

5.《本草求真》:"专入脾、肺。味甘而辛,体润气香,性平无毒。"

【功用主治】　健脾养胃,润肺化痰。主治脾虚反胃,乳妇奶少,脚气,肺燥咳嗽,大便燥结。

1.《滇南本草》:"盐水煮食,治肺痨。""炒用燥火行血,治一切腹内冷积肚疼。"

2.《本草备要》:"补脾润肺。"

3.《本经逢原》:"能健脾胃,饮食难消运者宜之。"

4.《医林纂要》:"和脾,醒酒,托痘毒。"

5.《药性考》:"生研用下痰,炒熟用开胃醒脾,滑肠,干咳者宜餐,滋燥润火。"

6.《纲目拾遗》:"多食治反胃。"

7.《河北中草药》:"有润燥祛痰的作用,多用于痰嗽(生用),大便燥结。"

【用法用量】　内服:煎汤,30～100 g;生研冲汤,每次10～15 g;炒熟或煮熟食,30～60 g。

【宜忌】　肠滑便泄者慎服。不宜多食。

1.《滇南本草图说》:"多则滞气。""炒食动火,小儿多食则生疳痰(积)。"

2.《纲目拾遗》:"然其性能动火生痰,常人只宜少吃。""近见人以花生入糖汤煮,浸酱油入素供,更为生痰,老人尤不宜多食。""凡被马踢伤者,忌服花生,服之疮愈增痛。"

【选方】　1. 治久咳,秋燥,小儿百日咳　花生(去嘴尖),文火煎汤调服。(《杏林医学》)

2. 治脚气　生花生肉(带衣用)100 g,赤小豆100 g,红皮枣100 g。煮汤,每日数回饮用。(《现代实用中药》)

3. 治妊娠水肿、羊水过多症　花生125 g,红枣10粒,大蒜1粒。水炖至花生烂熟,加红糖适量服。(《福建药物志》)

4. 治乳汁少　花生米90 g,猪脚一条(用前腿)。共炖服。(《陆川本草》)

【各家论述】　1.《纲目拾遗》:"玉神庵尼清慧言:花生,人云服之生痰。有一大家妇咳嗽痰多,医束手不治。庵尼云上劝服花生,每日食二三两,渐觉稀少,不半年,服花生二十余斤,咳嗽与痰喘皆除,想亦从治之法也。童鹿蓉言:花生本有涤痰之功,予家凡患咳嗽,止用生花生去壳膜,取净肉,冲汤服,痰嗽自安。岂非化痰之功,善于瓜蒌、贝母。世俗以火炒食,反能生痰。"

2.《本草求真》:"按书言此香可舒脾,辛可润肺,果中佳品,诚佳品也。然云炒食无害,论亦未周。盖此气味虽纯,既不等于胡桃肉之热,复不类乌芋、菱角之凉,食则清香可爱,适口助茗,最为得宜。第此体润质滑,施于体燥坚实则可,施于体寒湿滞,中气不运,恣啖不休,保无害脾滑肠之弊乎?仍当从其体气以为辨别,则得之矣。"

4888 落豆秧 luò dòu yāng（《大兴安岭药用植物》）

【异名】 兰花草（《广西药用植物名录》），透骨草、落地秧、山豌豆（东北），罗汉豆、佛豆、川豆（浙江）。

【基原】 为豆科野豌豆属植物广布野豌豆的全草。

【原植物】 广布野豌豆 *Vicia cracca* L. 又名：草藤（《植物学大辞典》），野落秧草藤（《中国主要植物图说·豆科》），细叶落豆秧、肥田草（《中国高等植物图鉴》）。

多年生蔓性草本，高30～120 cm。茎有棱。偶数羽状复叶；小叶6～12对；小叶片披针形、近长圆形、狭长椭圆形，膜质，全缘，呈绿色；托叶披针形或戟形，有毛。总状花序腋生；花萼斜钟状，有疏短柔毛；花冠蝶形，紫色或蓝色，子房无毛，具长柄，花柱周围和先端具黄色腺毛。荚果长圆形，褐色，膨胀。种子3～5颗，黑色。花、果期5～9月。

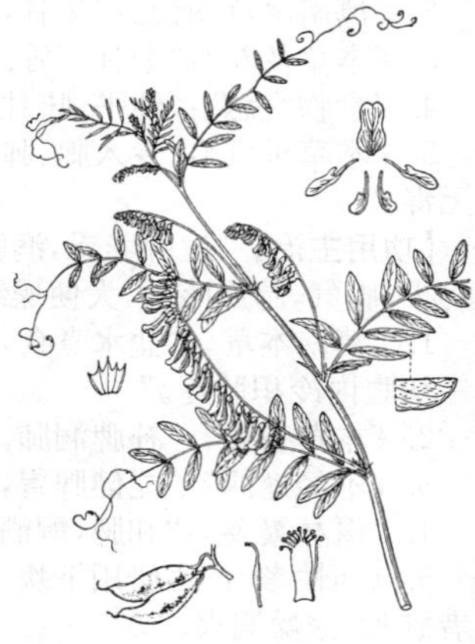

广布野豌豆

生于田边、草坡、岩石上。全国各地均有分布。

【采收加工】 7～9月采割全草，晒干。

【药性】《长白山植物药志》："辛、苦，温。"

【功用主治】《长白山植物药志》："祛风燥湿，解毒止痛。治风湿疼痛，筋骨拘挛。外用治湿疹，肿毒。"

【用法用量】 内服：煎汤，15～25 g。外用：煎水熏洗。

【选方】 1. 治风湿痛 透骨草、菖蒲各适量。煎水熏洗。

2. 治阴囊湿疹 透骨草15 g，花椒15 g，艾叶15 g。煎水熏洗。（1、2方出自《长白山植物药志》）

4889 落葵子 luò kuí zǐ（《纲目》）

【异名】 落葵实（《别录》）。

【基原】 为落葵科落葵属植物落葵 *Basella alba* L. 的果实。

【原植物】 参见"落葵"条。

【采收加工】 7～10月果实成熟后采收，晒干。

【功用主治】《别录》："主悦泽人面。"

【用法用量】 外用：研末调敷，作面脂。

【选方】 令人面鲜华可爱 取落葵实蒸，烈日中曝干，挼去皮，取仁细研，和白蜜敷之。（《食疗本草》）

4890 落葵花 luò kuí huā（《国药的药理学》）

【基原】 为落葵科落葵属植物落葵 *Basella alba* L. 的花。

【原植物】 参见"落葵"条。

【采收加工】 5～7月节花开时采摘，鲜用。

【功用主治】《国药的药理学》："花汁为清血解毒药。解痘毒，又治乳头破裂。"

【用法用量】 外用：鲜品捣汁涂。

4891 落新妇 luò xīn fù（《本草经集注》）

【异名】 术活（《四川中药志》），马尾参（《贵州草药》），巴日斯敖鲁素（《内蒙古中草药》），金尾蟮（《贵州中草药名录》）。

【基原】 为虎耳草科红升麻属植物落新妇、大落新妇的全草。

【原植物】 1. 落新妇 *Astilbe chinensis*（Maxim.）Franch. et Sav.［*Hoteia chinensis* Maxim.］ 又名：红花落新妇（《天目山药用植物志》）。

多年生草本，高40～65 cm。茎直立，被褐色长柔毛并杂以腺毛；根茎粗大呈块状，横走，被褐色鳞片及深褐色长绒毛，须根暗褐色。基生叶为二至三回三出复叶，具长柄；小叶片卵形至长椭圆状卵形或倒卵形。花轴直立，高20～50 cm，下端具鳞状毛，上端密被棕色卷曲长柔毛；花两性或单性，稀杂性或雌雄异株，圆锥状花序对茎生叶而生出；萼筒浅杯状，5裂，带黄色；花瓣5，白色或紫色；雄蕊10，花丝青紫色；心皮2，离生，子房半上位。蓇果，成熟时橘黄色。种子多数。花期6～7月，果期8～9月。

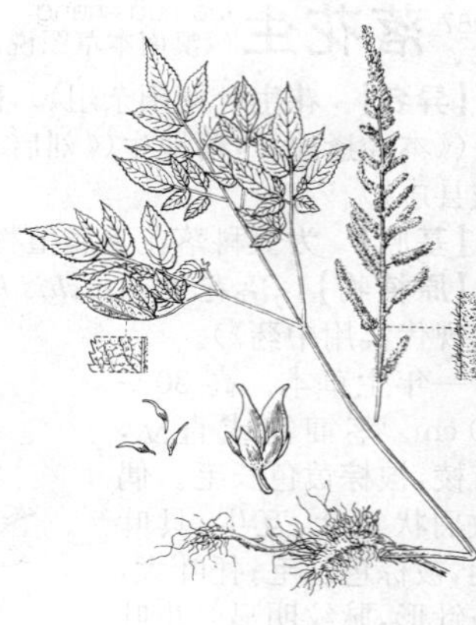

落新妇

生于海拔400～3 600 m的山坡林下阴湿地或林缘路旁草丛中。分布于华北、东北、西南及浙江、安徽、江西、山东、湖北、湖南、广西、陕西、甘肃、宁夏等地。

2. 大落新妇 *Astilbe grandis* Stapf ex Wils.［*A. chinensis*（Maxim.）Franch. et Sav. var. *koreana* Kom.；］ 又名：华南落新妇（《天目山药用植物志》），朝鲜落新妇（东北植物检索表），土升麻、毛三七、钻山狗（《湖南药物志》），水红柳（《广西药用植物名录》）。

本种与落新妇的区别在于：小叶片通常短渐尖至渐尖。圆锥花序宽达17 cm；花序轴被腺毛；花瓣白色或紫色。花期5～6月，果期8～9月。

生于海拔400～2 000 m的山谷、溪边和林中。分布于东北及山东、安徽、湖北、湖南、广东、广西、四川、贵州等地。

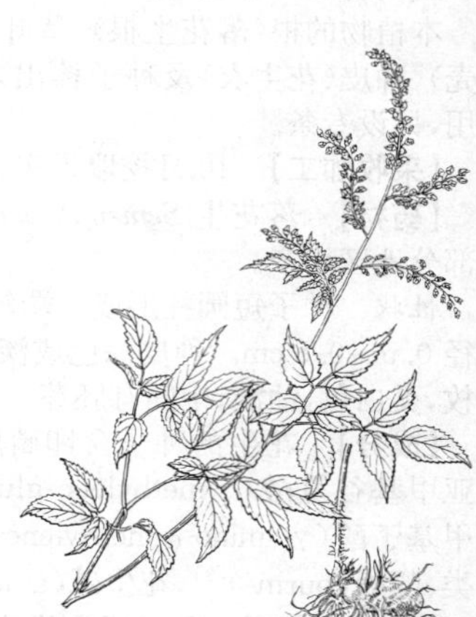

大落新妇

以上植物的根茎（红升麻）亦供药用，另设专条。

【采收加工】 9～10月采收，晒干或鲜用。

【成分】 叶含有机酸类：水杨酸（salicylic acid），2，3-二羟基苯甲酸（2，3-dihydroxybenzoic acid）[1]。

【药理】 1. 抗肿瘤作用　落新妇根茎中的化合物体外对 HO-8910 肿瘤细胞、宫颈癌 HeLa 细胞和白血病 HL-60 细胞有细胞毒作用[1]。落新妇根水煎液灌胃，抑制小鼠 S_{180} 实体瘤生长，延长 EAC 腹水癌小鼠的生存期。水煎液体外低浓度时有促进淋巴细胞转化的作用[2]。

2. 镇痛作用　落新妇根水煎液灌胃，在小鼠热板法和醋酸扭体法实验中显示镇痛作用[3]。

【药性】 苦，凉。

1.《四川中药志》1960 年版："性凉，味苦，无毒。"

2.《贵州草药》："性平，味辛。"

【功用主治】 祛风，清热，止咳。主治风热感冒，头身疼痛，咳嗽。

1.《本草经集注》："解毒，取叶挼作小儿浴汤，主惊忤。"

2.《四川中药志》1960 年版："清热止汗，治头痛项强及腰脊疼痛。"

【用法用量】 内服：煎汤，6～9 g，鲜品 10～20 g；或浸酒。

【选方】 1. 治风热感冒　马尾参 15 g。煨水服。

2. 治肺痨咯血、盗汗　马尾参、土地骨皮、尖经药、白花前胡各 15 g。煨水服，每日 3 次。（1、2 方出自《贵州草药》）

4892 落霜红 luò shuāng hóng（《江西草药》）

【异名】 猫秋子草、疮草（《福建中草药》）。

【基原】 为冬青科冬青属植物硬毛冬青的叶。

【原植物】 硬毛冬青 *Ilex serrata* Thunb.　又名：细叶冬青、小叶冬青（《江西草药》）。

落叶灌木，高 1～2 m。树皮灰色；小枝皮孔明显，有硬毛或近无毛。叶互生；有叶柄，长 6～8 mm；叶片膜质，椭圆形、稀卵形或倒卵状椭圆形，网脉明显，两面疏被硬毛。聚伞花序单生叶腋；雄花 4～5；雌花 4～5 数，子房卵圆形，柱头盘状。果实球形，红色，分核 4～5 颗，宽椭圆形，背部平滑，内果皮革质。期 8～9 月，果期 10 月。

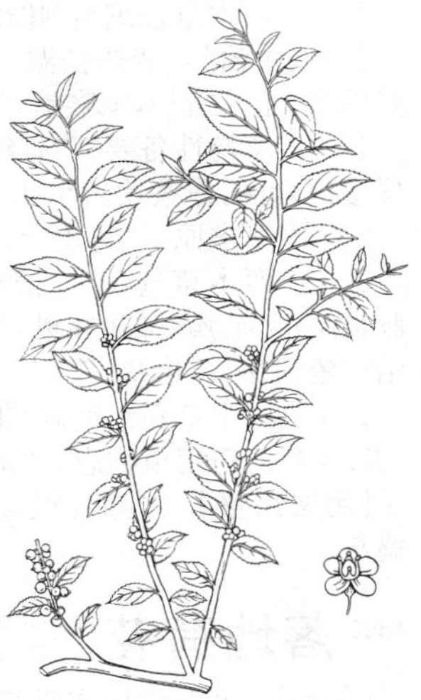

硬毛冬青

常生长于海拔 1 200 m 以上的山坡疏林灌丛中。分布于江西、湖南、四川等地。

本植物的根（落霜红根）亦供药用，另设专条。

【采收加工】 7～9 月采收，多鲜用。

【药性】 甘、苦，凉。

1.《江西草药》："苦，寒。"

2.《福建中草药》："甘，苦，凉。"

【功用主治】 清热解毒，凉血止血。主治烫伤，牙疳，疮疡溃烂，外伤出血。

1.《江西草药》："凉血、止血、解毒。治烫火伤，走马牙疳，外伤出血。"

2.《福建中草药》："清热解毒。治疮疡溃烂。"

【用法用量】 外用：捣敷；或研末调搽。

4893 落地生根 luò dì shēng gēn（《岭南采药录》）

【异名】 土三七、叶生根（《植物名实图考》），叶爆芽（《陆川本草》），天灯笼、枪刀草（《泉州本草》），厚面皮、伤药（《南宁市药物志》），打不死，晒不死（《广西中药志》）。

【基原】 为景天科落地生根属植物落地生根的根及全草。

【原植物】 落地生根 *Bryophyllum pinnatum*（L. f.）Okon［*B. calycinum* Salisb.；*Kalanchoe pinnata*（L. f.）Pers.］　又名：复叶落地生根（《北京植物志》）。

多年生草本，高 40～150 cm，肉质。茎直立，多分枝，节明显，上部紫红色，密被椭圆形皮孔，下部有时稍木质化。叶对生，单叶或羽状复叶；叶柄紫色；叶片肉质，椭圆形或长椭圆形，边缘有圆齿，圆齿底部易生芽，落地即成一新植株。圆锥花序，顶生，两性；花萼钟状，膜质，膨大，淡绿色或黄白色；花冠瓮状，先端 4 裂，紫红色；雄蕊 8；花柱细长。蓇葖果，包于花萼及花冠内。种子细小，有条纹。花期 3～5 月，果期 4～6 月。

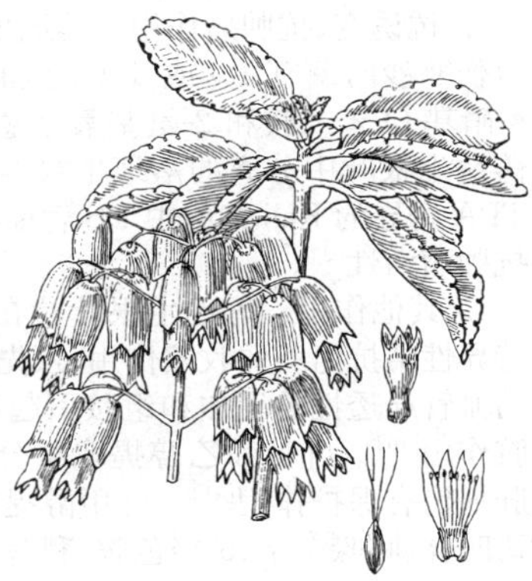

落地生根

生于山坡、沟谷、路旁湿润的草地上，各地温室和庭园常栽培。分布于福建、广东、广西、云南、台湾等地。

【采收加工】 全年均可采，多鲜用。

【成分】 落地生根的叶子含酸性成分：顺式乌头酸（*cis*-aconitic acid）[1]，抗坏血酸（ascorbic acid）[2]，对香豆酸（*p*-coumaricacid），阿魏酸（ferulic acid），丁香酸（syringic acid），咖啡酸（coffeic acid），对羟基苯甲酸（*p*-hydroxybenzonic acid）[3] 和其他有机酸[4]；含黄酮类：槲皮素（quercetin），山柰酚（kaempferol）[5]，槲皮素-3-二阿拉伯糖苷（quercetin-3-diarabinoside），山柰酚-3-葡萄糖苷（kaempferol-3-glucoside）[6]。含萜类成分：18α-齐墩果烷（18α-oleanane），ψ-蒲公英甾醇（ψ-taraxasterol），β-香树脂醇乙酸酯（β-amyrin acetate），24-乙基-25-羟基胆甾醇（24-ethyl-25-hydroxycholesterol），α、β-香树脂醇（α、β-amyrin）。另含癸烯基菲（decenyl phenanthrene），十一碳烯基菲（undecenyl phenanthrene），落地生根甾醇（bryophyllol），落地生根酮（bryophyllone），落地生根烯酮（bryophyllenone），落地生根醇（bryophynol）[7]。

全草还含有 β-谷甾醇（β-sitosterol）[8]，槲皮素-3-鼠李糖-阿拉伯糖苷（quercetin-3-O-α-rhamnopyranosyl-α-L-arabinopyranoside）[9]，布沙迪苷元-3-乙酸酯（bersaldegenin-3-acetate），落地生根毒素（bryophyllin）A[10, 11]。

【药理】 1. 抗微生物作用　落地生根叶汁对多种革兰阳性和阴性细菌具有广谱杀菌作用，如金黄色葡萄球菌、变形杆菌和铜绿假单胞菌等[1, 2]。落地生根叶提取物口服，抑制感染亚马逊利什曼原虫（*Leishmania amazonensis*）的小鼠发病，减轻病理损伤，减少寄生虫在体内繁殖，抑制发病小鼠迟发型超敏反应，并产生特异性抗体[3]。提取物并非直接抑制亚马逊利什曼原虫，而是抑制细胞内原虫无鞭毛体生长，同时巨噬细胞产生的一氧化氮增多[4]。

2. 对免疫系统的影响　落地生根叶提取物体外或腹腔注射均能抑制刀豆球蛋白A诱导的小鼠T细胞增殖。提取物体外抑制OVA免疫小鼠特异性抗原T细胞反应。提取物给予小鼠还抑制迟发型超敏反应，静脉给药作用最强，口服最弱。腹腔注射提取物还抑制OVA免疫小鼠的抗体反应[5]。叶乙醇提取分离的组分抑制鼠淋巴细胞增殖[6]。但有报道落地生根水浸出液给小鼠灌胃，高剂量能增强脾淋巴细胞增殖反应，促进白介素2的产生[7]。

3. 抗诱变、抗肿瘤作用　落地生根极性与非极性脂质在鼠伤寒沙门菌 TA_{100} 或 TA_{102} 试验中抑制乙基甲磺酸盐、4-硝基-O-苯二胺和2-氨基氧杂蒽诱导的回复突变[8]。从落地生根叶中分离的落地生根毒素A等抑制肿瘤促进剂TPA诱导的Raji细胞中EB病毒早期抗原的激活，表现出抗肿瘤活性[9]。

4. 其他作用　落地生根叶汁在离体豚鼠回肠实验中能特异性拮抗组胺的收缩作用；预先给予豚鼠，抑制组胺引起的血管通透性的增加和组胺引起的豚鼠窒息死亡，有抗组胺作用[10]。叶汁和乙醇提取组分对四氯化碳诱导的大鼠肝损伤有保护作用[11]。叶甲醇提取组分给予大鼠，抑制阿司匹林、吲哚美辛、5-羟色胺、利舍平、乙醇诱导的胃溃疡和束缚性胃溃疡，还对阿司匹林诱导的结扎幽门的大鼠胃溃疡、组胺诱导的豚鼠十二指肠胃溃疡有保护作用，对醋酸诱导的慢性胃溃疡大鼠也有治疗作用[12]。叶甲醇提取组分在大鼠、小鼠实验中有中枢神经抑制作用，能增强戊巴比妥的睡眠时间，减少自发活动，并有镇痛等作用[13]。落地生根能抑制剖腹产产妇子宫肌层的自发性收缩，抑制环状肽催产素诱导的收缩，有保胎作用[14]。

【药性】　苦、酸，寒。

1.《福建中草药》："甘，凉。"

2.《广西中草药》："味淡、微酸涩，性寒。"

【功用主治】　凉血止血，清热解毒。主治吐血，外伤出血，跌打损伤，疔疮痈肿，乳痈，乳岩，丹毒，溃疡，烫伤，胃痛，关节痛，咽喉肿痛，肺热咳嗽。

1.《岭南采药录》："敷毒疮，能拔毒。"

2.《广西中草药》："凉血止血，消肿，拔毒，生肌。治外伤出血，痈疮肿毒，汤火伤，急性结膜炎。"

【用法用量】　内服：煎汤，鲜全草30～60 g；根3～6 g；或绞汁。外用：捣敷；或绞汁晒干研粉撒；或捣汁含漱。

【宜忌】　脾胃虚寒者慎服。

【选方】　1. 治跌打损伤，吐血　落地生根鲜叶七片。捣烂绞汁，调酒，赤砂糖，炖温服。（《福建中草药》）

2. 治疔疮痈疽、无名肿毒　落地生根鲜叶30～60 g，捣烂绞汁，调蜜饮服；渣敷患处。（《泉州本草》）

3. 治溃疡　叶爆芽500 g（生捣汁晒干，取粉用），梅片1.5 g。共研为末，掺患处。（《陆川本草》）

4. 治热性胃痛　落地生根鲜叶5片。捣烂绞汁，调食盐少许服。（《福建中草药》）

5. 治中耳炎　落地生根绞汁，洗耳。（《陆川本草》）

4894 落地金钱 luò dì jīn qián（《广东中药》）

【异名】　一朵芙蓉（《生草药性备要》），锦地罗（《本草求原》），夜落金钱（《广州植物志》），金线吊芙蓉（《南宁市药物志》），丝线串铜钱（《全国中草药汇编》），乌蝇草（《台湾药用植物志》），钉地金钱、金雀梅（《新华本草纲要》）。

【基原】　为茅膏菜科茅膏菜属植物锦地罗的去花茎全草。

【原植物】　锦地罗 *Drosera burmannii* Vahl　又名：五柱毛毡苔（《新华本草纲要》）。

细小草本。短茎。叶丛生，成莲座状，近无柄；叶片楔形，叶缘头状黏腺毛粗长，呈紫红色，上面腺毛较短，下面被柔毛或近无毛；托叶膜质，基部与叶柄合生，绿色或紫红色，上部分离，5～7深裂，每裂片再作1～3裂。花葶单生，花2～19朵，红色或紫红色；苞片被短腺毛；花萼钟形，5裂达基部，宿萼腹面具黑点；花瓣5，淡红色，长圆形；雄蕊5；子房上位，近球形；花柱5，细长内卷。蒴果近球形，成熟时裂为5片。种子多数，极细小，棕黑色，具脉纹。花果期全年。

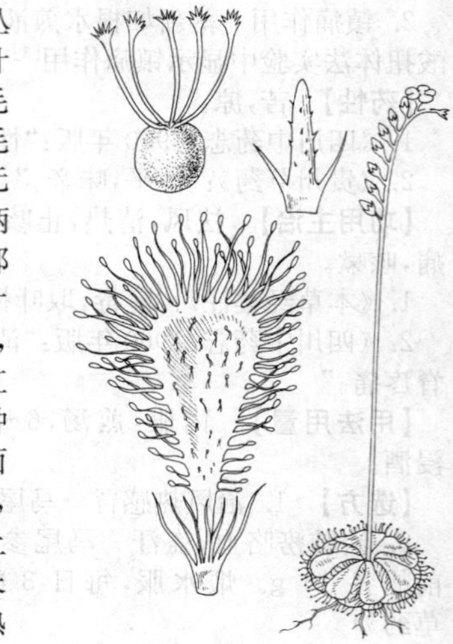

锦地罗

生于潮湿的平地、山坡、山谷、灌丛或疏林下。分布于福建、广东、广西、云南、台湾等地。

【采收加工】　6～7月采收，鲜用或晒干。

【药性】　苦、淡，凉。

1.《本草求原》："淡、涩，寒。"

2.《广西本草选编》："味微苦，性平。"

【功用主治】　清热祛湿，化痰消积。主治痢疾，腹泻，肺热咳嗽，小儿疳积，咽喉溃烂，疮疡癣疹。

1.《生草药性备要》："有红白二种，红治红痢，白治白痢，煲瘦肉食汤，作茶饮治小儿生疳。"

2.《本草求原》："解积毒，理疳积。"

3.《广西本草选编》："清热除湿，凉血解毒。主治痢疾，肠炎腹泻，疟疾，肺热咳嗽，咯血，咽喉溃烂；鲜草水煎外洗，治疥疮溃疡，荨麻疹。"

4.《全国中草药汇编》："化痰消积。"

5.《台湾药用植物志》："镇咳，止痢。"

【用法用量】　内服：煎汤，15～30 g。外用：煎水洗或捣敷。

4895 落地荷花 luò dì hé huā（《浙江民间常用草药》）

【异名】　九头青（《文堂集验方》），鲤鱼胆（《浙江民间常用草药》），倒地莲、地罗汉、大金花管（《福建药物志》），青叶胆（《广西药用植物名录》）。

【基原】　为龙胆科龙胆属植物五岭龙胆的带花全草。

【原植物】　五岭龙胆 *Gentiana davidii* Franch.　又名：簇花龙胆（《浙江民间常用草药》）。

多年生草本，高5～15 cm。根条状，根茎短。基生叶莲座状，无柄，叶片呈披针形，肉质，全缘；茎生叶披针形。花生于茎顶。萼筒狭倒锥形，膜质，全缘不开裂；花冠狭漏斗形，浅蓝紫色，5浅裂，褶三角形，对称；雄蕊5，着生于花冠筒下部；子房线状椭圆形，两端渐狭，花柱线形，柱头2裂。蒴果内藏，狭椭圆形或卵状椭圆形，果柄长至2.5 cm。种子淡黄色，有光泽。花期9～10月，果期10～11月。

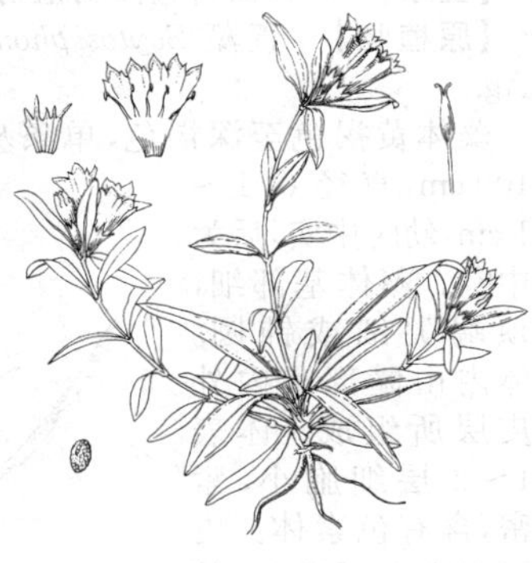

五岭龙胆

生于海拔350～2 500 m的山坡草丛、丘陵、路旁、林缘及林下。分布于广东、广西等地。

【采收加工】 9～10月采收，晒干或鲜用。

【药性】《福建药物志》："苦，寒。"

【功用主治】 清热解毒，利湿。主治痈疮肿毒，目赤，咽痛，痢疾，淋证，毒蛇咬伤。

1.《浙江民间常用草药》："清热解毒，利尿明目。治化脓性骨髓炎，尿路感染，结膜炎，疖痈。"

2.《广西民族药简编》："治血崩。"

3.《福建药物志》："清热燥湿，解毒定惊。主治痢疾，咽喉肿痛，高血压，小儿惊风，疝气，闭经，乳汁不通，疔，痈，疖。"

【用法用量】 内服：煎汤，15～30 g，大剂量可用至60 g。外用：鲜品捣敷。

【选方】 1. 治疖痈　鲜（簇花龙胆）全草加糯米饭捣烂敷患处。

2. 治结膜炎　（簇花龙胆）全草15 g，金银花9 g，徐长卿3 g。水煎服。

3. 治尿路感染（血淋）　（簇花龙胆）全草60 g。水煎服。（1～3方出自《浙江民间常用草药》）

4. 治疝气　五岭龙胆30 g，炖白绒鸡服。（《福建药物志》）

5. 治毒蛇咬伤　九头青叶，上搓烂贴之。（《文堂集验方》）

4896 落花生根 luò huā shēng gēn（《福建药物志》）

【异名】 花生根（通称）。

【基原】 为豆科落花生属植物落花生 *Arachis hypogaea* L. 的根。

【原植物】 参见"落花生"条。

【采收加工】 9～10月挖取根部，鲜用或切碎晒干。

【药性】 淡，平。

【功用主治】《福建药物志》："祛风除湿。治关节痛。"

【用法用量】 内服：煎汤，15～30 g。

【选方】 治关节痛　落花生根30 g，猪瘦肉适量。水炖服。（《福建药物志》）

4897 落霜红根 luò shuāng hóng gēn（《福建中草药》）

【基原】 为冬青科冬青属植物硬毛冬青 *Ilex serrata* Thunb. 的根。

【原植物】 参见"落霜红"条。

【采收加工】 全年均可采挖，多鲜用。

【药性】《全国中草药汇编》："甘、苦，凉。"

【功用主治】 清肺，解毒，敛疮。主治肺痈，烫伤，疮疡溃烂。

【用法用量】 内服：煎汤，鲜品30～60 g。外用：捣绞汁涂。

【选方】 1. 治肺痈　落霜红鲜根30～60 g。水煎服。

2. 治烫伤　落霜红鲜根皮捣烂绞汁涂。

3. 治疮疡溃烂　落霜红鲜根30～60 g，水煎服；另取鲜叶捣烂外敷。（1～3方出自《福建中草药》）

4898 落地小金钱 luò dì xiǎo jīn qián（《广西本草选编》）

【异名】 鱼胆草（《广西本草选编》），蛇总管、四环素草（《全国中草药汇编》），苦草、苦胆草、地胆草（《广西药用植物名录》）。

【基原】 为玄参科苦玄参属植物苦玄参的全草。

【原植物】 苦玄参 *Picria felterrae* Lour.

一年生草本，长约1 m。全株被有粗短毛。基部匍匐，节上生根；枝分叉，有条纹，节常膨大。叶对生；叶柄约1.8 cm；叶片卵形，先端尖，基部下延至柄，边缘钝锯齿，两面被短毛。总状花序，花4～8朵；花梗细；苞片小；萼裂片4；花冠白色或红褐色，上唇直立，基部宽，向上较狭变舌状，先端微凹，下唇宽阔，3裂，中裂向前突出；雄蕊4，生于花冠喉部，花丝贴生于花冠，密生长毛。蒴果卵形，室间2裂，包缩萼内。种子多数。

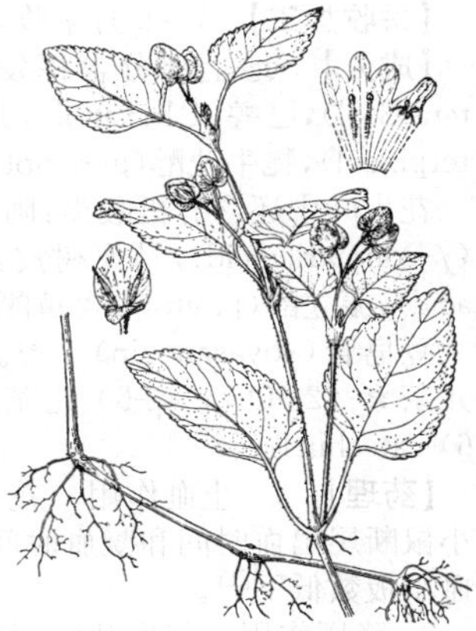

苦玄参

生于疏林及荒田中。分布于广东、广西、贵州、云南等地。

【采收加工】 6～7月采收，晒干。

【成分】 苦玄参含生物碱类：苦玄参苷（picfeltarraenin）I_A、I_B[1,2]、Ⅱ[1,3]，苦玄参苷元（picfeltarraegenin）Ⅰ～Ⅵ[1]，苦玄参酮（picfeltarraenone）[1,4]。

【药理】 1. 中枢抑制作用　从落地小金钱（苦玄参）中提取的苦玄参苷延长硫喷妥钠对小鼠的睡眠时间，减少小鼠醋酸扭体的反应次数，提高热板法小鼠的痛阈值；地西泮试验表明，苦玄参苷可减少激怒小鼠的格斗次数，有中枢镇静、镇痛和安定作用[1]。

2. 抗菌作用　苦玄参提取部位C及苦玄参水煎液对大肠杆菌、铜绿假单胞菌、八叠球菌、蜡状杆菌、枯草杆菌等均有抗菌作用[2]。

3. 其他作用　苦玄参根提取物B部分有抗艾氏腹水癌的作用，并抑制小鼠 S_{180} 实体瘤[3]。落地小金钱中的化合物能抑制补体经典途径和旁路途径[4]。

毒性　水浸膏（干浸膏）给小鼠腹腔注射的 LD_{50} 为1 432.0±145.4 mg/kg。兔亚急性毒性显示大剂量组半数有轻度间质性肝炎及慢性肾盂肾炎病变；犬亚急性毒性实验中，大剂量组动物出现呕吐腹泻；肝细胞萎缩，肝组织坏死，周围伴有炎性浸润；肾脏也出现肾盂肾炎病变。小剂量组有轻微肝肾病变[2]。

【药性】《广西本草选编》:“味苦,性凉。”

【功用主治】《广西本草选编》:“清热解毒,消肿止痛。主治感冒风热,咽喉肿痛,胃痛,消化不良,痢疾,跌打损伤,淋巴结炎,疖肿。”

【用法用量】 内服:煎汤,6～9 g。

【选方】 1. 治感冒高烧,急性扁桃体炎,急性肠胃炎,痢疾,胃热痛,肝炎　苦玄参 15 g。水煎,分 3 次调白糖服,每日 1 剂。

2. 治痔疮、疮疥　苦玄参全草 15 g,煎服。另取适量,煎洗患处。(1、2 方出自《中国民族药志》)

4899 落花生枝叶 luò huā shēng zhī yè (《滇南本草》)

【异名】 花生茎叶(通称)。

【基原】 为豆科落花生属植物落花生 *Arachis hypogaea* L. 的茎叶。

【原植物】 参见“落花生”条。

【采收加工】 7～9 月采收茎叶,鲜用或切碎晒干。

【成分】 地上部分含挥发性成分:1-戊烯-3-醇(1-pentene-3-ol),已醇(1-hexanol),芳樟醇(linalool),α-松油醇(α-terpineol),牻牛儿醇(geraniol)[1]。

花生叶中还含有机酸类:阿魏酸(ferulic acid),对香豆酸(*p*-coumaric acid),马栗树皮素(esculetin),咖啡酸(caffeic acid),蒎立醇(pinitol);含黄酮类:异槲皮苷(isoquercitrin),大豆皂苷(soyasaponin)Ⅰ[2]。另含硝酸钾(KNO_3)[2],表儿茶素-(2β-O-7, 4β-6)-儿茶素〔epicatechin-(2β-O-7, 4β-6)-catechin〕[3]。

【药理】 1. 止血作用　花生茎叶细末悬液灌服可缩短小鼠断尾出血时间和凝血时间,还拮抗^{60}Co照射所致小鼠血小板数低下[1]。

2. 降压作用　花生叶醇提取物静注对麻醉犬有降压作用。阻断颈总动脉、阻断窦神经及切断迷走神经均不影响降压作用,但不能拮抗肾上腺素的升压作用,提示其降压作用为中枢性,与外周 α-肾上腺素能受体无直接关系[2]。降压的主要成分为黄酮类化合物[3]。

3. 镇静催眠作用　花生叶的水、醇、石油醚等提取物灌服能减少小鼠自发活动,并抑制被动运动,增加小鼠从滚棒上的跌落率,表明其有镇静、催眠作用[4]。落花生枝叶提取物灌胃减少小鼠自发活动[5]。

4. 增强免疫作用　落花生枝叶提取物灌胃,增加小鼠胸腺和淋巴结的重量;促进小鼠脾血玫瑰花结形成[5]。

【药性】 甘、淡,平。

【功用主治】 清热宁神。主治跌打损伤,痈肿疮毒,失眠。

1.《滇南本草》:“治跌打损伤,敷伤处。”

2.《滇南本草图说》:“治毒疮。”

3.《福建药物志》:“清热宁神,治失眠。”

4.《浙江药用植物志》:“安神。”

【用法用量】 内服:煎汤,30～60 g。外用:鲜品捣敷。

【选方】 1. 治失眠　(落花生)鲜叶 60 g,浓煎成 15～20 ml,睡前服。(《全国中草药汇编》)

2. 治疗高血压病　花生叶及杆各 30 g。每日煎服,28 d 为 1 个疗程。(《民间偏方与中草药新用途》)

4900 萱藻 xuān zǎo (《中国药用海洋生物》)

【异名】 海嘎(辽东半岛、青岛),海麻线(大连),捞子筋(山东),黄海菜、海菜管(江苏),海通草(浙江)。

【基原】 为萱藻科萱藻属植物萱藻的藻体。

【原植物】 萱藻 *Scytosiphon lomentarius* (Lyngb.) J. Ag.

藻体黄褐色至深褐色,单条丛生,管状,直立,高 50～100 cm,直径 0.1～1 cm,幼时中实,后为中空。藻体基部细,顶端尖细或钝圆。体内由髓部和内外皮层所组成。体表 1～2 层细胞小,紧密,含有色素体。皮层细胞大而无色,髓部细胞无色,逐渐分离,中成空腔。藻体成熟时,多室配子囊分布于体表呈斑块状。藻体固着器盘状。

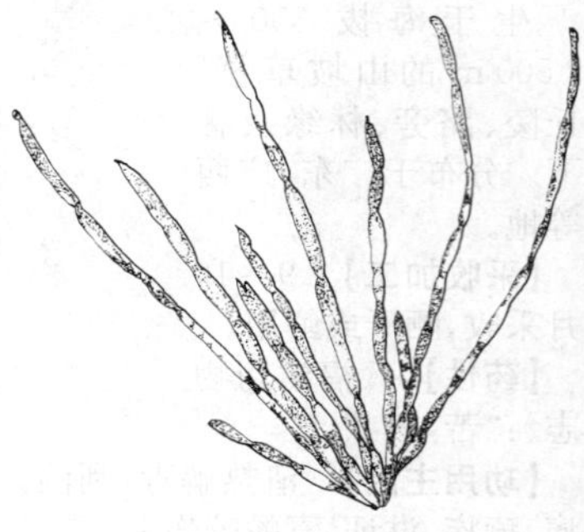

萱　藻

生于中潮带的岩石上或石沼中,也生于高潮带石沼中和低潮带岩礁上。体形随潮带和水质的不同而变。分布于我国南北沿海。

【采收加工】 5～7 月采收,洗净晒干。

【成分】 藻体含磷脂酰胆碱(phosphatidylcholine)[1],酚类(phenol)[2],雌性配子分泌物的性引诱物中含有左旋的(1R, 2R)-和右旋的(1S, 2S)-网翼藻烯 B(dictyopterene B, hormosirene),水云烯(ectocarpene)及微量的(3Z, 6Z, 9Z)-十二碳三烯酸〔(3Z, 6Z, 9Z)-dodecatrienoicacid〕[3];另外从性成熟的菌体中分离出网翼藻烯 A、C1、D1[4]。

【药理】 1. 抗肿瘤作用　萱藻甲醇提取物体外抑制人肺腺癌 A_{549}、白血病 HL-60 细胞[1]。

2. 其他作用　萱藻甲醇提取物抑制 B 淋巴细胞增殖,有免疫抑制作用[2]。萱藻多糖体外有抗血小板聚集作用,这与其硫酸基含量较高有关[3]。萱藻注射剂对蛙下肢有扩张血管作用。萱藻注射剂使离体豚鼠心脏冠脉流量增加。萱藻注射液给予犬,冠脉流量亦增加;并可使小鼠心肌营养性血流量增加,^{86}Rb 摄取能力增加[4]。

【药性】《中国药用海洋生物》:“咸,寒。”

【功用主治】《中国药用海洋生物》:“清热解毒,软坚化痰。用于干咳,喉炎,甲状腺肿和颈淋巴结肿等。”

【用法用量】 内服:煎汤,10～15 g。

【选方】 1. 治干咳,喉炎　萱藻、鹅肠菜各 15 g,冰糖适量。煎服。

2. 治颈淋巴结肿及甲状腺肿　萱藻、海蒿子、夏枯草各 15 g。煎服。(1、2 方出自《中国药用海洋生物》)

4901 萱草根 xuān cǎo gēn (《本草拾遗》)

【异名】 漏芦果、漏芦根果(《滇南本草》),黄花菜根(《山东中药志》)。

【基原】 为百合科黄花菜属植物萱草、北黄花菜、黄花菜、小黄花菜的根。

【原植物】 1. 萱草 *Hemerocallis fulva* (L.) L.　又名:谖草(《诗经》),鹿葱(《南方草木状》),忘忧草、丹棘(崔豹《古今注》),鹿剑(《土宿本草》),芦葱(《滇南本草》),疗愁(《纲目》)。

多年生草本，块根纺锤状，根茎短。叶基生，两列；叶片条形，下面呈龙骨状突起。花葶粗壮；蝎尾状聚伞花序组成圆锥状，有花6～12朵；苞片卵状披针形；花橘红色至橘黄色，具短花梗；雄蕊伸出，上弯；花柱伸出，上弯。蒴果长圆形。花、果期为5～7月。

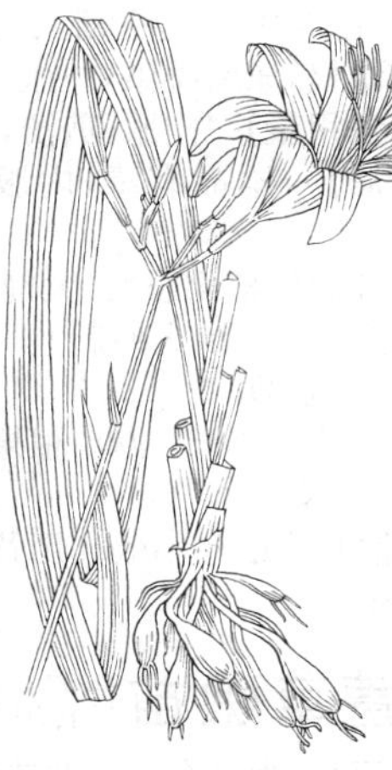

萱　草

全国各地常见栽培，秦岭以南各地区有野生的。

2. 北黄花菜 *H. lilio-asphodelus* L. ［*H. flava* (L.) L.］ 又名：野黄花菜（《秦岭植物志》）。

多年生草本。块根圆柱形或纺锤形。叶线形。花茎高出叶面；花4～9朵，疏生成圆锥状。蒴果长约2 cm。花期6～8月。

生于海拔500～2 300 m的草甸、湿草地、荒坡或灌丛下。分布于河北、山西、辽宁、黑龙江、江苏、山东、陕西、甘肃等地。

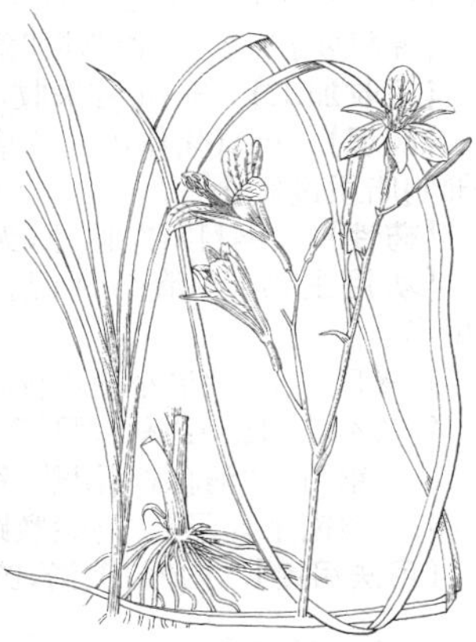

北黄花菜

3. 黄花菜 *H. citrina* Baroni

参见“金针菜”条。

4. 小黄花菜 *H. minor* Mill.

多年生草本，高35～60 cm。根丛生，长圆柱形，无膨大部分。叶线形。花茎与叶面等高或略高；花1～3朵，淡黄色，有香气；花序几乎不分枝。蒴果长3～4.5 cm。花期6～8月。

生于沼泽地、湿地、林阴旁。分布于东北、河北、山西、江苏、江西、山东、陕西等地。

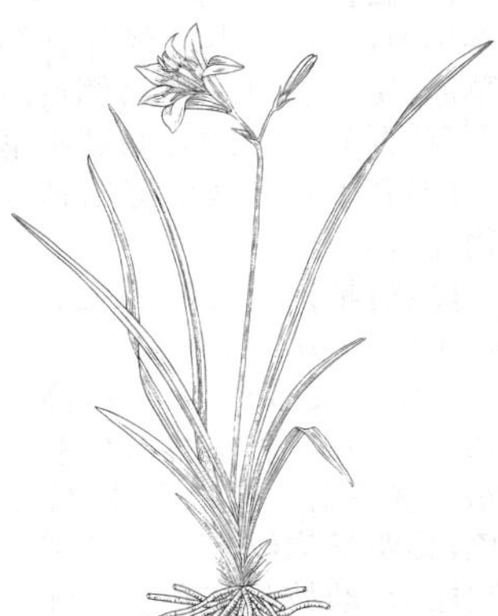

小黄花菜

以上植物的嫩苗（萱草嫩苗）亦供药用，另设专条。

【栽培】 生物学特性　喜温暖潮湿，对环境要求不严，耐半阴。

繁殖方法　分株繁殖：于10～11月将3～4年生母株挖起，分成3～6株，每株须带有完整的芽头，按行距1 m，株距0.5 m栽植。栽植穴深0.3 m，先施基肥，略盖细土，然后栽上，栽后覆土4～5 cm，灌透水1次。分株也可在3月份进行。

田间管理　春、夏季松土除草1～2次，3～6月，每月施3～5倍水的腐熟人畜粪肥。萱草喜湿润，要适时灌水。冬季叶片枯萎后将地上部割去，覆土一层，以便越冬。

【采收加工】 花前期挖根，晒干。

【药材】 萱草根 *Radix Hemerocallis*　萱草主产湖南、福建、江西、浙江等地；北黄花菜产于黑龙江、辽宁、河北、山西、陕西、甘肃、山东等地；黄花菜主产江苏、浙江、山东、安徽；小黄花菜主产于黑龙江、吉林、辽宁、内蒙古。

性状　萱草根　根茎呈短圆柱形，长1～1.5 cm，直径约1 cm。有的顶端留有叶残基；根簇生，多数已折断。完整的根长5～15 cm，上部直径3～4 mm，中下部膨大成纺锤形块根，直径0.5～1 cm，多干瘪抽皱，有多数纵皱及少数横纹，表面灰黄色或淡灰棕色。体轻，质松软，稍有韧性，不易折断；断面灰棕色或暗棕色，有多数放射状裂隙。气微香，味稍甜。

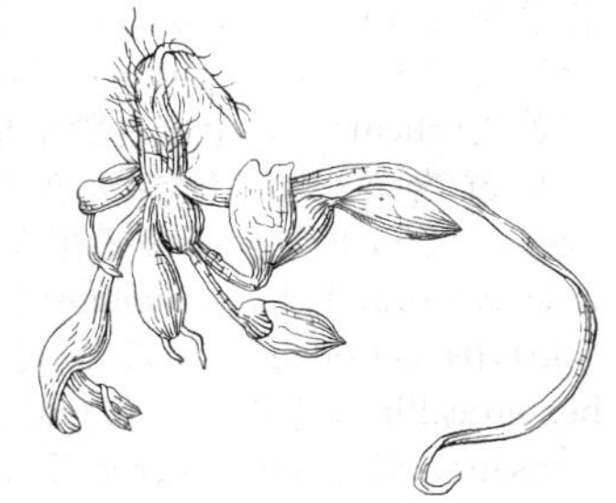

萱草根外形

黄花菜根　根茎类圆柱形，长1～4 cm，直径1～1.5 cm。根多数，长5～20（～30）cm，直径3～4 mm，有的根中下部稍膨大成棍棒状或略呈纺锤状。

小黄花菜根　根茎较前两种短，根较细而多，长5～15 cm，直径2～3 mm，末端尖细，表面灰棕色或灰黄棕色，具细密横纹，偶见末端膨大成纺锤状小块根。具韧性，难折断，断面灰白色。

北黄花菜根　与小黄花菜根不易区分。

鉴别　(1) 根横切面：外皮层细胞3～5列，呈多角形，细胞壁增厚，木栓化及微木质化。皮层宽广，薄壁细胞排列疏松，有多数径向排列的裂隙。内皮层细胞扁小，凯氏点明显。中柱韧皮部束与木质部束各为30个左右，相间排列；木质部束的原生导管直径小，后生导管直径大；髓较大。皮层及髓部薄壁组织中散布有稀少的草酸钙针晶束。

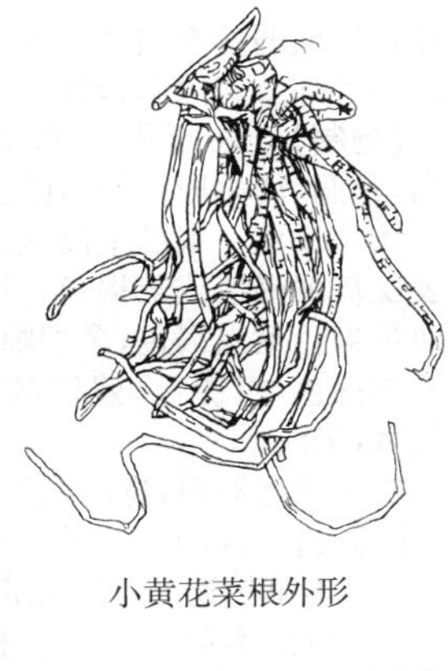

小黄花菜根外形

小黄花菜根中柱韧皮部束与木质部束数目较少，各为15～25个。

(2) 取萱草根、黄花菜根、小黄花菜根粗粉（20目筛）各2 g，分别加95%乙醇10 ml，加热浸取30 min。取滤液1 ml于小试管中，加5%氢氧化钠试液2～3滴，萱草根显红色，黄花菜根显极淡的红色，小黄花菜根显红微褐色（蒽醌类反应）。

(3) 取上述滤液1 ml，置蒸发皿中，在水浴上蒸干，残渣加冰醋酸1 ml溶解，然后加入醋酐1 ml，滴入硫酸1滴，摇匀，观察颜色变化。萱草根呈黄→红→紫→绿→（变化速度甚快）；黄花菜根呈黄→红→紫→污绿→（变化速度较慢）；小黄花菜根呈黄→红→紫→污绿（变化速度甚慢）（甾体化合物反应）。

(4) 薄层色谱：取萱草根、黄花菜根、小黄花菜根 3 种萱草根粗粉(20 目筛)2 g，加 95%乙醇 20 ml，回流提取 1 h，滤液浓缩至 5 ml，供点样。以大黄酸(0.5%无水乙醇液)、大黄素(0.5%氯仿液)、大黄酚(0.5%氯仿液)为对照品。分别点于硅胶 G 板上。以氯仿-丙酮-环己烷(30：30：40)为展开剂。展距 13.5 cm。紫外光灯(254 nm)下观察，供试品色谱中在与对照品色谱相应位置处，显相同颜色的斑点，唯萱草根和黄花菜根的大黄素斑点稍淡(检查蒽醌类)。

【成分】 黄花菜根含蒽醌类：大黄酚(chrysophanol)，黄花蒽醌(hemerocal)，美决明子素甲醚(2-methoxyobtusifolin)，决明子素(obtusifolin)，芦荟大黄素(aloe-emodin)[1]，大黄酸(rhein)[2]。全草含萱草根素(hemerocallin)[3]。

小黄花菜根含醌类：大黄酚(chrysophanol)，大黄酸(rhein)及 1，8-二羟基-2-乙酰基-3-甲基萘(1，8-dihydroxy-2-acetyl-3-methylnaphthalene)[4]；又含天冬酰胺，甾类(sterold)，酚类(phenols)，氨基酸糖类[5]，小萱草根素(mi-hemerocallin)，萱草(根)素(hemerocallin)，二十七烷(heptacosane)，萱草酮(hemerocallone)，β-谷甾醇(β-sitosterol)，γ-谷甾醇(γ-sitosterol)[5]。

【药理】 毒性　本品毒性大，毒性主要集中在根部。小鼠中毒的表现为脑、脊髓白质部和视神经纤维素软化和髓鞘消失，灰质部的病变一般较轻。肝、肾细胞有不同程度的浊肿，肺脏有出血或斑块出血；犬与家兔的中毒表现为瞳孔散大，对光反射消失，下肢瘫痪和尿潴留等而致死亡。家兔在萱草根中毒时可出现蛋白尿、尿糖，葡萄糖耐量降低。萱草根的毒性因产地不同而有很大差异，加热 60 ℃以上，可使毒性减弱甚至破坏。萱草根口服在体内蓄积性大；黄连、黄柏可部分分解除其毒性[1,2]。

【炮制】 取原药材，除去茎叶等杂质。用清水快洗，取出，稍润，切中段，干燥，筛去灰屑。

饮片性状　本品呈段状。根为扁圆形，直径 3～5 mm，外表皮灰黄褐色或灰褐色，具纵皱纹，有的具致密横皱纹，切面黄褐色至黑褐色，多裂隙。根茎呈圆柱形，外表皮棕褐色或深褐色，粗糙，具残留的簇生根及根茎。体轻，质稍韧。气微，味淡。

贮干燥容器内，置阴凉干燥处，防霉。

【药性】 甘，凉，有毒。归脾、肝、膀胱经。

1.《本草拾遗》："凉，无毒。"

2.《滇南本草》："性寒，味甘，平。"

3.《雷公炮制药性解》："入脾、肺二经。"

4.《青岛中草药手册》："有毒。"

【功用主治】 清热利湿，凉血止血，解毒消肿。主治黄疸，水肿，淋浊，带下，衄血，便血，崩漏，瘰疬，乳痈，乳汁不通。

1.《本草拾遗》："治砂淋，下水气，主酒疸黄色通身者，捣绞汁服。"

2.《本草衍义》："治大热衄血。"

3.《滇南本草》："治乳结红肿硬痛，乳汁不通，乳痈，乳岩，攻痈疮。滇中产者，其性补阴血，止腰疼，治崩漏，止大肠下血。"

4.《本草蒙筌》："咀和酒煎，为破脑伤风要药。"

5.《本草正》："治带、浊。"

6.《本草从新》："小便不通，煎水频饮甚良；遍身水肿亦效。"

7.《天宝本草》："散痒子，治瘰疬。"

8.《分类草药性》："滋阴补神气，通女子血气，消肿，治小儿咳嗽。"

9.《青岛中草药手册》："清热解毒，止血消肿。主治黄疸，肺结核，尿路感染，衄血。"

【用法用量】 内服：煎汤，6～9 g。外用：捣敷。

【宜忌】 本品有毒，内服宜慎。不宜久服、过量，以免中毒。

《浙江药用植物志》："大剂量服用可致失明。"

【选方】 1. 治大便后血　萱草根和生姜，油炒，酒冲服。(《圣济总录》)

2. 治男妇腰痛　漏芦根果十五个，猪腰子一个。水煎服三次。(《滇南本草》)

3. 治心痛诸药不效　用萱草根一寸，磨醋一杯，温服止。(《医统大全》)

4902 萱草嫩苗 xuān cǎo nèn miáo (《日华子》)

【基原】 为百合科黄花菜属植物萱草 *Hemerocallis fulva* (L.) L.、北黄花菜 *H. lilio-asphodelus* L.、黄花菜 *H. citrina* Baroni、小黄花菜 *H. minor* Mill. 的嫩苗。

【原植物】 参见"萱草根"条。

【采收加工】 3～4 月采收，鲜用。

【药理】 抗氧化作用　萱草叶提取物中的化合物体外能抑制脂质过氧化[1]。

【药性】 《纲目》："甘，凉，无毒。"

【功用主治】 清热利湿。主治胸膈烦热，黄疸，小便短赤。

1.《日华子》："治小便赤涩，身体烦热，除酒疸。"

2.《本草图经》："利胸膈。"

3.《纲目》："消食，利湿热。"

4.《岭南采药录》："捣烂敷跌打瘀痛。"

【用法用量】 内服：煎汤，鲜者 15～30 g。外用：捣敷。

4903 萹蓄 biǎn xù (《本经》)

【异名】 竹(《诗经》)，萹茿(《说文》)，蓄辩、萹蔓(《吴普本草》)，萹竹(《本草经集注》)，地萹蓄、编竹(《履巉岩本草》)，粉节草、道生草(《纲目》)，萹蓄蓼(《植物名实图考》)，百节、百节草、铁绵草(《新本草纲目》)。

【基原】 为蓼科蓼属植物萹蓄的全草。

【原植物】 萹蓄 *Polygonum aviculare* L.

一年生或多年生草本，高 10～50 cm。全株被白色粉霜。茎平卧，基部分枝，绿色，具明显沟纹，无毛，基部圆柱形，幼枝具棱角。单叶互生，近无柄；托叶鞘抱茎，膜质；叶片窄长椭圆形或披针形，基部楔形，侧脉明显。花小，常 1～5 朵簇生于叶腋；花被绿色，5 裂，裂片椭圆形，边缘白色或淡红色，结果后呈覆瓦状包被果实；雄蕊 8，花丝短。瘦果三角状

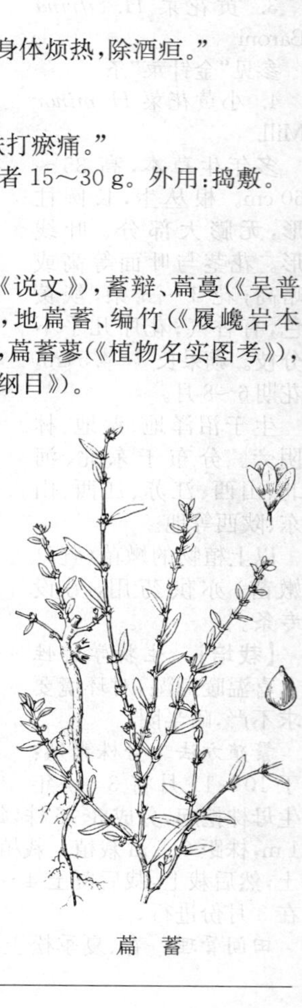

萹　蓄

卵形，棕黑色至黑色，具不明显细纹及小点。花期4～8月，果期6～9月。

生于山坡、田野、路旁等处。分布于全国各地。

【栽培】 生物学特性 对气候的适应性强，寒冷山区或温暖平坝都能生长。土壤以排水良好的砂质壤土较好。

繁殖方法 种子繁殖：春季播种，畦宽15 m。撒播或穴播均可。穴播行株距各约23 cm。

田间管理 苗高7～10 cm时匀苗，补苗，中耕除草，追肥2次。

病虫害防治 病害有锈病。

【采收加工】 在播种当年的7～8月生长旺盛时采收，齐地割取全株，晒干或鲜用。

【药材】 萹蓄 *Herba Polygoni Avicularis* 全国大部分地区均产，以东北及河北、河南、山西、湖北等地产量较大。

性状 本品茎呈圆柱形而略扁，有分枝，长15～40 cm，直径0.2～0.3 cm。表面灰绿色或棕红色，有细密微突起的纵纹；节部稍膨大，有浅棕色膜质的托叶鞘，节间长约3 cm；质硬，易折断，断面髓部白色。叶互生，近无柄或具短柄，叶片多脱落或皱缩、破碎，完整者展平后呈披针形，全缘，两面均呈棕绿色或灰绿色。无臭，味微苦。

鉴别 (1) 粉末特征：灰绿色。叶上、下表皮细胞垂周壁近平直，平周壁有角质线纹。气孔主为不等式，副卫细胞3个。叶肉断面观为两面栅栏式，薄壁细胞含草酸钙簇晶，直径18～43 μm。

(2) 薄层色谱：取本品粉末5 g，加70%乙醇100 ml，盐酸5 ml，加热回流3 h，滤过，滤液作为供试品溶液。另取槲皮素对照品，加乙醇制成每1 ml含0.5 mg的溶液，作为对照品溶液。吸取供试品溶液5 μl、对照品溶液1 μl，分别点于同一以羧甲基纤维素钠为黏合剂的硅胶H薄层板上，以甲苯-醋酸乙酯-甲酸（5∶2∶1）为展开剂，展开，取出，晾干，喷以1%三氯化铝乙醇溶液，置紫外光灯(365 nm)下检视。供试品色谱中，在与对照品色谱相应的位置上，显相同颜色的荧光斑点。

【成分】 全草含黄酮类成分：槲皮素(quercetin)，萹蓄苷(avicularin)，槲皮苷(quercitrin)[1]，牡荆素(vitexin)，异牡荆素(isovitexin)，木犀草素(luteolin)，鼠李素-3-半乳糖苷(rhamnetin-3-galactoside)，金丝桃苷(hyperin)[2]等。还含香豆素类成分：伞形花内酯(umbelliferone)，东莨菪素(scopoletin)[1]。又含酸性成分：阿魏酸(ferulic acid)，芥子酸(sinapic acid)，香草酸(vanillic acid)，丁香酸(syringic acid)，草木犀酸(melilotic acid)，对香豆酸(*p*-coumaric acid)，对羟基苯甲酸(*p*-hydroxybenzoic acid)，龙胆酸(gentisic acid)，咖啡酸(caffeic acid)，原儿茶酸(protocatechuic acid)，没食子酸(gallic acid)，对羟基苯乙酸(*p*-hydroxyphenyl acetic acid)，绿原酸(chlorogenic acid)，水杨酸(salicylic acid)，并没食子酸(ellagic acid)[3]，右旋儿茶素(catechin)，草酸(oxalic acid)，硅酸(silicic acid)[4]以及甲硫氨酸，脯氨酸，丝氨酸，苏氨酸，酪氨酸，苯丙氨酸，胱氨酸，精氨酸，缬氨酸，甘氨酸，亮氨酸，赖氨酸，异亮氨酸，色氨酸[5,6]等。还含葡萄糖，果糖，蔗糖[4]，水溶性多糖[7,8]。

【药理】 1. 利尿作用 萹蓄全草浸剂仅有微弱利尿作用[1]。而萹蓄煎剂1 g(生药)/kg或5 g(生药)/kg皮下注射，则对大鼠有极显著的利尿作用，但灌胃需20 g(生药)/kg才有明显作用，萹蓄的利尿作用生效较慢，无耐受性。给人0.2 g/kg(相当中医临床用量)无利尿作用。给大鼠皮下注射1 g(生药)/kg的利尿强度相当0.2 mg/kg的双氢氯噻嗪或0.05 g/kg的氨茶碱[2]。20 g(生药)/kg或相当量的灰分均有显著利尿作用，利尿作用的有效成分可能是其所含钾盐[3]。全草所含萹蓄苷0.5 mg/kg静脉注射对麻醉犬有利尿作用，34 mg/kg给大鼠灌胃或注射均有明显利尿作用，但其强度不如氨茶碱[4]。

2. 降压作用 萹蓄浸剂、煎剂或乙醇提取物静脉注射，对猫、兔和犬均有降压作用[5]。萹蓄苷对麻醉犬有降压作用，但作用持续时间短，且易产生耐受性[4]。萹蓄全草提取物对血管紧张素转化酶(ACE)有非竞争性抑制作用，可能与萹蓄的降压作用有关[6]。

3. 抗微生物作用 萹蓄对痢疾杆菌有一定抗菌作用。25%浓度时能抑制福氏痢疾杆菌Ⅵ型及宋内痢疾杆菌的生长[7]。萹蓄抗痢疾杆菌的作用与浓度相关，4%时的抑制率为15.45%，100%时的抑制率为53.77%，其临床疗效与氯霉素相似[8]。此外，1∶10的萹蓄浸剂对疮癣菌和羊毛状小芽胞菌等有抗真菌作用[9]。

4. 其他作用 萹蓄提取物能增强羧基肽酶A的活性[6]。萹蓄所含牡荆素和鼠李素-3-半乳糖苷对人血小板聚集有抑制作用；所含木犀草素等对人的血小板聚集因实验条件不同，具有抑制或加强作用[10]。

毒性 10%～20%浸剂对猫、兔静脉注射的最小致死量为20 ml/kg，1∶4煎剂为20 ml/kg，水提取物对小鼠腹腔注射的最小致死量为10 ml/kg[4]。萹蓄作为牧草，对马和羊有毒，可引起皮炎及胃肠功能紊乱，鸽对萹蓄的毒性作用最敏感[11]。

【炮制】 取原药材，除去杂质，抢水洗净，润软，切段，干燥。

饮片性状 为不规则的段，茎圆柱形，略扁。表面红棕色或灰绿色，有细密微突起的纵纹，节部稍膨大，有浅棕色薄膜状的托叶鞘，质硬，切面有白色髓。叶片皱缩破碎，两面均呈棕绿色或灰绿色。无臭，味微苦。

贮干燥容器内，置通风干燥处。

【药性】 苦，微寒。归膀胱、大肠经。

1.《本经》："味苦，平。"

2.《药性论》："味甘。"

3.《滇南本草》："性寒，味苦。"

4.《本草汇言》："味苦、兼涩、微甘，气平，无毒。降也，入足太阳膀胱经。"

5.《要药分剂》："入胃、膀胱二经。"

6.《本草再新》："入脾、肾二经。"

7.《本草用法研究》："入胃、膀胱、脾、肺四经。"

【功用主治】 利水通淋，杀虫止痒。主治淋证，黄疸，带下，泻痢，蛔虫病，蛲虫病，钩虫病，妇女阴蚀，皮肤湿疮，疥癣，痔疾。

1.《本经》："主浸淫，疥瘙疽痔，杀三虫。"

2.《别录》："疗女子阴蚀。"

3.《本草经集注》："煮汁与小儿饮，疗蛔虫有验。"

4.《药性论》："与小儿服，主蛔虫等咬心心痛，面青口中沫出临死者"；"主患痔疾"；"治热黄"；"恶丹石毒发冲目肿痛，又敷热肿效。"

5.《履巉岩本草》："治霍乱吐泻不止，除积热，利小水。"

6.《宝庆本草折衷》："治下焦结热诸淋，小便赤涩，妇人经闭，及下水气。"

7.《滇南本草》："利小便，治五淋白浊，热淋，瘀精，开关窍。”

8.《贵州民间方药集》：“治小儿痞积，消臌胀。”

【用法用量】 内服：煎汤，10～15 g；或入丸、散；杀虫单用 30～60 g，鲜品捣汁饮 50～100 g。外用：煎水洗、捣烂敷或捣汁搽。

【宜忌】 脾胃虚弱及阴虚患者慎服。

1.《本草汇言》：“如胃弱脾虚而作黄疸，阴虚而致淋闭者，宜详用之。”

2.《得配本草》：“多服泄精气。”

3.《本草求真》：“不能益人，勿常用也。”

【选方】 1. 治尿道炎，膀胱炎 鲜萹蓄 60 g，鲜车前草 30 g。捣烂绞汁。分 2 次服。(《福建药物志》)

2. 治尿路结石 萹蓄、活血丹(金钱草)各 15 g，水煎服；或萹蓄、海金沙藤、车前草各 30 g，水煎服。(《浙江药用植物志》)

3. 治乳糜尿 鲜萹蓄 30～60 g，加鸡蛋 1～2 只，生姜适量。水煎，食蛋服汤。(《浙江药用植物志》)

4. 治黄疸 鲜萹蓄 30～60 g，黄蚬 250 g。水煎，当茶饮。(《福建药物志》)

5. 治白带 鲜萹蓄 90 g，细叶艾根 45 g，粳米 90 g，白糖 30 g。先将粳米煮取米汤，再入各药，煎汁，去渣，加白糖。空腹服，每日 1 剂。(《浙南本草新编》)

6. 治泻痢、血痢 用萹竹汁四合，蜜一合和，顿服之。(《普济方》)

7. 治蛔虫病，蛔虫等咬心痛，面青，口中沫出 (萹蓄)十斤。细锉，以水一石，煎去滓，成煎如饴。空心服，虫自下皆尽，止。(《药性论》)

8. 治小儿蛲虫攻下部痒 萹竹叶一握。切，以水一升，煎取五合，去滓。空腹饮之，虫即下。用其汁煮粥亦佳。(《食医心镜》)

9. 治疥癣、湿疮瘙痒、妇女外阴瘙痒 萹蓄适量，煎水外洗。(《浙江药用植物志》)

10. 痔疮，外阴糜烂，肛门湿疹 萹蓄 60 g，白矾 15 g。煎水外洗。(《内蒙古中草药》)

11. 治痔疮 以萹蓄根叶捣汁，服一升，一两服差。(《外台》引《必效方》)

12. 治小儿夜啼 鲜萹蓄 15～21 g，蝉蜕 3～5 个。水煎冲糖服。(《福建药物志》)

【临床报道】 1. 治疗菌痢 用鲜萹蓄 250 g(干品 50 g，小儿酌减)加水煎服，每日 3 剂，4～7 d 为 1 个疗程。临床症状消失后，继续治疗 4 d，方可停药。共治疗菌痢 101 例，结果：治愈(临床症状消失，大便正常，镜检白细胞阴性)86 例(占 85.15%)，有效(临床症状明显减轻，大便次数减少)9 例(占 8.91%)，无效 6 例，总有效率达 94.06%。平均治愈时间为 2.86 d[1]。

2. 治疗阴囊鞘膜积液 用萹蓄、生薏苡仁各 30 g，加水 500 ml 煎汤，每日 1 剂，早晚各服 1 次。观察 50 例，除 4 例治疗 7 d 肿大缩小 2/3，继续用药无显效外，其余 46 例积液消失，检查正常，疗程为 7～12 d，平均 6.2 d[2]。

3. 治疗非胰岛素依赖型糖尿病 治疗组 25 例，用消渴丸 5～10 粒口服；萹蓄 15 g，水煎服，均每日 3 次。当空腹血糖正常后，以消渴丸 5 粒；萹蓄 5 g，开水泡饮，均每日 2 次。对照组 21 例，用消渴丸 5～10 粒口服；降糖灵 25～50 mg，均每日 3 次。空腹血糖正常后，用消渴丸 5 粒；降糖灵 25 mg，均每日 2 次。结果：治疗组显效 12 例，好转 9 例，无效 4 例，总有效率 84.0%；对照组分别为 6 例、8 例、7 例，总有效率 66.7%。两组对比有显著性差异 ($P < 0.01$)[3]。

【各家论述】 1.《本草汇言》：“萹蓄，其性直遂下行，故本草治五淋癃闭，黄疸疥疮，小儿疳蛔，女人阴蚀诸疾。凡属湿热壅闭为患，如物扁而易藏，蓄而不出者，此药推而下流，使淋者止，闭者通，疸黄者散，疮疥者净，而疳蛔阴蚀，必自已矣。”

2.《本草正义》：“萹蓄，《本经》、《别录》皆以祛除湿热为治，浸淫疥疮、疽痔、阴蚀、三虫，皆湿热为病也。后人以其泄化湿热，故并治溲涩淋浊。濒湖以治黄疸、霍乱，皆即清热利湿之功用。若湿热疮疡，浸淫痛痒，红肿四溢，脓水淋漓等证，尤其专职。”

4904 韩信草 hán xìn cǎo (《生草药性备要》)

【异名】 大力草、耳挖草(《生草药性备要》)，金茶匙(《本草求原》)，印度黄芩(《泉州本草》)，大叶半枝莲、笑花草(《广西中草药》)，半枝莲(《陕甘宁青中草药选》)，铁灯盏(《全国中草药汇编》)。

【基原】 为唇形科黄芩属植物韩信草的全草。

【原植物】 韩信草 *Scutellaria indica* L.

多年生草本，高 10～37 cm，全株被毛。叶对生；有叶柄；叶片草质至坚纸质，心状卵圆形至椭圆形，两面密生细毛。花轮有花 2 朵，集成偏侧的顶生总状花序；苞片卵圆形；小梗基部有 1 对刚毛状小苞片；花萼钟状，具 2 唇，全缘，萼筒背生 1 囊状盾鳞；花冠蓝紫色，2 唇形，上唇先端微凹，下唇有 3 裂片，中裂片圆状卵圆形；雄蕊 2 对；花柱细长，子房光滑，4 裂。小坚果横生，卵形，有小瘤状突起。花期 4～5 月，果期 6～9 月。

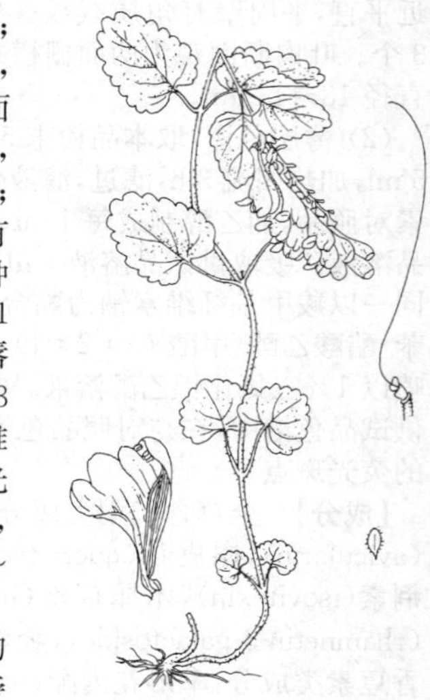

韩信草

生于海拔 1 500 m 以下的山地或丘陵地、疏林下，路旁空地及草地上。分布于江苏、浙江、安徽、福建、江西、河南、湖南、广东、广西、四川、贵州、云南、陕西、台湾等地。

【采收加工】 5～7 月采收，鲜用或晒干。

【成分】 根含黄酮类成分：高山黄芩苷(scutellarin)，半枝莲种素(rivularin)，半枝莲素(scutevurin)，汉黄芩素(wogonin)，山姜素(alpinetin)，小豆蔻查耳酮(cardamonin)，汉黄芩素 7-O-葡萄糖醛酸苷(wogonin 7-O-glucuronide)，5，7，2′-三羟基-8-甲氧基黄烷酮(5，7，2′-trihydroxy-8-methoxyflavanone)，5，7，2′-三羟基黄烷酮(5，7，2′-trihydroxyflavanone)，5，2′，5′-三羟基-7，8-二甲氧基黄烷酮(5，2′，5′-trihydroxy-7，8-dimethoxyflavanone)，5，2′-二羟基-7，8，6′-三甲氧基黄烷酮 2′-O-β-吡喃葡萄糖醛酸苷(5，2′-dihydroxy-7，8，6′-trimethoxyflavanone 2′-O-β-glucuronopyranoside)，5，7-二羟基-8，2′-二甲氧基黄酮 7-O-β-吡喃葡萄糖醛酸苷(5，7-dihydroxy-8，2′-dimethoxyflavone 7-O-β-glucuronopyranoside)，5，2′-二羟基-7，8，6′-

三甲氧基黄烷酮(5，2′-dihydroxy-7，8，6′-trimethoxyflavanone)，5，2′-二羟基-6，7，6′-三甲氧基黄烷酮(5，2′-dihydroxy-6，7，6′-trimethoxyflavanone)，5，7-二羟基-8，2′-二甲氧基黄酮(5，7-dihydroxy-8，2′-dime-thoxyflavone)，5，2′，6′-三羟基-7，8-二甲氧基黄酮(5，2′，6′-trihydroxy-7，8-dimethoxyflavone)，5，7，4′-三羟基-8-甲氧基黄酮(5，7，4′-trihydroxy-8-methoxyflavone)[1]，5-羟基-7，8，6′-三甲氧基黄烷酮-2′-O-葡萄糖醛酸苷正丁酯(5-hydroxy-7，8，6′-trimethoxyflavanone-2′-O-glucuronide Bu ester)，5-羟基-8，2′-二甲氧基黄酮-7-O-β-D-吡喃葡萄糖苷(5-hydroxy-8，2′-dimethoxyflavone-7-O-β-D-glucopyranoside)，5，5′-二羟基-7，8-二甲氧基黄烷酮-2′-O-β-D-吡喃葡萄糖苷(5，5′-dihydroxy-7，8-dimethoxyflavanone-2′-O-β-D-glucopyranoside)，5-羟基-7，8，2′，6′-四甲氧基黄烷酮(5-hydroxy-7，8，2′，6′-tetramethoxyflavanone)，5-羟基-6，7，2′，6′-四甲氧基黄烷酮(5-hydroxy-6，7，2′，6′-tetramethoxyflavanone)[2]。地上部分含白杨素(chrysin)，芹菜素(apigenin)，木犀草素(luteolin)，高山黄芩素(scutellarein)，异高山黄芩素(isoscutellarein)，高山黄芩苷，白杨素 7-O-葡萄糖醛酸苷(chrysin 7-O-glucuronide)，芹菜素 7-O-葡萄糖醛酸苷(apigenin 7-O-glucuronide)，异高山黄芩素 8-O-葡萄糖醛酸苷(isoscutellarein 8-O-glucu-ronide)，高山黄芩素 7-O-β-D-吡喃葡萄糖苷(scutellarein 7-O-β-D-glucopyranoside)，5，6，7，2′，3′，4′，5′-七甲氧基黄烷酮(5，6，7，2′，3′，4′，5′-heptamethoxyflavanone)。此外还含 5 种查耳酮：2′-羟基-2，3，4，5，4′，5′，6′-七甲氧基查耳酮(2′-hydroxy-2，3，4，5，4′，5′，6′-heptamethoxychalcone)，2，3，4，5，2′，4′，5′，6′-八甲氧基查耳酮(2，3，4，5，2′，4′，5′，6′-octamethoxychalcone)，2′-羟基-2，3，4，5，6′-五甲氧基-4′，5′-亚甲二氧基查耳酮(2′-hydroxy-2，3，4，5，6′-pentamethoxy-4′，5′-methylenedioxychalcone)，2，3，4，5，2′，6′-六甲氧基-4′，5′-亚甲二氧基查耳酮(2，3，4，5，2′，6′-hexamethoxy-4′，5′-methylenedioxychalcone)，2，2′-二羟基-3，4，5′，6′-四甲氧基-4′，5′-亚甲二氧基查耳酮(2，2′-dihydroxy-3，4，5′，6′-tetramethoxy-4′，5′-methylenedioxychalcone)[3]。还含酚性成分，氨基酸，有机酸[4]。

【药理】 抗病毒、抗肿瘤作用 韩信草水提取物抑制人呼吸道合胞体病毒[1]。韩信草中的化合物体外对白血病细胞株 L_{1210}、HL-60 和 K_{562} 细胞等均有细胞毒性[2]。

【炮制】 取原药材，除去杂质，抢水洗净，沥干水，切中段，干燥，筛去灰屑。

饮片性状 为根、茎、叶、花、果混合的段状。全体被毛，根纤细。茎方柱形，灰绿色。叶片较厚，皱缩，灰绿色或暗紫色。花偏向一侧。果实淡棕色，卵圆形。气微，味微苦。贮干燥容器内，置通风干燥处。

【药性】 辛、苦，寒。归心、肝、肺经。

1.《生草药性备要》："味辛，性平。"

2.《本草求原》："甘、辛，平。"

3.《贵阳民间药草》："苦，寒，无毒。"

【功用主治】 清热解毒，活血止血。主治痈肿疔毒，肺痈，肠痈，瘰疬，毒蛇咬伤，肺热咳喘，牙痛，喉痹，筋骨疼痛，吐血，便血，跌打损伤，皮肤瘙痒。

1.《生草药性备要》："治跌打，蛇伤，祛风散血，壮筋骨，消肿。浸酒妙。"

2.《贵阳民间药草》："平肝清热。治肝火旺，烦躁。"

3.《陕甘宁青中草药选》："清热解毒，抗癌。"

【用法用量】 内服：煎汤，10～15 g；或捣汁，鲜品 30～60 g；或浸酒。外用：捣敷；或煎汤洗。

【宜忌】 《广西中草药》："孕妇慎服。"

【选方】 1. 治痈疽，无名肿毒 韩信草和白糖捣烂外敷；另用六棱菊根 30 g。水煎服。(《福建药物志》)

2. 治蝮蛇、蕲蛇咬伤 韩信草全草捣烂取汁 60 g，加热黄酒 200 g 冲服，盖被发汗为效。药渣捣烂敷伤处。

3. 治瘰疬 韩信草全草连根 15 g。加水煮汁，以药汁同鸡蛋 2 个煮服。(2、3 方出自江西《草药手册》)

4. 治小儿高热抽搐 韩信草 30～60 g。灯心为引，水煎服。(《江西草药》)

5. 治肺热咳嗽 (印度黄芩)鲜全草 90 g。煎汤代茶，频服。(《泉州本草》)

6. 治一切咽喉诸症 (印度黄芩)鲜全草 30～60 g。捣，绞汁，调蜜服。(《泉州本草》)

7. 治急、慢性尿路感染 韩信草、海金砂各鲜用 31 g。水煎服，每日 1 剂，分 2 次服。(《福建药物志》)

8. 治白浊，白带 韩信草干全草 30 g。水煎，或加猪小肠同煎服。(《福建中草药》)

9. 治全身筋骨痛 韩信草 120 g，红枣 2 个，猪瘦肉 200 g。水炖，服汤食肉。(《江西草药》)

10. 治便血，吐血 (韩信草)全草 12～15 g。水煎，冲黄酒、红糖服。(江西《草药手册》)

11. 治跌打损伤 (印度黄芩)鲜全草、猪肉、酒各 12 g。合炖服。(《泉州本草》)

4905 戟叶石韦 jǐ yè shí wěi (《西藏常用中草药》)

【异名】 戟叶瓦韦(《中国药用孢子植物》)。

【基原】 为水龙骨科宽带蕨属植物宽带蕨的全草。

【原植物】 宽带蕨 *Platygyria waltonii* (Ching) Ching et S. K. Wu[*Neochiropteris waltonii* Ching]

植株高约 10 cm。根茎横生，被卵圆状披针形筛孔透明的鳞片，边缘有刺状长齿。叶疏生；有柄；叶片戟形，基部掌状或三叉，有时二叉；裂片宽 8～16 mm，中间一片最长，先端钝尖，全缘，叶草质，光滑，幼时背面疏被与根状茎上同样的鳞片；中脉两侧小脉网状，在中脉与叶边之间形成 3～4 行网眼，内藏小脉单一或分叉。孢子囊群近圆形，分离，在中脉两侧各成 1 行，隔丝棕色，五角形，盾状着生，边缘有不规则撕裂；孢子椭圆形，表面近光滑。

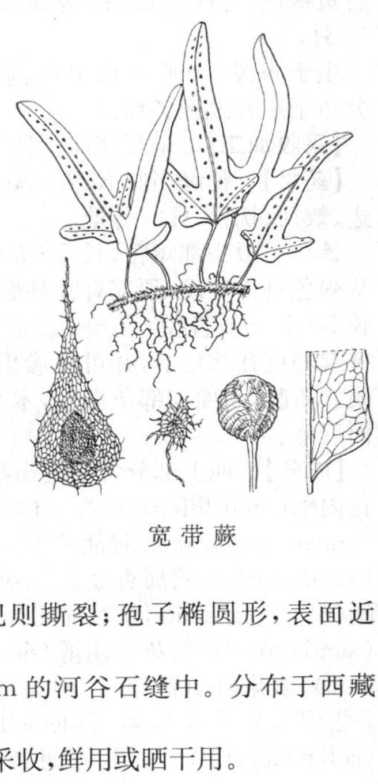

宽带蕨

生于海拔 3 500～4 600 m 的河谷石缝中。分布于西藏地区。

【采收加工】 全年均可采收，鲜用或晒干用。

【药性】《西藏常用中草药》:"性平,味苦、甘。"

【功用主治】《西藏常用中草药》:"利水通淋,清泄肺热。主治肾炎水肿,泌尿道感染,尿道结石,肺热咳嗽,咯血,支气管哮喘,咽喉炎等症。"

【用法用量】内服:煎汤,5～15 g。

【选方】1. 治肺热咳嗽 戟叶瓦韦 12 g。煎服。

2. 治肾炎水肿,泌尿系感染 戟叶瓦韦 9 g,车前草 15 g,海金沙 6 g。煎服。

3. 治尿道结石 戟叶瓦韦 12 g,金钱草 15 g,海金沙 6 g。煎服。(1～3 方出自《中国药用孢子植物》)

4906 朝鲜当归 cháo xiǎn dāng guī (《长白山植物药志》)

【异名】土当归(《吉林中草药》)。

【基原】为伞形科当归属植物朝鲜当归的根。

【原植物】朝鲜当归 *Angelica gigas* Nakai 又名:大独活(《东北植物检索表》),野当归(吉林)。

多年生高大草本,高 1～2 m。根圆锥形,有支根数个,灰褐色。茎粗壮,中空、紫色,有纵深沟纹。叶二至三回三出式羽状分裂。复伞形花序近球形,花序梗、伞辐和花柄均有短糙毛;总苞片 1 至数片,膨大成囊状,深紫色,花蕾期包裹着花序,呈球形;小伞形花序密集成小球形;花瓣倒卵形,深紫色;雄蕊暗紫色;花柱基短圆锥状,花柱短。果实卵圆形,幼时紫红色,成熟后黄褐色,背棱隆起,侧棱翅状。花期 7～9 月,果期 8～10 月。

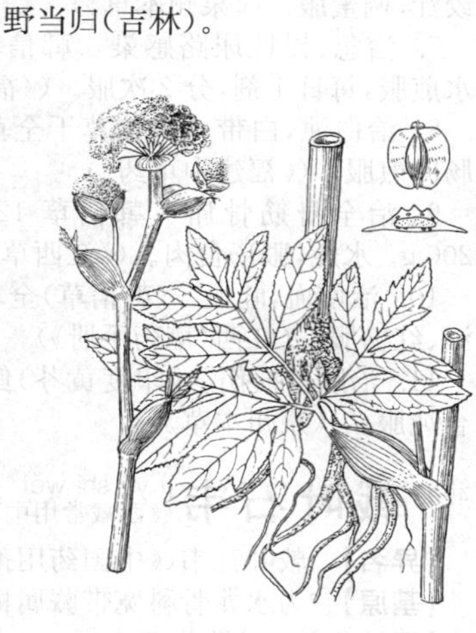

朝鲜当归

生于海拔 1 000 m 以上的高山山坡、沟旁、林缘、林下。分布于东北地区各地。

【采收加工】未开花前及秋后枯萎时采挖,晒干。

【药材】朝鲜当归 *Radix Angelicae Gigatis* 产吉林延边、蛟河、抚松、浑江等地。

性状 根头部短粗,长 2～5 cm,直径 2～3 cm。表面暗灰褐色具横环纹,顶部有叶基痕,下面生有数个支根。支根长 5～15 cm,直径 0.5～1 cm。表面有纵皱纹及多数横向突起的皮孔状疤痕,并可见渗出的棕褐色黏稠的树脂样物质。质脆,断面皮部灰白色,木部黄白色。气芳香,味微甜而后辛、苦。

【成分】地上部分含朝鲜当归醇(gigasol)[1]。根含伞形花内酯(umbelliferon),香柑内酯(bergapten),欧前胡内酯(imperatorin),异欧前胡内酯(isoimperatorin),花椒毒素(xanthotoxin),蒿属香豆素(scoparone),二氢山芹醇当归酸酯(columbianadin),紫花前胡苷元(nodakenetin),花椒毒酚(xanthotoxol),紫花前胡醇(decursinol),东莨菪素(scopoletin),紫花前胡苷(nodakenin)[2],紫花前胡素(decursin),7-去甲基软木花椒素(7-demethylsuberosin),二氢山芹醇(columbianetin),紫花前胡醇当归酯(decursinol angelate)[3],白花前胡酮(peucedanone)[6]。根的挥发油主要含 α-蒎烯(α-pinene),月桂烯(myrcene),对聚伞花素(*p*-cymene)[4]。植物体还含挥发性成分:亚丁基苯酞(butylidenephtalide),藁本内酯(ligustilide),正丁基苯酞(butylphthalide),阿魏酸(ferulic acid),烟酸(nicotinic acid)[5]。

【药理】1. 对学习记忆能力的影响 小鼠长期自由饮用含朝鲜当归乙醇提取物的水或食用含前胡醇的食团,降低 β-淀粉样蛋白 1-42 对被动回避反应的损害。紫花前胡醇还对 β-淀粉样蛋白 1-42 引起的空间运动能力的下降有减轻作用,提示朝鲜当归对 Alzheimer(一种老年痴呆症)疾病引起的记忆损伤有防治作用[1]。紫花前胡素腹腔注射,减轻小鼠东莨菪碱引起的记忆障碍,抑制海马回乙酰胆碱酯酶活性[2]。

2. 镇痛、镇静作用 朝鲜当归甲醇提取物口服在小鼠热板法甩尾法和醋酸扭体实验中有镇痛作用,减轻甲醛引起的疼痛反应。甲醇提取物口服使给予 α-肿瘤坏死因子、γ-干扰素、1β-白介素的小鼠不出现舔抓咬反应,抑制 P 物质、辣椒辣素引起的疼痛反应,减轻谷氨酸盐、海人草酸等导致的疼痛反应,有中枢镇痛作用,特别对炎性疼痛有效[3]。朝鲜当归根中的紫花前胡素和紫花前胡醇有镇静作用,能抑制咖啡因钠苯甲酸酯预处理后小鼠的自主活动[4]。

3. 抗肿瘤作用 紫花前胡素、紫花前胡醇当归酯对多种人肿瘤细胞有细胞毒性,但对正常成纤维细胞毒性较小,体外能激活蛋白激酶 C[5, 6]。紫花前胡醇当归酯、紫花前胡素腹腔注射对荷肉瘤 S_{180} 小鼠能延长生存期限,减轻瘤重和体积[7]。

4. 对免疫功能的影响 一种多糖(angelan)能激活非特异性免疫的巨噬细胞和自然杀伤细胞,然后影响辅助性 T 细胞,增加 IL-2、IL-4、IL-6 和 γ-IFN 表达。Angelan 可促进 B 淋巴细胞增殖,增加抗体产生,体内体外均能提高 T 细胞依赖性的免疫反应[8]。Angelan 处理小鼠巨噬细胞株 RAW 264.7,激活细胞外信号调节激酶 1、2 和 p38,通过 CD14、CR3 膜受体和 p38 激酶诱导 NF-kappa B/Rel 激活,诱生诱导型一氧化氮合酶(iNOS)、IL-1β 和 TNF-α 转录表达[9, 10]。也有报道朝鲜当归中的聚乙烯类物质,抑制 iNOS 表达,抑制脂多糖激活的 RAW264.7 细胞产生 NO[11]。

5. 其他作用 紫花前胡醇当归酯、紫花前胡素体外抑制花生四烯酸等诱导的血小板聚集[12]。紫花前胡醇当归酯、紫花前胡素体外抑制枯草芽胞杆菌[13]。紫花前胡醇体外抑制乙酰胆碱酯酶活性[14]。

【药性】辛,温。

【功用主治】《吉林中草药》:"除风和血。治关节痛,闪挫。"

【用法用量】内服:煎汤,10～15 g。外用:煎汤洗。

【选方】1. 治关节肿痛 土当归 15 g,黄柏 12 g,苍术 15 g。水煎,日服 2 次。

2. 治闪挫,肿痛 土当归 30 g,荆芥 30 g,葱白 5 个。煎汤洗患处。(1、2 方出自《吉林中草药》)

4907 朝鲜崖柏 cháo xiǎn yá bǎi (《长白山植物药志》)

【基原】为柏科崖柏属植物朝鲜崖柏 *Thuja koraiensis* Nakai 的枝叶。

【原植物】参见"朝鲜崖柏仁"条。

【采收加工】秋末果熟后采收,除去种壳备用。

【药材】 朝鲜崖柏 *Cacumen Thujae Koraionsis* 主产于吉林。

性状 大枝平展，小枝扁平，互生，排成一平面。鳞形叶二型，交互对生，4 个成一节，位于小枝上下两面的 1 对紧贴；小枝下面鳞叶略带白粉。气微，味微涩。

【成分】 叶挥发油中含 α-蒎烯（α-pinene），茴香酮（fenchone）及侧柏酮（thujone）[1]。

【药性】 苦、涩，寒。

【功用主治】 《长白山植物药志》："凉血止血，祛痰止咳，止痢。主治吐血，衄血，便血，尿血，子宫出血；急、慢性菌痢；慢性支气管炎，百日咳。"

【用法用量】 内服：煎汤，10～20 g。

【选方】 治血热妄行吐血、衄血、崩漏、尿血 （长白）侧柏叶焙炭为末，每服 5～10 g，每日 2～3 次。（《长白山植物药志》）

4908 朝天委陵菜 cháo tiān wěi líng cài（《河北中草药》）

【异名】 涝洼筋（《青岛中草药手册》）。

【基原】 为蔷薇科委陵菜属植物朝天委陵菜的全草。

【原植物】 朝天委陵菜 *Potentilla supina* L.（*P. paradoxa* Nutt.） 又名：背铺委陵菜（《兰州植物志》），野金梅草、野香芳、鸡毛菜（《东北草本植物志》），地榆子（《江苏植物志》），老鹳筋（《云南种子植物名录》）。

一年生或二年生草本，长 20～50 cm。植株多分枝，矮铺散。主根细，有疏侧根；基生叶羽状复叶，有小叶 2～3 对，互生或对生；叶柄被疏柔毛或脱落近无毛，小叶无柄；托叶膜质，褐色；小叶片长圆形或倒卵长圆形。基部楔形，边缘有圆钝或缺刻状锯齿，两面绿色；茎生叶与基生叶相似，向上小叶对数逐渐减少。花两性；单花侧生或顶生；花瓣 5，倒卵形，先端微凹，黄色；花柱近顶生。瘦果长圆形，先端尖。表面具脉纹。花、果期 3～10 月。

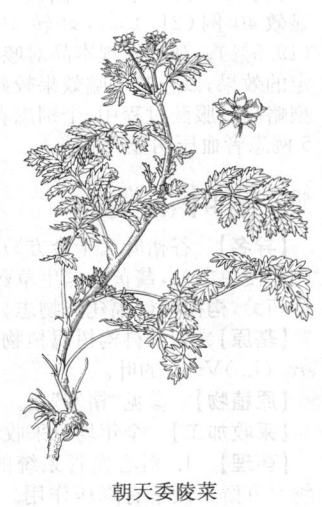

朝天委陵菜

生于海拔 100～2 000 m 的田边、荒地、河岸沙地、草甸、山坡湿地。分布于华北、东北、华东、西南、西北及河南、湖北、湖南、广东、西藏等地。

【采收加工】 6～7 月枝叶茂盛时采割，扎成把晒干。

【药理】 抗菌作用 朝天委陵菜体外对金黄色葡萄球菌、表皮葡萄球菌有抑制作用[1]。

【药性】 甘，酸，寒。

1.《青岛中草药手册》："性寒，味甘、酸。"

2.《河北中草药》："甘、酸，平。"

3.《长白山植物药志》："淡，凉。"

【功用主治】 凉血止血，收敛止泻，滋阴益肾。主治吐血，尿血，便血，血痢，泄泻，须发早白，牙齿不固。

1.《青岛中草药手册》："收敛止泻。主治腹泻。"

2.《河北中草药》："凉血止血，滋阴益肾。用于吐血，尿血，便血，血痢，须发早白，牙齿不固。"

3.《长白山植物药志》："滋补，收敛，清热，止血。主治肠炎，痢疾，各种出血，感冒发热。"

【用法用量】 内服：煎汤，6～15 g。外用：煎汤熏洗。

【选方】 1. 治小儿腹泻 涝洼筋适量，水煎，烫洗脚。

2. 治宫颈癌症 涝洼筋 15～30 g。水煎，熏洗局部；同时内服同量。（1、2 方出自《青岛中草药手册》）

4909 朝鲜崖柏仁 cháo xiǎn yá bǎi rén（《长白山植物药志》）

【异名】 长白侧柏仁、柏子仁（《长白山植物药志》）。

【基原】 为柏科崖柏属植物朝鲜崖柏的种仁。

【原植物】 朝鲜崖柏 *Thuja koraiensis* Nakai 又名：长白侧柏（《东北木本植物图志》），朝鲜柏（《中国东北裸子植物研究资料》）。

乔木，高达 10 m，胸径 30～75 cm。幼树树皮红褐色，平滑，有光泽；老树树皮灰红褐色，浅纵裂。枝条平展或下垂，树冠圆锥形。叶鳞形，先端钝或微尖，背面有明显或不明显的腺点；下部的鳞叶有白粉。球果椭圆状球形，长 9～10 mm，径 6～8 mm，熟时深褐色；种鳞 4 对，交叉对生，薄木质，下部 2～3 对，各有 1～2 种子。种子椭圆形，扁平，长约 4 mm，宽 1.5 mm，两侧有翅。

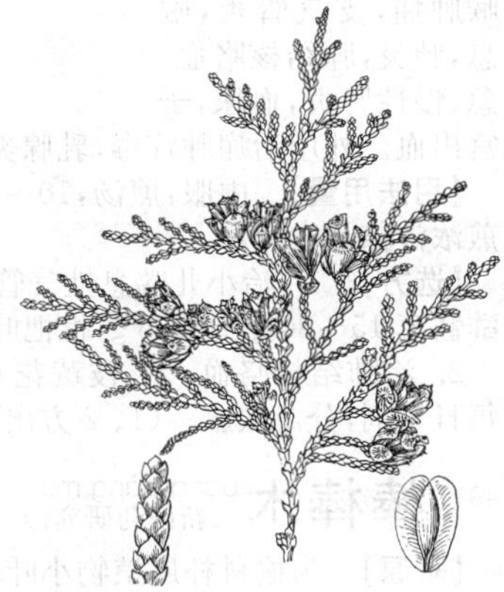

朝鲜崖柏

生于海拔 700～1 400 m 湿润、富有腐殖质的谷地，但在山脊及裸露的岩石缝中也能生长。分布于吉林延吉和长白山等地。

本植物的枝叶（朝鲜崖柏）亦供药用，另设专条。

【采收加工】 秋末球果熟后采收，除去种壳备用。

【药性】 《长白山植物药志》："甘，辛，平。"

【功用主治】 《长白山植物药志》："主治神经衰弱，心悸，不眠，遗精，多汗，津虚便秘。"

【用法用量】 内服：煎汤，5～20 g；或入丸、散。

【选方】 1. 治心血亏虚，惊悸不寐 柏子仁 12 g，酸枣仁 12 g，五味子 6 g，远志 6 g。水煎服。

2. 治津虚便秘 柏子仁、松子仁、火麻仁各 10 g。水煎服。或为蜜丸，每服 10～15 g。（1、2 方出自《长白山植物药志》）

4910 朝鲜一枝黄花 cháo xiǎn yī zhī huáng huā（《长白山植物药志》）

【异名】 朝鲜一枝蒿、一枝黄花（《长白山植物药志》）。

【基原】 为菊科一枝黄花属植物钝苞一枝黄花的全草。

【原植物】 钝苞一枝黄花 *Solidago pacifica* Juz. [*S. virgaurea* L. var. *coreana* Nakai]

多年生草本，高达 1 m。根茎粗壮。茎直立，不分枝。叶互生；叶片长椭圆形或披针形，下部茎叶具狭翅长叶柄；上部茎叶小；叶两面无毛，光滑。头状花序较小，茎上部短花序排成伞房状花序，伞房花序沿茎排成总状花序式；总苞片 3～4 层，长 4～6 mm，长椭圆形或倒长披针形，先端圆形或圆钝;舌状花长约 5 mm。瘦果,长 2 mm,无毛。花果期 8~10月。

生于山坡草地、林缘或林下。分布于河北、辽宁、吉林、黑龙江。

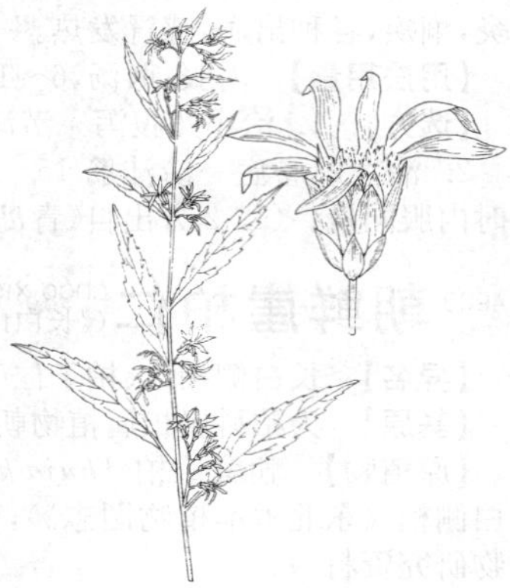
钝苞一枝黄花

【采收加工】 7~9月采收,鲜用或切段晒干。

【药性】 《长白山植物药志》:"辛、苦,凉。"

【功用主治】 《长白山植物药志》:"清热解毒,化痰平喘,止血消肿。主治感冒发热,咽喉肿痛,支气管炎,喘息,肺炎,肺结核咯血,急、慢性肾炎,血尿,子宫出血。外用治痈肿疔毒,乳腺炎,毒蛇咬伤。"

【用法用量】 内服:煎汤,10~30 g。外用:鲜品捣敷;或煎浓汁搽。

【选方】 1. 治小儿喘息性气管炎 一枝黄花 15~30 g,酢酱草 15~30 g,地龙 6 g,枇杷叶 6 g。水煎服。

2. 治肺结核咯血 一枝黄花 60 g,冰糖适量。水煎服。每日 1 剂,分 2 次服。(1、2 方出自《长白山植物药志》)

4911 棒棒木 bàng bàng mù (《新医药研究》)

【基原】 为榆科朴属植物小叶朴的树干、枝条。

【原植物】 小叶朴 *Celtis bungeana* Bl. 又名:黑弹树、光皮朴(《东北经济树木图说》),白麻子(《中国经济植物志》),黑弹木(《全国中草药汇编》)。

落叶乔木。幼枝无毛。叶互生;有叶柄,长 5~10 mm;无托叶;叶片斜卵形至椭圆形,先端渐钝,基部阔楔形,中、上部边缘有锯齿,上面无毛,下面仅脉腋常有柔毛。核果单生于叶腋,球形,直径 4~7 mm,紫黑色,果核平滑。花期 4~5 月,果熟期 8~10 月。

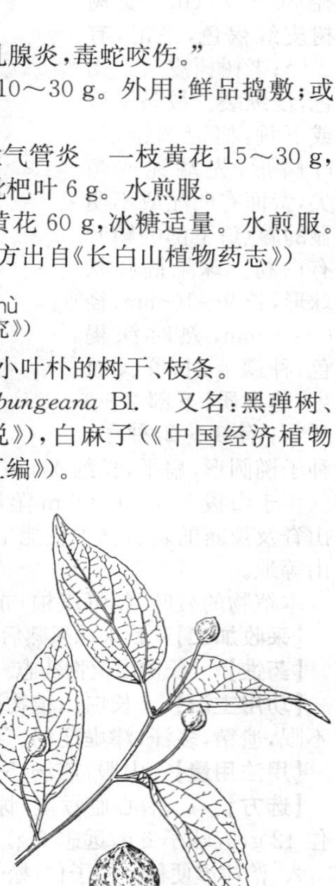
小叶朴

生于低山、丘陵地区。分布于华北、西南及河北、山西、辽宁、江苏、浙江、安徽、江西、山东、湖北、湖南、广西、西藏、陕西、甘肃等地。

【采收加工】 6~7 月砍割枝条,切薄片,或取树干刨成薄片,晒干。

【药材】 棒棒木 *Caulis Celtis Bungeanae* 产于辽宁、河北、陕西、山西、山东、浙江、湖北、云南等地。

性状 树干多刨成薄片状,外表面灰色,平滑。茎枝圆柱状,灰褐色,有光泽;断面色白,纹理致密;质坚硬。气微香,味微苦。

【成分】 茎含挥发油,糖类,羟基桂皮酰胺的衍生物,生物碱[1]。树皮和心材含生物碱,皂苷,β 型强心苷,不饱和甾醇,内酯,挥发油,脂肪和糖类[2]。

【药理】 1. 止咳、祛痰作用 小鼠腹腔注射棒棒木水煎剂、醚提取物及挥发油部分(氨水喷雾引咳法)均有止咳作用。棒棒木分离出来的 N-对羟基苯乙基-对羟基桂皮酰胺也有止咳作用[1~3]。棒棒木水煎剂以及醚、氯仿和乙醇提取物腹腔注射在小鼠酚红法实验中均有祛痰作用[1]。

2. 抗菌作用 乙醚提取物对肺炎链球菌、甲链球菌、卡他球菌和流感杆菌都有一定抑制作用,根、皮、茎、叶和茎皮均有效[1, 2]。

【药性】 辛、微苦,凉。

1.《内蒙古中草药》:"味淡,性平。"

2.《沙漠地区药用植物》:"味甘,性温。"

3.《全国中草药汇编》:"辛、微苦,凉。"

【功用主治】 祛痰,止咳,平喘。主治慢性咳嗽,哮喘。

【用法用量】 内服:煎汤,30~60 g。

【选方】 治支气管哮喘,慢性支气管炎 棒棒木 60 g,白糖 15 g,棒棒木水煎约 40 min 成浓茶色,放入白糖,连煎 3 次。每晚服 1 次。(《全国中草药新医疗法展览会资料选编》)

【临床报道】 治疗慢性气管炎 将棒棒木制成浸膏糖衣片(每片含生药 4.6 g)口服,每次 5 片,每日 2 次。10 d 为 1 个疗程。共观察 190 例,经 3 个疗程治愈 8 例(4.2%),显效 40 例(21.1%),好转 105 例(55.3%),无效 37 例(19.5%)。观察发现本品对咳嗽、咯痰、喘息及炎症均有一定的效果,以止咳平喘效果较好;对单纯型的有效率比喘息型略高。服药过程中,个别患者有头昏、心慌、气短及恶心,5 例患者血压明显升高[1]。

4912 楮叶 chǔ yè (《别录》)

【异名】 谷楮叶(《千金方》),构叶(《子母秘录》),榖树叶(《简便单方》),酱黄叶(《生草药性备要》),楮树叶(《安徽中草药》),构树叶(《福建药物志》)。

【基原】 为桑科构树属植物构树 *Broussonetia papyrifera* (L.) Vent. 的叶。

【原植物】 参见"楮实"条。

【采收加工】 全年均可采收,鲜用或晒干。

【药理】 1. 对心血管系统的作用 楮叶煎剂及醇提取物对麻醉犬及羊有降压作用。楮叶提取的总黄酮苷灌注,抑制兔、豚鼠和大鼠离体心脏心肌收缩力;同时伴有心率减慢,并引起心房、心室多发性心律失常[1]。醇提取物和总黄酮苷对兔和豚鼠离体心房亦有相似的作用,但对心房收缩频率无明显影响[2]。总黄酮苷灌注离体兔耳,增加血管流出量,呈血管扩张作用[1]。

2. 抗菌作用 楮叶的丙酮提取物对葡萄球菌有抑制作用[3]。楮叶(构树叶)提取物构树总黄酮对铅、砷染毒的人永生化表皮细胞氧化损伤有防护效果,降低丙二醛含量,提高超氧化物歧化酶、谷胱甘肽过氧化酶活性[4]。

【药性】 甘,凉。

1.《别录》:"味甘,无毒。"

2.《日华子》:"凉。"

3.《生草药性备要》:"味劫,性温。"

4.《广西本草选编》:"涩,平。"

【功用主治】 凉血止血,利尿,解毒。主治吐血,衄血,崩漏，金疮出血，水肿，疝气，痢疾，毒疮。

1.《别录》："主小儿身热，食不生肌，可作浴汤。又主恶疮生肉。"

2.《药性论》："炒末搜面作饦饦食之，主水痢。"

3.《日华子》："治刺风身痒。"

4.《本草图经》："叶主鼻洪。嫩芽以当菜茹，主四肢风痹，赤白下痢。"

5.《珍珠囊补遗药性赋》："洗疹风，解烦躁。"

6.《纲目》："利小便，去风湿肿胀，白浊，疝气，癣疮。"

7.《本草汇言》："凉血，袪风，利水。"

8.《福建药物志》："治神经性皮炎，瘘管，刀伤出血。"

【用法用量】 内服：煎汤，3～6 g；捣汁或入丸、散。外用：捣敷。

【选方】 1. 治鼻衄数升不断者 楮叶捣取汁饮三升，不止再三饮。久衄亦瘥。(《小品方》)

2. 治酒毒吐血 楮叶捣绞取汁，不计时候，服一小盏。(《普济方》)

3. 治通身水肿 楮枝叶煎汁如饧，空腹服一匕，日三服。(《圣惠方》)

4. 治木肾 采雄楮树叶晒干，为末，酒糊为丸。空心盐汤送下。(《丹溪治法心要》)

5. 治小便白浊 构叶为末，蒸饼为丸，如梧桐子大。每服三十丸，白汤下。(《经验良方》)

6. 治小儿赤白痢，渴，及得水饮又呕逆 构叶炙令黄香，用饮浆水半升浸之，候水绿色，去叶，以木瓜一个，切碎，纳叶汁中，煮三二沸，去木瓜，放温细细服。(《子母秘录》)

7. 治慢性风湿性关节炎 鲜楮树嫩叶 30 g，油、盐炒熟当菜吃或煎汤日服。(《安徽中草药》)

8. 治一切眼翳 三月收榖木软叶，晒干为末，入麝香少许，每以黍米大注眦内。(《圣惠方》)

9. 治鱼骨鲠咽 楮叶捣汁啜之。(《十便良方》)

10. 治蝮蛇毒 生麻、楮叶合捣，以水绞去滓渍之。(《千金方》)

11. 治坐骨神经痛 榖树叶 120 g，艾叶 60 g。煎汤熏洗。(《上海常用中草药》)

12. 治瘘管 构树叶 1 张，洗净，消毒，卷成条状，徐徐插进瘘管内，每日换药 1 次。(《福建药物志》)

4913 楮茎 chǔ jīng (《别录》)

【异名】 楮枝(《圣惠方》)。

【基原】 为桑科构树属植物构树 *Broussonetia papyrifera* (L.) Vent. 的枝条。

【原植物】 参见"楮实"条。

【采收加工】 4～5 月采收枝条，晒干。

【成分】 含螺楮树宁(spirobroussonin) A、B[1]，还含楮树素(broussin)和楮树宁 C[2]。

【功用主治】 祛风，明目，利尿。主治风疹，目赤肿痛，小便不利。

1.《别录》："主瘾疹痒，单煮洗浴。"

2.《纲目》："捣浓汁饮半升，治小便不通。"

【用法用量】 内服：煎汤，6～9 g；或捣汁饮。外用：煎水洗。

【选方】 1. 治暴赤眼痛，碜涩者 嫩楮枝去叶，放地上火烧，以碗覆之一日，取灰泡汤，澄清温洗。(《圣惠方》)

2. 治小蛊，遍身肿 细楮枝十两(锉)，黑豆一斗，细桑枝十两(锉)。上件药，以水五斗，煎取一斗，去滓，别煎取三升，每取暖一小盏服之，日三四服。(《圣惠方》楮枝汤)

4914 楮实 chǔ shí (《别录》)

【异名】 榖实(《别录》)，榖子(《千金方》)，楮实子(《保命集》)，楮桃(《御药院方》)，野杨梅子(《江苏植物药材志》)，构泡(《重庆草药》)。

【基原】 为桑科构树属植物构树的果实。

【原植物】 构树 *Broussonetia papyrifera* (L.) Vent. [*Marus papyrifera* L.] 又名：榖(《诗经》)，楮(《说文》)，榖桑、楮桑(《诗疏》)，构(《酉阳杂俎》)，斑榖(《本草图经》)，楮桃树(《救荒本草》)，酱黄木(《岭南采药录》)。

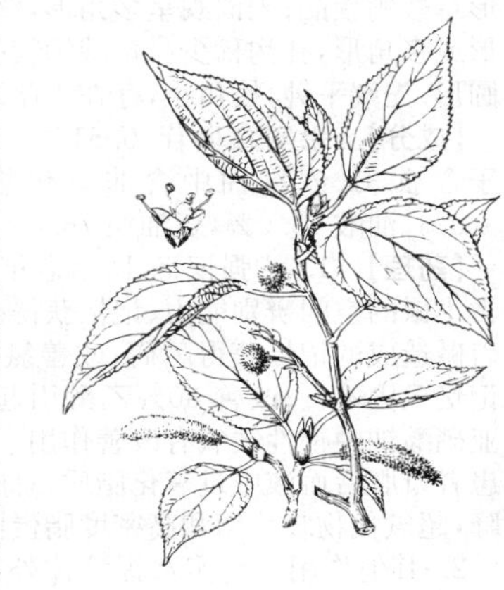

构 树

落叶乔木，高达 14～16 m。小枝粗壮，密生绒毛。单叶互生；有叶柄，密被柔毛；叶片膜质或纸质，阔卵形至长圆状卵形，长 5.5～15 cm，宽 4～10 cm，不分裂或 3～5 裂，基部圆形或心形，略偏斜，边缘有细锯齿或粗锯齿，上面深绿色，被粗伏毛，下面灰绿色，密被柔毛。花单性，雌雄异株；雄花葇荑花序，腋生，下垂；雌花头状花序；雄蕊 4；雌花苞片棒状，被毛，花柱细长，被短毛，具黏性。聚花果肉质，呈球形，直径约 2 cm，成熟时橙红色。花期 4～7 月，果期 7～9 月。

生于山坡林缘或村寨道旁。分布于华东、华南、西南及河北、山西、湖北、湖南、陕西、甘肃等地。

本植物的根或根皮(楮树根)、枝条(楮茎)、叶(楮叶)、树皮(楮树白皮)、茎皮部的乳汁(楮皮间白汁)亦供药用，另设专条。

【栽培】 生物学特性 喜温暖湿润气候，适应性较强，耐干旱，耐湿热。对土壤的选择不严，以向阳、土层深厚、疏松肥沃的土壤栽培为宜。

繁殖方法 用分根繁殖，亦可用分蘖、压条繁殖。分根繁殖：一般在冬季落叶后，选结果母枝，在其四周，挖掘根部，剪取 15～20 cm 长的根段栽种。培育 1～2 年后移栽。苗高 60～100 cm 时，选早春萌芽或冬季落叶后，按行株距 5 m × 5 m 开穴，穴底要平，施腐熟厩肥，再覆土一层，每穴栽 1 株，填土压实，浇水。因雌雄异株，以栽培雌株为主，适当栽植雄株，以便授粉。幼苗期 4 月、7 月进行松土除草，施追肥。

【采收加工】 7～9 月采摘，晒干。

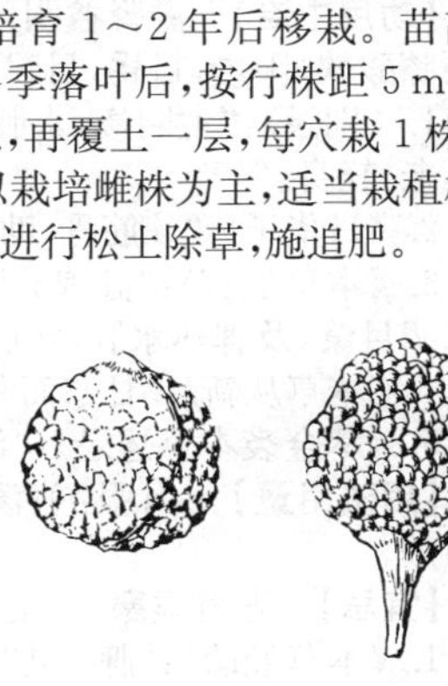

楮实(果实)外形

【药材】 楮实 *Fructus Broussonetiae* 主产于河南、湖南、湖北、山西、甘肃等地。

性状 果实呈扁圆形或卵圆形，长 1.5～3 mm，直径约 1.5 mm，厚至 1 mm。表面红棕色，有网状皱纹或疣状突起。一侧有棱，一侧略平或有凹槽，有的具子房柄。果皮坚脆，易压碎，膜质种皮紧贴于果皮内面，胚乳类白色，富油性。气微，味淡。

鉴别　粉末特征：红棕色。果皮栅状细胞多数个相连，壁黏液化，常与含晶厚壁细胞相连；断面观呈圆柱形，细胞壁有纵向细条纹增厚，增厚部分的边缘呈细齿状；底面观呈多角形，条纹状增厚壁的基部呈圆点状。内果皮厚壁细胞黄棕色或淡黄色。断面观细胞极扁薄，上、下多层重叠，界线不清楚；表面观细胞扁平，呈多角形，有不规则波状分枝，壁极厚，木化，具点状纹孔，胞腔不明显。种皮表皮细胞近无色，表面观呈多角形，垂周壁呈念珠状增厚，或孔沟细密，非木化，胞腔内含黄棕色物质。含晶厚壁细胞棕黄色，成片或数个相连。断面观呈类长方形，壁厚，木化，胞腔内含矩圆形草酸钙簇晶；表面观呈多角形，壁厚。小形厚壁细胞类圆形或多角形，孔沟稀少。草酸钙簇晶呈椭圆形、矩圆形或类圆形，先端平钝，棱角小，存在于厚壁细胞中或散在。

【成分】　果实含皂苷(0.51%)，维生素 B 及油脂[1]。种子含油 31.7%，油中含非皂化物 2.67%，饱和脂肪酸 9.0%，油酸 15.0%，亚油酸 76.0%[2]。

【药理】　1. 增强记忆、防治老年痴呆　楮实液灌胃对正常小鼠的空间辨别能力、记忆获得有促进作用；可拮抗东莨菪碱造成的记忆获得障碍；改善氯霉素和亚硝酸钠造成的记忆巩固不良；改善 30% 乙醇引起的记忆再现缺损，并对亚硝酸钠中毒性缺氧有改善作用[1]。楮实溶液给老年痴呆患者口服后血液中过氧化脂质、总胆固醇、三酰甘油水平下降，超氧化物歧化酶和高密度脂蛋白水平升高[2]。

2. 其他作用　楮实水提液体外对芬顿反应所致兔晶状体氧化损伤有防护作用，提高谷胱甘肽水平[3]。楮实乙醇提取物对酪氨酸酶同时有抑制和激活作用[4]。

【炮制】　1. 楮实　取原药材，除去杂质，筛去灰屑。

2. 炒楮实　取楮实，置锅内，用文火加热，炒至有爆声，香气溢出为度，取出，放凉。

饮片性状　楮实参见"药材"项。炒楮实形如楮实，颜色加深，略有香气。

贮干燥容器内，炒楮实密闭，置阴凉干燥处。

【药性】　甘，寒。归肝、肾、脾经。

1.《别录》："味甘，寒，无毒。"

2.《雷公炮制药性解》："入肾经。"

3.《本草通玄》："甘，平。"

4.《本草新编》："入肾、肝二经。"

5.《青岛中草药手册》："入心、脾经。"

【功用主治】　滋肾益阴，清肝明目，健脾利水。主治肾虚腰膝酸软，阳痿，目昏，目翳，水肿，尿少。

1.《别录》："主阴痿，水肿，益气，充肌肤，明目，久服不饥不老，轻身。"

2.《日华子》："壮筋骨，助阳气，补虚劳，助腰膝，益颜色。"

3.《本草汇言》："健脾养肾，补虚劳，明目。主阳亢阴痿，水涸目蒙，及脾热水肿，腰膝痿弱，筋骨乏力诸证。"

4.《本草从新》："甘寒而利，消水肿，疗骨鲠，明目，软坚。"

5.《萃金裘本草述录》："泻湿热。"

【用法用量】　内服：煎汤，6～10 g；或入丸、散。外用：捣敷。

【宜忌】　脾胃虚寒，大便溏泻者慎服。

1.《本草经疏》："脾胃虚寒者不宜。"

2.《本草新编》："久服滑肠。"

3.《本草求真》："脾胃虚人禁用，久服令人骨痿。"

【选方】　1. 治脾、肾、肝三脏阴虚，吐血咳血，骨蒸夜汗，口苦烦渴，梦中遗精；或大便虚燥，小便淋涩；或眼目昏花，风泪不止　楮实(赤者)一斗。取黑豆一斗，煮汁，去豆取汁，浸楮实子一日，晒干，再浸再晒，以豆汁渗尽为度，再晒燥。配枸杞子三升，俱炒微焦，研为细末。每早用白汤调服五钱。(《本草汇言》)

2. 治目昏　楮实、荆芥穗、地骨皮各等分。上为细末，炼蜜为丸，桐子大。每服二十丸，米汤下。(《儒门事亲》)

3. 治肝热生翳，气翳细点，亦治小儿翳眼　楮实子研细，蜜汤调下，食后服。(《直指方》楮实散)

4. 治水气臌胀，洁净腑　楮实子一斗(水二斗熬成膏子)，另白丁香一两半，茯苓三两(去皮)。为细末，用楮实膏为丸，如桐子大。不计丸数，从少至多，服至小便清利及腹胀减为度。(《保命集》楮实子丸)

5. 治喉痹喉风　楮桃(阴干)，每用一个为末，井华水服之，重者两个。(《濒湖集简方》)

6. 治骨鲠　楮实子(为末)一两，霜梅肉三两。上为丸，弹子大，噙化咽下。(《丹台玉案》化骨神丹)

7. 去皴皱，悦皮肤　楮桃儿、土瓜根、商陆各等分。上为细末，每日早晨用少许如常洗擦患处。(《御药院方》楮实散)

【各家论述】　1.《药性通考》："此物补阴妙品，益髓神膏。世人弃而不用者，因久服滑肠之语也。楮实滑肠者，因其润泽之故，非嫌其下行之速也。防其滑，而先用茯苓、薏仁、山药同施，何惧其滑乎。"

2.《本草求真》："楮实专入肾，书言味甘气寒。虽于诸脏阴血有补，得此颜色润，筋骨壮，腰膝健，肌肉充，水肿消，以致阴痿起，阳气助，是明指其阳旺阴弱，得此阴血有补，故能使阳不胜而助，非云阳痿由于阳衰，得此可以助阳也。若以纯阴之品可以补阳，则于理甚不合矣。"

3.《本草思辨录》："(楮实)为手足少阴之药，遇肾阴不足而阳常蓄缩者，用之以充肾液伸肾权，最为切实。若肾中阳虚而阴有余，阴虚而阳易升，与阴阳并虚之证，皆非所宜。此《本经》主阴痿之旨也。夫补阴而又能伸阳者，其所补之阴，未始不随阳以俱伸，与纯阴填补有别。"

4915 楮头红 chǔ tóu hóng (《四川中药志》)

【异名】　风梖斗草(《福建药物志》)，耳环草(《广西药用植物名录》)。

【基原】　为野牡丹科肉穗草属植物楮头红的全草。

【原植物】　楮头红 *Sarcopyramis nepalensis* Wall.　又名：尼泊尔肉穗草(《广西植物名录》)。

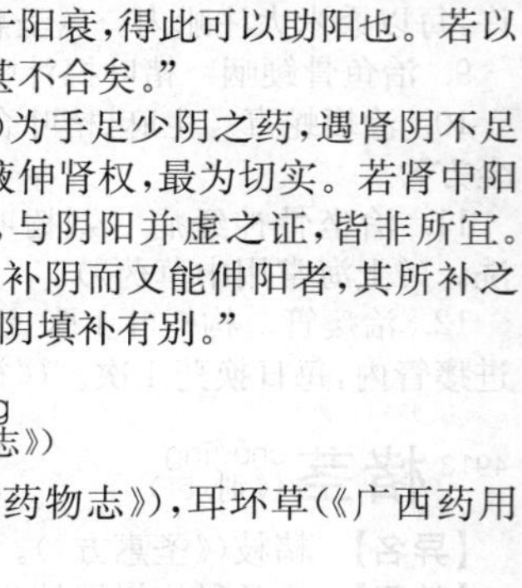

楮头红

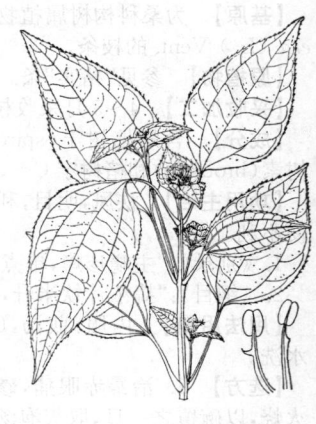

草本，高 10～30 cm。茎直立，肉质，四棱形，无毛。叶对生；有叶柄，长 0.8～2.8 cm，具狭翅；叶片膜质，广卵形或卵形，长 3～10 cm，宽 1～3.5 cm，边缘具细锯齿；基出脉 3～5。聚伞花序，生于分枝顶端花两性，萼筒为倒尖塔形，有4翅，上部4齿裂；花瓣4，粉红色，倒卵形；雄蕊8，等长，花丝向下渐宽；子房下位，4室，顶端具膜质冠，冠缘浅波状。蒴果杯形，具4棱，膜质冠伸出萼1倍。花期8～10月，果期9～12月。

生于海拔1 300～3 200 m的密林下阴湿的地方或溪边。分布于西南及福建、江西、湖北、湖南、广东、广西、西藏等地。

【采收加工】 7～9月采收，鲜用或切碎晒干。

【药性】 苦、甘，微寒。归肺、肝经。

1.《四川中药志》1960年版："性凉，味酸。无毒。"

2.《福建药物志》："甘、淡，平。"

【功用主治】 清热平肝，利湿解毒。主治肺热咳嗽，头目眩晕，耳鸣，耳聋，目赤羞明，风湿痹痛，跌打伤肿，疔疮肿毒。

1.《四川中药志》1960年版："清肺热，去肝火。治风湿痹痛，耳鸣，耳聋及目雾羞明。"

2.《福建中药志》："清热解毒。主治急性肝炎，肺热咳嗽，蛇头疔，无名肿毒。"

3.《广西民族药简编》："捣烂敷患处治跌打损伤。"

【用法用量】 内服：煎汤，6～15 g。外用：捣敷。

【选方】 1. 治肺热咳嗽　楮头红15 g，桑叶、冬青叶、竹凌霄、土百部各12 g。水煎服。

2. 治肾虚耳鸣、耳聋　楮头红15 g，响铃草、挖耳草、土党参各12 g，石菖蒲、茯苓各9 g。炖猪耳朵服。

3. 治目赤羞明　楮头红、光明草、草决明、野菊花各15 g，蝉蜕9 g，车前草12 g。水煎服。（1～3方出自《万县中草药》）

4916 楮树根 chǔ shù gēn（《分类草药性》）

【异名】 榖树子根（《本经逢原》），榖木蔃（《生草药手册》），纱纸树根（《广西民间常用中草药手册》），壳树根（江苏《中草药新医疗法资料选编》），构树根（《浙江药用植物志》）。

【基原】 为桑科构树属植物构树 *Broussonetia papyrifera*（L.）Vent. 的嫩根或根皮。

【原植物】 参见"楮实"条。

【采收加工】 春季挖嫩根，或秋季挖根，剥取根皮，鲜用或晒干。

【成分】 根皮含黄酮成分：通脱木黄酮（papyriflavonol）A[1]，australone A[2]。含三萜皂苷成分：3β-〔(*m*-methoxybenzoyl)oxy〕urs-12-en-28-oic acid[2]。

【药理】 1. 抗炎作用　楮树根中的通脱木黄酮A选择性抑制人重组分泌型磷脂酶。通脱木黄酮A还抑制小鼠骨髓中的肥大细胞受刺激产生白三烯C_4，也减轻大鼠IgE依赖性皮肤被动过敏反应，显示出抗炎活性[1]。构树中的成分抑制脂多糖诱导的巨噬细胞产生一氧化氮，这是因为BA能抑制核因子kappa B活化和诱导型一氧化氮合酶表达等[2]。该成分抑制大鼠中性粒细胞的呼吸爆发，这部分是因为抑制蛋白激酶C引起的[3]。

2. 其他作用　构树中的某些成分抑制大鼠脑匀浆铁离子诱导的脂质过氧化和大鼠血管平滑肌细胞增殖[4]。构树中的多种成分能抑制蛋白酪氨酸磷酸酶1B[5]。全株中分离的化合物有抑制芳香化酶的活性[6]。

【药性】 甘，微寒。

1.《重庆草药》："味甘，性微寒，无毒。"

2.《广西民间常用草药手册》："味微涩，性平。"

【功用主治】 凉血散瘀，清热利湿。主治咳嗽吐血，崩漏，水肿，跌打损伤。

1.《本草求原》："和营卫，治水湿，止崩下。"

2.《分类草药性》："治跌打损伤，失红吐血。"

3.《重庆草药》："清热凉血。治咳嗽吐血，红崩，风火牙痛。"

4.《广西本草选编》："敛肺止咳。"

5.《福建药物志》："清热利湿。治痢疾，痈疽初起。"

6.《浙江药用植物志》："利尿消肿，化痰止咳。主治肾炎浮肿，支气管炎。"

【用法用量】 内服：煎汤，30～60 g。

【选方】 1. 治肺虚咳嗽　纱纸树根60 g，五指牛奶根60 g，柠檬叶3张。水煎服，或同猪肺煲服。（《广西民间常用中草药手册》）

2. 治肺脓疡　壳树根500 g，洗净，切碎，加水2 000 ml，煎至1 000 ml，分3次服完。此为一日量。（江苏《中草药新医疗法资料选编》）

3. 治水肿，筋骨酸痛　构树根白皮9～15 g。煎服（《上海常用中草药》）

4. 治小儿无辜疳痢　漏芦一两，猪肝一两（焙干），楮树根白皮一两（锉）。上为末，炼蜜和捣为丸，如弹子大。每服，温水研一丸，不计时候，量儿大小，分减服之。（《圣惠方》）

4917 楮树白皮 chǔ shù bái pí（《纲目》）

【异名】 榖木皮（《吴普本草》），楮树皮（《别录》），榖白皮（《千金方》），楮白皮（《圣济总录》），楮皮（《普济方》），构皮（《草木便方》）。

【基原】 为桑科构树属植物构树 *Broussonetia papyrifera*（L.）Vent. 除去外皮的内皮。

【原植物】 参见"楮实"条。

【采收加工】 春、秋季剥取树皮，除去外皮，晒干。

【成分】 楮树皮层含楮树黄酮醇（broussoflavonol）A、B和楮树查耳酮（broussochalcone）A、B[1]，及小构树醇（kazinol）A、B[2]。还含三萜类链烷烃和链烷醇类化合物[3]。

【药性】 甘，平。

1.《药性论》："甘，平，无毒。"

2.《本草汇言》："味甘、涩，气平。"

【功用主治】 利水，止血。主治小便不利，水肿胀满，便血，崩漏，瘾疹。

1.《吴普本草》："治喉闭痹。"

2.《别录》："逐水，利小便。"

3.《药性论》："治水肿气满。"

4.《纲目》："煮汁酿酒饮，治水肿入腹，短气咳嗽。为散服，治下血血崩。"

5.《本草汇言》："顺气利水，凉血止血。"

6.《本经逢原》："散风祛毒。"

7.《草木便方》："洗瘾疹。"

8.《岭南采药录》："煎水洗痔疮。"

【用法用量】 内服：煎汤，6～9 g；酿酒或入丸、散。外用：煎水洗；或烧存性，研末点眼。

【选方】 1. 治小儿水气肿满不消　楮树白皮（锉）一合，赤小豆一合，赤茯苓一两（锉）。上件药和令匀，每取一分，

以水一小盏，煎至五分，去滓，分为二服，日三四服，随儿大小，以意加减服之。(《圣惠方》楮皮汤)

2. 治白痢，血痢或妇人血崩　楮树皮、荆芥等分。锉散。治血崩，每服二钱，水一盏，煎至七分，去滓放温服。如血痢，则为末，冷醋调，徐徐呷服。白痢，热醋调下。(《世医得效方》荆芥汤)

3. 治妇女月经淋漓不断　楮白皮(煅炭存性)、百草霜各等分。共研细末。每次 9 g，藕汤送下。(《安徽中草药》)

4. 治鱼骨鲠咽　楮树嫩皮捣烂为丸，水下二三十丸。(《卫生易简方》)

5. 治蜂螫　楮皮生者，取汁，涂敷螫处。(《圣济总录》)

4918 楮皮间白汁 chǔ pí jiān bái zhī (《本草经集注》)

【异名】 毂枝汁(《近效方》)，榖树白汁(《广利方》)，榖树汁、五金胶漆(《日华子》)，楮树白汁(《圣惠方》)，构胶、楮树汁(《纲目》)，楮树浆(《安徽中草药》)。

【基原】 为桑科构树属植物构树 *Broussonetia papyrifera* (L.) Vent. 茎皮部的乳汁。

【原植物】 参见"楮实"条。

【采收加工】 春、秋季割开树皮，流出乳汁干后取下。

【药性】 《纲目》："甘，平，无毒。"

【功用主治】 利尿，杀虫解毒。主治水肿，疮癣，虫蛇咬伤。

1.《别录》："疗癣。"

2.《日华子》："敷蛇、虫、蜂、蝎、犬咬。"

3.《本草汇言》："利水消肿。"

4.《广西本草选编》："杀虫止痒。主治体癣，疥疮，湿疹，神经性皮炎。"

【用法用量】 内服：适量，冲服。外用：涂。

【选方】 1. 治天行后两胁胀满，水肿　毂枝汁服。(《外台》引《近效方》)

2. 治小儿癣久不瘥　楮树白汁涂之。(《圣惠方》)

3. 治蝎螫人，痛不止　榖树白汁，涂之，立差。(《广利方》)

4. 治神经性皮炎，下肢湿疹　楮树浆涂患处，每日 2 次。(《安徽中草药》)

4919 棱果海桐子 léng guǒ hǎi tóng zǐ (《中国民间生草药原色图谱》)

【异名】 山枝仁(《中国民间生草药原色图谱》)。

【基原】 为海桐花科海桐花属植物棱果海桐的种子。

【原植物】 棱果海桐 *Pittosporum trigonocarpum* Lévl. [*P. glabratum* sensu Rehd.]

常绿灌木，高 1～3 m。老枝有皮孔。叶假轮生，常聚生枝顶；具叶柄，长 5～10 mm；叶片狭倒卵形或长圆状倒披针形，无毛。花两性；伞房花序 3～5 枝聚生于枝顶叶腋，组成伞形，花序基部有鳞状苞片；花萼 5 片，卵形；花瓣分离或部分连合；雄蕊 5；雌蕊与雄蕊等长；子房被锈色柔毛，花柱比子房长。蒴果常单生，椭圆状卵形，干后三角形或圆形，有毛；果梗疏被柔毛；3 片裂开，每片有种子 3～5 颗，种子红色。花期 4～5 月，果期 8～9 月。

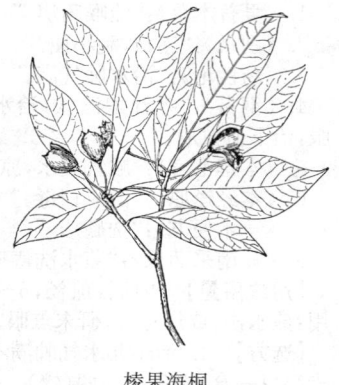
棱果海桐

生于海拔 600～2 000 m 的山谷、沟边、山麓杂木林下、林缘或灌丛中。分布于贵州等地。

【采收加工】 8～9 月采摘成熟果实，除去果壳，取出种子，晒干。

【药性】 苦、微涩，微寒。

【功用主治】 收敛止泻，清热除烦。主治腹泻，痢疾，咽痛，心烦不眠。

【用法用量】 内服：煎汤，9～15 g。

【选方】 1. 治腹泻，小便短少　山枝仁、薏仁、茯苓、泽泻、猪苓各 10 g。水煎，分 3 次凉服。

2. 治热痢后重　山枝仁、葛根、白头翁各 15 g。水煎，分 3 次微温服。

3. 治咽痛，吞咽困难　山枝仁 10 g，山豆根、岗梅根各 15 g。水煎，分 3 次冷饮少吞下。

4. 治热烦不眠　山枝仁 15 g，淡豆豉、丹皮各 10 g。水煎，分 3 次凉服。(1～4 方出自《中国民间生草药原色图谱》)

4920 椰子 yē zǐ (《海药本草》)

【基原】 为棕榈科椰子属植物椰子 *Cocos nucifera* L. 的种子。

【原植物】 参见"椰子瓤"条。

【采收加工】 秋季果实成熟后采收，剖开果壳，除去果肉内的浆液，微晾即可。置阴凉干燥处。防虫。

【药材】 椰子 *Semen Coci Nuciferae*　主产广东、海南、台湾。

性状　本品呈心形，直径 5～10 cm，有时纵剖成两瓣；种皮棕紫红色，具众多而凹陷的网状纹理，其一侧有数条纵理(种脊)，种皮薄。果肉(胚乳)厚约 1 cm，洁白色，内有大形空腔，新鲜食之香而可口，干时较硬，折断面光滑，富油性。气微，味微甘。如放置时间过长，胚乳变为淡黄，则有脂肪酸败气，味微辛辣。

鉴别　粉末特征：种皮石细胞长圆锥形或狭椭圆形，长 40～70 μm，直径 20～30 μm，淡黄色至棕黄色，壁孔明显或不甚明显。导管孔纹和螺纹，直径 10～30 μm。胚乳细胞多角形至长方形，内含油滴和少数棕色块状物，种皮细胞呈棕色不规则。

【成分】 椰子含油 35%～45%。油中含游离脂肪酸，羊油酸(caproic acid)，棕榈酸(palmitic acid)，羊脂酸(caprylic acid)，羊蜡酸(capricacid)，油酸(oleic acid)，月桂酸(lauric acid)；甾醇类：豆甾三烯醇(stigmastatrienol)，豆甾醇(stigmasterol)及岩藻甾醇(fucosterol)，α-菠菜甾醇(α-spinasterol)及甾醇(sterol)。碳水化合物约 15%，主要有水苏糖，蔗糖，葡萄糖。蛋白质不到 5%，其中包括清蛋白(albumin)，球蛋白(globulin)，醇溶蛋白(prolamine)等[1]。含维生素 B_1、B_2，α-生育酚(α-tocopherol)，γ-生育酚(γ-tocopherol)。维生素 C 的含量以未成熟果中较高[2]。

果核含甘露聚糖(mannan)[3]。

【药性】 微甘、辛，平。

【功用主治】 补脾益肾，催乳。主治脾虚水肿，腰膝酸软，产妇乳汁缺少。

【用法用量】 内服：煎汤，6～15 g。

4921 **椰根** yē gēn （《新华本草纲要》）

【异名】 椰子皮（《开宝本草》）。

【基原】 为棕榈科椰子属植物椰子 *Cocos nucifera* L. 的树根或根皮。

【原植物】 参见"椰子瓤"条。

【采收加工】 全年均可采，挖取根部，或剥取根皮，切段，晒干。

【药性】 《开宝本草》："味苦，平，无毒。"

【功用主治】 止血，止痛。主治鼻衄，胃痛，吐泻。

1. 《开宝本草》："止血，疗鼻衄，吐逆霍乱。"

2. 《本草求原》："治夹阴风寒邪热。"

【用法用量】 内服：煎汤，9～15 g；或烧存性研末，每次 3 g。

【选方】 治卒心痛 椰子皮烧存性，研，以新汲水服一钱。（《纲目》）

4922 **椰子壳** yē zǐ ké （《纲目》）

【基原】 为棕榈科椰子属植物椰子 *Cocos nucifera* L. 的果壳。

【原植物】 参见"椰子瓤"条。

【采收加工】 果实成熟时采收，随时取出胚乳及浆液，留取果壳，晒干。

【药材】 椰子壳 *Pericarpium Coci Nuciferae* 主产广东、海南、台湾。

性状 角质薄片状，褐棕色，质极坚硬。

【功用主治】 祛风，利湿，止痒。主治杨梅疮，体癣，脚癣。

1. 《本草求原》："治夹阴风寒寒热。"

2. 《全国中草药汇编》："祛风，利湿，止痒。外用治体癣、脚癣。"

【用法用量】 内服：烧存性浸酒，6～10 g；或研末，每次 2～3 g。外用：熬膏或制油外涂。

【选方】 1. 治杨梅疮筋骨痛 椰子壳烧存性，临时炒热，以滚酒泡服二三钱，暖覆取汗。（《纲目》）

2. 治体癣、脚癣 椰壳放炉上烧，用碗覆盖收集其蒸气，冷凝得馏油，加 30% 乙醇混合后涂患处。（《全国中草药汇编》）

4923 **椰子油** yē zǐ yóu （《纲目拾遗》）

【基原】 为棕榈科椰子属植物椰子 *Cocos nucifera* L. 的胚乳经加工而成的油。

【原植物】 参见"椰子瓤"条。

【功用主治】 杀虫止痒，敛疮。主治疥癣，湿疹，冻疮。

1. 《华夷花木考》："祛暑气。"

2. 《粤志》："疗齿疾，冻疮。"

3. 《渑水燕谈录》："治消渴，涂髭发立黑。"（1～3 引自《纲目拾遗》）

4. 《中国药用植物图鉴》："搽神经性皮炎。"

【用法用量】 外用：涂搽。

4924 **椰子浆** yē zǐ jiāng （《海药本草》）

【异名】 椰酒（《南越笔记》）。

【基原】 为棕榈科椰子属植物椰子 *Cocos nucifera* L. 胚乳中的浆液。

【原植物】 参见"椰子瓤"条。

【采收加工】 将成熟的果实除去外果皮及中果皮，通开正眼，倒出胚乳空腔内的浆液，鲜用。

【药性】 甘，凉。

1. 《宝庆本草折衷》："味甘，冷。"

2. 《纲目》："甘，温，无毒。"

【功用主治】 生津，利尿，止血。主治口干烦渴，水肿，吐血。

1. 《海药本草》："主消渴，吐血，水肿，去风热。"

2. 《开宝本草》："涂头，益发令黑。"

3. 《中国药用植物图鉴》："滋补，清暑，解渴。"

4. 《全国中草药汇编》："补虚，生津，利尿，杀虫。主治心脏性水肿，口干烦渴，姜片虫。"

【用法用量】 内服：75～100 g。

【宜忌】 《海药本草》："多食动气。"

4925 **椰子瓤** yē zǐ ráng （《本草衍义》）

【基原】 为棕榈科椰子属植物椰子的果肉。

【原植物】 椰子 *Cocos nucifera* L. 又名：胥余（《史记》），越王头（《南方草木状》），胥耶（《纲目》），可可椰子（《台湾木本植物志》）。

高大乔木，高达 15～30 m。茎有环状叶痕，基部增粗，常有簇生小根。叶簇生于茎顶；叶柄粗壮，长达 1 m 以上；叶片羽状全裂，长 3～4 m；革质。肉穗花序腋生，多分枝，雄花聚生于分枝上部，雌花散生于下部；佛焰苞纺锤形，厚木质；雄花：萼片 3，鳞片状；花瓣 3 片，卵状长圆形；雄蕊 6，长 4 mm；雌花：基部有小苞片数枚。坚果倒卵形或近球形。种子 1 颗，胚乳内有一富含液汁的空腔；胚基生。花、果期主要在秋季。

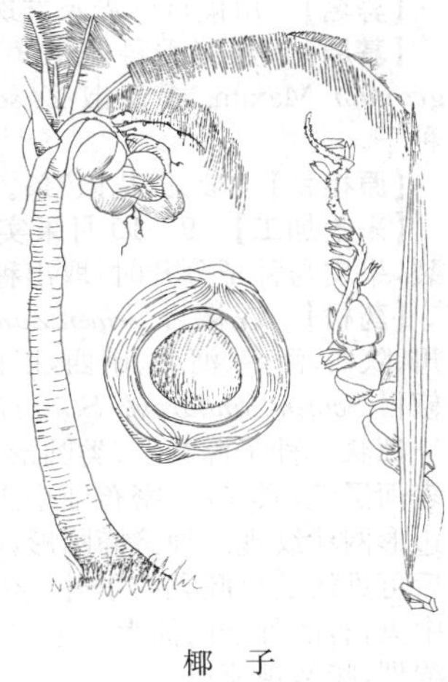

椰 子

生长于热带地区海岸。分布于广东南部诸岛及雷州半岛、广西、海南及云南、台湾。

本植物的种子（椰子）、胚乳中的浆液（椰子浆）、胚乳经加工而成的油（椰子油）、果壳（椰子壳）、根或根皮（椰根）亦供药用，另设专条。

【栽培】 生物学特性 喜高温高湿气候，喜光。对土壤条件要求不严，宜选择排水良好的海滨冲积土或河岸冲积土栽培，不宜在积水的黏土或沼泽地栽种。

繁殖方法 用种子繁殖，育苗移栽法。采收盛产季充分成熟的果实作种果，在半荫蔽的预备苗圃地，开沟将种果斜排放于沟底成 45°角，埋土至种果的 1/2 或 2/3 催芽。当种果芽长 10～15 cm 时，按行株距 40 cm×40 cm 移植进苗床。在苗床培育 1 年，在雨季，按行株距 8 m×7 m 开穴，施足基肥，"深种浅培土"定植。

田间管理 幼龄树，应稍加遮荫，间种短期作物或绿肥，每年中耕除草2～3次；挖环状沟，施有机肥为主配合少量化肥2次；成龄期，用化肥和有机肥混合施用，增加氮、磷、钾的施肥量，尤其是钾肥的施肥量。

病虫害防治　病害有椰子泻血病（又称茎流胶病），为害茎干，造成纵裂、渗液、腐烂，可将病组织挖干净，伤口涂上波尔多液防治。虫害有红棕象虫和二疣犀甲。

【采收加工】　果实成熟时采收，剥开，取出果肉，鲜用或粉碎晒干。

【药理】　降血脂、防治动脉粥样硬化作用　在高脂饲料中加入椰子汁饮料，对实验性高脂血症鹌鹑能升高高密度脂蛋白，降低肝脏总胆固醇含量和动脉硬化指数[1]。

【药性】　甘，平。

【功用主治】　益气健脾，杀虫，消疳。主治疳积，姜片虫病。

1.《开宝本草》："益气，去风。"

2.《纲目》："令人面泽。"

3.《本草求原》："消疳积白虫，小儿青瘦，合蜜食。"

4.《全国中草药汇编》："补虚，生津，利尿，杀虫。主治心脏性水肿，口干烦渴，姜片虫。"

【用法用量】　内服：食肉或压滤取汁，75～100 g。

【宜忌】　《本草求原》："患疮疥、喘咳者忌。"

4926 椒目 jiāo mù（《本草经集注》）

【异名】　川椒目（《赤水玄珠》）。

【基原】　为芸香科花椒属植物花椒 *Zanthoxylum bungeanum* Maxim. 或青椒 *Z. schinifolium* Sieb. et Zucc. 的种子。

【原植物】　参见"花椒"条。

【采收加工】　9～10月果实成熟时采摘，晾干，待果实开裂，果皮与种子分开时，取出种子。

【药材】　花椒目 *Semen Zanthoxyli Bungeani*　主产于四川、陕西、河南、河北、山西，以四川、河南产者品质最优。青椒目 *Semen Zanthoxyli Schinifoli*　产于东北、江苏、广东。

性状　种子椭圆形、类圆形或半球形，直径3～4 mm，外表面黑色，具光泽，密布细小疣点。表皮脱落后露出黑色多边形网状纹理。种脐椭圆形，种脊明显。种皮质硬脆，剥除后可见淡黄色胚乳或子叶，胚乳发达；子叶肥厚，位于胚乳中央，有的种子内面大部中空，仅残留黄白色胚乳。气芳香浓烈，味辛辣凉口。

鉴别　(1) 种子横切面：花椒目表皮细胞1列，长方形，大小相近。向内为1至数列栅状细胞，壁薄，其下有众多石细胞，相聚成带，细胞形态各异，大小不一，纹孔及孔沟清晰。内种皮细胞数列，垂周壁网状增厚。胚乳细胞多列，多角形，细胞壁薄；子叶表皮细胞1列，其下有1～2列栅状细胞，海绵组织细胞排列较疏松。胚乳细胞及子叶细胞内含油滴及糊粉粒。

粉末特征：表皮细胞多角形，长28～80 μm，直径20～58 μm，垂周壁连珠状增厚，少数均匀增厚，有的细胞较大，内充满黄棕色透明分泌物。栅状细胞多破碎，垂周壁连珠状增厚。石细胞类圆形、类方形或椭圆形，长26～52 μm，直径14～40 μm，纹孔和孔沟清晰。内种皮细胞平周壁网状增厚明显，木化。另有胚乳的油滴及棕色块。

(2) 取花椒目粉末0.5 g，加1%盐酸15 ml，水浴温热15 min，滤过，取滤液1 ml于小试管中，加碘化铋钾试剂数滴，产生橙红色或棕红色絮状沉淀（检查生物碱）。

【药理】　止咳、平喘作用　椒目醇提物灌胃对氨水引咳的小鼠、枸橼酸致咳的豚鼠均有镇咳作用。而椒目水提物却未见止咳作用[1]。椒目醇提物、水提物灌胃对组胺所致豚鼠哮喘有平喘作用。醇提物灌胃还抑制卵蛋白液致豚鼠急性过敏性支气管痉挛[1]。

【药性】　苦、辛，温。小毒。归脾、肺、膀胱经。

1.《本草经集注》："冷。"

2.《药性论》："味苦、辛，有小毒。"

3.《本经逢原》："苦，平。"

4.《药性切用》："微温。"

5.《要药分剂》："入脾、膀胱经。"

【功用主治】　利水消肿，祛痰平喘。主治水肿胀满，哮喘。

1.《本草经集注》："利去水。"

2.《新修本草》："主水腹胀满，利小便。"

3.《本草衍义》："治盗汗。行水又治水蛊。"

4. 朱丹溪："止气喘。"（引自《纲目》）

5.《药性能毒》："治痔瘘肿痛。"

6.《眼科全书》："除湿热，治盗汗，利渗有功，所以湿热下行，目自明。"

7.《本草备要》："治水臌，除胀，定喘，及肾虚耳鸣。"

8.《医林纂要》："坚肾，润命门，行淫水，安相火。"

9.《本草求原》："燥湿，消水蛊，妊娠水肿，水喘。"

10.《杭州药用植物志》："适用于心脏病水肿，膀胱炎，小便不利，及神经性喘息等。"

【用法用量】　内服：煎汤，2～5 g；研末，1.5 g；或制成丸、片、胶囊剂。外用：研末，醋调敷。

【宜忌】　《医学入门》："不宜久服。"

【选方】　1. 治久水，腹肚如大鼓者　椒目（水沉者），取熬之，捣如膏油。服方寸匕。（《千金方》）

2. 治腹满，口舌干燥，此肠间有水气　防己、椒目、葶苈（熬）、大黄各一两。上四味，末之，蜜丸如梧子大。先食饮服一丸，日三服，稍增，口中有津液渴者，加芒硝半两。（《金匮要略》己椒苈黄丸）

3. 治喘　椒目研极细末，一二钱，生姜汤调下止之。气虚不用。（《丹溪心法》）

4. 治暴宿食留饮　椒目二两，巴豆一两（去皮、心）。熬，捣，以枣膏丸如麻子。服二丸，下，痛止。（《肘后方》）

5. 治盗汗　椒目、麻黄根等分。为细末。每服一钱，无灰热酒食后调服。（《证治准绳》椒目散）

6. 治久年眼生黑花，不可见者　椒目（炒）一两，苍术（炒）二两。上为末，醋糊丸，梧桐子大。每服二十丸，醋汤送下。（《续本事方》）

7. 治妇人不问年老少，经血妄行如崩　川椒目微炒出汗，尽放地上出毒，为细末。用陈米一勺，乌梅半个，煎汤服。（《普济方》引《经验良方》）

8. 治痔瘘、脱肛　川椒目二钱。研末，空心，水送下。（《卫生易简方》）

9. 治疝气　（花椒）子3～6 g。研末，开水吞服。（《湖南药物志》）

【临床报道】　治疗哮喘　将椒目榨油，制成胶丸（含油量15%～30%），每丸含生药200 mg，每次服600～1 000 mg，每日3次，儿童酌减。共治疗958例，结果：即刻疗效组172例，获即刻控制（症状基本好转或消失，哮鸣音消失）72例；显效（症状大部分好转，哮鸣音由两肺满布减少到偶闻）30例；好转（症状部分好转，哮鸣音由满布至中等，或由中等到偶闻)33例;无效37例,总有效率为78.5%,显效率59.3%。喘息症状开始缓解时间平均为10.5 min。近期疗效组786例,近期控制274例;显效181例;好转208例;无效123例,总有效率为84.4%,显效率57.9%。维持有效时间最短1 h,最长24 h,平均6.2 h[1]。

【各家论述】 1.《纲目》:"椒目下达,能行渗道,不行谷道,所以能下水燥湿,定喘消胀也。"

2.《本草述》:"椒目治喘,似于水气之喘更为得宜。他如相火上逆之喘,反为禁药。盖其补命门之阳,与椒谅无大异也。"

3.《长沙药解》:"椒目,泄水消满,《金匮》己椒苈黄丸用之治肠间有水气腹满者,以其泄水而消胀也。"

4927 棉花 mián huā (《纲目拾遗》)

【异名】 绵花(《纲目》)。

【基原】 为锦葵科棉属植物草棉、陆地棉、海岛棉及树棉种子上的棉毛。

【原植物】 1. 草棉 *Gossypium herbaceum* L. 又名:古终(《纲目》),古终藤(《南越志》),小棉、阿拉伯棉(《中国植物志》)。

一年生草本至亚灌木,高约1.5 m。叶互生;具叶柄,被长柔毛;叶掌状5裂,裂片宽卵形,深裂不到叶片的中部,上面被星状长硬毛,下面被细绒毛,沿脉被长柔毛。花单生于叶腋,被长柔毛;小苞片基部合生,阔三角形,先端具6～8齿,沿脉被疏长毛;花萼杯状,5浅裂;花黄色,内面基部紫色。蒴果卵圆形,具喙,通常3～4室。种子大,分离,斜圆锥形,被白色长棉毛和短棉毛。花期7～9月。

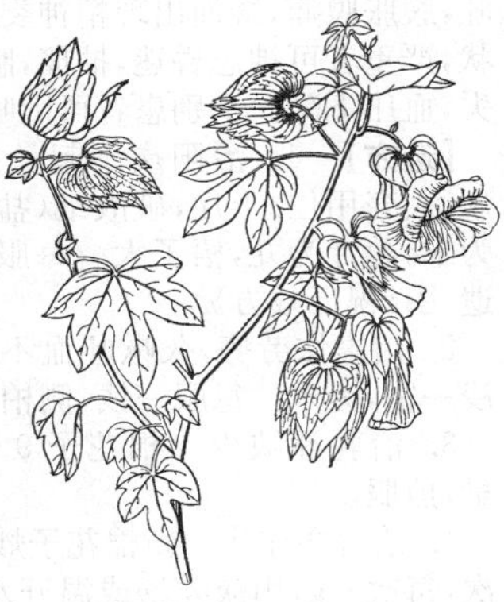

草 棉

我国广东、四川、云南、甘肃和新疆等地均系栽培。原产阿拉伯和小亚细亚。

2. 陆地棉 *G. hirsutum* L. 又名:大陆棉(《中国树木分类学》),高地棉(《广州常见经济植物》),美洲棉(《经济植物手册》),墨西哥棉(《华北经济植物志要》),美棉(《中国植物志》)。

此种与草棉的区别为:叶掌状至浅裂,裂片宽三角形至卵圆形;小苞片3、基部离生,心形;雄蕊柱长1～2 cm,花丝排列疏松;蒴果卵圆形,种子除被长棉毛外,还有不易剥离的短棉毛。花期夏、秋季。

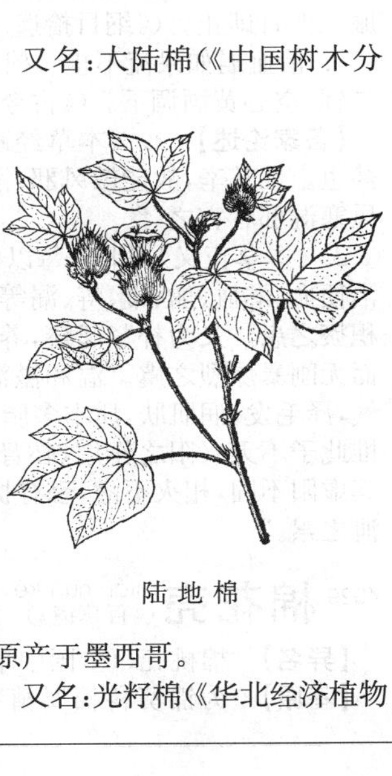

陆 地 棉

广泛栽培于我国各棉区。原产于墨西哥。

3. 海岛棉 *G. barbadense* L. 又名:光籽棉(《华北经济植物志要》),木棉、离核木棉(《中国植物志》)。

此种与上两种的区别为:多年生亚灌木或灌木,高2～3 m。全株除叶柄和叶背脉近无毛外,其余部位均被毛;小枝具棱角,暗紫色。叶掌状3～5深裂,裂片卵形或长圆形。小苞片5或更多,分离;雄蕊柱无毛,花丝排列紧密。蒴果长圆状卵形。种子彼此分离,除被长毛外,还有极易剥离的短棉毛。花期夏、秋季。

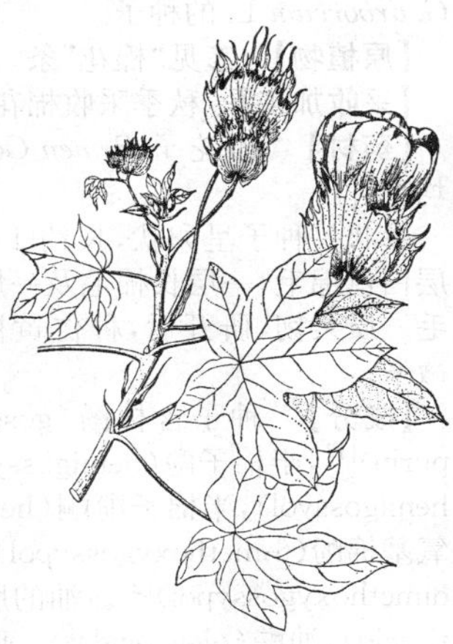

海 岛 棉

广东、海南、广西和云南等地有栽培。原产于南美热带地区和西印度群岛。

4. 树棉 *G. arboreum* L. 又名:木本鸡脚棉(《中国树木分类学》),印度棉(《广州植物志》),中棉、鸡脚棉(《秦岭植物志》),假棉花(《广西药用植物名录》),亚洲棉、木本棉(《新华本草纲要》)。

多年生亚灌木至灌木,高达3 m。叶掌状5深裂,裂片长圆状披针形。蒴果圆锥形。花期6～9月。

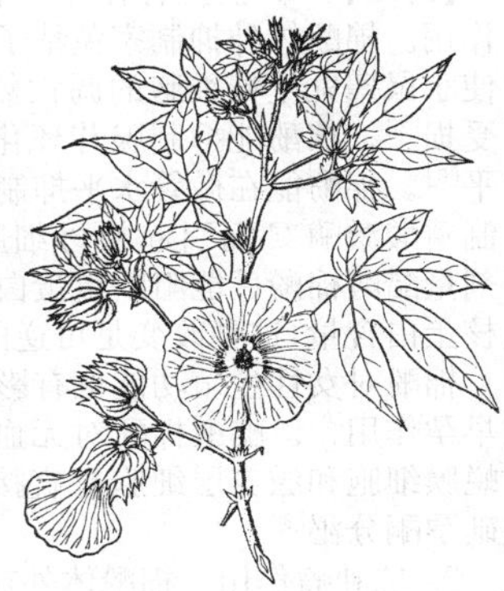

树 棉

我国黄河流域和长江流域产棉区广泛种植。原产于印度。

以上植物的种子(棉花子)、种子所榨取的脂肪油(棉花油)、外果皮(棉花壳)、根或根皮(棉花根)亦供药用,另设专条。

【采收加工】 秋季采收,晒干。

【药理】 1. 促进免疫的作用 分娩后2日内的妇女口服富含果胶的草棉可提高初乳中补体的C_3、C_4成分[1]。

2. 抗诱变作用 草棉热水提取物在鼠伤寒沙门菌/微粒体试验中抑制苯并芘诱导的突变[2]。

【药性】 甘,温。

1.《纲目》:"甘,温,无毒。"

2.《福建药物志》:"味淡,性平。"

【功用主治】 止血。主治吐血,便血,血崩,金疮出血。

1.《纲目》:"血崩,金疮,烧灰用。"

2.《药性考》:"御寒却冷。烧灰止血,冻瘃敷稳。"

【用法用量】 内服:烧存性研末,5～9 g。外用:烧研撒。

【选方】 1. 治血崩 棉花(烧灰存性),百草霜各9 g。温开水调匀服。(《福建药物志》)

2. 治肠风泻血 破絮(烧灰)、枳壳(去瓤,麸炒)各五钱。为末。每服二钱,入麝香少许,同陈米饭调下,食前服。(《普济方》絮灰散)

4928 棉花子 mián huā zǐ (《百草镜》)

【异名】 木棉子(《本草经疏》),棉花核(《兰台轨范》)。

【基原】 为锦葵科棉属植物草棉 *Gossypium herbaceum* L.、陆地棉 *G. hirsutum* L.、海岛棉 *G. barbadense* L. 和树棉 *G. arboreum* L. 的种子。

【原植物】 参见"棉花"条。

【采收加工】 秋季采收棉花时,收集种子,晒干。

【药材】 棉花子 *Semen Gossypii Hirsuti* 全国产棉区均产。

性状 种子呈卵状,长约 1 cm,直径约 0.5 cm。外被 2 层白色绵毛,一层长棉毛及一层短茸毛,少数仅具 1 层长棉毛。质柔韧,研开后,种仁黄褐色,富油性。有油香气,味微辛。

【成分】 种子含棉酚(gossypol),棉紫色素(gossypurpurin)[1],半棉子酚(hemigossypol),去氧半棉子酚(desoxy hemigossyol),半棉子酚酮(hemigossypolone)[4],痕量 6-甲氧基棉酚(6-methoxygossypol),6,6′-二甲氧基棉酚(6,6′-dimethoxygossypol)[2]。油的脂肪酸组成为棕榈酸(palmiticacid),油酸(oleic acid)[3],亚油酸(linoleic acid),硬脂酸(stearic acid)[4]。

【药理】 1. 抗生育作用 棉花子中的棉酚有男性避孕作用。棉酚体外抑制家兔精子顶体酶活性[1]。棉酚灌胃促使小鼠睾丸生精细胞的凋亡数目增加,造成睾丸生精功能受损[2]。棉酚能抑制腺苷环化酶活性,降低精子的能量水平[3]。棉酚能在微管水平抑制精子动力作用[4]。棉酚能抑制磷酸激酶 C 而引起精母细胞凋亡[5]。正常男性服用低剂量醋酸棉酚后能阻断组蛋白-精核蛋白取代反应,影响精核蛋白含量,这种改变是可逆的[6]。

棉酚对女性生殖功能也有影响。给雌大鼠灌服棉酚有抗早孕作用[7]。醋酸棉酚对无血清培养的大鼠黄体细胞、人蜕膜细胞和滋养层细胞有直接杀伤作用,抑制黄体细胞基础孕酮分泌[8]。

2. 抗肿瘤作用 棉酚体外对起源于淋巴及粒细胞、肾上腺、乳腺、宫颈、直肠和中枢神经系统的多种肿瘤细胞株均有增殖抑制活性[9]。棉酚对人膀胱癌 T_{24} 细胞有抑制作用,能诱导 T_{24} 细胞凋亡[10]。棉酚灌胃对二乙基亚硝胺诱发的大鼠实验性肝癌癌前病变有预防和治疗作用[11]。

3. 其他作用 棉酚抑制多克隆激活剂植物血凝素和佛波醇酯对体外培养的人外周血 T 细胞的活化作用,作用部位可能位于蛋白激酶 C 或下游[12]。棉酚抑制体外人肥大前列腺成纤维细胞的生长和细胞 DNA 合成[13]。棉酚皮下注射抑制实验性子宫内膜异位症模型大鼠的病灶的生长发育并使其快速消退,作用在卵巢和子宫水平[14]。棉酚对人类免疫缺陷病毒(HIV)有抑制作用[15]。棉酚对锥虫有弱的抑制作用[16]。

毒性 小鼠口服醋酸棉酚的 LD_{50} 为 2 200 mg/kg,甲酸棉酚为 4 623 mg/kg[17]。腹腔注射海岛棉子水提取物,降低大鼠血浆睾酮水平,血浆肌酐、尿素、天冬氨酸氨基转移酶、丙氨酸氨基转移酶升高[18]。有报道棉酚临床试验中能诱发低血钾。棉酚抑制 11β-羟基甾体脱氢酶,引起肾脏中糖皮质激素过量分泌,可能导致肾性失钾继而诱发低血钾[19]。棉酚还可能导致不可逆性无精子症与遗传毒性[20]。

【炮制】 取原药材,拣去杂质,筛去灰屑。

饮片性状 参见"药材"项。

贮干燥容器内,置通风干燥处,防蛀。

【药性】 辛,热,有毒。归肝、肾、脾胃经。

1.《本草经疏》:"辛,热,有毒。"

2.《广东中药》:"味甘、淡。"

3.《福建药物志》:"微苦、辛,平。"

【功用主治】 温肾,通乳,活血止血。主治阳痿,腰膝冷痛,白带,遗尿,胃寒痛,乳汁不通,崩漏,痔血。

1.《本草经疏》:"祛风湿、寒湿。"

2.《本经逢原》:"解梅疮毒,痔漏,脱肛,下血。"

3.《药性考》:"补虚,暖腰,治损。"

4.《民间常用草药汇编》:"温肾,止痛。治白带,小儿遗尿。"

5.《上海常用中草药》:"催乳,补肾,强腰膝,暖胃止痛,止血。主治乳汁缺少,腰膝无力,胃寒作痛,大便出血。"

6.《青岛中草药手册》:"治子宫功能性出血。"

7.《福建药物志》:"镇静止痛,治精神病。"

8.《四川中药志》1982 年版:"补肾壮阳。用于肾虚阳痿,月经过多。"

【用法用量】 内服:煎汤,6～10 g;或入丸、散。外用:煎水熏洗。

【宜忌】 阴虚火旺患者禁服。棉花子有毒,内服宜控制剂量,中毒症状表现为:初见头昏痛,胃中灼热感,恶心呕吐,腹胀腹痛,继而出现精神委靡,下肢麻痹,腰酸背痛等症状,严重者可神志昏迷,抽搐,瞳孔散大,对光反射迟钝或消失,血压下降。个别患者可因呼吸、循环衰竭而死亡。

【选方】 1. 治阳痿不起 棉花子(水浸,晒干,烧酒拌炒,去壳用仁)半斤,破故纸(盐水炒)、韭菜子(炒)各二两。为末,葱汁为丸,梧子大。每服二钱,空心酒下。(《纲目拾遗》引《祝氏效方》)

2. 治虚怯劳瘵,久嗽吐血不止 棉花子不拘多少,童便浸一宿,为末。每服一钱,侧柏叶汤下。(《集效方》)

3. 治乳汁缺少 棉花子 9 g。打碎,加黄酒 2 匙,水适量,煎服。

4. 治胃寒作痛 新棉花子炒黄黑色,研末。每日服 1～2 次,每次 6 g,用淡姜汤或温开水调服。(3、4 方出自《上海常用中草药》)

5. 治痔漏肠红 棉花子炒黄黑,去壳,为末,陈米糊入砂糖为丸,如桐子大。每日空心清汤下三钱,服三斤断根。(《惠直堂经验方》)

6. 治盗汗不止 棉子仁三至四钱,每日煎汤一碗,空心服三四日即止。(《纲目拾遗》引《刘氏效方》)

7. 治血崩如泉流不止 棉花子,铜器炒烟尽为末。每服二钱,空心黄酒调下。(《古今医鉴》断源散)

【各家论述】 1.《本草经疏》:"木棉子,祛风湿、寒湿之药也。惟其辛,故能散风邪;惟其热,故能除寒湿,凡下部有风寒湿邪者宜之。"

2.《本草正义》:"旧方每以棉花子仁为和血止血之品,如治便血、淋血、崩、带、痔、漏等症,则皆和血之义,而无寒凉积瘀之患。又为补肾起痿,养老扶弱等用,则又温养之法,而无刚暴燥烈之虞。温和滋润,颇为纯粹,能滋阴液,助阳气,泽毛发,润肌肤,质本多脂,终与桂、附等之辛燥者有间。惟此子不无兴阳之作用,必肾气虚寒,足冷阴痿者为宜,苟其虚阳不固,相火不潜,恐有扰动之弊,又纯属油质,更有滑泄之累。"

4929 棉花壳 mián huā ké (《百草镜》)

【异名】 棉桃壳(《全国中草药汇编》)。

【基原】 为锦葵科棉属植物草棉 *Gossypium herbaceum*

L. 等的外果皮。

【原植物】 参见“棉花”条。

【采收加工】 轧取棉花时收集。

【药性】 辛,温。

1.《本草正义》:“性温。”

2.《福建药物志》:“味淡,性平。”

3.《四川中药志》1982 年版:“味辛,性热。”

【功用主治】 温胃降逆,化痰止咳。主治噎膈,胃寒呃逆,咳嗽气喘。

1.《本草正义》:“泄痰瘀。”

2.《福建药物志》:“破气降逆。治吞咽困难。”

3.《四川中药志》1982 年版:“有温胃降逆,止咳祛痰及平喘作用,可用于胃寒呃逆,慢性支气管炎。”

【用法用量】 内服:煎汤,9～15 g。

【选方】 1. 治膈食,膈气 用棉花壳八、九月采,不拘多少,煎当茶饮之。忌食鹅。(《百草镜》)

2. 治慢性气管炎 将棉桃壳及侧柏叶粉碎,水煮,合并药液,浓缩成浸膏,烘干压成 0.4 g 的片剂(每片相当于棉桃壳 0.75 g,侧柏叶 0.25 g)。每日 3 次,每次 3～4 片,10 d 为 1 个疗程。(《全国中草药汇编》)

4930 棉花油 mián huā yóu
(《纲目拾遗》)

【基原】 为锦葵科棉属植物草棉 *Gossypium herbaceum* L. 等种子所榨取的脂肪油。

【原植物】 参见“棉花”条。

【药性】《纲目》:“味辛,性热,微毒。”

【功用主治】《纲目》:“治恶疮,疥癣。”

【用法用量】 外用:涂擦。

4931 棉花根 mián huā gēn
(《上海常用中草药》)

【异名】 草棉根皮(《中国药用植物图鉴》),蜜根(《上海常用中草药》),土黄芪(《全国中草药汇编》)。

【基原】 为锦葵科棉属植物草棉 *Gossypium herbaceum* L.、陆地棉 *G. hirsutum* L.、海岛棉 *G. barbadense* L. 和树棉 *G. arsboreum* L. 的根或根皮。

【原植物】 参见“棉花”条。

【采收加工】 采收棉花时挖根,切片,晒干;或剥取根皮,切段,晒干。

【药材】 棉花根 *Radix et Cortex Gossypii* 草棉产于甘肃、新疆、广东、四川及云南;陆地棉产于全国产棉区;海岛棉产于云南、广东。

性状 根呈圆柱形,稍弯曲,长 10～20 cm,直径 0.4～2 cm。表面黄棕色,有不规则的纵皱纹及横裂的皮孔,皮部薄,红棕色,易剥离。质硬,折断面纤维性,黄白色,无臭,味淡。

鉴别 (1) 根横切面:木栓层为多列木栓细胞,局部有破裂。栓内层为数列薄壁组织。韧皮部稍宽厚,韧皮纤维常数十个相集成束,与薄壁组织相间排列,纤维壁较薄,非木化,纵切面末端常见 2～3 分叉;韧皮射线呈漏斗状,韧皮部有时可见黏液腔。形成层成环。木质部占根的大部分,导管单个散列,或数个相连;木纤维常数十个相集成束,多角形,壁木化,纵切面末端也可见 2～3 分叉;木射线宽 1～4 列细胞,壁部分木化;初生木质部四原型。本品薄壁细胞内含有淀粉粒。

(2) 取本品粗粉 0.5 g,加乙醚 5 ml 冷浸 24 h,滤过,滤液置蒸发皿中挥去乙醚,残留物呈黄棕色,加硫酸 1 滴呈血红色;加三氯化锑氯仿溶液呈玫红色(检查棉酚)。

(3) 薄层色谱 取本品粉末 1 g,加乙醚 10～15 ml,冷浸 24 h,滤过,滤液浓缩至 2 ml。以棉酚作对照,点于硅胶 G 板上,以醋酸乙酯-石油醚-冰醋酸(22∶20∶8)为展开剂。展距 10 cm。用 20%三氯化锑氯仿溶液为显色剂,喷雾后 110 ℃烤 10 min,样品与对照品色谱在相应的位置处,显红色斑点。

【成分】 1. 草棉 根皮含棉酚(gossypol),黄酮,香草乙酮(acetovanillone),甜菜碱(betaine),甾醇(sterol),水杨酸(salicylicacid)等[1];根含皂苷(saponin),苯酚成分(phenol)[2]。

2. 陆地棉 根皮含棉酚,棉紫色素(gossypurpurin)[3],精氨酸,天冬酰胺,甜菜碱,草酸(oxalic acid)[4],水杨酸,油酸(oleic acid),棕榈酸(palmitic acid)及少量挥发油,挥发油中含糠醛(furfural),香草乙酮[5]。

【药理】 1. 止咳、祛痰、平喘作用 棉根皮水煎剂或提取物给小鼠灌胃有止咳作用[1,2]。小鼠灌服棉根煎剂及其提取物均有祛痰作用,尤以乙醇提取物和总树脂部分作用最强[1,2]。豚鼠口服棉根皮粗提树脂或天冬酰胺对组胺和乙酰胆碱混合型喘有平喘作用[2]。棉根皮水煎剂和棉酚对慢性气管炎的病理过程有减轻炎症细胞浸润的作用[2]。

2. 抗氧化、延缓衰老作用 棉花根(陆地棉)水煎剂灌胃,降低老年小鼠红细胞和脑内丙二醛含量,提高超氧化物歧化酶(SOD)活性,延缓衰老[3]。水煎剂灌胃,降低 D-半乳糖性衰老小鼠红细胞和脑内过氧化脂质含量,提高 SOD 活性[4]。

3. 其他作用 棉根提取物可引起小鼠胸腺萎缩,肾上腺重量增加,增强或改善肾上腺皮质功能,但未见有增强机体防御能力的作用[2]。体外试验表明,棉根皮煎剂、提取物树脂部分及棉酚,对某些细菌有轻度抑制作用[1,2]。棉花根水提物体外能抗乙型肝炎病毒表面抗原[5]。

【药性】 甘,温。归肺经。

1.《药性考》:“味甘,性温。”

2.《湖北中草药志》:“辛,温。”

【功用主治】 止咳平喘,通经止痛。主治咳嗽,气喘,月经不调,崩漏。

1.《草药新纂》:“催生。”

2.《中国药用植物图鉴》:“根皮为通经剂(用于月经困难及闭止),止血剂。”

3.《上海常用中草药》:“止咳平喘,又有强壮作用,适用于咳嗽气喘,小儿营养不良等症。”

4.《湖北中草药志》:“用于疝气,乳汁不通,崩漏等症。”

【用法用量】 内服:煎汤,15～30 g。

【宜忌】 孕妇慎服。

【选方】 1. 治慢性支气管炎 棉花根、大青叶各 30 g,紫金牛 15 g,陈皮 9 g。水煎,每日 1 剂,分 2 次服。10 d 为 1 个疗程,共服 10 个疗程。(《全国中草药汇编》)

2. 治神经衰弱,月经不调 棉花根 15～30 g。水煎服或浸酒服。

3. 治慢性肝炎 棉花根 30 g,地骨皮 18 g。水煎服。(2、3 方出自《浙江民间常用草药》)

4. 治乳糜尿 棉花根皮 30 g。水煎 2 次,每次煮沸 30 min(至棉花根成紫红色为度),两次药液浓缩后,加适量

糖精调味，每日3次分服，10 d为1个疗程。(《浙南本草新编》)

5. 治月经不调　棉花根皮15～30 g。水煎服或浸酒服。

6. 治乳汁不通　棉花根30 g，香附12 g，川楝9 g。水煎服。(5、6方出自《湖北中草药志》)

7. 治肺癌　棉花根、山海螺各30 g，补骨脂、天葵子各15 g。水煎服。(《实用抗癌药物手册》)

【临床报道】 1. 治疗咳嗽　取棉花根100 g，洗净煎沸2次，每次加水600 ml，煎至200 ml，早晚2次分服，每日1剂。结果：一般服药3剂后咳嗽即可减轻，可连服至痊愈。120例患者经治后，96例显效，18例有效，6例无效，总有效率为95%。观察发现年龄较轻者，疗效较好[1]。

2. 治疗乳糜尿　全部病例停用其他药物，每次棉花根50～100 g，每日1次，水煎服；口服复方丹参片4粒，每日3次，1个月为1个疗程。共治疗30例，结果：全部有效，疗程结束后乳糜尿全部消失。其中18例随防2年未复发，12例随防1年未复发[2]。

4932 椋子木 liáng zǐ mù (《新修本草》)

【异名】 椋、梾(《尔雅》)，松杨、凉木(《本草拾遗》)，椋子树(《救荒本草》)，冬青果(《植物名实图考》)。

【基原】 为山茱萸科梾木属植物梾木的心材。

【原植物】 梾木 *Swida macrophylla* (Wall.) Sojak [*Cornus macrophylla* Wall.]　又名：毛梾木《西藏植物名录》。

落叶乔木或灌木，高4～15 m。一年生枝有棱角，赤褐色。单叶交互对生；具叶柄，基部略呈鞘状；叶片椭圆状卵形至椭圆状长圆形，侧脉5～7对。伞房状聚伞花序顶生；总花梗红色，花小，白色至黄色；萼筒形，4裂；花瓣4；雄蕊4，花药丁字形着生；子房下位，花柱短，棒状，宿存。核果球形，成熟时蓝黑色，核骨质，扁球形，两侧各有1条浅沟及6条脉纹。花期6～7月，果期8～9月。

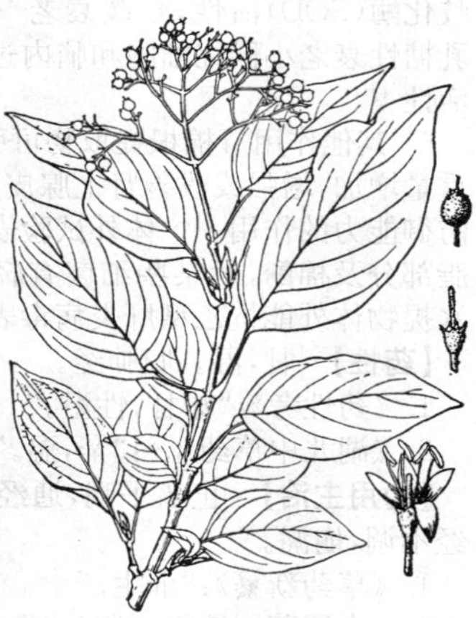

梾　木

生于海拔3 000 m以下的山谷林中。分布于山西、山东、西藏、甘肃、陕西、台湾及长江以南各地。

本植物的叶(白对节子叶)、树皮(丁榔皮)和根(梾木根)亦供药用，另设专条。

【采收加工】 全年均可采收。

【药理】 1. 抑制醛糖还原酶　椋子木乙醇提取物体外抑制大鼠晶状体醛糖还原酶[1]。

2. 抗动脉粥样硬化　椋子木油是从椋子木树果子中榨取的油。每日喂椋子木油可减轻家兔实验性动脉粥样硬化斑块的形成及胆固醇在主动内膜的堆积[2]。

【药性】 《新修本草》："甘、咸，平。无毒。"

【功用主治】 活血止痛，养血安胎。主治跌打骨折，瘀血肿痛，血虚萎黄，胎动不安。

1.《新修本草》："主折伤，破恶血，养好血，安胎，止痛，生肉。"

2.《药性考》："疗伤破血，养血安胎，定痛续折。"

【用法用量】 内服：煎汤，3～10 g；或泡酒。

4933 棕树心 zōng shù xīn (《贵州民间方药集》)

【基原】 为棕榈科棕榈属植物棕榈 *Trachycarpus fortunei* (Hook.) H. Wendl. 的心材。

【原植物】 参见"棕榈皮"条。

【采收加工】 全年均可采收，除去茎皮，取木质部，切段晒干。

【药性】 苦、涩，平。

【功用主治】 养心安神，收敛止血。主治心悸，头昏，崩漏，脱肛，子宫脱垂。

1.《贵州民间方药集》："为强壮剂。治心悸，头昏。"

2.《云南中草药》："清热，止血，消肿。主治崩漏。"

3.《广西民族药简编》："茎髓，水煎服，治肝炎，脱肛，子宫脱垂；捣烂调食盐少许用棕叶包裹，煨热敷小腹，治难产或胞衣不下(瑶族)。"

【用法用量】 内服：煎汤，10～15 g；或研末。外用：捣敷。

【选方】 1. 治崩漏　棕榈茎(去皮取心)500 g，研末，麦粉500 g，甜酒500 g。和匀制成饼。每服30 g，每日2～3次。(《江西草药》)

2. 治难产或胞衣不下　(棕榈)茎髓捣烂调食盐少许，用棕叶包裹，煨热敷小腹。(《广西民族药简编》)

4934 棕榈子 zōng lǘ zǐ (《本草拾遗》)

【异名】 败棕子(《药材学》)，棕树果(《云南中草药》)。

【基原】 为棕榈科棕榈属植物棕榈 *Trachycarpus fortunei* (Hook.) H. Wendl. 的成熟果实。

【原植物】 参见"棕榈皮"条。

【采收加工】 霜降前后，待果皮变淡蓝色时采收，晒干。

【药材】 棕榈子 *Fructus Trachycarpi Fortunei*　产于江西、江苏、安徽、浙江、福建、台湾、广东、广西、湖南、湖北、四川、云南等地。

性状　果实肾形或近球形，常一面隆起，一面凹下，凹面有沟，旁有果柄根。长8～10 mm，宽5～8 mm，表面灰黄色或绿黄色，成熟者灰蓝色而被蜡被，平滑或有不规则网状皱纹，外果皮、中果皮较薄，常脱落而露出灰棕色或棕黑色坚硬的内果皮。种仁乳白色，角质。气微，味微涩而微甜。

鉴别　(1) 果实横切面：外果皮为1列长方形、壁较厚的厚壁细胞，每个厚壁细胞又分成2～4个子细胞，外壁覆有1层蜡质。中果皮由10多列切向延长的薄壁细胞组成，外侧的较小，排列紧密，鞣质细胞单个散在或数个相聚，细胞长圆形，内含红棕色块状物。内果皮为2～3列石细胞和少量厚壁细胞，石细胞呈不规则圆形，厚壁细胞不规则方形，壁厚、木化。种皮为数列薄壁细胞。合点部位向内增大，形成合点侵填体，由木化网纹细胞组成。胚乳细胞壁厚10～14 μm，位于外侧的多径向延长；位于中部的细胞壁多呈念珠状，胚位于胚乳的背部中央，由圆形或多边形的薄壁细胞组成。

(2) 取本品粉末20 g，加乙醇冷浸过夜，滤过，蒸去乙醇，得浸膏，加20 ml蒸馏水溶解，备用。取2滴溶液于白瓷板上，加1%三氯化铁试液，显污绿色；取2滴溶液于白瓷板上，加香草醛-盐酸试液，显樱红色(检查酚类)。

(3) 薄层色谱：取(2)剩余溶液倒入分液漏斗中，加盐酸酸化(pH2)，用乙醚萃取5次，合并5次萃取液，回收乙醚，残渣加无水乙醇溶解作供试液，以d-儿茶素、原儿茶酸作对照。点于硅胶G(黄岩)-1%CMC板上。用氯仿-丙酮-甲醇-醋酸(7∶2∶1.5∶0.5)为展开剂展开，用2%三氯化铁-1%铁氰化钾水溶液显色，样品色谱与对照品色谱在相对应的位置处显相同的蓝色斑点。

【药理】 抑制免疫、降血糖作用 棕榈子水-醇提取物灌胃，减轻小鼠体重和胸腺、脾脏重量，并降低血糖[1]。

【炮制】 取原药材，除去杂质，筛去灰屑。用时捣碎。

饮片性状 参见“药材”项。

贮干燥容器内，置通风干燥处，防蛀。

【药性】 苦、甘、涩，平。

1.《滇南本草图说》：“味苦、涩，平，性温。”

2.《医林纂要》：“苦、甘、涩。”

【功用主治】 止血，涩肠，固精。主治肠风，崩漏，带下，泻痢，遗精。

1.《本草拾遗》：“涩肠，止泻痢，肠风，崩中、带下及养血。”

2.《滇南本草图说》：“主治妇人白带，筋骨疼痛，半身不遂，五淋白浊。”

3.《医学入门》：“止鼻洪，吐血。”

4.《医学广笔记》：“散瘀止血。”

5.《医林纂要》：“涩精，坚肾。”

6.《云南中草药》：“滋养，安神。”

【用法用量】 内服：煎汤，10～15 g；或研末，6～9 g。

【选方】 1. 治血崩 棕榈子、乌梅肉、干姜俱烧存性为末各二两。每服二钱，空心乌梅汤调服。(《古今医统》引《螽斯广育》如圣散)

2. 治肠炎 棕榈子9～15 g。水煎服。(《浙江药用植物志》)

3. 治跌扑损伤，腰痛下血，胎动不安 棕榈子炒研为末，每服三钱，茶酒任下。(《伤科汇纂》安胎神方)

4935 棕榈叶 zōng lǘ yè (《现代实用中药》)

【基原】 为棕榈科棕榈属植物 *Trachycarpus fortunei* (Hook.) H. Wendl. 的叶。

【原植物】 参见“棕榈皮”条。

【采收加工】 全年均可采，晒干或鲜用。

【药性】 苦、涩，平。

【功用主治】 收敛止血，降血压。主治吐血，劳伤，高血压病。

1.《民间常用草药汇编》：“治吐血，劳伤，虚弱。”

2.《全国中草药汇编》：“降血压。”

3. 南药《中草药学》：“水煎代茶饮，可预防百日咳。”

【用法用量】 内服：煎汤，6～12 g；或泡茶。

【选方】 1. 治肺痨病 (棕榈)嫩叶30 g，炖猪心、肺食。(《湖南药物志》)

2. 治高血压病，预防中风 鲜棕榈叶30 g，槐花10 g。作1 d量，泡汤代茶。(《现代实用中药》)

4936 棕榈皮 zōng lǘ pí (《日华子》)

【异名】 栟榈木皮(《本草拾遗》)，棕毛(《普济方》)，棕树皮毛(《摄生众妙方》)，棕皮(《本草求原》)。

【基原】 为棕榈科棕榈属植物棕榈的叶柄及叶鞘纤维。

【原植物】 棕榈 *Trachycarpus fortunei* (Hook.) H. Wendl. [*Chaemaerops forteunei* Hook.] 又名：棕(《山海经》)，栟榈(《异物志》)。

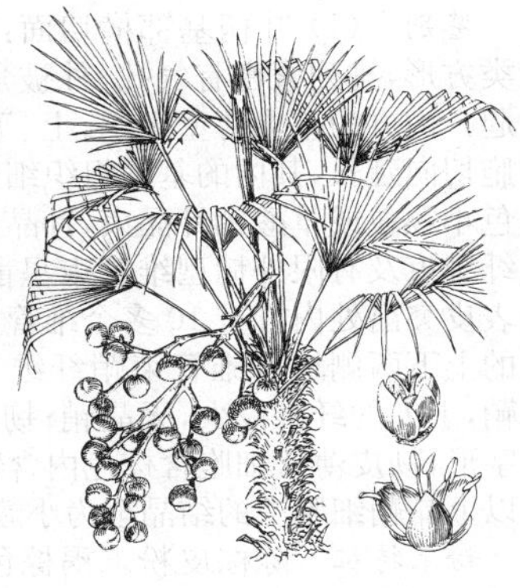

棕 榈

常绿乔木，高达10 m以上。茎杆直立，粗壮，褐色纤维状老叶鞘包被于茎杆上，脱落后呈环状节。叶簇生于茎顶；叶柄坚硬；叶片近圆扇状，具多数皱褶，掌状分裂至中部，革质。肉穗花序，淡黄色，具柔毛。雌雄异株；雄花小，多数，花被6片，淡黄色；雄蕊6，花丝短，分离；雌花花被同雄花，子房上位，密被白柔毛，花柱3裂。核果球形或近肾形。花期4～5月，果期10～12月。

栽培或野生；生于村边、庭园、田边、丘陵或山地。长江以南各地多有分布。

本植物的根(棕榈根)、心材(棕树心)、叶(棕榈叶)、花蕾及花(棕榈花)、成熟果实(棕榈子)亦供药用，另设专条。

【栽培】 生物学特性 喜温暖湿润气候，不耐严寒，喜肥耐荫，选排水良好、土层深厚的壤土或砂质壤土栽培，不宜在干旱、土层瘠薄的土壤上栽种。

繁殖方法 种子繁殖，直播或育苗移栽。选择健壮的棕树，10～11月待种子成熟时连果枝割下，采摘种子，铺成10～15 cm厚摊晾，堆藏或与湿沙混藏。如立即播种，可用草木灰液浸泡3～5 d，搓去种子上的蜡质，或堆沤3～4 d去蜡。直播法：早春2～3月播种，按行株距2 m×2 m开穴，每穴播5～7粒。播后穴内填细土，穴面平整，上面用细肥土覆盖3 cm左右，出苗后每穴保留1株壮苗。育苗移栽法：冬播或早春播，按行距20 cm开沟条播，播后用细土覆盖2～3 cm，上盖稻草。出苗后及时除去盖草，定期除草、施肥2～3次，按株距10 cm间苗，2年后按行株距2 m×2 m挖穴移栽。

田间管理 在春、秋两季松土、除草、施肥各1次。行间可间种农作物。

病虫害防治 病害有烂心病，十年生以下幼树易发生，发病后梢心腐烂致死，发病初期可用50%代森锌300～400倍液喷洒。虫害有介壳虫，为害幼苗。

【采收加工】 9～10月间采收其剥下的纤维状鞘片，除去残皮，晒干。

【药材】 棕榈皮 *Petiolus Trachycarpi Fortunei* 产于江西、江苏、安徽、浙江、福建、广东、广西、四川、贵州、云南等地。

性状 棕榈皮的陈久者，名“陈棕皮”。商品中有用叶柄部分或废棕绳。将叶柄削去外面纤维，晒干，名为棕骨；废棕绳多取自破旧的棕床，名为“陈棕”。

陈棕皮 为粗长的纤维，成束状或片状，长20～40 cm，大小不一。色棕褐，质韧，不易撕断。气微，味淡。

棕骨(棕板)呈长条板状，长短不一，红棕色，基部较宽而扁平，或略向内弯曲，向上则渐窄而厚，背面中央隆起，成三角形，背面两侧平坦，上有厚密的红棕色毛茸，腹面平坦，或略向内凹，有左右交叉的纹理。撕去表皮后，可见坚韧的纤维。质坚韧，不能折断。切面平整，散生有多数淡黄色维管束成点状。气无，味淡。

陈棕　呈破碎的网状或绳索状。深棕色至黑棕色，粗糙，质坚韧，不易断。气微，味淡。

鉴别　(1) 叶柄基部横切面：上、下表皮细胞略相似，呈类方形，排列紧密有气孔，外被角质层，下表皮中央外向隆起。内方为基本薄壁组织，上、下表皮内侧 1～2 层薄壁细胞切向延长，其内的基本组织细胞圆形或椭圆形，有的含棕色小颗粒或草酸钙针晶束，针晶长 65～70 μm；众多的晶鞘纤维束及有限外韧型维管束星散分布于基本组织中；在下表皮突出处内方有 10 多个维管束聚集在一起，每个维管束的上下两侧均有维管束鞘纤维，下方的纤维极多，且有晶鞘，上方的纤维极少，无晶鞘；韧皮部被纤维隔开略呈"八"字形，韧皮薄壁细胞含棕色内含物；木质部导管数个，大形。以上晶鞘细胞中的结晶全为小簇晶。

粉末特征　陈棕皮粉末褐棕色。晶鞘纤维众多，纤维甚长，直径 12～15 μm，壁厚约 2.5 μm，木化，胞腔明显，晶鞘细胞成行排列，草酸钙小簇晶直径约 17 μm。导管网纹，直径 34～85 μm，还有螺纹及梯纹管胞。气孔大多呈类圆形，直径 40～45 μm，副卫细胞窄长，5～6 个。草酸钙针晶长 65～70 μm。

(2) 取本品粉末 1 g，加水 20 ml，加热 5 min，滤过，滤液用水稀释成 20 ml。取滤液 1 ml，加三氯化铁试液 2～3 滴，即生成污绿色絮状沉淀；另取滤液 1 ml，加氯化钠明胶试液 3 滴，即显白色浑浊。

【药理】　止血作用　棕或炒棕炭给小鼠灌胃，能缩短毛细血管法测定的凝血时间[1,2]。棕板水煎液、新棕皮水煎液、棕板炭水煎液、新棕皮炭水煎液等剂型分别给小鼠腹腔注射，缩短毛细血管法测定的凝血时间和小鼠剪尾法测定的出血时间。棕板止血效果不及棕皮。陈棕皮水煎剂无止血作用，而陈棕皮炭煎剂和混悬剂则有作用[3]。棕榈炒轻炭给家兔灌胃，增加纤维蛋白原含量[4]。烫棕炭和棕榈给家兔灌胃，增加低切血液黏度；烫棕炭给小鼠灌胃，缩短复钙时间，提高小鼠血液黏度[5]。

毒性　棕榈尘体外使家兔肺巨噬细胞出现伪足，可见少量贴壁死细胞，部分胞浆萎缩、胀肿、细胞破裂、死亡。但不影响细胞存活率[6]。

【炮制】　1. 棕榈皮　除去杂质，洗净，切段或块，干燥。

2. 煅棕榈皮炭　取净棕榈，置煅锅内，密封，焖煅至透，放凉，取出。

3. 炒棕榈皮炭　取净陈棕皮或棕板块，置锅内，用武火炒至外表呈炭黑色，内呈焦黑色，喷淋清水少许，灭尽火星，取出，凉透。

饮片性状　棕板及陈棕皮参见"药材"项。煅棕榈皮炭：煅棕板炭形如棕板，表面炭黑色，有光泽，可见纵直纹及细斜纹，质酥脆，味苦涩；煅陈棕皮炭为黑色的毛状或条状或块状物，有光泽。炒棕榈皮炭：炒棕板炭形如棕板，表面黑棕色，微微发亮，内部呈棕褐色，质较脆，易折断，断面不整齐，略具纤维性，无臭，味淡。炒陈棕皮炭形如陈棕皮，表面黑棕色，内部褐棕色。

贮干燥容器内，置通风干燥处。棕榈皮炭散热，防复燃。

【药性】　苦、涩，平。归肝、脾、大肠经。

1.《本草拾遗》："味苦、涩，平，无毒。"

2.《海药本草》："平，温。"

3.《要药分剂》："入肝、脾二经"。

4. 南药《中草药学》："入肺、肝、大肠经。"

【功用主治】　收敛止血。主治吐血，衄血，便血，尿血，血崩，外伤出血。

1.《本草拾遗》："烧作灰，主破血止血。"

2.《海药本草》："主金疮疥癣，生肌止血，并宜烧灰使用。"

3.《日华子》："止鼻洪，吐血，破癥，止崩中，带下，肠风，赤白痢。入药烧用，不可绝过。"

4.《本草衍义》："皮烧为黑灰，治妇人血露及吐血，仍佐之他药。"

【用法用量】　内服：煎汤，10～15 g。外用：研末，外敷。

【宜忌】　出血诸证瘀滞未尽者不宜独用。

《本草经疏》："若暴得吐血瘀滞方动，暴得崩中恶露未竭，湿热下痢初发，肠风、带下方炽，悉不宜遽用，即用亦无效。"

【选方】　1. 治诸窍出血　隔年莲蓬、败棕榈、头发(并烧存性)，等分。上为末。每服二钱，煎南木香汤调下。或只用棕榈烧灰，米汤调下，亦可。(《直指方》黑散子)

2. 治肠风泻血　棕榈灰二两，熟艾(捣罗成者)一两。上二味用熟鸡子两个，同研得所；别炮附子去皮脐，为末。每服用水一盏，附子末一钱，煎数沸放温，调前药二钱匕，空心食前服。(《圣济总录》棕艾散)

3. 治妇人经血不止　棕榈皮(烧灰)、柏叶(焙)各一两。上二味捣罗为散，酒调下二钱。(《圣济总录》棕榈皮散)

4. 治妊娠胎动，下血不止，脐腹疼痛　棕榈皮(烧灰)、原蚕沙(炒)各一两，阿胶(炙燥)三分。上三味捣罗为散，每服二钱匕，温酒调下。(《圣济总录》棕灰散)

5. 治带下　茅花一握(炒)，棕榈炭三寸，嫩莲叶三张，甘草节一钱。上为细末，空心酒调方寸匕。(《妇人良方》)

6. 治水谷痢下　棕榈皮，烧研，水服方寸匕。(《近效方》)

7. 治高血压　鲜棕榈皮 18 g，鲜向日葵花盘 60 g。水煎服，每日 1 剂。(《江西草药》)

【各家论述】　1.《纲目》："棕灰性涩，若失血去多，瘀滞已尽者，用之切当，所谓涩可去脱也。与乱发同用更良。年久败棕入药尤妙。"

2.《本草经疏》："其味苦涩，气平无毒。《本经》主诸病皆烧灰用者，凡血得热则行，得黑灰则止，故主鼻洪、吐衄；苦能泻热，涩可去脱，故主崩中带下及肠风、赤白痢也；止血固脱之性而能消瘀血，故能破癥也。凡失血过多内无瘀滞者，用之切当。"

3.《本草求原》："(棕榈皮)能引血归经，止上下失血，止下血尤良，不但性涩能收脱也。此物止血，不在烧灰，但血见黑则止之说，痼习已久，姑从之。"

4937 棕榈花 zōng lǘ huā (《纲目》)

【异名】　棕榈木子(《本草拾遗》)，棕笋(《澉湖集简方》)。

【基原】　为棕榈科棕榈属植物棕榈 *Trachycarpus fortunei* (Hook.) H. Wendl. 的花蕾及花。

【原植物】　参见"棕榈皮"条。

【采收加工】　4～5 月花将开或刚开放时连序采收，晒干。

【药理】　兴奋子宫平滑肌　棕榈花蕾水提液、醇提液、醇提后水提液能加快大鼠离体子宫平滑肌的收缩频率；降低收缩幅度，且以醇提取物最强；水提液和醇提液能增加子宫平滑肌张力。提取物均可降低缩宫素所致大鼠离体子宫平滑肌的收缩频率、张力和活动力，醇提液还使收缩幅度降低。可见棕榈花蕾提取物对大鼠离体子宫平滑肌有直接兴奋作用[1]。

【药性】 苦、涩，平。
1.《本草拾遗》："有小毒。"
2.《重庆草药》："温、平。"
3.《青岛中草药手册》："性凉，味苦、涩。"
【功用主治】 止血，止泻，活血。主治血崩，带下，肠风，泻痢，瘰疬。
1.《本草拾遗》："破血。"
2.《履巉岩本草》："食之破妇人血气，不作胎孕。"
3.《天宝本草》："酒熬治气火瘰疬。"
4.《现代实用中药》："用于高血压症，有预防脑溢血之功。"
5.《民间常用草药汇编》："治血崩，肠风，痢血，瘰疬。"
【用法用量】 内服：煎汤，3～10 g；或研末，3～6 g。外用：煎水洗。
【宜忌】《本草拾遗》："初生子戟人喉，未可轻服。"
【选方】 1. 治大肠下血 棕笋煮熟，切片，晒干为末。蜜汤或酒调服一二钱(《濒湖集简方》)
2. 治痔漏浓血不止 棕榈花晒干为末，空心米饮调下三钱。(《古今医统》)
3. 避孕 月经期内取(棕榈)花 6～10 g。水煎服。(《青岛中草药手册》)

4938 棕榈根 zōng lǘ gēn (《民间常用草药汇编》)

【异名】 棕树根(《滇南本草》)。
【基原】 为棕榈科棕榈属植物棕榈 *Trachycarpus fortunei* (Hook.) H. Wendl. 的根。
【原植物】 参见"棕榈皮"条。
【采收加工】 全年均可采挖，切段晒干或鲜用。
【药理】 抗生育作用 棕榈根醇提液结合石门穴注射，推迟雌性小鼠怀孕周期，小鼠出生后发育正常。
毒性 棕榈根煎剂腹腔注射及石门穴注射 0.5 ml，均引起竖毛、抽搐等。而棕榈根醇提液注射 0.5 ml，未见毒性反应[1]。
【药性】 苦、涩，凉。
1.《四川中药志》1960 年版："性平，味苦、涩，无毒。"
2.《广西本草选编》："味微甘苦，性寒。"
【功用主治】 收敛止血，涩肠止痢，解毒消肿。主治吐血，便血，崩漏，带下，痢疾，淋浊，水肿，关节疼痛，瘰疬，流注，跌打肿痛。
1.《滇南本草》："治妇人血崩不止，男子五淋便浊，又治大肠下血。"
2.《天宝本草》："疗肿胀而消积聚。"
3.《四川中药志》1960 年版："养血收敛，涩肠止痢。治吐血，肠风下血，崩带，跌打损伤及腰痛。"
4.《云南中草药》："清热，止血，消肿。治赤白带下，面目足肿，尿少。"
【用法用量】 内服：煎汤，15～30 g。外用：煎水洗；或捣敷。
【选方】 1. 治肺病(咳血) 鲜棕榈根、鲜白茅根各 30 g，平地木 9 g。煎服。(《安徽中草药》)
2. 治血淋 (棕榈)根 30 g。炖猪精肉食。(《湖南药物志》)
3. 治赤白痢疾 棕树根、六合草、红斑鸠窝各 60 g。水煎服。(《四川中药志》1960 年版)
4. 治水肿 棕榈根 60 g，腹水草 15～30 g，薏米根 15～30 g。水煎服。
5. 治四肢关节痛 棕榈根 15 g，白果 6 g。水煎服。
6. 治睾丸肿大 棕榈根 10 g，茅根 3 g，淫羊藿 6 g，地枇杷 3 g。水煎服。(4～6 方出自《湖南药物志》)
7. 治瘰疬 棕榈根、算盘子根、乌桕根各 30 g。水煎，肉汤兑服。(《江西草药》)
8. 治蛇咬 棕榈根、鱼腥草、桑白皮各 10 g。煎水洗。
9. 治阴挺 棕榈根 120 g，猪瘦肉 120 g。久煮去药，肉与汤连食 3～5 次。
10. 治蛔虫病 棕榈根、薏米根、苦楝皮、兰花根各 10 g。水煎服。(8～10 方出自《湖南药物志》)

4939 榔榆叶 láng yú yè (《闽南民间草药》)

【异名】 鸡筹仔叶(《闽南民间草药》)。
【基原】 为榆科榆属植物榔榆 *Ulmus parvifolia* Jacq. 的叶。
【原植物】 参见"榔榆皮"条。
【采收加工】 7～9 月均可采收，鲜用。
【药材】 榔榆叶 *Folium Ulmi Parvifoliae* 主产于安徽、浙江、江西、湖南等地。
性状 叶椭圆形、卵圆形或倒卵形，长 1.5～5.5 cm，宽 1～2.8 cm，基部圆形，稍歪，先端短尖，叶缘有锯齿，上面微粗糙，棕褐色，下面淡棕色。气微，味淡，嚼之有黏液感。
【药性】 甘、微苦，寒。
1. 南药《中草药学》："苦，寒。"
2.《福建药物志》："甘、微苦，寒。"
【功用主治】 清热解毒，消肿止痛。主治热毒疮疡，牙痛。
1.《天目山药用植物志》："治疖肿。"
2.《福建药物志》："消肿解毒。治风毒流注。"
【用法用量】 外用：鲜叶捣敷；或煎汤含漱。
【选方】 1. 治痈疽疔疖 榔榆叶适量，初起未成脓者，加红糖或酒糟，捣烂，烤温，敷患处；已成脓者，捣烂，调蜜敷。(《福建药物志》)
2. 治牙痛 榔榆鲜叶煎汤，加醋少许。含漱。(《福建中草药》)

4940 榔榆皮 láng yú pí (《植物名实图考》)

【异名】 朗榆皮(《本草拾遗》)。
【基原】 为榆科榆属植物榔榆的树皮、根皮。
【原植物】 榔榆 *Ulmus parvifolia* Jacq. 又名：榎木(《左传》)，公心木(《说文》)，朗榆(《本草拾遗》)，鸡筹仔(《闽南民间草药》)，小叶榆、构丝榆、秋榆、脱皮榆(《中国药用植物图鉴》)，铁枝子树(《福建中草药》)，蚊榔树、蚊子树(《湖南药物志》)，榔皮树、地头树、田柳树(《浙江药用植物志》)。
落叶乔木，高达 25 m。树皮灰褐色；小枝红褐色，

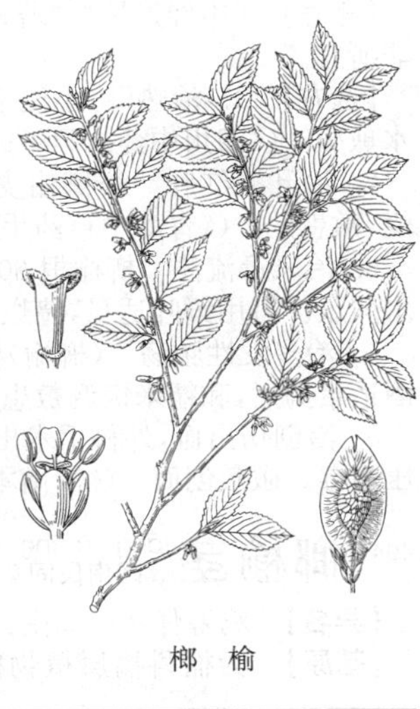

榔 榆

被柔毛，老枝灰色。叶互生；革质，有短叶柄；叶片椭圆形、椭圆状倒卵形、卵圆形或倒卵形，深绿色，边缘有单锯齿。花簇生于叶腋，有短梗；花被4裂；雄蕊4；雌蕊1，1室，柱头2裂。翅果卵状椭圆形，顶端凹陷，种子位于中央。花期7～9月，果期10～11月。

生于海拔1 300 m以下的平原丘陵地、山地及疏林中。分布于华东、中南、西南及河北、西藏、台湾等地。

本植物的叶（榔榆叶）、茎（榔榆茎）亦供药用，另设专条。

【采收加工】 全年均可采收，晒干。

【药材】 榔榆皮 *Cortex Ulmi Parvifoliae* 主产于安徽、浙江、江西、湖南等地。

性状 树皮呈长卷曲状。外表面灰褐色，成不规则鳞片状脱落，有突出的横向皮孔；内表面黄白色。质柔韧，不易折断，断面外侧棕红色，内侧黄白色。气特异，味淡，嚼之有黏液感。

根皮表面灰黄棕色，较平滑。

【药理】 抗氧化作用 榔榆在亚油酸系统中用硫氰酸盐方法显示有抗脂质过氧化作用[1]。

【药性】 甘、微苦，寒。

1.《本草拾遗》："味甘，寒，无毒。"

2.《本经逢原》："性滑利。"

3.《河北中草药》："涩，平。"

4.《福建药物志》："甘、微苦，寒。"

【功用主治】 清热利水，解毒消肿，凉血止血。主治热淋，小便不利，疮疡肿毒，乳痈，水火烫伤，痢疾，胃肠出血，尿血，痔血，腰背酸痛，外伤出血。

1.《本草拾遗》："主下热淋，利水道，令人睡。"

2.《纲目》："治小儿解颅。"

3.《中国药用植物图鉴》："利尿，祛痰。"

4.《湖南药物志》："解毒排脓，消肿，利尿，散结。"

5.《青岛中草药手册》："清热解毒，利尿消肿。主治乳腺炎，疮肿，小便不利。"

6.《河北中草药》："收敛止血。用于外伤出血，胃肠出血，尿血及多种出血症。"

7.《福建药物志》："主治风毒流注，痢疾，白带，小儿秃疮。"

8.《浙江药用植物志》："主治腰肌劳损，烫伤。"

【用法用量】 内服：煎汤，15～30 g。外用：鲜品捣敷；或研末，水调敷。

【宜忌】《本经逢原》："若胃寒而虚者服之，恐泄真气，良非所宜。"

【选方】 1. 治热淋，小便不利 榔榆皮30 g，石韦30 g。水煎服。（《四川中药志》1979年版）

2. 治乳痈红肿 鲜榔榆皮，鲜白鲜皮，鲜蒲公英。共捣烂，敷患处。（《青岛中草药手册》）

3. 治风毒流注 榔榆根60 g，草珊瑚根、勾儿茶各30 g。水煎服。另用鲜叶适量，捣烂敷患处。（《福建药物志》）

4. 治多发性脓疡 （榔榆）树皮、叶适量，加雄黄少许，烧酒适量捣烂，和糯米饭调敷患处。（《浙江药用植物志》）

5. 治创伤出血，外科手术出血 榔榆根皮，研成细粉，高压消毒。撒敷创面。（《浙南本草新编》）

4941 榔榆茎 láng yú jīng （《闽南民间草药》）

【异名】 鸡筹仔茎（《闽南民间草药》）。

【基原】 为榆科榆属植物榔榆 *Ulmus parvifolia* Jacq. 的茎。

【原植物】 参见"榔榆皮"条。

【采收加工】 7～9月均可采收，鲜用。

【药性】 甘、微苦，寒。

【功用主治】《天目山药用植物志》："治腰背酸痛。"

【用法用量】 内服：煎汤，10～15 g。

【选方】 治腰背酸痛 榔榆茎15～30 g（洗净，切碎），猪脊骨数量不拘。和水、酒适量各半，炖服。（《闽南民间草药》）

4942 棣棠花 dì táng huā （《植物名实图考》）

【异名】 金旦子花（《云南中草药》），鸡蛋花、三月花（《贵州中草药名录》），通花条（山西）。

【基原】 为蔷薇科棣棠花属植物棣棠花及重瓣棣棠花的花。

【原植物】 1. 棣棠花 *Kerria japonica* (L.) DC. [*Rubus japonicus* L.] 又名：金碗（《群芳谱》），地棠、黄度梅、金棣棠、黄榆叶梅、麻叶棣棠（《中国树木分类学》）。

落叶灌木。高1～2 m。小枝圆柱形，绿色，嫩枝有棱角。叶互生；具叶柄；托叶膜质，带状披针形，有缘毛；叶片三角状卵形或卵圆形，边缘有尖锐重锯齿。花两性，大而单生，着生在当年生侧枝顶端；萼片5，覆瓦状排列；花瓣5，金黄色，花盘环状，位于萼筒内；雄蕊多；雌蕊5～8，分离；花柱直立。瘦果倒卵形至半球形，褐色或黑褐色，表面无毛，有皱褶。花期4～6月，果期6～8月。

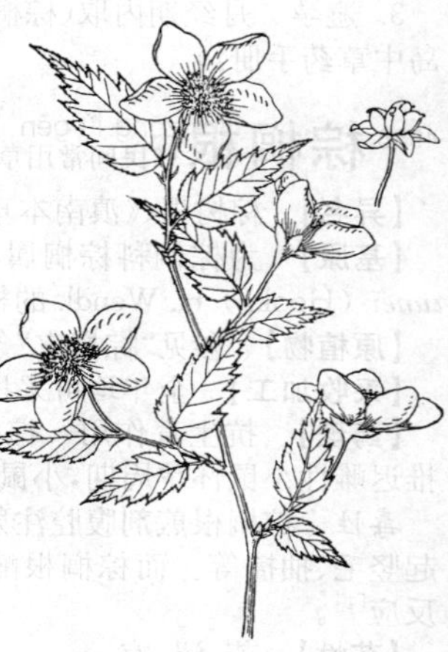

棣棠花

生于海拔200～3 000 m的山坡灌丛中。分布于华东、西南及河南、湖北、湖南、甘肃、陕西等地。

2. 重瓣棣棠花 *K. japonica* (L.) DC. f. *pleniflora* (Witte) Rehd. 与正种不同点是花瓣为重瓣。

生境同正种。湖南、四川、云南有野生，我国南北各地普遍有栽培。

本植物的根（棣棠根）、枝叶（棣棠枝叶）亦供药用，另设专条。

【采收加工】 4～5月采花，晒干。

【药材】 棣棠花 *Flos Kerriae* 产于江苏、浙江、江西、湖南、湖北、四川等地。

性状 花呈扁球形，直径0.5～1 cm，黄色；萼片先端5，深裂，裂片卵形，筒部短广；花瓣金黄色，5片，广椭圆形，钝头，萼筒内有环状花盘；雄蕊多数；雌蕊5枚。气微，味苦涩。

【药理】 利尿作用 棣棠花水煮醇沉液给大鼠灌服，提高大鼠尿量，对尿中Na^+、Cl^-含量无明显影响，但增加尿中K^+的含量[1]。

【药性】 微苦、涩，平。

1.《四川中药志》1962年版："性平，味涩，无毒。"
2.《云南中草药》："微苦、涩，平。"
3.《青岛中草药手册》："性温，味微辛。"

【功用主治】 化痰止咳，利湿消肿。主治咳嗽，风湿痹痛，产后劳伤痛，水肿，小便不利，消化不良，痈疽肿毒，湿疹，荨麻疹。

1.《重庆草药》："止咳。治小儿咳嗽，百日咳，消化不良。"
2.《湖南药物志》："治风湿关节痛，水肿。"
3.《四川中药志》1962年版："治久咳，小儿荨麻疹。"
4.《甘肃中草药手册》："主治肺热久咳，肝炎及产后劳伤关节疼痛。"
5.《青岛中草药手册》："主治风寒咳嗽。"
6.《浙江药用植物志》："主治湿疹。"

【用法用量】 内服：煎汤，6～15 g。外用：煎水洗。

【选方】 1. 治风湿关节痛　棣棠花、黄荆条、大血藤、丝瓜络、木贼、茜草各9 g，透骨草12 g。水煎服。

2. 治水肿　棣棠花6 g，青木香6 g，何首乌9 g，车前草12 g，有柄石韦30 g。水煎服。（1、2方出自《青岛中草药手册》）

3. 治消化不良　通花条花15 g，炒麦芽12 g。水煎服。（《甘肃中草药手册》）

4. 治痈疽肿毒　（棣棠）花、马兰、薄荷、菊花、蒲公英各9～15 g。水煎服。（《浙江药用植物志》）

4943 棣棠根 dì táng gēn（《甘肃中草药手册》）

【基原】 为蔷薇科棣棠花属植物棣棠花 *Kerria japonica*（L.）DC. 的根。

【原植物】 参见"棣棠花"条。

【采收加工】 7～8月采根，切段晒干。

【药性】《浙江药用植物志》："微苦、涩，平。"

【功用主治】 祛风，化痰，解毒。主治关节疼痛，肺热咳嗽，痈疽肿毒。

1.《天目山药用植物志》："治中年妇女因产后劳伤而起的手足关节痛。"
2.《甘肃中草药手册》："祛风，止咳，消食。主治肺热咳嗽，荨麻疹，消化不良，肝炎。"
3.《浙江药用植物志》："止咳化痰，健脾，驱风，清热解毒。主治风湿痹痛，痈疽肿毒，湿疹。"

【用法用量】 内服：煎汤，9～15 g；或浸酒。

【宜忌】《天目山药用植物志》："忌食酸、辣、芥菜、萝卜等。"

【选方】 1. 治产后关节痛　棣棠花根30 g，臀木根皮、丹参各15 g。共为粗末，白酒500 ml浸泡，7 d后去渣服用，每日1酒杯，晚饭后服。（《河北中草药》）

2. 治痈疽肿毒　（棣棠）根、马兰、薄荷、菊花、蒲公英各9～15g。水煎服。（《浙江药用植物志》）

4944 棣棠枝叶 dì táng zhī yè（《浙江药用植物志》）

【基原】 为蔷薇科棣棠花属植物棣棠花 *Kerria japonica*（L.）DC. 的枝叶。

【原植物】 参见"棣棠花"条。

【采收加工】 7～8月采枝叶，晒干。

【药材】 棣棠枝叶 *Ramulus et Folium Kerriae Japonicae*　产于江苏、浙江、江西、湖南、湖北、四川、广东、云南、河南。

性状　茎枝绿色，表面粗糙；质硬脆，易折断，断面不整齐。叶多皱缩，展平后卵形或卵状披针形，长5～10 cm，宽1.5～4 cm，边缘有锯齿。

【药理】 1. 解热、抗炎作用　棣棠水煎液灌胃抑制大鼠角叉菜胶性足肿胀，对啤酒酵母所致的大鼠发热模型有解热作用[1]。

2. 其他作用　棣棠茎髓总多糖提取物给小鼠腹腔注射，降低小鼠血清和肝脏中过氧化脂质含量，降低脑组织和心肌中脂褐素含量，提高小鼠全血超氧化物歧化酶活力[2]。小鼠腹腔注射棣棠总多糖提取物，提高血清溶菌酶活力和单核网状内皮细胞吞噬功能，提高血清溶血素抗体水平，抑制2,4-二硝基氯苯致小鼠迟发性过敏反应，提高小鼠血清过氧化氢酶活性[3]。

【药性】《浙江药用植物志》："微苦、涩，平。"

【功用主治】 祛风除湿，解毒消肿。主治风湿关节痛，荨麻疹，湿疹，痈疽肿毒。

1.《重庆草药》："止咳。"
2.《湖南药物志》："治风湿关节痛。"
3.《云南中草药》："治消化不良。"
4.《河北中草药》："除风湿，利关节，止痛。"
5.《浙江药用植物志》："驱风，清热解毒。主治痈疽肿毒，荨麻疹，湿疹。"

【用法用量】 内服：煎汤，9～15 g。外用：煎水熏洗。

【选方】 1. 治风湿关节炎，消化不良　（棣棠）茎叶6 g。水煎服。（《云南中草药》）

2. 治痈疽肿毒　（棣棠）嫩枝叶、马兰、薄荷、菊花、蒲公英各9～15 g。水煎服。（《浙江药用植物志》）

4945 粟奴 sù nú（《纲目》）

【异名】 粟黑粉（《长白山植物药志》），谷子黑穗、谷子黑粉（刘波《中国药用真菌》）。

【基原】 为黑粉菌科黑粉菌属真菌粟黑粉菌侵染粟的幼穗所产生的冬孢子粉。

【原植物】 粟黑粉菌 *Ustilago crameri* Koern.

本菌侵染谷子的花穗，侵害后的谷籽粒比未侵粒略大。厚垣孢子充满子房，外面包着一层由子房壁所形成的灰色薄膜，成熟后破裂，放散出黑褐色的粉末，为冬孢子。冬孢子近球形、卵圆形、椭圆形至不规则形，平滑，淡黄色至橄榄褐色，直径6～12 μm。

寄生于粟及狗尾草等植物上。分布于东北、华北、西北及江苏、山东、河南、四川、云南、西藏、台湾等地。

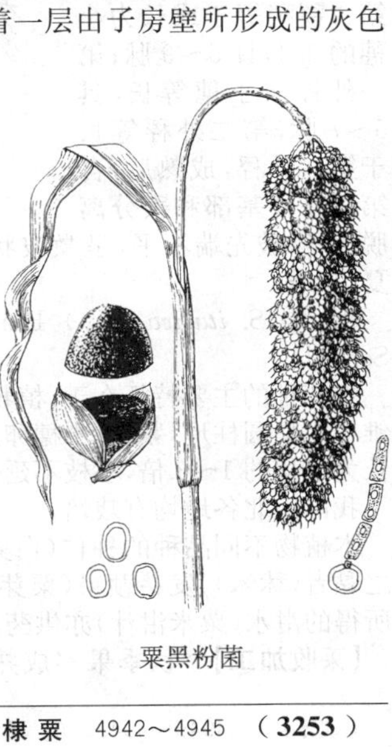

粟黑粉菌

【采收加工】 秋季采摘病穗，取下菌瘿，收集冬孢子粉，晒干。

【药材】 粟奴 *Spora Ustilaginis Crameri*　全

国各地均产。

性状　菌瘿包于花颖内，卵形或椭圆形，外被灰白色膜。质疏松，膜破裂后，散出众多黑褐色粉末（冬孢子）。气微，味淡，后微苦。

鉴别　孢子团呈不规则块状，棕褐色，有众多冬孢子。冬孢子类球形、卵圆形、椭圆形或不规则形，直径 6～12 μm，表面光滑，淡黄褐色或橄榄褐色。

【药性】　刘波《中国药用真菌》："性温，味淡，后微苦。"

【功用主治】　利尿，消积，除烦。主治小便不利，消化不良，胸中烦闷。

1.《纲目》："利小肠，除烦懑。"

2.《长白山植物药志》："主治肠胃不适，消化不良，胸中烦闷。"

【用法用量】　内服：煎汤，1.5～3 g；或研末。外用：捣敷。

【选方】　治肠胃不舒，消化不良，胸中烦懑　粟奴 3 g，加适量蜂蜜拌匀，水冲服，每日 2 次。（刘波《中国药用真菌》）

4946 粟米 sù mǐ（《别录》）

【异名】　白粱粟、粢米（《本草经集注》），粟谷（《齐民要术》），小米（《本草蒙筌》），硬粟（《医学入门》），籼粟（《纲目》），谷子、寒粟（《植物名实图考》），黄粟（《陆川本草》），稞子（《滇南本草》整理本）。

【基原】　为禾本科狗尾草属植物粱或粟的种仁。其储存陈久者名陈粟米、粢。

【原植物】　1. 粱 *Setarie italica*（L.）Beauv.［*Panicum italicum* L.］

一年生栽培作物，须根粗大。秆直立，粗壮，叶鞘松裹茎秆；叶片长披针形或线状披针形，上面粗糙，下面稍光滑。圆锥花序呈圆柱状或近纺锤状；小穗椭圆形或近圆球形，黄色，橘红色或紫色；第一颖长为小穗的 1/3～1/2，具 3 脉，第二颖稍短于或长为小穗的 3/4，具 5～9 脉；第一外稃与小穗等长，具 5～7 脉，第二外稃等长于第一外稃，成熟后，自第一外稃基部和颖分离脱落；鳞被先端不平，呈微波状；花柱基部分离。花、果期夏、秋季。

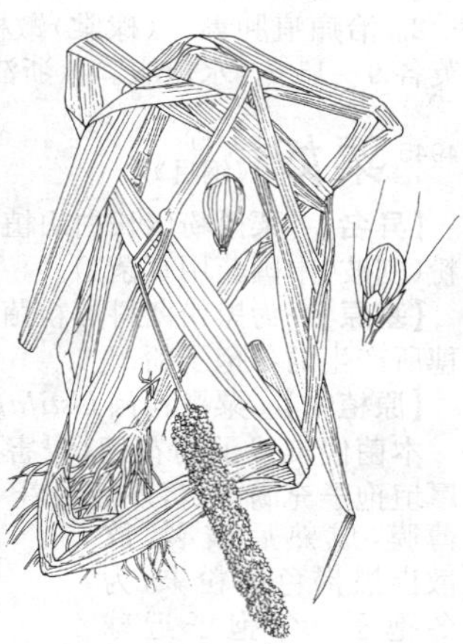

粱

2. 粟 *S. italica*（L.）Beauv. var. *germanica*（Mill.）Schred.

本变种的主要特征在于：植物体矮小，高 20～70 cm。圆锥花序呈圆柱形，紧密；小穗卵形或卵状披针形，黄色，刚毛长为小穗的 1～3 倍，小枝不延伸。

我国南北各地均有栽培。

本植物不同品种的种仁（白粱米、青粱米、黄粱米），种子之黏者（秫米）、发芽颖果（粟芽）、种皮（粟糠）、种仁经淘洗所得的泔水（粟米泔汁）亦供药用，另设专条。

【采收加工】　秋季果实成熟后采收，打下种子，去净杂质，晒干。

【炮制】　取原药材，除去杂质。筛去灰屑。

饮片性状　呈类圆球形，直径约 2 mm，上端稍钝圆，下端稍尖。表面红黄色粗糙，有 4 条明显突起的纵棱。质坚，断面白色粉性。味微甘。

贮干燥容器内，置阴凉干燥处，防虫蛀。

【药性】　甘，咸，凉。陈粟米：苦，寒。归肾、脾、胃经。

1.《别录》："味咸，微寒，无毒。陈者味苦。"

2.《医学入门》："咸，寒。"

3.《纲目》："咸、淡。"

4.《本草备要》："甘，咸，微寒。"

5.《本草求真》："专入肾，兼入脾、胃。"

6.《本草撮要》："入手足太阴、少阴经。"

【功用主治】　和中，益肾，除热，解毒。主治脾胃虚热，反胃呕吐，腹满食少，消渴，泻痢，烫火伤。陈粟米：除烦，止痢，利小便。

1.《别录》："主养肾气，去胃脾中热，益气。陈者主胃热，消渴，利小便。"

2.《千金》："去骨痹。"

3.《食疗本草》："粟米陈者止痢，甚压丹石热。"

4.《本草拾遗》："粟米粉解诸毒，水搅服之；亦主热腹痛，鼻衄，并水煮服之。"

5.《日用本草》："和中益气，止痢，治消渴，利小便，陈者更良。"

6.《本草元命苞》："炊饭和胃，疗胃弱饮食不消。"

7.《滇南本草》："主滋阴，养肾气，健脾胃，暖中，反胃服之如神。治小儿肝虫，或霍乱吐泻，肚疼痢疾或水泻不止。"

8.《纲目》："煮粥食，益丹田，补虚损，开肠胃。"

9.《中国药用植物图鉴》："有清热、解渴、补脾肾、和肠胃、利小便之效，主治食积腹满，不思饮食。"

【用法用量】　内服：煎汤，15～30 g；或煮粥。外用：研末撒；或熬汁涂。

【宜忌】　《日用本草》："与杏仁同食，令人吐泻。"

【选方】　1. 治脾胃气弱，食不消化，呕逆反胃，汤饮不下　粟米半升，杵如粉，水和丸如梧子，煮令熟，点少盐，空心和汁吞下。（《食医心镜》）

2. 治产后气血虚弱，不能下食　粟米三合，羊肉半斤去脂膜拣取四两，细切。以水五大盏，下米、羊肉同煎，欲熟，入盐、醋、椒、葱，更煮粥令熟，空心食之。（《圣惠方》）

3. 治赤白痢，下水谷，食不消　煮粟米粥，和曲末方寸匕，日四五服。（《卫生易简方》）

4. 治胃中热消渴，利小便　陈粟米炊饭，食之良。（《食医心镜》）

5. 治腰肾虚，腰疼脚肿，小便不利，或肚腹胀痛，四肢浮肿，或喘急痰盛，已成蛊症　粟米、绿豆各一抄，猪肝一叶（切碎）。三味煮作粥，食之。至重者不过五次，其肿自消。切忌气恼、生冷之物。（《鲁府禁方》）

6. 治汤火灼伤　粟米炒焦，投水，澄取汁，煎稠如糖，频涂之。能止痛，灭瘢痕。一方半生半炒，研末，酒调敷之。（《崔氏方》）

7. 治乳肿　粢米粉炒令黑，以鸡子白和如泥，以涂帛上贴之，穿帛作穴，以泄痈毒气，易之效。（《产宝》）

【临床报道】　治疗烧烫伤　取小米 500 g 置铁锅内炒成炭状，加冰片 6 g 共研极细末，即成"小米散"。用时配入适量麻油，调成糊状。先用灭菌生理盐水清洗创面，对起泡未破者，可剪破泡皮，排出渗液，并去掉部分或全部泡皮。创面周围皮肤用75%乙醇消毒，涂敷“小米散”厚约2 mm，以不露创面为度，盖上油光纸，再用5～6层纱布覆盖，以绷带包扎固定。开始每日或隔日换药1次，以后每2～3 d换药1次。共观察30例，结果：全部治愈。对Ⅰ度伤皮肤发红或有极少小水泡者，能促使及早痊愈。Ⅱ度伤一般换药5～7次痊愈。均未用抗生素和其他药物[1]。

【各家论述】 1.《本草衍义补遗》：“粟属水与土，陈者最硬难化，得浆水乃化也。”

2.《本草药性大全》：“新粟米养肾气不亏，去脾热，常益中脘；陈粟米止泄痢分渗，却胃热，大解消渴。”

3.《纲目》：“粟之味咸淡，气寒下渗，肾之谷也，肾病宜食之。虚热消渴泄痢，皆肾病也。渗利小便，所以泄肾邪也。降胃火，故脾胃之病宜食之。”

4.《随息居饮食谱》：“粟米功用与籼、秫二米略同，而性较凉，病人食之为宜。”

4947 **粟芽** sù yá（《纲目》）

【异名】 糵米（《别录》），粟糵（《本草衍义》），谷芽（《山东中草药手册》）。

【基原】 为禾本科狗尾草属植物粱 *Setaria italica*（L.）Beauv. 的发芽颖果。

【原植物】 参见“粟米”条。

【制法】 将颖果入水中浸透，捞出置筐内，上盖稻草，每日洒水4～5次，保持湿润，至芽长2～3 mm许，取出晒干。

【药材】 粟芽 *Fructus Setariae Italicae* 的发芽颖果。产于我国黄河中上游。

性状 本品呈细小球形，直径约1 mm，表面淡黄色，为壳状的外稃与内稃包围，多数已裂出，露出初生根。去外壳后可见淡黄色的果实，光滑，基部有黄褐色的胚，质坚，断面粉质。气无，味微甜。

【药性】 苦，微温。归脾、胃经。

1.《别录》：“味苦，无毒。”

2.《品汇精要》：“味苦、甘，性微温。”

3.《本草汇言》：“入脾、胃二经。”

【功用主治】 健脾，消食。主治食积胀满，不思饮食。

1.《别录》：“治寒中，下气，除热。”

2.《日华子》：“除烦，消宿食，开胃。”

3.《全国中草药汇编》：“治食积不化，消化不良，胸闷腹胀，妊娠呕吐。”

【用法用量】 内服：煎汤10～15 g；或研末入丸、散。

【选方】 1. 治消化不良，食欲不振 炒谷芽12 g，炒神曲9 g，麦芽12 g，炒山楂9 g，鸡内金9 g。水煎服。

2. 治胸闷腹胀 炒谷芽12 g，炒莱菔子9 g，陈皮9 g。水煎服。（1、2方出自《山东中草药手册》）

4948 **粟糠** sù kāng（《纲目》）

【基原】 为禾本科狗尾草属植物粱 *Setaria italica*（L.）Beauv. 或粟 *S. italica*（L.）Beauv. var. *germanica*（Mill.）Schred. 的种皮。

【原植物】 参见“粟米”条。

【药性】 苦，凉。

【功用主治】《纲目》：“主痔漏脱肛，和诸药熏之。”

【用法用量】 外用：烧烟熏。

4949 **粟米草** sù mǐ cǎo（《植物名实图考》）

【异名】 地麻黄、地杉树（《贵州民间药物》），鸭脚瓜子草（《天目山药用植物志》）。

【基原】 为粟米草科粟米草属植物粟米草或簇花粟米草的全草。

【原植物】 1. 粟米草 *Mollugo pentaphylla* L.

一年生草本，高10～30 cm。茎铺散，多分枝。基生叶莲座状，倒披针形；茎生叶常3～5片轮生或对生，披针形或条状披针形。二歧聚伞花序顶生或腋生；无花瓣；雄蕊3；子房上位，心皮3。蒴果卵圆形或近球形，3瓣裂。种子多数，肾形，黄褐色，有多数瘤状突起。花果期8～9月。

生于阴湿处或田边。分布于山东以南至西南。

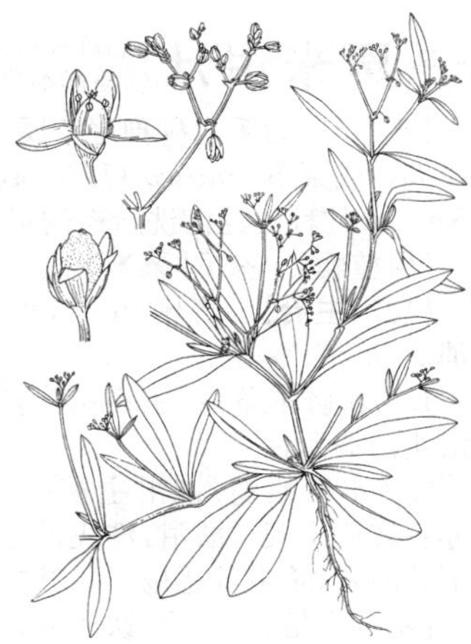

粟米草

2. 簇花粟米草 *M. oppositifolia* L.

与粟米草的区别在于：叶片匙形、线状倒披针形或长圆状倒卵形，边缘中部以上有疏离小齿。花簇生；种子表面有颗粒状突起，具假种皮和种阜；宿萼稍长于果实。

生于旷野或海岸沙地上。分布于台湾、广东、海南等地。

【采收加工】 8～9月采收，晒干或鲜用。

【药理】 1. 杀精子作用 粟米草精醇A（mollugogenol-A）有杀精子作用。粟米草精醇A与精子共孵后，因超氧化物歧化酶被抑制，精子膜脂质过氧化增强，电镜下可见精子头和尾区的膜损害，精子顶体膜肿胀和破坏[1]。

2. 其他作用 粟米草提取物对大鼠角叉菜胶诱导的足肿胀有抑制作用，可降低肝毒素升高的丙氨酸氨基转移酶、天冬氨酸氨基转移酶，减轻肝脏病理损伤[2]。粟米草体外在大鼠肝匀浆中抑制二氯化铁-抗坏血酸诱导的脂质过氧化，清除超氧阴离子。它对氢氧根离子的清除作用更强[3]。

【药性】 淡、涩，凉。

1.《贵州民间药物》：“性平，味淡、微涩。”

2.《四川中药志》1982年版：“淡、涩，凉。”

【功用主治】 清热化湿，解毒消肿。主治腹痛泄泻，痢疾，感冒咳嗽，中暑，皮肤热疹，目赤肿痛，疮疖肿毒，毒蛇咬伤，烧烫伤。

1.《全国中草药汇编》：“清热解毒，利湿。主治腹痛泄泻，感冒咳嗽，皮肤风疹，外用治眼结膜炎，疮疖肿毒。”

2.《台湾药用植物志》：“叶治毒蛇咬伤。全草治热带性溃疡性口内炎。为缓和清泻剂。”

3.《浙江药用植物志》：“清暑热，收敛，解毒。主治中暑。”

【用法用量】 内服：煎汤，10～30 g。外用：鲜品捣敷或塞鼻。

【宜忌】《贵州民间药物》：“忌辣椒、烧酒及姜、葱。”

【选方】 1. 治肠炎腹泻、痢疾 鲜粟米草全草30 g，青木香、仙鹤草各9～15 g。水煎服。（《天目山药用植物志》）

2. 治中暑　粟米草全草 9～15 g，水煎服。（《浙江药用植物志》）

3. 治皮肤热疹　粟米草全草 6 g，捣烂包脉经（即寸口）。（《贵州民间药物》）

4. 治目赤肿痛　粟米草 15 g，天胡荽 15 g，问荆 15 g，千里光 15 g。水煎服。（《四川中药志》1982 年版）

5. 治疮疖　鲜粟米草全草适量，捣烂外敷。（《浙江药用植物志》）

4950 粟米泔汁 sù mǐ gān zhī（《新修本草》）

【基原】 为禾本科狗尾草属植物粱 *Setaria italica*（L.）Beauv. 或粟 *S. italica*（L.）Beauv. var. *germanica*（Mill.）Schred. 的种仁经淘洗所得的泔水。

【原植物】 参见“粟米”条。

【功用主治】 清热，止泻，止渴，杀虫。主治霍乱，泻痢，消渴，疮疥。

1.《新修本草》：“主霍乱卒热，心烦渴，饮数升立瘥。臭泔止消渴尤良。”

2.《本草拾遗》：“泔主霍乱，新研米清水和，滤取汁服。亦主转筋入腹。酸泔：洗皮肤疮疥，服主五野鸡病及消渴。下淀酸者，杀虫及恶疮。和臭樗皮煎服主疳痢。”

【用法用量】 内服：饮适量。外用：洗或湿敷。

【宜忌】《本草拾遗》：“浸米至败者损人。胃冷者不宜多食。”

【选方】 1. 治疳疮月蚀　泔淀敷之。（《纲目》）

2. 治眼热赤肿　粟米泔淀极酸者、生地黄等分。研匀摊绢上，方圆二寸，贴目上熨之，干即易。（《圣济总录》）

4951 棘叶 jí yè（《纲目》）

【基原】 为鼠李科枣属植物酸枣 *Ziziphus jujuba* Mill. var. *spinosa*（Bunge）Hu ex H. F. Chow 的叶。

【原植物】 参见“酸枣仁”条。

【采收加工】 5～7 月采叶，鲜用或晒干。

【药理】 对中枢神经系统的作用　棘叶水提物灌胃抑制小鼠的自主活动次数和强度[1]。棘叶对小鼠外观行为和自主活动有抑制作用，能加强硫喷妥纳对中枢神经系统的抑制作用，拮抗苯丙胺的兴奋中枢作用，还有镇痛及降正常大鼠体温的效应[2]。

【药性】 苦，平。

【功用主治】《纲目》：“主治胫臁疮。”

【用法用量】 外用：捣敷；或研末麻油调敷。

4952 棘针 jí zhēn（《本经》）

【异名】 白棘（《本经》），棘刺（《别录》），赤龙爪（《普济方》）。

【基原】为鼠李科枣属植物酸枣 *Ziziphus jujuba* Mill. var. *spinosa*（Bunge）Hu ex H. F. Chow 的棘刺。

【原植物】 参见“酸枣仁”条。

【采收加工】 常年均可采，晒干。

【药性】《本经》：“味辛，寒。”

【功用主治】 清热解毒，消肿止痛。主治痈肿，喉痹，尿血，腹痛，腰痛。

1.《本经》：“主心腹痛，痈肿溃脓，止痛。”

2.《别录》：“主决刺结，治丈夫虚损，阴痿，精自出，补肾气，益精髓。”“疗腰痛，喉痹不通。”

【用法用量】 内服：煎汤，3～6 g；或入丸、散。外用：煎汁涂；或研末嗃鼻。

【选方】 1. 治诸恶肿失治有脓　烧棘针作灰，水服之，经宿头出。（《千金方》）

2. 治肾脏冷气卒攻，脐腹疼痛拘撮甚者　槟榔一分（两），棘针钩子一合（微炒）。上药，捣粗罗为散，都作一服，以水一大盏，煎至五分，又入好酒半中盏，更煎三五沸，去滓。不计时候，稍热分为二服。（《圣惠方》）

3. 治产后黄肿，头痛，四肢沉重　荆芥、槐角、棘针、真红花各三分。酒煎研送。忌鱼腥。（《叶氏女科》）

4. 治小儿喉痹　棘针烧灰。水服半钱。（《圣惠方》）

5. 治尿血　棘针二升。水三升，煮取二升。分三服。（《外台》引苏澄方）

6. 治小儿一切疳　棘针、瓜蒂等分。捣细罗为散。每用黍粒大吹入鼻中，日二度佳。（《圣惠方》吹鼻散）

7. 治齿虫　腐烂棘针二百枚（即是枣木刺朽落地者）。以水二升，煎取一升含之，日四五度，以瘥为度。（《小品方》腐棘刺漱汤）

【各家论述】 1.《新修本草》：“然刺有两种，有钩者，有直者，补益宜用直者，疗肿宜用钩者。”

2.《本草述》：“《准绳》治溲血，有鹿茸丸，用棘刺逐队于诸补剂中，且有桂、附，是则《别录》所云疗丈夫虚损云云，非无据也。第如《本经》之始，似以溃脓止痛决刺结为先者，得非此味补益，乃有为之前导而致其功乎？是则行而补者，在诸药味中，或未有如斯之兼善也。”

4953 棘刺花 jí cì huā（《别录》）

【异名】 刺原、马朐（《别录》），棘花（《新修本草》）。

【基原】 为鼠李科枣属植物酸枣 *Ziziphus jujuba* Mill. var. *spinosa*（Bunge）Hu ex H. F. Chow 的花。

【原植物】 参见“酸枣仁”条。

【采收加工】 花初开时采收，阴干或烘干。

【药性】《别录》：“味苦，平，无毒。”

【功用主治】 敛疮，明目。主治金刃创伤，瘘管，目昏不明。《别录》：“主金疮内漏，明目。”

【用法用量】 内服：煎汤，3～6 g。外用：捣敷。

4954 棘胸蛙 jí xiōng wā（《广西药用动物》）

【异名】 山蚂蚜、山鸡、山蛙、石板蛙（《广西药用动物》）。

【基原】 为蛙科蛙属动物棘胸蛙除去内脏的全体。

【原动物】 棘胸蛙 *Rana spinosa* David

体粗壮，长 100～125 mm；头宽而扁；吻端圆，吻棱不显。雄蛙前肢特别粗壮，指趾端膨大成圆球形，指略扁平，指侧有厚缘膜。皮肤粗糙，雄蛙背部有许多窄长疣，多成行排列而不规则，此外还有小圆疣满布在头、躯、四肢的背面及体侧，体侧的最为明显，雌蛙背部有分散的小圆疣；颞褶极显著；两眼后端有横置的肤沟。

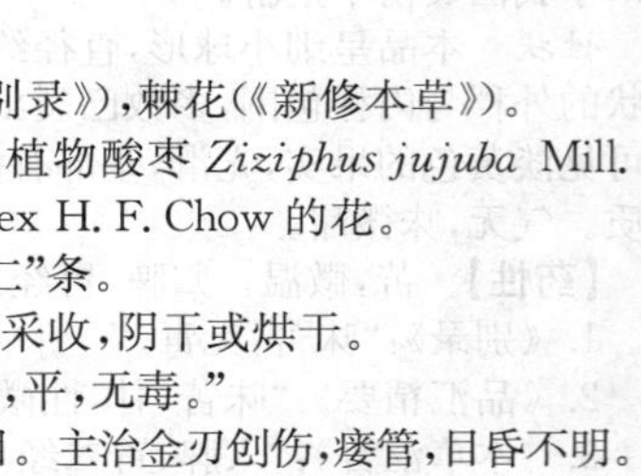

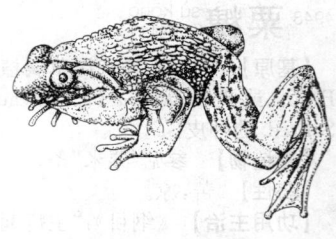

棘胸蛙

习居于山溪之洄水坑下或其附近的水塘

内石上。分布于江苏、浙江、安徽、福建、江西、湖南、广东、广西等地。

【养殖】 生活习性　喜栖息于山间溪流或水塘的洞穴中，并宜于岸边多灌木、草丛的安静环境。最适温度为12～26 ℃。棘胸蛙弹跳力强，可高达1 m左右，傍晚出洞活动、觅食，活动范围在洞穴的20～25 m半径之内，深夜即返回洞中。对天气变化敏感，在闷热、干燥、气压较低的夜晚，或暴风雨来临之前，纷纷出洞。由低处向高处迁移，且伴有雄壮的叫声，人们可借此预报天气变化。有冬眠习性，一般在霜降后开始冬眠，到来年惊蛰前后复苏。雄性个体较大，可达750 g左右，雌性个体小，约590 g，每年4～9月为繁殖季节，5～7月为盛期，属1年多次产卵类型，产卵数量随个体大小，水温及性腺发育状况而有差异。群体产卵大致分3批：第一批4月下旬；第二批为5月底至6月初；第三批为7月上旬至8月。

养殖技术　棘胸蛙的繁殖和饲养技术与蛤士蟆基本相似。可参考“蛤士蟆”条。

【采收加工】 可于夜晚用灯光照明捕捉，越冬期内可挖洞捕捉，在水内时可用拉网牵捕。加工时洗净去内脏、剥皮，可鲜用；也可冷冻贮存或腌制。

【药性】《广西药用动物》：“性平，味甘。”

【功用主治】《中国动物药》：“滋补强壮，治小儿疳积、消瘦。”

【用法用量】 内服：煮食，100～120 g。

【选方】 治小儿痨瘦，疳积　棘胸蛙肉100 g。加少量油盐，蒸熟吃，每日2次，连续吃数日。（《广西药用动物》）

4955 酢浆草 cù jiāng cǎo（《新修本草》）

【异名】 酸箕（李当之《药录》），三叶酸草（《千金方》），酸母草、鸠酸草（《新修本草》），酸浆、赤孙施（《本草图经》），酸啾啾、田字草（《百一选方》），酸浆草（《履巉岩本草》），酸母草（《永类钤方》），酸饺草（《滇南本草》），小酸苗（《品汇精要》），酸草（《摘元方》），三叶酸、三角酸、雀儿酸（《纲目》），酸味草（《生草药性备要》），酸迷迷草（《纲目拾遗》），三叶酸浆（《植物名实图考》）。

【基原】 为酢浆草科酢浆草属植物酢浆草的全草。

【原植物】 酢浆草 *Oxalis corniculata* L.［*O. repens* Thunb.］

多年生草本。根茎长，茎匍匐或斜生，褐色，多分枝，被柔毛。托叶明显；小叶3片，倒心形，上面无毛，叶背疏生平伏毛，脉上毛较密，边缘具贴伏缘毛。花单生或数朵组成腋生伞形花序；花黄色，萼片长卵状披针形，先端钝；花瓣5，倒卵形；雄蕊10，5长5短，花丝基部合生成筒；花柱5。蒴果近圆柱形，略具5棱，有喙，熟时弹裂；种子深褐色，近卵形而扁，有纵槽纹。花期5～8月，果期6～9月。

生于荒地、田野、道旁。分布于全国大部分地区。

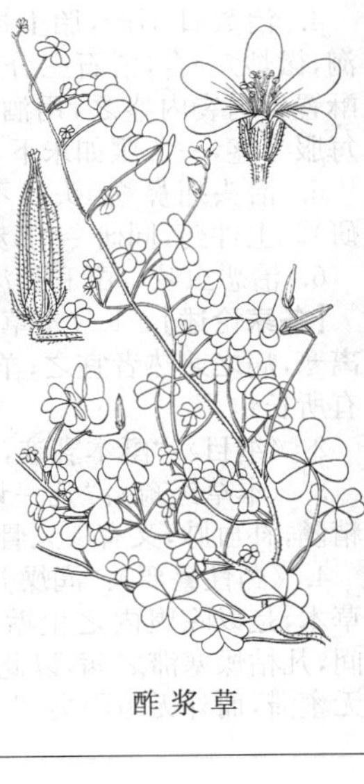

酢浆草

【栽培】 生物学特性　喜温暖湿润气候，喜阴湿地生长。以疏松肥沃、富含腐殖质的砂质壤土或壤土栽培为宜。

繁殖方法　用种子繁殖。4月播种，撒播或条播，播后薄覆细土，以不见种子为度，稍加镇压。经常浇水保持土壤湿润。

田间管理　生长期间经常拔除杂草，追施稀人粪尿或硫酸铵、尿素等。遇雨水过多要及时排除积水；遇旱要适时灌溉。

【采收加工】 7～9月采收，鲜用或晒干。

【药材】 酢浆草 *Herba Oxalis Corniculatae*　主产于华南、西南、华北、东北、西北各地。

性状　为段片状。茎、枝被疏长毛。叶纸质，皱缩或破碎，棕绿色。花黄色，萼片、花瓣均5枚。蒴果近圆柱形，有5条棱，被柔毛，种子小，扁卵形，褐色。具酸气。味咸而酸涩。

【药理】 抗菌作用　酢浆草煎剂在平板挖沟法中对金黄色葡萄球菌、福氏痢疾杆菌、伤寒杆菌、铜绿假单胞菌、大肠杆菌均有抑制作用[1]。

【炮制】 取原药材，除去残根及杂质，抢水洗净，切段，干燥。

饮片性状　参见“药材”项。

贮干燥容器内，置通风干燥处。

【药性】 酸，寒。归肝、肺、膀胱经。

1.《新修本草》：“味酸，寒。无毒。”

2.《履巉岩本草》：“有小毒。”

3.《滇南本草》：“味酸微涩。”

4.《医林纂要》：“酸，平。”

5.《得配本草》：“入手阳明，兼太阳经。”

6.《贵州草药》：“性平，味酸、辛。”

7.《广西本草选编》：“味酸、甘，性凉。”

【功用主治】 清热利湿，凉血散瘀，解毒消肿。主治湿热泄泻，痢疾，黄疸，淋证，带下，吐血，衄血，尿血，月经不调，跌打损伤，咽喉肿痛，痈肿疔疮，丹毒，湿疹，疥癣，痔疮，麻疹，烫火伤，蛇虫咬伤。

1.《新修本草》：“主恶疮瘑瘘，捣敷之；杀诸小虫。解热渴。”

2.《本草图经》：“治妇人血结不通。”

3.《履巉岩本草》：“治妇人赤白带下，血淋，热淋。”

4.《滇南本草》：“止久泻滑痢，赤白痢疾或休息痢。”

5.《纲目》：“主小便诸淋，赤白带下……治沙石淋。煎汤洗痔痛脱肛甚效。捣涂汤火、蛇蝎伤。制砂、汞、硇、矾、砒石。”

6.《医林纂要》：“补肺，泻肝，除热气，去瘀血，敛阴出治节。治吐血，衄血，去一切逆血瘀血及血热痈毒。”

7.《岭南采药录》：“治麻疹，蛇毒，疥疮。”

8.《贵州民间药物》：“行血止痛，清热利尿，接骨。治尿结，黄疸。”

9.《湖南药物志》：“活血行气，通经活络，止呕，消食。主治发热，咳嗽，心胃气痛。”

10. 广州部队《常用中草药手册》：“凉血，安神。治脚癣，皮肤湿疹。”

【用法用量】 内服：煎汤，9～15 g，鲜品30～60 g；或研末；或鲜品绞汁饮。外用：煎水洗、捣烂敷、捣汁涂或煎水漱口。

【宜忌】 孕妇及体虚者慎服。

《陕西中草药》：“内服后忌油腻。”

【选方】 1. 治急性腹泻　酢浆草(鲜)60 g,洗净,取冷开水半碗,擂汁,一次顿服。(《江西草药》)

2. 治痢疾　(酢浆草)全草研末,每次 15 g,开水冲服。(《湖南药物志》)

3. 治湿热发黄　酸浆草 15 g,土大黄 15 g。泡开水当茶喝。(贵州《常用民间草药手册》)

4. 治小便赤涩疼痛　酸浆草,上一味,采嫩者,洗研绞取自然汁,每服半合,酒半盏和匀,空心服之,未通再服。(《圣济总录》)

5. 治妇人赤白带下　三叶酸草,阴干为末,空心酒下三钱匕。(《千金方》)

6. 治妇女经漏,淋漓不断　鲜酸浆草 60 g。捣烂取汁,酌加红糖炖服。(《河南中草药手册》)

7. 治咽喉肿痛　(酢浆草)鲜全草 30～60 g,食盐少许,共捣烂用纱布包好,含于口中;或煎汤漱口,并治口腔炎。(《闽东本草》)

8. 治乳痈　酸浆草、马兰各 30 g。水煎服。药渣捣烂,敷患处。(《河南中草药手册》)

9. 治瘰疬　(酢浆草)鲜品 30 g(切碎),鸡蛋 1 个,共煮熟服食;另取鲜品捣烂调鸡蛋白涂敷患处。(福建晋江《中草药手册》)

10. 治二便不通　酸草一大把,车前草一握,捣汁,入砂糖一钱,调服一盏,不通再服。(《纲目》引《摘玄方》)

11. 治妇人产后子宫脱出　用酸浆草煎汤,用草坐不开孔,才熏收一半,稍温下手洗,并收入而安。(《普济方》)

12. 治产后腹痛　(酢浆草)鲜全草 30 g,鸡蛋 3 个,酒适量。水煎,分 3 次服。(《壮族民间用药选编》)

13. 治腰带疮　(酢浆草)全草同石胡荽捣烂,香油调搽。(《湖南药物志》)

14. 治痔　雀林草 1 大握,粗切,以水 2 大升,煮取 1 升,顿服尽,重作一剂,无不瘥者。(《外台》引崔氏疗痔方)

15. 治跌打损伤　酸浆草捣烂,用烧酒调匀外搽。(《贵阳民间药草》)

16. 治咳喘　鲜酢浆草 30 g,紫菀 9 g。煎服。(《安徽中草药》)

17. 治梅毒　(酢浆草)全草捣烂,用布包绞汁搽。(《湖南药物志》)

18. 治毒蛇咬伤　(酢浆草)鲜全草、车前草、积雪草各 30 g。捣敷患处。(《闽东本草》)

【临床报道】 1. 治疗急性咽炎　取新鲜酢浆草 30 g 或其干品 9 g(以鲜品为好),加水煎服,少量多次频饮当茶,小儿可加白糖、蜜糖或冰糖。共观察 40 例,结果:全部病例于 2 d 内好转(热度降低,咽痛减轻,咽及扁桃体充血减轻)。32 例于 3 d 内基本痊愈(体温正常,咽痛基本消失,咽部及扁桃体充血明显减轻,淋巴结无压痛);5 例于 4 d 内痊愈;3 例于 5 d 内痊愈[1]。

2. 治疗血栓性静脉炎　取芦荟和酢浆草按 2∶1 比例加少许冰片,捣烂敷于病变部位,并包扎,属湿热瘀滞型的采用凉敷法,气滞血瘀型的采用热敷法(即把药膏放在砂锅中加热后敷之)。每日换药 1 次,30 d 为 1 个疗程。共治疗 86 例,结果:1 个疗程后痊愈(局部疼痛和条索状硬结消失,静脉恢复正常)64 例,好转(疼痛消失,条索状硬结消失 2/3 以上)17 例,无效 5 例,总有效率 94.2%[2]。

【各家论述】《医林纂要》:"(酢浆草)能煮红铜为白,其去瘀血可知。味酸数三,则肝木也。开合应晨夕,则肺金之出治节也。酸立收敛,而开合以时,故能补肺金而清肝火,使气静而血不妄行。治吐血、衄血,去一切逆血瘀血及血热、痈毒、汤火伤,毋以贱而忽之。"

4956 酥 sū (《别录》)

【异名】 苏(《本草经集注》),酪苏(《新修本草》),酥油、马思哥油、白酥油(《饮膳正要》)。

【基原】 为牛乳或羊乳经提炼而成的酥油。

【原动物】 参见"牛肉"、"羖羊角"条。

【制法】 将鲜乳汁装在牛皮口袋内或其他容器内,不断摇动,使油和乳分开后,取其油脂即成。

【药性】 甘,微寒。归脾、肺、大肠经。

1.《别录》:"微寒。"

2.《千金方》:"沙牛酥,味甘,微寒,无毒。牦牛酥,味甘,平,无毒。"

3.《四川中药志》1960 年版:"牦牛酥,入肝、脾、肺、肾、大肠、小肠六经。"

【功用主治】 养阴清热,益气和血。主治阴虚劳热,肺痿咳嗽,失音,吐血,消渴,便秘,疮肿。

1.《别录》:"补五脏,利大肠,主口疮。"

2.《千金方》:"牦牛酥,去诸风湿痹,除热,利大便,去宿食。"

3.《本草拾遗》:"合诸膏,摩风肿、腕跌血瘀。"

4.《纲目》:"沙牛酥,益虚劳,润脏腑,泽肌肤,和血脉,止急痛,治诸疮,温酒化服良。"

5.《本草求原》:"润滑滋血,血热而肠胃枯燥者宜之。伤热失音,用以通声最妙。"

【用法用量】 内服:溶化,15～30 g;或入膏、丸。外用:涂摩。

【宜忌】《本经逢原》:"脾胃虚滑者禁用。"

【选方】 1. 治上气　酥半升,蒜三颗(去皮)。上二味,先以酥煎蒜,令蒜色黄,去蒜,别入生姜汁拌合,同煎使熟。空腹取半合温服之,日三。(《圣济总录》酥蒜煎)

2. 治热病,口中生疮　酥三合,蜜三合,大青一合。上件药,先将大青捣罗为末,入酥、蜜中,搅和令匀,慢火煎三两沸,入净器盛。不计时候,含一茶匙。(《圣惠方》酥蜜煎)

3. 治五淋,小便秘涩妨闷　酥一合,米三合,浆水二升。上以浆水煮粥,临熟下酥,适寒温食之。(《圣惠方》酥浆水粥)

4. 治数日不产,胎上冲心欲死　牛酥半两,冬葵子(净淘,微炒)一合,滑石三分。上三味,以二味捣罗为末,和牛酥置生绢袋内盛之,用酒一升,煎至七合,去药袋子令温。每服半盏,一二服如未下,更服之。(《圣济总录》牛酥饮)

5. 治头痛鼻塞,头目不利　牛酥三分,川朴硝一两(细研)。上件药,同研令匀,频用少许点鼻内。

6. 治恶虫咬　酥和盐涂之。(5、6 方出自《圣惠方》)

【各家论述】 1.《本草会编》:"牛乳冷,羊乳温。牛酥不离寒,病之兼热者宜之;羊酥不离温,病之兼寒者宜之。各有所长也。"

2.《纲目》:"酥本乳液,润燥调营,与血同功。"

3.《本草经疏》:"凡一切药用酥炙者,取其润燥,兼能益精髓,补血脉,又有渗入骨肉使骨易糜之功。"

4.《药性纂要》:"润燥养荣,盖以血补血,滋益肠胃,功胜草木,是以除腹内之尘垢,透达肌肤而托毒气发于毛窍之间,凡枯燥塞滞之病,以此滑利透脱,可以旋转机关,自令内无壅滞,而外无阻隔矣。"

4957 硬水黄连 yìng shuǐ huáng lián (《四川中药志》)

【异名】 水黄连(《百草镜》),金鸡脚下黄(《民间常用草药汇编》),硬杆水黄连(《四川常用中草药》),黄脚鸡(《四川中药志》)。

【基原】 为毛茛科唐松草属植物短梗箭头唐松草的根或全草。

【原植物】 短梗箭头唐松草 *Thalictrum simplex* L. var. *brevipes* Hara　又名:箭头唐松草(《中国高等植物图鉴》)。

多年生草本,高 60～100 cm。茎直立。叶互生;下部叶有稍长柄,上部叶无柄;茎生叶向上近直展,为二至三回三出复叶,网脉明显。圆锥花序分枝近直展;花两性;萼片 4,花瓣状,卵形,白色,早落;花瓣无;雄蕊多数,花丝丝状,花药狭长圆形;心皮 6～12,柱头宽三角形。瘦果狭卵形,有 8 条纵肋。花期 6～7 月,果期 7～9 月。

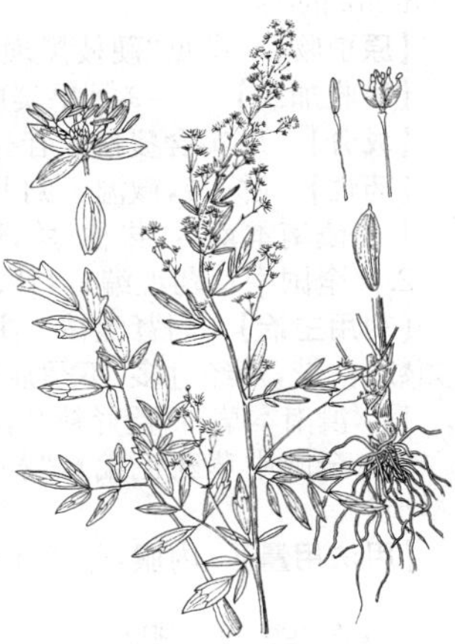

短梗箭头唐松草

生于平原或低山草地、沟边。分布于华北及辽宁、吉林、湖北、四川、陕西、甘肃、青海等地。

【栽培】 生物学特性　喜凉爽湿润气候。适应性较强,高山和平原都可生长,常野生在向阳山坡、林边、路旁草丛中。宜肥沃的砂质壤土和腐殖质壤土栽培。

繁殖方法　种子繁殖或分根繁殖。种子繁殖:于 3 月播种育苗,按行距 23～27 cm 开横沟,深约 6 cm,播幅约 10 cm,经常保持土壤湿润。分根繁殖:在冬季或早春进行,挖起老蔸,抖去泥土,按株丛大小切成几个小蔸,按行株距 45 cm×30 cm 开穴栽种。

田间管理　栽后每年中耕除草 4 次,追肥 3 次。

【采收加工】 栽培 3～4 年即可采收,春、秋季挖根,7～9 月采收全草,晒干。

【药材】 硬水黄连　*Radix Thalictri Brevipis*　主产于四川、西北、华北、东北。

性状　根茎由数个结节连生。细根数至数十条密生于根茎下,长 5～10 cm,直径 1～2 mm;表面土黄色,外皮脱落处浅黄色;质较软,断面纤维性。气微,味苦。

【成分】 根含生物碱类:箭头唐松草米定碱(thalicsimidine)[1,2],小檗碱(berberine),小唐松草宁碱(thalicminine),香唐松草碱(thalfoetidine),木兰花碱(magnoflorine),鹤氏唐松草碱(hernandezine),芬氏唐松草碱(thalidezine),箭头唐松草碱(thalcimine),唐松草洒明碱(thalisamine)[1,3],隐品碱(cryptopine),小檗胺(berbamine),药根碱(jatrorrhizine)[4],唐松草星碱(thalictrisine)[5],异芬氏唐松草碱(isothalidezine)[6],箭头唐松草定碱(thalsimidine,thalcimidine)[1,7],唐松草酸(thalictric acid)[6]。

【药理】 治疗矽肺等作用　硬水黄连水煎剂和总生物碱灌胃,对大鼠经气管急性染尘复制的实验性矽肺有早期治疗作用[1]。硬水黄连中的成分体外在鸡胚纤维母细胞中抑制流感病毒 H_7N_7、H_7N_1[2,3]。

【药性】《四川中药志》1979 年版:"苦,寒。"

【功用主治】 清热解毒,利湿退黄。主治黄疸,痢疾,肺热咳喘,目赤肿痛,鼻疳。

1.《纲目拾遗》:"治鼻疳。"

2.《分类草药性》:"治五种黄疸,哮吼喘急,解热毒,涂火疮。"

3.《天宝本草》:"红白痢症用根良,能清肠胃洗眼目,寒热之症本非常。"

4.《四川中药志》1979 年版:"清热利湿,泻火解毒。用于湿热所致的泻痢(细菌性痢疾、急性胃肠炎)、黄疸型肝炎、肺热咳嗽、目赤肿痛。"

【用法用量】 内服:煎汤,根 3～9 g;全草 10～15 g。外用:煎水熏洗,或研末调涂。

【宜忌】 脾胃虚寒者慎服。

【选方】 1. 治黄疸型肝炎　硬杆水黄连 10 g,虎杖 10 g,金钱草 10 g,栀子 10 g,车前草 10 g。水煎服。

2. 治肠炎,细菌性痢疾　硬杆水黄连 15 g,马齿苋 15 g,薤白 15 g,木香 6 g。水煎服。(1、2 方出自《四川中药志》1979 年版)

3. 治痢疾　箭头唐松草、马齿苋各 15 g。水煎服。(《沙漠地区药用植物》)

4. 治大叶性肺炎　箭头唐松草 15 g(或根 9 g),葶苈子 9 g,甘草 6 g。水煎服。(《沙漠地区药用植物》)

5. 治目赤肿痛　硬杆水黄连 15 g,千里光 15 g,野菊花 15 g。水煎熏洗或内服。(《四川中药志》1979 年版)

6. 治鼻疳　百部三钱(切片,晒干,炒,取净末二钱),地骨(净炒)二钱,五倍子(炒)、黄柏(炒)、甘草(炒)各二钱,水黄连(切片,炒)一钱。共为末,如鼻疳烂通孔者,以此调香油搽,立结痂愈。(《纲目拾遗》)

4958 硬骨凌霄 yìng gǔ líng xiāo (《全国中草药汇编》)

【异名】 竹林标(《云南思茅中草药选》),驳骨软丝莲、红花倒水莲(《全国中草药汇编》),凌霄(《云南中药资源名录》)。

【基原】 为紫葳科硬骨凌霄属植物硬骨凌霄的茎叶及花。

【原植物】 硬骨凌霄 *Tecomaria capensis* (Thunb.) Spach.

半藤状或近直立灌木。枝呈绿褐色,常有小痂状凸起。叶对生,单数羽状复叶;总叶柄长 3～6 cm,小叶柄短;小叶多为 7 枚,卵形至阔椭圆形,边缘有不甚规则的锯齿。总状花序顶生;萼钟状,5 齿裂;花冠漏斗状,略弯曲,橙红色至鲜红色,有深红色的纵纹;雄蕊突出。蒴果线形,略扁。花期春季。

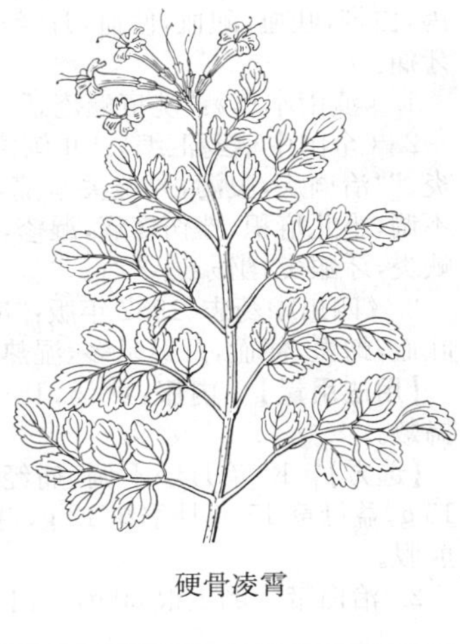

硬骨凌霄

野生或栽培。分布

于广东、广西、云南等地。

【采收加工】 5～7月采茎叶，花开时采花，晒干。

【成分】 叶中含环烯醚萜成分：tecomoside，7-O-(*p*-methoxy)benzoyl tecomoside。花中含 tecomoside，还含 aglycon，halleridone，rengioside B[1]。

【药性】《全国中草药汇编》："茎叶：辛，平；花：酸，寒。"

【功用主治】《全国中草药汇编》："茎叶：散瘀消肿；花：通经利尿。主治肺结核，肺炎，支气管炎，哮喘，咽喉肿痛。"

【用法用量】 内服：煎汤，10～15 g。

【宜忌】 孕妇慎服。

4959 硬枝黑琐梅 yìng zhī hēi suǒ méi（《滇南本草》）

【异名】 琐梅、钻地风、疏风草（《滇南本草》），黑琐梅（《植物名实图考》），倒生根、白刺泡（《四川中药志》）。

【基原】 为蔷薇科悬钩子属植物红泡刺藤的根。

【原植物】 红泡刺藤 *Rubus niveus* Thunb.［*R. foliolosus* D. Don］

灌木，高1～2.5 m。幼枝被短绒毛，后脱落；枝紫红色，有粉霜，散生钩状皮刺。奇数羽状复叶；具叶柄；托叶条形；小叶5～9，长圆形、卵状矩圆形至菱状长圆形，边缘有尖锯齿，上面无毛，下面密生灰白色绒毛。伞房状圆锥花序顶生或腋生；花小，紫红色，萼片5；花瓣5；雄蕊多数，分离；心皮多数。聚合果近球形，暗红色，密被灰白色绒毛。花期5～7月，果期7～9月。

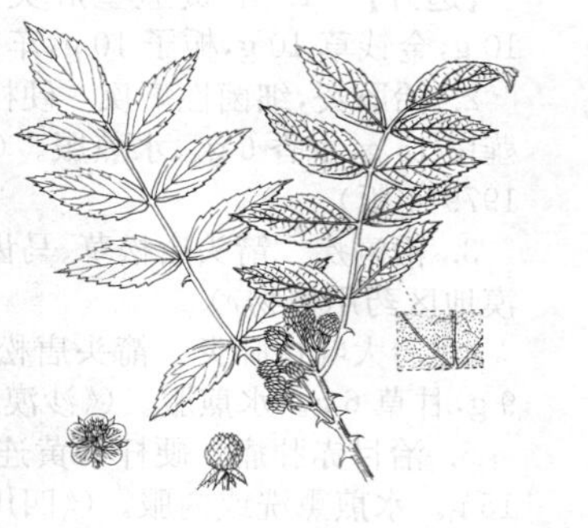

红泡刺藤

生于海拔500～2 800 m的山坡灌丛、疏林或山谷河滩、溪流旁。分布于广西、四川、贵州、云南、西藏、陕西、甘肃等地。

本植物的果实（硬枝黑琐梅果）亦供药用，另设专条。

【采收加工】 10～11月采挖，切片，晒干。

【药性】 苦、涩，凉。

1.《全国中草药汇编》："苦、涩，平。"

2.《四川中药志》1982年版："酸、苦，凉。"

【功用主治】 清热利湿，凉血止血。主治湿热痢疾，腹泻，白带，吐血，衄血，便血，月经过多，湿疹疮疡，疥癞，风火牙痛。

1.《滇南本草》："洗疥癞疮。"

2.《全国中草药汇编》："止泻痢，祛风止痛，清热利湿，消炎。""治痢疾，腹泻，风湿关节痛，痛风，急、慢性肝炎，月经不调，小儿疳积，挫伤疼痛，湿疹，皮肤化脓感染，口腔炎，咽峡炎，牙龈炎，泌尿道结石。"

3.《四川中药志》1982年版："凉血止血，调经止带。用于吐血，衄血，便血，月经量多，湿热白带，风火牙痛。"

【用法用量】 内服：煎汤，15～30 g。外用：煎水洗；或捣敷。

【选方】 1. 治月经不调，痛经　倒生根15 g，枣子树根15 g，益母草15 g，月季花12 g，对叶草12 g，当归12 g。水煎服。

2. 治白带　倒生根30 g，三白草30 g。水煎服。

3. 治风火牙痛　倒生根30 g，地骨皮30 g，刺三甲12 g，土牛膝12 g。水煎服。（1～3方出自《四川中药志》1982年版）

4. 治疥癞疮毒　（硬枝黑琐梅）根适量，水煎外洗。（《云南中草药选》）

4960 硬枝黑琐梅果 yìng zhī hēi suǒ méi guǒ（《滇南本草》）

【异名】 覆盆子（《滇南本草》）。

【基原】 为蔷薇科悬钩子属植物红泡刺藤 *Rubus niveus* Thunb. 的果实。

【原植物】 参见"硬枝黑琐梅"条。

【采收加工】 7～9月果实成熟时采收，晒干。

【成分】 果实含覆盆子苷（goshonoside）F_1～F_5[1]。

【药性】 甘、酸，微温。归肝、肾经。

1.《滇南本草》："味甘、酸，性微寒。入肾经。"

2.《全国中草药汇编》："甘、酸，微温。"

【功用主治】 固肾涩精。主治肾虚阳痿，遗精早泄，小便频数，白带，月经过多，不孕症。

1.《滇南本草》："益肾补肝，明目兴阳，妇女多食能生子。"

2.《全国中草药汇编》："补肾涩精。治神经衰弱，遗精，早泄。"

【用法用量】 内服：煎汤，9～15 g。

4961 硫黄 liú huáng（《吴普本草》）

【异名】 石硫黄（《本经》），石流黄（《范子计然》），流黄、石留黄（《吴普本草》），昆仑黄（《本草经集注》），黄牙（《丹房镜源》），石亭脂、九灵黄童、山石住（《石药尔雅》），黄硇砂（《海药本草》），白硫黄（《百草镜》），天生黄（《纲目拾遗》），硫黄花（《中国医学大辞典》），硫黄粉（《药物图考》）。

【基原】 为自然元素类硫黄族矿物自然硫，主要用含硫物质或含硫矿物经炼制升华的结晶体。

【原矿物】 自然硫 Sulfur　又名：斜方硫。

晶体结构属斜方晶系。晶体为锥柱状、板柱、板状或针柱状。黄、蜜黄或褐黄色；因含杂质可带灰、黑或绿、红色调。晶面金刚光泽，断口松脂或油脂状光泽。近透明至半透明。硬度1～2。相对密度2.05～2.08。性脆、易碎。有硫黄臭味。易溶于二硫化碳、松节油、煤油，但不溶于水及盐酸和硫酸；遇强硝酸和王水则被氧化为硫酸。

自然硫主要形成于火山喷气作用，火山硫含少量砷、硒、锌和铊。沉积岩或风化带中的自然硫含黏土、有机质、沥青等机械混入物。台湾的自然硫及山西、新疆、山东、江苏、湖南、四川、贵州等地均有药用史。以上各地及甘肃、青海、内蒙古、陕西、河南、湖北、安徽、广西、广东、西藏等地都有制品硫产销。

【采收加工】 采挖得自然硫后，加热熔化，或用含硫矿经加工制得。

【药材】 硫黄 *Sulfur*　主产于内蒙古赤峰、陕西南部、四川甘孜、河南洛阳等地。

商品规格　商品一般分为硫黄、倭硫黄、天生黄三种。

性状　呈不规则块状、粗颗粒状。浅黄色、黄色或略呈绿黄色。条痕白色或淡黄色。表面不平坦或粗糙，常具多数小孔，呈脂肪光泽。用手握紧置于耳旁，可闻轻微的爆裂声。体轻，质松脆，易砸碎。有的断面呈蜂窝状，纵面可见细柱或针状晶体，近于平行排列，金刚光泽。具特异臭气，味淡。

鉴别 (1) 透射偏光镜下:无色透明,微带黄色。高突起,暗边明显。折光率 $Np=1.957\,9$, $Nm=2.037\,1$, $Ng=2.245$。干涉色极高,斜消光。$2V=69°$;双折射率 $Ng-Np=0.257\,1$。

(2) 本品燃烧时易熔融,火焰为蓝色,并有二氧化硫的刺激性臭气(检查硫)。

(3) 本品置于湿银面上摩擦,银面变黑色(检查硫)。

品质标志 《中华人民共和国药典》2005年版规定:本品含硫(S)不得少于98.5%。

【成分】 主含硫(S),尚杂有砷(As)、硒(Se)、碲(Te)等[1]。

【药理】 1. 溶解角质、杀疥虫、杀菌、杀真菌作用 局部外用,在体温状态下,硫与皮肤接触,产生硫化氢;或与微生物或上皮细胞作用,氧化成五硫黄酸(pentathionic acid),从而有溶解角质、软化皮肤、杀灭疥虫等皮肤寄生虫及灭菌、杀真菌等作用[1,2]。

2. 缓泻作用 内服后一部分在肠内可形成硫化氢,刺激肠壁,增加蠕动而起缓泻作用。硫化氢在体内产生极慢,故致泻作用不强,且与用量大小无关。若肠内容物中脂肪性物质较多时,易产生大量的硫化氢[1,2]。

3. 其他作用 适当剂量对动物实验性炎症有治疗作用,能使各级支气管慢性炎症细胞浸润减轻,并使支气管黏膜杯状细胞数减少,还能促进支气管分泌增加;对氯丙嗪及硫喷妥钠的中枢抑制效应有增强作用[2]。

毒性 未经炮制的天然硫黄含砷量较多,不宜内服。内服需用炮制过的硫黄,且不宜过量或久服,以免引起砷中毒[2]。

【炮制】 1. 硫黄 取原药材,除去杂质,捣成小块。生品有毒,多外用,以解毒杀虫,治癣为主。

2. 制硫黄 取硫黄灌入猪肠内,煮后晾干,或将硫黄放入生猪肠内,两端扎紧,放热汤中煮3 h,反复3次,每次均另换猪肠。

饮片性状 硫黄参见"药材"项。制硫黄形如硫黄,黄褐色或黄绿色,臭气不明显。

贮干燥容器内,置干燥处,防火。

【药性】 酸,热。有毒。归肾、脾经。

1.《本经》:"味酸,温。"

2.《别录》:"大热,有毒。"

3.《药性论》:"有大毒。""味甘。"

4.《本草经疏》:"气味俱厚,纯阳之物也,入手厥阴经。"

5.《本草正》:"味苦,微酸。"

6.《玉楸药解》:"入足太阴脾、足少阴肾、足厥阴肝经。"

7.《医林纂要》:"辛、酸、甘,大热。"

【功用主治】 补火壮阳,祛寒燥湿,杀虫止痒。主治阳痿,遗精,尿频,带下,寒喘,心腹冷痛,久泻久痢,便秘,痔瘘,疥疮,顽癣,秃疮,天疱疮,阴蚀,阴疽,恶疮。

1.《本经》:"主妇人阴蚀,疽痔恶血,坚筋骨,除头秃。"

2.《吴普本草》:"治妇人血结。"

3.《别录》:"疗心腹积聚,邪气,冷癖在胁,咳逆上气,脚冷疼弱无力,及鼻衄,恶疮,下部䘌疮,止血,杀疥虫。"

4.《日华子》:"壮阳道,治痃癖冷气,补筋骨劳损,风劳气,止嗽上气及下部痔瘘恶疮疥癣,杀腹脏虫。"

5.《纲目》:"主虚寒久痢滑泄,霍乱,补命门不足,阳气暴绝,阴毒伤寒,小儿慢惊。"

6.《玉楸药解》:"驱寒燥湿,补火壮阳。主治虚劳咳嗽,呕吐泄利,衄血便红,冷气寒瘕,腰软膝痛。敷女人阴痒,洗玉门宽冷,涂䵟疣聤耳,消胬肉顽疮。"

7.《本草求真》:"主治老人一切风秘、冷秘、气秘,为补虚助阳圣药。"

【用法用量】 内服:入丸、散,1.5~3 g。外用:研末撒;或油调敷;或烧烟熏。

【宜忌】 本品有毒,内服宜用制品,不宜多服、久服。阴虚火旺证及孕妇禁用。

1. 徐之才《药对》:"畏细辛、飞廉、朴消、铁、醋。"(引自《纲目》)

2.《本草衍义》:"中病当便已,不可尽剂。"

3.《本经逢原》:"久服伤阴,大肠受伤,多致便血。""热邪亢盛者禁用。""湿热痿痹,良非所宜。"

【选方】 1. 治男子腰肾久冷,心腹积聚,胁下冷癖,腹中诸虫,失精遗溺,形羸力劣,脚膝疼弱,冷风顽痹,霍乱转筋,虚滑下利;又治妇人血结寒热,阴蚀疽痔 硫黄十两。净拣去沙石,研细飞过,用瓷盒子盛,以水和赤石脂封口,以盐泥固济晒干,地内先埋一小罐子,盛水令满,安盒子在上,用泥固济讫,慢火养七日七夜,候足,加顶火一斤煅,候冷取出,研为细末,以药末一两,用蒸饼一两,汤浸握去水,搜为丸,如梧桐子大。每服三十丸,多至百丸,温米饮下,空心服之。(《局方》金液丹)

2. 治冷劳气血枯竭,肉瘠齿落,肢倦言微 石硫黄一斤,猪大肠二尺。将硫黄为末,实猪肠中烂煮三时取出,去肠蒸饼为丸,如梧桐子大。每服十丸,日渐加之。(《易简方论》补火丹)

3. 治不孕 明净硫黄一两,用铜铫甘草汤煮一日,取出阴干,研如面。上以糊丸如梧桐子大,约二百粒。每遇妇人月经过后空心酒下二十五丸,次日下三十五丸,三日下四十丸,一百丸尽,交合则授胎矣,次月当不行经,如复行经者又如法服前药一百丸,必有孕,自后可服清热养血之剂则胎固,孕妇泰也。此方百发百中,不可以其简易而略之。(《古今医统》引《螽斯广育》神效百子丸)

4. 治带下 硫黄五钱为末,乌梅肉三钱。捣丸如黄豆大。每五丸,空心酒下。(《种杏仙方》)

5. 治咳逆服药无效 硫黄、乳香各等分。为末,用酒煎,急令患人嗅之。(《奇效良方》)

6. 治心腹一切痃癖冷气,及年高风秘、冷秘或泄泻等 硫黄(明净好者,研令极细,用柳木槌子杀过)、半夏(汤浸七次,焙干,为细末)。上等分,以生姜自然汁同熬,入干蒸饼末搅和匀,入臼内杵数百下,丸如梧桐子大。每次空心温酒或生姜汤下十五丸至二十丸,妇人醋汤下。(《局方》半硫丸)

7. 治卒得疥疮 麻油摩硫黄涂之。(《肘后方》)

8. 治小儿口疮,不能吮乳 用生硫黄为末,新汲水调贴手心脚心,效即洗去。(《普济方》硫黄散)

9. 治一切无名肿毒恶疮 舶上硫黄、轻粉、白矾各等分。上为细末,酥油调。临卧涂,三次用。(《普济方》)

10. 治紫白癜风 用生硫黄末,以生姜蘸擦之,随手去。(《百一选方》)

11. 治疝气,甚至手足厥冷,上冲心腹欲死者 硫黄(溶化即投水中,去毒,研细末)、陈皮、荔枝核(打碎炒黄)各等分,研细末,上饭丸桐子大。每服五丸,酒下,数服愈。勿多用。(《简明医彀》硫黄丸)

【临床报道】 1. 治手足不温 选色黄而亮,砂粒大,且无臭气的纯净生硫黄，每日1次，每次2～3 g，饭前服用，服后即以饭压之，共计服100 g。6人服用，均自觉手足转温，冬日与他人同样耐寒，且无异常不适之状，5人痊愈，1人明显减轻[1]。

2. 治疗神经性皮炎　用硫黄12 g，研极细末，医用凡士林88 g，将凡士林微微加温后兑入硫黄粉，搅拌均匀后装瓶备用。治疗时先将皮损处用0.9%生理盐水棉球清洗后，涂敷硫黄软膏，然后将消毒纱布外敷包扎，每日换药1次，2星期为1个疗程。共治疗22例。结果：痊愈13例，有效8例，无效1例。轻者治疗1个疗程即愈，重者2～3个疗程即可见明显效果[2]。

3. 治疗酒皶鼻　将颠倒散（硫黄、大黄等分，研为细面）拌匀，量出5 g，放入酒盅中，加凉水适量调成糊状。每晚临睡前用毛笔或毛刷涂鼻部，次晨洗脸时洗去，每晚1次，2星期为1个疗程，一般需2～3个疗程。治疗酒皶鼻20例，痊愈10例，显效7例，好转2例，无效1例[3]。

4. 治疗痱疖　将患处用温水洗净后，直接将硫黄软膏敷抹于患处，每日3～4次，2～3 d为1个疗程。共治疗196例。结果：显效（疖肿疼痛消失，红肿明显变小或消失）192例，有效（疼痛减轻，红肿变小，症状缓解减轻）3例，1例无效（就诊时，痱疖已有波动感），治愈率99.5%[4]。

5. 治疗蛲虫病　取硫黄粉内服，1～5岁每次0.3 g，6～7岁0.5 g，每日3次，进餐时服；同时每日洗涤肛门1次，并用硫黄粉扑于肛门及其周围。治疗57例，用药2星期后，51例连续3 d做虫卵和成虫检查，结果转阴者26例，治愈率为50.98%。在治疗期间无不良反应[5]。

【各家论述】 1.《本草衍义》："石硫黄，今人用治下元虚冷，元气将绝，久患寒泄，脾胃虚弱，垂命欲尽，服之无不效。中病当便已，不可尽剂，世人盖知用而为福，不知用久为祸。此物损益兼行，若俱弃而不用，当仓卒之间，又可阙乎？或更以法制，拒火而又常服者，是亦弗思也。"

2.《纲目》："硫黄秉纯阳之精，赋大热之性，能补命门真火不足，且其性虽热而疏利大肠，又与燥涩者不同，盖亦救危妙药也。"

3.《本草经疏》："石硫黄，禀火气以生。经曰，寒淫于内，治以温热。冷癖在胁，咳逆上气，寒邪在中也，非温剂无以除之。又曰，鞕则气坚，咸以软之。心腹积聚，邪气坚积在中也，非咸剂无以软之。命门火衰，则为脚冷疼弱无力；下焦湿甚则为阴蚀、疽痔、䘌疮，酸温能补命门不足，大热能除下焦湿气，故主之也。其主头秃、恶疮、疥虫者，悉取其除湿杀虫之功耳。《本经》又主坚筋骨，及《别录》疗鼻衄止血者，皆非其所宜，夫热甚则骨消筋缓，火载血上则错经妄行，岂有大热之物，反能疗是证哉，无是理也。"

4.《本草新编》："惟大热，用之不得其宜，亦必祸生不测，必须制伏始佳，须用寒水石制之大妙。寒水制硫黄，非制其热，制其毒也。去毒则硫黄性纯，但有功而无过，可用之而得宜也。"

5.《本经逢原》："《本经》治阴蚀疽痔，乃热因热用，以散阴中蕴积之垢热。但热邪亢盛者禁用，又言坚筋骨者，取以治下部之寒湿。"

4962 雁肉 yàn ròu（《千金方》）

【基原】 为鸭科雁属动物白额雁、鸿雁等的肉。

【原动物】 1. 白额雁 *Anser albifrons*（Scopoli）　又名：大雁、花斑、明斑（《中国动物志》）。

雄鸟体长约70 cm，雌鸟较小。嘴扁平，被有软皮，肉色或玫瑰色，尖端具角质嘴甲，灰色或白色。虹膜棕色。嘴基和前额皆有白色横纹。头和颈、背部羽毛棕黑，羽缘灰白色。尾羽亦棕黑色，羽缘白色。胸、腹部棕灰色，布有不规则黑斑。幼鸟无此黑斑，嘴基亦无白纹。腿和脚橙黄色，有4趾，前3趾间具蹼，后1趾小而不着地，蹼淡黄色；爪短而钝，白色或黑色。

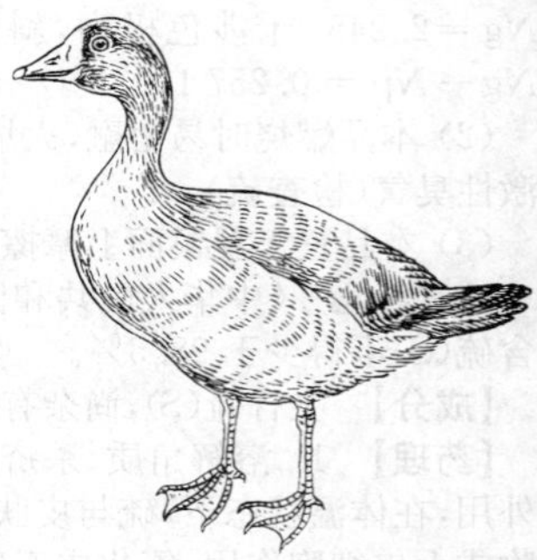
白额雁

一般栖息在沼泽地区。迁徙时，集成大群，有序飞行。食性主要为植物，偶也食昆虫或蠕虫。在西伯利亚北部繁殖，迁至长江下游一带越冬。

白额雁为国家二级保护动物，禁止滥捕。

2. 鸿雁 *A. cygnoides*（Linnaeus）　又名：原鹅、冠雁、黑嘴雁、沙雁、草雁（《中国动物志》）。

雄鸟成体长约90 cm，雌鸟较雄鸟为小，雌雄羽毛相似。嘴裂基部有2条黑褐色颚纹，颏及喉棕红。头顶至枕部为棕褐色，向后渐深。颈部除正中呈棕褐色外，余均白色。背、肩、三级飞羽暗褐色，羽缘淡棕色；初级飞羽灰褐，端部转黑褐；次级飞羽浓褐；翅上覆羽灰褐，羽缘棕白以至白色。下背和腰黑褐色。前颈下部和胸部均淡肉红色，向后渐淡至下腹转为纯白色。胁部暗褐，羽缘棕白。翅下覆羽及腋羽暗灰。尾羽暗褐色，尾上覆羽前褐后白，尾下覆羽和尾侧覆羽纯白。嘴黑色，雄雁的上嘴基部有一瘤状突。虹膜赤褐色或褐色，趾蹠橙黄色，爪黑色。

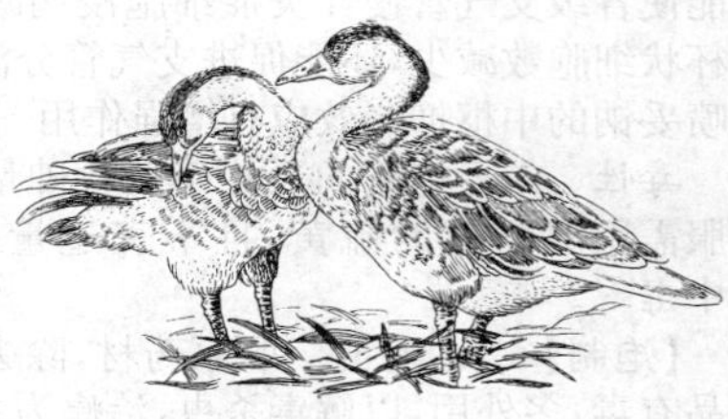
鸿雁

栖息于旷野、湖泊、河川和沼泽地带，有时也可见于森林中。在草原和茂密的芦苇间筑巢。以植物为主要食物，也吃少量贝类。每年4～5月产卵，每窝5～8枚，呈乳白色。分布于东北北部、内蒙古东部；东北南部、包头、阿尔泰山脉、黄河上游、河北、青岛；长江下游；福建、台湾。

以上动物的脂肪油（雁肪）亦供药用，另设专条。

【采收加工】 冬季捕杀后取肉，鲜用。

【药性】 甘，平。归肺、肝、肾经。

1.《千金方》："味甘，平，无毒。"

2.《日华子》："凉，无毒。"

3.《医林纂要》："甘，微辛，温。"

4.《本草求真》："专入肺，兼入肝、肾。"

【功用主治】 祛风，舒筋壮骨。主治诸风麻木不仁，筋脉拘挛，半身不遂。

1.《千金方》："久服长发鬓须眉，益气不饥，轻身耐暑。"

2.《日华子》："治风，麻痹。久服助气，壮筋骨。"

3.《纲目》："利脏腑，解丹石毒。"

4.《医林纂要》:“益阳气,暖水脏。余功同家鹅。”

5.《随息居饮食谱》:“解毒祛风。”

6.《中国动物药》:“祛风湿,壮筋骨。用于风湿痹痛,麻木不仁,筋挛。”

【宜忌】《随息居饮食谱》:“多食动气。”

4963 雁肪 yàn fáng (《本经》)

【异名】 鹜肪(《本经》),雁膏(《食疗本草》),雁脂(《食医心镜》)。

【基原】 为鸭科雁属动物白额雁 *Anser albifrons* (Scopoli)、鸿雁 *A. cygnoides* (Linnaeus)等的脂肪。

【原动物】 参见“雁肉”条。

【采收加工】 冬季捕杀后取脂肪,鲜用。

【药性】 甘,平。

1.《本经》:“味甘,平。”

2. 崔禹锡《食经》:“味甘,小冷。”

【功用主治】 益气补虚,活血舒筋。主治中风偏枯,手足拘挛,腰脚痿弱,耳聋,脱发,疮痈肿毒。

1.《本经》:“主风挛拘急偏枯,气不通利。久服益气不饥,轻身耐老。”

2.《吴普本草》:“杀诸石药毒。”

3. 崔禹锡《食经》:“主风热烦心,驻面色,理腰脚痿弱。”

4.《食疗本草》:“雁膏可合生发膏,仍治耳聋。”

5.《纲目》:“涂痈肿耳疳。又治结热胸痞呕吐。”

6.《中国动物药》:“舒筋活血,益气解毒。治气血不足,筋挛拘急,肾虚脱发,痈肿疮毒等。”

【用法用量】 内服:煎汤或炼油,适量。外用:涂敷。

【选方】 1. 治风挛拘急偏枯,血气不通利　雁脂四两。炼,滤过,每旦暖酒一盏,以雁肪一匙和,饮之。(《食医心镜》雁脂酒)

2. 治脱发　雁肪,日日涂之。(《千金方》)

4964 雄黄 xióng huáng (《本经》)

【异名】 黄食石(《本经》),石黄(《本草经集注》),黄石(《药性论》),熏黄(《新修本草》),天阳石(《石药尔雅》),鸡冠石(《石雅》)。

【基原】 为简单硫化物类雄黄族矿物雄黄。

【原矿物】 雄黄 Realgar

晶体结构属单斜晶系。晶体细小,呈柱状、短柱状。通常多呈粒状,致密块状,有时呈土状、粉末状、皮壳状集合体。橘红色,表面或有暗黑及灰色的锖色。条痕浅橘红色。晶体呈金刚光泽,断口树脂光泽。硬度 1.5～2,相对密度 3.56。锤击之有刺鼻蒜臭。

雄黄主要为低温热液、火山热液矿床中的典型矿物,与雌黄紧密共生。还见于温泉沉积和硫质喷气孔的沉积物里。偶尔发现于煤层和褐铁矿层中,为有机质分解所产生的硫化氢与含砷溶液作用的产物。

本矿物经加工制成的三氧化二砷(砒石)亦供药用,另设专条。

【采收加工】 雄黄在矿中质软如泥,见空气即变坚硬,一般用竹刀剔取其熟透部分,除去杂质泥土。

【药材】 雄黄 *Realgar*　主产于湖南慈利、石门,贵州郎岱、思南。

商品规格　商品常分为雄黄、明雄、烧雄等规格。

性状　本品为块状或粒状集合体。多呈不规则块状。深红色或橙红色,表面常附有橙黄色细粉,手触之染指;条痕淡橙红色。微透明或半透明,晶面具金刚光泽。质较酥脆,易砸碎,断面红色至深红色,具树脂样光泽。微有特异臭气,味淡(有毒)。

精矿粉为粉末状或粉末集合体,质松脆,手捏即成粉,橙黄色,无光泽。

鉴别　(1) 反射偏光镜下:反射色为灰色,微带紫色;内反射橙色;偏光性清楚;反射率 20%(伏黄)。

透射偏光镜下:多色性明显;$Ng = Nm$,淡金黄色至朱红色,Np 几乎无色至浅橙黄色。干涉色橙红色;斜消光,消光角 $C \wedge Np = 11°$;二轴晶;负光性。折光率 $Ng = 2.704$,$Nm = 2.684$;$Np = 2.538$;双折射率 $Ng - Np = 0.166$。

(2) 取本品粉末 10 mg,加水湿润后,加氯酸钾饱和的硝酸溶液 2 ml,溶解后,加氯化钡试液,生成大量白色沉淀。放置后,倾去上层酸液,再加水 2 ml,振摇,沉淀不溶解(检查硫酸盐)。

(3) 取本品粉末 0.2 g,置坩埚内,加热熔融,产生白色或黄白色火焰,伴有白色浓烟。取玻片覆盖后,有白色冷凝物,刮取少量,置试管内加水煮沸使溶解,必要时滤过,溶液加硫化氢试液数滴,即显黄色,加稀盐酸后生成黄色絮状沉淀,再加碳酸铵试液,沉淀复溶解(检查砷盐)。

品质标志　《中华人民共和国药典》2005 年版规定:本品含砷量以二硫化二砷(As_2S_2)计算,不得少于 90.0%。

【成分】 雄黄主要含有二硫化二砷(As_2S_2),并含有硅、铅、铁、钙、镁等杂质[1]。

【药理】 1. 抗肿瘤作用　雄黄对急性早幼粒细胞白血病(APL)细胞 NB_4 同时具有诱导凋亡和促进部分分化的双重效应[1]。端粒酶活性下降是雄黄诱导慢性粒细胞白血病细胞株 K_{562} 细胞凋亡机制之一[2]。雄黄处理后的 NB_4、HL-60、K_{562} 细胞形态学上均出现凋亡特征性改变,细胞内融合蛋白降解等[3]。细胞信号传递蛋白类基因 U_{51903} 和 Z_{22533}、DNA 结合转录和转录因子相关基因 AFO_{36613}、代谢类基因 X_{66435} 等可能是雄黄作用于 NB_4 细胞的靶基因[4]。雄黄可诱导全反式维甲酸耐药的 APL 细胞株 MR_2 细胞发生凋亡[5]。下调 NB_4 和 MR_2 细胞组织因子的表达并降低其促凝活性可能是雄黄改善 APL 患者弥散性血管内凝血早期出血症状的主要机制之一[6]。雄黄有诱导 B 淋巴瘤细胞系 Raji 细胞、T 淋巴细胞白血病系 CEM 细胞凋亡的作用[7,8]。雄黄体外诱导人多发性骨髓瘤细胞凋亡[9]。雄黄可部分逆转多柔比星耐药性乳腺癌细胞系 MCF-7/ADM 细胞对多柔比星的抗药性[10]。雄黄对肝癌细胞 BEL-7402 生长有抑制作用[11]。

2. 对免疫功能的影响　雄黄灌胃增强正常小鼠网状内皮系统的吞噬功能,不影响白细胞总数及分类[12]。用草酸溶解以除去天然雄黄中所含的三氧化二砷的精制雄黄灌胃也能提高正常小鼠网状内皮系统的吞噬功能,还增强小鼠迟发型变态反应,提高小鼠细胞免疫功能,而天然雄黄则无明显影响[13]。

3. 其他作用　雄黄体外对金黄色葡萄球菌、大肠杆菌有杀灭作用[14]。给红斑狼疮小鼠灌胃雄黄淀粉混悬液能控制狼疮鼠肾脏病变,改善其肾功能,减轻其尿毒症[15]。雄黄生品与酸奶飞炮品给小鼠灌胃,在醋酸扭体和热板实验中有镇痛作用,还抑制小鼠二甲苯性耳肿胀[16]。

毒性　天然雄黄混悬液给小鼠灌胃的LD_{50}为3.21±0.76 g/kg。精制雄黄在25 g/kg剂量仍是安全的[13]。雄黄给小鼠灌胃,低剂量组(125 mg/kg)对肾脏损害不明显。而高剂量组(250 mg/kg)对肾脏损害较为严重,肾小球充血较明显,细胞数增多,肾小囊腔狭窄,囊壁增厚,并有少量新月体形成[17]。大鼠较长时间口服高剂量的雄黄后,心脏中锌含量下降,脾脏、骨骼和肾中铜含量升高。肾铜的蓄积有可能是造成雄黄肾脏毒性的机制之一[18]。雄黄长期服用对小鼠肝、肾组织细胞有一定损害,停药后有不同程度恢复[12]。雄黄125 mg/kg、250 mg/kg给小鼠连续灌服,可引起外周血红细胞、白细胞、血小板的形态学改变,如彩点红细胞增加、粒细胞和淋巴细胞凋亡、血小板颗粒减少等;小鼠骨髓象各系细胞也均出现形态改变,如巨幼样红细胞、异常丝状分裂,粒细胞鼓槌状小体数量增多、凋亡小体出现等[19]。小鼠灌胃雄黄,骨髓嗜多染红细胞的微核率升高,具有潜在致突变性[20]。

【炮制】 取原药材,除去杂质,加适量水,共研至细,再加多量水,搅拌,待粗粉粒下沉,细粉粒悬浮,倾取上层混悬液,下沉部分再如上法反复操作多次,除去杂质,合并混悬液,静置后,分取沉淀,晾干。

饮片性状　雄黄为极细腻的粉状,橙红色或淡黄色,质重,手触之易被染成橙黄色,有特异而刺鼻的气味,味淡。

贮干燥容器内,密闭,置通风干燥处,防尘。

【药性】 辛、苦,温。有毒。归肝、胃经。

1.《本经》:"味苦,平寒。"

2.《别录》:"甘,大温,有毒。"

3.《药性论》:"味辛,有大毒。"

4.《纲目》:"入肝经气分。"

5.《本草经疏》:"气味俱厚,升也,阳也,入足阳明经。"

6.《本草再新》:"入心、肝二经。"

【功用主治】 解毒,杀虫,燥湿,祛风痰。主治痈疽疔疮,疥癣,丹毒,湿疮,痔疮,蛇虫咬伤,喉风喉痹,癫痫,疟疾,积聚痞块,鼻中息肉,咳喘。

1.《本经》:"主寒热,鼠瘘,恶疮,疽痔,死肌,杀精物恶鬼邪气、百虫毒。"

2.《别录》:"疗疥虫,疮,目痛,鼻中息肉及绝筋破骨,百节中大风,积聚,癖气,中恶腹痛,鬼疰,杀诸蛇虺毒,解藜芦毒,悦泽人面。"

3.《本草拾遗》:"杀虫,熏疮,疥,虮虱及和诸药,熏嗽。"

4.《日华子》:"治疥癣风邪,癫痫,岚瘴,一切蛇虫、犬兽伤咬。"

5.王好古:"搜肝气,泻肝风,消涎积。"(引自《纲目》)

6.《纲目》:"治疟疾寒热,伏暑泄痢,酒饮成癖,惊痫,头风眩运,化腹中瘀血,杀劳虫疳虫。"

7.《本草从新》:"燥湿杀虫。治劳疳蛇伤,敷杨梅疔毒。"

【用法用量】 外用:研末撒或调敷;或烧烟熏。内服:研末,每次0.15～0.3 g;或入丸、散。不入汤剂,内服禁用火煅。

【宜忌】 本品辛热有毒,内服宜慎,中病即止,不可多服久服。外用亦不可大面积涂搽或长期持续使用,以免皮肤吸收积蓄中毒。孕妇及阴亏血虚者禁服,其中毒症状主要为上吐下泻。

1.《本草经疏》:"性热有毒,外用易见其长,内服难免无害,凡在服饵,中病乃已,毋尽剂也。"

2.《本草通玄》:"血虚大忌用之。"

3.《得配本草》:"畏南星、地黄、莴苣、地榆、黄芩、白芷、当归、地锦、苦参、五加皮、紫河车、五叶藤、鹅肠草、鸡肠草、鹅不食草、桑叶、猬脂。"

【选方】 1.治一切痈疽肿毒势甚者　雄黄一两,明矾四两,寒水石一两(煅)。用滚水二三碗,乘热入前药末五钱,洗患处,以太乙真膏贴之。(《外科理例》雄黄解毒散)

2.治臁疮日久　雄黄二钱,陈艾五钱。青布卷作大捻,烧烟熏之。(《纲目》引《卫生杂兴》)

3.治蛇缠疮及蛇、蜂虿、蜈蚣、毒虫、癫犬所伤　雄黄为末,醋调涂,仍用酒服。(《世医得效方》)

4.治小儿一切丹毒　雄黄一钱,蜗牛五十个,大黄末一两。上共研为一处,用铁锈水调搽患处。(《鲁府禁方》牛黄消毒膏)

5.治痔疮并肠红　雄黄一钱五分,五倍子一两,白矾二钱。共研末,乌梅肉为丸。每服一钱,空心白汤下。(《医方易简》)

6.治缠喉风及急喉痹,卒然倒仆,失音不语,或牙关紧急,不省人事,上膈壅热,痰涎不利,咽喉肿痛,赤眼,痈肿,一切热毒　雄黄(研飞)、郁金各一分,巴豆(去皮,出油)十四个。上为末,醋煮面糊为丸,如绿豆大。用热茶清下七丸,吐出顽涎,立便苏省,未吐再服。灌药不下,即以刀、尺、铁匙斡口灌之,吐泻些小无妨。如小儿患喉咙赤肿,及惊热痰涎壅塞,服二丸或三丸,量儿大小加减。(《局方》解毒雄黄丸)

7.治热疖,痱,痤,疥,疹,风湿痒疮　明雄黄二钱,白矾一两。上为末,茶清调化,鹅翎蘸扫。患之痒痛即止,痱粟自消。(《外科大成》二味消毒散)

8.治紫癜风,白癜风　雄黄、雌黄、硫黄、白矾各等分。上为末,先以汤浴汗出,肥皂擦癜处洗净,次用生姜切断尽碎,蘸药擦患处,过三日又洗又擦,五次愈。(《简明医彀》四神散)

9.治赤鼻　雄黄五钱(用透明成块,无石,红色者为佳),硫黄五钱,陈小粉(真正者)。共研细末,合一处,用乳汁调敷。(《摄生众妙方》)

10.治癫痫卒倒,常愈常发　雄黄(水飞过)、胆星(俱研细)、草麻肉各等分。共研匀,米糊为丸,如绿豆大。每早饭后服一钱,白汤下。(《方脉正宗》)

11.治破伤风　雄黄一钱,防风二钱,草乌一钱。上为细末。每服一字,温酒调下。里和至愈可服,里不和不可服。(《保命集》发表雄黄散)

12.治老疟,痰疟　用雄黄、瓜蒂、赤小豆等分为末。每服半钱,调用温水下,以吐为度。(《古今医统》)

13.治偏头疼　雄黄、细辛各等分。研令细。每用一字已下,左边疼吹入右鼻,右边疼吹入左鼻。(《博济方》至灵散)

14.治腹胁痞块　雄黄一两,白矾一两。为末,面糊调膏摊贴。(《纲目》引《集玄方》)

15.治中风舌强难言　明雄黄、荆芥各等分。上为极细末,每服二钱,以豆酒调下。(《丹台玉案》正舌汤)

16.治鼻息,鼻痔　雄黄五分,枯矾五分,苦丁香三钱(鲜仍取汁)。上为末,调稀搽在患处。(《洞天奥旨》化瘾丹)

【临床报道】 1.治带状疱疹　取雄黄50 g,加入75%乙醇100 ml混合,涂搽患处,不拘次数,以局部创面湿润为度,夏季出汗多者可酌加涂搽次数。如疼痛剧烈,可在雄黄酊内加入2%普鲁卡因2 ml。另口服泰胃美,早餐前

400 mg,睡前 800 mg。共治疗 26 例。结果:治愈(自觉症状消失,皮损干燥结痂)24 例,好转(自觉症状减轻,皮损基本干燥结痂)2 例。大部分患者用药后 6 h～1 d 疼痛基本消失,2～3 d 疼痛及不适感均消失,平均治愈时间 5 d[1]。

2. 治阴痒(滴虫性阴道炎、真菌性阴道炎、宫颈炎等) 将雄黄 5 g,桃仁适量,混合,捣烂如泥,摊于纱布上,敷于外阴部固定。每 3 d 为 1 个疗程。共治疗 100 例。结果:本组经治疗全部获效,其中痊愈(治疗 1 个疗程后阴痒症状完全消失,妇科常规检查无异常)89 例,好转(治疗 1 个疗程后症状明显减轻,2 个疗程后达到痊愈标准)9 例,有效(经治疗 2～3 个疗程后症状明显减轻)2 例[2]。

3. 治鹅掌风 将雄黄研细末,再水飞干燥后,加入桐油拌匀成膏状备用。临睡前将药膏涂于手掌患处,再在火上烘烤约 5 min,待冷却后,戴上手套,第二日早晨洗净即可。10 d 为 1 个疗程。共治疗 37 例。结果:全部治愈。其中 1 个疗程治愈者 28 例,2 个疗程治愈者 9 例[3]。

4. 治肝癌疼痛 用癞蛤蟆 1 只,剖腹取出内脏;另用雄黄 50 g,加水拌成稠糊状,放进癞蛤蟆腹中,将癞蛤蟆腹部外敷在肝区疼痛处,用胶布或绷带固定,夏日 6～8 h 换药 1 次,冬日 24 h 换药 1 次。敷 2 h 后癞蛤蟆可变成绿色,不影响疗效。结果:全部 15 例患者均在敷药 15 min 后疼痛逐渐减轻,并完全消失,效果可持续 12～24 h,且无不良反应[4]。

5. 治疗胆道蛔虫 将研细的雄黄 50～100 g 与两个鲜鸡蛋拌匀,用猪油煎成薄饼,用布包好,敷患者疼痛区,外加热水袋续热。治疗 30 例,腹痛在 2 h 内基本消失者 20 例;腹痛在 2～12 h 内消失者 7 例;无效 3 例,总有效率为 90%[5]。

【各家论述】 1.《纲目》:"雄黄,乃治疮杀毒要药也。而入肝经气分,故肝风,肝气,惊痫,痰涎,头痛眩晕,暑疟泄痢,积聚诸病,用之有殊功;又能化血为水。而方士乃炼治服饵,神异其说,被其毒者多矣。"

2.《本草经疏》:"雄黄,《本经》味苦平,气寒有毒。《别录》加甘,大温。甄权言辛,大毒。察其功用,应是辛苦温之药,而甘寒则非也。其主寒热、鼠瘘、恶疮、疽痔、疥虫、䘌疮诸证,皆湿热留滞肌肉所致,久则浸淫而生虫,此药苦辛,能燥湿杀虫,故为疮家要药。其主鼻中息肉者,口(肺)气结也;癖气者,大肠积滞也;筋骨断绝者,气血不续也。辛能散结滞,温能通行气血,辛温相合而杀虫,故能搜剔百节中大风积聚也。"

4965 雄黄兰 xióng huáng lán (《贵州中草药名录》)

【异名】 搜山虎(《贵州民间药物》),扭子药(《曲靖专区中草药手册》),山慈姑(《湖南药物志》),搜山黄(《贵州药用植物目录》)。

【基原】 为鸢尾科臭藏红花属植物雄黄兰的球茎。

【原植物】 雄黄兰 *Crocosmia crocosmiflora* (Nichols.) N. E. Br. [*Tritonia crocosmiflora* Nichols.] 又名:观音兰(《庐山植物园栽培植物手册》)。

多年生草本,高 50～120 cm。球茎扁球状,由棕褐色网状膜质包被。叶多基生;剑形,嵌叠状排成 2 列。穗状圆锥花序由多花疏散组成;花橙黄色;每花基部有 2 膜质苞片。雄蕊 3;子房下位,绿色。蒴果,三棱状球形,种子椭圆形。花期 7～8 月,果期 8～10 月。

我国北方多为盆栽,南方则露地栽培。常逸为半野生。

【栽培】 生物学特性 喜向阳,性耐寒。宜种植于排水良好疏松肥沃的砂质壤土,生育期要求土壤有充分的水分。球茎可露地越冬。

繁殖方法 分球繁殖为主,一般 3 年分球 1 次。于春季新芽萌发前挖起球茎,分球栽植,株距 10～20 cm,深约 3 倍于球茎的高度。

田间管理 栽种前土壤充分翻耕,并施入腐熟基肥,整成高畦。生育期要注意灌水,保持土壤湿润。萌发后,孕蕾期和花凋后各施追肥 1 次。

【采收加工】 地上部分枯萎后或早春萌发前提取球茎,晒干或鲜用。

【成分】 球茎含三萜类皂苷(triterpenoid saponins):主要有雄黄兰皂苷(crocosmioside)A～I,其组成的糖部分有 D-葡萄糖,L-阿拉伯糖,D-岩藻糖,L-鼠李糖,D-木糖和 D-芹糖[1~3]。还含黄酮类五糖苷(flavonoid pentaglycosides):主要有观音兰黄酮苷(montbretin)A 和 B,其组成的糖部分有 D-葡萄糖,L-鼠李糖和D-木糖。另含有杨梅树皮素(myricetin)[4],苜蓿酸(medicagenic acid)和远志酸[5]。

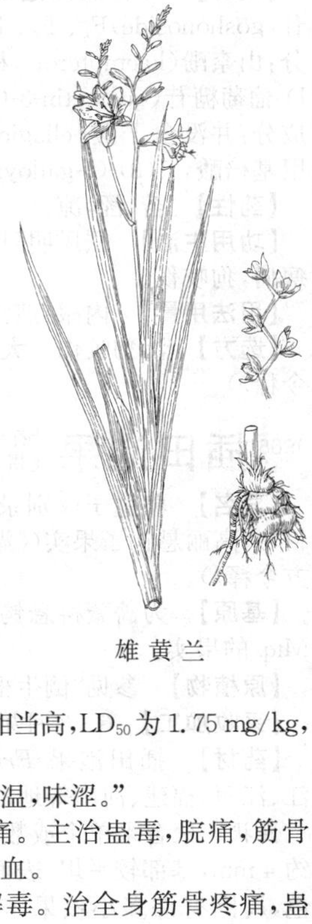
雄黄兰

【药理】 1. 抗肿瘤作用 雄黄兰水提取物、甲醇提取物、组分Ⅰ分别给艾氏腹水癌小鼠腹腔注射,可使其生存时间延长。组分Ⅰ腹腔注射,对小鼠艾氏实体瘤也有抑制作用[1]。

2. 强心作用 雄黄兰球茎中的雄黄兰皂苷 A、B、C、D 为新型强心苷,可使离体豚鼠心脏收缩增加[2]。

毒性 雄黄兰组分Ⅰ急性毒性相当高,LD_{50} 为 1.75 mg/kg,并有较强的溶血作用[1]。

【药性】《贵州民间药物》:"性温,味涩。"

【功用主治】 解毒,消肿,止痛。主治蛊毒,脘痛,筋骨痛,痄腮,疮疡,跌打伤肿,外伤出血。

1.《贵州民间药物》:"止痛,解毒。治全身筋骨疼痛,蛊毒及胸口痛,各种烂疮。"

2.《湖南药物志》:"治疮疖肿毒,腮腺炎。"

【用法用量】 内服:煎汤,3～6 g;或入丸、散,或浸酒。外用:研末或捣敷。

【选方】 1. 治蛊毒及胸口痛 搜山虎根 1.5 g,切碎。用酒或开水吞服。

2. 治全身筋骨疼痛 搜山虎根 3～6 g。泡酒服。

3. 治各种烂疮 搜山虎根、射干根各等分。捶绒敷患处。(1～3 方出自《贵州民间药物》)

4. 治跌打损伤 扭子药用童便浸泡 7 d,晒、露 7 d,研末。每服 3 g,酒送服,每日 1 次。(《曲靖专区中草药手册》)

4966 雄鸡口涎 xióng jī kǒu xián (《中药大辞典》)

【基原】 为雉科原鸡属动物家鸡 *Gallus gallus domesticus* Brisson 雄者的口涎。

【原动物】 参见"鸡肉"条。

【采收加工】 将生姜少许塞入雄鸡口中，倒提，即有口涎流出，收集鲜用。

【功用主治】 解虫毒。主治蜈蚣咬伤，蝎螫伤。

【用法用量】 外用：净抹患处。

【选方】 治蝎螫毒 鸡口沥出涎涂之瘥。(《古今医统》)

4967 插田泡叶 chā tián pào yè (《新华本草纲要》)

【异名】 大乌泡叶(《草木便方今释》)。

【基原】 为蔷薇科悬钩子属植物插田泡 *Rubus coreanus* Miq. 的叶。

【原植物】 参见"倒生根"条。

【采收加工】 5～7月采收，鲜用或晒干。

【成分】 叶含插田泡苷(coreanoside)F_1[1]，还含覆盆子苷(goshonoside)F_1、F_2、F_3、F_4、F_5、F_6、F_7[2]。含黄酮成分：山柰酚(kaempferol)，槲皮素(quercetin)，槲皮素 3-O-β-D-葡萄糖苷(quercetin-3-O-β-D-glucuronide)[3]。还含鞣质成分：并没食子酸(ellagic acid)，地榆素(sanguiin)H-5[3]，甲基棓酸，1(β)-O-galloyl pedunculagin[4]。

【药性】 苦、涩，凉。

【功用主治】 祛风明目，除湿解毒。主治风眼流泪，风湿痹痛，狗咬伤。

【用法用量】 内服：煎汤，10～15 g。外用：捣敷。

【选方】 治狗咬伤 大乌泡叶尖适量。捣敷(《草木便方今释》)

4968 插田泡果 chā tián pào guǒ (《贵州民间方药集》)

【异名】 覆盆子(《别录》)，插田藨、乌藨子、栽秧藨(《纲目》)，高丽悬钩子果实(《湖南药物志》)，大乌泡果(《草木便方今释》)。

【基原】 为蔷薇科悬钩子属植物插田泡 *Rubus coreanus* Miq. 的果实。

【原植物】 参见"倒生根"条。

【采收加工】 6～8月果实成熟时采收，鲜用或晒干。

【药材】 插田泡果 *Fructus Rubi Careani* 产江苏、浙江、江西、福建、河南等地。

性状 聚合果单个或数个成束，单个聚合果近球形，直径约 4 mm，基部较平坦，表面淡绿色、灰棕色或红棕色至紫红色，周围有许多小核果密布，近无毛。宿萼棕褐色，5 裂。气微，味酸甜。

【成分】 果实中含覆盆子苷(goshonoside)F_1、F_2、F_3、F_4、F_5、F_6、F_7[1]。果实含鞣质成分：没食子酸(gallic acid)，地榆素(sanguiin)H-4、H-6，2，3-(S)-HHDP-D-glucopyranose[2]。

【药理】 1. 抗过敏作用 插田泡果水提物抑制化合物 48/80 诱导的小鼠全身过敏反应，减少血清组胺水平，也抑制抗 DNP 的 IgE 诱导的局部过敏反应。水提物抑制化合物 48/80 或抗 DNP 的 IgE 诱导的大鼠腹腔肥大细胞释放组胺，增加肥大细胞 cAMP 水平，还抑制肥大细胞中抗 DNP 的 IgE 诱导的肿瘤坏死因子的产生[1]。

2. 其他作用 插田泡果乙酸乙酯提取物和正丁醇提取物在小鼠扭体法、热板法和大鼠甩尾法中有镇痛作用，对角叉菜胶诱导的大鼠足肿胀有抗炎作用[2]。插田泡在乙肝病毒转染的 HepG2. 2. 15 细胞实验中，能减少乙肝病毒 DNA 水平和表面抗原的分泌[3]。

【药性】 甘、酸，温。归肝、肾经。

1.《湖南药物志》："酸甘。"

2.《全国中草药汇编》："温。"

3.《草木便方今释》："酸、咸，平。"

【功用主治】 补肾固精，平肝明目。主治阳痿，遗精，遗尿，白带，不孕症，胎动不安，风眼流泪，目生翳障。

1.《贵州民间方药集》："补肝肾，治夜尿、目昏、盗汗。"

2.《全国中草药汇编》："补肾固精。主治阳痿，遗精，遗尿，白带。"

【用法用量】 内服：煎汤，9～15 g。

【选方】 1. 治风眼流泪 大乌泡果(鲜品)30 g。煎水，以热气熏患眼，汤液内服，每日 3 次。(《草木便方今释》)

2. 治吐泻 (高丽悬钩子)果 30 g，生嚼。(《湖南药物志》)

4969 搜山虎 sōu shān hǔ (《中草药通讯》)

【基原】 为芸香科花椒属植物岭南花椒的根。

【原植物】 岭南花椒 *Zanthoxylum austrosinense* Huang 又名：总管(《广西药用植物名录》)。

灌木，高 2～6 m。小枝着生皮刺，暗棕色或紫棕色。奇数羽状复叶互生；叶轴及叶柄浑圆，疏生下弯的刺；有叶柄，长 2～6 cm；小叶片 7～11，卵形或披针形，边缘具明显的锯齿，齿缝及叶片各处有粗大腺点，上面深绿色，下面浅绿色带灰白，中脉在下面着生极短的刺，纸质。聚伞圆锥花序，顶生及腋生。蓇葖果紫棕色。种子卵圆形，黑色有光泽。花期 3 月，果期 5 月。

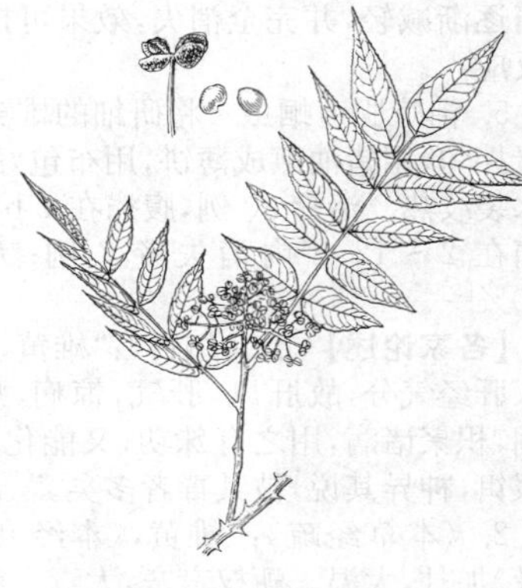

岭南花椒

生于丘陵林缘。分布于浙江、江西、湖南、广东、广西等地。

【采收加工】 全年均可挖根，切片，晒干。

【药材】 搜山虎 *Radix Zanthoxyli Austrosinenesis* 主产于广东、广西。

性状 根圆柱形，略弯，有少数分枝，直径 0.5～2.3 cm，表面深黄棕色至深棕色，具细纵纹，皮孔近圆形或椭圆形，横向突出。质坚硬，折断面纤维性，横断面栓皮薄，深棕色，皮部淡棕色。味微苦。

鉴别 (1) 根横切面：木栓细胞数列，切向延长。韧皮部纤维数至 10 余个成束，排成 1～3 层，最内层断续成环；石细胞未见。木质部导管单个或 2～5 个相连，多数切向排列；木纤维含淀粉粒。

(2) 薄层色谱：取本品粉末 2 g，加甲醇 20 ml，冷浸过夜，滤过，回收甲醇至 2 ml，作供试品溶液。另取木兰碱，以甲醇溶解成每 1 ml 含 1 mg 的对照液。取上述两种溶液各约 10 μl 点于同一硅胶 H-CMC 板上，以氯仿-甲醇-氨水(15 : 4 : 1)展开，展距 12 cm。在紫外光灯(254 nm)下观察。供试品色谱中在与对照品色谱相应的位置上显相同的亮蓝色斑点。喷雾碘化铋钾试剂显橙红色。

【药性】《广西本草选编》:"味辛,性温,有小毒。"

【功用主治】《广西本草选编》:"祛风解表,散瘀消肿,行气止痛。主治感冒风寒,胃痛,风湿痹痛,跌打损伤,骨折,龋齿痛,毒蛇咬伤。"

【用法用量】 内服:煎汤,2～6 g,或浸酒。外用:浸酒搽,或研末酒调敷。

【选方】 1. 治感冒风寒,胃痛 搜山虎根 3～6 g。水煎服。(《全国中草药汇编》)

2. 治风湿痹痛 搜山虎 15 g,六方藤、黑老虎根、鸡血藤各 10 g。浸酒 500 g,浸 7 d 后可服。每次 15～30 g,每日 2 次,并取药酒外搽。(《中国民间生草药原色图谱》)

3. 治龋齿痛 搜山虎根 1.5～3 g。水煎服。或浸酒,用棉花蘸药酒塞患牙。

4. 治毒蛇咬伤 搜山虎根浸酒,将药酒搽伤口周围。(3、4 方出自《广西本草选编》)

4970 搜山黄 sōu shān huáng (《贵州民间药物》)

【异名】 搜山虎(《贵州中草药名录》)。

【基原】 为鸢尾科唐菖蒲属植物唐菖蒲的球茎。

【原植物】 唐菖蒲 *Gladiolus gandavensis* Van Houtte 又名:标杆花(《云南中草药选》)。

多年生草本,高约 1 m。球茎扁球状,外由棕黄色膜质包被。叶基生,或于茎上互生,嵌叠状排成 2 列;叶片剑形,质硬;主脉突出。花茎不分枝,下部具数片互生叶;穗状花序顶生,具卵形或宽卵形的苞片 2 枚;花单生苞片内,红、粉红、白、黄等艳丽色彩,花被裂片 6,花冠管漏斗状;雄蕊 3;花药蓝紫色;子房下位,椭圆形,绿色,3 室。蒴果椭圆形;种子扁平,具膜质翅。花期 5～7 月,果期 7～9 月。

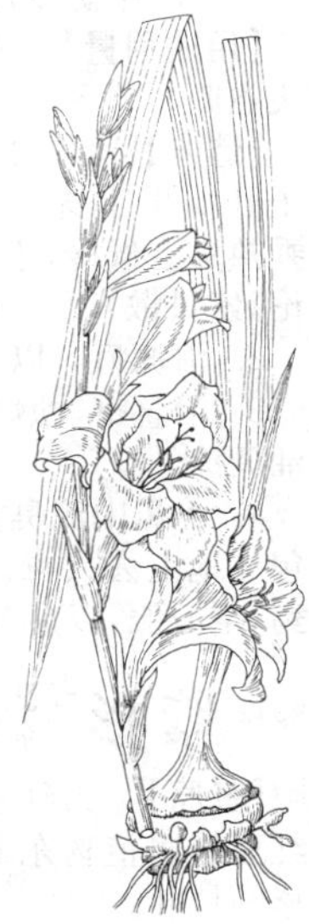

唐菖蒲

我国各地广为栽培,贵州及云南一些地方常逸为半野生。

【栽培】 生物学特性 喜温暖湿润气候,夏季喜凉爽,不耐过度炎热,气温过高不利生育。生育适温为 20～25 ℃。长日照有利于花芽分化,但在花芽分化以后,短日照能促进花芽的生长和提早开花。耐寒性不强。喜肥沃深度的砂质壤土,要求排水良好,向阳而有充足阳光的环境,不宜在黏重土壤及易于水涝处栽种。

繁殖方法 以分球繁殖为主,杂交育种时用种子繁殖。露地栽种于 3 月下旬～5 月下旬进行,球茎畦地栽植行株距 30 cm×60 cm,覆土为球茎高度的 2～3 倍。

田间管理 栽后浇 1～2 次透水,以后松土蹲苗,防止大水烂根。进入生长盛期,注意灌溉,保持畦土和环境湿润,并追 2～3 次液肥。在抽蕾开花期,水肥必须跟上。

【采收加工】 9～11 月采挖,鲜用或晒干。

【药材】 搜山黄 *Rhizoma Gladioli Gandavensis* 主产于吉林、贵州、云南等地。

性状 本品呈扁圆球形,直径 1.5～3.5 cm,厚 1～1.5 cm。表面黄棕色、棕褐色或暗棕红色;基部具须根痕或偶见残根;上面中央为 1 尖凸状顶芽;腋芽数个,较小,分列顶芽两侧而位于同一径向面上;全体尚见数个同心环状线纹,为鳞片痕,有时可见残存的膜质鳞叶基部。体重,脆而易碎,断面淡棕褐色或污白色,显粉性。气微,味辣刺舌。

鉴别 粉末特征:淡棕褐色。表皮破片易察见,细胞多角形或稍长,垂周壁平直或稍弯曲,气孔可见。大型针状及狭条柱状结晶易察见,常折断,完整者长 65～429 μm。薄壁组织碎块随处可见,细胞矩圆形、类圆形或近方形,内含淀粉粒。淀粉粒众多,多数为单粒,多面体形、类圆形或细小颗粒状;有时可见由多数单粒组成的复粒。导管可察见,多数为螺纹。残存鳞片破片偶可察见,其表皮细胞狭长方形或有时端壁斜生,可见气孔。

【成分】 全草含阿糖配半乳聚糖-蛋白质(arabinogalactan-protein)[1],微量元素:铁、锰、铅、锌等[1]。花含阿糖配-3,6-半乳聚糖(arabino-3,6-galactan)[3]。

【药性】 苦、辛,凉。有毒。

1.《贵州民间药物》:"苦,凉。"

2.《云南中草药》:"辛,温,有毒。"

3.《湖南药物志》:"辛、涩,平。"

【功用主治】 清热解毒,散瘀消肿。主治痈肿疮毒,咽喉肿痛,痄腮,痧症,跌打损伤。

1.《贵州民间药物》:"清热解毒。治疮毒,咽喉红肿,痧症,虚热。"

2.《云南中草药》:"散瘀消肿,止痛。治腮腺炎。"

3.《四川中药志》:"活血散瘀,清热解毒。用于跌打损伤,咽喉肿痛,疮毒。"

【用法用量】 内服:煎汤,3～9 g。外用:酒磨或水磨汁涂,或捣敷。

【宜忌】 孕妇禁服。

【选方】 1. 治疮毒 搜山黄捣烂,拌蜂蜜等分,敷患处。

2. 治咽喉红肿 搜山黄研末,加冰片少许,取 0.3 g 吹入喉中。(1、2 方出自《贵州民间药物》)

3. 治腮腺炎 标杆花球茎在酒或水中磨成浓汁,外搽患处,每日 2 次。(《云南中草药》)

4. 治跌打损伤 唐菖蒲 15 g,泡酒 500 g,早晚各服 9～15 g。(《万县中草药》)

5. 治虚热 搜山黄 15 g。煎水服。(《贵州民间药物》)

4971 紫贝 zǐ bèi (《新修本草》)

【异名】 文贝(《南州异物志》),砑螺(《本草图经》),紫贝子、南蛇牙齿、狗支螺(《幼幼集成》),紫贝齿(《中国医学大辞典》),紫贝止、贝齿(《药材学》)。

【基原】 为宝贝科绶贝属动物阿文绶贝、宝贝属山猫眼宝贝、虎斑宝贝等的贝壳。

【原动物】 1. 阿文绶贝 *Mauritia arabica* (Linnaeus)

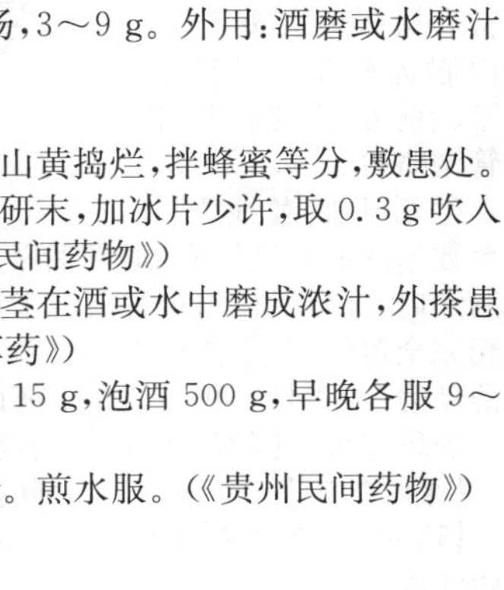

阿文绶贝

贝壳长卵圆形,壳质坚固。壳塔和螺旋部几乎完全被珐琅质所遮盖。背部膨圆,两侧下部渐收缩,边缘稍厚。壳表光亮细滑,褐色或浅褐。两侧缘灰褐色。壳口狭长,微曲,呈紫褐色。壳内面为

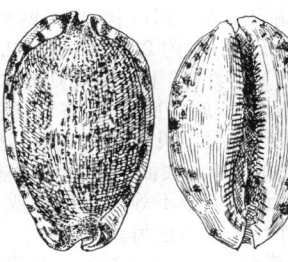

淡紫色。前后水管沟短。

栖息于低潮区岩石块的下面或珊瑚礁的洞穴内,喜昼伏夜出。雌雄异体,产卵期在海南岛为4～6月。我国分布于福建、广东、广西、海南、南沙群岛、台湾。

2. 山猫眼宝贝 *Cypraea lynx* (Linnaeus)

贝壳长卵圆形,壳质坚固。壳背膨圆,两端微瘦,壳表紫红色或淡褐色,表面如瓷样光滑,其上有一层较薄而呈灰白色的珐琅质,背线明显。两侧缘及壳基部呈白色。壳口狭长,居中,唇齿短,白色,齿间橘红色,壳内面白色。

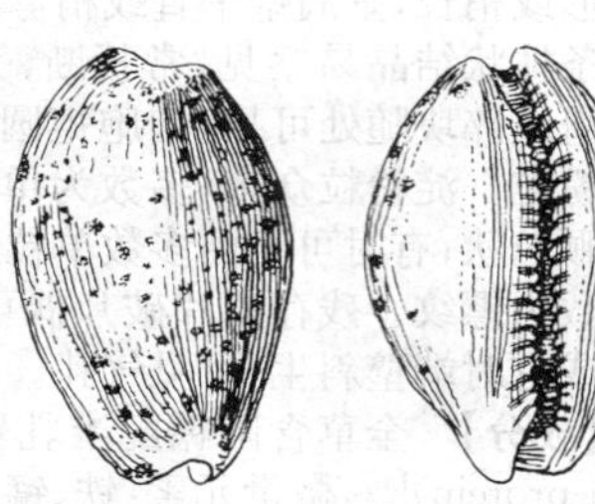

山猫眼宝贝

生态同前。我国分布于海南及西沙群岛、台湾。

山猫眼宝贝为国家二级保护动物。

3. 虎斑宝贝 *C. tigris* Linnaeus

贝壳卵圆形,壳质坚厚。壳背膨圆,两端微突出,前端较尖瘦;后端内陷。背线明显偏向一侧,略弯。壳表极光滑,一般为白色或淡黄色。内唇中部稍后,常有黑褐色大斑1块,内唇齿较细。外唇肥厚。前水管沟较后水管沟略短。

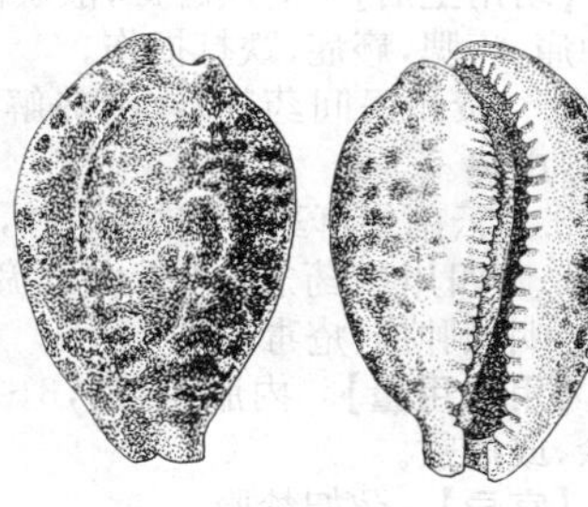

虎斑宝贝

生活于低潮线下一至数米深的岩礁海底,退潮后常隐藏于珊瑚基部或珊瑚礁洞穴内,都昼伏夜出黄昏后出来觅食时,外套膜展开后将贝壳完全包住,其上伸出许多触手,非常漂亮。产卵期在西沙群岛为3～4月。我国分布于海南及西沙群岛、台湾。

虎斑宝贝为国家二级保护动物。

【采收加工】 每年5～7月间捕捉,除去贝肉,晒干贮存。

【药材】 紫贝 *Concha Cypraeae Violacae* 主产海南及西沙群岛。

性状 阿文绶贝 贝壳呈长卵形,前后两端均凹入呈口状。长约7 cm,宽约4 cm,高可达3.5 cm。表面几乎全被珐琅质,具光泽,背面褐色或淡褐色,具棕褐色纵横交错的断续条纹,两侧缘灰褐色,可见紫褐色斑点。唇周具紫褐色齿质坚硬。气微,味淡。

山猫眼宝贝 贝壳呈卵圆形,腹面扁平,前端略宽,前后两端均凹入呈圆口状,壳口两唇周缘有多数细齿。贝壳长约4.5 cm,宽约2.7 cm,高约2.2 cm。边缘及底部呈白色,背面呈紫红色,上有不规则的深褐色及淡蓝色斑点,两唇周缘微红色,唇间血红色,各有褐色细齿。质坚硬。

虎斑宝贝 贝壳较大,长可达9 cm,宽约为长的2/3,高为长的1/3。表面全被有珐琅质光泽,灰白色或淡黄褐色,散有许多大小不等的黑褐色或黄褐色的斑点。外唇肥厚,内外具多数白色齿。

【成分】 1. 阿文绶贝 贝壳主含碳酸钙90%以上;另含镁(0.19%)、铁(0.12%)、磷酸根(0.04%)、硅酸根(0.44%)、硫酸根(0.22%)、氯(0.06%)等离子,以及有机质0.47%[1]。

2. 山猫眼宝贝 同"阿文绶贝"。

【炮制】 1. 紫贝 取原药材,除去杂质,洗净,晒干,碾碎。

2. 煅紫贝 取净紫贝,置适宜的容器内,在无烟的炉火上煅至酥脆,取出放凉,碾粉或打碎。

3. 盐紫贝 取净紫贝置瓦罐内,在火上煅红取出,用盐水拌匀研细。

饮片性状 紫贝呈碎末状,表面被珐琅质,光滑,具棕色与青灰色相间的网状斑纹或蓝白色或灰紫色,质坚硬,有光泽,无臭,无味。煅紫贝呈碎块或粉末状,浅灰色或灰褐色,质松脆,无光泽,无味微咸。盐紫贝形如煅紫贝,味咸。

贮干燥容器内,置干燥处,防尘。

【药性】 咸,平。归肝、心经。

1.《食性本草》:"平,无毒。"

2.《品汇精要》:"味咸。"

3.《本草求真》:"入脾、肝。"

【功用主治】 镇惊安神,平肝明目。主治小儿高热抽搐,头晕目眩,惊悸心烦,失眠多梦,目赤肿痛,热毒目翳。

1.《新修本草》:"明目,去热毒。"

2.《医学入门》:"壳煅灰傅痈疽,点眼明目去翳。"

3.《本草求真》:"利水通道,逐蛊下血。凡人症患脚气,五瘴水肿,蛊毒鬼疰,用此确能解除。"

4.《本草汇纂》:"除湿热。"

5.《饮片新参》:"清心,平肝安神。治惊惕不眠。"

【用法用量】 内服:煎汤,10～15 g,打碎先煎。外用:水飞点眼。

【选方】 1. 治斑疮丁子入眼 紫贝一个。生为末,用羊子肝批开,掺末一钱。线缠。米泔煮香熟,入小口瓶器盛,乘热熏。候冷,于星月下露一宿,来早空心吃。(《续易简方论》紫贝散)

2. 治痈疽 以紫贝壳烧煅为灰,敷之。(《普济方》)

3. 治急疳,蚀烂口鼻欲死 海中紫贝子煅过,为末,腊猪油调涂。

4. 治鼻中流臭黄水 紫贝子二三枚,火煅醋淬为末,纸包放地上去火毒。每服一钱,大人二钱,以丝瓜藤煎汤调药,空心服,以愈为度。(3、4方出自《幼幼集成》)

4972 紫杉 zǐ shān (《东北药用植物志》)

【基原】 为红豆杉科红豆杉属植物东北红豆杉的枝叶。

【原植物】 东北红豆杉 *Taxus cuspidata* Sieb. et Zucc. 又名:赤柏松(《盛京通志》),紫柏松(《蒙文汇书》),宽叶紫杉(《东北木本植物图志》)。

常绿乔木,高达20 m。树皮有浅裂纹,红褐色。小枝互生,枝平展或斜展,密生,小枝基部宿存芽鳞;一年生小枝绿色,

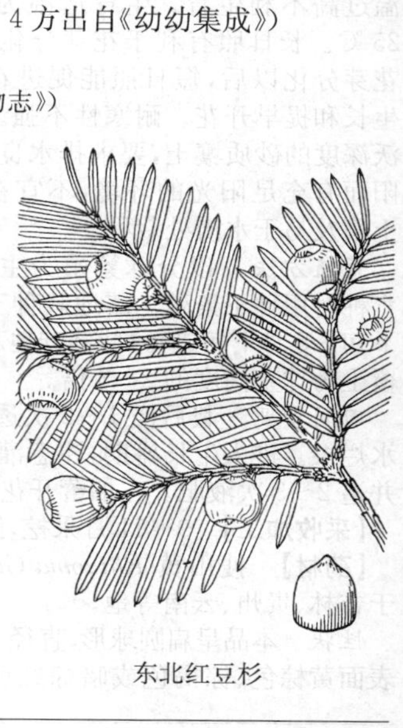

东北红豆杉

秋后淡红褐色，二至三年生枝红褐色或黄褐色。叶螺旋状着生，排成不规则2列，V形斜展。雌雄异株，球花单生叶腋。种子卵圆形，紫红色，种脐三角形或近方形。花期5～6月，种子9～10月成熟。

为耐荫树种，抗寒性强，散生于海拔500～1 000 m的山地林中。分布于辽宁、吉林和黑龙江等地。

【采收加工】 7～9月采收，晒干。

【药材】 紫杉 *Ramulus et Fdium Taxi Cuspidatae* 产于辽宁、吉林、黑龙江等地。

性状　枝皮红褐色，有浅裂；小枝密，互生，棕色或绿黄色，有稍突起的叶柄残基。枝的横切面灰白色至淡棕色，周围有较薄的栓皮，木质部细密，占绝大部分，年轮和放射状木部射线可见，髓部细小，棕色，常枯朽。叶易脱落，螺旋状着生，排成不规则2列，与小枝约成45°角斜展；叶片条形，长1.5～2.5 cm，宽2.5～3 mm，先端急尖，边缘反卷，基部狭窄，有短柄，上表面微皱缩，暗绿色或淡棕绿色，略有光泽，下表面棕色，中脉微隆起。气特异，味先微甜而后苦。

【成分】 叶含紫杉素(taxinine)A、H、K、L[1]，尖叶土杉甾醇(ponasterol)A，蜕皮甾酮(ecdysterone)[2]，金松双黄酮(sciadopitysin)[3]。枝含紫杉碱(taxine)[4]，罗汉松甾酮(makisterone)A[5]。茎皮含紫杉醇(taxol)[6]。心材含紫杉新素(taxusin)[7]，异紫杉树脂醇(isotaxiresinol)和异落叶松脂醇(isolariciresinol)[8]。

东北红豆杉还含紫杉甾酮(taxisterone)即22-去氧蜕皮甾酮(22-deoxyecdysterone)[9]。

【药理】 1. 抗肿瘤作用　紫杉醇是从红豆杉树皮或针叶中提取的一种抗肿瘤药物，可以与微管蛋白的β-亚基结合，促进微管双聚体装配成微管，并防止去多聚化过程而使微管稳定，抑制纺锤体形成，使细胞被阻滞在G_2/M期而抗肿瘤[1]。紫杉醇对多种人肿瘤细胞系均有细胞毒作用，如卵巢癌、乳癌、胰腺癌、胃癌、白血病等[2]。紫杉醇静脉、皮下或腹腔注射，对人乳癌、肺癌、卵巢癌和间皮瘤等均有抑制作用[3]。纤连蛋白FN提高肺腺癌细胞系A_{549}细胞的增殖活性、黏附和迁移能力。这些作用可被紫杉醇阻断[4]。紫杉醇对前列腺癌细胞系PC-3有生长抑制和诱导凋亡作用[5]。紫杉醇诱发的人肝癌细胞QGY凋亡与细胞分裂期阻滞相关[6]。紫杉醇抑制人SMMC-7721肝癌细胞，腹腔注射也抑制荷瘤裸小鼠肿瘤生长[7]。*bcl-x*基因参与了紫杉醇诱导的HL-60细胞凋亡的调控[8]。紫杉醇可诱导宫颈癌HeLa细胞凋亡，Caspase 3途径起着重要的作用[9]。紫杉醇可诱导胆管癌RBE细胞凋亡，并激活了细胞外信号调节激酶(ERK)途径。针对ERK的抑制剂可抑制紫杉醇介导的ERK的活化，同时增强紫杉醇诱导的凋亡作用[10]。小白菊内酯通过抑制NF-κB的激活来抑制紫杉醇所诱导的人乳癌Bcap37和人表皮KB肿瘤细胞凋亡，而紫杉醇诱导肿瘤细胞凋亡的过程可能与G_2/M期阻滞无关[11]。

2. 对免疫功能的影响　一定浓度的紫杉醇能诱导小鼠腹腔巨噬细胞产生一氧化氮，且随浓度增大而增加；紫杉醇腹腔给药更易达到有效活化巨噬细胞浓度[12]。紫杉醇处理乳腺癌瘤鼠腹腔巨噬细胞，抑制IL-6的产生，促进TNF-α的合成[13]。紫杉醇可作用于巨噬细胞，导致肿瘤坏死因子(TNF-α)的受体减少以及TNF-α的释放[14]。

3. 抗增生作用　紫杉醇溶液外用抑制普萘洛尔诱发的豚鼠耳部上皮增殖及炎症现象[15]。紫杉醇抑制人病理性瘢痕成纤维细胞增殖及Ⅰ、Ⅲ型前胶原mRNA的表达[16]。紫杉醇处理大隐静脉桥后植入的猪颈动脉，可抑制静脉桥内膜、中膜平滑肌细胞的增殖，抑制新生内膜的形成[17]。紫杉醇抑制兔血管平滑肌细胞增生迁移，同时可能抑制内皮细胞增生迁移，延迟内皮再生[18]。紫杉醇在非细胞毒浓度下可在体外抑制人脐静脉内皮细胞的增殖，在体内抑制鸡胚尿囊膜新生血管形成[19]。

4. 对胰腺炎的影响　急性胰腺炎模型大鼠腹腔内注射紫杉醇能诱导胰腺腺泡细胞凋亡[20]。较低剂量的紫杉醇能减轻大鼠胰腺炎的症状，但较高剂量却加重胰腺炎的严重程度[21]。

5. 辐射增敏作用　紫杉醇对人腺样囊性癌细胞株ACC-2有辐射增敏作用[22]。在使用较低剂量放射治疗时，紫杉醇对胶质母细胞瘤细胞的放射增敏作用更明显[23]。

6. 其他作用　紫杉醇诱发细胞凋亡，从而抑制兔晶状体上皮细胞生长[24]。麻醉犬静注紫杉醇溶剂可引起血压短时间下降，呼吸加快，幅度变小[25]。

毒性　紫杉醇给大鼠连续腹腔注射5 d，对消化系统、免疫系统有毒性作用，并有骨髓抑制。但毒性是剂量依赖性的，停药后可恢复[26]。腹腔注射紫杉醇的S_{180}荷瘤小鼠会出现肝细胞损伤，损伤机制与氧化应激有关[27]。临床上紫杉醇的主要不良反应有过敏反应、骨髓抑制、关节或肌肉痛、心脏毒性、神经系统毒性及胃肠道反应[28]。

紫杉醇在大鼠胚胎形成期静脉注射给药不产生致畸作用，但有很强的母体和胚胎毒性，能导致孕鼠流产，胎儿死亡率增加[29]。

【功用主治】 利水消肿。主治肾炎浮肿，小便不利，糖尿病。

1.《东北药用植物志》："叶为通经及利尿药。"

2.《吉林中草药》："通经利尿。治肾脏病、糖尿病。"

【用法用量】 内服：煎服，叶5～18 g；小枝(去皮)9～15 g。

【宜忌】 用量不宜过大，不宜久服。

《东北药用植物志》："紫杉，叶有毒，假种皮味微甜可食，但食多则中毒。"

【选方】 1. 治肾炎浮肿，小便不利　紫杉叶6 g，木通9 g，玉米须9 g。水煎，日服2次。

2. 治糖尿病　紫杉叶6 g。水煎，日服2次，连续用。如有恶心呕吐副作用，则停药；无副作用，可逐渐加量至15 g。(1、2方出自《吉林中草药》)

【临床报道】 治疗耐药性卵巢上皮癌和输卵管癌　共治疗46例，其中卵巢上皮癌41例、输卵管癌5例，均接受过含有顺铂或卡铂的化疗方案无效，半数病例对5种以上抗癌药耐药。方法：化疗前给予地塞米松、苯海拉明、西米替丁，对以往已用1或2种化疗方案者给紫杉醇175 mg/m²，已用过3种以上化疗方案者给135 mg/m²，溶于生理盐水或葡萄糖盐水500 ml中静脉滴注，3 h内滴注完毕，3星期后重复化疗。用药1～8个疗程，平均4个疗程。结果：完全缓解(治疗前的病灶完全消失，且持续4星期以上，无新病灶出现)10.9%(5/46)，部分缓解(病灶缩小到治疗前的50%以上，持续4星期以上，无新病灶出现，多灶性病变时，未见1个病灶增大)28.3%(13/46)，共为39.1%(18/46)。其中浆液性囊腺癌及输卵管腺癌疗效最好，卵巢腺癌次之，黏液性囊腺癌、内膜样腺癌和透明细胞癌最差。血清CA125值均随病情好转而下降。毒副作用主要有：白细胞总数、血红蛋白下降，多能自行恢复，不影响下次治疗，对血小板影响较小。胃肠道反应主要有腹痛、厌食、恶心呕吐，对症处理可缓解。神经毒性发生率较高，主要表现为手足麻木、疲乏、关节痛、肌痛。肝、肾毒性方面程度均不严重，其他尚有严重脱发(100%)、发热、手足水肿，未见明显心脏毒性[1]。

4973 紫草 zǐ cǎo (《本经》)

【异名】 藐、茈草(《尔雅》)，紫丹、紫芙(《本经》)，地血(《吴普本草》)，茈莀(《广雅》)，紫草茸(《小儿药证直诀》)，鸦衔草(《纲目》)，紫草根(《现代实用中药》)，山紫草(《江苏植物药材志》)，红石根(《辽宁经济植物志》)，野紫草、野麻灯(《湖南药物志》)。

【基原】 为紫草科假紫草属植物软紫草、黄花软紫草和紫草属植物紫草的根。

【原植物】 1. 软紫草 *Arnebia euchroma* (Royle) Johnst. [*Lithospermum euchroma* Royle] 又名：西藏紫草(《全国中草药汇编》)，新疆紫草(《中药鉴别手册》)。

多年生草本，高15～40 cm。全株被白色或淡黄色长硬毛。根圆锥形，粗壮，根头部常与数个侧根扭卷在一起，外皮暗红紫色。茎直立。基生叶丛生，线状披针形或线形，全缘。镰状聚伞花序密集于茎上叶腋；花两性；雄蕊5；子房4深裂，花柱纤细，柱头2，倒卵形。小坚果宽卵形，褐色，有粗网纹和少数疣状突起。花期6～7月，果期8～9月。

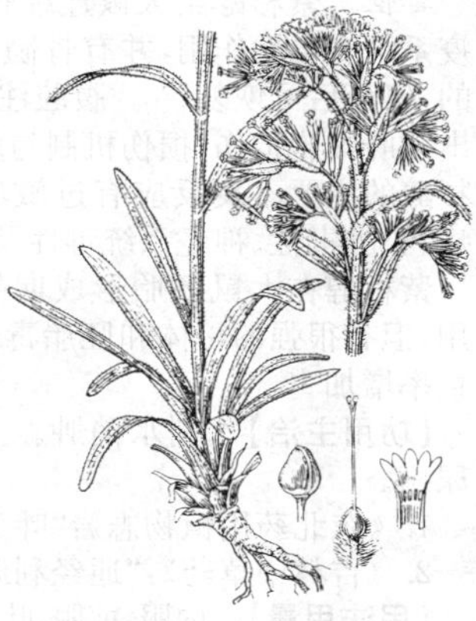

软紫草

生于海拔2 500～4 200 m的砾石山坡、草地及草甸处。分布于西藏西部、甘肃及新疆。

2. 紫草 *Lithospermum erythrorhizon* Sieb. et Zucc. [*L. officinale* L. subsp. *erythrorhizon* (Zieb. etZucc.) Hand.-Mazz.] 又名：硬紫草(《全国中草药汇编》)。

多年生草本，高50～90 cm。全株密被白色粗硬毛。根圆锥形，肥厚，粗大，略弯曲。茎直立，圆柱形。单叶互生；无柄；叶片长圆状披针形至卵状披针形，全缘。聚伞花序总状；花小，两性；花冠白色，筒状；雄蕊5。小坚果卵球形，灰白色或淡黄褐色。种子4颗。花期6～8月，果期8～9月。

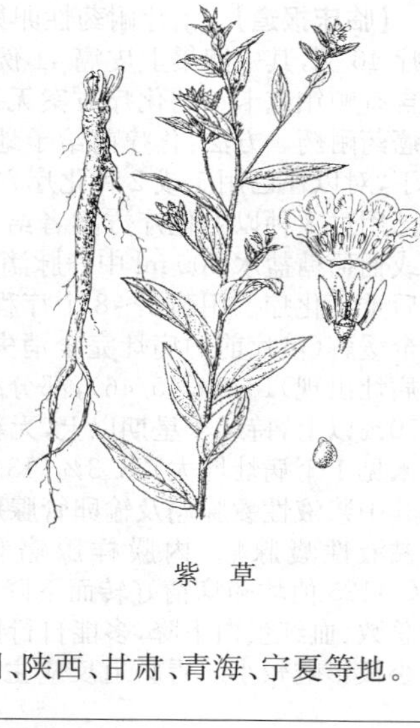

紫 草

生于向阳山坡草地、灌丛或林缘。分布于东北地区及河北、山西、江苏、安徽、江西、山东、河南、湖北、湖南、广西、四川、贵州、陕西、甘肃、青海、宁夏等地。

3. 黄花软紫草 *A. guttata* Bunge [*A. thomsonii* C. B. Clarke] 又名：内蒙紫草、滴紫筒草(《内蒙古中草药》)。

多年生草本，高10～35 cm。根圆锥形或圆柱形，外皮常呈片状剥离。茎直立，通常由基部分枝，密被开展的长硬毛和短伏毛。叶互生，椭圆形、长卵状披针形或匙状线形。镰状聚伞花序；花冠鲜黄色；喉部无附属物；雄蕊5。小坚果4，三角状卵形，淡黄褐色，有小疣状突起。花期6～8月，果期8～10月。

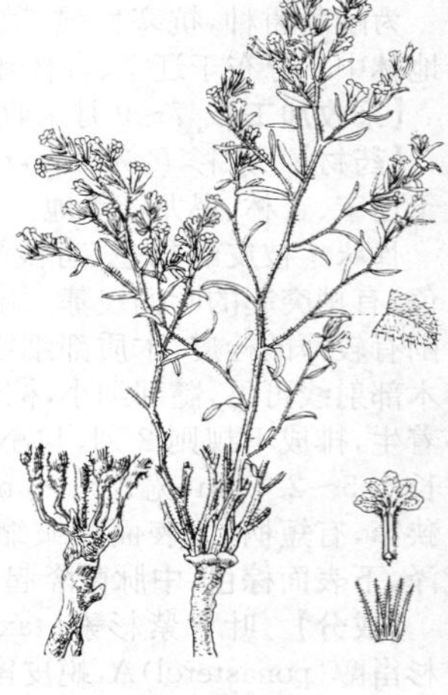

黄花软紫草

生于荒漠草原、戈壁、向阳石质山坡、湖滨砾石砂地。分布于河北北部、内蒙古、西藏、甘肃西部、宁夏、新疆。

【采收加工】 春、秋季采挖，晒干。

【药材】 紫草 *Radix Arnebiae* 新疆紫草(软紫草)产于新疆，产量大；内蒙紫草产于内蒙古、甘肃等地。紫草(硬紫草) *Radix Lithospermi* 主产于东北、华北。

性状 新疆紫草(软紫草) 呈不规则的长圆柱形，多扭曲，长7～20 cm，直径1～2.5 cm。表面紫红色或紫褐色，皮部疏松，呈条形片状，常10余层重叠，易剥落。顶端有的可见分歧的茎残基。体轻，质松软，易折断，断面不整齐，木部较小，黄白色或黄色。气特异，味微苦、涩。

紫草(硬紫草) 呈圆锥形，扭曲，有分枝，长7～14 cm，直径1～2 cm。表面紫红色或紫黑色，粗糙有纵纹，皮部薄，易剥落。质硬而脆，易折断，断面皮部深紫色，木部较大，灰黄色。

内蒙紫草 呈圆锥形或圆柱形，扭曲，长6～20 cm，直径0.5～4 cm。根头部略粗大，顶端有残茎1或多个，被短硬毛。表面紫红色或暗紫色，皮部略薄，常数层相叠，易剥离。质硬而脆，易折断，断面较整齐，皮部紫红色，木部较小，黄白色。气特异，味涩。

鉴别 (1) 粉末特征：软紫草 深紫红色。非腺毛单细胞多碎断，基部扩大呈喇叭状，可至185 μm，壁厚5～13 μm，非木化，常有纵细条纹，有的胞腔含有紫红色物。栓化细胞充满紫红色色素物，常凝集成条状、团块状，遇水合氯醛液色素物逐渐溶解，细胞显棕色；表面观多角形或圆多角形，壁厚薄不一，木栓化。薄壁细胞大多充满紫红色色素物，经水合氯醛液透化后，细胞显棕色或棕黄色，细胞界限不清楚；偶见无色薄壁细胞，直径约15 μm。网纹及具缘纹孔导管直径7～111 μm。

硬紫草 紫红色。栓化细胞充满紫红色色素物，表面观类多角形或长多角形，壁薄或稍厚，有的呈连珠状。薄壁细胞极皱缩，有的壁稍厚，具单纹孔，少数细胞中含紫红色色素。纤维管胞梭形或细长，有的具缘纹孔纵裂成行，纹孔口斜裂缝状或交成人字状、十字状，常超出纹孔缘。具缘纹孔、网纹及螺纹导管直径9～72 μm。

(2) 取本品粉末0.5 g，置试管中，将试管底部加热，生成红色气体，并于试管壁凝结成红褐色油滴。

(3) 薄层色谱：取本品粉末0.5 g，加乙醇5 ml，浸渍1 h，滤过，残渣用乙醇2 ml洗涤，洗涤液加入滤液中，浓缩至约1 ml，作为供试品溶液。另取左旋紫草素对照品，加乙醇制成每1 ml含0.5 mg的溶液，作为对照品溶液。吸取上述两种溶液各4 μl，分别点于同一以羧甲基纤维素钠为黏合剂的硅胶G薄层板上，以甲苯-醋酸乙酯-甲酸（5∶1∶0.1）为展开剂，展开，取出，晾干。供试品色谱中，在与对照品色谱相应的位置上，显相同的紫红色斑点；再喷以10%氢氧化钾甲醇溶液，斑点变为蓝色。

品质标志 《中华人民共和国药典》2005年版规定：照分光光度法测定，本品含羟基萘醌总色素以左旋紫草素（$C_{16}H_{16}O_5$）计算，不得少于0.80%。

【成分】 1. 软紫草 根含有效成分为萘醌类色素：紫草素（shikonin），去氧紫草素（deoxyshikonin），乙酰紫草素（acetylshikonin），β-羟基异戊酰紫草素（β-hydroxyisovalerylshikonin），β，β-二甲基丙烯酰紫草素（β，β-dimethylacrylshikonin），脱水阿卡宁（anhydroalkannin）[1]，3，4-二甲基戊烯酰紫草素（teracryl shikonin）[2]，β，β-二甲基丙烯酰阿卡宁（β，β-dimethylacrylalkannin），β-乙酰氧基异戊酰阿卡宁（β-acetoxyisovalerylalkannin），β-羟基异戊酰阿卡宁（β-hydroxyisovalerylalkannin），乙酰阿卡宁（acetylalkannin），1-甲氧基乙酰紫草素（1-me-thoxyacetylshikonin）[3，4]，紫草酸（lithospermic acid）B，迷迭香酸（rosmarinic acid）[10]，2α-羟基熊果酸（2α-hydroxyursolic acid），委陵菜酸（tormentic acid）[11]等。还含酚性的苯型及苯醌型的单萜类成分：软紫草萜酮（arnebinone），软紫草萜醇（arnebinol），软紫草呋喃萜酮（arnebifuranone），紫草呋喃萜（shikonofuran）B及C，去-O-甲基毛色二孢素（des-O-methyllasiodiplodin）[5，6]。

2. 紫草 根含萘醌类色素：紫草素，乙酰紫草素，β-羟基异戊酰紫草素，去氧紫草素，异戊酰紫草素（isovalerylshikonin），α-甲基丁酰紫草素（α-methyl-n-butyrylshikonin），异丁酰紫草素（isobutyrylshikonin），β，β-二甲基丙烯酰紫草素[1]，β-羟基异戊酰紫草素，2，3-二甲基丙烯酰紫草素[2]，紫草定（lithospermidin）A及B[7]，脱水阿卡宁（anhydroalkannin）。还含蒽醌（anthraquinone）I[12]，咖啡酸（caffeic acid）与十八烷醇（stearyl alcohol），二十烷醇（1-eicosanol），二十二烷醇（1-docosanol）及二十四烷醇（1-tetracosanol）所形成的酯类混合物[8]。

3. 黄花软紫草 根含紫草素，乙酰紫草素，β，β-二甲基丙烯酰紫草素，β-乙酰氧基异戊酰阿卡宁，β-羟基异戊酰阿卡宁[3]，去氧紫草素，β-羟基异戊酰紫草素[9]。

【药理】 1. 抗炎作用 软紫草石油醚和水提取物等灌胃抑制大鼠角叉菜胶诱导的足肿胀[1]。紫草呋喃萜等体外抑制前列腺素的合成[2]。皮下注射紫草素，抑制小鼠巴豆油性耳肿胀和大鼠酵母性足肿胀。紫草素体外对白三烯B4等的生物合成有抑制作用[3]。紫草提取物和紫草素等在小鼠皮肤实验中抑制α-肿瘤坏死因子（TNF-α）促进剂的活化作用，抑制TNF-α mRNA的表达和蛋白质生成，显示抗炎活性[4]。

2. 抗肿瘤作用 紫草抑制肿瘤促进剂TPA诱导的EB病毒的活化[5]。紫草素抑制DNA拓扑异构酶I的催化活性，诱导白血病K_{562}细胞凋亡[6]。紫草素通过激活p53和caspase 9导致人恶性黑素瘤A_{375}细胞周期阻滞和细胞凋亡[7]。紫草素在小鼠和鸡胚尿囊膜实验中抑制TNF-α和B_{16}黑色素瘤诱导的血管生成，抑制内皮细胞增生迁移[8]。紫草素抑制表皮生长因子受体信号调节而抑制人鳞状细胞癌的增殖[9]。

3. 抗生育、影响生殖系统的作用 大鼠着床前或早孕期给予紫草均有抗着床、抗早孕作用；并对抗幼龄小鼠外源性绒毛膜促性腺激素（HCG）所致的子宫增重效应[10]。大鼠灌服紫草混悬液能抑制卵泡发育与成熟，降低血清卵泡刺激素（FSH）和黄体生成素（LH）的浓度，造成无排卵性不孕[11]。软紫草乙醇提取物体外抑制人绒毛组织分泌HCG的功能，破坏绒毛组织结构[12]。新疆紫草抑制雌激素依赖性乳腺癌细胞MCF-7细胞的生长。小鼠灌胃紫草后血清雌孕激素水平降低，子宫雌孕激素受体水平升高，并改善三苯氧胺引起的子宫病理改变[13]。

4. 对皮肤疾病的作用 软紫草醇提取物给雌激素周期模型的小鼠灌胃对实验性银屑病导致的表皮细胞过度增殖有抑制作用[14]。紫草醇提取物灌胃使正常鼠尾病理性角化恢复正常[15]。紫草素体外可以诱导角质形成细胞株凋亡[16]。皮下给予紫草提取物及右旋紫草素使小鼠表皮免疫系郎格罕细胞被激活，皮肤中有中性粒细胞和巨噬细胞积聚[17]。

5. 抗病原微生物作用 软紫草、紫草体外对金黄色葡萄球菌、大肠杆菌有抑制作用[18]。乙酰紫草素体外能抑制白念珠菌[19]。提取物肌注对金黄色葡萄球菌感染的小鼠有保护作用[20]。水煎液对2型单纯疱疹病毒有杀伤作用[21]。热水提取物在MT-4细胞实验中抑制1型人免疫缺陷病毒（HIV-1）诱导的细胞病变[22]。紫草素抑制趋化因子受体功能，从而抑制HIV-1[23]。紫草体外有抗丙型肝炎病毒的作用[24]。紫草素体外抑制克鲁斯假丝酵母、酿酒酵母等[25]。

6. 其他作用 口服紫草水煎剂防止大鼠、小鼠四氯化碳引起的肝损伤，提高醋氨酚中毒小鼠的生存率[26]。紫草聚糖成分腹腔注射对正常小鼠及阿脲致高血糖小鼠有降血糖作用[27]。紫草萘醌单体提取物腹腔注射提高小鼠自然杀伤（NK）细胞毒活性[28]。紫草多糖腹腔注射激活小鼠腹腔巨噬细胞的吞噬功能，增加脾脏中T淋巴细胞的计数和功能，促进迟发型变态反应[29]。紫草多糖粗提物能降低小鼠全血黏度，提高纤维蛋白原含量[30]。软紫草中的乙酰紫草素等体外对胶原、花生四烯酸、ADP、血小板活化因子和凝血酶诱导的兔血小板聚集有抑制作用[31]。乙酰紫草素通过抑制磷酸肌醇的降解来抑制血小板活化[32]。乙酰紫草素、紫草素抑制高钾、去甲肾上腺素引起的大鼠动脉条收缩，而β，β-二甲基丙烯酰紫草素、3，4-二甲基戊烯酰紫草素加强去甲肾上腺素引起的位相性收缩[31]。紫草素低浓度抑制大鼠离体动脉环乙酰胆碱、组胺诱导的松弛，高浓度诱导血管收缩，其作用是内皮依赖性的[33]。右旋紫草素和紫草素浸入棉球，可促进大鼠棉球肉芽组织增生[34]。紫草素抑制人胎肾系细胞凋亡，降低高糖诱导的高凋亡率，延缓肾小球硬化[35]。腹腔注射或灌服乙醚提取物使实验性发热大鼠体温下降[36]。紫草素及乙酰紫草素对小鼠有镇痛效应，延长雌性小鼠环己巴比妥钠的睡眠时间，而对雄性小鼠无明显影响[37]。紫草水提取物可使离体豚鼠心房收缩增强，心率加快；并使离体兔耳血管收缩[36]。静注乙酰紫草素呈短暂性心率减慢、血压降低和呼吸抑制[37]。

毒性 紫草乙醚提取物小鼠腹腔注射LD_{50}为40 mg/kg[36]。紫草素及乙酰紫草素小鼠灌胃LD_{50}均大于1 g/kg，腹腔给药LD_{50}分别为20.0 mg/kg和41.0 mg/kg[37]。灌胃紫草水煎液对小鼠遗传物质有潜在的毒性[38]。

【炮制】 取原药材，除去杂质，洗净，润透，切薄片，干燥，筛去灰屑。

饮片性状 为不规则形的段或片。参见"药材"项。

贮干燥容器内，置通风干燥处。

【药性】 苦，寒。归心、肝经。

1.《本经》："苦，寒。"

2.《药性论》："味甘，平。"

3.《医学启源》："气温，味苦。"

4.《纲目》："甘，咸，寒。入手、足厥阴经。"

5.《雷公炮制药性解》："入心、小肠二经。"

6.《本草再新》："入肝、脾、肾三经。"

【功用主治】 凉血活血，解毒透疹。主治吐血，衄血，尿血，紫癜，斑疹，麻疹，黄疸，痈疽，烫伤。

1.《本经》："主心腹邪气，五疸，补中益气，利九窍，通水道。"

2.《别录》："疗腹肿胀满痛，以合膏疗小儿疮及面皶。"

3.《本草图经》："多用治伤寒时疾，发疮疹不出者，以此作药，使其发出。韦宙《独行方》治豌豆疮，煮紫草汤饮，后人相承用之，其效尤速。"

4.《纲目》："治斑疹痘毒，活血凉血，利大肠。"

5.《玉楸药解》："清肝凉血，泄火伐阳。"

6.《医林纂要》："补心，缓肝，散瘀，活血。"

7.《现代实用中药》："为皮肤病，湿疹，恶疮，汤火伤及切伤等之外用药，内服对疝气等有效。"

【用法用量】 内服：煎汤，3～9 g；或入散剂，外用：熬膏或制油涂。

【宜忌】 胃肠虚弱，大便溏泻者禁服。

1.《纲目》："若（痘疹）已出而红活，及白陷大便利者，切宜忌之。"

2.《本草经疏》："紫草苦寒，而能通利九窍，痘疮家气虚，脾胃弱泄泻，不思食，小便利者，俱禁用。"

【选方】 1. 治吐血，衄血，不大凶，亦不尽止，起居如故，饮食如常。一岁之间，或发二三次，或发五六次，久必成劳 紫草、怀生地各四两，白果肉百个，茯苓、麦门冬各三两。煎膏，炼蜜收。每早、晚各服十余茶匙，白汤下。（《方脉正宗》）

2. 治疮疹才初出 紫草（去粗梗）二两，陈橘皮（去白，焙干）一两。上为末。每服一大钱，水一盏，入葱白二寸，煎至六分，去渣温服，无时。乳儿与乳母兼服之，断乳令自服。（《小儿卫生总微论方》紫草如圣汤）

3. 治五疸热黄 紫草三钱，茵陈草一两。水煎服。（《本草切要》）

4. 治小便淋沥不通 紫草三分。上一味，捣罗为散。和井华水一盏半，顿服。（《圣济总录》紫草散）

5. 治痈疽便闭 紫草、栝楼等分。新水煎服。（《直指方》）

6. 治赤游丹毒，红晕如云头 紫草五钱，鼠粘子一两。研细。水煎服。（《本草汇言》）

7. 治恶虫咬人 用紫草油涂之。（《圣惠方》）

【临床报道】 1. 治疗宫颈糜烂 紫草 200 g，筛去杂质，入 750 g 香油中炸枯，过滤，即成紫草油。用窥阴器暴露宫颈，干棉球轻擦宫颈口分泌物，将紫草油棉球涂擦宫颈及阴道上端。隔日 1 次，10 次为 1 个疗程，治疗期间，禁止性生活，行经期停药。共治 100 例，经 1～2 个疗程后，痊愈 84 例，显效 8 例，好转 4 例，无效 4 例，总有效率为 96%。其中Ⅰ、Ⅱ、Ⅲ度有效率分别是 100%，93%和 75%[1]。

2. 治疗鼻中隔糜烂 观察组 100 例，用复方紫草油：取 500 g 香油加热至沸腾后冷却至 90 ℃左右，再加入已切碎的紫草根 20 g，全当归 60 g，白芷 15 g，甘草 40 g，浸泡 7 d 后文火熬至微枯色，滤过取油，复入勺内煎滚，入血竭 12 g 化尽，然后将已消毒无菌的纱条浸入油内即成。根据糜烂面大小取纱条贴敷局部。每日 1 次，3 d 为 1 个疗程。对照组 130 例，用单方紫草油制备方法、用法同上。观察方法以鼻内窥镜检查黏膜愈合为标准，1 个疗程愈合为Ⅰ期愈合，以此类推为Ⅱ期、Ⅲ期愈合，3 个疗程未愈合为无效。结果：观察组Ⅰ期愈合 31 例，Ⅱ期愈合 52 例，Ⅲ期愈合 13 例，无效 4 例，总愈合率 96%。对照组Ⅰ期愈合 23 例，Ⅱ期愈合 42 例，Ⅲ期愈合 47 例，无效 18 例，总愈合率 86.2%。经 x^2 检验两组有显著性差异（$P < 0.05$）。随访 1 年，观察组 15 例(15%)复发，对照组 49 例(37.7%)复发[2]。

3. 治疗四肢感染创面 共观察 89 例，全部患者创面深达皮肤全层，表面覆有脓性分泌物，细菌培养（＋）。治法：取豆油 1 000 g 置锅内加热至 220 ℃左右，将 100 g 紫草剪碎陆续加入，搅拌 5 min，趁热以四层纱布过滤，滤液分装在玻璃瓶内，每瓶 200 ml，封口消毒，贴签备用。首次换药，可先用 1‰苯扎溴铵药棉擦掉脓性分泌物，剪除坏死组织，若伤口较深可用双氧水冲洗，用浸透紫草油的纱布三层，依创面大小均匀覆盖压实不留死腔，再用无菌纱布包扎，隔日一次换药，直至脓性分泌物消失，肉芽组织新鲜饱满，细菌培养(－)。疗程 7～15 d，平均 11.5 d。尔后大创面采用中厚植皮或皮瓣修复。结果：经 7～15 d 换药治疗，所有创面脓液消失，肉芽新鲜，明显缩小，细菌培养(－)。其中＜2 cm×3 cm 的创面经换药自行愈合。随访 5 个月～4 年，除一例钢板外露伤口仍有少量渗出物外，其余均愈合良好[3]。

4. 治疗玫瑰糠疹 紫草 15 g，甘草 15 g，水煎，每日 1 剂，早晚分服，服药期间忌用热水肥皂浴，可用温水淋浴。共治 154 例，结果痊愈 124 例(80.5%)，显效 26 例，无效 4 例，总有效率为 97.3%[4]。

5. 治疗肌注后硬结 紫草 10 g，浸泡在 100 g 麻油（或豆油及其他食用植物油）内，放置 6 h 后备用；或将紫草浸泡在热沸的麻油内，待其冷后即可使用。将制成的紫草油，涂敷在硬结皮肤上，面积超过硬结外围 1～2 cm，外加塑料薄膜覆盖，用无菌纱布包扎在塑料薄膜外面，最好用胶布固定；或涂敷面上不加保护措施，尽量使紫草油在皮肤表面上保持的时间长一些，每日涂敷 2～6 次。治疗结果：共治 100 例，有 90%的患者经 24 h 涂敷即可使硬结消散，少数患者硬结面积大，发现或用药晚者，经 2～5 d 可使之消散，100 例患者均获良效[5]。

6. 治疗张力性疱疹 紫草 80 g，当归 40 g，冰片 5 g，菜油 1 000 g。先将菜油烧开，待其冷至 70～80 ℃时将紫草、当归用纱布包好后悬吊在油内，当油冷至 40～50 ℃时再下冰片，并充分搅匀，浸泡 3 d 后便可使用。使用时先将局部做常规消毒，然后用消毒的三棱针或剪刀从疱疹下方将其挑破，把疱内渗出液放净，用紫草油涂搽患处，或用纱布浸紫草油外敷局部，用消毒敷料包扎，小夹板固定，但必须注意束带的松紧度，每隔 1～2 d 换药 1 次，直至痊愈。经治疗后，38 例患者全部治愈，治疗时间最短 3 d，最长 7 d，平均 4 d 左右[6]。

7. 治疗银屑病 0.1%精制紫草注射液，肌内注射，每次 2 ml，每日 1 次。共治疗 50 例，结果痊愈 13 例（占 26%），基本治愈 8 例,显效 18 例,好转 9 例,无效 2 例[7]。

8. 治疗烧烫伤　取干紫草 800 g,轧碎放进 5 000 g 麻油中熬后去渣备用,烧烫伤部位按常规外科清创,根据部位、面积,分别采用包扎和暴露法。①包扎法,适用于四肢、躯干部位,即用紫草油浸透灭菌纱布后,用单层或双层纱布铺放在创面上,外用纱布、绷带包扎。对某些Ⅲ度或部分坏死较深的Ⅱ度液化灶及分泌物,纱布下积脓时,可在该部剪去紫草油纱布,换药,去除坏死组织及脓液后,再用紫草油纱布覆盖,根据分泌物情况增减换药次数。②暴露法,适用于头、面、颈、会阴和躯干部烧伤。用无菌棉球涂紫草油在创面上或用单层纱布铺在伤面上,不包扎,干燥时可反复涂药。该组病例中根据创面的大小、程度进行全身支持疗法、抗感染、抗休克等对症处理。共治疗各种烧烫伤患者 1 153 例,(烧伤面积从 10%～85%,Ⅱ度烧伤占 14%,Ⅲ度烧伤占 2.1%)。结果:除 1 例死亡外(入院当日抢救无效死亡),余 1 152 例全部治愈。最短 10 d 治愈,最长 42 d,平均 21 d[8]。

9. 治疗小儿臀红　用紫草油:紫草 100 g,黄芩 50 g,放入适量麻油中浸 12 h,然后用小火熬枯,去渣冷却后装无菌瓶中备用。使用时洗净臀部,用棉签蘸紫草油轻轻涂擦臀红局部,每日 3～4 次。Ⅲ度臀红者可同时配合红外线局部照射,每日 1 次。共治疗 98 例。结果:本组经 3～6 d 治疗均获痊愈[9]。

【各家论述】 1.《药鉴》:"(紫草)大都血家药也,无问麻痘症,无论痈疽病,无问男女杂症,但见血紫血热,及热毒深者俱宜用之,但泻痢则忌,糯米监制无妨。"

2.《纲目》:"紫草,其功长于凉血活血,利大小肠。故痘疹欲出未出,血热毒盛,大便闭涩者,宜用之。已出而紫黑便闭者,亦可用。若已出而红活,及白陷大便利者,切宜忌之。又曾世荣《活幼心书》云:紫草性寒,小儿脾气实者犹可用,脾气虚者反能作泻。古方惟用茸,取其初得阳气,以类触类,所以用发痘疮。今人不达此理,一概用之,非矣。"

3.《本草经疏》:"五疸者,湿热在脾胃所成,去湿除热利窍,其疸自愈;邪热在内,能损中气,邪热散即能补中益气矣。(紫草)苦寒性滑,故利九窍而通利水道也。腹肿胀满者,湿热瘀滞于脾胃,则中焦受邪,而为是病,湿热解而从小便出,则前证自除也。"

4.《本草求真》:"痘疮血热毒盛,二便闭涩者,治当用此。俾血得寒而凉,得咸而降,得滑而通,得紫而入,血凉毒消,而二便因以解矣。奈世误以为宣发之药,不论毒闭与否辄用,殊失用药意义矣。"

5.《本草正义》:"紫草,气味苦寒,而色紫入血,故清理血分之热。古以治脏腑之热结,后人则专治痘疡,而兼疗斑疹,皆凉血清热之正旨。杨仁斋以治痈疡之便闭,则凡外疡家血分实热者,皆可用之。且一切血热妄行之实火病,及血痢、血痔、溲血、淋血之气壮邪实者,皆在应用之例。而今人仅以为痘家专药,治血热病者,治外疡者,皆不知有此,疏矣。"

6.《国药诠证》:"紫草,性味苦寒,苦能燥湿,寒能清热。《本经》主治心腹邪气,以其能燥湿而利气也。痞生于积,燥湿则可以利气而散积,《别录》主通水道,疗肿胀满痛,以其能燥湿而利水也。后人以其能凉血,而用以治斑疹痘毒,其实紫草之治斑疹痘毒,燥湿之功居多,凉血之力较少,以血热虽宜于清,苟其无湿,不宜于燥也。惟燥能化毒,故能用以治斑疹痘毒。《千金》治小便淋沥三十六黄方。治火黄身热,皆以其能清热燥湿,而治湿热也。"

4974 紫珠 zǐ zhū (《本草拾遗》)

【异名】 紫荆(《本草拾遗》),紫珠草(《闽南民间草药》)。

【基原】 为马鞭草科紫珠属植物杜虹花、白棠子树、华紫珠、老鸦糊的叶。

【原植物】 1. 杜虹花 *Callicarpa formosana* Rolfe [*C. pedunculata* Lam. et Bakh.]　又名:粗糠仔、鸦鹊板(《中国树木分类学》),止血草(《福建民间草药》),雅目草、螃蟹目(《闽南民间草药》),白毛紫(《闽东本草》)。

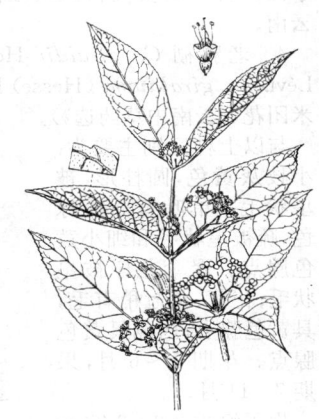

杜虹花

灌木,高 1～3 m。植株密被灰黄色星状毛和分枝毛。单叶对生,叶脉粗壮;叶片卵状椭圆形或椭圆形,边缘有细锯齿。聚伞花序腋生;花萼杯状,萼齿钝三角形;花冠紫色至淡紫色,无毛;雄蕊 4;子房无毛。果实近球形,紫色。花期 5～7 月,果期 8～11 月。

生于海拔 1 590 m 以下的平地、山坡、溪边林中或灌丛中。分布于浙江、福建、江西、广东、广西、云南、台湾。

2. 白棠子树 *C. dichotoma* (Lour.) K. Koch [*Porphyra dichotoma* Lour.]　又名:细亚锡饭(《植物名实图考》),小叶紫珠(《广西药用植物名录》)。

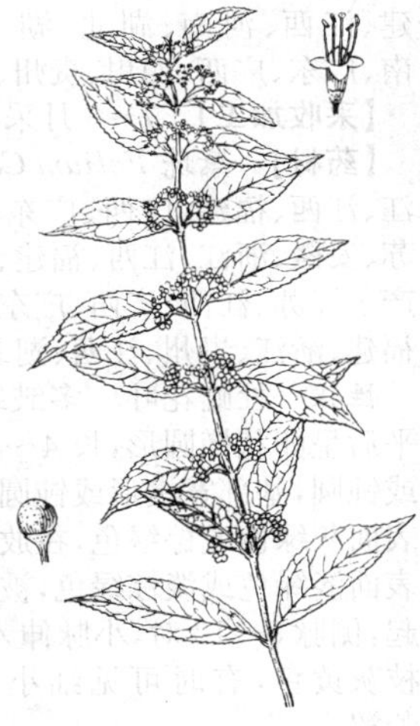

白棠子树

与杜虹花区别为:全株毛少。小枝紫红色,幼时略被星状毛。叶两面无毛,背面密生细小黄色腺点。花序略被星状毛,结果时无毛;花萼先端具不明显的 4 齿或近截头状;子房具黄色腺点。花期 5～6 月,果期 7～11 月。

生于海拔 600 m 以下的低山丘陵灌丛中。分布于华东、华南及河北、河南、湖北、贵州、台湾。

3. 华紫珠 *C. cathayana* H. T. Chang　又名:鸦鹊翻(《植物名实图考》),紫红鞭、米筛子(《中国高等植物图鉴》),鱼显子(《云南植物志》),小叶珍珠风(浙江),止血草、创

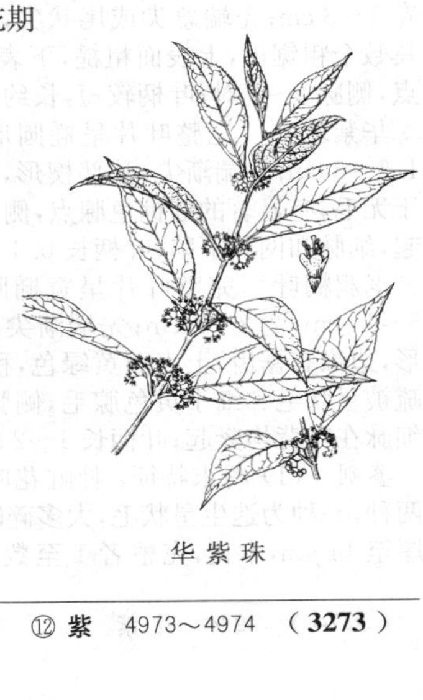

华紫珠

伤草(江苏)。

与以上种区别主要为:小枝幼时稍有星状毛,老时脱落。单叶两面近无毛,有显著的红色腺点。聚伞花序微被星状毛;花萼具星状毛和红色腺点。花期5～7月,果期8～11月。

生于海拔1 200 m以下的山坡谷地和溪旁灌丛中。分布于江苏、浙江、安徽、福建、江西、河南、广东、广西、贵州、云南。

4. 老鸦糊 *C. giraldii* Hesse ex Rehd. [*C. bodinieri* Lévl. var. *giraldiana* (Hesse) Rehd.] 又名:细米油珠、小米团花(《云南中草药选》)。

与以上种区别主要为:小枝灰黄色,圆柱形,被星状毛。单叶背面淡绿色,疏被星状毛和细小黄色腺点。聚伞花序被星状毛;花萼、花冠稍有毛,具黄色腺点;药隔具黄色腺点。花期5～6月,果期7～11月。

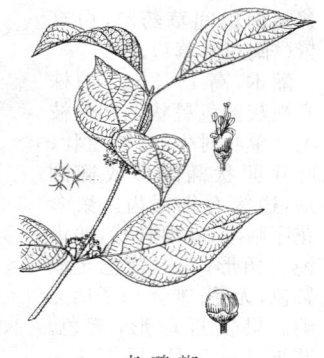
老鸦糊

生于海拔200～3 400 m的疏林和灌丛中。分布于江苏、浙江、安徽、福建、江西、河南、湖北、湖南、广东、广西、四川、贵州、云南、陕西、甘肃。

【采收加工】 7～8月采收,晒干。

【药材】 紫珠 *Folium Callicarpae* 杜虹花叶主产于浙江、江西、福建、广西、广东等地;白棠子树叶产于山东、江苏、安徽、浙江、江西、福建、河南、湖北、广东等地;华紫珠叶产于江苏、江西、广西、广东、贵州、云南等地;老鸦糊叶产于福建、浙江、贵州、江西、湖北、江苏、安徽、广东、广西等地。

性状 杜虹花叶 多皱缩卷曲,有的破碎。完整叶片展平后呈卵状椭圆形,长4～19 cm,宽2.5～9 cm;先端渐尖或钝圆,基部宽楔形或钝圆,边缘有细锯齿,近基部全缘,上表面灰绿色或棕绿色,在放大镜下可见星状毛和短粗毛,下表面淡绿色或淡棕绿色,被棕黄色分枝茸毛,主脉和侧脉突起,侧脉8～12对,小脉伸入齿端;叶柄长0.5～1.5 cm。嫩枝灰黄色,有时可见细小白色点状的皮孔。气微,味微苦涩。

白棠子树叶 完整叶片呈倒卵形或披针形,长2～6 cm,宽1～3 cm;先端急尖或尾状尖,基部楔形,边缘中部以下具数个粗锯齿,上表面粗糙,下表面无毛,密生细小黄色腺点,侧脉5～6对;叶柄较短,长约0.5 cm。

华紫珠叶 完整叶片呈椭圆形或卵形,长4～8 cm,宽1.5～3 cm;先端渐尖,基部楔形,边缘密生细锯齿,两面近于无毛,有显著的红棕色腺点,侧脉5～7对,在两面均稍隆起,细脉和网脉下陷;叶柄长0.4～0.8 cm。

老鸦糊叶 完整叶片呈宽椭圆形至披针状长圆形,长5～15 cm,宽2～7 cm;先端渐尖,基部楔形或下延成狭楔形,边缘有锯齿,上表面黄绿色,稍有微毛,下表面淡绿色,疏被星状毛和细小黄色腺毛,侧脉8～10对,主脉、侧脉和细脉在叶背均隆起;叶柄长1～2 cm。

鉴别 (1) 粉末特征:杜虹花叶 淡黄棕色。非腺毛有两种,一种为迭生星状毛,大多碎断,中轴直径至60 μm,壁厚至14 μm,木化,完整者1至数轮,每轮1～6个侧生细胞;另一种非腺毛1～3细胞,壁较厚。非腺毛的细胞壁表面常可见螺旋状纹理。腺鳞头部6～11细胞,扁球形,柄细胞极短。腺毛稀少,头部2～4细胞,柄1～2细胞。草酸钙簇晶直径4～17 μm。

(2) 取本品碎片1 g,加水30 ml,置水浴上浸提2 h,滤过。取滤液1 ml,加2%三氯化铁乙醇液1～2滴,即产生蓝黑色沉淀,稍振摇,溶液即显蓝绿色;另取溶液点于滤纸上,干后渍三氯化铁-铁氰化钾溶液,斑点呈深蓝色(检查鞣质)。取水溶液1 ml,加费林溶液1 ml,沸水浴上加热5 min,产生红色沉淀(检查还原糖)。取上述水溶液1 ml,加5%α-萘酚乙醇液2～3滴,摇匀,沿管壁缓缓加入浓硫酸0.5 ml,在试液与硫酸交界处产生紫红色环(检查多糖、单糖)。

(3) 取本品碎片0.5 g,加水20 ml,置水浴上回流1 h,滤过。滤液浓缩至干,用6 ml甲醇溶解,滤过。取滤液1 ml,加盐酸4～5滴及少量镁粉,溶液呈橘红色。将上述滤液点于滤纸上,置紫光灯(254 nm)下检视,斑点呈天蓝色;喷以三氯化铝乙醇液,后呈亮黄色荧光(检查黄酮)。

【成分】 杜虹花的新鲜叶含黄酮类成分3,5,7,4′-四甲氧基黄酮(3,5,7,4′-tetramethoxyflavone),3,5,7,3′,4′-五甲氧基黄酮(3,5,7,3′,4′-pentamethoxyflavone),5-羟基-3,4,7,3′-四甲氧基黄酮(5-hydroxy-3,4,7,3′-tetramethoxyflavone),3,4,7,3′-四甲氧基黄酮(3,4,7,3′-tetramethoxyflavone)。还含三萜类成分:熊果酸(ursolic acid),2α,3α-二羟基-12-乌苏烯-28-酸(2α,3α-dihydroxyurs-12-en-28-oic acid)[1]。又含植物甾醇类及其葡萄糖苷[1],缩合鞣质,中性树脂,糖类和镁,钙,铁盐等[2]。

【药理】 1. 止血作用 紫珠(杜虹花)水煎液给小鼠灌胃,凝血时间和出血时间缩短,血小板计数增高[1]。

2. 抗氧化作用 紫珠(华紫珠)水溶液体外抑制大鼠离体肝脏脂质过氧化。小鼠灌胃紫珠水溶液提高血谷胱甘肽过氧化物酶的活力[2]。

【炮制】 取原药材,除去杂质、残留枝梢及枯叶,抢水洗净,切丝,晒干。

饮片性状 参见“药材”项。

贮干容器内,置通风干燥处。

【药性】 苦、涩,凉。

1.《本草拾遗》:“苦,寒,无毒。”

2.《植物名实图考》:“(鸦鹊翻)甘,温。”

3.《广西本草选编》:“苦,涩,平。”

4.《青岛中草药手册》:“性平,味苦、辛。”

【功用主治】 收敛止血,清热解毒。主治咯血,呕血,衄血,牙龈出血,尿血,便血,崩漏,皮肤紫癜,外伤出血,痈疽肿毒,毒蛇咬伤,烧伤。

1.《本草拾遗》:“解诸毒物,痈疽,喉痹,飞尸蛊毒,毒肿,下瘘,蛇虺、虫螫、狂犬毒,并煮汁服;亦煮汁洗疮肿,除血长肤。”

2.《青岛中草药手册》:“散瘀止血,祛风消肿。主治外伤出血,内出血,跌打肿痛,风湿疼痛。”

3.《全国中草药汇编》:“散瘀,消炎。主治衄血,咯血,胃肠出血,子宫出血,上呼吸道感染,扁桃体炎,肺炎,支气管炎。外用治外伤出血,烧伤。”

4.《福建药物志》:“主治瘰疬,甲状腺肿大。”

【用法用量】 内服:煎汤,10～15 g,鲜品30～60 g;或研末,1.5～3 g,每日1～3次。外用:鲜品捣敷;或研末撒。

【选方】 1. 治肺结核咯血，胃十二指肠溃疡出血 紫珠叶、白及各等量。共研细粉。每服 6 g，每日 3 次。（《全国中草药汇编》）

2. 治衄血 干紫珠叶 6 g。调鸡蛋清服；外用消毒棉花蘸叶末塞鼻。

3. 治创伤出血 鲜紫珠叶，用冷开水洗净，捣匀后敷创口；或用干紫珠叶研末撒敷，外用消毒纱布包扎之。（2、3 方出自《福建民间草药》）

4. 治赤眼 鲜紫珠草头 30 g。洗净切细，水 2 碗，煎 1 碗服。（《闽南民间草药》）

5. 治痈肿，喉痹，蛇虫、狂犬等毒 紫荆（紫珠）煮汁服之，亦可洗。（《卫生易简方》）

6. 治阴道炎，宫颈炎 150%紫珠叶溶液，每次 10 ml，涂抹阴道，或用阴道栓，每日 1 次。1 星期为 1 个疗程。（《全国中草药汇编》）

【临床报道】 1. 治疗颅脑外伤后上消化道出血 乌贼骨、白及、紫珠各等分，碾末搅匀，每 10 g 为 1 包。每次 1 包，温水调匀鼻饲，每日 3 次。共治疗 21 例，结果：痊愈（1 星期内呕血或黑便停止，胃液隐血转阴）19 例，有效（1 星期内呕血或黑便停止，胃液隐血减弱）2 例[1]。

2. 治疗扁桃体术后疼痛出血 紫珠草 1 000 g，梅片 5 g，菊花 250 g，麻油 1 000 ml。先将麻油炸开，再将紫珠草、野菊花加入，10 min 后去渣，油凉后放入梅片混匀，高压灭菌后装瓶备用。在行扁桃体术后，即取同扁桃体窝大小相同的无菌棉球，蘸紫梅菊油剂，置入扁桃体窝创面内，均匀压迫 3～5 min 后取出即可。共治疗 58 例，结果：全部有效，其中优者 41 例（用药后 3 h 内咽部疼痛消失，出血分泌物消失，能当日进食），良者 17 例（用药后 5 h 内咽部微有疼痛，或不舒感觉，唾液中混有极少量淡红色血性分泌物，当日能进少量流食）[2]。

4975 紫堇 zǐ jǐn（《本草图经》）

【异名】 野花生、断肠草（《贵州民间药物》），蝎子花、麦黄草、闷头花（《陕西中草药》）。

【基原】 为罂粟科紫堇属植物紫堇的根或全草。

【原植物】 紫堇 *Corydalis edulis* Maxim.

一年生草本，高 10～30 cm，全株无毛。主根细长。茎单一，直立，自下部起分枝。基生叶，有长柄；叶片轮廓卵形至三角形，二至三回羽状全裂。总状花序顶生或与叶对生，疏着花 5～8 朵；萼片小，膜质；花冠淡粉紫红色；子房条形，柱头 2 裂。蒴果条形，具轻微肿节。种子扁球形，黑色，有光泽，密生小凹点。花期 3～4 月，果期 4～5 月。

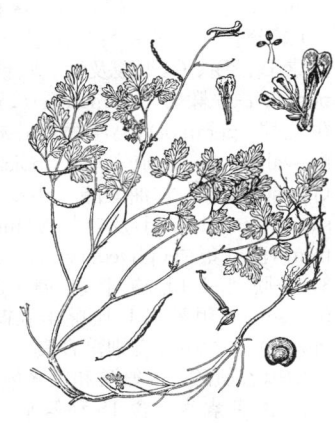

紫 堇

生于丘陵林缘，宅旁墙基。分布于华东及河北、山西、河南、湖北、湖南、四川、贵州、陕西、甘肃等地。

【采收加工】 4～5 月采收全草，6～7 月挖根，鲜用或晒干。

【药性】 苦、涩，凉，有毒。

1.《贵州民间药物》："性平，味苦、辛，有毒。"

2.《陕西中草药》："苦、涩，凉，有毒。"

3.《彝药志》："性平，味甘。"

【功用主治】 清热解毒，杀虫止痒。主治疮疡肿毒，聤耳流脓，肺痨咳血，咽喉疼痛，疥癣，毒蛇咬伤。

1.《贵州民间药物》："润肺，止咳血。治肺痨咳血。"

2.《陕西中草药》："清热解毒，收敛，固精。治疮毒、顽癣、秃疮、带状疱疹、蛇咬伤、脱肛、遗精。"

3.《安徽中草药》："杀虫止痒，解毒消肿。"

4.《全国中草药汇编》："清热解暑。主治中暑头痛，腹痛，尿痛，肺结核咯血；外用治化脓性中耳炎，脱肛，疮疡肿毒，蛇咬伤。"

【用法用量】 内服：煎汤，4～10 g。外用：捣敷，研末调敷或煎水外洗。

【宜忌】 本品有毒，用量不宜过大。

【选方】 1. 治疮毒 蝎子花根适量，煎水洗患处。

2. 治秃疮，蛇咬伤 鲜蝎子花根，捣烂外敷。（1、2 方出自《陕西中草药》）

3. 治慢性化脓性中耳炎 紫堇全草鲜汁（加适量防腐剂或蒸汽加压消毒）滴耳。〔《中华医学杂志》，1974，(2)：89〕

4. 治肺痨咳血 野花生根 9 g。煎水或泡酒服。（《贵州民间药物》）

5. 治顽癣及牛皮癣 （紫堇）块根磨酒或醋外搽。

6. 治脱肛 （紫堇）花及叶煎汁作罨包。（5、6 方出自江西《草药手册》）

7. 治遗精 蝎子花 9～12 g。以米泔水浸泡并露一夜后，用原米泔水煎服，糖糟为引，连服 3 至 4 剂。（《陕西中草药》）

4976 紫菜 zǐ cài（《本草经集注》）

【异名】 索菜（《漳浦县志》），紫薁（《纲目》），紫英（《本草从新》），子菜（《漳州府志》），乌菜（广东）。

【基原】 为红毛菜科紫菜属植物坛紫菜、条斑紫菜、圆紫菜、甘紫菜、长紫菜等的藻体。

【原植物】 1. 坛紫菜 *Porphyra haitanensis* T. J. Chang et B. F. Zheng

藻体暗绿紫色或带淡褐色，膜质，片状，长披针形、长卵形或长亚卵形。基部心脏形、圆形或楔形，边缘稍有皱褶，具不规则稀疏锯齿。藻体为单层细胞组成，局部为双层，少数细胞具双色素体。中位有一球形淀粉核。藻体边缘细胞可转化为精子囊和果胞。雌雄同株，少数异株。固着器由假根丝状细胞组成。

生于中、高潮带岩礁上。人工养殖在竹筏上等。分布于东南沿海，如浙江、福建沿海较多。为南方主要养殖种类之一。

2. 条斑紫菜 *P. yezoensis* Ueda

与坛紫菜主要区别为：藻体紫红色或微带青紫色。基部圆形、心脏形，少数楔形，边缘有皱褶，

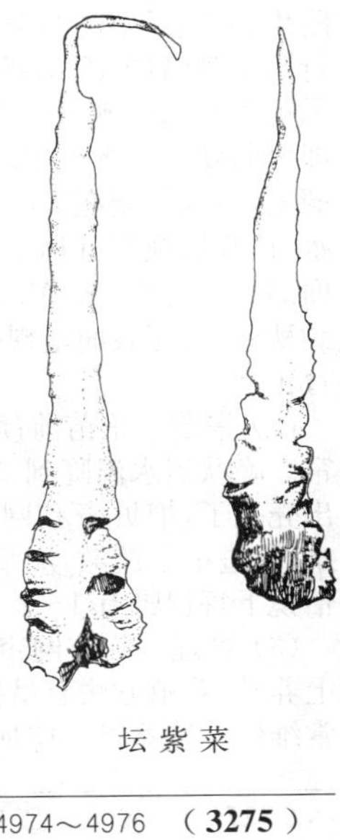

坛 紫 菜

平滑无锯齿。雌雄同株，精子囊群间隔生长在暗紫色果胞群区内，形成灰白色或淡黄色的条斑状。

生于中潮带附近的岩石上，或人工养殖的附着物上。分布于辽宁、江苏、浙江、山东沿海。为北方主要养殖种类之一。

3. 圆紫菜 *P. suborbiculata* Kjellm.　又名：春菜（福建）。

与以上种主要区别为：藻体紫或紫红色，圆形或肾形，边缘有显著锯齿，干后常向内卷。

生于中潮带上部的岩石上。分布于江苏、浙江、福建、山东及广东等沿海。

4. 甘紫菜 *P. tenera* Kjellm　又名：紫埸膜菜（山东）。

与以上种主要区别为：藻体紫、紫红色或蓝紫色，片状，长椭圆形、披针形或不规则卵圆形，边缘稍有波状皱褶。

生于中、低潮带岩石上或其他附着物上。分布于辽宁、浙江、山东等沿海。

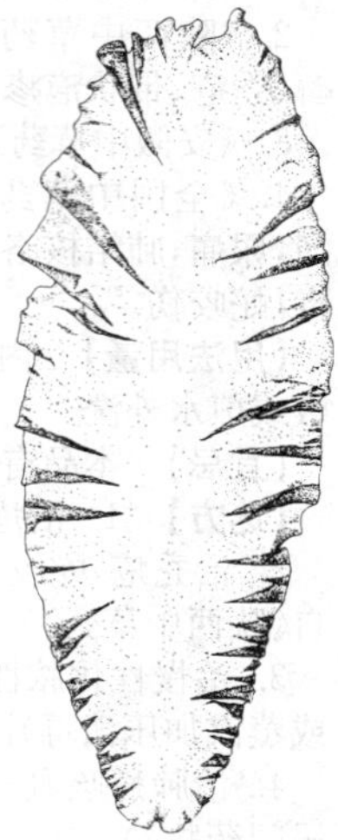

甘 紫 菜

5. 长紫菜 *P. dentata* Kjellm.　又名：柳条菜（福建）。

与以上种主要区别为：藻体边缘稍有皱缩及不规则锯齿。

生于中、高潮带风浪较大的岩礁上。分布于浙江、福建、广东沿海。

【养殖】　生物学特性　紫菜是一种广温性海藻，叶状体对温度的要求不严格，生长的最适温度为 15 ℃左右。光照时间保持在 8～10 h 的短日照条件下，水温降到 20 ℃左右，丝状体才能形成成熟的孢子囊。紫菜对干潮的忍耐力很强，干潮后的干露、强光照射、温度大起大落的变化，都能正常生长。水流通畅有助于紫菜新陈代谢。2～3 月后，藻体边缘形成精子囊和果孢，受精后发育成果孢子，随水漂流附着到文蛤壳或牡蛎壳等基质上，萌发成丝状体，以耐高温的丝状体渡过炎夏，晚秋水温降到 23 ℃以下时，丝状体形成成熟的壳孢子，萌发后长成大型紫菜。

养殖技术　(1) 培育丝状体　选择个体大、色深、无硅藻附生、成熟适中的紫菜，在培养室铺放在阴凉的竹帘上，进行阴干刺激约 12 h，投放于海水中，散放出果孢子，将具有果孢子的水喷洒于培养池贝壳等基质上，1 星期后果孢子即可萌发。每半月用软毛刷洗刷贝壳 1 次，并换水调节光照度，温度控制在 28 ℃左右，追施氮肥和磷肥，并常搅动池水，这些措施都有利于丝状体的生长发育。可根据贝壳表面的颜色变化，来确定丝状体生长发育情况，如坛紫菜培养到秋后，贝壳表面呈现棕灰色或棕褐色，说明丝状体生长发育正常。

(2) 采苗　采苗前预先用塑料丝与维尼纶混纺绳编织网帘。晚秋当水温降到 23 ℃以下时，成熟的丝状体大量放散出壳孢子，把贝壳和网帘同时放在池内，人工经常搅动池水，促进孢子放散，应掌握好壳孢子的附着密度，一般在低倍镜下每视野有 1～2 个壳孢子附着即可出池。

(3) 管理　附苗网帘采好苗（壳孢子）后，将网帘移到海上养殖，养殖方法有吊挂式和浮筏式。应加强养殖管理，经常维修养殖器材。应加强以下工作：①根据紫菜的不同生长发育阶段，调节浮动水层。下海养殖初期，注意使附苗网帘浮于水面，促进幼苗生长。到大紫菜阶段，藻体较大，整修网帘密布紫菜，此时应适当降低浮动水层，可以在附苗网帘下方加控制绳，在涨潮时使网帘在水表下 10～15 cm 的水层中浮动。②按紫菜的不同生长阶段，控制干露时间，幼苗长达 1 cm 左右时，平均每日干露 4 h；幼苗生长 1 cm 以上，每日干露时间控制在 2 h；收获第三次菜之后，为防止叶片附生硅藻和其他病害，应控制干露时间与第一阶段相同。在发生病害和敌害或出现不正常天气时，可根据实际情况灵活控制干露时间。③施肥：可采用喷射施肥方法，即在干潮后此菜露出水面 2～4 h 内，直接将肥料喷施于紫菜藻体上。可用 1/1 000 的硝酸钠或硫酸铵的海水溶液，用喷雾器直接喷于紫菜上。另外，还可采用挂袋施肥或临时性追肥。

【采收加工】　采用剪收法和采摘法。剪收法：即在紫菜生长到符合收获规格时，用剪刀把菜体上端大部剪下，只留下端靠近基部部分，一般留 6～8 cm 长，让其继续生长。采摘法：应用于成熟期和衰老期。成熟期把大的紫菜摘下，小的留下继续生长。衰老期不分大小全部整株拔光。加工方法：将采摘的紫菜清洗干净后，剁切成 0.5～1 cm 大小，然后制成饼，干燥即可。

【药材】　紫菜 *Thallus Porphyrae*　坛紫菜产于浙江、福建、广东沿海；条斑紫菜产于辽东半岛至福建沿海；圆紫菜产于山东、江苏、浙江、福建、广东沿海；甘紫菜产于辽宁、山东、浙江等地沿海；长紫菜产于浙江、福建、广东等地沿海。

性状　坛紫菜　藻体多卷曲皱缩成不规则团块状，或不规则扁平状，紫褐色或紫红色，水浸展平后，叶状体长披针形、长卵形，长 10～28 cm，宽 3～8 cm，基部心形、楔形，边缘稍有皱褶，有不规则锯齿。膜质，易折断。气腥，味咸，微具黏性。

条斑紫菜　叶状体卵形、长椭圆形，长 8～30 cm，宽 4～12 cm，基部心形，少楔形，边缘有皱褶，无锯齿，表面有花白色条斑。

圆紫菜　叶状体圆形、椭圆形或肾形，长 2～8 cm，宽 1.5～6 cm，边缘有锯齿。

甘紫菜　叶状体长椭圆形、披针形、不规则卵圆形，长 20～30 cm，宽 10～18 cm，基部楔形、心形或圆形，边缘有波状皱褶。

长紫菜　叶状体长披针形或披针形，长 15～25 cm，宽 2～6 cm，基部心形或圆形，边缘稍有皱缩及不规则锯齿。

【成分】　1. 坛紫菜　含蛋白质，糖，脂肪，胡萝卜素，维生素 B_1、B_2、C，烟酸及钙、磷、铁、碘等，并含 α-蒎烯（α-pinene），α-柠檬烯（α-limonene），异松油烯（terpinolene），牻牛儿醇（geraniol），葛缕酮（carvone），糠醛（furfural），缬草酸（valeric acid），硫辛酸（lipoicacid），胆碱（choline），磷脂（phosphatide），甘油酸酯（glyceride），二十碳四烯酸（eicosanetetraenoic acid）及叶黄素（lutein），玉蜀黍黄素（zeaxanthin），藻红蛋白（phycoerythrin），藻青素（phycocyanin）[1]，3，6-脱水-L-吡喃半乳糖（3，6-anhydro-L-galactopyranose），6-甲氧基-D-吡喃半乳糖(6-methoxyl-D-galactopyranose)[19]。还含有别藻青素（allophycocyanin）[2]，氨基酸，其中以谷氨酸、丙氨酸和天冬氨酸为主[3]。

2. 条斑紫菜　含 18 种氨基酸，其中以丙氨酸、谷氨酸、天冬氨酸含量最高，其他尚有亮氨酸，缬氨酸，赖氨酸，苏氨酸等[4,5]。此外，还含有胆甾醇半乳糖苷（cholesterol galactoside），胆甾醇甘露糖苷（cholesterolmannoside），棕榈酰胆甾醇半乳糖苷（palmityl cholesterol galactoside），棕榈酰胆甾醇甘露糖苷（palmitylcholesterolmannoside）[4]，R-藻红蛋白[6]及胡萝卜素（carotene），维生素 B_1、B_2、C，烟酸，蛋白质及钙，磷，铁等[4]。另外还含有紫菜聚糖（porphyran）[7]，半乳聚糖（galactan）[8]。

3. 甘紫菜　含具有保护溃疡和活化巨噬细胞作用的脂多糖（lipopolysaccharide，LPS）[9]，维生素 B_{12}[10]，砷（As）[11]，核黄素，烟酸，硫辛碱，胆碱[12]，丙氨酸，谷氨酸，天冬氨酸等氨基酸[13,14]，β-胡萝卜素，α-胡萝卜素，叶黄素，玉蜀黍黄质[15]，藻红蛋白，藻青蛋白（phycocyan）[16]，α-蒎烯，d-柠檬烯，异松油烯，牻牛儿醇，葛缕酮，糠醛，缬草酸，甲酸，乙酸，丙酸[17]及脂类[18]等。

【药理】 1. 对免疫功能的影响　小鼠腹腔注射紫菜多糖增加血清中溶血素的含量，增强小鼠腹腔巨噬细胞的吞噬功能，增加免疫器官重量，对抗环磷酰胺引起的脾脏萎缩[1]。条斑紫菜多糖 PY_3 对小鼠骨髓细胞和脾脏淋巴细胞的增殖及混合淋巴细胞反应均有促进作用[2]。条斑紫菜中 PWSF 和 PASF 组分体外促进小鼠巨噬细胞亚硝酸盐和肿瘤坏死因子的产生，PWSF 还提高白介素 1 的分泌。腹腔注射 PWSF、PASF，均提高小鼠巨噬细胞吞噬能力[3]。

而条斑紫菜多糖 PY_4 对小鼠骨髓细胞、脾脏淋巴细胞和胸腺淋巴细胞增殖有抑制作用[4]。坛紫菜多糖分级组分 F_1、F_2 和 F_3 对大鼠脾细胞活性也有抑制作用[5]。

2. 抗诱变及防治肿瘤作用　鼠伤寒沙门菌试验中，甘紫菜甲醇提取物减少 Trp-p-1 诱导的 *umu* C 基因表达，抑制 BALB/C 3T3 成纤维细胞中 TPA 依赖的鸟氨酸脱羧酶诱导作用[6]。甘紫菜预防二乙基亚硝胺的致大鼠肝癌作用[7]。含甘紫菜的饲料喂饲大鼠，延迟 7，12-二甲基苯[a]蒽诱导的乳房肿瘤的出现时间[8]，降低 1，2-二甲肼诱导的肠癌发生率[9]。条斑紫菜中的成分抑制人端粒末端转移酶，有抗癌作用[10]。紫菜多糖 PY_3 抑制血癌细胞 K_{562} 的生长[2]。

3. 降血脂作用　小鼠腹腔注射紫菜多糖对蛋黄乳剂所引起的高胆固醇血症形成有预防作用。大鼠口服紫菜多糖降低高脂饮食所致高脂血症模型大鼠血清总胆固醇（TC）和三酰甘油（TG）的含量[11]。大鼠喂饲含坛紫菜的饲料也降低进食高脂饲料大鼠血清 TC 的含量[12]。条斑紫菜提取物喂饲高脂血症模型大鼠，TC 含量下降。高脂血症患者口服提取物，TC、TG、低密度脂蛋白等降低，高密度脂蛋白等升高[13]。

4. 对血液系统的影响　紫菜多糖在体内外均有抗凝血作用，并降低家兔全血黏度和血细胞比容等血液流变学指标；但对血沉有增加作用[11]。家兔口服紫菜多糖延长特异性血栓形成时间和纤维蛋白血栓形成时间，减轻血栓湿重和干重。豚鼠口服紫菜多糖缩短优球蛋白溶解时间，增强纤维蛋白溶酶活力[14]。

5. 其他作用　紫菜多糖给大鼠十二指肠给药能减慢心率，增强心肌收缩力[14]。鸡胚实验表明坛紫菜多糖具有抗甲 1 型流感病毒活性[15]。口服紫菜多糖延长果蝇的平均寿命；腹腔注射降低小鼠心肌组织脂褐质含量，增加脑和肝脏中超氧化物歧化酶活性，延长小鼠游泳时间。紫菜多糖还抑制小鼠离体脑 B 型单胺氧化酶活性[16]。小鼠腹腔注射紫菜多糖对 $^{60}Co\gamma$ 射线损伤有保护作用；对抗环磷酰胺所致的白细胞减少；对四氯化碳所致小鼠肝损伤也有保护作用。腹腔注射或口服紫菜多糖降低正常小鼠空腹血糖；腹腔注射还降低四氧嘧啶性高血糖模型小鼠的血糖。大鼠腹腔注射紫菜多糖抑制角叉菜胶所致足肿胀[17]。条斑紫菜中含血管紧张素Ⅰ转换酶抑制剂，条斑紫菜中的组分给自发性高血压大鼠口服有降压作用[18]。预先喂饲含条斑紫菜的饮食对给予放射性核素 ^{125}I 的小鼠能降低甲状腺中 ^{125}I 的吸收，有保护作用[19]。大鼠喂饲含条斑紫菜的饮食，增加粪便中二氧杂环己二烯类型的化合物的排泄[20]。甘紫菜作为惟一的膳食纤维给大鼠喂饲，改变小肠微生物代谢能力，降低其发酵能力[21]。

【药性】 甘、咸，寒。归肺、脾、膀胱经。

1.《本草从新》："甘，咸，寒。"

2.《随息居饮食谱》："甘，凉。"

3.《本草撮要》："入手太阴经。"

【功用主治】 化痰软坚，利咽，止咳，清热除烦，利水除湿。主治瘿瘤，咽喉肿痛，咳嗽，烦躁失眠，脚气，水肿，小便淋痛，泻痢。

1.《本草经集注》："治瘿瘤结气。"

2.《食疗本草》："下热气。""若热气塞咽喉者，汁饮之。"

3.《纲目》："病瘿瘤、脚气者，宜食之。"

4.《随息居饮食谱》："和血养心，清烦涤热。治不寐，利咽喉，除脚气瘿瘤，主时行泻痢，析酲开胃。"

5.《中国药用孢子植物》："化痰软坚，清热利尿。治高血压、喉炎、水肿、淋病等。"

【用法用量】 内服：煎汤，15～30 g。

【宜忌】 不宜多食。

1.《食疗本草》："多食胀人。"

2.《本草拾遗》："多食令人腹痛、发气，吐白沫，饮少热醋消之。"

【选方】 1. 治甲状腺肿　甘紫菜 15 g，海蒿子 15 g，牡蛎 30 g，夏枯草 9 g。煎服。（《中国药用海洋生物》）

2. 治喉炎、气管炎　甘紫菜 15 g，紫金牛 12 g，贝母 9 g。煎服。

3. 治水肿　甘紫菜 30 g，益母草 15 g，玉米须 15 g。煎服。（2、3 方出自《中国药用孢子植物》）

4. 治高血压病　甘紫菜 15 g，决明子 15 g。煎服。（《中国药用海洋生物》）

4977 紫菀 zǐ wǎn（《本经》）

【异名】 青菀（《吴普本草》），紫蒨（《别录》），返魂草根、夜牵牛（《斗门方》），紫菀茸（《本草述》），关公须（《植物名实图考》）。

【基原】 为菊科紫菀属植物紫菀的根和根茎。

【原植物】 紫菀 *Aster tataricus* L. f.

多年生草本，高 40～150 cm。茎粗壮，直立，被疏糙毛。根茎短，须

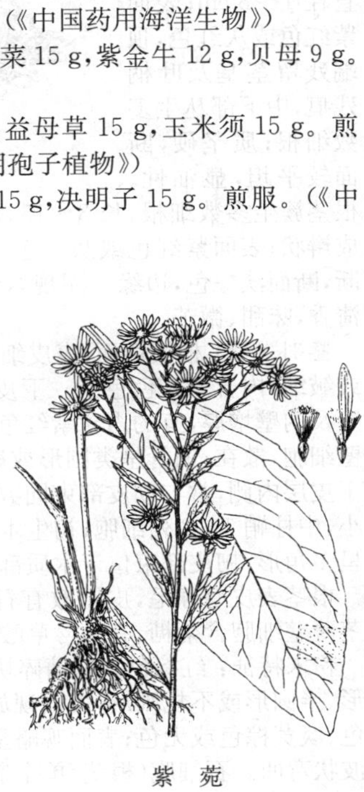

紫　菀

根多数。基生叶长圆状或椭圆状匙形，花期枯萎、脱落；茎生叶互生，叶片长椭圆形或披针形，无柄，中脉粗壮，有 6～10 对羽状侧脉。头状花序多数，排列成复伞房状；花序边缘为舌状花，雌性，蓝紫色，柱头 2 分叉；雄蕊 5。瘦果倒卵状长圆形，扁平，紫褐色。花期 7～9 月，果期 9～10 月。

生于低山阴坡湿地、山顶和低山草地及沼泽地。分布于华北、东北及安徽北部、河南西部、陕西、甘肃南部。

【栽培】 生物学特性　喜温暖湿润气候，耐寒、耐涝、怕干旱。冬季气温－20 ℃时根可以安全越冬。除盐碱地外均可栽种，尤以土层深厚、疏松肥沃，富含腐殖质，排水良好的砂质壤土栽培为宜，黏性土不宜栽培。忌连作。

繁殖方法　用根茎、根头繁殖。根茎繁殖：11 月上旬至 4 月上旬，选择鲜嫩、粗壮、节密、无病虫害的紫红色的根茎，截成 5～8 cm 长的小段，每段应带有 2～3 个芽作种茎。条栽，按行株距 30 cm 开沟，沟深 9 cm，每隔 24 cm 顺沟平放种根一段，覆土、镇压、浇水。穴栽，按行株距 30 cm × 24 cm 开穴，穴深 3～5 cm，平放种茎 2～3 段，覆土、浇水。气温在 10～15 ℃时，经 10～15 d 出苗。根头繁殖：将带有须根的根头分切成几小块，按行距 30 cm 开沟，沟深 3～6 cm，每隔 12～15 cm 栽种 1 块，芽头向上，覆土，稍加镇压、浇水。春栽根状茎需窖藏。

田间管理　出苗后要间苗，除去密苗、弱苗。6～7 月要经常浇水保湿，但不可过湿，以免影响扎根；并追施硫酸铵，过磷酸钙。抽苔时要摘花苔。

病虫害防治　病害有白绢病、褐斑病，可喷 1∶1∶100 倍波尔多液倍液。虫害有地老虎、蛴螬、菜青虫等为害。

【采收加工】 10 月下旬至翌年早春，待地上部分枯萎后，挖掘根部，除去枯叶，将细根编成小辫状，晒至全干。

【药材】 紫菀 *Radix et Rhizoma Asteris*　主产于河北安国及安徽亳县、涡阳。

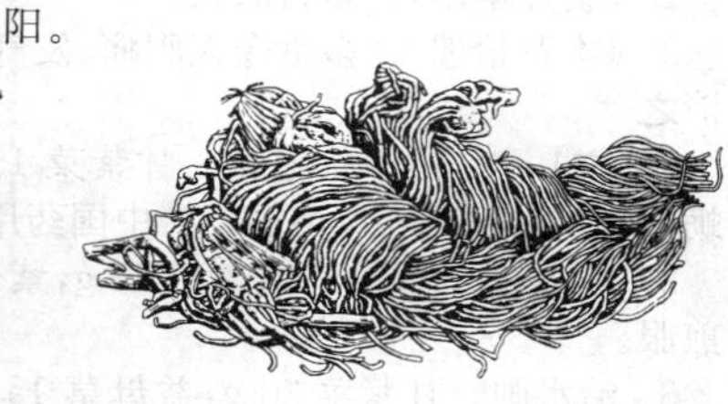
紫菀（根及根茎）外形

性状　根茎不规则块状，长 2～5 cm，直径 1～3 cm；表面紫红色或灰红色，顶端残留茎基及叶柄残痕，中下部丛生多数细根；质坚硬，断面较平坦，显油性。根茎簇生多数细根，长 3～15 cm，直径 0.1～0.3 cm，多编成辫状；表面紫红色或灰红色，有纵皱纹；质较柔软，易折断，断面淡棕色，边缘一圈现紫红色，中央有细小木心。气清香，味甜、微苦。

鉴别　(1) 根横切面：表皮细胞类圆形或类方形，多脱落或皱缩，内含紫红色色素。下皮细胞 1 列，略切向延长，侧壁及内壁增厚，有的内含紫红色色素。皮层宽广，有少数厚壁细胞，散在；油管呈类圆形或扁圆形，直径 30～75 μm，位于皮层内侧，常与韧皮部束同数并相对；内皮层明显。中柱小，中柱鞘 1～2 列细胞；初生木质部 4～6 原型。木质部略呈多角形；韧皮部束位于木质部弧角间；中央通常有髓。

根茎表皮有腺毛，皮层散有石细胞及厚壁细胞。根及根茎薄壁细胞含菊糖，有的含草酸钙簇晶。

粉末特征：红棕色。菊糖碎块，用冷水合氯醛装置，呈扇形、半圆形或不规则形，表面现放射状线纹。下皮细胞紫红色、淡黄棕色或无色；表面观略呈长方形，垂周壁稍增厚，细波状弯曲。石细胞（根茎）单个散在，类长方形、类圆形或圆三角形，层纹及孔沟明显，有的胞腔内含草酸钙簇晶或黄棕色物。厚壁细胞长条形，非木化，纹孔排列成纵行。油管碎片易见，分泌细胞及管道内均含黄棕色或红棕色分泌物。草酸钙簇晶存在于薄壁细胞中，有的一个细胞含数个结晶，或含晶细胞纵向连接，簇晶排列成行。此外，可见木纤维、导管等。

(2) 取本品粉末 2 g，加水 20 ml，置 60 ℃水浴上加热 10 min，趁热滤过，放冷。取滤液 2 ml，置带塞试管中，用力振摇 1 min，产生持久性泡沫，10 min 内不消失（检查皂苷）。

(3) 薄层色谱：取本品粉末 1 g，加石油醚（60～90 ℃）30 ml，加热回流 30 min，滤过，滤液浓缩至 1 ml，作为供试品溶液。另取紫菀酮对照品，加氯仿制成每 1 ml 含 1 mg 的溶液作为对照品溶液。吸取上述两种溶液各 2 μl，分别点于同一硅胶 G 薄层板上，以石油醚（60～90 ℃）-醋酸乙酯（9∶1）为展开剂，展开，取出，晾干，喷以二硝基苯肼试液，日光下检视。供试品色谱中，在与对照品色谱相应的位置上，显相同的黄色斑点。

品质标志《中华人民共和国药典》2005 年版规定：照高效液相色谱法测定，本品含紫菀酮（$C_{30}H_{50}O$）不得少于 0.10%。

【成分】 根含萜类：无羁萜（friedelin）[1]，表无羁萜醇（epifriedeliol），紫菀酮（shionone）[1, 2]，紫菀苷（shionoside）A、B[2] 及 C[3]，紫菀皂苷（aster saponin）A、B、C、D[4]、E、F[5] 及 G[6]，紫菀五肽（asterin）A、B[7]，紫菀氯环五肽（astin，曾用名 asterin）C[8, 10]，无羁萜烯（friedel-3-ene）[13]，A-friedoeuph-21-en-3-one[14]，astertarone B[15]；还含植物甾醇葡萄糖苷（phytosterol glucosides）及挥发油，挥发油的成分有毛叶醇（lachnophyllol），乙酸毛叶酯（lachnophyllol acetate），茴香脑（anethole），烃，脂肪酸，芳香族酸等[9]。还含紫菀氯环五肽（astin）A、B、C[10]、D、E[11] 及丁基-D-核酮糖苷（butyl-D-ribuloside）[12]，含二肽类成分：aurantiamide acetate[16]。

【药理】 1. 祛痰作用　紫菀药液灌胃在小鼠酚红法实验中有祛痰作用[1]。紫菀水煎液、石油醚及醇提液中乙酸乙酯提取部分灌胃增加小鼠呼吸道酚红排泄。石油醚、乙酸乙酯提取部分中的紫菀酮、表木栓醇也有祛痰作用[2]。

2. 镇咳、平喘作用　紫菀药液灌胃对小鼠氨水或二氧化硫引起的咳嗽有止咳作用，蜜炙后止咳作用加强[3]。紫菀酮、表木栓醇灌胃对小鼠氨水性咳嗽有镇咳作用，而水煎液无效[2]。紫菀煎液对组胺引起的豚鼠离体气管收缩有抑制作用[4]。

3. 抗肿瘤作用　紫菀氯环五肽 A、B、C 抑制小鼠肉瘤 S_{180} 生长[5]。大鼠肝微粒体代谢实验显示紫菀环肽类化合物结构中的 1, 2-顺式二氯脯氨酸残基与其抗肿瘤作用有关[6]。紫菀中的表木栓醇对 P_{388} 淋巴细胞性白血病细胞生长有抑制作用[7]。紫菀氯环五肽 J 也能抗白血病[8]。

4. 其他作用　紫菀热水提取物能抗华支睾吸虫[9]。紫菀中的槲皮素、山柰酚等抑制脂质过氧化、自由基的产生和大鼠红细胞溶血，有抗氧化作用[10]。

毒性　紫菀皂苷有溶血作用，其粗制剂不宜静脉注射。小鼠灌胃紫菀挥发油的最小致死量约为 333 g/kg[11]。

【炮制】 1. 紫菀　取原药材，除去残茎及杂质，抢水洗净，润透，切厚片或段，干燥。

2. 蜜紫菀　取炼蜜用适量开水稀释后，加入净紫菀片或段，拌匀，闷透，用文火炒至棕褐色，不粘手为度，取出放凉。

3. 炒紫菀　取净紫菀置热锅内，用文火炒至表面老黄色或微焦。取出，放凉。

饮片性状　紫菀为不规则的厚片或小段状。切面皮部紫红色，木部灰白色，有黄白色的筋脉点，周边紫红色或灰红色，有纵皱纹，质软而柔韧。气微香，味甜、微苦。蜜紫菀形如紫菀，表面棕褐色或紫棕色，味甜。炒紫菀形如紫菀，老黄色。

贮干燥容器内，蜜紫菀、炒紫菀密闭，置阴凉干燥处，防潮。

【药性】　苦、辛，温。归肺经。

1.《本经》："味苦，温。"

2.《药性论》："味苦，平。"

3.《品汇精要》："味苦、辛，性温散。气厚味薄，阳中之阴。臭香。"

4.《雷公炮制药性解》："入心、肺二经。"

5.《药品化义》："气和，味甘带苦，性凉，能开能降。入肺、心、肝、胃、肾五经。"

【功用主治】　润肺下气，化痰止咳。治咳嗽，肺虚劳嗽，肺痿肺痈，咳吐脓血，小便不利。

1.《本经》："主咳逆上气，胸中寒热结气，去蛊毒、痿蹶，安五脏。"

2.《别录》："疗咳唾脓血，止喘悸，五劳体虚，补不足，小儿惊痫。"

3.《新修本草》："治气喘，阴痿。"

4.《日华子》："调中及肺痿吐血，消痰，止渴，润肌肤，添骨髓。"

5. 宁源《食鉴本草》："主肺经虚热，开喉痹，取恶涎。"

6.《本草汇言》："治老人血枯气燥，大便不通。"

7.《本草从新》："专治血痰，为血劳圣药。又能通利小肠。"

8.《本草再新》："润肺下气，寒痰及虚喘者宜之。"

【用法用量】　内服：煎汤，4.5～10 g；或入丸、散。润肺宜蜜炙用。

【宜忌】　阴虚干咳者慎服。

1.《本草经集注》："恶天雄、瞿麦、雷丸、远志。畏茵陈蒿。"

2.《新修本草》："恶藁本。"

3.《本草正》："劳伤肺肾，水亏金燥而咳喘失血者，则非所宜。"

4.《本经逢原》："大泄肺气，阴虚肺热干咳禁用。"

【选方】　1. 治久嗽不瘥　紫菀（去芦头）、款冬花各一两，百部半两。三物捣罗为散。每服三钱匕，生姜三片，乌梅一个，同煎汤调下，食后、欲卧各一服。（《本草图经》）

2. 治小儿咳嗽气急　紫菀（去苗土）二两，贝母（去心，洗）、款冬花各一两。上三味，细锉。每服一钱匕，以水七分，煎取四分，去滓，温服，食后。（《圣济总录》紫菀汤）

3. 治缠喉风，喉闭饮食不通欲死者　返（还）魂草根一茎，洗净，纳入喉中，取恶涎出即瘥。（《斗门方》）

4. 治吐血，咯血，嗽血　真紫菀、茜根等分。为细末，炼蜜为丸，如樱桃子大。含化一丸，不以时。（《鸡峰普济方》紫菀丸）

5. 治妇人卒不得小便　紫菀末，井华水服三指撮。（《千金方》）

6. 治习惯性便秘　紫菀、苦杏仁、当归、肉苁蓉各 9 g。煎服。（《安徽中草药》）

【各家论述】　1.《本草经疏》："观其能开喉痹，取恶涎，则辛散之功烈矣。而其性温，肺病咳逆喘嗽，皆阴虚肺热证也，不宜专用及多用，即用亦须与天门冬、百部、麦冬、桑白皮苦寒之药参用，则无害。"

2.《本草征要》："苦能下达，辛可益金，故吐血保肺，收为上品，虽入至高，善于下趋，使气化及于州都，小便自利，人所不知。"

3.《本经逢原》："紫菀，肺金血分之药，《本经》止咳逆上气，胸中寒热结气，取性疏利肺经血气也。去蛊毒、痿者，以其辛苦微温，能散结降气，蛊毒自不能留，痿由肺热叶焦，紫菀专通肺气，使热从溲便去耳。《别录》疗咳唾脓血，《大明》消痰止渴，皆滋肺经血分之效。《金匮》泽漆汤用以治咳而脉沉者，咳属肺，脉沉则血分之病也。亦治下痢肺痈，与紫参同功。"

4.《本草正义》："凡小便不利之候，多有由于气化不宣者，古人谓之气癃，不调其气，但与渗利，亦必不效。惟紫菀疏泄肺气，则上窍开而下窍亦泄。石顽谓其通调水道，其用在是，非仅以其温润也。"

4978 紫麻 zǐ má（《福建药物志》）

【异名】　小麻叶（《分类草药性》），水麻叶、柴苎麻（《四川中药志》）。

【基原】　为荨麻科紫麻属植物紫麻的全株。

【原植物】　紫麻 *Oreocnide frutescens*（Thunb.）Miq.［*Urtica frutescens* Thunb.］　又名：大叶麻（《中国高等植物图鉴》），长梗紫苎麻（《植物大辞典》）。

小灌木，高 1～3 m。茎多分枝，上部生短伏毛。叶互生，多生于茎或分枝的顶部或上部；叶片卵形或狭卵形，边缘有牙齿，上面粗糙，疏生短毛；基生脉3条。雌雄异株；花小；雄花的花被片 3，卵形；雄蕊 3；雌花序球形，近无柄，花被管状，柱头盾形，密生一簇长毛。瘦果卵形。花期 3～4月，果期 6～7月。

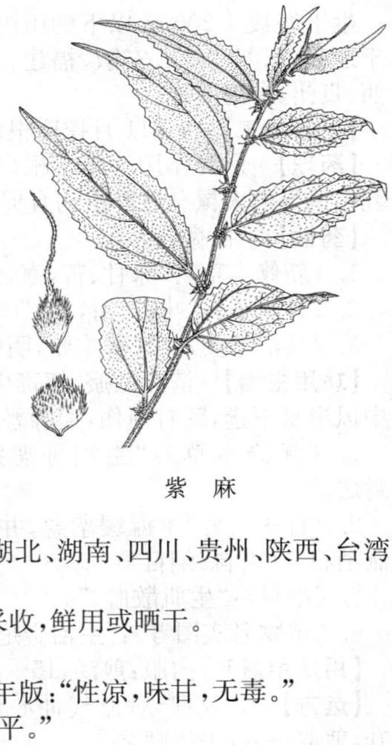

紫　麻

生于山谷、溪边、林下湿地。分布于华南、西南及浙江、福建、江西、湖北、湖南、四川、贵州、陕西、台湾等地。

【采收加工】　7～9 月采收，鲜用或晒干。

【药性】　甘，凉。

1.《四川中药志》1960 年版："性凉，味甘，无毒。"

2.《福建药物志》："甘，平。"

【功用主治】　清热解毒，行气活血，透疹。主治感冒发热，跌打损伤，牙痛，麻疹不透，肿疡。

1.《分类草药性》："治跌打损伤，止血。"

2.《四川中药志》1960 年版："治跌打损伤，透发麻疹，及月瘕病。"

3.《福建药物志》："行气，活血。治跌打损伤，牙痛，小儿麻疹发热。"

【用法用量】 内服：煎汤，30～60 g。外用：捣敷；或水煎含漱。

4979 **紫葛** zǐ gé 《新修本草》

【异名】 见肿消、梦中消、见毒消、外红消（江西），山葫芦蔓子、褶文秧（辽宁）。

【基原】 为葡萄科蛇葡萄属植物异叶蛇葡萄的根皮。

【原植物】 异叶蛇葡萄 *Ampelopsis humulifolia* Bunge var. *heterophylla* (Thunb.) K. Koch. [*A. heterophylla* (Thunb.) Sieb. et Zucc.] 又名：赤葛藤（《植物名实图考》），光叶蛇白蔹、狗葡萄（《中国经济植物志》）。

落叶攀缘藤本。小枝被微柔毛；卷须与叶对生，顶端分叉。单叶互生；有叶柄，长2～4 cm，有微柔毛；叶片纸质，近圆形，上面绿色，有稀疏微柔毛，下面淡绿色，有发亮的疏小柔毛，边缘有锯齿，基出脉3～5条。花两性，聚伞花序与叶对生；花萼盘状，5浅裂，外面被微柔毛；花瓣5；雄蕊5。浆果球形。花期5～6月，果期6～8月。

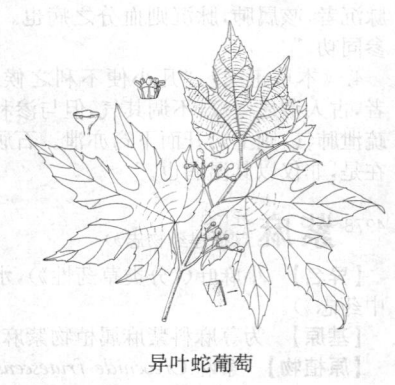
异叶蛇葡萄

生于海拔1 200 m以下的山野坡地、沟谷灌丛间。分布于辽宁、江苏、浙江、安徽、福建、江西、湖北、湖南、广东、广西、贵州、台湾等地。

【采收加工】 9～11月挖取根部，剥取根皮，晒干。

【药理】 保肝作用 紫葛根（异叶蛇葡萄）对D-氨基半乳糖诱导的大鼠急性肝损伤有促进肝细胞修复的作用[1]。

【药性】 甘、微苦，寒。

1.《新修本草》："味甘、苦，寒，无毒。"

2.《日华子》："味苦，滑，冷。"

3.《品汇精要》："气薄味厚，阴中之阳。"

【功用主治】 清热散瘀，解毒生肌。主治产后心烦口渴，中风半身不遂，跌打损伤，痈肿恶疮。

1.《新修本草》："主痈肿恶疮，取根皮捣为末，醋和封之。"

2.《日华子》："主瘫缓挛急，并热毒风，通小肠。""烧灰，制消石。"（引自《纲目》）

3.《纲目》："生肌散血。"

4.《植物名实图考》："主治金疮伤损。"

【用法用量】 内服：煎汤，15～30 g。外用：捣敷。

【选方】 1. 治产后血气冲心烦渴 紫葛三两，以水二升，煎取一升，去滓呷之。

2. 治金疮，生肌破血补损 紫葛二两，细锉，以顺流水三大盏，煎取一盏半，食前，分温三服。酒煎亦妙。（1、2方出自《经验方》）

4980 **紫靛** zǐ diàn 《全国中草药汇编》

【异名】 蓝花草、吐红草、地狗胆、青藤（《广东省惠阳地区中草药》），刺牛膝、白牛膝（《西昌中草药》），假红蓝（《广西药用植物名录》）。

【基原】 为爵床科假杜鹃属植物假杜鹃的全株。

【原植物】 假杜鹃 *Barleria cristata* L. [*B. cavaleriei* Lévl.; *B. mairei* Lévl.]

直立半灌木，高达2 m。多分枝，无刺，节稍膨大。叶对生；具叶柄；叶片椭圆形至长圆形，全缘，两面均被毛。花单生叶腋内或4～8朵集成一短头状花序或穗状花序；小苞片线形，稍被粗毛，先端具小尖刺，边缘通常有刺毛；萼片4，外面2片绿色，边缘有刺状小齿，内面2片白色；花冠青紫色或近白色，二唇形；雄蕊4，二强；花盘大，子房有4个胚珠，花柱长。蒴果长约1.2 cm。种子4颗，扁平，被微毛。花期9～12月。

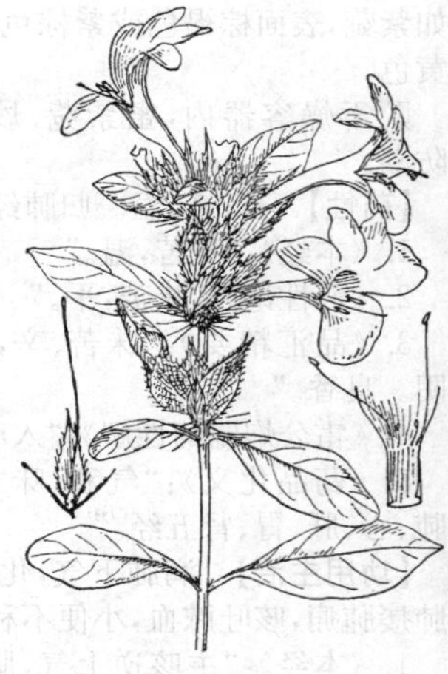
假杜鹃

多生于村边或路旁。现广植于热带地区。分布于广东、广西、四川、贵州、云南等地。

【采收加工】 全年可采，切段，鲜用或晒干。

【成分】 全株含α-香树脂醇（α-amynn），β-谷甾醇（β-sitosterol），谷甾醇-3-O-D-葡萄糖苷（stigmasterol-3-O-D-glucoside）；含环烯醚萜类：山栀苷甲酯（shanzhiside methyl ester），乙酰基假杜鹃素（acetylbarlerin）即5，7-O-二乙酰基山栀苷甲酯（5，7-O-diacetylshanzhiside methyl ester）；含黄酮类化合物：芹菜素（apigenin），芹菜素-7-O-葡萄糖苷（apigenin-7-O-glucoside）[1]，柚皮素（naringenin）和芹菜素葡萄糖醛酸苷（apigenin glucuro-nide）[2]。

【药性】 《全国中草药汇编》："甘、淡，凉。"

【功用主治】 清肺化痰，祛风利湿，解毒消肿。主治肺热咳嗽，百日咳，风湿疼痛，风疹身痒，黄水疮，小便淋痛，跌打瘀肿，痈肿疮疖。

1.《全国中草药汇编》："清肺化痰，止血，截疟。"

2.《广西民族药简编》："治小便淋痛。"

【用法用量】 内服：煎汤，9～15 g；或泡酒。外用：鲜品捣敷；或煎水洗。

【选方】 1. 治肺热咳血，便血 蓝花草30 g。水煎服。（《广东省惠阳地区中草药》）

2. 治风湿疼痛 刺牛膝、透骨草、威灵仙各15 g。泡酒500 g服。

3. 治风疹身痒 刺牛膝、红活麻、浮萍各250 g。煎水洗。（2、3方出自《西昌中草药》）

4. 治小便淋痛 假杜鹃9～15 g。水煎服。（《广西民族药简编》）

5. 治跌打损伤 刺牛膝、红牛膝、红泽兰各15 g。煎水兑酒服，并用鲜品捣绒敷。（《西昌中草药》）

6. 治疟疾 蓝花草根30 g，大米一撮，水煎服；或蓝花草、风痧藤、大叶蛇泡簕根、岗梅根各30 g，水煎，发作前1 h服。（《广东省惠阳地区中草药》）

4981 **紫檀** zǐ tán（《本草经集注》）

【异名】 紫㮕木（崔豹《古今注》），紫真檀（《别录》），赤檀、胜沉香（《纲目》），紫檀香（《本草备要》）。

【基原】 为豆科紫檀属植物紫檀的心材。

【原植物】 紫檀 *Pterocarpus indicus* Willd. 又名：青龙木（《拉汉种子植物名称》）。

乔木，高达15～25 m，直径约40 cm。奇数羽状复叶；小叶7～9，具叶柄；叶片长圆形，无毛；托叶早落。圆锥花序腋生或顶生；花梗及序轴被黄色短柔毛；萼钟状，微弯，有黄色疏柔毛；花冠黄色，花瓣边缘皱折，具长爪；雄蕊单体；子房具短柄，密生黄柔毛。荚果圆形，偏斜，扁平，具宽翅。种子1～2颗。花期5～7月，果期7～10月。

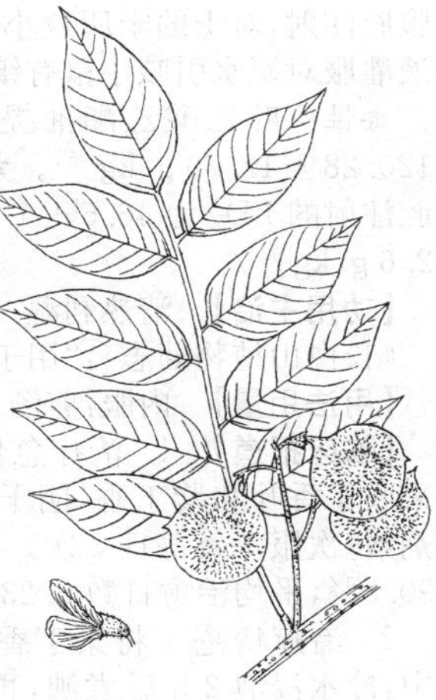
紫 檀

生于坡地疏林中或栽培。分布于福建、广东、广西、云南、台湾。

【采收加工】 7～9月采集，切片，晒干。

【成分】 心材含安哥拉紫檀素（angolensin）[1]，紫檀素（pterocarpin），高紫檀素（homopterocarpin）和刺芒柄花素（formononetin）[2]，亦含α-桉叶醇（α-eudesmol）和β-桉叶醇（β-eudesmol）[3]。

【药性】 咸，平。归肝经。

1.《别录》："味咸，微寒。"

2.《本草经疏》："入足厥阴经。"

3.《本草汇言》："味甘、咸，气寒。"

4.《本经逢原》："咸，平。"

【功用主治】 祛瘀止血，解毒消肿。主治头痛，心腹痛，恶露不尽，小便淋痛，风毒痈肿，金疮出血。

1.《别录》："主恶毒，风毒。"

2.《本草经集注》："摩以涂风毒诸肿；又主金创止血；亦疗淋用之。"

3.《本草拾遗》："（治）心腹痛，霍乱，中恶，杀虫。"

4.《要药分剂》："去瘀。主治产后恶露凝结，头腹痛。"

【用法用量】 内服：煎汤，3～6 g；或入丸、散。外用：研末敷；或磨汁涂。

【宜忌】 《本草从新》："痈肿溃后，诸疮脓多及阴虚火盛，俱不宜用。"

【选方】 1. 治金疮，止痛止血生肌 紫檀末敷。

2. 治卒毒肿起，急痛 紫檀，以醋磨敷上。（1、2方出自《肘后方》）

【各家论述】 1.《纲目》："白檀辛温，气分之药也，故能理卫气而调脾肺，利胸膈。紫檀咸寒，血分之药也，故能和营气而消肿毒，治金疮。"

2.《本草经疏》："紫真檀，主恶毒风毒。凡毒必因热而发，热甚则生风，而营血受伤，毒乃生焉。此药咸能入血，寒能除热，则毒自消矣。弘景以之敷金疮、止血止痛者，亦取此意耳。宜与番降真香同为极细末，敷金疮良。"

4982 **紫藤** zǐ téng（《本草拾遗》）

【异名】 招豆藤（《本草拾遗》），朱藤（《梦溪笔谈》），藤花菜（《救荒本草》），藤萝（《普济方》），黄环、小黄藤（《植物名实图考》），紫金藤（《江苏药材志》）。

【基原】 为豆科紫藤属植物紫藤的茎或茎皮。

【原植物】 紫藤 *Wisteria sinensis* Sweet 又名：藤萝树（《拉汉种子植物名称》）。

落叶攀缘灌木，高达10 m。茎粗壮，分枝多，茎皮灰黄褐色。奇数羽状复叶，互生，具长柄，叶轴被疏毛。总状花序侧生，下垂，花大；花萼钟状，萼齿5，疏生柔毛；花冠蝶形，紫色或深紫色，旗瓣大，外反；雄蕊10，二体；花柱内弯，柱头顶生，半球状。荚果长条形，扁平，密生黄色绒毛。种子偏圆形，1～3颗。花期4～5月，果期9～11月。

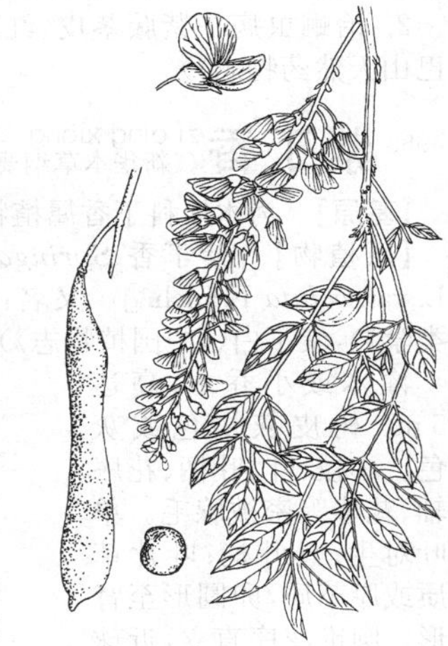
紫 藤

生于山坡、疏林缘、溪谷两旁，空旷草地，也栽培在庭园内。分布于华北、华东、中南、西南及辽宁、陕西、甘肃。北方为种植，长江以南有野生。

本植物的根（紫藤根）、种子（紫藤子）亦供药用，另设专条。

【栽培】 生物学特性 性喜湿润，避风向阳，耐寒耐旱。土壤宜肥沃，排水良好的沙壤土。

繁殖方法 种子繁殖或扦插、压条。嫁接繁殖。种子繁殖：于秋后采种晒干贮藏，次年早春浸种，气温10～13 ℃即可发芽。扦插繁殖：可于秋季，选当年生茎部枝条长8～10 cm，带种扦插，如控制温度16 ℃则生根较快。变种可用嫁接繁殖：以实生苗作砧木，春夏进行嫁接。定植宜选空旷地，以利根系发展与枝蔓攀缘，寒冷地区应选向阳避风处，防止晚霜使嫩叶受冻。定植后设立棚架，以便枝蔓牵引。

病虫害防治 有刺蛾、赤杨毛虫、紫藤叶虫等为害叶片。

【采收加工】 全年可采，切段，晒干。

【成分】 茎皮含α-L-吡喃鼠李糖基(1→5)-β-D-呋喃木糖基(1→3)-α-香树脂醇〔α-L-rhamnopyranosyl(1→5)-β-D-xylofuranosyl(1→3)-α-amyrin〕[1]，β-谷甾醇（β-sitosterol），三十烷醇（triacontanol），12-羟基三十烷-4，7-二酮（12-hydroxytriacontan-4，7-dione），原甾醇（protosterol）B，山柰酚（kaempferol）[2]。含黄酮类：木犀草素-7-葡萄糖鼠李糖苷（luteolol-7-glucorhamnoside），木犀草素-7-鼠李糖葡萄糖苷（luteolol-7-rhamnoglucoside）即忍冬苦苷（loniceroside），芹菜素-7-鼠李葡萄糖苷（apigenol-7-rhamnoglucoside）即野漆树苷（rhoifoloside）[3]和尿囊素（allantoin）及尿囊酸（allantoicacid）[4]。花含正二十七烷（heptacosane），22，23-二氢豆甾醇（22，23-dihydrostigmasterol）[5]，夏至草素（marrubiin）[6]。还含6，7-二甲氧基-4H-1-苯并吡喃（6-methoxy-4H-1-benzopyran-7-methoxy），6-甲氧基-4H-1-苯并吡喃-7-醇（6-methoxy-4H-1-benzopyran-7-ol）[7]。

【药性】《秦岭巴山天然药物志》："甘、苦，温。有小毒。"

【功用主治】 利水，除痹，杀虫。主治水肿，关节疼痛，肠寄生虫病。

1.《本草拾遗》："作煎如糖，下水良。主水癊病。"

2.《秦岭巴山天然药物志》："健脾利湿，解毒杀虫。治食物中毒，腹痛吐泻，蛔虫病，关节疼痛，蛲虫病。"

【用法用量】 内服：煎汤，9～15 g。

【选方】 1. 治休息痢肠滑　藤萝二两，捣细为散，每于食前以粥饮调下二钱。（《普济方》）

2. 治蛔虫病　紫藤茎皮、红藤各 9 g。水煎服。（《秦岭巴山天然药物志》）

4983 紫丁香 zǐ dīng xiāng（《新华本草纲要》）

【基原】 为木犀科丁香属植物紫丁香的叶及树皮。

【原植物】 紫丁香 *Syringa oblata* Lindl. [*S. vulgaris* L. var. *oblata* Franch.]　又名：华北紫丁香（《中国树木分类学》），紫丁白（《中国植物志》）。

灌木或小乔木，高达 5 m。树皮灰褐色或灰色。小枝、叶、叶柄、花序轴、花萼等密被腺毛。单叶对生；具叶柄；叶片革质或厚革质，卵圆形至肾形。圆锥花序直立，近球形或长圆形；花冠紫色，花冠管圆柱形；雄蕊 2，花药黄色。蒴果倒卵状椭圆形、卵形至长椭圆形，光滑。花期 4～5 月，果期 6～10 月。

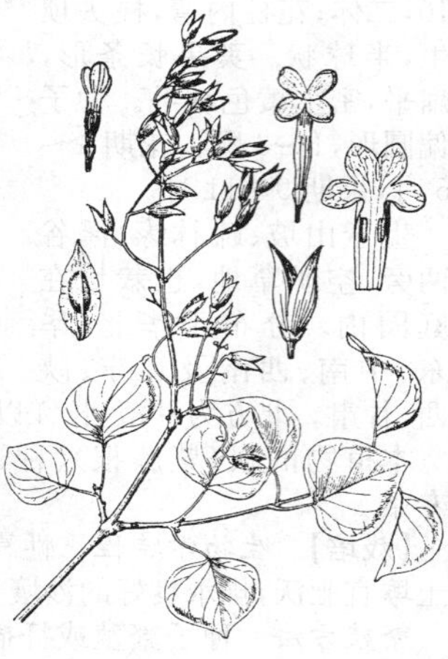

紫丁香

生于山谷溪边、山坡丛林或滩地水边。分布于华北、东北、西北以至西南达四川西北部。

【栽培】 生物学特性　我国东北、华北及西北山地，海拔 300～1 500 m 河谷、沟头处均产。阳性，能耐半阴，喜肥沃、疏松的湿润土壤。耐旱，忌水涝，抗寒性强，但不耐高温潮湿。

繁殖方法　种子繁殖或压条、扦插、分株和嫁接繁殖。一般采用扦插和嫁接繁殖。嫁接砧木可用小叶女贞、水蜡和流苏的苗木。

田间管理　移栽时最好将枝干短截修剪，并带土以保成活，树形要求整齐，不要偏冠，嫁接苗要经常注意砧木萌芽的修剪。遇旱时要适当浇水。夏季还应适当施肥，促进花芽分化，保证次年多开花。

【采收加工】 7～9 月采收，晒干或鲜用。

【成分】 叶含 D-甘露醇（D-mannitol），酪醇（tyrosol），反式对羟基肉桂酸（*trans-p*-hydroxy cinnamic acid），3，4-二羟基苯乙醇（3，4-dihydroxyphenethyl alcohol），3，4-二羟基苯甲酸（3，4-dihidroxy benzoic acid）[1]。

【药理】 1. 抗菌作用　紫丁香叶水浸液对金黄色葡萄球菌、鼠伤寒沙门菌等均有抗菌作用，对耐磺胺的金黄色葡萄球菌和各型痢疾杆菌，水浸液也有抗菌作用[1]。紫丁香叶中的酪醇、丁香苦苷元等对金黄色葡萄球菌等有抑制作用，其中 3，4-二羟基苯乙醇抑菌活性最强[2]。

2. 保肝作用　紫丁香叶提取物对 HBV 基因转染的人肝肿瘤细胞株 HepG 2. 2. 15 细胞在体外分泌乙型肝炎表面抗原和 e 抗原具有抑制作用[3]。丁香叶片浸膏溶液灌胃预防和治疗四氯化碳所引起的小鼠肝损伤，增加肝脏对溴磺酞钠的排泄能力[4]。

3. 其他作用　叶的乙酸乙酯提抽液给豚鼠颈静脉输注，心率减慢，房室传导阻断；血压逐渐下降（有的先短暂升高再缓慢下降），最后发生传导阻滞，心跳、呼吸停止。抽提液腹腔注射，对士的宁所致小鼠惊厥作用有保护作用。抽提液灌服对氨水引咳小鼠有镇咳作用[5]。

毒性　叶乙酸乙酯抽提液给小鼠静注注射的 LD_{50} 为 120.28±12.29 g/kg [5]。紫丁香叶水醇提取液给小鼠腹腔注射的 LD_{50} 为 46.5±1.4 g/kg，灌胃的 LD_{50} 为 47.9±2.6 g/kg[6]。

【功用主治】 清热利湿。主治急性泻痢，黄疸型肝炎。《长白山植物药志》："用于腹泻，肝炎等。"

【用法用量】 内服：煎汤，2～6 g。

【临床报道】 1. 治疗急性菌痢和腹泻　于 9～10 月间采收丁香叶和紫丁香，阴干后研成细末，制成片剂或胶囊剂，每次服 1 g，每日 3 次。共治疗 201 例，结果：治愈率为 90.5%，平均治愈日数 6.23 d[1]。

2. 治疗痔疮　将紫丁香叶洗净，装入铝制或铁制器皿中，冷水浸泡 2 h 后煮沸，再用文火煎煮 1 h，取汁熏洗患处。每晚 1 次，每次熏洗 15～20 min，7 d 为 1 个疗程。共治疗 18 例，结果：全部获效，一般于 1～6 d 内疼痛缓解，4～5 d 便血消失，1 星期后痔核回缩，全部疗程为 5～18 d。经随访有 1 例复发[2]。

4984 紫云菜 zǐ yún cài（《浙江药用植物志》）

【异名】 紫云英马蓝（《全国中草药汇编》），刀枪药（《湖南药物志》），铃虫花（《浙江药用植物志》）。

【基原】 为爵床科马兰属植物少花马蓝的全草。

【原植物】 少花马蓝 *Strobilanthes oliganthus* Miq. [*Championella oligantha*（Miq.）Bremek.]

多年生草本，高 30～60 cm。茎疏分枝，有钝棱，具白色长毛。叶对生；具叶柄，柄上部有翅；叶片宽卵形至椭圆形，边缘具疏锯齿。花数朵集生成头形的穗状花序；苞片叶状；萼 5 裂，裂片条形，具疏长毛；花冠淡紫色，花冠筒下部细，上部扩大而稍弯曲，外面疏被软毛，里面有 2 行短柔毛；雄蕊 4，二强。蒴果，近先端具短柔毛。种子 4 颗，宽椭圆形，有褐色微毛。花期 7～8 月，果期 9～10 月。

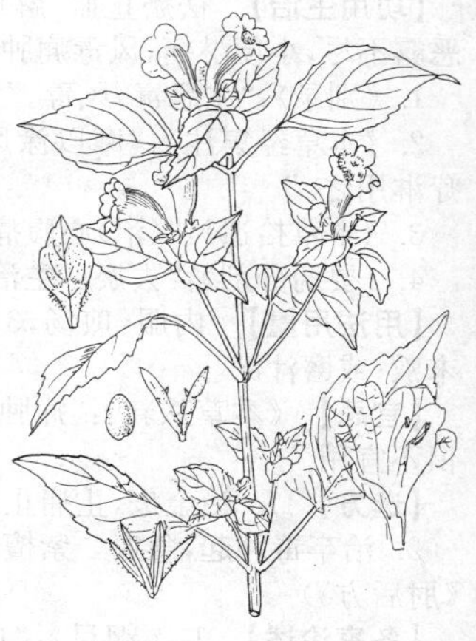

少花马蓝

生于山坡林下、林缘阴湿处或路边草丛中。分布于浙江、安徽、福建、江西、湖北、湖南等地。

【采收加工】 7～9 月采收，晒干或鲜用。

【药性】 咸、微苦，寒。

【功用主治】 清热止血。主治感冒发热，热病惊厥，外伤出血。

1.《全国中草药汇编》："清热凉血。主治高热发狂。"

2.《湖南药物志》："治外伤出血。"

【用法用量】 内服：煎汤，15～30 g。外用：捣敷。

【宜忌】 脾虚便溏者慎服。

【选方】 1. 治感冒高热 紫云菜 15～30 g，或加忍冬藤、淡竹叶、六月雪各 15 g。水煎服。（《浙江药用植物志》）

2. 治外伤出血 鲜少花马蓝捣烂敷。（《湖南药物志》）

4985 紫玉簪 zǐ yù zān（《品汇精要》）

【异名】 紫鹤（《品汇精要》），鸡骨丹（《植物名实图考长编》），红玉簪（《分类草药性》），石玉簪（《贵州民间药物》）。

【基原】 为百合科玉簪属植物紫萼的花。

【原植物】 紫萼 *Hosta ventricosa*（Salisb.）Stearn［*Bryocles ventricosa* Salisb.；*H. coerulea* Tratt.］又名：棱子草、耳叶七（《江西草药》）。

多年生草本。叶基生；具叶柄，两边叶具翅；叶片卵形至卵圆形，长 10～17 cm，宽 6.5～7 cm，基部楔形至心形，具 5～9 对拱形平行的侧脉。花葶从叶丛中抽出。总状花序，基部具膜质卵形苞片；花紫色或淡紫色；花被裂片 6，长椭圆形；雄蕊 6，着生于花被筒基部，伸出花被筒外。蒴果圆柱形，先端具细尖；种子黑色。花、果期 8～9 月。

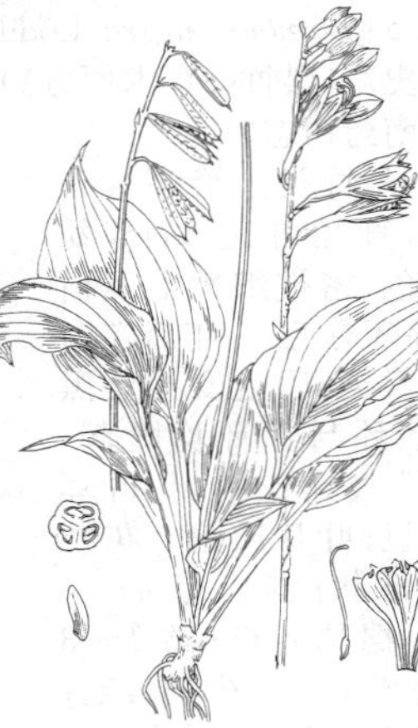

紫 萼

生于山坡林下的阴湿地区。分布于华东、中南、西南及河北、陕西。各地多有栽培。也有野生。

本植物的叶（紫玉簪叶）、根（紫玉簪根）亦供药用，另设专条。

【采收加工】 8～9 月采收，晾干。

【药性】《重庆草药》："味甘、微苦，性温平。"

【功用主治】 凉血止血，解毒。主治吐血，崩漏，湿热带下，咽喉肿痛。

1.《分类草药性》："治遗精，失红，吐血，气肿，并白带，咽喉肿痛。"

2.《重庆草药》："调气，和血，补虚。治妇女虚弱，红崩白带。"

【用法用量】 内服：煎汤，9～15 g。

4986 紫石英 zǐ shí yīng（《本经》）

【基原】 为卤素化合物氟化物类萤石族矿物萤石。

【原矿物】 萤石 Fluorite 又名：氟石，荧石。

等轴晶系。晶体呈立方体、八面体，少有菱形十二面体的单形及其聚形。在立方体晶面上有时出现镶嵌式花纹，尚可见由两个立方体相互穿插而成的双晶。集合体呈致密粒状或块状。色杂，以绿色、紫色为多，也有黄、浅蓝、红灰、黑白色等。当加热时其色可褪，受 X 线照射后又恢复原色。半透明至透明，有玻璃光泽，硬度 4，性脆，相对密度 3.18，在阴极射线下发荧光。溶于硫酸放出氟化氢，与硝酸及盐酸作用极弱。加热易崩解，并发出美丽的天蓝色、浅紫色光。

形成于热液矿床中，或伟晶气液作用形成的矿脉中。有时也大量出现于铅锌硫化物矿床中。分布于浙江武义、义乌、金华一带，甘肃、河南、湖南也是主要分布区。此外，黑龙江、辽宁、山西、山东、江苏、安徽、江西、福建、湖北、广东、四川、贵州、云南等地亦有分布。

【采收加工】 采挖后，拣选紫色的入药。洗净外附的砂砾及黏土。

【药材】 紫石英 *Fluoritum* 主产于浙江、甘肃、山西、江苏、湖北等地。

性状 本品为块状或粒状集合体，呈不规则块状，具棱角。紫色或绿色，深浅不匀；条痕白色。半透明至透明，有玻璃样光泽。表面不平滑，常有裂纹。质坚脆，易击碎。无臭，味淡。

鉴别 （1）透射偏光镜下：薄片中无色透明。高负突起，糙面很显著。可见到两组解理裂缝。干涉色均质性，正交偏光间全黑。折光率：$N = 1.434$。

（2）取本品置紫外光灯（365 nm）下观察，显亮紫色、紫色至青紫色荧光。

（3）取本品细粉 0.1 g，置烧杯中，加盐酸 2 ml 与 4%硼酸溶液 5 ml，加热微沸使溶解。取溶液 1 滴，置载玻片上，加硫酸溶液（1→4）1 滴，静置片刻，置显微镜下观察，可见针状结晶（检查钙盐）。

（4）取本品细粉 20 mg 与二氧化硅粉 15 mg，混匀，置具外包锡纸的橡皮塞的干燥试管中，加硫酸 10 滴。另取细玻璃管穿过橡皮塞，玻璃管下端蘸水一滴，塞置距试管底部约 3.5 cm 处，小心加热（在石棉板上）试管底部，见水滴上下移动时，停止加热约 1 min，再继续加热，至有浓厚的白烟放出为止。放置 2～3 min，取下塞与玻璃管，用 2～3 滴水冲洗玻璃管下端使流入坩埚内，加钼酸铵溶液〔取钼酸铵 3 g，加水 60 ml 溶解后，再加入硝酸溶液（1→2）20 ml，摇匀〕1 滴，稍加热，溶液显淡黄色，放置 1～2 min 后，加联苯胺溶液（取联苯胺 1 g，加入 10%醋酸使溶解成 100 ml）1 滴和饱和醋酸钠溶液 1～2 滴，即显蓝色或生成蓝色沉淀（检查氟化物）。

品质标志 《中华人民共和国药典》2005 年版规定：本品含氟化钙（CaF_2），不得少于 85.0%。

【成分】 主含氟化钙，纯品中钙约占 51.2%，氟占 48.8%，但常夹杂有微量的氧化铁（Fe_2O_3）[1]。并夹有镉、铬、铜、锰、镍、铅、锌[2]、钇、铈；偶杂有铀[3]等元素。

【药理】 一般药理 紫石英有兴奋中枢神经和卵巢分泌功能的作用[1]。

毒性 紫石英主含氟化钙。人体摄入氟过多，会对牙齿、骨骼、神经系统、肾脏、心血管及甲状腺有损害作用，不宜久服[2]。

【炮制】 1. 紫石英 取原药材，除去杂质，洗净，选取紫色透明者，干燥。研碎或捣碎。生用以镇心定惊为主。

2. 煅紫石英 取净紫石英块，置适宜的容器内，用无烟武火加热煅至红透，立即倒入米醋中淬酥，如此反复煅淬 2～3 次，取出，干燥，捣碎。煅淬后便于粉碎和煎出，以温肺降逆，散寒暖宫为主。

饮片性状　紫石英参见“药材”项。煅紫石英形如紫石英，紫黑色，灰白色或赭色，质酥脆，无光泽，具有醋气。

贮干燥容器内，置干燥处，防尘。

【药性】 甘，辛，温。归心、肝、肺、肾经。

1.《本经》：“味甘，温。”

2.《别录》：“辛，无毒。”

3.《汤液本草》：“气温，味甘、辛，无毒。入手少阴经、足厥阴经。”

4.《本草经解》：“入足厥阴肝经、足太阴脾经。”

【功用主治】 镇心定惊，温肺降逆，散寒暖宫。主治心悸，怔忡，惊痫，肺寒咳逆上气，女子宫寒不孕。

1.《本经》：“主心腹咳逆邪气，补不足，女子风寒在子宫，绝孕十年无子，久服温中，轻身延年。”

2.《别录》：“疗上气，心腹痛，寒热邪气，结气，补心气不足，定惊悸，定魂魄，填下焦，止消渴，除胃中久寒，散痈肿；令人悦泽。”

3.《日华子》：“治痈肿毒。”

4.《本草再新》：“定心定神，养血去湿。”

5. 张秉成《本草便读》：“温营血而润养，可通奇脉，镇冲气之上升。”

【用法用量】 内服：煎汤，10～15 g，打碎先煎；或入丸、散。宜火煅醋淬，研末水飞，晒干用。

【宜忌】 只可暂用，不可久服。阴虚火旺及血分有热者慎服。

1.《本草经集注》：“畏扁青、附子。不欲鮀甲、黄连、麦句姜。”

2.《纲目》：“服食紫石英乍寒乍热者，饮酒良。”

3.《本草经疏》：“妇人绝孕由于阴虚火旺，不能摄受精气者忌用。”“只可暂用，不宜久服。”

4.《得配本草》：“血热者禁用。”

【选方】 1. 治虚劳，止惊悸，令能食　紫石英五两，打碎如米豆大，水淘一遍。上以水一斗，煮取二升，去渣澄清。细细温服，或煮粥羹食亦得，服尽更煎之。（《圣惠方》紫石英汤）

2. 治肺寒咳逆上气　紫石英，火煅醋淬七次，研细末，水飞过。每早用五分，花椒十粒，泡汤下。

3. 治妇人胎胞虚冷，久不受孕，或受孕多小产者　紫石英二两（火煅醋淬七次，研细末，水飞过），香附（醋炒）、当归、川芎（俱酒炒）、白术（土拌炒）各三两，枸杞子（酒洗，炒）、熟地（酒煮，捣膏）各适量。炼蜜丸梧子大。每早晚各服三钱，好酒送下。（2、3方出自《本草汇言》引《青囊秘传》）

4. 治痈肿毒气　紫石英醋淬，捣为末。生姜、米醋煎敷之，摩亦得。（《日华子》）

5. 治烂喉症　紫石英四钱（解煤盅），六神曲三钱（消麦积），蒲公英四钱（解喉毒），杏仁泥五钱（消痰火）。水煎服（婴孩减半）。（《平易方》）

【各家论述】 1.《纲目》：“紫石英，手少阴、足厥阴血分药也。上能镇心，重以去怯也。下能益肝，湿以去枯也。心主血，肝藏血，其性暖而补，故心神不安，肝血不足及女子血海虚寒不孕者宜之。”

2.《本草经疏》：“心属阳而本热，虚则阳气衰而寒邪得以乘之，或为上气咳逆，或为气结寒热，心腹痛，此药温能除寒，甘能补中，中气足，心得补，诸证无不瘳矣。惊悸属心虚，得（紫石英）镇坠之力而心气有以镇摄，即重以去怯之义也。其主女子风寒在子宫绝孕无子者，盖女子系胎于肾及心包络，皆阴脏也，虚则风寒乘之而不孕，非得温暖之气，则无以去风寒而资化育之妙。此药填下焦，走肾及心包络，辛温能散风寒邪气，故为女子暖子宫之要药。”

3. 张秉成《本草便读》：“紫石英……具温养润泽之功，不可火炼，若一经火煅，则失其温润之性，而有毒烈之祸矣，石药之性悍信哉。”

4.《国药诠证》：“《本经》主治心腹咳逆邪气，以其能散寒而收湿也，散寒可以祛邪，收湿可以利气，故能止咳。”“《别录》疗心腹痛，甄权养肺气，皆取其散寒利气之效。”“气为寒湿所阻则不能畅行，而呈不足之象，是以散寒收湿使气畅血行而可以补不足。风寒留于子宫，则失其运化之力而绝孕，散寒收湿则运化力回复而可有子矣。”

4987 紫竹根 zǐ zhú gēn （《草木便方》）

【基原】 为禾本科毛竹属植物紫竹的根茎。

【原植物】 紫竹 *Phyllostachys nigra* (Lodd. ex Lindl.) Munro［*Bambusa nigra* Lodd. ex Lindl.］　又名：乌竹（《汝南圃史》），黑竹（《草木便方》），水竹子（《植物名汇》），油竹（《湖南药物志》）。

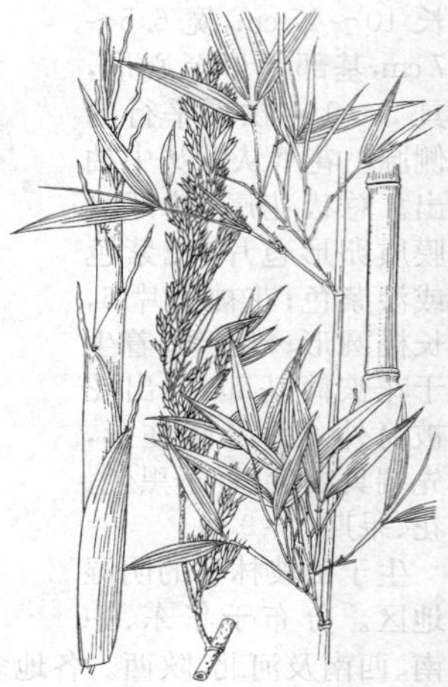

紫　竹

高大竹类。竿高4～10 m，直径可达5 cm，幼竿绿色，密被细柔毛及白粉，箨环有毛，一年后竿渐呈现紫斑，后全变为紫黑色；竿环与箨环均隆起。末级小枝具2～3叶；叶耳不明显；叶片质薄。花枝呈短穗状；佛焰苞4～6片；小穗丛扇形；颖1～3片，背面上部多少具柔毛；外稃密生柔毛；内稃短于外稃；花药长约8 mm；柱头3，羽毛状。笋期4月下旬。花期7月。

我国南、北各地多有栽培，在湖南南部与广西交界处尚可见有野生的紫竹林。

【采收加工】 全年均可采收，晒干。

【药性】《重庆草药》：“味辛、淡，性平，无毒。”

【功用主治】 祛风除湿，活血解毒。主治风湿热痹，筋骨酸痛，经闭，癥瘕，狂犬咬伤。

1.《草木便方》：“除风湿，通关节。治腰脚筋骨酸软痛，疯癫狗咬。”

2.《重庆草药》：“行气破积，清肝经风热。治气血积滞，包块，停癥，停经。”

3.《湖南药物志》：“解毒利尿，清热除烦。治狂犬病，骨节痛。”

【用法用量】 内服：煎汤，15～30 g。

【选方】 1. 治骨节痛　紫竹根30 g，黄松节15 g，桑枝15 g，桂枝9 g。水煎服。（《湖南药物志》）

2. 治闭经　紫竹18 g，丹参15 g。水煎服。（《安徽中草药》）

3. 治狂犬病　黑竹根60 g，白花紫胡30 g，搜山虎30 g。熬水服。（《重庆草药》）

4988 紫苏子 zǐ sū zǐ (《药性论》)

【异名】 苏子(《本草经集注》),黑苏子(《饮片新参》),铁苏子(《江苏省植物药材志》),任子(河北、甘肃)。

【基原】 为唇形科紫苏属植物紫苏 *Perilla frutescens* (L.) Britt. var. *arguta* (Benth.) Hand.-Mazz. 和野紫苏 *P. frutescens* (L.) Britt. var. *purpurascens* (Hayata) H. W. Li 的果实。

【原植物】 参见"紫苏叶"条。

【采收加工】 秋季果实成熟时采收,晒干。

【药材】 紫苏子 *Fructus Perillae* 主产于湖北、河南、山东、江西、浙江、四川、河北、黑龙江等地,以湖北产量较大。

性状 小坚果卵圆形或类球形,直径约 1.5 mm。表面灰棕色或灰褐色,有微隆起的暗紫色网状花纹,基部稍尖,有灰白色点状果梗痕。果皮薄而脆,易压碎。种子黄白色,种皮膜质,子叶 2 枚,类白色,有油性。压碎有香气,味微辛。

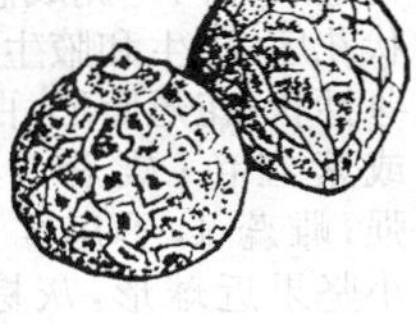

紫苏子(果实)外形

鉴别 (1) 果实横切面:外果皮被角质层。中果皮为 2～3 列薄壁细胞,有维管束散在,其内为 1 列色素细胞,表面观呈多角形,棕色,其下为 1 列内果皮异形石细胞,石细胞顶端有 8～10 个柱状突起,外壁有圆钩状突起,孔沟细窄,木化。果皮的内表皮细胞壁微木化,有密集的小单纹孔。种皮外层为 1 列壁呈条纹或网纹增厚的细胞,表面观圆形或椭圆形,其下为 2～3 列薄壁细胞。子叶含油滴。

(2) 取本品粉末 2 g,加乙醚 20 ml,温浸 0.5 h 后滤过。取乙醚提取液 2 ml,置玻璃皿上,室温挥去乙醚,将残渣与无水硫酸钠 1～2 粒直接加热,产生气泡并有刺激性特臭的白色气体(丙烯醛)(检查油脂类化合物)。

(3) 薄层色谱:取本品粉末 200 g,置沙氏提取器中,用石油醚(30～60 ℃)加热回流 8 h,放冷,回收石油醚得总油。取油 2 g,加 0.5 mol/L 氢氧化钾乙醇液 80 ml,加热回流 1 h,冷后回收乙醇,加水 100 ml,用乙醚振摇除去杂质(25 ml×4 次),水层加 6 mol/L 盐酸 40 ml,再用乙醚提取(25 ml×4 次),用水洗除杂质(25 ml×4 次),加无水硫酸钠脱水,回收乙醚,加 2%浓硫酸-甲醇(1∶5)30 ml 回流 2 h,加水 60 ml,用石油醚提取(25 ml×4 次),回收石油醚即得脂肪酸甲酯供点样,取亚麻酸甲酯、亚油酸甲酯、棕榈酸甲酯作对照,点样于硅胶 G-10%硝酸银($AgNO_3$)(3∶10)薄板上,以苯展开,用 0.2% 2′, 7′-二氯荧光素乙醇液喷雾,于紫外光灯(254 nm)下观察,显相同的黄色斑点。

【成分】 紫苏种子含蛋白质 17%、油 51.7%,油中富含不饱和脂肪酸和亚麻酸(linolenic acid)56.8%,亚油酸(linoleic acid)17.6%[1]。紫苏种子含脂类 25.7%,其中包括三酰甘油,二酰甘油,一酰甘油,甾醇,甾醇酯,结合脂及游离脂肪酸。结合脂中包含卵磷脂(lecithin),溶血卵磷脂(lysolecithin),单半乳糖基甘油二酯(monogalactosyldiglyceride),脑苷脂(cerebroside),脑磷脂(cephalin)及磷脂酰丝氨酸(phosphatidylserine)。甾醇中主要为 β-谷甾醇(β-sitosterol)及豆甾醇(stigmasterol)。脂类的脂肪酸组成主要为十八碳三烯酸,此外为十八碳二烯酸,十八碳一烯酸,十六碳酸及十八碳酸[2]。种子还含栗木甾酮(castasterone)[3]。

【药理】 1. 抗癌作用 给由 7,12-二甲基苯并蒽和 1,2-二甲基肼诱发的乳腺癌、结肠癌和肾母细胞瘤的大鼠喂饲含 10%紫苏油(富含 α-亚麻酸)的饲料有抗癌作用[1]。

2. 其他作用 给易于中风的自发性高血压大鼠喂紫苏油可延长其存活率,使生存时间延长[2]。紫苏油还可提高大鼠学习能力[3]。

毒性 紫苏子 2.3～15.5 g/kg 喂牛,可产生非典型间质性肺炎,但紫苏子在霜冻期后则无此毒性[4]。

【炮制】 1. 紫苏子 取原药材,除去杂质,洗净,干燥。

2. 炒紫苏子 取净紫苏子置锅内,用文火炒至有爆裂声逸出香气时,取出放晾。

3. 蜜紫苏子 取炼蜜用适量开水稀释后,加入净紫苏子拌匀,闷透,置锅内,用文火炒至深棕色,不粘手为度,取出放晾。蜜炙紫苏子偏于润肺止咳。

4. 紫苏子霜 取净紫苏子炒至曝裂,取出碾碎,用洁布或吸油纸包裹,压榨去油,至油几净,手捏松散成粉,取出研细。紫苏子霜用于脾虚患者。

饮片性状 紫苏子参见"药材"项。炒紫苏子形如紫苏子,外表灰褐色,有细小爆裂口,具焦香气。蜜紫苏子外表深棕色,有细裂口,具蜜香气,味微甜。紫苏子霜为灰白色的粗粉末,气微香。

贮干燥容器内,蜜紫苏子密闭,置阴凉干燥处,防蛀,防潮;紫苏子霜,置石灰甏内,防蛀。

【药性】 辛,温。归肺、大肠经。

1.《别录》:"味辛,温。"

2.《宝庆本草折衷》:"味辛、甘,平,无毒。"

3.《药品化义》:"味微辛,性温。能降。性气与味俱略厚。入肺经。"

4.《本草再新》:"入肝、肾二经。"

【功用主治】 降气,消痰,平喘,润肠。主治痰壅气逆,咳嗽气喘,肠燥便秘。

1.《别录》:"主下气,除寒中。"

2.《药性论》:"主上气咳逆,治冷气及腰脚中湿风结气。"

3.《日华子》:"主调中,益五脏,下气,止霍乱、呕吐、反胃,补虚劳,肥健人,利大小便,破癥结,消五膈,止嗽,润心肺,消痰气。"

4.《纲目》:"治风顺气,利膈宽肠,解鱼蟹毒。"

5.《本草经疏》:"定喘,消痰,降气。"

6.《本草通玄》:"治蛇犬伤。"

【用法用量】 内服:煎汤,5～10 g;或入丸、散。

【宜忌】 肺虚咳喘,脾虚便溏者禁服。

1.《医学入门》:"脾胃气虚常泄者禁用。"

2.《本经逢原》:"性主疏泄,气虚久嗽,阴虚喘逆,脾虚便溏者皆不可用。"

【选方】 1. 治小儿久咳嗽,喉内痰声如拉锯,老人咳嗽吼喘 苏子一钱,八达杏仁一两(去皮、尖),年老人加白蜜二钱。共为末,大人每服三钱,小儿服一钱,白滚水送下。(《滇南本草》苏子散)

2. 治气喘咳嗽,食痞兼痰 紫苏子、白芥子、萝卜子。上三味,各洗净,微炒,击碎,看何证多,则以所主者为君,余次之,每剂不过三钱,用生绢小袋盛之,煮作汤饮,随甘旨,代茶水啜用,不宜煎熬太过。若大便素实者,临服加熟蜜少许,若冬寒,加生姜三片。(《韩氏医通》三子养亲汤)

3. 治积痰宿滞 真苏子(微焙)一两,白芥子(微焙)一两,韭菜子(微焙)一两。上共研为末,用河水三碗煎一碗,如稀粥样,带热服下,候腹中声响,大解去积痰宿滞为验。

(《医学正印》三子散)

4. 治大便不通者　紫苏子(去皮研)、橘皮(洗)各二两,知母一两。上为末,用生姜汁调成稀膏,于重汤上煮,不住手搅。候可,丸如梧桐子大。蜜汤下三十粒。(《全生指迷方》)

5. 治脚气及风寒湿痹,四肢挛急,脚肿不可践地　紫苏子二两。杵碎,水二升,研取汁,以苏子汁煮粳米二合作粥,和葱、豉、椒、姜食之。(《圣惠方》)

6. 治梦遗　苏子一升。炒为末,酒调方寸匕,日再服。(《外台》)

【临床报道】 1. 治疗顽固性咳嗽　取紫苏子、白芥子、莱菔子三药,按比例组合,制成糖浆。每日上下午各服10 ml,7 d为1个疗程。共观察40例,结果:全部有效,其中显效(服药3～5 d咳嗽停止,自觉症状消失)25例,有效(服3～5 d,咳嗽明显减轻,第二疗程结束,咳嗽基本消失)15例。观察发现患者服药后气喘减轻,止咳效果快,痰易咯出,无其他不良反应[1]。

2. 治疗恶性肿瘤化疗引起的胃肠道反应　用苏子黄连汤,方由苏子15 g,黄连30 g组成,水煎500 ml,于患者出现恶心、呕吐时频频呷服。共治疗31例,结果:完全控制(完全无呕吐)者25例,部分控制(每日仅呕吐1～2次)者4例,减轻(每日呕吐3～5次)者3例,余3例无效(每日呕吐次数仍在6次以上)。总有效率82.8%[2]。

3. 治疗肠道蛔虫病　取生紫苏子捣烂或咬碎嚼食,每次用量,4～10岁20～50 g;成人50～70 g,每日3次,空腹服。连服3 d(多吃数日亦可)。若蛔虫引起胃痛、胆绞痛及呕吐者,用花椒3 g,米醋250 ml,熬水,稍温后一次顿服,待蛔安痛止,再吃紫苏子。共治疗100例,结果服药后排出蛔虫者92例,排出最少者2条,最多者147条[3]。

【各家论述】 1.《本草述》刘若金:"每言苏子下气之功胜于叶者。盖叶、茎、子俱能和气,但叶则和而散,茎则和而通,子乃和而降,用者其细审之。"

2.《药品化义》贾所学:"苏子主降,味辛气香主散,降而且散,故专利郁痰。咳逆则气升,喘急则肺胀,以此下气定喘。膈热则痰壅,痰结则闷痛,以此豁痰散结。《经》云:膻中为上气海。如气郁不舒及风寒客犯肺经,久遏不散,则邪气与真气相持,致饮食不进,痰嗽发热,似弱非弱,以此清气开郁,大为有效。"

3.《本草汇》郭佩兰:"苏子,散气甚捷,最能清利上下诸气,定喘痰有功,并能通二便,除风寒湿痹。若气虚而胸满者,不可用也,或同补剂兼施亦可。"

4.《本经逢原》张石顽:"诸香皆燥,惟苏子独润,为虚劳咳嗽之专药。性能下气,故胸膈不利者宜之,与橘红同为除喘定嗽、消痰顺气之良剂。"

5.《医林纂要》汪绂:"苏子功用略同紫苏茎叶,能润心舒肺,下气消痰,除咳定喘,利膈宽肠,温中止痛,凡用子用仁,皆有润意,辛尤润。肺过敛,则气上而不行,辛泻肺,则敛者开而气顺矣。凡下气者,言顺气也,气顺则膈利,宽肠亦以其润而降也。"

4989 紫苏叶 zǐ sū yè (《药性论》)

【异名】 苏(《别录》),苏叶(《本草经集注》),紫菜(《植物名实图考》)。

【基原】 为唇形科紫苏属植物紫苏和野紫苏的叶或嫩枝叶。

【原植物】 1. 紫苏 *Perilla frutescens* (L.) Britt. var. *arguta*(Benth.) Hand.-Mazz.　又名:桂荏(《尔雅》),赤苏(《肘后方》)。

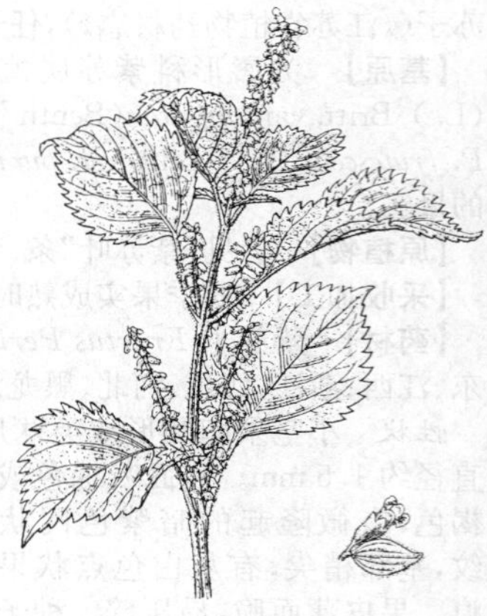
紫　苏

一年生草本,高30～200 cm。具特殊芳香气。茎直立,钝四棱形,多分枝,紫色、绿紫色或绿色,密被长柔毛。叶对生;具叶柄;叶片阔卵形、卵状圆形或卵状三角形,边缘具粗锯齿,叶下面有细油腺点;侧脉7～8。轮伞花序,由2花组成偏向一侧成假总状花序,顶生和腋生;花萼钟状;花冠唇形,白色或紫红色;雄蕊4,二强;雌蕊1,子房4裂。小坚果近球形,灰棕色或褐色,具网纹。花期6～8月,果期7～9月。

全国各地广泛栽培。

2. 野紫苏 *P. frutescens* (L.) Britt. var. *purpurascens* (Hayata) H. W. Li [*P. frutescens* (L.) Britt. var. *acuta* (Thunb.) Kudo]　又名:野生紫苏(《中国植物志》)。

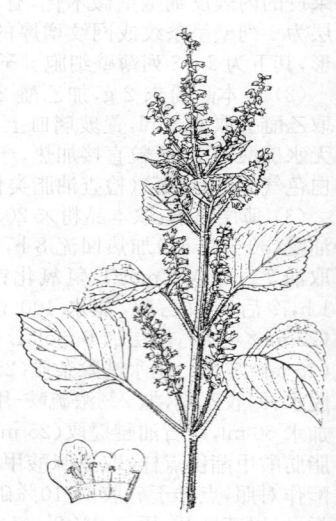
野紫苏

此变种与紫苏的区别在于:果萼小,下面被疏柔毛,具腺点;茎被短柔毛;叶较小,卵形,两面被疏柔毛。小坚果较小,土黄色。花期6～8月,果期7～9月。

生于山地、路旁、村边或荒地,亦有栽培。分布于华东、华南、西南及河北、山西、陕西、台湾等地。

以上植物的茎(紫苏梗)、果实(紫苏子)、宿萼(紫苏苞)、根及近根的老茎(苏头)亦供药用,另设专条。

【栽培】 喜温暖、湿润气候,在阳光充足的环境下生长旺盛,产量较高。以疏松、肥沃、排灌方便的壤土栽培为宜。

繁殖方法　种子繁殖,直播和育苗移栽。采种时,应选留叶片两面均是紫色的作种。直播法,北方4月中、下旬;南方3月下旬播种。条播、穴播均可。条播行距50 cm,开0.5～1 cm浅沟,穴播行株距30 cm×50 cm。育苗移栽法:南方3月;北方4月播种育苗,5月上旬移栽。

田间管理　生长期注意间苗、补苗,每穴留苗2～3株。中耕除草、追肥2～3次,干旱时浇水,雨季则应排水。

病虫害防治　病害有斑枯病,发病初期用代森锰锌70%胶悬剂干粉喷粉防治。锈病发病初期可喷25%粉锈宁1 000倍液防治。虫害有银纹夜蛾,可用90%晶体敌百虫

100倍液，应在采叶后进行。

【采收加工】 7～9月，枝叶茂盛时收割，摊在地上或悬于通风处阴干，干后将叶摘下即可。

【药材】 紫苏叶 *Folium Perillae* 主产于湖北、河南、四川、江苏、广西、广东、浙江、河北、山西等地，以湖北、河南、四川、山东、江苏等地产量大，广东、广西、湖北、河北等地所产者品质佳。

性状 叶片多皱缩卷曲、破碎，完整者展平后呈卵圆形，长4～11 cm，宽2.5～9 cm。先端长尖或急尖，基部圆形或宽楔形，边缘具圆锯齿。两面紫色或上表面绿色，下表面紫色，疏生灰白色毛，下表面有多数凹点状的腺鳞。叶柄长2～5 cm，紫色或紫绿色。质脆。带嫩枝者，枝的直径2～5 mm，紫绿色，断面中部有髓。气清香，味微辛。

鉴别 (1) 叶表面观：上表皮细胞垂周壁波状弯曲，外壁角质层纹理呈断续波状；下表皮细胞较小，垂周壁波状弯曲，角质层纹理不明显。两面均有腺鳞和腺毛，以下表面为多，腺鳞的腺头扁圆形，4～8细胞，直径44～104 μm，柄单细胞；腺毛腺头1～2细胞，柄单细胞。非腺毛1～7细胞，中部细胞有时缢缩，长80～980 μm，基部直径30～100 μm。气孔直轴式，下表皮较多。

(2) 本品作叶的表面制片，表皮细胞中某些细胞内含有紫色素，滴加10%盐酸溶液，立即显红色；或滴加5%氢氧化钾溶液，即显鲜绿色，后变为黄绿色。

(3) 薄层色谱：取本品粗粉0.7g，置500 ml圆底烧瓶中，加水250 ml，混匀，连接挥发油测定器，自测定器上端加水至刻度，并溢流入烧瓶中为止，再加石油醚(60～90 ℃)1.5 ml，连接回流冷凝管，加热至沸，并保持微沸2 h，放冷，分取石油醚层作为供试品溶液。点于硅胶G薄层板上，①以苯-乙酸乙酯(95∶5)为展开剂，用芳樟醇和紫苏醛作对照品；②以己烷作展开剂，用L-柠檬烯和α-蒎烯作对照品，展开，展距16.5 cm，取出，晾干，喷以5%香草醛浓硫酸后，于80 ℃烘烤5 min，供试品色谱中，在与对照品色谱相应的位置上，显相同颜色的斑点。

【成分】 1. 紫苏 叶含挥发油：紫苏醛(perillaldehyde)，柠檬烯(limonene)，β-丁香烯(β-caryophyllene)，α-香柑油烯(α-bergamotene)及芳樟醇(linalool)[1]等。还含紫苏醇-β-D-吡喃葡萄糖苷(perillyl-β-D-glucopyranoside)[2]，紫苏苷(perilloside)B、C[3]及1，2-亚甲二氧基-4-甲氧基-5-烯丙基-3-苯基-β-D-吡喃葡萄糖苷(1，2-methylenedioxy-4-methoxy-5-allyl-3-phenyl-β-D-glucopyranoside)[4]。地上部分含紫苏酮(perillaketone)，异白苏烯酮(isoegomaketone)，白苏烯酮(egomaketone)，紫苏烯(perillene)[5]，亚麻酸乙酯(ethyllinolenate)，亚麻酸(linolenic acid)及β-谷甾醇(β-sitosterol)[6]等。

2. 野紫苏 叶含挥发油：异戊基-3-呋喃甲酮(isoamyl-3-furylketone)即紫苏酮2，4-二硝基苯腙(2，4-dinitrophenylhydrazone)，左旋紫苏醛，二氢紫苏醇(dihydroperillalcohol)，α-蒎烯(α-pinene)，β-蒎烯(β-pinene)，莰烯(camphene)，右旋柠檬烯，左旋芳樟醇，薄荷酮(menthone)，薄荷醇(menthol)，丁香油酚(eugenol)[7]，莳萝油脑(dillapiol)，榄香脂素(elemicin)，β-丁香烯，香薷酮(elsholtziaketone)，异白苏烯酮，紫苏酮，白苏酮(naginataketone)，对聚伞花素(*p*-cymene)，肉豆蔻醚(myristicin)，苯甲醛(benzaldehyde)[8]，1-(3-呋喃基)-3-甲氧基-4-甲基-1-戊酮〔1-(3-furyl)-3-methoxy-4-methyl-1-penta-none〕[9]，紫苏苷(perillossde)E[16]等。还含高山黄芩苷(scutellarin)，新西兰牡荆苷Ⅱ(vicenin，vicenin-2)[10]，5，3′，4′-三羟基黄酮-7-(2-O-β-D-葡萄糖醛酸基)-β-D-葡萄糖醛酸苷{〔7-(2-O-β-D-glucuronyl)-β-D-glucuronyloxy〕-5，3′，4′-trihydroxyflavone}，(R)-苯乙腈-2-2-O-β-D-吡喃葡萄糖基-β-D-吡喃葡萄糖苷〔(R)-2-(2-O-β-D-glucopyranosyl-β-D-glucopyranosyloxy)-phenylacetonitrile〕，野樱苷(prunasin)[11]，即(R)-苯乙腈-2-O-β-D-吡喃葡萄糖苷〔(R)-2-O-β-D-glucopyranosyloxyphenylacetonitrile〕[12]，迷迭香酸(rosmarinic acid)，咖啡酸(caffeic acid)[10, 11]，(Z，E)-2-(3，4-二羟基苯基)-乙烯咖啡酸酯〔(Z，E)-2-(3，4-dihydroxyphenyl)-ethenylca ffeate〕，(Z，E)-2-(3，5-二羟基苯基)-乙烯咖啡酸酯〔(Z，E)-2-(3，5-dihydroxyphenyl)-ethenylcaffeate〕[13]，豆甾醇(stigmasterol)，β-谷甾醇(β-sitosterol)，菜油甾醇(campesterol)[14]及锌、铁、铜、铬、镍、锰、钴、锡、钙等多种无机元素[15]。

【药理】 1. 对胃肠道的作用 紫苏叶水煎剂灌胃对CCl_4吸入引起的大鼠小肠黏膜绒毛的损伤有改善作用[1]。紫苏中的紫苏酮灌胃能促进小鼠小肠蠕动。紫苏酮体外松弛小鼠空肠纵行肌，对环状肌则增强其自主性运动，可能兴奋小肠环状肌而促进肠内容物通过小肠[2]。

2. 对凝血系统的影响 紫苏注射液收缩蟾蜍肠系膜微动脉口径。去鞣酸紫苏和去阳离子紫苏也收缩小鼠微血管，这种收缩血管作用不为α-受体阻断剂所阻断[3]。但紫苏注射液体外又能延长大鼠、家兔的凝血时间，其机制可能与抑制血小板功能有关[4]。

3. 抗过敏、止痒作用 紫苏叶中的紫苏糖肽体外抑制大鼠致敏肥大细胞释放组胺，腹腔注射抑制小鼠Ⅰ型变态反应[5]。经口给予紫苏提取物抑制小鼠因化合物48/80诱发的抓痒动作，抑制化合物48/80刺激所致组胺从腹腔内细胞的游离[6]。

4. 镇静作用 野紫苏叶水提取物或紫苏醛灌胃，延长环己巴比妥的睡眠时间；水提取物灌胃，减少大鼠的运动量[7]。野紫苏甲醇提取物延长环己巴比妥催眠作用的有效成分为莳萝油脑和肉豆蔻醚[8]。

5. 抗抑郁作用 野紫苏叶水提物灌胃在小鼠强迫游泳实验中有抗抑郁作用，其中的有效成分迷迭香酸灌胃或腹腔注射液有抗抑郁作用，且不影响小鼠自发活动[9]。迷迭香酸的代谢物咖啡酸腹腔注射也有抗小鼠抑郁作用[10]。迷迭香酸、咖啡酸腹腔注射还有抗小鼠恐惧性压力紧张的作用[11]。

6. 抗微生物作用 紫苏水浸液、水煎液和乙醇提取液对白念珠菌、新型隐球菌以及红色毛癣菌、石膏样小孢子癣菌、絮状表皮癣菌有抑制效果[12]。紫苏挥发油对红色毛癣菌等也有效。并能抑制超氧阴离子的生成[13]。

7. 其他作用 野紫苏叶水提取物或紫苏醛抑制由刺激蛙坐骨神经诱发的动作电位；可使蜗牛食管下神经节兴奋性细胞的自发性动作电位消失；静脉注射，抑制刺激猫上喉头神经引起的喉头神经反射[7]。野紫苏叶中提取的咖啡酸酯有黄嘌呤氧化酶抑制作用[14]。紫苏的提取液对TNF-α等刺激的肾小球膜细胞显示增殖抑制作用。迷迭香酸对乙酰佛波醇酯的刺激也显示肾小球膜细胞增殖抑制作用，可能在蛋白激酶C的下游发挥作用[15]。野紫苏叶醇提物中的三萜酸类物质能抑制小鼠TPA诱导的炎症，抑制TPA诱导的EB病毒早期抗原的激活。其中的成分体内还抑制小鼠DMBA激发和TPA促进的肿瘤[16]。

毒性　紫苏酮小鼠腹腔注射的 LD_{50} 为 13.6 mg/kg，灌胃为 78.9 mg/kg[2]。

【炮制】　取原药材，除去杂质及老梗，或喷淋清水，稍润，切宽丝，晒干。

饮片性状　紫苏叶为不规则的丝片状，多皱缩卷曲、破碎，边缘具圆锯齿，两面紫色，或上表面绿色，下表面紫色，疏生灰白色柔毛，质脆。时有嫩茎小段，呈方形，紫绿色，切面中部有白髓。气清香，味微辛。

贮干燥容器内，置阴凉干燥处。

【药性】　辛，温。归肺、脾、胃经。

1.《别录》："味辛，温。"

2.《宝庆本草折衷》："味辛、甘，平。"

3.《滇南本草》："入脾、肺二经。"

4.《本草经疏》："入手少阴、太阴、足阳明经。"

5.《本草经解》："入足厥阴肝经、手太阴肺经。"

【功用主治】　散寒解表，行气化痰，安胎，解鱼蟹毒。主治风寒表证，咳嗽痰多，胸脘胀满，恶心呕吐，腹痛吐泻，胎气不和，妊娠恶阻，食鱼蟹中毒。

1.《别录》："主下气，除寒中。"

2.《日华子》："补中益气。治心腹胀满，止霍乱转筋，开胃下食，并(治)一切冷气，止脚气，通大小肠。"

3.《本草图经》："通心经，益脾胃。"

4.《履巉岩本草》："止金疮出血，疗痔疾，煎汤洗之。"

5.《滇南本草》："发汗，解伤风头痛，定吼喘，下气，宽膨，消胀，消痰。"

6.《纲目》："解肌发表，散风寒，行气宽中，消痰利肺，和血，温中，止痛，定喘，安胎，解鱼蟹毒，治蛇犬伤。"

7.《本经逢原》："能散血脉之邪。"

8.《医林纂要》："补肝，泻肺，舒气，行血，祛风，散寒，肝之药也。"

【用法用量】　内服：煎汤，5～10 g。外用：捣敷、研末掺或煎汤洗。

【宜忌】　阴虚、气虚及温病者慎服。

1.《纲目》："李廷飞曰：不可同鲤鱼食，生毒疮。"

2.《本草经疏》："病属阴虚，因发寒热或恶寒及头痛者，慎毋投之，以病宜敛宜补故也。火升作呕者亦不宜。"

3.《药性切用》："气虚者禁用。"

【选方】　1. 治卒得寒冷上气　干苏叶三两，陈橘皮四两，酒四升煮取一升半，分为再服。(《肘后方》)

2. 治咳逆短气　紫苏茎叶(锉)一两，人参半两。上二味，粗捣筛，每服三钱匕，水一盏，煎至七分，去滓，温服，日再。(《圣济总录》紫苏汤)

3. 治吐乳　紫苏、甘草、滑石等分，水煎服。(《慎斋遗书》)

4. 治噎膈病吐逆，饮食不进　紫苏叶二两，白蜜、姜汁各五分，和匀，微火煎沸。每服半匙，空心细呷。(《寿世青编》苏蜜煎)

5. 治妊娠犯伤寒　紫苏、黄芩(酒炒)、白术(土炒)各钱半，甘草一钱，葱、姜引。(《医方一盘珠》四味紫苏和胎饮)

6. 治脚气冲心，闷乱不识人事，呕逆不下饮食　紫苏茎叶一两半，吴茱萸(汤浸去涎，炒黄)、橘皮(汤浸去白瓤，焙)各一分。上捣筛。每服三钱，水一盏，煎至七分，去滓，入童子小便一合，温服。(《普济方》紫苏汤)

7. 治水气虚肿，小便赤涩　陈皮(去白)一两，防己、木通、紫苏叶各五钱。上为末，每服二钱，姜三片。水煎，食前服。(《赤水玄珠》香苏散)

8. 治恶疮，疥癣　以大苏叶研细，罯敷。(《普济方》)

9. 治金疮出血　嫩紫苏叶、桑叶，同捣贴之。(《永类钤方》)

【临床报道】　治疗宫颈出血(活检出血、宫颈癌出血、囊肿穿刺出血、冰冻治疗后出血、外伤及药物灼伤出血等)　将紫苏叶制成水提液(每 1 ml 含原生药 2 g)，分装成 5 ml 安瓿密封消毒备用。并以此制成止血纸或止血棉球(或纱布)。止血纸以擦镜头纸为材料，1 g 纸浸润 5 ml 紫苏注射液，一次浸润后，再以 60 ℃烤箱烘干，烘干时间为 24～30 h；止血棉球(或纱布)则以无菌棉球(或纱布)充分浸润紫苏注射液即可。使用时可直接将本止血剂贴敷出血处，一般不需用纱布填塞。共治 108 例，结果：显效(止血时间≤15 min)58 例；良效(止血时间≤30 min)22 例；有效(止血时间≤45 min)6 例；无效 22 例，总有效率为 79.63%[1]。

【各家论述】　1.《本草要略》："紫苏，性热能散上膈及在表寒邪，以其性轻浮也。东垣言其下气者，由其性热而散，为能散气故耳。"

2.《本草汇言》："(紫苏)一物有三用焉：如伤风伤寒，头疼骨痛，恶寒发热，肢节不利，或脚气、疝气，邪在表者，苏叶可以散邪而解表。气郁结而中满痞满，胸膈不利，或胎气上逼，腹胁胀痛者，苏梗可以顺气而宽中。设或上气喘逆，苏子可以定喘而下气；痰火奔迫，苏子可以降火而清痰。三者所用不同，法当详之。""紫苏，散寒气，清肺气，宽中气，安胎气，下结气，化痰气，乃治气之神药也。盖苏者疏也，舒畅松苏之谓也。"

3.《药品化义》："紫苏叶，叶属阳，为发生之物。辛温能散，气薄能通，味薄发泄，专解肌发表，疗伤风伤寒，及疟疾初起，外感霍乱，湿热脚气，凡属表证，放邪气出路之要药也。"

4.《本草乘雅半偈》："(紫苏)致新推陈之宣剂、轻剂也。故主气下者，可使之宣发；气上者，可使之宣摄。叶则偏于宣散，茎则偏于宣通，子则兼而有之，而性稍缓。"

5.《长沙药解》："苏叶辛散之性，善破凝寒而下冲逆，扩胸腹而消胀满，故能治胸中瘀结之证而通经达脉，发散风寒，双解中外之药也。"

6.《萃金裘本草述录》："气上者能宣摄，气下者能宣发。紫苏主治，在脚气为多。凡病于气之壅胀者，所因不一，然无不由于气之不能归元也。人身之阴本于下，其升也阴中之阳引之；人身之阳畅于上，其降也阳中之阴引之。紫苏味辛入肺，色紫入心，心肺合而气化，则气自得归元矣。"

7.《本草正义》："紫苏，芳香气烈。外开皮毛，泄肺气而通腠理；上则通鼻塞，清头目，为风寒外感灵药；中则开胸膈，醒脾胃，宣化痰饮，解郁结而利气滞。"

4990 紫苏苞 zǐ sū bāo
《本经逢原》

【基原】　为唇形科紫苏属植物紫苏 *Perilla frutescens* (L.) Britt. var. *arguta* (Benth.) Hand.-Mazz. 和野紫苏 *P. frutescens* (L.) Britt. var. *purpurascens* (Hayata) H. W. Li 等的宿萼。

【原植物】　参见"紫苏叶"条。

【采收加工】　秋季将成熟果实打下，留取宿存果萼，晒干。

【功用主治】　解表。主治血虚感冒。

《本经逢原》："亡血家大虚，及妊妇产妇发散，用紫苏苞最佳，取其气味比重皆薄，而无过汗伤中之患也。"

【用法用量】　内服：煎汤，3～9 g。

4991 紫苏梗 zǐ sū gěng (《本草蒙筌》)

【异名】 紫苏茎(《雷公炮炙论》),苏梗(《药品化义》),紫苏枝茎、苏茎(《侣山堂类辨》),紫苏杆(《湖南药物志》),紫苏草(《江苏省植物药材志》)。

【基原】 为唇形科紫苏属植物紫苏 *Perilla frutescens* (L.) Britt. var. *arguta* (Benth.) Hand.-Mazz. 或野紫苏 *P. frutescens* (L.) Britt. var. *purpurascens* (Hayata) H. W. Li 的茎。

【原植物】 参见"紫苏叶"条。

【采收加工】 9～11 月采收,割取地上部分,除去小枝、叶片、果实,晒干。

【药材】 紫苏梗 *Caulis Perillae* 主产于江苏、河南、浙江、山东、湖北、四川等地。

性状 茎呈方柱形,四棱钝圆,长短不一,直径 0.5～1.5 cm。表面紫棕色或暗紫色,四面有纵沟及细纵纹,节部稍膨大,有对生的枝痕及叶痕。体轻,质硬而脆,断面裂片状。切片厚 2～5 mm,常呈斜长方形,木部黄白色,射线细密,呈放射状,髓部白色,疏松或脱落。气微香,味淡。

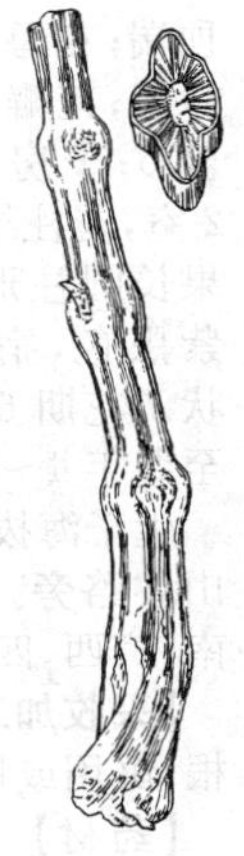

紫苏梗(茎)外形及饮片

鉴别 茎横切面:茎呈圆角状四方形。表皮细胞切向延长,外壁被角质层,幼茎有较多的非腺毛、腺毛和腺鳞。非腺毛 4～8 细胞;腺毛头部 1～2 细胞;腺鳞直径约 56 μm。皮层较薄,外侧有厚角细胞,角隅处较多。中柱鞘纤维束断续排列成环。韧皮部窄。形成层环明显。木质部导管径向排列。髓部较大。

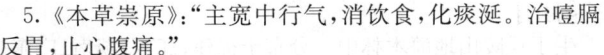

【成分】 紫苏地上部分含紫苏酮(perillaketone),异白苏烯酮(isoegomaketone),白苏烯酮(egomaketone),紫苏烯(perillene)[1],亚麻酸乙酯(ethyllinolenate),亚麻酸(linolenic acid)及 β-谷甾醇(β-sitosterol)[2]。

【药理】 1. 孕激素样作用 紫苏梗注射液腹腔注射,使小鼠子宫内膜碳酸酐酶的活性剂量相关性增加,作用与孕酮相似,其治疗先兆流产及安胎的机制也与孕酮相同。紫苏梗也能使小鼠子宫内膜增厚,促进子宫内膜腺体的增生[1]。

2. 其他作用 野紫苏梗中的成分体外抑制 1 型环加氧酶活性[2]。

【炮制】 取原药材,除去杂质,稍浸,润透,切厚片,干燥。

饮片性状 紫苏梗为类方形厚片,表面黄白色,有细密的放射状纹理,髓部白色,疏松或脱落。周边紫棕色或暗紫色。体轻,质硬。气微香,味淡。

贮干燥容器内,置阴凉干燥处。

【药性】 辛,温。归脾、胃、肺经。

1.《药品化义》:"味甘微辛,性微温。能升能降。性气与味俱薄。入脾、胃、肺三经。"

2.《本草崇原》:"辛,平。"

【功用主治】 理气宽中,安胎,和血。主治脾胃气滞,脘腹痞满,胎气不和,水肿脚气,咯血吐衄。

1.《本草图经》:"宣通风毒。"

2.《宝庆本草折衷》:"止霍乱转筋,破瘕痞结气,治四肢挛急。"

3.《明医指掌》:"利周身,气滞最好。"

4.《医学入门》:"治风寒湿痹,及筋骨疼痛,脚气。"

5.《本草崇原》:"主宽中行气,消饮食,化痰涎。治噎膈反胃,止心腹痛。"

6.《得配本草》:"疏肝,利肺,理气,和血,解郁,止痛,定嗽,安胎。"

【用法用量】 内服:煎汤,5～10 g;或入散剂。

【选方】 1. 治伤寒及温病瘥后,起早及饮食多,致劳复 紫苏茎叶(锉)一两,生姜(切)半两,豉一二合。上三味,用水二盏半,煎至一大盏,去滓。食前温服,日二服。(《普济方》紫苏饮)

2. 治上气暴咳 紫苏茎叶二升,大豆一升。上二味,以水四升煮大豆,次下紫苏,煮取一升五合。分为三服,昼二夜一。(《外台》)

3. 治孕妇胎气不和,胸闷恶心 苏梗、半夏各 9 g,生姜 3 片,陈皮 5 g。水煎服。〔《中医中药与临床研究》1986,(3):47〕

4. 治脚气,上气不止 紫苏茎叶三分(两),白前一两,桑根白皮二两(锉)。上件药,捣粗罗为散。每服四钱,以水一中盏,入生姜半分,煎至六分,去滓,不计时候,温服。(《圣惠方》)

5. 治吐血,衄血 白茅三钱,紫苏茎叶二钱。上散。新汲水一碗,煎七分,乘热调生蒲黄二钱,旋服。仍以大蒜两颗煨熟,捶扁,贴敷两脚心,少倾,自觉胸中有蒜气,其血立止。若下部出血,可以煨蒜敷两掌心。(《直指方》茅苏汤)

【各家论述】 1.《药品化义》贾所学:"苏梗,能使郁滞上下宣行,凡顺气诸品惟此纯良。其性微温,比枳壳尤缓。病之虚者,宽胸利膈,疏气而不迅下。入安胎饮,顺气养阴;入消胀汤,散虚肿满。"

2.《侣山堂类辨》张隐庵:"紫苏枝茎能通血脉,故易思兰先生常用苏茎通十二经之关窍,治咽膈饱闷,通大小便,止下利赤白。予亦常用香苏细茎,不切断,治反胃膈食,吐血下血,多奏奇功。盖食气入胃,散精于肺,浊气归心,肝主血而心主脉,血脉疏通,则食欲自化。《经》云:阳络伤则吐血,阴络伤则下血,通其络脉,使血有所归,则吐下自止。"

4992 紫杜鹃 zǐ dù juān (《广东省攻克老年慢性支气管炎选编》)

【基原】 为杜鹃花科杜鹃花属植物广东紫花杜鹃的花、叶、嫩枝或根。

【原植物】 广东紫花杜鹃 *Rhododendron mariae* Hance 又名:岭南杜鹃(《中国树木分类学》),异叶杜鹃(《全国中草药汇编》),土牡丹花(《广西药用植物名录》)。

常绿灌木,高 1～3 m。多分枝,幼枝密被红褐色糙伏毛。叶二型;革质,簇生于枝顶,春叶椭圆状披针形,长 3～9 cm,宽 2～3 cm,顶端急尖或渐尖,基部楔形;夏叶较小,椭圆形至倒卵形,边缘有睫毛。伞形花序顶生,有花 7～15 朵,密被有光泽的红棕色糙伏毛;花冠漏斗型,淡紫色或暗紫色,芳香;雄蕊 5;子房 1,密生细毛。蒴果卵圆形,成熟时褐色或暗褐色,密生长糙伏毛。花期 3～4 月,果期

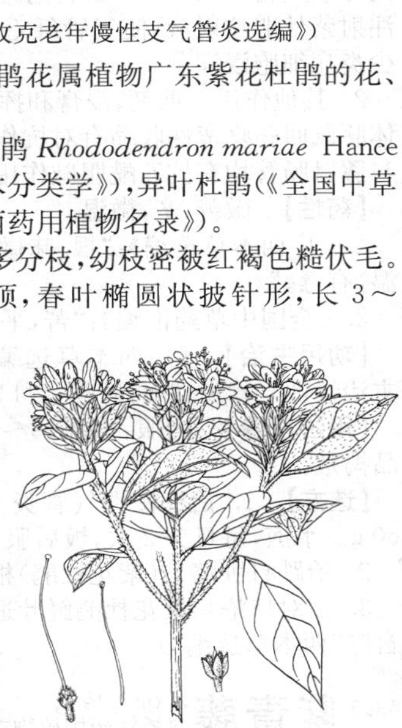

广东紫花杜鹃

7～11月。

生于丘陵山地灌木林中。分布于福建、江西、湖南、广东、广西、贵州。

【采收加工】 4～5月间采收花、叶、嫩枝，鲜用或阴干；7～9月挖根，切片，鲜用或晒干。

【药材】 紫杜鹃 *Folium seu Flos Rhododendri Mariae* 产于广东。

性状　叶片多卷曲，完整者展平后呈椭圆状披针形、椭圆形或倒卵形，长1～9 cm，宽1～3.5 cm，先端渐尖，基部楔形，全缘。上面深绿色至灰绿色，有稀疏毛茸，下面淡绿色，散有多数红棕色毛茸。主脉于下面突起，侧脉4～6对，于近叶缘处互相连接。叶柄长4～10 mm，密被黄棕色毛茸。近革质。气微，味微涩。

鉴别　叶横切面：上表皮细胞1列，大小不整齐，栅栏细胞1～3列，海绵组织中偶有草酸钙簇晶；叶中部主脉上下表皮具单细胞非腺毛，长26～46 μm，维管束几成环，韧皮部位于木质部外侧，周围纤维环包围，中央髓部细胞壁厚。主脉下表皮内侧薄壁细胞中散有草酸钙簇晶。

叶表面观：上表皮细胞垂周壁平直。下表皮细胞垂周壁近平直或稍弯曲，气孔密集，不定式。上、下表皮均有多数非腺毛。非腺毛有两种：一种为单细胞毛，长40～300 μm，直径8～12 μm；另一种为多细胞毛，由10余个细胞组成，长300～360 μm，直径30～40 μm，内含红棕色色素。毛基附近的表皮细胞具放射状纹理。薄壁组织和海绵组织中散有草酸钙簇晶，直径12～20 μm。

【成分】 叶含黄酮，酚类，有机酸，三萜，多量鞣质和挥发油。

叶和嫩枝含黄酮类化合物：槲皮素（quercetin），紫花杜鹃素甲、乙、丙、丁。挥发油中含6种以上的萜类成分[1]。

【药理】 1. 止咳、祛痰、抗气管炎作用　紫杜鹃煎剂、紫杜鹃黄酮与甲素在氨雾引咳法中对小鼠有止咳作用，挥发油的作用较弱。黄酮能使小鼠呼吸道酚红的分泌量增加。给正常家兔腹腔注射黄酮抑制其呼吸频率，对抗尼可刹米的呼吸兴奋作用[1, 2]。二氧化硫致慢性气管炎的大鼠肌内注射紫杜鹃注射液，使气管纤毛-黏液流运行速度加快，减少炎症细胞浸润[2]。

2. 其他作用　煎剂、浸膏和挥发油部分对组胺引起的离体豚鼠回肠痉挛性收缩有对抗作用。煎剂及黄酮对离体兔与豚鼠肠管均有抗乙酰胆碱作用[1, 2]。

【药性】 微苦、辛，微温。

1.《广西本草选编》："根：味微涩。花、叶：味微甘、酸，性温，有毒。"

2.《全国中草药汇编》："苦，平。"

【功用主治】《广西本草选编》："化痰镇咳，消肿止痛。主治慢性气管炎，跌打肿痛，对口疮。"

【用法用量】 内服：煎汤，6～30 g；鲜品60 g。外用：鲜品捣敷。

【选方】 1. 治疗慢性气管炎　（紫花杜鹃）鲜花或枝叶60 g。水煎，每日分2次，饭后服。（《广西本草选编》）

2. 治跌打肿痛　（紫花杜鹃）根3～6 g。水煎，冲酒服。

3. 治对口疮　紫花杜鹃鲜叶适量。捣烂敷。（2、3方出自《广西本草选编》）

4993 紫青藤 zǐ qīng téng（《浙江药用植物志》）

【异名】 青藤、常青藤、山黄芪、小叶青（金华《常用中草药单方验方选编》），画眉跳杠、铁包金（《浙江药用植物志》），大叶铁包金（《广西药用植物名录》）。

【基原】 为鼠李科勾儿茶属植物牯岭勾儿茶的根或茎藤。

【原植物】 牯岭勾儿茶 *Berchemia kulingensis* Schneid.

落叶藤状攀缘灌木，长达3 m。小枝平展，黄色，后变淡褐色。叶互生；具叶柄，无毛；叶片卵状椭圆形至卵状长圆形，全缘或上半部有波状齿，两面无毛；侧脉7～10对，背脉显著。花两性，排成疏聚伞总状花序，或稀狭聚伞圆锥花序生于顶端；花萼5裂，具极细缘毛；花瓣5，倒卵形；雄蕊5；子房与花盘分离，2室，花柱细短，2叉。核果长圆柱形，红色，熟时紫黑色，宿存的花盘盘状。花期6～7月，果期至翌年4～6月。

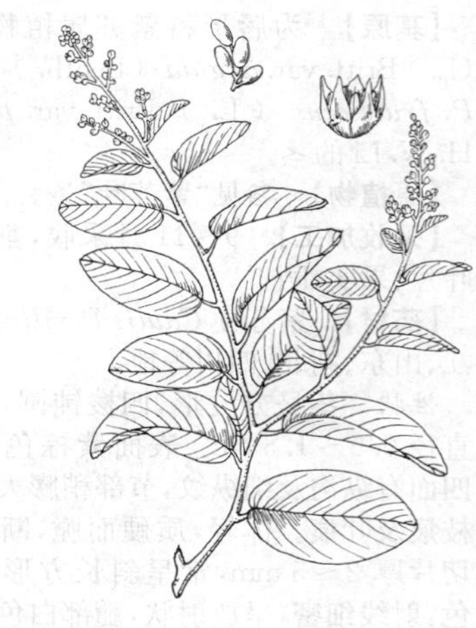

牯岭勾儿茶

生于海拔300～2 150 m的向阳山地、灌丛、林缘、丘陵、山坡路旁。分布于江苏、浙江、安徽、福建、江西、湖北、湖南、广西、四川、贵州。

【采收加工】 5～7月采茎藤，鲜用或切段晒干。秋后采根，鲜用或切片晒干。

【药材】 紫青藤 *Radix seu Caulis Berchemiae Kulingensis* 产于浙江、江苏等地。

性状　藤茎圆柱形，多分枝，黄褐色或棕褐色，表面光滑，具突起的枝痕，其基部呈类圆形或椭圆形隆起。质极坚硬，难折断，断面不平坦，呈刺状纤维性；中央有类白色小形的髓；木质部占大部分，黄棕色，外周色较浅，黄白色；皮部较薄，易剥离，内表面光滑，具细纵纹。气无，味淡。

【药性】《安徽中草药》："性温，味酸，微涩。"

【功用主治】 祛风除湿，活血止痛。主治风湿痹痛，产后腹痛，痛经，经闭，外伤肿痛，小儿疳积，毒蛇咬伤。

1.《天目山药用植物志》："治关节酸痛，小儿疳积，妇女经闭等症。"

2.《安徽中草药》："祛风除湿，活血止痛。治风湿骨痛，痛经，跌打肿痛，骨折肿痛。"

3.《浙江药用植物志》："主治风湿痹痛，肺结核，肝炎，湿疹，毒蛇咬伤。"

【用法用量】 内服：煎汤，15～30 g，大剂量30～90 g。外用：捣敷。

【选方】 1. 治风湿骨痛　勾儿茶60 g，猪蹄1只，甜酒酿1食匙。水煮至肉烂，食肉喝汤。（《安徽中草药》）

2. 治腰痛　牯岭勾儿茶根120 g，加水500 ml，鸡蛋2个同煮食。（《浙江民间常用草药》）

3. 治痛经　勾儿茶60 g，猪瘦肉120 g，甜米酒30 g。水煮至肉烂，食肉喝汤。

4. 治跌打肿痛　鲜勾儿茶、鲜韭菜各等量，红糖少许。同捣烂敷伤处，干则更换。（3、4方出自《安徽中草药》）

5. 治小儿疳积　牯岭勾儿茶根加白马骨（茜草科六月雪）根等量。水煎加红枣，冰糖炖服。（《天目山药用植物志》）

4994 紫金龙 zǐ jīn lóng (《云南中草药》)

【异名】 豌豆七(《云南中草药选》),黑牛膝、川山七(《云南中草药》),豌豆跌打、大麻药(《云南思茅中草药选》),野豌豆(《中国民族药志》)。

【基原】 为罂粟科紫金龙属植物紫金龙的根。

【原植物】 紫金龙 *Dactylicapnos scandens* (D. Don) Hutch. [*Diclytra scandens* D. Don; *Dactylicapnos thalictrifolia* Wall.] 又名:藤铃儿草(南药《中草药学》)。

多年生草质藤本。根木质,圆柱形,有纵沟。茎攀缘向上,绿色,有时微带紫色,多分枝,折断有黄红色汁液流出。叶对生;具叶柄,长 4～5 cm;三回三出复叶,羽片多为 3,互生,基出脉 5～7,全缘。伞房状总状花序与叶对生;花小,淡黄色至白色,先端粉红色或淡紫红色;花瓣 4;雄蕊 6,合生成 2 束;子房狭卵形。蒴果卵形或窄卵形,紫红色,浆果状,2 瓣裂,先端有宿存花柱。种子黑色,多数,圆形至肾形,外种皮具乳突。花期 1～7 月,果期 8～9 月。

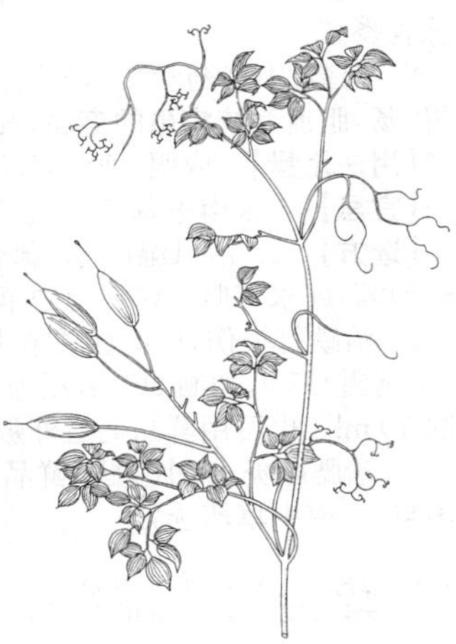

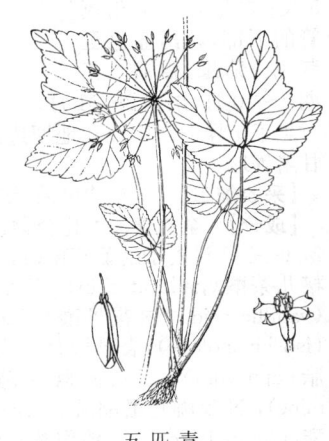

紫金龙

生于阴湿水沟边、洼地、沟谷竹林及杂树林下。分布于广西、四川、云南、西藏等地。

【采收加工】 9～10 月采挖,切片,晒干。

【药材】 紫金龙 *Radix Dactylicapnotis* 主产于云南、四川等地。

性状 根圆柱形,略弯曲,有的有分枝,长 5～30 cm,直径 0.5～4 cm,根头部稍粗大而扭曲,有数个茎基残留。表面暗灰棕色或暗紫褐色,有明显沟纹。质硬而脆,折断时有粉尘,断面浅灰棕色至暗紫褐色,可见放射状纹理。气微,味苦、微麻。

鉴别 根横切面:最外为落皮层;木栓层为数列含棕色物的木栓细胞。韧皮部除筛管外,均为薄壁细胞。形成层细胞色稍深。木质部导管类圆形,直径 20～120 μm。本品薄壁细胞含众多淀粉粒。

【成分】 紫金龙的根含生物碱类:右旋紫堇定(corydine),右旋海罂粟碱(glaucine)[1]。

【药理】 1. 镇痛作用 紫金龙总生物碱灌胃抑制醋酸导致的小鼠扭体反应和福尔马林所致小鼠两相疼痛,但对热刺激所致小鼠疼痛无明显镇痛作用。紫金龙总生物碱兼有外周和中枢镇痛作用,可能作用于阿片受体以外的疼痛相关受体[1]。

2. 镇静作用 紫金龙的提取物Ⅰ和紫金龙总碱Ⅱ均减少小鼠自发活动。小鼠腹腔注射提取物Ⅰ在踏板法中有抑制活动作用,而对小鼠被动活动无影响(滚棒法)。小鼠腹腔注射Ⅰ和Ⅱ延长巴比妥钠引起的睡眠时间。但Ⅰ和Ⅱ无中枢性肌松作用[2]。

【药性】 苦、辛,凉。有毒。

1.《云南中草药》:"辛、微苦,凉,有毒。"

2.《云南思茅中草药选》:"苦,麻,性寒。"

【功用主治】 清热,止痛,止血。主治神经性头痛,牙痛,胃痛,风湿关节痛等各种痛证,跌打损伤,外伤出血,产后出血不止,崩漏下血及高血压病。

1.《云南中草药》:"止血止痛,清热消炎。"

2.《云南思茅中草药选》:"止血收敛,舒筋络,止痛。治神经性头痛,牙痛,关节痛,胃痛,痧症。"

3.《全国中草药汇编》:"消炎,镇痛,止血,降压。治各种疼痛,跌打损伤,高血压。外用治外伤出血。"

【用法用量】 内服:煎汤,2～3 g;或切片用开水泡服,3～5 g;研粉冲服,0.5～1.5 g;或泡酒服。外用:研粉撒敷患处。

【宜忌】 孕妇禁服。

1.《全国中草药汇编》:"孕妇忌服。"

2. 南药《中草药学》:"服药时忌食豆类。"

【选方】 1. 治风湿,跌打,劳伤 紫金龙根 3～5 g。炖肉或泡酒内服(傣族)。(《中国民族药志》)

2. 治胃痛 紫金龙 6 g,白芍、防己各 3 g,细辛 1.25 g。共研细粉。每服 3 g,每日 3 次。(《全国中草药汇编》)

3. 治高血压病 紫金龙 2 g,竹茹 9 g。水煎服。(《云南中草药》)

【临床报道】 1. 治疗外伤疼痛 用紫金龙糖衣片(每片含生药 0.8 g),每次口服 1 片(个别病例 1 次用 3 片),日服 3 次,1 星期为 1 个疗程。治疗外伤疼痛 20 例,其中软组织损伤 5 例,骨折 7 例,腰背肌扭伤 2 例,坐骨神经扭伤 2 例。结果:显效(服药 30 min 内疼痛消失)2 例,有效(服药后 30～120 min 内疼痛消失)17 例,无效(服药 120 min 后疼痛仍不止)1 例。服药时间一日至二个月不等。少数患者有胃不适,食欲减退(6 例),头昏(3 例),心慌(2 例),嗜睡(1 例)等不良反应。但一般过数小时或 1～2 d 可自行消失[1]。

2. 治疗偏头痛 口服紫金龙片,每日 2～3 次,每次 1 片(服药期间如有头痛发作倾向,可增至每日 3 次,每次 2～3 片,头痛缓解后服原剂量)。治疗偏头痛 74 例,结果:显效 31 例,有效 38 例,无效 5 例[2]。

4995 紫金沙 zǐ jīn shā (《全国中草药新医疗法展览会资料选编》)

【异名】 岩川(《红河中草药》),踵瓣芹(《全国中草药汇编》),囊瓣芹(《中国高等植物图鉴》)。

【基原】 为伞形科囊瓣芹属植物五匹青的根或全草。

【原植物】 五匹青 *Pternopetalum vulgare* (Dunn) Hand.-Mazz. [*Cryptotaceniopsis vulgaris* Dunn]

多年生草本,高 25～50 cm。根茎细圆锥形,肉质,粗糙,有节。茎管状,中空。基生叶,柄长 10～20 cm,基部有宽膜质叶鞘;叶片轮廓三角状卵形,一至

五匹青

二回三出分裂，裂片纸质，卵形或长卵形，全缘。复伞形花序；伞辐15～30，近丝状；小伞形花序有花2～5；花瓣白色至淡紫色，长圆形至倒卵形；花柱基圆锥形，花柱直立。双悬果长卵形，基部宽而圆钝，果棱有丝状细齿，每棱槽内有油管1～3。花、果期4～7月。

生于海拔1 400～3 500 m的山谷、沟边、林下阴湿地带。分布于西南及湖北、湖南等地。

【采收加工】 6～7月采挖，晒干。

【药性】《全国中草药汇编》："辛，温。"

【功用主治】《全国中草药汇编》："散寒，理气，止痛。主治胃痛，腹痛，胸胁痛。"

【用法用量】 内服：煎汤，3～9 g；或泡酒、研末。

【选方】 1. 治胃痛、腹痛　紫金沙根、长毛细辛根（乌金草根、美丽细辛）各等量。共研细末，每次用开水或白酒送服3～6 g，每日3次，或单用紫金沙根3 g嚼服。（《全国中草药汇编》）

2. 治高热，咳嗽，支气管炎，肺炎　岩川9 g。水煎服或配方用。（《红河中草药》）

4996 **紫金标** zǐ jīn biāo（《云南中草药》）

【异名】 红花紫金标、九节莲、对节兰（《云南中草药》），攀倒甑（《全国中草药汇编》）。

【基原】 为白花丹科蓝雪花属植物小蓝雪花的根。

【原植物】 小蓝雪花 *Ceratostigma minus* Stapf ex Prain 又名：小角柱花（《中国高等植物图鉴》），架棚（《云南植物志》）。

落叶小灌木，高0.5～1.5 m。老枝红褐色、暗褐色，新枝密被白色或黄白色长硬毛。叶互生，具短柄；叶片倒卵形、匙形或近菱形，两面均被钙质颗粒，边缘具刺毛状睫毛。花密集成小的头状花序，腋生或顶生；苞片不脱落，长圆状卵形；小苞片卵形至长圆状卵形；花萼筒状，5裂；花冠高脚碟状，筒部紫色，花冠裂片蓝色，5裂；雄蕊着生于花冠管的下部，花药蓝色至紫色。蒴果，盖裂。花期7～10月，果期8～11月。

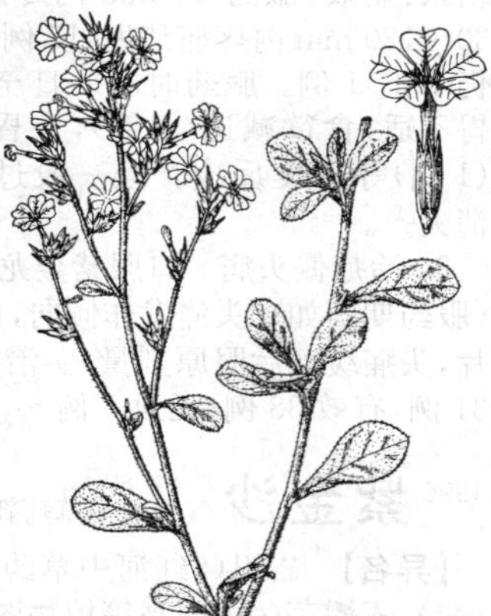

小蓝雪花

生于干燥向阳山坡和地埂边。分布于四川、云南、西藏、甘肃等地。

【采收加工】 全年均可采，切片，晒干。

【成分】 全株含酚类化合物：(＋)-儿茶素（catechin），1，2，6-三-O-没食子酰葡萄糖（1，2，6-tri-O-galloylglucose），棓儿茶酸（gallocatechin），丁香酸（syringic acid），香草酸（vanillic acid），白花丹酸（plumbagic acid），异柿萘醇酮（isoshinanolone），表异柿萘醇酮（epi-isoshinanolone），磁麻脂（apocynin），N-反阿魏酰酪胺（N-*trans*-feruloyl tyramine），N-反咖啡酰酪胺（N-*trans*-caffeoyl tyramine），铅内酯（plumbolactone）A，铅作茶素（plumbocatechins）A、B[1]，白花丹素（plumbagin），plumbasides A、B、C[2]。含黄酮类成分：槲皮素（quercetin），异槲皮素（quercetin 3-O-glucoside），杨梅黄素（myricetin），杨梅苷（myricetin 3-O-rhamnoside），麦芽酚苷（matol-O-glucoside）[3]。

【药性】 辛、苦，温。有毒。

1.《云南中草药》："辛、苦，性温。有毒。"

2. 南药《中草药学》："甘、辛，温。"

【功用主治】 祛风湿，通经络，止痛。主治风湿麻木，脘腹胁痛，跌打损伤，骨折，脉管炎，腮腺炎。

1.《云南中草药》："通经活络，祛风湿。主治风湿麻木，脉管炎。"

2. 南药《中草药学》："消炎止痛。治平滑肌痉挛引起的胃、肠、胆道系统疾患的疼痛，气管炎。"

【用法用量】 内服：煎汤，1.5～6 g。

【宜忌】《云南中草药》："忌酸冷。"

【选方】 1. 治风湿麻木，脉管炎　紫金标6 g。配伍他药泡酒，或水煎服。（《云南中草药》）

2. 治跌打损伤，风湿性关节炎，慢性腰腿痛，月经不调　（小蓝雪）15 g，加酒500 g，浸泡7 d后可服，每日服2次，每次10 ml。也可用鲜品捣烂外敷。

3. 治腮腺炎　（小蓝雪）鲜品30 g。捣烂内服。（2、3方出自《云南中草药选》）

4997 **紫金莲** zǐ jīn lián（《贵州草药》）

【异名】 转子莲（《贵州草药》），紫金标（《贵州药用植物名录》）。

【基原】 为白花丹科蓝雪花属植物岷江蓝雪花、蓝雪花的根。

【原植物】 1. 岷江蓝雪花 *Ceratostigma willmottianum* Stapf

落叶半灌木，高达2 m。多分枝。地下茎暗褐色；地上茎红褐色；低位的枝条上具片状芽鳞。叶互生；叶片倒卵状菱形，两面均被糙毛状长硬毛和细小的钙质颗粒。花序顶生和腋生，通常含3～7花；苞片卵状长圆形至长圆形；花萼长管状，绿色，硬膜质，边缘带紫红色；花冠高脚碟状，筒部红紫色，裂片蓝色；雄蕊着生于花冠管的中部，花药紫红色；子房具5棱。蒴果盖裂；种子黑褐色。花期6～10月，果期7～11月。

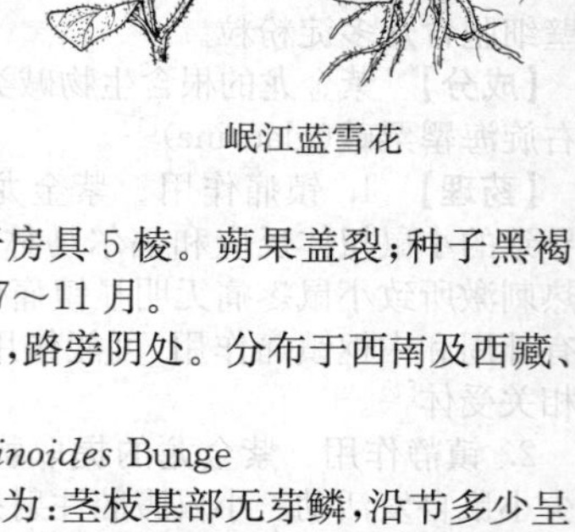

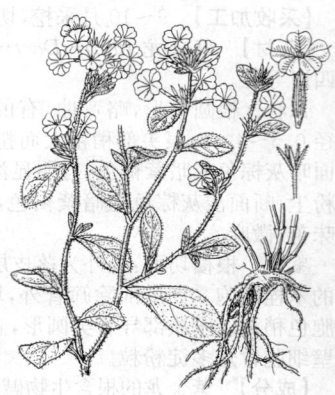

岷江蓝雪花

生于排水良好的山坡上，路旁阴处。分布于西南及西藏、甘肃等地。

2. 蓝雪花 *C. plumbaginoides* Bunge

与岷江蓝雪花不同之处为：茎枝基部无芽鳞，沿节多少呈"之"字形曲折。叶片宽大，宽卵形或倒卵形，长达7.5 cm，先端渐窄，基部楔形，全缘。花序头状；花萼不具腺毛，长管状，硬膜质，5深裂；雄蕊着生于冠管上。花期7～9月，果期8～10月。

生于山坡上。分布于河北、山西、江苏、浙江、河南等地。各地常有栽培。

【采收加工】 7～9月采收，切碎，晒干或鲜用。

【成分】 1. 岷江蓝雪花 根含有酚类成分：白花丹素（plumbagin）[1]，白花丹酸（plumbabic acid），异柿萘醇酮（isoshinanolone），表异柿萘醇酮（epiisoshinanolone），N-反阿魏酰酪胺（N-*trans*-feruloyl tyramine），N-反咖啡酰酪胺（N-*trans*-caffeoyl tyramine），5-(2，3-二羟苯基)-二氢-4-甲基-2(3H)-呋喃酮〔5-(2，3-dihydroxyphenyl)-dihydro-4-methyl-2(3H)-furanone〕即 plumbolactones A，3-(1，2-二羟基丙基)-5-羟基-1(3H)-异苯呋喃酮〔3-(1，2-dihydroxypropyl)-5-hydro-1(3H)-isobenzofuranone〕即 plumbolactones B[2]，蓝雪花苷（ceratoside）A[3]。含黄酮类成分：槲皮素（quercetin），五羟基黄酮 3′，5′-二甲酯（tricetin 3′，5′-dimethyl ether），杨梅树皮素（myricetin）[2]。还含有机酸成分：香草酸（vanillic acid），丁香酸（syringic acid），咖啡酸（caffeic acid），6，7-二羟基香豆素（6，7-dihydroxy coumarin）[2]。

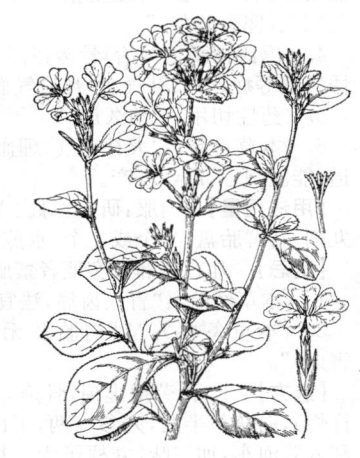

蓝雪花

2. 蓝雪花 根中含有白花丹素，即 2-甲基-5-羟基-1，4-萘醌（2-methyl-5-hydroxy-1，4-naphthoquinone）[4]。

【药理】 1. 抑制肠管作用 紫金莲酊剂对家兔正常或兴奋的离体肠管均有抑制作用，对氯化钡引起的肠肌兴奋也有抑制作用[1]。根中分离出一种含有酚基醌类化合物，对兔离体肠管平滑肌有抑制作用[2]。

2. 其他作用 根粉、根皮粉和根浸膏粉对金黄色葡萄球菌、破伤风杆菌有抑制作用[1]。根浸膏粉撒于兔、犬肝叶部分切除的切口处或犬股动脉切口处，有止血效果[1]。根中所含白花丹素，对小鼠有祛痰作用；对肌肉组织小量兴奋，大量麻痹；促进汗、尿和胆汁的排泄[3]。

【药性】 南药《中草药学》："甘、辛，温。"

【功用主治】 行气活血止痛。主治脘腹胁痛，跌打损伤。

1.《贵州草药》："活血止痛，化瘀生新。"

2. 南药《中草药学》："消炎止痛，祛风湿。主治平滑肌痉挛引起的胃、肠、胆道系统疾患的疼痛，气管炎。"

【用法用量】 内服：煎汤，1.5～6 g；鲜品捣汁或浸酒。外用：捣敷。

【选方】 1. 治跌打损伤 转子莲 15 g。泡酒服。

2. 治骨折 转子莲、刺老包根各等分。捣绒包患处。

（1、2 方出自《贵州草药》）

4998 紫河车 zǐ hé chē （《本草蒙筌》）

【异名】 胞衣（《梅师方》），人胞（《本草拾遗》），混沌皮、混元丹（《本草蒙筌》），仙人衣、混沌衣、混元母、佛袈裟（宁源《食鉴本草》），胎衣（《纲目》）。

【基原】 为人科健康产妇的胎盘。

【采收加工】 收集健康产妇的新鲜胎盘，除去羊膜及脐带，反复冲洗至去净血液，蒸或置沸水中略煮后，干燥。

【药材】 紫河车 *Placenta Hominis* 全国各地均产。

性状 本品呈不规则蝶状半圆形或椭圆形，直径 9～16 cm，厚约 1 cm。黄白色或黄棕色。近子宫面粗糙，凹凸不平，有纵横交错深浅不一的沟纹，可见无色膜衣；近胎儿面较平滑，中央或一侧有脐带或残痕，周围有无色或带血的网状血管。质硬脆，可折断，断面有白色点或白色点连成的白色斑块及大小不等的孔穴，形似海绵状。有腥气。

【成分】 人胎盘的成分较复杂。含有的干扰素（interferon）能抑制多种病毒对人细胞的作用，如有巨球蛋白称β-抑制因子（β-inhibitor）能抑制流感病毒。胎盘中含有与血液凝固有关的成分，有类似凝血因子ⅩⅢ的纤维蛋白稳定因子；尿激酶抑制物（能抑制尿激酶活化纤维蛋白溶酶原的作用）和纤维蛋白溶酶原活化物。通常情况下纤维蛋白溶酶原活化物的作用远低于抑制物[1]。人胎盘中还含有许多激素：促性腺激素（gonadotropin）A 和 B，催乳素（lactogen），促甲状腺激素（thyrotropin），催产素样物质，多种甾体激素和雌酮（estrone），雌二醇（estradiol），雌三醇（estriol），孕甾酮（progesterone），睾丸甾酮（testosterone），去氧皮质甾酮（deoxycorticosterone），11-去氢皮质甾酮（11-dehydrocorticosterone）（化合物 A），可的松（cortisone）（化合物 B），17-羟皮质甾酮（17-hydroxycorticosterone）（化合物 F）[1]，四氢皮质甾酮（tetrahydrocorticosterone），4-孕烯-三醇-3，11-二酮（4-pregnentriol-3，11-dione），以及一种可能为 4-孕烯-20，21-二醇-3，11-二酮（4-pregnen-20，21-diol-3，11-dione），绒毛膜促性腺激素（chorionic gonadotropin）（系一种蛋白质的多肽激素）等[2]及促肾上腺皮质激素（adrenocorticotropic hormone）等[3]。人胎盘中还含有多种有应用价值的酶，如溶菌酶（lysozyme），激肽酶（kininase），组胺酶（histaminase），催产素酶（oxytocinase）[1]，清蛋白酶，α-球蛋白酶，β-球蛋白酶，γ-球蛋白酶等[2]。此外，尚含有红细胞生成素，磷脂（phospholipid）[1]，β-内啡肽（β-endorphin）[3]，氨基多糖体（系由 8 分子乙酰氨葡萄糖、6 分子甘露糖所组成）。胎盘乳原（多肽化合物）含多种氨基酸，并含微量维生素 B_{12}，乙酰胆碱及碘等[2]。

【药理】 1. 激素样作用 胎盘能分泌人绒毛膜促性腺激素（HCG）等激素。胎盘自溶产物提取物注入预先用过地塞米松的家兔可增加氢化可的松类物质分泌[1]。人类胎盘自溶产物提取物含类β-内啡肽和 ACTH 的物质。胎盘成分中一种低分子物质能阻断大鼠脑匀浆的脑啡肽酶的活性[2]。

2. 对免疫功能的影响 紫河车煎液给小鼠灌胃提高小鼠外周血 T 淋巴细胞的比率；对抗泼尼松引起的小鼠胸腺指数和 T 淋巴细胞比率的下降以及胸腺髓质区域的扩大[3]。胎盘粉制剂灌胃提高小鼠单核巨噬细胞的吞噬指数，增加免疫器官重量，促进溶血素生成值，对 PHA 诱导的小鼠脾淋巴细胞转化反应有促进作用[4]。冻干人胎盘免疫调节因子体外抑制正常人白细胞移动[5]。胎盘匀浆液制备提取物体外促小鼠脾淋巴细胞增殖活性[6]。胎盘因子腹腔注射改善冷应激所引起的小鼠免疫功能抑制，升高白介素 2 活性[7]。

3. 抗菌及抗病毒作用 胎盘绒毛组织匀浆具有抗菌活性。抗菌活性物质大部分存在于微粒体和细胞溶质中，可能为低分子量肽[8]。胎盘血清中含有不耐热的β-抑制因子，能抑制一种A型流感病毒[9]。胎盘活性因子体外对单纯疱疹病毒有抑制和直接杀伤作用，并对细胞无毒无害，促进细胞生长[10]。

4. 对造血功能的影响　胎盘组织中表达SCF、FL、GM-CSF、G-CSF、M-CSF及IL-6等多种造血相关因子，证实胎盘组织与造血之间有相关性[11]。胎盘因子肌内注射提高^{60}Co射线照射小鼠的脾集落形成单位数，改善造血功能[12]。小鼠灌胃给予紫河车，对失血性贫血和环磷酰胺引起的贫血均有防治作用[13]。紫河车干粉混悬液灌胃还对抗环磷酰胺引起的骨髓抑制，升高白细胞，对骨髓造血功能有促进作用[14]。

5. 对皮肤的作用　人胎盘组织提取液对培养的新生小鼠的表皮基底细胞有营养和生长因子作用，能促进细胞增殖和新陈代谢[15]。胎盘提取物抑制从酪氨酸转变为多巴的反应，可能影响黑色素的形成[16]。胎盘提取物在表皮生长因子存在时可促进角质细胞增殖[17]。胎盘水溶性物质注射液及软膏对雄性大鼠实验性烫伤能减轻皮肤坏疽，促进伤口愈合[18]。

6. 其他作用　口服胎盘提高注射吗啡对大鼠的镇痛作用[19]。胎盘提取物延长体外复钙、凝血酶原和部分凝血活酶时间，具有抗凝作用[20]。人胎盘提取物在体外能抑制人肺鳞状腺癌A_{2182}和移种的Balb/C小鼠3T3细胞等细胞系的生长[21]。胎盘提取物在体外强烈刺激纤维性星形细胞和少突神经胶质细胞的有丝分裂[22]。小鼠跳台法可见紫河车水煎液灌胃改善由东莨菪碱及亚硝酸钠所致的小鼠记忆损伤。水煎液灌胃提高小鼠的耐缺氧能力，延长负荷游泳时间[23]。紫河车蜜丸给老年痴呆患者服用，降低患者脑脊液β淀粉样蛋白含量，对阿尔茨海默病和血管性痴呆均有效[24]。人胎盘组织液在Fe^{2+}-L-半胱氨酸诱导的大鼠肝脏脂质过氧化模型中对雌性大鼠作用为抑制，而对雄性大鼠则起诱导作用[25]。紫河车水解产物能促进仓鼠肾细胞的增殖[26]。

毒性　大鼠腹腔注射4 ml/kg胎盘提取物，可引起肝脏脂质过氧化。胎盘提取物具肝毒性，可使血清天冬氨酸氨基转移酶、血中正铁血红蛋白等升高[27]。

【炮制】 1. 紫河车　取原药材，除去灰屑，砸成小块或碾成细粉。

2. 酒炒紫河车　取净紫河车块，用酒拌匀，待吸尽后用文火炒至酥脆。用时研末。

饮片性状　紫河车为不规则的碎块或粉末状，参见"药材"项。酒炒紫河车形如紫河车，质酥脆，微有腥气，具酒香气。

贮干燥容器内，密闭，置干燥处，防潮，防蛀。

【药性】 甘、咸，温。归肺、肝、肾经。

1.《本草蒙筌》："味甘，气大温，无毒。"

2.《雷公炮制药性解》："入心、脾、肾三经。"

3.《医林纂要》："甘、苦、咸，温。"

4.《本草再新》："味甘，寒，性平。入肝、肺、肾三经。"

【功用主治】 益气养血，补肾益精。主治虚劳羸瘦，虚喘劳嗽，气虚无力，血虚面黄，阳痿遗精，不孕少乳。

1.《本草拾遗》："主血气羸瘦，妇人劳损，面䵟皮黑，腹内诸病渐瘦悴者。"

2. 吴球："治男女一切虚损劳极，癫痫失志恍惚，安心养血，益气补精。"(引自《纲目》)

3.《本草蒙筌》："疗诸虚百损，劳瘵传尸，治五劳七伤，骨蒸潮热，喉咳音哑，体瘦发枯，吐衄来红。煮食滋补尤佳，又益妇人，俾育胎孕。"

4.《冯氏锦囊》："(治)骨蒸盗汗，腰脊酸疼，足膝痿软，惊悸羸乏等症。""大补气血，凡痘气血两虚者用之。"

5.《药性切用》："治久崩。"

6.《本草再新》："大补元气，理血分，治神伤梦遗，能壮阳道，能滋阴亏，调经安产。"

【用法用量】 内服：研末，每次1.5～3 g，重症加倍；或入丸剂；新鲜胎盘，半个或1个，水煎服食，每星期2～3次。

【宜忌】 凡有表邪及实证者禁服，脾虚湿困纳呆者慎服。

1.《本草经疏》："胃火齿痛，法宜忌之。"

2.《本草备要》："以初胎及无病妇人者良，有胎毒者害人。"

【选方】 1. 治劳瘵虚损，骨蒸等症　紫河车一具(洗净，杵烂)，白茯苓半两，人参一两，干山药二两。上为末，面糊和入紫河车，加三味，丸梧子大。每服三五十丸，空心米饮下。嗽甚，五味子汤下。(《妇人良方》河车丸)

2. 治老人久病喘息，咳嗽，吐少量清稀痰，动则喘甚，张口抬肩，心悸少寐，虚羸消瘦，舌淡，两寸尺脉弱　胎盘一具(取新鲜者，清水漂净污血，切块)，杏仁五钱(去皮、尖)，百合一两(渍一宿，当白沫出，去其水)，胡桃仁(净者)一两。上四味，加水四碗，熟炖至两碗，入盐、酱等调味品，分两次食之，早、晚各服一次。(《养老奉亲书》炖胎盘方)

3. 治吐血、失血后，劳疾后　初生男子胎衣，以长流水洗去恶血，待清汁出方妙，以酒煮直待烂为度(却不用铁器煮，止用瓶钵之类)，俟其烂，取出杵烂如泥，入茯苓末三五两，又杵觉干，又入酒少些，又杵，丸如梧桐子大。每服百十丸，米饮或酒下。(《朱氏集验方》)

4. 治小儿惊痫　肥厚紫河车研烂，入人乳调如泥，日服二三次。(《保婴撮要》)

5. 治久癫失志，气虚血弱　紫河车洗净，烂煮食之。(《纲目》引《刘氏经验方》)

6. 治乳汁不足　紫河车一个，去膜洗净，慢火炒焦，研末，每日晚饭后服1.5～3 g。(《吉林中草药》)

7. 治目赤及翳　新生孩子胞衣，暴干，烧末，傅目眦中。(《千金方》)

【临床报道】 1. 治疗慢性气管炎　用胎盘提取的胎盘脂多糖制成注射液，每支2 ml(含脂多糖湿重1 mg或干重0.4 mg)，臀部肌内注射，每日或隔日1支，注射完20支统计疗效，治疗从12月上、中旬开始至翌年元月中旬或下旬寒冬季节止。另设卡他球菌脂多糖注射组作对照。结果：治疗组295例，近控80例，显效97例，好转66例，无效52例，有效率82.37%，显效率60.0%。对照组248例，近控58例，显效71例，好转76例，无效43例，有效率82.66%，显效率52.02%。两组有效率无显著差别。说明胎盘脂多糖具有与细菌脂多糖相似临床疗效，但副作用少，且有一定的远期疗效，对调整全身功能状态，增强抵抗力有一定作用[1]。

2. 治疗青春期功能性子宫出血　紫河车研粉装胶囊，每日4～6 g，最大量可用至每日10 g，分3次饭后吞服，连服3个月经周期(约100 d)。共治疗100例，结果：子宫出血在3 d内停止者32例，在4～6 d内停止者55例，7 d以上子宫出血仍不止，须做人工周期治愈者13例，总有效率

87%[2]。

3. 治疗痤疮　用紫河车制剂，每次 0.9 g(纯人胎盘粉计算)内服，每日 2 次，要求患者服药时多饮水，多食蔬菜水果，少食脂肪、糖类及刺激性食物；同时注意局部皮肤清洁，连续服药 1 个月。共治疗 30 例，结果：治愈(皮损消退 95%以上)12 例，显效(皮损消退 60%以上)9 例，有效(皮损消退 20%～59%以上)6 例，无效 3 例，总有效率 90%[3]。

4. 治疗常年性变应性鼻炎　用紫河车制剂口服，每次 3 粒(每粒含纯粉 0.3 g)，每日 2 次，1 个月为 1 个疗程。服药 1 个月 35 例，服药 3 个月 1 例。结果：显效 22 例，有效 10 例，无效 4 例，显效率 61.11%。总有效率 88.89%。远期疗效(部分)：1 年未复发 1 例(服药 3 个月)，基本不复发 3 例，仅受凉或感冒时有少许症状。其余病例停药后不久复发，但症状均减轻[4]。

【各家论述】 1.《本草经疏》："人胞，乃补阴阳两虚之药。阴阳两虚者服之，有反本还元之功。然而阴虚精涸，水不制火，发为咳嗽吐血，骨蒸盗汗等证，此属阳盛阴虚，法当壮水之主，以制阳光，不宜服此并补之剂以耗将竭之阴也。"

2.《折肱漫录》："有人谓河车性热，有火人不宜服，此说最误人。河车乃是补血补阴之物，何尝性热？但以其力重，故似助火耳。配药缓服之，何能助火？"

3.《本草新编》："或疑紫河车乃大热之物，食之最能动火，凡阴虚火动之人，恐不宜食之耳。曰：紫河车大温非大热也，阴虚火动正宜服之。盖火动由于水衰，水衰者精少也，紫河车乃生人之母，即生精之母也。精生于温，而不生于寒。大寒不生精，而大温至生精也，况紫河车又生精之母气乎，其得之宜，不啻如水银之见金。倘以大热疑之，不之以治阴虚火动之人则惑矣。"

4.《本经逢原》："紫河车禀受精血结孕之余液，得母之气血居多，故能峻补营血，用以治疗骨蒸羸瘦，喘咳虚劳之疾，是补之以味也。"

4999 紫荆木 zǐ jīng mù (《开宝本草》)

【基原】 为豆科紫荆属植物紫荆 *Cercis chinensis* Bunge 的木部。

【原植物】 参见"紫荆皮"条。

【采收加工】 全年均可采收，鲜时切片，晒干。

【药性】《开宝本草》："味苦，平，无毒。"

【功用主治】 活血，通淋。主治妇女月经不调，瘀滞腹痛，小便淋沥涩痛。

1.《开宝本草》："主破宿血，下五淋，浓煮服之。"

2.《纲目》："活血行气，消肿解毒。治妇人血气疼痛，经水凝涩。"

【用法用量】 内服：煎汤，9～15 g。

【宜忌】 孕妇禁服。

5000 紫荆皮 zǐ jīng pí (《开宝本草》)

【异名】 肉红、内消(《纲目》)，紫荆木皮(《本草经疏》)，白林皮(《分类草药性》)。

【基原】 为豆科紫荆属植物紫荆的树皮。

【原植物】 紫荆 *Cercis chinensis* Bunge　又名：满条红(陕西、江西、湖南)，紫花树、清明花(湖南)。

落叶小乔木或大灌木，高达 15 m。树皮幼时光滑，暗灰色，老时粗糙，片裂。幼枝有细毛。单叶互生；柄长 3 cm；叶片近圆形，上面无毛，下面叶脉有细毛，全缘。花萼钟状，5 齿裂；花玫瑰红色，花冠蝶形，大小不等；雄蕊 10，分离，花丝细长；雌蕊 1，柱头短小。荚果狭长方形，扁平，沿腹缝线有狭翅，暗褐色。种子 2～8 颗，扁，近圆形。花期 4～5 月，果期 5～7 月。

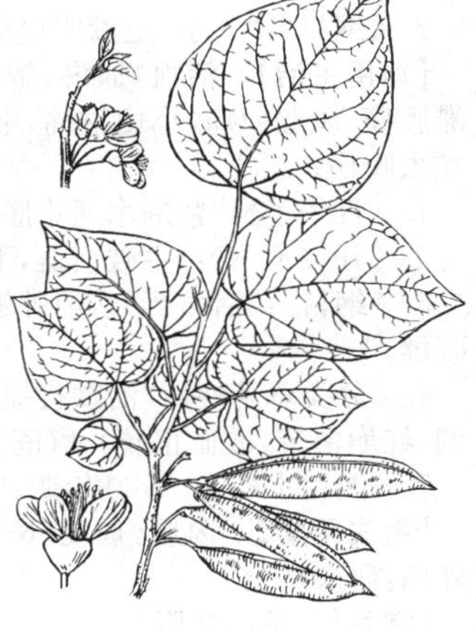

紫　荆

生于山坡、溪边、灌丛中。通常栽培于庭园向阳的地方。分布于华北、华东、中南、西南及陕西、甘肃等地。

本植物的根或根皮(紫荆根)、木部(紫荆木)、花(紫荆花)、果实(紫荆果)亦供药用，另设专条。

【栽培】 生物学特性　性喜光、向阳，耐寒。宜肥沃土壤，怕涝、萌蘖性强。

繁殖方法　种子繁殖、育苗移栽为主，也可用分蘖、压条繁殖法。种子繁殖：种子用湿沙层积贮藏，播种时用 60 ℃温水浸泡 2 d，幼苗移栽 1 次，追肥 2～3 次，3 年生苗定植。

病虫害防治　病害有立枯病，危害幼苗，可喷硫酸铜液防治。虫害有刺蛾，夏、秋季为害。

【采收加工】 全年可采，晒干。

【药材】 紫荆皮　*Cortex Cercis Chinensis*　全国大部分地区均产。

性状　树皮呈筒状或槽状或不规则的块片，向内卷曲，长 6～25 cm，宽约 3 cm，厚 3～6 mm，外表灰棕色，粗糙，有皱纹，常显鳞甲状；内表面紫棕色，或红棕色，有细纵纹理。质坚实，不易折断，断面灰红棕色。对光照视，可见细小的亮点。气无，味涩。

鉴别　皮横切面：木栓层数列细胞，棕色。皮层中有石细胞群和纤维束及晶纤维束，石细胞壁较薄。射线喇叭状，韧皮部有纤维及晶纤维束散在。薄壁细胞内充满淀粉粒。

粉末特征：红棕色。晶鞘纤维长 450～700 μm，直径 20～35 μm，草酸钙棱晶直径 20～30 μm。石细胞类圆形，直径 60～200 μm。淀粉粒众多。

【药理】 1. 抗炎、镇痛作用　紫荆皮煎剂灌服对二甲苯所致小鼠耳肿胀及角叉菜胶所致小鼠足肿胀均有抑制作用，抑制醋酸所致小鼠扭体次数[1]。

2. 对肠道平滑肌的影响　煎剂抑制离体大鼠十二指肠平滑肌的自发运动，使收缩幅度降低，频率减慢，并拮抗乙酰胆碱、氯化钡所致肠管痉挛，表明有解痉作用[1]。

3. 抗病原微生物作用　紫荆皮水煎剂体外对临床分离的金黄色葡萄球菌、表皮葡萄球菌、肠球菌、肺炎克雷伯菌、大肠杆菌、铜绿假单胞杆菌的多批菌株有抑制作用[2]。

【炮制】 取原药材，除去杂质，洗净泥土，切宽丝，干燥，筛去灰屑。

饮片性状　紫荆树皮为丝状。外表皮灰棕色，有皱纹；内表面紫棕色，有细纵纹理。切面灰红色，对光照视可见小亮星。质坚实。气微，味涩。

贮干燥容器内，置通风干燥处。

【药性】 苦，平。归肝经。

1.《开宝本草》："味苦，平，无毒。"

2.《纲目》："入手、足厥阴血分。"

【功用主治】 活血，通淋，解毒。主治妇女月经不调，瘀滞腹痛，风湿痹痛，小便淋痛，喉痹，痈肿，疥癣，跌打损伤，蛇虫咬伤。

1.《日华子》："紫荆木通小肠，皮梗同用。"

2.《开宝本草》："主破宿血，下五淋，浓煮服之。"

3.《纲目》："活血行气，消肿解毒，治妇人血气疼痛，经水凝涩。"

4.《分类草药性》："治跌打损伤，咽喉、牙痛，女人月经不调，红崩白带，散血止痛。癣疮。"

5.《四川中药志》1960 年版："治喉痹，外用涂蛇虫咬伤。"

【用法用量】 内服：煎汤，6～15 g；或浸酒；或入丸、散。外用：研末调敷。

【宜忌】 孕妇禁服。

【选方】 1. 治妇人血气 紫荆皮为末，醋糊丸，樱桃大。每酒化服一丸。(《妇人良方补遗》)

2. 治鹤膝风挛 真紫荆皮。老酒煎，候温常服。(《直指方》)

3. 治产后诸淋 紫荆皮五钱。半酒半水煎，温服。(《妇人良方补遗》)

4. 治内消初生痈肿 白芷、紫荆皮。为末酒调。(《外科集验方》一胜膏)

5. 治痔疮肿痛 紫荆皮五钱。新水食前煎服。(《直指方》)

6. 治伤眼青肿 紫荆皮。小便浸七日，晒研。用生地黄汁、姜汁调敷，不肿用葱汁。(《永类钤方》)

【各家论述】 1.《纲目》："紫荆气寒味苦，色紫性降，入手足厥阴血分。寒胜热，苦走骨，紫入营，故能活血消肿，利小便而解毒。杨清叟《仙传方》有冲和膏，以紫荆为君，盖得此意也。"

2.《本草述》："诸味之活血者多属辛温，以血得温则行也。其解毒者多属苦寒，以毒为辛热之所结也。药味(紫荆)能活血而解毒，则必非苦寒，亦非苦温，本草所谓气平者是也。但先哲谓平即凉，或者于解毒之用切乎。濒湖氏谓取蜀产其苦味如胆者，盖察其性非辛温，故以极苦者为功，苦主涌泄故也。此味活血解毒，功能并奏，则血瘀而有热者，岂非适宜之善物乎。"

5001 紫荆花 zǐ jīng huā
(《日华子本草》)

【基原】 为豆科紫荆属植物紫荆 *Cercis chinensis* Bunge 的花。

【原植物】 参见"紫荆皮"条。

【采收加工】 4～5 月采收，晒干。

【功用主治】 清热凉血，通淋解毒。主治热淋，血淋，疮疡，风湿筋骨痛。

1.《日华子》："紫荆木通小肠，花功用亦同。"

2.《江苏药材志》："治风湿筋骨痛。"

3.《民间常用草药汇编》："清热凉血，去风解毒。"

4.《河北中草药》："能利小便，下五淋。治尿路感染，尿路结石等症。外用可治疮疡。"

【用法用量】 内服：煎汤，3～6 g。外用：研末敷。

【选方】 治鼻疳及鼻中生疮 紫荆花，干为末，贴之。(《卫生易简方》)

5002 紫荆果 zǐ jīng guǒ
(《民间常用草药汇编》)

【基原】 为豆科紫荆属植物紫荆 *Cercis chinensis* Bunge 的果实。

【原植物】 参见"紫荆皮"条。

【采收加工】 5～7 月采收荚果，晒干。

【功用主治】《民间常用草药汇编》："治咳及孕妇心痛。"

【用法用量】 内服：煎汤，6～12 g。

5003 紫荆桠 zǐ jīng yā
(《四川中药志》)

【基原】 为忍冬科六道木属植物小叶六道木的茎、叶。

【原植物】 小叶六道木 *Abelia parvifolia* Hemsl. 又名：对月花(《贵州中草药名录》)。

落叶灌木或小乔木，高 1～4 m。多分枝，幼枝红褐色，具短柔毛，夹杂散生的糙硬毛和腺毛。叶对生，稀 3 枚轮生；叶柄短；叶革质；叶片卵形、狭卵形或披针形，近全缘或具 2～3 对不明显的浅圆齿，边缘内卷，下面中脉基部密被白色长柔毛。聚伞花序生于侧枝上部叶腋；萼筒被短柔毛；花冠粉红色至浅紫色，狭钟形，外被短柔毛及腺毛；雄蕊 4，二强；花柱细长，柱头达花冠筒喉部。瘦果，被短柔毛。花期 4～5 月，果期 8～9 月。

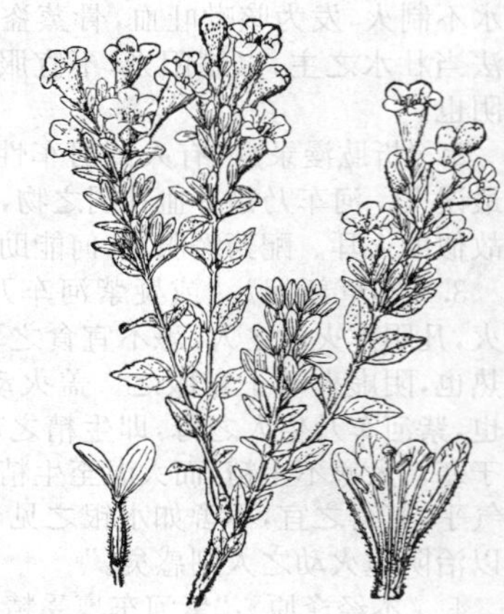

小叶六道木

生于海拔 240～2 000 m 的林缘、路边、草坡、岩石、山谷等处。分布于福建、湖北、四川、贵州、云南、陕西、甘肃等地。

【采收加工】 7～9 月采收，鲜用或晒干。

【药性】 苦、涩，平。

【功用主治】《四川中药志》1982 年版："祛风除湿，消肿解毒。用于风湿筋骨疼痛，痈疽肿毒。"

【用法用量】 内服：煎汤，15～24 g；或泡酒。外用：研末调敷；或鲜品捣敷。

【选方】 1. 治风湿筋骨疼痛 紫荆桠 15 g，八月瓜根 15 g，鸡血藤 15 g，桑寄生 15 g，石南藤 15 g，舒筋草 15 g，刺三甲 15 g，白酒 10 000 g。泡 7 d 后，每次服 15 g，每日 3 次。

2. 治痈疽肿毒 紫荆桠、紫花地丁、齐头蒿、红牛膝各适量，研细末，水调敷患处；或鲜品各等分，捣烂敷患处。(1、2 方出自《四川中药志》1982 年版)

5004 紫荆根 zǐ jīng gēn
(《福建民间草药》)

【基原】 为豆科紫荆属植物紫荆 *Cercis chinensis* Bunge 的根或根皮。

【原植物】 参见"紫荆皮"条。

【采收加工】 全年均可采，挖根，剥皮，鲜用或切片晒干。

【药性】《浙江药用植物志》："苦，平。"

【功用主治】 破瘀活血，消痈解毒。主治妇女月经不调，瘀滞腹痛，痈肿疮毒，痄腮，狂犬咬伤。

1.《湖南药物志》："治牙痛，痄腮，疔疮，肿毒。"

2.《浙江药用植物志》："祛瘀止痛，消肿解毒。治闭经腹痛，咽痛，跌打损伤。"

【用法用量】 内服：煎汤，6～12 g。外用：捣敷。

【选方】 1. 治血枯闭经　紫荆根 30 g，鬼针草、六月雪、珍珠菜根、金钱草各 9 g。放锅内同炒，加黄酒适量闷干。水煎，冲红糖、黄酒服。(《浙江药用植物志》)

2. 治疯狗咬伤　鲜紫荆根皮酌加砂糖捣烂，敷伤口周围。(《福建民间草药》)

5005 紫草茸 zǐ cǎo róng (《本经逢原》)

【异名】 赤胶(《吴录》)，紫矿(《新修本草》)，紫梗(《纲目》)，紫胶(蔡邦华《昆虫分类学》)，虫胶(《中药志》)。

【基原】 为胶蚧科紫胶虫属动物紫胶虫在树枝上所分泌的干燥胶质。

【原动物】 紫胶虫 *Laccifer lacca* Kerr　又名：胶虫(《中药志》)。

雌虫体紫色，呈不规则圆球状。表面有 3 个突起；其 1 为肛门；另 2 个为中胸气门，周围环绕有丝状蜡质。肛门周围有肛门环和肛门棘包围。雄虫体小，分有翅和无翅两型。有翅型体长 1 mm，宽 0.4 mm，紫红色。翅膜质。腹部 8 节，腹端着生一角质化的阴茎鞘，两侧各具一根白蜡丝。无翅型体长 2～3 mm。触角 1 对，细长，向前伸。足 3 对，细弱，呈浅黄色。

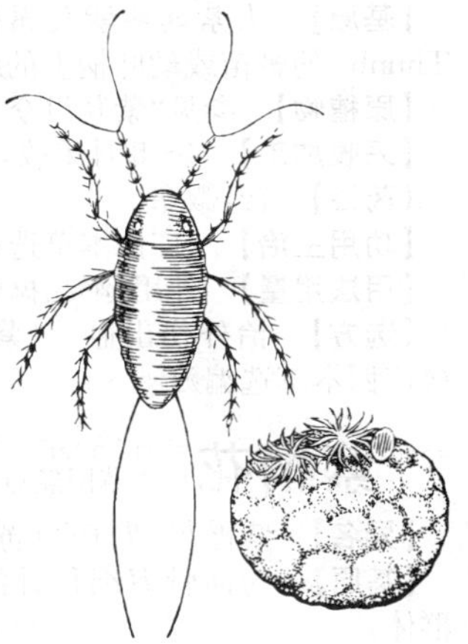

紫胶虫

寄生于钝叶黄檀、秧青、三叶豆、泡火绳、酸香、大叶榕、小叶榕等树上，吸取树液，并分泌胶质覆盖体外。雄虫分泌胶量很少，主要依靠雌虫泌胶。分布于广东、四川、云南、台湾等地。

【采收加工】 用刀将紫胶剥下，除去杂质，平摊放在阴凉通风地方，厚度不超过 15 cm。要经常翻动，使之干燥不结块。

【药材】 紫草茸 *Lacca*　主产云南、四川、台湾等地。

性状　本品呈半圆柱状，长短宽狭不一，长 3～10 cm，宽 1～1.5 cm。紫褐色或紫红色，表面凹凸不平，有皱纹及小虫眼孔隙，附着于树枝处呈凹沟状，边缘钝圆。质硬而脆，可折断。断面有平行排列的长圆形或圆形虫窝，内有长卵形或圆形虫尸，褐色或暗红色。气微臭，味淡。遇热则软化而发黏。

【成分】 棒状虫胶含树脂 70%～80%，蜡 6%～7%，色素 4%～8%。虫胶树脂可分硬、软两种，硬树脂占 70%，其中纯虫胶树脂占 10%。由于虫胶树脂易聚合，故每分子虫胶树脂主要由 4 分子萜烯酸，即由 3 分子紫草茸醇酸(jalaric acid)或表虫胶酸(epishellolic acid)和 1 分子紫草茸酸(laccijalaric acid)或表紫草茸虫胶酸(epilaccishellolic acid)和 4 分子油桐酸(aleuritic acid)所组成的多酯，也有含 3 分子或 5 分子萜烯酸的。软树脂分离得 4 种纯的萜烯酸酯，即紫草茸酸酯(laccijalaric ester)Ⅰ，紫草茸醇酸酯(jalaric ester)Ⅰ，紫草茸酸酯Ⅱ和紫草茸醇酸酯Ⅱ。后两者为供生产硬树脂的原料。色素主要含虫胶红酸(laccaic acid)A1、A2(熔点＞300°)、B[1]、C、D[2]及虫胶红素(erythro-laccin)。蜡为二十五醇、三十二醇与二十酸、三十二酸所组成的酯[1]。

【药理】 毒性　紫草茸提取中得到的虫胶红酸常用作食品天然红色色素。虫胶红酸虽然在鼠伤寒沙门菌/微粒体突变等试验中无致突变作用，但会抑制中国仓鼠 V_{79} 细胞的代谢协同作用，可能有潜在的诱发肿瘤作用[1]。

【炮制】 取原药材，除去枝梗及杂质，筛去灰屑，用时捣成小块。

饮片性状　参见"药材"项。

贮干燥容器内，置阴凉干燥处。

【药性】 甘、咸，平。

1.《新修本草》："味甘、咸，平，有小毒。"

2.《本草用法研究》："味苦，性平。"

【功用主治】 清热，凉血，解毒。主治麻疹、斑疹不透，月经过多，崩漏，疮疡，湿疹。

1.《新修本草》："主五脏邪气，带下，止痛，破积血，金创生肉。"

2.《海药本草》："治湿痒疮疥，宜入膏用。"

3.《本草用法研究》："活血泻热，透斑疹。"

【用法用量】 内服：煎汤，3～10 g；研末，1.5～3 g。外用：研末撒或熬膏涂敷。

【宜忌】 孕妇慎服。

【选方】 1. 治疮痘出不快及变陷者　紫草茸一分，陈皮半分。上粗末，新汲水煎服。(《直指小儿方》)

2. 治痘疮皮破，浆水泛出，或手搔伤损　紫矿研极细末敷之。(《本草汇言》)

3. 治齿缝出血　紫矿、乳香、白矾、麝香等分为末。先以暖浆水漱过后，少少上药；如有水出，即和药更漱之，夜干贴。(《卫生易简方》)

4. 治血崩　紫矿不以多少。上为细末。每服二钱，沸汤调下，食前。(《杨氏家藏方》紫矿散)

【各家论述】 1.《本草汇言》："紫矿，起痘行浆之药也。治痘不作浆，或皮薄欲损，血溢于外者用之。"

2.《本经逢原》："紫矿即紫草茸。今人专治痘疮，有活血起胀之功，无咸寒作泻之患，其功倍于紫草，故以紫草茸呼之，实非紫草同类也。"

5006 紫柚木 zǐ yòu mù (《云南中药资源名录》)

【基原】 为马鞭草科柚木属植物柚木的茎、叶。

【原植物】 柚木 *Tectona grandis* L. f.　又名：硬木树(《西双版纳傣药志》)，脂树(《云南中药资源名录》)。

落叶大乔木，高达 40 m。小枝具四棱形，有 4 深槽，被灰黄色或灰褐色星状绒毛。单叶对生；柄粗壮，长 2～4 cm；叶片厚纸质或革质，卵状椭圆形或倒卵形，全缘；侧脉 7～15 对。圆锥花序顶生，多数；花萼钟状，被白色星状毛，裂片 5～6，短于萼管；花冠白色，先端圆钝，被毛及腺点，雄蕊

5～6。核果球形，密被具柄树枝状绒毛，完全被膜质密生网脉的宿萼所包。花期6～8月，果期9～12月。

生于海拔900 m以下的潮湿疏林中。我国福建、广东、广西、云南、台湾引种栽培。原产印度、缅甸、马来西亚、印度尼西亚。

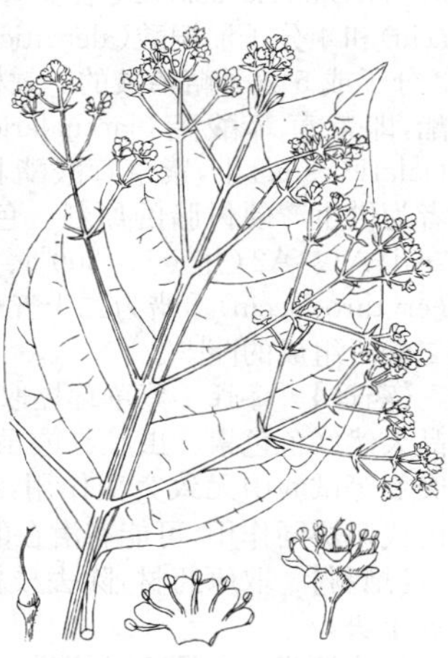

柚 木

【采收加工】 5～9月采收，切碎晒干。

【成分】 叶含有柚木萜二醇（tectograndinol）[1]，柚木萘醌（tectograndone）[2]，叶绿素（chlorophyll）a和b，类胡萝卜素（carotenoid）[3]及酚类化合物[4]。脂肪酸成分：辛酸（carplic acid），癸酸（capric acid）[5]，月桂酸（lauric acid），十四烷酸（myristic acid），棕榈酸（palmitic acid），硬脂酸（stearic acid），油酸（oleic acid），亚油酸（linoleic acid[5, 6]，亚麻酸（linolenic acid）及花生酸（arachidic acid）等，其中以亚麻酸含量最高（大于53%）[6]。

【药理】 抑制一氧化氮合成、抗原虫作用　紫柚木体外在硝普钠试验中抑制一氧化氮的合成[1]。紫柚木提取物体外能抗利什曼原虫[2]。

【药性】 苦、微辛，微温。

【功用主治】 《西双版纳傣药志》："治恶心，呕吐，过敏性皮疹。"

【用法用量】 内服：煎汤，15～20 g；或研末。外用：煎水洗。

【选方】 治恶心，呕吐　（柚木茎叶）粉3 g，腊肠树皮粉1 g。冲服。（《西双版纳傣药志》）

5007 紫背草 zǐ bèi cǎo（《全国中草药汇编》）

【异名】 紫背鹿含草（《滇南本草》），紫背天葵（《植物名实图考》），反背红、天青地红（《云南中草药》）。

【基原】 为菊科千里光属植物紫背千里光的全草。

【原植物】 紫背千里光 *Senecio nudicaulis* Buch.-Ham. ex D. Don

又名：裸茎千里光（《云南种子植物名录》）。

多年生草本，高20～70 cm。多须根，根状茎斜升，有粗纤维状根。茎单生，或2～3簇生，圆柱形，直立。基生叶多数，平铺地面；叶片匙状倒卵形至倒卵状披针形，叶脉明显；茎生叶互生，叶片较基生叶小而少。头状花序排列成聚伞花序，顶生；总苞短钟状，覆瓦状排列；管状花多数，花冠黄色，狭长漏斗形，两性；雄蕊5，花药合生，花丝分裂；雌蕊1，子房下位，花柱单一；管状花外面冠毛多数。瘦果，圆柱形，有柔毛。花期夏季。

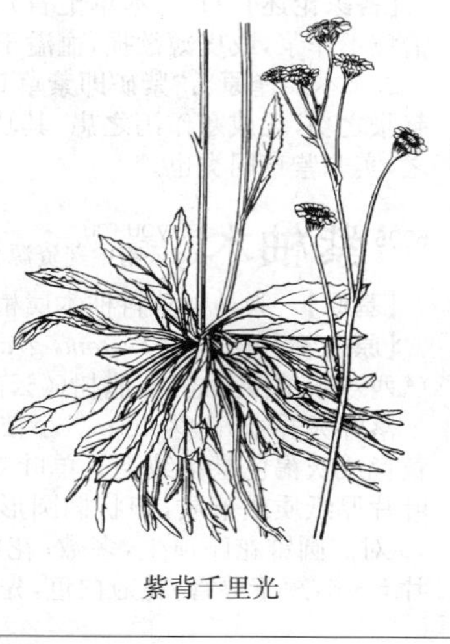

紫背千里光

生于山坡、林缘草丛阴湿处。分布于贵州西部及云南等地。

本植物的根（紫背草根）亦供药用，另设专条。

【采收加工】 7～9月采收，鲜用或晒干。

【成分】 本品含有生物碱[1]。又含3α，6β-双（当归酰氧基）呋喃佛术烷-15-羧酸〔3α，6β-bis（angeloyloxy）-furanoeremophilane-15-carboxylic-acid〕，γ-葎草烯（γ-humulene）[2]。

【药性】 《滇南本草》："味辛，有小毒。"

【功用主治】 活血调经。主治月经不调，产后腹痛，跌打损伤。

《滇南本草》："敷大恶疮。"

【用法用量】 内服：煎汤，9～15 g；或泡酒。

【宜忌】 《滇南本草》："若误服之，汗出不止，不知人事，速用绿豆、甘草解之。"

5008 紫萁苗 zǐ qí miáo（《广西本草选编》）

【基原】 为紫萁科紫萁属植物紫萁 *Osmunda japonica* Thunb. 的嫩苗或幼叶柄上的绵毛。

【原植物】 参见"紫萁贯众"条。

【采收加工】 4～5月采收，鲜用或晒干。

【药性】 苦，微寒。

【功用主治】 《广西本草选编》："清热止血。"

【用法用量】 外用：鲜品捣敷；或干品研末敷。

【选方】 治外伤出血　（紫萁）鲜嫩苗，捣烂外敷伤处。（《广西本草选编》）

5009 紫梢花 zǐ shāo huā（《本草图经》）

【异名】 紫霄花、花子（江苏）。

【基原】 为简骨海绵科针海绵属动物脆针海绵的干燥群体。

【原动物】 脆针海绵 *Spongilla fragilis*（Leidy）又名：淡水海绵（《中国药用动物志》）。

体呈棒状，表面凹凸不平，灰褐色，具许多出水孔。体内有纵横交错的海绵质纤维。体骨针状，表面光滑无刺。全体各层均有芽球，椭圆形或钝三角形球状体；芽球有单个者，有2～4个芽球组成的群体，各被一共同细胞层所包围。每个芽球表面有分散存在的芽骨，并各有1长而弯曲的孔管，从细胞层内向外突出而开口。芽骨较体骨小很多，呈针状，表面有大小不等的刺。

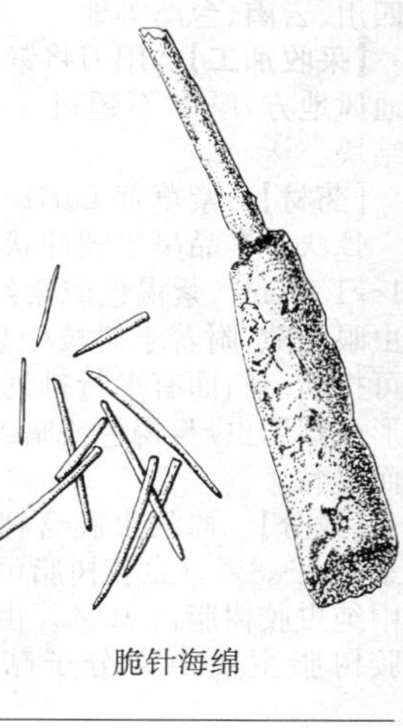

脆针海绵

生活于清流或湖沼中，常附生在石块、树枝或水草等物体上。分布于山东、江苏、河南等地。

【采收加工】 9～11月采收，多在水落后的河边、湖沼边拾取，也可在水中捞取，去掉两端植物枯杆及杂质，晒干。

【药材】 紫梢花 *Spongilla* 主产江苏、河南等地。

性状 呈不规则的块状或棒状，形似蒲棒，大小不一，长3～10 cm，直径1～2.5 cm，中央常附有水草或树枝。表面灰绿色、灰白色或灰黄色。体轻，质松泡，有多数小孔，呈海绵状；断面呈放射网状，网眼内有灰黄色类圆形小颗粒（芽球），振摇易脱落。气无，味淡。

【成分】 1. 脆针海绵群体 主含海绵硬蛋白（spongin），海绵异硬蛋白（sponginin），磷酸盐，碳酸盐等[1]。

2. 湖针海绵群体 含胆甾醇（cholesterol），叶黄素-5，6-环氧化合物（lutein-5，6-epoxide）约占61.9%[2]。胡萝卜素蛋白质复合体（carotenoprotein complexes）。胡萝卜素蛋白质复合体由虾青素（astaxanthin）和16种氨基酸形成，主要为天冬酰胺和少数组氨酸（histidine）[3]。

【炮制】 取原药材，除去杂质，置纱布袋中洗净，干燥。

饮片性状 参见“药材”项。

贮干燥容器内，置通风干燥处。

【药性】 甘，温。归肾经。

1.《纲目》：“甘，温，无毒。”

2.《品汇精要续集》：“走肾经。”

【功用主治】 补肾助阳，固精缩尿。主治阳痿，遗精，白浊，虚寒带下，小便失禁，阴囊湿痒。

1.《医学入门》：“主阳衰阴痿。”

2.《纲目》：“益阳秘精，疗真元虚惫，阴痿，遗精，余沥，白浊如脂，小便不禁，囊下湿痒，女人阴寒冷带，入丸散及坐汤用。”

【用法用量】 内服：研末，1.5～4.5 g；或入丸、散。外用：煎汤温洗局部。

【选方】 1. 治阳事痿弱 紫梢花、生龙骨各二钱，麝香少许。为末，蜜丸梧子大。每服二十丸，烧酒下。欲解，饮生姜甘草汤。（《濒湖集简方》）

2. 治子宫久冷，赤白带下 牡蛎（煅）、黄狗头骨（煅）、紫梢花、韶脑、母丁香、蛇床子、破故纸、桂心等分。上为细末，炼蜜为丸如鸡头大。临事用一粒。（《妇人良方》搐鼻香）

3. 治阴痒生疮 紫梢花一两，胡椒半两。为粗末，水煎，浴洗三五次。（《小儿卫生总微论方》）

5010 紫硇砂 zǐ náo shā（《中药志》）

【异名】 碱硇砂、藏脑、脑砂（《中药志》），红盐（《内蒙古蒙成药标准》），红硇砂（《上海炮制规范》），藏硇砂、咸硇砂（《中药大全》）。

【基原】 为卤化物类矿物紫色石盐晶体。

【原矿物】 紫色石盐 Halite Violaceous

晶体结构属等轴晶系。多为致密块状集合体。有棱角或凹凸不平。暗紫色或紫红色。解理面显油脂光泽。硬度2～2.5，性脆，断口贝壳状。相对密度2.73，具吸湿性，可溶于水。

形成于浅海海湾和泻湖地带。由于海水受热蒸发、盐分浓缩而沉淀析出。在干旱地区闭流的内陆盐湖中也有大量沉积。主产于甘肃、青海、新疆、西藏等地。

【采收加工】 采挖后，除去杂质。

【药材】 紫硇砂 *Halitum Violaceum* 主产于甘肃、青海、新疆、西藏等地。

性状 呈不规则的块状结晶。表面暗紫色，无光泽或稍有光泽。体重，质坚而脆，易砸碎。新断碎面紫红色，呈砂粒样结晶，闪烁发光。手摸之有凉感。气臭、味咸。

鉴别 （1）偏光镜下：灰白色，正低突起之均质体即石盐。中等正突起，干涉色达Ⅱ级蓝绿色者即为紫硇砂中硅酸盐矿物杂质。

（2）取本品粉末约0.5 g，溶于10 ml水中，过滤，滤液显钠盐和氯化物的各种反应。参见“大青盐”条。

（3）X射线衍射分析曲线 为石盐与钾盐、石膏的混合物。曲线特征为：石盐2.83（＞10），2.00（3），1.71（1）。制紫硇砂：石盐2.83（＞10），2.00（10），1.70（1），1.63（2）；钾盐3.13（1），2.25（1）；石膏2.93（2），2.18（1）。

（4）差热分析曲线 吸热740 ℃（小），803 ℃（肩），812 ℃（大），过900 ℃开始逸散，属氯化钠（NaCl）的特征曲线。

【成分】 主要含氯化钠（NaCl）；尚含少量Fe^{3+}、Fe^{2+}、Mg^{2+}、S^{2-}、SO_4^{2-}[1]。

【药理】 抗肿瘤作用 紫硇砂注射液腹腔注射抑制荷肉瘤S_{180}小鼠和荷瓦克癌W_{256}大鼠肿瘤生长；给腹水癌小鼠灌胃，延长平均存活日数[1]。紫硇砂生品溶液、醋制品给荷肉瘤S_{180}小鼠腹腔注射也有抑瘤作用[2]。

毒性 小鼠腹腔注射生紫硇砂的LD_{50}为3.20 g/kg，水制品为3.33 g/kg，醋制品为3.42 g/kg[2]。另有报道紫硇砂煎剂给小鼠腹腔注射的LD_{50}为2.216 g/kg，小鼠多在注射后60 min内死亡[3]。

【炮制】 1. 紫硇砂 取原药材，除去杂质，砸成小块。

2. 制紫硇砂 取净紫硇砂块，置沸水中溶化，过滤，倒入搪瓷盆中，加入适量醋，将盆放在水锅内，隔水加热蒸发，随时捞取液面析出的结晶，直至无结晶为止，干燥；或将上法滤过，获得的清液置锅内，加适量醋，加热蒸发至干。取出。

饮片性状 紫硇砂参见“药材”项。制紫硇砂为灰白色或微带黄色粉末。味咸、苦。

贮干燥容器内，密闭，置通风干燥处，防潮。

【药性】 咸、苦、辛，性温。有毒。归肺、胃经。

【功用主治】 破瘀消积，软坚蚀腐。主治癥瘕积聚，噎膈反胃，鼻生息肉，喉痹目翳，痈肿瘰疬，恶疮赘疣。

【用法用量】 内服：研末，0.6～1 g；或入丸、散，不入汤剂。外用：研末点、撒调敷；或化水点涂。

【宜忌】 内服不宜过量，孕妇及溃疡病、肝肾功能不全患者禁服。

【选方】 1. 治食管癌 紫硇砂30 g，加水70 ml，放入乳钵内研细，过滤，加白醋30 ml，蒸干，每服0.6 g，每日3次。

2. 治皮肤癌 紫硇砂9 g，轻粉、雄黄、硼砂、大黄各3 g，冰片1.5 g。共研细粉，香油调涂患处。

3. 治鼻咽癌 紫硇砂用水溶化成饱和液，然后用磁缸过滤，再将滤过后的硇砂液400 ml，加醋200 ml，用炭火煅制成硇砂粉，每次服0.9～1.2 g，每日3次。（1～3方出自《全国中草药汇编》）

【临床报道】 治疗寻常疣 选净无杂质的紫硇砂30 g，研成极细末，装瓶备用。用时，择1个最大的疣体，洗净擦干，取硇砂粉0.5 g，敷于疣体上，然后用胶布固定，1星期为1个疗程。共治疗89例，全部获愈。该药易溶于水，故敷药后不可与水接触。敷药期忌食辛辣燥烈之品。

本法治寻常疣只需选1个较大疣体敷药，其他疣就可不药而愈[1]。

5011 紫雪花 zǐ xuě huā（《广西药用植物名录》）

【异名】 谢三娘（《陆川本草》），红花丹（《云南药用植物名录》）。

【基原】 为白花丹科白花丹属植物紫花丹的全草。

【原植物】 紫花丹 *Plumbago indica* L.［*P. rosea* L.］

多年生草本，高0.5～2 m。茎直立或攀缘状，绿色。叶互生；叶片长圆形或长圆状披针形，全缘。穗状花序顶生或腋生；苞片短于花萼；花萼圆筒状，红色，顶端5裂，具5棱，有腺毛；花冠高脚碟状，红色或紫红色，先端5裂；雄蕊5，与花冠裂片对生，花药蓝色；花柱异长合生，下部被上升的毛，子房小。蒴果盖裂。花期11月至翌年4月。

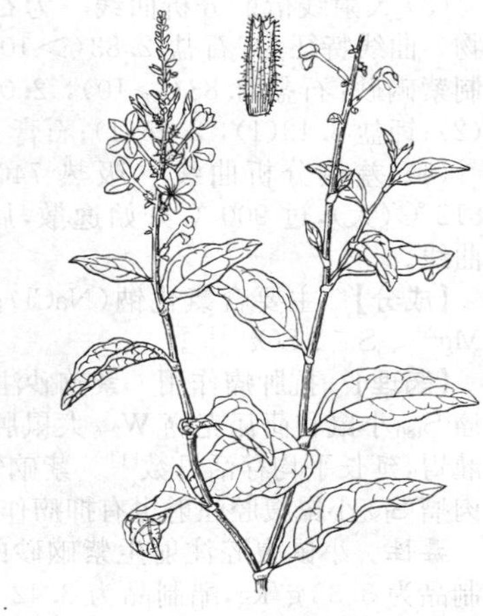

紫花丹

福建、广东、广西、海南、云南有栽培或逸生。广泛分布于亚洲热带地区。

【采收加工】 全年均可采，切段鲜用或晒干。

【成分】 地上部分含有白花丹素（plumbagin），6-羟基白花丹素（6-hydroxyplumbagin），谷甾醇（sitosterol），豆甾醇（stigmasterol）和菜油甾醇（campesterol）[1]。

【药理】 1. 抗肿瘤及辐射增敏作用　紫雪花根乙醇提取物腹腔注射，对荷S_{180}肉瘤小鼠有抗肿瘤作用，对艾氏腹水癌小鼠抑瘤作用较弱，但有较好的辐射增敏作用[1]。紫雪花根中的白花丹素腹腔注射，能使艾氏腹水癌小鼠肿瘤细胞阻滞于S期和G_2/M期，减少G_1期细胞[2]。白花丹素体外抑制小鼠黑色素瘤细胞生长，对γ射线有辐射增敏作用[3]。白花丹素腹腔注射，对小鼠有非特异性的辐射增敏作用[4]。

2. 其他作用　紫雪花乙醇提取物局部用药能促进大鼠切开术与切除术的伤口愈合[5]。紫雪花对大鼠有抗生育作用[6]。

毒性　紫雪花根乙醇提取物给小鼠腹腔注射的LD_{50}为239.88 mg/kg，口服为1 148.15 mg/kg。口服1 250 mg/kg产生严重腹泻。大鼠腹腔注射50 mg/kg，连续30 d，雄性大鼠肝、肾、胸腺和睾丸重量减轻，脾重增加。雌性大鼠胸腺重量减轻，子宫增重。大鼠白细胞和中性粒细胞增加，血清碱性磷酸酶、丙氨酸氨基转移酶升高，肝脏碱性磷酸酶升高，DNA、RNA和总蛋白减少[7]。

【药性】 《全国中草药汇编》："辛、苦，温，有小毒。"

【功用主治】 《全国中草药汇编》："散瘀消肿，祛风杀虫。主治风湿骨痛，痈疮肿毒，跌打扭伤，牛皮癣。"

【用法用量】 内服：煎汤，6～12 g。外用：捣敷或煎水洗。

【宜忌】 孕妇慎服。

【选方】 1. 治风湿骨痛　（紫雪花）根9～15 g，炖猪肉服。

2. 治痈疮肿毒，跌打扭伤　（紫雪花）鲜叶4～5片，和盐少许，捣烂外敷，至皮肤发热时除去，以免起泡。

3. 治牛皮癣　（紫雪花）鲜品捣烂外敷，至感觉热辣时除去，待皮肤癣皮层脱落结痂后，再如法敷用。（1～3方出自《全国中草药汇编》）

5012 紫铜矿 zǐ tóng kuàng（《药性考》）

【基原】 为简单硫化物类斑铜矿族矿物斑铜矿。

【原矿物】 斑铜矿 Bornite

晶体结构高温属等轴晶系，常温属正（四）方晶系。晶形极罕见，通常为致密块状集合体，或呈不规则粒状、细脉状，共存硫化物矿物或围岩中。新鲜面暗铜红色，风化表面覆盖有紫、蓝、绿、红、黑等色彩斑斓的氧化膜（锖色）。条痕灰黑色。金属光泽。解理不完全。断口细贝壳状。硬度3。性脆。相对密度4.9～5.3。

经常与其他含铜硫化矿物辉铜矿、黄铜矿等共生；产于多种成因的铜矿、铜镍矿床。云南、湖南、福建、广西、湖北、四川、浙江、江西、陕西、河北等地均有产出。

【采收加工】 采挖后，除去泥沙、杂石即得。

【药材】 紫铜矿 *Bornitum*　主产于湖南、云南、四川。

性状　本品为粒状集合体，呈不规则块状。新鲜面呈古铜色，氧化面呈蓝紫色斑状锖色；不透明，金属光泽。其中常夹有白色杂石，表面不平坦。体较重，质硬脆，气、味均无。

鉴别　（1）反射偏光镜下：新鲜面为粉红至橙色反射色，很快变为淡紫色、紫罗兰色。非均质性弱（经常不能看出）。反射率21（伏黄）。

（2）取本品粉末约0.1 g，加硝酸2 ml，待激烈反应后，加水稀释成5 ml，使其溶解，滤过，滤液显铜盐的各种反应。参见"绿青"条。

（3）取本品粉末约0.1 g，加稀硝酸2 ml，使其溶解，滤过，滤液显铁盐的各种反应。参见"铁落"条。

【成分】 主要为Cu_5FeS_4，其中铜63.24%，铁11.20%，硫25.54%。其组成的变动范围很大，常与辉铜矿、黄铜矿成固容体结合，其他混入物最常见的是银[1]。

【功用主治】 《药性考》："镇心利肺，降气坠痰。火煅研末，续筋骨罨。"

【用法用量】 外用：煅研末，调敷。

5013 紫葳根 zǐ wēi gēn（《日华子》）

【异名】 凌霄花根（《圣济总录》）。

【基原】 为紫葳科凌霄花属植物凌霄 *Campsis grandiflora*（Thunb.）Loisel ex Schum. 或美洲凌霄 *C. radicans*（L.）Seem. 的根。

【原植物】 参见"凌霄花"条。

【采收加工】 全年均可采，切片，晒干。

【药材】 紫葳根 *Radix Campsis Grandiflorae*　产于江苏、浙江等地。

性状　根呈长圆柱形，外表面黄棕色或土红色，有纵皱纹，并可见稀疏的支根或支根痕。质坚硬，断面纤维性，有丝状物，皮部为棕色，木部为淡黄色。

【药性】 甘、辛，寒。

1.《纲目》："甘、酸，寒。"

2.《广西民间常用中草药手册》："甘、辛，平，无毒。"

【功用主治】 凉血祛风，活血通络。主治血热身痒，风疹，痛风，风湿痹痛，跌打损伤。

1.《日华子》："治热风身痒，游风，风疹，瘀血，带下。"

2.《植物名实图考》："能行血。"

3.《草药新纂》："治风痛。"

【用法用量】 内服：煎汤，6～9 g；或入丸、散；或浸酒。外用：鲜品，捣敷。

【宜忌】 孕妇禁服。

【选方】 1. 治风腰脚不遂 紫葳根（炙、锉），捣罗为散。每服二钱匕，空心温酒调下。（《圣济总录》紫葳散）

2. 治痛风 凌霄花根二三钱。浸酒或以酒煎服。（《岭南采药录》）

3. 治大肠虚冷风秘 凌霄花根（去皮、洗、焙）三两，乌药（锉）、人参各半两，皂荚子五十枚。上四味，捣罗为末，炼蜜丸如绿豆大。每服十丸至十五丸，温水下，一日二服。（《圣济总录》凌霄花根丸）

5014 紫筒草 zǐ tǒng cǎo（《内蒙古中草药》）

【异名】 白毛草、伏地蜈蚣草（《沙漠地区药用植物》）。

【基原】 为紫草科紫筒草属植物紫筒草的全草及根。

【原植物】 紫筒草 *Stenosolenium saxatile*（Pall.）Turcz.［*Anchusa saxatile* Pall.；*Onosma saxatile*（Pall.）Lehm.］

多年生草本，高 10～30 cm。根圆柱形，细长，外皮稍带紫褐色。茎直立或斜升，全株密被开展的长硬毛或短伏毛。基生叶和下部叶无柄，匙状线形或倒披针状线形；近花序叶互生，披针状线形。聚伞花序顶生；花萼 5 深裂近基部；花冠紫色、蓝紫色或白色；雄蕊 5；子房 4 裂，花柱细长，柱头球形。小坚果 4，卵形，先端尖，有疣状突起，腹面基部具短柄。花期 4～6 月，果期 7～9 月。

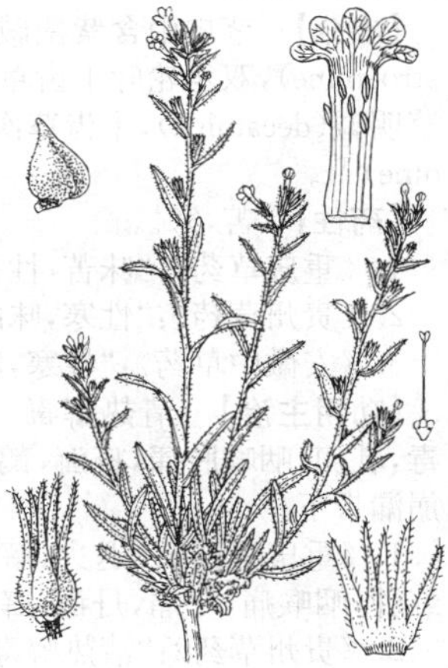

紫筒草

生于低山丘陵、平原草地或沙漠地区的固定沙丘、砂质地上。分布于甘肃、青海、宁夏等地。

【采收加工】 6～7 月采收，晒干。

【药性】 苦、辛，凉。

1.《内蒙古中草药》："味甘、微苦，性凉。"

2.《沙漠地区药用植物》："味苦，性温。"

【功用主治】 清热凉血，止血，止咳。主治吐血，肺热咳嗽，感冒，关节疼痛。

1.《内蒙古中草药》："主治吐血，肺热咳嗽，感冒。"

2.《沙漠地区药用植物》："主治小关节疼痛。"

【用法用量】 内服：煎汤，6～9 g。

【选方】 1. 治咳血，吐血 紫筒草 9 g，土三七 15 g，仙鹤草 9 g。水煎服。（《内蒙古中草药》）

2. 治小关节疼痛 白毛草 9 g。煮水内服，长期服用或加桑椹 9 g 同煮，效果更好。也可制成散剂服用。（《沙漠地区药用植物》）

5015 紫楠叶 zǐ nán yè（《天目山药用植物志》）

【基原】 为樟科楠木属植物紫楠的叶。

【原植物】 紫楠 *Phoebe sheareri*（Hemsl.）Gamble 又名：枇杷木、小叶嫩蒲柴（《天目山药用植物志》），野枇杷、山枇杷（《浙江药用植物志》）。

大灌木至乔木，高 5～15 m。小枝、叶柄及花序密被黄褐色或灰黑色柔毛。单叶互生，革质，柄长 1～2.5 cm；叶片倒卵形、椭圆状倒卵形或阔倒披针形，长 8～27 cm，宽 3.5～9 cm，先端突渐尖或尾长尖，茎部渐狭。圆锥花序生于幼枝叶腋；花两性；花被裂片 6，近等大，卵形，两面被毛；能育雄蕊 9 枚，3 轮，各轮花丝被毛，花药 4 室，退化雄蕊花丝全被毛；子房球形，无毛，花柱通常直，柱头不明显或盘状。果卵形，被毛。花期 4～5 月，果熟期 9～10 月。

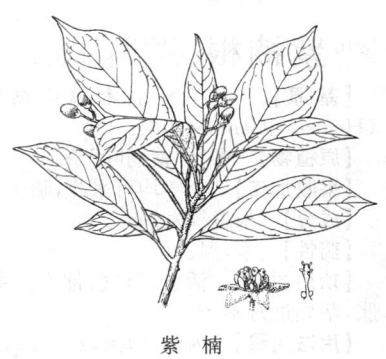

紫 楠

生于海拔 1 000 m 以下的山地阔叶林中。分布于长江流域以南各地。

本植物的根（紫楠根）亦供药用，另设专条。

【栽培】 生物学特性 耐阴树种。喜温暖、湿润气候，生长在山谷坡地有林的阴湿环境。在土层深厚、排水良好而富含腐殖质的微酸性土壤生长健壮，中性土壤也能适应，耐寒力较强，但幼苗期易受日灼和冻伤。

繁殖方法 种子繁殖。11 月上、中旬采种，堆放后熟，搓洗果皮，再用草木灰揉去附于种皮的油脂，因种子保存期短，种皮又薄，即使阴晾，几日就要开裂，宜洗净略阴干后即播或混沙贮藏，发芽率 80%～90%。2～3 月条播，行距 15～20 cm，覆土 2 cm，盖草，平地光照充足处育苗要遮荫 4 个月左右，如苗密，在雨后间苗，苗期加强松土、除草、浇水、追肥等抚育工作，9 月中下旬可拆除荫棚，入冬搭暖棚防寒。第二年继续留床，亦可分栽大苗，在 3 月间进行移栽，栽后并立支柱。

田间管理 幼树期生长缓慢，3～4 年期间要加强林地管理，每年 4～5 月和 7～8 月要进行中耕、除草，未成活的要及时补栽。幼林严禁打枝，不得损伤树皮。

【采收加工】 全年均可采收，晒干。

【成分】 紫楠枝、叶含挥发油[1]。种子含油 0.6%，内有月桂酸（lauric acid）0.2%，肉豆蔻酸（myrislie acid）0.2%，棕榈酸（palmitic acid）13.8%，十六碳烯酸（hexadecenoic acid）0.8%，硬脂酸（stearic acid）0.4%，油酸（oleic acid）32.9%，亚油酸（linoleic acid）49.8%，亚麻酸（linolenic acid）1.8%，癸酸（capric acid）微量[2]。

【药理】 抗氧化作用 紫楠鲜叶 80%甲醇提取物在二苯基苦基苯肼自由基实验中有清除自由基作用[1]。

【药性】 《天目山药用植物志》："性微温，味辛。"

【功用主治】 顺气，暖胃，祛湿。主治气滞脘腹胀痛，脚气浮肿，转筋。

1.《天目山药用植物志》:"暖胃顺气。"

2.《浙江中药资源名录》:"煎汤洗转筋及足肿。"

【用法用量】 内服:煎汤,15~30 g。外用:煎水熏洗。

【宜忌】 孕妇慎服。

【选方】 治水湿脚气浮肿,气逆腹胀 紫楠叶 30 g,石菖蒲根、饭消扭(蔷薇科蓬蘽)、寒扭(蔷薇科高粱泡)根各 15~18 g,老姜 3 片。水煎,每日早晚饭前各服 1 次。(《天目山药用植物志》)

5016 紫楠根 zǐ nán gēn (江西《草药手册》)

【基原】 为樟科楠木属植物紫楠 *Phoebe sheareri* (Hemsl.) Gamble 的根。

【原植物】 参见"紫楠叶"条。

【采收加工】 全年均可采收,晒干。

【成分】 根含挥发油[1]。

【药性】 辛,温。

【功用主治】 活血,行气,催产。主治跌打损伤,水肿腹胀,孕妇过月不产。

【用法用量】 内服:煎汤,10~15 g,鲜品 30~60 g。

【宜忌】 孕妇忌服。

【选方】 1. 治跌打损伤 紫楠鲜根 60 g。捣烂,煎水,米酒为引服。

2. 催产 紫楠鲜根 30 g。煎水服。(1、2 方出自江西《草药手册》)

5017 紫薇叶 zǐ wēi yè (《湖南药物志》)

【基原】 为千屈菜科紫薇属植物紫薇 *Lagerstroemia indica* L. 的叶。

【原植物】 参见"紫薇花"条。

【采收加工】 5~7 月采收,鲜用或晒干。

【成分】 叶含紫薇碱(lagerine),印车前明碱(lagerstroemine),双氢轮叶十齿草碱(dihydroverticillatine),十齿草明碱(decamine),十齿草次碱(decinine),十齿草碱(decodine)等生物碱[1]。还含紫薇缩醛(lageracetal),戊醇(amy lalcohol),并没食子酸(ellagic acid)[2]。

【药理】 抗菌、抗凝作用 叶煎剂体外对金黄色葡萄球菌、福氏痢疾杆菌、伤寒杆菌有抑制作用[1]。紫薇提取物有抗凝血酶作用[2]。

【药性】 微苦、涩,寒。

1.《湖南药物志》:"微苦、涩,无毒。一说甘,平,无毒。"

2.《安徽中草药》:"性寒,味苦、微涩。"

3.《云南中草药》:"甘,微苦,微温。"

【功用主治】 清热解毒,利湿止血。主治痈疮肿毒,痢疾,湿疹,外伤出血。

1.《湖南药物志》:"消风清热,活血止痛,安胎,解毒,利尿。"

2.《广西本草选编》:"清热利湿,活血止血,主治痈疮肿毒,刀伤。"

3.《青岛中草药手册》:"治赤白痢疾,急性传染性黄疸型肝炎,创伤出血,湿疹。"

【用法用量】 内服:煎汤,10~15 g;或研末。外用:捣敷;或研末敷,或煎水洗。

【选方】 1. 治痈疮肿毒,刀伤 紫薇鲜叶捣烂外敷。(《广西本草选编》)

2. 治赤白痢疾,急性传染性黄疸型肝炎 紫薇根、叶各 15 g。水煎服。(《青岛中草药手册》)

3. 治湿疹作痒 鲜紫薇叶,捣烂,纱布包擦;或干叶煎水温洗。(《安徽中草药》)

5018 紫薇皮 zǐ wēi pí (《全国中草药汇编》)

【异名】 紫荆皮(《重庆草药》),怕痒树树皮、怕痒树根皮(《贵州草药》)。

【基原】 为千屈菜科紫薇属植物紫薇 *Lagerstroemia indica* L. 的茎皮和根皮。

【原植物】 参见"紫薇花"条。

【采收加工】 5~6 月剥取茎皮,9~11 月挖根,剥取根皮,切片,晒干。

【药材】 紫薇皮 *Cortex Lagerstroemiae Indicae* 产于四川、贵州等地。

性状 树皮呈不规则的卷筒状或半卷筒状,长 4~20 cm,宽 0.5~2 cm,厚约 1 mm。外表面为灰棕色,具有细微的纵皱纹,可见因外皮脱落而留下的压痕。内表面灰棕色,较平坦,质地轻松脆,易破碎。无臭,味淡微涩。

鉴别 茎皮横切面:外侧有时可见颓废组织(落皮层)或数列石细胞层,石细胞为圆形或长圆形。皮层细胞 1~2 列。韧皮部有 1~2 列径向延长的多孔性薄壁细胞相间排列,韧皮射线宽。薄壁细胞中含棕色物质。有的 1 个细胞内含 1 个方晶。

【成分】 茎皮中含紫薇碱(lagerine),印车前明碱(lagerstroemine),双氢轮叶十齿草碱(dihydroverticillatine),十齿草明碱(decamine),十齿草次碱(decinine),十齿草碱(decodine)[1]。

【药性】 苦,寒。

1.《重庆草药》:"味苦,性平。无毒。"

2.《贵州草药》:"性寒,味酸。"

3.《安徽中草药》:"性寒,味苦、微涩。"

【功用主治】 清热解毒,祛风利湿,散瘀止血。主治丹毒,乳痈,咽喉肿痛,疥癣,鹤膝风,跌打损伤,内外伤出血,崩漏带下。

1.《重庆草药》:"退火,解毒,散瘀,用治跌打损伤,杖伤红肿,咽喉痛,牙痛,丹毒,癣疮,月经不调,红崩白带。"

2.《贵州草药》:"清热解毒,祛瘀止血,利湿驱风。"

3.《全国中草药汇编》:"主治各种出血,骨折,乳腺炎,湿疹,肝炎,肝硬化腹水。"

【用法用量】 内服:煎汤,10~15 g;或浸酒;或研末。外用:研末调敷;或煎水洗。

【选方】 1. 治无名肿毒 怕痒树树皮研末,调酒敷患处。(《贵州草药》)

2. 治鹤膝风 怕痒树树皮研末。每次 3 g,用酒吞服。

3. 治产后流血不止 怕痒树根皮、益母草、荠菜各 15 g。煨水服。

4. 治白带 怕痒树根皮、胭脂花根、白鸡冠花各 15 g。煨水服。(2~4 方出自《贵州草药》)

5. 治妇女月经提前,腹痛(经水鲜红者) 紫荆皮、黄柏皮、粉丹皮各 9 g。煎水服。(《重庆草药》)

5019 紫薇花 zǐ wēi huā (《滇南本草》)

【异名】 鹭鸶花、五里香、红薇花、百日红(《曲洧旧闻》),

佛相花(《八闽通志》),满堂红(《涌幢小品》),怕痒花、猴刺脱(《群芳谱》),痒痒花(《滇南本草》整理本),宝幡花、五爪金龙(《湖南药物志》)。

【基原】 为千屈菜科紫薇属植物紫薇的花。

【原植物】 紫薇 *Lagerstroemia indica* L. 又名:猴郎达树(《酉阳杂俎》),无耐痒树(《曲洧旧闻》),无皮树(《灌圃草木识》)。

落叶灌木或小乔木,高达 7 m。树皮灰色或灰褐色,平滑。枝干多扭曲,小枝细,具 4 棱,略成翅状。叶互生或有时近对生;几无叶柄;叶片纸质,椭圆形、倒卵形或长椭圆形;侧脉 3～7 对。花淡红色、紫色,常呈圆锥花序顶生;花瓣 6,皱缩;花药大,绿色;雌蕊 1,花柱细长,柱头头状。蒴果椭圆状球形,成熟时紫黑色。种子有翅。花期 6～9 月,果期 9～12 月。

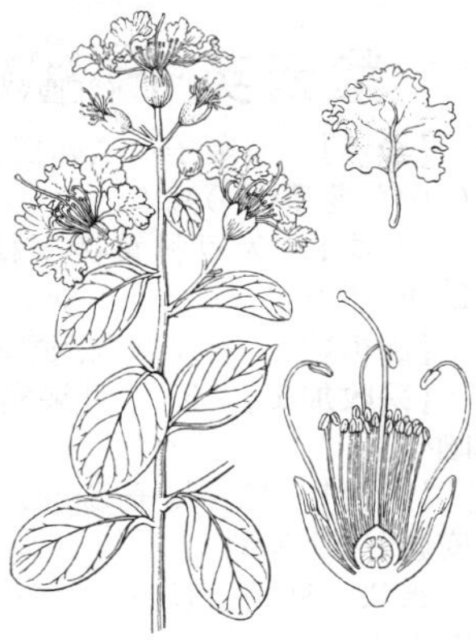

紫 薇

喜生于阴湿肥沃的土壤上。河北、吉林、江苏、浙江、安徽、福建、江西、山东、河南、湖北、湖南、广东、广西、海南、四川、贵州、云南、陕西等地均有栽培。

本植物的叶(紫薇叶)、根(紫薇根)、茎皮和根皮(紫薇皮)亦供药用,另设专条。

【栽培】 生物学特性 喜温暖湿润的气候。生长适温 30 ℃左右,稍耐旱,耐修剪。对土壤要求不严,以向阳和质地深厚、肥沃的砂质壤土栽培为宜。

繁殖方法 扦插繁殖。在春季 3 月,植株萌芽前,选择二年生健壮、无病虫害的枝条,截成长 15 cm 左右,按行株距 35 cm×10 cm,斜插于苗床上,入土的深度为插穗的 1/2,压紧,浇水保湿。约经 1 年育苗后,于第二年早春,插苗萌芽前,按行株距 300 cm×300 cm 开坑,每坑栽 1 株。此外,引种上多以种子繁殖,于春季播种育苗。

【采收加工】 6～9 月开花时采收,鲜用或干燥。

【药材】 紫薇花 *Flos Lagerstroemiae Indicae* 产于华东、中南及西南。

性状 花淡红紫色,直径约 3 cm;花萼绿色,长约 1 cm,先端 6 浅裂,宿存;花瓣 6,下部有细长的爪,瓣面近圆球而呈皱波状,边缘有不规则的缺刻;雄蕊多数,生于萼筒基部,外轮 6 枚,花丝较长。气微,味淡。

【成分】 花含紫薇碱(lagerine),印车前明碱(lagerstroemine),双氢轮叶十齿草碱(dihydroverticillatine),十齿草明碱(decamine),十齿草次碱(decinine),十齿草碱(decodine)等生物碱[1];飞燕草素-3-阿拉伯糖苷(delphinidin-3-arabinoside),矮牵牛素-3-阿拉伯糖苷(petunidin-3-arabinoside),锦葵花素-3-阿拉伯糖苷(malvinidin-3-arabinoside)等花色苷[2]。

【药性】 苦、微酸,寒。

1.《滇南本草》:"味酸,性寒。"

2.《湖南药物志》:"微苦,涩。一说甘,平,无毒。"

3.《云南中草药》:"甘、微苦,微温。"

【功用主治】 清热解毒,活血止血。主治疮疖痈疽,小儿胎毒,疥癣,血崩,带下,肺痨咳血,小儿惊风。

1.《滇南本草》:"治产后血崩不止,崩中,带下淋沥,洗疥癞癣疮。"

2.《岭南采药录》:"治小儿烂头胎毒。煮油搽之,煎水洗之。"

3.《湖南药物志》:"消风清热,活血止痛,解毒。"

4.《安徽中草药》:"凉血止血。"

5.《青岛中草药手册》:"治肺结核咳血。"

6.《云南中草药》:"活血调经,止血消火。主治月经不调,血崩,疥疮。"

【用法用量】 内服:煎汤,10～15 g;或研末。外用:研末调敷;或煎水洗。

【宜忌】 《民间常用草药汇编》:"孕妇忌服。"

【选方】 1. 治痈疽肿毒,头面疮疖,手脚生疮 紫薇根或花研末,醋调敷,亦可煎服。(《湖南药物志》)

2. 治产后崩漏 紫薇花、灶心土各 15 g。煎水,服时兑白酒少许。(《安徽中草药》)

3. 治肺结核咳血 紫薇花、鱼腥草等量。研末,每服9 g。(《青岛中草药手册》)

4. 治小儿惊风 (紫薇)干花 3～9 g。煎服。(《恩施中草药手册》)

5020 紫薇根 zǐ wēi gēn (《民间常用草药汇编》)

【基原】 为千屈菜科紫薇属植物紫薇 *Lagerstroemia indica* L. 的根。

【原植物】 参见"紫薇花"条。

【采收加工】 全年均可采挖,切片,晒干,或鲜用。

【药材】 紫薇根 *Radix Lagerstroemiae Indicae* 产于华东、中南、西南地区。

性状 根呈圆柱形,有分枝,长短大小不一。表面灰棕色,有细纵皱纹,栓皮薄,易剥落,质硬,不易折断,断面不整齐,淡黄白色,无臭,味淡微涩。

【成分】 根含谷甾醇(sitosterol),3,3′,4′-三-O-甲基并没食子酸(3,3′,4′-tri-O-meethylellagic acid)等[1]。

【药性】 微苦,微寒。

1.《湖南药物志》:"微苦、涩,无毒。一说甘,平,无毒。"

2.《安徽中草药》:"性寒,味苦、微涩。"

3.《云南中草药》:"甘、微苦,微温。"

【功用主治】 清热利湿,活血止血。主治痢疾,水肿,烧烫伤,湿疹,痈肿疮毒,跌打损伤,血崩,偏头痛,牙痛,痛经,产后腹痛。

1.《湖南药物志》:"消风清热,活血止痛,安胎,解毒,利尿。"

2.《广西本草选编》:"清热利湿,活血止血。主治内出血,痢疾,黄疸,水肿,产后头晕腹痛,血崩,关节结核,烧烫伤,湿疹。"

3.《安徽中草药》:"清热解毒,凉血活血。"

4.《全国中草药汇编》:"主治各种出血,骨折,乳腺炎,湿疹,肝炎,肝硬化腹水。"

5.《台湾药用植物志》:"(印度)根为收敛剂,作口腔、鹅口疮之含漱药。"

【用法用量】 内服:煎汤,10～15 g。外用:研末调敷,或煎水洗。

【宜忌】 《民间常用中草药汇编》:"孕妇忌服。"

【选方】 1. 治痈疽肿毒,头面疮疖,手脚生疮 (紫薇)根或花研末,醋调敷,亦可煎服。(《湖南药物志》)

2. 治痢疾　紫薇根、白头翁各 15 g。煎服。(《安徽中草药》)

3. 治烧烫伤，湿疹　紫薇根适量，水煎外洗。(《广西本草选编》)

4. 治偏头痛　紫薇根 30 g，猪瘦肉 60 g(或鸡、鸭蛋各 1 个)。同煮服。

5. 治牙痛　紫薇鲜根 30 g。煮猪精肉食。或煎水取汁，煮鸡蛋 2 个服。(4、5 方出自江西《草药手册》)

6. 治藤黄中毒，黄疸　鲜紫薇根 30 g。水煎，糖调服。(江西《草药手册》)

5021 **紫藤子** zǐ téng zǐ (《本草拾遗》)

【异名】　紫藤豆、藤花子、紫金藤子(《江苏药材志》)，藤萝子(《青岛中草药手册》)，土木鳖(苏州医学院《中草药手册》)。

【基原】　为豆科紫藤属植物紫藤 *Wisteria sinensis* Sweet 的种子。

【原植物】　参见"紫藤"条。

【采收加工】　冬季果实成熟时采收，除去果壳，晒干。

【药材】　紫藤子 *Semen Wisteriae Sinensis*　产于华北、华东、中南等地。

性状　本品呈扁圆形或略呈肾圆形，一面平坦，另一面稍隆起，直径 1.2～2.3 cm，厚 2～3 mm；表面淡棕色至黑棕色，平滑，具光泽，散有黑色斑纹，种子一端有细小合点，自合点分出少数条略凹下的弧形脉纹，另端侧边凹陷处有黄白色椭圆形的种脐，并有种柄残迹。质坚硬，种皮薄，剥去后可见黄白色坚硬的子叶 2 片。嚼之有豆腥气，微有麻舌感。

【炮制】　1. 紫藤子　取原药材，除去杂质及果壳，筛去灰屑。

2. 炒紫藤子　取净药材，置锅内，用文火炒至鼓起，取出，放凉。

饮片性状　紫藤子参见"药材"项。炒紫藤子形如紫藤子，色泽加深，质变松脆，易碎。

贮干燥容器内，置通风干燥处，防蛀。

【药性】　《青岛中草药手册》："性温，味甘。有小毒。"

【功用主治】　活血，通络，解毒，驱虫。主治筋骨疼痛，腹痛吐泻，小儿蛲虫病。

1.《江苏药材志》："治筋骨疼痛，泡酒服。"

2.《天目山药用植物志》："治食物中毒，腹痛、吐泻，驱除肠寄生虫(蛲虫)。"

【用法用量】　内服：煎汤(炒熟)，15～30 g；或浸酒。

【选方】　1. 治食物中毒　藤萝子 15 g，醉鱼草根 15 g，鱼腥草 12 g。水煎，分 2 次服。

2. 治小儿蛲虫病　藤萝子 9 g，醉鱼草 12 g，鱼腥草 9 g。水煎，早晚空腹各服 2 次。(1、2 方出自《青岛中草药手册》)

5022 **紫藤根** zǐ téng gēn (《浙江民间草药》)

【基原】　为豆科紫藤属植物紫藤 *Wisteria sinensis* Sweet 的根。

【原植物】　参见"紫藤"条。

【采收加工】　全年均可采，切片，晒干。

【药性】　《浙江民间草药》："甘，温。"

【功用主治】　祛风除湿，舒筋活络。主治痛风，痹证。

1.《浙江民间草药》："治筋络风气，补心。"

2.《河北中草药》："利水除湿。治关节炎。"

【用法用量】　内服：煎汤，9～15 g。

【选方】　1. 治痛风　紫藤根 15 g，配其他痛风药煎服。(《浙江民间草药》)

2. 治关节疼痛　(紫藤)根皮、地骨皮、土茯苓各用鲜品 30 g，血通 15 g。水煎服。(《秦岭巴山天然药物志》)

5023 **紫云英子** zǐ yún yīng zǐ (江西《草药手册》)

【异名】　蒺藜子(《贵州民间药物》)，草蒺藜(苏州医学院《中草药手册》))。

【基原】　为豆科黄芪属植物紫云英 *Astragalus sinicus* L. 的种子。

【原植物】　参见"红花菜"条。

【采收加工】　5～7 月果实成熟时，割下全草，打下种子，晒干。

【药材】　紫云英子 *Semen Astragali Sinici*　产于江苏、安徽、河北等地。

性状　种子呈长方状肾形，两侧明显压扁，长达 3.5 mm；腹面中央内陷较深，一侧成沟状；表面黄绿色或棕绿色，质坚硬。气微弱，嚼之微有豆腥气，味淡。

【成分】　种子含刀豆胺(canavalmine)，热精胺(thermospermine)，精胺(spermine)，亚精胺(spermidine)，N^4-甲基热精胺(N^4-methylthermospermine)[1]，壳质酶(chintinase)[2]，β-谷甾醇(β-sitos-terol)[3]。还含微量元素硒 0.08 μg/g，锌 12.1 μg/g，铜 5.24 μg/g，铁 320 μg/g，钼 0.46 μg/g，钴 0.42 μg/g，铅 3.4 μg/g，镉 0.11 μg/g 等[4]。

【药性】　辛，凉。

【功用主治】　祛风明目。主治目赤肿痛。

【用法用量】　内服：煎汤，6～9 g；或研末。

5024 **紫玉簪叶** zǐ yù zān yè (《江西草药》)

【基原】　为百合科玉簪属植物紫萼 *Hosta ventricosa* (Salisb.) Stearn 的叶。

【原植物】　参见"紫玉簪"条。

【采收加工】　7～9 月采收，鲜用。

【药性】　苦、微甘，凉。

【功用主治】　《全国中草药汇编》："(全草)散瘀止痛，解毒。主治胃痛，跌打损伤，鱼骨鲠喉；外用治蛇虫咬伤，痈肿疔疮。"

【用法用量】　内服：煎汤，9～15 g，鲜品倍量。外用：捣敷，或用沸水泡软敷。

【选方】　1. 治白带，崩漏　紫玉簪叶 30～60 g，鸡蛋(去壳)1 个。水煎服。(《江西草药》)

2. 治顽固性溃疡　鲜玉簪叶洗净，用米汤或开水泡软，敷贴患处，每日换 3 次。(《陕西草药》)

5025 **紫玉簪根** zǐ yù zān gēn (《品汇精要》)

【异名】　红玉簪花头(《重庆草药》)。

【基原】　为百合科玉簪属植物紫萼 *Hosta ventricosa* (Salisb.) Stearn 的根。

【原植物】　参见"紫玉簪"条。

【采收加工】　全年均可采，鲜用或晒干。

【药理】　抗炎作用　紫玉簪根(紫萼根)乙酸乙酯部分、

正丁醇部分及糖部分灌胃均抑制二甲苯所致小鼠耳郭肿胀；糖部分还减少角叉菜胶所致大鼠胸腔积液，抑制白细胞游走进入胸腔积液[1]。

毒性 小鼠灌胃正丁醇部分的 LD_{50} 为 5.95 g/kg。小鼠死亡前活动减少至不动。提示该部分可能是抑制中枢神经而导致动物死亡。乙酸乙酯部分和糖部分灌胃最大耐受量为 2.525 g/kg 和 20.00 g/kg[1]。

【药性】 《重庆草药》："味甘、微苦，性温平。"

【功用主治】 清热解毒，散瘀止血，下骨鲠。主治咽喉肿痛，痈肿疮疡，跌打损伤，胃痛，牙痛，吐血，崩漏，骨鲠。

1.《品汇精要》："患骨鲠，取根捣汁，以苇筒吹入喉内有效。无紫者以白者代之亦可。"

2.《分类草药性》："治崩症，牙痛。"

3.《四川中药志》1960 年版："治吐血，咽喉肿，敷痈疽、瘰疬、乳肿。"

4.《全国中草药汇编》："（全草）散瘀止痛，解毒。主治胃痛，跌打损伤；外用治蛇虫咬伤，痈肿疔疮。"

【用法用量】 内服：煎汤，9～15 g，鲜品倍量。外用：捣敷。

【宜忌】 《普济方》："不可近牙龈。"

【选方】 1. 治多骨痈 紫玉簪根捣烂敷上，其骨自出。（《串雅内编》）

2. 治跌打损伤 紫玉簪根 60 g，猪瘦肉 60 g。水炖，服汤食肉。（《江西草药》）

3. 治红崩白带 紫玉簪根、二百根各 1 把。炖肉吃。（《陕西草药》）

4. 治骨鲠 紫白玉簪根，重罗用一分，竹筒吹入去，不可近牙根。（《普济方》鲠骨方）

5026 紫花卫矛 zǐ huā wèi máo（《万县中草药》）

【基原】 为卫矛科卫矛属植物紫花卫矛的根及枝。

【原植物】 紫花卫矛 *Euonymus porphyreus* Loes.

灌木，高达 5 m。冬芽尖，长，芽鳞灰色。叶与花同时生出，结果时近革质；具短叶柄；叶片卵形。聚伞花序 3 至数花，总花梗细长；花 4 数，深紫色；雄蕊无花丝，花药成熟时 1 室，先端开裂。蒴果圆形，紫红色，悬垂于细长果梗上，具 4 窄长翅。种子有红色假种皮。

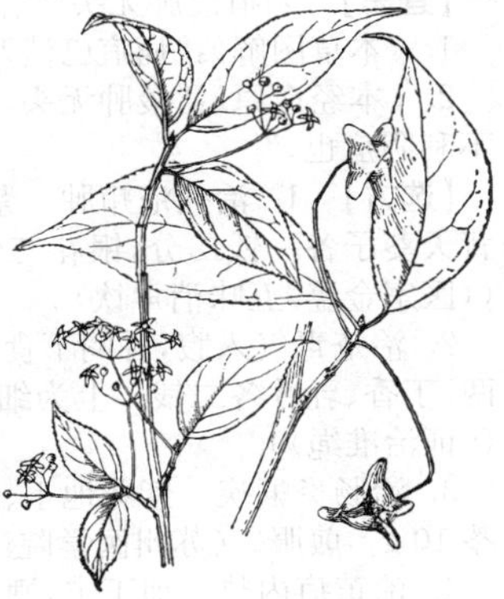

紫花卫矛

生于海拔 1 000～3 000 m 山地丛林中。分布于湖北、四川、贵州、云南、陕西等地。

【采收加工】 7～9 月采枝，鲜用或切段晒干；秋后采根，鲜用或切片晒干。

【功用主治】 散瘀止痛，清热解毒。主治跌打损伤，淋巴结核，疔肿恶疮。

【用法用量】 内服：煎汤，6～10 g。外用：捣敷；或研末调敷。

【选方】 1. 治跌打损伤 紫花卫矛、骨碎补、红牛膝、大血藤各 9 g。水煎加酒服。

2. 治淋巴结核 紫花卫矛、天葵子各 9 g。水煎服。

3. 治疔疮 紫花卫矛（鲜根）适量，捣绒，外敷患处。（1～3 方出自《万县中草药》）

5027 紫花地丁 zǐ huā dì dīng（《纲目》）

【异名】 堇堇菜、箭头草（《救荒本草》），地丁、羊角子（《乾坤秘韫》），独行虎（《纲目》），地丁草（《本草再新》），宝剑草（《植物名实图考》），犁头草（《河南中草药手册》）。

【基原】 为堇菜科堇菜属植物紫花地丁的全草。

【原植物】 紫花地丁 *Viola philipica* Cav.［*V. confusa* Champ.；*V. yedoensis* Makiho.］ 又名：辽堇菜（《中国植物图鉴》），野堇菜（《东北师范大学科学研究通报》），光瓣堇菜（《中国高等植物图鉴》）。

多年生草本，高 4～14 cm。根茎垂直，淡褐色；节密生，有数条细根。叶基生，莲座状；具叶柄，有狭翅；下部叶片较小，呈三角状卵形或狭卵形，上部叶较长，呈长圆形、狭卵状披针形或长圆状卵形，边缘具较平的圆齿，两面无毛或被细短毛。花紫堇色或淡紫色，稀白色；萼片 5，卵状披针形或披针形；花瓣 5，倒卵形或长圆状倒卵形；雄蕊 5；子房卵形，花柱棍棒状，柱头三角形。蒴果长圆形。种子卵球形，淡黄色。花、果期 4 月中旬至 9 月。

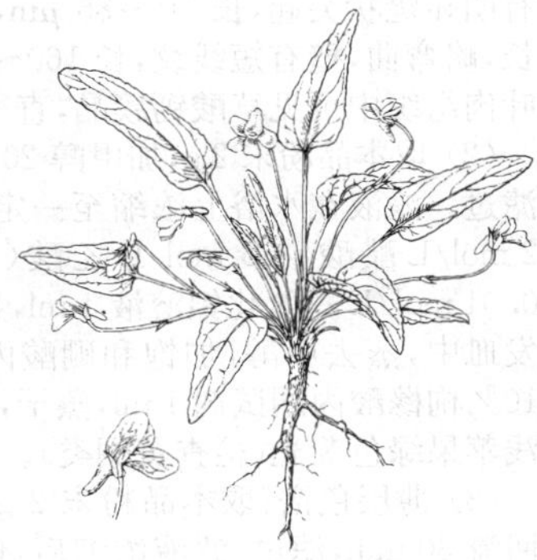

紫花地丁

生于田间、荒地、山坡草丛、林缘或灌丛中。分布于全国大部分地区。

【栽培】 生物学特性 喜温暖或凉爽气候。忌涝，宜选择排水良好的砂质壤土、黏壤土栽培，不宜在低洼地或者易积水的地区栽培。

繁殖方法 种子繁殖，直播。冬前或早春播种，条播或撒播，播后覆 1 层薄细土。

田间管理 播后 4 月出苗，苗出齐后过密处可适当间苗。生长期间注意拔除杂草，一般不施追肥，雨季注意排水。

病虫害防治 红蜘蛛为害叶片，可用石硫合剂喷杀。

【采收加工】 春、秋二季采收，鲜用或晒干。

【药材】 紫花地丁 *Herba Violae* 主产于江苏、浙江、安徽等地。

性状 全体多皱缩成团。主根长圆锥形，直径 1～3 mm；淡黄棕色，有细纵皱纹。叶基生，灰绿色，展平后叶片呈披针形或卵状披针形，长 1.5～6 cm，宽 1～2 cm；先端钝，基部截形或稍心形，边缘具钝锯齿，两面有毛；叶柄细，长 2～6 cm，上部具明显狭翅。花茎纤细；花瓣 5，紫堇色或淡棕色；花瓣距细管状。蒴果椭圆形或 3 裂，种子多数，淡棕色。气微，味微苦而稍黏。

鉴别 (1) 根横切面：最外层为 4～6 层木栓细胞，壁木栓化并微木化；栓内层广阔，薄壁细胞类圆形。韧皮部宽广，可见散在的筛管群，韧皮射线不明显。形成层环状，细胞扁平。木质部由导管、纤维管胞、木纤维和木薄壁细胞组成；导管散列或 2～4 个成群排列，多角形或类圆形，壁木化；木纤维发达，排列在导管的周围，壁木化；木射线宽，细胞壁不木化。薄壁细胞中含有大量淀粉粒与草酸钙簇晶。

叶横切面：上表皮细胞较大，切向延长，外壁较厚，内壁黏液化，常膨胀呈半圆形；下表皮细胞较小，偶有黏液细胞；上、下表皮有单细胞非腺毛，长 32～240 μm，直径 24～32 μm，具角质短线纹。栅栏细胞 2～3 列；海绵细胞类圆形，含草酸钙簇晶，直径 11～40 μm。主脉维管束外韧型，上、下表皮内方有厚角细胞 1～2 列。

叶表面观：上表皮细胞垂周壁略平直，有串珠状增厚，表面有明显角质纹理，气孔较少，不等式、下表皮细胞垂周壁略弯曲，增厚现象不明显，表面亦有角质纹理。上下表皮均有单细胞非腺毛，有两种类型：一种稍短，呈圆锥形，壁厚，有明显疣状突起，长 50～85 μm，直径 20～30 μm；另一种长，略弯曲，壁有短线纹，长 160～360 μm，直径 20～30 μm。叶肉组织中可见草酸钙簇晶，直径 15～40 μm。

(2) 取本品粉末 2 g，加甲醇 20 ml，在水浴上回流 30 min，滤过。滤液在水浴上浓缩至一定量，供试：取溶液 1 ml，加 2 mol/L 醋酸钠-2 mol/L 乙酸（1∶3）混合液 1 ml，再加 0.01 mol/L 三氯化铝溶液 1 ml，显黄色；取溶液 1 ml，置蒸发皿中，蒸去甲醇，加饱和硼酸丙酮试剂 1 ml，蒸干，再加 10%枸橼酸丙酮试剂 1 ml，蒸干，在紫外光灯(254 nm)下显浅苹果绿色荧光(检查黄酮类)。

(3) 薄层色谱：取本品粉末 2 g，加甲醇 20 ml，在水浴上回流 30 min，滤过，滤液浓缩后，作供试品溶液。另取对照品槲皮素和芦丁制成对照品溶液。分别取上述各溶液，点样于同一硅胶 H-1%CMC 薄层板上，以氯仿-甲醇-甲酸(20∶10∶3)展开，取出，晾干，在紫外光灯下观察荧光后，用 1%三氯化铝乙醇液喷雾，干后在紫外光灯下观察，供试品色谱在与对照品色谱的相应位置，显相同颜色的荧光斑点。

取本品粉末约 2 g，加甲醇 20 ml，超声处理 20 min，滤过，滤液蒸干，残渣加热水 10 ml，搅拌，使溶解，滤过，滤液蒸干，残渣加甲醇 1 ml 使溶解，作为供试品溶液。另取紫花地丁对照药材 2 g，同法制成对照药材溶液。吸取上述供试品溶液 5～10 μl、对照药材溶液 5 μl，分别点于同一硅胶 G 薄层板上，以甲苯-醋酸乙酯-甲酸(5∶3∶1)的上层溶液为展开剂，展开，取出，晾干，置紫外光灯(365 nm)下检视。供试品色谱中，在与对照药材色谱相应的位置上，显 3 个相同颜色的荧光主斑点。

【成分】 全草含棕榈酸(palmitic acid)，对羟基苯甲酸(*p*-hydroxybenzoic acid)，反式对羟基桂皮酸(*trans*-*p*-hydroxycinnamic acid)，琥珀酸(succinic acid)，地丁酰胺(violyedoenamide)即是二十四碳酰对羟基苯乙胺(tetracosanoyl-*p*-hydroxyphenethylamine)，山柰酚-3-O-吡喃鼠李糖苷(kaempferol-3-O-rhamnopyranoside)[1]。又分离得到抑制艾滋病毒活性的大分子成分，系相对分子质量 10 000～15 000 的磺化聚糖[2]。

【药理】 1. 抗病原微生物作用　紫花地丁水煎液体外抑制金黄色葡萄球菌、腐生葡萄球菌、粪肠球菌、变形杆菌等[1]。紫花地丁石油醚和乙酸乙酯提取物对枯草芽胞杆菌、假单胞菌有抑制作用，而甲醇提取物和水醇提取物无效[2]。水浸剂对堇色毛癣菌亦有抑制作用[3]。醇和水提取物对钩端螺旋体有抑制作用[4]。紫花地丁提取物在低于毒性剂量的浓度下，可完全抑制人免疫缺陷病毒(HIV)的生长[5]。紫花地丁的二甲亚砜提取物体外有很强的抑制 HIV 活性的作用，甲醇提取物较弱，提取物还有细胞毒性作用[6]。

2. 抑制免疫功能　紫花地丁煎剂灌胃，有下调小鼠腹腔巨噬细胞的吞噬功能及其分泌 α-肿瘤坏死因子的作用[7]。紫花地丁水煎剂体外抑制小鼠由 LPS 诱导的 B 淋巴细胞的增殖，下调抗体的生成，但对小鼠细胞免疫功能无明显影响[8]。

【炮制】 取原药材，除去杂质，抢水洗净，稍润，切段，干燥。

饮片性状　参见“药材”项。

贮干燥容器内，置阴凉干燥处，防潮。

【药性】 苦、辛，寒。归心、肝经。

1.《救荒本草》：“味甘。”

2.《纲目》：“苦、辛，寒。无毒。”

3.《本草图解》：“入肝、胃经。”

4.《玉楸药解》：“微寒。入手少阴心、足少阳胆经。”

5.《本草用法研究》：“入肝、脾、胞络三经。”

【功用主治】 清热解毒，燥湿凉血。主治疔疮痈疽，丹毒，痄腮，乳痈，肠痈，瘰疬，湿热泻痢，黄疸，目赤肿痛，毒蛇咬伤。

1.《纲目》：“主治一切痈疽发背，疔肿，瘰疬，无名肿毒，恶疮。”

2.《玉楸药解》：“行经泄火，散肿消毒。”

3.《医林纂要》：“补肝燥脾，平血热，去壅湿。”

4.《药性切用》：“泻热解毒，为外科敷治专药。”

5.《要药分剂》：“能治黄疸内热。”

6.《本草用法研究》：“通营破血。”

7.《上海常用中草药》：“治目赤肿痛，麦粒肿，乳痈，肠炎腹泻，毒蛇咬伤。”

8.《贵州民间方药集》：“外治刀伤，跌打；内服止内出血。”

9.《长白山植物药志》：“治烫火伤。”

【用法用量】 内服：煎汤，10～30 g，鲜品 30～60 g。外用：捣敷。

【宜忌】 阴疽漫肿无头及脾胃虚寒者慎服。

1.《本草图解》：“痈疽已溃及阴证平塌忌之。”

2.《本经逢原》：“漫肿无头，不赤不肿者禁用，以其性寒，不利阴疽也。”

【选方】 1. 治痈疮疖肿　紫花地丁、野菊花、蒲公英、紫背天葵子各一钱二分，银花三钱。水煎服，药渣捣敷患处。(《医宗金鉴》五味消毒饮)

2. 治疮毒气入腹，昏闷不食　紫花地丁、蝉蜕、贯仲各一两，丁香、乳香各二钱。上为细末。每服二钱，空心温酒下。(《证治准绳》)

3. 治肠炎痢疾　紫花地丁、红藤各 30 g，蚂蚁草 60 g，黄芩 10 g。煎服。(苏州医学院《中草药手册》)

4. 治黄疸内热　地丁末，酒服三钱。(《乾坤秘韫》)

5. 治麻疹热毒　紫花地丁、连翘各 6 g，银花、菊花各 3 g。水煎服。(《陕甘宁青中草药选》)

6. 治目赤肿痛　紫花地丁、菊花、薄荷各 9 g，赤芍 6 g。水煎服。(《青岛中草药手册》)

7. 治毒蛇咬伤　鲜犁头草、鲜瓜子金、鲜半边莲各适量。共捣如泥，敷患处。

8. 治外伤出血　鲜犁头草、鲜酸浆草各适量。共捣烂，敷患处，用纱布包扎。(7、8 方出自《河南中草药手册》)

【临床报道】 1. 治疗疔疮痈肿　用鲜紫花地丁20 g，马齿苋、半边莲各15 g。捣烂，加酒糟20 g，调成糊状外敷后包扎，每日1次。共治疗60例，结果：全部有效。其中痊愈（局部红肿热痛消失）52例；显效（红肿明显减退，热痛消失）5例；有效（红肿减退，热痛消失）3例。治疗次数最多8次，最少3次[1]。

2. 治疗扁桃体炎　用紫花地丁注射液（每1 ml相当于生药1 g）治疗19例，病程2～5 d，扁桃体充血肿大Ⅱ度者9例，Ⅲ度者6例，有扁桃体脓灶者4例，采用肌内注射，每次2～4 ml，每日2～3次，用药1 d后，头痛、发烧、颌下淋巴结肿大消退。全组均在3 d内恢复，最短者经用药1 d即愈[2]。

3. 治疗流行性腮腺炎　取鲜紫花地丁全草（或干品浸透）100～250 g洗净，加雄黄约0.5 g，共捣烂，外敷患处。每次敷1～2 h，每日2次。治疗期间忌食酸、甜及干燥食物。其中17例因体温超过39.5 ℃而加用复方柴胡注射液2 ml，每日2次，肌内注射。共治疗86例，结果：全部治愈，其中用药2 d而愈者33例，3 d而愈者41例，余均在5 d内治愈[3]。

【各家论述】 1.《药性纂要》："大抵毒初起及肿毒脓未尽时，以此解毒。若将平复宜补时则不用也。"

2.《要药分剂》："紫花地丁，《纲目》止疗外科症，但考古人每用治黄疸喉痹，取其泻湿除热之功也，大方家亦不可轻弃。"

3.《本草正义》："地丁专为痈肿疔毒通用之药，濒湖《纲目》称其苦辛寒，治一切痈疽发背，疔肿瘰疬，无名肿毒、恶疮。然辛凉散肿，长于退热，惟血热壅滞、红肿焮发之外疡宜之。若谓通治阴疽发背寒凝之证，殊是不妥。"

5028 紫花络石 zǐ huā luò shí （《全国中草药汇编》）

【异名】 藤序络石、牛角藤、掰果（《云南药用植物名录》），银丝藤（《湖南药物志》）。

【基原】 为夹竹桃科络石属植物紫花络石的茎藤和茎皮。

【原植物】 紫花络石 *Trachelospermum axillare* Hook. f.　又名：腋花络石（《中国经济植物志》）。

粗壮木质藤本。茎具皮孔多数。叶对生，柄长3～5 mm；叶片厚纸质，倒披针形、倒卵形或长椭圆形；侧脉多至15对。聚伞花序近伞形，腋生或有时近顶生；花紫色；花萼裂片5，内有腺体约10个；花冠高脚碟状，倒卵状长圆形；雄蕊5；子房卵圆形，无毛，花柱线形，柱头近头状；花盘的裂片与子房等长。外果皮无毛，具细纵纹。种子暗紫色，倒卵状长圆形或宽卵圆形，种毛细丝状。花期5～7月，果期8～10月。

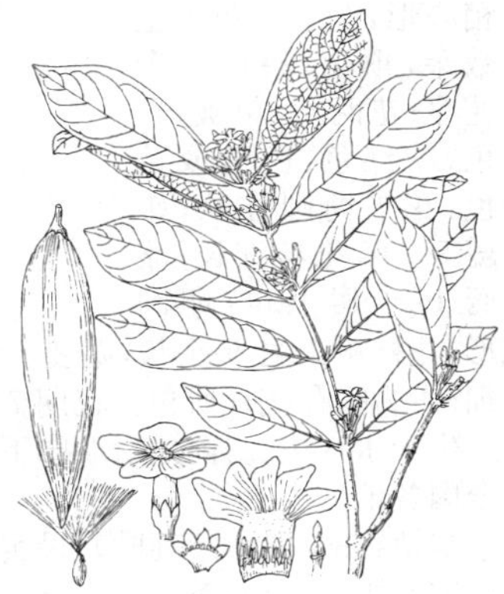

紫花络石

生于山谷疏林中或水沟边。分布于西南及浙江、福建、江西、湖北、湖南、广东、广西等地。

【采收加工】 7～9月采收，切段，晒干。

【药材】 紫花络石 *Caulis seu cortex Trachelospermi Axillaris*　产于浙江、江西、福建、湖北、湖南、广东、广西、云南、贵州、四川、西藏等地。

性状　茎藤圆柱形，外表面灰褐色，皮孔横向突起，并有微突起的横纹；质硬，折断时皮部有稀疏的白色胶丝，无弹性。气微，味微苦。

茎皮卷筒状或槽状，外表面灰褐色，内表面黄白色或黄棕色，具细纵裂纹。折断时有稀疏白色胶丝。

鉴别　茎皮横切面：木栓层为9～30列木栓细胞，栓内层明显。皮层窄，石细胞群排成环状，并伴有非木化纤维。韧皮部宽广，石细胞成群，散布于外侧，其间伴有非木化纤维；乳汁管众多，有时可见胶质团块；射线宽2～4列细胞。本品石细胞常含草酸钙方晶，近石细胞群周围有含晶木化厚壁细胞，薄壁细胞含小淀粉粒。

粉末特征：灰棕色。石细胞成群，圆形、长圆形、类三角形或不规则形，长30～450 μm，直径27～90 μm，壁厚，孔沟明显，有的石细胞有2～3个腔，亦有的腔中含草酸钙方晶。草酸钙方晶直径15～25 μm。胶丝条状或扭曲成团，直径约19 μm。乳汁管直径约25 μm。纤维常成束，直径20～25 μm，一种壁厚8～10 μm，一种壁薄，胞腔含草酸钙方晶。筛管侧壁筛域较小，椭圆形。射线宽1～5列细胞。此外，有木栓细胞。

【药性】 辛、微苦，温。有毒。归肺、肝经。

1.《全国中草药汇编》："辛、微苦，温，有毒。"

2.《湖南药物志》："微苦，平。"

【功用主治】 祛风解表，活络止痛。主治感冒头痛，咳嗽，风湿痹痛，跌打损伤。

1.《全国中草药汇编》："解表发汗，通经活络，止痛。主治感冒，风湿，跌打劳伤，支气管炎，肺结核。"

2.《湖南药物志》："祛风活络，强筋骨，降血压。"

【用法用量】 内服：煎汤，9～15 g；研末，3～5 g；或浸酒。

【宜忌】《全国中草药汇编》："中毒症状：心慌，出汗多。"

【选方】 1. 治风湿关节痛　（紫花络石）茎、桑枝、桂枝、紫苏梗各9～15 g。水煎服或酒浸服。

2. 治高血压病　（紫花络石）茎9～15 g，桑寄生15～24 g。水煎兑芭蕉鲜汁半碗服。（1、2方出自《湖南药物志》）

5029 紫茉莉子 zǐ mò lì zǐ （《纲目拾遗》）

【异名】 白粉果（《滇南本草》），土山柰（《纲目拾遗》）。

【基原】 为紫茉莉科紫茉莉属植物络石 *Mirabilis jalapa* L. 的果实。

【原植物】 参见"紫茉莉根"条。

【采收加工】 9～10月果实成熟时采收，晒干。

【药材】 紫茉莉子 *Fructus Mirabilis Jalapae*　全国大部分地区均产。

性状　果实呈卵圆形，长5～8 mm，直径5～8 mm。表面黑色，有5条明显棱脊，布满点状突起；内表面较光滑，棱脊明显。顶端有花柱基痕，基部有果柄痕。质硬。种子黄棕色，胚乳较发达，白色粉质。

【成分】 紫茉莉子种子含淀粉[1]，8-羟基-十八-顺-11，14-二烯酸（8-hydroxyoctadeca-*cis*-11，14-dienoic acid）等脂肪酸[2]，β-谷甾醇（β-sitosterol），β-香树脂醇（β-amyrin），β-谷甾醇-D-葡萄糖苷（β-sitosterol-D-glucoside），β-香树脂醇-3-O-α-L-鼠李糖基-O-β-D-葡萄糖苷（β-amyrin-3-O-α-L-rhamnosyl-O-β-D-glucoside)[3]。

【药理】 1. 抗微生物作用　由种子中提取的两种抗菌多肽或蛋白 Mj-AMP$_1$ 和 Mj-AMP$_2$ 对 13 种植物致病真菌有广谱抗真菌作用。这两种多肽对酵母和革兰阳性细菌也有抑制作用，但对革兰阴性细菌和培养的人体细胞无毒[1~3]。紫茉莉多种组织中含紫茉莉抗病毒蛋白(mirabilis antiviral protein, MAP)，能抑制兔网织红细胞裂解物转化。紫茉莉子中含量最高[4]。紫茉莉抗病毒蛋白是一种核糖体灭活蛋白，有抗病毒及抑制蛋白合成作用[5]。

2. 其他作用　醇提取物口服使动物发情期或发情前期受到抑制，有避孕作用[6]。MAP 对妊娠小鼠有堕胎作用，对肿瘤细胞有抗增生作用[5]。

【药性】《福建药物志》："微甘，凉。"

【功用主治】 清热化斑，利湿解毒。主治面生斑痣，脓疱疮。

1.《药性考》："研末和入面脂，默黯渐脱。"

2.《纲目拾遗》："可去面上瘢痣粉刺。"

3.《福建药物志》："治脓疱疮。"

【用法用量】 外用：去外壳研末搽；或煎水洗。

【选方】 治葡萄疮(皮肤起黄水泡，溃破流黄水)　紫茉莉果实内粉末，调冷水涂抹。(《福建中草药》)

5030 紫茉莉叶 zǐ mò lì yè（《峨眉山药用植物》）

【异名】 苦丁香叶(《滇南本草》)。

【基原】 为紫茉莉科紫茉莉属植物紫茉莉 *Mirabilis jalapa* L. 的叶。

【原植物】 参见"紫茉莉根"条。

【采收加工】 叶生长茂盛花未开时采摘，鲜用。

【药材】 紫茉莉叶 *Folium Mirabilis Jalapae*　产于全国各地。

性状　叶片多卷缩，完整者展平后呈卵状或三角形，长 4～10 cm，宽约 4 cm，先端长尖，基部楔形或心形，边缘微波状，上表面暗绿色，下表面灰绿色，叶柄较长，具毛茸。气微，味甘平。

【成分】 紫茉莉叶含直链烷烃、酮、醇、甾体化合物、脂肪酸及各种游离氨基酸[1]。

【药理】 紫茉莉叶水提取物使离体兔心的心率和收缩振幅增加，但很快恢复正常；使猫血压上升随即恢复；使兔十二指肠的张力和收缩幅度降低。其有效成分可能是儿茶酚胺[1]。紫茉莉叶煎剂在试管内对金黄色葡萄球菌、乙型链球菌、白喉杆菌、炭疽杆菌和大肠杆菌等有抗菌作用[2]。

毒性　紫茉莉叶水提取物腹腔注射 5 mg/kg，小鼠出现抑郁，呼吸急促，角膜反射减弱，5 只小鼠中 3 只死亡[1]。

【药性】 甘、淡，凉。

1.《青岛中草药手册》："性平，味甘、淡。"

2.《福建药物志》："微甘，凉。"

【功用主治】 清热解毒，祛湿活血。主治痈肿疮毒，疥癣，跌打损伤。

1.《滇南本草》："贴臁疮。"

2.《草药新纂》："治疥癣。"

3.《青岛中草药手册》："清热解毒，祛湿利尿，调经活血。"

4.《福建药物志》："治疔疮。"

【用法用量】 外用：鲜品捣敷或取汁外搽。

【选方】 1. 治疮疖，跌打损伤　紫茉莉叶(鲜)适量。捣烂外敷患处，每日 1 次。

2. 治骨折，无名肿毒　紫茉莉叶(鲜)捣烂外敷，每日 1 次。(1、2 方出自《陕甘宁青中草药选》)

5031 紫茉莉花 zǐ mò lì huā（《福建药物志》）

【基原】 为紫茉莉科紫茉莉属植物紫茉莉 *Mirabilis jalapa* L. 的花。

【原植物】 参见"紫茉莉根"条。

【采收加工】 7～9 月花盛开时采收，鲜用或晒干。

【药性】《福建药物志》："微甘，凉。"

【功用主治】 润肺，凉血。主治咯血。

【用法用量】 内服：60～120 g，鲜品捣汁。

【选方】 治咯血　紫茉莉白花 120 g。捣烂取汁，调冬蜜服。(《福建药物志》)

5032 紫茉莉根 zǐ mò lì gēn（《纲目拾遗》）

【异名】 白花参、粉果根(《滇南本草》)，入地老鼠、花粉头(《岭南采药录》)，水粉头(《天宝本草》)，粉子头、胭脂花头(《四川中药志》)，白粉根、白粉角(《云南药用植物名录》)。

【基原】 为紫茉莉科紫茉莉属植物紫茉莉的根。

【原植物】 紫茉莉 *Mirabilis jalapa* L.　又名：苦丁香、野丁香、丁香花、白丁香花、胭脂花(《滇南本草》)，粉团花(《盛京通志》)，状元红(《花镜》)，野茉莉、粉豆花(《植物名实图考》)，水粉子花、长春花(《湖南药物志》)，夜娇娇、夜晚花(《浙江药用植物志》)。

一年生或多年生草本，高 50～100 cm。根肉质，圆锥形或纺锤形，表面棕褐色，里面粉质，白色。茎直立，多分枝，圆柱形，节膨大。叶对生；具长柄；叶片纸质，卵形或卵状三角形，长 3～10 cm，宽 3～5 cm，尖端锐尖，茎部截形或稍心形，全缘。花 1 至数朵，顶生，集成聚伞花序；花两性，单被，红色、粉红色、白色或黄色，花被筒圆柱状；雄蕊 5～6，花丝细长；雌蕊 1，子房上位，卵圆形，花柱单 1，柱头头状，微裂。瘦果，近球形，熟时黑色，有细棱，为宿存苞片所包。花期 7～9 月，果期 9～10 月。

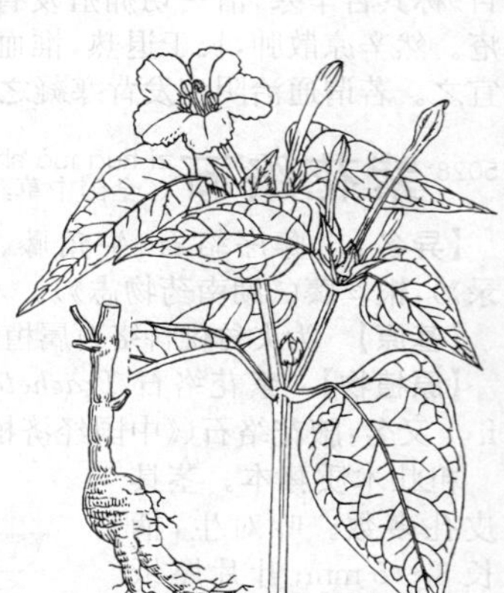

紫茉莉

生于水沟边、房前屋后墙脚下或庭园中，常栽培。分布于全国各地。

本植物的叶(紫茉莉叶)、果实(紫茉莉子)、花(紫茉莉花)亦供药用，另设专条。

【采收加工】 10～11 月挖取块根，晒干。

【药性】 甘、淡，微寒。

1.《滇南本草》："味咸，微辛，性寒。入膀胱经。"

2.《纲目拾遗》："味微甘。"

3.《天宝本草》："苦，甘。"

4.《上海常用中草药》："辛寒，有小毒。"

5.《青岛中草药手册》："性平，味甘、淡。"

【功用主治】 清热利湿，解毒活血。主治热淋，白浊，水肿，赤白带下，关节肿痛，痈疮肿毒，跌打损伤。

1.《滇南本草》："治膀胱偏坠，疝气疼痛，利小便。若泡水吃，可消水肿。"

2.《纲目拾遗》："祛风活血。治乳痈，白浊。"

3.《植物名实图考》："治吐血。"

4.《岭南采药录》："治花柳毒，白浊。利水去湿，解热毒。"

5.《上海常用中草药》："清热解毒，利尿，泻下，活血。主治尿路感染，白带，糖尿病，痈肿，跌打损伤。"

6.《青岛中草药手册》："祛湿利尿，调经活血。主治月经不调，赤白带下，子宫糜烂，前列腺炎，关节肿痛，疥疮等。"

7.《四川中药志》1982年版："用于湿疹。"

【用法用量】 内服：煎汤，15～30 g，鲜品30～60 g。外用：鲜品捣敷。

【宜忌】 脾胃虚寒者慎服，孕妇禁服。

1.《纲目拾遗》："性秉纯阴，柔中带利，久服恐骨软，阳虚人尤忌之。忌铁器。"

2.《上海常用中草药》："有泻下作用，孕妇忌服。"

【选方】 1. 治淋证（小便不利） 胭脂花、猪鬃草各15 g。切碎，煨白酒60 g，温服。（《贵州草药》）

2. 治湿热下注的白浊、热淋 紫茉莉根30 g，三白草根15 g，木槿花15 g，海金沙藤30 g。水煎服。（《四川中药志》1982年版）

3. 治白带 紫茉莉根30～60 g（去皮，洗净），茯苓9～15 g。水煎，饭前服，每日2次（白带用红花，黄带用白花）。（《福建药物志》）

4. 治关节肿痛 紫茉莉根24 g，木瓜15 g。水煎服。（《青岛中草药手册》）

5. 治乳痈 紫茉莉根研末泡酒服，每次6～9 g。（《泉州本草》）

6. 治咽喉肿痛 鲜紫茉莉根适量。捣烂取汁，滴入咽喉。（《四川中药志》1982年版）

5033 紫金血藤 zǐ jīn xuè téng（《重庆草药》）

【异名】 血藤、黄皮血藤（《四川中药志》），气藤（《贵州草药》），香血藤（《湖北中草药志》）。

【基原】 为五味子科五味子属植物翼梗五味子的藤茎和根。

【原植物】 翼梗五味子 *Schisandra henryi* Clarke 又名：峨眉五味子（《四川中药志》），棱枝五味子（《中国高等植物图鉴补编》）。

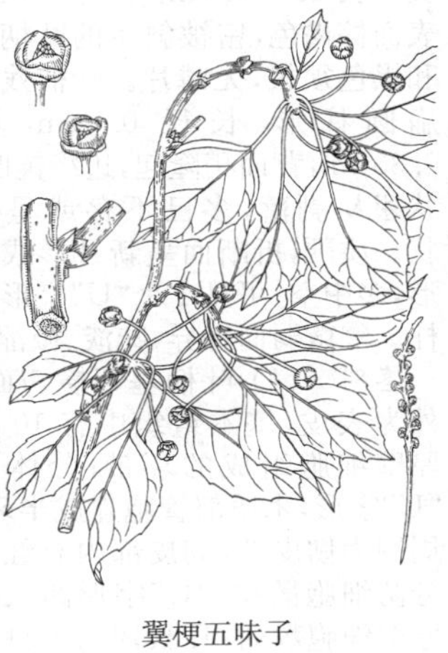

翼梗五味子

落叶木质藤本。小枝有棱，棱上有革质翅，棕紫色，老枝具皮孔，灰黑色。芽鳞大，常宿存。具叶柄，长1.5～5.5 cm；叶纸质或近革质；叶片卵形或椭圆状卵形，网脉稀疏。花单性，雌雄异株；花淡黄色；雄蕊群卵圆形，分离，雄蕊28～60，排成3～4列；雌蕊群近球形或长圆状椭圆形，心皮50～60，花柱甚短。聚合果长4～8 cm，小浆果扁球形或扁椭圆形，红黄色。种子2，扁半圆形或长圆状椭圆形，种皮有瘤状突起。花期5～7月，果期8～9月。

生于海拔500～2 000 m的林下或溪沟边。分布于长江流域以南各地。

【采收加工】 8～9月采收，切片，晒干。

【药材】 紫金血藤 *Caulis et Radix Schisandrae Henryi* 产于四川、湖北、贵州。

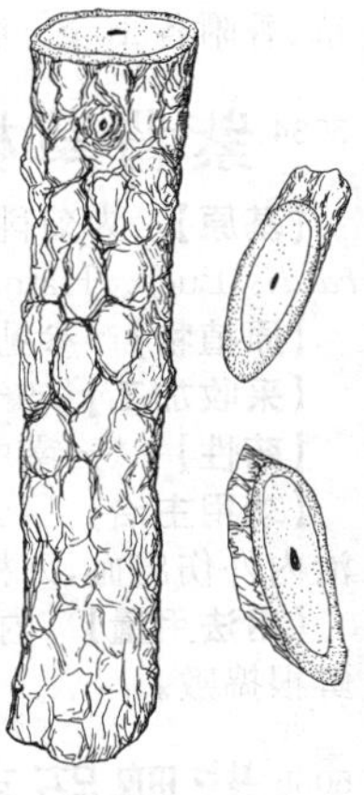

紫金血藤（茎）
外形及饮片

性状 藤茎长圆柱形，少分枝，长30～50 cm，直径2～4 cm。表面棕褐色或黑褐色，具深浅不等的纵沟和黄色点状皮孔；幼枝表面具棱翅。质坚实，皮具韧性；横断面皮部棕褐色，有的易与木心分离；木质部淡棕黄色，可见细小导管孔排列成行呈放射状，中央髓部深棕色，常破裂或呈空洞。气微，味微涩、辛，凉。

根似藤茎，但较粗壮，皮部强烈纵裂呈深沟，形成的棱较绵软，少有支根。

鉴别 茎横切面：具有较厚的落皮层，新老木栓层之间为死亡的韧皮部组织。韧皮部有大量嵌晶纤维束散在，略排成2轮。形成层圆环形。木质部具大型导管及发达的木纤维。具髓部。韧皮部及髓部薄壁细胞中均含有棕色物质。

【成分】 茎中含翼梗五味子木脂素（henricine）[1]。

【药理】 镇静、止咳、祛痰及细胞毒作用 本品经乙醇提取后制成浸膏灌胃延长小鼠戊巴比妥钠睡眠时间，灌胃对小鼠具有止咳（氨水气雾法）和祛痰（酚红法）作用[1]。紫金血藤中的某些成分体外对白血病细胞和HeLa细胞有细胞毒作用[2]。

【药性】 辛、涩，温。归肝、脾经。

1.《四川中药志》1960年版："性温，味微麻、酸、涩、苦，无毒。入肝、脾二经。"

2.《重庆草药》："辛，温。无毒。"

3.《湖北中草药志》："淡、微辛，温。"

【功用主治】 行气，活血，祛风，除湿。主治心胃气痛，痨伤吐血，闭经，月经不调，跌打损伤，风湿痹痛，金疮肿毒。

1.《分类草药性》："治一切跌打损伤，筋骨疼痛，吐血，通气，又治恶毒。"

2.《四川中药志》1960年版："通经活血，强筋壮骨。治五痨七伤，跌打损伤，风湿血痹，筋骨肢节酸痛，脚气痿躄。"

3.《重庆草药》："行气活血，为治气血凝滞各种症候的要药。治跌打损伤，痨伤吐血，经闭，腰腹臌胀，风湿麻木及气血虚弱。"

4.《贵州民间药物》："理气。治心气痛。"

5.《全国中草药汇编》："祛风除湿，活血止痛。治风湿骨痛，脉管炎，跌打损伤，胃痛，骨折。"

【宜忌】《四川中药志》1960年版："血虚气弱的孕妇忌服。"

【用法用量】 内服：煎汤，15～30 g；或浸酒。

【选方】 1. 治胃气痛 气藤适量。泡酒服。（《贵州草药》）

2. 治吐血，筋骨疼痛，跌打损伤　大血藤 30 g，小血藤 30 g，杜仲 12 g，木瓜 30 g，五加皮 30 g，鸡矢藤根 30 g。泡酒服。（《重庆草药》）

3. 治风湿关节痛　翼梗五味子茎 9～15 g，当归 9 g，赤芍 9 g。水煎服。（《湖南药物志》）

4. 治跌打损伤　香血藤 30 g，制乳香、制没药各 6 g，桃仁、红花各 9 g，䗪虫 6 g。水煎加酒冲服。

5. 治月经不调　香血藤 30 g，当归 10 g，川芎 6 g，益母草、香附各 10 g。煎服。（4、5 方出自《湖北中草药志》）

5034 紫背草根 zǐ bèi cǎo gēn （《中华本草》）

【基原】　为菊科千里光属植物紫背千里光 *Senecio nudicaulis* Buch. -Ham. ex D. Don 的根。

【原植物】　参见"紫背草"条。

【采收加工】　9～11 月采挖，鲜用或晒干。

【药性】　《云南中草药》："辛，寒。"

【功用主治】　《云南中草药》："止血散瘀，生肌止痛。主治内外伤出血，刀枪伤，烫伤。"

【用法用量】　内服：研末，1～1.5 g。外用：研末撒敷；或鲜根捣敷。

5035 紫鸭跖草 zǐ yā zhí cǎo （《广西中药志》）

【异名】　血见愁（《广西中药志》），鸭舌草、本山金线莲、鸭舌黄（《泉州本草》）。

【基原】　为鸭跖草科紫露草属植物紫露草的全草。

【原植物】　紫露草 *Tradescantia virginiana* L.　又名：美洲鸭趾草（《上海园林植物图说》）。

一年生草本，高 20～50 cm。茎多分枝，紫红色，稍肉质。叶互生，无柄；叶片披针形或条形，基部鞘状抱茎，鞘口具白色睫毛，全缘。聚伞花序顶生或腋生；苞片线状披针形，萼片 3，卵圆形，绿色，宿存；花瓣 3，广卵形，蓝紫色；雄蕊 6，无花药，发育雄蕊花丝有毛；子房上位，3 室，花柱细，柱头头状。蒴果椭圆形，有 3 条棱线。种子小，三棱状半圆形，淡棕色。花期 6～9 月。

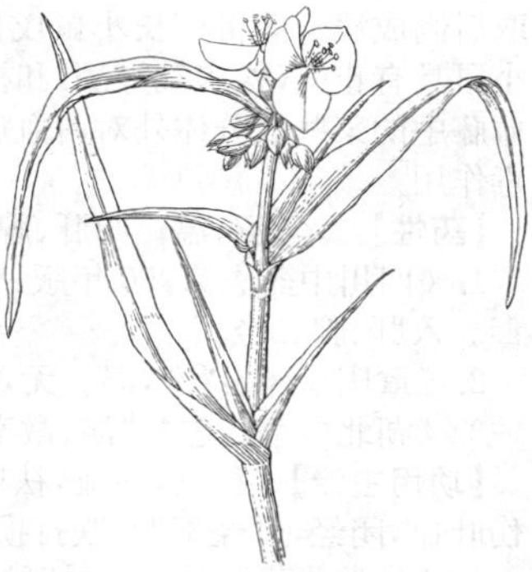

紫露草

我国庭园和温室有栽培。原产北美。

【采收加工】　7～9 月采收，鲜用或晒干。

【药性】　《广西中药志》："味淡、甘，性凉，有毒。入心、肝二经。"

【功用主治】　《广西中药志》："活血，止血，解蛇毒。治蛇泡疮，疮疡，毒蛇咬伤，跌打，风湿。"

【用法用量】　内服：煎汤，9～15 g，鲜品 30～60 g。外用：捣敷；或煎水洗。

【宜忌】　《广西中药志》："孕妇忌服。"

【选方】　1. 治蛇泡疮　紫鸭跖草叶适量，煎汤外洗。（《广西中药志》）

2. 治痈疽肿毒　鲜紫鸭跖草、仙巴掌捣敷。

3. 治腹股沟或腋窝结核　鲜紫鸭跖草 60 g。清水煎服，或加仙巴掌合煎。

4. 治诸淋　鲜紫鸭跖草 30～60 g。合冰糖煎服。（2～4 方出自《泉州本草》）

5036 紫萁贯众 zǐ qí guàn zhòng （《中药志》）

【异名】　綦、月尔（《说文》），紫綦（《尔雅》郭璞注），綦蕨（《尔雅》郑樵注），此萁（《后汉书》），紫蕨、迷蕨（《纲目》），蕨基（《广雅疏证》），大贯众（《山东中草药手册》）。

【基原】　为紫萁科紫萁属植物紫萁的根茎及叶柄残基。

【原植物】　紫萁 *Osmunda japonica* Thunb.　又名：老虎牙、水骨菜（《天目山药用植物志》），野鸡羽（《山东中草药手册》），狼萁、大叶狼衣（《浙江药用植物志》）。

多年生草本，高 30～100 cm。根茎横卧或斜升，粗壮，无鳞片。叶二型，幼时密被绒毛；顶部以下二回羽状，小羽片长圆形或长圆状披针形，边缘有匀密的细钝锯齿。孢子叶强度收缩，小羽片条形，沿主脉两侧密生孢子囊，形成长大深棕色的孢子囊穗，成熟后枯萎。

生于林下、山脚或溪边的酸性土壤。分布于江苏、浙江、安徽、福建、江西、山东、河南、湖北、湖南、广东、广西、四川、贵州、云南、甘肃等地。

本植物的嫩苗或幼叶柄上的绵毛（紫萁苗）亦供药用，另设专条。

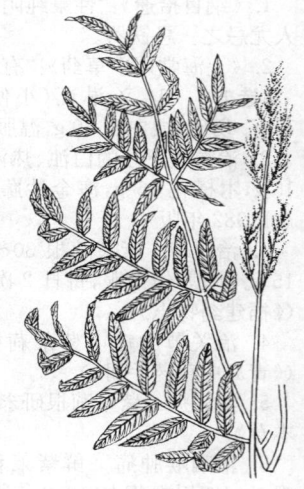

紫萁

【采收加工】　春、秋季采挖根茎，削去叶柄、须根，晒干或鲜用。

【药材】　紫萁贯众 *Rhizoma Osmundae Japonicae*　主产于河南、甘肃、山东、安徽等地。

性状　呈圆锥状、近纺锤形、类球形或不规则长球形，稍弯曲，先端钝，有时具分枝，下端较尖。长 10～30 cm，直径 4～8 cm。表面棕褐色，密被斜生的叶柄基部和黑色须根，无鳞片。叶柄残基呈扁圆柱形，长径 0.7 cm，短径 0.35 cm，背面稍隆起，边缘钝圆，耳状翅易剥落，多已不存或呈撕裂状。质硬，折断面呈新月形或扁圆形，多中空，可见 1 个"U"字形的中柱。气微弱而特异，味淡、微涩。

鉴别　（1）叶柄基部横切面：最外为表皮，基本组织中有 10 余列厚壁细胞组成的环带；分体中柱"U"字形，木质部管胞连成半环形，周围为韧皮部，韧皮部内有红棕色分泌细胞散在，"U"字形凹入处有厚壁细胞数列；耳状翅的中央各有

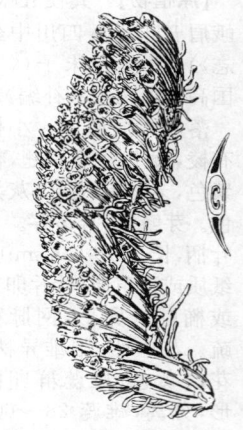

紫萁贯众（根茎及叶柄残基）外形

1条连续的厚壁细胞带。

根茎横切面:外侧为厚壁组织,分体中柱11个,呈环状排列;维管束周韧型,类圆形或长圆形。其余构造和叶柄基部相似。

(2) 薄层色谱:取样品粉末5 g,置沙氏提取器中,以氯仿回流提取3 h,回收氯仿至20 ml;另以β-脱皮激素为对照品。分别点于硅胶G板上,以氯仿-甲醇(9∶1)展开剂,展距15 cm。用5%磷钼酸乙醇液喷雾,样品在与对照品色谱相应的位置上,显相同的蓝色斑点。

【成分】 根茎含东北贯众素(dryocrassin)及多种内酯成分:紫萁内酯〔(4R, 5S)-osmundalactone〕,5-羟基-2-己烯酸-4-内酯〔(4R, 5S)-5-hydroxy-2-hexen-4-olide〕,5-羟基己酸-4-内酯〔(4R, 5S)-5-hydroxyhexan-4-olide〕,3-羟基己酸-5-内酯〔(3S, 5S)-3-hydroxyhexan-5-olide〕[1,2],葡萄糖基紫萁内酯(osmundalin),二氢异葡萄糖基紫萁内酯(dihydroisoomundalin),2-去氧-2-吡喃核糖内酯(2-deoxy-2-ribopyranolactone)[3]。还含类花楸酸苷(parasorboside),5-羟基-3-(β-D-吡喃葡萄糖氧基)己酸甲酯〔methyl(3S, 5S)-5-hydroxy-3-(β-D-glucopyranosyloxy)hexa-noate〕,麦芽酚-β-D-吡喃葡萄糖苷(maltol-β-D-glucopyranoside),5-羟甲基-2-糠醛(5-hydroxy methyl-2-furfural),甘油(glycerin)[3],琥珀酸(succinic acid)[1],尖叶土杉甾酮(ponasterone)A,蜕皮甾酮(ecdysterone),蜕皮素(ecdysone)[4]和多糖[5,6]。

【药理】 1. 驱虫作用　紫萁贯众的根茎及叶柄基部的煎剂体外对猪蛔虫头段有抑制和松弛作用,抑制猪蛔虫的活动[1]。提取物能驱除人体肠蠕虫[2]。

2. 抗病毒作用　紫萁贯众水提取液稀释后能抵抗3型腺病毒对培养的HeLa单层细胞的攻击;能抵抗Ⅰ型单纯疱疹病毒对肝癌细胞Hep2细胞的攻击[3]。

3. 对凝血的影响　家兔口服水提取液能缩短家兔凝血酶原时间[4]。紫萁提取物有抑制凝血的作用[5]。

【炮制】 1. 紫萁贯众　取原药材,除去杂质,洗净,润透,切厚片或小块,干燥。

2. 紫萁贯众炭　取紫萁贯众块(片),置锅内,用武火炒至表面呈焦黑色、内部呈棕褐色时,喷淋少许清水,熄灭火星,取出凉透。

饮片性状　紫萁贯众参见"药材"项。紫萁贯众炭形如紫萁贯众,表面焦黑色,内部棕褐色,质脆易碎。

贮干燥容器内,紫萁贯众炭摊晾散热,防复燃。

【药性】 苦,微寒,小毒。

1.《贵州民间药物》:"性平,味淡。"

2.《山东中草药手册》:"苦,微寒。有小毒。"

3.《湖南药物志》:"无毒。"

4.《青岛中草药手册》:"入脾、胃经。"

【功用主治】 解毒,祛瘀,止血,杀虫。主治流感,流脑,乙脑,腮腺炎,痈疮肿毒,麻疹,水痘,痢疾,吐血,衄血,便血,崩漏,带下,蛲虫、绦虫、钩虫等肠道寄生虫病。

1.《贵州民间药物》:"祛瘀活血,解毒。治劳伤血滞,疯狗咬伤。"

2.《天目山药用植物志》:"民间治肚腹胀痛,大便闭结,皮黄肌瘦,肛门有细小寸白虫(蛲虫)。"

3.《江西草药》:"解毒祛瘀。(主治)无名肿毒,肋间神经痛。"

4.《山东中草药手册》:"清热解毒,止血,杀虫。(主治)痄腮,麻疹、水痘出不透彻,鼻衄,产后流血,崩漏,便血,驱绦虫、钩虫、蛲虫。"

5.《湖南药物志》:"祛风利湿,驱虫,催乳。防治脑炎,(治)筋骨痛,心气痛。"

6.《全国中草药汇编》:"主治痢疾,崩漏,白带。"

7.《浙江药用植物志》:"(主治)流行性乙型脑炎,流行性感冒。"

【用法用量】 内服:煎汤,3~15 g;或捣汁;或入丸、散。外用:鲜品捣敷;或研末调敷。

【宜忌】 脾胃虚寒者慎服。

【选方】 1. 防治脑炎　(紫萁)根15~30 g,大青叶15 g。水煎服。(《湖南药物志》)

2. 治麻疹、水痘出不透彻　贯众3 g,赤芍6 g,升麻3 g,芦根9 g。水煎服。

3. 治便血　贯众炭、地榆炭、槐花炭各等分。共研细粉,每次服3 g,每日3次,黄酒送服。(2、3方出自《山东中草药手册》)

4. 治白带　(紫萁)幼嫩根茎(去鳞片)5~6只,水煎冲白糖服。(《浙江民间常用草药》)

5. 驱钩虫　紫萁6 g,狼毒、百部各3 g。研末吞服,每日1剂。(《浙江民间常用草药》)

6. 治瘘管　(紫萁)鲜根茎加米饭捣烂,外敷患处。另取(紫萁)根茎30 g,加黄酒蒸服。

7. 治脚底组织炎　(紫萁)根茎(去外皮)15 g,加盐捣烂外敷。若已破溃者,加白糖捣烂外敷。

8. 解雷公藤中毒　(紫萁)幼嫩根茎3~6 g,加冷开水捣汁服。(6~8方出自《浙江民间常用草药》)

9. 治劳伤血滞　猫蕨15 g,泡酒120 g。每次服15~30 g。(《贵州民间药物》)

5037 紫弹树叶 zǐ tán shù yè (《天目山药用植物》)

【基原】 为榆科朴属植物紫弹树的叶。

【原植物】 紫弹树 *Celtis biondii* Pamp.　又名:牛筋树(《天目山药用植物志》),朴树、中筋树、沙楠子树、香丁(《全国中草药汇编》),黄果朴(《浙江药用植物志》)。

落叶乔木,高达14 m。一年生枝密被红褐色柔毛,二年生枝无毛。叶互生,柄长3~7 mm;叶片卵圆形、卵状长椭圆形,长3.5~8 cm,宽2~3.5 cm,尖端渐尖,茎部宽楔形,两边不相等,中上部边缘有锯齿,稀全缘,基出叶脉3条,侧脉2~4对,脉腋毛较密,老叶无毛。雄花4,被毛;雄蕊4;雌花或两性花花被片4;子房卵形,平滑,花柱2,向外反曲。核果通常2个腋生,近球形,橙黄色,果核具网纹,果柄被毛。花期4~5月,果期9~10月。

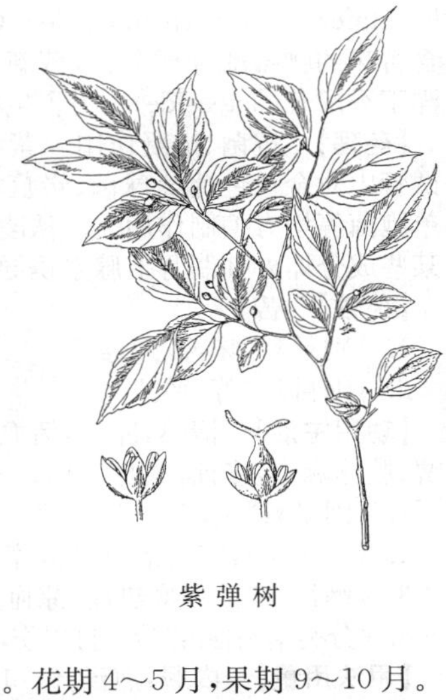

紫弹树

生于山坡、山沟边及杂木林中。分布于西南及江苏、浙江、安徽、福建、江西、河南、湖北、湖南、广东、广西、陕西、甘肃等地。

本植物的茎枝(紫弹树枝)、根皮(紫弹树根皮)亦供药用,另设专条。

【采收加工】 5~7月采集,鲜用或晒干。

【药性】 《天目山药用植物志》:"性寒,味甘。"

【功用主治】 清热解毒。主治疮毒溃烂。

【用法用量】 外用:捣敷或研末调敷。

【选方】 治疮毒溃烂 (紫弹树)叶加白糖捣敷患处,每日换2次。(《天目山药用植物志》)

5038 紫弹树枝 zǐ tán shù zhī (《天目山药用植物》)

【基原】 为榆科朴属植物紫弹树 *Celtis biondii* Pamp. 的茎枝。

【原植物】 参见"紫弹树叶"条。

【采收加工】 5~7月采集,鲜用或晒干。

【药性】 《天目山药用植物志》:"性寒,味甘。"

【功用主治】 通络止痛。主治腰背酸痛。

【用法用量】 内服:煎汤,15~30 g。

【选方】 治腰背酸痛 (紫弹树)茎枝30~60 g,狗脊9~15 g。酒、水各半,炖服。(《浙江药用植物志》)

5039 紫葳茎叶 zǐ wēi jīng yè (《别录》)

【异名】 凌霄藤、争墙风(《常用中草药配方》)。

【基原】 为紫葳科凌霄花属植物凌霄 *Campsis grandiflora* (Thunb.) Loisel ex K. Schum. 或美洲凌霄 *C. radicans* (L.) Seem. 的茎叶。

【原植物】 参见"凌霄花"条。

【采收加工】 7~9月采收,晒干。

【成分】 凌霄叶含环烯醚萜(iridoid)成分:紫葳苷(campenoside),5-羟基紫葳苷(5-hydroxycampenoside)[1],黄钟花苷(tecomoside)[2],8-羟基紫葳苷(campsiside),5,8二羟基紫葳苷(5-hydroxycampsiside)[3],凌霄苷(cachineside)Ⅰ[2]、Ⅲ、Ⅳ、Ⅴ[4]。又含黄酮苷成分:柚皮素-7-双鼠李糖苷〔naringenin-7-O-α-L-rhamnosyl(1→4) rhamnoside〕,二氢山柰酚-3-鼠李糖苷-5-O-葡萄糖苷(dihydrokaempferol-3-α-L-rhamnoside-5-O-β-D-gluco-side)[5]。还含苦味的咖啡酰苷成分:紫葳新苷(campneoside)Ⅰ、Ⅱ及洋丁香酚苷(acteoside)。另含生物碱[6]。

【药理】 抗菌、抗凝作用 紫葳茎叶(凌霄茎叶)煎剂在试管内对金黄色葡萄球菌、炭疽杆菌、乙型链球菌、铜绿假单胞菌等均有抑制作用[1]。从凌霄叶甲醇提取物中分离的某些成分体外抑制肾上腺素诱导的血小板聚集[2]。

【药性】 苦,平。

1.《别录》:"味苦,无毒。"

2.《纲目》:"苦,平。"

【功用主治】 清热,凉血,活血。主治血热身痒,风疹,喉痹,肢体麻木,痿证,跌打损伤。

1.《别录》:"主痿躄,益气。"

2.《日华子》:"叶:治热风身痒,游风,风疹。"

3.《纲目》:"治喉痹热痛,凉血生肌。"

4.《分类草药性》:"治跌打损伤,风湿麻木,消肿,散瘀血。"

【用法用量】 内服:煎汤,9~15 g。

【宜忌】 孕妇禁服;体虚者慎服。

1.《品汇精要》:"妊娠不可服。"

2.《本草汇》:"走而不守,不能益人,虚者避之。"

【选方】 1. 治暴耳聋 凌霄叶杵烂,取自然汁灌耳内。(《斗门方》)

2. 治风湿骨痛 争墙风15 g,石南藤15 g,豨莶草15 g,威灵仙9 g,独活9 g。水煎,每日2次分服。(《常用中草药配方》)

5040 紫花鱼灯草 zǐ huā yú dēng cǎo (《天目山药用植物志》)

【异名】 爆竹花(《植物名实图考》),断肠草(《草木便方》),羊不吃(《民间常用草药汇编》),野芹菜(《福建药物志》)。

【基原】 为罂粟科紫堇属植物刻叶紫堇的根及全草。

【原植物】 刻叶紫堇 *Corydalis incisa* (Thunb.) Pers. 二年生或多年生草本,高20~60 cm,具特殊臭气,全株疏生白色短毛。茎直立,具纵棱。叶互生;具长柄;叶片轮廓三角形,二至三回羽状全裂。总状花序顶生,疏生花10余朵;萼片小,花冠紫红色;子房条形,柱头2裂。蒴果椭圆状条形,略弯成弧状。种子多数,近圆形,黑色,有光泽。花期4~5月,果期5~6月。

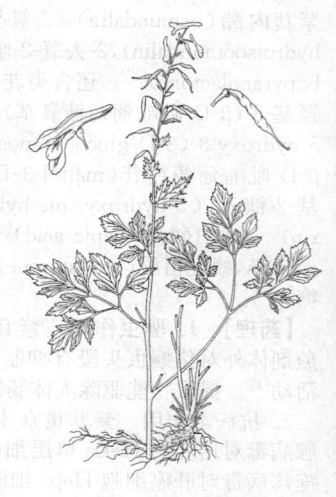

刻叶紫堇

生于山坡沟边、林下草丛中或宅旁墙根下等多石处。分布于华东及河北、山西、河南、陕西等地。

【采收加工】 4~5月采收全草,6~7月挖根,鲜用或晒干。

【成分】 全草含多种生物碱:原阿片碱(protopine),山缘草定碱(adlumidine),左旋紫堇杷明碱(corypalmine),血根碱(sanguinarine),刻叶紫堇明碱(corysamine),黄连碱(coptisine)[1~3],清风藤碱(sinoacutine),深山黄堇碱(pallidine),紫堇醇灵碱(corynoline),乙酰紫堇醇灵碱(acetylcorynoline),紫堇洛星碱(corynoloxine),紫堇文碱(corycavine)[4],异紫堇醇灵碱(isocorynoline),乙酰异紫堇醇灵碱(acetylisocorynoline),左旋四氢刻叶紫堇明碱(tetrahydrocorysamine)[5],紫堇酸(corydalic acid),紫堇酸甲酯(corydalic acid methyl ester)[6],刻叶紫堇胺(corydamine)[7],12-羟基紫堇醇灵碱(12-hydroxycorynoline),11-表紫堇醇灵碱(11-epicorynoline),6-氧紫堇醇灵碱(6-oxocorynoline)[8],左旋碎叶紫堇碱(cheilanthifoline),左旋斯氏紫堇碱(scoulerine),异种荷包牡丹碱(coreximine),右旋网叶番荔枝碱(reticuline)[9],紫堇螺酮(corydalispirone),紫堇属醇(corydalisol)[10],6-羟甲基紫堇醇灵碱(corynolamine)[11],右旋紫堇醇灵碱-11-O-硫酸酯(corynoline-11-O-sulfate)[12],刻叶紫堇胺盐酸盐[13]。

【药理】 1. 镇痛、镇静作用 紫花鱼灯草所含原阿片碱口服可抑制醋酸导致的小鼠扭体反应,抑制电刺激小鼠尾根部产生的疼痛[1]。紫堇醇灵碱硫酸盐给小鼠腹腔注射有镇静作用[2]。

2. 其他作用　原阿片碱对离体肠管有解痉作用[1]。紫堇醇灵碱硫酸盐有抗钩端螺旋体作用[2]。紫花鱼灯草地上部分甲醇提取物和其中的紫堇醇灵碱能抑制乙酰胆碱酯酶活性。紫堇醇灵碱的这种作用是可逆和非竞争性的[3]。

【药性】　苦、辛，寒。有毒。

1.《草木便方》："辛，有大毒。"

2.《四川中药志》1960年版："性寒，味苦涩，有毒。"

【功用主治】　解毒，杀虫。主治疮疡肿毒，疥癞顽癣，湿疹，毒蛇咬伤。

1.《草木便方》："治疥癞，恶毒虫疮，蛊毒，刀伤，脚膝痹痛，乳痓。"

2.《四川中药志》1960年版："杀虫，洗疮毒，搽癞子，治毒蛇咬伤。"

3. 南药《中草药学》："杀虫。主治顽癣及牛皮癣。"

4.《福建药物志》："止痒。主治湿疹。"

【用法用量】　外用：捣烂敷；或煎水外洗；亦可用酒或醋磨汁外搽。

【宜忌】《民间常用草药汇编》："内服慎用，宜久煎，用开红花者。黄、白花者忌服。"

【选方】　1. 治顽癣及牛皮癣　断肠草块茎磨酒或醋外搽。(南药《中草药学》)

2. 治痒子　断肠草块根、铁篱笆叶、白地黄瓜。捣绒外敷。

3. 治一般疮毒　断肠草熬水洗多次。有止痒拔毒之效。(2、3方出自《四川中药志》1960年版)

4. 治脱肛　紫花鱼灯草花及叶煎汁作罨包。(《天目山药用植物志》)

5. 治癞头，毒蛇伤　断肠草块茎捣烂外敷。(南药《中草药学》)

5041 紫背金盘草 zǐ bèi jīn pán cǎo (《本草图经》)

【异名】　破血丹、筋骨草、石灰菜(《植物名实图考》)，九味草(《云南中草药选》)，散瘀草(《全国中草药汇编》)。

【基原】　为唇形科筋骨草属植物紫背金盘的全草或根。

【原植物】　紫背金盘 *Ajuga nipponensis* Makino

一年或二年生草本，高10～20 cm。全株被疏柔毛。茎直立，基部分枝。茎生叶具柄；叶片宽椭圆形或倒卵状椭圆形，两面被糙伏毛。轮伞花序下部者远离，向上渐密集成顶生假穗状花序；苞片小，卵形至宽披针形；花萼钟状；花冠淡蓝色或蓝紫色，具深色条纹，近基部具毛环；雄蕊4，二强，伸出；花盘环状。小坚果卵圆状三棱形，背部具网状皱纹。花期在我国东部者为4～6月，西南部者为12月至翌年3月；果期前者为5～7月，后者为1～5月。

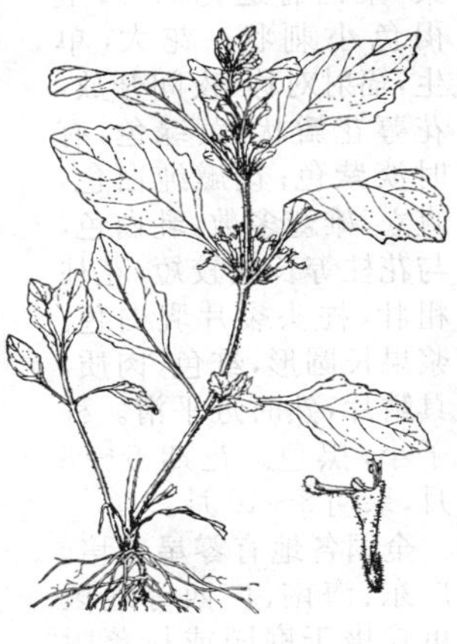

紫背金盘

生于海拔100～2 300 m的草地、林内及阳坡地。分布于我国东部、南部及西南各地，西北至秦岭南坡。

【采收加工】　5～7月采收，晒干或鲜用。

【成分】　全草含β-蜕皮素(β-ecdysone)，筋骨草甾酮(ajugasterone)A和B，旌节花甾酮(shachysterone)D[1]等。

地上部分含筋骨草素(ajugamarin)A_1、B_1～B_3、C_1、D_1及筋骨草素二萜-1(ajugarin-1)[2]等。

叶含筋骨草素(ajugamarin)，二氢筋骨草素(dihydroajugamarin)和断-氯代筋骨草素(seco-chlorohydrin ajugamarin)[3]等。

【药性】　苦、辛，寒。

1.《本草图经》："根味辛。"

2.《云南中草药》："苦，寒。"

【功用主治】　清热解毒，凉血散瘀。主治肺热咳嗽，咳血，咽喉肿痛，乳痈，肠痈，疮疖肿毒，痔疮出血，跌打损伤，水火烫伤，毒蛇咬伤。

1.《本草图经》："温酒调服半钱匕，治妇人血气。"

2.《植物名实图考》："养筋和血，散瘀。酒煎服。"

3.《云南中草药》："清热解毒，活血散瘀，止血消肿。主治支气管炎，肺热咯血，咽喉肿痛，产后瘀血，毒蛇咬伤，疮疖肿痛，跌打肿痛，外伤出血，骨折。"

4.《全国中草药汇编》："消炎，凉血，接骨。治支气管炎，扁桃体炎，肺热咳血，疮疖，乳腺炎，脱肛，痔疮，肿瘤，外伤出血，烧烫伤，骨折。"

【用法用量】　内服：煎汤，15～30 g；根或研末。外用：捣敷。

【宜忌】《本草图经》："能消胎气，孕妇不可服。忌鸡、鱼、湿面、羊血。"

【选方】　1. 治肺炎，咽喉炎，痈疮肿毒　破血丹30 g，鱼腥草30 g。水煎服。

2. 治单纯性阑尾炎　破血丹30 g，大血藤30 g，金银花15 g，紫花地丁15 g，野菊花15 g，南五味子根9 g，延胡索9 g。水煎服。病重每日2剂。(1、2方出自《四川中药志》1982年版)

5042 紫弹树根皮 zǐ tán shù gēn pí (《天目山药用植物》)

【基原】　为榆科朴属植物紫弹树 *Celtis biondii* Pamp. 的根皮。

【原植物】　参见"紫弹树叶"条。

【采收加工】　春初、秋末挖取根部，剥皮，晒干。

【药性】《天目山药用植物志》："性寒，味甘。"

【功用主治】《天目山药用植物志》："清热解毒，祛痰，利小便。治小儿解颅。"

【用法用量】　内服：煎汤，10～30 g。外用：捣敷。

【选方】　治乳痈肿毒　(紫弹树)根皮60～90 g。水煎服。渣加白糖，捣烂涂敷患处。(《天目山药用植物志》)

5043 棠梨 táng lí (《纲目》)

【异名】　杜、甘棠(《诗经》)，白棠、赤棠(陆玑《诗疏》)，野梨(《纲目》)。

【基原】　为蔷薇科梨属植物杜梨的果实。

【原植物】　杜梨 *Pyrus betulaefolia* Bunge　又名：棠梨树(《救荒本草》)，土梨(《中国树木分类学》)，海棠梨、野梨子(江西)，灰梨(山西)。

乔木，高达10 m。枝有刺，嫩时密被灰白色绒毛。叶互生，柄长2～3 cm，被灰白色绒毛；叶片菱状卵形至长卵形，边缘有粗锐锯齿。花两性；伞形总状花序，有花10～15朵，两面均微被绒毛，早落；花瓣5，宽卵形，白色；雄蕊20，花药紫色；花柱2～3，基部微具毛。果实近球形，褐色，有淡色斑点，基部具带绒毛果梗。花期4月，果期8～9月。

生于海拔50～1 800 m的平原或山坡阳处。分布于河北、山西、辽宁、江苏、安徽、江西、山东、河南、湖北、湖南、陕西、甘肃等地。

本植物的枝叶(棠梨枝叶)、树皮(棠梨树皮)亦供药用，另设专条。

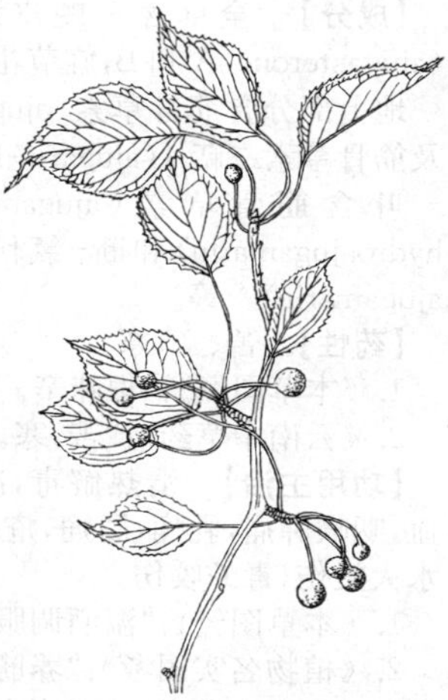
杜 梨

【采收加工】 8～9月果实成熟时采摘，晒干或鲜用。

【药材】 棠梨 *Fructus Pyri Betulaefoliae* 产于江苏、浙江、湖北、江西等地。

性状 果实类球形，直径0.5～1.0 cm。表面黑褐色，有白色斑点，质硬，果肉薄，褐色。气微，味酸，微甜。

【药性】 酸、甘、涩，寒。归肺、胃、大肠经。

1.《救荒本草》："味甘，酸。"

2.《玉楸药解》："味酸，性涩，微寒。入手太阴肺、足厥阴肝经。"

3.《本草省常》："性平。"

【功用主治】 涩肠，敛肺，消食。主治泻痢，咳嗽，食积。

1.《纲目》："烧食，止滑痢。"

2.《玉楸药解》："收肠敛肺、止泄除呕。"

3.《本草省常》："生食止呕，熟食止泻。"

4.《秦岭巴山天然药物志》："主治咳嗽，泻痢。"

【用法用量】 内服：煎汤，15～30 g。

【选方】 1. 治腹泻 (棠梨)干果30 g。水煎服。(《湖南药物志》)

2. 治霍乱吐泻，转筋腹痛 棠梨30 g，木瓜30 g。水煎服。(《青岛中草药手册》)

5044 棠梨枝叶 táng lí zhī yè (《纲目》)

【基原】 为蔷薇科梨属植物杜梨 *Pyrus betulaefolia* Bunge的枝叶。

【原植物】 参见"棠梨"条。

【采收加工】 6～7月采收枝叶，将枝切段，晒干。

【成分】 叶、幼苗含多种酚性化合物，如表儿茶素(epicatechin)，熊果酚苷(arbutin)[1]。

【药性】 酸，甘，涩，寒。

1.《救荒本草》："味微苦。"

2.《纲目》："酸、甘、涩，寒，无毒。"

【功用主治】 疏肝和胃，缓急止泻。主治反胃吐食，霍乱吐泻，转筋腹痛。

1.《纲目》："主治霍乱吐泻不止，转筋腹痛。"

2.《全国中草药汇编》："治反胃吐食。"

【用法用量】 内服：煎汤，15～30 g；叶或研末。外用：煎水洗。

【选方】 1. 治反胃吐食 棠梨叶油炒去刺，为末，每旦酒服一钱。(《纲目》引《山居四要》)

2. 治霍乱吐利不止兼转筋 棠梨枝一握，木瓜二两。上药细锉和匀，分为四服，每服以水一中盏，入生姜半分，煎至六分，去滓，不计时候热服。(《圣惠方》)

3. 治皮肤溃疡 棠梨枝叶适量煎水，洗患处。(《青岛中草药手册》)

5045 棠梨树皮 táng lí shù pí (《湖南药物志》)

【基原】 为蔷薇科梨属植物杜梨 *Pyrus betulaefolia* Bunge的树皮。

【原植物】 参见"棠梨"条。

【采收加工】 全年均可采，剥取树皮，晒干。

【功用主治】 《湖南药物志》："治皮肤溃疡。"

【用法用量】 外用：煎水熏洗。

5046 量天尺 liáng tiān chǐ (《广西药用植物名录》)

【基原】 为仙人掌科植物量天尺 *Hylocereus undatus* (Haw.) Britt. et Rose的茎。

【原植物】 参见"量天尺花"条。

【采收加工】 全年均可采，洗净去皮、刺，鲜用。

【药性】 《广西本草选编》："味甘，淡，性微凉。"

【功用主治】 《广西本草选编》："舒筋活络，解毒。治骨折，腮腺炎，疮肿。"

【用法用量】 外用：鲜品捣敷。

5047 量天尺花 liáng tiān chǐ huā (《岭南采药录》)

【异名】 霸王花(《岭南采药录》)，剑花、韦陀花、天尺花、龙骨花(《广东中药》)，七星剑花(《广西本草选编》)。

【基原】 为仙人掌科量天尺属植物量天尺的花。

【原植物】 量天尺 *Hylocereus undatus* (Haw.) Britt. et Rose 又名：昙花(《广州植物志》)，霸王鞭(《海南植物志》)，过江龙、番鬼莲(《广西药用植物名录》)。

多年生攀缘植物。有气根。茎粗壮，肉质，深绿色，长约7 m或更长，宽10～20 cm，棱边波浪形，老时多少呈硬角质；棱边有小窠，窠内有退化的叶，呈褐色小刺状。花大，单生，辐射对称，夜间开放，花萼花瓣状，黄绿色，有时淡紫色；花瓣纯白色，直立；雄蕊多数，乳白色，与花柱等长或较短；花柱粗壮，柱头裂片乳白色。浆果长圆形，红色，肉质，具鳞片，熟时近平滑。种子小，黑色。花期5～8月，果期8～10月。

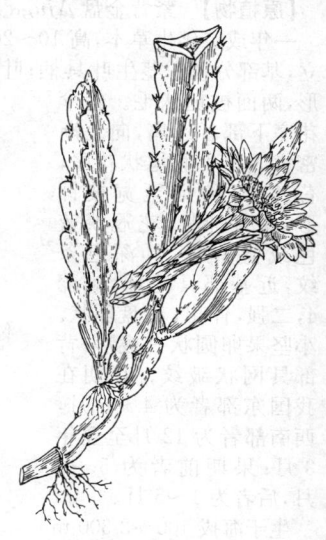
量天尺

全国各地有零星栽培。广东、海南、广西等地区可栽培于庭园或村落附近，常攀缘于树干、废墙或岩石上；其他地区多栽培于温室。

本植物的茎(量天尺)亦供药用，另设专条。

【采收加工】 5～8月花开后采收，鲜用或置通风处晾干。

【药材】 量天尺花 *Flos Hylocerei Undati* 产于广东、广西、海南等地。

性状 花纵向切开，呈不规则长条状，长15～17 cm。萼片棕色至黄棕色，萼管下部细长，扭曲，外被皱缩的鳞片；花瓣数轮，棕色或黄棕色，狭长披针形，有纵脉；雄蕊多数。气微，味稍甜。

【药性】 甘，微寒。归肺经。

1.《广东中药》："甘，微寒。"

2.《广西本草选编》："味甘、淡，性微凉。"

【功用主治】 清热润肺，解毒消肿。主治肺热咳嗽，肺痨，瘰疬，痄腮。

1.《广东中药》："清肺热，止咳嗽。"

2.《广西本草选编》："润肺止咳。治肺燥咳血，支气管炎，颈淋巴结结核，醉酒。"

【用法用量】 内服：煎汤，9～15 g。外用：鲜品，捣敷。

【选方】 治气痛，痰火咳嗽 (量天尺花)和猪肉煎汤服。(《岭南采药录》)

5048 景天 jǐng tiān (《本经》)

【异名】 戒火、慎火(《本经》)，火母、据火(《别录》)，慎火草(《千金方》)，护花草、拔火、谨火(《履巉岩本草》)，挂壁青(《本草蒙筌》)，护火、辟火(《纲目》)，火丹草(《本经逢原》)，火焰草、八宝草、佛指甲(《植物名实图考》)，火炊灯(《分类草药性》)，绣球花、跤蹬草(《福建民间草药》)，土三七、九头三七、橡皮七(《湖南药物志》)，活血三七(《内蒙古植物志》)。

【基原】 为景天科景天属植物八宝的全草。

【原植物】 八宝 *Hylotelephium erythrostictum* (Miq.) H. Ohba [*Sedum erythrostictum* Miq.] 又名：对叶景天(《东北植物检索表》)，白花蝎子草(《经济植物手册》)。

多年生肉质草本，高30～70 cm，全株带白粉。块根胡萝卜状。茎直立，不分枝，茎节紫色。叶对生；近无柄；叶片椭圆形至卵状长圆形，边缘有浅波状锯齿。伞房状聚伞花序，顶生；花密集；萼片5，披针形或卵形；花瓣5，白色或粉红色；雄蕊10，2轮，花药紫色；鳞片5，长圆状楔形；心皮5，分离，针形，淡红色。蓇葖果，直立，带红色或蔷薇红色。花期7～9月，果期10月。

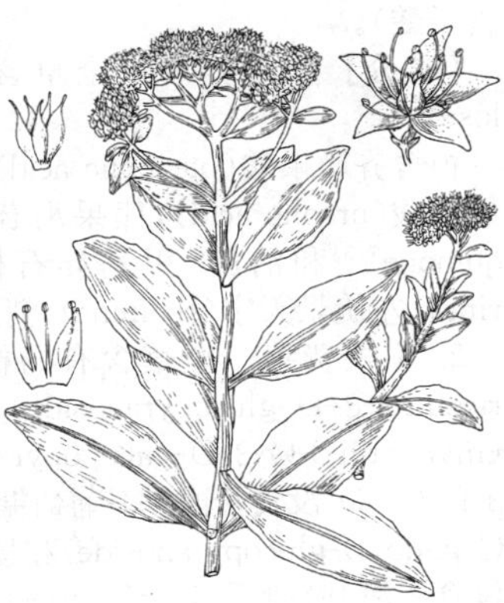

八 宝

生于山坡草丛、石缝中或沟边湿地。分布于东北及河北、山西、江苏、浙江、安徽、河南、湖北、四川、贵州、云南、陕西等地。

本植物的花(景天花)亦供药用，另设专条。

【采收加工】 7～9月采挖全草，置沸水中稍烫，晒干。

【成分】 叶中含有景天庚酮糖 (sedoheptulose)[1]。

【药性】 苦、酸，寒。归心、肝经。

1.《本经》："苦，平。"

2.《别录》："酸，无毒。"

3.《药性论》："有小毒。"

4.《药性切用》："苦酸，性寒。入心。"

5.《本草再新》："入肝经。"

6.《湖北中草药志》："淡，平。"

【功用主治】 清热解毒，活血止血。主治丹毒，疔疮痈疖，火眼目翳，烦热惊狂，风疹，漆疮，烧烫伤，蛇虫咬伤，吐血，咯血，月经量多，外伤出血。

1.《本经》："主大热火疮，身烦热，邪恶气。"

2.《别录》："疗诸蛊毒，痂疕，寒热风痹，诸不足。"

3.《本草经集注》："疗金疮，止血。以洗浴小儿，去烦热惊气。"

4.《日华子》："治心烦热狂，赤眼，头痛寒热，游风丹肿，女人带下。"

5.《药性切用》："泻热解毒，并涂丹肿、蛇伤。"

6.《中国药用植物图鉴》："清热止渴，生津止咳。"

7.《长白山植物药志》："活血止血，清热解毒。治吐血，跌打，疮疡肿毒，烫火伤，蜂螫，鸡眼。"

【用法用量】 内服：煎汤，15～30 g，鲜品50～100 g；或捣汁。外用：捣敷；或取汁摩涂、滴眼；或研粉调搽；或煎水外洗。

【宜忌】 脾胃虚寒者慎服。

1.《本草汇言》："但苦寒纯阴，苟非实热火邪，切勿轻用以动脾气，惟外涂无碍耳。"

2.《本草经疏》："一切病得之寒湿，恶寒喜热者勿服。"

3.《闽东本草》："忌铁器。虚寒便溏者忌用。"

【选方】 1. 治大小丹赤游风肿 用景天捣汁，或干末和苦酒敷之。(《卫生易简方》)

2. 治疔疮 景天一把杵烂，调烧酒敷患处。(《闽东本草》)

3. 治痈疽已溃 景天叶火焙，剥去皮，贴之，能吸出脓汁。(《文堂集验方》)

4. 治眼生花翳，涩痛 景天草捣绞取汁，日三五度点之。(《圣惠方》)

5. 治小儿风痰抽搐 鲜景天15～30 g，生姜皮少许，壁蟹壳二个。加水炖服。(《闽东本草》)

6. 治风隐疹 慎火草、生姜等分，盐少许。上三味，研捣，涂摩痒处。如遍身隐疹，涂发甚处自消。(《圣济总录》)

7. 治鸡眼 鲜景天叶一片，浸小便内5 h后，用火熏烧。乘热外敷。(《江西草药》)

8. 治吐血 鲜景天叶10余片，冰糖25 g。水炖服。(《长白山植物药志》)

【各家论述】《本草经疏》："(景天)治一切赤游风，各种火丹之神药也，故知其性大寒，其味大苦耳。当是大寒纯阴之草也。性能凉血解毒，故主大热火疮，身烦热，邪恶气，诸蛊毒痂疕，寒热风痹，诸不足。热解则毒散血凉，血凉则阴生故也。"

5049 景天花 jǐng tiān huā (《本经》)

【基原】 为景天科景天属植物八宝 *Hylotelephium erythrostictum* (Miq.) H. Ohba 的花。

【原植物】 参见"景天"条。

【采收加工】 7~8月采摘，晒干。

【药性】 苦，寒。

【功用主治】 清热利湿，明目，止痒。主治赤白带下，火眼赤肿，风疹瘙痒。

1.《本经》："主女人漏下赤白，轻身明目。"

2.《别录》："久服通神不老。"

【选方】 治脾肺风毒，遍身发痞瘟，瘙痒烦躁 景天花（慢火焙干）一钱，红曲（拣）半两，朴硝三钱。上三味同入乳钵，研为细散。每服二钱匕，食后临卧温酒调下。（《圣济总录》景天花散）

【各家论述】《本草经疏》："（景天）花，功用具如经说，第大苦大寒之药，而云轻身明目，通神不老，未可尝试也。"

5050 **景天三七** jǐng tiān sān qī（《江苏药材志》）

【异名】 费菜（《救荒本草》），土三七（《植物名实图考》），八仙草（《南京民间药草》），血山草（《山西中药志》），白三七、胡椒七（《湖南药物志》），吐血草（苏医《中草药手册》），见血散、活血丹（《浙江民间常用草药》），墙头三七（《浙江药用植物志》）。

【基原】 为景天科景天属植物费菜、横根费菜的根或全草。

【原植物】 1. 费菜 *Sedum aizoon* L. 又名：六月淋、收丹皮、石菜兰、九莲花（《秦岭植物志》），长生景天、细叶费菜（《经济植物手册》），乳毛土三七、多花景天三七（《东北植物检索表》），还阳草、金不换、六月还阳（《湖北植物志》），汉三七（《山东经济植物》）。

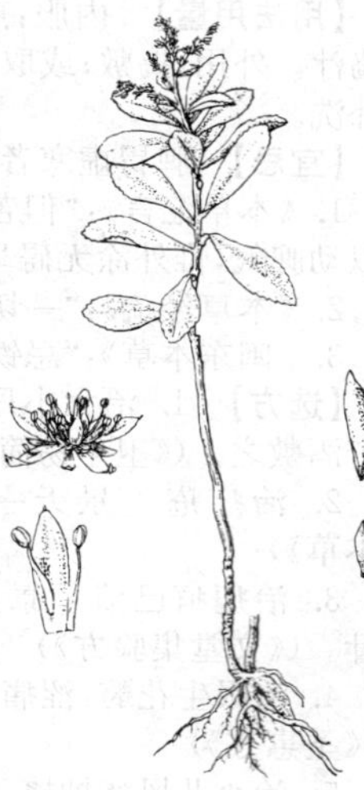
费菜

多年生肉质草本，高20~80 cm。根状茎近木质化，粗而短。茎直立，粗壮，圆柱形，不分枝。叶互生或近于对生，几无柄，边缘有不整齐的锯齿。聚伞花序顶生；萼片5；花瓣5，黄色，长圆形至椭圆状披针形；雄蕊10，2轮；鳞片5，正方形或半圆形；心皮5，卵状长圆形。蓇葖果，黄色或红棕色，呈星芒状排列。种子细小，褐色，平滑，椭圆形，边缘有狭翅。花期6~7月，果期8~9月。

生于温暖向阳的山坡岩石上或草地。分布于山西、内蒙古、吉林、黑龙江、江苏、浙江、安徽、江西、山东、湖北、四川、陕西、甘肃、青海、宁夏等地。

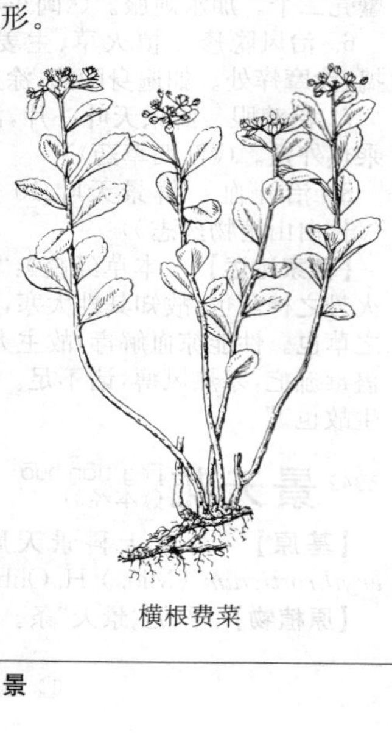
横根费菜

2. 横根费菜 *S. kamtschaticum* Fisch. 又名：堪察加景天（《中国植物志》），石板菜（《改订植物名汇》），金不换（《北京植物志》），北景天（《东北植物检索表》）。

与费菜不同之处为：茎斜上，有时被微乳头状突起。花瓣黄色或橙黄色，背面有龙骨状突起。蓇葖果，上部星芒状开裂，腹面浅囊状突起。

生于多石的山坡上。分布于内蒙古、吉林、河北、山西等地。

【栽培】 生物学特性 喜温暖湿润气候，耐旱又耐严寒，对土壤要求不严格，以砂质壤土和腐殖质壤土生长较好。

繁殖方法 分株繁殖或扦插繁殖。分株繁殖：适宜于春季和秋季进行，分株后按行株距30 cm×30 cm栽种，每穴1株。扦插繁殖：北方可在7~8月，截取地上茎，插于扦插床中，扦插过程中要保持土壤湿润，温度在20~30 ℃，4~5 d生根，生根后可移于大田。

田间管理 生长期间注意松土除草，雨季宜注意排水。

【采收加工】 9~11月挖根，6~7月采收全草，鲜用或晒干。

【药材】 景天三七 *Herba Sedi* 费菜产于四川、湖北、江西、浙江、江苏、山东、河北、陕西、甘肃、宁夏，以及东北等地。横根费菜产于河北、山西、内蒙古等地。

性状 费菜 根茎短小，略呈块状；表面灰棕色，根数条，粗细不等；质硬，断面暗棕色或类灰白色。茎圆柱形，长15~40 cm，直径2~5 mm；表面暗棕色或紫棕色，有纵棱；质脆，易折断，断面常中空。叶互生或近对生，几无柄；叶片皱缩，展平后呈长披针形至倒披针形，长3~8 cm，宽1~2 cm；灰绿色或棕褐色，先端渐尖，基部楔形，边缘上部有锯齿，下部全缘。聚伞花序顶生，花黄色。气微，味微涩。

横根费菜 根茎横走，木质，较细长。茎簇生。叶匙形至倒卵形。花橘黄色。

鉴别 (1) 根横切面：木栓层为10余列细胞，棕色。皮层较薄。韧皮部宽广。形成层成环。木质部导管类圆形，多单个散在，分布较密。本品薄壁细胞含草酸钙砂晶。

(2) 取本品粉末4 g，加水适量，煮沸10 min，滤过。滤液浓缩至6 ml，加等量醋酸乙酯提取，提取液置水浴上蒸干。残渣加水2 ml使溶解，溶液分为2份，1份加碳酸钾少量，片刻后显黄绿色；另1份加浓氨液2滴，显橙红色（检查没食子酸）。

【成分】 1. 费菜 全草含有景天庚糖（sedoheptulose）[1]。

根含齐墩果酸（oleanolic acid），β-谷甾醇（β-sitosterol），熊果酸（ursolic acid），熊果酚苷（arbutin）[2]，氢醌（hydroquinone）[3]和消旋-甲基异石榴皮碱（methylisop elletierine），左旋景天宁（sedinine），消旋景天胺（sedamine）[4]。

2. 横根费菜 全草含有杨梅树皮素-3-葡萄糖苷（myricetin-3-β-D-glucopyranoside），杨梅树皮素-3-半乳糖苷（myricetin-3-O-β-D-galactopyranoside），杨梅树皮素-3-O-β-D-(6″-O-没食子酰基)-葡萄糖苷〔myricetin-3-O-β-D-(6″-O-galloyl)-glucopyranoside〕和杨梅树皮素3-O-β-D-(6″-O-没食子酰基)-半乳糖苷〔myricetin-3-O-β-D-(6″-O-galloyl)-galactopyranoside〕[5]，熊果酚苷（arbutin）和氢醌（hydroquinone）[3]。

【药理】 镇静、降压和抗炎作用 景天三七提取液有镇静和降压作用，并减低苯丙胺的毒性，扩张冠状动脉[1]。景天三七（横根费菜）甲醇提取物口服减轻小鼠巴豆油诱发的耳肿胀和大鼠足肿胀，抑制佛波醇酯诱导的小鼠耳肿胀，对小鼠醋酸性扭体反应也有抑制作用。景天三七的抗炎作用与其能下调脂多糖处理的RAW 264.7细胞中环加氧酶2的表达有关[2]。

【炮制】 取原药材，除去杂质，抢水洗净，润软，切成小段，干燥。

饮片性状：本品为不规则的小段。根茎、茎、叶、花混合。根茎表面暗棕色。茎圆形，表面暗棕色或紫棕色，中空、质脆。叶皱缩，灰绿色或棕褐色，边缘上部有锯齿。花小，黄色。气微，味微酸。

贮干燥容器内，密闭，置阴凉干燥处。防潮。

【药性】 甘、微酸，平。归心、肝经。

1.《救荒本草》："味酸。"

2.《福建药物志》："甘、微酸，平。"

3.《秦岭巴山天然药物志》："微涩，平。"

【功用主治】 散瘀止血，安神，解毒。主治吐血，衄血，咯血，便血，尿血，崩漏，紫斑，外伤出血，跌打损伤，心悸，失眠，疮疖痈肿，烫火伤，毒虫螫伤。

1.《植物名实图考》："治吐血。"

2.《草药新纂》："作强壮药，治虚弱。"

3.《福建药物志》："止血凉血，平肝宁心。"

4.《浙江药用植物志》："散瘀止血，安神。"

5.《秦岭巴山天然药物志》："清热解毒，散瘀消肿，安神镇痛。主治吐血，衄血，便血，月经过多，白带，心悸，失眠，跌打损伤，烫火伤，虫蝎咬伤，外伤出血，疮疖痈肿等症。"

【用法用量】 内服：煎汤，15～30 g；或鲜品绞汁，30～60 g。外用：鲜品捣敷；或研末撒敷。

【宜忌】 脾胃虚寒者禁服。

【选方】 1. 治吐血，咳血，鼻衄，牙龈出血，内伤出血　鲜土三七60～90 g。水煎或捣汁服，连服数日。(《浙江民间常用草药》)

2. 治血小板减少性紫癜，消化道出血　景天三七30～60 g。水煎服，或制成糖浆服。(《浙江药用植物志》)

3. 治白带，崩漏　鲜土三七60～90 g。水煎服。(《浙江民间常用草药》)

4. 治创伤出血　景天三七适量。研细末，外敷伤处。(《秦岭巴山天然药物志》)

5. 治癔病，惊悸，失眠，烦躁惊狂　鲜土三七30～90 g，猪心一个(不要剖割，保留内部血液)，置瓦罐中炖熟，去草。当日分2次吃，连吃10～30 d。(《浙江民间常用草药》)

6. 治虚弱神衰，或久嗽　费菜(嫩脑)9～14个，嫩母鸡1只，以费菜纳母鸡腹中，煮熟。食鸡。(《文堂集验方》)

7. 治疮疖痈肿，黄水疮　景天三七鲜品适量。捣烂外敷。(《秦岭巴山天然药物志》)

8. 治刀伤，烫伤，毒虫螫伤　景天三七鲜草捣烂外敷。(《全国中草药汇编》)

【临床报道】 治疗各种出血　口服景天三七糖浆(每1 ml相当于原生药2 g)，每日3～4次，每次30～50 ml，部分患者首服100 ml；针剂(每1 ml相当于原生药3 g)每次2 ml，每日2次，肌内注射；鲜汁每次50～100 ml，每日2～3次。共治疗白血病、再障、血小板减少性紫癜、支气管扩张出血、肺结核咯血、消化道出血等疾患47例。结果：显效(对血液病指出血完全停止，出血点消失不再出现；一般疾患出血停止，化验转阴)42例，有效3例，总有效率95.7%。针剂作用较快。部分患者服用糖浆后有上腹部不适感[1]。

5051 跌打草 diē dǎ cǎo (《广西本草选编》)

【异名】 细穗爵床(《广西中药志》)，盗偷草(《云南中药资源名录》)。

【基原】 为爵床科十万错属植物十万错的茎、叶。

【原植物】 十万错 *Asystasia gangetica* (L.) J. Anders. [*Justicia gangetica* L.; *Ruellia coromandelina* Wall.]

多年生草本，高达1 m。茎绿色，具棱；节膨大，紫色。单叶对生，具短柄；叶片卵状披针形或椭圆形，全缘，上面绿色，粗糙，下面淡绿色，被疏柔毛。总状花序顶生；花多单生而偏向一侧；苞片和小苞片均小，线形；萼5裂达基部；花白色，花冠管短，上部膨大，先端5裂；雄蕊4，二强，2药室不等高，基部有白色小尖头。蒴果长圆形，上部有种子4颗，下部实心似柄状。花期11～12月至翌年3月。

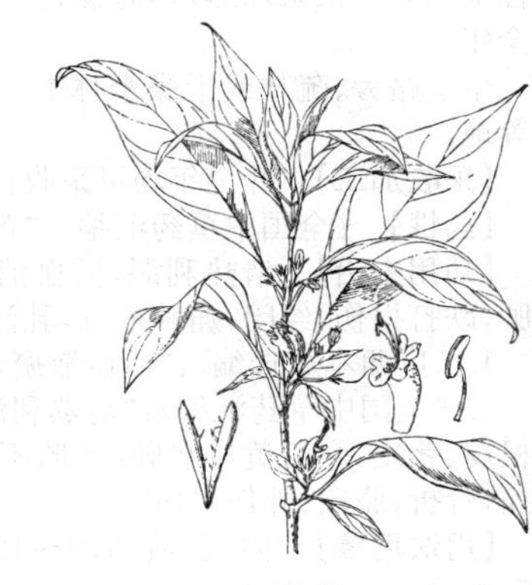

十万错

生于沟边、灌木丛阴湿处。分布于广西、云南。

【采收加工】 全年均可采，多为鲜用。

【成分】 花瓣中含异杞柳苷(isosalipurposide)和木犀草素7-葡萄糖苷(luteolin 7-glucoside)[1]。

【药理】 平喘、抗炎作用　跌打草叶提取物乙酸乙酯提取物、甲醇提取物、己烷提取物能松弛组胺诱导的离体气管条收缩，甲醇提取物等还有抗炎作用[1]。

毒性　小鼠腹腔注射甲醇提取物的LD_{50}为2 150 mg/kg[1]。

【药性】 《广西本草选编》："淡，凉。"

【功用主治】 散瘀消肿，接骨止血。主治跌打肿痛，骨折，外伤出血。

1.《广西中药志》："散瘀止血，止痛，驳骨。治跌打损伤，骨折。"

2.《广西民族药简编》："治子宫脱垂，脱肛(壮族)。"

【用法用量】 内服：煎汤，15～30 g。外用：捣敷。

【选方】 1. 治跌打肿痛，骨折　鲜(跌打草)枝叶30～60 g，捣烂，用树叶包好煨热外敷。(《广西本草选编》)

2. 治子宫脱垂，脱肛　跌打草适量。捣烂煨热，敷外阴部或肛门(敷前先将脱出部位推入)。(《广西民族药简编》)

5052 跌破簕 diē pò lè (广州空军《常用中草药手册》)

【异名】 簕凿树(广州空军《常用中草药手册》)，小角刺(《广西药用植物名录》)，铁梨木、凿子树(《新华本草纲要》)。

【基原】 为大风子科柞木属植物长叶柞木的叶、根。

【原植物】 长叶柞木 *Xylosma longifo-*

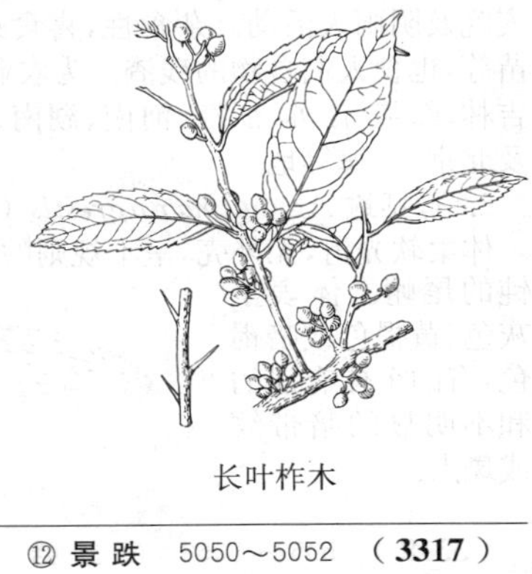

长叶柞木

lium Clos

灌木或小乔木，高达7 m。全株光滑。枝常具刺。叶互生；具长柄；叶片革质，长圆形、长圆状披针形至披针形，边缘有疏粗锯齿；侧脉 8～12 对。花雌雄异株；总状花序生于当年枝顶或叶腋内，花淡黄色，单生或簇生，萼片 4(～5)，卵形或披针形；无花瓣；雄花有多数雄蕊，花盘由多数腺体组成，位于雄蕊外围；雌花花盘圆盘状，子房 1 室，花柱短，柱头 2 裂。浆果球形，熟时黑色。种子 2～4 颗。花、果期全年。

生于路旁、疏林或干燥密林中。分布于广东、广西、云南等地。

【采收加工】 叶全年均可采收；秋、冬挖根，晒干。

【药性】 《全国中草药汇编》："苦、涩，寒。"

【功用主治】 清热利湿，活血消肿，催乳。主治黄疸，水肿，跌打损伤，经闭，痈肿疮毒，乳汁不通，疮癣，瘰疬。

1.《广西本草选编》："活血散瘀，消肿止痛。"

2.《全国中草药汇编》："清热利湿，散瘀止血，消肿止痛。根皮、茎皮：主治黄疸水肿，死胎不下。根、叶：主治跌打肿痛，骨折，脱臼，外伤出血。"

【用法用量】 内服：煎汤，9～12 g。外用：捣敷；或研粉调酒敷。

【选方】 1. 治黄疸　(跌破簕)根 15～30 g。水煎服。

2. 治跌打肿痛，骨折　(跌破簕)叶研粉调酒外敷。

3. 治痈疮肿毒　(跌破簕)鲜叶捣烂外敷。

4. 治乳汁不通　(跌破簕)刺 9～12 g。水煎服。(1～4 方出自《广西本草选编》)

5053 蛞蝓 kuò yú (《本经》)

【异名】 陵蠡(《本经》)，土蜗、附蜗(《别录》)，蜒蚰(《救急方》)，托胎虫(《铁围山丛谈》)，蛞蜗(《品汇精要》)，鼻涕虫、蜒蚰螺(《纲目》)。

【基原】 为蛞蝓科蛞蝓属动物黄蛞蝓、野蛞蝓属动物野蛞蝓的全体。

【原动物】 1. 黄蛞蝓 *Limax fravus* (Linnaeus)

体柔软，无外壳，呈不规则的圆柱形，体前端宽大，后端狭小，尾部具有短的尾嵴。头部触角 2 对，浅蓝色。背面具同心圆的皱褶。体呈黄褐色或深橙色，有分散淡黄色的斑点，跖足为淡黄色。贝壳退化为内壳，包在外套膜内，为 1 薄而透明、椭圆形的石灰质板。背部具有明显的生长纹。

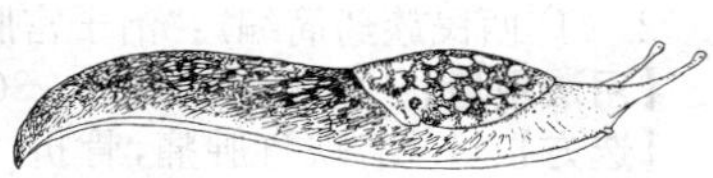

黄蛞蝓

生活于阴暗潮湿、腐殖质多的地方，畏光怕热，白天匿藏，夜晚及阴雨天活动。杂食性，喜食蔬菜、瓜果、植物叶及幼苗等，也食人们食物的残渣。为农业害虫。分布于黑龙江、吉林、新疆、江苏、浙江、河南、湖南、广东、广西、四川、云南及北京、上海等地。

2. 野蛞蝓 *Agriolimax agrestis* (Linnaeus)

体柔软光滑，无外壳，呈不规则的圆柱形，尾部狭长，具有钝的尾嵴。体表呈灰色、黄褐色或暗褐色，有的个体有浅的和不明显的暗带纹或斑点。

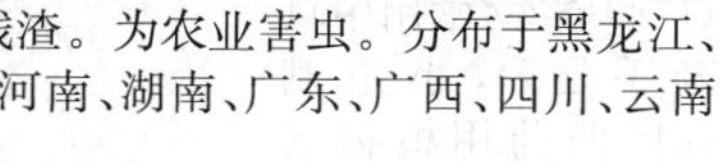

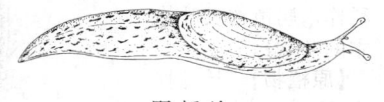

野蛞蝓

生活习性同上种。分布于内蒙古、河北、新疆、江苏、安徽、浙江、江西、福建、河南、湖北、湖南、广东、海南、广西、贵州、云南、西藏等地。

【采收加工】 夏季于潮湿阴暗处捕捉。

【成分】 全体含一种特殊的凝集素(specific lectin)；唾液酸(sialic acid)[1, 2]。

【药理】 抗肿瘤作用　蛞蝓粗提物可诱导人肺癌 H_{14} 细胞发生凋亡，并促进 H_{14} 细胞分化达到抑制作用[1]。蛞蝓粗提物(黄蛞蝓)及盐析所得各组分对体外培养的人子宫颈癌 HeLa 细胞有抑制作用。抗癌有效成分不是蛋白，可能是多糖类[2]。蛞蝓浸出液体外抑制肺癌细胞 A_{549} 生长[3]。蛞蝓混悬液给荷瘤小鼠灌胃，对腹水型 ARS 肉瘤、Lewis 肺癌有抑制作用[4]。蛞蝓混悬液给小鼠灌胃对 P_{388} 淋巴细胞性白血病有抑制作用[5]。

【药性】 咸，寒。归肝、肺、大肠经。

1.《本经》："味咸，寒。"

2.《本草再新》："入肝、脾、肺三经。"

【功用主治】 祛风定惊，清热解毒。主治中风㖞僻，筋脉拘挛，惊痫，喘息，咽肿，喉痹，痈肿，瘰核，痔疮肿痛，脱肛。

1.《本经》："主贼风㖞僻，轶筋及脱肛，惊痫挛缩。"

2.《本草衍义》："治蜈蚣、蝎毒。"

3.《纲目》："治肿毒焮热，热疮肿痛。"

4.《本草崇原》："主定惊清热，解毒舒筋。治咽喉肿痛，风热喉痹。纳入喉中，令吞下。"

5.《得配本草》："消瘰核。"

6.《吉林中草药》："疏风，镇惊，固脱。治热疮肿痛，支气管炎，脱肛。"

7.《广西药用动物》："平喘，理疝。主治哮喘，疝气。"

【用法用量】 内服：焙干研末或研烂为丸，2～3 条。外用：研末或捣敷，5～10 条。

【宜忌】 病非属实热者及脾胃虚寒者慎服。

1.《本草经疏》："其气大寒，非真有风热者不宜用，小儿薄弱多泄者不宜用。"

2.《得配本草》："畏盐。"

【选方】 1. 治阳火躁扰，阴血亏竭，贼风乘虚入中经络，至成口㖞身僻，四肢挛缩者　用五加皮六两，当归身四两。共酒炒，研细末，蜒蚰百枚，研烂为丸。(《方脉正宗》)

2. 治小儿惊风　蜒蚰 1 条，加白糖少许，捣烂外敷小儿囟门。再用针挑刺四缝穴。(《虫类药的应用》)

3. 治喘息　蛞蝓 100 条。洗净，加贝母适量，同捣如泥，为丸。每次 1.5 g，日服 2 次。(《吉林中草药》)

4. 治一切痰火风喉症　青脆梅子百枚，活蜒蚰一二百条，同放瓦罐中，每日将梅取出，晒后仍入罐中，明日再晒，以收干汁为度，再用微火烘干。用则以一个噙化，或炙脆研末，加入诸药内。(《种福堂公选良方》)

5. 治丹毒痈肿　活蛞蝓数只。醋浸捣烂，入冰片少许敷患处。(《泉州本草》)

6. 治疔疮　蜒蚰 1～2 条，明矾 6 g。捣烂敷患处，每日换药 2 次。(《虫类药的应用》)

7. 治痔热肿痛　蛞蝓、京墨研涂，妙。(《妇人良方》)

8. 治脚胫烂疮，臭秽不可近　蜒蚰十条。瓦焙研末，油调敷之。(《救急方》)

9. 治烫火灼伤　蛞蝓 10 条，麻油适量，一同放进玻璃瓶内浸泡。蛞蝓溶化后，用鸭毛蘸药液涂患处，干了再涂。(《广西药用动物》)

10. 治闭经瘀血作痛　蚯蝓(醋炙)为末。泡酒服,每次 3 g。(《泉州本草》)

【各家论述】《本草经疏》:"蚯蝓,味咸,气寒,无毒。《经》曰:清静则肉腠闭拒,虽大风苛毒,弗能害也。如阴血亏竭,阳气躁扰,则腠理不密,贼风乘虚而入。风主摇动,中于经络,故㖞僻、挛缩、轶筋、筋急所自来矣。又风为阳邪,筋脉得之皆燥急,咸寒能益阴润燥软坚,则筋脉舒缓,经络通达而诸证除矣。惊痫者,风热也;脱肛者,大肠热也;踠跌者,血脉伤,必发热也。咸寒总除诸热,所以主之。"

5054 蛤仔 gé zǎi (《东北动物药》)

【异名】玄蛤(《动物学大辞典》),花蛤(《南海海洋药用生物》),蛤蜊(山东)。

【基原】为帘蛤科蛤仔属动物菲律宾蛤仔及杂色蛤仔的壳和肉。

【原动物】1. 菲律宾蛤仔 *Ruditapes philippinarum* (Adams et Reeve)[*Venerupis philippinarum* (Adams et Reeve)] 又名:蚬子(《东北动物药》)。

贝壳质坚实,近卵圆形,两壳膨胀。壳顶稍前弯、突起,位于背缘前方。小月面卵圆形或略呈菱形;楯面狭长,梭形。外韧带黄褐色,突起,壳前端稍圆,后端边缘圆形或略呈截形。壳表颜色及花纹多变化,一般为褐色或灰黄色。生活于泥沙滩者,个体小,色淡并杂有彩色斑纹;泥滩者个体大,色较深。生长线与放射肋交织成布纹状。水管基部愈合,入水管口缘触手不分叉。前闭壳肌痕半圆形,后闭壳肌痕近卵形。

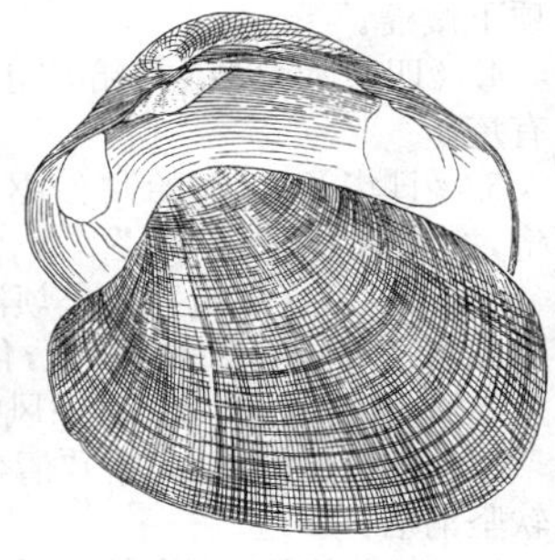

菲律宾蛤仔

喜栖息于近河口沿岸或波浪平静的内湾中,自潮间带至潮下带 10 余米的沙和泥沙质海底者有生长。雌雄异体,北方繁殖季节在 6～10 月。我国沿海均有分布,辽宁、山东产量最大。

2. 杂色蛤仔 *R. variegata* (Sowerby)[*Venerupis variegata* (Sowerby)]

本种与菲律宾蛤仔形状相似,不易区分。主要特点为:壳薄脆,较小,略长。壳表面颜色、花纹变化极大,有淡褐色、棕色,并有密集的褐色或赤褐色斑点或花纹,自壳顶至腹面有较淡色带 2～3 条,放射肋细密,扁平。壳内面白色稍带紫色或淡红色。前闭壳肌痕稍小,呈心形;后闭壳肌痕稍大,呈桃形。水管完全分离,入水管口缘触手分叉。

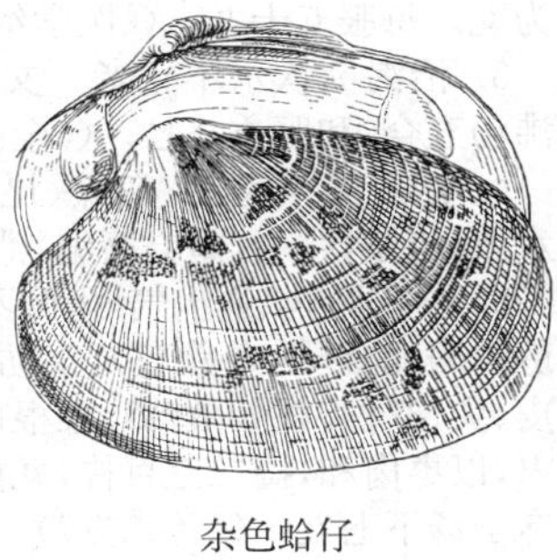

杂色蛤仔

生活于近河口沿岸的潮间带浅泥沙滩。我国分布于福建平谭以南沿海,至北部湾和海南岛南岸。

【采收加工】四季均可采捕,一般在退潮后,用耙网于海底捕捞。捕得后,煮熟取壳晒干。肉随取随用。

【药材】蛤仔 *Concha Ruditapitis* 菲律宾蛤仔产于辽宁至广东沿海;杂色蛤仔产于我国东海、南海、黄海、渤海。

性状　菲律宾蛤仔　贝壳呈卵圆形,长 2.5～5.4 cm。外表面灰黄色或灰白色,有的具带状花纹或褐色斑点,并有细密的放射肋与同心排列的生长纹交错形成的布状纹;内表面灰黄色,略带紫色。质坚厚。气微,味微咸。

杂色蛤仔　贝壳较小,长卵圆形,长 2.5～3.9 cm。外表面棕色、淡褐色,密集褐色或赤褐色组成的斑点或花纹,并常有淡色色带 2～3 条,放射肋与同心生长纹交织成布纹;内表面淡灰色或肉红色,质较薄。气微,味微咸。

【成分】含碳酸钙,磷酸钙,碳酸镁,贝壳硬蛋白(conchiolin)和微量重金属(铜、汞、钼、铋、锡等)[1]。

【药理】1. 降血脂、抗动脉粥样硬化作用　在兔动脉粥样硬化模型形成后的洗脱期,菲律宾蛤仔干粉加入饮食可减慢血清高密度脂蛋白胆固醇浓度的下降,对高密度脂蛋白胆固醇有保护作用[1]。菲律宾蛤仔干粉加入饮食对正常饮食兔血脂和动脉粥样硬化形成无显著影响;对高脂饮食兔则能够调节血脂,抑制动脉粥样硬化病变形成[2]。

2. 抗肿瘤作用　菲律宾蛤仔氨基多糖粗制品体外对白血病 HL-60 细胞有抑制作用[3]。杂色蛤仔水提取物对小鼠肉瘤 S_{180}、小鼠艾氏腹水瘤和肝癌实体型有抑制作用[4]。

3. 其他作用　杂色蛤仔水提取物明显降低小鼠肝组织中过氧化脂质含量,提高超氧化物歧化酶活性,降低皮肤和尾腱中羟脯氨酸含量,有延缓衰老作用[4]。杂色蛤仔提取物灌胃,增加小鼠脾脏重量,提高小鼠腹腔巨噬细胞吞噬能力,抑制小鼠胸腺重量及绵羊红细胞所致的迟发型超敏反应[5]。

【药性】甘,咸,寒。

【功用主治】清热解毒,收敛生肌。主治臁疮,黄水疮。

1.《东北动物药》:"清热解毒。治臁疮,黄水疮。""肉有降压作用。"

2.《中国动物药》:"收敛生肌。"

【用法用量】外用:煅存性,研末撒。

5055 蛤壳 gé ké (《本草原始》)

【异名】海蛤壳(《饮片新参》)。

【基原】为帘蛤科文蛤属动物文蛤或青蛤属动物青蛤等的贝壳。

【原动物】1. 文蛤 *Meretrix meretrix* Linnaeus　又名:花蛤(《梦溪笔谈》),黄蛤(《现代实用中药》),圆蛤(《药材资料汇编》),白利壳(《中药志》)。

贝壳 2 片,质坚硬,三角卵圆形。两壳顶紧靠,壳顶突出。小月面矛头状,狭长楯面卵圆形,宽大。韧带黑褐色,粗短,突出表面。壳表膨胀,光滑,壳皮黄褐色或红褐色,光亮。生长线明显,细致。壳内面白色,前后缘略带紫色。铰合部宽,左壳主齿 3 枚;前侧齿 1 枚,短突。右壳主齿 3 枚;前侧齿 2 枚。外套痕明显,外

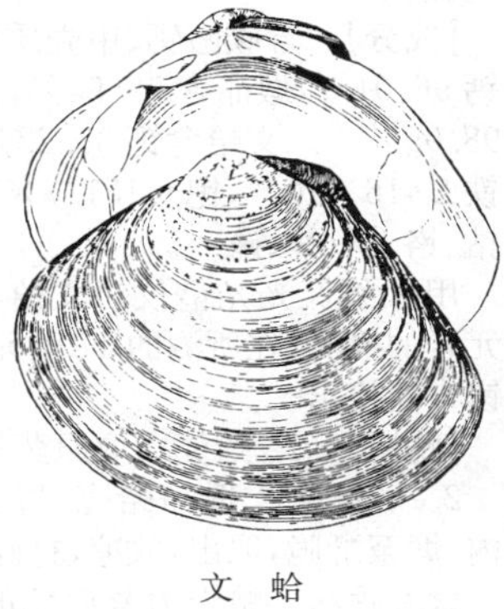

文　蛤

套窦短而宽,顶端圆形。前闭壳肌痕小,略呈半圆形;后闭壳肌痕大,呈卵圆形。足扁平,舌状。

生活于浅海泥沙中,能分泌胶质带或囊状物,使身体悬浮,借潮流而迁移。雌雄异体,生殖腺雄性乳白色;雌性米黄色。我国沿海均有分布。

2. 青蛤 *Cyclina sinensis* (Gmelin) 又名:海蛤(《本经》)。

贝壳2片,近圆形。壳顶突出,位于背侧中央,尖端向前方弯曲。无小月面,楯面狭长,全部为韧带所占据,韧带黄褐色。贝壳表面极突出,生长线在顶部者细密。表面淡黄色或棕红色,壳内面为白色或淡肉色。铰合部狭长而平,左、右壳各具3个主齿。外套痕显明,外套窦楔形。前闭壳肌痕细长,呈半月状,后闭壳肌痕大,椭圆形。足扁平,舌状。

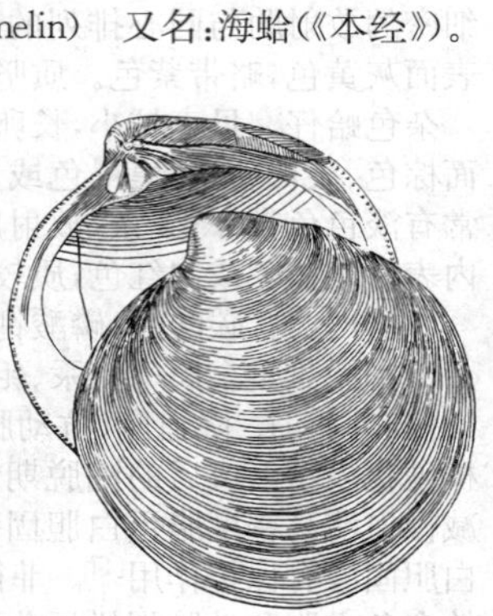

青 蛤

生活于近海的泥沙质海底。我国沿海均有分布。

文蛤的肉(文蛤肉)亦供药用,另设专条。

【采收加工】 春、秋季捕捞,去肉,晒干。

【药材】 蛤壳 *Concha Meretricis seu Cyclinae* 沿海各地均产。

性状 文蛤 扇形或类圆形,背缘略呈三角形,腹缘呈圆弧形,长3~10 cm,宽2~8 cm。壳顶突出,位于背面,稍靠前方。壳外面光滑,黄褐色,同心生长纹清晰,通常在背部有锯齿状或波纹状褐色花纹。壳内面白色,边缘无齿纹,前后壳缘有时略带紫色,铰合部较宽,右壳有主齿3枚及前侧齿2枚;左壳有主齿3枚,前侧齿1枚。质坚硬,断面有层纹。无臭,味淡。

青蛤 类圆形,壳顶突出,位于背后侧近中部。壳外面淡黄色或棕红色,同心生长纹凸出壳面略呈环肋状。壳内面白色或淡红色,边缘常带紫色并有整齐的小齿纹,铰合部左右2壳均具主齿3个,无侧齿。

鉴别 文蛤 显微镜下可见层纹微弯,纹宽5~10 μm,两纹相隔20~90 μm;交错纹细小。粉末瓷白色,细小微粒夹极少棕黄、紫黑色微粒。

青蛤 显微镜下可见层纹微弯,纹宽15~30 μm,两纹相隔15~100 μm,高倍镜下可见层纹边缘由2条层纹紧密排列组成。交错纹细小。粉末为白色微粒,透明,夹棕黄紫黑色微粒。

【成分】 含碳酸钙、甲壳质(chitin)等。青蛤生品含碳酸钙96.01%,煅品含99.94%;文蛤生品含96.53%,煅品含98.99%[1]。文蛤含钙38.22%,钠0.3%,铝1 179×10^{-6},铁2 416×10^{-6},锶9 151.7×10^{-6},镁396×10^{-6},还含钡、钴、铬、铜、锌、磷[2]。

用X线荧光光谱仪对文蛤与青蛤壳的珍珠层进行多种元素的检测,在所测的17种元素中,含量高的为钙,而碘与镁未能检出[3]。

【炮制】 1. 蛤壳 取原药材,洗净,干燥,碾碎或碾粉。

2. 煅蛤壳 取净蛤壳,置无烟的炉上或置适宜的容器内,煅至酥脆,取出,放凉,打碎。

饮片性状 蛤壳为灰白色的碎粒或粗粉,质坚硬,无臭,味淡。煅蛤壳形如蛤壳,青灰色,质地疏脆,无臭,味微咸。

贮干燥容器内,密闭,置干燥通风处。

【药性】 咸,微寒。归肺、胃、肾经。

1.《本经》:(海蛤)"味苦,平。"

2.《吴普本草》:(海蛤)"岐伯:甘。扁鹊:咸。"

3.《药性论》:(海蛤)"味咸,有小毒。"

4.《本草汇言》:(海蛤)"苦、咸,气寒,沉也,降也。入手、足太阳、阳明经。"

5.《长沙药解》:(文蛤)"入手太阴肺、足太阳膀胱经。"

6.《要药分剂》:(海蛤)"入心、肾二经。"

【功用主治】 清肺,化痰,软坚,利水,制酸,敛疮。主治痰热咳嗽,瘿瘤,痰核,胁痛,湿热水肿,淋浊带下,胃痛泛酸,臁疮湿疹。

1.《本经》:(文蛤)"主恶疮,蚀五痔。"(海蛤)"主咳逆上气,喘息烦满,胸痛寒热。"

2.《别录》:(文蛤)"咳逆胸痹,腰痛胁急,鼠瘘,大孔出血,崩中漏下。"(海蛤)"疗阴痿。"

3.《药性论》:(海蛤)"治水气浮肿,下小便,治嗽逆上气,项下瘿瘤。"

4.《四声本草》:(海蛤)"止消渴,润五脏。治服丹石人有疮。"

5.《日华子》:(海蛤)"治呕逆,阴痿,胸胁胀急,腰痛,五痔,妇人崩中,带下病。"

6.《纲目》:(文蛤)"能止烦渴,利小便,化痰软坚,治口鼻中蚀疳。"(海蛤)"清热利湿,化痰饮,消积聚,除血痢,妇人血结胸,伤寒无汗,搐搦,中风瘫痪。"

7.《长沙药解》:(文蛤)"清金利水,解渴除烦,化痰止嗽,软坚消痞。"

8.《药性切用》:(海蛤)"化痰利水,潜阳益阴;火煅亦能软坚收湿。"

【用法用量】 内服:煎汤,10~15 g;或入丸、散。外用:研末撒或调敷。

【宜忌】 脾胃虚寒者慎服。

1.《本草经集注》:(海蛤)"畏狗胆、甘遂、芫花。"

2.《本草汇言》:(海蛤)"病因热邪痰结气闭者宜之。若气虚有寒,中阳不运而为此证者,切勿轻投。"

【选方】 1. 治痰火咳嗽,面鼻发红者 青黛(水飞净)、蛤粉(新瓦煅)各三钱。蜜丸指头大。临卧,噙化三丸。(《卫生鸿宝》青蛤丸)

2. 治痰饮心痛 海蛤(烧为灰,研极细,过数日,火毒散,用之),瓜蒌仁(蒂穰同研)。上以海蛤入瓜蒌内,干湿得所为丸。每服五十丸。(《医学纲目》)

3. 治渴欲饮水不止者 文蛤五两。上一味,杵为散,以沸汤五合,和服方寸匕。(《金匮要略》文蛤散)

4. 治瘿瘤 海带、海藻、昆布、海蛤粉、乌贼骨各五钱。水煎,当茶饮。(《验方新编》消瘿五海饮)

5. 治水肿,咳逆上气,坐卧不得 海蛤一两(细研),甜葶苈一两(隔纸炒令紫色),汉防己一两,杏仁一分(汤浸,去皮、尖、双仁,麸炒微黄),桑根白皮一两(锉)。上药,捣罗为末,以枣肉和,捣二三百杵,丸如梧桐子大。每于食前,以大麻子汤下七丸。(《圣惠方》)

6. 治白淫梦泄遗精,及滑出而不收 真蛤粉一斤,黄柏一斤(新瓦上炒赤)。上为末,滴水丸如桐子大。每服一百丸,空心温酒送下。(《卫生宝鉴》珍珠粉丸)

7. 治血痢内热 海蛤末,蜜水调服三钱,日二。(刘禹锡

《传信方》)

8. 治痰积泻　海粉一两,青黛三钱,黄芩二钱,神曲一两,留半煮丸梧子大。每二三十丸,白汤下。(《医学入门》海青丸)

9. 治鼻衄不止　蛤粉一两(研极细,罗五七遍),槐花半两(炒令焦,碾为末)。上研令极匀细。每服一钱,新汲水调下。如小可只用半钱。兼治便血不止,不拘时服。(《杨氏家藏方》神白散)

10. 治雀目　蛤粉、黄丹、夜明砂各等分。研末,猪肝切开入药末,用线扎,米泔水煮熟,不拘时候嚼服,原汁送下。(《证治准绳》猪肝散)

11. 治下疳疮并臁疮　蛤粉、腊茶、苦参、密陀僧。为末。河水洗净,腊猪油调敷。(《外科理例》)

12. 治阴汗　蛤粉、牡蛎粉等分。为细末。绢袋盛扑。(《古今医统》珍珠散)

【各家论述】《本草汇言》:"文蛤粉,止咳逆、消胸痹、化痰软坚之药也。吴养元曰:按成无己云,文蛤之咸,走肾以胜水气。凡病水湿痰饮,胶结不化,致成中宫否膈,升降失调,滞于气而为咳逆,滞于血而为胸痹者,以此咸寒润下软坚之物,如气之逆而不下,痹而不通者,可迎刃而解矣。""此药生聚海端急流,捣研成散,用沸汤调服数钱,能分利水湿之邪壅遏阳道。昔仲景用之,为因寒郁热,假此分利表间水气故耳。则知此为清热消饮之轻剂。且必于欲饮水,反不渴者用之,则知能泄偶郁之热轻剂,而不能胜实结之热矣。海蛤粉,化痰饮,下逆气,定喘肿,消胸胁满胀之药也。《本草》专主积痰留饮、停滞经络、脏腑胸臆之间,遏逆气道不行,而为肿为喘为胀满、为大小便不通。借此润下之物,而治闭逆不通之证,则热可清、痰可化、湿可利矣。病因热邪痰结气闭者宜之。"

5056 蛤蚧 gé jiè (《雷公炮炙论》)

【异名】 蛤解(杨雄《方言》),蛤蟹(《日华子》),仙蟾(《纲目》),蚧蛇(《广西中药志》),大壁虎(《中药志》)。

【基原】 为壁虎科壁虎属动物蛤蚧除去内脏的全体。

【原动物】 蛤蚧 *Gekko gecko* Linnaeus

为壁虎科中最大的一种,体长约 30 cm。头宽大,略呈三角形,吻端圆凸;耳孔椭圆形,约为眼径之半。眼大,突出;口中有许多小齿。通身被覆细小粒鳞;四肢指、趾膨大,成扁平状。雄性有肛前窝 20 余个,尾基部较粗,肛后囊孔明显。躯干及四肢背面砖灰色,密布橘黄色及蓝灰色斑点;尾部有深浅相间的环纹,腹面白色而有粉红色斑。

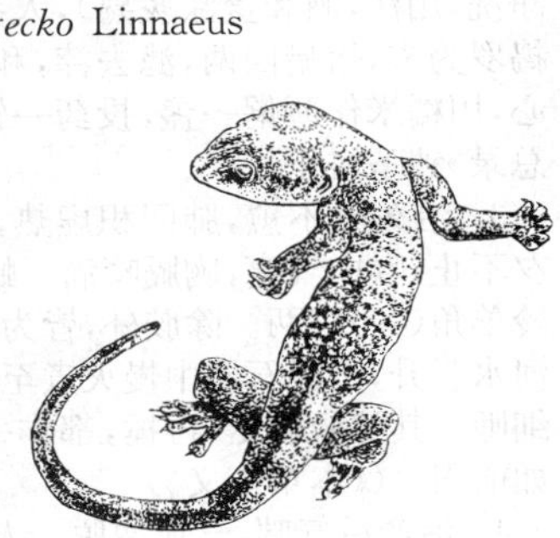

蛤　蚧

多栖息于山岩石壁洞或树洞内,也见于人居屋间。以昆虫、小型蜥蜴等为食。分布于福建、台湾、广东、广西、云南。

蛤蚧为国家二级保护动物,禁止滥捕。

【养殖】 生活习性　蛤蚧性怕冷、怕热、怕风雨,喜栖息于山岩石隙,树洞或屋檐墙壁上,昼伏夜出,常见雌雄成对活动。喜食活饵,主要捕食昆虫类。蛤蚧有冬眠习性。气温低于 10 ℃以下时,潜入 3～4 m 深的岩缝中冬眠。到翌年气温回升到 18～20 ℃时才出洞活动。雌雄异体,3～4 年性成熟,每年 5～9 月可见产卵,6～7 月为盛期。各地因气候不同而稍有差异。蛤蚧卵在 7～8 月孵化,孵化期为 68～205 d(平均 105 d)不等。

养殖技术　人工繁殖时,可将待产雌体单独饲养,用布遮挡笼内,笼四壁贴层薄纸,待其产卵于纸上时,可扯下纸取卵孵化。孵化温度在 30～33 ℃,经 100 d 左右,即可孵出小蛤蚧。人工养殖分为箱养、室养、圈养和散养几种。

饲养管理　饲养过程中可投给土鳖虫、蟑螂、黄粉虫等或灯光诱虫。冬眠期注意防寒保暖,但室温不宜超过 18 ℃。平时管理工作以防蚁、蚊、鼠等天敌为主。

【采收加工】 5～9 月捕捉,捕后将其击昏,挖去眼球,除去内脏,用竹片撑开胸腹壁,用纱布擦干血液。然后用 2 条扁竹条将四肢平行撑起,再用长于蛤蚧全身 1/2 的扁竹条将头尾轻轻撑直,用文火烘干,将大小相同的 2 只合成 1 对,用线扎好。

【药材】 蛤蚧 *Gecko* 主产于广西。

性状　本品呈扁片状,头颈部及躯干部长 9～18 cm,头颈部约占 1/3,腹背部宽 6～11 cm,尾长 6～12 cm。头略呈扁三角状,两眼多凹陷成窟窿,口内有细齿,生于颚的边缘,无异型大齿。吻部半圆形,吻鳞不切鼻孔,与鼻鳞相连,上鼻鳞左右各 1 片,中间被额鳞隔开,上唇鳞 12～14 对,下唇鳞(包括颏鳞)21 片。腹背部呈椭圆形,腹薄。背部呈灰黑色或银灰色,有黄白色或灰绿色斑点散在或密集成不显著的斑纹,脊椎骨及两侧肋骨突起。四足均具 5 趾;除前足第一支趾外,其余均有钩爪;趾间仅具蹼迹,足趾底有吸盘。尾细而坚实,微显骨节,与背部颜色相同,有 6～7 个明显的银灰色环带。全身有橙红色斑点,密被圆形或多角形微有光泽的细鳞,散有紫褐色疣鳞,腹部鳞片方形,镶嵌排列。气腥,味微咸。

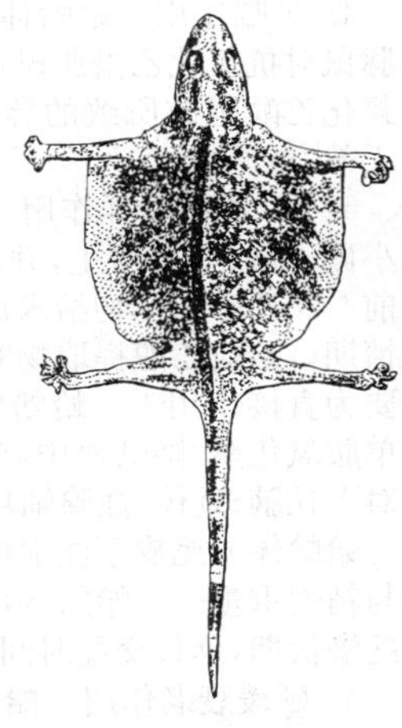

蛤蚧(全体)外形

鉴别　(1) 粉末特征:淡黄色或淡灰黄色。鳞片近无色或淡灰绿色,表面可见半圆形、类圆形或长圆形隆起,略作覆瓦状排列,直径 9～32 μm,布有极细小的粒状物,有的鳞片基部边缘处可见圆形孔洞,直径 25～45 μm。皮肤碎片淡黄色或黄色,表面观细胞界限不清楚,布有棕色或棕黑色色素颗粒,常聚集成星芒状。横纹肌纤维较多,近无色,淡黄色、黄绿色或淡棕色,多碎裂。侧面观有细密横纹,明暗相间,横纹呈平行的波峰状,也有较平直或微波状,有的纹理不清晰;横断面常呈三角形、类圆形、类方形。骨碎片近无色或淡黄色,呈不规则形碎块,表面有细小裂缝状或针孔状孔隙,骨陷窝呈裂缝状、长条状、类长圆形,多为同方向排列,边缘骨小管隐约可见。

(2) 粉末乙醇提取液或酸水提取液,加生物碱试剂硅钨酸、碘化铋钾、碘化汞钾等,均有沉淀反应。

【成分】 蛤蚧含肌肽(carnosine),胆碱(choline),肉毒碱(carnitine),鸟嘌呤(guanine),蛋白质(protein)[1],胆甾醇(cholesterol);甘氨酸,脯氨酸,谷氨酸等 14 种氨基酸;钙,

磷，锌等18种元素[2,3]，5种磷脂成分，即磷脂酰乙醇胺(phosphatidylethanolamine)，神经鞘磷脂(sphingomyelin)，磷脂酰胆碱(phosphatidylcholine)，磷脂酸(phosphatidic acid)，溶血磷脂酰胆碱(lysolecithin)，以及亚油酸(linoleic acid)，棕榈酸(palmitic acid)，油酸(oleic acid)，亚麻酸(linolenic acid)，棕榈油酸(palmitoleic acid)，硬脂酸(stearic acid)，花生酸(arachidic acid)，花生四烯酸(arachidonic acid)等9种脂肪酸[4]。

【药理】 1. 抗应激作用　小鼠灌服蛤蚧提取物增强耐高温能力；提取物腹腔注射延长小鼠的缺氧存活时间[1]。蛤蚧头、身、足、尾各混悬液灌胃，对实验性肾阳虚小鼠有抗缺氧、抗疲劳作用[2]。

2. 抗炎作用　腹腔注射蛤蚧乙醇提取物水溶性及脂溶性部分，抑制甲醛所致大鼠踝关节肿胀和二甲苯所致小鼠耳郭的炎症肿胀，并有促肾上腺皮质激素样作用[3]。

3. 免疫增强作用　蛤蚧乙醇提取物增强诱生小鼠体内干扰素作用[4]。豚鼠皮下注射蛤蚧身和尾的乙醇提取物，加强白细胞的运动能力，增强肺、支气管和腹腔吞噬细胞的吞噬功能[5]。肌内注射蛤蚧尾醇提取物，提高小鼠淋巴细胞转化率，蛤蚧尾和体提取物肌内注射还能增强小鼠血清中溶菌酶活性和提高抗体效价[6]。

4. 平喘作用　蛤蚧体和尾的乙醇提取物肌内注射增强豚鼠对抗氯化乙酰胆碱的致喘作用；直接松弛磷酸组胺和氯化乙酰胆碱所致的豚鼠离体气管平滑肌收缩。水煎剂无效[7]。

5. 雌、雄激素样作用　皮下注射蛤蚧体或尾注射液可使小鼠子宫、卵巢增生，并可使幼年小鼠阴道口开放时间提前[8]。乙醇提取物给未成年雌性大鼠灌胃，使大鼠出现动情期。蛤蚧乙醇提取物对雌性大鼠性器官(阴道及卵巢)主要为直接作用[9]。蛤蚧醇提液腹腔注射抑制大鼠脑B型单胺氧化酶，降低血中卵泡刺激素浓度，提高雌二醇含量，对下丘脑-垂体-性腺轴功能有改善作用[10]。

蛤蚧体或尾皮下注射增加去势雄性大鼠和小鼠的前列腺与精囊重量[8]。蛤蚧60%乙醇提取液缩短黑腹果蝇的交配潜伏期，延长交配时间[11]。

6. 延缓衰老作用　蛤蚧醇提取物培养基延长果蝇平均寿命及半数死亡时间，提高果蝇飞翔活力及耐寒力[12]。蛤蚧提取液皮下注射增加大鼠肝、肾超氧化物歧化酶、线粒体超氧化物歧化酶及谷胱甘肽过氧化物酶活性和细胞匀浆还原型谷胱甘肽含量，线粒体过氧化脂质水平和细胞匀浆过氧化氢酶活性下降[13]。

7. 其他作用　蛤蚧身或尾的60%乙醇提取物对四氧嘧啶造成的高血糖动物有明显的降血糖作用[5]。

毒性　蛤蚧头、身、足、尾各混悬液灌胃对小鼠毒性很低。20%蛤蚧眼混悬液以10 g(生药量)/kg灌胃，小鼠出现躁动不安、四处走窜、轻微抽搐，但未见死亡[2]。

【炮制】 1. 蛤蚧　取原药材，除去鳞片及头爪，切成小块。

2. 酒蛤蚧　取蛤蚧块，用酒浸润后，取出烘干。或取黄酒置锅内，文火加热，至酒沸后，放入净蛤蚧块，再煮至酒尽，取出放凉。每蛤蚧1对，用黄酒24 g。

3. 制蛤蚧　取净沙子置锅内炒热，放入净蛤蚧，翻炒至泡酥，显黄色时，取出，筛去沙子，研粉。

4. 酥蛤蚧　取净蛤蚧置锅内，加入酥油适量，用文火加热，炙至显黄色酥脆时，取出放凉。

饮片性状　蛤蚧为不规则小块片状，表面灰黑色或银灰色，有黄棕或灰棕色斑点，切面黄白色或灰白色，有脊椎骨及肋骨断痕，稍具腥气，味微咸。酒蛤蚧形如蛤蚧，略有酒气。制蛤蚧形如蛤蚧，黄色，质地酥松。酥蛤蚧形如制蛤蚧，稍有油亮。

贮干燥容器内，密闭，置阴凉通风干燥处，防蛀。

【药性】 咸，平。归肺、肾经。

1.《开宝本草》："味咸，平，有小毒。"

2.《本经逢原》："甘、咸，温，小毒。"

3.《玉楸药解》："入手太阴肺，足太阳膀胱，足少阴肾，足厥阴肝经。"

【功用主治】 益肾补肺，定喘止嗽。主治肺肾两虚气喘咳嗽，虚劳咳嗽，咯血；肾虚阳痿，遗精，小便频数，消渴。

1.《海药本草》："主肺痿上气，咯血咳嗽。"

2.《日华子》："治肺气，止嗽，并通月经，下石淋及治血。"

3.《医学入门》："壮元阳。"

4.《纲目》："补肺气，益精血，定喘止嗽，疗肺痈消渴，助阳道。"

5.《本草汇言》："生津退热。"

6.《本草再新》："温中益肾，固精助阳，通淋行血，蛤蚧尾能治疝。"

【用法用量】 内服：煎汤，3～6 g；研末，1～1.5 g；或入丸、散。

【宜忌】 外感风寒喘嗽及阴虚火旺者禁服。

1.《本草经疏》："咳嗽由风寒外邪者不宜用。"

2.《得配本草》："阴虚火动，风邪喘嗽，二者禁用。"

【选方】 1. 治虚劳咳嗽及肺壅上气　蛤蚧一对(头尾全者，涂酥炙黄)，贝母一两(煨微黄)，紫菀一两(去苗土)，杏仁一两(汤浸，去皮、尖、双仁，麸炒微黄)，鳖甲二两(涂醋，炙令黄，去裙襴)，皂荚仁一两(炒令焦黄)，桑根白皮一两(锉)。上件药，捣罗为末，炼蜜和捣三二百杵，丸如梧桐子大。每服以枣汤下二十丸，日三四服。忌苋菜。(《圣惠方》蛤蚧丸)

2. 治肺气咳嗽面肿，四肢浮　蛤蚧一对(雌雄头尾全者净洗，用法，酒和蜜涂炙熟)，人参(紫团参)一株。上二味，捣罗为末，熔蜡四两，滤去滓，和药末，作六饼子。每服，空心，用糯米作薄粥一盏，投药一饼，趁热细细呷之。(《圣济总录》独圣饼子)

3. 治久嗽不愈，肺间积虚热，久则成疮，故嗽出脓血，晓夕不止，喉中气塞，胸膈噎痛　蛤蚧、阿胶、生犀角、鹿角胶、羚羊角(各)一两。除胶外，皆为屑，次入胶，分四服，每服用河水三升，于银石器中慢火煮至半升，滤去滓，临卧微温，细细呷。其滓候服尽，再捶，都作一服，以水三升，煎至半升，如前服。(《本草衍义》)

4. 治产后气喘，气血两脱　人参二两，熟地二两，麦冬三钱，肉桂一钱，苏子一钱，蛤蚧二钱，半夏三分。水煎服。(《辨证录》蛤蚧救喘丹)

【各家论述】 1.《纲目》："昔人言补可去弱，人参羊肉之属。蛤蚧补肺气，定喘止渴，功同人参；益阴血，助精扶羸，功同羊肉。近世治劳损痿弱，许叔微治消渴，皆用之，俱取其滋补也。刘纯云：气液衰，阴血竭者，宜用之。何大英云：定喘止嗽，莫佳于此。"

2.《本草经疏》："蛤蚧，其主久肺劳传尸，咳嗽、淋沥者，皆肺肾为病。劳极则肺肾虚而生热，故外邪易侵，内证兼发也。蛤蚧属阴，能补水之上源，则肺肾皆得所养，而劳热咳嗽自除矣；肺朝百脉，通调水道，下输膀胱，肺气清，故淋沥水道自通也。”

5057 **蛤蜊** gé lí 《本草经集注》

【异名】 蛤梨(《淮南子》高诱注)，蛤刺(《尔雅义疏》)，吹潮(《动物学大辞典》)，沙蛤、沙蜊(《泉州本草》)，白蚬子、白蚶子(《中国药用动物志》)。

【基原】 为蛤蜊科蛤蜊属动物四角蛤蜊等的肉。

【原动物】 四角蛤蜊 *Mactra veneriformis* Reeve [*Mactra quadrangularis* Deshayes]

贝壳质坚，呈四角形，壳顶突出，位于背缘中央略靠前方。小月面及楯面心形。壳面中部膨胀。壳表具灰白色或棕黄色壳皮，壳顶白色。生长线略粗，形成凹凸不平的同心环纹。壳内面白色。铰合部狭长，左壳具1枚分叉主齿，右壳有2枚主齿排列成八字形。2壳前后侧齿均呈片状。前闭壳肌痕略小，卵圆形；后闭壳肌痕稍大，近圆形。外套窦不甚深，末端钝圆。外套膜边缘双层，内缘有分枝的小触手。水管黄白色，末端具触手。足部发达，呈斧状。

生活于潮间带中、下区及浅海泥沙滩中。栖埋深度50～100 mm，喜栖息于近河口沿海。北方生殖季节在4～6月。我国沿海均有分布。

本动物的贝壳经加工制成的粉(蛤蜊粉)亦供药用，另设专条。

【采收加工】 四季均可采捕，捕得后，用沸水烫过，剖壳取肉，鲜用或晒干。

【药材】 蛤蜊 *Concha Mactrae Veneriformis* 产于渤海、黄海、东海和南海。

性状 贝壳略呈四角形，两壳极膨胀，宽度与高度几相等。外表面有灰白色或污黄色壳皮，顶部白色，生长线粗大，呈凹凸不平的同心环纹。内表面灰白色。铰合部狭长。前闭壳肌痕稍小，卵圆形；后闭壳肌痕稍大，近圆形。质坚，不厚。气微、味咸。

【成分】 全体含蛋白质，脂肪，维生素A、B_1、B_2等[1,2]。

【药性】 咸，寒。归胃、肝、膀胱经。

1.《日用本草》：“味咸，寒，无毒。”

2.《饮膳正要》：“味甘，大寒，无毒。”

3.《本草经疏》：“入足阳明经。”

【功用主治】 滋阴，利水，化痰，软坚。主治消渴，水肿，痰积，癖块，瘿瘤，崩漏，痔疮。

1.《嘉祐本草》：“润五脏，止消渴，开胃，解酒毒。主老癖能为寒热者，及妇人血块。煮食之。”

2.《医林纂要》：“功同蚌蚬，滋阴明目。”

3.《本草求原》：“消水肿，利水，化痰。治崩带，瘿瘤，五痔。”

4.《山东药用动物》：“滋阴，利水，化痰，软坚。治消渴，水肿，痰积，癖块，瘿瘤，崩漏，痔疮等。”

【用法用量】 内服：煮食，50～100 g。

【宜忌】 《随息居饮食谱》：“多食助湿、生热。”

【选方】 1. 治黄疸，甲状腺腺瘤 蛤蜊肉煮熟。常食有效。

2. 治肺结核，阴虚内热 蛤蜊肉同韭菜煮食；或蛤蜊肉、百合、玉竹、山药共煮汤服食。

3. 治糖尿病 蛤蜊肉常炖常食。(1～3方出自《海味营养与药用指南》)

【各家论述】 《本草经疏》：“蛤蜊其性滋润而助津液，故能润五脏，止消渴，开胃也。咸能入血软坚，故主妇人血块及老癖寒热也。”

5058 **蛤蜊粉** gé lí fěn 《本草会编》

【异名】 蛤粉(《圣惠方》)，海蛤粉(《纲目》)。

【基原】 为蛤蜊科蛤蜊属动物四角蛤蜊 *Mactra veneriformis* Reeve 的贝壳，经加工制成的粉。

【原动物】 参见“蛤蜊”条。

【制法】 取蛤蜊壳入炭火中烧煅后研成细粉。

【药性】 咸，寒。归肺、肾、肝经。

1.《丹溪心法》：“咸，寒。”

2.《得配本草》：“入足阳明、少阴经血分。”

3.《本草求真》：“入肾、肺、肝。”

4.《本草撮要》：“性涩。”

【功用主治】 清热，化痰，利湿，软坚。主治胃痛，痰饮喘咳，水气浮肿，小便不通，遗精，白浊，崩中，带下，痈肿，瘿瘤，烫伤。

1. 朱丹溪：“治热痰、湿痰、老痰、顽痰，疝气，白浊，带下。同香附末，姜汁调服，主心痛。”(引自《纲目》)

2.《纲目》：“清热利湿，化痰饮，定喘嗽，止呕逆，消浮肿，利小便，止遗精白浊，心脾疼痛，化积块，解结气，消瘿核，散肿毒，治妇人血病。油调涂汤、火伤。”

3.《本经逢原》：“清肺热，滋肾燥，降痰清火，止咳定喘，消坚癖，散瘿瘤。”

【用法用量】 内服：煎汤，50～100 g；或入丸、散，3～10 g。外用：调敷。

【宜忌】 《本草经疏》：“脾胃虚寒者宜少用，或加益脾胃药同用为宜。”

【选方】 1. 治痰火喘嗽 蛤蜊壳洗净，放炭火上烧焙，去火毒，为末，磁器收贮，遇痰火症，取一两，分为三服，少吃晚饭，先用面糊调，捏丸如黄豆大，少用滚水，将丸药二三口吞下，旋丸旋吞，不可放干。(《经验广集》蛤蜊散)

2. 治胃气痛 瓦楞子十个，蛤蜊壳十个。二味火煅，共为细末，姜汤送下。(《梅氏验方新编》)

3. 治气虚水肿浮胀 大蒜研烂，以蛤粉和，无分两，可丸即止，如梧桐子大，每服十丸，白汤下。(《百一选方》)

4. 治小便不通 蛤粉半两，麻根半两。捣细罗为散，每于空心，以新汲水调下二钱。(《圣惠方》)

5. 治虚热遗精 黄柏(炒)、知母、蛤粉各一斤。青黛(飞)为衣，粥丸服。(《医学六要》)

6. 治黄水疮 蛤粉一两，石膏五钱，轻粉五钱，黄柏五钱。共为细末，暑天用无根水，冬用麻油调敷。(《洞天奥旨》粉黄膏)

7. 治痱子痒痛 新汲井水挪青蒿汁调蛤粉敷之。雪水尤妙。(《世医得效方》)

8. 治伤寒后虚羸，盗汗不止 蛤粉半斤，麻黄根四两，滑石五两。上捣细罗为散。每度用薄绵裹五两，扑身体汗止。(《圣惠方》扑身止汗散)

9. 治汤火伤 蛤蜊壳烧研为末，油调涂之。(《养生必用方》)

10. 治热肿赤痛 蛤粉、白矾各二两，青盐一两，共研为末。用生油调涂肿处。(《圣济总录》白龙散)

11. 治肝虚雀目，夜不见物 蛤粉、青葙子、石决明各半两。共为散，用牛肝二两，批开掺药三钱匕在内，麻缕扎定，用米泔水煮熟为度。细嚼米饮下，临卧服。觉时便见物，若

用鸡兔肝煮药皆可。(《圣济总录》如圣散)

12. 治喉中物鲠欲死　蛤粉一两，蓖麻半两，黄丹一钱。共为末，每服一钱，水调下。(《普济方》)

【各家论述】 1.《本草衍义补遗》："蛤粉治痰气，能降、能消、能软、能燥。"

2.《纲目》："(蛤蜊粉)寒制火而咸润下，故能降焉；寒散热而咸走血，故能消焉；坚者耎之以咸，取其属水而性润也；湿者燥之以渗，取其经火化而利小便也。"

3.《本草经疏》："蛤粉味咸气寒无毒，为诸痰之要药。盖痰未有不由火气上炎煎熬津液而成，咸能软坚润下，得之则火自降，痰结自消矣。"

5059 蛴螬 qí cáo (《本经》)

【异名】 𧑒(《尔雅》)，𧑒蛴(《本经》)，应条(《吴普本草》)，地蚕(郭璞)，䖧齐、教齐(《别录》)，乳齐(《本草经集注》)，土蚕(《安徽药材》)，老母虫(《四川中药志》)，核桃虫(《药材学》)。

【基原】 为鳃金龟科齿爪鳃角金龟属动物东北大黑鳃金龟及其近缘动物的幼虫。

【原动物】 东北大黑鳃金龟 *Holotrichia diomphalia* Bates　又名：大黑鳃角金龟、朝鲜黑金龟甲(《中国药用动物志》)。

体长16.2～21 mm，长椭圆形，黑褐色，有光泽。头部密布刻点。触角10节，呈膝状弯曲，黄褐色。前胸背面有细刻点。鞘翅有纵隆线各3～4条，前足外侧有尖齿3个，内侧有1端棘，跗节末端节最长，爪1对，呈叉状。

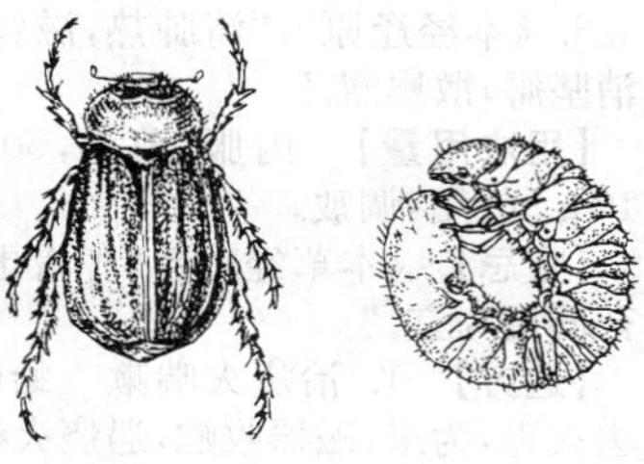

东北大黑鳃金龟

成虫栖于土中，昼伏夜出，幼虫栖于3～6 cm深的土内。咬食作物的根部。全国大部分地区均有分布。

【采收加工】 5～8月间翻土捕捉，用沸水烫死，晒干或烘干。

【药材】 蛴螬 *Larva Holotrichiae*　主产于江苏、安徽、四川、河北、山东、河南等地。

性状　虫体呈长圆柱形，多弯曲成半环状，长3～4 cm，宽0.6～1.2 cm。黄褐色、棕黄色或类白色。全体有轮节，头部较小，棕褐色，胸部有足3对，短而细。体轻，体壳薄，硬而脆，易破碎，体内呈空泡状。气微臭，味微咸。

【药理】 蛴螬提取物体外对人MGC-803胃癌细胞株有抗增殖及诱导凋亡作用，其诱导肿瘤细胞凋亡的可能机制与凋亡相关基因 *bcl-2*、*bas* 的表达改变有关[1]。

【炮制】 蛴螬　取原药材，除去杂质，洗净，干燥。

饮片性状　蛴螬呈长圆形或弯曲成扁肾形。外表面棕黄色、棕褐色或黄白色。全体有轮节，头部较小，棕褐色或棕红色，有光泽，胸足3对，多已脱落。质较硬而脆，断面呈空泡状，可见常与外壁分离的棕色内含物。气微腥。

贮干燥容器内，置阴凉干燥处，防虫蛀。

【药性】 咸，微温。有毒。归肝经。

1.《本经》："味咸，微温。"

2.《别录》："微寒，有毒。"

3.《珍珠囊补遗药性赋》："味咸、甘，有小毒。"

4.《本草汇言》："味咸微甘，有毒。可升可降，入足厥阴肝经。"

【功用主治】 破瘀，散结，止痛，解毒。主治血瘀经闭，癥瘕，折伤瘀痛，痛风，破伤风，喉痹，痈疽，丹毒。

1.《本经》："主恶血血瘀，痹气，破折血在胁下坚满痛，月闭，目中淫肤，青翳白膜。"

2.《别录》："疗吐血在胸腹不去及破骨踒折血结，金疮内塞，产后中寒，下乳汁。"

3.《本草拾遗》："主赤白游疹，疹擦破，碎蛴螬取汁涂之。"

4.《日华子》："可敷恶疮。"

5.《纲目》："主唇紧口疮，丹疹，破伤风疮，竹木入肉，芒物眯目。"

6.《四川中药志》1960年版："活血行瘀，缓急解毒。治癥瘕积聚，瘀血凝滞，月经闭止，及破伤风等症。"

【用法用量】 内服：研末，2～5 g；或入丸、散。外用：研末调敷，或用汁涂。

【宜忌】 体弱者及孕妇禁服。

1.《本草经集注》："恶附子。"

2.《本草思辨录》："虚劳而非有血瘀者不宜。"

3.《内蒙古中草药》："孕妇忌用。"

【选方】 1. 治月经不调，经闭　蛴螬一钱，研末，黄酒冲服。(《内蒙古中草药》)

2. 治白虎风疼痛，昼静夜发　蛴螬七枚(研烂)，甘草(炙，末，炒)五钱，没药(研)、乳香(研)各炒一钱。上四味同研烂，分二服，每服煎酒一盏，二三沸，调下，不计时。(《圣济总录》蛴螬散)

3. 治破伤风　蛴螬虫一个，将其脊背用手捏住，俟其口中吐水，就擦抹在疮口上，觉麻，身上汗出。(《婴童百问》)

4. 治小儿风脐，遂作恶疮，历年不瘥　干蛴螬虫，末粉之，不过三四度瘥。(《千金方》)

5. 治顽固哮喘　蛴螬适量，食油炸黄，每服7个，日服2～3次。(《内蒙古中草药》)

6. 治痈疽，痔漏，恶疮及小儿丹　末蛴螬敷上。(《子母秘录》)

【临床报道】 1. 治疗破伤风　将蛴螬头向下，让其自然吐出黄水(如急用，可剪去蛴螬尾，黄水即出)，取黄水搽在伤口上(伤口有麻木感，身上汗出)；重者可将黄水滴入酒中，炖热内服，以使汗出；牙关紧闭者，可用蛴螬水涂擦牙龈。亦可将蛴螬捣烂，外敷伤口，干后即换；或以蛴螬10个，焙干为末，分2次用黄酒送服(小儿减半)。上述方法每多合并使用。经治14例，结果：痊愈11例，死亡3例。有效病例多在15～30 min张口自如，喉痉挛消失或减轻，口腔分泌物显著减少，能吞食食物和药物。服药后抽搐虽能减轻，尚不能制止，仍须配合其他方法治疗。3例死亡者，均为年老体弱，且心肺功能不良者[1]。

2. 治疗口疮　取蛴螬2 g，蚕茧3 g，明矾4 g，将蚕茧剪1小口，去蛹，装入明矾，瓦上焙焦，同蛴螬共研成细粉，每用少许涂患处，每日3次。共治疗63例，结果：经治疗1～3 d痊愈者21例，4～5 d者32例，5～7 d者7例，无效3例。治愈率95%[2]。

【各家论述】 1.《绍兴本草》王继先："蛴螬，《本经》云微温，复云微寒，既能行血脉，即非性寒。今当作味咸、微温，有小毒是矣。"

2.《纲目》李时珍："蛴螬，《本事方》治筋急，养血地黄丸中用之，取其治血瘀痹也。陈氏《经验方》云：盛冲母失明，取蛴螬蒸熟食，目即开。与《本经》治目中青翳白膜、《药性论》汁滴目中去翳膜之说相合。《婴童百问》治破伤风，又符疗踒折、敷恶疮、金疮内塞、主血、止痛之说也。盖此药能行血分，散结滞，故能治以上诸病。”

3.《长沙药解》黄元御：“蛴螬，能化瘀血，最消癥块。《金匮》大黄䗪虫丸中用之，治虚劳腹满，内有干血，以其破瘀而化积也。”

5060 喉咙草 hóu lóng cǎo（《中国药用植物志》）

【异名】 佛顶珠、地胡椒、五岳朝天、小虎耳草（《草木便方》），白花珍珠草、五角星草（《上海常用中草药》）。

【基原】 为报春花科点地梅属植物点地梅的全草或果实。

【原植物】 点地梅 *Androsace umbellata*（Lour.）Merr. [*Drosera umbellata* Lour.；*Primula umbellata*（Lour.）Bentv.]

一年生或二年生草本。全株被节状的细柔毛。须根多数。无茎。叶基生，平铺地面，柄长1～4 cm；叶片近圆形或卵圆形，边缘具三角状钝牙齿。伞形花序4～15花；苞片数枚，卵形至披针形；花萼5深裂；花冠白色；雄蕊着生于花冠筒中部，花丝短；子房球形，花柱短，胚珠多数。蒴果近球形，先端5瓣裂，裂瓣膜质，白色，具宿存花萼。种子棕褐色，长圆状多面体形。花期4～5月，果期6月。

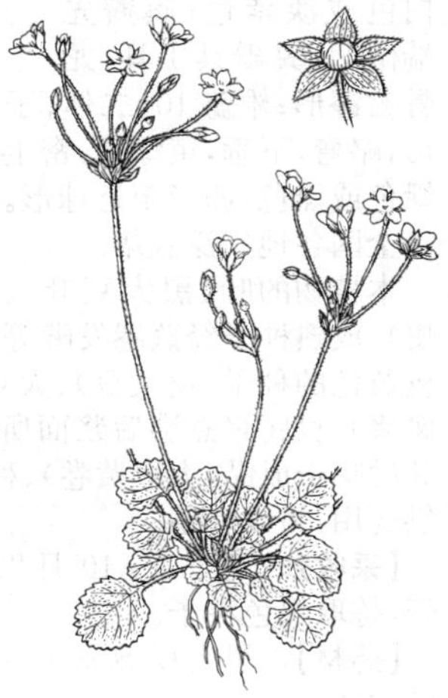

点地梅

生于向阳地、疏林下及林缘、草地等处。分布于华北、东北和秦岭以南各地。

【采收加工】 清明前后采收全草，6月采收果实，晒干。

【药理】 1. 对心血管系统的作用　乙醇浸剂对离体蛙心、豚鼠或兔心脏均有兴奋作用；对在体豚鼠或兔心脏亦有强心作用，能增强离体兔肠及大鼠子宫平滑肌兴奋性，使收缩加强。乙醇浸剂经用戊醇及碱性醋酸铅除去皂苷后仍有强心作用[1]。

2. 其他作用　乙醇浸剂在试管内对豚鼠及兔红细胞有溶血作用[1]。提取物有杀人精子作用，有效成分为皂苷[2]。

【药性】 苦、辛，微寒。

1.《开宝本草》：“味辛，温，无毒。”

2.《贵阳民间药草》：“辛、甘，微寒。”

3.《四川中药志》1960年版：“性温，味苦、辛。”

【功用主治】 清热解毒，消肿止痛。主治咽喉肿痛，口疮，牙痛，头痛，赤眼，风湿痹痛，疔疮肿毒，烫火伤，蛇咬伤，跌打损伤。

1.《开宝本草》：“主疗喉痹，齿风痛，及诸疮疥。”

2.《分类草药性》：“治蛇伤，解毒，诸淋，退火，涂火疔疮，诸疮未老先白头，泡酒扫毒除肿。”

3.《中国药用植物志》：“治喉痛，跌打损伤。”

4.《四川中药志》1960年版：“治目赤生翳，筋骨疼痛，遗精，崩症及寒湿带下而虚弱者。”

5.《民间常用草药汇编》：“治偏正头痛，牙痛。”

6.《贵州草药》：“祛风湿，强筋骨，温阳，利湿。主治风湿关节痛，肾虚阳痿。”

7.《陕西中草药》：“健胃。治消化不良，胃痛。”

8.《云南中草药》：“消炎生肌，收敛止痛。主治鹅口疮，哮喘，慢性喉炎，结膜炎。”

【用法用量】 内服：煎汤，9～15 g；或研末；或泡酒；或开水泡代茶。外用：鲜品捣敷；或煎水洗、含漱。

【选方】 1. 治咽喉肿痛，白口疮　佛顶珠为极细末，吹在患处。（《贵阳民间药草》）

2. 治牙痛　点地梅15 g。水、醋煎含漱。（《青岛中草药手册》）

3. 治目赤生翳　点地梅全草12～15 g，水煎服；并用鲜草捣烂外敷；或用鲜草捣烂绞汁滴患眼。（《广西本草选编》）

4. 治五淋白浊　佛顶珠、苦竹、白糖各30 g。加水3小碗，煎成2碗，1剂3次分服。（《贵阳民间药草》）

5. 治哮喘　鲜天星草30～60 g（干品15～30 g）。水煎服。（《云南中草药》）

6. 治咯血　佛顶珠9 g。炕干研末兑酒吞。（《贵阳民间药草》）

7. 治小儿肺炎　点地梅全草、江南星蕨、前胡各3 g，龙芽草4.5 g。水煎服。（《浙江药用植物志》）

8. 治跌打损伤，腰肌扭伤作痛　喉咙草30 g，地鳖虫9 g（捣碎，酒浸片刻）。水煎服。（《安徽中草药》）

5061 黑三棱 hēi sān léng（《开宝本草》）

【异名】 三棱（《纲目》），泡三棱（《中药材品种论述》）。

【基原】 为莎草科藨草属植物荆三棱的块茎。

【原植物】 荆三棱 *Scirpus yagara* Ohwi [*S. maritimus* C. B. Clarke]

多年生草本，高70～120 cm。根茎匍匐粗长，球状块茎顶生。秆粗壮，高大，锐三棱形。叶秆生；叶片线形，稍坚挺，叶鞘长达20 cm。叶状苞片3～5；聚伞花序不分枝；小穗卵状长圆形，锈褐色，密生多数花；鳞片长圆形，有1脉，背面上部有短柔毛，先端略有撕裂状缺刻，有长芒；下位刚毛6；雄蕊3，花药线形；花柱细长，柱头3。坚果小，三棱状倒卵形，熟时黄白色或黄褐色，表面有细网纹。花、果期5～7月。

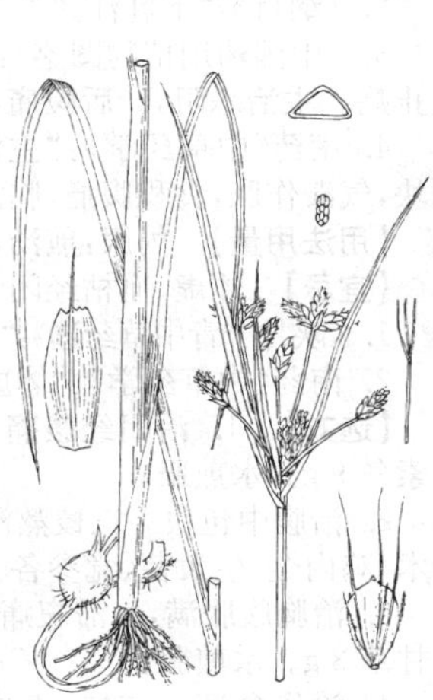

荆三棱

生于湖、河浅水中和水湿地。分布于华北、东北、华东、西南及河南、湖北、陕西、甘肃、青海、新疆等地。

【采收加工】 9～10月采挖，晒干或削去外皮晒干。

【药材】 黑三棱 *Rhizoma Scirpi Yagarae*　主产于吉林、安徽、江苏。

性状　块茎呈近球形，长2～3.5 cm，直径2～3 cm，表面棕黑色，凹凸不平，有少数点状须根痕；去外皮者下端略呈锥形，黄白色或灰白色，有残存的根茎瘢痕及未去净的外皮黑斑，并有刀削痕。质轻而坚硬，难折断，入水中漂浮于水面，稀下沉。碎断面平坦，黄白色或棕黄色。气微，味淡，嚼之微辛、涩。

鉴别　块茎横切面：皮层为通气组织，多被削去，偶有残存。近内皮层外侧有2～3层厚壁细胞环带，棕色或暗棕色，细胞壁木化。内皮层细胞增厚呈马蹄形。中柱鞘纤维1列或成束与小型维管束相间排列，中柱薄壁细胞类多角形，含微小的淀粉粒，直径不及1 μm，维管束周木型或外韧型，在薄壁组织中散有分泌细胞。

粉末特征：灰棕色。厚壁细胞单个散在、2个并列或成片，黄棕色、绿棕色、黄绿色或淡黄色，多呈长条形，少数类圆形或长圆形，边缘多不规则波状凹凸或有短分枝，有的较平整，长15～216 μm，直径7～34 μm，壁厚4～16 μm，非木化或微木化，纹孔细小，孔沟短而密，壁极厚者胞腔不明显。木化薄壁细胞呈类长方形或长椭圆形，两端平钝或斜尖，长77～125 μm，直径14～32 μm，壁厚4～7 μm，连珠状。导管旁薄壁细胞呈长条形，长18～180 μm，直径5～18 μm，壁厚2～4 μm，连珠状，微木化。分泌细胞呈类圆形，直径23～36 μm，壁稍厚，内含棕色物。薄壁细胞呈多角形或类圆形，直径22～81 μm，壁厚2～5 μm，非木化，有的可见纹孔及孔沟。木纤维多成束，黄色，细长，末端渐尖，长72～288 μm，直径7～18 μm，壁厚3～5 μm，微木化，孔沟较稀疏。另可见内皮层细胞和梯纹、网纹导管。

【成分】　含白桦脂醇(betulin)和甘露醇(mannitol)[1]。

【药性】　辛、苦，平。归肝、脾经。

1.《开宝本草》："味苦，平，无毒。"

2. 南药《中草药学》："入肝、脾经。"

【功用主治】　祛瘀消癥。主治血滞经闭，痛经，产后瘀阻腹痛，跌打瘀肿，腹中包块，食积腹痛。

1.《开宝本草》："主老癖癥瘕结块。"

2.《纲目》："下乳汁。"

3.《中国药用植物图鉴》："行血，通经，破血，行气，消积，止痛。主治恶阻，产后腹痛，消化不良，经闭等症。"

4. 南药《中草药学》："主治痛经，产后瘀滞腹痛，腹内包块，气滞作胀，食积腹痛，胸满气壅，气滞胁痛。"

【用法用量】　内服：煎汤，4.5～9 g。

【宜忌】　体虚、血枯经闭者及孕妇禁服。

1.《陕甘宁青中草药选》："脾虚无瘀滞者忌用，孕妇禁用。"

2. 南药《中草药学》："体虚者忌用。"

【选方】　1. 治闭经腹痛　三棱、莪术、红花、当归、延胡索各9 g。水煎服。

2. 治腹中包块　三棱熬浸膏，每服5～10 ml；或三棱、莪术、鸡内金、生黄芪、党参各9 g，水煎服。

3. 治胸腹胀满，气滞腹痛　三棱、莪术、砂仁、青皮各9 g，甘草3 g。水煎服。

4. 治伤食证　三棱、青皮、神曲、麦芽各9 g。水煎服。(1～4方出自《陕甘宁青中草药选》)

【各家论述】　《纲目》："三棱能破气散结，故能治诸病。其功可近于香附而力峻，故难久服。按戴原礼《证治要诀》云：有人病癥癖腹胀，用三棱、莪茂，以酒煨煎服之，下一黑物如鱼而愈也。"

5062 黑大豆 hēi dà dòu (《本草图经》)

【异名】　大豆(《本经》)，乌豆(《肘后方》)，黑豆(《日华子》)，尗、菽(《纲目》)，冬豆子(《四川中药志》)。

【基原】　为豆科大豆属植物大豆的黑色种子。

【原植物】　大豆 *Glycine max* (L.) Merr. [*Phaseolus max* L.]　又名：大菽(《管子》)。

一年生草本，高60～180 cm。茎直立，粗壮，密生褐色长硬毛。叶具长柄，密生黄色长硬毛；托叶小，披针形；三出复叶，顶生小叶菱状卵形，长7～13 cm，宽3～6 cm，尖端渐尖，基部宽楔形或圆形，两面均有白色长柔毛。总状花序腋生；苞片及小苞片披针形，有毛；花萼钟状，萼齿5，披针形；花冠小，白色或淡紫色；旗瓣先端微凹，翼瓣具1耳，龙骨瓣镰形；雄蕊10，二体；子房线形，被毛。荚果带状长圆形，略弯，下垂，黄绿色，密生黄色长硬毛。种子2～5颗，黄绿色或黑色，卵形至近球形。花期6～7月，果期8～10月。

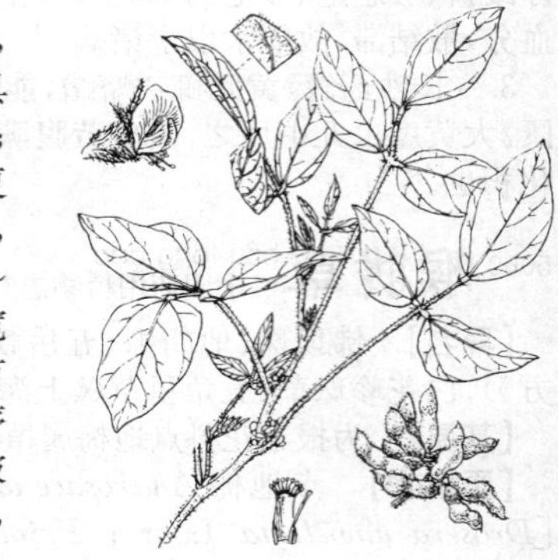

大　豆

全国各地广泛栽培。

本植物的叶(黑大豆叶)、花(黑大豆花)、种皮(黑大豆皮)、成熟种子经蒸罨发酵等加工制成品(淡豆豉、豆黄)、种皮黄色的种子(黄大豆)、大豆种子的加工制成品(豆腐、豆腐浆)、豆腐浆煮沸后浆面所凝结之薄膜(豆腐皮)、种子发芽后晒干成品(大豆黄卷)、种子所榨取之脂肪油(豆油)均供药用，另设专条。

【采收加工】　8～10月果实成熟后采收，晒干，碾碎果壳，拣取黑色种子。

【药材】　黑大豆 *Semen Glycines Macis*　全国大部分地区均产。

性状　为椭圆形而略扁，长6～10 mm，直径5～7 mm，厚1～6 mm。表面黑色，略有光泽，有时具横向皱纹，一侧边缘具长圆形种脐。种皮薄，内表面呈灰黄色，除去种皮，可见到2片子叶，黄绿色，肥厚。质较坚硬。气微，具豆腥味。

鉴别　粉末特征：种皮栅状细胞顶面观呈长多角形，壁厚，孔沟明显；侧面观呈长柱形，长37～102 μm，直径9～10 μm，胞壁自一端向另一端渐增厚；底面观多边形，内含棕黑色物。支柱细胞哑铃状或骨状，长26～170 μm，宽20～73 μm，中部缢缩，宽12～26 μm；顶面观呈类圆形，胞腔明显。子叶细胞多角形、类圆形或长圆形，有的呈栅状，内含众多细小糊粉粒、脂肪油滴、少量细小淀粉粒和细小草酸钙结晶。草酸钙棱晶，柱晶长18～33 μm，宽3～10 μm。

【成分】　含较丰富的蛋白质、脂肪和碳水化合物、胡萝卜素(carotene)，维生素 B_1、B_2，烟酸(nicotinic acid)[1]等。并含异黄酮类：大豆苷(daidzin)，染料木苷(genistin)[2,3]。皂苷类：大豆皂醇(soyasapogenol) A、B、C、D、E[4,5]，与苷元结合的糖有葡萄糖，木糖，半乳糖，阿拉伯糖，鼠李糖和葡萄糖醛酸，苷元与糖的比例为1∶1[6]。又含胆碱(choline)[7]，叶酸(folic acid)，亚叶酸(folinic acid)[8]，泛酸(pantothenic acid)[9]，生物素(biotin)[10]，唾液酸(sialic acid)[11]，维生素 B_{12}[12]，水解产物中含乙酰丙酸(levulinic acid)[13]。

【药理】　1. 雌激素、抗雌激素样作用　大豆中含有异黄酮，主要是三羟异黄酮和二羟异黄酮及其β葡糖苷。异黄酮在结构和功能上与雌激素有相似之处，被认为是植物雌激素[1]。低浓度异黄酮有很弱雌激素样作用。补充大豆饮食不增加去卵巢小鼠的子宫重量，但对雌激素替代动物，大豆饮食反使子宫重量降低。给雌性小鼠皮下注射三羟异黄酮，也抑制其子宫发育，对雌激素有拮抗作用[2]。它可能在内源性雌激素水平较低时表现为弱的雌激素促效剂作用；当体内雌激素水平较高时，它与内源性 17β-雌二醇竞争而占有雌激素受体，表现出抗雌激素作用[3]。

2. 降脂、抗动脉粥样硬化作用　大豆异黄酮喂饲降低卵巢切除兔总胆固醇(TC)、低密度脂蛋白胆固醇(LDL-C)、内皮素-1、肿瘤坏死因子-α、白介素-6 水平，增高高密度脂蛋白胆固醇(HDL-C)，动脉粥样硬化斑块面积占主动脉总面积的百分比也降低[4]。大豆活性肽加入膳食中喂饲也降低高血胆固醇模型大鼠三酰甘油、TC、载脂蛋白 B 浓度[5]。含大豆纤维的饲料喂养降低大鼠血清 TC、LDL-C 和动脉粥样硬化指数，增加 HDL-C/TC 比值，降低纤维蛋白原含量和血小板聚集性，延长凝血时间[6]。

3. 防治骨质疏松　大豆异黄酮促进体外培养的原代大鼠成骨细胞增殖与分化[7]。大豆异黄酮灌胃降低去卵巢大鼠血清钙和尿钙、钠，升高骨密度、骨形成蛋白 2 和转移生长因子-β_1[8]。

4. 抗肿瘤作用　大豆异黄酮对体外培养的人胃癌细胞 SGC-7901 生长有抑制作用，抑制作用与诱导胃癌细胞凋亡、阻抑细胞周期进程有关[9]。大豆异黄酮通过下调 *bcl*-2 的表达和上调 *bax* 的表达而诱导食管癌细胞发生凋亡[10]。含分离大豆蛋白的饲料喂养 N-甲基亚硝脲和 7，12-二甲基苯并[a]蒽建立的大鼠乳腺癌模型能减少乳腺癌的发生数目，延长乳腺癌潜伏期[11]。

5. 抗氧化及抗衰老作用　大豆异黄酮灌胃提高 D-半乳糖致衰老模型小鼠脑匀浆超氧化物歧化酶(SOD)、血清谷胱甘肽过氧化物酶(GSH-Px)，降低血清丙二醛(MDA)含量[12]。大豆分离蛋白延长果蝇寿命；大豆分离蛋白混悬液自由饮用能提高老龄小鼠组织 SOD、GSH-Px 活性，降低 MDA 含量[13]。

6. 抗糖尿病及其并发症作用　富含大豆异黄酮和皂苷的大豆胚轴提取物加入膳食中喂饲降低 2 型糖尿病大鼠(GK/Jcl)血糖水平，改善其葡萄糖耐量，同时改善正常大鼠葡萄糖耐量[14]。大豆异黄酮灌胃提高糖尿病大鼠体重、心肌组织乳酸脱氢酶、肌酸激酶、SOD 活性，对心肌自由基损伤产生保护作用[15]。

7. 对心血管系统的影响　大豆皂苷单体抑制大鼠单个心室肌细胞Ⅲ型钙通道的活动，抵消黄嘌呤-黄嘌呤氧化酶所致的心肌细胞自由基含量增多[16]。给大鼠下丘脑后核微量注射大豆皂苷引起平均动脉压升高，心率加快，这可能是经过脑内神经肽 Y 介导和加强的[17]。大豆异黄酮灌胃减轻阿霉素对心肌的毒性作用，明显改善心衰大鼠心脏的收缩功能，表明该药有一定的抗心衰作用[18]。给予大豆异黄酮能改善绝经后肥胖并冠心病妇女内皮功能、纤溶活性、胰岛素抵抗，可能通过诱导内皮释放 NO 产生作用[19]。

8. 抗辐射作用　大豆异黄酮加入膳食中喂饲提高 γ 射线照射的小鼠血红细胞、白细胞、淋巴细胞水平及淋巴细胞占白细胞的百分比[20]。给予含大豆蛋白饲料对大鼠实验性急性放射性肠炎有治疗作用，对抗辐射对肠屏障功能的损害[21]。

9. 对皮肤的作用　大豆异黄酮提取物体外抑制酪氨酸酶活性，减少色斑产生[22]。大豆磷脂灌胃提高小鼠皮肤中胶原蛋白含量，延缓皮肤衰老[23]。

10. 其他作用　大豆中的三羟异黄酮治疗侧索硬化症模型动物，阻止雄性动物疾病的发展。腹腔注射三羟异黄酮能缩小动物脑缺血性损伤的坏死病灶，对雄性动物的保护作用更为明显[24]。总大豆异黄酮对金黄色葡萄球菌、藤黄微球菌、白念珠菌、犁头真菌等均有抑制作用[25]。大豆总苷抑制Ⅰ型单纯疱疹病毒(HSV-Ⅰ)、柯萨奇病毒 B_3($CoxB_3$)等的复制[26]。大豆磷脂灌胃提高小鼠脑组织中蛋白质、多不饱和脂肪酸和磷脂含量，改善小鼠学习记忆能力[27]。大豆磷脂灌胃增加小鼠淋巴细胞数量和升高血红蛋白[28]。大豆苷元体外刺激刀豆蛋白 A 诱导的大鼠外周血淋巴细胞转化，增强 NK 细胞活性[29]。大豆黄酮灌胃减少双侧卵巢切除诱导的大鼠鼻黏膜上皮细胞凋亡而保护鼻黏膜免受雌激素缺乏的损害[30]。大豆异黄酮灌胃抑制丙酸睾酮诱导大鼠前列腺增生，降低血清睾酮(T)、雌二醇(E_2)的水平，调节大鼠的性激素平衡[31]。大豆异黄酮加入膳食中喂饲对实验性肾病综合征大鼠肾脏功能和结构有保护作用[32]。

毒性　大豆及其成分一般未见明显毒副作用。但有报道高剂量大豆异黄酮(900 mg/kg)加入膳食中喂饲大鼠，体重增长，睾丸、附睾的脏/体比值、睾丸的病理学组织检查以及雌、雄激素水平均出现异常，影响雄性动物的内分泌[33]。

【炮制】 1. 黑大豆　取原药材，除去杂质。

2. 炒黑大豆　取黑大豆，用清炒法炒至裂口，有香气溢出为度。

饮片性状　黑大豆参见“药材”项。炒黑大豆形态与黑大豆相似，唯种皮裂开，稍卷曲。

贮于干燥处。防止潮湿和虫蛀。

【药性】 甘，平。归脾、肾经。

1.《本经》：“平。”

2.《吴普本草》：“神农、岐伯：生温熟寒。”

3.《别录》：“甘，平。”

4.《医林纂要》：“甘、咸、苦，寒。”

5.《本草再新》：“入心、脾、肾三经。”

6.《本草撮要》：“入手足少阴、厥阴经。”

7.《四川中药志》1960 年版：“入脾、胃、膀胱三经。”

【功用主治】 活血利水，祛风解毒，健脾益肾。主治水肿，黄疸，脚气，风痹筋挛，产后风痉，肾虚腰痛，遗尿，痈肿疮毒，药物、食物中毒。

1.《本经》：“涂痈肿，煮汁饮，杀鬼毒，止痛。”

2.《别录》：“逐水胀，除胃中热痹，伤中淋露，下瘀血，散五脏结积内寒，杀乌头毒。炒为屑，主胃中热，去肿除痹，消谷，止腹胀。”

3. 崔禹锡《食经》：“煮饮汁，疗温毒水肿，除五淋，通大便，去结积。”

4.《食疗本草》：“主霍乱吐逆。主中风脚弱，产后诸疾。若和甘草煮汤饮之，去一切热毒气。善治风毒脚气，煮食之，主心痛，筋挛，膝痛，胀满。杀乌头、附子毒。和饭捣涂一切毒肿。疗男女阴肿，以绵裹内之。杀诸药毒。”

5.《本草拾遗》：“炒令黑，烟未断，及热投酒中，主风痹、瘫缓、口噤、产后诸风。”

6.《日华子》：“调中下气，通经脉。”

7. 宁源《食鉴本草》：“散瘀血。治湿痹。”

8.《纲目》:"治肾病,利水下气,制诸风热,活血。""煮汁,解礜石、砒石、甘遂、天雄、附子、射罔、巴豆、芫青、斑蝥、百药之毒及蛊毒。治下痢脐痛。冲酒治风痉及阴毒腹痛。"

9.《本草汇言》:"煮汁饮,能润肾燥,故止盗汗。"

10.《本草汇纂》:"祛风散热,利水下气,活血解毒,明目镇心,泽肌补骨,止渴生津。"

【用法用量】 内服:煎汤,9～30 g;或入丸、散。外用:研末掺;或煮汁涂。

【宜忌】 脾虚腹胀、肠滑泄泻者慎服。

1.《别录》:"久服令人身重。"

2.《纲目》:"服蓖麻子者忌炒豆,犯之胀满;服厚朴者亦忌之,动气也。"

3.《本草汇纂》屠道和:"(大豆)性壅,多服令人身重。忌厚朴,犯之则动气。畏五参、龙胆草、猪肉。得前胡、杏仁、牡蛎、石蜜,猪胆汁良。"

4.《四川中药志》1960 年版:"脾弱滑肠者勿用。"

【选方】 1. 治卒肿满,身面皆洪大　大豆一升。以水五升,煮二升,去豆,纳酒八升,更煮九升。分三四服,肿瘥后渴,慎不可多饮。(《肘后方》)

2. 治急慢性肾炎　黑大豆 60～95 g,鲫鱼 125～155 g。水炖服。(《福建药物志》)

3. 治脚气入腹,心闷者　浓煮大豆汁饮一大升,水止更饮。(《外台》引张文仲方)

4. 治小儿丹毒　浓煮大豆汁涂之良,瘥亦无瘢痕。(《千金方》)

5. 治黑头疔　黑大豆(或豆腐渣)泡水中使之胀软,捣烂放温暖处。发霉后敷患处,能使疖毒疔肿消退或出头而愈。(《天目山药用植物志》)

6. 治对口疮　大豆适量,活鲫鱼 1 条。捣烂敷患处(已溃者敷疮口周围)。(《福建药物志》)

7. 治肾虚消渴难治者　天花粉、大黑豆(炒)。上等分为末,面糊丸,如梧桐子大。黑豆百粒(煎)汤下。(《普济方》救活丸)

8. 治肾虚腰痛、夜尿频数　黑大豆适量。置猪小肚内炖服。(《四川中药志》1960 年版)

9. 治小儿胎热　黑豆二钱,甘草一钱,灯心七寸,淡竹叶一片。水煎服。(《全幼心鉴》)

【各家论述】 1.《本草拾遗》:"大豆炒食极热,煮食之用作豉极冷,黄卷及酱平。"

2.《食物本草》:"陶华以黑豆入盐煮,常时食之,云能补肾。黑色通肾,引之以盐,所以妙也。"

3.《纲目》:"黑豆属水性寒,为肾之谷,入肾功多,故能治水消胀下气,制风热而活血解毒,所谓同气相求也。""古方称大豆解百药毒,予每试之,大不然,又加甘草,其验乃奇。"

4.《本草汇言》:"又煮熟食之则利肠,炒熟食之则闭气,水浸、生捣食之解毒,敷之肉上散痈肿。但性利而质坚滑,多食令人腹胀而利下矣,故孙真人曰,少食醒脾,多食损脾也。"

5.《本草经疏》:"大豆,岐伯云生温熟寒。藏器云生平,炒食极热,煮食极寒。观《本经》及孟诜云,生捣涂肿毒,则生者非温矣。《经》又云,炒为屑,主胃中热,则炒者又非极热矣。应是生平,炒温,煮寒无疑。"

5063 黑及草 hēi jí cǎo (《贵州民间药物》)

【异名】 黑耳草(《西藏常用中草药》),阿小根、龙胆(《贵州药用植物目录》)。

【基原】 为龙胆科花锚属植物椭圆叶花锚的全草。

【原植物】 椭圆叶花锚 *Halenia elliptica* D. Don

二年生草本,高 20～50 cm。茎近四棱形,直立,少分枝。基生叶椭圆形,全缘,具扁柄,柄长 1～1.5 cm,叶脉 3 条;茎生叶对生,几无柄,抱茎,叶片长椭圆形或卵状披针形,全缘;主脉 5 条。聚伞花序顶生或腋生;花萼 4 裂,裂片椭圆形或卵形;花冠蓝色或紫色,4 裂;雄蕊 4,着生于花冠近基部;子房卵形,花柱极短,柱头 2 裂。蒴果宽卵形,分裂达基部。种子褐色。花、果期 7～9 月。

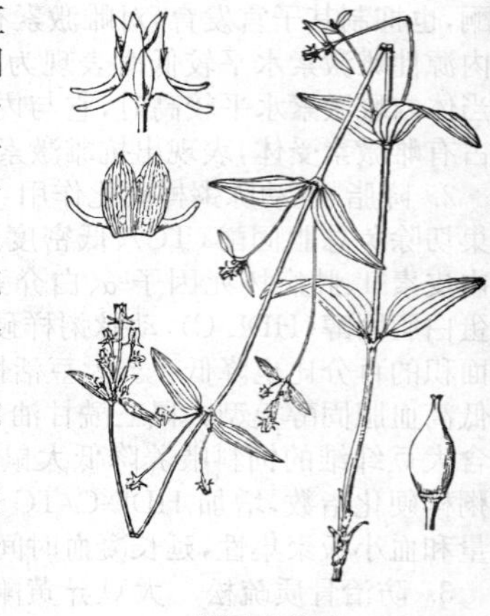

椭圆叶花锚

生于海拔 700～4 000 m 的山坡草地、灌丛中及山谷水沟边。分布于西南、西北及山西、内蒙古、辽宁、湖北、湖南等地。

【采收加工】 6～8 月采收,晒干或鲜用。

【药材】 黑及草 *Herba Haleniae Ellipticae* 主产于贵州、云南、西藏。

性状　茎长 0.4～4.8 cm,直径 1～3 mm,表面绿色至黄绿色,具微翅,节上有对生残叶;断面中空。叶暗绿色,皱缩易碎,完整者展平后呈卵形、椭圆形或卵状披针形,长 2～3.5 cm,宽 0.6～1.2 cm,全缘,有 3 条明显的纵脉;无柄。聚伞花序,花皱缩,花梗细长,长 0.2～2 cm;花萼绿色,4 深裂;花冠蓝色或浅黄棕色,4 深裂,基部有距。体轻,质软。气微,味苦、微涩。

鉴别　茎横切面:类方形,角隅有棱翅。表皮细胞 1 列,排列紧密,外被角质层。皮层薄壁细胞类圆形或不规则形,切向延长;内皮层凯氏点明显。中柱鞘为 1 列薄壁细胞。维管束双韧型,外侧韧皮部狭窄,形成层不明显,木质部宽广,木纤维发达,壁厚,木化,导管多角形,内侧韧皮部明显。髓部常形成较大的髓腔。

粉末特征:黄绿色。纤维多见,一种壁稍薄,长 327～475(～653) μm,直径 15～23 μm;另一种壁稍厚,长 423～445 μm,直径约 19 μm。螺纹梯纹导管多见,直径约22 μm。叶下表皮细胞垂周壁弯曲,密布不等式气孔,上表皮细胞垂周壁平直,气孔少。

【成分】 全草含多种呫吨酮及其苷,如花锚苷(haleniaside, 1-O-primeverosyl-2, 3, 5, 7-tetramethoxyxanthone),去甲氧基花锚苷(demethoxyhaleniaside, 1-O-primeverosyl-2, 3, 5-trimethoxyxanthone),1-O-樱草糖基-2, 3, 4, 5-四甲氧基呫吨酮(1-O-primeverosyl-2, 3, 4, 5-tetramethoxyxanthone)[1],1, 7-二羟基-2, 3, 4, 5-四甲氧基呫吨酮(1, 7-dihydroxy-2, 3, 4, 5-tetramethoxyxanthone),1, 5-二羟基-2, 3, 7-三甲氧基呫吨酮(1, 5-dihydroxy-2, 3, 7-trimethoxyxanthone),1, 2-二羟基-3, 4, 5-三甲氧基呫吨酮(1, 2-dihydroxy-3, 4, 5-trimethoxyxanthone),1, 5-二羟基-2, 3-二甲氧基呫吨酮(1, 5-dihydroxy-2, 3-dimethoxyxanthone),1, 7-二羟基-2, 3-二甲氧基呫吨酮(1, 7-

dihydroxy-2, 3-dimethoxyxanthone)[2], 2, 3, 7-三甲氧基呫吨酮 1-O-葡萄糖苷(2, 3, 7-trimethoxyxanthone 1-O-glucoside), 2, 3, 5-三甲氧基呫吨酮 1-O-葡萄糖苷(2, 3, 5-trimethoxyxanthone 1-O-glucoside), 1-羟基-2, 3, 4, 7-四甲氧基呫吨酮(1-hydroxy-2, 3, 4, 7-tetramethoxyxanthone), 1-羟基-2, 3, 4, 5-四甲氧基呫吨酮(1-hydroxy-2, 3, 4, 5-tetramethoxyxanthone), 1-羟基-2, 3, 7-三甲氧基呫吨酮(1-hydroxy-2, 3, 7-trimethoxyxanthone), 1-羟基-2, 3, 5-三甲氧基呫吨酮(1-hydroxy-2, 3, 5-trimethoxyxanthone)[3], 1-羟基-3, 6, 8-三甲氧基呫吨酮(1-hydroxy-3, 6, 8-trimethoxyxanthone, ellipticol), 3, 6, 8-三甲氧基呫吨酮-1-O-樱草糖苷(3, 6, 8-trimethoxyxanthone-1-O-primeveroside, ellipticoside)[4]。另含有齐墩果酸(oleanolic acid)及谷甾醇-β-D-葡萄糖苷(sitosterol-β-D-glucoside)[3]。

【药理】 1. 保肝作用　黑及草全草煎剂、总苷或花锚苷腹腔注射促进四氯化碳所致大鼠肝损伤的恢复。煎剂、总苷治疗的大鼠肝损伤组织的RNA、糖原含量增多;而花锚苷治疗的大鼠RNA含量增加明显,提示花锚苷是本品促RNA合成的主要成分[1]。

2. 其他作用　黑及草干浸膏提高小鼠腹腔吞噬细胞的吞噬能力,对氢化可的松所致小鼠脾细胞免疫溶血活性的低下也有提高作用[2]。黑及草(花锚)中的化合物体外抑制铁-半胱氨酸引起的大鼠肝微粒体丙二醛的生成[3]。

毒性　小鼠腹腔注射黑及草煎剂的 LD_{50} 为 21.4 g/kg,灌服至 100 g/kg 不引起死亡[1]。

【药性】 《贵州民间药物》:"性寒,味苦。"

【功用主治】 清热解毒,疏肝利胆,疏风止痛。主治急、慢性肝炎,胆囊炎,肠胃炎,流感,咽喉痛,牙痛,脉管炎,外伤感染发热,中暑腹痛,外伤出血。

1.《贵州草药》:"疏风,清暑,镇痛。治风热头晕,中暑腹痛。"

2.《西藏常用中草药》:"清热燥湿,健胃,止痛。主治黄疸,胃炎。研末调成软膏治鼻炎效佳。"

3.《全国中草药汇编》:"清热利湿,平肝利胆。主治急性黄疸型肝炎,胆囊炎,胃炎,头晕头痛,牙痛。"

4.《中国民族药志》:"主治风湿,腰痛。(傈僳族)。发热性疾病(佤族)。"

【用法用量】 内服:煎汤,10～15 g;或炖肉食。外用:捣敷。

【选方】 1. 治风热头晕　黑及草 15～24 g,炖肉吃。

2. 治中暑腹痛　黑及草 30 g,煎服。(1、2方出自《贵州草药》)

【临床报道】 治疗小儿急性黄疸型肝炎　用花锚醇片(每片含生药 2 g),3岁以下,每次1片,每日3次;3岁以上每次2片,每日3次;同时口服维生素、酵母片等。以半个月为1个疗程,治疗2个疗程后,259例中,治愈76.8%,好转22.0%,总有效率为98.84%。同时观察到花锚降酶作用较为突出,4星期内氨基转移酶消退占97%。运用过程中除1例表现呕吐外,未发现其他副作用[1]。

5064 黑心蕨 hēi xīn jué (《中国药用孢子植物》)

【基原】 为中国蕨科黑心蕨属植物黑心蕨的全草。

【原植物】 黑心蕨 *Doryopteris concolor* (Langsd. et Fisch.) Kuhn [*Pteris concolor* Langsd. et Fisch.]　又名:同色黑心蕨(《海南植物志》)。

陆生蕨类植物,高 20～35 cm。根茎短小,近直立,被披针形鳞片,淡棕色。叶纸质,簇生,一型;叶柄、叶轴及羽轴均为亮紫黑色;叶片近五角形,几为三等裂,中央1片阔菱形,羽状深裂,基部1对小羽片最大,羽状半裂或浅裂,侧生羽片三角形,下侧基部小羽片特长,羽状深裂,第二片小羽片有粗齿,其余全缘;叶脉羽状,小脉二叉分枝。孢子囊群沿裂片两侧边缘分布,先端及缺刻不育;囊群盖全缘。

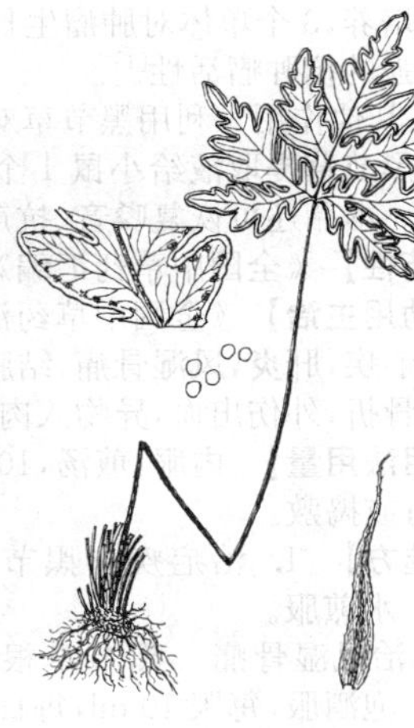

黑心蕨

生于海拔 230～800 m 的林下溪旁或田埂边。分布于广东、广西、海南、台湾等地。

【采收加工】 7～9月采收,晒干。

【成分】 叶含 22(29)-何帕烯〔hop-22(29)-ene〕,何帕醇(hydroxyhopane), 6, 22-何帕二醇(zeorin),无羁萜(friedelin),羊齿-9(11)-烯,角鲨烯(squalene)[1]。

【药性】 微苦、涩,凉。

【功用主治】 《中国药用孢子植物》:"清热,利尿,止血。治尿路感染,外伤出血等。"

【用法用量】 内服:煎汤,9～15 g。外用:研末敷。

【选方】 治尿路感染　黑心蕨 15 g,犁头草 15 g。煎服。(《中国药用孢子植物》)

5065 黑节草 hēi jié cǎo (《红河中草药》)

【异名】 大黑节草、肝炎草、小接骨丹、大接骨草、四棱草(《红河中草药》)。

【基原】 为茜草科耳草属植物脉耳草的全草。

【原植物】 脉耳草 *Hedyotis costata* Roxb. [*Oldenlandia costata* (Roxb.) K. Schum.]　又名:亚婆潮草、千里及(《海南植物志》),肋腺耳草(《云南种子植物名录》)。

多年生披散草本,高 30～50 cm。全株除花和果实披短柔毛外,其余被干后变金黄色的疏长柔毛。小枝幼时四棱柱形,老时近圆柱形。叶对生,柄长 5～10 mm;托叶膜质,基部合生,顶部有针状刺;叶片膜质,披针形或椭圆状披针形。聚伞花序腋生,密集呈头状,单生或总状花序式排列;萼筒陀螺状;花冠白色或紫色,管状;雄蕊 4～5;柱头2裂。蒴果球形。种子每室 3～6 枚,三棱形。花期 4～9月(～11月)。

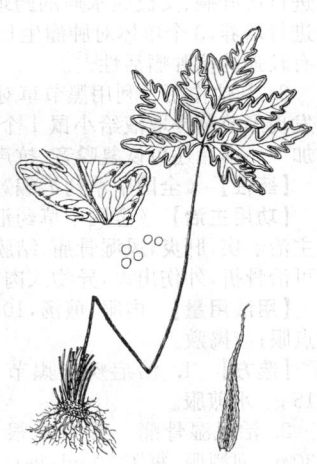

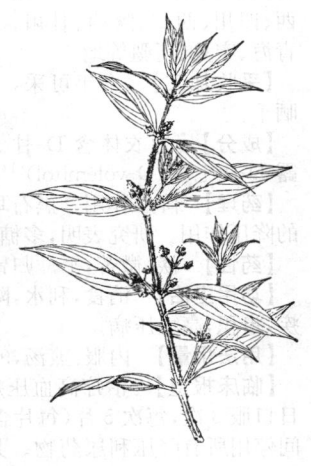

脉耳草

生于低海拔山谷林缘或草坡旷地上。分布于广东、广西、海南、云南等地。

【采收加工】 5～7月采收，鲜用或切段晒干。

【药理】 1. 抗癌作用 从鼓槌石斛中分得的3个单体进行抗肝癌、艾氏腹水瘤的药理实验，用黑节草5%浓溶液进行培养，3个单体对肿瘤生长都有抑制作用，该浓缩液具有较强的抗肿瘤活性[1]。

2. 其他作用 利用黑节草对正常生活的小鼠进行实验，发现黑节草提取液给小鼠1个疗程后，体内白细胞明显增加[1]。本品还可恢复嗓音、抗声带疲劳[2]。

【药性】《全国中草药汇编》："辛、微苦，温。"

【功用主治】《全国中草药汇编》："清热除湿，消炎接骨。主治疟疾，肝炎，风湿骨痛，结膜炎；外用鲜品捣汁点眼。还可治骨折，外伤出血，异物入肉。"

【用法用量】 内服：煎汤，10～15 g；或浸酒。外用：捣汁点眼；或捣敷。

【选方】 1. 治疟疾 黑节草15 g，斑鸠站12 g，红稗15 g。水煎服。

2. 治风湿骨痛 黑节草根12 g，四能草15 g，九股牛30 g。泡酒服，每服10 ml，每日服2次。

3. 治结膜炎 鲜黑节草洗净，捣汁点眼。（1～3方出自《红河中草药》）

5066 黑石耳 hēi shí ěr（《中国药用地衣》）

【异名】 白石耳、石耳子（《中国药用地衣》），岩菇（江西）。

【基原】 为皮果衣科皮果衣属植物皮果衣的地衣体。

【原植物】 皮果衣 *Dermatocarpon miniatum* (L.) Mann.［*Lichen miniatus* L.］

地衣体叶状，呈不规则圆形，直径2～4 cm，厚0.45～0.5 mm。背面呈灰褐色、污灰色，表面有粉霜状物覆盖。腹面呈深褐色、黑褐色，具成簇着生的假根与基质相贴结。被子器埋于背面的表层下，圆球形，突起的孔口呈小点状，周围的菌丝层暗褐色。孢子长圆形，无色，1室。

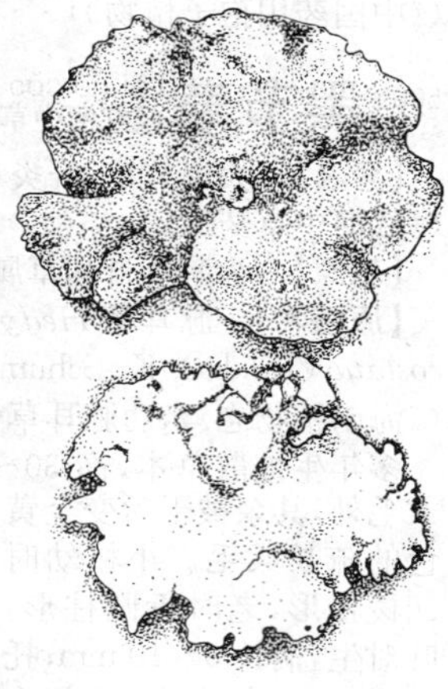

皮果衣

生于低山较湿润处的河岸溪沟旁的岩石表面，尤以石灰岩为普遍。分布于江西、四川、西藏、陕西、甘肃、青海、宁夏、新疆等地。

【采收加工】 全年可采，晒干。

【成分】 地衣体含D-甘露-D-庚七醇(D-volemitol)[1]，多糖[2]等。

【药理】 降压作用 黑石耳对麻醉与清醒动物均有明显的降压作用。研究表明，多糖为其降压有效成分[1,2]。

【药性】 淡、微苦，平。归胃经。

【功用主治】 消食，利水，降压。主治消化不良，腹胀，痢疾，痞积，高血压病。

【用法用量】 内服：煎汤，9～15 g。

【临床报道】 治疗高血压病 用皮果衣降压糖衣片，每日口服3次，每次5片（每片含生药3 g），连服28 d，治疗期间停用所有降压利尿药物。共治疗166例。结果：有效病例为127例，有效率79.87%，其中显效80例（50.31%），有效47例（29.56%）。159例治疗后较治疗前收缩压平均下降23.77±18.77 mmHg，下降幅度14%，舒张压平均下降14.51±11.63 mmHg，下降幅度13.7%，两者经统计学处理，均有非常显著意义（$P < 0.001$）。（按1979年"常见心血管病流行病学研究及人群防治工作1979～1985年规划高血压诊断分期及疗效评定标准"评定）[1]。

5067 黑头草 hēi tóu cǎo（《云南中药资源名录》）

【异名】 小毛叶子草（《元江哈尼族药》）。

【基原】 为唇形科香茶菜属植物紫毛香茶菜的全草。

【原植物】 紫毛香茶菜 *Rabdosia enanderiana* (Hand.-Mazz.) Hara［*Plectranthus enanderiana* Hand.-Mazz.］

灌木，高0.6～1.2(～2)m。茎四棱形，直立，多分枝，密被平展具节柔毛。叶对生，柄长1～2 cm，密被短柔毛；叶片卵圆形、宽卵圆形或三角状卵圆形，两面被短绒毛。聚伞花序具3～7花，组成疏离而狭的假穗状花序；花萼钟形；花冠紫色或白色，外面被短柔毛及腺点，内面无毛，上唇外反，先端4圆裂，下唇卵圆形，内凹呈舟形；雄蕊4，二强，内藏；子房4裂，花柱略伸出，柱头2浅裂；花盘杯状。小坚果近扁圆球形，深褐色。

生于海拔700～2 500 m的河谷干热地区的山坡、路旁、灌丛或林中。分布于四川北部、云南中南部及东南部。

【采收加工】 7～9月采收，鲜用或晒干。

【药性】 苦、辛，凉。

【功用主治】《元江哈尼族药》："清热解毒，驱风止痒。治口疮糜烂，脚气，小儿风疹，湿疹。"

【用法用量】 内服：煎汤，3～10 g；或含服。外用：研末调敷；或煎浓汁湿敷。

【选方】 1. 治口腔糜烂 小毛叶子草茎叶含于口中。

2. 治脚气 小毛叶子草茎叶烧炭存性，再用苦蒿汁调敷患处。

3. 治小儿风疹，湿疹 将小毛叶子草煎汁浓缩，用纱布蘸汁贴敷患处。（1～3方出自《元江哈尼族药》）

5068 黑老虎 hēi lǎo hǔ（《岭南采药录》）

【异名】 过山风、风沙藤（《岭南采药录》），钻地风、透地连珠（广州部队《常用中草药手册》），红钻、十八症、入地麝香（《广西本草选编》），密多罗、大钻、猩猩南五味子（《云南药用植物名录》），钻骨风、红外消（《湖南药物志》），过山香、厚叶五味子（《广西药用植物名录》）。

【基原】 为五味子科南五味子属植物冷饭团的根及蔓茎。

【原植物】 冷饭团 *Kadsura coccinea* (Lem.) A. C. Smith［*K. chinensis* Hance ex Benth；*K. hainanensis* Merr.］ 又名：臭饭团、过山龙藤（《海南植物志》）。

常绿攀缘藤本，长达3～6 m。枝圆柱形，棕黑色，具白色

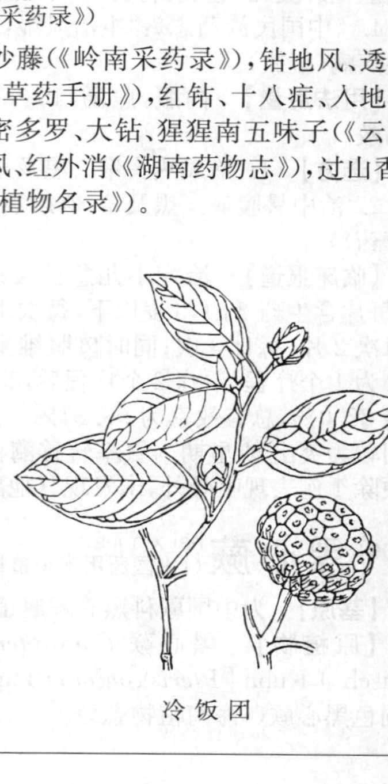

冷饭团

点状皮孔。单叶互生，柄长 1～2.5 cm；叶革质，叶片长圆形至卵状披针形，全缘；侧脉 6～7 对，网脉不明显。花单生叶腋，雌雄异株；花被红色或红黄色，椭圆形或椭圆状倒卵形；雄蕊 14～48，排成 2～5 列；雌蕊 5～7 列。聚合果近球形，成熟时红色或黑紫色；小浆果倒卵形，外果皮革质。种子红色，心形或卵状心形。花期 5～7 月，果期 8～10 月。

生于山地疏林中，常缠绕于大树上。分布于福建、江西、湖南、广东、广西、四川、贵州、云南等地。

【采收加工】 全年均可采，掘起根部及须根，切成小段或割取老藤茎，刮去栓皮，切段，晒干。

【药材】 黑老虎 *Radix et Caulis Kadsurae Coccineae* 主产于广西、广东等地。

性状　根圆柱形，略扭曲，直径 1～4 cm。表面深棕色至灰黑色，有多数纵皱纹及横裂纹，弯曲处裂成横沟。质坚韧，不易折断，断面粗纤维性，栓皮深棕黑色，皮部宽厚，棕色，易剥离，嚼之有生番石榴味，渣滓很少。木质部浅棕色，质硬，密布导管小孔。气微香，味微甘、后微辛。

藤茎断面中央有深棕色的髓部，气味较淡。

鉴别　根横切面：木栓层细胞棕紫色。皮层狭窄，散生大形分泌细胞及少数嵌晶纤维。韧皮部亦具分泌细胞；韧皮纤维较多，近形成层处多 2～6 个成束，向外多单个散在且渐稀疏，单个纤维或纤维束四周纤维外壁亦多嵌有草酸钙方晶，形成嵌晶纤维。形成层成环。木质部导管直径 100～240 μm，管胞直径 25～40 μm；木射线宽 1～2 列细胞，含深棕色物。本品薄壁细胞含淀粉粒。

【成分】 根和茎含木脂素类：新南五味子木脂宁(neokadsuranin)，乙酰基日本南五味子木脂素(acetylbinankadsurin) A[1]，丙酰基氧代南五味子烷(propionyl oxokadsurane)，乙酰基氧代南五味子烷(acetoxyl oxokadsurane)，苯甲酰氧代南五味子烷(benzoyl oxokadsurane)，异戊酰氧代南五味子醇(isovaleroyl oxokadsuranol)[2]，24-亚甲基环木菠萝烯酮(24-methylene cycloartenone)，南五味子酸(kadsuric acid)，黑老虎酸(coccinic acid)[3]，3-甲氧基-4-羟基-3′，4′-亚甲二氧基木脂素(3-methoxy-4-hydroxy-3′，4′-methylenedioxylignan)[4]，异南五味子木脂宁(isokadsuranin)，冷饭团素(kadsutherin)，去氧五味子素(deoxyschisandrin)，R-五味子丙素(R-wuweizisu C)，戈米辛(gomisin) J、D、E、M_2，苯甲酰异戈米辛(benzoylisogomisin)O，南五味子木脂宁(kadsuranin)[5]。

【药理】 镇痛、镇静和抗炎作用　根的乙醇提取物有镇痛和抗炎作用。从根中分得的晶Ⅰ，命名为 3-甲氧基-4-羟基-3′，4′-亚甲二氧基木脂素，经初步药理试验证明晶Ⅰ有一定的镇静和抗炎作用[1]。

【炮制】 取原药材，除去杂质，略浸，洗净，捞出，润透，切片，干燥。

饮片性状　为类圆形片。切面皮部厚，浅蓝灰色，有密集小白点；木部黄白色或浅棕色，可见多数小孔。周边深褐色或黑褐色。气微香，味微辛。

贮干燥容器内，置通风干燥处。

【药性】 辛、微苦，温。

1.《广西本草选编》："味辛，性温。"

2.《全国中草药汇编》："辛，微苦。"

【功用主治】 行气散瘀，通络止痛。主治胃痛，风湿痹痛，跌打损伤，骨折，痛经，产后瘀血腹痛，疝气痛。

1.《岭南采药录》："治妇女经期前后肚痛，产后风迷，半身不遂，霍乱吐泻抽筋。"

2.《广西本草选编》："活血祛风，散瘀消肿，行气止痛。主治风湿骨痛，胃痛，产后腹痛，痛经，疝气，跌打损伤。"

3.《全国中草药汇编》："主治胃、十二指肠溃疡，慢性胃炎，急性胃肠炎，风湿性关节炎。"

4.《湖南药物志》："治闭经，病久无力，劳伤腰痛。"

【用法用量】 内服：煎汤，藤茎 9～15 g；或研粉，0.9～1.5 g；或浸酒。外用：研末撒；或捣敷；或煎水洗。

【宜忌】 《广西本草选编》："孕妇慎服。"

【选方】 1. 治胃、十二指肠溃疡，慢性胃炎，急性胃肠炎　冷饭团根 9～15 g，水煎服；或 0.9～1.5 g，研末服。(《湖南药物志》)

2. 治风湿骨痛　黑老虎、檫树根、光叶海桐各 30 g，鸡血藤、豨莶草各 15 g。水煎服或浸酒内服，并取少许擦患处。(《全国中草药汇编》)

3. 治跌打损伤，风湿性关节痛　冷饭团根 15 g，铁箍散 15 g。水煎服。外用鲜藤捣烂酒炒敷。

4. 治病久无力，劳伤腰痛　冷饭团根 30 g，铁箍散 30 g，浸酒 500 g，7 d 后服。每日 1 次，每次 30 g。

5. 治闭经　冷饭团根、茎 30～60 g，黄荆枝 30 g，鸡血藤 15 g。水煎服。(3～5 方出自《湖南药物志》)

6. 治产后恶露不净腹痛，痛经　饭团根 30 g，山鸡椒 15 g。水煎服。(江西《草药手册》)

【临床报道】 1. 治疗多种疼痛　取黑老虎根、救必应制成注射液(每 2 ml 相当于黑老虎根 3.5 g，救必应氯仿提取物干品 5 mg)，每次 2～4 ml 肌内或穴位注射。治疗胆道蛔虫、胃肠绞痛、术后肠粘连、溃疡病疼痛发作、附件炎、痛经、风湿性关节炎、坐骨神经痛、肾绞痛等病症 129 例。结果：显效 93 例(用药后 15 min 见效，1～2 h 内疼痛消失)，减轻 25 例(用药后 30 min 疼痛减轻)，无效 11 例，有效率 91.5%[1]。

2. 治疗痢疾　用黑老虎研粉压片(每片含生药根皮 0.3 g)，每次口服 5 片，每日 4 次，以 7 d 为 1 疗程。治疗急性细菌性痢疾 70 例，临床治愈 64 例(91.4%)，好转 6 例；对 30 例进行粪便培养，其阴转率达 91.6%，平均阴转日数为 4.5 d[2]。

5069 黑血藤 hēi xuè téng (《全国中草药汇编》)

【异名】 老鸦花藤、大血藤(《云南药用植物名录》)，血藤(《台湾药用植物志》)。

【基原】 为豆科油麻藤属植物长荚油麻藤的老茎。

【原植物】 长荚油麻藤 *Mucuna macrocarpa* Wall.［*M. castanea* Merr.；*M. wangii* Hu］又名：王氏油麻藤、栗茸油麻藤(《中国主要植物图说 · 豆科》)，大果黎豆(《贵州植物志》)。

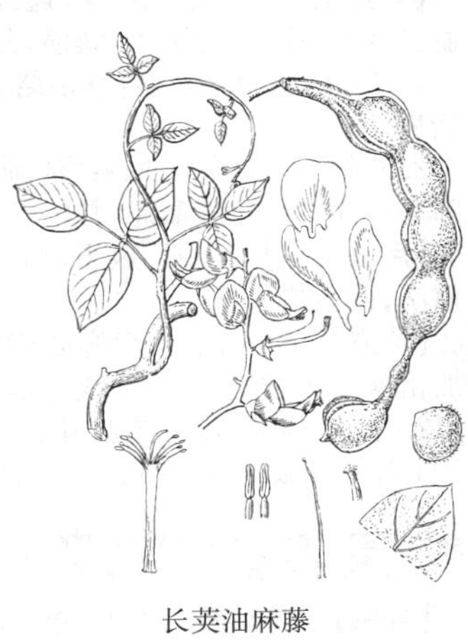

长荚油麻藤

木质大藤本，长达 70 m。茎具纵棱有突起的褐色皮孔。三出复叶，互生；柄长 8～13 cm；托叶密被毛，早落；顶生小叶椭圆形、卵状椭圆形至倒卵形；侧生小叶不对称，中脉偏向上缘；叶脉两面突起。总状花序生于老茎上，每枝有花2～3朵；萼宽杯形，密被柔毛；花冠深红紫色，旗瓣先端圆形或微缺；雄蕊10，二体。荚果木质条形，近念珠状，密生锈色柔毛，有不规则皱纹。种子6～12颗，黑色，盘状。

生于海拔1 000～1 200 m的山谷疏林中。分布于广东、广西、海南、贵州、云南、台湾等地。

【采收加工】 全年均可采收，割取茎藤，鲜用，或切片，晒干。

【药材】 黑血藤 *Caulis Mucunae Macrocarpae* 产于云南、海南、广西等地。

性状 藤茎呈圆柱形，稍扭曲，直径1～3.5 cm。表面灰棕色至深褐色，具多数纵沟，皮孔椭圆形，横向排列，直径1～4 mm；质坚硬，难折断。横切面韧皮部树脂状分泌物黑褐色，木质部黄褐色，导管孔洞状，放射状整齐排列，韧皮部与木质部相间排列呈数层同心性环，髓部细小。气微，味淡而微涩。

鉴别 茎横切面：木栓层为数列木栓细胞，栓内层由2～4列排列较整齐的含晶厚壁细胞组成，内含草酸钙方晶。皮层10余列细胞，棕色；散在少数石细胞，有的腔中含草酸钙方晶。中柱鞘为石细胞和少数纤维组成的厚壁细胞环带，内外侧细胞中多含草酸钙方晶形成晶鞘。维管系统异型，由多数外韧型维管束排列成数轮同心环；韧皮部射线明显，宽广，数列至10余列细胞；分泌细胞1～6个相聚组成切向条状，层状排列，内含棕色物；纤维束多分布于韧皮部周围，形成纤维束鞘。形成层不明显。木质部射线由非木化薄壁细胞组成，宽广，数列至10余列细胞；导管形大，多单个散在，少2个并列，导管周围木薄壁细胞较厚，木化；木纤维为晶纤维，成束，多分布于导管周围，少数散在于薄壁组织中。髓居中，由大形薄壁细胞组成，细胞纹孔明显，孔沟可见；环髓可见多数分泌细胞；草酸钙方晶可见。

【成分】 藤茎含羽扇烯酮(lupenone)，无羁萜(friedelin)，β-谷甾醇(β-sitosterol)，5，22-豆甾二烯-3β-醇($\Delta^{5,22}$-stigmasten-3β-ol)，二十四烷酸α-单甘油酯(tetracosanoic acid 2，3-dihydroxypropyl ester)，二十五烷酸α-单甘油酯(pentacosanaic acid 2，3-dihydroxypropyl ester)和二十六烷酸α-单甘油酯(hexacosanaic acid 2，3-dihydroxypropyl ester)[1]。

【药性】 苦，涩，凉。

1.《云南中草药》："涩，微温。"

2.《全国中草药汇编》："涩，凉。"

【功用主治】 清肺润燥，通经活络。主治肺热燥咳，咳血，风湿痹痛，手足麻木，瘫痪，月经不调。

1.《云南中草药》："舒筋活络。治月经不调，小儿麻痹后遗症。"

2.《全国中草药汇编》："清肺热，止咳，舒筋活血。主治肺燥咳，咳血，腰膝酸痛，月经不调，贫血，萎黄病。"

【用法用量】 内服：煎汤，15～30 g；或泡酒。外用：煎水熏洗；或炒热包敷。

【选方】 1. 治小儿麻痹后遗症 老鸦花藤60 g，研细。加粗糠炒热，外包环跳穴或肩髃穴，3 d换药1次。

2. 治月经不调 老鸦花藤15 g，泡酒500 ml。每次10 ml，每日服2次。(1、2方出自《云南中草药》)

5070 黑阳参 hēi yáng shēn (《滇南本草》)

【异名】 黑元参(《滇南本草》)，土玄参(《云南经济植物》)。

【基原】 为紫草科长蕊斑种草属植物长蕊斑种草的根。

【原植物】 长蕊斑种草 *Antiotrema dunnianum* (Diels) Hand.-Mazz.[*Cynoglossum duunianum* Diels] 又名：铁打苗(《植物名实图考》)。

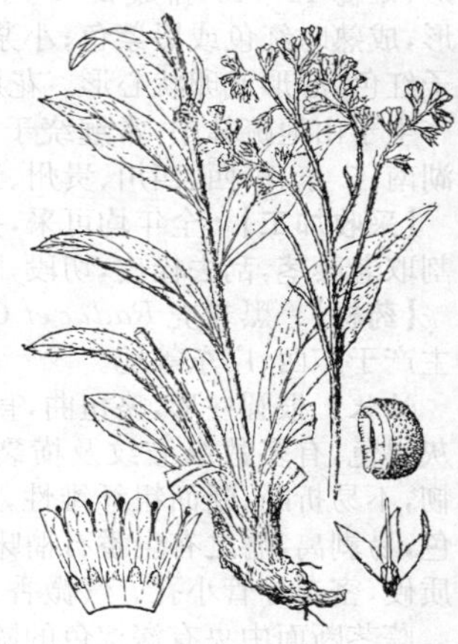

长蕊斑种草

多年生草本，高10～30 cm。根圆柱形，肥大，外皮紫褐色。茎直立，上部有分枝，全株密被茸毛。基生叶丛生，长椭圆状匙形或卵圆形，全缘；具叶柄；茎生叶较小，倒披针形至狭卵状披针形；无叶柄。镰状聚伞花序顶生，有分枝，集成圆锥状。花多数；花萼钟形；花冠漏斗状，蓝色或紫红色，先端5裂，裂片近圆形，开展；雄蕊5，花丝丝状；子房4裂，半圆球形，花柱丝状，柱头极小。小坚果4，肾形，密生小疣状突起。种子淡褐色，狭卵形，背腹扁。花期4～6月，果期7～8月。

生于海拔1 600～2 500 m的山坡草地、疏林或灌木林下。分布于西南及广西等地。

【采收加工】 9～10月采挖，鲜用或切片晒干。

【药性】 《滇南本草》："味苦、微甘，性微寒。"

【功用主治】 清热养阴，解毒消肿。主治虚劳发热，小便淋涩，痈肿疮毒，走马牙疳，跌打损伤。

1.《滇南本草》："滋养真阴，调血，除热。退诸虚劳热，利小便，治热淋、膏淋。"

2.《云南中草药》："清热养阴。主治口腔炎，走马牙疳，阴虚发热，痈肿。"

【用法用量】 内服：煎汤，9～15 g，鲜品30～60 g。外用：捣敷。

【选方】 1. 治热淋，阴虚发热 黑阳参9～15 g。水煎服。

2. 治痈肿 鲜黑阳参适量。捣烂外敷。

3. 治口腔炎，走马牙疳 黑阳参研末撒患处。(1～3方出自《云南中草药》)

5071 黑红菇 hēi hóng gū (刘波《中国药用真菌》)

【异名】 稀褶红菇、大黑菇、黑蘑菇(刘波《中国药用真菌》)，稀褶黑菇、猪仔菇、火炭菌、火炭菰(《中国药用真菌图鉴》)。

【基原】 为红菇科红菇属真菌黑红菇的子实体。

【原植物】 黑红菇 *Russula nigricans* (Bull.) Fr. [*Agaricus nigricans* Bull.]

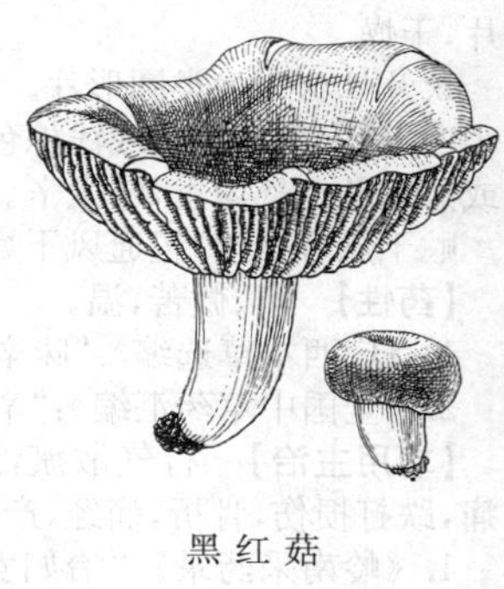

黑红菇

菌盖平展而中凹，宽6～15 cm；初污白色，后变为暗褐色，最后呈炭黑色。菌肉灰白色，受伤后先变红，后变黑。菌褶白色，后变黑色，褶片厚而稀疏。褶间时有横脉。菌柄短圆柱形，多实心。孢子无色，近球形，有小疣和脊突，结联成不规则网纹。

生于阔叶林地，夏、秋季单生或群生。分布于吉林、江苏、安徽、福建、江西、湖北、湖南、广东、广西、四川、云南等地。

【采收加工】 7～9月采摘，晒干备用。

【成分】 子实体含麦角甾醇(ergosterol)，5，7-麦角甾二烯-3β-醇(ergosta-5，7-dien-3β-ol)[1]。

【药理】 抗癌作用 黑红菇提取物对小鼠肉瘤 S_{180} 和艾氏腹水癌的抑制率均为60%[1]。

【药性】《全国中草药汇编》："微咸，温。"

【功用主治】 祛风散寒除湿，舒筋活络。主治风寒湿痹，腰腿疼痛，关节痛，手足麻木，四肢抽搐。

1. 刘波《中国药用真菌》："追风散寒，舒筋活络。"

2.《中国药用孢子植物》："驱风除湿。治风湿关节痛，腰腿痛，四肢麻木。"

3.《秦岭巴山天然药物志》："追风祛湿，强筋壮骨。主治手足麻木，筋骨不舒，四肢抽搐。"

【用法用量】 内服：煎汤，9～12 g；浸酒或入丸、散。

【选方】 1. 治风湿关节痛 黑红菇 9 g，威灵仙 9 g，络石藤 12 g。煎服。

2. 治腰腿痛，四肢麻木 黑红菇 6 g，虎杖 12 g，茜草 9 g。浸黄酒 500 ml，10 d 后每服 15～20 ml，每日 1～2 次。(1、2 方出自《中国药用孢子植物》)

5072 黑壳楠 hēi ké nán (《全国中草药汇编》)

【异名】 岩柴(《全国中草药汇编》)，楠木(陕西、湖北、四川)，八角香、花兰(四川)，猪屎楠、鸡屎楠、大楠木、枇杷楠(湖北)。

【基原】 为樟科山胡椒属植物黑壳楠的根、树皮或枝。

【原植物】 黑壳楠 *Lindera megaphylla* Hemsl. [*L. oldhami* Hemsl.]

常绿乔木，高达25 m。树皮黑灰色，光滑；小枝粗壮，具灰白色皮孔。叶互生；柄长1.5～3 cm；叶片倒披针状长圆形至卵状长圆形，网脉明显。花雌雄异株，伞形花序腋生，具短总梗；总苞灰白色，密被细柔毛，每花序有花 9～16 朵；花紫红色；花被片 6，匙形至条状披针形；能育雄蕊 9，花药 2 室；子房卵形，花柱较长，柱头头状。果实椭圆形至卵状球形，成熟时绿黑色，基部具宿存、粗厚、木质的杯状果托。种子长椭圆状卵形。花期 2～4 月，果期 9～12 月。

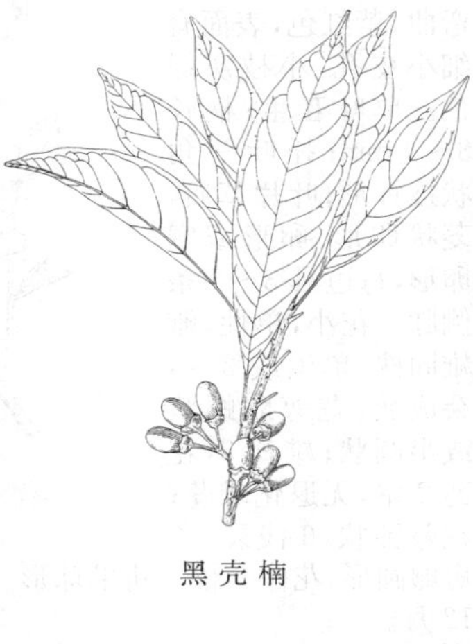

黑 壳 楠

生于海拔 1 600～2 000 m 的阴湿常绿阔叶林山坡和谷地中，有栽培。分布于安徽、福建、湖北、湖南、广东、广西、四川、贵州、云南、甘肃、台湾等地。

【采收加工】 四季均可采收，晒干或鲜用。

【药材】 黑壳楠 *Cortex et Ramulus Linderae Megaphyllae* 产于云南、贵州等地。

性状 树皮呈槽状、卷筒状或片块状，长达 40 cm，厚 2～8 mm。外表面灰褐色或灰黑色，较粗糙，嫩皮具纵皱纹，有突起的椭圆形皮孔，偶有圆形枝痕；内表面棕红色或淡黄棕色，较平滑。质硬而脆，易折断，断面平坦，黄白色。气微香，味略辛。

枝长圆柱形，有分枝，直径 2～10 mm。表面灰棕色或黑色，有纵皱纹和疏点状突起的皮孔。质硬而脆，易折断，断面皮部薄，棕褐色，木部黄白色或灰黄色，髓部小。气微香，味略辛。

【成分】 根、干、叶均含右旋荷苞牡丹碱(dicentrine)[1,2]。干、叶还含去甲荷苞牡丹碱(nordicentrine)，右旋木兰箭毒碱(magnocurarine)[3]，N-甲基莲叶桐碱(N-methylhernangerine，N-methylnandigerine)，N-甲基莲叶桐种碱(N-methy-lovigerine，N-methylhernovine)，O-甲基空褐麟碱(O-methylbulbocapnine)[1]等。叶还含黑壳楠碱(lindoldhamine)[4]。

【药理】 镇痛镇静作用 从毛黑壳楠中提取分离得到的成分具有镇痛镇静作用[1,2]。

【药性】《全国中草药汇编》："辛、微苦，温。"

【功用主治】 祛风除湿，温中行气。主治风湿痹痛，肢体麻木疼痛，脘腹冷痛胀痛，疝气。外用治咽喉肿痛，癣疮瘙痒。

1.《全国中草药汇编》："驱风除湿，消肿止痛。治咽喉肿痛，风湿麻木疼痛。"

2.《四川中药志》1982 年版："行气止痛，温中散寒，祛风除湿。用于气滞胀满，胸腹冷痛，疝气，风寒湿痹，疮癣瘙痒，外伤出血。"

【用法用量】 内服：煎汤，3～9 g。外用：炒热外敷或煎水洗。

【选方】 1. 治风湿麻木疼痛 黑壳楠根 90～150 g。煎水洗。(《全国中草药汇编》)

2. 治胃寒气滞腹痛作胀、呕吐少食 黑壳楠根 12 g，山苍子 12 g，青皮 9 g，小茴香 9 g。水煎服。(《四川中药志》1982 年版)

3. 治咽喉肿痛 黑壳楠树皮 30 g。捣烂，加淘米水炒热，外包喉部，水干即换。(《全国中草药汇编》)

4. 治湿疹瘙痒，外伤出血 黑壳楠树皮适量。研末敷患处。(《四川中药志》1982 年版)

5073 黑沙蒿 hēi shā hāo (《内蒙古中草药》)

【异名】 油蒿(《内蒙古中草药》)，鄂尔多斯蒿(《沙漠地区药用植物》)。

【基原】 为菊科蒿属植物黑沙蒿的茎叶及花蕾。

【原植物】 黑沙蒿 *Artemisia ordosica* Krasch.

半灌木，高 50～100 cm。主根木质，粗长，侧根多数；根状茎粗壮。茎多分枝，皮老时灰黑色，缝裂。叶肉质，黄绿色，无毛，干后坚硬；茎下部叶宽卵形，一至二回羽状全裂，每侧有裂片 3～4 枚，叶柄短；中部叶一回羽状全裂；上部叶短小，裂片狭线形，无柄；头状花序多数，在茎顶和枝上排列成复总状花序；总苞卵形；外层雌花 10～14 朵，能育，内层两性花，5～7 朵，不育，子房退化。瘦果倒卵形，果壁上具细纵纹并有胶质物。花果期 7～10 月。

生于干草原或干旱的坡地上，荒漠和半荒漠地区常组成优势种群落。分布于河北、山西、内蒙古，现陕西、甘肃、宁夏已引种栽植。

本植物的种子(黑沙蒿子)、根(黑沙蒿根)亦供药用,另设专条。

【采收加工】 4～8月采收茎叶,5～7月采嫩梢和花蕾,鲜用或晒干。

【药性】 辛、苦,微温。

【功用主治】 祛风除湿,解毒消肿。主治风湿性关节炎,咽喉肿痛,痈肿疮疖。

1.《内蒙古中草药》:"茎叶:祛风湿,清热消肿。治风湿性关节炎、咽喉肿痛。"

2.《沙漠地区药用植物》:"叶:捣烂外敷疮疖痈肿,可提早化脓开口,具拔脓作用。"

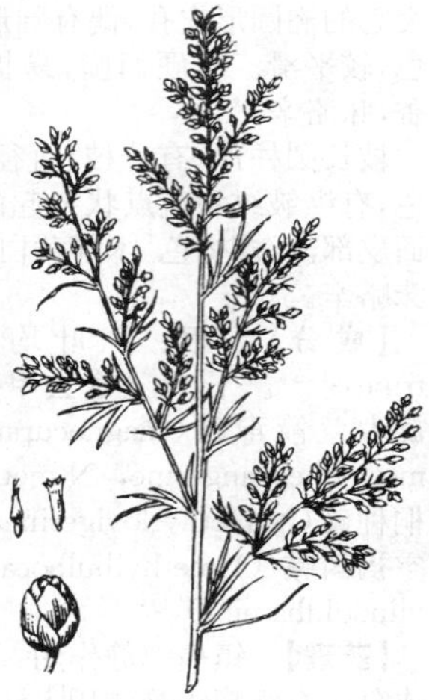

黑沙蒿

【用法用量】 内服:煎汤,10～15 g。外用:捣敷;或作发泡剂。

【选方】 治风湿性关节炎 黑沙蒿叶、鲜枝及花蕾捣烂,外敷痛处,至发痒起泡为止,将泡挑破流出黄水,用消毒纱布包扎,防感染。夏季伏天用效果最好。(《沙漠地区药用植物》)

5074 黑虎七 hēi hǔ qī (《全国中草药汇编》)

【异名】 竹节七(《秦岭植物志》),马力跨、过山龙(《四川常用中草药》),铁杆七、黑龙七、大叶狗牙七(《全国中草药汇编》)。

【基原】 为裸子蕨科凤丫蕨属植物普通凤丫蕨的根茎。

【原植物】 普通凤丫蕨 *Coniogramme intermedia* Hieron. 又名:中华凤丫蕨、金鸡草(《四川常用中草药》),老虎草(《贵州中草药名录》)。

植株高 60～100 cm。根茎横生,连同叶柄基部疏被浅棕色、披针形鳞片。叶远生;柄长 30～40 cm,禾秆色间有棕色斑点,向上光滑;叶片草质,长圆三角形,两面光滑或略被短毛;羽片4～6对,近对生,上部各对羽片单一,阔披针形,边缘有向前弯的细锯齿,下部的1～3对,卵状三角形,羽状三出,有柄;叶脉羽状,侧脉二回分叉,先端有线形水囊体。孢子囊群线形,沿侧脉分布到离叶边。

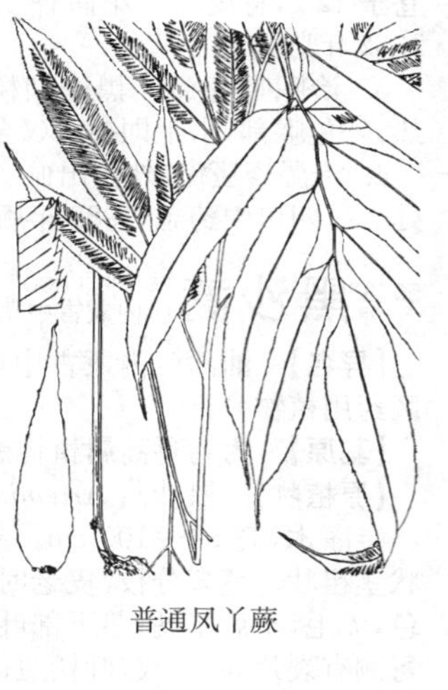

普通凤丫蕨

生于海拔 350～2 500 m的林下溪边湿润处。分布于中南(河南除外)、西南及陕西、甘肃、台湾等地。

【采收加工】 9～10月采挖根茎,除去须根及泥土,晒干。

【药性】 甘、淡,平。

1.《四川常用中草药》:"性平,味淡。"

2.《河北中草药》:"甘、涩,温。"

【功用主治】 清利湿热,祛风活血。主治小便淋涩,痢疾,泄泻,带下,风湿痹痛,疮毒,跌打损伤。

1.《四川常用中草药》:"能清热,凉血。治咳嗽吐血,麻疹,眼珠病,狗咬伤,疮毒,淋证,痢疾,水泻等症。"

2.《陕西中草药》:"补肾涩精,祛风除湿,理气活血。主治肾虚腰痛,淋证,白带,风湿性关节炎,跌打损伤。"

3.《全国中草药汇编》:"强筋骨。"

【用法用量】 内服:煎汤,10～15 g。

【宜忌】 《秦岭巴山天然药物志》:"孕妇慎服。"

【选方】 1. 治白带 黑虎七 30 g,豆腐 250 g。加糖糟同煎服。

2. 治白浊 黑虎七 30 g。水煎,露一宿,加黄酒或糖糟服。(1、2方出自《陕西中草药》)

3. 治风湿性关节炎 中华凤丫蕨 15 g。煎服。(《中国药用孢子植物》)

4. 治跌打损伤 普通凤丫蕨 6 g。水煎兑酒服。(《河北中草药》)

5075 黑面叶 hēi miàn yè (《岭南采药录》)

【异名】 田中逵(《岭南采药录》),四眼叶(《南宁市药物志》),夜兰茶(《岭南草药志》),锅盖仔、乌漆臼、青漆、山树兰(《全国中草药汇编》)。

【基原】 为大戟科黑面神属植物黑面神的嫩枝叶。

【原植物】 黑面神 *Breynia fruticosa* (L.) Hook. f. [*Andrachne fruticosa* L.] 又名:狗脚利(《生草药性备要》),鬼画符、蚊惊树(《岭南杂记》),夜兰、神符树(《粤语》),狗脚刺(《海南植物志》),黑面树(《全国中草药汇编》),暗鬼木(《中国高等植物图鉴》)。

灌木,高1～3 m。树皮灰棕色,枝上部常呈压扁状,多叉状弯曲,紫红色,表面有细小皮孔,小枝灰绿色。单叶互生;柄长3～4 mm;托叶三角状披针形;叶片革质,菱状卵形、卵形或阔卵形,每边具3～5条侧脉。花小,单性,雌雄同株,单生或2～4朵成簇;花萼陀螺状或半圆状;雄蕊3,花药2室,无退化雌蕊;花萼钟状,6浅裂;子房卵圆形,花柱3枚。蒴果球形。花期4～9月,果期5～12月。

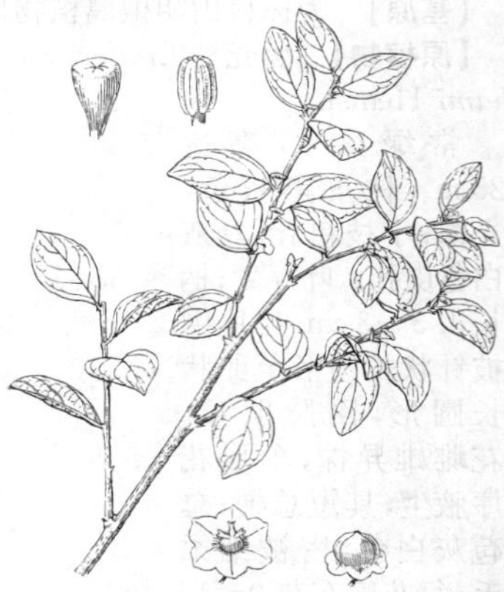

黑面神

生于山坡、平地、旷野疏林下或灌木丛中。分布于浙江、福建、广东、广西、海南、贵州、云南等地。

本植物的根(黑面神根)亦供药用,另设专条。

【采收加工】 全年均可采收,晒干或鲜用。

【药材】 黑面叶 *Folium Breyniae Fruticosae* 主产于浙江、福建、广东、广西等地。

性状 枝常呈紫红色,小枝灰绿色,无毛。叶互生,单叶,具短柄;叶片革质,卵形或宽卵形,长3～6 cm,宽2～3.5 cm,端钝或急尖,全缘,上面有虫蚀斑纹,下面灰白色,具细点，托叶三角状披针形。枝及叶干后变为黑色。气微，味淡微涩。

鉴别 (1) 叶横切面：表皮细胞椭圆形，壁厚，外被角质层，下表皮有凹陷的气孔，主脉上、下表皮内有1～3列厚角细胞，栅栏组织为2列细胞，海绵组织为4～6列细胞，并含有较多的草酸钙簇晶。主脉维管束为外韧型，导管多单个排列成行。韧皮部薄壁细胞含细小草酸钙簇晶，下方有纤维束。

粉末特征：黑褐色。气孔为不等式，有些近平轴式，副卫细胞3～5个，壁较平直。叶肉组织碎片可见草酸钙簇晶，直径13～35 μm。纤维的胞腔明显，直径12～24 μm。网纹导管直径22～32 μm，螺纹导管直径8～20 μm。

(2) 取叶粗粉2 g，加乙醇20 ml，回流10 min，滤过，滤液加入适量水使成含醇量为70%，置分液漏斗中，加石油醚振摇，分取乙醇液供试。取乙醇液1 ml，加1%三氯化铁乙醇溶液1～2滴，呈污绿色(检查鞣质)；取乙醇液10 ml，置蒸发皿中，水浴上蒸干，加入少量冰醋酸溶解，再加入醋酐浓硫酸(19∶1)试液数滴，呈绿色(检查三萜类)。

【成分】 枝、叶和茎皮均含鞣质，茎皮中含量为12.02%。叶含酚类与三萜[1]。

【药理】 1. 抗菌作用 1∶1 200黑面神流浸膏稀释液在试管内对金黄色葡萄球菌、铜绿假单胞菌、大肠杆菌、福氏痢疾杆菌、甲型链球菌均有很强的抑制作用，可能与其所含鞣质有关[1]。

2. 酶抑制作用 黑面神全草提取物(100～500 μg/ml)对鼠RNA病毒逆转录酶和人DNA聚合酶有抑制作用，其IC_{50}分别为2.0 μg/ml和5.0 μg/ml[2]。

毒性 小鼠腹腔注射5%黑面神注射液(去鞣质)每只0.4 ml，观察2星期无死亡。家兔静脉注射40 ml后，再每日注射4次，每次20 ml，连续10 d，未见异常。15 d后解剖检查，各脏器无任何改变[1]。

【药性】 微苦，凉。有毒。归心、肝、肺经。

1.《本草求原》："苦、甘，微寒。"

2.《全国中草药汇编》："微苦，凉。有小毒。"

【功用主治】 清热祛湿，活血解毒。主治腹痛吐泻，湿疹，缠腰火丹，皮炎，漆疮，风湿痹痛，产后乳汁不通，阴痒。

1.《生草药性备要》："散疮消毒。洗烂口漆疮，解牛毒。偶见诸毒，食此必觉香甜。"

2.《岭南草药志》："清热散毒，行瘀化滞。"

3.《广西民间常用中草药》："清热解毒，止血，镇痛，收敛。治热泻，刀伤出血，疮毒，风湿骨痛。"

4.《广西本草选编》："治疮疖肿毒，跌打肿痛，皮肤湿疹，过敏性皮炎。"

5.《福建药物志》："治蛇伤，带状疱疹。"

【用法用量】 内服：煎汤，15～30 g；或捣汁。外用：捣敷；或煎水洗；或研末撒。

【宜忌】 《全国中草药汇编》："孕妇忌服。"

【选方】 1. 治漆过敏，湿疹 黑面神叶、百部各60 g。水煎冲明矾适量，洗患处。

2. 治带状疱疹 黑面神鲜叶适量，捣烂绞汁，调雄黄末涂患处。(1、2方出自《福建药物志》)

3. 治蜘蛛咬伤 青凡木叶、黄糖各适量，捣烂，敷患处。(《广西民间常用中草药》)

4. 治蛇咬伤 黑面神叶、蛇总管、黑骨走马，捣烂取汁，再用洗米水将药煎汤1小碗，加入药汁和服，药渣外敷伤口周围。忌饮生水及生水浸润伤口。(《岭南草药志》)

5. 治阴道炎，外阴瘙痒 黑面叶适量，煮水坐盆或阴道冲洗，每日1次。(《全国中草药汇编》)

5076 黑点草 hēi diǎn cǎo (《四川中药志》)

【异名】 立竹根、山黄瓜(《四川中药志》)，黄瓜菜、大黄瓜香、瓜米菜(《陕西中草药》)。

【基原】 为百合科油点草属植物黄花油点草的根或全草。

【原植物】 黄花油点草 *Tricyrtis maculata* (D. Don) Machride [*Compsos maculata* D. Don; *T. pilosa* Wall.; *T. bakerii* Koidz.] 又名：柔毛油点草(《四川中药志》)。

多年生草本。高50～100 cm。茎无毛或上部被微糙毛。叶互生，无柄；叶片广椭圆形。聚伞花序顶生或生上部叶腋；花被片6，通常黄绿色，有紫褐色斑点，椭圆形，外轮花被基部具囊，开放后花被片向上斜展或近水平伸展；雄蕊6，花丝稍长于花被片，密生腺毛。蒴果棱状长圆形，具三棱。种子多数。花果期7～9月。

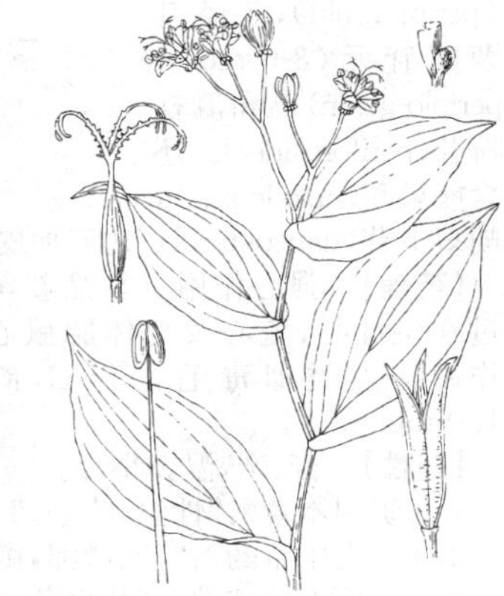

黄花油点草

生于山坡林下、路旁等处。分布于西南及河北、河南、湖北、湖南、陕西、甘肃等地。

【采收加工】 7～9月采收，捆成把晒干或鲜用。

【药性】 《陕西中草药》："味甘、淡，性平。"

【功用主治】 清热除烦，活血消肿。主治胃热口渴，烦躁不安，劳伤，水肿。

1.《陕西中草药》："安神除烦，健脾止渴，活血消肿。主治口渴虚烦，狂躁不安，劳伤。"

2.《四川中药志》1982年版："利尿，消肿。用于水肿，小便不利。"

【用法用量】 内服：煎汤，9～15 g；或用酒磨汁。

【选方】 1. 治劳伤 黄瓜菜9 g，红三七6 g，红毛七3 g。水煎加黄酒服。(《陕西中草药》)

2. 治风疹瘙痒 黑点草捣烂取汁，调酒擦患处。(《四川中药志》1982年版)

5077 黑骨头 hēi gǔ tóu (《贵州草药》)

【异名】 铁散沙(《广西药用植物名录》)，黑骨藤(《贵州草药》)。

【基原】 为萝藦科杠柳属植物西南杠柳的根或全株。

【原植物】 西南杠柳 *Periploca forrestii* Schltr.

藤状灌木，长达10 m。全株无毛。具乳汁。多分枝。叶对生，革质；柄长1～2 mm；叶片狭披针形；侧脉纤细密生。聚伞花序腋生，着花1～3朵；花萼裂片5，卵圆形或近圆形；花冠黄绿色，近辐状，花冠裂片5；副花冠丝状，被微毛；花粉器匙形，四合花粉藏在载粉器内；雄蕊5，着生于花冠基部，花药互相粘生；子房由2枚离生心皮组成，花柱先端2裂。蓇葖果双生，圆柱状，具纵条纹。种子长圆形，先端具白色绢质种毛。花期3～4月，果期6～7月。

生于海拔2 000 m以下的山地向阳处或阴湿的杂木林下或灌木丛中。分布于西南及广西、西藏、青海等地。

【采收加工】 9～12月采收，切片或切段晒干。

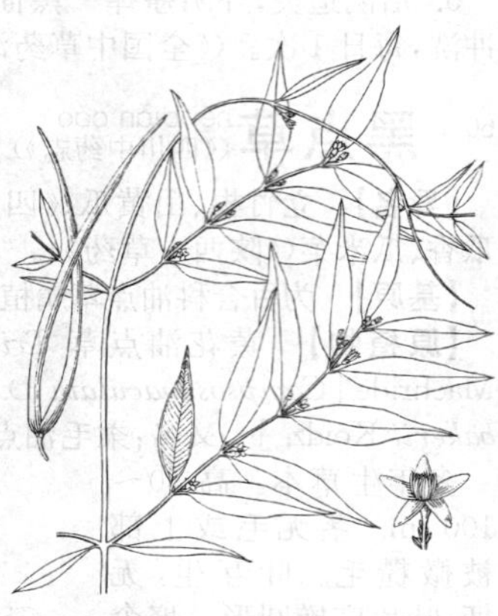
西南杠柳

【成分】 根茎含强心苷衍生物：杠柳毒苷(periplocin)，萝藦苷元(periplogenin)，8-羟基萝藦苷元(8-hydroxy-periplo-genin)[1]和滇杠柳苷(periforoside)I。还含熊果酸(ursolic acid)，胡萝卜苷(daucosterol)，北五加皮苷(periplocoside)E[2]。

【药理】 强心作用 本品新鲜茎皮中提得的总苷，通过在位蛙心、兔心及离体豚鼠心实验证明有强心作用，作用特点类似毒毛花苷G，鸽平均致死量为5.9±1.0 mg/kg[1]。

【药性】 苦、辛，温。小毒。

1.《贵州本草》："性温，味辛。"

2.《云南中草药》："苦、微涩，微温，有毒。"

3.《广西本草选编》："味微苦、辛，性凉，有小毒。"

【功用主治】 祛风除湿，活血消肿。主治风湿痹痛，闭经，跌打损伤，骨折。

1.《云南中草药》："祛风活络，接骨止痛。主治风湿痛，跌打损伤，骨折。"

2. 南药《中草药学》："利气活血。主治胃痛，消化不良，闭经，月经不调。"

【用法用量】 内服：煎汤，3～6 g；或浸酒。外用：捣敷。

【宜忌】 孕妇禁服。

《云南中草药》："忌酸冷、豆类食物。肝炎、消化道溃疡患者忌服。每日量不宜超过9 g。服过量出现抽搐，甚至死亡。"

【选方】 1. 治风湿关节痛 黑骨藤15 g，大青藤根9 g，泡酒服；并取温酒擦患处。

2. 治跌打后筋骨疼痛 黑骨藤9 g。煎酒温服。

3. 治劳咳 黑骨藤9～15 g。泡酒服。(1～3方出自《贵州草药》)

5078 黑香柴 hēi xiāng chái
(《中国民族药志》)

【基原】 为杜鹃花科杜鹃花属植物千里香杜鹃的枝叶及花。

【原植物】 千里香杜鹃 *Rhododendron thymifolium* Maxim. 又名：百里香叶杜鹃(《全国中草药汇编》)。

常绿小灌木，高1～1.5 cm。茎直立，多分枝，灰棕色，幼枝密被鳞片，老枝纵棱明显，茎黑褐色。芽鳞早落。叶柄短，有鳞片；叶近革质，集生于小枝顶端，狭长圆状披针形，两面密生银白色鳞片。花常单一或成双着生于小枝顶端，芳香；花萼小，外被鳞片；花冠蓝紫色，5裂，裂片卵圆形；雄蕊10，花丝基部有柔毛；子房1，卵圆形，密生鳞片，花柱紫色，短于雄蕊，柱头头状。蒴果卵形，有鳞片和宿存的花柱。

生于海拔2 400～4 200 m的高山灌木林带，形成灌丛林。分布于四川西部、西藏东部、甘肃南部、青海等地。

【采收加工】 7～9月采收枝叶，鲜用或晒干；盛花期采摘花，阴干或烘干。

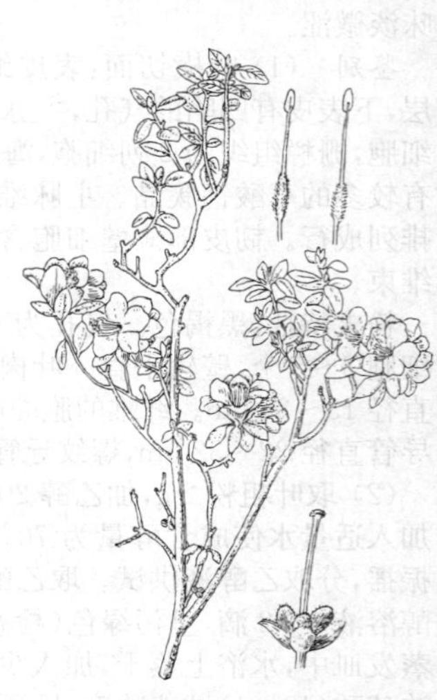
千里香杜鹃

【药材】 黑香柴 *Folium et Flos Rhododendri Thymifolii* 产于四川、西藏、甘肃及青海等地。

性状 叶倒卵形或长椭圆形，长约5 mm，宽3 mm，先端钝尖，基部楔形，全缘，表面深绿色，光滑，背面淡黄色至黄褐色，被黄褐色点状腺鳞；叶革质，质脆易碎；叶柄短或近于无柄；嫩枝圆柱形，褐色，被腺鳞。气香，味苦，微涩。

花小，皱缩，淡黄色或棕黄色至淡紫色，长约10 mm；稀见萼管，淡绿色，长2～3 mm，萼齿披针形，极短；花冠管长4～5 mm，檐部5裂，裂片与管等长，反卷，皱缩，中央部分可见淡黄色的花丝10条。气香，味苦，微涩。

鉴别 (1) 叶横切面：上表皮为1列扁平长方形细胞，外被角质层，下表皮细胞较小，呈乳状突起，密生盘状腺毛，有气孔。栅栏组织4～5列细胞。海绵组织的细胞排列稀疏，有较大的气室。叶脉维管束外韧型，其外有维管束鞘1环，木质部扇状，放射排列，较整齐。上方有管胞，草酸钙簇晶分布在叶肉和中脉周围的细胞中。

粉末特征：淡绿色。腺毛随处可见，灰色或黄棕色，多成碎片，直径200～250 μm，周边细胞长70～75 μm，辐射状排列，中央细胞3～6个。表皮少见，细胞四边形或多边形。叶肉碎片绿色或黄绿色，栅栏细胞垂直于表皮排列。

(2) 取本品100 g，水蒸气蒸馏提取挥发油。取挥发油3滴，加乙醇0.5 ml混匀后再加2%间二硝基苯乙醇溶液和2 mol/L氢氧化钾溶液2滴，1 min后显紫色；取挥发油2滴，加无水乙醇0.5 ml，再加浓硫酸3滴，显蓝紫色；取挥发油2滴，加乙醇0.5 ml，再加碘液和碘化钾试液2滴，摇匀后碘溶液脱色。

【成分】 鲜叶和嫩枝经水蒸气蒸馏得挥发油，含油量约2%，从油中分离鉴定出10种成分，并测定了它们的含量，分别为：大牻牛儿酮(germacrone，含量16.0%)，桧脑(juniper camphor，含量0.4%)，壬醛(nonaldehyde，含量0.82%)，月桂烯(myrcene，含量10.0%)，柠檬烯(limonene，含量3.4%)，葎草烯(humulene，含量6.7%)，莰烯(camphene，含量0.1%)，金合欢烯(farnesene，含量5.6%)，α和β-蒎烯(pinene)[1]。叶和嫩枝含东莨菪素(scopoletin)，秦皮素(fraxetin)，金丝桃苷(hyperin)，异金丝桃苷(isohyperin)和槲皮素(quercetin)[2]。

【药理】 镇咳、祛痰作用 千里香杜鹃油有明显镇咳、祛痰作用，粗黄酮、水浸膏有祛痰作用，并有一定平喘和抗炎性渗出作用。

毒性 小鼠口服千里香杜鹃油的急性LD_{50}为3.0±0.9 g/kg，水浸膏为6.26±0.49 g/kg。亚急性毒性试验未见脏器显著改变[1]。

【药性】 苦、辛,温。

【功用主治】《中国民族药志》:"除一切寒症,祛胃寒,平喘,止咳。用于寒性和热性'培根'病,胃寒症,咽喉疾病,肺部病症。用叶制取挥发油或浸膏用于治疗慢性支气管炎,咳嗽,痰喘。"

【用法用量】 内服:煎汤,鲜品6～9 g;或研末,3～5 g。

5079 黑种草 hēi zhǒng cǎo (《新疆中草药手册》)

【基原】 为毛茛科黑种草属植物腺毛黑种草 *Nigella glandulifera* Freyn et Sint. 的全草。

【原植物】 参见"黑种草子"条。

【采收加工】 6～7月采收,阴干,用时切段。

【功用主治】 益气养心,祛风止咳。主治心悸,失眠,体虚,风寒感冒,咳嗽。

【用法用量】 内服:煎汤,9～15 g。

【宜忌】 热证及孕妇禁服。

【选方】 1. 治体虚,心悸,失眠 黑种草、党参、香青兰各9 g。水煎服。

2. 治风寒感冒、咳嗽 黑种草9 g,麻黄、甘草各3 g。水煎服。(1、2方出自《新疆中草药手册》)

5080 黑脂麻 hēi zhī má (《纲目》)

【异名】 胡麻、巨胜(《本经》),藤弦(《广雅》),狗虱(《吴普本草》),鸿藏(《别录》),乌麻、乌麻子(《千金方》),油麻、油麻子(《食疗本草》),黑油麻(《外台》),脂麻(《本草衍义》),巨胜子(《品汇精要》),黑芝麻(《纲目》),乌芝麻(《本草新编》),小胡麻(《中国药学大辞典》)。

【基原】 为胡麻科胡麻属植物芝麻的黑色种子。

【原植物】 芝麻 *Sesamum indicum* L. [*S. orientale* L.]

又名:方茎(《吴普本草》)。

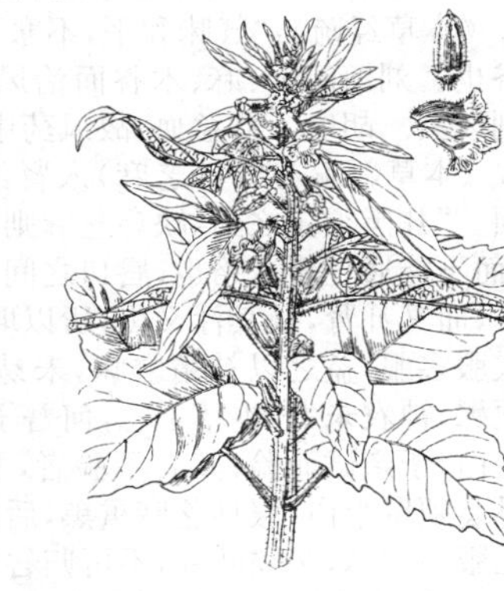

芝 麻

一年生草本,高80～180 cm。茎直立,四棱形,棱角突出,不分枝。叶对生,或上部者互生;叶柄长1～7 cm;叶片卵形、长圆形或披针形,先端急尖或渐尖,基部楔形,全缘、有锯齿或下部叶3浅裂,表面绿色,两面无毛或稍被白色柔毛。花单生,或2～3朵生于叶腋;花萼稍合生,绿色,5裂,裂片披针形,具柔毛;花冠筒状,唇形,白色,有紫色或黄色彩晕,裂片圆形,外侧被柔毛;雄蕊4,着生于花冠筒基部,雌蕊1,心皮2,子房圆锥形,初期呈假4室,成熟后为2室,花柱线形,柱头2裂。蒴果椭圆形,多4棱或6、8棱,纵裂。种子多数,卵形,两侧扁平,黑色、白色或淡黄色。花期5～9月,果期7～9月。

常栽培于夏季气温较高,气候干燥,排水良好的沙壤土或壤土地区。我国除西藏高原外,各地区均有栽培。

本植物的叶(胡麻叶)、茎(麻秸)、花(胡麻花)、白色的种子(白脂麻)、种子的果壳(芝麻壳)、种子榨取之脂肪油(麻油)、种子经榨去脂肪油后的渣滓(麻滓)、种子和合绿豆真粉的加工制成品(麻腐)亦供药用,另设专条。

【采收加工】 8～9月果实成黄黑色时割取全草,捆成小把,倒立晒干,打下种子,再晒干。

【药材】 黑脂麻 *Semen Sesami nigrum* 主产于山东、河南、湖北、四川、安徽、江西、河北等地。

性状 种子呈扁卵圆形,长约3 mm,宽约2 mm。表面黑色,平滑或有网状皱纹。尖端有棕色点状种脐。种皮薄,子叶2,白色,富油性。气微,味甘,有油香气。

鉴别 (1) 种子横切面:种皮部分最外为1列栅状排列的圆柱形细胞,径向60～102 μm,切向15～34 μm,外壁向外凸出呈圆头状,细胞内充满黑色素,并含1个球状草酸钙结晶体,系由大量小柱晶结合而成,向内为1层扁长方形的薄壁细胞,细胞腔内常见分散的小柱晶。再向内可见颓废的压扁的外胚乳残余细胞,内胚乳为3～4层薄壁细胞。子叶呈双面形,上表皮之下为圆柱形的栅状细胞。胚乳与胚的细胞内充满糊粉粒和脂肪油。

粉末特征:灰黑色,有香气,油性。种皮细胞顶面观呈多角形,胞腔内充满黑色素,并含有球状草酸钙结晶体,直径25～48 μm;草酸钙柱晶,呈棱柱状、棒状或片状,长约24 μm;子叶及胚乳细胞含大量糊粉粒及脂肪油滴。

(2) 取本品1 g,研碎,加石油醚(60～90 ℃)10 ml,浸泡1 h,倾取上清液,置试管中,加含蔗糖0.1 g的盐酸10 ml,振摇0.5 h,酸层显粉红色,静置后,渐变为红色。

(3) 薄层色谱:取本品0.5 g,捣碎,加氯仿10 ml,浸渍2 h,滤过,滤液挥干,残渣加氯仿1 ml使溶解,作为供试品溶液。另取芝麻素及β-谷甾醇对照品,加氯仿分别制成每1 ml含2 mg的溶液,作为对照品溶液。吸取供试品溶液5 μl、对照品溶液各2 μl,分别点于同一硅胶G薄层板上,以环已烷-乙醚-醋酸乙酯(20∶5.5∶2.5)为展开剂,展开,取出,晾干,喷以10%硫酸乙醇溶液,加热至斑点显色清晰。供试品色谱中,在与对照品色谱相应的位置上,显相同颜色的斑点。

【成分】 种子含脂肪油,为油酸(oleic acid),亚油酸(linoleic acid),棕榈酸(palmitic acid),硬脂酸(stearic acid),花生酸(arachidic acid),二十四烷酸(lignoceric acid),二十二烷酸(behenic acid)的甘油酯[1,2],芝麻素(sesamin),芝麻林素(sesamolin),芝麻酚(sesamol),维生素(vitamin)E,植物甾醇(phytosterol),卵磷脂(lecithin)[1],叶酸(folic acid)[3],尚含脂麻苷(pedaliin),蛋白质,车前糖(planteose),芝麻糖(sesamose),磷,钾,细胞色素(cytochrome) C[4,5,6],多量草酸钙[7]。

【药理】 1. 降血糖作用 脱脂黑芝麻给遗传性糖尿病小鼠喂饲,能降低血糖浓度,这可能与抑制葡萄糖吸收有关[1]。

2. 降血压作用 喂饲芝麻脂素(芝麻素),能抑制大鼠乙酸去氧皮质酮-食盐负荷引起的血压升高,改善乙酰胆碱引起的内皮依赖性血管弛缓反应减弱作用,抑制超氧阴离子的生成,降低主动脉过氧化物的生成[2,3]。

3. 其他作用 黑芝麻提取物在DPPH试验中有抗氧化作用[4,5]。给加速衰老的模型小鼠喂饲含黑芝麻与酪蛋白的饮食,能推迟衰老现象的发生[6]。

【炮制】 1. 黑脂麻:取原药材,除去杂质,洗净,干燥。用时捣碎。

2. 炒黑脂麻:取净黑脂麻,置锅内,用文火炒至有爆裂声，并有香气逸出时，取出放凉。

饮片性状　黑脂麻参见“药材”项；炒黑脂麻形如黑脂麻，微鼓起，外表黑色，有焦香气。

贮干燥容器内，炒黑芝麻密闭，置阴凉干燥处，防蛀。

【药性】　甘，平。归肝、脾、肾经。

1.《本经》：“味甘，平。”

2.《宝庆本草折衷》：“甘、苦、平，生寒，炒熟热。”

3.《饮膳正要》：“味甘，微寒。”

4.《品汇精要》：“味甘、酸、涩，性平缓。气之薄者，阳中之阴。”

5.《雷公炮制药性解》：“入肺、脾二经。”

6.《本草经疏》：“入足太阴，兼入足厥阴、少阴。”

7.《本草新编》：“入心、肾二经。”

8.《玉楸药解》：“入足厥阴肝、手阳明大肠经。”

【功用主治】　养血益精，润肠通便。主治肝肾精血不足所致的头晕耳鸣，腰脚痿软，须发早白，肌肤干燥，肠燥便秘，妇人乳少，痈疮湿疹，风癞疬疡，小儿瘰疬，汤火伤，痔疮。

1.《本经》：“主伤中，虚羸，补五内，益气力，长肌肉，填脑髓。久服轻身不老。”

2.《别录》：“坚筋骨，疗金疮、止痛及伤寒，温疟，大吐后虚热羸困，明耳目，耐饥渴，延年。”

3.《新修本草》：“生嚼涂小儿头疮及浸淫恶疮。”

4.《食性本草》：“疗妇人阴疮，初食利大小肠，久服即否，去陈留新。”

5.《日华子》：“补中益气，养五脏，治劳气，产后羸困。耐寒暑，止心惊，催生落胞，逐风温（《纲目》作‘湿’）气、游风，头风。补肺气，润五脏，填精髓。细研涂发令长。”

6.《本草新编》：“益元阳，兴阴茎，最生津液，入口即生。”

7.《本经逢原》：“益脾滋肺，降心包之火，滋肝木之阴。”

8.《玉楸药解》：“补益精液，润肝脏，养血舒筋。疗语謇、步迟、皮燥发枯、髓涸肉减、乳少、经阻诸证。医一切疮疡，败毒消肿，生肌长肉。杀虫，生秃发。”

9.《医林纂要》：“黑色者能滋阴，补肾，利大小肠，缓肝，明目，凉血，解热毒。赤褐者交心肾。”

【用法用量】　内服：煎汤，9～15 g；或入丸、散。外用：煎水洗浴或捣敷。

【宜忌】　便溏者慎服。

1.《冯氏锦囊》：“生者过寒，多食发冷疾及脾胃虚寒作泻者忌之。”

2.《得配本草》：“精滑、脾滑、牙疼、口渴四者禁用。”

【选方】　1. 治肝肾不足，时发目疾，皮肤燥涩，大便闭坚　桑叶（经霜者，去梗筋，晒枯）、黑芝麻（炒）等分。为末，以糯米饮捣丸（或炼蜜为丸）。日服四五钱，勿间断，自效。（《医级》桑麻丸）

2. 治风虚湿痹，脚膝无力，筋挛急痛　巨胜（炒）三升，薏苡仁一升，生干地黄（切）半升。上以生绢袋盛，用酒二升浸，经三五宿，任性暖服之。（《食医心镜》巨胜酒）

3. 治风眩，能返白发为黑　巨胜子、白茯苓、甘菊花各等分，炼蜜丸如梧子大，每服三钱，清晨白汤下。（《医灯续焰》巨胜丸）

4. 治妇人乳少　脂麻炒研，入盐少许食之。（《纲目》引唐氏方）

5. 治大便秘结，胃实能食，小便热赤者　芝麻四两（研取汁），杏仁四两（去皮、尖，研如泥），大黄五两，山栀十两。上为末，炼蜜入麻汁，和丸桐子大，每服五十丸，食前白汤下。（《景岳全书》麻仁丸）

6. 治胎孕足月，过期不产用　胡麻蒸熟，日服三合，干嚼化，白汤送下。不惟善能催生下胞平速，且无一切留难诸疾。（《方脉正宗》）

7. 治卒腰痛，连脚膝疼　胡麻（新者）三合，附子（炮裂，去皮脐）一两。上件药，熬胡麻令香，同捣罗为散，每于食前，以温酒调下二钱。

8. 治小儿天火丹，发遍身赤如绛色　油麻五分，生鲫鱼半斤。上药捣如泥，涂在丹上，燥复涂之。（7、8 方出自《圣惠方》）

9. 治疬疡风　油麻不拘多少（净择，生用）。上一味，取半合，生细嚼，用热酒三合至五合下，每空心午时夜卧各一服，渐加一合，服一百日疾愈。（《圣济总录》油麻散）

10. 治小儿瘰疬　脂麻（炒）、连翘（微炒）等分。共为末，频频食之。（《简便单方》）

11. 治痔疾　胡麻去皮，九蒸暴，白茯苓去皮，入少白蜜为美，杂胡麻食之甚美，如此服食多日，气力不衰而痔渐退。（《古今医统》茯苓面）

12. 治白癜风　黑油麻一大升，生地黄五大两，桃仁（去两仁、皮尖，熬）三十枚。上三味，先退去油麻皮蒸之，日暴干，又蒸之，如此九度讫。又暴取干，捣令极碎。然后捣地黄、桃仁，罗之，即总相和，加少蜜令相著。一服一匙，日再服，和酒吃，空吃亦得，兼食诸肺尤妙。忌芜荑、热面、猪、蒜、油腻等。（《外台》引《广济方》）

13. 治大风癞疾　胡麻半斤，天麻二两，乳香三分（别研）。上三味，捣罗二味为细散，入乳香和匀。每服二钱匕，用荆芥、腊茶调下。慎房室、盐、酒一百日。（《圣济总录》胡麻续肌散）

【各家论述】　1.《本草汇言》：“多服令人肠滑，缘体质多油故也，宜蒸熟食之良。生食者发痰生虫脱发，炒食者发热燥血。留心者，当斟酌行之，有不胜其用矣。”

2.《本草经疏》：“气味和平，不寒不热，益脾胃，补肝肾之佳谷也。刘河间云：麻、木谷而治风，又云：治风先治血，血活则风去。胡麻入肝益血，故风药中不可阙也。”

3.《本草新编》：“（乌芝麻）入肾经，并通任督之脉，功擅黑须。”“凡黑须鬓之药，缺乌芝麻则不成功。盖诸药止能补肾，而不能通任督之络也，唇口之间，正任督之路，乌芝麻通任督，而又补肾，且其汁又黑，所以取效神也。但功力甚薄，非久服多服，益之以补精之味，未易奏功。或问，乌芝麻之黑须鬓，神农未书，本草不志，何吾子创言之乎？曰：乌芝麻之变白，予亲试而验；其有不验者，乃不慎色之故。余年四十早衰须髯半白，服乌芝麻重黑，后因变乱，不慎酒色复白。可见服乌芝麻，必须断欲，不可归咎乌芝麻之无效验。”

4.《冯氏锦囊》：“甘寒而滑利，故主胞衣不下及利大肠，生者其气更寒，故能解毒凉血，摩疮肿，生秃发。”

5.《本草求真》：“胡麻，本属润品，故书载能填精益髓。又属味甘，故书载能补血、暖脾、耐饥。凡因血枯而见二便艰涩，须发不乌，风湿内乘，发为疮疥，并小儿痘疹变黑归肾，见有燥象者，宜以甘缓滑利之味以投。”

5081 黑藁本 hēi gǎo běn（《全国中草药汇编》）

【异名】　蕨叶白芷（《滇南本草》整理本），岩林、岩川芎、野川芎（《云南药用植物名录》）。

【基原】　为伞形科藁本属植物蕨叶藁本的根。

【原植物】 蕨叶藁本 *Ligusticum pteridophyllum* Franch. [*Ligusticopsis pteridophylla* (Franch.) Leute]

多年生草本，高 30～80 cm。根茎黑褐色，结节明显。圆柱形，中空，具细条纹。叶片轮廓卵形，二至三回羽状全裂，羽片 5～7 对，长圆状卵形，小羽片 3～5 对，卵形，末回裂片倒卵形至扇形，脉上及边缘略粗糙。复伞形花序顶生或腋生；花瓣白色，倒卵形；花柱基圆垫状，花柱 2，向下反曲。分生果椭圆形，背棱显著突起，侧棱扩大成翅；每棱槽内有油管 3，合生面油管 6；胚乳腹面平直。花期 8～9 月，果期 10 月。

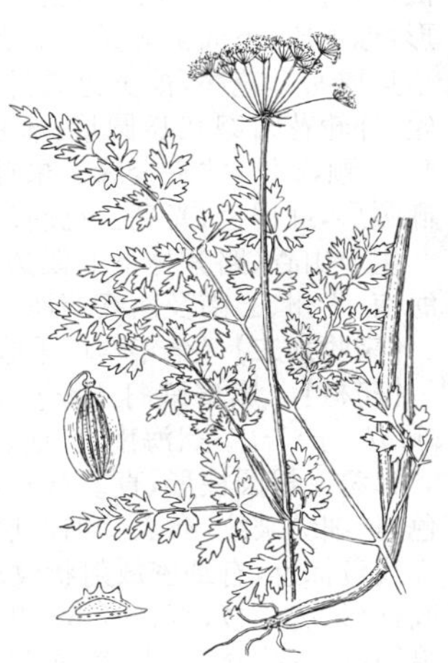

蕨叶藁本

生于海拔 2 400～3 300 m 的林下、草坡、水沟边。分布于四川、云南等地。

【采收加工】 9～12 月采挖，晒干。

【药材】 黑藁本 *Radix Ligustici Pteridophylli* 产于云南。

性状 根肉质，有粗大分枝，表皮黑色，有特殊香气。

【成分】 根含细辛醚(asaricin)，丁香色原酮(eugenin)，去甲丁香色原酮(noreugenin)，香柑内酯(bergapten)，镰叶芹二醇(falcarindiol)，阿魏酸(ferulic acid)，棕榈酸(palmitic acid)，硬脂酸(stearic acid)，β-谷甾醇(β-sitosterol)和胡萝卜苷(daucos terol)[1]。

【药理】 镇痛、抗凝作用 黑藁本具有麻醉镇痛作用，对实验动物具有一定的抗凝血作用[1]。

【药性】《全国中草药汇编》："辛，温。"

【功用主治】《全国中草药汇编》："散寒止痛。主治风寒感冒，头痛，偏头痛，神经性头痛，胃寒痛，肌肉关节痛。"

【用法用量】 内服：煎汤，6～15 g；或泡酒。外用：研粉敷。

【选方】 1. 治感冒 岩林研粉，每取 3～6 g，开水送服。

2. 治头痛，偏头痛 岩林 9～15 g，水煎服；或岩林 6 g，防风 9 g，细辛 2 g，川芎 6 g，甘草 3 g，水煎服。

3. 治肌肉痛 岩林研粉 30 g，炖肉 90 g。分 3 次服。

4. 治胃寒气痛 岩林研粉 3 g，开水送服，日服 2 次。(1～4 方出自《玉溪本草》)

5082 黑鳗藤 hēi mán téng (《浙南本草选编》)

【异名】 白地牛(《浙南本草选编》)，白山消(《湖南省中药资源名录》)。

【基原】 为萝藦科黑鳗藤属植物黑鳗藤的根。

【原植物】 黑鳗藤 *Stephanotis mucronata* (Blanco) Merr. [*Apocynum mucronatum* Blanco] 又名：华千金子藤(《广西植物名录》)。

藤状灌木，长达 10 m。枝被短柔毛，茎被 2 列柔毛。叶对生，纸质；柄长 2～3 cm，被短柔毛，先端具丛生腺体；叶片卵形或长圆形；侧脉扁平，叶缘前网结。假伞形花序腋生或腋外生，通常着花 2～4 朵；花萼 5 裂；花冠白色，高脚碟状，含有紫色液汁；副花冠 5 片；花药先端有长膜片；花粉块每室 1 个，直立；子房心皮离生，花柱短，柱头膨大，基部五角形。蓇葖果长披针形。种子长圆形，先端具长白色绢质种毛。花期 5～6 月，果期 9～10 月。

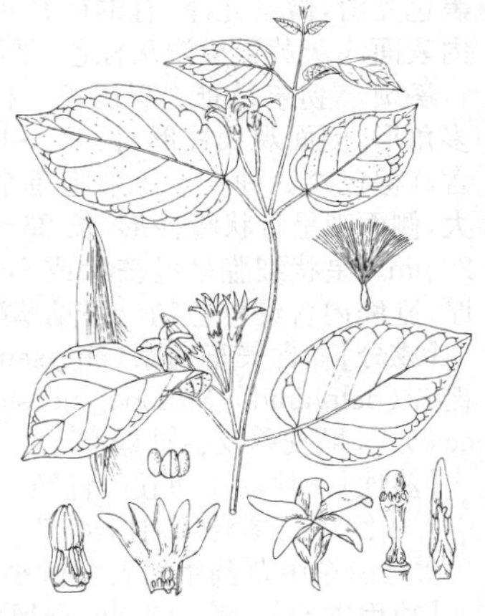

黑鳗藤

生于海拔 500 m 以下的山地疏密林中，攀缘于大树上。分布于浙江、福建、湖南、广东、广西、四川、贵州、台湾等地。

【采收加工】 7～9 月采挖，扎把阴干，用时切片。

【成分】 根含生物碱、酚类物质、甾醇[1]。

【药性】《浙江药用植物志》："微苦，温。"

【功用主治】《浙江药用植物志》："祛风湿，通经络。主治风湿痹痛，腰肌劳损，腰部扭伤。"

【用法用量】 内服：煎汤，15～30 g。

【选方】 1. 治风湿性关节炎 黑鳗藤 30 g，或配八角枫(须根 1.5 g，重者 3 g)、忍冬藤(适量)。水煎服(宜煎 1 h 以上)，或加猪蹄同煮，吃肉喝汤。

2. 治腰肌劳损 黑鳗藤、五加根、串珠虎刺根(茜草科)、锦鸡儿各 30 g。煎汤代水，加猪精肉 120 g 煨熟，红糖调服。(1、2 方出自《浙南本草新编》)

5083 黑大豆叶 hēi dà dòu yè (《纲目》)

【异名】 大豆叶(《千金方》)，黑豆叶(《广利方》)。

【基原】 为豆科大豆属植物大豆 *Glycine max* (L.) Merr. 的叶。

【原植物】 参见"黑大豆"条。

【采收加工】 5～6 月采叶，鲜用或晒干。

【功用主治】 利尿通淋，凉血解毒。主治热淋，血淋，蛇咬伤。

1.《纲目》："捣敷蛇咬，频易即瘥。"

2.《四川中药志》1982 年版："解毒，利尿，止血。"

【用法用量】 内服：煎汤，鲜品 15～30 g。外用：鲜品捣敷。

【选方】 1. 治血淋 水四升，煮大豆叶一把，取二升。顿服之。(《千金方》)

2. 治蛇咬 黑豆叶锉，杵，敷之，日三易，良。(《广利方》)

5084 黑大豆皮 hēi dà dòu pí (《纲目》)

【异名】 黑豆衣(《江苏植物药材志》)，黑豆皮(《山东中草药手册》)，穞豆衣(《安徽中草药》)。

【基原】 为豆科大豆属植物大豆 *Glycine max* (L.) Merr. 黑色的种皮。

【原植物】 参见"黑大豆"条。

【采收加工】 将黑大豆用清水浸泡，待发芽后，搓下种皮晒干；或取做豆腐时剥下的种皮晒干，贮藏于干燥处。

【药材】 黑大豆皮 *Testa Glycines Macis* 全国大部分地区均产。

性状 本品呈不规则卷曲的碎片,厚约 0.1 mm。外表面黑色光滑,微具光泽,有的碎片可见色稍淡椭圆形的种脐;内表面浅灰黄色至浅灰棕色,平滑。气微,味淡。

鉴别 粉末特征:灰褐色。种皮栅状细胞成片,表面观多角形,侧面观长柱形,长 37～102 μm,直径 8～10 μm,内含红棕色物。种皮支持细胞单个散在或数个并列,两端膨大,侧面观呈骨状哑铃形,长 26～170 μm,缢缩处直径 12～26 μm。星状细胞呈星芒状或不规则形,有分枝状突起,壁厚,胞腔内含红棕色物。可见草酸钙方晶。

【成分】 含矢车菊素(chrysanthemin),飞燕草素-3-葡萄糖苷(delphinidin-3-monoglucoside)[1],乙酰丙酸(levulinic acid)[2],果胶[3]及各种糖类[4]。

【药性】 甘,凉。归肝、肾经。

1.《饮片新参》:"微甘,凉。"

2.《山东中草药手册》:"甘,平。"

【功用主治】 养阴平肝,祛风解毒。主治眩晕,头痛,阴虚烦热,盗汗,风痹,湿毒,痈疮。

1.《纲目》:"生用:疗痘疮目翳。嚼烂,敷小儿尿灰疮。"

2.《随息居饮食谱》:"止盗汗。"

3.《饮片新参》:"清脑,疏风热,治头痛。"

4.《现代实用中药》:"为清凉性滋养强壮药,有解毒利尿作用。"

5.《安徽中草药》:"养阴,祛风明目。"

【用法用量】 内服:煎汤,6～15 g。外用:捣敷。

【选方】 1. 治阴虚头晕眼花 穞豆衣 9 g,生地 12 g,枸杞子、菊花各 9 g。水煎服。(《安徽中草药》)

2. 治痈肿 黑豆衣 15 g,金银花 30 g,连翘 15 g,蒲公英 30 g。水煎服。(《山东中草药手册》)

5085 黑大豆花 hēi dà dòu huā(《纲目》)

【基原】 为豆科大豆属植物大豆 *Glycine max* (L.) Merr. 的花。

【原植物】 参见"黑大豆"条。

【采收加工】 6～7 月花开时采收,晒干。

【功用主治】 《纲目》:"治目盲翳膜。"

【用法用量】 内服:煎汤,3～9 g。

5086 黑皮跌打 hēi pí diē dǎ(《云南思茅中草药选》)

【异名】 通气香、大力丸(《云南思茅中草药选》),牛耳风(《广西本草选编》),黑风藤(《中华人民共和国药典》),拉藤公、雷公根、石拢藤、牛利藤(《新华本草纲要》)。

【基原】 为番荔枝科瓜馥木属植物多花瓜馥木的根和藤茎。

【原植物】 多花瓜馥木 *Fissistigma polyanthum* (Hook. f. et Thoms.) Merr.

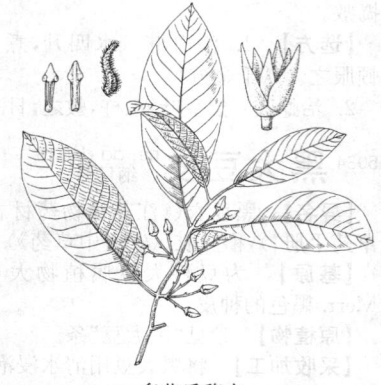

多花瓜馥木

[*Melodorum polyanthum* Hook. f. et Thoms.]

攀缘灌木,长可达 8 m。根黑色,有香气。枝条灰黑色或褐色,有凸起的皮孔。叶互生;叶片长圆形或倒卵状长圆形,近革质,下面被短柔毛。花蕾圆锥状;花小,通常 3～7 朵集成密伞花序,被黄色柔毛;萼片 3,阔三角形;花瓣 6,2 轮,外轮花瓣卵状长圆形;雄蕊多数;心皮多数,各有胚珠 4～6 颗,2 排,柱头全缘。果球形,被黄色短柔毛。种子扁椭圆形,红褐色,光亮。花期几乎全年。

生于山谷、路旁林下或溪边潮湿疏林中。分广东、广西、海南、贵州、云南及西藏等地。

【采收加工】 全年均可采收,鲜用,或切段,阴干。

【药材】 黑皮跌打 *Radix et Caulis Fissistigmae Polyanthi* 产于广东、海南、广西、贵州、云南等地。

性状 根圆柱形,直或弯曲,直径 0.5～2 cm。表面棕黑色,具细纵皱纹,有点状细根痕。质硬,断面皮部浅棕色,木部浅黄棕色,有细密放射状纹理和小孔。气微香,味淡。茎圆柱形,有分枝,直径 0.5～2 cm。表面暗棕红色,具细密纵皱纹,皮孔众多,点状,深黄棕色。质硬,断面中央有髓。气微,味微涩。

鉴别 (1) 根横切面:木栓层为 2 至数列黄棕色木栓细胞。韧皮部外侧有石细胞分布,石细胞淡黄色,单个散在或数个切向相连。韧皮纤维与韧皮薄壁组织相间排列;韧皮射线漏斗状。形成层明显。木质部导管单个散在或数个纵向相连。射线细胞含淀粉粒。

(2) 取本品粉末 2 g,用氨性氯仿浸泡 24 h,过滤。氯仿液浓缩至干,用 0.1% 硫酸溶解,滴加改良碘化铋钾试剂,产生红棕色沉淀(检查生物碱)。

【药性】 辛,温。

1.《广西本草选编》:"味辛、微涩。"

2.《全国中草药汇编》:"甘,温。"

【功用主治】 祛风湿,强筋骨,活血调经。主治小儿麻痹后遗症,风湿性关节炎,类风湿关节炎,跌打肿痛,月经不调。

1.《广西本草选编》:"祛风湿,强筋骨,活血,消肿。主治小儿麻痹后遗症,乙脑后遗症,风湿关节痛,面神经麻痹,神经痛,静脉曲张。"

2.《全国中草药汇编》:"祛风湿,通经络,活血调经。用于风湿性关节炎,类风湿关节炎,月经不调,跌打损伤。"

3.《广西民族药简编》:"根,水煎服,用于绝育。"

【用法用量】 内服:煎汤,10～15 g;或浸酒。

【宜忌】 孕妇禁服。

5087 黑沙蒿子 hēi shā hāo zǐ(《内蒙古中草药》)

【基原】 为菊科蒿属植物黑沙蒿 *Artemisia ordosica* Krasch. 的种子。

【原植物】 参见"黑沙蒿"条。

【采收加工】 9～10 月采收成熟果实,打下种子,晒干。

【功用主治】 利尿。主治小便不利。

【用法用量】 内服:煎汤,10～15 g。

【选方】 治尿闭 黑沙蒿子 15 g。水煎,冲红糖 9～15 g,温服。(《内蒙古中草药》)

5088 黑沙蒿根 hēi shā hāo gēn(《内蒙古中草药》)

【基原】 为菊科蒿属植物黑沙蒿 *Artemisia ordosica* Krasch.的根。

【原植物】 参见“黑沙蒿”条。

【采收加工】 9～10月采挖，鲜用或晒干。

【功用主治】 《内蒙古中草药》：“止血。治鼻衄，吐血，功能性子宫出血。”

【用法用量】 内服：煎汤，5～10 g。外用：鲜根折断嗅气。

【选方】 1. 治鼻衄 鲜黑沙蒿根，去外皮，折断用鼻嗅之(如嗅之过久，能引起鼻腔肿胀)。

2. 治休克晕倒 用鲜根闻之即能苏醒。(1、2方出自《沙漠地区药用植物》)

5089 黑果小檗 hēi guǒ xiǎo bò (《新疆中草药手册》)

【异名】 刺黄柏(《新疆中草药手册》)，小檗(《新疆药用植物志》)。

【基原】 为小檗科小檗属植物黑果小檗的根皮和茎皮。

【原植物】 黑果小檗 *Berberis heteropoda* Schneid.

落叶灌木，高1～2 m。茎直立，基部多分枝，老枝灰色，具刺单一或3分叉，暗褐色，嫩枝褐色。叶簇生，革质；叶片卵圆形、倒卵形或椭圆形，上面绿色，下面黄绿色，叶脉模糊。总状花序稀疏，具3～9花；花黄色；苞片披针形；萼片宽卵形，淡红色；花瓣6，基部具2个圆形腺体；雄蕊6；子房筒状，花柱先端盘状，胚珠6。浆果球形或广椭圆形，紫黑色，被一层灰粉。种子5～6颗，多皱纹。花期5～6月，果期7～8月。

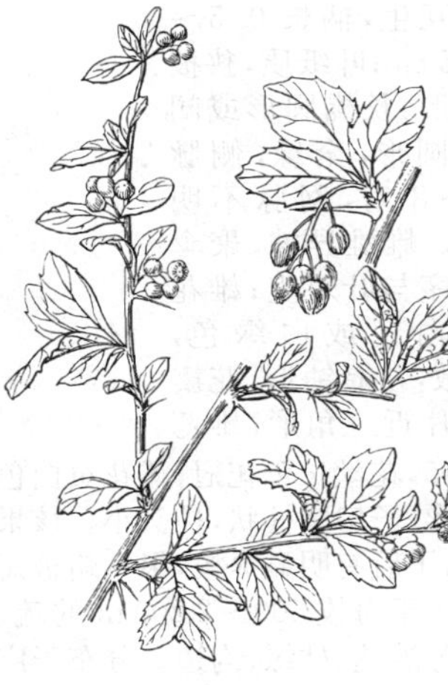

黑果小檗

生于海拔1 000～1 500 m的山坡及灌木丛中，平原河滩地上也有生长，分布于新疆。

本植物的叶(刺黄柏叶)、果实(山李子)亦供药用，另设专条。

【采收加工】 春、秋季采收，剥取皮部，晒干。

【成分】 茎皮含小檗碱(berberine)，小檗胺(berbamine)，掌叶防己碱(palmatine)，药根碱(jatrorrhizine)[1, 2]。

【药性】 《新疆中草药》：“苦、寒。”

【功用主治】 清热湿热，泻火解毒。主治湿热痢疾，目赤肿痛，口疮，湿疹。

《新疆中草药》：“清热燥湿，泻火解毒。”

【用法用量】 内服：煎汤，3～9 g。外用：煎水熏洗或含漱。

【选方】 1. 治痢疾便血 刺黄柏、赤芍、土木香各9 g，唇香草6 g。水煎服。

2. 治风火目痛，口腔炎 刺黄柏4份，唇香草1份。煎成20%的水溶液，洗眼或含漱用。

3. 治湿疹 刺黄柏、小茴香、苍耳子各等分。水煎，洗患处。(1～3方出自《新疆中草药》)

5090 黑面防己 hēi miàn fáng jǐ (《新华本草纲要》)

【异名】 假通城虎、假大薯(《广西中药志》)，鬼灯笼(《广西药用植物名录》)，麻疯龙、暗消(《全国中草药汇编》)，藤子防己、小提萝、大暗消(《新华本草纲要》)。

【基原】 为马兜铃科马兜铃属植物耳叶马兜铃的根。

【原植物】 耳叶马兜铃 *Aristolochia tagala* Champ. 又名：卵叶马兜铃(《中国高等植物图鉴》)。

草质藤本。根圆柱形。茎干后有明显浅槽纹。叶互生；柄长2.5～4 cm；叶片卵状心形或长圆状卵形，边全缘；基出脉5条。总状花序腋生，有花2～3朵；小苞片卵状披针形，稍被短柔毛；花药贴生于合蕊柱上；子房圆柱形，6棱；合蕊柱先端6裂。蒴果倒卵状球形至长圆状倒卵形，具平行纵棱，果梗下垂，常随果分裂成6条。种子近心形或钝三角形，密布疣点，边缘具浅褐色膜质翅。花期5～8月，果期10～12月。

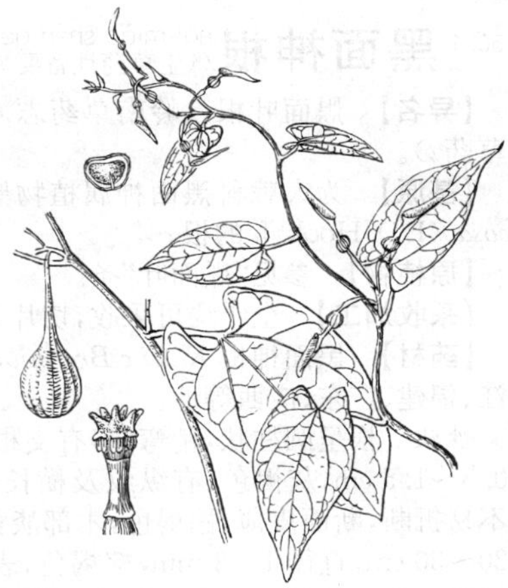

耳叶马兜铃

生于阔叶林中或林缘。分布于广东、广西、云南、台湾等地。

【采收加工】 9～11月采挖，切片，晒干。

【药材】 黑面防己 *Radix Aristolochiae Tagalae* 主产于广东、广西、云南。

性状 根圆柱形，略弯曲，直径0.5～3 cm。表面黑褐色，有纵向皱纹，偶有横裂纹。质硬，横断面白色，皮部有棕色小点，导管孔径大。气香，味微辛。

鉴别 根横切面：栓内层有石细胞2～10个成群断续排列成环，石细胞一类长圆形，长径28～112 μm，一类类圆形，直径15～70 μm。韧皮部有分泌细胞散在，类方形或长方形，长径25～60 μm，短径20～28 μm，内含棕色分泌物。木质部束2～50个放射状排列，导管直径20～320 μm。粗根中央有石细胞群。

【成分】 根含马兜铃酸(aristolochic acid) A，木兰花碱(magnoflorine)和挥发油。马兜铃总酸性成分含量为0.29%[1]，此外还含有尿囊素(allantoin)，马兜铃酸(aristolochic acid) C，7-羟基马兜铃酸(7-hydroxyaristolochic acid) A[2]和4,7-二甲基-6-甲氧基四氢萘酮(4, 7-dimethyl-6-methoxy-1-tetralone)[3]。

【药性】 《广西中药志》：“味微苦、辛，性凉，无毒。入肺、心二经。”

【功用主治】 清热解毒，除湿止痛。主治疔疮痈肿，瘰疬，风湿性关节痛，胃痛，湿热淋症，水肿，痢疾，肝炎，蛇咬伤。

1.《广西中药志》：“清热解毒。治无名肿毒，瘰疬，疔疖，疮疡及蛇虎咬伤。武鸣县民间以根治痢疾，种子治喉炎。”

2.《全国中草药汇编》:“利水,除湿,止痛,消炎。主治泌尿道感染,水肿,风湿性关节疼痛,胃溃疡。”

3. 南药《中草药学》:“截疟。”

【用法用量】 内服:煎汤,6～15 g;研末,每次 0.3～1.5 g,每日 2～3 次。外用:研末撒或调敷。

【选方】 1. 治各种疼痛　黑面防己研末,每次 0.3～1.5 g,每日 1～3 次;也可适量撒患处。

2. 治疟疾　黑面防己 9～15 g,水煎服。(1、2 方出自南药《中草药学》)

5091 黑面神根 hēi miàn shén gēn (《生草药性备要》)

【异名】 黑面叶根(《岭南草药志》),青凡木根(《广西中草药》)。

【基原】 为大戟科黑面神属植物黑面神 *Breynia fruticosa* (L.) Hook. f. 的根。

【原植物】 参见“黑面叶”条。

【采收加工】 全年均可采收,切片,晒干。

【药材】 黑面神根 *Radix Breyniae Fruticosae*　产于浙江、福建、广东、广西等地。

性状　根呈圆柱状,稍弯曲,有支根,长 15～20 cm,直径 0.5～1.5 cm,灰褐色,有纵纹及横长皮孔样的突起。质硬不易折断,断面皮薄,棕褐色,木部淡黄色。小枝圆柱形,长 20～30 cm,直径 1～3 mm,棕褐色,表面有纵棱及小沟,并可见突起的横长小皮孔。质脆易折断,断面皮薄,棕褐色,木部黄白色,髓部中空。气无,味淡微涩。

鉴别　根横切面:木栓层为 4～10 余列细胞。皮层较窄,皮层及韧皮部的薄壁细胞含有草酸钙簇晶。形成层不明显。木质部导管多单个成不规则放射状排列,射线有 1～2 列细胞,有的呈切向延长,有的具纹孔。近茎处根的中柱鞘纤维束断续排列成环,有髓。

粉末特征:灰褐色。木纤维壁较薄,直径 15～22 μm。具缘纹孔导管直径 26～65 μm。簇晶直径 14～22 μm。

【药性】 苦,寒。有毒。

1.《本草求原》:“辛,大寒。”

2. 广州部队《常用中草药手册》:“微苦,凉。”

【功用主治】 祛风,解毒,散瘀,止痛。主治乳蛾,咽痛,漆疮,鹤膝风,杨梅疮,产后腹痛,崩漏。

1.《本草求原》:“浸酒,祛风壮筋骨。”“散皮肤头面热毒,解中百药毒,酒煎饮治杨梅疮毒。”

2.《广西中药志》:“散瘀消肿,洗疮,治漆疮。”

3.《广西本草选编》:“治急性胃肠炎,扁桃体炎,产后子宫缩痛,功能性子宫出血。”

4.《福建药物志》:“治白浊,跌打损伤。”

【用法用量】 内服:煎汤,4.5～9 g;或浸酒。外用:煎水洗;或捣敷。

【宜忌】 内服不宜过量、久服。孕妇禁服。

《浙江药用植物志》:“孕妇忌服。黑面神根有毒。内服过量可引起中毒性肝炎。中毒症状主要为头晕,周身不适,呕吐,肝脏肿大并有压痛,严重者则精神委靡不振,出现黄疸,甚至肝昏迷等现象。解救方法:以甘草 60 g 煎水代茶饮,并对症治疗。”

【选方】 1. 治扁桃体炎,咽喉炎　黑面叶根 15～30 g。水煎服。(广州部队《常用中草药手册》)

2. 治白浊　黑面叶根 30 g。煎水冲蜜糖服。(《岭南草药志》)

3. 治鹤膝风　青凡木根 120 g,松节 30 g。浸好酒 1 000 g。每日服 2 次,每次服 15～30 g。同时用药酒擦患处。(《广西中草药》)

4. 治产后子宫收缩疼痛　黑面神根 15 g。水煎服。(《浙江药用植物志》)

5092 黑骨走马 hēi gǔ zǒu mǎ (《全国中草药汇编》)

【异名】 黑骨梢、山萝卜(《广西药用植物名录》)。

【基原】 为茶茱萸科须蕊木属植物粗丝木的根。

【原植物】 粗丝木 *Gomphandra tetrandra* (Wall. et Roxb.) Sleum [*Lasianthera tetrandra* Wall. et Roxb.; *G. hainanensis* Merr.]　又名:毛蕊木(《中国树木分类学》),海南粗丝木(《海南植物志》)。

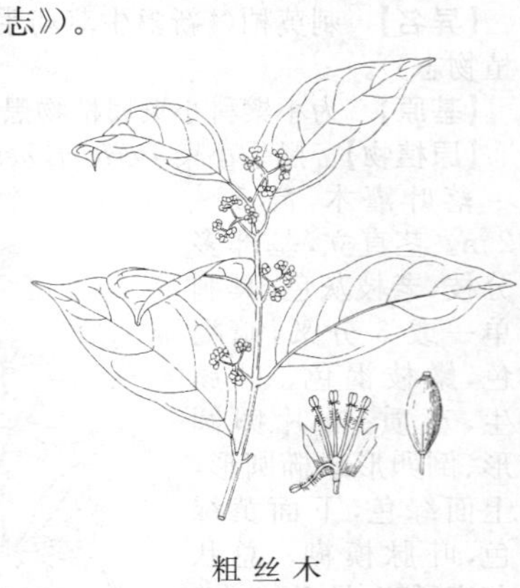

粗丝木

灌木或小乔木,高 2～10 m。树皮灰色,嫩枝绿色,当年生枝具短柔毛,后无毛。叶互生,柄长 0.5～1.5 cm;叶纸质,狭披针形、长椭圆形或阔椭圆形,全缘,侧脉 6～8 对,网脉不明显。雌雄异株,聚伞花序与叶对生;雄花黄白色或白绿色,5 数,花冠钟形,花瓣裂片近三角形;雄蕊 4～5,花丝长于花冠;雌花黄白色;花冠钟形,花瓣裂片长三角形;子房圆柱状,柱头小。核果椭圆形,成熟时白色,浆果状,干后有明显纵棱,果柄略被短柔毛。花、果期全年。

生于海拔 500～2 200 m 的疏、密林下、石灰岩山林内及路旁灌丛、林缘、沟边。分布于广东、广西、海南、贵州、云南等地。

【采收加工】 全年均可采挖,切片,晒干。

【药性】 《全国中草药汇编》:“甘、苦,平。”

【功用主治】 《全国中草药汇编》:“清热利湿,解毒。主治骨髓炎,急性胃肠炎。”

【用法用量】 内服:煎汤,9～15 g。外用:研粉调敷。

【选方】 1. 治急性胃肠炎　(黑骨走马)根 9～15 g,水煎服;或研粉,每次 3 g,开水送服。

2. 治骨髓炎　(黑骨走马)根研粉,与硫黄粉、酒饼粉各适量,同凡士林调成软膏。敷患处。(1、2 方出自《全国中草药汇编》)

5093 黑种草子 hēi zhǒng cǎo zǐ (叶三多《生药学》)

【基原】 为毛茛科黑种草属植物腺毛黑种草的种子。

【原植物】 腺毛黑种草 *Nigella glandulifera* Freyn et Sint.　又名:瘤果黑种草(《中华人民共和国药典》)。

一年生草本,高 35～50 cm。茎直立,具纵棱,被短腺毛和短柔毛,上部分枝。叶互生,二回羽状复叶;中部叶具短柄;叶片轮廓卵形,近对生,上面无毛,下面疏被短腺毛。花两性,单生枝端;萼片 5,花瓣状,白色或带蓝色,卵形;花瓣小,有短爪,唇形;雄蕊多数,花药椭圆形,花丝丝状;心皮 5,基部合生至花柱基部,花柱与子房等长。蓇果具圆形鳞状突起。种子多数，三棱形，有横皱纹。花期6～7月，果期8月。

云南、西藏、新疆有栽培。

本植物的全草（黑种草）亦供药用，另设专条。

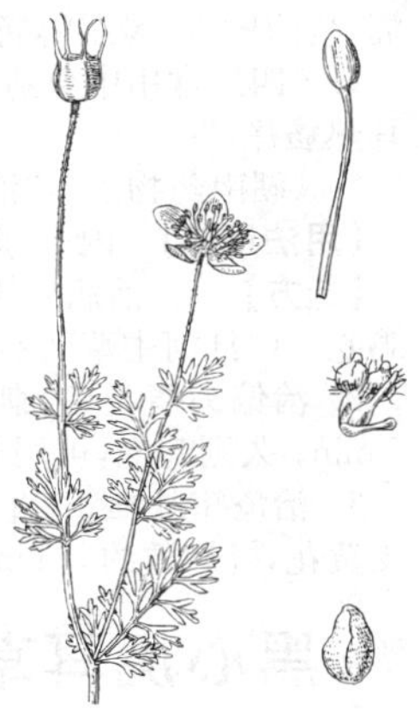

腺毛黑种草

【栽培】 生物学特性　喜温暖和阳光充足的环境。土壤以肥沃疏松的砂质壤土为宜。种子耐贮藏。

繁殖方法　种子繁殖。3～4月播种，条播，行距30～40 cm，将土地整平耙细后，开浅沟，深2～3 cm，将种子均匀撒入沟内，然后覆土压实，播后12～15 d出苗。

田间管理　当苗高5～7 cm时进行间苗，株距15～20 cm，生长期间要经常除草，松土和浇水。7月结果期间，需追肥1次，施尿素，过磷酸钙，以提高种子产量。

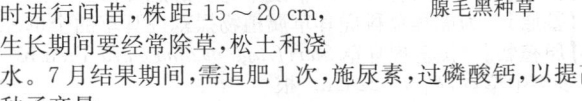

【采收加工】 8月初当大部分蒴果由绿变黄时收割。如收获过晚，种子散落，减少产量。收后晒干，碾去果壳，取种子簸去杂质，存冷凉处。

【药材】 黑种草子 *Semen Nigellae*　产于新疆。

性状　种子呈三棱状卵形，长2.5～3 mm，宽约1.5 mm。表面黑色，粗糙，顶端较狭而尖，下端稍钝，有不规则的突起。质坚硬，断面灰白色，有油性。气微香，味辛。

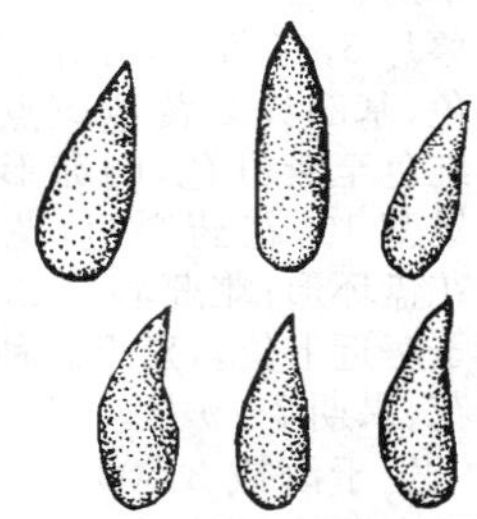

黑种草子（种子）外形

鉴别　种子横切面：种皮表皮细胞1列，大小不一，类长方形或不规则长圆形，多切向延长，外壁大多向外突起呈乳突状或延伸似非腺毛状，壁稍厚，暗棕色，角质层较薄，隐约可见细密颗粒状纹理；种皮薄壁细胞3～4列，长方形或不规则形，略切向延长；内表皮细胞1列，扁平形，棕色。外胚乳为1列长方形细胞，径向延长，有时呈颓废状；内胚乳细胞多角形，充满油滴和糊粉粒。子叶细胞多角形或类圆形，最外1层略径向延长，充满糊粉粒及脂肪油滴。

粉末特征：灰黑色。种皮表皮细胞暗棕色，表面观类多角形，大小不一，外壁拱起或呈乳突状。种皮内表皮细胞棕色，表面观长方形、类方形或类多角形，垂周壁连珠状增厚，平周壁有细密网状纹理。胚乳细胞多角形，内含油滴和糊粉粒。

【药理】 1. 抗肿瘤作用　黑种草子提取物100 mg/kg局部给药，可延迟二甲基苯并蒽（DMBA）所致的小鼠皮肤乳头状癌的发生并使癌肿发生数减少。其水提物能抑制20-甲基胆蒽（MCA）所致的小鼠软组织瘤的发生。皮下注射MCA后，腹腔注射该药，给药组肿瘤的发生率仅为对照组的33.3%[1]。

2. 对肝酶浓度的影响　黑种草子水提取物给SD雄性大鼠口服14d，可使血浆中丙氨酸氨基转移酶等浓度增高[2]。

3. 抑制血小板聚集和体外血栓形成　黑种草子油0.25 g/kg、0.5 g/kg能明显地抑制ADP、胶原诱导的大鼠血小板聚集，0.5 g/kg、1 g/kg能抑制大鼠体外血栓长度，1 g/kg能减轻大鼠体外血栓重量[3]。

4. 其他作用　本品能降低三酰甘油[3]。黑种草子油具有抗病原微生物和驱肠虫作用[4]。此外，其提取物有防止cisplatin引起的小鼠血红蛋白水平下降和白细胞数减少[5]。

【药性】 辛，温。

1.《新疆中草药》："甘、辛，温。"

2.《全国中草药汇编》："辛，热。"

【功用主治】 活血利尿，补肾健脑。主治月经不调，经闭，水肿，尿路结石，头晕耳鸣，须发早白。

1.《新疆中草药手册》："散寒，通经，活血健脑。"

2.《维吾尔药志》："补脑肾，止喘咳，下乳通经，利尿。用于胸闷气促，咳嗽气喘，头晕，浮肿，经闭，少乳；长期服用可使白发变乌。"

3.《新疆药用植物志》："能通经活血，祛风止痛，解毒利尿。拌醋吃，可打虫；拌蜜吃，可治气喘。"

4.《全国中草药汇编》："主治尿道结石，肾结石，耳鸣，乳汁缺少，闭经，白癜风，疮疥。"

【用法用量】 内服：煎汤，6～15 g。外用：捣敷；或研末撒。

【宜忌】 孕妇及热证患者禁服。

【选方】 1. 治月经不调，闭经　黑种草子15 g，小茴香6 g，赤芍9 g。水煎服。（《新疆中草药》）

2. 治瘫痪患者，舌部麻木　黑种草子、硇砂、姜、黑胡椒、荜茇、芥子、硼砂、牛至、墨盐各等量。粉碎成细粉，过罗，混匀。适量撒于舌部，每日2～3次。（《维吾尔药志》）

5094 黑塔子叶 hēi tǎ zi yè（《重庆草药》）

【基原】 为柿科柿树属植物乌柿 *Diospyros cathayensis* Steward 的叶。

【原植物】 参见“黑塔子根”条。

【采收加工】 7～10月采叶，鲜用或晒干研粉。

【功用主治】 解毒，散结。主治疮疖，汤火烫伤。

《重庆草药》：“治冷结子疮，鱼口，汤火烫伤。”

【用法用量】 外用：干叶打粉调敷或鲜叶捣敷。

5095 黑塔子根 hēi tǎ zi gēn（《四川中药志》）

【异名】 油柿根（《分类草药性》）。

【基原】 为柿科柿树属植物乌柿的根。

【原植物】 乌柿 *Diospyros cathayensis* Steward

常绿或半常绿小乔木，高达10 m。多分枝，具刺；枝圆筒形，深褐色至黑褐色，散生近圆形小皮孔。叶互生；柄长2～4 mm，有微柔毛；叶薄革质，长圆状披针形，中脉上面稍凸起，下面突起；侧脉纤细，每边5～8条。花雌雄异

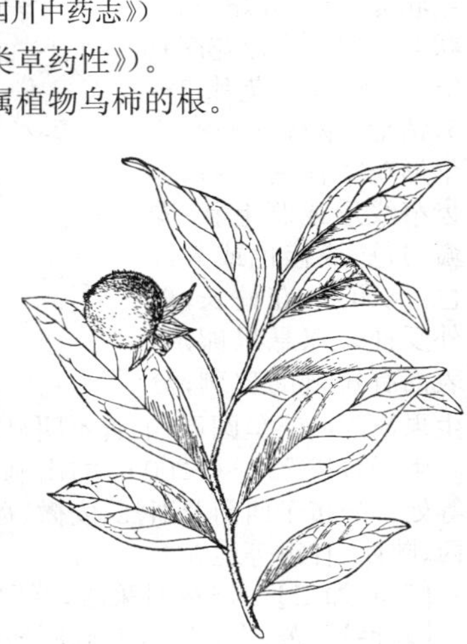

乌　柿

株；雄花生聚伞花序上，花萼 4 深裂，裂片三角形；花冠壶状；雄蕊 16，分成 8 对；雌花单生，白色，芳香，花冠壶形，子房球形，花柱无毛，柱头 6 浅裂。浆果球形，嫩时绿色，熟时黄色；种子褐色，侧扁。花期 4～5 月，果期 8～10 月。

生于海拔 600～1 500 m 的山地、河谷及山谷林中。分布于西南及浙江、安徽、湖北、湖南等地。

本植物的叶（黑塔子叶）亦供药用，另设专条。

【采收加工】 9～11 月采挖，切片晒干。

【药材】 黑塔子根 *Radix Diospyrotis Cathayensis* 产于福建等地。

性状 根呈圆柱形或长条形，有的略弯曲，长 30～40 cm，直径 1～2 cm，有的数股分枝，具细须根。表面黑褐色，细腻，皮薄，内心坚硬，黄白色。气微，味略涩。

【药性】《四川中药志》1960 年版："性微寒，味苦、涩，无毒。"

【功用主治】 清热凉血，行气利水。主治肺热咳嗽，肠风，痔疮，水臌腹胀。

1.《四川中药志》1960 年版："除湿利水消肿。治丹田臌胀，牙痛及痔疮。"

2.《重庆草药》："治肠风下血，肺热咳嗽。"

【用法用量】 内服：煎汤，15～30 g。

【选方】 1. 治肠风下血 黑塔子根 120 g，牛奶子根 60 g，落地金钱 60 g，葛菌 60 g。炖猪大肠服。（《重庆草药》）

2. 治内外痔疮 黑塔子根、牛奶子根。炖猪大肠服。（《四川中药志》1960 年版）

5096 黑鹅脚板 hēi é jiǎo bǎn（《四川常用中草药》）

【异名】 干小黑药（《红河中草药》）。

【基原】 为伞形科变豆菜属植物直刺变豆菜的根或全草。

【原植物】 直刺变豆菜 *Sanicula orthacantha* S. Moore

多年生草本，高 10～50 cm。根茎短、粗，支根多。茎直立。叶基生，柄长 5～26 cm，基部有阔膜质鞘；叶片心形或心状五角形，边缘有不规则的锯齿或刺毛状齿；茎生叶略小，掌状 3 全裂。伞形花序具 2～3 分枝；总苞片 3～5，钻形；伞辐 3～8；小伞形花序有花 6～7；萼齿窄线形或刺毛状；花瓣白色、淡蓝色或紫红色，倒卵形；花柱长，向外反曲。双悬果卵形，表面有短直的皮刺；分生果横剖面略呈圆形，油管不明显。花、果期 4～9 月。

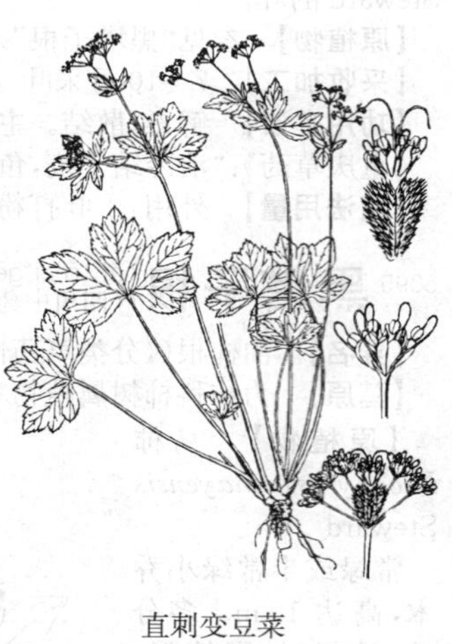

直刺变豆菜

生于海拔 250～3 200 m 的山涧林下、路旁、沟谷及溪边等处。分布于西南及浙江、安徽、福建、江西、湖南、广东、广西、陕西、甘肃等地。

【采收加工】 4～8 月采收，鲜用或晒干。

【药性】 苦、辛，凉。归肺、肝经。

1.《四川常用中草药》："性温，味苦。"

2.《湖南药物志》："微辛、甘，平。"

【功用主治】 清热解毒，活血通络。主治麻疹，咳嗽，头痛，疮疖肿毒，风湿痹痛。

1.《四川常用中草药》："清热解毒。治麻疹后热毒未尽，耳热瘙痒。"

2.《湖南药物志》："治偏头痛，疮疖肿毒。"

【用法用量】 内服：煎汤，6～15 g；或泡酒。外用：捣敷。

【选方】 1. 治病后体虚，肺结核 干小黑药根 15 g。炖鸡吃。（《红河中草药》）

2. 治偏头痛 （直刺变豆菜）鲜根或叶捣烂，敷太阳穴 5 min。久则起泡，可用开水兑茶叶捣烂敷泡上。

3. 治疮疖肿毒 （直刺变豆菜）鲜根或叶配旋覆花根、一支黄花，捣烂敷约 5 min。（2、3 方出自《湖南药物志》）

5097 黑心虎耳草 hēi xīn hǔ ěr cǎo（《甘肃中草药手册》）

【异名】 大柱头虎耳草（《中国中药资源志要》）。

【基原】 为虎耳草科虎耳草属植物黑蕊虎耳草的全草。

【原植物】 黑蕊虎耳草 *Saxifraga melanocentra* Franch.

多年生草本，高 9～22 cm。根茎短。茎直立，疏被白色卷曲腺状柔毛。叶基生，柄长 0.7～3.6 cm，疏被柔毛；叶片卵形或菱状卵形，边缘具不规则锯齿和腺睫毛，脉不明显。聚伞花序呈伞房状，具花 2～17 朵；稀单花；萼片 5，三角形；花瓣 5，通常白色，基部具 2 黄色斑点，或基部红色至紫红色，阔卵形至卵形；雄蕊 10，花药黑色，花丝钻形；花盘环形；雌蕊心皮 2，黑紫色，子房近上位。蒴果。种子多数。花、果期 7～9 月。

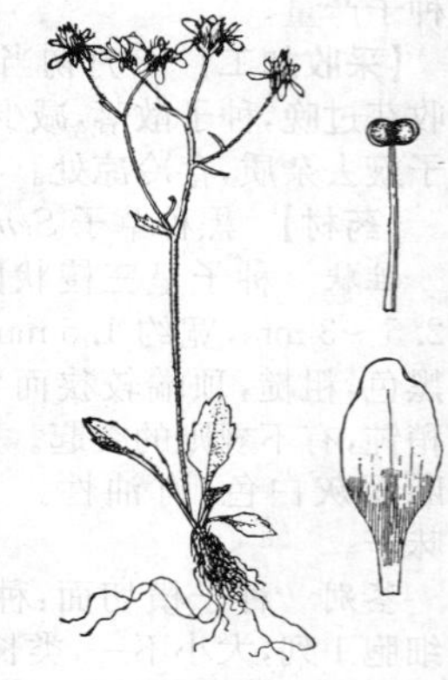

黑蕊虎耳草

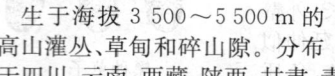

生于海拔 3 500～5 500 m 的高山灌丛、草甸和碎山隙。分布于四川、云南、西藏、陕西、甘肃、青海等地。

【采收加工】 7～9 月采收，阴干。

【药材】 黑心虎耳草 *Herba Saxifragae Melanocentrae* 主产于陕西、甘肃等地。

性状 全草皱缩。有短的根茎，浅黑褐色，生有多数须根。叶片多破碎，基生，完整叶片卵形或菱状卵形，灰色或褐色，长 1～2.8 cm，宽 0.7～1.7 cm，边缘有不规则锯齿，两面无毛。叶柄长 1.5～2.5 cm，基部呈鞘状。花葶较长，疏生短柔毛；圆锥花序呈伞房状，密生弯曲的短柔毛。花类白色，基部具棕色或紫色斑。气微，味甘、微苦。

【药性】 甘、苦，寒。

1.《甘肃中草药手册》："甘，苦，寒。"

2.《青藏高原药物图鉴》："甘，温，无毒。"

【功用主治】 清热利湿，活血消肿。主治湿热黄疸，带下，跌打损伤，咳血，目赤肿痛，痈肿疮毒。

1.《甘肃中草药手册》："主治湿热黄疸，赤白带下，跌打损伤，咳嗽吐血，痈肿疮毒等症。"

2.《青藏高原药物图鉴》："补血，散瘀。治眼病。"

【用法用量】 内服：煎汤，6～9 g；或研末。

【选方】 1. 治黄疸 黑心虎耳草、茵陈各等分。研末内服，每次 3 g，每日 2 次。

2. 治湿热疮毒 黑心虎耳草、龙胆草各 9 g。水煎服。(1、2方出自《甘肃中草药手册》)

5098 黑腺珍珠菜 hēi xiàn zhēn zhū cài (《浙江药用植物志》)

【异名】 满天星(《江苏南部种子植物手册》)。

【基原】 为报春花科珍珠菜属植物黑腺珍珠菜的全草。

【原植物】 黑腺珍珠菜 *Lysimachia heterogenea* Klatt [*L. paludicola* Hemsl.]

多年生草本。高 40～80 cm,全株无毛。茎直立,四棱形,棱边有狭翅和黑色腺点。基生叶匙形;茎生叶对生,无柄;叶片披针形或线状披针形,极少长圆状披针形,两面密生黑色粒状腺点。总状花序生于茎端和枝端;花冠白色,裂片卵状长圆形;雄蕊5,花丝贴生至花冠的中部;子房无毛,上位,1室,柱头膨大。蒴果球形。种子黑紫色。花期 5～7 月,果期 8～10 月。

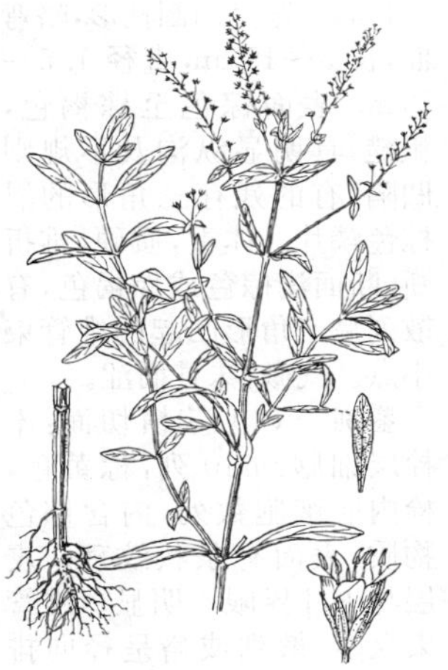

黑腺珍珠菜

生于海拔 200～900 m 的水沟边、田塍边及湿地、草丛中。分布于江苏、浙江、安徽、福建、江西、河南、湖北、湖南、广东等地。

【采收加工】 6～10 月采收,晒干或鲜用。

【药性】 苦、辛,平。

【功用主治】 《浙江药用植物志》:"行气破血,消肿解毒。主治闭经。外治蛇咬伤。"

【用法用量】 内服:煎汤,15～30 g;或泡酒。外用:鲜品捣敷。

【选方】 1. 治闭经 (黑腺珍珠菜)全草 30 g,炖肉吃;或全草 15 g,大血藤 12 g,月季花根 6 g,浸酒 750 ml,每次 30 ml,早、晚各服 1 次。

2. 治蛇咬伤 黑腺珍珠菜鲜全草适量,捣烂加烧酒调匀,外敷伤处。(1、2 方出自《浙江药用植物志》)

5099 铺地草 pū dì cǎo (《福建药物志》)

【异名】 小号乳仔草、红乳草、小飞扬、地锦草(《福建药物志》)。

【基原】 为大戟科大戟属植物铺地草的全草。

【原植物】 铺地草 *Euphorbia prostrata* Ait.

一年生草本。全株具白色乳汁。茎匍匐或披散,紫红色。叶对生,具短柄;托叶小,三角形;叶片长圆形或椭圆形,紫红色,边缘具不明显的锯齿。杯状聚伞花序腋生;总苞片外面被毛;花序内具 4 朵雄花及 1 朵雌花;雄花仅有 1 雄蕊;雌花生于中央,仅有 1 雌蕊,柱头 3 枚。蒴果三棱状球形,果棱上有毛。种子近卵形,有棱角。花、果期几为全年。

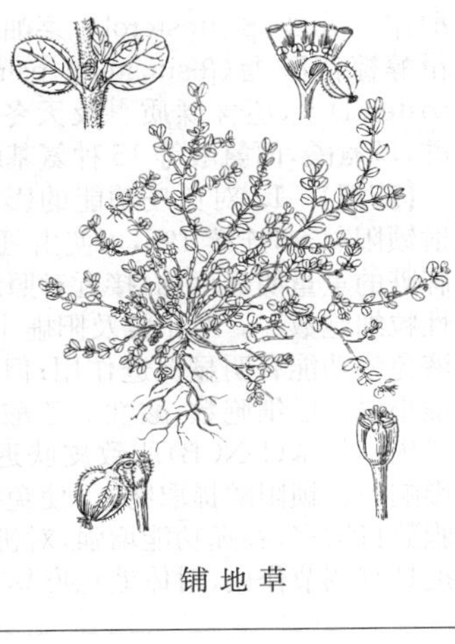

铺 地 草

生于旷野、路旁、田畔等处。分布于福建、广东、广西、海南等地。

【采收加工】 全年可采,多鲜用,亦可晒干用。

【药性】 《福建药物志》:"淡,凉。"

【功用主治】 《福建药物志》:"清热凉血,解毒消肿。主治痢疾、肠炎、白喉、咽喉炎、乳糜尿、乳汁稀少、子宫出血、小儿疳积、便血、尿血、牙龈出血、带状疱疹、皮炎、湿疹、痈疖。"

【用法用量】 内服:煎汤,鲜品 30～60 g;或捣汁。外用:鲜品捣敷。

【选方】 1. 治痢疾、肠炎 鲜铺地草 95 g。捣烂取汁,红糖或冰糖适量,水炖服。

2. 治白喉 鲜铺地草用米泔水洗净,捣烂取汁 30 ml (5～7 岁量)。分 3 次服,2 h 1 次。

3. 治牙龈出血 鲜铺地草 30 g。捣烂调米醋擦抹牙龈。

4. 治急性尿道感染 铺地草、海金沙、爵床各 60 g,车前草 45 g。水煎服。

5. 治痈疖 鲜铺地草、酒糟、红糖、冷饭各适量,捣烂敷患处。(1～5 方出自《福建药物志》)

5100 铺地黍 pū dì shǔ (《福建中草药》)

【异名】 硬骨草、风台草、马鞭节(《福建中草药》),马铃降、苦露草(《福建药物志》)。

【基原】 为禾本科黍属植物铺地黍的全草。

【原植物】 铺地黍 *Panicum repens* L.

多年生草本。根茎粗壮发达。秆直立,坚挺,高 50～100 cm,多节。叶鞘光滑,边缘被纤毛;叶舌很小,具纤毛;叶片质硬,线形,上部常卷折呈锥状,上面被柔毛,下面光滑。圆锥花序开展,主轴直立;分枝斜向上伸,粗糙,具棱槽,下部裸露;小穗长圆形,先端尖,长约 3 mm;第一小花雄性,其外稃与第二颖等长同形但较宽,内稃膜质,几等长于外稃;雄蕊 3,花药黑褐色;第二小花结实,谷粒长圆形,平滑光亮,先端尖。花、果期 6～11 月。

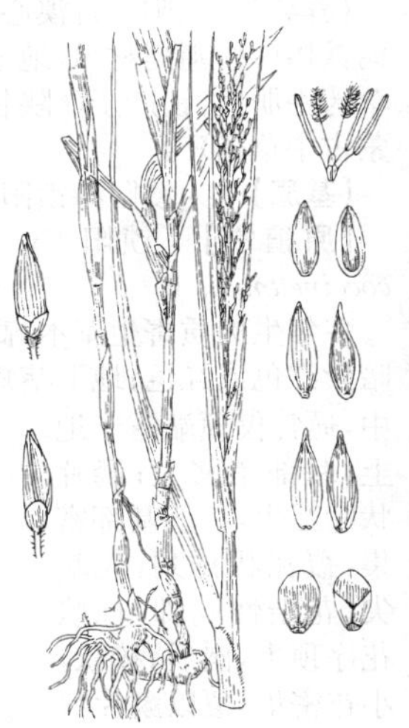

铺 地 黍

生于海边、溪边以及潮湿之地。分布于我国东南各地。

本植物的根茎及根(铺地黍根)亦供药用,另设专条。

【采收加工】 7～10 月采收,鲜用或晒干。

【成分】 铺地黍含有麦角生物碱(ergot alkaloids),主要有:裸麦角碱(chanoclavine),羊茅麦角碱(festuclavine),田麦角碱(agroclavine)。还含有壳硬蛋白(sclerotin)[1]。另外含有较高的糖类及蛋白质,并含有钙、镁、钠、钾、磷、硫酸根、氯等元素及离子[2]。

【药性】《福建药物志》:"甘、微苦,平。"

【功用主治】《福建药物志》:"清热利湿,凉血解毒。治高血压,淋浊,白带。"

【用法用量】 内服:煎汤,30~90 g。

5101 铺地黍根 pū dì shǔ gēn (《福建中草药》)

【基原】 为禾本科黍属植物铺地黍 *Panicum repens* L.的根茎及根。

【原植物】 参见"铺地黍"条。

【采收加工】 全年均可采收,晒干或鲜用。

【药性】 甘、微苦,平。

【功用主治】 清热平肝,利湿解毒。主治高血压病,鼻衄,湿热带下,淋浊,鼻窦炎,腮腺炎,黄疸型肝炎,毒蛇咬伤,跌打损伤。

1.《广西本草选编》:"活血散瘀,拔毒生肌。主治尿路感染,肋间神经痛,黄疸型肝炎,骨鲠喉,跌打损伤,毒蛇咬伤,疮疖,外伤出血。"

2.《全国中草药汇编》:"清热平肝,利湿解毒。主治高血压,鼻窦炎,鼻出血,湿热带下。"

3.《福建药物志》:"治腮腺炎,遗精,疝气,狂犬咬伤,河豚鱼中毒,臁疮。"

【用法用量】 内服:煎汤,15~30 g;鲜品 30~60 g。外用:鲜品捣敷或研末撒;或煎水洗。

【选方】 1. 治高血压病 鲜铺地黍根茎 30~60 g,冰糖适量。水炖服,每日 1 剂,可连服数星期。(《福建中草药》)

2. 治腮腺炎 铺地黍根茎、少花龙葵、葫芦茶各 15 g,豨莶草 9 g。水煎服。(《福建药物志》)

5102 锁阳 suǒ yáng (《本草衍义补遗》)

【异名】 琐阳(《丹溪心法》),不老药(《国药的药理学》),锈铁棒(《新疆药材》),地毛球(《中药志》),黄骨狼(《宁夏中草药手册》),锁严子(《陕甘宁青中草药选》),羊锁不拉(《内蒙古中草药》)。

【基原】 为锁阳科锁阳属植物锁阳的肉质茎。

【原植物】 锁阳 *Cynomorium songaricum* Rupr. [*C. coccineum* L.]

多年生肉质寄生草本,高 10~100 cm;无叶绿素,全体呈暗紫红色或红色;地下茎短粗;茎肉质,圆柱形,下位埋于土中,通常仅顶端露于地上,基部稍膨大;鳞片状叶互生,在茎基部密集,覆瓦状排列,先端尖;花杂性同株,穗状花序顶生,肉质,棒状,小花密集,覆以鳞片状苞片;花暗紫色;雄花花被片 1~6 线形,雄蕊 1,长于花被;雌花具数片线状肉质总苞片,其中一片常较宽大;花被片棒状;雌蕊 1,子房下位或半下位,花柱棒状;两性花多在雄花开前即开,具雄蕊、雌蕊各 1。坚果球形,很小。花期 5~6 月,果期 8~9 月。

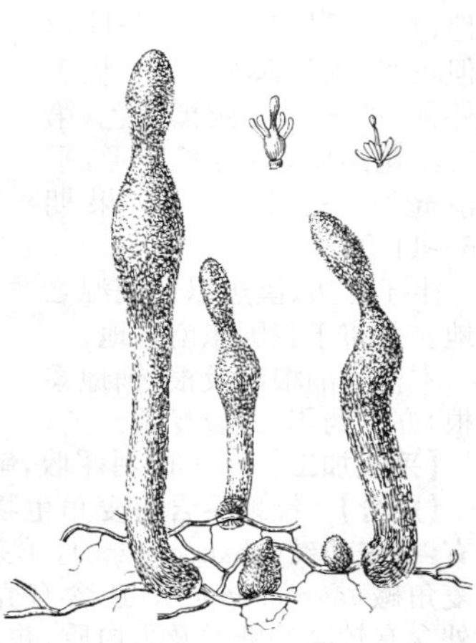

锁 阳

生于多沙地区,寄生于蒺藜科植物白刺(*Nitraria sibirica* Pall.)的根上。分布于西北及内蒙古等地。

【采收加工】 春、秋两季采收,以春季产者质量佳。挖出后,除去花序,切段,晒干。

【药材】 锁阳 *Herba Cynomorii* 主产于内蒙古、宁夏、新疆、甘肃、青海等地。

性状 茎呈扁圆柱形,略弯曲,长 5~15 cm,直径 1.5~5 cm。表面棕色至棕褐色,粗糙,具明显纵沟及不规则凹陷,有的残存三角形的黑棕色鳞片。体重,质硬,难折断,断面浅棕色或棕褐色,有散列呈三角形凸起的维管束小点。气微,味甘而涩。

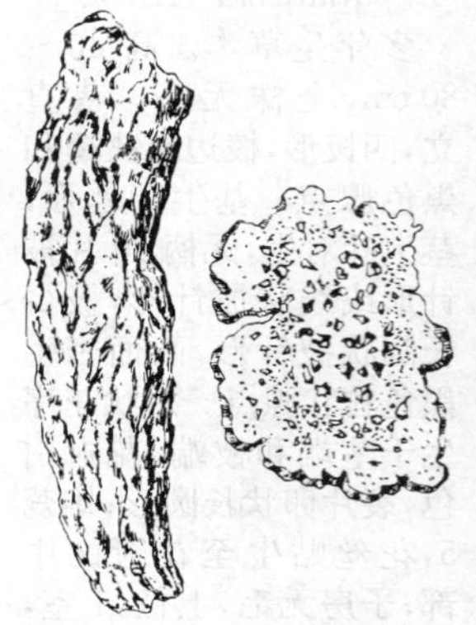

锁阳(茎及饮片)外形

鉴别 (1) 茎横切面:木栓层细胞约 10 列,棕黄色,栓内层细胞数列,内含棕色物质,表面有条状纹理。皮层与中柱界限不明显。维管束众多,散列或略呈径向排列,有时 2 个并列或数个排列成半圆形或略呈扇形,最外维管束较小。薄壁细胞含淀粉粒。

(2) 取本品粉末 0.5 g,加水 5 ml,浸渍,滤过。取滤液 2 ml,加 1%三氯化铁溶液 1 滴,产生棕绿色沉淀(检查鞣质)。取滤液 1 ml,加 0.2%茚三酮乙醇溶液 2~3 滴,水浴加热片刻,溶液呈蓝紫色(检查氨基酸)。

(3) 薄层色谱:取本品粉末 1 g,加水 10 ml,浸渍 30 min,滤过,滤液作为供试品溶液。另取脯氨酸对照品,加水制成每 1 ml 含 2 mg 的溶液,作为对照品溶液。吸取上述两种溶液各 5μl,分别点于同一以羧甲基纤维素钠为黏合剂的硅胶 H 薄层板上,以正丙醇-冰醋酸-乙醇-水(4:1:1:2)为展开剂,展开,取出,晾干,喷以吲哚醌试液,晾干,在 100 ℃ 加热至斑点显色清晰。供试品色谱中,在与对照品色谱相应的位置上,显相同颜色的斑点。

【成分】 全草含萜类:锁阳萜(cynoterpene),乙酰熊果酸(acetylursolic acid),熊果酸(ursolic acid)[1]。脂肪油中含链烷烃混合物(0.07%),甘油酯(0.79%),脂肪酸:棕榈酸(palmitic acid),油酸(oleic acid),亚油酸(linoleic acid);甾醇:β-谷甾醇(β-sitosterol),菜油甾醇(campesterol)[2],β-谷甾醇棕榈酸酯(β-sitosterol palmitate),胡萝卜甾醇(daucosterol)[1];还含鞣质[3]及天冬氨酸(aspartic acid),脯氨酸,丝氨酸,丙氨酸等 15 种氨基酸[4]。

【药理】 1. 对免疫功能的影响 小鼠每只每日肌内注射锁阳煎剂,连续 19d,可使由氢化可的松所致的阳虚动物脾脏的重量明显增加,接近对照组,并可增加阳虚动物的中性粒细胞数[1]。对正常及阳虚小鼠由绵羊红细胞引起的体液免疫功能有明显促进作用;但对细胞免疫功能正常及阳虚小鼠淋巴细胞数、酸性 α-乙酸萘酯酶(ANAE)细胞数和二硝基氯苯(DNCB)所致皮肤迟发型变态反应,均无明显影响[1]。锁阳醇提取物,可使免疫受抑小鼠的腹腔巨噬细胞数目增多,吞噬功能增强,对机体非特异性免疫及细胞免疫具有调节作用,对体液免疫具有增强作用[2]。

2. 清除自由基作用　锁阳水煎液 5 g/kg 给大鼠灌胃给药 25 d，能显著阻止白酒损伤造成的血清和线粒体内的超氧化物歧化酶(SOD)活性降低及过氧化脂质(LPO)的升高，但对白酒损伤引起的血清过氧化氢酶(CAT)水平降低无对抗作用，对谷胱甘肽过氧化酶无影响[3]。锁阳所含鞣质部分、非鞣质部分、无机物部分都有极好的消除自由基的作用。体外试验具有直接清除羟自由基的作用[4]。故认为锁阳有延缓衰老作用。

3. 抗应激作用　锁阳水煎剂对小鼠灌胃给药，发现用药后的小鼠在抗疲劳、耐热、耐寒等 10 种抗应激的能力都有不同程度的增强[5]。锁阳总糖 1 g/kg、总苷类 1 g/kg 及总甾体类 0.5 g/kg 灌胃，可延长小鼠常压耐缺氧及异丙肾上腺素所致缺氧动物的存活时间；能使小鼠静脉注射空气后存活时间延长；并可增加断头小鼠张口动作持续时间和张口次数。但对利多卡因引起的小鼠心脑功能紊乱后供血供氧障碍，则无保护作用[6]。

4. 抗血小板聚集作用　锁阳总苷类及总甾体类对 ADP 诱导的大鼠体外血小板聚集有明显抑制作用，并呈良好的量效关系，总糖作用不明显[6]。

5. 对糖皮质激素的影响　锁阳对糖皮质激素具有双向调节作用，双抗体放射免疫法测血清皮质醇实验证明，锁阳煎液 0.2 g/只灌胃给药 9 d，能使阳虚模型小鼠血清皮质醇升高到对照组水平[7]，而锁阳水提物对正常小鼠血清皮质醇浓度则无影响[8]。利用锁阳复方冲剂治疗哮喘，疗效显著，使长期依赖激素的患者恢复了正常，表明锁阳具类糖皮质激素作用[9]。

6. 对生殖系统的影响　一般认为，锁阳有促进动物性成熟及性行为的作用，锁阳醇提取物可使雄性大鼠睾酮含量增多，有促进机体性成熟的作用。但未经炮制的锁阳，如锁阳煎液 0.2 g/只灌胃 9 d，可使小鼠血浆睾酮浓度显著降低，睾丸萎缩[10]。而经盐炮制后，对正常和阳虚小鼠的睾丸、附睾和包皮腺的功能都有明显促进作用[11]。对去卵巢大鼠有增加骨量的趋势，有增加骨激活频率和刺激骨形成的作用[12]。在锁阳水提物中，成熟大鼠附睾精子数量及存活率明显增加，精子的活动力增强[13]。

7. 抗艾滋病毒　从锁阳中提取的齐墩果酸丙二酸半酯具有抗艾滋病毒蛋白酶活性作用[14]。

8. 通便作用　炭末推进试验表明，锁阳能促进小鼠肠运动，所含无机离子部分能显著增加肠蠕动，缩短小鼠通便时间[15]，是锁阳润肠通便的有效成分。

9. 其他作用　锁阳对人体肠功能[16]、肾上腺皮质分泌功能[17]都具良好的增强和促进作用；此外，还具抗胃溃疡[18]和抗转录、抗癌活性[19]。

毒性　小鼠灌胃给予锁阳总糖 20 g/kg，总苷类 20 g/kg，总甾体类 10 g/kg，连续 4 d，观察 1 星期，未见死亡[6]。

【药性】　甘，温。归肾、肝、大肠经。

1.《本草衍义补遗》："甘。"

2.《纲目》："甘，温，无毒。"

3.《玉楸药解》："入足厥阴肝经。"

4.《本草求真》："甘、咸，性温。""专入肾，兼入大肠。"

【功用主治】　补肾阳，益精血，润肠。治疗肾虚阳痿，遗精早泄，下肢痿软，虚人便秘。

1.《本草衍义补遗》："补阴气，治虚而大便燥结用。"

2.《纲目》："润燥养筋，治痿弱。"

3.《本草原始》："补阴血虚火，兴阳固精，强阴益髓。"

4.《内蒙古中草药》："治阳痿遗精，腰腿酸软，神经衰弱，老年便秘。"

【用法用量】　内服：煎汤，5～15 g；或入丸、散。

【宜忌】　阴虚火旺，脾虚泄泻及实热便秘者禁服。长期食用，亦可致便秘。

1.《本草从新》："泄泻及阳易举而精不固者忌之。"

2.《得配本草》："大便滑，精不固，火盛便秘，阳道易举，心虚气胀，皆禁用。"

【选方】　1. 治肾虚滑精，腰膝软弱　锁阳、桑螵蛸、茯苓各 9 g，龙骨 3 g。水煎服。(《全国中草药汇编》)

2. 治白带　锁阳 15 g，沙枣树皮 9 g。水煎服。(《陕甘宁青中草药选》)

3. 治老年气弱阴虚，大便燥结　锁阳、桑椹子各 15 g。水煎取浓汁，加白蜜 30 g，分 2 次服。(《宁夏中草药手册》)

4. 治阳弱精虚，阴衰血竭，大肠燥涸，便秘不运　锁阳三斤。清水五斗，煎浓汁两次，总和，以砂锅内熬膏，炼蜜八两收成，入磁瓶内收贮，每早、午、晚各食前服十余茶匙，热酒化服。(《本草切要》)

5. 治尿血　锁阳、忍冬藤各 15 g，茅根 30 g。水煎服。(《宁夏中草药手册》)

6. 治胃溃疡　锁阳、珠芽蓼各 9 g。水煎服。(《陕甘宁青中草药选》)

【各家论述】《本草求真》："锁阳，本与苁蓉同为一类，凡阴气虚损，精血衰败，大便燥结，治可用此以啖，并代苁蓉，煮粥佳，则知其性虽温，其体仍润，未可云为命门火衰必用之药也。故有载大便不燥结者勿用，益知性属阴类，即有云可补阳，亦不过云其阴补而阳自兴之意，岂真性等附、桂而为燥热之药哉。"

5103 锅焦 guō jiāo (《纲目拾遗》)

【异名】　锅粑(王玷桂《不药良方》)，黄金粉(《纲目拾遗》)。

【基原】　为烧干饭时所起的焦锅巴。

【药性】　《纲目拾遗》："味苦甘，性平。"

【功用主治】　《纲目拾遗》："补气，运脾，消食，止泄泻。"

【用法用量】　内服：入丸、散。

【选方】　1. 小儿常用健脾消食　锅焦(炒黄)三斤，神曲(炒)四两，砂仁(炒)二两，山楂(蒸)四两，莲肉(去心)四两，鸡肫皮(炒)一两。共为细末，加白糖、米粉和匀，焙作饼用。(《周益生家宝方》锅焦丸)

2. 治老幼脾虚久泻不愈　锅焦(为末)四两，莲肉(去心，净末)四两，白糖四两。共和匀，每服三、五匙，日三次，食远下。(《梁侯瀛集验良方》)

3. 治白泻不止　干饭锅粑二两，松花(炒)二两，腊肉骨头(烘脆)五钱。共为末，砂糖调，不拘时服。(《种福堂公选良方》)

4. 治老人脾泄　白术(炒)二两，陈皮一两五钱，莲肉(去心)四两，薏苡仁(炒)四两，糯米(炒)一升，绿豆(炒)一升，熟陈米锅粑(炒)一升，糖霜量加。共为末，每用二三钱，滚水调匀服。(《行箧检秘》玉露霜)

5104 锈钉子 xiù dīng zi (《滇南本草》)

【异名】　大红袍(《滇南本草》)，大和红、山皮条、地油根(《云南药用植物名录》)，铁锈根、牛吐血(《云南中草药选》)，土山豆根(《贵州草药》)。

【基原】 为豆科荒子梢属植物毛荒子梢的根。

【原植物】 毛荒子梢 *Campylotropis hirtella* (Franch.) Schindl. [*Lespedeza hirtella* Franch.] 又名：野黄豆(《滇南本草》)，硬毛荒子梢(《云南中草药》)

小灌木。全株生锈色硬毛。三出复叶，互生；叶柄长 0.5～2 cm，被硬毛；托叶线状披针形，被毛；顶生小叶卵圆形，先端圆形或微凹，基部圆形或浅心形，两面均有伏贴的硬毛，下面网脉隆起，侧生小叶较小或与顶生小叶几相等；小叶柄密被褐色毛。圆锥花序顶生或腋生，花梗有关节；苞片披针形，被毛；花萼钟状，萼齿 5，披针形；花冠紫色或蓝紫色，蝶形，旗瓣长于翼瓣，龙骨瓣与翼瓣近等长，上部弯曲成镰刀状。荚果斜卵形，有紫色脉网，被平伏毛。花期 8～9 月，果期 9～11 月。

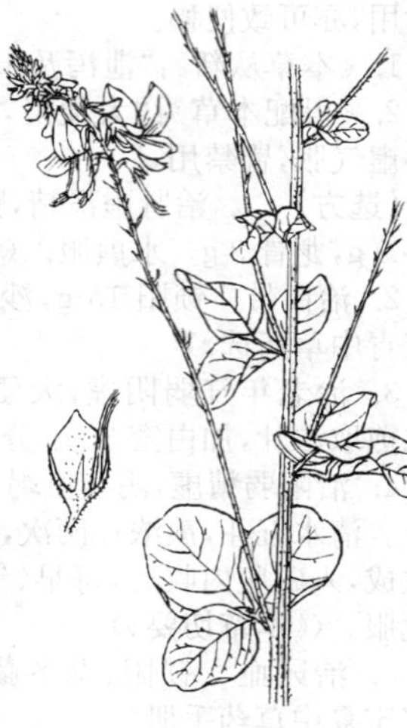

毛荒子梢

生于海拔 1 800～2 600 m 的溪边、草坡、林地或山坡灌丛中。分布于四川、贵州、云南等地。

【采收加工】 9～11 月采挖，切片，晒干或鲜用。

【药材】 锈钉子 *Radix Campylotropis Hirtellae* 主产于云南、贵州。

性状 根略呈圆柱形，稍弯曲，有分枝，长 30～70 cm，直径 0.5～3 cm。根头部可见 1 至数个长不及 1 cm 的茎基。根表面的栓皮层薄，呈暗褐色或灰红褐色，有细皱纹，栓皮脱落部分显灰棕色；有细根或细根痕。质硬韧，不易折断，断面栓皮呈具光泽的黑褐色，皮部灰棕色，木部淡棕色，近中心处色较深，纤维性。气微，味微苦、涩。

鉴别 (1)根横切面：木栓层具 8～20 列木栓细胞，含红棕色物。皮层中散在纤维束和晶纤维，有的薄壁细胞内含草酸钙方晶及红棕色块状物。韧皮部较窄，有大型分泌细胞，含橙色色素。形成层成环。木质部宽广，木射线宽 2～8 列细胞；导管较少，常单个或 2～3 个径向排列；木纤维发达，常数至数 10 个集合成束，多与导管伴存，木纤维束与木薄壁细胞径向相间排列，隔木射线而呈间断的同心环状。本品薄壁细胞中含淀粉粒。

(2) 本品置小火上烘烤，皮部有棕红色油状物渗出，易点燃。

(3) 取本品粉末 5 g，加水 50 ml，浸泡过夜，置 60 ℃水浴中加热 10 min，滤过。取滤液 1 ml，加氯化钠明胶试液 1～2 滴，产生白色胶状沉淀；另取滤液 1 ml，加三氯化铁试液 1～2 滴，显蓝黑色(检查鞣质)。

【成分】 根含黄酮类：表儿茶素(epicatechin)，原矢车菊素(procyanidin)B_1、B_2、B_5、C_1[1]。

【药性】 微苦、涩，微温。

1.《滇南本草》："味苦、微涩，性温。"

2.《贵州草药》："性平，味涩。"

【功用主治】 活血调经，理气止痛。主治月经不调，闭经，痛经，腰扭伤，白带，痢疾，胃脘痛，外伤出血，黄水疮，水火烫伤。

1.《滇南本草》："调经活血，止血除瘀。治妇人血崩不止，耳底发炎疼痛，又治胃气疼。"

2.《贵州草药》："清热，利湿。治痢疾，烫伤。"

3.《云南中草药》："调经活血，理气止痛。主治闭经，痛经，红崩，白带，胃痛，消化道溃疡，黄水疮，水火烫伤。"

【用法用量】 内服：煎汤，15～30 g；或浸酒。外用：研末掺；或鲜品烤取汁搽。

【选方】 1. 治妇人血崩不止 大红袍五钱，钻地风五钱。煨红糖服即止。(《滇南本草》)

2. 治妇女体虚不孕 锈钉子和鸡或猪肉煨吃，或配太子参煨水兑红糖吃。

3. 治胃溃疡 用锈钉子根煎水卤鸡蛋，用药汤送鸡蛋服。(2、3 方出自《昆明民间常用草药》)

4. 治外伤出血 锈钉子根皮配乌贼骨、披麻草共研末外用。(《昆明民间常用草药》)

5. 治烫伤(未破皮者) 土山豆根、倒钩刺等量。煨水洗伤处。(《贵州草药》)

5105 锈毛白枪杆 xiù máo bái qiāng gǎn (《云南思茅中草药选》)

【异名】 跳皮树(《云南思茅中草药选》)，锈毛白蜡树(《云南种子植物名录》)

【基原】 为木犀科白蜡树属植物锈毛梣的树皮。

【原植物】 锈毛梣 *Fraxinus ferruginea* Lingelsh

落叶乔木，高约 15 m。树皮灰白色。芽裸露，密被锈色糠秕状腺毛。幼枝稍扁，密被锈色茸毛，后渐秃净，小枝近四棱形，皮孔细小，稀疏散生，呈褐色点状凸起。叶轴上面具浅沟，被锈色茸毛；小叶革质，椭圆形至披针状椭圆形，先端急尖或钝，基部楔形至阔楔形，边缘略反卷，下面脉上常被白色柔毛和黄色绒毛，脉上与叶缘尤密；小叶近无柄。圆锥花序生于当年生枝端或上部叶腋；苞片披针形；花梗细，与苞片均被黄色茸毛；花萼杯状，先端截平或浅裂而呈阔三角形，微被毛；花冠白色，裂片线形；两性花具雄蕊 2，与花冠等长；雌蕊柱头棍棒状，2 浅裂。翅果线状匙形，翅甚扁平，下延至坚果中部以下。花期 6～7 月，果期 6～8 月。

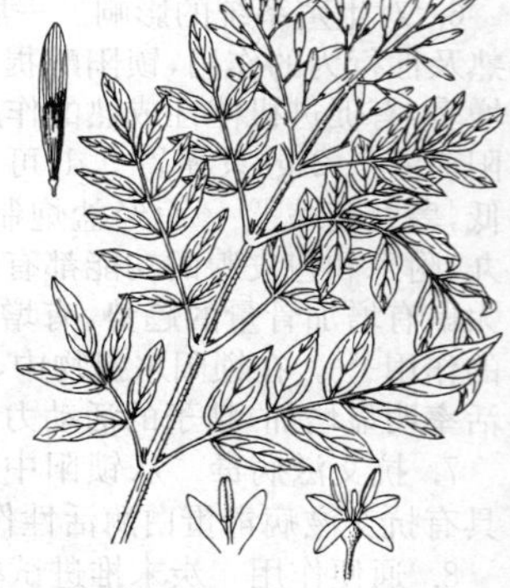

锈毛梣

生于山坡次生杂木林中。分布于云南及西藏南部。

【采收加工】 全年均可采，切片，晒干。

【药材】 锈毛白枪杆 *Cortex Fraxini Ferrugineae* 主产于云南。

性状 树皮呈板块状，厚约 3 mm。外表面灰白色，呈鱼鳞状开裂；内表面灰棕色，光滑。质硬而脆，断面纤维性。气微，味苦。

【药性】 苦、涩，凉。

【功用主治】 《全国中草药汇编》："收敛，消炎。主治顽固性腹泻，痢疾，蛔虫病。"

【用法用量】 内服:煎汤,10～15 g;或研末,1.5～3 g。

【选方】 1. 治顽固性腹泻,痢疾 跳皮树加胡椒 3～5 粒。用水久煎服。

2. 治实热证大便燥结 跳皮树生品研粉,每用开水冲服 1.5～3 g,可通便。(1、2 方出自《云南思茅中草药选》)

5106 锈毛钝果寄生 xiù máo dùn guǒ jì shēng (《广西药用植物名》)

【异名】 板栗寄生、梨寄生、茶树寄生(《广西药用植物名录》),李寄生(《新华本草纲要》),锈毛寄生(《中国高等植物图鉴》),连江寄生(《贵州植物志》)。

【基原】 为桑寄生科桑寄生属植物锈毛钝果寄生的带叶茎枝。

【原植物】 锈毛钝果寄生 *Taxillus levinei* (Merr.) H. S. Kiu [*Loranthus levinei* Merr.; *Scurrula levinei* (Merr.) Danser]

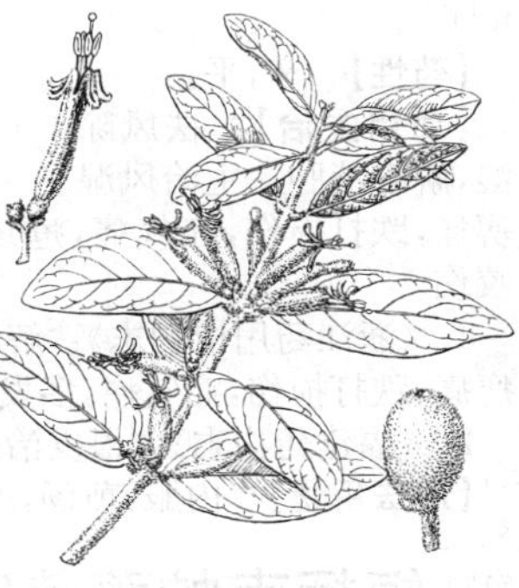

锈毛钝果寄生

灌木,高 0.5～2 m。嫩枝、叶、花序和花均密被锈色、稀褐色的叠生星状毛;小枝灰褐色或暗褐色,无毛,具散生皮孔。叶互生或近对生,革质;叶柄长 6～15 mm,被绒毛;叶片卵形,稀椭圆形或长圆形,先端圆钝,稀急尖,基部近圆形,上面无毛,干后橄榄绿色或暗黄色,下面被绒毛;侧脉 4～6 对,在叶上面明显。伞形花序,1～2 个腋生或生于小枝已落叶腋部,具花 1～3 朵;苞片三角形;花红色;副萼环状,稍内卷;花冠花蕾时管状,稍弯,冠管膨胀,顶部卵球形,裂片 4 枚,匙形,反折;雄蕊 4;花盘环状;花柱线状,柱头头状。浆果卵球形,两端圆钝,黄色,果皮具颗粒状体,被星状毛。花期 9～12 月,果期翌年 4～5 月。

生于海拔 200～1 200 m 的山地或山谷常绿阔叶林中,常寄生于油茶、樟树或壳斗科植物上。分布于浙江、安徽、福建、江西、湖北、湖南、广东等地。

【采收加工】 全年均可采收,扎成束,晾干或鲜用。

【药材】 锈毛钝果寄生 *Herba Taxilli Levinei* 主产于广东、广西、福建等地。

性状 茎枝圆柱形,灰褐或暗褐色,皮孔多纵裂,嫩枝、幼叶和花被有锈色毛茸。叶片长椭圆形,长 3～8 cm,宽 1.2～3.2 cm,中脉于下表面突起,侧脉不显著,叶背密被锈色毛茸。革质。有时可见卵球形浆果,黄色,表面皱缩,具颗粒,密被毛茸。气微,味微苦、涩。

鉴别 茎横切面:外方为表皮,具有毛痕。皮层中部散有石细胞。韧皮射线内侧常有石细胞群,石细胞多呈星状或叉状分枝,有的纤维状。

叶横切面:仅下表皮有气孔和毛茸;上、下表皮均有 1 列下皮;中脉维管束 1 个,三束状。

【成分】 叶含酚酸及黄酮类成分:原儿茶酸(protocatechuic aclid),异槲皮苷(isoquercitrin),槲皮素 3-O-(6″-没食子酰基)-β-D-葡萄糖苷〔quercetin-3-O-(6″-galloyl)-β-D-glucoside〕和槲皮素 3-O-β-D-葡萄糖醛酸苷(guercetin-3-O-β-D-glucuronide)[1]。

【药性】 苦,凉。归肺、肝经。

【功用主治】 《中国中药资源志要》:"用于风湿腰腿痛,肺痨,咳嗽痰喘。"

【用法用量】 内服:煎汤,10～15 g;或浸酒。外用:捣敷。

5107 短柄菝葜 duǎn bǐng bá qiā (《贵州草药》)

【异名】 土茯苓、金刚豆藤(《贵州草药》),土萆薢(《华山药物志》)。

【基原】 为百合科菝葜属植物托柄菝葜的根茎。

【原植物】 托柄菝葜 *Smilax discitis* Warb.

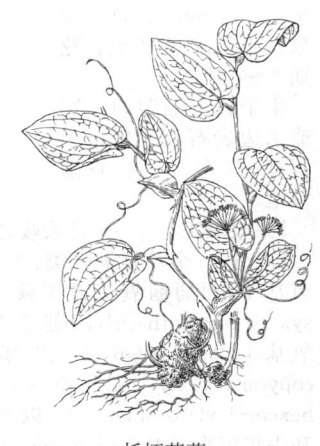

托柄菝葜

灌木,多少攀缘。茎疏生刺或近无刺。叶互生;叶柄长 3～5 mm,脱落点位于近顶端,有时有卷须;鞘与叶柄近半圆形或卵形,多少呈贝壳状;叶片纸质,近椭圆形,先端急尖,基部心形,下面苍白色。伞形花序生于叶尚幼嫩的小枝上,通常具几朵花;花梗长 1～4 cm,花序托稍膨大;花单性,雌雄异株;花被片 6,绿黄色;雄花外花被片长约 4 mm,宽约 1.8 mm,内花被片宽约 1 mm,雄蕊 6;雌花比雄花略小,具 3 枚退化雄蕊,子房 3 室,柱头 3 裂。浆果球形,熟时黑色,具粉霜。花期 4～5 月,果期 10 月。

生于海拔 650～2 100 m 的林下、灌丛中或山坡阴湿处。分布于西南及福建、陕西、河南、湖北、湖南等地。

【采收加工】 7～10 月采挖,切片晒干。

【药性】 《贵州草药》:"性平,味淡、微涩。"

【功用主治】 祛风,清热,利湿,止血。主治风湿热痹,足膝肿痛,血淋,崩漏。

1. 《贵州草药》:"清热利湿,补虚益损,活血止血。"

2. 《全国中草药汇编》:"主治风湿,血崩,血尿。"

【用法用量】 内服:煎汤,15～30 g。

【选方】 1. 治风湿 土茯苓、海金砂根各 15 g,龙须草 1.5 g,铁筷子 0.9 g,松树根 9 g。泡酒服。

2. 治血崩 土茯苓、大夜关门、算盘子根、朱砂莲根各 15 g。煨水服。

3. 治痨弱干瘦 土茯苓、饿蚂蝗根各 30 g,阎王刺根 1.5 g。炖鸡或炖鳖 1 个吃。(1～3 方出自《贵州草药》)

5108 短小蛇根草 duǎn xiǎo shé gēn cǎo (《福建药物志》)

【异名】 荷包草、金锁匙、鸡冠草、白丁香、向日癀、金铃仔草、乌枪头(《福建药物志》),绿蛇根草(《海南植物志》)。

【基原】 为茜草科蛇根草属植物短小蛇根草的全草。

【原植物】 短小蛇根草 *Ophiorrhiza pumila* Champ. ex Benth.

矮小草本,高 10～30 cm。茎被短柔毛,直立或下部匍匐,匍匐部分节上生根。叶对生,薄纸质;叶柄被短柔毛;托叶钻形，脱落；叶片狭椭圆形或长圆状披针形，先端急尖或渐尖，基部楔形，略下延，全缘，上面被疏短粗毛，下面较密。聚伞花序顶生，多歧分枝；总花梗长 1～2 cm；花萼密被毛，萼筒短，5 齿裂，裂片卵形；花冠白色，干后变淡黄色，外被疏短柔毛，5 裂，裂片卵形；雄蕊 5，着生于花冠筒的近基部，内藏；花柱长约 1 mm，柱头长 1.3 mm，2 裂。蒴果倒心形，被微柔毛。花期 4～7 月。

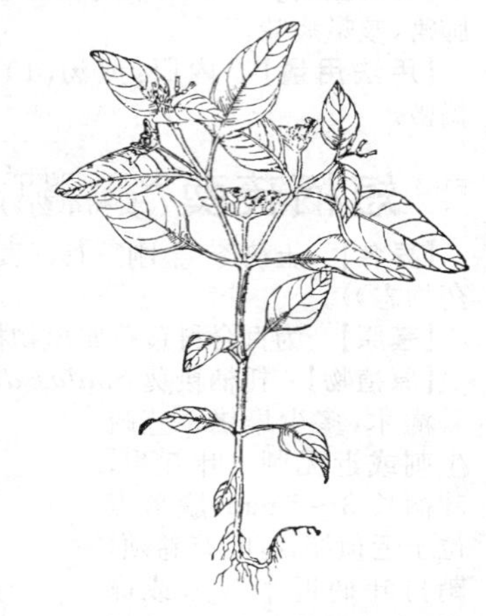

短小蛇根草

生于林下潮湿的土壤或水边岩石上。分布于福建、广东、广西、海南等地。

【采收加工】 5～9 月采收，鲜用或晒干。

【成分】 全草含糖苷类：查包苷（chaboside），即是 11-甲氧基-10-葡萄糖氧基喜树碱（11-methoxy-10-glucopyranosyloxy camptothecin），伊那莫苷（inamoside）即是 2-葡萄糖氧基-4-(2-羟甲基-6，6-二甲基-2-环已烯基)-3-丁烯〔2-glucopyranosyloxy-4-(2-hydroxymethyl-6，6-dimethyl-2-cyclohexene-1-yl)-3-butene〕[1]，以及短小蛇根草苷（pumiloside）和去氧短小蛇根草苷（deoxypumiloside）[2]。

【药性】 《福建药物志》："苦，寒。"

【功用主治】 《福建药物志》："清热解毒。主治高热，百日咳，外伤感染，痈，疽，毒蛇咬伤。"

【用法用量】 内服：煎汤，10～30 g。外用：捣敷。

【选方】 治百日咳　短小蛇根草 15 g，马鞭草、黄独各 9 g。水煎服。（《福建药物志》）

5109 短柄南蛇藤果 duǎn bǐng nán shé téng guǒ（《云南中草药选》）

【基原】 为卫矛科南蛇藤属植物短梗南蛇藤 *Celastrus rosthornianus* Loes. 的果实。

【原植物】 参见"短柄南蛇藤根"条。

【采收加工】 果熟后采收，晒干。

【功用主治】 宁心安神。主治失眠，多梦。

【用法用量】 内服：煎汤，6～30 g。

5110 短柄南蛇藤根 duǎn bǐng nán shé téng gēn（《福建药物志》）

【异名】 大藤菜（《云南中草药选》），白花藤（《新华本草纲要》），黄绳儿（《中国高等植物图鉴》）。

【基原】 为卫矛科南蛇藤属植物短梗南蛇藤的根及根皮。

【原植物】 短梗南蛇藤 *Celastrus rosthornianus* Loes.

藤状灌木，高可达 7 m。小枝具较大而突起的皮孔。单叶互生；叶柄长 5～15 mm；叶片长圆状窄椭圆形或倒卵状披针形；花雌雄异株；雄花序顶生及腋生，顶生花序长达 5 cm，花序轴分枝短，腋生花序有花 1～3 朵；雌花序均为腋生，3～7 花，花黄绿色；雄花具杯状花盘，雄蕊着生于花盘边缘，退化雌蕊短柱状；雌花有退化雄蕊，子房与杯状花盘离生，花柱细长，柱头 3 裂，每裂 2 叉分枝。蒴果近球状，径约 1 cm。种子 3～6 颗，具橙红色假种皮。

生于山间丛林或路旁。分布于浙江、福建、湖北、湖南、广东，云南、陕西等地。

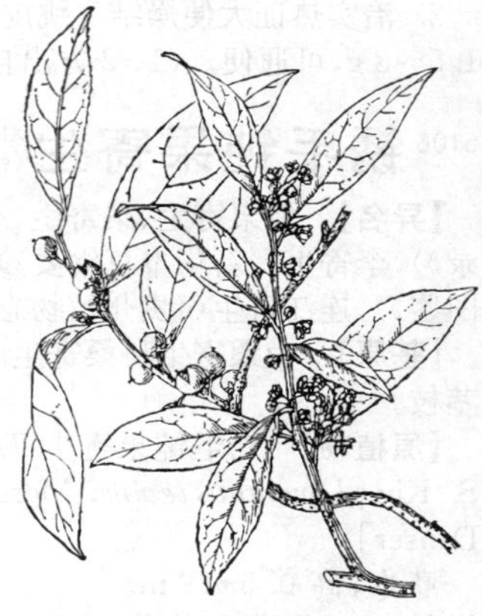

短梗南蛇藤

本植物的果实（短柄南蛇藤果）、茎叶（短柄南蛇藤茎叶）亦供药用，另设专条。

【采收加工】 秋后采收，切片或剥皮晒干。

【成分】 根含去氢沉香呋喃（dihydroagarofuran）[1]，卫矛醇（dulcitol）[2]。

【药性】 辛，平。

【功用主治】 祛风除湿，解毒消肿。主治风湿痹痛，跌打损伤，疝气痛，疮疡肿毒，带状疱疹，湿疹，毒蛇咬伤。

1.《浙江药用植物志》："解毒消肿，祛风燥湿。主治风湿痹痛，跌打损伤，疝气痛，多发性脓肿，带状疱疹，湿疹。"

2.《福建药物志》："根皮治蛇咬伤，肿毒。"

【用法用量】 内服：煎汤，9～15 g。外用：研末，调敷。

5111 短柄南蛇藤茎叶 duǎn bǐng nán shé téng jīng yè（《云南中草药选》）

【基原】 为卫矛科南蛇藤属植物短梗南蛇藤 *Celastrus rosthornianus* Loes. 的茎叶。

【原植物】 参见"短柄南蛇藤根"条。

【采收加工】 春、秋季采收，切段晒干。

【药性】 辛、苦，平。小毒。

【功用主治】 《浙江药用植物志》："解毒消肿，祛风燥湿。主治风湿痹痛，跌打损伤，疝气痛，多发性脓肿，带状疱疹，湿疹。"

【用法用量】 内服：煎汤，6～15 g。外用：研末调涂。

【宜忌】 孕妇慎服。

【选方】 1. 治风湿痹痛　短梗南蛇藤根或藤、牯岭勾儿藤、楤木、五加皮、虎杖各 9～15 g。水煎服。

2. 治疝痛　短梗南蛇藤 15 g。水煎服。

3. 治带状疱疹　短梗南蛇藤加水磨成糊状，外敷患处，每日 4～5 次。（1～3 方出自《浙江药用植物志》）

5112 鹄肉 hú ròu（《纲目》）

【基原】 为鸭科天鹅属动物大天鹅 *Cygnus cygnus*（Linnaeus）的肉。

【原动物】 参见"鹄油"条。

【采收加工】 捕后取肉，腌用。

【功用主治】 益人气力，利脏腑。

【用法用量】 腌炙食之。

5113 鹄油 hú yóu（《纲目》）

【异名】 天鹅油（《通玄论》）。

【基原】 为鸭科天鹅属动物大天鹅的脂肪油。

【原动物】 大天鹅 *Cygnus cygnus* (Linnaeus) 又名：鹄(《史记》)，天鹅、金头鹅(《饮膳正要》)。

体大型，形似鹅。体长1.5 m左右。嘴大都黑色，上嘴基部(至鼻孔处)黄色，下嘴基部和正中亦黄色。虹膜暗褐色。头和颈的长度超过躯体的长度。全体洁白，从眼前至嘴基淡黄色。跗跖、趾及蹼为黑色。幼鸟通体淡灰褐色；嘴呈暗淡肉色，嘴甲和嘴缘黑色，嘴基淡黄绿色或淡绿色。

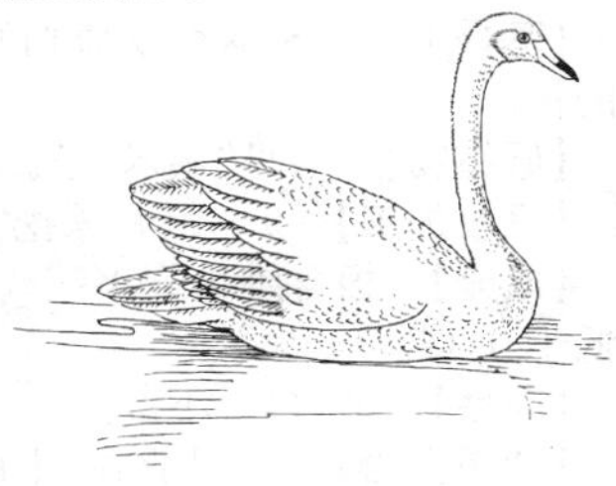
大天鹅

栖息于湖泊和沼泽地带。能游泳，飞行迅速。主食植物，也吃昆虫、甲壳类、小鱼等。冬季见于长江以南各地，春秋迁徙，经华北和东北南部，在新疆北部及黑龙江等地繁殖。

本动物的肉(鹄肉)和绒毛(鹄绒毛)亦供药用，另设专条。

【采收加工】 冬季取鹄的脂肪，熬炼滤净贮藏。

【功用主治】 《纲目》："涂痈肿，治小儿耳疳。"

【选方】 治耳疳出脓 天鹅油调草乌末，入龙脑少许，和敷。无则以雁油代之。(《通玄论》)

5114 鹄绒毛 hú róng máo (汪颖《食物本草》)

【基原】 为鸭科天鹅属动物大天鹅 *Cygnus cygnus* (Linnaeus)的绒毛。

【原动物】 参见"鹄油"条。

【功用主治】 治刀杖金疮，贴之愈。

5115 黍米 shǔ mǐ (《别录》)

【异名】 丹黍米(《别录》)，粢米、穄米(《补缺肘后方》)，稷(《纲目》)，糜子米(《饮膳正要》)，糜(毕氏《中国植物学》)。

【基原】 为禾本科黍属植物黍的种子。

【原植物】 黍 *Panicum miliaceum* L.

一年生栽培草本。秆粗壮，直立，单生或少数丛生，节密被髭毛，节下具疣毛。叶鞘松弛，被疣基毛；叶舌长约1 mm，具长约2 mm的纤毛；叶片线状披针形，具柔毛或无毛，边缘常粗糙。圆锥花序开展或较紧密，成熟后下垂，长约30 cm，分枝具角棱，边缘具糙刺毛，下部裸露，上部密生小枝与小穗；小穗卵状椭圆形；颖纸质，第一颖长为小穗的1/2～2/3，先端尖，具5～7脉，第二颖与小穗等长，通常具11脉，其脉先端渐汇合成喙状；第一外稃形似第二颖，具11～13脉，内稃薄膜质，先端常微凹。谷粒圆形或椭圆形，乳白色或褐色。花、果期7～10月。

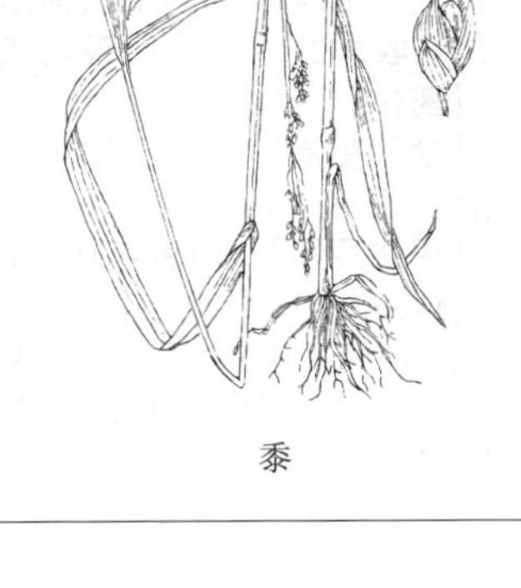
黍

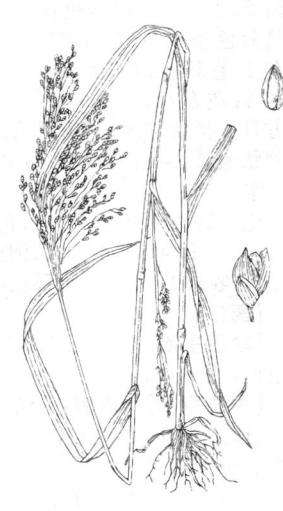

我国华北、东北、华东、华南、西南以及西北等地山区都有栽培。

本植物的茎秆(黍茎)、根(黍根)亦供药用，另设专条。

【栽培】 生物学特性 喜寒冷干燥气候。耐旱，耐盐碱。宜选择土质疏松、肥沃、排水良好的土壤栽培。

繁殖方法 用种子繁殖。2～3月播种。在整好的地上，按行距30～40 cm开沟，沟深3～4 cm，条播，播后覆土。

田间管理 苗期注意拔除杂草，收获前中耕除草2～3次，追肥1～2次。

【采收加工】 9～10月谷粒成熟时采收，碾去壳用。

【成分】 去壳黍米含灰分(ash)2.86%，粗纤维(crude fiber)0.25%，粗蛋白(crude protein)15.86%，淀粉(starch)59.65%，含油5.07%，其中饱和脂肪酸主要为棕榈酸(palmitic acid)，二十四烷酸(carnaubic acid)，十七烷酸(daturic acid)，不饱和脂肪酸主要有：油酸(oleic acid)，亚油酸(linoleic acid)，异亚油酸(isolinoleic acid)等[1]。蛋白质主要有：白蛋白(albumin)，球蛋白(globulin)，谷蛋白(glutelin)，醇溶谷蛋白(prolamine)等[2]。黍米又含黍素(miliacin)[3]，鞣质及肌醇六磷酸(phytate)等[4]。

【药理】 1. 对消化酶的影响 黍米中分离出的抑制物质4～256 μg(蛋白质)可抑制人胰淀粉酶活性。在血清中，16～150 μg即可使胰淀粉酶活性完全抑制[1]。黍种子提取物对猫、兔、鸡、马和猪α-淀粉酶无影响，但可抑制人、牛、豚鼠、大鼠和犬α-淀粉酶[2]。

2. 其他作用 大鼠喂饲含21.1%黍蛋白的饮食，血浆总胆固醇和高密度脂蛋白水平高于喂饲大豆蛋白组。肝脏胆固醇、三酰甘油水平和血浆三酰甘油水平不受影响[3]。

【药性】 甘，微温。归肺、脾、胃、大肠经。

1.《吴普本草》："甘，无毒。"

2.《别录》："甘，温。"

3.《纲目》："丹黍米，甘，微寒。"

4.《本草撮要》："入手足阳明、太阴经。"

【功用主治】 益气补中，除烦止渴。主治烦渴，泻痢，吐逆，咳嗽，胃痛，小儿鹅口疮，疮痈，烫伤。

1.《吴普本草》："益气补中。"

2.《别录》："丹黍米，主咳逆，霍乱，止泄，除热，止烦渴。"

3.《食医心镜》："安中，补不足，宜脉。"

4.《日华子》："赤黍米，下气止咳嗽，除烦止渴，退虚热。"

5.《医林纂要》："强骨坚肾。"

6.《萃金裘本草述录》："利小便，泄湿。"

【用法用量】 内服：煎汤，30～90 g；煮粥或淘取泔汁。外用：研末调敷。

【宜忌】 不宜多食。

1.《千金方》："白黍米，不可久食，多热，令人烦。黄帝云：五种黍米合葵食之，令人成痼疾；又以脯腊著五种黍米中藏储食之，云令人闭气。"

2.《食疗本草》："不堪久服，昏五脏，令人好睡。不得与小儿食之，令不能行。缓人筋骨，绝血脉。"

3.《日华子》："赤黍米不可合蜜并葵同食。"

4.《本草省常》："同葵菜食，损胃伤中气，同酒食，令人吞酸，新者有毒热甚，陈者良。"

【选方】 1. 治诸痢不瘥 黍米二大合，蜡、羊脂各一两。黍米临熟，投蜡、羊脂搅令消，空心服之。

2. 治小儿下痢，日夜数十度，渐困无力 黍米一合，鸡子一枚，蜡一分(细切)。煮黍米粥，临熟下鸡子及蜡，搅匀令熟，食之。(1、2方出自《食医心镜》黍米粥)

3. 治干霍乱　黍米二合(水淘净)。水研澄取白汁,呷尽即瘥。(《圣济总录》)

4. 治小儿鹅口,不能饮乳　黍米汁涂之。(《千金方》)

5. 治卒遍身生疮　黍米一合,净洮经宿,露中平旦,以水一升研,半服半逊,疮亦验。(《龙门石窟药方》)

6. 治汤火所灼未成疮者　黍米、女曲等分。各熬令黑如炭,捣末,以鸡子白和涂之。(《肘后方》)

【临床报道】　预防褥疮　取黍米 30～50 kg,白布 2～3 m。做成宽 90～100 cm,长短按患者肩部至腘窝的尺寸而定的布袋,装入黍米,缝口,均匀摊平,厚度约 5 cm 即成。在此垫下可再铺一层普通棉垫。遇有水湿、尿液渗入垫内,用手推移掺搅黍米即可很快干燥。经 50 例长期卧床患者观察,无 1 例发生褥疮[1]。

【各家论述】　1.《本草经集注》:"《别录》丹黍米,此即赤黍米也,亦出北间,江东时有,而非土所宜,多入神药用。又有黑黍名秬,酿酒,供祭祀用。"

2.《新修本草》:"黍有数种,已备注前条,今此通论丹黑黍米尔,不似芦,虽似粟而非粟也。穄即稷也,其释后条。"

3.《食疗本草》:"合葵菜食之,成痼疾。于黍米中藏干脯通。《食禁》云:牛肉不得和黍米、白酒食之,必生寸白虫。"

4.《本草衍义》:"丹黍米,黍皮赤,其米黄,惟可为糜,不堪为饭。粘着难解,然亦动风。"

5.《纲目》:"黍乃稷之黏者。亦有赤、白、黄、黑数种,其苗色亦然。郭义恭《广志》有赤黍、白黍、黄黍、大黑黍、牛黍、燕颔、马革、驴皮、稻尾诸名。俱以三月种者为上时,五月即熟。四月种者为中时,七月即熟。五月种者为下时,八月乃熟。《诗》云:秬鬯一卣,则黍之酒尚也。白者亚于糯,赤者最粘,可蒸食,俱可作饧。古人以黍粘履,以黍雪桃,皆取其粘也。菰叶裹成粽食,谓之角黍。"

5116 黍茎 shǔ jīng (《食疗本草》)

【异名】　黍穰(《补缺肘后方》)。

【基原】　为禾本科黍属植物黍 *Panicum miliaceum* L. 的茎秆。

【原植物】　参见"黍米"条。

【采收加工】　9～10 月采收,晒干。

【药性】　《纲目》:"辛,热,有小毒。"

【功用主治】　利尿消肿,止血,解毒。主治小便不利,水肿,妊娠尿血,脚气,苦瓠中毒。

1.《肘后方》:"中苦瓠毒,煮(黍穰)令浓,饮汁数升。"

2.《食疗本草》:"去浮肿。"

3.《纲目》:"利小便,止上喘。"

4.《药性考》:"解瘴,妊娠尿血,脚气并用。诸黍秆、根、叶煎汁治小便淋闭,喘满。"

【用法用量】　内服:煎汤,9～15 g;或烧存性研末,每次 1 g,冲服,每日 3 次。外用:煎水熏洗。

【选方】　1. 治通身水肿　以黍茎煮汤浴之。(《纲目》)

2. 治妊娠尿血　黍穰烧灰,酒服方寸匕,日三服。

3. 治时气热病豌豆疮　浓煮黍穰汁洗之。疮若黑者,捣蒜封之。

4. 治疮肿伤风,中水剧痛者　黍穰烧烟,熏令汗出。(2～4 方出自《千金方》)

5. 治脚气,两脚肿满,暴破冲心　小便三大升,黍穰三大升,相和煮三五候时,浸脚,日三四度。其药于盆中盛,下著火暖之,如池甕法,先周围遮好,然后浸脚,捋使汗出。(《普济方》)

5117 黍根 shǔ gēn (《纲目》)

【基原】　为禾本科黍属植物黍 *Panicum miliaceum* L. 的根。

【原植物】　参见"黍米"条。

【采收加工】　9～10 月采挖,晒干。

【成分】　根含维生素 K_1[1],糖,其中蔗糖和葡萄糖含量低于 0.1%[2]。

【药性】　辛,热。小毒。

【功用主治】　利尿消肿,止血。主治小便不利,脚气,水肿,妊娠尿血。

1.《纲目》:"治妊娠尿血,利小便,止上喘。"

2.《药性切用》:"治心气疼。"

3.《药性考》:"解瘴,妊娠尿血、脚气并用。诸黍秆、根、叶煎汁治小便淋闭、喘满。"

【用法用量】　内服:煎汤,30～60 g。

【选方】　治腹水胀满　鲜赤黍根 60 g,砂仁 6 g。开水适量,冲炖,饭后服。(福建)

5118 筋骨草 jīn gǔ cǎo (《北方常用中草药》)

【异名】　缘毛筋骨草(《全国中草药汇编》)。

【基原】　为唇形科筋骨草属植物筋骨草的全草。

【原植物】　筋骨草 *Ajuga ciliata* Bunge　又名:毛缘筋骨草。

多年生草本。茎四棱形,紫红色或绿紫色,通常无毛。叶对生,具短柄,基部抱茎;叶片卵状椭圆形至狭椭圆形,先端钝或急尖,基部楔形,下延,两面略被糙伏毛,边缘具不整齐的双重牙齿。轮伞花序多花,密集成顶生假穗状花序;苞片叶状,卵圆形;花萼漏斗状钟形,具 10 脉,萼齿 5,整齐;花冠紫色,具蓝色条纹,筒近基部有 1 毛环,二唇形;雄蕊 4;花盘小,环状,前方具 1 指状腺体;子房无毛。小坚果长圆状三棱形,背部具网状皱纹,果脐大,几占整个腹面。花期 4～8 月,果期 7～9 月。

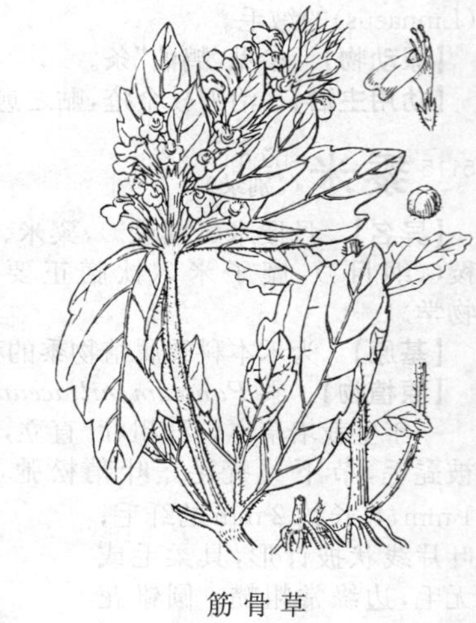

筋骨草

生于海拔 340～1 800 m 的草地、林下或山谷溪旁。分布于河北、山西、浙江、山东、河南、四川、陕西、甘肃等地。

【采收加工】　5～8 月采收,晒干或鲜用。

【药性】　苦,寒。

【功用主治】　清热解毒,凉血消肿。主治咽喉肿痛,肺热咯血,跌打肿痛。

【用法用量】　内服:煎汤,15～30 g。外用:捣烂敷。

【选方】　1. 治扁桃体炎,咽炎,喉炎　筋骨草 15～30 g,水煎服。或用筋骨草 4～5 株,加豆腐共煮,吃豆腐并饮汤。

2. 治肺热咯血　筋骨草 15 g,白茅根 30 g,冰糖 30 g。水煎服。

3. 治跌打伤，扭伤　鲜筋骨草加少量生姜、大葱，捣烂外敷。(1～3方出自《北方常用中草药手册》)

5119 **鹅毛** é máo (《别录》)

【基原】　为鸭科雁属动物家鹅 *Anser cygnoides domestica* Brisson. 的羽毛。

【原动物】　参见“鹅肉”条。

【采收加工】　宰鹅时拔取羽毛，晒干。

【药性】　咸，凉。

【功用主治】　解毒消肿，收湿敛疮。主治痈肿疮毒，风癣疥癞，湿疹湿疮，噎膈，惊痫。

1.《别录》：“主射工水毒。”

2.《新修本草》：“鹅毛，主小儿惊痫、痢者；毛灰，主噎。”

3.《滇南本草》：“毛烧灰，治噎食反胃。”

【用法用量】　内服：煅存性研末，3～6 g；或入丸、散。外用：研末撒或调敷。

【选方】　1. 治肿毒　血管鹅毛一握，铜锅炒焦，腐皮包裹，酒吞下。初起者效。(《救生苦海》)

2. 治痈毒　鹅毛(煅灰)一两，明矾二两。研末，面糊为丸。每服二钱，好酒下。(《年希尧集验良方》)

3. 治诸肿毒痛甚，有脓即溃，无脓即消　鹅毛(烧灰)一两，雄黄三钱，川乌、草乌各钱半。黄蜡熔化，入前药为丸。每服一钱，好酒送下。(《纲目拾遗》)

4. 治瘰疬初起　白鹅大者二只，取周身毛翎，并口脚黄皮，新瓦焙焦为末。分作十服，每日食后服之。(《养素园传信方》)

5. 治男妇溜脓肥疮，脓窠疮，瘌痢头，遍身风癞，瘾疹，疥癣，瘙痒异常，麻木不仁，诸风手足酸痛，皮肤破烂，阴囊痒极，并妇人阴疮湿痒　苦参一斤(为末)，鹅毛(香油炒存性)六两。黄米糊丸，朱砂为衣。随病上下，茶汤送下，日进二次。戒暴怒、房劳、炙煿、发毒之物。(《王秋泉家秘》神功至宝丹)

6. 治大麻风　苦参一斤，鹅毛半斤(煅存性)。为末，陈米糊为丸，梧桐子大。每服五十丸，酒送下，每日二次。(《赤水玄珠》参毛丸)

7. 治喉蝶癣　鹅毛灰三分，儿茶二钱，牛黄三厘，雄黄一钱，人中白一钱半(煅存性)。如吃深，加珍珠(煅存性)一分。为末。先将生桐油探刷一番，后用药吹入，加胆矾更妙。(《养素园传信方》)

8. 治艾火带，乃灸火所伤，烂痛不可忍　雉鸡毛、鹅毛。烧灰敷之，效。(《同寿录》)

9. 治噎食病　白鹅尾毛烧灰，米汤每服一钱。(《纲目》)

10. 绝胎方　血管鹅毛烧灰、百草霜各一钱，行经后酒调下。(《纲目拾遗》引《保和堂秘方》)

【各家论述】《本经逢原》：“昔人治疠风方中，取纯白鹅通身之毛及嘴足之皮与肫肝内皮，同固济，煅灰存性，和风药用之，为风行之向导也。”

5120 **鹅肉** é ròu (《别录》)

【异名】　鹅、舒雁(《尔雅》)，鸲(《尔雅》郭璞注)，家雁(《纲目》)。

【基原】　为鸭科雁属动物家鹅的肉。

【原动物】　家鹅 *Anser cygnoides domestica* Brisson.

体长60～80 cm。嘴扁阔，前额有肉瘤，雄者膨大，黄色或黑褐色。颈长。体躯宽壮，龙骨长，胸部丰满。尾短。羽毛白色或灰色。脚大有蹼，黄色或黑褐色。体躯站立时昂然挺立。水性好，善在水中生活。群性强，性很勇敢，喜斗。遇人或其他动物时，常头向前下方伸，张开两翅用嘴喙击而无所顾忌。听觉灵敏，鸣声宏大，又好相应和。以青草、蔬菜、种子、糠麸等植物性食物为食。

以华东、华南地区饲养较多。一般饲养于河湖近旁。

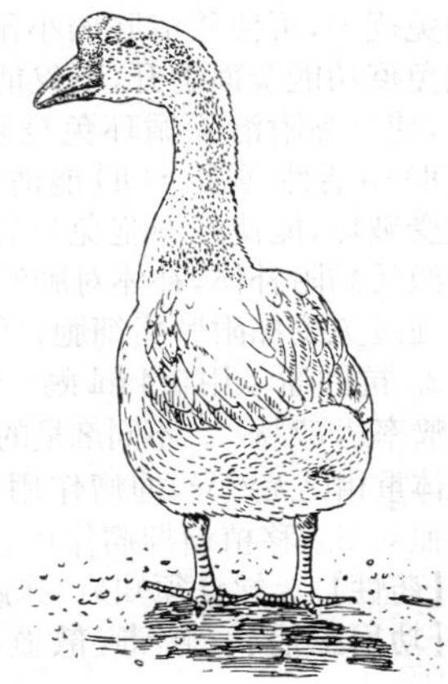

家　鹅

家鹅的尾肉(鹅臎)、羽毛(鹅毛)、血(鹅血)、卵(鹅卵)、胆囊(鹅胆)、口涎(鹅涎)、脚掌及足(鹅掌)、砂囊内壁(鹅内金)、卵壳(鹅蛋壳)、咽喉及气管、食管(鹅喉管)、后肢骨(鹅腿骨)、脚掌及足蹼上的黄色表皮(鹅掌上黄皮)及脂肪油(白鹅膏)亦供药用，另设专条。

【采收加工】　四季均可宰杀，冬季最好，取肉鲜用。

【药性】　甘，平。

1.《别录》：“平。”

2.《饮膳正要》：“甘，平，无毒。”

3.《日用本草》：“甘，温，无毒。”

4.《本草求真》：“专入脾，兼入肝、肺。”

【功用主治】　益气补虚，和胃止渴。主治虚羸，消渴。

1.《别录》：“利五脏。”

2.《本草拾遗》：“主消渴，煮鹅汁饮之。”

3.《日华子》：“白鹅：解五脏热，止渴。苍鹅：发疮脓。”

4.《日用本草》：“补中气，和脏腑，滑肌肤。”

5.《随息居饮食谱》：“补虚益气，暖胃生津。性与葛根相似，能解铅毒。”

【用法用量】　内服：煮熟，食肉或汤汁。

【宜忌】　湿热内蕴者禁食。

1.《食疗本草》：“不可多食，令人易霍乱。亦发痼疾。”

2.《饮食须知》：“多食令人生疮疥，患肿毒者勿食，火熏者尤毒，虚火咳嗽者勿食。”

【各家论述】　1.《纲目》：“鹅，气味俱厚，发风发疮。”“而本草谓其性凉利五脏，韩忞《医通》谓其疏风，岂其然哉？若夫止渴，凡发胃气者，皆能生津，岂独止渴者便曰性凉乎？参苓白术散乃治渴要药，何尝寒凉耶？”

2.《本草求真》：“鹅肉，按书有言味甘性平，有言味辛性凉，有言气味俱厚而毒，有言服则发风发疮发毒，持论不同，意见各一。究之味甘不补，味辛不散，体润而滞，性平而凉，人服之而可以解五脏之热及于服丹之人最宜者，因其病属体实气燥，得此甘平以解之也。煮汁能止渴者，以其肉多肥腻而壅不渴之义也。发风发疮发毒，因其病多湿热，得此湿胜气壅外发热出者意也。”

5121 **鹅血** é xuě (《本草经集注》)

【基原】　为鸭科雁属动物家鹅 *Anser cygnoides domestica* Brisson. 的血。

【原动物】 参见"鹅肉"条。
【采收加工】 宰鹅时留取鹅血,鲜用。
【药理】 1. 增强免疫功能 鹅血能增强移植肝癌小鼠的免疫力,可使移植肝癌小鼠免疫功能全面上升。使红细胞免疫功能全面上升,不仅能增强红细胞膜 C_3b 受体的活性,使其黏附清除循环免疫复合物能力增强,而且使其膜SOD酶活性增强,SOD能清除这些阴离子,保持吞噬细胞免受破坏,能使红细胞免疫黏附肿瘤细胞能力增强。鹅血可激活黏附补体,补体对肿瘤细胞有杀伤作用,可促进红细胞通过免疫黏附肿瘤细胞,增强T淋巴细胞免疫功能[1]。
2. 抗肿瘤 用0.4 ml鹅血给小鼠灌胃,治疗 S_{180} 荷瘤小鼠,抑瘤率达57%[2]。不同剂量的鹅血对 H_{22}、S_{180} 移植瘤前后小鼠体重相比无差异,抑瘤作用显著,并且无毒性作用[3]。生鹅血对 S_{180} 移植瘤抑瘤作用显著,延长荷瘤小鼠生命[4]。
【药性】《饮食须知》:"味咸,微毒。"
【功用主治】 解毒,散血,消坚。主治噎膈反胃,药物中毒。
1.《本草经集注》:"中射工毒者饮血,又以涂身。"
2.《纲目》:"解药毒。"
3.《张氏医通》:"解毒,散血。治噎膈呕逆。"
4.《本草求原》:"苍鹅血,治噎膈反胃;白鹅血,能吐胸腹诸虫血积。"
5.《随息居饮食谱》:"其血戒一切金石毒,热饮即瘥。"
【用法用量】 内服:趁热生饮,100~200 ml;或制成糖浆、片剂服。
【选方】 治晚期血吸虫病 生鹅血半杯,加少许热黄酒饮服,每日1~2次,连续服用,有改善体征,消除腹水,缩小肝脾之效。(《食物中药与便方》)
【临床报道】 治疗网状细胞肉瘤 新鲜鹅血200 ml,韭菜250 g挤汁约100 ml,边搅匀边喝,每日或隔日1次。开始时有腹痛、恶心、呕吐等反应。服4剂后反应渐消失,服10剂后能起床活动,并发现肿块缩小,服50剂后自觉肿块消失,胃肠钡餐检查不见肿瘤[1]。
【各家论述】《张氏医通》:"生鹅血乘热饮之,凡噎膈呕逆,用之辄效。当知噎膈呕逆,虽属胃中血枯,若中无瘀结,何致捍格不入,故取(鹅血)同气相感之力,一涌而荡散无余,真补中寓泻之良法。详鹅血可以激发胃中宿滞,总取以血攻血而无峻攻伤胃之虞。"

5122 **鹅卵** é luǎn (《食疗本草》)

【异名】 鹅弹(《饮膳正要》),鹅蛋(通称)。
【基原】 为鸭科雁属动物家鹅 *Anser cygnoides domestica* Brisson. 的卵。
【原动物】 参见"鹅肉"条。
【采收加工】 需要时取其卵,鲜用。
【药材】 鹅卵 *Ova Ansi Domesticae* 全国大部分地区均产。
性状 本品呈卵圆形,长径7~10 cm,外壳白色,较硬,破碎后,内有白色膜衣。蛋清为无色胶体,蛋黄黄色,类球形,核膜破碎易呈液状。蛋清蛋黄受热变性成固体,蛋清白色,蛋黄黄色,不甚细腻。气微,味淡。
【药性】 甘,温。
1.《饮食须知》:"味甘,性温。"
2.《本草省常》:"性寒,有小毒。"
3.《医林纂要》:"甘,咸、平。有草腥气。"
【功用主治】《食疗本草》:"补五脏,亦补中气。"
【用法用量】 内服:宜盐腌煮熟作食品。
【宜忌】 1.《食疗本草》:"多(《纲目》下有"食"字)发痼疾。"
2.《日用本草》:"多食伤胃滞气。"
3.《本草省常》:"发疮肿、痼疾,同鳖食杀人。"

5123 **鹅胆** é dǎn (《滇南本草》)

【基原】 为鸭科雁属动物家鹅 *Anser cygnoides domestica* Brisson. 的胆囊。
【原动物】 参见"鹅肉"条。
【采收加工】 宰鹅时,剖腹取胆囊,取汁,鲜用。
【药材】 鹅胆 *Fel Ansi Cygnoidis* 全国大部分地区均产。
性状 本品鲜胆呈囊状,长2.5~5 cm,其颈部较细,内装深绿色液体胆汁;干品扁平状。胆囊外皮较厚,淡棕色。气微腥,味苦。
【成分】 胆汁含鹅去氧胆酸(chenodesoxycholic acid)[1],胆酸(cholic acid)[2]及免疫球蛋白(immunoglobulins)[3]。
【药理】 一般药理 鹅胆汁的成分与鸡胆汁相似,主要有鹅去氧胆酸(CDCA)和胆酸(CA)等[1]。CDCA有利胆、溶胆结石、促进脂肪消化和吸收,止咳祛痰平喘、降血脂、抗高血压和抗菌等作用,详见"鸡胆汁"。CA有中枢抑制、强心、降压、利胆、止咳祛痰平喘、抗炎与抗过敏、抗菌和抗病毒等作用,详见"牛胆汁"。
【药性】 苦,寒。
【功用主治】 清热解毒,杀虫。主治痔疮,杨梅疮,疥癞。
1.《滇南本草》:"搽疥癞,痔疮。"
2.《纲目》:"解热毒及痔疮初起,频涂抹之自消。"
3.《食物中药与便方》:"解热,止咳,消痔疮。"
【用法用量】 内服:取汁。外用:涂敷。
【选方】 1. 治痔疮有核 ①鹅胆汁一个,入冰片五厘研匀,磁器密封,临用以指蘸搽。(《本草汇言》) ②白鹅胆二三枚,取汁,入熊胆二分,片脑半分,研匀,瓷器密封,勿令泄气。用则手指涂之。(《纲目》引《保寿堂经验方》)
2. 治外痔 用乡村食百草鹅,杀取胆、油,调孩儿茶,敷。(《遵生八笺》)
3. 治痔疮 冰片一分,珍珠一分,共研细末,用鹅胆二个,取汁入杯内搅匀,将鸡毛(蘸)搽敷患处。(《本草述》冰珍膏)
4. 治杨梅疮 杏仁七个(去皮、尖),轻粉、胆矾各五分。上为极细末,鹅胆调点疮上。(《疡科选粹》鹅胆膏)
5. 治慢性支气管炎、咳嗽气喘 鹅胆,每次吞服1个,每日服2次。(《食物中药与便方》)
【临床报道】 治疗胆结石 每日用鲜鹅胆1只,取其汁与生蜂蜜50 g调匀,分3次服完,连服7~14 d为1个疗程。经治老年复发性胆结石50例,结果:治愈23例;好转26例;无效1例。其治愈病例,服药时间最长14 d,最短7 d。无任何副作用[1]。

5124 **鹅涎** é xián (《本草蒙筌》)

【基原】 为鸭科雁属动物家鹅 *Anser cygnoides domestica* Brisson. 的口涎。
【原动物】 参见"鹅肉"条。
【采收加工】 塞少许生姜入鹅口中,将其倒提,头向下使口涎流出,收集鲜用。

【功用主治】 主治稻麦芒或鱼刺鲠喉，鹅口疮。

1.《本草蒙筌》："治误吞稻刺塞喉。"

2.《纲目拾遗》："治小儿鹅口疮。"

3.《中国动物药》："治麦芒、鱼刺着喉中不下。"

【用法用量】 外用：含漱或涂敷。

【选方】 治谷麦蒙梗刺喉中闷塞疼痛者 以活鹅口中涎(鹅倒吊，待鹅口涎流出，以器承贮)服之，其梗即随鹅涎而下。(《宝庆本草折衷》引《夷坚志》)

5125 **鹅掌** é zhǎng (《滇南本草》)

【基原】 为鸭科雁属动物家鹅 *Anser cygnoides domestica* Brisson. 的脚掌及足蹼。

【原动物】 参见"鹅肉"条。

【采收加工】 宰鹅时，取下脚掌及足蹼，褪去表层黄皮，鲜用。

【功用主治】 补气益血。主治年老体弱，病后体虚，不任峻补。

1.《滇南本草》："取掌调羹，大补气血。"

2.《随息居饮食谱》："其掌，性较和平，煨食补虚，宜于病后。"

【用法用量】 内服：煨熟，酌量服食。

5126 **鹅臎** é cuì (《纲目》)

【异名】 鹅尾罂(《日华子》)。

【基原】 为鸭科雁属动物家鹅 *Anser cygnoides domestica* Brisson. 的尾肉(内含尾脂腺)。

【原动物】 参见"鹅肉"条。

【采收加工】 宰鹅时割取含尾脂腺的尾肉，鲜用。

【成分】 尾脂腺分泌一种含脂蜡的液体，其组成为：水分 60.807%，固形物 39.193%，其中蛋白质 17.966%，乙醚溶出部分 18.777%，溶性灰分 0.371%，不溶性灰分 0.336%，高级醇 7.423%，油酸(oleic acid)5.648%，低级脂肪酸 0.373%，卵磷脂(lecithin)0.233%。低级脂肪酸中主要有月桂酸(lauric acid)，肉豆蔻酸(myristic acid)。分泌液的混合脂肪酸有左旋性是一特点，已找到有四甲基癸酸(tetramethyldecanoic acid)及四甲基十一烷酸〔(-)2D, 4D, 6D, 8D-tetramethylundecanoic acid〕2 种支链脂肪酸。所含高级醇(即蜡)是重要成分，它的化学组成大约相当于 $C_{10}H_{38}O$[1]。

【功用主治】 《日华子》："治聤耳及聋，纳之；亦疗手足皲。"

【选方】 治手足皲裂 用鹅尾罂涂擦。(《卫生易简方》)

5127 **鹅内金** é nèi jīn (《四川中药志》)

【基原】 为鸭科雁属动物家鹅 *Anser cygnoides domestica* Brisson. 的砂囊内壁。

【原动物】 参见"鹅肉"条。

【采收加工】 宰鹅时取出砂囊即肫，剖开后剥下内壁，晒干或烘干。

【药材】 鹅内金 *Endothelium corneum Ansi Domesticae* 全国大部分地区均产。

性状 本品呈碟状或破碎成片块状，厚约 1 mm，表面黄棕或黄褐色，平滑，无光泽，边缘略向内卷，边上有齿状短裂纹。质坚而脆。气腥，味微苦。

【功用主治】 健脾消食，消癥化石。主治消化不良，泻痢，疳积，遗精遗尿，泌尿系结石，胆结石，癥瘕经闭等。

《四川中药志》1960 年版："功效与鸡内金相同。"

【用法用量】 内服：研末，1.5～3 g；煎汤，5～10 g。

5128 **鹅肠草** é cháng cǎo (《云南中草药》)

【异名】 抽筋草、伸筋藤、伸筋草(《云南中草药》)，鹅肠菜(《西藏植物志》)，壮筋丹、鸡卵菜(《陕西中草药》)，鹅儿肠(《全国中草药汇编》)，鸡娘草(《浙江药用植物志》)。

【基原】 为石竹科鹅儿肠属植物牛繁缕的全草。

【原植物】 牛繁缕 *Myosoton aquaticum* Moench. [*Cerastium aquaticum* L.; *Stellaria aquatica* (L.) Scop.; *Malachium aquaticum* (L.) Fries]

二年或多年生草本，高 20～60 cm。茎多分枝，下部伏卧，上部直立，节膨大，带紫色。叶对生；下部叶有短柄，疏生柔毛，上部叶无柄或抱茎；叶片卵形或卵状心形，先端急尖，基部近心形，全缘，有时有缘毛。二歧聚伞花序顶生，花梗细长，有短柔毛；萼片 5，基部连合，顶端钝，被短柔毛；花瓣 5，白色，长于萼片，2 深裂至基部；雄蕊 10；子房上位，花柱 5，短线形。蒴果卵形，先端 5 瓣裂，每瓣顶端再 2 裂。种子多数，扁圆形，褐色，有瘤状突起。

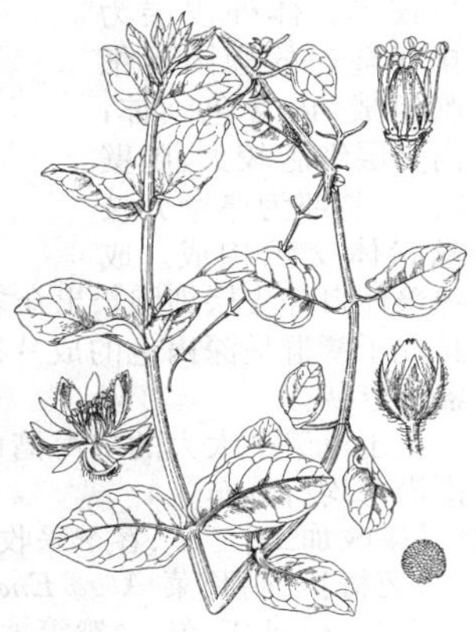

牛繁缕

生于海拔 3 000 m 以下的山野阴湿处或路旁田间草地。全国各地均有分布。

【采收加工】 春季生长旺盛时采收，鲜用或晒干。

【药性】 甘、酸，平。

1.《云南中草药》："甘、淡，平。"

2.《陕西中草药》："味酸，性平。"

【功用主治】 清热解毒，散瘀消肿。主治肺热喘咳，痢疾，痈疽，痔疮，牙痛，月经不调，小儿疳积。

1.《云南中草药》："清热，舒筋。治大叶肺炎，月经不调，高血压。"

2.《陕西中草药》："清热解毒，活血祛瘀。治痈疽，牙痛，痔疮肿痛，痢疾。"

3.《全国中草药汇编》："清热凉血，消肿止痛，消积通乳。主治小儿疳积，乳腺炎，乳汁不通。"

【用法用量】 内服：煎汤，15～30 g；或鲜品 60 g 捣汁。外用：鲜品捣敷；或煎汤熏洗。

【选方】 1. 治痈疽 鲜鹅肠菜 90 g。捣烂，加甜酒适量，水煎服；或加甜酒糟同捣，敷患处。

2. 治痔疮肿痛 鲜鹅肠菜 120 g。水煎浓汁，加盐少许，溶化后熏洗。

3. 治牙痛 鲜鹅肠菜捣烂加盐少许，咬在痛牙处。(1～3 方出自《陕西中草药》)

4. 治高血压病 每用鹅肠草 15 g，煮鲜豆腐吃。(《云南中草药》)

5129 鹅肠菜 é cháng cài（《中国药用海洋生物》）

【异名】 脚皮菜、鸡肠菜（《中国药用海洋生物》），黑昆布、小海带（《南海海洋药用生物》）。

【基原】 为萱藻科鹅肠菜属植物鹅肠菜的藻体。

【原植物】 鹅肠菜 *Endarachne binghamiae* J. Ag.

藻体暗褐色，幼体颜色较浅，一般高 10～30（～50）cm，丛生，扁平，叶片状，宽 2～4 cm，有时可达6 cm，中上部略宽大，顶端钝圆，成熟时顶端常腐蚀，叶基呈楔形。体外皮层为排列整齐的椭圆形细胞组成，内含色素体；内皮层细胞较大、胞壁较厚；髓部为厚壁分枝丝状体交织构成。成熟藻体自外皮层细胞长出众多配子囊，排列成栅状，肉眼可见配子囊群呈深褐色的成片斑块，分布于整个藻体。固着器小盘状。

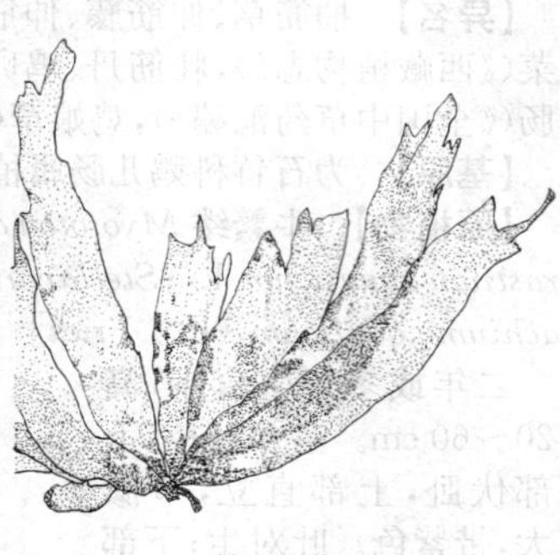

鹅肠菜

生于风浪不太大的内海湾中、低潮带的岩石上。我国东南沿海均有分布。

【采收加工】 冬、春季采收，晒干。

【药材】 鹅肠菜 *Alga Endarachnis Binghamiae* 主产于浙江、福建、广东、台湾等地。

性状 藻体红褐色至灰褐色，皱缩扭曲成团。水浸展平后，呈扁平带状，绿褐色，长 10～30 cm，有的长达 50 cm，宽 2～4 cm，可达 6 cm，先端常腐溃残缺。藻体表面有时可见深褐色斑块状的配子囊群。固着器小盘状，柄短小。质坚韧，不易折断。气微腥，味咸。

【成分】 藻体含十六烷酸（hexadecanoic acid），24-亚甲基胆甾醇（24-methylenecholesterol），D-甘露醇（D-mannitol）[1]，磷脂酰胆碱（phosphatidylcholine）[2]，大褐马尾藻甾醇（saringosterol），24-甲基胆甾-5，25-二烯-3β-醇（24-methylcholesta-5，25-dien-3β-ol）[3]，褐藻酸（alginic acid）[4]。

【药性】《中国药用海洋生物》："咸，寒。"

【功用主治】 清热化痰，软坚散结。主治甲状腺肿，淋巴结肿，肺结核。

1.《中草药通讯》1975，(2)：52："治高血压病，甲状腺肿等。"

2.《中国药用海洋生物》："清热祛痰，软坚散结。用于淋巴结肿，干咳型肺结核。"

【用法用量】 内服：煎汤，15～30 g。

【选方】 1. 治颈淋巴结肿 鹅肠菜、昆布各 30 g，加冰糖适量。煎服。

2. 治干咳型肺结核 鹅肠菜、昆布各15 g，牡蛎 30 g，百部、知母各 9 g。煎服。（1、2 方出自《中国药用海洋生物》）

5130 鹅脚板 é jiǎo bǎn（《峨眉山药用植物调查报告》）

【异名】 骚羊古、瘙痨股（《草木便方》），苦爹菜（《植物学大辞典》），蛇倒退（《贵阳民间药草》），铁铲头、三脚蛤蟆（广州部队《常用中草药手册》），野当归、虎羊丁（《陕西中草药》），山当归、白花草、（《四川常用中草药》），羊膻草、蛇咬草、六月寒（《陕甘宁青中草药选》），百路通、八月白（《浙江药用植物志》），金锁匙、土人参（《福建药物志》），茴芹（江西《草药手册》），苦爸菜、野芎（《台湾药用植物志》），土细辛、白花香（《广西药用植物名录》），肚寒药（《贵州中草药名录》）。

【基原】 为伞形科茴芹属植物异叶茴芹的全草。

【原植物】 异叶茴芹 *Pimpinella diversifolia* DC.

多年生草本，高达 2 m。通常为须根，稀为圆锥状根。茎直立，有条纹，被柔毛，中上部分枝。叶异形；基生叶有长柄；叶片三出分裂，裂片卵圆形，两侧的裂片基部偏斜，顶端裂片基部心形或楔形；茎中、下部叶片三出分裂或羽状分裂，茎上部叶较小，有短柄或无柄，具叶鞘，叶片羽状分裂或 3 裂，裂片披针形，全部叶片边缘有锯齿。小总苞片 1～8；小伞形花序，花柄不等长；花瓣倒卵形，白色，先端凹陷，基部楔形；花柱基圆柱形，花柱长为花柱基的 2～3 倍。成熟果实卵球形，果棱线形；每棱槽内有油管 2～3，合生面油管 4～6。花果期 5～10 月。

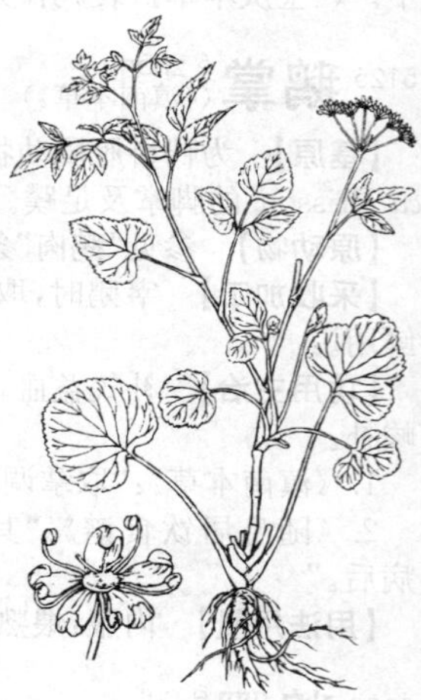

异叶茴芹

生于海拔 160～3 300 m 的山坡草丛、沟边或林下。分布于中南、西南及江苏、浙江、安徽、福建、江西、陕西、甘肃、台湾等地。

【采收加工】 6～10 月采收，晒干或鲜用。

【药性】 辛、苦、微甘，微温。

1.《草木便方》："辛。"

2. 广州部队《常用中草药手册》："辛、甘，微温。"

3.《陕西中草药》："味辛、苦，性温。有小毒。"

【功用主治】 散寒，止痛，通经，除湿。主治感冒，咳嗽，百日咳，肺痨，肺痈，头痛，牙痛，胸胁痛，胃气痛，腹胀痛，缩阴冷痛，风湿关节痛，劳伤，骨劳，食积，疳积，痧症，泻痢，黄疸，疟疾，月经不调，痛经，经闭，乳肿，目翳，咽肿，痄腮，瘰疬，疮毒发热，跌打损伤，湿疹，皮肤瘙痒，毒蛇咬伤。

1.《草木便方》："消瘰疬，散血破癥。疗蛇伤，散肿毒，治跌损。"

2.《贵阳民间药草》："温中散寒止痛。治中寒，发痧，胃痛，腹痛。"

3.《浙江民间常用草药》："解暑。治中暑，感冒。"

4.《四川常用中草药》："通经止痛。治风寒头痛，一身痛，干霍乱，牙痛，腮腺炎。"

5.《陕西中草药》："祛寒宣肺，祛风解毒，活血散瘀，消肿止痛。治风寒感冒，百日咳，肺结核，劳伤，无名肿毒。"

6.《甘肃中草药手册》："治乳腺炎，乳腺结核。"

7.《浙江药用植物志》："治咽喉肿痛，黄疸型肝炎，急性胆囊炎。"

8.《秦岭巴山天然药物志》："治肺脓疡，湿疹。"

【用法用量】 内服：煎汤，6～15 g；或研末；或泡酒；或绞汁。外用：捣敷；或煎汤洗；或绞汁涂。

【宜忌】《秦岭巴山天然药物志》:"孕妇慎服。"

【选方】 1. 治偏头痛　六月寒鲜草30～60 g,水煎取汁,煮鸡蛋,食蛋服汤。(《秦岭巴山天然药物志》)

2. 治胃气痛　骚羊古15 g,广木香6 g,辰沙草15 g。研细混合,开水吞服。每日3次,每次3 g。(《贵阳民间药草》)

3. 治急性胆囊炎　苦爹菜鲜全草60 g,鸡矢藤30 g,龙胆草9 g。水煎服。(《浙江药用植物志》)

4. 治乳腺炎,乳腺结核　六月寒30 g,蒲公英15～30 g。水煎调红糖30 g服。(《甘肃中草药手册》)

5. 治腮腺炎　山当归、夏枯草、车前草,板蓝根各15 g。水煎服。

6. 治颈淋巴结核　山当归、酒糟子各适量,捣烂炒热包患处。(5、6方出自《万县中草药》)

7. 治皮肤瘙痒　六月寒、夏枯草各250 g。煎水洗。(《陕西草药》)

5131 **鹅蛋壳** é dàn ké (《纲目拾遗》)

【异名】 鹅子壳(《丹溪治法心要》)。

【基原】 为鸭科雁属动物家鹅 *Anser cygnoides domestica* Brisson.的卵壳。

【原动物】 参见"鹅肉"条。

【采收加工】 食用鹅蛋时,收集蛋壳,晒干或烘干。

【药材】 鹅蛋壳 *Chorion Ansi Domesticae*　全国大部分地区均产。

性状　多呈碎片状,外表面白色稍粗糙,易破裂;内表面光滑,质脆易碎。气微,味淡。

【功用主治】 拔毒排脓,理气止痛。主治痈疽脓成难溃,疝气,难产。

【用法用量】 内服:研末,1～3 g,开水或酒送服。外用:研末调敷。

【选方】 1. 治痈疽无头　用新生鹅蛋壳烧灰存性,为末,醋调敷。出脓血。(《纲目拾遗》引《急救方》)

2. 治疝　陈年鹅子壳为末,空心酒服。(《丹溪治法心要》)

3. 治难产　哺退鹅蛋壳七个,去外硬壳,取内软衣,焙焦为末。空腹酒下或白汤亦可。(《串雅补》难产下胎方)

5132 **鹅喉管** é hóu guǎn (《纲目拾遗》)

【基原】 为鸭科雁属动物家鹅 *Anser cygnoides domestica* Brisson的咽喉及气管、食管。

【原动物】 参见"鹅肉"条。

【采收加工】 宰鹅时,取下咽喉及气管、食管,烘干。

【功用主治】 主治喉痹,哮喘,赤白带下。

【用法用量】 内服:研末,1个。

【选方】 1. 治喉症　鹅喉气管1个(阴阳瓦炙黄色),冰片一分。共为细末,吹。(《纲目拾遗》引《周益生家宝方》)

2. 治哮喘　鹅咽喉食管焙灰,冲开水炖服。(福州台江区《验方汇集》)

3. 治赤白带　鹅水喉管煅存性研末,酒调,临卧服之。(《纲目拾遗》引《周益生家宝方》)

5133 **鹅腿骨** é tuǐ gǔ (《纲目拾遗》)

【基原】 为鸭科雁属动物家鹅 *Anser cygnoides domestica* Brisson.的后肢骨。

【原动物】 参见"鹅肉"条。

【采收加工】 宰鹅时取下后肢骨,烘干。

【药材】 鹅腿骨 *Os Ansi Domesticae*　全国各地均产。

性状　腿骨略呈圆柱形,上端稍粗,可见突起的股骨头,骨干圆柱形,直径约5 mm。表面灰白色,骨质,折断面中心髓部紫棕色。气微,味特异。

【成分】 每100 g骨髓(bone marrow)(干重)中含铁35.9 mg,铜6.02 mg,锰0.51 mg[1]。

【功用主治】 主治狂犬咬伤。

【用法用量】 外用:研末掺。

【选方】 治犬伤日久发者　用鹅腿骨煅存性,研末掺之。(《纲目拾遗》引《奇效方》)

5134 **鹅管石** é guǎn shí (《品汇精要》)

【异名】 滴乳石(《饮片新参》),钟乳鹅管石(《中药志》)。

【基原】 为碳酸盐类方解石族矿物方解石的细管状集合体。

【原矿物】 主要矿物组分为方解石,参见"方解石"条。

鹅管状集合体的成因、形产状与钟乳石相同(参见"钟乳石"条)。

分布于湖北、湖南、广东、广西、四川、贵州、云南等地。

【采收加工】 全年可采,从洞顶打下,除去表面污物。

【药材】 鹅管石 *Jubuliforme Colcitum*　产于四川、云南、贵州、湖南、湖北等地。

性状　呈圆柱形或圆锥形,中空如管状,长3～7 cm,直径0.5～1.3 cm,管壁厚1～4 mm。白色、淡黄白色。表面平滑,有的较粗糙,有颗粒或纵斜纹理。半透明至不透明。质硬脆,可折断,断面白色,具玻璃光泽,中心具较大空洞,壁厚者可见浅黄色环层。无臭,味淡。

鉴别　(1) 透射偏光镜下:方解石呈结晶状,其分布呈同心圆,似环带状结构,中心部分为孔洞。方解石光性特征参见"方解石"条。

(2) 本品显碳酸盐、钙盐的各种反应。参见"方解石"条。

【成分】 主要成分为碳酸钙[1]。此外,尚含少量镁、锶、钡等[2]。鹅管石主要成分与钟乳石一致,仅微量元素成分略有不同[2]。

【药性】《品汇精要》:"无毒。味甘,性平。气之薄者,阳中之阴。"

【功用主治】 温肺,壮阳,通乳。主治肺寒久嗽,虚劳咳喘,阳痿早泄,梦遗滑精,腰脚冷痹,乳汁不通。

1.《品汇精要》:"主咳嗽痰喘及小儿诸嗽。"

2.《医学入门》:"专主肺寒久嗽,痰气壅膈,兼治疳疮。"

【用法用量】 内服:煎汤,9～15 g,打碎先煎;研末,0.3～15 g,或入丸剂。

【宜忌】 实热及阴虚火旺者禁服。

【选方】 1. 治肺痿劳嗽,久嗽　人参、款冬花、钟乳石、鹅管石(并生研)、明矾(煅)各二钱,辣桂、甘草各一钱。上细末。临卧以少许咽下两次。(《直指方》七宝散)

2. 治支气管哮喘　鹅管石30 g,核桃仁10个,杏仁9 g,莱菔子12 g,甘草3 g。水煎服。(《中药临床应用》鹅管石汤)

3. 治肺结核　西洋参、珍珠、贝母、苡仁、鹅管石(钟乳石)、百合各15 g。共研细末。每日早晚用开水冲服,每服6 g。(《甘肃中医验方集锦》治肺结核方)

5135 鹅不食草 é bù shí cǎo (《食性本草》)

【异名】 野园荽(《濒湖集简方》),鸡肠草(《纲目》),鹅不食(《生草药性备要》),地芫荽(《医林纂要》),满天星、地胡椒(《简易草药》),山胡椒(《岭南采药录》),二郎戟、小救驾(《贵州民间方药集》),砂药草(《江苏植物志》),通天窍(《四川中药志》),球子草、小拳头(《广东中药》),铁拳头、散星草(《浙江民间常用草药》),白球子草(《福建中草药》),二郎剑(《四川常用中草药》),球子草(《广州植物志》)。

【基原】 为菊科石胡荽属植物石胡荽的全草。

【原植物】 石胡荽 *Centipeda minima* (L.) A. Br. et Ascher.

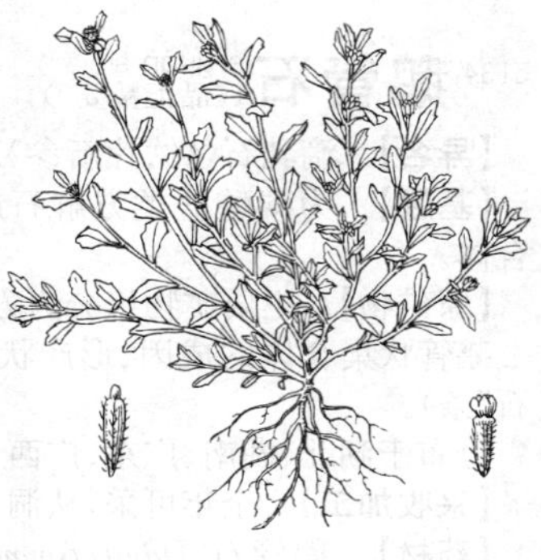
石胡荽

一年生小草本。茎纤细,多分枝,基部匍匐,着地后易生根。叶互生;叶片楔状倒披针形,先端钝,边缘有不规则的疏齿,无毛,或下面稍有细毛。头状花序细小,扁球形,单生于叶腋;总苞半球形;总苞片2层,椭圆状披针形,绿色,边缘膜质,外层较内层大;花托平坦,无托片;花杂性,淡黄色或黄绿色,全为筒状;外围雌花多层,花冠细,有不明显的裂片;中央的两性花,花冠明显4裂。瘦果椭圆形,具4棱,边缘有长毛;无冠毛。花期9~11月。

生于路旁荒野、田埂及阴湿草地上。分布于华北、东北、华中、华东、华南、西南。

【采收加工】 9~11月采收,鲜用或晒干。

【药材】 鹅不食草 *Herba Centipedae* 主产浙江、湖北、江苏、广东等地。

性状 全草扭集成团。须根纤细,淡黄色。茎细,多分枝,质脆,易折断,断面黄白色。叶小,近无柄;叶片多皱缩或破碎,完整者展平后呈匙形,表面灰绿色或棕褐色,边缘有3~5个齿。头状花序黄色或黄褐色。气微香,久闻有刺激感,味苦,微辛。

鉴别 (1)叶横切面:上表皮细胞略切向延长。栅状组织1列;海绵组织细胞类圆形。下表皮腺毛较多,并有非腺毛,由4~6个细胞组成,长560~750 μm,基部细胞直径40~60 μm,向上逐渐变小,顶端细胞窄细,扭曲成鞭状。上表皮表面观:壁略波状弯曲。腺毛头部由2个细胞组成,长径32~44 μm,短径约20 μm,气孔不定式。

茎横切面:表皮细胞1列,类方形或略切向延长,壁略厚,外覆角质层。皮层细胞5~8列,细胞间隙较大。韧皮部外侧有纤维4~15个成束,弱木化,直径8~16 μm,壁厚3~4 μm。木质部导管数列,径向排列,木化。射线弱木化。中央有大形髓部。

粉末特征:灰绿色至灰棕色。茎表皮细胞呈长方形或类多角形,壁稍厚,表面隐约可见角质纹理;具气孔。叶表皮细胞呈类多角形,垂周壁薄,波状弯曲;气孔不定式,副卫细胞4~6个。腺毛顶面观呈鞋底形,细胞成对排列,内含黄色物。花冠表皮细胞黄色,表面观呈长方形或类多角形,细胞向外延伸呈绒毛状突起,表面有角质纹理。非腺毛着生于花冠表皮,2列性;1列为单细胞,稍短,另列为2细胞,基部细胞较短,先端常呈钩状或卷曲;上部2/3表面有微细角质纹理。花粉粒淡黄色,呈类圆形,直径15~22 μm,具3孔沟,表面有刺。

(2)取本品粉末1 g,加乙醇10 ml,在水浴上回流加热10 min,趁热滤过。取滤液1 ml,放入小试管中,在水浴上挥去乙醇,加氯仿1 ml,浓硫酸1 ml,待两液分层后,氯仿层呈青色,硫酸层呈绿色荧光;取滤液1 ml,放入小蒸发皿中,于水浴上蒸干,加醋酸酐-浓硫酸(19∶1)试剂2滴,混匀,产生黄色,后转变为红色→紫色→青色→污绿色(检查甾类)。

【成分】 全草含甾醇类:棕榈酸蒲公英甾醇酯(taraxasteryl palmitate),乙酸蒲公英甾醇酯(taraxasteryl acetate),蒲公英甾醇(taraxasterol),豆甾醇(stigmasterol),山金车二醇(arnodiol)[1],谷甾醇(sitosterol),十九酸三十四醇酯(tetratriacontanyl nonadecanoate);糖苷类:2-异丙基-5-甲基氢醌-4-O-β-D-吡喃木糖苷(2-isopropyl-5-methylhydroquinone-4-O-β-D-xylopyranoside),2α,3β,19α,23-四羟基-12-乌苏烯-28-酸-28-O-β-D-吡喃木糖苷(2α,3β,19α,23-tetrahydroxy urs-12-ene-28-oic acid-28-O-β-D-xylopyranoside),2α,21β,22α,28-四羟基-12-齐墩果烯-28-O-β-D-吡喃木糖苷(2α,21β,22α,28-tetrahydroxy olean-12-ene-28-O-β-D-xylopyranoside),3β,16α,21β,22α,28-五羟基-12-齐墩果烯-28-O-β-D-吡喃木糖苷(3β,16α,21β,22α,28-pentahydroxy olean-12-ene-28-O-β-D-xylopyranoside),3,3′,5,5′-四甲氧基芪(3,3′,5,5′-tetramethoxystibene)[2],1α,3β,19α,23-四羟基-12-乌苏烯-28-酸-28-O-β-D-吡喃木糖苷(1α,3β,19α,23-tetrahydroxy urs-12-ene-28-oic acid-28-O-β-D-xylopyranoside),1β,2α,3β,19α,23-五羟基-12-乌苏烯-28-酸-28-O-β-D-吡喃木糖苷(1β,2α,3β,19α,23-pentahydroxyurs-12-ene-28-oic acid-28-O-β-D-xylopyranoside),3α,21α,22α,28-四羟基-12-齐墩果烯-28-O-β-D-吡喃木糖苷(3α,21α,22α,28-tetrahydroxy olean-12-ene-28-O-β-D-xylopyranoside),3α,16α,21α,22α,28-五羟基-12-齐墩果烯-28-O-β-D-吡喃木糖苷(3α,16α,21α,22α,28-pentahydroxy olean-12-ene-28-O-β-D-xylopyranoside)[3],6-羟基-反-8-二十六碳-烯-3-酮(6-hydroxyhexacos-*trans*-8-ene-3-one),3,5,4′-三甲氧基-反-芪(3,5,4′-trimethoxy-*trans*-stilbene),3α,21β,22α,28-四羟基-12-齐墩果烯-28-O-β-D-吡喃木糖苷(3α,21β,22α,28-tetrahydroxy olean-12-ene-28-O-β-D-xylopyranoside),3α,16α,21β,22α,28-五羟基-12-齐墩果烯-28-O-β-D-吡喃木糖苷(3α,16α,21β,22α,28-pentahydroxy olean-12-ene-28-O-β-D-xylopyranoside);还含黄酮、萜及酯类:川陈皮素(nobiletin)[5],羽扇豆醇(lupeol)[6],乙酸羽扇豆酯(lupeyl acetate),10-异丁酰氧基-8,9-环氧百里香酚异丁酸酯(10-isobutyryloxy-8,9-epoxythymol isobutyrate),9,10-二异丁酰氧基-8-羟基百里香酚(9,10-diisobutyryloxy-8-hydroxythymol),短叶老鹳草素(brevifolin),堆心菊灵(helenalin),异丁酸堆心菊灵内酯(florilenalin isobutyrate)[7],异丁酰二氢堆心菊灵(isobutyroylplenolin),千里光酰二氢堆心菊灵(senecoylplenolin),四氢堆心菊灵(tetrahydrohelenalin),α-莎草酮(α-cyperone),槲皮素-3,7,3′-三甲酯(quercetin-3,7,3′-trimethylether),槲皮素-3,7,3′,4′-四甲酯(quercetin-3,7,3′,4′-tetramethylether)[8],

槲皮素-3-甲酯(quercetin-3-methylether),槲皮素-3,3′-二甲酯(quercetin-3,3′-dimethylether),芹菜素(apigenin),石南藤酰胺乙酸酯(aurantiamide acetate)[8,9],6-O-千里光酰二氢菊灵(6-O-senecoylplenolin),山金车内酯(arnicolide)C等[9]。

【药理】 1. 抗过敏作用 鹅不食草热水提取物在动物皮肤被动过敏反应(PCA)中表现出显著抗过敏作用,也可较强地抑制化合物48/80或刀豆球蛋白A诱导的大鼠腹腔肥大细胞组胺释放。其中的山金车内酯、6-O-千里光酰二氢菊灵和石南藤酰乙酸酯抑制组胺释放的 IC_{50} 分别为 3.0×10^{-5} mol/L、1.8×10^{-5} mol/L 及 2.3×10^{-4} mol/L。在PCA试验中,口服50 mg/kg,前两种化合物对色素渗出抑制率分别为61.76%、37.4%。含有的黄酮类化合物对组胺释放的 IC_{50} 为1.0 mol/L~0.5×10^{-5} mol/L。口服50 mg/kg,对PCA试验抑制率达39%~67%[1]。鹅不食草挥发油对变应性鼻炎治疗有确切疗效,该作用与鹅不食草挥发油抑制组胺释放有关,还由于抑制肥大细胞和嗜碱性粒细胞脱颗粒,阻止嗜酸性粒细胞趋化因子释放,从而使嗜酸性粒细胞及其胞浆颗粒释放碱性蛋白、嗜酸性粒细胞阳离子蛋白和神经毒素减少,减轻对鼻黏膜上皮的损害[2]。

2. 抗突变及抗肿瘤作用 采用Ames试验平板掺入法,选用了标准菌株 TA_{98} 和 TA_{100},诱变剂分别为4-硝基邻二胺和迭氮钠。鹅不食草两次水煎煮浓缩液进行实验,每皿加入量为3 mg,具有一定的抗突变作用[3]。鹅不食草乙醇提取物有较明显的抑制肿瘤生长的作用[4]。

3. 抗炎作用 鹅不食草挥发油0.05 ml/kg和0.1 ml/kg剂量组对小鼠急性炎症均有明显抑制作用,以抑制急性炎症早期毛细血管通透性亢进(抗渗出)的效果较好;对炎症组织中的 PGE_2 释放也有较好的对抗作用[5]。

4. 保护肝脏 鹅不食草煎液对实验性肝损伤有明显的保护作用,能明显降低 CCl_4、APAP、D-GalN+LPS引起的肝损伤后小鼠血清中升高的ALT水平[6]。

5. 其他作用 挥发油和乙醇提取液部分有某些止咳、祛痰、平喘作用,沉淀部分止咳效果不明显,无祛痰作用[7]。

【药性】 辛,温。归肺、肝经。

1.《履巉岩本草》:"温。"

2.《品汇精要》:"辛,寒。气之薄者,阳中之阴。香。"

3.《医林纂要》:"辛、苦,温。"

4.《得配本草》:"入手太阴经气分。"

【功用主治】 祛风通窍,解毒消肿。主治感冒,头痛,鼻渊,鼻息肉,咳嗽,哮喘,喉痹,耳聋,目赤翳膜,疟疾,痢疾,风湿痹痛,跌打损伤,肿毒,疥癣。

1.《本草拾遗》:"去目翳,挼塞鼻中,翳膜自落。"

2.《四声本草》:"通鼻气,利九窍,吐风痰。"

3.《纲目》:"解毒,明目,散目赤肿云翳,耳聋,头痛,脑酸,治痰疟,?鼻窒不通,塞鼻息自落,又散疮肿。""汁制砒石、雄黄。"

4.《生草药性备要》:"理跌打折骨,止痛消肿,去痘后眼膜,医诸般眼疾。"

5.《医林纂要》:"通郁,去寒,可截疟,止痢。以干末搐鼻,可发嚏去寒郁。"

6.《得配本草》:"散痧疹,顺二便,拔肢毒,落息肉,治金疮。"

7.《湖南药物志》:"祛风化痰,消积除痞,散寒祛湿,行瘀活血,消肿止痛。治牙痛,一切肿毒,湿毒胫疮,痔疮肿痛,百日咳,鸡眼疔;民间应用于疟疾,感冒,黄疸,痞积,腹泻,暴卒昏迷,急慢惊风,目暴赤,目翳,蛇咬伤,霍乱。"

8.《广东中药》:"宣肺气,通窍,散瘀。治慢性鼻窦炎,过敏性鼻炎,百日咳,跌打通脉。"

9.《海南岛常用中草药手册》:"散湿,祛风消肿。治黄疸肝炎,高热,风湿痹痛。"

10.《福建药物志》:"治流感,睾丸肿痛,麻风,急性中耳炎。"

【用法用量】 内服:煎汤,5~9 g;或捣汁。外用:捣敷;或捣烂塞鼻;或研末嗃鼻。

【宜忌】 1.《得配本草》:"气虚胃弱者禁用。"

2.《草木便方》:"血虚、孕妇、肺胃有热者忌用。"

3.《广西中药志》:"阳实火盛者忌用。"

4.《浙江药用植物志》:"胃病患者慎服。"

【选方】 1. 治伤风头痛、鼻塞 鹅不食草(鲜或干均可)搓揉,嗅其气,即打喷嚏,每日2次。(《贵阳民间药草》)

2. 治鼻炎,鼻窦炎,鼻息肉,鼻出血 鹅不食草、辛夷花各3 g。研末吹入鼻孔,每日2次;或加凡士林20 g,做成膏状涂鼻。(《青岛中草药手册》)

3. 治支气管哮喘 石胡荽、瓜蒌、莱菔子各9 g。煎服。(《安徽中草药》)

4. 治目病肿胀红赤,昏暗羞明,隐涩疼痛,风痒,鼻塞,头痛,脑酸,外翳攀睛,眵泪稠黏 鹅不食草二钱,青黛一钱,川芎一钱。为细末,先噙水满口,每用米许嚢入鼻内,以泪出为度。不拘时候。(《原机启微》嗃鼻碧云散)

5. 治疟疾 ①鹅不食草6 g,水煎去渣加榜糟,于发作前1~2 h服。(《四川中药志》1979年版) ②鹅不食草、胡椒、冷饭团各适量。捣烂,于发作前8 h敷两手寸口。(《岭南草药志》)

6. 治黄疸型肝炎 鹅不食草9 g,茵陈24 g。水煎服。(《河北中草药》)

7. 治阿米巴痢疾 石胡荽、乌韭根各15 g。水煎服,每日1剂;血多者加仙鹤草15 g。(《江西草药》)

8. 治小儿疳积 鹅不食草全草3 g,或研粉每日用1.5 g。蒸瘦肉或猪肝服。(《广西本草选编》)

9. 治中暑及热痧 鹅不食草15 g,青木香根15 g。合并研成细粉,置于鼻下,嗅之可苏醒。再用二者煎汤服用可治热痧。(《杭州药用植物志》)

10. 治跌打损伤 球子草全草9~15 g,加黄酒、红糖适量,水煎服;同时用鲜全草捣烂敷患处。(《浙江民间常用草药》)

11. 治湿毒胫疮 野园荽(夏月采取,晒收为末)每以五钱,汞粉五分,桐油调作隔纸膏,周围缝定,以茶洗净,缚上膏药,黄水出。(《简便单方》)

12. 治痔疮 鹅不食草60 g,无花果叶15~18 g。煎水,先熏过再洗。(《贵阳民间药草》)

13. 治慢性湿疹 石胡荽、杠板归等分。共研细末,用醋或麻油调和涂搽患处。(《战备草药手册》)

14. 治鹅口疮 鹅不食草3 g,冰片1.5 g。共研细面,每用少许撒患处。(《河南中草药手册》)

15. 治毒蛇咬伤 球子草鲜全草捣烂,外敷伤口周围;另用鲜全草30 g,捣烂绞汁,冲开水服。

16. 治鸡眼 先把鸡眼厚皮削平,将球子草鲜全草捣烂包敷患处,3~5 d取下。(15、16方出自《浙江民间常用草药》)

17. 治膀胱结石 鹅不食草60 g。洗净捣汁,加白糖少许,1次服完。(《贵阳民间药草》)

18. 治小儿急慢惊风　鹅不食草鲜全草适量。捣烂，榨取汁，调花生油灌服；药渣外搽额头及太阳穴。(《壮族民间用药选编》)

【临床报道】 1. 治疗百日咳　鲜鹅不食草150 g，加水700 ml，文火煎至500 ml，加入糖浆500 ml，使成为1 000 ml。1周岁儿童每日服20 ml(相当于鹅不食草生药3 g)，分4次服。3周岁服30 ml，5岁以上者可加至40 ml，1岁以下者照周龄酌减。共治160例，痊愈105例，基本痊愈36例，显著好转19例[1]。

2. 治疗疟疾　将石胡荽制成注射剂(每1 ml含生药2 g)，在发作前2 h肌内注射1次，连用3 d。每次剂量：1～3岁2 ml，4～8岁3 ml，9～14岁4 ml，15岁以上5 ml。观察各型疟疾现症患者187例，经1～3次用药，痊愈175例。与氯喹、伯氨喹对照组相比，疗效无显著差别。治疗中有3例注射后发生恶心和轻度呕吐，停药后自行消失[2]。

3. 治疗关节扭伤、腰肌劳损、风湿疼痛　将鲜石胡荽制成注射剂(每1 500 g鲜药制成500 ml)，于痛点或循经取穴注射，每次0.2～0.5 ml，隔日1次，一般3～5次为1个疗程。观察94例，痊愈31例，好转60例，有效率达97%[3]。

4. 治疗鼻炎　取鹅不食草10 g，凡士林90 g，将鹅不食草研成细末，与凡士林调匀，制成软膏备用。将上述软膏涂在棉片上，填入双侧鼻腔，30 min后取出，每日1次，15次为1个疗程。必要时可继续巩固治疗1个疗程。治疗变应性鼻炎56例，治愈45例，好转11例；治疗单纯性鼻炎38例，有效38例；治疗肥厚性鼻炎11例，好转11例[4]。

5136 鹅掌楸根 é zhǎng qiū gēn (《贵州草药》)

【异名】 双飘树根。

【基原】 为木兰科鹅掌楸属植物鹅掌楸 *Liriodendron chinensis* (Hemsl.) Sarg. 的根。

【原植物】 参见“凹朴皮”条。

【采收加工】 9～11月采挖，鲜用或晒干。

【药性】 辛，温。

【功用主治】 驱风除湿，强筋壮骨。

【用法用量】 内服：煎汤，15～30 g；或浸酒。

【选方】 1. 治痿证(肌肉萎缩)　双飘树根、大血藤各30 g，茜草根、一口血各9 g，豇豆、木通各15 g，红花1.5 g。泡酒服。

2. 治风湿关节痛　双飘树根、刺桐各30 g。煨水服。(1、2方出自《贵州草药》)

5137 鹅掌上黄皮 é zhǎng shàng huáng pí (《滇南本草》)

【基原】 为鸭科雁属动物家鹅 *Anser cygnoides domestica* Brisson. 脚掌及足蹼上的黄色表皮。

【原动物】 参见“鹅肉”条。

【采收加工】 宰鹅时，水烫足部，褪下黄色表皮，晒干或烘干。

【功用主治】 收湿敛疮。主治湿疮，冻疮。

1.《滇南本草》：“烧灰调油，搽黄水疮、冻疮。”

2.《本草汇言》：“解湿毒烂疮。”

【选方】 治脚趾缝烂疮　捋鹅时取鹅掌上黄皮焙干，烧灰存性，为末，湿则掺之。(《卫生易简方》)

5138 粤瓦韦 yuè wǎ wéi (《湖南药物志》)

【异名】 小金刀、叶下子、大茅镰、骨牌伸筋(《湖南药物志》)，剑丹(《云南中药资源名录》)。

【基原】 为水龙骨科瓦韦属植物粤瓦韦的全草。

【原植物】 粤瓦韦 *Lepisorus obscurevenulosus* (Hayata) Ching. [*Polypodium obscurevenulosum* Hayata]

植株高25～40 cm。根茎横生，被黑色、卵状披针形鳞片，顶端长渐尖，边缘具微齿，最后脱落。叶远生；叶柄基部被鳞片，黑褐色；叶片革质，狭披针形，中部以下最宽，两端渐狭，先端长渐尖或呈尾状，基部楔形，全缘，深绿色，上面有斑点状水囊，下面沿中脉附近疏生鳞片，干后略反卷；中脉两面稍隆起，侧脉不明显。孢子囊群圆形，橙黄色，在中脉两侧各排成1行，位于中脉与叶边中央。

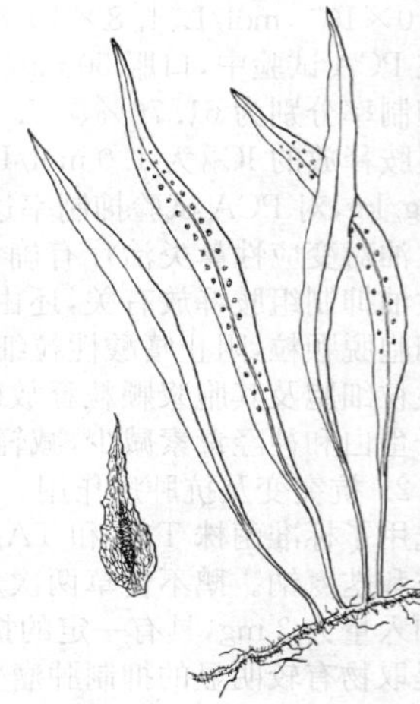

粤瓦韦

生于林下树干或岩石上。分布于浙江、福建、湖南、江西、广东、广西、海南、贵州、台湾等地。

【采收加工】 6～10月采收，晒干。

【药性】 苦，凉。归肝、脾、膀胱经。

1.《江西草药》：“性凉，味苦。”

2.《湖南药物志》：“辛平，无毒。”

【功用主治】 清热解毒，通淋，止血。主治咽喉肿痛，痈肿疮疡，烫火伤，蛇咬伤，小儿惊风，呕吐腹泻，热淋，吐血。

1.《江西草药》：“清热解毒，通淋止血。治小儿惊风，热淋，吐血，蛇咬伤。还可治吐泻，痞块，痈肿，烫火伤。”

2.《湖南药物志》：“清热除烦，祛湿利尿。主治产褥热，产后心烦不安。”

【用法用量】 内服：煎汤，10～60 g。外用：捣敷。

【选方】 1. 治蛇咬伤　粤瓦韦叶、半边莲、犁头草(均鲜品)各适量。捣烂外敷。

2. 治吐血　粤瓦韦30 g。水煎服，白糖为引。(1、2方出自《江西草药》)

3. 治产后心烦不安　粤瓦韦9 g，党参9 g，灶心土6 g。水煎服，服时先饮热麻油3 g。(《湖南药物志》)

5139 舒筋草 shū jīn cǎo (《四川中药志》)

【异名】 千金藤(《四川中药志》)，吊白伸筋、松筋藤、马尾伸筋(《湖南药物志》)，石子藤(《广西本草选编》)，灯笼草、吊壁伸筋(《广西药用植物名录》)，石子藤石松(《湖南药物志》)。

【基原】 为石松科石松属植物藤石松的全草。

【原植物】 藤石松 *Lycopodiastrum casuarinoides* (Spring) Holub. [*Lycopodium casuarinoides* Spring]

多年生攀缘草本，长可达3～5 m；多回二叉分枝，小枝扁平。叶革质，螺旋状排列，稀疏，钻形，基部贴生于枝上，先端有长约1.5 mm的长芒。孢子囊穗圆柱形，生在多回二叉分枝的孢子枝上；孢子叶宽卵形，先端突尖，有膜质长芒，边缘有不规则的钝齿。孢子囊生在孢子叶腋，肾形，黄色。孢子成熟期9月。

生于海拔1 200 m以下的常绿阔叶林或灌木林中。分布于华南、西南及浙江、湖北、湖南等地。

【采收加工】 6～9月采收，鲜用或晒干。

【成分】 藤石松含α-芒柄花醇（α-onocerin）及21-表千层塔烯二醇（21-episerratenediol）等萜类化合物[1]。

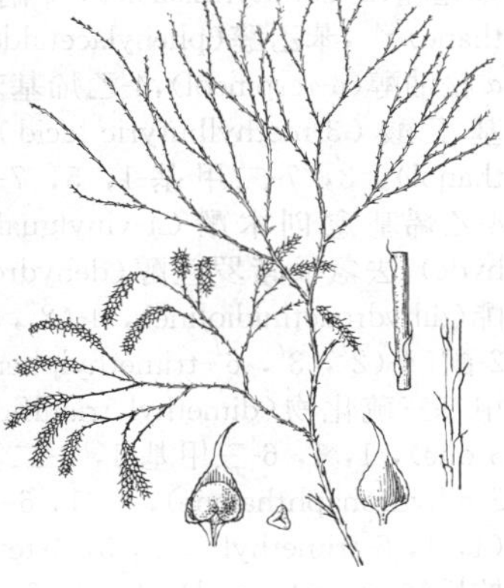

藤 石 松

【药性】 微甘，平。

1.《四川中药志》1960年版："性温，味微甜，无毒。"

2.《湖南药物志》："微甘涩，平。"

3.《浙江药用植物志》："微苦、涩，凉。"

4.《福建药物志》："微苦、辛，平。"

【功用主治】 祛风除湿，舒筋活血，明目，解毒。主治风湿痹痛，腰肌劳损，筋络受伤后手脚不能伸直，月经不调，盗汗，结膜炎，夜盲症，水火烫伤，疮疡肿毒。

1.《四川中药志》1960年版："能舒筋活血。治风湿关节痛，跌打损伤，筋骨疼痛，月经不调及脚转筋等症。"

2.《广西本草选编》："清肝明目，舒筋活络。主治结膜炎，夜盲症，小儿外感发热，小儿盗汗，风湿痹痛，腰肌劳损。"

【用法用量】 内服：煎汤，15～30 g；或浸酒。外用：煎水洗；或捣敷。

【选方】 1. 治气虚脚肿 穿山甲前爪用砂炒泡，与砂仁3 g打成粉，以舒筋草30 g泡水，每日2次吞服，每次用硬币（五分）撮取药粉为度。（《重庆草药》）

2. 治小儿盗汗 舒筋草、麦秆。煮水外洗。（《广西实用中草药新选》）

3. 治脚转筋 舒筋草30 g，伸筋草60 g。煎水或加松甲3个炖猪后脚蹄筋。每日早晚内服2次。（《重庆草药》）

4. 治夜盲 藤石松嫩苗30 g，鸡眼草15 g。煎服。（《中国药用孢子植物》）

5140 番杏 fān xìng （《质问本草》）

【异名】 滨莴苣（《本草推陈》），白番杏、白红菜、白番苋（《福建民间草药》），洋菠菜（《云南种子植物名录》）。

【基原】 为番杏科番杏属植物番杏的全草。

【原植物】 番杏 *Tetragonia tetragonioides* (Pall.) Kuntze. [*T. expansa* Murr.]

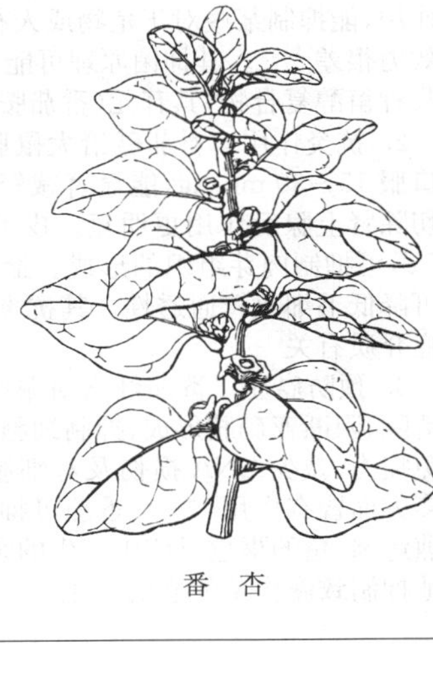

番 杏

一年生肉质草本，全体无毛。茎倾斜或匍匐状。叶互生；卵形或菱形，全缘或略带波状，基部收缩成较宽的叶柄。花1～3朵簇生于叶腋；花梗短；萼筒钟形，上部4裂，裂片开展，内面带黄色，无花瓣；雄蕊9～16，花丝、花药均为黄色；子房下位，短倒卵形，花柱与子房同数。坚果陀螺形，骨质，有宿存花萼，表面有角状突起。花果期8～10月。

【采收加工】 7～9月采收，晒干或鲜用。

生于海边沙地或栽培。分布于江苏、浙江、福建、广东、云南、台湾等地。

【成分】 全草含甾醇类：β-胡萝卜素（β-carotene），草酸（oxalic acid），氯化钾[1]，丰富的铁，钙及维生素A、B，磷脂酰胆碱（phosphatidylcholine），磷脂酰乙醇胺（phosphatidylethanolamine），磷脂酰丝氨酸（phosphatidylserine），磷脂酰肌醇（phosphatidylinositol），番杏素（tetragonin），1-O-β-D-吡喃葡萄糖基-2-N-2′-羟基棕榈油酰鞘氨-4，8-二烯醇（1-O-β-D-glucopyranosyl-2-N-2′-hydroxypalmitoyl-sphinga-4，8-dienine）[2]等。还含甾醇-β-D-葡萄糖苷的混合物[3]。

【药理】 1. 抗溃疡作用 本品水提取物1 412 mg/kg和2 824 mg/kg灌胃，623 mg/kg皮下注射或125 mg/kg、312 mg/kg、623 mg/kg腹腔注射，对小鼠应激性溃疡均有显著抑制作用[1]。抗溃疡有效成分为化合物A和B_1，给小鼠300 mg/kg腹腔注射，对应激性溃疡的抑制率为75%[2]。化合物B_1为几个异构体的混合物，给小鼠100 mg/kg腹腔注射，对应激性溃疡的抑制率为76%[3]。

2. 抗炎作用 番杏地上部分所含粗多糖对小鼠角叉莱胶性足肿有抑制作用，有效部分为TⅡ，其中TⅡa、TⅡb和TⅡc 25 mg/kg灌胃对小鼠角叉莱胶足肿的抑制率分别为30.9%、36.6%和34.7%。粗多糖50 mg/kg灌胃，每日1次，连用12 d，对大鼠佐剂性关节炎水肿的抑制率在22 d时为28.6%[4]。

3. 其他作用 本品提取物给接种Ehrlich腹水癌小鼠腹腔注射，对癌细胞的生长有明显抑制作用，抑制率在75%以上[5]。

【药性】 甘、微辛，平。

【功用主治】 疏风清热，解毒消肿。主治风热目赤，疔疮肿痛，肠炎，败血症。

1.《中国药用植物图鉴》："祛风除热，消肿解毒。治眼风火赤肿，疔疮红肿和刀伤出血后红肿。有用治癌病、肠炎、败血病。"

2.《福建药物志》："治胃癌、食管癌、子宫颈癌。"

【用法用量】 内服：煎汤，30～45 g。外用：捣敷。

【选方】 1. 治胃癌，食管癌，子宫颈癌 鲜番杏90 g，菱茎（鲜草或连壳的菱角）120 g，薏仁30 g，马蹄决明12 g。水煎服。（《本草推陈》）

2. 治眼风火赤肿 白番杏鲜叶，洗净，用银针密刺细孔，加入乳汁少许，炖30 min，敷贴眼部，每日换3～4次。（《福建民间草药》）

3. 治疔疮红肿 鲜白番杏叶一握。洗净，和少量的冷饭、食盐共捣烂，贴患处，每日换2次。并可治刀伤出血后红肿。（《中国药用植物图鉴》）

5141 番茄 fān qié （《植物名实图考》）

【异名】 小金瓜、喜报三元（《植物名实图考》），西红柿、番李子（《广州植物志》），金橘（《陆川本草》），洋柿子、番柿（《中国高等植物图鉴》。）

【基原】 为茄科番茄属植物番茄的新鲜果实。

【原植物】 番茄 *Lycopersicon esculentum* Mill.［*Solanum lycopersicum* L.］

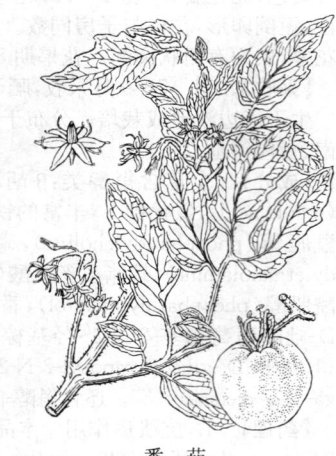

番 茄

一年或多年生草本。植株高0.6～2 m。全株被黏质腺毛。茎直立，易倒伏，触地则生根。奇数羽状复叶或羽状深裂，互生；叶极不规则，大小不等，卵形或长圆形，先端渐尖，边缘有不规则锯齿或裂片，基部歪斜，有小柄。花3～7朵，成侧生的聚伞花序；花萼5～7裂，裂片披针形至线形，果时宿存；花冠黄色，辐射状；雄蕊5～7，着生于筒部，花丝短，花药半聚合状，或呈1锥体绕于雌蕊；子房2室至多室，柱头头状。浆果扁球状或近球状，肉质而多汁，橘黄色或鲜红色，光滑。种子黄色。花、果期夏、秋季。

我国大部分地区均有栽培。

【采收加工】 7～9月果实成熟时采收，鲜用。

【成分】 果实含有机酸：抗坏血酸，亚油酸（linoleic acid），棕榈酸（palmitic acid），油酸（oleic acid），α-亚麻酸（α-linolenic acid）[1]，止杈酸（abscisic acic）[2]，枸橼酸（citric acid），异枸橼酸（isocitric acid），琥珀酸（succinic acid），奎宁酸（quinic acid）[3]，绿原酸（chlorogenic acid），阿魏酰奎宁酸（feruloylquinic acid），对香豆酰奎宁酸（*p*-coumaroylquinic acid）[4]，己二烯酸（hexadienoic acid）[5]，苹果酸（malic acid），草酸（oxalic acid），延胡索酸（fumaric acid），乙酸（acetic acid）[6]，酒石酸（tartaric acid），甘醇酸（glycolic acid）[7]，2-萘氧基乙酸（2-naphthoxyacetic acid），2-(6-羟基萘氧基)乙酸〔2-(6-hydroxynaphthoxy) acetic acid〕[8]，S-腺苷-L-甲硫氨酸（S-adenosyl-L-methionine）[9]，1-氨基环丙烷-1-羧酸（1-aminocyclopropane-1-carboxylic acid）[10]，4-氯苯氧基乙酸（4-chlorophenoxyacetic acid）[11]，细交链孢菌酮酸（tenuazonic acid）[12]，止杈酸-1′-O-β-D-吡喃葡萄糖苷（abscisic acid-1′-O-β-D-glucopyranoside）[13]，4-咖啡酰-D-奎宁酸（4-caffeoyl-D-quinic acid），3-咖啡酰-D-奎宁酸（3-caffeoyl-D-quinic acid），咖啡酸-4β-D-葡萄糖苷（caffeic acid-4β-D-glucoside），阿魏酸-β-D-葡萄糖苷（ferulic acid β-D-glucoside），对香豆酸β-D-葡萄糖苷（*p*-coumaric acid β-D-glucoside）[14]，原儿茶酸甲酯（methyl protocatechuate）[15]。还含生物碱：番茄碱（tomatine），澳洲茄胺（solasodine）[16]，茄碱（solamine）[17]，烟碱（nicotine）[18]，6-羟基-1-甲基-1，2，3，4-四氢-β-咔啉（6-hydroxy-1-methyl-1，2，3，4-tetrahydro-β-carboline）[19]，胡芦巴碱（trigonelline），胆碱（choline），腺嘌呤（adenine）[20]，氯化胆碱氯化物（chlorocholine chloride）[21]。

果实含挥发成分：番茄烃（lycopene）[22]，1，2-环氧-1，2-二氢番茄烃（1，2-epoxy-1，2-dihydrolycopene）[23]，(Z)-3-己烯醛〔(Z)-3-hexenal〕，β-紫罗兰酮（β-ionone），己醛（hexanal），(Z)-2-己烯醛〔(Z)-2-hexenal〕，(E)-2-庚烯醛〔(E)-2-heptenal〕，β-突厥蔷薇酮（β-damascenone），1-戊烯-3-酮（1-penten-3-one），3-甲基丁醛（3-methylbutanal），2-异丁基噻唑（2-isobutylthiazole），1-硝基苯乙烷（1-nitrophenylethane）[24]，苯乙醛（phenylacetaldehyde），芳樟醇（linalool），α-松油醇（α-terpineol），4-乙烯基苯酚（4-vinylphenol），3-甲基丁酸（3-methylbutyric acid），2-苯乙醇（2-phenylethanol），3，7-二甲基-1，5，7-辛三烯-3-醇（hotrienol），4-乙烯基愈创木酚（4-vinylguaiacol），苯甲醛（benzaldehyde），去氢-β-紫罗兰醇（dehydro-β-ionol），二氢猕猴桃内酯（dihydroactinidioline），4-(2′，3′，6′-三甲苯基)-3-丁烯-2-酮〔4-(2′，3′，6′-trimethylphenyl)-3-buten-2-one〕[25]，二甲基三硫化物（dimethyl trisulfide），1-辛烯-3-酮（1-octen-3-one），1，1，6-三甲基-1，2-二氢萘（1，1，6-trimethyl-1，2-dihydronaphthalene），1，1，6-三甲基-1，2，3，4-四氢萘（1，1，6-trimethyl-1，2，3，4-tetrahydronaphthalene），α-环柠檬醛（α-cyclocitral），2，2，6-三甲基-5-环己烯酮（2，2，6-trimethyl-5-cyclohexenone），1-(甲硫基)庚-3-酮〔1-(methylthio) pentan-3-one〕，1-(甲硫基)辛-3-酮〔1-(methylthio) octan-3-one〕，3-(甲硫基)己醛〔3-(methylthio) hexanal〕，1-硝基-2-甲基丙烷（1-nitro-2-methylpropane）[26]，牻牛儿基丙酮（geranylacetone），丙酮（acetone），6-甲基-5-庚烯-2-酮（6-methyl-5-hepten-2-one），1-庚烯-3-酮（1-penten-3-one），甲醇（methanol），2-异丁基噻唑（2-isobutylthiazole）[27]，1-硝基-3-甲基丁烷（1-nitro-3-methylbutane），β-环柠檬醛（β-cyclocitral），环氧-β-紫罗兰酮（epoxy-β-ionone），3-甲基丁醛（3-methylbutanal），2-异丁基氰化物（2-isobutyl cyanide），2-甲基丁醇（2-methylbutanol），3-甲基丁醇（3-methylbutanol），6-甲基-5-庚烯-2-醇（6-methyl-5-hepten-2-ol）[28]，丁香酚（eugenol），3-甲硫基丙醛（methional）[29]。果实中的苦味成分有柚皮苷（naringin），番茄碱（tomatin）及咖啡酸（caffeic acid）[30]。果实中还有甾醇类成分：胆甾醇（cholesterol），菜油甾醇（campesterol），豆甾醇（stigmastercl），β-谷甾醇（β-sitosterol）等[31]。

种子含番茄苷（tomatoside）A[32]，还含环木菠萝烷醇（cycloartanol），环木菠萝烯醇（cycloartenol），羊毛甾-8-烯-3β-醇（lanost-8-en-3β-ol），24-亚甲基环木菠萝烷醇（24-methylenecycloartanol）[33]，羽扇豆醇（lupeol）[34]。种子油中的脂肪酸主要有亚油酸，棕榈酸，油酸，硬脂酸（stearic acid），花生酸（arachidic acid），亚麻酸（linolenic acid）[35]。

【药理】 1. 抗微生物作用 番茄中的番茄碱有抗真菌作用，能抑制某些对于植物或人有致病力的真菌，但对细菌效力很差[1,2]。其抑菌原理可能是在真菌的细胞膜内形成某种甾醇复合物，其苷元（番茄胺）作用很差[3]。

2. 抗炎作用 番茄碱给大鼠肌内注射1～10 mg/kg或口服15～30 mg/kg，能显著减轻角叉菜胶引起的足肿胀，切除肾上腺后作用更明显。皮下注射5～10 mg/kg，连续7 d，可抑制肉芽组织的形成。给小鼠皮下注射10 mg/kg，可降低毛细血管通透性。其抗炎作用原理，可能与拮抗炎症介质有关[4]。

3. 预防癌症 番茄红素对单线态氧的猝灭和自由基的清除、阻断亚硝胺形成、抑制细胞增殖、诱导细胞分化、增加免疫力、减少DNA损伤及对细胞间隙连接通讯的影响等多方面皆有作用[5～7]。番茄可抑制LDL胆固醇的氧化和煎烤肉、鱼的褐色反应中产生的杂环胺类的形成，从而有效地抑制致癌物及肿瘤的产生[6]。番茄红素能预防肺、前列腺、胃、胰、结直肠、食管、口腔、乳腺、肝、膀胱、宫颈等部位肿瘤[6, 8~10]。在肿瘤培养细胞中发现，番茄红素对子宫、乳腺、肺癌细胞的增殖抑制作用远大于α-胡萝卜素、β-胡萝卜素[11]。番茄红素可明显降低前列腺癌的发病率[12]。在40 d龄未交配的、乳腺癌高发的SHN小鼠的研究中发现，摄食一定量的番茄红素可显著抑制乳腺癌，并伴有乳腺中胸苷酸合成酶活性、血清中游离脂肪酸和催乳素浓度的降低[13]。小鼠摄食一定量的番茄食品，可以抑制N-甲基亚硝基脲诱发的结肠癌[14]。番茄红素可抑制小鼠膀胱癌的发展[15]。

4. 预防心血管疾病　番茄红素是预防冠心病、动脉粥样硬化和某些慢性病的重要因子。血清番茄红素的水平与主动脉钙化呈负相关[16]。经常摄食番茄的人群与对照相比，明显降低了血清脂质的过氧化和LDL的氧化，从而减少了动脉硬化和冠心病的发病率[17]。

5. 调节免疫　番茄红素能保护吞噬细胞免受自身的氧化损伤，促进T、B淋巴细胞增殖，刺激效应T细胞的功能，增强巨噬细胞、细胞毒性T细胞和天然杀伤细胞杀伤肿瘤细胞的能力，减少淋巴细胞DNA的氧化损伤，以及促进某些白介素的产生。经常摄食番茄汁可以促进白介素2(IL-2)、白介素4(IL-4)的分泌能力[18]。

6. 其他作用　口服番茄果胶，可降低喂饲胆甾醇的大鼠血清及肝中的胆甾醇含量[5]。番茄种子中的番茄苷可以用作降低血中胆甾醇含量的辅助药物[19]。番茄汁可使猫血压下降，平滑肌兴奋。在离体豚鼠回肠上，番茄碱能拮抗组胺、乙酰胆碱、缓激肽、氯化钡引起的收缩反应，但不能阻止催产素对子宫的作用[5]。番茄碱对假性胆碱酯酶有可逆性的抑制作用，对真性胆碱酯酶的作用很小[20, 21]。番茄提取物可持续抑制猪和人小肠叶酸轭合酶(分鲜叶酸轭合物)的活性[22]。

毒性　番茄碱毒性很小，口服较大剂量和较长时间亦未发现毒性反应，可能是吸收很少的缘故。皮下注射可引起局部坏死。其治真菌病的油膏涂于皮肤无刺激性，对黏膜则可能有刺激。给大鼠或兔静脉注射，可引起急骤、短暂的血压下降，对心率无影响。体内及体外试验均可引起溶血[5]。含4%番茄种子的食物给小鼠喂饲，可引起血清丙氨酸氨基转移酶升高[23]。

【药性】《食物中药与便方》："酸、平、微甘，无毒。"

【功用主治】《食物中药与便方》："清热解毒，凉血平肝。"

【用法用量】 内服：煎汤；或生食。

【选方】 治高血压病眼底出血　鲜西红柿每日早晨空腹时生吃1~2个，15 d为1个疗程。(《食物中药与便方》)

5142 番薯 fān shǔ (《纲目拾遗》)

【异名】 朱薯(《闽书》)，山芋、甘薯(《群芳谱》)，红薯(《汲县志》)，番藷(《医林纂要》)，番茹、土瓜(《纲目拾遗》)，地瓜(《闽杂记》)，玉枕薯(《台湾府志》)，红苕(《广州植物志》)，白薯(《岭南草药志》)。

【基原】 为旋花科番薯属植物番薯的块根。

【原植物】 番薯 *Ipomoea batatas*(L.) Lam. [*Convolvulus batatas* L.]

一年生草本。地下具圆形、椭圆形或纺锤形的块根。茎平卧或上升，偶有缠绕，多分枝，圆柱形或具棱，绿色或紫色，节上易生不定根。单叶互生；叶片形状、颜色因品种不同而异，通常为宽卵形，全缘或3~5裂，先端渐尖，基部心形或近于平截，两面被疏柔毛或近于无毛。聚伞花序腋生，有花1~7朵，苞片小，披针形，早落；萼片5，不等长；花冠粉红色、白色、淡紫色或紫色，钟状或漏斗状；雄蕊5，内藏，花丝基部被毛；子房2~4室，被毛或有时无毛。蒴果，通常少见。花期9~12月。

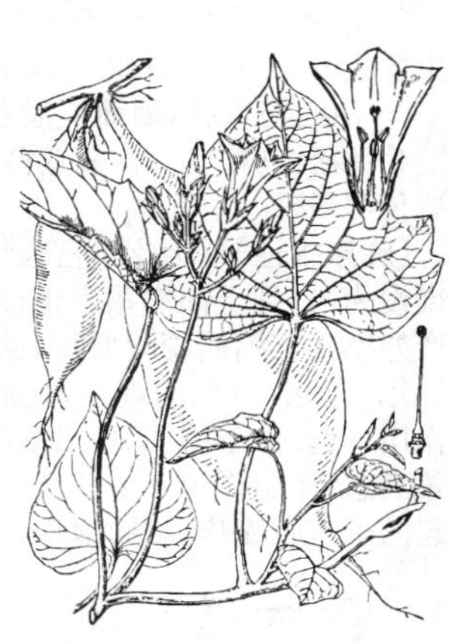

番　薯

我国南北各地均有栽培。

本植物的茎叶(番薯藤)亦供药用，另设专条。

【采收加工】 9~11月采挖，切片，晒干。亦可窖藏。

【药材】 番薯 *Radix Ipomoeae Batatatis*　产于全国各地。

性状　常呈类圆形斜切片，宽2~4 cm，厚约2 mm，偶见未去净的淡红色或灰褐色外皮。切面白色或淡黄白色，粉性，可见淡黄棕色的筋脉点或线纹，近皮部可见1圈淡黄棕色的环纹，质柔软，具弹性，手弯成弧状而不折断。气清香，味甘甜。

鉴别　粉末特征：白色。淀粉粒众多，单粒圆球形、类三角形，大小不一，脐点星状、飞鸟状或点状；复粒由2~10个分粒组成，长38 μm，直径3~36 μm。导管多为网纹，亦有梯纹，直径5~35 μm。

【成分】 根含并没食子酸(ellagic acid)和3，5-二咖啡酰奎宁酸(3，5-dicaffeoylquinic acid)[1]。

【药理】 抑制醛糖还原酶　番薯热水提取物对眼晶体醛糖还原酶有较强的抑制作用。从番薯分离出的并没食子酸和3，5-二咖啡酰奎宁酸，为有效成分[1]。

【药性】 甘，平。归脾、肾经。

1.《纲目拾遗》："甘、平，无毒。"

2.《本草再新》："入脾、肾二经。"

3.《随息居饮食谱》："甘，温。"

【功用主治】 补气，生津，宽肠，通便。主治脾虚水肿，便泄，疮疡肿毒，大便秘结。

1.《医林纂要》："止渴，醒酒，益肺，宁心(生用之效)；益气，充饥，佐谷食(熟用之效)。"

2.《纲目拾遗》："补中，和血，暖胃，肥五脏。白皮白肉者，益肺气生津。煮时加生姜一片，调中与姜枣同功；(同)红花煮食，可理脾血，使不外泄。"

3.《本草求原》："凉血活血，宽肠胃，通便秘，去宿瘀脏毒，舒筋络，止血热渴，产妇最宜。和鲫鱼、鳢鱼食，调中补虚。"

4.《随息居饮食谱》："煮食补脾胃，益气力，御风寒，益颜色。凡渡海注船者，不论生熟，食少许即安。"

5.《岭南采药录》："醋煮服，治全身肿。"

【用法用量】 内服：生食或煮食。外用：捣敷。

【宜忌】 湿阻中焦，气滞食积者慎服。

1.《药性切用》："生食甘凉伐气，晒干磨粉，尤能滞气，多食损人。"

2.《本草省常》："多食令人胀满，生食伤脾胃。"

3.《随息居饮食谱》："惟性大补，凡时疫、疟、痢、肿胀、便秘等证，皆忌之。"

【选方】 1. 治乳疮　白番薯捣烂敷患处，见热即换，连敷数日。

2. 治疮毒发炎　生番薯洗净磨烂，敷患处，有消炎去毒生肌之效。（1、2方出自《岭南草药志》）

3. 治酒湿入脾，因而飧泄者　番薯煨熟食。

4. 治湿热黄疸　番薯煮食，其黄自退。（3、4方出自《金薯传习录》）

【临床报道】 治疗子宫收缩痛　用生地瓜180 g，置于温火慢烤，直到全部烤熟为止，趁热送服。服用时间一般选择产妇感到宫缩痛剧时服用，必要时翌日可用同样剂量重复1次。通过63例的观察，止痛迅速，服后15～20 min即起作用，大多数于第二日再服1次后，即达到止痛的目的；疗效满意；无副作用。由于产后子宫内潴留有羊膜碎块所引起的子宫收缩痛，服烤地瓜无效[1]。

5143 番木瓜 fān mù guā （《现代实用中药》）

【异名】 万寿果（《肇庆府志》），蓬生果、乳瓜（《岭南杂记》），番瓜（《植物名实图考》），木瓜（《台湾植物名录》），木冬瓜（《陆川本草》），土木瓜（《福建药物志》）。

【基原】 为番木瓜科番木瓜属植物番木瓜的果实。

【原植物】 番木瓜 *Carica papaya* L.

软木质常绿小乔木，高2～8 m。茎一般不分枝，具粗大的叶痕。叶大，近圆形，掌状5～9深裂，裂片再为羽状分裂；叶柄中空。花乳黄色，单性异株或为杂性；雄花序为下垂圆锥花序，雌花序及杂性花序为聚伞花序；雄花萼绿色，基部连合；花冠管细管状，裂片5，披针形；雄蕊10，长短不一，排成2轮，着生于花冠上；雌蕊具短梗或近无梗，萼片绿色，中部以下合生；花瓣乳黄色或黄白色，长圆形至披针形；子房卵圆形，花柱5，柱头数裂近流苏状；两性花有雄蕊5，着生于近子房基部的极短的花冠管上，或有雄蕊10，在较长的花冠管上排成2轮。浆果长圆形，成熟时橙黄色，长达30 cm，果肉厚，味香甜。种子多数，黑色。花期全年。

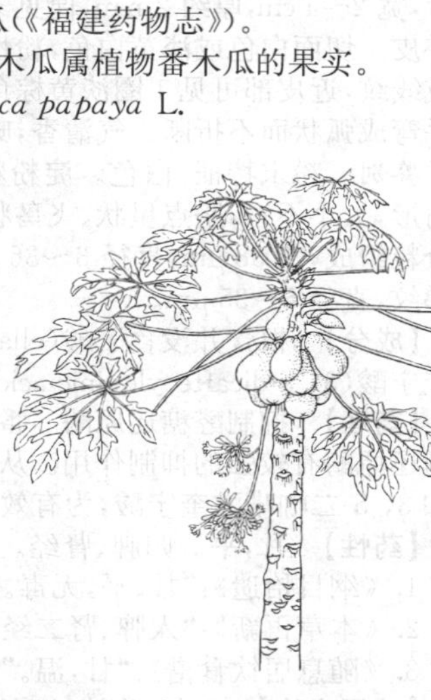

番 木 瓜

生于村边、宅旁。现福建、广东、广西、海南、云南、台湾等地有栽培。

本植物的叶（番木瓜叶）亦供药用，另设专条。

【栽培】 生物学特性　喜高温多湿热带气候，不耐寒，遇霜即凋萎，因根系较浅，忌大风，忌积水。对地势要求不严，丘陵、山地都可栽培，对土壤适应性较强，但以疏松肥沃的砂质壤土或壤土生长为好。

繁殖方法　种子繁殖，育苗移栽。在夏、秋季，从健壮、杆粗、矮生型、结果多而大的雌株或两性株上采收成熟果实，选取中部种子，置通风处阴干。播种前最好浸泡1 d，早春前后播种，在苗床上起畦，用干粪和草木灰与土混合，淋足水，为保温防寒，可用塑料薄膜盖好，春暖时把膜揭开，适当施稀薄粪水或很淡的尿素液肥，2个月后，即可出圃移栽，按行株距2 m×(1.5～1.8) m，三角形定植。

田间管理　夏季应及时中耕除草，一般每年应追肥4～5次，以腐熟堆肥、人粪尿为主。

病虫害防治　花叶病，发现病株及时拔除，并用石灰粉消毒土壤，防上蔓延。介壳虫，用石灰浆涂抹树干2～3次，可消灭越冬害虫。

【采收加工】 果实成熟时采摘，鲜用。

【药材】 番木瓜 *Fructus Caricae Papayae*　主产于云南、广东、广西、海南、福建等地。

性状　浆果较大，长圆或矩圆形，长15～35 cm，直径7～12 cm，成熟时棕黄或橙黄色，有10条浅纵槽，果肉厚，黄色，有白色浆汁，内壁着生多数黑色种子，椭圆形，外方包有多浆、淡黄色假种皮，长6～7 mm，直径4～5 mm，种皮棕黄色，具网状突起。气特，味微甘。

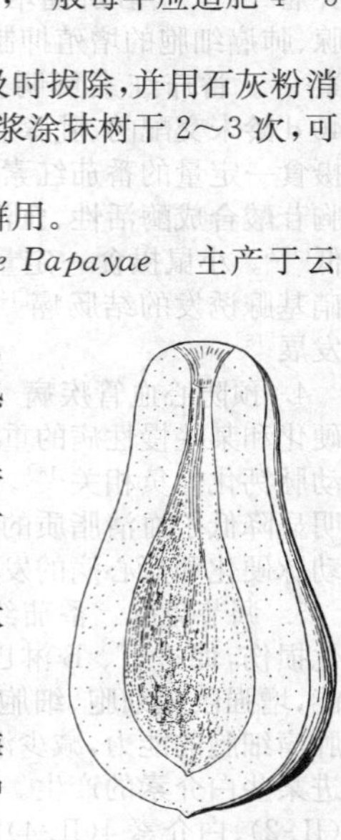

番木瓜（果实纵剖面）外形

【成分】 果实及乳汁含木瓜蛋白酶（papain）[1,2]，木瓜凝乳蛋白酶（chymopapain）A、B、C[3～6]等多种蛋白质水解酶。

果实的乳汁及种子含微量番木瓜碱（capaine）[7,8]。

果实含芳香族化合物：苄基β-D-葡萄糖苷（benzyl β-D-glucoside），2-苯乙基β-D-葡萄糖苷（2-phenylethy-β-D-glucoside），2-(4′-羟苯基)　乙基β-D-葡萄糖苷〔2-(4′-hydroxyphenyl) ethyl β-D-glucoside〕以及4种苄基四-O-甲基-β-D-葡萄糖苷二甲基丙二酸衍生物的异构体（isomeric dimethyl malonated benzyl tetra-O-methyl-β-D-glucosides）[9]，苄基芥子油苷（benzyl glucosinolate）[10]，联苯（biphenyl），α-苯基苯酚（α-phenyl phenol），噻苯咪唑（thiabendazole）[11]；类胡萝卜素（carotenoids）化合物：隐黄质（cryptoxanthin），β、ζ和γ-胡萝卜素（carotene），八氢番茄烃（phytoene），六氢番茄烃（phytofluene），β-胡萝卜素氧化物（mutatochrome），β-胡萝卜素-5，6-环氧化物（β-carotene-5，6-epoxide），隐黄素（crypotoflavine），堇黄质（violaxanthin），花药黄质（antheraxanthin），菊黄质（chrysanthemoxanthin），新黄质（neoxanthin）等[12]，番茄烃（lycopene），隐黄质环氧化物（cryptoxanthin monoepoxide）等[13]；多糖：果胶状物质，以D-半乳糖（D-galactose）、D-半乳糖醛酸（D-galacturonic acid）及L-阿拉伯糖（L-arabinose），半乳聚糖（galactan）[14]，鼠李半乳糖醛酸聚糖（rhamnogalacturonan）[15]为主。有机酸：苯甲酸（benzoic acid）[16]，苹果酸（malic acid），酒石酸（tartaric acid），枸橼酸（citric acid），α-酮戊二酸（α-ketoglutaric acid）[17]，丁酸（butanoic acid）等[18]；挥发油：芳樟醇（linalool），顺式及反式芳樟醇氧化物（linalool oxide）等萜类化合物[19]。

种子含旱金莲苷（glucotropaeolin）[20]。还含磷脂：磷脂酰胆碱（phosphatidyl choline），磷脂酰乙醇胺（phosphatidyl ethanolamine），磷脂酰肌醇（phosphatidyl inositol），还含溶血磷脂酰胆碱（lysophosphatidyl choline）和心磷脂（cardiolipin）[21]。又含三十一烷（hentriacontane），游离的葡萄糖，β-谷甾醇（β-sitosterol），苯甲酰基硫脲化合物（benzoyl thiourea compounds）[22]。还含番木瓜苷（carposide）[23]。本植物含生物碱：烟碱（nicotine），可铁林（cotinine）亦称N-甲

基-2-(3-吡啶基)-5-吡咯烷酮〔1-methyl-5-(3-pyridinyl)-2-pyrrolididone〕,米喔斯明(myosmine)即是 3-〔3,4-二去氢-5-(2H-吡咯基)〕吡啶{3-〔3,4-didehydro-(2H-pyrrol)-5-yl〕pyridine}[24];氰苷:新西兰鸡蛋果氰苷(tetraphyllin)B,野樱苷(prunasin)[25]。

【药理】 1. 抗生育作用 番木瓜种子氯仿粗提物,雄性大鼠按每日经口给药 5 mg/只,连续 20 d、40 d 或 60 d,观察番木瓜的抗生育及有关副作用,结果用药 40 d、60 d 的大鼠生育率降为 0,药物最明显的作用是抑制副睾尾精子活力,扫描电镜观察显示给药组精子异常,给药后副睾尾及睾丸精子数量减少,临床参数无任何改变,提示番木瓜种子氯仿提取物的避孕作用主要在睾丸后,不影响毒理学及性欲[1]。雄性大鼠长期给番木瓜种子水提取物无论灌服或肌内注射,都能引起大鼠可逆的不育作用,而对性欲无不良作用[2]。

2. 抗菌和抗寄生虫作用 番木瓜的肉、种子、果浆以琼脂平皿法进行实验,显示可抗多种肠道病原菌如枯草芽胞杆菌、泄殖腔肠杆菌、大肠杆菌、沙门菌属、金黄色葡萄球菌、变形杆菌属、假单胞菌属及肺炎杆菌[3]。番木瓜乳液可抑制白珠菌生长,乳液蛋白质产生该抗菌作用,完全抑制真菌生长的最低蛋白质浓度为 138 μg/ml[4]。

3. 抗氧化作用 番木瓜经酵母发酵制成的生物催化剂及其副产品是天然的保健物品,体内试验显示 1 g/kg 的生物催化剂,能显著抑制硫贲妥酸反应物的形成,后者在三氯化铁引起的大鼠局灶性癫痫中为脂质过氧化物的标志,这些发现提示,生物催化剂或其副产品可能是有用的保健食品,能抗神经脂质过氧化物,创伤性癫痫及衰老[5]。番木瓜的肉、种子、果浆中超氧化物歧化酶(SOD)的含量约分别为 32 u/ml、98 u/ml 和 33 u/ml,其中维生素 C、苹果酸、枸橼酸及葡萄糖可能是番木瓜抗氧化成分[3]。

4. 其他作用 静脉注射木瓜蛋白酶可引起组胺释放,延长血凝时间,发生休克,从浆汁中获得的蛋白性物质,无论试管或整体试验均有显著的抗凝作用,在抗凝剂量时(犬 2 mg/kg)对心血管及呼吸系统无明显作用,大剂量对心脏有直接抑制作用,由于过敏及可引起回肠痉挛,其应用仍受限制。番木瓜碱可引起家兔血压下降,对离体蛙心、兔心引起舒张期停跳,使蛙后肢血管收缩,使兔耳壳、肾脏、小肠及冠状血管舒张。番木瓜碱 0.5～2 mg/kg 时能降低大鼠的收缩压与舒张压,2 mg/kg 时能降低大鼠心脏的搏出量和心脏功能[6]。

毒性 番木瓜碱对中枢神经有麻痹作用,对小鼠及兔于中毒末期引起轻度痉挛,中毒死因主要是呼吸麻痹与心脏障碍[7]。

【药性】 甘,平。

1.《广西中药志》:"味甘,性平。"

2.《福建药物志》:"甘,凉。"

【功用主治】 消食,下乳,除湿通络。主治消化不良,胃、十二指肠溃疡疼痛,乳汁稀少,风湿痹痛,肢体麻木,湿疹,烂疮,肠道寄生虫病,蜈蚣咬伤。

1.《纲目拾遗》:"治鳖瘕,解食毒水毒。"

2.《岭南采药录》:"果实之汁液,用于驱虫剂及防腐剂。"

3.《现代实用中药》:"有消化作用,尤其未熟果液,能消化蛋白质,是治胃消化不良的良药,并为营养品。又为最佳的发奶剂。熟果为清凉剂,可利大小便,也可治红白痢疾。"

4.《全国中草药汇编》:"消食健胃,滋补催乳,舒筋通络。主治脾胃虚弱,食欲不振,乳汁缺少,风湿关节疼痛,肢体麻木,胃、十二指肠溃疡疼痛。"

5.《福建药物志》:"治高血压,蛲虫病,疔疮肿毒,蜈蚣咬伤。"

6.《食物中药与便方》:"健脾胃,助消化,清暑解渴。"

【用法用量】 内服:煎汤,9～15 g;或鲜品生食。外用:取汁涂;或研末撒。

【选方】 1. 治乳汁稀少 鲜番木瓜、韭菜各适量,煮服。(《全国中草药汇编》)

2. 治腰痛 番木瓜未成熟果实 1 只,切开小段,去种子,放入好白酒适量,照原样封盖,放火内煨熟后,取酒内服外搽。

3. 治石哽症(足跟炎) 番木瓜鲜果实 1 个,煨熟,趁热踏上熨患处。(2、3 方出自《广西本草选编》)

4. 治婴儿湿疹 干燥未成熟的番木瓜,研细粉,撒布患部,每日 2～3 次。(《食物中药与便方》)

5. 治绦虫、蛔虫等肠寄生病 番木瓜(未熟果)干粉,每次 9 g,早晨空腹服。(《食物中药与便方》)

5144 番红花 fān hóng huā (《品汇精要》)

【异名】 泊夫蓝(《饮膳正要》),番栀子蕊(《回回药方》),撒馥兰(《品汇精要》),撒法郎(《纲目》),藏红花(《纲目拾遗》),西红花(《中华人民共和国药典》)。

【基原】 为鸢尾科番红花属植物番红花的柱头。

【原植物】 番红花 *Crocus sativus* L.

多年生草本。球茎扁圆球形,直径约 3 cm,外有黄褐色的膜质包被。叶基生,条形,灰绿色,边缘反卷;叶丛基部包有 4～5 片膜质的鞘状叶。花茎甚短顶生;花淡蓝色、红紫色或白色,有香味,直径 2.5～3 cm;花被裂片 6,2 轮排列,内外轮花被裂片皆为倒卵形,顶端钝;雄蕊 3,直立,花药黄色,先端尖,略弯曲;雌蕊由 3 心皮合生,子房下位,3 室,花柱橙红色,长约 4 cm,上部 3 分枝,分枝弯曲而下垂,柱头略扁,先端楔形,有浅齿,较雄蕊长。蒴果椭圆形,具 3 钝棱。种子多数,圆球形。花期 10～11 月。

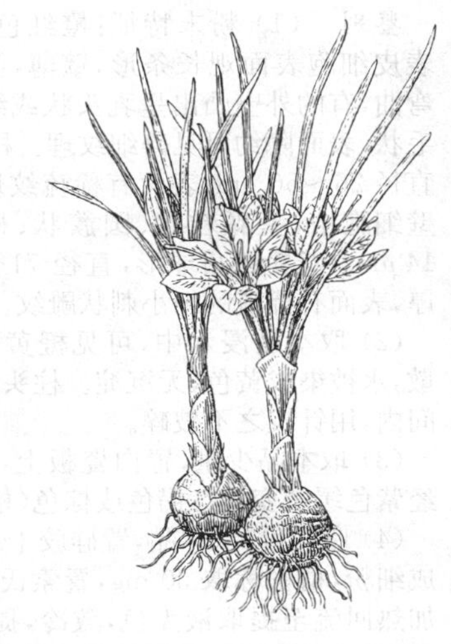

番红花

北京、上海、江苏、浙江、江西有少量栽培。原产欧洲南部至伊朗。

【栽培】 生物学特性 喜温暖湿润气候,怕酷热,耐寒。幼苗能耐 −10 ℃左右低温;开花气温 14～20 ℃,土温 14～15 ℃为宜;地上部分生长适宜温度为 15 ℃。以向阳、疏松肥沃、富含腐殖质、排水良好的砂质壤土为好。忌连作,忌雨涝积水。

繁殖方法 球茎繁殖。栽种前选地,耕翻,耙碎,作 1.3 m 宽的高畦,平整畦面。4～5 月地上部分枯萎后挖出球茎,按大、中、小分级,25 g 以上为一级,8～25 g 为二级,8 g 以下为三级。贮藏过夏,9～10 月栽种,8 g 以上按行株距

15 cm×15 cm，8 g 以下按行株距 10 cm×10 cm 开穴，种后覆土，盖草。现亦有用室内开花后露地繁殖的方法，可提高花柱、柱头的产量。

田间管理　出苗后揭去盖草并松土除草。开花前后中耕除草结合施追肥，以腐熟饼肥为主，12 月施土杂肥，翌年早春施人畜粪肥。遇春雨及时开沟排水。

病虫害防治　病害有腐败病，可采用“室内开花露地繁殖”法，错开发病期，在栽种前用 5％石灰液浸种 20 min；苗期可喷 50％叶枯净 1 000 倍液或 75％白菌清 500 倍液防治；腐烂病，可选排水良好的土地种植，栽种前施石灰粉，翻入土内消毒；发病期用 50％托布津 1 000 倍液浇灌；花叶病，可选无病植株的球茎种植。虫害有蛴螬、蝼蛄等，还有鼠及野兔为害。

【采收加工】 10～11 月下旬，晴天早晨日出时采花，再摘取柱头，随即晒干，或在 55～60 ℃下烘干。

【药材】 番红花 *Stigma Croci*　主产于西班牙。北京、上海、浙江、江苏等地有引种栽培。

性状　完整的柱头呈线形，三分枝，长约 3 cm。暗红色，上部较宽而略扁平，向下渐细呈尾状，顶端边缘显不整齐的齿状，内侧有 1 短裂隙，下端有时残留 1 小段黄色花柱。体轻，质松软，无油润光泽，干燥后质脆易断。气特异，微有刺激性，味微苦。

番红花
(柱头)外形

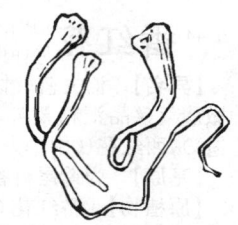

鉴别　(1) 粉末特征：橙红色。表皮细胞表面观长条形，壁薄，微弯曲，有的外壁凸出呈乳头状或绒毛状，表面隐约可见碎细纹理。柱头顶端表皮细胞绒毛状，直径 26～56 μm，表面有稀疏纹理。草酸钙结晶聚集于薄壁细胞中，呈颗粒状、圆簇状、梭形或类方形，直径 2～14 μm。花粉粒圆球形，直径 71～200 μm，外壁两层近等厚，表面有稀疏的细小刺状雕纹。

(2) 取本品浸水中，可见橙黄色成直线下降，并逐渐扩散，水被染成黄色，无沉淀。柱头呈喇叭状，有短缝；在短时间内，用针拨之不破碎。

(3) 取本品少量，置白瓷板上，加硫酸 1 滴，酸液显蓝色经紫色缓缓变为红褐色或棕色(检查番红花苷和苷元)。

(4) 吸收度：取本品，置硅胶干燥器中，减压干燥 24 h，研成细粉，精密称取 30 mg，置索氏提取器中，加甲醇 70 ml，加热回流至提取液无色，放冷，提取液移置 100 ml 容量瓶中(必要时滤过)，用甲醇分次洗涤提取器，洗液并入同一容量瓶中，加甲醇稀释至刻度，摇匀。精密量取 5 ml，置 50 ml 容量瓶中，加甲醇稀释至刻度，摇匀，在 432 nm 的波长处测定吸收度，不得低于 0.50。且 458 nm 处吸收度与 432 nm 处吸收度的比值为 0.85～0.90。

(5) 薄层色谱：取本品 10 mg，置小试管中，用玻璃棒搅碎后，加水少许湿润，放置 2～3 min 后，加甲醇 1 ml，于暗处静置 20 min，滤过。滤液作供试液，以番红花苷作对照品。分别点样于同一硅胶 G 薄层板上，用乙酸乙酯-异丙醇-水(65∶25∶10)展开，喷以茴香醛试液，于 105～110 ℃加热 10 min，供试液色谱在与对照品色谱的相应位置上显相同的黄色斑点。

【成分】 柱头含挥发油成分 30 多个[1]。还含色素类：藏红花苷(crocin)，藏红花酸(crocetin)[2]，杧果苷-6′-O-藏红花酰基 1″-O-β-D-葡萄糖苷脂(mangicrocin)[3]；甾醇类：菜油甾醇(campesterol)，豆甾醇(stigmasterol)，β-谷甾醇(β-sitosterol)；三萜类：熊果酸(ursolic acid)，齐墩果酸(oleanolic acid)；脂肪酸类：棕榈酸(palmitic acid)，棕榈油酸(palmitoleic acid)，油酸，亚油酸，亚麻酸(linolenic acid)[4]；类胡萝卜素类：八氢番茄烃(phytoene)，六氢番茄烃(phytofluene)，β-胡萝卜素(β-carotene)，玉米黄质(zeaxanthin)[5]。又含藏红花苦素(picrocrocin)，藏红花醛(safranal)[6]。

花被含黄酮类：山柰酚(kaempferol)，紫云英苷(astragalin)，槲皮素-3-对香豆酰葡萄糖苷(helichrysoside)，山柰酚-3-O-β-D-吡喃葡萄糖基(1→2)-6-乙酰吡喃葡萄糖苷〔kaempferol-3-O-β-D-glucopyranosyl(1→2)-β-D-6-acetylglucopyranoside〕，山柰酚-3-O-β-D-吡喃葡萄糖基(1→2)-吡喃葡萄糖苷〔kaempferol-3-O-β-D-glucopyranosyl(1→2)-β-D-glucopyranoside〕，山柰酚-3-β-D-吡喃葡萄糖基(1→2)-β-D-吡喃葡萄糖苷〔kaempferol-3-β-D-glucopyranosyl(1→2)-β-D-glucopyranoside〕，二十九烷(nonacosane)[7,8]。

【药理】 1. 对血液系统的作用　番红花热水提取物具有显著的抗血凝作用。能延长血浆凝血酶原时间及活化部分凝血活酶时间(aPTT)，抑制 ADP 和胶原诱导的血小板聚集，加速尿激酶及纤维蛋白溶酶的纤溶作用[1,2]。以合成基质分解法研究发现番红花提取物对纤维蛋白溶酶所致青绿色的发色性合成基质(PS-944)的分解呈浓度依赖性抑制，IC_{50} 为 24.5 mg/ml，抑制形式为非竞争性抑制。番红花提取物对尿激酶所致的荧光性合成基质(Glt-Gly-Arg-McA)的分解呈浓度依赖性抑制，IC_{50} 为 8.9 mg/ml，抑制形式为非竞争性抑制[3]。雄蕊水提取物在体内(800 mg/kg 静脉注射)，体外(终浓度为 87 mg/ml)亦能抑制 ADP 诱导的大鼠血小板聚集，而雄蕊和花瓣的醇提取物无明显抑制作用[4]。抑制血小板聚集的活性成分为腺苷[5]。球茎水提取物及其总皂苷则具有诱导大鼠血小板聚集的作用[4,6]。小鼠腹腔注射球茎总皂苷(40 mg/kg、80 mg/kg)30 min 后有显著的止血作用，且有明显的量效关系，这可能是总皂苷止血作用机制之一[6]。

2. 对子宫的作用　煎剂对小鼠、豚鼠、兔、犬及猫的离体、在体子宫均有兴奋作用。可引起子宫节律性收缩，提高子宫的紧张性与兴奋性，大剂量时可出现痉挛性收缩，已孕子宫更为敏感[7]。各种提取物作用强度依次为：煎剂＞乙醇提取物＞挥发成分＞乙醚提取物。在体子宫实验及子宫瘘管实验中，1 次用药，药效持续 4 h 之久。乙醇提取物小剂量应用于未孕家兔子宫时，多呈抑制作用[8,9]。雄蕊与花冠的醇浸出物对豚鼠及初孕家兔的离体子宫亦有兴奋作用[10]。番红花兴奋子宫的作用可被乙磺酸麦角毒碱部分地阻断，阿托品对其无影响。其作用可能部分通过肾上腺素系统，部分直接作用于子宫肌细胞[8]。

3. 对循环系统的作用　煎剂 0.24 g/kg 静脉注射，可使麻醉猫、犬血压维持较长时间下降，并有兴奋呼吸作用。降压时犬肾容积缩小，显示肾血管收缩，对蟾蜍血管亦呈收缩作用。对蟾蜍离体心脏有较显著的抑制作用[7]。水浸剂能使蟾蜍、大鼠离体心脏，猫在位心脏迅速完全停跳于舒张期。对心血管系统的作用与其中含多量的钾盐有关[11,12]。亦有报道，花被、雄蕊和花粉对离体冠状血管均有不同程度的扩张作用[13]。

4. 对实验性肾小球肾炎的治疗作用　番红花注射液

0.5 ml/kg、1 ml/kg(1 ml 相当于 1 g 生药)静脉注射，连续6星期，对阳离子化牛血清白蛋白引起的家兔原位性肾小球肾炎，具有与苄基咪唑(TXA_2合成酶抑制剂)相似的治疗作用。能使尿蛋白量明显减少，病理组织损害显著减轻，肾小球中免疫复合物溶解和吸收加快[14~16]。

5. 抗肿瘤作用　番红花提取物 200 mg/kg 灌胃，对小鼠移植性 S_{180} 肉瘤、艾氏腹水癌(EAC)和道氏淋巴瘤腹水型(DLA)均有显著的抑制作用，带瘤小鼠寿命延长率分别为111.0%、83.5%和112.5%。体外试验，提取物对小鼠白血病 P_{388}、S_{180}、EAC、DLA 肿瘤有明显的细胞毒性，其机制是抑制肿瘤细胞 DNA 合成[17]。100 mg/kg 口服，连续30 d，能明显抑制小鼠皮下注射 20-甲基胆蒽诱发的软组织肉瘤，番红组发生率为 10%，而对照组为 100%。提取物皮下应用亦能抑制二甲苯蒽(DMBA)/巴豆油诱发的小鼠皮肤肿瘤，减少乳头状瘤的形成[18]。番红花提取物能明显延长顺铂处理的小鼠寿命，柱头提取物能部分预防顺铂引起小鼠体重和血象的降低[19]。

6. 对学习记忆的影响　乙醇提取物(CSE)对乙醇诱发的学习和记忆障碍有改善作用，能改善 30%乙醇处理小鼠记忆获得障碍和 40%乙醇处理小鼠记忆再现缺失。CSE 125 mg/kg、250 mg/kg 口服对电刺激大鼠海马齿状回引起的长期强化(LTP)无明显影响，但可明显拮抗 30%乙醇(口服、静脉注射)对 LTP 的阻断作用[20]。

7. 其他作用　煎剂可使小鼠、豚鼠、家兔及犬的离体肠管兴奋性增强，产生节律性收缩，但时间不长[7]。番红花能延长小鼠动情周期。以含番红花 0.23%～2%的食物饲喂正常小鼠 3 星期，阴道全角化细胞持续时间从正常的1～2 d 延长至 3～4 d，停药后作用迅速消失[21]。番红花花瓣多糖有增强免疫应答的作用，花瓣多糖 15 mg/kg、45 mg/kg、135 mg/kg 腹腔注射，均有刺激绵羊红细胞致敏的小鼠空斑形成细胞(PFC)的作用，有明显的量效关系。250 mg/kg 在致敏前给药，能显著对抗可的松抑制 PFC 的作用[22]。藏红花酸有降血脂作用，肌内注射，能抑制饲喂高胆固醇饲料引起的家兔胆固醇和三酰甘油的升高[23, 24]。藏红花酸钠盐及藏红花苷均有利胆作用，静脉注射能增加兔胆汁分泌，使血中胆红素有明显减少[23]。动物试验证明，杧果苷-6′-O-藏红花酰基-1″-O-β-葡萄糖苷酯具适应原活性，口服后产生抗应激、抗疲劳等作用[25]。

毒性　番红花药粉小鼠口服的 LD_{50} 为 20.7 g/kg。死亡前动物委靡不振、活动呆滞、行动困难等[20]。煎剂小鼠腹腔注射的最小致死量至最大致死量为 1.2～2.2 g/kg[7]。小鼠饲料中混入 2%番红花药粉饲喂 1 个月以上，开始出现体重减轻等毒性现象，剂量再增加则出现死亡。长期给药小鼠眼部有黄色分泌物[26]。

【药性】 甘，平。归心、肝经。

1.《饮膳正要》："味甘、平，无毒。"

2.《品汇精要》："味甘、微酸，性平、温。气厚味薄，阳中之阴。臭香。"

3.《本草用法研究》："味辛、苦，性凉润。"

4. 南药《中草药学》："入心、肝经。"

【功用主治】 活血祛瘀，散郁开结。主治痛经，经闭，月经不调，产后恶露不净，腹中包块疼痛，跌扑损伤，忧郁痞闷，惊悸，温病发斑，麻疹。

1.《饮膳正要》："主心忧郁积，气闷不散。久食令人心喜。"

2.《品汇精要》："主散郁调血，宽胸膈，开胃进饮食，久服滋下元，悦颜色，及治伤寒发狂。"

3.《纲目》："活血。又治惊悸。"

4.《本草用法研究》："养血功多，去瘀力少。"

5.《浙江药用植物志》："活血祛瘀，凉血解毒。主治癥瘕，创伤疼痛，血热斑疹。"

【用法用量】 内服：煎汤，1～3 g；冲泡或浸酒炖。

【宜忌】 《浙江药用植物志》："月经过多及孕妇忌用。"

【选方】 1. 治产后瘀血　丹皮、当归各 6 g，大黄 4.5 g，番红花 2 g，干荷叶 6 g。研末。调服，每日 3 次，每次 6 g，开水送下。

2. 治月经不调　番红花 3 g，黑豆 150 g，红糖 90 g。水煎服。(1、2 方出自《青岛中草药手册》)

3. 治腰背、胸膈、头项作疼　撒馥兰碾烂，合羊心、牛心或鹿心，用火炙令红色，涂于心上。食之。(《品汇精要》)

4. 治跌打损伤　番红花 3 g。煎汁，加白酒少许。外洗患处。(《青岛中草药手册》)

5. 治吐血，不论虚实，何经所吐之血　藏红花一朵，无灰酒一盏。将花入酒，炖出汁服之。(《纲目拾遗》引王士瑶方)

6. 治各种痞结　藏红花每服一朵，冲汤下。忌食油荤、盐，宜食淡粥。(《纲目拾遗》)

7. 治伤寒发狂，惊悸恍惚　用撒法郎二分。水一盏，浸一宿。服之。(《纲目》引《医林集要》)

8. 治中耳炎　鲜番红花汁、鲜薄荷汁适量，加入白矾末少许，搅匀。滴耳中。(《青岛中草药手册》)

【各家论述】 《本草正义》："西藏红花，降逆顺气，开结消瘀，仍与川红花相近，而力量雄峻过之。今人仅以为活血行滞之用，殊未足尽其功用。按濒湖《纲目》已有番红花，称其主心气忧郁，结闷不散，能活血，治惊悸，则散结行血，功力亦同。又引《医林集要》治伤寒发狂，惊悸恍惚，亦仍是消瘀泄滞之意。但加以清热通导一层，功力亦尚相近，惟称其味甘平，则与藏红花之腻涩浓厚者不类。"

5145 番泻叶 fān xiè yè (《饮片新参》)

【异名】 旃那叶、泻叶(《药物学大成》)，泡竹叶(《上海市中药饮片炮制规范》)。

【基原】 为豆科山扁豆属植物狭叶番泻和尖叶番泻的小叶。

【原植物】 1. 狭叶番泻 *Cassia angustifolia* Vahl.

草本状小灌木，高约1 m。托叶卵状披针形；偶数羽状复叶，互生；具短柄；小叶 5～8 对，叶片卵状披针形至线状披针形，先端急尖，基部稍不对称，无毛或几无毛。总状花序腋生或顶生；花 6～14 朵，花梗基部有一卵形易落的苞片；萼片 5，长卵形，略不等大；花瓣 5，黄色，倒卵形，下面两瓣较大；雄蕊 10，花药稍呈四方形，基部箭形，4 室；雌蕊弯曲如镰，子房具柄，被疏毛。

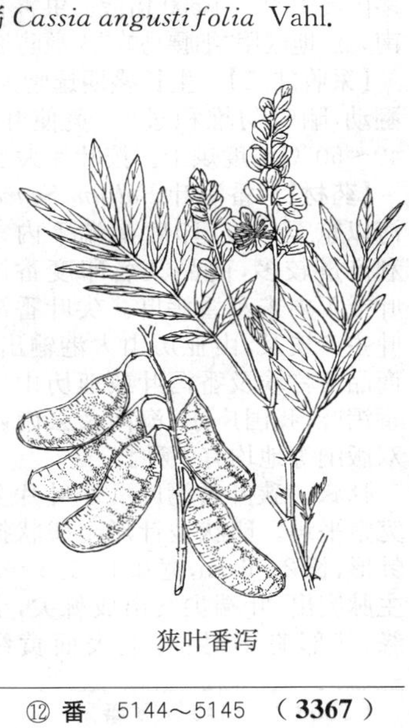

狭叶番泻

荚果长方形，扁平，先端尖突微小，不显著；种子 4～7 颗，种皮棕绿色，有细线状种柄，具疣状皱纹。花期 9～12 月，果期翌年 3 月。

野生或栽培，分布于热带非洲。我国广西、云南、台湾有引种栽培。

2. 尖叶番泻 *C. acutifolia* Delile.

与狭叶番泻的区别在于：小叶片 4～6 对，长卵形，先端急尖，基部不对称，叶背面灰绿色；花较小；荚果椭圆形。

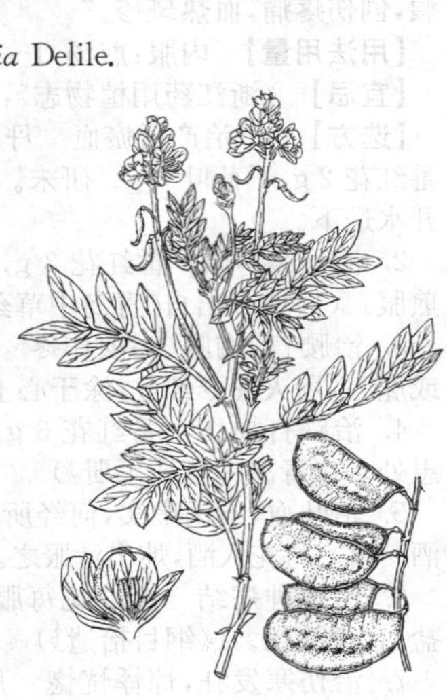

尖叶番泻

【栽培】 生物学特性　原产于干热地带。从播种至开花结实只需 3～5 个月。适宜生长的平均气温不低于 10 ℃ 的日数应有 180～200 d，此期积温不少于 4 000～4 500 ℃。在我国较干热的云南元江县，年平均气温 23.8 ℃，年雨量 784.7 mm，引种生长较好。土壤要求疏松、排水良好的砂质土或冲积土，土壤微酸性或中性为宜。

繁殖方法　种子繁殖：一般采用大田直播。宜 2～3 月旱季或于 10～11 月雨季末少雨时播种。行株距 70 cm × 50 cm，播种前 1 d 挖小穴浇足水，每穴播 5～6 粒，覆土 2 cm，盖草保温。

田间管理　苗长高至 10 cm 左右时间苗，带土移植于缺苗穴，保证每穴有壮苗 1 株，苗期每 15 d 施清水肥 1 次。现蕾期施稍浓的腐熟人粪尿，并摘蕾摘心，促进枝叶生长繁茂，提高产量。留种地不摘蕾，并增施磷钾肥，促进籽饱满。整个生长期，特别是雨后要勤除草、松土，防杂草遮荫和争夺养分，并防止土壤板结。

病虫害防治　病害有立枯病，为害幼苗，在发病前或初期喷 1∶1∶150 波尔多液或 50％多菌灵 1 000 倍液防治，同时注意在旱季播种，施用石灰粉改善土壤 pH 及加强苗期管理；叶斑病，为害叶片，可喷 1∶1∶100 波尔多液或 50％多菌灵 1 000～1 500 倍液。虫害有粉蝶幼虫，为害枝叶，在云南元江地区用“细腰马蜂”天敌防治。

【采收加工】 生长盛期选晴天采下叶片，及时摊晒，经常翻动，晒时勿堆积过厚，免使叶色变黄，晒至干燥。或用 40～50 ℃温度烘干。按叶片大小和品质优劣分级，打包。

【药材】 番泻叶 *Folium Sennae*　狭叶番泻叶主产于红海以东至印度，印度南端丁内未利产量较多，商品又名印度番泻叶或丁内未利番泻叶。尖叶番泻叶主产埃及，由亚历山大港输出，商品又称埃及番泻叶或亚历山大番泻叶；我国广东、海南及云南西双版纳等地均有引种。

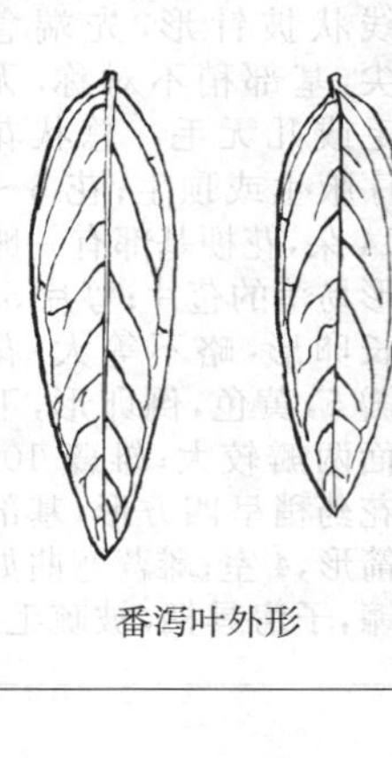

番泻叶外形

性状　狭叶番泻叶　小叶片多完整平坦。卵状披针形至线状披针形，长 2～6 cm，宽 0.4～1.5 cm；主脉突出，叶端尖突出成棘尖，全缘，基部略不对称，上表面黄绿色，下表面浅黄绿色，两面均有稀毛茸，下表面主脉突出，羽状网脉。叶片革质。气微弱而特异，味微苦而稍有黏性。

尖叶番泻叶　小叶片呈广披针形或长卵形，长 2～4 cm，宽 0.7～1.2 cm；叶端尖或微凸，全缘，叶基不对称，上表面浅绿色，下表面灰绿色，微有短毛，质地较薄脆，微呈革质状。

鉴别　(1) 叶横切面：两种叶横切面特征大致相似。上表皮细胞中常含黏液质；上下表皮均有气孔；单细胞非腺毛壁厚，多疣状突起，基部稍弯曲。叶肉组织为等面型，上下均有 1 列栅栏细胞；上面栅栏组织通过主脉，细胞较长，约长 150 μm，垂周壁较平直；下面栅栏组织不通过主脉，细胞较短，长 50～80 μm，垂周壁波状弯曲；细胞中可见棕色物。海绵组织细胞中含有草酸钙簇晶。主脉维管束外韧型，上下两侧均有微木化的纤维束，外有含草酸钙棱晶的薄壁细胞，形成晶纤维。薄壁细胞中可见草酸钙簇晶。

粉末特征：淡绿色或黄绿色。晶纤维多，草酸钙方晶直径 12～15 μm。非腺毛单细胞，长 100～350 μm，直径 12～25 μm，壁厚，具壁疣。草酸钙簇晶存在于叶肉薄壁细胞中，直径 9～20 μm。上下表皮细胞表面观呈多角形，垂周壁平直；上下表皮均有气孔，主为平轴式，副卫细胞大多为 2 个，亦有 3 个。

(2) 粉末遇碱液生成红色。

(3) 取本品粉末 25 mg，加水 50 ml 及盐酸 2 ml，置水浴中加热 15 min，放冷，加乙醚 40 ml，振摇提取，分取醚层，通过无水硫酸钠层脱水，滤过，取滤液 5 ml，蒸发至干，放冷，加氨试液 5 ml，溶液显黄色或橙色，置水浴中加热 2 min 后，变为紫红色(检查蒽醌类)。

(4) 薄层色谱：取本品粉末 0.5 g，加乙醇和水的等量混合溶液 3 ml，超声处理 30 min，离心，吸取上清液，作为供试品溶液。另取番泻叶对照药材 0.5 g，同法制成对照药材溶液。吸取上述两种溶液各 10 μl，分别点于同一硅胶 G 薄层板上，使成条状，以醋酸乙酯-正丙醇-水(4∶4∶3)为展开剂，展开，取出，晾干，置紫外光灯(365 nm)下检视。供试品色谱中，在与对照药材色谱相应的位置上，显相同颜色的荧光斑点；喷以 20％硝酸溶液，在 120 ℃加热约 10 min，放冷，再喷以 5％氢氧化钾的稀乙醇溶液，在日光下检视。供试品色谱中，在与对照药材色谱相应的位置上，显相同颜色的斑点。

品质标志　《中华人民共和国药典》2005 年版规定：本品含总番泻苷以番泻苷 B($C_{42}H_{38}O_{20}$)计算，不得少于 2.5％。

【成分】 狭叶番泻叶含醌类：番泻苷(sennoside)A、B、C、D，大黄酚(crysophanol)，大黄素(emodin)，大黄素甲醚(physcion)[1～3]，3-甲基-8-甲氧基-2-乙酰基-1，6-萘二酚-6-O-β-D-葡萄糖苷(tinnevellin glucoside)[4]，还含山柰酚(kaempferol)[5]。

尖叶番泻叶含番泻苷 A、B、C、D，大黄素，大黄素甲醚，大黄酚[1,2,6]。嫩叶含山柰酚[6]。

【药理】 1. 泻下作用　本品对小鼠、大鼠、家兔等多种动物及人均有显著的泻下作用，小鼠和兔于药后 2～4 h 致泻，人口服后约 6 h 引起泻下[1,2]。于番泻苷 A 中混入 20％的番泻苷 C，则可使番泻苷 A 的作用增强 1.6 倍[3]。番泻苷于小肠可有部分吸收，后经血流或胆汁进入大肠，而主要则由小肠直接进入大肠，在肠内细菌作用下经水解、还原等变化成为大黄酸蒽酮或大黄酸蒽酮-8-葡萄糖苷。由于直接注入大黄酸蒽酮的泻下作用不受影响，且可见肠内大黄酸蒽酮的生成量显著减少，故认为大黄酸蒽酮才是番泻苷引起泻下的真正成分[4~7]。另一方面，番泻苷可阻止葡萄糖和 Na^+ 的跨肠壁转运，表明抑制肠道对葡萄糖、钠和水的吸收，增加肠腔内容积继而刺激肠壁反射性地使小肠和结肠蠕动增强，也可能是其致泻机制之一，且小肠也是其泻下成分的作用部位[8]。

2. 止血作用　对胃、十二指肠出血有效。用本品水浸液于胃镜下喷洒于胃出血处，直视可见有即刻止血作用。番泻叶总苷 200 mg/kg 腹腔注射可明显缩短小鼠出血时间[9]。番泻叶口服，可使血小板数及纤维蛋白原含量增加，凝血时间、凝血活酶时间、血浆复钙时间和血块收缩时间缩短[10, 11]。此外，本品对盐酸和吲哚美辛所致大鼠胃黏膜损伤的保护作用也有利于对胃、十二指肠出血的防治[12]。

3. 抗菌作用　番泻叶浸液对多种细菌有抑制作用，如大肠杆菌、变形杆菌、痢疾杆菌、甲型链球菌以及白念珠菌[11]和某些致病性皮肤真菌[13]。

4. 其他作用　对于实验性肠梗阻大鼠，番泻苷 50 mg/kg 腹腔注射可使降低的肠黏膜组胺含量恢复至正常水平[14]。此外，曾报告本品有箭毒样作用，能阻断神经-肌肉接头冲动的传递、阻止乙酰胆碱与M受体的结合而使肌肉松弛[11]。

毒性　番泻叶总苷腹腔注射小鼠的 LD_{50} 为 1.414 g/kg，折合生药为 36.3 g/kg[9]。

【药性】　甘，苦，凉。归大肠经。

1.《饮片新参》："苦、香，凉。"

2.《现代实用中药》："甘，苦，大寒。"

3. 南药《中草药学》："入大肠经。"

【功用主治】　泻热通便，消积导滞。主治热结便秘，习惯性便秘，积滞腹胀，水肿臌胀，胃、十二指肠溃疡出血。

1.《饮片新参》："泄热，利肠府，通大便。"

2.《现代实用中药》："少用为苦味健胃药，能促进消化，服适量能起缓下作用。用于食物积滞，胸腹胀满，便秘不通，水肿。"

3.《中国药用植物图鉴》："为泻下剂，不论慢性或临时性便秘均有效。"

【用法用量】　内服：煎汤，3～6 g，后下；或泡茶；或研末，1.5～3 g。

【宜忌】　体虚及孕妇、经期及哺乳期禁服。用量过大，易致腹痛、恶心、呕吐。

《饮片新参》："中寒泄泻者忌用。"

【选方】　治胃弱消化不良，便秘，臌胀，胸闷　番泻叶 3 g，生大黄 2 g，橘皮 3 g，黄连 1.5 g，丁香 2 g，生姜 3 g。沸开水 100 ml 温浸 2 h，去渣滤过，每日 3 次分服。(《现代实用中药》)

【临床报道】　1. 治疗便秘　①干番泻叶 3～10 g，用约 80 ℃的开水 200 ml 浸泡 5～10 min，1 次温服。治疗老年性便秘、高血压动脉硬化性心脏病以及术后便秘、产后便秘等共 137 例，总有效率 95.1%。一般用 3～6 g 即可，重症可增加到 10 g，过量则反可引起胃痛腹痛或恶心呕吐，排便后即应停用，不宜久服[1]。②治疗产褥期便秘 100 例，用番泻叶 7.5 g，冲开水约 150 ml，经 3～5 min，弃渣 1 次服下。如便秘时间过久，隔 10 min 后将药渣再泡 1 次。多数服 1 次即见效。服药后少数有轻度下腹疼痛。未见乳汁减少、恶露增多或全身不适等不良反应；且通便后子宫复旧良好，恶露减少。但平素脾胃虚弱者不宜服用[2]。③治疗"热秘"、"气秘"，以番泻叶 10 g，泡水服，用于术后及热病所致"热秘"。或番泻叶 5 g 泡开水服，用于体质一般、老人及肝气郁滞所致"气秘"。共治 200 例，结果：一般服用浸泡药液 3～4 次(每次 100～200 ml)即解大便，有效率达 99%以上[3]。

2. 治疗腹部手术后里实热证　番泻叶 15 g，用沸水 150 ml 浸泡 20 min 后去叶，制成浓度为 10%的番泻叶浸剂。于腹部手术后的 4 h、20 h、30 h 将该浸剂 150 ml 缓缓灌注于乙状结肠上段。给药组共 128 例。结果灌肠后 2～9 h 即有明显便意，腹鸣，1 d 左右排便，腹痛、腹胀相继消失。多数患者灌注 1～2 次即见效。给药组术后并发症发生率明显低于对照组；在术后早期恢复消化道功能，减少胃肠减压率，早期进食，减少补液等方面，番泻叶组也明显优于对照组[4]。

3. 治疗上消化道溃疡病出血　番泻叶 3 g，白及、乌贼骨各 9 g。上药研末混匀，即成番泻叶散。口服，每日 1 剂，分 3 次冷开水送服。疗程 3～10 d。共治疗 69 例，其中胃溃疡 39 例，十二指肠溃疡 30 例。结果痊愈 58 例，有效 7 例，无效 4 例。两种溃疡的疗效比较无显著差异($P>0.05$)[5]。

4. 治疗急性水肿型胰腺炎　番泻叶 5～10 g，泡水 300～500 ml 频服，首次大便后，改为每日服 2～3 次，每次 5 g，保持大便每日 3～5 次。一般禁食 3～4 d，配合补液等。共治疗 110 例，全部治愈(少数患者合用少量抗生素)，平均住院时间为 12.2 d。全部患者血清淀粉酶或尿淀粉酶均于 4～7 d 降至正常，7～10 d 后 B 型超声波及 X 线腹部平片复查炎症消失，临床症状均在 10 d 内消失，腹部压痛平均 5 d 消失；体温 38～40 ℃者 53 例，退热时间 3～5 d；白细胞总数在 $11.0\sim24.5\times10^9$/L 者 69 例，4～5 d 降至正常[6]。

5. 治疗胆石症　番泻叶适量冲水频饮和 G6805—2A 治疗仪电针耳穴的方法，治疗胆石症 190 例。治疗 2 个疗程(10 d 为 1 个疗程)。痊愈 102 例，显效 82 例，无效 6 例，总有效率 96.84%[7]。

6. 治疗慢性肾功能衰竭　番泻叶 5～10 g，加沸水 100～150 ml 浸泡 2 h，去渣过滤，分上下午 2 次服完。同时配合西药治疗。疗程最长为 30 d，最短不少于 15 d，平均治疗 22.4 d，共治 22 例，结果 22 例治疗后血清肌酐(Cr)平均下降了 113.2 μmol/L，尿素氮(BUN)平均下降了 4.65 μmol/L，血浆蛋白上升了 20 g/L，血红蛋白平均上升了 9.0 g/L。经统计学处理，各项指标治疗前后变化均有非常显著的差异。治疗中患者高血压下降，心衰改善，消化道症状和皮肤奇痒等均有改善[8]。

7. 用于回乳　番泻叶 4 g，加开水 200～300 ml，浸泡 10 min，为一日量，分 2～3 次口服。共治 36 例，疗效均满意。疗程最长者 7 d，最短者 3 d[9]。

8. 治疗乳腺增生　用番泻叶 4～6 g，加开水约 200 ml 浸泡 15 min 后饮用，每日重复浸泡 4～5 杯。月经前 7 d 开始服用，月经期停药，3 个月为 1 个疗程，治疗期间停用其他药。疗程结束再巩固治疗 1 个疗程。治疗乳腺增生 21 例，痊愈 17 例，有效 2 例，无效 2 例。总有效率 90%[10]。

5146 番荔枝 fān lì zhī (《植物名实图考》)

【异名】　佛头果、释迦果(《台湾药用植物志》)，唛螺陀、洋菠萝、蚂蚁果(《广西植物名录》)，林擒(《中国中药资源志要》)。

【基原】　为番荔枝科番荔枝属植物番荔枝的果实。

【原植物】　番荔枝 *Annona squamosa* L.

落叶小乔木，高 3～5 m。多分枝，树皮薄，灰白色。叶互生，排成 2 列，椭圆状披针形或长圆形，先端急尖或钝，基部阔楔形或圆形，下面苍白绿色。花单生或 2～4 朵聚生于枝顶或与叶对生，青黄色，下垂；萼片 3，三角形，被毛；花瓣 6，2 轮，外轮花瓣狭而厚，肉质，长圆形，内轮花瓣鳞片状；雄蕊多数，密生；心皮多数，长圆形，各具 1 胚珠。果实由多数易于分开的心皮相连成聚合浆果，呈圆球形或心状圆锥形，黄绿色，被白色粉霜。花期 5～6 月，果期 6～11 月。

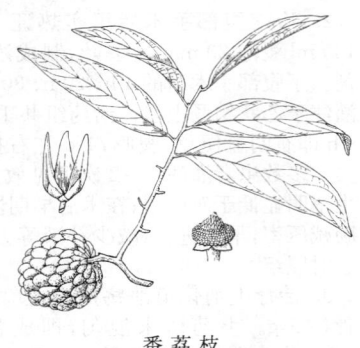

番荔枝

现全球热带地区均有栽培。我国浙江、福建、广东、广西、云南、台湾等地有栽培。

本植物的叶（番荔枝叶）、根（番荔枝根）亦供药用，另设专条。

【栽培】 生物学特性　喜热带气候，年平均气温在 20 ℃以上，不耐寒；以肥沃、排水良好的壤土栽培为宜。

繁殖方法　种子繁殖为主，春播。也可采用靠接或芽接繁殖，选 3～4 年生结果幼树，就主干顶端进行截除，可促进侧枝生长，增加结果率。

病虫害防治　天牛为害树干，可用棉球蘸 5 倍 90%敌百虫液塞入虫孔内，然后用泥封口毒杀幼虫；有粉介壳虫为害果实。

【采收加工】 7～11 月果实成熟后采摘，鲜用或晒干。

【成分】 果实含蛋白质 2.34%，脂肪 0.30%，糖类 20.42%及维生素 C[1]。

种子含生物碱：番荔枝碱（anonaine）[2]，番荔枝宁（annonin）也称多鳞番荔枝辛（squamocin），新番荔枝宁（neoannonin）[3]，番荔枝宁Ⅰ[4]、Ⅳ、Ⅵ、Ⅷ、ⅪⅤ、ⅩⅥ[5]，巴婆（双呋）内酯（asimicin）[6]，番荔枝辛（annonacin），番荔枝辛 A，番荔枝斯坦定（annonastatin）[4]及皂苷：豆甾-5，24(28)-二烯-3β-醇-α-L-鼠李糖苷（stigmasta-5，24(28)-dien-3β-ol-α-L-rhamnoside）[7]，多鳞番荔枝斯坦定（squamostatin）A[8, 9]。

【药理】 1. 抗着床和致流产作用　番荔枝的种子具有抗着床和致流产作用。小鼠怀孕后 1～5 d 内每日灌胃给予其乙醇粗提取物 100 mg/kg，能显著减少着床点数量，并使仔鼠明显减少。番荔枝种子的抽提取物对家兔亦有很好的抗排卵和致流产作用[1～4]。

2. 抗癌活性　多鳞番荔枝辛有细胞毒作用[5]。

【药性】 甘，寒。

【功用主治】 补中，清热解毒，杀虫。主治恶疮肿痛，肠寄生虫病。

【用法用量】 内服：煎汤 10～30 g；也可作水果食用。外用：捣敷。

【宜忌】 种子孕妇禁服。

5147 **番薯藤** fān shǔ téng （《岭南采药录》）

【异名】 红苕藤、番苕藤（《四川中药志》）。

【基原】 为旋花科番薯属植物番薯 *Ipomoea batatas* Lam. 的茎叶。

【原植物】 参见"番薯"条。

【采收加工】 秋、冬季收割茎藤，晒干或鲜用。

【药性】 《四川中药志》："性微凉，味甘涩，无毒。"

【功用主治】 治吐泻，便血，血崩，乳汁不通，痈疮。

1.《本草求原》："敷虫蚊伤，并痈肿毒痛，毒箭，同盐捣汁涂蜂螫。"

2.《岭南采药录》："治蛇虎咬，舌肿，霍乱抽筋。"

3.《四川中药志》："通乳汁，溃痈疮，排脓。治妇人乳汁不通，痈疮久不溃脓，大便中带血及红崩、腹泻。"

【用法用量】 内服：煎汤，15～24 g。外用：捣敷。

【选方】 1. 治热天吐泻　红苕藤煎水服。（《贵州省中医验方秘方》）

2. 治红崩　红苕藤兑甜酒服。（《四川中药志》1960 年版）

3. 治妇人乳少　番薯叶六两。和猪腩肉煎汤尽量饮之。（《岭南采药录》）

4. 治面疔　番薯叶一两，金丝蜘蛛一只，黄糖少许。捣烂敷。（《岭南草药志》）

5. 治对口疮　番薯叶、虾酱各适量。共捣烂敷。（《岭南草药志》）

6. 治蛇咬　红苕藤尖一把。捣敷。（《贵州省中医验方秘方》）

7. 治狂狗咬伤　生番薯叶和黄糖共捣烂贴，每日换 2 次，连贴数日。（《岭南草药志》）

【临床报道】 引产　取离块根约 20 cm 的番薯藤嫩茎，选取软、粗、肥的茎段，长 10～20 cm，去枝叶，浸在 75%乙醇中消毒后，用无菌纱布揩干即可使用。按妇科操作常规，将消毒后的番薯藤 1～2 条插入宫腔（宫口宽的插 2 条，1 条插至宫腔，1 条插至宫颈），然后在阴道塞入纱布球，以防番薯藤过早脱出。插入 2 日未娩出的，可再插 1 次。观察 147 例。结果 134 例（其中 15 例因胎盘剥离不全需行刮宫或人工剥离胎盘）自然娩出，10 例加滴催产素，无效 3 例。娩出时间最快的 7.17 h，慢的 8～10 d。上药后仅少数有发热，流血也不多，未见其他副作用，但必须严格遵守无菌操作常规，以防感染[1]。

5148 **番木瓜叶** fān mù guā yè （《中国药用植物图鉴》）

【基原】 为番木瓜科番木瓜属植物番木瓜 *Carica papaya* L. 的叶。

【原植物】 参见"番木瓜"条。

【采收加工】 全年均可采，鲜用。

【成分】 叶含生物碱：番木瓜碱（capaine）、伪番木瓜碱（pseudocapaine）[1]，去氢番木瓜碱（dehydrocapaine）Ⅰ及Ⅱ[2]，胆碱（choline）[3]。还含类胡萝卜素，芸香苷（rutin）[4]。又含氨基酸：天冬酰胺，亮氨酸，苯丙氨酸，缬氨酸，甲硫氨酸，丙氨酸，β-丙氨酸，α-氨基丁酸，谷氨酸，天冬氨酸[5]。

【药性】 《广西本草选编》："味甘，性平。"

【功用主治】 解毒，接骨。主治疮疡肿毒，骨折。

1.《中国药用植物图鉴》："捣烂可治疡消肿。"

2.《全国中草药汇编》："强心、消肿。"

【用法用量】 外用：鲜品捣敷。

【选方】 治骨折　番木瓜鲜雄花、根、叶各 60 g，螃蟹 5 只。共捣烂敷患处。（《广西本草选编》）

5149 番石榴干 fān shí liú gān（《广西中药志》）

【异名】 秋果（《南越笔记》），鸡矢果（《植物名实图考》），番桃（《广西药用植物名录》），蓝拔、扒仔（《台湾药用植物志》），胶子果（《云南思茅中草药选》），广石榴冬桃、米石榴（《云南药用植物名录》），椒桃、缅桃（《云南中草药选》）。

【基原】 为桃金娘科番石榴属植物番石榴的干燥幼果。

【原植物】 番石榴 *Psidium guajava* L.

乔木，高达 13 m。树皮平滑，灰色，片状剥落，嫩枝有棱，被毛。叶对生；叶片革质，长圆形至椭圆形，先端急尖或钝，基部近于圆形，全缘，上面稍粗糙，下面有毛；羽状脉。花单生或 2～3 朵排成聚伞花序；萼管钟形，有毛，萼帽近圆形，不规则裂开；花瓣 4～5，白色；雄蕊多数，近基部着生，药室纵裂；子房下位，与萼合生，花柱与雄蕊同长，柱头扩大。浆果球形，卵圆形或梨形，先端有宿存萼片，果肉白色及黄色，胎座肥大，肉质，淡红色；种子多数。花期 5～8 月，果期 8～11 月。

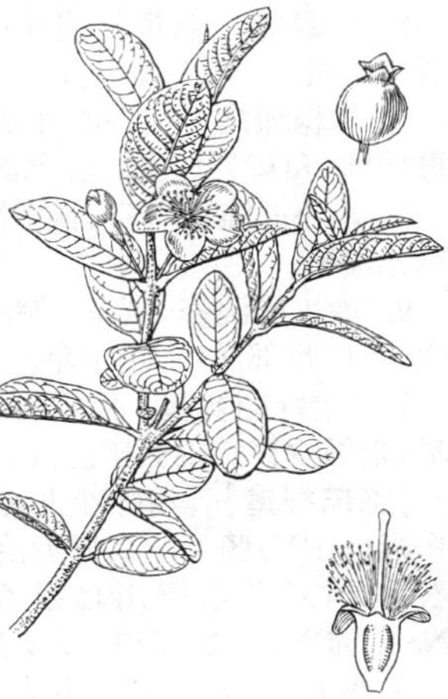

番 石 榴

生于荒地或低丘陵上。我国华南各地栽培，常见有逸为野生者。分布于福建、广东、广西、海南、四川、云南、台湾等地。原产南美洲。

本植物的种子（番石榴子）、叶（番石榴叶）、成熟果实（番石榴果）、根或根皮（番石榴根）、树皮（番石榴树皮）亦供药用，另设专条。

【栽培】 生物学特性 喜温暖忌寒，生长发育要求平均温度 15.5 ℃以上。冬季低温对幼树有寒害，成年树叶变紫绿，影响生长发育。对干旱与潮湿有较强的忍耐性。一般在年降雨量 1 000～3 000 mm 的地区均可正常生长。对土壤要求不严。生长快，结果早，种后第二年便可开花结果，具有多熟特性。

繁殖方法 种子繁殖或嫁接繁殖。实生繁殖：选高产、优质、无病虫害母树的成熟果实，洗净种子，阴干或短时间晒干（1～2 d），于秋季播种。将种子均匀撒播于床面，用细土覆盖约 0.2 cm，淋透水。长至 2～3 对真叶时，移植于营养袋或苗圃。苗高 40 cm，春季可定植于大田。嫁接繁殖：用普通番石榴苗作砧木，苗粗达 0.7 cm 直径时，于 3～5 月进行芽接。25～30 d 后解绑，芽片成活后即可截干。第二年春季定植，根据土壤肥力条件，行株距为 3 m×2 m 或 2.5 m×2.5 m。

田间管理 幼树生长期短，定植后，除尽杂草，7、8、9 月各施 1 次粪水或少量氮肥。幼苗高 40～60 cm 时，将顶芽剪掉，促使抽 3～4 条侧枝，以作主枝。当主枝长到 20 cm 时再进行 1 次去损，以培养分枝，扩大树冠。

病虫害防治 炭疽病，7～8 月用波尔多液喷果表面，10 d 喷 1 次，连续 2～3 次。

【采收加工】 8～9 月采收幼果，晒干。

【药材】 番石榴干 *Fructus Psidii Guajavae* 产于华南各地至四川西南部。

性状 干燥的未成熟幼果，呈圆球形、卵形或梨形不等，横径 2～3 cm，鲜时青绿色，干者黑褐色；表面稍粗糙坚硬，先端有宿存的花萼及残存花柱。果肉坚硬，浅棕色，5 室，有多数种子密集镶嵌于内；种子灰褐色，大如绿豆，呈不规则之扁圆形或三角形。味微酸而涩，气微香。

【成分】 未成熟果实含阿聚糖（arabinan）等多糖[1]，番石榴鞣素（arabinose ester hexahydroxydiphenic acid）[2]。

【药性】 涩，平。

1.《岭南草药志》："味涩，性平。"

2.《广东中药》："酸，涩，温。"

【功用主治】 收敛止泻，止血。主治泻痢无度，崩漏。

1.《岭南草药志》："收敛，止吐泻无度。治崩漏。"

2.《广东中药》："止痢疾。"

3.《全国中草药汇编》："收敛止泻，消炎止血。主治急、慢性肠炎，痢疾，小儿消化不良。"

【用法用量】 内服：煎汤，9～15 g；或烧灰，开水送下。

【选方】 解巴豆毒 番稔干、土炒白术、石榴皮各 9 g。清水 1 碗半，煎至 1 碗饮服。（《南方主要有毒植物》）

5150 番石榴子 fān shí liú zǐ（《台湾先住民之药用植物》）

【基原】 为桃金娘科番石榴属植物番石榴 *Psidium guajava* L. 的种子。

【原植物】 参见"番石榴干"条。

【采收加工】 果熟时收集种子，晒干。

【功用主治】 止痛，止泻。主治腹痛，泻痢。

【用法用量】 内服：煎汤，3～5 g。

【选方】 治腹痛 番石榴种子，樟木树之木皮共煎服。

5151 番石榴叶 fān shí liú yè（《南宁市药物志》）

【异名】 鸡矢茶（《广西中药志》），番桃叶（《云南中草药选》），吗桂香拉（《云南思茅中草药选》），那拔叶、番石榴心（《台湾药用植物志》）。

【基原】 为桃金娘科番石榴属植物番石榴 *Psidium guajava* L. 的叶。

【原植物】 参见"番石榴干"条。

【采收加工】 5～8 月采收，晒干或鲜用。

【药材】 番石榴叶 *Folium Psidii Guajavae* 产于华南各地至四川西南部。

性状 本品呈矩圆状椭圆形至卵圆形，多皱缩卷曲或破碎，长 5～12 cm，宽 3～5 cm，先端圆或短尖，基部钝至圆形，边缘全缘，上表面淡棕褐色，无毛，下表面灰棕色，密被短柔毛，主脉和侧脉均隆起，侧脉在近叶缘处连成边脉。叶柄长 3～6 mm。革质而脆，易折断。嫩茎扁四棱形，密被短柔毛。气清香，味涩、微甘苦。

【成分】 叶含 β-谷甾醇（β-sitosterol），三萜类[1]。又含黄酮类：槲皮素（quercetin），番石榴苷（guaijaverin），无色矢车菊素（leucocyanidin），番石榴鞣花苷（amritoside）[2]，番石榴酸（psidiolic acid）[3]，萹蓄苷（avicularin）[4,5]。挥发油：丁香油酚（eugenol）[5]，顺-3-己烯-1-醇（*cis*-3-hexen-1-ol），己烯醇（hexenol），己醛（hexanal），另有苯甲酸甲酯（methyl benzoate），乙酸-β-苯乙酯（β-phenylethyl acetate），桂皮酸甲酯（methyl cinnamate）及数种萜烯、萜烯醇[6]。此外，尚

含有山楂酸(crataegolic acid),苹果酸(malic acid),树脂、蜡及鞣质等[6]。

【药理】 1. 降血糖作用 番石榴叶提出的总黄酮苷及纯单黄酮苷口服,对四氧嘧啶性糖尿病大鼠有明显的降糖作用,其降糖率在给药后2 h下降30%,4 h下降46%,6 h下降57%。总黄酮苷对正常大鼠也有降糖作用,但不如对四氧嘧啶性糖尿病大鼠的降糖作用明显[1]。纯单黄酮苷有明显促进^{131}I-胰岛素与受体结合的作用,故番石榴叶的降糖原理除提高了周围组织对葡萄糖的利用外,还可能直接促进了胰岛素与其专一受体的结合,提高了体内胰岛素的敏感性[1,2]。

2. 抗菌作用 番石榴叶的醇浸出物和水煎剂,对金黄色葡萄球菌有抑制作用[3]。

3. 防癌作用 大鼠每日食用3.1 g番石榴叶使黄曲霉毒素B_1所致大鼠肝癌癌前病变灶数量和大小的平面指标及立体指标均显著低于对照组,表明番石榴叶可阻断黄曲霉毒素B_1诱发肝癌作用[4]。

4. 对消化道的作用 番石榴叶可促进小肠黏膜的修复,增加粪Na^+、粪糖吸收,减轻脱水而发挥治疗轮状病毒肠炎的作用[5]。

5. 止血作用 0.004 mg/ml、0.006 mg/ml番石榴叶提取物可明显增强苯肾上腺素引起的血管收缩;0.25 mg/ml番石榴叶提取物可以诱导人血小板聚集,并能剂量依赖性增强ADP诱导的血小板聚集;明显延长血液凝固时间,APTT试验对番石榴叶提取物最灵敏,提取物浓度越高,APTT越长。番石榴叶水提物不影响出血时间,虽然通过刺激血管收缩及血小板聚集促进止血,但抑制血液凝固[6]。

6. 镇痛作用 番石榴叶所含的挥发性成分有镇痛作用。在醋酸扭体试验中,精油在200 mg/kg、400 mg/kg剂量下,可使小鼠10 min内扭体次数分别减少62%和85%。在甲醛致痛试验中,精油在100 mg/kg、200 mg/kg剂量下对小鼠第二相痛反应(给甲醛后20~25 min)有显著抑制作用,舔后足次数分别减少了72%和76%。而在400 mg/kg剂量下对第一相痛反应(给甲醛后0~25 min)及第二相痛反应均有显著抑制作用,其舔后足次数分别减少了37%和81%[7]。

【药性】 苦、涩,平。

1.《广西中药志》:"味甘,涩,性平。无毒。"

2. 广州部队《常用中草药手册》:"气香。"

3.《福建药物志》:"苦,温。"

【功用主治】 燥湿健脾,清热解毒。主治泻痢腹痛,食积腹胀,齿龈肿痛,风湿痹痛,湿疹臁疮,疔疮肿毒,跌打肿痛,外伤出血,毒蛇咬伤。

1.《岭南草药志》:"止吐泻无度。治急慢性肠炎,外感食滞,房事感冒及撞红,毒蛇咬伤,蜡烛疳。"

2.《广西中药志》:"健脾涩肠。治痢疾,腹泻。"

3.《广西民间常用中草药手册》:"消食。治消化不良。"

4.《全国中草药汇编》:"收敛止泻,消炎止血。主治急、慢性肠炎,痢疾,小儿消化不良。外用治跌打扭伤,外伤出血,臁疮久不愈合。"

5.《福建药物志》:"消肿解毒。治冻疮。"

【用法用量】 内服:煎汤,5~15 g,鲜品可用至24~30 g;或研末。外用:捣敷;或煎汤洗;或含漱;或研末撒。

【宜忌】 大便秘结、泻痢积滞未清者慎服。《广西中药志》:"热盛泄泻者忌用。"

【选方】 1. 治痢疾 番桃叶、桉树叶各30 g。水煎服。(《广西民间常用中草药手册》)

2. 治腹痛 番石榴新芽(适量)揉烂后,混以食盐服。(《台湾先住民之药用植物》)

3. 治消化不良 番石榴叶30~60 g,水煎服;或用米少许,共炒至米黄后加水煎服。

4. 治牙痛,牙龈脓肿 番石榴叶30~60 g,加醋125~250 g,煎沸待冷含漱。(3、4方出自《广西本草选编》)

5. 治头痛 取番石榴叶片,贴于额部。

6. 治眼痛 取番石榴叶适量,煎汁,洗眼;或用布蘸汁,敷于患眼。(5、6方出自《台湾先住民之药用植物》)

7. 治糖尿病 拔仔心叶8~20 g,配适量有加利心菜、白母猪乳,和猪骨炖服。(《台湾药用植物志》)

8. 治小儿盗汗 番石榴叶500 g。水煎洗浴。(《广西本草选编》)

9. 治皮肤湿疹,瘙痒,热痱 鲜番石榴茎叶适量,煎水外洗。(广州部队《常用中草药手册》)

10. 治疔痈初起 鲜番石榴嫩叶、桃树嫩叶、菜籽饼各适量,米饭少许。捣烂敷患处。(《福建药物志》)

【临床报道】 治疗小儿轮状病毒肠炎 62例小儿轮状病毒(HRV)肠炎随机分为治疗组和对照组,治疗组服用番石榴叶,对照组服用葛根芩连汤。观察止泻时间、血清Na^+、粪Na^+、粪糖和HRV抗原转阴率。结果:治疗组3 d治愈率为87.1%,对照组为58.1%,治疗组显著优于对照组。治疗组止泻时间为25.1(±9.5)h,对照组为38.7(±15.2)h,治疗组止泻时间显著短于对照组。治疗组粪Na^+、粪糖较治疗前明显下降,对照组下降不明显,治疗组优于对照组。治疗组粪HRV转阴率为87.1%,对照组为58.1%,治疗组显著优于对照组[1]。

5152 番石榴果 fān shí liú guǒ (《四川常用中草药》)

【异名】 拿炽果、喇叭果(《四川常用中草药》。)

【基原】 为桃金娘科番石榴属植物番石榴 *Psidium guajava* L.的成熟果实。

【原植物】 参见"番石榴干"条。

【采收加工】 9~11月果实成熟时采收,一般鲜用。

【成分】 成熟果实含黄酮类等:槲皮素(quercetin),番石榴苷(guaijaverin),没食子酸(gallic acid),并没食子酸(ellagic acid),无色矢车菊素(leucocyanidin)[1],维生素C(330 mg%),并检出鼠李糖,木糖,核糖,阿拉伯糖,果糖,葡萄糖,半乳糖,蔗糖,缬氨酸,丙氨酸,苏氨酸,天冬氨酸,谷氨酸,胱氨酸[2,3]。

【药理】 1. 降血糖作用 兔灌服25 g/kg番石榴果汁,会使正常家兔的血糖值下降19%,而糖尿病家兔则下降25%,药效均在服药后4 h达最高,24 h内即恢复原来血糖值[1]。

2. 止血作用 从番石榴提取的并没食子酸给家兔静注20 mg/kg,可使平均凝血时间缩短51%[2]。

【药性】 甘、涩,平。

1.《四川常用中草药》:"性平,味甘、香。"

2.《西昌中草药》:"性温。"

3.《福建药物志》:"甘、微酸、涩。"

【功用主治】 健脾消积,涩肠止泻。主治食积饱胀,疳积,腹泻,痢疾,脱肛,血崩。

1.《四川常用中草药》:"消食,生津,收敛止泻。治食积饱胀，老人津枯便秘，肠热下痢。”

2.《台湾药用植物志》：“健脾。治小儿伤食。”“驱虫，止血。”

3.《福建药物志》：“健胃固肠。治冷泻。”

【用法用量】 内服：煎汤，3～9 g；或研末；或生食，每次2～3枚，每日2～3次。

【宜忌】 热毒血痢禁服。

【选方】 1. 治小儿消化不良，痢疾 水辣蓼2.5 kg，拿炽果2.5 kg。共加水煎汁，加红糖调味。每日3次，每次30 g左右。（《西昌中草药》）

2. 治冷泻 番石榴（果）、赤地利、鬼针草各9～15 g。水煎服。（《福建药物志》）

3. 治腹泻 番石榴果30～60 g。捣碎，水煎服。（《广西民族药简编》）

4. 治血崩 番石榴干果烧灰存性，研末，每服9 g，开水送下。（《福建药物志》）

5153 番石榴根 fān shí liú gēn（《岭南采药录》）

【异名】 那拔根（《台湾药用植物志》）。

【基原】 为桃金娘科番石榴属植物番石榴 *Psidium guajava* L. 的根或根皮。

【原植物】 参见“番石榴干”条。

【采收加工】 根全年可采，或剥取根皮，切片或切段，晒干，或鲜用。

【成分】 根含阿江榄仁酸（Arjunolic acid）[1]。

【药理】 抗生育作用 番石榴根煎剂对小鼠抗着床、抗早孕和中期引产都有明显的效果；给药途径以腹腔注射效果为最好，皮下给药次之，口服几乎无效；对小鼠离体及在体子宫都有增强收缩的作用，尤其是妊娠子宫更为敏感；与前列腺素 E_2 合用时对小鼠抗早孕和兴奋离体子宫都有明显的协同作用；其作用机制可能是损害胎盘滋养叶细胞，引起变性、坏死，也可能是干扰黄体酮的分泌。番石榴根抗生育有效成分可能是鞣质类，尤其是番石榴鞣花酸葡萄糖[1]。

毒性 番石榴煎剂小鼠皮下注射部位有结痂、组织坏死出现，腹腔注射有刺激作用，较大剂量对肝有损害，番石榴煎剂小鼠腹腔注射的 LD_{50} 为2.84 g（生药）/kg[1]。

【药性】 涩、微苦，平。

【功用主治】 收涩止泻，止痛敛疮。主治泻痢，脘腹疼痛，脱肛，牙痛，糖尿病，疮疡，蛇咬伤。

1.《岭南采药录》：“取其向东之根，刮取其皮，以白醋煎而含之，止牙痛；小儿患疮疖，和鸡毛煎水洗之。”

2.《增订岭南采药录》：“主收敛。治痢疾及洗溃疡、创伤。”

3.《岭南草药志》：“治臁疮久不愈合。”

4.《四川常用中草药》：“外用治蛇咬伤。”

5.《台湾药用植物志》：“止胃病腹痛。”“治糖尿病，倒阳。”“以根煎服，治脱肠，亦治腹泻及赤痢。”“根皮煎服为制欲剂。”

【用法用量】 内服：煎汤，6～15 g；或捣汁。外用：煎汤洗；或捣烂敷。

【选方】 1. 治糖尿病 那拔根16 g，黑狗鞭炖服。（《台湾药用植物志》）

2. 臁疮久不愈合 番石榴根、生姜、冰糖（各适量），捣烂贴患处。（《岭南草药志》）

5154 番荔枝叶 fān lì zhī yè（《新华本草纲要》）

【基原】 为番荔枝科番荔枝属植物番荔枝 *Annona squamosa* L. 的叶。

【原植物】 参见“番荔枝”条。

【采收加工】 4～8月采收，鲜用或晒干。

【成分】 茎和叶含生物碱：紫堇定碱（corydine），降紫堇定碱（norcorydine），异紫堇定碱（isocorydine），降异紫堇定碱（norisocorydine），番荔枝碱（anonaine），斑点亚洲罂粟碱（roemerine），海罂粟碱（glaucine），降月桂碱（norlaureline）及其衍生物等[1]；又含4-(2-硝基乙基)苯酚樱草糖苷〔4-(2-nitroethyl)phenol-1-primeveroside〕[2]。叶含左旋木番荔枝碱（xylopine），右旋-O-甲基亚美罂粟碱（O-methylarmepavin），毛叶含笑碱（lanuginosine）[3]，和乌胺（higenamine）即消旋去甲基衡州乌药碱（demethylcoclaurine）[4,5]等生物碱；芸香苷（rutin），金丝桃苷（hyperin），槲皮素（quercetin）等黄酮类；无羁萜（friedelin）[6]，β-谷甾醇（β-sitosterol），菜油甾醇（campesterol），豆甾醇（stigmasterol），正三十烷醇（*n*-triacon-tanol），正二十八烷醇（*n*-octacosanol），正二十六烷醇（*n*-hexacosanol）和三十一烷-16-酮（16-hentriacontanone）[7]。

【功用主治】 收敛涩肠，清热解毒。主治赤痢，小儿脱肛，恶疮肿痛。

【用法用量】 内服：煎汤，5～10 g。

5155 番荔枝根 fān lì zhī gēn（《广西药用植物名录》）

【基原】 为番荔枝科番荔枝属植物番荔枝 *Annona squamosa* L. 的根。

【原植物】 参见“番荔枝”条。

【采收加工】 全年均可采，鲜用或晒干。

【成分】 根和皮含萜类及生物碱：樟脑（camphor），龙脑（borneol），紫堇定碱（corydine），异紫堇定碱（isocorydine），番荔枝碱（anonaine），海罂粟碱（glaucine）[1]，鹅掌楸碱（liriodenine）[2]，β-谷甾醇（β-sitosterol），左旋贝壳杉16-烯-19-酸（kaur-16-en-19-oic acid）等[3]。

根含番荔枝碱，网叶番荔枝碱（reticuline），鹅掌楸碱，白兰花碱（mich elalbine），10-羟基番荔枝碱（anolobine）[2]，多鳞番荔酮（squamolone）[4]。

【功用主治】 清热，解毒。主治热毒血痢。

【用法用量】 内服：煎汤，5～10 g。

5156 番石榴树皮 fān shí liú shù pí（《岭南采药录》）

【基原】 为桃金娘科番石榴属植物番石榴 *Psidium guajava* L. 的树皮。

【原植物】 参见“番石榴干”条。

【采收加工】 全年均可采，切段，晒干。

【成分】 树皮含鞣质18.56%[1]和有机酸[2]。

【功用主治】 收涩，止泻，敛疮。主治泻痢腹痛，湿毒，疥疮，创伤，中耳炎。

1.《岭南采药录》：“取其树皮煅灰，以臭草自然汁调涂，治湿毒，疥疮。”

2.《增订岭南采药录》：“主收敛。治痢疾及洗溃疡、创伤。”

3.《广西本草选编》：“治中耳炎。”

4.《台湾药用植物志》：“通经。”

【用法用量】 内服：煎汤，6～15 g。外用：煎汤洗；或煅炭研粉撒敷。

【选方】 治中耳炎 番石榴树皮煅炭研粉，吹耳内。(《广西本草选编》)

5157 **腊雪** là xuě (《本草拾遗》)

【基原】 为腊月收藏的雪花所融化的雪水。

【药性】 淡，寒。

1.《本草拾遗》："味甘，冷，无毒。"

2.《医林纂要》："甘，淡，寒。"

【功用主治】 清热解毒，降火止渴。治瘟疫、中暑热狂，伤酒热渴。

1.《本草拾遗》："解一切毒，治天行时气温疫，小儿热痫狂啼，大人酒后暴热、黄疸，仍小温服之。"

2.《儒门事亲》："洗目退赤。"

3.《日用本草》："煎茶煮粥，解热止渴。"

4.《纲目》："宜煎伤寒火暍之药，抹痱亦良。"

5.《医林纂要》："降热杀虫，清肺利水。"

5158 **脾寒草** pí hán cǎo (《中国药用植物图鉴》)

【基原】 为玄参科婆婆纳属植物直立婆婆纳的全草。

【原植物】 直立婆婆纳 *Veronica arvensis* L.

一年或二年生草本，高5～30 cm。茎直立或下部铺散分枝，被2列白色长柔毛。叶对生；下部的叶有短柄，中上部的叶无柄；叶片卵形至卵圆形，边缘具圆或钝齿，两面被硬毛。总状花序顶生，长达20 cm，花多，各部分均被多细胞白色腺毛；苞片下部的长卵形，疏具圆齿，上部的长椭圆形，全缘；花梗极短；花萼4裂，裂片条状椭圆形，前方2枚较后方者长；花冠蓝紫色或蓝色，4裂，裂片圆形至长圆形；雄蕊2，短于花冠；雌蕊1，子房上位，2室。蒴果倒心形，强烈侧扁，边缘有腺毛，先端凹入很深，几乎为果半长，具细毛而边毛很长，宿存的花柱不伸出凹口。种子长圆形，多数。花期4～5月。

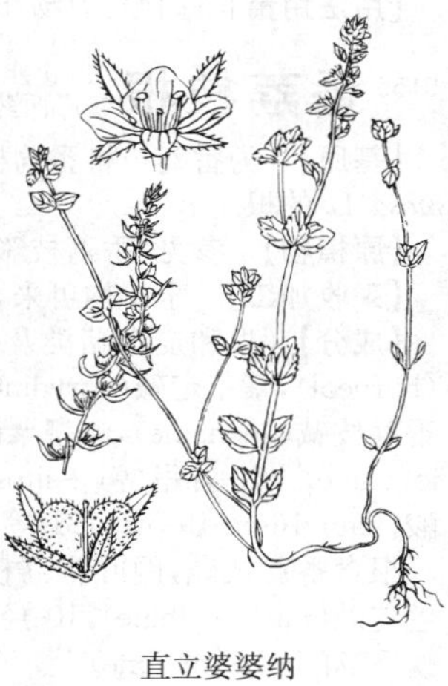

直立婆婆纳

生于路边及荒野草地。分布于华东、华中等地，新疆也有分布。

【采收加工】 5～7月采收，鲜用或晒干。

【成分】 全草含桃叶珊瑚苷(aucubin)[1]，D-甘露醇(D-mannitol)[2]。

【药理】 泻下作用 本植物所含桃叶珊瑚苷有泻下作用，服后6 h起效，ED_{50}为0.39 g/kg，并能促进尿酸排泄[1]。印度产本植物的地上部分，经药理筛选有利尿作用[2]。

【功用主治】 清热，除疟。主治疟疾。

1.《中国药用植物图鉴》："治疟疾。"

2.《上海常用中草药》："清热，除疟。主治疟疾。"

【用法用量】 内服：煎汤，10～15 g；鲜品30～60 g。

5159 **鲂鱼** fáng yú (《食疗本草》)

【异名】 魾(《尔雅》)，鳊鱼(《日用本草》)，平胸鳊(《脊椎动物分类学》)，法罗鱼(《黑龙江流域鱼类》)，乌鳊、花边、三角鳊(《中国经济动物志》)。

【基原】 为鲤科鲂属动物三角鲂的肉。

【原动物】 三角鲂 *Megalobrama terminalis* (Richardson)

体高而侧扁，头后背部隆起，体呈菱形。腹棱自腹鳍基部至肛门，头短小，口小端位，口裂斜至鼻孔下方。上下颌等长，其上盖有坚硬的角质，易脱落。眼侧位，至吻端的距离较至鳃盖后缘的距离为近。下咽齿3行。鳃耙16～22。背鳍3，7，起点位于腹鳍基部稍后方，具有强大而光滑的硬刺。背鳍高度显著大于头长。胸鳍可达腹鳍的基部，腹鳍仅伸到肛门。臀鳍3，24～32，基部长，无硬刺，起点在背鳍基部末端正下方，尾鳍深分叉，下叶较上叶稍长。鳔3室，前室最大。腹膜灰色或灰黑色。体呈青灰色，头背面及体背部较深，侧面为灰色，常有浅绿色泽。腹面银灰各鳍呈灰色。

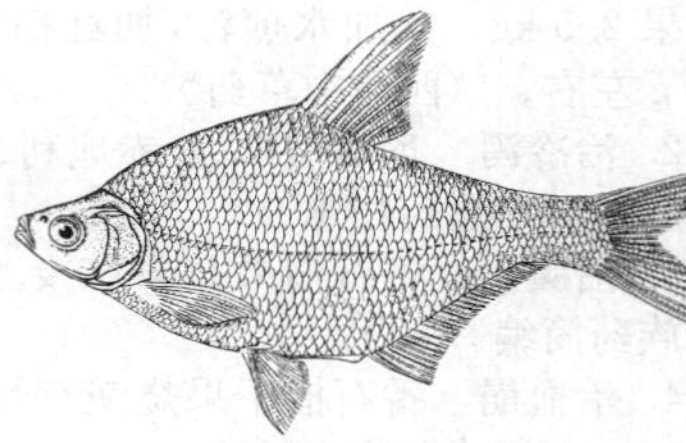

三角鲂

栖息于底质为淤泥或石砾的敞水区，杂食性，而以植物为主。幼鱼主要食浮游动物，其次是淡水甲壳类、昆虫和软体动物的幼体，以及少量水生植物。成鱼主要食物是苔草、轮叶黑藻、软体动物，其次是湖底植物的碎屑、淡水海绵、丝状绿藻、马来眼子菜、菹草和聚草。个别的也摄食水生昆虫、螺蚬类、虾和小鱼。3冬龄性成熟，5～6月份产卵。冬季不大活动，一般群集在深水的石隙中越冬。除西北等高原地区外，我国各大河流、湖泊中均有分布。

【采收加工】 四季均可捕捞，捕得后，去鳞片及内脏，鲜用。

【药性】 甘，平。归脾、胃经。

1.《日用本草》："味甘，平。"

2.《纲目》："甘，温，无毒。"

3.《本草撮要》："入足阳明经。"

【功用主治】 健脾益胃，消食和中。主治消化不良，胸腹胀满。

1.《食疗本草》："调胃气，利五脏，和芥子酱食之，助肺气，去胃家之风。消谷不化者，作食，助脾气，令人能食。"

2.《日用本草》："调脾胃，去肠风，消食化谷，利益五脏。"

3.《医林纂要》："健脾行水。"

4.《随息居饮食谱》："补胃，养脾，去风，运食。"

【用法用量】 内服：煮食，100～200 g。

【宜忌】《食疗本草》："患疳痢者不得食。"

5160 **鲃鱼** bā yú (姚可成《食物本草》)

【基原】 为鲤科锯倒刺鲃属动物锯倒刺鲃的肉。

【原动物】 锯倒刺鲃 *Spinibarbichthys denticulatus* Oshima

体长而侧扁，背部稍隆起，全体几成长菱形，体长一般在40 cm左右。头小，稍尖，头的背部成弧形。吻钝，稍向前突出。口端位，成马蹄形；唇厚，上、下唇在口角处相联，唇后沟不相联，上颌突出。须2对，前对比后对稍短。下咽齿3行，侧扁，顶端微弯。鳞大，侧线鳞28 $\frac{4.5\sim5}{3\sim3.5\sim V}$32。背鳍条3，8～9，起点在腹鳍基部之后，硬刺强大，后缘有粗糙的锯齿，背鳍起点前有1平卧向前的倒刺。腹鳍位于背鳍起点之前。臀鳍条3，5，末端可达尾鳍基。背部微黑色，腹部白色，多数个体的鳞片前缘呈黑色，近尾鳍基部有1黑斑，幼鱼更为明显，有时腹鳍和臀鳍末端稍带黑色。

生活于江河的上游，栖息于乱石间隙和深水石洞处。食物主要为腐败的植物碎片和丝状藻类。产卵期约在4月间。分布云南元江流域、西江上游及海南。

【采收加工】 全年均可捕捞，捕后，除去鳞片及内脏，洗净，鲜用。

【药性】 甘，热。有小毒。

【功用主治】 主壮阳道，温中补衰。

5161 猬肉 wèi ròu （《食疗本草》）

【基原】 为猬科刺猬属动物刺猬 *Erinaceus europaeus* Linnaeus、达乌尔猬 *Hemiechinus dauricus* Sundevall 或大耳猬 *H. auritus* Gmelin 的肌肉。

【原动物】 参见"刺猬皮"条。

【采收加工】 四季均可捕捉，捕杀后剥去皮，取肉，鲜用。

【药性】 甘，平。

【功用主治】 降逆和胃，生肌敛疮。主治反胃，胃痛，食少，痔瘘。

1.《本草拾遗》："主反胃，炙黄食之。""主瘘。"

2.《食疗本草》："炙食，肥下焦，理胃气，令人能食。"

【用法用量】 内服：炙食或煮食，0.5～1只。

5162 猬胆 wèi dǎn （《本草衍义》）

【基原】 为猬科刺猬属动物刺猬 *Erinaceus europaeus* Linnaeus、达乌尔猬 *Hemiechinus dauricus* Sundevall 或大耳猬 *H. auritus* Gmelin 的胆汁。

【原动物】 参见"刺猬皮"条。

【采收加工】 四季均可捕捉，捕后剖腹取出胆囊，用线扎紧囊口，悬挂于阴凉通风处，干燥。

【药材】 猬胆 *Fel Erinacei Seu Hemiechini* 主产于东北及河北、山东等地。

性状 胆囊呈卵形至三角形，上部狭细，下部膨大呈囊状，大小不一，长30～35 mm，宽径5～10 mm，囊皮薄，略有皱缩。表面灰褐色或黑色。囊内胆汁黑绿色。气微，味苦。

【药性】 苦，寒。

【功用主治】 清热，解毒，明目。主治眼睑赤烂，迎风流泪，痔疮。

1.《纲目》："点目止泪；化水涂痔疮。"

2.《得配本草》："点痘后风眼。"

3.《中国动物药》："清热明目，解毒。治眼睑赤烂，痔疮等。"

【用法用量】 内服：熔烧，兑酒，1～2个。外用：点眼；或化水涂敷。

【选方】 1. 治痘后风眼，两睑红烂，眵泪，痒不可当 刺猬胆汁。用簪点入，二三次即愈。（《纲目》引《董炳集验方》）

2. 治产后虚弱 刺猬胆2个，白酒1盅。熔烧后服，取汗。（《中国动物药》）

5163 猬脂 wèi zhī （《本草经集注》）

【基原】 为猬科刺猬属动物刺猬 *Erinaceus europaeus* Linnaeus、达乌尔猬 *Hemiechinus dauricus* Sundevall 或大耳猬 *H. auritus* Gmelin 的脂肪油。

【原动物】 参见"刺猬皮"条。

【采收加工】 四季均可捕捉，捕杀后取出脂肪，鲜用，或熬炼后用。

【药材】 猬脂 *Adeps Erinacei seu Hemiechini* 主产河北、山东、江苏、河南、甘肃、内蒙古、浙江、安徽等地。

性状 本品多为黏稠液体，冬季呈稠膏状。全体淡棕色。气微，味淡。

【药性】 甘，平。

【功用主治】 止血，杀虫。主治肠风便血，秃疮，疥癣，耳聋。

1.《食疗本草》："可煮五金八石。"

2.《本草拾遗》："主耳聋，可注耳中。"

3.《日华子》："治肠风泻血。"

4.《纲目》："涂秃癣，杀虫。"

【用法用量】 外用：滴耳中；或涂敷。

【选方】 1. 治虎爪伤人 刺猬脂，日日敷之。内服香油。（《纲目》）

2. 治烧伤，冻伤 刺猬油外敷。（《山东药用动物》）

5164 猬脑 wèi nǎo （《纲目》）

【基原】 为猬科刺猬属动物刺猬 *Erinaceus europaeus* Linnaeus、达乌尔猬 *Hemiechinus dauricus* Sundevall 或大耳猬 *H. auritus* Gmelin 的脑髓。

【原动物】 参见"刺猬皮"条。

【采收加工】 四季均可捕捉，捕杀后，取出脑髓，鲜用。

【成分】 刺猬脑含：肾上腺素（adrenaline），去甲肾上腺素（noradrenaline），4-(2-氨基乙基)-焦儿茶酚〔4-(2-aminoethyl)-pyrocatechol〕[1]。

【功用主治】 《纲目》："主治狼瘘。"

5165 猬心肝 wèi xīn gān （《纲目》）

【基原】 为猬科刺猬属动物刺猬 *Erinaceus europaeus* Linnaeus、达乌尔猬 *Hemiechinus dauricus* Sundevall 或大耳猬 *H. auritus* Gmelin 的心脏和肝脏。

【原动物】 参见"刺猬皮"条。

【采收加工】 四季均可捕捉，捕杀后，剖腹，取出心脏和肝脏，鲜用或晒干。

【成分】 刺猬心脏含去甲肾上腺素（noradrenaline），肾上腺素（adrenaline），4-(2-氨基乙基)-焦儿茶酚〔4-(2-aminoethyl)-pyrocatechol〕[1]。

【功用主治】 《纲目》："蚁瘘蜂瘘，瘰疬恶疮。"

【用法用量】 内服：烧灰酒送下，3 g。

5166 猴枣 hóu zǎo （《饮片新参》）

【异名】 猴子枣、羊肠枣（《药物出产辨》），猴丹（《中国医学大辞典》），申枣（《药材资料汇编》）。

【基原】 为猴科猕猴属动物猕猴 *Macaca mulatta* Zimmermann 等内脏的结石。

【原动物】 参见"猕猴骨"条。

【采收加工】 四季均可捕捉，捕杀后，剖腹，取出肠胃中的结石，于通风处晾干。

【炮制】 打碎，拣去核，研极细用。

【药性】 苦，寒。无毒。

1.《中国医学大辞典》："苦，寒，无毒。"

2.《饮片新参》："微咸兼苦，寒平，无毒。"

【功用主治】 消痰镇惊，清热解毒。治痰热喘嗽，小儿惊痫，瘰疬痰核。

1.《中国药学大辞典》："治惊痫，小儿急惊，痰厥，热痰。疗痈疽，瘰疬，痰核，横痃。"

2.《饮片新参》："治虚喘，化痰纳气，治惊痫。"

【用法用量】 内服：研末，0.6～1.5 g。外用：醋摩涂。

【选方】 治小儿惊风，痰多气急，喘声如锯，烦躁不宁 羚羊角一钱，麝香四分，猴枣四钱，煅月石一钱，伽南香一钱，川贝母(去心)二钱，青礞石(煅成绛色，水飞)一钱，天竹黄(飞)三钱。各取净粉，除麝香、伽南香外，先将其余药粉充分和匀；研至极细，随后加入麝香、伽南香二味细粉和匀，瓶装封固。每次服一至二分，日服一至二次，用温开水送服。(《上海市中药成药制剂规范》猴枣散)

5167 猴樟 hóu zhāng
(《贵州草药》)

【异名】 香树、香樟(四川)。

【基原】 为樟科樟属植物猴樟的根皮、茎皮或枝叶。

【原植物】 猴樟 *Cinnamomum bodinieri* Levl. [*C. hupehanum* Gamble]

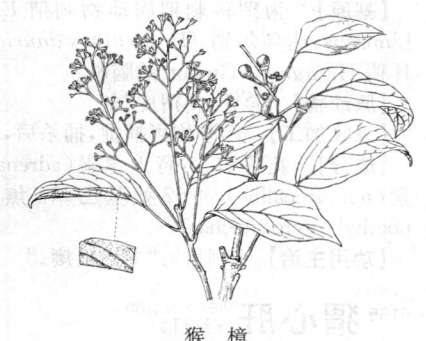

猴 樟

常绿乔木，高达 16 m。树皮灰褐色，枝条紫褐色，无毛。叶互生；叶柄被微柔毛；叶片革质，卵形或椭圆状卵形，先端渐尖，基部楔形、宽楔形或圆形，全缘，上面幼时被极细微柔毛，老时变无毛，下面苍白色，密被绢状微柔毛，侧脉脉腋在叶面明显呈泡状隆起，下面相应处有腺窝，网脉两面不明显。圆锥花序在幼枝上腋生或侧生，有时基部具苞叶，花序多分枝，无毛。花两性，绿白色；花梗被绢状微柔毛；花被筒倒锥形，花被裂片 6，卵圆形，外面近无毛，内面被白色绢毛，反折，花后脱落；能育雄蕊 9，花药近圆形，花丝无腺体；退化雄蕊 3，心形，近于无柄；子房卵圆形，花柱长约 1 mm，柱头头状。果实球形，绿色；果托浅杯状。花期 5～6 月，果期 7～8 月。

生于海拔 700～1 500 m 的山地疏林、灌木丛中、路旁或沟边。分布于湖北西部、湖南西部、四川东部、贵州东部及南部、云南东北部及东南部。

本植物的果实(猴樟果)亦供药用，另设专条。

【采收加工】 全年均可采收，根皮、茎皮刮去栓皮，晒干。嫩枝及叶多鲜用。

【成分】 根、干、枝、叶均含挥发油，化学成分大体可分为 3 个类型：①以含黄樟醚(safrole)为主，含量高达 84%；此外还含柠檬醛(citral)，莰烯(camphene)，α-蒎烯(α-pinene)，柠檬烯(limonene)，芳樟醇(linalool)，α-松油醇(α-terpineol)，樟脑(camphor)，甲基庚烯酮(methylheptenone)，桉叶素(cineole)，丁香油酚(eugenol)，节系倍半萜等。②以含桉叶素为主，尚含芳樟醇，单萜烯等。③以含单萜烯为主，其中水芹烯(phellandene)为主，还含黄樟醚，芳樟醇等成分[1]。

【药性】《贵州草药》："性温，味辛。"

【功用主治】 祛风，行气，温中止痛。主治风寒感冒，风湿痹痛，吐泻腹痛，腹中痞块，疝气疼痛。

1.《甘肃中草药手册》："驱风行气，温中止痛。治风寒感冒，胃肠炎，腹痛腹胀，疝气痛，劳伤痛。"

2.《贵州草药》："驱风，行气，温中，镇痛。"

3.《全国中草药汇编》："外治烫火伤。"

【用法用量】 内服：煎汤，10～15 g。外用：研末调敷；或研末酒炒布包作热敷。

【选方】 1. 治胃肠炎 香樟根皮、辣蓼根各 15 g。煨水服。

2. 治腹中痞块 香樟根皮、生姜、橘叶、石菖蒲各 3 g。研末酒炒，包患处肚皮外面。

3. 治劳伤疼痛 香樟根皮、铁筷子、辣蓼根、鹅不食草各 15 g。酒泡服。每日 3 次，每次 15 g。(1～3 方出自《贵州草药》)

5168 猴头菌 hóu tóu jùn
(《全国中草药汇编》)

【异名】 猬菌、刺猬菌(《中国药用真菌》)，小刺猴头(《吉林省有用和有害真菌》)，猴菇、猴头菇(上海)。

【基原】 为齿菌科猴头菌属真菌猴头菌、珊瑚状猴头菌的子实体。

【原植物】 1. 猴头菌 *Hericium erinaceus* (Bull. ex Fr.) Pers. [*Hydnum erinaceus* Bull. ex Fr.]

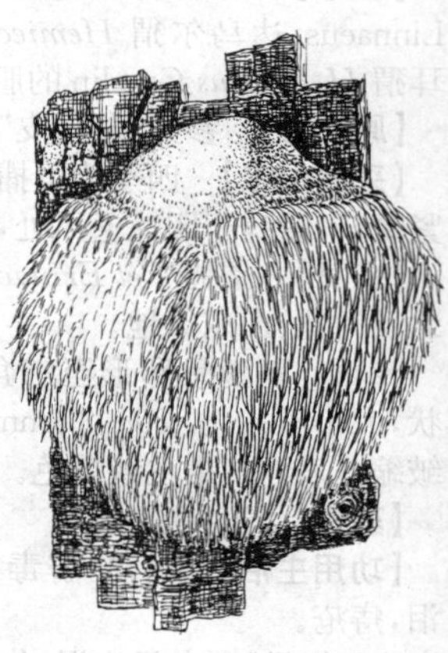

猴 头 菌

子实体单生，椭圆形至球形，常常纵向伸长，两侧收缩，团块状。悬于树干上，少数座生，长径 5～20 cm，最初肉质，后变硬，个别子实体干燥后菌肉有木栓化倾向，有空腔，松软。新鲜时白色，有时带浅玫瑰色，干燥后黄色至褐色。菌刺针形，末端渐尖，直或稍弯曲，下垂，单生于子实体表面之中，下部、上部刺退化或发育不充分。菌丝薄壁，具隔膜，有时具锁状联合。菌丝直径 10～20 μm。囊状体内有颗粒状物。孢子近球形，无色，光滑，含有 1 个大油滴。

生于栎、胡桃等阔叶树倒、腐木上。分布于东北、华北、西南及甘肃、上海、浙江、河南、广西、西藏等地。

2. 珊瑚状猴头菌 *H. coralloides* (Scop. ex Fr.) Pers. ex Gray [*Hydnum coralloides* Scop. ex Fr.]

子实体肉质，通常有数个软而韧的短小主枝，各主枝又多次分枝，形似珊瑚，长 10～30 cm，主枝基部有时愈合成块。整个子实体鲜时纯白色，干后变硬，浅黄色。主枝和分枝上生有菌刺，在分枝上更为稠密。菌刺圆锥形，锐尖。菌丝有锁状联合，孢子近球形，无色，光滑，含 1 个油滴。

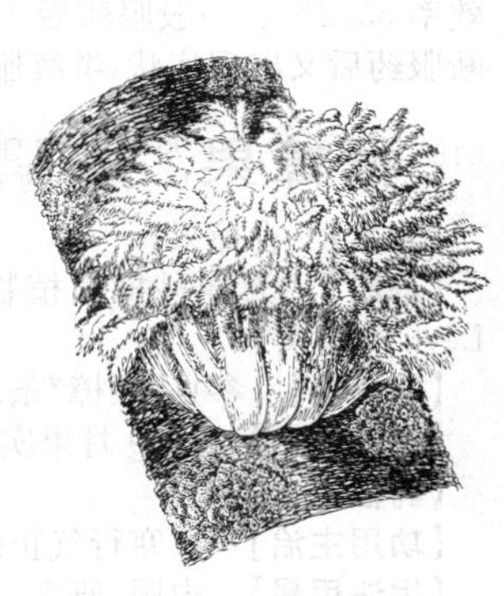
珊瑚状猴头菌

生于云杉、冷杉等的枯腐木上。分布于内蒙古、吉林、黑龙江、四川、云南、西藏、新疆等地。

【栽培】 生物学特性 猴头是一种木腐菌，属中温型，菌丝在 6～30 ℃温度范围内均可生长，适宜温度 25 ℃左右，菌丝培养不需要光线照射。子实体生长温度为 18～20 ℃，气温超过 25 ℃未经定向选育的菌种不形成子实体，最适的空气相对湿度为 90%～95%，需一定的散射光。猴头为好气性真菌，适宜在偏酸性(pH5.5)的环境条件下生长。

培育技术 猴头子实体培养目前多采用瓶栽方法，药用菌丝体可用固体培养或液体发酵生产。瓶装猴头菌种的母种、原种及栽培种的制种方法一般与黑木耳、香菇等常规菌种生产技术相同，瓶装培养基也用木屑、棉子壳、甘蔗渣等农副产品加定量的辅料制成，如木屑培养基配方为木屑 78%，麦麸 20%，石膏粉 1%，蔗糖 1%，和匀料后加清水拌湿，培养料水分含量一般为 65%～70%，装瓶后高压灭菌，在无菌条件下接入猴头原种，移入培菌室，保持室温在 23～26 ℃。空气相对湿度 70%左右，培养 1 个月菌丝长满瓶，移入出菇房，打开瓶塞流通空气，室内湿度加大到 90%～95%，温度降到 20 ℃左右，不能超过 22 ℃，过高子实体生长迅速，但球块小、色泽变黄，质量差，如温度降到 16 ℃，子实体生长十分缓慢。出菇房应给以散射光，空气流通，一般从菌蕾形成到子实体成熟，需 12～17 d。头茬菇采收后，随即清除培养瓶表面残老的菌丝，仍保持在上述出菇房的温湿度条件下，仍可采收再生的子实体。猴头菌丝体液体发酵工艺流程为：试管斜面菌种培养基→一级摇瓶(500 ml)种子培养→二级摇瓶(500 ml)种子培养→种子罐种子(三级)培养→发酵罐培养。斜面培养基为麦麸 50 g(蒸水取上清液)，葡萄糖 10 g，蛋白胨 2 g，KH_2PO_4 1 g，$MgSO_4 \cdot 7H_2O$ 0.75 g，琼脂 20 g 加水 1 000 ml，pH 自然。种子培养基成分同上，但不加琼脂。种子罐培养基：葡萄糖 2%，豆饼粉 1%，蛋白胨或酵母膏 0.1%，KH_2PO_4 0.15%，$MgSO_4 \cdot 7H_2O$ 0.75%。发酵培养基：蔗糖 3%，黄豆饼 1.5%，蛋白胨 0.1%，KH_2PO_4 0.3%，$MgSO_4 \cdot 7H_2O$ 0.15%，pH 自然。接种量为每一斜面试管接三角瓶 1 瓶，一级种子接二级种子接种量 10%，二级接三级 5%。培养条件：一级种子在旋转式摇床上(200 r/min)培养 4～5 d，温度 24～26 ℃，二级种子在往返式摇床(90 次/min)培养 3 d，温度 26～28 ℃。种子罐培养在 40 L 罐中投料 20 L，温度 26～28 ℃，搅拌速度 200 r/min，培养 2～3 d，通气量为 1∶0.3～1∶0.5。发酵罐培养与种子罐基本相同。当发酵液变为黄棕色、布满菌丝，残糖含量在 0.2%左右，即可终止发酵。

【采收加工】 子实体采收后及时去掉有苦味的菌蒂，晒干或烘干即可。发酵完成后将发酵液过滤，得菌丝体及滤液，将菌丝体烘干，滤液浓缩，加入辅料制片。

【药材】 猴头菌 *Fructificatio Hericii Erinacei* 产于黑龙江、吉林、内蒙古、河北、山西、河南、浙江、广西、四川、甘肃、西藏等地；珊瑚状猴头菌 *Fructificatio Hericii Coralloidis* 产于四川、云南、西藏等地。

性状 猴头菌 子实体卵圆形或块状，直径 5～20 cm，基部狭窄或有短柄。表面浅黄色或浅褐色，除基部外，生有下垂软刺，长 1～3 cm，末端渐尖。气微，味微苦。

珊瑚状猴头菌 子实体基部生有数枚主枝，各主枝又有短细小枝，形似珊瑚状；刺长 5～15mm，末端锐尖。

【成分】 猴头菌子实体中含猴头菌酮(hericenone)A、B[1]、C、D、E[2]、F、G、H[3]，猴头菌碱(hericerin)[4]，(9R，10S，12Z)-9，10-二羟基-8-氧代-12-十八碳烯酸〔(9R，10S，12Z)-9，10-dihydroxy-8-oxo-12-octadecenoic acid〕[5]，3-羟基-4-(3，7-二甲基-5-氧代-2，6-辛二烯基)-5-甲氧基-苯并[1，2-c]呋喃-2-酮〔3-hydroxy-4-(3，7-dimethyl-5-oxo-2，6-octadienyl)-5-methoxybenzo[1，2-c]furan-2-one〕[6]，植物凝集素(lectin)[7]。

干燥子实体含蛋白质，脂质，纤维及葡聚糖[8]。还含甾醇类：麦角甾醇(ergosterol)，3β-O-吡喃葡萄糖基麦角甾-5，7，22-三烯(3β-O-glucopyranosylergosta-5，7，22-triene)，3β，5α，6β-三羟基麦角甾-7，22-二烯(3β，5α，6β-trihydroxyergosta-7，22-diene)即啤酒甾醇(cerevisterol)，3β-O-吡喃葡萄糖基-5α，6β-二羟基麦角甾-7，22-二烯(3-β-O-glucopyranosyl-5α，6β-dihydroxyergosta-7，22-diene)，3β，5α，9α-三羟基麦角甾-7，22-二烯-6-酮(3β，5α，9α-trihydroxyergosta-7，22-diene-6-one)，麦角甾醇过氧化物(ergosterolperoxide)，即 3β-羟基-5，8-表二氧基麦角甾-6，22-二烯(3β-hydroxy-5，8-epidioxyergosta-6，22-diene)，3β-O-吡喃葡萄糖基-5，8-表二氧基麦角甾-6，22-二烯(3β-O-glucopyranosyl-5，8-epidioxyergosta-6，22-diene)[9]。

菌丝体培养物含有猴头菌吡喃酮(erinapyrone)A、B[10]，4-氯-3，5-二甲氧基甲苯(4-chloro-3，5-dimethoxytoluene)，4-氯-3，5-二甲氧基苯甲醇(4-chloro-3，5-dimethoxybenzyl alcohol)，4-氯-3，5-二甲氧基苯甲醛(4-chloro-3，5-dimethoxybenzaldehyde)[11]，4-氯-3，5-二甲氧基苯甲酸-O-阿拉伯糖醇酯(4-chloro-3，5-dimethoxybenzoic-O-arabitol ester)，4-氯-3，5-二甲氧基苯甲酸甲酯(4-chloro-3，5-dimethoxybenzoic-methyl ester)，4-氯-3，5-二甲氧基苯甲酸(4-chloro-3，5-dimethoxybenzoic acid)，猴菇菌素(herierin)Ⅲ、Ⅳ[12]。此外含 3-O-葡萄糖醛酸基齐墩果酸-28-葡萄糖酯苷，3-O-(3′-阿拉伯糖基)-葡萄糖醛酸基齐墩果酸-28-葡萄糖酯苷，3-O-(2′-葡萄糖基)-葡萄糖醛酸基齐墩果酸-28-葡萄糖酯苷，3-O-〔(2′-木糖基)-(3′-阿拉伯糖基)〕-葡萄糖醛酸基齐墩果酸-28-葡萄糖酯苷，3-O-〔(2′-葡萄糖基)-(3′-阿拉伯糖基)〕-葡萄糖醛酸基齐墩果酸-28-葡萄糖酯苷[13]。菌丝和子实体中含有多糖[14]。

【药理】 1. 增强免疫功能 同基因骨髓移植 55 d 后，受体小鼠免疫功能严重损害，脾细胞产生白介素-2(IL-2)能力等细胞免疫功能明显低下，连续腹腔注射猴头菌多糖和胸腺肽 15d 后，小鼠脾细胞产生 IL-2 能力及对刀豆素 A(ConA)刺激的增殖反应和混合淋巴细胞培养反应，均显著增强[1]。猴头菌多糖给小鼠腹腔注射 2 mg/只，连续 7 d，能明显提高小鼠腹腔巨噬细胞的吞噬功能；可促进溶血素生成，提高小鼠血清中的溶血素的含量，增加体液免疫的能力。若给小鼠腹腔注射 2.88 mg/只，连续 8 d，则可明显对抗由环磷酰胺中毒所引起的白细胞下降，下降率仅为对照组的一半[2]。猴头菌多糖在体外对由 ConA 活化的小鼠胸腺细胞有较强的促进增殖作用，也可促进脾淋巴细胞的增殖，并对脂多糖(LPS)刺激的 B 细胞也有协同作用[3]。

2. 抑瘤作用　在 Swiss 雄性小鼠左前腋皮下，接种肉瘤 S_{180} 细胞，然后口服猴头菌多糖 50 mg/kg、100 mg/kg、200 mg/kg，每日 1 次，连续 7 d，结果表明，3 个剂量组对荷瘤生长均有抑制作用；对自然杀伤(NK)细胞活性有明显的激活作用；荷瘤重量与其相应鼠脾 NK 细胞活性呈负相关[4]。猴头菌还能抑制黄曲霉素对大鼠的致肝癌作用，减少肝切面的病灶数[5]。

3. 抗溃疡作用及降血糖作用　通过胃蛋白酶抑制吸附实验，证明猴菇菌片治疗胃溃疡的作用机制，可能是由于抑制胃蛋白酶活性而促进溃疡愈合[6]。猴头菌多糖可降低小鼠正常血糖和四氧嘧啶所致糖尿病小鼠的血糖水平[7]。猴头菌口服液及其提取液可使乳酸脱氢酶释放减少，表明对幽门螺杆菌所致细胞损伤起了保护作用[8]。

4. 延缓衰老作用　猴头菌丝体多糖和子实体多糖能显著增加果蝇飞翔能力，降低刚孵化果蝇和小鼠心肌组织脂褐质含量，并能增加小鼠脑和肝脏中超氧化物歧化酶(SOD)的比活力[9]。

5. 抗疲劳作用　以猴头菌干粉喂养小鼠后，观察小鼠血清乳酸脱氢酶活力、血乳酸、血清尿素氮、肝糖原、肌糖原含量及运动耐力的影响表明猴头菌具有明显的增强运动能力和解除疲劳作用[10]。

【药性】《全国中草药汇编》："甘，平。"

【功用主治】 健脾养胃，安神，抗癌。主治体虚乏力，消化不良，失眠，胃与十二指肠溃疡，慢性胃炎，消化道肿瘤。

1.《全国中草药汇编》："利五脏，助消化。治消化不良，神经衰弱，身体虚弱。"

2. 刘波《中国药用真菌》："利五脏，助消化，滋补，抗癌。治胃溃疡。"

【用法用量】 内服：煎汤，10～30 g，鲜品 30～100 g；或与鸡共煮食。

【选方】 1. 治消化不良　猴头菌 60 g，水浸软后，切成薄片，水煎服，每日 2 次，黄酒为引。

2. 治神经衰弱，身体虚弱　猴头(干品)150 g。切片后与鸡共煮食用，每日 1 次(或用鸡汤煮食)。(1、2 方出自《全国中草药汇编》)

3. 治胃溃疡　猴头(干品)30 g。水煮，食用，每日 2 次。(刘波《中国药用真菌》)

4. 治胃癌，食管癌，肝癌　猴头 60 g，藤梨根 60 g，白花蛇舌草 60 g。煎服。(《中国药用孢子植物》)

【临床报道】 治疗上消化道疾病　①用猴菇菌片口服，每次 3～4 片，每日 3 次。治疗胃癌、食管癌、胃与十二指肠溃疡、慢性胃炎，其中胃癌 134 例，服药后，显效 13.4%，总有效率 68.6%；食管癌 42 例，显效 21.4%，总有效率 78.5%；胃溃疡 35 例，显效 48.6%，总有效率 91.5%；十二指肠溃疡 81 例，显效 27.2%，总有效率 84%；慢性胃炎 81 例，显效 13.6%，总有效率 85.2%[1]。②用猴菇菌片每日 3 次，每次 3 片(每片含生药 1 g)，连服 2～4 个月为 1 个疗程，治疗 146 例胃及十二指肠球部溃疡。结果：基本治愈 20 例，显效 30 例，好转 78 例，总有效率 87.7%。治疗 81 例慢性胃炎，结果：显效 11 例，好转 58 例，无效 12 例，总有效率 85.2%。一般服药后 1～2 星期生效，部分病例在中断服药后又出现症状，继续服药仍见效[2]。

5169 猴樟果 hóu zhāng guǒ (《贵州草药》)

【异名】 香樟果。

【基原】 为樟科樟属植物猴樟 *Cinnamomum bodinieri* Lévl. 的果实。

【原植物】 参见"猴樟"条。

【采收加工】 8～9 月果实成熟时采摘，晒干。

【药性】 辛，温。

【功用主治】 散寒行气止痛。主治虚寒胃痛，腹痛。

【用法用量】 内服：研末，1～3 g。

【选方】 治寒疝疼痛　香樟果 3 枚。研末，开水吞服。

5170 痢止蒿 lì zhǐ hāo (《云南中草药选》)

【异名】 白龙须、止痢草、无名草、散瘀草、散血草(《云南中草药》)，止痢蒿(《中药大辞典》)，痢止草(《全国中草药汇编》)。

【基原】 为唇形科筋骨草属植物痢止蒿的根或全草。

【原植物】 痢止蒿 *Ajuga forrestii* Diels [*A. mairei* Lévl.]

多年生草本，高 6～30 cm。根茎膨大。茎直立或具匍匐茎，密被灰白色短柔毛或长柔毛。叶对生；叶片披针形至卵形或披针状长圆形，先端钝或圆形，基部楔形，下延，两面密被灰白色短柔毛或长柔毛，边缘具波状锯齿或圆齿。穗状聚伞花序顶生，由轮伞花序组成；苞叶叶状，向上渐小，无柄，下面暗紫色，具缘毛。花萼漏斗状，具 10 脉，萼齿 5，长为花萼之半，紫色；花冠淡紫色、紫蓝色或蓝色，筒状，近基部具斜向毛环，冠檐二唇形；雄蕊 4，二强，花丝无毛；花柱超出雄蕊，先端 2 裂；花盘环状，子房 4 裂。小坚果三棱形，背部具网状皱纹，果脐占腹面的 2/3 以上。花期 4～8 月，果期 5～10 月。

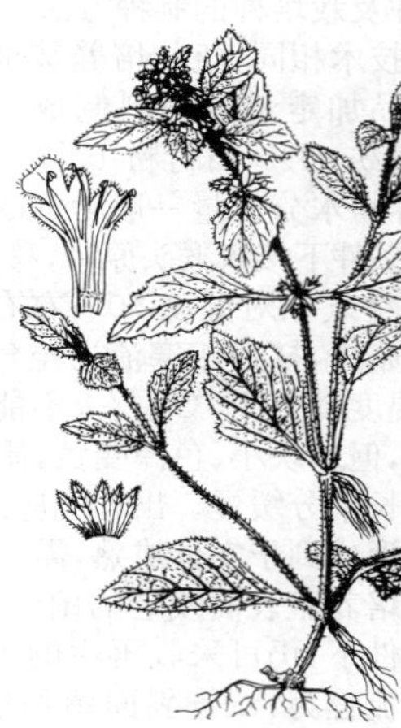

痢止蒿

生于海拔 1 700～4 000 m 的开阔路旁、溪边等潮湿草地或矮草丛中。分布于四川、云南、西藏等地。

【采收加工】 6～8 月采收，晒干或鲜用。

【成分】 全草含松香烷类，甾醇类，黄酮类及其他成分。松香烷类有止痢蒿素(ajuforrestin) A、B[1, 2]；甾醇类有筋骨草内酯(ajugalactone)，杯苋甾酮(cyasterone)，蜕皮甾酮(ecdysterone)，β-谷甾醇(β-sitosterol)及胡萝卜苷(daucosterol)[3]；黄酮类有芹菜素(apigenin)，买麻藤素(gnetifolin)B 及刺槐素(aca cetin)[1] 等。此外，还含 8-O-乙酰基哈帕苷(8-O -acetylharpagide)及正三十一烷(*n*-hentriacontane)等[3]。

【药性】 苦、辛,寒。
1.《云南中草药》:"辛、苦,凉。"
2.《全国中草药汇编》:"苦,寒。"
【功用主治】 清热解毒,利水,散瘀。主治肺热咳嗽,咽喉肿痛,痢疾,黄疸,热淋,水肿,乳腺炎,脉管炎,痈疮疖肿,跌打损伤,外伤出血,蛔虫病。
1.《云南中草药》:"清热解毒,散瘀止痛。主治痢疾,蛔虫症,小儿疳积,尿道结石,乳腺炎,脉管炎,跌打,疖痛。"
2.《全国中草药汇编》:"清热消炎,利尿通淋,散瘀镇痛。主治痢疾,肾炎,咽喉肿痛,肺热咳嗽,跌打损伤,脉管炎。"
3.《四川中药志》1982年版:"活血祛瘀,清热解毒。用于瘀肿疼痛,目赤肿痛,疮痈,黄疸。"
【用法用量】 内服:煎汤,9~15 g。外用:鲜品捣敷。
【选方】 1. 治痢疾,黄疸 痢止蒿15 g,乌韭30 g。水煎服。(《四川中药志》1982年版)
2. 治肾炎 痢止草、马鞭草各9 g。水煎服。(《全国中草药汇编》)
3. 治疮痈 散瘀草、蒲公英各适量。捣敷患处。(《四川中药志》1982年版)
4. 治跌打损伤瘀肿,脉管炎 散瘀草配药,水煎服。叶冲烂外包瘀肿痛处。(《昆明民间常用草药》)

5171 阔叶赤车使者 kuò yè chì chē shǐ zhě (《台湾药用植物志》)

【基原】 为荨麻科楼梯草属植物南海楼梯草的根或叶。
【原植物】 南海楼梯草 *Elatostema edule* C. B. Rod. [*E. platyphyllum* auct. non Wedd.]
多年生草本,高30~50 cm。无毛。叶互生;叶柄极短,有时近无柄;托叶长椭圆状披针形;叶片斜椭圆状倒卵形,两侧不对称,先端渐尖或为延长的渐尖,尖头有刺;基部较狭一侧楔形,略呈耳形,较宽一侧成耳形,多少抱茎;边缘中部以上有锯齿,钟乳体线状,明显,通常背面的较大;叶脉为半羽状脉,具半离基三出脉。雌雄异株,花细小,群集于具总苞的花托上;雄花花托单生,或有短总花梗,苞片于基部结合成盘状;雄花被片4裂,裂片阔披针形;雌花花托无总花梗,近长椭圆形,苞片合生,但最后在边缘处稍分离;雌花被片3裂。花期秋季。

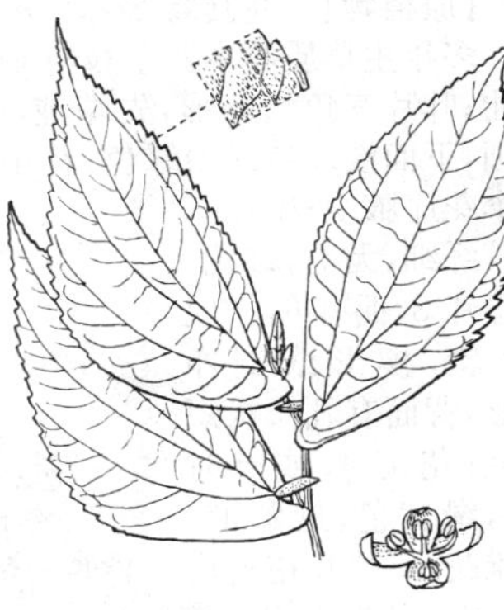
南海楼梯草

生于平地、山麓、溪边潮湿处。分布于海南、台湾等地。
【采收加工】 随时可采,鲜用或晒干。
【功用主治】 治发热,创伤,毒蛇咬伤。
【用法用量】 内服:煎汤,6~15 g。外用:鲜品捣敷。
【选方】 治发热 阔叶赤车使者根、台湾笑靥花、台湾车前及紫背草之根。煎服。(《台湾药用植物志》)

5172 普贤菜 pǔ xián cài (《四川常用中草药》)

【基原】 为十字花科碎米荠属植物大叶碎米荠的全草。
【原植物】 大叶碎米荠 *Cardamine macrophylla* Willd.
多年生草本,高30~100 cm。根茎细长而粗壮,匍匐延伸,密被纤维状的须根。茎较粗壮,圆柱形,直立,表面有沟棱。奇数羽状复叶,基生叶有长柄;茎生叶通常4~5枚,具叶柄,小叶4~5对,顶生小叶和侧生小叶均为椭圆形或卵状披针形,先端钝或短渐尖,边缘有锯齿,顶生小叶基部楔形,无小叶柄,侧生小叶基部两边稍不等,生于最上的1对小叶基部下延。总状花序顶生,花多数;萼片4,外轮萼片淡红色,内轮萼片绿色,基部呈囊状;花瓣4,淡紫色或紫红色,少为白色,倒卵形,向基部渐狭成爪;雄蕊6,4长2短;雌蕊1,子房柱状,花柱短,柱头微凹。长角果稍扁平,果瓣平坦,有时带紫色,宿存花柱很短,柱头稍扩大。种子椭圆形,褐色,不具边缘。花、果期5~10月。

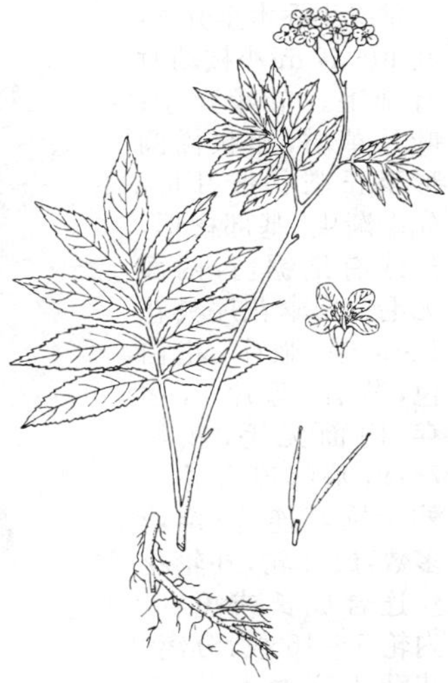
大叶碎米荠

生于海拔1 600~4 200 m之间的山坡灌木林下、沟边、石隙、高山草坡潮湿处。分布于河北、山西、内蒙古、湖北、四川、贵州、云南、西藏、陕西、甘肃、青海、新疆等地。
【采收加工】 5~8月采集,鲜用或晒干。
【药材】 普贤菜 *Herba Cardamines Macrophyllae* 我国大部分地区均产。
性状 根茎细长,其上可见须状根。茎圆柱形,具纵棱,直径约0.5 cm,表面绿色或枯绿色。奇数羽状复叶多皱缩,小叶4~5对,卵状披针形,先端渐尖,基部楔形,边缘有锯齿,主脉明显,黄绿色或棕绿色;无小叶柄。质脆易破碎。有时可见总状花序或果序,具长角果,紫棕色或棕色。气清香,味淡。
【药性】 甘、淡,平。
1.《四川常用中草药》:"性平,味甘。"
2.《四川中药志》1982年版:"甘、淡,凉。"
【功用主治】 健脾利水,凉血止血。主治脾虚,水肿,小便不利,白带崩漏,尿血。
1.《四川常用中草药》:"消肿,补虚。治虚劳内伤,头晕,体倦乏力,红崩,白带。"
2.《四川中药志》1982年版:"利尿除湿,凉血止血。用于水肿,小便不利,白带,崩漏,尿血。"
【用法用量】 内服:煎汤,9~15 g;或炖肉服。
【选方】 治脾虚湿盛,小便不利,全身浮肿 普贤菜12 g,三白草12 g,茯苓12 g,白术9 g,苡仁15 g。水煎服。(《四川中药志》1982年版)

5173 普洱茶 pǔ ěr chá (《本经逢原》)

【异名】普雨茶(《物理小识》),普茶(《滇海虞衡志》),大叶茶(《树木学》)。
【基原】为茶科山茶属植物普洱茶的嫩叶。

【原植物】普洱茶 *Camellia sinensis* (L.) O. Kuntze var. *assamica* (Mast.) Kitamura. [*Thea assamica* Mast.]

常绿小乔木至乔木，高10～17 m；小枝幼时有细毛。单叶互生；叶片革质，卵状椭圆形至长圆状披针形，先端渐尖，基部楔形，边缘有细锯齿，两面无毛。聚伞花序具花1～4朵，腋生；花白色，芳香；萼片5，宿存，内面无毛；花瓣7～9，基部连合并与外轮雄蕊连合；雄蕊多数，成2轮，外轮花丝连合成长或短管，内轮5～15枚，分离，花药丁字着生；子房上位，3室，有毛，花柱只在先端分裂。蒴果扁圆形。种子几圆形。

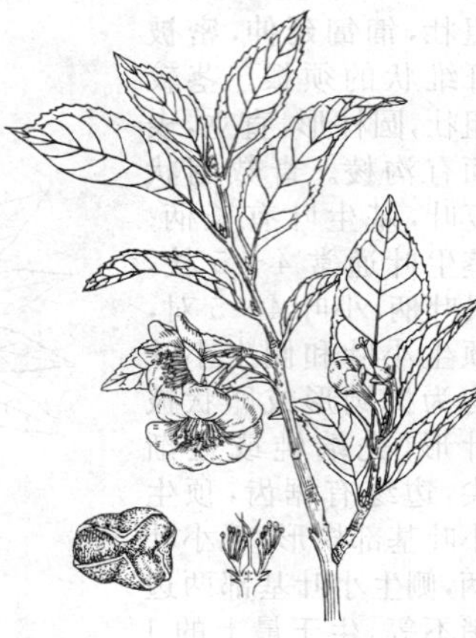

普洱茶

生于排水良好的赤土或多杂石的土中。分布于华南及贵州、云南等地。

本植物的嫩叶制成的膏(普洱茶膏)亦供药用，另设专条。

【采收加工】 清明前后枝端初发嫩叶时采摘，干燥加工成条状。

【药材】 普洱茶 *Folium Camelliae Assamicae* 产于云南。

性状 嫩叶干燥加工成条状，长1.5～3.5 cm。叶片展平后呈椭圆形、卵圆形或矩圆形，先端渐尖，基部楔形，边缘具锯齿，表面灰绿色或墨绿色，背面被灰白短柔毛；老叶长可达15 cm，宽可达5 cm，革质。气清香，味微苦涩。

【成分】 参考"茶叶"条。其中所含咖啡碱量和绿茶及黑茶所含量几乎无差别，但所含还原糖和鞣质量则远较绿茶及黑茶中为少，并含有具药理作用的还原性成分P-Ⅰ及P-Ⅱ，惟结构未明[1]。

【药理】 1. 抗氧化作用 普洱茶水提取物的抗氧化作用比红茶和绿茶强，其中所含还原性成分P-Ⅰ和P-Ⅱ，不仅抑制亚油酸的自发氧化，而且抑制大鼠肝脏线粒体和微粒体还原型辅酶Ⅱ(NADPH)依赖性脂质过氧化[1]。

2. 降脂作用 给高胆固醇饲养大鼠随意饮用普洱茶水提取物8～16星期，血浆胆固醇酯和三酰甘油水平以及腹部脂肪组织含量均比对照组低，腹部脂肪组织脂蛋白酯酶的活性有下降趋势，而肾上腺素诱导的脂肪分解作用增强，表明普洱茶有促进脂肪组织中三酰甘油降解作用[2]。

【药性】 苦、甘，寒。归胃、肝、大肠经。

1.《云南志》："性温，味香。"(引自《纲目拾遗》)

2.《南诏备考》："苦，涩。"(引自《纲目拾遗》)

3.《本草再新》："味甘、苦，性寒，无毒。入肝、胃二经。"

【功用主治】 清热，辟秽，解酒，透疹。主治暑热口渴，头痛目昏，痧气腹痛，痢疾，肉食积滞，酒毒，神疲多眠，麻疹透发不畅。

1.《本经逢原》："降火消痰，开郁利气，消食辟瘴，止痢。"

2.《纲目拾遗》："解油腻、牛羊毒，逐痰下气，刮肠通泄。"

3.《本草再新》："治肝胆之浮热，肺胃之虚火，生津止渴。"

4.《随息居饮食谱》："味重力峻，善吐风痰、消肉食。凡暑秽痧气腹痛、干霍乱、痢疾等证初起，饮之辄愈。"

5.《全国中草药汇编》："清热利水，消食醒神。主治神疲多眠，头痛，目昏，小便不利，解酒毒。"

【用法用量】 内服：煎汤，3～10 g。

【宜忌】 体弱而中焦虚寒者慎服。

《纲目拾遗》："味苦性刻，虚人禁用。"

【选方】 治闷痞 取干茄梗(伏月采，风干)，房中焚之；内用普洱茶二钱煎服，少顷尽出。(《百草镜》)

5174 普洱茶膏 pǔ ěr chá gāo (《纲目拾遗》)

【基原】 为茶科山茶属植物普洱茶 *Camellia sinensis* (L.) O. Kuntze. var. *assamica* (Mast.) Kitamura. 的嫩叶制成的膏。

【原植物】 参见"普洱茶"条。

【功用主治】《纲目拾遗》："醒酒第一，绿色者更佳；消食化痰，清胃生津，功力尤大。"

【用法用量】 内服：开水烊化，1.5～3 g。外用：噙咽或研敷。

【选方】 1. 治口破、喉颈受热疼痛 普洱茶膏五分。噙口，过夜即愈。

2. 治受暑擦破皮血 普洱茶膏。研敷，立愈。(1、2方出自《纲目拾遗》)

5175 粪箕笃 fèn jī dǔ (《岭南采药录》)

【异名】 田鸡草(《岭南采药录》)，雷砵嘴、畚箕草、飞天雷公(《南宁市药物志》)，犀斗藤(《广西本草选编》)。

【基原】 为防己科千金藤属植物粪箕笃的根、根茎或全株。

【原植物】 粪箕笃 *Stephania longa* Lour.

多年生草质藤本。茎枝有条纹。叶互生，叶柄基部常扭曲；叶片三角状卵形，先端钝，有小突尖，基部近平截或微圆，下面淡绿色或粉绿色；花小，单性，雌雄异株；复伞形聚伞花序腋生；雄花序较纤细，无毛；雄花：萼片8，偶有6，排成2轮，楔形或倒卵形，背面有乳头状短毛；花瓣4，或有时3，绿黄色，近圆形；雌花：萼片和花瓣均4片，很少3片，雌蕊1，无毛。核果内果皮背部有2行小横肋。每行9～10条，胎座迹穿孔。花期春末夏初，果期秋季。

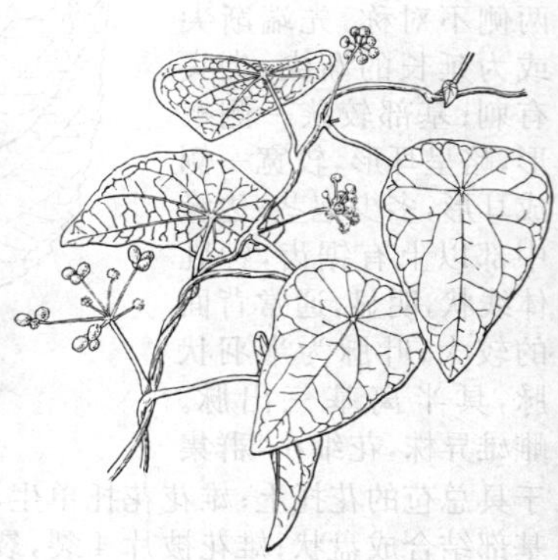

粪箕笃

生于灌木丛中。分布于福建、广东、广西、云南东南部及台湾。

【采收加工】 全年均可采收，一般在秋季割取藤叶或连根挖取，除去细根，晒干或鲜用。

【药材】 粪箕笃 *Herba Stephaniae Longae* 主产于广东、广西、福建等地。

性状 茎藤柔细，扭曲，直径1～2 mm，棕褐色，有明显的纵线条。叶三角状卵形，灰绿色或绿褐色，多皱缩卷曲。根茎圆柱状或不规则块状，下面着生多数根，长可达30 cm，直径 5～12 mm，表面土黄色至暗棕色，有纵皱纹。质坚韧，不易折断，断面纤维性，有粉尘。气微，味苦。

【成分】 粪箕笃根茎含生物碱：千金藤波林碱(stephaboline)，粪箕笃碱(longanine)[1]，粪箕笃酮碱(longanone)[2]，轮环藤宁碱(cycleanine)，高阿罗莫灵碱(homoaremoline)[3]，千金藤拜星碱(stephabyssine)，原千金藤拜星碱(prostephabyssine)[4]。

【药理】 利尿、镇痛作用 粪箕笃醇提物有利尿效果，非生物碱有明显利尿作用，生物碱部分不但没有利尿效果，反而有抑制排尿作用。生物碱有明显镇静、镇痛作用；非生物碱亦有镇痛作用[1]。

【药性】 苦，寒。

1.《岭南采药录》："味腥，性平。"

2.《全国中草药汇编》："微苦、涩，性平。"

【功用主治】 清热解毒，利水消肿。主治泻痢，小便淋涩，水肿，黄疸，风湿痹痛，喉痹，聤耳，乳痈，疮痈肿毒，毒蛇咬伤。

1.《岭南采药录》："生肌止血。治痢疾，又治黄疸，发狂。乳疮，和片糖捣烂敷之。"

2. 广州部队《常用中草药手册》："治肾炎水肿，尿路感染及结石。"

3.《广西本草选编》："清热解毒，利水消肿。主治急慢性肾炎，肾盂肾炎，膀胱炎，尿道炎，痢疾，腹泻，咽喉肿痛，乳腺炎，风湿痹痛，腰肌劳损，毒蛇咬伤。"

4.《全国中草药汇编》："外用治痈疖疮疡，化脓性中耳炎。"

5.《福建药物志》："治小便不利，眼翳，结合膜炎。"

【用法用量】 内服：煎汤，3～9 g，鲜品 15～30 g。外用：鲜叶捣敷；或制成药液滴耳。

【宜忌】 孕妇禁服。

【选方】 1. 治小便不利 粪箕笃 30 g，车前草 15 g。水煎，饭后服。

2. 治眼翳 粪箕笃、截叶铁扫帚各 30 g，夜明砂、石决明各 9 g，青葙子、蛤蜊各 6 g。水煎服。(1、2 方出自《福建药物志》)

3. 治化脓性中耳炎 粪箕笃 30 g，加米酒(或 30%～40%的乙醇)100 ml，浸泡 48 h 后，加水过药面，加盖煮沸 5～10 min，冷却后滴耳。每次 3～4 滴，5～10 min 后将药液倒出，再滴入 1～2 滴，每日 1 次。滴药后 0.5 min 内除有轻微烧灼感，无其他反应。(《全国中草药汇编》)

4. 治毒蛇咬伤 鲜粪箕笃全株适量，捣烂取汁，加酒少许冲服，渣外敷伤口周围。(《广西本草选编》)

5176 曾青 céng qīng (《本经》)

【异名】 朴青、赤龙翘、青龙血、黄云英(《石药尔雅》)，层青(《造化指南》)。

【基原】 为碳酸盐类孔雀石族蓝铜矿的具层壳结构的结核状集合体。

【原矿物】 蓝铜矿 *Azurite* 参见"扁青"条。

分布于含铜矿床氧化带，于铁帽下的淋滤带与空青、扁青及各种矾共存。产于内蒙古、辽宁、吉林、湖北、湖南、广东、四川、西藏、青海等地。其他产有孔雀石、蓝铜矿的矿区亦可有此资源。

【采收加工】 选择具层壳结构的结核状集合体，除去杂石。

【药材】 曾青 *Azuritum* 产地参见"扁青"条。

性状 本品为扁平块状。深蓝色，表面间有绿色薄层(绿青)。不透明，土状光泽。质较硬，不易砸碎，断面不平坦。气无，味无。

鉴别 (1) 本品用强火焰烧之，火焰呈绿色；加盐酸浸湿后烧之，火焰呈蓝绿色(检查铜盐)。

(2) 本品具碳酸盐和铜盐的各种反应。参见"绿青"条。

(3) 差热分析曲线：吸热 305 ℃(大)，505 ℃(小)；220～450 ℃(失重)，465～530 ℃(增重)，530～585 ℃(失重)。

【成分】 主要为碱式碳酸铜[$Cu_3(CO_3)_2(OH)_2$][1]。尚含铅、锌、铜、镍、钴、钼、钛、锰、钇、镱、钙、铍、铁、铝、镁、硅、锶、钡等元素[2]。

【药性】 酸，寒。小毒。归肝经。

1.《本经》："味酸，小寒。"

2.《别录》："无毒。"

3.《玉楸药解》："味酸，性寒。入足厥阴肝经。"

【功用主治】 凉肝明目，祛风定惊。主治目赤疼痛，涩痒，眵多赤烂，头风，惊痫，风痹。

1.《本经》："主目痛，止泪出，风痹。利关节，通九窍，破癥坚积聚。久服轻身不老。"

2.《别录》："主养肝胆，除寒热，杀白虫，治头风，脑中寒，止烦渴，补不足，盛阴气。"

3.《玉楸药解》："明目去翳。"

【用法用量】 外用：研末，点眼；或外敷。内服：研末，每次 0.1～0.3 g；或入丸、散。

【宜忌】 内服宜慎。

《本草经集注》："畏菟丝子。"

【选方】 1. 治目生眵 曾青、水精各一两，龙脑、真珠各等分，琥珀半两。上五味研如粉，以铜器收盛。临卧用铜箸点如黍米许。(《圣济总录》曾青散)

2. 治血灌瞳神证 摩挲石少许，曾青、龙脑、石胆各等分。上研极细腻粉。每日早晨夜后点眼。(《审视瑶函》)

3. 治癫痫，惊风，压热镇心 曾青四两，黄丹一两，白锡二两。上研曾青、黄丹，安于坩埚内，白锡为屑，盖之，后入炉，以炭五斤烧之，候锡熔即取出，放冷细研，以白粱米饭和丸，如绿豆大。空心，以冷水下五丸。(《圣惠方》曾青丹)

4. 治耳内恶疮 曾青五钱，雄黄七钱半，黄芩二钱半。上为末。每用少许纳耳中，如有脓汁，以棉杖子拭干用之。(《卫生宝鉴》曾青散)

5. 治远年近日，耳聋不闻人声 曾青一钱，龙脑半钱，凌霄花三钱。上为细末。用一字吹入耳中，后用鼠胆一个，滴汁入耳内，随即用绵子塞耳内，从晚塞到晨鸡报晓，取绵子，耳内鸣大验。(《普济方》鼠胆丸)

5177 焮麻 xīn má (《文山中草药》)

【异名】 钱麻(《滇南本草图说》)，红活麻、蝎麻(《文山中草药》)，大荨麻(《云南药用植物名录》)，云南荨麻(《中国高等植物图鉴》)。

【基原】 为荨麻科荨麻属植物滇藏荨麻的全草。

【原植物】 滇藏荨麻 *Urtica mairei* Lévl.

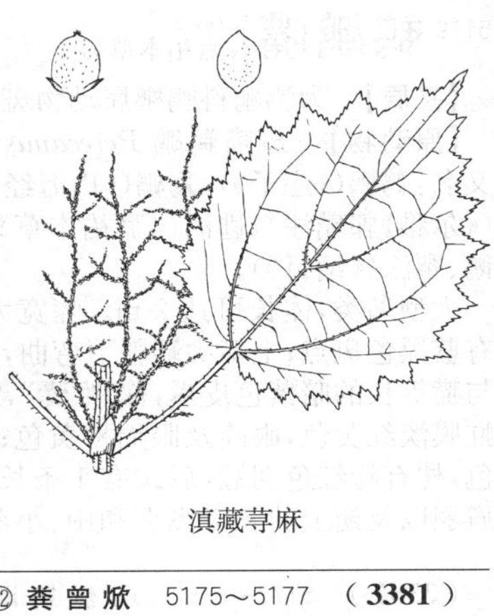

滇藏荨麻

多年生草本，高约 1 m。茎密生或疏生刺毛和短柔毛，少分枝。单叶对生；叶柄疏生或密生刺毛和短柔毛；托叶每节 2 枚，合生，草质，褐色，长圆形或宽卵状长圆形，先端钝，被微柔毛；叶片宽卵形，稀近心形或三角状卵形，先端短渐尖，基部心形，边缘具缺刻状的重牙齿或具多数有规则的小裂片，裂片近三角形，边缘有数枚细小牙齿，上面疏被刺毛和糙毛，下面疏生或密被刺毛和短柔毛或短粗毛，钟乳体点状；基出脉常 5 条，其上部 1 对伸达中部边缘。雌雄同株；雄花序生下部叶腋，雌花序生上部叶腋；花序圆锥状，展开，长过叶柄。雄花几乎无梗，退化雌蕊碟状，有柄；雌花近无梗。瘦果长圆状圆形，稍扁，有不明显的细疣点。花期 7～8 月，果期 9～10 月。

生于海拔 2 000～3 000 m 的山谷林下。分布于四川、云南、西藏。

【采收加工】 7～9 月采收，鲜用或晒干。

【药性】 苦、辛，温。

1.《滇南本草图说》："甘，温，无毒。"

2.《全国中草药汇编》："苦、辛，温。"

【功用主治】 祛风除湿，活血止痛，解毒。主治风湿痹痛，劳伤疼痛，疝痛，小儿惊风，吐乳，妇女产后体虚，水肿，皮肤瘙痒，过敏性皮炎，荨麻疹，毒蛇咬伤，麻风。

1.《滇南本草图说》："主治中风不语，咳嗽吐痰，小儿惊风，一切风证，服之最良。煎水洗疮，最效。"

2.《全国中草药汇编》："祛风除湿，活血止痛止痒。主治风湿麻木，关节痛，劳伤疼痛，疝痛，水肿，毒蛇咬伤，皮肤瘙痒，小儿惊风吐乳，妇女产后体虚。"

【用法用量】 内服：煎汤，9～15 g。外用：煎水洗；或捣烂敷。

【选方】 治风湿疼痛　用焮麻根适量泡酒 3～5d 后服用。每服 5～10 ml，日服 2 次。（《文山中草药》）

5178 鹈鹕舌 tí hú shé（《纲目》）

【基原】 为鹈鹕科鹈鹕属动物斑嘴鹈鹕 *Pelecanus philippensis* Gmelin 的舌。

【原动物】 参见"鹈鹕嘴"条。

【药性】 咸，平。

【功用主治】《纲目》："主治疔疮。"

【用法用量】 外用：烧存性研末，香油调涂。

【宜忌】《中国动物药》："已溃者勿涂。"

【选方】 治疔疮肿毒　取鹈鹕舌，烧存性，研细末，香油合匀，涂患处。（《中国动物药》）

5179 鹈鹕嘴 tí hú zuǐ（《嘉祐本草》）

【基原】 为鹈鹕科鹈鹕属动物斑嘴鹈鹕的嘴。

【原动物】 斑嘴鹈鹕 *Pelecanus philippensis* Gmelin 又名：鹈鹕（《庄子》），鴮鹕（《山海经》），鹈鹕（《尔雅》），洿河（《尔雅》郭璞注），逃河（《嘉祐本草》），淘鹤（《普济方》），淘鹅、犁涂（《纲目》）。

大型鸟类，体长可达 2 m。嘴宽大直长而尖，浅红黄色，有蓝黑色斑点；上嘴尖端朝下弯曲，呈钩状。嘴的下面有 1 与嘴等长的暗紫色皮囊，称"喉囊"，能伸缩，用以兜食鱼类。虹膜淡红黄色，眼睑及眼周橙黄色；眼先青铅色。头、颈白色，枕有粉红色羽冠，后颈有 1 条长的粉红色翎领。上背、肩羽以及翅上的三级飞羽和中、小覆羽等均淡黄褐色，肩、上背较浅，羽缘白或褐白；翼大而阔，第五枚次级飞羽缺如；初级和次级飞羽、初级覆羽黑褐色，初级飞羽较深；下背、腰白而沾些淡红色。尾羽银灰色，尖端苍白，羽干末端黑褐色，基部浅黄色。胸腹白色，胸羽成矛状；胁、腋羽和尾下覆羽与腰同色。脚棕黑色，4 趾间有全蹼相连，爪角黄色。

栖息在沿海湖沼河川地带。性喜群居和游泳。以鱼为主要食料。分布于我国河北以南的东部地区。

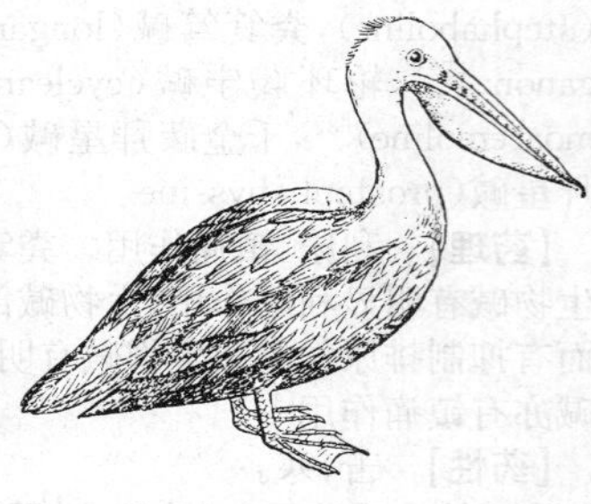

斑嘴鹈鹕

本动物的舌（鹈鹕舌）、毛皮（鹈鹕毛皮）、脂肪油（鹈鹕脂油）亦供药用，另设专条。

【采收加工】 捕杀后，取下嘴烧灰存性研末，保存。

【药性】《嘉祐本草》："咸，平，无毒。"

【功用主治】《嘉祐本草》："主赤白久痢成疳者。烧为黑末，服一方寸匕。"

5180 鹈鹕毛皮 tí hú máo pí（《纲目》）

【基原】 为鹈鹕科鹈鹕属动物斑嘴鹈鹕 *Pelecanus roseus* Gmelin 的毛皮。

【原动物】 参见"鹈鹕嘴"条。

【采收加工】 捕杀后取其皮毛，干燥。

【功用主治】《普济方》："治转食，烧灰，酒服。"

【用法用量】 内服：烧存性研末，3～6 g。

5181 鹈鹕脂油 tí hú zhī yóu（《纲目》）

【基原】 为鹈鹕科鹈鹕属动物斑嘴鹈鹕 *Pelecanus philippensis* Gmelin 的脂肪所熬之油。

【原动物】 参见"鹈鹕嘴"条。

【采收加工】 取得脂肪后，熬化放冷置于鹈鹕喉囊中保存。

【药性】《纲目》："咸，温，滑，无毒。"

【功用主治】《纲目》："涂痈肿，治风痹，透经络，通耳聋。"

【选方】 治耳聋　淘鹅油半匙，磁石一小豆，麝香少许。和匀，以绵裹成挺子塞耳中，口含生铁少许，用三五次即有效。（《青囊杂纂》）

【各家论述】《纲目》："淘鹅油性走，能引诸药透入病所拔毒，故能治耳聋、痹、肿毒诸病。"

5182 湖广草 hú guǎng cǎo（《全国中草药汇编》）

【异名】 走茎丹参（《广西药用植物名录》），盐咳药（《贵州草药》），蔓茎鼠尾（《中国植物志》）。

【基原】 为唇形科鼠尾草属植物佛光草的全草。

【原植物】 佛光草 *Salvia substolonifera* Stib.

一年生草本，高 10～40 cm。须根丛生。茎被短柔毛或微柔毛。基生叶大多为单叶，茎生叶为单叶或三出叶，单叶卵圆形，小叶卵圆形，顶生的较大。轮伞花序 2～8 花，疏离，组成顶生及腋生假总状花序；苞片卵圆形；花萼钟形，外被微柔毛及腺点，上唇全缘，下唇具 2 齿，齿卵状三角形；花冠淡红色或淡紫色，上唇直伸，下唇 3 裂；花丝长约 1 mm，药隔短小，弧形，上下臂等长。小坚果卵圆形，淡褐色。花期3～5月。

生于海拔40～950 m的林边、沟边、石隙等潮湿地。分布于浙江、福建、湖南、四川、贵州。

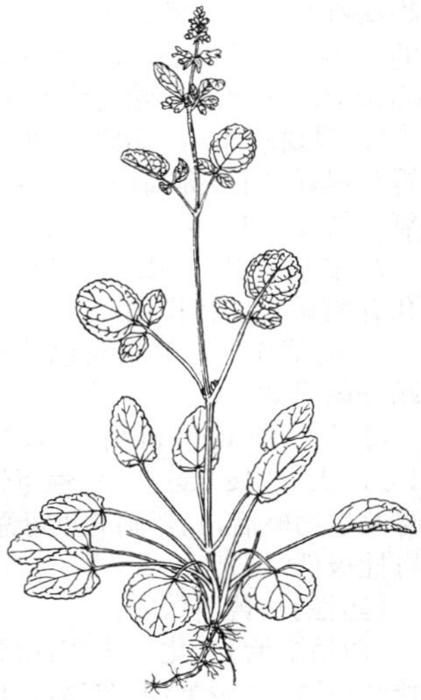

佛光草

【采收加工】 7～9月采收，晒干或鲜用。

【药理】 镇咳、平喘、祛痰作用 湖广草煎剂8 mg/ml、17 mg/ml对组胺所致离体豚鼠气管收缩均有松弛作用。煎剂10 g/kg给小鼠腹腔注射，对氨雾法咳嗽有显著镇咳作用，口服无效。煎剂20 g/kg灌胃，未见大鼠呼吸道分泌液有显著变化[1]。

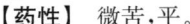

【药性】 微苦，平。

1.《四川中药志》1960年版："性平，味微苦，无毒。"

2.《贵州草药》："性平，味苦、甘。"

3.《全国中草药汇编》："微苦、辛，平。"

【功用主治】 清肺化痰，调经，止血。主治肺热咳嗽，痰多气喘，吐血，劳伤咳嗽，肾虚腰酸，小便频数，带下，月经过多，或淋漓不断。

1.《四川中药志》1960年版："清热止咳。治风热咳嗽，疗痰多气喘，止吐血。"

2.《贵州草药》："祛痰止咳，凉血解毒。治劳伤咳嗽及喘咳，吐血，蛇头疔。"

3.《全国中草药汇编》："清热利湿，平喘止咳，调经止血。主治风湿咳嗽，痰多气喘，吐血，白带，小便频数，腰痛，月经过多。"

【用法用量】 内服：煎汤，15～30 g；或炖肉服。外用：鲜品捣敷。

【选方】 1. 治肾虚腰酸，带下 蔓茎鼠尾草、扶芳藤、菜头肾、龙芽草、野荞麦各15～30 g。水煎服。(《浙江药用植物志》)

2. 治慢性输卵管炎急性发作 鲜湖广草30 g。与鸡蛋、红枣同煮服。(《全国中草药汇编》)

3. 治蛇头疔 盐咳药、蛇泡草、虎山叶各等量。捣绒敷患处。(《贵州草药》)

5183 湖北贝母 hú běi bèi mǔ (《中药志》)

【异名】 板贝、窑贝(《中药志》)，奉节贝母(《中药材品种论述》)，平贝(湖北)。

【基原】 为百合科贝母属植物湖北贝母的鳞茎。

【原植物】 湖北贝母 *Fritillaria hupehensis* Hsiao et K. C. Hsia.

植株高26～50 cm。鳞茎由2枚鳞片组成。叶3～7枚轮生；叶片长圆状披针形，先端不卷曲或多少弯曲。花1～4朵，紫色，有黄色小方格；叶状苞片通常3枚；花被片6，外花被片稍狭些，蜜腺窝在背面稍凸出；雄蕊长约为花被片的一半，花丝常稍具小乳突；柱头裂片长2～3 mm。蒴果长2～2.5 cm，宽2.5～3 cm，棱上的翅宽4～7 mm。花期4月，果期5～7月。

湖北建始、宜恩一带有栽培。分布于湖北、湖南、四川等地。

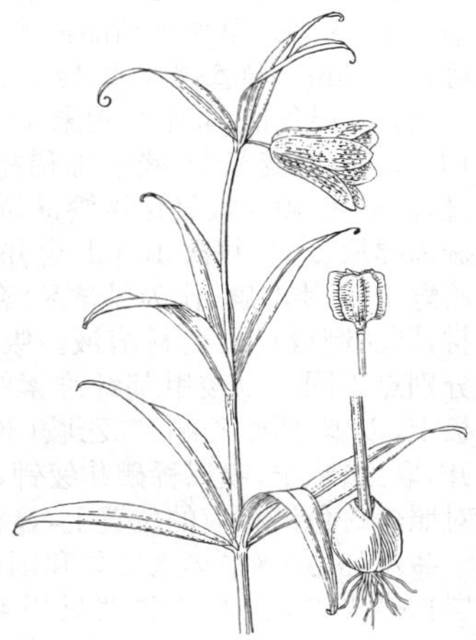

湖北贝母

【栽培】 生物学特性 喜温暖而稍带凉的气候，在气温5 ℃时开始出苗，23～25 ℃时受抑制，停止生长，在正常气候条件下，生长季不足3个月。以海拔1 200 m左右的地方栽种为最好，土壤以深厚、肥沃、疏松、含腐殖质多的微酸性壤土较好。

繁殖方法 鳞茎繁殖为主，也可用鳞片和种子繁殖。鳞茎繁殖：于植株枯萎后掘起鳞茎，收获后即行栽种，时间在5月下旬至6月上旬；种茎按大小分级后用腐叶土或湿沙贮藏过夏，不得晚于9月中旬栽种。在整好的畦上，横畦开沟，深10 cm左右，依照种茎大小，行距10～13 cm，株距3～7 cm，种茎小密栽，种茎大稀栽，栽后覆土与畦面齐平。种子繁殖：板贝进行无性繁殖多代后，应进行1次有性繁殖。但因板贝开花多，结果极少，难收到较多种子，种子繁殖尚在试验阶段。

田间管理 重点为荫蔽过夏和除草施肥。夏秋季节，畦上一定要有荫蔽物，千万不能忽视。秋季栽种的，亦应视气候情况，采取必要的荫蔽措施。生育期要注意及时揭除盖草，中耕除草要求浅锄。在出苗后和开花后要适当追肥。

病虫害防治 病害有立枯病和猝倒病，多在苗期为害，引起地上植株枯死。苗期喷1∶1∶100波尔多液预防，发病初期用70%甲基托布津可湿性粉剂1 000倍液灌窝。虫害有线虫病和尾足螨，夏秋季发生，引起鳞茎腐烂。采取精选无病种茎，栽种时用50%多菌灵可湿性粉剂500倍液或70%甲基托布津可湿性粉剂500倍液泡种40 min，间种荫蔽作物等综合防治措施。

【采收加工】 于栽种后第二年夏季茎叶枯萎后即可收获，挖起鳞茎，除留种外，应及时加工，去掉泥土，除去茎叶、须根，先用硫黄熏蒸，一般熏蒸10 h，若断面变白，则熏透了，熏硫后晒干或炕干，装入麻袋中撞去外皮，筛去泥沙，再用白矾水洗净，干后即成。

【药材】 湖北贝母 *Bulbus Fritillariae Hupehensis* 产湖北、湖南、四川。

性状 本品呈扁圆球形，高0.8～2.2 cm，直径0.8～3.5 cm。表面类白色至淡棕色。外层鳞叶2瓣，肥厚，略呈肾形，或大小悬殊，大瓣紧抱小瓣，顶端闭合或开裂。内有鳞叶2～6枚及干缩的残茎。内表面淡黄色至类白色，基部凹陷呈窝状，残留有淡棕色表皮及少数须根。单瓣鳞叶呈元宝状，长2.5～3.2 cm，直径1.8～2 cm。质脆，断面类白色，富粉性。气微，味苦。

鉴别 (1) 粉末特征：淡棕黄色。淀粉粒甚多，广卵形、长椭圆形或类圆形，直径7～54 μm，脐点点状、人字状、裂缝状或双分叉马尾状，层纹明显细密；偶见复粒，由2～3分粒组成，形小。表皮细胞方形或多角形，垂周壁呈不整齐的连珠状增厚；有时可见气孔，扁圆形，直径 54～62 μm，副卫细胞 4～5 个。草酸钙结晶棱形、方形、颗粒状或簇状，直径可达 50 μm。导管螺纹或环纹，直径 6～20 μm。

(2) 薄层色谱：取本品粉末 10 g，加乙醇 50 ml，加热回流 1 h，滤过，滤液蒸干，残渣加稀盐酸 10 ml，搅拌使溶解，滤过，滤液用 40%氢氧化钠溶液调节 pH 至 10 以上，用氯仿振摇提取 2 次，每次 10 ml，合并氯仿液，蒸干，残渣加无水乙醇 1 ml 使溶解，作为供试品溶液。另取湖北贝母对照药材，同法制成对照药材溶液。吸取上述两种溶液各 10 μl，分别点于同一以羧甲基纤维素钠为黏合剂的硅胶 G 薄层板上，以苯-醋酸乙酯-二乙胺(30∶20∶3.8)为展开剂，展开，取出，晾干，喷以稀碘化铋钾试液。供试品色谱中，在与对照药材色谱相应的位置上，显相同颜色的斑点。

品质标志　《中华人民共和国药典》2005 年版规定：照薄层扫描法测定，本品含湖贝甲素($C_{27}H_{45}NO_2$)不得少于 0.020%。

【成分】鳞茎含生物碱：浙贝甲素(peimine)，浙贝乙素(peiminine)，湖贝甲素(hupehenine)[1]，湖贝甲素苷(hupeheninoside)[2]，湖贝乙素(hupehenirine)，湖贝嗪(hupehenizine)[3]，湖贝辛(hupehenisine)[4]，湖贝啶(hupehenidine)[5]，鄂贝辛碱(ebeiensine)，湖贝苷(hupehemonoside)[6]，β-谷甾醇(β-sitosterol)及对映-贝壳杉烷-16α，17-二醇(*ent*-kauran-16α, 17-diol)，对映-贝壳杉-16β，17-二醇(*ent*-kauran-16β, 17-diol)[7]。

【药理】1. 镇咳作用　小鼠腹腔注射湖北贝母总生物碱(57 mg/kg)对氨水所致的咳嗽有明显抑制作用，表现为咳嗽潜伏期延长，咳嗽次数减少[1]。湖北贝母总生物碱给小鼠灌服(5 g/kg)对氨水刺激所引起的咳嗽亦有明显的抑制作用[2]。

2. 祛痰作用　酚红排泌实验证明，湖北贝母总皂苷(5 g/kg)给小鼠灌服，能明显增加小鼠呼吸道中的酚红排泌量，且优于阳性药细叶远志(25 g/kg)的祛痰作用[2]。其总生物碱的祛痰作用不明显[1]。小鼠酚红排泌试验结果显示，湖北贝母总生物碱可增加小鼠气管内酚红洗出量，增加腺体组织分泌[3]，使痰液黏度下降，从而达到祛痰的目的。此外，有报道表明腺苷可松弛支气管平滑肌和阻止由 PAF 诱导的白细胞内皮细胞黏附，提示湖北贝母止咳化痰作用与所含腺苷有关[4]。

3. 平喘作用　湖北贝母总碱(浴槽浓度 5×10^{-4} g/ml)对磷酸组胺引起的豚鼠离体气管平滑肌收缩有明显的松弛作用[1]；湖北贝母醇提取物 4×10^{-2} g/ ml 和总生物碱 5×10^{-4} g/ml 对由组胺所引起的豚鼠离体平滑肌痉挛呈现明显的松弛作用；整体引喘实验证明，湖北贝母总生物碱(25 mg/kg)或湖北贝母醇提取物(5 g/kg)给豚鼠腹腔注射对组胺、乙酰胆碱混合液所致哮喘均有明显平喘效果[1, 5]；对离体豚鼠气管、气管片、气管条等实验均证明，湖北贝母醇提取物、总碱对组胺引起的气管平滑肌收缩有明显松弛作用，与阿托品作用相近[5]。湖北贝母总生物碱对气管平滑肌有显著的扩张作用，能减轻气管和支气管痉挛，改善通气状况。整体引流试验表明，湖北贝母总生物碱的平喘作用明显[6]。

4. 对平滑肌的作用　湖北贝母醇提取物和总碱，生药浓度均为 4×10^{-3} g/ml 至 4×10^{-2} g/ml，对离体豚鼠回肠有松弛作用，对离体兔耳血管也具扩张作用[7, 8]。

5. 降压作用　对猫静注湖北贝母总碱 30 mg/只，呈现短时中等度的降压作用，并伴有心率减慢[8]。湖北贝母总生物碱有减慢心率的作用，同时能对抗肾上腺素，有加速心率的作用。在减慢心率时，不影响心脏收缩幅度[9]，此作用在临床上用作镇咳平喘尤为有利。

6. 耐缺氧作用　用湖北贝母醇提取物(生药)5 g/kg 灌胃小鼠，能明显提高小鼠耐受常压缺氧的能力，降低组织对氧的需要，明显延长存活时间[8]。

7. 扩瞳作用　用湖北贝母总碱 50 mg/ml 滴眼，对兔瞳孔有明显的扩瞳作用[8]。

8. 抗菌作用　对金黄色葡萄球菌有弱抑制作用，而对大肠杆菌无效[5]。

毒性　湖北贝母醇提取物小鼠腹腔注射的 LD_{50} 为 13.71±1.24g/kg[5]。急性毒性实验表明，小鼠口服湖北贝母总生物碱后，测得湖北贝母总生物碱 LD_{50} 为 1 025 mg/kg，毒性极低[10]。

【药性】　苦、甘，寒。

【功用主治】　化痰止咳，解毒散结。主治外感风热咳嗽，痰热咳嗽，咯痰黄稠，瘰疬，痈肿，乳痈，肺痈。

【用法用量】　内服：煎汤，6～15 g。

【宜忌】　反乌头。

5184 湖北地黄 hú běi dì huáng (《全国中草药汇编》)

【异名】　鄂地黄、岩白菜(《全国中草药汇编》)。

【基原】　为玄参科地黄属植物湖北地黄的根。

【原植物】　湖北地黄 *Rehmannia henryi* N. E. Brown.

多年生草本，高 15～40 cm。全株被多细胞长柔毛及腺毛。根略增粗。茎单一或多条。叶多基生，莲座状；叶片椭圆状长圆形，羽状浅裂，裂片有尖齿；茎生叶很小，浅裂至齿状缺刻。总状花序顶生，花少；苞片叶状，向上渐小；花萼钟状，萼齿 5，狭披针形，先端钝，全缘或有齿；花冠淡黄色，有红色斑点，背腹略扁，稍弓曲，外面被腺毛，内仅腹部两皱褶处及花丝着生处有毛，两面疏被毛；雄蕊 4，内藏。蒴果阔，几乎包藏于宿存的萼内。种子多数。花期 4～5 月，果期 5～6 月。

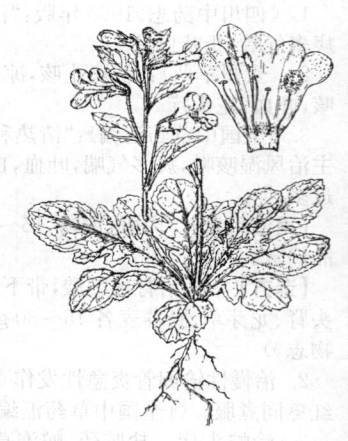

湖北地黄

生于平地及路旁。分布于湖北。

【采收加工】　9～10 月采挖，晒干。

【药性】　甘，微寒。

【功用主治】　《全国中草药汇编》："补血、止血、强壮。鲜根液汁可用于创伤止血，内服用于吐血、鼻衄、子宫出血。"

【用法用量】　内服：煎汤，10～15 g。

5185 湖北海棠 hú běi hǎi táng (《天目山药用植物志》)

【异名】　茶海棠(《中国植物图谱》)。

【基原】 为蔷薇科苹果属植物湖北海棠的嫩叶及果实。

【原植物】 湖北海棠 *Malus hupehensis*（Pamp.）Rehd.［*Pirus hupehensis* Pamp.］

乔木，高达 8 m。小枝紫色至紫褐色，初有短柔毛，后脱落。单叶互生；托叶线状披针形，早落；叶片卵形至卵状椭圆形，边缘有细锐锯齿，嫩时具稀疏短柔毛，不久脱落，常呈紫红色。伞形花序，有花 4～6 朵；花粉白色或近白色；花萼 5，裂片三角状卵形，渐尖或急尖，约和萼筒等长或稍短；花瓣 5，倒卵形；雄蕊 20；花柱 3，稀 4，基部有长绒毛。梨果椭圆形或近球形，直径约 1 cm，黄绿色稍带红晕。花期 4～5 月，果期 8～9 月。

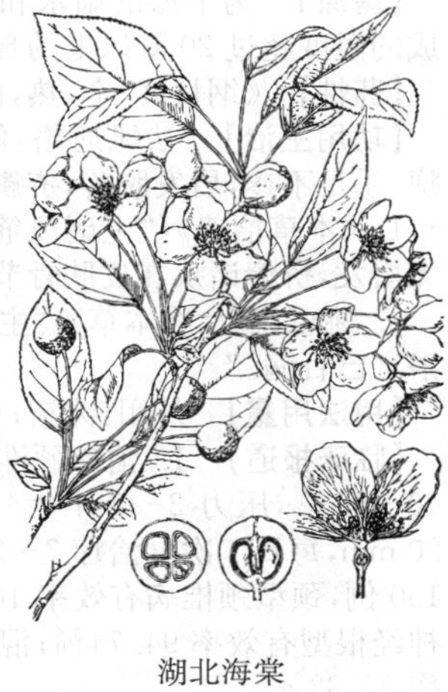

湖北海棠

生于海拔 50～2 900 m 的山坡或山谷丛林中。分布于华东、西南及山西、河南、湖北、湖南、广东、陕西、甘肃等地。

本植物的根（湖北海棠根）亦供药用，另设专条。

【采收加工】 7～9 月采叶，8～9 月采果实，鲜用。

【成分】 叶含黄酮类：根皮素-2′-葡萄糖苷（phloretin-2′-glucoside），儿茶素（catechin），表儿茶素（epicatechin）及微量黄酮醇-3-葡萄糖苷（flavonol-3-glucoside）[1]。

【药理】 降血糖作用 湖北海棠对小鼠血糖有明显降低作用[1]。

【药性】 酸，平。

【功用主治】 消积化滞，和胃健脾。主治食积停滞，消化不良，痢疾，疳积。

1.《福建药物志》："消积食。"

2.《浙江药用植物志》："可作健胃药。"

【用法用量】 内服：煎汤，鲜果 60～90 g；或嫩叶泡茶饮。

【选方】 治血滞胃呆 （湖北海棠）鲜果 60～90 g。水煎，冲黄酒、红糖，早晚空腹服。（《天目山药用植物志》）

5186 湖北海棠根 hú běi hǎi táng gēn（《天目山药用植物志》）

【基原】 为蔷薇科苹果属植物湖北海棠 *Malus hupehensis*（Pamp.）Rehd. 的根。

【原植物】 参见"湖北海棠"条。

【采收加工】 7～10 月采挖，切片，鲜用或晒干。

【功用主治】 活血通络。主治跌打损伤。

【用法用量】 内服：煎汤，鲜品 60～90 g。外用：研末，调敷。

【选方】 治筋骨扭伤 湖北海棠鲜根 60～90 g。切片，水煎，冲黄酒或烧酒，加红糖，饭前服；并取根白皮切碎，用米泔水、盐卤捣成糊，敷患处。（《天目山药用植物志》）

5187 湿生扁蕾 shī shēng biǎn lěi（《青藏高原药物图鉴》）

【异名】 龙胆草（《西藏常用中草药》），沼生扁蕾（《青海常用中草药手册》）。

【基原】 为龙胆科扁蕾属植物湿生扁蕾的全草。

【原植物】 湿生扁蕾 *Gentianopsis paludosa*（Hook. f.）Ma.［*Gentiana detonsa* var. *paludosa* Hook. f.］

一年生草本，高 3.5～40 cm。茎单生，基部分枝或不分枝。基生叶 3～5 对，叶柄扁平；叶片匙形，先端圆形，边缘具乳突，基部狭缩成柄；茎生叶 1～4 对，无柄；叶片长圆形或椭圆状披针形，先端钝，边缘具乳突，基部钝，离生。花单生茎及分枝顶端；花萼筒形，长为花冠之半，裂片近等长，外对狭三角形，内对卵形；花冠蓝色或下部黄白色，上部蓝色，裂片宽长圆形，先端圆形，有微齿；腺体近球形，下垂；花丝线形，花药黄色，长圆形；子房具柄，花柱长 3～4 mm。蒴果具长柄，椭圆形。种子黑褐色。花、果期 7～10 月。

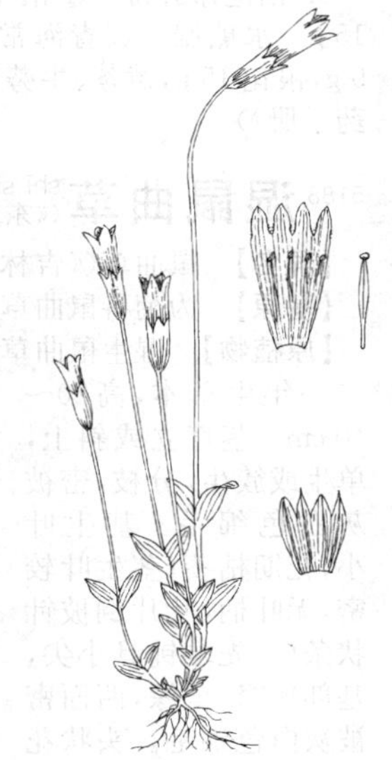

湿生扁蕾

生于海拔1 180～4 900 m 的河滩、山坡草地、林下等地。分布于华北、西北及四川、云南、西藏等地。

【采收加工】 5～8 月采收，晾干。

【成分】 全草含木犀草素（luteolin），熊果酸（ursolic acid），苯甲酸（benzoic acid），琥珀酸（succinic acid），1-羟基-3，7，8-三甲氧基呫吨酮（1-hydroxy-3，7，8-trimethoxyxanthone），1，7-二羟基-3，8-二甲氧基呫吨酮（gentiacaulein）[1]。

【药理】 对平滑肌的作用 湿生扁蕾的水提取物、氯仿提取物及湿生扁蕾冲剂于 0.012 g/ml，0.000 25 g/ml及 0.02 g/ml 浓度可抑制家兔十二指肠的自发收缩，并可拮抗乙酰胆碱（Ach）、氯化钡（$BaCl_2$）及组胺所致肠肌强直性收缩；分别于 30 g/kg 和 4 g/kg 或冲剂 30 g/kg 灌服对蓖麻油所致大鼠腹泻有明显的止泻作用[1]。

毒性 水提取物 200 g/kg 灌服未引起小鼠死亡，冲剂 100 g/kg 连续灌服 3 d 对小鼠无明显毒性，水提取液 5 g/kg 灌服 7 d 对家兔血清丙氨酸氨基转移酶（ALT）及非蛋白氮（NPN）也均无明显影响[1]。

【药性】 苦，寒。

1.《西藏常用中草药》："性寒，味苦。"

2.《青海常用中草药手册》："苦、辛，寒。"

【功用主治】 清热利湿，解毒。主治感冒发热，肝炎，胆囊炎，肾盂肾炎，目赤肿痛，小儿腹泻，疮疖肿毒。

1.《西藏常用中草药》："清肝利胆，除湿热。主治结膜炎，急性黄疸型肝炎，急性肾盂肾炎。"

2.《甘肃中草药手册》："主治热病发斑，痈疮肿痛。"

3.《青藏高原药物图鉴》："消炎愈创。治流行性感冒及胆病引起之发烧。"

4.《中国民族药志》："清肺腑之热，用于肺炎，肝炎（纳西族）。清瘟热，利胆，止泻。用于流行性感冒，感冒发烧，肝胆病引起的发烧，肝炎，小儿肠炎腹泻（藏族）。"

【用法用量】 内服：煎汤，5～10 g，大剂量可用至 30 g；或熬膏。

【选方】 1. 治流行性感冒 沼生扁蕾 24 g，板蓝根

15 g。水煎服。(《青海常用中草药手册》)

2. 治黄疸肝炎　沼生扁蕾 9 g，茵陈 15 g。水煎服。(《甘肃中草药手册》)

3. 治疮疖肿毒　①沼生扁蕾 30 g，蒲公英 30 g，大青叶 15 g。水煎服。(《青海常用中草药手册》)　②沼生扁蕾 9 g，银花 15 g，黄芩、牛蒡子各 12 g。水煎服。(《甘肃中草药手册》)

5188 湿鼠曲草 shī shǔ qū cǎo (《东北药用植物志》)

【异名】 鼠曲草(《吉林中草药》)。

【基原】 为菊科鼠曲草属植物湿生鼠曲草的全草。

【原植物】 湿生鼠曲草 *Gnaphalium tranzschelii* Kirp.

一年生草本，高 20～40 cm。茎直立或斜上，单生或簇生，分枝，密被灰白色绵毛。基生叶小，花期枯萎；茎生叶较密，无叶柄，叶片倒披针状条形，先端钝具小尖，基部狭窄，全缘，两面密被灰白色绵毛。头状花序多数，在茎和枝端密集成球状，无梗；总苞半球状；总苞片 3 层，黄褐色，干膜质，外层总苞片短，宽卵形，先端钝，内层长圆形或披针形，先端尖；小花黄色，异型；雌花丝状，长于花柱；两性花花冠细筒状，有 5 个裂片。瘦果长圆形，有细点；冠毛白色。花期 7～10 月。

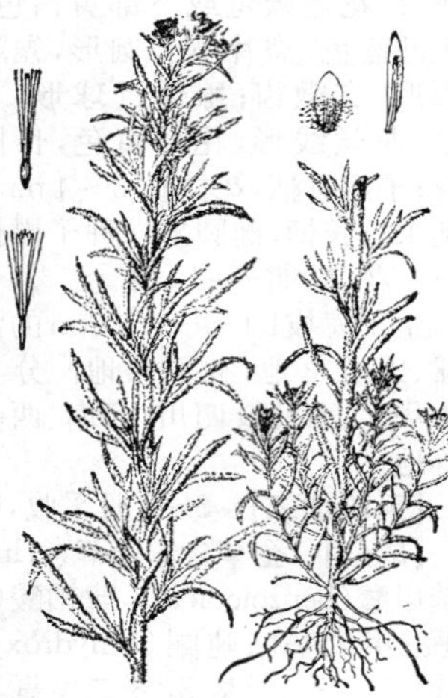

湿生鼠曲草

生于河岸边和潮湿草地上。分布于东北地区及河北、内蒙古等地。

【采收加工】 7～9 月花期采收，鲜用或晒干。

【药性】 《东北常用中草药手册》："甘平。"

【功用主治】 止咳化痰，和中，平肝。主治支气管炎，胃溃疡，湿热痢疾，疮痈肿毒，高血压病。

1.《东北常用中草药手册》："调中益气，止咳化痰。主治气喘，支气管炎，胃溃疡，高血压。"

2.《北方常用中草药手册》："治痛经。"

3.《吉林中草药》："止咳，化痰，解毒。治咳喘，支气管炎，胃溃疡，脓肿，高血压等。"

【用法用量】 内服：煎汤，3～15 g；或浸酒。外用：捣敷。

【选方】 1. 治一切咳嗽　鼠曲草 30 g，冬花 30 g，熟地 60 g。共焙干，研细末。每次 3 g，每日服 2 次。

2. 治慢性支气管炎　鼠曲草 9 g，杏仁 9 g，甘草 3 g。水煎，每日服 2 次。

3. 治筋骨疼痛　鼠曲草 30 g，白酒 500 g，泡浸 3 d。饮酒，每次 1 酒盅，每日服 2 次。

4. 治胃溃疡　鼠曲草 9 g，白芍 9 g，甘草 9 g。水煎，每日服 2 次。

5. 治高血压病　鼠曲草 12 g，钩藤 9 g，桑寄生 9 g。水煎，每日服 1 次。(1～5 方出自《吉林中草药》)

5189 温泉 wēn quán (《纲目》)

【异名】 温汤(《本草拾遗》)，沸泉(《纲目》)。

【基原】 为下渗的雨水和地表水，循环至地壳深处而形成的温度超过 20 ℃以上的自然积水。

【药性】 《纲目》："辛，热，微毒。"

【功用主治】 祛风通络，解毒杀虫。主治筋骨拘挛，顽痹，手足不遂，眉发脱落，疥癣，疮疡。

1.《本草拾遗》："主诸风筋骨挛缩及皮顽痹，手足不遂，无眉发，疥癣诸疾在皮肤骨节者。"

2. 姚可成《食物本草》："主润肺止咳，疗胸中痰气，呕逆，浴之已百病。"

【用法用量】 外用：沐浴；或外洗。

【临床报道】 1. 治疗颈椎病　采用碳酸盐温泉水、水温 40～43 ℃，压力 2～3 个大气压的水流冲击颈背部，每次 20 min，每日 1 次。治疗 7～20 次，平均 9 次。治疗颈椎病 150 例，颈型颈椎病有效率 100%；椎动脉型有效率 100%；神经根型有效率 94.74%；混合型有效率 86.67%；总有效率 95.33%[1]。

2. 治疗肩周炎　仅作温泉运动水疗。水温为夏季 38～40 ℃，冬季 40～42 ℃。每日 2 次，每次 20～30 min。2 星期为 1 个疗程，共 2 个疗程。治疗肩周炎 56 例，治愈 8 例，近愈 36，好转 12 例[2]。

3. 治疗前列腺增生症　每日饮煮沸过的泉水 1 000～2 500 ml，分 3～5 次饮完，水中不加其他物质；全身或半身浸浴，水温 37～44 ℃，每次 20～45 min；每日 2～3 次，每次间隔 4～6 h，20 d 为 1 个疗程，饮疗和浴疗期间不作其他治疗。治疗前列腺增生症 3 086 例，通过温泉饮、浴治疗 1～3 个疗程，显效 343 例，好转 2 563 例，无效 180 例，临床总有效率 94.2%[3]。

4. 治疗关节炎型银屑病　给予患者矿泉浴，30 d 为 1 个疗程。治疗关节炎型银屑病 30 例，显效 16 例，有效 12 例，无效 2 例，总有效率 93.3%[4]。

5. 治疗顽固性皮肤病　每日浸泡温泉水 2 次，每次从 15 min 开始逐渐延长达每次约 30 min，水温调到 34～36 ℃。同时饮用该地区矿泉水每日 1 000～2 500 ml，在此期间不再内服及外擦药。治疗泛发性湿疹 66 例，痊愈 40 例，显效 10 例，好转 10 例，无效 6 例；寻常型银屑病 57 例，痊愈 18 例，显效 23 例，好转 12 例，无效 4 例；泛发性神经性皮炎 32 例，痊愈 9 例，显效 20 例，好转 2 例，无效 1 例；皮肤瘙痒症 28 例，痊愈 15 例，显效 6 例，好转 6 例，无效 1 例；原发性皮肤淀粉样变 9 例，痊愈 3 例，显效 4 例，好转 1 例，无效 1 例；泛发性扁平苔癣 1 例，痊愈 1 例[5]。

【各家论述】 《本草拾遗》："下有硫黄，即令水热，硫黄主诸疮病，水亦宜然；水气硫黄臭，故应愈诸风冷为上。"

5190 温大青 wēn dà qīng (《浙南本草新编》)

【异名】 马蓝、野蓝靛(《贵州草药》)，球花马蓝(《浙南本草选编》)，大青草(《全国中草药汇编》)，小野红靛(《拉祜族常用药》)，红石蓝(《广西药用植物名录》)，球花马蓝(《中国高等植物图鉴》)。

【基原】 为爵床科马蓝属植物圆苞金足草的地上部分或根。

【原植物】 圆苞金足草 *Goldfussia pentstemonoides* (Wall.) Nees. [*Ruellia pentstemonoides* Wall.]

多年生草本，高 40～100 cm。茎暗紫色，有棱，节膨大，叶对生；叶片卵状椭圆形或椭圆形，上部对生叶一大一小，先端长渐尖，基部楔形，边缘有锯齿，上面深绿色，脉上有短毛，下面苍绿色。花 3～5 朵集成头状花序；花序外有数个苞片，苞片卵状椭圆形，早落；花萼裂片 5，深裂几达基部，裂片线状披针形，被腺毛；花冠淡红紫色，稍弯曲，外被短柔毛，内面无毛或在喉部有 2 行短柔毛，裂片 5，几相等；雄蕊 4，外侧一对花丝很长，内侧一对花丝极短；子房上位，被毛，柱头稍弯。蒴果，有腺毛。种子 4 颗，长椭圆形，有微毛。花期 9～10 月。

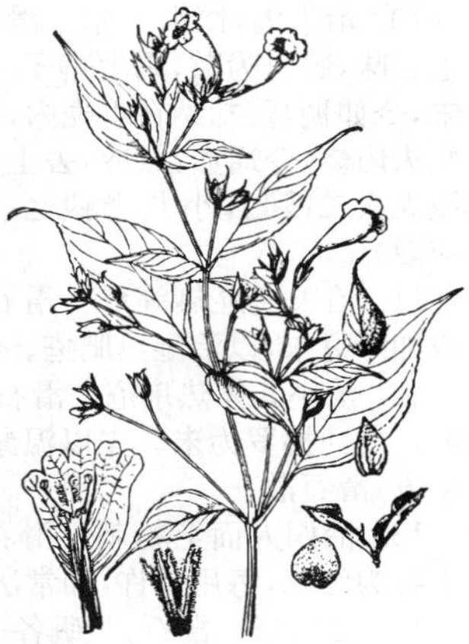

圆苞金足草

生于山坡林缘或山谷溪旁阴湿处。分布于浙江、湖北、广西、四川、贵州、云南等地。

【采收加工】 7～9 月采收地上部分或挖取根部，晒干或鲜用。

【药性】 苦、辛，微寒。

1.《贵州草药》："性微寒，味辛。"

2.《全国中草药汇编》："苦，寒。"

3.《浙江药用植物志》："甘，凉。"

【功用主治】 清热解毒，凉血消斑。主治温病烦渴，发斑，吐衄，肺热咳喘，咽喉肿痛，口疮，丹毒，痄腮，痈肿，疮毒，湿热泻痢，夏季热，热痹，肝炎，钩端螺旋体病，蛇伤，月经过多。

1.《贵州草药》："清热，消肿，生肌。治无名肿毒，骨折，风湿关节炎。"

2.《广西民族药简编》："全草水煎服，治感冒（瑶族）。"

3.《浙江药用植物志》："滋肾养阴，清热泻火。治肾虚腰痛，温病伤津，消渴，咽喉炎，急性传染性肝炎。外治伤口感染。"

【用法用量】 内服：煎汤，10～30 g；或代茶饮。外用：捣敷或煎汤洗。

【宜忌】《广西民族药简编》："孕妇忌服。"

【选方】 1. 预防乙脑　球花马蓝根或叶 30～60 g。水煎代茶服。（《浙南本草新编》）

2. 治气管炎，支气管炎咳嗽，喘息　小野红靛 20 g，苦马草 20 g，臭牡丹 15 g，葛根 20 g。水煎服。（《拉祜族常用药》）

3. 治流行性腮腺炎　球花马蓝根 30 g，或配金银花、蒲公英各 15 g。水煎服。外用鲜叶捣敷。（《浙南本草新编》）

4. 治急性传染性肝炎　（球花马蓝）21 g，茵陈 18 g，积雪草 12 g，甘草 6 g。水煎服。另加清宁丸 21 g 送服。忌食油腻、鱼腥和刺激性食物。（《浙江药用植物志》）

5. 治骨折　野蓝靛适量。捣绒，用酒炒温，外包伤处。（《贵州草药》）

5191 滑石 huá shí （《本经》）

【异名】 脊石（《南越志》），液石、共石、脱石、番石（《别录》），夕冷（《药性论》），脆石、留石（《石药尔雅》），画石（《本草衍义》），活石（《中药志》）。

【基原】 为硅酸盐类滑石族矿物滑石。

【原矿物】 滑石 *Talc*

晶体结构属单斜晶系。通常为鳞片状和粒状的致密块体。全体呈白色、蛋青色、淡黄色而均匀，半透明至不透明，具珍珠样光泽，性柔，硬度 1，断面显层状。相对密度 2.7～2.8。手摸之有光滑感，用指甲即可刮下粉末，粉末为鳞片状。口尝之有微凉感。系由热水溶液和岩石中的镁和硅化合而成。

产于变质的超基性，含铁、镁很高的硅酸盐岩石和白云质石灰岩中。分布于山西、辽宁、江苏、浙江、江西、山东、陕西等省。

【采收加工】 开采后，去净泥土、杂石即可。

【药材】 滑石 *Talcum*　主产山东、辽宁、江西；滑石粉 *Pulvis Talci*　主产山东、辽宁、广西。

性状　滑石　为致密块状、鳞片状集合体，呈不规则块状或扁块状。白色、黄白色或淡灰色至淡蓝色。半透明或不透明。具蜡样光泽，有的呈珍珠光泽。质软细腻，可于硬纸上书写，手摸之有滑润感。无吸湿性，置水中不崩散。气无，味无，具微凉感。

滑石粉　为微细、无砂性的粉末，白色或类白色。手摸具滑腻感。无臭，无味。

鉴别　(1) 透射偏光镜下：薄片中无色透明，低正突起。最高干涉色可达Ⅲ级橙色；底面切片为Ⅰ级红紫。近于平行消光；正延长符号。二轴晶；负光性。光轴角小，一般在 10°以内。

(2) 取本品粉末 0.2 g，置铂坩埚中，加等量氟化钙或氟化钠粉末，搅拌，加硫酸 5 ml，微热，立即将悬有 1 滴水的铂坩埚盖盖上，稍等片刻，取下坩埚盖，水滴出现白色浑浊（检查硅酸盐）。

(3) 取本品粉末 0.5 g，置烧杯中，加入盐酸（4→10）10 ml，盖上表面皿，加热至微沸，不时摇动烧杯，并保持微沸 40 min 取下，用快速滤纸滤过，用水洗涤残渣 4～5 次。取残渣约 0.1 g，置铂坩埚中，加入硫酸（1→2）10 滴和氢氟酸 5 ml，加热至冒三氧化硫白烟时，取下冷却，加水 10 ml 使溶解，取溶液 2 滴，加镁试剂（取对硝基偶氮间苯二酚 0.01 g，溶于 4%氢氧化钠溶液 1 000 ml 中）1 滴，滴加氢氧化钠溶液（4→10）使成碱性，生成天蓝色沉淀（检查镁盐）。

【成分】 滑石主要含水合硅酸镁〔$Mg_3(SiO_4O_{10})\cdot(OH)_2$〕，或 $3MgO\cdot4SiO_2\cdot H_2O$，其组成成分为 MgO 31.7%，$SiO_2$ 63.5%，H_2O 4.8%，通常一部分 MgO 被 FeO 所替换。此外，还常含有 Al_2O_3 等杂质[1]。

【药理】 抑菌作用　在体外，10%滑石粉对伤寒杆菌、甲型副伤寒杆菌有抑制作用[1]。

【药性】 甘、淡，寒。归膀胱、胃经。

1.《本经》："味甘，寒。"

2.《别录》："大寒，无毒。"

3.《雷公炮制药性解》："味甘淡，入胃、膀胱二经。"

4.《本草正》："味微甘，气寒，性沉滑，降中有升。"

5.《药品化义》："气微香，味淡性凉，性气轻而味厚，入小肠、膀胱、脾、胃经。"

6.《本草再新》："味辛、性凉，无毒。入肝、肺二经。"

【功用主治】 利尿通淋，清热解暑。主治膀胱湿热，小便不利，尿淋涩痛，水肿，暑热烦渴，泄泻，湿疹，湿疮，痱子。

1.《本经》:"主身热泄,女子乳难,癃闭,利小便,荡胃中积聚寒热,益精气。久服轻身,耐饥,长年。"

2.《别录》:"通九窍六腑津液,去留结,止渴,令人利中。"

3.《药性论》:"能疗五淋,主难产,除烦热心躁,偏主石淋。"

4.《日华子》:"治乳痈,利津液。"

5.《本草图经》:"主心气涩滞。"

6.《本草衍义补遗》:"燥湿,分水道,实大府,化食毒,行积滞,逐瘀血,解燥渴,补脾胃,降妄火之要药。"

7.《纲目》:"疗黄疸,水肿脚气,吐血衄血,金疮血出,诸疮肿毒。"

8.《本草正》:"能清三焦表里之火,利六府之涩结,通乳亦佳,堕胎亦捷。"

9.《医林纂要》:"补肺清金,降热渗湿,抑溽暑而成清燥之治。"

10.《本草再新》:"清火化痰,利湿消暑,通经活血,止泻痢呕吐,消水肿火毒。"

【用法用量】 内服:煎汤,9~24 g,包煎;或入丸、散。外用:研末撒;或调敷。

【宜忌】 脾胃虚弱,或热病津伤,或肾虚滑精者均禁服。孕妇慎服。

1.《本草经集注》:"恶曾青。"

2.《汤液本草》:"若小便自利,不宜以此解之。"

3.《本草经疏》:"病人因阴精不足,内热以致小便短少赤涩或不利,烦渴身热由于阴虚火炽水涸者,皆禁用。脾胃均虚者,虽作泄勿服。"

4.《药品化义》:"渴而小便自利者,是内津液少也;小便不利而口不渴者,是热在下停血分也,均不宜用。且体滑,胎前亦忌之。"

5.《本经逢原》:"元气下陷,小便清利及滑精者勿服。"

6.《本草从新》:"凡脾虚下陷及精滑者禁之,病有当发表者尤忌。"

【选方】 1. 治感受暑湿,身热烦渴,小便不利,或呕吐泄泻,或下痢赤白　滑石六钱,甘草一钱。为细末,每服三钱,温水调下,日三服;欲饮冷者,新汲水调服。亦可加蜜少许调服。伤寒发汗,煎葱白、豆豉汤调下;难产,紫苏汤调下。(《宣明论方》益元散,即《伤寒标本》六一散)

2. 治热淋,小便赤涩热痛　滑石四两。捣罗为散。每服二钱匕,煎木通汤调下,不拘时候。(《圣济总录》滑石散)

3. 治膏淋如油　甘草三钱,滑石二两,海金沙八钱。为末,每服二钱,麦冬汤调下。(《鲟溪单方选》)

4. 治小便不利　滑石一(二)两,甜葶苈一两(隔纸炒令紫色)。上件药,捣细罗为散,每服不计时候,以温水调下二钱,频服,以通为度。(《圣惠方》滑石散)

5. 治妇人脬转,小便数日不通　滑石二两,寒水石二两,葵子一合。上药捣碎,以水三中盏,煎至一盏半,去滓,食前分二温服。(《妇人良方》滑石散)

6. 治黄疸,日晡所发热恶寒,少腹急,身体黄,额黑,大便溏黑,足下热,此为女劳　滑石、石膏各等分。上二味,治下筛。以大麦粥汁饮方寸匕,日三,小便极利则瘥。(《千金方》)

7. 治暑月吐泻　炒滑石二两,藿香二钱半,丁香五分。为末,每服一二钱,淅米泔调服。(《鲟溪单方选》)

8. 治伏暑,烦渴引饮,小便不利,心神恍惚　辰砂三钱,滑石六两,甘草一两。上为细末,每服三钱,不拘时,白沸汤调下。(《奇效良方》辰砂益原散)

9. 去三焦湿热,治泄泻,亦治血痢　六一散一料,红曲(炒)15 g。上为末,饭丸梧子大,每五七十丸,白汤下。(《丹溪心法》清六丸)

10. 治消渴,饮水不休　滑石(研)、寒水石(研)各半两。上二味,碎研为散,用生鸡子一枚,凿破,去黄留清,调和药末,令如稠膏,却纳在鸡壳内,以纸封口,用盐泥固济,暴干,炭火内烧,令通赤,放冷,去土并壳,取药研令绝细为度。每服大人二钱匕,小儿半钱匕,米饮调下。(《圣济总录》神应散)

11. 治天泡湿热等疮　滑石、粉甘草等分。为末,搽敷。或加绿豆末,以治湿热肥疮。(《景岳全书》金黄散)

12. 治小儿体热痱疮　滑石末三两,白矾灰一两,枣叶四两。上药捣罗为末。先以温浆水洗疮,后取药敷之。(《圣惠方》滑石散)

13. 治妇人面上粉刺　滑石半两,黄蜡一钱,巴豆五个。上各为细末,每用少许,如常法洗面。(《普济方》)

14. 治口疮　滑石、胆矾各一两。上二味捣研为散,每用一钱匕,以绵裹含,吐津。(《圣济总录》滑石散)

15. 治赤游丹　滑石、寒水石各一两。上为末,醋调涂肿处。(《赤水玄珠》白玉散)

16. 治风毒攻注遍身及手足,生热疮疼痛出黄水　用桂府滑石为细末。先用虎杖、甘草、豌豆各等分约半两许,水二碗煎上药至一碗,去滓,微热淋洗疮,水冷拭干,上掺滑石末令通身,便睡至明决愈。(《证治准绳》白金散)

17. 治脚趾缝烂　滑石一两,石膏(煅)半两,枯白矾少许。研掺之。亦治阴下湿汗。(《濒湖集简方》)

【临床报道】 1. 治疗胸腔积液　行胸腔闭式引流,放尽胸液后,经胸腔引流管注入滑石粉 4~5 g 制成的混悬液,夹闭引流管,反复翻转体位,4 h 后开放引流管,当 24 h 内胸液引流量小于 150 ml 即可拔除引流管。治疗胸腔积液 35 例,痊愈 30 例,有效 4 例,无效 1 例,总有效率 97.7%。术后随访,30 d、90 d 和 180 d 有效率分别为 94.2%、91.4% 和 83.3%[1]。

2. 治疗乙型病毒性肝炎　滑石 90 g,青黛、白矾、甘草各 30 g,粉碎过细筛。嘱患者饭后 1 h 用凉开水冲服,每次 4~5 g,每日 3 次,半个月为 1 个疗程。服药期间忌油腻腥辣,多食蔬菜水果。治疗乙型病毒性肝炎 24 例,治愈 15 例,好转 9 例,总有效率 100%。最短治疗 2 个疗程,最长为 6 个疗程[2]。

3. 治疗牙痛　生代赭石、生石膏各 30 g,牛膝、滑石各 18 g,薄荷 12 g。随证加减。水煎滤汁 100 ml,早晚分服。每日 1 剂,疼痛甚者可随煎随服。日可进 1~2 剂。治疗牙痛 300 例,痊愈 268 例,有效 29 例,无效 3 例,总有效率 99%[3]。

【各家论述】 1.《医学启源》:"滑石,治前阴窍涩不利,性沉重,能泄气上令下行,故曰滑则利窍,不与诸淡渗药同。"

2.《汤液本草》:"滑石,滑能利窍,以通水道,为至燥之剂。猪苓汤用滑石与阿胶同为滑利,以利水道。葱豉生姜同煎,去渣澄清以解利,味淡渗泄为阳,解表利小便也。"

3.《本草蒙筌》:"滑石治渴,非实能止渴也。资其利窍,渗去湿热,则脾气中和,而渴自止尔。假如火令湿淫太过,人患小便不利而渴,正宜用此以渗泄之,渴自不生。若或无湿,小便自利而渴者,则知内有燥热,燥宜滋润,苟误用服,是愈亡其津液,而渴反盛矣。"

4.《纲目》："滑石利窍，不独小便也，上能利毛腠之窍，下能利精溺之窍。盖甘淡之味，先入于胃，渗走经络，游溢津气，上输于肺，下通膀胱，肺主皮毛，为水之上源，膀胱司津液，气化则能出，故滑石上能发表，下利水道，为荡热燥湿之剂，发表是荡上中之热，利水道是荡中下之热，发表是燥上中之湿，利水道是燥中下之湿。热散则三焦宁而表里和，湿去则阑门通而阴阳利。刘河间之用益元散，通治表里上下诸病，盖是此意，但未发出尔。"

5.《本草经疏》："滑石，滑以利诸窍，通壅滞，下垢腻。甘以和胃气，寒以散积热，甘寒滑利，以合其用，是为祛暑散热，利水除湿，消积滞，利下窍之要药。《本经》用以主身热泄、女子乳难，荡胃中积聚寒热者，解足阳明胃家之热也，利小便癃闭者，通膀胱利阴窍也。《别录》通九窍津液，去留结，止渴，令人利中者，湿热解则胃气和而津液自生，下窍通则诸壅自泄也。丹溪用以燥湿，分水道，实大肠，化食毒，行积滞，逐瘀血，解燥渴，补脾胃，降心火，偏主石淋，皆此意耳。"

6.《药品化义》："滑石，体滑主利窍，味淡主渗热，能荡涤六腑而无克伐之弊。主治暑气烦渴，胃中积滞，便浊涩痛，女人乳汁不通，小儿痘疹发渴，皆利窍渗热之力也。如天令湿淫太过，小便癃闭，入益元散佐以朱砂，利小肠最捷。要以口作渴、小便不利两症并见，为热在上焦肺胃气分，以此利水下行，烦渴自止。"

7.《衷中参西录》："因热小便不利者，滑石最为要药。若寒温外感诸证，上焦燥热，下焦滑泻无度，最为危险之候，可用滑石与生山药各两许，煎汤服之，则上能清热，下能止泻，莫不随手奏效。又：外感大热已退而阴亏脉数不能自复者，可于大滋真阴药中少加滑石，则外感余热不至为滋补之药逗留，仍可从小便泻出，则其病必易愈。若与甘草为末服之，善治受暑及热痢；若与赭石为末服之，善治因热吐血衄血；若其人蕴有湿热，周身漫肿，心腹膨胀，小便不利者，可用滑石与土狗研为散服之，小便通利，肿胀自消；至内伤阴虚作热，宜用六味地黄汤以滋阴者，亦可加滑石以代苓、泽，则退热较速。盖滑石虽为石类，而其质甚软，无论汤剂丸散，皆与脾胃相宜，故可加于六味汤中以代苓、泽。其渗湿之力，原可如苓、泽行熟地之滞泥，而其性凉于苓、泽，故又善佐滋阴之品以退热也。"

5192 滑背草鞋 huá bèi cǎo xié（《广西中草药》）

【异名】 土蒲公英（《广西植物名录》），大蒲公英、滑叶草鞋根（《中药材品种论述》），光栓果菊（《中药大辞典》），光叶栓果菊（《全国中草药汇编》）。

【基原】 为菊科盘果菊属植物无茎栓果菊的全草。

【原植物】 无茎栓果菊 *Launaea acaulis* (Roxb.) Babc. [*Prenanthes acaulis* Roxb.]

多年生草本，高达 20 cm。全株无毛，含乳汁。根块状，肉质，圆柱形。无茎或茎很短。叶基生或莲座状，几无叶柄；叶片狭长卵形，倒卵状椭圆形、匙形、披针形或条形，先端钝或急尖，边缘波状，具刺状细齿，稀近羽状浅裂。花葶单生或数个，直立，头状花序少数，排成伞房状；总苞圆柱形；总苞片多层，外层很小，卵形，内层条状披针形；全为舌状花，黄色，先端 5 齿裂。瘦果圆柱形，具有明显的纵棱 4～5 条；冠毛白色，较瘦果长。花期夏季。

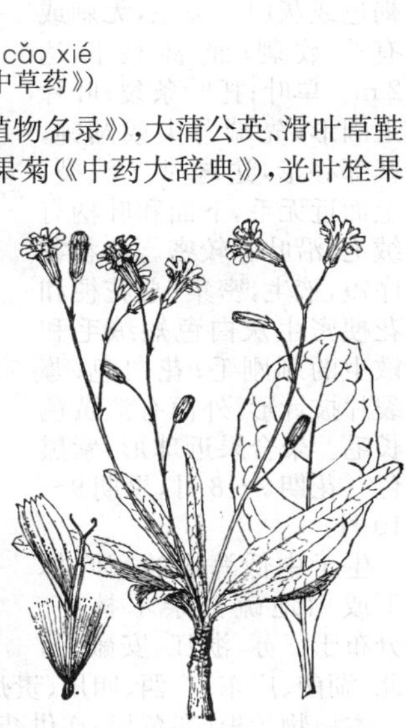

无茎栓果菊

生于山坡草地、路旁。分布于广西、四川、云南等地。

【采收加工】 5～7 月采收，鲜用或晒干。

【药性】 甘、苦，凉。

1.《广西中草药》："甘、淡，凉。"

2.《全国中草药汇编》："甘、苦，凉。"

【功用主治】 清热解毒，利尿。主治痈疽疔疮，尿路感染。

1.《广西中草药》："清热解毒，治痈疽疔疮。"

2.《全国中草药汇编》："清热解毒。主治消化不良，尿路感染，结膜炎，阑尾炎。"

【用法用量】 内服：煎汤，30～60 g。外用：捣敷。

【选方】 1. 治疮疡肿痛 蒲公英、银花藤各 60 g。水煎，每日分 3 次服。另各取适量，共捣烂敷患处。

2. 治乳疮肿痛 蒲公英、雾水葛各适量，共捣敷患处。或用蒲公英 60 g，草鞋根 30 g，加黄糖少许，捣烂敷患处。（1、2 方出自《广西中草药》）

3. 治疖肿，腮腺炎，乳腺炎 （滑背草鞋）全草 30～60 g。水煎服。并用鲜全草根捣烂外敷。（《全国中草药汇编》）

5193 溲疏 sōu shū（《本经》）

【异名】 巨骨（《别录》），空木、卯花（《植物学大辞典》），野茉莉（《湖北中药资源名录》）。

【基原】 为虎耳草科溲疏属植物溲疏的果实。

【原植物】 溲疏 *Deutzia scabra* Thunb.

落叶灌木，高达 3 m。小枝中空，赤褐色，幼时有星状毛，老时则光滑或呈薄片状剥落；芽具多数覆瓦状鳞片。叶对生；有短柄；叶片卵形至卵状披针形，先端尖至钝渐尖，基部稍圆，边缘具小齿，上面疏被辐射线 5 条的星状毛，下面被少而密的 6～12 条辐射线的星状毛。圆锥花序直立，具星状毛；萼杯状，有 5 齿，齿三角形；花瓣 5，白色或外面有粉红色斑点，长圆形或长圆状卵形，外面有星状毛；雄蕊 10，外轮雄蕊较花瓣稍短，花丝顶端具 2 齿；子房下位，花柱 3，离生。蒴果近球形，先端扁平，有多数细小种子。花期 5～6 月，果期 7～10 月。

生于海拔 1 200 m 以下的山坡灌丛或栽培于庭园。分布于江苏、浙江、安徽、江西、山东、湖北、四川、贵州等地。

【采收加工】 7～10 月采收果实，晒干。

【药材】 溲疏 *Fructus Deutziae Scabrae* 产于山东、江苏、安徽、浙江、江西等地。

性状 果实近球形，直径 1～3 mm。表面深褐色，具 3 浅沟，及多数白色斑点，疏生浅黄色柔毛或无毛。顶端扁平，具花萼脱落痕或残基，基部有果柄或果柄脱落痕，果柄上有黄色柔毛。外果皮较薄，易破碎，横断面可见 3 室，每室充满黑色种子，种子肾形，极小。气

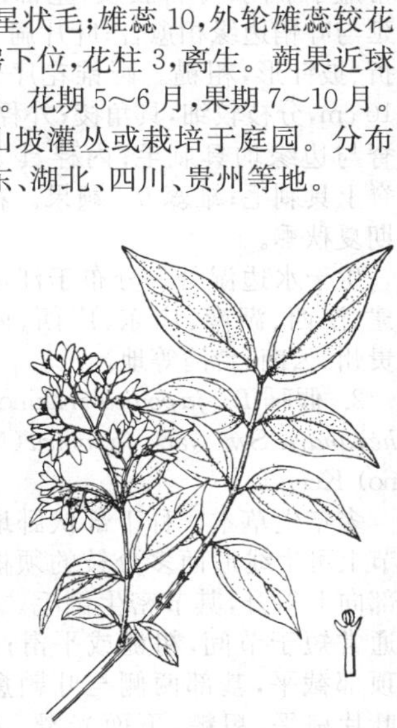

溲疏

微，味苦。

【药性】 苦、辛，寒。小毒。

1.《本经》："味辛，寒。"

2.《别录》："苦，微寒，无毒。"

3.《品汇精要》："味辛苦，性寒泄，气薄味厚，阴中之阳。"

【功用主治】 清热，利尿。主治发热，小便不利，遗尿。

1.《本经》："主身皮肤中热，除邪气，止遗溺，可作浴汤。"

2.《别录》："通利水道，除胃中热，下气。"

【用法用量】 内服：煎汤，3～9 g；或作丸。外用：煎水洗。

【宜忌】 本品有毒，应慎服。

【选方】 治妇人下焦三十六疾，不孕绝产 梅核仁、辛夷各一升，葛上亭长七枚，泽兰子五合，溲疏二两，藁本一两。上六味末之，蜜和丸。先食，服如大豆二丸，日三，不知稍增。(《千金方》承泽丸)

【各家论述】 《本经逢原》："《本经》枸杞条下，主五内邪气，热中消渴，即溲疏之除邪气也。枸杞条下，主周痹风湿，即溲疏之止遗溺，利水道也。除去五内之邪，则热中消渴愈矣。疏利水道之热，则周痹风湿痊矣。溲溺疏利，则气化无滞，子脏安和。观《千金方》与梅核仁、辛夷、藁本、泽兰子、葛上亭长同清子脏三十六疾，其清利风热之性可知。"

5194 游草 yóu cǎo (《四川中药志》)

【异名】 田中游草(《分类草药性》)，李氏禾(《种子植物名称》)，蓉草(《广州植物志》)，水游草、西游草(《民间常用草药汇编》)，牛草(《四川中药志》)。

【基原】 为禾本科假稻属植物游草和假稻的全草。

【原植物】 1. 游草 *Leersia hexandra* Sw.

多年生草本。秆下部伏卧地面或倾斜，并于节处生根，其节处常具倒生微毛。叶鞘光滑或粗糙，上部者通常短于节间；叶舌膜质，基部两侧下延与叶鞘边缘相愈合；叶片扁平或卷折，披针形，粗糙。圆锥花序长 5～10 cm，分枝较细，具角棱；外稃 5 脉，脊与边缘均具刺毛；内稃具 3 脉，脊上具刺毛；雄蕊 6。颖果。花、果期夏秋季。

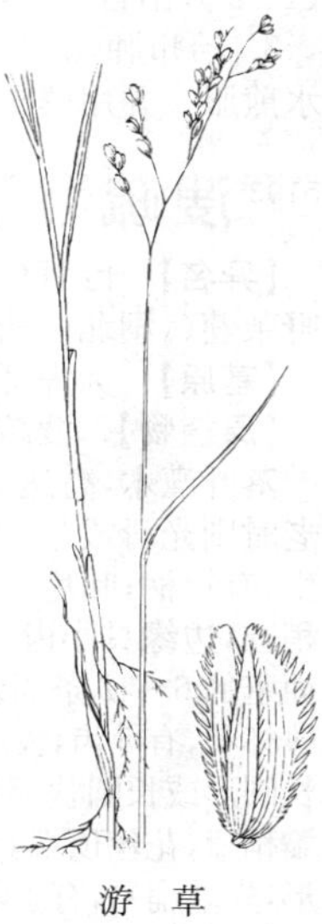

游 草

生于水边湿处。分布于江苏、福建、江西、湖南、广东、广西、四川、贵州、云南、台湾等地。

2. 假稻 *L. japonica* makino. [*L. hexandra* Sw. var. *japonica* (Makino) Keng f.]

多年生草本。秆下部伏卧地面，节上可生线形而多分枝的须根，上部向上斜升，其节密生倒毛。叶鞘通常短于节间，粗糙或平滑；叶舌顶部截平，基部两侧与叶鞘愈合；叶片扁平，粗糙，下面光滑。圆锥花序，分枝光滑，具角棱，较压扁，直立或斜升；小穗草绿色或带紫色；外稃具 5 脉，脊具刺毛，内稃具 3 脉，中脉也具刺毛；雄蕊 6。花、果期夏、秋季。

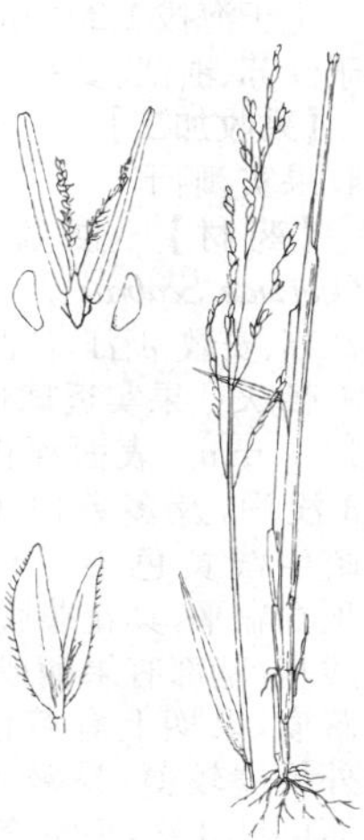

假 稻

生于水边。分布于华东、华中及河北、四川、贵州等地。

【采收加工】 6～9 月采收全草，晒干。

【药性】 辛，平。

1.《重庆草药》："性平和。"

2.《全国中草药汇编》："淡，平。"

【功用主治】 散寒，利湿，通络止痛。主治感冒，头痛身疼，疟疾，白带，下肢水肿，小便不利，痹痛麻木。

1.《分类草药性》："治白带，通经。"

2.《民间常用草药汇编》："散寒，解表，利水，除湿。治四肢麻痹。"

3.《重庆草药》："走表散寒。治脾寒(疟疾日久，症状不显著者)。"

4.《全国中草药汇编》："疏风解表，清热利湿。主治风湿筋骨疼痛，疟疾，尿道炎。"

5.《四川中药志》1982 年版："祛风解表，活络止痛。用于感冒风寒，风湿麻木，牙痛。"

【用法用量】 内服：煎汤，15～30 g。

【选方】 1. 治感冒风寒 游草 15 g，香巴茅 15 g，连钱草 15 g，阎王刺根 15 g。水煎服。

2. 治风湿麻木 游草 15 g，土牛膝 15 g，豨莶草 12 g，红活麻根 9 g。水煎服。

3. 治牙痛 游草 30 g，地骨皮 15 g。水煎服。(1～3 方出自《四川中药志》1982 年版)

5195 寒莓 hán méi (《本草会编》)

【异名】 肺形草(《福建民间草药》)，寒刺泡(江西《草药手册》)，肺痈草、踏地杨梅、大号含莓(《福建药物志》)，冬扎公、猫耳扭(《浙江药用植物志》)，地莓、大叶寒莓(《台湾木本植物志》)。

【基原】 为蔷薇科悬钩子属植物寒莓的茎叶。

【原植物】 寒莓 *Rubus buergeri* Miq.

蔓性常绿小灌木。茎常伏地生根，长出新株，密生褐色或灰白色柔毛，无刺或有少数刺；匍匐枝长达 2 m。单叶；托叶条裂；叶片近圆形，先端急尖或圆钝，基部心形，边缘常 5 浅裂，上面近无毛，下面和叶柄有绒毛，沿叶脉较密。总状花序短，腋生，密集；总花梗和花梗密生灰白色短绒毛和散生的刺刚毛；花白色；萼裂片披针形，外面有淡黄色长毛。聚合果近球形，紫黑色。花期 7～8 月，果期 9～10 月。

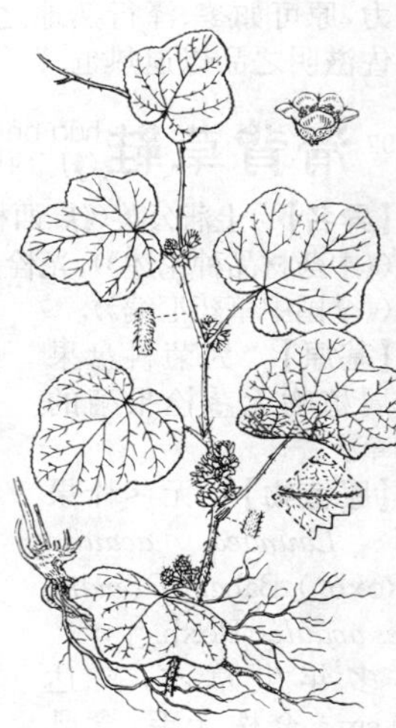

寒 莓

生于中低海拔的阔叶林下或山地疏密杂木林内。分布于江苏、浙江、安徽、湖北、湖南、广东、广西、四川、贵州等地。

本植物的根(寒莓根)亦供药用，另设专条。

【采收加工】 6～10 月采收，鲜用或晒干。

【药性】 苦、酸，凉。

【功用主治】《全国中草药汇编》："治肺结核咯血；外用治创伤出血，黄水疮。"

【用法用量】 内服：煎汤，9～15 g，鲜品 30～60 g。外用：鲜品捣敷。

【选方】 1. 治肺结核咯血　（寒莓）鲜叶 30 g，冰糖 30 g。水煎服，每日 2 次。（福建晋江《中草药手册》）

2. 治疮毒　寒莓鲜叶，烧灰，加油调之。外敷。（《新华本草纲要》）

3. 治跌打损伤　（寒莓）鲜全草适量。加酒糟或糯米饭捣烂外敷伤处。

4. 治产后受风，四肢酸麻　（寒莓）鲜全草、鲜牯岭沟儿茶各 30～60 g，鲜白马骨、鲜丹参各 30 g。水煎，加红糖、黄酒冲服。（3、4 方出自《浙江药用植物志》）

5196 寒水石 hán shuǐ shí （《吴普本草》）

【异名】 凝水石、白水石（《本经》），凌水石（《别录》），盐精（《丹房镜源》），水石、冰石（《石药尔雅》），盐精石、盐枕、盐根（《纲目》）。

【基原】 为硫酸盐类石膏族矿物石膏或为碳酸盐类方解石族矿物方解石。

【原矿物】 1. 石膏 *Gypsum*

晶体结构属单斜晶系。单个晶体呈板状，集合体呈块状、片状、纤维状或粉末状。无色或白色，粉红色。有时透明，具玻璃光泽，解理面显珍珠光泽，纤维状者显丝绢光泽。硬度 2，薄片具挠性。相对密度 2.3～2.37。

广泛形成于沉积作用，如海盆或湖盆地中化学沉积的石膏，常与石灰岩、红色页岩、泥灰岩等成层出现。

产于内蒙古、安徽、山东、湖北、湖南、广东、广西、四川、云南、西藏、甘肃、新疆等地。

2. 方解石 *Calcitum*　参见"方解石"条。

【采收加工】 石膏采出后选出粉红色、灰白色、块状或纤维状集合体即红石膏药用，称北寒水石。方解石采出后多选无色、透明或白色解理状块体药用，称南寒水石。

【药材】 北寒水石 *Gypsum Rubrum*　产山东、新疆、内蒙古、甘肃、河北、山西。南寒水石 *Calcitum*　产地参见"方解石"条。

性状　北寒水石　本品为纤维状集合体，呈扁平块状或厚板状。大小不一，厚 0.5～3.5 cm。淡红色，有的为白色；条痕白色。表面凹凸不平，侧面呈纵细纹理，具丝绢光泽。质较软，指甲可刻画成痕；易砸碎，断面显直立纤维状，粉红色。气微，味淡。

南寒水石　参见"方解石"条。西藏产"南寒水石"主为粗粒状集合体，呈不规则块状，有棱角。主为浅棕褐色。具玻璃样光泽；半透明。

鉴别　(1) 透射偏光镜下：北寒水石　薄片中无色透明。光性特征参见"石膏"条。

南寒水石　参见"方解石"条。

(2) 北寒水石　取本品一小块（约 2 g），置具有小孔软木塞的试管内，灼烧，管壁有水生成，小块变为不透明体（检查结晶水）。取本品粉末约 0.2 g，加稀盐酸 10 ml，加热，使溶解，溶液显钙盐与硫酸盐的鉴别反应，参见"石膏"条。红外光谱定性分析：$IR\nu_{max}^{KBr}\,cm^{-1}$：3560，3410，3244，1150，1120，1004，673，663，604，455，与石膏图谱相同。X 射线衍射分析曲线：石膏 7.76(>10)，4.30(8)，3.82(9)，3.08(10)，2.88(3)，2.80(1)，2.70(2)，2.61(1)，2.54(1)，2.23(2)，分析结果主要为石膏组成。

南寒水石　参见"方解石"条。

【成分】 1. 北寒水石　主要成分为硫酸钙（$CaSO_4 \cdot 2H_2O$），尚含有铁、铝等杂质[1]。

2. 南寒水石　主要成分是碳酸钙（$CaCO_3$），尚含有镁、铁、锰、锌等杂质[2]。

【药理】 一般药理　碳酸盐类寒水石具有平喘、化痰、下乳，经煅烧研末的粉末，具有杀菌、消毒、收敛等作用[1]。

【药性】 辛、咸，寒。归心、胃、肾经。

1.《本经》："辛，寒。"

2.《别录》："甘，大寒，无毒。"

3.《品汇精要》："气薄味厚，阴中之阳。"

4.《纲目》："其气大寒，其味辛、咸，入肾走血。"

5.《要药分剂》："禀积阴之气而成，降也，阴也。"

6.《本草撮要》："入手足少阴、太阴、阳明经。"

【功用主治】 清热降火，利窍，消肿。主治时行热病，壮热烦渴，水肿，尿闭，咽喉肿痛，口舌生疮，痈疽，丹毒，烫伤。

1.《本经》："主身热，腹中积聚邪气，皮中如火烧，烦满。"

2.《别录》："除时气热盛，五脏伏热，胃中热，烦满，口渴，水肿，小腹痹。"

3.《本草经集注》："解巴豆毒。"

4.《药性论》："压丹石毒风，去心烦渴闷，解伤寒复劳。"

5.《医学入门》："治小儿丹毒。"

6.《纲目》："治小便白，内痹，凉血降火，止牙疼，坚牙明目。"

7.《医林纂要》："除妄热，治天行大热及霍乱吐泻，心烦口渴。"

8.《本草求真》："敷汤火伤。"

【用法用量】 内服：煎汤，6～15 g；或入丸、散。外用：研末掺；或调敷。

【宜忌】 脾胃虚寒者慎服。

1.《本草经集注》："畏地榆。"

2.《本草经疏》："凡阴虚火旺，咳嗽吐血，多痰，潮热骨蒸并脾胃作泄者均忌。"

3.《得配本草》："胃弱者禁用。"

【选方】 1. 治伤寒发狂，或弃衣奔走，逾墙上屋　寒水石、黄连（去须）各等分。上细末。每服二钱，浓煎甘草汤，放冷调服。（《本事方》鹊石散）

2. 治因惊心气不行，郁而生涎，涎结为饮，遂为大疾，忪惊损慑，不自胜持　寒水石（煅）、滑石（水飞）各一两，甘草（生）一分。上为末。每服三钱，热，则新汲水下；怯寒，则煎姜、枣汤下。入龙脑少许，尤佳。小儿量岁与之。（《三因方》寒水石散）

3. 治男女转脬，不得小便　寒水石二两，滑石一两，葵子一合。为末。水一斗，煮五升，时服，一升即利。（《永类钤方》）

4. 治饮酒致肉疸，饮少，小便多，白如泔色　寒水石、白石脂、瓜蒌各五分，菟丝子（酒渍）、知母、桂心各三分，为细末，每服五分七，麦粥送下，日三次。（《千金方》寒水石散）

5. 治小儿丹毒，皮肤热赤　凝水石（末）五钱，水调和猪胆汁涂之。（《本草汇言》）

6. 治烫伤　寒水石 30 g，石膏 30 g，炉甘石 30 g。上三味，水飞成细末，加冰片 3 g，成极细粉。局部喷洒于创面。

(中山医学院《中药临床应用》)

7. 治痈疽　寒水石水飞过，用腊月猪脂调成膏，随疮大小，用薄纸摊贴之。(《本事方》太白膏)

8. 治远年近日喘嗽不止　款冬花一两，寒水石、半夏、明矾各二两。上为细末，生姜汁煮糊和丸，如梧桐子大。每服三四十丸，不拘时用生姜汤送下。(《奇效良方》白云换肺丸)

【临床报道】 治疗小儿暑热泄泻　用寒水石 30 g，生石膏、滑石各 30 g。加水 200 ml，煎煮，取两次煎出的药液，混合后澄清，分数次饮服。轻者 24 h 服 1 剂，严重者 24 h 可服 2～3 剂。共治疗 175 例，治愈 155 例，好转 7 例，无效 13 例。服药期间，如 2 d 之内未见效果应停服。寒泻或脾虚泻者禁用[1]。

【各家论述】 1.《纲目》：凝水石"其气大寒，其味辛咸，入肾走血，除热之功，同于诸盐"。

2.《本草经疏》："凝水石，《本经》味辛气寒，《别录》加甘，大寒无毒。《经》曰，小热之气，凉以和之，大热之气，寒以取之。又曰，热淫于内，治以咸寒。大寒微咸之性，故主身热邪气，皮中如火烧，烦满，及时气热盛。五脏伏热，胃中热也，易饥作渴，亦胃中伏火也，甘寒除阳明之邪热，故能止渴不饥。水肿者湿热也，小便多不利，以致水气上溢于腹，而成腹痹，辛咸走散之性，故能除热利窍消肿也。疗腹中积聚者，亦取其辛散咸软之功耳。"

3.《本经逢原》："寒水石，治心肾积热之上药。《本经》治腹中积聚，咸能软坚也；身热皮中如火烧，咸能降火也。《金匮》风引汤，《局方》紫雪，皆用以治有余之邪热也。如无真者，戎盐、玄精石皆可代用，总取咸寒降泄之用耳。"

5197 寒莓根 hán méi gēn (《闽南民间草药》)

【基原】 为蔷薇科悬钩子属植物寒莓 *Rubus buergeri* Miq. 的根。

【原植物】 参见"寒莓"条。

【采收加工】 全年均可采，切片，晒干或鲜用。

【药性】 苦、酸，寒。

【功用主治】 清热解毒，活血止痛。主治湿热黄疸，产后发热，小儿高热，月经不调，白带过多，胃痛吐酸，痔疮肿痛，肛门漏管。

1.《全国中草药汇编》："清热解毒，活血。主治黄疸型肝炎，胃痛，月经不调，产后发热，小儿高热，痔疮。"

2.《浙江药用植物志》："活血凉血，清热解毒，和胃止痛。主治黄疸型肝炎，妇女腰痛，白带过多，月经不调，产后发热，肺结核咯血，胃溃疡。"

【用法用量】 内服：煎汤，9～15 g，鲜品 30～60 g。

【选方】 1. 治黄疸　(寒莓)根、虎刺、阔叶十大功劳、白马骨各 9～15 g。煎水服。(江西《草药手册》)

2. 治月内风　(寒莓)干根 30～60 g。水煎加酒服。(福建晋江《中草药手册》)

3. 治妇女腰痛，白带过多，月经不调　(寒莓)鲜根 120 g。煎水，取汁炖白鸡 1 只服。(江西《草药手册》)

4. 治胃痛吐酸水　鲜寒莓根 30～60 g(干品酌减)，鸡 1 只(去头、脚、内脏、尾椎)。和水酒各半适量，炖 2 h，取服。续服二三次。(《闽南民间草药》)

5. 治痔疮　(寒莓)干根 30～60 g，猪直肠 1 节。同炖服。(福建晋江《中草药手册》)

5198 窝儿七 wō ér qī (《陕西中草药》)

【异名】 阿儿七、窝儿参(《陕西中草药》)，旱荷、一把伞(《陕甘宁青中草药选》)，山荷叶(《陕西中草药》)，南方山荷叶(《湖北植物志》)。

【基原】 为小檗科山荷叶属植物中华山荷叶和东北山荷叶的根及根茎。

【原植物】 1. 中华山荷叶 *Diphylleia sinensis* Li.

多年生草本。茎单一，淡黄色，具条纹，无毛或上部有时具细柔毛。根茎粗壮，横生，具节，节间有近圆形的碗状小凹，根茎上着生多数须根。基生叶 1 片，叶大型，盾状；茎生叶 2 片，叶柄较短；叶片近扁圆形，先端 2 深裂，基部盾状着生，边缘波状浅裂或具不整齐锯齿，齿端具尖头，上面绿色，背面灰绿色。伞房花序顶生，花序轴与花梗均被短柔毛；萼片 6，膜质，早落；花瓣 6，白色或淡黄色，近圆形；雄蕊 6(～8)，与花瓣对生，花丝较短；雌蕊 1，子房上位，近圆形。浆果球形，成熟后深蓝色，外面微被白粉。花期 5～6 月，果期 7～8 月。

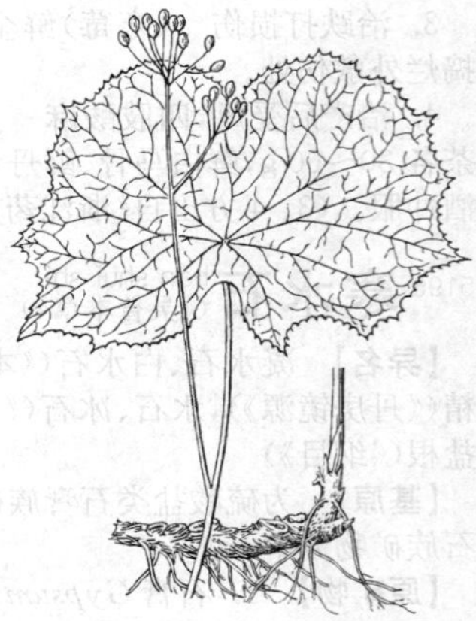

中华山荷叶

生于海拔 1 900～3 400 m 的山坡林下阴湿处。分布于湖北、四川、云南、陕西、甘肃等地。

2. 东北山荷叶 *D. grayi* Fr. Schmidt.

多年生草本，高约 50 cm。根茎横生。基生叶大，盾状，叶片阔肾形，2 深裂；茎生叶，与基生叶同形，但较小。伞形花序顶生，有花数朵至 10 余朵，白色；萼片 6，早落；花瓣 6，宽倒卵形；雄蕊 6；子房上位，由 1 心皮组成。浆果球形，绿黑色，有种子数枚。花期 5～6 月。

生于山坡阴湿处或山地林下。分布于辽宁、吉林、黑龙江。

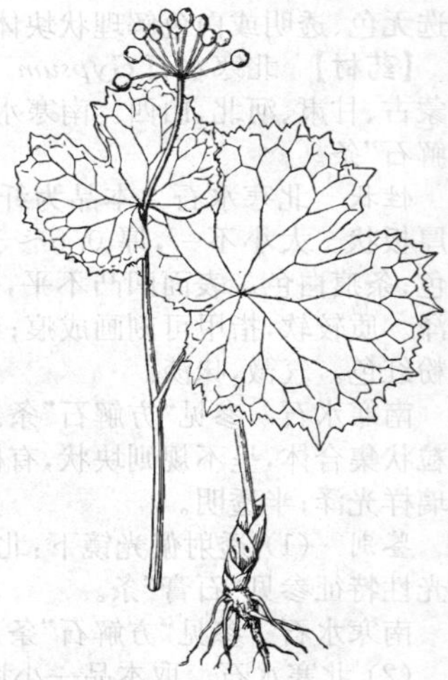

东北山荷叶

【采收加工】 9～10 月采挖，去残茎及须状根。晒干或阴干用。

【药材】 窝儿七 *Radix et Rhizoma Diphylleiae Sinensis* 主产于陕西、甘肃。

性状　根茎横生，扁圆柱形，直径 1.5～2 cm。表面黄棕色，上方有众多圆形凹陷茎痕，呈切向排列，茎痕直径约 1 cm，周围环节明显，下方着生多数细根。根弯曲，长 5～6 cm，直径 1 mm。质硬，折断面平坦，颗粒状，皮部浅棕红色，维管束色稍深，稀疏排列，形成层环明显，髓部大，黄白色。气微，特异，味苦。

鉴别　取本品粗粉 1 g，加乙醇至沙氏提取器中提取至无色，回收乙醇至不足 1 ml 时移入 1 ml 容量瓶中，加乙醇至刻度，作供试品溶液。另取鬼臼毒素、山荷叶素对照品制成对照品溶液。吸取两溶液点于同一硅胶 G 薄层板上，用氯仿-乙酸乙酯（60：40）展开，用硫酸-乙醇（50：50）喷雾显色，120 ℃烘 5 min，供试品色谱中，在与对照品相应位置显相同颜色斑点。紫外光灯下，山荷叶素斑点显天蓝色荧光。

【成分】 1. 中华山荷叶　根及根茎含木脂素类：鬼臼毒素（podophyllotoxin）4.9%，山荷叶素（diphyllin）0.1%～0.15%，苦鬼臼毒素（picropodophyllotoxin）0.04%[1]，去氢鬼臼毒素（dehydropodophyllotoxin），山柰酚（kaempferol）[2]。

2. 东北山荷叶　根及根茎含鬼臼毒素（podophyllotoxin），山荷叶素（diphyllin）0.064%以及微量的β-脱水鬼臼苦素（β-apopicropodophyllin），还含黄酮类：山柰酚（kaempferol），槲皮素（quercetin）[1]。根还含 4′-去甲鬼臼毒素（4′-demethylpodophyllotoxin），鬼臼毒酮（podophyllotoxone），4′-去甲鬼臼毒酮（4′-demethyl-podophyllotoxone），α，β-盾叶鬼臼素（α，β-peltatin），α-盾叶鬼臼素-5-O-β-葡萄糖苷（α-peltatin-5-O-β-glucoside），4′-去甲去氧鬼臼毒素（4′-demethyldesoxypodophyllotoxin）[3]。

【药理】 1. 对平滑肌的作用　鬼臼毒素对离体豚鼠小肠和结肠有兴奋作用，抑制大鼠离体十二指肠却使其结肠收缩。鬼臼毒素拮抗乙酰胆碱对大鼠十二指肠的作用，却加强组胺对豚鼠回肠的作用[1]。

2. 抗癌作用　鬼臼毒素的抗癌作用，类似秋水仙碱，为“细胞毒”，对实验性肉瘤及癌细胞很敏感，但对人体正常细胞的毒性太大，故不用作抗癌剂（鬼臼毒素的衍生物则在临床上用作抗癌剂）。用于皮肤，能引起代谢旺盛的基层表皮细胞的异常分裂，原浆及细胞核的变性等变化。可用其油溶剂或醇溶剂以除去尖头湿疣或乳头状疣，此时应注意勿使药液接触健康皮肤[2]。

3. 免疫抑制作用　鬼臼毒素对小鼠有免疫抑制剂的作用，但治疗指数很低，无应用价值[3]。

4. 体内过程　一次性给小鼠腹腔注射鬼臼毒素后，尿中有其代谢物排出，但无原形排出[4]。

毒性　内服鬼臼毒素或鬼臼树脂酯，可刺激小肠，产生大量水泻，属树脂类泻药；此时常伴有腹痛，量大甚至可出现血便，或导致严重性衰竭虚脱。注射鬼臼毒素药的毒性更大，首先表现中枢神经系统的刺激作用[2]，动物对鬼臼毒素的敏感性各不相同，猫最敏感，易引起吐、泻（氯丙嗪对这些反应有某些预防作用）；大鼠、豚鼠、犬则较不敏感。鬼臼毒素对小鼠腹腔注射的半数致死量为 30～35 mg/kg[5]。

【药性】 苦、辛，平。有毒。

1.《陕西中草药》：“苦，寒，有毒。”

2.《陕甘宁青中草药选》：“味苦、微辛，性温，有毒。”

3. 南药《中草药学》：“甘、微辛，性温。”

【功用主治】 祛风除湿，祛瘀，解毒。主治风湿痹痛，跌打损伤，月经不调，小腹疼痛，毒蛇咬伤，痈肿疮疖。

1.《陕西中草药》：“祛风湿，清热凉血，活血止痛，并有泻下作用。”“主治风湿性关节炎，腰腿疼痛，骨蒸劳热，跌打损伤，月经不调，少腹结痛，痈肿。”

2.《陕甘宁青中草药选》：“祛风除湿，破瘀散结，止痛，解毒。”

3.《全国中草药汇编》：“活血化瘀，解毒消肿。主治跌打损伤，风湿筋骨痛，月经不调，小腹疼痛。外用治毒蛇咬伤，痈疖肿毒。”

4. 南药《中草药学》：“破瘀，通淋，止痛。”

【用法用量】 内服：煎汤，3～9 g；或研末；或浸酒。外用：研末或捣烂，酒、醋调敷。

【宜忌】 孕妇及月经过多者禁服。

1.《陕西中草药》：“忌热物，孕妇禁用。”

2. 南药《中草药学》：“体弱者禁用。”

【选方】 1. 治风湿腰腿痛　窝儿七、长春七、朱砂莲、威灵仙各 9 g，鬼臼 4.5 g。水煎服。

2. 治毒蛇咬伤　窝儿七 9 g，水煎服；并将药渣捣烂，加烧酒敷患处。（1、2 方出自《陕甘宁青中草药选》）

3. 治跌打损伤，筋骨疼痛　山荷叶 60 g，捣碎，用黄酒 500 g 浸泡半月，早晚各服 60～90 g。（南药《中草药学》）

5199 遍山红 biàn shān hóng（《贵州民间药物》）

【异名】 大坛子根（《云南中草药选》），大叶朝天罐、酒瓶果、小煨罐（《云南中草药》），野枇杷（《西昌中草药》），满山红、三叶藤（《广西药用植物名录》），秤杆树（《贵州中草药名录》）。

【基原】 为野牡丹科尖子木属植物尖子木的根或全株。

【原植物】 尖子木 *Oxyspora paniculata*（D. Don）DC.［*Arthrostemma paniculatum* D. Don］

灌木，高 1～2 m。茎四棱形或钝四棱形。叶对生；叶柄有槽，密被糠秕状星状毛，槽内被具微柔毛的刚毛；叶片坚纸质，卵形或狭椭圆状卵形或近椭圆形，先端渐尖，基部圆形或浅心形，边缘具不整齐小齿；基出脉 7。聚伞花序组成圆锥花序，顶生，被糠秕状星状毛；花 4 数；花萼狭漏斗形，具钝四棱，有纵脉 8 条，裂片扁三角状卵形；花瓣红色至粉红色，或深玫瑰红色，卵形；雄蕊 4 长 4 短，长者紫色，药隔隆起而不伸长，短者黄色，药隔隆起，基部伸长成短距；子房下位，4 室，无毛。蒴果倒卵形，宿存萼较果长，漏斗形。花期 7～10 月，果期 1～5 月。

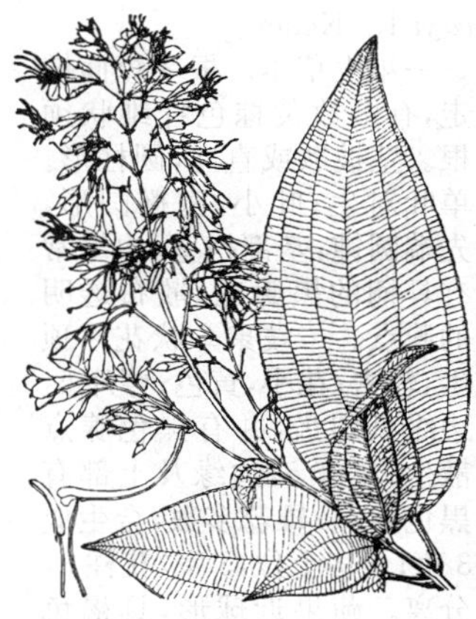

尖子木

生于海拔 500～1 900 m 的山谷密林下，阴湿处或溪边，以及山坡疏林下、灌丛中。分布于广西、贵州、云南、西藏等地。

【采收加工】 7～9 月采收全株，根全年可采挖，均鲜用或切片晒干。

【药性】 苦、微甘，凉。

1.《贵州民间药物》：“性平，味甘，微涩。”

2.《云南中草药》：“涩、微苦，凉。”

【功用主治】 清热利湿，止血，解毒。主治湿热泻痢，吐血，尿血，月经过多，产后红崩，带下，疮肿，跌打肿痛，外伤出血。

1.《贵州民间药物》:“解热毒。治痢疾,疔疮,腹泻。”

2.《贵州草药》:“利湿。”

3.《云南中草药》:“清热解毒,收敛止血。主治胃腹痛,腹泻,痢疾,月经过多,产后流血不止,吐血,小儿疳积,外伤出血,疮疖。”

【用法用量】 内服:煎汤,15～30 g;或研末。外用:捣敷或研末撒。

【选方】 1. 治小儿疳积 映山红根研末,每用1.5 g,炖猪肝吃。

2. 治月经过多,产后流血不止,吐血 映山红30 g,翻白叶9 g,黄龙尾9 g。煎服。(1、2方出自《红河中草药》)

3. 治白带 野枇杷15 g,大二郎箭30 g,红丹参15 g。煎服。(《西昌中草药》)

4. 治疔疮 遍山红嫩叶,捣碎敷患处;并用遍山红根30 g,煎水服。(《贵州民间药物》)

5200 遍地金 biàn dì jīn (《滇南本草》)

【异名】 小化血、小化药(《滇南本草》),蚂蚁草、小黄花香、痧子草、肝炎草、地耳草、对叶草(《云南中药志》),滇金丝桃(《中国高等植物图鉴》)。

【基原】 为藤黄科金丝桃属植物遍地金、挺茎遍地金的全草。

【原植物】 1. 遍地金 *Hypericum wightianum* Wall. ex Wight et Arn. [*H. delavayi* R. Keller]

一年生草本。根茎短而横走,有多数黄棕色纤维状须根。茎披散或直立,圆柱形。单叶对生;叶小,宽椭圆形,先端圆钝,基部抱茎,边缘常有具柄的黑腺毛,散布透明的腺点。二歧聚伞状花序顶生,较密;花小,黄色;萼片5,边缘具腺齿,并有黑色腺点散生;花瓣5,边缘及上部有黑色腺点;雄蕊多数,合生成3束;子房上位,3室,花柱3,分离。蒴果近球形,具褐色的泡。花期5～7月,果期9月。

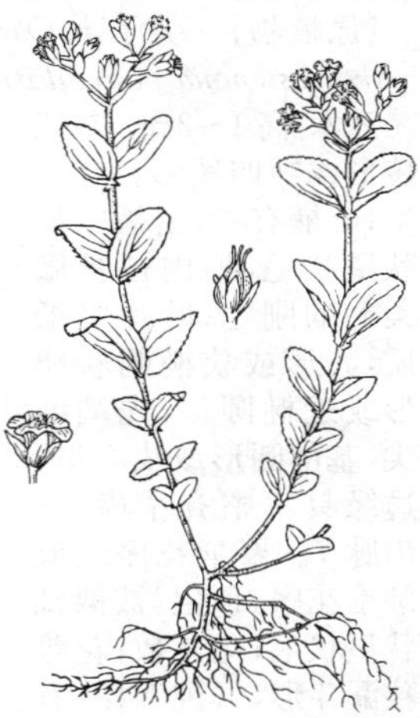

遍地金

生于田野或路旁草丛中。分布于广西、四川、贵州、云南等地。

2. 挺茎遍地金 *H. elodeoides* Choisy. [*H. napaulense* Choisy]

一年生草本。须根纤细,黄褐色。茎圆柱形,直立,少分枝或不分枝,微红或绿色。单叶交互对生;叶片卵形或椭圆形,先端浑圆,基部略呈心形,抱茎,有长柔毛,全缘,边缘疏生黑色腺点,全面散布多数透明松脂状腺点。二歧聚伞状花序顶生;萼片5,边缘有小刺齿,齿端有黑色腺体,具粗毛;花瓣5,黄色,上部边缘有黑色腺点,有时尚有黑腺条;雄蕊多数,3束;子房上位,花柱3,内藏或略伸出。蒴果近圆锥形,成熟时褐色,外面密布腺纹,室间开裂。种子多数,细小,棕色。花期7～8月,果期9～10。

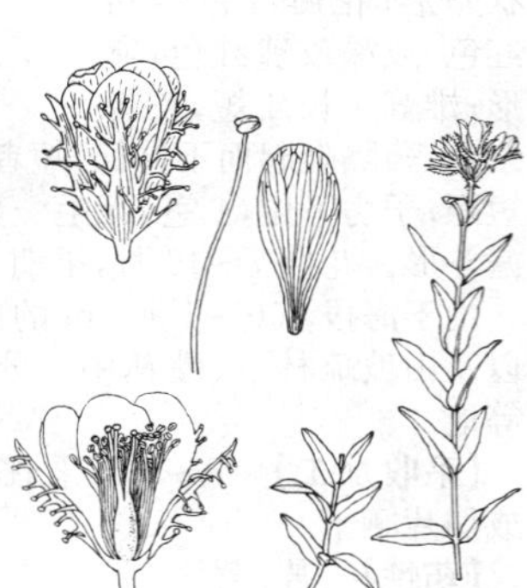

挺茎遍地金

生于向阳的山坡或路旁。分布于福建、江西、湖北、湖南、广东、四川、贵州、云南、西藏等地。

【采收加工】 6～8月采收,晒干。

【成分】 挺茎遍地金的地上部分含挥发油[1]。

【药性】 苦、涩,寒。归肝、脾经。

1.《滇南本草》:“味苦、涩,性寒。”

2.《云南中草药》:“涩,凉。”

3.《全国中草药汇编》:“苦,平。”

【功用主治】 清热解毒,止泻。主治小儿白口疮,小儿肺炎,口腔炎,乳痈,黄水疮,毒蛇咬伤,腹泻,久痢。

1.《滇南本草》:“有收敛之功。治日久水泻,久痢赤白。”

2.《云南中草药》:“收敛止泻,解毒。”

3.《全国中草药汇编》:“清热解毒,通经活血。主治口腔炎,小儿白口疮,小儿肺炎,小儿消化不良,乳腺炎,腹泻久痢,痛经。外治黄水疮,毒蛇咬伤。”

【用法用量】 内服:煎汤,9～15 g。外用:洗净捣烂敷患处。

【选方】 1. 毒蛇咬伤 遍地金捣细,加红糖包敷伤口,同时煎水内服。(《云南中草药》)

2. 治乳腺炎 用遍地金拌蜂蜜冲烂外敷。(《云南中草药选》)

3. 治日久水泻,久痢赤白 遍地金,引用乌梅一个,糖少许,汤煎服。(《滇南本草》)

5201 隔山香 gé shān xiāng (《植物名实图考》)

【异名】 鸡山香(《植物名实图考》),香白芷、假当归、土白芷(《广西中兽医药用植物志》),人参归、鸡爪前胡(《广西实用中草药新选》),土当归、天木香、野天竹(《江西草药》),天竹参、竹叶参、野当归(《浙江民间常用草药》),过山香、满山香(《湖南药物志》)。

【基原】 为伞形科当归属植物隔山香的根或全草。

【原植物】 隔山香 *Ostericum citriodorum* (Hance) Yuan et Shan. [*Angelica citrodora* Hance]

多年生草本,高50～130 cm。根近纺锤形,棕黄色,有少数支根。茎单生,上部分枝。基生叶及茎生叶均为二至三回羽状分裂,叶柄基部膨大为短三角形的鞘,稍抱茎;叶片长圆状卵形至阔三角形,末回裂片长圆披针形至长披针形,急尖,具小凸尖头,边缘及中脉软骨质,干后波状皱曲,密生细齿。复伞形花序顶生或侧生;总苞片6～8,披针形;小总苞片5～8,狭线形,反折;小伞形花序有花

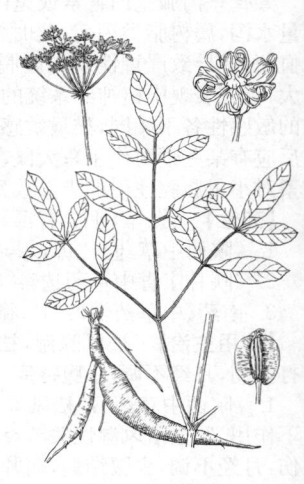

隔山香

10余朵；花白色；萼齿三角状卵形；花瓣倒卵形；花柱基矮圆锥形，花柱叉开。双悬果广卵圆形，金黄色，有光泽，背棱有狭翅，宽于果体，棱槽中有油管。花期6～8月，果期8～10月。

生于山坡、灌木林下、林缘、草丛中。分布于浙江、福建、江西、湖南、广东、广西等地。

【采收加工】 7～9月采收全草，秋后挖根，鲜用或晒干。

【成分】 根中含反式异莳萝脑(E-isodillapiol)，β-谷甾醇(β-sitosterol)[1]。

【药理】 1. 镇咳、祛痰及抗炎作用　隔山香蒸馏液对氨水所致豚鼠咳嗽有明显的镇咳作用，可促进小鼠支气管排出酚红，表明有一定的祛痰作用。对大鼠足肿胀炎症的抑制率，与0.25%地塞米松相近[1]。

2. 对平滑肌的作用　从隔山香根乙醚提取物中分得的结晶——异莳萝脑，用吐温-80配制成混悬液，发现对离体兔肠、豚鼠气管、兔主动脉条均有一定解痉作用，同时也能抑制在位小肠蠕动[2]。

3. 抗菌作用　体外抑菌试验，隔山香蒸馏液对甲、乙型链球菌，流感杆菌及肺炎杆菌均有一定的抑制作用[1]。

【药性】 辛、微苦，平。

1.《中国药用植物志》："气微香，味甘、微苦。"

2. 广州部队《常用中草药手册》："辛、苦，微温。"

3.《江西草药》："性平，味甘、微苦。"

【功用主治】 疏风清热，祛痰，止痛。主治感冒，咳嗽，头痛，腹痛，痢疾，肝炎，风湿痹痛，胃气痛，腰痛，疝气，月经不调，跌打伤肿，疮痈，毒蛇咬伤。

1.《中国药用植物志》："解蛇毒，清表，治毒蛇咬伤，咳嗽。"

2. 广州部队《常用中草药手册》："活血散瘀，行气止痛，止咳除痰。主治心绞痛，胃痛。"

3.《江西草药》："清热解毒，止咳止血。治风热咳嗽，咳血，白带。"

4.《浙江民间常用草药》："消暑解毒。治中暑腹痛，胸腹胀满。"

5.《广西本草选编》："治肝硬化，风湿痛，跌打损伤。"

6.《浙江药用植物志》："治支气管炎，阿米巴痢疾，疝气痛。"

【用法用量】 内服：煎汤，6～15 g；或研末、泡酒。外用：捣敷；或煎汤洗。

【选方】 1. 治咳血　隔山香根9 g，接骨金粟兰根6 g，雪见草9 g，六月雪6 g。水煎服，红糖、米酒为引，每日1剂。(《江西草药》)

2. 治痢疾　柠檬香碱草根9 g，萝卜9 g，芋荷9 g，马齿苋15 g，珍珠草15 g。水煎服。(《湖南药物志》)

3. 治阿米巴痢疾　隔山香根30 g，贴梗海棠根60 g。水煎服，连服7 d。(《浙江药用植物志》)

4. 治风湿关节筋肉痛　隔山香根15 g，木防己15 g。水煎，酌加甜酒调服。

5. 治疝气　隔山香根15 g，荔枝核9 g。水煎服。(4、5方出自江西《草药手册》)

6. 治毒蛇咬伤　隔山香根、龙胆草根各15 g，泡酒服。(《中国药用植物志》)

7. 治项痛　隔山香根120 g，鸡蛋2个。水煎服。服汤吃蛋。(《福建药物志》)

5202 隔山消 gé shān xiāo
(《全国中草药汇编》)

【异名】 隔山撬(《四川中药志》)，隔山牛皮消，白首乌、白何首乌(吉林)，山瓜蒌(山东)。

【基原】 为萝藦科鹅绒藤属植物隔山消的块根。

【原植物】 隔山消 *Cynanchum wilfordii* (Maxim.) Hemsl. [*Cynoctonum wilfordii* Maxim.]

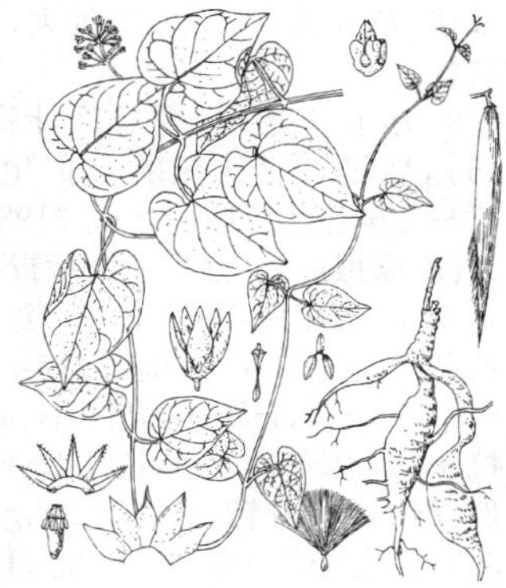

隔 山 消

草质藤本。肉质根近纺锤形，灰褐色。茎被单列毛。叶对生；叶片薄纸质，卵形，先端短渐尖，基部耳状心形，两面被微柔毛；基脉放射状，侧脉4对。近伞房状聚伞花序半球形，花序梗被单列毛；花萼外面被柔毛；花冠淡黄色，辐状，裂片长圆形，外面无毛，内面被长柔毛；副花冠裂片近四方形，比合蕊柱短，先端截形，基部紧狭；花粉块每室1个，长圆形，下垂，花柱细长，柱状略突起。蓇葖果单生，披针形，种子卵形，顶端具长约2 cm的白色绢质种毛。花期5～9月，果期7～10月。

生于海拔800～1 300 m的山坡、山谷或灌木丛中、路边草地。分布于山西、辽宁、江苏、安徽、山东、河南、湖北、湖南、四川、陕西、甘肃和新疆等地。

【采收加工】 9～11月采挖，切片，晒干。

【药材】 隔山消 *Radix Cynanchi Wilfordii*　主产于江西、江苏、四川等地。

性状　根圆柱形或纺锤形，长10～20 cm，直径1～4 cm，微弯曲，表面土棕色或黄白色，具纵皱纹及横长皮孔，栓皮破裂处显黄白色木部。质坚硬，折断面不平坦，灰白色，微带粉状。气微，味苦、甜。

鉴别　根横切面：木栓层为数10列木栓细胞，下方石细胞单个或10余个成群，稀疏排列成断续的环。韧皮部散有乳管。木质部导管数10成群。薄壁细胞中含草酸钙簇晶和淀粉粒。

【成分】 根中分离得到隔山消苷(wilfoside) C_3N、C_1N、C_2N、C_3G、C_1G、C_2G[1]、D_1N、K_1N、M_1N、F_1N、W_1N、W_3N、G_1G[2]，没食子酸(gallic acid)，原儿茶酸(protocatechuate)，鞣花酸(ellagic acid)[3]，对苯醌(*p*-benzoquinone)，2′，5′-二羟基苯乙酮(2′，5′-dihydroxyacetophenone)，4′-羟基苯乙酮(4′-hydroxyacetophenone)，2′，4′-二羟基苯乙酮，4′-羟基-3′-甲氧基苯乙酮(4′-hydroxy-3-methoxyacetophenone)[4]。

【药性】 甘、微苦，微温。归肝、肾、脾经。

1.《东北常用中草药手册》："甘、微苦，温。"

2.《全国中草药汇编》："甘，微苦，平。"

【功用主治】 补肝肾，强筋骨，健胃。主治肝肾两虚，头昏眼花，失眠健忘，须发早白，阳痿，遗精，腰膝酸软；脾虚不运，脘腹胀满，食欲不振，泄泻，产后乳少，鱼口疮毒。

1.《中国药用植物图鉴》："民间用以健胃，消饱胀，治噎食；外用治疮毒、鱼口。"

2.《东北常用中草药手册》:"补肝益肾,强筋壮骨。主治神经衰弱,阳痿,遗精,腰腿疼痛,关节不利。"

3.《四川中药志》1982 年版:"健脾,消食。用于饮食停滞,脾虚泄泻,食欲不振,脘腹胀满,产后乳汁稀少。"

【用法用量】 内服:煎汤,9~15 g。外用:鲜品捣敷。

【选方】 1. 治食滞脘腹胀满 隔山撬 30 g,山当归(杏叶防风)30 g,马兰 30 g。水煎服。

2. 治小儿脾胃虚弱,消化不良,食积,腹泻 隔山撬、糯米草、鸡屎藤各等分。研末,每用 9 g,加米粉 18 g,蒸熟食。

3. 治脾胃虚弱,产后乳汁稀少 隔山撬 15 g,土党参 15 g,当归 15 g,无花果 15 g,生花生 60 g,猪蹄 1 只。炖服。(1~3 方出自《四川中药志》1982 年版)

【临床报道】 治疗乙肝病毒携带者 隔山消中药饮片每日 16 g,水煎服,每日 3~5 次。6 个月为治疗疗程。治疗乙肝病毒携带者 30 例,治疗组 HBV 标志物中 HBsAg 转阴率 36.6%,HBeAg 转阴率 30.0%,抗-HBs 阳转 16.6%,抗-HBe 阳转 13.3%,抗-HBc 阳转 10.0%;未治对照组 30 例,HBsAg 阴转 0%,HBeAg 阴转 5.6%,抗-HBs 阳转 3.3%,抗-HBc 阳转 0%,抗-HBc 阳转 3.3%,治疗组明显高于对照组,经统计学处理有显著性差异($P<0.01$)[1]。

5203 缅茄 miǎn qié(《纲目拾遗》)

【异名】 沔茄(《灵秘丹药笺》),木茄(《粤志》)。

【基原】 为豆科缅茄属植物缅茄的种子。

【原植物】 缅茄 *Pahudia xyrocarpa* Kurz

乔木,高可达 40 m。树皮灰褐色,有灰白大斑点,粗糙。小枝带圆形,黄褐色。叶双数羽状复叶;叶柄短;总柄细;小叶 2~4 对,先端微凹,或钝形,基部卵圆形,全缘,纸质,上面深绿色,下面灰绿色,长 7~8 cm,宽 5~6 cm,侧脉弧形,网脉疏生。总状花序排成顶生圆锥状,花在序轴上几偏向于1侧;萼管状,4 裂,裂片长圆形;花瓣只有 1 枚发育,其余退化,淡紫色;雄蕊 7,突出,顶端略曲,有药者 4 枚,退化者 3 枚,药呈褐色;雌蕊 1,子房上位,1 室。荚果木质,矩圆形,长 10~12 cm,宽 6~7 cm,厚 4 cm,中部微缢,棕褐色而光滑,密布黄色斑点,边缘尤甚,全体有多数小突起。种子通常 2~3 颗,扁圆,有角质的假种皮状种柄。花期 5 月。果期 8 月。

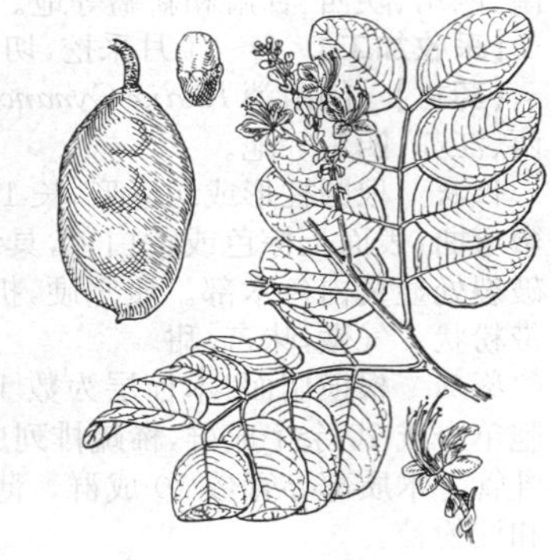

缅 茄

广东、海南、广西、云南等地有栽培。

【采收加工】 8 月采收成熟果实,取种子,晒干。

【功用主治】 解毒消肿,去翳。

1.《灵秘丹药笺》:"抹眼眶去火毒,又能解百毒。水磨涂治牙疼。"

2.《滇略》:"拭眼去翳,亦解疮毒。"

5204 缘桑螺 yuán sāng luó(《证类本草》)

【异名】 桑牛、天螺(《纲目》)。

【基原】 为琥珀螺科琥珀螺属动物赤琥珀螺的全体。

【原动物】 赤琥珀螺 *Succinea erythrophana* Ancey

贝壳小型,高 8 mm,宽 4.5 mm。壳质薄,易碎,半透明,呈长卵状圆锥形,有 3 个螺层,前 2 个螺层增长缓慢,但稍突出。体螺层增长迅速,特别膨大,其高度约为壳高的 4/5,壳顶尖,缝合线深,壳面淡黄色或黄褐色,有光泽,具有稠密细致的生长线和皱褶,壳口长卵圆形,外唇薄,常被损坏,其上方与体螺层形成 1 锐角,内唇贴附于体螺层上,形成不明显的胼胝部,无脐孔。

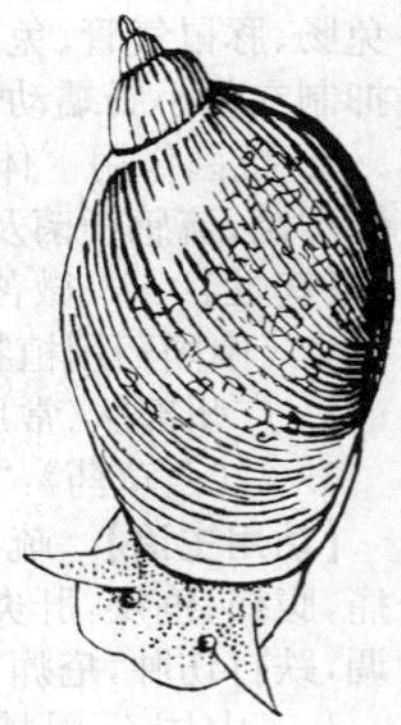

赤琥珀螺

栖息于溪边潮湿草丛中或树叶下,以腐殖质、苔藓等为食。分布于河北、山西、陕西、新疆、江苏、江西、湖北、湖南、广东、广西、四川等地。

【采收加工】 可在潮湿的草丛中、树叶下或乱石堆中捕捉,捕得后,洗净,鲜用。

【药性】 甘、咸,寒。归肝经。

《品汇精要》:"色黄,臭腥。"

【功用主治】 熄风镇惊,消肿止痛。主治小儿惊风,痔疮,脱肛。

1.《嘉祐本草》:"主人患脱肛。"

2.《纲目》:"治惊、小儿惊风,入肝平风。"

3.《中国动物药志》:"熄风镇静,消肿止痛。用于小儿惊风,痔疮,脱肛等症。"

【用法用量】 内服:研末,3~10 g。外用:煅,研末调敷。

【选方】 1. 治小儿惊风 缘桑螺七枚焙研,米饮服。(《纲目》引《小儿宫气方》)

2. 治脱肛 缘桑螺烧之,以猪脂和敷之。(《纲目》引《范汪方》)

十 三 画

5205 瑞连草 ruì lián cǎo（《湖南药物志》）

【异名】 白菊花、土柴胡、九龙箭（《湖南药物志》）。

【基原】 为菊科紫菀属植物钻叶紫菀的全草。

【原植物】 钻叶紫菀 *Aster subuatus* Michx.

一年生草本，高 25～80 cm。茎基部略带红色，上部有分枝。叶互生，无柄；基部叶倒披针形，花期凋落，中部叶线状披针形，先端尖或钝，全缘，上部叶渐狭线形。头状花序顶生，排成圆锥花序；总苞钟状；总苞片 3～4 层，外层较短，内层较长，线状钻形，背面绿色，顶端略带红色；舌状花细狭、小，红色；管状花多数，短于冠毛。瘦果略有毛。花期9～11月。

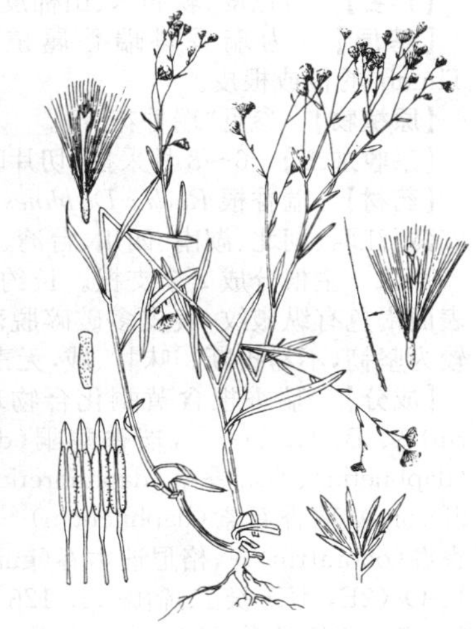

钻叶紫菀

生于潮湿含盐的土壤等地。分布于西南及江苏、浙江、江西、湖南等地。原产北美洲。

【采收加工】 8～10 月采收，切段，鲜用或晒干。

【成分】 全草含黄酮类成分，有芹菜素-7-O-β-D-葡萄糖苷(apigenin-7-O-β-D-glucoside)，芹菜素-7-O-β-D-半乳糖苷(apigenin-7-O-β-D-galactoside)，木犀草素-7-O-β-D-葡萄糖苷(luteolin-7-O-β-D-glucoside)，山柰酚-3-O-β-D-葡萄糖苷(kaempferol-3-O-β-D-glucoside)，山柰酚-3-O-β-D-半乳糖苷(kaempferol-3-O-β-D-galactoside)，3-O-β-D-半乳糖苷-O-α-L-鼠李糖基山柰酚(3-O-β-D-galactoside-O-α-L-rhamnosyl kaempferol)，槲皮素-3-O-β-D-葡萄糖苷(quercetin-3-O-β-D-glucoside)及芹菜素(apigenin)，山柰酚(kaempferol)，木犀草素(luteolin)，槲皮素(quercetin)和绿原酸(chlorogenic acid)[1]。

【药性】 苦、酸，凉。

1.《湖南药物志》："苦、酸，无毒。"

2.《全国中草药汇编》："苦、酸，凉。"

【功用主治】《湖南药物志》："清热解毒。"

【用法用量】 内服：煎汤，10～30 g。外用：捣敷。

【选方】 1. 治肿毒 (钻形紫菀)全草捣烂敷患处。

2. 治湿疹 (钻形紫菀)全草 30 g。水煎服。(1、2 方出自《湖南药物志》)

5206 瑞香叶 ruì xiāng yè（《岭南采药录》）

【基原】 为瑞香科瑞香属植物瑞香 *Daphne odora* Thunb. 的枝叶。

【原植物】 参见"瑞香花"条。

【采收加工】 5～8 月采收，鲜用或晒干。

【药性】 辛，平。

【功用主治】 解毒，消肿止痛。主治疮疡，乳痈，痛风。

1.《药性纂要》："治乳痈肿痛。"

2.《草药新纂》："治疮疡。"

3.《现代实用中药》："鲜叶或干叶研成粉末，敷疮疡，消肿止痛。内服，治疮疡及慢性皮肤病，并治痛风。"

【用法用量】 内服：煎汤，3～6 g。外用：捣敷；研末调敷；或煎水洗。

【选方】 1. 治人中疔 先以银针挑破，后用瑞香花叶十四瓣，盐十四粒，饭十四粒，共捣烂。敷于疮上，日夜换之。(《华佗神医秘传》治人中疔方)

2. 治面部各种疔症 鲜瑞香叶，洗净，蜂蜜少许。共和捣烂敷患处，每日换 1～2 次。(《闽南民间草药》)

3. 治胎动流血，产后血晕 瑞香茎叶 12 g，虎耳草 30 g。水煎服。(《湖南药物志》)

5207 瑞香花 ruì xiāng huā（《药性考》）

【异名】 麝囊(《群芳谱》)，蓬莱花(《花镜》)，雪花、夺香花(《广东新语》)，野梦花、山梦花(《贵州草药》)，雪地开花、雪冻花(江西《草药手册》)，雪里开花(《湖南药物志》)。

【基原】 为瑞香科瑞香属植物瑞香的花。

【原植物】 瑞香 *Daphne odora* Thunb.

常绿灌木，高约 2 m。枝细长，淡褐色，光滑无毛。叶互生；椭圆状长圆形，全缘，先端钝或短尖，基部近楔形，上面深绿，下面淡绿。花富有香气，白色或淡红色，成头状花序，生于枝端；苞片披针形，宿存；萼筒外部具柔毛，4 裂；无花冠；雄蕊 8；雌蕊 1，子房光滑。果实为浆果状，圆球形，红色。花期 3～5 月。

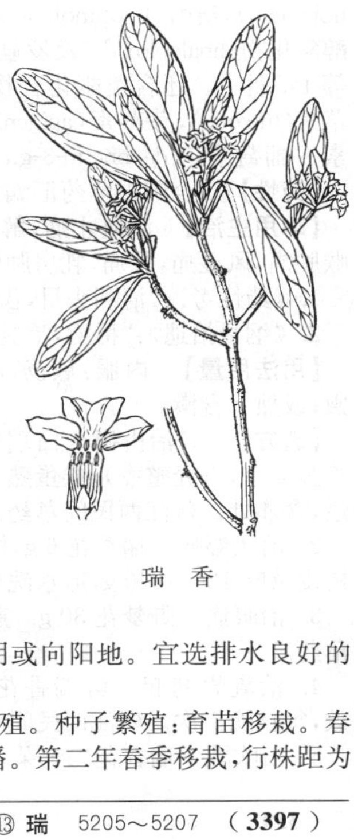

瑞 香

产于我国，现多栽培于庭园。

本植物的叶(瑞香叶)、根或根皮(瑞香根)亦供药用，另设专条。

【栽培】 生物学特性

喜温暖气候。喜湿润、半阴或向阳地。宜选排水良好的肥沃土壤栽种。

繁殖方法 种子和扦插繁殖。种子繁殖：育苗移栽。春季在苗圃地育苗，点播或条播。第二年春季移栽，行株距为

2 m×1 m。扦插繁殖：夏末剪取顶部枝条，截成 8 cm 的插条，带踵并保留顶部叶子插于沙床中，80%以上可在 45 d 左右生根。移栽于苗圃地内培育，第二年按上法定植。

田间管理　每年松土、除草 2～3 次，追肥 1～2 次。

病虫害防治　蚜虫、介壳虫，生长期为害叶子。花叶病，染病植株叶面出现色斑及畸形，开花不良和生长停滞。发病植株应连根挖除并火烧焚毁。

【采收加工】　3～5 月花开放时采收，阴干或晒干。

【药材】　瑞香花 *Flos Daphnes Odorae*　主产于浙江、安徽、江西、湖北、湖南、四川、台湾、广东、广西等地。

性状　花黄褐色，为顶生头状花序，无总花梗，基部具数枚早落苞片；花被筒状，外侧被灰黄色绢状毛，裂片 4，卵形，花盘环状，边缘波状，外被淡黄色短柔毛。气微，味甘、咸。

【成分】　瑞香花含挥发油：有二十七烷(heptacosane)，二十九烷(nonacosane)，二十八烷(octacosane)，二十六烷(hexacosane)，二十五烷(pentacosane)，二十四烷(tetracosane)，二十三烷(tricosane)，二十二烷(docosane)，二十一烷(henicosane)，十九烯(nonadecene)，罗勒烯(ocimene)，丁香烯(caryophyllene)，α-葎草烯(α-humulene)，α，β-金合欢烯(α，β-farnesene)，大牻牛儿烯-D(germacrene-D)，亚麻酸甲酯(methyl linolenate)，金合欢醇乙酸酯(farnesylacetate)，香茅醇乙酸酯(citronellylacetate)，橙花醇乙酸酯(nerylacetate)，牻牛儿醇乙酸酯(geranylacetate)，牻牛儿醇苯甲酸酯(geranylbenzoate)，金合欢醛(farnesal)，壬醛(nonanal)，牻牛儿醛(geranial)，橙花醛(neral)，香茅醛(citronellal)，苯甲醛(benzaldehyde)，牻牛儿醇基丙酮(geranylacetone)，β-紫罗兰酮(β-ionone)，金合欢醇基丙酮(farnesylacetone)，芳樟醇(linalool)，香茅醇(citronellol)，金合欢醇(farnesol)，牻牛儿醇(geraniol)，橙花醇(nerol)，顺-3-己烯醇(*cis*-3-hexenol)，己醇(hexanol)，愈创木酚(guaiacol)，4-甲基愈创木酚(4-methylguaiacol)，邻苯甲酚(*o*-cresol)，间苯甲酚(*m*-cresol)，对苯甲酚(*p*-cresol)，苯酚(phenol)，牻牛儿酸(geranic acid)，壬酸(nonanoic acid)，辛酸(octanoic acid)，庚酸(heptanoic acid)，己酸(hexanoic acid)，芳樟醇氧化物(linalooloxide)及罗勒烯环氧化物(ocimeneepoxide)等 145 种[1]。还含黄酮化合物，有瑞香素(daphnetin)，木犀草素(luteolin)，芹菜素(apigenin)[2]，瑞香苷(daphnin)，瑞香素-8-葡萄糖苷(daphnetin-8-glucoside)[3]。

【药性】《全国中草药汇编》："味辛、甘，性温。"

【功用主治】　活血止痛，解毒散结。主治头痛，牙痛，咽喉肿痛，风湿痛，乳痈，乳房肿硬，风湿疼痛。

1.《药性考》："清利头目，齿痛宜含。"

2.《纲目拾遗》："稀痘，治乳岩初起。"

【用法用量】　内服：煎汤，3～6 g；或捣汁服。外用：捣敷；或煎水含漱。

【选方】　1. 治齿痛　白瑞香花或根皮 6 g。水煎，打入鸡蛋 2 个(去壳整煮)，俟蛋熟，食蛋及汤。或用鲜瑞香花杵烂，含痛处。(《江西民间草药》)

2. 治风湿痛　瑞香花 6 g，桂枝 9 g。水煎服。并用瑞香树皮及叶 120～240 g，煎水洗患处。(江西《草药手册》)

3. 治眼痛　野梦花 30 g。煎水服，并熏洗患处。(《贵州草药》)

4. 治乳岩初起　鲜瑞香花捣烂，加少许鸡蛋白同捣匀敷，每日换 1 次。(《江西民间草药》)

5. 治吹乳　瑞香花二十朵，如无，用叶二十一片，同陈灶糖捣敷。(《疡医大全》)

【临床报道】　治疗坐骨神经痛　采新鲜雪冻花(瑞香花)烘干研粉，装入胶囊，每粒 0.4 g；另用碘化钾，亦装入胶囊，每粒 0.6 g(临服时装入)。服法：雪冻花胶囊 2 粒，碘化钾胶囊 3 粒为 1 剂，分 3 次服完。即第一晚服雪冻花胶囊 1 粒，第二晚服碘化钾胶囊 2 粒，第三晚服雪冻花、碘化钾胶囊各 1 粒。连服 2 剂为 1 个疗程。若服 1 个疗程无效者即停药；病程长者可服 2 个疗程。治疗 93 例，痊愈 21 例，好转 44 例，无效 28 例。部分患者服药后有头晕、口苦、胃部不适等反应，经 2～4 h 能自行消失[1]。

5208 瑞香根 ruì xiāng gēn (《纲目》)

【异名】　雪花皮、软筋木、山棉皮(《湖南药物志》)。

【基原】　为瑞香科瑞香属植物瑞香 *Daphne odora* Thunb. 的根或根皮。

【原植物】　参见"瑞香花"条。

【采收加工】　6～8 月采挖，切片晒干。

【药材】　瑞香根 *Radix Daphnes Odorae*　主产于浙江、安徽、江西、湖北、湖南、四川、台湾、广东、广西等地。

性状　主根分成 2 个支根。长约 40 cm，直径 1～5 mm，表面褐色有纵皱纹，表皮多破碎脱落，内里显黄白色；质地较为坚韧，不易折断。味甘、咸，无毒。

【成分】　瑞香根含黄酮化合物瑞香黄烷素(daphnodorin)A、B、C、D[1, 2]，瑞香醇酮(daphneolone)[3]，瑞香素(daphnetin)、西瑞香素(daphnoretin)，伞形花内酯(umbelliferone)，瑞香新素(daphneticin)[4]，瑞香辛(odoracin)，瑞香春(odoratrin)[5]，格尼迪木春(gniditrin)及 12-O-苯甲酰-14-O-(2E，4E)-癸二烯酰-5β，12β-二羟基瑞香树脂酮醇-6α，7α-环氧化物〔12-O-benzoyl-14-O-(2E，4E)-decadienoyl-5β，12β-dihydroxy-resiniferonol-6α，7α-oxide〕等 4 种瑞香烷型(daphnanetype)二萜酯[6]。还含有瑞香黄烷素 E、F[7]、G、H、I[8]、J、K、L[9]。

【药性】　辛、甘，平。

1.《纲目》："甘、咸，无毒。"

2.《湖南药物志》："微苦，平。"

【功用主治】　解毒，活血止痛。主治咽喉肿痛，胃脘痛，跌打损伤，毒蛇咬伤。

【用法用量】　内服：煎汤，3～6 g；或研末。

【选方】　1. 治胃脘痛　瑞香根 150 g，瑞香花 30 g。研末。每日 1 次，每次 3 g，开水送服。

2. 治毒蛇咬伤　瑞香根，用烧酒磨成浓汁，涂伤口周围及肿胀部分，干又涂。(1、2 方出自江西《草药手册》)

5209 赪桐叶 chēng tóng yè (《福建民间草药》)

【异名】　红蜻蜓叶(《中国药用植物图鉴》)。

【基原】　为马鞭草科赪桐属植物赪桐 *Clerodendrum japonicum* (Thunb.) Sweet. 的叶。

【原植物】　参见"荷苞花"条。

【采收加工】　全年均可采，晒干，研末或鲜用。

【药性】　辛、甘，平。

1. 广州部队《常用中草药手册》："甘，微凉。"

2.《福建药物志》："辛，微温。"

【功用主治】　祛风，散瘀，解毒消肿。主治偏头痛，跌打瘀肿，痈肿疮毒。

1.《广西民间常用草药》:"治跌打损伤,无名肿毒。"

2.《福建药物志》:"祛风除湿,消肿排脓。治偏头痛,痈肿疖疮,丹毒。"

【用法用量】 外用:捣敷;或研末调敷。

【选方】 1. 治偏头痛 赪桐叶 60 g,花椒 15 g。用酒炒热,摊于纱布上,外敷痛处。(《福建药物志》)

2. 治跌打积瘀 赪桐叶 300 g,苦地胆 240 g,泽兰、鹅不食草各 120 g。捣烂,用酒炒热后,敷患处。(《广西民间常用草药》)

3. 治腋痈 赪桐鲜叶适量。和蜜共捣烂,敷患处。(《福建药物志》)

4. 治疔疮 鲜赪桐叶一握,和冬蜜捣烂,敷患处。若用干叶,先研成细末,再调冬蜜敷患处。(《福建民间草药》)

5210 塘虱鱼 táng shī yú(《本草求原》)

【异名】 角鱼、暗钉鱼(《本草求原》),须手鲇(《脊椎动物分类学》),胡子鲶(《鱼类分类学》),土虱、塘角鱼(《中国药用动物志》)。

【基原】 为胡子鲇科胡子鲇属动物胡子鲇的肉。

【原动物】 胡子鲇 *Clarias fuscus*(Lacepede)

体长约 14 cm。前部平扁,后部侧扁。头扁而宽,顶被有皮膜,颅骨后部突出,形成三角形,末端圆。口阔,下位,吻宽短,突出。眼小而具活动的眼睑。鼻孔每侧 2 个,前鼻孔为 1 短管,近吻端。上颌突出。唇厚,唇沟明显。牙细小。须 4 对:上颌须 1 对,最长,鼻须 1 对,下颌须 2 对,稍短,鳃耙细长。背鳍 58~62,无硬刺,基部甚长,末端与尾鳍相连。胸鳍 Ⅰ,7~8,圆形,具 1 硬刺。腹鳍 6,达臀鳍起点。臀鳍 39~43,起点紧接肛门,基部甚长,末端与背鳍末端相对。尾鳍圆扇形。体光滑无鳞,有侧线。体棕黑色,腹部较淡。各鳍灰黑色。

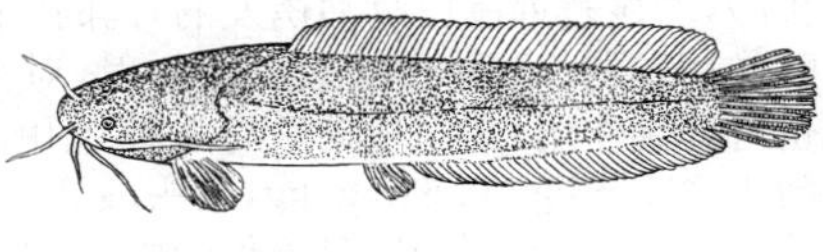

胡子鲇

为热带、亚热带淡水鱼类,生活于河川、池塘、水草茂盛的沟渠、稻田和沼泽中的黑暗处洞穴内。耐干旱,食小鱼、小虾、水生昆虫及水草等。分布于我国南方各河川、湖泊。

【采收加工】 常年均可捕捞。捕后,放在清水池中,每日换水 1 次,用时从鳃孔去掉内脏,鲜用。

【成分】 塘虱鱼含胃蛋白酶(pepsin),消化蛋白酶(digestive protease),糜蛋白酶(chymotrypsin)[1]。还含不饱和脂肪酸,主要有二十二碳六烯酸(docosahexenoic acid),二十碳五烯酸(eicosapentaenoic acid)[2]。

【药性】 甘,平。

1.《本草求原》:"甘,平,无毒。"

2.《广西药用动物》:"入胃、肺经。"

【功用主治】 益肾,调中,养血,止血。主治久病体虚,腰膝酸痛,小儿疳积,哮喘,衄血,倒经。

1.《本草求原》:"补血,滋肾,调中,兴阳。治腰膝酸痛。"

2.《广西药用动物》:"治疳积、哮喘。"

3.《中国有毒鱼类和药用鱼类》:"养血补虚。"

4.《中国药用动物志》:"主治久疟体虚,衄血,鼻血,黄疸,虚火及助伤口愈合。"

【用法用量】 内服:煮食,100~200 g。

【选方】 1. 治疟疾,久疟不愈,体虚 胡子鲶 90 g,黑豆 60 g,红枣 10 枚,陈皮 1 片。煮熟连渣吃。(《中国有毒鱼类和药用鱼类》)

2. 治小儿疳积 ①塘角鱼 30 g,独脚金、紫背金牛各9 g。后两味研末,拌塘角鱼,加少量油盐,蒸熟吃。(《广西药用动物》) ②胡子鲶 250 g,鸡内金适量。共清蒸,熟后食用。(《常见药用动物》)

3. 治黄疸、慢性肝炎 胡子鲶 250 g,绿豆 90 g,陈皮3 g。加水煮至烂熟吃,每星期吃 3 次。(《中国有毒鱼类和药用鱼类》)

4. 治哮喘 塘角鱼 1 条,将鱼肚切开一小口,把七叶一枝花的根茎 3 g 放入鱼肚,蒸熟。吃时加少量童尿,每日 1 次,7 d 为 1 个疗程。

5. 治妇女倒经日久不愈而消瘦 塘角鱼 120 g,珍珠石榴花 10 朵。加油盐,同煲吃,每月吃 4~5 次。(4、5 方出自《广西药用动物》)

6. 治鼻出血 胡子鲶数尾,去内脏洗净,黑豆 50 g,共煮熟食用;或胡子鲶数尾,去内脏洗净,糯米 150 g,将糯米煮饭,饭将熟时,把鱼放在饭上共煮熟食用。(《常见药用动物》)

5211 蒜梗 suàn gěng(《纲目拾遗》)

【基原】 为百合科葱属植物大蒜 *Allium sativum* L. 的花茎。

【原植物】 参见"大蒜"条。

【采收加工】 4~5 月采收,干燥。

【功用主治】《纲目拾遗》:"治疮肿湿毒。"

【用法用量】 外用:烧存性研末撒、煎水洗或烧烟熏。

【选方】 1. 治疮成管 大蒜梗烧灰存性搽患处。(《年希尧集验良方》)

2. 治坐板疮 蒜梗烧灰为末,先洗净去靥,将药末搽上。(黄贩翁《医抄》)

3. 熏痔疮 蒜梗阴干,以火盆置微火,将梗投入,移火盆子木桶中,令患者坐熏之,四围以衣被塞紧,勿走泄烟。(《救生苦海》)

4. 治冻疮 大蒜梗 1 把,茄子梗 1 把。煎水洗。(湖北)

5212 蓍实 shī shí(《本经》)

【基原】 为菊科蓍属植物高山蓍 *Achillea alpina* L. 的果实。

【原植物】 参见"蓍草"条。

【采收加工】 9~10 月果实熟时采收,晒干。

【药性】 酸、苦,平。

1.《本经》:"味苦,平。"

2.《别录》:"酸,无毒。"

3.《品汇精要》:"味苦、酸,性平缓,味厚于气,阴中之阳,臭香。"

【功用主治】 益气,明目。主治气虚体弱,视物昏花。

1.《本经》:"主益气,充肌肤,明目。聪慧先知,久服不饥,不老轻身。"

2.《本草从新》:"补中气。"

【用法用量】 内服:煎汤,5~10 g;或入丸、散。

5213 蓍草 shī cǎo(《新修本草》)

【异名】 蓍(《本经》),蜈蚣草(《分类草药性》),飞天蜈蚣、土一支蒿(《贵阳民间药草》),千条蜈蚣(江西《草药手册》),锯草(《内蒙古中草药》),一枝蒿(《山西中草药》)。

【基原】 为菊科蓍属植物高山蓍的全草。

【原植物】 高山蓍 *Achillea alpina* L. [*A. sibirica* Lédeb.; *A. mongolica* Fisch. ex Spreng.] 又名:蚰蜒草、锯齿草(《中国植物志》)。

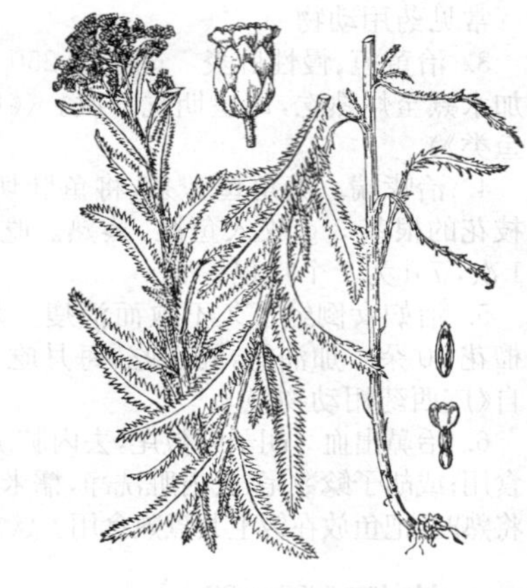

高山蓍

多年生草本,高50~100 cm。具短根状茎。茎直立,有棱条,上部有分枝。叶互生;叶片长线状披针形,长6~10 cm,宽7~15 mm,栉齿状羽状深裂或浅裂,裂片线形,排列稀疏,半抱茎,两面生长柔毛,下面毛密生,下部叶花期常枯萎,上部叶渐小。头状花序多数,集生成伞房状;总苞钟状;总苞片卵形,3层,覆瓦状排列,绿色,草质,有中肋,边缘膜质,疏生长柔毛;边缘舌状花,雌性,5~11朵,白色,花冠长圆形,先端3浅裂;中心管状花,两性,白色,花药黄色,伸出花冠外面。瘦果扁平,宽倒披针形,有淡色边肋。花期7~9月,果期9~10月。

生于向阳山坡草地、林缘、路旁及灌丛间。分布于华北、东北及河南、甘肃、宁夏等地。各地广泛栽培。

本植物的果实(蓍实)亦供药用,另设专条。

【栽培】 生物学特性 对气候要求不严,高山、平坝排水良好的一般土壤均可栽培。

繁殖方法 种子或分株繁殖。种子繁殖:春播或秋播,行距30~45 cm,开浅沟将种子均匀撒入,覆土0.5 cm,保持土壤湿润,约1星期出苗,苗出齐后过密处可适当间苗。

分株繁殖:宜早春3~4月进行,生长期间除松土除草外,6~7月可追施粪水1~2次。

【采收加工】 7~9月采收,晒干。

【药材】 蓍草 *Herba Achilleae Alpinae* 主产于江西、湖南、陕西。

性状 茎呈圆柱形,上部有分枝,长30~100 cm;表面深灰绿色至浅棕绿色,被白色柔毛,具纵棱。叶互生,无柄;叶片多破碎,完整者展平后呈条状披针形,羽状深裂,长2~6 cm,宽0.5~1.5 cm;暗绿色,两面均被柔毛;叶基半抱茎。头状花序密集成圆锥伞房状。气微,味微辛。

鉴别 (1) 茎横切面:表皮细胞长圆形或近圆形,角质层呈细齿状突起;被2~10个细胞组成的非腺毛,先端1细胞狭长。皮层较窄,外侧为1~3列厚角细胞,内侧有树脂道散在。维管束外韧型,20~30个排列成环,韧皮部甚窄,外侧有韧皮纤维束,形成层区有3~5层细胞,束间形成层不明显;木质部倒三角形,导管较细小,直径10~36 μm,射线细胞1~2列。髓部甚大,老茎中心有空洞。

叶表面观:上表皮细胞长多边形或近长方形,垂周壁较平直或浅波状,气孔不定式。几无毛。下表皮细胞较小且不规则,垂周壁波状弯曲。非腺毛较多,长375~900 μm,常由4~7个细胞组成,下面数个细胞近方形,先端1细胞甚为狭长。

(2) 薄层色谱:取干燥全草粉末(20目)10 g,加2%盐酸100 ml冷浸3~4 h,滤过,残渣再用2%盐酸50 ml冷浸2~3 h,滤过,合并浸出液,浓缩至1:1,加硅胶(80目)约10 g拌匀,蒸干,置沙氏提取器中用乙醚提取,乙醚液浓缩至1 ml,作为供试品溶液。以延胡索酸、琥珀酸为对照品。点于自制纤维素薄板上,以甲苯-甲酸乙酯-甲酸(5:4:1)为展开剂,展距16 cm。用0.05%溴酚蓝水溶液喷雾显色,供试品色谱与对照品色谱在相对应的位置处,显相同的黄色斑点。

【成分】 全草含有机酸:琥珀酸(succinic acid),延胡索酸(fumaric acid),α-呋喃甲酸(α-furoic acid),乌头酸(aconitic acid)[1]。

【药理】 1. 抗炎作用 蓍草总酸流浸膏3.75 g/kg给大鼠口服,显著抑制蛋清性足肿胀。总酸2.5 g/kg给大鼠口服,连续7 d,对棉球肉芽肿形成的抑制作用不明显。去肾上腺大鼠抗蛋清性足肿实验表明,总酸抗炎作用不是通过垂体——肾上腺系统表现的。总酸对切除肾上腺未成年大鼠存活时间也无明显影响[1]。从总酸中分离出琥珀酸、延胡索酸和α-呋喃甲酸。分别给小鼠皮下注射1/4 LD_{50}剂量的上述各酸,以及安全剂量(本实验为2.160 g/kg)的乌头酸,均显著抑制巴豆油诱发的耳郭肿胀,延胡索酸与乌头酸作用较弱。4种有机酸皮下注射,对大鼠酵母性足肿胀也有抑制作用,其中琥珀酸与α-呋喃甲酸作用较好。琥珀酸1.225 g/kg、0.613 g/kg,乌头酸2.000 g/kg皮下注射,均显著抑制大鼠角叉菜胶性足肿胀。乌头酸3.000 g/kg、α-呋喃甲酸0.250 g/kg、琥珀酸1.225 g/kg皮下注射,均可显著降低组胺诱导的大鼠毛细血管通透性升高[2]。

2. 解热、镇痛、镇静作用 琥珀酸1.00 g/kg、延胡索酸0.50 g/kg和乌头酸1.00 g/kg分别给家兔皮下注射,在注射伤寒、副伤寒甲、乙菌苗后2 h或3 h,有明显的退热作用[2]。小鼠口服总酸5.0 g/kg,显著抑制醋酸引起的扭体反应[1]。小鼠分别皮下注射琥珀酸1.225 g/kg、延胡索酸0.838 g/kg、α-呋喃酸0.156 g/kg,也均可显著抑制醋酸所致扭体反应。但上述各酸和乌头酸对热板法所致小鼠疼痛反应均无镇痛作用[2]。小鼠口服总酸5.0 g/kg,1 h后小鼠活动减少,安静嗜睡,并使阈下剂量戊巴比妥钠致睡眠小鼠数目增加[1]。琥珀酸等4种有机酸,也有协同阈下剂量戊巴比妥钠致小鼠睡眠作用[2]。

3. 抗菌作用 10%鲜草醇溶性部分用平板纸片法,可见对金黄色葡萄球菌、肺炎链球菌、大肠杆菌及福氏痢疾杆菌有抑制作用[3]。据报道,蓍草治疗感染性疾病的有效成分,主要含于其酸性乙醇提取物及酸性乙酸乙酯提取物中[4]。

【药性】 辛、苦,微温,有毒。

1.《贵阳民间药草》:"辛、温,有毒,有麻醉性。"

2.《四川中药志》1960年版:"性微温,味辛、麻、苦,有毒。入心、肝、肺三经。"

3.《陕甘宁青中草药选》:"味苦、辛,性平,有小毒。"

【功用主治】 祛风止痛,活血,解毒。主治感冒发热,头风痛,牙痛,风湿痹痛,经闭腹痛,腹部痞块,跌打损伤,破伤出血,痈肿疮毒,毒蛇咬伤。

1.《纲目》:"蓍叶主治痞疾。"

2.《分类草药性》:"治一切热毒,涂疮生肌。"

3.《贵阳民间药草》:"活血,祛风,定痛。治跌打损伤,毒蛇咬伤。"

4.《四川中药志》1960年版:“能活血定痛,消肿散毒。治跌仆损伤,癥瘕痞块,并涂痈肿。”

5.《山西中草药》:“发汗解毒,凉血止血。”

【用法用量】 内服:煎汤,10～15 g;研末,每次1～3 g。外用:煎水洗;或捣敷;或研末调敷。

【宜忌】《四川中药志》1960年版:“体虚及孕妇忌服。”

【选方】 1. 治头风,年久头风痛　土一支蒿捣绒绞汁,滴耳心。

2. 治风火牙痛　土一支蒿捣绒,揉擦两太阳穴。如痛不止,再取叶塞于痛处。(1、2方出自《贵州草药》)

3. 治风湿疼痛　蓍草30～60 g。煎水熏洗。(《内蒙古中草药》)

4. 治腹中痞块　蓍叶、独蒜、穿山甲末、食盐,同以好醋捣成饼,量痞大小贴之,两炷香为度。其痞化为脓血,从大便出。(刘松石《保寿堂方》)

5. 治跌打损伤　乱头发全草30 g。泡酒涂擦。(《贵阳民间药草》)

6. 治枪弹伤　一枝蒿、瓜蒌蒂、马鞭草各适量。捣烂敷于伤口周围;并用3味药的汁浸纱布敷伤口。(《沙漠地区药用植物志》)

7. 治重伤,止痛消肿　乱头发6 g,法半夏、生白芷各9 g。各研细末,混合成散剂,开水吞服,每服1 g。

8. 治痔疮出血　一枝蒿9 g,败酱草12 g。水煎服。(7、8方出自《山西中草药》)

9. 治毒蛇咬伤　①乱头发、水慈姑。捣烂或晒研末,调淘米水敷伤口。(《贵阳民间药草》)　②一枝蒿9 g,败酱草12 g。水煎服。(《山西中草药》)

【临床报道】 1. 治疗蝮蛇咬伤　用鲜蓍草60～120 g,洗净,捣汁,分2次冲服(干品30～60 g煎服),每日1剂,重症每日2剂;局部扩创排毒(以拔火罐吸毒),取鲜蓍草适量嚼烂或捣烂绞汁,药渣敷伤口周围,每日换药1～2次,药汁搽伤肢肿胀处,每日3～4次。治疗106例,均获痊愈,治愈日数平均5.4 d[1]。

2. 治疗腮腺炎　用蓍草制成片剂(每片含生药5.2 g)。2～6岁每次1～2.5片,7～11岁每次3～4片,成人每次5片,均日服4次,3 d为1个疗程。治疗41例,结果:显效25例,好转14例,无效2例,总有效率95%。体温复常时间平均1.29 d,随着体温下降,疼痛、肿胀逐渐减轻至消失。用药过程中未见不良反应[2]。

5214 鹊 què (《别录》)

【异名】 干鹊(《西京杂记》),神女(崔豹《古今注》),飞驳鸟(陶弘景)。

【基原】 为鸦科鹊属动物喜鹊的肉。

【原动物】 喜鹊 *Pica pica sericea* Gould

体长约45 cm。嘴尖、黑色。虹膜黑褐色。头、颈、背部中央、尾上覆羽等均黑色,后头及后颈稍映紫辉,背部稍沾蓝绿色;腰部有一块灰白斑;肩羽洁白。初级飞羽外翈及羽端黑色而显蓝绿色光辉,内翈除先端外,均洁白;次级和三级飞羽均黑色,外翈的边缘具有深蓝及蓝绿色的亮辉。尾长,尾羽黑色而有深绿色反光,末段有红紫色和深蓝绿色的宽带。颏、喉、胸、下腹中央、肛周、覆腿羽等均黑色,喉部羽干灰白色。下体余部洁白。脚及爪均黑色。

栖息于庭院、原野和山区树林中。食物主要为各种昆虫及其幼虫,兼吃落花生、玉米、豆类及浆果等。分布于我国大部地区。

【采收加工】 捕杀后取肉,鲜用。

【药性】 甘,寒。归脾、胃、膀胱经。

1.《别录》:“甘,寒,无毒。”

2.《日华子本草》:“凉。”

3.《医林纂要》:“甘,平。”

4.《本草撮要》:“入手足太阴、太阳、阳明经。”

【功用主治】 除热,消结,通淋,止渴。主治石淋,胸膈痰结,消渴,鼻衄。

1.《别录》:“雄鹊肉治石淋,消结热,可烧作灰。”

2.《日华子本草》:“主消渴疾。”

3.《本草图经》:“主风,大小肠涩,四肢烦热,胸膈痰结。”

4.《医林纂要》:“止鼻衄。衄病时作者,以鹊肉作羹食。”

5.《陆川本草》:“治身痒。”

5215 蓝实 lán shí (《本经》)

【异名】 蓝子(《本草经集注》),大青子(《本经逢原》),青黛实(《新本草纲目》)。

【基原】 为蓼科蓼属植物蓼蓝的果实。

【原植物】 蓼蓝 *Polygonum tinctorium* Ait.

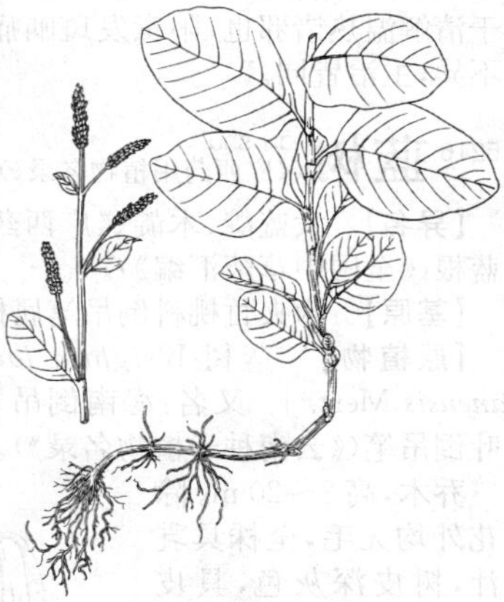

蓼　蓝

一年生草本,高50～80 cm。茎圆柱形,具明显的节;单叶互生;叶柄长5～10 mm;基部有鞘状膜质托叶,淡褐色,先端截形,边缘有长睫毛;叶片卵形或卵状披针形,长3～8 cm,宽1.5～5.5 cm,先端钝,基部圆形或楔形,全缘,有缘毛,干后两面均蓝绿色。穗状花序顶生或腋生,排列紧密;苞片钟形,有睫毛;花小,红色,花被5裂,裂片倒卵形,淡红色;雄蕊6～8;雌蕊1,花柱不伸出,柱头3歧。瘦果椭圆状三棱形或两凸形,褐色,有光泽,包于宿存花被内。花期7～9月,果期8～10月。

野生于旷野水沟边,多为栽培或为半野生状态。分布于河北、辽宁、山东、陕西等地。现东北至广东均有野生或少有种植。

本植物的茎叶(蓼大青叶)及其所制成的染料(蓝靛)亦供药用,另设专条。

【采收加工】 9～10月果实成熟时采收,晒干。

【药性】 甘、苦,寒。归肝经。

1.《本经》:“味苦,寒。”

2.《别录》:“无毒。”

3.《药性论》:“味甘。”

4.《本经逢原》:“入肝。”

【功用主治】 清热,凉血,解毒。主治温病高热,吐衄,发斑,咽喉肿痛,疔肿,无名肿毒,疳蚀疮,蜂虫螫伤。

1.《本经》:"主解诸毒,杀虫蚑,疰鬼,螫毒。久服头不白,轻身。"

2.《药性论》:"填骨髓,明耳目,利五脏,调六腑,利关节。治经络中结气,使人健,少睡,益心力。"

3.《新修本草》:"疗毒肿。"

4.《品汇精要》:"解毒药、毒箭、金石药毒、狼毒、射罔毒。"

5.《本草求真》:"解毒除疳。"

6.《中国药用植物图鉴》:"清热解毒,治小儿各种疮疖。"

【用法用量】 内服:煎汤,3~10 g。外用:研末调敷。

【宜忌】《本草经疏》:"虚寒人及久泄畏寒,腹中觉冷者勿服。"

【选方】 1. 治上气咳嗽,呷呀息气,喉中作声,唾黏　以蓝实、叶水浸良久,捣绞取汁一升。空腹频服。(《梅师集验方》)

2. 治足上疮,臭秽溃烂　蓝子一枚,烧灰,为末,入腻粉少许,井水调涂。(《同寿录》)

3. 治金疮中茵药毒　蓝子五合,升麻八两,甘草四两,王不留行四两。上四味捣筛,理令匀,调冷水服二方寸匕,日三夜二;及以方寸匕水和匀,涂疮上,毒即解。(《刘涓子鬼遗方》)

4. 治中杏仁毒　以蓝子汁解之。(《肘后方》)

【各家论述】《本经逢原》:"《本经》取用蓝实,乃大青之子,是即所谓蓼蓝也。性禀至阴,其味苦寒,故能入肝。专于清解温热诸邪也,阳毒发斑咽痛必用之药。而茎叶性味不异,主治皆同。"

5216 蓝树 lán shù (《广西药用植物名录》)

【异名】 大蓝靛、木靛(《广西药用植物名录》),米木、板蓝根(《全国中草药汇编》)。

【基原】 为夹竹桃科倒吊笔属植物蓝树的根、叶和树皮。

【原植物】 蓝树 *Wrightia laevis* Hook. f. [*W. hainanensis* Merr.]　又名:海南倒吊笔(《广西植物名录》),光叶倒吊笔(《云南种子植物名录》)。

乔木,高8~20 m。除花外均无毛,全株具乳汁,树皮深灰色,具皮孔。叶对生;叶柄长5~7 mm;叶片薄纸质,长椭圆形或长圆状披针形,长7~12 cm,宽2.5~5 cm,先端渐尖至尾状渐尖,基部楔形;侧脉每边5~9(稀11)条,干后呈缝纫机轧孔状皱纹。聚伞花序顶生;苞片小;花萼短而厚,裂片5,比花冠筒短,内面基部有卵形腺体;花冠白色或淡黄色,漏斗状,裂片5,椭圆状长圆形,向左覆盖;副花冠分裂为25~35鳞片,呈流苏状,基部合生;雄蕊5,着生于花冠筒先端,花药被微柔毛;子房由2枚离生心皮组成,花柱丝状,向上逐渐增大,柱头头状。蓇葖果2个离生,圆柱状,长25~35 cm,外果皮具斑点。种子线状披针形,先端具白色绢质种毛。花期4~8月,果期7月至翌年3月。

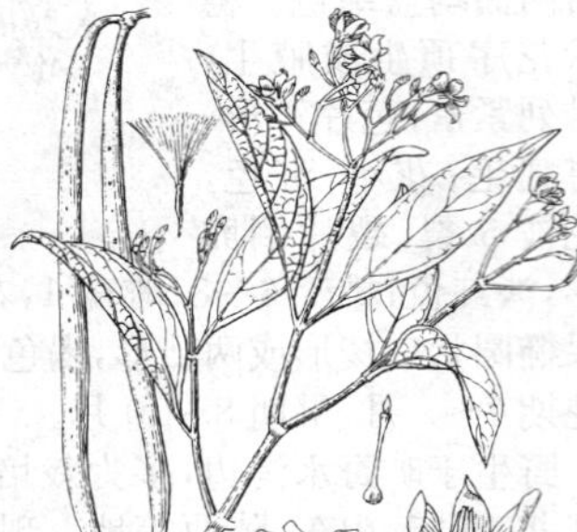

蓝　树

生于村野、路旁和山地疏林中或山谷向阳处,湿润肥沃之地。分布于广东、广西、海南、贵州和云南等地。

【采收加工】 全年均可采,根与皮切片,晒干或鲜用。

【药材】 蓝树 *Radix et Folium Wrightiae Laevis*　产于广东、海南、广西等地。

性状　叶片矩圆状椭圆形,长7~12 cm,宽2.5~5 cm,先端渐尖,基部楔形,全缘,羽状网脉,侧脉呈缝纫机轧孔状皱纹。气微,味微苦涩。

【药性】《广西本草选编》:"味微苦,性凉,有小毒。"

【功用主治】 清热解毒,止血敛疮。主治痄腮,毒蛇咬伤,刀伤出血,湿疹,疮疡溃烂。

1.《广西本草选编》:"消肿生肌。"

2.《全国中草药汇编》:"止血。外用治刀伤,跌打。"

【用法用量】 内服:泡酒,饮。外用:捣烂敷或煎水洗。

【选方】 1. 治跌打损伤,腮腺炎　(蓝树)鲜叶适量,捣烂外敷。

2. 治荨麻疹,湿疹,疮疡溃烂　(蓝树)鲜根适量,水煎外洗。(1、2方出自《广西本草选编》)

3. 治毒蛇咬伤　蓝树树皮60 g,浸白酒500 g,频饮。(《广西民族药简编》)

5217 蓝梅 lán méi (《内蒙古中草药》)

【基原】 为紫草科齿缘草属植物石生齿缘草的花及叶。

【原植物】 石生齿缘草 *Eritrichium rupestre* (Pall.) Bunge[*Myosotis rupestris* Pall.]　又名:齿缘草(《中国高等植物图鉴》)。

多年生草本,高10~30 cm,全株密被灰色绢毛。茎数条,基部具短分枝。基生叶丛生,匙形或匙状倒披针形,长3~6 cm,先端急尖或圆钝,基部渐狭成柄状;茎生叶渐小,倒披针形或线形,长1~3 cm,宽2~4 mm。聚伞花序分枝成圆锥状,顶生,花后延长,长2~5 cm,小花着生于苞片腋外;苞片线状披针形,长3~9 mm;花萼5裂,裂片线形或倒披针形;花冠蓝色,钟形,5裂,裂片近圆形,喉部有5个附属物,半月形或矮梯形;雄蕊5,着生于花冠筒上,内藏;子房4裂,花柱和柱头单一。小坚果4,陀螺形,有小疣状突起和毛,棱缘有三角形小齿,稀有小齿退化变长,顶端具锚状刺。花、果期7~8月。

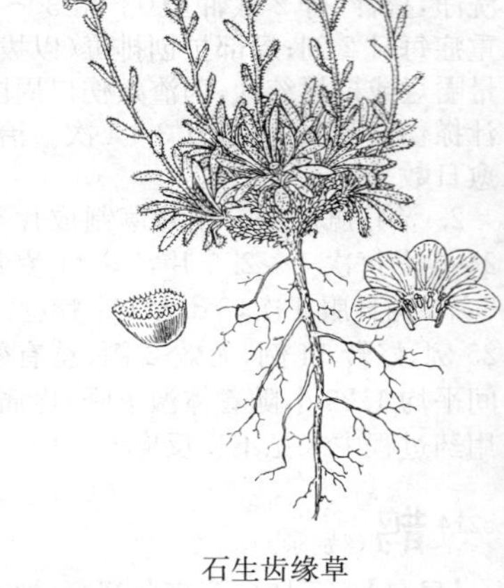

石生齿缘草

生于海拔1 400~2 000 m的石质山坡、干山坡、砾石缝处。分布于华北及甘肃、宁夏等地。

【采收加工】 6~8月采收,晒干。

【药性】 苦、甘,寒。

【功用主治】 清瘟解热。主治感冒,温热病,脉管炎及血热诸证。

【用法用量】 内服:煎汤,3~5 g;或研末冲服,每次3 g。

【选方】 治流行性感冒发烧　齿缘草4.5 g。水煎服,每

日 3 次。(《内蒙古中草药》)

5218 **蓝靛** lán diàn (《纲目》)

【异名】 蓝淀(《本草拾遗》),青靛(《普济方》),靛青(《邓子禹家抄方》)。

【基原】 为十字花科菘蓝属植物菘蓝 *Isatis tinctoria* L.、草大青 *I. indigotica* Fort.、豆科木蓝属植物木蓝 *Indigofera tinctoria* L.、爵床科板蓝属植物马蓝 *Baphicacanthus cusia* (Nees) Brem. 或蓼科蓼属植物蓼蓝 *Polygonum tinctorium* Ait. 等的叶所制成的染料。亦即制造青黛时之沉淀物。

【原植物】 参见"板蓝根"、"木蓝"、"蓝实"各条。

【药性】 辛,苦,寒,无毒。归心、肺经。

1.《本草拾遗》:"寒。"

2.《纲目》:"辛苦,寒,无毒。"

3.《得配本草》:"入手少阴经。"

【功用主治】 清热,解毒。主治时行热毒,疔疮痈肿,丹毒,疳蚀,天疱疮。

1.《本草拾遗》:"敷热疮,解诸毒,滓敷小儿秃疮热肿。"

2.《纲目》:"止血,杀虫,治噎膈。"

3.《东医宝鉴》:"敷热恶肿,蛇虺螫毒,兼解诸毒,小儿丹热,功同青黛。"

【用法用量】 内服:水调或入丸剂。外用:调敷。

【选方】 1. 治时气热毒,心神烦躁,狂乱欲走 蓝靛半大匙,以新汲水一盏,调分匀,顿服之。(《圣惠方》)

2. 治小儿丹 蓝淀敷,热即易。(《子母秘录》)

3. 治急疳蚀鼻口数日尽欲死 蓝淀涂所蚀上令遍,日十度,夜四,瘥止。(《千金方》)

4. 治误食水蛭 酒及土蓝靛绞汁,空心服。(《普济方》)

5. 治时行天泡疮 靛青,和甘草末、猪胆汁调敷。(《邓子禹家抄方》)

6. 治小儿腹内疳虫癖积 靛青一两,白牵牛子末三钱,和入靛青内,丸粟米大,每服五分,白汤下。(《邓子禹家抄方》)

【各家论述】 1.《纲目》:"淀乃蓝与石灰作成,其气味与蓝稍有不同,而其止血拔毒杀虫之功,似胜于蓝。"

2.《本草汇言》:"蓝淀,解热毒,散肿结,杀虫积之药也。古方有谓能止血者,乃金疮跌扑,伤损皮肉出血也,一敷即止,时人误认止血,投入吐衄血证服食药中,内有石灰,虽凉而燥,何堪入口,误食反致燥毒入咽,转加骚动血藏,蒙害者多,审之慎之。"

3.《本草述》:"按蓝之能解毒,据方书中以板蓝根治;中风,又大头疫病之痛,又治虫毒。乃蓝汁亦概谓其能解毒,且犹不止此也。时珍曰,有人病呕吐,服玉壶诸丸不效,用蓝汁入口即定,盖取其杀虫降火耳。若然,如蓝靛之由石灰合成者,时珍谓其拔毒杀虫之功,更胜于蓝矣。第卢氏切切致戒于石灰之为害,谓不如直用蓝汁,是亦非过慎也。愚意当酌用之,如止于解内热之毒,则板蓝根与蓝汁俱得效,若外敷则靛亦可用,并其脚不去可也。至于内服,用之散郁火,则靛花直当去其脚净,不唯防其有害,且取其轻清之气,不为浊气所累也。"

4.《本草正义》:"蓝淀,苦寒之性;解毒清热亦同蓝草,但加之石灰,则止血消肿杀虫之力尤胜。陈藏器谓其解诸毒,敷热疮,秃疮,热肿;濒湖谓能治噎膈,即石灰重坠,故能破坚积,消瘀血,且能杀虫也(噎膈有湿热生虫一证)。凡外疡热毒,疔疮痈肿及湿疮奇痒者。用作敷药皆佳。"

5219 **蓝花茶** lán huā chá (《沙漠地区药用植物》)

【异名】 吃不饱草(《沙漠地区药用植物》),蓝花菜、白沙蒿(《全国中草药汇编》)。

【基原】 为马鞭草科莸属植物蒙古莸的嫩茎叶。

【原植物】 蒙古莸 *Caryopteris mongholica* Bgune 又名:蒙莸(《中国高等植物图鉴》)。

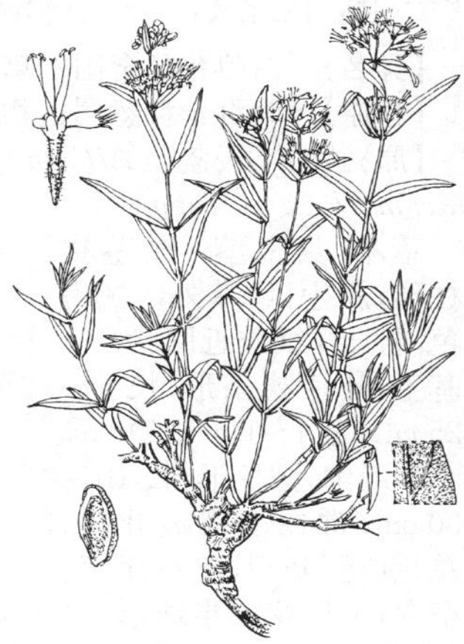

蒙古莸

落叶小灌木,高 30~150 cm。常自基部分枝,枝圆柱形,嫩时紫褐色,有毛,老时毛渐脱落。单叶对生;叶柄短,长约 3 mm;叶片厚纸质,线状披针形至线状长圆形,长 0.8~4 cm,宽 2~7 mm,全缘,稀具疏齿,表面深绿色,稍被毛,背面密生灰白色绒毛。聚伞花序腋生;花萼钟状,深 5 裂,裂片线形至线状披针形,外面密生灰白色绒毛;花冠蓝紫色,长约 1 cm,外面被短毛,5 裂,下唇中裂片较长大,边缘流苏状,花冠管长约 5 mm,管内喉部有细长柔毛;雄蕊 4,近等长,与花柱均伸出花冠管外;子房长圆形。蒴果椭圆状球形,果瓣具翅。花、果期 8~10 月。

生于海拔 1 100~1 500 m 的干旱坡地、沙丘、荒野及干旱碱质土壤。分布于华北及陕西、甘肃等地。

【采收加工】 4~6 月采收,切碎,晒干或鲜用。

【药材】 蓝花茶 *Folium et Caulis Caryopteridis Mongholicae* 主产于内蒙古等地。

性状 茎枝圆柱形,稍扭曲,长短不一,直径 1~4 mm,表面紫褐色,有细纵纹及灰绿色叶痕。叶多脱落破碎,完整者展平后呈条形或条状披针形,长 1~4 cm,宽 2~7 cm,先端渐尖,基部楔形,全缘,上面淡绿色,下面灰绿色,两面均有短绒毛;叶柄长约 3 mm。可见腋生聚伞花序,花皱缩成团,暗紫色。叶、花揉搓后有香气,味稍苦。

【成分】 蓝花茶含有次内酰亚胺-7-葡萄糖苷(hypolactin-7-glucoside)[1],38 种萜烯碳氢化合物(terpene hydrocarbons)[2]。

【药性】 辛、甘,温。

1.《内蒙古中草药》:"味甘,性寒。"

2.《沙漠地区药用植物》:"味甘,性温。"

3.《甘肃中草药手册》:"辛、甘,微温。"

【功用主治】 理气消食,利水消肿。主治饮食不消,脘腹胀满,浮肿,小便不利,风湿腰腿疼痛。

1.《内蒙古中草药》:"调中,祛湿,行气,利水。"

2.《沙漠地区药用植物》:"消食理气,祛风湿,活血止痛。治消化不良,腹胀;煎水外洗,治风湿性关节炎。"

3.《甘肃中草药手册》:"芳香化湿,祛风湿,解暑。"

【用法用量】 内服:煎汤,10~15 g。外用:捣敷;或煎水洗。

【选方】 1. 治消化不良，脘腹胀满　蓝花茶 30 g。炒，水煎，分 2～3 次服，或泡水当茶饮。（《甘肃中草药手册》）

2. 治浮肿，小腹急，小便赤涩　蒙古莸 9～15 g，赤小豆 9～15 g。水煎服。

3. 治风湿腰腿痛　蒙古莸 9～15 g，薏苡仁 15～21 g。水煎服。

4. 治疮疖　蒙古莸适量。捣烂敷患处。（2～4 方出自《内蒙古中草药》）

5220 蓝花葱 lán huā cōng（《青海常用中草药手册》）

【异名】 白狼葱（《全国中草药汇编》）。

【基原】 为百合科葱属植物天蓝韭的全草或鳞茎。

【原植物】 天蓝韭 *Allium cyaneum* Regel [*A. szechuanicum* Wang et Tang]

草本，具根茎。鳞茎狭柱形，簇生；鳞茎外皮黑褐色，老时纤维质近网状。叶基生；叶片狭条形，长 5～25 cm，宽 1～1.5(～2)mm。花葶纤细，圆柱形，长 10～30 cm，常在下部被叶鞘。总苞单侧开裂，比花序短，宿存；伞形花序半球形，多花；花天蓝色或紫蓝色；花被片 6，内轮的卵状长圆形，钝头，外轮的椭圆状长圆形，有时先端微凹，常较短；花丝伸出花被，基部合生并与花被贴生，内轮的基部扩大，有时两侧各具 1 齿；子房球形，基部具 3 凹穴；花柱伸出花被，长 4～7 mm。花、果期 8～10 月。

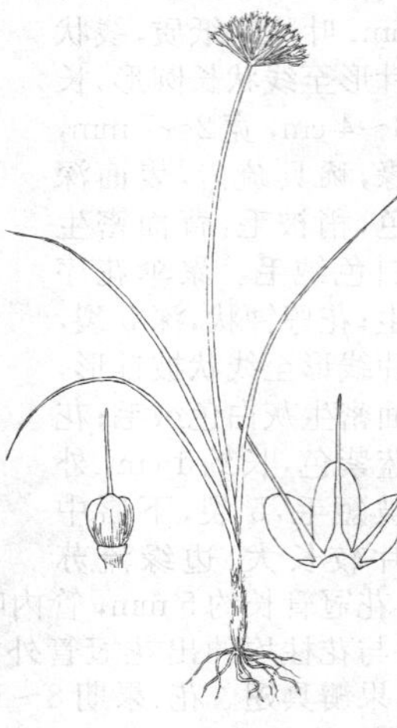
天蓝韭

生于海拔 1 500～3 000 m 的山坡、草地。分布于湖北、四川、西藏、陕西、甘肃、青海、宁夏等地。

【采收加工】 夏季花将开时采收，晾干。

【药性】《青海常用中草药手册》："辛，温。"

【功用主治】《青海常用中草药手册》："发散风寒，通阳，健胃。主治风寒外感，阴寒腹痛，肢冷，脉微，跌打损伤。"

【用法用量】 内服：煎汤，6～15 g。外用：捣敷。

【选方】 1. 治阴寒腹痛，肢冷，脉微　（蓝花葱）葱白 30 g，干姜 9 g，炮附子 9 g。水煎服。

2. 治跌打损伤　松香、（蓝花葱）葱白连根叶捣成膏，炒熟热敷患处。（1、2 方出自《青海常用中草药手册》）

5221 蓝猪耳 lán zhū ěr（《全国中草药汇编》）

【异名】 倒胆草、散胆草、老蛇药（《贵州草药》），蝴蝶花（《全国中草药汇编》），同色蓝猪耳、灯笼草（《广东药用植物手册》）。

【基原】 为玄参科蝴蝶草属植物单色蝴蝶草的全草。

【原植物】 单色蝴蝶草 *Torenia concolor* Lindl.　又名：单色翼萼（《广东药用植物手册》）。

匍匐草本。茎具四棱，节上生根，分枝上升或直立。叶具短柄，柄长 2～10 mm；叶片三角状卵形或长卵形，稀卵圆形，长 1～4 cm，宽 0.8～2.5 cm，先端钝或急尖，基部宽楔形，边缘具锯齿，或带短尖的齿，无毛或疏被柔毛。花单朵腋生或顶生，稀排成伞形花序；花梗长 2～3.5 cm；萼具 5 枚宽略超过 1 mm 的翅，基部下延，萼齿 2，长三角形，果实成熟时裂成 5 枚小齿；花冠蓝色或蓝紫色，花冠筒状，5 裂，二唇形，上唇直立，先端微 2 裂，下唇 3 裂；雄蕊 4，均发育，后方 2 枚内藏，前方 2 枚着生于喉部，花丝长而弓曲，基部各具 1 枚长 2～4 mm 的线状附属物，花药成对；子房被短粗毛。蒴果长圆形，包于宿萼内；种子多数，具蜂窝状皱纹。花、果期 5～11 月。

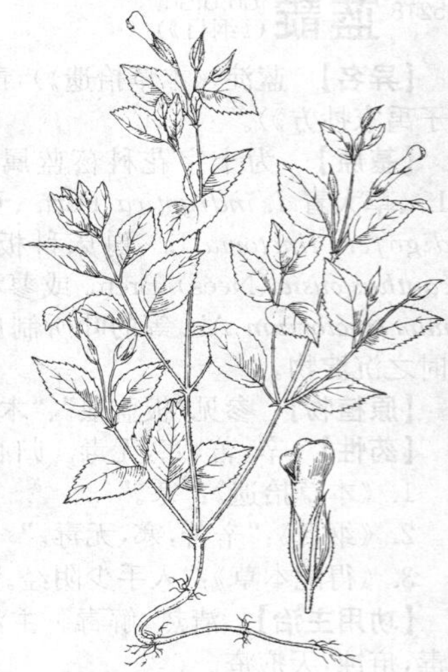
单色蝴蝶草

生于林下、山谷及路旁。分布于浙江、广东、广西、贵州、台湾等地。

【采收加工】 7～9 月采收，晒干。

【药性】《全国中草药汇编》："苦、凉。"

【功用主治】 清热利湿，止咳止呕。主治黄疸，血淋，呕吐，腹泻，风热咳嗽，跌打损伤，蛇伤，疔毒。

1.《贵州草药》："清热，解毒，利湿，止咳，化瘀。治黄疸，血淋，风热咳嗽，蛇伤，疔毒，腹泻，跌打损伤。"

2.《全国中草药汇编》："清热解毒，利湿，止咳，和胃止呕，化瘀。主治发痧呕吐，黄疸，血淋，风热咳嗽，腹泻，跌打损伤，蛇咬伤，疔毒。"

【用法用量】 内服：煎汤，6～9 g。外用：鲜品捣敷。

【宜忌】《贵州草药》："忌食燥辣食物。"

【选方】 1. 治黄疸　倒胆草 15 g，栀子 3 个。水煎服。

2. 治血淋　倒胆草 15 g，车前草根 7 个。捣烂加白糖，兑开水服。

3. 治跌打损伤　倒胆草 60 g。泡酒服。（1～3 方出自《贵州草药》）

5222 蓝锭果 lán dìng guǒ（《长白山植物药志》）

【异名】 黑瞎子食、狗奶子（《长白山植物药志》）。

【基原】 为忍冬科忍冬属植物蓝锭果的果实。

【原植物】 蓝锭果 *Lonicera caerulea* L. var. *edulis* Turcz. ex Herd.　又名：蓝锭果忍冬（《长白山西南坡野生经济植物志》）。

落叶灌木，高 1.5 m。幼枝被毛，老

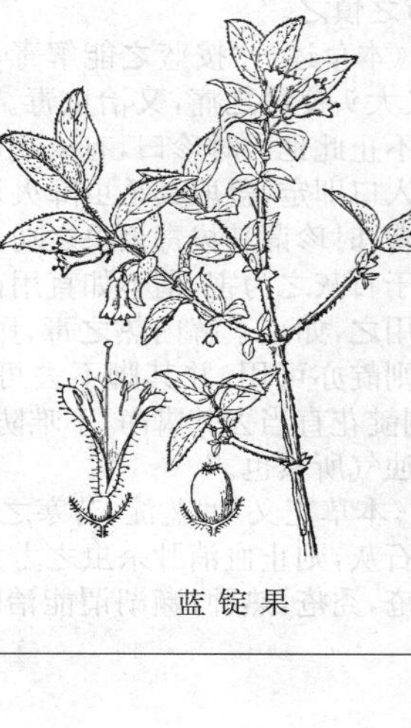
蓝锭果

枝红棕色,壮枝节部常有大形盘状的托叶。叶对生;叶柄极短;叶厚纸质,叶片长圆形、卵状长圆形、卵状椭圆形,稀卵形,长2～5 cm,宽1～3 cm,先端尖或稍钝,基部圆形,两面疏被短毛,下面中脉毛较密,有时几无毛。总花梗长2～10 mm;苞片条形,长为萼筒的2～3倍;花冠黄白色,筒状漏斗形,外被柔毛,基部具浅囊,裂片5;雄蕊5,稍伸出花冠之外;花柱无毛,伸出花冠外。浆果蓝黑色,椭圆形,长约1.5 cm,稍被白粉。花期5～6月,果期8～9月。

生于海拔2 600～3 500 m的灌丛或落叶林下。分布于河北、山西、内蒙古、东北、四川、云南、甘肃、青海、宁夏等地。

【采收加工】 果实成熟后采集,晒干。

【成分】 其挥发油主要成分为正十五烷(pentadecane),十六烷(hexa decane),十七烷(heptadecane),十二烷酸乙酯(ethyl decanoic acid)等[1]。

【药理】 降压作用 蓝锭果浓缩果汁每只80 ml,十二指肠导管给药,对血压正常的麻醉犬的血压无明显影响,但对静脉滴注盐酸肾上腺素使血压升高的犬,给药后26 min血压开始缓慢下降,2 h平均下降3.58 kPa(27 mmHg),而未用药组动物的高血压几乎不降低。蓝锭果汁降压作用的特点是起效快,作用温和而持久,无不良反应[1]。

【药性】 苦,凉。

【功用主治】 清热解毒,散痈消肿。主治疔疮,乳痈,丹毒,湿热痢疾。

《长白山植物药志》:"清热解毒。"

【用法用量】 内服:煎汤,6～12 g。

5223 蓝锡莎菊 lán xī suō jú (《红河中草药》)

【异名】 兰锡莎菊、苦参(《云南中草药》),锡砂菊(《红河中草药》),蓝花岩参(《西藏植物志》)。

【基原】 为菊科蓝锡莎菊属植物蓝锡莎菊的根。

【原植物】 蓝锡莎菊 *Cicerbita cyanea* (D. Don) Beauv.

多年生草本,高约50 cm。主根圆锥形,分叉,并生子根,其上着生细须根。茎直立。单叶互生;叶柄有凹槽,基部扩大;叶形变化较大,卵状戟形或三角形,长4～8 cm,宽2.5～6 cm,有时羽裂或全裂,裂片1～4枚或更多,叶缘有不规则锯齿。圆锥花序呈伞房花序式排列;总苞常较宽,平滑或有小粗毛;花冠蓝色。瘦果狭窄,逐渐收缩呈1短喙。花、果期6～10月。

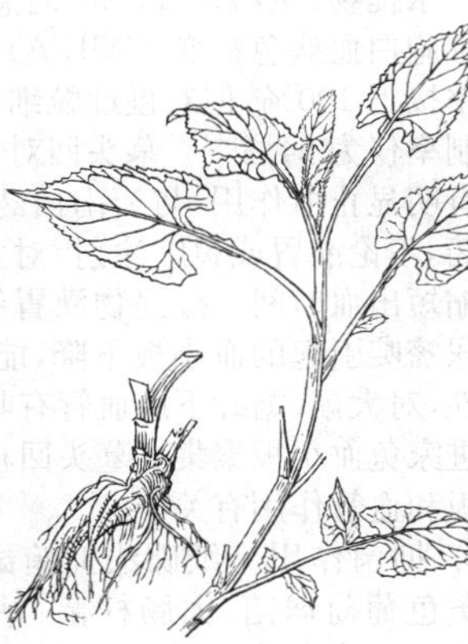

蓝锡莎菊

生于山野疏林下、草丛中或为栽培。分布于贵州、云南及西藏等地。

【采收加工】 秋后采收,切片,鲜用或晒干。

【药性】 《云南中草药》:"苦,平。"

【功用主治】 健脾和胃。主治胃炎,胃、十二指肠溃疡,食欲不振。

1.《云南中草药》:"止痛,健脾和胃。主治胃痛,食欲不佳。"

2.《全国中草药汇编》:"主治胃炎,胃、十二指肠溃疡,食欲不振。"

【用法用量】 内服:煎汤,6～15 g;或研末,每次1～1.5 g。

【选方】 1. 治胃、十二指肠溃疡,胃炎 苦参洗净晒干,研细末,装入胶囊,每粒0.3 g。日服3～4次,每次3～4粒。多在15～30 min内止痛,一次给药(止痛)有效时间持续4 h以上。(《全国中草药新医疗法展览会技术资料选编》)

2. 治胃痛,肠胃炎,菌痢,水肿,湿疹 (锡砂菊)干品研末。每次0.9～1.5 g,开水送服,日服3次。亦可生嚼服。

3. 治肝肿大 (锡砂菊)鲜全草30 g,红稗30 g,萝芙木15 g。煎服。(2、3方出自《红河中草药》)

5224 墓头回 mù tóu huí (《纲目》)

【异名】 地花菜、墓头灰(《救荒本草》),箭头风(《职方典》),九头鸟(《陕西中草药》),追风箭、脚汗草、虎牙草、摆子草(《全国中草药汇编》)。

【基原】 为败酱科败酱属植物糙叶败酱或异叶败酱的根。

【原植物】 1. 糙叶败酱 *Patrinia rupestris* (Pall.) Juss. subsp. *scabra* (Bunge) H. J. Wang [*P. scabra* Bunge] 又名:鸡粪草(《本草原始》)。

多年生草本,高20～60 cm。根粗壮圆柱形。根茎粗短;具特异臭气。数茎丛生,茎被细短毛。基生叶倒披针形,2～4羽状浅裂,开花时枯萎;茎生叶对生;叶柄长1～2 cm;叶片厚革质,狭卵形至披针形,长4～10 cm,宽1～2 cm,1～3对羽状深裂至全裂,中央裂片较长大,倒披针形,两侧裂片镰状条形,全缘或偶有齿,两面被毛,上面常粗糙;近花序之苞叶披针形,常不裂。圆锥聚伞花序多数在枝顶集成伞房状;花萼5,不明显;花冠筒状,筒基一侧稍大成短距状,先端5裂;雄蕊4;子房下位,1室发育。瘦果长圆柱状,背贴圆形膜质苞片,苞片常带紫色。花果期秋季。

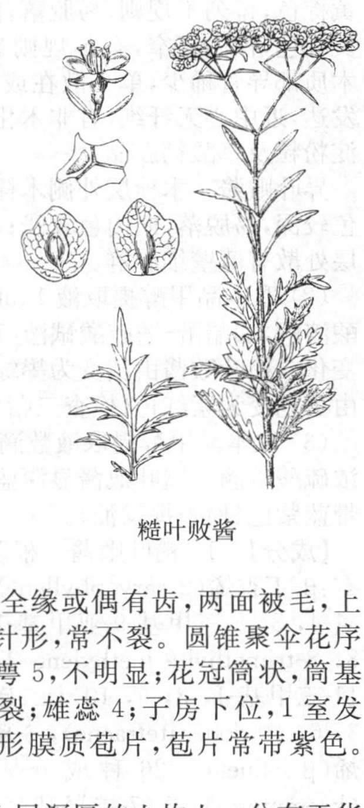

糙叶败酱

生于向阳山坡,尤多见于土层深厚的土坎上。分布于华北、东北等地。

2. 异叶败酱 *P. heterophylla* Bunge

与上种主要区别:多年生草本,高达1 m。根状茎横走,黄白色,无粗根,有少数须根,具特异臭气。基生叶丛生,叶片卵形或3裂,有长柄;茎生叶多变,由3全裂至羽状全裂,先端裂片最大,茎上部叶常不裂。苞片叶状,条形,不裂。

生于较干燥的山坡上,我国除西藏、青海、新疆外,大部分地区均有分布。

【采收加工】 9～11月采挖,鲜用或晒干。

【药材】 糙叶败酱 *Radix Patriniae Rupestris* 主产于山

西、河南、河北等地。异叶败酱 *Radix Patriniae Heterophyllae* 主产于山西、河北、广西等地。

性状 糙叶败酱 根不规则圆柱形,长短不一,常弯曲,直径 0.4～5 cm;根头部粗大,有的分枝。表面粗糙,棕褐色,皱缩,有的具瘤状突起;栓皮易剥落,脱落后呈棕黄色。折断面纤维性,具放射状裂隙。体轻,质松,具特异臭气,味稍苦。

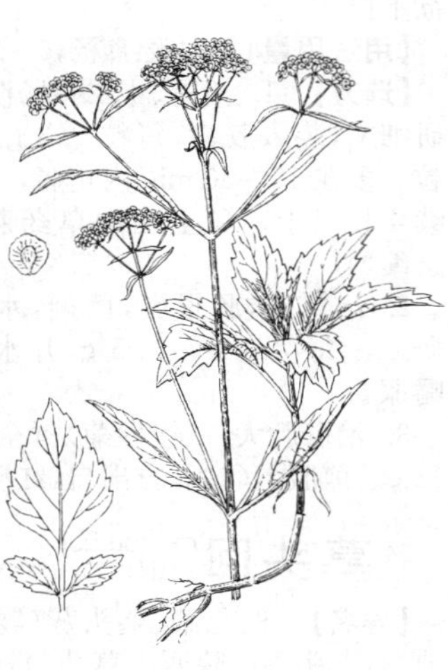

异叶败酱

异叶败酱 根细圆柱形,有分枝。表面黄褐色,有细纵纹及点状支根痕,有的具瘤状突起。质硬,断面黄白色,呈破裂状。

鉴别 (1) 根横切面:糙叶败酱 木栓层为 20 余列木栓细胞,外侧木栓细胞黄棕色,排列不规则,易脱落,向内木栓细胞排列较整齐,浅黄棕色,栓内层窄,有不规则裂隙。韧皮部约占半径 1/3。木质部导管稀少,单个散在或数个相聚,径向排列;木纤维发达,近中心无纤维,有非木化薄壁细胞。本品薄壁细胞含淀粉粒及草酸钙簇晶。

异叶败酱 木栓层外侧木栓细胞扁长方形,排列较紧密,色较深,易脱落,向内色较浅;木纤维少见,木质部外侧形成层处散有薄壁细胞群。

(2) 取本品甲醇提取液 1 ml,水浴蒸干,残渣以 1 ml 冰醋酸溶解,加醋酐-浓硫酸试液(19∶1),混匀,微热,观察颜色变化。糙叶败酱由黄变为墨绿色,后变为紫红色,异叶败酱由黄色变为紫红色(检查三萜皂苷)。

(3) 取本品甲醇提取液数滴于白瓷板上,滴加 1%香草醛浓硫酸数滴。糙叶败酱显深蓝紫色,异叶败酱显棕色,并略带蓝紫色(检查挥发油)。

【成分】 1. 糙叶败酱 根及根茎含挥发油,其中主成分有:β-丁香烯(β-caryophyllene),α-葎草烯(α-humulene),十氢-4, 8, 8-三甲基-9-亚甲基-1, 4-亚甲基薁(decahydro-4, 8, 8-trimethyl-9-methylene-1, 4-methanoazulene), 3, 7, 11-三甲基-1, 3, 6, 10-十二碳四烯(3, 7, 11-trimethyl-1, 3, 6, 10-dodecatetraene),δ-荜澄茄醇(δ-cadinol),β-芹子烯(β-selinene) 26 种成分[1]。有黄酮化合物:山柰酚(kaempferol),5, 7-二羟基黄酮(5, 7-dihydroxyflavone)槲皮素(quercetin)[3];甾醇化合物 β-谷甾醇(β-sitosterol),胡萝卜苷(β-sitosterol-3-O-β-D-glucopyranoside)[2],落叶松脂醇(lariciresinol),丁香树脂醇(syringaresinol),东莨菪内酯(scopoletin),阿魏酸(ferulaic acid)[3]。

2. 异叶败酱 根含有三萜及苷类化合物齐墩果酸(oleanolic acid),异叶败酱皂苷 A(oleanolic acid-3-O-β-D-glucopyranosyl(1→4)-α-L-arabinopyranoside),异叶败酱皂苷 B(oleanolic acid-3-O-β-D-glucopyranosyl(1→3)-α-L-rhamnopyranosyl(1→2)-α-L-arabinopyranoside)[4]。根含挥发油 0.63%,主成分为异戊酸(isovaleric acid)[5],还含有 α-和 β-蒎烯(pinene),柠檬烯(limolene),γ-和 δ-榄香烯(elemene),龙脑(borneol),α-松油烯(α-terpineol),β-橄榄烯(β-maaliene),β-愈创木烯(β-guaiene),δ-荜澄茄烯(δ-cadinene)[6],α-法呢烯(α-farnsene),异石竹烯(isocaryophyllene),β-古云烯(β-gurjunene),三环[5. 1. 0. $0^{2,4}$]辛烷-5-羧酸,3, 3, 8, 8-四甲基-甲基酯(tricyclo 5. 1. 0. $0^{2,4}$ octane-5-carboxylic acid, 3, 3, 8, 8-tetramethyl-methyl ester),十六酸(hexadecanoic acid),亚油酸(linoleic acid)[7]。

【药理】 1. 抗肿瘤作用 体外抑瘤实验显示,墓头回 0.5 mg/ml 以上浓度即对艾氏腹水癌瘤细胞有破坏作用;小鼠实体型腹水癌于接种 6 d 后,开始用 5%墓头回 0.2 ml 在肿瘤局部注射,有明显的抑制肿瘤生长作用[1]。小鼠 S_{180} 肉瘤,瘤内注射 50%墓头回水提物 0.1 ml/10 g,对该瘤抑制率达 62.5%。腹腔注射对腹水型 S_{180} 瘤细胞有直接杀伤作用[2]。小鼠灌胃给予墓头回乙醇提取物每日 14 g/kg,连续 9 d,结果可显著降低腹水量和腹水肉瘤细胞数。接种瘤细胞后给药比接种前给药效果更明显[3]。

2. 镇静作用 异叶败酱根和根茎中提得的挥发油,给予小鼠灌胃 0.25 ml/kg,能显著延长腹腔注射戊巴比妥钠引起的睡眠时间;显著增加戊巴比妥钠阈下剂量引起的睡眠反应率;同时增加小鼠肝匀浆中细胞色素 P450 的含量[4]。

3. 对免疫系统的作用 糙叶败酱茎的乙醇提取物灌胃,可增加小鼠巨噬细胞的吞噬作用和细胞毒效应,提高酸性 α-醋酸萘酚酯酶(ANAE)阳性淋巴细胞百分数及 EA 玫瑰花结形成百分率,并对小鼠肉瘤 S_{180} 生长有抑制作用。这些均与其能提高非特异性免疫功能有关[5]。墓头回水提物注射液腹腔注射,可使小鼠巨噬细胞吞噬能力及细胞毒杀伤能力均明显提高,有促进主动免疫的功能[2]。

4. 对血液系统的作用 墓头回水提液对急性白血病细胞毒作用非常显著,对慢性粒细胞白血病细胞不明显。墓头回水提物(生药)5 mg/ml 对急性粒细胞白血病 M_2、慢性粒细胞白血病急粒变(CML-A)细胞有明显的杀伤作用,抑制率接近 100%,但对慢性粒细胞白血病细胞作用不明显,抑制率仅为 54%[6]。墓头回对大鼠、家兔体外创伤性出血均有明显止血作用,与云南白药强度相当。其醇提物体内用药,不论灌胃或腹腔注射,对大鼠、小鼠断尾性出血均显著缩短出血时间。醇提物灌胃给药能有效防治犬、小鼠由氟尿嘧啶引起的血小板下降,能显著降低小鼠毛细血管通透性,对大鼠、蟾蜍下肢血管有收缩作用。腹腔给药可明显促进家兔血小板聚集。墓头回止血作用机制可能与其对血小板和血管作用有关[7]。

5. 抑菌作用 纸碟法抑菌试验证明,墓头回提取物对金黄色葡萄球菌、大肠杆菌、枯草杆菌均有抑制作用[8]。由墓头回为主药研制成的复方墓头回胶囊体外抑菌试验,在浓度为 0.007 8～0.125 g/ml 对伤寒沙门杆菌、福氏志贺氏菌、大肠杆菌、金黄色葡萄球菌、变形杆菌、乙型溶血性链球菌、产碱杆菌、微球菌及淋球菌均有不同程度的抑制作用[9, 10]。

毒性 用 50%墓头回水提物给小鼠腹腔给药的 LD_{50} 为 0.6 ± 0.02 ml/10 g;犬腹腔注射上述溶液 3 ml/kg 及 6 ml/kg,共 7 d,出现食欲减退及口渴症状,血液及生化检查未见明显异常[2]。

【炮制】 1. 墓头回 取原药材,除去杂质,洗净,润透,切厚片，干燥。

2. 墓头回炭　取净墓头回片置锅内，用中火炒至表面焦黑色，内部黑褐色，喷淋清水少许，灭尽火星，取出凉透。

饮片性状　墓头回参见“药材”项。墓头回炭形如墓头回，表面焦黑色，内部黑褐色，略具臭气。

贮干燥容器内，置阴凉干燥处。墓头回炭散热，防复燃。

【药性】　苦、微酸涩，凉。归心、肝经。

1.《广西中药志》：“味辛，性温。入心、肝二经。”

2.《陕西中草药》：“味苦，微酸涩，性微寒。”

【功用主治】　止带，止血，清热解毒。主治赤白带下，崩漏，泄泻痢疾，黄疸，疟疾，肠痈，疮疡肿毒，跌打损伤，子宫颈癌，胃癌。

1.《本草原始》：“治伤寒，温疟。”

2.《职方典》：“治风，四肢骨节痛，煎水熏洗之。”(引自《纲目拾遗》)

3.《山西中药志》：“敛肝燥湿，止血。治妇人髋疽，赤白带下。”

4.《广西中药志》：“祛瘀，消肿。治跌打。”

5.《陕西中草药》：“清热解毒，消肿，生肌，止血。主治急性阑尾炎初起，瘰疬，疮疖痈肿，无名肿毒，子宫颈癌，白带，跌打损伤，骨折。”

6.《内蒙古中草药》：“理气解郁，燥湿止带，止血。主治崩漏，赤白带下，血痢，月经不调。”

7.《河北中草药》：“清热燥湿，收涩，止血。外用治疮肿。”

【用法用量】　内服：煎汤，9～15 g。外用：捣敷。

【宜忌】　《河北中草药》：“虚寒瘀滞者不宜早用或过用。”

【选方】　1. 治崩中，赤白带下　用(墓头回)一把，酒水各半盏，童尿半盏，新红花一捻，煎七分，卧时温服。日近者一服，久则三服。(《纲目》引《避水集验方》)

2. 治赤痢　墓头回 15 g，马齿苋 30 g。水煎服。(《山西中草药》)

3. 治疟疾　异叶败酱 15～30 g。水煎，于疟疾发作前1 h服。(《秦岭巴山天然药物志》)

4. 治痛经　墓头回 15 g，香附 15 g，元胡 15 g，黄酒 30 g。水煎服。(《内蒙古中草药》)

5. 治胃癌　墓头回、红糖各 30 g，生姜 3 片，水煎服。(中国中医研究院广安门医院《常见病医疗手册》)

6. 治白血病　墓头回 15 g，羊蹄根 30 g。水煎服，每日1 剂。(《全国抗癌药物手册》)

【临床报道】　治疗白带增多　墓头回、枯矾、连翘各等分，共研细末，每次 3 g，2 d 1 次，塞阴道；或装胶囊，每日1 次，每次 1 粒；或制成注射液(每 1 ml 相当于 1 g 生药)，每次 2 ml 肌内注射，每日 2 次，7 d 为 1 个疗程，症状较重的患者加局部应用。共治疗 52 例，治愈 44 例，好转 6 例，无效 2 例。其中 16 例有黄绿色分泌物者，治愈 11 例，5 例好转；27 例豆腐渣样分泌物者，全部治愈；7 例蛋清样分泌物者，治愈 5 例，无效 2 例；2 例米汤样分泌物者，1 例治愈，1 例好转[1]。

5225 蓖麻子 bì má zǐ (《新修本草》)

【异名】　萆麻子(《雷公炮炙论》)，蓖麻仁(《圣济总录》)，大麻子(《中国药用植物志》)，红大麻子(《药材学》)。

【基原】　为大戟科蓖麻属植物蓖麻的种子。

【原植物】　蓖麻 *Ricinus communis* L.　又名：萆麻(《新修本草》)，牛蓖子草、红蓖麻、红骨蓖麻、草麻。

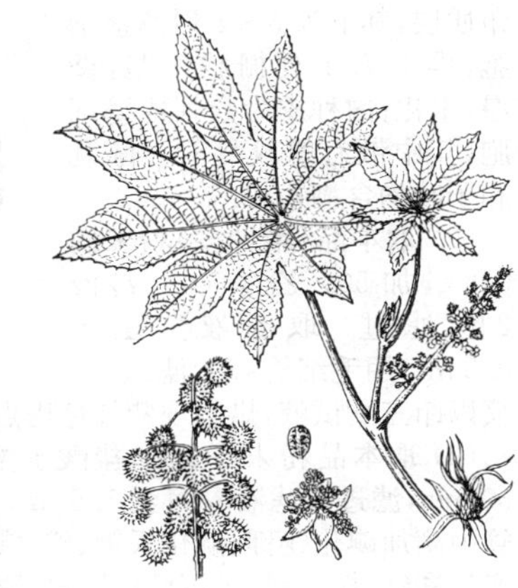

蓖　麻

一年生高大草本，在热带或南方地区常成多年生灌木或小乔木。幼嫩部分被白粉，绿色或稍呈紫色，无毛。单叶互生，具长柄；叶片盾状圆形，直径 15～60 cm，有时大至 90 cm，掌状分裂至叶片的一半以下，裂片 5～11，卵状披针形至长圆形，先端渐尖，边缘有锯齿，主脉掌状。圆锥花序与叶对生及顶生，长 10～30 cm 或更长，下部生雄花，上部生雌花；花单性同株，无花瓣；雄花萼 3～5 裂；雄蕊多数，花丝多分枝；雌花萼 3～5 裂；子房 3 室，每室 1 胚珠；花柱 3，深红色，2 裂。蒴果球形，有软刺，成熟时开裂。种子长圆形，光滑有斑纹。花期 5～8 月，果期 7～10 月。

全国各地均有栽培。

本植物的叶(蓖麻叶)、种子所榨取的脂肪油(蓖麻油)和根(蓖麻根)亦供药用，另设专条。

【栽培】　生物学特性　喜温暖湿润气候，生长适宜温度为 20～28 ℃，种子发芽温度不低于 10 ℃，生长温度超过 35 ℃则生长受阻，幼苗遇春寒或秋寒易受冻害。出苗至果实成熟需 85～115 d。耐干旱，耐盐碱及弱酸土壤。以阳光充足、土层深厚、疏松肥沃、排水好的土壤栽培为宜。

繁殖方法　种子繁殖：选粒大、饱满、充分成熟的种子，用 45～50 ℃温水浸种 24 h 左右捞出，摊置于 20 ℃的室内催芽，待种子露白后，北方 4 月中旬，南方 2～3 月播种，穴播，按行株距各 65～100 cm 开穴，每穴播 4～5 粒，覆土，稍加镇压，浇水。

田间管理　出苗后，苗高 12～15 cm时要间苗、补苗，苗高 25 cm时定苗，每穴留壮苗 2～3 株，并结合松土除草、培土，施人畜粪肥，6～7 月再施 1 次，适当增施磷、钾肥。有 6 片真叶时，摘去主茎顶芽，促使侧枝生长。整枝修剪，控制植株生长，剥芽保花，去掉未成花序的腋芽，7 月剪去营养枝，促秋籽成熟。对多年生蓖麻，可砍伐更新，离地面 30 cm左右，将主干或一级枝锯伐，保留 3～4 个侧芽，培育新枝。

病虫害防治　病害有根腐病，为害植株根部，使之发黑呈水渍状腐烂，植株枯萎，可喷撒石灰，并及时开沟排除积水。虫害有红蜘蛛，为害嫩梢；另有叶蝉、地老虎、棉铃虫、刺蛾、蓖麻夜蛾为害。

【采收加工】　8～11 月蒴果呈棕色、未开裂时，选晴天，分批剪下果序，摊晒，脱粒，扬净。

【药材】　蓖麻子 *Semen Ricini*　全国各地均产。

性状　种子椭圆形或卵形，稍扁，长 0.9～1.8 cm，宽 0.5～1 cm。表面光滑，有灰白色与黑褐色或黄棕色与红棕色相间的花斑纹。一面较平，一面较隆起，较平的一面有 1 条隆起的种脊；一端有灰白色或浅棕色突起的种阜。种皮薄而脆，胚乳肥厚，白色，富油性。子叶 2，菲薄。无臭。味微苦辛。

鉴别 (1) 种子横切面:外种皮细胞1列,长方形,外被角质层,其下为3～4列薄壁细胞,再下为1列栅状细胞,壁厚,木化;内种皮为数列薄壁细胞,其中散有螺纹导管。胚乳和子叶均含糊粉粒。

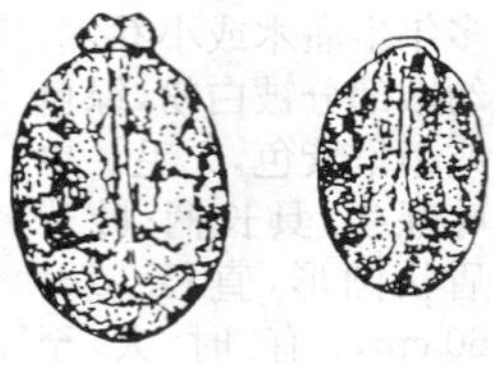
蓖麻子(种子)外形

(2) 取本品(带种皮)粉末约0.5 g,加50%乙醇5 ml,冷浸2 h,滤过。取滤液蒸至约0.5 ml,用毛细管滴于滤纸上,喷以茚三酮试液,烘至现紫红色斑点(检查氨基酸)。

(3) 取本品粉末1 g,加盐酸水溶液(pH2)10 ml,沸浸30 min,滤过。滤液浓缩至1.5 ml,分为3份,分别于小试管中滴加碘化铋钾、碘化汞钾、碘-碘化钾试液各2滴,分别产生橘红、棕、棕红色沉淀(检查生物碱)。

【成分】 种子含蓖麻毒蛋白(ricin)及蓖麻碱(ricinine)。脂肪油含三酰甘油(甘油三酯,triglyceride)及甘油酯(glycerol ester),甾醇(sterol),磷脂(phospholipid),游离脂肪酸,碳氢化合物及蜡。甘油酯的脂肪酸中含蓖麻油酸(ricinoleic acid),油酸(oleic acid),亚油酸(linoleic acid),硬脂酸(stearic acid)1.4%～2.1%,棕榈酸(palmitic acid)0.9%～1.5%[1];磷脂含量,其中磷脂酰乙醇胺(phosphatidyl ethanolamine)及其降解产物,磷脂酰胆碱(phosphatidyl choline),其他磷脂[2];磷脂的脂肪酸组成为:棕榈酸,硬脂酸,油酸,亚油酸而不含蓖麻油酸[3];游离脂肪酸含量,其中蓖麻油酸,十八碳二烯酸(octadecadienoic acid),十八碳烯酸(octadecenoic acid)[4];蓖麻毒蛋白有蓖麻毒蛋白D,酸性蓖麻毒蛋白(acidic ricin),碱性蓖麻毒蛋白(basic ricin)[5],蓖麻毒蛋白E[6]及蓖麻毒蛋白T[7]等。种子还含凝集素(agglutinin)[8]和脂肪酶(lipase)[9]。种皮含30-去甲羽扇豆-3β-醇-20-酮(30-norlupan-3β-ol-20-one)[10]。

【药理】 1. 泻下作用 蓖麻油本身无刺激性,局部用于皮肤可作润肤剂,但内服后在小肠内可被胰脂肪酶水解生成蓖麻油酸和甘油,前者是一种不饱和羟基脂肪酸,与其他阴离子表面活性剂一样,可减少小肠对电解质和水分吸收,加快肠内容输送速度,对空腹成人4 ml即可产生泻下作用,但常规用量为15～60 ml,服药后2～6 h可排出1～2次大量半固体粪便。由于蓖麻油作用于小肠,会影响营养物的吸收,一般只在需要迅速全肠道排空时才推荐应用,如进行肠道检查时[1]。

2. 抗肿瘤作用 生蓖麻子灌胃,连续30 d,对人肺癌裸小鼠移植瘤有明显抑制作用[2]。蓖麻油提取物腹腔注射,对小鼠肉瘤S_{180}具有较强的抑制作用,尤其当将其包封于脂质中时,可使毒性明显下降,较大剂量时抑瘤率可达58%;对ARS腹水癌的抑制作用亦十分显著,64%的小鼠腹水癌被完全治愈,生命延长率大于136%[3]。小鼠静脉注射蓖麻毒蛋白(R),对艾氏腹水癌可减少腹水生成并延长小鼠存活时间;亦可使白血病P_{388}小鼠生存期延长;对吉田肉瘤也有抑制生长的作用[4]。R对小鼠骨髓瘤细胞蛋白质合成的抑制作用比一般的蛋白质合成明显,而环磷酰胺对两者的抑制作用相等。提示与浆膜受体结合的R对细胞膜上或靠近细胞膜的蛋白质合成更为敏感[5]。在体外,R可抑制家兔网状细胞系统蛋白质合成,并与浓度相关,R先被核蛋白体分解为两个肽链,其中一个有活性[6]。R抑制骨髓瘤蛋白质合成的作用部位是核糖体60s亚单位[7],使之失活,妨碍肽链延长而抑制蛋白质合成,只对真核生物体的核蛋白体发生作用[8]。R包含两条肽链。较短的A链对家兔网状细胞的无细胞系统蛋白质合成具有很强的抑制作用,而较大的B链则无此活性。但B链可将R与细胞表面含半乳糖的受体结合,起载体作用[9]。R与大肠杆菌的核蛋白体不易结合,但却能与大鼠肝脏核蛋白体结合,B链也能与之结合,A链可与核蛋白体60s亚单位结合,但不能与40s亚单位结合[10]。将具有细胞毒作用的R与可以特异性识别靶细胞表面相应抗原的单克隆抗体偶联构成免疫毒素,对靶细胞有特异性杀伤作用,可作为导向药物应用于某些肿瘤治疗[11]。鼠单克隆抗体323/A_3能识别大多数人类乳癌表达的抗原,将323/A_3与R的A链结合形成的免疫毒素,0.1 μg/ml即对此种人类乳癌细胞很敏感,可抑制其蛋白质合成[12]。用非T非B淋巴细胞白血病患者外周淋巴细胞作免疫原获得MAb,与R联结成免疫毒素,对Burkitt淋巴瘤细胞系的Raji细胞有选择性杀伤作用,IC_{50}为5×10^{-11} mol/L,而对不含靶抗原的对照细胞K_{562}没有明显杀伤,IC_{50}为10^{-8} mol/L,杀伤力比前者低500倍。游离的R对Raji细胞的IC_{50}为5×10^{-8} mol/L,杀伤力低1 000倍。因而,此种免疫毒素可作为肿瘤治疗的候选药物[13]。将识别普通型急性淋巴细胞白血病抗原(CALLA)的单克隆抗体与R共价结合形成的免疫毒素,10^{-9}～10^{-8} mol/L能杀死99.9% Nalm-1细胞(为非T、非B白血病细胞系,CALLA阳性),而此免疫毒素对骨髓造血干细胞毒性不大。为临床使用此免疫毒素治疗白血病提供了可能性[14]。胃癌单克隆抗体McAb、MGb2与R的A链结合物对胃癌细胞具有强大的选择性杀伤作用。在1×10^{-9} mol/L浓度时对靶细胞蛋白质合成抑制率达71%,对非靶细胞几无抑制作用。游离的A链对靶细胞的杀伤作用要小100倍[15]。R的A链与能识别CD30的单克隆抗体HRS-1、HRS-3、HRS-4、Ki-1和Ber-H_2结合的免疫毒素可用于霍奇金病(Hodgkin病)[16]。蓖麻凝集素可抑制HeLa细胞蛋白质合成,特异性抗蓖麻凝集素血清可防止这一作用,而特异性抗R血清则不能防止这一作用[17]。蓖麻凝集素在体外对于经病毒变异的成纤维细胞($SV3T_3$)蛋白质合成抑制所需的浓度为正常3T3所需浓度的0.02～0.01,此作用可被D-半乳糖或乳糖抑制,对RNA和DNA合成则无明显影响[18]。

3. 抗艾滋病毒作用 重组的细胞表面分子CD 4(rCD 4)与R的活性亚单位的结合物,对艾滋病毒(HIV)感染的H_9细胞有特异性杀伤作用,而对未感染HIV的H_9细胞的杀伤力只有前者的1/1 000,此种特异性杀伤作用可被rgp_{120}、rCD 4所阻断[19]。去糖基的R的A链与人类对HIV蛋白gp_{41}和p_{24}的单克隆抗体的结合物2×10^{-9} mol/L,在体外对感染HIV的人T细胞具细胞毒作用[20]。

4. 免疫反应 R可引起豚鼠过敏反应,苯海拉明可解救[21]。R对猴、猫免疫过程中,由于其肝毒作用,首先使白蛋白水平下降,随后由于肝再生使白蛋白水平缓慢上升,γ球蛋白上升,相当于对R出现特异性抗体,β球蛋白显著降低,可能表明R对蛋白质合成的破坏作用。很可能由于抗原抗体相互作用的结果,在免疫过程中,R丧失了其致热原的作用[22]。小鼠经绵羊红细胞(SRBC)免疫后产生的初次体液免疫功能,R对之有明显抑制作用[23]。蓖麻凝集素能沉淀免疫球蛋白,可完全沉淀IgM,但仅沉淀IgG

10%，只与 IgG_3 发生反应，不与 IgG_1 反应[24]。小鼠腹腔注射 R 对巨噬细胞的吞噬功能有明显的抑制作用，静脉注射对猴 E-玫瑰花结形成率有抑制，表明对细胞免疫也有一定的抑制作用[21]。

5. 对心血管和呼吸系统的作用　麻醉猫静脉注射 R250～500 μg/kg，血压立即升高，脉搏和呼吸加快，潮气量增加，异丙肾上腺素兴奋 β 受体的作用减弱，其增加脉率的作用被消除，降血压作用减弱；对静脉注射肾上腺素、去甲肾上腺素、乙酰胆碱、5-羟色胺和组胺引起的脉率变化，在应用 R 以后均减少，但藜芦碱的 α 受体兴奋反应仍然如常[25]。静脉注射R 30 mg/kg，血压降至零，心跳停止于舒张期，出现潮式呼吸而死亡，心电图出现 R-R 间期延长，P 波消失，T 波倒置等现象[21]。蓖麻碱口服亦能引起血压下降，呼吸抑制等[26]。

6. 其他作用　大鼠皮下注射 R 20 μg/kg，可致体温显著升高，但潜伏期很长，达 3.5 h，持续时间亦很长，注射后 6 h，体温仍维持在较高水平，灌服解热药如阿司匹林、非那西丁和氨基比林均有显著退热作用，氯丙嗪也有退热作用[27]。对家兔、豚鼠和猫也能引起发热，可用作动物发热模型，用于解热药研究[28]。家兔静脉注射或皮下注射 R 引起发热的同时，白细胞减少；预先应用氮芥使家兔白细胞减少时，R 的致热作用减弱，反复皮下注射 R，其致热作用减弱，表明对 R 产生耐受，但与 LPS(脂多糖)之间并无交叉耐受现象[29]。R 可影响体外培养各类白细胞的呼吸，16.6～33.3 μg/ml 可增加白细胞耗氧，3.3 μg/ml 增加淋巴细胞耗氧，但 0.3～3.3 μg/ml 可减少单核细胞耗氧，66.6 μg/ml 减少白细胞耗氧，16.6～33.3 μg/ml 减少淋巴细胞耗氧[30]。

7. 体内过程　R 在体内不易被各种酶水解，故维持较久，水解后则很快排出。^{125}I 标记的 R，小鼠腹腔或静脉注射，5 h 内在各组织和器官内均保持较高浓度，最高为脾，依次为肾、心、肝和胸腺，然后迅速下降，经 10～12 h 肝脏中消失，其他器官组织经 10～30 h 消失。主要由尿排出，排泄量在 5～7 h 达高峰[31]。

毒性　小鼠灌服生蓖麻子的 LD_{50} 为 4 557 mg/kg，制蓖麻子(蓖麻子与鸡蛋混合后加温 100 ℃ 3 h，制成实验用蓖麻子)毒性明显减少，LD_{50} 大于 10 g/kg[32]。腹腔注射 R 和蓖麻凝集素对小鼠的 LD_{50} 分别为 36.27 μg/kg 和 1.35 μg/kg[33]。也有报道小鼠腹腔注射 R 的 LD_{50} 为 16 μg/kg[34]。小鼠腹腔或静脉注射 R 致死量后 10 h 至数日内死亡，特点是中毒过程较长，有时发生慢性痉挛、角弓反张、呼吸麻痹和腹泻[31]。急性中毒兔血清氨基转移酶明显升高，肝组织中等脂肪变性，肝细胞呈灶状或带状坏死，慢性毒性试验中，对肝脏仍有损害，但较急性者轻；肾脏损伤是急慢性中毒死亡的次要原因；急性短时给药未见白细胞下降，慢性高剂量组可使粒细胞下降，血小板未见降低[21]。小鼠腹腔注射 R 每日6.4 μg/kg，8 d后，体重增长受到明显抑制，白细胞数明显降低；腹腔注射 1.6 μg/kg 和 6.4 μg/kg 后，骨髓多染性红细胞微核率明显增高，并与剂量相关，提示其有明显的致突变作用[34]。

【炮制】 1. 蓖麻子　除去杂质，用时去壳，捣碎。

2. 蓖麻子霜　取净蓖麻子仁，炒热研成细末，用多层吸油纸包裹，压榨去油，反复数次，至松散成粉不再粘结成饼为度，取出碾细。

饮片性状　蓖麻子参见“药材”项。蓖麻子霜为白色粉末，微显油性，味微苦、辛。

贮干燥容器内，蓖麻子霜密闭，置阴凉干燥处。

【药性】 甘、辛，平，小毒。归肝、脾、肺、大肠经。

1.《新修本草》：“甘、辛，平。有小毒。”

2.《品汇精要》：“性平，散，气之薄者，阳中之阴。”

3.《纲目》：“有毒，热。”

4.《雷公炮制药性解》：“入脾、大肠二经。”

5.《玉楸药解》：“味苦，气平。”

6.《本草再新》：“入肝、脾、肺三经。”

【功用主治】 拔毒，导滞，通络利窍。主治痈疽肿毒，瘰疬，乳痈，喉痹，疥癞癣疮，烫伤，水肿胀满，大便燥结，口眼歪斜，跌打损伤。

1.《新修本草》：“主水癥。”

2.《日华子》：“治水胀腹满，细研水服；催生，敷产人手足心；疮痍疥癞，亦可研敷。”

3.《本草衍义补遗》：“能出有形质之滞物，故取胎产、胞衣、剩骨、脓血者用之。”

4.《本草蒙筌》：“其性善收，涂巅顶，收生肠脱肛甚捷；涂口眼㖞僻，即牵正复元。驱卒仆风痫，消中满水胀，兼逐尸疰恶气，又主寒热风虚。”

5.《纲目》：“主偏风不遂，失音口噤，头风耳聋，舌胀，喉痹，齁喘，脚气毒肿，丹瘤，汤火伤，针刺入肉，女人胎衣不下，子肠挺出，开通关窍经络，能止诸痛，消肿追脓拔毒。”

6.《本草汇言》：“逐顽痰。”

7.《江西中药》：“通窍泻滞，用于便秘及外科。”

8.《东北常用中草药手册》：“治乳腺炎。”

9.《陕甘宁青中草药选》：“内服通便逐水，外用活血通络，去腐。”

10.《福建药物志》：“治扭伤。”

【用法用量】 内服：入丸剂，1～5 g；生研或炒食。外用：捣敷或调敷。

【宜忌】 孕妇及便滑者禁服。本品内服外用均可能引起中毒，重者可危及生命。有报道外用蓖麻子还可致过敏性休克。

1.《本草蒙筌》：“服过(蓖麻)者，一生忌食豆入喉，误犯之，顷刻作腹胀倾命。”

2.《本草经疏》：“脾胃薄弱、大肠不固之人，慎勿轻用。”

3.《广西本草选编》：“怀孕和经期妇女忌服。”

【选方】 1. 治痈疽、发背、附骨痈等疮　用蓖麻子去皮，研为泥，旋摊膏药贴之，消肿散毒。(《普济方》白膏药)

2. 治喉痹　革麻子，取肉捶碎，纸卷作筒，烧烟吸之。(《医学正传》圣烟筒)

3. 治咽中疮肿　革麻子一枚(去皮)，朴硝一钱，同研。新汲水作一服，连进二三服效。(《医准》)

4. 治瘰疬　蓖麻子炒熟，去皮，烂嚼，临睡服三二枚，渐加至十数枚。(《本草衍义》)

5. 治疠风，手指挛曲，节间痛不可忍，渐至断落　蓖麻一两(去皮)，黄连一两(锉如豆)。以小瓶子入水一升，同浸，春夏三日，秋冬五日。后取蓖麻子一枚，擘破，以浸药水。平旦时一服，渐加至四五枚，微利不妨，瓶中水少更添。忌动风食。(《医准》)

6. 治诸骨哽　蓖麻子七粒。去壳研细，入寒水石末，缠令干湿得所。以竹篾子挑二三钱入喉中，少顷以水咽之即下。(《魏氏家藏方》)

7. 治汤火伤　革麻子、蛤粉等分。末，研膏。汤损用油调涂，火疮用水调涂。(《养生必用方》)

8. 治面上雀子斑　蓖麻子、密陀僧、硫黄各二钱。上用

羊髓和匀，临睡敷上，次早洗去。(《体仁汇编》)

9. 治诸般针刺入肉不出　用蓖麻子去壳烂研，先以帛衬伤处，敷上，频看，若见刺出即拔出。恐药紧弩出好肉，或加白梅肉同研敷尤好。(《卫生易简方》)

10. 治犬咬伤　蓖麻子五十粒。去壳，以井水研膏，先以盐水洗咬处，次以蓖麻膏贴。(《袖珍方》)

11. 治十种水气，五蛊瘴气　蓖麻子去壳，用麻布包压去油，薄摊在木杓内，仰放在锅中，水面上以锅排盖住煮二十余沸，以药无白色为度，取出。每服六钱，滚水化开，空心温服，不过二三剂，以小便大利为效。(《古今医鉴》法蒸蓖麻膏)

12. 治小儿癫疝　蓖麻仁三枚，棘刚子(去皮)三十枚，石燕子(烧)一枚，滑石(末)二钱，麝香(研)半钱匕。上五味捣研匀，稀面糊和丸，如绿豆大，每服十五丸，空心，煎灯心汤下。(《圣济总录》蓖麻丸)

13. 治风气头痛不可忍　乳香、蓖麻仁等分。捣饼，随左右贴太阳穴。(《纲目》)

14. 治耳聋　草麻一百颗(去皮)，大枣五枚(去皮、核)。上二味熟捣，膏如杏人，纳耳中。(《千金方》)

15. 治口眼㖞斜　蓖麻子仁七七粒。研作饼，右㖞安在左手心，左㖞安在右手心，却以铜盂盛热水，坐药上，冷却换，五六次即正。(《妇人良方》)

16. 治子宫脱下　蓖麻仁、枯矾等分。为末，安纸上托入，仍以蓖麻仁十四枚，研膏涂顶心。(《摘元方》)

17. 治难产及胞衣不下　取蓖麻子七枚，去壳研膏，涂脚心，若胎及衣下，便速洗去，不尔子肠出；即以此膏涂顶，肠当自入。(《海上集验方》)

18. 治暴患脱肛　蓖麻子一两。烂杵为膏，捻作饼子，两指宽大，贴囟上；如阴证脱肛，生附子末、葱、蒜同研作膏，依前法贴之。(《活幼心书》蓖麻膏)

【临床报道】 1. 治疗胃下垂　蓖麻子仁 98%，五倍子 2%。两药按上述比例混匀，打成烂糊，制成直径约1.5 cm、厚1 cm的"蓖倍膏"药饼备用。用法：点准百会穴，剃去药饼大一块头发，把药饼紧贴百会穴上，用纱布绷带扎住，不使移动。贴后每日早、中、晚3次，以搪瓷杯盛半杯开水，将杯底置于药饼上热熨，每次10 min左右，以温热而不烫痛皮肤为度。贴药饼1次，连续5昼夜内不需更换。共治疗61例，显效28例；好转18例；无效15例；总有效率为75.4%。在治疗过程中，除个别患者有轻度头昏外，其他尚无不良反应。部分患者在涂药热熨时，腹部有较强的牵引感觉，停止热熨后，牵引感觉即随之消失。可见热熨对胃的升提有很大关系[1]。

2. 治疗鸡眼　以蓖麻子1枚，去外壳，灰火内埋烧，以爆胀为度。患处以热水泡洗，刮去老皮，蓖麻子用手捏软，即趁热敷于患处，外以胶布固定，3～5 d换药1次。结果：所治160个鸡眼中，1次治愈94个，2次治愈52个，3次治愈14个[2]。

【各家论述】 1.《纲目》："蓖麻仁，甘辛有毒，热，气味颇近巴豆，亦能利人，故下水气。其性善走，能开通诸窍经络，故能治偏风失音、口噤、口目㖞斜、头风、七窍诸病，不止于出有形之物而已。盖鹈鹕油能引药气入内，蓖麻油能拔病气出外，故诸膏多用之。一人病偏风，手足不举，时珍用此油同羊脂、麝香、鲮鱼甲等药，煎作摩膏，日摩数次，一月余渐复，兼服搜风化痰养血之剂，三月而愈。一人病手臂一块肿痛，亦用蓖麻捣膏贴之，一夜而愈。一人病气郁偏头痛，用此同乳香、食盐捣熁太阳穴，一夜痛止。一妇产后子肠不收，捣仁贴其丹田，一夜而上。此药外用累奏奇勋，但内服不可轻率尔。"

2.《本草经疏》："蓖麻，其力长于吸收，故能拔病气出外，其性善收，故能追脓取毒，能出有形之滞物，又能通利关窍，故主水癥。"

3.《医林纂要》："蓖麻子，泻肺气之下行，能决至高之水而下之，通关窍，正经络，调上下。或云服此毕生不能食炒豆，亦不然。"

4.《本草正义》："蓖麻子，气味甘平，濒湖以为甘辛平，其实全无辛味；石顽以为温，颐且恒用以消散外疡红肿焮热各症，则可证其性必是清凉，石顽之说亦非是。其性善走善散，丹溪以为能追脓取毒、拔邪外出，甚是不确；业师朱氏，兼治外疡，凡拔毒提脓药中，从不用此，惟退消阳毒红肿，及发颐、瘰疬、乳痈等症，有家制千捶膏一方，专用蓖麻子仁杵细，和乳香、胶香、银朱、麝香成膏，即有红赤肿高，势且酿脓者，亦可十消八九，则明消散之功，何可误认提毒外出。濒湖以治偏风不举，口目㖞斜，盖亦用其走窜入络，可以通痹，非能拔出血络经脉之风邪。据《纲目》所载，一人偏风，手足不举，濒湖以此油同麝香、鲮鲤甲等作膏，摩之而愈，则真是风寒湿三气杂至之痹着关节者，所以有验，此辨症之不可模糊隐约者也。丹溪又以为能出有形之滞物，故取胎产胞衣，剩骨脓血者用之，则亦因其善走而速之使动耳。濒湖又谓一人病手臂一块肿痛，以此捣膏贴之，一夜而愈，则即走窜消散之功耳。"

5226 蓖麻叶 bì má yè (《新修本草》)

【基原】 为大戟科蓖麻属植物蓖麻 *Ricinus communis* L. 的叶。

【原植物】 参见"蓖麻子"条。

【采收加工】 6～9月采摘，鲜用或晒干。

【药材】 蓖麻叶 *Folium Ricini Communis*　各地广为栽培。

性状　叶片皱缩破碎，完整的叶展平后呈盾状圆形，掌状分裂，深达叶片的一半以上，裂片一般7～9，先端长尖，边缘有不规则的锯齿，齿端具腺体，下面被白粉。气微，味甘、辛。

【成分】 蓖麻叶含黄酮类化合物：芸香苷(rutin)，槲皮素(quercetin)，金丝桃苷(hyperoside)，异槲皮苷(isoquercetrin)[1]，槲皮素-3-葡萄糖苷(quercetin-3-gluco side)[2]，山柰酚(kaempferol)，山柰酚-3-芸香糖苷(kaempferol-3-rutinoside)，紫云英苷(astragalin)，瑞诺苷(reynoutrin)[3]，(－)-表儿茶素〔(－)-epicatechin〕，还含有机酸2，5-二羟基苯甲酸(2，5-dihydroxybenzoic acid)，绿原酸(chlorogenic acid)，新绿原酸(neochlorogenic acid)，没食子酸(gallic acid)[1]。还含其他成分：蓖麻碱(ricinine)，N-去甲基蓖麻毒蛋白(N-demethylricine)[4]，蓖麻毒蛋白(ricine)[5]，维生素(vitamin) C[6]，天冬酰胺(asparagine)，丙氨酸，甲硫氨酸，脯氨酸，缬氨酸[7]等。叶油的脂肪酸组成为共轭二烯脂肪酸，主要有油酸(oleic acid)，亚麻酸(linolenic acid)，β-桐酸(β-elaeostearic acid)，亚油酸(linoleic acid)，还含饱和脂肪酸[8]等。

【药理】 一般药理　叶的水浸液对正常及抑制状态的离体心脏，均能使心收缩力增加[1]。叶、茎煎剂使犬血压下降、大鼠后肢血管扩张；对大鼠子宫、蟾蜍腹直肌有轻度兴奋作用[2]。叶及其浸膏尚能杀灭蝇蛆及蚊类幼虫[3,4]。

【药性】 苦、辛，平，小毒。

1.《纲目》:“有毒。”
2.《云南中草药》:“辛、苦,寒。有毒。”
3.《全国中草药汇编》:“甘、辛,平,有小毒。”

【功用主治】 祛风除湿,拔毒消肿。主治脚气,风湿痹痛,肌肤麻痹,痈疮肿毒,疥癣瘙痒,子宫下垂,脱肛,咳嗽痰喘。

1.《新修本草》:“主脚气风肿不仁,捣蒸敷之。”“油涂叶炙热,熨囟上,止衄尤验也。”
2.《纲目》:“治痰喘咳嗽。”
3.《广东中药》:“煎水外洗,治盗汗。”
4.《东北常用中草药手册》:“治疥癣、瘙痒。”
5.《陕甘宁青中草药选》:“清热利湿,消肿拔毒。”
6.《广西本草选编》:“治痈疮肿毒,乳腺炎,子宫下垂。”
7.《全国中草药汇编》:“消肿拔毒,止痒。”
8.《广西民族药简编》:“治脱肛,异物入肉不出,难产,三叉神经痛,急性结膜炎,冻疮。”

【用法用量】 内服:煎汤,5～10 g;或入丸、散。外用:捣敷;或煎水洗;或热熨。

【选方】 1. 治脚气肿满 蓖麻叶(二斤)。上件药,细锉和匀,分为四度用。每度,以水三斗,煮取二斗,去渣,看冷暖,于避风处淋蘸。(《圣惠方》)

2. 治脚气从足至膝、胫肿满连骨痛或不仁者 用蓖麻子叶切蒸,薄裹,二三易即消。(《卫生易简方》)

3. 治毒攻手足,疼痛顽麻 蓖麻叶二斤,椒枝一斤。上件药细锉。以水二斗,煎取一斗,去渣。看冷热,避风淋蘸。(《圣惠方》)

4. 治鹤膝风初起 鲜蓖麻叶适量,放在蒸笼内蒸热,敷于患处,冷则更换。

5. 治痈肿初起 鲜蓖麻叶适量,加红糖少许,捣烂敷患处。(4、5方出自《安徽中草药》)

6. 治痈疖已溃 干蓖麻叶热水浸软贴患处,如有鲜叶更好。(《中医药实验研究》)

7. 治子宫不收(名瘣疾),有痛不忍者 蓖麻叶(有丫角者好),飞过白矾为末,以纸片摊药托入。(《世医得效方》)

8. 治脱肛、子宫脱垂 蓖麻叶、石榴皮各等量。煎水熏洗患处。(《安徽中草药》)

9. 治子宫下垂 用鲜蓖麻叶适量,捣烂炒熟敷百会穴和关元穴。(《广西本草选编》)

10. 治阴道滴虫 鲜蓖麻叶 2～3 片。加水 1 000 ml,煮沸后坐浴。(《安徽中草药》)

11. 治咳嗽痰涎 九尖蓖麻子叶三钱,飞过白矾二钱。上用猪肉四两,薄批,棋盘利开,掺药二味,荷叶裹,文武火煨熟。细嚼,白汤送下,后用干食压之。(《世传神效名方》)

12. 治年深日远,咳嗽涎喘,夜卧不安 经霜桑叶、经霜蓖麻叶、御米壳(去蒂,蜜炒)各一两。上为细末,炼蜜为丸,如弹子大。每服一丸,食后,白汤化下,日进一服。(《普济方》无忧丸)

13. 治肾囊肿大疝气痛 蓖麻叶和盐捣烂,敷脚底涌泉穴。(《岭南采药录》)

14. 治手足皲裂 夏天将蓖麻叶放手掌中搓烂,外搽。(《宁夏中草药手册》)

【临床报道】 治疗胃下垂 以蓖麻叶外敷治疗胃下垂 35 例,取得显著疗效。方法:采新鲜蓖麻叶洗净、晾干,冲烂备用。用时将少许蜂蜜和冲烂的蓖麻叶调均匀,敷于脐中。每日 1～2 次,3 d 为 1 个疗程,3 个疗程后做钡餐检查,作疗效观察记录。结果:3 个疗程结束,35 例患者共治愈 28 例,好转 4 例,未愈 3 例,总有效率 91.4%[1]。

5227 蓖麻油 bì má yóu (《新修本草》)

【基原】 为大戟科蓖麻属植物蓖麻 *Ricinus communis* L. 的种子所榨取的脂肪油。

【原植物】 参见“蓖麻子”条。

【药材】 蓖麻油 *Oleum Ricini* 我国各地均产。

性状 本品为几乎无色或微带黄色的澄清黏稠液体;气微,味淡而后微辛。

鉴别 (1) 本品在乙醇中易溶,与无水乙醇、氯仿、乙醚或冰醋酸能任意混合。

(2) 相对密度:在 25 ℃时应为 0.956～0.969。

(3) 折光率:应为 1.478～1.480。

(4) 酸值:应不大于 2.0。

(5) 皂化值:应为 176～186。

(6) 碘值:应为 82～90。

(7) 检查他种油类:取本品 1 g,加乙醇 4 ml,应澄清溶解,再加乙醇 15 ml,溶液不得发生浑浊。

【成分】 蓖麻油脂肪酸部分含顺式蓖麻酸(ricinoleic acid)[1],棕榈酸(palmitic acid),硬脂酸(stearic acid),花生酸(arachidic acid),油酸(oleic acid),亚油酸(linoleic acid),亚麻酸(linolenic acid),二羟基硬脂酸(dihydroxystearic acid);甘油酯的组成为三蓖麻酸酯(triricinolein),二蓖麻酸酯类(diricinoleins),单蓖麻酸酯类(monoricinoleins)及非蓖麻酸酯类(nonricinoleins)[2]。

【药理】 1. 抗癌作用 蓖麻油经提纯后的活性成分制成乳剂或多相脂质体,给接种 S_{180} 瘤细胞的小鼠腹腔注射,每日 200～400 mg/kg,连续给药 7 d,对小鼠 S_{180} 实体瘤具较强的抑制作用,尤其当将其包封于脂质体中时,可使毒性明显下降,在较高剂量时抑瘤率可达 58%。每日 200 mg/kg 给接种 ARS 腹水癌细胞的小鼠注射,连续 7 d,亦能抑制 ARS 腹水癌的发生,64%的小鼠腹水癌被完全治愈。生命延长率大于 136%[1]。

2. 引产作用 对妊娠 17 d(预产期前 4 d)的昆明小鼠,用蓖麻油和天然乳剂混合制成的乳剂 1 次灌胃 24 g/kg,24 h 内提前分娩率为 33.3%,24～48 h 内提前分娩率为 46.6%,总提前分娩率为 80%;1 次灌胃 14 g/kg,24 h 内无提前分娩,再次口服 14 g/kg,24～48 h 内提前分娩率 13%;1 次灌胃 8 g/kg,连续灌胃 3 次,均无提前分娩。而对照组全部在 96 h 后自然分娩,无提前者。说明本品对正常妊娠小鼠有明显的引产作用,并有量效关系[2]。蓖麻油加鸡蛋具有引产、催产、缩短产程和加强产力的作用,可使子宫处于良好的收缩状态,引产效果与催产素相近,但较催产素明显减少胎儿子宫内窘迫发生率,从而减少手术产率[3]。

3. 对宫颈的作用 蓖麻油含有丰富的不饱和脂肪酸,与鸡蛋内的磷脂同服后在磷脂酶 A_2 作用下使体内前列腺素(PG)合成增加并释放,从而使子宫平滑肌收缩和宫颈扩张。此外前列腺素的产生可增加胶原酶的活性,从而使宫颈的结缔组织中的胶原纤维断裂、溶解和含量减少,使宫颈软化、宫颈管退缩。另外蓖麻油还可以使体内花生四烯酸的合成增加,促使 PG 合成和释放的增加。报道灌服蓖麻油引产的妊娠大鼠的羊膜和胎盘等组织的 PGE_2 水平均升高[4]；报道蓖麻油引产成功组与自然分娩的孕妇一样，在产前、产时、产后的血皮质醇和胎盘泌乳素均有增高[5]。给妊娠 19 d 大鼠口服蓖麻油乳剂 5 g，8 h 后处死，结果对妊娠晚期大鼠宫颈具有强烈而良好的扩张和软化作用，而对胎仔、胎盘无直接损伤作用[2]。

毒性　蓖麻油乳剂的 LD_{50}＞40 g/kg，有稀便、竖毛现象[2]。

【功用主治】　滑肠，润肤。主治肠内积滞，腹胀，便秘，疥癣癣疮，烫伤。

1.《新修本草》："主风虚寒热，身体疮痒浮肿，尸疰恶气，笮取油涂之。"

2.《本草蒙筌》："敷疥癣疮痍。"

3.《本草经读》："能轻泻。"

4.《广西民族药简编》："种子油涂患处，治烧烫伤，疥疮。"

5.《浙江药用植物志》："润肠通便。治肠内积滞，大便秘结。"

【用法用量】　内服：10～20 ml。外用：涂敷。

【宜忌】　胃弱者及孕妇禁服。

《本草经读》："极败胃，胃弱者切禁。"

【选方】　1. 治猥退风半身不遂，失音不语　蓖麻子脂一升，酒一斗。铜钵盛，脂着酒中，一日，煮之令熟，服之。（《千金方》）

2. 治舌张塞口　蓖麻仁四十粒，去壳研油，涂纸上，作拈。烧烟熏之，未退再熏，以愈为度。（《经验良方》）

3. 治风口㖞　蓖麻油，巴豆油。上二味，等分，并相和。如右㖞即点左口角，如左㖞即点右口角。仍急觑，方正，当急揩去药。（《圣济总录》治风㖞方）

【临床报道】　1. 解除便秘　临床观察 100 例长期卧床患者。随机分为治疗组（蓖麻油口服）与对照组（果导片口服）。选择标准：便秘 3 d 以上者。蓖麻油服药剂量为每次 10～30 ml，果导服药剂量每次 2～3 片，只服 1 次。疗效比较结果：蓖麻油治疗组与果导片对照组总有效率相比，差异有非常显著性，表明蓖麻油通便疗效明显优于果导片，而且效果肯定。用药后通便时间：两组用药后，蓖麻油治疗组通便时间为 4.65±1.50 h，果导片对照组平均开始通便时间为 12.7±4.30 h，差异有显著性，蓖麻油治疗组用药后开始通便时间比果导片对照组平均提前 8 h[1]。

2. 晚期妊娠引产　应用蓖麻油餐进行晚期妊娠引产 120 例。治法：蓖麻油 30 ml，鸡蛋 2 枚，搅拌均匀，加热至全部凝固而油尚未析出，稍凉后，晨起空腹顿服。若 24 h 内无产兆者可于次晨重复使用。结果：120 例患者服药后，78 例在 24 h 内出现有效规律宫缩，36 例次日重复服药后在 48 h 内出现宫缩，6 例超过 48 h 无产兆。总有效率 95%。其中 12 例患者在产程中因胎儿宫内窘迫、滞产、宫颈水肿及其他因素而行剖宫产结束分娩，占 10%。副作用：口服蓖麻油餐无明显副作用，但部分孕妇服后恶心、呕吐及腹泻，一般呕吐 1～2 次，腹泻 3～5 次，不需处理均可好转；极少数腹泻达 10 次，多能耐受，不影响进食。未发现水、电解质紊乱，无心悸、发热及血压改变。临床实践证明，该方法有缩短产程、减少难产、降低围产儿死亡率的功效，效果良好[2]。

5228 蓖麻根 bì má gēn（《民间常用草药汇》）

【基原】　为大戟科蓖麻属植物蓖麻 *Ricinus communis* L. 的根。

【原植物】　参见"蓖麻子"条。

【采收加工】　春、秋季采挖，晒干或鲜用。

【成分】　蓖麻根含反-2-癸烯-4，6，8-三炔酸甲酯（methyl-*trans*-2-decene-4，6，8-triynoate），1-十三碳烯-3，5，7，9，11-五炔（1-tridecene-3，5，7，9，11-pentayne），β-谷甾醇（β-sitosterol）等[1]。

【药性】　辛、平，小毒。

【功用主治】　祛风解痉，活血消肿。主治破伤风，癫痫，风湿痹痛，风瘫，痈肿瘰疬，跌打损伤，脱肛，子宫脱垂，外伤出血。

1.《民间常用草药汇编》："治脱肛，散瘰疬，外敷疮毒。"

2.《陕甘宁青中草药选》："清热利湿，消肿拔毒。治风湿痹痛，跌打损伤。"

3.《广西本草选编》："治破伤风，脉管炎。"

4.《全国中草药汇编》："祛风活血，止痛镇静。主治风湿关节痛，破伤风，癫痫，精神分裂症。"

5.《广西民族药简编》："治小儿疳积，避孕，痢疾。水煎洗患处治外痔。"

6.《福建药物志》："祛风活血。治子宫脱垂，口眼歪斜，便秘，疖肿，脓肿，异物入肉，扭伤。"

【用法用量】　内服：煎汤，15～30 g。外用：捣敷。

【选方】　1. 治破伤风　红骨蓖麻根 120～250 g，蝉蜕 15～30 g，九里香 30～60 g。水 1 000 ml，煎至 200 ml，分 3 次服，每日 1 剂。儿童剂量酌减。（《广东省医药科技资料选编》）

2. 治小儿惊风　红蓖麻鲜根 60～90 g。水煎服。（《云南中草药》）

3. 治瘰疬　白茎蓖麻根 30 g，冰糖 30 g，豆腐一块。开水炖服；渣捣烂敷患处。（《福建中草药》）

4. 治子宫脱垂　蓖麻根、棕榈根各 60 g，党参 15 g，猪膀胱 1 个。加水炖熟后，加红酒半杯调服。（《福建药物志》）

5. 治臌胀　蓖麻根 30 g，通打根 15 g。煨水服。（《贵州草药》）

【临床报道】　治疗癫痫　取红蓖麻根（红茎红叶者）60 g，鸡蛋 1～2 个，黑醋适量。先将鸡蛋破壳煮熟，再放入黑醋、蓖麻根水煎服。每日 1 剂，连服数日。据 38 例观察，19 例近期有效[1]。

5229 蓟罂粟 jì yīng sù（《新华本草纲要》）

【异名】　老鼠笋（《台湾药用植物志》）。

【基原】　为罂粟科蓟罂粟属植物蓟罂粟的全草。

【原植物】　蓟罂粟

Argemone mexicana L.

一年生草本，高 30～100 cm，具苦汁液。茎具分枝，散生刺，被白粉。基生叶密聚；具长不足 1 cm 的短柄；叶片椭圆形，长 5～20 cm，宽 2.5～7.5 cm，上面绿色，沿脉的两侧灰白色，下面灰绿色，两面沿脉散生刺，边缘羽状深裂，裂片具波状齿，齿

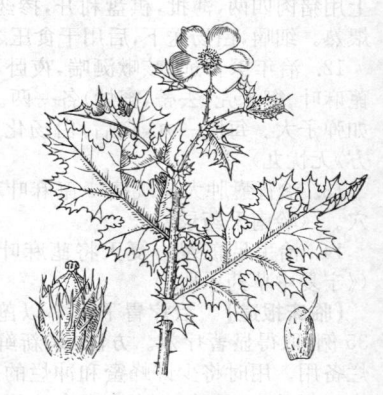

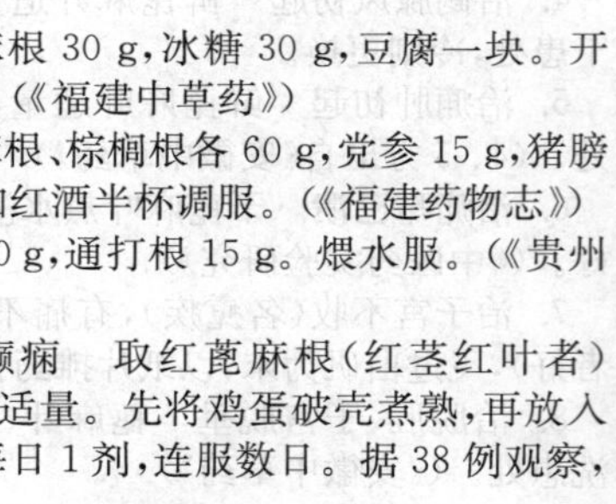

蓟 罂 粟

尖有刺；茎生叶互生，无柄或半抱茎。花密集排列成顶生花序；花梗极短；每花具2～3枚叶状苞片，长1～3 cm，宽1～1.5 cm；萼片舟形，先端具距，距尖有刺，外面散生少数刺，于开花时即脱落；花瓣6，宽倒卵形，长1.7～3 cm，黄色或橙黄色；花丝长约7 mm，花药狭长圆形，开裂后弯成半圆形至圆形；子房长圆形，被黄褐色伸展的刺，花柱极短，柱头3～6裂，深红色。蒴果卵圆形，长2.5～5 cm，宽1.5～3 cm，被稀疏黄褐色的刺，4～6瓣自先端开裂至全长1/4～1/3。种子球形，具明显的网纹。花期5～7月，果期6～8月。

生于海拔850～1 200 m的田坝中或江边。福建、广东、海南、云南、台湾等地庭园栽培。或逸为野生；北京、河南等地偶见栽培。

本植物的种子（蓟罂粟子）和根（蓟罂粟根）亦供药用，另设专条。

【采收加工】 5～7月采收，晒干。

【成分】 地上部分含别隐品碱(allocryptopine)，原阿片碱(protopine)，小檗碱(berberine)，二氢血根碱(dihydrosanguinarine)，二氢白屈菜红碱(dihydrochelerythrine)，血根碱(sanguinarine)，白屈菜红碱(chelerythrine)[1]，11-三十烷醇(triacontan-11-ol)，6，11-三十烷二醇(triacontan-6，11-diol)[2]，去甲白屈菜红碱(norchelerythrine)[3]，隐品碱(cryptopine)，左旋华紫堇碱(cheilanthifolin)，左旋β-斯氏紫堇碱甲羟化物(β-scoulerine methohydroxide)，左旋α-金罂粟碱甲羟化物(α-stylopine methohydroxide)，左旋β-金罂粟碱甲羟化物(β-stylopine methohydroxide)[4]，6-丙酮基二氢血根碱(6-acetonyl dihydrosanguinarine)，6-丙酮基二氢白屈菜红碱(6-acetonyl dihydrochelerythrine)，网叶番荔枝碱(reticuline)，唐松福林碱(thalifoline)，丙酮基斑点亚洲罂粟米定碱(acetonyl-reframidine)，丙酮基隐掌叶防己碱(acetonyl-muramine)[5]，氧化白毛茛分碱(oxyhydrastinine)[6]。花含黄酮类：异鼠李素(isorhamnetin)，异鼠李素-3-葡萄糖苷(isorhamnetin-3-glucoside)，异鼠李素-3，7-二葡萄糖苷(isorhamnetin-3，7-diglucoside)[7]，3-甲氧基槲皮素(3-methoxyquercetin)；又含香草酸(vanillic acid)[8]。

【药理】 1. 对心血管作用　α-别隐品碱能防止乌头碱引起的大鼠心律失常，作用远胜于奎尼丁[1]。α或β别隐品碱对实验性心律不齐的大鼠静脉注射10 mg/kg，具有明显的抗心律不齐作用。α的作用较β为强。但对氯化钙引起者，两者作用未见区别[2]。且可防止动物心肌中K^+的流失[3]。

2. 抗菌作用　别隐品碱对葡萄球菌有强的抗菌活性[4]。白屈菜红碱对一些细菌、真菌(如白念珠菌)及病毒均有抑制作用[5～7]。

【药性】 辛、苦，凉。

【功用主治】《台湾药用植物志》："鲜草为发汗剂。液汁治眼睑裂伤、皮肤病、梅毒、癞病及疣（台湾）。""乳汁治水肿、黄疸病及皮肤病，利尿（印度）。"

【用法用量】 内服：煎汤，3～6 g。外用：捣汁涂。

5230 蓟罂粟子 jì yīng sù zǐ
（《新华本草纲要》）

【基原】 为罂粟科蓟罂粟属植物蓟罂粟 *Argemone mexicana* L. 的种子。

【原植物】 参见"蓟罂粟"条。

【采收加工】 果实成熟时采下果实，晒干，压破，除去果壳，取种子。

【成分】 种子含蓟罂粟素(argemexitin)，5，7-二氢色酮-7-新橙皮糖苷(5，7-dihydrochromone-7-neohesperidoside)[1]，木犀草(luteolin)及圣草酚(eriodictyol)[2]等黄酮类化合物。

【功用主治】《台湾药用植物志》："种子油治疝痛（台湾）""种子为催吐剂及泻剂，又种子作吸烟用治牙痛，种子亦为治梅毒之泻剂……鲜品之效最强，随干燥而减弱（印度）。"

【用法用量】 内服：煎汤，2～4 g。

5231 蓟罂粟根 jì yīng sù gēn
（《新华本草纲要》）

【基原】 为罂粟科蓟罂粟属植物蓟罂粟 *Argemone mexicana* L. 的根。

【原植物】 参见"蓟罂粟"条。

【采收加工】 9～10月采挖，晒干。

【成分】 根含生物碱：别隐品碱(allocryptopine)，原阿片碱(protopine)，小檗碱(berberine)，血根碱(sanguinarine)，去甲血根碱(norsanguinarine)及黄连碱(coptisine)[1，2]。还含β-谷甾醇(β-sitosterol)[2]。

【功用主治】《台湾药用植物志》："根煎服治淋病（台湾）。根部粉末治绦虫（印度）。"

【用法用量】 内服：煎汤，3～6 g；研末，0.5～1.5 g。

5232 蓬蘽 péng lěi
（《本经》）

【异名】 覆盆（《本经》），陵蘽、阴蘽（《别录》），割田藨（《纲目》），寒藨（《医林纂要》）。

【基原】 为蔷薇科悬钩子属植物灰白毛莓 *Rubus tephrodes* Hance 的果实。

【原植物】 参见"乌龙摆尾"条。

【采收加工】 9～10月果实成熟时采收，晒干。

【药性】 甘、酸，温。归肝、肾经。

1.《本经》："酸，平。"

2.《别录》："咸，无毒。"

3.《食性本草》："酸、甘。"

4.《本草汇言》："味甘、酸，气温。"

5.《医林纂要》："酸，热。"

6.《药性考》："入肝与肾。"

【功用主治】 补肾益精，缩尿。主治头目眩晕，多尿，阳痿，不育，须发早白，痈疽。

1.《本经》："主安五脏，益精气，长阴令坚，强志倍力，有子，久服轻身不老。"

2.《别录》："疗暴中风，身热大惊。"

3.《新修本草》："耐寒湿，好颜色。"

4.《日用本草》："缩小便，黑白发。"

5.《医林纂要》："补肺，去寒。"

【用法用量】 内服：煎汤，6～15 g。

【选方】 1. 治阴火动眩晕者　蓬蘽（炒）、人参、白术、当归、黄芪各二钱，怀熟地二两。水煎，频频服之。

2. 治虚极欲倒，如坐舟车，真阳不足，上气喘气，气短自汗而眩晕，手足冷，脉沉细　蓬蘽（炒）、人参、大附子（童便制）各三钱，肉桂二钱，甘草一钱。煎服。（1、2方出自《方脉正宗》）

3. 治雎（疽）病　三沥煮逢（蓬）蘽，取汁四斗，以酒雎（疽）痈。（《五十二病方》）

4. 治须发早白　取蓬虆笮取汁，合成膏，涂发。(《本草图经》)

【各家论述】《本草汇言》："蓬虆，养五脏，益精气之药也。此药虽养五脏，充足在肝，但肝主发生，又主疏泄，倘服食过多，性味有偏，发生急而疏泄多，未免有反激之患，而肝木自戕其体矣，慎之，慎之。"

5233 蓬子菜 péng zǐ cài
(《救荒本草》)

【异名】　黄牛衣(《江苏省植物药材志》)，铁尺草(《四川常用中草药》)，黄米花、柳夫绒蒿、疔毒蒿、鸡肠草(《东北常用中药手册》)，喇嘛黄(《沙漠地区药用植物》)。

【基原】　为茜草科猪殃殃属植物蓬子菜的全草。

【原植物】　蓬子菜 *Galium verum* L.　又名：黄牛尾(《江苏植物志》)。

多年生直立草本。根茎粗短，根圆柱形，粗长而弯曲。茎丛生，基部稍木质化，四棱形，幼时有柔毛。叶6～10片，轮生；叶片线形，长1～5 cm，宽1～2 mm，先端急尖，上面稍有光泽，仅下面沿中脉两侧被柔毛，边缘反卷。聚伞花序集成顶生的圆锥花序状，稍紧密；花序梗有灰白色细毛；花具短柄；萼筒全部与子房愈合；花冠辐状，淡黄色，花冠筒极短，裂片4，卵形；雄蕊4，伸出；子房2室，花柱2，柱头头状。果小，果爿双生，扁球形。花期6～7月，果期8～9月。

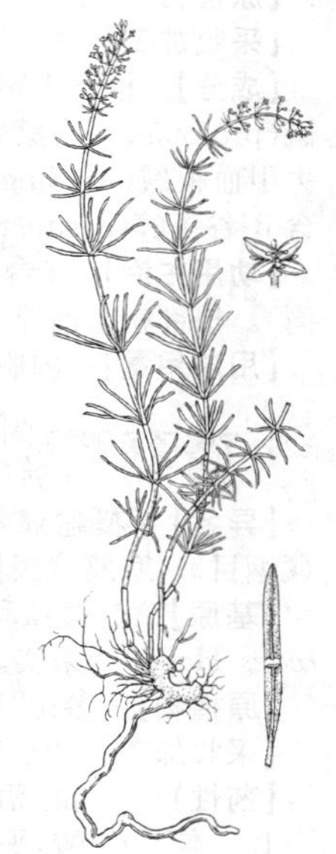

蓬子菜

生于山坡灌丛及旷野草地。分布于东北、西北至长江流域。

【采收加工】　7～9月采收，鲜用或晒干。

【药材】　蓬子菜 *Herba Galii Veri* 产于四川、江苏、陕西，以及东北等地。

性状　根圆柱形，弯曲，主根不明显，支根多条丛生于根茎，长约15 cm，直径0.2～0.5 cm。表面灰褐色或浅棕褐色，有细皱纹，外皮剥落处显出橙黄色木部。质稍硬。断面类白色或灰黄色，用扩大镜观察可见多数小孔，并有同心排列橙黄色环纹。气微，味淡。

【成分】　根含蒽醌类化合物甲基异茜草素樱草糖苷(rubiadin primeveroside)[1, 2]，蓬子菜根双糖苷(galiosin)即是紫茜素-3-羧酸樱草糖苷(purpurin-3-carboxylic acid primeveroside)[2]，蓬子菜根苷(galeide)即是伪紫茜素葡萄糖苷(pseudopurpurin glucosi-de)[3]，1，3-二羟基-2-甲氧基甲基蒽醌(1，3-dihydroxy-2-methoxymethyl anthraquinone)，1，3-二甲氧基-2-羟基蒽醌(1，3-dimethoxy-2-hydroxy anthraquinone)，1，3-二羟基-2-乙酰氧基蒽醌(1，3-dihydroxy-2-acetoxy anthraquinone)，1-羟基-2-甲氧基蒽醌(1-hydroxy-2-hydroxymethyl anthraquinone)，1，3-二羟基-2-甲基蒽醌(1，3-dihydroxy-2-methyl anthraquinone)，1-甲氧基-2-羟基蒽醌[4]。

地上部分含环烯醚萜类成分：车叶草苷(asperuloside)，水晶兰苷(monotropein)，桃叶珊瑚苷(aucubin)[5]，6-乙酰基鸡屎藤次苷(6-acetylscandoside)，鸡屎藤次苷甲醚(scandoside methyl ether)，去乙酰基交让木苷(deacetyldaphylloside)，都桷子苷(geniposide)[6]；有机酸成分：根皮酸(phloretic acid)[7]，2-哌啶酸(pipecolic acid)[8]，绿原酸(chlorogenic acid)[9]；黄酮类成分：芸香苷(rutin)，喇叭茶苷(palustroside)[9]，槲皮素-3-葡萄糖苷(3-glucosylquercetin)，槲皮素-7-葡萄糖苷(7-glucosylquercetin)，槲皮素-3，7-二葡萄糖苷(3，7-diglucosyl quercetin)，木犀草素-7-葡萄糖苷(7-glucosylluteolin)[10]。

开花期地上部分的环烯醚萜类成分有：车叶草苷，水晶兰苷，鸡屎藤次苷(scandoside)，去乙酰基车叶草苷酸(deacetylasperulosidic acid)，都桷子苷酸(geniposidic acid)，车叶草苷酸(asperulosidic acid)，交让木苷(daphylloside)，10-去乙酰基-10-对羟基苯丙酰基车叶草苷(10-deacetyl-10-*p*-hydroxy phenylpropionyl asperuloside)，3，4-二氢车叶草苷(3，4-dihydroasperuloside)[11]。

另含挥发油，内含甲基香草醛(methylvanillin)，向日葵素(piperonal)[12]。

【药理】 1. 镇痛、抗炎作用　蓬子菜具有降低毛细血管壁的通透性，改善微循环，抗炎消肿的作用[1]。其有效成分芸香苷具有镇痛作用[2]。

2. 抗菌、抗病毒　蓬子菜中有效成分车叶草苷对腐皮镰刀菌、宫部旋孢腔菌、大肠杆菌和多黏芽胞杆菌表现一定的抑制作用[1]。喇叭茶苷对金黄色葡萄菌有抗菌作用，对大肠杆菌有微弱的作用，但对白念珠菌无作用[3]。绿原酸浓度分别为0.05 mg/ml、0.1 mg/ml、0.4 mg/ml、0.8 mg/ml时，可分别体外抑制合胞病毒、柯萨奇B_3型、腺病毒7型、腺病毒3型和柯萨奇B_5型[4]。水晶兰苷对EB病毒的活性有一定的抑制作用[5]。对蓬子菜采用不同溶媒所得的提取物进行抑菌试验，结果表明：以水提取法抑菌效果为最强，水提醇沉法略有抑菌作用，醇提法则无抑菌作用[6]。

3. 抗肿瘤　无抗瘤作用的车叶草苷其偏高碘酸的氧化产物具有潜在的抗肿瘤作用，可对小鼠体内的白血病P_{388}表现很强活性且强于苷经酶水解产生的苷元的活性[7]。

4. 抗诱变性　车叶草苷中的饱和羰基对其抗诱变性有很大的帮助[8]。

5. 对消化系统的作用研究　绿原酸可显著增强肠胃蠕动，促进胃液分泌且利胆，绿原酸的水解产物咖啡酸亦有利胆作用。芸香苷对胃、肠黏膜有保护作用[9, 10]。芸香苷对实验性急性胰腺炎有保护作用[11]。全草有利胆作用[12]。其有效成分车叶草苷具有缓泻作用[13]。

6. 对心脑血管的作用　水晶兰苷对通过慢性悬吊张力引起的小鼠性功能和认知能力下降有微弱的保护作用[14]。芸香苷对小鼠脑缺血损伤模型及对肾脏缺血再灌注损伤的模型均有保护作用[15, 16]，对体外培养肝细胞、心肌细胞具有保护[17, 18]，对大鼠内囊血肿有治疗作用[19]。有效成分车叶草苷具有降压作用[20]。

7. 清除自由基　绿原酸和芸香苷具有清除自由基和抗脂质过氧化等作用[21]。

8. 其他　车叶草苷对许多植物的生长均有抑制作用。芸香苷具有抗疲劳和耐缺氧作用[22]。绿原酸的水解产物咖啡酸亦有升高白细胞的作用。绿原酸及其衍生物被确认是鼠肝微粒体中6-磷酸葡萄糖酶的特效性抑制剂，有助于降低非胰岛素依赖性糖尿病患者所表现出的较高的肝糖排泄速度[23]。其新鲜植物的液汁或煎剂，外用可治皮疹[13]。

【药性】 微辛、苦,微寒。

1.《东北常用中草药手册》:“微辛、苦,寒。”

2.《四川常用中草药》:“性微寒,味淡、苦。”

3.《内蒙古中草药》:“味苦、甘,性平。”

4.《山西中草药》:“甘、苦,温。”

【功用主治】 清热解毒,通经,止痒。主治肝炎,腹水,咽喉肿痛,疮疖肿毒,跌打损伤,妇女经闭,带下,毒蛇咬伤,荨麻疹,稻田皮炎。

1.《东北常用中草药手册》:“消肿祛瘀,解毒止痒。主治急性荨麻疹,疮疖疔毒。”

2.《吉林中草药》:“活血通经,解毒,利尿。治痈肿疔疮,跌打损伤,经闭,崩漏,带下,黄疸,蛇咬伤。”

3.《四川常用中草药》:“清热,解毒,行血,散瘀。治喉痹肿痛,跌打损伤,骨折,妇女血气痛,蛇咬伤等症。”

4.《内蒙古中草药》:“利尿,通经。主治经闭,腹水。”

【用法用量】 内服:煎汤,10～15 g。外用:捣敷;或熬膏涂。

【选方】 1. 治传染性肝炎　蓬子菜 30 g,茵陈 30 g,板蓝根 15 g。水煎服。(徐州《单方验方新医疗法选编》)

2. 治疖疮走黄　蓬子菜 15 g。黄酒煎,每日服 2 次,将渣捣烂敷患处。(《吉林中草药》)

3. 治急性荨麻疹　①蓬子菜 15 g,水煎服;或鲜品捣汁擦患处。(《内蒙古中草药》)　②蓬子菜、地肤子各 10 g,水煎服;或各 30 g,水煎洗浴。(《山西中草药》)

【临床报道】 治疗下肢深静脉血栓形成　用蓬子菜注射液 60 ml(20 ml/支)稀释于 5%葡萄糖 500 ml,缓慢滴注,每日 1 次,治疗 1 个月。每星期查 1 次出凝血时间,严密观察有无出血倾向。共观察 30 例。结果:临床治愈 10 例,显著好转 13 例,好转 5 例,无效 2 例,总有效率 93.33%。治疗后内踝静脉压力显著下降,血栓长度明显变短。提示蓬子菜具有抑制血栓形成,促进其溶解,降低毛细血管壁的通透性,改善微循环,抗炎消肿的作用[1]。

5234 蓬莱草 péng lái cǎo (《泉州本草》)

【异名】 凤梨草、旺梨草(《泉州本草》),番梨仔草(《全国中草药汇编》),旺莱癀、凤梨癀(《福建药物志》),痢症草(《湖北中草药志》)。

【基原】 为马鞭草科过江藤属植物过江藤的全草。

【原植物】 过江藤 *Phyla nodiflora* (L.) Greene[*Lippia nodiflora* (L.) Rich.] 又名:苦舌草(《广州植物志》)。

多年生匍匐草本。有木质宿根,多分枝,节上易生根;全株有紧贴丁字状短毛。单叶对生;近无柄;叶片匙形,倒卵形至倒卵状披针形,长 1～3 cm,宽 0.5～1.5 cm,基部狭楔形,叶缘中部以上有锐锯齿,先端钝或近圆形,两面均被毛。穗状花序腋生,圆柱形或卵形,具长 1～7 cm 的花序梗;苞片宽倒卵形,宽约 3 mm;花萼膜质;花冠白色、粉红色至紫红色;雄蕊 4,着生于花冠管的中部。果实淡黄色,内藏于花萼内,成熟时分裂为 2 个小坚果。花、果期 6～10 月。

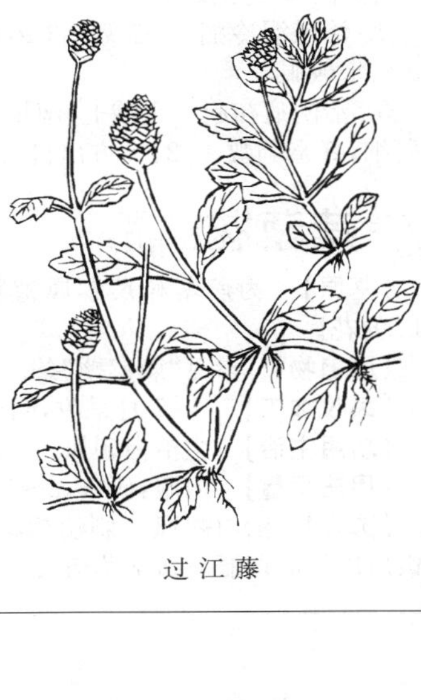

过江藤

生于海拔 300～1 880 m 的山坡平地及河滩等湿润处。分布于西南及江苏、福建、江西、湖北、湖南、广东、广西、台湾。

【栽培】 生物学特性　宜于温暖湿润和向阳的环境。以肥沃、疏松的砂质壤土为好。

繁殖方法　分枝繁殖,在 5～6 月间,将匍匐茎及新蔓扯起,每隔 3～4 节剪成 1 株,按行株距 25～30 cm 开穴,深 6～7 cm,每穴栽植 2 株,将 1～2 茎节埋压于土中,以利生根。

田间管理　种苗成活及每年早春返青后,进行中耕除草与追肥。

病虫害防治　病害有叶斑病。

【采收加工】 栽种当年 9～10 月采收。以后每年采收 2 次,第一次在 6～7 月,第二次在 9～10 月。鲜用或晒干。

【药材】 蓬莱草 *Herba Phylae Nodiflorae*　产于江苏、江西、福建、台湾、云南、湖北、广东、广西等地。

性状　茎细长,多分枝,直径约 2 mm;表面黄绿色或淡紫红色,有纵沟纹,具显著的节,节处有棕色须根。叶对生,无柄,叶片皱缩,完整叶片呈倒卵状披针形,长 1～3 cm,宽 0.5～1.5 cm,先端钝成近圆形,基部狭楔形,叶缘中部以上有锯齿,淡绿色,两面均有毛;纸质,易碎。有的在叶腋中可见短圆柱形的穗状花序或果。气微,味淡。

【成分】 过江藤含醌醇葡萄糖苷(quinol glucoside),梾木苷(cornoside)[1]。

花含黄酮类化合物:6-羟基木犀草素(6-hydroxyluteolin),尼泊尔黄酮素(nepetin),巴达薇甘菊素(batatifolin),6-羟基木犀草素-7-O-芹菜糖苷(6-hydroxyluteolin-7-O-apioside),木犀草素-7-O-葡萄糖苷(luteolin-7-O-glucoside)[2]。

【药性】 微苦,凉。

1.《广西本草选编》:“味酸、甘、微苦,性寒。”

2.《全国中草药汇编》:“微苦、辛,平。”

3.《湖南药物志》:“微苦、辛,凉。”

4.《湖北中草药志》:“淡,凉。”

【功用主治】 清热,解毒。主治咽喉肿痛,单双喉蛾,牙痈,泄泻,痢疾,痈疽疮毒,带状疱疹,湿疹,疥癣。

1.《广西本草选编》:“清热凉血,解毒消肿。主治狂犬咬伤,痢疾,痈疮肿毒,皮肤疥癣,湿疹,皮肤瘙痒。”

2.《全国中草药汇编》:“清热解毒,散瘀消肿。主治痢疾,急性扁桃体炎,咳嗽咯血,跌打损伤;外用治痈疽疔毒,带状疱疹,慢性湿疹。”

3.《福建药物志》:“清热解毒,消肿止痛。主治咽喉肿痛,颈淋巴结核,牙痈,蛀牙痛,秃疮,蛇头疔。”

4.《湖北中草药志》:“清热利湿,活血解毒。用于细菌性痢疾,肠炎。”

【用法用量】 内服:煎汤,鲜品 30～60 g;或捣汁。外用:水煎洗;或捣敷。

【选方】 1. 治牙痈　鲜过江藤 60 g,鸭蛋 1 个。水炖服。

2. 治细菌性痢疾,肠炎　鲜过江藤 120 g。水煎服;或捣烂绞汁,调糖或蜜温服。

3. 治带状疱疹　鲜过江藤捣烂取汁,调些雄黄敷患处。(1～3 方出自《福建中草药》)

4. 治秃疮　过江藤烧灰存性,研末,调凡士林外敷。

(《福建药物志》)

5. 治疯狗咬伤　鲜蓬莱草 60 g。捣烂绞汁泡酒服，渣敷患处，以伤愈为度。(《泉州本草》)

5235 蓑草 suō cǎo (《重庆草药》)

【异名】　索草(《三农纪》)，山草、山茅草(《全国中草药汇编》)。

【基原】　为禾本科拟金茅属植物拟金茅的全草或根茎。

【原植物】　拟金茅 *Eulaliopsis binata* (Retz.) C. E. Hubb.

多年生草本，秆高 40～70 cm。基部叶鞘密被白色长绒毛；叶片狭条形，宽 1～3 mm，卷折成针状。总状花序 2～4 枚，呈指状排列，密被淡黄褐色绒毛；穗轴逐节断落，节间与小穗梗具长纤毛；小穗成对，均结实且同形；无柄小穗长 4.5～8 mm，中部以下被乳黄色或棕黄色长柔毛；第一颖边缘稍内卷，先端钝或有 2～3 不规则的裂齿，第二颖有短芒；第二外稃的裂齿间伸出 1 稍弯曲的芒。5 月抽穗。

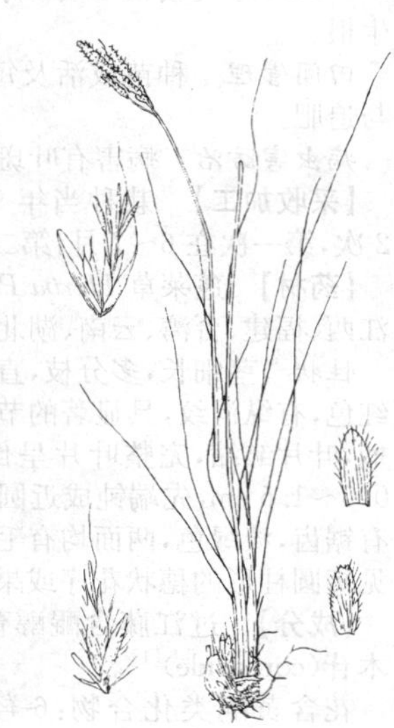

拟金茅

生于山坡路边。分布于华中、西南及陕西、台湾等地。

【采收加工】　5～7 月采收，晒干。

【药性】　甘、淡，凉。

1.《全国中草药汇编》："甘、淡，平。"

2.《四川中药志》1982 年版："甘，凉。"

【功用主治】　清热解毒，凉血散瘀。主治感冒，小儿肺炎，肺痨咯血，衄血，尿血，经行不畅，热淋，乳腺炎，荨麻疹，外伤出血。

1.《重庆草药》："行气破血。治妇女血气干(痨病停经)，美人干(痨病潮热，面现红晕)。"

2.《全国中草药汇编》："清热消炎，平肝明目，止血。主治感冒，肝炎，小儿肺炎，乳腺炎，荨麻疹，产褥热，胃痛，外伤出血。"

3.《四川中药志》1982 年版："止血散瘀，清热利尿。用于衄血，尿血，血滞经行不畅，热淋，小便不利。"

【用法用量】　内服：煎汤，15～30 g。

【选方】　1. 治美人干　蓑草根 60 g，红子根 500 g，红藤 120 g，小血藤根 30 g，茜草根 60 g，百节藕 120 g。炖五花肉服。(《重庆草药》)

2. 治瘀血阻滞，经行不畅，痛经　拟金茅 30 g，元宝草 9 g，月季花 9 g，地耳草 12 g。水煎服。

3. 治鼻衄，尿血，血淋　拟金茅 30 g，牛膝 15 g。水煎服。

4. 治热结膀胱，小便不利　拟金茅 30 g，车前草 15 g，水灯心 15 g。水煎服。(2～4 方出自《四川中药志》1982 年版)

5236 蒿雀 hāo què (《本草拾遗》)

【异名】　青头雀(《东北动物药》)。

【基原】　为雀科鹀属动物灰头鹀的肉或全体。

【原动物】　灰头鹀 *Emberiza spodocephala* Pallas

体长约 16 cm，形如麻雀。嘴呈粗短的圆锥形，上嘴深褐色，下嘴淡黄色。虹膜褐色。嘴基周围及眼先黑色；雄鸟头顶、后颈、喉及上胸均灰绿色，其余上体大多橄榄褐色，翕羽具黑褐色羽干纹；翼和尾大多黑褐色，羽缘转淡；最外侧尾羽几全白，次 1 对具楔形白斑；上胸至尾下覆羽概为柠檬黄色，两胁具黑褐色纵纹。脚 4 趾，淡黄色。雌鸟羽、色略似雄者，仅头顶和后颈呈橄榄褐色，微带黑色纵纹；眉纹微棕色；喉与胸橄榄黄而具暗褐色斑点。

栖于山谷、河岸或平原沼泽地的疏林或灌木丛中，秋季多栖于草丛地带。食物为各种杂草及野生植物的种子，也吃谷类及昆虫等。分布于我国东北。迁徙时，遍布华北和华中，在华南各地越冬。

【采收加工】　春、秋季捕捉，捕杀后，除去羽毛及内脏，鲜用或晒干。

【药性】　《本草拾遗》："甘，温，无毒。"

【功用主治】　1.《本草拾遗》："益阳道，补精髓。"

2.《东北动物药》："解毒，补益。治酒中毒，蕈中毒，阳痿等。"

【选方】　1. 治酒中毒　青头雀 1 只。去毛及肠杂，烧焦研面，白水冲服。

2. 治阳痿　青头雀肉煮食。连续服用。(1、2 方出自《东北动物药》)

5237 蒿枝七 hāo zhī qī (《全国中草药汇编》)

【异名】　飞蛾七(《万县中草药》)。

【基原】　为罂粟科绿绒蒿属植物椭果绿绒蒿 *Meconopsis chelidonifolia* Bur. et Franch. 的根。

【原植物】　参见"黄花绿绒蒿"条。

【采收加工】　6～10 月采挖，切片，晒干。

【药性】　辛，温，有毒。

1.《万县中草药》："温，辛，有毒。"

2.《全国中草药汇编》："性味淡，温，有小毒。"

【功用主治】　祛风除湿，消肿止痛。主治风湿关节疼痛，阴疽，及外伤出血。

【用法用量】　内服：煎汤，3～15 g。外用：研粉撒；或调敷。

【选方】　1. 治气虚　蒿枝七 15 g，泡参 30 g。炖肉服。(《全国中草药汇编》)

2. 治风湿冷痛　飞蛾七 3 g，附片 6 g，黄芪 30 g，桂枝 9 g。水煎服。

3. 治阴疽初起　飞蛾七、南星、半夏、川乌、草乌各适量。研细，蜂蜜调敷。(2、3 方出自《万县中草药》)

5238 蒺藜花 jí lí huā (《纲目》)

【基原】　为蒺藜科蒺藜属植物蒺藜 *Tribulus terrestris* L. 的花。

【原植物】　参见"刺蒺藜"条。

【采收加工】　5～7 月采收，阴干或烘干。

【功用主治】　主治白癜风。

【用法用量】　内服：研末，3～5 g。

【选方】　治白癜风　刺蒺藜花，阴干为末，每服三二钱，饭后以温酒调服。(《本草衍义》)

5239 蒺藜苗 jí lí miáo（《纲目》）

【异名】 蒺藜蔓(《千金方》)。

【基原】 为蒺藜科蒺藜属植物蒺藜 *Tribulus terrestris* L. 的茎叶。

【原植物】 参见"刺蒺藜"条。

【采收加工】 5～8 月采收,鲜用或晒干。

【成分】 叶含黄酮苷,槲皮素-3-龙胆二糖苷(quercetin-3-gentiobioside),槲皮素-3-芸香糖苷(quercetin-3-rutinoside),槲皮素-3-葡萄糖苷(quercetin-3-glucoside),槲皮素-3-龙胆三糖苷(quercetin-3-gentiotrioside),槲皮素-3-鼠李龙胆二糖苷(quercetin-3-rhamnogentiobioside),槲皮素-3-龙胆二糖苷-7-葡萄糖苷(quercetin-3-gentiobioside-7-glucoside)[1],山柰酚(kaempferol),山柰酚-3-葡萄糖苷(kaempferol-3-glucoside)[2],山柰酚-3-龙胆二糖苷(kaempferol-3-gentiobioside),山柰酚-3-芸香糖苷(kaempferol-3-rutinoside),山柰酚-3-对香豆酰葡萄糖苷(kaempferol-3-*p*-coumaroylglucoside),山柰酚-3-龙胆二糖苷-7-葡萄糖苷(kaempferol-3-gentiobioside-7-glucoside),异鼠李素-3-葡萄糖苷(isorhamnetin-3-glucoside),异鼠李素-3-龙胆二糖苷(isorhamnetin-3-gentiobioside),异鼠李素-3-芸香糖苷(isorham-netin-3-rutinoside),异鼠李素-3-对香豆酰葡萄糖苷(isorham-netin-3-*p*-coumaroylglucoside),异鼠李素-3-龙胆三糖苷(isorhamnetin-3-gentiotrioside),异鼠李素-3, 7-二葡萄糖苷(isorhamnetin-3, 7-diglucoside),异鼠李素-3-龙胆二糖苷-7-葡萄糖苷(isorhamnetin-3-gentiobioside-7-glucoside),异鼠李素-3-龙胆三糖苷-7-葡萄糖苷(isorhamnetin-3-gentiotrioside-7-glucoside)[1]。

茎及叶含水溶性多糖 H,相对分子质量约为 10 万[4]。甾体及其苷:原薯蓣皂苷(protodioscin)[5],(5α, 25R)-螺甾烷-3, 6, 12-三酮〔(5α, 25R)-spirostan-3, 6, 12-trione〕,25R-4-螺甾烯 3, 6, 12-三酮(25R-spirostan-4-ene-3, 6, 12-trione),替告皂苷元(tigogenin),海柯皂苷元(hecogenin),芰脱皂苷元(gitogenin),核柯精酮(hecogenone),25R-螺甾烷-4-烯-3, 12-二酮[6],海柯皂苷元 3-O-β-D-吡喃葡萄糖基(1→4)-β-D-吡喃半乳糖苷〔hecogenin 3-O-β-D-glucopyranosyl(1→4)-β-D-galactopyranoside〕,26-O-β-D-吡喃葡萄糖基-3-O-{〔β-D-吡喃木糖基(1→3)〕〔β-D-吡喃半乳糖基(1→2)〕-β-D-吡喃葡萄糖基(1→4)-β-D-吡喃葡萄糖基}-5α-呋甾-20(22)-烯-12-酮-3β, 26-二醇(26-O-β-D-glucopyranosyl-3-O-{〔β-D-xylopyranosyl(1→3)〕〔β-D-galactopyranosyl(1→2)〕-β-D-glucopyranosyl(1→4)-β-D-glucopyranosyl}-5α-furost-20(22)-en-12-one-3β, 26-diol),26-O-β-D-吡喃葡萄糖基-3-O-{〔β-D-吡喃木糖基(1→3)〕〔β-D-吡喃半乳糖基(1→2)〕-β-D-吡喃葡萄糖基(1→4)-β-D-吡喃葡萄糖基}-5α-呋甾烷-12-酮-3β, 22, 26-三醇(26-O-β-D-glucopyranosyl-3-O-{〔β-D-xylopyranosyl(1→3)〕〔β-D-galactopyranosyl(1→2)〕-β-D-glucopyranosyl(1→4)-β-D-glucopyranosyl}-5α-furostan-12-one-3β, 22, 26-triol)[7],薯蓣皂苷(dioscin)及谷甾醇葡萄糖苷(sitosterol glucoside)[8]。

【药理】 1. 对心血管系统的作用 蒺藜茎叶总皂苷制剂对猫和兔可增强其心脏收缩力,减慢心率,扩张冠状动脉和外周血管,并显示缓和的降压作用[1]。

2. 抗动脉粥样硬化和抗血小板聚集作用 经口给家兔蒺藜叶总皂苷 10 mg/kg,连续 60 d,能显著降低实验性高胆固醇血症的胆固醇水平。此外,也具有阻止动脉、心肌及肝脏的脂质沉着作用[1]。

3. 强壮与延缓衰老作用 蒺藜茎叶总皂苷口服 160 mg/kg、240 mg/kg,共 6 d 或 8 d,能增强小鼠耐高温和抗寒冷能力,延长小鼠游泳时间。口服 240 mg/kg,共 8 d,或腹腔注射 30 mg/kg、50 mg/kg,均引起大鼠肾上腺内维生素 C 含量明显下降。延长乏氧小鼠的存活时间,切除肾上腺后此作用不再复现。腹腔注射 50 mg/ kg,共 9 d 或 7 d,即可抑制注射大剂量氢化可的松引起的小鼠"耗竭"现象,又能使处于应激状态的大鼠肾上腺内维生素 C 的降低得以缓解,这些作用可能与肾上腺皮质功能有关,调节其功能免遭耗竭,这种强壮作用及其作用强度与人参皂苷颇为相似[2]。

【药性】 《本草经疏》:"辛,入肝。"

【功用主治】 祛风,除湿,止痒,消痈。主治暑湿伤中,呕吐泄泻,鼻塞流涕,皮肤风痒,疥癣,痈肿。

1.《别录》:"主风痒,可煮以浴。"

2.《纲目》:"煮汤,洗疥癣风疮作痒。"

【用法用量】 内服:煎汤,5～10 g;或入丸、散;或捣汁服。外用:煎水洗;捣烂敷或熬膏搽。

【选方】 1. 治小儿中暑吐利 白蒺藜苗,研汁服。(《普济方》)

2. 治鼻塞多年,不闻香臭,水出不止 蒺藜子苗二握,以水一大盏,煮取半盏,仰卧,先满口含饭,以汁一合,灌入鼻中,不通再灌之,大嚏。(《圣惠方》灌鼻蒺藜汁方)

3. 治痈肿 蒺藜蔓(净洗)三寸截之,取得一升。以水三升,煮取二升,去滓,纳铜器中,煮取一升,纳小器中,煎如稠糖,取涂疮肿。(《千金方》)

4. 治蛲虫 蒺藜子并苗叶,阴干烧存性细研,每服二钱匕,食后煎芜荑酒调下,日三。(《圣济总录》蒺藜茶)

5. 治蠼螋尿疮 熟捣蒺藜叶,以水和涂,燥复易之。(《千金方》)

5240 蒺藜根 jí lí gēn（《纲目》）

【基原】 为蒺藜科蒺藜属植物蒺藜 *Tribulus terrestris* L. 的根。

【原植物】 参见"刺蒺藜"条。

【采收加工】 9～11 月挖根,晒干。

【成分】 根含皂苷,皂苷元有薯蓣皂苷元(diosgenin),芰脱皂苷元(gitogenin),绿莲皂苷元(chlorogenin),罗斯考皂苷元(ruscogenin)。根节含多种氨基酸,主要有谷氨酸,谷氨酰胺,冬氨酸,天冬酰胺[1]等。

【功用主治】 主治牙齿外伤动摇。

【用法用量】 外用:研末搽。

【选方】 治打动牙齿 蒺藜根,烧灰贴,动牙即牢。(《瑞竹堂经验方》蒺藜散)

5241 蒟酱 jǔ jiàng（《新修本草》）

【异名】 枸酱(《汉书》),蒟子(《广志》),土荜茇(《食疗本草》),大荜茇(《成都县志》),蒟青、槟榔蒟(《岭南草药志》),青蒌、香荖(《广东中草药》),芦子、大芦子(《云南中草药选》),青蒟、槟榔蒌(《全国中草药汇编》)。

【基原】 为胡椒科胡椒属植物蒟酱的果穗。

【原植物】 蒟酱 *Piper betle* L. 又名:浮留藤(《新修本

草》),扶留藤、蒌藤(《纲目》)。

藤本,长达数米。枝梢近木质,茎常绿,攀缘,节上常生根。叶互生,大而厚,纸质至近革质,背面及嫩叶脉上有密细腺点;叶柄长 2～5 cm,被极细的粉状短柔毛;叶片阔卵形至卵状长圆形,上部的有时为椭圆形,长 7～15 cm,宽 5～11 cm,先端渐尖,基部心形、浅心形或上部的有时钝圆,两侧相等至稍不等,腹面无毛,背面沿脉上被极细的粉状短柔毛,叶脉 7 条,最上 1 对通常对生,少有互生,离基 0.7～2 cm 从中脉发出,余者均基出,网状脉明显。花单性,雌雄异株,聚集成与叶对生的穗状花序;雄花序开花时几与叶片等长;总花梗与叶柄近等长,花序轴被短柔毛;苞片圆形或近圆形,近无柄,盾状;雄蕊 2,花药肾形,2 裂,花丝粗,与花药等长或较长;雌花序长 3～5 cm,花序轴密被毛,苞片与雄花序的相同;子房下部嵌生于肉质花序中并与其合生,柱头通常 4～5,披针形,被绒毛。浆果,先端稍凸,有绒毛,下部与花轴合生成为 1 柱状、肉质、带红色的果穗。花期 5～7 月。

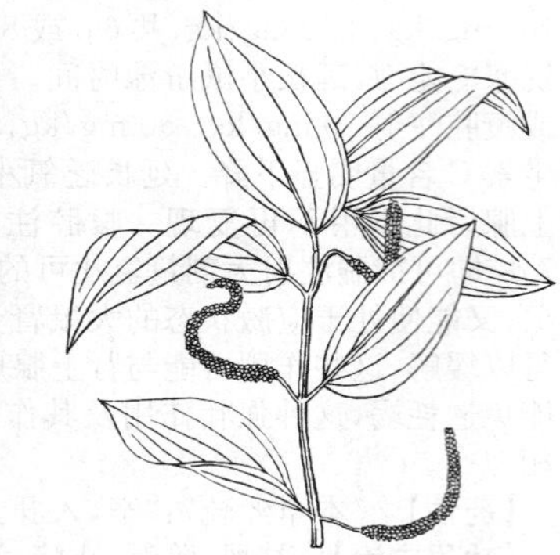

蒟 酱

生于阴湿森林中。分布于广东、广西、海南、云南、台湾等地。

本植物的叶(蒟酱叶)、叶经蒸馏而得的芳香油(蒌油)亦供药用,另设专条。

【采收加工】 秋后果实成熟时采摘,晒 1 d 后,纵剖为 2,晒干。

【药材】 蒟酱 *Fructus Piperis Betlis* 主产于云南、广东、广西等地。

性状 果穗呈弯曲半圆柱形,由许多小浆果聚合而成,长 3～12 cm。表面黑褐色,有凹凸不平的突起,切面淡棕色,具明显圆形种粒痕迹,有穗梗。质硬而脆,断面黄棕色或棕黑色,周围可见红棕色的种粒。气芳香,味辛辣。

鉴别 (1) 浆果横切面:中果皮为类圆形细胞,排列疏松,有大型油室散在,内侧为 1 列排列整齐的类方形油细胞。种皮由 2 层排列紧密的方形或长方形细胞组成,壁呈黄棕色,外层色较深,富油质。胚乳细胞富含油滴及淀粉粒。

(2) 取本品粉末 1 g,加乙醇 5 ml,稀盐酸 2 滴,置水浴上加热 2 min,滤过。滤液中加 3%碳酸钠溶液 1 ml,置水浴上加热 3 min,移于冰水浴中冷却,加重氮化试剂 1～2 滴,显红色。

【炮制】《雷公炮炙论》:"凡使,采得后,以刀刮上粗皮,便捣,以生姜自然汁拌之,蒸一日了出,日干。每修事五两,用生姜汁五两,蒸干为度。"

【药性】 辛,温。归脾、胃、肺经。

1.《新修本草》:"味辛,温,无毒。"

2.《纲目》:"气热,味辛。阳也,浮也。"

3.《食物中药与便方》:"辛、微甘,温。"

【功用主治】 温中下气,散结,止痛。主治脘腹冷痛,呕吐泄泻,虫积腹痛,咳逆上气,牙痛。

1.《齐民要术》:"下气消谷。"

2.《新修本草》:"主下气温中,破痰积。"

3.《食疗本草》:"温散结气,治心腹中冷气。"

4.《海药本草》:"主咳逆上气,心腹虫痛,胃弱虚泻,霍乱吐逆,解酒食味。"

5.《药性考》:"温脾止泻。"

6.《国药提要》:"健胃,祛痰,止泻。"

7.《食物中药与便方》:"行气化痰,祛风散寒。"

【用法用量】 内服:煎汤 2～5 g。外用:研末掺。

【宜忌】 阴虚患者忌用。

【选方】 1. 治胃寒痛 蒟酱果 6 g。水煎加红糖温服。(《食物中药与便方》)

2. 治牙痛 蒟酱、细辛各半两,大皂荚五梃(去子,每孔入青盐,烧存性)。同研末,频掺吐涎。(《御药院方》)

3. 治皮肤湿疹、脚癣、股癣 蒟酱果。煎汤洗之。(《食物中药与便方》)

5242 **蒟蒻薯** jǔ ruò shǔ (《广西药用植物名录》)

【异名】 水狗仔(《广西中药志》),老虎须、山大黄(《全国中草药汇编》)。

【基原】 为蒟蒻薯科赤藓属植物箭根薯的根茎。

【原植物】 箭根薯 *Tacca chantrieri* Andre[*T. minor* Ridl.; *T. esquirolii* (Lévl.) Rehd.] 又名:大叶屈头鸡(《广西植物名录》),老虎花(《中国高等植物图鉴》)。

多年生草本。根茎块状,环节明显,须根多数。叶基生,具长柄,柄长 10～30 cm,基部扩展成鞘状抱茎,肉质;叶片长椭圆形,长 20～50 cm,宽 7～14 cm,先端渐尖,基部楔形,下延,全缘,上面绿色,下面浅绿色;主脉粗壮向下突出,侧脉羽状平行。花葶从叶丛中抽出;总苞片 4,暗紫色;数朵花簇生,排列成伞形花序状,常下垂;苞片线形,长约 10 cm;花被裂片 6,紫褐色,内轮裂片较宽,先端具小尖头;雄蕊 6,花丝顶部兜状;柱头弯曲成伞形,3 裂,每裂片又 2 浅裂。浆果肉质,椭圆形,具 6 棱,成熟后紫褐色。种子肾形。花果期 4～11 月。

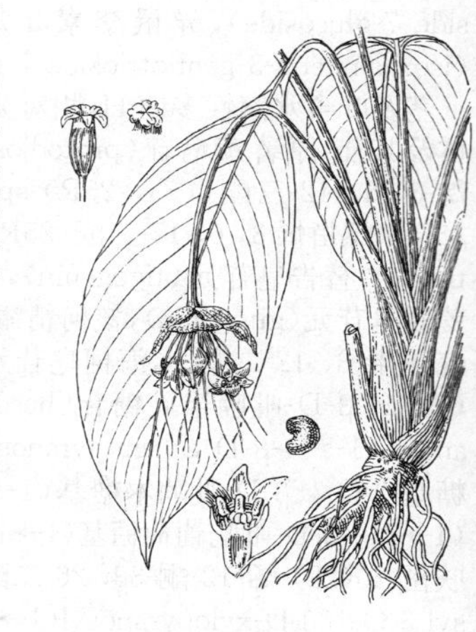

箭 根 薯

生于林下阴湿处。分布于湖南、广东、广西、贵州、云南等地。

本植物的叶(蒟蒻薯叶)亦供药用,另设专条。

【采收加工】 5～7 月采挖,鲜用或切片晒干。

【成分】 根茎含甾体皂苷:薯蓣皂苷元-3-β-D-α-L-吡喃鼠李糖基-(1→2)-〔O-α-L-吡喃鼠李糖基-(1→3)〕-O-β-D-吡喃葡萄糖苷{diosgenin-3-β-O-α-L-rhamnopyranosyl-(1→2)-〔O-α-L-rhamnopyranosyl-(1→3)〕-O-β-D-glucopyranoside},另含豆甾醇(stigmasterol)和胡萝卜苷(aucosterin)[1],(25S)-5-螺甾烯-3β-基-O-α-L-吡喃鼠李糖基-(1→

2)-O-〔α-L-吡喃鼠李糖基-(1→3)〕-β-D-吡喃葡萄糖苷{(25S)-spirost-5-en-3β-yl-O-α-L-rhamnopyranosyl-(1→2)-O-〔α-L-rhamnopyranosyl-(1→3)〕-β-D-glucopyranoside},(25S)-5-螺甾烯-3β-基-O-α-L-吡喃鼠李糖基-(1→2)-O-β-D-吡喃葡萄糖苷,(24S, 25R)-24-羟基-5-螺甾烯-3β-基-O-α-L-吡喃鼠李糖基-(1→2)-O-〔O-β-D-吡喃葡萄糖基-(1→4)-α-L-吡喃鼠李糖基-(1→3)〕-β-D-吡喃葡萄糖苷{(24S, 25R)-24-hydroxy spirost-5-en-3β-yl-O-α-L-rhamnopyranosyl-(1→2)-O-〔O-β-D-glucopyranosyl-(1→4)-α-L-rhamnopyranosyl-(1→3)〕-β-D-glucopyranoside},(25S)-5-螺甾烯-3β-基-〔O-β-D-吡喃鼠李糖基-(1→4)-O-α-L-吡喃鼠李糖基-(1→3)〕-β-D-吡喃葡萄糖苷,(24S, 25R)-24-羟基 5-螺甾烯-3β-基-O-α-L-吡喃鼠李糖基-(1→2)-O-〔α-L-吡喃鼠李糖基-(1→3)〕-β-D-吡喃葡萄糖苷[2]。

【药性】 苦,凉,小毒。

1.《云南中草药》:"苦,微寒,小毒。"

2.《全国中草药汇编》:"苦、辛,凉。"

【功用主治】 清热解毒,理气止痛。主治胃肠炎、胃及十二指肠溃疡,消化不良,痢疾,肝炎,疮疖,咽喉肿痛,烧、烫伤。

1.《云南中草药》:"理气止痛,去瘀生新。主治胃、十二指肠溃疡,慢性胃炎,咽喉肿痛,疮疡肿毒。"

2.《全国中草药汇编》:"清热解毒。治肠炎,痢疾,消化不良,肝炎,流行性感冒,扁桃体炎,肺炎,疟疾,烧烫伤。"

【用法用量】 内服:煎汤,9～15 g。外用:捣敷。

【宜忌】 内服不可过量。孕妇禁服。

5243 蒟酱叶 jǔ jiàng yè (《新修本草》)

【异名】 蒌叶(《纲目》),蒟叶(《本经逢原》),橹叶(《纲目拾遗》),青蒌叶(《岭南采药录》),青蒟叶(《岭南草药志》)。

【基原】 为胡椒科胡椒属植物蒟酱 *Piper betle* L. 的叶。

【原植物】 参见"蒟酱"条。

【采收加工】 7～9 月采收,晒干。

【药材】 蒟酱叶 *Folium Piperis Betlis* 主产于广东、广西等地。

性状 叶片常皱缩成团,展平后卵状长圆形,长 8～13 cm,宽 3～8 cm,先端尖,基部偏斜,全缘,上面灰绿色或黄色,带有银灰色斑点,下面浅黄绿色,主脉 5 条,侧脉网状;叶柄甚长,稍扭曲,有纵皱及纵沟。纸质,老叶近革质而稍厚。常杂有少量茎枝,浅棕褐色,节膨大,有不定根痕。气香,味稍咸微辣,略有茶叶味。

【成分】 叶含酚性物 82.8%及非酚性物 17.2%,其酚性物主要为胡椒酚(chavicol),蒌叶酚(chavibetol)以及烯丙基儿茶酚(allylcatechol)[1]。此外,叶尚含亮氨酸,苯丙氨酸,丙氨酸,精氨酸,羟丁氨酸,丝氨酸,天冬氨酸,谷氨酸,甲硫氨酸,缬氨酸,酪氨酸,γ-氨基丁酸等氨基酸以及抗坏血酸(ascorbic acid),苹果酸(malic acid),草酸(oxalic acid),葡萄糖,果糖和葡萄糖醛酸(glucuronic acid)等[2];其挥发油的成分主要为香荆芥酚(carvacrol),丁香油酚(eugenol),胡椒酚,烯丙基儿茶酚,对聚伞花素(*p*-cymene),1, 8-桉叶素(cineol),丁香油酚甲醚(eugenol methylether),丁香烯(caryophyllene),荜澄茄烯(cadinene)[3],蒌叶酚乙酸酯(chavibetol acetate),烯丙基儿茶酚二乙酸酯(allylcatechol diacetate)[4]。蒌叶根含 β-谷甾醇(β-sitosterol)[5]。

【药理】 1. 抗菌作用 蒟酱叶水提物及醇浸膏水提物在试管内对金黄色葡萄球菌、白色葡萄球菌、大肠杆菌、变形杆菌、伤寒杆菌、枯草杆菌及某些真菌有明显抑制作用[1]。

2. 抗诱变作用 蒟酱叶的水和丙酮提取物能降低苯并芘和二甲苯并蒽的致突变作用,丙酮提取物作用强于水提取物[2]。

3. 抗生育作用 大鼠每日皮下注射蒟酱茎提取物 30 mg/kg,共 21 d,使雌激素和雄激素依赖性靶器官重量减轻,而肾上腺、卵巢和睾丸中胆固醇增多。卵巢和睾丸均有明显的形态学改变。阴道涂片显示给药雌鼠动情期延迟,给药雄鼠精子的量减少,功能减弱。雌雄鼠均不生育[3]。

挥发油的药理作用,参见"蒌油"条。

【药性】 辛,温。

1.《新修本草》:"味辛香。"

2.《本经逢原》:"辛,温,无毒。"

3.《药性考》:"气味清香。"

4.《山草药指南》:"性温,味苦涩。"

5.《岭南草药志》:"气芳香,味辛、微甘,性温。"

【功用主治】 祛风寒,止咳喘,消肿。主治风寒咳嗽,哮喘,百日咳,脘腹胀痛,食滞纳呆,水肿,跌打伤肿,风湿骨痛,疮疡肿毒,囊痈,痔疮肿痛,汤火伤,风毒脚气,疥癞,湿疹瘙痒。

1.《纲目》:"解瘴疠,去胸中邪恶气,温脾燥湿。"

2.《本经逢原》:"下气温中,破痰,散结气。"

3.《本草求原》:"祛风。洗风毒脚肿、疥癞。"

4.《岭南采药录》:"治风寒咳嗽,胞衣不下,马嘴疮及汤火伤。"

5.《岭南草药志》:"祛风,治寒咳,理外感。外用敷疮毒,熏痔疮,理跌打,杀螆止痒。"

6.《海南岛常用中草药手册》:"疏风化痰,消肿。治肺病咳血,小便不利。"

7. 广州部队《常用中草药手册》:"祛风寒,止喘咳。治风湿骨痛,胃寒痛,食滞不下,支气管哮喘。"

8.《广东中草药》:"祛风散寒,行气化痰,消肿止痒。治妊娠水肿,疖疮,皮肤湿疹,香港脚。"

9.《广西民族药简编》:"治产后风。"

【用法用量】 内服:煎汤,10～15 g;或鲜品捣汁。外用:研末掺;煎汤洗;或鲜品捣敷。

【宜忌】 孕妇及阴虚火旺者慎服。

【选方】 1. 治风寒咳嗽 青蒌叶数块,和北杏仁、猪肉煎汤饮之。(《岭南采药录》)

2. 治百日咳 青蒟叶 7 片、糖冬瓜 15 g。清水 1 碗,煎成半碗,温服。(广东阳春县《草药手册》)

3. 治妊娠水肿 蒟叶 2 片,煲瘦肉服。(《广东惠阳地区中草药》)

4. 治疔疮 青蒟适量,葱头 1 粒,豆豉 5 粒。捣烂敷患处。

5. 治痔疮 青蒟叶 10 片,榕树须 150 g,皮硝 15 g,枯矾 3 g。上药煎水趁热熏洗患处,数次即愈。(4、5 方出自《岭南草药志》)

5244 蒟蒻薯叶 jǔ ruò shǔ yè (《西双版纳傣药志》)

【异名】 老虎须叶(《西双版纳傣药志》)。

【基原】 为蒟蒻薯科赤藓属植物箭根薯 *Tacca chantrieri* Andre 的叶。

【原植物】 参见"蒟蒻薯"条。
【采收加工】 4～8月采收,鲜用。
【药性】 苦、辛,寒,小毒。
【功用主治】 治淋巴结肿,深部脓肿。
【用法用量】 外用:鲜品捣敷。

5245 蒲黄 pú huáng (《本经》)

【异名】 蒲厘花粉(《本草经集注》),蒲花(《江苏药用植物志》),蒲棒花粉(《新疆药材》),蒲草黄(《药材学》)。

【基原】 为香蒲科香蒲属植物狭叶香蒲、宽叶香蒲、东方香蒲和长苞香蒲的花粉。

【原植物】 1. 狭叶香蒲 *Typha angustifolia* L.

多年生草本,高1.5～3 m。根茎匍匐,须根多。叶狭线形,宽5～8 mm。花小,单性,雌雄同株;穗状花序长圆柱形,褐色;雌雄花序离生,雄花序在上部,长20～30 cm,雌花序在下部,长9～28 cm,具叶状苞片,早落;雄花具雄蕊2～3,基生毛较花药长,先端单一或2～3分叉,花粉粒单生;雌花具小苞片,匙形,较柱头短,茸毛早落,柱头线形或线状长圆形。果穗直径10～15 mm,坚果细小,无槽,不开裂,外果皮不分离。花期6～7月,果期7～8月。

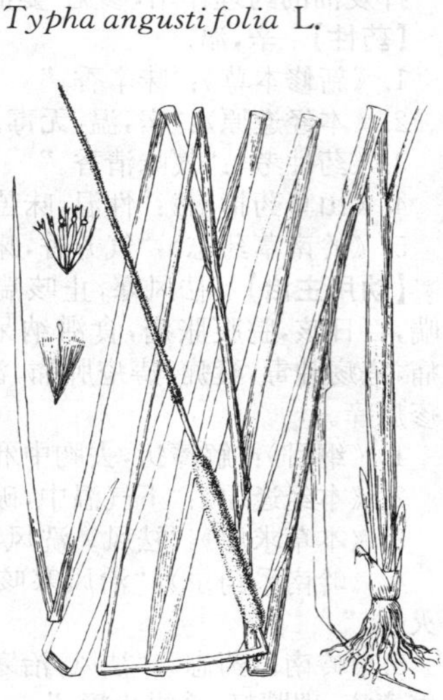
狭叶香蒲

生于浅水。分布于华北、东北、华东、西北及河南、湖北、广西、四川、贵州、云南等地。

2. 宽叶香蒲 *T. latifolia* L.

与狭叶香蒲区别在于:叶阔线形,长约1 m,宽10～15 mm,先端长尖,基部鞘状,抱茎。穗状花序圆柱形,雌雄花序紧相连接,雄花序在上,长8～15 cm,雌花序在下,长约10 cm,直径约2 cm,具2～3片叶状苞片,早落;雄花具雄蕊3～4,花粉粒为4合体;雌花基部无小苞片,具多数基生的白色长毛。果穗粗,坚果细小,常于水中开裂,外果皮分离。

生于河流两岸、池沼等水边,以及沙漠地区浅水滩中。分布于华北、东北、西南及河南、陕西、新疆等地。

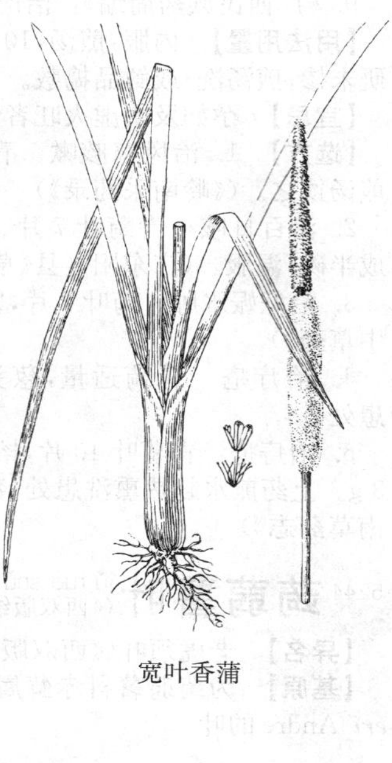
宽叶香蒲

3. 东方香蒲 *T. orientalis* Presl

与前两种不同点在于:叶条形,宽5～10 mm,基部鞘状抱茎。穗状花序圆柱状,雄花序与雌花序彼此连接;雄花序在上,长3～5 cm,雄花有雄蕊2～4,花粉粒单生;雌花序在下,长6～15 cm,雌花无小苞片,有多数基生的白色长毛,毛与柱头近等长,柱头匙形,不育雌蕊棍棒状。小坚果有1纵沟。

生于水旁或沼泽中。分布于华北、东北、华东及湖南、广东、贵州、云南、陕西等地。

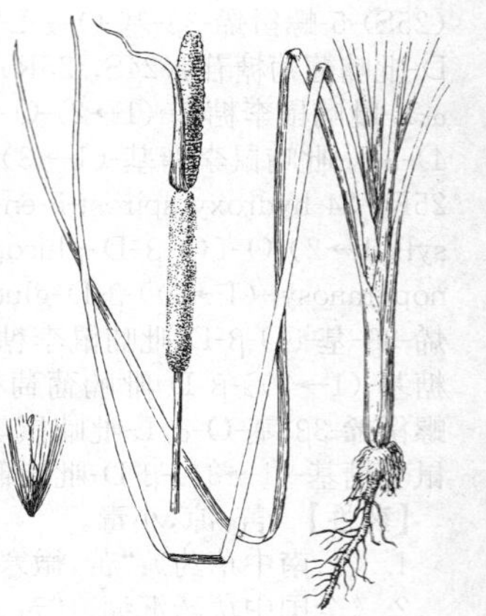
东方香蒲

4. 长苞香蒲 *T. angustata* Bory et Chaub.

与以上种类区别在于:叶条形,宽6～15 mm,基部鞘状,抱茎。穗状花序圆柱状,粗壮,雌雄花序共长达50 cm,雌花序和雄花序分离,雄花序在上,长20～30 cm,雄花具雄蕊3,毛长于花药,花粉粒单生;雌花序在下,比雄花序为短,雌花的小苞片与柱头近等长,柱头条状长圆形,小苞片及柱头均比毛长。小坚果无沟。

生于池沼、水边。分布于华北、东北、华东及四川、陕西、甘肃、新疆等地。

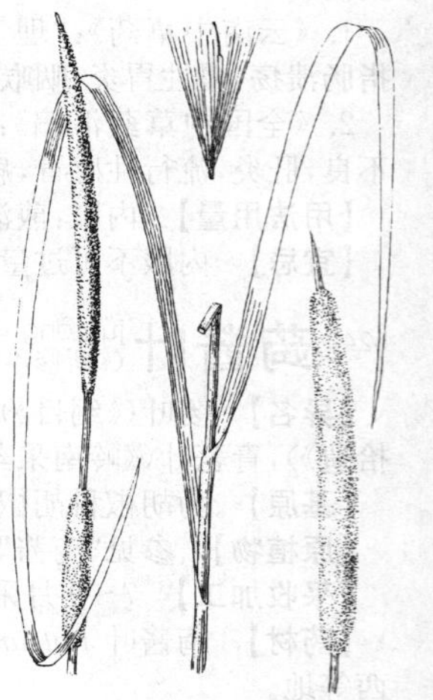
长苞香蒲

本植物的全草(香蒲)、果穗茸毛(蒲棒)、带有部分嫩茎的根茎(蒲蒻)、花粉经筛选蒲黄后剩下的花蕊毛茸等杂质(蒲黄滓)亦供药用,另设专条。

【栽培】 生物学特性　喜温暖湿润气候及潮湿环境。以选择向阳、肥沃的池塘边或浅水处栽培为宜。

繁殖方法　分株繁殖。3～4月,挖起蒲黄发新芽的根茎,分成单株,每株带有1段根茎或须根,选浅水处,按行株距50 cm×50 cm栽种,每穴栽2株。

田间管理　栽后注意浅水养护,避免淹水过深和失水干旱,经常清除杂草,适时追肥。4～5年后,因地下根茎生长较快,根茎拥挤,地上植株也密,需翻蔸另栽。

【采收加工】 栽后第二年开花增多,产量增加即可开始收获。6～7月花期,待雄花花粉成熟,选择晴天,用手把雄花勒下,晒干搓碎,用细筛筛去杂质即成。

【药材】 蒲黄 *Pollen Typhae* 狭叶香蒲主产于江苏、浙江、河南、山东、安徽、湖北等地;宽叶香蒲产于东北、四川、陕西等地;东方香蒲产于贵州、山西、山东、东北等地;长苞香蒲产于东北、山西等地。

性状　本品为黄色粉末。体轻,放水中则飘浮水面。手捻有滑腻感,易附着手指上。气微,味淡。

鉴别　(1) 粉末特征：黄色。花粉粒类圆形或椭圆形，直径 17～29 μm，表面有网状雕纹，周边轮廓线光滑，呈凸波状或齿轮状，具单孔，不甚明显。

(2) 取本品 0.1 g，加乙醇 5 ml，温浸，滤过。取滤液1 ml，加盐酸 2～3 滴，镁粉少许，溶液渐显樱红色(检查黄酮)。

(3) 取本品 0.2 g，加水 10 ml，温浸，滤过。取滤液 1 ml，加三氯化铁试液 1 滴，显淡绿棕色。

(4) 薄层色谱：取本品粉末 2 g，加 80％乙醇 30 ml，加热回流 1 h，滤过，滤液蒸干，残渣加醋酸乙酯 10 ml，加热使溶解，滤过，滤液浓缩至约 2 ml，作为供试品溶液。另取异鼠李素对照品，加醋酸乙酯制成每 1 ml 含 1 mg 的溶液，作为对照品溶液。吸取供试品溶液 10～15 μl、对照品溶液 5 μl，分别点于同一硅胶 GF_{254} 薄层板上，以甲苯—醋酸乙酯—甲醇(5：2：1)为展开剂，展开，取出，晾干，置紫外光灯(254 nm)下检视。供试品色谱中，在与对照品色谱相应的位置上，显相同颜色的斑点。

取本品粉末 2 g，加 80％乙醇 50 ml，冷浸 24 h，滤过，滤液蒸干，残渣加水 5 ml 使溶解，滤过，滤液加水饱和的正丁醇提取 2 次(每次 5 ml)，合并提取液，浓缩至干，残渣加乙醇 2 ml 使溶解，作为供试品溶液。另取异鼠李素-3-O-新橙皮糖苷和香蒲新苷对照品，加乙醇制成每 1 ml 各含 1 mg 的溶液，作为对照品溶液。吸取供试品溶液 5～10 μl、对照品溶液 5 μl，分别点于同一硅胶 GF_{254} 薄层板上，以醋酸乙酯-丁酮-甲酸-水(5：3：1：1)为展开剂，展开，取出，晾干，置紫外光灯(254 nm)下检视。供试品色谱中，在与对照品色谱相应的位置上，显相同颜色的斑点。

品质标志　《中华人民共和国药典》2005 年版规定：照高效液相色谱法测定，本品含异鼠李素-3-O-新橙皮苷($C_{28}H_{32}O_{16}$)不得少于 0.10％。

【成分】 1. 狭叶香蒲　花粉主含黄酮类成分：香蒲新苷(及水仙苷)(typhaneoside)即异鼠李素-3-O-2G-α-L-吡喃鼠李糖基(1→2)-α-L-吡喃鼠李糖基(1→6)-β-D-吡喃葡萄糖苷〔isorhamnetin-3-O-2G-α-L-rhamnopyranosyl(1→2)-α-L-rhamnopyranosyl(1→6)-β-D-glucopyranoside〕，山柰酚-3-O-2G-α-L-吡喃鼠李糖基(1→2)-α-L-吡喃鼠李糖基(1→6)-β-D-吡喃葡萄糖苷〔kaempferol-3-O-2G-α-L-rhamnopyranosyl(1→2)-α-L-rhamnopyranosyl(1→6)-β-D-glucopyranoside〕，异鼠李素-3-O-α-L-鼠李糖基(1→2)-β-D-葡萄糖苷〔isorhamnetin-3-O-α-L-rhamnosyl(1→2)-β-D-glucoside〕，山柰酚-3-O-α-L-鼠李糖基(1→2)-β-D-葡萄糖苷〔kaempferol-3-O-α-L-rhamnosyl(1→2)-β-D-glucoside〕，槲皮素-3-O-α-L-鼠李糖基(1→2)-β-D-葡萄糖苷〔quercetin-3-O-α-L-rhamnosyl(1→2)-β-D-glucoside〕[1]，槲皮素(quercetin)，山柰酚(kaempferol)，异鼠李素(isorhamnetin)[2]，柚皮素(naringenin)[2, 3]。还含甾醇类成分：β-谷甾醇(β-sitosterol)，β-谷甾醇葡萄糖苷(β-sitosterol glucoside)[2]，β-谷甾醇棕榈酸酯(β-sitosterol palmitate)[4]。又含 7-甲基-4-三十烷酮(7-methyl-4-triacontanone)，6-三十三烷醇(6-tritriacontanol)，二十五烷(pentacosane)[4]。还含多糖 TAA、TAB、TAC，相对分子质量分别为 57 000、80 000、86 000[5]。另含天冬氨酸，苏氨酸，丝氨酸，谷氨酸，缬氨酸，精氨酸，脯氨酸，胱氨酸，色氨酸等氨基酸[6, 7]和钛、铝、硼、镉、铬、铜、汞、铁、碘、钼、磷、硫、硒、锌等微量元素[7]。又含挥发油，其中主要成分为：2，6，11，14-四甲基十九烷(2，6，11，14-tetramethylnonadecane)，棕榈酸甲酯(methyl palmitate)，棕榈酸(palmitic acid)，还含 2-十八烯醇(2-octadecenol)，2-戊基呋喃(2-pentylfuran)，β-蒎烯(β-pinene)，8，11-十八碳二烯酸甲酯(methyloctadeca-8，11-dienoate)，1，2-二甲氧基苯(1，2-dimetho-xybenzene)，1-甲基萘(1-methyl naphthalene)，2，7-二甲基萘(2，7-dimethylnaphthalene)等共 63 个组分[8]。

2. 宽叶香蒲　花粉主含黄酮类成分：柚皮素，异鼠李素，槲皮素，异鼠李素-3-O-(2G-α-L-吡喃鼠李糖基)-芸香糖苷〔isorha-mnetin-3-O-(2G-α-L-rhamnopyranosyl)-rutinoside〕即香蒲新苷，槲皮素-3-O-α-L-吡喃鼠李糖基(1→2)-〔α-L-吡喃鼠李糖基(1→6)〕-β-D-吡喃葡萄糖苷{quercetin-3-O-α-L-rhamnopyranosyl(1→2)-〔α-L-rhamnopyranosyl(1→6)〕-β-D-glucopyranoside}，异鼠李素-3-O-芸香糖苷(isorhamnetin-3-O-rutinoside)即水仙苷(narcissin)，异鼠李素-3-O-新橙皮糖苷(isorhamnetin-3-O-neohesperidoside)，山柰酚-3-O-新橙皮糖苷(kaempferol-3-O-neohesperidoside)[9]。又含与狭叶香蒲相同的多种氨基酸[7]。还含狭叶香蒲类似的微量元素，但缺钛而多钴、铅[7]。又含有机酸：甲酸(formic acid)，乙酸(acetic acid)，丙酮酸(pyruvic acid)，乳酸(lactic acid)，苹果酸(malic acid)，琥珀酸(succinic acid)，枸橼酸(citric acid)[11]。

3. 东方香蒲　花粉含 5α-豆甾烷-3，6-二酮(5α-stigmastan-3，6-dione)，赤藓醇(D-erythritol)，柚皮素(naringetin)，异鼠李素-3-O-α-L-鼠李糖基(1→2)-β-D-葡萄糖苷，香蒲新苷[12]，β-谷甾醇，胡萝卜苷(daucosterol)，棕榈酸(palmitic acid)，棕榈酸乙酯(ethyl palmitate)，棕榈酸甘油酯(glyceryl palmitate)，三十一烷醇-6(hentriacontanol-6)，赤藓醇(D-erythritol)，1 个以二十二烷酸和二十四烷酸为主的饱和脂肪酸的混合物[13]，槲皮素，柚皮素，异鼠李素[11]。

4. 长苞香蒲　花粉主含黄酮类成分：柚皮素，异鼠李素-3-O-α-L-吡喃鼠李糖基(1→2)-〔α-L-吡喃鼠李糖基(1→6)〕-β-D-葡萄糖苷，槲皮素-3-O-α-L-吡喃鼠李糖基(1→2)-〔α-L-吡喃鼠李糖基(1→6)〕-β-D-葡萄糖苷，异鼠李素-3-O-(2G-α-L-吡喃鼠李糖基)芸香糖苷，槲皮素-3-O-(2G-α-L-吡喃鼠李糖基)芸香糖苷，异鼠李素-3-O-新橙皮糖苷，山柰酚-3-O-新橙皮糖苷[9]，香蒲新苷(typhaneoside)[14]。雄花序中分得异鼠李素，槲皮素，异鼠李素-3-O-芸香糖苷[16]和香蒲苷[17]，后者中苷元和糖的联接方式是异鼠李素-3-O-葡萄糖，鼠李糖，鼠李糖苷。花粉中还含甾醇类成分：β-谷甾醇，β-谷甾醇棕榈酸酯，5α-豆甾烷-3，6-二酮(5α-stigmastan-3，6-dione)[15]。又含烷及烷醇类成分：二十五烷，6-三十一烷醇(6-hentriacontanol)，6，21-二十九烷二醇(6，21-nonacosanediol)，6，8-二十九烷二醇(6，8-nonacosanediol)，6，10-二十九烷二醇(6，10-nonacosanediol)[15]。另含缬氨酸，天冬氨酸，亮氨酸，丙氨酸，赖氨酸，组氨酸等氨基酸和与狭叶香蒲类似的微量元素，但缺钛而多铊、砷[7]。雌花序中含香草酸(vanillic acid)，反式的对羟基桂皮酸(p-hydroxycinnamic acid)，原儿茶酸(protocatechuic acid)，琥珀酸，对羟基苯甲醛(p-hydroxybenzaldehyde)，甘露醇(mannitol)，反式-3-(4-羟基苯基)-丙烯酸-2，3-二羟基丙酯〔3-(4-hydroxyphenyl)-propenoic acid-2，3-dihydroxypropyl ester〕，棕榈酸，硬脂酸(stearic acid)，花生四烯酸(arachidonic acid)[14, 15]，香蒲酸(typhic acid)[16]。

【药理】 1. 对心血管系统的作用　蒲黄花粉水提醇沉液对离体兔心有明显增加冠脉流量的作用，注射垂体后叶素使冠脉收缩后，这一作用更为明显；同时心电图也有改善[1,2]。蒲黄水煎剂及以蒲黄为主的复方心舒Ⅲ号水煎剂均可使金黄地鼠夹囊微循环小动脉血流速度加快，毛细血管开放数增加；对小鼠心肌微循环也有改善作用[3]。静脉注射蒲黄制剂对家兔心肌损害有保护作用。家兔左室支动脉结扎形成急性心肌梗死模型，用蒲黄治疗后，可使心肌梗死范围缩小，病变减轻[4]。从长苞香蒲花粉中提取分离的水仙苷能明显保护垂体后叶素诱导的大鼠心肌缺血，增加小鼠心肌^{86}Rb摄取率，推测与水仙苷的钙拮抗作用有关[5]。大剂量蒲黄具有抗低压缺氧作用，提高动物对减压缺氧的耐受力[6]。蒲黄醇提取物可延长夹闭气管小鼠和结扎颈动脉小鼠的心电消失时间；可使小鼠异丙肾上腺素增加氧耗致缺氧及尾静脉注射空气的存活时间延长[7]。还可使缺氧心、肝超氧化物歧化酶恢复或接近正常水平，提高脑组织和动脉的血氧分压，降低氧耗量及乳酸含量[8]。蒲黄的水提醇沉制剂再经阳离子树脂吸附部分(简称阳树脂吸附部分)能使犬心肺制备的单位时间输出量增加，主动脉压升高，中心静脉压下降，心率增快，心电图T波改善，心功能指数提高，但每搏输出量无明显变化[9]。蒲黄提取物对离体蛙心、兔心有可逆性的抑制作用，高浓度时使心脏停搏于舒张状态；并有降低家兔血压的作用[10]。蒲黄对心脏的抑制作用，可能与蒲黄中所含的槲皮素(亦是胆碱酯酶抑制剂)有关[11]。蒲黄内黄酮类化合物异鼠李苷Ⅰ(粗品)和槲皮素有升高心肌cAMP含量的作用[12,13]。蒲黄提取物对兔耳血管有扩张作用[14]。蒲黄水提取物5 g(生药)/kg给大鼠腹腔注射，能预防异丙肾上腺素引起的心室纤颤和猝死以及氯化钡恒速灌注引起的心律失常[15]。

2. 降血脂及抗动脉粥样硬化作用　蒲黄有显著地降血脂作用，并可减轻家兔食饵性动脉粥样硬化主动脉壁上斑块的形成[16,17]。能防止喂饲高脂动物的血清胆固醇水平增高，并增加喂饲高脂家兔的粪便胆固醇。该作用除抑制胆固醇的肠道吸收以及增加粪便内排泄外，还可能与影响体内胆固醇代谢有关[18]。用蒲黄油、蒲黄残渣及蒲黄花粉分别喂饲食饵性高胆固醇血症家兔，结果蒲黄花粉的降血脂作用最明显[19]。蒲黄的降血脂及抗动脉粥样硬化作用，是多个环节的综合作用。除使急、慢性高脂血症家兔血清总胆固醇降低外，还可使高密度脂蛋白胆固醇(HDL-C)升高；直接升高前列环素(PGI_2)，并降低血栓烷A_2(TXA_2)水平，使TXA_2/PGI_2比值降低而维持正常水平[20,21]。体外实验发现，蒲黄兔血清能明显促进大鼠主动脉内皮细胞合成PGI_2，而对脂质过氧化物的产生则无明显影响[22]。蒲黄的降血脂作用还与其激活巨噬细胞功能有关。口服蒲黄能激活单核——巨噬细胞系统，增加对大鼠腹部皮下肉芽肿内脂质的吸收，有利于动脉粥样硬化病变的消退[19,23]。蒲黄对纤维蛋白致牛主动脉、人主动脉和脐静脉等内皮细胞的损伤有保护作用，并降低培养液内乳酸脱氢酶和酸性磷酸酶的含量[24]。其黄酮类组分F·Ⅳ(含烃、碳水化合物的固醇类物质)有强烈刺激猪动脉内皮细胞产生PGI_2和tPA(纤溶酶原激活物)活性的作用，同时抑制ADP诱导血小板聚集[25]。蒲黄中的活性成分6-三十一烷醇有降三酰甘油的作用；β-谷甾醇及其棕榈酸酯是降胆固醇的有效成分，并且还有抑制平滑肌细胞的增殖作用[26]。此外，β-谷甾醇葡萄糖苷、异鼠李素-3-O-α-L-鼠李糖(1→2)-β-D-葡萄糖苷、槲皮素-3-O-α-β-葡萄糖苷可分别作用于动脉粥样硬化密切相关的多种环节[27]。可见，蒲黄的降血脂和抗动脉粥样硬化作用的有效成分有多种。

3. 对凝血过程的影响　蒲黄对凝血过程的作用报道不一。早期研究认为，蒲黄能使家兔血小板数目增加，凝血酶原时间缩短，有明显缩短血液凝固时间的作用[9,28]。更多的报道则认为，蒲黄能抑制血液凝固过程，有抗血小板聚集作用，还可使实验性心肌梗死家兔循环血内血小板比率升高[29]。蒲黄煎液及其总黄酮、有机酸、多糖等对ADP、花生四烯酸和胶原诱导家兔体内、外血小板聚集功能均有明显抑制作用，而以总黄酮作用最强，说明其为蒲黄抗血小板聚集的主要成分[30~32]。推测蒲黄抗血小板聚集作用可能与抑制磷酸二酯酶活性，升高血小板内cAMP，使细胞内Ca^{2+}浓度降低有关[31]。上述四种被试组分对纤维蛋白原系统均无明显影响，但对胶原诱导的血小板聚集均有解聚作用[32]。蒲黄异鼠李苷Ⅱ在体内、外均能抑制由ADP诱导的大鼠血小板聚集，并能明显延长复钙时间[33]。

4. 对子宫及肠道平滑肌的作用　蒲黄煎剂、醇提取物、酊剂及乙醚浸出物对豚鼠、大鼠、小鼠及家兔的离体子宫均呈兴奋作用，小剂量使节律收缩稍有增强，大剂量时子宫兴奋作用加强，呈不规则和痉挛性收缩[34,35]。在麻醉犬和兔的在体子宫及兔子宫瘘实验中，蒲黄煎剂、酊剂或乙醚浸出物0.05～0.2 g/kg静脉注射，也均有兴奋子宫的作用[36]。50%蒲黄注射液腹腔注射2～3 g/kg，对豚鼠、小鼠中期引产有明显效果。其机制可能与直接增加子宫收缩等有关[10]。蒲黄用于产后可使子宫收缩力加强或紧张性增加[35]。蒲黄水煎剂10 g/kg、20 g/kg灌胃对小鼠中期妊娠均有较显著的致流产、致死胎的作用，且随剂量增加作用也增强，部分胚胎坏死吸收[36]。蒲黄提取物可增加离体兔肠的蠕动，也可使大鼠和豚鼠离体十二指肠紧张度上升，节律收缩加强，该作用均可被阿托品阻断[2,14]。蒲黄所含异鼠李素对小鼠离体肠管有解痉作用，强度为罂粟碱的57%[34]。腹腔内灌注蒲黄浓水煎剂(30 g/kg)可有效防止肠粘连[37]。

5. 对免疫功能的影响　长苞香蒲花粉的水煎醇沉制剂分别给大鼠腹腔注射25 g/kg、50 g/kg、100 g/kg，对细胞免疫和体液免疫功能均有抑制作用。使胸腺、脾脏萎缩；并提高两脏器内cAMP的含量；抑制Ea玫瑰花百分率，大剂量抑制Et玫瑰花形成；并能抑制溶血素的生成。小剂量对巨噬细胞吞噬功能无明显影响，中剂量呈抑制作用，而大剂量则有明显的增强作用，这表明香蒲花粉对免疫功能似乎有双向调节作用[13,38]。

6. 抗炎作用　蒲黄有抗炎、抗渗出作用[39]。水煎浓缩剂外敷，对大鼠下肢烫伤有明显消肿作用，还可提高兔皮下注射伊文思蓝的消散速度。腹腔注射蒲黄水煎醇沉制剂，对大鼠蛋清性足肿也有一定消肿作用，并能降低大、小鼠局部注射组胺引起的血管通透性增加[40]。

7. 其他作用　蒲黄水溶性部分体外对金黄色葡萄球菌、大肠杆菌、伤寒杆菌、2型副伤寒杆菌、弗氏痢疾杆菌、史密痢疾杆菌和铜绿假单胞菌均有较强的抑制作用；槲皮素也具有抗菌、抗过敏、解痉等作用[41]。早期文献报道蒲黄煎剂还有抗结核杆菌作用[42]。大鼠桡骨骨折断端注射蒲黄注射液，可促进愈合，加速血肿吸收、机化，促进骨痂形成。但用蒲黄水溶性部分浸湿纱布外敷无此作用[41]。蒲黄注射液0.5 g/kg静脉注射对兔急性缺血再灌注损伤肾脏有保护作用，可使血尿素氮(BUN)、血肌酐(Cr)、脂质过氧化物(LPO)的水平降低，超氧化物歧化酶(SOD)升高[43]。蒲黄对草鱼胆汁所致的大鼠肾脏损伤有治疗作用，能降低血肌酐和尿N-乙酰-β-D-氨基葡萄糖苷酶(NAG酶)，使肌酐清除率增加，减少近曲小管上皮细胞坏死及囊腔内有红细胞的肾小球数目[44]。

毒性　小鼠腹腔注射 LD_{50} 为35.57 g/kg。蒲黄醇提取物500 mg/kg小鼠静脉注射未引起死亡[14]。在犬心肺制备试验中，蒲黄阳树脂吸附部分总剂量达152 g(生药)/800 ml(血量)，观察2 h未见心肌抑制或心律紊乱[9]。蒲黄腹腔注射可引起豚鼠过敏。试管试验有溶血作用。还可引起小鼠红细胞和白细胞减少[10]。

【炮制】　1. 蒲黄　取原药材，揉散结块，除去花丝及杂质，过筛。生品偏于化瘀通淋，多用于心腹疼痛，经闭，经痛，恶露不下，血淋涩痛。

2. 炒蒲黄　取净蒲黄置热锅内，用文火加热炒成黄褐色时，出锅，摊开，晾凉。

3. 蒲黄炭　取净蒲黄，置热锅内，用中火加热炒至黑褐色，喷淋清水少许，灭尽火星，取出晾干，将成团块者揉散，凉透。炒炭后能增强收涩作用，以止血作用显著，多用于吐血、咯血、鼻衄、便血、尿血、崩漏。

4. 酒制蒲黄　取净蒲黄5 kg，加酒0.625 kg，喷酒拌匀，文火炒干，取出，放凉。

5. 醋制蒲黄　取净蒲黄5 kg，加醋0.625 kg，喷醋拌匀，文火炒干，取出，放凉。

据动物实验证明，生用、炒炭均有止血作用，但蒲黄炭具有加快血小板凝聚速度作用，能缩短其出血和凝血时间。生蒲黄有收缩子宫作用，故孕妇忌用，但可用于产后子宫收缩不良的出血。

饮片性状　蒲黄参见"药材"项。炒蒲黄形如蒲黄，焦黄色或黄褐色，味微涩。蒲黄炭形如蒲黄，表面黑褐色或棕褐色。气焦香，味微苦、涩。酒制蒲黄形如炒蒲黄，微有酒气。醋制蒲黄形如炒蒲黄，微有醋气。

贮干燥容器内，炒制品密闭，置通风干燥处。防潮，防蛀。蒲黄炭防止复燃。

【药性】　甘、微辛，平。归肝、心、脾经。

1.《本经》："味甘，平。"

2.《别录》："无毒。"

3.《纲目》："手、足厥阴血分药。"

4.《雷公炮制药性解》："味苦。生性滑，炒性涩。"

5.《药品化义》："入脾经。"

6.《衷中参西录》："味淡、微甘、微辛，性凉。"

【功用主治】　止血，祛瘀，利尿。主治吐血，咯血，衄血，血痢，便血，崩漏，外伤出血，心腹疼痛，经闭腹痛，产后瘀痛，痛经，跌扑肿痛，血淋涩痛，带下，重舌，口疮，聤耳，阴下湿痒。

1.《本经》："主心腹膀胱寒热，利小便，止血，消瘀血。"

2.《药性论》："通经脉，止女子崩中不住，主痢血，止鼻衄，治尿血，利水道。"

3.《日华子》："治扑损血闷，排脓，疮疖，妇人带下，月候不匀，血气心腹痛，妊孕人下血坠胎，血运血癥，儿枕急痛，小便不通，肠风泻血，游风肿毒，鼻洪吐血，下乳，止泄精，血痢。破血消肿生使，补血止血炒用。"

4.《医学入门》："生用敷重舌、舌上生疮及阴下湿痒，产后妒乳、痈肿。又解心脏虚热，甚益小儿。"

5.《纲目》："凉血，活血，止心腹诸痛。"

6.《本草经疏》："治癥结，五劳七伤，停积瘀血，胸前痛即发吐衄，悉和凉血行血药主之。"

7.《现代实用中药》："外用于创伤，湿疹。"

8.《南宁市药物志》："外用治瘰疬。"

【用法用量】　内服：煎汤，5～10 g，须包煎；或入丸、散。外用：研末撒或调敷。散瘀止痛多生用，止血每炒用，血瘀出血，生熟各半。

【宜忌】　孕妇慎服。

1.《本草衍义》："不可多食，令人自利，不益极虚人。"

2.《品汇精要》："妊娠不可生用。"

3.《雷公炮制药性解》："忌见铁。"

4.《本草经疏》："一切劳伤发热，阴虚内热，无瘀血者禁用。"

【选方】　1. 治妇人月候过多，血伤漏下不止　蒲黄三两(微炒)，龙骨二两半，艾叶一两。上三味，捣罗为末，炼蜜和丸，梧桐子大。每服二十丸，煎米饮下，艾汤下亦得，日再。(《圣济总录》蒲黄散)

2. 治血崩　蒲黄、黄芩各一两，荷叶灰半两。为末。每服三钱，空心酒调下。(《卫生易简方》)

3. 治(产妇)经日不产，催生　蒲黄、地龙(洗去土，于新瓦上焙令微黄)、陈橘皮等分。各为末。各抄一钱匕，新汲水调服。(艾晟方)

4. 治妇人心痛血气刺不可忍　五灵脂(净好者)、蒲黄各等分。为末。每服二钱。用好醋一杓，熬成膏，再入水一盏，同煎至七分，热服。(《证类本草》引《经效方》失笑散)

5. 治产后恶露不快，血上抢心，烦闷满急，昏迷不省，或狂言妄语，气喘欲绝　干荷叶(炙)、牡丹皮、延胡索、生干地黄、甘草(炙)各三分，蒲黄(生)二两。上为粗末。每服二钱，水一盏，入蜜少许，同煎至七分，去滓温服，不拘时候。(《局方》蒲黄散)

6. 治产后血大下不止　蒲黄炒黑。每用二钱，用芎、归煎汤调下。(《种杏仙方》)

7. 治咯血，吐血，唾血及治烦躁　生蒲黄、干荷叶等分。上为末。每服三钱，浓煎桑白皮汤，放温调下，食后。(《卫生宝鉴》恩袍散)

8. 治鼻衄，出血过多，昏冒欲死，诸药不效　生蒲黄二钱，青黛半钱，生藕汁调作一服，即验。(《朱氏集验方》)

9. 治心经烦热，血热妄行，舌上出血不止　新蒲黄三钱匕，新白面三钱匕，牛黄(研)、龙脑各半钱匕。上研匀，每服一钱，生藕汁调服，食后。(《证治准绳》寸金散)

10. 治小肠积热，因尿血出　蒲黄二两，郁金二两，生干地黄三两。上件药，捣细罗为散。每服以粥饮调下三钱，日三四服。(《圣惠方》)

11. 治小便不利，茎中疼痛，小腹急痛　蒲黄、滑石等分。上二味，治下筛。酒服方寸匕，日三服。(《千金方》)

12. 治通身肿，皆是风虚水气，亦疗暴肿　蒲黄一升，小豆一升，大豆一升。上三味，以清酒一斗，煮取三升，去豆。分三服。(《外台》引《范汪方》蒲黄酒)

13. 治卒下血　甘草、干姜、蒲黄各一分。三物下筛。酒服方寸匕，日三。(《僧深集方》蒲黄散)

14. 治金疮内瘘　七月七日麻勃一两，蒲黄二两。上二物，捣筛为散。温酒调服一钱匕，日五服，夜再两服。(《刘涓子鬼遗方》蒲黄散)

15. 治被打腹中瘀血　蒲黄一升，当归二两，桂心二两。上三味捣筛，理匀。调酒服之方寸匕，日三夜一。不饮酒，熟水下。(《千金方》蒲黄散)

16. 治小儿重舌，口中生疮，涎出　蒲黄一分，露蜂房一分(微炙)，白鱼一钱。上药，都研令匀。用少许酒调，敷重舌，口中疮上，日三用之。(《圣惠方》蒲黄散)

17. 治三焦大热，口舌生疮，咽喉肿塞，神思昏闷　蒲黄一两，盆硝八两，青黛一两半。上件用生薄荷汁一升，将盆硝、青黛、蒲黄一处，用瓷罐盛，慢火熬令干，研细。每用一字或半钱，掺于口内，良久出涎，吞之不妨。(《局方》吹喉散)

18. 治聤耳，脓血出不止　以蒲黄末，吹入耳中。(《圣惠方》)

19. 治卒耳聋　蒲黄、细辛各一分，杏仁(去皮、尖)、曲末各三分。上为末，同杏仁捣如膏。和捻枣核大，绵裹塞耳中，一日一易。(《古今医统》)

20. 治五痔　常服蒲黄方寸匕，日三，良。(《龙门石窟药方》)

21. 治脱肛　蒲黄二两。以猪脂和敷肛上，纳之。(《千金方》)

22. 治阴蚀　①蒲黄三两，水银一两。上件药同研，水银星尽，每用少许，敷疮。(《圣惠方》)　②蒲黄二两，桐皮二两，甘草二两。凡三物捣筛，粉创上。(《医心方》引《令李方》蒲黄散)

23. 治产后妒乳痈肿胀痛，产后不见乳汁，结作痈　用蒲黄炒热杵敷肿上，日三度易之。(《普济方》)

【临床报道】 1. 治疗非特异性溃疡性结肠炎　用蒲 B(蒲黄水溶部分)浸膏制成 25%蒲 B 糖浆口服，每次 15 ml，每日 2 次；同时用 5%蒲 B 浸膏制成灌肠液作保留灌肠，每日 1 次，每次 100～150 ml，30 d 为 1 个疗程。治疗 36 例。结果：基本治愈 17 例，显著进步 9 例，进步 8 例，无效 2 例，总有效率 94.4%。设想将蒲 B 浸膏制成肠溶衣片口服，可以免去灌肠[1]。

2. 治疗功能性子宫出血　用炒蒲黄 6 g，五灵脂 6 g，夏枯草 9 g，水煎服。每日 1 剂，早晚分 2 次服。治疗 40 例。结果：疗效出现时间为 3～7 d；痊愈 30 例，有效 9 例，无效 1 例，总有效率 97.50%[2]。

3. 治疗糖尿病眼底出血　用生蒲黄 15 g，纱布包，开水浸泡约 300 ml，代之以茶，频频呷饮，1 个月为 1 个疗程。治疗 100 例患者(123 眼)，全部系非胰岛素依赖性糖尿病患者。治疗周期为 2 个疗程。结果：眼底出血全部吸收的 57 例(72 眼)，一半以上吸收的 15 例(18 眼)，一半以下吸收的 10 例(13 眼)，治疗前后无变化的 18 例(20 眼)[3]。

4. 治疗冠心病　对 66 例冠心病轻度心绞痛患者，单用生蒲黄(心舒 4 号)内服，治疗观察 2 个月，89%消除症状和缓解心绞痛，84%改善心电图，58%降低血压和 60%、94%降低血总胆固醇与三酰甘油。凡症状不多，单用蒲黄即可，如气滞血瘀症状明显，则用行气活血的心舒 3 号方(生蒲黄 15 g，红花、莪术、降香各 5 g，党参 9 g)较好；若气血亏虚显著者，则用益气活血的心舒 7 号方(生蒲黄 15 g，黄芪、党参、当归各 9 g，莪术 5 g)更为相宜[4]。

5. 治疗高脂血症　选择患者 60 例，经控制饮食 3～4 星期后，复查血清胆固醇(CH)≥5.98 mmol/L，或三酰甘油在 2.26～5.65 mmol/L，并排除由药物和内分泌疾病引起的血脂改变，随机分成 3 组：A 组 26 例，以单味中药生蒲黄 10 g，每日 3 次；B 组 29 例，以脉通 1 片，每日 3 次；C 组 34 例，以生蒲黄＋脉通治疗。结果：A 组显效 12 例，有效 6 例，无效 8 例，有效率 69.2%；B 组显效 17 例，有效 8 例，无效 4 例，有效率 86.2%；C 组显效 22 例，有效 9 例，无效 3 例，有效率 91.2%。三组之间进行检验，差异有显著意义[5]。

6. 治疗渗液性湿疹　取生蒲黄筛去杂质，直接撒于皮损上，至不见渗液为度，盖以纱布。换药时勿将已干燥的药粉去掉或洗去。经治 30 例，均在 6～15 d 内皮损干燥而愈；其中 6 例合并感染，亦未加其他药物治疗，与湿疹同时治愈[6]。

【各家论述】 1.《纲目》："《本事方》云：有士人妻舌忽胀满口，不能出声，以蒲黄频掺，比晓乃愈。又《芝隐方》云，宋度宗，一夜忽舌肿满口，用蒲黄、干姜末等分，干搽而愈。据此二说，则蒲黄之凉血活血可证矣。盖舌乃心之外候，而手厥阴相火乃心之臣使，得干姜是阴阳能相济也。"

2.《本草汇言》："蒲黄，性凉而利，能洁膀胱之原，清小肠之气，故小便不通，前人所必用也。""蒲黄，血分行止之药也，主诸家失血。至于治血之方，血之上者可清，血之下者可利，血之滞者可行，血之行者可止。凡生用则性凉，行血而兼消；炒用则味涩，调血而兼止也。"

3.《药品化义》："蒲黄，专入脾经。若诸失血久者，炒用之以助补脾之药，摄血归源，使不妄行。又取体轻行滞，味甘和血，上治吐衄咯血，下治肠红崩漏。但为收功之药，在失血之初，用之无益。若生用亦能凉血消肿。"

5246 蒲棒 pú bàng (《本草衍义》)

【异名】 蒲槌、蒲厘(《本草图经》)，蒲槌(《本草衍义》)，水蜡烛实(《广东新语》)。

【基原】 为香蒲科香蒲属植物长苞香蒲 *Typha angustata* Bory et Chaub. 或其同属多种植物的果穗(药用其茸毛)。

【原植物】 参见"蒲黄"条。

【采收加工】 夏末蒲棒成熟时，剪下蒲棒，晒干。

【药性】 《福建民间草药》："甘微辛，平。"

【功用主治】 治外伤出血。

1.《广东新语》："治金刃伤止血用。"

2.《福建民间草药》："消炎止血，抑菌退肿。"

【选方】 治创伤止血　水蜡烛整枝未飞散的花，投入小便缸内浸 1 星期，取出晒干候用。用时取花一撮，罨包伤口，过四五日即自行结痂。(《福建民间草药》)

5247 蒲蒻 pú ruò (《纲目》)

【异名】 蒲黄根(《产乳集验方》)，蒲笋(《日用本草》)，蒲儿根(《野菜谱》)，蒲包草根(《上海常用中草药》)。

【基原】 为香蒲科香蒲属植物长苞香蒲 *Typha angustata* Bory et Chaub. 或其同属多种植物的带有部分嫩茎的根茎。

【原植物】 参见"蒲黄"条。

【采收加工】 夏季采收带嫩茎的根茎，洗净，切段晒干。

【药性】 甘，凉。

1.《本经》："味甘，平。"

2.《别录》："无毒。"

3.《分类草药性》："苦，凉。"

【功用主治】 清热凉血，利水消肿。主治孕妇劳热，胎动下血，消渴，口疮，热痢，淋病，白带，水肿，瘰疬。

1.《本经》："主五脏心下邪气，口中烂臭，坚齿，明目，聪耳。”

2.《日用本草》:“去热燥,利小便。”

3. 汪颖《食物本草》:“生啖,止消渴。”

4. 姚可成《食物本草》:“止下利咳嗽,肺气喘息不眠。”

5.《随息居饮食谱》:“清热,养血,消痈,利咽喉,通二便。”

6.《天宝本草》:“治淋沥,湿肿。”

7.《四川中药志》1962 年版:“消水肿,水积,并止牙痛。”

【用法用量】 内服:煎汤,3~9 g;或绞汁。

【选方】 1. 治母劳热,胎动下血,手足烦躁　蒲黄根,绞汁服一二升。(《产乳集验方》)

2. 治热痢　蒲根(锉)二两,粟米(淘)二合。上二味,以水三盏,煎取一盏半,去滓,分温二服,空心,日午再服。(《圣济总录》蒲根汤)

3. 治湿热白带　蒲蒻炖鸡服。(《四川中药志》1962 年版)

4. 治瘰疬　蒲包草,连根采来,洗去泥,切寸段,砂锅煎汤代茶饮。不论男女皆愈。但妇人服此愈后,终不受孕,须服北京真益母丸四五两,可解之。(《纲目拾遗》)

5. 治瘰疬、甲状腺肿大、尿道炎　蒲包草根 15 g。煎服。(《上海常用中草药》)

5248 蒲公英 pú gōng yīng (《本草图经》)

【异名】 凫公英、仆公英(《千金方》),蒲公草、耩耨草(《新修本草》),仆公罂(《本草图经》),地丁(《本草衍义》),孛孛丁菜、黄花苗、黄花郎(《救荒本草》),鹁鸪英(《庚辛玉册》),婆婆丁(《滇南本草》),黄花地丁、蒲公丁、狗乳草(《纲目》),奶汁草(《本经逢原》),黄狗头(《植物名实图考》),卜地蜈蚣、鬼灯笼(《草木便方》),黄花草(《江苏植物志》)。

【基原】 为菊科蒲公英属植物蒲公英、碱地蒲公英、东北蒲公英、异苞蒲公英、亚洲蒲公英、红梗蒲公英等同属多种植物的全草。

【原植物】 1. 蒲公英 *Taraxacum mongolicum* Hand.-Mazz.

多年生草本,高 10~25 cm。全株含白色乳汁,被白色疏软毛。根深长,单一或分枝,直径通常 3~5 mm,外皮黄棕色。叶茎生,排列成莲座状;具叶柄,柄基部两侧扩大呈鞘状;叶片线状披针形、倒披针形或倒卵形,长 6~15 cm,宽 2~3.5 cm,先端尖或钝,基部狭窄,下延,边缘浅裂或作不规则羽状分裂,裂片齿牙状或三角状,全缘或具疏齿,裂片间有细小锯齿,绿色或有时在边缘带淡紫色斑迹,被白色蛛丝状毛。花茎由叶丛中抽出,比叶片长或稍短,上部密被白色蛛丝状毛;头状花序单一,顶生,全为舌状花,两性;总苞片多层,外面数层较短,卵状披针形,内面一层线状披针形,边缘膜质,缘具蛛丝状毛,内、外苞片先端均有小角状突起;花托平坦;花冠黄色,先端平截,常裂;雄蕊 5,花药合生成筒状包于花柱外,花丝分离;雌蕊 1,子房下位,花柱细长,柱头 2 裂,有短毛。瘦果倒披针形,具纵棱,并有横纹相连,果上全部有刺状突起,果顶具长 8~10 mm 的喙;冠毛白色。花期 4~5 月,果期 6~7 月。

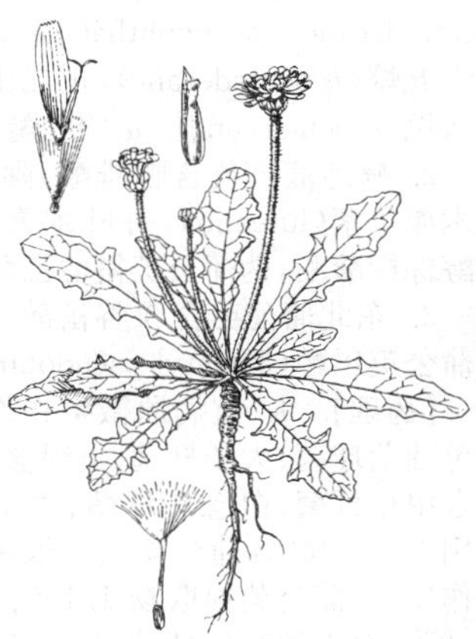

蒲公英

生于山坡草地、路旁、河岸沙地及田间。分布于华北、东北、华东、华中、西南及陕西、甘肃、青海等地。

2. 碱地蒲公英 *T. sinicum* Kitag.

其主要特征在于:小叶为规则的羽状分裂。总苞片先端无角状突起;花冠黄色;瘦果披针形,喙长 4~5.5 mm。

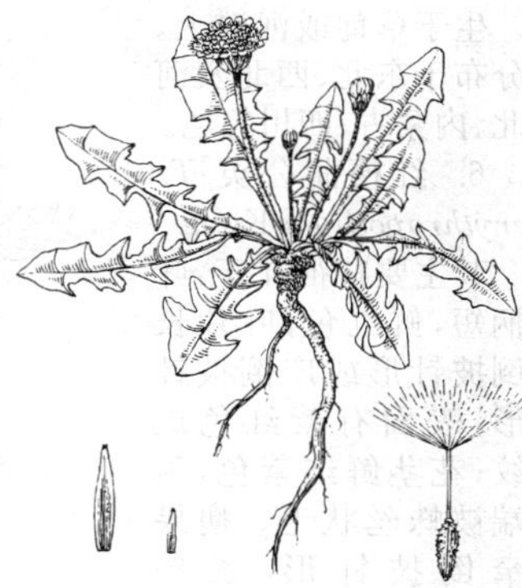

碱地蒲公英

生于稍潮湿的盐碱地或原野上。分布于华北、东北及河南、陕西、甘肃、青海、新疆等地。

3. 东北蒲公英 *T. ohwianum* Kitam.

其主要特征在于:叶片长圆状倒披针形,裂片倒向,侧裂片 4~5 对,三角状或窄三角状,先端的裂片较大,扁菱形或三角形,全缘。外层总苞片宽卵形或披针状卵形,被疏柔毛。无或有不明显的短角突起,内层苞片长于外层总苞片,无短角状突起。瘦果淡褐色,上部有尖小瘤,喙长 8~12 mm。冠毛污白色。

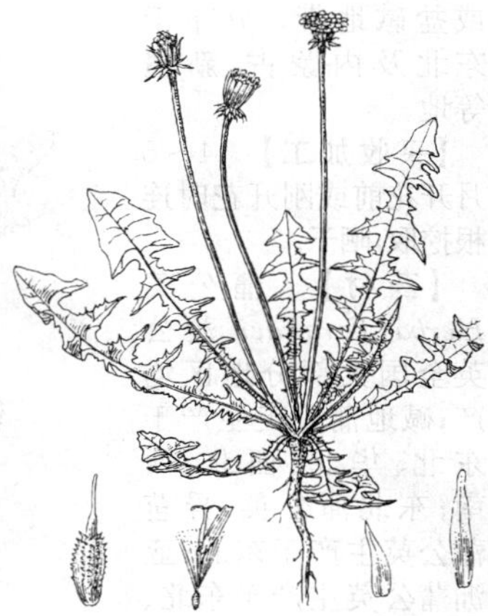

东北蒲公英

生于山野、山坡路旁或溪流边。分布于东北。

4. 异苞蒲公英 *T. heterolepis* Nakai et H. Koidz.

其主要特征在于:叶裂片少数,先端裂片三角状或倒梯状,侧裂片三角状或线状。瘦果倒披针形,上部有刺状突起,喙长约 8 mm。

生于田野间。分布于东北地区。

5. 亚洲蒲公英 *T. asiatica* Dahlst. [*T. leucanthum* (Ledeb.) Ledeb.]

其主要特征在于:叶片条形或狭披针形,长约 9 cm,叶裂片多数,先端裂片戟形,侧裂片长线状,下倾。花茎上

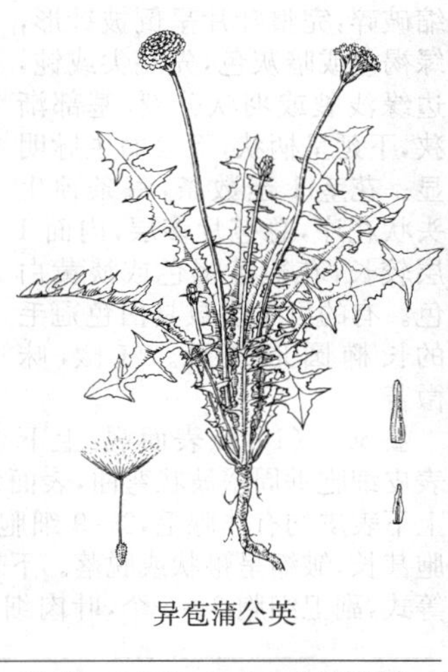

异苞蒲公英

部被疏卷毛；外层总苞片淡红色，有不明显的小角；舌状花白色或白带黄色。瘦果黄褐色，长 3～4 mm，喙长 4～8 mm；冠毛污白色。

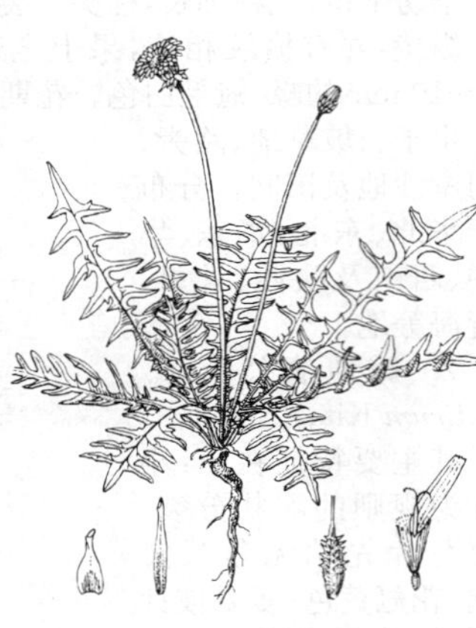

亚洲蒲公英

生于草甸或河滩上。分布于东北、西北及河北、内蒙古、四川等地。

6. 红梗蒲公英 *T. erythropodium* Kitag

其主要特征在于：叶柄短，鲜红色；叶片长倒披针形或广倒披针形，表面有紫红色斑纹；花茎鲜红紫色，顶端被蛛丝状毛。瘦果窄倒披针形，长约 4 mm，上部有刺状突起；喙长 8～10 mm。

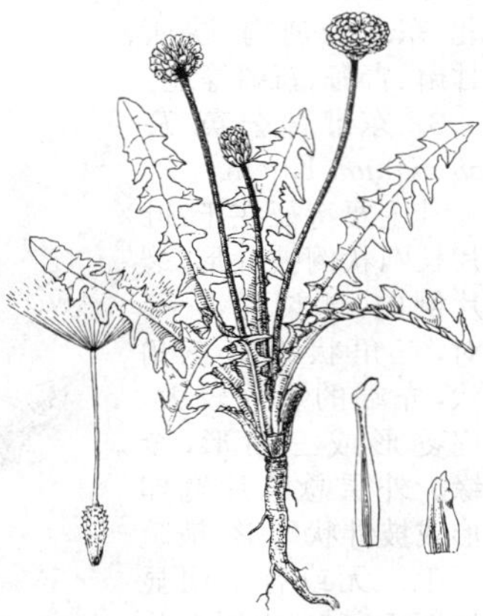

红梗蒲公英

生于山坡路旁、沟旁或盐碱地带。分布于东北及内蒙古、新疆等地。

【采收加工】 4～5 月开花前或刚开花时连根挖取，晒干。

【药材】 蒲公英 *Herba Taraxaci* 蒲公英全国大部分地区均产；碱地蒲公英主产于东北、华北、西北、西南；东北蒲公英、异苞蒲公英主产于东北；亚洲蒲公英主产于东北、西北及内蒙古、河北、四川等地；红梗蒲公英主产于东北及内蒙古、新疆等地。

性状　本品呈皱缩卷曲的团块。根呈圆锥状，多弯曲，长 3～7 cm；表面棕褐色，抽皱；根头部有棕褐色或黄白色的茸毛，有的已脱落。叶基生，多皱缩破碎，完整叶片呈倒披针形，绿褐色或暗灰色，先端尖或钝，边缘浅裂或羽状分裂，基部渐狭，下延呈柄状，下表面主脉明显。花茎 1 至数条，每条顶生头状花序，总苞片多层，内面 1 层较长，花冠黄褐色或淡黄白色。有的可见多数具白色冠毛的长椭圆形瘦果。气微，味微苦。

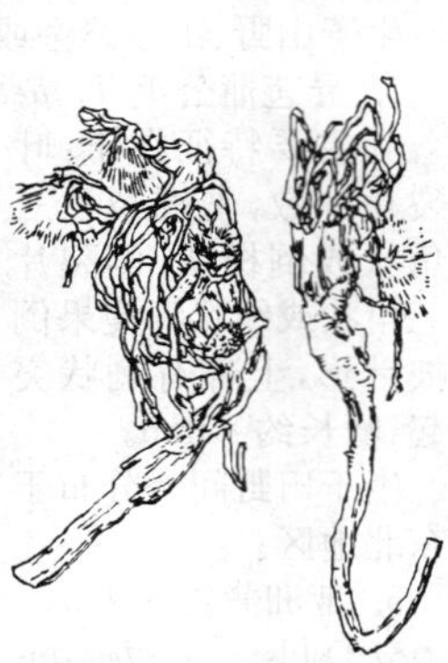

蒲公英(全草)外形

鉴别　(1) 叶表面观：上下表皮细胞垂周壁波状弯曲，表面角质纹理明显或稀疏可见。上下表皮均有非腺毛，3～9 细胞，直径 17～34 μm，顶端细胞甚长，皱缩呈鞭状或脱落。下表皮气孔较多，不定式或不等式，副卫细胞 3～6 个，叶肉细胞含细小草酸钙结晶。叶脉旁可见乳汁管。

根横切面：木栓细胞数列，棕色。韧皮部宽广，乳管群断续排列成数轮。形成层成环。木质部较小，射线不明显；导管较大，散列。薄壁细胞含菊糖。

(2) 取本品甲醇提取液 1 ml，置水浴上蒸干。用冰醋酸 1 ml 溶解残渣，加入醋酐-浓硫酸(19∶1)试剂 1 ml，观察颜色由黄色很快变为红色→紫色→青色→污绿色(检查甾醇类)。

(3) 取本品粉末 1 g，加乙醇 10 ml 冷浸过夜，滤过。滤液蒸干，残渣加稀盐酸 4 ml 溶解，滤过。取滤液 1 ml，加改良碘化铋钾试液 2 滴，产生橙色沉淀(检查水溶性生物碱)。

(4) 薄层色谱：取本品粉末 1 g，加甲醇 20 ml，加热回流 30 min，滤过，滤液蒸干，残渣加水 10 ml 使溶解，滤过，滤液用醋酸乙酯振摇提取 2 次，每次 10 ml，合并醋酸乙酯液，蒸干，残渣加甲醇 1 ml 使溶解，作为供试品溶液。另取咖啡酸对照品，加甲醇制成每 1 ml 含 0.5 mg 的溶液，作为对照品溶液。吸取上述两种溶液各 6 μl，分别点于同一硅胶 G 薄层板上，以醋酸丁酯-甲酸-水(7∶2.5∶2.5)的上层溶液为展开剂，展开，取出，晾干，置紫外光灯(365 nm)下检视。供试品色谱中，在与对照品色谱相应的位置上，显相同颜色的荧光斑点。

品质标志　《中华人民共和国药典》2000 年版规定：照高效液相色谱法测定，本品含咖啡酸($C_9H_8O_4$)不得少于 0.020%。

【成分】 1. 蒲公英全草含蒲公英甾醇(taraxasterol)，胆碱(choline)，菊糖(inulin)，果胶(pectin)[1]，芹菜素(apigenin)，芹菜素-7-O-葡萄糖苷(apigenin-7-O-glucoside)，芸香苷(rutinoside)，胡萝卜苷(daucosterol)，伪蒲公英甾醇棕榈酸酯(ψ-taraxasterol palmitate)，伪蒲公英甾醇乙酸乙酯(ψ-taraxasterol acetate)[2]。蒲公英含挥发油：正己醇(*n*-hexanol)，3-正己烯-1-醇(3-hexen-1-ol)，2-呋喃甲醛(2-furancarboxaldehyde)，樟脑(camphor)，苯甲醛(benzaldehyde)，正辛醇(*n*-octanol)，3，5-正辛烯-2-酮(3，5-octadien-2-one)，反式石竹烯(*trans*-caryophyllene)，正十四烷(*n*-tetradecane)，萘(naphthalene)，β-紫罗兰醇(β-lonone)，正十五烷(*n*-pentadecane)，正二十一烷(*n*-heneicosane)，正十八烷(*n*-octadecane)，α-雪松醇(α-cedrol)[3]。

2. 碱地蒲公英含咖啡酸，阿魏酸(ferulic acid)，绿原酸，木犀草素(luteolin)，香叶木素(diosmetin)[4]，伪蒲公英甾醇棕榈酸酯，伪蒲公英甾醇乙酸乙酯[5]。

3. 东北蒲公英含 β-谷甾醇，香草醛(vanillin)，3-乙酰伪蒲公英甾醇(3-acetyl pseudotaraxasterol)[2]。

【药理】 1. 抗病原微生物作用　蒲公英水煎液对金黄色葡萄球菌、大肠杆菌、铜绿假单胞菌、弗氏痢疾杆菌、副伤寒甲型杆菌、白念珠球菌、牛型布氏杆菌有一定的抑制作用[1~3]。100%蒲公英煎剂纸片法试验对伤寒杆菌有抑制作用[4]，蒲公英提取物 1/100、1/200、1/400 浓度，试管法试验，对人型结核杆菌($H_{37}RV$)有抑制作用[5]。其提取液一定浓度下可杀死钩端螺旋体。蒲公英水浸剂对堇色毛癣菌、同心性毛癣菌、许兰黄癣菌、奥杜盎小芽胞癣菌、铁锈色小芽胞癣菌、羊毛样小芽胞癣菌、石膏样小芽胞癣菌、腹股沟表皮癣菌、红色表皮癣菌、星形奴卡菌等均有抑杀作用[6]。但水煎液对各种致病性皮肤癣菌无抗菌作用[7]。蒲公英煎剂及 95%乙醇提取液均以 10 mg/ml 浓度经管外，同时治疗、预防四种途径用药，对Ⅰ型单纯疱疹病毒

(HSV Ⅰ)原代人胚肌皮单层细胞培养方法试验，表明有抗单纯疱疹病毒的作用[8]。

2. 抗内毒素作用　蒲公英提取液中加入内毒素，相互作用后测得内毒素的活性降低，其减毒倍数为 9.3[9]。

3. 抗肿瘤作用　蒲公英热水提取物 30 mg/kg、40 mg/kg 腹腔注射，于小鼠艾氏腹水癌(EAC)和小鼠 MM46 瘤细胞接种后期给药 11～20 d 连续给药 10 d，或隔日给药 10 次，均有抗肿瘤作用，但是对早期给药(第一至第十日)EAC 和 MM_{46} 两种肿瘤均无效，40 mg/kg、160 mg/kg 腹腔注射，对抗体依赖巨噬细胞中介肿瘤细胞破坏效应有激活作用，对小鼠后足掌注射 EAC、MM_{46} 瘤细胞引起的迟发型超敏反应有促进作用，因此，认为蒲公英的抗肿瘤作用机制是类似于抗癌多糖类如香菇多糖的作用机制[10]。蒲公英根有抗致癌作用，其甲醇提取物和水提取物 50 μg/丙酮0.1 ml 局部皮肤应用，连续 20 星期，对二甲基苯蒽(DMBA)，佛波酯(TPA)所致小鼠皮肤乳头状瘤有抑制作用，水提物 360 μg/丙酮 0.1 ml，局部皮肤应用，连续 20 星期，对 DMBA ＋FumonishB1 所致小鼠皮肤乳头状瘤有抑制作用；水提物 960 μg/丙酮 0.1 ml 局部应用，对(±)(E) methyl-21(E) hydroxyimminol-5-nitro-6-methoxy-3-hexenamide (NOR1) ＋TPA 所致小鼠皮肤乳头状瘤有抑制作用；蒲公英根甲醇提取物 10 μg/ml，100 μg/ml，对 TPA 激活 EB 病毒早期抗原(EBV EA)有抑制作用，抑制率分别为 45％及 100％，水提物也有类似作用[11]。经实验研究，蒲公英根中的抗致癌成分主要为蒲公英甾醇及蒲公英赛醇[12]。蒲公英中提取的多糖(Tof-CFr)，以 40 mg/kg、60 mg/kg 腹腔注射给予接种 MM_{46} 肿瘤细胞的 C_3H 小鼠，前期给药未见作用，但 11～20 d 和 2～20 d 的后期隔日给药则有效。对肿瘤细胞的迟延型过敏反应(T-DHR)，在 ddy-Ehrlich(同种肿瘤)系和 C_3H-MM_{46}(同系肿瘤)系中，Tof-CFr 后期给药其足跖反应与对照组相比均明显上升。在 ADMC 系中，Tof-CFr 与已知能活化巨噬细胞的糖原相比，具有更强的激活能力[13]。

4. 抗胃溃疡作用　蒲公英醇沉水煎剂 3 g/kg、10 g/kg 腹腔注射，对清醒大鼠胃酸分泌有抑制作用，在麻醉大鼠用 pH4 盐酸生理盐水胃灌流实验，蒲公英有明显抑制组胺、五肽胃泌素及氨甲酰胆碱诱导的胃酸分泌作用[14]。蒲公英水煎剂对大鼠应激性溃疡有明显的保护作用，能明显减轻大鼠胃黏膜损害，使溃疡发生率和溃疡指数明显下降。对大鼠幽门结扎性胃溃疡和无水乙醇损伤大鼠胃黏膜均有明显的保护作用[15]。

5. 利胆及保肝作用　蒲公英注射液 15 g(生药)/kg 或蒲公英乙醇提取物 0.1 g 经十二指肠给药，能使麻醉大鼠的胆汁分泌量增加 40％以上，切除胆囊后重复试验结果亦同，提示为肝脏的直接作用所致[16]。用胆囊瘘犬进行试验，蒲公英利胆活性成分主要在树脂部分，挥发油的作用微弱而不稳定，生物碱及苷类对胆汁分泌无影响[17]。每日给大鼠肌注蒲公英注射液 5 g(生药)/只或 200％蒲公英煎剂 1 ml 灌胃，连给 7 d，对四氯化碳所致肝损伤均有显著降低血清丙氨酸氨基转移酶和减轻肝细胞脂肪变性的作用[16]。

6. 免疫调节作用　蒲公英有提高及改善小鼠细胞免疫和非特异性免疫功能的作用，对环磷酰胺所造成的小鼠免疫功能损害有明显的恢复和保护作用。蒲公英能增强动物的免疫功能，其富含维生素及微量元素有利于免疫细胞的增殖分化[18]。

7. 抗氧自由基作用　蒲公英提取物总黄酮具有类 SOD 的作用，这些物质能有效清除超氧阴离子自由基、羟自由基，抑制不饱和脂肪酸的氧化。另外，蒲公英提取物具有较强的抑制酪胺酸酶活性的作用，减少黑色素的生成及色素沉着[19]。

8. 其他作用　本品煎剂能提高兔离体十二指肠的紧张性并加强其收缩力[20]。

9. 体内过程　煎剂给大鼠每日按 30 g/kg 剂量灌胃，连给 4 d，收集各日尿并测定其抗菌效力，证明尿尚能保持一定的抗菌作用，提示蒲公英吸收良好[21]。

【药性】　苦、甘，寒。归肝、胃经。

1.《新修本草》："味甘、平，无毒。"

2. 李东垣："微苦寒，足少阴肾经君药。"(引自《本草发挥》)

3.《本草衍义补遗》："入阳明、太阴经。"

4.《滇南本草》："入肝、胃二经。"

5.《本草汇言》："味甘、气寒，沉也，降也。"

6.《药性切用》："苦、甘，寒。"

【功用主治】　清热解毒，消痈散结。主治乳痈，肺痈，肠痈，痄腮，瘰疬，疔毒疮肿，目赤肿痛，感冒发热，咳嗽，咽喉肿痛，胃炎，肠炎，痢疾，肝炎，胆囊炎，尿路感染，蛇虫咬伤，烧烫伤。

1.《新修本草》："主妇人乳痈肿。"

2.《本草图经》："捣以敷疮。又治恶刺及狐尿刺，摘取根、茎白汁涂之。"

3.《本草衍义补遗》："化热毒、消恶肿结核有奇功。解食毒，散滞气。"

4.《滇南本草》："治妇人乳结、乳痈，红肿疼痛，乳筋梗硬作胀，服之立效。敷诸疮肿毒，疥癞癣疮，利小便，祛风，消诸疮毒，散瘰疬结核；止小便血、治五淋癃闭，利膀胱。""解毒。主治小儿痘疹后感疔毒，痈疽锁喉，偏肿或杨梅等症。"

5.《纲目》："掺牙，乌须发，壮筋骨。"

6.《医林纂要》："补脾、和胃、泻火、通乳汁，治噎膈。"

7.《纲目拾遗》："疗一切毒虫蛇伤。"

8.《随息居饮食谱》："清肺，利膈化痰，散结消痈，养阴，凉血，舒筋，固齿，通乳，益精。"

9.《岭南采药录》："炙脆存性，酒送服，疗胃脘痛。"

10.《上海常用中草药》："清热解毒，利尿，缓泻。治感冒发热，扁桃体炎，急性咽喉炎，急性支气管炎，流火，淋巴腺炎，风火赤眼，便秘，胃炎，肝炎，骨髓炎。"

【用法用量】　内服：煎汤，10～30 g，大剂量 60 g；或捣汁；或入散剂。外用：捣敷。

【宜忌】　非实热之证及阴疽者慎服。

【选方】　1. 治乳痈初起，肿痛未成脓者　用蒲公英春秋间开黄花似菊，取连根蒂叶二两捣烂，用好酒半斤同煎数沸，存渣敷肿上，用酒热服，盖睡一时许，再用连须葱白一茶盅催之，得微汗而散。(《外科正宗》治乳便用方)

2. 治产后不自乳儿，蓄积乳汁，结作痈　蒲公英捣敷肿上，日三四度易之。(《梅师集验方》)

3. 治疳疮疔毒　蒲公英捣烂覆之，别更捣汁，和酒煎服，取汗。(《纲目》引《唐氏方》)

4. 治痈疽发背或生头项，或生手足臂腿、腰脐之间、前阴粪门之际，无论阴毒阳毒，未溃即消，已溃即敛　蒲公英一两，金银花四两，当归二两，玄参一两。水煎，饥服。此方既善攻散诸毒，又不耗损真气。可多服久服，俱无碍也。即治

肺痈、大小肠痈，无不神效。(《洞天奥旨》立消汤)

5. 治上中下三背发及三手搭，并乳发　蒲公英、忍冬藤各二钱。以好酒煮热，尽量饮之醉，仍以生葱一根，灌蜜入内要满，以灰火煨热压酒，以被盖睡取汗，汗出而愈。(《万氏秘传外科心法》二味神仙一醉失笑散)

6. 治天蛇头(手中指头结毒，焮赤肿痛)　蒲公英草取干与苍耳草二味等分为末，以好醋浓煎浸洗。(《证治准绳》)

7. 治急性结膜炎　蒲公英 30 g，菊花 9 g，薄荷 6 g(后下)，车前子 12 g(布包)。煎服。(《安徽中草药》)

8. 治肠风　蒲公英(连根打烂，青盐腌一宿，晒干，收尽无汁)、槐角子(炒)、柿饼(炙焦存性)、木耳(煅焦存性)，神曲丸，白汤下二钱。(《何氏济生论》久近肠风奇效丸)

9. 治噎膈　拣蒲公英高尺许者，掘下数尺，择根大如拳者，捣汁和酒服。(《鲟溪单方选》)

10. 治急性黄疸型肝炎　蒲公英、茵陈蒿、土茯苓、白茅根、田基黄各 25 g。水煎服。(《长白山植物药志》)

11. 治慢性胃炎，胃溃疡　①蒲公英干根、地榆根各等分。研末，每服 6 g，每日 3 次，生姜汤送服。(《南京地区常用中草药》)　②蒲公英根 90 g，青藤香、白及、鸡蛋壳各 30 g。研末，每次 3 g，开水吞服。(《贵州草药》)

12. 治胃弱，消化不良，慢性胃炎，胃胀痛　蒲公英 30 g(研细粉)，橘皮 18 g(研细粉)，砂仁 9 g(研细粉)。混合共研。每服 6～9 g，每日数回，食后开水送服。(《现代实用中药》)

13. 治口腔炎　蒲公英适量(焙炭存性)，枯矾、冰片各少许。共研极细末，取少许吹入患部，每日数次。(《安徽中草药》)

14. 固齿　蒲公英连根洗捣一斤，青盐、食盐各二两腌，槐角子(炒)四两。晒干为末，每日清晨擦牙，滚汤咽下。(《何氏济生论》揩牙固齿奇方)

15. 乌须生发　蒲公英净四两(炒)，血余洗净四两，青盐四两(研)。上用磁罐一个，盛蒲公英一层，血余一层，青盐一层，盐泥封固，淹，春秋五日，夏三日，冬七日，桑柴火煅，令烟尽为度，候冷取出，碾为末。每服一钱，侵晨酒调服。(《古今医鉴》蒲公散)

16. 治骨髓炎　蒲公英 60 g，全蝎 1 条，蜈蚣 1 条。研粗粉，白酒 250 ml 浸泡 3～5 d。分数次服用。(《青岛中草药手册》)

【临床报道】 1. 治疗产妇缺乳　用蒲公英 15 g，水煎服，每日 1 剂。治疗产妇缺乳 40 例。结果：服用 3 剂后，初产妇 27 例，经产妇 11 例，乳管畅通、乳汁充盈；另外 2 例经产妇，服 5 剂后乳管畅通、乳液增多。随访 1 星期，治愈率为 100%[1]。

2. 治疗小儿流行性腮腺炎　取鲜蒲公英 20 g，捣碎加鸡蛋清 1 个，白糖少许，调成糊状，外敷患处，每日 1 次。经治疗 50 例均愈，平均日数 8.07 d[2]。有用鲜蒲公英 30～60 g，白糖 30 g，水煎服，治疗 84 例亦痊愈，平均服药 3 d 左右[3]。有用新鲜蒲公英从野外将叶根全部采回，用清水洗净切碎，晒干碾成细面备用。单用蒲公英散，4 岁以上口服 3 g，每日 3 次；4 岁以下口服 2 g，每日 3 次。结果：50 例中体温最高达 39.8 ℃，最低体温达 38.2 ℃，平均体温达 38.6 ℃；服药 24 h 后，体温下降者 38 例，其余的 12 例服药 3 d 后，全部体温降至正常。查体时腮腺肿胀完全消退，腮腺导管开口处红肿消失，其中 7 例睾丸肿大者也消失，精神恢复，食欲增加，全部治愈[4]。

3. 治疗麦粒肿　用蒲公英 30 g，金银花 15 g(儿童及体弱者酌减)，第一煎内服，第二煎熏洗。共治疗 120 例 125 眼。结果：1 d 而愈者 46 例，2 d 而愈者 40 例，3 d 而愈者 10 例，有效 20 例，无效 4 例。总有效率 96.7%，无效仅 3.3%[5]。

4. 治疗急性扁桃体炎　用蒲公英片或冲剂(每片 0.5 g，15 片相当于蒲公英干品 30 g；冲剂 1 袋 20 g，相当于蒲公英干品 120 g)，成人每次 15 片，冲剂每次 1/4 袋，每日 4 次，饭后服。或用蒲公英干品，每日 120 g，病重者每日 180 g，煎水分 4 次服。治疗 88 例，痊愈 82 例，无效 6 例，有效率占 93.18%[6]。

5. 治疗小面积灼伤合并感染　取鲜蒲公英用清水洗净切碎(用量按创面大小而定)，捣烂后酌加少许 75% 乙醇，搅拌成稀糊状，直接敷于创面处(无鲜品可用干品，先浸泡 2 h，水煎 15～20 min)，厚 0.5～1.0 cm，用无菌纱布包扎，每日 2 次。经 51 例患者观察，其中灼伤面积达 5%～9% 者 20 例，10%～15% 者 31 例。外敷蒲公英 3～4 d 后局部炎症即明显消退，7～15 d 创面干燥结痂，继而脱落愈合，痊愈 49 例，有效率占 96.07%[7]。

6. 治疗寻常疣　治疗 38 例。治法及效果：用鲜蒲公英白色乳汁搽洗疣部，每日 3 次，每次 10～15 min，2～5 d 疣即脱落；或干蒲公英 45 g 加 500 ml 水煎 25 min，不去药渣，浸洗患处 30 min，每日 2 次，每剂可连用 2～3 次，5～10 d 疣即脱落。本法治疗不痛苦，不留瘢痕，治愈率可达 98%[8]。

7. 治疗急性黄疸型肝炎　用蒲公英注射液每日肌内注射 2 次，每次 2 ml(每 1 ml 含生药 5 g)，30 d 为 1 个疗程；或用 50% 干蒲公英煎剂(若用鲜品，按 100 g 折合干品 40 g 计算)，每日口服 3 次，每次 15 ml，30 d 为 1 个疗程。经 77 例观察，临床治愈 69 例，占 89.6%，无效 8 例，占 10.4%。平均日数为 30.5 d，其中丙氨酸氨基转移酶恢复正常平均时间为 28.2 d，黄疸消退时间平均为 26.1 d[9]。

8. 治疗小儿龟头炎　用蒲公英根、苦菜根各 30 g(如鲜根可各用 60 g)，置锅内加水 1 碗，煮沸后以干净白布蘸药液洗龟头发炎部位即可。经治 40 余例，效果很好，一般洗 1～2 次即愈[10]。

9. 治疗慢性前列腺炎　用蒲公英 45 g，萆薢 15 g，丹参 25 g，甘草 6 g。水煎早晚分服，4 星期为 1 个疗程。治疗慢性前列腺炎 53 例患者。效果：显效 17 例；有效 31 例；无效 5 例[11]。

10. 治疗多种感染性疾病　将蒲公英制成注射剂，肌内注射，每次 2 ml(相当于生药 10 g)，每日 2～3 次，也有用至每日总量相当于生药 40～160 g 的；静脉滴注每次用含生药 25～100 g 的注射液加入 5%～10% 葡萄糖液 250～500 ml 中滴入。亦可根据病情需要作穴位注射(治疗脉管炎)或胸腔注射(治疗脓胸)。据上海市试用注射剂治疗的各种感染性疾病就达 40 种左右，计 700 余例。其中上呼吸道感染 56 例，痊愈 38 例，有效 13 例；急、慢性支气管炎 69 例，痊愈 19 例，有效 44 例；肺炎 43 例，痊愈 37 例，有效 1 例；传染性肝炎 97 例，痊愈 47 例，有效 19 例；泌尿系感染 52 例，痊愈 25 例，有效 14 例；各种外科疾患(包括疖肿、淋巴结炎、急性乳腺炎、急性胰腺炎、丹毒、阑尾炎、胆囊炎、脉管炎)184 例，痊愈 42 例，有效 31 例；用于手术后预防感染 39 例，效果满意者 33 例，有效者 5 例；五官科炎症(包括急性和化脓性扁桃体炎、咽炎、中耳炎、急慢性鼻窦炎、急性耳郭软骨膜炎、牙周炎、眼结膜炎)194 例，痊愈 143 例，有效

41例；骨科炎症(包括开放性骨折炎症、骨髓炎等)12例，痊愈8例，有效2例；皮肤科炎症(多发性毛囊炎、传染性湿疹、脓疱疮、皮肤感染等)24例，痊愈23例，有效1例。其他如败血症、伤寒、胆道感染、腮腺炎、输卵管炎、附睾炎，以及肿瘤、结核等的继发感染，也有不同程度的疗效。蒲公英制剂在一定程度上似可代替抗生素使用，对某些疾病还表现出广谱抗生素的作用；从治疗病毒性感冒、肝炎等的效果来看，可能还有抗病毒作用[12]。

【各家论述】 1.《本草经疏》："蒲公英，其味甘平，其性无毒，当是入肝入胃，解热凉血之要药。乳痈属肝经，妇人经行后，肝经主事，故主妇人乳痈肿、乳毒并宜，生啖之良。"

2.《本草新编》："蒲公英，至贱而有大功，惜世人不知用之。阳明之火，每至燎原，用白虎汤以泻火，未免太伤胃气。盖胃中之火盛，由于胃中土衰也，泻火而土愈衰矣。故用白虎汤以泻胃火，乃一时之权宜，而不可恃之为经久也。蒲公英亦泻胃火之药，但其气甚平，既能泻火，又不损土，可以长服久服而无碍。凡系阳明之火起者，俱可大剂服之，火退而胃气自生。但其泻火之力甚微，必须多用，一两，少亦五六钱，始可散邪辅正耳。或问，蒲公英泻火，止泻阳明之火，不识各经之火，亦可尽消之乎？曰：火之最烈者，无过阳明之焰，阳明之火降，而各经余火无不尽消。蒲公英虽非各经之药，而各经之火，见蒲公英而尽伏，即谓蒲公英能消各经之火，亦无不可也。""或问，蒲公英与金银花，同是消痈化疡之物，二物毕竟孰胜？夫蒲公英止入阳明、太阴二经，而金银花则无经不入，蒲公英不可与金银花同于功用也。然金银花得蒲公英而其功更大。"

3.《本草求真》："蒲公英，能入阳明胃、厥阴肝，凉血解热，故乳痈、乳岩为首重焉。缘乳头属肝，乳房属胃，乳痈、乳岩，多因热盛血滞，用此直入二经，外敷散肿臻效，内消须同夏枯、贝母、连翘、白芷等药同治。"

4.《本草正义》："蒲公英，其性清凉，治一切疔疮、痈疡、红肿热毒诸证，可服可敷，颇有应验，而治乳痈、乳疖、红肿坚块，尤为捷效。鲜者捣汁温服，干者煎服，一味亦可治之，而煎药方中必不可缺此。"

5249 蒲种壳 pú zhǒng ké (《药材资料汇编》)

【异名】 地蒲壳、扁蒲壳(《苏州本产药材》)。

【基原】 为葫芦科葫芦属植物瓠子 *Lagenaria siceraria* (Molina) Standl. var. hispida (Thunb.) Hara 的老熟果皮。

【原植物】 参见"瓠子"条。

【采收加工】 立秋至白露间，采摘老熟果实，剖开除去种子，晒干。

【药材】 蒲种壳 *Pericarpium Lagenariae Hispidae* 主产江苏。

性状 干燥的果皮，多呈破碎的条片状，厚5～7 mm。外表黄白色或灰黄色，平滑，内壁灰白色，如绵絮状。质脆易断，断面不平坦。

【药性】 苦、淡，寒。

【功用主治】 利水消肿。主治面目四肢浮肿，臌胀，小便不通。

【用法用量】 内服：煎汤，12～15 g。

5250 蒲桃叶 pú táo yè (《台湾药用植物志》)

【基原】 为桃金娘科蒲桃属植物蒲桃 *Syzygium jambos* (L.) Alston 的叶。

【原植物】 参见"蒲桃壳"条。

【采收加工】 全年均可采，晒干或鲜用。

【功用主治】 清热解毒。主治口舌生疮，疮疡，痘疮。

1.《台湾药用植物志》："叶研末搽天花为清凉剂。"

2.《广西民族药简编》："水煎含漱，治口腔炎；水煎洗疮疡溃烂。"

【用法用量】 外用：煎汤含漱、洗或研末搽。

5251 蒲桃壳 pú táo ké (《食物考》)

【基原】 为桃金娘科蒲桃属植物蒲桃的果皮。

【原植物】 蒲桃 *Syzygium jambos* (L.) Alston [*Eugenia jambos* L.] 又名：水桃树、水石榴(《海南植物志》)，水蒲桃(《广西药用植物名录》)，香果、南蕉(《台湾药用植物志》)。

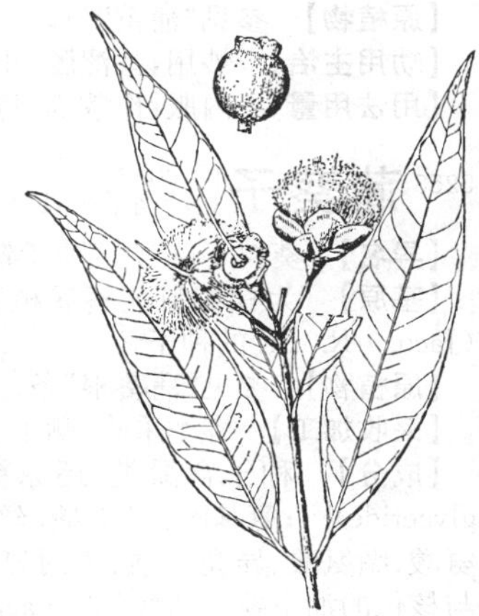

蒲　桃

乔木，高10 m。主干极短，多分枝。叶对生；叶柄长6～8 mm；叶片革质，披针形或长圆形，长12～25 cm，宽3～4.5 cm，先端长渐尖，基部阔楔形，叶面多透明细小腺点；羽状脉，侧脉12～16对。聚伞花序顶生；花梗长1～2 cm，花白色，直径3～4 cm；萼管倒圆锥形，萼齿4，半圆形；花瓣4，分离，阔卵形；雄蕊多数，长2～2.8 cm，花药丁字着生，纵裂；子房下位，花柱与雄蕊等长。果实球形，果皮肉质，成熟时黄色，有油腺点。种子1～2颗，多胚。花期3～4月，果期5～6月。

生于河边及河谷湿地。分布于福建、广东、广西、海南、贵州、云南、台湾等地。

本植物的叶(蒲桃叶)、种子(蒲桃种子)和根皮(蒲桃根皮)亦供药用，另设专条。

【栽培】 生物学特性 喜温暖潮湿的气候。在阳光充足和高温多雨的季节生长良好，以土层深厚、湿润而肥沃的砂质壤土栽培为好。

繁殖方法 种子繁殖。夏季采下成熟的果实，除去果皮，将种子稍晾干后，立即播种。开行点播，行距30 cm，种子粒距5～7 cm，覆土3～4 cm，浇水保湿。当苗高50～60 cm时，按行株距400 cm×400 cm开穴，每穴栽1株，栽后压紧，浇足定根水。

【采收加工】 夏季分批采收成熟果实，除去种子，把果皮晒干或烘干。

【药材】 蒲桃壳 *Pericarpium Syzygii Jambotis* 产于台湾、福建、广东、广西等地。

性状 本品为不规则卷缩块状，长2～3.5 cm，宽1～2 cm；表面棕红色或棕褐色，有细微皱纹；内表面浅黄棕色。果皮约厚1 mm，中心有干枯花柱，长0.5～1 cm；干时质脆，潮时质韧。气微，味甘、微涩。

【药性】《本草再新》:"味甘、酸,性热。无毒。入脾、肺二经。"

【功用主治】 暖胃健脾,补肺止嗽,破血消肿。主治胃寒呃逆,脾虚泄泻,久痢,肺虚寒嗽,疽瘤。

1.《纲目拾遗》:"止呃忒。"

2.《本草再新》:"暖胃健脾,治肺虚寒嗽,破血积疽瘤。"

3.《广西本草选编》:"凉血,收敛。治痢疾,腹泻。"

【用法用量】 内服:煎汤,6～15 g;或浸酒。

【选方】 治腹泻,痢疾　蒲桃果实 15～30 g。水煎服。(《广西本草选编》)

5252 蒲黄滓 pú huáng zǐ (《日华子本草》)

【异名】 蒲萼。

【基原】 系蒲黄筛选后剩下的花蕊、毛茸等杂质。

【原植物】 参见"蒲黄"条。

【功用主治】 炒用,甚涩肠,止泻血及血痢。

【用法用量】 内服:作散剂,每服 3～6 g。

5253 蒲葵子 pú kuí zǐ (《岭南采药录》)

【异名】 葵树子(广州部队《常用中草药手册》)。

【基原】 为棕榈科蒲葵属植物蒲葵 *Livistona chinensis* (Jacq.) R. Br. 的种子。

【原植物】 参见"蒲葵根"条。

【采收加工】 春季采收,晒干。

【成分】 种子含酚类,还原糖,鞣质[1],三酰甘油(triglyceride)[2];氨基酸:赖氨酸、丝氨酸、精氨酸、脯氨酸、酪氨酸、缬氨酸、异亮氨酸、苯丙氨酸[3];糖,维生素 C。果壳与核仁的油主要含油酸(oleic acid)[5]。

【药理】 对蛋白激酶 C 的抑制作用　蒲葵子醇提取物对蛋白激酶 C 活性有明显的抑制作用,随剂量增加作用增强,40 μg/ml 和 100 μg/ml 的抑制率分别为 56.2% 和 66.6%[1]。已知蛋白激酶 C 的抑制剂对细胞增殖有抑制作用[2],提示蒲葵子的抗癌活性可能与此有关[3]。

【药性】 甘、苦,平,小毒。

1. 广州部队《常用中草药手册》:"甘、涩,平。"

2.《广西本草选编》:"味甘、苦、涩,性凉。"

3.《广西民族药简编》:"有小毒。"

【功用主治】 活血化瘀,软坚散结。主治慢性肝炎,癥瘕积聚。

1. 广州部队《常用中草药手册》:"抗癌。"

2.《广西本草选编》:"主治慢性肝炎,白血病,食管癌,鼻咽癌,胃癌,乳腺癌,子宫肌瘤,子宫颈癌。"

3.《全国中草药汇编》:"治绒毛膜上皮癌,恶性葡萄胎。"

【用法用量】 内服:煎汤,15～30 g。

【选方】 1. 治各种癌症　葵树子(干品)30 g。水煎 1～2 h 服。或与瘦猪肉炖服。(广州部队《常用中草药手册》)

2. 治肺癌　葵树子、半枝莲各 60 g。水煎服,每日 1 剂。(《抗癌本草》引《草药手册》)

3. 治绒毛膜上皮癌、恶性葡萄胎肺转移　蒲葵子、八月札、半枝莲、穿破石各 60 g。水 6 碗,煎至 1 碗内服,药渣再煎服 1 次。10 d 为 1 个疗程。或同时并用化疗。(《全国中草药汇编》)

4. 治恶性葡萄胎、白血病　葵树子 30 g,红枣 6 枚。水煎,每日 2 次服,连续 20 剂为 1 个疗程。(《常用食物中药》)

5254 蒲葵叶 pú kuí yè (《岭南采药录》)

【异名】 蒲扇、败扇(《本草拾遗》),故蒲扇(《医学纲目》),败蒲扇(《纲目》)。

【基原】 为棕榈科蒲葵属植物蒲葵 *Livistona chinensis* (Jacq.) R. Br. 的叶。

【原植物】 参见"蒲葵根"条。

【采收加工】 全年均可采,剪下叶片,切碎晒干。

【药材】 蒲葵叶 *Folium Livistonae Chinensis*　主产广东、福建、台湾、广西等地。

性状　完整干燥叶大,形如扇,直径可达 1 m 以上,掌状深裂,直达中部,裂片条状披针形,宽约 2 cm,至顶端渐尖,深 2 裂,分裂部分长达 50 cm,下弯;具长叶柄,可达 1 m 余,平凸状,下部边缘有 2 列倒钩刺。气微,味淡。

【药性】 广州部队《常用中草药手册》:"甘、涩,平。"

【功用主治】 收敛止血,止汗。主治咳血,吐血,衄血,崩漏,外伤出血,自汗,盗汗。

1.《本草拾遗》:"败扇烧为末,和粉粉身上,主汗,弥败者佳。"

2.《纲目》:"败蒲扇烧灰酒服一钱,止盗汗,及妇人血崩、月水不断。"

3.《岭南采药录》:"(蒲葵)叶柄,于新瓦上煅灰,沸水冲服,或炒香煎水饮,能治血崩。"

4.《福建药物志》:"陈(蒲葵)叶止血。治咳血,吐血,鼻衄,子宫功能性出血。"

【用法用量】 内服:煎汤,6～9 g;或煅存性研末,3～6 g。外用:煅存性研末撒。

【选方】 治盗汗　故蒲扇灰研细,每服三钱,温酒调下,无时。(《医学纲目》止汗散)

【各家论述】《张氏医通》:"蒲灰止血、利小便,与蒲黄不异。汗即血之液,故取多曾沾汗之旧扇烧灰,主治睡汗,同气相求之妙。"

5255 蒲葵根 pú kuí gēn (《岭南采药录》)

【基原】 为棕榈科蒲葵属植物蒲葵的根。

【原植物】 蒲葵 *Livistona chinensis* (Jacq.) R. Br. [*Latania chinensis* Jacq.]　又名:葵扇木(《陆川本草》),扇叶葵(《广州植物志》),蓬扇树(《广西中兽医药用植物》)。

乔木,高达 20 m。叶阔肾状扇形,直径达 1 m 以上,掌状深裂至中部,裂片线状披针形,基部阔 4～4.5 cm,先端长渐尖,2 深裂,其分裂部分下垂,长达 50 cm;叶柄长达 2 m,下部两侧有逆刺。花序呈圆锥状,粗壮,长约 1 m,总梗上有 6～7 个佛焰苞,约 6 个分枝花序,长达 35 cm,每

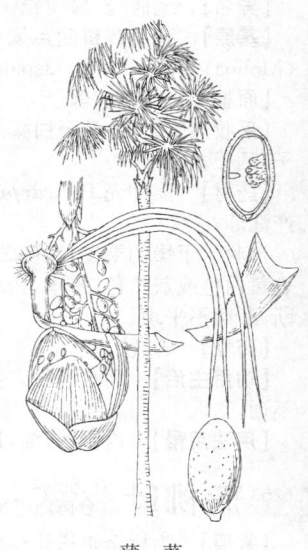

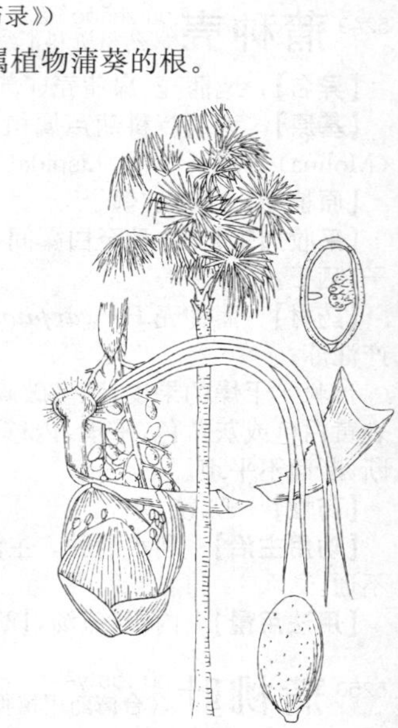

蒲　葵

分枝花序基部有1个佛焰苞，分枝花序具2次或3次分枝，小花枝长10～20 cm。花小，两性，黄绿色；萼片3，覆瓦状排列；花冠约2倍长于花萼，3裂几达基部；雄蕊6，花丝合生成1环并贴生于花冠基部；子房由3个近分离的心皮组成，3室。核果椭圆形，状如橄榄，黑褐色。种子椭圆形，长1.5 cm，直径0.9 cm。花期4月。

栽于庭园或宅旁，本种在广东新会县栽培较多。分布于我国南部。

本植物的种子（蒲葵子）和叶（蒲葵叶）亦供药用，另设专条。

【栽培】 生物学特性　喜高温、高湿气候，能耐0 ℃左右低温。喜光但能耐一定的荫蔽。宜选择水分充足、土层深厚、有机质丰富的平地或坡地栽培。

繁殖方法　种子繁殖、育苗移栽。9～10月采收果实，浸水，去果皮，洗净阴干待播。秋冬季或春季播种，播前用沙床层积催芽，待果核发芽后，于苗床上点播或撒播。待幼苗长出2片真叶后，按行株距27 cm×20 cm分床。育苗2年后，按行株距2 m×1.5 m开穴定植。

田间管理　定植后每年松土、除草、培根2～3次，并可用各种物料覆盖地面，以利保湿和抑制杂草生长。每年施肥1～2次，以施氮肥为主。

病虫害防治　绿刺蛾和灯蛾，为害叶芽和嫩叶。

【采收加工】 全年可采挖，晒干。

【药性】《广西本草选编》："味甘、苦、涩，性凉。"

【功用主治】 止痛，平喘。主治各种疼痛，哮喘。

《广西本草选编》："止痛。主治各种痛症。"

【用法用量】 内服：煎汤，6～9 g。或制成片剂、注射剂使用。

5256 蒲桃种子 pú táo zhǒng zǐ（《中国药用植物图鉴》）

【基原】 为桃金娘科蒲桃属植物蒲桃 *Syzygium jambos* (L.) Alston 的种子。

【原植物】 参见"蒲桃壳"条。

【采收加工】 夏季采收成熟果实，取出种子，晒干。

【功用主治】 健脾，止泻。主治脾虚泄泻，久痢，糖尿病。

1.《中国药用植物图鉴》："治糖尿病。"

2.《台湾药用植物志》："治腹泻，痢疾及卡他。"

【用法用量】 内服：煎汤，3～9 g。

5257 蒲桃根皮 pú táo gēn pí（《广西本草选编》）

【基原】 为桃金娘科蒲桃属植物蒲桃 *Syzygium jambos* (L.) Alston 的根皮。

【原植物】 参见"蒲桃壳"条。

【采收加工】 全年均可采挖，趁鲜剥取根皮，切段，鲜用或晒干。

【药性】《广西本草选编》："味甘、涩，气香，性平。"

【功用主治】《广西本草选编》："凉血，收敛。治痢疾，腹泻，刀伤出血。"

【用法用量】 内服：煎汤，6～15 g。外用：捣敷或研粉撒。

【选方】 治刀伤出血　鲜蒲桃根皮适量，捣烂外敷，或用干根皮研粉撒敷。（《广西本草选编》）

5258 蒙自木蓝 méng zì mù lán（《云南中草药》）

【异名】 大铁扫把、铁马豆、多花木蓝（《云南中草药》），格堵嘎多（《彝药志》）。

【基原】 为豆科木蓝属植物蒙自木蓝的根。

【原植物】 蒙自木蓝 *Indigofera mengtzeana* Craib

小灌木，高可达1.5 m。幼枝密被平伏的白色丁字毛，不久即脱落，有明显的节。叶互生；奇数羽状复叶，长3～9 cm，小叶对生，11～21片，叶纸质；叶片狭长圆形或椭圆状长圆形，长5～13 mm，宽3.5～6 mm，先端圆钝，具短尖，基部圆形，全缘，上面绿色，无毛，下面疏生丁字毛。总状花序腋生，短于叶序，花密生；萼钟形，5裂；蝶形花冠蓝紫色；雄蕊10，二体。荚果，线状圆柱形，内有种子6～7颗，内果皮有紫色斑点。花期4～7月，果期8～11月。

生于山野疏林下。分布于云南。

【采收加工】 9～11月采收，切片，晒干。

【药性】 苦、辛，平，小毒。

1.《云南中草药》："腥，苦，寒。"

2.《彝药志》："性平，味苦、辛，有小毒。"

【功用主治】 清热解毒，活血通络。主治肺炎，百日咳，急性胃肠炎，肾炎，牙龈炎，中耳炎，脉管炎，骨髓炎，疮疡肿毒，跌打损伤，风湿痹痛。

1.《云南中草药》："消炎镇痛，舒筋活络。主治肺炎、脉管炎、骨髓炎，跌打损伤，试治肿瘤，风湿瘫痪，疮疡。"

2.《彝药志》："清热解毒，止痛，祛瘀生新，活血通络。主治乳腺炎，胸膜炎，肺炎，百日咳，急性胃肠炎，牙龈炎，中耳炎，肾炎，麻风，痈疮，无名肿毒，风湿关节疼痛，劳伤腰痛。"

【用法用量】 内服：煎汤，9～30 g；研末，每次1～3 g，每日3次；或浸酒。外用：研末撒。

【宜忌】《云南中草药》："忌食葱、蒜、酸冷、牛肉、羊肉、糯食。"

【选方】 1. 治腹痛，胃痛，急性胃肠炎　格堵嘎多研末。每服1～2 g，4～6 h服1次。（《彝药志》）

2. 治脉管炎，骨髓炎，跌打损伤，试治肿瘤　蒙自木蓝15～30 g，泡酒500 g。每次5～10 ml，每日服3次；或9～15 g，冷水煎服。（《云南中草药》）

3. 治风湿瘫痪　（格堵嘎多）30 g，五爪金龙30 g，地苦胆30 g。炖鸡服。（《彝药志》）

5259 蒙自水芹 méng zì shuǐ qín（《新华本草纲要》）

【异名】 水芹菜（《曲靖专区中草药》），溪边水芹（《云南药用植物名录》），溪岸水芹、野水芹（《全国中草药汇编》）。

【基原】 为伞形科水芹属植物蒙自水芹的全草。

【原植物】 蒙自水芹 *Oenanthe rivularis* Dunn

多年生草本，高30～70 cm。全株光滑无毛。茎直立，下部匍匐，单一或有少数分枝。叶柄长4～6 cm，叶片轮廓

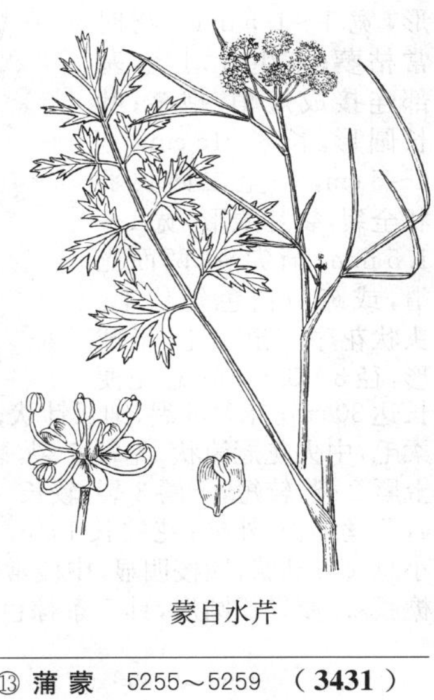

蒙自水芹

广三角形或三角形，长4.5～6 cm，宽3.5～6 cm，一回羽状深裂，稀二回羽状分裂；茎下部叶裂片卵形，末回裂片长1～1.5 cm，宽0.5 cm，边缘有缺刻状锯齿；茎上部叶末回裂片线形，全缘。复伞形花序顶生，花序梗长2～5 cm；伞辐6～7，直立或开展；小总苞片线形，多数；小伞形花序有花20余朵；萼齿披针形；花瓣白色，倒卵形；花柱基圆锥形，花柱直立或叉开。双悬果椭圆形，侧棱较中棱和背棱隆起，背棱线形；每棱槽内有油管1，合生面有油管2。花期5～7月，果期7～8月。

生于海拔1 100～2 000 m的沼地、路边湿地或山谷斜坡疏林下。分布于贵州、云南等地。

【采收加工】 6～8月采收，鲜用或晒干。

【药性】 辛、微甘，平。归胃、脾、膀胱经。

【功用主治】 健胃消积，利尿，消肿。主治慢性胃炎，食积胃痛，白浊，淋痛，跌打肿痛，血虚风毒。

【用法用量】 内服：煎汤，10～20 g；或捣汁。外用：煎汤洗；或捣敷。

【选方】 1. 治慢性胃炎 水芹菜15 g，紫地榆6 g，虎掌草15 g，马蹄香6 g，重楼15 g，小丁香9 g。水煎服。

2. 治食积胃痛 水芹菜15 g，厚朴9 g，燕麦灵9 g，牛筋刺果6 g，龙胆草6 g，泽泻9 g。水煎服。

3. 治白淋 鲜水芹菜250 g，黄花香根皮60 g，土瓜狼毒0.6 g，冰片3 g，地榆3 g。水煎服。

4. 治跌打肿痛 水芹菜适量，九子不离母叶少许，捣烂，兑酒外包。

5. 治血虚风毒 水芹菜、千里光、桃树叶、荨麻各等量。水煎洗。（1～5方出自《曲靖专区中草药》）

5260 蒙古山萝卜 méng gǔ shān luó bō（《内蒙古中草药》）

【基原】 为川续断科蓝盆花属植物窄叶蓝盆花的花。

【原植物】 窄叶蓝盆花 *Scabiosa comosa* Fisch. ex Roem. et Schult. 又名：细叶山萝卜（《东北植物检索表》），山萝卜（《全国中草药汇编》）。

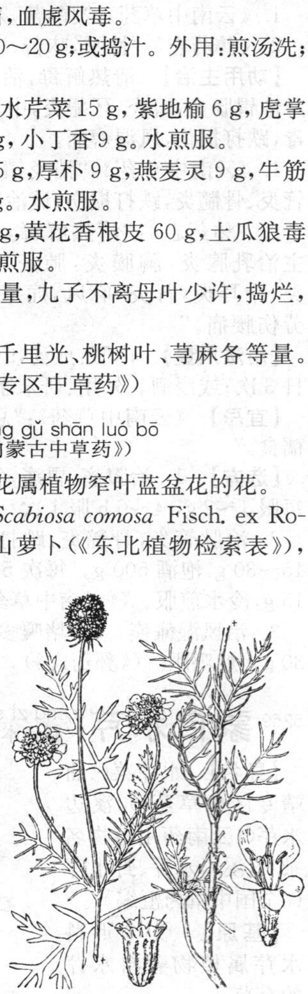

窄叶蓝盆花

多年生草本，高达60 cm。茎数枝，被短毛。基生叶成丛，叶柄长3～6 cm；叶片窄椭圆形，长6～10 cm，宽1～2 cm，羽状全裂，稀齿裂，裂片条形，宽1～1.5 mm，花时常枯萎；茎生叶对生，基部连接成短鞘，抱茎；叶长圆形，长8～15 cm，宽4～5 cm，一至二回狭羽状全裂，裂片线形，宽1～1.5 mm，渐尖头，两面光滑，或疏被白色短伏毛。头状花序三出顶生，半球形，径3～3.5 cm；总花梗长达30 cm；花萼5裂，细长针状；花冠蓝紫色，外面密被短柔毛，中央花冠筒状，先端5裂，裂片等长；边缘花二唇形，上唇2裂，较短，下唇3裂，较长，中裂片最长，倒卵形；雄蕊4，花丝细长，外伸；花柱长1 cm，柱头头状。果序椭圆形，小总苞方柱状，四棱明显，中棱常较细弱，先端有8凹穴，冠檐膜质；瘦果长圆形，具5条棕色脉，先端冠以宿存的萼刺5。花期7～8月，果期9月。

生于海拔500～1 600 m的砂质山坡及砂地草丛中，分布于河北、内蒙古、辽宁、吉林、黑龙江。

【采收加工】 7～8月采收，摘取刚开放的花朵，阴干。

【成分】 花含黄酮类：芹菜素（apigenin），大波斯菊苷（cosmosiin），野漆树苷（rhoifolin），木犀草素-7-O-葡萄糖苷（luteolin-7-O-glucoside），熊果酸（ursolic acid），及其他成分：葡萄糖（glucose）[1]。

【药理】 1. 解热作用 本品所含总黄酮30 mg/kg静脉注射，对静脉注射伤寒副伤寒甲乙三联菌致发热的家兔有显著解热作用，但对正常家兔体温无明显影响[1]。另有报道，本品总黄酮提取液0.25 g/kg和0.50 g/kg肌内注射，对静脉注射大肠杆菌内毒素致热的家兔有显著解热作用；本品的花青素提取液0.25 g/kg肌内注射则有较弱的解热作用；而本品生物碱提取液0.44 g/kg肌内注射则无解热作用[2]。

2. 镇静作用 总黄酮30 mg/kg静脉注射，能显著加强阈下剂量的戊巴比妥钠和水合氯醛对小鼠的催眠作用，表明有镇静作用。但总黄酮不能影响咖啡因和戊四唑的LD_{50}，无抗惊厥作用[1]。

3. 抗炎作用 总黄酮30 mg/kg腹腔注射，对巴豆油涂抹小鼠耳壳所致炎症有显著抗炎作用。但对蛋清所致小鼠足肿无显著抗炎作用，但有使炎性渗出降低趋势。总黄酮30 mg/kg腹腔注射，每日1次，连用7 d，对大鼠棉球肉芽肿无显著抑制作用[1]。

4. 对免疫功能的影响 1%蒙古山萝卜花总黄酮注射液给每只小鼠腹腔注射0.5 ml，给药后3 d和5 d，小鼠血清溶菌酶水平明显高于对照组，小鼠腹腔巨噬细胞（Mϕ）的溶菌酶含量在给药后3 d也明显高于对照组；Gomori磷酸铅法试验，给药组酸性磷酸酶反应的阳性率和积分均明显高于对照组，表明蒙古山萝卜花总黄酮能激活Mϕ的酸性磷酸酶活性。给药第七日和第十二日的小鼠，其腹腔Mϕ呈衰退状态者明显少于对照组，提示该药或许有延长Mϕ寿命和稳定溶酶体的作用。此外蒙古山萝卜花总黄酮有明显增强小鼠腹腔Mϕ体外杀伤李斯特杆菌的作用[3,4]。

5. 对心血管功能的影响 蒙古山萝卜花总黄酮可舒张外周血管、降低血压，对蟾酥离体心脏有增加搏出量和减慢心率的作用[5]。

6. 抗氧化作用 蒙古山萝卜花总黄酮在Vit B_2-Met-NBT体系中对氧自由基的IC_{50}为2.7 μg/ml，SC 502.5 μg/ml在Vit C-copper-cyt C体系中对羟自由基的IC_{50}为14.6 μg/ml；在Fe^{2+}/H_2O_2体系中能抑制MDA生成。其清热的功效很可能与其清除氧自由基、羟自由基和MDA抗氧化作用有关[6,7]。

7. 其他作用 从蒙古山萝卜花中分得的黄酮类成分芹菜素对ADP诱导的血小板聚集有显著抑制作用，抑制率为37.3%[8,9]。热板法和扭体法试验表明蒙古山萝卜花总黄酮无镇痛作用[1]。

毒性 每只小鼠腹腔注射4%蒙古山萝卜总黄酮注射液0.4 ml，观察24 h无1只死亡。序贯法经静脉注射测得LD_{50}为1 456 mg/kg。

【药性】 甘、微苦，凉。

【功用主治】《内蒙古中草药》："清热泻火。主治肝火头痛，发烧，肺热咳嗽，黄疸。"

【用法用量】 内服：研末，1.5～3 g。

【选方】 1. 治肺热咳嗽,气喘　蒙古山萝卜花 15 g,甘草 12 g,草河车 9 g,远志 6 g,莲座蓟 3 g。共研细面,每日 3 次,每次 1.5～3 g,开水冲服。

2. 治肝胆湿热、目赤、黄疸　红花 15 g,石膏 9 g,蒙古山萝卜、木通、地丁、诃子各 6 g,麻黄 9 g。共研细末,每日 3 次,每次 1.5～3 g。(1、2 方出自《内蒙古中草药》)

5261 蒸饼 zhēng bǐng (《纲目》)

【异名】 馒头饼(《肘后方》)。

【基原】 为小麦面和以酵糟的加工制成品。

【药性】 甘,平,无毒。归脾、胃经。

1.《纲目》:"甘,平,无毒。"

2.《本草撮要》:"入足太阴、阳明经。"

【功用主治】 《纲目》:"消食,养脾胃,温中化滞,益气和血,止汗,利三焦,通水道。"

【选方】 1. 治积年肠风下血不止,面色萎黄,肌体枯悴　皂荚七挺(不蛀,肥者,去黑皮,涂酥,炙黄熟,去子),蒸饼二两,乌龙尾二两。上药捣罗为末,炼蜜和捣一、二百杵,丸如梧桐子大。每于食前,以温粥饮下二十丸。(《圣惠方》)

2. 治肠胃虚弱,糟粕不聚,便利赤白,或作脓血,脐腹疼痛,心胸痞满,里急后重,烦满渴逆,胁肋胀闷,肠内虚鸣,四肢倦乏,不进饮食　御米壳四两(以蜜炒黄紫焦色),干蒸饼(切如骰子块,以蜜炒焦色)。上为细末,炼蜜为丸,如鸡子黄大。每服一粒,水一盏,煎化为度,热服不拘时候。(《传信适用方》御爱丸)

3. 治崩中下血　陈年蒸饼,烧存性,米饮服二钱。(《纲目》)

4. 治汤火伤灼　馒头饼,烧存性,研末,油调涂敷之。(《肘后方》)

5262 椿叶 chūn yè (《纲目》)

【异名】 椿木叶(《新修本草》),春尖叶(《重庆草药》)。

【基原】 为楝科香椿属植物香椿 *Toona sinensis* (A. Juss.) Roem. 的叶。

【原植物】 参见"椿白皮"条。

【采收加工】 4～6 月采收,多鲜用。

【成分】 含黄酮类:6,7,8,2′-四甲氧基-5,6′-二羟基黄酮(6,7,8,2′-tetramethoxy-5,6′-dihydroxy flavone),5,7-二羟基-8-甲氧基黄酮(5,7-dihydroxy-8-methoxy flavone),山柰酚(kaempferol)[1],槲皮素-3-O-鼠李糖苷(quercetin-3-O-rhamnoside),槲皮素-3-O-葡萄糖苷(quercetin-3-O-glucoside),槲皮素(quercetin)[2];及其他类:胡萝卜素(carotene)及维生素(vitamin)B、C[4],东莨菪素(scopoletin)[1];含多酚类:没食子酸乙酯(ethyl gallate)[1],没食子酸(gallic acid),没食子酸儿茶素缩合鞣质,没食子鞣质(gallotannin),单体原花青素(procyanidin)等成分[3];挥发性成分:二氧杂环已烷(dioxocyclohexacane),2-乙氧基丁烷(2-ethoxy butane),乙二醇单硝酸酯(glycol nitrate),2,5-二甲基噻吩(2,5-dimethyl thiophene),樟脑(camphor),龙脑(borneol),3,4-二甲基癸烷(3,4-dimethyl decane),乙酸龙脑酯(bornyl acetate),β-丁香烯(β-caryophylene),α-蛇麻烯(α-lupulene),2-乙基-1-癸醇(2-ethyl-1-decanol),榄香醇(elemol),2,6-二甲基-4-乙基苯酚(2,6-dimethyl-4-ethyl phenol),6-甲基十三烷(6-methyl tridecane),雪松醇(centdarol),3,6-二甲基十一烷(3,6-dimethyl undecane),合金欢醇(farnesol),2,7-辛二烯-1-醇-乙酸酯(2,7-octadiene-1-ol-acetate),邻苯二甲酸二甲氧基乙酯(dimethoxyethyl phthalate)[5]。

【药性】 辛、苦,平。归脾、胃经。

1.《新修本草》:"味苦,有毒。"

2.《绍兴本草》:"味苦,温,有小毒。"

3.《纲目》:"无毒。"

4.《本草集要》:"味苦、涩,气寒,有毒。"

5.《医林纂要》:"甘、苦、辛,平。"

6.《饮片新参》:"香淡,微温。"

【功用主治】 祛暑化湿,解毒,杀虫。主治暑湿伤中,呕吐,泄泻,痢疾,痈疽肿毒,疥疮,白秃。

1.《新修本草》:"主洗疮疥,风疽,水煮叶汁用之。"

2.《生生编》:"嫩芽瀹食,消风祛毒。"

3.《饮片新参》:"化暑湿,透热,利水道,消肿。"

4.《福建药物志》:"治小儿惊风,漆过敏。"

5.《广西民族药简编》:"治皮肤溃疡。"

6.《山西中草药》:"燥湿止痛,透疹。"

【用法用量】 内服:煎汤,鲜叶 30～60 g。外用:煎水洗;或捣敷。

【宜忌】 气虚汗多者慎服。

1.《食疗本草》:"椿芽多食动风,熏十二经脉、五脏六腑,令人神昏血气微。"

2.《饮片新参》:"气虚汗多者忌用。"

【选方】 1. 治气滞食欲不振　嫩香椿叶适量。切碎,用开水泼成半生半熟,加酱油食用。(《山西中草药》)

2. 治疮痈肿毒　鲜香椿嫩叶、大蒜等量。加食盐少许,共捣烂敷患处。(《食物中药与便方》)

3. 治小儿头生白秃,发不生出　以椿、楸、桃叶心,取汁,敷之。(《肘后方》)

4. 治丝虫病　香椿、杉木、枫树三者的嫩枝叶等分,成人每日每次 60～120 g。水煎,去渣,调入醋 1 匙,每日分 2～3 次趁热服。(《食物中药与便方》)

5263 椿白皮 chūn bái pí (《食疗本草》)

【异名】 香椿皮(《经验方》),椿皮(《纲目》),春颠皮(《分类草药性》)。

【基原】 为楝科香椿属植物香椿的树皮或根皮。

【原植物】 香椿 *Toona sinensis* (A. Juss.) Roem. [*Cedrela sinensis* A. Juss.] 又名:椿(《新修本草》),猪椿(《食疗本草》),红椿(《植物名实图考》),大红椿树(《台湾药用植物志》)。

落叶乔木,高达 16 m。树皮暗褐色,成片状剥落,小枝有时具柔毛。偶数羽状复叶互生,长 25～50 cm,有特殊气味;叶柄红色,基部肥大;小叶 8～10 对,小叶柄长 5～

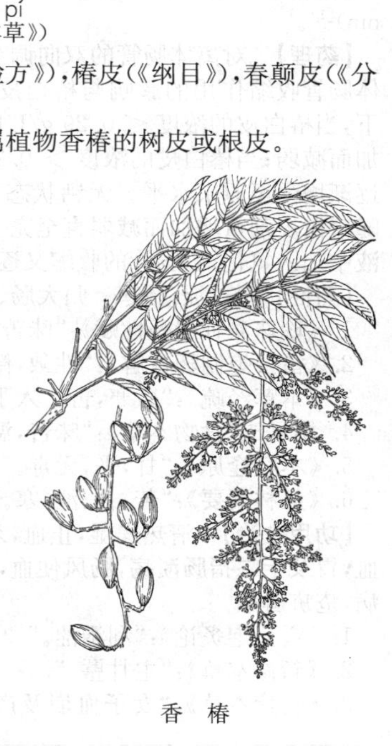

香　椿

10 mm;叶片长圆形至披针状长圆形，长 8～15 cm，宽 2～4 cm，先端尖，基部偏斜，圆或阔楔形，全缘或有疏锯齿，上面深绿色，无毛，下面色淡，叶脉或脉间有长束毛。花小，两性，圆锥花序顶生；花芳香；花萼短小，5 裂；花瓣 5，白色，卵状椭圆形；退化雄蕊 5，与 5 枚发育雄蕊互生；子房上位，5 室，花盘远较子房为短。蒴果椭圆形或卵圆形，长约 2.5 cm，先端开裂为 5 瓣。种子椭圆形，一端有翅。花期 5～6 月，果期 9 月。

常栽培于海拔 2 700 m 以下的房前屋后、村边、路旁。分布于华北、华东、中南、西南及西藏、台湾等地。

本植物的树叶(椿叶)、花(椿树花)、果实(香椿子)、树干流出的液汁(春尖油)亦供药用，另设专条。

【采收加工】 全年均可采，干皮可从树上剥下，鲜用或晒干；根皮须先将树根挖出，刮去外面黑皮，以木棰轻捶之，使皮部与木质部分离，再行剥取，并宜仰面晒干，以免发霉发黑，亦可鲜用。

【药材】 椿白皮 *Cortex Toonae Sinensis* 全国大部分地区均产。

性状 本品呈半卷筒状或片状，厚 0.2～0.6 cm。外表面红棕色或棕褐色，有纵纹及裂隙，有的可见圆形细小皮孔。内表面棕色，有细纵纹。质坚硬，断面纤维性，呈层状。有香气，味淡。

鉴别 树皮横切面：木栓层细胞 10 余列，呈红棕色。皮层较薄，由数列切向延长的薄壁细胞组成，内侧散有成束的纤维，纤维壁增厚呈层纹状，微木化。韧皮部较宽，韧皮纤维数个成束，断续排列成环状，壁略呈层纹状增厚，木化；射线宽 2～5 列细胞。皮层和韧皮部薄壁细胞含草酸钙方晶、簇晶。

粉末特征：淡红棕色。纤维甚多，直径 10～40 μm，壁厚，有的呈波浪形，木化；孔沟明显，层纹有的明显，有的与草酸钙方晶、簇晶形成晶纤维。草酸钙方晶，直径 5～35 μm。草酸钙簇晶较多，直径 5～37 μm，存在于薄壁细胞内或散在。有的薄壁细胞内含点状红棕色物质。

【成分】 根含川楝素(toosendanin)，甾醇，鞣质(tannin)[1]。

【药理】 对离体肠管的双向调节作用 椿白皮对家兔离体肠管收缩作用的影响与椿白皮的剂量有关。含钙状态下，当椿白皮的浓度 ≤ 0.29 g/L 时，肠管的收缩随剂量增加而减弱；当椿白皮的浓度 > 0.29 g/L 时，肠管的收缩又逐渐增强至原来水平。无钙状态下，家兔离体肠管的收缩随椿白皮剂量增加而减弱直至完全消失，此时，往椿白皮溶液中加入氯化钙，肠管的收缩又逐渐恢复到原来水平[1]。

【药性】 苦、涩，微寒。归大肠、胃经。

1.《珍珠囊补遗药性赋》："味苦，性平，有毒。"

2.《雷公炮制药性解》："性敛，微温。"

3.《本草经疏》："微寒，苦。入手足阳明经。"

4. 姚可成《食物本草》："味苦，温，无毒。"

5.《本经逢原》："甘，平，无毒。"

6.《医林纂要》："苦、甘、涩，寒。"

【功用主治】 清热燥湿，止血，杀虫。主治泄泻，痢疾，吐血，胃及十二指肠溃疡，肠风便血，崩漏，带下，蛔虫病，丝虫病，疮疥癣癞。

1.《雷公炮炙论》："利溺涩。"

2.《新修本草》："主甘䘌。"

3.《食疗本草》："女子血崩及产后血不止，月信来多，亦止赤带下，疗小儿疳痢。"

4.《医林纂要》："泄肺逆，燥脾湿，去血中湿热。治泄泻，久痢，肠风，崩、带，小便赤数。"

5.《本草易读》："除一切下血，血崩，血痢，肠风，脏毒。杀诸般疳虫，蛔虫，疥虫，鬼疰，传尸，赤白带浊之疾，精尿遗泄之疴。"

6.《分类草药性》："治吐血；发表散寒，攻小儿痘疹。"

7.《中国药用植物图鉴》："治痔疮，跌打损伤，接骨，消伤肿痛。"

8.《福建药物志》："治脱肛，传染性肝炎，坐骨神经痛，视力减退。"

9.《广西民族药简编》："树皮水煎服，治咳嗽气喘，肺结核咳血。"

10.《湖北中草药志》："用于丝虫病，疝气痛。"

【用法用量】 内服：煎汤，6～15 g；或入丸、散。外用：煎水洗；或熬膏涂；或研末调敷。

【宜忌】 泻痢初起及脾胃虚寒者慎服。

《本草经疏》："脾胃虚寒者不可用，崩带属肾家真阴虚者亦忌之，以其徒燥故也。凡滞下积气未尽者，亦不宜遽用。"

【选方】 1. 治休息痢，昼夜无度，腥臭不可近，脐腹撮痛，诸药不效 诃子(去核梢)五钱，椿根白皮一两，母丁香三十个。上为细末，醋面糊丸如梧桐子大。每服五十丸，陈米饭汤入醋少许送下，五更，三日三服。(《脾胃论》诃黎勒丸)

2. 治湿气下利，大便血，白带，去脾胃陈积之疾 椿根皮四两，滑石二两。上为末，粥丸桐子大。空心，白汤下一百丸。(《丹溪心法》)

3. 治血痢及肠风下血 椿白皮三两，槐角子四两，明白矾二两。上为末。每服三钱，热米饮调下。(《卫生宝鉴》椿皮散)

4. 治痔漏下血疼痛 东行椿根白皮。上为细末，醋糊和丸如梧桐子大。每服七十丸，空心用米汤送下。(《证治准绳》椿皮丸)

5. 治女子血崩及产后血出不止，月事来多 取细椿木根一大握，东引者，洗之。以水一大升煮分再服，便断。亦治带下。(《普济方》)

6. 治妇人白带，男子白浊 椿根白皮、滑石等分。为末，粥丸梧子大。每空腹白汤下百丸。(《丹溪心法》)

7. 治小儿疳疾 椿根白皮(日干)二两。为末，以粟米淘净研浓汁，和丸梧子大。十岁儿三四丸，米饮下，量大小加减。(《子母秘录》)

8. 治腹中痞块 香椿白皮二斤(切碎)。入锅内煎水，去渣，熬成膏，摊布上。先以姜擦去腹皮垢腻，以火烘热药，贴痞块上，其初微痛，半日后即不痛，俟其自落。或加麝香少许，贴后，周围破烂出水。(《岭南采药录》)

9. 治麻疹 香椿树皮 30 g，芫荽 15 g。加水 200 ml，煎至 100 ml，分 2 次服，每日 1 剂。〔《赤脚医生杂志》1978，(3)：14〕

10. 治失音 新鲜椿树皮(刮去粗皮)45～50 g，糖(有热象者用白糖，有寒象者用红糖)1 汤匙。煎汤分 2 次服。一般服 2～3 剂可愈。对肺热津伤、肺气耗散及声带充血所致的失音尤宜。〔《新中医》1984，(1)：24〕

11. 治尿路感染，膀胱炎 椿根皮、车前草各 30 g，川柏 9 g。水煎服。

12. 治滴虫性阴道炎 椿根皮、千里光、蛇床子各 30 g。

水煎作阴道冲洗剂。(11、12 方出自《食物中药与便方》)

13. 治诸恶疮,发背,疔肿等症　明乳香三钱,椿根白皮五钱,芝麻一钱。上为末。水二盅,煎三五滚,热服,被拥汗出即解。(《遵生八笺》化毒消肿方)

【各家论述】 1. 朱丹溪:“椿根白皮,性凉而能涩血。凡湿热为病,泻痢浊带,精滑梦遗诸证,无不用之,有燥下湿及去肺胃陈痰之功,治泄泻,有除湿实肠之力。但痢疾滞气未尽者,不可遽用。宜入丸散,亦可煎服,不见有害。”(引自《纲目》)

2.《纲目》:“椿皮色赤而香,樗皮色白而臭,多服微利人。盖椿皮入血分而性涩,樗皮入气分而性利,不可不辨。其主治之功虽同,而涩利之效则异,正如茯苓、芍药,赤、白颇殊也。凡血分受病不足者,宜用椿皮;气分受病有郁者,宜用樗皮,此心得之微也。”

3.《本草汇言》:“香椿,杀蛔虫、解蛊毒、止疳痢之药也。陈氏方云,此药甘香,温涩而燥。甘香能骤发新邪(谓发疮疥、风痍及疝气、脚气之类),涩燥能收敛陈气(谓除蛔虫、蛊毒、疳痢、胃噎、奔豚之类)。故孟氏方治妇人血崩或产后血行不止,并平常月信来多,及赤白带下,取椿根煎汁服即止,则其性之止涩可知矣。”

4.《本草求原》:“椿根气平,色赤而香,樗根气寒,色白而臭,二者皆苦能燥湿泻热,涩能收阴实肠,治湿热为病,泻利、浊带、精滑梦遗、便数诸证,燥痰湿,去疳虫。但椿涩胜,久痢血伤者宜之;樗苦胜,暴痢气滞者宜之,按古方治带浊、下痢血痢,都是用椿皮者多,而樗皮少用。其功专在于燥以达阳,涩以收阴,使阳不陷于阴中,而诸证自除。凡患湿热,必病于血,正不以入气入血区分也。故肠风下血,有用臭椿皮同苍术、枳壳治者,此可见矣。”

5264 椿树花 chūn shù huā (《万县中草药》)

【异名】 椿花(《杨氏家藏方》),椿芽树花(《民间常用草药汇编》),春尖花(《重庆草药》)。

【基原】 为楝科香椿属植物香椿 *Toona sinensis* (A. Juss.) Roem. 的花。

【原植物】 参见“椿白皮”条。

【采收加工】 5～6 月采花,晒干。

【药性】 《四川中药志》1982 年版:“辛、苦,温,无毒。入肝、肺二经。”

【功用主治】 《四川中药志》1982 年版:“祛风散寒,止痛,止血。用于外感风寒头痛,身痛,风湿关节痛,肠风泻血。”

【用法用量】 内服:煎汤,6～15 g。外用:煎水洗。

【选方】 1. 治风湿疼痛　椿树花、种子各 9 g。水煎或炖肉服。(《万县中草药》)

2. 治久年虚痨咳嗽　春尖花、鹿衔草各 15 g。熬水服。(《重庆草药》)

3. 治痔疾　臭橘、鸡冠花、椿花三味各等分。上件㕮咀。每用药末二两,水三升,煎五七沸,乘热淋渫。(《杨氏家藏方》椿花散)

5265 楠材 nán cái (《别录》)

【基原】 为樟科楠木属植物楠木的木材及枝叶。

【原植物】 楠木 *Phoebe zhennan* S. Lee et F. N. Wei [*P. nanmu* (Oliv.) Gamble] 又名:雅楠(《中国树木分类学》)。

大乔木,高达 30 m 以上。芽鳞被灰黄色贴伏长毛;小枝通常较细,有棱或近于圆柱形,被灰黄色或灰褐色长柔毛或短柔毛。叶革质;叶柄细,长 1～2.2 cm,被毛;叶片椭圆形,少为披针形或倒披针形,长 7～11 cm,宽 2.5～4 cm,先端渐尖,或呈镰状,基部楔形,上面光亮无毛或沿中脉下半部有柔毛,下面密被短柔毛,脉上被长柔毛。聚伞圆锥花序十分开展,被毛;花两性;花被裂片 6,近等大,长 3～3.5 cm,宽 2～2.5 cm;能育雄蕊 9,被柔毛;退化雄蕊三角形;子房球形,柱头盘状。果椭圆形,宿存花被片卵形,革质,紧贴,两面被短柔毛或外面被微柔毛。花期 4～5 月,果期 9～10 月。

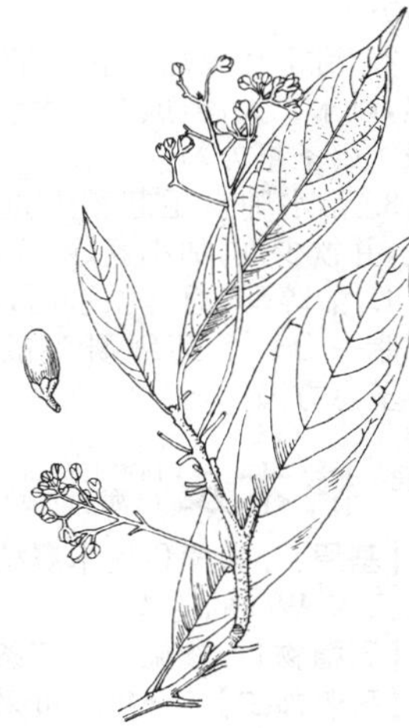

楠　木

生于海拔 1 500 m 以下的阔叶林中。也有栽培。分布于湖北、四川、贵州、陕西等地。

本植物的树皮(楠木皮)亦供药用,另设专条。

【栽培】 生物学特性　喜温暖湿润的气候。幼苗和幼树耐阴,成树喜光。根部有较强的萌生力,能耐间隙性的短期水浸。宜在山谷、山洼、阴坡下部及河边台地,以及土层深厚疏松、排水良好、中性或微酸性的壤土上栽培。

繁殖方法　种子繁殖。采种育苗,选生长 20 年以上的优良母树,种子成熟期在 11 月下旬,果皮由青转为蓝黑色,即可采摘,果实要及时脱出果皮,用清水漂洗干净,置室内阴干,再立即用湿砂贮藏,至 2 月上旬种子开始大量萌动时播种。条播,行距 15～20 cm,条幅 6～10 cm。幼苗喜阴湿,需经常保持湿润,夏季需适当荫蔽。苗高 30～40 cm 时,可移栽造林。造林季节从头年 12 月下旬至次年 2 月中旬,但早栽的成活率比晚栽的高。

田间管理　造林后 3～5 年内,每年抚育 2 次。第一次在 4～5 月,第二次在 7～8 月,抚育时不得损伤树皮。在树冠完全郁闭后,应进行间伐。

病虫害防治　柱鞘象鼻虫,在 3 月成虫产卵期及 5 月中下旬用 621 烟剂熏杀成虫,在 4 月上旬用相应的化学药剂喷洒新梢,可杀死幼虫。

【采收加工】 全年均可采收,晒干。

【药性】 辛,微温。

1.《别录》:“微温。”

2.《本草拾遗》:“枝叶:味苦,温。无毒。”

3.《日华子》:“味辛,热。微毒。”

【功用主治】 和中降逆,利水消肿。主治暑湿霍乱,水肿,聍耳。

1.《别录》:“主霍乱吐下不止。”

2.《日华子》:“治转筋。”

3.《本草汇言》:“利水下气。”

【用法用量】 内服:煎汤,5～15 g。外用:煎汤洗足;或烧研粉,棉裹塞耳。

【宜忌】 孕妇慎服。

【选方】 1. 治霍乱心腹胀痛，烦满短气，未得吐下 楠，大如掌者削之。以水三升，煮三沸，去滓，令灼之也。(《肘后方》)

2. 治霍乱腹痛吐利 楠木一两，樟木一两。上件药，细锉，以水二大盏，煎至一大盏，去滓，分为三服，不计时候，温服。(《圣惠方》)

3. 治水肿自足起稍上进者 楠木、桐木。煮取汁以渍之，并饮少许，加小豆妙。(《肘后方》)

4. 治聤耳，通耳脓水出，日夜不止 楠木一分，烧灰，花胭脂一分。上药细研为散，每取少许，用绵裹，塞耳中。(《圣惠方》)

5266 楠木皮 nán mù pí (《海药本草》)

【基原】 为樟科楠木属植物楠木 *Phoebe zhennan* S. Lee et F. N. Wei 的树皮。

【原植物】 参见“楠材”条。

【采收加工】 全年均可采剥，切段，晒干。

【药性】 苦、辛，温。

【功用主治】 暖胃和中降逆。主治霍乱转筋，胃冷呕吐，足肿。

1.《海药本草》：“主治霍乱吐泻，小儿吐乳，暖胃正气。”

2.《草木便方》：“(治)足肿，煎汤(蒸)洗。”

【用法用量】 内服：煎汤，6～15 g。外用：煎水洗。

【选方】 1. 治霍乱转筋 用楠木皮，煎水洗之。(《普济方》)

2. 治胃冷吐逆 以楠木皮煎汤汁服之。(《小儿卫生总微论方》楠木汤)

5267 榅桲 wēn po (《本草拾遗》)

【异名】 木梨(《中国树木分类学》)，土木瓜(《药材学》)。

【基原】 为蔷薇科榅桲属植物榅桲的果实。

【原植物】 榅桲 *Cydonia oblonga* Mill. ［*Pyrus cydonia* L.; *C. vulgaris* Pers.］

灌木或小乔木，有时高达8 m。小枝无刺，嫩枝密被绒毛，后渐脱落，紫红色，二年生枝条紫褐色，有稀疏皮孔。单叶互生；叶柄长 8～15 mm，被绒毛；托叶边缘有腺齿，早落；叶片卵形至长圆形，长 5～10 cm，宽 3～5 cm，先端急尖，基部圆形或近心形，全缘，上面深绿色，下面浅绿色，密被长柔毛；叶脉显著。花两性，单生；萼筒钟状，外面密被绒毛，萼片 5，边缘有腺齿，反折；花瓣 5，倒卵形，白色；雄蕊 20，长不及花瓣之半；花柱 5，离生，基部密被长柔毛，子房下位，5 室。果实梨形，直径 3～5 cm，黄色，有香味；萼片宿存反折，被绒毛。花期 4～5 月，果期 10 月。

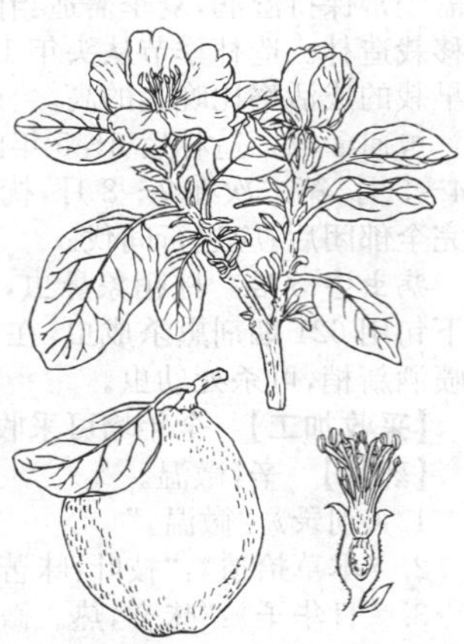

榅 桲

我国福建、江苏、江西、陕西、新疆等地有栽培。

本植物的树皮(榅桲皮)亦供药用，另设专条。

【采收加工】 秋季果实成熟时采摘，纵剖为 2 半，晒至全干。

【成分】 成熟果实含糖 10.58%，其中主要为果糖(fructose)，占6.27%，鞣质 0.66%，原果胶(protopectin) 4.7%，有机酸 1.22%〔苹果酸(malic acid)，酒石酸(tartaric acid)，枸橼酸(citric acid)〕和挥发油。果皮含有特殊气味的庚基・乙基醚(heptyl・ethyl ether)和壬基・乙基醚(nonyl・ethyl ether)。种子含黏液质 20%，苦杏仁苷(amygdalin) 0.53%，脂肪油 8.15%，油中含肉豆蔻酸(myristic acid)和异油酸(isooleic acid)的甘油酯[1]。

【药性】 酸、甘，微温。

1.《开宝本草》：“味酸、甘，微温。无毒。”

2.《食物考》：“酸、涩。”

【功能与主治】 消食下气，止泻，解酒。主治食积，恶心，泛酸，泄泻。

1.《海药本草》：“主水泻，肠虚烦热，散酒气，并宜生食。”(引自《纲目》)

2.《日华子》：“除烦渴，治气。”

3.《开宝本草》：“主温中下气，消食，除心间醋水，去臭。”

4.《本草图经》：“治胸膈中积食，下气止渴。”

5.《本草省常》：“去恶心。”

【用法用量】 内服：生食 1～2 枚；或熟食。

【宜忌】 不宜多食。

1.《食性本草》：“发毒热，秘大小肠，聚胸中痰，壅涩血脉，不宜多食。”

2.《本草衍义》：“须净去浮毛，不尔损人肺，啖多痞塞胃脘。”

3.《绍兴本草》：“多食涩气，聚胸中痰固有之。”

4. 姚可成《食物本草》：“不宜与车螯同食，发疝气。”

5.《食物考》：“多食动气，聚痰发痞。”

5268 榅桲皮 wēn po pí (《本草图经》)

【异名】 榅桲木皮(《纲目》)。

【基原】 为蔷薇科榅桲属植物榅桲 *Cydonia oblonga* Mill. 的树皮。

【原植物】 参见“榅桲”条。

【采收加工】 全年均可采剥，晒干。

【功用主治】 《本草图经》：“捣末敷疮，止黄水。”

【用法用量】 外用：研末撒敷。

5269 楸叶 qiū yè (《本草拾遗》)

【基原】 为紫葳科楸属植物楸 *Catalpa bungei* C. A. Mey. 的叶。

【原植物】 参见“楸木皮”条。

【采收加工】 4～7 月采摘，鲜用或晒干。

【药性】 苦，凉。

【功用主治】 消肿拔毒，排脓生肌。主治肿疡，瘰疬，瘘疮，发背，白秃。

1.《本草拾遗》：“捣敷疮肿，亦煮汤洗脓血，冬取干叶，汤揉用之。”

2.《纲目》：“拔毒排脓。”

【用法用量】 外用：捣汁涂；熬膏涂；或研末撒。

【选方】 1. 治一切肿毒，不问硬软 取楸叶十重敷肿上，旧帛裹之，日三易之，当重重有毒气为水流在叶上。冬

月取干叶，盐水浸软；或取根皮捣烂傅之皆效。止痛消肿，食脓血，胜于众药。（《纲目》引《范汪方》）

2. 治瘰疬、瘘疮　楸叶一味为煎，秋分前后，平旦摘叶十五斤，水一石，净釜中煎取三斗；又换别锅煎取七八升；又换锅煎取二升，即成煎，纳不津器中。凡患者，先取麻油半合，蜡一分，酥一栗子许，同消如面脂，又取杏仁七粒，生姜少许，同研令细，米粉二钱，同入膏中，搅令匀，先涂疮上，经二日来，乃拭却，即以篦子匀涂楸煎满疮上，仍用软帛裹却，二日一度，拭却，更上新药，不过五六日，便生肌平复，未穴者即内消。瘥后须将慎半年已来。（《箧中方》）

3. 治附骨疽　楸叶阴干一两，猪胆汁半两。上二味，相和捣烂，涂疮上封之。（《圣济总录》）

4. 治小儿头上生疮，发不生，兼白秃　楸叶，捣汁，涂头上。（《子母秘录》）

5. 治口吻恶疮　以楸叶炙干，碾为末，用敷疮上。

6. 治小儿眼有障翳　楸叶三两（嫩者），捣烂，以纸裹，更将泥重包，著猛火烧之，候泥干即取出，去泥，入水少许，令如稀饧，即贮入瓷合中，每日一度，点一绿豆许。（5、6方出自《圣惠方》）

5270 楸木皮 qiū mù pí（《本草拾遗》）

【异名】楸白皮（《千金方》），楸木白皮（《外台》）。

【基原】为紫葳科楸属植物楸的树皮及根皮的韧皮部。

【原植物】楸 *Catalpa bungei* C. A. Mey. ［*C. syringifolia* Bunge.］　又名：木王（《埤雅》），楸树（《中国树木分类学》），旱楸蒜台、水桐（《全国中草药汇编》）。

小乔木，高 8～12 cm。树干耸直，枝直向上。单叶对生；叶柄长 2～8 cm；叶片三角状卵形或卵状长圆形，长 6～15 cm，宽达 8 cm，先端长渐尖，基部截形、阔楔形，有时基部具有 1～2 牙齿，叶面深绿色，叶背无毛。伞房状总状花序顶生，有花 2～12 朵；花萼蕾时圆球形，2 唇开裂，先端有 2 尖齿；花冠淡红色，内面具有 2 黄色条纹及暗紫色斑点，长 3～3.5 cm；雄蕊 4，二强；子房上位，花柱 1，柱头 2 裂。蒴果线形，长 25～45 cm，宽约 6 mm。种子狭长椭圆形，两端簇生 1 列长白毛。花期 5～6 月，果期 6～10 月。

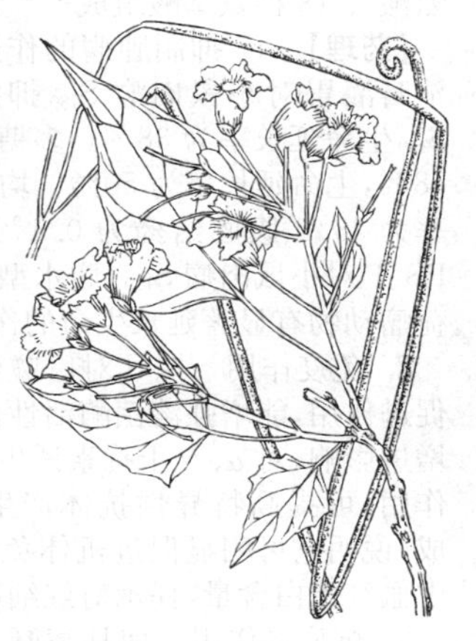
楸

生于肥沃的山地。分布于河北、山西、江苏、浙江、山东、河南、湖南、陕西、甘肃等地，广西、贵州、云南等地有栽培。

本植物的叶（楸叶）、果实（楸木果）亦供药用，另设专条。

【采收加工】　全年均可采收，剥去外皮，鲜用或晒干。

【药性】《本草拾遗》："苦，小寒，无毒。"

【功用主治】　解疮毒，降逆气。主治痈肿疮疡，疽瘘，吐逆，咳嗽。

1.《本草拾遗》："主吐逆，杀三虫及皮肤虫；煎膏黏敷恶疮疽瘘，痈肿，疳，野鸡病；除脓血，生肌肤，长筋骨。"

2.《海药本草》："主消食，涩肠下气及上气咳嗽。"

【用法用量】　内服：煎汤，3～9 g。外用：捣敷或熬膏涂。

【选方】　1. 治口吻疮　以楸白皮及湿帖之，三四度瘥。（《千金方》）

2. 治口疮　楸木白汁五合。上一味，每取一匙头，含咽。（《圣济总录》楸木汁方）

3. 治发背初生　楸木白皮、白马牙烧灰，掺疮头上，以膏封之。（《外台》）

4. 治白癜风　楸木白皮五斤。上细锉，以水五斗，煎取五升，滤去滓，放于慢火上再煎如糊膏，用不津器收。每取膏摩于所患处，日二三上效。（《圣惠方》）

5. 治小儿壮热，一切疮疥，皮肤瘙痒　用楸、梓白皮煎汤洗。（《卫生易简方》）

5271 楸木果 qiū mù guǒ（《新华本草纲要》）

【基原】　为紫葳科楸属植物楸 *Catalpa bungei* C. A. Mey. 的果实。

【原植物】　参见"楸木皮"条。

【采收加工】　8～10 月采摘，去果柄，晒干。

【成分】　果含梓果苷（catalposide），梓醇（catalpol）即梓果次苷（catalpinoside），对羟基苯甲酸（*p*-hydroxybenzoic acid）[1]。

【药理】　利尿作用　楸木果未成熟果实所含的对羟基苯甲酸，能显著增加家兔尿排泄量，并能增加尿中 K^+、Na^+ 和 Cl^- 的排泄，表明有利尿作用[1]。

【药性】　苦，凉。

【功用主治】《陕西中草药》："清热利尿。主治尿路结石，尿路感染，热毒疮疖。"

【用法用量】　内服：煎汤，30～60 g。

【宜忌】《陕西中草药》："孕妇禁用。"

5272 椴树根 duàn shù gēn（《全国中草药汇编》）

【异名】　叶上果根（《贵州民间药物》），滚筒树根（《全国中草药汇编》）。

【基原】　为椴树科椴树属植物椴树的根。

【原植物】　椴树 *Tilia tuan* Szysz.　又名：千层皮、青科榔（《中国高等植物图鉴》），饭瓢树（《福建药物志》）。

乔木，高 20 cm。树皮灰色，小枝近秃净，顶芽无毛或有微毛。叶互生；叶柄长 3～5 cm，近秃净；叶片卵圆形，长 7～14 cm，宽 5.5～9 cm，先端短尖或渐尖，基部单侧心形或斜截形，上面无毛，下面初时有星状茸毛，以后变秃净，在脉腋有毛丛，干后灰色或褐绿色，边缘上半部有疏而小的齿突；侧脉 6～7 对。聚伞花序长 8～13 cm；花柄长 7～9 mm；苞片狭窄倒披针形，长 10～16 cm，宽 1.5～2.5 cm，无柄，先端钝，基部圆形或楔形，上面通常无毛，下面有星状柔毛，下半部 5～7 cm

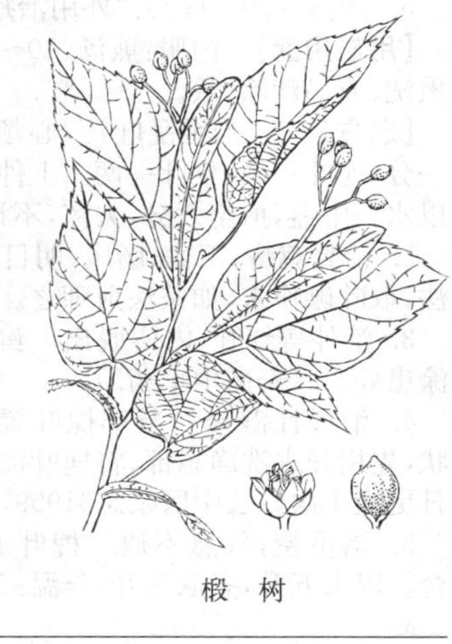
椴　树

与花序柄合生;萼片长圆状披针形,被茸毛,内面有长茸毛;花瓣7～8 mm;退化雄蕊长6～7 mm;雄蕊长5 mm;子房有毛,花柱长4～5 mm。果实球形,有小突起,被星状茸毛。花期7月,果期10月。

生于山谷或山坡上阔叶杂木林中。分布于西南及江苏、浙江、福建、江西、湖北、湖南、广东、广西、陕西等地。

与本品功用相近者尚有:毛芽椴 *T. tuan* Szysz. var. *chinensis* Rehd. et Wils.

分布于江苏、浙江、湖北、四川、贵州等地。

【采收加工】 9～11月挖根,切片晒干。

【药性】 《贵州民间药物》:"味微苦,性温。"

【功用主治】 祛风除湿,活血止痛。主治风湿痹痛,跌打损伤。

1. 《贵州民间药物》:"祛风活血。治跌打损伤。"
2. 《贵州草药》:"镇痛。"
3. 《福建药物志》:"治咳嗽,风湿关节痛。"

【用法用量】 内服:煎汤,15～30 g;或浸酒。外用:浸酒搽。

【选方】 1. 治跌打损伤,风湿麻木　叶上果根60 g。泡酒服或搽痛处。(《贵州民间药物》)

2. 治久咳　椴树根皮20～24 g。蜜炙,水煎,饭后服。(《福建药物志》)

5273 槐叶 huái yè (《食疗本草》)

【基原】 为豆科槐属植物槐 *Sophora japonica* L. 的叶。

【原植物】 参见"槐花"条。

【采收加工】 5～8月采收,晒干或鲜用。

【成分】 含少量芸香苷(rutin)[1]。

【药性】 苦,平。归肝、胃经。

1. 《日华子》:"平,无毒。"
2. 《纲目》:"苦,平。"
3. 《得配本草》:"入足厥阴、阳明经。"

【功用主治】 清肝泻火,燥湿杀虫。主治小儿惊痫,肠风,血淋,痔疮,湿疹,皮肤瘙痒,疥癣,痈疮疔肿。

1. 《食疗本草》:"嫩叶亦可食,主瘾疹,牙齿诸风疼。"
2. 《日华子》:"煎汤治小儿惊痫壮热,疥癣及丁肿。"
3. 《滇南本草》:"阴干为末,治一切大小便下血,或痔疮疼痛,脓血不止,灯草汤煎服。"
4. 《本草蒙筌》:"总治疮毒,熬膏贴痈疽溃烂,煮汁漱口齿风疳。"
5. 《内蒙古中草药》:"外用治疗湿疹,疥癣。"

【用法用量】 内服:煎汤,10～15 g;或研末。外用:煎水熏洗;或捣汁涂、敷。

【选方】 1. 治霍乱吐泻,心烦闷乱　甘草(炙微赤,锉)一分,槐叶一两,桑叶一两。上件药,捣筛为散。每服三钱,以水一中盏,煎至六分,去滓,不计时候温服。(《圣惠方》)

2. 治野鸡痔、下血、肠风,明目　嫩槐叶一斤,蒸,如造炙法,取叶碾作末,如茶法煎呷之。(《食医心镜》)

3. 治外痔红肿,内痔脱出　鲜槐叶捣烂绞汁,调苦参末涂患处。(《安徽中草药》)

4. 治慢性湿疹　新鲜槐叶置沸水中冲洗净,捣烂如泥状,先用开水洗净患部,将槐叶泥敷患处,外以纱布包扎,每日更换1次。〔《中医杂志》1959,(5):39〕

5. 治鼻窒,气息不通　槐叶五升,葱白(切)一升,豉一合。以水五升,煮取三升,分温三服。(《千金方》)

5274 槐耳 huái ěr (《新修本草》)

【异名】 槐檽(《千金方》),槐菌(《新修本草》),槐鸡(《蜀本草》),槐鹅(《圣惠方》),槐蛾、赤鸡(《纲目》)。

【基原】 为多孔菌科栓菌属真菌槐栓菌的子实体。

【原植物】 槐栓菌 *Trametes robiniophila* Murr.

子实体无柄,菌盖半圆形,常呈覆瓦状,木栓质,棕褐色,近光滑,有少数环纹,(2.5～7) cm×(3～4) cm,菌肉黄白色,干后有香味,厚4～300 mm,菌管长约5 mm,壁厚而光整,孔口黄白色,多角形,每1 mm间5～6个,孢子无色,光滑,孢子印白色,常有囊状体。

生长于槐及洋槐、青檀等树干上。分布于河北、山东、陕西等地。野生资源稀缺,近年来江苏等地采用固体发酵法培养槐栓菌以供药用。

【栽培】 槐耳野生资源稀缺,人工培育困难,生长周期长,生物效应低。目前用固体发酵法生产槐耳菌质,液体培养法生产菌丝体。固体发酵:菌丝体生长最低温度5 ℃,最高温度37 ℃,最适pH 5.5。液体培养:培养基为玉米粉2%,豆饼粉2%,pH 5左右;温度27～28 ℃;种龄96 h;接种量:10%～15%;培养时间6～7 d。在上述适宜培养条件下,液体培养槐栓菌的菌丝干重基本稳定在2 g/100 ml。

【采收加工】 子实体成熟时采收,鲜用或干燥。

【成分】 主成分为槐耳蛋白多糖,其水解产物含L-岩藻糖(fucose),L-阿拉伯糖,D-木糖,D-甘露糖,D-半乳糖,D-葡萄糖等6种单糖,及天冬氨酸,苏氨酸,丝氨酸,谷氨酸,脯氨酸,甘氨酸,丙氨酸,胱氨酸,缬氨酸,甲硫氨酸,异亮氨酸,亮氨酸,酪氨酸,苯丙氨酸,赖氨酸,组氨酸,色氨酸,精氨酸等18种氨基酸组成[1～3]。

【药理】 1. 抑制肿瘤的作用　在一定剂量范围内槐耳清膏灌胃对小鼠肉瘤S_{180}抑瘤率为25%～46%,腹水型S_{180}生命延长率为38%。多糖腹腔给药抑瘤率为37.1%～48%,生命延长率为50%。均质多糖蛋白(PS-T)灌胃抑瘤率为38%、腹腔给药为0.1%～38%。说明清膏、多糖及PS-T对小鼠肉瘤S_{180}、腹水型S_{180}有很明显抑瘤作用,并对荷瘤动物有显著延长生命的作用[1]。

2. 免疫作用　槐耳对巨噬细胞吞噬功能有非常显著的促进作用,能增强溶菌酶活性,对脐血EaRFC及GVHR有增进影响,对α、γ干扰素诱生,α干扰素促NK活性有协同作用,可提高特异性抗体产生,促进小鼠脾细胞DNA合成,说明它可明显促进机体免疫功能[2]。它还能提高血清中血红蛋白含量,提示对红细胞生成有一定作用[1]。

3. 抗病毒作用　槐耳清膏对小鼠血清干扰素诱生作用非常显著,对鸭肝炎病毒DHBV在用药后使鸭血清HBV-DNA水平显著下降[1]。

毒性　动物急性毒性试验表明,清膏对小鼠的最大给药剂量相当于人临床剂量的126.6倍;大鼠按95倍灌胃,均未能测出LD_{50},长期毒性试验,大鼠按临床剂量的95倍灌胃3个月,家犬小剂量组为临床等效剂量,大剂量组为其24.7倍,连续灌胃6个月,动物生长正常,经血象、生化等检查分析,各组动物都未发生异常,也未发现由药物引起的病理性改变。特殊毒理如小鼠微核及染色体畸变试验等均为阴性反应[1]。

【药性】 苦、辛,平。

1. 《药性论》:"平。"
2. 《纲目》:"苦、辛,平。无毒。"

【功用主治】 止血,止痢,抗癌。主治痔疮出血,便血,崩漏,痢疾,肝癌,肝炎。

1.《药性论》:"能治风,破血,益力。"

2.《新修本草》:"疗痔。"

3.《食物考》:"肠风血止,烧灰杀疣,能断月水。"

【用法用量】 内服:煎汤,6~9 g;或烧炭存性研末。

【选方】 1. 治肠痔下血 槐树上木耳,为末,饮服方寸匕,日三服。(《肘后方》)

2. 治大肠风毒,下血不止 槐耳二两(烧灰),干漆一两(捣碎,炒令烟出)。上药捣细罗为散。每于食前,以温酒调下一钱。(《圣惠方》)

3. 治月水不断,劳损黄瘦,暂止复发,小劳辄剧者 槐鹅(炒黄)、赤石脂各一两,为末。食前热酒服二钱。(《圣惠方》)

4. 治妇人漏下,淋沥不绝 槐蛾不以多少,烧灰,细研为散。每服二钱匕,温酒调下,食前。(《圣济总录》槐蛾散)

5. 治血气痛欲死 槐鸡半两为末,酒浓煎顿服。(《妇人良方》)

6. 治血痢,腹中疞痛,心中痞闷 槐耳 30 g,用 400 ml 水煮熟,调以盐、醋,吃槐耳并喝汤。(《药用寄生》)

7. 治蛔虫心痛 槐上木耳(烧灰)末,如枣大,正发和水服,若不止,饮热水一升。(《随身备急方》)

【临床报道】 1. 治疗原发性肝癌 用槐耳冲剂每次 1 包(含干清膏 2.64 g),每日 3 次,温开水冲服。Ⅰ、Ⅱ期患者以服药 3 个月为 1 个疗程,Ⅲ期患者连续服药 1 个月为 1 个疗程。分别观察患者服药前后的症状、体征、肝肾功能、癌肿大小、AFP 等的变化。用于原发性肝癌 275 例,服用槐耳冲剂后,患者症状改善,其中肝区疼痛缓解率 73.1%,65.4%的患者食欲增强、体重增加,82%的病人精神好转。经影像检查,服药后肿瘤缩小>50%者 11 例,肿瘤大小稳定者 170 例,肿瘤发展、增大>25%者 94 例。161 例 AFP>400 μg/L的患者中,治疗后 AFP 下降者 49.7%,其中 17 例 AFP 下降>50%,但无 1 例转阴。治疗后 AFP 升高<25%者 36 例,升高>25%者 45 例。综合治疗前后肿瘤大小及 AFP 的变化情况,本组病例槐耳冲剂治疗的显效率为 4.0%,有效率为 65.8%,总有效率 69.8%;半年生存率为 41.6%,1 年生存率 27.3%。服药过程中,少数病例出现恶心等不适反应,无明显肝、肾功能损害及骨髓抑制等作用[1]。将Ⅱ期原发性肝癌 47 例分为两组:Ⅰ组 25 例,单用槐耳冲剂治疗,每次 1~2 包,每日服 3 次;Ⅱ组 22 例,槐耳冲剂合并 5-Fu 为主治疗,少数病例合并用丝裂霉素、塞替派、斑蝥素等。对照组 25 例单用 5-Fu 治疗 18 例,合并丝裂霉素、塞替派、斑蝥素、长春新碱的 7 例。近期疗效:Ⅰ组部分缓解 2 例,稳定 10 例,进展 10 例;Ⅱ组完全缓解 1 例,稳定 11 例,进展 10 例;对照组稳定 12 例,进展 13 例。Ⅰ、Ⅱ期的近期疗效稍优于对照组,但差异不显著。Ⅰ组治后半年生存率 59%,1 年生存率 33%;Ⅱ组治后半年生存率 40.9%,1 年生存率 22.6%。对照组治后半年生存率 48%,1 年生存率 4%。各组治后半年生存率差别不显著。治后 1 年生存率以Ⅰ组为高,Ⅱ组次之,与对照组有显著差异。Ⅰ、Ⅱ组病例,各有 2 例治疗后 AFP 含量明显下降,ALT 也各有 4 例下降为正常。但对照组未见 1 例 AFP 含量下降,相反 AKP、ALT、γ-GT 转为异常的例数增加[2]。

2. 治疗慢性乙型肝炎 用槐耳冲剂试用于慢性乙肝 60 例。HBeAg 转阴率达 33%,而对照组一般护肝药维生素 C 等治疗 40 例,转阴率为 50%。说明槐耳对慢性乙肝有较好疗效,提示它有可能阻断乙肝患者的癌变,值得扩大探索其他临床适应证[3]。

3. 治疗胸部恶性肿瘤 胸部恶性肿瘤患者术后第 15~20 日开始服用槐耳颗粒,每次 1 包(20.0 g),每日 3 次,饭后服用。治疗期间不使用其他免疫调节剂。共治疗 33 例,连续服用 12 星期(1 个疗程)后,T 细胞亚群 CD 3、CD 4及 CD 4/CD 8比值发生了明显的变化,有显著性差异,与正常值标准相比无显著性差异,提示经过槐耳颗粒治疗 1 个疗程后,恶性肿瘤患者的细胞免疫功能已恢复到或接近正常水平。本组恶性肿瘤患者在术后服用槐耳颗粒过程中血常规及肝肾功能未出现异常变化,无停药者。出现较多的反应为服药后的上消化道不适,其主要表现为恶心,均无呕吐发生[4]。

5275 槐花 huái huā (《日华子》)

【异名】 槐蕊(《本草正》)。

【基原】 为豆科槐属植物槐的花及花蕾。

【原植物】 槐 *Sophora japonica* L. 又名:豆槐、白槐、细叶槐(《中国主要植物图说》)。

落叶乔木,高 8~20 m。树皮灰棕色,具不规则纵裂,内皮鲜黄色,具臭味;嫩枝暗绿褐色,近光滑或有短细毛,皮孔明显。奇数羽状复叶,互生,长 15~25 cm,叶轴有毛,基部膨大;小叶 7~15,柄长约 2 mm,密生白色短柔毛;托叶镰刀状,早落;小叶片卵状长圆形,长 2.5~7.5 cm,宽 1.5~3 cm,先端渐尖具细突尖,基部宽楔形,全缘,上面绿色,微亮,背面伏生白色短毛。圆锥花序顶生,长 15~30 cm;萼钟状,5 浅裂;花冠蝶形,乳白色,旗瓣阔心形,有短爪,脉微紫,翼瓣和龙骨瓣均为长方形;雄蕊 10,分离,不等长;子房筒状,有细长毛,花柱弯曲。荚果肉质,串珠状,长 2.5~5 cm,黄绿色,无毛,不开裂,种子间极细缩。种子 1~6 颗,肾形,深棕色。花期 7~8 月,果期 10~11 月。

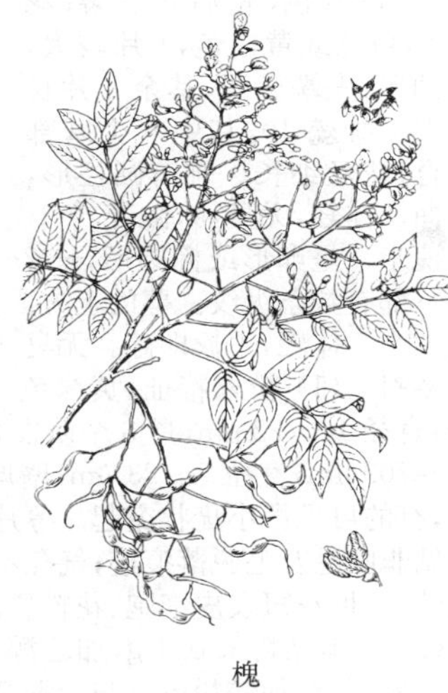

槐

生于山坡、平原,或植于庭园、路边。全国各地普遍栽培。

本植物的根(槐根)、嫩枝(槐枝)、根皮及树皮的韧皮部(槐白皮)、叶(槐叶)、果实(槐角)、树脂(槐胶)亦供药用,另设专条。

【栽培】 生物学特性 对气候适应性较强,在土层较深厚的地方均可栽培,以湿润、深厚、肥沃、排水良好的砂质壤土为佳。但石灰性及轻度盐碱地也能正常生长。

繁殖方法 种子繁殖或分株繁殖。种子繁殖:3 月上旬用 80 ℃清水浸种 5~6 h,捞出后掺入两倍的湿砂,拌匀平摊于室内,堆积厚度 20~25 cm,上面用湿砂盖严,为避免种子裸露,可再覆盖 1 层塑料薄膜,保温保湿。每隔 3~5 d 翻倒 1 次,至 3 月下旬至 4 月上旬种子有 25%~30%裂口后，即可播种。大田垄播，按 50～65 cm 行距作垄。播时在垄上开浅沟条播。播后覆土 2～3 cm，压实保墒。分株繁殖：从老树脚下挖取分蘖苗进行移栽。栽前按 1.5～2.5 m 的行株距开穴，每穴栽苗 1 株，栽完填土踏实，浇水封垵。数年后即成材。

田间管理　育苗期间，每年中耕除草和追肥 2～3 次。

病虫害防治　病害有腐烂病，发病时通常于幼苗绿色枝干上先出现溃疡病斑，然后逐渐扩大，严重时甚至全株死亡。防治应加强水肥管理，保护伤口，提高苗木的生长势，并于早春在树干上刷白涂剂（生石灰 5 份，硫黄粉 1.5 份，食盐 2 份，水 36 份）；如苗木上已发生病斑，可用 100% 托布津 1 000 倍液喷洒。虫害有槐尺蠖，1 年发生 3 代，防治不及时能吃光树叶。防治应于 3 月前在树冠下及周围松土中挖蛹，发现初龄幼虫时，应立即喷松毛虫杆菌 500 倍液。

【采收加工】　夏季花蕾形成时采收，及时干燥。亦可在花开放时，在树下铺布、席等，将花打落，收集晒干。

【药材】　槐花 *Flos Sophorae* 全国各地均产。开放的花朵习称“槐花”，花蕾习称“槐米”。

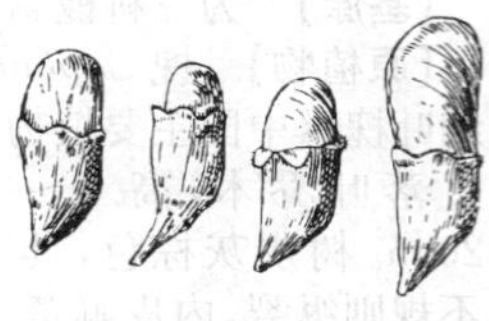

槐米(花蕾)外形

性状　槐花　本品皱缩而卷曲，花瓣多散落。完整者花萼钟状，黄绿色，先端 5 浅裂；花瓣 5，黄色或黄白色，1 片较大，近圆形，先端微凹，其余 4 片长圆形。雄蕊 10，其中 9 个基部连合，花丝细长。雌蕊圆柱形，弯曲。体轻，无臭，味微苦。

槐米　呈卵形或椭圆形，长 2～6 mm，直径约 2 mm。花萼下部有数条纵纹。萼的上方为黄白色未开放的花瓣。花梗细小。体轻，手捻即碎。无臭，味微苦涩。

鉴别　(1) 粉末特征：黄绿色。花粉粒类球形或钝三角形，直径 14～22 μm，具 3 个萌发孔。非腺毛 1～6 细胞，长 64～709 μm，直径 7～23 μm，壁厚 9 μm，具不规则角质螺纹，有的可见微小疣状突起。萼片表皮细胞表面观多角形，可见非腺毛及毛脱落痕迹；气孔不定式，副卫细胞 4～8 个。此外，可见花冠表皮细胞、花粉囊内壁细胞及草酸钙方晶。

(2) 取本品粉末 0.1 g，加乙醇 10 ml，加热 5 min，滤过。取滤液 1 ml，加镁粉少量与盐酸 2～3 滴，即显樱红色（检查黄酮）。

(3) 薄层色谱：取本品粉末 0.2 g，加甲醇 5 ml，密塞，振摇 10 min，放置 10 min，滤过，滤液作为供试品溶液。另取芦丁对照品，加甲醇制成每 1 ml 含 4 mg 的溶液，作为对照品溶液。吸取上述两种溶液各 10 μl，分别点于同一硅胶 G 薄层板上，以醋酸乙酯-甲酸-水（8∶1∶1）为展开剂，展开，取出，晾干，喷以三氯化铝试液，待乙醇挥干后，置紫外光灯（365 nm）下检视。供试品色谱中，在与对照品色谱相应的位置上，显相同颜色的斑点。

品质标志　《中华人民共和国药典》2005 年版规定：本品于 60 ℃干燥 6 h，含芦丁（$C_{27}H_{30}O_{16}$）槐花不得少于 8.0%，槐米不得少于 20.0%；照高效液相色谱法测定：本品含无水芦丁（$C_{27}H_{30}O_{16}$）槐花不得少于 6.0%；槐米不得少于 15.0%。

【成分】　槐花主含三萜皂苷：赤豆皂苷（azukisaponin）Ⅰ、Ⅱ、Ⅴ，大豆皂苷（soyasaponin）Ⅰ、Ⅲ，槐花皂苷（kaikasaponin）Ⅰ、Ⅱ、Ⅲ[1]。黄酮类：槲皮素（quercetin），芸香苷（rutin）[2]，异鼠李素（isorhamnetin）[3]，异鼠李素-3-芸香糖苷（isorhamnetin-3-rutinoside）[2]，山柰酚-3-芸香糖苷（kaempferol-3-rutinoside）[2]。又含白桦脂醇（betulin），槐花二醇（sophoradiol）[4]。花油中含月桂酸（lauric acid），十二碳烯酸（dodecenoic acid），肉豆蔻酸（myristic acid），十四碳烯酸（tetradecenoic acid），十四碳二烯酸（tetradecadienoic acid），棕榈酸（palmitic acid），十六碳烯酸（hexadecenoic acid），硬脂酸（stearic acid），十八碳二烯酸（octadecadienoic acid），十八碳三烯酸（octadecatrienoic acid），花生酸（arachidic acid）等脂肪酸和 β-谷甾醇（β-sitosterol）[5]。

【药理】　1. 抗菌作用　槐花水浸剂（1∶5）在试管内对堇色毛癣菌、许兰黄癣菌、奥杜盎小芽胞癣菌、羊毛状小芽胞癣菌、星状奴卡菌等皮肤真菌有不同程度的抑制作用[1]。

2. 凝血、止血作用　槐米炭去鞣质和未去鞣质的提取液，分别对小鼠出血、凝血时间进行比较，结果表明，在 190 ℃以前制成的槐米炭的凝血、止血作用随制炭温度增强而增强，以 190～195 ℃制得的槐米炭凝血作用最强，生槐米水煎液凝血、止血作用不明显。实验表明制炭后止血、凝血作用与鞣质含量有关[2]。

3. 其他作用　槐花提取物对 15-羟前列腺素脱氢酶的抑制活性 34.4%，抑制率 60.6%，有强的抑制活性。抑制 15-羟前列腺素脱氢酶可延长前列腺素 E_2（PGE_2）的利尿作用[3]。槐花液在家兔肠腔内有刺激肠黏膜而产生渗出液[4]。

毒性　采用人血淋巴细胞姐妹染色单体互换（SCE）方法测试了槐米水提取物的浓度为 2.5 mg/ml、5.0 mg/ml、7.5 mg/ml时诱发的 SCE 频率为 9.04±0.49～11.0±0.63，与空白对照组自发 SCE 频率相比，具有高度显著性差异，提示槐米水提取物对人血淋巴细胞具有致突变作用，并能抑制人淋巴细胞的生长和分裂增殖[5]。

【炮制】　1. 槐花　取原药材，除去硬梗及杂质，筛去灰屑。

2. 炒槐花　取净槐花置锅内，用文火炒至表面微黄色，取出放凉。

3. 槐花炭　取净槐花置锅内，用中火炒至表面焦褐色，内呈老黄色时，喷淋清水少许，灭尽火星，取出，凉透。槐花炭凉血止血，常用于便血、痔血等症。

4. 蜜槐花　取炼蜜用适量开水稀释后，加入净槐花拌匀，闷透，置锅内，用文火炒至蜜干，不粘手为度，取出放凉。每槐花 100 kg，用炼蜜 25 kg。

5. 醋槐花　取净槐花，用醋拌匀，稍润，再置锅内，用文火炒至微变色时，取出放凉。每槐花 100 kg，用米醋 10 kg。槐花中的鞣质含量，槐花炭比生品增加 4 倍。

饮片性状　槐花参见“药材”项。炒槐花形如槐花，表面微黄色，有香气。槐花炭形如槐花，表面焦褐色，里面老黄色，味涩。蜜槐花形如槐花，表面棕黄色，微有光泽，略带黏性，味微甜。醋槐花形如槐花，略具醋酸气。

贮干燥容器内，蜜槐花、醋槐花密闭，置阴凉干燥处，防蛀。槐花炭散热防复燃。

【药性】　苦，微寒。归肝、大肠经。

1.《日华子》：“味苦，平，无毒。”

2.《滇南本草》：“味苦、涩，性寒。功多大肠经。”

3.《纲目》：“味苦，气凉，阳明、厥阴血分药也。”

4.《药品化义》：“属阴，能沉。入肺、大肠二经。”

5.《本草经解》：“入手太阴肺经、手少阴心经。”

【功用主治】　凉血止血，清肝明目。主治肠风便血，痔疮下血，赤白痢，血淋，崩漏，吐血，衄血，疮疡肿毒。并可预防中风。

1.《日华子》："治五痔，心痛，眼赤，杀腹藏虫及热，治皮肤风，并肠风泻血，赤白痢。"

2.《珍珠囊》："凉大肠之热。"

3.《宝庆本草折衷》："炒末水调下，治中河豚毒。"

4.《纲目》："炒香频嚼，治失音及喉痹，又疗吐血、衄血，崩中漏下。"

5.《本草正》："清心、肺、肝、大肠之火，除五内烦热，心腹热疼，杀疳虫。治痈疽疮毒，阴疮湿痒，痔漏，解杨梅恶疮，下疳伏毒。"

6.《医林纂要》："泄肺逆，泻心火，清肝火，坚肾水。"

7.《本草求真》："治大、小便血，舌衄。"

8.《本草用法研究》："凉血清肝，除下焦湿热之邪，祛风疗痔。"

【用法用量】 内服：煎汤，5～10 g；或入丸、散。外用：煎水熏洗；或研末撒。止血宜炒用，清热降火宜生用。

【宜忌】 脾胃虚寒及阴虚发热而无实火者慎服。

1.《本草衍义》："不可过剂。"

2.《本草经疏》："胃虚寒者勿服。"

3.《本经逢原》："虚寒无实火禁用。"

4.《本草用法研究》："腹泻者，肠胃虚弱而消化不良者，脉搏沉细者均忌。"

【选方】 1. 治大肠下血　槐花、荆芥穗等分。为末，酒服一钱匕。(《经验方》)

2. 治诸痔出血　槐花二两，地榆、苍术各一两五钱，甘草一两。俱微炒，研为细末，每早、晚各食前服二钱。气痔，人参汤调服；酒痔，陈皮、干葛汤调服；虫痔，乌梅汤调服；脉痔，阿胶汤调服。(《本草汇言》引《杜氏家抄方》)

3. 治赤白痢疾　槐花(微炒)三钱，白芍药(炒)二钱，枳壳(麸炒)一钱，甘草五分。水煎服。(《本草汇言》)

4. 治血淋　槐花烧过，去火毒，杵为末。每服一钱，水酒送下。(《滇南本草》)

5. 治血崩　陈槐花一两，百草霜半两。为末，每服三四钱，温酒调下；若昏愦不省人事，则烧红秤锤淬酒下。(《良朋汇集》槐花散)

6. 治吐血不止　槐花不拘多少。火烧存性，研细，入麝香少许。每服三钱匕，温糯米饮调下。(《圣济总录》槐香散)

7. 治衄血　乌贼骨、槐花等末入鼻，一方，槐花半生半炒，末入鼻。(《直指方》)

8. 治疮疡　槐花三合，金银花五钱。酒二碗煎服之，取汗。(《医学启蒙》槐花金银花酒)

9. 治疗疮肿毒，一切痈疽发背，不问已成未成，但焮痛者　槐花(微炒)、核桃仁二两，无灰酒一钟。煎千余沸，热服。(《纲目》引《医方摘要》)

10. 治中风失音　槐花一味炒香熟，三更后床上仰卧，随意服。(《世医得效方》独行散)

11. 治脏毒、酒病、便血　槐花(半两炒，半两生)，山栀子一两(去皮，炒)。上为末，每服二钱，新汲水调下，食前服。(《经验良方》槐花散)

12. 治舌出血不止，名曰舌衄　槐花晒干研末，敷舌上，或火炒，出火毒，为末敷。(《奇效良方》槐花散)

13. 治牙宣出血或痛　槐花、荆芥穗各等分。为末，擦牙，仍煎点服。(《直指方》荆槐散)

14. 治白带不止　槐花(炒)、牡蛎(煅)等分。为末，每酒服三钱，取效。(《摘玄方》)

15. 治吹奶　槐花三分，蛤粉三分，麝香一分细研。上药捣细罗为散，不计时候，以热酒调下一钱。(《圣惠方》)

16. 治乳岩，硬如石者　槐花炒黄为末，黄酒冲服三钱，即消。(《串雅内编》)

17. 治鹅掌风　槐枝花熬煎汤，以手熏之，及热后将瓦松擦之，过一会以水洗之，又熏又擦，每日三五次，不过三二日痊愈，神效。瓦松无有，用瓦草亦效。(《洞天奥旨》槐花汤)

18. 解河豚毒　槐花、脑子。上为细末，水调灌之。(《百一选方》)

【临床报道】 1. 治疗银屑病　取槐花炒黄研成细粉或蜜丸，每次 3 g，每日 2 次，饭后用温开水送服。临床观察 53 例，痊愈 6 例，显著进步 22 例，进步 19 例，无效 6 例。此药对有胃肠道疾病者有一定副作用，服药时加用维生素 B_1、B_6 可以缓解。也有部分患者开始有腹泻，数日后自行消失，因此服药宜从小剂量开始，2～3 d 后加至全量[1]。

2. 治疗颈淋巴结核　取槐米 2 份，糯米 1 份，炒黄研末，每日早晨空腹服 2 匙(约 10 g)。服药期间禁止服糖。临床治疗 30 多例，均获治愈[2]。

3. 治疗急性乳腺炎　每日用槐米 30 g，蚤休、生甘草各 15 g。烘干研末，分早晚 2 次，以水、酒送服；配合局部热敷。治疗 32 例，均痊愈。治愈时间最短 2 d，最长 7 d。一般服药 2 d 肿痛消失，体温正常，4 d 而愈[3]。

【各家论述】 1.《本草汇言》："槐花，苦寒下降，凉大肠、清血热之药也。张元素方，治肠风泻血，湿热便红，气痔、酒痔、脉痔，总因湿热下干大肠血分，必须用之。如濒湖方，称治赤白疾痢，往往用此取效，亦其意耳。"

2.《药品化义》："槐花味苦，苦能直下，且味厚能沉，主清肠红下血，痔疮肿痛，脏毒淋沥，此凉血之功能独在大肠也，大肠与肺为表里，能疏皮肤风热，是泄肺金之气也。"

3.《本草新编》："夫槐米即花未开之蕊也，其气味与槐子正同，但子味太重，槐米轻清，入汤剂似胜于槐实，若用入丸药之中，槐蕊不若槐实也。"

4.《药义明辨》："槐花，凉血较胜于实，下焦尤有专功，而疏风则稍逊矣。"

5.《药论》："治便红，除血痢，咸藉清肠之力；疗五痔，明眼目，皆资涤热之功。"

5276 槐角 huái jiǎo (《宝庆本草折衷》)

【异名】 槐实(《本经》)，槐子(《本草经集注》)，槐荚(《宝庆本草折衷》)，槐豆(《本草原始》)，槐连灯、九连灯(《河南中药手册》)，槐连豆(《中药材手册》)。

【基原】 为豆科槐属植物槐 *Sophora japonica* L. 的果实。

【原植物】 参见"槐花"条。

【采收加工】 11～12 月果实成熟时采收。将打落或摘下的果实平铺席上，晒至干透成黄绿色时，除去果柄及杂质，或以沸水稍烫后再晒至足干。鲜果实在果期随采随用。

【药材】 槐角 *Fructus Sophorae* 全国各地均产。

性状　荚果圆柱形，有时弯曲，在种子间缢缩而呈念珠状，长 1～6 cm，直径 0.6～1 cm。表面黄绿色或黄褐色，皱缩而粗糙，稍有光泽。背缝线一侧有黄色带，顶端有突起的残留柱基，基部常有果柄残留。质柔润，易在缢缩处折断，断面果肉黄绿色，有黏性，呈半透明角质状。种子1～6颗，肾形或长圆形，长8～10 mm，宽5～8 mm，棕黑色，表面平滑，光泽，一侧有下凹的灰白色圆形种脐，质坚硬，子叶2枚，黄绿色。气微，味微苦。嚼之有豆腥气。

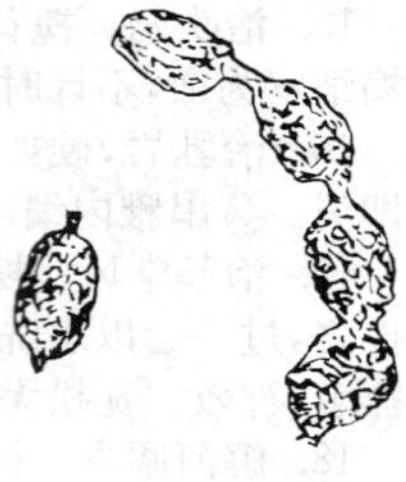

槐角(果实)外形

鉴别 (1) 果实横切面：外果皮细胞1列，长方形，外壁角质化，表面观可见环式气孔。中果皮为多列薄壁细胞，内含草酸钙短柱晶和棱晶，近种脐的一端有多数小形石细胞群散在，并有维管束。内果皮细胞1列，细胞小，切向延长。种皮外侧为1列栅状细胞，壁木化，排列整齐，其下方有1列鞋底状的支持细胞，内侧为数列薄壁细胞。种脐凹入处内侧有一椭圆形管胞岛，由多数梯纹或网纹管胞组成，管胞岛旁两侧为星状组织，细胞类圆形。子叶外围为胚乳细胞。

(2) 取本品粗粉1 g，加乙醇5 ml，水浴温热5 min，滤过。取滤液2 ml，加镁粉少许，混匀，滴加盐酸数滴，溶液渐变樱红色(检查黄酮)。

(3) 薄层色谱：取上述乙醇提取液2 ml，蒸干，加0.5 ml甲醇溶解，作供试液；另取芸香苷与槲皮素对照品，加甲醇制成每1 ml各含5 mg的混合溶液作为对照品溶液。吸取上述两种溶液各10 μl，分别点于同一纤维素薄层板上，以正丁醇-水-冰醋酸(4∶5∶1)展开17.5 cm，取出，晾干，喷5%三氯化铝($AlCl_3$)乙醇溶液，在紫外光灯(365 nm)下检视。供试品色谱中，在与对照品色谱相应的位置上，显相同颜色的荧光斑点。

品质标志 《中华人民共和国药典》2005版规定：照高效液相色谱法测定，本品含槐角苷($C_{21}H_{20}O_{10}$)不得少于4.0%。

【成分】 果实主含黄酮类：染料木素(genistein)，染料木素-7-β-D-纤维素二糖苷(genistein-7-β-D-cellobioside)，染料木素-7-二葡萄糖基鼠李糖苷(genistein-7-diglucorhamnoside)，山柰酚(kaempferol)，山柰酚-3-O-鼠李糖基二葡萄糖苷(kaempferol-3-O-rhamnodiglucoside)，山柰酚-3，7-O-二葡萄糖苷(kaempferol-3，7-O-diglucoside)，槲皮素(quercetin)，芸香苷(rutin)，槐属苷(sophoricoside)，槐属双苷(sophorabioside)，槐属黄酮苷(sophoraflavonoloside)[1～5]，三萜类化合物[2]。赖氨酸，天冬酰胺，精氨酸，丝氨酸，天冬氨酸，谷氨酸，苏氨酸，丙氨酸，脯氨酸，色氨酸，缬氨酸，苯丙氨酸，亮氨酸，异亮氨酸等游离氨基酸[6]。种子含生物碱：金雀花碱(cytisine)，N-甲基金雀花碱(N-methylcytisine)，槐根碱(sophocarpine)，苦参碱(matrine)[7]，黎豆胺(stizolamine)[8]。还含半乳糖甘露聚糖(galactomannan)[9]，磷脂(phospholipid)和植酸钙镁(phytin)[10]，植物血凝素(lectin)[11]等。脂肪酸：油酸(oleic acid)，亚油酸(linoleic acid)，亚麻酸(linolenic acid)[12]，棕榈酸(palmitic acid)，硬脂酸(stearic acid)，十八碳烯酸(octadecenoic acid)，十八碳二烯酸(octadecadienoic acid)，十八碳三烯酸(octadecatrienoic acid)[13]。

果皮含异黄酮类成分：7-甲氧基腰靛黄素(7-O-methyl pseudobaptigenin)，腰靛黄素(pseudobaptigenin)，5，4′-二羟基-7，3′-二甲氧基异黄酮(5，4′-dihydroxy-7，3′-dimethoxy-isoflavone)，染料木素，樱黄素(prunetin)，大豆黄素(daidzein)，刺芒柄花素(formononetin)，二甲氧基大豆黄素(di-O-methyldaidzein)[14]，果皮还含山柰酚3-O-β-D-槐糖苷-7-O-α-L-鼠李糖苷(kaempferol3-O-β-D-sophoroside-7-O-α-L-rhamnoside)，山柰酚3-O-(2″-O-β-D-葡萄糖基)-β-D-芸香糖苷〔kaempferol3-O-(2″-O-β-D-glucosyl)-β-D-rutinoside〕[15]。种子含山柰酚3-O-α-L-吡喃鼠李糖基(1→6)-β-D-吡喃葡萄糖基(1→2)-β-D-吡喃葡萄糖苷〔kaempferol 3-O-α-L-rhamnopyranosyl(1→6)-β-D-glucopyranosyl(1→2)-β-D-glucopyranoside-7-O-α-L-rhamnopyranoside〕，槐糖苷(sophorabioside)，染料木素7，4′-二氧-β-D-吡喃葡萄糖苷(genistein 7，4′-di-O-β-D-glucopyranoside)，1，6-二氧没食子酰-β-D-葡萄糖(1，6-di-O-galloyl-β-D-glucose)，异高山黄芩素(iso scutellarein)，降紫香苷(sissotrin)，鸢尾苷(tectoridin)，山柰酚-7-O-α-L-吡喃鼠李糖苷(kaempferol-7-O-α-L-rhamnopyranoside)[16]。

【药理】 1. 对心血管系统的作用 槐角提取液对心脏具有正性肌力作用，使心肌收缩力增强。静注0.1～0.7 g/kg可使麻醉家兔血压下降，降压作用随剂量递增而增强，持续时间也随之延长，普萘洛尔(心得安)对其降压有拮抗作用，但不受阿托品、苯海拉明、普鲁卡因、妥拉苏林等的影响[1]。

2. 抗氧化作用 在兔红细胞体外温育自氧化试验中，3.2×10^{-5} mol/L芸香苷可显著抑制红细胞自氧化，并可减少红细胞自氧化过程中脂质过氧化产物丙二醛(MDA)的含量，说明芸香苷对红细胞的自氧化溶血损伤有一定的保护作用，并可能与抑制脂质过氧化反应有关；灌胃芸香苷20～80 mg/kg不仅可显著减少小鼠血浆中MDA含量，也可显著提高大鼠血浆中超氧化物歧化酶(SOD)活性，并有一定的量效关系，结果进一步提示芸香苷抗脂质过氧化作用可能与提高SOD活性有关[2]。

3. 对血糖的影响 槐角水提取液10 g/kg、20 g/kg小鼠灌胃，断头取血，按葡萄糖试剂盒法测定血糖含量，证明槐角有提高小鼠血糖作用[3]。

4. 对血清胆固醇的影响 槐角水提取液给小鼠连续灌胃，断头取血，按硫-邻苯二甲醛法测定血清胆固醇(TC)含量，证明槐角有降低小鼠血清胆固醇的作用，其降低胆固醇机制，认为槐角所含黄酮类物质有关[3]。

5. 抗炎作用 大鼠植入羊毛球后，用槐属苷20 mg/kg腹腔注射，连续7 d，能明显抑制发炎过程的增生期，但不能抑制渗出期[4]。

6. 维生素P样作用 芸香苷具有维持血管抵抗力，降低其通透性，减少脆性等作用[5]。

7. 防治骨质疏松症 动物实验结果表明，槐角主要成分之一，染料木素可明显增强模型大鼠股骨和胫骨的骨密度，可明显增加模型大鼠的骨小梁面积百分比和骨小梁厚度[6]。槐角水提取液可以提高小鼠的运动耐力，增加小鼠的体重，使小鼠耐缺氧能力提高[3]。槐属苷、染料木素和山柰酚具有抗生育活性[7，8]及降ALT(丙氨酸氨基转移酶)活性[9]。芸香苷在200 μg/ml浓度时，对水疱性口炎病毒有最大的抑制作用[10]。槐角颗粒具有明显的降低高血脂作用[11]。

毒性 以寇氏改良法静脉注射槐角提取液测得小鼠LD_{50}为14 215±30 mg/kg[1]。槐角浸膏能使家兔及豚鼠的红细胞减少，尤以荚果作用为强，槐实中的种子提取液能使兔、猪、人的红细胞凝集。所含的植物凝集素有促进淋巴细胞的转化[12]。用Ames试验分点试验法和平皿渗入试验法证明槐角不含诱变活性物质[13]。

【炮制】 1. 槐角 取原药材，除去杂质及果柄，筛去灰屑。

2. 炙槐角 取净槐角，置锅内，用文火炒至鼓起，再取炼蜜，用适量开水稀释，喷洒均匀，炒至外皮光亮，不粘手为度，取出，放凉。每槐角 100 kg，用炼蜜 5 kg。

3. 槐角炭 取净槐角，置热锅内，用武火炒至表面焦黑色，内部黄褐色时，喷淋清水少许，灭尽火星，取出，及时摊晾，凉透。

4. 炒槐角 取槐角，置锅内，用文火炒至微黄色，取出，放凉。

5. 蒸槐角 取槐角，除去杂质，洗净略润，置笼或罐内，隔水加热，蒸至黑褐色为度，取出，干燥。

饮片性状 槐角参见“药材”项。炙槐角形如槐角，鼓起显黄色，有光泽，略带黏性，味甜、苦。槐角炭形如槐角，表面焦黑色，内部焦褐色，味苦。炒槐角形如槐角，表面显黄色，微带焦斑。蒸槐角形如槐角，内外呈黑褐色。

贮干燥容器内，置通风干燥处，防蛀。炙槐角，密闭，置阴凉干燥处，槐角炭防复燃。

【药性】 苦，寒。归肝、大肠经。

1.《本经》：“味苦，寒。”

2.《别录》：“酸、咸，无毒。”

3. 王好古：“纯阴，肝经气分药也。”(引自《纲目》)

4.《本草蒙筌》：“味苦、辛、咸，气寒。”

5.《雷公炮制药性解》：“入心、肝、大肠三经。”

【功用主治】 凉血止血，清肝明目。主治肠风下血，血痢，崩漏，血淋，吐血，衄血，眩晕，发背，烫伤。

1.《本经》：“主五内邪气热，止涎唾，补绝伤，五痔，火疮，妇人乳瘕，子藏急痛。”

2.《别录》：“堕胎。久服明目，益气，头不白，延年。”

3.《药性论》：“主治大热，难产。”

4.《本草拾遗》：“杀虫去风，明目除热泪，头脑心胸间热风烦闷，风眩欲倒，心头吐涎如醉，漾漾如船车上者。”

5.《日华子》：“治丈夫女人阴疮湿痒，催生。”

6.《本草图经》：“嫩房角作汤以当茗，主头风，明目，补脑。”

7.《本草衍义》：“疏导风热。”

8. 李杲：“治口齿风，凉大肠，润肝燥。”(引自《纲目》)

9.《会约医镜》：“清心、肺、脾、肝、大肠之火，治心腹热痛。”

10.《本草求原》：“润肝养血。治痔、疔、血痢、崩血。”

【用法用量】 内服：煎汤，5～15 g；或入丸、散；或嫩角捣汁。外用：水煎洗；研末掺或油调敷。

【宜忌】 脾胃虚寒、食少便溏及孕妇慎服。

1.《滇南本草》：“性寒不可多食。”

2.《本草经疏》：“病人虚寒，脾胃作泄，及阴虚血热而非实热者，外证似同，内因实异，即不宜服。”

3.《本草新编》：“不可久服，久服则大肠过寒，转添泄利之苦矣。”

4.《本经逢原》：“胃虚食少及孕妇勿服。”

【选方】 1. 治五种肠风泻血，粪前有血名外痔，粪后有血名内痔，大肠不收名脱肛，谷道四面胬肉如奶名举痔，头上有孔名瘘，并皆治之 槐角(去枝梗炒)一斤，地榆、当归(酒浸一宿，焙)、防风(去芦)、黄芩、枳壳(去穰，麸炒)各半斤。上为末，酒糊丸，如梧桐子大。每服三十丸，米饮下，不拘时候。(《局方》槐角丸)

2. 治赤痢毒血 槐角子四两(酒洗，炒)，白芍药二两(醋炒)，木香五钱(焙)。共为末。每早服三钱，白汤调下。(《本草汇言》)

3. 治妇人崩淋下血 槐角子八两(酒洗，炒)，丹参四两(醋拌，炒)，香附二两(童便浸，炒)。共为末，饴糖为丸梧子大。每早服五钱，米汤下。(《陈氏产宝》)

4. 治吐血、咯血、呕血、唾血，或鼻衄、齿衄、舌衄、耳衄 槐角子八两，麦门冬(去心)五两。用净水五十大碗，煎汁十五碗，慢火熬膏。每早午晚各服三大匙，白汤下。(《本草汇言》引《柳氏集》)

5. 治高血压病 槐角、黄芩各 9 g，煎服。(《安徽中草药》)

6. 治发背，人中热毒，眼花头晕，口甘舌苦，心惊背热，四肢麻木，觉有红晕在背后 取槐子一大抄拣净，铁杓内炒褐色，用好酒一碗煎滚，去渣热服，酒尽大汗即愈，如未退，再依前煎服，纵成脓者亦无不愈。(《医便》)

7. 治烫火疮 槐子烧灰为末，香油调上即好。(《万病回春》)

8. 治目热昏暗 槐子、黄连(去须)各二两。捣罗为末，炼蜜丸如梧桐子大。每于食后以温浆水下二十丸，夜临卧再服。(《圣惠方》明目槐子丸)

9. 治白发 槐子四钱，旱莲草四分，生地黄半两。上为细末，无灰酒一瓶，将药投入酒内，密封之，浸二十日。取酒饮一醉后，觉来须发尽黑。(《普济方》一醉散)

10. 治牙痛 槐角(取其二子三子一角者)不拘多少，河水洗净仍泡于盆中，二三日浑如泥，以布取汁，用桑柴火为膏，其膏汁每一碗，大约用青盐、蒺藜、石脂、破故纸各三两为细末，和匀以瓦器晒干，仍为细末。每日清晨未梳洗之时擦于齿上，候洗漱之。(《医统》引《经验秘方》)

11. 治脱肛 槐花、槐角等分炒香黄，为细末，用羊血蘸药，炙熟食之，以酒送下。或以猪膘去皮，蘸药炙服。(《百一选方》)

12. 治疝气偏坠，肿痛不可忍 槐子一钱，炒褐色为末，入盐三分，空心黄酒送下。(《万病回春》)

13. 治伤寒狐惑，多眠声嗄，唇口生疮 槐子、桃仁、艾各一两，枣子十五个。上锉，每服五钱，水煎温服。(《寿世保元》)

【各家论述】 1.《本草汇言》：“槐实，凉大肠、润肝燥之药也，故陈氏方主五痔下血，肠风泻血，赤痢毒血，小便尿血，崩淋下血及吐血、咯血、呕血、唾血或鼻衄、齿衄、耳衄、舌衄。又肝热风燥、赤眼肿痛，凡诸燥火，动血为患，悉宜用之。”

2.《本草经疏》：“槐实，味苦气寒而无毒，其主五内邪气热者，乃热邪实也；唾涎多者，脾胃有热也；伤绝之病，其血必热；五痔由于大肠火热，火疮乃血为火伤；妇人乳瘕，肝家气结血热所成；子藏急痛，由于血热燥火。槐(实)为苦寒纯阴之药，为凉血要品，故能除一切热，散一切结，清一切火，如上诸病，莫不由斯三者而成，故悉主之。”

3.《本经逢原》：“槐者，益肾清火，与黄柏同类异治。盖黄柏专滋肾经血燥，此则专滋肾家津枯。观《本经》主治，皆脾胃有热，阴津不足之病。止涎唾，肾司闭藏之职也。下焦痔瘘肠风，风热便血，年久不止者，用此一味熬膏，炼蜜收服。妇人乳瘕，子藏急痛，皆肝家血热之患，用以清热滋燥，诸证自安。上皆指槐角而言。”

5277 **槐枝** huái zhī（《别录》）

【异名】 槐嫩蘖(《新修本草》)。

【基原】 为豆科槐属植物槐 *Sophora japonica* L. 的嫩枝。

【原植物】 参见"槐花"条。

【采收加工】 4～5月采收，晒干或鲜用。

【成分】 含芸香苷(rutin)[1]。

【药性】 苦，平。

【功用主治】 止血，祛风，燥湿。主治崩漏，赤白带下，痔疮，心痛，皮肤瘙痒，疥癣。

1.《别录》："主洗疮及阴囊下湿痒。"

2.《新修本草》："嫩蘖煮汁酿酒疗大风痿痹。""枝炮熨止蝎毒。"

3.《本草拾遗》："木为灰，长毛发。"

4.《本草图经》："春采嫩枝，煅为黑灰以揩齿去蚛，烧青枝取沥以涂癣。"

5.《滇南本草》："洗皮肤疥癞，去皮肤瘙痒之风。"

6.《纲目》："治赤目，崩漏。"

【用法用量】 内服：煎汤，15～30 g；浸酒或研末。外用：煎水熏洗；或烧沥涂。

【选方】 1. 治崩中或赤白，不问年月远近　槐枝，烧灰，食前酒下方寸匕。(《梅师集验方》)

2. 治痔核　槐枝，浓煎汤，先洗痔，便以艾灸痔上七壮，以知为度。(《传信方》)

3. 治九种心痛　新生槐枝一握，去两头。细切，以水三升，煮取一升。顿服。(《千金方》)

5278 **槐根** huái gēn（《别录》）

【异名】 槐花根(《重庆草药》)。

【基原】 为豆科槐属植物槐 *Sophora japonica* L. 的根。

【原植物】 参见"槐花"条。

【采收加工】 全年均可采，挖取根部，晒干。

【药材】 槐根 *Radix Sophorae Japonicae*　主产于河北、山东、河南、江苏、广东、广西、辽宁等地。

性状　根呈圆柱形，长短粗细不一，有的略弯曲。表面黄色或黄褐色。质坚硬。折断面黄白色，纤维性，木部占大部分。气微，味微苦涩。

【成分】 根含右旋-山槐素葡萄糖苷(d-maackiain-mono-β-D-glucoside)，消旋-山槐素(dl-maackiain)[1]，槐根苷(sophoraside)A 即野葛醇 B-5-O-葡萄糖苷(puerol B-5-O-glucoside)，野葛醇(puerol)A、B[2]。

【药性】 苦，平。

【功用主治】 散瘀消肿，杀虫。主治痔疮，喉痹，蛔虫症。

1.《别录》："主喉痹寒热。"

2.《医林纂要》："洗痔，杀虫。"

【用法用量】 内服：煎汤，30～60 g。外用：煎水洗或含漱。

【选方】 1. 治五痔　煮槐根洗之。(《姚僧坦集验方》)

2. 治女子痔疮　槐花根 60 g，葛菌 60 g。炖猪大肠服。(《重庆草药》)

5279 **槐胶** huái jiāo（《嘉祐本草》）

【基原】 为豆科槐属植物槐 *Sophora japonica* L. 的树脂。

【原植物】 参见"槐花"条。

【采收加工】 7～9月采收。

【药性】 苦，寒。归肝经。

1.《纲目》："苦，寒。无毒。"

2.《得配本草》："入足厥阴经。"

【功用主治】 平肝熄风。主治中风，破伤风，风热耳聋。

1.《嘉祐本草》："主一切风，化涎。治肝脏风，筋脉抽掣，及急风口噤，或四肢不收，顽痹，或毒风，周身如虫行，或破伤风，口眼偏斜，腰脊强硬。"

2.《纲目》："煨热，绵裹塞耳，治风热聋闭。"

【用法用量】 内服：入丸、散，0.3～1.5 g。

【宜忌】 《得配本草》："血虚气滞，二者禁用。"

【选方】 治破伤风，身体拘急，口噤，眼亦不开　辟宫子一条(亦名守宫，酒浸三日，曝干，捣罗为末)，腻粉半分。上件药，同研令匀。以煮槐胶和丸，如绿豆大。不计时候，拗口开，以温酒灌下七丸，逡巡汗出瘥。未汗再服。(《圣惠方》辟宫子丸)

5280 **槐白皮** huái bái pí（《药性论》）

【异名】 槐皮《肘后方》

【基原】 为豆科槐属植物槐 *Sophora japonica* L. 的树皮或根皮的韧皮部。

【原植物】 参见"槐花"条。

【采收加工】 全年均可采树皮，秋冬季挖根剥取根皮，均除去外层栓皮，切段，晒干或鲜用。

【成分】 树皮含黄酮类：三叶豆紫檀苷(trifolirhizin)，山槐素(maackian)，异甘草查耳酮鼠李糖苷(isolicochalcone rhamnoside)[1]。

【药理】 1. 机体免疫功能影响　实验结果表明，槐白皮可使小鼠细胞免疫功能明显增强，显著提高巨噬细胞(MΦ)MΦ吞噬能力，对MΦ形成RC花环及EA花环能力也有明显增强作用。槐白皮通过增加T淋巴细胞转化率、Mφ吞噬活性来增强机体的免疫功能[1]。

2. 抗炎镇痛作用　槐白皮水提物能有效的拮抗组胺、二甲苯、醋酸引起的大鼠足趾肿，小鼠耳肿和小鼠腹腔炎性渗出。亦能明显延长钾离子透入刺激引起的大鼠甩尾时间和热板法所致小鼠舔后肢时间。较长时间用药还有增加小鼠胸腺、脾脏重量的作用[2]。

3. 对血液生化的影响　实验结果表明，槐白皮对大鼠血清内的总蛋白白蛋白、球蛋白、总胆红素、丙氨酸氨基转移酶、碱性磷酸酶、肌酸激酶、天冬氨酸氨基转移酶、肌酐和血糖等生化指标无影响，可选择性使大鼠血清内的尿素氮、三酰甘油、极低密度脂蛋白和总胆固醇含量减少，还可以降低血清尿素氮的含量[3]。

4. 抗菌作用　槐白皮有抗菌活性[4]。

【药性】《药性论》："味苦，无毒。"

【功用主治】 祛风除湿，生肌，消肿。主治中风，口疮，痔疮，阴疽湿疮，水火烫伤。

1.《别录》："主烂疮。"

2.《药性论》："皮煮汁淋阴囊坠肿，气痛。""白皮主治口齿风疳䘌血，以煎浆汁煮含之。又煎淋浴男子阴疝卵肿。"

3.《日华子》："治中风皮肤不仁，喉痹，浸洗五痔并一切恶疮，妇人产门痒痛及汤火疮。煎膏，止痛长肉，消痈肿。"

4.《本草图经》："治口齿及下血。"

【用法用量】 内服:煎汤,6～15 g。外用:煎水含漱或熏洗;或研末撒。

【选方】 1. 治中风身直,不得屈伸反复者 槐皮(黄白皮),切之。以酒水共六升,煮取二升。去滓,适寒温,稍稍服之。(《肘后方》)

2. 治破伤风、迷闷不省人危急者,但气绝心腹温可治 槐树枝皮,旋用刀刻取一块,连粗皮在外,安在破伤处,用艾蘸于槐皮上灸百炷不妨。如疮口痛者,灸至不痛,不痛者灸至痛,然后用火摩,不拘时候。(《普济方》)

3. 治热病口疮 黄连一分(去须),槐白皮半两,甘草根半两。上件药,细锉,用水一大盏,煎至半盏,去滓,温含冷吐。(《圣惠方》)

4. 治脉痔有虫或下脓血,熏痔 槐白皮二斤。细锉,以水一斗五升,煎至一斗,去滓倾盆中坐熏,冷即再暖,虫当随便利自出,更捣槐白皮末,绵裹一钱,内下部中。(《圣济总录》槐白皮汤)

5. 治阴下湿痒成疮 猪蹄两脚,槐白皮(切)一斤。以水煮洗疮,一日五六遍。(《救急方》)

6. 治阴疮,阴边如粟粒,生疮及湿痒 槐白皮一大握,盐三指一撮。以水二大升,煮取一升洗之,日三五遍,适寒温用。若涉远恐冲风,即以米粉和涂之。(《必效方》)

7. 治火烫伤 槐根二层皮或花,烘干研末外敷。(江西《中草药学》)

8. 治牙齿疼痛 槐白皮一握,荆芥穗半两。上件药,以醋一升,煎至五合,入盐少许,热含冷吐,以差为度。(《圣惠方》)

5281 榆叶 yú yè (《本草经集注》)

【异名】 榆木叶(《普济方》)。

【基原】 为榆科榆属植物榆树 *Ulmus pumila* L. 的叶。

【原植物】 参见"榆白皮"条。

【采收加工】 7～9 月采叶,鲜用或晒干。

【药材】 榆叶 *Folium Ulmi Pumilae* 全国大部分地区均产。

性状 叶常皱缩,展平后椭圆状卵形或椭圆状披针形,长 2～8 cm,宽 2～2.5 cm,上表面暗绿色,下表面色稍浅,叶脉明显,侧脉 9～16 对,脉腋有簇生的白色茸毛,叶缘有单锯齿;叶柄长 0.2～1 cm。质脆,易碎。气微,味稍涩。

【成分】 每 100 g 含水分 79 g,蛋白质 6 g,脂肪 0.6 g,碳水化合物 9 g,粗纤维 1.5 g,灰分 3.4 g[1]。又含氨基酸成分:赖氨酸、组氨酸、精氨酸、苏氨酸、甘氨酸、谷氨酸、丙氨酸、缬氨酸、异亮氨酸、亮氨酸、苯丙氨酸,以及天冬氨酸、丝氨酸、脯氨酸、酪氨酸[2]。

【药性】 甘,平。

1.《纲目》:"甘,平,滑利,无毒。"

2.《医林纂要》:"甘,寒。"

【功用主治】 清热利尿。主治水肿,淋证,酒皶鼻。

1.《食疗本草》:"利小便,主石淋。"

2.《本草拾遗》:"嫩叶作羹食之,压丹石,消水肿。"

3.《普济方》:"主小儿痫,小便不利,伤暑热困闷。"

4.《纲目》:"煎汁,洗酒皶鼻。"

5.《医林纂要》:"益肺,和肠胃。"

6.《内蒙古中草药》:"清热利尿,止咳祛痰,润肠。治尿浊,浮肿,喘咳,吐痰不利。"

7.《山西中草药》:"利大小便,安神。主治神经衰弱,失眠,体虚浮肿。"

【用法用量】 内服:煎汤,5～10 g;或入丸、散。外用:煎水洗。

【选方】 1. 治体虚浮肿 榆叶、榆树皮各适量。取新鲜鲤鱼 250～500 g 左右的 1 条(去肠杂,洗净),将上药塞满鱼腹,水煮。食肉喝汤。(《安徽中草药》)

2. 治胆热虚劳不眠 榆叶同酸枣仁等分,蜜丸,日服。(《纲目》)

3. 治妒乳 榆木叶,生服一两。(《普济方》)

5282 榆花 yú huā (《别录》)

【基原】 为榆科榆属植物榆树 *Ulmus pumila* L. 的花。

【原植物】 参见"榆白皮"条。

【采收加工】 3～4 月采花,鲜用或晒干。

【药材】 榆花 *Flos Ulmi Pumilae* 全国大部分地区均产。

性状 花略呈类球形或不规则团状,直径 5～8 mm,有短梗,暗紫色。花被钟形,4～5 裂;雄蕊 4～5,伸出于花被,或脱落,花药紫色;雌蕊 1,子房扁平,花柱 2,体轻,质柔韧。气微,味淡。

【药性】 甘,平。

【功用主治】 清热定惊,利尿,疗疮。主治小儿惊痫,癃闭,头疮。

1.《别录》:"主小儿痫,小便不利,伤热。"

2.《普济方》:"主小儿头疮。"

3.《本草蒙筌》:"利尿管闭涩。"

【用法用量】 内服:煎汤,5～9 g。外用:研末调敷。

5283 榆枝 yú zhī (《圣济总录》)

【基原】 为榆科榆属植物榆树 *Ulmus pumila* L. 的枝条。

【原植物】 参见"榆白皮"条。

【采收加工】 7～10 月采收树枝,鲜用或晒干。

【药性】 甘,平。

【功用主治】 利尿通淋。主治气淋。

【用法用量】 内服:煎汤,9～15 g。

【选方】 治气淋,脐下满急切痛 榆枝半两,石燕子三枚。上二味,粗捣筛。每服三钱匕,水一盏,煎至七分,去滓温服,不拘时。(《圣济总录》榆枝汤)

5284 榆仁酱 yú rén jiàng (《食疗本草》)

【异名】 榆酱(《齐民要术》)。

【基原】 为榆科榆属植物榆树 *Ulmus pumila* L. 的果实或种子和面粉等制成的酱。

【原植物】 参见"榆白皮"条。

【制法】 《纲目》:"取榆仁水浸一伏时,袋盛,揉洗去涎,以蓼汁拌晒,如此七次,同发过面曲,如造酱法,下盐,晒之。每一升,曲四斤,盐一斤,水五斤。"

【药性】 辛,温。

1.《食疗本草》:"有少辛味。"

2.《纲目》:"辛,温,无毒。"

3. 姚可成《食物本草》:"味辛美。"

【功用主治】 温中行气,杀虫。主治心腹冷痛,虫积腹痛,疮癣。

1.《食疗本草》："能助肺气，杀诸虫，下气，令人能食。又心腹间恶气，内消之，陈者尤良。又涂诸疮癣妙。又卒患冷气心痛，食之瘥。并主小儿痫，小便不利。"

2. 姚可成《食物本草》："主利大小便。"

3.《药性考》："利便宽中。"

【用法用量】 内服：适量，水冲。外用：涂敷。

【宜忌】 姚可成《食物本草》："不宜多食。"

【选方】 治疮癣 榆仁，作酱涂之，炒陈者尤良。(《普济方》)

5285 榆白皮 yú bái pí (《药性论》)

【异名】 榆皮(《本经》)，榆根白皮(《千金方》)，榆树皮(《山西中草药》)。

【基原】 为榆科榆属植物榆树的树皮、根皮。

【原植物】 榆树 *Ulmus pumila* L. 又名：枌(《诗经》)，白榆(《毛诗传》)，白枌(《尔雅》)，零榆(《本经》)，枌榆(《尔雅》郭璞注)，榆钱树(《救荒本草》)，家榆、春榆(《全国中草药汇编》)。

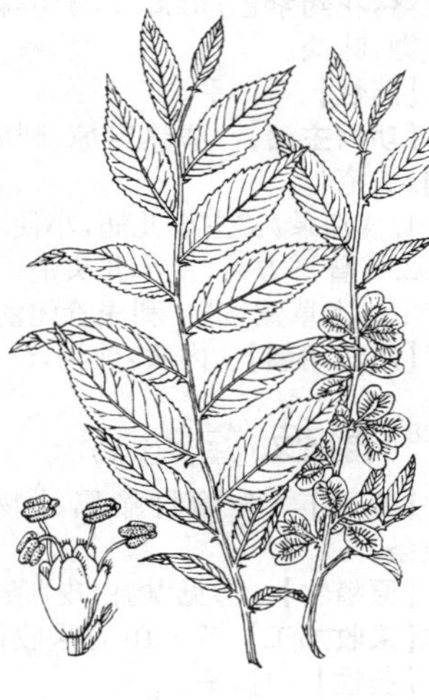

榆 树

落叶乔木，树干端直，高达 20 m。树皮暗灰褐色，粗糙，有纵沟裂；小枝柔软，有毛，浅灰黄色。叶互生，纸质；叶柄长 2～10 m，有毛；托叶早落；叶片倒卵形、椭圆状卵形或椭圆状披针形，长 2～8 cm，宽 1.2～2.5 cm，先端锐尖或渐尖，基部圆形或楔形，上面暗绿色，无毛，下面幼时有短毛，老时仅脉腋有毛，边缘具单锯齿；侧脉明显，9～18 对。花先叶开放，簇生成聚伞花序，生于去年枝的叶腋；花被钟形，4～5 裂；雄蕊与花被同数，花药紫色；子房扁平，1 室，花柱 2。翅果近圆形或倒卵形，长 1～1.5 cm，宽 0.8～1.2 cm，光滑，先端有缺口。种子位于翅果中央，与缺口相接。花期 3～4 月，果期 4～6 月。

生于河堤、田埂和路边，山麓、沙地上亦有生长。分布于华北、东北、华东、中南、西南、西北及西藏等地，长江以南多系栽培。

本植物的叶(榆叶)、花(榆花)、枝(榆枝)、茎皮部的涎汁(榆皮涎)、果实或种子(榆荚仁)、果实或种子和面粉等制成的酱(榆仁酱)亦供药用，另设专条。

【采收加工】 春、秋季采收根皮；春季或 8～9 月间割下老枝条，立即剥取内皮晒干。

【药材】 榆白皮 *Cortex Ulmi Pumilae* 全国大部分地区均产。

性状 本品呈板片状或浅槽状，长短不一，厚 3～7 mm。外表面浅黄白色或灰白色，较平坦，皮孔横生，嫩皮较明显，有不规则的纵向浅裂纹，偶有残存的灰褐色粗皮；内表面黄棕色，具细密的纵棱纹。质柔韧，纤维性。气微，味稍淡，有黏性。

【成分】 树皮含 β-谷甾醇(β-sitosterol)，豆甾醇(stigmasterol)等多种甾醇类；及鞣质、树胶、脂肪油[1]。

【药理】 抗前列腺增生和抗炎作用 榆白皮对去势或正常雄性小鼠丙酸睾丸素引起的前列腺增生有显著的抑制作用；榆白皮能显著降低小鼠腹腔毛细血管通透性，减轻二甲苯诱发的小鼠耳郭肿胀，小鼠口服最大耐受量为 80 g/kg[1]。

【药性】 甘，微寒。归肺、脾、膀胱经。

1.《本经》："味甘，平。"

2.《普济方》："味甘，冷。"

3.《纲目》："入手足太阳、手阳明经。"

4.《药性切用》："入大小肠、膀胱经。"

【功用主治】 利水通淋，消肿解毒。主治淋证，水肿，痈疽发背，瘰疬，秃疮，疥癣。

1.《本经》："主大小便不通，利水道，除邪气。"

2.《别录》："主肠胃邪热气，消肿，疗小儿头疮痂疕。"

3.《药性论》："主利五淋，治不眠，疗齁。"

4.《食疗本草》："主暴患赤肿，亦治女人妬乳肿。"

5.《本草图经》："孕妇滑胎方多用之。"

6.《纲目》："利窍，渗湿热，行津液，消痈肿。"

7.《本草汇言》："肿满喘嗽，或丹石留毒，或胎滞难生，一切肠胃中火滞、气滞、痰滞，诸有形之物，咸可奏功。"

8.《医林纂要》："补肺清金，益气敛神，行痰去湿，通利关窍，安神。亦治泻痢，催生，下死胎。"

9.《萃金裘本草述录》："治痈疽发背，瘰疬。"

10.《全国中草药汇编》："主治骨折，外伤出血。"

【用法用量】 内服：煎汤，9～15 g；或研末。外用：煎水洗；或捣敷；或研末调敷。

【宜忌】 脾胃虚寒者慎服。

1.《纲目》："若胃寒而虚者，久服渗利，恐泄真气。"

2.《中国药学大辞典》："服后往往大便秘结，故时时兼用缓下剂。又此药煎浓则药汁稠黏，味恶难服，须宽水煎，则稍收敛之味已耳。"

【选方】 1. 治气淋，寒淋，小腹满及手足冷 榆白皮、当归各半两。上细锉，水一大盏，煎六分，去滓，磨入石燕一枚，顿服。(《普济方》)

2. 治身体暴肿满 榆皮捣屑，随多少，杂米作粥食，小便利。(《备急方》)

3. 治痈疽发背 榆根白皮(切)清水洗，捣极烂，和香油敷之。留头出气，燥则以苦茶频润，不黏更换新者，将愈，以桑叶捣烂随大小贴之，口合乃止。(《救急良方》)

4. 治虚劳尿白浊 榆白皮(切)二斤。水二斗，煮取五升，分五服。(《千金方》)

5. 治慢性气管炎 榆根白皮 12 g，马兜铃、紫菀各 9 g。水煎服。(《安徽中草药》)

6. 治不得眠 用榆白皮阴干，为末。每日朝、夜用水五合，末三钱，煎如膏服。(《卫生易简方》)

7. 治外伤性出血 榆树韧皮，放在 75% 乙醇中浸泡 7 d，取出阴干，研细末外用。(徐州《单方验方新医疗法选编》)

8. 治滑胎，令易产 榆白皮，为细末。每服一钱，空心白汤调下，自入月每日三服。(《卫生宝鉴产科备要》)

9. 治母子俱死者，产难及胎不转动 榆白皮(三两)，葵子五合，甘草(炙)、桂心各一两。上四味切，以水四升，煮取二升。服一升，须臾不产，更服一升。忌海藻、菘菜、生葱。

(《备急方》)

10. 治妊娠堕胎后，下血不止　榆白皮(制净，锉碎)、当归(切，焙)各半两。上二味粗捣筛，每服三钱匕，水一盏，入生姜三片，同煎至七分，去滓。空心服。(《圣济总录》榆白皮煮散)

11. 治烧、烫伤　榆树皮 10 g，大黄 10 g，酸枣树皮 10 g。用 75%乙醇浸泡 48 h 过滤，取滤液。用时清洁创面，用喷雾法向患部喷撒。(内蒙古《中草药新医疗法资料选编》)

12. 治紫癜，白癜风　榆树皮烧灰存性，为末。糟茄蘸擦。(《卫生易简方》)

13. 治小儿白秃疮　榆白皮捣末，醋和涂之。(《子母秘录》)

【各家论述】《纲目》："榆皮、榆叶，性皆滑利下降，故人小便不通，五淋肿满，喘嗽不眠，经脉胎产诸证宜之。本草《十剂》云，滑可去著，冬葵子、榆白皮之属，盖亦取其利窍，渗湿热，消留著有形之物尔。"

5286 榆皮涎 yú pí xián (《日华子》)

【基原】 为榆科榆属植物榆树 *Ulmus pumila* L. 茎皮部的涎汁。

【原植物】 参见"榆白皮"条。

【采收加工】 四季可采，割破茎皮，收集流出的涎汁。

【功用主治】 1.《日华子》："涎敷癣。"

2.《本草蒙筌》："敷癣，杀虫立瘥。"

【用法用量】 外用：涂敷。

5287 榆荚仁 yú jiá rén (《证类本草》)

【异名】 榆实(《本经》)，榆子、榆仁(《食疗本草》)，榆钱(《本草省常》)。

【基原】 为榆科榆属植物榆树 *Ulmus pumila* L. 的果实或种子。

【原植物】 参见"榆白皮"条。

【采收加工】 4～6 月果实成熟时采收，除去果翅，晒干。

【药材】 榆荚仁 *Fructus Ulmi Pumilae*　全国大部分地区均产。

性状　翅果类圆形或倒卵形，直径 1.2～1.5 cm；先端有缺口，基部有短柄，长约 2 mm。果翅类圆形而薄，表面光滑，可见放射状脉纹。种子长椭圆形或卵圆形，长 1～1.5 cm，直径约 5 mm，位于翅果上部或近上部，与缺口的底缘密接。

【成分】 果实每 100 g 含水分 82 g，蛋白质 3.8 g，脂肪 1 g，碳水化合物 8.5 g，粗纤维 1.3 g，灰分 3.5 g，钙 280 mg，磷 100 mg，铁 22 mg，硫胺素(thiamine)0.05 mg，核黄素(riboflavine)0.1 mg，烟酸(nicotinic acid)1.4 mg[1]。

种子含油量 18.1%[2]。

【药性】 甘、微辛，平。

1.《纲目》："微辛，平，无毒。"

2.《医林纂要》："甘，酸，寒，滑。"

【功用主治】 健脾利水，止带，杀虫。主治妇女白带，小儿疳瘦。

1.《本草经集注》："初生荚仁以作糜羹，令人多睡。"

2.《本草拾遗》："主妇人带下，和牛肉作羹食之。"

3.《宝庆本草折衷》："疗小儿火疮痂疕，及杀诸虫。"

4.《医林纂要》："补肺，止渴，敛心神。"

5.《本草省常》："养肺益脾，下恶气，利水道，久食令人身轻不饥。"

6.《山西中草药》："安神，止带，助消化。"

7.《内蒙古中草药》："和胃。治食欲不振。"

8.《全国中草药汇编》："安神健脾。治神经衰弱。"

【用法用量】 内服：煎汤，10～15 g。外用：研末调敷。

【选方】 1. 治体虚白带　榆钱 15～30 g。水煎服。(《内蒙古中草药》)

2. 治疳热瘦悴有虫　榆仁(去皮)、黄连(去头)各一两。上为细末，用猪胆七个，破开取汁，与二药同和入碗内，甑上蒸九日，每日一次，候日数足，研麝香五分，汤浸一宿，蒸饼同和成剂，丸如绿豆大。每服五七丸至一二十丸，米饮下，无时。(《小儿药证直诀》榆仁丸)

【临床报道】 治疗癣疮　取新鲜榆钱 100 g。将榆钱浸泡于 75%乙醇 500 ml 中，密封 64 h 后压榨去渣。洗净患处，涂擦该药液，每日 3～5 次。若用干品，先用开水泡涨再浸酒内。治疗 80 例，其中手足癣 56 例，体癣 24 例。痊愈 71 例，好转 9 例，总有效率 100%。1 年后随访 68 例，复发 3 例，远期疗效率 95.5%。疗程最长 30 d，最短 5 d，平均 12 d[1]。

5288 楤木 sǒng mù (《闽东本草》)

【异名】 刺老苞、鹊不宿(《滇南本草》)，鹊不踏(《纲目》)，刺龙苞、鸟不宿(《北方常用中草药手册》)，黑龙皮(《丽江中草药》)，雀不站(《四川常用中草药》)，百鸟不栖、千枚针(《浙江民间常用草药》)。

【基原】 为五加科楤木属植物楤木的茎皮或茎。

【原植物】 楤木 *Aralia chinensis* L.

有刺灌木或小乔木，高 2～5 m。树皮灰色，疏生粗壮直刺；小枝被黄褐色绒毛，疏生细刺。叶为二至三回羽状复叶，长 60～100 cm；叶柄粗壮，长可达 50 cm；托叶与叶柄基部合生；每羽片有小叶 5～11，基部有 1 对小叶，叶片薄革质，卵形至长圆状卵形，长 7～14 cm，宽 3.5～8 cm，先端渐尖或短尖，基部圆形，上面被黄褐色柔毛，下面密被黄褐色绒毛，脉上尤多，边缘具细锯齿，侧脉 7～10 对。伞形花序组成顶生的大圆锥花序，长 50～80 cm，密被黄褐色绒毛；伞形花序有 30～50 朵花，直径 2.5～5 cm；花梗长 3～4 cm；苞片锥形，膜质，萼无毛，边缘有 5 齿裂；花淡绿白色，花瓣 5，三角状卵形；雄蕊 5，花丝长约 2.5 mm；子房 5 室，花柱 5，离生或基部合生。核果球形，浆果状，成熟时紫黑色，具 5 棱，花柱宿存。花期 7～9 月，果期 9～11 月。

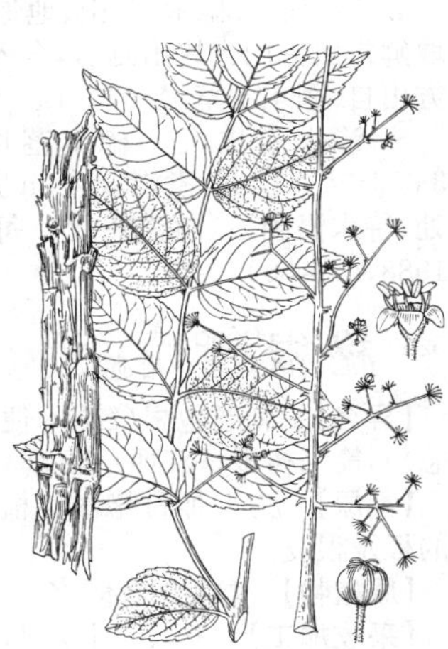

楤　木

生于海拔 400～2 700 m 的杂木林中。分布于西南及河北、山西、陕西、湖北、湖南、台湾等地。

本植物的嫩叶(楤木叶)、花(楤木花)、根及根皮(楤根)亦供药用，另设专条。

【采收加工】 栽植2～3年幼苗成林后采收，晒干或鲜用。

【成分】 楤木茎皮中含齐墩果酸(oleanolic acid)，刺囊酸(echinocystic acid)，常春藤皂苷元(hederagenin)以及谷甾醇(sitosterol)，豆甾醇(stigmasterol)，菜油甾醇(campesterol)，马栗树皮素二甲酯(esculetin dimethyl ether)[1]。

【药性】 辛、苦，平。归肝、胃、肾经。

1.《安徽中草药》："性平，味辛、微甘，有小毒。"

2. 南药《中草药学》："微苦，温，入肾、胃经。"

3.《闽东本草》："入肝、心、肾三经。"

【功用主治】 祛风除湿，活血散瘀。主治风湿痹痛，水肿，胃脘痛，胃、十二指肠溃疡，跌打损伤。

1.《全国中草药汇编》："祛风除湿，利尿消肿，活血止痛。主治肝炎，淋巴结肿大，肾炎水肿，糖尿病，白带，胃痛，风湿关节痛，腰腿痛，跌打损伤。"

2.《福建药物志》："治急性胆道感染。"

3.《浙江药用植物志》："治胃及十二指肠溃疡。"

【用法用量】 内服：煎汤，15～30 g；或泡酒。外用：捣敷或酒浸外涂。

【宜忌】《全国中草药汇编》："孕妇忌服。"

【选方】 1. 治风湿关节痛 楤木皮(刮去表面粗皮)30 g。用猪瘦肉120 g煎汤，以汤煎药服。(《战备草药手册》)

2. 治急性胆道感染 楤木、白英各30 g。水煎服。(《福建药物志》)

3. 治衄血，吐血 楤木、鸡冠花各15 g，茅花30 g。水煎加冰糖服。

4. 治疟疾 楤木、常山、地骨皮各15 g，白老酒适量。先取鲜常山头用火烤出涎后，合入他药用。炖老酒服。(3、4方出自《闽东本草》)

5. 治大漆皮炎 楤木茎切碎，取250～500 g，加水3 000～4 000 ml，煮沸30 min去渣，趁热倒入脸盆，先熏患处，待水温和后，再洗患处。每日1～2次。〔《中医杂志》1988，(4)：55〕

5289 楤根 sǒng gēn (《本草拾遗》)

【异名】 刺老包根(《草木便方》)，山通花根(《四川中药志》)，箭当树根(《江西草药》)。

【基原】 为五加科楤木属植物楤木 *Aralia chinensis* L. 的根及根皮。

【原植物】 参见"楤木"条。

【采收加工】 9～10月挖根，或剥取根皮晒干。

【成分】 楤木的根皮中含皂苷：楤木皂苷(araloside)A、B，银莲花苷(narcissiflorine)[1]。3-O-β-D-吡喃葡萄糖基(1→3)-〔β-D-吡喃葡萄糖基(1→2)〕-α-L-吡喃阿拉伯糖基齐墩果酸28-O-β-D-吡喃葡萄糖基醚{3-O-β-D-glucopyranosyl(1→3)-〔β-D-glucopyranosyl(1→2)〕-α-L-arabinopyranosyl oleanolic acid 28-O-β-D-glucopyranosyl ester}，3-O-β-D-吡喃葡萄糖基(1→3)-〔β-D-吡喃木糖基(1→2)〕-α-L-吡喃阿拉伯糖基齐墩果酸28-O-α-L-吡喃阿拉伯糖基(1→4)-β-D-吡喃葡萄糖基醚{3-O-β-D-glucopyranosyl(1→3)-〔β-D-xylopyranosyl(1→2)〕-α-L-arabinopyranosyl oleanolic acid 28-O-α-L-arabinopyranosyl(1→4)-β-D-glucopyranosyl(1→6)-β-D-glucopyranosyl ester}，3-O-β-D-吡喃葡萄糖基(1→3)-〔β-D-吡喃半乳糖基(1→2)〕-β-D-吡喃葡萄糖基齐墩果酸28-O-β-D-吡喃葡萄糖基醚{3-O-β-D-glucopy-ranosyl(1→3)-〔β-D-galactopyranosyl(1→2)〕-β-D-glucopy-ranosyl cleanolic acid 28-O-β-D-glucopyranosyl ester}，3-O-β-D-吡喃葡萄糖基(1→3)-〔β-D-吡喃木糖基(1→2)〕-β-D-吡喃葡萄糖基齐墩果酸28-O-β-D-喃葡萄糖基(1→6)-β-D-吡喃葡萄糖基醚，3-O-β-D-吡喃葡萄糖基(1→3)-〔β-D-吡喃半乳糖(1→2)〕-β-D-吡喃半乳糖齐墩果酸28-O-β-D-吡喃葡萄糖基醚，3-O-α-L-吡喃阿拉伯糖基(1→4)-〔β-D-吡喃葡萄糖基(1→2)〕-β-D-吡喃葡萄糖基齐墩果酸二甲基醚，3-O-α-L-吡喃阿拉伯糖基(1→4)-〔β-D-吡喃葡萄糖基(1→2)〕-β-D-吡喃葡萄糖基齐墩果酸28-O-β-D-吡喃葡萄糖基(1→6)-β-D-吡喃葡萄糖基甲基醚[2]，辽东楤木皂苷F(elatoside F)，竹节人参皂苷(chikusetsusaponin)Ⅳ、Ⅴ，姜状三七苷-R_1(zingibroside-R_1)，雪胆苷(hemsloside) G_2，龙牙楤木皂苷(tarasaponin)Ⅳ、Ⅵ，3-O-β-D-吡喃阿拉伯糖基(1→4)-〔β-D-吡喃葡萄糖基(1→2)〕-β-D-吡喃葡萄糖基齐墩果酸28-O-β-D-吡喃葡萄糖基二甲基醚，楤木皂苷A(araloside A)[2]。

【药性】 辛、苦，平。归脾、肾经。

1.《本草拾遗》："味辛，平。小毒。"

2.《滇南本草》："味苦、辛，性凉。入脾、肾二经。"

3.《草木便方》："苦，微寒。"

4.《贵阳民间药草》："甘，寒。无毒。"

5.《北方常用中草药手册》："味甘、微苦，性温。"

6.《陕西中草药》："味涩、微苦，性平。"

【功用主治】 祛风除湿，散瘀消肿。主治感冒，咳嗽，风湿痹痛，淋证，水肿，臌胀，黄疸，痢疾，白带，跌打损伤，阴疽，瘰疬，瘀血闭经，崩漏，牙疳，痔疮。

1.《本草拾遗》："主水痾，取根白皮，煮汁服之，一盏，当下水。如病已困，取根捣碎，坐，取其气，水自下。又能烂人牙齿，齿有虫者，取片子许大，内孔中，当自烂落。"

2.《滇南本草》："治风湿疼，胃疼，跌打损伤。骨折，用鲜根捣碎，酒炒热敷。"

3.《草木便方》："解毒散热，除风痰，治瘰疬疮烂，鼻衄，牙痛，痔，痢，疯狗(咬伤)。"

4.《贵阳民间药草》："清热解毒，凉血止血。治痔疮，红崩，白带，白浊，喘咳。"

5.《四川中药志》1960年版："除湿解毒，散瘀积，消痈肿，除寒热。治溃疮瘀毒，狂犬咬伤及痔疮。"

6.《中国药用植物图鉴》："治糖尿病，神经痛，胃肠病。"

7.《陕西中草药》："祛风除湿，活血散瘀，消肿止痛，健脾利水。主治风湿性关节炎，急慢性肝炎，跌打损伤，骨折，虚肿，无名肿毒。"

【用法用量】 内服：煎汤，15～30 g；或浸酒。外用：捣烂敷或再酒炒热敷；或研粉调敷；或煎汤熏洗。

【宜忌】 孕妇慎服。

1.《重庆草药》："脾虚胃弱者不用，无湿热毒者慎用。"

2.《陕西中草药》："孕妇慎用。"

【选方】 1. 治风热咳嗽 刺老包、兔耳风根各15 g。煨水服。(《贵州草药》)

2. 治喘咳 刺老包根125 g，肉500 g。炖之，食肉服汤。(《贵阳民间药草》)

3. 治风湿关节痛 楤木根30 g。甜酒、清水各半，煎服。(《战备草药手册》)

4. 治足膝风湿　楤木根、荭草各 180 g。煎汤去渣，加猪七寸蹄 1 个，煮后分数次服，无猪蹄用酒适量冲服。(《福鼎本草》)

5. 治膀胱结石　鲜楤木根、茅莓、马鞭草各 30 g。水煎空腹服，早晚各 1 次。(福州军区《中草药手册》)

6. 治乳糜尿　楤木根、菝葜根各 30 g，煎服；或楤木根、寻骨风根各 30 g，煎服。(《安徽中草药》)

7. 治肾炎水肿　楤木根 30～60 g。水煎服，外用根皮或叶捣烂贴印堂穴或脐部。(《福建药物志》)

8. 治肝硬化腹水　楤木根 120 g，猪瘦肉 120 g。水炖，服汤食肉。(《江西草药》)

9. 治白带　刺老包 15 g。水 2 大碗，煎至 1 碗半，去渣，甜酒为引，煎服。(《贵阳民间药草》)

10. 治湿痰流注，阴疽　楤木根(或去粗皮)30～60 g，鸡蛋 2 个，酒水各半煎服。外用楤木根适量捣烂，加酒酿糟同捣匀，或再加食盐少许，敷患处。(《战备草药手册》)

11. 治红崩　刺老包根 15 g，阳雀花 9 g。蒸甜酒内服。(《贵阳民间药草》)

12. 治齿龈肿痛或溃烂　楤木根 30 g，细辛 3 g，白芷 4.5 g。煎水，待温含漱。(《安徽中草药》)

13. 治痔疮　刺老包 120 g(干的用 15 g)，炖猪肉 250 g，分 3 次服。(《贵阳民间药草》)

14. 治胃痛(胃溃疡)　楤木根皮(去表面粗皮)15 g，水煎服；或楤木根 30 g，水煎，糖调服。(《战备草药手册》)

15. 治糖尿病　楤木根 30 g，银杏 120 g。酌加水煎内服。(《福建民间草药》)

16. 治遗精　楤木根 15 g，鸡内金 1 个。水煎于临睡前服。(《福建药物志》)

17. 治翳子及风眼　刺老包根适量，捣绒取汁，加蜂蜜等量，调匀，用灯草蘸药涂眼。(《贵州草药》)

18. 治九子痒　刺老包根皮捣绒，烧熟外包；或铁菱角 250 g，刺老包根 250 g，炖五花肉内服。(《重庆草药》)

5290 楤木叶 sǒng mù yè (《本草推陈》)

【异名】　吻头(《本草拾遗》)，树头菜(《本草推陈》)。

【基原】　为五加科楤木属植物楤木 *Aralia chinensis* L. 的嫩叶。

【原植物】　参见“楤木”条。

【采收加工】　4～7 月采收，鲜用或晒干。

【药性】　甘、微苦，平。

【功用主治】　利水消肿。主治水肿、臌胀。

《本草拾遗》：“治冷气。”

【用法用量】　内服：煎汤，15～30 g。外用：捣敷。

【选方】　1. 治肾炎水肿　刺老包嫩叶 60 g，猪肉 120 g。炖熟去药渣，汤内同服，分 2 d 服完。(《湖北中草药志》)

2. 治腹水肝炎　(楤木叶)15 g，瘦猪肉 60 g。炖食。(江西《草药手册》)

5291 楤木花 sǒng mù huā (《湖南药物志》)

【基原】　为五加科楤木属植物楤木 *Aralia chinensis* L. 的花。

【原植物】　参见“楤木”条。

【采收加工】　7～9 月花开时采收，阴干。

【药性】　苦、涩，平。

【功用主治】　止血。主治吐血。

【用法用量】　内服：煎汤，9～15 g。

【选方】　治吐血　楤木花(喷醋少许)30 g，柏树叶 15 g。水煎服。(《湖南药物志》)

5292 榈木 lǚ mù (《本草拾遗》)

【异名】　花梨木(《琼州府志》)，青皮树、青豆风柴、青龙捆地、相思树(《湖南药物志》)，红面桐(《天目山药用植物志》)，青竹蛇、三钱三(《江西草药》)，牛屎柴(《福建药物志》)。

【基原】　为豆科红豆树属植物花榈木的木材、根皮或根、叶。

【原植物】　花榈木 *Ormosia henryi* Prain [*O. mollis* Dunn; *Fodorovia henryi* (Prain) Yakov.]　又名：亨氏红豆(《中山大学学报》)，毛叶红豆树(《浙江药用植物志》)。

常绿乔木，高 16 m。树皮灰绿色，光滑，幼枝密被黄褐色茸毛。叶互生，奇数羽状复叶，长 13～33 cm；小叶 5～9，革质，叶片长椭圆形或长圆状椭圆形，长 6～10 cm，宽 2～5 cm，先端短尖，基部近圆形或阔楔形，全缘，上面暗绿色，无毛，下面密被灰黄色茸毛。花排成总状花序或圆锥花序状，生于枝端或叶腋，花序轴及小花梗均被黄褐色茸毛；萼筒倒圆锥形而短，先端 5 裂，裂片卵状三角形，与筒部几等长，萼筒内外均有灰黄色茸毛；蝶形花冠，中央淡绿色，边缘绿色微带淡紫，旗瓣近圆形，具柄，翼瓣、龙骨瓣斜倒卵形；雄蕊 10，全分离，不等长，花丝淡绿色，花药淡灰紫色，内弯，开花时突出；子房边缘具疏长毛，花柱线形，柱头偏斜。荚果扁平，长椭圆形，长 5～12 cm，宽 1.5～4 cm，木质，稍有喙，熟时紫褐色，被蜡质。种子 4～8 颗，稀 1～2 颗，种子椭圆形，成熟时鲜红色，有光泽。花期 7～8 月，果期 10～11 月。

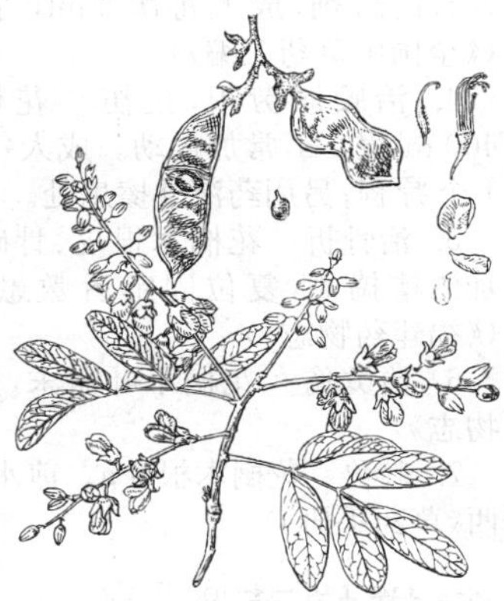

花 榈 木

生于海拔 100～1 300 m 的山坡、溪谷两旁杂木林内。分布于江苏、浙江、安徽、福建、江西、湖北、湖南、广东、广西、四川、贵州、云南、陕西等地。

【采收加工】　全年均可采收，晒干或鲜用。

【药性】　辛，温。

1.《本草拾遗》：“味辛，温，无毒。”

2.《江西草药》：“性平，味苦，有毒。”

【功用主治】　活血破瘀，祛风除湿。主治儿枕痛，癥瘕，漏下赤白，痹证，跌打损伤，无名肿毒，青竹蛇咬伤。

1.《本草拾遗》：“主破血，血块，冷嗽，并煮汁及热服。”

2.《海药本草》：“主产后恶露冲心，癥瘕结气，赤白漏下，并锉煎服之。”

3.《江西草药》：“祛风通络，解毒。治跌打损伤，感冒，青竹蛇咬伤。”

4.《福建药物志》:“活血破瘀,主治腰肌劳损,咳嗽咯血,骨折,跌打损伤,烫伤。”

5.《湖南药物志》:“主治血丝虫病。”

6.《浙江药用植物志》:“活血消肿,祛风湿。治跌打损伤,风湿性关节炎,无名肿毒。”

【用法用量】 内服:煎汤,6～15 g。外用:捣敷;或研末调敷。

【宜忌】《江西草药》:“本品有毒,可以催吐,内服不宜过量。”

【选方】 1. 治跌打损伤　花桐木根皮 9 g。水煎服,米酒为引。另用花桐木鲜根皮适量,甜酒糟少许,捣烂外敷。(《江西草药》)

2. 治感冒　花桐木茎 3 g。水煎服,白糖为引。(江西《草药手册》)

3. 治腮腺炎　花桐木根 30 g,青木香 12 g。共研细粉,用酒调成糊状涂患处。如全身症状较重,可同时服上药 70%的酊剂,成人每次 5 ml,小儿每次 2 ml,每日 2 次。(《全国中草药汇编》)

4. 治腰肌劳损,扭伤　花桐木根皮 84 g,用高粱酒 400 ml浸 7 d,常加摇动。成人每服 6 ml,每日 2 次,7 d 为 1 个疗程;另用药液外擦患处。(《江西草药》)

5. 治骨折　花桐木根皮、骨碎补各 125 g,樟脑粉 30 g。加酒糟捣烂,复位固定后敷患处。1 星期内不必换药。(《福建药物志》)

6. 治烫伤　花桐木叶研末,调茶油涂患处。(《福建药物志》)

7. 避孕　花桐木根 9 g。煎水,月经干净后 3 d 服。(江西《草药手册》)

5293 楼梯草 lóu tī cǎo (《植物名实图考》)

【异名】 细水麻叶、赤车使者(《湖南药物志》),半边山、半边伞、到老嫩(《贵州民间药物》),冷水草、龙含珠、海马含珠(《陕西中草药》),惊风草(《安徽中草药》),大伞花楼梯草(《全国中草药汇编》)。

【基原】 为荨麻科楼梯草属植物楼梯草的全草。

【原植物】 楼梯草 *Elatostema involucratum* Franch. et Sav. [*E. umbellatum* (S. et. Z.) Bl. var. *majus* Maxim.]

多年生草本。茎高 25～60 cm,无毛,稀上部有疏柔毛。叶无柄或近无柄;托叶狭三角形;叶片草质,斜倒披针状长圆形或斜长圆形,长 4.5～16 cm,宽 2～4.5 cm,先端骤尖,基部在狭侧楔形,在宽侧圆形或浅心形,边缘有牙齿,上面有少数短糙伏毛,下面无毛或沿脉有短毛;叶脉羽状,侧脉在每侧 5～8 条。雌雄同株或异株;雄花序有梗;花序托不明显,周围有少数狭卵形苞片;小苞片条形;雄花花被片 5;雌花序有极短梗;花序托通常很小,周围有卵形苞片,中间生有多数密集的雌花。瘦果卵形,有少数不明显纵肋。花期 4～5 月,果期 9～11 月。

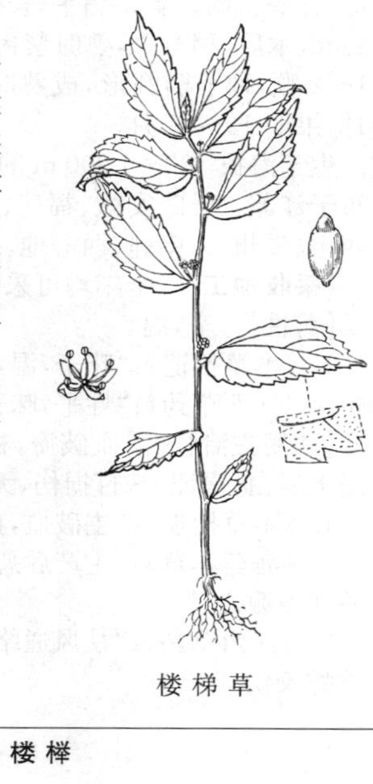

楼 梯 草

生于海拔200～2 000 m 的山谷沟边石上、林中或灌木丛中。分布于安徽、贵州、云南、陕西等地。

本植物的根(楼梯草根)亦供药用,另设专条。

【采收加工】 5～10 月采割,切碎,鲜用或晒干。

【药材】 楼梯草 *Herba Elatostemae Involucrati*　产于贵州、湖南等地。

性状　茎长约40 cm。叶皱缩,展平后斜长椭圆形,先端尖锐,带尾状,基部斜,半圆形,边缘中部以上有粗锯齿。聚伞花序常集成头状;雄花 1～10 朵簇生,花序有柄;雌花 8～12 朵簇生,无柄。瘦果卵形,细小。气微,味微苦。

【药性】 微苦,微寒。

1.《湖南药物志》:“辛、苦,温,有毒。”

2.《贵州民间药物》:“性平,味微苦。”

3.《陕西中草药》:“味苦、涩,性寒。”

【功用主治】 清热解毒,活血,消肿。主治发热,赤白痢疾,黄疸,风湿痹痛,淋证,水肿,经闭,无名肿毒,痄腮,缠腰火丹,毒蛇咬伤,跌打损伤,骨折。

1.《植物名实图考》:“治风痛,跌打损伤。”

2.《湖南药物志》:“治黄疸,水肿。”

3.《贵州民间药物》:“清湿热,解毒。治红白痢疾,风湿疼痛,无名肿毒,骨折。”

4.《贵州草药》:“镇痛生新。”

5.《安徽中草药》:“活血祛瘀,利尿消肿。”

【用法用量】 内服:煎汤,6～9 g。外用:鲜品捣敷;或捣烂和酒揉擦。

【宜忌】《安徽中草药》:“孕妇忌服。”

【选方】 1. 治红白痢疾　半边山(生的)15 g。捣烂泡酒,兑淘米水服。每次 1 杯,每日 2 次。(《贵州民间药物》)

2. 治黄疸　赤车使者全草 23 g(干者),煮鸭蛋 2 枚,兑甜酒服。(《湖南药物志》)

3. 治闭经　赤车使者 15 g。煎水,冲黄酒、红糖各适量,温服。(《安徽中草药》)

4. 治骨折　半边山、小马蹄草各等分。捣绒,加酒糟炒热,包伤处,每日 1 换。(《贵州民间药物》)

5. 治咳嗽　鲜赤车使者 30 g,瘦猪肉 60 g。水炖,吃肉喝汤。(《安徽中草药》)

5294 楼梯草根 lóu tī cǎo gēn (《陕西中草药》)

【异名】 龙含珠根。

【基原】 为荨麻科楼梯草属植物楼梯草 *Elatostema involucratum* Franch. et Sav. 的根茎。

【原植物】 参见“楼梯草”条。

【采收加工】 6～10 月采挖,晒干。

【药性】 酸,微寒。

【功用主治】 理气清热。主治劳伤疼痛。

【用法用量】 内服:煎汤,6～9 g;或泡酒。

【选方】 治劳伤疼痛　龙含珠根 6～9 g。水煎服。

5295 榉树叶 jǔ shù yè (《新修本草》)

【基原】 为榆科榉属植物榉树 *Zelkova schneideriana* Hand.-Mazz. 的叶。

【原植物】 参见“榉树皮”条。

【采收加工】 6～10 月采收,鲜用或晒干。

【药性】 苦，寒。

1.《日华子》："冷，无毒。"

2. 姚可成《食物本草》："味苦，寒。"

【功用主治】 清热解毒，凉血。主治疮疡，崩中。

1.《新修本草》："嫩叶，挼贴火烂疮有效。"

2.《日华子》："治肿烂恶疮，盐捣。"

3. 姚可成《食物本草》："作饮凉心肺；挼贴火丹。"

4.《全国中草药汇编》："治疔疮。"

【用法用量】 内服：煎汤，6～10 g。外用：捣敷。

【选方】 治妇人崩中下五色，或赤白不止 榉树叶三两，甘草一两(炙微赤，锉)，麦门冬二两半(去心，焙)，干姜一两(炮制，锉)。上件药，捣粗罗为散，每服四钱，以水一中盏，入枣三枚，煎至六分去滓，不计时候温服。(《普济方》榉树叶散)

5296 榉树皮 jǔ shù pí (《别录》)

【异名】 榉皮(《古今录验方》)。

【基原】 为榆科榉属植物榉树的树皮。

【原植物】 榉树 *Zelkova schneideriana* Hand. -Mazz. 又名：大叶榉(《全国中草药汇编》)，榉榆、血榉(《新华本草纲要》)。

乔木，高达 25 m。一年生枝密被柔毛。叶互生，硬纸质；叶柄长 1～4 mm；叶片椭圆状卵形、窄卵形或卵状披针形，长 2～10 cm，1.5～4 cm，先端渐尖，基部宽楔形或近圆形，上面粗糙，具脱落性硬毛，下面密被柔毛；边缘具单锯齿；侧脉 7～15 对。花单性，稀杂性，雌雄同株；雄花簇生于新枝下部的叶腋或苞腋，雌花 1～3 朵生于新枝上部的叶腋；花被片 4～5；雄蕊与花被片同数而对生；雌花仅有雌蕊 1，子房 1 室，花柱 2，斜生。坚果上部偏斜，直径 2.5～4 mm。花期 3～4 月，果期 10～11 月。

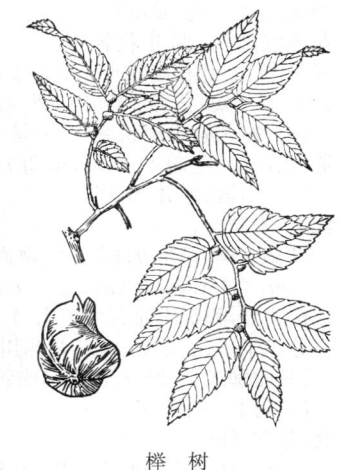

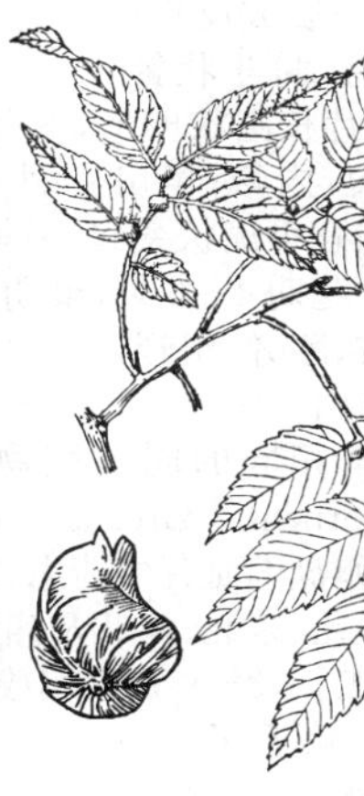

榉 树

多生于山坡、路旁，或栽于宅旁。分布于中南、西南及江苏、福建、江西、西藏、陕西、甘肃等地。

本植物的叶(榉树叶)亦供药用，另设专条。

【栽培】 生物学特性 喜温暖湿润气候，在疏松肥沃、湿润的酸性、中性、石灰质土及轻度盐碱土中均能生长。

繁殖方法 种子繁殖，育苗移栽法。10 月中、下旬待果实由青转黄褐色时采种，随采随播或用湿砂贮藏，翌年春季播种。如果用干种子播种，则播种前浸种 2～3 h。条播，按行距 20 cm 开沟，将种子均匀播入，覆土后盖草，浇水保湿。移栽按行、株距 (3～4)m×(3～4)m 开穴，可以利用山地造林。初期适当密植，按行、株距2～3 m 栽种，以后再进行疏伐。在移栽时要随即截梢。

田间管理 出苗后及时揭去盖草。苗期要勤松土、除草、灌溉和追肥。每年进行修剪，培育主干，并在主干旁缚绑一根竹竿，待主干高至 5 m 时才可除去竹竿。幼林郁闭后要及时间伐，防止过密，影响生长。

病虫害防治 虫害有大袋蛾。

【采收加工】 全年均可采收，剥皮，鲜用或晒干。

【药性】 苦，寒。

1.《别录》："大寒。"

2.《日华子》："味苦，无毒。"

3.《本草汇言》："味苦，气寒。"

【功用主治】 清热，利水，解毒。主治感冒发热，水肿，痢疾，汤火伤及一切毒肿，疮疡。

1.《别录》："主时行头痛，热结在肠胃。"

2.《本草经集注》："夏日作饮，去热。"

3.《新修本草》："煮汁，以疗水及断痢。"

4.《日华子》："下水气，止热痢，安胎。主妊娠人腹痛。""山榉树皮，治热毒风熻肿毒。"

5.《药性考》："治蛊毒下血。"

6.《湖南药物志》："主治通身水肿，毒气攻腹，小儿痢血，飞血赤眼。"

7.《全国中草药汇编》："主治感冒头痛，肠胃实热，急性结膜炎。"

【用法用量】 内服：煎汤，3～10 g。外用：煎水洗。

【宜忌】《本草汇言》："胃寒脾冷不食者勿用也。"

【选方】 1. 治通身水肿 榉树皮煮汁，日饮。(《圣惠方》)

2. 治小儿痢血 犀角十二分(屑)，榉皮二十分(炙，切)。上二味，以水三升，煮取一升，量大小服之。(《古今录验方》犀角榉皮煎)

3. 治蛊吐下血 榉皮(广五寸，长一尺)，芦荻根五寸(如足指大)。以水二升，煮取一升，顿服，即下蛊。一方以水酒共煎服亦得。(《普济方》)

4. 治毒气攻手足肿疼 以榉树皮和槲皮，合煮汁如饴糖，以榉皮浓煮汁，绞饮之。(《肘后方》)

5. 治(目)飞血赤脉 榉皮(去粗皮，切)二两，古钱七文。上二味，以水一升半，煎取七合，去滓。热洗，冷则再暖。(《圣济总录》榉皮洗眼方)

【各家论述】《本草汇言》："此木生发易大，得春升清阳之气，其性寒平。故《别录》方治时行头痛，热结在肠胃；隐居方夏月煎饮，辟暑去热；大氏方治风熻热毒肿痛等证，悉属热病，宜此木煎饮之。"

5297 楹树皮 yíng shù pí (《全国中草药汇编》)

【基原】 为豆科合欢属植物楹树或南洋楹的树皮。

【原植物】 1. 楹树 *Albizia chinensis* (Osbeck) Merr. [*Mimosa chinensis* Osbeck] 又名：牛尾木(《全国中草药汇编》)。

落叶乔木，高达30 m。小枝被黄色柔毛。托叶大，膜质，心形，长可达 2.5 cm，先端有小尖头，早落；二回羽状复叶，羽片 6～18对；总叶柄基部和叶轴上有腺体；小叶 20～35 对，无柄，长椭圆形，长 6～

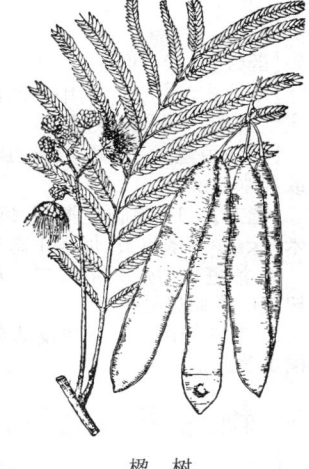

楹 树

8 mm，宽约 2 mm，先端渐尖，基部近截平，具缘毛，下面被长柔毛，中脉紧靠上边缘。头状花序有花 10～20 朵，生于长短不同、密被柔毛的总花梗上，再排成顶生的圆锥花序；花绿白色或淡黄色，密被黄褐色绒毛；花萼漏斗状，有 5 短齿；花冠长约为花萼的 2 倍，裂片卵状三角形；雄蕊长约 25 mm；子房被黄褐色柔毛。荚果扁平，长 10～15 cm，宽约 2 cm，幼时稍被柔毛，成熟时无毛。花期 3～5 月，果期 6～12 月。

多生于林中，亦见于旷野，但以谷地、河溪边等地方最适宜其生长。分布于福建、湖南、广东、广西、海南、贵州、云南、西藏等地。

2. 南洋楹 *A. falcataria* (L.) Fosberg [*A. falcata* (L.) Baker] 又名：仁仁树、仁人木、麻六甲合欢（《中国树木志》）。

大乔木，高可达 45 m。树干通直；树皮灰青至灰褐色，不裂。嫩枝圆形或微有棱，被柔毛。偶数羽状复叶，托叶锥形；羽片 11～20 对，上部的通常对生，下部的有时互生；总叶柄基部及叶轴中部以上羽片着生处有腺体；小叶 8～20 对，菱状长圆形，长 10～15 mm，宽 3～6 mm，对生，无柄，先端急尖，基部钝或近截形，中脉偏于上缘。穗状花序腋生，单生或排成圆锥花序；花萼钟状，长约 2.5 mm；花初白色，后变黄，密被短柔毛，仅基部连合；雄蕊多数，花丝基部合生成管。荚果带形，长 10～13 cm，宽 1.3～2.3 cm，熟时开裂。种子 10～15 颗。花期 4～5 月，果期 7～9 月。

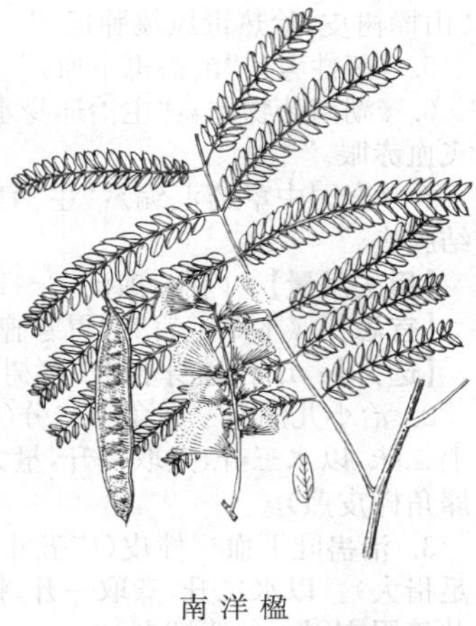

南洋楹

性喜湿润黏土。我国福建、广东、广西、海南有栽培。

【采收加工】 全年均可采，切片，鲜用或晒干。

【成分】 楹树树皮中含鞣质(tannin)，三萜皂苷，合欢催产素(albitocin)[1]。

南洋楹中含 α-菠菜甾醇(α-spinasterol)，槲皮素(quercetin)，消旋花旗松素(taxifolin)，消旋黄颜木素(fustin)，非瑟素(fisetin)，积雪草酸(asiatic acid)和阿江榄仁酸(arjunolic acid)[2]。

【药性】 淡、涩，平。

【功用主治】《全国中草药汇编》："固涩止泻，收敛生肌。主治肠炎，腹泻，痢疾。"

【用法用量】 内服：煎汤，15～30 g。外用：研粉撒患处；或煎水外洗。

【选方】 1. 治肠炎腹泻，痢疾 楹树皮 15～30 g，加白米 6 g，炒至米焦黄，加水 1 碗半，煎取 1 碗服。

2. 治疮疡溃烂久不收口 楹树皮适量，水煎外洗；并用树皮研粉撒患处。

3. 治外伤出血 楹树皮研粉撒患处。（1～3 方出自《全国中草药汇编》）

5298 赖毛子 lài máo zǐ
（《东北药用植物志》）

【异名】 赖鸡毛子、东北鹤虱（《东北药用植物志》），小粘染子、小赖毛子（《内蒙古中草药》），驴然然草、然然刺（《沙漠地区药用植物》），粘珠子、蓝花蒿（《长白山植物药志》）。

【基原】 为紫草科鹤虱属植物鹤虱的果实。

【原植物】 鹤虱 *Lappula myosotis* V. Wolf [*Myosotis lappula* L.; *L. echinata* Gilib.]

一年生或二年生草本，高 20～60 cm。主根较粗大。茎直立，中部以上多分枝，密被白色短糙毛。基生叶长圆状匙形，长 5～6 cm，宽 3～9 mm，先端钝，基部渐狭成短柄，全缘；茎生叶无柄，叶片较短而狭，披针形或线形，长 2～3 cm，宽 3～4 mm，先端稍外卷；基部较狭。聚伞花序成总状，顶生，长 10～15 cm；苞片披针状条形，被毛；花萼 5 深裂，裂片线形，结果时略增大，星状开展或反折；花冠淡蓝色，漏斗状钟形，5 裂，裂片长圆状卵形，喉部有 5 枚附属物，呈梯形；雄蕊 5，花丝短，内藏；子房 4 裂，柱头扁球形。小坚果 4，卵形，有棱，并有小疣状突起，沿棱有 2～3 行等长的锚状刺，通常直立。花期 4～6 月，果期 7～9 月。

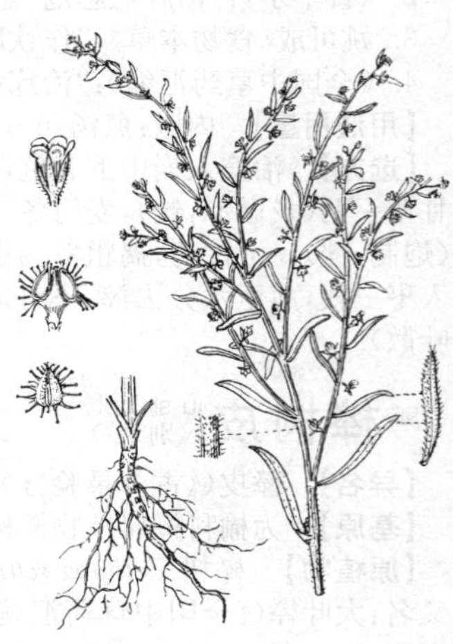

鹤虱

生于山坡、路旁、田野杂草地。分布于华北、东北、西北及江苏、安徽、山东等地。

功效基本相同的同属植物尚有单列刺赖毛子 *L. redowskii* (Hornem.) Greene 又名：蒙古鹤虱（《沙漠地区药用植物》），卵盘鹤虱（《中药志》）。

分布于华北、东北、西北及四川、西藏等地。

【采收加工】 8～9 月果实成熟时采摘，晒干。

【药材】 赖毛子 *Fructus Lappulae Myosotis* 产于东北、华北及陕西、甘肃。

性状 多为分离的小坚果，呈卵状三棱形，长 2～3 mm，宽 1.5～2 mm，先端尖，基部钝圆。表面棕褐色或灰绿色，密布小瘤状突起，腹面有线形突起的着生痕迹，背面棱缘有 2 列锚状钩刺，外行刺与内行刺近等长或稍短，背面中央有或无小钩刺。果皮较坚硬，破开后，种仁类白色，显油性。气微，味淡。

【成分】 赖毛子果实中含有机酸：棕榈酸(palmitic acid)，琥珀酸(succinic acid)，绿花倒提壶酸(viridifloric acid)；及其他成分：尿囊素(allantoin)，1-对香豆酰-α-L-吡喃鼠李糖(1-*p*-coumaroyl-α-L-rhamnopyranose)，腺嘌呤(adenine)，腺苷(adenosine)[1]。还含蒽醌类：紫草素(shikonin)，乙酰紫草素(acetylshikonin)，5-去羟基紫草素(5-dehydroxyshikonin)及 2-甲基-5-〔2′-(5′，8′-二羟基-1′，4′-萘醌基)〕-5-羟戊烯基-2-羧酸-δ-内酯{2-methyl-5〔2′-(5′，8′-dihydroxy-1′，4′-naphthoquinon)-yl〕-5-hydroxypenten-2-oic acid-δ-lactone}[2]。

【药性】《沙漠地区药用植物》："味苦、辛，性平，有小毒。"

【功用主治】 驱虫。主治蛔虫病，绦虫病，蛲虫病。

1.《内蒙古中草药》:"驱虫,止痒。主治蛔虫病,蛲虫病,虫积腹痛。"

2.《沙漠地区药用植物》:"驱虫,消积。"

【用法用量】 内服:煎汤,10～15 g;或入丸、散。外用:水煎洗。

【选方】 1. 治蛔虫及绦虫 鹤虱 9 g,槟榔 15 g,苦楝皮 9 g。水煎服,每日服 3 次。(《沙漠地区药用植物》)

2. 治蛲虫 鹤虱 9～15 g。用布包好,煎水,睡前熏洗肛门。(《内蒙古中草药》)

5299 酪 lào (《本草经集注》)

【异名】 湩(《纲目》)。

【基原】 为牛乳、羊乳、马乳、驼乳等炼制而成的乳制品。

【原动物】 参见"牛肉"、"羖羊角"、"马宝"、"骆驼脂"条。

【制法】 《饮膳正要》:"用乳半杓,锅内炒过,入余乳熬数十沸,常以杓纵横搅之,乃倾出,罐盛待冷,掠取浮皮,以为酥,入旧酪少许,纸封放之,即成矣。又干酪法,以酪晒结,掠去浮皮再晒,至皮尽,却入釜中,炒少时,器盛,曝令可作块,收用。"

【药性】 甘、酸,微寒。

1.《千金方》:"味甘、酸,微寒,无毒。"

2.《新修本草》:"寒。"

3.《纲目》:"水牛、马、驼之酪冷;犊牛、羊乳酪温。"

4.《本经逢原》:"甘,平,无毒。"

【功用主治】 滋阴,清热,润燥。主治烦热口渴,肠燥便秘,肌肤枯涩,瘾疹热疮。

1.《千金方》:"补肺脏,利大肠。"

2.《新修本草》:"主热毒,止渴,解散发利,除胸中虚热,身面上热疮、肌疮。"

3.《食疗本草》:"除胃中热。"

4.《日华子》:"牛酪,止烦渴热闷,心膈热痛。"

5.《纲目》:"润燥利肠,摩肿,生精血,补虚损,壮颜色。"

【用法用量】 内服:化冲。外用:涂摩。

【宜忌】 脾虚湿盛、胃寒泻痢者禁服。

1.《孙真人食忌》:"患痢人不可食。"

2.《食疗本草》:"患冷人勿食羊乳酪。"

3.《随息居饮食谱》:"中虚湿盛者忌之。"

【选方】 1. 治瘾疹 酪和盐热煮,摩之。(《千金方》)

2. 治蚰蜒入耳 以牛酪灌耳中,须臾虫出。(《广利方》)

5300 硼砂 péng shā (《日华子》)

【异名】 大朋砂(《丹房鉴源》),蓬砂、鹏砂(《日华子》),月石(《三因方》),盆砂(《纲目》)。

【基原】 为硼酸盐类硼砂族矿物硼砂。

【原矿物】 硼砂 Borax

晶体结构属单斜晶系。单晶体常呈粒柱状或原板状。集合体有晶簇状、粒状、块状、散粒状、升华状、豆状、皮壳状等。无色或白色,有时微带浅灰、浅黄、浅蓝、浅绿等色调,玻璃或油脂光泽。解理三组,其中一组完全,另两组不完全。硬度 2～2.5,性脆,相对密度 1.69～1.72。久置空气中易变成白色粉状。

主产于干涸的含硼盐湖中,我国四川、云南、西藏、陕西、青海、新疆等地均有出产。

【采收加工】 一般于 8～11 月间采挖矿砂,将矿砂溶于沸水中后,用以下方法处理:①倒入缸内,然后在缸上放几条横棍,棍上系数条麻绳,下坠铁钉,垂入缸内,待硼砂水溶液冷却后,即在绳上或缸底有成串的大块结晶析出,取出干燥,即得"月石坠"及"月石块"。②倒入盆中,将硼砂水溶液向四周摆动,冷却后即可得盆状之结晶体,称"盆砂"。

【药材】 硼砂 *Borax* 主产于青海柴达木盆地及阿拉善西山盐湖、西藏黑河和阿里地区。

性状 本品由于加工方法不同而形状有异,有坠形或盆形。坠形多呈不规则圆锥状,锥端联结在一条绳子上成串状;盆形上部略凹下,表面不平坦,其上附有柱状、粒状结晶,下部半圆形,较平滑。现今商品多为不规则块状,大小不一。均为无色透明或白色半透明;玻璃样光泽。久置空气中,易风化成白色粉末。体较轻,质脆易碎。无臭,味先略咸,后微带甜,稍有凉感。可溶于水,易溶于沸水或甘油中。

鉴别 (1) 透射偏光镜下:薄片中无色,中负突起。干涉色为Ⅱ级黄色,在垂直光轴切面上呈现异常的蓝和棕的干涉色,且不消光。二轴晶;负光性,折光率:$Np = 1.447$,$Nm = 1.469$,$Ng = 1.472$;双折射率:$Ng - Np = 0.025$。

(2) 本品燃之,易熔融,初则体质膨大酥松似海绵,继加热则溶化成透明的玻璃球状(检查硼盐)。

(3) 取本品水溶液,加盐酸成酸性后,能使姜黄试纸变成棕红色;放置干燥,颜色即变深,用氨试液湿润,即变为绿黑色(检查硼酸盐)。

(4) 取铂丝,用盐酸湿润后,蘸取本品粉末,在无色火焰中燃烧,火焰即显鲜黄色(检查钠盐)。

【成分】 硼砂主要含四硼酸钠($Na_2B_4O_7 \cdot 10H_2O$);还含少量铅、铜、钙、铝、铁、镁、硅等杂质[1,2]。

【药理】 1. 防腐作用 硼砂有较弱的防腐作用,培养基中含 10%硼砂时,对大肠杆菌、铜绿假单胞菌、炭疽杆菌、福氏和志贺痢疾杆菌、伤寒杆菌、副伤寒杆菌、变形杆菌、葡萄球菌及白念珠菌等均有抑制作用;应用纸片法证明对白喉杆菌、牛型布鲁菌、肺炎链球菌、脑膜炎球菌及溶血性链球菌也有抑制作用[1]。硼砂在体外对红色毛癣菌、石膏样毛癣菌及紫色毛癣菌有较强的抑制作用,对白念珠菌和絮状表皮癣菌作用较次[2]。

2. 抗惊厥作用 小鼠以硼砂灌胃或腹腔注射,连续 5 d,有显著抗电惊厥作用,对戊四氮阵挛性惊厥也有明显拮抗作用[3]。

毒性 小鼠腹腔注射硼砂 LD_{50} 为 23.83±27 mg/kg,其抗惊厥作用的 ED_{50} 为 97 mg/kg,治疗指数 LD_{50}/ED_{50} 约为 24.6[3]。另据报道,硼砂西黄芪胶混悬液灌胃小鼠 LD_{50} 为 2 454 mg/kg[4]。

【炮制】 1. 硼砂 取原药材,除去杂质,捣成碎粒。生用以清热解毒,清肺消痰为主。

2. 煅硼砂 取净硼砂碎粒,置锅内,用武火加热,炒至鼓起小泡无水气挥发和爆鸣声时,呈白色酥松的块状,取出,放凉碾粉。煅后失去结晶水,增强收敛性,以消肿防腐为主。

煅制硼砂的传统方法由于操作条件不同,$Na_2B_4O_7$ 的含量相差很大(60.05%～95.12%)。改用恒温干燥箱加热法,把硼砂颗粒平铺于盘中,厚度不超过 1 cm,温度控制在 140 ℃,加热 4 h,制品失水率可达 40%,色白,质酥松均匀,粉末细腻,质量稳定,可克服传统操作中的不足。

饮片性状 硼砂参见"药材"项。煅硼砂呈细粉末状,白色,质酥松。无气,味咸、苦。

贮干燥容器内,置干燥处,防尘。

【药性】 甘、咸，凉。归肺、胃经。

1.《日华子》："味苦、辛，暖，无毒。"

2.《本草图经》："性温、平。"

3.《纲目》："甘、微咸，凉。"

4.《雷公炮制药性解》："入肺经。"

5.《本草汇言》："沉也，降也。入手太阴、足阳明经。"

6.《四川中药志》1960年版："性凉，味酸、甘、咸，有小毒。"

【功用主治】 清热消痰，解毒防腐。主治痰热咳嗽，喉痹，鹅口疮，噎膈积聚，诸骨鲠喉，目赤翳障，胬肉攀睛，阴部溃疡。

1.《日华子》："消痰止嗽，破结喉痹。"

2.《本草衍义》："含化咽津，治喉中肿痛，膈上痰热。"

3.《纲目》："治上焦痰热，生津液，去口气，消障翳，除噎膈反胃，积块结瘀肉，阴㿉，骨哽，恶疮及口齿诸病。"

4.《本草正》："退眼目肿痛翳障。"

5.《本草通玄》："开胬肉，杀劳虫。"

6.《外科全生集》："立愈闪颈促腰。"

7.《本草求原》："治木舌。散瘀止鼻衄，去瘵蛊，解酒，明目，生肌。生则化腐，煅枯则生肌。"

8.《新本草纲目》："防腐、利尿、通经。"

【用法用量】 内服：入丸、散，1.5～3 g。外用：沸水溶化冲洗；或研末敷。防腐生用，收敛煅用。

【宜忌】 体弱者慎服。

1.《纲目》："土宿真君曰：知母、鹅不食草、芸薹、紫苏、甑带、何首乌，皆能伏硼砂。"

2.《本草经疏》："蓬砂其性能柔五金，去垢腻，克削为用，消散为能，宜攻有余，难施不足，以暂用之药，非久服之剂。"

3.《本草汇言》："倘属阴虚津燥，髓竭营枯，而成肺痿热胀、痹闷不通诸疾，法当禁用。"

4.《本草求原》："虚人忌之。"

【选方】 1. 治咽喉口齿新久肿痛及久嗽痰火咽哑作痛 玄明粉、硼砂各五钱，朱砂六分，冰片五分。共研极细末，吹搽患上，甚者日搽五六次。(《外科正宗》冰硼散)

2. 治咽喉肿痛 蓬砂、白梅等分。捣丸芡子大，每噙化一丸。(《纲目》引《经验方》破棺丹)

3. 治舌肿胀 好硼砂为细末，用薄批生姜蘸药揩舌肿处，少时即退。(《普济方》)

4. 治噎食 荞麦秸烧灰淋汁，入锅内，煎取白霜一钱，入蓬砂一钱，研末。每酒服半钱。(《海上名方》)

5. 治赤眼，去翳膜 南硼砂三钱，脑子半钱，蕤仁二钱(去壳)。上研细烂，奶汁调成膏，以铜箸点之。(《卫生家宝》春雪膏)

6. 治目痒极难忍 姜粉、枯矾、白硼砂。上为末，口津调和如粟米大，要用时将一丸放于大眦上。(《银海精微》三霜丸)

7. 治胬肉瘀突 南硼砂(黄色)、脑子少许。研细，上以灯草蘸点其上。(《直指方》南硼砂散)

8. 治慢性气管炎 硼砂、南星、白芥子各等量。共研细末，每日2次，每服1.8 g。(内蒙古《中草药新医疗法资料选编》)

9. 治瘘痔久不瘥 硼砂半两，绿青半两，白龙骨一两。上件药捣罗为末，煮面糊和丸，如绿豆大。每于空心及晚食前煎黄芩汤下十丸，以瘥为度。(《圣惠方》)

10. 治人食毒物及患一切恶疮 硼砂四两，甘草四两。上二味，用真香油一斤，于瓷瓶内浸药。遇患，急令患人服油一小盏。立效。(《重订瑞竹堂方》砂草油)

11. 治牙齿动摇 草乌头紧实者一枚(炮令七分熟)，西硼砂一两。上件为细末，每用少许擦牙。(《杨氏家藏方》西硼散)

12. 治小儿阴㿗肿大不消 硼砂一分，以水研化涂之。(《圣惠方》)

13. 治癣 铜绿、硼砂、白矾各等分。研匀，香油调搓。(《疡医大全》碧玉散)

14. 治疗汗斑 硼砂研细末，过100目筛，取20 g硼砂末，加入75%乙醇100 ml，封闭浸泡2 d。常规消毒皮肤部位，按皮损面积用软毛笔蘸取药液涂于患处，每日4次，擦后勿用水洗去。〔《中医外治杂志》2003，12(4)：50〕

15. 治从高坠下，筋断骨碎，痛不可忍 硼砂一钱半，水粉、当归各一钱。上为末，每服二钱，煎苏木汤服讫，时时但饮苏木汤。(《理伤续断方》接骨散)

16. 治闪颈 硼砂研末，以灯心蘸点眼内四角，泪出即松。续行三次，当愈。(《华佗神医秘传》)

【临床报道】 1. 治疗腰部扭伤 将硼砂煅制后研成极细末，或配制成3%的眼药水点眼。用时令患者仰卧，取药粉少许或眼药水数滴，点于两目内、外眦，药粉每日点1次，眼药水需每日点2次。点后嘱患者闭眼，静卧3～5 min，然后让患者站立，双手撑腰，两脚分开站立，作腰部前后、左右适度活动。对不能站立的重患者，可让卧床，由医者帮助作两下肢伸屈活动，20 min左右即可。共治50例。结果：治疗1次后症状明显减轻或基本消失者46例，略有好转、无效者各2例。除6例用粉剂点眼后出现球结膜充血外，未见其他不良反应[1]。

2. 治疗氟骨症 每日用硼砂4.5 g，分3次口服，连服3个月。用治31例，其中轻度3例，中度23例，重度5例。经治疗后，临床治愈5例，显效12例，有效13例，无效1例，总有效率为96.7%[2]。

3. 治疗真菌性阴道炎 取硼砂研细，用甘油调和，于水浴上加热(不宜超过145 ℃)，搅拌至溶解即成。根据需要制成10%、15%和20%不同浓度的硼砂甘油备用。治疗时，先以4%碳酸氢钠溶液冲洗外阴及阴道，然后以带线大棉球1只于硼砂甘油内浸湿，塞入阴道后穹部，另用棉棒蘸硼砂甘油涂外阴(一般先用10%的硼砂甘油，如效果不好，可逐渐增加其浓度，如15%～20%)，每日1次，4～5次为1个疗程。未婚妇女，则用硼砂甘油涂外阴、阴道。用治108例，治疗后经阴道分泌物涂片复查，1个疗程转阴者102例；2个疗程转阴者6例。本方刺激性小，不损害黏膜组织[3]。

4. 治疗癫痫 用硼砂口服，对发作次数稀疏患者，每次0.3 g，发作频繁者0.5 g，均每日3次；大发作或持续性发作者1 g，每日4次。同时给苯妥英钠、维生素D、钙剂辅助治疗。在持续性癫痫患者，用10%葡萄糖酸钙1 g，每日2次静脉注射，症状控制后停用。以3个月为1个疗程，第二个疗程起停用苯妥英钠，切勿在硼砂疗程开始前就停用，否则易引起大发作或持续性癫痫发生。在从未应用其他抗癫痫药物的首治患者，硼砂用量照前述已够；若已用过其他抗癫痫药物的患者，改用硼砂治疗时应交叉应用后逐渐停用原药，否则单独应用硼砂时，剂量应加1倍。治疗120余例均有效，其中资料完整者10例，9例为大发作患者，1例系持续发作患者，经治疗后，全部病例在第一个疗程中都有显著疗效，发作次数明显减少，发作时仅几秒钟的意识模糊，第二个疗程中，7例已能完全控制症状发作，3例仍有稀疏的小发作或局限性发作存在。多数患者连续服药1年以上，未见不良反应。本法对颞叶性癫痫无效。对肝肾功能不全的患者不宜使用[4]。

5. 治疗小儿腮腺炎　黄连、硼砂各60 g，冰片5 g，共研细末，用时取药面适量，加鸡蛋清调成膏状，外涂患处。每日2～3次。发热在38.5 ℃以上者，临时给予柴胡注射液肌内注射。治疗50例，全部治愈。其中1 d痊愈者5例；2 d痊愈者15例；3 d痊愈者25例；4 d痊愈者3例；5 d痊愈者2例[5]。

【各家论述】 1.《纲目》："硼砂，味甘微咸而气凉，色白而质轻，故能去胸膈上焦之热。《素问》云：热淫于内，治以咸寒，以甘缓之，是也。其性能柔五金而去垢腻，故治噎膈积聚，骨哽结核。恶肉阴㿉用之者，取其柔物也；治痰热、眼目障翳用之者，取其去垢也。""《日华》言其苦辛暖，误矣。"

2.《本草经疏》："蓬砂，《本经》味苦辛气暖，无毒。然详其用，味应有咸，气亦微暖，色白而体轻，能解上焦胸膈肺分之痰热。辛能散，苦能泄，咸能软，故主消痰、止嗽、喉痹及破结也。"

3.《本草汇言》："此剂淡渗清化，如诸病属气闭而呼吸不利，痰结、火结者，用此立清。"

4.《本草述》："硼砂，据时珍所云，皆是炼结成如硇砂之类。但硇砂有炼结成者，更有北庭山中生者。据硇砂所主治诸证，举是以阳毒之精，施化沉冷之阴也。而硼砂之用，乃治上焦痰热，盖其味咸而气凉也。虽其除噎膈、破瘕结诸证，似与硇砂仿佛，然而阴结阳结，岂可不别，令其混淆莫辨哉。故愚揣硇砂之辛热，乃北庭砂，而硼砂之咸凉，应同与硇砂之由卤汁而结炼者也。如时珍于硇砂不及分别，而硼砂之同于硇砂类者，不无以寒热之殊，令人顿生疑意。愚于硇特著辨疑，因注硼之确相类者，以俟临证审处云。"

5301 碎骨子 suì gǔ zǐ（《纲目》）

【异名】 竹叶麦冬（《中国药用植物志》），野麦冬、山冬（《广西中药志》），土麦冬（《闽东本草》）。

【基原】 为禾本科淡竹叶属植物淡竹叶 *Lophatherum gracile* Brongn 或中华淡竹叶 *L. sinense* Rendle 的根茎及块根。

【原植物】 参见"淡竹叶"条。

【采收加工】 7～9月采收，晒干。

【药材】 碎骨子 *Rhizoma et Radix Lophatheri*　主产于浙江、江苏、湖南、湖北、广东等地。

性状　根茎圆柱形，节节相连，上端残留部分茎叶，表面粗糙，棕灰或棕黑色，四周簇生多数须状根，有的膨大成块根。完整的块根呈纺锤形，长1～3 cm，直径2～5 mm，表面黄白色至土黄色，有不规则的皱缩，质较硬，折断面淡黄白色。味微甘。

【成分】 根茎含芦竹素(arundoin)和印白茅素(cylindrin)[1]。茎含有机酸：反式对羟基桂皮酸(*trans-p*-hydroxy cinnamic acid)[2]，香草酸(vanillic acid)[3]；还含黄酮类：苜蓿酸(5，7，4′-trihydroxy-3′，5′-dimethoxy flavone)，苜蓿酸-7-O-β-D-葡萄糖苷(5，4′-dihydroxy-3′，5′-dimethoxy-7-O-β-D-glucosyloxy flavone)[2]，牡荆素(vitexin)；其他成分：胸腺嘧啶(thymine)，腺嘌呤(adenine)[3]，3，5-二甲氧基-4-羟基苯甲醛(4-hydroxy-3，5-dimethoxybenzaldehyde)[2]。

【药性】 甘，寒。

1.《纲目》："甘，寒，无毒。"

2.《江西草药》："甘、淡，寒。"

【功用主治】 清热除烦，利尿，催生。主治发热烦渴，肾炎水肿。

1.《纲目》："能堕胎催生。"

2.《江西草药》："清热除烦，利小便。"

【用法用量】 内服：煎汤，10～15 g。

【宜忌】 孕妇慎服。

【选方】 1. 治发热心烦口渴　淡竹叶根9～15 g。水煎服。

2. 治肾炎　淡竹叶根、地菍各15 g。水煎服。(1、2方出自《江西草药》)

5302 碎兰花根 suì lán huā gēn（《贵州民间药物》）

【异名】 癞疙宝草根(《云南中草药选》)。

【基原】 为唇形科香茶菜属植物细锥香茶菜 *Rabdosia coetsa* (Buch.-Ham. ex D. Don) Hara 的根。

【原植物】 参见"六棱麻"条。

【采收加工】 7～10月采挖，切片，晒干。

【药性】 《贵州民间药物》："性温，味苦。"

【功用主治】 清热利湿，活血止痛。主治湿热黄疸，胁痛，跌打损伤。

1.《贵州民间药物》："行血。治跌打损伤。"

2.《贵州草药》："止痛。"

【用法用量】 内服：煎汤，6～15 g；或浸酒。外用：煎汤洗。

【选方】 1. 治急性黄疸型肝炎，胆囊炎　癞疙宝草根15～30 g。煎服。(《云南中草药选》)

2. 治劳伤跌打　碎兰花根30 g。泡酒服。(《贵州草药》)

5303 碗蕨 wǎn jué（《中国药用孢子植物》）

【基原】 为碗蕨科碗蕨属植物碗蕨的全草。

【原植物】 碗蕨 *Dennstaedtia scabra* (Wall.) Moore [*Dicksonia scabra* Wall.]

陆生蕨类，植株高70～120 cm。根茎粗壮，密生褐色节状长毛。叶远生；叶柄长20～35 cm，棕色，腹面扁平有纵沟，具褐色节状毛；叶片纸质，两面脉上密生白色节状毛，三角状披针形或长圆形，三至四回羽状分裂；羽片15～20对，互生，有柄，卵状披针形或线状披针形，下部羽片较大，长10～32 cm，宽3～10 cm；二回羽片12～18对，互生，卵形或卵状披针形，下部的较大，长2.5～10 cm，宽1～3 cm；三回羽片斜卵形，长5～25 mm，宽3～10 mm，边缘有少数尖齿，有时具侧裂片4～6对；叶脉羽状，每裂片有小脉1条，先端膨大成水囊。孢子囊群生于裂片边缘小脉先端；囊群盖碗形，黄绿色，边缘有齿。

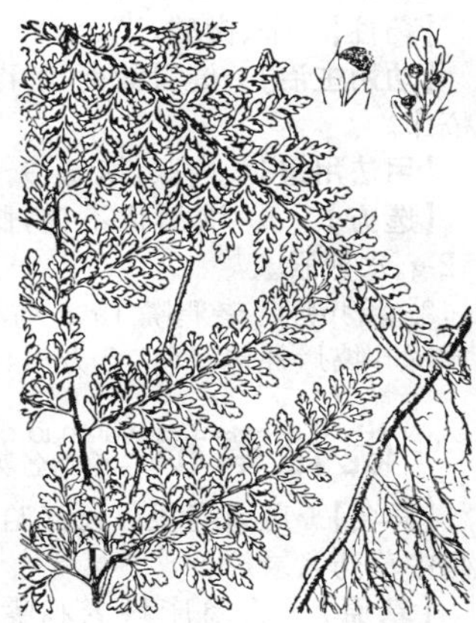

碗　蕨

生于海拔800～2 400 m

的林下、溪边。分布于浙江、江西、湖南、广西、四川、云南、西藏、台湾等地。

【采收加工】 6～10月采收，鲜用或晒干。

【成分】 地上部分含蕨素(pterosin)A、F、K、V，金粉蕨辛(onitisin)即4-羟基蕨素(4-hydroxypterosin)A[1,2]，欧蕨伊鲁苷(ptaquiloside)[3]，碗蕨苷(dennstoside)A[4]。

【药性】 辛，凉。

【功用主治】 《中国药用孢子植物》："清热发表。治感冒头痛。"

【用法用量】 内服：煎服，9～15 g。

【选方】 治感冒头痛　碗蕨15 g，板蓝根15 g。煎服。(《中国药用孢子植物》)

5304 碗花草 wǎn huā cǎo (《植物名实图考》)

【异名】 铁贯藤(《植物名实图考》)，老鸦嘴(《玉溪中草药》)。

【基原】 为爵床科老鸦嘴属植物碗花草的茎叶。

【原植物】 碗花草 *Thunbergia fragrans* Roxb.

草质藤本。全株被倒向毛或无毛。叶对生；具柄；叶片长圆形至卵形，长4～12 cm，先端尖，基部心形至略成心形；全缘至具浅裂片；具3～5条掌状脉。花1～2朵腋生，具长梗；苞片微小，早落；小苞片2，卵形至半卵形，长1.5～2.5 cm，分离或仅一侧下部合生，有柔毛；花萼退化成十数个小齿；花冠白色，筒长约3 cm，裂片5，长约2 cm，开花时开展；雄蕊4，二强，药室无距；雌蕊花柱两裂。蒴果长2～2.5 cm，下部近球形，上部具长喙，开裂时似乌鸦嘴。种子4颗，半球形，有皱纹，基部凹陷。

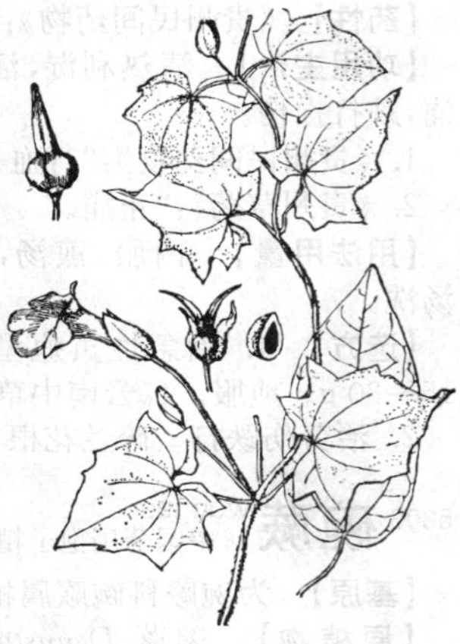

碗 花 草

生于林下或灌木丛中。分布于西南及广东等地。

本植物的根(碗花草根)亦供药用，另设专条。

【采收加工】 全年均可采收，鲜用或晒干。

【药性】 辛、微酸，平。

【功用主治】 健胃消食，解毒消肿。主治食积泄泻，痈肿疮疖。

【用法用量】 内服：煎汤，9～15 g。外用：捣敷。

【选方】 1. 治消化不良，腹泻　老鸦嘴15 g，红升麻12 g。水煎服。

2. 治疖痈　老鸦嘴15 g，乌泡9 g，火连包9 g。水煎服；或鲜叶捣烂外包。(1、2方出自《玉溪中草药》)

5305 碗花草根 wǎn huā cǎo gēn (《植物名实图考》)

【异名】 斑鸠嘴根(《元江哈尼族药》)，金钱吊葫芦(《贵州中草药名录》)。

【基原】 为爵床科老鸦嘴属植物碗花草 *Thunbergia fragrans* Roxb. 的根。

【原植物】 参见"碗花草"条。

【采收加工】 9～10月采挖，晒干。

【药性】 辛、苦，寒。

【功用主治】 清热，平喘，解毒。主治湿热黄疸，痰饮咳喘，疮疡肿毒。

【用法用量】 内服：煎汤，9～15 g。外用：煎汤洗患处。

【选方】 治哮喘　斑鸠嘴根30 g，红糖适量。水煎服。(《元江哈尼族药》)

5306 鹌鹑 ān chún (崔禹锡《食经》)

【异名】 鹑(《诗经》)，鴽(《尔雅》)，罗鹑(《本草衍义》)，赤喉鹑(《动物学大辞典》)，红面鹌鹑(《中国动物图谱》)。

【基原】 为雉科鹌鹑属动物鹌鹑的肉或去羽毛及内脏的全体。

【原动物】 鹌鹑 *Coturnix coturnix* (Linnaeus)

小型禽类。体长约16 cm。形似鸡雏，头小尾秃。嘴短小，黑褐色。虹膜栗褐色。头顶黑而具栗色细斑，中央冠以白色条纹，两侧也有同色的纵纹，白嘴基越眼而达颈侧；额头侧及颏、喉等均淡砖红色。上背栗黄色，散有黑色横斑和蓝灰色的羽缘，并缀以棕白色羽干纹；两肩、下背、尾均黑色，而密布栗黄色纤细横斑，除尾羽外，并都具有蓝灰色羽丝缘；背面两侧各有一列棕白色大形羽干纹，极为鲜丽。两翼的内侧覆羽和飞羽淡橄榄褐色，杂以棕白色黑缘的细斑；初级飞羽大多暗褐而外翈以锈红色横斑。胸栗黄色，杂以近白色的纤细羽干纹。下体两侧转栗色，散布黑斑，并具较大的白色羽干纹，至下胁尤形宽阔而显著。腹以下近白。脚短，淡黄褐色。

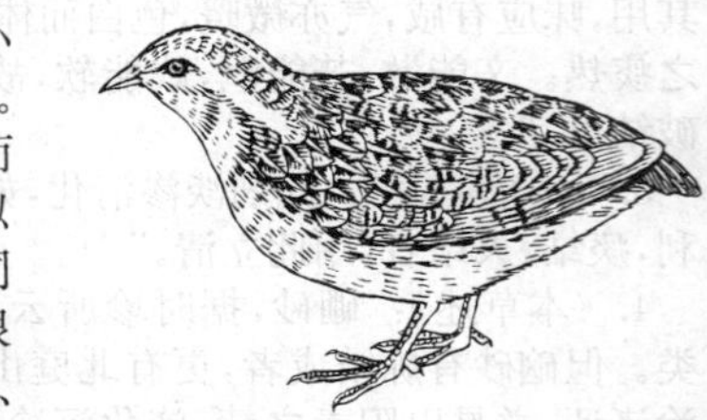

鹌 鹑

冬季常栖于近山的平原，潜伏杂草或灌木丛中。主食谷类和杂草的种子。繁殖于东北，迁徙及越冬时，遍布我国东部。现已大量人工饲养。

本动物的卵(鹌鹑蛋)亦供药用，另设专条。

【养殖】 生活习性　野生鹌鹑经常活动在草丛、灌木丛之中，惊起时，飞翔很快、离地不高。呈直线前进。善于急走。在我国分布很广，多为旅鸟，少数为留鸟。繁殖期在北方，越冬期在南方。

繁殖方法　在选种、选配上应选择产蛋能力强、体质健壮、爱鸣叫、声音高、行动活泼的公、母鹌鹑作种用。公鹑1个月龄即开始鸣叫，3个月性成熟者为佳。母鹑40 d左右即开始产蛋，3个月平均产蛋率达80%以上者，可选作种鹑。一般要在开产20 d后再进行交配，否则会引起母鹑停产。雌雄比例一般占2∶1，最多不超过5∶2，可保证受精率。选择种蛋最好在配后5～7 d以后者比较可靠。鹌鹑蛋孵化期为16～17 d，孵化原理和方法与家鸡相似。如数量少时，可用家鸽代孵。多时可采用机器孵化。

饲养管理　出雏10 d之内为幼鹑，1～13 d为中雏，30 d左右进行最后1次换毛，换毛后即为成鹑。雏鹑的培育很重要，育雏好坏直接影响成活率、产蛋率和蛋的大小。出壳后，最初换毛的5 d内，应特别注意保温工作，否则会引起大量死亡。幼雏应先饮温水，然后再开食。1周龄幼雏每日饲喂4次,有条件时可夜间补饲1次,以利生长。鹌鹑的新陈代谢比鸡旺盛,生长快,繁殖周期短,对饲料中蛋白质的质量要求更高。一般比鸡要高5%~6%,在饲喂方式上,一是喂干粉料;二是喂半湿料。每日喂5次,均匀给饲。饲料应多样化,均匀搭配。舍饲室内温度为20~22 ℃,适当密养,减少空间及活动量,以免消耗体力,使生产力下降。雌雄成鹑要分开饲养,以免争偶。鹌鹑胆小易惊,产蛋多在傍晚,要注意防止干扰。并及时清除粪便、通风换气,保持环境卫生。

【采收加工】 宰杀后除去羽毛及内脏,鲜用,或取肉鲜用。

【药性】 甘,平。

1.《七卷经》:"味辛,平。"(引自《医心方》)

2. 崔禹锡《食经》:"无毒。"(引自《医心方》)

3.《饮膳正要》:"味甘,温、平。"

【功用主治】 益气,止痢,壮筋骨。主治脾虚泻痢,小儿疳积,风湿痹证。

1.《食疗本草》:"补五脏,益中续气,实筋骨,耐寒暑,消结气。患痢人可和生姜煮食之。"(引自《医心方》)

2. 崔禹锡《食经》:"主赤白下痢,漏下血暴,风湿痹。养肝肺气,利九窍。"(引自《医心方》)

3.《嘉祐本草》:"消结热。小豆和生姜煮食之,止泄痢。酥煎,偏令人下焦肥。"

4.《本草衍义》:"小儿患疳及下痢五色,旦旦食之。"

5.《医林纂要》:"补脾和胃,长气血。"

6.《本草求原》:"调肺利水湿。治腹大如鼓。"

7.《广西药用动物》:"利水消肿。治小儿疳积。"

8.《中国动物药》:"止泻,止痢,止咳。治久病体弱。"

【用法用量】 内服:煮食,1~2只;或烧存性,研末。

【宜忌】 1.《食疗本草》:"不可共猪肉食之,令人多生疮。""四月以后及八月以前鹑肉不可食。"

2.《七卷经》:"食之令人忘。"(引自《医心方》)

3.《本草拾遗》:"共猪肉食之,令人生小黑子。"

4.《嘉祐本草》:"不可和菌子食之,令人发痔。四月以前未堪食。"

5.《医学入门》:"春月不可食。"

6.《医林纂要》:"助肝风。"

【选方】 1. 治腹泻、痢疾 鹌鹑1只(取肉),赤小豆15 g,生姜3片,水煎服,日服2次。(《山东药用动物》)

2. 治小儿疳积 鹌鹑1只,加少量油盐,蒸熟吃。(《广西药用动物》)

3. 治水肿 鹌鹑2只(去毛及内脏),加少量酒,不加盐,炖熟吃。每日吃1次,连吃3次。(《常见动物药》)

4. 治百日咳 鹌鹑烧焦研面,每服13.5 g,日服2次。(《山东药用动物》)

5307 鹌鹑蛋 ān chún dàn (《山东药用动物》)

【基原】 为雉科鹌鹑属动物鹌鹑 *Coturnix coturnix* (Linnaeus)的卵。

【原植物】 参见"鹌鹑"条。

【采收加工】 取卵,鲜用。

【药材】 鹌鹑蛋 *Ova coturnix Colarnicis* 我国从东北到东南大部分地区均有产。

性状 鹌鹑蛋呈小卵形,长径1~3 cm。表面淡灰棕色或青灰色,有许多棕色斑点散在,壳皮较薄,易破碎,破碎后内有一层较厚的膜,白色。蛋清为无色的胶体,蛋黄圆形,遇热变性凝固。气微,味淡。

【功用主治】 补虚,健胃。主治体虚肺痨,胃脘痛,肋膜炎,失眠。

1.《广西药用动物》:"可治胃病、肺病,神经衰弱和心脏病。"

2.《山东药用动物》:"治肋膜炎。"

3.《中国动物药》:"治失眠。"

4.《常见动物药》:"补虚健胃。"

【用法用量】 内服:煮食。

【选方】 1. 治肺结核 鹌鹑蛋3个,白及(研末)适量,共搅匀,每天早上用沸水冲服,连续服用。

2. 治慢性胃炎 鹌鹑蛋3个,牛奶半斤。煮奶沸,打蛋入内,每日1次,连服半年左右。

3. 治高血压和头晕 鹌鹑蛋2个,向日葵花盘半个。先煎取向日葵花盘水1碗,此水烧开后再打两个荷包蛋,吃蛋饮汤。每日1次,早晨服用。〔1~3方出自《药膳食疗》2003,(6):42〕

5308 雷丸 léi wán (《本经》)

【异名】 雷矢(《范子计然》),雷实(《吴普本草》),竹苓(《纲目》),白雷丸(《医学心悟》),竹铃芝(《中药志》),木连子(《广西中药志》),竹矢、雷公丸(《新华本草纲要》)

【基原】 为多孔菌科多孔属真菌雷丸的菌核。

【原植物】 雷丸 *Polyporus mylittae* Cooke et Mass. [*Mylitta lapidescens* Hor.; *Omphalia lapidescens* Schroet.]

腐生菌类,菌核通常为不规则球形、卵状或块状,直径0.8~3.5 cm,罕达4 cm,表面褐色、黑褐色以至黑色,具细密皱纹,内部白色至蜡白色,略带黏性。子实体不易见到。

多生于竹林下,生长在竹根上或老竹兜下。分布于中南及江苏、浙江、安徽、福建、四川、贵州、云南、陕西、甘肃等地。

【栽培】 生物学特性 雷丸是以腐生为主的兼性弱寄生菌,常生于杂竹林、桐、枫香、胡颓子等植物的腐根旁,喜生长于透气性良好、pH5.8的砂砾性土中。菌丝生长适温为25~30 ℃。用麸皮培养含水量在60%以上较易生长。

繁殖方法 选择疏松干燥,排水性良好的土壤种植,挖坑深50 cm,长宽100 cm×70 cm,坑底铺一层腐殖土和半腐烂的木材2~3 cm厚,分层摆放枫香、青冈、杨树、栗树、马桑等树种的木段3~9根,将鲜雷丸打碎,分一层或二层撒在木段上接种,每坑用种雷丸250 g,用枯枝落叶填满空隙,盖腐殖土6~9 cm厚,上边盖细泥,使略高于地面呈瓦背形,以利排水。春、秋两季均可植种,但以夏初最好。种后10 d菌丝可长满半节木材,呈白色丝状,20 d后可布满木段,并开始发头,40 d后已有小雷丸如算盘珠大小,颜色淡红。切忌在竹林内接种雷丸,以免影响竹林生长。

【采收加工】 下种后,次年春末夏初采挖。小块留种用,大块者入药,晒干或炕干即可。

【药材】 雷丸 *Omphalia* 主产于甘肃、江苏、浙江、中南、广东、四川、云南、贵州等地。

性状 干燥菌核呈类球形或不规则团块状,直径1~3 cm。表面黑褐色或灰褐色,有略隆起的网状细纹。质坚实,不易破裂,断面不平坦,白色或浅灰黄色,似粉状或颗粒状,常有黄棕色大理石样纹理。无臭,味微苦,嚼之有颗粒感,微带黏性,久嚼无渣。

鉴别　(1) 粉末特征:淡灰色。菌丝粘结成大小不一的不规则团块,无色,少数黄棕色或棕红色。散在的菌丝较短,有分枝,直径约 4 μm。草酸钙方晶细小,直径约至 8 μm,有的聚集成群。加硫酸后可见多数针状结晶。

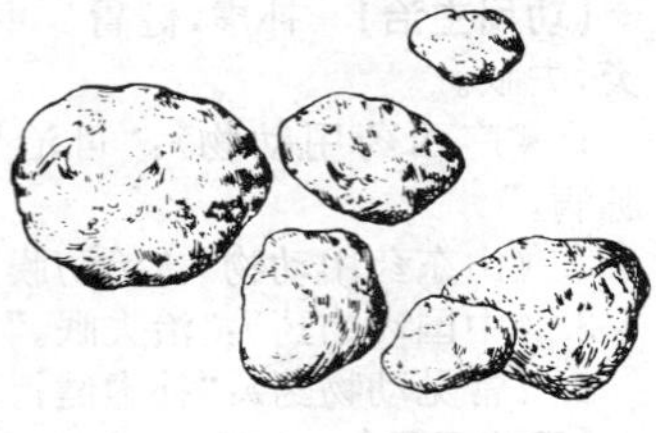

雷丸(菌核)外形

(2) 刮取本品外层褐黑色菌丝体少量,加氢氧化钠试液 1 滴,即显樱红色,再加盐酸使呈酸性,则变黄色。

【成分】　雷丸含蛋白酶[1]及雷丸多糖(S-4001)。雷丸多糖是以 β(1→3)葡萄糖为主链,带有(1→6)支链的葡聚糖,相对分子质量为 1 183 000[2]。

【药理】　1. 驱绦虫作用　雷丸中含有一种能使绦虫虫体坏死的蛋白酶[1],所含蛋白酶约 3%,可溶于水,在肠道弱碱性(pH8)的环境中,具有较强的分解蛋白质的作用,加热失效,能破坏绦虫头节[2],对牛肉绦虫、猪肉绦虫和犬绦虫均有作用。临床也证明内服 20 g 雷丸粉,每日 3 次,连服 3 d,基本可根治[3,4]。

2. 抗滴虫作用　单味雷丸粉除驱除绦虫外,对肠道滴虫也有效[5]。在含 5%雷丸煎剂的培养液中,大部分滴虫颗粒化变形[6]。

3. 对蛔虫和钩虫作用　50%乙醇提取物在体外对猪蛔虫产生明显的抑制[7]。雷丸粉内服对钩虫病有明显疗效[8]。

4. 增强免疫作用　雷丸多糖(S-4001)对多种动物实验模型,具有明显的抗炎症作用,用后血浆皮质酮含量明显增高,但肾上腺中抗坏血酸含量却无改变,可能 S-4001 不影响肾上腺皮质激素的合成,而是促进皮质激素释放或阻止其代谢消除。小鼠皮下注射 S-4001,能明显增加刚果红染料在血中的廓清;对绵羊红细胞免疫的小鼠能明显增加其血清半数溶血值。表明 S-4001 能增强小鼠网状内皮系统的吞噬功能和体液免疫功能[9]。

5. 抗癌作用　雷丸提取出的蛋白酶(含量约 5%)肌内注射或腹腔注射,对小鼠肉瘤 S_{180} 的抑制率为 33.3%～69.3%[10],显示有一定的抑制作用。

毒性　副作用很小,为一安全有效的驱绦虫药,服雷丸粉每次 20 g,每日 3 次,连服 3 d,只少数人发生恶心,但无呕吐、腹痛或腹泻[4]。

【药性】　苦,寒,小毒。归胃、大肠经。

1.《本经》:"味苦,寒。"

2.《吴普本草》:"神农:苦。黄帝、岐伯、桐君:甘,有毒。扁鹊:甘,无毒。李氏:大寒。"

3.《别录》:"咸,微寒,有小毒。"

4.《纲目》:"甘,微苦,平。"

5.《雷公炮制药性解》:"入肺、脾、胃三经。"

6.《本草汇言》:"入手、足阳明经。"

【功用主治】　杀虫,消积。主治虫积腹痛、小儿疳积。

1.《本经》:"主杀三虫,逐毒气,胃中热。利丈夫,不利女子。作摩膏,除小儿百病。"

2.《别录》:"逐邪气,恶风汗出,除皮中热,结积,蛊毒白虫、寸白自出不止。"

3.《药性论》:"能逐风,主癫痫狂走,杀蛔虫。"

4.《玉楸药解》:"清热疏肝,杀寸白虫,驱风除痫,止小儿汗。"

5.《医林纂要》:"平相火,燥湿土,定惊悸,解忤,消积,杀虫。"

6.《陕西中药志》:"消积杀虫,清热解毒。治虫积腹痛,小儿疳积,胃中热,对绦虫病疗效较显著。"

【用法用量】　内服:研粉,15～21 g;或入丸剂、肠溶胶囊剂。

【宜忌】　本品不宜煎服。无虫积者禁服,有虫积而脾胃虚寒者慎服。

1.《别录》:"久服令人阴痿。赤者杀人。"

2.《本草经集注》:"恶葛根。"

3.《药性论》:"恶(萹)蓄、(葛)根。"

4.《医学入门》:"久服伤阴,男女同。"

5.《本草汇言》:"如病虫积日久,脾胃衰惫者,亦禁用之。"

6.《本草新编》:"有小毒,未免损伤胃气,去病则已,不可多服。"

【选方】　1. 下寸白虫　雷丸一味。水浸软去皮,切,焙干为末。每有疾者,五更初先食炙肉少许,便以一钱匕药,稀粥调半钱服之。(《经验前方》)

2. 治三虫　雷丸(炮)一两,芎䓖一两。上二味捣罗为细散。每服一钱匕,空腹煎粟米饮调下,日午、近晚各一服。(《圣济总录》雷丸散)

3. 治脑囊虫病　雷丸 94 g,干漆 30 g,山甲 30 g。以上各味共研细末,水飞成小丸。日服 2～3 次,每服 30～40 粒(共重 5～7.5 g),用黄酒 30～62 g 作引子,4～6 个月为 1 个疗程。(《中国药用真菌》)

4. 治少小有热不汗　雷丸四两,粉半斤,捣和下筛,以粉儿身。(《千金方》二物通汗散)

5. 治牡痔生鼠乳疮　雷丸、鹤虱(炒)、白矾灰各一两,皂荚针灰、舶上硫黄(研)各半两。上五味,捣研为散,醋煮面糊丸,如梧桐子大,以雄黄末为衣。每服二十丸,空心食前麝香温酒下。(《圣济总录》雷丸丸)

【临床报道】　1. 治疗绦虫病　以雷丸制成粉剂,每次服 20 g,每日 3 次,连服 3 d,可以达到完全驱除绦虫目的,无副作用,不需其他泻剂,亦无禁忌。临床观察 38 例,治疗后复查未见虫体,全部症状消失。另用雷丸粉治有钩绦虫病 10 例,每次服 20 g,每日 3 次,连服 3 d。服药后 2～3 d 虫体全部或分数段排下,1 年后复查大便均无虫卵及节片[1]。还有报道用雷丸粉治绦虫病(牛肉绦虫)数百例,大部分患者药后大便内可排出虫体及大量虫节片,虫体最长达 1.5 m,有的排出为虫团,有的排出死节片,颜色变灰,虫体变小;亦有无虫节片排出者,经 3 个月以上的系统观察,并经大便化验检查,均未发现绦虫卵,且临床症状消失[2]。

2. 治疗钩虫病　用雷丸研成极细末,加适量乳糖或葡萄糖粉用开水调服,成人剂量日 60 g,顿服或分 3 次服,隔儿日再服 60 g。临床治疗观察 11 例,服药 2 次以上,经 1～3 次大便检查,除 2 例找到少量虫卵外,其余均阴转[3]。

3. 治疗肠道滴虫病　雷丸生药水煎,成人每日 12 g,10～15 岁每日 9 g,5～10 岁每日 6 g,2 岁以下每日 3 g,饭前服,3 d 为 1 个疗程,未愈者停药 4 d 后再服 1 个疗程。服药第一个疗程治愈 85 例,无效 9 例,此 9 例继服 1 个疗程治愈 6 例,总治愈率达 95.7%[4]。另有报道成人以雷丸粉 8 g,碳酸氢钠 1 g 同服;小儿 3～7 岁雷丸粉 2.5 g,碳酸氢钠 0.3 g；8～16 岁雷丸粉 4 g，碳酸氢钠 0.5 g，早饭后 30 min服下，连服 5 d 为 1 个疗程，3 d 后复查大便，如系阴性，继续服以巩固疗效；如系阳性，接服第二个疗程，直到镜检阴性为止。治疗 55 例，治愈 52 例。除个别服药有轻度腹痛外，均未发现其他不良反应[5]。

【各家论述】 1.《本草经疏》："雷丸，其主杀三虫，白虫、寸白自出者，肠胃湿热甚也。逐毒气，胃中邪热气，恶风，汗出，皮中热结积，肠胃邪热盛也。苦寒能除二经（手足阳明）湿热邪气，则上来诸证自除。作摩膏治小儿百病者，以小儿好食甘肥，肠胃类多湿热虫积者，苦能杀虫除湿，咸寒能清热消积，故主之也。《别录》又云，久服令人阴痿，正见其过于苦寒，偏至之气，能令阳道痿也。""除杀虫外，它用甚稀。"

2.《本草新编》："（雷丸）胃热可解，力能杀虫。不论各虫，俱可驱逐，男妇皆利。主癫痫狂走，坠鬼胎最速，遇怪病于腹，无药可治者加入辄应。名曰雷丸者，言如雷之速，如丸之转也，走而不留，坚者能攻，积者能去，实至神之品。"

5309 雷蘑 léi mó（刘波《中国药用真菌》）

【异名】 雷菌（《纲目》），口蘑、青腿子、巨陡头（刘波《中国药用真菌》），大青蘑（《中国药用真菌图鉴》）。

【基原】 为白蘑科白桩菇属真菌大白桩菇和白桩菇的子实体。

【原植物】 1. 大白桩菇 *Leucopaxillus giganteus* (Sow. ex Fr.) Sing. [*Clitocybe gigantea* (Sow. ex Fr.) Quél.]

子实体大型。菌盖宽 7～36 cm，扁半球形至近平展，中部下凹至漏斗状，污白色、青白色或稍带灰黄色，光滑，边缘内卷至渐伸展。菌肉白色，厚。菌褶白色至污白色，老后青褐色，延生，稠密，窄，不等长。菌柄较粗，长 5～13 cm，粗 2～6 cm，基部膨大，向上较细，白色至青白色，光滑，肉质。孢子印白色。孢子无色，光滑，椭圆形，(6～8) μm×(4～6) μm。褶缘囊状体棍棒状，(30～33) μm×(5.6～7) μm。

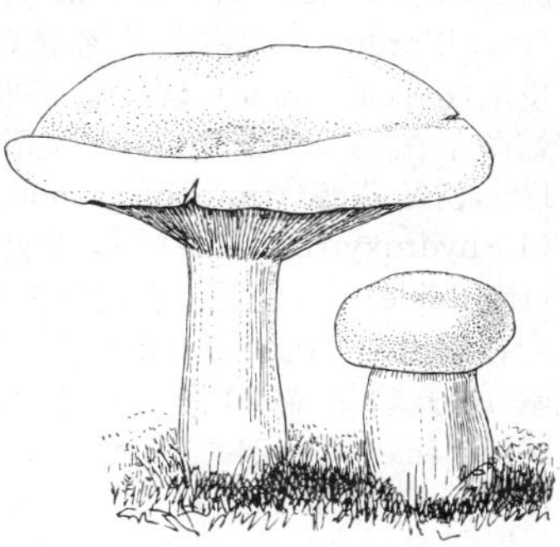
大白桩菇

生于林中草地上，夏、秋季单生或群生，常形成蘑菇圈，子实体产生在圈带的外缘，地下形成黄褐色、不规则的菌核。分布于东北及河北、内蒙古、浙江、福建、广西、云南、西藏、青海、新疆等地。

2. 白桩菇 *L. candidus* (Bres.) Sing. [*Clitocybe candida* Bres.] 又名：白雷蘑（《中国的真菌》）。

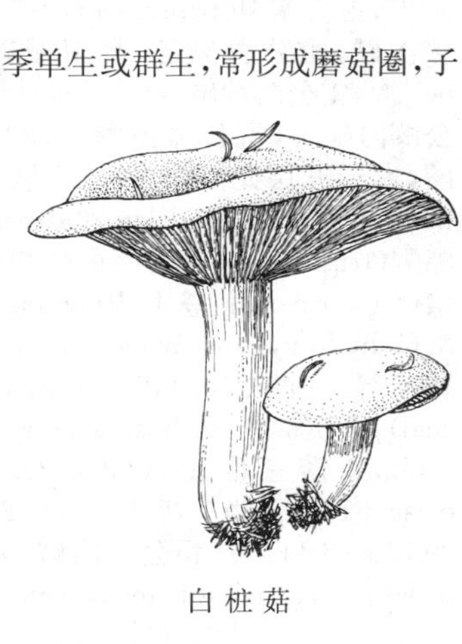
白 桩 菇

子实体较大。菌盖宽 7～15 cm，扁半球形，平展后中部下凹，白色，光滑，边缘平滑内卷。菌肉白色，较厚。菌褶白色，稠密，窄，近延生，不等长。菌柄近柱状，白色，长 5～7 cm，粗 2～3 cm，光滑，内实。孢子无色，光滑，椭圆形，(5～6.3) μm×(3～4) μm。

生于云杉林中地上。分布于山西、黑龙江、青海等地。

【采收加工】 7～9 月子实体幼小时采摘，晒干。

【成分】 含甾体化合物如 5α-胆甾-7-烯-3β-醇（5α-cholest-7-en-3β-ol），麦角甾醇（ergosterol），5，7-麦角甾二烯-3β-醇（ergosta-5，7-dien-3β-ol）[1]。其培养液中含聚乙炔（polyacetylene）等化合物[2]。

【药性】 刘波《中国药用真菌》："性平，味甘。"

【功用主治】 清热，透疹，消食，抗痨。主治感冒咳嗽，麻疹，食积脘痞，肺痨。

1. 刘波《中国药用真菌》："能宣肠益气，散血热，解表。主治小儿麻疹欲出不出，烦躁不安。"

2.《秦岭巴山天然药物志》："健脾益气，消积滞。治消化不良，疳积腹痛。"

【用法用量】 内服：煎汤，9～15 g。

【选方】 治伤风感冒　雷蘑、鲜姜各适量。切片，水煎服。（《中国药用真菌图鉴》）

5310 雷公藤 léi gōng téng（《纲目拾遗》）

【异名】 震龙根、蒸龙草（《汪连仕方》），水莽子、水莽兜、水莽（《植物名实图考》），红柴根、菜虫药、断肠草（《中国药用植物志》），黄藤根、黄药、南蛇根、三棱花（《湖南药物志》），红紫根（江西《草药手册》），黄腊藤、水莽草、红药（《全国中草药汇编》），山砒霜（《福建药物志》），黄藤木（《广西药用植物名录》）。

【基原】 为卫矛科雷公藤属植物雷公藤根的木质部。皮部毒性太大，常刮去之。亦有带皮入药者。

【原植物】 雷公藤 *Tripterygium wilfordii* Hook. f.

落叶蔓性灌木，长达 3 m。小枝棕红色，有 4～6 棱，密生瘤状皮孔及锈色短毛。单叶互生，亚革质；叶柄长约 5 mm；叶片椭圆形或宽卵形，长 4～9 cm，宽 3～6 cm，先端短尖，基部近圆形或宽楔形，边缘具细锯齿，上面光滑，下面淡绿色，主、侧脉在上表面均稍突出，脉上疏生锈褐色柔毛。聚伞状圆锥花序顶生或腋生，长 5～7 cm，被锈色毛。花杂性，白绿色；萼为 5 浅裂；花瓣 5，椭圆形；雄蕊 5，花丝近基部较宽，着生在杯状花盘边缘；花柱短，柱头 6 浅裂；子房上位，三棱状。蒴果具 3 片膜质翅，长圆形，翅上有斜生侧脉。种子 1，细柱状，黑色。花期 7～8 月，果期 9～10 月。

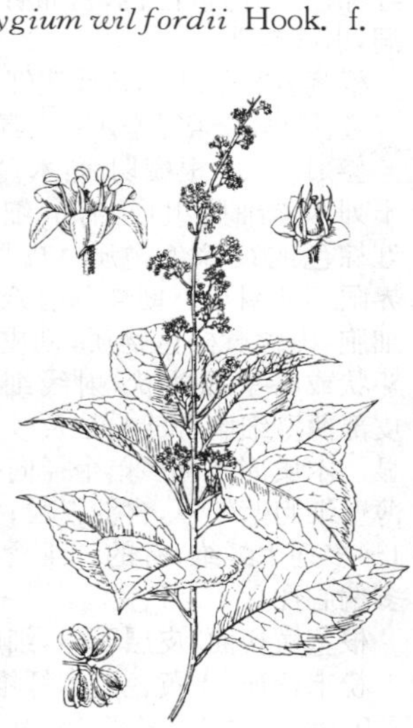
雷 公 藤

生于背阴多湿的山坡、山谷、溪边灌木林中。分布于长江流域以南各地及西南地区。

【栽培】 生物学特性 喜较阴凉的山坡、林木丛中或溪边。宜在偏酸性,肥沃、土层深厚的砂质土或黄壤土栽培。

繁殖方法 扦插繁殖:在雷公藤落叶后至翌年2月上旬前的休眠前期内,选取1～2年生的枝条,剪成10～20 cm的小段,每段插条应有2～3个节,然后将插条下端约2 cm处浸入100×10^{-6}萘乙酸(NAA)溶液1 h左右,便可按行株距10 cm×(10～15) cm扦插,将插条以60°角斜倚于沟内后,覆土压紧,上端露出地面部分约为插条的1/4～1/3,插后立即浇水,并搭荫棚遮盖。40 d后,插条即可发芽生根。1年后可移栽,在杉、松、果树等幼林中套种,按行株距50 cm×50 cm挖穴,于2～4月上旬期间,挖出种苗,1穴1株定植,覆土6 cm并压紧,浇透水即可。

田间管理 一般每年除草施肥1～2次,在6月下旬除草松土宜浅,可结合施用过磷酸钙或复合肥料,直接撒布于植株周围,用泥土稍加覆盖。定植后的第二年,待苗藤长至100 cm以上时,将主茎顶部剪去,以后每年修剪1次,使苗藤控制在100 cm左右,这可使植株复发枝条,促进根部发育,提高产量。

【采收加工】 栽培3～4年便可采收,秋季挖取根部,晒干,或去皮晒干。

【药材】 雷公藤 *Radix et Rhizoma Tripterygii* 主产于福建、浙江、安徽、湖南等地。

性状 根圆柱形,扭曲,常具茎残基。直径0.5～3 cm,商品常切成长短不一的段块。表面土黄色至黄棕色,粗糙,具细密纵向沟纹及环状或半环状裂隙;栓皮层常脱落,脱落处显橙黄色。皮部易剥离,露出黄白色的木部。质坚硬,折断时有粉尘飞扬,断面纤维性;横切面木栓层橙黄色,显层状;韧皮部红棕色;木部黄白色,密布针眼状孔洞,射线较明显。

雷公藤(根)外形

根茎多平直,有白色或浅红色髓部。气微、特异,味苦微辛。有大毒。

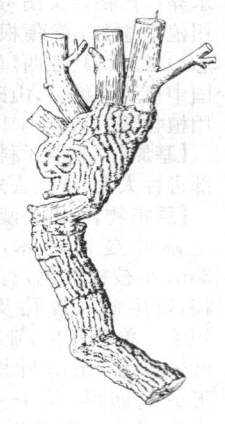

鉴别 (1) 根横切面:木栓层为数十列木栓细胞组成,有的细胞内含红棕色或黄棕色物质。皮层菲薄,界限不甚明显。韧皮部有众多分泌细胞,内含黄棕色物质,韧皮射线漏斗状或略呈漏斗状,射线细胞和韧皮部薄壁细胞含淀粉粒及较大的草酸钙结晶。形成层环明显。木质部导管多单个径向排列,傍管纤维常成束分布;木薄壁细胞壁较厚,含淀粉粒;木射线细胞1～6列,其旁常有1～多列木纤维,有的纤维含淀粉粒。初生木质部三原型,多偏心性。

根茎横切面:皮层明显,细胞2～4列;具髓。

粉末特征:土黄色。木纤维散在或成束,长梭形,长300～780 μm,直径11～28 μm,其中一种壁较薄,平直或略呈波状,胞腔中含有淀粉粒;另一种壁较厚,可至6 μm,孔沟明显。具缘纹孔及网纹导管,直径23～116 μm。管胞多为螺纹或孔纹。淀粉粒众多,单粒类圆形、类三角形或类多角形,直径3～8(～17)μm,脐点点状、星状或人字形;复粒2～3分粒组成。草酸钙方晶众多,呈棱形、四面体、六面体或八面体,直径可至70 μm。木薄壁细胞类方形或长方形,孔沟及壁孔明显,有的胞腔内充满淀粉粒。木栓细胞表面观多角形,有的含黄棕色物质。分泌细胞类圆形或椭圆形,直径28～42 μm,胞腔内含黄棕色物质。

(2) 取本品粉末5 g,加氨水(1→10)湿润,加乙醚30 ml,浸泡1 h,并时时振摇,滤过。滤液分置2支试管中,一管置水浴上蒸干,加冰醋酸0.5 ml,醋酐2 ml,振摇溶解,沿管壁缓缓加硫酸1 ml。在两液层接界处即显紫红色环;另一管置水浴上浓缩至1 ml,吸取1滴置于滤纸上,喷以碘化铋钾试液,吹干后显橙红色斑点。

(3) 薄层色谱:取样品粗粉2 g,置索氏提取器中,用无水乙醇回流提取2 h,回收乙醇,然后取出于蒸发皿中,加10 g中性氧化铝,搅拌均匀,挥干,再置索氏提取器中用氯仿提取4 h,回收氯仿至干,加氯仿1 ml溶解即得供试溶液。精确称取雷公藤甲素0.2 mg,用氯仿1 ml溶解,为对照品溶液。用微量注射器分取样品液与对照品溶液各10 μl,点于硅胶G-CMCNa薄层板上,以氯仿-乙醚(2∶1)展开,展距10 cm,取出,用2% 3, 5-二硝基苯甲酸乙醇液与5%氢氧化钠乙醇液显色(临用时以1∶3混合),供试品与对照品色谱在相对应的位置处显相同斑点。

【成分】 根含生物碱:雷公藤碱(wilfordine),雷公藤次碱(wilforine),雷公藤碱乙(wilforgine),雷公藤碱丁即雷公藤春碱(wilfortrine),雷公藤碱戊(wilforidine)[1],雷公藤碱庚(wilforzine)[2],雷公藤碱辛(neowilforine)[3],1-去乙酰基雷公藤碱(1-desacetyl wilfordine),1-去乙酰基雷公藤碱丁(1-desacetyl wilfortrine),2-去苯甲酰基-2-烟酰基雷公藤次碱(2-debenzoyl-2-nicotinoyl wilforine)[4],异雷公藤碱(isowilfordine)[5],雷公藤希碱(wilforcidine)[6],南蛇藤桂皮酰胺(celacinnine),南蛇藤β-呋喃甲酰胺(celafurine),南蛇藤苄酰胺(celabenzine)[7],雷公藤内酯(wilforlide)A、B[8],雷酚萜醇(triptonoterpenol)[9],16-羟基雷公藤内酯醇(16-hydroxytripto-lide)[10],雷公藤内酯醇即雷公藤甲素(triptolide)[11],表雷公藤内酯三醇(epitriptriolide)[12],雷贝壳杉烷内酯(tripterifordine)[13];三萜化合物:3β, 22α-二羟基-12-齐墩果烯-29-羧酸(3β, 22α-dihydroxy-Δ^{12}-oleanen-29-oic acid),3, 24-二氧代-无羁萜烷-29-羧酸(3, 24-dioxo-friedelan-29-oic acid),3β-羟基-12-齐墩果烯-29-羧酸(3-epikatonic acid)[19],大子五层龙酸(salaspermic acid)[14, 15],雷公藤三萜酸(triptotriterpenic acid)A、B、C,直楔草酸[16],3β, 22β-二羟基-12-齐墩果烯-29-羧酸(3β, 22β-dihydroxy-Δ^{12}-oleanen-29-oic acid),2α, 3α, 24-三羟基-12-乌苏烯-28-羧酸(2α, 3α, 24-trihydroxy-Δ^{12}-ursene-28-oic acid),雷公藤酮(tripterygone)[17]。根皮含雷公藤碱,雷公藤次碱,雷公藤碱乙,异卫矛碱,雷公藤宁碱(wilfornine)[18],雷公藤精碱(wilforjing)[19]。根心部分含三萜类:雷公藤内酯甲,雷公藤内酯乙,3β-羟基-12-齐墩果烯-29-羧酸,大子五层龙酸,3-羟基-2-氧-3-无羁萜烯-20α-羧酸(3-hydroxy-2-oxo-3-fridelen-20α-carboxylic acid)[20],雷公藤内酯酮(triptonide),雷公藤内酯醇(triptolide)[21],雷公藤红素(tripterine),美登木酸(polpunonic acid),2-羟基美登木酸(2-hydroxy-polpunonic acid),2, 3-二羟基-6, 9(11)-无羁萜烯-29-酸(2, 3-dihydroxy-friedel-6, 9(11)-en-29-oic acid),直楔草酸(orthosphenic acid),萨拉子酸(salaspermic acid),雷藤三萜酸A(3β, 22α-dihydroxyolean-12-en-29-oicacid 10),雷藤三萜酸B(3β, 22β-dihydroxy-olean-12-en-29-oicacid 11)[22],雷公藤康碱(wilfordconine)[23],雷藤三萜酮酸A(triptotriter-penonic acid A)[24],黑蔓藤酯

(regelin)，去甲基黑蔓藤酯(demethylregelin)，3-羟基-2-氧-3-五羁萜烯-20α-羧酸(3-hydroxy-2-oxo-3-fridelen-20α-carboxylic acid)，3β-羟基-12-齐墩果烯-29-羧酸(3-epikatonic acid)，雷公藤三萜酸 A(triptotriterpenic acid A)[25]，贝壳杉烷型二萜(16-hydroxy-19, 20-epoxykaurane)，山海棠二萜内酯 A(tripterfordin)，蜜橘黄素(nubilnetin)；生物碱类：雷公藤晋碱(wilforgine)，雷公藤定碱(wilfordine)，雷公藤春碱(wilfortrine)及雷公藤增碱(wilforzine)[26]，雷公藤定丁(wilfordinine)，雷公藤植碱(wilfordsuine)，雷公藤明碱(wilfordsuine)，雷公藤碱己(wilfordmine)，异雷公藤春碱(isowilfortrine)，异雷公藤碱(isowilfordine)，苯己烯南蛇碱(celacinnine)，呋喃南蛇碱(celafurine)，苯代南蛇碱(celabazine)，南蛇藤别肉桂酰胺碱(celallocinnine)[27]。

【药理】 1. 抗炎作用　大鼠腹腔注射雷公藤煎剂对甲醛性足跖肿胀和组胺引起的皮肤毛细血管通透性增加均有明显抑制作用，对棉球肉芽肿增生也有一定抑制作用[1]。大鼠灌胃雷公藤醋酸乙酯提取物(TW)每日 40 mg/kg，连续 19 d，对佐剂多发性关节炎、蛋清性关节炎、棉球肉芽肿均有明显抑制作用，但对甲醛性足跖肿胀则无明显影响[2]。大鼠腹腔注射雷公藤总苷(以下简称总苷 TW)、总生物碱对琼脂关节肿均有显著抑制作用，总苷并能显著抑制组胺所致毛细血管通透性增加和棉球肉芽肿的形成[3]。小鼠每日皮下注射雷公藤甲素(以下简称甲素)10 μg/kg，连续 10 d，对巴豆油诱发的耳郭急性炎症有明显抑制作用，体外试验甲素 0.05～1.0 μg/ml 时对绵羊红细胞膜有稳定作用[4]。大鼠每日腹腔注射雷公藤红素(以下简称红素)0.5～3 mg/kg，连续 7 d，明显抑制棉球肉芽肿形成[5]。小鼠灌服雷酚内酯(triptophenolide, TN)1.5 mg/kg，连续 18 d，对二甲苯巴豆油合剂诱发的耳郭急性炎症有明显抑制作用[6]。抗炎作用机制：大鼠灌服 TW 40 mg/kg，连续 10 d，可降低肾上腺素维生素 C 含量，地塞米松和戊巴比妥钠可完全阻断这一作用，表明雷公藤可能通过作用于下丘脑，随后兴奋垂体-肾上腺皮质系统而产生抗炎作用[7]。雄小鼠连续灌服雷公藤煎剂，形态学检查肾上腺有似促皮质激素(ACTH)所致结果，这在组织学方面证实了雷公藤具有 ACTH 或皮质激素样作用[8]。甲素对渗出性和增殖性炎症均有抑制作用，并可引起幼小鼠胸腺萎缩，对摘除双侧肾上腺大鼠，甲素对角叉莱胶性足跖肿胀的抑制作用消失，而且甲素使肾上腺内维生素 C 含量降低的作用可被地塞米松阻断，但对炎症组织释放的前列腺素 H(PGH)含量没有影响。说明甲素可能是使垂体 ACTH 释放增加从而激动肾上腺皮质功能。但甲素小剂量(0.1 mg/kg)腹腔注射尚不能降低肾上腺内维生素 C 含量时，对实验性关节炎已有抗炎作用。表明甲素抗炎尚有其他机制参与[9]。此外，总苷尚可抑制炎症介质组胺和 5-羟色胺[10]。

2. 对免疫系统的作用　(1) 对非特异性免疫的影响　小鼠腹腔注射雷公藤煎剂 10 g/kg，连续 7 d，可降低胸腺重量，但脾脏重量却增加，对腹腔巨噬细胞的吞噬功能则有增强作用；腹腔注射 TW 200 mg/kg，连续 7 d，可使外周白细胞数明显降低，也能增强巨噬细胞的吞噬功能，但对胸腺、脾脏重量却无明显影响[11]；腹腔注射红素 1 mg/kg，连续 5 d，亦可减轻胸腺重量[12]；腹腔注射雷公藤碱丁和雷公藤碱己 80 mg/kg 4 d，均能明显减轻小鼠脾脏和胸腺重量[13]。大鼠灌服雷公藤总苷 80 mg/kg、总萜 211 mg/kg 或总碱 674 mg/kg(三药量各相当于 0.6 LD_{50})，每 2 d 1 次，共 15 d，三者均使外周血白细胞总数减少，以总苷组和总萜组为显著，两组大鼠外周血淋巴细胞占白细胞总数的比值下降，绝对数减少，中性白细胞和单核细胞相对增多，说明总苷、总萜选择性损害淋巴细胞[14]。雷公藤内酯酮 1.2 mg/kg、2.5 mg/kg 及 5.0 mg/kg 连续灌服 6 d，对 8 星期龄小鼠胸腺和脾脏重量无影响，但对 12 星期龄小鼠有明显增重作用，对炭粒廓清则有抑制作用；在体外，对小鼠混合淋巴细胞培养，0.1 μg/ml 和 0.2 μg/ml 能明显抑制 [^{3}H]-TdR(氚标记的胸腺嘧啶脱氧核苷)掺入值[15]。腹腔注射红素 3 mg/kg，连续 3 d，亦可降低小鼠炭粒廓清作用，对吞噬指数则无明显影响[12]。甲素在体外对人外周血淋巴细胞混合培养 24 h，0.5 mg 和 1 mg 可使淋巴细胞数明显减少，显微分光光度计测淋巴细胞 DNA 含量亦明显减少，而且淋巴细胞形态破坏，推测甲素抑制淋巴细胞 DNA 合成[16]。红素 0.1～1.0 μg/ml 明显抑制由酵母聚糖诱导大鼠腹腔细胞合成及释放 PGE_2；10 μg/ml 还能抑制巨噬细胞的吞噬作用[17]，降低腹腔细胞 cAMP 含量，明显抑制细胞对 PGE_2 及酵母多糖诱导的 cAMP 含量增加[18]。雷公藤氯内酯醇(T_4)在体内体外对小鼠脾细胞 NK 活性呈剂量依赖性双向调节作用。即小剂量增强自然杀伤细胞(NK 细胞)毒百分比，提高小鼠脾细胞群的溶解单位数(LU)及相对细胞毒活性(RCA)，而较大剂量，则具有抑制作用，剂量越大，抑制越明显[19]。腹腔注射红素 1 mg/kg 或 3 mg/kg，连续 5 d，可降低 LPS 诱导的正常小鼠腹腔巨噬细胞产生的 IL-1[20]。

(2) 对细胞免疫的作用　总苷在体外可明显抑制人血 T 细胞转化和 E-花环的形成，10 μg/ml 时抑制率即达 90%[21]。小鼠腹腔注射雷公藤挥发油连续 7 d，脾细胞对 Con A 诱导的 T 细胞增殖反应受到明显抑制，对绵羊红细胞引起的迟发性过敏反应也有明显抑制[22]。雷公藤煎剂、TW、雷公藤总碱、雷公藤碱己、雷酚内酯、红素等对 2，4-二硝基氯苯(DNCB)所致小鼠迟发超敏反应均有显著抑制作用[2, 4, 6, 11, 13]。雷公藤煎剂灌服或皮下注射可延长小鼠同种移植皮片存活时间，降低对移植皮片的排斥率[23]。雷公藤煎剂或片剂水溶液(主含生物碱及总二萜内酯)灌服，可明显延长心肌移植物存活时间，降低移植物排斥率，并证明雷公藤能恢复接受移植者脾脏抑制细胞的活性[24, 25]。小鼠腹腔注射雷公藤碱丁连续 9 d，对移植物抗宿主反应也有抑制作用[26]。正常小鼠灌服雷公藤煎剂可使脾脏 PGE_2 减少，但是对接受同种心肌移植后处于排斥期小鼠脾脏 PGE_2 减少，服用雷公藤，移植物存活期延长的同时，脾脏 PGE_2 则升高，说明雷公藤对 PGE_2 具双向调节作用[27]。雷公藤片不管在体内还是体外均能明显诱导小鼠脾脏抑制细胞活性。给药 5 d 后，在脾脏抑制细胞活性增高的同时，脾细胞对 ConA 的应答明显受抑，停药 7 d 后，脾细胞对 ConA 的应答能力已部分恢复，但抑制细胞活性仍保持在较高水平[28]。家兔静脉注射总苷 3 mg/kg 或皮下注射 10 mg/kg，可明显抑制局部异种移植物抗宿主反应(GVHR)，小鼠连续腹腔注射 50 mg/kg，可延缓同种异体植皮排斥的时间，表明具有细胞免疫抑制作用[29]。在体外，总苷和 T_4 对 PHA 刺激的人外周血单核细胞(PBMC)的 IL-2 活性具有剂量相关的抑制作用[30]。但总苷和 T_4 对 PHA 刺激的人血 T 细胞的增殖则都具双相调节作用，在较高浓度抑制细胞增殖，而在较低浓度则促进增殖[31]。小鼠皮下注射

60 μg/ml、120 μg/ml、240 μg/kg T_4 连续 5 d，可使 ConA 诱导的 T 细胞增殖明显降低，而对 LPS 诱导的 B 细胞增殖低剂量时无明显影响，中剂量和大剂量则抑制。体外试验，低浓度 T_4(0.1 μg/ml)时明显抑制 T 细胞功能，对 B 细胞功能则为增强作用，浓度增至 1 μg/ml 方出现明显抑制。对于抑制 T 细胞(Ts)功能，皮下注射 T_4 无抑制作用，但在体外(0.1 μg/ml)可阻止 ConA 对 Ts 细胞的诱导[32]。红素、甲素和雷公藤内酯酮 0.1～1.0 μg/ml 均能显著抑制 ConA 诱导的小鼠淋巴细胞增殖，红素 10 μg/ml 可明显抑制白细胞移动，对免疫豚鼠淋巴细胞可明显加强卵蛋白攻击时淋巴细胞移动抑制因子(LIF)的作用[33]。红素 0.1～1.0 μg/ml 可明显抑制 ConA、PHA、美洲商陆分裂原(PWM)及 LPS 诱导的小鼠脾细胞增生反应，对淋巴结细胞增生有相似抑制作用。提示其对 T 及 B 细胞的抑制作用并无明显选择性[34]。

(3) 对体液免疫的影响　小鼠腹腔注射总苷 30 mg/kg 或总生物碱 100 mg/kg，连续 4 d，均能显著抑制溶血素和脾细胞免疫特异玫瑰花结的形成，提示其能抑制抗原结合细胞和抗体分泌细胞的抗绵羊红细胞特异性抗体产生[3]。连续腹腔注射总苷可明显抑制小鼠脾细胞中对绵羊红细胞(SRBC)特异的 IgM 溶血空斑形成细胞(IgM-PFC)数，明显抑制 LPS 诱导的脾脏 B 细胞增殖，脾细胞产生的 IL-2 明显减少。将应用总苷的小鼠脾细胞经尾静脉输入正常小鼠，其脾脏直接 PFC 数明显减少，说明被动输入的细胞中含有抑制性细胞。体外转移实验也得到同样结果。说明 Ts 细胞在总苷免疫抑制作用中起重要作用[35]。大鼠连续皮下注射甲素可明显提高血清总补体含量；小鼠连续灌胃甲素可抑制初次免疫反应溶血素的形成，但对再次免疫反应溶血素形成及脾细胞酵母多糖补体复合物花环形成细胞则无明显影响[4]。T_4 给每只小鼠皮下注射 1.5 μg、3.0 μg、6.0 μg，连续 5 d，小剂量组对 LPS 诱导的脾脏 B 细胞增殖无明显影响，中和大剂量组则有抑制作用。T_4 体外 0.1 μg/ml 与脾细胞共育 1 h，对 B 细胞功能有增强作用。浓度增至 1.0 μg/ml 方出现明显抑制效应。但 T_4 皮下注射 1.5 μg/鼠组动物血清 IgM 含量已明显降低，体外试验亦证明 T_4 在可增强 LPS 诱导 B 细胞增殖反应的浓度时，对 PWM 刺激的 B 细胞 IgM 的产生已有明显的抑制。已知 PWM 是一个依赖于 T 细胞的 B 细胞激活因子，因此 IgM 分泌的减少可能是由于抑制 T 细胞所致[32]。小鼠腹腔注射红素 1 mg/kg，连续 7 d 则能明显抑制血清溶血素含量[33]。

3. 抗肿瘤作用　甲素、雷公藤内酯二醇对 L_{1210}、P_{388} 的有效剂量为 0.1 mg/kg，雷公藤内酯酮对鼻咽癌 KB 细胞 ED_{50} 为 10^{-4}～10^{-3} μg/ml[36]。小鼠腹腔接种 S_{180}、肝腹水癌(H_{22})、艾氏腹水癌(EAC)及乳腺癌后第一日和第五日，腹腔注射雷公藤浸膏提取物(TG，浸膏经柱层析所得，完全不含甲素、雷公藤内酯二醇和雷公藤内酯等已知抗癌成分)，能延长鼠生存期 100% 以上；灌服 TG 对小鼠肉瘤 S_{37} 瘤重抑制率达 42%；间断灌服 TG，对 3-甲基胆蒽诱发的大鼠肺癌瘤重抑制率可达 65.13%；在体外，10～40 μg/ml 还能杀死人早幼粒白血病 HL-60 细胞和人霍奇金淋巴肉瘤细胞系(Daudi 细胞)[37]。甲素可抑制某些人类乳癌和胃癌细胞，IC_{50} 为 0.504～1.22 μg/L[36]。

4. 对实验性肾炎的作用　雷公藤对多种肾炎模型有预防和保护作用。大鼠灌服总苷 10 mg/kg，连续 28 d，服药第十五日在静脉注射兔抗鼠肾毒性血清以引起异种抗肾抗体性实验性肾炎，总苷能显著降低大鼠异体相(注射抗血清后1 d)和自体相(注射抗血清后 14 d)的尿蛋白、血清和肾皮质丙二醛(MDA)，明显减轻自体相肾组织学改变，但免疫复合物在肾内沉积无明显减少。表明总苷不影响抗体的产生。提示这种保护机制可能是通过清除了氧自由基和/或抑制了脂质过氧化的结果[38]。对柔红霉素诱发的大鼠肾病，总苷亦有同样疗效[39]。雷公藤总萜 30 mg/kg 灌胃可明显抑制肾毒血清性肾炎小鼠淋巴细胞分泌 IL-2 的能力，明显抑制小鼠抗兔 IgM 抗体的产生，减轻尿蛋白排泄，减轻肾脏病理改变[40]。对于牛血清清蛋白(BSA)性小鼠肾炎，连续灌服总苷可使肾炎发病率明显减少，抑制 BSA 抗体产生和免疫复合物生成，减轻尿蛋白，病理检查可见免疫球蛋白和补体的沉积明显减少[41]。采用大肠杆菌内毒素和阳离子化牛血清清蛋白制备的家兔实验性小球肾炎模型，连续灌服总苷可使尿蛋白明显减少，且可见尿蛋白由大分子向中分子过渡[42]。连续静脉注射雷公藤注射液也使阳离子化牛血清清蛋白诱发的家兔肾炎的尿蛋白明显减少，对照组血肌酐及血尿素氮(BUN)明显增高，而治疗组无明显改变，对 IgM 及 C_3 的沉积无明显影响，但对肾小球系膜增生有抑制作用[43]。对酷似人类膜性肾病的大鼠被动性肾炎模型，早期连续灌服总苷可减轻尿蛋白的排泄，并且明显抑制自家时相的抗体产生，在肾小球上皮下 IgG 及 C_3 的沉积明显减少，病变程度减轻[44]。大鼠连续注射嘌呤霉素以损伤肾小球上皮细胞复制肾病综合征模型。连续灌服雷公藤煎剂可减少肾病鼠尿总蛋白及清蛋白排出量。煎剂可能有阻止或修复嘌呤霉素所致肾小球滤过膜涎蛋白原破坏，从而维持其阴电荷屏障的完整性减少尿蛋白滤过[45]。

5. 抗生育作用　总苷连续灌服能损伤犬及大、小鼠睾丸生殖上皮，抑制精原细胞分裂，导致各级生殖细胞减少和消失，在配对实验中可引起小鼠生育减少及不育，且有可逆性，并不影响睾丸间质细胞[46]。雄小鼠灌服总苷 1～3 个月，附睾尾精子活率降低，精子数、精子密度显著下降，异常精子数明显升高，睾丸重量减轻，生育力丧失，停药 2～3 个月后生育力即可恢复，对后代生殖器官重量、精子计数及活力、精子外观及生殖器无影响[47, 48]。从总苷中分离出的单体雷醇内酯(T_9)，给大鼠或小鼠灌服 0.1 mg/kg，共 7 星期，附睾精子失活，大量精子头尾分离，表明已失去受精能力，并不引起精子头部明显畸变，对睾丸组织结构损伤轻微，没有明显免疫抑制作用，抗生育强度为总苷的 100 倍。对心、肝、肾等无明显损伤。提示 T_9 是一个具有抗生育作用，毒性较低且无明显免疫抑制作用的成分[49]。雌性大鼠服总苷 30 mg/kg，共 35 d 及 80 d，性动周期由正常转为不规则，卵巢形态大致正常，子宫减重，光镜下见部分肌层及肌纤维变薄变细；电镜下见子宫内膜腺体细胞细胞器官显著减少及平滑肌细胞溶酶体增加。血浆雌二醇及孕酮水平无改变。在同等实验条件下，对雌性生殖系统的影响远较雄鼠为轻[50]。雌小鼠服总苷 30 mg/kg，连续 1～3 个月，对子宫及卵巢无改变，性动周期出现不规则，第三个月时最显著，以间情期时相迁延为多见，但仍出现动情期(排卵期)，生育力无显著改变[47]。

6. 杀虫及抗病原微生物作用　雷公藤根、茎、叶的水及乙醇浸液均有毒杀裂叶星毛虫与卷叶虫的能力。其杀虫作用似为胃毒及接触毒。乙醚提取物能杀死家蚕。其杀虫作用可能与所含生物碱有关，且与其酯基有关[51]。雷公藤乙醇-醋酸乙酯提取物、总苷、红素在体外对金黄色葡萄球菌、枯草杆菌及607分枝杆菌有抑制作用,红素作用稍强[3]。雷贝壳杉烷内酯在H_9淋巴细胞中具有抗人免疫缺陷病毒(HIV)复制的活性,EC_{50}为1 μg/ml[52]。

7. 其他作用　麻醉兔腹腔注射雷公藤醇提取物有短时降血压作用,同时见呼吸抑制,大量时可见心律失常。对离体豚鼠心房有兴奋作用,对离体和在体兔子宫平滑肌均有兴奋作用,也可使豚鼠回肠收缩加强[53]。红素对依赖钙调素(CaM)的磷酸二酯酶(PDE)有抑制作用,IC_{50}为102 μmol/L,而对基础酶活性则有激活作用,在124 μmol时达到最大激活,为基础酶活性的1.67倍。红素不具有吩噻嗪类CaM抑制剂所具有的结构特征,提示在中草药中寻找另一类CaM拮抗剂的可能性[54]。

8. 体内过程　大鼠口服和静脉注射甲素后,在体内的分布和消除速率大体相似,均以肝中浓度为最高,依次为脾、肺、肾、肠、心和脑。体内消除缓慢,血浆蛋白结合率为64.7%。21 d内,口服后尿、粪总排泄量为给药量的67.5%,其中粪占52.4%,尿占15.1%;静脉注射后为61.9%,其中尿占36.6%,粪占25.3%;24 h内胆汁排泄为口服给药量的6.73%,主要以原型从粪和尿排出,并有部分代谢产物[55]。经小鼠、大鼠灌胃和静脉注射高、中、低三种剂量的动力学研究结果表明,灌服后的药-时曲线为开放二室模型,静脉注射为开放三室模型。小鼠的胃肠吸收较大鼠快,达到峰浓度时间分别为0.687、1.037 h,体内消除缓慢,在高剂量下可见曲线下面积(AUC)增大,清除率减少及$t_{1/2\beta}$延长。提示临床应用高剂量时可能出现的非线性动力学性质[56]。小鼠分组后灌服雷公藤乙醇-醋酸乙酯提取物,先给LD_7(500 μg/kg),各组分别在第一次灌服后8 h、16 h、24 h、48 h、96 h再用500 μg/kg进行第二次灌服,观察各组死亡率计算出所给药物在不同时间间隔后的剩余剂量,绘制出药物在体内的时间-剂量曲线,经回归得该线斜率,计算得药物消除半衰期为28.4 h[57]。

毒性　雷公藤煎剂小鼠灌胃、腹腔注射的LD_{50}分别为112 g/kg和50.5 g/kg[1]。小鼠灌服或腹腔注射总苷LD_{50}分别为159.7 mg/kg和93.99 mg/kg;大鼠服食总苷饲料,每日总苷量30 mg/kg、60 mg/kg、120 mg/kg,连服60 d,体重减轻,且与剂量相关,表现厌食、消瘦、衰弱、个别稀便、衰竭、死亡。血常规及肝、肾功能未见异常,内脏病理切片除睾丸外皆未发现病变。主要器官仅见胸腺减重,余皆正常。犬每日服总苷10 mg/kg,连续14.5个月,个别犬食减,体重变化不显著,白细胞减少,血小板也减少但仍在正常范围内,红细胞计数变化不大。肝、肾功能及心电图均未发现异常。除睾丸外,各脏器均未见病理变化[46]。小鼠腹腔注射甲素LD_{50}为1.407 mg/kg[58]。另有报道,小鼠静脉注射甲素LD_{50}为0.8 mg/kg,腹腔注射LD_{50}为0.9 mg/kg[59]。总苷10 mg/kg灌服,每星期6 d,共8星期,对大鼠血红蛋白、红细胞和白细胞计数均无影响,不引起有核细胞的染色体改变,胎肝微核实验结果还提示对子代无明显影响[60]。甲素可使精子头部明显畸变,具明显遗传毒性,有可能是引起总苷生殖遗传效应的主要因素[61]。甲素灌服0.3 mg/kg、0.15 mg/kg可诱发小鼠骨髓细胞染色体出现畸变并形成微核[62]。

【药性】　苦、辛,凉,大毒。

1.《湖南药物志》:"苦,大毒。"

2.《广西本草选编》:"性寒。"

3.《全国中草药汇编》:"苦、辛,凉。"

4.《福建药物志》:"辛、微苦,温。"

【功用主治】　祛风除湿,杀虫,解毒。主治类风湿性关节炎,风湿性关节炎,肾小球肾炎,肾病综合征,红斑狼疮,口眼干燥综合征,白塞病,湿疹,银屑病,麻风病,疥疮,顽癣。

1. 汪连仕《草药方》:"蒸酒服,治风气。"(引自《纲目拾遗》)

2.《湖南药物志》:"杀虫,消炎,解毒。"

3.《广西本草选编》:"杀蛆虫,孑孓,灭钉螺。"

4.《全国中草药汇编》:"祛风。"

5.《浙江药用植物志》:"主治麻风病,毒蛇咬伤。"

6.《福建药物志》:"祛风活络,破瘀镇痛。主治类风湿关节炎,风湿性关节炎,坐骨神经痛,末梢神经炎,麻风,骨髓炎,手指瘭疽。"

【用法用量】　内服:煎汤,去皮根木质部分15~25 g;带皮根10~12 g。均需文火煎1~2 h。也可制成糖浆、浸膏片等。若研粉装胶囊服,每次0.5~1.5 g,每日3次。外用:研粉或捣烂敷;或制成酊剂、软膏涂擦。

【宜忌】　凡有心、肝、肾器质性病变,白细胞减少者慎服;孕妇禁服。

雷公藤副作用以胃肠道反应最多见,出现恶心、呕吐、纳减、食道下部烧灼感、口干、肠鸣、腹痛、腹泻、便秘、便血。造血系统为白细胞及血小板减少,但较轻,易恢复,与皮质激素合用常不出现。神经系统出现头晕、乏力、嗜睡等。内分泌系统可有月经紊乱及闭经,一般为功能性改变,停药或用调经药后可复潮。生殖系统主要影响睾丸生殖上皮,抑制精原细胞减数分裂,停药可恢复。心血管系统表现为心悸、胸闷、心律失常、心电图异常。皮肤黏膜可出现湿疹样皮炎、皮疹、色素沉着、干燥、瘙痒、口周疱疹、口角炎、黏膜溃疡、少数见脱发及指(趾)甲变薄及软化。中毒症状主要表现为剧吐、腹绞痛、腹泻、心音弱快、心电图改变、血压下降、体温降低、休克、尿少、浮肿、尿液异常;后期发生骨髓抑制、黏膜糜烂、脱发等,个别可有抽搐,主要死因为循环衰竭及肾功能衰竭,死亡多在24 h内,一般不超过4 d。中毒抢救除及时洗胃、催吐、输液、纠酸、对症支持疗法外,可用中草药土方土法,如中毒在12 h以内者可用新鲜羊血或白鹅血200~300 ml,口服1~2次,或用鲜萝卜125 g,或莱菔子250 g炖服。也可用绿豆125 g、甘草50 g煎水分次服,或用鹿藿鲜品125 g或干品60 g煎水频服。脱险之后予以低盐饮食,中药辨证施治,以促进体质恢复,排除积蓄之毒性。对于副作用一般不需要处理,严重者可服中成药以消除或减轻症状。

《福建药物志》:"孕妇及患有心、肝、肾病者要慎用。服药期禁酸、辣、油炸等食物。""茎、叶有剧毒,切不可内服。"

【选方】　1. 治难治性类风湿关节炎　雷公藤药酒10 ml(每毫升相当于雷公藤16 mg浸泡)。每日2次,早、晚饭后服用。〔《中国药物与临床》2004,4(5):395〕

2. 治风湿关节炎　雷公藤(根、叶)捣烂外敷,半小时后即去,否则起泡。(江西《草药手册》)

3. 治头癣　取(雷公藤)鲜根剥皮,将根皮晒干后磨成细粉,调适量凡士林或醋,涂患处(预先将患处洗净去掉痂皮),每日1~2次。(《全国中草药汇编》)

4. 治烧伤　雷公藤、乌韭各60 g,虎杖30 g,水煎,药液敷伤面。(《全国中草药新医疗法展览会资料选编》)

5. 治手指瘭疽　雷公藤切碎,研末浸酒,置瓶中,将患指

伸入浸之。(《福建药物志》)

6. 治麻风病　雷公藤根3～6 g,加水适量炖,分2次服;或加金银花15 g,黄柏12 g,玄参9 g,当归4.5 g;或加乌不宿根15 g,开水炖,分2次服;或制成糖浆,每10 ml含根6 g,1次量,每日3次。(《浙江药用植物志》)

7. 治婴幼儿湿疹　雷公藤200 g。加水1 000 ml,煎至500 ml,煮沸30 min,过滤置凉,用4层纱布冷湿敷,每日2～3次,每次15～20 min。〔《中医外治杂志》2003,12(5):17〕

【临床报道】 1. 治疗类风湿疾病　曾用多种剂型,如煎剂,取雷公藤去二层皮的木质部10～25 g,文火煎1 h,每日1剂,分2次服;糖浆(每1 ml相当于生药1 g)每次10 ml,每日3次;浸膏片(每片含生药1.25 g),每次2～4片,每日3次;雷公藤片(每片相当于生药4.5 g),每次3～4片,每日3次;雷公藤总苷,1～1.5 mg/kg,分3次口服(每日最大用量不超过90 mg);雷公藤T甲片(每片含T甲20 mg),每次6～9片,每日3次。均饭后服,疗程一般在3个月以内,如临床症状控制后仍需维持一段时间,撤药前可采用减量或间歇疗法[1～4]。应用雷公藤治疗本病,总病例已大于4 000例,近期有效率达87.7%～98.0%,显效率在50%以上,远期总有效率达63.8%～95.0%[1]。对类风湿关节炎急性活动期疗效显著,经充分治疗,可获临床痊愈,病变关节不遗留任何功能障碍[5,6]。对关节畸形强直效果不显[6]。类风湿因子转阴率为13%～75%,血沉恢复正常者12.5%～53.0%[1]。免疫球蛋白IgG、IgA治疗后明显下降[7]。如在用雷公藤的同时,再配合辨证论治疗可提高临床疗效[8]。综合各地报道,雷公藤治疗类风湿关节炎有如下优点:①是一种强力抗风湿药,起效较快,为1～15 d,平均7 d。若复发病例,继续应用仍有效果。其抗风湿作用次于类固醇药物而优于其他抗风湿中西药物。②可大部分替代类固醇药物的治疗,减少对其依赖性和用量,停药后无反跳现象。③治疗剂量出现严重副作用者较少,不良反应呈多见,但均较轻且为可逆。

2. 治疗肾脏疾病　煎剂,用雷公藤去皮的木质根部,每日15～20 g,最大量30 g,文火煎煮1 h以上,分2次饮服;雷公藤片(每片含生药0.25 g),每次3片,每日3次;雷公藤多苷片1～1.6 mg/kg,分2～3次口服;雷公藤浸膏片(每片含雷公藤生药1.5 g)每次2～4片,每日3次。一般以1～3个月为1个疗程。自1977年以来,用雷公藤不同制剂治疗本类疾病已逾千例,据对20多篇报道的综合统计,疗效自67.2%～97.6%,平均约为80.0%,以原发性肾小球肾病、紫癜性肾炎及狼疮性肾炎疗效较好,对急性肾炎、隐匿性肾炎、慢性肾炎肾病型及普通型、遗传性肾炎也有效,对慢性肾炎高血压型基本无效。如治疗急性肾小球肾炎,观察73例,完全缓解49例,显效18例,有效3例,无效3例,总有效率为95.59%。治疗慢性肾炎,观察273例,缓解93例,有效86例,无效94例,总有效率65.57%。治疗肾病综合征,包括原发性肾小球肾病、儿童肾病综合征、肾病综合征Ⅰ型共153例,缓解128例,有效17例,无效8例,总有效率94.77%。其突出疗效表现在可使尿蛋白较快地消失或减少,浮肿随之消退,对于一些用激素免疫抑制剂或其他药物无效或效差的所谓"顽固难治性肾病"也有一定效果。治疗隐匿性肾炎,观察45例,缓解15例,有效17例,无效13例,总有效率71.11%。治疗特发性IgA肾病,观察17例,显效14例,有效3例,有效率达100%;与西药对照组对比,差异非常显著。治疗紫癜性肾炎,观察106例,近期缓解94例,有效8例,无效4例,总有效率达96.23%。治疗狼疮性肾炎,观察44例,近期缓解34例,有效7例,无效3例,总有效率为93.18%;对远期疗效的观察,用雷公藤合并泼尼松(强的松)、双嘧达莫(潘生丁)、活肾丸治疗92例,缓解23例,改善47例,无效16例,恶化6例,以系膜质增殖型和局灶增殖型较好,弥漫增殖型较差[9～32]。

3. 治疗顽固性疼痛　取雷公藤根,去粗皮及内皮,用木质部入药,每次15～21 g,个别30 g,煎熬1 h,取药液300 ml。每日分2次口服,10 d为1个疗程,服药期间停用其他镇痛剂。共治疗40例,其中31例为晚期癌症,结果显效26例,有效10例,无效4例。镇痛总有效率为90%。其中Ⅰ级疼痛30例,显效22例,有效6例,无效2例;Ⅱ级6例,显效2例,有效3例,无效1例;Ⅲ级4例,显效2例,有效1例,无效1例。据观察雷公藤具有不成瘾,不耐药的特点,镇痛效果多在30 min至1 h内出现,作用缓慢而持久,其痛阈提高率与颅痛定无明显差异[33]。

4. 治疗白塞综合征　共观察47例,其中用雷公藤生药煎剂治疗者26例。用其去皮根的木质部10 g,加水400 ml,文火煎2 h,浓缩至50 ml,过滤,重复1次,所得两液混合约100 ml,为一日量,分3次口服,疗程3个月。另21例服用雷公藤提取物总苷,以每日1 mg/kg计算,疗程及服法同煎剂,两种剂型不混合使用,1个疗程后观察3个月。结果,47例中显效37例,有效10例,两种剂型疗效基本相同,但煎剂副作用大[34]。

5. 治疗红斑狼疮　用药剂型有糖浆、冲剂、片剂、酒提剂、煎剂及其有效成分,包括生物碱、多苷片等,每日用量相当于原生药30～60 g。疗程1个月至1年不等。已观察1 080例,其中包括慢性盘状红斑狼疮(DLE)182例,亚急性皮肤型红斑狼疮(SCLE)32例,深部红斑狼疮(PLE)12例,系统性红斑狼疮(SLE)818例,及其重叠型红斑狼疮(OLE)36例。一般1星期左右见效,有效率(包括显效率)在76%～92%之间,以糖浆剂效果最好[35,36]。

6. 治疗皮肤病变　雷公藤治疗皮肤病变,适应范围十分广泛。对银屑病、副银屑病、玫瑰糠疹、神经性皮炎、皮肤血管炎、红皮病、带状疱疹、脓疱病、斑秃等病症均有较好的疗效。如银屑病,用雷公藤浸膏片(每片含生药1.8 g)口服,每次3片,每日3次,部分病例配用牛皮癣软膏。连续用药3星期至1个月。观察100例,基本痊愈20例,显效15例,好转26例,无效39例,有效率为61%[37]。副银屑病,用雷公藤糖浆每次10～20 ml,或雷公藤片,每次3～5片,每日3次(相当于生药30～60 g/d),3个月为1个疗程,观察22例,基本治愈10例,有效11例,无效1例。5例有胃不适,食欲下降;3例月经紊乱;1例口角糜烂[38]。玫瑰糠疹,用雷公藤糖浆口服,每次10～20 ml,每日3次(相当于生药30～60 g),2星期为1个疗程。观察35例,痊愈30例,有效4例,无效1例,总有效率为97.2%[39]。治疗播散性神经性皮炎,用加工过的雷公藤根,每日25 g,1剂两煎,每煎30 min,分2次口服,7 d为1个疗程,观察37例,痊愈3例,显效23例,有效6例,无效5例,总有效率86.5%[40]。治疗皮肤血管炎,用雷公藤糖浆(每1 ml含生药1 g),每日30 ml,分3次口服,儿童酌减。观察37例,基本治愈17例,显效7例,好转5例,无效8例,总有效率为78.4%[41]。治疗红皮病,以木质部提取物制成雷公藤Ⅰ、Ⅱ液、片剂口服,观察40例,22例用雷公藤Ⅰ液,用量为20 ml,每日2次;

或2片，每日4次。18例采用雷公藤Ⅱ液，按每日1.0～1.2 mg/kg体重计算，10 d为1个疗程，无副作用者继续第二个疗程。结果痊愈31例(77.5%)，显效8例，无效1例[42]。治疗多型红斑，用雷公藤片，每次2～3片，每日3次(每日服药总量相当于原生药30 g)。观察81例，痊愈13例，好转65例，有效3例，总有效率为96.3%[43]。治疗带状疱疹，用雷公藤总苷，按每日1～1.2 g/kg，分3次口服，每5 d复诊1次。观察70例，结果治疗后疼痛一般在1～17 d内消失，平均7 d。65%以上病例均在1星期内止痛；皮疹消退为1～11 d，平均5.3 d，其疗效优于泼尼松[44]。

7. 治疗麻风反应　用雷公藤去皮的根心木质部分制成小细条或薄片生药，每日用10～20 g、20～40 g、40～60 g三种剂量分别治疗轻、中、重度三种不同的麻风反应，均水煎20～60 min，每剂煎2次，分2～3次口服，或用雷公藤提取物制成不同浓度的糖浆口服，并与西药反应停对比观察。结果中药雷公藤制剂治疗Ⅱ型麻风反应284例次，有效者281例次，有效率98.95%；对照组反应停治疗Ⅱ型麻风反应113例次，有效者109例，有效率96.4%。雷公藤治疗Ⅰ型麻风反应34例次，有效者32例次，有效率94.1%；反应停对Ⅰ型麻风反应无效。临床和化验室检查均表明，两者疗效相似，而雷公藤具有药源丰富、价格便宜、使用方便等优点，为反应停所不及[45]。

5311 零余子 líng yú zǐ (《本草拾遗》)

【异名】　薯蓣果(《江西草药》)。

【基原】　为薯蓣科薯蓣属植物山药 *Dioscorea opposita* Thunb的珠芽。

【原植物】　参见“山药”条。

【采收加工】　秋季采收，切片晒干或鲜用。

【药性】　甘，平。归肾经。

1.《本草拾遗》：“味甘，温，无毒。”

2.《得配本草》：“甘，平。入足少阴经。”

【功用主治】　补虚，益肾，强腰。主治虚劳。

1.《本草拾遗》：“补虚，强腰脚，益肾，食之不饥。”

2.《得配本草》：“强腰脊，益肾水。”

3.《食物考》：“利湿。”

【用法用量】　内服：煎汤，15～30 g。

【选方】　治病后耳聋　薯蓣果30 g，猪耳朵1只。炖汤，捏住鼻孔，徐徐吞服。(《江西草药》)

5312 雾水葛 wù shuǐ gě (《生草药性备要》)

【异名】　地消散、脓见消(《生草药性备要》)，啜脓膏(《岭南采药录》)，田薯(《闽南民间草药》)，水麻秧(《文山中草药》)，拔脓膏、山参(《广西药用植物名录》)，糯米草(《广西本草选编》)，山三茄(《浙江药用植物志》)。

【基原】　为荨麻科雾水葛属植物雾水葛的带根全草。

【原植物】　雾水葛 *Pouzolzia zeylanica* (L.) Benn.［*Parietaria zeylanica L.*］

多年生草本，长30～90 cm。不分枝或下部有1～3对分枝，茎细弱常呈匍匐状，无毛或疏被粗毛。叶对生，或茎顶部的叶互生；叶柄长0.3～1.6 cm；托叶卵状披针形，脱落；叶片膜质，卵形至宽卵形，长1.5～4 cm，宽0.5～2.5 cm，先端短尖，基部圆形或钝，全缘，两面疏被贴伏的粗毛，通常下面较密，上面钟乳体点状，稠密，基出脉3条。花小，组成腋生的团伞花序，雌雄花混生；雄花淡绿色或带紫色，花被片卵圆形，先端急尖或呈短芒状，疏被短柔毛，雄蕊4，突出；雌花花被壶状，上部2齿裂，被柔毛。瘦果卵形，先端尖，黑色，有光泽。花期4～9月，果期5～10月。

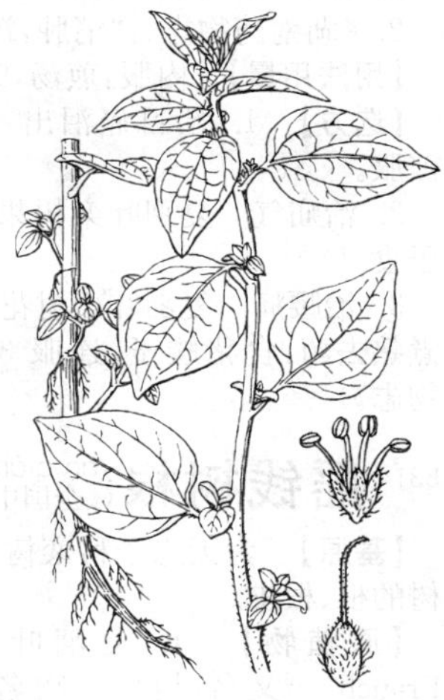

雾水葛

生于潮湿的山地、沟边和路旁或低山灌木丛中或疏林中。分布于浙江、安徽、福建、湖北、湖南、广东、广西、海南、四川、云南、甘肃、台湾等地。

【采收加工】　全年均可采收，鲜用或晒干。

【药性】　甘，淡，寒。

1.《生草药性备要》：“味甜，性寒。”

2.《广东中药》：“性凉，味淡。”

3.《广西本草选编》：“味淡、微苦，性凉。”

【功用主治】　清热解毒，排脓，通淋。主治疮疡痈疽，乳痈，风火牙痛，痢疾，泄泻，淋证，白浊。

1.《生草药性备要》：“散痈疽(原作疳)大毒疮，消毒。治乳痈乳岩，用根捶片糖敷之，又能凉血。”“止牙痛，捶汁和水含之。”

2.《岭南采药录》：“取茎叶捣烂，敷痈疽及火疮，消肿散毒排脓。”“又能治白浊，湿热痢，取其根煎服。牙痛，煎水含之。”

3.《广东中药》：“解毒，去湿，敷疮有吸脓之功。治风火牙痛，眼热，吐血。”

4.《浙江药用植物志》：“清热利湿，排脓解毒。主治尿路感染，痢疾，肠炎。”

【用法用量】　内服：煎汤，15～30 g，鲜品加倍。外用：捣敷；或捣汁含漱。

【宜忌】　疮疡无脓者勿用之，以免增痛。

【选方】　1. 治外伤骨折(复位后，小夹板固定)，痈疮　雾水葛鲜叶适量捣敷患处，或用干粉调酒包敷患处。(《文山中草药》)

2. 治硬皮病　雾水葛叶、葫芦茶叶，和食盐捣烂外敷；并用雾水葛茎和葫芦茶煎水洗擦。(《全国中草药新医疗法展览会资料选编》)

5313 摇钱树 yáo qián shù (《全国中草药汇编》)

【异名】　山膀胱(《天目山药用植物志》)，灯笼花(《贵州草药》)，一串钱(《贵州中草药名录》)。

【基原】　为无患子科栾树属植物复羽叶栾树 *Koelreuteria bipinnata* Franch. 或全缘叶栾树 *K. bipinnata* Franch. var. *integrifoliola* (Merr.) T. Chen的花和果实。

【原植物】　参见“摇钱树根”条。

【采收加工】　7～9月采花，晾干；9～10月采果，晒干。

【药性】　苦，寒。

1.《湖南药物志》：“苦，寒。无毒。”

2.《全国中草药汇编》：“微苦，平。”

【功用主治】　清肝明目，行气止痛。主治肝热目痛，疝气，腰痛。

1.《四川常用中草药》："明目，清肝，散风热，止咳嗽。"

2.《湖南药物志》："消肿，泻肝清热，散气。"

【用法用量】 内服：煎汤，9～15 g。

【选方】 1. 治目痛泪出　复羽叶栾树花 1～2 枚。水煎服。

2. 治疝气　复羽叶栾树果 2～4 枚，荔核 15 g。煮猪腰子食。

3. 治腰痛　复羽叶栾树花 9 g，芭蕉果 9 g，猪腰子 2 枚。煮熟去药，食猪腰子，连服 3 剂。(1～3 方出自《湖南药物志》)

5314 摇钱树根 yáo qián shù gēn (《全国中草药汇编》)

【基原】 为无患子科栾树属植物复羽叶栾树、全缘叶栾树的根、根皮。

【原植物】 1. 复羽叶栾树 *Koelreuteria bipinnata* Franch.　又名：树(《植物名实图考》)，马鞍树(《贵州草药》)，响炮树、腰径树(《湖南药物志》)，泡花树(《中国树木分类学》)。

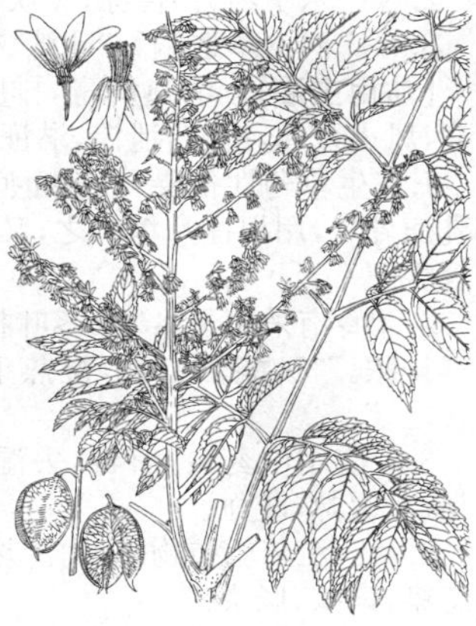

复羽叶栾树

乔木，高可达 20 m 以上。叶平展，二回羽状复叶，长 45～70 cm；叶轴和叶柄向轴面常有一纵行皱曲的短柔毛；小叶 9～17 片，互生，很少对生；小叶柄长约 3 mm 或近无柄；小叶片斜卵形，长 3.5～7 cm，宽 2～3.5 cm，先端短尖至短渐尖，基部阔楔形或圆形，略偏斜，边缘有内弯的小锯齿，两面无毛或上面中脉上被微柔毛，下面密被短柔毛，有时杂以皱曲的毛；纸质或近革质。圆锥花序大型，长 35～70 cm，分枝广展，与花梗同被短柔毛；萼 5 裂，裂片阔卵状三角形或长圆形，被硬缘毛及流苏状腺体；花瓣 4，长圆状披针形，先端钝或短尖，瓣爪长 1.5～3 mm，被长柔毛，鳞片深 2 裂；雄蕊 8，花丝被白色、开展的长柔毛，花药有短疏毛；子房三棱状长圆形，被柔毛。蒴果椭圆形或近球形，具 3 棱，淡紫红色，老熟时褐色，长 4～7 cm，宽 3.5～5 cm；果瓣外面具网状脉纹。种子近球形。花期 7～9 月，果期 8～10 月。

生于海拔 400～2 500 m 的山地疏林中。分布于湖北、湖南、广东、广西、四川、贵州、云南等地。

2. 全缘叶栾树 *K. bipinnata* Franch. var. *integrifoliola* (Merr.) T. Chen [*K. integrifoliola* Merr.]　又名：黄山栾树(《中国高等植物图鉴》)，灯笼木(《浙江药用植物志》)，图扎拉、巴拉子(《中国植物志》)。

本变种与复羽叶栾树的区别点是小叶通常全缘，有时一侧近顶部边缘有锯齿。

生于海拔 100～300 m 的丘陵地、村旁或海拔 600～900 m 的山地疏林中。分布于江苏、浙江、安徽、江西、湖北、湖南、广东、广西、贵州等地。

本植物的花和果实(摇钱树)亦供药用，另设专条。

【采收加工】 全年均可采挖，剥皮或切片，晒干。

【功用主治】 清热，止咳，祛瘀，杀虫。主治风热咳嗽，风湿热痹，跌打肿痛，蛔虫病。

1.《贵州草药》："疏风清热，止咳，杀虫。"

2.《四川常用中草药》："治跌打损伤，青肿疼痛。"

3.《浙江药用植物志》："主治风热咳嗽，风热痹痛，蛔虫病。"

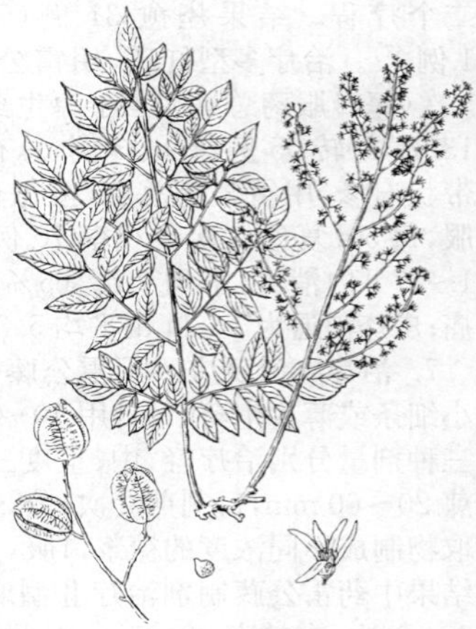

全缘叶栾树

【用法用量】 内服：煎汤，6～15 g。

【选方】 1. 治风湿痹痛　全缘叶栾树根 9～15 g。水煎冲黄酒服。(《浙江药用植物志》)

2. 治跌打损伤，瘀血阻滞肿痛　摇钱树根 30 g，水煎服；或加大血藤 12 g、川芎 12 g 浸酒服。(《四川中药志》1979 年版)

5315 睡莲 shuì lián (《纲目拾遗》)

【异名】 瑞莲(《岭南杂记》)，子午莲(《纲目拾遗》)，茈碧花(《植物名实图考》)。

【基原】 为睡莲科睡莲属植物睡莲的花。

【原植物】 睡莲 *Nymphaea tetragona* Georgi　又名：瞑菜(《纲目拾遗》)。

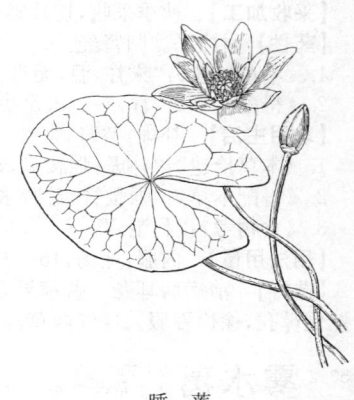

睡　莲

多年生水生草本。根茎粗短，具线状黑毛。叶丛生，浮于水面；纸质，心状卵形或卵状椭圆形，长 5～12 cm，宽 3.5～9 cm，先端圆钝，基部深弯呈耳状裂片，急尖或钝圆，稍展开或几重合，全缘，上面绿色，光亮，下面带红色或暗紫色，具小点；叶柄细长，约 60 cm。花梗细长，花浮出水面，直径 3～5 cm；花萼基部四棱形，萼片 4，革质，宽披针形，长 2～3.5 cm，宿存；花瓣 8～17，白色宽披针形或倒卵形，长 2～2.5 cm，排成多层；雄蕊多数，短于花瓣，花药条形，黄色；柱头具 5～8 条辐射线，广卵形，呈匙状。浆果球形，包藏于宿存花萼中，松软。种子椭圆形，长 2～3 mm，黑色。花期 6～8 月，果期 8～10 月。

生于池沼湖泊中。全国广布。

【采收加工】 6～8 月采收，晒干。

【药材】 睡莲 *Flos NymphaeaeTetragonae* 产于全国大部地区。

性状　花较大，直径 4～5 cm，白色。萼片 4 片，基部呈四方形；花瓣 8～17；雄蕊多数，花药黄色；花柱 4～8 裂，柱头广卵形，呈茶匙状，作放射状排列。

【药性】 甘、苦，平。

【功用主治】 消暑，解酒，定惊。主治中暑，醉酒，小儿惊风。

1.《岭南杂记》："消暑解醒。"

2.《纲目拾遗》："治小儿急、慢惊风，食之令人思睡。"

3.《长白山植物药志》："消暑，解醒，祛风。治中暑，酒醉烦渴，小儿惊风。"

【用法用量】 内服：煎汤，6～9 g。

【选方】 治小儿急慢惊风　用睡莲花七朵或十四朵，煎汤服。(《纲目拾遗》)

5316 睡菜 shuì cài (《纲目》)

【异名】 绰菜、瞑菜(《南方草木状》)，醉草(《纲目》)，锡打(《高原中草药治疗手册》)，水胡豆(《全国中草药汇编》)。

【基原】 为龙胆科睡菜属植物睡菜的全草或叶。

【原植物】 睡菜 *Menyanthes trifoliate* L.

多年生沼生植物。具长的匍匐根状茎，节上有膜质鳞片。叶为基生叶，托出水面；三出复叶，叶柄长 12～30 cm；叶片椭圆形，长 2.5～8 cm，宽 1.2～4 cm，先端钝圆，基部楔形，全缘或边缘微波状，中脉明显。花葶由根茎中抽出，高 30～35 cm，总状花序；基部有一卵形的苞片；花萼筒甚短，长 4～5 mm，5 深裂至基部，裂片卵形；花白色，花冠漏斗状，长 1.4～1.8 cm，5 裂，裂片椭圆状披针形，上部内面具白色长流苏状毛；雄蕊 5，着生于花冠筒中部；子房椭圆形，无柄，花柱线形，柱头 2 裂。蒴果球形，长 6～7 mm。种子膨胀，圆球形。花、果期 5～7 月。

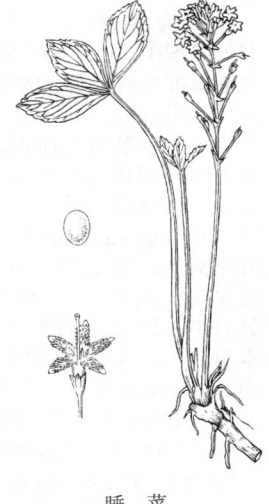

睡　菜

生于海拔 450～3 600 m 的沼泽中呈群落生长。分布于东北、西南及河北、浙江等地。

本植物的根(睡菜根)亦供药用，另设专条。

【采收加工】 5～10 月采收全草或叶，晒干或鲜用。

【成分】 全草含黄酮类：三叶豆苷(trifolioside)，芸香苷(rutin)，金丝桃苷(hyperoside)[1,2]，睡菜苦苷(foliamenthin)，马钱子苷(loganin)[3]，睡菜根苷甲(menthiafolin)，二氢睡菜苦苷(dihydrofoliamenthin)[4]，断马钱子苷(secologanin)[5]，当药苷(sweroside)，东莨菪素(scopoletin)[6]；有机酸：咖啡酸(caffeic acid)及阿魏酸(ferulic acid)[7]。地上部分含甾醇：α-菠菜甾醇(α-spinasterol)，7-豆甾烯醇(stigmast-7-enol)[8]，蒿属香豆素(scoparone)，6-甲氧基邪蒿素(braylin)及黑麦草内酯(loliolide)[9]。叶含生物碱：秦艽碱甲(gentianine)，西藏龙胆碱(gentiatibetine)，秦艽碱乙(gentianidine)[10]；还含三萜类：白桦脂酸(betulinic acid)，白桦脂醇(betulin)；其他成分：番木鳖苷(loganin)，睡菜根苷乙(foliamenthin)，番木鳖苷元(loganetin)[11]，抗坏血酸和鞣质(tannin)[12]。

【药性】 甘、微苦，寒。

1.《纲目》："味甘、微苦，性寒，无毒。"

2.《北方常用中草药手册》："性温。"

3.《全国中草药汇编》："味甘、苦，性凉。"

【功用主治】 清热利湿，安神。主治胃脘痛，急性胃炎，湿热黄疸，胁痛，水肿，精神不安，心悸，失眠。

1.《纲目》："主治心膈邪热不得眠。"

2.《食物考》："清热定神。"

3.《北方常用中草药手册》："健脾消食，养心安神。主治胃炎，胃痛，消化不良，心悸失眠，精神不安。"

4.《全国中草药汇编》："清热利尿，健胃，安神。主治胆囊炎，黄疸，高血压。"

5.《浙江药用植物志》："健脾利湿。主治小便赤涩热痛，水湿浮肿。"

【用法用量】 内服：煎汤，10～15 g；或捣汁。

【选方】 治水湿浮肿　睡菜全草 60 g。水煎，冲黄酒服。(《浙江药用植物志》)

5317 睡菜根 shuì cài gēn (《吉林中草药》)

【异名】 过江龙(《贵阳民间药草》)。

【基原】 为龙胆科睡菜属植物睡菜 *Menyanthes trifoliate* L. 的根。

【原植物】 参见"睡菜"条。

【采收加工】 全年均可采，晒干或鲜用。

【成分】 根茎含白桦脂酸(betulinic acid)，睡菜根苷甲(menthiafolin)，睡菜苦苷(foliamenthin)，二氢睡菜苦苷(dihydrofoliamenthin)[1]，睡菜皂苷(menyanthoside)[2]。

【药性】《贵阳民间药草》："味甘、微苦，性平，无毒。"

【功用主治】 润肺止咳，利尿消肿。主治咳嗽，水肿，风湿痹痛。

1.《贵阳民间药草》："润肺，止咳，消肿。治咳嗽，湿肿，风湿痛。"

2.《吉林中草药》："退热利尿，降血压。治小便赤涩，高血压。"

【用法用量】 内服：煎汤，10～15 g，鲜者 30 g；或捣汁。

【选方】 1. 消湿肿，治风湿痛　过江龙、通花根各 15 g。水煎服。(《贵阳民间药草》)

2. 治心悸失眠，高血压　鲜(睡菜)根 30～60 g。水煎服或捣汁服。(《浙江药用植物志》)

5318 照山白 zhào shān bái (《山东中草药手册》)

【异名】 万经棵(《山东中草药手册》)，铁石茶(《全国中草药汇编》)。

【基原】 为杜鹃花科杜鹃花属植物小花杜鹃的枝叶。

【原植物】 小花杜鹃 *Rhododendron micranthum* Turcz. [*R. rosthornii* Diels; *R. pritzelianum* Diels]　又名：照白杜鹃(《东北木本植物志》)，白镜子(《中国高等植物图鉴》)，白花杜鹃〔《中草药》1980，11(1)：8〕。

半常绿灌木，高 1～2 m。小枝细瘦，黄褐色，疏生鳞片及柔毛，老枝灰色，纵裂。单叶互生；叶柄长 3～7 mm；叶片革质，椭圆状披针形或狭卵形，长 3～6 cm，宽 8～15 mm，先端钝或稍尖，基部渐狭呈楔形，边缘略反卷，有疏浅齿或不明显的细齿，表面绿色，光滑，背面淡绿色，密生褐色鳞片。花密集成总状花序顶生；花小，乳白色；花萼 5 深裂，裂片狭三角形至披针形，有睫毛；花冠钟形，5 裂，裂片卵形，外侧有鳞片；雄蕊10枚，伸出花冠外；雌蕊1，子房5室，有鳞片，花柱短于雄蕊。蒴果圆柱形，褐色，成熟时5裂，花柱宿存。花期5～7月，果期7～9月。

生于干燥的山坡、山谷林下或灌木丛中。分布于华北、东北及山东、湖北、四川、陕西、甘肃等地。

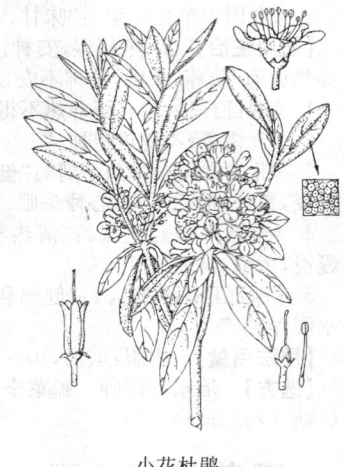

小花杜鹃

【采收加工】 7～9月采收，鲜用或晒干。

【药材】 照山白 *Ramulus et Folium Rhododendri Micranthi*

产于辽宁、内蒙古、河北、山西等地。

性状 叶片多反卷，有的破碎，完整者展平后呈长椭圆形或倒披针形，长2～5 cm，宽0.5～1.5 cm，先端钝尖，基部楔形，全缘，上面灰绿色或棕褐色，有灰白色毛茸，下面淡黄绿色，有密集的棕红色小点。主脉于下面突起，侧脉4～7对。叶柄长约3 mm。近革质，易碎。枝圆柱形，顶端有圆锥花序，有多数小花，花冠钟形，白色，外被淡棕色卵状苞片。气芳香，味苦。

鉴别 (1) 叶表面观：上表皮细胞多边形，腺毛少见；有两种单细胞非腺毛：一种细长，长100～300 μm，直径约8 μm，壁厚；一种粗短，长约30 μm，直径约15 μm，基部膨大。下表皮有多数不定式气孔；密生大型腺鳞，呈菊花形，直径120～240 μm，腺头由3～4层细胞组成，外周的2层细胞含有红色内含物；腺柄由2～4细胞组成。薄壁组织和海绵组织中散有草酸钙簇晶，直径16～20 μm。

(2) 薄层色谱：取叶粗粉5 g，加1 g碳酸钙，加乙醇50 ml，水浴回流2 h，残渣加乙醇50 ml，回流1 h，合并滤液，取半量，减压浓缩至干，残渣用热水洗，浓缩至5 ml，用乙酸乙酯提取，经无水硫酸钠脱水，滤过，减压浓缩至干，残渣溶于甲醇0.5 ml中，作供试品液，另取金丝桃苷、槲皮素作对照品，分别点样于同一聚酰胺薄膜上，以氯仿-甲醇-丁酮-乙酰丙酮（16∶10∶5∶1）展开8 cm，置紫外灯(254 nm)下检视。供试品色谱在与对照品色谱相应的位置上，显相同颜色的斑点。

取保留的半量乙醇提取液，减压浓缩到5 ml，加等量蒸馏水，再加入足量的乙酸铅饱和水溶液，滤过，滤液用硫酸钠饱和水溶液脱铅后，滤过，滤液浓缩至5 ml，用氯仿热提30 min，用无水硫酸钠脱水，蒸干，残渣溶于甲醇0.25 ml中，作供试品液，另以梫木毒素-1、莨菪亭作对照品，分别点样于同一硅胶G薄板上，以己烷-甲醇-乙酸乙酯(5∶1∶4)展开20 cm，用10%三氯化锑氯仿液显色，置紫外灯(254 nm)下检视。供试品色谱在与对照品色谱的相应位置上，显相同颜色的斑点。

【成分】 叶中含挥发油含量为0.27%(鲜叶)[1,2]。酚酸类成分有：对羟基苯甲酸（*p*-hydroxybenzoic acid），原儿茶酸（protocatechuic acid），香草酸（vanillic acid）和丁香酸（syringic acid）[2]。黄酮类：槲皮素（quercetin），棉花皮素（gossypetin），山柰酚（kaempferol）[1,2]，金丝桃苷（hyperoside）和紫云英苷（astragalin）[3]。另外，枝叶含黄芪苷（astragaloside）[4]。

【药理】 1. 对心血管系统的影响 照山白主要毒性成分梫木毒素有明显的降低血压和减慢心率的作用，心率减慢较降压先出现，但持续时间较短，与剂量有密切关系[1]。对麻醉犬静脉注射3.5 μg/kg可使心率平均减慢38.98%，20 μg/kg则可减慢69.86%。一般剂量时心率虽变慢，但仍呈窦性心律；如增大剂量则出现T波改变和心律紊乱，如各种类型的期前收缩和结性节律等。轻者可自行恢复，重者则转呈室性纤颤。梫木毒素有降低血压作用，在一定剂量范围内(3.5～20 μg/kg)此作用强度与剂量之关系不大，但大剂量可使降压持续时间显著延长。它能显著抑制颈动脉加压反射，对心肌收缩力的抑制作用似与降压无大关系；降压与交感神经系统无关，而与毒蕈碱-胆碱反应系统有关；普鲁卡因对梫木毒素的降压及心率变慢均有抑制作用，推测降压原理为抑制血管运动中枢或直接对外周血管的影响[2]。

2. 祛痰、镇咳作用 小鼠灌服照山白的挥发油0.2 ml/只或煎剂1.6 g(生药)/只，有明显祛痰作用(酚红法)。小鼠灌服挥发油有明显的镇咳作用(氨水喷雾引咳法)，煎剂作用不明显[3]。

毒性 小鼠灌服照山白煎剂的LD_{50}为85.5 g/kg。梫木毒素是照山白中的主要毒性成分，含量较高，毒性很大，小鼠腹腔注射的LD_{50}为0.89 mg/kg[4]。给犬静脉注射0.05 mg/kg，动物立即倒地，呼吸明显抑制，心跳微弱，血压剧降，舌色苍白，口吐黏液，神情迟钝，3 h后逐渐恢复。给大鼠静脉注射0.1 mg/kg后，立即出现心跳减慢，心电图见心律失常，以上动物中毒表现，与照山白临床中毒症状基本相似。去掉梫木毒素的照山白制剂(即总黄酮-酚性化合物部分)，动物实验表明，口服总黄酮的急性毒性仅为煎剂的1/17；临床应用于1 168例，证明该制剂去毒理想、应用安全，而对慢性气管炎的疗效基本不变[5]。

【药性】 苦、辛，温，有毒。

1.《山东中草药手册》："酸、辛，温、平。"
2.《山西中草药》："有小毒。"
3.《全国中草药汇编》："有大毒。"

【功用主治】 止咳化痰，通络调经。主治咳喘痰多，风湿痹痛，腰痛，月经不调，痛经，产后周身疼痛，疮肿，骨折。

1.《山东中草药手册》："祛风，通络，止血。治产后周身疼痛。"
2.《山西中草药》："主治月经不调，痛经。"
3. 南药《中草药学》："主治产后关节痛，经闭。"
4.《全国中草药汇编》："主治慢性气管炎，风湿痹痛，腰痛。"

【用法用量】 内服：煎汤，3～4.5 g。外用：捣敷。

【宜忌】 本品有毒，内服不宜过量；孕妇禁服。

【选方】 治老年慢性气管炎 鲜照山白叶500 g，甘草30 g。加水1 500 ml，放锅内煎煮，待沸后煮1 h，过滤，再加水煎煮，合并两次滤液，浓缩至500 ml。每日2次，每次10 ml，饭后服，连服30 d.(《全国中草药汇编》)

【临床报道】 1. 治疗慢性气管炎 ①用白花杜鹃叶水煎剂配成糖浆(每1 ml含生药1 g)，每次10 ml，每日2次，治疗225例；另用白花杜鹃浸膏片，每日量合生药20 g，分

2次服，治疗 97 例。两组均服药 25 d。结果有效率达 93.5%，显效以上 70.3%。疗程长，疗效随之提高。治疗后咳嗽、吐痰量、喘息改善，属显效以上者分别占 65.3%、68.9%及 63.6%；干湿啰音显效以上分别为 73.3%及 80.4%。108 例中肺纹理恢复占 51.5%，对肺气肿效果不显著。副作用：主要为血压降低、心率减慢，15%的患者有烧心、口干等，不需停药，3～5 d 后即消失，少数头晕，手足麻，无力，易出汗。1 例肺心病患者服治疗量 1 次即出现明显中毒反应，另 2 例为服药过量(1 次服用糖浆液 15～20 ml，含生药 15～20 g)，均在服后 0.5 h 左右出现中毒症状，1 h 达高峰，表现为频繁打喷嚏、颈疼、腿软、出冷汗、黄视、眼花、脉迟缓无力或心律失常、血压下降，严重者急剧下降至休克状态。用各种升压药均可获得佳效[1]。②第一组每次用照山白叶挥发油 200 mg，黄酮 100 mg，每日 3 次。10 d 为 1 个疗程，连续 2 个疗程，治疗 241 例；第二组每次用挥发油、黄酮各 100 mg，每日 3 次，疗程同上，治疗 42 例；第三组每日用黄酮 300 mg，野罂粟(全干草)20 g，分 3 次服，疗程同上，治疗 48 例。2 个疗程后第一组有效率 91.7%，显效率 49.4%；第二组有效率 90.2%，显效率 46.3%；第三组有效率 97.8%，显效率 65.9%，效果较前两组为好。副作用：个别患者有轻微腹部发凉感，对血压及心率无明显影响[2]。③用照山白总黄酮片剂治疗 1 168 例迁延期患者，成人每次服 200 mg，每日 3 次，10 d 为 1 个疗程，共 3 个疗程。结果临床控制率 51.5%，显效以上 75.9%，总有效率 95.8%。对其中 796 例患者的观察表明，本品对咳嗽、咳痰、喘息、哮鸣音均有效，服药至第九日有效率分别为 86%、85%、67%及 57.3%。另对 119 例进行了治疗前后痰量对比，3 个疗程后痰量减少了 71%，且痰液变稀，易于咳出。副作用较少，少数患者有口干、烧心感，但可自行消失。心电图、肝功能及血、尿常规检查均未发现异常。1 年后随访 124 例，原来临床控制的 72 例中 57 例达到临床治愈，15 例复发。另有 34 例疗效稳定，18 例疗效不稳定[3]。④用照山白总黄酮片治疗 892 例，其中 794 人每日 600 mg，98 人每日 900 mg，分 3 次服。疗程同上。结果：临床控制率 50.0%，显效 23.5%，好转 21.6%，无效 4.9%。两种剂量疗效无明显差异。观察表明，照山白总黄酮有良好的止咳、祛痰、平喘、消炎作用，尤以止咳、祛痰效果为显著。少数患者出现口干、烧心，未见血压下降、心跳减慢等毒性反应，对心电图、肝肾功能及周围血象无明显影响[4]。

2. 治疗产后关节痛　万经棵糖浆每次 5 ml(每毫升含生药 1 g)，每日 2 次，早晚开水冲服，片剂每次 2 片(每片相当原生药 2.5 g)，每日 2 次。多数服药 50～100 d。共治 108 例，痊愈 41 例，基本痊愈 18 例，显效 25 例，有效 22 例，无效 2 例。对新发或慢性患者均有效。一般服药 15 d 左右可见效。服药期间忌食生冷。孕妇忌服。超量服用可引起中毒，症状为头晕、心慌、恶心等，用绿豆汤 1 碗可解[5]。

3. 治疗高血压病　用 20%照山白酊，开始每次服 5 ml，以后渐增，至多每次不超过 15 ml，每日 3 次，饭后服。2 星期为 1 个疗程，可连用 1～4 个疗程。治疗 200 例，总有效率 74%。少数患者有恶心、食欲减退，未发现对心、肝、肾等器官的明显毒性反应[6]。

5319 路边姜 lù biān jiāng (《四川中药志》)

【异名】 白草果(《植物名实图考》)，山羌活(《分类草药性》)，姜花根、连姜巴、廉姜(《四川中药志》)。

【基原】 为姜科姜花属植物姜花的根茎。

【原植物】 姜花 *Hedychium coronarium* Koen.

多年生草本，高 1～2 m。叶无柄；叶舌长 2～3 cm，膜质；叶片长圆状披针形或披针形，长 20～40 cm，宽 4.5～8 cm，上面光滑，下面被短柔毛。穗状花序顶生，长 10～20 cm，宽 4～8 cm；苞片卵圆形，呈覆瓦状排列，每一苞片内有花 2～3 朵；花萼管长约 4 cm，先端一侧开裂；花冠白色，花冠管纤细，长约 8 cm，裂片披针形，后方一枚呈兜状，先端具尖头；侧生退化雄蕊白色，长圆状披针形；唇瓣倒心形，长和宽约 6 cm，先端 2 裂；花丝长约 3 cm；子房被绢毛。花期 8～12 月。

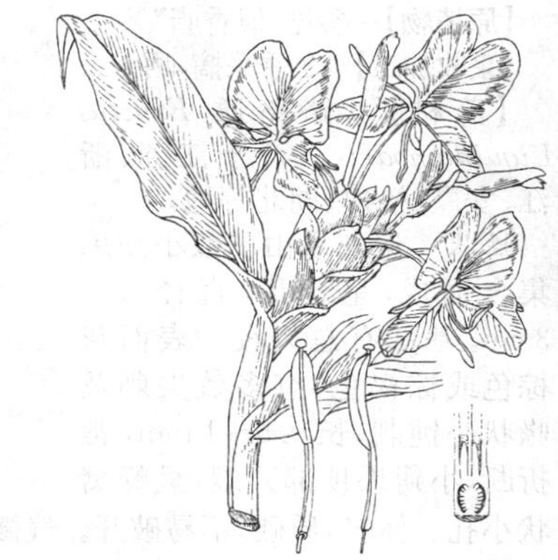

姜　花

生于林下阴湿处。庭园常有栽培。分布于湖南、广东、广西、四川、云南、台湾等地。

本植物的果实(姜花果实)亦供药用，另设专条。

【栽培】 *生物学特性*　喜温暖湿润气候。以土层深厚、疏松、肥沃，排水良好，半阴半阳的地块栽培较佳。

繁殖方法　根茎繁殖。3～4 月，将根茎掘起，分成数蔸，每蔸有 1～2 个芽，按行株距 30 cm×30 cm 开穴，每穴种 1 蔸，盖土压紧，浇水。

田间管理　每年中耕除草 3 次，结合中耕追肥 3 次，肥料以人畜粪水为主。雨季注意排水。

【采收加工】 9～11 月采挖，切片干燥。

【成分】 根茎含挥发油：桉叶素(cineole)[1~3]，β-蒎烯(β-pinene)，月桂烯(myrcene)，柠檬烯(limonene)，对聚伞花烯(*p*-cymene)，樟脑(camphor)，龙脑(borneol)，水杨酸甲酯(methyl salicylate)，丁香油酚(eugenol)，邻氨基苯甲酸甲酯(methyl anthranilate)，姜花素(coronarin) A、B、C[4]、D[4,5]、E[5,6]、F[6]，(E)-半日花-8(17)，12-二烯-15，16-二醛〔(E)-labda-8(17)，12-diene-15，16-dial〕[4]，异姜花素 D(isocoronarin D)即右旋-14β-羟基半日花 8(17)，12-二烯-15，16-内酯〔(+)-14β-hydroxylabda-8(17)，12-diene-15，16-lactone〕，姜花素 D 乙基醚(coronarin D ethylether)[5]。又含薯蓣皂苷元(diosagenin)[7]。

【药性】 《四川中药志》1982 年版："味辛，性温。"

【功用主治】 《四川中药志》1982 年版："发汗解表，散寒止痛。用于感冒风寒，鼻塞头痛，风寒湿痹，筋骨疼痛，跌仆损伤，脘腹冷痛。"

【用法用量】 内服：煎汤，9～15 g。

【选方】 治感冒风寒，鼻塞头痛　姜花根 15 g，紫苏 9 g，水蜈蚣 9 g。水煎服。(《四川中药志》1982 年版)

5320 路路通 lù lù tōng (《纲目拾遗》)

【异名】 枫实(《南方草木状》)，枫果、槔子(《纲目拾遗》)，枫木上球(《德胜堂方》)，枫香果(《槐西杂志》)，枫菉子(《说文解字约注》),狼眼(《中药材手册》),枫树球(《药材学》),枫球(《湖南药物志》)。

【基原】 为金缕梅科枫香属植物枫香树 *Liquidambar formosana* Hance 的果序。

【原植物】 参见"枫香脂"条。

【采收加工】 冬季采摘,晒干。

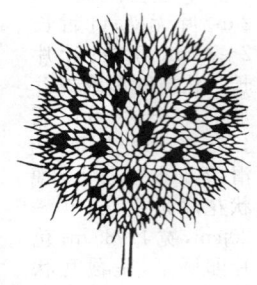

路路通(果序)外形

【药材】 路路通 *Fructus Liquidambaris* 产于江苏、浙江、安徽、福建、湖北等地。

性状 聚花果由多数小蒴果集合而成,呈球形,直径 2～3 cm。基部有总果梗。表面灰棕色或棕褐色,有多数尖刺及喙状小钝刺,长 0.5～1 mm,常折断,小蒴果顶部开裂,呈蜂窝状小孔。体轻,质硬,不易破开。气微,味淡。

鉴别 (1) 粉末特征:棕褐色。纤维(果序轴)多断碎,长短不一,直径 13～45 μm,末端稍钝或钝圆,壁多波状弯曲,木化,孔沟有时明显,胞腔内常含棕黄色物。果皮石细胞类方形、梭形、不规则形或分枝状,直径 53～398 μm,壁极厚,孔沟分枝状。宿萼表皮细胞表面观多角形,壁厚,具孔沟,腔小,内含棕黄色物。单细胞毛(宿萼)常弯曲,长 42～126 μm,宽约 14 μm,亦含棕黄色物。

(2) 取本品 1 g,加水 5 ml,水浴加热 20 min,滤过,取滤液 2 ml,加碱性酒石酸铜试液 2 ml,在沸水浴中加热 10 min,产生红色氧化亚铜沉淀(检查糖类)。

(3) 取本品 1 g,加 95%乙醇 10 ml,水浴加热 15 min,放冷,滤过。取滤液 2 ml,蒸干,加浓硫酸-醋酐试剂 2 滴,显红紫色,渐变为紫棕色,最后显污绿色(检查甾类)。取滤液 2 ml,加锌粉少许,滴加浓盐酸 3～4 滴,水浴加热 15～20 min,显橙色(检查黄酮类)。

品质标志 《中华人民共和国药典》2005 年版规定:照高效液相色谱法测定:本品含路路通酸($C_{30}H_{46}O_3$)不得少于 0.15%。

【成分】 枫香树果含 28-去甲齐墩果酮酸(28-noroleanonic acid),苏合香素(styracin)即桂皮酸桂皮醇酯(cinnamyl cinnamate),左旋桂皮酸龙脑酯(bornyl cinnamate),环氧苏合香素(styracin epoxide),异环氧苏合香素(isostyracin epoxide),氧化丁香烯(caryophyllene oxide),白桦脂酮酸(betulonic acid)即路路通酮酸(liq uidambronic acid)[1]又称路路通酸(liquidambaric acid),24-乙基胆甾-5-烯醇(24-ethyl-Δ^5-cholestene-3β-ol)[2]。

【药理】 1. 对肝脏的作用 在路路通 7 种分离提取的成分中,其甲醇提取物白桦脂酮酸具有明显的抗肝细胞毒活性。即在体外试验中,可对由四氯化碳以及氨基半乳糖诱导的初次培养的大鼠肝细胞的细胞毒性有明显的保护作用。其生药在台湾作保肝药[1]。

2. 抗炎作用 本品能抑制蛋清性关节炎肿胀的产生[2]。

【炮制】 1. 路路通 取原药材,拣净杂质,剪去果柄,洗净,干燥。

2. 炒路路通 取净药材,置锅内,用文火加热,炒至微焦黄色,透出香气。取出放凉。搓去刺尖,簸净。

饮片性状 路路通参见"药材"项。炒路路通形如路路通,微焦黄色,具香气。

贮干燥容器内,密闭,置干燥处,防潮。

【药性】 苦,平。归肝、膀胱经。

1.《现代实用中药》:"味苦涩,性平,无毒。"

2.《浙江民间草药》:"性平,味淡,无毒。"

3. 南药《中草药学》:"入肝、膀胱经。"

【功用主治】 祛风活络,利水除湿。主治风湿痹痛,肢萎筋结,脘腹疼痛,经闭,乳汁不通,水肿,湿疹。

1.《纲目拾遗》:"辟瘴却瘟,明目,除湿,舒筋络拘挛,周身痹痛,手脚及腰痛,焚之嗅其烟气皆愈。"

2.《岭南采药录》:"治风湿流注疼痛及痈疽肿毒。"

3.《现代实用中药》:"烧灰外用于皮肤湿癣、痔漏等。有收敛、消炎、消毒作用。"

4.《浙江药用植物志》:"行气宽中,活血通络,利水。治胃痛腹胀,风湿痹痛,乳中结块,乳汁不通,小便不利,月经不调,荨麻疹。"

【用法用量】 内服:煎汤,3～10 g;或煅存性研末。外用:研末敷;或烧烟嗅气。

【宜忌】《四川中药志》1960 年版:"凡经水过多及孕妇忌用。"

【选方】 1. 治癣 枫木上球 10 个(烧存性),白砒五厘。共末,香油搽。(《纲目拾遗》引《德胜堂方》)

2. 治荨麻疹 枫球 500 g,煎浓汁。每日 3 次,每次18 g,空心服。(《湖南药物志》)

3. 治耳内流黄水 路路通 15 g。煎服。(《浙江民间草药》)

4. 治脏毒 路路通 1 个。煅存性,研末。酒煎服。(《古今良方》)

【各家论述】《纲目拾遗》:"其性大能通十二经穴,故《救生苦海》治水肿胀用之,以其能搜逐伏水也。"

5321 蜈蚣 wú gōng (《本经》)

【异名】 蝍蛆(《庄子》),吴公(《广雅》),天龙(《纲目》),百脚(《药材学》),百足虫(《山东药用动物》)。

【基原】 为蜈蚣科蜈蚣属动物少棘蜈蚣和多棘蜈蚣的全体。

【原动物】 1. 少棘蜈蚣 *Scolopendra subspinipes mutilans* L. Koch 又名:金头蜈蚣、少棘巨蜈蚣(《中国药用动物志》)。

成虫体长 110～140 mm。头板和第一背板金黄色,自第二背板起墨绿色或暗绿色,末背板有时近于黄褐色,胸腹板和步足淡黄色。背板自 4～9 节起,有 2 条不显著的纵沟。腹板在第二至第十九节间有纵沟。第三、第五、第八、第十、第十二、第十四、第十六、第十八、第二十体节的两侧各具气门 1 对。头板前部的两侧各有 4 个单眼,集成左、右眼群,颚肢内部有毒腺;齿板前缘具小齿 5 个,内侧 3 小齿相互接近。步足 21 对,最末步足最长,伸向后方,呈尾状;基侧板后端有 2 小棘;前腿节腹面外侧有 2 棘,内侧有 1 棘;背面内侧有 1 棘和 1 隅棘;隅棘顶端有 2 小棘。

栖息于丘陵地带和多砂土的低山区,喜欢在温暖的地方。以小型昆虫及其卵等为食。分布很广,主要以陕西、江苏、浙江、河南、湖北等地产量较多。

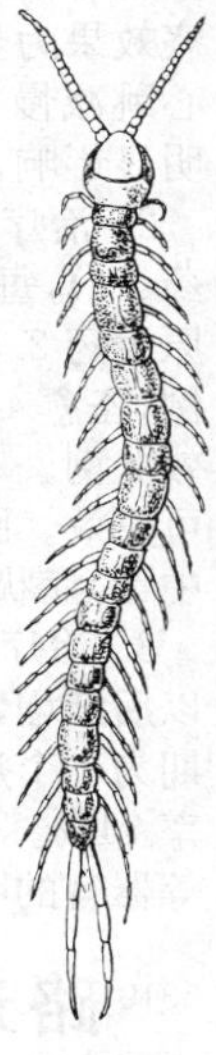

少棘蜈蚣

2. 多棘蜈蚣 *S. subspinipes mutidens*

(Newport)　又名：多棘巨蜈蚣(《中国药用动物志》)。

本种与少棘蜈蚣是两个近似的地理亚种。在形态上大体相似，主要区别是：个体较大；尾足的前股节背面内侧棘数、腹面外侧棘数、腹面内侧棘数均较少棘蜈蚣为多；颚肢齿板的齿数亦多。

栖息于自然村落附近的山坡、田畔、路旁岩石间，或朽木及草丛中。以昆虫为食。分布于广西、云南等地。

【养殖】 生活习性　蜈蚣为夜行性动物，白天潜居于杂草丛中或乱石堆下，夜晚活动，觅食。为典型的肉食性动物，食性广泛，尤喜小昆虫类，也食蛙、鼠、蜥蜴及蛇类等。喜独居，有冬眠习性。每年秋、冬季气温低于15 ℃以下，即蛰伏在石下10～15 cm深处的向阳、避风处。雌雄异体，卵生，并有孵卵、育幼的习性。3年蜈蚣性成熟后，一般在每年5～9月的夜间交配，雌体交配1次可连续产受精卵3～5年。产卵季节在6月下旬至8月上旬，以7月中、上旬为产卵盛期。每年产卵1次。每产20～60粒，产完卵后，将卵抱在步足之间。抱卵孵化时间长达35～45 d。伴随着幼虫生长，一生蜕皮数次。

养殖技术　常采用箱养、缸养、池养等法。饲料采用夏季灯光诱虫，春、秋季饲养地鳖虫、蚯蚓饲喂蜈蚣等方法。产卵繁殖期是饲养的关键时期，产卵前应加强营养，孵化结束后应及时把幼体与母体分离。冬季要做好保暖保湿工作，温度不能低于0 ℃。

【采收加工】 人工饲养的蜈蚣，一般在7～8月采收；野生蜈蚣在夏季雨后根据栖息环境翻土扒石寻捕。捕后，先用沸水烫死，取长宽和蜈蚣相等，两端削尖的薄竹片，一端插入蜈蚣的头部下颚，另一端插入尾端，借竹片的弹力，使蜈蚣伸直展平。晒干或烘干。

【药材】 蜈蚣 *Scolopendra*　主产于江苏、浙江、湖北、湖南、陕西、河南等地。

性状　本品呈扁平长条形，长9～15 cm，宽0.5～1 cm。由头部和躯干部组成，全体共22个环节。头部暗红色或红褐色，略有光泽，有头板覆盖，头板近圆形，前端稍突出，两侧贴有颚肢一对，前端两侧有触角一对。躯干部第一背板与头板同色，其余20个背板为棕绿色或墨绿色，具光泽，自第四背板至第二十背板上常有两条纵沟线；腹部淡黄色或棕黄色，皱缩；自第二节起，每节两侧有步足一对；步足黄色或红褐色，偶有黄白色，呈弯钩形，最末一对步足尾状，故又称尾足，易脱落。质脆，断面有裂隙。气微腥，有特殊刺鼻的臭气，味辛、微咸。

鉴别　(1)粉末特征：黄绿色或灰黄色。体壁(几丁质)碎片黄棕色、黄绿色、棕色或红棕色，水合氯醛液透化后显淡黄色或近无色。外表皮表面观有多角形网格样纹理，直径5～14 μm，排列整齐，其下散有细小圆孔，有的(在腹部)细小圆孔边缘微拱起，单个散布或2～4个集成群，大小不一，排列不规则；横断面观呈棕色，有光泽，有的隐约可见纵纹理。内表皮无色，有横向条纹；内、外表皮纵贯有较多长短不一的微细孔道。横纹肌纤维淡棕色或无色，多碎断，侧面观呈薄片状，明暗相间纹理隐约可见，有的较明显，纹理斜形、弧形、水波纹形或稍平直，暗带较窄，有致密的短纵纹；断面观成群或散在，呈多角形、扁平形、条形，表面较平整。气管壁碎片具棕色或深棕色的螺旋丝，螺旋丝宽1～5 μm，排列呈栅状或弧圈状，丝间有近无色或淡灰色小斑点。有时可见较细气管，具分枝，螺旋丝较细小。脂肪油滴淡黄色，散在。刚毛无色透明或棕黄色。基部直径8～12 μm，有髓腔。少数刚毛3～4个成簇，类似星状毛，表面有斜向纹理。少数刚毛位于体壁碎片上。

(2) 本品水浸液在紫外光灯(254 nm)下呈亮绿色荧光。

品质标志　《中华人民共和国药典》2005年版规定：照醇溶性浸出物测定法热浸法测定，用稀乙醇作溶剂，本品含醇溶性浸出物不得少于20.0%。

【成分】 1. 多棘蜈蚣　全虫含类蜂毒样及类组胺样物质、溶血蛋白；尚含脂肪，蚁酸(formic acid)。氨基酸有δ-羟基赖氨酸(δ-hydroxylysine)，组氨酸，精氨酸，鸟氨酸，赖氨酸，甘氨酸，丙氨酸，缬氨酸，酪氨酸，亮氨酸，苯丙氨酸，丝氨酸，牛磺酸，谷氨酰胺等。外角皮含几丁质(chitin)，脱乙酰几丁质(chitosan)，葡萄糖胺(glucosamine)，谷氨酸(glutamic acid)，酸性磷酸酶(acid phosphatase)；另还含色素，其中橙色素中含β-胡萝卜素(β-carotene)类，虾黄质酯(astaxanthin ester)，黄色素含蝶啶(pteridine)。螯肢含5-羟色胺(5-hydroxyl-tryptamine)。神经链中含类乙酰胆碱样物质[1]。多棘蜈蚣含总脂7.2%，蛋白质64.6%，游离氨基酸6.3%[9]。含有与少棘蜈蚣相同的15种脂肪酸：十四碳酸(tetradecanoic acid)，十五碳酸(pentadecanoic acid)，棕榈酸(palmitic acid)，十七碳酸(heptadecanoic acid)，油酸(oleic acid)，亚油酸(linoleic acid)，硬脂酸(stearic acid)，亚麻酸(linolenic acid)，花生四烯酸(aracholonic acid)，二十碳二烯酸(eciosadienoic acid)，二十碳一烯酸(eicosaenoic acid)，花生酸，二十二碳一烯酸(decosaenoic acid)，山萮酸(behenic acid)[2]。

2. 少棘蜈蚣　全虫含两种似蜂毒的有毒成分，即组胺(histamine)样物质及溶血性蛋白质；尚含脂肪油、胆甾醇(cholesterol)、蚁酸等，又曾分离出δ-羟基赖氨酸[3]。氨基酸有鸟氨酸，牛磺酸[3]，天冬氨酸，苏氨酸，丝氨酸，谷氨酸，甘氨酸，丙氨酸，胱氨酸，缬氨酸，甲硫氨酸，异亮氨酸，亮氨酸，酪氨酸，苯丙氨酸，赖氨酸，组氨酸，精氨酸，脯氨酸[4]；另外还含有氨[5]及28种无机元素如磷、钾、钠、钙、镁、锌、铁等[6]。少棘蜈蚣毒主要由蛋白质组成，蛋白质占干粉的86.23%，水不溶性物质0.24%，还原糖0.23%，水2.1%。蛋白质种类很多，而游离氨基酸仅含脯氨酸、丝氨酸、精氨酸三种；少棘蜈蚣毒具有精氨酸酯酶，乙酰胆碱酯酶，透明质酸酶(hyaluronidase)，纤维素酶，蛋白水解酶，酸性和碱性磷酸单酯酶及磷酯酶A活性。并富含金属元素，其中钠、钾、磷、钙含量最高还含锌、铜、铁、镁、铝、钡、锰[7]。少棘蜈蚣总油脂含量达体重的11.24%。总油脂中脂肪酸成分有肉豆蔻酸(myristic acid)，棕榈酸，十七碳酸，十七碳烯酸(heptadecenoic acid)，硬脂酸(stearic acid)，油酸，亚油酸，亚麻酸，花生酸，二十碳烯酸，二十碳二烯酸，二十碳三烯酸[8]，棕榈油酸(palmitoleic acid)，正十四碳酸(*n*-tetradecanoic acid)，正十五碳酸(*n*-pentadecanoic acid)，异十五碳酸(iso-pentadecanoic acid)，14-甲基十六碳酸(14-methyl hexadecanoic acid)[9]，蜈蚣精(scolopendrine)[10]。对少棘巨蜈蚣体内油脂研究表明其总脂中含有多种脂肪酸。其脂性皂化物中含有多种成分、微量元素、游离氨基酸、还原糖、总糖、蛋白质等。另含磷脂、胆甾醇、游离脂肪酸、三酰甘油酯、胆脑烷酯和沙烯、酯酶、酸、生物碱、磷酯、茶胺等成分[11]。

【药理】 1. 延缓衰老作用　蜈蚣水提取物能显著降低大鼠血清中过氧化脂质及肝、脑组织中脂褐质含量，可使红细胞中超氧化物歧化酶和血中谷胱甘肽过氧化物酶活力明显升高，使免疫器官胸腺和脾脏重量明显增加，增强机体吞噬细胞吞噬活性，对吞噬细胞Fc受体有显著增强作用，表明其具有改善机体免疫功能和延缓衰老作用[1]。

2. 抗炎、镇痛作用　动物实验证明，蜈蚣的水提物对炎症早期的毛细血管通透性增加和耳郭炎症均有明显的抑制作用，提示蜈蚣在抗炎方面有类似的药效，在醋酸扭体反应和热板致痛中均有一定的镇痛作用[2]。

3. 抑菌作用　少棘蜈蚣和墨江蜈蚣的酸性提取液对8种常见真菌有抑制作用，对羊毛状孢子菌、石膏样毛癣菌和红色表皮癣菌等致病性真菌有较强的抑制作用，稀释400倍，仍有作用。油脂提取物对致病性球菌和杆菌没有抑制作用，乙醚提取液对金黄色葡萄球菌、大肠杆菌有弱的抑制作用[3,4]。

4. 对免疫功能的影响　蜈蚣水提液能显著降低大鼠血清中过氧化脂质及肝、脑组织中脂褐质含量，使红细胞中超氧化物歧化酶和血中谷胱甘肽过氧化物酶活力明显升高，使胸腺和脾脏重量增加[5]。蜈蚣能显著增强机体吞噬细胞的吞噬活性，对吞噬细胞Fc受体有显著增强作用，对抗体特异性细胞免疫不影响[6]。

5. 对心肌缺血、微循环、血压的作用　采用脑垂体后叶素，通过诱发冠状动脉痉挛，造成小鼠心肌缺血，用蜈蚣进行防治。结果表明治疗后乳酸脱氢酶、丙二醛含量减低，而SOD、NO活性明显升高，透射电镜显示，可明显减轻心肌细胞损害，提示蜈蚣在心肌保护物质的代谢中具有重要的调节作用，可促使NO合成与释放，达到扩张冠脉，改善心肌缺血，防止心肌损伤的目的。故认为蜈蚣对血管内皮的保护效应是抗心肌缺血，治疗冠心病的重要机制之一。研究还发现蜈蚣水提物可使小鼠微血管开放数显著增加，微血管口径增大，并延长凝血时间，使红细胞数减少，血红蛋白含量、红细胞压积降低，显示蜈蚣能改善微循环，降低血黏度，为蜈蚣活血散结功效提供药理依据。静脉给予少棘蜈蚣水提物，可使犬和大鼠血压降低，随剂量加大，降压效应增强，此作用可被氯苯那敏、阿托品、雷尼替丁抑制[7,8]。

6. 消化功能作用　蜈蚣水提物能显著增加胃液量、总酸分泌量、胃液酸度和胃蛋白酶总活力。提高大鼠胰液的分泌量、胰蛋白分泌量，而降低胰淀粉酶活力，同时对小鼠肠推进运动有明显促进作用[9]。

7. 中枢抑制及抗惊厥作用　蜈蚣水提物给小鼠皮下注射具有明显的中枢抑制作用，随剂量加大中枢抑制作用加强，一般给药后2～8 h小鼠均可恢复正常活动及进食。对士的宁所引起的惊厥蜈蚣水提物有明显的对抗作用而对超强电流所致惊厥和戊四唑所致惊厥无对抗作用，表明蜈蚣的镇静作用，主要是作用于脊髓，为临床用于小儿惊风、抽搐惊挛、口眼歪斜和中风等病提供依据[10]。

8. 抗肿瘤作用　用精原细胞法，对蜈蚣的不同溶剂（石油醚、乙醇、水、碱）提取物进行抗肿瘤活性成分的筛选，表明蜈蚣的水提取物和醇提取物均能使小鼠睾丸第七相精细管精原细胞显著减少或消失，提示有一定的抗肿瘤作用。蜈蚣总碱性蛋白对人口腔上皮细胞鳞癌（KB细胞）和人结肠癌细胞（HCT细胞）有明显的抑制作用，其水提取物对肉瘤S_{180}及小鼠肝癌H_{22}有明显的抑制活性，抑瘤率分别为24.88%和41.10%；对小鼠肝癌瘤体的抑制率为26%，对人体子宫颈癌细胞TC-26抑制率在90%以上[11～13]。对网状内皮细胞功能有增强作用[14]。

9. 其他作用　蜈蚣复方制剂有明显的抗疲劳和抗缺氧等抗应激作用，提高小鼠巨噬细胞吞噬功能，增加雄性大鼠的前列腺、包皮腺、精液囊组织的重量并有增强其分泌活动的作用及抗氧化作用[15]。

毒性　小鼠口服蜈蚣水煎液40 g/kg，观察7 d未见中毒与死亡。小鼠皮下注射蜈蚣提取液大于6.6 g/kg，观察7 d，测得其LD_{50}为7.67 g/kg。显示蜈蚣干燥全虫在临床应用有一定安全性。对蜈蚣1个月的毒性观察和致突变实验研究表明蜈蚣对实验动物体重、血红蛋白、内脏器官均无异常变化，细胞有丝分裂正常，无致突变性，用药十分安全。研究发现活体少棘蜈蚣和多棘蜈蚣粗毒均有溶血活性，且经加工后的药材较活体蜈蚣毒溶血活性大大降低，地方习用品多棘蜈蚣毒性高于少棘蜈蚣。对少棘蜈蚣、墨江蜈蚣、多棘蜈蚣中的毒性成分组织胺进行薄层色谱分析和含量测定，表明各种药材中均含组织胺，主要存在于躯干部，产地不同组织胺含量差异较大[16,17]。由于蜈蚣中含有组织胺和溶血性蛋白质的有毒成分在药用过程中常发生一些不良反应，因此在使用中应注意个体差异，注意服药后的反应，根据病情调整剂量，确保用药安全。另一研究表明蜈蚣能降低怀孕率，提高致畸率并出现动物死亡，将蜈蚣水煎液以每日500 mg/kg给予孕鼠，发现致畸率、死胎、吸收胎比例明显升高，体重显著下降，堕胎作用明显，为蜈蚣妊娠禁忌药提供了一定的依据[8]。

【炮制】 1. 蜈蚣　取原药材，除去竹片及头、足，用时剪成小段。

2. 炙蜈蚣　取蜈蚣，先将头、足除去，用文火焙，焙至黑褐色，不得焦。

3. 酒蜈蚣　取净蜈蚣，喷洒白酒适量拌匀，置锅内，用文火加热，微炒干，取出，放凉。每蜈蚣100 kg，用白酒20 kg。

饮片性状　蜈蚣为除去头、足的躯体，呈扁平状小段，背部棕绿色或墨绿色，有光泽，腹部棕黄色或淡黄色，质脆。具有特殊的刺鼻腥气，味辛而微咸。炙蜈蚣形如蜈蚣，表面黑褐色，略具香气。酒蜈蚣形如蜈蚣，略有酒气。

贮干燥容器内，置阴凉干燥处，防霉，防蛀。

【药性】 辛，温，有毒。归肝经。

1.《本经》："味辛，温。"

2.《别录》："有毒。"

3.《纲目》："厥阴经药。"

4.《医林纂要》："辛、咸，寒。入肝、心。"

5.《本草再新》："入肝、脾、肾三经。"

【功用主治】 祛风，定惊，攻毒，散结。主治中风，惊痫，破伤风，风湿顽痹，疮疡，瘰疬，毒蛇咬伤。

1.《本经》："主鬼疰蛊毒，啖诸蛇虫鱼毒，杀鬼物老精，温疟，去三虫。"

2.《抱朴子》："末，以治蛇疮。"

3.《别录》："疗心腹寒热结聚，堕胎，去恶血。"

4.《日华子》："治癥癖，邪魅，蛇毒。"

5.《宝庆本草折衷》："治小儿急慢惊风，潮搐，项背反折，大人中风瘫痪，骨节疼痛，牙疼，偏正头风。"

6.《纲目》："治小儿惊痫风搐，脐风口噤，丹毒，秃疮，瘰疬，便毒，痔漏，蛇瘕，蛇瘴、蛇伤。"

7.《本草述》："治疠风。"

8.《玉楸药解》："拔脓消肿。"

9.《医林纂要》："入肝祛风，入心散瘀，旁达经络，去毒杀虫。"

【用法用量】 内服：煎汤，2～5 g；研末，0.5～1 g；或入丸、散。外用：研末撒、油浸或研末调敷。

【宜忌】 本品有毒，用量不宜过大。血虚生风者及孕妇禁服。

1.《本草衍义》："畏蛞蝓。"

2.《宝庆本草折衷》："畏桑汁、白盐、乌鸡屎、大蒜。"

3.《纲目》："畏蜘蛛、桑叶。"

4.《本草经疏》："小儿慢惊风，口噤不言，大人温疟非烟岚瘴气所发，心腹积聚非虫结蛇瘕，便毒成脓将溃，咸在所忌。"

5.《本草正》："此虫性毒，不宜轻用。"

6.《本草汇言》："如属血虚生风、血热成毒者，宜斟酌投之。"

7.《本草用法研究》："一切虚证禁用，贫血者、体虚者、口燥渴者均禁用。"

【选方】 1. 治中风口眼歪斜 蜈蚣一条。焙干研末，猪胆汁调敷患处。(《吉林中草药》)

2. 治小儿急、慢惊风，搐搦潮作 蜈蚣干者一条(葱汁浸一日一夜，焙干用)，麝香一字(别研)，草乌头尖十四枚(薄荷、生姜自然汁浸一日一夜，焙干用)。上件研为细末。每潮搐时，用一米粒大吹入鼻中。(《杨氏家藏方》通关散)

3. 治儿初生著口噤不开，不收乳 赤足蜈蚣半枚，去足，炙令焦，末研之，绢筛。以猪乳合和之，分三四服。(《外台》引崔氏方)

4. 治丹毒瘤 蜈蚣一条(干者)，白矾皂子大，雷丸一个，百步(《品汇精要》作"百部")二钱。秤，同为末。醋调敷之。(《本草衍义》)

5. 治手足横纹区并蛇头、眼、腹等处患毒 杜蜈蚣八钱(晒干生研)，雄精四钱。上药二味，共研细末。临用看症轻重，酌量同雄猪胆汁调和敷患上；或在指头，将药入猪胆套在指上，如干，加胆汁，套三四次即溃。(《集验良方拔萃》不二散)

6. 治乳痈 用蜈蚣 3 条，全蝎 5 只，于瓦上焙存性研极细末，日 2 次，用绍兴黄酒送服，3 d 可愈。〔《湖北中医杂志》2002，24(4)：43〕

7. 治瘰疬溃疮 茶、蜈蚣。二味炙至香熟，捣筛为末。先以甘草汤洗净，敷之。(《神枕方》)

8. 治一切便毒，连连作痛，更不肿起，名曰阴毒 活蜈蚣二条。炭火烧存性，为末。好酒调服，食前下。(《直指方》秘传独圣散)

9. 治趾疮，甲内恶肉突出不愈 蜈蚣一条。焙研敷之。外以南星末醋和敷四围。(《医方摘要》)

10. 治胼胝 取风干蜈蚣 3 条。碾成粉，平均分成 6 份，每份与水混合均匀后敷在胼胝上。每日 1 次，一般 6 d 可见效。〔《中国民间疗法》2002，10(12)：60〕

11. 治蛇窠疮，兼治蛇咬伤 蜈蚣十条(为末，不可经火)，白芷三钱(为末，白者佳)，雄黄三钱(为末)，甘草(末)三钱，香油二两。将四味浸之三日，或随浸调搽。(《洞天奥旨》蜈蚣油)

12. 治阳痿 蜈蚣 1 条，丝瓜子 30 个，甘草 15 g。将蜈蚣晒干或焙干，丝瓜子炒，合甘草共为细末，淡盐水 1 次服下，每日 2 次，分早晚服，7 d 为 1 个疗程。〔《山西中医》1999，15(2)：8〕

【临床报道】 1. 治疗周围性面神经麻痹 每日取全蜈蚣 2 条，研为细末，晚饭后用防风 30g 煎汤送服，药后避风寒，小儿用量酌减，10 d 为 1 个疗程。病程长加当归、川芎。共治疗 26 例。结果：痊愈 16 例，显效 6 例，好转 3 例，无效 1 例。总有效率为 96.16％[1]。

2. 治疗复发性口腔溃疡 取蜈蚣制成冲剂，每日早、晚各 6 g，开水冲服，1 星期为 1 个疗程。治疗 231 例，均在溃疡复发期服药。结果：显效 104 例，有效 102 例；无效 25 例。总有效率 89.2％。复发性口腔溃疡与机体的免疫功能有关，实验表明本冲剂有提高机体免疫功能的作用。检查 40 例患者服药前血清 IgG 和 E 玫瑰花环形成率分别为 0.4 ± 0.025 mg/L 和 0.213 ± 0.022 mg/L，服药后 IgG 和 E 玫瑰花环形成率明显升高，与服药前对比，t 值分别为 9.61 和 8.661。早、晚唾液中 IgG 和 IgA 均高于正常，$P <$ 0.01、0.05[2]。

3. 治疗急、慢性肾炎 取蜈蚣 1 条，生鸡蛋 1 个。将蜈蚣去头、足，焙干研末，纳入鸡蛋(先打开一小孔)内搅匀，外用湿纸或黄泥糊住，放灶内煨熟食，每日 1 个，7 d 为 1 个疗程，不愈，隔 3 d 再进行下 1 个疗程。共治 36 例。结果：治愈 35 例，其中用药 2 个疗程治愈 18 例，3 个疗程治愈 12 例，4～6 个疗程治愈 5 例。1 例无效。本方对浮肿消退和尿蛋白的控制有较好效果[3]。

4. 治疗无名肿毒 取活蜈蚣 2 条，红花 5 g。浸入 75％乙醇 500 ml 内，浸泡 7 d 即可使用。用棉签蘸药液涂患处，已溃烂流脓者涂四周，每日搽 3～5 次，3～10 d 为 1 个疗程。治疗 600 例，其中手指炎 236 例，毛囊炎 168 例，急性乳腺炎 35 例，外痔 12 例，痈 26 例，蛇咬伤 3 例，虫咬伤 92 例，牙髓炎 23 例，外伤感染 5 例。结果：痊愈 560 例，显效 23 例，无效 5 例。此药搽后，一般感到发凉痛减，红肿消失，或者红肿更大，但无痛感[4]。

5. 治疗鸡眼 取蜈蚣 30 条，乌梅 9 g。共研细末，装入瓶内。加入茶油或香油浸泡 7～10 d，和匀成膏。先以 1％温盐水浸泡患部 15～35 min，待粗皮软化后剪去(以见血丝为度)，取药膏适量外敷，纱布包扎，每 12 h 换药 1 次，3 d 为 1 个疗程，可连用 3 个疗程。治疗 87 例。结果痊愈 71 例，有效 15 例，无效 1 例，总有效率 98.9％[5]。

6. 治疗疥疮 采用少棘蜈蚣的干燥虫体 3 g，加冰糖 10 g。入小碗，隔水蒸，水沸后 30 min 取出，去虫体取汁，1 次口服。隔日重复 1 次。治疗前经皮损处刮片镜检找到疥虫确诊。结果：186 例中治愈 174 例，好转 5 例，无效 4 例，复发 3 例，总有效率 96.24％。有 72 例于服药当晚或次日出现全身皮损处剧烈瘙痒，18 例有轻度头晕、乏力现象，3 例有轻度口唇麻木。以上副作用均于 2～3 d 内自行消失，未作任何处理。本组有 118 例在治疗前后进行血、尿常规和肝、肾功能的检查对照，结果均未发现有异常变化[6]。

【各家论述】 1.《纲目》："瘭疮一名蛇瘴，蛮烟瘴雨之乡，多蛇毒气，人有不服水土风气，而感触之者，数月以还，必发蛇瘴，惟赤足蜈蚣，最能伏蛇为上药，白芷次之。然蜈蚣又治痔漏、便毒、丹毒等病，并陆羽《茶经》载《枕中方》治瘰疬一法，则蜈蚣自能除风攻毒，不独治蛇毒而已也。"

2.《衷中参西录》："蜈蚣，走窜之力最速，内而脏腑，外而经络，凡气血凝聚之处皆能开之。性有微毒，而转善解毒，凡一切疮疡诸毒皆能消之。其性尤善搜风，内治肝风萌动，癫痫眩晕，抽掣，瘛疭，小儿脐风；外治经络中风，口眼歪斜，手足麻木。为其性能制蛇，故又治蛇症及蛇咬中毒。外敷治疮甲(俗名鸡眼)。用时宜带头足，去之则力减，且其性原无大毒，故不妨全用也。"

5322 蜈蚣七 wú gōng qī（《陕西中草药》）

【异名】 黑驴蛋、牌楼七(《陕西中草药》)，鸡嗉子花(《甘肃中草药手册》)，大口袋花(《长白山植物药志》)，凤凰抱蛋、独龙抢宝(《新华本草纲要》)。

【基原】 为兰科杓兰属植物毛杓兰或大叶杓兰的根及根茎。

【原植物】 1. 毛杓兰 *Cypripedium franchetii* Wils.

陆生植物，高 20～35 cm。茎直立，密被长柔毛，上部尤密。叶 3～4 枚，互生，菱状椭圆形或近宽椭圆形，长达16 cm，宽 4～6.5 cm，先端急尖或短渐尖，边缘具细缘毛。花单生，褐色而具紫色条纹；中萼片近卵形，长 4～5.5 cm，宽 2.5～3 cm，渐尖，背面主脉上被短柔毛，边缘具细缘毛，合萼片椭圆形，稍短，宽只为其 2/3，先端 2 齿；花瓣披针形，长 5～6 cm，宽 1～1.5 cm，内面基部具长柔毛；唇瓣口径与花瓣长度相等，具明显紫斑点，口部前面内弯，边缘甚宽，内褶侧裂片呈三角状，囊底具长柔毛；退化雄蕊箭形或近卵形，长 1～1.5 cm，基部具柄及耳；子房被毛。花期 5～6 月。

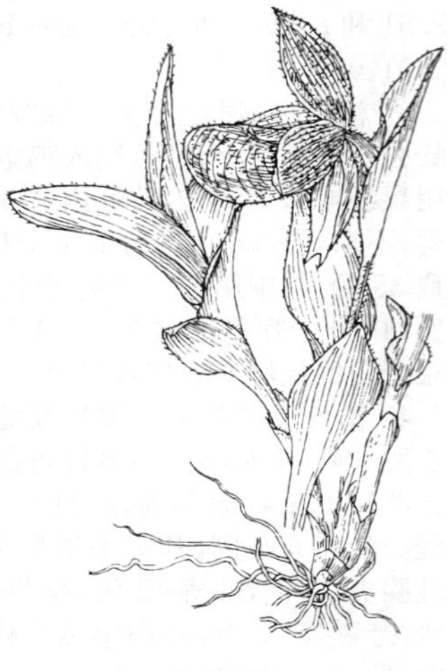

毛杓兰

生于高寒山区林下阴湿处。分布于山西、河南、湖北、四川、陕西、甘肃等地。

2. 大叶杓兰 *C. fasciolatum* Franch.

陆生植物，高35～40 cm。茎无毛或在上部及近关节处具短柔毛，具 3～4 叶。叶互生；叶片宽椭圆形，长 15～20 cm，宽 6～12 cm，先端急尖或短渐尖。花苞片叶状，卵状披针形。花单生，黄色，稍具紫色条纹，较大，直径可达15 cm；中萼片宽椭圆形或宽卵状椭圆形，长 5～5.5 cm，宽 2.8～3.5 cm，先端急尖或渐尖；合萼片与中萼片相似，但稍狭，先端具 2 齿；花瓣条状披针形，长 5.5～8 cm，宽 8～15 mm，内侧面紫色且具短柔毛；唇瓣球形，甚大，直径可达 5 cm，几与中萼片等长，囊往往向上举，口部与茎并行，直径约 2 cm，边缘具齿，口部周围及底部具紫色斑点，囊底部被毛，内褶侧裂片三角形；退化雄蕊椭圆形，长约 17 mm，基部有耳具短柄；子房条形，被棕色毛。花期 5～7 月，果期 10～12 月。

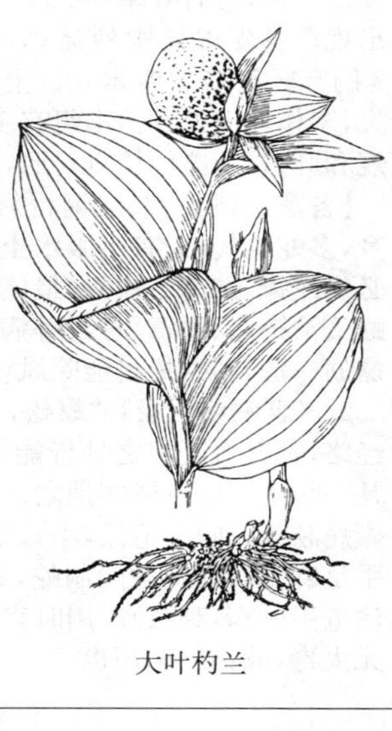

大叶杓兰

生于高寒山区林下或疏林中。分布于湖北、四川、云南等地。

【采收加工】 9～11 月采挖，晒干。

【药性】 苦、辛，温。

1.《陕西中草药》："味苦、辛，性温，有小毒。"

2.《甘肃中草药手册》："苦、辛，微温。"

3.《全国中草药汇编》："微苦，寒。"

【功用主治】 利水肿，祛风湿，止痛。主治水肿，风湿痹痛，带下，淋症，跌打损伤，劳伤。

1.《陕西中草药》："利尿消肿，活血祛瘀，祛风湿，镇痛。主治全身浮肿，下肢水肿，白带，淋症，风湿疼痛，跌打损伤，劳伤。花阴干研粉，用于止血。"

2.《甘肃中草药手册》："主治腰腿疼痛，外伤出血。"

【用法用量】 内服：煎汤，6～9 g；或浸酒。

5323 蜈蚣兰 wú gōng lán（金华《常用中草药单方验方选编》）

【异名】 石蜈蚣、狗牙半枝、齿牙半枝莲(金华《常用中草药单方验方选编》)，白脚蜈蚣、飞天蜈蚣、蜈蚣草(《浙江民间常用草药》)，有脚蜈蚣(《全国中草药汇编》)。

【基原】 为兰科隔距兰属植物蜈蚣兰的全草。

【原植物】 蜈蚣兰 *Cleisostoma scolopendrifolium* (Makino) Garay [*Sarcanthus scolopendrifolium* Makino]

多年生常绿附生草本。质硬，匍匐分枝。叶 2 列，革质，两侧对褶呈短剑状，长 5～8 mm，宽约 1.5 mm，先端钝。花序比叶短，基部具筒状膜质短鞘，花 1～2 朵；花小，淡红色，单生；苞片卵形；中萼片卵状长圆形，长约 3 mm，宽约 1.5 mm，侧萼片斜卵状长圆形，比中萼片略大；花瓣长圆形，比中萼片短而窄；唇瓣 3 裂，侧裂片近三角形，先端钝，基部中央有 1 条与距内隔膜相连的高褶片；距近球形，短于萼片，距口下缘具 1 环乳突状毛，背壁上 1 个形如马蹄状的胼胝体，隔膜较低，远离胼胝体。蒴果长倒卵形，长 6～7 mm。花期 6～7 月。

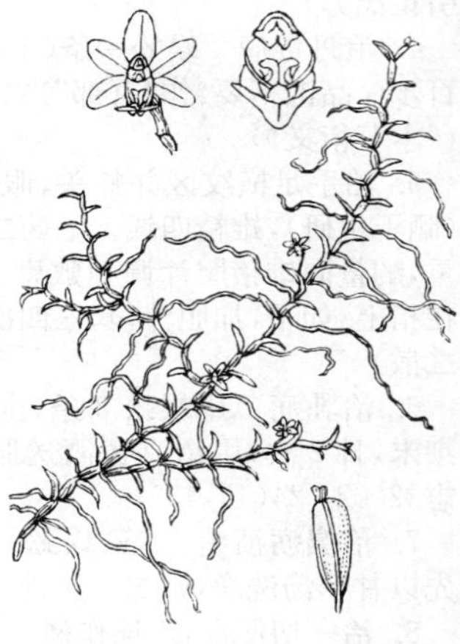

蜈蚣兰

附生于岩石上和树上。分布于江苏、浙江、福建、山东、湖北等地。

【采收加工】 全年均可采收，鲜用或晒干。

【药性】 《浙江民间常用草药》："性凉，味微苦。"

【功用主治】 清热，解毒，止血。主治气管炎，口腔炎，慢性鼻窦炎，咽喉炎，急性扁桃体炎，胆囊炎，肾盂肾炎，咯血，咳血，小儿惊风。

1.《浙江民间常用草药》："清热解毒，润肺止血。主治小儿惊风，气管炎，咯血，慢性副鼻窦炎，肾盂肾炎。"

2.《全国中草药汇编》："主治胆囊炎，咽喉炎，急性扁桃体炎。"

3.《浙江药用植物志》："主治口腔炎，咳血。"

【用法用量】 内服：煎汤，15～30 g。

【选方】 1. 治气管炎，咯血 蜈蚣兰全草 15 g。加冰糖炖服。

2. 治慢性副鼻窦炎 蜈蚣兰全草 30 g。水煎冲黄酒服。(1、2 方出自《浙江民间常用草药》)

3. 治胆囊炎 蜈蚣兰 30 g，荔枝 10 枚。水煎加白糖服。(《全国中草药汇编》)

5324 蜈蚣刺 wú gōng cì (《云南中草药》)

【异名】 马椒(《植物名实图考》)，止血丹、马胶根、接骨药(《云南中草药》)。

【基原】 为芸香科花椒属植物多叶花椒的根或叶。

【原植物】 多叶花椒 *Zanthoxylum multijugum* Franch. 又名：小叶刺椒(贵州)。

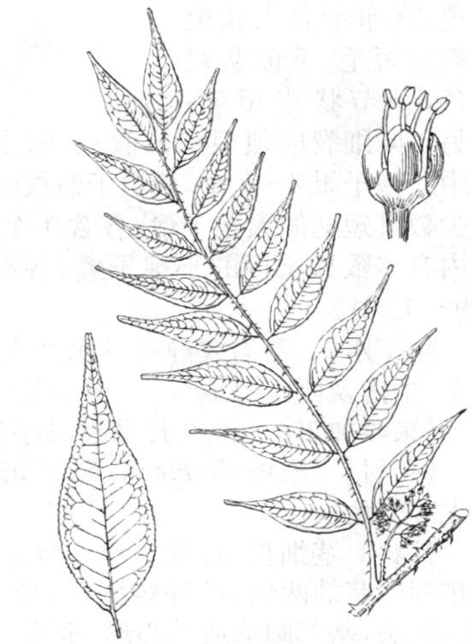

多叶花椒

攀缘状灌木。茎枝木质，灰褐色，着生下弯如鸟嘴状的皮刺。奇数羽状复叶互生，纸质至革质，连叶柄长可达 60 cm；叶轴背面着生下弯而短小的皮刺；小叶 21～51，歪斜的卵状披针形、披针形或长圆形，长 2～4 cm，宽 1～1.5 cm，先端急尖或钝而略斜，基部圆形或宽楔形，两侧不对称，边缘有不明显的细锯齿或近全缘，上面深绿色，有光泽，下面青绿色，散生腺点。聚伞花序腋生，长达 15 cm；苞片细小；萼片 4，卵形，边缘薄膜质；花瓣 4，青色，卵状长圆形；雄花的雄蕊 4，药隔先端有色泽较深的腺点 1 颗；心皮 4，成熟的通常 1～3，紫红色；分果爿有略粗大的腺点，先端几无喙嘴状突起。种子卵珠形，黑色，光亮。花期 4～6 月，果期 7～10 月。

生于杂木林中林缘或灌木丛中。分布于贵州、云南等地。

本植物的茎(蜈蚣藤)亦供药用，另设专条。

【栽培】 生物学特性 喜温暖湿润的环境。以排水良好的夹沙土或冲积土较好。

繁殖方法 种子繁殖，育苗移栽。整地作苗床，开 1.3 m 宽的畦，畦上开横沟，沟距 33 cm，深约 7 cm，播幅约 10 cm。把种子连牛粪粉匀撒沟里，播后施人畜粪水，上覆草木灰 1 cm 厚，再盖 1～2 cm 厚的细土。培育 2～3 年，苗高 1 m 左右时，即可移栽。于 3～4 月把幼苗挖起，稍加修剪，使成 1～2 个主干。在选好的地上，按行、株距 2～2.5 m 开穴，每穴栽苗 1 株，盖土压紧，再盖土与地面齐平，最后浇水定根。

田间管理 幼苗出齐后，注意拔草。苗高 10～13 cm 时匀苗，每隔 7～10 cm 留苗 1 株，并中耕除草、追肥 1 次。在 8 月、11 月各再中耕除草 1 次，并在 11 月中耕除草后追肥 1 次，肥料以人畜粪水为主。移栽后，当发出新芽时，松土、追肥 1 次，同时插设支柱。以后每年冬季都松土、追肥 1 次，同时把下部过多、过低的枝条剪除。

【采收加工】 根全年可挖，晒干；5～7 月采叶，阴干。

【药材】 蜈蚣刺 *Radix seu Folium Zanthoxyli Multijugi* 主产于贵州。

性状 叶为羽状复叶，小叶 21～51，叶片卵状披针形，长 2～4 cm，宽 1～1.5 cm，先端急尖，基部圆形或阔楔形，两侧不对称，全缘，或有不明显细齿，绿色，有光泽，下面有众多黑色小腺点；叶轴有倒钩刺。叶革质。气弱，味辛、苦。

【药性】 辛、苦，温，小毒。

1.《贵州草药》："味辛，性温。"

2.《云南中草药》："辛、苦，凉，有小毒。"

【功用主治】 除湿散寒，止血镇痛。主治风寒湿痹，牙痛，骨折，外伤出血，疮毒，梅毒。

1.《贵州草药》："散寒，镇痛。治风湿关节冷痛，牙痛。"

2.《云南中草药》："祛风除湿，止血接骨。主治骨折，疮毒，梅毒，癣。"

【用法用量】 内服：煎汤，9～15 g；或泡酒。外用：研末撒布或香油调搽。

【选方】 1. 治风湿关节冷痛 小叶刺椒 30 g。泡酒服。

2. 治牙痛 小叶刺椒根皮一块，放痛处。(1、2 方出自《贵州草药》)

3. 治骨折 多叶花椒根 500 g，泡酒 500 ml。每服 5 ml，连用 7 d。同时外搽患处。(《云南中草药》)

4. 治癣 小叶刺椒根皮、草乌各适量。共研细末，用食油浸泡后搽患处。(《全国中草药汇编》)

5325 蜈蚣草 wú gōng cǎo (《滇南本草》)

【异名】 百叶尖(《滇南本草》)，蜈蚣蕨(《湖南药物志》)，小贯众(《云南中草药选》)，牛肋巴、篦子草(《四川常用中草药》)，长叶甘草蕨、肺筋草(《全国中草药汇编》)，小牛肋巴(《四川中药志》)，蜈蚣连、斩草剑(《广西药用植物名录》)，梳子草(《贵州中草药名录》)，黑舒筋草(《四川省中药资源普查名录》)。

【基原】 为凤尾蕨科凤尾蕨属植物蜈蚣草的全草或根茎。

【原植物】 蜈蚣草 *Pteris vittata* L.

陆生中型蕨类植物，植株高 30～150 cm。根茎短，斜生或横卧，密生黄棕色条形鳞片。叶薄革质，一型，密生；叶柄长 5～25 cm，禾秆色，有时带紫色，基部被线形黄棕色鳞片；叶片阔倒披针形或狭椭圆形，长 20～94 cm，宽 5～25 cm，基部渐狭，先端尾状，单数一回羽状；羽片 30～50 对，对生或互生，无柄，线形或线状披针形，基部宽楔形或浅心形，先端渐尖，边缘不育处有钝齿，中部羽片较大，长 2.5～16 cm，宽 2～10 mm，背面疏生黄棕色鳞片和节状毛；叶脉羽状，侧脉二叉状或不分叉。孢子囊群线形，生于羽片边缘的边脉上，连续分布；囊群盖同形，膜质，全缘，灰白色。

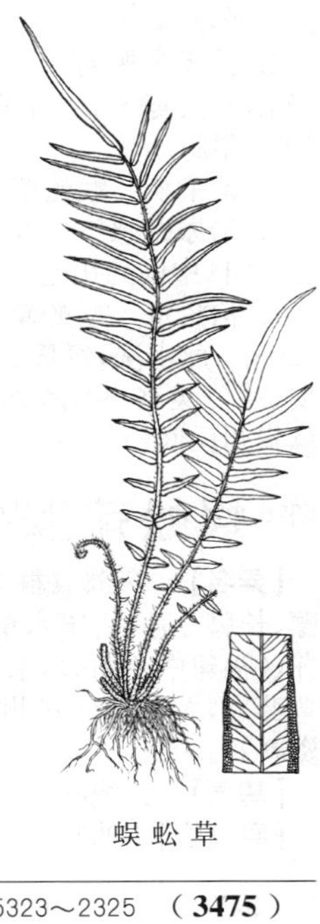

蜈蚣草

生于海拔 2 000～3 100 m 的空旷钙质土或石灰岩石上。分布于中南、西南及浙江、福建、江西、陕西、甘肃、台湾等地。

【采收加工】 全年均可采收,鲜用或晒干。

【成分】 全草含木脂素苷:顺-二氢-去氢二松柏醇-9-O-β-D-葡萄糖苷(*cis*-dihydro-dehydrodiconiferyl-9-O-β-D-glucoside),落叶松脂醇-9-O-β-D-葡萄糖苷(lariciresinol-9-O-β-D-glucoside)[1],还含二脂三甲基高丝氨酸(diacylglyceryltrimethylhomoserine)[2]。

【药性】 淡、苦,凉。

1.《滇南本草》:"味酸、涩、甘,无毒。"

2.《滇南本草图说》:"味甘、酸、辛,平,无毒。"

3.《贵州民间药物》:"性平,味淡。"

4.《四川常用中草药》:"性平,味淡、苦。"

5.《浙江药用植物志》:"涩,温,有小毒。"

6.《中国药用孢子植物》:"淡,凉。"

【功用主治】 除湿,活络,解毒杀虫。主治风湿痹痛,腰痛,跌打损伤,感冒,痢疾,乳痈,疮毒,疥疮,蛔虫症,蛇虫咬伤。

1.《滇南本草》:"治一切跌打损伤,筋骨疼痛,四肢麻木,风湿痿软,泡酒服之,其效如神。敷伤亦可。"

2.《滇南本草图说》:"主治筋骨疼痛,左瘫右痪,半身不遂,偏枯麻木之症,以酒为引。"

3.《贵州民间药物》:"治疥疮。"

4.《四川常用中草药》:"散寒,利尿,除湿;治寒湿身痛,筋骨疼痛,小便下血,毒蛇咬伤等症。"

5.《湖南药物志》:"辟疫,消肿,退热。治腹痛,痢疾,蜈蚣咬伤,无名肿毒。"

6.《全国中草药汇编》:"祛风活血,解毒杀虫。防治流行性感冒,痢疾,风湿疼痛,跌打损伤;外用治蜈蚣咬伤,疥疮。"

7.《广西民族药简编》:"治风肿。"

【用法用量】 内服:煎汤,6~12 g。外用:捣敷;或煎水熏洗。

【选方】 1. 治风湿麻木 小牛肋巴 15 g,小血藤 9 g,追风伞(一把伞)9 g。泡酒服。

2. 治跌打损伤 小牛肋巴、酸浆草各适量。捣敷患处。

3. 治疖疮 小牛肋巴 30 g,野菊花 15 g,大蒜杆 15 g。煎水外洗。

4. 治无名肿毒 小牛肋巴 15 g,铧头草 15 g,蒲公英 15 g,土茯苓 9 g。水煎服。(1~4 方出自《四川中药志》1982 年版)

5. 治痢疾 蜈蚣草 30~60 g。煎服。

6. 治尿路感染 蜈蚣蕨 15 g,石韦 15 g。煎服。(5、6 方出自《中国药用孢子植物》)

7. 治疥疮 蜈蚣草 60 g,一扫光 120 g,大蒜杆(干品)120 g。煎水洗,每日 3 次。并内服消毒药,白土茯苓、白鲜皮、蒲公英各 30 g,八爪金龙 12 g。煎水服,每日 3 次。(《贵州民间药物》)

5326 蜈蚣萍 wú gōng píng (《纲目拾遗》)

【异名】 麻藻(《群芳谱》),边箕萍(《纲目拾遗》),蜈蚣藻、长脚浮藻、百脚水草(《浙江民间常用草药》),大鱼萍、马萍(《福建中草药》),水百脚、水舌头草、槐瓢(《上海常用中草药》),大浮萍(《贵州草药》),槐叶草(山东《中医药研究资料》)。

【基原】 为槐叶萍科槐叶萍属植物槐叶萍的全草。

【原植物】 槐叶萍 *Salvinia nutans*(L.) All. [*Marsilea nutans* L.]

水生漂浮植物。茎细长,横生,被褐色节状柔毛,无根。叶二型,3 叶轮生,上面 2 叶漂浮水面,在茎两侧排列,形如槐叶,椭圆形至长圆形,长 8~12 mm,宽 5~8 mm,先端圆钝,基部圆形或略成心形,全缘;中脉两侧各有 15~20 条侧脉,每条侧脉上有 5~7 束粗短毛;叶上面绿色,满布带有束状突起的短毛,下面灰褐色,被节状粗短毛;另 1 叶细裂成须根状的假根,密生有节的粗毛,悬垂于水中。孢子果 4~8 个,簇生于假根的基部;大孢子果小,内有少数具短柄的大孢子囊,各含 1 个大孢子;小孢子果略大,内有多数具长柄的小孢子囊,各有 64 个小孢子。孢子期 9~12 月。

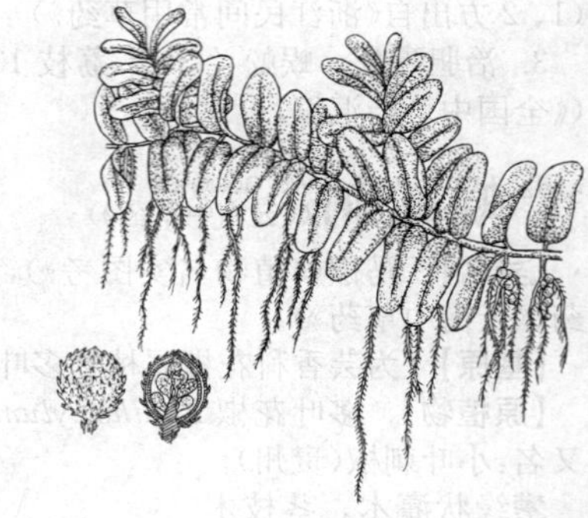

槐叶萍

生于水田、溪沟或静水的水面上。分布于华北、东北、华东、中南及西南等地。

【采收加工】 7~9 月采收,鲜用或晒干。

【药材】 蜈蚣萍 *Herba Salviniae Natantis* 产于全国大部分地区。

性状 茎细长,有毛。叶二型,一种细长如根;一种羽状排列于茎的两侧,叶片矩圆形,长 8~12 mm,宽 5~6 mm,圆钝头,基部圆形或稍心形,全缘,上面淡绿色,在侧脉间有 5~9 个突起,其上生一簇粗短毛,下面灰褐色,生有节的粗短毛。根状叶基部生出短小枝,枝上集生有大孢子果和小孢子果 4~8 枚。气微,味辛。

【成分】 含数种痕量的金属元素,其含量随植物的生长阶段及其营养状况而变化[1];另含脂类 241.0 mg/g,其中中性脂(neutral lipid)占38.0%,糖脂(glycolipid)占43.5%,磷脂(phospholipid)占 18.4%[2]。

【药性】 辛、苦,寒。

1.《上海常用中草药》:"辛,寒。"

2.《广西本草选编》:"味微辛,性凉。"

3.《福建药物志》:"苦,平。"

4.《湖北中草药志》:"淡,寒。"

【功用主治】 清热解表,利水,解毒。主治风热感冒,麻疹,水肿,热淋,热痢,痈肿疔疮,眉疔,丹毒,痄腮,湿疹,痔疮,烫火伤。

1.《上海常用中草药》:"清热解毒,活血止痛。治痈肿疔毒,瘀血积毒。"

2.《贵州草药》:"清热,除湿,消肿。"

3.《浙江民间常用草药》:"清热发表,解毒消肿。"

4.《广西本草选编》:"止痒。"

5.《福建药物志》:"治骨蒸劳热,腮腺炎,风火牙痛,痢,疔,痔疮。"

6.《中国药用孢子植物》:"治湿疹,烫火伤。"

【用法用量】 内服:煎汤,15~30 g。外用:捣敷;或煎水洗。

【选方】 1. 治感冒 槐叶萍全草 3~4 条,白茅根 30 g,

枇杷叶(去毛)3张。水煎服。

2. 透发麻疹　槐叶苹全草6条,桑树嫩枝9 g。水煎服。(1、2方出自《浙江民间常用草药》)

3. 治流火(肢体淋巴结炎和淋巴管炎)　先针挑八风穴出血,后用鲜(槐叶苹)全草洗净捣汁1碗,内服,渣敷挑破处,外用纱布包扎。(《浙江民间常用草药》)

4. 治湿疹　鲜槐叶苹全草30～60 g,水煎服;或鲜全草和细叶桉叶,水煎汤洗。

5. 治口唇疔　鲜蜈蚣萍和蟑螂肚2个,食盐少许。捣敷患处。(4、5方出自《福建中草药》)

5327 蜈蚣藤 wú gōng téng (《昆明民间常用草药》)

【基原】　为芸香科花椒属植物多叶花椒 *Zanthoxylum multijugum* Franch. 的茎。

【原植物】　参见"蜈蚣刺"条。

【采收加工】　9～12月采收,切段,晒干。

【药性】　辛、苦,温,小毒。

【功用主治】《全国中草药汇编》:"祛风止痛。主治风湿关节疼痛;外用治牙痛,癣。"

【用法用量】　内服:煎汤,9～15 g。外用:研末调搽。

【选方】　治癣　蜈蚣藤研末,加草乌浸入生香油,外搽。如肌肉麻木,可在患部用梅花针刺后再搽。(《昆明民间常用草药》)

5328 蜈蚣藻 wú gōng zǎo (《中国药用海洋生物》)

【基原】　为隐丝藻科墨角藻属植物蜈蚣藻及舌状蜈蚣藻的藻体。

【原植物】　1. 蜈蚣藻 *Grateloupia filicina* (Wulf.) C. Ag. [*Fucus filicinus* Wulf.]

藻体红紫色,胶质黏滑,丛生,高7～20(～30)cm,主干单一至顶,亚圆柱形略扁,宽2～5(～8)cm,不规则地羽状分枝1～3次,互生、对生或偏生。内皮层有众多星状细胞,髓部由纵列藻丝交织,成长的藻体有时部分或全部中空。藻体因生境不同外形变化甚大。根据其变异可分为四个型:标准型、长枝型、中空型及节荚型。成熟的囊果,突出于体表呈颗粒状。固着器小盘状。

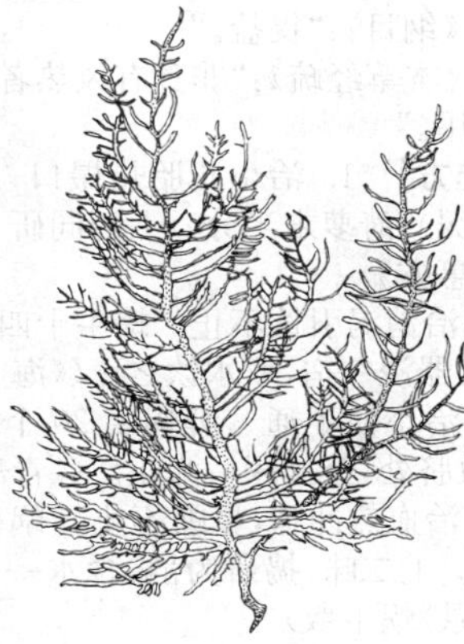

蜈 蚣 藻

生于外海及浪较大的中潮带岩石上或石沼中。我国沿海均有分布。

2. 舌状蜈蚣藻 *G. livida* (Harv.) Yamada [*Nemastoma livida* Harv.]

藻体红紫色,质柔软或稍硬,丛生,高15～30 cm,宽约1 cm,扁平,带片状,单一或叉状分枝1～2次,末端尖细,基部渐成细柄,有时在短柄两侧或表面生出副枝。囊果球形,突出于体表。

生于大干潮线附近的岩礁上或低潮带石上和石沼中。分布于辽宁、浙江、山东沿海,但以广东沿海为多。

【采收加工】　9～12月采收,晒干。

【成分】　舌状蜈蚣藻含舌状蜈蚣藻氨酸(lividine),蜈蚣藻氨酸(grateloupine)[1],牛磺酸(taurine),琼胶,多糖,蛋白质,及硫酸盐甾化物,磷酸盐,并含其他微量元素[2]。

【药性】　咸,寒。

1.《中国药用海洋生物》:"甘、咸,寒。"

2.《中国药用孢子植物》:"淡,凉。"

【功用主治】《中国药用海洋生物》:"清热解毒,驱虫。用于风热喉炎、肠炎和蛔虫病。"

【用法用量】　内服:煎汤,15～30 g;或研末。

【选方】　1. 治风热喉炎,肠炎　蜈蚣藻15 g,黄芩、白头翁、大青叶各9 g。煎服。

2. 治蛔虫病　蜈蚣藻30 g,煎服;或晒干研末,每次6～9 g,吞服。(1、2方出自《中国药用孢子植物》)

5329 蜗牛 wō niú (《别录》)

【异名】　仆累(《山海经》),小牛螺、黄犊(《三苍》),蚹蠃、䗉蝓(《尔雅》),蜗蠃、螺蠃(《说文》),蠡蠃(《广雅》),陵螺(崔豹《古今注》),山蜗、瓜牛(《本草经集注》),蠡牛(《药性论》),负壳蜒蚰(《日华子》),海羊(《仙传外科集验方》),蜒蚰蠃、土牛儿(《纲目》),负壳蛞蝓(《东医宝鉴》),天螺(《陆川本草》),天螺蛳(《四川中药志》),无厣螺、肌母螺(《泉州本草》)。

【基原】　为巴蜗牛科巴蜗牛属动物同型巴蜗牛、华蜗牛属动物华蜗牛及其同科近缘种的全体。

【原动物】　1. 同型巴蜗牛 *Bradybaena similaris* (Ferussde)

贝壳中等大小,壳质较厚而坚固,全体扁球形。高12 mm,宽16 mm。有5～6个螺层,体螺层膨大,其高度为全部壳高的3/4;壳顶钝,缝合线深。壳面光滑,呈黄褐色、红褐色或淡灰色。在体螺层周缘和缝合线上,常有一条暗褐色色带。壳口呈马蹄形,脐孔小而深,呈洞穴状。

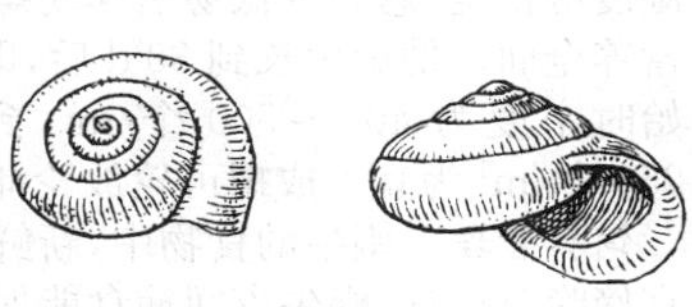

同型巴蜗牛

生活于灌木丛、低矮草丛、农田及住宅附近阴暗潮湿地区。主要以植物的茎叶、花果及根为食。分布于河北、山西、内蒙古、江苏、浙江、山东、河南、湖北、湖南、广东、广西、四川、陕西、甘肃、青海、新疆等地。

2. 华蜗牛 *Cathaica fasciola* (Draparnaud)

贝壳中等大,壳质薄而坚实。全体呈低圆锥形,高10 mm,宽16 mm。有5～5.5个螺层,螺旋部低矮,略呈圆盘状,壳顶尖,缝合线明显。壳面黄褐色或黄色。体螺层极膨大,其周缘具有一条淡褐色色带。此外,在各螺层下部靠近缝合线处也有一条颜色较浅的色带。壳口椭圆形,其内有一条白色瓷状的肋。脐孔呈洞穴状。

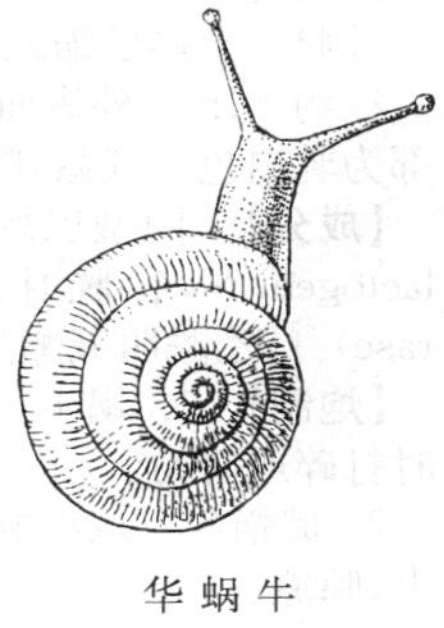

华 蜗 牛

生活于阴暗潮湿的墙壁、草丛、矮丛树干,有时也见于山坡草丛中。主食植物的茎、叶等。分布于河北、吉林、山东、河南、湖南、四川、陕西、甘肃等地。

本动物的壳(蜗牛壳)亦供药用,另设专条。

【养殖】 生活习性 生活在阴暗潮湿、疏松而多腐殖质的地方。畏光怕热,白日栖息于灌木丛、草丛、石块、枯草或树叶堆下、洞穴中、岩石缝中,夜间出来活动、觅食、繁殖。雨后或阴暗潮湿的天气蜗牛也会爬出来活动。蜗牛有"冬眠"和"夏眠"的习性,用以抵御更恶劣的环境变化。蜗牛属杂食性,以食各种绿色植物的叶、根、茎、芽、花、果实和各种菌藻类、苔藓类植物为主。行异体交配,有时也可以自体受精。每年5~9月为繁殖期。在交配之后,雌性生殖细胞才逐渐成熟,从交配、受精到受精卵的排出一般需要15~20 d的时间,每年可产卵2~3次,每次产卵40~100粒之间。

养殖技术 种螺产完卵后,待其离开时采收卵粒。采卵时,可用小汤匙将卵子挖出,卵膜可防止微生物侵袭,故粘有的污物不必冲洗、擦拭,以防膜受破坏。异形卵和无精卵应剔除,然后将采收的卵放入孵化箱内进行孵化。孵化箱一般用木制,高5~9 cm,箱底铺4~5 cm细沙土。土湿度30%~40%。卵上敷2~3 mm的沙土,再盖上湿润的纱布,每日喷洒少量的水,保持湿润。细沙中应含有一定量的腐殖质或菜园土更为适宜,孵化温度应保持20~30 ℃之间,空气湿度80%~90%,一般在5~25 d之内即可孵化出幼螺。幼螺是指从卵孵化后30 d之内的螺体。刚孵化出的幼螺仅有2.5~3个螺层,藏在土内,数日之后才爬到土表活动。此时应把幼螺转入到幼螺箱内或池内。60 cm×40 cm×30 cm的饲养箱可放养150~200个幼螺。幼螺生长期内,室温应控制在25~30 ℃之间,土壤底部水量以30%~40%为宜,空气相对湿度以80%~90%为宜。温、湿度应稳定,忽高忽低易引起幼螺死亡。饲料须搭配合理,营养全面。幼螺生长到30 d后,即可转入成螺饲养箱。开始时密度为400~500个/m^2,到收获前,密度以200~250个/m^2为宜。成螺可轮放轮捕,也可以与蚯蚓混养。

饲养管理 蜗牛的食物中,新鲜的蔬菜、菜皮和植物叶等宜傍晚时投食,蜗牛夜间捕食能保持新鲜度。投喂米糠、甘薯粉等以及给水,要用食盘或食槽,以防散失和污染环境。饲料应多样化。每日早、晚要喷水1~2次,最好形成雾状(切忌将水直接喷洒在蜗牛体上或用冷水浸泡)。蜗牛缺水时壳口出现膜厣,黏液减少,失水30%即停止活动甚至死亡;反之,水分过大,超过50%时,土壤霉腐而引起"结核病"或"腐足病"或其他疾病。粪便及食物残渣要及时清除。养殖工具要及时消毒,杀灭虫卵、病菌及螨虮、鼠类。并应有蜗牛防逃及天敌侵入的防护设备。

【采收加工】 7~10月捕捉活蜗牛,静养以排出粪便,洗净,用沸水烫死,晒干。鲜品先用瓦焙干。

【药材】 蜗牛 *Eukota* 主产于华北地区。

性状 全体已缩入螺壳内。呈扁球形、球形或类圆锥形,直径约1 cm。外表面灰褐色,有光泽,质脆易碎,破碎后内部为乳白色。气微,味微咸。

【成分】 同型巴蜗牛含糖原(glycogen),半乳糖原(galactogen)[1],谷胱甘肽S-转移酶(glutathione S-transferase)[2],乙酰胆碱酯酶(acetylcholinesterase)[3]。

【炮制】 1. 蜗牛 取原药材,除去杂质,洗净,干燥。用时打碎或研粉。

2. 煅蜗牛 取净蜗牛,置煅药炉内,用武火煅至红透,取出,晾凉。

饮片性状 蜗牛参见"药材"项。煅蜗牛形如蜗牛,多已破碎。色灰白。

贮干燥容器内,置阴凉干燥处,防蛀。

【药性】 咸,寒,小毒。归膀胱、胃、大肠经。

1.《别录》:"味咸,寒。"

2.《药性论》:"有小毒。"

3.《日华子》:"冷,有毒。"

4.《玉楸药解》:"入足太阳膀胱经、足厥阴肝经。"

5.《本草求真》:"入大肠、胃。"

6.《广西药用动物》:"入大肠、肺、肾经。"

【功用主治】 清热解毒,镇惊,消肿。主治风热惊痫,小儿脐风,消渴,喉痹,喉下诸肿,痄腮,瘰疬,痈肿丹毒,痔疮,脱肛,蜈蚣咬伤。

1.《别录》:"主贼风㖞僻踠跌,大肠下脱肛,筋急及惊痫。"

2.《药性论》:"能治大肠脱肛,生研取服,止消渴。"

3.《日华子》:"治惊痫等。"

4.《品汇精要》:"祛风热,消疮肿。"

5.《纲目》:"治小儿脐风撮口,利小便,消喉痹,止鼻衄,通耳聋,治诸肿毒痔漏,制蜈蚣蝎虿毒。"

6.《本草新编》:"善杀虫,以活者投麻油中,自化为油,涂虫疮。"

7.《玉楸药解》:"利水泄火,消肿败毒,去湿清热。"

8.《医林纂要》:"治血风疮及杨梅疮。"

9.《本草汇纂》:"泻经络肠胃风邪热毒。"

10.《山东药用动物》:"清热解毒,利水消肿,缩肛收脱。治风热惊痫,小便不利,瘰疬,痈肿,蜈蚣咬伤。"

【用法用量】 内服:煎汤,30~60 g;或捣汁;或焙干研末,1~3 g。外用:捣敷;或焙干研末调敷。

【宜忌】 不宜久服。脾胃虚寒者禁用。

1.《纲目》:"畏盐。"

2.《本草经疏》:"非真有风热者不宜用,小儿薄弱多泄者不宜用。"

【选方】 1. 治小儿胎热撮口 蜗牛子一十枚(去壳,细研如泥),莳萝末半分。上药同研令匀,用奶汁和涂于口畔。(《圣惠方》)

2. 治消渴引饮不止 蜗牛十四枚,形圆而大者。以水三合,密器浸一宿,取水饮之。(《海上集验方》)

3. 治小便不通 鲜蜗牛20个,鲜马齿苋30 g。捣泥糊状,敷脐处,至排尿后为止。(《青岛中草药手册》)

4. 治血热冲肺,鼻衄不止 蜗牛(焙干)一分,乌贼鱼骨半钱。上二味,捣研为散,含水一口,嗜一字入鼻内。(《圣济总录》蜗牛散)

5. 治外伤出血 蜗牛适量(去壳捣黏),地锦草、小蓟等量。共研末,使成黏团,晒干,干后压粉外用,撒伤口处。(《青岛中草药手册》)

6. 治喉痹 蜗牛七枚,白梅三枚(取肉)。同研烂,绵裹如枣核大,含咽。(《圣惠方》)

7. 治小儿哮喘 用鸡子一个,打破小口,入蜗牛二条在内,以纸封口煨熟蜗牛,化尽为丸,每服十数丸即愈。(《苍生司命》)

8. 治小儿丹毒 蜗牛20个(活),冰片0.3 g。将活蜗牛放入碗内撒上冰片,待蜗牛化水,以水外擦患处。(《青岛中草药手册》)

9. 治瘰疬,溃与未溃皆可 蜗牛不拘多少,以竹索串,瓦

上晒干，烧存性，为末。入轻粉少许，猪骨髓调，用纸花量病大小贴之。(《三因方》蜗牛散)

10. 治发背　蜗牛一百个，活者。以一升净瓶入蜗牛，用新汲水一盏，浸瓶中，封系，自晚至明，取出蜗牛放之，其水如涎。将真蛤粉不以多少，旋调敷，以鸡翎扫之疮上，日可十余度。(姚增坦《集验方》)

11. 治痔疮　蜗牛一枚，麝香三分。用小砂合子盛蜗牛，以麝香掺之，次早取汁，涂痔处。(《济生方》蜗牛膏)

12. 治脱肛　蜗牛 30 g，诃子 15 g。焙干，研细末，用猪油调匀，敷患处。(《吉林中草药》)

13. 治瘌头胎毒　蜗牛(捣烂)十枚，生甘草末五钱。同捣，火焙干，麻油调敷头上。(《洞天奥旨》草牛散)

14. 治蜈蚣咬　雄黄末一钱，蜗牛(捣烂)一条。敷患处。(《洞天奥旨》蜗牛散)

15. 治眼热生淫肤赤白翳　生蜗牛二枚。纳少许朱砂末于中，微火上炙令沸，以绵捩取，以敷眦上，数敷。

16. 治耳聋　蜗牛子一分，石胆一分，钟乳一分。同细研，用一瓷瓶盛之，以炭火烧令通赤，候冷取出，研入龙脑少许，每用油引药少许入耳。(15、16 方出自《圣惠方》)

17. 治甲沟炎　活蜗牛 5～10 个，洗净，加适量冰片捣烂后糊于患处，然后用纱布包好，每日换药 1 次。若甲沟炎已形成脓者，可先排脓后再用药。一般治疗 2～3 d 可消肿，3～6 d 结痂痊愈。〔《中国民间疗法》2001，9(2)：63〕

【临床报道】　避孕　蜗牛 7 只，制成干燥的粉剂，于月经干净后第一日，作 1～2 次服，可避孕 1 年。武汉已试用 183 例，其中 102 例观察 3 个月，失败 7 例[1]。

【各家论述】　1.《本草求真》："蜗牛，禀性至阴，味咸小毒，故古方用此治真阴亏损，腠理不密，致风中于经络，而见口眼㖞斜，筋脉挛拘，及风热脱肛，痔疮肿痛，痈疽发背疔肿等症，皆能见效，总以取其咸寒，解诸热之性耳。"

2.《药性通考》："又可治杨梅疮毒。第气过寒，杨梅热毒，实出诸肾。用蜗牛，未免直入肾中，以泻火，火去寒留，往往有阳痿不振之虞。"

5330 蜗牛壳 wō niú ké (《本草图经》)

【基原】　为巴蜗牛科巴蜗牛属动物同型巴蜗牛 *Bradybaena similaris*(Ferussde)和华蜗牛属动物华蜗牛 *Cathaica fasciola*(Draparnaud)及其同科近缘种的壳。

【原动物】　参见"蜗牛"条。

【采收加工】　捕得蜗牛后，去肉取壳，晒干。

【功用主治】　清热，杀虫，消肿。主治小儿疳疾，齿䘌，瘰疬，酒皶鼻，脱肛。

1.《本草图经》："治一切疳疾。"

2.《纲目》："治牙䘌，面上赤疮，鼻上酒齄，久利下脱肛。"

【用法用量】　内服：研末，3～6 g。外用：研末调敷。

【选方】　1. 治小儿一切疳疾　蜗牛壳七个。净洗，令干，纳酥蜜中，瓷盒盛，用纸糊，于饭甑内蒸之，至饭熟取出，细研。渐渐吃，一日食尽之。(《小儿宫气方》)

2. 治齿䘌，并有虫　蜗牛壳三十枚。烧灰细研。每用揩齿。(《圣惠方》)

3. 治大肠脱肛　蜗牛壳，去土研末，羊脂溶化，调涂，送入。(《纲目》引李延寿方)

4. 治瘰疬肿结　蜗牛壳不拘多少。上一味，捣为细散。每服二钱匕，空心，米饮调下，日再。至四十九日自消。(《圣济总录》)

5331 蛾眉蕨贯众 é méi jué guàn zhòng (《中药材手册》)

【异名】　贯众(宁夏)。

【基原】　为蹄盖蕨科蛾眉蕨属植物蛾眉蕨的根茎。

【原植物】　蛾眉蕨 *Lunathyrium acrostichoides* (Sw.) Ching [*Asplenium acrostichoides* Sw.]　又名：亚美蹄盖蕨(《中国主要植物图说》)。

植株高 30～80 cm。根茎短粗而斜升，顶端和叶柄基部被棕褐色、阔披针形鳞片。叶簇生；叶柄长 15～20 cm，禾秆色；叶片草质，长披针形，长 25～60 cm，宽 12～20 cm，渐尖头，仅叶轴、羽轴和中脉有少数棕色多细胞的短毛，二回羽状深裂；羽片约 20 对，披针形，下部 3～4 对羽片略缩短，中部羽片长 12～14 cm，宽 1.5～2 cm，羽状深裂几达羽轴；裂片 18～20 对，平展，镰状长圆形，基部 1 对较大，边缘有细锯齿；叶脉羽状，不甚明显，在裂片上有单一的侧脉 5～7 对。孢子囊群短线形，成熟时呈椭圆形，背生于侧脉上侧，每裂片有 2～5 对；囊群盖新月形，棕色，全缘，宿存。

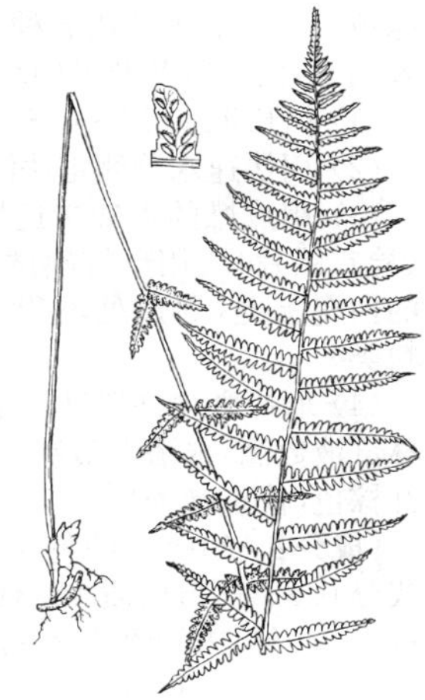

蛾眉蕨

生于海拔 1 400～2 500 m 的林下山谷或灌木丛中。分布于华北、东北、西南、西北及河南等地。

【采收加工】　7～9 月采挖，晒干，生用或炒炭用。

【药性】　苦、涩，微寒。

1.《宁夏中草药手册》："苦，微寒。"

2.《中国药用孢子植物》："苦、涩，微寒。"

【功用主治】　清热解毒，杀虫，止血。主治痢疾，蛔虫病，蛲虫病，绦虫病，崩漏，便血，流感。

1.《宁夏中草药手册》："清热解毒，止血。"

2.《中国药用孢子植物》："清热解毒，止血，杀虫。治痢疾，驱虫，预防流感等。"

【用法用量】　内服：煎汤，10～15 g。

【选方】　1. 预防夏秋季肠道传染病　贯众 1～2 个。洗净，放于饮水缸中，半月换药 1 次。

2. 治便血　贯众炭、地榆炭、槐花炭各等分。共研细末，每服 3 g，每日 3 次。

3. 治妇女血崩　贯众炭 12 g，莲蓬炭、丹皮各 9 g。水煎服。(1～3 方出自《宁夏中草药手册》)

5332 蜂乳 fēng rǔ (《中国动物药》)

【异名】　王浆、王乳、蜂王浆、蜂皇浆、皇浆(《中国药用动物志》)。

【基原】　为蜜蜂科蜜蜂属动物中华蜜蜂 *Apis cerana* Fabr. 等的工蜂咽腺及咽后腺分泌的乳白色胶状物。

【原动物】　参见"蜂蜜"条。

【采收加工】　生产蜂乳应在移虫后 48～72 h 进行，检查产浆群，如蜡杯已由工蜂改成王台，其中的幼虫也已长大，即可配浆。取浆应在清洁的室内进行，穿工作服，戴口罩。先取下各段板条，用小镊子移出幼虫，然后挖出蜂乳，立即放入褐色玻璃瓶内，密闭，低温冷藏。

【药材】 蜂乳 *Lac Regis Apis* 全国各地均产。

性状 本品为乳白色至淡黄色或带有红色的胶状液体。味酸、涩、辛。以乳白色至淡黄色者为佳，色泽发红者较次。从蜜源植物来看，椴树花蜂乳最好，洋槐花、枣花、荆条花蜂乳较好，杂花蜂乳较次，荞麦花蜂乳最次。

鉴别 将蜂乳置于偏振光显微镜下，可见淡黄色、红色、绿色、蓝绿色、蓝紫色五种彩釉状色调（冷藏加热及暴露蜂乳均有，而蜂蜜及花粉中均无）。

(1) pH应为3.5～4.8。

(2) 用快速水分测定法测定，含水量不得大于70%。

(3) 用点燃的火柴接近蜂乳，应无黄褐色颗粒迅速熔化（检查蜡片）。用蘸有碘试液的小玻棒，划过涂有少量蜂乳的白瓷板上，划痕处不得显蓝色、绿色或红褐色（检查淀粉类）。

(4) 取蜂乳少许置试管中，用少量蒸馏水稀释搅匀，加斐林试液数滴，水浴上微沸1～2 min，取出观察，不得变红或红棕色（检查蜂蜜）。

【成分】 幼蜂王的特殊食物"王浆"，平均含水分66%，灰分0.82%，蛋白质12.34%，脂肪5.46%，还原性物质总量12.49%，未知物质2.84%，其组成随幼虫的生长期而不同。王浆含5种糖，其中4种是果糖、葡糖、蔗糖及核糖。脂肪类中，含ω-羟基-2-癸烯酸（ω-hydroxy-Δ^2-decenoic acid）。王浆含维生素，泛酸（pantothenic acid），叶酸（folic acid），肌醇（inositol），2-氨基-4-羟基-6-(L-赤-1，2-二羟基丙基)-蝶啶〔2-amino-4-hydroxy-6-(L-erythro-1，2-dihydroxypropyl)-pteridine〕及腺嘌呤核苷酸类似物质[1]。

【药理】 1. 延缓衰老，促进生长 蜂乳能延长果蝇、昆虫、小鼠、豚鼠及其他动物寿命[1]，显著降低小鼠自然死亡率[2]。蜂乳还能加速小鼠、家兔等的生长发育[3]。体外培养细胞与放射自显影方法观察，蜂乳对人胚肺二倍体细胞DNA合成的影响，发现40个群体倍增（PD）后，蜂乳培养组（浓度为166.7 mg/L）细胞核标记率比对照组高出近15个PD，细胞DNA合成速率及细胞标记降减率也提示蜂乳使细胞保持旺盛的DNA合成能力，缩短老年细胞周期，推迟细胞衰老[4]。蜂乳有促进组织再生能力，给机械夹伤或切断坐骨神经的大鼠喂饲蜂乳，可使损伤初期病理变化减轻，切断的神经纤维再生加快，损伤神经的后肢反射活动恢复加快[5]。切除部分肝脏的大鼠每日口服2%蜂乳3 g，数星期后，大鼠体重增加，血清和肝中氨基转移酶活力降低，组织学检查可见肝细胞再生旺盛，而纤维细胞增生等病理变化则减轻[6]。蜂乳还可使大鼠肾组织重量增加，再生活跃[7]。以抗白血病药物6-巯基嘌呤使小鼠骨髓受到抑制，再给小鼠口服蜂乳，可减轻药物作用，延长小鼠生存时间[8]。口服或注射蜂乳均能增加人红细胞直径，并使血红蛋白数量及网织细胞数目增多，同时发现患者血中铁含量及血小板数目也增多[9]。

2. 增强机体抵抗能力 蜂乳10 mg/只给小鼠腹腔注射10月，对小鼠耐低压缺氧、耐高温能力有一定加强[10]。蜂乳明显延长小鼠游泳时间，提高其耐疲劳能力，还显著降低四氯化碳中毒小鼠死亡率，提高小鼠耐青霉素葡萄球菌感染和马锥虫感染的抵抗能力，降低感染死亡率，并延缓和缩短致热原引起的家兔发热反应[2]。100 μg/ml和200 μg/ml蜂乳均显著拮抗4-亚硝基喹啉-N-环氧化物对人外周血白细胞DNA的损伤[11]。

3. 对内分泌系统的影响 蜂乳提取物能使未成熟小鼠卵巢重量增加，卵泡成熟加快，且性成熟时间与蜂乳剂量呈正比关系[12,13]。幼龄大鼠每日腹腔注射蜂乳，睾丸和卵巢重量显著增加[14]。皮下注射蜂乳糖朊类物质，也可使幼龄大鼠子宫、卵巢肥大[15]。有实验证明，蜂乳的性激素样作用并不强，1 g蜂乳乙醚提取物的雌激素样作用强度约等于雌酮0.05 mg作用[16]，亦有一些报道否认蜂乳有促性腺激素样作用[17～19]。蜂乳有促肾上腺皮质激素样作用。豚鼠皮下注射蜂乳，其肾上腺内抗坏血酸含量下降，表明蜂乳可促进肾上腺皮质分泌固醇类激素[20,21]。给予蜂乳提取物的小鼠和大鼠肾上腺重量均增大，而胸腺重量减轻[17,22]。小鼠或大鼠皮下注射蜂乳6～48 mg，6 h后肾上腺内磷酸酶活力消失，肝糖原含量下降，表明蜂乳有兴奋肾上腺髓质，使肾上腺素释放入血，但高剂量蜂乳可使动物肾上腺皮质、髓质血管阻塞和充血[18]。口服蜂乳可使肾上腺皮质碱性磷酸酶活性增强，注射蜂乳却使其活性减弱[23]，亦有报道否认蜂乳有促肾上腺皮质激素样作用[2]。小鼠一次腹腔注射蜂乳20 mg，可使甲状腺摄取^{131}I能力较对照组提高99.5%，在寒冷环境中摄碘率仍可提高88.7%，对甲基硫氧嘧啶所致甲状腺功能低下小鼠，蜂乳仍有显著作用[2]。

4. 降脂、降糖作用及其对代谢方面影响 100 mg/kg和200 mg/kg的蜂乳给高胆固醇饮食家兔分别注射7星期，显著降低血清胆固醇（TC）水平，但对血清磷脂、三酰甘油（TG）等无明显影响[24]。冷冻干王浆16 mg/只给正常或高脂血症大鼠灌服，数十日后，可见正常大鼠血浆TG和TC均下降，高密度脂蛋白胆固醇（HDL-C）与TC比值升高，高脂血症治疗组大鼠血中TG也显著下降。正常及模型治疗组大鼠红细胞流动性均升高，光镜下可见治疗组大鼠红细胞较完整光滑，增厚不明显[25,26]。700 mg/kg的王浆冻干粉喂饲6星期，还能提高高脂血症大鼠血中HDL-C含量。同时，治疗组大鼠红细胞变形能力增强，血浆纤维蛋白原含量下降，体外血栓形成亦有抑制[27]。正常大鼠腹腔注射蜂乳悬液2 g/kg，可使血糖显著下降。30 mg/只剂量使小鼠血糖降低。2 g/kg蜂乳还可使四氧嘧啶高血糖大鼠血糖暂时降低，进食后动物血糖又回升至原水平。预先给予蜂乳2 g/只还能使肾上腺素引起的小鼠高血糖恢复正常[28]。瓦氏检压器实验表明，蜂乳可增加大鼠肝细胞线粒体呼吸作用，其中的Ca^{2+}是特异性激活因子，但似乎蜂乳中尚存在其他激活因子[29]。蜂乳还能使组织切片和组织匀浆氧消耗明显增加。在不增加作用物情况下，呼吸越微弱者，增加越显著。其中以肾切片氧消耗增加最多。此外，蜂乳对小鼠乳腺癌组织呼吸无任何促进作用[30]。

5. 对心血管系统的影响 蜂乳1∶10 000或20 000即对斯氏离体蛙心有显著抑制作用，该作用可被阿托品对抗[10]。犬、猫、兔等实验表明，0.1～1.0 mg/kg蜂乳静脉注射可使血压迅速降低，持续约1 min即恢复，阿托品可对抗此作用，毒扁豆碱则加强，血中胆碱酯酶能破坏降压成分，提示降压成分可能为类胆碱物质[2,10]。蜂乳对肾上腺素处理的血管有先扩张后收缩的影响。合并使用时，可使肾上腺素缩血管作用加强[31]。蜂乳对实验性动脉硬化有一定防治作用。蜂乳处理的实验性动脉粥样硬化家兔血胆固醇及脂肪均显著低于对照组，死亡率亦较低。长期持续饲喂蜂乳10 mg/kg可防止家兔动脉粥样硬化的发展[1]。

6. 对免疫功能的影响 蜂乳500 mg/kg和10-羟基-2-癸烯酸（10HDA）50 mg/kg给小鼠灌服7 d，明显增强小鼠腹腔巨噬细胞吞噬功能[32]。鲜蜂乳、蜂乳干粉剂及胶膜剂给小鼠每日连续灌胃或皮下注射 200 mg/kg,也可见增强吞噬细胞功能,其中胶膜剂作用强于干粉剂[33]。蜂乳每日 2.5 g/kg 给小鼠口服 8 d,可增加小鼠碳粒廓清速率,并完全对抗可的松对碳廓清的抑制作用。蜂乳还增强小鼠羊红细胞致敏的足跖迟发性超敏反应(DTH),并使环磷酰胺所致 DTH 反应低下完全恢复正常。上述剂量对正常及免疫功能低下小鼠溶血素形成无影响[34]。10DHA 以 100 mg/kg 服 7 d,可完全拮抗可的松对小鼠炭廓清的抑制作用。蜂乳每日 1 g/kg 剂量口服 7~8 d,与 10DHA 上述剂量,均可拮抗环磷酰胺对小鼠二硝基氯苯反应和溶血素形成的抑制作用。但它们对正常小鼠反应均无明显影响[35]。

7. 抗肿瘤及抗辐射作用　蜂乳及其成分 10HDA 与小鼠 AKR 白血病细胞或其他三种腹水癌悬液混合后,给小鼠接种,明显延长小鼠存活时间[36]。艾氏腹水瘤细胞与 40 mg/ml 蜂乳或 2 mg/ml 10HDA 预先接触后再给小鼠接种,癌细胞在小鼠体内生长也几乎完全受抑制[32]。在 52 例肿瘤放疗患者临床随机试验中,以 10HDA 治疗的患者 T 细胞在大于 100 Gy 放射剂量时尚未明显抑制,外周白细胞总数下降也不明显[37]。大鼠在进食外分别以 0.5 ml/只蜂乳灌胃或再加用抗辐射营养素,连续 2 星期后,发现一次总量 2 Gy 的 γ 射线照射后大鼠存活率升高,外周白细胞减少速度下降[38]。10%蜂乳 0.2 ml/只给小鼠腹腔注射,对辐射损伤也有防护作用,并且治疗组小鼠淋巴细胞对 ^{3}H-TdR标记的小鼠腹水型肝癌靶细胞毒性显著增高[39]。10HDA 在小鼠辐射前或后喂饲,均有抗辐射损伤作用。照前喂饲可使小鼠肝、肾、脾等组织含氮量提高[40]。

8. 抗病原微生物作用　蜂乳对金黄色葡萄球菌、链球菌、变形杆菌、伤寒杆菌、星状发癣菌等有抑制作用。低浓度仅可抑菌,高浓度则可杀菌。蜂乳抗菌作用在 pH 为 4.5 时最强,pH 为 8.0 时完全消失。过滤后,其杀菌作用亦消失[41]。蜂乳对结核杆菌、球虫、利什曼原虫、枯氏锥虫、短膜虫类也有抑制生长的作用[42]。杯碟法表明蜂乳 2.192 g 抗菌作用约等于青霉素 1 u[43]。蜂乳 10%水溶液处理用金黄色葡萄球菌、溶血性链球菌等感染的大鼠感染局部,其伤口愈合时间短于青霉素(200 u/ml)或短杆菌肽处理组[1]。

9. 其他作用　蜂乳给予大鼠 10 d,发现 0.5 ml/kg 剂量可使血红蛋白升高[31]。家兔静脉注射蜂乳 30 mg/kg,家兔血钙减少,血中磷酸酶活性降低[42]。蜂乳 4.0 g/kg 腹腔注射,对小鼠二甲苯所致耳部炎症有明显抑制作用,2.0 g/kg 剂量对大鼠甲醛性足肿胀有显著抑制。并且切除双侧肾上腺不影响其作用。蜂乳对大鼠棉球肉芽肿增生无显著作用[44]。蜂乳 1∶20 000 的浓度能使离体兔肠有兴奋作用。阿托品可对抗这种作用。蜂乳 1∶15 000 的浓度能使离体子宫的节律性收缩明显加强[10]。

毒性　蜂乳对实验动物毒性极低。小鼠 16 g/kg 剂量无一死亡,20 g/kg 剂量时仅 40%动物死亡[2]。

【药性】 甘、酸,平。

【功用主治】《中国动物药》:"滋补强壮,益肝健脾。治病后虚弱,小儿营养不良,年老体衰,传染性肝炎,高血压,风湿性关节炎,十二指肠溃疡,支气管哮喘,糖尿病,血液病,精神病,子宫功能性出血,月经不调,功能性不孕症及秃发等。"

【用法用量】 内服:温开水冲,50~200 mg。

【宜忌】 湿热泻痢者禁服,孕妇慎服。

【选方】 1. 治急性传染性肝炎　用 10%蜂乳蜂蜜。4 岁以下每日 5 g,5~10 岁每日 10 g,10 岁以上每日 20 g。20 d 为 1 个疗程,对肝功能有良好的改善作用。

2. 治进行性营养不良症　每日口服蜂乳 200~600 ml,连服 1 个月以上。

3. 治慢性风湿性关节炎　每日服蜂乳 400 ml,连服 3~6 个月。(1~3 方出自《中国动物药》)

4. 治疗各种癌肿,贫血,及放疗、化疗后白细胞降低症　取新鲜蜂王浆 200 g,兑入新鲜蜂蜜 800 g,搅拌均匀。成人每次服王浆蜜 10 g(含王浆 2 g),每日 3 次,热开水冲化,温服。小儿酌减。饭前半小时服。抗癌肿及化疗后需加倍。〔山东中医杂志,1994,13(3):126〕

5333 蜂毒 fēng dú 《吉林中草药》

【异名】 蜜蜂毒素(《药材学》)。

【基原】 为蜜蜂科蜜蜂属动物中华蜜蜂 *Apis cerana* Fabr.　等的工蜂尾部螯刺腺体中排出的毒汁。

【原动物】 参见"蜂蜜"条。

【采收加工】 现广泛采用电刺激取蜂毒法。取毒器由一个金属丝制的栅状电网下面绷一层薄膜。此取毒器与一控制器相连,控制器为具有可调电压的直流电源和一个电流断续器组成的线路结构。取毒时将取毒器置于蜂箱门口。蜜蜂触及电网就螯刺下面的薄膜而排毒,螯刺拔出后蜜蜂可继续生活。蜂毒粘在膜的下面,干燥成胶状物,取下膜将蜂毒用水洗下即可。置阴凉干燥处,密闭,避光,或将蜂毒制成注射剂用。

【药材】 蜂毒 *Veneu Apis*　全国养蜂地区均可取蜂毒。

性状　新鲜蜂毒为透明液体,具芳香气,味苦。但室温下很快干燥成类白色或淡黄色结晶体,微透明而闪亮,气微香,刺激性较强。

鉴别　(1) 取本品少许,加 1 mol/L 氢氧化钠溶液 1 ml,摇匀,加 5%硫酸铜溶液 2~3 滴,即呈玫瑰红色或蓝紫色。

(2) 取本品加水配成 0.03%的溶液,于 280±1 nm 波长处有最大吸收峰。

(3) 取本品 0.16%水溶液 20 μl,在醋酸纤维薄膜上点样,以含 1.9%甲酸铵的 1.5%乙酸液为缓冲液,于8 mA和40 V 电泳仪中电泳 40 min,用考马斯亮蓝S-250 染色,即出现 3 条蓝色色带,其中间的较粗的一条色带为蜂毒多肽。

【成分】 蜂毒是一种成分复杂的混合物,除含有 80%~89%的水分外,还含有蜂毒肽、活性酶、生物胺和其他酸类物质[1]。

【药理】 1. 对神经系统的作用　蜂毒对中枢和外周神经系统有广泛而复杂的影响。全蜂毒及其组分蜂毒肽、托肽品和蜂毒明肽等,具有明显的亲神经性。全蜂毒及蜂毒肽对烟碱性胆碱受体,有选择性阻滞作用,蜂毒明肽可透过血脑屏障直接作用于中枢神经系统。一般认为,蜂毒具有调节神经系统紧张度的作用,使大脑皮质活动正常化,调整物质代谢,从而促进神经本身的修复[1]。蜂毒有箭毒样及神经节阻断剂样作用,浓度为 1∶1 000 的蜂毒首先使膈神经-肌肉制备收缩而后松弛,此时用电极刺激膈神经时,不能引起膈肌的收缩,但神经的传导性并未丧失,表明蜂毒仅能阻滞由神经传至肌肉的冲动[2]。蜂毒可对抗肾上腺素和去甲肾上腺素对离体肠管的抑制作用,但却不能阻滞苯丙胺等直接抑制肠管运动药物的作用。上述实验结果表明,蜂毒的作用部位可能是在突触处[3]。蜂毒中的蜂毒肽(melittin)具有神经节阻断作用，其作用部位为突触，当将其按50～100 μg 注入猫颈动脉时，便使其颈神经节的 N-胆碱结构对乙酰胆碱的敏感性降低[4]。小鼠在静注烟碱(10 mg/kg)前 15 min，注射蜂毒或蜂毒肽(2 mg/kg)时，可预防烟碱引起的活动增加及惊厥发作。蜂毒肽抑制小鼠自发活动和探求活动，使自发和诱发的脑电活动发生抑制性改变，进一步研究证明，蜂毒肽对动物活动和脑电的影响是由于改变了大脑皮质和上行网状激活系统的传导功能的缘故[5]。蜂毒中蜂毒明肽(apamin)被认为是神经毒素，它可使小鼠对各种刺激敏感，缩短巴比妥引起的睡眠时间，大剂量可使动物死于呼吸肌麻痹；未死小鼠于 60 h 内呈现举尾、后肢躁动等兴奋状态，表明大脑和脊髓对蜂毒明肽比较敏感，按 0.5～1.0 mg/kg 给大鼠静脉注射时，使单突触的伸肌反射和多突触的屈肌反射电位增加[6]。大鼠实验证明，^{125}I-蜂毒明肽主要与前脑相结合，其与大脑皮质的结合比与肝的结合力强 20 倍，未能检出其与骨骼肌及其他试验部位的结合[7]。当向小鼠侧脑室注射 1 μg 蜂毒明肽时，可引起小鼠的共济失调，如向大鼠尾部脊髓蛛网膜下注射蜂毒明肽，亦可引起类似共济失调现象，但仅限于身体后部，提示系对脊髓的直接作用。共济功能的丧失是蜂毒明肽毒性的主要症状。实验还证明，第四脑室和导水管邻近部位比脊髓更敏感。蜂毒明肽在脑内分布无选择性[8]。整体实验证明，于 16 d 内，每日给大鼠皮下注射蜂毒明肽 20 μg/kg，可使脑中去甲肾上腺素、多巴胺和 5-羟色胺浓度增加，但蜂毒肽作用不明显[9]。蜂毒有明显的镇痛作用，其镇痛指数高于安替比林，低于吗啡。蜂毒中镇痛抗炎多肽安度拉品对脑前列腺素合成酶的抑制作用约为吲哚美辛的 70 倍，而且其镇痛作用也涉及受体机制。临床证明，蜂毒对神经官能症、偏头痛及三叉神经痛有较好的疗效[1]。蜂毒中的阿度拉品(adolapin)在小鼠醋酸扭体试验和大鼠 Randallselitto 试验中均表现出镇痛作用。ED_{50}分别为 0.016 mg/kg 和 0.013 mg/kg，该作用与抑制前列腺素合成酶有关，也涉及中枢神经系统作用[10]。

2. 对呼吸和心血管系统的影响　蜂毒对心血管具有强烈作用，如降压、抗心律失常、改善脑血流及心肌功能等多方面作用。实验表明，蜂毒肽对离体动物心肌具有很强心肌毒性作用。注射蜂毒肽后，毒性立即出现，伴有心电图的变化及丙氨酸氨基转移酶释放至灌流液中，注射蜂毒后出现心肌挛缩，甚至不可逆麻痹。而在整体动物，注射蜂毒肽后，未立即出现对心脏毒性作用，心律不变，仅在注射后 15 min，偶尔出现心电图变化。蜂毒对心脏有双向调节作用。小剂量对离体心脏有兴奋的作用，中剂量表现为抑制作用。人体受蜂螫后，有呼吸加快现象，这是蜂毒使血压降低引起的反射性反应。大量的蜂毒可使机体大脑呼吸中枢麻痹导致死亡。蜂毒可引起动脉血压降低的效应主要与磷酸酯酶 A_2有关。蜂毒中的心肌肽和蜂毒明肽有类似于异丙肾上腺素的抗心律失常的作用，而且作用的持续时间远较异丙肾上腺素长[1]。给犬肌内注射小剂量(0.2～0.5 mg/kg)蜂毒时，可使心肌收缩力增加，左心室压力进行性升高，随剂量增加，出现全身血流动力学的变化[11]。大鼠静脉注射蜂毒1 mg/kg有明显降压作用，如腹腔注射连续 6 d，下丘脑和纹状体的亮氨酸脑啡肽含量明显提高，提示蜂毒的降压机制与中枢神经中的亮氨酸脑啡肽有关[12]。当给大鼠皮下注射蜂毒 0.7 mg/kg 时，则引起血压显著降低，但 5 min 之后，血压可恢复正常水平，蜂毒肽 200 μg/kg 皮下注射时，仅使血压略有升高，而磷酯酶 A_2(PLA_2)则有极明显的降血压作用[13]。降压作用主要与释放组胺有关[14]。对培养的大鼠乳鼠心肌细胞，蜂毒 0.01 mg/ml 对心率和心肌收缩力未见明显变化；0.1 mg/ml 则可使心率加速，心肌收缩力加强，少数心肌细胞出现心律失常；0.5 mg/ml 则便使心肌收缩力降低，心律失常，半数心肌细胞停跳；1 mg/ml 则心肌收缩力很快降低，并停止跳动[15]。蜂毒对心血管的影响颇似组胺，许多实验证明，无论在在体或离体条件下，蜂毒均能释放各种实验动物(大鼠和豚鼠等)腹腔、肠系膜、肺和皮肤中的组胺[5, 16]。

3. 溶血和抗凝血作用　蜂毒具有极强的溶血作用，蜂毒的溶血作用是由于使红细胞壁透过性增强，使其中胶体大量渗出，红细胞终因内部渗透压降低而导致破裂，这种溶血称之谓胶体渗出性溶血。蜂毒中溶血成分为 PLA_2 和蜂毒肽，后者溶血作用比前者更强。在体外，肝素可完全对抗蜂毒肽的溶血作用，但对 PLA_2 的溶血作用无影响，蜂毒虽经贮放 30 年之久，但仍不失其溶血作用[17]。蜂毒可延长血液凝固时间，不但在体外有抗凝血作用，而且在体内亦有同样作用，当给犬静脉注射 125 只蜂螫的毒量时，于注射后1 h，血液凝固时间由 8 min 延至 17 min，5 h 后则延至19 min，于 24 h 后始恢复正常[18]。蜂毒中抗凝血活性成分为 PLA_2 和蜂毒肽，它们的抗凝血作用可被凝血因子Ⅲ-脑磷脂及破碎血小板中和，它们的抗凝活性在 pH 5.6 时对热稳定，但在中性(pH 7.4)介质中不稳定，进一步研究证明，蜂毒肽及 PLA_2 是通过磷脂的失活而发挥它们抗凝血作用的，磷脂通常是与血液因子结合形成复合物而促进血凝[19]。

4. 对内分泌系统功能的影响　离体实验证明，蜂毒肽可促进大鼠胰岛细胞分泌胰岛素，此释放胰岛素作用依赖于细胞间的钙浓度，并可被 PLA_2 抑制剂阿的平和脂氧合酶抑制剂去甲二氢愈创木酸所抑制[20]。蜂毒肽对离体大鼠胰岛分泌胰岛素刺激作用的最大分泌半数有效量为 4 μg/ml，此作用可维持 40 min，去甲肾上腺素对蜂毒肽释放胰岛素作用无影响[21]。给大鼠按 0.1 mg/kg、0.5 mg/kg、1.0 mg/kg和 5.0 mg/kg 皮下注射蜂毒，于注射后 4 h 和 24 h，大鼠血浆皮质酮浓度明显升高，可能由于蜂毒释放 ACTH 的结果[22]。在离体条件下，蜂毒肽浓度为 0.25～2 μg/ml时，可刺激牛垂体前叶分泌催乳素(PRL)，呈明显的量效关系，并对钙有依赖性，PLA_2 抑制剂奎那克林及二溴乙酰苯酮可阻断蜂毒肽释放催乳素作用[23]。

5. 对各种实验性炎症的影响　蜂毒被用来治疗风湿症已有悠久的历史，近些年来对蜂毒抗炎的有效成分及其作用机制进行了深入的研究。蜂毒中的多肽、MCD-多肽和蜂毒明肽是其主要的抗炎成分，MCD-多肽小剂量时(1～1 000 ng皮下注射)对大鼠有致炎作用，剂量增加时(200～1 000 μg/kg，皮下或静脉注射)，对关节内注射松节油或足掌皮下注射角叉莱胶引起的足肿胀皆有明显的抑制作用，其作用强度比同等剂量氢化可的松的抗炎作用强 100 倍。大鼠皮下注射 MCD-多肽 4 mg/kg，对佐剂性关节炎亦有效[18, 24]。蜂毒明肽亦已被证明是一种具有抗炎作用的多肽。腹腔注射 10 μg/kg 和 30 μg/kg 时，对注射 5-羟色胺和右旋糖酐引起的大鼠足肿胀具有明显的抑制作用，对巴豆油引起的渗出性炎症也有抑制作用[25]。从蜂毒中除去大相对分子质量的 PLA_2 和透明质酸酶获得的低相对分子质量多肽(PBV),皮下或腹腔注射时,对角叉莱胶和右旋糖酐引起的大鼠足肿有明显抑制作用,作用与蜂毒相近或优于蜂毒[26, 27]。关于蜂毒对垂体-肾上腺皮质系统功能的影响已进行了比较深入的研究,证明给正常大鼠注射蜂毒后,可使其肾上腺内维生素 C 和胆固醇含量均降低。但对去垂体动物,上述作用便不复出现[28]。此外,蜂毒可抑制人体嗜中性粒细胞产生超氧阴离子,此作用可能与蜂毒的抗炎症也有直接关系[29]。目前的研究结果揭示,蜂毒的抗炎症作用至少包括两个方面:①可能通过抗原的竞争改变了免疫的应答反应,蜂毒对免疫复合物诱导的家兔膝关节滑膜炎也有明显的抑制作用[30]。但蜂毒通过何种免疫环节的调节而起到抗炎作用,尚待深入研究。②通过皮质类固醇或其他尚不清楚的非免疫机制。

6. 对动物和植物实验性肿瘤的影响　蜂毒对多种植物(小麦和天竺葵)及动物肿瘤均有一定的抑制作用,关于蜂毒抑制肿瘤的作用原理尚不清楚,可能与其普遍抑制生长旺盛组织的代谢有关,蜂毒对小鼠肉瘤组织的三磷酸腺苷生成有抑制作用,但对正常肝组织的氧化磷酸化过程亦有明显的抑制作用,实验进一步证明,主要是由于蜂毒肽和 PLA_2 使细胞微粒体膜溶解,从而使其呼吸受到抑制的结果[31],因而瘤组织的氧化磷酸化过程受到抑制,氧化供能过程遭到破坏,导致肿瘤组织生长的抑制[18]。蜂毒中的多肽溶血毒,肥大细胞脱粒多肽及 PLA_2 都能引起肥大细胞脱粒溶解并释放组胺。多肽溶血毒能直接对细胞的磷脂膜起溶解作用,抑制细胞发育,对肿瘤细胞(肉瘤、淋巴瘤)显示出强烈的细胞毒素(细胞破坏)作用。PLA_2 对 Rous 肉瘤和 HeLa 细胞(宫颈癌细胞)有抑制作用。蜂毒能明显抑制肿瘤组织的增殖。蜂毒中的蜂毒肽和 PLA_2,能抑制肿瘤组织的氧化磷酸化过程和抑制组织代谢,而产生对肿瘤的抑制作用,蜂毒肽对肿瘤的破坏作用,明显大于正常细胞[1]。

7. 抗菌作用　蜂毒有明显的抗菌作用,蜂毒中的多肽溶血毒能抑制多种革兰氏阴性及革兰氏阳性病原微生物的发育,并能对抗对青霉素有耐药性的金黄色葡萄球菌。其对革兰氏阳性菌的作用比对革兰氏阴性菌的作用大约强 100 倍。动物实验表明,当给豚鼠皮下注射蜂毒素时,对豚鼠的实验性伤寒有治疗作用。煮沸并不能破坏蜂毒肽的抗菌作用。此外,实验已证明,蜂毒不但能直接杀灭细菌,还能增强抗菌素的抗菌性能。此外,蜂毒对流感病毒有对抗作用[1]。

8. 抗辐射作用　当用 X 射线或 γ 射线照射小鼠的剂量不超过 0.258 C/kg,按 1.1~56 μg/只剂量提前给动物皮下或腹腔注射蜂毒,可使动物的生存率由 0 增加至 80%,蜂毒内抗辐射作用物质可能为蜂毒肽,当小鼠受总量为 25.8×10^{-2} C/kg X 线照射时,提前给小鼠注射蜂毒肽可使动物的生存率由 0.5% 增加至 50%,但对总量为 61.92×10^{-2} C/kg的 X 线照射则无保护作用[32]。蜂毒中以组胺为末端的多肽甘氨酰组胺 (glycylhistamine)有明显的抗辐射作用,于照射前 24 h,按 1 g/kg 给小鼠皮下注射甘氨酰组胺可获得最佳的抗辐射效果[33]。

9. 对免疫功能的影响　蜂毒具有免疫抑制作用,实验表明蜂毒及其组分蜂毒肽、蜂毒明肽和 MCD 肽的免疫抑制作用是由于刺激肾上腺皮质增加分泌皮质激素的缘故。一定量的蜂毒(10 只蜜蜂螫刺)能刺激抗体产生,加大蜂毒用量则对抗体免疫反应有抑制作用。蜂毒呈现其刺激和抑制抗体产生作用时,均能引起机体免疫机制的改善,有利于增强机体抵抗力[1]。小剂量蜂毒(2.5 μg/只)腹腔注射时,对小鼠体液免疫有刺激作用,使小鼠血清抗体滴度上升;但当剂量增至 5~80 μg/只时,则引起免疫抑制。蜂毒肽对免疫的影响比全蜂毒弱[34],小鼠皮下注射 PBV 对巨噬细胞吞噬功能有抑制作用[26]。蜂毒具有很强的抑制淋巴细胞形成玫瑰花结数及脾细胞产生的抗体数,蜂毒肽亦有上述作用,但作用较弱,上述实验结果表明,蜂毒对淋巴细胞膜上的免疫受体有影响[35]。

毒性　局部毒性:人的皮肤受蜂螫后,受螫部位立即出现肿胀、充血,皮肤温度升高 2~6 ℃。用蜜蜂螫刺小鼠 20 min后,皮下组织有明显的肿胀和充血;24 h 后,受螫部位肌肉纤维呈变性及皮肤坏死,产生上述局部反应可能是由于使组胺和 5-羟色胺释放的结果。20 只蜂螫可使体重 250~300 g 的豚鼠死亡,而 5 只蜂螫则能使体重为 18 g 的小鼠毙命[18, 36]。蜂毒的丙酮提取物经小鼠静脉注射,最小致死量为 3.58 mg/kg[37],其中的 PLA_2 和蜂毒明肽给小鼠静脉注射时其 LD_{50} 分别为 7.36 mg/kg[38] 和 4 mg/kg[39]。PBV 毒性低于蜂毒,小鼠腹腔注射时 LD_{50},蜂毒为 5.5 ± 0.016 mg/kg,PBV 为 5.9 ± 0.020 mg/kg [26]。雄豚鼠隔日腹腔注射 PBV 0.15 mg/kg,连续 3 d,第一次注射后 21 d,静脉注射 PBV 0.75 mg/kg,则见有过敏反应、竖毛、颤抖、喷嚏、不安、尿失禁、呼吸困难直至死亡,表明其有变应原性作用,蜂毒的变应性作用强于 PBV[27]。对蜂螫敏感者约 2%,被蜂螫后头痛,呕吐,腹泻,全身不适,起荨麻风疹块,螫处疼痛、烧灼、红肿,严重的面色发青、呼吸困难,甚至死于过敏性休克[1]。

【药性】《全国中草药汇编》:"辛、苦,平。"

【功用主治】 祛风除湿,止痛。主治风湿痹痛,高血压,荨麻疹,哮喘。

1.《吉林中草药》:"祛风湿。治风湿性关节炎。"

2.《全国中草药汇编》:"祛风湿,止疼痛。主治风湿性关节炎,腰肌酸痛,坐骨神经痛。"

3.《中国动物药》:"强壮,镇痛,平喘,祛除风湿。治与疼痛有关的各种疾病,如风湿病,风湿性关节炎,类风湿关节炎,周围神经炎及神经痛,肌痛,腰肌劳损,眼科疾病,Ⅰ期、Ⅱ期高血压,荨麻疹,闭经及神经症。"

【用法用量】 蜂毒有活蜂螫刺法及蜂毒注射法两种。活蜂螫刺法:每次用 1~5 只蜂,用手捏住蜂头,将蜂尾贴近患处皮肤,使之螫刺,约 1 min 后,将蜂弹去,拔出蜂针,第二日或隔日再行刺螫。蜂毒注射法:选用患处痛点、穴位及四肢穴位的皮内或皮下轮换注射,用量从每次 1~3 蜂毒单位(每 1 蜂毒单位含蜂毒 0.1 ml)开始,后逐日增加 1~2 蜂毒单位,直至每日 10~15 蜂毒单位,再逐日下降到每日 3~5 蜂毒单位,维持 1~2 个月,每疗程总量 200~300 蜂毒单位,间歇 3~5 d 进行第二个疗程。

【宜忌】《中国动物药》:"禁忌证:结核病、败血症、烈性传染病、糖尿病、癌症、血液病、有出血倾向者、肾脏疾病、肝胆疾病、胰腺病、精神病、中枢神经系统疾病及对蜂毒过敏者。""使用蜂毒前,必须先做过敏试验。方法是在前臂内侧,用每 1 ml 含 1 蜂毒单位的蜂毒注射液 0.2~0.5 ml 作皮内注射,10~15 min 后检查,如果注射部位红肿直径在 1 cm 以上,并伴有皮疹、头昏、呕吐、乏力等全身反应者禁用。"

【临床报道】 治面神经麻痹　用注射器抽吸蜂毒注射液 2 ml,选一组穴位(翳风、颊车、下关、太阳、合谷)或另一组穴位(完骨、地仓、水沟、攒竹、曲池),局部常规消毒后,将注射针头刺入穴位,缓慢提插捻转,有酸、麻、胀、痛等感觉后固定针头,回抽无回血后将药液缓慢注入,出针后以干棉球揉按局部。每穴注射 0.3 ml～0.4 ml,每日注射 1 次。2 组穴位隔日交替使用,10 次为 1 个疗程。间隔 3 d 后进行第二个疗程。共治疗 260 例,经 1～3 个疗程治疗,有效率 98.8%,痊愈率 87.7%[1]。

5334 蜂药 fēng yào
(《贵州民间药物》)

【异名】 翠云草(《贵州民间药物》),翠羽草(《全国中草药汇编》),小爬岩草、地虱子(《新华本草纲要》)。

【基原】 为卷柏科卷柏属植物疏叶卷柏的全草。

【原植物】 疏叶卷柏 *Selaginella kraussiana* (Kunze) A. Br. [*S. remotifolia* Spring] 又名:地柏(《中国主要植物图说》)。

茎匍匐,长约 30 cm。叶二型,在枝两侧及中间各 2 行;侧叶卵形,长 2～2.5 mm,宽 1～1.2 mm,基部偏斜心形,先端尖,边缘全缘或有小齿;中叶斜卵状披针形,长 1.5～1.8 mm,宽 0.6～0.8 mm,基部偏斜心形,下侧下延呈耳状,先端长渐尖,边缘全缘或有小齿。孢子囊穗单生于小枝顶端,有 4 棱;孢子叶长三角状披针形,呈龙骨状,先端长渐尖。孢子囊圆肾形,大孢子囊极少,生在囊穗基部,小孢子囊生在囊穗基部以上。

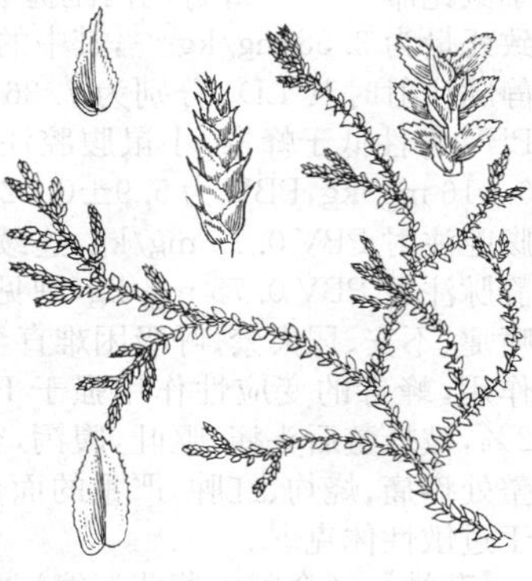
疏叶卷柏

生于山坡草地或林边。分布于西南及浙江、福建、江西、湖北、湖南、台湾等地。

【采收加工】 四季均可采收,晒干或鲜用。

【成分】 植株含糖类:α, α-海藻糖(α, α-trehalose),蔗糖,水苏糖,棉子糖,麦芽糖,卷柏糖(selaginose)即 2-O-α-D-吡喃葡萄糖基 α, α-海藻糖 (2-O-α-D-glucopyranosylα, α-trehalose)[1]。黄酮类:穗花杉双黄酮(amentoflavone),扁柏双黄酮(hinokiflavone),异柳杉双黄酮(tomerin)[2]。还含多肽类[3]。

【药性】 《贵州草药》:"性凉,味淡。"

【功用主治】 祛痰止咳,解毒消肿。主治肺热咳嗽,痔疮,疮毒,烧伤,蜂刺伤。

1.《贵州民间药物》:"镇咳,祛痰,止喘。治疮毒虫伤。"

2.《贵州草药》:"清热,消肿,杀虫。"

3.《全国中草药汇编》:"解毒。主治肺热咳嗽,火烫伤,痔疮,无名肿毒及蜂刺伤。"

【用法用量】 内服:煎汤,10～30 g。外用:捣敷或塞鼻。

【选方】 1. 治肺热咳嗽 鲜蜂药 30 g,棣棠花 9 g,鹿衔草 15 g。煎水兑蜂糖服。

2. 治鼻窦热蜃 蜂药嫩叶少许捶绒,塞鼻孔,连塞多次。

3. 治黄蜂刺伤,红肿辣痛 鲜蜂药一把,拌口涎搓烂,揉擦患处,以消肿为度。(1～3 方出自《贵州民间药物》)

5335 蜂胶 fēng jiāo
(江西《中草药学》)

【基原】 为蜜蜂科蜜蜂属动物中华蜜蜂 *Apis cerana* Fabr. 等用于修补蜂巢所分泌的黄褐色或黑褐色的黏性物质。

【原动物】 参见"蜂蜜"条。

【采收加工】 在暖和季节每隔 10 d 左右开箱检查蜂群时刮取,刮取后紧捏成球形,包上一层蜡纸,放入塑料纸袋内,置凉爽处收藏。

【药材】 蜂胶 *Colla Apis* 产于全国各地。

性状 本品为树脂状团块,黄褐色或灰褐色,具芳香气味,有黏性,低温下变硬、变脆,加热可熔化。易溶于丙酮、苯、20%氢氧化钠溶液及乙醇。

【成分】 蜂胶含黄酮类,酚类,内酯,香豆素类,醛,酮,甾类化合物,还含有维生素 B_1、烟酸、维生素 A 原和多种氨基酸、糖、多糖等,及必需元素 34 种:氧、碳、氢、钙、磷、氮、钾、硫、钠、氯、镁、铁、钴、铜、钼、锌、氟、铝、锡、硅、砷、硒、钛、钒、铬、镍、钡、锆、锑、镉、银、铅、锶等[1]。还含黄酮类化合物:短叶松素(pinobanksin),3-丁酸短叶松素(3-butanoic acid pinobanksin),3-己酸短叶松素(3-caproic acid pinobanksin),3-甲醚短叶松素(3-methylether pinobanksin),3-戊酸短叶松素(3-valeric acid pinobanksin),3-戊烯酸短叶松素(3-pentenic acid pinobanksin),3-乙酰短叶松素(3-acetyl pinobanksin),短叶松素-3-乙酸查耳酮(pinobanksin-3-acetic acid chalcone),短叶松素查耳酮(pinobanksin chalone),樱花亭查耳酮(sakuranetin chalone),二羟查耳酮(dihydrochalone)[2],球松素(pinostrobin),乔松素(pinocembrin),柚木杨素(tectochrysin),良姜素(izalpinin)[3],5-羟基-4′,7-二甲氧基黄酮(5-hydroxy-4′, 7-dimethoxyflavone),4′-氧甲基山柰素(4′-O-methyl kaempferide),5, 7-二羟基-3, 4′-二甲氧基黄酮(5, 7-dihydroxy-3, 4′-dimethoxy flavone),3, 5-二羟基-4′, 7′-二甲氧基黄酮,3, 3′-二氧甲基槲皮素(3, 3′-di-O-methoxy quercetin),短叶松树素 3-乙酸酯(pinobanksin-3-acetate)[5]。芳香酸及其酯:苯甲酸甲酯(methyl benzoate),苯甲酸乙酯(ethyl benzoate),苯甲酸苄酯(benzyl benzoate),环己醇苯甲酸酯(cyclohexanol benzoate),环己二醇苯甲酸酯(cyclodihexanol benzoate),松柏醇苯甲酸酯(coinferyl benzoate),藜芦酸(vatic acid),水杨酸甲酯(methyl salicylate),水杨酸苄酯(benzyl salicylate),香草酸(vanillic acid),1, 3-二阿魏酰基-2-乙酰基甘油(1, 3-diferuloyl-acetyl glycerin),1-阿魏酰基-3-对香豆酰基-2-乙酰基甘油(1-feruloyl-3-*p*-coumaroyl-2-acetyl glycerin),邻苯二甲酸双-(2′-乙基己基)酯〔di-(2′-ethylhexyl) phthalate〕,邻苯二甲酸双异丁酯(diisobutyl phthalate),癸二酸双(2′-乙基己基)酯〔di-(2′-ethylhexyl) sebacete〕,二氢阿魏酸(dihydroferulic acid),咖啡酸苄酯(benzyl caffeate),4-羟基苯甲酸,没食子酸(gallic acid),原儿茶酸(protocatechuic acid),桂皮酸甲酯(methyl laurate),桂皮酸乙酯(ethyl laurate),1, 5-戊二醇单苯甲酸酯(1, 5-pentidiol benzoate),3-甲基-3-丁烯醇咖啡酸酯(3-methyl-3-butenol caffeate),3-甲基-2-丁烯醇咖啡酸酯,3-甲基-3-丁烯醇阿魏酸酯,3-甲基-2-丁烯醇阿魏酸酯(3-methyl-2-butenol ferulate),阿魏酸戊酯(pentyl ferulate),咖啡酸戊烯酯(pentenyl caffeate),咖啡酸戊酯(pentyl caffeate),二氢桂皮酸(dihydrocinnamic acid),3, 4-二甲氧基苯甲酸(3, 4-dimethoxy benzoic acid)，香草酸(vanillic acid)，3，4-二羟基苯甲酸(3，4-dihydroxy benzoic acid)，苯甲酸桂皮酯(cinnamyl benzoate)，对香豆酸戊烯酯(*p*-pentene coumarate)，3，4-二甲氧基桂皮酸苄酯(3，4-dimethoxy benzyl laurate)，对香豆酸苯乙酯(*p*-phenyl ethyl coumarate)，阿魏酸苄酯(benzyl ferulate)，异阿魏酸苯乙酯(phenylethyl isoferulate)，对香豆酸桂皮酯(*p*-cinnamyl coumarate)，咖啡酸桂皮酯(cinnamyl caffeate)，苯甲酸甲酯(methyl benzoate)，水杨酸甲酯(methyl salicylate)，甲氧基二氢桂皮酸，2-甲氧基苯甲酸苄酯(2-methoxy benzyl benzoate)[4]。香豆素：6，7-二羟基香豆素(6，7-dihydroxy coumarin)，7-羟基甲氧香豆素(7-hydroxy methoxy coumarin)[5]。

【药理】 1. 抗病原微生物作用　蜂胶对多种细菌有抗菌作用，蜂胶制剂及蜂胶成分能抑制金黄色葡萄球菌、链球菌、沙门菌、变形杆菌、炭疽杆菌、出血败血性杆菌、产气荚膜杆菌、枯草杆菌、腊杆菌、单核细胞增多性李司忒菌、丹毒丝菌属、马棒状杆菌、大肠杆菌等20余种细菌[1]。10%蜂胶乙醇溶液还对大肠埃希菌、魏氏梭菌等有抑制作用。球菌类敏感性更高[2]。另外，蜂胶对口腔内变形链球菌也有抑制作用[3]。蜂胶乙醇或乙醇溶液对各种癣菌、铁锈色小孢子菌、石膏样小孢子菌等浅部真菌有较强抑制作用，对白念珠菌、新形隐形菌、星状奴卡菌等深部真菌也有不同程度抑制作用。蜂胶中所含黄酮类化合物是其抗真菌作用重要有效成分[1]。蜂胶还有抗病毒作用。感染前滴鼻或雾化吸入50%蜂胶乙醇溶液能完全抑制流感病毒在小鼠体内繁殖，但感染后再给药则无效[7]。体外试验，蜂胶水提取物能显著减轻牛痘病毒感染，但体内试验作用较弱，而且必须在感染前给药方有效[5]。蜂胶水乳剂和水醇性乳剂能抑制在鸡胚尿囊腔或单层猪肾细胞培养的假狂犬病病毒的繁殖[6]。人羊膜细胞、恒河猴肾细胞试验中，蜂胶部分纯化的85%乙醇提取物10 μg/ml可使小泡性口腔炎病毒、猴病毒40、日本血凝病毒、单纯性疱疹病毒(HSV-1)的感染性降低，空斑数分别减少28.8%、61.1%、76.2%、100%。蜂胶预先处理细胞，然后接种病毒，未见保护作用[7]。蜂胶黄酮类物质中的黄酮醇对HSV-1的体外活性强于黄酮，黄酮醇的活性从大到小依次为姜黄素、山柰酚、槲皮素。而蜂胶活性强于单个化合物[1]。

2. 镇静、麻醉及其他神经系统作用　蜂胶对神经系统有明显的抑制作用。蜂胶乙醇提取物腹腔注射100～2 000 mg/kg，可减少小鼠自发性活动，作用与剂量成正比。100 mg/kg剂量还能显著延长环己巴比妥对大鼠的麻醉作用，增强二甲基亚砜小鼠痛阈提高作用和降温作用[8]。蜂胶水提取液还能拮抗咖啡因引起的中枢兴奋作用，并具有局部麻醉作用，其角膜麻醉作用优于可卡因，浸润麻醉作用类似于普鲁卡因[9]。生松黄烷酮、北美乔松黄烷酮和咖啡酸酯混合物对兔和小鼠角膜局麻作用比蜂胶总提取物强3倍。生松黄烷酮或咖啡酸酯混合物的局麻作用类似于利多卡因[10]。10%蜂胶丙二醇提取液、40%蜂胶乙醇提取液用蟾蜍离体神经研究对神经干复合动作电位(AP)的传导阻滞作用，发现蜂胶能有效迅速地阻滞AP传导，提示其传导麻醉作用出现快，麻醉时间至少在0.5 h以上[11]。豚鼠皮内丘疹法浸润麻醉和家兔角膜表面麻醉实验均表明蜂胶有麻醉镇痛作用，当其浓度大于0.25%时，麻醉作用不再递增[3]。

3. 促进组织修复的作用　苛性钠所致金黄地鼠舌黏膜溃疡处，以5%或40%蜂胶酊剂涂抹，明显促进溃疡愈合，缩短1/2至2/3病程，提示蜂胶有抗炎及促进组织修复功能[3]。局部应用蜂胶乙醇提取物可明显促进犬损伤牙髓的再生修复，减轻损伤局部的毛细血管扩张充血和炎症细胞浸润，并增加巨噬细胞和肥大细胞数目，促进牙髓新生和纤维牙质的形成[12]。给手术切除股骨头和髋臼关节面上软骨的犬创伤局部敷用蜂胶乙醇提取物油膏，可加速患肢功能恢复，用药组损伤处新生纤维软骨、软骨块和形成血管的结缔组织均增多[13]。该油膏对实验性损伤的犬桡骨干骨组织再生也有明显的促进作用[14]。蜂胶乙醇溶液局部应用还能促进羊的化脓性伤口愈合[1]。

4. 对心血管系统的影响　蜂胶溶液稀释度超过1∶30 000后，给离体家兔心脏灌流，可使心肌收缩力、收缩频率先增强后减弱。浓度超过1∶1 000时，可使离体兔心立刻停跳于舒张期。蜂胶溶液还可收缩离体兔耳血管[15]。但亦有报道称蜂胶水提取物对心脏有负性肌力作用，还能扩张血管，这可能与其拟毒蕈碱样作用有关[9]。给实验性高脂血症和动脉粥样硬化家兔喂饲蜂胶3 g/只，连续3个月，可使血清三酰甘油明显降低，并能明显降低肝内总胆固醇及胆固醇酯的含量[1]。

5. 保肝作用　蜂胶70%乙醇提取物25 mg/kg、50 mg/kg和100 mg/kg腹腔注射，显著减轻小鼠口服醋氨酚引起的血清丙氨酸氨基转移酶(ALT)活性升高，使肝脏降低的谷胱甘肽(GSH)水平升高，作用呈剂量依赖性[16]。大鼠腹腔注射蜂胶70%乙醇提取物5 mg/kg、10 mg/kg和25 mg/kg，可降低注射四氯化碳引起的血清ALT活性、丙二醛含量及肝中三酰甘油含量的升高，提示蜂胶保肝作用可能与其抗脂质过氧化作用有关[17]。

6. 抗肿瘤作用　不同浓度的蜂胶丙二醇溶液对S_{180}和EC细胞体外生长均有明显抑制作用[18]。蜂胶外用或口服，对7，12-二甲基苯并蒽(DMBA)引起的小鼠皮肤乳头状瘤的发生率或肿瘤生长增殖均无影响。但口服蜂胶乳剂明显延长荷瘤小鼠寿命，提高其存活率。外用小鼠皮毛光滑。蜂胶对嘧啶核苷酸合成中的胸腺嘧啶核苷酸合成酶有显著抑制作用，并且可能通过抗炎、抗菌、促进伤口愈合等作用综合起效[19]。

7. 其他作用　蜂胶有较强的自由基清除作用。巴西蜂胶P_1水提取物、醇溶部分等对自由基DPPH(1，1-二苯基-2-苦基偕腙肼)有清除作用，对黄嘌呤/黄嘌呤氧化酶(xanthine/XOD)反应体系和还原型辅酶/吩嗪硫酸甲酯(NADH/PMS)反应体系中的超氧化阴离子产生也有抑制作用，但不影响黄嘌呤氧化酶(XOD)活性[20]。蜂胶水醇性提取物能加速硫酸钡通过消化道，提示蜂胶能促进胃肠平滑肌蠕动，有轻泻作用。离体兔肠标本也显示蜂胶水提取物对平滑肌张力和蠕动性运动有类似影响[1，9]。蜂胶通过乙醇提取去除杂质，沉淀除去部分蛋白后静脉注射0.5 ml/只，可使致敏豚鼠攻击性试验呈阴性。小鼠也未见过敏反应，而且抗疲劳阈值有较大提高[21]。

毒性　小鼠灌服蜂胶的急性LD_{50}为6.3 g/kg[3]。小鼠腹腔注射蜂胶乙醇提取物最小致死量大于2 g/kg，给犬、豚鼠、大鼠口服蜂胶10～15 g/kg以及给兔每日口服蜂胶1 g/kg，共3个月，均未见毒性反应。给小鼠口服生松黄烷酮1 g/kg亦无毒性作用[1]。静脉注射蜂胶乙醇提取物7～21 d后，小鼠肝脏除见空泡变性、脂肪增多，个别细胞坏死和少量炎症细胞浸润外，心、肺、脾、肾和腹膜均未见明显病理改变。肝脏病变在停药后 2～4 星期也恢复[1]。

【功用主治】 润肤生肌,消炎止痛。主治胃溃疡,口腔溃疡,宫颈糜烂,带状疱疹,牛皮屑,银屑病,皮肤裂痛,鸡眼,烧烫伤。

1.《东北动物药》:"治恶性肿瘤和创伤有效。"

2.《中国动物药》:"溶解角质,杀菌,生肌,止痛。治鸡眼,胼胝,跖疣,寻常疣,足癣,痒疹,黄癣,湿疹,化脓性创伤,溃疡,烧伤,乳腺炎等。"

【用法用量】 外用:制成酊剂或软膏涂敷。内服:制成片剂或醇浸液,1～2 g。

【临床报道】 1. 治疗胃溃疡 用 20%蜂胶乙醇浸出液 10 ml,加温水稀释至 100 ml,于餐前 15 min 服药,每日 3 次,2 星期为 1 个疗程。疗程结束后 5d 内以胃镜复查结果作为疗效判断依据。治疗 57 例,治愈 41 例,好转 11 例;无效 5 例。本法止痛效果好,平均 5.5 d 上腹痛消失[1]。

2. 治疗口腔溃疡 用消毒棉签蘸 30%蜂胶乙醇浸液直接涂擦溃疡面,或将蘸药的棉签压患处 2 min。每日用药 2 次,直至痊愈。治疗 52 例,其中单发溃疡 32 例,多发溃疡 20 例。涂药 1 次疼痛明显减轻,涂药 4 次疼痛消失。溃疡治愈最长 4 d,最短 1 d,平均 2 d[2]。另以蜂胶片治疗放化疗所致口疮,每片 0.2 g,每次含服 3 片,每日 3 次。2 星期为 1 个疗程,服药后即开始观察疗效。治疗 300 例均系住院患者,均为明确诊断的恶性肿瘤患者在放化疗中并发口疮。其中放疗 100 例中,鼻咽癌 40 例,上颌窦癌 20 例,喉癌 10 例,舌癌 10 例,扁桃体癌 10 例,口腔癌 10 例;化疗 200 例中,肺癌 70 例,乳腺癌 50 例,胃癌 40 例,肠癌 30 例,卵巢癌 10 例。结果:治愈 273 例,好转 15 例,未愈 12 例,总有效率为 96%。本组病例多在用药后 6～12 h 疼痛减轻,24 h后疼痛消失。溃疡面越小则愈合越快,最快者 24 h 愈合;溃疡面大则愈合慢,长达 6～10 d。疮面治愈后不留瘢痕。临床观察也未见过敏[3]。

3. 治疗口腔黏膜白斑 取蜂胶提纯后制成 50%蜂胶复合药膜。用时将药膜剪成与白斑等大,贴于病变黏膜上,厚的白斑每日贴 2～3 次,薄的白斑每日贴 1～2 次,2 星期为 1 个疗程。治疗 45 例,治愈 28 例,显效 14 例,好转 3 例,全部有效。治愈病例治疗时间最短为 1 个疗程,最长 4 个疗程。白斑以平滑型疗效最佳,钩纹型次之,疣状型最差[4]。

4. 治疗带状疱疹 将蜂胶 15 g,加入 95%乙醇 100 ml 内,浸泡 7 d,制成蜂胶酊。用棉签蘸涂患处,每日 1 次,注意保持局部皮肤干燥。治疗 46 例带状疱疹均获治愈。用药最短 3 d,最长 7 d,疱疹即干涸痊愈[5]。

5. 治疗烧伤 将蜂胶溶于 95%乙醇中,滤去不溶的物质,以溶解部分重量计算,制成 10%或 5%的蜂胶乙醇溶液,涂抹或喷洒创面。治疗烧伤 43 例均获愈,其中Ⅰ度 6 例,浅Ⅱ度 29 例,深Ⅱ度 8 例,治愈日数,分别为 3.5 d、9.4 d和 23.5 d。对深Ⅱ度治愈的患者,愈后瘢痕小,色素沉着 1 个月后消退[6]。

6. 治疗鸡眼 先将患部用热水浸泡,削去表层病变组织,然后取比病灶稍大的蜂胶小饼紧贴患处,外用胶布固定,避免水洗或水浸,以防脱落,隔 6～7 d 换药 1 次。新鲜蜂胶一般贴药 6～7 d 鸡眼即可脱落(陈旧之蜂胶见效较慢),此后还需再贴 6～7 d,待患处皮肤长好为止。共治 90 个鸡眼,治愈 68 个,好转 9 个,无效或中断治疗 13 个。此法还用于胼胝、跖疣和寻常疣 16 个,但治疗时间较长,效果也差[7]。

5336 蜂蜡 fēng là (《现代实用中药》)

【异名】 蜜蜡(《本经》),蜡(《肘后方》),蜜跖(《本草经集注》),黄蜡(《金匮要略》),白蜡(《别录》),黄占(《种福堂公选良方》)。

【基原】 为蜜蜂科蜜蜂属动物中华蜜蜂 *Apis cerana* Fabr. 等分泌的蜡质,经人工精制而成的块状物。

【原动物】 参见"蜂蜜"条。

【采收加工】 春、秋季,将取去蜂蜜后的蜂巢,入水锅中加热熔化,除去上层泡沫杂质,趁热过滤,放冷,蜂蜡即凝结成块,浮于水面,取出,即为黄蜡。黄蜡再经熬炼、脱色等加工过程,即成蜂蜡。

【药材】 蜂蜡 *Cera Flava* 产于全国各地。

性状 黄蜡 呈不规则块状,大小不一。黄色、黄白色或淡黄棕色,不透明或微透明,表面光滑,手抹之有油腻感。体轻,能浮于水面。断面呈砂粒状,用手搓捏能软化。有蜂蜜样香气,味微甘,嚼之细腻,粘成团不碎。不溶于水,溶于有机溶剂。

白蜡 为质地较硬的蜂蜡,呈白色块状,气味较淡。

【成分】 蜂蜡主要成分可分为四大类,即酯类、游离酸类、游离醇类和烃类。还含微量的挥发油及色素。酯类有蜡酸蜂花酯(myricyl cerotate),落花生油酸蜂花酯(myricyl hypogaeate);游离酸类有蜡酸(cerotic acid,约占 15%),二十四酸(lignoceric acid),褐煤酸(montanic acid),蜂花酸(melissic acid),叶虱酸(psyllic acid),落花生油酸(hypogaeic acid),新蜡酸(neocerotic acid)即二十五酸;游离醇类中有正二十八醇(*n*-octacosanol),蜂花醇(myricyl alcohol);烃类中有二十五烷(pentacosane),二十七烷(heptacosane),二十九烷(nonacosane),三十一烷(hentriacontane)及不饱和的蜂花烯(melene)。黄、白两种蜂蜡的成分基本相同。蜂蜡据称尚含一种芳香性有色物质,名为虫蜡素(cerolein)[1]。蜂蜡烷烃的化学成分:十六烷(hexadecane),十七烷(heptadecane),十八烷(octadecane),十九烷(nonadecane),棕榈酸(palmitic acid),邻苯二甲酸二丁酯(dibutylphthalate),十九碳二烯酸(nonadecadienoic acid),十九碳烯酸(nonadecenoic acid),二十烷(eicosane),二十一烷(heneicosane),二十二烷(docosane),二十三烷(tricosane),二十四烷(tetracosane),二十六烷(hexacosane),二十八烷(octacosane),三十烷(triacontane)[2],三十二烷醇(dotriacontanol),三十烷醇(triacontanol)[3]。

【药理】 1. 活性氧清除作用 中国产蜂蜡对来自芬顿体系的羟自由基和来自 X/XO 系的超氧阴离子均有清除作用。2.5 μg/ml 以上浓度完全抑制脂质过氧化[1]。

2. 其他作用 蜂蜡及其乳浊液有抑菌和防腐作用。且将肝素 100～150 mg 悬浮在蜂蜡 0.5～1.5 ml 内,静脉注射给予,可使肝素抗凝血作用时间延长[2]。

【炮制】 取原药材,加水适量,加热熔化后,滤去杂质,冷却后取上层凝结物晾干。

饮片性状 参见"药材"项。

贮干燥容器内,密闭,置阴凉干燥处,防热。

【药性】 甘、淡,平。归脾、胃、大肠经。

1.《本经》:"味甘,微温。"

2.《药性论》:"味甘,平,无毒。"

3.《本草汇言》:"气味俱薄,阳也。入手、足阳明经。"

4.《本草从新》:"甘淡而涩。"

5.《本草求真》:“入肝、脾。”

6.《本草再新》:“入肺、肾二经。”

【功用主治】 解毒,生肌,止痢,止血。主治痈疽发背,疮疡,痢疾,胎动漏下。

1.《本经》:“主下痢脓血,补中续绝伤,金疮,益气,不饥,耐老。”

2.《别录》:“疗久泄澼,后重见白脓,补绝伤,利小儿,久服轻身不饥。”

3.《药性论》:“主妊孕妇人胎动漏下,血不绝欲死。”

4.《本草通玄》:“贴疮生肌止痛。”

【用法用量】 内服:溶化和服,5～10g;或入丸剂。外用:溶化调敷。

【宜忌】 湿热痢初起者禁服。

1.《本草经集注》:“恶芫花、齐蛤。”

2.《本草经疏》:“火热暴痢不宜用。”

【选方】 1. 治诸般疮毒,不拘生在何宫,初起即消,已成即溃 黄蜡一两,白矾六钱。将蜡熬化稍冷,入矾末,为丸豆大。疮在上,服一两,在下服七钱,小儿减半,酒和开水下。忌葱三日。(《医学集成》蜡矾丸)

2. 治臁疮、金疮、汤火伤等疮 黄蜡一两,香油二两,黄丹半两。同化开,放冷收瓶。摊贴。(《王仲勉经验方》)

3. 治被殴或跌伤 荆芥、黄蜡、鱼鳔(炒黄色)各五钱,艾叶三片。入无灰酒一碗,重汤煮一炷香,热饮之。(《药笼小品》)

4. 治赤白痢,少腹痛不可忍,后重,面青,手足俱变者 黄蜡三钱,阿胶三钱。同溶化,入黄连末五钱,搅匀。分三次热服。(《金匮要略》调气饮)

5. 治妊娠胎动,腹痛下血 蜡一钱。以清酒二盏,煎三五沸,投蜡令消,顿服。(《圣济总录》蜡酒方)

6. 治急心疼痛 黄蜡,灯上烧化,为丸芡子大,百草霜为衣。井水下三丸。(《纲目》)

7. 肺虚膈热,咳嗽气急,胸中烦满,肢体倦疼,咽干口苦,燥渴欲饮水,肌瘦发热,减食嗜卧,音声不出 黄蜡(滤去滓,用浆水煮,秤)八两,蛤粉四两(研末)。上件,每两作十五丸,用前蛤粉为衣养药。每服一丸,胡桃瓤半个,细嚼温水下,临卧闭口不语。(《普济方》立效丸)

8. 耳虚聋 栗肉,每服三钱。同嚼细,津液咽下。又可用蜡并干枣,入粳米中煮稀粥,乘热而啜。以二方于食后、临卧,相间服之,久而耳聪矣。(《宝庆本草折衷》)

【临床报道】 治疗梅核气 取露蜂房 80 g,鸡内金 40 g,黄蜡、蜂蜜各 120 g。将蜂房、鸡内金研成细粉,与炼蜜溶黄蜡制成“蜂蜡丸”,每丸重 9 g,每次 1 丸,每日 3 次,空腹口服,上方 1 副为 1 个疗程。治疗 21 例,治愈 16 例,显效 3 例,有效 2 例,全部有效,治愈和显效率 90%。一般用药 1 个疗程即可治愈,未愈可继续治疗[1]。

【各家论述】 1.《纲目》:“蜜成于蜡。万物之至味,莫甘于蜜,莫淡于蜡,得非厚于此必薄于彼耶?蜜之气味俱厚,故养脾;蜡之气味俱薄,故养胃。厚者味甘而性缓质柔,故润脏腑;薄者味淡而性啬质坚,故止泄痢。张仲景治痢有调气饮,《千金方》治痢有胶蜡汤,其效甚捷,盖有见于此欤。”

2.《本草求真》:“蜡专入肝脾,本有二,一出于蜂蜜之滓而成,即蜜凝结之粗者也,其蜡有黄有白;一出于树之蜡,其蜡由木之虫而得,故又名虫白蜡。二者气味不同,性亦微别,如蜜蜡味淡性平,其蜡本由蜜成,蜜本润肠,则蜡亦润,故能主润脏腑经络,而有续绝补伤生肌之妙。蜡止存蜜粗粕,其性最涩,故又能止泻绝痢。今人以情不投而曰嚼蜡,即味淡之意也。又凡荡除下焦之药,以此裹丸,亦其免伤上部之意,蜜蜡之用如此。至于虫蜡,系生蜡树所产,蜡树属金,性最坚强,虫食其叶而成,味甘气温,按甘益血补中,温能通经活络,故书载能止痛生肌,补虚续绝,与桑螵蛸同有补虚之意,可为外科圣药。”

5337 蜂蜜 fēng mì (《纲目》)

【异名】 石蜜、石饴(《本经》),食蜜(《伤寒论》),蜜(《金匮要略》),白蜜(《药性论》),白沙蜜(《本草衍义》),蜜糖(《本草蒙筌》),沙蜜、蜂糖(《纲目》)。

【基原】 为蜜蜂科蜜蜂属动物中华蜜蜂或意大利蜜蜂所酿的蜜糖。

【原动物】 1. 中华蜜蜂 *Apis cerana* Fabr. 又名:蜚(《礼记》),蠓螉(《广雅》),蜡蜂(《纲目》),东方蜜蜂(蔡邦华《昆虫分类学》)。

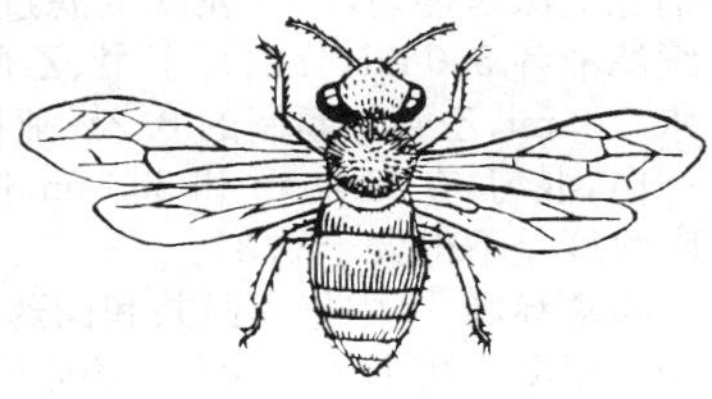

中华蜜蜂

蜂群由工蜂、蜂王及雄蜂组成。工蜂全体被黄褐色毛。头略呈三角形。胸部3节。翅2对,膜质透明。足3对,有采集花粉的构造。腹部圆锥状,有毒腺和螯针。腹下有蜡板4对,内有蜡腺,分泌蜡质。蜂王体最大,翅短小,腹部特长,生殖器发达,专营生殖产卵。雄蜂较工蜂稍大,头呈球形,尾无毒腺和螯针,足上无采贮花粉构造,腹无蜡板及蜡腺。

2. 意大利蜜蜂 *A. mellifera* L. 又名:西方蜜蜂(蔡邦华《昆虫分类学》)。

体似中华蜜蜂,但较之为大。

以上两种蜜蜂分布很广。全国大部分地区均有养殖。

上述动物分泌的黄褐色或黑褐色的黏性物质(蜂胶)、分泌的蜡质(蜂蜡)、工蜂咽腺及咽后腺分泌的乳白色胶状物(蜂乳)、工蜂尾部螯刺腺内的有毒液体(蜂毒)、未成熟幼虫(蜜蜂子)、巢(蜜蜂房)亦供药用,另设专条。

【养殖】 生活习性 蜜蜂是群体生活的社会性昆虫,每群有一个蜂王和大批工蜂(皆为雌性),还有少量的雄蜂共同组成。蜂王专司生殖产卵;雄蜂专司与蜂王(母蜂)交配、授精,交配后即死亡;工蜂的职能有筑巢、采集饲料、哺育幼虫和蜂王、清扫巢室、调节巢温等。蜜蜂在抗寒和耐热方面,都体现出了集群活动的力量,以植物的花蜜、花粉作为主食。

繁殖技术 蜜蜂属完全变态昆虫,在蜜源丰富、天气温暖、群势壮大的情况下,一个壮年的蜂王每昼夜可产卵 2 000～3 000 粒。分为受精卵和未受精卵两种,未受精卵发育成雄蜂,受精卵产在蜂房中者发育成无生殖能力的工蜂,产在蜂王台基上者(后来由工蜂修成王台),并饲以营养丰富的蜂王浆就发育成为蜂王,一般在 1 个蜂群中只有 1 个。

饲养管理 蜂群的春季管理着重是保温和加巢脾繁殖。夏季管理是选用优良新蜂王,更换老化、产卵力下降的蜂王,并及时扩大蜂巢,调整蜂群。秋季管理应喂好越冬饲料,做到蜂壮、蜜足,为蜂群安全越冬和明年春季蜂群繁殖打下基础。冬季管理以保温为主,但要使巢内空气流通。

【采收加工】 蜂蜜采收多在4～9月进行。取蜜时先将蜂巢割下，置于布袋中，将蜜挤出。新式取蜜法是将人工蜂巢取出，置于离心机内，把蜜摇出过滤，除去蜂蜡和碎片及其他杂质即可。

【药材】 蜂蜜 Mel 全国大部分地区均产。

性状 本品为半透明、带光泽、浓稠的液体，白色至淡黄色或橘黄色至黄褐色，久置或遇冷渐有白色颗粒状结晶析出。气芳香，味极甜。

鉴别 (1) 酸度检查 取本品10 g，加新沸过的冷水50 ml，混匀，加酚酞指示液2滴与氢氧化钠液(0.1 mol/L)4 ml，应显粉红色，10 s内不消失。

(2) 淀粉、糊精检查 取本品2 g，加水10 ml，加热煮沸，放冷，加碘试液1滴，不得显蓝色、绿色、红褐色。

(3) 吸收度测定 取蜂蜜约5.0 g，精密称定，置50 ml量瓶中，加水约25 ml溶解，加15%亚铁氰化钾溶液及30%醋酸锌溶液各0.5 ml，加水稀释至刻度(必要时加乙醇1滴消除泡沫)，摇匀，用干燥滤纸滤过，弃去初滤液，精密量取续滤液各5.0 ml，分别置于甲、乙两个具塞试管中，甲管加水5.0 ml，乙管加新制的0.2%亚硫酸氢钠溶液5.0 ml作空白，混匀，在284 nm和336 nm的波长处测定吸收度，其吸收度差不得大于0.34。

品质标志 《中华人民共和国药典》2005年版规定：本品相对密度应在1.349以上。还原糖含量不得少于64.0%。

【成分】 1. 中华蜂蜜 在蜂巢中酿成的糖类物质，主含葡萄糖，果糖；其他还含蔗糖，糊精，有机酸，蛋白质，挥发油，蜡，花粉粒，维生素B_1、B_2、B_6、C、K、H，淀粉酶，转化酶，过氧化酶(peroxidase)，酯酶，生长刺激素，乙酰胆碱(acetylcholine)，烟酸(nicotinic acid)，泛酸(pantothenate; pantothenic acid)，胡萝卜素(carotene)，无机元素钙、硫、磷、镁、钾、钠、碘等[1,2]。

2. 意大利蜂蜜 在蜂巢中酿成的糖类物质，主含葡萄糖，果糖；其他还含少量蔗糖，糊精，有机酸，蛋白质，挥发油，蜡，维生素B_1、B_2、B_6、C、K、H，淀粉酶，转化酶，过氧化酶，酯酶[1]，α-甘油磷酸盐脱氢酶(α-glycerophosphate dehydrogenase)[3]，乙酰胆碱，生长刺激素，泛酸，烟酸，胡萝卜素，花粉粒，并含钙、磷、硫、镁、钾、钠、碘等元素[1]。

【药理】 1. 抗菌作用 未经加热的生蜂蜜对化脓性金黄色葡萄球菌、乙型溶血性链球菌、铜绿假单胞杆菌、部分大肠杆菌均有明显杀灭作用。蜂蜜抑菌和杀菌功能随蜜液浓度而变化，低浓度具有抑菌作用，高浓度具有杀菌作用[1]。蜂蜜在体外对链球菌、葡萄球菌、白喉杆菌和炭疽杆菌等革兰阳性细菌有较强的抑制作用，在浓度为25%时可完全抑制链球菌和金黄色葡萄球菌的生长；对痢疾杆菌、伤寒杆菌、副伤寒杆菌、布氏杆菌、肺炎杆菌和铜绿假单胞菌等革兰阴性杆菌也有不同程度的抑制作用，但对变形杆菌和大肠杆菌无效[2,3]。天然蜂蜜在体外可抑制牛型和人型结核杆菌的生长[4]，但也有报道对结核杆菌无作用[5]。天然蜂蜜中的抗菌活性成分早期认为是一种不耐热和光的抑菌素(inhibine)[6]。有认为蜂蜜中的抑菌素有两种：一种为过氧化氢，另一种为黄酮类成分生松素(pinocembrin)；在12种不同来源的蜂蜜中，有11种含此成分[7]。近有报道蜂蜜的抗菌作用是因其含有葡萄糖氧化酶，此酶氧化蜂蜜中的葡萄糖产生过氧化氢，当后者积累到一定浓度时产生杀菌或抑菌作用。此酶不耐热，pH为3时活性最强，花粉中的过氧化氢酶可影响此酶的活性[8]。

2. 对心血管系统的影响 蜂蜜经处理后给犬静脉注射，可使血压下降，冠脉扩张；但当血压下降时，则有升高血压的作用。降压作用的有效成分为乙酰胆碱[2]。蜂蜜使大鼠、豚鼠和猫心脏制备的乳头肌收缩幅度加大，冠脉血流量增加[9]。蜂蜜中含有一种不耐热的能增加心肌细胞通透性的成分和对心脏有抑制作用的耐热成分[10]。

3. 对消化系统的影响 蜂蜜有缓泻作用[11]。100%和50%蜂蜜0.5 ml/只灌胃，对小鼠小肠推进运动有明显促进作用，并能显著缩短小鼠的通便时间[12]。蜂蜜可作用于胃和十二指肠的化学感受器，反射性抑制胃的分泌和运动功能，并使胃充血[13]。

4. 对糖代谢的影响 蜂蜜能使正常人和糖尿病患者的血糖降低，但也有使血糖暂时升高的报道[2,14,15]。给麻醉兔连续滴注低浓度的蜂蜜时(每分钟4 mg/kg)血糖降低，而高浓度时(每分钟10 mg/kg)则血糖升高。在蜂蜜中使血糖降低的成分为乙酰胆碱，使血糖升高的因素为葡萄糖。给予低剂量蜂蜜时，乙酰胆碱降血糖的作用超过葡萄糖的作用，使血糖降低；高剂量时则相反，使血糖升高[2,16]。蜂蜜5 ml/kg灌胃，对正常和四氧嘧啶糖尿病兔的血糖无明显影响，而高剂量时(10 ml/kg和15 ml/kg)使血糖升高[17]。给大鼠、兔和犬分别肌内注射或静脉注射蜂蜜和葡萄糖，蜂蜜引起较强而持久的肝细胞糖原合成增加，其肝糖原含量显著高于注射同剂量葡萄糖的动物[2,18]。

5. 对免疫功能的影响 分别给小鼠灌胃1%和5%椴树蜜或杂花蜜，每日1次，连续7 d。经溶血空斑试验表明，1%和5%椴树蜜均能使抗体分泌细胞的数量增加，其中5%剂量组与对照组比较差异显著，表明有增强体液免疫功能的作用。而1%杂花蜜使抗体分泌细胞数明显减少，有抑制抗体产生的作用[19]。

6. 解毒作用 川乌粉混悬液0.09 g(生药)/10 g灌胃，小鼠平均死亡时间为10.5 min，加入蜂蜜制成的同剂量川乌粉混悬液灌胃，小鼠平均死亡时间为61.5 min。200%川乌水煎剂0.15 ml/10 g灌胃，小鼠在10 min左右出现中毒反应(呕吐、腹泻、抽搐等)，如在中毒初期给蜂蜜0.25 ml/10 g灌胃，则中毒症状明显减轻。200%川乌水煎剂0.4 ml/10 g灌胃，在48 h内15只小鼠中13只死亡，而含有50%蜂蜜的同剂量川乌水煎剂灌胃，15只小鼠中仅3只死亡。上述试验表明蜂蜜对川乌有明显解毒作用[20]。此外，蜂蜜对四氯化碳中毒大鼠的肝脏有保护作用，使肝糖原含量增加，组织学检查肝的组织结构与正常接近[2]。

7. 抗肿瘤作用 20%蜂蜜水溶液，每日小鼠2 g/kg，大鼠1 g/kg，肿瘤接种前10 d开始灌胃，连续10 d，使肿瘤生长明显减慢，并抑制转移过程，大鼠生存期延长，小鼠效果相似，表明有一定预防肿瘤作用。单用蜂蜜治疗动物肿瘤也有一定疗效，能抑制病灶生长，减少转移，且有25%的小鼠无转移灶；转移淋巴结重量减少。小鼠、大鼠生存期增加。蜂蜜与环磷酰胺或5-氟尿嘧啶联合治疗大鼠或小鼠肿瘤，有显著协同作用，使疗效增强，毒性降低[21]。

8. 滋补强壮与促进组织再生 蜂蜜含丰富的糖、维生素、氨基酸和酶等营养物质，不但是成年人的极好滋补品，而且能促进儿童生长发育，提高机体的抗病能力[2]。在饲料中加入蜂蜜可使大鼠体重增加得更快[22]。对肝部分切除大鼠，蜂蜜使肝脏再生过程加速，并增强甲硫氨酸促进肝组织再生的作用。在用蜂蜜治疗溃疡病时，发现患者的红细胞数和血红蛋白含量增加，体重增加。蜂蜜对各种延迟愈合的溃疡也有加速肉芽组织生长的作用。此外，蜂蜜能调节神经系统功能，改善患者睡眠，提高脑力和体力活动能力[2]。

9. 其他作用 蜂蜜对维生素K耗竭小鸡有一定止血作用，每1 g蜂蜜约相当于2-甲基-1，4-萘醌(2-methyl-1，4-naphthoquinone) 0.25 μg[23]。人口服蜂蜜100 g后，显著降低嗜中性粒细胞对细菌的吞噬能力[24]。此外，蜂蜜有类似丙烯苯酚样雌激素作用[2]，增强大鼠子宫平滑肌收缩的作用[25]和润滑性祛痰作用[11]。

毒性 急性毒性试验，以0.4 ml/10 g、0.2 ml/10 g和0.1 ml/10 g蜂蜜给小鼠1次灌胃，观察7 d，在大剂量组，在给药后数分钟活动减少，有的俯伏，2 h后恢复，无死亡和其他异常发生[12]。

【炮制】 1. 蜂蜜 取原蜂蜜，置锅内，文火加热至沸，趁热过滤，去泡沫、杂质及死蜂。

2. 炼蜜 取净蜂蜜置锅内，用文火熬炼至颜色稍深，黏度增强时，取出，放凉。

饮片性状 蜂蜜参见"药材"项。炼蜜形如蜂蜜，色泽加深，稍黏。气香，味甜。

贮干燥容器内，密闭，置阴凉处，防尘。

【药性】 甘，平。归脾、胃、肺、大肠经。

1.《本经》："味甘，平。"

2.《别录》："微温，无毒。"

3.《纲目》："生凉，熟温。"

4.《雷公炮制药性解》："入脾、肺二经。"

5.《本草汇言》："味甘，气寒，性润，无毒。沉也，降也。入手足太阴、阳明经。"

【功用主治】 补中，止咳，润燥，解毒。主治脘腹虚痛，肺燥咳嗽，肠燥便秘，疮疡，风疹，烫伤，手足皲裂。

1.《本经》："主心腹邪气，诸惊痫痓，安五脏诸不足，益气补中，止痛解毒，除众病，和百药；久服强志轻身，不饥不老。"

2.《别录》："养脾胃，除心烦，食饮不下，止肠澼，肌中疼痛，口疮，明耳目，延年。"

3.《本草拾遗》："主牙齿疳䘌，唇口疮，目肤赤障，杀虫。"

4.《本草衍义》："汤火伤涂之痛止，仍捣薤白相和。"

5.《本草蒙筌》："润燥。蜜导通大便久闭，蜜浆解虚热骤生。"

6.《医学入门》："润肺燥，(治)消渴、便难及肛门肿塞。又治目生珠管，肤翳赤肿，口舌生疮，火烧、汤泡、热油烧，丹毒，阴头生疮，诸恶疮癞，俱外敷之。"

7.《纲目》："和营卫，润脏腑，通三焦，调脾胃。"

8.《医林纂要》："补脾和胃，缓肝润肺，滋血养气。"

【用法用量】 内服：冲调，15～30 g；或入丸剂、膏剂。外用：涂敷。

【宜忌】 痰湿内蕴、中满痞胀及大便不实者禁服。

1.《千金方》："黄帝云：七月勿食生蜜，令人暴下，发霍乱。"

2.《食疗本草》："忌生冷、醋、滑臭物。"

3.《医学入门》："中寒有湿者禁用。"

4.《纲目》："多食亦生湿热虫䘌，小儿尤为戒之。"

5.《本草经疏》："石蜜，生者性寒滑，能作泄，大肠气虚、完谷不化者不宜用，呕家酒家不宜用，中满蛊胀不宜用，湿热脚气不宜用。"

6.《本经逢原》："脾胃不实，肾气虚滑，及湿热痰滞，胸痞不宽者，咸须忌之。"

【选方】 1. 治胃及十二指肠溃疡 蜂蜜50 g，生甘草10 g，陈皮5 g。水适量，先煎甘草、陈皮，去渣，冲入蜂蜜，每日3次分服。(《现代实用中药》)

2. 治咳嗽 白蜜一斤，生姜二斤(取汁)。上二味，先秤铜铫，知斤两讫，纳蜜复秤知数，次纳姜汁，以微火煎令姜汁尽，惟有蜜斤两在，止。旦服如枣大，含一丸，日三服。禁一切杂物。

3. 治上气咳嗽，喘息，喉中有物，唾血 杏仁、生姜汁各二升，糖、蜜各一升，猪膏二合。上五味，先以猪膏煎杏仁黄，出之，以纸拭令净，捣如膏，合姜汁、蜜、糖等，合煎令可丸。服如杏核一枚，日夜六七服，渐渐加之。(2、3方出自《千金方》)

4. 治气噎，胸膈不利，烦满不下食 蜜半斤，酥半升，生姜汁半升。上件药相和，以慢火煎成膏，收于瓷盒中。每取半枣大，含化咽津，或纳酒中调服之，亦得。(《圣惠方》)

5. 治慢性咽炎 鲜木瓜1个，削去外皮，切成薄片，加蜂蜜500 g浸泡，装瓶密封10 d后用。每次嚼含化数片，每日3次。〔《陕西中医函授》1985，(4)：17〕

6. 治阳明病，自汗出，若发汗，小便自利者，此为津液内竭，虽硬不可攻之，当须自欲大便 食蜜七合。于铜器内，微火煎，当须凝如饴状，搅之勿令焦著，欲可丸，并手捻作挺，令头锐，大如指，长二寸许，当热时急作，冷则硬。以纳谷道中，以手急抱，欲大便时乃去之。(《伤寒论》蜜煎导法)

7. 治蛔虫病，吐涎心痛，发作有时，毒药不止 甘草二两，粉一两重，蜜四两。上三味，以水三升，先煮甘草取二升，去滓，纳粉、蜜，搅令和，煎如薄粥，温服一升，瘥即止。(《金匮要略》甘草粉蜜汤)

8. 治眼赤肿痛 蜜四两，黄连(去须，捣为末)、蕤仁(汤浸，去赤皮，细研)各半两，龙脑半钱(研入)。上件药，捣细罗为散，与蜜相和，入铜器中，以慢火熬如稀饧，用新绵滤过，候药稍冷，入龙脑，搅令匀，以瓷器盛。用铜箸点药于眼大眦，日二(三)五上。(《圣惠方》)

9. 治口疮糜烂 生蜜一味，频用涂疮上。三五次即愈。(《圣济总录》)

10. 治诸鱼骨及杂物鲠 以好蜜七抄，稍稍服之，令下。(《普济方》)

11. 治疔肿恶毒 生蜜与隔年葱研膏，先刺破涂之，如人行五里许，则疔出，后以热醋汤洗去。(《济急仙方》)

12. 治伤手疮，臁疮，顽疮 真蜂蜜一两，真黄蜡一两，猪脂五钱(另熬成油)。用水一碗入杓内共煮化，油蜡具在上，以好绵纸拖之，看疮大小贴之。(《外科启玄》)

13. 治男子阴疮 烂煮黄柏洗之，又用白蜜涂之。(《外台》引《葛氏方》)

14. 治痘疮痒甚，误搔成疮，及疮痂欲落不落者 白蜜不拘多少，涂于疮上，其痂自落，且无疤瘢，亦不臭秽。(《普济方》百花膏)

15. 治风疹痒不止 白蜜一合，酒二合。上二味和暖，空心服之。(《圣惠方》)

16. 治大风疾 白蜜二十两，酸石榴七颗，生姜半斤。上件药，将生姜、石榴并皮同捣，绞取汁，更滤令净，入蜜中和令匀，用一瓷瓶先秤知斤两，然后入药蜜汁后，用三重蜡纸密封瓶头，置于釜中，重汤煮一复时，后时时秤，但除瓶斤两外，得二十两便住。每服空心，以温酒下一茶匙，晚食前再

服。(《圣惠方》百花煎)

17. 治汤火伤　以生蜜调侧柏叶灰涂之，日三五次。(《圣济总录》)

18. 治手足皲裂　猪油 30 g，煎汤待冷，加蜂蜜 70 g 调匀，装瓶待用。先将患处用热水洗净，然后敷上药膏，每日 2 次。如有感染，可外撒白及粉，同时用蜂蜜猪油膏涂。〔《新中医》1979，(6)：56〕

【临床报道】 1. 治疗烧伤　用蜂蜜涂布烧伤创面，能减少渗出液，减轻疼痛，控制感染，促进创面愈合，从而缩短治愈时间[1,2]。用法：一般Ⅰ度、Ⅱ度中小面积烧伤，创面经清洁处理后，即用棉球蘸蜂蜜均匀涂布(不宜太厚或太薄)，早期每日 2～3 次或 4～5 次，待形成胶痂后改为每日 1～2 次，采用暴露疗法。如痂下积有脓液，可将胶痂揭去，清创后再行涂布，创面可重新结成胶痂，迅速愈合。对已感染的或面积较大的Ⅲ度烧伤，则可用蜂蜜纱布敷于创面，外用无菌纱布垫包扎。冬天不便使用暴露疗法者，亦可采用此法[1,2]。有主张在蜂蜜涂布后，创面上将撒布一薄层石膏粉，以增强疗效[3]。据 85 例观察，Ⅰ度、Ⅱ度烧伤一般涂布蜂蜜 2～3 d 后，创面便形成透明胶痂；6～10 d 胶痂自然脱落，新生上皮完全生长。晚期入院已有明显感染者，2～3 d 后创面亦能形成胶痂，并可见痂下上皮细胞生长。采用蜂蜜纱布包扎疗法者，一般经过 6～9 d 肉芽生长良好，2～3 星期后即可痊愈。在治疗过程中均未发生感染，已感染之创面，涂蜜后脓性分泌物亦逐渐减少。但使用本法时仍应尽力创造无菌条件。对胶痂下的感染情况要留意观察，及时处理。在关节处的胶痂易于破裂，要注意保护。同时本疗法仅限于创面处理，其他如止痛、抗感染、补充液体及控制休克等，均需按常规配合进行[1,2]。另有报道，用生蜂蜜 30 ml，新鲜鸡蛋清 3 个，麻油 10 ml，冰片 1 g 研粉治疗面部Ⅱ度烫伤。将蜂蜜、鸡蛋清、麻油、冰片倒入容器，搅拌均匀，浸泡 5 min 备用。使用前用 1‰苯扎溴铵将创面冲洗干净，用无菌棉签蘸药液均匀涂于患部，3 d 内每隔 4 h 涂 1 次，3 d 后每隔 6 h 涂 1 次。药涂上后清凉止痛，患者感觉舒服，药液在面部逐渐形成一层透明薄膜，连续用药 7～8 d 后，薄膜由浅度烫伤部位向深度烫伤部位自行脱落，脱落后的面部皮肤洁白，无色素沉着。全部病例均为烫伤，其中深Ⅱ度 38 例，浅Ⅱ度 62 例。治疗结果：100 例全部治愈且不留瘢痕。浅Ⅱ度烫伤一般在 2 星期内完全愈合，深Ⅱ度烫伤在 3 星期内愈合[4]。

2. 治疗角膜溃疡及睑缘炎　用蜂蜜制成 5%滴眼液滴眼，治疗角膜溃疡 29 例，治愈 22 例，进步 4 例，无效 3 例。一般在用药 1～2 d 后，溃疡即由进行性转为静止，基底清洁，透明度增加，浸润边缘消失[5]。用蜂蜜外涂，每日 3 次，治疗睑缘炎 76 例，平均 3.5 d 治愈[6]。

3. 治疗鼻炎和鼻窦炎　对慢性鼻炎采用 40%蜂蜜行离子透入法治疗，每日 1 次，电流强度 1～5 mA，时间 15～20 min，14 次为 1 个疗程。如需行第二个疗程时，休息 1 个月后再继续进行。50 例患者经 14～24 次治疗后，11 例痊愈，18 例好转，11 例减轻，10 例无效。对上颌窦炎，经穿刺灌洗后注入 20%或 40%蜂蜜 2 ml，每星期 2 次。观察 29 例，治愈 20 例。发病时间愈短，疗效愈好。鼻窦灌洗出的分泌物属于黏液性者效果最佳，黏液脓性者效果最差[7]。

4. 治疗下肢溃疡　药物组成　鲜地龙 100 g，蜂蜜 200 g。把鲜地龙 100 g 浸于清水中吐净泥土，放入有蜂蜜 200 g 的器皿中，静置 10～12 h，去地龙，将所浸液体过滤，高压消毒备用。疮面外围用 2%碘酒消毒，然后用 75%乙醇脱碘，疮面用 3%过氧化氢溶液清洁处理后，即用棉球棒蘸地龙蜂蜜液均匀敷在溃疡面上(不宜太厚或太薄)，一日 3～6 次，清创后再行涂布，至疮面痊愈，敷药期间无需加服其他药物。共治 54 例，病程最短 3 个月，最长 8 年，一般在 2～3 年；溃疡面积最小 1 cm×1.5 cm，最大 6 cm×7 cm；病灶于内臁 39 例，外臁 35 例；病种属下肢静脉曲张 25 例，单纯下肢溃疡 24 例，外伤 5 例。治疗结果：54 例患者中，痊愈 44 例，好转 10 例，总有效率 100%[8]。

5. 治疗各类化脓性创面　先常规消毒皮肤，清除创面分泌物及坏死组织，再取无菌干纱条浸透蜂蜜敷盖创面，外用无菌纱布包敷，每日换药 1 次或隔日换药 1 次(蜂蜜以未经煮沸或未加工的原蜂蜜为佳)。共治 297 例。经以上方法处理后，可见伤口分泌物逐渐减少，新鲜上皮形成加快。199 例一般化脓性创面，治愈日数为 4～6 d，平均 5 d；术后感染伤口 43 例，治愈日数 9～17 d；平均治愈日数为 11 d；甲沟炎术后 25 例，治愈日数 6～12 d，平均治愈日数 9 d；溃疡创面 13 例，治愈日数 13～21 d，平均治愈日数 16 d；包皮术后感染 17 例，换药 5～8 次，平均治愈日数 6 d[9]。

【各家论述】 1.《纲目》："蜂蜜，其入药之功有五：清热也，补中也，解毒也，润燥也，止痛也。生则性凉，故能清热；熟则性温，故能补中；甘而和平，故能解毒；柔而濡泽，故能润燥；缓可以去急，故能止心腹肌肉疮疡之痛；和可以致中，故能调和百药而与甘草同功。张仲景治阳明结燥，大便不通，蜜煎导法，诚千古神方也。"

2.《药品化义》："蜂蜜采百花之精，味甘主补，滋养五脏，体滑主利，润泽三焦。如怯弱咳嗽不止，精血枯槁，肺焦叶举，致成肺燥之症，寒热均非，诸药鲜效，用老蜜日服两许，约月余未有不应者，是燥者润之之义也。生用通利大肠，老年便结，更宜服之。"

3.《本草求真》："蜂蜜，生则性凉清发，熟则性温补中，为至纯至粹之味。凡人五脏不足，燥结不解，营卫不调，三焦失职，心腹急痛，肌肉疮疡，咳嗽热痢，眼目眩花，形色枯槁，无不借其润色以投。如仲景治阳明燥结大便不解，用蜜煎导，取其能通燥结而不伤脾胃也；滋补药具用白蜜为丸，取其和胃润肺也。"

5338 蜂斗菜 fēng dǒu cài (《江西草药》)

【异名】 蛇头草(《江西草药》)，黑南瓜、野饭瓜、南瓜三七(《浙江民间常用草药》)，蜂斗叶(《全国中草药汇编》)。

【基原】 为菊科蜂头菜属植物蜂斗菜的根茎及全草。

【原植物】 蜂斗菜 *Petasites japonicus* (Sieb. et Zucc.) F. Schmit [*Nardosmia japonica* Sieb. et Zucc.]

多年生草本。根茎短粗，周围抽生横走的分枝。花茎高 10～20 cm，中空，雌株花茎果期高达 60 cm，被白色茸毛或蛛丝状绵毛。叶基生，有长柄，长达 23 cm；叶片心形或肾形，于花后出现，长 2.8～8.6 cm，宽 12～15 cm，下面灰绿色，有蛛丝状毛，边缘有重锯齿。花雌雄异株；花茎从根茎部抽出，茎上互生鳞片状大苞片，有平行脉；头状花序排列成伞房状；雌花花冠细丝状，白色；总苞片 2 层，近等长，长椭圆形，先端钝；雄株花冠筒状或两性，5 齿裂，裂齿披针形，急尖，黄白色，不育。瘦果条形，光滑无毛；冠毛白色。花、果期 4～5 月。

生于海拔1 000 m左右的向阳山坡林下，溪谷旁潮湿草丛中。分布于华东及湖北、四川、陕西等地。

【采收加工】 7～9月采挖，鲜用或晒干。

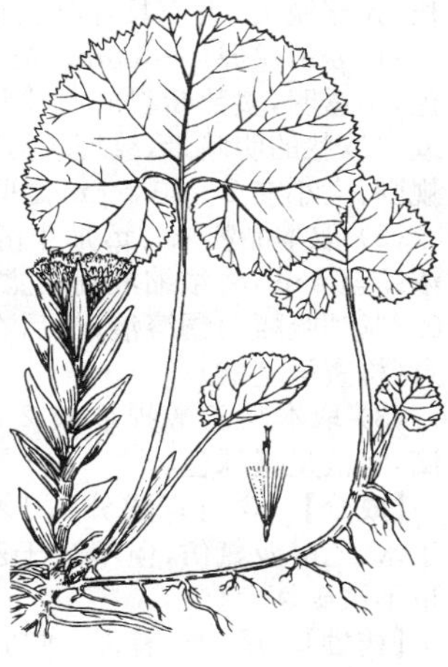

蜂斗菜

【成分】 本品根含蜂斗菜酯（petasin）50%～55%[1]。

花茎含挥发油，1-壬烯（1-nonene），当归酸，1-十一碳烯（1-undecene），1-十三碳烯（1-tridecene），3-乙酰氧基1-壬烯（3-acetoxy-1-nonene），β-榄香烯（β-elemene），β-甜没药烯（β-bisabolene），以及异戊醇（isoamyl alcohol），3-己烯-1-醇（3-hexen-1-ol），1-壬烯-3-醇（1-nonen-3-ol），1-芳樟醇（1-linalool），藜芦醚（veratrole）[2]，蜂斗菜酮（fukinone）[3]，β-丁香烯（β-caryophy-llene），百里香酚甲醚，蜂斗菜醇酮（petasitolone）[4]，1，4，7-十三碳三烯（1，4，7-tridecatriene），对聚伞花素（*p*-cymene）[5]，6β-当归酰氧基-3β，8α-二羟基佛术-7（11）-烯-12，8β-内酯〔6β-angeloyloxy-3β，8α-dihydroxyeremophil-7（11）-en-12，8β-olide〕，6β-当归酰氧基-3β，8β-二羟基佛术-7（11）-烯-12，8α-内酯〔6β-angeloyloxy-3β，8β-dihydroxyeremophil-7（11）-en-12，8α-olide〕[6]，内酯化合物：蜂斗菜螺内酯（fukinolide），二氢蜂斗菜螺内酯（dihydrofukinolide），合模蜂斗菜螺内酯（homofukinolide），硫蜂斗菜螺内酯（S-fukinolide）[7]，蜂斗菜次螺内酯（fukinanolide）[5，7]。

叶中挥发油的主要成分是1-十三碳烯，β-丁香烯（β-caryophyllene）[2]。还含异蜂斗菜酯，蜂斗菜螺内酯[8]及18种氨基酸，主要有：天冬氨酸、色氨酸、苏氨酸、丝氨酸、胱氨酸等[9]。

【药理】 抗突变作用 蜂斗菜中亦分离出一种新的生物抗变剂蜂斗菜酚，对紫外线引起的突变大肠杆菌有抑制突变作用。蜂斗菜酚的生物活性在大豆油中存在。而蜂斗菜酚的一种异构体在剂量达300 mg/ml时未出现任何药理效应[1]。

毒性 从蜂斗菜中分离的蜂斗菜烯碱有强肝毒和致癌作用[2]。

【药性】 苦、辛，凉。

1.《浙江民间常用草药》："性温，味苦、辛。"

2.《江西草药》："苦辛，凉。"

【功用主治】 清热解毒，散瘀消肿。主治乳蛾，痈肿疔毒，毒蛇咬伤，跌打损伤。

1.《浙江民间常用草药》："消肿止痛，解毒祛瘀。治跌打损伤，毒蛇咬伤。"

2.《江西草药》："治扁桃体炎，痈肿疔毒。"

3.《浙江药用植物志》："清热解毒。"

4.《福建药物志》："治痈、疖。"

【用法用量】 内服：煎汤，9～15 g。外用：鲜品捣敷；或水煎含漱。

【选方】 1. 治痈疽疔毒 蜂斗菜根（鲜）适量。加少许白糖，捣烂外敷。（《青岛中草药手册》）

2. 治毒蛇咬伤 鲜根茎30 g，捣汁服或水煎服，每日1～2次。另取鲜根茎适量，捣敷伤口周围，每日1次。

3. 治跌打损伤 鲜根茎9～15 g，捣烂取汁服或水煎服。渣外敷伤处。（2、3方出自《浙江民间常用草药》）

5339 蜂窝草 fēng wō cǎo（广州部队《常用中草药手册》）

【基原】 为唇形科绣球防风属植物绉面草及蜂巢草的全草。

【原植物】 1. 绉面草 *Leucas zeylanica*（L.）R. Br 又名：顶序绣球防风、锡兰绣球防风（《广西药用植物名录》），半夜花（《海南植物志》）。

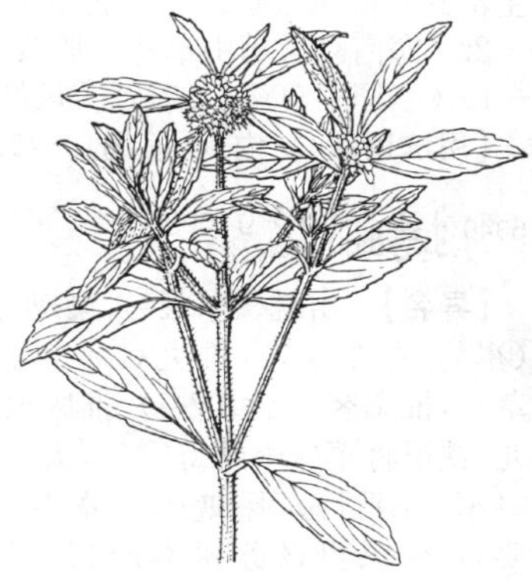

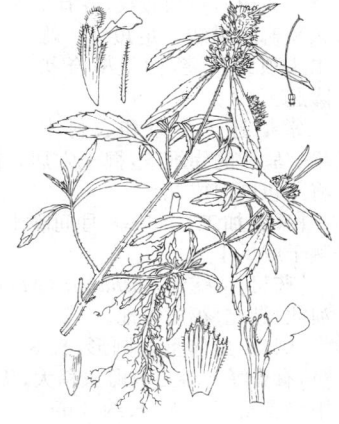

绉面草

一年生草本，茎直立，高40～80 cm。全株被绒毛，茎四棱形，具沟槽。叶对生；叶柄长约0.5 cm，密被刚毛；叶片卵状披针形，长3.5～5 cm，宽0.5～1 cm，先端渐尖，基部楔形而狭长，边缘疏生圆齿状锯齿，侧脉3～4对，上面微凹，下面稍突出。轮生花序生于叶腋内，小圆球状，花白色；花萼管状钟形；花冠管藏于萼内，冠檐二唇形，上唇直伸，下唇较上唇长一倍，下唇呈3裂，中裂片椭圆形；雄蕊4，花丝丝状，花药卵圆形，2室；花落后留下很多残存的花萼，形如蜂窝。小坚果椭圆状近三棱形，栗褐色，有光泽。花、果期一年四季。

生于砂质、壤质的滨海地、田边、路旁及向阳坡地或杂草丛中。分布于广东、广西及云南等地。

2. 蜂巢草 *L. aspera*（Will.）Link

蜂巢草

一年生草本，高20～40 cm。茎直立，四棱形，具沟槽，有刚毛，常有分枝。叶线形或长圆状线形，叶缘生有粗圆齿，两面有糙毛，侧脉约3对。轮伞花序生于枝顶，圆球状，多花密集，密被刚毛；花萼管状，萼口偏斜；花冠白色，略长于萼筒，冠檐二唇形，上唇直伸，盔状，下唇呈3裂状，中裂片长而大；雄蕊4，花丝扁平，花药卵圆形，2室叉开。小坚果长圆状三棱形，褐色，光滑。花、果期一年四季。

生于田边、旷野等潮湿之处或砂质壤土杂草丛中。分布于广东、广西及云南等地。

【采收加工】 6～11月采收，晒干。

【成分】 全草含生物碱、糖苷[1]，蜂巢草内酯（leucolactone)，谷甾醇(sitosterol)，豆甾醇(stigmasterol)，菜油甾醇(campesterol)[2]，齐墩果酸(oleanolic acid)，熊果酸(ursolic acid)[3]。

种子油中含油酸(oleic acid)，亚油酸(linoleic acid)，棕榈酸(palmitic acid)，硬脂酸(stearic acid)[4]。

【药理】 抗菌作用　蜂窝草氯仿和乙醚提取物对石膏状小孢子菌和石膏状发癣菌有抗真菌作用，MIC 为 5 mg/ml，蜂窝草既有抑菌作用又有杀菌作用[1]。

【药性】 辛、苦，平。

【功用主治】 解表，止咳，明目，通经。主治感冒，头痛，哮喘，百日咳，喉痹，牙痛，夜盲，月经不调，蜂窝疮。

1. 广州部队《常用中草药手册》："驱风解表，止咳化痰。主治感冒咳嗽，风火牙痛，肠胃不适，百日咳。"

2.《海南岛常用中草药手册》："治咽喉炎，蜂窝疮。"

3.《全国中草药汇编》："疏风散寒，化痰止咳。"

【用法用量】 内服：煎汤，9～15 g。外用：捣敷。

5340 蜣螂 qiāng láng（《本经》）

【异名】 蛣蜣(《尔雅》)，渠螂、天社(《说文》)，转丸、弄丸(崔豹《古今注》)，推丸(《本草经集注》)，胡蜣螂(《蜀本草》)，推车客(《本事方》)，推屎虫(《孙天仁集成方》)，黑牛儿、铁甲将军(《李延寿方》)，大乌壳硬虫(《普济方》)，夜游将军(《纲目》)，屎蜣螂(《本草原始》)，滚屎虫(《医林纂要》)，牛屎虫(《苏州本产药材》)，推车虫(《药材资料汇编》)，触角牛(《河北药材》)，铁角牛(《山西中药志》)，粪球虫(《中药志》)，独角牛(《中国动物药》)。

【基原】 为金龟子科蜣螂属动物屎壳螂的全虫。

【原动物】 屎壳螂 *Catharsius molossus* (Linnaeus)

全体宽卵圆形，黑色，略有光泽。胸下密被纤长绒毛。雄虫头部前方呈扇面形，表面密被鱼鳞状皱纹，头上有一基部粗大向上收尖的角突。触角 4 节，前胸背板表面均匀分布细圆疣状刻纹，在中部稍后高高突出成锐形横脊。鞘翅密布细皱纹，各有 7 条易辨之纵线。足短壮。雌虫头顶无角突，而呈横脊状隆起。

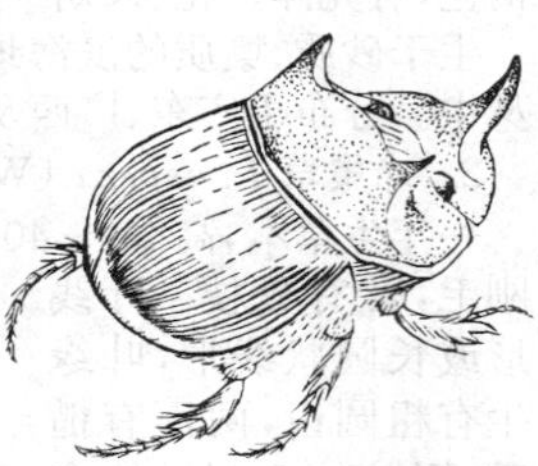

屎壳螂

常栖息于草原和农村中牛、马、驴的粪堆下，掘土穴居。产卵后雌雄共同推曳粪土将卵包裹而成丸。

【采收加工】 6～8 月间晚上利用灯光诱捕，沸水烫死，晒干或烘干。

【药材】 蜣螂 *Catharsius Molossus*　主产于江苏、浙江、河北、湖北、福建等地。

性状　虫体呈椭圆形，长 3～4 cm，宽 1.8～3 cm，黑褐色，有光泽。雄虫较雌虫稍大，头部前方呈扇面形，易脱落，中央具角突 1 支，长约 6 mm。前胸背板呈宽半月形，顶部有横形隆脊，两侧各有角突 1 枚，后胸约占体长的 1/2，为翅覆盖。雌虫头部中央及前胸背板横形隆脊的两侧无角状突。前翅革质，黑褐色，有 7 条纵向平行的纹理，后翅膜质，黄色或黄棕色。足 3 对，体质坚硬。有臭气。

鉴别　(1) 粉末特征：体壁碎片浅黄色、黄色或深棕黄色，大小不等，形状不一。有的刚毛已脱落，散有毛窝，毛窝附近有星芒状的色素颗粒；有的边缘增厚，密布棘状物，有的着生短粗刚毛或少数细长刚毛。刚毛黄色或黄棕色，细长，先端锐尖，表面具疣状突起，长 60～200 μm，基部直径 7～15 μm，壁厚 1～3 μm。横纹肌纤维众多，近无色或淡黄色，半透明，多数断裂成薄片状，表面有紧密排列的曲折状或水波状的明暗带，纹理较清晰。碳酸钙结晶众多，形状不规则，大小在 2～10.5 μm 之间。

(2) 取本品粉末 1 g，加甲醇 20 ml 冷浸过夜，过滤，溶液浓缩至 5 ml，将浓缩液滴在滤纸上，喷 0.5% 茚三酮溶液或 0.2% 吲哚醌丙酮溶液，然后在 110 ℃ 下烘烤，可见黑色斑点(检查氨基酸)。

(3) 取本品乙醇提取液 2 ml，加入三氯化铁试剂 1～2 滴，溶液呈墨绿色。

【成分】 含有毒成分约 1%(蜣螂毒素)；有效成分能溶于水、乙醇及氯仿，但不溶于乙醚。100 ℃ 加热，经 30 min 也不被破坏[1]。

【药性】 咸，寒，有毒。归肝、胃、大肠经。

1.《本经》："味咸，寒。"

2.《别录》："有毒。"

3.《汤液本草》："气寒，味酸。"

4.《纲目》："(入)手、足阳明，足厥阴。"

【功用主治】 破瘀，定惊，通便，攻毒。主治癥瘕，惊痫，噎膈反胃，腹胀便秘，痔漏，疔肿，恶疮。

1.《本经》："主小儿惊痫瘛疭，腹胀寒热，大人癫疾狂易。"

2.《别录》："主手足端寒，肢满，奔豚。"

3.《药性论》："治小儿疳虫蚀。"

4.《本草拾遗》："治蜂瘘，烧死蜣螂，末和醋敷之。"

5.《日华子》："能堕胎，治疰忤；和干姜敷恶疮，出箭头。"

6.《本草权度》："去大肠风热。"

7.《医林纂要》："泻大肠血分湿热，软坚拔毒。治肠痈腹痛，便秘，下痢；外敷脱肛，去疮疽虫痔。"

8.《本草求原》："治小儿积滞，土包烧食。"

【用法用量】 内服：煎汤，3～5 g；研末，1～2 g。外用：研末撒、调敷或捣烂敷。

【宜忌】 脾胃虚寒者及孕妇禁服。

1.《本草经集注》："畏羊角、石膏。"

2.《药对》："畏羊肉。"

3.《品汇精要》："妊娠不可用之。"

4.《得配本草》："其性猛急，最易伤脾，勿轻用。"

【选方】 1. 治膈气吐食　地牛儿二个，推屎虫一公一母。同入罐中，待虫食尽牛儿，以泥裹煨存性，用去白陈皮二钱，以巴豆同炒过，去豆，将陈皮及虫为末，每用一二分，吹入咽中，吐痰三四次愈。(《孙天仁集效方》)

2. 治小儿惊风，不拘急慢　蜣螂一枚。杵烂，以水一小盏，于百沸汤中烫热，去滓服之。(《纲目》)

3. 治风痰壅塞，大便秘滞　蜣螂大者一枚，小者一对，新瓦烙干存性，为末，好酒调下，不能饮酒者，以滚水各半服，大便即通。(《古今医统》)

4. 治大、小便秘，经月欲死者　推车客七个，土狗七个。上新瓦上焙干为末，用虎目树皮(樗白皮)向南者，浓煎汁调，只一服，经验如神。(《续本事方》推车散)

5. 治赤白痢，噤口痢及泄泻　黑牛儿烧研。每服半钱或一钱，烧酒调服。(《纲目》引李延寿方)

6. 治痔漏　雄大蜣螂不拘多少，阴干生研，加冰片少许，将绵纸捻作条，用白及水蘸湿，晒干待硬，再蘸湿，染药于纸条上。量漏孔浅深插入，渐渐生肉，其条自然退出，用剪刀剪去外一段，即满靥矣。(《种福堂公选良方》)

7. 治一切恶疮，及沙虱水弩甲疽　蜣螂一枚(端午日收者佳)。上捣罗为末。以油调敷之。(《圣惠方》)

8. 治一切疔疮　蜣螂一个(去翅、足)，硇砂五分，白砒三分。上为末，以葱汁为丸；如绿豆大。先以三棱针刺破疮，将此丸以颓簪脚纳入，须更大痛，变作黄水而出。(《丹台玉案》拔毒丹)

9. 治附骨疽，冷瘘及一切恶疮　蜣螂烧灰一两，巴豆半两(去皮、心，纸裹压去油)。上药同研为细散。用敷疮上，日一换之。多时患者，不过三上效。(《圣惠方》)

10. 治发背痈疽溃后开烂作痛　屎蜣螂不拘多少，装竹筒阴干，取出为末，磁罐收贮。用时将末掺疮上。(《外科启玄》)

11. 治无名肿毒、局部肿胀　取蜣螂一枚，鲜葱白2条捣细，另加少许蜂蜜和匀，外敷患处。每日1次。一般6 h即疼肿逐渐见轻。〔《中医外治杂志》2000，9(3)：9〕

12. 治牙痈，骨槽风多骨者　推车虫(炙)研极细末，每一钱加入干姜末五分，同研细收固。每用少许，吹入患处孔内。若孔内有骨，次日不痛。(《重楼玉钥》推车散)

13. 治鼻中息肉，不闻香臭　蜣螂十枚，纳青竹筒中，以刀刮去竹青，以油单裹筒，令密，纳厕坑中，四十九日，取出曝干，入麝香少许，同细研为散。涂于息肉上。(《圣惠方》)

14. 治小儿重舌　烧蜣螂末，和唾敷舌上。(《子母秘录》)

15. 治小儿疳积，吃头发、衣线者　蜣螂炙熟，去头、足，以霜梅肉裹令吞服，空心时服六七枚便效。(《澹寮经验方》)

16. 治肛门痒，或出脓血，有虫旁生孔窍内　蜣螂七枚(去足、翅，微炙，捣末)，新牛粪半两，好肥羊肉一两(炒令香)。上件药，都捣如膏，丸如莲子大。炙令热，以新绵薄裹，纳下部中半日，少吃饭，大便中虫俱出，三五度即永瘥。(《圣惠方》蜣螂丸)

17. 出箭头方　蜣螂、乳香各等分，麝香少许，为末。拔动掺之。(《古今医统》)

【各家论述】 1.《本草经疏》："蜣螂，治小儿惊痫瘛疭，腹胀寒热，大人癫疾狂易，皆肝、胃、大肠三经风热壅盛所致，咸寒除三经之邪热，则诸症自瘳。《别录》主手足端寒、支满者，以脾胃主四肢而治中焦，脾气结滞则血液不能通行灌溉于手足，胃家热壅及大肠结实，则中焦不治而气逆支满，行三焦之壅滞则所苦减除矣。咸能软坚入肾，故又主奔豚也。"

2.《长沙药解》："蜣螂，善破癥瘕，能开燥结，《金匮》鳖甲煎丸用之，治病疟日久结为疟瘕，以其破癥而开结也。"

5341 蛹草 yǒng cǎo (《全国中草药汇编》)

【异名】 冬虫夏草、北冬虫夏草(《吉林中草药》)。

【基原】 为麦角菌科虫草属真菌蛹虫草的菌核及子座。

【原植物】 蛹虫草 *Cordyceps militaris* (L. ex Fr.) Link

子座单生，有时2～3个从寄主的头部或节上生出，橙黄色，极少分枝，高3～5 cm。头部棒形，长1～1.5 cm，粗3～5 mm。柄圆柱形，长2.5～3 cm，粗2～3 mm，稍呈波状弯曲。子囊壳近圆锥形，上端外露，基部埋于头部的外层，(400～570) μm×(250～350) μm。子囊长圆筒形，(150～300) μm×(4～5) μm，内含8个子囊孢子。孢子线形，几乎与子囊等长，粗约1 μm，孢子成熟时产生横隔，并断成2～3 μm长的小段。

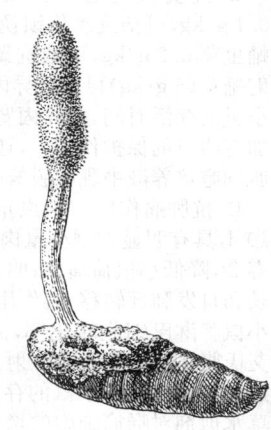

蛹虫草

生在半埋伏于林地上土壤中的鳞翅目昆虫的死蛹上。分布于西南及河北、山西、吉林、安徽、湖北、湖南、广东、广西、陕西等地。

【采收加工】 5～9月采收，晒干备用。

【药材】 蛹草 *Cordyceps Militaris* 主产于吉林、河北、陕西、福建。

性状　本品由虫体及其头部长出的子座组成。虫体长椭圆形，黄棕色，有5～7条环纹。子座单生，有时数个，从寄主头部发出，有时生于节间缝上，长2～5 cm，极少分枝，紫红色或橘红色；头部棒形，长1～1.5 cm，直径1.5～5 mm，柄长2.5～3 cm，直径2～3 mm。质脆，易折断，子座断面淡黄色，蛹体断面灰白色。气腥，味淡。

鉴别　子座头部横切面：子囊壳外露或半埋，近圆锥形，长400～570 μm，直径250～350 μm，内有多数子囊，长150～300 μm，直径4～5 μm。子囊孢子线形，直径约1 μm，或裂成长为2～3 μm的小段。

【成分】 北冬虫夏草含有虫草素即虫草菌素(cordycepin)[1]，甘露醇(mannitol)，麦角甾醇(ergosterol)，β-谷甾醇(β-sitosterol)，腺嘌呤(adenine)，腺苷(adenosine)[2]，尿嘧啶(uracil)，半乳甘露聚糖(galactomannan)[3]。含有蛋白质，糖，脂肪，多种无机元素和维生素，18种氨基酸，虫草酸(cordycepicacid)，虫草多糖(cordycepicpolysaccaride)和超氧化物歧化酶(SOD)等化学成分[4]。蛹草中检出无机元素有磷、钾、镁、铝、钙、铁、钠、锌、锂、金、镨等[3]。

【药理】 1. 对中枢神经系统的作用　蛹虫草水煎剂5 g/kg、10 g/kg灌胃；水浸液0.3 g/kg腹腔注射，对小鼠具有镇静作用，均能减少小鼠自主活动次数，协同戊巴比妥钠催眠作用，提高入睡率，显著延长入睡时间，可延长戊四氮致惊厥的潜伏期，明显降低惊厥发生率；可抑制咖啡因所致惊厥，同时也提高咖啡因对小鼠毒性，使死亡率升高；能对抗戊四唑型惊厥，降低小鼠惊厥发生率，水浸液腹腔注射还能拮抗咖啡因所致的小鼠惊厥以及加强氯胺酮的中枢抑制效果，这均表明蛹虫草对中枢神经系统有较广泛的抑制作用。蛹草与氯胺酮合用有明显的协同作用，不仅可提高抑制率，而且明显延长氯胺酮的抑制时间，随剂量增加而作用增强，也能减轻氯胺酮麻醉醒转时的躁动不安。且能显著延长小鼠游泳时间，有耐疲劳作用；明显提高小鼠常压耐缺氧能力[1～3]。

2. 对性激素的影响　蛹虫草水煎剂灌胃给药，连续14 d，用放射免疫测定法测定，结果表明，5 g/kg水煎剂可使正常大鼠血浆睾丸酮含量增加，10 g/kg可使血浆皮质酮含量增高，可增加大鼠体重及包皮腺、精囊、前列腺的重量，而且能增加去势大鼠精囊前列腺重量，具有雄激素样作用，其作用性质及强度与冬虫夏草相似[2]。

3. 抗实验性心律失常作用　静注蛹虫草水浸滤液0.1 g/kg,可拮抗氯化钡诱发的大鼠心律失常。腹腔注射蛹虫草0.3 g/kg,可拮抗氯仿引起的小鼠室颤[3]。腹腔注射蛹草(5 g/kg)可延长异丙肾上腺素诱发心肌耗氧量增加小鼠的存活时间,对异丙肾上腺素诱发小鼠心肌耗氧量增加有明显的保护作用[7],还可抑制异丙肾上腺素刺激后心肌细胞培养液中乳酸脱氢酶的增加[4]。

4. 抗肿瘤作用　蛹虫草水煎剂每日5 g/kg灌胃,连续10 d,具有明显抑制小鼠肉瘤S_{180}瘤块生长,延长荷瘤小鼠寿命,降低小鼠荷瘤率;明显抑制小鼠Lewis肺癌原发灶生长和自发肺部转移;其作用机制通过提高机体免疫力,促进小鼠脾淋巴细胞转化率,激活腹腔巨噬细胞吞噬活性[5]。艾氏腹水瘤小鼠腹腔注射虫草菌素,每日15~200 mg/kg,连续7 d,能延长小鼠的存活时间[6]。体外实验表明,蛹虫草水煎剂对喉癌细胞的增殖性生长有明显的阻抑作用,其作用强度依赖药物浓度又依赖药物的作用时间,所以在使用本品时要考虑给药的浓度和作用时间双重因素,即在允许的范围尽可能提高C(浓度)×T(时间)值,以充分显示药物活性[5,7]。蛹虫草中有效成分虫草素含量为冬虫夏草的3~5倍,能激活巨噬细胞产生细胞毒直接杀伤癌细胞[8]。在组织培养中对人鼻咽癌细胞(KB)的生长有抑制作用[9]。蛹草能抑制喉癌细胞的增殖性生长,对于培养48 h后将指数生长期的喉癌细胞制成单细胞悬液,加蛹草水煎液,给药组癌细胞集落形成率远低于对照组,且效应随药物浓度增大而增大[7]。采用程序外DNA合成(UDS)试验,实验结果表明,蛹虫草1 250 μg/ml、2 500 μg/ml、5 000 μg/ml均有拮抗癌诱变剂-甲基甲烷磺酸酯(MMS)对BALB/c小鼠脾淋巴细胞DNA的损伤,其中2 500 μg/ml和5 000 μg/ml剂量组更明显,损伤程度与蛹虫草的剂量有关,即随着蛹虫草剂量的增加其UDS反应的cpm值愈低,其作用机制可能是:①蛹虫草可能使MMS的化学结构发生变化,使其不再具有致突变性。②蛹虫草可能作用于DNA某种成分,使MMS难以共价键与DNA碱基结合,使DNA具有抗致突变作用[10]。

5. 抗氧化作用　以小鼠肝匀浆脂质过氧化(LPO)水平为观察对象,发现组织培养北虫草有明显的抗脂质过氧化作用。心、肾、脑组织中产生的LPO水平不同,而同一浓度的北虫草在上述组织匀浆中所表现的抑制率有显著差异,以心肌中抑制率最高。用邻苯三酚自氧化产生超氧阴离子,该体系可被0.33 g/L北虫草所抑制。说明北虫草有拮抗氧自由基的作用。异丙肾上腺素引起乳鼠心肌细胞培养液中乳酸脱氢酶(LDH)增加,1.7 g/L北虫草对其有明显的保护心肌细胞膜损伤作用[4]。20%蛹草水煎液可抑制亚铁离子和维生素C产生的自由基反应所致的大鼠肝线粒体肿胀和脂质过氧化反应(体外),其浓度在0.05~0.42 mg/ml呈量效关系,并可以防止丙二醛诱导的呼吸控制率(RCR)下降[4,11]。北虫草提取液对小鼠心、肝、脑、肾组织匀浆在菹孵育下产生的脂质过氧化作用有显著的拮抗作用[12]。

6. 抗菌作用　蛹虫草所含虫草素对链球菌、鼻疽杆菌、葡萄状球菌、癣菌等,均有抗菌作用[13]。虫草菌素1 mg/ml对枯草杆菌有抑制作用[10],对鸟型结核杆菌也有抑制作用[9]。

7. 抗疟作用　有报道称小剂量蛹草(1/20 LD_{50})即可表现出较强的抗疟活性,与氯奎活性相当[3]。

8. 抗炎作用　采用耳部二甲苯诱发致炎和足趾蛋清诱发炎症的小鼠腹腔注射蛹草(1.25 g/kg、2.5 g/kg、5 g/kg),结果显示蛹草有明显的抗炎效果[14]。

9. 对免疫功能的影响　实验证明蛹草子实体制剂每日30 mg/kg和每日600 mg/kg对荷瘤小鼠连续灌胃10 d,可使荷瘤小鼠合成抗绵羊红细胞(SRBC)抗体(血清溶素)及其抗体形成细胞的速度加快,NK细胞活性网状内皮和单核-巨噬细胞系统的吞噬功能,及TNF-β和IL-2的分泌水平均有显著提高[15]。

【药性】《中国药用孢子植物》:"甘,平。"

【功用主治】 补肺益肾。主治肺痨,咯血,盗汗,贫血,腰痛。

1.《吉林中草药》:"滋肺补肾,止血化痰。治肺痨久嗽,痰中带血,盗汗,病后虚损,阳痿遗精等。"

2.《中国药用孢子植物》:"用于肺结核,老人虚弱,贫血虚弱等。"

【用法用量】 内服:煎汤,5~10 g;泡酒;或炖鸡、鸭。

【选方】 1. 治肾虚腰痛　冬虫夏草9 g,白酒500 g。浸泡,饮酒,每次1酒盅,每晚1次。

2. 治久病虚羸　冬虫夏草15 g。研为细末,匀10次服,每日1次,连续服用。(1、2方出自《吉林中草药》)

5342 蜀漆 shǔ qī (《本经》)

【异名】 七叶(《吴普本草》),鸡尿草、鸭尿草(《日华子》)。

【基原】 为虎耳草科常山属植物常山 *Dichroa febrifuga* Lour. 的嫩枝叶。

【原植物】 参见"常山"条。

【采收加工】 6~8月采收,晒干。

【药材】 蜀漆 *Cacumen Dichroae Febrifugae*　主产于四川、贵州和湖南等地。

性状　嫩枝圆柱形,细弱,有纵皱纹。叶皱缩破碎,褐绿色或黄褐色,完整者展平后,叶片呈椭圆形、广披针形或长方状倒卵形,长5~17 cm,宽1~6 cm,先端尖,边缘有锯齿,基部楔形,两面疏被短毛或光滑无毛,叶柄长1~2 cm。多嗅有特殊闷气,味微苦。

鉴别　叶表面观:上表皮细胞表面观多边形,垂周壁波状,下表皮细胞表面观不规则形,垂周壁波浪形,有气孔。气孔不定式。非腺毛单细胞。

【炮制】 1. 蜀漆　取原药材,筛净灰屑,拣去杂质。

2. 炒蜀漆　取净蜀漆,清炒至微焦为度。或用酒炒。

饮片性状　参见"药材"项。

贮干燥容器内,密闭,置阴凉干燥处。

【药性】 苦、辛,温,有毒。

1.《本经》:"味辛,平。"

2.《别录》:"微温,有毒。"

3.《药性论》:"味苦,有小毒。"

4.《得配本草》:"入手、足厥阴经。"

【功用主治】 祛痰,截疟。主治癥瘕积聚,疟疾。

1.《本经》:"主疟及咳逆寒热,腹中癥坚痞结,积聚邪气。"

2.《别录》:"疗胸中邪结气,吐出之。"

3.《药性论》:"主治鬼疟多时不瘥,去寒热疟,治温疟寒热。"

4.《珍珠囊》:"纯阳破血。"

【用法用量】 内服:煎汤,3～6 g;或研末。

【宜忌】 正气虚弱,久病体弱者慎服。

1.《本草经集注》:“恶贯众。”

2.《药性论》:“不可多进,令人吐逆。畏橐吾。”

3.《得配本草》:“胃虚,老幼虚弱,二者忌用。”“忌葱茗。”

【选方】 治疟多寒者,名曰牝疟 蜀漆(洗去腥)、云母(烧二日夜)、龙骨等分。杵为散。未发前,以浆水服半钱匕。温疟加蜀漆半分,临发时服一钱匕。(《金匮要略》蜀漆散)

【各家论述】 1.《本草衍义》:“蜀漆,常山苗也,治疟多吐人,其他亦未见所长。”

2.《本经逢原》:“蜀漆,即常山之苗,故《本经》治疟,及咳逆寒热,积聚蛊毒,功效与之相类。”

3.《得配本草》:“蜀漆,其气升散,其性飞腾,能开阴伏之气,能劫蓄结之痰,破血行水,消痞截疟。甘草拌蒸。生用性升,炒炭稍缓。”

4.《药征续编》:“凡仲景之治动也,其活法有三:有胸腹之动,则以牡蛎治之;有脐下之动,则以龙骨治之;有胸腹脐下之动剧,则以蜀漆治之。此为仲景治动之三活法矣。故仲景之方,有以蜀漆配之牡蛎者,或有配之龙骨者,或有配之龙骨、牡蛎者,是又仲景用蜀漆之法也。本论不载此法者,盖属脱误,故晋、唐以来,无有知蜀漆之功者。”

5.《本经疏证》:“凡药非鳞介飞走,未有云气腥者,惟仲景用蜀漆,必注曰洗去腥,则可见其气之恶劣异于他草木矣。”

5343 蜀羊泉 shǔ yáng quán (《本经》)

【异名】 羊泉、羊饴(《别录》),漆姑(《新修本草》),野茄、小孩拳(《河南中草药手册》),红葵、野茄子、野枸杞(《内蒙古中草药》),野辣子、药人豆(《沙漠地区药用植物》)。

【基原】 为茄科茄属植物青杞的全草或果实。

【原植物】 青杞 *Solanum septemlobum* Bunge 又名:裂叶龙葵。

多年生直立草本,高约 50 cm。茎具棱角,多分枝。叶互生;叶柄长 1～2 cm;叶片卵形,长 3～7 cm,宽 2～5 cm,为不整齐的羽状分裂,裂片阔线形或披针形,先端渐尖,基部突窄,延为叶柄。二歧聚伞花序,顶生或腋外生;总花梗长 1～2.5 cm;花梗长 5～8 mm,基部具关节;萼小,杯状,5 裂,萼齿三角形;花冠青紫色,先端深 5 裂,裂片长圆形;雄蕊 5;子房卵形,2 室,柱头头状。浆果近球形,熟时红色;种子扁圆形。花期夏秋间,果熟期秋末冬初。

生长于山坡向阳处。分布于山西、内蒙古、江苏、安徽、山东、河南、四川、陕西、甘肃、新疆等地。

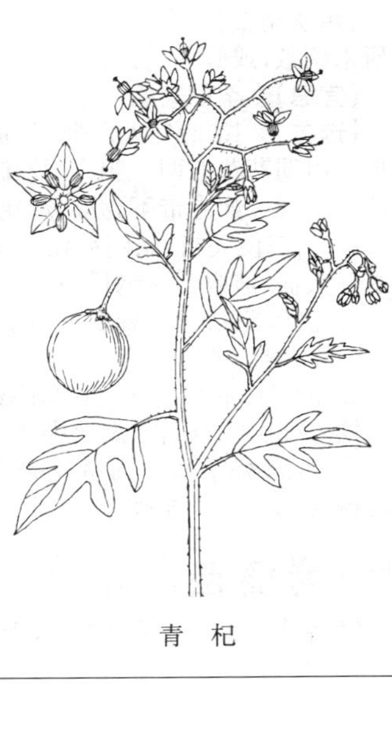

青 杞

【采收加工】 7～9 月割取全草,切段,鲜用或晒干。

【药性】 苦,寒,小毒。

1.《本经》:“味苦,微寒。”

2.《别录》:“无毒。”

3.《内蒙古中草药》:“味苦,性寒,有小毒。”

【功用主治】 清热解毒。主治喉痹,乳妒,痄腮,疥癣,视物不清。

1.《本经》:“主头秃恶疮,热气,疥瘙痂癣虫。”

2.《别录》:“疗龋齿,女子阴中内伤,皮间实积。”

3. 苏敬:“主小儿惊,生毛发,捣涂漆疮。”(引自《纲目》)

4.《内蒙古中草药》:“清热解毒。主治咽喉肿痛,目昏目赤,皮肤瘙痒。”

【用法用量】 内服:煎汤,15～30 g。外用:捣敷;或煎水熏洗。

【选方】 1. 治咽喉肿痛 鲜野茄 60 g。水煎服,日服 3 次。(《河南中草药手册》)

2. 治食管癌 蜀羊泉、白花蛇舌草、威灵仙、白茅根各 30 g。水煎服。(《实用内科手册》1986 年版)

5344 蜀葵子 shǔ kuí zǐ (《本草拾遗》)

【异名】 胡葵子(《千金方》)。

【基原】 为锦葵科蜀葵属植物蜀葵 *Althaea rosea* (L.) Cav. 的种子。

【原植物】 参见“蜀葵花”条。

【采收加工】 9～11 月果实成熟后摘取果实,晒干,打下种子,再晒干。

【成分】 果实含脂肪油,以油酸(oleic acid)计达 34.88%[1]。

【药性】 《本草拾遗》:“冷,无毒。”

【功用主治】 利水通淋,解毒排脓。主治水肿,淋证,带下,乳汁不通,疮疥,无名肿毒。

1.《本草拾遗》:“治一切疮疥并瘢疵土(‘土’,《纲目》引《日华子》作‘赤’)靥。”

2.《日华子》:“治淋涩,通小肠,催生落胎,疗水肿。”

3.《医学入门》:“治小儿风疹。”

4.《本草正》:“润大肠,通乳汁。”

【用法用量】 内服:煎汤,3～9 g;或研末。外用:研末调敷。

【宜忌】 脾胃虚寒及孕妇慎服。

《本草述》:“其性味类利于气血燥而泣者,未可施于虚羸中寒之体也。”

【选方】 1. 治水肿,大小便不畅,尿路结石 蜀葵子研粉,每服 6 g,开水送服,每日 2 次。(《陕西中草药》)

2. 治石淋 用五月五日葵子,微炒,捣罗为末。每于食前,以温酒调下一钱,当下石出。(《圣惠方》)

3. 治痈毒无头 杵蜀葵(子)末敷之。(《经验后方》)

4. 治小儿大便不通 捣白花胡葵子末,煮汁服。(《千金方》)

5345 蜀葵花 shǔ kuí huā (《千金方》)

【异名】 吴葵华(《别录》),侧金盏(《尔雅翼》),棋盘花(《分类草药性》),蜀其花(《本草推陈》),蜀季花、麻杆花(《中国经济植物志》),熟季花(《北京中草药手册》),秫秸花(《河北中药手册》),大秫花(《安徽中草药》),公鸡花(《滇南本草》整理本),擀杖花(《陕西中药名录》)。

【基原】 为锦葵科蜀葵属植物蜀葵的花。

【原植物】 蜀葵 *Althaea rosea* (L.) Cav. [*A. sinensis* Cav.; *A. rosea* (L.) Cav. var. *sinensis* (Cav.) S. Y. Hu]

又名：荍、戎葵(《尔雅》)，胡葵(《千金方》)，一丈红(《草木记》)，白蜀葵、小蜀芪(《滇南本草》)。

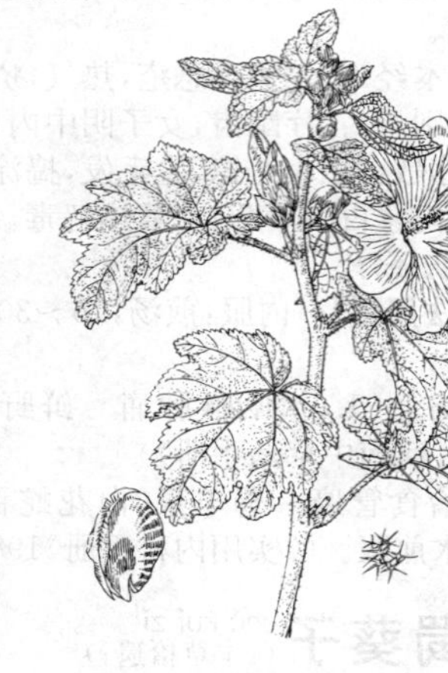

蜀 葵

二年生直立草本，高达2 m。茎枝密被刺毛。叶互生；叶柄长5～15 cm，被星状长硬毛；托叶卵形，长约8 mm，先端具3尖；叶近圆心形，直径6～16 cm，掌状5～7浅裂或波状棱角，裂片三角形或圆形，中裂片长约3 cm，宽4～6 cm，上面疏被星状柔毛，粗糙，下面被星状长硬毛或绒毛。花腋生，单生或近簇生，排列成总状花序式，具叶状苞片；小苞片杯状，常6～7裂，裂片卵状披针形，密被星状粗硬毛，基部合生；萼钟状，5齿裂，裂片卵状三角形，长1.2～1.5 cm，密被星状粗硬毛；花大，直径6～10 cm，有红、紫、白、粉红、黄和黑紫等色；单瓣或重瓣，花瓣倒卵状三角形，长约4 cm，先端凹缺，基部狭，爪被长髯毛；雄蕊柱长约2 cm，花丝纤细；雌蕊花柱分枝多数，微被细毛。果盘状，直径约2 cm，被短柔毛，分果爿近圆形，多数，背部厚达1 mm，具纵槽。花期2～8月。

本种原产于我国西南地区，现各地广泛栽培。

本植物的茎叶(蜀葵苗)、根(蜀葵根)、种子(蜀葵子)亦供药用，另设专条。

【栽培】 生物学特性 喜阳光充足及温暖气候，耐寒。宜在排水良好的肥沃土壤栽种。

繁殖方法 种子繁殖或分株繁殖。种子繁殖：夏、秋季播种为宜，6～7月种子成熟，采下即播，约1星期后发芽，当真叶2～3枚时，移植1次，次年就可开花。分株繁殖：花后至春季抽梢前进行，常作二年生栽培，生长期可施液肥。

病虫害防治 蜀葵锈病，为害叶片，可在春季和夏季于植株上喷洒波尔多液。播种前应进行种子消毒。

【采收加工】 3～8月花开放时采收，鲜用或晒干。

【药材】 蜀葵花 *Flos Althaeae Roseae* 产于全国各地。

性状 花卷曲，呈不规则的圆柱状，长2～4.5 cm。有的带有花萼和副萼，花萼杯状，5裂，裂片三角形，长1.5～2.5 cm，副萼6～7裂，长5～10 mm，两者均呈黄褐色，并被有较密的星状毛。花瓣皱缩卷折，平展后呈倒卵状三角形，爪有长毛状物。雄蕊多数，花丝联合成筒状。花柱上部分裂呈丝状。质柔韧而稍脆。气微香，味淡。

鉴别 (1) 粉末特征：粉棕色。花粉粒圆球形，淡黄色，直径107～154 μm，外壁具刺状突起，萌发孔及孔沟均不易察见。星状毛，常为3～10分枝，每分枝为单细胞，稍有弯曲，直径13～33 μm，长82～740 μm，细胞壁较厚，胞腔明显。螺纹导管细长，直径8～14 μm。花丝表皮细胞排列较紧，多与导管在一起。

(2) 取粗粉1 g，加2%盐酸甲醇溶液5 ml浸渍20 min，滤过，滤液显紫红色；取滤液滴于白瓷板内，滴加硫酸，显橙黄色。

【成分】 花含1-对羟基苯基-2-羟基-3-(2，4，6)-三羟基苯基-1，3-丙二酮〔1-*p*-hydroxyphenyl-2-hydroxy-3-(2，4，6)-trihydroxyphenyl-1，3-propandione〕[1]，二氢山柰酚葡萄糖苷(dihydrokaempferolglucoside)[2]及蜀葵苷(herbacin)[3]。

【药理】 镇痛抗炎作用 蜀葵花乙醇提取物5 g/kg、10 g/kg灌胃对小鼠醋酸性扭体反应及大鼠光辐射热甩尾反应有显著的抑制作用。对醋酸所致的小鼠腹腔毛细血管通透性增加、大鼠角叉莱胶及右旋糖酐性足浮肿有明显的抑制作用。能显著抑制炎症组织内前列腺素E(PGE)的释放[1]。

毒性 蜀葵花乙醇提取物80 g/kg给小鼠灌胃。可见小鼠自发活动减少，连续观察72 h无一死亡。小鼠静脉注射的LD_{50}为2.76±0.08 g/kg[1]。

【药性】 甘、咸，凉。

1.《别录》："味咸，无毒。"

2.《千金方》："味甘，微寒，滑。无毒。"

3.《滇南本草》："味甘，微涩，性平。""味甘，微酸，性微温。"

【功用主治】 和血止血，通便，解毒。主治吐血，衄血，月经过多或不调，赤白带下，二便不通，小儿风疹，疟疾，痈疽疖肿，蜂蝎螫伤，汤火伤。

1.《别录》："主理心气不足。"

2.《本草拾遗》："治小儿风疹。花有五色，白者疗痎疟，去邪气。"

3.《珍珠囊》："治带下，赤治赤，白治白。"

4.《汤液本草》："珍云：赤(者)治血燥，白(者)治气燥。"

5.《滇南本草》："凡白带，筋骨疼良效。""行经络，治手足痿软，筋骨疼痛，止妇人白带。"

6.《纲目》："治带下，目中溜火，和血润燥，通窍，利大、小肠。"

7.《本草求原》："治沙淋、血淋，亦利二便、关格。"

8.《分类草药性》："治红崩，吐血。"

9.《贵州草药》："清热凉血，消肿解毒。治血崩，汤火伤，无名肿毒。"

10.《全国中草药汇编》："解毒散结。治梅核气，解河豚毒。"

【用法用量】 内服：煎汤，3～9 g；或研末，1～3 g。外用：研末调敷；或鲜品捣敷。

【宜忌】 孕妇禁服。

【选方】 1. 治妇人白带下，脐腹冷痛，面色萎黄，日渐虚损 白蜀葵花五两。阴干，捣细罗为散，每于食前，以温酒调下二钱。如赤带下，亦用赤花。(《圣惠方》)

2. 治二便关格，胀闷欲死 蜀葵花一两捣烂，麝香半钱。水一大盏，煎服。(《纲目》)

3. 治尿路结石 蜀葵90 g。研末，每日服2次，每次服6 g，温开水送服。

4. 治喉中有异物感，吞咽不畅 蜀葵花3 g。开水泡，当茶饮。(3、4方出自《湖北中草药志》)

5. 治酒皶赤鼻 蜀葵花研末，腊猪脂和匀，夜敷旦洗。(《纲目》引《仁存方》)

5346 蜀葵苗 shǔ kuí miáo (《纲目》)

【异名】 葵茎(《千金方》)，赤葵茎(《圣惠方》)。

【基原】 为锦葵科蜀葵属植物蜀葵 *Althaea rosea*（L.）Cav. 的茎叶。

【原植物】 参见“蜀葵花”条。

【采收加工】 6～10月采收，鲜用或晒干。

【药性】 甘，凉。

1.《千金方》：“味甘，微寒滑，无毒。”

2.《全国中草药汇编》：“甘，凉。”

【功用主治】 清热利湿，解毒。主治热毒下痢，淋证，无名肿毒，水火烫伤，金疮。

1.《千金方》：“除客热，利肠胃。”

2.《本草拾遗》：“叶，烧为末，敷金疮；煮食，主丹石发热结；捣碎，敷火疮；又叶炙煮，与小儿食治热毒，下痢及大人丹痢；捣汁服亦可，恐腹痛即暖饮之。”

3.《本草蒙筌》：“理恶疮，散血。”

4.《纲目》：“作疏食，滑窍治淋，润燥易产。”

5.《安徽中草药》：“解毒排脓，治疮疖，水火烫伤，羊胡疮。”

【用法用量】 内服：煎汤，6～18 g；或煮食，或捣汁。外用：捣敷；或烧存性研末调敷。

【宜忌】 不可久食。

1.《千金方》：“不可久食，钝人志性，若食之被狗啮者，疮永不瘥。”

2.《医林纂要》：“天行病后忌食。”

3.《食物考》：“忌猪肉。”

【选方】 1. 治小便出血　酒服葵茎灰方寸匕，日二。（《千金方》）

2. 治小儿口疮　赤葵茎炙干为末，蜜和含。（《圣惠方》）

3. 治疮疖，水火烫伤　鲜蜀葵茎叶捣烂外敷，干则换；或干品研末，麻油调敷患处，每日 2 次。

4. 治羊胡疮　蜀葵茎叶（烧存性）研末，麻油调搽。（3、4 方出自《安徽中草药》）

5. 治产后吹奶作痛　葵茎及子，捣筛为散，酒服方寸匕。（《妇人良方》）

5347 蜀葵根 shǔ kuí gēn（《本草拾遗》）

【异名】 葵花根（《卫生宝鉴》），土黄蓍（《滇南本草》），棋盘花根（《贵州草药》）。

【基原】 为锦葵科蜀葵属植物蜀葵 *Althaea rosea*（L.）Cav. 的根。

【原植物】 参见“蜀葵花”条。

【采收加工】 冬季挖取，刮去栓皮，切片，晒干。

【药材】 蜀葵根　*Radix Althaeae Roseae*　产于全国各地。

性状　根圆锥形，略弯曲，长 5～20 cm，直径 0.5～1 cm；表面土黄色，栓皮易脱落。质硬，不易折断，断面不整齐，纤维状，切面淡黄色或黄白色。气淡，味微甘。

鉴别　(1) 根横切面：木栓层为数列木栓细胞。皮层为横切面的 1/5，纤维束众多，断续排列成 4～7 层环带。韧皮部较窄，多压缩，常有纵裂隙至皮层。木质部宽，约占横切面的 3/5，导管单个或数个成群，呈放射状排列，射线 1～2 列细胞。

(2) 理化鉴别　参见“蜀葵花”条。

【成分】 根含黏液质（mucilage），一年生根的黏液质含戊糖（pentose）7.78%，戊聚糖（pentosan）6.87%，甲基戊聚糖（methylpentosan）10.59% 及糖醛酸（uronic acid）20.04%[1]。

【药性】 甘、咸，微寒。

1.《本草拾遗》：“味甘，寒，无毒。”

2.《内蒙古中草药》：“味咸，性微寒。”

【功用主治】 清热利湿，凉血，解毒。主治淋证，带下，痢疾，吐血，血崩，外伤出血，疮疡肿毒，烫伤。

1.《本草拾遗》：“主客热，利小便，散脓血恶汁。”

2.《本草衍义》：“治带下，排脓血、恶物极验。”

3.《本草汇言》：“治肠胃生痈极验。”

4.《药性考》：“利便除热。”

5.《分类草药性》：“治红崩，吐血，白带。”

6.《贵州草药》：“清热凉血，润燥止血，消肿解毒，主治大便不通，小便不利。”

7.《陕西中草药》：“清热解毒，止痢。治刀伤，烧伤，痢疾。”

【用法用量】 内服：煎汤，9～15 g。外用：捣敷。

【选方】 1. 治小便淋沥　葵花根一撮（洗净）。锉碎，用水煎五七沸服。（《卫生宝鉴》葵花散）

2. 治小便血淋　葵花根二钱，车前子一钱。水煮，日服之。（《纲目》引《简便单方》）

3. 治赤白带下　蜀葵根 15 g，椿根白皮 12 g，鸡冠花根 30 g，煎服。或蜀葵花研细末，每次 3 g，每日 2 次，加白糖适量，米汤调服。

4. 治热毒下痢　蜀葵花根 15 g，地锦草 30 g。煎服。（3、4 方出自《安徽中草药》）

5. 治肠痈　蜀葵根一钱，大黄一钱。水煎服。（《经验良方》蜀葵汤）

6. 治血崩，吐血　棋盘花根 100 g。煨甜酒吃。（《贵州草药》）

7. 治妇女倒经（经闭、鼻中流血）　蜀葵根 15～60 g。水煎服。（《湖北中草药志》）

8. 治毒肿不问硬软　蜀葵根、茄子根、冬瓜根各五两。并烧，候烟绝即出，勿令作灰。细研，以生麻油调涂，于故帛上贴之。（《圣惠方》）

9. 治内痈有败脓败血，腥秽殊甚，脐腹冷痛　单叶红蜀葵根、白芷各一两，白枯矾、白芍药各五钱。为末，黄蜡熔化，和丸梧子大。每空心米饮下二十丸，待血出尽，服十宣散补之。（《坦仙皆效方》怀忠丹）

10. 治诸疮肿痛不可忍者　葵花根，去黑皮捣，若稠，点井花水少许，若不稠，不须用水，以纸花如膏贴之。（《济生拔萃》）

5348 蜀葵叶薯蓣 shǔ kuí yè shǔ yù（《贵州草药》）

【异名】 龙骨七（《贵州草药》），穿山龙、细山药（《云南经济植物》）。

【基原】 为薯蓣科薯蓣属植物蜀葵叶薯蓣的根茎。

【原植物】 蜀葵叶薯蓣 *Dioscorea althaeoides* R. Knuth

缠绕草质藤本。根茎横生，细长条形，分枝纤细。茎幼嫩时具稀疏的长硬毛，开花结实后近于无毛。单叶互生，叶柄通常比叶片长；叶片宽卵状心形，长10～13 cm，宽 10～13 cm，先端渐尖，边缘浅波状或4～5 浅裂，表面有时有毛，背面脉上密被白色短柔毛。花小，单性，雌雄异株。雄花有梗，常由 2～5 朵集成小聚伞花序再组成总状花序，有时花序轴分枝形成圆锥花序；花被碟形，基部连合成管，先端 6

裂，开花时裂片平展；雄蕊6枚，花丝较短，有时弯曲。雌花序穗状，有花40朵或更多，单生或2～3个簇生叶腋；苞片披针形；退化雄蕊丝状或无。蒴果三棱形，基部渐狭，先端稍宽大，表面草黄色，有光泽。种子着生于每室中轴基部，向先端有斧头状的宽翅。花期6～8月，果期7～9月。

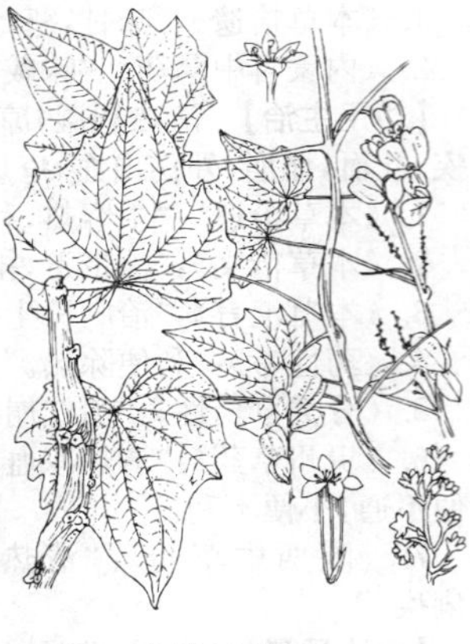
蜀葵叶薯蓣

生于海拔1 000～2 000 m的山坡、沟旁或路边的杂木林下或林缘。分布于西南、西藏等地。

【采收加工】 9～11月采挖，切片，晒干。

【药材】 蜀葵叶薯蓣 *Rhizoma Dioscoreae Althaeoidis* 产于云南、贵州、四川等地。

性状 根茎呈长条状圆柱形，弯曲不直，有的具分枝，直径1～2 cm，表面黄色或灰棕色，具须状根或点状根痕。质坚硬，断面类白色。气微，味苦。

【成分】 根茎含薯蓣皂苷元(diosgenin)，薯蓣皂苷元棕榈酸酯(diosgenin palmitate)，3，5-脱氧替告皂苷元($\Delta^{3,5}$-deoxytigogenin)，薯蓣皂苷(dioscin)，纤细薯蓣皂苷(gracillin)，β-谷甾醇(β-sitosterol)[1]。

【药性】《贵州草药》："性温，味辛。"

【功用主治】《贵州草药》："燥湿理脾，强筋壮骨。治风湿麻木，跌打损伤，食积饱胀，消化不良。"

【用法用量】 内服：煎汤，6～15 g；或泡酒。

【选方】 1. 治感冒头痛 穿山龙15 g，升麻9 g，陈皮6 g，甘草3 g。水煎服。(《丽江中草药》)

2. 治风湿麻木 龙骨七、大风藤各30 g。煨水服。

3. 治跌打损伤 龙骨七60 g，泡酒500 g。每次服15～30 g。

4. 治食积饱胀，消化不良 龙骨七3 g。研末，开水吞服，每日2次。(2～4方出自《贵州草药》)

5349 锡 xī (《本经》)

【异名】 白锡(《山海经》)，钥(《尔雅》)，镴(《周礼》郑玄注)，白镴(《尔雅》郭璞注)。

【基原】 为一种银白色金属，主要由锡石Cassiterite中炼出。

【原矿物】 参见"锡矿"条。

【药性】 甘，寒，有毒。

1.《纲目》："甘，寒，微毒。"

2.《本经逢原》："辛，寒，微毒。"

【功用主治】《日华子本草》："治恶毒风疮。"

【选方】 解砒霜毒 锡器于粗石上磨水服之。(《济急仙方》)

5350 锡矿 xī kuàng (《药性考》)

【基原】 为氧化物类矿物锡石。

【原矿物】 锡石(《石雅》) Cassiterite

正方晶系，晶体常呈双锥形或双锥与四方柱之聚形，或板状；且有膝状双晶出现，但通常以散布状细粒或不规则粒状出现。颜色为褐色或黑色，有时也有红、灰、白等色。条痕为白色或浅棕色。金刚光泽或半金属光泽，断口面上为树脂光泽，不透明。解理不完全。断口呈半贝壳状，或参差状。硬度6～7。相对密度6.8～7.1。

主要产于气成热液矿床。

本矿物的冶炼成品(锡)亦供药用，另设专条。

【药性】《药性考》："有毒。"

【功用主治】《药性考》："磨涂疔肿。"

5351 锡叶藤 xī yè téng (广州部队《常用中草药手册》)

【异名】 锡叶(《岭南采药录》)，涩藤、涩沙藤(《陆川本草》)，水车藤(广州部队《常用中草药手册》)，雪藤、糙米藤(《香港中草药》)，擦锡藤(《广西药用植物名录》)。

【基原】 为五桠果科锡叶藤属植物锡叶藤和毛叶锡叶藤的根或茎叶。

【原植物】 1. 锡叶藤 *Tetracera asiatica* (Lour.) Hoogl. 又名：涩叶藤(《海南植物志》)，狗舌藤(《中国树木志》)。

常绿木质藤本，长3～7 m或更长，多分枝。枝条粗糙，嫩枝被毛，老枝秃净。单叶互生；叶柄长1～1.5 cm，有较多刚伏毛；叶革质，极粗糙，长圆形、椭圆形或长圆状倒卵形，长4～14 cm，宽2～5 cm，先端钝或稍尖，基部宽楔形或近圆形，常不等侧，中部以上边缘有小锯齿，两面被刚毛和短刚毛，用手触之有极粗糙感，侧脉10～15对。圆锥花序顶生或生于枝顶叶腋内，长6～25 cm，被柔毛；苞片1个，长4～6 mm；小苞片长1～2 mm；花多数，直径6～8 mm；萼片5，离生，大小不等，仅边缘有睫毛；花瓣3，卵圆形，与萼片近等长，白色；雄蕊多数；心皮1，无毛，花柱突出雄蕊之外。果成熟时黄红色，有残存花柱。种子1，黑色，基部有碗状假种皮。花期5～6月，果期7～10月。

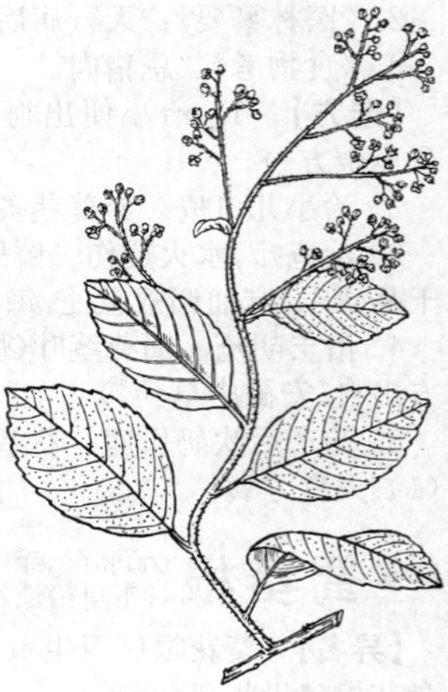
锡叶藤

生于低海拔的荒山、疏林地和灌木丛中。分布于广东、广西、海南、云南等地。

2. 毛叶锡叶藤 *T. scandens* (L.) Merr. 又名：毛果锡叶藤(《中国植物志》)。

本种和锡叶藤很相似，主要区别点为：本种的心皮显著被毛，萼片及叶片下面常有柔毛。

生于山坡、山谷、疏林或灌木丛中。分布于云南。

【采收加工】 全年均可采收，切段，晒干。

【药材】 锡叶藤 *Radix seu Folium Tetracerae Asiaticae* 产于广西、广东和海南等地。

性状 根圆柱形，直或略弯曲，直径0.5～1.5 cm。表面灰棕色，具浅纵沟和横向裂纹，栓皮极易剥离；剥离栓皮的表面呈淡棕红色，具浅纵沟和点状细根痕。质硬，断面木部灰棕色，射线淡黄棕色，有众多小孔。气微，味微涩。

叶卷曲或皱折，平展后呈长圆形，先端急尖，基部近阔楔形，边缘中部以上具锯齿，上面灰绿色，下面浅绿色，叶脉下面突出，两面密布小突起，粗糙似砂纸；叶柄长约 1.5 cm，腹面具沟。薄革质。气微，味微涩。

鉴别 (1) 根横切面：木栓层由数条宽窄相间排列的木栓细胞带组成，宽带的细胞壁厚，纹孔明显。韧皮部有石细胞与含晶细胞，石细胞类圆形，单个散在或数个成群，含晶细胞较大，含草酸钙针晶束。形成层不明显。木质部导管单个散在；木射线细胞壁稍厚，纹孔明显。本品薄壁细胞含淀粉粒。

叶表面观：上、下表皮细胞垂周壁略呈波状弯曲。上表皮非腺毛两种，均为单细胞，一种单个散在，长 150～650 μm，基部直径 35～60 μm，壁厚约 18 μm，层纹明显，通常仅见断后残存的基部；另一种为刺状毛，直径 18～30 μm，极短，顶面观呈两个同心环，常 2～6 个聚集。下表皮刺状毛常 3～8 个聚集；气孔平轴式。

叶横切面：上、下表皮细胞均为 1 列，类方形或长方形，排列紧密，其间嵌生短刺状毛。毛呈圆锥状，先端突出叶表面，壁厚，层纹明显，胞腔小。

(2) 取本品粉末 5 g，加乙醇回流 1 h，滤过。滤液浓缩至膏状，加 2%盐酸捏溶，滤过。取滤液 2 ml，滴加浓盐酸 2 滴，再加镁粉少许，溶液呈红色(检查黄酮)。

【成分】 毛叶锡叶藤含羽扇豆醇(lupeol)，白桦脂醇(betulin)，白桦脂酸(betulinic acid)及 β-谷甾醇(β-sitosterol)等三萜类化合物[1]。

【药性】 酸、涩，平。

1. 广州部队《常用中草药手册》："涩，凉。"

2. 《全国中草药汇编》："酸、涩，平。"

【功用主治】 收涩固脱，消肿止痛。主治久泻久痢，便血，脱肛，遗精，白带，子宫脱垂，跌打肿痛。

1. 广州部队《常用中草药手册》："收敛，止泻，固精。主治肠炎腹泻，肝脾肿大，遗精。"

2. 《广西本草选编》："收敛止泻，消肿止痛。用于腹泻，便血，肝脾肿大，子宫脱垂，白带，风湿关节痛，脱肛，遗精。"

3. 《香港中草药》："外用治皮肤瘙痒、疥癣、汗斑。"

【用法用量】 内服：煎汤，茎、叶 9～30 g，大剂量可用至 60 g；根 15～30 g。外用：鲜叶、茎藤，煎水洗；或鲜叶捣敷。

【选方】 1. 治红白痢(湿热痢亦可) 锡叶一两，分三次煎服。如仍未愈，再用二钱，和木棉花二钱，扭肚藤二钱，服一二次。(《岭南采药录》)

2. 治腹泻 锡叶藤 15 g，大飞扬 30 g。水煎服。(《全国中草药汇编》)

3. 治子宫下垂 锡叶藤、叶(干)60 g，升麻(醋炒)15 g，猪小肚(膀胱)1 只。煎水空腹服。

4. 治耙齿插伤 锡叶藤适量，捣烂外敷患处。(3、4 方出自《广东惠阳地区中草药》)

5352 锦鸡儿 jǐn jī ér (《救荒本草》)

【异名】 金雀花、金鹊花、阳雀花(《滇南本草》)，黄雀花(《纲目拾遗》)，斧头花(《浙江中药手册》)，阳鹊花(《陕西中草药》)。

【基原】 为豆科锦鸡儿属植物锦鸡儿的花。

【原植物】 锦鸡儿 *Caragana sinica* (Buchoz) Rehd. [*Robinia sinica* Buchoz; *C. chamlagu* Lam.] 又名：千口针(《湖南药物志》)。

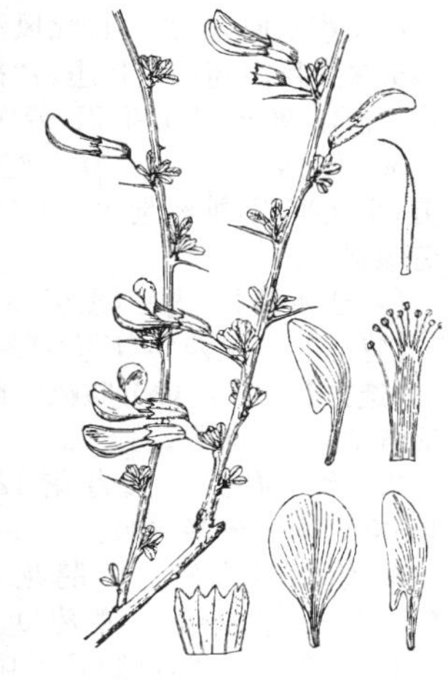

锦鸡儿

灌木，高 1～2 m。小枝有棱，无毛，黄褐色或灰色。托叶三角形，硬化成刺，长达 8 mm 或更长。叶轴脱落或宿存并硬化成刺，长达 2～2.5 cm；小叶 2 对，羽状排列，上面一对较大，倒卵形或长圆状倒卵形，长 1～3.5 cm，宽 5～15 mm，先端圆或微凹，有针尖，基部楔形，两面无毛，下面网脉明显。花单生，长 2.8～3.1 cm，花梗长约 1 cm，中部有关节，节上有极细的小苞片；花萼钟形，基部偏斜；花瓣黄色带红色，凋谢时为褐红色，长达 3 cm，先端钝圆，基部楔形，旗瓣狭倒卵形，具短爪，翼瓣长圆形，爪长为瓣片之半，耳短，龙骨瓣比翼瓣短；雄蕊 10，二体；子房无毛。荚果圆筒形，长 3～3.5 cm，褐色，稍扁。花期 4～5 月，果期 6～7 月。

生于山坡或栽培于庭园。分布于华东、中南、西南及河北、陕西等地。

本植物的根(锦鸡儿根)亦供药用，另设专条。

【栽培】 生物学特性 喜温暖气候，土壤要求深厚、肥沃、排水良好，可利用房屋前后、土坎等边角隙地栽培。

繁殖方法 分株繁殖。头年冬季，结合中耕，把母株四周根部挖伤或挖断，第二年从伤口处生出新苗，第三年 2～3 月移栽，按行窝距各约 50 cm 开窝，每窝栽苗 1 株。

田间管理 在幼苗发出新叶时，可施人畜粪水，促使生长。以后每年夏冬各中耕除草 1 次，并在冬季中耕后追肥 1 次，使第二年蕾壮花多。

【采收加工】 4～5 月花盛开时采摘，晒干或炕干。

【药材】 锦鸡儿 *Flos Caraganae Sinieae* 主产于河北、山东、陕西、江苏、浙江、安徽、江西、湖北、湖南、四川、云南、贵州等地。

性状 本品为蝶形花，呈长形，花冠黄色或赭黄色；花萼钟状，基部具囊状凸起，萼齿 5 裂；花冠旗瓣狭倒卵形，基部粉红色；翼瓣顶圆钝，基部伸长呈短耳状，具长爪；龙骨瓣宽而钝，直立；雄蕊 10，二体，(9)+1。气微，味淡。

【药理】 抗肿瘤和抗病毒作用 蛋白激酶 C(PKC)与人的多种疾病如肿瘤和各种炎症有联系，锦鸡儿 95%乙醇提取液具明显的 PKC 抑制活性[1]。

【药性】 甘，微温。归脾、肝经。

1. 《滇南本草》："味甜，性温。"

2. 《纲目拾遗》："性平，入肝脾二经。"

【功用主治】 健脾益肾，和血祛风。主治虚劳咳嗽，头晕耳鸣，腰膝酸软，气虚，带下，小儿疳积，痘疹透发不畅，乳痈，痛风，跌扑损伤。

1. 《滇南本草》："主补气补血，劳伤气血，寒热痨热，畏凉发热，咳嗽，妇女白带日久，气虚下陷者良效。头晕耳鸣，腰膝酸疼，一切虚劳伤损，服之效。或煨笋、鸡、猪肉食亦可。"

2. 《纲目拾遗》："和血祛风，亦入乳痈药用。""大能透发痘疮，以其得先春之气，故能解毒攻邪。”

3.《植物名实图考》：“滋阴，补阳。蒸鸡蛋，治头痛。”

4.《草木便方》：“明目除风泪，利肾窍，治耳鸣。”

5.《天目山药用植物志》：“祛风活血，通经络。治跌打损伤，痛风，寒咳，小儿疳积，劳伤乏力，口腔糜烂。”

6.《陕西中草药》：“补血健脾，活血祛风，止咳。治干血劳，小儿疳积，神经衰弱，头晕头痛，耳鸣眼花，风湿疼痛，虚劳咳嗽。”

【用法用量】 内服：煎汤，3～15 g；或研末。

【宜忌】 《陕西中草药》：“忌生、冷及酸味饮食。”

【选方】 1. 治虚劳咳嗽　阳鹊花（蜜炙）30 g，枇杷芋、羌活各 9 g。水煎服。

2. 治干血劳　阳雀花 120～250 g，或鲜品 1 000～1 500 g，蒸后分多次服。

3. 治头晕头痛　阳鹊花 30 g，大麻 2.4 g。水煎服。（1～3 方出自《陕西中草药》）

4. 健脾补肾，明目聪耳　阳雀花，同猪肉做汤或蒸鸡蛋服。（《重庆草药》）

5. 治风湿关节痛　锦鸡儿 120 g，白酒 500 g，浸泡 1 星期，每服半酒杯，每日服 2 次，连服数日。（《河北中草药》）

5353 锦香草 jǐn xiāng cǎo（《广西药用植物名录》）

【异名】 白毛虎舌毡、老虎耳（《广西药用植物名录》），石用、大虎耳草（《贵州草药》）。

【基原】 为野牡丹科锦香草属植物锦香草的全草或根。

【原植物】 锦香草 *Phyllagathis cavaleriei*（Lévl. et Van.）Guill.［*Allomorphia cavaleriei* Lévl. et Van.］

草本，高 10～15 cm。茎直立或匍匐，逐节生根，近肉质，密被长粗毛，四棱形，通常不分枝。叶对生；叶柄长 1.5～9 cm，密被长粗毛；叶片纸质，广卵形、广椭圆形或圆形，先端广急尖至近圆形，基部心形，长 6～16 cm，宽 4.5～14 cm，两面绿色或有时背面紫红色，表面被疏糙伏毛状长粗毛，背面仅基出脉及侧脉被平展的长粗毛；基出脉 7～9，表面脉平整，背面脉隆起。伞形花序，顶生，总花梗长 4～17 cm，被长粗毛；苞片倒卵形，被粗毛，通常仅有 4 枚，长约 1 cm，或更长；花梗与花萼均被糠秕；花萼漏斗状四棱形，裂片广卵形；花瓣粉红色至紫色，上部略偏斜，先端急尖；雄蕊 4，近等长，花药基部具小瘤或不明显，药隔下延呈短距；子房杯形，先端具冠。蒴果，先端冠 4 裂，伸出宿存萼，宿存萼具 8 纵肋，果梗伸长，被糠秕。花期 6～8 月，果期 7～9 月。

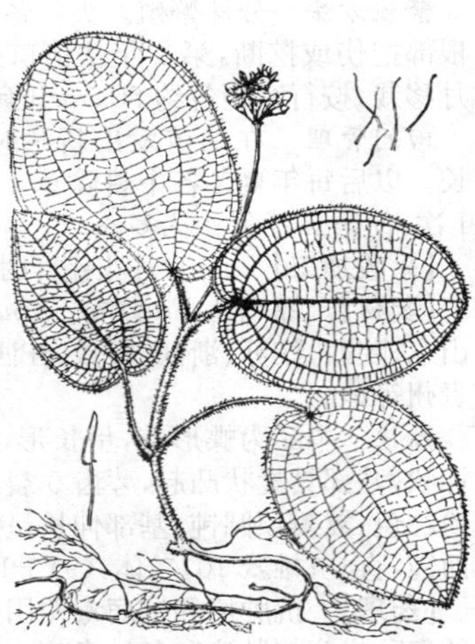
锦香草

生于海拔 400～1 500 m 的山谷、山坡疏、密林下阴湿地或水沟旁。分布于湖南、广东、广西、贵州、云南等地。

本植物的叶（锦香草叶）亦供药用，另设专条。

【采收加工】 5～7 月采收全草，全年均可采根，鲜用或切碎晒干。

【药性】 《贵州草药》：“性微寒，味辛、苦。”

【功用主治】 《贵州草药》：“根：清热，凉血，利湿，补虚。治月家病，肠热下痢，痔疮出血。”

【用法用量】 内服：煎汤，15～30 g；或泡酒。外用：捣敷；或煎汤洗。

【选方】 1. 治月家病　石用 15～30 g，泡酒 250 g。每日 2 次，每服 15 g。

2. 治痔疮出血　石用 15 g。煨水服，日 3 次。（1、2 方出自《贵州草药》）

5354 锦鸡儿根 jǐn jī ér gēn（《天目山药用植物志》）

【异名】 白心皮（《植物名实图考》），金雀花根（《纲目拾遗》），板参、阳雀花根（《草木便方》），阳雀花根皮（《四川中药志》），土黄芪、野黄芪（《浙江中药手册》）。

【基原】 为豆科锦鸡儿属植物锦鸡儿 *Caragana sinica*（Buchoz）Rehd. 的根或根皮。

【原植物】 参见“锦鸡儿”条。

【采收加工】 栽后 4～5 年采挖，在 8～9 月，挖起根部，剪成单枝，除去细根和尾须，刮去表面黑褐色粗皮，用木棒轻轻把根皮敲破，抽去木心，切成 15～16 cm 短节，晒干即成。

【药材】 锦鸡儿根 *Radix seu Cortex Caraganae Sinicae*　主产于华东、西北等地。

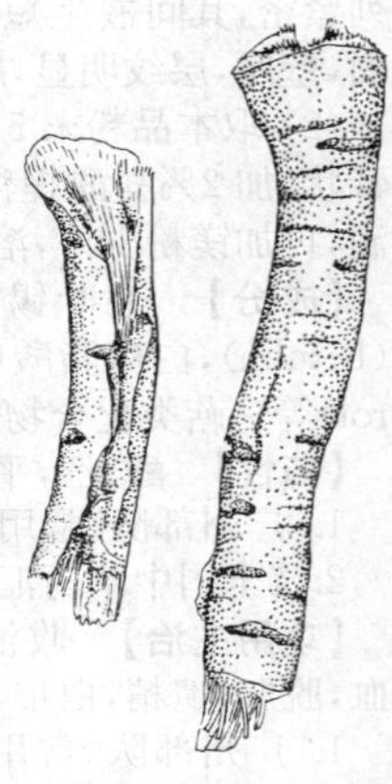
锦鸡儿（根皮）外形

性状　根呈圆柱形，未去栓皮时褐色，有纵皱纹，并有稀疏而不规则的凸出横纹。已除去栓皮者多为淡黄色，间有横裂痕。质坚韧，横断面皮部淡黄色，木部淡黄棕色。折断面纤维性。气微，味微苦，嚼之有豆腥味。

根皮多呈卷筒状。多折断或呈块片，长 5～20 cm，直径 1～2 cm，厚 3～6 mm，外表面栓皮多已除净，呈黄棕色，残存棕色横长皮孔，稀疏而明显。内表面呈浅棕色，有细纹。质较硬，折断面淡黄白色，带粉性，呈纤维状。气微，味微苦。

鉴别　根横切面：木栓层多已除去。韧皮部较宽，韧皮纤维 7～20（～40）个成束或散在，周围有晶鞘薄壁细胞，内含草酸钙棱晶；韧皮薄壁细胞有壁孔；射线 2～5 列。木纤维束周围无结晶鞘，木射线细胞及木薄壁细胞均有明显壁孔；导管为网纹。淀粉粒圆形或类圆形，脐点星状或裂隙状，层纹明显。

根皮横切面：木栓层大部已刮去，韧皮部较宽，韧皮纤维 2～20（～40）成束，周围薄壁细胞内含草酸钙方晶，形成晶鞘纤维；韧皮薄壁细胞有壁孔；射线 2～3（～5）列，放射状排列，至外缘多弯曲。

粉末特征：淀粉粒众多，复粒由 2～4 粒组成，圆形、类圆形，脐点明显，有条形、人字形、三叉状。层纹不明显。晶纤维多见，常成束或 2～3 条并列，多已碎断。单条纤维细长，平直或弯曲，壁厚，胞腔细小；纤维束周围的薄壁细胞中含大量草酸钙方晶。草酸钙方晶，除上述晶纤维中的方晶外，尚有散落的单个方晶，呈方形或多面体状。韧皮薄壁细胞成碎块状，圆形或长圆形。

【成分】 根含甾醇类：β-谷甾醇（β-sitosterol），胆甾醇（cholesterol），菜油甾醇（campesterol），菜子甾醇（brassicasterol）[1]，β-谷甾醇-3-β-O-葡萄糖苷（β-sitosterol 3-β-O-glucoside），β-谷甾醇-3-O-（6′-O-油酰）-β-D-吡喃葡萄糖苷〔β-sitosteryl -3-O-（6′-O-oleoyl）-β-D-glucopyranoside〕，6′-O-棕榈酰基-β-D-葡萄糖基谷甾醇（6′-O-palmitoyl-β-D-glucosyl sitosterol），6′-O-硬脂酰-β-D-葡萄糖基谷甾醇（6′-O-stearoyl-β-D-glucosyl sitosterol）[2]；皂苷类：刺楸根皂苷（kalopanax saponin）F，竹节人参皂苷（chikusetsu saponin）Ⅳ[3]，锦鸡儿苷（caraganoside）A，刺楸根皂苷（kalopanaxsaponin）F_1，雪胆苷（hemsloside）Ma_3，楤木皂苷（araloside）A[4]。

【药性】 甘、辛、微苦，平。归肺、脾经。

1.《草木便方》："苦。"

2.《分类草药性》："性燥，味淡。"

3.《四川中药志》1960年版："性平，味甘、微辛，无毒。入肺、脾二经。"

4.《江西草药》："性平，味甘微苦。"

5.《上海常用中草药》："甘微温。"

6.《湖南药物志》："甘，温，无毒，一说苦、咸、寒，无毒。"

【功用主治】 补肺健脾，活血祛风。主治虚劳倦怠，头痛，头晕，耳鸣眼花，肺虚久咳，胃下垂，妇女血崩，白带，乳少，风湿骨痛，痛风，半身不遂，高血压病，跌打损伤，痈肿疮疡。

1.《纲目拾遗》："治跌打损伤，又治咳嗽，暖筋骨，疗痛风，性能追风活血，兼通血脉，消结毒。"

2.《植物名实图考》："根去皮，煮猪心，治痨证。"

3.《草木便方》："利窍，祛风除湿，（治）湿热疥癣，风痹，洗服妇阴痒痛。"

4.《分类草药性》："补脾，理气虚风温，肝疼，手足麻木，杨梅结毒丹田。"

5.《天宝本草》："清肺益脾。治头晕，咳嗽，哮喘，五劳七伤，衄血。"

6.《四川中药志》1960年版："健脾胃，通经利尿，催乳。治虚损劳热，淋疾，白带，喘嗽及阴脱。"

7.《天目山药用植物志》："炖猪蹄爪食，治劳伤乏力，煎服并含漱治口腔糜烂，炖雌鸡食治筋骨酸痛。"

8.《湖南药物志》："滋阴补阳，补气补血。治痢疾，咳逆，乳痈，女子阴中痛，淋病，白浊，白带，月经不调。"

9.《浙江药用植物志》："治高血压病，盗汗，牙周炎。"

【用法用量】 内服：煎汤，15～30 g。外用：捣敷。

【选方】 1. 治红崩、白带　阳雀花根、白胭脂花根、羊奶奶根各15 g。煨水服。

2. 治黄疸病　阳雀花根、过路黄各30 g。煨水服。

3. 治肾虚劳弱　阳雀花根、美人蕉根、倒触伞、小夜关门各30 g。炖猪蹄吃。（1～3方出自《贵州草药》）

4. 治淋病、白浊　锦鸡儿根皮、枸杞根、薏苡根各等分，猪精肉120 g。煮食。

5. 治月经不调　锦鸡儿根皮6～9 g，党参6～9 g。水煎服。（4、5方出自《湖南药物志》）

6. 治风湿关节痛　锦鸡儿根120 g，白酒500 g。浸泡1个月后，每服半酒杯，日服2次。或鲜根皮30～60 g，猪蹄1个，黄酒、水各半，炖服，连服数日。（《河南中草药手册》）

7. 治半身不遂　锦鸡儿45 g，柘树根、红藤各30 g。水煎服。（《安徽中草药》）

8. 治跌打损伤　金雀根捣汁和酒服，渣罨伤处。（《纲目拾遗》引《济世良方》）

9. 治胃脘痛　锦鸡儿根30 g，枳壳10 g，徐长卿15 g，甘草9 g。水煎服。〔《浙江中医学院学报》1990，14(5)：19〕

10. 治高血压病　金雀根30 g。水煎，加白糖适量冲服。（《浙江药用植物志》）

5355 锦香草叶 jǐn xiāng cǎo yè
（《广西药用植物名录》）

【基原】 为野牡丹科锦香草属植物锦香草 *Phyllagathis cavaleriei*（Lévl. et Van.）Guill. 的叶。

【原植物】 参见"锦香草"条。

【采收加工】 4～7月采收，鲜用或晒干。

【功用主治】 解毒敛疮。主治疮疡溃烂，刀伤。

【用法用量】 外用：捣敷；或研末调敷。

5356 锯齿王 jù chǐ wáng
（《广西本草选编》）

【异名】 大痧木、飞天锯、大苦灯茶、天云锯、铁锯齿、鼻子王、蛇通关、假山桃（《广西药用植物名录》），叶上花（《云南中草药》），百二齿（《广西本草选编》）。

【基原】 为红树科竹节树属植物锯叶竹节树的枝叶。

【原植物】 锯叶竹节树 *Carallia diplopetala* Hand.-Mazz.

灌木或乔木，高达13 m。树皮灰色；分枝具膨大的节，并有不规则的木栓质的皮孔。单叶对生；叶柄褐色，长3～4 mm；叶纸质，长圆形或狭长圆形，长7～16 cm，宽2.5～5.5 cm，先端渐尖，基部楔形，边缘全部被篦状细锯齿，齿端有腺体，下面有褐红色小点。聚伞花序腋生，二歧分枝，总花梗长5～10 mm；苞片小；花2～3朵生于花序分枝顶端；花萼球形，裂片6～7，三角形；花瓣通常6～7，白色或淡红色，卵形，与花萼近等长，为花萼裂片的2倍，2轮排列，外轮与花萼裂片互生，内轮着生于萼片上，通常有爪，边缘有小齿；雄蕊14或7，生于花瓣上，如仅7枚时则内轮花瓣上无雄蕊；子房下位，5室；花柱短于花萼，柱头盘状，4浅裂。浆果球形，直径6～7 mm。花期11～12月。

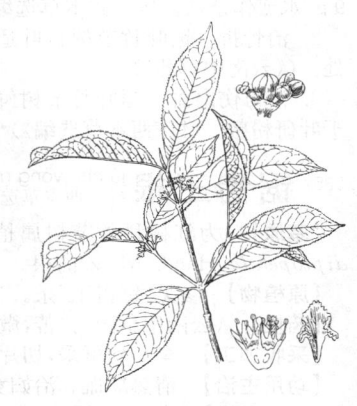

锯叶竹节树

生于海拔700 m左右的山地林中。分布于广东、广西、云南等地。

本植物的根（锯齿王根）亦供药用，另设专条。

【栽培】 *生物学特性*　喜阴凉湿润的环境，忌干旱及强光，稍耐寒、耐阴。土壤以土层深厚、质地疏松、富含腐殖质的壤土为宜。

繁殖方法　种子繁殖。选近水源、半阴半阳处的环境育苗。种子随采随播，坚硬，可用30 ℃温水浸种1 d后，将种子均匀地撒播苗床内，覆土厚2 cm，播后盖草。幼苗出土后将盖草揭去。育苗1年后，苗高15～20 cm时，按行株距

250 cm×200 cm 开穴，每穴栽 1 株，种植时要求根系舒展，覆土、压紧、浇足定根水。

田间管理　造林后至郁闭前，每年每季度中耕除草 1 次，并结合追肥和培土。

【采收加工】　全年均可采，鲜用或晒干。

【药材】　锯齿王 *Ramulus et Folium Caralliae Diplopetalae*　产于云南、广西、广东等地。

性状　枝圆柱形，节膨大，单叶对生，叶片狭矩圆形，先端渐尖，基部楔形，边缘有细密的锯齿，齿端有腺体，枯绿或绿色，无毛，下表面可见褐红色小点。质脆。气微香。

【药性】　微苦、微甘，凉。

1.《云南中草药》："苦，微寒。"

2.《广西本草选编》："味微甘、涩，性凉。"

【功用主治】　清热解暑，活血消肿。主治感冒发热，暑热口渴，跌打肿痛，骨折，刀伤出血。

1.《云南中草药》："活血通经，接筋骨。"

2.《广西本草选编》："清热凉血，利尿消肿。治感冒发热，暑热口渴，跌打肿痛，刀伤出血。"

【用法用量】　内服：煎汤 3～15 g。外用：鲜品捣敷；或捣烂酒炒敷；或干品研粉撒敷。

【宜忌】　《广西本草选编》："孕妇慎用。"

【选方】　1. 治感冒发热，暑热口渴　锯叶竹节树叶 6～9 g。水煎作茶饮。(《广西本草选编》)

2. 治骨折　锯叶竹节树枝叶适量，红糖为引，捣烂敷患处。(《云南中草药》)

3. 治刀伤出血　锯叶竹节树鲜叶适量，捣烂外敷，或用干叶研粉敷。(《广西本草选编》)

5357 锯齿王根 jù chǐ wáng gēn (《广西本草选编》)

【基原】　为红树科竹节树属植物锯叶竹节树 *Carallia diplopetala* Hand. -Mazz. 的根。

【原植物】　参见"锯齿王"条。

【药性】　《云南中草药》："苦，微寒。"

【采收加工】　全年均可采，切片，鲜用或晒干。

【功用主治】　清热凉血。治妇女血崩。

【用法用量】　内服：煎汤，9～15 g。

【宜忌】　孕妇慎服。

【选方】　治妇女血崩　锯叶竹节树根 9～15 g。炒黑，水煎服。(《广西本草选编》)

5358 矮陀陀 ǎi tuó tuó (《全国中草药汇编》)

【异名】　小地黄连(《云南药用植物名录》)，小独根(《云南中草药选》)，思茅地黄连、千年矮(《全国中草药汇编》)。

【基原】　为楝科地黄连属植物云南地黄连的全株。

【原植物】　云南地黄连 *Munronia delavayi* Franch.

矮小半灌木，高 2.5～15 cm。茎上被柔毛。奇数羽状复叶互生；小叶5～9(～11)，近无柄，纸质，倒卵形至近圆形，先端钝或短渐尖，基部楔形至阔楔形，边缘中部以上深齿状或近羽状分裂，每边通常有粗齿 1～5 枚，下部全缘，两面均被稀疏紧贴柔毛，脉上尤密；顶生小叶较大，长 2～3.5 cm，宽 1.3～1.8 cm，柄长 2～3 mm；侧生小叶长 0.5～2 cm，宽 0.8～1.3 cm。总状花序腋生，长达 1.5 cm，具花 1～5 朵，被柔毛；花梗短；有小苞片；花萼 5 裂达基部，裂片线状披针形，被柔毛；花冠白色，长 3～4 cm，花冠管长约 2.2 cm，裂片长椭圆形，长 10～12 mm；雄蕊管长约 3 cm，与花冠管合生，先端齿裂；子房被毛，花柱线形，柱头头状。蒴果扁球形，果梗弯垂。花期 6～7 月。

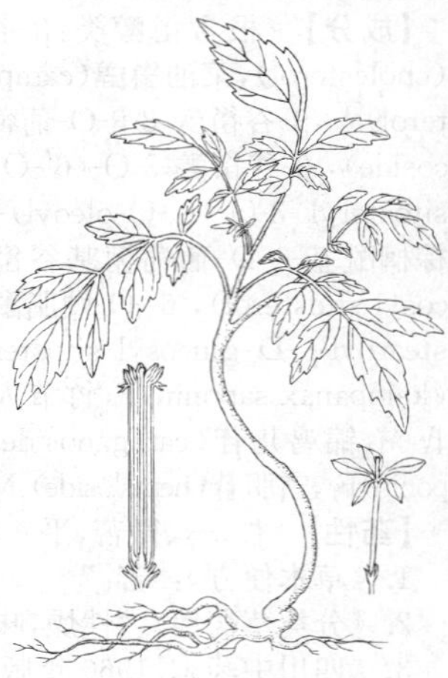

云南地黄连

生于海拔 1 100 ～ 1 750 m的金沙江河谷地区急流石岩上。分布于广西、四川、云南等地。

【采收加工】　全年可采，切段，鲜用或晒干。

【药性】　《广西本草选编》："味甘、微苦，性凉。"

【功用主治】　《广西本草选编》："清热解毒，消肿止痛。主治跌打骨折，风湿痹痛，咽喉炎，痈肿疔毒。"

【用法用量】　内服：煎汤，9～15 g。外用：捣敷或研末调敷。

【选方】　1. 治跌打骨折，风湿痹痛　矮陀陀全株 15～30 g。水煎冲酒服。

2. 治痈肿疔毒　矮陀陀全株 15～30 g，水煎服；并用鲜叶捣烂或干叶研粉调油外敷。(1、2 方出自《广西本草选编》)

5359 矮杨梅皮 ǎi yáng méi pí (《云南中草药》)

【基原】　为杨梅科杨梅属植物云南杨梅的根皮、茎皮或根。

【原植物】　云南杨梅 *Myrica nana* Cheval.

常绿灌木，高 0.5～2 m。小枝较粗壮，无毛或有稀疏柔毛。叶革质或薄革质；叶柄长 1～4 mm，无毛或有稀疏柔毛；叶片长椭圆状倒卵形至短楔状倒卵形，长 2.5～8 cm，宽 1～3 cm，先端急尖或钝圆，基部楔形，中部以上常有少数粗锯齿，成长后上面腺体脱落留下凹点，下面腺体常不脱落，无毛或有时上面中脉上有稀疏柔毛；叶脉在上面凹陷，下面突起。雌雄异株；雄花序单生于叶腋，直立或向上倾斜，长 1～1.5 cm；分枝极缩短而呈单一穗状，每分枝具 1～3 雄花，雄花无小苞片，有 1～3 枚雄蕊；雌花序基部具极短而不显著的分枝，单生于叶腋，长约 1.5 cm，每分枝通常具 2～4 不孕性苞片及 2 雌花，雌花具 2 小苞片，子房无毛。核果红色，球状，直径 1～1.5 cm。花期 2～3 月，果期 6～7 月。

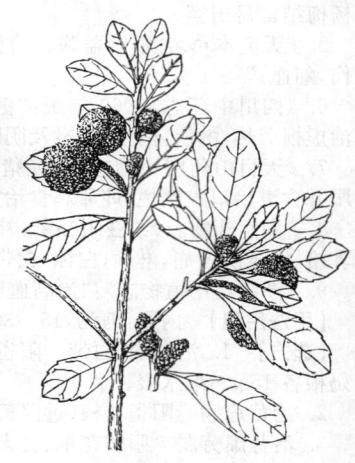

云南杨梅

生于海拔 1 500～3 500 m 的山坡林缘及灌木丛中。分布于贵州、云南。

本植物的果实(矮杨梅果)亦供药用,另设专条。

【采收加工】 5～7 月采收,剥取根皮和茎皮,鲜用或晒干。

【药性】 酸、涩,凉。

【功用主治】 止泻,止血,通络止痛。主治痢疾,泄泻,脱肛,崩漏,消化道出血,风湿疼痛,跌打伤痛,外伤出血,黄水疮,疥癣,水火烫伤。

《云南中草药》:"收敛,止血,消炎。防治痢疾,内出血,风湿疼痛,崩漏。"

【用法用量】 内服:煎汤或泡酒,9～15 g。

【选方】 1. 治风湿性关节疼痛　用矮杨梅根,配小红参、叶下花,共研末,用酒或开水送服;或用杨梅根 15～30 g,水煎服。(《云南中草药》)

2. 治脱肛　矮杨梅根研末,煮猪大肠吃。(《昆明民间常用草药》)

5360 矮杨梅果 ǎi yáng méi guǒ (《云南中草药》)

【异名】 杨梅果(《昆明民间常用草药》),滇杨梅、酸杨梅(《云南中药资源名录》)。

【基原】 为杨梅科杨梅属植物云南杨梅 *Myrica nana* Cheval. 的果实。

【原植物】 参见"矮杨梅皮"条。

【采收加工】 果实将成熟时采摘,鲜用。

【药性】 《云南中草药》:"酸,凉。"

【功用主治】 涩肠止泻,敛肺止咳。主治泄泻,痢疾,便血,咳嗽。

【用法用量】 内服,煎汤,9～15 g。

【选方】 1. 治久泻久痢　杨梅果,兑糖,蒸气;或做成杨梅酱吃(熟透杨梅 2 500 g,蜂蜜 1 000 g,腌藏 1 年后备用)。

2. 治咳嗽　杨梅酱配枳壳、陈皮、百部(三味为末),共蒸吃。(1、2 方出自《昆明民间常用草药》)

5361 矮脚苦蒿 ǎi jiǎo kǔ hāo (《昆明民间常用草药》)

【异名】 苦蒿尖(《滇南本草》),鱼胆草、劲直假蓬(《云南中草药选》),金龙胆草(《四川中草药通讯》),金蒿枝、刘寄奴(《玉溪中草药》),细苦蒿、毛苦蒿、油蒿、龙胆草(《全国中草药汇编》)。

【基原】 为菊科白酒草属植物熊胆草的全草。

【原植物】 熊胆草 *Conyza blinii* Lévl. [*C. dunniana* Lévl.] 又名:苦蒿(《中国高等植物图鉴》)。

一年生草本,高 40～60 cm,全体密被白色长柔毛及褐色短腺毛。根圆柱形,黄褐色,有纤细须根。茎直立,有分枝,具细沟棱。单叶互生;下部叶柄长,上部叶近无柄;叶片矩圆形,长 4～6 cm,宽 2.5～3 cm,羽状深裂,先端裂片大,倒披针形,侧裂片数片,疏生,条形或披针形,有粗齿。头状花序排成圆锥状;总苞半球形;总苞片 2 层,边缘膜质,先端紫色,背面有粗毛;花黄色,外围的花雌性,丝状,内层的花两性,筒状。瘦果扁平,极小,具棱,被毛;冠毛 1 层,淡红色,长为瘦果的 2～3 倍。花期夏季。

生于山野草坡、路旁干燥处。分布于四川、贵州、云南、甘肃等地。

【采收加工】 9～10 月采收,鲜用或切段晒干。

【药材】 矮脚苦蒿 *Herba Conyzae Blinii* 产于四川、云南。

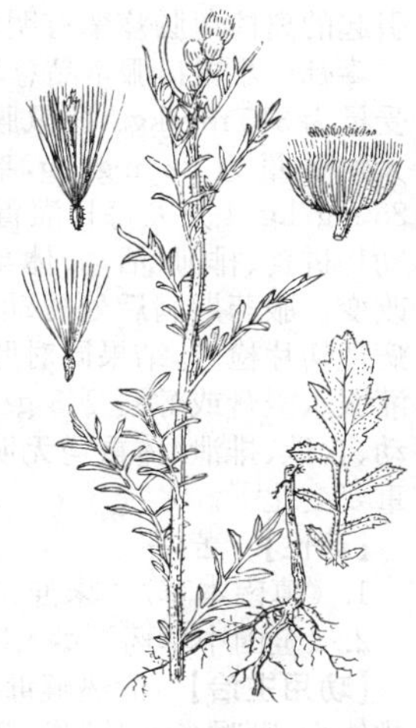
熊胆草

性状　茎圆柱形,上部多分枝,长 30～150 cm,直径 2～6 mm,表面橘黄色或黄绿色,有纵棱槽,其上有众多的白色长柔毛,长 3～4 mm;质较坚脆,易折断。单叶互生,黄绿色,两面均有众多的白色长柔毛,皱缩扭曲,易破碎,展平后,下部叶具柄,上部叶几无柄,叶片羽状深裂至全裂,裂片披针形或线状披针形,全缘或浅裂。头状花序直径不足 1 cm,集于顶端呈圆锥状;花黄白色;成熟果实极易脱落飞扬,瘦果浅黄色,扁平,长约 1 mm,有冠毛 1 列,长 5～6 mm。气微,味极苦。

鉴别　(1) 叶及茎表皮的表面观:有较多的腺毛和非腺毛,腺毛头部 2～8 个细胞,柄部 4～10 个细胞,排列成 1～2 列,长 130～360 μm,基部直径 30～70 μm,上部略细,腺头直径与基部略相等,有的可见油滴;非腺毛由 4～13 个细胞组成,基部直径约 100 μm,下部数个细胞略成方形、长方形,中部和上部细胞渐长变细,顶端尖,多已折断,完整者可达 4 000 μm,细胞相接处略膨大似竹节状,有的细胞中有直径 4～15 μm 的草酸钙簇晶。

茎表皮细胞呈长方形、类方形,具角质纹理;叶表皮细胞波状,气孔不定式,副卫细胞 4～5 个。

(2) 取本品粗粉 2 g,加水 40 ml,置水浴中浸 10 min,滤过。取滤液 10 ml,置水浴上蒸干,残渣加适量乙醇,搅拌,滤过,滤液蒸干,残渣加冰醋酸 0.5 ml,待溶解后,移置试管中,加醋酐 0.5 ml,混匀,沿管壁加硫酸 1～2 滴,即显红色,迅即变为紫红色;取滤液 10 ml,置带塞试管中,振摇 1 min,产生持续性泡沫,15 min 内不消失(检查皂苷)。

【成分】 全草含有苦蒿皂素(conyzasaponin) D、E、F、H[1]。

【药理】 1. 祛痰作用　小鼠口服本品煎剂、水浸膏、醇浸膏及 1.25 g/kg 的皂苷水溶液有明显的祛痰作用(酚红法)。麻醉兔服水浸膏以及 50～100 mg/kg 皂苷后对气管纤毛运送黏液速度有促进作用。皂苷给药后 90～150 min 作用最明显,并有显著性差异[1, 2]。

2. 平喘作用　豚鼠应用本品煎剂及粗提物(煎剂浓缩加乙醇除去沉淀者)有一定的平喘作用(组胺喷雾法)。在离体豚鼠气管试验中,粗提物、水浸膏及醇浸膏均能对抗组胺引起的气管平滑肌收缩作用,水浸膏的作用较醇浸膏强[1]。另外有报道金龙胆草总皂苷对组胺性哮喘无作用,但浓度增加到 1×10^{-3} 时,对豚鼠离体气管组胺性收缩有极微弱的缓解作用[2]。

3. 止咳作用　本品水煎剂对小鼠无止咳作用[1]。静脉注射本品总皂苷对猫喉上神经电致咳有抑制作用,ED_{50} 为 7.0 mg/kg,而对照药物磷酸可待因 ED_{50} 为 1.26 mg/kg。皂苷 0.5 g/kg 口服对小鼠氨气吸入性咳嗽有显著抑制作用[2]。

4. 其他作用　体外试验本品煎剂对呼吸道常见致病菌

有抑制作用[1]。本品皂苷水溶液对金黄色葡萄球菌和白色葡萄球菌生长有抑制作用[2]。粗提物对乙酰胆碱或氯化钡引起的离体兔肠痉挛有明显的解痉作用[1]。

毒性　小鼠口服本品总皂苷的 LD_{50} 为 508 mg/kg，最大耐受量为 315 mg/kg。豚鼠腹腔注射的 LD_{50} 为 140 mg/kg，最大耐受量为 82 mg/kg，麻醉猫静脉注射最大耐受量为 25 mg/kg。4 只犬每日灌胃皂苷 30 mg/kg，连续 10 d，结果动物进食、排泄、活动、体重、心电图及肝、肾功能均无异常改变。服药期满后处死动物，对心、肝、肾、胰、脾等组织作病理切片检查，结果同对照组比较无显著差异[2]，家兔每日灌服水浸膏或醇浸膏 3 g/kg 或 5 g/kg，连续 30 d，对其活动、食欲、排泄、体重均无明显变化，处死后解剖，亦未发现重要变化[1]。

【药性】　苦，平。

1.《滇南本草》："味苦、辛，性温。"

2.《全国中草药汇编》："苦，寒。"

【功用主治】　清热解毒，泻火止血。主治慢性气管炎，扁桃体炎，咽喉炎，口腔炎，肾炎，黄疸型肝炎，眼结膜炎，中耳炎，虚火牙痛，疮疡，汤火伤，鼻衄，便血，崩漏，外伤出血。

1.《滇南本草》："尿遗不止良效。"

2.《全国中草药汇编》："清热消炎，泻火解毒。治急性黄疸型肝炎，牙痛，慢性气管炎，口腔炎，咽喉炎，扁桃体炎，肾炎，疟疾；外用治结膜炎，中耳炎，疮疡，湿疹，外伤出血。"

3.《彝药志》："清热解毒，平肝泻火。治热积引起的鼻衄、便血及血崩症。"

【用法用量】　内服：煎汤，6～9 g；或捣汁。外用：捣汁滴耳或点眼；或含于患部；或煎液熏洗；或研末撒；或捣敷。

【选方】　1. 治急性黄疸型肝炎　熊胆草 6 g，金钟茵陈 15 g，黄花香 6 g，车前草 30 g。水煎服。（《曲靖专区中草药手册》）

2. 治肾炎　金龙胆草 9～15 g；水煎服，或研末糖水送服。（《全国中草药汇编》）

3. 治中耳炎　苦蒿鲜枝叶汁，加青鱼胆滴耳内。（《云南中草药选》）

4. 治外伤出血　矮脚苦蒿 9 g，乌贼骨 6 g，见血飞 6 g。共研末外用。（《昆明民间常用草药》）

5. 治尿遗症　细叶苦蒿尖，捣烂挤汁点酒服。但愈后不可多服，恐收敛太甚转生他病，宜另服补气血之药。（《滇南本草》）

【临床报道】　治疗慢性支气管炎　①将金龙胆草除去老茎及根部，碾粉，水泛为丸，上滑石衣。每次 1 g，日服 3 次，饭后服。治疗 565 例，近控 109 例，显效 187 例，好转 207 例，无效 62 例。副作用发生率占 24.4%，表现为腹胀、恶心、呕吐、腹泻、口干、头昏等[1]。②金龙胆草醇浸膏片治疗 234 例，每片含浸膏 0.1 g，约相当于金龙胆草 1 g，每日 3 次，每次 4 片。总有效率 97.3%，显效 83.33%。对虚寒型、痰湿型、痰热型疗效较好，肺燥型较差[2]。③用金龙胆草皂苷片治疗 140 例，临控显效率 72.1%，以痰热型临控率较高，51 例随访 1 年以上，疗效稳固者占 60.7%，未见明显副作用[3]。

5362 矮脚罗伞 ǎi jiǎo luó sǎn（《陆川本草》）

【异名】　小罗伞（《陆川本草》），矮茶风、毛茎紫金牛（《四川中药志》），九节龙、地茶、猴接骨（《福建中草药》），毛罗伞、土丹皮、石狮子、铁羊伞（《广西药用植物名录》）。

【基原】　为紫金牛科紫金牛属植物雪下红的茎叶或全草。

【原植物】　雪下红 *Ardisia villosa* Roxb.　又名：珊瑚珠（《花镜》），卷毛紫金牛（《中国高等植物图鉴》），毛茎紫金牛（《拉汉种子植物名称》）。

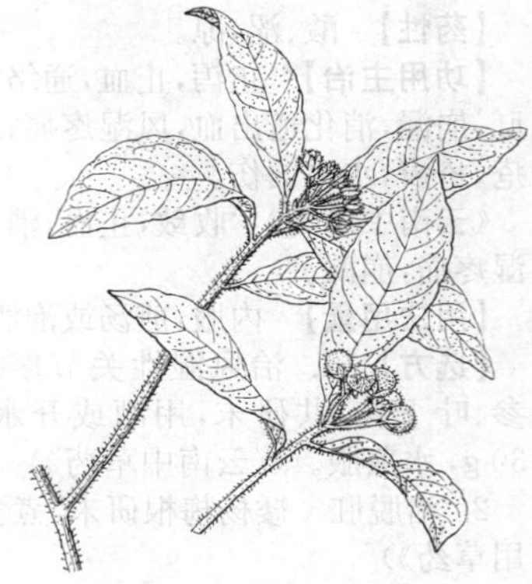

雪下红

直立灌木，高 50～100 cm，稀达 2～3 m。具匍匐根茎；幼时几全株被灰褐色或锈色长柔毛或硬毛，毛常卷曲。叶互生；叶柄长 5～10 mm，被长柔毛；叶片坚纸质，椭圆状披针形至卵形，稀倒披针形，长 7～15 cm，宽 2.5～5 cm，先端急尖或渐尖，基部楔形，近全缘或由边缘腺点缢缩成波状细锯齿或圆齿，背面密被长硬毛或长柔毛，具腺点，以背面尤显；侧脉约 15 对，多少连成边缘脉。单或复聚伞花序或伞形花序，被锈色长柔毛，侧生或着生于侧生特殊花枝顶端；花枝长 2～15 cm，长者近顶端常有 1～2 片叶或退化叶；花长 5～8 mm；萼片长圆状披针形或舌形，与花瓣等长，两面被毛，外面尤密，密布腺点；花瓣淡紫色或粉红色，稀白色，卵形至广披针形，具腺点；雄蕊较花瓣略长或等长；子房卵珠形，被微柔毛。果球形，深红色或带黑色，具腺点，被毛。花期 5～7 月，果期 2～5 月。

生于海拔 500～1 540 m 的疏林下或林下阴湿处。分布于广东、广西、云南等地。

【采收加工】　9～12 月采收，鲜用或晒干。

【药材】　矮脚罗伞 *Herba Ardisiae Villosae*　主产于广东、广西等地。

性状　根茎近圆柱形。茎圆柱形，长短不一，直径约 4 mm，表面有铁锈色长柔毛。叶互生，叶片椭圆状披针形，上面中脉处有毛，下面密被铁锈色长柔毛，两面密布腺点，全缘或有微波状圆齿，坚纸质。有时可见伞形花序。气弱，味苦、涩。

鉴别　茎横切面：表皮细胞 1 列。皮层薄壁细胞排列较疏松，散有离生分泌腔，并由外向内渐少；内皮层细胞凯氏带明显。中柱鞘纤维发达，几排成环状。韧皮部狭窄，形成层波环状，木质部导管多单列，射线细胞 1～3 列。髓部发达，占茎的 1/2。薄壁细胞含淀粉粒和草酸钙簇晶。

叶横切面：上、下表皮细胞各 1 列。栅栏细胞 1 列，海绵组织细胞排列疏松。中脉上方略下凹，维管束弯月形，外韧型，外侧有纤维环绕。薄壁组织间散有分泌腔。薄壁细胞含草酸钙簇晶。

【药性】　苦、辛，平。

1.《四川中药志》1960 年版："性温，味淡。"

2.《全国中草药汇编》："苦、辛，平。"

【功用主治】　祛风湿，活血止痛。主治风湿痹痛，咳嗽吐血，寒气腹痛，跌打损伤，痈疮肿痛。

1.《四川中药志》1960 年版："全草治咳嗽吐血，气痛及寒湿腰痛。根治冷气腹痛。"

2.《全国中草药汇编》："活血散瘀，消肿止痛。主治跌打肿痛，痢疾，痈疮，咳血。”

3.《广西民族药简编》：“治肺结核。”

【用法用量】 内服：煎汤，6～12 g。外用：捣敷。

【选方】 1. 治关节风湿痛 毛茎紫金牛干根 15～30 g。水煎或调酒服。

2. 治扭伤肿痛、久年积伤痛 鲜毛茎紫金牛藤茎 15～30 g。水煎调酒服；或用 60～90 g 捣碎，浸酒 2～3 d，每次服 1 盏，每日 2～3 次。（1、2 方出自《福建中草药》）

5363 雉 zhì《别录》

【异名】 华虫（《尚书》），疏趾（《礼记》），野鸡（《广雅》），雉鸡（《日华子》）。

【基原】 为雉科环颈雉属动物环颈雉的肉。

【原动物】 环颈雉 *Phasianus colchicus* Linnaeus 又名：山鸡、项圈野鸡（《中国动物图谱》）。

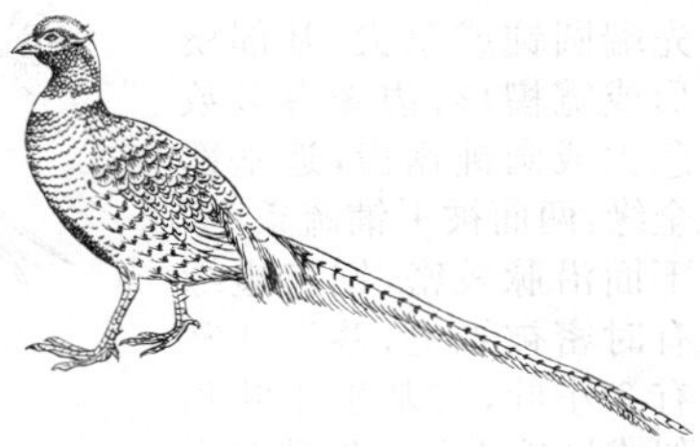

环 颈 雉

体长约 90 cm。雌雄异色，雄者羽色华丽。头顶黄铜色，两侧有微白眉纹。颏、喉和后颈均黑色而有金属反光。颈下有一显著的白圈，背部前方主要为金黄色，向后转为栗红，再后则为橄榄绿色，均杂有黑、白斑纹。腰侧纯蓝灰色，向后转为栗色。尾羽很长，先端锐尖，中央黄褐色，两侧紫栗色；其中央部贯以多数黑色横斑，至两侧横斑也转为深紫栗色；翼上覆羽大多黄褐而杂以栗色，向外转为银灰色；飞羽暗褐而缀以白斑；胸部呈带紫的铜红色，羽端具锚状黑斑；胁金黄，亦散缀以黑斑；腹乌褐；尾下覆羽栗、褐相杂。雌鸟体形小而尾短，体羽大都沙褐色，背面满杂以栗色和黑色的斑点。尾上黑斑缀以栗色。无距。虹膜栗红色；眼周裸出。嘴淡灰色，基部转黑；脚红灰褐色，爪黑。

主要栖息在漫生草丛或其他荫蔽植物的丘陵中。常成对活动，鸣声宏亮。脚强善走，不善飞翔。杂食性。巢筑于草地山坡，4～7 月繁殖，1 年 2 窝，每窝产卵 6～14 枚。分布几遍全国各地。

本动物的肝脏（雉肝）、脑髓（雉脑）和尾羽（雉尾）亦供药用，另设专条。

【养殖】 *生活习性* 适应性极强，除南北极外，均有分布。喜栖息于丘陵地带草丛和针阔叶混交林灌木丛中。能在 −10 ℃安全越冬，在 40 ℃炎热环境中仍能生活。胆小易惊，能飞善走，游走觅食，性强好斗，以雄雉为核心控制一定的领地范围。为杂食性。喜食植物种子、嫩芽、果实、小昆虫等。

养殖技术 11 个月龄性成熟，每年 4～8 月产卵，年产 2 窝，每窝 6～14 枚，蛋重 25～30 g，呈浅橄榄黄色。在人工饲育条件下产蛋量可达年产 100～120 枚。4～5 个月即可性成熟，选择体质健壮，驯化程度高的公、母环颈雉作为种鸡，小群饲养，公母比例为 1∶6～9，即可保受精率。种鸡精料比例比成鸡提高 5%，并增加适量骨粉和钙粉。种蛋要每日收集，保存在 15～20 ℃以内。保持期不超过 7 d 即要入孵。种蛋在入孵前要用 0.1%的苯扎溴铵（新洁尔灭）溶液清洗，浸泡 10 min，消毒时要用福尔马林-高锰酸钾合剂熏蒸。孵化温度从第一至第二十日控制在 37～37.5 ℃，相对湿度在 65%～70%，21～24 d 出雏时降至 37 ℃，相对湿度提高到 70%。刚出壳时要在雏盘中停留 2 h，称为“落盘”。待其羽毛干燥后，再取出放入育雏箱中育雏。

饲养管理 养殖场必须选择在地势高燥，背风向阳，环境安静无污染的地方。可以由环颈雉，也可以由家鸡进行孵化，大规模者可用机械孵化器孵化。孵化温度、湿度要求与家鸡孵化相似。育雏工作可应用雏箱，也可以网上平养或地上平养。育雏温度在箱育初期控制在 32～34 ℃，随着生长发育每星期可降低 2 ℃，到第六星期时达到 20 ℃左右。环颈雉在出壳后 12～24 h 内即可开食，开食饲料宜磨碎、蛋白质较多、易消化，喂前给水，水温 35 ℃左右为宜。早期防病以雏白痢为主，以后数星期内应驱虫。环颈雉为野禽，要剪羽控制失飞，断喙防止啄肛。

【采收加工】 四季均可捕捉，以冬季为佳，宰杀后去羽毛及内脏，取肉鲜用。

【药性】 甘、酸，温。归脾、胃、肝经。

1.《别录》：“味酸，微寒，无毒。”

2.《新修本草》：“温。”

3.《日华子》：“平，微毒。”

4.《饮膳正要》：“味甘，酸。”

5.《本草求真》：“专入心，兼入胃。性热。”

6.《本草撮要》：“寒。入足太阴经。”

【功用主治】 补中益气，生津止渴。主治脾虚泄痢，胸腹胀满，消渴，小便频数，痰喘，疮瘘。

1.《别录》：“补中益气力，止泄痢，除蚁瘘。”

2.《新修本草》：“主诸瘘疮。”

3. 崔禹锡《食经》：“主行步汲汲然。益肝气，明目，（治）癣瘑诸浅疮。”（引自《医心方》）

4.《日用本草》：“治痰气上喘。”

5.《医学入门》：“止渴。治消渴。”

6.《医林纂要》：“温中补虚，益肝和血。”

7.《青藏高原药物图鉴》：“滋补，壮阳。”

8.《中国动物药》：“治脾虚泄泻，胸腹胀满，小便频数。”

【用法用量】 内服：煮食；烧存性研末，每次 3～6 g。

【宜忌】 有痼疾者慎服。

1.《朱思简食经》：“凡食雉害（肉），不得食骨，大伤人筋骨。”（引自《医心方》）

2.《千金方》：“久食之令人瘦。黄帝云，八月建酉日食雉肉，令人短气，八月勿食雉肉，损人神气。”

3.《食疗本草》：“九月至十二月食之稍有补，他月即发五痔及诸疮疥。不与胡桃同食，（食之）即令人发头风，如在船车内，兼发心痛。亦不与豉同食。自死，足爪不伸，食之杀人。”

4. 崔禹锡《食经》：“丙午日食生心瘕，损肝气。”（引自《医心方》）

5.《日华子》：“有痼疾人不宜食。”

6.《本草衍义》：“食之，所损多，所益少。”

7.《药性切用》：“多食亦能发火动风。”

8.《医林纂要》：“能生风动气。然不至如家鸡之性热。”

9.《本草求真》：“与家鸡子同食，令人发疰，周身疼痛。”

10.《饮食须知》：“不可与鹿肉、猪肝、鲫鱼、鲇鱼、回鱼同食。”

【选方】 1. 治脾胃气虚下痢，日夜不止，肠滑，不下食野鸡一只。如食法，细研，著橘皮，椒、葱、盐、酱调和，作馄饨熟煮，空心食之。

2. 治消渴，舌焦口干，小便数　野鸡一只。以五味煮令极熟，取二升半已来，去肉取汁，渴饮之，肉亦可食。

3. 治痔气下血不止，无力　野鸡一只。制如食法。细切，著少面，并椒、盐、葱白调和，搜作饼，炙熟，和醋食之。(1～3方出自《食医心镜》)

4. 治腹肿　野鸡(不问雌雄)一只，陈皮、茴香(炒)、生姜、马芹子(炒)、川椒(炒)等分。上用葱、醋浸一宿，蒸饼和鸡肉同作料为馅，少着盐，外用面皮包作馄饨，煮熟烂食用。(《类编朱氏集验方》)

5364 **雉肝** zhì gān (《圣济总录》)

【基原】　为雉科环颈雉属动物环颈雉 *Phasianus colchicus* Linnaeus 的肝脏。

【原动物】　参见"雉"条。

【采收加工】　宰杀后除去羽毛，剖腹从内脏中取出肝脏，鲜用或烘干备用。

【药材】　雉肝 *Jecur Phasiani Colchici*　全国各地均有产。

性状　鲜肝红色或赭红色，1～4叶连在一起，大叶长4～6 cm或更长，质软嫩，有血液。干品棕褐色或紫褐固体，较硬，有焦腥气。

【功用主治】　消疳。主治小儿疳积。

【用法用量】　内服：研末，每次0.7～1.5 g

【选方】　治小儿无辜疳　雉肝一具，干者捣，湿者熬，为末。上一味，分三服。每服丹砂散后即一服，米饮调下半钱匕。(《圣济总录》雉肝散)

5365 **雉尾** zhì wěi (《纲目》)

【基原】　为雉科环颈雉属动物环颈雉 *Phasianus colchicus* Linnaeus 的尾羽。

【原动物】　参见"雉"条。

【采收加工】　捕捉后取下尾羽，烘干。

【成分】　雉尾腺(uropygial gland)分泌的脂状物质为二酯蜡(diester wax)的混合物，此酯的一个醇成分是赤式-2，3-十八烷二醇(erythro-2，3-octadecanediol)，脂肪酸(fatty acid)成分是 C_9 至 C_{19} 的奇数及偶数碳脂肪酸；其体中储存脂肪则是普通的三酰甘油(riglyceride)[1]。

【功用主治】　解毒。主治丹毒，中耳炎。

【用法用量】　外用：烧灰研末，涂敷。

【选方】　1. 治天火丹毒　雉尾烧灰，和麻油，敷。(《纲目》)

2. 治耳中烂　雉羽毛黑烧外涂。(《动植物民间药》)

5366 **雉脑** zhì nǎo (《纲目》)

【基原】　为雉科环颈雉属动物环颈雉 *Phasianus colchicus* Linnaeus 的脑髓。

【原动物】　参见"雉"条。

【采收加工】　宰杀后，除去头部羽毛，取脑髓鲜用。

【功用主治】《纲目》："涂冻疮。"

【用法用量】　外用：熬膏涂。

【选方】　治冻面、冻耳并诸冻疮久不瘥，年年发歇，先痒后痛，然后肿破，黄水及血出不止　雄雉脑一枚，捣烂。黄蜡与脑等分，清油比蜡减半。上三味，同于慢火上熬成膏，去滓，以瓷器收。如面油逐旋涂摩。(《圣济总录》雉脑膏)

5367 **雉子筵** zhì zǐ yàn (《陕西草药》)

【异名】　莓叶委陵、莱瓢子(《全国中草药汇编》)。

【基原】　为蔷薇科委陵菜属植物莓叶委陵菜的全草。

【原植物】　莓叶委陵菜 *Potentilla fragarioides* L.　又名：假蛇莓(《云南种子植物名录》)。

多年生草本。根极多，簇生。花茎丛生，被开展柔毛。基生叶为羽状复叶，有小叶2～3对，稀4对；叶柄被开展疏毛；托叶膜质，褐色，外有稀疏开展长柔毛；小叶片倒卵形、椭圆形或长椭圆形，长0.5～7 cm，宽0.4～3 cm，先端圆钝或急尖，基部楔形或宽楔形，边缘有多数急尖或圆钝锯齿，近基部全缘，两面被平铺疏柔毛，下面沿脉较密，锯齿边缘有时密被缘毛；茎生叶常有3小叶，与基生小叶相似或呈长圆形且先端有锯齿而下半部全缘，叶柄短或近无柄；托叶卵形，草质，全缘，先端急尖，外被平铺疏柔毛。伞房状聚伞花序顶生；花直径1～1.7 cm；萼片5，三角卵形，先端急尖至渐尖，副萼片5，长圆披针形，先端急尖，与萼片近等长或稍短；花瓣5，倒卵形，先端圆钝或微凹，黄色；花柱近顶生，上部大，基部小。成熟瘦果近肾形，表面有脉纹。花期4～6月，果期6～8月。

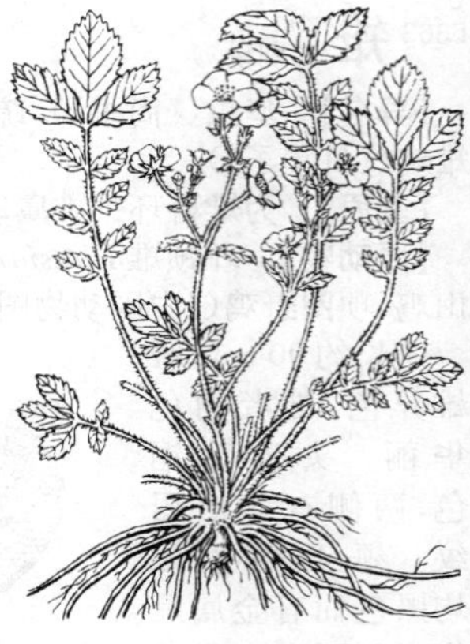

莓叶委陵菜

生于海拔350～2 400 m的地边、沟边、草地、灌木丛及疏林下。分布于华北、东北、华东及河南、湖南、广西、四川、云南、陕西、甘肃等地。

本植物的根(雉子筵根)亦供药用，另设专条。

【采收加工】　6～9月采收，晒干。

【药材】　雉子筵 *Herba Potentillae Fragarioidis*　产于河北、山东、江苏、浙江等地。

性状　全株长约25 cm，密被毛绒。茎纤细。羽状复叶。基生叶有小叶5～7(～9)，顶端三小叶较大，小叶宽倒卵形、卵圆形或椭圆形，长0.8～4 cm，宽0.5～2 cm，先端尖或稍钝，基部楔形或圆形，边缘具粗锯齿；茎生叶为三出复叶。花多，黄色。瘦果小，微有皱纹。气微，味涩，微苦。

【药性】《全国中草药汇编》："甘，温。"

【功用主治】《全国中草药汇编》："益中气，补阴虚，止血。主治疝气及干血痨。"

【用法用量】　内服：煎汤，9～15 g。

5368 **雉子筵根** zhì zǐ yàn gēn (《中草药通讯》)

【基原】　为蔷薇科委陵菜属植物莓叶委陵菜 *Potentilla fragarioides* L. 的根及根茎。

【原植物】　参见"雉子筵"条。

【采收加工】　7～9月采挖，晒干。

【药材】　雉子筵根 *Radix Potentillae Fragarioidis*　主

产于江西、江苏、浙江、山东。

性状　根茎呈短圆柱状或块状，有的略弯曲，长 0.5～2 cm，直径 0.3～1.5 cm。表面棕褐色，粗糙，周围着生多数须根或圆形根痕；顶端有棕色叶基及芽，叶基边缘膜质，与芽均被淡黄色毛茸。质坚硬，断面皮部较薄，黄棕色至棕色，木部导管群黄色，中心有髓。根细长，弯曲，长 5～10 cm，直径 1～4 mm，表面具纵沟纹；质脆，易折断，折断面略平坦，黄棕色至棕色。臭无，味涩。

鉴别　(1) 根横切面：木栓层约 10 层细胞，外有落皮层，细胞内充满棕色物。栓内层狭窄。韧皮部较宽。形成层成环。木质部占大部分，射线宽窄不一，导管单个散在或 3～4 个相聚。薄壁细胞含草酸钙簇晶及少数方晶，并含淀粉粒。

(2) 取火柴梗数根，浸于本品的 1% 煎液中煮沸数分钟，取出，稍干后，滴加盐酸数滴，火柴梗被染成暗红色或紫红色(检查缩合鞣质)。

(3) 薄层色谱：取本品粉末 1 g，加乙醇 10 ml，加热回流 10 min，过滤。滤液置水浴上蒸干，残渣加乙醇 0.5 ml 使溶解，作供试品溶液。标准品制备成 0.1% d-儿茶素的乙醇溶液，供点样。点于硅胶 G 板上。用乙酸乙酯展开，展距 5.5 cm。喷以香草醛试液(香草醛 0.5 g 溶于浓盐酸 100 ml)显红色，供试品在与对照品相应的位置上应有同样颜色的斑点。

【成分】　根含右旋儿茶素(catechin)[1]。

【药理】　烟酸样作用　右旋儿茶素对毛细血管能降低其通透性及脆性，而增强其对外伤的抵抗性；即对维持正常毛细血管的功能有一定作用。在豚鼠身上，右旋儿茶素(腹腔注射 1 mg/300 g 或口服 5 mg/300 g)较芸香苷等黄酮类增强毛细血管的作用更强，而且有 2 个作用高峰，可能不仅延缓体内肾上腺素的氧化，而且有维生素 C 样作用。在试管中右旋儿茶素抑制组胺酸脱羧酶的作用强于常用的黄酮类，故可能有抗过敏性休克作用。此外，它对豚鼠离体子宫似有某些兴奋作用[1]。

毒性　右旋儿茶素对小鼠的毒性很小(静脉注射 1～1.5 g/kg，未见毒性反应)。雉子筵根醇提取物予小鼠口服，LD_{50}为 4.2 g/kg[1]。

【功用主治】　止血。主治月经过多，功能性子宫出血，子宫肌瘤出血，产后出血及避孕药引起的出血。

【用法用量】　内服：煎汤，3～6 g；或入丸、散。

【临床报道】　治疗妇科出血、咯血　用雉子筵根的乙醇提取物制成雉子筵止血片(每片含生药 1 g)，日服 3 次，每次 2～4 片。共治疗各种出血症 400 余例。结果：其中一般妇科出血 353 例(包括功能性子宫出血、子宫肌瘤出血、单纯性月经过多、慢性盆腔炎月经过多、产后恶露不净等 15 种出血)，有效率 85.3%，显效率 58.7%；放节育环引起的妇科出血 120 例，有效率 82.5%，显效率 65.8%；肺结核咯血 14 例，有效 7 例，显效 4 例。临床上未发现明显副作用，个别患者有胃纳差、腹胀、头昏等现象，停药后即消失[1]。

5369 稗米 bài mǐ (《纲目》)

【基原】　为禾本科稗属植物稗 *Echinochloa erusgalli* (L.) Beauv. 的种子。

【原植物】　参见“稗根苗”条。

【采收加工】　7～9 月果实成熟时采收，舂去壳，晒干。

【药性】　辛、甘、苦，微寒，无毒。

【功用主治】　作饭食，益气宜脾。

5370 稗根苗 bài gēn miáo (《纲目》)

【基原】　为禾本科稗属植物稗的根和苗叶。

【原植物】　稗 *Echinochloa erusgalli* (L.) Beauv.

一年生草本，高 50～130 cm。秆直立或广展。叶片扁平，线形，长达 40 cm，宽 5～10 mm，叶鞘秃净，叶舌缺。圆锥花序直立，狭，不规则的尖塔形；长 10～30 cm；分枝复生，覆叠，广展或紧贴，最下的稍疏离，最长的通常长过 2 cm，上部的渐尖而紧接；小穗长约 3 mm，被粗毛或乳突状粗毛，芒长达 1 cm 或更长，或仅为一尖头；第一颖卵形，长约为小穗的 1/3；第二颖与不孕小花的外稃近等长，5 脉；不孕小花中性，具内稃；结实小花的外稃椭圆形，白色或棕色。花、果期夏秋季。

生长于沼泽处，为水稻田中杂草之一。分布遍及全国温暖地区。

本植物的种子(稗米)亦供药用，另设专条。

【采收加工】　6～7 月采收，鲜用或晒干。

【功用主治】　《纲目》：“金疮及伤损出血不已，捣敷或研末掺之。”

5371 䅟子 cǎn zǐ (《救荒本草》)

【异名】　龙爪粟、鸭爪稗(《纲目》)，龙爪稷(《授时通》)，鸡爪粟、云南稗(《医林纂要》)，雁爪稗(《三峡志》)，鸭矩粟(《广州植物志》)。

【基原】　为禾本科䅟属植物䅟的种仁。

【原植物】　䅟 *Eleusine coracana* (L.) Gaertn.

一年生粗壮簇生草本。秆直立，高 50～120 cm，常分枝。叶鞘长于节间，光滑；叶舌先端密生长柔毛，长 1～2 mm；叶片线形，长 30～60 cm，宽 5～10 mm，下面光滑，上面粗糙或具柔毛。穗状花序 5～8 个呈指状着生秆顶，长 5～10 cm，宽 8～10 mm；小穗含 5～6 个小花，长 7～9 mm；颖坚纸质，先端急尖；第一颖长约 3 mm，第二颖长约 4 mm；外稃三角状卵形，先端急尖，背部具脊，脊缘有狭翼，长约 4 mm，具 5 脉，内稃狭卵形，具 2 脊，粗糙口鳞被折叠，具 3 脉；花柱自基部即分离。果为囊果，种子近球形，黄棕色，表面皱缩；胚长为种子的 1/2～3/4，种脐点状。花、果期 5～9 月。

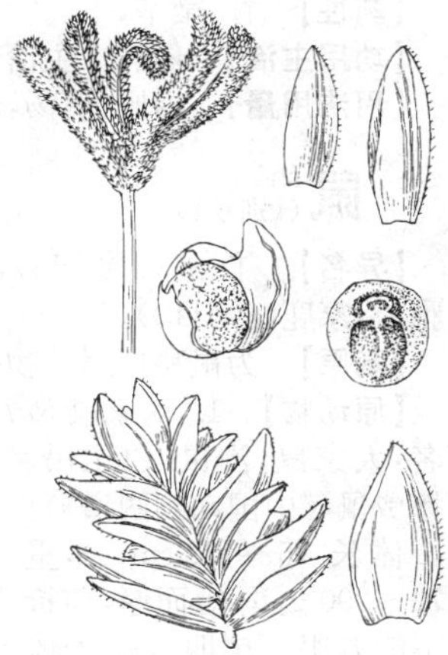

䅟

我国长江以南及安徽、河南、西藏、陕西等地有栽培。

【采收加工】　8～9 月果实成熟时采收，晒干，搓取种仁，再晒干。

【药性】　甘，温。

1.《救荒本草》：“甘。”
2.《纲目》：“甘、涩，无毒。”
3.《医林纂要》：“甘、苦，温。”
4.《本草撮要》：“入手足太阴、阳明经。”

【功用主治】《纲目》:“补中益气,厚肠胃,济饥。”
【用法用量】内服:煮粥食或磨作面蒸食。

5372 催乳藤 cuī rǔ téng（《全国中草药汇编》）

【异名】奶汁藤。
【基原】为萝藦科醉魂藤属植物催乳藤的全株。
【原植物】催乳藤 *Heterostemma oblongifolium* Cost.

柔弱缠绕藤本。全株具乳汁,茎被2列柔毛。叶对生;叶柄长2～4 cm;叶片长圆形,稀卵状长圆形,长7.5～11 cm,宽3.5～4.5 cm,先端锐尖,基部圆形;侧脉每边5～7条,弧形上升。伞形状聚伞花序腋生,着花4～5朵;花萼5深裂,内面基部有腺体约10个;花冠外面淡绿色,内面黄色,辐状,裂片5,向右覆盖;副花冠五角星芒状;花粉块每室1个,方圆形,直立。蓇葖果线状披针形,长达12 cm,向先端渐尖。种子长达2 cm,种子具长达3 cm的白色绢质种毛。花期8～10月,果期9～12月。

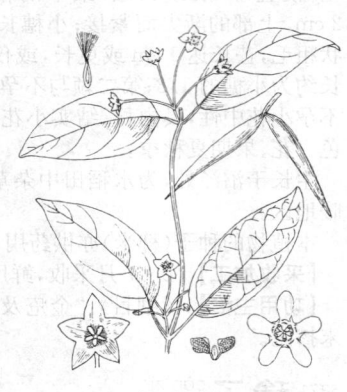
催乳藤

生于海拔500 m以下的山地疏散的杂树林中及灌木丛中。分布于广东、广西、海南、云南等地。
【采收加工】9～11月采收,晒干。
【药性】甘、微辛,平。
【功用主治】催乳。主治乳汁不下。
【用法用量】内服:煎汤,9～30 g。

5373 鼠 shǔ（《别录》）

【异名】首鼠(《史记》),老鼠(《斗门方》),鼪鼠(《埤雅》),家鹿(《纲目》)。
【基原】为鼠科鼠属动物褐家鼠、黄胸鼠等的全体或肉。
【原动物】1. 褐家鼠 *Rattus norvegicus* Berkenhout 又名:大家鼠、沟鼠、白尾吊、挪威鼠(《中国动物图谱》)。

体长15～22 cm,体重72～290 g。耳短而厚,前折不能遮眼。尾明显短于体长。前足4趾,后足5趾,均具爪,后足长3.5～4 cm。雌性乳数6对。被毛粗糙,背部棕褐色或灰褐色,杂有许多黑长毛,毛基深灰色,毛尖棕色。腹面苍灰色,略带一些乳黄色。足背苍白色。尾毛两色,上面黑褐色,下面灰白色。尾部鳞片组成的环节明显,鳞片的基部生有白色和褐色的细毛。

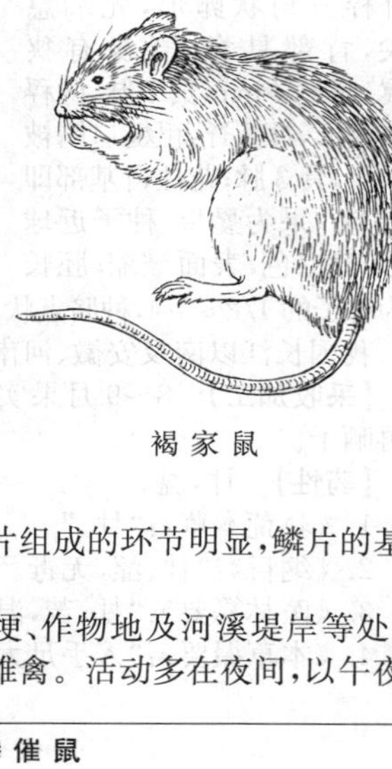
褐家鼠

栖息于住宅、阴沟、草堆、田埂、作物地及河溪堤岸等处。杂食性。好啃咬衣物、家具和雏禽。活动多在夜间,以午夜最活跃。分布几遍全国。

2. 黄胸鼠 *R. flavipectus* Milne-Edwards

体长13.5～18 cm,体重74～134 g。尾细且超过体长。体形较褐家鼠细长,耳壳薄而长,向前折可盖住眼。前、后足细长,分别为4趾和5趾,均具爪。乳头胸部2对,鼠蹊部3对,个别6对,即在腹部增加1对。背毛棕褐色,毛基深灰。腹毛灰黄色,毛基浅灰色,在胸部毛色更黄,有时具一块白斑。前足背的中央毛灰褐色,四周灰白色,而后足背为白色。尾上下全为暗褐色。

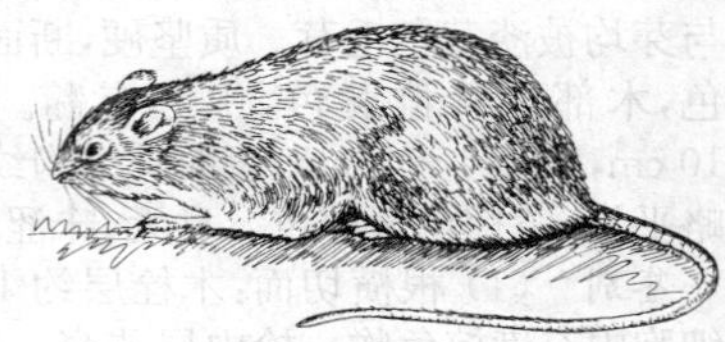
黄胸鼠

栖息于屋内,也活动于野外的农田。当作物成熟时,有时则迁至田间。

以上两种动物的肝脏(鼠肝)、胆(鼠胆)、睾丸(鼠肾)、脂肪油(鼠脂)、血液(鼠血)和皮(鼠皮)及未长毛的幼鼠(幼鼠)亦供药用,另设专条。
【采收加工】全年均可捕捉,剥皮剖腹,除去内脏,鲜用或风干。
【药性】甘,咸,平。
1.《别录》:“热,无毒。”“牡鼠,微温,无毒。”
2.《药总诀》:“牡鼠,味甘。”
3.《日华子》:“牡鼠,凉,无毒。”
4.《纲目》:“甘,热。”
5.《医林纂要》:“甘、咸,平。”
【功用主治】补虚消疳,解毒疗疮。主治虚劳羸瘦,小儿疳积,烧伤,外伤出血,冻疮,跌打损伤。
1.《别录》:“主小儿哺露大腹,炙食之。”“牡鼠,疗踒折,续筋骨,捣敷之,三日一易。”
2.《食疗本草》:“主小儿痫(《纲目》作“疳”)疾,腹大贪食者。”“牡鼠,涂冻疮及折破疮。”
3.《日华子》:“治小儿惊痫疾。以油煎令消,入蜡敷烫火疮,生捣罯折伤筋骨。”
4.《本草图经》:“主骨蒸劳极,四肢羸瘦,杀虫,亦主小儿疳瘦。去其骨,以酒熬入药。”
5.《纲目》:“炙食,治小儿劳热诸疳。”“牡鼠,五月五日同石灰捣收,敷金疮。”
6.《彝医动物药》:“主风疹瘙痒。”
【用法用量】内服:煮食或炙食,1～2只;或入散剂。外用:1只,熬膏涂;或烧存性研末敷。
【选方】1. 治冻疮及折破疮 取腊月鼠一枚。用油一大升,煎煮使烂,绞去滓,重煎成膏。涂搽患处。(《食疗本草》)

2. 治疮肿热痛 大雄鼠一枚。用清油一升,慢火煎鼠焦,滤去滓,再以慢火煎,下黄丹五两,炒令色变,柳木搅匀,滴水不散,再下黄蜡一两,又熬黑色成膏,瓷器装贮。敷贴疮肿。去痛而凉。(《经验方》灵鼠膏)

3. 治鼠瘘已有脓血者 取中鼠一枚,乱发鸡子大一团。以腊月猪脂煎之,令鼠及发消尽。半涂之,半酒服。(《补缺肘后方》)

4. 治水臌石水,腹胀身肿 肥鼠一枚。剥皮细切,煮粥空心食之。(《食医心镜》)

5. 治溃痈不合　老鼠一枚。烧末敷之。(《千金方》)

6. 治破伤风，角弓反张，牙噤肢强　①用鼠一头，和尾烧灰，以腊猪脂和敷之。(《梅师方》)　②活雄鼠一枚。铁线缚绕，阴阳瓦煅存性，研为细末。作一服。热黄酒调下。(《医宗金鉴》雄鼠散)

7. 治诸瘢痕　大鼠一枚，以腊猪脂四升，煎至消尽，滤滓。避风处以布擦瘢痕色赤，日涂三五次。(《普济方》)

5374 鼠皮 shǔ pí (《纲目》)

【基原】　为鼠科鼠属动物褐家鼠 *Rattus norvegicus* Berkenhout 和黄胸鼠 *R. flavipectus* Milne-Edwards 的皮。

【原动物】　参见“鼠”条。

【采收加工】　全年可捕捉，捕后剥皮，鲜用或烘干烧灰。

【功用主治】　《纲目》：“烧灰，封痈疽口冷不合者。生剥，贴附骨疽疮，即追脓出。”

【用法用量】　外用：烧灰涂敷；或生剥贴敷。

【选方】　治脓溃后疮口不合　烧鼠皮一枚。作末，敷疮口上。(《千金方》)

5375 鼠血 shǔ xuè (《本经逢原》)

【基原】　为鼠科鼠属动物褐家鼠 *Rattus norvegicus* Berkenhout 和黄胸鼠 *R. flavipectus* Milne-Edwards 的血液。

【原动物】　参见“鼠”条。

【采收加工】　全年均可捕捉，捕后取血，鲜用。

【功用主治】　《本经逢原》：“蘸青盐擦牙宣有功。”

【用法用量】　外用：涂擦。

5376 鼠妇 shǔ fù (《本经》)

【异名】　伊威(《诗经》)，蟠、鼠负(《尔雅》)，负蟠、蛜蝛(《本经》)，负蟠(《广雅》)，蝼蝼(《别录》)，鼠姑(《本草经集注》)，鼠黏(《蜀本草》)，鼠赖虫、湿生虫(《圣惠方》)，地虱(《纲目》)，肥蛀蚋(《本草求原》)，蒲鞋头虫(《苏州本产药材》)，潮湿虫(《中药志》)，地虱婆(《四川中药志》)，潮虫子(《药材学》)，土孵(《泉州本草》)，鞋板虫(内蒙古《中草药新医疗法资料选编》)。

【基原】　为卷甲虫科平甲虫属动物普通卷甲虫或潮虫科鼠妇属动物鼠妇的全体。

【原动物】　1. 普通卷甲虫 *Armadillidium vurgare* (Latrelle)　又名：平甲虫(《中国动物药》)。

体长10 mm左右，长为宽的2倍。体呈长椭圆形，背呈弓形。头前缘中央及左右角没有显著的突起。胸节7，第一、第二胸节的后侧板较第三、第七节的尖锐。腹节5，第一、第二节窄，第三至第五节的侧缘与尾节后缘联成半圆形。体节上有多少不等的弯曲条纹。第二触角短。胸肢7对，腹肢5对。尾肢扁平，外肢与尾节嵌合齐平，内肢细小，被尾节掩盖。雄性第一腹肢的外肢如鳃盖状，内肢较细长，末端弯曲呈微钩状。体色有时灰色或暗褐色，有时局部带黄色，并具有光亮的斑点。

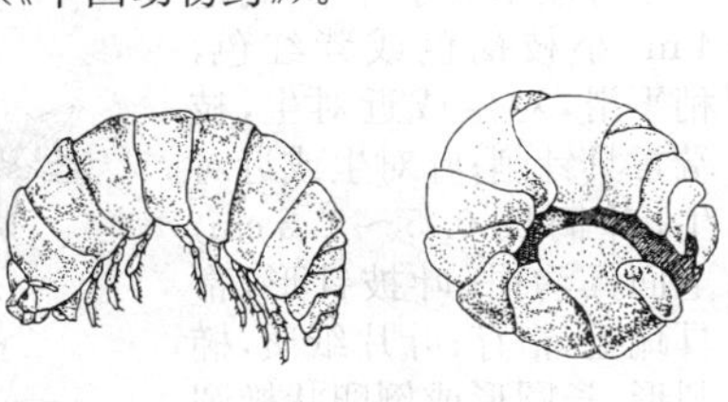

普通卷甲虫

多栖于朽木、腐叶或石块下，喜阴暗潮湿的环境，有时也出现在房屋、庭院内，水边及海边石下也较多。分布于河北、江苏、浙江、山东等地。

2. 鼠妇 *Porcellio scaber* Latreille

形状与普通卷甲虫颇为相似，全体呈椭圆形，长约10 mm，宽约6 mm，表面有光泽，卷曲时呈球形。胸部各节后侧锐尖，尾节呈三角形，尾枝呈棒状，长于尾节。

生境同普通卷甲虫。分布于河北、吉林、江苏、浙江、山东、广西等地。

【采收加工】　4～9月间捕捉，捕后用开水烫死，晒干或焙干。本品易遭虫蛀，最好放在石灰缸中贮存。

【药材】　鼠妇 *Armadillidium*　主产于江苏。

性状　虫体多卷曲成球形或半圆形，长约7 mm，宽约5 mm。背隆起，平滑，腹向内陷。体灰白色，有光泽。由多数近于平行的环节构成，胸部7节，每节有同形的脚1对，向前、向后逐渐变长。腹部较短，宽圆形，分5节。质脆易碎。气腥臭。

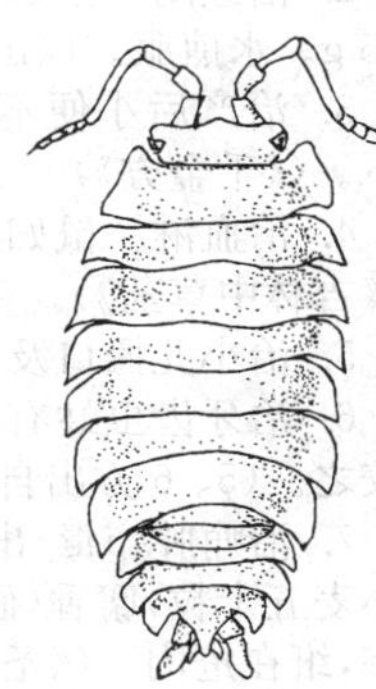

鼠　妇

【成分】　普通卷甲虫　肝胰腺含黏多糖：硫酸软骨素(chondrolin sulfuric acid) A或硫酸软骨素C，透明质酸(hyaluronic acid)；酶有透明质酸酶(hyaluronidase)，神经胺酶(nearaminidase)[1]；还含硫、磷、钠、钙、铁、镁等[2]。雄性生殖器及雄性腺含雄性激素(androgenic hormone)Ⅰ，雄性激素Ⅱ[3]；雄性腺又含雄性激素[4]；肥大肾上腺含雄性激素及雄性激素Ⅰ、Ⅱ[5]。雄虫含卵黄蛋白原(vitellogenin)1、2、3、4[6]。雌虫卵巢含卵黄磷蛋白(vitellin)1、2、3、4[7]。血淋巴含卵黄蛋白原1、2、3、4[7]。外皮腺含多酚氧化酶(polyphenol oxidase)[8]。全体含糖原(glycogen)，糖(sugar)[9]，血淋巴蛋白(hemolymph protein)，后内脏表皮腺三磷酸酶(hindgut epithelium adenosine triphosphatase)[10]，胆甾醇(cholesterol)[11]。

【药理】　1. 镇痛作用　给小鼠灌胃80 g/kg、腹腔注射0.1 g/kg和2 g/kg鼠妇(普通卷甲虫)水提取物，对热水(55℃)引起的小鼠缩尾法疼痛，有明显镇痛作用[1]。应用鼠妇制剂内外治疗后，缓解中重度癌痛，总有效率为87.5%[2]。

2. 对心脏的作用　鼠妇能够增加离体兔、蟾蜍心肌收缩力，改善氯化钡引起兔心律失常[3,4]。

毒性　鼠妇具有导致高蛋白血症的作用[5]。

【药性】　酸、咸，凉。归肝、肾经。

1.《本经》：“味酸，温。”

2.《别录》：“微寒，无毒。”

3.《日华子》：“有毒。”

4.《纲目》：“厥阴经药。”

5.《本经逢原》：“酸，咸，无毒。”

【功用主治】　破瘀消癥，通经，利水，解毒，止痛。主治癥瘕，疟母，血瘀经闭，小便不通，惊风撮口，牙齿疼痛，鹅口诸疮。

1.《本经》：“主气癃不得小便，妇人月闭血瘕，痫，痓，寒热，利水道。”

2.《日华子》:“通小便,能堕胎。”

3.《纲目》:“治久疟寒热,风虫牙齿疼痛,小儿撮口惊风,鹅口疮,痘疮倒靥,解射工毒、蜘蛛毒,蚰蜒入耳。”

4.《本草求原》:“主寒热瘀积,湿痰,喉症,惊痫,血病,喘急。”

5.《萃金裘本草述录》:“善通经脉,能化癥瘕,治脏疟日久,结为疟母,以其破血而消坚也。”

【用法用量】 内服:煎汤,3～6 g,或入丸、散。外用:研末调敷。

【宜忌】 孕妇及体虚无瘀者禁服。

《品汇精要》:“妊娠不可服。”

【选方】 1. 治疟病 鼠妇、豆豉二七枚。合捣,令相和。未发时服二丸,欲发时服一丸。(《肘后方》)

2. 治经闭 鼠妇 3 g,赤芍 12 g,桃仁 9 g,红花 9 g,丹参 15 g。水煎服。(《山东中草药手册》)

3. 治产后小便不利 鼠妇七枚。熬为屑,作一服,酒调下。(《千金方》)

4. 治血淋 鼠妇 9 个。焙干研细末。1 次服下,日 2 次。(《吉林中草药》)。

5. 治小儿撮口及发噤 鼠赖虫,绞取汁,与儿少许服之。

6. 治牙齿虫蚛有孔疼痛 湿生虫一枚。绵裹于蚛疼处咬之。(5、6 方出自《圣惠方》)

7. 治痈肿疖毒,出脓疼痛 湿生虫五十枚(瓦上焫干),小麦五十粒,麝香(研)半钱匕。上三味,捣研为末。每用一字,纴在疮内。(《圣济总录》追脓散)

8. 治蚰蜒入耳 湿生虫,研如泥,摊在纸上,捻成纸撚,安耳中即出。(《卫生宝鉴》)

9. 治手术后疼痛 鼠妇虫洗净,温水杀死,干燥,研细,过筛,加入淀粉和糖,使成 100% 散剂,分装胶囊,每粒含鼠妇 0.1 g。每次服 2～4 粒。(《全国中草药新医疗法展览会资料选编》)

10. 治肝癌剧痛 鼠妇干品 60 g,加水适量,水煎 2 次取汁 240 ml,混合后每日分 4 次口服。服药期间禁酸、辣、腥。〔《陕西中医》,1986,(11):512〕

【临床报道】 1. 治疗慢性气管炎 将鼠妇粉碎,经 60% 乙醇处理后,压成 0.3 g 和 0.5 g 两种片剂。0.5 g 片每次服 2～5 片,0.3 g 片每次服 3～8 片,均每日服 3 次,15 d 为 1 个疗程。共治 247 例,近期痊愈 24 例,显效 71 例,进步 107 例,无效 45 例。总有效率 81.8%,其中喘息型 83.4%,单纯型 79.4%。以肺肾虚偏寒型疗效较好,对咳、喘、痰均有一定作用。多数患者服药后均有不同程度口干,3 例服后鼻出血,停药后自行消失[1]。

2. 治疗食管、贲门癌梗阻 用开管散(鼠妇、青礞石各等量,共研细末即成)每次 1～2 g,每日 4～6 次,放舌根部含服,不用水冲服。治疗 48 例,明显缓解(完全梗阻到可进半流饮食,并持续 2 星期以上)者为食管癌 22 例,贲门癌 15 例;部分缓解(完全梗阻转可进流汁)者为食管癌 4 例,贲门癌 2 例;无效者为食管癌 3 例,贲门癌 2 例[2]。

3. 治疗口腔炎,扁桃体炎 取活鼠妇 30～40 个,置瓦上焙干研末,加冰片少许,装瓶密封。取药末吹患处(尽量不吞下),每日 2～3 次。治口腔炎、扁桃体炎、牙龈炎等共 250 余例,一般在 3～5 d 内治愈[3]。

4. 治疗各种疣赘 用鲜活鼠妇研烂至汁出,直接涂抹患处,每日 1 次。平均每个扁平疣用 1～2 枚,寻常疣、鸡眼每个用 1～5 枚,反复涂擦至汁尽为止。治寻常疣 45 例,痊愈 38 例,好转 4 例,无效 3 例,总有效率 92.8%。治扁平疣 30 例,痊愈 19 例,好转 6 例,无效 5 例,总有效率 83.3%。治鸡眼 80 例,痊愈 68 例,好转 8 例,无效 4 例,总有效率 95%。其中用药 1～5 次痊愈 45 例,5～10 次痊愈 18 例,10 次以上痊愈 5 例[4]。有用鼠妇治疗寻常疣 150 例,治愈率达 100%。治法:捕捉此虫后,用清水洗净,最好选用体积大的,以该虫液涂擦在疣的表面,可连续用 3～4 只或更多,涂药次数每日 2～3 次或更多均可。一般情况下涂 2～3 d 后疣体就出现干枯、萎缩、发硬。有时一触即脱落,有时不知不觉自行脱落,部分患者涂 1～2 次即愈,脱落时间最短 2 d,最长 6 d 左右,脱落后局部皮肤发白或微红、皮肤平整、不留瘢痕,过一段时间皮肤恢复正常。此药无副作用,更无毒性,涂药后仅感皮肤局部有些刺痒感或轻微的烧灼感,无其他不适。随访情况:对治疗后的患者都进行了 1 年、2 年、3 年、5 年的随访,尚未见有复发病例[5]。

5. 治疗癌症疼痛 32 例患者,其中肺癌 8 例,肝癌 10 例,食道癌 3 例,胃癌 4 例,膀胱癌 2 例,子宫颈癌 2 例,直肠癌 2 例,脑瘤 1 例。排除放、化疗及其他镇痛药物之影响。32 例患者均为Ⅱ～Ⅲ级疼痛。治法:①取干燥鼠妇 120 g,白酒 500 ml,浸泡 3 d。用毛刷蘸浸泡液,在疼痛部位连续擦 3～5 遍,每日 4～6 次。②取干燥鼠妇 60 g。加水适量,煎 2 次,共取汁 240 ml,每次口服 60 ml,每日 4～6 次。结果:轻度缓解 8 例,中度缓解 14 例,完全缓解 6 例,无效 4 例,总有效率为 87.5%[6]。

【各家论述】 1.《本经逢原》:“《金匮》治久疟,鳖甲煎丸中用之,以其主寒热,去瘀积也。古方治惊痫血病多用之,厥阴血分药也。”

2.《本经疏证》:“鼠妇利水,白鱼亦利水,又皆气血交阻,但白鱼所主是寒湿阻气,因而及血;鼠妇所主是气阻及血,因壅湿热,故有异耳。”

5377 鼠李 shǔ lǐ (《本经》)

【异名】 牛李(《吴普本草》),鼠梓、椑(《别录》),赵李(《新修本草》),山李子(刘禹锡《信传方》),牛李子(《小儿药证直诀》),女儿茶、牛筋子(《救荒本草》),乌槎子、牛皂子(《纲目》),绿子(《本经逢原》),乌罡子、牛诮子、禾镰子(《医林纂要》),羊史子(《植物名实图考》),鹿梨(《贵州中草药名录》)。

【基原】 为鼠李科鼠李属植物冻绿的果实。

【原植物】 冻绿 *Rhamnus utilis* Decne. [*R. davarica* auct. Non Pall.]

落叶灌木或小乔木,高达 4 m。小枝褐色或紫红色,稍平滑,对生或近对生,枝端常具针刺;叶对生或近对生;叶柄长 0.5～1.5 cm,上面具沟;托叶披针形,常具疏毛,宿存;叶片纸质,椭圆形、长圆形或倒卵状椭圆形,长 4～15 cm,宽 2～6.5 cm,先端突尖或渐尖,基部楔形,边缘具细锯齿,上面无毛或仅中脉具疏柔毛,下面沿脉或脉腋有金黄色柔毛,侧脉 5～6 对,网脉明显。花单性,雌雄异株,

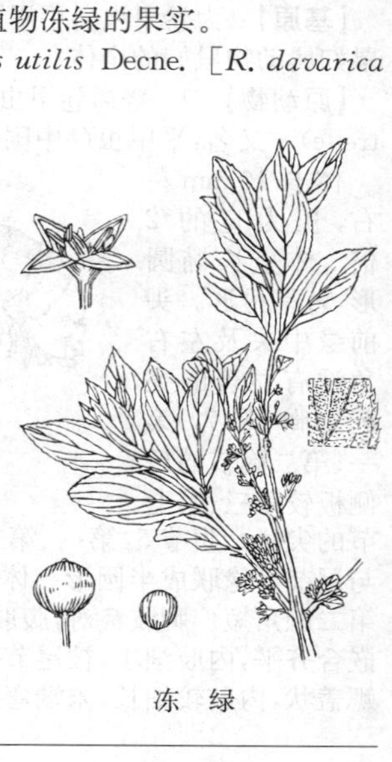

冻 绿

黄绿色，无总梗的伞状聚伞花序生于枝端或叶腋；花萼4裂，裂片卵形；花瓣4，长椭圆形，小或无；雄花雄蕊4，花药狭长，丁字形着生，与花瓣一起着生于萼裂的基部，退化雌蕊子房扁球形，花柱2裂；雌花的子房球形，花柱长，柱头3裂，退化雄蕊4。核果近球形，熟时黑色，具2分核；基部有宿存萼筒，果梗长5～12 mm，无毛。种子近球形，背侧基部有短沟。花期4～6月，果期5～8月。

生于海拔1 500 m以下的向阳山地、丘陵、山坡草丛、灌木丛或疏林中。

本植物的叶（冻绿叶）、树皮或根皮（鼠李皮）亦供药用，另设专条。

【采收加工】 7～9月果实成熟时采收，除去果柄，鲜用或微火烘干。

【药性】 苦、甘，凉。归肝、肾经。

1.《新修本草》："味苦，有小毒。"

2.《日华子》："味苦，凉，微毒。"

3.《本草图经》："味甘、苦。"

4.《本经逢原》："入肝、肾。"

【功用主治】 清热利湿，消积通便。主治水肿腹胀，疝瘕，瘰疬，疮疡，便秘。

1.《本经》："主寒热，瘰疬疮。"

2.《本草经集注》："主大热。"

3.《新修本草》："能下血及碎肉，除疝瘕积冷气。"

4.《食疗本草》："主胀满，谷胀。"

5.《日华子》："治水肿。"

6.《品汇精要》："杀虫，消毒。"

7.《纲目》："治痘疮黑陷及疥癣有虫。"

8.《医林纂要》："滋阴，养肾，活血。"

【用法用量】 内服：煎汤，6～12 g；或研末；或熬膏。外用：研末油调敷。

【选方】 1. 治诸疮寒热，毒痹　鼠李生捣敷之。（《圣惠方》）

2. 治痘疮倒靥黑陷　牛李子杵汁，石器内密封。每服皂子大，煎杏胶汤化下。（《小儿药证直诀》牛李膏，一名必胜膏）

3. 治齿䘌肿痛　牛李煮汁。空腹饮一盏，仍频含漱。（《圣济总录》）

【各家论述】《本经逢原》："牛李，善解诸经伏匿之毒。《本经》治寒热瘰疬，《大明》治水肿腹满，苏恭治下血及疝瘕冷积，捣敷牛马疮中生虫，时珍治疥癣有虫，总取其去湿热之功。"

5378 鼠肝 shǔ gān
（《本草经集注》）

【基原】 为鼠科鼠属动物褐家鼠 *Rattus norvegicus* Berkenhout 和黄胸鼠 *R. flavipectus* Milne-Edwards 的肝脏。

【原动物】 参见"鼠"条。

【采收加工】 全年均可捕捉，捕后去皮，剖腹取肝，鲜用。

【功用主治】 化瘀，解毒疗伤。主治肌肤破损，聤耳流脓。

1.《本草经集注》："治产难。"

2.《纲目》："治箭镞不出，捣涂之。"

【用法用量】 外用：捣烂涂。

【选方】 1. 治箭镞不出　鼠肝捣烂外涂。

2. 治聤耳出汁　鼠肝，每用枣核大，乘热塞耳中。（1、2方出自《纲目》）

5379 鼠肾 shǔ shèn
（《医林纂要》）

【异名】 鼠印（《岣嵝神书》）。

【基原】 为鼠科鼠属动物褐家鼠 *Rattus norvegicus* Berkenhout 和黄胸鼠 *R. flavipectus* Milne-Edwards 的睾丸。

【原动物】 参见"鼠"条。

【采收加工】 全年均可捕捉，捕后剥皮，取睾丸，鲜用或烘干。

【药性】 咸、微甘，平。

【功用主治】《医林纂要》："治小儿惊风，狐疝。"

【用法用量】 内服：煎汤，1对；或磨酒。

【选方】 1. 治小儿惊风不分急慢，肝风内动，手足抽扯　鼠肾1对，辰砂1 g，或以人参同煎服。

2. 治狐疝证　鼠肾烘干，磨酒服。（1、2方出自《贵州省中医验方秘方》）

5380 鼠胆 shǔ dǎn
（《本草经集注》）

【基原】 为鼠科鼠属动物褐家鼠 *Rattus norvegicus* Berkenhout 和黄胸鼠 *R. flavipectus* Milne-Edwards 的胆。

【原动物】 参见"鼠"条。

【采收加工】 全年可捕捉，捕后剥皮，剖腹取胆，鲜用。

【药性】 苦，寒。归心、肝、胆经。

【功用主治】 清肝利胆，明目聪耳。主治青盲，雀目，聤耳，耳聋。

1.《本草经集注》："主治目暗。"

2.《纲目》："点目，治青盲、雀目不见物；滴治耳聋。"

3.《玉楸药解》："涂箭镞不出，聤耳汁流。"

4.《得配本草》："明目治聋。"

【用法用量】 外用：点眼或滴耳。

【选方】 1. 治眼䀮䀮不明　鼠胆汁点之。（《圣惠方》）

2. 治耳聋　①卒聋　取鼠胆，纳耳内。（《补缺肘后方》）②久聋，熊胆一分，鼠胆二枚（十二月收）。以水和，旋取如绿豆大，滴入耳中，日一二度。（《圣惠方》）　③川乌头（炮）、细辛各二钱，胆矾半钱，鼠胆一具。前三味为细末，用鼠胆调和匀，再焙干，研细，入麝香半字。用鹅毛管吹入耳中，吹时含茶清，待少时。（《卫生家宝方》胜金透关散）

5381 鼠脂 shǔ zhī
（《本草图经》）

【基原】 为鼠科鼠属动物褐家鼠 *Rattus norvegicus* Berkenhout 和黄胸鼠 *R. flavipectus* Milne-Edwards 的脂肪油。

【原动物】 参见"鼠"条。

【采收加工】 全年均可捕捉，捕后去皮，剖腹取脂。

【药性】 甘，平。

【功用主治】 解毒疗疮，祛风透疹。主治疮毒，风疹，烫火伤，耳聋。

1.《本草经集注》："膏煎之，亦疗诸疮。"

2.《本草图经》："主汤火疮，灭瘢疵。"

3.《纲目》："主耳聋。"

4.《彝医动物药》："驱风透疹，止痒。治风疹发痒。"

【用法用量】 内服：煎汤；或煨肉。外用：涂敷，或滴耳。

【选方】 治耳聋　鼠脂半合，青盐一钱，地龙一条（系头，捻取汁）。以鼠脂、地龙汁调青盐，温过，绵蘸之，即侧卧，捻滴耳中。（《圣惠方》滴耳鼠脂方）

5382 **鼠曲草** shǔ qū cǎo（《本草拾遗》）

【异名】 鼠耳、无心（《别录》），鼠耳草、香茅（《本草拾遗》），黄花白艾（《履巉岩本草》），佛耳草（《脾胃论》），茸母（邵桂子《雪舟脞语》），黄蒿（《本草会编》），米曲、毛耳朵（《纲目》），绵絮头草、黄花子草（《纲目拾遗》），清明香（《天宝本草》），追骨风、清明菜（《南京民间药草》），绵花菜（《贵州民间方药集》），清明蒿、一面青（《民间常用草药汇编》），鼠密艾、粑菜、白头草（《湖南药物志》），绒毛草、丝棉草、毛毛头草（《上海常用中草药》），糯米饭青、棉菜（《浙江民间常用草药》），黄花曲草（《福建中草药》），田艾、毛毡草（《广东医药卫生科技资料选编》）。

【基原】 为菊科鼠曲草属植物鼠曲草的全草。

【原植物】 鼠曲草 *Gnaphalium affine* D. Don [*G. multiceps* Wall. ex DC.]

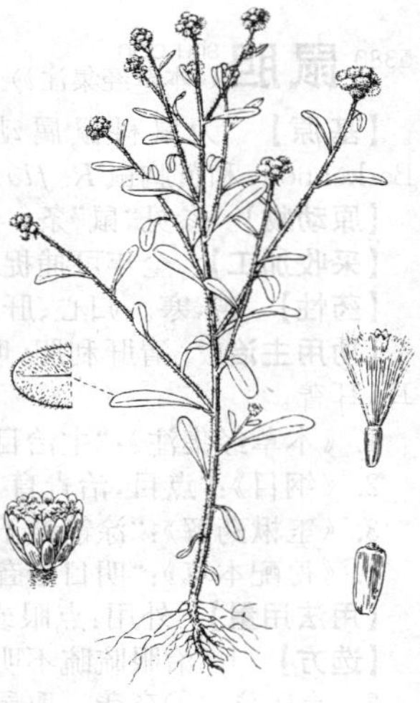

鼠曲草

二年生草本，高 10～50 cm。茎直立，簇生，不分枝或少有分枝，密被白色绵毛。叶互生；无柄；基部叶花期时枯萎，下部和中部叶片倒披针形或匙形，长 2～7 cm，宽 4～12 mm，先端具小尖，基渐渐狭，下延，全缘，两面被灰白色绵毛。头状花序多数，通常在茎端密集成伞房状；总苞球状钟形；总苞片 3 层，金黄色，干膜质，先端钝，外层总苞片较短，宽卵形，内层长圆形，花黄色，外围的雌花花冠丝状；中央的两性花花冠筒状，先端 5 裂。瘦果长圆形，有乳头状突起；冠毛黄白色。花期 4～6 月，果期 8～9 月。

生于田埂、荒地、路旁。分布于华东、中南、西南及河北、陕西、台湾等地。

【采收加工】 4～6 月开花时采收，晒干，贮藏干燥处。或随采随用。

【药材】 鼠曲草 *Herba Gnaphalii Affinis* 主产于江苏、浙江。

性状 全草密被灰白色绵毛。根较细，灰棕色。茎常自基部分枝成丛，长 15～30 cm，直径 1～2 mm。叶皱缩卷曲，展平后叶片呈条状匙形或倒披针形，长 2～6 cm，宽 0.3～1 cm，全缘，两面均密被灰白色绵毛；质柔软，头状花序顶生，多数，金黄色或棕黄色，舌状花及管状花多已落脱，花托扁平，有花脱落后的痕迹。气微，味微甘。

鉴别 (1) 叶表面观：上下表皮密被白色绒毛。非腺毛细线状，长 1～2 mm，由基细胞和顶细胞组成，基细胞 2～4 个，单列，宽 8～12 μm，顶细胞窄而细长，为单个细胞，常扭曲，交织成团。腺毛常散在非腺毛间，腺柄较短，为单细胞，腺头卵圆形，由 5～10 个细胞组成，内含黄棕色油状物。

(2) 取本品粗粉 2 g，加甲醇 30 ml，煮沸 5 min，滤过。取滤液 2 ml，加浓盐酸数滴，再加镁粉少量，溶液变为粉红色。另取滤液 2 ml，加 1%三氯化铝甲醇液数滴，溶液显黄色（检查黄酮）。

(3) 薄层色谱：取本品粗粉 10 g，加 70%乙醇 100 ml 回流提取 4 h，滤过。滤液浓缩至干，加热水溶解，滤过。滤液用乙酸乙酯提取 5 次，乙酸乙酯液用无水硫酸钠脱水，滤过。滤液浓缩作供试液。另取槲皮素、山柰酚为对照品。分别点样于硅胶 G-0.7% CMC 板上，用苯-甲醇-乙酸（35：5：5）展开，2%三氯化铝喷雾，紫外光灯（254 nm）下观察荧光，槲皮素为黄绿色，山柰酚为淡蓝色。

取样品粗粉 10 g，加蒸馏水 200 ml，在沸水浴中加热提取 2 h，滤过。滤液用 2 mol/L 盐酸酸化，酸化液用乙醚提取 4 次，合并醚液，浓缩，供点样用。对照品：延胡索酸、苯甲酸、氯原酸（分别用无水乙醇溶解）。分别点样于硅胶 G-CMC 板上，用苯-甲醇-水（79：20：7）展开。0.1%溴酚蓝乙醇液喷雾，供试品色谱中在与对照品色谱相应位置处显相同颜色的斑点。

【成分】 全草含 5%黄酮苷，0.05%挥发油，微量生物碱和甾醇，0.58%非皂化物，又含维生素 B、胡萝卜素、叶绿素、树脂、脂肪等[1]。花含木犀草素-4′-β-D-葡萄糖苷（luteolin-4′-β-D-glucoside）[2]。

【药理】 镇咳、抗菌作用 鼠曲草煎剂 4 g/kg 小鼠灌胃，对实验性慢性气管炎合并慢性咳嗽的小鼠有镇咳作用[1]。100%鼠曲草煎剂用平板打洞法，对金黄色葡萄球菌、宋内痢疾杆菌有抑制作用[2]。

【药性】 甘、微酸，平。归肺经。

1.《别录》："味酸，无毒。"
2.《本草拾遗》："味甘，平。"
3.《履巉岩本草》："性温平。"
4.《汤液本草》："气热，味酸。"
5.《雷公炮制药性解》："入肺经。"

【功用主治】 化痰止咳，祛风除湿。主治咳喘痰多，风湿痹痛，泄泻，水肿，蚕豆病，赤白带下，痈肿疔疮，阴囊湿痒，外伤出血，荨麻疹，高血压。

1.《别录》："主痹寒，寒热，止咳。"
2.《日华子》："调中益气，止泄，除痰，压时气，去热嗽。"
3.《履巉岩本草》："大治脾胃作疼。"
4.《药类法象》："治寒嗽及痰，除肺中寒，大升肺气。"
5.《品汇精要》："治形寒饮冷，痰嗽，经年久不瘥者。"
6.《本草正》："大温肺气，止寒嗽，散痰气，解风寒寒热，亦止泄泻。铺艾卷作烟筒用，熏久嗽尤效。"
7.《纲目拾遗》："治囊风湿痒，煎汤洗；愈儿疳，梅疮，下疳，同甘草煎洗。"
8.《天宝本草》："除虫，定痛。治惊风，诸般气滞。"
9.《现代实用中药》："治非传染性溃疡及创伤，内服为降压剂及胃溃疡之治疗药。"

【用法用量】 内服：煎汤，6～15 g；或研末；或浸酒。外用：煎水洗；或捣敷。

【选方】 1. 治一切咳嗽，不问新旧，喘顿不止，昼夜无时 款冬花二百枚，熟地黄（干）二两，佛耳草五十枚。上三味焙干，碾为粗末。每次二钱，装猛火于香炉中烧之，用纸作筒子，一头大，一头小，如粽样，安在炉上，以口吸烟尽为度，即以清茶咽下，有痰涎吐之。（《普济方》引《陈氏经验方》三奇散）

2. 治支气管炎，哮喘 鼠曲草、款冬花各 60 g，胡桃肉、松子仁各 120 g。水煎混合浓缩，用白蜂蜜 50 g 作膏。每次服 1 食匙，每日 3 次。（《安徽中草药》）

3. 治筋骨痛，脚膝肿痛，跌打损伤 鼠曲草 30～60 g。

水煎服。(《湖南药物志》)

4. 治脾虚浮肿　鲜鼠曲草 60 g。水煎服。(《福建中草药》)

5. 治赤白带下　鼠曲草、凤尾草、灯心草各 15 g，土牛膝 9 g。水煎服。(《浙江民间常用草药》)

6. 治蚕豆病　田艾 60 g，车前草、凤尾草各 30 g，茵陈 15 g。加水 1 200 ml，煎成 800 ml，加白糖。当茶饮。(《广东医药卫生科技资料选编》)

7. 治无名肿毒，对口疮　鲜鼠曲草 30 g。水煎服。另取鲜叶调米饭捣烂敷患处。(《福建中草药》)

8. 治臁疮(下肢溃疡)　以清明菜煎汤洗涤，并作温湿罨敷剂，每日换药 3 次。(《食物中药与便方》)

9. 治风疹　鼠曲草 240 g。水煎汁。擦身。(《青岛中草药手册》)

10. 治高血压　鼠曲草 12 g，钩藤 9 g，桑寄生 9 g。水煎。日服 2 次。(《沙漠地区药用植物》)

11. 治雀眼夜盲，迎风流泪，羞明　鲜清明菜 60 g，和糯米煮稀饭。或同羊肝炒食，有养肝明目之功。(《食物中药与便方》)

12. 预防肝炎　鲜鼠曲草 30 g。水煎，加红糖 15 g。于每年春初服。(《全国中草药汇编》)

5383 鼠李皮 shǔ lǐ pí (《本经》)

【异名】　鹿蹄根皮(《福建民间草药》)。

【基原】　为鼠李科鼠李属植物冻绿 *Rhamnus utilis* Decne. 的树皮或根皮。

【原植物】　参见"鼠李"条。

【采收加工】　9～11 月挖根，剥取根皮，5～7 月采剥树皮，鲜用或切片晒干。

【药性】　苦，寒。

1. 《别录》："味苦，微寒。无毒。"

2. 《新修本草》："有小毒。"

【功用主治】　清热解毒，凉血，杀虫。主治风热瘙痒，疥疮，湿疹，腹痛，跌打损伤，肾囊风。

1. 《别录》："主除身皮热毒。"

2. 《新修本草》："主诸疮寒热毒痹。"

3. 《食疗本草》："煮浓汁含之治䘌齿，并疳虫蚀人脊骨者，可煮浓汁灌之。"

4. 《日华子》："除风痹。"

5. 《品汇精要》："杀虫消毒。"

【用法用量】　外用：鲜品捣敷；或研末调敷。内服：煎汤，10～30 g。

【选方】　1. 治血热瘙痒、疥疮、湿疹　鹿蹄根 60～120 g，肥猪肉 120～180 g。酌加水煎服。(《福建民间草药》)

2. 治干疥疮　冻绿根皮 30 g，(或加黑胡椒 6 g)研极细末，同适量生猪油捣和，纱布包裹。用时放火上烘热，涂搽患处。(江西《草药手册》)

3. 治阴囊湿疹(绣球风)　冻绿根皮、南瓜蒂(煅炭存性)各适量。共研细末，麻油调搽患处。

4. 治发痧腹痛　冻绿树皮 18 g，醉鱼草根、陈皮、藿香各 6 g。煎服。(3、4 方出自《安徽中草药》)

5. 治跌打损伤　冻绿根皮或树皮，加苦参捣烂，拌酒糟做成饼块，烘热敷患处。(《天目山药用植物志》)

5384 鼠尾草 shǔ wěi cǎo (《浙南本草新编》)

【异名】　坑苏、紫花丹。

【基原】　为唇形科丹参属植物鼠尾草的全草。

【原植物】　鼠尾草 *Salvia japonica* Thunb.

一年生草本，高 40～60 cm。茎直立，四棱形。茎下部叶为二回羽状复叶；叶柄长 7～9 cm；叶片长 6～10 cm，宽 5～9 cm。茎上部叶为一回羽状复叶；具短柄；顶生小叶披针形或菱形，长可达 10 cm，宽 3.5 cm，先端渐尖或尾尖，基部长楔形，边缘具钝锯齿，侧生小叶卵圆状披针形，近无柄。轮伞花序，每轮 2～6 花，组成伸长的总状花序或总状圆锥花序；苞片及小苞片披针形；花梗短，被柔毛；花萼筒形，二唇形；花冠淡红、淡紫、淡蓝至淡白色，冠筒筒状，冠檐二唇形，上唇椭圆形，下唇 3 裂，中裂片较大倒心形，边缘有圆齿；发育雄蕊 2，外伸，花丝短；花柱外伸，先端呈不相等 2 裂。小坚果椭圆形，褐色，光滑。花期 6～9 月。

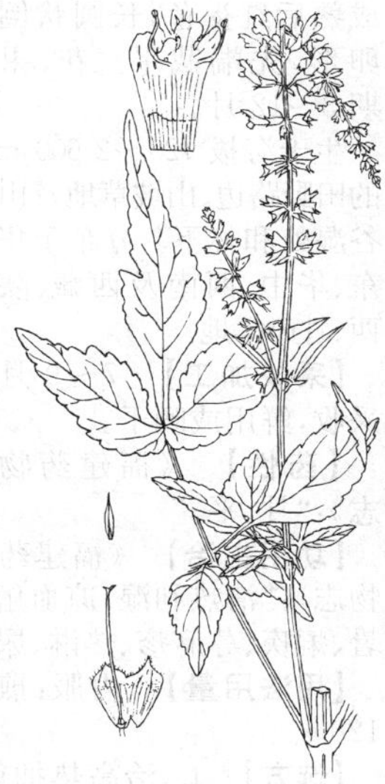

鼠 尾 草

生于山间坡地、路旁、草丛、水边及林荫下。分布于江苏、浙江、安徽、福建、江西、湖北、广东、广西、台湾等地。

【采收加工】　7～9 月采收，晒干。

【成分】　全草含 β-谷甾醇(β-sitosterol)，β-谷甾醇葡萄糖苷(β-sitosterol glucoside)，熊果酸(ursolic acid)，齐墩果酸(oleanolic acid)，2α-羟基熊果酸(2α-hydroxyursolic acid)，委陵菜酸(tormentic acid)，咖啡酸(caffeic acid)，马斯里酸(mas linic acid)，乙基-β-D-吡喃半糖苷(ethyl β-D-galactopyranoside)[1]。

【药性】　苦、辛，平。

【功用主治】　清热利湿，活血调经。主治黄疸，赤白下痢，湿热带下，月经不调，痛经，疮疡疖肿，跌打损伤。

【用法用量】　内服：煎汤，15～30 g。

【选方】　调经　每日鼠尾草全草 30～60 g，或加龙芽草、益母草各 30 g。水煎，冲黄酒服。(《浙南本草新编》)

5385 鼠尾粟 shǔ wěi sù (《福建中草药》)

【异名】　鼠尾草(《千金方》)，钩耜草(《中国主要植物图说》)，鼠尾牛顿草(《闽南民间草药》)，牛顿草(《泉州本草》)，线香草、老鼠尾(《福建中草药》)。

【基原】　为禾本科鼠尾粟属植物鼠尾粟的全草或根。

【原植物】　鼠尾粟 *Sporobolus fertilis* (Steud.) W. D. Clayt. [*Agrostis fertilis* Steud.]

多年生草本。秆直立，丛生，高 25～120 cm，质较坚硬，平滑无毛。叶鞘无毛；叶舌纤毛状，长约 0.2 mm；叶片狭披针形，质较厚，平滑无毛或表面基部疏被柔毛，通常内卷，长 16～65 cm，宽 2～5 mm。圆锥花序紧缩，长 7～44 cm，宽 0.5～1.2 cm，分枝直立，小穗密集着生其上；小穗灰绿色略带紫色；颖膜质，第一颖小，长约 0.5 mm，具 1 脉；外稃膜质，与小穗等长，有 1 主脉和 2 不明显的侧脉；雄蕊 3，花药黄色；内稃与外稃等长，较宽，有 2 脉，成熟后向脉间纵裂。囊果成熟后红褐色，长圆状倒卵形，先端截平。花、果期 3～12 月。

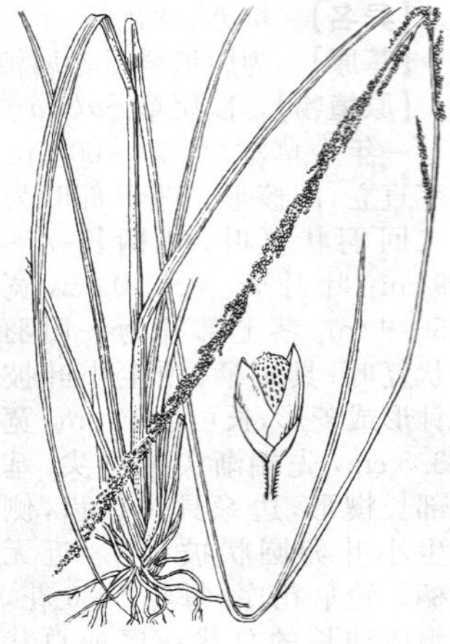
鼠尾粟

生于海拔 120～2 600 m 的田野路边、山坡草地及山谷湿处和林下。分布于华东、华中、西南及西藏、陕西、甘肃等地。

【采收加工】 7～9 月采收，鲜用或晒干。

【药性】 《福建药物志》："甘，平。"

【功用主治】 《福建药物志》："清热利湿，凉血解毒。防治流行性乙型脑炎，治中暑、痢疾、荨麻疹、热淋、尿血、血崩、乳腺炎。"

【用法用量】 内服：煎汤，30～60 g，鲜品可用至 60～120 g。

【选方】 1. 治高热抽筋神昏　鲜牛顿草根 120 g，水 3 碗煎至 1 碗，加食盐少许冲服。12 h 内服 3 次。（《泉州本草》）

2. 预防流脑　鼠尾 90～150 g，煎服。另用绿豆煎汤加盐少许，当茶饮。（厦门《新疗法与中草药选编》）

3. 防治流行性乙型脑炎　鲜鼠尾牛顿草根 120 g，红糖 60 g。水煎，分 3 次服，连服 3～7 d。（《闽南民间草药》）

4. 治下赤连年　地榆、鼠尾草各一两。二味㕮咀，以水二升，煮取一升，分二服，如不止，取屋尘水渍，去滓，一升分二服。（《千金要方》）

5. 治热淋、尿血　鼠尾粟 30 g，小果倒地铃、菟丝子全草、臭椿叶各 15 g，猪膀胱 1 个。水炖服。（《福建药物志》）

6. 治疟　鼠尾草、车前子各一虎口。二味㕮咀，以水五升，煮取二升，未发前服尽。（《千金方》）

5386 貉肉 hé ròu（《本草图经》）

【基原】 为犬科貉属动物貉的肉。

【原动物】 貉 *Nyctereutes procyonoides* Gray　又名：貁貗（《尔雅》郭璞注），金毛貛（《医林纂要》）。

形体似狐，但体小而粗。身长 50～65 cm，尾长约 25 cm，体重 4～6 kg。吻及耳均短，两颊部有蓬松的淡色长毛。四肢短。尾短而蓬松，头部面颊两侧有明显的"八"字形黑纹，吻部灰棕色。背棕灰色，略带橘黄色，中央杂有黑色，从头到尾有不显著的黑色纵纹；体侧灰黄或棕黄色；腹毛色淡；四肢浅黑或咖啡色；尾下面色淡。

栖于河谷、草原、河流附近树林中，穴居。日伏夜出，行动不快，能攀登树木。食性很杂，主要为鱼、鼠类，亦食虾、蟹、蛙，以及果类、谷类等植物性食物。分布于东北及河北、山西、江苏、浙江、安徽、福建、江西、湖南、广东、广西、四川、云南等地。

【采收加工】 捕杀后，取其肉水洗后，鲜用。

【药性】 甘，温，无毒。

1.《纲目》："甘，温，无毒。"

2.《医林纂要》："甘，平。"

【功用主治】 1.《本草图经》："主元脏虚劣及女子虚惫。"

2.《医林纂要》："杀虫治疳。"

5387 腹水草 fù shuǐ cǎo（《浙江中药手册》）

【异名】 疔疮草（汪连仕《采药书》），仙桥草（《李氏草秘》），毛叶仙桥（《纲目拾遗》），霜里红、两头根（《浙江中药手册》），钓鱼竿（《中国药用植物图鉴》），吊线风、倒地龙、吊杆风（《湖南药物志》），叶下红、双头粘、散血丹（《闽东本草》），两头绷、惊天雷（《江西民间草药验方》），仙人搭桥、二头马兰、过山龙、天桥草（《浙江民间常用草药》），穿山鞭（江西《草药手册》），两头爬（《全国中草药汇编》）。

【基原】 为玄参科腹水草属植物爬红岩或毛叶腹水草的全草。

【原植物】 1. 爬红岩 *Veronicastrum axillare* (Sieb. et Zucc.) Yamazaki［*Paederota axillaris* Sieb. et Zucc.］又名：多穗草（《中国植物志》）。

多年生草本，高可达 1 m。根状茎短而横走。茎弓曲，顶端着地生根，圆柱形，中上部有条棱，无毛或稀被黄色卷毛。叶互生；具短柄；叶片卵形至卵状披针形，纸质，长 5～13 cm，宽 2.5～5 cm，先端渐尖，基部楔形至圆形，边缘具偏斜的三角形锯齿。穗状花序腋生，长 1～3 cm；花密集；苞片和花萼均为 5 裂，裂片均为条状披针形至钻形，不等长，无毛或具疏睫毛；花冠紫色或紫红色，檐部占 1/3，4 裂，裂片狭三角形；雄蕊 2，略伸出至伸出达 2 mm，花药长 0.6～1.5 mm。蒴果卵球状，长约 3 mm。种子长圆形，具不明显网纹。花期 7～9 月。

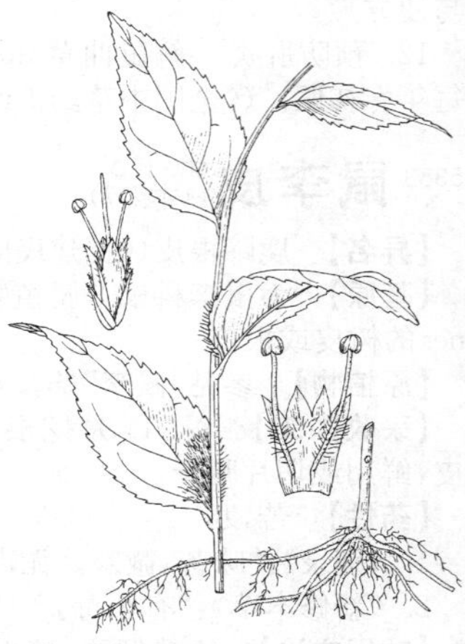
爬红岩

生于林下、林缘草地及山谷阴湿处。分布于江苏、浙江、安徽、江西、福建、广东、台湾。

2. 毛叶腹水草 *V. villosulum* (Miq.) Yamazaki［*Paederota villosula* Miq.］又名：仙人桥、狗尾巴（《中国高等植物图鉴》）。

多年生草本，高可达 2 m。除花冠外全体密被多细胞柔毛。叶片卵状菱形，长 7～12 cm，宽 3～7 cm，两面密被棕色腺毛。花序头状，腋生，长 1～1.5 cm；苞片披针

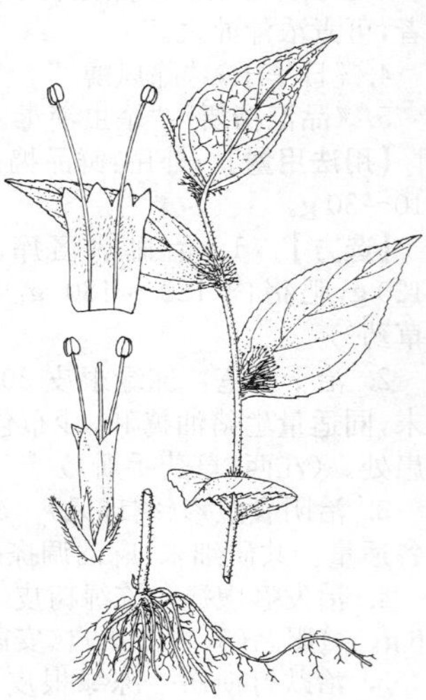
毛叶腹水草

形；花萼 5 深裂，裂片钻形，稍不等长，短于苞片；花冠紫色或紫蓝色，长 6～7 mm，4 裂，裂片三角形，近相等，筒部内面上端被长柔毛；雄蕊 2，强烈伸出，花药长 1.2～1.5 mm。蒴果卵形，长约 2.5 mm。种子黑色，球形。花期 6～9 月。

【采收加工】 10 月采收，晒干或鲜用。

【药理】 1. 抗菌作用 爬红岩全草煎剂在试管内对金黄色葡萄球菌、大肠杆菌、炭疽杆菌、乙型链球菌、白喉杆菌、伤寒杆菌、铜绿假单胞菌和痢疾杆菌等均有明显抗菌作用[1]。

2. 抗血吸虫作用 体外试验，腹水草（原植物未鉴定）经 40 min 以上，可使血吸虫虫体全部死亡。但对实验性小鼠、家兔和犬血吸虫病，连续用药两个月，未能证明其具有杀灭体内血吸虫的作用[2～4]。

3. 消除腹水作用 正常人口服腹水草 5～10 g，1～4 h 内尿量稍有增加，4 h 后尿量显著减少。腹水草的消腹水作用，系通过剧烈吐泻使体内液体排除，并非利尿作用[5]。

毒性 人服用 1 h 后产生恶心、呕吐，4 h 后腹部绞痛、腹泻，至 8 h 后逐渐恢复；犬口服或肌内注射均出现呕吐，表明腹水草的致吐作用是中枢性的[5]。

【药性】 苦，微寒。归肝、脾、肾经。

1.《纲目拾遗》："性寒。"

2.《全国中草药汇编》："苦、辛、凉。有小毒。"

【功用主治】 行水，消肿，散瘀，解毒。主治肝硬化腹水，肾炎水肿，小儿伤食，结膜炎，跌打损伤，疮肿疔毒，烫伤，毒蛇咬伤。

1.《百草镜》："茎叶：散风火，利湿热，治火丹，疥疮，涩精。"

2. 汪连仕《采药书》："茎叶：消疔肿拔根，合苍耳草酒煎服。"

3.《纲目拾遗》："茎叶：治失力黄。能退诸疮热血，风火气毒。"

4.《中国药用植物图鉴》："治晚期血吸虫病。"

5.《全国中草药汇编》："利尿消肿，散瘀解毒。主治腹水，水肿，小便不利，月经不调，闭经，跌打损伤；外用治腮腺炎，疔疮，烧烫伤，毒蛇咬伤。"

6.《浙江药用植物志》："逐水行瘀，清热解毒。主治腹水，肾炎水肿，菌痢，疮毒，烫伤，毒蛇咬伤，跌打损伤。"

【用法用量】 内服：煎汤，10～15 g，鲜品 30～60 g；或捣汁服。外用：鲜品捣敷；或研粉调敷；或煎水洗。

【宜忌】 孕妇及体弱者慎服。

《全国中草药汇编》："孕妇忌服。"

【选方】 1. 治肝硬化腹水 腹水草全草 30 g，乌药 6 g。水煎服，每日 1 剂。（江西《草药手册》）

2. 治肾炎水肿 鲜腹水草全草 30～60 g，或加半边莲 15 g。水煎服。

3. 治渗出性胸膜炎 腹水草全草、丹参各 30 g。水煎服。

4. 治烫伤、外伤出血 腹水草全草洗净，切碎，捣烂，加水煎煮 1 h，取浓汁加等量麻油，再煮 30 min，外搽烫伤创面；或用腹水草全草 95%，千里光 5% 研极细粉，敷在外伤处，包扎。（2～4 方出自《浙江药用植物志》）

5. 治无名肿毒 鲜腹水草全草，酒酿糟捣和敷患处。（江西《草药手册》）

6. 治跌打损伤 腹水草鲜全草 6～9 g，酒水煎服；另取鲜叶捣烂酒调加热擦伤。（《福建中草药》）

5388 詹糖香 zhān táng xiāng （《别录》）

【基原】 为樟科山胡椒属植物红果钓樟 *Lindera erythrocarpa* Makino 的枝叶经煎熬而成的加工品。

【原植物】 参见"钓樟根皮"条。

【采收加工】 全年均可采收枝叶，切碎，加水慢火煎熬即成。

【药性】《别录》："微温。"

【功用主治】 祛风除湿，解毒杀虫。主治风水，恶疮，疥癣。

1.《别录》："疗风水毒肿，去恶气，伏尸。"

2.《本草经集注》："疗恶核毒肿。"

3.《新修本草》："治恶疮，去恶气。"

4.《纲目》："和胡桃、青皮捣，涂发令黑如漆。"

5389 鲈鱼 lú yú （《食疗本草》）

【异名】 花鲈、鲈板、花寨、鲈子鱼（《黄渤海鱼类调查报告》）。

【基原】 为鮨科真鲈属动物鲈鱼的肉。

【原动物】 鲈鱼 *Lateolabrax japonicus* (Cuvier et Valenciennes)

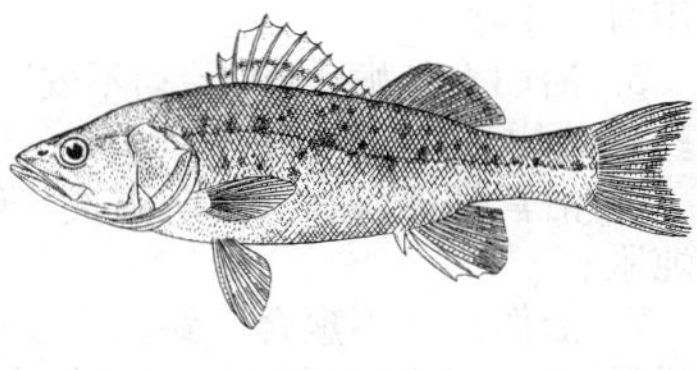

鲈 鱼

体侧扁，一般长 60 cm 左右。头中等大，吻钝尖。眼中大，上侧位。口大，斜裂。下颌稍突出，上颌骨后端膨大，伸达眼缘后下方。上下颌牙带状、细小，犁骨和腭骨均具绒毛状牙。前鳃盖骨后缘具锯齿。后角及下缘具 4 棘，鳃盖骨具 1 扁平棘。鳃耙 (7～9)+(13～16)。体被小栉鳞，头部除吻端及两颌外均被鳞。侧线完全。背鳍 2 个，稍分离。第一背鳍Ⅻ，硬棘；第二背鳍Ⅰ 12～13。臀鳍Ⅲ 7～8，始于背鳍第六鳍条下方。胸鳍 16～18，较小，位低。腹鳍Ⅰ 5，胸位。尾鳍分叉。体背侧灰青绿色。生活于淡水者体色较浅白。体侧上半部及背鳍上有黑色斑点。由于逐渐增长，斑点渐不明显。腹侧银白色。背鳍条部和尾鳍边缘黑色。

近岸浅海中下层鱼类，常栖息于河口咸淡水处，也可生活于淡水中，春夏间幼鱼有成群溯河的习性，冬季返归海中。主食鱼、虾类。秋末冬初在河口产卵。卵浮性，径 1.35～1.44 mm，具油球。我国沿海均有分布。

【采收加工】 常年均可捕捞。捕后，除去鳞片及内脏，鲜用或晒干。

【成分】 每 100 g 肉中含蛋白质 17.5 g，脂肪 3.1 g，碳水化合物 0.4 g，灰分 1 g，钙 56 mg，磷 131 mg，铁 1.2 mg，核黄素 (riboflavine) 0.23 mg，烟酸 (nicotinic acid) 1.7 mg[1,2]。

【药性】 甘，平。

1.《崔氏食经》："味咸，大温，无毒。"

2.《食疗本草》："平。"

3.《嘉祐本草》："有小毒。"

4.《日用本草》："味甘，平。"

5.《随息居饮食谱》："甘温，微毒。"

【功用主治】 益脾胃，补肝肾。主治脾虚泻痢，消化不良，疳积，百日咳，水肿，筋骨萎弱，胎动不安，疮疡久不愈合。

1.《崔氏食经》:"主风痹瘀疰,面疮。补中、安五脏。"

2.《食疗本草》:"安胎,补中。"

3.《嘉祐本草》:"补五脏,益筋骨,和肠胃,治水气。"

4.《本草衍义》:"益肝肾。"

5.《中国药用海洋生物》:"止咳化痰。用于小儿百日咳、消化不良。"

6.《中国药用动物志》:"温胃祛寒,止泻,补气。主治脾胃虚寒作泻,胎动不安,产后无乳,痈疡溃后久不愈合。"

7.《中国动物药》:"消食健胃。"

【用法用量】 内服:煮食,60~240 g,或作鲙食。

【宜忌】《嘉祐本草》:"多食发痃癖及疮肿,不可与乳酪同食。"

【选方】 1. 治小儿消化不良　适量的鲈鱼肉与葱、生姜煎汤服食。(《中国药用海洋生物》)

2. 治疳积、消瘦　鲜(鲈)鱼肉 30 g,陈皮 6 g,牡蛎 12 g。煮汤服食。

3. 治慢性结肠炎、萎缩性胃炎　鲈鱼肉 30 g,白术 9 g,陈皮 6 g。炖服。(2、3 方出自《海味营养与药用指南》)

4. 治小儿百日咳　将干(鲈鱼)鳃焙黄研末,冲服。每次 1 个鳃,每日 2 次。或将鳃不洗晒干,煮汤内服。(《中国药用海洋生物》)

5. 治妇女妊娠水肿、胎动不安　鲈鱼作鲙食之。(《山东药用动物》)

6. 治宫颈炎、盆腔炎、阴道炎　鲈鱼肉 120~180 g,米酒炖服。

7. 治伤口久不愈合　鲈鱼 1 条(250~500 g),黄芪切片适量,放鱼上隔水炖熟,连汤及鱼一起食,连服 10 余次。(6、7 方出自《海味营养与药用指南》)

5390 鲮鱼 líng yú (《食物本草》)

【异名】 雪鲮(《纲目拾遗》),土鲮鱼(《本草求原》),鲮公(《中国药用动物志》)。

【基原】 为鲤科鲮属动物鲮的肉。

【原动物】 鲮 *Cirrhina molitorella* (Cuvier et Valenciennes)

体梭形,侧扁,腹部圆,无腹棱。背部在背鳍前方稍隆起。头短,吻圆钝,吻长略大于眼径。眼侧位,眼间宽,口下位,较小,弧形,上下颌角质化。须 2 对,吻须较粗壮,颌须短小。上颌之外有上唇和吻皮,上唇边缘呈细波状,唇后沟中断。下颌外有下唇,唇边缘有多数乳头状突起。下咽齿 3 行。鳞中等大,侧线鳞 38 $\frac{7\sim8}{5\sim6\sim V}$ 42。背鳍 4,12~13,无硬刺,其起点至尾鳍基的距离,大于至吻端的距离。臀鳍 3,5。尾鳍深分叉,体上部深灰色,腹部银白,在体侧胸鳍基部之后上方有 8~9 个鳞片的基部为黑色,聚在一起成为 1 个长菱形斑块。幼鱼尾鳍基部有一黑色斑点。

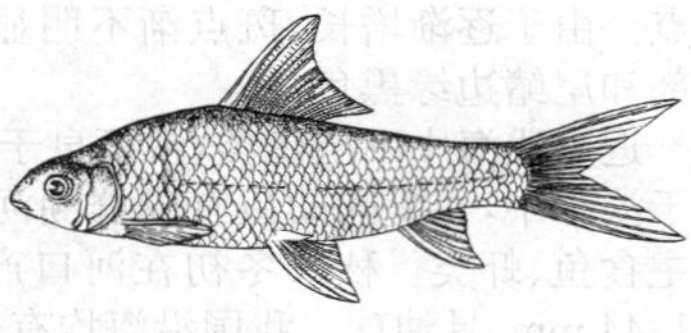

鲮

栖息于江河湖泊中,多活动于水的中下层,特别是南方水温较高的水体内。以植物为主要食料。我国珠江水系、海南、台湾、韩江、闽江、澜沧江及元江均有分布。

【采收加工】 全年可捕,取肉鲜用。

【药性】 甘,平。

1. 姚可成《食物本草》:"味甘,无毒。"

2.《本草求原》:"甘,平。"

【功用主治】 清热利水除湿。主治膀胱热结,水臌,黄疸。

1. 姚可成《食物本草》:"主滑利肌肉,通小便,治膀胱结热,黄疸水鼓。"

2.《纲目拾遗》:"生食之,益人气力。"又"健筋骨,活血行气,逐水利湿。"

3.《本草求原》:"补中开胃,益气血。"

【用法用量】 内服:煮食。

【宜忌】《本草求原》:"燥火动气,阴虚虚喘嗽忌之。"

5391 酱 jiàng (《别录》)

【基原】 为用大豆、蚕豆、面粉等作原料,经蒸罨发酵,并加入盐水制成的糊状食品。

【成分】 酱以大豆或面粉为主要原料,每 100 g 酱的一般化学组成如下:①豆瓣酱:水分 39 g,蛋白质 20.9 g,脂肪 11.2 g,碳水化合物 2 g,灰分 24.9 g,钙 245 mg,磷 174 mg,铁 16.1 mg,硫胺素(thiamine) 0.05 mg,核黄素(riboflavine) 0.78 mg,烟酸(nicotinic acid) 2.1 mg。②甜面酱:水分 47 g,蛋白质 5.8 g,脂肪 1.2 g,碳水化合物 37 g,灰分 6.3 g,钙 32 mg,磷 104 mg,铁 5.7 mg。酱的成分可概括如次:含氮物质有蛋白质,多肽(polypeptides),肽(peptides)。氨基酸有酪氨酸,胱氨酸,丙氨酸,亮氨酸,脯氨酸,天冬氨酸,赖氨酸,精氨酸,组氨酸,谷氨酸等;此外,尚有腐胺(putrescine),尸胺(cadaverine),腺嘌呤(adenine),胆碱(choline),甜菜碱(betaine),酪醇(tyrosol),酪胺(tyramine)和氨。糖类以糊精、葡萄糖为主,也含少量戊糖、戊聚糖。大豆约含 18%脂肪,在制酱过程中,基本上无变化,故酱中所含脂肪,基本上都存在于豆瓣中。酱中所含酸类,其挥发者有甲酸、乙酸、丙酸等;不挥发者有乳酸(lactic-acid)、琥珀酸(succinic acid)、曲酸(kojic acid)等。其他有机物质有乙醇,甘油,维生素,有机色素等;无机物除多量的水、食盐外,尚有随原料带入的硫酸盐、磷酸盐及钙、镁、钾、铁等[1~3]。

【药性】 咸、甘,平。归脾、胃经。

1.《别录》:"味咸、酸,冷利。"

2.《日华子》:"无毒。"

3. 宁源《食鉴本草》:"味甘,平。"

4.《纲目》:"咸,冷利,无毒。面酱咸,豆酱甜,大麦酱、麸酱皆咸、甘。"

5.《本草求真》:"入肾。"

6.《本草撮要》:"入手足太阴、阳明、少阴经。"

【功用主治】 清热解毒。主治蛇虫蜂螫毒,烫火伤,疠疡风,浸淫疮,中鱼、肉、蔬菜毒。

1.《别录》:"主除热,止烦满,杀百药、热汤及火毒。"

2.《食疗本草》:"主火毒,杀百药。"

3.《日华子》:"杀一切鱼、肉、菜蔬、蕈毒;并治蛇、虫、蜂虿等毒。"

4.《纲目》:"能制食物之毒。""酱汁灌入下部,治大便不通;灌耳中,治飞蛾虫蚁入耳;涂猘犬咬及汤火伤灼未成疮者有效;又中砒毒,调水服解。"

5.《本草汇言》:"祛时行暑热、疠毒、瘴气。"

6.《本草求真》:"解肾热邪。"

7.《本草再新》:"除一切热毒,杀虫消肿。"

8.《随息居饮食谱》:"治胎气上冲,及虚逆呕吐,亦解鸦片毒。"

【宜忌】 不宜多食。调敷;或化汁涂。内服:汤饮化服。

1.《食疗本草》:"多食发小儿无辜,生痰动气。妊娠合雀肉食之,令儿面墨。"(引自《纲目》)

2. 苏颂:"麦酱和鲤鱼食,生口疮。"(引自《纲目》)

3.《随息居饮食谱》:"痘痂新脱时食之则瘢黑。"

【选方】 1. 治百药、百虫、百兽之毒损人者　豆酱,水洗去汁,以豆瓣捣烂一盏,白汤调服;再以豆瓣捣烂,敷伤损处。(《方脉正宗》)

2. 治人卒中烟火毒　黄豆酱一块。调温汤一碗灌之。(《本草汇言》)

3. 治汤火烧灼未成疮　豆酱汁敷之。(《肘后方》)

4. 治疠疡风　酱清合石硫黄细末。日日揩之。(《外台》)

5. 治手足指掣痛不止　酱清和蜜温涂之。(《千金方》)

6. 治轻粉中毒,服轻粉口破者　以三年陈酱,化水频漱之。(《濒湖集简方》)

7. 治浸淫疮癣　酱瓣和人尿涂之。(《千金方》)

8. 治妊娠下血　豆酱二升。漉去汁,熬令燥,末。酒服方寸匕,日五六服。(《古今录验方》豆酱散)

9. 治妊娠尿血　豆酱一大盏(微焙令干),生干地黄二两。上为末,每于食前,以粥饮调下一钱。(《海上方》)

【临床报道】 治疗痔疮　本组外痔 36 例,混合痔 7 例。43 例均为痔疮急性炎症期。治法:在腌萝卜的酱缸内取上面清酱汤 50～100 ml,加热达 36 ℃,然后用 2 mm 厚的生姜片蘸大酱汤轻轻涂于患处(涂时患者可有烧灼样疼痛或痒痛),每次反复涂擦 30 min,每日 2～3 次,连续治疗 3～5 d。治疗期间注意卧床休息,忌食生冷与辛辣食物。近期疗效:全部病例均于第一次用药后症状缓解,2～3 d 内症状消失,肛门肿物消失。远期疗效:随访 2 年,未复发者 35 例,其中外痔 34 例,混合痔 1 例;复发者 8 例,其中外痔 2 例,混合痔 6 例。所有复发病例用原方治疗仍然有效。体会:生姜片蘸大酱汤外用治疗外痔和混合痔急性炎症疗效肯定,外痔 2 年内复发率为 5.6%,疗效显著;但混合痔 2 年内复发率达 85.7%,其远期疗效较差[1]。

【各家论述】 1.《本草经集注》:"酱多以豆作,纯麦者少,今此当是豆者,亦以久者弥好。又有肉酱鱼酱,皆呼为醢,不入药用。"

2.《本草经疏》:"按酱之品不一,惟豆酱陈久者入药,其味咸酸冷利,故主除热,止烦满及烫火伤毒也。能杀一切鱼、肉、蔬菜、蕈毒。《本经》云杀百药毒者,误也。"

5392 酱瓜 jiàng guā (《食物本草》)

【基原】 为葫芦科甜瓜属植物菜瓜 *Cucumis melo* L. var. *conomon* (Thunb.) Makino 的果实腌制品。

【原植物】 参见"越瓜"条。

【采收加工】 6～7 月采收未成熟的果实,用盐腌制而成。

【药性】 姚可成《食物本草》:"味甘,微寒,无毒。"

【功用主治】 健胃和中,生津止渴。主治食欲不振,消渴。

1. 姚可成《食物本草》:"开胃益脾,和中下气。"

2.《食物本草会纂》:"利肠胃,止消渴。"

【用法用量】 内服:作食品。

5393 廉姜 lián jiāng (《本草拾遗》)

【异名】 绥(《仪礼》),葰(《说文》),姜汇(《吴都赋》),箭杆风(《草木便方》),山姜(《广州植物志》),小良姜(《广西药用植物名录》),姜叶淫羊藿(《贵州草药》)。

【基原】 为姜科山姜属植物华山姜的根茎。

【原植物】 华山姜 *Alpinia chinensis* (Retz.) Rosc. [*Heritieria chinensis* Retz.]

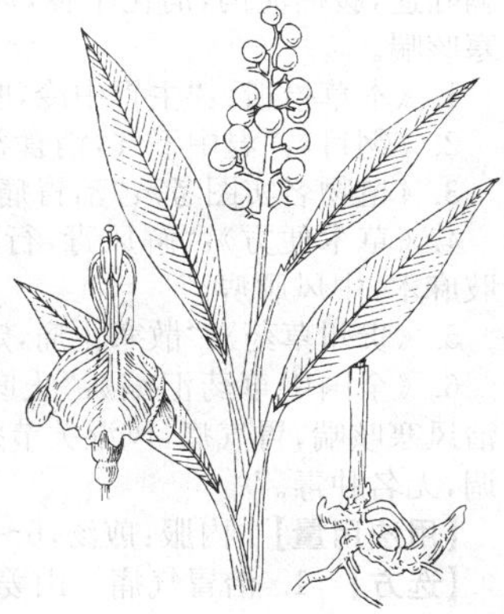

华山姜

多年生草本,高约 1 m。根茎匍匐,肉质。叶互生;叶柄鞘状抱茎;叶舌膜质,长 4～10 mm,2 裂,具缘毛;叶片披针形或卵状披针形,长 20～30 cm,宽 3～10 cm,先端渐尖或尾状渐尖,基部渐狭;总状圆锥花序顶生,长 10～30 cm,分枝短,长 3～10 mm,其上有花 2～4 朵;小苞片花时脱落;花白色,萼管状,先端具 3 齿;花冠管略超出,花冠裂片长圆形,后方的一枚较大,兜状;唇瓣卵形,先端微凹;侧生退化雄蕊 2,钻状;发育雄蕊 1 枚,花丝长约 5 mm,花药长约 3 mm;子房无毛。蒴果球形,直径 5～8 mm。花期 5～7 月,果期 6～12 月。

生于海拔 100～2 500 m 的山谷、溪边、疏林下等潮湿的地方。分布于安徽、福建、江西、湖北、湖南、广东、广西、四川、贵州、云南等地。

【采收加工】 9～11 月采挖,切段晒干。

【药材】 廉姜 *Rhizoma Alpiniae Chinensis*　产于安徽、江西、福建、湖北、湖南等地。

性状　根茎呈圆柱形或块状,长 7～10 cm,直径 0.3～1 cm,顶端渐尖细,多数有分枝。表面灰黄色或棕黄色,有明显的环节,节上有鳞片样的叶柄残基及须根痕,节间距 0.3～1 cm,有较顺直的纵皱纹。质硬而韧,不易折断,断面淡黄色,纤维性。气微香,味稍辛辣。

【成分】 种子含油 0.6%,其中含 0.5%棕榈酸和一种酚类物质,油的低温馏出部分含 1,8-桉叶素(cineole)7%,高温馏出部分含 30% α-丁香烯(α-caryophyllene)和一种倍半萜烯醇。尚含山姜黄酮醇(izalpinin)及山姜素(alpinetin)[1]。

【药理】 1. 对离体肠平滑肌的影响　华山姜煎剂小剂量使小鼠、豚鼠小肠收缩加强,大剂量则呈抑制作用,表现肌张力降低,振幅减少,能部分拮抗乙酰胆碱或氯化钡引起的肠管紧张性及强直性收缩。华山姜非挥发性成分使兔小肠活动略增强,挥发性成分使肠管轻度兴奋,随后转入明显抑制,张力降低,收缩频率减慢,振幅减少,并随着浓度不同能部分或完全拮抗乙酰胆碱、氯化钡引起的肠管兴奋或痉挛[1]。

2. 对肠道推进运动的影响　华山姜煎液 0.5 g/kg 小鼠

灌胃能使肠道推进运动加快[1]。

毒性　经急性毒性试验,25 g/kg(最大容积)灌胃 1 次,观察 3 d,未见小鼠中毒症状和死亡,亚急性毒性试验,大鼠每日灌胃华山姜热浸液 1.62 g/kg,连续 30 d,结果肝肾功能均在正常范围,病理检查无特殊异常[1]。

【药性】 辛,温。

1.《本草拾遗》:"热。"

2.《纲目》:"辛,热,无毒。"

3.《贵州草药》:"辛,温。"

【功用主治】 温中,散寒,活血,平喘。主治胃寒冷痛,噎膈吐逆,腹痛泄泻,消化不良,风湿关节冷痛,跌打损伤,风寒咳喘。

1.《本草拾遗》:"主胃中冷,吐水,不下食。"

2.《纲目》:"温中下气,消食益智。"

3.《植物名实图考》:"治胃痛。"

4.《草木便方》:"解风毒,行血消瘀,透筋骨。治风湿四肢麻木,中风顽痹。"

5.《贵州草药》:"散寒止痛,定喘。"

6.《全国中草药汇编》:"止咳平喘,除风湿,解疮毒。主治风寒咳喘,胃气痛,风湿关节疼痛,跌损瘀血停滞,月经不调,无名肿毒。"

【用法用量】 内服:煎汤,6～15 g;或浸酒。外用:捣敷。

【选方】 1. 治胃气痛　山姜 30 g。煨水服。

2. 治风湿关节冷痛　山姜、石南藤、香樟根、红禾麻各 30 g。煨水服,每日 3 次。

3. 治喘咳　山姜适量。泡童便 3 d,取出晒干,用 30 g 泡酒 250 g。每日早晚各服 15 g。

4. 治肺痨咳嗽　山姜、干姜、核桃仁各 15 g。蒸蜂蜜30 g服。(1～4 方出自《贵州草药》)

5394 麂肉 jǐ ròu (《本草拾遗》)

【基原】 为鹿科麂属动物小麂的肉。

【原动物】 小麂 *Muntiacus reevesi* Ogilby　又名:黄麂、黄猄。

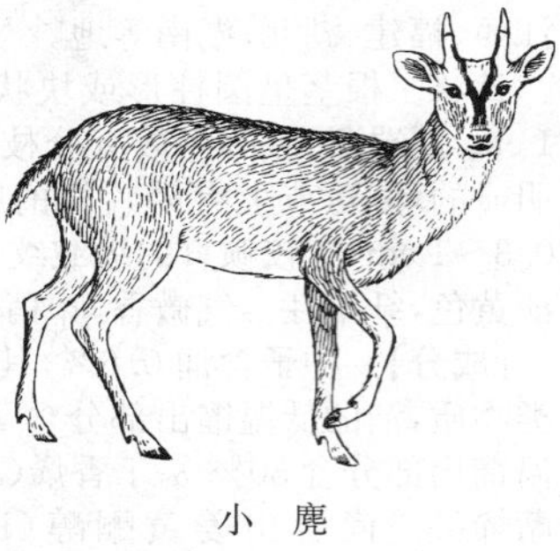

小　麂

形小,肩高约 40 cm,体长70～80 cm,尾长可达12 cm。脸部较短而宽,鼻端裸露。雄兽有角,角叉短小,角尖向内向下弯曲。眶下腺长,呈弯月形的裂缝。四肢细长,蹄狭尖。毛色通常为淡栗红色,杂有灰黄色斑点,颈背中央有一条黑线。吻至角的基部暗棕色,从眶下腺直至角的分叉处各有一黑色宽纹。体背和四肢上部近于暗栗,四肢下部为黑棕色,蹄的附近毛色暗黑色,胸、腹部、后肢内侧、臀部边缘及尾的腹面白色。尾背及臀部边缘均有一鲜艳的橙栗色窄线。冬毛常较夏毛稍黑。

栖息于小丘陵、小山的低谷或森林边缘的杂草丛中。性怯懦,营单独生活,少合群。听觉敏锐,行动灵活。以青草、树叶、树芽等为食。分布于长江流域及珠江流域。

【药性】 甘,平。

1.《本草拾遗》:"味辛。"

2.《日华子本草》:"凉,有毒。"

3.《开宝本草》:"味甘,平,无毒。"

【功用主治】 1.《本草拾遗》:"主野鸡病,爍出作生,以姜酢进食之。"

2.《随息居饮食谱》:"补气,暖胃,耐饥,化湿祛风,能瘳五痔。"

【用法用量】 内服:煮食,100～200 g。

【宜忌】 1.《日华子本草》:"能堕胎及发疮疖疥。"

2.《开宝本草》:"多食能动人痼疾。"

3.《随息居饮食谱》:"痞气满滞者勿食。"

5395 新塔花 xīn tǎ huā (《新疆中草药》)

【异名】 小叶薄荷(《全国中草药汇编》)。

【基原】 为唇形科新塔花属植物新塔花的地上部分。

【原植物】 新塔花 *Ziziphora bungeana* Juz.

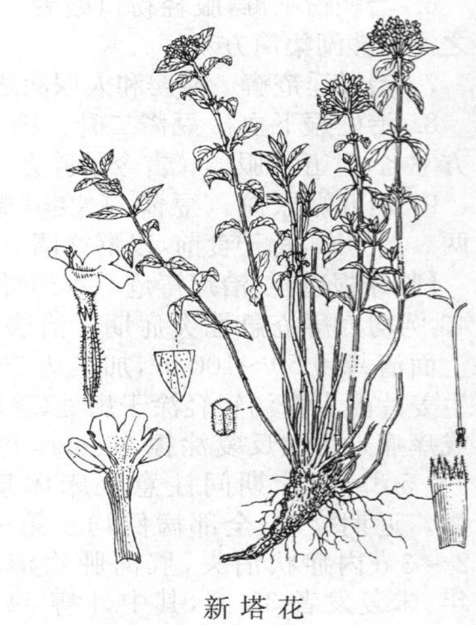

新 塔 花

多年生芳香半灌木。茎高 12～30 cm,密被下曲的微柔毛。叶具短柄;叶片狭披针形至卵状披针形,稀卵形,长 0.5～1.5 cm,近无毛或被极短毛,具腺点。轮伞花序密集成顶生头状花序;花具短梗;花萼筒状,长 5～7 mm,外密被短柔毛,具不明显的腺点,内面喉部具白长毛,13 脉,齿 5,近等长,长三角形,花后稍靠合;花冠长约 8 mm,花冠筒伸出或不伸出萼外,上唇直伸,先端微凹,下唇开展,3 裂,中裂片较狭长,先端微凹;雄蕊仅前对发育,后对退化,很短或无;花柱先端极不等 2 裂。小坚果卵圆形。花期 8～9 月。

生于砾石坡地及半荒漠草滩上。分布于新疆。

【采收加工】 8～9 月采收,切段,阴干。

【药材】 新塔花 *Herba Ziziphorae Bungeanae*　产于新疆。

性状　茎呈方柱形,长 10～35 cm,直径 1～3 mm;表面黄绿色,带有紫红色或棕褐色,具短柔毛,上部毛较多。叶对生,多脱落,完整者展平后呈披针形、卵状披针形或卵形,长 1～1.8 cm,宽 3～6 mm,有明显的腺点;叶柄短,被短柔毛。轮伞花序顶生,球形或半球形;花多脱落,花萼筒状,长 5～6 mm,密被短柔毛,花冠唇形,粉红色或带蓝紫色,长约 8 mm,内外被短柔毛。小坚果圆形。气芳香,味辛,具清凉感。

鉴别　(1) 茎横切面:呈四棱形,表皮细胞 1 列,浅黄棕色,外被毛茸。木栓细胞 8～10 列,浅黄棕色。皮层细胞 3～5 列,四角棱脊处有厚角细胞,内皮层凯氏点明显。韧皮部较狭,形成层不明显,木质部较宽,导管单行径向排列。髓部薄壁细胞较大,中央常形成空隙。

粉末特征:黄绿色。花萼表皮细胞壁波状,有腺毛和非腺毛。花粉粒多为六沟型，少为三沟型，壁光滑，直径约30 μm。气孔直轴式，长轴约 15 μm，短轴约 13 μm。腺鳞直径 23～70 μm。腺毛为单细胞头单细胞柄，呈椭圆形，长23～33 μm。非腺毛有单细胞或多细胞，长 15～200 μm。花瓣表皮细胞具乳状突起。此外，有螺纹导管、草酸钙方晶及油滴。

(2) 取本品粗粉 2 g，加乙醇 10 ml，浸渍 30 min，滤过。取滤液 1 ml，加蒸馏水 0.3 ml，然后分别加入 5%亚硝酸钠溶液、5%硝酸铝溶液各 3 滴，再加 10%氢氧化钠溶液 4～6 滴，溶液显樱红色(检查黄酮类)。

【成分】 全草含挥发油约 2%，主要成分有 α 和 β-蒎烯(pinene)，右旋的柠檬烯(limonone)，左旋的薄荷酮(methone)，右旋的异薄荷酮(isomenthone)，新异薄荷醇乙酸酯(neoisomenthyl acetate)，新异薄荷醇(neoisomenthol)，右旋的胡薄荷酮(pulegone)，β-香茅醇(β-citronellol)，β-丁香烯(β-caryophyllene)，β-古芸烯(β-gurjunene)，衣兰烯(ylangene)，芳姜黄烯(ar-curcumene)，辣薄荷烯酮(piperitenone)，辣薄荷酮(piperitone)及百里香酚(thymol)[1]。还含咖啡酸(caffeic acid)，阿魏酸(ferulic acid)[2]，新塔花酸(bungeolic acid)[3]。

【药理】 1. 抗心肌缺血作用 给家兔耳静脉注射 20%新塔花全草注射液 10 ml，可显著拮抗垂体后叶素引起的家兔心电图 T 波升高，说明它对垂体后叶素引起的家兔冠状动脉痉挛收缩和心肌缺血缺氧有明显保护和预防作用[1]。

2. 抑制 Na^+，K^+-ATP 酶活性 新塔花水提取物可抑制犬脑微粒体制备的 Na^+，K^+-ATP 酶活性。这种作用是非竞争性的，也没有毒毛花苷 G 作用强。抑制作用与其含有黄酮苷有关[2]。

毒性 新塔花全草水煎醇沉提取的流浸膏给小鼠腹腔注射的 LD_{50} 为 22±1.8 g/kg，显示本品几乎无毒。小鼠给药后都出现安静、活动减少或出现嗜睡状态，提示本品对中枢可能有镇静作用。以相当于 LD_{50} 的 1/2、1/14 和 1/275 剂量分别连续腹腔给药 1 个月，受试小鼠未见死亡，给药前后的白细胞总数、白细胞分类、血红蛋白和血小板等 6 项血液指标和空白对照组无显著差异，提示长期使用本品也是安全的[3]。

【药性】 《全国中草药汇编》："辛，凉。"

【功用主治】 散风热，清头目，安神。主治风热感冒，头痛，咽痛，失眠，多梦，软骨病，阳痿。

1.《全国中草药汇编》："安神，强壮。治失眠，多梦，软骨病，阳痿。"

2.《新疆药用植物志》："疏散风热，清利头目，止痛解痒，清火解毒。治伤风感冒，头痛，咽痛。"

【用法用量】 内服：煎汤，3～9 g。

【临床报道】 1. 治疗高血压病 原发性高血压病患者 76 例。其中Ⅰ期 13 例，Ⅱ期 52 例，Ⅲ期 11 例。治法：接受治疗前停用其他降压药物 1 星期，均服用新塔花片剂，每片 250 mg，每次 3 片，每日 3 次，1 个月为 1 个疗程。结果：对Ⅰ期患者降压有效率为 84.6%；Ⅱ期为 79.1%，Ⅲ期为 54.5%。降压幅度：平均收缩压下降 3.59 kPa，平均舒张压下降 2.43 kPa，较治疗前有明显差异。临床主要症状均有不同程度改善，其中头痛症状改善 54 例，头晕为 58 例，失眠为 49 例，临床症状改善与血压降低是一致的。患者全血黏度、红细胞压积较治疗前明显降低，血浆黏度下降不明显，表明此药对血流变性有作用。血浆及红细胞 LPO 较治疗前明显降低，SOD 及 Se-GSHPX 活性较治疗前明显提高。患者心动能参数中 SV、CP、Cl 较治疗前明显增加，TPR 及 PEP/LVET 比值较治疗前明显降低。不良反应：服药期间少数人感到口干、胃不适感，短时间消失，不影响治疗[1]。

2. 治疗稳定型心绞痛 对 47 例经临床症状及心电图检查证实的稳定型心绞痛患者随机分为 2 组。治疗组 37 例口服新塔花胶囊(每粒含生药 1 g)4 粒，每日 3 次；对照组：口服川芎嗪胶囊(每粒含生药 1 g)4 粒，每日 3 次，均以30 d 为 1 个疗程。分别观察治疗前后两组患者心绞痛缓解及心电图、动态心电图改善情况。结果：心绞痛缓解情况治疗组显效 7 例，有效 23 例，无效 7 例，总有效率 81.1%；对照组有效 7 例，无效 3 例，总有效率 70.0%。两组比较有显著性差异。心电图显示 2 组的 ST 段改善有显著性差异。动态心电图 ST 段降低持续时间，治疗组服药后时间明显缩短[2]。

5396 新木姜子 xīn mù jiāng zǐ (《天目山药用植物》)

【基原】 为樟科新木姜子属植物金毛新木姜子或浙江新木姜子的根或树皮。

【原植物】 1. 金毛新木姜子 *Neolitsea aurata* (Hayata) Koidz. [*Litsea aurata* Hayata]

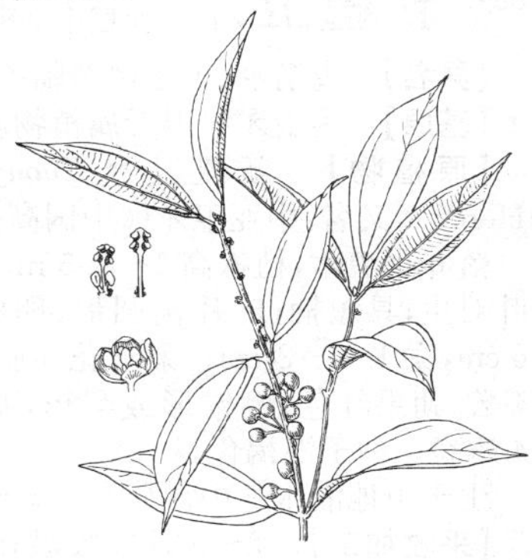

金毛新木姜子

乔木，高达14 m。幼枝黄褐色或红褐色，有锈色短柔毛；顶芽圆锥形，鳞片外面被丝状短柔毛，边缘有锈色睫毛。叶互生或聚生于枝顶呈轮生状；叶柄长 7～15 mm，被锈色短柔毛；叶片长圆形、椭圆形至长圆状披针形或长圆状倒卵形，长 8～14 cm，宽 2.5～4 cm，先端镰刀状渐尖，基部楔形或近圆形，全缘，革质，下面密被金黄色绢毛，稀具棕红色绢状毛。伞形花序 3～5 簇生于枝顶或节间；花单性，雌雄异株；花被裂片 4，椭圆形；能育雄蕊 6，排成 3 轮，花丝基部有柔毛，第三轮基部腺体有柄，花药 4 室；雌花具雌蕊 1 枚，花柱明显，柱头盾状。果椭圆形，果托浅盘状，果梗先端略增粗，有稀疏柔毛。花期 2～3 月，果熟期 9～10 月。

生于山坡林缘或杂木林中。分布于江苏、福建、江西、湖北、湖南、广东、广西、四川、贵州、云南及台湾等地。

2. 浙江新木姜子 *N. aurata* (Hayata) Koidz. var. *chekiangensis* (Nakai) Yang et P. H. Huang 又名：假桂花、红皮树、香桂(《中国植物志》)。

与原变种不同在于：叶片披针形或阔披针形，较狭窄，宽 0.9～2.4 cm，下面薄被棕黄色丝状毛，毛易脱落，近

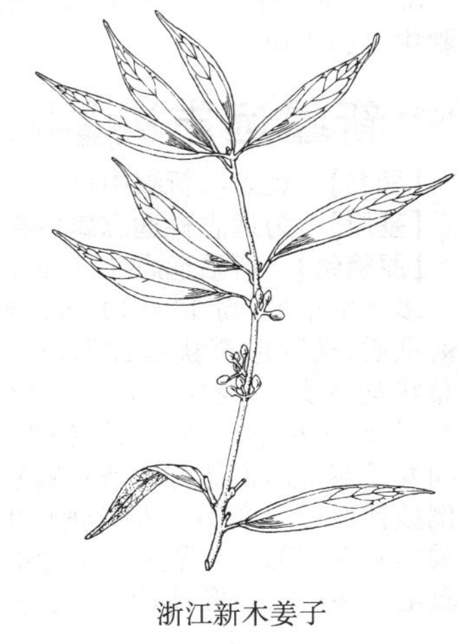

浙江新木姜子

于无毛，具白粉。

生于山地杂林中。分布于江苏、浙江、安徽、福建及江西等地。

【采收加工】 全年均可采收，鲜用，或切段晒干。

【成分】 金毛新木姜子树皮中含有木姜子碱(laurolitsine)，木姜子辛(litsericine)，N-甲基木姜子辛(N-methyllitsericine)，右旋番荔枝碱(nonaine)和左旋斑点亚洲罂粟碱(roemerine)[1]。

【药性】 辛，温。归肝、脾经。

【功用主治】《全国中草药汇编》："理气止痛，消肿。治胃脘胀痛，腹痛，水肿。"

【用法用量】 内服：煎汤，根9～30 g，树皮9～12 g；或研末冲服。

【选方】 1. 治胃脘胀痛　新木姜子树皮研粉，早饭前黄酒吞服9～12 g。

2. 治水肿　新木姜子根30 g，和猪肉、黄酒煎服。(1、2方出自《天目山药用植物志》)

5397 新疆卫矛 xīn jiāng wèi máo
(《全国中草药汇编》)

【异名】 鬼箭羽、卫矛(《新疆中草药手册》)。

【基原】 为卫矛科卫矛属植物新疆卫矛的嫩枝及根。

【原植物】 新疆卫矛 *Euonymus semenovii* Regel et Herd. 又名：中亚卫矛(《中国高等植物图鉴》补编)。

落叶小灌木，植株高1～1.5 m。枝干常有明显栓翅。单叶对生；具短柄；叶片椭圆形、卵状披针形或卵形，长3～6 cm，宽1.5～2 cm。聚伞花序腋生，下垂，花小，暗紫色，4数。蒴果红色，倒锥形或梨形，基部窄缩呈短柄状，熟时4瓣裂。种子淡褐色。

生于山地灌木丛中。分布于新疆伊犁地区。

【采收加工】 7～9月采收嫩枝，切段晒干。秋后采根，切片晒干。

【药性】《新疆中草药》："苦，寒。"

【功用主治】《新疆中草药》："破血消瘀，止疼，杀虫。治产后瘀血，小腹疼，闭经，关节炎，痈疮红肿。"

【用法用量】 内服：煎汤，3～9 g；或浸酒。外用：煎汤洗。

【选方】 1. 治产后瘀血，小腹疼，闭经　卫矛9 g，当归15 g，红花3 g，益母草30 g。水煎服。(《新疆中草药》)

2. 治关节炎　卫矛根90 g，牛膝15 g，白酒500 g。浸7 d，早晚各服1次，每次10～30 ml。

3. 治痈疮红肿　卫矛适量，煎汤外洗。(2、3方出自《新疆中草药手册》)

5398 新疆远志 xīn jiāng yuǎn zhì
(《新疆中草药》)

【异名】 远志(《新疆中草药》)。

【基原】 为远志科远志属植物新疆远志的带根全草。

【原植物】 新疆远志 *Polygala hybrida* DC.

多年生草本，高15～40 cm。叶互生，无柄；叶片膜质至薄纸质，椭圆形至狭披针形，长1.5～5 cm，宽3～5 mm。总状花序顶生；花密集，淡紫红色，长约5 mm；萼片5，宿存，外轮3片小，内轮2片花瓣状，花后略增大；花瓣3，中间龙骨瓣背面顶部有6条鸡冠状附属物，两侧花瓣长圆状倒披针形，2/3部分与花丝鞘贴生；雄蕊8，花丝几全部合生成鞘并在下部3/4贴生于龙骨瓣，上端分为2组，花丝鞘内具毛。蒴果长圆形，周围有狭翅。种子2颗，除假种皮外，密被绢毛。

生于海拔1 200～1 750 m的林下、山坡草地或河滩砂质土上。分布于新疆天山和阿尔泰山区。

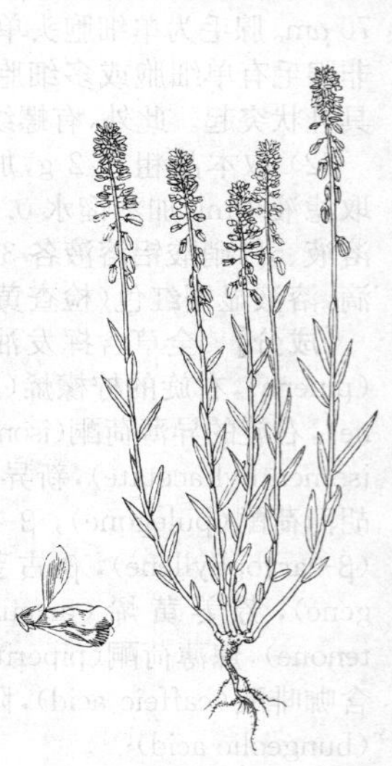

新疆远志

【采收加工】 5～8月采收，晒干。

【药材】 新疆远志 *Herba Polygalae Hybridae* 产于新疆。

性状　全草长20 cm，根圆柱形，长3～4 cm，直径1～2 cm，表面浅棕色或灰黄色。茎中空。叶椭圆状披针形，灰黄色，长1～4 cm，宽3～5 cm，枝顶有密生花序。气微，味淡。

鉴别　根横切面：木栓层为2～3列细胞。皮层薄壁细胞6～10列，不规则多角形；再向内1～2列薄壁细胞木栓化而形成新的木栓层。韧皮部稍宽。木质部导管单个散在或2～4个切向相连，呈数个同心环排列；木纤维成群；木射线宽1～2列细胞，壁微木化。

【药性】 苦、辛，温。

【功用主治】 祛痰，宁心，解毒消痈。主治咳喘痰多，心悸失眠，痈疽疮肿。

【用法用量】 内服：煎汤，5～10 g。外用：捣敷。

【选方】 1. 治咳嗽痰喘　新疆远志、桑白皮、贝母、唇香草各9 g。水煎服。

2. 治百日咳　新疆远志、杏仁各9 g，侧柏叶6 g，阿里红3 g。水煎，加糖服。

3. 治心悸失眠　远志、党参、柏子仁、兔唇花各9 g。水煎服。(1～3方出自《新疆中草药》)

5399 新疆羌活 xīn jiāng qiāng huó
(《新疆药品标准》)

【异名】 羌活(《新疆中草药手册》)。

【基原】 为伞形科当归属植物灰绿叶当归的根。

【原植物】 灰绿叶当归 *Angelica glauca* Edgew［*A. silvestris* auct. non L.］ 又名：林当归(《中国植物志》)。

多年生草本，高0.8～2 m。根圆锥状，肥大，稍有香气。茎圆柱形，径1～2.5 cm，中空，光滑无毛，具细沟纹。基生叶和茎下部叶具长柄和长卵状至囊状膨大的叶鞘；叶二至三回三出羽状分裂，末回裂片披针形至卵形，先端渐尖，基部楔形，长2.5～8 cm，宽1～4 cm，边缘有较粗大锯齿，表面暗绿色，背面灰白色，无毛；茎上部叶简化成仅具一阔兜状凸出的无叶片

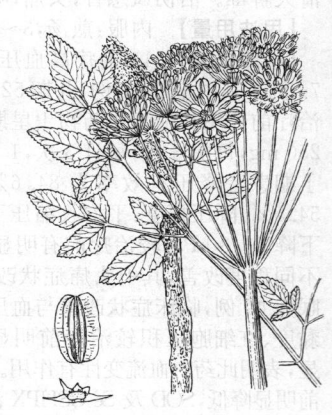

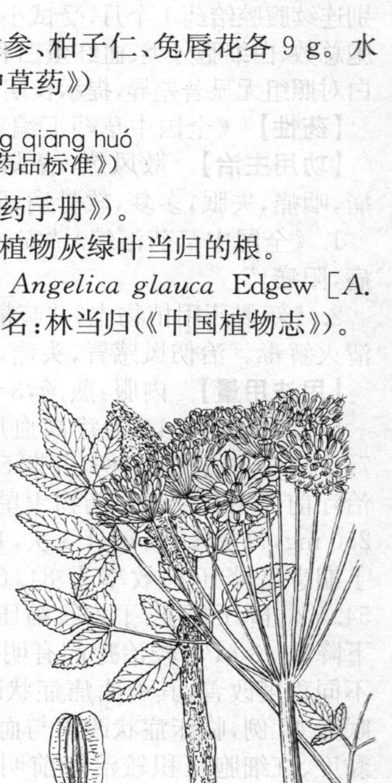

灰绿叶当归

叶鞘，抱茎。复伞形花序顶生或侧生，顶生者直径 10～20 cm；伞辐 15～30；总苞片 2 或无，线形；小伞形花序花多数；小总苞片多数，线形；萼齿不明显；花瓣白色，倒卵形。果实长圆形，背棱突出，圆钝，侧棱宽翅状，棱槽极狭，棱槽内有油管 1，合生面有油管 2～4，胚乳腹面内凹。花期 7 月，果期 8～9 月。

生于海拔 900～1 100 m 的河谷、林下、林缘、沼泽塘边和潮湿的杂草丛中。分布于新疆伊犁和昌吉地区。

【采收加工】 7～10 月采挖，晒干。

【成分】 挥发油主要成分为：蛇床酞内酯（cnidilide），川芎内酯（sedanenolide），辛醛（octanal），藁本内酯（ligustilide），正丁烯基酞内酯（butylidenephthalide）[1]。

【药性】 《新疆中草药》："辛、苦，温。"

【功用主治】 《新疆中草药》："祛风湿，发汗解表。主治感冒发烧，周身疼痛，风湿性关节痛，内滞发热，肢节肿痛，二便阻隔。"

【用法用量】 内服：煎汤，3～9 g；或入丸、散。

【宜忌】 阴虚内热者慎服。

【选方】 治风寒感冒，头痛无汗，关节酸痛　羌活 6 g，防风 9 g，白芷 9 g，荆芥 9 g。水煎服。（《新疆中草药手册》）

5400 新疆香堇 xīn jiāng xiāng jǐn（《全国中草药汇编》）

【异名】 紫花地丁（《新疆中草药》）。

【基原】 为堇菜科堇菜属植物香堇的带根全草。

【原植物】 新疆香堇 *Viola oxycentra* Juz.

多年生草本，高约 5 cm。叶均基生；叶片卵状披针形，基部下延略呈匙形，全缘。花蓝紫色，单一，顶生，具长梗；花梗长约 5 cm，一至数个由叶丛中抽出；花瓣 5，下面一片最大，基部延伸成距；距长，稍上曲。蒴果。

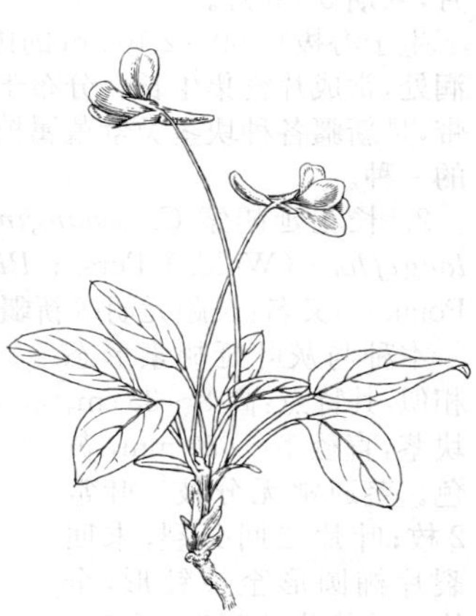

新疆香堇

生于山坡草地。分布于新疆等地。

【采收加工】 6～8 月采收，鲜用或晒干。

【药性】 《新疆中草药》："辛、苦，微寒。"

【功用主治】 《新疆中草药》："清热解毒。治感冒发烧，疔疮肿毒，淋巴肿大，腮腺炎。"

【用法用量】 内服：煎汤，9～15 g，鲜品 15～30 g。外用：鲜品捣敷。

【选方】 1. 治感冒发烧　紫花地丁、西河柳各 9 g。水煎服。

2. 治疔疮肿毒　紫花地丁、金银花各 15 g，板蓝根 9 g，甘草 3 g。水煎服。

3. 治淋巴结肿大，腮腺炎　紫花地丁、玄参、手参、生地各 9 g，莲心 6 g，甘草 3 g。水煎服。（1～3 方出自《新疆中草药》）

5401 新疆藁本 xīn jiāng gǎo běn（《新疆中草药手册》）

【异名】 藁本（《新疆中草药手册》）。

【基原】 为伞形科山芎属植物鞘山芎的根茎。

【原植物】 鞘山芎 *Conioselinum tataricum* Hoffm.［*C. vaginatum*（Spreng.）Thell.；*Ligusticum vaginatum* Spreng］　又名：欧亚山芎（《新疆植物检索表》）。

多年生草本，高 80～150 cm。根茎圆柱状，有多数须根，茎残基圆形。茎直立，圆柱形，中空，具纵条纹，上部分枝。基生叶具长柄，可达 15 cm，基部膨大成鞘状；茎中部叶叶柄长 6～9 cm，叶片轮廓三角状卵形，二至三回羽状分裂，长 16～25 cm，宽 15～23 cm；末回羽片长卵形至披针形，长 1.5～2 cm，宽 0.5～0.8 cm，边缘羽状深裂；茎上部叶渐简化。复伞形花序顶生或侧生，直径 5～10 cm；总苞片线形；伞辐 10～15；小总苞片 5～8，线形；萼齿不明显；花瓣卵形，白色，先端内弯；花柱基扁盘状，花柱反曲。果实长圆形，长 4～6 mm，侧棱翅状，主棱稍隆起，每棱槽内有油管 1～3，合生面油管 4～6。花期 7 月，果期 8 月。

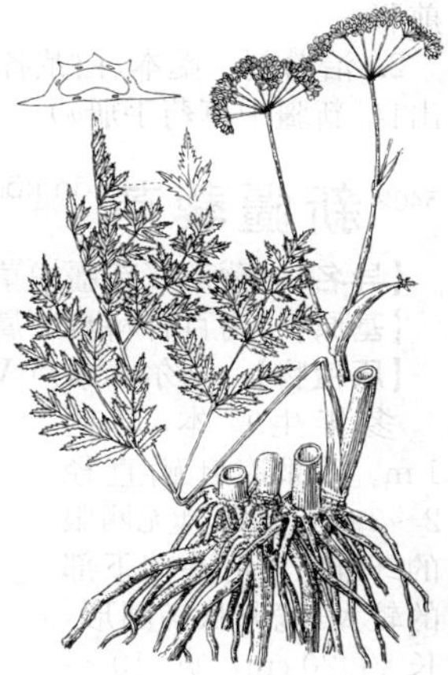

鞘山芎

生于山坡、草地、河谷灌木丛中。分布于新疆西部地区。

【采收加工】 7～9 月挖取根茎，切片，晒干。

【成分】 根茎含香豆素类：藁本内酯二聚体（diligustilide），香柑内酯（bergapten），异茴芹香豆素（isopimpinellin）。甾体类：孕烯醇酮（pregnenolone），4-豆甾烯-3，6-二酮（stigmast-4-en-3，6-dione），β-谷甾醇（β-sitosterol），胡萝卜苷（daucosterol）[1]。有机酸酯类成分：山芎酯（coniselin），(E)-3-甲氧基-4，5-亚甲二氧基桂皮醛〔(E)-3-methoxy-4，5-methylenedioxycinnamic aldehyde〕，(E)-3-甲氧基-4，5-亚甲二氧基-桂皮醛〔(E)-3-methoxy-4，5-methlenedioxy-cinnamaldehydel〕，(E)-3-甲氧基-4，5-亚甲二氧基桂皮醇〔(E)-3-methoxy-4，5-methylenedioxycinnamic alchol〕，(E)-3-甲氧基-4，5-亚甲二氧基桂皮酸〔(E)-3-methoxy-4，5-methylenedioxycinnamic acid〕，肉豆蔻酸（myristic acid），香草醛（vanillin）[2]，阿魏酸（ferulic acid）[2，3]。

根含有机酸类：肉豆蔻醚酸（myristicic acid），棕榈酸（palmitic acid），硬脂酸（stearic acid），芥酸（erucic acid），神经酸（nervonic acid），二十二碳二烯酸（docosadienoic acid），亚麻酸（linolenic acid）；还含挥发油成分：其中有 α、β-蒎烯（α、β-pinene），月桂烯（myrcene），2-甲基-5-异丙基双环［3.1.0］己-2-烯〔bicyclo［3.1.0］hex-2-ene，2-methyl-5-(1-methylethyl)〕，3-蒈烯（Δ^3-carene），β-水芹烯（β-phellandrene），肉豆蔻醚（myristicin），异肉豆蔻醚（isomyristicin）和 1，2-二甲氧基-4-(2-丙烯基)苯〔benzene-1，dimethoxy-4-(2-propenyl)〕，佛手柑内酯（bergpten）等[3]。

【药性】 《新疆中草药》："辛，温。"

【功用主治】 祛风除湿，散寒止痛。主治风寒感冒，头痛，风寒湿痹，寒湿腹痛，泄泻，疥癣，痤疮。

1.《新疆中草药》："散风寒，止痛，燥湿。治风寒感冒头痛，偏头痛，胃痉挛，风湿性关节痛。”

2.《新疆药用植物志》：“治寒湿腹痛，泄泻，疥癣。”

【用法用量】 内服：煎汤，3～9 g；或入散剂。外用：研末调搽。

【选方】 1. 治胃痉挛，腹痛　藁本 15 g，苍术 9 g。水煎服。

2. 治粉刺　藁本、白芷各等分作成面脂，涂擦。(1、2 方出自《新疆中草药手册》)

5402 新疆藜芦 xīn jiāng lí lú

【异名】 藜芦(《新疆中草药》)。

【基原】 为百合科藜芦属植物阿尔泰藜芦的根及根茎。

【原植物】 阿尔泰藜芦 *Veratrum lobelianum* Bernh.

多年生草本，高约 1 m。下部连叶鞘直径 2～3 cm，基部具无网眼的纤维束。叶在茎下部的较大，宽卵状椭圆形，长约 20 cm，宽 10～16 cm，先端钝或渐尖，背面密生微柔毛。圆锥花序长约 30 cm，具多数近等长的侧生总状花序，每一侧生花序常常又再次分枝，花序轴密被灰色柔毛；花密生，黄绿色；花被片狭椭圆形，长 11～12 mm；花梗短于小苞片，长 1～2 mm；雄蕊 6；子房无毛。蒴果长 2～2.5 cm。花、果期 8～9 月。

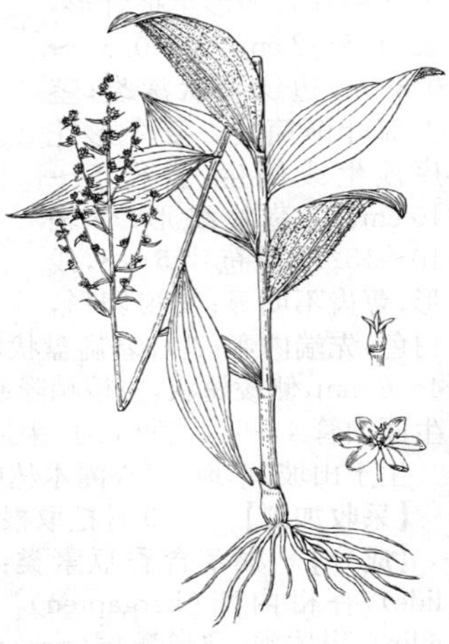

阿尔泰藜芦

生于海拔 1 500～2 000 m 的山地林下阴湿处，常成片聚生。分布于新疆阿尔泰山。

【采收加工】 10～11 月采收，切片晒干。

【药性】 《新疆中草药》：“辛，温，大毒。”

【功用主治】 止痛，杀虫，涌吐。主治风湿痹痛，跌打损伤，疥癣，恶疮，癫狂痰壅。

1.《新疆中草药》：“止血，镇痛，催吐，杀虫。”

2.《新疆药用植物志》：“治跌打损伤，风湿疼痛，疥癣，恶疮，杀诸虫毒。”

【用法用量】 内服：研末，0.3～0.6 g。外用：研末，水调敷；或煎汤熏洗。

【宜忌】 体弱气虚者及孕妇禁服。服之吐不止者，可服葱汤解。

《新疆中草药》：“如服药期间出现头昏、呕吐、血压降低等情况，应即停服。藜芦与诸参、细辛、芍药不能配伍。”

【选方】 1. 治跌打损伤，风湿疼痛　藜芦根 3 g，土当归 30 g。共为细末，每服 3 g，姜汤或白酒送服。

2. 治顽癣疥疮　藜芦、苦豆子根、白鲜皮、大黄各 15 g。煎水熏洗患处。(1、2 方出自《新疆中草药》)

3. 治破伤风　藜芦、大戟、甘遂各等分。共为细末，调蜂蜜为饼，贴伤口处(贴药后病人腹内作响为见效)。(《新疆中草药手册》)

5403 新疆延胡索 xīn jiāng yán hú suǒ (《新疆药用植物志》)

【异名】 西延胡索(《本草蒙筌》)，延胡索、元胡(《新疆中草药》)。

【基原】 为罂粟科紫堇属植物灰叶延胡索、长花延胡索及对叶延胡索的块茎。

【原植物】 1. 灰叶延胡索 *Corydalis glaucescens* Regel [*C. kolpakowskiana* Regel; *Pistolochia glaucescens* (Regel) Sojak]　又名：新疆元胡(《新疆药用植物志》)。

多年生草本，无毛，高 6～20 cm。块茎球形，直径 10～25 mm，深褐色。茎细弱，1～3 条，基部有 1 鳞片。叶 2～3 枚；具长柄；叶片二回分裂，一回羽状裂片 5，具短柄，二回裂片 3，3 全裂，有时掌状 4～5 裂，末回裂片倒卵形，全缘。总状花序长 2～4 cm，具花 6～14 朵；苞片披针形，全缘；花瓣紫红色，外轮上瓣长 20～25 mm，先端凹陷，无短尖，距圆筒形，直立或成弧形上弯；蜜腺体长约 1 mm；柱头具乳突 8。蒴果条形至长椭圆形，下垂，长约 15 mm。花期 4～5 月，果期 5～6 月。

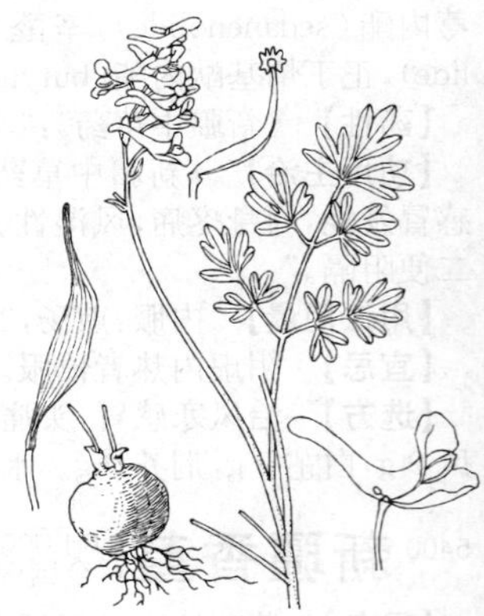

灰叶延胡索

生于海拔 1 100～2 100 m 的山地阴坡灌木丛中或林缘湿润处，常成片密集生长。分布于新疆西北部的巩留、伊宁一带，是新疆各种块茎类紫堇属植物中分布最广、蕴藏量最大的一种。

2. 长花延胡索 *C. schanginii* (Pall.) B. Fedtsch. [*C. longiflora* (Willd.) Pers.; *Pistolochia schanginii* (Pall.) Pojak]　又名：长距元胡(《新疆药用植物志》)。

本种与灰叶延胡索形态相似，其特点：高 8～35 cm。块茎，直径 10～30 mm，黄色。茎通常无分枝。叶常 2 枚；叶片二回分裂，末回裂片椭圆形至披针形，全缘。总状花序顶生，长 3～8 cm；苞片披针形；花瓣紫红色，外轮上瓣长 30～40 mm，先端不下凹，全缘，近具短尖，距圆锥形，细长，蜜腺体长约 5 mm。蒴果条形。

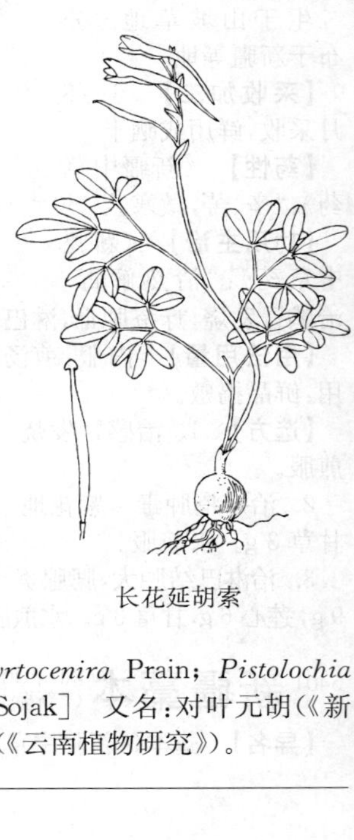

长花延胡索

生于海拔 800～900 m 的砾石低山阴坡凹处的灌木丛中，往往呈大片稀疏生长。分布于新疆西北部。

3. 对叶延胡索 *C. ledebouriana* Kar. et Kir. [*C. cyrtocenira* Prain; *Pistolochia ledebouriana* (Kar. et Kir.) Sojak]　又名：对叶元胡(《新疆药用植物志》)，薯根延胡索(《云南植物研究》)。

多年生草本，无毛，高5～12 cm，常数株丛生。块茎不规则扁球形，较大，直径30～40 mm，老时多少变空。不定根生于块茎基部。茎直立，粗壮，基部无鳞片。叶2枚，对生；无柄；叶片二回三出，中间裂片最大，椭圆形至倒卵形。总状花序顶生，长约10 cm，疏生数花；苞片椭圆形至卵形，全缘；花瓣紫红色，外轮上瓣长16～27 mm，距粗圆筒形，末端上弯，柱头具4乳突。蒴果椭圆形，直立或倾斜，长5～10 mm，存留花柱长达5～8 mm。种子2列。花期4～5月，果期5～6月。

生于海拔1 200～2 900 m的砾石山地阴坡林下湿润处。分布于新疆西北的霍城、塔城一带。

【采收加工】 夏初茎叶枯萎时采挖，水煮2～3 min，捞出，晒干。

【药材】 灰叶延胡索 *Rhizoma Corydalis Glaucescentis* 主产于新疆地区；长花延胡索 *Rhizoma Corydalis Schanginii* 主产于新疆伊犁、博乐等地；对叶延胡索 *Rhizoma Corydalis Ledebourianae* 主产于新疆天山。

性状 灰叶延胡索 块茎不规则圆球形或长球形，直径5～10 mm。表面黄棕色，略有皱缩的网状纹理；外皮未脱落者显褐色，皱缩；底部微凹状有根痕，上部有茎痕。质坚硬，断面黄绿色。气微，味苦。

长花延胡索 块茎不规则球形或长球形，直径5～10 mm。表面灰色，有不规则网状细皱纹，有的外皮未脱落而显褐色，干后皱缩；底部有根痕，上部有茎痕。质坚硬，断面黄白色。气微，味苦。

对叶延胡索 块茎不规则扁球形，底部多成4～6瓣状，直径10～30 mm或更大。表面灰色，有不规则网状细皱纹，外皮未脱落者显黄褐色或橙黄色，皱缩；底部平截，有根痕，上部有脐状茎痕。质坚硬，断面淡黄色。气微，味苦。

鉴别 (1) 块茎横切面：灰叶延胡索 皮层细胞10余列，淡黄色，扁平；外侧常有4～6列下皮厚壁细胞，类长方形或多角形，扁平，呈长连珠状，木化，具细密纹孔。韧皮部宽广，筛管群散在。木质部导管单个散在或2～6个成群。髓宽广。本品薄壁细胞充满淀粉粒。

长花延胡索 皮层细胞10余列，淡黄色，扁平；外侧常有4～8列下皮厚壁细胞，类长方形，呈连珠状，木化，具细密纹孔。韧皮部宽广，木质部导管单个散在或2～4个成群。髓宽广。本品薄壁细胞中充满淀粉粒。

对叶延胡索 皮层细胞10余列，淡黄色，扁平；外侧常有3～5列下皮厚壁细胞，类多角形，木化，呈长连珠状增厚，纹孔稀疏。韧皮部宽广。木质部导管成辐射状排列，导管3～4个成群。髓较大，薄壁细胞充满淀粉粒。

粉末特征：灰叶延胡索 淀粉粒单粒类球形或长球形，直径4～12 μm，脐点点状、星状、短缝状或人字形，位于中央或偏向一端；复粒由2～3分粒组成。下皮厚壁细胞成片或单个散在，黄棕色，不规则长方形或多角形，直径44～111 μm，壁厚2～4 μm，呈长连珠状，木化，纹孔细点状，较密集。石细胞(块茎凹陷部位)多单个散在，黄绿色，类长方形，直径13～28 μm，长44～70 μm，壁厚5～16 μm，孔沟较长，纹孔稀疏，胞腔狭小。导管主为螺纹和网纹导管，直径12～28 μm。

长花延胡索 淀粉粒单粒类球形或类三角形，直径为6～24 μm，脐点点状、星状、短缝状或人字形，位于中央或偏向一端；复粒由2～3分粒组成，3分粒者有的分粒大小相差悬殊。下皮厚壁细胞成片或单个散在，淡黄色，长方形，直径49～93 μm，壁平直，厚2～3 μm，呈连珠状，木化，纹孔细点状，密集。石细胞(茎痕处)黄绿色，长条形，直径7～15 μm，长24～66 μm，壁厚2～9 μm，孔沟较短，胞腔狭小。导管主为螺纹和网纹导管，直径11～29 μm。

对叶延胡索 淀粉粒主为复粒。单粒类球形，直径为4～16 μm，脐点星状、点状、短缝状或人字形，位于中央或偏向一端；复粒由2～4分粒组成。下皮厚壁细胞淡黄色长方形或类多角形，直径15～70 μm，厚3～4 μm，木化，长连珠状增厚，纹孔细点状，稀疏。石细胞(块茎凹陷处)黄棕色，类三角形或类长方形，直径18～31 μm，长18～57 μm，壁不均匀增厚，一面壁较薄，无孔沟或极短，其余壁厚2～9 μm，孔沟明显，胞腔大，纹孔散在或聚合于壁较薄处。导管主为螺纹和网纹导管，直径8～29 μm。

(2) 薄层色谱：取本品约1.0 g，甲醇回流提取2 h，回收甲醇，再用甲醇定容成1 ml作点样液，以延胡索乙素甲醇溶液(1 mg/ml)及普鲁托品甲醇溶液(1 mg/ml)为对照液，在同一硅胶G-CMC薄层板上，点样品液及对照液各3 μl以正己烷-氯仿-甲醇-二乙胺(5∶3∶0.5∶1)为展开剂，展开15 cm，取出，晾干，喷以改良碘化铋钾试液，样品色谱在与普鲁托品对照品相应的位置，应显相同橘红色斑点，而乙素对照品相应的位置，无相同颜色斑点。

另取一硅胶G-CMC薄层板，点样品液3 μl及去氢紫堇碱甲醇溶液(1 mg/ml)3 μl对照，以氯仿-甲醇(5∶1)(氨饱和下)展开10 cm，取出，晾干，喷改良碘化铋钾试液，样品液色谱在与对照品色谱相应的位置，应显相同颜色的斑点。

【成分】 含生物碱类：长花延胡索块茎含紫堇碱(corydaline)，原阿片碱(protopine)，海罂粟碱(glaucine)，掌叶防己碱(palmatine)[1]。对叶延胡索块茎含空褐鳞碱(bulbocapnine)，右旋异紫堇定碱(isocorydine)，原阿片碱(protopine)，别隐品碱(allocryptopine)，隐品碱(cryptopine)，紫堇碱(corydaline)，四氢掌叶防己碱(tetrahydropalmatine)，二氢白屈菜红碱(dihydrochelerythrine)，(±)四氢巴马亭(tetrahydropalmatine)，(—)-和(±)四氢黄连碱(tetrahydrocoptisine)，(—)四氢非洲防已胺(tetrahydreolumbamine)，黄连碱(coptisine)，普鲁托品(protopine)(+)-海罂粟碱(glaucine)，二氢血根碱(dihydrosanguinarine)，氧化血根碱(oxosanguinarine)，血根碱(sanguinarine)，白屈菜红碱(chelerythrine)，小檗碱(berberine)，掌叶防己碱(palmatine)等生物碱[2,3]。另有报道对叶延胡索还含对叶元胡碱(ledeborine)，对叶元胡定碱(ledeboridine)，消旋小黄紫堇碱(raddeanine)，对叶元胡考林碱(ledecorine)，对叶延胡索碱[4]，对叶元胡任碱(lederine)[5]，左旋卡文定碱(cavidine)及右旋四氢刻叶紫堇明碱(tetrahydrocorysamine)[6]。

【药性】 《新疆中草药》："辛、微苦，温。"

【功用主治】 活血散瘀，行气止痛。主治气滞血瘀所致胸胁、脘腹疼痛，经闭，痛经，产后瘀阻，跌扑肿痛。

【用法用量】 内服：煎汤，3～10 g；研末，1.5 g。

【选方】 治胸胁痛，胃痛 延胡索、五灵脂、菖蒲各9 g，生姜1.5 g。水煎服。(《新疆中草药》)

5404 新疆一枝黄花 xīng jiāng yī zhī huáng huā (《新疆中草药》)

【异名】 一枝黄花(《内蒙古中草药》)，一支蒿(《吉林中草药》)。

【基原】 为菊科一枝黄花属植物毛果一枝黄花的全草或根。

【原植物】 毛果一枝黄花 *Solidago virgaurea* L.

多年生草本，高 15～100 cm。根茎平卧或斜升。茎直立，不分枝或上部有花序分枝。叶互生；下部茎叶卵形、近圆形或长椭圆形，有长 2～4 cm 的有翅叶柄，叶片长 1～5.5 cm，宽 0.5～2.5 cm，边缘有粗或浅锯齿；中部茎叶椭圆形、长椭圆形或披针形，长 5～17 cm，宽 2～3 m；自中部向上茎叶渐变小；叶两面无毛或沿中脉有稀疏短柔毛，下沿渐狭，沿叶柄下延成翅。头状花序排列成总状或总状圆锥状花序，长 10～12 mm；总苞片 4～6 层，边缘膜质；外围有一层舌状花，舌片黄色，中央有多数两性花，花冠筒状，黄色。瘦果，长 3～4 mm，有纵棱；冠毛白色。花、果期 6～9 月。

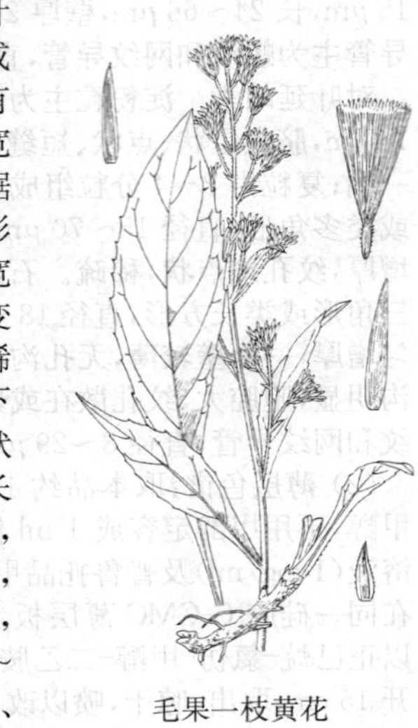

毛果一枝黄花

生于 1 200～2 620 m 的林下、林缘、灌木丛、草甸或林中空地。分布于新疆。

【采收加工】 6～9 月采收，鲜用或切段晒干。

【成分】 全草或地上部分含酚苷类成分：一枝黄花酚苷(leiocaposide)[1]，毛果一枝黄花皂苷(virgaureasaponin)Ⅰ、Ⅱ、Ⅲ[2]，毛果一枝黄花酚苷(virgaureoside)A[3]，还含类黄酮类：山柰酚(kaempferol)，槲皮素(quercetin)，异鼠李素(isorhamnetin)，山柰酚-3-O-β-D-葡萄糖鼠李糖苷(kaempferol-3-O-β-D-glucorhamnoside)，异鼠李素-3-O-β-D-葡萄糖鼠李糖苷(isorhamnetin-3-O-β-D-glucorhamnoside)，鼠李素-3-O-β-D-葡萄糖鼠李糖苷(rhamnetin-3-O-β-D-glucorhamnoside)，槲皮素-3-O-β-D-芸香糖苷(quercetin-3-O-β-D-rutinoside)[4]，山柰酚-3-O-芸香糖苷(kaempferol-3-O-rutinoside)，槲皮素-D-葡萄糖苷(quercetin-D-glucoside)，山柰酚-D-葡萄糖苷(kaempferol-D-glucoside)[5]。另含挥发油类，主要有 α-蒎烯(α-pinene)，β-月桂烯(β-myrcene)，柠檬烯(limonene)，β，δ-榄香烯(β，δ-elemene)，β-荜澄茄油宁烯(β-cubenene)，β-丁香烯(β-caryophyllene)，反式-β-金合欢烯(*trans*-β-farnesene)，大牻牛儿烯(germacrene)D、B，δ-荜澄茄烯(δ-cadinene)，丁香烯氧化物(caryophyllene oxide)，匙叶桉油烯醇(spathulenol)，α-荜澄茄醇(α-cadinol)，苯甲酸苄酯(benzyl benzoate)[6]。此外还含多糖(polysaccharides)[7]及金属元素钾、钠、钙、镁[8]。

花及开花的顶部含类黄酮及其苷，槲皮素，山柰酚，异鼠李素及它们的 3-O-葡萄糖苷，苯酚二葡萄糖苷(phenolic digluco-side)，一枝黄花酚苷，可能含有五桠果素-3-O-糖苷(dillenetin-3-O-glycoside)[9]，还含三萜类：齐墩果酸(oleanolic acid)，2，23-二羟基齐墩果酸(bayogenin)等[10]。

【药理】 1. 抗炎作用 新疆一枝黄花水提物或醇提物对角叉菜胶引起的大鼠足跖肿胀和佐剂诱导的大鼠关节炎有明显的抑制作用，并有剂量依赖效应[1]。

2. 利尿作用 新疆一枝黄花黄酮类提取物表现出利尿活性。夜间尿量增加。泌钾减少，而尿钠含量升高，并且尿钙含量也增加[2]。

【药性】 《内蒙古中草药》："味苦、微辛，性凉。"

【功用主治】 疏风清热，解毒消肿。主治风热感冒，咽喉肿痛，肾炎，膀胱炎，痈肿疔毒，跌打损伤。

1.《吉林中草药》："清热解毒，利水。治肾炎，膀胱炎，感冒，无名肿毒，疖疮，刀伤出血。"

2.《内蒙古中草药》："疏风，清热解毒，消肿止痛。主治风热感冒，扁桃体炎，毒蛇咬伤，手指疔疮，跌打损伤。"

【用法用量】 内服：煎汤，10～30 g。外用：鲜品捣敷；或煎浓汁浸洗。

【选方】 1. 治风热感冒 一枝黄花 30 g，生姜 3 片。水煎服。(《内蒙古中草药》)

2. 治咽炎，扁桃体炎 一枝黄花鲜根 60 g(或干根30 g)，捣烂，加开水绞汁(或加蜂蜜)，一半内服，一半含漱。或鲜全草 30 g，水煎服。(《新疆中草药手册》)

3. 治肾炎，膀胱炎 一支蒿 9 g。水煎，日服 2 次。(《吉林中草药》)

4. 治手指疔疮 一枝黄花鲜全草适量。捣烂如泥，加烧酒调稀，浸泡患指，每次 2 h。(《新疆中草药手册》)

5. 治跌打损伤 一枝黄花根 15 g。水煎，加黄酒 30 g 内服。(《新疆中草药》)

6. 治毒蛇咬伤 ①一枝黄花鲜根 60 g(或干根 30 g)。捣烂，加冷开水绞汁，或水煎，加蜜 30 g 调服。②(一枝黄花)鲜全草适量。捣烂外敷。

7. 治小儿百日咳 一枝黄花全草 9～15 g。水煎服。(6、7 方出自《新疆中草药手册》)

5405 粳米 jīng mǐ (《别录》)

【异名】 白米(《千金方》)，粳粟米、稻米、大米(《滇南本草》)，硬米(《本草求原》)。

【基原】 为禾本科稻属植物稻(粳稻)去壳的种仁。

【原植物】 稻 *Oryza sativa* L. 又名：稌(《诗经》)，嘉蔬(《礼记》)，秔(《说文》)。

一年生栽培植物。秆直立，丛生，高约 1 m。叶鞘无毛，下部者长于节间；叶舌膜质而较硬，披针形，基部两侧下延与叶鞘边缘相结合，长 5～25 mm，幼时具明显的叶耳；叶片扁平，披针形至条状披针形，长 30～60 cm，宽 6～15 mm。圆锥花序疏松，成熟时向下弯曲，分枝具角棱，常粗糙；小穗长圆形，两侧压扁，长 6～8 mm，含 3 小花，下方两小花退化仅存极小的外稃而位于 1 两性小花之下；颖极退化，在小穗柄之顶端呈半月形的痕迹；退化外稃长 3～4 mm，两性小花外稃有 5 脉，常具细毛，有芒或无芒，内稃 3 脉，亦被细毛；鳞被 2，卵圆形；雄蕊 6；花柱 2 枚，柱头帚刷状。颖果平滑。花、果期 6～10 月。

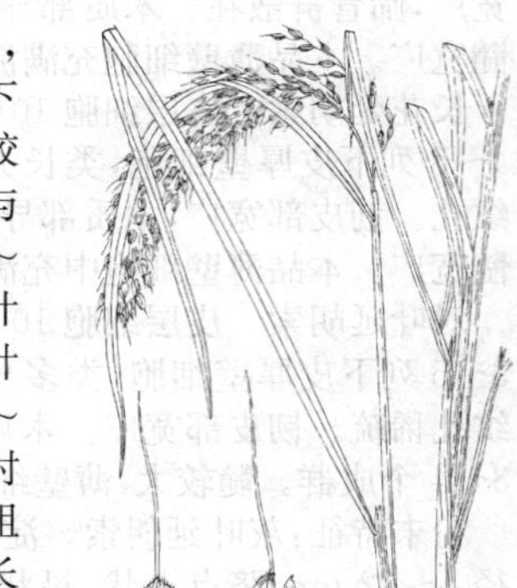

稻

我国南北各地均有水稻的栽培区。

本植物的茎叶(稻草)、颖果经发芽而成(谷芽)、颖果经加工而脱下的果皮(米皮糠)、果实上的细芒刺(稻谷芒)、储存年久的粳米(陈仓米)及稻的另一品种(籼稻)的种仁(籼米)亦供药用,另设专条。

【采收加工】 秋季颖果成熟时,采收,脱下果实,晒干,除去稻壳即可。

【药材】 粳米 *Semen Oryzae Sativae* 主产于长江以南各地。

性状 呈扁椭圆形,长 3～4 mm,宽 2～3 mm。一端圆钝;另端有胚脱落而稍歪斜。表面浅白色,半透明,光滑。质坚硬,断面粉性。气微,味甘。

鉴别 粉末特征:类白色。单粒淀粉圆球形,4～12 边形,直径 2～4 μm,脐点、层纹均不明显;复粒淀粉由 2～8(～30)个分粒组成。

取粉末 2 g,加水 4 ml,置研钵中研磨,静置片刻后吸取上清液,滤过。取水提液,点于滤纸上,喷洒茚三酮试剂,在 100 ℃左右烘箱中放置 1～2 min,斑点呈紫色(检查氨基酸)。取水提液,点于滤纸上,喷洒苯胺-邻苯二甲酸试剂,105 ℃烘 5 min,呈现棕色斑点(检查糖类)。取水提液,加 1 滴碘-碘化钾溶液,显紫蓝色(检查淀粉)。

【成分】 含 75%以上的淀粉,8%左右蛋白质,0.5%～1%脂肪,另含少量 B 族维生素 B_1、B_2、B_6 等。脂肪部分主要为甾体类:胆甾醇(cholesterol),菜油甾醇(campesterol),豆甾醇(stigmasterol),谷甾醇(sitosterol)和酸性成分及脂类:一、二、三酰甘油(monoglyceride, diglyceride, triglyceride),磷脂(phospholipids),还含有二十四酰基鞘氨醇葡萄糖(N-lignoceryl sphingosyl glucose),自由脂肪酸。尚含乙酸,延胡索酸(fumaric acid),琥珀酸(succinic acid),羟基代乙酸(glycolic acid),枸橼酸(citric acid),苹果酸(malic acid),葡萄糖,果糖,麦芽糖等单糖和双糖[1]。

【炮制】 取原药材,除去杂质,筛去灰屑,簸去皮壳。

饮片性状 参见"药材"项。

贮干燥容器内,置阴凉干燥处,防虫蛀。

【药性】 甘,平。归脾、胃、肺经。

1.《别录》:"味甘、苦,平,无毒。"

2.《千金方》:"味辛、苦,平。生者冷,燔者热。"

3.《七卷食经》:"味甘,微寒。"

4.《医学入门》:"入手太阴、少阴经。"

5.《纲目》:"北粳凉,南粳温,赤粳热,白粳凉,晚白粳寒,新粳热,陈粳凉,色白者入肺。"

6.《冯氏锦囊》:"味甘、淡。"

7.《药性通考》:"味甘,凉。"

8.《本草求真》:"专入脾、胃,兼入心。"

【功用主治】 补气健脾,除烦渴,止泻痢。主治脾胃气虚,食少纳呆,倦怠乏力,心烦口渴,泻下痢疾。

1.《别录》:"主益气,止烦,止泄。"

2.《千金方》:"主心烦,断下痢,平胃气,长肌肉。"

3.《食疗本草》:"温中益气,补下元。"

4.《日华子》:"补中,壮筋骨,补肠胃。"

5.《本草衍义》:"平和五脏,补益胃气。"

6.《滇南本草》:"治一切诸虚百损,强筋壮骨,生津,明目,长智。"

7.《医学入门》:"止烦渴泄痢,强心志,益肾精,益肺气。"

8.《纲目》:"好颜色,解热,赤者益脾而白者益胃。"

9.《药性切用》:"补脾益肺,长气养血,添精助神。"

【用法用量】 内服:煎汤,9～30 g;或水研取汁。

【宜忌】《食疗本草》:"新熟者动气,常食干饭,令人热中,唇口干;不可和苍耳之,令人卒心痛;不可与马肉同食之,发痼疾。"

【选方】 1. 治脾虚泄泻,不寐 粳米二合,茯苓末一两。(粳米)煮好,再下苓末一两,再煮烂食。(《寿世青编》茯苓粥)

2. 治霍乱狂闷、烦渴、吐泻无度,气欲绝者 淡竹沥一合,粳米一合(炒,以水二盏同研,去滓取汁)。上二味,和匀顿服之。(《圣济总录》竹沥饮)

3. 治上气咳嗽,胸膈伤痛,气喘 粳米二合,桃仁一两(汤浸去皮尖、双仁,研)。以上桃仁和米煮粥,空腹食之。(《圣惠方》粳米桃仁粥)

4. 治妊娠忽然下黄汁如胶,或如豆汁,胎动腹痛 粳米五升,黄芪六两。以水七升,煎取二升,分为四服。(《医学纲目》)

5. 下乳汁 粳米、糯米各半合,莴苣子一合(淘净),生甘草半两。上研细,用水二升,煎取一升,去滓,分三服。(《济阴纲目》)

6. 治食水芹中毒 用饧粳米、杏仁、乳饼煮粥,食一二碗,日三服。(《卫生易简方》)

【临床报道】 口唇疱疹 在每日三餐做米饭时,在粳米煮沸产生大量泡沫时,用竹筷一根打捞起沸着的泡沫马上涂布在唇疹表面及其根部,持续时间 1～2 min,或者涂至局部痛痒感觉消失为止,2～3 d 为 1 个疗程。治疗口唇疱疹 56 例,结果全部治愈,有效率 100%[1]。

【各家论述】 1.《韩氏医通》:"粳米造饭,用荷叶煮饧者宽中,芥菜叶者豁痰,紫苏叶者行气解肌,薄荷叶者清热,淡竹叶者避暑。造粥则白粥之外,入茯苓酪者清上实下,薯蓣粉者理胃,花椒汁者避岚瘴,姜、葱、豉汁者发汗,与夫古方猪肾、羊肾之类无非药力也。"

2.《本草蒙筌》:"粳米,伤寒方中亦多加入,各有取义,未尝一拘。少阴证,桃花汤每加,取甘以补正气也;竹叶石膏汤频用,取甘以益不足焉;白虎汤入手太阴,亦同甘草用者,取甘以缓之,使不速于下尔。"

3.《食鉴本草》:"粳米,即今之白晚米,惟味香甘,与早熟米及各土所产赤白大小异族四五种,犹同一类也,皆能补脾,益五脏,壮气力,止泄痢,惟粳米之功为第一耳。"

4.《纲目》:"粳稻六七月收者为早粳(止可充食);八九月收者为迟粳,十月收者为晚粳。北方气寒,粳性多凉,八九月收者即可入药。南方气热,粳性多温,惟十月晚稻气凉乃可入药。迟粳、晚粳得金气多,故色白者入肺而解热也。早粳得土气多,故赤者益脾而白者益胃。若滇、岭之粳则性热,惟彼土宜之耳。"

5.《本草经疏》:"(粳米)禀土德之正,其味甘而淡,其性平而无毒,虽专主脾胃,而五脏生气,血脉精髓,因之以充溢,周身筋骨肌肉皮肤,因之而强健。《本经》益气止烦止泄,特其余事耳。"

5406 粳米泔 jīng mǐ gān (《本草从新》)

【异名】 浙二泔、米沈(《纲目》)。

【基原】 为淘洗粳米时第二次滤出之米泔水。

【药性】《纲目》:"甘,寒,无毒。"

【功用主治】《纲目》:"清热,止烦渴,利小便,凉血。"

【用量用法】 内服:温饮或冷饮。

【选方】 1. 治吐血鼻衄　陈红米泔水一盅，温服。（《普济方》）

2. 治眼风热，赤甚　以淅二泔，睡时冷调洗肝散或菊花散服。

3. 治酒齄鼻　淅二泔，食后用冷饮。外用硫黄入大菜头内碾涂之（2、3方出自《证治要诀》）

5407 粳谷奴 jīng gǔ nú （《纲目》）

【异名】 粳稻谷奴（刘波《中国药用真菌》）。

【基原】 为麦角菌科绿核菌属真菌稻绿核菌的菌核及分生孢子。

【原植物】 稻绿核菌 *Ustilaginoidea virens*（Cooke）Tak.　又名：稻绿核（《中国的真菌》），稻曲病菌（《真菌名词及名称》），稻曲菌（刘波《中国药用真菌》）。

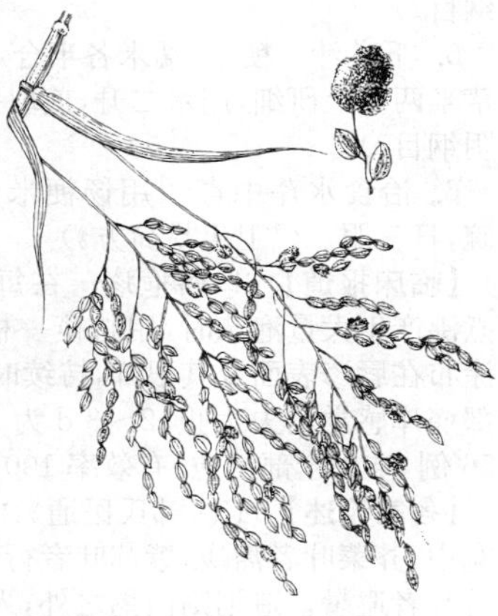
稻绿核菌

菌核球形，直径约5 mm。表面绿色，内部橙黄色，中央近白色。分生孢子球形，有小刺，绿色，直径4～6 μm。被害水稻的稻穗，每穗病粒少者1～2粒，多者10余粒，病粒内外颖先开裂，露出淡黄绿色的块状物，逐渐膨大，以后表面包被破裂，逐渐变为绿色，最后表面出现墨绿色粉末，且现龟裂纹。

寄生于稻（*Oryza sativa* L.）的小穗上，有时也寄生于稻属其他植物上。

分布于西南及辽宁、吉林、江苏、浙江、安徽、福建、江西、湖南、广东、广西、陕西、甘肃、台湾等地。

【采收加工】 秋季将菌核摘下后，晒干备用。

【药材】 粳谷奴 *Sclerotium Ustilaginoideae*　主产于江苏、广西等地。

性状　本品为稻谷穗上受稻绿核菌感染形成的病粒（菌核），每穗1～2粒，多至10余粒。单个病粒呈球形，直径6～9 mm，表面墨绿色，内部橙黄色，中央近白色。气微，味淡。

鉴别　分生孢子球形，有小刺，绿色，直径4～6 μm。

【成分】 含黑粉菌毒素（ustiloxin）[1]。

【药性】 刘波《中国药用真菌》："微咸，性平。"

【功用主治】 清热解毒，利咽。主治喉痹，咽喉肿痛。

1.《千金方》："治走马喉痹。"

2.《中国药用孢子植物》："消炎，杀菌。治白喉，扁桃体炎。"

【用法用量】 内服：煎汤，5～10 g；研末，3～4.5 g。

【选方】 1. 治走马喉痹　（粳谷奴）烧研，酒服方寸匕。（《千金方》）

2. 治白喉　稻曲菌炒焦研末，每次3～5 g，白酒（1小盅）送服，每日2～3次。

3. 治扁桃体炎　稻曲菌9 g，蛇莓15 g。煎服。（2、3方出自《中国药用孢子植物》）

5408 慈乌 cí wū （《纲目》）

【异名】 乌（《诗经》），孝乌（《说文》），慈鸦（《嘉祐本草》），哺公（《尔雅翼》），小山老鸹、嗙老鸦、麦鸦（《中国经济动物志》）。

【基原】 为鸦科鸦属动物寒鸦的全体或肉。

【原动物】 寒鸦 *Corvus monedula*（Linnaeus）

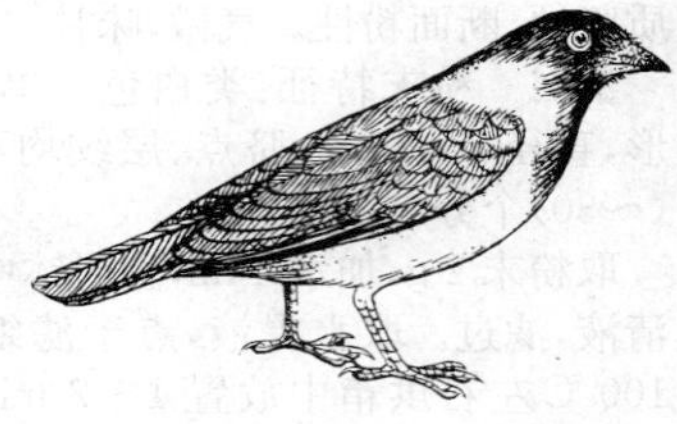
寒鸦

体长约30 cm。嘴粗壮，黑色。后颈、颈侧、上背及胸、腹部均苍白色，其余各部均黑色；头顶后头以及翅上的内侧覆羽和飞羽均带紫色亮辉，余羽均闪着绿蓝色反光。头侧和身羽杂有白色细纹。胸羽呈锥针型。另一种黑色型，通体除头侧有白纹外，均为黑色。虹膜黑褐色；跗跖、趾、脚及爪均黑色。

栖息于山区及平原的田野间，好群栖。主食农作物的种子，亦吃昆虫。分布几遍全国，但南方较少。

本动物的胆（慈乌胆）亦供药用，另设专条。

【采收加工】 四季均可捕捉，捕杀后，除去羽毛及内脏，鲜用。

【成分】 肉含蛋白质，肽类，氨基酸，脂类[1]。

【药性】《嘉祐本草》："味酸咸，平，无毒。"

【功用主治】 滋阴潜阳。主治虚劳咳嗽，骨蒸烦热，体弱消瘦。

1.《嘉祐本草》："补劳，治瘦，助气，止咳嗽，骨蒸羸弱者，和五味淹炙食之，良。"

2.《中国动物药》："滋阴补虚。治虚劳咳嗽，骨蒸烦热，体弱消瘦。"

【用法用量】 内服：煮食，适量。

5409 慈姑 cí gū （《纲目》）

【异名】 藉姑（《别录》），槎牙、茨菰（《新修本草》），白地栗（《本草图经》）。

【基原】 为泽泻科慈姑属植物慈姑或野慈姑的球茎。

【原植物】 1. 慈姑 *Sagittaria trifolia* L. var. *sinensis*（Sims）Makino［*S. sagittifolia* L. f. *sinensis*（Sims）Makino；*S. sinensis* Sims；*S. trifolia* L. var. *edulis*（Sieb. ex Miq.）Ohui］　又名：水萍（《别录》），燕尾草（《日华子》），河凫茨、剪刀草（《本草图经》），水慈菰、剪搭草（《救荒本草》），华夏慈姑（《中国植物志》）。

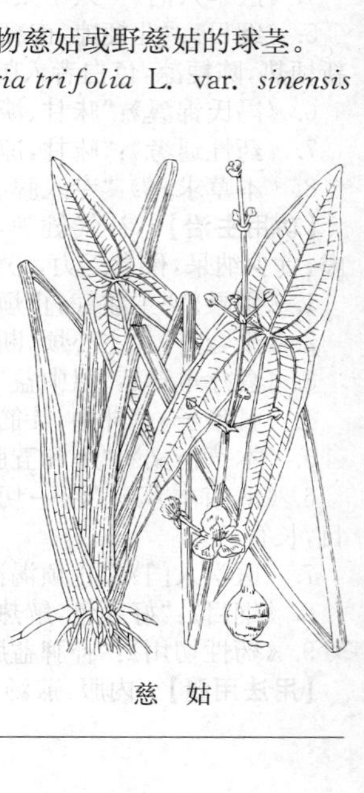
慈　姑

多年生直立水生草本。有纤匐枝，枝端膨大成球茎。叶具长柄，长20～40 cm；叶形变化极大，通常为戟形，宽大，连基部裂片长 5～40 cm，宽 0.4～13 cm，先端圆钝，基部裂片短，与叶片等长或较长，多少向两侧开展。花葶同圆锥花序长 20～60 cm；花 3～5 朵为 1 轮，单性，下部 3～4 轮为雌花，具短梗，上部多轮为雄花，具细长花梗；苞片披针形；外轮花被片 3，萼片状，卵形，先端钝；内轮花被片 3，花瓣状，白色，基部常有紫斑；雄蕊多枚；心皮多数，密集成球形。瘦果斜倒卵形，直径 4～5 mm，背腹两面有翅；种子褐色，具小凸起。花期 8～10 月。

生于沼泽、水塘，常栽培于水田。分布于南方各地。

2. 野慈姑 *S. trifolia* L. [*S. Sagittifolia* L. var. *angustifolia* Sieb.；*S. trifolia* L. var. *angustifolia* (Sieb.) Kitagawa]

多年生水生或沼生草本。根茎横生，末端膨大或否。叶柄基部渐宽，鞘状，边缘膜质；挺水叶箭形，叶片长短、宽窄变异很大，通常顶裂片短于侧裂片，比值为 1∶1.2～1∶1.5，有时侧裂片更长，顶裂片与侧裂片之间缢缩，或否。花葶直立，挺水，高(15～)20～70 cm。花序总状或圆锥状，长 5～20 cm，分枝1～2 枚，具花多轮，每轮 2～3 花，苞片 3 枚；花单性；花被片反折，外轮花被片椭圆形或广卵形，内轮花被片白色或淡黄色；雌花 1～3 轮，心皮多数，两侧压扁；雄花多轮，雄蕊多数，花丝长短不一。瘦果倒卵形，具翅，背翅多少不整齐。种子褐色。花、果期 5～10 月。

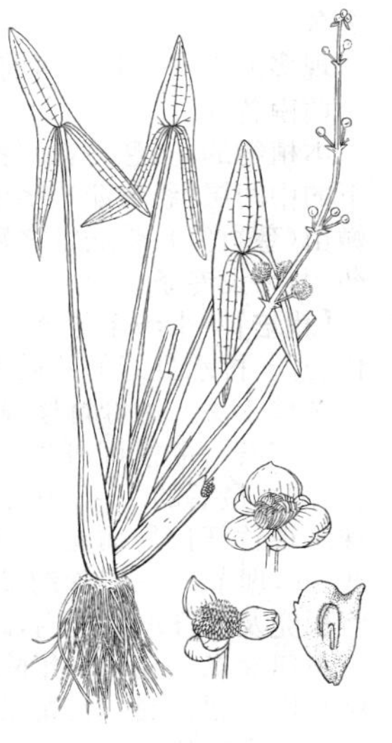

野慈姑

生于湖泊、池塘、沼泽、水田等水域。分布于华北、东北、华东、西北、华南及四川、贵州、云南等地。

本植物的地上部分(慈姑叶)、花(慈姑花)亦供药用，另设专条。

【栽培】 生物学特性　喜温暖而日照多的气候，抗风，耐寒力极弱，因属于水生作物，在生长期间，水不可缺乏。喜有机质丰富的黏质壤土，栽培在稍黏质的肥沃地。忌连作。

繁殖方法　球茎繁殖。收获时宜选个头中等而充实的球茎作种，经过砂土贮藏至翌春栽植期。寒地秋季早冷地区，宜 4 月下旬至 5 月上旬栽植；暖地秋季温暖地区，栽植期可延迟至初夏 5 月下旬至 6 月下旬。密植的行株距 60 cm×21 cm，除单植外，也可与水稻间作。

田间管理　栽植后至苗高 15～21 cm 时，进行中耕除草，直至 8 月下旬，再中耕除草 2～3 次。在生长期间，宜常维持有浅水，不可干涸。至霜后叶枯，才可排出田水。

【采收加工】 秋季初霜后，茎叶黄枯，球茎充分成熟，自此至翌春发芽前，可随时采收。采收后，鲜用或晒干用。

【药材】 慈姑 *Rhizoma sagittariae*　全国大部分地区有产。

性状　鲜品呈长卵圆形或椭圆形，长 2.2～4.5 cm，直径 1.8～3.2 cm。表面黄白或黄棕色，有的微呈青紫色，具纵皱纹和横环状节，节上残留红棕色的鳞叶，鳞叶脱落后，显淡绿黄色。顶端具芽，长 5～7 cm，或芽脱落的圆形痕；基部钝圆或平截，切断面类白色，水分较多，富含淀粉。干品多纵切或横切成块状，切面灰白色。粉性强。气微，味微苦甜。

【成分】 慈姑球茎含蛋白质，脂肪，碳水化合物，及钙，磷，铁[1]。

【药理】 1. 对多种蛋白酶的影响　从慈姑中提取的多功能蛋白酶抑制剂Ⅰ、Ⅱ对胰蛋白酶、胰凝乳蛋白酶及缓激肽释放酶均有较明显的抑制作用。其中Ⅰ能等当量抑制胰蛋白酶和胰凝乳蛋白酶，对激肽释放酶的抑制作用较弱。Ⅱ能等当量抑制 2 mol/L 的胰蛋白酶，对激肽释放酶的抑制活力高于Ⅰ，但对胰凝乳蛋白酶的抑制作用小于Ⅰ[1]。

2. 抑制受精　体外实验证明，慈姑蛋白酶抑制剂在剂量 330 μg/ml 以上时，能抑制精子顶部顶体蛋白酶的活性，使顶体蛋白酶丧失水解卵细胞透明带的能力，从而使精子不能穿过透明带与卵细胞结合，影响精子的受精[2]。实验还进一步证明，慈姑蛋白酶抑制剂对人、兔、大鼠、仓鼠及小鼠精子顶体蛋白酶均有明显的抑制作用，并随剂量增加而抑制效应增强[3]。

【药性】 甘、微苦、微辛，微寒。归肝、肺、脾、膀胱经。

1.《日华子》："冷，有毒。"

2.《本草图经》："煮熟味甚甜。"

3.《宝庆本草折衷》："味甘，无毒。"

4.《滇南本草》："味甘、微苦，性温。"

5.《品汇精要》："甘、微苦，寒。气薄味厚，阴中之阳。"

6.《纲目》："苦、甘，微寒。"

7.《本草再新》："入心、肝、肺三经。"

8.《本草撮要》："入足太阴、厥阴经。"

【功用主治】 活血凉血，止咳通淋，散结解毒。主治产后血闷，胎衣不下，带下，崩漏，衄血，呕血，咳嗽痰血，淋浊，疮肿，目赤肿痛，角膜白斑，瘰疬，睾丸炎，骨膜炎，毒蛇咬伤。

1.《千金方》："下石淋。"(引自《政和本草》)

2.《新修本草》："主百毒，产后血闷，攻心欲死，产难衣不出。"

3.《滇南本草》："厚肠胃，止咳嗽，痰中带血，或咳血，呕血。"

4.《东医宝鉴》："(慈姑)捣敷肿毒痈上即消，水煎服亦效。""(野慈姑)下石淋，除痈肿，止消渴，疗产后血晕及胎衣不下。"

5.《本草再新》："平肝降火，润肺止咳，行血和血，利二便，能堕胎，能安胎。"

6.《药性集要便读》："止鼻洪。"

7.《随息居饮食谱》："破血，通淋，滑胎，利窍。"

8.《岭南采药录》："以盐渍之，治癫狗咬伤。捣敷，并治牛程蹇(即石硬)。"

9.《吉林中草药》："益精利尿，凉血，祛风湿。治崩漏带下。"

10.《湖南药物志》："行气血，清热止痛。治胃气痛，赤眼肿痛，小儿疳积，脱肛。"

【用法用量】 内服：煎汤，15～30 g；或绞汁。外用：捣敷；或磨汁沉淀后点眼。

【宜忌】 孕妇慎服。

1.《食疗本草》："不可多食，令人患脚。""发脚气，损齿，令人失颜色，皮肉干燥。卒食之，令人呕水。"

2.《日华子》："怀孕人不可食。"

3.《食物考》："多食滞气。"

4.《随息居饮食谱》："凡痈、失血诸病，尤忌之。"

【选方】 1. 治产后胞衣不出　慈姑 60～120 g。洗净捣烂绞汁温服。(《福建民间草药》)

2. 治崩漏带下　慈姑 9 g，生姜 6 g。煎汁半碗，日服 2 次。(《吉林中草药》)

3. 治肺虚咳血　生慈姑数枚(去皮捣烂)，蜂蜜二钱。米汤沫同拌匀，饭上蒸熟，热服效。(《滇南本草》)

4. 治胃气痛　慈姑 9 g，莱菔子 6 g，土川芎 6 g。水煎，兑酒服。

5. 治小儿疳积　慈姑粉 3 g，朱砂 0.3 g。饭内蒸食。

6. 治脱肛　慈姑 5 枚，去皮，放入猪直肠内，炖熟食 2～3 次。(4～6 方出自《湖南药物志》)

7. 治石淋　鲜野慈姑球根 30～90 g。捣烂绞汁，开水冲服，每日 2 次。(安徽《单方草药选编》)

8. 治淋浊　慈姑块根 180 g。加水适量煎服。(《湖南药物志》)

9. 治无名肿毒，红肿热痛　鲜慈姑捣烂，加入生姜少许搅和，敷于患部，每日更换 2 次。(《全国中草药汇编》)

10. 治赤眼肿痛　慈姑根去皮晒干，磨水，沉淀后用水点眼。(《湖南药物志》)

11. 治乳腺结核　慈姑 30 g，核桃仁 3 粒。共捣烂，日分 2 次，白酒送服。

12. 治骨膜炎　慈姑、红糖各适量。捣烂敷患处。

13. 治睾丸炎　慈姑 40 g。酒水各半，炖后取汤煮鸡蛋服。(11～13 方出自《福建药物志》)

14. 治毒蛇咬伤　鲜慈姑捣烂敷于伤口，2 h 更换 1 次。并用全草捣汁服。(《全国中草药汇编》)

5410 慈乌胆 cí wū dǎn (《纲目拾遗》)

【基原】 为鸦科鸦属动物寒鸦 *Corvus monedula* (Linnaeus)的胆。

【原动物】 参见"慈乌"条。

【采收加工】 四季均可捕捉，捕杀后，剖开内脏，取出胆囊，洗净，晒干。

【成分】 胆汁含胆汁酸：胆酸(cholic acid)，鹅脱氧胆酸(chenodesoxycholic acid)[1]。

【功用主治】 《纲目拾遗》："明目开瞽，功胜空青，点青盲最验。解藤黄毒。"

【用法用量】 外用：点眼。内服：适量，兑酒。

5411 慈竹叶 cí zhú yè (《草木便方》)

【异名】 竹叶心(《四川中药志》)。

【基原】 为禾本科慈竹属植物慈竹的叶或卷而未放的嫩叶(慈竹心)。

【原植物】 慈竹 *Neosinocalamus affinis* (Rendle) Keng f.［*Sinocalamus affinis* (Rendle) McClure］ 又名：子母竹(任昉《述异记》)，义竹、孝竹(《竹谱详录》)，丛竹(湖北、贵州)，绵竹(陕西)，甜慈、酒米慈、钓鱼慈(四川)。

植株呈乔木状。竿高 5～10 m。梢端细长作弧形或下垂。全竿共 30 节左右；节间圆筒形，长 15～30(～60)cm，径 3～6 cm，表面贴生灰白色或褐色疣基小刺毛；竿环平坦；箨环明显；箨鞘革质，背部密被白色短柔毛和棕黑色刺毛，鞘口宽广而下凹，略呈"山"字形，箨耳无；箨舌呈流苏状，连同缝毛高约 1 cm 许；箨片两面均被白色小刺毛，具多脉。竿每节约有 20 条以上的分枝，呈半轮生状簇聚，水平伸展，主枝稍显著，其下部节间长可 10 cm，径约 5 mm。末级小枝具数叶乃至多叶；叶鞘长 4～8 cm，无毛，具纵肋；叶舌截形，棕黑色，高 1～1.5 mm，上缘啮蚀状细裂；叶片窄披针形，大多长 10～30 cm，宽 1～3 cm，先端渐细尖，基部圆形或楔形，上面无毛，下面被细柔毛，次脉 5～10 对；叶柄长 2～3 mm。花枝束生，常弯曲下垂，长 20～60 cm，节间长 1.5～5.5 cm；假小穗长达 1.5 cm；颖 0～1，长 6～7 mm；外稃宽卵形，具多脉，边缘生纤毛，内稃脊上有纤毛；鳞被 3～4；雄蕊 6；花柱具微毛，向上分裂为 2～4 羽毛状柱头。果实纺锤形，黄棕色，易与种子分离而为囊状果。笋期 6～9 月或自 12 月至翌年 3 月，花期多在 7～9 月，但可持续数月之久。

现多见于农家栽培房前屋后的平地或低丘陵。广泛分布于西南各地。

本植物的花(慈竹花)、箨片(慈竹箨)、茎秆除去外皮后刮下的中间层(慈竹茹)、茎用火烤灼而流出的液汁(慈竹沥)、嫩苗(慈竹笋)、受病害之嫩苗(慈竹气笋)、根(慈竹根)均供药用，另设专条。

【栽培】 生物学特性　喜温暖湿润气候。宜选择土质疏松肥沃、排水良好的砂质壤土栽培。

繁殖方法　用母竹移栽和带根埋秆法。母竹移栽法参见"竹茹"条。带根埋秆法，挖取一年生粗壮、枝节完整的母竹，削去最后的 1～3 节，侧枝留 3 cm 长，按行距 2 m 挖坑，株距视竹秆长短而定，坑挖成斜坡状，埋根兜的一端深约 30 cm，埋节的一端深约 20 cm，长较竹秆增加 30～45 cm，将根兜及全秆埋入土内，踩实。

田间管理　栽后每年除草松土 2～3 次。追肥 1～2 次，肥料以厩肥、堆肥、人粪尿为主。

病虫害防治　虫害有竹象虫，幼虫蛀食竹笋，使竹断尖或发育不良，可在早晨或阴天捕杀成虫；蚜虫，附在嫩竹茎上，吸食汁液，使发育不良；竹蝗，食害叶片，均可用化学药剂防治。

【采收加工】 全年均可采，晒干或鲜用。

【成分】 含(E)-2 己烯醛和(Z)-3 己烯醇。

【药性】 甘、苦，微寒。

1.《全国中草药汇编》："苦、甘，微寒。"

2.《四川中药志》1982 年版："微苦，凉。"

【功用主治】 清心利尿，除烦止渴。主治热病烦渴，小便短赤，口舌生疮。

1.《草木便方》："治热淋、尿血。"

2.《民间常用草药汇编》："清心热，治头昏。"

3.《重庆草药》："慈竹心泡开水代茶饮，解烦热，止烦渴，对肠胃燥结、热泻、坠胀、小便黄痛热症初起有效。竹叶心也常用于中药配方中做引子。"

4.《全国中草药汇编》："清热除烦。治热病烦渴，小便不利，口舌生疮。"

5.《四川中药志》1982 年版："清心，利尿。"

【用法用量】 内服：煎汤，6～9 g；或泡水代茶饮。

【选方】 治小便短赤，口舌生疮　竹叶心 9 g，生地 9 g，木通 9 g，甘草 9 g。水煎服。(《四川中药志》1982 年版)

5412 慈竹花 cí zhú huā (《草木便方》)

【基原】 为禾本科慈竹属植物慈竹 *Neosinocalamus affinis* (Rendle) Keng f. 的花。

【原植物】 参见"慈竹叶"条。
【采收加工】 7～9月采收,晾干或鲜用。
【功用主治】《草木便方》:"治痨伤吐血。"
【选方】 治痨伤吐血 鲜慈竹花250 g,鲜黄桷树寄生250 g。炖黄牛肉或杀口肉服。(《重庆草药》)

5413 **慈竹沥** cí zhú lì (《食疗本草》)

【异名】 慈竹油(《草木便方》)。
【基原】 为禾本科慈竹属植物慈竹 *Neosinocalamus affinis* (Rendle) Keng f. 的茎用火烤灼而流出的液汁。
【原植物】 参见"慈竹叶"条。
【采收加工】 取鲜慈竹竿截成30～50 cm长,两端去节,劈开,架起,中部用火烤之,两端即有液汁流出,以器盛之。
【药理】 1. 镇咳作用 慈竹沥30 ml/kg、5 ml/kg灌胃,能明显延长小鼠氨水刺激半数有效致咳喷雾时间(EDT_{50}),分别为对照组的226%、186%,作用强于同剂量的淡竹沥[1]。
2. 祛痰作用 气管酚红法证实小鼠灌胃5 ml/kg、15 ml/kg、30 ml/kg慈竹沥均有明显的祛痰作用,在5～30 ml/kg剂量范围内,量效关系不明显[1]。
3. 平喘作用 慈竹沥10 ml/kg灌胃,每日2次,连续3 d,能明显降低0.5%磷酸组胺喷雾所致的豚鼠Ⅳ级哮喘发生率,延长哮喘潜伏期,作用强于淡竹沥[2]。
4. 对小鼠小肠运动的影响 慈竹沥5 ml/kg、15 ml/kg、30 ml/kg灌胃,有促进小鼠小肠运动的作用,高剂量组作用显著[1]。
毒性 慈竹沥以2倍浓缩液灌胃,每次50 ml/kg,24 h内给药4次(总计给量为400 ml/kg),小鼠无异常反应[1]。
【药性】《草木便方》:"甘。"
【功用主治】《食疗本草》:"疗热风,和食饮服之良。"
【用法用量】 内服:冲服,15～30 ml。
【宜忌】 寒嗽及脾虚便溏者禁服。

5414 **慈竹茹** cí zhǔ rú (《四川中药志》)

【基原】 为禾本科慈竹属植物慈竹 *Neosinocalamus affinis* (Rendle) Keng f. 的茎秆除去外皮后刮下的中间层。
【原植物】 参见"慈竹叶"条。
【采收加工】 砍取茎竿,刮去外层皮,然后将中间层刮成丝状,晒干。
【药性】《四川中药志》1960年版:"性微寒,味甘,无毒。如肺、胃、肝三经。"
【功用主治】《四川中药志》1960年版:"能清热凉血,除烦止呕。治胃热呕逆,上焦烦热,吐衄,崩中及胎动不安。"
【用法用量】 内服:煎汤,5～10 g。
【宜忌】《四川中药志》1960年版:"脾胃虚寒者忌用。"

5415 **慈竹根** cí zhú gēn (《民间常用草药汇编》)

【基原】 为禾本科慈竹属植物慈竹 *Neosinocalamus affinis* (Rendle) Keng f. 的根。
【原植物】 参见"慈竹叶"条。
【采收加工】 5～11月份采挖,鲜用或晒干。
【功用主治】 下乳。主治乳汁不通。
1.《民间常用草药汇编》:"下乳。"
2.《全国中草药汇编》:"治乳汁不通。"
【用法用量】 内服:煎汤,15～30 g,鲜品60～120 g;或炖肉。

5416 **慈竹笋** cí zhú sǔn (《分类草药性》)

【基原】 为禾本科慈竹属植物慈竹 *Neosinocalamus affinis* (Rendle) Keng f. 的嫩苗。
【原植物】 参见"慈竹叶"条。
【采收加工】 6～9月或12月至翌年3月笋期采集,鲜用或晒干。
【功用主治】 主治脱肛,疝气,疮疡。
1.《分类草药性》:"烧灰研细,搽小儿肥疮。"
2.《重庆草药》:"调气,治脱肛,疝气。"
【用法用量】 内服:煎汤,15～30 g,鲜品60～120 g;或炖团鱼吃。外用:烧存性调敷。

5417 **慈竹箨** cí zhú tuò (《纲目》)

【异名】 慈竹笋壳(《民间常用草药汇编》)。
【基原】 为禾本科慈竹属植物慈竹 *Neosinocalamus affinis* (Rendle) Keng f. 的箨片。
【原植物】 参见"慈竹叶"条。
【采收加工】 笋期采笋时收集。
【功用主治】 止血,解毒。主治吐血,恶疮,犬咬伤。
1.《民间常用草药汇编》:"治吐血。"
2.《四川中药志》1960年版:"治犬伤。"
【用法用量】 内服:煎汤,3～6 g;或烧灰研末冲。外用:烧存性研末调搽。
【选方】 治小儿头身恶疮 (慈竹箨)烧散和油涂之,或入轻粉少许。(《纲目》)

5418 **慈姑叶** cí gū yè (《岭南采药录》)

【异名】 剪刀草、密州剪刀草(《本草图经》),水慈姑、慈姑苗(《四川中药志》)。
【基原】 为泽泻科慈姑属植物慈姑 *Sagittaria trifolia* L. var. *sinensis* (Sims) Makino或野慈姑 *S. trifolia* L. 的地上部分。
【原植物】 参见"慈姑"条。
【采收加工】 夏、秋季采收,鲜用或切段晒干。
【成分】 慈姑全草含慈姑醇(sagittarol)[1]。
【药性】 苦、微辛,寒。
1.《本草图经》:"味甘、微苦,寒,无毒。"
2.《四川中药志》1960年版:"性寒,味辛,有小毒。"
【功用主治】 清热解毒,凉血化瘀,利水消肿。主治咽喉肿痛,黄疸,水肿,恶疮肿毒,丹毒,瘰疬,湿疹,蛇虫咬伤。
1.《日华子》:"研敷蛇虫咬。"
2.《本草图经》:"涂敷诸恶疮肿及小儿游瘤丹毒。"
3.《重庆草药》:"治鱼口,兼能治粪毒。"
4.《贵州草药》:"清热解毒,凉血消肿。治黄疸,水肿。"
5.《沙漠地区药用植物》:"治淋巴结核。"
【用法用量】 内服:煎汤,10～30 g;或捣汁。外用:研末调敷,或鲜品捣敷。
【宜忌】《重庆草药》:"外用,不可内服。不能久敷,以免刺激皮肤发泡溃烂。"
【选方】 1. 治黄疸病 水慈姑、倒触伞各30 g。煨水服。(《贵州草药》)

2. 治水肿　水慈姑、水折耳、水灯心各15 g，水菖蒲9 g。煨水服。(《贵州草药》)

3. 治难产及胞衣不下　鲜野慈姑或茎叶洗净，切碎，捣烂绞汁1小杯，以温黄酒半杯和服。(《东北药用植物》)

4. 治诸恶疮肿及小儿游瘤丹毒　鲜剪刀草茎叶捣如泥，冷水调如糊，以鸡羽扫上，肿便消退。(《本草图经》)

5. 治淋巴结核　慈姑叶捣烂敷患处。(《沙漠地区药用植物》)

6. 治小儿湿疹，荨麻疹　鲜剪刀草捣烂外敷。(《红安中草药》)

7. 治毒蛇咬伤　鲜剪刀草60 g。捣汁服，并用渣外敷伤处(不封口)。(《四川中药志》1982年版)

5419 慈姑花 cí gū huā (《福建民间草药》)

【基原】　为泽泻科慈姑属植物慈姑 *Sagittaria trifolia* L. var. *sinensis* (Sims.) Makino 的花。

【原植物】　参见"慈姑"条。

【采收加工】　秋季花开时采收，鲜用。

【功用主治】　清热解毒，利湿。主治疔肿，痔漏，湿热黄疸。

【用法用量】　外用：鲜品捣敷。内服：煎汤，3～9 g。

【宜忌】　《福建民间草药》："孕妇忌用。"

【选方】　治一切疔肿　慈姑花适量。用冷开水洗净，捣敷患处。(《福建民间草药》)

5420 慈竹气笋 cí zhú qì sǔn (《草木便方》)

【异名】　阴慈竹笋子、阴笋子(《民间常用草药汇编》)，气笋子(《重庆草药》)。

【基原】　为禾本科慈竹属植物慈竹 *Neosinocalamus affinis* (Rendle) Keng f. 受病害之嫩苗。

【原植物】　参见"慈竹叶"条。

【采收加工】　5～6月采集遭受病害的未出土的嫩笋，晒干。

【药性】　《四川中药志》1960年版："性寒，味苦、微甘，无毒。"

【功用主治】　清热止渴，解毒，止血。主治消渴，小便热痛，脱肛，小儿头身热疮，刀伤出血。

1.《草木便方》："煅搽肾风痒，小儿头身恶疮。"

2.《民间常用草药汇编》："清热解毒，收脱肛。"

3.《四川中药志》1960年版："治消渴，舌上黄，小便热赤作痛。"

4.《重庆草药》："能调气，治疝气。烧灰研细，敷刀伤，可以止血生肌。"

【用法用量】　内服：煎汤，9～15 g。外用：煅存性，研末敷。

5421 满山白 mǎn shān bái (《全国中草药汇编》)

【异名】　小花满山白(《全国中草药汇编》)。

【基原】　为杜鹃花科杜鹃花属植物毛果杜鹃的根、茎叶及花。

【原植物】　毛果杜鹃 *Rhododendron seniavinii* Maxim. 又名：福建杜鹃(《中国树木分类学》)，照山白(《华南杜鹃花志》)，密枝杜鹃(《浙南本草新编》)。

半常绿灌木，高达2 m。多分枝，幼枝密被扁平灰色或红色糙伏毛，老枝渐光滑无毛，树皮纵裂多纤维。叶二型，革质，簇生枝顶；叶柄长3～5 mm，密被糙伏毛；春叶卵形至长圆状披针形，长4～6.5 cm，宽0.8～2.5 cm，先端渐尖，有短尖头，基部宽楔形，下面密生红棕色长糙伏毛；夏叶较小，卵形，长1.5～2.5 cm，宽6～8 mm。伞形花序顶生，有花3～10朵，花梗长3～5 mm，密生糙伏毛；花萼小，裂片不明显，近圆形，密生红棕色扁平毛；花冠狭漏斗状，白色或淡红色，花冠筒长约8 mm，带蔷薇色，外面被疏毛，裂片较长，开展，上方有紫红色斑点；雄蕊5，伸出花冠外，花药背着，顶孔开裂；子房1，花柱基部有柔毛。蒴果椭圆形，长8～10 mm，密生糙伏毛。花期4月，果期9月。

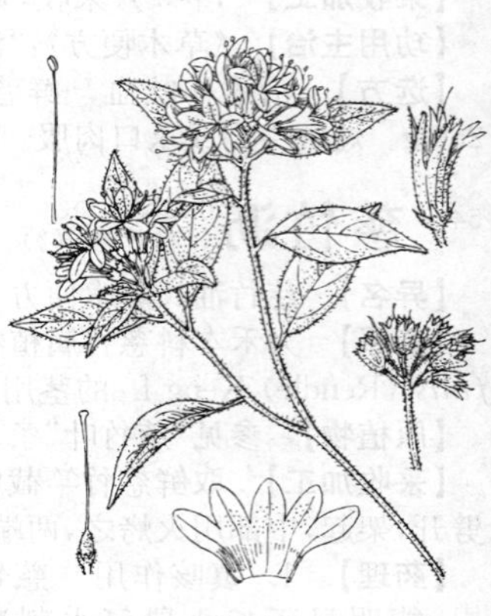

毛果杜鹃

生于丘陵山坡路旁灌木丛中。分布于浙江、福建、江西、湖南、广西、贵州等地。

【采收加工】　根、茎叶，夏秋季采收，晒干；花，4月采，烘干。

【成分】　叶中含有黄酮类：金丝桃苷(hyperin)，槲皮苷(quercitrin)，槲皮素(quercetin)。萜类成分：无羁萜(friedelin)，α-香树脂醇(α-amyrin)，表无羁萜(epifriedelin)及β-谷甾醇(β-sitosterol)[1]。

【药性】　辛，凉。

1.《全国中草药汇编》："叶：辛，凉。"

2.《福建药物志》："全株：甘、微辛，平。"

【功用主治】　止咳，祛痰，平喘。主治慢性气管炎。

1.《全国中草药汇编》："止咳，祛痰，平喘，消炎。主治慢性气管炎。"

2.《福建药物志》："根或茎：治慢性气管炎，肺脓疡。花：治肺结核咯血。"

【用法用量】　内服：煎汤，叶、花3～5 g；根、茎15～30 g。

5422 满山红 mǎn shān hóng (《东北常用中草药手册》)

【异名】　映山红、迎山红、山崩子、靠山红(《东北常用中草药手册》)，达子香、金达来(《长白山植物药志》)，东北满山红(《全国中草药汇编》)。

【基原】　为杜鹃花科杜鹃花属植物兴安杜鹃的叶。

【原植物】　兴安杜鹃 *Rhododendron dauricum* L.

半常绿灌木，高1～2 m。树皮淡灰色。多

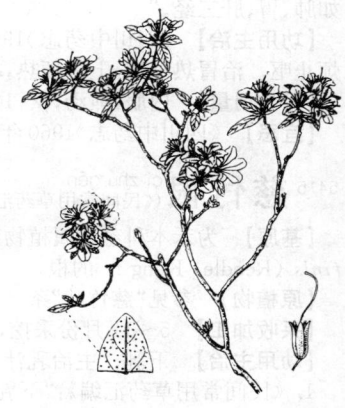

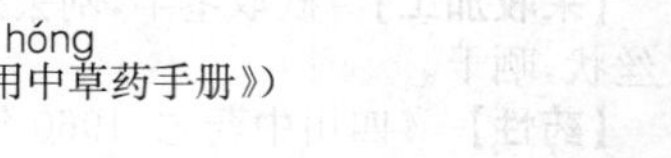

兴安杜鹃

分枝，小枝细而弯曲，暗灰色，有鳞片和柔毛。芽卵形，鳞片广卵形。叶互生；叶柄长2～5 mm，有微毛；叶片近革质，集生于小枝上部，椭圆形或卵状长圆形，长1～7 cm，宽1～3 cm，先端钝，有短尖，基部楔形，全缘，上面深绿色，散生白色腺鳞，下面淡绿色，密生腺鳞。冬季卷成筒状，揉后有香气。花1～4朵生于枝顶，先叶开放，粉红色或紫红色；萼片短小，分裂，外面密生鳞片；花冠漏斗状，长约1.8 cm，5裂，外生柔毛；雄蕊10，伸出花冠，花丝基部有柔毛；子房1，子房壁上密生腺鳞，花柱比花瓣长，宿存。蒴果长圆形，长约1.2 cm，先端开裂。花期5～6月，果期7～8月。

生于山脊、山坡及林下酸性土壤上。分布于内蒙古、吉林、黑龙江等地。

【栽培】 生物学特性 适应性强。土壤以酸性或中性的砂质壤土或黏壤土栽培较好，不宜在碱性土上栽培。

繁殖方法 分株繁殖。适宜在早春或秋季落叶后分株，将母株挖出分开，每丛有1个枝干，穴栽，每穴1丛，覆土压实。亦可用播种繁殖。

田间管理 生长期间应注意松土、除草，雨季要注意排水。

【采收加工】 9～11月采摘，晒干。

【药材】 满山红 *Folium Rhododendri daurici* 主产于东北及内蒙古。

性状 叶片多反卷成筒状，有的皱缩破碎。完整叶片展平后呈长椭圆形或长倒卵形，长2～7.5 cm，宽1～3 cm；先端钝，基部近圆形或宽楔形，全缘；上表面暗绿色至褐绿色，散生浅黄色腺鳞；下表面灰绿色，腺鳞甚多。主脉于下面突起，侧脉4～6对。叶柄长3～10 mm。近革质。气芳香特异，味稍苦、微辛。

鉴别 (1) 叶横切面：上表皮细胞长方形，外被角质层，凹陷处有腺鳞；下表皮细胞近圆形，壁波状，有气孔和腺鳞。栅栏细胞2～3列，海绵细胞类圆形。主脉维管束双韧型，外围有中柱鞘纤维不连续排列成环，上、下表皮内方有厚角细胞多列，叶脉上表面有单细胞非腺毛。薄壁细胞及海绵细胞含草酸钙簇晶。

叶表面观：上、下表皮细胞垂周壁均略呈波状弯曲。上表皮具多数单细胞非腺毛，长60～240 μm，直径约8 μm。下表皮具多数不定式气孔，并有多数大型圆形腺鳞；呈菊花状；腺头由2层狭长细胞放射状组成，边缘平整，直径120～150 μm，细胞内常含油滴状物；腺柄短，横切面观可见由2～4细胞组成。薄壁组织和海绵组织中散有多数草酸钙簇晶，直径约8 μm。

(2) 取本品粉末5 g，加乙醚50 ml，加热回流1 h，滤过，滤液蒸干，残渣加碳酸钠饱和溶液10 ml，置水浴上加热使溶解，加氯化钠与无水碳酸钠各1 g，充分振摇，滤过，滤液加盐酸调节pH至2～3，滤过，沉淀，用水洗涤至洗液呈中性后，自滤纸上加乙醚4 ml使溶解。取醚液1 ml，加等量的乙醇摇匀，分为两份：一份中加乙酸铅饱和溶液1～2滴，振摇放置，析出黄色结晶；另一份中加镁粉少量与盐酸4滴，振摇，显淡红色至淡棕红色(检查黄酮)。

(3) 薄层色谱：取本品粗粉5 g，加乙醇50 ml，超声处理15 min，滤过，滤液蒸干，残渣加40%乙醇，分3次置水浴上加热溶解，每次10 ml，趁热滤过，合并滤液，蒸去乙醇，水溶液加乙醚提取2次，每次15 ml，合并乙醚液，水浴蒸干，残渣加甲醇1 ml使溶解，作为供试品溶液。另取满山红对照药材5 g，同法制成对照药材溶液。再取杜鹃素对照品，加甲醇制成每1 ml含1 mg的溶液，作为对照品溶液。吸取上述三种溶液各5 μl，分别点于同一硅胶G薄层板上，以甲苯-醋酸乙酯-甲酸(7：2：0.5)的上层溶液为展开剂，置预饱和15 min的展开缸内，展开，取出，晾干，喷以三氯化铝试液，加热至斑点显色清晰，置紫外光灯(365 nm)下检视。供试品色谱中，在与对照品色谱相应的位置上，显相同颜色的荧光斑点。

品质标志 《中华人民共和国药典》2005年版规定：照高效液相色谱法规定，本品含杜鹃素($C_{17}H_{16}O_5$)不得少于0.080%。

【成分】 叶含黄酮类物质：金丝桃苷(hyperoside)，异金丝桃苷(isohyperoside)，杜鹃素(farrerol)，8-去甲杜鹃素(8-demethylfarrerol)，山柰酚(kaempferol)，槲皮素(quercetin)，杨梅树皮素(myricetin)[1]，杜鹃黄素(azaleatin)，二氢槲皮素(dihydroquercetin)，棉花皮素(gossypetin)[2]；香豆素类物质：东莨菪素(scopoletin)，伞形花内酯(umbelliferone)[3]；酚酸类物质：香草酸(vanillic acid)，对羟基苯甲酸(*p*-hydroxy-benzoic acid)，没食子酸(gallic acid)，原儿茶酸(protocatechuic acid)，丁香酸(syringic acid)，杜鹃醇(rhododendrol)等[2]，以及氢醌(hydroquinone)和微量梫木毒素(andromedotoxin)[3]。又含挥发油，内有大牻牛儿酮(germacrone)，桧脑(juniper camphor)，薄荷醇(menthol)，α-，β-，及γ-桉叶醇(eudesmol) 4-苯基-2-丁酮(4-phenyl-butan-2-one)[4]，顺式4，11，11-三甲基-8-亚甲基双环[7，2，0]-4-十一碳烯(*cis*-4，11，11-trimethyl-8-methylenebicyclo[7，2，0]-undeca-4-ene)，葎草烯(humulene)，γ-芹子烯(γ-selinene)，γ-榄香烯(γ-elemene)[5]。

【药理】 1. 对呼吸系统的作用 (1) 镇咳作用 电刺激豚鼠或猫喉上神经及浓氨水喷雾刺激小鼠引咳法证明，满山红乙醇或水提取的各种制剂和挥发油口服或腹腔注射均有止咳作用。小鼠口服大牻牛儿酮5 mg，与可待因2 mg的镇咳作用相当。镇咳作用属中枢性，已证明在镇咳剂量对动物的呼吸中枢即有一定的抑制作用。杜鹃素无镇咳作用[1，2]。金丝桃苷有较强的止咳作用，口服与腹腔注射均有效(小鼠氨雾法)[3]。

(2) 祛痰作用 满山红醇浸水沉液口服有明显的祛痰作用。挥发油和水溶部分用兔和小鼠酚红法证明也有明显的祛痰作用。杜鹃素是祛痰主要成分，均明显促进小鼠呼吸道排出酚红，提示杜鹃素可能直接作用于呼吸道黏膜。大鼠气管引流法表明，杜鹃素有一定的促进呼吸道液体分泌的作用。兔腹腔注射杜鹃素100 mg/kg后20～30 min，气管纤毛-黏液运动显著增快。多次给杜鹃素使正常及熏二氧化硫(SO_2)小鼠(或大鼠)呼吸道排出的总蛋白量减少，杜鹃素的这种逐步减少呼吸道排出蛋白的作用在临床有积极意义[4]。去甲杜鹃素亦为祛痰有效成分[5]。

(3) 平喘作用 家兔静脉注射满山红醇浸水溶液，可对抗乙酰胆碱引起的支气管痉挛。豚鼠腹腔注射大牻牛儿酮、去挥发油总提物及水溶部分，均有对抗组胺引起的支气管痉挛作用(组胺喷雾法)[1]。

(4) 对组织呼吸的影响 杜鹃素体外能抑制大鼠气管-肺组织呼吸，使耗氧量降低，主要作用于吡啶核苷酸的酶体系[6]。

2. 对心血管系统的作用 豚鼠静注满山红浸膏的生理盐水溶液，心电图可见窦性心律逐渐减慢，P-R间期逐渐延长，随着剂量加大可出现Ⅱ度房室传导阻滞，轻度ST段下降，T 波高耸及 Q-T 间期延长，最后致窦性停搏。口服无此作用[2]。

3. 其他作用　杜鹃素显著抑制大鼠烫伤性炎症渗出，表现为皮片水肿程度减轻，染料渗出减少。此外，浓度为 2×10^{-5}～2×10^{-4} g/ml 的杜鹃素对大鼠肝 ATP 酶的活性有明显的抑制作用[4]。

4. 体内过程　小鼠口服大牻牛儿酮后，吸收迅速。大鼠口服后 1 h，肝中分布含量最高，其次为脾、心、肾、脑、血、肌肉和肺。小鼠服后尿中无原形药物。大鼠离体组织温孵试验证明肝脏能使药物回收率大大下降，提示大牻牛儿酮主要通过生物转化消除[1]。大鼠口服杜鹃素后约有 30% 随粪排出，其余在 6～12 h 内被吸收。口服杜鹃素 200 mg/kg 后 1 h，能从肝脏测得少量药物，脂肪、脑、血液仅含痕迹量。静注杜鹃素后，组织中分布以肺最高，脑、肝、肾、脾、心、脂肪等依次递减，血液最少。口服后 5 d 尿中排出的未变药物仅占给药量的 1.6%，大部分药物在体内被迅速转化，肝脏是转化的主要器官[7]。

毒性　小鼠口服 LD_{50}，大牻牛儿酮为 0.97 g/kg、杜鹃素为 1.5 g/kg[1, 8]。小鼠口服金丝桃苷 10 g/kg 不引起死亡，腹腔注射 LD_{50} 为 0.5±0.014 g/kg[3]。水溶部分小鼠腹腔注射的 LD_{50} 为 69.9 g/kg，豚鼠静注致死量为59.6 g/kg[2]。满山红总有效部分按人用量增大 5 倍（0.118 g/kg）和 50 倍（1.185 g/kg）分别给犬和大鼠口服，连服 60 d 和 20 d，除动物体重增长有所抑制外，未见各脏器有药物引起的病理形态改变。每组犬 2 只，每日口服杜鹃素 150 mg/kg 或 75 mg/kg 或大牻牛儿酮 50 mg/kg，共服 24～25 d。实验过程中，一般情况、行动、食欲均正常，体重波动不明显，血常规及血液非蛋白氮无明显改变，但大剂量杜鹃素组及大牻牛儿酮组各有 1 只犬血清 ALT 上升，肝脏病理切片有明显浸润灶。大鼠每日给大牻牛儿酮140 mg/kg或 70 mg/kg，连续 30～60 d，除体重增长受抑制外，各脏器组织学检查均未见病理改变[1, 8]。

【药性】《东北常用中草药手册》："苦，寒。"

【功用主治】　止咳，祛痰。主治急、慢性支气管炎。

1.《黑龙江常用中草药手册》："治慢性支气管炎，支气管喘息。"

2.《长白山植物药志》："治疗慢性气管炎，以镇咳、祛痰效果较好，平喘作用差些。""国外报道本品可治心肌炎及胃肠炎。"

【用法用量】　内服：煎汤，15～30 g；或浸酒。

【选方】　1. 治慢性支气管炎　满山红叶粗末 60 g。白酒 500 g，浸 7 d 过滤，每服 15～20 ml，每日服 3 次。（《黑龙江常用中草药手册》）

2. 治慢性气管炎、肺心病（早期或缓解期）　满山红叶（干品）20 g，人参叶 10 g，枸杞子 10 g。乙醇提取法制备。每次 10～20 ml，每日 3 次，口服。10 d 为 1 个疗程，连服 3 个疗程。副作用仅有头晕、头昏、胃区灼热感。〔《中药通报》1981，(5)：39 复方参红糖浆〕

【临床报道】　治疗慢性气管炎　每日服相当于满山红生药 50～100 g 的水溶性粗提物；部分病例加用满山红挥发油，每日 0.5～1 ml。10 d 为 1 个疗程。596 例患者经 1～3 个疗程观察，近期有效率为 80.3%～90.7%，显效率为 27.9%～51.5%。日服量相当生药 50 g 者与日服 100 g 的疗效差别不大，而副作用可降低约 1/3，反应亦明显减轻。临床观察表明，本品对单纯型疗效较好，对喘息型及合并肺气肿者疗效较差。止咳效果显著，祛痰次之，平喘作用较差，消炎作用不强，不能预防感冒[1]。其副作用主要是口干、恶心、呕吐、胃部不适、胃痛、食欲减退、腹泻等胃肠道反应，以及头晕、头痛等，一般均不严重，1～3 d 后可自行消失。临床上还观察到，服用满山红水溶性粗提物有轻度短期降压作用；半数以上病例引起心率减慢；服用相当于生药 100 g 的少数病例出现心电图改变，原来肝功能或尿常规异常的部分病例均有加重趋势。但日服量相当 50 g 者，仅个别病例出现心电图改变，对肝、肾功能无明显影响[2]。

5423 满山香 mǎn shān xiāng（《广西药用植物名录》）

【基原】　为芸香科九里香属植物豆叶九里香的枝叶。

【原植物】　豆叶九里香 *Murraya euchrestifolia* Hayata [*Clausena euchrestifolia* (Hayata) Kaneh.]　又名：山豆根叶九里香（《植物分类学报》），穿花针（广西）。

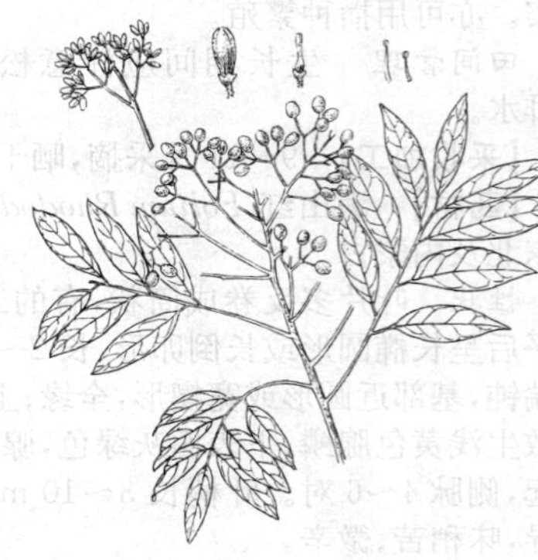

豆叶九里香

灌木，高 2～4 m。枝条纤细圆柱形，近于无毛。奇数羽状复叶互生；叶柄长 20～25 cm，小叶柄长 3～7 mm；小叶片 3～13，近革质，具油点，长圆形、椭圆形至披针形，长 4～10 cm，宽 1.5～4 cm，先端渐尖至长渐尖，基部楔形或钝，常歪斜，近全缘，两面无毛，上面深绿色有光泽。聚伞花序，顶生或腋生，光滑，长约 8 cm，宽约 13 cm；小花柄长 1～2 mm，被微柔毛；花萼 4～5 裂，卵状三角形，边缘常具缘毛；花瓣 4～5，长圆状倒卵形，长约 4.5 mm，先端钝，有腺点；雄蕊 8～10，长短相间；子房上位，卵形，1～2 室。浆果近圆球形，橙黄色，光滑，细小黑色腺点甚多。花期 6～7 月，果期 9～12 月。

生于疏林或密林中。分布于广东、广西、贵州、云南、台湾等地。

【采收加工】　夏、秋季采收，鲜用或晒干。

【成分】　枝和叶含挥发油，主要为柠檬烯（limonene），紫苏醛（perillaldehyde），α 和 β-蒎烯（pinene），胡薄荷酮（pulegone），乙酸双氢香苇酯（dihydrocarveyl acetate），顺式乙酸香苇酯（*cis*-carveylacetate），莰烯（camphene），丙基苯（*n*-propylbenzene），1-环庚烷基-1-甲基-1-乙醇（1-cycloheptyl-1-methyl-1-ethanol），榄香醇（elemol），1-酮基-4-羟基萘烷（1-keto-4-hycroxy-decalin），桃金娘烯醛（myrtenal），正二十烷（eicosane），香橙烯（aromadendrene）[1]。

叶含生物碱类：卡巴唑生物碱（carbazole alkaloids），马汉九里香宾碱（mahanimbine），吉九里香碱（girimbine），九里香胺（murrayamine）A、B、C，右旋马汉宁碱（mahanine）[2]，双-7-羟基吉九里香碱（bis-7-hydroxy-girinmbine）A、B[3]；还含无羁萜（friedelin）和 β-胡萝卜素（β-carotene），对氢醌（*p*-hydroqui-none）[2]。

茎皮中含九里香林碱（murrayaline）B、C、D，满山香碱（euchrestine）A、B、C、D、E，吡喃满山香福林（pyrayafoline)B、C、D、E，九里香醌(murrayaquinone)E，双九里香福林(bismurrayafoline)C、D[4,5]。

【药理】 抗菌作用　豆叶九里香挥发油对流感杆菌、枯草杆菌、肺炎链球菌等11种菌株有明显的抑制作用，其中对流感杆菌(1∶1 600)抑制作用最强[1]。

【功用主治】 《中药材科技》1983，(2)：28：“有祛风活血，消肿止痛功效，用于头痛、感冒、跌打损伤、风湿骨痛等。”

【用法用量】 内服：煎汤，5～15 g。外用：捣敷。

【临床报道】 防治感冒　用豆叶九里香提取挥发油制成豆叶九里香油膏，外擦人中、迎香、风池、大椎等穴位，系统观察感冒疾病314例，总有效率为65%，对改善鼻塞、喷嚏、流涕、头痛、发热等感冒症状优于银翘片[1]。

5424 满江红 mǎn jiāng hóng (《纲目》)

【异名】 水浮漂、草无根(《天宝本草》)，红浮萍(《分类草药性》)，浮漂(《四川中药志》)，紫藻、带子藻、三角藻(《天目山药用植物志》)，红浮漂、紫萍(《贵州民间方药集》)。

【基原】 为满江红科满江红属植物满江红的叶。

【原植物】 满江红 *Azolla imbricata* (Roxb.) Nakai [*Salvinia imbricata* Roxb.] 又名：红漂(《福建植物志》)。

小形漂浮植物。圆形或三角状，直径约1 cm。根茎细弱，横生，羽状分枝，向下生出须根，悬垂于水中。叶小，无柄，互生，成双行覆瓦状排列，卵形或近斜方形，长约1 mm，宽约为长的半，先端圆形或截形，基部与根茎合生，全缘，通常分裂为上下2片；上片绿色，肉质，浮于水面，秋后变为红色，边缘膜质，上面有乳头状突起，下面有一空腔，含胶质，内有固氮蓝藻、念珠藻共生；下裂片膜质，鳞片状，沉没水中。孢子果(荚)成对生于分枝基部的沉水裂片上；大孢子果小，长卵形，内有一个大孢子囊，内含一个大孢子；小孢子果大，球形，内有多数小孢子囊，各含64个小孢子。孢子果9～11月成熟。

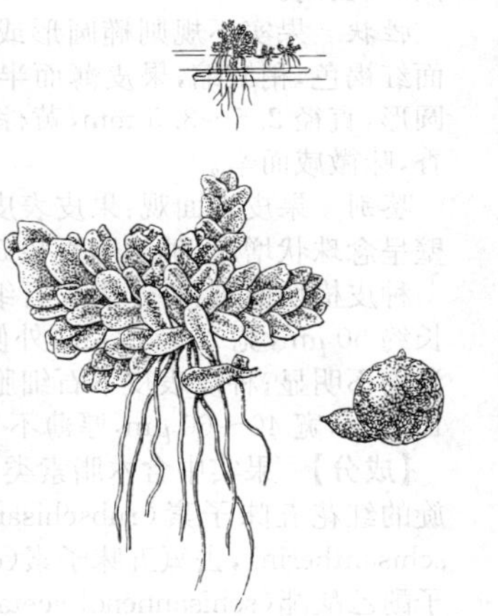

满江红

生于池沼、水沟或水田中。分布于华东、中南、西南及河北等地。

本植物的根(满江红根)亦供药用，另设专条。

【采收加工】 夏、秋季捞取，晒干。

【成分】 含黄酮3′，4′，5，7-四羟基花色-5-葡萄糖苷(lute-olinidin-5-glucoside)，有机酸类：绿原酸(chlorogenic acid)，马栗树皮素(aesculetin)，咖啡酸-3，4-二葡萄糖苷(caffeic acid-3，4-diglucoside)，6-(3′-葡萄糖基咖啡酰)马栗树皮素〔6-(3′-glucosylcaffeoyl) aesculetin〕，另外含少量的对香豆酸的葡萄糖酯，咖啡酸和绿原酸的葡萄糖-1，6-二酯[1]。

【药性】 辛，凉。归肺、膀胱经。

1.《天目山药用植物志》：“性寒，味辛。”

2.《四川中药志》1982年版：“辛、苦，凉。”

【功用主治】 解表透疹，祛风胜湿，清热解毒。主治感冒咳嗽，麻疹不透，风湿疼痛，小便不利，水肿，荨麻疹，皮肤瘙痒，疮疡，丹毒，烫火伤。

1.《纲目》：“主痈疽，入膏用。”

2.《天宝本草》：“风湿疙瘩炒过用，甜酒为引去皮烧。”

3.《分类草药性》：“治红白风丹，皮肤瘙痒，三十六种风瘫患症。”

4.《天目山药用植物志》：“发汗利尿，祛风胜湿。治感冒咳嗽，风湿顽癣，红白瘾疹，火烫伤，丹毒。”

5.《四川中药志》1982年版：“清热利尿，祛风止痒。用于热结膀胱，小便不利，湿热疮毒，风疹瘙痒。”

【用法用量】 内服：煎汤，3～15 g，大剂量可用至30 g。外用：煎水洗或热熨；炒存性，研末，调油敷。

【宜忌】 表虚自汗者禁服。

【选方】 1. 治麻疹不透　红浮萍9 g，芫荽、椿根皮各6 g。煎服，药渣外擦。(《贵州草药》)

2. 治风湿痛　红浮飘40个，取20个捣烂焙热，趁热包于风湿痛处，包后用针(先消毒)刺患处周围出气，以免内窜，同时将另20个红浮飘捣烂，煮甜酒内服。(《贵州民间方药集》)

3. 治热结膀胱，小便不利　满江红研末，每服9 g。

4. 治红崩白带　红浮萍6 g。煨甜酒水服。

5. 治风瘫、麻风癞　红浮萍、苍耳草各60 g。煨水服；再取上药各适量，煨水洗全身。

6. 治九子疡　红浮萍捣绒，调甜酒敷患处。(3～6方出自《贵州草药》)

5425 满江红根 mǎn jiāng hóng gēn (《贵州民间方药集》)

【基原】 为满江红科满江红属植物满江红 *Azolla imbricata* (Roxb.) Nakai 的根。

【原植物】 参见“满江红”条。

【采收加工】 夏、秋季捞取全草后，剪下须状根，晒干。

【功用主治】 《贵州民间方药集》：“润肺，止咳，治肺痨。”

【用法用量】 内服：煎汤，9～15 g。

5426 滇丁香 diān dīng xiāng (《植物名实图考》)

【异名】 野丁香(《红河中草药》)，桂丁香(《广西药用植物名录》)，酒瓶花、小黄树、丁香花(《云南药用植物名录》)，露球花(《全国中草药汇编》)，满山香、白花木(《广西药用植物名录》)。

【基原】 为茜草科滇丁香属植物滇丁香或馥郁滇丁香的花、果。

【原植物】 1. 滇丁香 *Luculia intermedia* Hutch. 又名：中型滇丁香。

灌木，高4～5 m。小枝褐色，有细小的黄色皮孔。叶对生；叶柄长

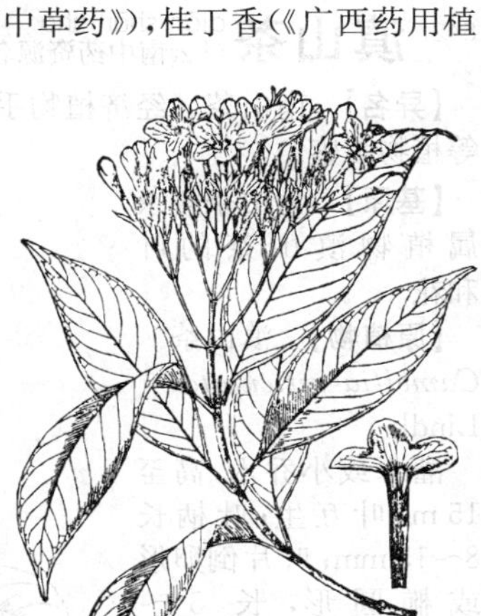

滇丁香

1～1.5 cm，被柔毛；托叶三角形，早落；叶片纸质，长圆形或长圆状披针形，长 10～15 cm，宽 2.5～6 cm，先端短渐尖，基部楔尖，下面沿中脉或侧脉被柔毛，全缘。聚伞花序伞房式排列；总花梗长 1～2 cm；苞片线形；萼筒陀螺状，裂片 5，披针形，长 1 cm，有脉 3 条；花冠红色或粉红色，花冠筒长 3 cm，先端 5 裂，裂片长椭圆形，长 1.5 cm，其叉基部相连的每一边有一明显、边缘呈波浪形的片状物；雄蕊花丝短，生于花冠筒喉部；子房 2 室，柱头 2，棒状。蒴果长陀螺形，长 2～2.5 cm，具 10 条纵棱。种子两端具翅。花期 7～8 月。

生于海拔 800～2 040 m 的阔叶林内或灌木丛中。分布于广西、云南、西藏。

2. 馥郁滇丁香 *L. gratissima* (Wall.) Sweet [*Cinchona gratissima* Wall.]

与上种主要区别是：小乔木，高达 5 m。树皮浅褐色。叶柄长 0.8～2 cm；托叶披针形；叶片椭圆形，仅下面中脉被疏柔毛，余无毛。花极芳香；萼筒有卷曲的柔毛；花冠裂片无片状附属物。蒴果倒卵状长圆形。

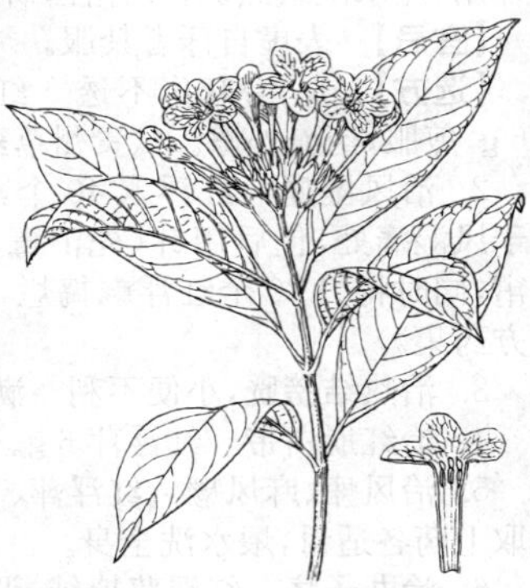

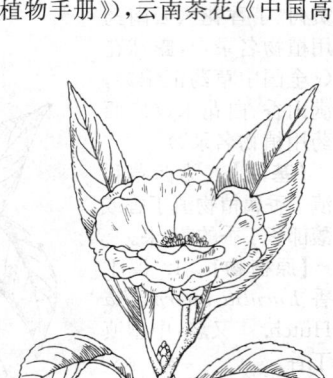
馥郁滇丁香

生于海拔 800～2 400 m 的林下。分布于广西、云南、西藏。

以上植物的根或带根全株（野丁香根）亦供药用，另设专条。

【采收加工】 夏季花盛开时采摘，鲜用或烘干。果成熟后采收，鲜用或晒干。

【药性】 辛，温。

【功用主治】 《云南中草药》："止咳化痰。主治咳嗽，百日咳，慢性支气管炎，肺结核。"

【用法用量】 内服：煎汤，10～30 g。

【选方】 治百日咳，慢性支气管炎，肺结核 野丁香花、果各 30 g。水煎，以蜂蜜兑服。（《红河中草药》）

5427 滇山茶 diān shān chá
（《云南中药资源名录》）

【异名】 南山茶（《经济植物手册》），云南茶花（《中国高等植物图鉴》）。

【基原】 为山茶科茶属植物滇山茶的叶和花。

【原植物】 滇山茶 *Camellia reticulata* Lindl.

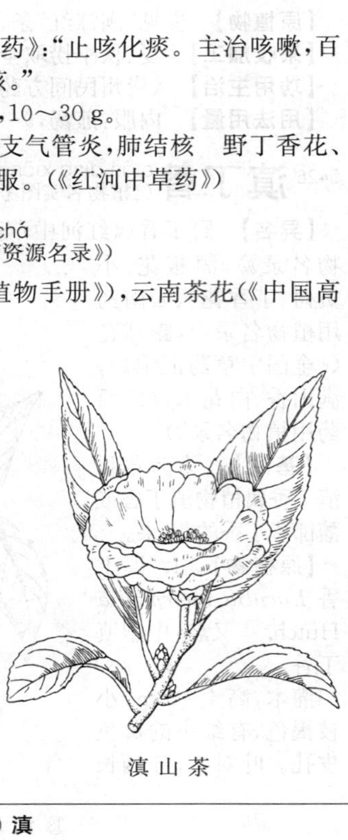
滇 山 茶

灌木或小乔木，高至 15 m。叶互生；叶柄长 8～15 mm；叶片倒卵形或椭圆形，长 5～10 cm，宽 2.5～6 cm，先端短渐尖，基部楔形，有细锯齿，叶脉网在叶上面清晰可见，叶干后带黄色。花单生或对生于叶腋或枝顶，大红色，花瓣5～6 个，栽培品均为重瓣，先端微凹；花丝无毛；子房无毛，花柱先端 3 裂。蒴果扁圆。

多为栽培。分布于云南。

本植物的叶（山茶叶）、种子（山茶子）、根（山茶根）均供药用，另设专条。

【采收加工】 冬季采集，晒干。

【药性】 苦，凉。归胃、大肠、肝经。

【功用主治】 凉血止血，解毒止痢。主治吐血，便血，月经过多，刀伤出血，泄泻，痢疾，汤火伤。

【用法用量】 内服：煎汤，10～30 g。外用：研末，调涂或干掺。

5428 滇五味 diān wǔ wèi
（《全国中草药汇编》）

【基原】 为五味子科五味子属植物红花五味子 *Schisandra rubriflora* (Franch.) Rehd. et Wils. 的成熟果实。

【原植物】 参见"香血藤"条。

【采收加工】 秋季果实成熟时采摘，晒干或蒸后晒干，除去果梗及杂质。

【药材】 滇五味 *Fructus Schisandrae Rubriflorae* 产于四川、云南。

性状 果实不规则椭圆形或近球形，直径 3～5 mm。表面红褐色，稍皱缩，果皮薄而半透明状，果肉较厚。种子肾圆形，直径 2.5～3.5 mm，黄棕色，表面略呈颗粒状。气清香，味微咸而辛。

鉴别 果皮表面观：果皮表皮细胞表面具角质线纹，垂周壁呈念珠状增厚，油细胞直径 50～75 μm。

种皮横切面观：种子表皮石细胞长方形，1 列，径向延长，长约 50 μm，宽 20～30 μm，外侧壁无突起，壁厚，纹孔及孔沟均不明显；种皮表皮下石细胞类圆形、卵形、菱形，长60～130 μm，宽 40～60 μm，厚薄不一，纹孔及孔沟明显。

【成分】 果实中含木脂素类：五味子素（wuweizisu）C，左旋的红花五味子素（rubschisandrin），红花五味子酯（rubschisantherin），去氧五味子素（deoxyschisandrin），翼梗五味子酚乙酸酯（schisanhenol acetate），翼梗五味子酚（schisanhenol）B，翼梗五味子酚，五味子脂素（gomisin）O，前五味子脂素（pregomisin），内消旋二氢愈疮木脂酸（meso-dihydroguaiaretic acid）[1]，五味子素（schizandrin）A、B，北五味子醇乙（wuweizichum B）[2]。

【药理】 1. 保肝作用 果实的醇浸膏 5 g/kg、10 g/kg 灌胃对四氯化碳引起的小鼠肝损伤有显著降低血清氨基转移酶作用[1,2]。也可降低小鼠死亡率[2]。

2. 镇静作用 本品醇浸膏 5 g/kg 灌胃，能明显延长小鼠戊巴比妥钠睡眠时间[2]，但 2.5 g/kg 灌胃无镇静作用[1]。

3. 镇咳、祛痰作用 通过氨水引咳及酚红排泌实验，醇浸膏 5 g/kg 灌胃，可明显减少小鼠咳嗽次数，增加酚红排出量，表明本品有非常显著的镇咳祛痰作用[2]。

【功用主治】 《全国中草药汇编》："镇咳，滋养，强壮，止泻，止汗。"

【用法用量】 内服：煎汤，1.5～9 g。

5429 滇丹参 diān dān shēn
（《云南药用植物名录》）

【异名】 丹参（《滇南本草》），小丹参（《植物名实图考》），紫丹参、小红参、小红草乌、小红丹参、山槟榔（《云南中草药》)，云南丹参(《全国中草药汇编》)。

【基原】 为唇形科鼠尾草属植物云南鼠尾草的根。

【原植物】 云南鼠尾草 *Salvia yunnanensis* C. H. Wright 又名：奔马草、紫丹参、紫参(云南)。

多年生草本，高约30 cm。根状茎短缩，块根丹红色，纺锤形。茎被长柔毛。叶通常基生，单叶或三裂，叶下面带紫色，两面被密或疏长柔毛，叶柄被长柔毛。轮伞花序4～6花，疏离，组成顶生假总状花序，花序被腺毛或长柔毛；花萼钟状，长7～9 mm，外被长柔毛，二唇形，上唇三角形，下唇2浅裂；花冠蓝紫色，长2.5～3 cm，下唇中裂片倒心形；花丝长3 mm，药隔长6～10 mm，上臂较下臂长约2倍，下臂的药室退化增大而在先端联合。小坚果椭圆形，黑棕色，无毛。花期4～8月。

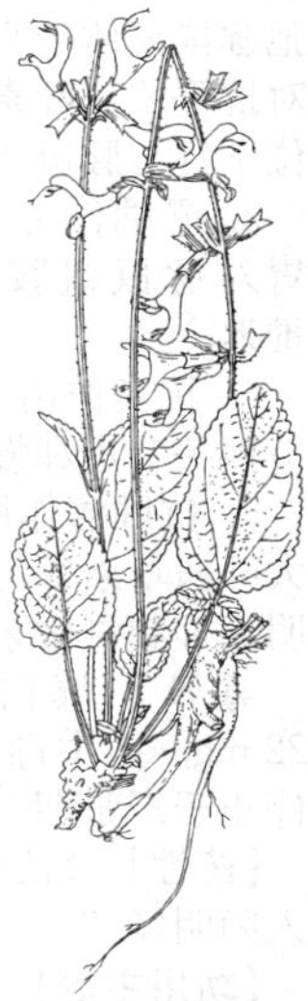

云南鼠尾草

生于海拔1 800～2 900 m的草地、林缘及疏林干燥地上。分布于四川、贵州、云南等地。

【采收加工】 7～10月采挖，晒干。

【药材】 滇丹参 *Radix Salviae Yunnanensis* 产于四川、云南、贵州等地。

性状 根茎粗短，表面粗糙，具有密集的叶痕，以及残留茎基和叶柄基。根纺锤形，1～数条，呈簇状或着生于根茎的一侧，长5～18 cm，直径2～7 mm，偶至1 cm；支根的分支处常变细。表面砖红色或暗红棕色，有纵皱纹，可见须根痕；老根栓皮灰褐色或棕褐色，呈鳞片状脱落，露出红棕色新栓皮，有的皮部开裂，显出白色的木部。质坚硬，易折断，断面不平坦，角质样或纤维性，木栓层砖红色，皮部灰褐色，形成层明显，木部黄白色，可见放射状纹理。气微香，味淡，微苦涩。

鉴别 根横切面：木栓层为2～4列木栓细胞。皮层较宽，外侧石细胞单个散在或2～5个成群，石细胞方形、长方形或长椭圆形，直径17～48 μm，长至130 μm，壁厚1.5～3 μm，向内侧渐变小；内侧纤维极多，单个散在或2～20余个成群，纤维方形或多角形，直径8～20 μm，壁厚3～15 μm，可见孔沟及层纹。韧皮部较窄，外侧有少数纤维。形成层成环。木质部导管束4～10束，向外渐宽。中央多为薄壁细胞。

滇丹参(根)外形

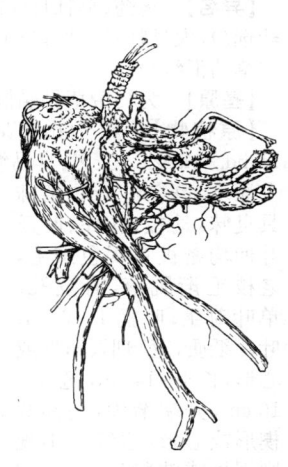

粉末特征：灰棕色。石细胞多见，单个散在或数个成群，类梭形、长方形、类三角形或不规则多角形，边缘具突起或稍膨大，直径12～55 μm，长至230 μm，壁厚5～20 μm，孔沟明显，纹孔稀疏，层纹少数可见。韧皮纤维长棒状或长梭形，末端钝圆、平整或钝尖，长80～320 μm，直径20～38 μm，壁厚8～19 μm，孔沟稍密，纹孔少数可见。网纹及具缘纹孔导管直径14～45 μm，有的具网状三生增厚。纤维管胞单个散在或成束，长梭形。

【成分】 根含醌类：丹参酮(tanshinone)Ⅰ、$Ⅱ_A$，亚甲基丹参醌(methylene tanshinquinone)[1]，隐丹参酮(cryptotanshinone)[2]。

【药理】 1. 对心肌缺血的保护作用 采用微量异丙肾上腺素(ISO)恒速静脉滴注造成大鼠急性心肌缺血的模型，静脉注射滇丹参能明显改善ISO大鼠急性心肌缺血的心电图改变。对大鼠在体和离体缺血再灌注性心肌损伤均有保护作用[1,2]。

2. 耐缺氧能力 滇丹参水溶性部分注射液以相当于30 g(生药)/kg剂量给小鼠腹腔注射，小鼠常压耐缺氧能力极显著提高。药物以0.75 mg(生药)/ml浓度给离体豚鼠心脏灌流，显著增加冠脉流量[3]。

3. 抗凝血作用 滇丹参水溶性注射液在体外抗凝试验中有完全抗凝血作用[4]。滇丹参体外显著抑制ADP、AA诱导的血小板聚集，抑制作用呈浓度-效应关系，IC_{50}为33.7g/L(ADP)、18.1g/L(AA)。滇丹参也显著抑制PAF诱导的血小板聚集，其最大抑制率为36.8%[5]。

4. 抗血栓形成、改善微循环 滇丹参2 g/kg、4 g/kg时，能明显延长电刺激法造成大鼠颈动脉闭塞性血栓形成时间。20 g/kg、40 g/kg腹腔注射，能有效抑制胶原和肾上腺素复合液所致小鼠肺血栓形成。滇丹参体外对去甲肾上腺素诱导的小鼠肠系膜微循环障碍有改善作用。滇丹参静脉注射对高分子右旋糖酐所致大鼠肠系膜微循环障碍也有效[6]。

【药性】 微苦、微甘，微寒。归心、肝经。

1.《滇南本草》："味微苦，性微寒。色赤象火，入心经。"

2.《云南中草药》："苦，微寒。"

【功用主治】 活血祛瘀，凉血止血，养心安神，解毒消肿。主治月经不调，痛经，经闭，恶露腹痛，癥瘕，胸痹绞痛，关节痛，疝痛，崩漏，吐血，衄血，咳血，血虚肢麻，失眠，健忘，惊悸，怔忡，乳痈，疮肿，跌打瘀肿。

1.《滇南本草》："补心，生血，养心，定志，安神宁心。治健忘怔忡，惊悸不寐，生新血，去瘀血，安生胎，落死胎。一味可抵四物汤补血之功。"

2.《云南中草药》："活血调经，祛瘀生新。主治月经不调，血崩，产后高热，闭经，乳痈，癥瘕痞块。"

【用法用量】 内服：煎汤，3～9 g；或入丸、散。外用：研末调敷。

【宜忌】 孕妇慎服。

【选方】 1. 治月经不调，闭经，痛经，吐血，咳血 紫丹参9～15 g。煎服。(《红河中草药》)

2. 治妇女干血劳 紫丹参6 g，当归30 g，鸡眼睛根15 g。炖鸡吃。

3. 治夜盲 紫丹参15 g，绣球防风15 g。蒸鸭肝服。

4. 治黄疸 紫丹参15 g，栀子3 g，连翘3 g，土大黄9 g。煎服。(2～4方出自《曲靖专区中草药手册》)

5. 治乳腺炎 鲜紫丹参适量。捣烂加乙醇适量，调敷患处。(《云南中草药选》)

6. 治痈疮肿毒 紫丹参15 g，煎服。外用鲜品捣敷。(《红河中草药》)

5430 **滇白芷** diān bái zhǐ (《滇南本草》)

【异名】 白芷、香白芷、水白芷(《滇南本草》)，山白芷、野当归(《红河中草药》)。

【基原】 为伞形科独活属植物糙叶独活的根。

【原植物】 糙叶独活 *Heracleum scabridum* Franch. 又名:野香芹(《滇南本草》),马尿芹、猪钱草、白面风、大翻白叶、野香芹、大马芹(《红河中草药》)。

多年生草本,高 60～100 cm。全株被粗糙的细刺毛。根纺锤形,有香气,下部分枝。茎圆柱形,中空,具纵沟纹,上部分枝。茎下部叶轮廓卵形至三角形,二回羽状深裂,长 5～20 cm,宽 5～7 cm,裂片宽卵形至长椭圆形,长 2.5～5 cm,宽 1.5～2 cm,边缘具不等的齿牙,表面绿色,粗糙而细皱,背面浅绿色;茎上部叶与茎下部形状相似,基部有阔叶鞘,密被灰白色刺毛。复伞形花序顶生或侧生,总伞梗长 14～18 cm;总苞片缺或 1～3,线状披针形,伞辐 13～17,小总苞片 4～5,线形;小伞形花序有花 30 余朵;萼齿短,线状三角形;花瓣白色,二型,外围者为辐射瓣;雄蕊 5,花丝粗而弯曲;花柱基圆锥形,花柱 2,较短,叉开。分生果倒卵形或卵形,长 7～8 mm,光滑,每棱槽有油管 1,棒形,合生面有油管 2。花期 5～6 月,果期 8～9 月。

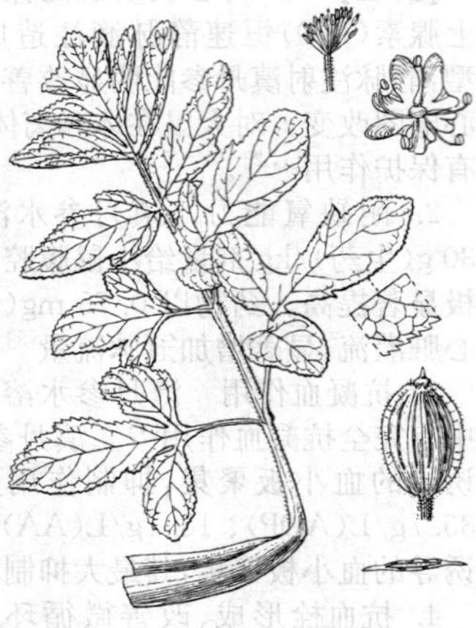

糙叶独活

生于海拔 2 000 m 以上的高山灌木林下、草丛中。分布于四川、云南等地。

本植物的果实(滇白芷果)亦供药用,另设专条。

【采收加工】 7～10 月茎叶枯黄时采挖,去其茎叶,晒干。

【药材】 滇白芷 *Radix Heraclei Scabridi* 产于云南、四川等地。

性状 根呈长圆锥形或纺锤形,直径 0.2～1.5 cm,分枝或不分枝,下部细。外表棕黄色,多深纵纹,时有支根痕,上部有环纹。质脆。断面皮部类白色,散有棕色油点及裂隙,形成层不明显,木质部淡黄色,占全径 1/3。商品多已切成约 1 cm 以下的厚片。气芳香,味辣而苦。

【成分】 根含香豆素类成分:氧化前胡素(oxypeucedanin),欧前胡内酯(imperatorin),异欧前胡内酯(isoimperatorin)[1],异香柑内酯(isobergapten),茴芹香豆素(pimpinellin),异茴芹香豆素(isopimpinellin)和牛防风素(sphondin),还含有印度素(marmesin)[2],次黄嘌呤,尿囊素,腺嘌呤,大叶茜草素(mollugin)等[3]。

【药理】 1. 镇痛作用 滇白芷煎液 15 g/kg 灌胃对皮下注射蛋白胨所致小鼠高热模型有明显解热镇痛作用,其效优于 0.1 g/kg 的阿司匹林。白芷对小鼠醋酸扭体反应有抑制作用,但对夹尾和热致痛无明显的镇痛效果[1]。滇白芷香豆素(即总香豆素)200 mg/kg、300 mg/kg 灌胃,对小鼠热板法和化学刺激(酒石酸锑钾)引起的疼痛均可使之减轻,其镇痛作用随剂量增加而作用加强[2]。

2. 对平滑肌作用 0.1%滇白芷香豆素 0.5 ml 对家兔原位小肠的正常收缩有松弛作用,出现张力下降,收缩振幅变小,并能对抗乙酰胆碱对原位小肠的收缩。滇白芷香豆精 0.6×10^{-3} mg/ml 对家兔离体小肠的正常收缩有缓解作用,使张力下降,收缩振幅变平,能缓解乙酰胆碱引起的家兔离体小肠收缩作用。滇白芷香豆素 0.6×10^{-3} mg/ml 松弛豚鼠离体子宫正常收缩,使张力下降,收缩振幅变小,并对抗垂体后叶素或麦角新碱对子宫的兴奋作用;对家兔原位子宫与豚鼠离体子宫有相同的作用[2]。

3. 平喘作用 滇白芷香豆素 200 mg/kg、300 mg/kg 灌胃对豚鼠组胺致喘有平喘作用,使喘息发生时间明显推迟[3]。

4. 抗炎作用 滇白芷香豆素 250 mg/kg 灌胃,对大鼠蛋清性关节炎和慢性甲醛性关节炎均有抗炎作用[3]。

5. 抗肿瘤作用 分离得到的次黄嘌呤、尿囊素、腺嘌呤、大叶茜草素等对毒激素-L 诱导的脂解有显著抑制作用,可明显抑制毒激素-L 诱导的恶病质样表现[4]。

毒性 滇白芷香豆素小鼠灌胃的 LD_{50} 为 2 110±22 mg/kg,中毒主要症状为先兴奋、后惊厥,呼吸先停,心搏停止于舒张期[2]。

【药性】 《滇南本草》:"味辛、微甘,性温。升也,阳也。入阳明经。"

【功用主治】 《滇南本草》:"以辛入肺,止阳明头痛之寒邪,四时发热,祛皮肤游走之风。止胃冷腹痛、寒痛,除风湿燥痒顽痹。攻疮痈,排脓定痛。治妇人漏下,白带,散经,周身寒湿疼痛。"

【用法用量】 内服:煎汤,3～9 g;或泡酒;或入丸、散。外用:研末敷;或煎汤洗。

【宜忌】 阴虚火旺者禁服。

【选方】 1. 治黄疸型肝炎 鲜(马尿芹)根 90 g。煨鸡 1 只,分 2 d 服。

2. 治疟疾 (马尿芹)干根 9 g,肥猪草 9 g。煎服。(1、2 方出自《红河中草药》)

5431 滇常山 diān cháng shān (《植物名实图考》)

【异名】 乌药、臭牡丹(《滇南本草》),臭茉莉(《云南中草药选》),大臭牡丹(《西昌中草药》),矮桐子、滇赪桐(《全国中草药汇编》)。

【基原】 为马鞭草科赪桐属植物滇常山的根、茎、叶。

【原植物】 滇常山 *Clerodendrum yunnanense* Hu ex Hand.-Mazz. 又名:臭马缨(云南)。

灌木,高 1～3 m。植株具臭味,幼枝、花序、叶及叶柄均密被黄褐色绒毛,老枝毛渐脱落,有皮孔。单叶对生;叶柄 1～6 cm;叶片纸质,宽卵形、卵形或心形,长 4～14 cm,宽 3～10 cm,先端渐尖,基部宽楔形或心形,边缘具不规则锯齿或波状齿,表面被糙毛,背面密生淡黄色或黄褐色短柔毛;侧脉 4～5 对,基部脉腋具数个盘状腺体。伞房状聚伞花序密集,顶生;苞片卵状椭圆形

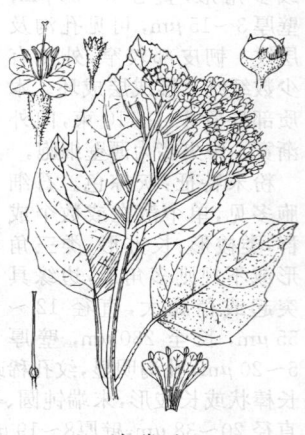

滇 常 山

或披针形，早落；小苞片线形；花萼钟状，红色，长 6～9 mm，被茸毛及少数腺体，萼 5 裂，裂片三角形；花冠白色至浅红色，花冠管短，多藏于花萼内，裂片 5 深裂，长圆形至卵圆形，长 4～7 mm；雄蕊 4，与花柱均伸出花冠外。核果近球形，熟时蓝黑色，其大部分被增大的红色宿存萼所包。花期 4～7 月，果期 7～10 月。

生于海拔 1 900～3 000 m 的山坡疏林下、山谷沟边灌木丛中。分布于四川、云南等地。

本植物的花（滇常山花）亦供药用，另设专条。

【采收加工】 夏季采收，切片，晒干。

【药材】 滇常山 *Herba Clerodendri Yunnanensis* 主产于云南。

性状　茎多切成斜片。老茎直径 1.5～2 cm，皮暗红色，具纵裂痕，皮孔不明显，断面木部微黄色，髓部较大，白色；幼枝皮黄绿色，有锈色毛茸，外皮不易剥离，断面髓部直径约 3 mm。叶对生，皱缩卷曲，完整者展平后呈卵形或宽卵形，长 4～14 cm，宽 4.5～12 cm，先端渐尖，基部心形或截形，全缘或略呈波状，或有疏锯齿，两面有短柔毛；叶柄密被短毛茸。叶气臭，味辛、微苦。

【药性】 辛、苦，温。

1.《滇南本草》："性温，味辛、苦。"

2.《全国中草药汇编》："辛，温。"

【功用主治】 祛风，利湿，行气。主治风湿痹痛，水肿尿少，胸腹胀痛。

1.《滇南本草》："消胸膈膨胀，下气，利小便，消水肿，止气逆腹痛。"

2.《云南中草药》："祛风活血，清利湿热。主治胸腹胀满，气逆腹痛，水肿，风湿关节炎，腰腿痛，伤寒高烧，鼻衄，高血压，痔疮，脱肛。"

3.《全国中草药汇编》："祛风止痛，降血压。"

【用法用量】 内服：煎汤，15～30 g；外用：煎水洗。

【选方】 1. 治风湿性关节炎，腰腿痛　滇常山根 30～60 g。煎服。

2. 治高血压　滇常山根 15～30 g。水煎去渣，加米酒煮鸡蛋 1 个，内服。（1、2 方出自《云南中草药选》）

3. 治伤寒高烧，鼻衄　滇常山根皮 9 g，绿升麻 6 g，芒种花根皮、秧草根各 9 g。水煎服。（《昆明民间常用草药》）

5432 滇紫草 diān zǐ cǎo（《云南中草药》）

【异名】 紫丹（《云南中草药》），驴臭草（《云南药用植物名录》），大紫草（《全国中草药汇编》）。

【基原】 为紫草科滇紫草属植物滇紫草的根或根皮。

【原植物】 滇紫草 *Onosma paniculatum* Bur. et Franch.［*O. paniculatum* Bur. et Franth. var. *hirsutistylum* Lingelsh. et Borza；*O. oblongifolium* W. W. Smith et Jeffr.］

二年生草本，高 40～80 cm。主根粗壮，圆柱形，质坚硬，不易折断，外皮暗红紫色。茎单一，直立，不分枝，有时分成 2 枝，密生短伏毛及具基盘的长硬毛。基生叶密集丛生，线状披针形或倒披针形，长 10～20 cm，宽 2～3 cm，先端渐尖，基部渐狭成柄，全缘，表面被糙伏毛，背面中脉被长硬毛；茎生叶渐小，基部戟形，抱茎或稍抱茎。蝎尾状聚伞花序，呈圆锥状，顶生或腋生小枝顶端，花后伸长，长达 30 cm；苞片三角形；花萼绿色带蓝紫色，长 7～10 mm，萼筒几乎全裂，裂片线形至披针形，果期增大；花冠筒状钟形，蓝紫色，后变暗红色，长 12～17 mm，5 裂，裂片宽三角形，边缘反卷，外面密生向上的伏毛，内面仅裂片中肋有 1 列伏毛；雄蕊 5，内藏，花丝短，被白色柔毛，花药侧面合生，相连包围花柱，基部戟形；子房 4 深裂，花柱丝状，长 15～16 mm，伸出花冠之外，中部以下被毛；腺体密生长柔毛。小坚果 4，近卵形，长 2～3 mm，褐色，无光泽，具疣状突起，包藏在花萼内。花期 6～7 月，果期 8～9 月。

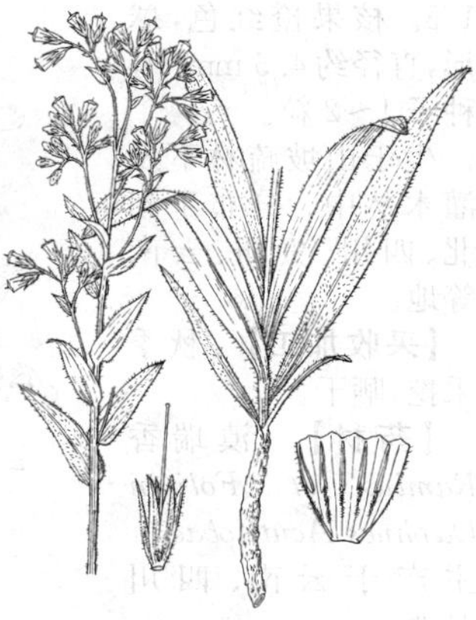

滇紫草

生于海拔 2 000～3 200 m 的向阳山坡草丛、灌木林或松栎林林缘。分布于西南及西藏等地。

【采收加工】 秋季采，晒干或鲜用。

【药材】 滇紫草 *Radix et Cortex Onosmatis Paniculati* 产于四川、云南、贵州。

性状　根呈圆柱形，扭曲不直，长 11～36 cm，直径 0.5～2.5 cm。根头中部枯萎，下端偶有分枝。外皮黑紫色，易剥落，剥落处现暗紫红色，被有紫红色粉状物；有显著纵皱纹及支根残痕。质坚硬，不易折断。断面纤维性，皮部呈灰褐色，木部呈棕黄色与灰褐色相杂的纹理。气微，味微酸。

【成分】 滇紫草的根含有醌类：紫草素（shikonin），乙酰紫草素（acetylshikonin），β-乙酰氧基异戊酰阿卡宁（β-acetoxyisovalerylalkannin），β，β-二甲基丙烯酰阿卡宁（β，β-dimethylacrylalkannin）[1]，β，β-二甲基丙烯酰紫草素（β，β-dimethylacrylshikonin）[2] 及 β-羟基异戊酰紫草素（β-hydroxyisovalerylshikonin）[3]。

【药性】 《云南中草药》："甘，咸，微涩，寒。"

【功用主治】 《云南中草药》："凉血活血，透斑解毒。主治麻疹并肺炎，斑疹，痘毒，湿疹，恶疮，大便燥结，防治麻疹，水火烫伤，冻疮，外伤出血。"

【用法用量】 内服：煎汤，3～9 g。外用：鲜品捣敷；或研末用麻油调涂。

5433 滇瑞香 diān ruì xiāng（《植物名实图考》）

【异名】 桂花矮陀陀、黄山皮条、构皮岩陀、万年青矮陀陀（《云南中草药选》），西南瑞香（《全国中草药汇编》），小鼠皮、开花矮陀陀、细叶寡鸡蛋树皮、鼠皮黄、山皮条、雪花构（《云南中草药》）。

【基原】 为瑞香科瑞香属植物尖瓣瑞香的全株。

【原植物】 尖瓣瑞香 *Daphne acutiloba* Rehd.［*D. feddei* Lévl.］又名：费氏瑞香（《峨眉药植研究》），桂花岩陀、野瑞香（《云南经济植物》），短瓣瑞香（《云南种子植物名录》）。

常绿灌木，高 1～2 m。枝黄灰色，幼枝无毛或几无毛，外皮纤维长而韧。叶互生；长椭圆形至倒披针形，长 6～12 cm，宽 1～3 cm，先端渐尖，基部狭楔形，全缘，两面无毛。花 8～12 朵聚生枝顶；苞片背面被丝状微柔毛，通常早落；花白色，芳香；花被管状，长12～15 mm，密被短柔毛，4裂，裂片常为管长的1/3。核果橙红色，球形，直径约4.5 mm；有种子1～2粒。

生于山坡疏林下及灌木丛中。分布于湖北、四川、贵州、云南等地。

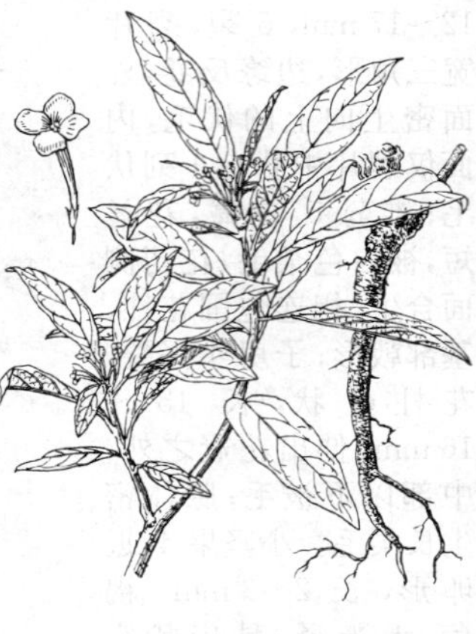

尖瓣瑞香

【采收加工】 秋季采挖，晒干。

【药材】 滇瑞香 *Ramlus et Folium Daphnes Acutilobae* 主产于云南、四川等地。

性状 枝圆柱形，表面黄灰色，幼枝无毛或几无毛，外皮纤维长而韧。叶互生，长椭圆形至倒披针形，长6～12 cm，宽1～3 cm，先端渐尖，基部狭楔形，全缘，两面无毛，气特异。

【成分】 根含赫雷毒素（huratoxin），芫花灵（genkwadaphnin），原赫雷毒素（prohuratoxin）[1]。

茎皮含1，2-二氢瑞香毒素（1，2-dihydrodaphnetoxin）[1]。

【药性】 辛、苦，温。小毒。

1.《四川常用中草药》："性温，味辛、麻、苦，有小毒。"

2.《全国中草药汇编》："味辛、涩，温。"

【功用主治】 祛风除湿，舒筋活络，行气止痛。主治风湿痹痛，跌打损伤，胃痛。

1.《四川常用中草药》："除湿，通经。治风湿骨痛，劳伤腰腿痛，跌打损伤等症。"

2.《云南中草药》："祛风除湿，舒筋活血，消食行气。"

【用法用量】 内服：煎汤，3～9 g；或泡酒。外用：鲜品捣敷。

【选方】 1. 治跌打损伤，风湿性关节炎 滇瑞香3～6 g，煎服。或用9～15 g，泡酒500 ml，浸5～7 d后服，每次10 ml，每日3次。（《云南中草药选》）

2. 治腰痛，坐骨神经痛，半身不遂 桂花岩陀3～9 g。泡酒分服。

3. 治骨折 桂花岩陀鲜根皮适量捣烂，蜂蜜调敷患处。

4. 治胃痛，食积，便秘 桂花岩陀3～9 g。水煎，蜂蜜调服。

5. 治感冒，内脏出血，肾盂肾炎 桂花岩陀3～9 g。煎服。（2～5方出自《云南中草药》）

5434 滇一匹绸 diān yī pǐ chóu （《云南中药资源名录》）

【异名】 一匹绸、白背丝绸、白底丝绸（《文山中草药》），牛白藤（《云南中药资源名录》）。

【基原】 为旋花科白鹤藤属植物东京银背藤的茎叶。

【原植物】 东京银背藤 *Argyreia pierreana* Bois［*A. liliiflora* C. Y. Wu］ 又名：紫苞银背藤（《云南热带亚热带植物区系研究报告》）。

木质藤本。茎及分枝圆柱形，幼枝被长柔毛。单叶互生；叶柄长5～12 cm，被黄色长柔毛；叶片卵形，或长卵形，长10～20 cm，宽8～12 cm，先端锐尖，基部近圆形至楔形，叶面无毛，背面被白色绒毛。聚伞花序密集如头状，总花梗长2～5 cm，密被黄色长柔毛；苞片如总苞状，外被黄色短柔毛，内面红色；花两性；萼片5，卵形，大小不等，玫瑰红色，外面被白色短柔毛；花冠漏斗状，紫红色或淡红色，长5～6 cm，冠檐直径3～4 cm，外面被白色长柔毛；雄蕊及花柱内藏；雄蕊5，着生于距花冠基部8 mm处，花丝基部具多数乳突，花药长圆形；子房椭圆形，2室，花柱基部具关节，柱头2裂。浆果球形，红色，直径8～10 mm，为增大的萼片包围。种子4颗，卵状三角形。

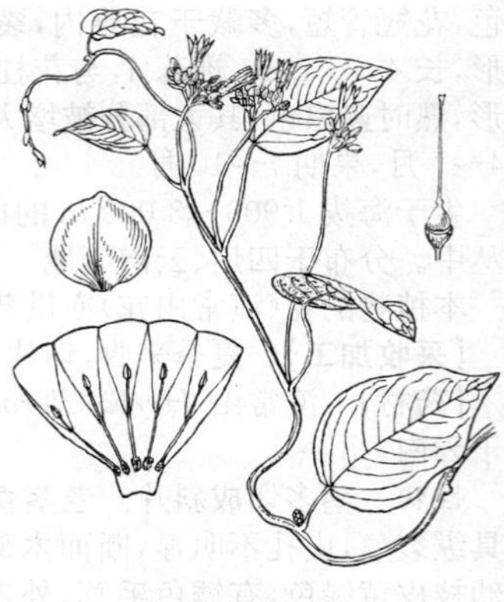

东京银背藤

生于海拔600～1 400 m的路边灌木丛中。分布于云南等地。

【采收加工】 夏、秋季采收，切片或段，晒干，或鲜用。

【药材】 滇一匹绸 *Caulis et Folium Argyreiae Pierreanae* 产于广西、云南等地。

性状 茎呈细圆柱形，略弯曲，长短不一，直径约5 mm。表面黄棕色，被长柔毛或微柔毛。质硬，不易折断，断面具黄白色髓。叶多皱缩破碎，完整叶展平后呈卵形，长10～20 cm，宽8～12 cm，先端锐尖，基部近圆形至三角形，上面暗棕色至紫色，下面浅灰绿色，紧贴丝光毛，触之柔软；叶柄长5～12 cm，被黄色长柔毛。气微，味苦、辛。

根皮称滇紫草皮，呈不规则、大小不等的黑紫色片状物，常数层相叠。外面粗糙，并附有棕黄色须状物，内面较平滑。质脆，易碎。

鉴别 （1）显微鉴别参见"藏紫草"条。

（2）薄层色谱：取本品粗粉置脂肪提取器中，加乙醚40 ml，回流提取至无色。提取液蒸除乙醚，残留物溶于氯仿，作供试品液，另取阿卡宁-β，β-二甲基丙烯酯为对照品，分别点样于硅胶CMC薄板上，用氯仿展开。供试品色谱中在与对照品的相应位置上显相同的紫色斑点。

【药性】 辛、微苦，凉。

1.《云南中草药》："甘、微苦，平。"

2.《云南中药志》："苦、辛，凉。"

【功用主治】 散瘀止血，祛风除湿，化痰止咳。主治崩漏，内伤出血，跌打瘀肿，风湿痹痛，湿疹，痈疮溃烂，热咳痰喘。

1.《云南中草药》："理气止血。主治崩漏。"

2.《云南中药志》："化痰止咳，理血祛风。用于急、慢性支气管炎，热咳痰喘，跌打损伤，风湿疼痛，内外出血等。"

【用法用量】 内服：煎汤，15～30 g；或研末。外用：煎水洗。

【选方】 1. 治崩漏 一匹绸叶3～4片。研末，用酒送服。（《云南中草药》）

2. 治湿疹，痈疮溃烂，乳腺炎 一匹绸30～60 g。煎水洗患处。（《文山中草药》）

5435 **滇白芷果** diān bái zhǐ guǒ（《高原中草药治疗手册》）

【异名】 土蛇床子(《滇南本草》)。

【基原】 为伞形科独活属植物糙叶独活 *Heracleum scabridum* Franch. 的果实。

【原植物】 参见"滇白芷"条。

【采收加工】 8～9月采收成熟的果实，摘下果序，除去杂质，晒干。

【药性】 辛、苦，温。

【功用主治】 《滇南本草》："治妇科阴肿，清除黏性分泌物，阴部瘙痒及皮肤病。"

【用法用量】 外用：煎汤洗；或研末撒。

【选方】 治妇女阴肿瘙痒 土蛇床子适量，煎汤熏洗。(《滇南本草》)

5436 **滇白药子** diān bái yào zǐ（《植物名实图考》）

【异名】 白药子(《滇南本草》)，马蹄细辛(《贵州草药》)，毛狗苔(《四川中药志》)。

【基原】 为薯蓣科薯蓣属植物毛芋头薯蓣的块茎。

【原植物】 毛芋头薯蓣 *Dioscorea kamoonensis* Kunth [*D. kamoonensis* Kunth var. *straminea* Prain et Burkill]

缠绕草质藤本。块茎通常近卵圆形，外皮有细长须根。茎左旋，幼时密被棕褐色短柔毛，老时渐变疏毛。掌状复叶有长柄；小叶3～5，叶片椭圆形至披针状长椭圆形或倒卵状长椭圆形，有时最外侧的小叶片为斜卵状椭圆形，长2～14 cm，宽1～5 cm，先端渐尖，全缘，两面疏被贴伏柔毛；叶腋内常有肉质球形珠芽(零余子)，表面具柔毛，落地后能生新株。花序轴、小苞片、花被外面均密被棕褐色或淡黄色短柔毛；雄花序为总状或圆锥状花序，腋生，雄花有短梗，小苞片2，其中1个先端尾状尖，雄蕊6，能育雄蕊3；雌花序为穗状，1～2个腋生，雌花子房密被柔毛。蒴果三棱状长圆形，长1.5～2 cm，宽达1 cm，疏被短柔毛；种子两两着生于每室中轴顶部，种翅向基部伸长。花期7～9月，果期9～11月。

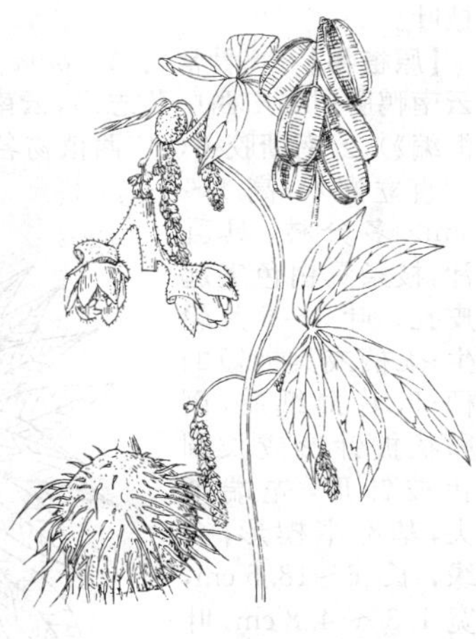

毛芋头薯蓣

生于海拔500～2 900 m的山沟、林缘、路旁或次生灌木丛中。分布于西南及浙江、福建、江西、湖北、湖南、广东、广西、西藏等地。

【采收加工】 秋季采收，除去茎叶及须根，洗净，鲜用或切片晒干。

【药性】 甘、微苦，平。归脾、肺、肾经。

1.《滇南本草》："味微苦，性平。入脾、肺、肾三经。"

2.《贵州草药》："性温，味甘。"

3.《四川中药志》1982年版："甘、微苦，平。"

【功用主治】 补脾益肾，敛肺止咳，解毒消肿。主治脾虚便溏，肾虚阳痿，遗精，白带，虚劳久咳，缺乳，无名肿毒。

1.《滇南本草》："补中益气，敛肺气，兴阳道，治阳痿，止虚劳咳嗽，伤风日久咳嗽，良效。并治妇人白带。"

2.《贵州草药》："止痛补虚，舒筋壮骨，治劳伤，虚弱。"

3.《四川中药志》1982年版："解毒消肿，补脾益肾。用于无名肿毒，脾虚腹泻，乳汁稀少，肾虚遗精。"

【用法用量】 内服：煎汤，10～30 g；或泡酒；或入丸、散。外用：捣敷。

【选方】 1. 治肾虚遗精，脾虚缺乳 毛狗苔60～120 g。炖肉服。(《四川中药志》1982年版)

2. 治虚弱 马蹄细辛15 g。蒸瘦肉吃。

3. 治劳伤 马蹄细辛30 g。泡酒服。(2、3方出自《贵州草药》)

5437 **滇地黄连** diān dì huáng lián（《云南思茅中草药选》）

【异名】 假苦楝、矮秃秃、千年矮(《广西中药志》)，鸡血散、小罗伞(《广西药用植物名录》)，白花矮陀陀、七匹散、金丝岩陀、土黄连(《云南药用植物名录》)，地黄连(《云南中草药选》)，思茅地黄连(《文山中草药》)，小独根、火石五、岩桧、麻鸡翅膀、小岩三、小花药、小花叶子、矮陀陀、小野椒(《云南植物志》)。

【基原】 为楝科地黄连属植物滇黔地黄连的全株。

【原植物】 滇黔地黄连 *Munronia henryi* Harms

矮小灌木，高15～30 cm。茎不分枝。奇数羽状复叶簇生于茎顶，连柄长5～7 cm，被柔毛；小叶5～7，顶生小叶具柄，披针形或长圆状披针形，长3～7 cm，宽1.5～3 cm，先端渐尖、钝，基部楔形，边缘有不规则的粗锯齿，侧生小叶无柄，基部1对最小，先端浑圆或钝，通常全缘；中部的较大，卵形、长椭圆形或倒卵状披针形，长2～4.5 cm，全缘或先端有少数钝齿。总状花序腋生，通常具2～3花，有小苞片；花白色，长达3 cm；2花梗长0.5～2 cm；被长柔毛；萼片5裂达基部，裂齿披针形，外被长柔毛；花瓣5，与雄蕊管合生，上部分离，雄蕊的花丝筒先端撕裂状，花药10；子房被长柔毛。蒴果扁球形，径5～8 mm，被柔毛，基部有宿存萼。种子淡褐色，表面下凹。花期5～6月，果期6～11月。

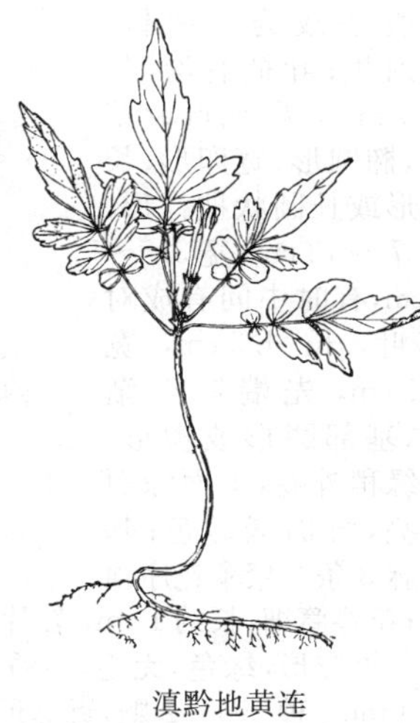

滇黔地黄连

生于海拔1 000～1 400 m的林下阴湿处。分布于西南及广西等地。

【采收加工】 全年可采，鲜用或晒干。

【药性】 苦，凉。小毒。

1.《云南中草药选》："微苦、平，有小毒。"

2.《云南中草药》："辛、微苦，温，小毒。"

【功用主治】 祛风通络，行气止痛，截疟。主治感冒发热，跌打损伤，风湿疼痛，胃痛，疟疾。

1.《广西中药志》:"叶:散瘀消肿,接骨。治跌打骨折。"

2.《云南中草药》:"行气止痛,活血祛瘀,截疟。主治骨折,跌打损伤,风湿,胃痛,气胀腹痛,恶性疟疾。"

【用法用量】 内服:煎汤,5～9 g;或研末,每次1.5～3 g;或浸酒。外用:捣敷。

【宜忌】《云南中草药》:"本品有小毒,用量不宜多。忌豆类、荞面。"

【选方】 1. 治疟疾 (滇地黄连)20～30 g。水煎,加白酒数滴为引服,每日2剂。(《彝药志》)

2. 治跌打损伤,风湿性关节炎 每用(白花矮陀陀根)60 g,泡酒200 ml,5～7 d后可内服。每日3次,每次5～10 ml。或(根)9～15 g,水煎服;亦用药(根)研粉3 g,开水送服。(《云南中草药选》)

3. 治骨折 (复位后,小夹板固定)用(矮陀陀)鲜叶适量,捣烂外敷患处。(《文山中草药》)

5438 滇南马钱 diān nán mǎ qián (《全国中草药汇编》)

【异名】 马钱子、番木鳖(《云南思茅中草药选》),车里马钱子(《云南药用植物名录》),云南马钱(《全国中草药汇编》)。

【基原】 为马钱科马钱子属植物毛柱马钱的果实、种子。

【原植物】 毛柱马钱 *Strychnos nitida* G. Don [*S. cheliensis* Hu]

藤状灌木,长达7 m。枝圆柱形,无毛,小枝常变态成为双曲钩。叶对生;叶柄有沟,长约7 mm,无毛;叶片革质,椭圆形、宽卵形、长圆形或长圆状披针形,长7～13 cm,宽3.5～6 cm,有时中间有成对小叶,长4.5 cm,宽2.5 cm,先端钝至渐尖,基部圆形或楔形,边缘稍外卷,上面绿而光亮,背面淡绿色;基出脉3条。聚伞花序顶生;花萼筒细,长约1 cm,裂片5;雄蕊5,着生于花冠筒口部。果球形,绿色,无毛,芳香,直径约5 cm,外壳木质,厚约4 mm。种子1～2颗,近球形,长2～3 cm,宽1.8～2 cm,有不整齐的棱角,表面被微毛。花期3～7月,果期8～10月。

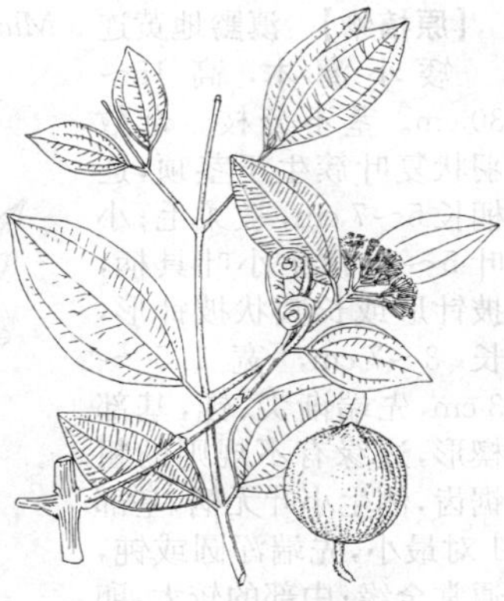

毛柱马钱

生于海拔800～1 200 m的灌木丛中。分布于广西、云南南部。

【采收加工】 秋季果熟时采收,晒干。

【药性】《全国中草药汇编》:"苦,寒,剧毒。"

【功用主治】《全国中草药汇编》:"兴奋健胃,消肿毒,凉血。主治四肢麻木、瘫痪,食欲不振,痞块,痈疮肿毒,咽喉肿痛。"

【用法用量】 内服:炮制后配入丸、散服,0.09～0.15 g。

【宜忌】 不可久服,以防中毒。孕妇禁服。

5439 滇常山花 diān cháng shān huā (《云南中草药》)

【异名】 乌药花(《滇南本草》)。

【基原】 为马鞭草科赪桐属植物滇常山 *Clerodendrum yunnanense* Hu ex Hand.-Mazz. 的花。

【原植物】 参见"滇常山"条。

【采收加工】 4～7月开花时采收,晾干。

【药材】 滇常山花 *Flos Cleroderdri Yunnanensis* 产于云南。

性状 聚伞花序密集成头状或伞房状,花干瘪,皱缩,花萼钟形,长6～9 mm,下部淡黄绿色,上部黄红色,或紫红色,外部密生短柔毛,先端5裂,裂片卵状三角形;花冠粉红色或黄白色,管部短,通常不超过花萼,裂片5,外面疏生柔毛;雄蕊4,雌蕊1,柱头2裂,两者均伸出花冠外。气特异,味微苦。

【功用主治】《滇南本草》:"治妇人红崩,点水酒煨服。"

【用法用量】 内服:煎汤,10～15 g。

【选方】 治红崩,白带 (滇常山)花15 g。红糖引,煎服。(《云南中草药》)

5440 滇鸡骨常山 diān jī gǔ cháng shān (《中药材品种论述》)

【异名】 红辣树、白虎木(《广西中药志》),野辣椒(《广西药用植物名录》),三台高、野辣子、永固生、红花岩托、四角枫(《云南中草药选》)。

【基原】 为夹竹桃科鸡骨常山属植物鸡骨常山的根或枝叶。

【原植物】 鸡骨常山 *Alstonia yunnanensis* Diels 又名:云南鸭脚树(《广西中药志》),云南鸡骨常山(《全国中草药汇编》),云南糖胶树(《广西植物名录》)。

直立灌木,高1～3 m。多分枝,具乳汁,枝条具白色突起皮孔。叶3～5片轮生;无柄或具极短的柄;叶片薄纸质,倒卵状披针形或长圆状披针形,先端渐尖,基部窄楔形,全缘,长6～18.5 cm,宽1.3～4.8 cm,叶面深绿色,叶背灰绿色,两面被短柔毛,叶腋间及叶腋外密生腺体。花紫红色,数朵组成顶生或近顶生的聚伞花序,被柔毛;花萼片披针形,长约1.5 mm,外面被短柔毛,边缘有缘毛;花冠高脚碟状,花冠筒长1～1.3 cm,中部膨大,裂片长圆形,长2～6 mm;雄蕊着生于花冠筒中部,花药长圆形,内藏;子房无毛,柱头棍棒状,先端2裂;花盘由2枚舌状鳞片组成,与心皮互生。蓇葖果2枚,离生,线形,先端具尖头,长3～5 cm,无毛。种子多颗成镶嵌式排列。花期3～6月,果期7～11月。

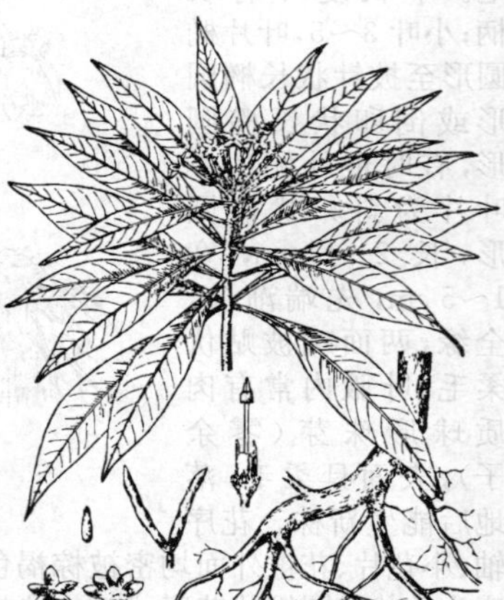

鸡骨常山

生于海拔1 100～2 400 m的山坡或沟谷地带灌木丛中。分布于广西、贵州、云南。

【采收加工】 根秋、冬季采挖,叶夏季采,晒干或鲜用。

【药材】 滇鸡骨常山 *Caulis et Folium seu Radix Al-*

stoniae Yunnanensis　产于云南、贵州、广西等地。

性状　根呈圆柱形，稍弯曲，常有分枝，长10～25 cm，直径1.5～3 cm，表面暗棕色或灰褐色，皮部薄，常脱落，木部白色。质坚硬，难折断，折断面裂片状，类白色。气微，味苦。枝多切成厚约1 mm的斜片。老枝直径6～8 mm，外皮灰褐色，具纵纹，皮孔细小，突起，断面中心髓部细小而中空，木部白色；嫩枝较细，青灰色，外皮易剥离，髓部中空较大。叶轮生，多皱缩卷曲，展平后呈椭圆状或卵状长圆形至披针形，全缘。气微，味苦。

【成分】　枝叶含生物碱：利舍平(reserpine)[1]。

根中含生物碱成分：维洛斯明碱(vellosimine)，萨杷晋碱(sarpagine)[2]；另含有霹雳萝芙木碱(perakine)，降马枯星碱(normacusine) B，四氢鸭脚木碱(tetrahydroalstonine)，维诺任碱(vinorine)[3]，洛柯宁碱(lochnerinine)，11-甲氧基-19-羟基它波宁碱(11-methoxy-19-hydroxytabersonine)，伪阿枯米京碱(pseudoakuammigine)，鸭脚树叶碱(picrinine)，去乙酰基匹克拉林碱-3，4，5-三甲氧基苯甲酸酯(deacetylpicraline-3，4，5-trimethoxybenzoate)，柯南碱(corynanthine)，育亨宾(yohimbin)，17-乙酰基萨杷晋碱(17-acetylsarpagine)，6-表萨杷晋碱(6-episarpagine)，还含3，4，5-三甲氧基桂皮酸甲酯(methyl-3，4，5-trimethoxycinnamate)[4]。

【药性】　苦，寒。小毒。

1.《广西本草选编》："味苦，性寒，有小毒。"

2.《全国中草药汇编》："苦，凉。"

【功用主治】　截疟，清热解毒，止血消肿。主治疟疾，感冒发热，肺热咳嗽，咽喉肿痛，口舌生疮，痈肿疮毒，跌打损伤，外伤出血。

1.《广西中药志》："消肿，治局部红肿。又有降压作用。"

2.《广西本草选编》："清热解毒，截疟，消肿止痛。主治疟疾，感冒发热，肺热咳嗽，咽喉肿痛，口腔炎，跌打肿痛，骨折，痈疮。"

【用法用量】　内服：煎汤，6～12 g。外用：捣敷，或研末撒。

【宜忌】　《广西本草选编》："孕妇及体弱者忌服。"

【选方】　1. 治疟疾，肝炎　鸡骨常山9～15 g。煎服。(《云南中草药选》)

2. 治骨折　鸡骨常山叶适量，捣烂外包。并用鸡骨常山根和茎60 g，泡酒，每服20 ml，每日服2次。(《全国中草药汇编》)

3. 治外伤出血　(鸡骨常山)叶末外敷患处。(《云南中草药选》)

5441 溪黄草 xī huáng cǎo (《粤北草药》)

【异名】　熊胆草、血风草(广州部队《常用中草药手册》)，溪沟草、山羊面、台湾延胡索(《常用中草药彩色图谱》)，土黄连(《广西中草药》)，香茶菜(江西《草药手册》)，山熊胆、黄汁草(《全国中草药汇编》)。

【基原】　为唇形科香茶菜属植物溪黄草和线纹香茶菜的全草。

【原植物】　1. 溪黄草 *Rabdosia serra* (Maxim.) Hara [*Plectrantnus serra* Maxim.]

多年生草本，高1.5～2 m。根茎呈疙瘩状，向下密生须根。茎四棱，带紫色，密被微柔毛，上部多分枝。叶对生；柄长0.5～3.5 cm；叶片卵圆形或卵状披针形，先端近渐尖，基部楔形，边缘具粗大内弯的锯齿，两面脉上被微柔毛和淡黄色腺点。聚伞花序组成疏松的圆锥花序，长10～20 cm，密被灰色柔毛；苞片及小苞片卵形至条形；花萼钟状，外被柔毛及腺点，萼齿5，长三角形，果时萼增大，呈宽钟形；花冠紫色，长5～6 mm，2外被短柔毛，冠筒基部上方浅囊状，上唇4等裂，下唇舟形；雄蕊4，内藏；花柱先端2浅裂。小坚果阔倒卵形，先端具腺点及髯毛。花、果期8～10月。

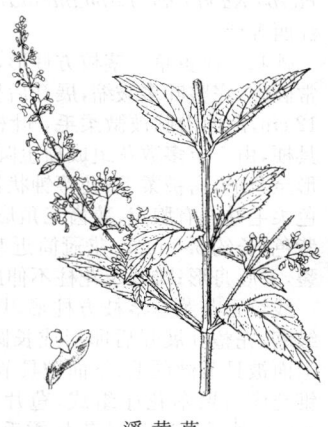

溪黄草

常成丛生于山坡、路旁、田边、溪旁、河岸及草灌木丛中。分布于东北及山西、江苏、浙江、安徽、福建、江西、河南、湖南、广东、广西、四川、贵州、陕西、甘肃、台湾等地。

2. 线纹香茶菜 *R. lophanthoides* (Buch.-Ham. ex D. Don) Hara [*Hyssopus lophanthoides* Buch.-Ham. ex D. Don; *Plectranthus striatus* Benth.; *Isodon striatus* (Benth.) Kudo]

本种与溪黄草相似，其不同之处在于：块根小，球形。叶片卵形或阔卵形至长圆状卵形，两面被具节微硬毛，下面满布黄红色腺点，叶折揉碎后有黄色汁液，故称"溪黄草"。花萼外面被珠状具节长毛和褐色腺点；花冠白色或粉红色，具紫色斑点；雄蕊及花柱伸出花冠之外。花、果期8～12月。

喜生于山坡、沟边、河旁或林下潮湿处。分布于西南及浙江、福建、江西、湖北、湖南、广东、广西、海南、西藏等地。

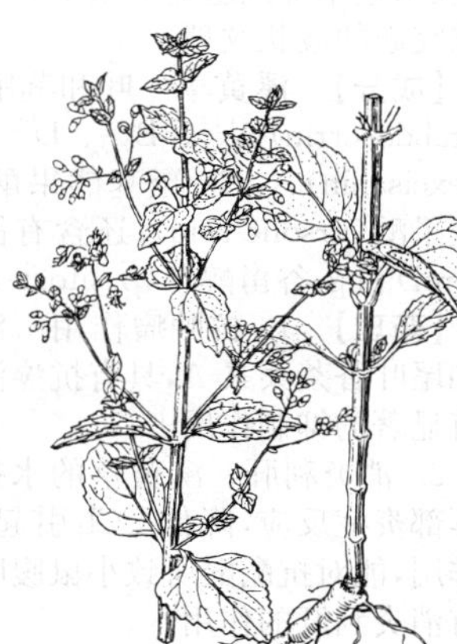

线纹香茶菜

【栽培】　生物学特性　喜温暖湿润环境，宜选择阳光充足、保水、保肥力强的壤土种植。

繁殖方法　种子和扦插繁殖。南方多用扦插繁殖，除冬季外，其他季节均可扦插，选取顶部无病的健壮枝条，剪成长约10 cm，带有2～3个茎节的截段，扦插于具40%～50%的荫蔽度的苗床上，行株距5 cm×3 cm。

田间管理　插后注意浇水，保持苗床湿润，5～7 d后可生根发叶，15～20 d便可移栽。行株距20 cm×20 cm为宜。

【采收加工】　每年可采收2～3次，第一次约在栽后3个月收割，第二次在第一次收割后约75 d进行，第三次在冬前收割，割后晒干即可。

【药材】　溪黄草 *Herba Rabdosiae Serrae*　产于东北、华

东及山西、河南、陕西、甘肃、四川、贵州等地；线纹香茶菜 *Herba Rabdosiae Lophanthoidis* 产于广东、海南、广西、江西等地。

性状 溪黄草 茎枝方柱形，密被倒向微柔毛。叶对生，常破碎，完整叶多皱缩，展开后呈卵形或卵状披针形，长4～12 cm，两面沿脉被微柔毛，叶柄长1～1.5 cm。聚伞花序具梗，由5至多数花组成顶生圆锥花序；苞片及小苞片狭卵形至条形，密被柔毛；花萼钟状长约1.5 mm，外面密被灰白色柔毛并夹有腺点，萼齿三角形，近等大，与萼筒等长；花冠紫色，长约5.5 mm，花冠筒近基部上面浅囊状，上唇4等裂，下唇舟形；雄蕊及花柱不伸出于花冠。

线纹香茶菜 茎枝方柱形，具槽，被短柔毛。叶对生，多皱缩，完整叶展开后卵形或长圆状卵形，长1.5～8.8 cm，上面被具节微硬毛，下面被具节微硬毛并布满褐色腺点；圆锥花序由聚伞花序组成，苞片卵形，被短柔毛；花萼长约2 mm，外具串珠状具节长柔毛，布满红褐色腺点；花冠白色，具紫色斑点，雄蕊及花柱伸出花冠。

鉴别 叶表面观：溪黄草 非腺毛少，圆锥形，较短，1～3(～4)个细胞组成，基部细胞多膨大，顶端尖，疣突密且明显，下表面叶脉处有明显波状纹线，毛茸密，近平铺状或斜向着生，有时顶端细胞弯成弧形；腺鳞略呈平碟形，有四条棱突。

线纹香茶菜 非腺毛多，宽圆锥形略扁瘪，1～5(～9)个细胞组成，顶端略呈三角形，向前下方略弯，表面有密点状突起，近基部细胞宽可至110～150 μm，表面有纵向或放射状突起的波状纹理。

【成分】 溪黄草 叶和茎中含二萜类化合物：溪黄草素(rabdoserrin) A[1]、B[2]、D[3]；以及萜类：尾叶香茶菜素(excisanin) A，2α-羟基熊果酸(2α-hydroxyl-ursolic acid)，熊果酸(ursolic acid)；还含有甾体成分：β-谷甾醇(β-sitosterol)和β-谷甾醇苷(β-sitosterol glucoside)[2,3]。

【药理】 1. 抗肿瘤作用 溪黄草有效成分溪黄草素A和尾叶香茶菜素A，具有抗癌活性，对人宫颈癌HeLa细胞有显著的抑制作用[1]。

2. 消炎利肝 溪黄草的水提取物能抑制二甲苯致小鼠耳部炎症反应，降低CCl_4引起小鼠肝损伤后ALT升高的作用，能对抗醋酸所致小鼠腹腔毛细管通透性升高，说明具有消炎利肝的作用[2]。

3. 清除自由基 溪黄草中黄酮类物质对羟自由基和氧自由基具有清除作用[3]。

【炮制】 取原药材，除去杂质，抢水洗净，润软，切成段，干燥。

饮片性状 本品为不规则的小段，茎、叶、花、果实混合。余参见"药材"项。

贮干燥容器内，置通风干燥处。

【药性】 苦，寒。

1. 广州部队《常用中草药手册》："甘、苦，凉。"

2.《常用中草药彩色图谱》："苦，寒。"

【功用主治】 清热解毒，利湿退黄，散瘀消肿。主治湿热黄疸，胆囊炎，泄泻，痢疾，疮肿，跌打伤痛。

1. 广州部队《常用中草药手册》："清热，利湿，退黄。主治急性黄疸型肝炎、急性胆囊炎。"

2.《常用中草药彩色图谱》："清肝利胆，退黄祛湿，凉血散瘀。治急性肝炎，跌打瘀肿。"

3.《全国中草药汇编》："治肠炎、痢疾。"

【用法用量】 内服：煎汤，15～30 g。外用：捣敷；或研末搽。

【宜忌】 脾胃虚寒者慎服。

【选方】 1. 治急性黄疸型肝炎 溪黄草、马蹄金、鸡骨草、车前草各30 g。水煎。(《全国中草药汇编》)

2. 治痢疾，肠炎 用线纹香茶菜鲜叶捣汁，每次5 ml，开水冲服；或用9～15 g，水煎服；或研粉装胶囊内，每服1～2丸。(《广西本草选编》)

3. 治癃闭 鲜香茶菜60 g，鲜石韦、鲜车前草各30 g。水煎服。(江西《草药手册》)

4. 治跌打肿痛 线纹香茶菜全草15～30 g，猪殃殃30～60 g。煎水兑酒服，渣捣烂敷。(《湖南药物志》)

5. 治风火赤眼(包括急性眼结合膜炎) 溪黄草9 g。水煎，去渣过滤后，以药汤洗眼。(《食物中药与便方》)

5442 滨海前胡 bīn hǎi qián hú (《新华本草纲要》)

【异名】 防葵(《青岛中草药手册》)。

【基原】 为伞形科前胡属植物滨海前胡的根。

【原植物】 滨海前胡 *Peucedanum japonicum* Thunb. 又名：防风(《台湾药用植物志》)。

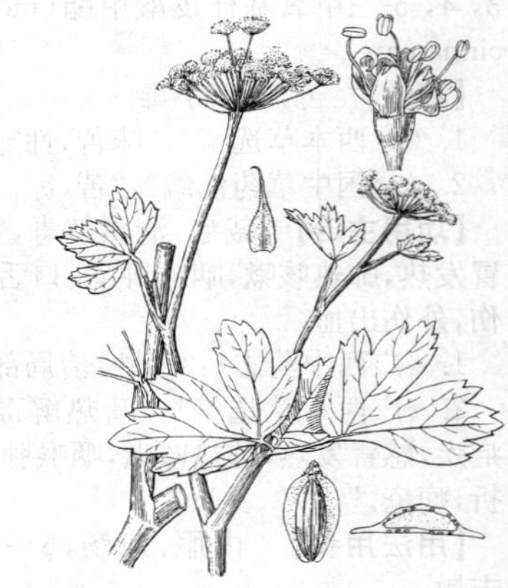

滨海前胡

多年生粗壮草本，高约1 m。稍直立。根圆柱形，棕褐色，有分枝。茎圆柱形，多分枝，有突起的粗条纹，光滑无毛。基生叶具长柄，具抱茎的宽阔叶鞘；叶片质厚，轮廓为宽卵状三角形，一至二回三出式分裂，第一回羽片卵状圆形或三角状圆形，下部的一对羽片柄长2～4 cm，中间羽片3浅裂或深裂，基部心形，长、宽均为7～9 cm；第二回羽片的侧裂片卵形，中间裂片倒卵状楔形，均无柄，有3～5粗大钝锯齿，两面均光滑无毛，粉绿色。伞形花序顶生或侧生，分枝；花序梗粗壮；总苞片2～3，卵状披针形至线状披针形，有柔毛；中央伞形花序直径约10 cm；伞辐15～30，有细柔毛；小伞形花序有花20以上；小总苞片8～10以上，线状披针形；花瓣紫色，少为白色，卵形至倒卵形，背部有小硬毛；子房密生短硬毛；萼齿不显著；花柱基圆柱形。分生果长圆状卵形，背部扁压，长4～6 mm，有短硬毛，背棱线形，侧棱翅状；每棱槽内有油管3～5，合生面油管6～10。花期6～7月，果期8～9月。

生于滨海滩地或近海山地。分布于东部沿海的江苏、浙江、福建、山东、台湾等地。

【采收加工】 夏季采挖，除去茎叶，晒干。

【成分】 根中含香豆素类：白花前胡醇(peucedanol)、伞形花内酯(umbelliferone)[1]，3′(S)，4′(S)-双异戊酰-3′，4′-二氢邪蒿素〔3′(S)，4′(S)-diisovaleryloxy-3′，4′-dihydroseselin〕，3′(S)，4′(S)-双异戊烯酰-3′，4′-二氢邪蒿素〔3′(S)，4′(S)-disenecioyloxy-3′，4′-dihydroseselin〕，右旋萨米定(samidin)，右旋川白芷内酯(anomalin)，防葵素

(peujaponisin),左旋齿阿米定(visnadin)[2]。

【药性】 《青岛中草药手册》:"性寒,味辛。入肾经。有毒。"

【功用主治】 清热止咳,利尿解毒。主治肺热咳嗽,湿热淋痛,疮痈红肿。

1.《青岛中草药手册》:"清热利湿,坚骨益髓,消肿散结。治急性膀胱炎,尿道炎,尿潴留,高热抽搐,无名肿毒,红肿热痛。"

2.《台湾药用植物志》:"治咳嗽。""治膀胱与肠疾患。"

【用法用量】 内服:煎汤,6～15 g。外用:煎水洗。

【宜忌】 《青岛中草药手册》:"中火者忌用,有毒宜慎用。"

【选方】 1. 治尿路感染　防葵 15 g,车前子 15 g。水煎服。

2. 治无名肿毒　防葵 15 g,水煎服。并可熬汤外洗。(1、2 方出自《青岛中草药手册》)

5443 鲎肉 hòu ròu (《食疗本草》)

【异名】 鲎鱼肉。

【基原】 为鲎科东方鲎属动物中国鲎的肉。

【原动物】 中国鲎 *Tachypleus tridentatus* (Leach) 又名:鲎鱼(《广志》),三叶虫(《青岛中草药手册》),马蹄蟹(《广西药用动物》),东方鲎(《中国动物药志》),三刺鲎、两公婆(俗称)。

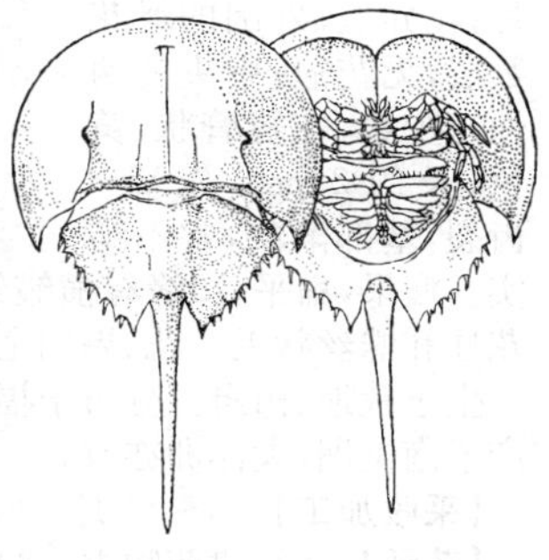

中国鲎

体似瓢形,深褐色,全长可达 70 cm,宽约 30 cm,雌性成体一般体重都在 2 kg 以上。头胸部背甲广阔略呈马蹄形,自其前缘至左右两侧缘成半圆形,两侧向后突出成刺。背面突起较高(雄者稍扁平),中央有一纵脊,其前端有单眼 1 对,两侧各有纵脊 1 条,其上各有复眼 1 对,腹面凹陷,有口,有附肢 6 对,前面 2 对为头部的附肢,第一对短小,由 3 节组成,是为螯肢;第二对长大,由 6 节组成,称为脚须,幼体及雌体的末端 2 节均呈钳状,雄体的末端呈弯钩状,为抱接器;另 4 对称为胸肢,位于口两侧,基节常有倒刺,用以帮助摄食,又称颚肢,前 3 对末 2 节亦呈钳状,而后 1 对适于在沙土上挖洞及爬行。腹部略呈六角形,雄者两侧缘有 6 对可活动的倒刺,前 3 对较大,但雌者的第四、第五、第六对缘刺已退化成很短;腹面有条板状附肢 6 对,第一对左右相连盖住生殖孔,故称生殖厣,其余各对的外肢节内侧都有 150～200 页薄板状的书鳃,其内有血管网,可进行气体交换,另在头胸部有 1 对四叶的基节腺,用以排泄。腹部末端有一条呈三角棱锥形的尾剑,于上棱角及下侧两棱角基部均有锯齿状小刺,尾剑长度与背甲大致相等。

平时生活于水深 40 m 以内的泥沙质海底,以蠕虫、环节动物、腕足动物及软体动物为食,昼伏夜出。5～8 月为繁殖季节,初孵出的幼鲎,体长仅 7～8 mm,没有剑尾,身体仅分中央及两侧三部分,与三叶虫的成虫极相似,故称三叶幼虫。要经 20 多次的蜕壳,共历 8 年左右,才达性成熟期。分布于浙江、福建、广东、广西、海南、台湾沿海。分布的北界是浙江的舟山外侧(岱山东南)海域。现已进行人工饲养。

本动物的甲壳(鲎壳)、尾(鲎尾)、胆(鲎胆)亦供药用,另设专条。

【采收加工】 全年均可捕捞,将壳和尾取下,取肉,鲜用或晒干或腌制。

【成分】 中国鲎肉含胆甾醇(cholesterol)78.0%和少量 C_{26}-、C_{27}-、C_{28}-、C_{29}-甾醇(sterol)[1]。血细胞含鲎肽(tachyplesin)[2],鲎肽Ⅰ[3],鲎肽Ⅱ[4],还含血细胞溶菌产物(hemocytelysate)[5]。胚胎含两组蛋白质,一组为血蓝蛋白(hemocyanin),一组命名为 B-1 蛋白质,B-2 蛋白质和残余蛋白质(residual protein)[6],还含酸性黏多糖(acid mucopolysaccharide)[7]。

南方鲎全体含相对分子质量约为 20 000 的凝集素(coagulogen)[8]。肉含原肌球蛋白(tropomyosin)[9],南方鲎素(gigasin)Ⅱ[10]。圆尾鲎阿米巴样细胞含血细胞凝集素(hemagglutinin)[11],幼鲎含乳酸脱氢酶(lactate dehydroge nase),苹果酸脱氢酶(malate dehydrogenase)[12]。全体还含圆尾鲎凝集素(carcinocorpin)[13],相对分子质量为 20 000 的凝集素(coagulogen)[8],原肌球蛋白(tropomyosin)[9],β-甘油磷酸盐(β-glycerophosphate)[14]。

【药性】 辛、咸,平。有毒。

1.《食疗本草》:"平,微毒。"

2.《本草拾遗》:"味辛,无毒。"

3.《饮食须知》:"味辛、咸,性平,微毒。"

4.《品汇精要》:"味辛,性平。气厚于味,阳中之阴。臭腥。"

【功用主治】 清热明目,解毒消肿。主治目赤肿痛,翳膜遮睛,痔疮,脓疱疮。

1.《食疗本草》:"治痔,杀虫。"

2.《中国药用海洋生物》:"清热解毒。治脓疱疮,白内障。"

【用法用量】 内服:煮食,5～10 g。

【宜忌】 《食疗本草》:"多食发嗽并疮癣。"

【选方】 1. 治眼红,青光眼　鲜鲎肉和卵适量,煮熟吃。(《广西药用动物》)

2. 治白内障　鲎肉猪肝各适量,同煮食。

3. 治脓疱疮　腌制鲎肉,适量煮食。(2、3 方出自《青岛中草药手册》)

5444 鲎壳 hòu ké (《本草拾遗》)

【异名】 鲎鱼壳(《圣惠方》),鲎甲(《泉州本草》)。

【基原】 为鲎科东方鲎属动物中国鲎 *Tachypleus tridentatus* (Leach)的甲壳。

【原动物】 参见"鲎肉"条。

【采收加工】 捕杀后将壳洗净,晒干。

【药材】 鲎壳 *Carapax Tachyplei Tridentati* 产于浙江、福建、广东沿海。

性状　形似瓢,由头胸甲、腹甲及尾剑三部分组成,全长约 60 cm。外表面棕红色至灰棕色,较光滑,有光泽。内表面灰棕色。胸甲略呈马蹄形,前缘圆;腹甲后部显著窄,两缘有 6 个大的侧棘,雌的后 3 对侧棘短小。尾剑细长,坚硬。质坚脆,易折断。气微,味微咸。

【成分】 中国鲎外壳含无机元素溴、铁、锌、铜、镍、锰、钾、钙、钛、氯、硫、硅、铝、镁[1]。

【药性】 《青岛中草药手册》："性温，味咸。"

【功用主治】 化痰止嗽，散瘀，解毒。主治咳嗽气急，喉中痰鸣，跌打损伤，创伤出血，烫伤，丹毒。

1.《纲目》："治积年呷嗽。"

2.《本草求原》："壳灰开油，搽子粒疮。"

3.《中国药用海洋生物》："用于跌打损伤，创伤出血，烫火伤，带状疱疹。"

4.《中国药用动物志》："活血祛瘀，解毒。"

【用法用量】 内服：研末，10～15 g；或入丸剂。外用：研末撒或调敷。

【选方】 1. 治咳嗽，喉中呀呷作声，积年不瘥者　鲎鱼壳半两，猪牙皂荚一分(去黑皮，涂酥炙焦黄，去子)，贝母一分(煨微黄)，桔梗一分(去芦头)。捣罗为末，炼蜜和丸，如小弹子大。每含一丸，旋咽其汁，服三丸即出恶涎。(《圣惠方》)

2. 治胃炎　鲎壳焙干研末，开水或米汤冲服，每次1匙，日服3次。(《青岛中草药手册》)

3. 治创伤出血不止　鲎甲煅存性为末，敷伤口。

4. 治烫火伤　鲎甲煅存性研末，调茶油敷患处。(3、4方出自《泉州本草》)

5. 治带状疱疹　鲎壳末，茶油调膏，外敷患处。(《青岛中草药手册》)

5445 鲎尾 hòu wěi (《本草拾遗》)

【基原】 为鲎科东方鲎属动物中国鲎 *Tachypleus tridentatus* (Leach)的尾。

【原动物】 参见"鲎肉"条。

【采收加工】 捕杀后将尾取下，晒干。

【药性】 咸、涩，平。

【功用主治】 止血，止痢。主治肺结核咯血，鼻衄，胃出血，肠风下血，赤白久痢，崩漏带下，外伤出血。

1.《本草拾遗》："尾灰断产后痢。"

2.《日华子》："烧焦治肠风泻血，并崩中带下。"

【用法用量】 内服：研末，3～10 g。外用：研末撒或调敷。

【选方】 1. 治肺结核咯血　鲎尾末3～6 g。温水冲服。(《青岛中草药手册》)

2. 治鼻衄　鲎尾炭6 g，红铁树叶、侧柏叶各30 g。将后二味药水煎，冲鲎尾炭，1次服。(《广西药用动物》)

3. 治胃出血　鲎尾炭6～9 g，用旱莲草、扁柏叶各30 g。煎水冲服。(《全国中草药汇编》)

4. 治产后痢　鲎骨及尾，烧为黑灰，米饮下。先服生地黄、蜜等煎讫，然后服尾。(《本草拾遗》)

5. 治疔疮　(鲎)尾末，用茶油调成膏，外敷患处。(《青岛中草药手册》)

5446 鲎胆 hòu dǎn (《纲目》)

【异名】 鲎鱼胆(《圣济总录》)。

【基原】 为鲎科东方鲎属动物中国鲎 *Tachypleus tridentatus* (Leach)的胆。

【原动物】 参见"鲎肉"条。

【采收加工】 捕杀后取胆，鲜用或阴干。

【药性】 苦，寒。

【功用主治】 祛风杀虫。主治大麻风，疥疮。

1.《纲目》："治大风癞疾，杀虫。"

2.《药性考》："除疥癞麻风。"

【用法用量】 内服：适量，入散剂。

5447 裸柱菊 luǒ zhù jú (《福建药物志》)

【异名】 九龙吐珠、七星坠地、七星菊、大龙珠草(《福建药物志》)。

【基原】 为菊科裸柱菊属植物裸柱菊的全草。

【原植物】 裸柱菊 *Soliva anthemifolia* (Juss.) R. Br. [*Gymnostyles anthemifolia* Juss.]

一年生矮小草本。茎通常短于叶，丛生。茎极短，平卧。叶互生；有柄，长5～10 cm；叶片二或三回羽状分裂，裂片线形，全缘或3裂，被长柔毛或近无毛。头状花序，无梗，聚生于短茎上，近球状，直径6～12 mm；总苞片约2层，长圆形或披针形，边缘干膜质；花托扁平，无托片；花异型；外围的雌花数层，无花冠；中央的两性花少数，花冠管状，黄色，长约2 mm，先端3齿裂，基部渐狭，常不结实。瘦果，扁平，边缘有横皱纹的翅，先端冠以宿存的芒状花柱和蛛丝状毛。花、果期全年。

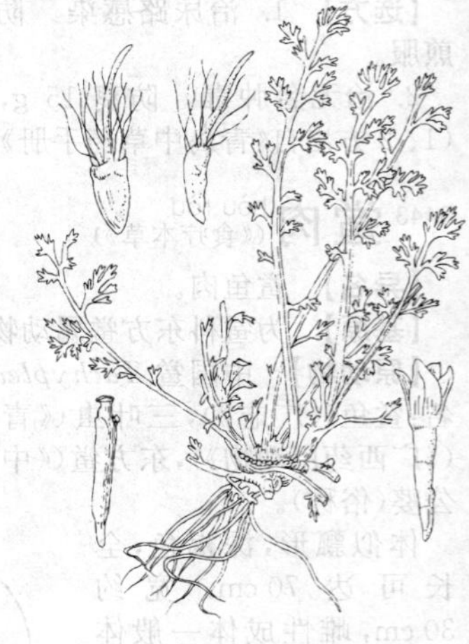

裸柱菊

生于荒地、田野。分布于福建、江西、广东、台湾等地。原产于南美洲，大洋洲亦有。

【采收加工】 5～11月采收，鲜用或晒干。

【药性】 《福建药物志》："辛，温，有小毒。"

【功用主治】 《福建药物志》："化气散结，消肿解毒。主治瘰疬，风毒流注，痔疮发炎。"

【用法用量】 内服：煎汤，6～15 g。外用：捣敷。

【选方】 1. 治风毒流注　鲜裸柱菊适量，米饭少许。共捣烂，外敷。

2. 治瘰疬初起　鲜裸柱菊30 g，鸡蛋1～2枚。水煎服。渣和红糖少许，捣烂外敷。

3. 治痔疮出血、发炎　裸柱菊、朱蕉、杠板归、马齿苋各15 g。水煎服。(1～3方出自《福建药物志》)

5448 裸茎金腰子 luǒ jīng jīn yāo zi (《陕甘宁青中草药志》)

【异名】 金腰草(《藏药标准》)。

【基原】 为虎耳草科金腰属植物裸茎金腰的全草。

【原植物】 裸茎金腰 *Chrysosplenium nudicaule* Bunge

多年生草本，高5～10 cm。根细瘦，长2～3 cm，黄色或黄褐色；根茎短，黄色，节间长约1 cm，节上被褐色膜质鳞片。茎疏生褐色柔毛或乳头突起，通常无叶。基生叶具长柄；叶4～6片，肥厚，近肉质，深绿色，肾形，长1.2～2.5 cm，宽1.3～2.6 cm，先端圆形，基部深心形，边缘浅裂，裂片长达

4 mm，宽约 4 mm，先端钝圆，中央有一腺点，裂齿间凹窝处被铁锈色或棕褐色短柔毛。花葶从叶丛中抽出，直立。聚伞花序密集呈半球形，顶生；苞片 3～4 枚，匙形或椭圆形，长 7～10 mm，先端钝圆，中央有一腺点，基部楔形或广楔形，边缘有 3～5 浅裂，裂齿间凹窝处有铁锈色或棕褐色短柔毛；花黄绿色，多数；萼绿色，漏斗状，直径 5～6 mm，4 裂，裂齿近圆形，齿间凹窝背面被铁锈色微柔毛；花瓣缺；雄蕊 8，着生于萼筒喉部，花丝黄色，扁压，基部渐扩大，花药橙黄色；雌蕊 1，子房绿色，半下位，中下部与花萼联合，上部 2 裂，柱头褐色。蒴果顶裂。种子多数，椭圆形，黑褐色。花期 7 月，果期 8 月。

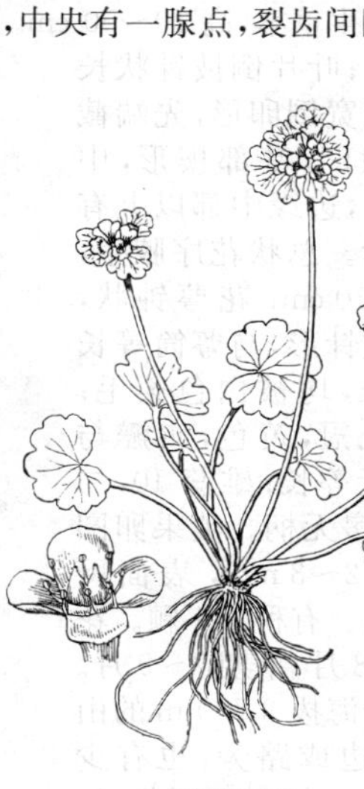

裸茎金腰

生于海拔 3 900～5 000 m 的林下、高山草甸石隙。分布于四川、云南、西藏、甘肃、青海及新疆等地。

【采收加工】 夏季花期采收，晒干。

【药材】 裸茎金腰子 *Herba Chrysosplenii Nudicaulis* 产于甘肃、青海、新疆等地。

性状　根茎短，节上有残存的黑褐色叶柄，下面有多数细根，棕黄色至黄褐色，长 1.2～2.6 cm。茎极细，疏生褐色长柔毛或乳头状突起，无叶。叶基生，完整叶片肾形，长 1.0～2.5 cm，宽 1.3～2.6 cm，基部深心形，边缘具 11～15 浅裂，裂齿牙齿状，先端圆钝，有 1 腺点，齿间弯缺处具褐色柔毛或乳头状突起；叶柄长 2～3 cm，下部疏生褐色柔毛。聚伞花序密集呈半球形，苞片阔卵形至扇形；花小，多数，黄绿色，萼片扁圆形；无花瓣。气微，味微涩。

【药性】 苦，寒。

1.《青藏高原药物图鉴》："苦，寒。"

2.《全国中草药汇编》："微苦，寒。"

【功用主治】 清热除湿，舒肝利胆。主治黄疸，胁痛，癥瘕，胆囊炎，胆结石。

1.《晶珠本草》："缓泻赤巴病（胆火）。"

2.《陕甘宁青中草药选》："利胆，止呕。主治黄疸及多种胆病，吐黄水。"

3.《青藏高原药物图鉴》："治胆病引起之发热，胆囊疾患，急性黄疸型肝炎，急性肝坏死症，胆病引起之头痛；亦可催吐胆汁。"

4.《中国民族药志》："清热，利胆，舒肝。用于肝硬化，胆囊炎，胆结石。"

【用法用量】 内服：煎汤，3～9 g；或入散剂。

5449 福参 fú shēn （《药性考》）

【异名】 建人参（金御乘方），建参（《纲目拾遗》），土当归、土人参（《福建中草药》）。

【基原】 为伞形科当归属植物福参的根。

【原植物】 福参 *Angelica morii* Hayata　又名：土参、山芹菜、天池参（福建）。

多年生草本，高 50～100 cm。根圆锥形，稍弯曲，长约至 10 cm，棕褐色。茎直立，少分枝，光滑无毛。基生叶和茎生叶均为二至三回羽状分裂，基生叶叶柄长可达 20 cm，叶柄基部膨大成管状叶鞘，抱茎，背面有毛；叶片轮廓卵形至卵状披针形，3 裂至 3 深裂，先端渐尖，基部楔形，边缘有缺刻状锯齿，齿端尖，有缘毛，两面无毛或沿叶脉有短毛；顶部叶简化成短管状鞘。复伞形花序；花序梗长 5～10 cm，有短柔毛；总苞片 1～2，早落；伞辐 10～14（～20）；小总苞片 5～8，线状披针形；小伞形花序有花 15～20；花黄白色；萼齿小或不明显；花瓣长卵形，无毛；花柱基短圆锥形。果实长卵形。长 4～5 mm，无毛，背棱线形，侧棱翅状，棱槽中有油管 1，合生面油管 2。花期 4～5 月，果期 5～6 月。

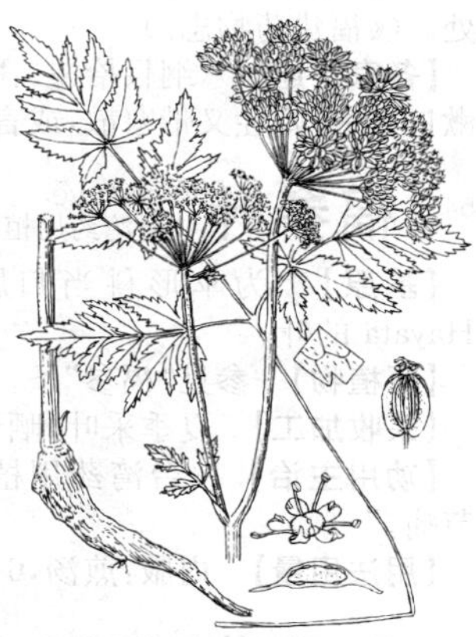

福　参

生于山谷、溪沟石缝内。分布于浙江、福建、台湾等地。

本植物的叶（福参叶）亦供药用，另设专条。

【采收加工】 秋季采挖，除去须根，刮净外皮，晒干或蒸熟晒干。

【药材】 福参 *Radix Angelicae Morii*　产于福建。

性状　根呈纺锤形或圆锥形，长 8～12 cm，上部直径 2～3 cm。外表面淡黄棕色或黄灰色，有纵沟纹及少数横皱纹。质坚硬，折断面黄白色。具香气。

【成分】 根含香豆素类：补骨脂素（psoralen），香柑内酯（bergapten），对香豆酸（*p*-coumaric acid），伞形花内酯（umbelliferone），北美芹素（pteryxin），3′(R)，4′(R)-3′-乙酰氧基-4′-千里光酰氧基-3′，4′-二氢邪蒿素〔3′(R)，4′(R)-3′-acetoxy-4′-senecioyloxy-3′，4′-dihydroseselin〕[1]。

【药理】 对中枢神经系统、心血管系统的作用　本品给小鼠口服或腹腔注射，均可使小鼠自发活动减少。本品给蛙皮下注射，能预防因注射士的宁引起的惊厥；给麻醉猫、犬作静脉注射有显著降压作用，切断两侧迷走神经，未影响其降压作用，且在降压同时出现呼吸兴奋现象。本品对离体蛙心有抑制作用，能使蛙腹直肌收缩，此作用不能完全被箭毒所阻断[1]。

【药性】 辛、甘、苦，温。

1.《药性考》："辛、苦、甘，性温。""辛，热。"

2.《福建药物志》："辛、微甘，温。"

【功用主治】 温中益气。主治脾虚泄泻，虚寒咳嗽。

1.《药性考》："益气，虚冷人宜。"

2.《福建药物志》："补中益气。主治脾虚泄泻，虚寒咳嗽，蛇伤。"

【用法用量】 内服：煎汤，9～15 g。外用：捣敷。

【宜忌】 1.《药性考》："多食则喉痛。"

2. 金御乘："独不宜于产妇。"（引自《纲目拾遗》）

【选方】 1. 治脾胃虚寒泄泻　（福参）干根 9～15 g，金樱子干根 15 g，淮山药 9 g，苡米 9 g。水煎服。

2. 治虚寒咳嗽　(福参)干根 15 g,桂圆干 15 g。水煎服。(1、2方出自《福建中草药》)

3. 治蛇伤肿胀剧烈　鲜福参 30 g,水煎服;渣捣烂敷患处。(《福建药物志》)

【各家论述】《纲目拾遗》:"福参清补,患风火牙痛,煎汤漱口立愈,则性又带寒散,或言其性热者,犹未确也。"

5450 福参叶 fú shēn yè (《台湾药用植物志》)

【基原】　为伞形科当归属植物福参 *Angelica morii* Hayata 的叶。

【原植物】　参见"福参"条。

【采收加工】　夏季采叶,晒干。

【功用主治】　《台湾药用植物志》:"消肿。治风湿性关节痛。"

【用法用量】　内服:煎汤,6～15 g。

5451 辟汗草 bì hàn cǎo (《植物名实图考》)

【异名】　野苜蓿、品川萩(《中国主要植物图说》),铁扫把(《四川中药志》),散血草(《陕西植物药调查》),省头草、野长生果、鸡头花草(《上海常用中草药》),鸡虱子草(《四川常用中草药》),黄香草木犀(《吉林中草药》),臭苜蓿、败毒草(《陕西中草药》),香马料(《黑龙江省主要野生药用植物的鉴别及中草药新制剂》),蛇退草(《贵州草药》)。

【基原】　为豆科草木犀属植物草木犀和小花草木犀的全草。

【原植物】　1. 草木犀　*Melilotus suaveolens* Ledeb.

一年或二年生草本,高 60～90 cm,有时可达 1 m 以上。茎直立,粗壮,多分枝。三出复叶,互生;托叶线状披针形;叶片倒卵形、长圆形或倒披针形,长 15～27 mm,宽 4～7 mm,先端钝,基部楔形或近圆形,边缘有不整齐的疏锯齿。总状花序细长,腋生,花多数;花萼钟状,萼齿 5,三角状披针形,近等长;花黄色,长约 4 mm,旗瓣椭圆形,先端圆或微凹,基部楔形,翼瓣比旗瓣短,与龙骨瓣略等长;雄蕊 10,二体;子房卵状长圆形,花柱细长。荚果小,倒卵形,长 3～3.5 mm,棕色,仅 1 节荚,先端有短喙,表面具网纹。种子 1 颗,近圆形或椭圆形,稍扁。花期 6～8 月,果期 7～10 月。

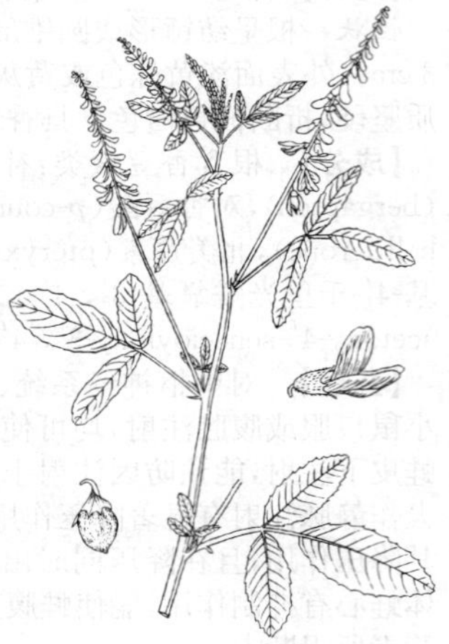

草木犀

生于海拔 200～3 700 m 的山沟、河岸或田野潮湿处。分布于华北、东北、西南、西北及江苏、安徽、江西、西藏、台湾等地。

2. 小花草木犀 *M. indicus* (L.) All. [*Trifolium indicum* L.; *M. parviflora* Desr.]　又名:马兰菜、各答菜、臭草、野花生、草木犀(《江苏植物志》),印度草木犀(通称),郎日巴花(《台湾药用植物志》)。二年生草本,高 10～50 cm。无毛。三出复叶;托叶与叶柄合生;叶片倒披针状长圆形至宽倒卵形,先端截形或微凹,基部楔形,中脉突出,边缘中部以上有疏锯齿。总状花序腋生,长 5～10 cm;花萼钟状,萼齿披针形,与萼筒等长或稍长,均被白色柔毛;蝶形花冠,黄色,旗瓣与翼瓣近等长;雄蕊 10,二体;子房无柄。荚果卵圆形,长 2～3 mm,表面网脉突出。有种子 1 颗。花期 6～8 月,果期 7～9 月。

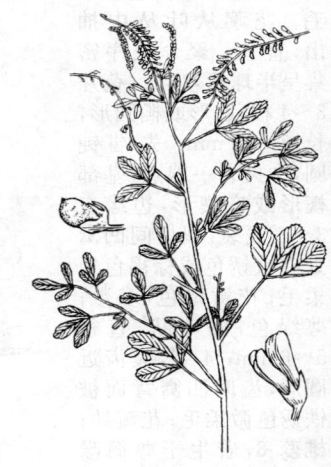

小花草木犀

生于海拔 3 700 m 的山沟、溪边或路旁,也有少量栽培。分布于河北、江苏、安徽、福建、山东、湖北、贵州、云南、西藏、陕西、台湾等地。

以上植物的根(辟汗草根)亦供药用,另设专条。

【采收加工】　6～8 月开花期割取地上部分,鲜用或切段晒干,备用。

【药材】　辟汗草　*Herba Meliloti Suaveolentis* 全国各地均产。

性状　全株或切成小段。茎直立,多分枝,外表有纵棱,绿色或黄绿色。三出复叶,互生,有柄,小叶片多皱缩,展平后长椭圆形或倒披针形,长 1～3 cm,宽 0.5～1 cm,先端钝圆或近平截,有纤柔小齿;基部楔形,边缘有细齿;托叶线形,长约 5 mm。总状花序纤细,腋生或顶生,花多数,小形,长 3～4 mm;花萼钟形,花冠蝶形,黄色,二体雄蕊,质轻脆或稍韧,气芳香。

【药理】　抗疟作用　草木犀有抗疟作用,能使疟原虫形态破坏、死亡,使感染鸡疟的红细胞数减少或消失[1]。

毒性　小花草木犀为良好牧草饲料,但曾报告马、羊等牲畜食本品过多可引致麻痹,可能与含香豆素类化合物有关[2]。

【炮制】　取原药材,除去杂质,抢水洗净,润透,切段,干燥。

饮片性状　为不规则的碎段状,根、茎、叶、花混合。根呈细段状,茎段表面灰绿色或绿褐色;叶呈碎片状,边缘有细齿,托叶线形;花呈蝶状,花萼钟状,花冠黄色。气微,味淡。

贮干燥容器内,置通风干燥处。

【药性】　辛、甘、微苦,凉。小毒。

1.《四川中药志》1960 年版:"性凉,味苦、淡,无毒。"

2.《上海常用中草药》:"辛,平。"

3.《贵州草药》:"性平,味甘。"

4.《福建药物志》:"味辛、甘,平,有小毒。"

【功用主治】　清暑化湿,健胃和中。主治暑湿胸闷,头胀头痛,痢疾,疟疾,淋证,带下,口疮,口臭,疮疡,湿疮,疥癣,淋巴结核。

1.《四川中药志》1960 年版:"清热解毒,杀虫,利小便。治皮肤疮,风丹,赤白痢,淋病。"

2.《上海常用中草药》:"和中,健胃,化湿。治暑湿胸闷,口腻口臭,头胀头痛。"

3.《贵州草药》:"清热解毒,敛阴止汗。治白口疮,虚汗,皮肤瘙痒。"

4.《陕西中草药》:"止痢截疟,健胃化湿。治痢疾,疟疾,口臭,头痛。"

5.《安徽中草药》:"治颈淋巴结结核,湿疮疥癣。"

6.《河北中草药》:"健脾胃,整肠道。适用于消化不良,痢疾后重,脘腹不适,湿热带下之症。"

【用法用量】 内服:煎汤,9~15 g;或浸酒。外用:捣敷;或煎水洗;或烧烟熏。

【宜忌】《福建药物志》:"印度草木犀含香豆素,小量毒性不大,大量可导致恶心,呕吐,眩晕,心脏抑制及四肢发冷。"

【选方】 1. 治暑热暑湿 省头草、藿香、通草各 9~15 g。水煎服。(《浙江药用植物志》)

2. 治赤白痢疾 草木犀、仙鹤草各 15 g,青木香 9 g。水煎服。(《青岛中草药手册》)

3. 治疟疾 省头草 30 g,煎汤。在疟发前 1 h 服用。(《吉林中草药》)

4. 治尿路感染 省头草、车前草、海金砂藤各 15 g。煎服。(《安徽中草药》)

5. 治白口疮 辟汗草(印度草木犀)捣绒取汁,搽患处。(《贵州草药》)

6. 治皮肤瘙痒 辟汗草(印度草木犀)60 g。煨水洗患处。(《贵州草药》)

7. 治颈淋巴结结核 省头草 60 g,白酒 500 g,浸泡 7 d。每服药酒 15~30 g,每日 2~3 次。(《安徽中草药》)

5452 辟汗草根 bì hàn cǎo gēn (《陕西中草药》)

【基原】 为豆科草木犀属植物草木犀 *Melilotus suaveolens* Ledeb. 和小花草木犀 *M. indicus*(L.)All. 的根。

【原植物】 参见"辟汗草"条。

【采收加工】 夏末秋初采挖,切片晒干。

【成分】 草木犀茎叶及花含挥发油,油中主要成分为香豆素(coumarin)[1]。

小花草木犀全草含香豆素,β-谷甾醇(β-sitosterol),多种糖类如葡萄糖,果糖,山梨糖,棉子糖,纤维二糖等[2]。

【药性】 微苦,平。

【功用主治】《陕西中草药》:"清热解毒,主治淋巴结核。"

【用法用量】 内服:煎汤,9~15 g。

【选方】 1. 治淋巴结核 臭苜蓿根 30~60 g,白酒 500 g,浸泡 1 星期后服用。每次 1 酒盅,每日 3 次。(《陕西中草药》)

2. 治淋巴结炎 草木犀根 45 g,以白酒 500 g 浸泡 1 星期。每服 1 酒杯,每日 3 次。(《河北中草药》)

3. 治虚汗 辟汗草根 60 g。炖肉吃,或煨水服。(《贵州草药》)

十 四 画

5453 碧桃干 bì táo gān (《饮片新参》)

【异名】 桃枭(《本经》),鬼髑髅(《雷公炮炙论》),桃奴、枭景(《别录》),干桃(《圣惠方》),气桃(《草木便方》),阴桃子(《分类草药性》),桃干(《现代实用中药》),瘪桃干(《中药志》)。

【基原】 为蔷薇科桃属植物桃 *Amygdalus persica* L. 或山桃 *A. davidiana* (Carr.) C. de Vos ex Henry 的幼果。

【原植物】 参见"桃仁"条。

【采收加工】 4～6月未成熟的幼果,经风吹落后拾取,翻晒4～6 d,由青色变为青黄色即得。

【药材】 碧桃干 *Fructus Amygdali Lmmaturi* 主产于江苏、浙江、安徽、山东、山西、河北等地。核已硬化者习称"瘪桃干",核未硬者习称"桃奴"。

性状 瘪桃干呈矩圆形或卵圆形,长1.8～3 cm,直径1.5～2 cm,厚0.9～1.5 cm。先端渐尖,呈鸟喙状,基部不对称,有的存有少数棕红色的果柄。表面黄绿色,具网状皱缩纹理,并密被黄白色柔毛。质坚硬,不易折断。破开,断面内果皮厚而硬化,腹缝线凸出,背缝线不明显。含未成熟种子1枚。气微弱,味微酸涩。

桃奴呈扁压状卵形,较小,表面毛茸更多。质软,断面内果皮较薄,未硬化。

鉴别 (1) 粉末特征:棕黄色。非腺毛众多,单细胞,淡黄色,多自基部断离,呈纤维状,微弯,长33～612(～2 700)μm,直径17～40 μm,壁厚,表面有螺纹状角质纹理。内果皮石细胞成片,呈尖圆形、类方形或不规则形,直径14～45 μm,壁较薄,微木化,纹孔、孔沟细密,明显。草酸钙簇晶可见,直径7～21 μm。

(2) 取本品粗粉2 g,加水20 ml,加热微沸15 min,趁热滤过,滤液照下述方法试验:①取滤液滴于滤纸上,干后喷以0.1%溴酚蓝乙醇液,即显蓝色斑点(检查有机酸)。②取滤液5滴,置白色点滴板内,加三氯化铁试液1滴,显污绿色或褐绿色(检查酚性成分)。

【炮制】 1. 碧桃干 取原药材,除去杂质及果柄,刷去绒毛,洗净,干燥。用时捣碎。

2. 酒碧桃干 取净碧桃干,喷适量黄酒拌匀。待酒被吸尽后,置蒸锅内,用武火蒸30 min,取出,干燥。

饮片性状 碧桃干参见"药材"项。酒碧桃干形同碧桃干,微有酒香气。

贮干燥容器内,置通风干燥处,防霉,防蛀。

【药性】 酸、苦,平。归肺、肝经。

1.《本经》:"微温。"

2.《别录》:"味苦。"

3.《纲目》:"有小毒。"

4.《本草汇言》:"味苦,气平。入手足厥阴经。"

5.《饮片新参》:"甘、酸,平。"

6.《四川中药志》1960年版:"性平,味淡苦,无毒。"

【功用主治】 敛汗涩精,活血止血,止痛。主治盗汗,遗精,心腹痛,吐血,妊娠下血。

1.《别录》:"疗中恶腹痛。"

2.《日华子》:"治肺气,腰痛,破血,治心痛,酒摩暖服之。"

3. 汪颖《食物本草》:"主吐血。烧存性,研末,米汤调服。"

4.《纲目》:"治小儿虚汗,妇人妊娠下血,破伏梁结气,止邪疟。烧烟熏痔疮。烧黑油调,敷小儿头上肥疮软疖。"

5.《分类草药性》:"治膀胱疝气,遗精,妇女月经闭塞。"

6.《饮片新参》:"生津,止汗。治劳咳。养胃除烦。"

7.《安徽中草药》:"开音。"

8.《全国中草药汇编》:"止痛。治胃痛,疝痛。"

【用法用量】 内服:煎汤,6～9 g;或入丸、散。外用:研末调敷;或烧烟熏。

【选方】 1. 治盗汗,虚汗 碧桃干30 g,浮小麦45 g,糯稻根15 g,红枣10个。水煎服。(《甘肃中医验方集锦》)

2. 治妊娠下血不止 干桃(烧灰存性)、地榆各等分。上为末。每服二钱,空心白滚汤调下。(《丹台玉案》)

3. 治伏梁气,在心下结聚不散 桃奴三两。捣细,罗为散,每服食前,温酒调下二钱。(《圣惠方》)

4. 治疟 树上自干桃子二七枚,黑豆一两,巴豆七粒(去皮心膜,出尽油)。上三味,捣罗为细末,滴冷水丸如梧桐子大,丹砂为衣。每服一丸,井华水吞下。(《圣济总录》干桃丸)

5. 治音哑 瘪桃干7个(煅炭存性),研末,大枣30 g。煎水冲服。(《安徽中草药》)

6. 治卒然半身不遂 瘪桃干60～90 g,桔梗15～18 g,丹参30 g。水煎,冲黄酒,早晚饭前各服1次。(《天目山药用植物志》)

7. 治小儿头疮 树上干桃烧研,入腻粉、麻油调搽。(《圣惠方》)

【临床报道】 治疗盗汗 用碧桃干口服液(每1 ml含1 g生药),每晚临睡前服10～20 ml,7 d为1个疗程。治疗肺结核盗汗30例。疗效评定:显效:服药3 d盗汗停止。有效:服药3 d盗汗明显减少。无效:服药5 d后盗汗无明显减少。结果总有效率为96.7%,显效24例(80%),有效5例(16.7%),无效1例[1]。

【各家论述】 《冯氏锦囊》:"(桃枭)其苦温之性又能通滞、散邪,故治血之功与桃仁同,鬼击吐血,以为必需。"

5454 墙草根 qiáng cǎo gēn (《福建中草药》)

【异名】 田薯、白石薯(《福建中草药》),软骨石薯、石薯、指甲薯(福建晋江专区《中草药手册》),细叶贯菜子、水萝卜(《福建药物志》)。

【基原】 为荨麻科墙草属植物墙草的根。

【原植物】 墙草 *Parietaria micrantha* Ledeb. [*P. debilis* Forst. var. *micrantha* (Ledeb.) Wedd.]

一年生草本,长5～30 cm。茎肉质,细弱,近直立或平卧,生柔毛,多分枝。叶互生;叶柄细,长0.2～1.5 cm;叶片卵形或狭卵形,长0.5～3 cm,宽0.3～2 cm,先端微尖,基部宽楔形或圆形，全缘，两面疏生短毛，钟乳体点状；基生脉 3 条。花杂性，有短柄，1 或数朵生于叶腋；苞片狭披针形；两性花直径约 1 mm，花被片 4，狭椭圆形，雄蕊 4，与花被片对生；雌花花被片 4，合生至中部。瘦果卵形而扁，长约 1 mm，光滑，黑褐色。花期 7～8 月，果期 8～9 月。

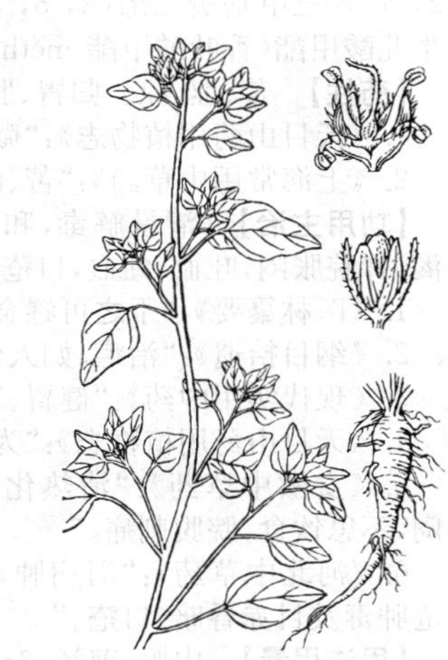
墙　草

生于海拔 700～3 500 m 的山坡阴湿处或石隙间。分布于华北、东北及福建、湖北、湖南、四川、云南、西藏、陕西、甘肃、青海等地。

【采收加工】　秋冬季采收，多为鲜用。

【药性】《全国中草药汇编》："淡，平。"

【功用主治】　清热解毒，消肿拔脓。主治痈疽疔疖，乳腺炎，睾丸炎，深部脓肿，多发性脓肿，秃疮。

1.《全国中草药汇编》："拔脓消肿。主治脚底深部脓肿，痈疽，疔疖，多发性脓肿。"

2.《福建药物志》："治乳腺炎。"

【用法用量】　内服：煎汤，15～30 g。外用：鲜品捣敷。

【选方】　1. 治痈疽疔疖　墙草鲜根，捣烂调蜜摊在消毒纱布上。敷患处。(《福建中草药》)

2. 治风毒流注(多发性脓肿)　墙草鲜块根、南岭荛花鲜叶各等量。捣烂外敷。(福建晋江专区《中草药手册》)

3. 治背痈　墙草鲜根、紫花地丁各 30 g，酌加地瓜酒炖服；另取墙草鲜根适量，捣烂敷患处。(《福建药物志》)

4. 治背痈，秃疮，睾丸炎，脓疡　墙草鲜根 30 g。水煎服。(《实用中草药》)

5. 治足底挫伤瘀血或脓肿(俗名重底)　墙草根、葱头、石灰同捣烂。敷患处。(《福建中草药》)

5455 聚藻 jù zǎo (《本草图经》)

【异名】　水藻、水蕴、鰓草、牛尾蕴(《纲目》)，藻(《植物名实图考》)，金鱼草(《广西本草选编》)，草纱(《台湾药用植物志》)，小二仙草(《陕西中药名录》)，茶(《江苏植物志》)。

【基原】　为小二仙草科狐尾藻属植物穗状狐尾藻的全草。

【原植物】　穗状狐尾藻 *Myriophyllum spicatum* L.　又名：泥茜(《海南植物志》)，狐尾藻(《江苏植物志》)。

多年生沉水草本。根状茎匍匐，节上生须根。茎圆柱形，伸长，常分枝，依水的深浅不同而长度不一，节间长 3～4 cm。叶 4 枚轮生；无柄；深绿色，长椭圆形至披针形，长2～3 cm，羽状深裂，裂片线形，细密，13～20 余对，互生和近对生。穗状花序顶生，长 5～10 cm，挺立于水面，果期沉于水中；花单性，4 至多数轮生，雌雄花同株；雄花居上部，苞片绿色，边缘红色，长圆形，小苞片卵形，萼管钟状，花萼 4，卵状三角形，花瓣 4，红色变绿，舟状匙形，早落，雄蕊 8，淡绿色或黄绿色；雌花生下部，萼管几平截或具浅齿，花瓣 4，卵圆形，先端钝，粉红色，早落，子房下位，4 室，柱头 4，羽状，向外反转。果球形，直径 1.5～3 mm，分成 4 个分果爿。花期 4～10 月。

生于沼泽、湖泊、沟渠中。分布于我国各地。

【栽培】　生物学特性　聚藻为水生植物，生于沼泽或水塘中。喜水和温暖的气候。生长适温为 25～30 ℃，忌干旱。在具有一定肥力的池塘中生长为宜。

繁殖方法　插茎繁殖。一般水深在 40～80 cm 的池塘，池底淤泥层厚 20～30 cm，水位变化不大的水域都可种植。在 4 月上旬，水温在 15 ℃以上时，将茎插入泥中约 15 cm，任其蔓延。注意清除杂草和各种水生动物，如鱼类、螃蟹等。

【采收加工】　从 4 月至 10 月，隔 2 个月采收 1 次，每次采收池塘中 1/2 的聚藻，鲜用，晒干或烘干。

【成分】　含大量的脱植基叶绿素(chlorophyllide)[1]。

【药性】　甘，淡，寒。

1.《纲目》："甘，大寒，滑。无毒。"

2.《广西本草选编》："味淡，性凉。"

【功用主治】　清热，凉血，解毒。主治热病烦渴，赤白痢，丹毒，疮疖，烫伤。

1. 孙思邈："但有患热毒肿并丹毒者，取渠中藻菜切，捣敷之，厚三分，干即易。"(引自《纲目》)

2.《广西本草选编》："清热解毒。治痢疾，烧烫伤。"

【用法用量】　内服：煎汤，鲜品 15～30 g；或捣汁。外用：鲜品捣敷。

【选方】　1. 治痢疾　金鱼草全草 30～60 g，水煎，加红糖少许服。

2. 治烧烫伤　鲜金鱼草全草捣烂，取汁涂。(1、2 方出自《广西本草选编》)

5456 蔷薇叶 qiáng wēi yè (《纲目》)

【基原】　为蔷薇科蔷薇属植物多花蔷薇 *Rosa multiflora* Thunb. 的叶。

【原植物】　参见"蔷薇花"条。

【采收加工】　夏、秋采叶，晒干。

【成分】　叶含绿原酸(chlorogenic acid)，木麻黄鞣亭(casuarictin)[1]。

【功用主治】　解毒消肿。主治疮痈肿毒。

【用法用量】　外用：研粉调敷；或鲜品捣敷。

【选方】　1. 治下疳疮　蔷薇叶不拘多少，焙干为极细末，洗净敷上。(《摄生众妙方》)

2. 治痈肿　野蔷薇枝头嫩叶适量，捣烂如泥，酌加鸡蛋捣匀，敷于患处，未成脓者自消，已成脓空出疮顶不敷，可自溃出脓。(《战备草药手册》)

3. 治无名肿毒　鲜蔷薇叶，加食盐少许，捣烂外敷。(《南京地区常用中草药》)

4. 治口疮　蔷薇叶焙干研末，每 3 g 加冰片 0.3 g，同研搽患处。(《天津中草药》)

5457 蔷薇花 qiáng wēi huā (《别录》)

【异名】　刺花(《纲目》)，白残花(《药材资料汇编》)，柴米米花(《江苏省植物药材志》)。

【基原】　为蔷薇科蔷薇属植物野蔷薇的花。

【原植物】　野蔷薇 *Rosa multiflora* Thunb.　又名：墙麻、牛棘、墙薇(《本经》)，牛勒、山枣(《吴普本草》)，蔷蘼、山棘(《别录》)，蔷薇(《葛洪方》)，刺蘼(《救荒本草》)，刺红

(《群芳谱》),雪客(《花镜》),多花蔷薇(《华北习见观赏植物》)。

攀缘灌木,小枝有短、粗稍弯曲皮刺。羽状复叶,小叶 5～9,近花序的小叶有时 3,连叶柄长 5～10 cm;托叶篦齿状,大部贴生于叶柄;小叶片倒卵形,长圆形或卵形,长 1.5～5 cm,宽 0.8～2.8 cm,先端急尖或圆钝,基部近圆形或楔形,边缘有锯齿,上面无毛,下面有柔毛,小叶柄和轴有散生腺毛。花两性;多朵排成圆锥状花序,花直径 1.5～2 cm;萼片 5,披针形,有时中部具 2 个线形裂片;花瓣 5,白色,宽倒卵形,先端微凹,基部楔形;雄蕊多数;花柱结合成束。果实近球形,直径 6～8 mm,红褐色或紫褐色,有光泽。花期 5～6 月,果期 9～10 月。

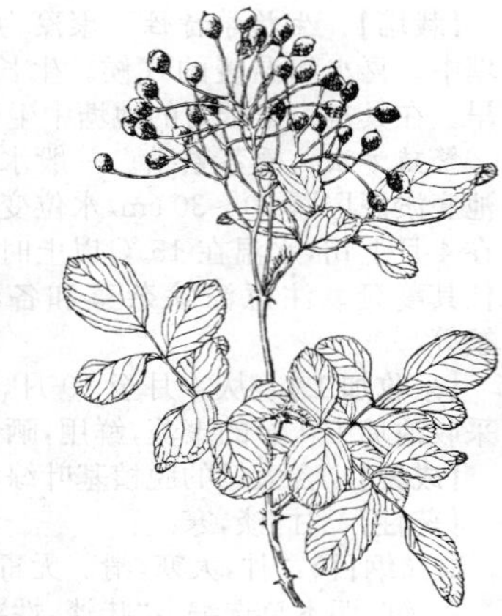

野 蔷 薇

生于路旁、田边或丘陵地灌木丛中。分布于江苏、山东、河南等地。

本植物的叶(蔷薇叶)、枝(蔷薇枝)、根(蔷薇根)、果实(营实)、花的蒸馏液(蔷薇露)亦供药用,另设专条。

【栽培】 生物学特性　喜温暖湿润气候,喜光耐半阴,好肥耐瘠,不耐水湿,一般土壤均可栽培。

繁殖方法　扦插或压条繁殖法。扦插法:9～10 月,选当年生粗壮饱满的枝条,截成 20～25 cm 长作插条,用泥浆法扦插,插入泥浆中 2/3 或 1/2。次年 2 月移植。压条法:2～3 月,选二年生枝条,压其中部部分。压入土部分用刀刻伤,压入土内 5～6 cm 深,压实,露出土面的枝梢要用木棍支直。压后经常浇水,1 年便能生根,次年 1 月便可切离移植。定植时按行株距 70 cm×50 cm 开穴定植。

田间管理　每年中耕除草 3～4 次,结合中耕除草施肥 2 次,第一次施肥在春芽萌动时,用稀腐熟人畜粪尿浇在根的周围;第二次施肥在秋季落叶后,在植株周围挖一圆圈,埋入堆肥或畜粪。

【采收加工】 5～6 月在盛开时,择晴天采收,晒干。

【药材】 蔷薇花 *Flos seu Petalum Rosae Multiflorae* 各地普遍野生。

性状　花朵大多破碎不全;花萼披针形,密被绒毛;花瓣黄白色至棕色,多数萎落皱缩卷曲,平展后呈三角状卵形,长约 1.3 cm,宽约 1 cm,先端中央微凹,中部楔形,可见条状脉纹(维管束)。雄蕊多数,着生于花萼筒上,黄色,卷曲成团。花托小壶形,基部有长短不等的花柄。质脆易碎。气微香,味微苦而涩。

鉴别　(1) 粉末特征:淡黄白色。上表皮乳突呈馒头状或类三角形,表皮细胞呈类多角形、类方形。螺纹导管直径 14～25 μm。花粉粒类圆形、椭圆形,淡黄棕色,直径 28～42 μm,可见 3 个萌发孔及 1～3 个萌发沟,外壁薄,光滑。草酸钙簇晶直径 28～42 μm。

(2) 取粗粉 1 g,加甲醇 15 ml,加热回流 30 min,滤过,取滤液 1 ml,加镁粉少许与盐酸 1 滴,溶液渐显樱红色(检查黄酮类)。

【成分】 花的挥发油含 28 种化合物,其中主要成分为 2,5,5-三甲基庚二烯(2,5,5-trimethylheptadiene)[1],牻牛儿酸甲酯(香叶酸甲酯 methyl geranate)等[1]。

【药性】 苦、涩,凉。归胃、肝经。

1.《天目山药用植物志》:"微涩。"

2.《上海常用中草药》:"苦、涩,寒。"

【功用主治】 清暑解毒,和胃,活血止血。主治暑热烦渴,胃脘胀闷,吐血,衄血,口疮,痈疖,月经不调。

1.《医林纂要》:"干之可罨金疮,去瘀生肌。"

2.《纲目拾遗》:"治疟、妇人郁结吐血。"

3.《现代实用中药》:"健胃。"

4.《天目山药用植物志》:"为泻下药及利尿药。"

5.《安徽中草药》:"清热化浊,顺气和胃。主治暑热胸闷,不思饮食,脘腹刺痛。"

6.《河北中草药》:"消痈肿,解疮毒。用于消化不良,痈疮肿毒及目赤昏暗,口疮。"

【用法用量】 内服:煎汤,3～6 g。

【选方】 1. 治暑热胸闷,不思饮食　白残花 9 g,煎水代茶频服。或白残花、佩兰各 9 g,煎服。(《安徽中草药》)

2. 治产后风瘫,日久两手不能提举　蔷薇花四两,当归二两,红花一两,陈酒为引。上以各药内酒中,渍数日。随量饮之。(《华佗神医秘传》华佗治产后风瘫神方)

5458 蔷薇枝 qiáng wēi zhī (《纲目拾遗》)

【基原】 为蔷薇科蔷薇属植物野蔷薇 *Rosa multiflora* Thunb. 的枝。

【原植物】 参见"蔷薇花"条。

【采收加工】 全年均可采,剪枝,切段晒干。

【功用主治】 《纲目拾遗》:"(治)妇人秃发。"

【用法用量】 内服:煎汤,10～15 g。外用:煎汤洗。

【选方】 1. 治热疖　野蔷薇茎 15 g,大青叶 9 g。水煎服。(《战备草药手册》)

2. 治妇人秃发　蔷薇嫩枝同猴姜煎汁刷之。(《纲目拾遗》)

5459 蔷薇根 qiáng wēi gēn (《纲目》)

【基原】 为蔷薇科蔷薇属植物野蔷薇 *Rosa multiflora* Thunb. 的根。

【原植物】 参见"蔷薇花"条。

【采收加工】 秋季挖根,切片晒干。

【成分】 根含萜类成分委陵菜酸(tormentic acid)即 2α,19α-二羟基熊果酸(2α,19α-dihydroxyursolic acid)和 β-谷甾醇(β-sitosterol),野蔷薇葡萄糖酯(rosamultin)[1]。

【药理】 1. 抗血栓形成　本品总提取液(水提醇沉液) 2.4 g(生药)/kg、4.8 g(生药)/kg 给家兔静脉注射,抽血作血栓形成试验,发现能显著延长"雪暴"发生时间和特异性血栓形成时间(CTFT),显著缩短血栓长度、减轻血栓湿重和干重[1]。离体试验,本品粗提取物也能产生类似作用,但对干重影响不显著。试管内 0.012 5 ml 提取液(水提醇沉液)即可延长复钙时间,0.05 ml 可使血液不凝。体内试验在 6.4 g(生药)/kg、9.6 g(生药)/kg 剂量下均可使复钙时间延长,并使优球蛋白溶解时间显著缩短[2]。本品总提取液体外试验还证明具有明显的抗 ADP 诱导的血小板聚集作用[1]。

2. 降血脂和抗动脉粥样硬化作用　蔷薇根粗提取物临床发现有降血清胆固醇和三酰甘油作用[3]。每只大鼠灌胃蔷薇根粗提取物，每星期给药6 d，连续3星期，停药1星期后，每给药4星期停药1星期，共给药126 d，可使喂饲高脂饲料的实验性高脂血症大鼠血清及动脉组织中胆固醇、三酰甘油含量降低[4]。从蔷薇根中分离提取出来的2α，19α-二羟基熊果酸葡萄糖酯和总三萜酸对异辛基聚氧化乙烯酚(Triton)诱发的实验性高脂血症小鼠有显著的降低血清胆固醇和三酰甘油作用。总三萜酸类每日15 mg/只灌胃给药，连续7 d，对高脂饮食引起的高脂血症小鼠有明显降低血清三酰甘油作用，但对血清胆固醇的作用不明显[5]。蔷薇根粗提物使实验性高脂血症大鼠血清乳酸脱氢酶同工酶LDH_1、LDH_2的水平明显高于不给药的对照组，而LDH_5则低于对照组。而心肌内LDH_1和LDH_2的水平则给药组高于对照组。表明野蔷薇根提取物对高脂血症大鼠心、肝细胞可能有一定保护作用[4]。

3. 抗实验性心肌梗死　结扎家兔冠脉前降支后标测心外膜心电图，并经组织形态学证实，野蔷薇根注射液静注能改善侧支循环，对缺血性心肌有保护作用，并有抑制心率减慢作用[6]。

毒性　毒性试验表明，野蔷薇根浸膏13.4 g/kg、20 g/kg、27 g/kg分别给小鼠灌胃，每日1次，连续5 d或10 d，部分动物肝、肾有脂肪变，无组织坏死，停药后病变可逆[6]。小鼠腹腔注射本品总提取液的LD_{50}为127 g(生药)/kg[1]。

【药性】　苦、涩，凉。归脾、胃、肾经。

1.《日华子》："味苦涩，冷，无毒。"

2.《纲目》："入阳明经。"

3.《医林纂要》："苦、涩，寒。"

【功用主治】　清热解毒，祛风除湿，活血调经，固精缩尿，消骨鲠。主治疮痈肿毒，烫伤，口疮，痔血，鼻衄，关节疼痛，月经不调，痛经，久痢不愈，遗尿，尿频，白带过多，子宫脱垂，骨鲠。

1.《别录》："止泄痢腹痛，五脏客热，除邪逆气，疽癞诸恶疮，金疮伤挞，生肉复肌。"

2.《日华子》："治热毒风，痈疽恶疮，牙齿痛，治邪气，通血经，止赤白痢，肠风泻血，恶疮疥癣，小儿疳虫肚痛。"

3.《纲目》："除风热湿热，缩小便，止消渴。"

4.《纲目拾遗》："治肺痈吐脓痰，口疮，能除风燥湿，敛精坚骨，生肌杀虫，又治泄痢，遗尿，好眠，治牙痛口疮尤效。"

5.《医林纂要》："泻心，坚肾水；泻肝，清相火。"

6.《药性考》："除疳虫血结，咽痛。"

7.《草药新纂》："治泄痢，消渴，小便失禁，口舌糜烂。"

【用法用量】　内服：煎汤10～15 g；研末，1.5～3 g；或鲜品捣，绞汁。外用：研粉敷；或煎水含漱；或洗。

【选方】　1. 治口疮　蔷薇根皮四两，黄柏三两，升麻三两，生地黄五两。上四味㕮咀，以水七升，煮取三升，去滓，含之，瘥止。含极吐却更含。(《千金方》治口疮方)

2. 治恶疮不识名者　蔷薇一升(锉)，铅丹十五两(炒令紫色)，松脂十两。上件药用油三升，先煎蔷薇待黑即去滓，下松脂候消，绵滤过，下铅丹，文火煎，搅匀停手，待色变凝成膏，以帛上摊贴。日二换之。(《圣惠方》蔷薇膏)

3. 治肠痔有血　蔷薇根、枸杞根各半两，暴干。上二味捣罗为散。每服二钱匕，温水调下，日三服。(《圣济总录》)

4. 治赤白痢或肠风下血　蔷薇根皮一两，白芍五钱(酒炒)，甘草一钱。水煎服。(《本草汇言》)

5. 治习惯性鼻衄　蔷薇花根60 g，炖母鸡服，每星期1次，连服3星期。(《青岛中草药手册》)

6. 治关节炎，半身不遂　野蔷薇根60 g，白酒500 g，浸泡1星期，早晚各服1酒杯。或野蔷薇根15 g，木瓜、白芍各9 g，煎服。

7. 治月经不调，经期腹痛　野蔷薇根15 g。煎服。(7、8方出自《安徽中草药》)

8. 治白带过多　野蔷薇根15 g，煎服。或野蔷薇根、白果各12 g，煎服。(《安徽中草药》)

9. 治子宫脱垂　蔷薇根9 g，葱头5个，紫苏叶30 g。煎汤外洗。(《天津中草药》)

【临床报道】　1. 治疗急性菌痢　野蔷薇根干品60 g，加水400 ml，煎煮0.5 h，煎成汤剂100 ml，每日服2次。治疗67例急性细菌性痢疾。其中服1剂治愈者1例，2剂治愈者12例，3剂治愈者47例，4例治愈者6例，无效1例[1]。

2. 治疗乳糜尿　以多花蔷薇根煎液(每日125 g，加水2 500 ml，煮沸后煎煮2 h，浓煎至1 500 ml)，每日1剂，分3次服。同时给以海群生(儿童每次5 mg/kg，成人每次200 mg/kg，每日3次，连服8 d)，治疗17例，治愈13例，好转4例，有效率为100%，治愈率76%[2]。

3. 治疗高脂血症　野蔷薇根制成糖衣片(每片相当于生药4 g)，采用单盲法，随机抽样分组，每日服药3次，每次2片，治疗1个月为1个疗程。并与安妥明、烟酸肌醇酯比较。结果经统计学处理，虽与安妥明(野蔷薇根组40例，安妥明对照组43例)、烟酸肌醇酯(野蔷薇根组53例，烟酸肌醇酯对照组51例)无明显差异，但与自身治疗前相对照，有明显的降胆固醇、三酰甘油、β脂蛋白作用[3]。

4. 治疗急性咽炎　蔷薇根120 g、升麻50 g、乌梅100 g、生地100 g，制成蔷薇根散合剂，为1个疗程剂量。上述药物加适量水，中火煎2次，每次20 min，合并煎液约500 ml。20 ml，日服5～6次。治疗急性咽炎59例。对照组：复方草珊瑚含片含化，每次1片，日含服3～4次。治疗急性咽炎30例。结果：蔷薇根散治疗组59例，临床痊愈率25.42%(15例)，显效率42.37%(25例)，有效率23.73%(14例)，总有效率91.53%(54例)。对照组30例，临床痊愈率13.33%(4例)，显效率23.33%(7例)，有效率23.33%(7例)，总有效率60.00%(18例)。治疗组与对照组比较$P<0.05$，$P<0.01$[4]。

【各家论述】　《本草汇言》："其根性味敛涩，《别录》方主久痢赤白，肠风泻血，及小便余沥，消渴生津，金疮溃败，生肉复肌，口疮牙疾，破烂脓疰等证。用此无非取敛涩收平之意云，惜乎用之颇稀，为世人鲜知故也。"

5460 蔷薇露 qiáng wēi lù (《纲目拾遗》)

【异名】　阿剌吉(《群芳谱》)，蔷薇花露(《新本草备要》)。

【基原】　为蔷薇科蔷薇属植物野蔷薇 *Rosa multiflora* Thunb. 花的蒸馏液。

【原植物】　参见"蔷薇花"条。

【采收加工】　取蔷薇花瓣，拣净，用蒸馏法蒸取，收集备用。

【药性】　甘，微温。归肺、胃经。

【功用主治】　温中行气。主治胃脘不舒，胸膈郁气，口疮，消渴。

1.《群芳谱》:"能疗人心疾。"

2.《纲目拾遗》:"温中达表,解散风邪。""泽肌润体,去发脏腻,散胸膈郁气。"

3.《现代实用中药》:"治口疮及消渴。"

【用法用量】 内服:炖温,30～60 g。

5461 蔓赤车 màn chì chē (《新华本草纲要》)

【异名】 毛赤车(《天目山药用植物志》),入脸麻(广西《河池常用中草药》),接骨仙子(《广西本草选编》)。

【基原】 为荨麻科赤车属植物蔓赤车的全草。

【原植物】 蔓赤车 *Pellionia scabra* Benth. 又名:粗糙赤车使者(《台湾植物志》)。

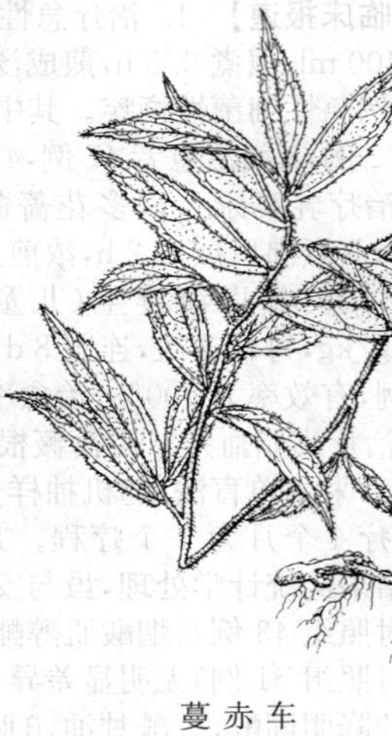

蔓 赤 车

多年生草本,长达40 cm。茎渐升,被短糙毛,通常分枝。叶无柄或近无柄,不对称;狭卵形或狭椭圆形,长4～7.5 cm,宽1.2～3.2 cm,先端渐尖,基部在较狭一侧钝,在较宽一侧圆形,边缘在基部或中部以上有浅牙齿,上面无毛或近无毛,钟乳体小,长约0.2 mm,下面疏或密生短柔毛。雌雄异株;雄聚伞花序分枝稀疏,花序梗长0.5～4 cm,花被片约4,卵形,长约2 mm,雄蕊4;雌花序无柄或具短柄,近球形,具多数密集的花,花被片4～5,不等大,披针形或船形,长0.6～1.2 mm,柱头画笔头状。瘦果椭圆形,扁,长约0.7 mm,具疣状突起。花期4～7月,果期7～9月。

生于海拔1 200 m以下的沟边或林下。分布于西南及浙江、安徽、福建、江西、湖南、广东、广西、台湾等地。

【采收加工】 春夏季采收,多鲜用。

【药性】 淡,凉。归肝、胃经。

1.《广西本草选编》:"味淡,性凉。"

2.《全国中草药汇编》:"甘,淡,凉。"

【功用主治】 清热解毒,散瘀消肿,凉血止血。主治目赤肿痛,痄腮,蛇缠疮,牙痛,扭挫伤,妇女闭经,疮疖肿痛,烧烫伤,毒蛇咬伤,外伤出血。

1.《广西本草选编》:"清热消肿。主治跌打损伤,骨折,疮疖肿痛,烧烫伤。"

2.《全国中草药汇编》:"清热解毒,凉血散瘀。治急性结膜炎,流行性腮腺炎,扭挫伤,牙痛,带状疱疹,闭经,毒蛇咬伤。"

【用法用量】 内服:煎汤,30～60 g。外用:鲜草捣敷;或捣汁涂。

【选方】 1. 治急性眼结膜水肿　毛赤车鲜草60 g(洗净),鲜瘦肉30 g。混合捣烂敷患眼,每日早、晚各换药1次。

2. 治流行性腮腺炎　鲜毛赤车捣敷局部。

3. 治带状疱疹　毛赤车鲜草捣烂取汁,搽患处,每日2～3次。

4. 治扭挫伤　毛赤车鲜草加食盐适量,捣敷患处;或用鲜草捣烂,加黄酒炒热敷伤处,效果较好。

5. 治妇女闭经　毛赤车全草30～60 g。水煎,冲黄酒、红糖服。(1～5方出自《浙南本草新编》)

6. 治疮疖肿痛　蔓赤车鲜全草捣烂,调红糖少许,外敷。

7. 治烧烫伤　蔓赤车鲜草,捣烂取汁,外敷。(6、7方出自《广西本草选编》)

5462 蔓荆子 màn jīng zǐ (《本草经集注》)

【异名】 蔓荆实(《本经》),荆子(《本草经集注》),万荆子(《浙江中药手册》),蔓青子(《中药材手册》)。

【基原】 为马鞭草科牡荆属植物单叶蔓荆和蔓荆的果实。

【原植物】 1. 单叶蔓荆 *Vitex trifolia* L. var. *simplicifolia* Cham. [*V. rotundifolia* L. f.;*V. ovata* Thunb.] 又名:荆条子、沙荆(《山东经济植物》)。

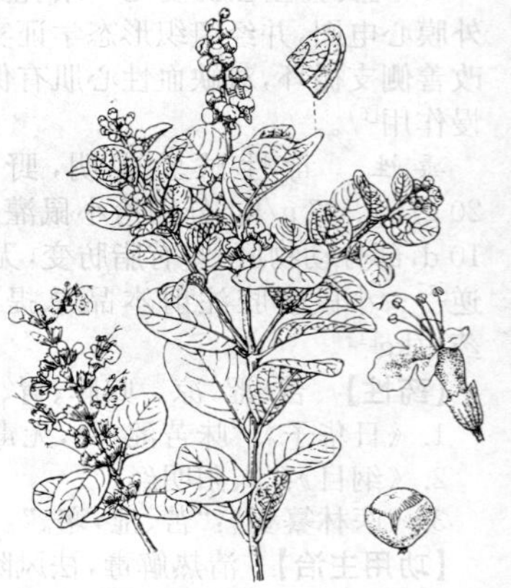

单叶蔓荆

落叶小灌木,植株高约2 m。全株被灰白色柔毛。主茎匍匐地面,节上常生不定根,幼枝四棱形,老枝近圆形。单叶对生,具短柄;叶片倒卵形至椭圆形,先端钝圆,基部楔形,全缘,长2.5～5 cm,宽1.5～3 cm,表面绿色,背面粉白色。圆锥花序顶生;花萼钟状,先端5齿裂;花冠淡紫色,先端5裂,下面1裂片最大,宽卵形,内面中下部有毛;雄蕊4,伸于花冠管外;子房球形,密生腺点,柱头2裂。核果球形,径5～7 mm,具宿萼。花期7～8月,果期8～10月。

喜生于海滨沙滩地及湖畔,亦有栽培。分布于河北、辽宁、江苏、浙江、安徽、福建、江西、山东、广东、台湾。

2. 蔓荆 *V. trifolia* L. 又名:白背木耳(《岭南采药录》),白布荆、海风柳(《中国高等植物图鉴》),番仔埔姜(福建),白背布惊、白叶、水稔子(广东)。

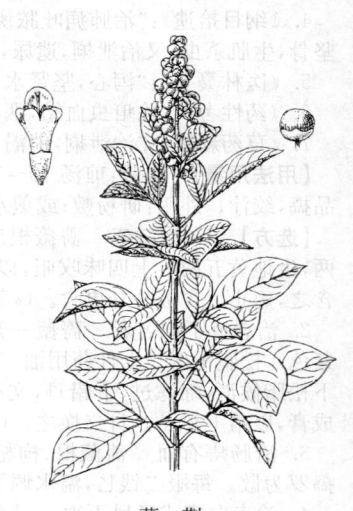

蔓 荆

落叶灌木,植株高1.5～5 m。具香味。小枝四棱形,密生细柔毛。三出复叶,对生,有时偶有单叶;叶柄长1～3 cm;小叶片卵形、长倒卵形或倒卵状长圆形,长2～9 cm,宽1～3 cm,先端钝或短尖,基部楔形,全缘,表面绿色,无毛或被微柔毛，背面密生灰白色绒毛；小叶无柄或有时中间1片小叶下延成短柄。圆锥花序顶生，长3～15 cm，花序梗密被灰白色绒毛；花萼钟形，先端5浅裂，被灰白色绒毛；花冠淡紫色或蓝紫色，长6～10 mm，外面有毛，花冠管内及喉部有毛，先端5裂，二唇形；雄蕊4，伸于花冠外；子房密生腺点。核果近圆形，径约5 mm，熟时黑色；萼宿存。花期7月，果期9～11月。

生于海边、沙滩、河边、平原及村寨附近。分布于福建、广东、广西、云南、台湾。

本植物的叶(蔓荆子叶)亦供药用，另设专条。

【栽培】 生物学特性　适应性较强，对环境条件要求不严。但喜温暖湿润，土壤以疏松、肥沃的砂质壤土较好。耐盐碱，在酸性土壤上生长不良。

繁殖方法　播种、扦插、压条、分株等方法繁殖，但以扦插繁殖为主。扦插繁殖：春、秋季均可进行，但以春季扦插为好。在3月下旬或9月下旬，剪取一二年生健壮枝条，取其中段，截成长20～30 cm带有2～3个节的插穗；按株行距6 cm×15 cm插入苗床；育苗期应经常浇水，保持苗床湿润，并适当追肥。秋季扦插者翌年春4月上旬移栽；春季扦插者当年秋季定植。种子繁殖：在秋季采收成熟果实，与2倍湿细砂拌匀，堆放阴凉通风的室内，翌年4月上、中旬播种，将果实搓去外壳，用35～40 ℃温水浸泡1昼夜，捞出稍晾后，与混合粪肥的火灰拌匀，条播于苗床，苗期注意浇水，适当追肥，当年春季育苗，幼苗当年高30～40 cm，秋后定植。压条繁殖：5～6月间，选一二年生的健壮长枝，用波状压条法，每隔40～50 cm埋入土中，深约15 cm，压实。待长出不定根后，分段截断，带根定植。分株繁殖：在4月上旬或7月上旬，随挖随栽。定植在秋季或春季，植株落叶后至萌芽前进行，按株行距1 m×1.3 m开穴，施土杂肥与土壤混匀，每穴栽2～3株，填土压实，浇透水。

田间管理　定植后1～2年，在春季萌芽前，6月和冬季落叶后各中耕除草1次，冬季中耕结合培土。追肥在定植后的前2年以施人畜粪水为主，第三、第四年开花结果后，应增施堆肥和磷肥，每年施肥2次，第一次在开花前，第二次在修剪后，在花期可喷施1%过磷酸钙水溶液1～2次。在地势低洼的地段，雨季要注意及时排除积水。冬季休眠期，应剪除枯枝、老弱枝、病虫枝及徒长枝，对生长多年长势衰退的植株应进行更新，即在离地面30 cm处将老枝全部剪除，增施肥料，促其多发健壮新枝。在新枝长至1m多高时，要及时打顶，太高的枝要进行弯枝，均可促其多发新枝、多结果实。

病虫害防治　虫害有棉虫牙及吹绵介壳虫等。

【采收加工】 种子繁殖的栽培后3～4年结果，扦插繁殖的栽后2～3年结果，在7月上旬至10月下旬果实陆续成熟，应边成熟边采摘，先在室内堆放3～4 d，然后摊开晒或烘干，筛去枝梗，扬净杂质即成。

【药材】 蔓荆子 *Fructus Viticis*　单叶蔓荆子主产于山东、江西、浙江、福建等地；蔓荆子主产于海南、广西、云南。

性状　果实呈球形，直径4～6 mm。表面灰黑色或黑褐色，被灰白色粉霜状茸毛，有纵向浅沟4条，用放大镜观察可见密布淡黄色小点。顶端微凹，有脱落花柱痕，基部有灰白色宿萼及短果梗。萼长为果实的1/3～2/3，5齿裂，其中2裂较深，灰白色，密被茸毛。体轻，质坚韧，不易破碎。横断面果皮灰黄色，有棕褐色点排列成环，分为4室，每室有种子1枚。种仁黄白色，有油性。气特异而芳香，味淡、微辛。

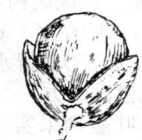

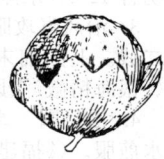

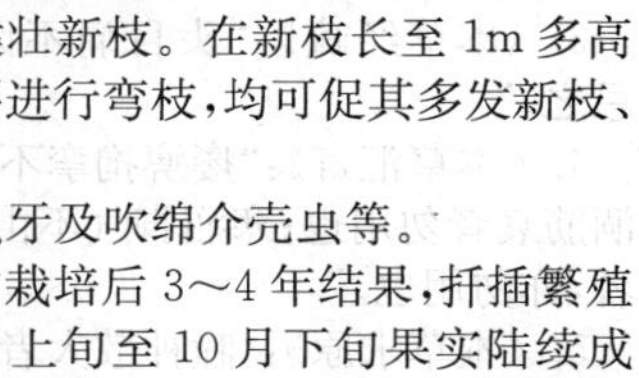

蔓荆子(果实)外形

鉴别　(1) 果实横切面：单叶蔓荆　外果皮为1列含棕色颗粒物的扁平细胞，外被角质层；密布腺毛，头部单细胞或多细胞，柄1～2细胞；偶有非腺毛，1～3细胞，具壁疣。其下为2～5列薄壁细胞，亦含棕色颗粒物。中果皮细胞大，类圆形，壁稍厚，木化；散有维管束，排列规则，呈环状。内果皮为3～6列类圆形或分枝状石细胞，延伸至内侧将种子包围。果实中轴部分有2～4个周韧维管束。种皮外表皮为1列扁小薄壁细胞，其内为2～5列网纹细胞。

蔓荆　维管束排列不甚规则，略呈环状。

粉末特征：灰褐色。花萼表皮细胞类圆形，壁多弯曲；非腺毛2～3细胞，顶端细胞基部稍粗，有疣状突起。外果皮细胞多角形，有角质纹理和毛茸脱落后的痕迹，并有腺毛与非腺毛；腺毛分头部单细胞、柄1～2细胞及头部2～6细胞、柄单细胞两种；非腺毛2～4细胞，长14～68 μm，多弯曲，有壁疣。中果皮细胞长圆形或类圆形，壁微木化，纹孔明显。油管多破碎，含分泌物，周围细胞有淡黄色油滴。内果皮石细胞椭圆形或近方形，直径10～35 μm。种皮细胞圆形或类圆形，直径42～73 μm，壁有网状纹理，木化。

(2) 取本品粉末(40目)1 g，加10 ml丙酮冷浸4～6 h，滤过。滤液挥干，加1 ml丙酮溶解。取2支试管，各加丙酮浸出液3～5滴，分别加入镁粉-盐酸、锌粉-盐酸试剂，依次分别呈现深红色和樱红色(检查黄酮)。

(3) 薄层色谱：取本品5 g，加石油醚50 ml，加热回流2 h，滤过，弃去石油醚液，药渣挥干，加丙酮80 ml，加热回流1.5 h，滤过，滤液蒸干，残渣加甲醇2 ml使溶解，作为供试品溶液。另取蔓荆子黄素对照品，加甲醇制成每1 ml含1 mg的溶液，作为对照品溶液。吸取上述两种溶液各5 μl，分别点于同一用1%氢氧化钠溶液制备的硅胶G薄层板上，以环已烷-醋酸乙酯-甲醇(3∶2∶0.2)为展开剂，展开，取出，喷以10%三氯化铝乙醇溶液。供试品色谱中，在与对照品色谱相应的位置上，显相同颜色的斑点。

品质标志《中华人民共和国药典》2005年版规定：照高效液相色谱法规定，含蔓荆子黄素($C_{19}H_{18}O_8$)不得少于0.030%。

【成分】 1. 单叶蔓荆　果实和叶含挥发油，及微量生物碱和维生素A；果实中含牡荆子黄酮(vitexicarpin)，即紫花牡荆素(casticin)[1]。

2. 蔓荆　果实含少量(0.01%)蔓荆子碱(vitricin)[1]及含2.60%的脂肪油。主要成分是肉豆蔻酸(myristic acid)，棕榈酸(palmitic acid)，硬脂酸(stearic acid)，棕榈油酸(palmitoleic acid)，油酸(oleic acid)和亚油酸(linoleic acid)以及0.90%的不皂化物系少量的石蜡(paraffin)，γ-生育酚(γ-tocopherol)和β-谷甾醇(β-sitosterol)[2]。另含对羟基苯甲酸(*p*-hydroxy benzoic acid)，对茴香酸(*p*-anisic acid)及香草醛(vanillin)[3]。

【药理】 1. 抗微生物作用　蔓荆子水煎剂在体外对枯草杆菌、蜡样芽胞杆菌、表皮葡萄球菌、金黄色葡萄球菌、肺炎杆菌、支气管败血性博代杆菌、变形杆菌、黄色微球菌、大肠杆菌、铜绿假单胞菌和伤寒杆菌等有不同程度的抑制作用[1]。其水煎浸膏对结核杆菌的抑制浓度为1∶100[2]，其1∶10浓度的水煎剂对孤儿病毒($EChO_{11}$)也有抑制作用[3]。

2. 镇痛作用　单叶蔓荆果实的70%甲醇提取物300 mg/kg和500 mg/kg灌胃，对小鼠醋酸扭体反应的抑制率分别为9%和32%；此外也能提高小鼠热板致痛和大鼠角叉莱胶炎症致痛的痛阈[4]。另报道，蔓荆子水煎剂和醇浸液10 g/kg腹腔注射（小鼠热板法）和灌胃（小鼠扭体法）均有明显镇痛作用[5]。蔓荆子生品和炒黄品的水提取物或醇提取物30 g（生药）/kg腹腔注射，小鼠热板法实验表明均能显著提高痛阈[6]。以扭体法和尾部加压法验证镇痛作用，显示蔓荆子提取物有血管舒张及镇痛作用[7]。

3. 抗炎作用　蔓荆子甲醇提取物300 mg/kg、500 mg/kg和1 000 mg/kg灌胃，对小鼠腹腔内色素渗出的抑制率分别为13%、18%和16%，表明对毛细血管的通透性有一定抑制作用[4]。

4. 降血压作用　单叶蔓荆果实水提取物有降低兔血压的作用，此降压作用可被阿托品、氯异吲哚胺（chlorisondamine）对抗，被毒扁豆碱增强，被苄二甲胍（bethanidine）稍加强，但不受普萘洛尔和赛庚啶影响，表明此降压作用与中枢诱导的副交感神经系统兴奋有关[8]。另报道，蔓荆子水煎剂1 g/kg、2 g/kg、3 g/kg和4 g/kg静脉注射对麻醉猫的血压和心电图无明显影响，而其醇浸剂1 g/kg静脉注射或十二指肠给药均有显著降压作用[5]。

5. 抗凝作用　蔓荆子提取物0.2 g（生药）/ml、0.04 g（生药）/ml和0.01 g（生药）/ml在体外均能显著延长牛凝血酶凝聚人血纤维蛋白原的时间，表明有较强抗凝作用[9]。

6. 祛痰和平喘作用　小鼠酚红法试验表明蔓荆子水煎或醇浸液20 g/kg有显著祛痰作用；其水煎液和石油醚提取液能对抗组胺所致豚鼠离体气管平滑肌的收缩，表明有平喘作用[5]。

7. 对肠管平滑肌作用　蔓荆子甲醇提取物能明显抑制缓激肽所致豚鼠离体回肠的收缩[4]。蔓荆子水煎液或醇浸液对离体豚鼠肠平滑肌也有明显抑制作用[5]。

8. 其他作用　蔓荆子醇浸液能延长常压缺氧小鼠的存活时间[5]。蔓荆子50%甲醇提取物对酪氨酸酶有抑制作用，其有效成分对-羟基苯甲酸和对茴香酸在10^{-3} mol/L时的抑制活性分别为71%和34%[10]，蔓荆子成分对羟基苯甲酸和香草醛对酪氨酸酶也有抑制作用[11]，说明蔓荆子具有抑制黑色素形成的作用。此外，蔓荆子成分牡荆子黄酮对5-脂氧合酶有抑制作用[12]。蔓荆子热水提取物体外实验对宫颈癌细胞有抑制作用[13]。从单叶蔓荆果实中分离的一种黄酮醇对淋巴细胞增殖具有很强的抑制作用，对多种肿瘤细胞生长有抑制作用[14]。

毒性　蔓荆子水煎液270 g/kg灌胃或90 g/kg腹腔注射，小鼠全部存活，相当临床剂量0.3 g/kg的900倍和300倍。其醇浸液小鼠灌胃的LD_{50}为629.78 g（生药）/kg[5]。

【炮制】 1. 蔓荆子　取原药材，除去杂质，筛去灰屑。生品擅于发散风热，多用于风热表证。

2. 炒蔓荆子　取净蔓荆子置锅内，用中火加热，炒至白膜（宿萼）呈焦黄色，并有香气逸出，放凉，搓去白膜，筛去灰屑。炒后可缓和辛散之性，便于粉碎和煎出有效成分，多用于清阳不升、耳窍失聪、两目昏糊。

3. 蔓荆子炭　取净蔓荆子置锅内，用武火炒至外面黑色，及时喷淋清水，灭尽火星，取出，摊晾。历代对蔓荆子的炮制方法有去萼、去白膜、清炒、酒炒、清蒸、酒蒸等。其中广泛应用的为清炒法。

饮片性状　蔓荆子参见“药材”项。炒蔓荆子形如蔓荆子，表面油黑色，无宿萼及果柄。蔓荆子炭形如炒蔓荆子，表面黑色。

贮干燥容器内，炒蔓荆子，密闭，置阴凉干燥处。蔓荆子炭防止复燃。

【药性】 辛、苦，微寒。归肺、肝、胃经。

1.《本经》：“味苦，微寒。”

2.《别录》：“辛、平，温，无毒。”

3.《医学启源》：“气清，味辛温。《主治秘要》云：苦、甘，阳中之阴。”

4.《汤液本草》：“太阳经药。”

5.《本草药性大全》：“太阳、脾经药。”

6.《品汇精要》：“气味俱轻，臭香。”

7.《雷公炮制药性解》：“入肝经。”

8.《本草经疏》：“入足太阳、足厥阴经，兼入足阳明经。”

9.《本草用法研究》：“入肺、肝、膀胱三经，兼入胃经。”

【功用主治】 疏散风热，清利头目。主治外感风热，头昏头痛，偏头痛，牙龈肿痛，目赤肿痛多泪，目睛内痛，昏暗不明，湿痹拘挛。

1.《本经》：“主筋骨间寒热，湿痹拘挛，明目，坚齿，利九窍，去白虫。久服轻身耐老。”

2.《别录》：“（去）长虫，主风头痛，脑鸣，目泪出，益气，令人光泽脂致。”

3.《药性论》：“治贼风，能长髭发。”

4.《日华子》：“利关节，治赤眼、痫疾。”

5.《珍珠囊》：“凉诸经血，止头痛，主目睛内痛。”

6.《药类法象》：“治太阳经头痛，头昏闷，除目暗，散风邪药。”（引自《汤液本草》）

7. 王好古：“搜肝风。”（引自《纲目》）

8.《医林纂要》：“行肝气于上极，以散热祛风，兼能燥湿。”

9. 张秉成《本草便读》：“宣肺家风热于上焦，头目均沾清利益；散肝湿淫于肌表，功能皆赖苦辛平。”

10.《广西中药志》：“治风湿，胃痛及小儿惊搐。”

【用法用量】 内服：煎汤，6～10 g；或浸酒，或入丸、散。外用：煎汤外洗。

【宜忌】 胃虚者慎服。

1.《本草经集注》：“恶乌头、石膏。”

2.《医学启源》：“胃虚人不可服，恐生痰。”

3.《本草经疏》：“头目痛不因风邪，而由于血虚有火者忌之。”

4.《本草汇言》：“痿痹拘挛不由风湿之邪，而由于阳虚血涸筋衰者勿用也；寒疝脚气不由阴湿外感，而由于肝脾羸败者，亦勿用也。”

5.《本草求原》：“瞳神散大者忌之。”

【选方】 1. 治肺热壅盛，痰嗽喘急　蔓荆实（去白皮）、大黄（锉）、威灵仙（去土）、天麻各一两。上四味，捣罗为散。每服二钱匕，蜜酒调下。（《圣济总录》蔓荆实散）

2. 治高血压病头晕痛　蔓荆子9 g，野菊花、钩藤、草决明各12 g。水煎服。（《湖南药物志》）

3. 治风毒攻眼，赤肿痒痛　黄连、蔓荆子各半两，五味子二钱。上锉细末，分三次，新水煎，滤清汁，以手拨洗效。（《银海精微》涤风散洗眼方）

4. 治目翳　单叶蔓荆果实15 g，石决明9 g，木贼6 g。水煎服。（《福建药物志》）

5. 治虚劳目暗　用蔓荆子一升，以水九升煮令汁尽，取

出曝干，如此三度后，捣罗为末。每服以温水调下二钱，日二三服。(《普济方》)

6. 治中耳炎　单叶蔓荆、十大功劳各 15 g，苍耳子 9 g。水煎服。(《福建药物志》)

7. 治耳聋　用蔓荆子微炒一升，以酒二升浸，寒七日，暑三日，去滓。任性饮之，虽久聋亦瘥。(《普济方》蔓荆酒)

8. 治乳痈初起　用蔓荆子一两二钱，炒，研为末。酒、水各一碗，煎一碗，半饱服，渣敷患上。(《本草汇言》)

9. 治产后乳汁不泄，结滞不消热肿　蔓荆实(烧存性)、皂角刺(烧存性)各一两。上二味，合研为散。每二钱匕，温酒调下，不拘时。(《圣济总录》二灰散)

10. 治须鬓发秃落不生　蔓荆子二两，附子二两(去皮脐生用)。上件药，捣细罗为散，以酒五升令和，于瓷器中密封，二十日药成。用时先以乌鸡脂涂之，后取药汁梳须发，十日后良。(《圣惠方》)

11. 治妊娠卒小便不通　蔓荆子二两。上捣细罗为散，每服不计时候，煎葱白汤调下一钱。(《普济方》)

【临床报道】　治疗坐骨神经痛　取蔓荆子 50 g，炒至焦黄，轧为粗末，加入到白酒 500 ml 内浸泡 3～7 d(夏季泡 3 d，冬天泡 7 d)，兑凉开水适量，取汁 700 ml，每日分早、晚两次各饮 50 ml，7 d 为 1 个疗程，观察 3 个疗程。治疗坐骨神经痛 56 例，结果：1 个疗程症状消失者 12 例(占 21.4%)，2 个疗程症状消失者 23 例(占 41.1%)，3 个疗程症状明显改善者 20 例(占 35.7%)，效果不明显者 1 例(占 1.8%)，总有效率为 98.2%[1]。

【各家论说】　1.《纲目》："蔓荆子实，气清味辛，体轻而浮，上行而散。故所主者，皆头面风虚之证。"

2.《本草汇言》："蔓荆子，主头面诸风疾之药也。前古主通利九窍，活利关节，明目坚齿，祛除风寒、风热之邪。其辛温轻散，浮而上行，故所主头面虚风诸证。推其通九窍，利关节而言，故后世治湿痹拘挛，寒疝脚气，入汤散中，屡用奏效，又不拘于头面上部也。"

3.《药品化义》贾所学："蔓荆子，能疏风、凉血、利窍，凡太阳头痛，及偏头风、脑鸣、目泪、目昏，皆血热风淫所致，以此凉之，取其气薄主升，佐神效黄芪汤，疏消障翳，使目复光，为肝经胜药。"

4.《本草新编》："蔓荆子，止头痛圣药，凡有风邪在头面者俱可用，而吾子又以为不可频用，谓其散而不补也。但药取其去病，能去病，又何虑用之频与不频哉？不知蔓荆子体轻而浮，虽散气不至于太甚，似乎有邪者俱可用之，然而虚弱者少有所损，则气怯神虚而不胜其狼狈矣。予言不可频用者，为虚者言之也。若形实气实，邪塞于上焦，又安所禁之内哉。"

5.《药义明辨》："蔓荆子，所主皆头面风虚之证，用者类以为辛温能升散已耳。孰知有妙于凉降，以成其温升，使阳得阴以化，而奏凉血清气之功，不概同于诸风剂论也。"

6.《国药诠证》："蔓荆子味苦寒，有燥湿清热之效。凡湿之浮越者可以散，湿之入里者可以燥、可以清。《本经》主治筋骨寒热与湿痹拘挛，均为在里之寒热。湿滞为寒，湿化则热。燥湿则寒热俱治也，明目亦为燥湿之效，非驱风之效也。时珍以气轻味辛，体轻而浮，上引而散，认为所主均为头面风虚之证，与《本经》主治既有出入，性味变苦为辛，亦有寒热之异，此不可以也。"

5463 蔓荆子叶 màn jīng zǐ yè (《岭南采药录》)

【异名】　白背叶(《岭南采药录》)。

【基原】　为马鞭草科牡荆属植物单叶蔓荆 *Vitex rotundifolia* L. f. 或蔓荆 *V. trifolia* L. 的叶或枝叶。

【原植物】　参见"蔓荆子"条。

【成分】　蔓荆的细枝(干)含挥发油 0.11%～0.12%。叶(干)含挥发油 0.28%。油含 α-蒎烯和莰烯 55%，乙酸松油醇酯(terpinyl acetate) 1.0%，二萜醇 20%[1]。叶中还含紫花牡荆素、木犀草素-7-葡萄糖苷(luteolin-7-glucoside)和一种四羟基甲氧基黄酮-α-D-葡萄糖苷[2]。

【药性】　《陆川本草》："辛苦，微寒。"

【功用主治】　活血化瘀，祛风止痛。主治跌打损伤，风湿疼痛。

1.《岭南采药录》："叶，治跌打损伤，冲酒服，渣外敷；煎服治头风。"

2.《陆川本草》："枝叶，消肿止痛。治刀伤止血，跌打损伤，风湿疼痛。"

【用法用量】　内服：煎汤，1～3 钱；或捣汁冲酒饮。外用：捣敷。

5464 蔓草虫豆 màn cǎo chóng dòu (《福建药物志》)

【异名】　三叶金、倒地一条根(《福建药物志》)，小葛根、细叶金钱草(《广西药用植物名录》)，山豆根(《台湾药用植物志》)。

【基原】　为豆科虫豆属植物蔓草虫豆的全草。

【原植物】　蔓草虫豆 *Atylosia scarabaeoides* (L.) Benth. [*Dolichos scarabaeoides* L.]　又名：假麻黄(《海南植物志》)。

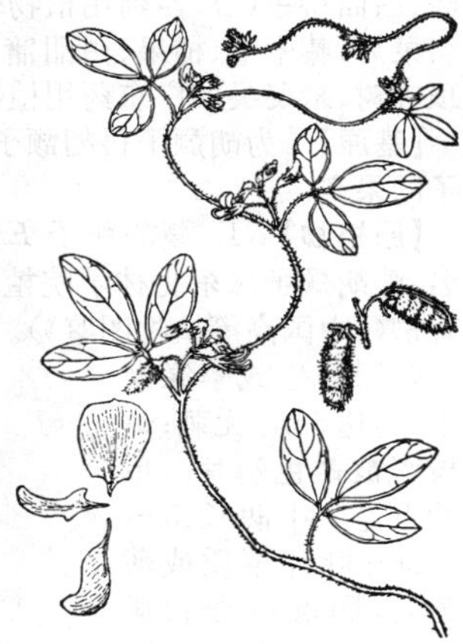

蔓草虫豆

二年生蔓生或缠绕状草质藤本，长可达 2 m。茎柔弱，有红褐色绒毛。三出复叶，近革质；顶生小叶椭圆形或倒卵状椭圆形，长 0.8～4 cm，宽 0.5～2 cm，先端钝或圆，基部阔楔形，全缘，两面被灰白色短柔毛，基出脉 3 条；侧生小叶基部偏斜；叶柄及小叶柄密生短柔毛。总状花序腋生，有花 1～6 朵；花萼钟状，萼齿 4，披针形，被毛；花冠黄色，长约 1 cm，于开花后即脱落，旗瓣有暗紫色的线纹，基部有齿状耳，翼瓣上部略弯，基部具 2 个横向的齿状耳，龙骨瓣无耳；雄蕊 10，二体，(9)+1；子房密生黄色长绢质柔毛，花柱内弯，先端内部具髯毛。荚果长圆形，扁平，长 1.5～2.5 cm，密被褐色长柔毛，果瓣革质，于种子间有明显横槽纹。种子 3～6 颗，椭圆形，黑褐色，具深黑色的种阜。花期 6～10 月，果期 10～11 月。

生于海拔 400～500 m 的旷野草地或灌木丛中。分布于福建、广东、广西、海南、贵州、云南、台湾。

【采收加工】　7～11 月采收，鲜用或晒干。

【成分】　叶含黄酮类：蔓草虫豆苷(atyloside)[1]，牡荆素(vitexin)，及 D-右旋蒎立醇(pinitol)，三十一烷(hentriacontane)，β-谷甾醇葡萄糖苷(β-sitosteryl glucoside)；还含有有

机酸酯类：二十六烷醇棕榈酸酯(hexacosanyl palmitate)，二十六烷醇硬脂酸酯(hexacosanyl stearate)，二十六烷醇花生酸酯(hexacosanyl arachidate)[2]等。

【药性】 甘、淡、微辛，平。

1.《全国中草药汇编》："甘、辛、淡，温。"

2.《福建药物志》："甘、淡、微辛，平。"

【功用主治】 疏风解表，化湿，止血。主治伤风感冒，咽喉肿痛，牙痛，暑湿腹泻，水肿，腰痛，外伤出血。

1.《全国中草药汇编》："解暑利尿，止血生肌。主治伤风感冒，风湿水肿。外用治外伤出血。"

2.《台湾药用植物志》："煎服治牙痛及咽喉痛，有解热之效；加白龙船花之根煎服，治淋病。"

3.《福建药物志》："祛风解暑，利尿消肿。主治中暑发痧，伤风感冒，腹痛，腹泻，风湿水肿，腰痛。"

【用法用量】 内服：煎汤，9～15 g，鲜品用量加倍。外用：鲜品捣敷；或干品为末敷。

【选方】 1. 治伤风感冒 鲜蔓草虫豆、苍耳子根各15 g，生姜3 g。水煎服。

2. 治中暑发痧 鲜蔓草虫豆、淡竹叶、牛筋草各15 g。水煎服。

3. 治腰痛 蔓草虫豆、穿根藤各30 g。酒水各半，炖，饭前服。(1～3方出自《福建药物志》)

5465 蔓胡颓子 màn hú tuí zǐ (《广西药用植物名录》)

【异名】 甜棒锤、蒲颓子(广州部队《常用中草药手册》)，蔷蜜树、半春子、疑吴(广州空军《常用中草药手册》)，痧银藤、白面将军(《广西药用植物名录》)，加豆叶(《贵州中草药名录》)，藤木楂、柿果、白甜蒲(《浙江药用植物志》)，旗糊、顶钟树、米疑吴(《广东药用植物简编》)。

【基原】 为胡颓子科胡颓子属植物蔓胡颓子和角花胡颓子的果实。

【原植物】 1. 蔓胡颓子 *Elaeagnus glabra* Thunb. 又名：藤胡颓子(《东北林学院植物研究室汇刊》)，抱君子、桂香柳(《中国高等植物图鉴》)。

常绿蔓生或攀缘灌木，高达6 m。无刺；幼枝密被锈色鳞片。单叶互生；叶柄长5～8 mm；叶片革质或薄革质，卵形或卵状椭圆形，长4～12 cm，宽2.5～5 cm，先端渐尖，基部圆形，全缘，上面绿色，光亮，下面灰绿色，被褐色鳞片。花密被银白色和散生少数褐色鳞片，常3～7朵密生于叶腋短小枝上成伞形总状花序；萼筒漏斗形，长4.5～5.5 mm，裂片长2.5～3 mm；雄蕊的花丝长不超过1 mm；花柱细长，无毛，先端弯曲。果实长圆形，稍有汁，长14～19 mm，被锈色鳞片，成熟时红色。花期9～11月，果期翌年4～5月。

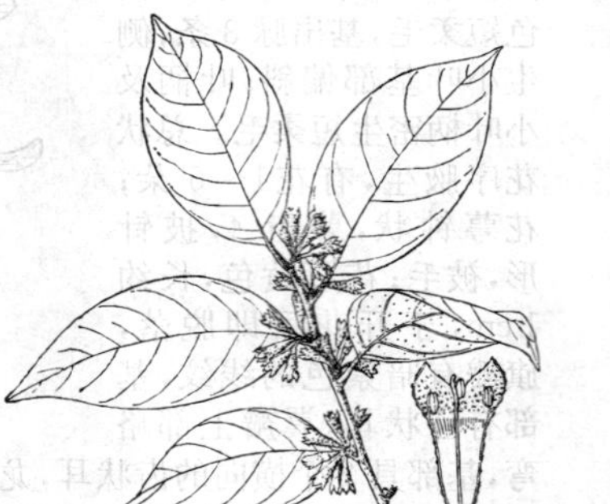
蔓胡颓子

生于丘陵、山地的灌木丛中。分布于江苏、浙江、安徽、福建、江西、湖北、湖南、广东、广西、四川、贵州、台湾等地。

2. 角花胡颓子 *E. gonyanthes* Benth. 又名：红面将军、土芋肉(《广西药用植物名录》)。

本种与蔓胡颓子的主要区别为：花单生，萼筒显著四角形(角柱状)，裂片长3.5～4.5 mm，网状脉在上面极明显，易于识别。

生于海拔1 000 m以下的热带和亚热带地区。分布于广东、广西、海南、云南等地。

以上两种植物的根和根皮(蔓胡颓子根)、蔓胡颓子的枝叶(蔓胡颓子叶)亦供药用，另设专条。

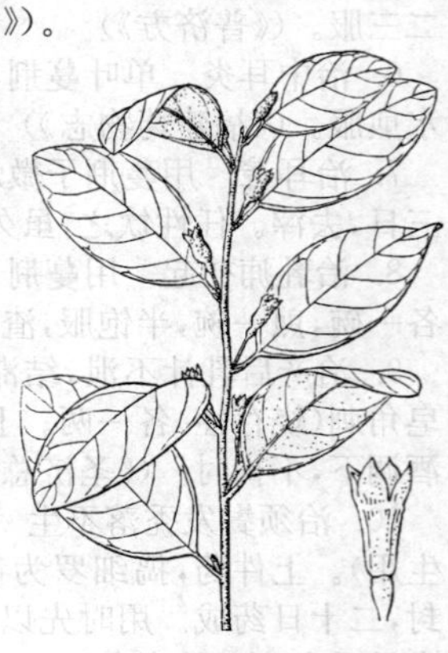
角花胡颓子

【采收加工】 春季果实成熟时采摘，鲜用或晒干。

【药性】 广州部队《常用中草药手册》："酸，平。"

【功用主治】 收敛止泻，止痢。主治肠炎，腹泻，痢疾。

1. 广州部队《常用中草药手册》："收敛止泻。主治肠炎腹泻。"

2.《台湾药用植物志》："治脚气病。"

【用法用量】 内服：煎汤，9～18 g。

5466 蔓胡颓子叶 màn hú tuí zǐ yè (广州部队《常用中草药手册》)

【基原】 为胡颓子科胡颓子属植物蔓胡颓子 *Elaeagnus glabra* Thunb. 的枝叶。

【原植物】 参见"蔓胡颓子"条。

【采收加工】 全年均可采，鲜用或晒干。

【药性】 广州部队《常用中草药手册》："酸，平。"

【功用主治】 广州部队《常用中草药手册》："平喘止咳。主治支气管哮喘，慢性气管炎，感冒咳嗽。"

【用法用量】 内服：煎汤，10～15 g；或研末，每次1.5～5 g；或鲜品捣汁。

【选方】 1. 治支气管哮喘、慢性支气管炎、感冒咳嗽 蔓胡颓子叶研粉。每服1.5～3 g，每日2次；或用鲜叶9～12 g，水煎服。(广州部队《常用中草药手册》)

2. 治骨鲠喉 蔓胡颓子鲜叶60～90 g。捣烂冲开水，慢慢吞咽。(《广西本草选编》)

5467 蔓胡颓子根 màn hú tuí zǐ gēn (广州部队《常用中草药手册》)

【异名】 牛奶子根(《贵州草药》)。

【基原】 为胡颓子科胡颓子属植物蔓胡颓子 *Elaeagnus glabra* Thunb. 和角花胡颓子 *E. gonyanthes* Benth. 的根和根皮。

【原植物】 参见"蔓胡颓子"条。

【采收加工】 秋冬季采收，挖根，切片晒干。

【药性】 辛、微涩，凉。归肝、胃经。

1. 广州部队《常用中草药手册》："酸，平。"

2.《贵州草药》："味酸、微涩，性凉。"

3.《浙江药用植物志》："辛、微涩，平。"

【功用主治】 利水通淋，散瘀消肿。主治痢疾，腹泻，黄疸型肝炎，热淋，石淋，胃痛，吐血，痔血，血崩，风湿痹痛，跌打肿痛。

1. 广州部队《常用中草药手册》："主治跌打瘀积肿痛，

吐血。”

2.《贵州草药》:“清热,利湿,止血。”

3.《广西本草选编》:“利水通淋,散瘀消肿。主治跌打肿痛,吐血,尿路结石。”

4.《浙江药用植物志》:“散瘀解毒。主治溃疡病,肠炎,黄疸型肝炎,跌打肿痛。”

【用法用量】 内服:煎汤,15～30 g。

【选方】 1. 治水泻或痢疾　牛奶子根 30 g。水煎服。(《贵州草药》)

2. 治溃疡病　蔓胡颓子根 30 g。切片,加水 1 000 ml,煎至 500 ml,另取鸡蛋 1 只,打碎放碗内搅匀,冲药汁分 2 次温服,10 d 为 1 个疗程。(《浙江药用植物志》)

3. 治风湿性关节炎,急性睾丸炎,慢性肝炎,胃病,河豚中毒,狗咬伤　蔓胡颓子根 9～18 g。水煎服。(广州空军《常用中草药手册》)

4. 治跌打肿痛,吐血,尿路结石　蔓胡颓子根 30～60 g。水煎服。(《广西本草选编》)

5. 治血崩　牛奶子根 120 g,赤芍 9 g。熬甜酒吃。(《贵州草药》)

5468 蘡薁 yīng yù (《本草经集注》)

【异名】 薁(《诗经》),燕薁、蘡舌(《广雅》),山葡萄(《新修本草》),山蒲桃(《本草拾遗》),蘡薁子(《本草图经》),烟黑(《救荒本草》),野葡萄(《植物名实图考》),猫眼睛(《民间常用草药汇编》)。

【基原】 为葡萄科葡萄属植物蘡薁的果实。

【原植物】 蘡薁 *Vitis adstricta* Hance [*V. thunbergii* Sieb. et Zucc. var. *adstricta* (Hance) Gagnep.; *V. novisinensis* Cass.]

木质藤本。幼枝有锈色或灰色绒毛;卷须有 1 分枝或不分枝。单叶互生;叶柄长 1～3 cm;叶片宽卵形,长 4～8 cm,宽 2.5～5 cm,3 深裂,中央裂片菱形,再 3 裂或不裂,有少数粗牙齿,侧生裂片不等 2 裂或不裂,上面疏生短毛,下面被锈色或灰色绒毛。花杂性,异株,圆锥花序长 5～8 cm,轴和分枝有锈色短柔毛;花直径约 2 mm,无毛;花萼盘形,全缘;花瓣 5,早落;雄蕊 5。浆果球形,熟时紫色,直径 8～10 mm。花期 4～5 月,果期 5～8 月。

生于山地林中。分布于华东及湖北、四川、台湾等地。

本植物的茎叶(蘡薁藤)、根(蘡薁根)亦供药用,另设专条。

【采收加工】 7～8 月果实成熟时采收,鲜用或晒干。

【药性】 甘、酸,平。

1.《纲目》:“甘,酸,平,无毒。”

2.《医林纂要》:“甘,酸,温。”

3.《食物考》:“甘,酸,涩,温。”

【功用主治】 生津止渴。主治暑月伤津口干。

1.《新修本草》:“止渴,悦色益气。”(引自《纲目》)

2.《医林纂要》:“益肺。”

3.《食物考》:“温脾悦膄。”

4.《本草省常》:“益气力,止渴,悦色。”

5.《安徽中草药》:“预防中暑,口干渴。”

【用法用量】 内服:适量,嚼食。

5469 蘡薁根 yīng yù gēn (《纲目》)

【异名】 野葡萄根(《乾坤生意秘韫》)。

【基原】 为葡萄科葡萄属植物蘡薁 *Vitis adstricta* Hance 的根。

【原植物】 参见“蘡薁”条。

【采收加工】 全年可采,切片或段,鲜用或晒干。

【药性】 甘,平。归肝、膀胱经。

1.《纲目》:“甘,平,无毒。”

2.《福建药物志》:“微甘、辛,平。”

3.《安徽中草药》:“味甘、微酸。”

【功用主治】 清热利湿,解毒消肿。主治湿热,黄疸,热淋,痢疾,痈疮肿毒,瘰疬,跌打损伤。

1.《纲目》:“治下焦热痛淋闷,消肿毒。”

2.《民间常用草药汇编》:“治胃痛,疗瘰疬,通经利尿。”

3.《贵州民间方药集》:“消肿,消臌胀。外用于跌打损伤,治筋骨疼痛,接骨。”

4.《福建药物志》:“通经络,祛风湿。治肝炎,风湿关节痛,水肿,咳嗽,荨麻疹,乳腺炎,颈淋巴结核,痈疽肿毒。”

【用法用量】 内服:水煎,15～30 g,鲜品倍量。外用:捣敷;或研末敷。

【选方】 1. 治黄疸型传染性肝炎　蘡薁干根 15 g,白英干全草 15 g,茵陈 15 g。水煎服。(《福建中草药》)

2. 治男妇热淋及女人腹痛　野葡萄根七钱,葛根三钱。水煎一盅,煎七分,入童子小便三分,空心温服。(《乾坤生意秘韫》)

3. 治痢疾　蘡薁根 30 g。水煎,红痢加白糖、白痢加红糖 30 g,调服。(《江西民间草药》)

4. 治关节风湿痛　蘡薁鲜根 60～120 g。水煎调酒服。(《福建中草药》)

5. 治赤游风肿　野葡萄根捣如泥,涂之。(《世医通变要法》)

6. 治湿痰流注　蘡薁根 60 g,瘦猪肉 60 g。酒、水各半同煮,去渣,取汤连服。(《江西民间草药验方》)

7. 治肺痈　鲜蘡薁根 60 g,鲜海金沙 45 g。煎服。(《泉州本草》)

8. 治瘰疬　蘡薁鲜根 60 g。水煎或调酒服。

9. 治乳痈　蘡薁根 60 g,香菇 15 g。水煎服。(8、9 方出自《福建中草药》)

10. 治多发性脓肿　蘡薁鲜根 30 g,地耳草 15 g。水煎或调酒服。

11. 治荨麻疹　蘡薁根、黑豆各 30 g,猪瘦肉适量。水炖服。(10、11 方出自《福建药物志》)

【临床报道】 治疗急性黄疸型传染性肝炎　取蘡薁根 60 g,黄酒 1 汤匙,瘦肉 60 g,水 120 g 煎服。每日 1 剂。上午煎 1 次,喝汤;下午再煎 1 次,汤、肉并食。14 d 为 1 个疗程,共治 95 例,一般临床症状消失时间平均为 4.5 d,肝肿消失时间为 16.8 d,黄疸消退时间为 23.7 d,丙氨酸氨基转移酶恢复正常时间平均为 25.4 d[1,2]。

5470 蘡薁藤 yīng yù téng (《纲目》)

【异名】 野葡萄藤(《百一选方》),接骨藤(《贵州民间方药集》),甘古藤、酸古藤、禾黄藤(《中医药实验研究》),禾花子藤(《江西民间草药》),猫耳藤、山红羊、山苦瓜(《泉州本草》),小平布藤、野桑叶(《福建药物志》)。

【基原】 为葡萄科葡萄属植物蘡薁 *Vitis adstricta* Hance 的茎叶。

【原植物】 参见“蘡薁”条。

【采收加工】 7～9月采收，茎切片或段，鲜用或晒干。

【药性】 甘、淡，凉。

1.《纲目》："甘，平，无毒。"

2.《福建药物志》："叶酸，平。"

【功用主治】 清热利湿，解毒消肿。主治淋病，痢疾，崩漏，哕逆，风湿痹痛，跌打损伤，瘰疬，湿疹，痈疮肿毒。

1.《新修本草》："治哕逆大善，伤寒呕哕更良。"

2.《本草拾遗》："汁滴目中，去热翳赤障。"

3.《纲目》："止渴，利小便。"

4.《福建药物志》："凉血止血，消肿解毒。治崩漏，湿疹，项痈，臁疮。"

【用法用量】 内服：煎汤，15～30 g；或捣汁。外用：捣敷；或取汁点眼、滴耳。

【选方】 1. 治痢疾　蘡薁茎30 g，水煎。红痢加白糖、白痢加红糖30 g，调服。(《江西民间草药》)

2. 治崩漏　蘡薁叶，研末，每次9 g，热酒冲服。(《福建药物志》)

3. 治羊痫风　鲜蘡薁茎(拣粗大的去皮)90 g。水煎2次分服，每日1剂，连续服用3～5剂。(《江西民间草药》)

4. 治风湿关节痛　蘡薁茎45 g。酒、水各半煎2次，分服。(《江西民间草药》)

5. 治跌打损伤　蘡薁全草60 g。水酒各半煎服。(《泉州本草》)

6. 治瘰疬　蘡薁茎及根30 g。水煎2次，每日饭后各服1次。(《江西民间草药》)

7. 治乳风(乳腺炎)或风眼　干蘡薁全草、蒲公英、山甘草头各21 g。清水煎服。

8. 治脚臁疮经久不愈　鲜蘡薁叶捣敷患处，以愈为度。(7、8方出自《泉州本草》)

9. 治耳痛　新鲜蘡薁藤，洗净，截1段，以一端对患者耳道，以口从另一端吹之，使藤汁滴入耳内。(《江西民间草药验方》)

5471 蔗鸡 zhè jī 〔《中国新医药》1954，(9)：11〕

【基原】 为禾本科甘蔗属植物甘蔗 *Saccharum sinensis* Roxb. 节上所生出的嫩芽。

【原植物】 参见"甘蔗"条。

【采收加工】 夏季采收。

【功用主治】 清热生津。主治消渴。

【选方】 治糖尿病　蔗鸡90 g。清水5碗，煎成1碗，不拘时温服。〔《中国新医药》1954，(9)：11〕

5472 蔊菜 hàn cài (《纲目》)

【异名】 獐菜(《本草拾遗》)，辣米菜(《纲目》)，野油菜(《分类草药性》)，塘葛菜(《岭南采药录》)，干油菜(《民间常用草药汇编》)，石豇豆(《贵阳民间草药》)，鸡肉菜、田葛菜(广州部队《常用中草药手册》)，江剪刀草、野雪里蕻、野芥草、野菜花(《上海常用中草药》)，山芥菜、独根菜、山萝卜、金丝荚(《福建中草药》)。

【基原】 为十字花科蔊菜属植物蔊菜和无瓣蔊菜的全草。

【原植物】 1. 蔊菜 *Rorippa indica* (L.) Hiern [*Sisymbrium indicum* L.]　又名：印度蔊菜(《江苏南部种子植物手册》)，天菜子(四川)，香荠菜(江苏)，水辣辣(甘肃)，青蓝菜(海南岛)。

一年或二年生草本。植株较粗壮，高20～50 cm，无毛或具疏毛。茎单一或分枝，直立或斜升。叶形多变化，基生叶和茎下部叶具长柄；叶片通常大头羽状分裂，长4～10 cm，宽1.5～2 cm，顶裂片大，边缘具不规则牙齿，侧裂片1～3对，上部叶片宽披针形或匙形，具短柄或耳状抱茎，边缘具疏齿。总状花序顶生或侧生，开花时花序轴逐渐向上延伸，花小，多数；萼片4，直立，浅黄色而微带黄绿色，光滑无毛，宽披针形或卵状长圆形，长2～4 mm，先端内凹；花瓣4，鲜黄色，宽匙形或长倒卵形，长2.5～4 mm，全缘，基部具有短而细的爪；雄蕊6，4长2短；雌蕊1，子房圆柱形，花柱短粗，柱头略膨大，顶部扁平。长角果线状圆柱形，较短而粗壮，长1～2 cm，直立或稍弯曲，成熟时果瓣隆起。种子每室2行，多数，淡褐色，宽椭圆形，近三角形或不规则多角形，长0.5～0.7 mm，表面有凹陷的大网纹。花期4～5月，花后果实渐次成熟。

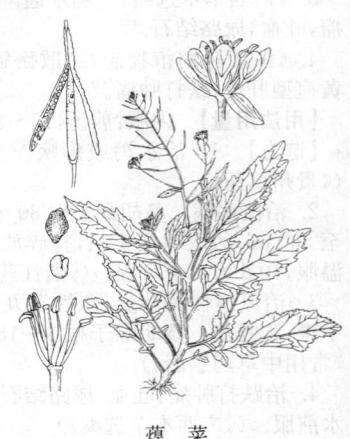

蔊 菜

生于路旁、田边、园圃、沟河边、林缘、屋边墙脚下及山坡路旁潮湿处，海拔230～1 450 m间均有生长。分布于江苏、浙江、福建、江西、山东、河南、湖南、广东、四川、云南、陕西、甘肃、台湾等地。

2. 无瓣蔊菜 *R. dubia* (Pers.) Hara [*R. montana* (Wall.) Small.]　又名：清明菜(四川)，地豇豆、铁菜子(云南、贵州)，天葛菜、天荠菜、绿豆草(广东)，野辣菜(安徽)，大叶香荠菜(江苏、浙江)。

本种形态与蔊菜相似，其特点是：植株光滑无毛，较柔弱。茎直立或呈铺散状分枝。花无瓣或偶有退化的花瓣，萼片4，淡黄绿色，披针形，先端微带紫色并内凹，长2.5～3 mm。长角果细圆柱形，细长而直，长1.5～3 cm；果瓣近扁平，光滑或稀有柔毛。种子每室1行。表面有小疣点及细网纹。花期4～9月，果期5～10月。

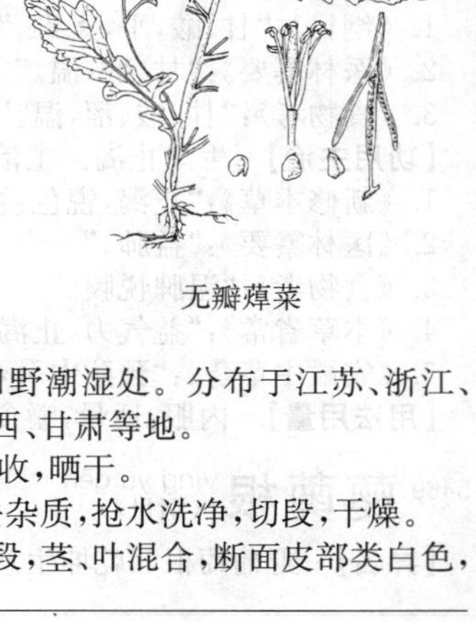

无瓣蔊菜

生于海拔500～3 700 m间的山坡路旁、山谷、河边潮湿地、园圃、田野潮湿处。分布于江苏、浙江、福建、湖北、广东、广西、陕西、甘肃等地。

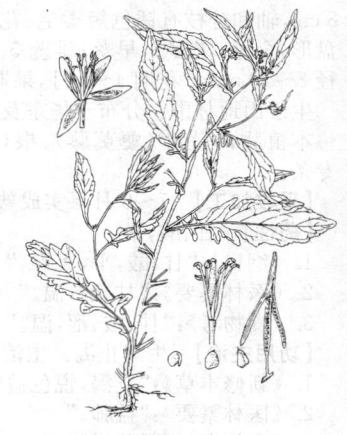

【采收加工】 5～7月采收，晒干。

【炮制】 取原药材，除去杂质，抢水洗净，切段，干燥。

饮片性状　为不规则的段，茎、叶混合，断面皮部类白色，木部黄色，茎纤细，具纵皱纹，淡绿色，有的带紫色。叶卷缩破碎，黄绿色。花序总状，小花黄色。气微，味淡。

贮干燥容器内，密闭，置通风干燥处。防霉。

【药性】 辛、苦，微温。

1.《本草拾遗》："味辛，温，无毒。"

2.《本草省常》："性热。"

3.《四川中药志》1960年版："性凉，味苦、辛。"

4.《福建药物志》："辛、甘，平。"

5.《浙江药用植物志》："甘、淡，凉。"

【功用主治】 祛痰止咳，解表散寒，解毒利湿。主治咳嗽痰喘，感冒发热，麻疹透发不畅，风湿痹痛，咽喉肿痛，疔疮痈肿，漆疮，经闭，跌打损伤，黄疸，水肿。

1.《本草拾遗》："主冷气，腹内久寒，饮食不消，令人能食。"

2.《纲目》："利胸膈，豁冷痰，心腹痛。"

3.《分类草药性》："治刀砍斧伤，烂疮，生肌，嚼涂。"

4.《贵阳民间药草》："清热解毒，止咳化痰。外用治漆疮，疔疮，痈肿。"

5.《福建药物志》："疏风透表，消肿解毒。主治麻疹，感冒，白喉，咽喉炎，风湿性心脏病，疖肿，漆疮，疔疮，蛇伤。"

6. 南药《中草药学》："活血通经。主治妇女干血痨，经闭。"

【用法用量】 内服：煎汤，10～30 g，鲜品加倍；或捣绞汁服。外用：捣敷。

【宜忌】 过量服用可出现轻微的口干、胃部不适等现象，但不影响继续治疗。

1.《纲目》："李廷飞曰：多食，发痼疾，生热。"

2.《本草省常》："齿痛、目昏，或大便燥疼、疮痔者忌之。"

3.《上海常用中草药》："本品不能与黄荆叶同用，同用则使人肢体麻木。"

【选方】 1. 治老年慢性气管炎 江剪刀草、佛耳草、生麻黄，按10∶20∶3的比例，制成糖浆（每1 ml相当于生药0.15 g），每次服50 ml，每日2次。〔《医药工业》，1971，(6)：12〕

2. 治感冒发热 蔊菜15 g，桑叶9 g，菊花15 g，水煎服。(《青岛中草药手册》)

3. 治风湿关节炎 卖西挤（蔊菜）30 g，与猪脚煲服。(《广西民族药简编》)

4. 治鼻窦炎 鲜蔊菜适量，和雄黄少许捣烂，塞鼻腔内。(《福建中草药》)

5. 治蛇头疔 鲜蔊菜捣烂，调鸭蛋清外敷。(《福建中草药》)

【临床报道】 治疗慢性气管炎 从蔊菜中提取有效成分蔊菜素内服，每日200～300 mg，治疗10 d组100例，治疗20 d组98例，有效率分别为80%、90%，临床控制率分别为4%、8%；显效率分别为21%、41%。本品祛痰作用明显，其次是止咳平喘。较蔊菜水煎剂(90 g/d)疗效高，副作用也明显减小。治疗中，可有口干、胃部不适、头晕等反应，但均轻微短暂，不影响继续服药[1，2]。

5473 蓼实 liǎo shí (《本经》)

【异名】 蓼子(《肘后方》)，水蓼子(《本草衍义》)。

【基原】 为蓼科蓼属植物水蓼 *Polygonum hydropiper* L. 的果实。

【原植物】 参见"水蓼"条。

【采收加工】 秋季果实成熟时采收，除去杂质，阴干。

【成分】 水蓼种子中含水蓼醇醛(polygonal)，水蓼二醛(polygodial)，异水蓼二醛(isopolygodial)，异十氢三甲基萘并呋喃醇(isodrimeninol)和密叶辛素(confertifolin)[1]。

【药性】 辛，温。

1.《本经》："味辛，温。"

2.《别录》："无毒。"

3.《本经逢原》："咸，微温。"

4.《本草撮要》："入手足太阴、足厥阴经。"

【功用主治】 化湿利水，散结解毒。主治吐泻腹痛，水肿，小便不利，癥积痞胀，痈肿疮疡，瘰疬。

1.《本经》："主明目，温中，耐风寒，下水气，面目浮肿，痈疡。"

2.《药性论》："归鼻，除肾气，兼能去疬疡。"

3.《食疗本草》："通五脏拥气。"

4.《本经逢原》："治消渴去热，及瘰疬，癖痞，腹胀，皆取其散热消积之功。"

5.《本草正义》："破瘀消积。"

【用法用量】 内服：煎汤，6～15 g；或研末，或绞汁。外用：煎汤浸洗；或研末调敷。

【宜忌】 体虚气弱及孕妇禁服。

1.《食疗本草》："多食令人吐水。"

2.《本草正义》："蓼实，破瘀消积，力量甚效，最易堕胎，妊娠必不可犯。亦有血气素虚而月事偏少，非因于瘀滞者，亦不可误与也。"

【选方】 1. 治脚气肿 蓼实水煮，渍脚捋之。(《新修本草》)

2. 治霍乱烦渴 蓼子一两，香豉二两。每服二钱，水煎服。(《圣惠方》)

3. 治交接劳复，阴卵肿，或缩入腹，腹中绞痛，或便绝 蓼子一大把。水挼取汁，饮一升。干者浓取汁服之。(《肘后方》)

4. 治瘰疬 蓼实，微炒，碾为细末，薄酒调二三钱服。久则效，效则已。(《本草衍义》)

5. 治小儿头疮 蓼实捣末，和白蜜(一云鸡子血)涂上。(《药性论》)

6. 治蜗牛虫咬，毒遍身者 蓼子煎水浸之。(《本草拾遗》)

5474 蓼大青叶 liǎo dà qīng yè (《中药材品种论述》)

【异名】 染青草(《唐韵》)，蓝叶(《和汉药物学》)，大青叶(《吉林中草药》)，靛青叶、蓝靛叶(《全国中草药汇编》)，青板水辣蓼(《浙江药用植物志》)，红茎蓼(《中国民族药志》)。

【基原】 为蓼科蓼属植物蓼蓝 *Polygonum tinctorium* Ait. 的茎叶。

【原植物】 参见"蓝实"条。

【采收加工】 夏、秋两季枝叶茂盛时采收，

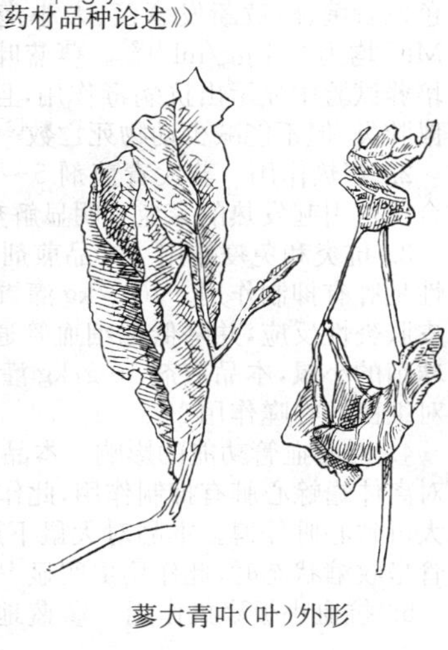

蓼大青叶(叶)外形

鲜用或晒干用。

【药材】 蓼大青叶 *Folium Polygoni Tinctorii* 主产于河北、天津、北京及山西等地。以天津产量较大。

性状 叶片多皱缩或破碎，蓝绿色或蓝黑色，中脉土黄色至淡黄棕色。完整叶片椭圆形，长3～10 cm，宽2～5 cm，先端钝，基部渐窄，全缘，叶脉背面较突出，侧脉明显，色较浅；叶柄扁平，长约1 cm，基部抱茎，具膜质托叶鞘。质脆，易碎。气微弱，味微涩而稍苦。

鉴别 叶表面观：表皮细胞多角形，垂周壁平直或微波状弯曲；气孔平轴式，少数不等式。腺毛头部4～8细胞；柄2个细胞并列，亦有多细胞构成多列的。非腺毛多列性，壁木化增厚，常见于叶片边缘及主脉处。叶肉组织含多量蓝色至蓝黑色色素颗粒。草酸钙簇晶多见，直径12～80 μm。

叶横切面：上、下表皮细胞各1列。中脉向上微突出，向下凸出，表皮内侧均有厚角组织；维管束6～8个，环状排列，维管束外围纤维束壁厚，木化。栅栏组织细胞2～3列不通过中脉。叶肉细胞含草酸钙簇晶及蓝色至蓝黑色色素颗粒。

取本品细粉约25 mg，精密称定，置25 ml量瓶中，加2%水合氯醛的氯仿溶液约20 ml，超声处理1.5 h，取出，冷至室温，用2%水合氯醛的氯仿溶液稀释至刻度，摇匀，滤过。弃去初滤液，收集续滤液10 ml，浓缩至约1 ml，作供试品溶液，另以靛蓝氯仿溶液作对照品溶液，分别点样于同一硅胶G薄层板上，以苯-氯仿-丙酮（5∶4∶1）展开，取出，晾干。供试品色谱中，在与对照品色谱相应的位置上，显相同的蓝色斑点。

品质标志 《中华人民共和国药典》2005年版规定：照高效液相色谱测定，本品含靛蓝（$C_{16}H_{10}N_2O_2$）不得少于0.50%。

【成分】 蓼蓝全草中含靛玉红（indirubin），靛蓝（indigo，indigotin），N-苯基-2-萘胺（N-phenyl-2-naphthylamine），β-谷甾醇（β-sitosterol），虫漆蜡醇（laccerol）[1]，其地上部分含山柰酚-3-吡喃葡萄糖苷（kaempferol-3-O-β-D-glucopyranoside），3，5，4′-三羟基-6，7-亚甲二氧基黄酮-3-O-β-D-吡喃葡萄糖苷（3，5，4′-trihydroxy-6，7-methylenedioxyflavone-3-O-β-D-glucopyranoside）[2]。此外，还含色氨酮（tryptanthrin）[3]。

【药理】 1. 抗病原微生物作用 从蓼蓝中提取的色胺酮是某些皮肤真菌和杆菌的特异抗生剂，其对须发癣菌、红色发癣菌、硫黄断发癣菌、犬小孢子菌及絮状表皮癣菌的MIC均为3.1 μg/ml[1,2]。蓼蓝叶中提取的吲哚苷在组织培养试验中显示出抗病毒作用，且能减轻流感病毒所致小鼠肺炎，但不能减少动物死亡数[3]。

2. 解热作用 蓼大青煎剂5～10 g/kg，对霍乱、伤寒混合菌苗引起发热的家兔有明显解热作用[4]。

3. 抗炎和免疫作用 本品煎剂5 g/kg灌胃，对大鼠甲醛性足肿有抑制作用。10 g/kg灌胃，可抑制二甲苯所致家兔皮肤炎性反应，并降低毛细血管通透性。对腹腔注射葡萄球菌的小鼠，本品煎剂10 g/kg灌胃，可增强腹腔巨噬细胞对细菌的吞噬作用[4]。

4. 对心血管功能的影响 本品煎剂（相当生药0.125 g）对离体蟾蜍心脏有抑制作用，此作用有剂量相关性，剂量过大可致心脏停搏。本品对大鼠下肢血管有扩张作用，在血管呈收缩状态时，此作用更明显[4]。

5. 抗血小板聚集作用 蓼蓝地上部分提取物中一种黄酮苷对人的血小板聚集有明显抑制作用，其IC_{50}为0.2 mg/ml[5]。另有报道本品甲醇提取物中抑制ADP诱导的血小板聚集的有效成分为3，5，4′-三羟基-6，7-亚甲二氧基黄酮-3-O-β-D-吡喃葡萄糖苷[6]。

6. 对平滑肌的作用 1∶200的蓼蓝叶煎剂、浸剂及注射剂对离体兔肠有抑制作用，使肠蠕动减弱，振幅变小，此抑制作用随浓度增加而增强。本品煎剂对离体豚鼠子宫有兴奋作用，小剂量（0.1 g）时产生节律性收缩，大剂量（0.25 g）时引起持久的强直性收缩[4]。

7. 抗氧化与保护肾脏作用 蓼蓝的各种提取物有强的抗氧化作用，尤其是其乙酸乙酯提取物作用更强。该提取物的抗氧化作用物质为没食子酸与咖啡酸等，有抑制过氧化及肾损害的作用[7]。

8. 其他作用 本品对高脂肪饮食所致的高脂血症有改善作用[8]。蓼蓝中提取分离了具有诱导各种恶性肿瘤细胞凋亡及抑制增殖作用的物质[9]。

【炮制】 取原药材，除去枝梗及杂质，抢水洗净，稍晾，及时切成段或丝，干燥。

饮片性状 为不规则的段或丝状，有破碎叶片，皱缩卷曲。表面蓝绿色或黑蓝色，主脉浅黄棕色，略凸起。质脆易碎。气微，味微涩而稍苦。

贮干燥容器内，置通风干燥处。

【药性】 苦，寒。归心、胃经。

1.《天目山药用植物志》："性大寒，味苦。"

2.《湖南药物志》："辛、苦，酸，无毒。"

3.《河北中草药》："苦、咸，寒。入心、胃经。"

【功用主治】 清热解毒，凉血消斑。主治温病发热，发斑发疹，吐血衄血，喉痹，热痢，黄疸，丹毒，痄腮，口疮，痈肿。

1.《天目山药用植物志》："解毒，除热。治热毒痢，黄疸，喉痹，丹毒，小儿热病风疹。"

2.《吉林中草药》："凉血，清热解毒。治伤寒斑疹，瘟疫，时行热病。"

3.《黑龙江常用中草药手册》："治各种急性热病，身热无汗，发热发疹，热性病有出血症状，吐血，衄血，丹毒，败血症，肝炎，热痢，口疮，喉痹，喉风，咽喉肿痛。"

4.《湖南药物志》："除热解毒，通关开窍，消肿。"

【用法用量】 内服：煎汤，9～15 g，鲜品15～30 g；或捣汁饮。外用：捣敷；或捣汁涂。

【宜忌】 脾胃虚寒者禁服。

1.《黑龙江常用中草药手册》："慢性衰弱症及无热者忌用。"

2.《河北中草药》："脾胃虚寒者慎用。"

【选方】 1. 治热毒发斑，温病 大青叶30 g，牛角丝9 g，栀子9 g，豆豉12 g。水煎，每日服2次。（《吉林中草药》）

2. 治流脑，丹毒 蓼蓝60 g，葛根、天花粉各30 g，青黛3 g（冲服）。水煎，分3次冲青黛服。（《中国民间生草药原色图谱》）

3. 治喉痹，口疮，丹毒 鲜大青叶捣汁，每次3盅，每日服3次。（《吉林中草药》）

4. 治扁桃体炎 蓼蓝全草捣烂取汁，调青黛，涂患处。（《湖南药物志》）

5. 治流行性腮腺炎 蓼蓝叶15 g，蒲公英、荆芥各9 g，水煎服；外用青黛调水涂抹患处。（《福建药物志》）

6. 治急性菌痢 鲜大青叶60 g。水煎，分3次服。（《河北中草药》）

7. 治跌打损伤,化脓溃烂　蓼蓝花、叶加白糖捣烂敷患处,每日换2次。(《天目山药用植物志》)

5475 榛子 zhēn zǐ (《日华子》)

【异名】 榧子(《本草求原》)。

【基原】 为桦木科榛属植物榛、川榛、毛榛的种仁。

【原植物】 1. 榛 *Corylus heterophylla* Fisch. ex Bess.

灌木或小乔木,高1～7 m。树皮灰色;枝条暗灰色,无毛;小枝黄褐色,密生短柔毛及疏生长柔毛。叶柄长1～2 cm;叶片圆卵形至宽倒卵形,长4～13 cm,宽2.5～10 cm,先端凹缺或截形,中央有三角状突尖,基部心形,边缘有不规则重锯齿,中部以上有浅齿,上面几无毛,下面沿脉有短柔毛,侧脉5～7对。雄花序2～7排成总状,长约4 cm,花药黄色。果实单生或2～6簇生;果苞钟形,具细条棱,外面密生短柔毛和刺毛状腺体,上部浅裂,裂片三角形,边缘几全缘;果序梗长约1.5 cm,密生短柔毛。坚果近球形,长7～15 mm,微扁,密被细绒毛,先端密被粗毛。花期4～5月,果期9月。

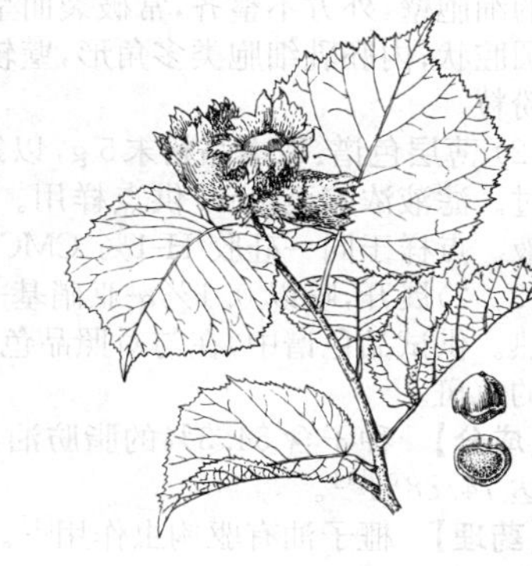

榛

生于海拔200～1 000 m的山地阴坡灌木丛中。分布于华北、东北及陕西等地。

2. 川榛 *C. heterophylla* Fisch. ex Bess. var. *sutchuenensis* Franch.　又名:木里仙(浙江)。

本变种与榛的区别在于:叶片椭圆形、宽卵形或近圆形,先端尾状;花药红色;果苞裂片的边缘全缘,很少有锯齿。花期3～4月,果期10月。

生于海拔200～2 500 m山地林中。分布于江苏、浙江、安徽、江西、山东、河南、湖北、四川、贵州、陕西、甘肃等地。

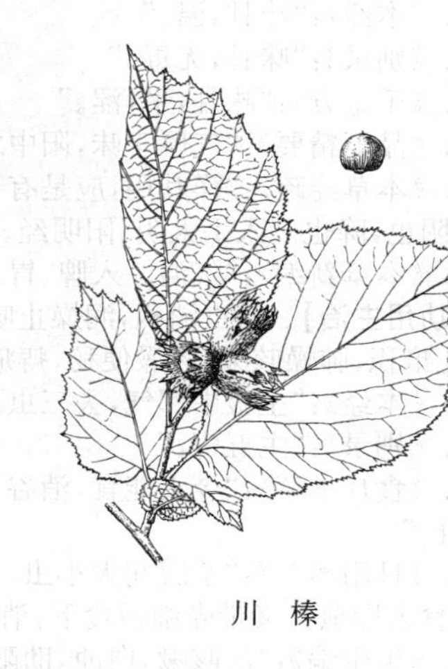

川　榛

3. 毛榛 *C. mandshurica* Maxim.

本种与前两种的区别在于:灌木;叶的边缘具粗锯齿,中部以上浅裂,基部两侧近于对称;果苞管状,在坚果上部缢缩,较果长2～3倍,外面被黄色刚毛并兼有白色短柔毛,上部浅裂。坚果先端具小突尖,外被白色绒毛。

生于海拔400～1 500 m的山坡灌木丛或林中。分布于东北及河北、山西、山东、四川、甘肃等地。

以上植物的雄花(榛子花)亦供药用,另设专条。

【采收加工】 秋季果实成熟后及时采摘,晒干后除去总苞及果壳。

【成分】 果仁含碳水化合物16.5%,蛋白质16.2%～18%,脂肪50.6%～77%,灰分3.5%[1]。另含16种氨基酸,其中精氨酸含量最高,其次为谷氨酸、脯氨酸、丙氨酸、酪氨酸、缬氨酸[2]。

【药性】 甘,平。归脾、胃经。

1.《开宝本草》:"味甘,平,无毒。"

2.《品汇精要》:"气厚于味,阳中之阴。"

3.《医林纂要》:"甘、咸,平。"

【功用主治】 健脾和胃,润肺止咳。主治病后体弱,脾虚泄泻,食欲不振,咳嗽。

1. 崔禹锡《食经》:"明目,去浊。"

2.《日华子》:"肥白人,止饥,调中,开胃。"

3.《开宝本草》:"益气力,宽肠胃,健行。"

4.《安徽中草药》:"健脾,止咳。"

【用法用量】 内服:煎汤,30～60 g;或研末。

【选方】 1. 治病后体弱,食少疲乏　榛子60 g,山药30 g,党参12 g,陈皮9 g。水煎服。(《宁夏中草药手册》)

2. 治胃纳不香　川榛干果21～24 g,山楂根12～15 g。水煎,冲黄酒、红糖,早晚饭前服。(《天目山药用植物志》)

3. 治脾虚泄泻　榛子仁,炒焦黄,研细末。每次1匙,每日2次,空腹以红枣汤调服。

4. 治噤口痢,胃口不开　榛子仁磨成细粉,每服3 g,用陈皮汤送服,每日3次。(3、4方出自《食物中药与便方》)

5. 治气管炎　榛子15 g,桔梗、前胡各9 g。煎服。(《安徽中草药》)

5476 榛子花 zhēn zǐ huā (《长白山植物药志》)

【基原】 为桦木科榛属植物榛 *Corylus heterophylla* Fisch. ex Bess. 和川榛 *C. heterophylla* Fisch. ex Bess. var. *sutchuenensis* Franch. 及毛榛 *C. mandshurica* Maxim. 的雄花。

【原植物】 参见"榛子"条。

【采收加工】 清明前、后五六日采收,晾干,或加工制成干粉。

【功用主治】《长白山植物药志》:"加工成干粉,直接上伤口处,有止血、消炎作用,伤口愈合快;经过水浸后用于外伤、皮肤炎症、冻伤等有明显消炎、消肿、收敛等作用。"

【用法用量】 外用:研粉外敷。

5477 榧子 fěi zǐ (《新修本草》)

【异名】 彼子(《本经》),榧实(《别录》),柀子(《新修本草》),玉山果(《东坡诗集》),赤果、玉榧(《日用本草》),香榧(《现代实用中药》),野杉子(南药《中草药学》)。

【基原】 为红豆杉科榧树属植物榧的种子。

【原植物】 榧 *Torreya grandis* Fort. ex Lindl. [*T. grandis* Fort. var. *dielsii* Hu]　又名:棑(《尔雅》),野杉(《纲目》),钝叶榧树、小果榧树(《中国树木分类学》),凹叶榧(《中国裸子植物志》),苏榧(安徽黄山)。

常绿乔木,高达25 m,胸径55 cm。树皮淡灰黄色、深灰色或灰褐色,不规则纵裂。小枝近对生或轮生,一年生小枝绿色,二至三年生小枝黄绿色、淡褐黄色或暗绿黄色。叶条形,长1.1～2.5 cm,宽2.5～4 mm,先端凸尖或具刺状短尖头，基部圆，上面光绿色，有2条稍明显的纵槽，下面淡绿色，气孔带与中脉带近等宽，绿色边带与气孔带等宽或稍宽。雌雄异株，雄球花单生叶腋，雌球花成对生于叶腋，基部各有2对交叉对生的苞片及外侧的一小苞片，胚珠直立，单生于假种皮上。种子椭圆形、卵圆形、倒卵形或长椭圆形，长2～4.5 cm，径1.5～2.5 cm，熟时假种皮淡紫褐色，有白粉，先端有小凸尖头，胚乳微皱。花期4月，种子翌年10月成熟。

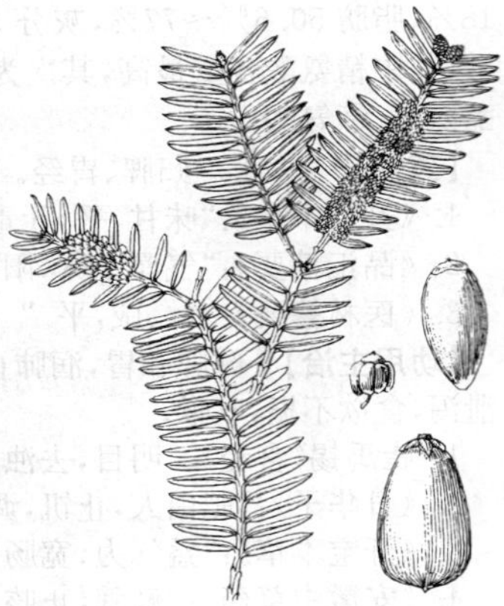

榧

生于温暖湿润的黄壤、红壤及黄褐壤土，混生于森林中。分布于江苏南部、浙江、安徽南部、福建北部及江西北部、大别山区、西至湖南西南部及贵州松桃等地的海拔1 400 m以下的山地；浙江西天目山海拔1 000 m以下地带有野生大树。

本植物的球花(榧花)、枝叶(榧枝叶)、根皮(榧根皮)亦供药用，另设专条。

【栽培】 生物学特性　榧适宜生长在凉爽多雾、潮湿的环境，幼时耐荫蔽，开花结果期则需充足光照。以土层深厚、疏松肥沃、排水良好的酸性或微酸性壤土栽培为好，干旱、瘠薄的地方不宜栽培。

繁殖方法　种子、扦插、压条、分根均可繁殖。种子繁殖：秋播或春季2～3月上旬播种。条播，沟宽10 cm，深10 cm，覆土厚度为种子直径的2倍，播后盖草。幼苗出土后揭去盖草，搭棚遮荫。第二年春季，按行距35 cm、株距15 cm移植。移植后浇水数日，以保成活。扦插繁殖：剪取硬枝，在畦上每隔25 cm开沟一条，将插条靠沟一边排列，覆土压实，露出地面1/3，次年早春定植。压条繁殖：春季选近根新枝，弯曲至近地面，切伤部分外皮，用土堆埋切伤部分，浇水，次年早春先将连接老树一端切断，秋季移栽定植。分根繁殖：早春将丛生的新株分开定植，经常浇水，直至成活。

田间管理　每年都应进行中耕除草，培土追肥，定植5年后须进行嫁接及整枝、修剪。

病虫害防治　虫害有天牛等。

【采收加工】 10～11月间种子成熟时采摘，除去肉质外皮，取出种子，晒干。

【药材】 榧子 *Semen Torreyae*　主产于浙江。

性状　种子椭圆形或长卵圆形，长2～4 cm，直径1.3～2.5 cm。外表面灰黄色至淡黄棕色，微具纵棱，一端钝圆，具一椭圆形种脐，色稍淡，较平滑，另端略尖。种皮坚而脆，破开后可见种仁1枚，卵圆形，外胚乳膜质，灰褐色，极皱缩，内胚乳肥大，黄白色，质坚实，富油性。气微，味微甜涩。

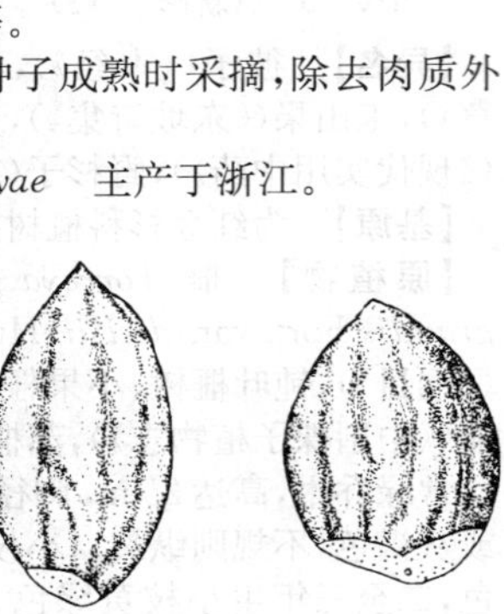

榧子外形

鉴别　(1) 种子横切面：种皮为10余列石细胞，外方1～2列呈栅状排列，细胞类长方形、长椭圆形，长100～200 μm，宽约35 μm，壁厚15～20 μm，胞腔狭缝状；向内则细胞渐呈等径性，直径40～110 μm，壁厚约15 μm，胞腔较大，壁孔明显；内外石细胞均可见清晰的孔沟和层纹。外胚乳与内种皮完全分离，为数列棕色薄壁细胞，有时可见念珠状的细胞壁，外方不整齐，常破裂而呈凹陷，有胞间隙，有的呈圆腔状；内胚乳细胞类多角形，壁较厚，富油滴，并含少量淀粉粒。

(2) 薄层色谱：取本品粉末5 g，以氯仿10 ml回流15 min，滤过。滤液浓缩至2 ml供点样用。以亚油酸氯仿液为对照液。点样于同一硅胶H-1% CMC薄板上，用苯-乙酸乙酯(8∶2)展开，喷以0.1% α-亚硝基-β-萘酚浓硫酸试剂后，加热。供试品色谱中，在与对照品色谱的相同位置上，显相同的色斑。

【成分】 种子含54.3%的脂肪油，其不饱和脂肪酸含量高达74.88%[1]。

【药理】 榧子油有驱钩虫作用[1]。驱除巴西日本圆线虫无效[2]。

【炮制】 1. 榧子仁　取原药材，除去杂质，去壳取仁，用时捣碎。

2. 炒榧子仁　①取净榧子仁置锅内，用文火加热，炒至深黄色，有香气逸出时，取出放凉。②砂烫榧子仁，先将砂子置锅内炒热，再加入净榧子仁，炒至表面深黄色，略见焦斑，取出，筛去砂子。

饮片性状　榧子仁参见"药材"项。炒榧子仁形如榧子仁，表面深黄色，微带焦斑，内部黄色，有香气。

【药性】 甘、涩，平。归大肠、胃、肺经。燥处，防蛀，防泛油。

1.《本经》："味甘，温。"

2.《别录》："味甘，无毒。"

3.《千金方》："味甘，平，涩。"

4.《品汇精要》："气厚于味，阳中之阴。"

5.《本草经疏》："详其用，应是有苦，气应微寒。""气薄味厚，阴也，降也。入手太阴、阳明经。"

6.《本草新编》："气温。入脾、胃、大肠三经，又入肺。"

【功用主治】 杀虫消积，润燥止咳。主治肠道寄生虫病，小儿疳积，肺燥咳嗽，肠燥便秘，痔疮。

1.《本经》："主腹中邪气，去三虫，蛇螫蛊毒，鬼疰伏尸。"

2.《别录》："主五痔。"

3.《食疗本草》："令人能食，消谷，助筋骨，行营卫，明目，轻身。"

4.《日用本草》："杀腹间大小虫。小儿黄瘦，腹中有虫积者，食入即愈。又带壳细嚼食下，消痰。"

5.《生生编》："治咳嗽，白浊，助阳道。"

6.《医林纂要》："治寒嗽，杀尸虫。"

7.《本草备要》："润肺。"

8.《本草再新》："治肺火，健脾土，补气化痰，止咳嗽，定呵喘，去瘀生新。"

【用法用量】 内服：煎汤，15～50 g，连壳生用，打碎入煎；或10～40枚，炒熟去壳，取种仁嚼服；或入丸、散。驱虫宜用较大剂量，顿服；治便秘、痔疮宜小量常服。

【宜忌】 脾虚泄泻及肠滑大便不实者慎服。

1.《物类相感志》："榧子皮反绿豆。"

2.《本草衍义》："（食之）过多则滑肠。"

3.《医学广笔记》："同鹅肉食，生断节风，又上壅人，忌火气。"

4.《随息居饮食谱》："多食助火，热嗽非宜。"

【选方】 1. 治十二指肠钩虫、蛔虫、蛲虫等　榧子（切碎）30 g，使君子仁（切细）30 g，大蒜瓣（切细）30 g。水煎去滓，每日 3 次，食前空腹时服。（《现代实用中药》）

2. 治寸白虫　榧子日食七颗，满七日。（《食疗本草》）

3. 治好食茶叶面黄者　每日食榧子七枚，以愈为度。（《纲目》引《杨起简便方》）

【临床报道】 1. 治疗钩虫病　将榧子制油或配成 10% 氯仿榧子油（氯仿 1 份，榧子油 9 份），成人每次口服 15～20 ml，每日 1 次，连服 3～4 d 为 1 个疗程，一般 1 个疗程即可。观察 94 例，服药后 7～10 d，69 例粪便培养复查结果，10 例转阴，治愈率为 14.5%，11 例治疗前后幼虫计数比较，平均下降率为 93.1%，证明榧子油对钩虫病具有一定疗效[1]。

2. 治疗丝虫病　榧子肉 150 g，血余炭 30 g，研末调蜜搓成 150 丸。日服 3 次，每次 2 丸，4 d 为 1 个疗程。临床观察 20 例，经静脉采血浓缩检查并计幼虫数，结果第一个疗程后微丝蚴转阴 4 例，第二个疗程后转阴 9 例，微丝蚴减少 6 例。在 2 个疗程中各有 5 例幼丝虫数反而增加，可能系药物激惹反应。1 例患者在服药期间有轻度头晕。初步认为榧子对杀灭微丝蚴有一定作用[2]。

【各家论述】《本草求真》："按据诸书有言气味苦寒，能泻湿热，为肺家之果；又云性温散气，能祛腹中邪气及杀诸虫，皆无定论。余按榧实甘润，是其本质。凡肺不润而燥者，得此则宜，故有解燥除热之功，非书所云能除湿热之意乎；又其燥热内扰，则虫自尔见蚀，而五痔腹胀等证自尔悉形，服此燥气悉除，肠胃顿清，故气自尔不结，非书所谓温能散气之意乎。故凡一切肺燥而见咳嗽不宁，腹中不和，五痔恶毒，并小儿黄瘦便秘不解等证，服之无不奏效。"

5478 榧花 fěi huā（《别录》）

【基原】 为红豆杉科榧树属植物榧 *Torreya grandis* Fort. ex Lindl. 的球花。

【原植物】 参见"榧子"条。

【采收加工】 春季球花将开放时采收，晒干。

【药性】 苦，平。

【功用主治】《别录》："主水气，去赤虫。"

【用法用量】 内服：煎汤，6～9 g。

【宜忌】《别录》："不可久服。"

5479 榧枝叶 fěi zhī yè（《天目山药用植物志》）

【基原】 为红豆杉科榧树属植物榧 *Torreya grandis* Fort. ex Lindl. 的枝叶。

【原植物】 参见"榧子"条。

【采收加工】 全年均可采收，鲜用。

【成分】 叶含 β-谷甾醇（β-sitosterol），6-羟基去氢松香醇（6-hydroxydehydroabietinol）和香榧酯（torreyagrandate）[1]。

枝含抗肿瘤黄酮类化合物：香榧黄酮（torreyflavone）及香榧黄酮苷（flavonoside）[2]。

【功用主治】《天目山药用植物志》："治手足风湿疮毒，全草（应为枝叶）煎洗。"

5480 榧根皮 fěi gēn pí（《天目山药用植物志》）

【基原】 为红豆杉科榧树属植物榧 *Torreya grandis* Fort. ex Lindl. 的根皮。

【原植物】 参见"榧子"条。

【采收加工】 秋、冬季采挖根部，剥取根皮，晒干。

【功用主治】《天目山药用植物志》："治风湿肿痛。根皮加九力钢（菊科千里光）煎服。"

【用法用量】 内服：煎汤，9～15 g。

5481 榼藤 kē téng（《广西药用植物名录》）

【异名】 过山枫、大血藤、过山龙（《广西药用植物名录》），榼子藤、左右扭（《广西中草药》），过江龙、扁龙、过岗扁龙、脊龙、扭龙、扭骨风（《全国中草药汇编》）。

【基原】 为豆科榼藤子属植物榼藤子 *Entada phaseoloides* （L.）Merr. 的藤茎。

【原植物】 参见"榼藤子"条。

【采收加工】 全年均可采，切片，晒干或鲜用。

【药性】 微苦、涩，平，有毒。

1. 广州部队《常用中草药手册》："微苦、涩，微凉。"

2.《广西本草选编》："性平，有毒。"

3.《福建药物志》："微苦、辛，平。"

【功用主治】 祛风除湿，活血通络。主治风湿痹痛，跌打损伤，腰肌劳损，四肢麻木。

1. 广州部队《常用中草药手册》："祛风除湿，通经活络。主治风湿性腰腿痛，跌打损伤。"

2.《广西中草药》："主治风湿骨痛，跌打损伤，治青竹蛇咬伤。"

3.《全国中草药汇编》："治四肢麻木。"

4.《福建药物志》："治腰肌劳损。"

5.《中国民族药志》："根皮治牙痛，外用（傣族）；茎治毒蛇咬伤（瑶族），用根治胃痛，茎治狂犬咬伤（壮族）。（国外）茎皮作收敛剂，用于外伤，木部用于皮肤病，茎的水浸液洗治疥癣。"

【用法用量】 内服：煎汤，6～15 g；或浸酒。外用：捣敷或煎水洗。

【选方】 治青竹蛇咬伤　榼子藤 9～15 g，研末，酒调涂伤处。（《广西中草药》）

5482 榼藤子 kē téng zǐ（《开宝本草》）

【异名】 象豆（《南方草木状》），合子、榼子（《本草拾遗》），眼镜豆（《南方主要有毒植物》），过岗龙种子（《广西本草选编》）。

【基原】 为豆科榼藤子属植物榼藤子的种子。

【原植物】 榼藤子 *Entada phaseoloides* （L.）Merr. [*Lens phaseoloides* L.]

常绿木质大藤本。茎扭旋，枝无毛。二回羽

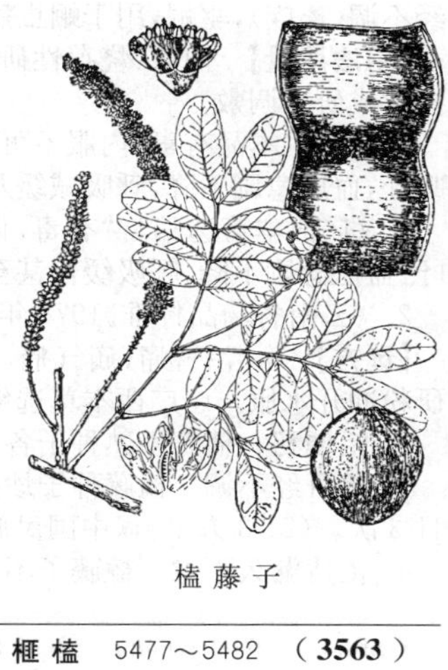

榼藤子

状复叶,长 10～25 cm,通常有羽片 2 对,顶生一对羽片变为卷须;小叶 2～4 对,革质,长椭圆形,长 3～8.5 cm,宽 1.5～4 cm,先端钝,微凹,基部略偏斜,无毛。穗状花序单生或排列成圆锥状,长 12～25 cm,花序轴密生黄色绒毛;花淡黄色,有香气,长 2～3 mm;花萼阔钟状,萼齿 5;花瓣 5,基部稍连合;雄蕊 10,分离,略突出花冠;子房有短柄,花柱丝状,柱头凹下。荚果木质,长达 1 m,宽 8～12 cm,弯曲,扁平,成熟时逐节脱落,每节内有 1 颗种子。种子近圆形,直径 4～6 cm,扁平,暗褐色,成熟后种皮木质,有光泽,具网纹。花期 3～4 月,果熟期 8 月下旬。

生于海拔 600～1 600 m 的山坡灌木丛中,以及混合林中。分布于福建、广东、广西、云南、海南、台湾等地。

本植物的藤茎(榼藤)亦供药用,另设专条。

【采收加工】 冬、春季种子成熟,晒干。

【炮制】 1. 榼藤子 取原药材,除去杂质,洗净,干燥。用时捣碎。

2. 榼藤子炭 取净榼藤子,置热锅内,用武火炒至表面黑褐色,内部焦褐,喷淋少量清水,灭尽火星,取出,摊晾,凉透。

饮片性状 榼藤子为近扁圆形,暗褐色,木质,有网纹。质坚硬,不易碎。气微,味苦、辛。榼藤子炭形如榼藤子,表面黑色,里面褐色,质脆易碎。气微,味淡。贮干燥容器内,置通风干燥处。榼藤子炭防复燃。

【药性】 甘、涩,平,有毒。

1.《本草拾遗》:"味甘,平,无毒。"

2.《开宝本草》:"味涩、甘,平,无毒。"

3. 广州部队《常用中草药手册》:"微苦、涩,性凉。"

4.《福建药物志》:"微甘、辛,性平,有毒。"

【功用主治】 行气止痛,利湿消肿。主治脘腹胀痛,黄疸,脚气水肿,痢疾,痔疮,脱肛,喉痹。

1.《南方草木状》:"解诸药毒。"

2.《本草拾遗》:"主五野鸡病,蛊毒,飞尸,喉痹。和大豆藻面,去鼾。"

3.《开宝本草》:"主蛊毒,五痔,喉痹及小儿脱肛,血痢。"

4.《广西本草选编》:"行气止痛。治胃痛,疝气痛。"

5.《全国中草药汇编》:"利湿消肿。主治黄疸,脚气,水肿。"

6.《中国民族药志》:"用于痉挛性疼痛(阿昌族),疮痈(布朗族),高热不语,癫痫(傣族);便秘(景颇族);腹痛(基诺族),腮腺炎,淋巴结炎(拉祜族),补肾(蒙古族);强壮补肾、催吐,用于肾病及心脏病(藏族);治急性肠炎,胃炎,月经不调(瑶族),驱蛔,用于蛔虫病(彝族)。"

【用法用量】 内服:烧存性研末,1～3 g;或煎服。外用:捣敷或研末调敷。

【宜忌】 本品有毒,内服不可过量。中毒时表现为头晕,呕吐,血压急剧下降,呼吸减缓乃至死亡。

1.《广西本草选编》:"有毒,误食量过大,会引起头晕呕吐,血压急剧下降,呼吸缓慢甚至死亡。"

2.《云南省药品标准》1974 年:"忌生服。"

【选方】 1. 治胃痛,疝气痛 用过岗龙种子 1.5～3 g。研粉冲开水服。(《广西本草选编》)

2. 治便秘 榼藤生熟种子各半。每次 15 g,煎服。

3. 治月经不调 榼藤种子炒熟。研末冲酒服 3～5 g,每日 3 次。(2、3 方出自《中国民族药志》)

4. 治痔漏久不愈 榼藤子不以多少。上一味,为散。先以蜜调少许,涂痔瘘疮上,次用温酒调下一钱匕,食前服。(《圣济总录》榼藤散)

5. 治痔漏不限年月深浅,肿痛穿穴,脓血不止 蜀椒(去目并合口,炒出汗,木杵轻捣,取红)四两,榼藤子(大者)一个(擘破,炙)。上为末,枣肉丸,梧桐子大。每服十五丸至二十丸,空心温酒下。(《普济方》蜀椒榼藤丸)

6. 治黄疸,脚气水肿 榼藤子 1～2 个。水煎服。(《广西中草药》)

7. 治喉痹肿痛 榼藤子烧研。酒服一钱。(《圣惠方》)

5483 榜嘎 bǎng gā (《月王药诊》)

【基原】 为毛茛科乌头属植物船盔乌头或甘青乌头的带根全草。

【原植物】 1. 船盔乌头 *Aconitum naviculare* (Bruhl.) Stapf 又名:船形乌头(《西藏常用中草药》)

多年生小草本,高 5～45 cm。块根小,胡萝卜形或纺锤形,长 8～15 mm。茎直立,下部无毛,上部疏被反曲而紧贴的短柔毛。叶互生;基生叶,柄长达 14 cm,无毛;叶片肾状五角形或肾形,长 1～2 cm,宽 1.4～3 cm,3 裂至近中部,中央裂片倒菱形,侧裂片斜扇形,裂片不等 3～5 裂近中部,上面疏被短柔毛,下面无毛。总状花序有花 1～5 朵;花序轴和花梗被反曲的短柔毛;下部苞片叶状,上部苞片线形,花梗长 2～6 cm;小苞片生花梗近顶部或邻近花,线形,长约 6 mm;两性花,两侧对称;萼片 5,花瓣状,上萼片船形,基部至喙长约 1.6 cm,下缘稍凹或近直,侧萼片长约 1.6 cm,堇色或紫色,外面疏被短柔毛;花瓣 2,爪细长,瓣片小,长约 2.5 mm,唇长约 1.5 mm,微凹,距近圆头形,长约 1 mm,稍向前弯;雄蕊多数,花丝全缘或有 2 小齿,疏被短毛;心皮 5,疏被短柔毛。蓇葖果,长 1～1.2 cm。种子多数,倒金字塔形,长约 2 mm,具横膜翅。花期 9 月,果期 10 月。

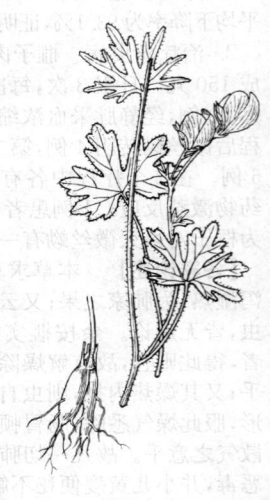

船盔乌头

生于海拔 3 200～5 000 m 的山坡草地或灌木丛中。分布于西藏南部。

2. 甘青乌头 *A. tanguticum* (Maxim.) Stapf [*A. rotundifolium* Kar. et Kir. var. *tanguticum* Maxim.] 又名:康定乌头(《拉汉种子植物名称》)。

本种形态与船盔乌头相似,其特点是:茎直立,疏被反曲而紧贴的短柔毛或几无毛。叶片圆形或圆肾形,长 1.1～3 cm,宽 2～6.8 cm,3 深裂至中部,深裂片互相稍覆压,边缘有圆牙齿,两面无毛。顶

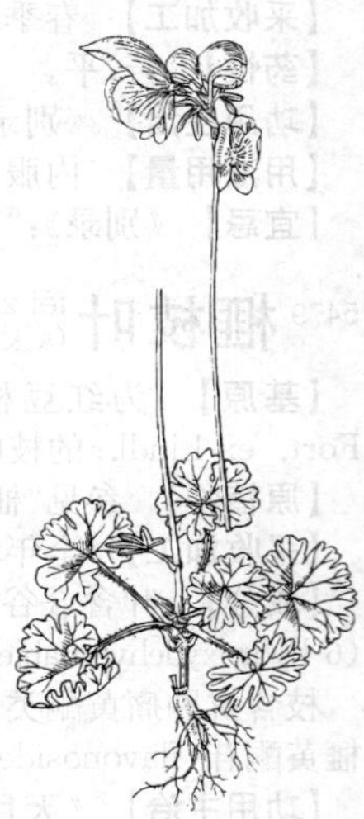

甘青乌头

生总状花序有花 3～5 朵；苞片线形，最下部苞片有时 3 裂；小苞片宽线形，长 2～2.5 mm；两性花，两侧对称；萼片 5，花瓣状，上萼片船形，下缘长 1.4～2.2 cm，侧萼片长 1.1～2.1 cm，下萼片宽椭圆形或椭圆状卵形；花瓣 2，稍弯，瓣片极小，长 0.6～1.5 mm，唇不明显，距短，直，无毛；心皮 5，无毛。蓇葖果，长约 1 cm。种子多数，倒卵形，具 3 纵棱，只沿棱生狭翅。花期 7～8 月，果期 8～9 月。

生于海拔 3 200～4 800 m 的山地草坡或沼泽草地。分布于四川西部、云南西北部、西藏东部、陕西秦岭、甘肃南部、青海东部。

【采收加工】 7～9 月开花期采挖带根全草，切段，晒干或晾干。

【药材】 榜嘎 *Herba Aconiti* 船盔乌头产于西藏；甘青乌头产于西藏、甘肃、青海、四川。

性状 船盔乌头 根圆柱形，长 3～4 cm，直径 3～6 mm；表面黄棕色或棕褐色；子根光滑，母根皱缩；质硬而脆。茎圆柱形，皱缩，断面中空。叶片皱缩或破碎，完整叶片五角状肾形。总状花序花序轴和花梗被反曲的短柔毛。气微，味苦。

甘青乌头 块根纺锤形或圆锥形，大小不一，长 2～3 cm，直径 3～4 mm；表皮黄褐色至黑褐色；母根头部有子根着生痕 2～7 个；子根顶端有一个偏斜的瘢痕；断面类白色。茎圆柱状，皱缩，长 10～30 cm，直径 2～5 mm，表皮灰绿色至暗绿色，质脆，易折断，断面中空。叶片皱缩卷曲，完整叶片肾圆形、椭圆形、掌状深裂，裂片 2～3 浅裂。总状花序梗和花梗被反曲而紧贴的短柔毛或几无毛。气微，味苦。

鉴别 茎横切面：船盔乌头 表皮细胞 1 列，类方形或长方形，外被角质层，排列整齐；皮层为 3～4 列薄壁细胞；中柱鞘纤维连续成环；维管束 10 余个，束间纤维形大而壁薄，韧皮纤维（束内纤维束）形小而壁厚，木质部束略呈三角形，导管以外侧较多，至内渐小。髓部大，为薄壁组织。

甘青乌头 表皮细胞 1 列，外壁增厚，皮层组织中多裂隙。中柱鞘数列细胞和束间细胞的壁厚化，并连成环。维管束帽木化纤维的壁增厚，12～13 个外韧型维管束排成 1 环，韧皮部宽。形成层不明显。木质部导管多数个成群。髓多为空腔。

【成分】 甘青乌头根含生物碱类成分：阿替新（atisine），异叶乌头碱（heteratisine），苯甲酰异叶乌头碱（benzoylheteratisine），唐乌碱（tanwusine），大麦芽碱（hordenine）[1]。

【药性】 苦，凉。小毒。

【功用主治】 清热解毒利湿。主治肝炎，胆囊炎，肺炎，感冒发热，咽喉炎，胃肠炎。

1.《西藏常用中草药》："治胃炎，肝炎，肾炎，肠炎等症。"

2.《中国民族药志》："清热解毒，除旧热。用于传染病引起的发烧，瘟病，肝胆热病，肺热，肠热，肝炎，肺炎，胃肠炎，流行性感冒，食物中毒等病。"

【用法用量】 内服：煎汤，2～4 g；或研末，0.3～0.6 g。

【选方】 1. 治感冒发热，湿热黄疸 甘青乌头研末。每次 0.3～0.6 g，每日 2～3 次。

2. 治蛇虫咬伤 甘青乌头适量。煎汁外洗，或鲜叶捣烂涂擦患处。（1、2 方出自《甘肃中草药手册》）

3. 治咽喉疼痛，咽喉炎，咽干咳喘 榜嘎 500 g，白花龙胆 450 g，石灰华、甘草各 400 g。共研细粉。每次 3～6 g，每日 2～3 次，煎服。（《中国民族药志》）

5484 槟榔 bīng láng（李当之《药录》）

【异名】 仁频（《上林赋》），宾门（李当之《药录》），宾门药饯（《南方草木状》），白槟榔（《药性论》），橄榄子（《食疗本草》），洗瘴丹（侯宁极《药谱》），大腹槟榔（《本草图经》），槟榔子（《纲目》），青仔（《中国树木分类学》），槟榔玉、榔玉（《中药志》）。

【基原】 为棕榈科槟榔属植物槟榔的种子。

【原植物】 槟榔 *Areca catechu* L.

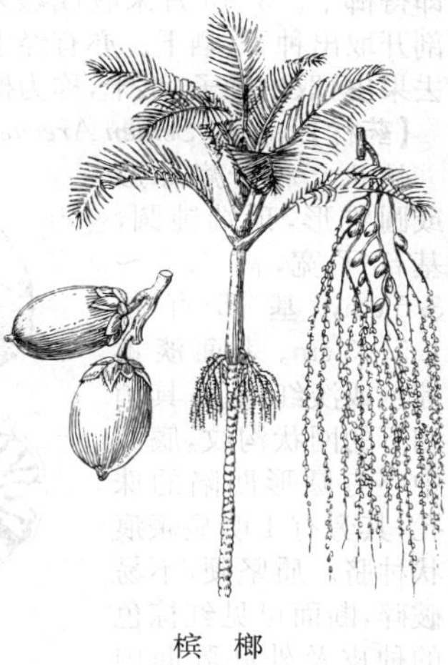

槟 榔

乔木，高 10～18 m。不分枝，叶脱落后形成明显的环纹。羽状复叶，丛生于茎顶端，长 1.3～2 m，光滑，叶轴三棱形；小叶片披针状线形或线形，长 30～70 cm，宽 2.5～6 cm，基部较狭，顶端小叶愈合，有不规则分裂。花序着生于最下一叶的基部，有佛焰苞状大苞片，长倒卵形，长达 40 cm，光滑，花序多分枝；花单性同株；雄花小，多数，无柄，紧贴分枝上部，通常单生，很少对生，萼片 3，厚而细小，花瓣 3，卵状长圆形，长 5～6 mm，雄蕊 6，花丝短小，退化雌蕊 3，丝状；雌花较大而少，无梗，着生于花序轴或分枝基部，萼片 3，长圆状卵形，长 12～15 mm。坚果卵圆形或长圆形，长 5～6 cm，花萼和花瓣宿存，熟时红色。每年开花 2 次，花期 3～8 月，冬花不结果；果期 12 月至翌年 6 月。

我国福建、广东、广西、海南、云南、台湾等地有栽培。原产于马来西亚。

本植物的雄花蕾（槟榔花）、果皮（大腹皮）、未成熟果实（枣槟榔）亦供药用，另设专条。

【栽培】 **生物学特性** 喜高温湿润气候，耐肥，不耐寒，16 ℃就有落叶现象，5 ℃就受冻害，最适宜生长温度为 25～28 ℃。年降雨量 1 500～2 200 mm 地区适宜生长。幼苗期荫蔽度 50%～60% 为宜，成年树应全光照。以土层深厚，有机质丰富的砂质壤土栽培为宜。种子有果内后熟特性。

繁殖方法 种子育苗。选择 15～30 年生，茎干上下均匀，节间短，产量高的母树采种。果实选翌年成熟（6 月上、下旬），果皮呈金黄色的留种。采下的果实，晒 1～2 d，待果皮稍干燥时，用湿砂层积法或堆积法催芽，20 d 左右发芽，芽长 3 cm 时即可播种，可用苗床和营养袋育苗。生产上多采用营养袋育苗。苗生长约 1 年，高 50～60 cm，有 5～6 片叶时便可定植。海南于 2～3 月或 8～10 月，云南于 5～6 月定植。

田间管理 定植后幼龄期需要适量荫蔽以保持土壤湿润，可间种绿肥、药材、经济作物等。如遇天旱，应适当浇水。植后 6～7 年间，每年中耕除草追肥 2～3 次。肥料以人畜粪和绿肥为主。成年树结果后，除施氮肥外，适当增施磷钾肥，以促进开花结果和增强植株抗寒抗风能力。植株进入开花结果年龄，应将幼林时的荫蔽树砍掉，以利其生长和结果。

病虫害防治　病害有叶斑病，为害叶，及时除去枯枝落叶烧毁，用 1∶1∶150 波尔多液喷雾或用瑞毒霉等防治；果腐病，使青果蒂腐烂，导致落果，防治方法同叶斑病；果穗枯萎病，为害果穗和果实，及时将落果落叶清除烧毁，在幼果和青果期间用炭疽福美、多菌灵喷雾；根腐病，为害苗，用 5% 多菌灵可湿性粉 800～1 000 倍液灌根。虫害有红脉穗螟在花期和幼果期为害，在 3～4 月结合施肥，每株施 3% 呋喃丹颗粒 0.25 kg。

【采收加工】　11～12 月将采下的青果，煮沸 4 h，烘 12 h 即得榔干。3～6 月采收成熟果实，晒 3～4 d，捶破或用刀剖开取出种子，晒干。亦有经水煮，熏烘 7～10 d，待干后剥去果皮，取出种子，烘干，称为榔玉。

【药材】　槟榔 *Semen Arecae*　主产于海南、云南。

性状　种子扁球形或圆锥形，顶端钝圆，基部平宽，高 1.5～3.5 cm，基部直径 1.5～3 cm。表面淡黄棕色或淡红棕色，具稍凹下的网状沟纹，底部中心有圆形凹陷的珠孔，其旁有 1 明显瘢痕状种脐。质坚硬，不易破碎，断面可见红棕色的种皮及外胚乳向内错入于类白色的内胚乳而成的大理石样花纹。气微，味涩、微苦。

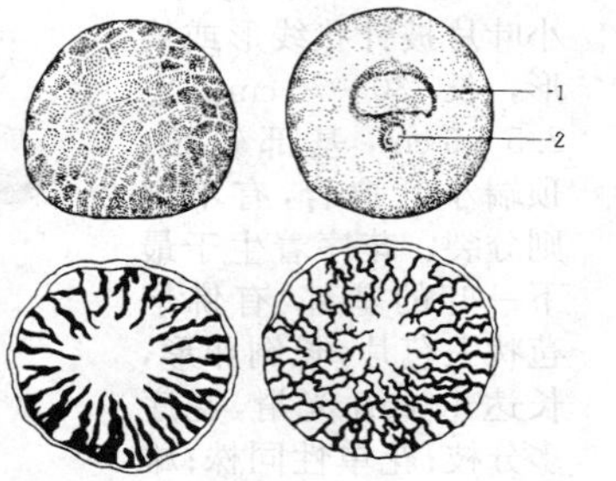

槟榔（种子）外形及饮片
1. 种脐部位　2. 珠孔部位

鉴别　(1) 种子横切面：种皮组织分内、外层，外层为数列切向延长的扁平石细胞，内含红棕色物，石细胞形状、大小不一，常有细胞间隙；内层为数列薄壁细胞，含棕红色物，并散有少数维管束。外胚乳较狭窄，种皮内层与外胚乳常插入内胚乳中，形成错入组织；内胚乳细胞白色，多角形，壁厚，纹孔大，含油滴及糊粉粒。

粉末特征：棕紫色。内胚乳碎片众多，完整的细胞呈不规则多角形或类方形，胞间层不甚明显，直径 56～112 μm，壁半纤维素，厚 6～11 μm，有大的类圆形或矩圆形纹孔，直径 8～19 μm。外胚乳细胞类长方形、类多角形或作长条状，直径 40～72 μm，壁厚约 8 μm，有少数细小纹孔，胞腔内充满红棕色至深棕色物。种皮石细胞鞋底形、纺锤形或多角形，直径 24～64 μm，壁厚 5～12 μm，纹孔裂缝状，有的胞腔内充满淡红棕色物。此外，偶有其周围细胞中含团簇状硅质块的中果皮纤维及内果皮细胞。

(2) 取新磨粉末约 0.5 g，加水 4～5 ml 及 5% 硫酸 1 滴，微热数分钟，滤过。取滤液 1 滴于玻片上，加碘化铋钾试液 1 滴，即现浑浊或沉淀，放置片刻镜检，可见红色四面体小方晶或球状结晶产生（检查槟榔碱）。

(3) 薄层色谱：①取本品粉末 8 g，加浓氨试液 4 ml，加氯仿 50 ml，超声处理 10 min，滤过，残渣用氯仿 10 ml 洗涤 1 次，合并氯仿液，置于分液漏斗中，加稀盐酸 5 ml 及水 20 ml，振摇，分取酸水层，用氯仿 10 ml 洗涤 1 次，弃去氯仿液，加浓氨试液调节 pH 约 9，用氯仿振摇提取 2 次，每次 10 ml，合并氯仿液，蒸干，残渣加甲醇 1 ml 使溶解，作为供试品溶液。另取槟榔对照药材，同法制成对照药材溶液。吸取上述两种溶液各 5 ml，分别点于同一硅胶 G 薄层板上，以环己烷-醋酸乙酯-浓氨试液（7.5∶7.5∶0.2）为展开剂，置氨蒸气预饱和的展开缸内，展开，取出，热风吹干，喷以稀碘化铋钾试液。供试品色谱中，在与对照药材色谱相应的位置上，显相同的橘红色斑点。②取本品细粉 1 g，加氨水数滴及乙醚 10 ml，冷浸提取，提取液浓缩至 1 ml，作为供试液。另以槟榔碱为对照品。取上述 2 种溶液分别点于同一硅胶 H 薄板上，以氯仿-甲醇-氨水（90∶10∶2）展开，碘化铋钾试液显色，供试品色谱中，在与对照品色谱的相应位置处，显相同的橙红色斑点。

品质标志　《中华人民共和国药典》2005 年版规定：本品按干燥品计算，含醚溶性生物碱以槟榔碱（$C_8H_{13}NO_2$）计，不得少于 0.30%。

【成分】　种子含总生物碱 0.3%～0.6%，主要为槟榔碱（arecoline）及少量的槟榔次碱（arecaidin），去甲基槟榔碱（guvacoline），去甲基槟榔次碱（guvacine），异去甲基槟榔次碱（isoguvacine），槟榔副碱（arecolidine），高槟榔碱（homoarecoline）等，均与鞣酸（tannic acid）结合形式存在[1～3]。还含鞣质约 15%，内有右旋儿茶素（catechin），左旋表儿茶素（epicatechin），原矢车菊素（procyanidin）A-1、B-1 和 B-2 以及称为槟榔鞣质（arecatannin）A、B 的两个系列化合物，这两个系列均系原矢车菊素的二聚体、三聚体、四聚体、五聚体[1, 2, 4, 5]。又含脂肪约 14%，其中主要脂肪酸有月桂酸（lauric acid），肉豆蔻酸（myristic acid），棕榈酸（palmitic acid），硬脂酸（stearic acid），油酸（oleic acid）和少量的邻苯二甲酸双（2-乙基己醇）酯〔bis (2-ethylhexyl) phthalate〕[1, 6～8] 等。还含氨基酸，主要有脯氨酸占 15% 以上，以及色氨酸、甲硫氨酸、酪氨酸、精氨酸、苯丙氨酸[9] 等。

【药理】　1. 驱虫作用　去鞣酸的槟榔提取物可使猪肉绦虫、牛肉绦虫与短小绦虫呈弛缓性麻痹[1]。槟榔的水溶部分与醇溶部分具有杀细粒棘球原头蚴作用。其杀头蚴作用可能与破坏头蚴体内蛋白质结构有关[2]。槟榔体外对肝吸虫具有麻痹作用，槟榔干扰肝吸虫的神经系统功能，属于外源性增强抑制性神经递质的作用[3]。槟榔使体外培养的猪囊尾蚴蠕动停止，虫体表面出现部分剥蚀区[4]。

2. 抗病原微生物、灭螺作用　槟榔水煎剂体外抑制金黄色葡萄球菌、大肠杆菌、福氏痢疾杆菌等[5]。槟榔水浸剂对许兰黄癣菌与堇色毛癣菌等皮肤真菌均有抑制作用[6]。鸡胚实验表明槟榔有抗流感病毒作用[7]。槟榔提取液对血链球菌的生长和产酸都有一定的抑制作用[8]，对牙龈卟啉菌和福赛类杆菌也有抑制作用[9]。低浓度槟榔碱增加钉螺足平滑肌的收缩活动[10]。不同浓度的槟榔碱对大鼠门静脉的收缩力和单个心室肌细胞钙通道电流呈浓度依赖性的双相反应，低浓度有促进作用，高浓度则有抑制作用。阻钙作用可能是灭螺增效作用的依据[11]。

3. 对胃肠道功能的影响　槟榔水提液灌胃加快小鼠胃排空，促进小鼠小肠推进，拮抗阿托品或去甲肾上腺素抑制小鼠胃排空和小肠推进的作用。槟榔水提液对大鼠胃底肌条收缩有促进作用。其作用途径除与 M 胆碱受体有关外，同时很有可能也与 α 肾上腺素受体有关[12]。槟榔煎剂能兴奋家兔十二指肠，此效应可能由 M 胆碱能受体介导，且涉及家兔十二指肠平滑肌细胞膜上对维拉帕米（异搏定）敏感的钙通道[13]。槟榔煎液灌胃增强功能性消化不良大鼠胃收缩振幅，促进功能性消化不良大鼠胃平滑肌收缩；还能调节正常大鼠和功能性消化不良模型大鼠胃肠激素胃动素和血管活性肽的分泌[14, 15]。

4. 对心血管系统的作用　从槟榔种子中分离得到的 Ar-

eca Ⅱ-5-C 物质体外试验具有抑制血管紧张素转移酶(ACE)的活性。给自发性高血压 SHR 大鼠灌胃或静注有持续抗高血压作用[16]。槟榔碱灌胃可促进高血脂诱发的动脉粥样硬化的模型大鼠 NO 释放,提高 eNOS 蛋白和 mRNA 的表达,降低血浆 IL-8 水平,抑制黏附分子ICAM-1及趋化因子 IL-8 的受体 $CXCR_2$ 和 MCP_1 mRNA 的过度表达[17]。槟榔种子提取物对离体大鼠主动脉有内皮依赖性血管舒张作用,有效成分为槟榔碱和鞣质[18]。

5. 其他作用　兔侧脑室注射槟榔碱出现抽搐、流涎、咀嚼、心率减慢、呼吸兴奋,但维持时间短暂。多数兔脑电图呈双相反应,若与阿托品合用,显示低幅快波并伴有癫痫样放电;而与东莨菪碱合用则显示高幅慢波。提示槟榔碱可能为混合型的 M 胆碱受体激动剂[19]。从槟榔中分离出的聚酚化合物腹腔注射,对小鼠移植性艾氏腹水癌有抑制作用,在体外对 HeLa 细胞有细胞毒作用,但对 L_{1210} 细胞体内外试验均无抗肿瘤作用[20]。槟榔乙酸乙酯提取液对大鼠妊娠子宫能引起痉挛[21]。槟榔粗提取物对 5′-核苷酸酶的抑制作用强于对其他磷酸酯酶的作用[22]。槟榔水煎剂兴奋大鼠膀胱逼尿肌肌条,作用经由胆碱能 M 体和细胞膜 L 型钙通道发挥作用,部分作用也可能同胆碱能 N 受体、肾上腺素能 α 受体和前列腺素的合成有关[23]。槟榔乙醇提取物中含有具有相反作用的两种活性物质,随浓度不同而呈现双向作用。在 4～80 mg/kg 剂量范围内,腹腔注射对大鼠有抗抑郁作用[24]。

毒性　(1) 对口腔黏膜的毒副作用　随着槟榔提取物浓度增大,口腔黏膜纤维母细胞存活率降低,细胞 DNA 损伤程度严重。表明槟榔提取物具有潜在致癌的可能性[25]。槟榔提取物对人类口腔黏膜上皮角朊细胞有细胞毒作用,对口腔黏膜下纤维性变(OSF)有一定影响[26]。槟榔某些水溶性成分可能通过激发肥大细胞增殖与活化,干扰组织胶原代谢而诱发大鼠 OSF[27]。槟榔提取物也可能通过促进角朊细胞合成 α 肿瘤坏死因子,诱发口腔黏膜下纤维性变[28]。

(2) 对生殖系统和性功能的影响　槟榔能通过睾丸屏障影响小鼠的精子发育过程,对小鼠的生殖细胞有一定的遗传毒性[29]。槟榔水提取液灌胃,使小鼠精子数量、活动率降低,升高雄性小鼠精子畸形率[30]。槟榔水提取液灌胃,影响雄性小鼠性功能和生殖功能,延长小鼠扑捉潜伏期、交配潜伏期等,使雌鼠的受孕率下降,仔鼠体重也降低[31]。

(3) 其他毒副作用　亚慢性毒性实验中,小鼠灌胃槟榔水提取液,15.00 g/kg 体重组在实验期内死亡率高于对照组;3.75 g/kg 体重组 GPT、15.00 g/kg 体重组 BUN 高于对照组;3 .75 g/kg、7. 50 g/kg 体重组脾/体比值低于对照组,实验组肾/体比值均高于对照组;组织病理学检查发现 15.00 g/kg 体重组中出现脾脏脾小体扩大或消失,炎症细胞浸润,提示较长期给予槟榔提取液,可能对受试动物产生一定影响[32]。给小鼠腹腔注射槟榔总水提取物,在低剂量短时间作用下,小鼠骨髓细胞姊妹染色单体交换(SCE)频率升高,可产生诱变作用。给小鼠腹腔注射槟榔鞣质,在长时间高剂量作用下具有诱变作用[33]。槟榔饮食对 4-硝基喹啉 1-氧化物诱发的大鼠口腔癌及由 N-2 芴基乙酰胺诱发的肝癌具有促癌变作用[34]。

【炮制】 1. 槟榔　先以刀刮去底,细切,勿经火,晒干。生用擅于杀虫破积,行水消肿,多用于绦虫、蛔虫、姜片虫等病及脚气水肿、疟疾。

2. 炒槟榔　①炒黄:取净槟榔片,置锅内,用文火炒至微黄色,取出,放凉。②焦槟榔:取净槟榔片,用武火炒至焦黄色,取出,放凉。焦槟榔消食导滞,多用于食积不消,泻痢后重,湿热痢疾。

3. 槟榔炭　取净槟榔片置锅内,用武火炒至外呈黑色,内呈黑褐色,喷淋清水适量,灭尽火星,取出,放凉。炒炭增强消积治血痢的功能。

4. 盐槟榔　取净槟榔片用食盐水拌匀,稍闷,置锅内,文火炒干,取出,放凉。每槟榔片 100 kg,用食盐 2 kg。

饮片性状　槟榔为类圆形薄片或不规则的碎块。表面呈棕、白相间的大理石样花纹,周边淡黄棕色或红棕色。质坚脆易碎。气微,味涩,微苦。炒槟榔形如槟榔片,表面微黄色;焦槟榔形如槟榔片,表面焦黄色,具香气;槟榔炭形如槟榔片,表面黑色,断面黑褐色;盐槟榔形如槟榔片,表面显黄色,微有咸味。

贮干燥容器内,置通风干燥处,防蛀。炒槟榔、焦槟榔、盐槟榔密闭,槟榔炭及时散热,防止复燃。

【药性】　苦、辛,温。归胃、大肠经。

1.《别录》:"味辛、温,无毒。"

2.《药性论》:"味甘,大寒。"

3.《海药本草》:"味涩,温。"

4.《珍珠囊》:"辛。纯阳。"

5.《医学启源》:"气温,味辛。《主治秘要》云:性温,气味苦,气薄味厚,沉而降,阴中阳也。"

6.《宝庆本草折衷》:"味辛、甘、苦、涩,温。"

7.《雷公炮制药性解》:"入胃、大肠二经。"

8.《本草新编》:"入脾、胃、大肠、肺四经。"

【功用主治】　驱虫消积,下气行水,截疟。主治虫积,食滞,脘腹胀痛,泻痢后重,脚气,水肿,疟疾。

1.《别录》:"主消谷逐水,除痰澼,杀三虫、伏尸,疗寸白。"

2.《药性论》:"宣利五脏六腑壅滞,破坚满气,下水肿。治心痛、风血积聚。"

3.《新修本草》:"主腹胀,生捣末服,利水谷道。敷疮,生肌肉,止痛。烧为灰,主口吻白疮。"

4.《海药本草》:"主贲豚诸气,五膈气,风冷气,宿食不消。"

5.《日华子》:"除一切风,下一切气,通关节,利九窍,补五劳七伤,健脾调中,除烦,破结,下五膈气。"

6.《医学启源》:"治后重如神,性如铁石之沉重,能坠诸药至于下。"

7.《医学入门》:"止呕吐醋心,祛瘴疟。"

8.《纲目》:"治泻痢后重、心腹诸痛,大小便气秘,痰气喘急。疗诸疟,御瘴疠。"

9.《本草汇言》:"主治诸气,祛瘴气,破滞气,开郁气,下痰气,去积气,解蛊气,消谷气,逐水气,散脚气,杀蛊气,通上气,宽中气,泄下气。"

【用法用量】　内服:煎汤,6～15 g,单用杀虫,可用 60～120 g;或入丸、散。

【宜忌】　气虚下陷者禁服。

1.《食疗本草》:"多食发热。"

2.《本草经疏》:"性能坠诸气至于下极,病属气虚者忌之,脾胃虚虽有积滞者不宜用,下利非后重者不宜用,心腹痛无留结及非虫攻咬者不宜用,疟非山岚瘴气者不宜用,凡病属阴阳两虚,中气不足,而非肠胃壅滞宿食胀满者,悉在所忌。"

3.《冯氏锦囊》:"肠澼非初起有余者不可轻用,似痢非痢，贯脓痘后虚症忌之。”

4.《药性集要便读》：“疟后痢、痢后泻，切不可用。”

【选方】 1. 治寸白虫　槟榔二七枚。治下筛。水二升半，先煮其皮，取一升半，去滓纳末，频服，暖卧，虫出。出不尽，更合服，取瘥止。宿勿食，服之。（《千金方》）

2. 治诸虫在脏，久不瘥者　槟榔半两（炮）为末。每服二钱，以葱、蜜煎汤调服一钱。（《圣惠方》）

3. 治蛔虫攻痛　槟榔二两。酒二盏，煎一盏，匀二次服。（《食物本草》）

4. 治心脾疼　高良姜、槟榔等分（各炒）。上为细末，米饮调下。（《百一选方》）

5. 治大小便不通，亦治肠胃有湿，大便秘涩　槟榔至大者半枚。用麦门冬煎水磨一钱，重汤烫热服之。（《普济方》槟榔散）

6. 治脚气上冲，心闷欲死　槟榔三颗（细末），生姜汁三合，童子小便二升（新者不须暖）。上三味，搅，顿服，须臾即气退。若未全瘥，更服最佳。利三二行，无所忌。

7. 治脚气满，小便少　槟榔（切）四十枚，大豆三升，桑根白皮（切）三升。上三味，以水二斗，煮取六分，分六服，间粥亦得。若冷胀加吴茱萸二升，生姜二两用亦良。（6、7方出自《外台》）

8. 治五淋　赤芍药一两，槟榔一个（面裹煨）。上为末。每服一钱，水煎，空心服。（《博济方》）

9. 治痰涎　槟榔为末。白汤点（服）一钱。（《御药院方》）

10. 治醋心　槟榔四两，橘皮二两。细捣为散。空心，生蜜汤下方寸匕。（《梅师集验方》）

11. 治瘿气初结，咽喉壅闷　槟榔三两，海藻二两（洗去咸），昆布三两（洗去咸）。上件药，捣罗为末，烧蜜和丸，如小弹子大。常含一丸咽津。

12. 治小儿头疮，积年不瘥　槟榔水磨，以纸衬，晒干，以生油调涂之。

13. 治口吻生白疮　槟榔二枚。烧灰细研，敷疮上。（11～13方出自《圣惠方》）

14. 治聤耳出脓　槟榔研末吹之。（《鲍氏小儿方》）

15. 治丹毒从脐上起黄肿　槟榔为末。醋调涂。（《续本事方》）

16. 治金疮　白槟榔、黄连少许。为末敷之。（《经验方》）

17. 治阴毛生虱　槟榔煎水洗。（《本草备要》）

【临床报道】 1. 治疗绦虫病　将槟榔60～120 g切碎，先用热水300～500 ml浸泡数小时，然后用温火煎至200 ml，于清晨空腹1次服下。服药前1日晚禁食或进少量流质，服药后可视具体情况在30 min至2 h左右服硫酸镁20～30 g。合并应用南瓜子者，则先服南瓜子粉80～125 g，待30 min至2 h再服槟榔煎剂，而后再服硫酸镁。统观各报道，槟榔对猪肉绦虫，治愈率多在80%～90%以上[1～6]。对短小绦虫的疗效，文献报告不一，报告的少数病例（1～6例）都获治愈[1，4，7～9]；8例治愈6例[10]；32例的排虫率为37.5%，而大便虫卵的阴转率为82.8%[11]。对阔节裂头绦虫，报告虽属个别病例，但均治愈[12～14]。对牛肉绦虫治疗效果较差，治愈率一般在30%～50%[1，15]，如与南瓜子合并应用，则疗效可大大提高，治愈率达90%～95%或以上[16～18]；亦有报告治疗32例，有虫头驱出者仅5例，驱出大部分虫体（未见虫头驱出）14例，无效4例[19]。服药完毕至排虫时间由30 min至数小时不等。治愈病例大多只服药1次，亦有少数要服2次或2次以上[4，10，13]。鲜槟榔较陈者效力大；服用泻剂较不服用泻剂的效果佳[10]；槟榔煎剂采用十二指肠管注入法较口服效果好而副作用少[3，4]。

2. 治疗姜片虫病　口服驱姜片（每片含槟榔提取物5 mg，牵牛子苷55 mg，槟榔细粉220 mg），一次性给药，成人7片，小儿递减。治疗562例，有姜片虫驱出者达90%以上。1个月后复查370例，粪检虫卵转阴率为87.03%[20]。

3. 治疗鞭虫病　槟榔100 g切片或打碎，于500 ml水中浸12 h以上，再煎至100～200 ml，分成二或三等分，于清晨空腹时分次服下，以防呕吐。服药前一日先服硫酸镁20～30 g，服药后3 h不泻者再服硫酸镁1次。1次无效者5 d后再服1次。根据20例大便复查结果，转阴者13例[21]。

4. 治疗蛲虫病　成人用槟榔150～200 g，儿童5～7岁用25～30 g。水煎，清晨空腹顿服，3 d后再服1次。报告的少数病例（3例）均获治愈[22]，而多数病例（71例儿童）治愈率仅38%，且反应较多[23]；更有报告24例儿童治疗结果无1例治愈[24]。

5. 治疗钩虫病　取槟榔子100 g，打碎水煎1 h，空腹1次服完；1 h后将药渣再煎服1次，2 h后再服白色合剂30 ml（含硫酸镁15 g，碳酸镁0.6 g），并多饮温水。共治疗61例，其中33例有效（经1～3次完全驱除者29例；4例虫卵减少，症状改善），排虫率为55.9%，无效率为18%，26%疗效不明。并发现用槟榔子才有效，用槟榔片则无效，加糖服可防发生恶心，呕吐。对用四氯乙烯无效的病例，用槟榔子有卓效，药后腹泻次数越多，疗效越好，配合泻剂可提高疗效[25]。

6. 治疗蛔虫病　槟榔切片水煎服，14岁以上60～90 g，10～13岁50 g，7～9岁40 g。煎液可1次服完，也可分3次30 min内服完。共治疗118例，其中14例成人配以泻剂，结果有效48例（占40.61%），无效70例（占59.39%），大多数患者于药后24 h内排虫。1次服完较分次服完效果佳，但易引起呕吐。服药后数小时服用硫酸镁1剂，可提高疗效[26]。

7. 治疗青光眼　将槟榔片制成滴眼液（每100 ml中含生药100 g，甘油5 ml，三氯叔丁醇0.3～0.5 g，硼砂0.8 g）滴眼，每次1～2滴。共观察15例29只眼。一般点药后5～15 min缩瞳开始，30～36 min达高峰，可维持2 h左右，个别患者维持12 h以上，平均缩瞳1.4 mm。点药后30 min测眼内压，平均下降0.84 kPa。一般眼内压越高，降压作用越显著，而对正常及过低的眼内压影响不大[27]。

8. 治疗幽门螺杆菌感染　取新鲜干槟榔果8 g，用水150 ml浸泡1 h，再用文火煎至50～70 ml，上午空腹服1次，2星期为1个疗程，共观察32例。同时设对照组32例，予服雷尼替丁0.15 g，每日2次，2星期为1个疗程。胃镜复查结果表示：槟榔组糜烂性胃炎8例，治疗后均获效；十二指肠球部溃疡24例，总有效率为95.8%（23/24例）。对照组糜烂性胃炎7例，5例获效，2例无效；十二指肠球部溃疡25例，总有效率为60%（15/25例）。十二指肠球部溃疡的疗效，槟榔组明显优于雷尼替丁组（$P < 0.05$）。在对幽门螺杆菌（HP）的治疗方面：槟榔组2星期HP清除率为68.8%（22/32例），4星期后至半年后的根除率为62.5%（20/32例）；HP转阴病例中，糜烂性胃炎和十二指肠球部溃疡总治愈率为95.5%（21/22例），而HP未转阴者的治愈率仅20%（2/10例）。雷尼替丁组32例，治疗结束和4星期至半年复查，HP的清除率和根除率均为

零,无1例转阴,表明槟榔对HP有良好的抑制或清除作用,其疗效与HP被清除有关[28]。

9. 治疗慢性血吸虫病　将93例煎剂组每日每千克体重口服相当于原药600 mg的槟榔煎剂(制成25%煎剂),每日2次分服,同时口服呋喃丙胺每日每千克体重60 mg,每日3次分服,10 d为1个疗程;片剂组每日每千克体重口服相当于原药600 mg的槟榔浸膏片,每日3次分服,10 d为1个疗程。结果:煎剂组32例在疗程结束后的3 d内、1个月、3个月及6个月粪便沉渣镜检及毛蚴孵化检查结果均为阴性。片剂组61例在疗程结束后3个月复查58例,阳性者6例,阴转率为89.7%。6个月复查48例,阳性者1例(该例3个月复查时也为阳性)。3个月复查时为阳性的另外5例,其中3例6个月复查时已转为阴性,6个月累积阴转率为88%[29]。

【各家论述】　1.《本草要略》:“其性沉如铁石,东垣所谓降也,阴也,是矣。故能坠诸药下行,逐水攻脚气。诸药性所谓治里急后重如神,取其坠也,非取其破气也。故兼木香用之然后可耳。《衍义补遗》所谓纯阳破滞气泄胸中至高之气,何也?盖由其性沉重,坠气下行,则郁滞之气散而至高之元下矣。一云能杀寸白虫,非杀虫也,以其性下坠,能逐虫下行也,广闽多服之者,盖以地暖淫蒸气多,居民感之,气亦上盛,故服此以降之耳。”

2.《本草经疏》:“水谷不能以时消化,羁留而成痰癖,或湿热停久则变生诸虫,此药辛能散结破滞,苦能下泄杀虫,故主如上诸证也。甄权:宣利五脏六腑壅滞,破胸中气,下水肿,治心痛积聚;《日华子》:下一切气,通关节,利九窍,健脾调中,破癥结;李藁:主贲豚气,五膈气,风冷气,脚气,宿食不消,皆取其辛温走散,破气坠积,能下肠胃有形之物耳。”

3.《本草正》:“槟榔,本草言其破气极速,较枳壳、青皮尤甚。若然,则广南之人朝夕笑噬而无伤,又岂破气极速者。总之,此物性温而辛,故能醒脾利气,味甘兼涩,故能固脾壮气,是诚行中有留之剂,观《鹤林玉露》云,饥能使之饱,饱能使之饥,醉能使之醒,醒能使之醉。于此四句详之,可得其性矣。”

4.《本草新编》:“或问槟榔乃消瘴之物,似宜正治瘴气,何以治痢?必须曰槟榔虽可治痢,亦止宜于初起,而不宜于久痢也。痢无止法,用槟榔所以下其积秽也,故初起之痢,断须用之;痢久则肠中无积秽之存,若仍如初痢之治法,则虚者益虚,而痢者益痢矣,是久痢断不可用槟榔也。然吾以为初痢,亦不可纯用槟榔,用当归、白芍为君,而佐之槟榔,则痢疾易痊,而正气又复不损,实可为治痢之权衡也。”

5485 槟榔花 bīng láng huā 《中药志》

【基原】　为棕榈科槟榔属植物槟榔 *Areca catechu* L. 的雄花蕾。

【原植物】　参见“槟榔”条。

【采收加工】　夏季采集,晒干。

【药材】　槟榔花 *Flos Arecae*　主产于海南、云南。

性状　干燥的雄花蕾粒大如米而瘦,表面土黄色至淡棕色。气无,味淡。

【药性】　淡,凉。

【功用主治】　《广东中药》:“与猪肉煲汤,治疗咳嗽。”

【用法用量】　内服:煎汤,3~10 g;或炖肉。

5486 榕须 róng xū 《纲目拾遗》

【异名】　半天吊(《生草药性备要》),榕根须(《纲目拾遗》),吊风根、榕树须(《岭南采药录》),榕树倒抛根(《泉州本草》),榕树吊须(《广东中药》),乌松、老公须、倒吊松根(《台湾药用植物志》)。

【基原】　为桑科无花果属(榕属)植物榕树的气生根。

【原植物】　榕树 *Ficus microcarpa* L. f.　又名:榕(《南方草木状》),小叶榕(《生草药性备要》),倒生树(《粤志》),赤榕(《泉州府志》),倒生木、不死树(《纲目拾遗》),细叶榕(《岭南采药录》),避暑树(《福建药物志》),正榕、绳树(《浙江药用植物志》),龙树、万年青(云南)。

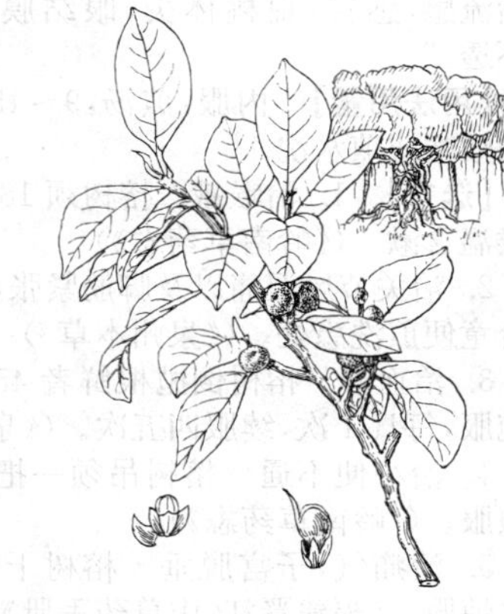

榕　树

常绿大乔木,高15~25 m,胸径50~70 cm。全株有乳汁。老枝上有气生根(榕须),下垂,深褐色。单叶互生;叶柄长7~12 mm;托叶披针形;叶片革质而稍带肉质,椭圆形、卵状椭圆形或倒卵形,长3.5~8 cm,宽3~4 cm,先端钝尖,基部楔形,上面深绿色,光亮,下面浅绿色,全缘或浅波状;基出脉3条。隐头花序(榕果)单生或成对腋生或着生于已落枝叶腋,扁球形,直径5~10 mm,成熟时黄色或微红色,基部苞片阔卵形,宿存,无总花梗;雄花、瘿花和雌花生于同一花序托内,花间有少数刚毛,雄花散生内壁,花被片3,近匙形,雄蕊1,花药与花丝等长;瘿花无梗或具短梗,花被片3,广匙形,花柱侧生,短;雌花无梗或具短梗,花被片与瘿花相似,但较小,花柱侧生,短于子房,柱头棒形。瘦果小,卵形。花、果期4~11月。

生于海拔400~800 m的林缘或旷野,野生或植为行道树。分布于浙江、福建、江西、广东、广西、海南、贵州、云南、台湾等地。

本植物的叶(榕树叶)、树皮(榕树皮)、果实(榕树果)、树脂(榕树胶汁)亦供药用,另设专条。

【采收加工】　4~11月采收,割下气生根,扎成小把,鲜用或晒干。

【药材】　榕须 *Radix Aerio Fici Microcarpae*　主产于浙江、福建、广东、广西等地。

性状　干燥气生根呈木质细条状,长1 m左右,基部较粗,直径4~8 mm,末端渐细,多分枝,有时簇生6~7条支根。表面红褐色,外皮多纵裂,有时剥落,皮孔灰白色,呈圆点状或椭圆状。质韧,皮部不易折断,断面木部棕色。气微,味苦、涩。

【成分】　根含酚类、氨基酸、有机酸、糖类[1]。

【药性】　苦,平。

1.《广西中药志》:“味苦、涩,性温,无毒。入心、小肠二经。”

2.《岭南草药志》:“味淡、微涩,性凉。”

3.《广西本草选编》:“味微苦、涩,性平。”

【功用主治】 散风热，祛风湿，活血止痛。主治流感，百日咳，麻疹不透，扁桃体炎，结膜炎，风湿骨痛，痧气腹痛，久痢，胃痛，白带，湿疹，阴痒，跌打损伤。

1.《生草药性备要》："浸酒饮，治伤散瘀；验真假麻风，作茶饮。"

2.《药性考》："固齿。"

3.《岭南采药录》："凡患痔疮，以之煎水熏洗；以之浸酒，治跌打，能散瘀；煎作茶饮，可验麻风真假，真者觉其味甘。"

4.《广西中药志》："祛风湿，活血，止痛，清热，解毒，利尿。治风湿骨痛，夹色伤寒，小便淋沥。"

5. 广州部队《常用中草药手册》："清热解表，发汗透疹。治流感，感冒，扁桃体炎，眼结膜炎，疟疾，百日咳，麻疹不透。"

【用法用量】 内服：煎汤，9～15 g；或浸酒。外用：捣碎酒炒敷或煎水洗。

【选方】 1. 治喉蛾 榕树须 180 g。黑醋一汤碗，煎好，候温含漱。(《岭南草药志》)

2. 治关节风湿痛以及脚筋紧张，屈伸不利 榕树倒抛根合童便煎洗患处。(《泉州本草》)

3. 治血淋 榕树倒抛根鲜者 45 g(干者 24 g)。合冰糖炖服，每日 1 次，续服四五次。(《泉州本草》)

4. 治小便不通 榕树吊须一把，砂糖、米酒各适量。水煎服。(《岭南草药志》)

5. 治疝气，子宫脱垂 榕树干气根 30 g，瘦猪肉适量。水炖服。(福建晋江《中草药手册》)

6. 治鼻衄不止 倒吊榕树根 30 g。煎水 1 碗，冲白糖服。(《岭南草药志》)

7. 止牙痛 榕根须，摘断，入竹管内，将盐塞满，以泥封固。火煅存性为末，擦牙，摇动者亦坚。竹管不用。(《纲目拾遗》固齿羲复方)

8. 治湿疹，阴痒 榕树气根适量。煎水洗。(广州部队《常用中草药手册》)

9. 治小儿面部烂痒 榕树须 120 g。煎水洗患处，数次则愈。(《岭南草药志》)

10. 治神经性皮炎 鲜榕树须，捣烂外敷。(广州空军《常用中草药手册》)

11. 治跌打损伤 榕树气根 60 g，或加樟树二重皮 9～15 g。水煎冲酒服。(《福建中草药》)

5487 榕树叶 róng shù yè
(《岭南采药录》)

【异名】 小榕叶(《生草药性备要》)，落地金钱(《本草求原》)。

【基原】 为桑科无花果属(榕属)植物榕树 *Ficus microcarpa* L. f. 的叶。

【原植物】 参见"榕须"条。

【采收加工】 全年均可采，鲜用或晒干。

【药材】 榕树叶 *Folium Fici Microcarpae* 产于广西、广东、海南、福建、台湾、浙江等地。

性状 叶不规则卷曲成筒状，褐色至黄褐色，展平后呈椭圆形或卵形，长 3～8 cm，宽 2～4 cm，先端钝或短尖，基部稍狭，全缘，下面网脉明显；叶柄长 7～12 mm。革质，体轻，稍有韧性。气微，味苦、涩。

鉴别 取本品粗粉 5 g，加水 25 ml，煮沸 1 h，滤过，滤液浓缩至 15 ml，备用。取浓缩液 2 ml，加三氯化铁试液，显蓝绿色（检查酚羟基）。取浓缩液 2 ml，加醋酸铅试液，产生黄色沉淀（检查黄酮）。取浓缩液 10 ml，置分液漏斗中，加乙酸乙酯萃取 3 次，每次 5 ml，收集乙酸乙酯层，水浴上挥干，残渣用乙醇 2 ml 溶解，置试管中，加盐酸-镁粉，显粉红-樱桃红色（检查黄酮）。

【成分】 含萜类：羽扇豆醇乙酸酯(lupeyl acetate)，无羁萜(friedelin)，表无羁萜醇(epifriedelinol)，β-黏霉烯醇(glutinol)，蒲公英赛醇(taraxerol)，齐墩果酸(oleanolic acid)，脂肪族化合物和甾体化合物[1]。

【药理】 抗菌作用 1∶50 浓度的榕树叶和树皮，试管内对金黄色葡萄球菌、舒氏痢疾杆菌有抑制作用[1]。

【药性】 淡，凉。

1.《生草药性备要》："味劫，性温。"

2.《本草求原》："涩，平。"

3.《岭南采药录》："味涩，性温。"

4. 南药《中草药学》："苦，涩，凉。"

【功用主治】 解毒消肿，祛湿止痛。主治慢性气管炎，百日咳，扁桃体炎，目赤，牙痛，菌痢，肠炎，乳痈，烫伤，跌打损伤。

1.《生草药性备要》："消骨内阴疮，敷跌打，止痛，冲酒饮。"

2.《本草求原》："止痛，散瘀，理跌打。"

3.《岭南采药录》："煎汤饮，能退热。"

4.《岭南草药志》："解热，理湿滞。"

5.《广西本草选编》："化痰止咳，消肿止痛。主治慢性气管炎，痢疾，肠炎，跌打骨折。"

【用法用量】 内服：煎汤，9～15 g；或研末；或浸酒。外用：捣敷。

【宜忌】《广东中药》："麻风患者忌用，否则皮肤之结节更形表露。"

【选方】 1. 治慢性气管炎 鲜榕树叶 72 g，陈皮 18 g。水煎浓缩，加糖制成 90 ml 糖浆，每次 30 ml 口服，每日 3 次，10 d 为 1 个疗程。(《全国中草药汇编》)

2. 治百日咳 东边榕树叶(取鲜嫩叶)60 g，瘦肉 60 g。以水 2 碗煎至 1 碗服，可连服 2～3 d，每日服 1 次。

3. 治疟疾 榕树叶 120 g，麦冬 4.5 g，糖冬瓜 30 g。以水 5 碗煎至 1 碗服。(2、3 方出自《岭南草药志》)

4. 治妇女经闭，跌打损伤 榕树叶，焙研末。泡酒服，每次 9 g，每日 1 次，连服 3 d。(《泉州本草》)

5. 治小儿夜啼 榕树鲜叶 7 片，蝉退 3 个。水煎，调冰糖于睡前服。(《福建中草药》)

6. 治关节扭伤 榕树鲜叶、蓖麻鲜叶各半，生姜 2～3 片。同捣烂，加 75% 乙醇适量(白酒亦可)，拌匀，敷患处。(《福建药物志》)

【临床报道】 1. 治疗慢性气管炎 用细叶榕鲜叶每日 30 g，制成糖浆 15 ml，分 2 次服，以及马来酸氯苯那敏(扑尔敏)4 mg，每日 2～3 次，10 d 为 1 个疗程，连服 3 个疗程。对咳、痰、喘三症均有效。共治疗 291 例，显效以上的 244 例，显效率 83.85%；有效者 281 例，占 96.56%，其中近控 150 例，占 51.55%；无效 10 例，占 3.44%[1]。

2. 治疗急性细菌性痢疾 用榕树叶鲜品反复加水煎熬 12～24 h，最后每 500 g 鲜品煎成 500 ml；若用干品，每 500 g 等于鲜品 2.5 kg，煎法同上，最后每 500 g 煎 2 500 ml。成人以口服为主，每日 3 次，每次 200 ml；严重病例可加保留灌肠，每次 50 ml。小儿以灌肠为主，每日 2 次，每次 30 ml；口服量酌情减少，一般为 30～50 ml，每日 3 次。治疗 200 例，有 151 例作了大便培养，其中阳性者 82 例，计 B 组痢疾杆菌 70 例，D 组痢疾杆菌 11 例，施密次痢疾杆菌 1 例。全组治愈 180 例，占 90%；好转 9 例，占 4.5%；无效 11 例，占 5.5%。治愈组中，5 d 以内治愈者 166 例（占 92.2%），6～10 d 治愈者 14 例（占 7.8%）。11 例无效者均系小儿患者，可能与年龄过小、治疗配合不好有关[2]。

5488 榕树皮 róng shù pí（《南宁市药物志》）

【基原】 为桑科无花果属（榕属）植物榕树 *Ficus microcarpa* L. f. 的树皮。

【原植物】 参见"榕须"条。

【采收加工】 全年均可采，剥取树皮，晒干。

【药性】 微苦，微寒。

【功用主治】《海南岛常用中草药手册》："止痒。"

【用法用量】 内服：煎汤，9～15 g。外用：煎水洗。

【选方】 治疥癣，疮疡，痔疮　榕树皮，煎水洗。（《海南岛常用中草药手册》）

5489 榕树果 róng shù guǒ（《泉州本草》）

【基原】 为桑科无花果属（榕属）植物榕树 *Ficus microcarpa* L. f. 的果实。

【原植物】 参见"榕须"条。

【采收加工】 夏、秋季采收，鲜用或晒干。

【药性】 微甘，平。

【功用主治】《福建药物志》："消肿解毒。治疖。"

【用法用量】 外用：适量，煎水熏洗。

【选方】 治臁疮　榕树果实自坠入水中者，取捣烂敷患处。（《泉州本草》）

5490 榕树胶汁 róng shù jiāo zhī（《岭南采药录》）

【异名】 榕树乳汁（《福建中草药》）。

【基原】 为桑科无花果属（榕属）植物榕树 *Ficus microcarpa* L. f. 的树脂。

【原植物】 参见"榕须"条。

【采收加工】 全年均可采。割伤树皮，收集流出的乳汁。

【药性】《福建药物志》："味甘、淡，平。"

【功用主治】 明目去翳，解毒消肿。主治赤眼，目翳，瘰疬，唇疔，牛皮癣，赘疣。

1.《生草药性备要》："治赤眼，煲粥冲食。"

2.《岭南草药志》："除翳膜明目。"

3.《福建药物志》："消肿解毒。治疣赘。"

【用法用量】 内服：适量，煮粥食。外用：涂敷。

【选方】 1. 治唇疔　榕树乳汁调醋涂患处。

2. 治牛皮癣　榕树乳汁涂患处。（1、2 方出自《福建中草药》）

5491 槠子 zhū zǐ（《本草拾遗》）

【异名】 苦槠子（《本草拾遗》）。

【基原】 为壳斗科锥栗属植物苦槠栲、青冈属植物小叶青冈及青冈的种仁。

【原植物】 1. 苦槠栲 *Castanopsis sclerophylla* (Lindl.) Schott. [*Quercus sclerophylla* Lindl.]　又名：血槠（《纲目》），苦槠锥（《中国高等植物图鉴》），槠栗（《中国树木志》），苦槠（江苏、浙江）。

常绿乔木，高 5～15 m。幼枝无毛，枝条稠密；树皮灰褐色，小枝有棱。叶互生；叶柄长 1.5～2.5 cm；叶片厚革质，长椭圆形或卵状椭圆形，长 7～15 cm，宽 3～5 cm，先端渐尖或短渐尖，基部圆形或楔形，有时略不对称，中部或上部有锐齿，上面深绿色，下面淡银灰色，两面均光滑。花单性，雌雄同株；雄花序穗状，腋生，长 8～15 cm，雄花乳白色，有香味；雌花序穗状，腋生，单生于总苞内。壳斗球形或半球形，全包或包果实的大部分，直径 8～10 mm，壳斗壁厚约 1 mm以内，苞片三角形，先端针刺形，排列或 4～6 条同心环带，外被暗色细毛，成熟时裂开；坚果圆锥形，柱头外露，直径 1～1.4 cm，果脐径 7～9 mm，有深色细绒毛。花期 4～5 月，果期 9～11 月。

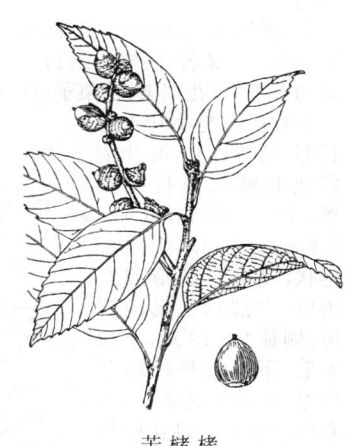

苦槠栲

生于海拔 1 000 m 以下的低山杂木林中，与马尾松、青冈栎、甜槠、木荷等混生。除广东、海南、云南、台湾外，主要分布于长江以南各地。

2. 小叶青冈 *Cyclobalanopsis myrsinaefolia* (Bl.) Oerst. [*Quercus myrsinaefolia* Bl.]　又名：甜槠、面槠（《纲目》），青栲、细叶青栎（《中国高等植物图鉴》），小叶槠、青钩（《中国树木志》）。

常绿乔木，高 6～20 m。小枝无毛，被凸起淡褐色长圆形皮孔。叶互生；叶柄长 1～2.5 cm，无毛；叶片坚纸质，卵状披针形或椭圆状披针形，长 6～11 cm，宽 1.8～4 cm，先端长渐尖或短尾状渐尖，基部窄楔形或近圆形，中部以上具细锯齿，侧脉 9～14 对，常不达叶缘，上面绿色光亮，下面粉白色，干后有时为暗灰色，无毛。花单性，雌雄同株；雄花序长 4～6 cm，雄花 4～5 朵，排成腋生葇荑花序；雌花序长 1.5～3 cm，雌花 3～4 朵，排成短穗状花序，着生于新枝叶腋。壳斗半球形，壁薄而脆，包果 1/3～1/2，高 5～8 mm，直径 1～1.5（～2）cm，内壁无毛，外壁被灰白色细柔毛，小苞片汇合生成 6～9 条同心环带，环带全缘；坚果卵形或椭圆形，直径 1～1.5 cm，高 1.4～2.5 cm，无毛，先端圆，柱座明显，有 5～6 条环纹，果脐平坦，径约 6 mm。花期 6 月，果期 10 月。

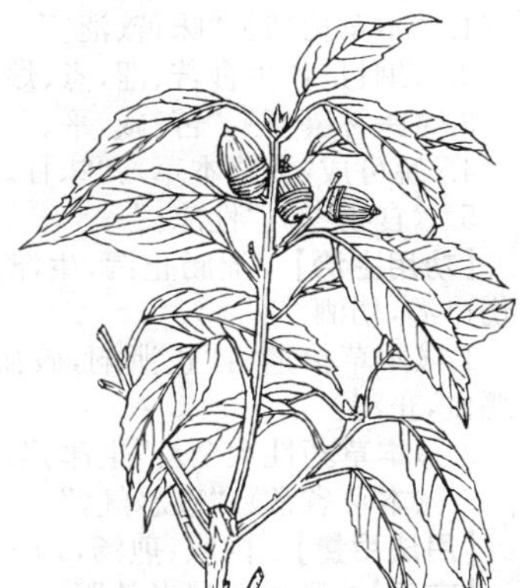

小叶青冈

生于海拔 200～2 500 m 的山地密林或疏林中。分布于中南、西南及江苏、浙江、安徽、福建、江西、台湾、陕西南部等地。

3. 青冈 *C. glauca*（Thunb.）Oerst.［*Quercus glauca* Thunb.］ 又名：铁槠（《纲目》），青冈栎、铁栎（《中国高等植物图鉴》），花梢树、铁栗子（《中国树木志》）。

本种形态与小叶青冈相似，其特点是：叶片倒卵状椭圆形或长椭圆形，长 6～13 cm，宽 2～5.5 cm，先端渐尖或短尾状，基部近圆形或宽楔形，中部以上具疏锯齿，侧脉 9～13 对，上面无毛，下面被平伏白色单毛，老时渐脱落，并常有白色鳞秕。雌花序穗状，雌花 2～3 朵生于总苞内。果序长 1.5～3 cm，有果 2～3 个；壳斗杯形，直径 0.9～1.2 cm，被薄毛，苞片汇合生成5～8 条同心环带，环带全缘或有细缺刻；坚果直径 0.9～1.4 cm，高 1～1.6 cm，无毛，果脐隆起。果期10月。

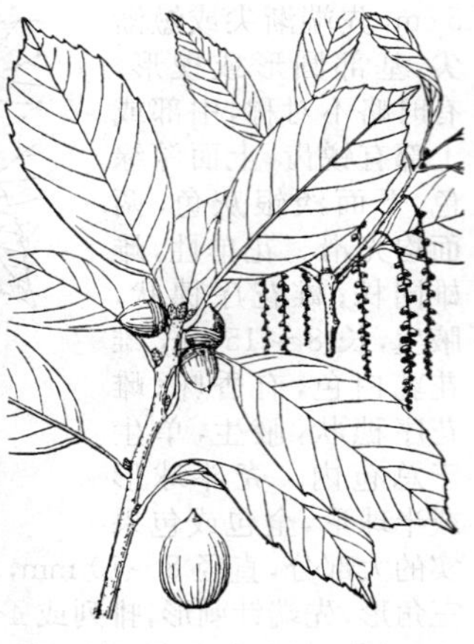

青 冈

生于海拔 2 600 m 以下的山坡或沟谷杂木林中。分布于江苏、浙江、福建、江西、河南、广东、广西、海南、云南、陕西、甘肃、青海、台湾等地。

以上植物的树皮或叶（槠子皮叶）亦供药用，另设专条。

【采收加工】 秋季果实成熟时，采收，晒干后剥取种仁。

【药性】 甘、苦、涩，平。

1.《本草拾遗》："味苦、涩。"

2.《纲目》："生食苦、涩，煮、炒乃带甘。"

3.《医林纂要》："苦、咸，平。"

4. 姚可成《食物本草》："味甘。"

5.《食物考》："性凉。"

【功用主治】 涩肠止泻，生津止渴。主治泄泻，痢疾，津伤口渴，伤酒。

1.《本草拾遗》："止泄痢，破血，食之不饥，令健行，能除恶血，止渴。"

2.《本草药性大全》："生津。"

3.《本草省常》："破恶气。"

【用法用量】 内服：煎汤，10～15 g。

【宜忌】 肠燥便秘者禁服。

1.《食物考》："多食不宜人，盖其性枯涩，燥人津液故也。"

2.《随息居饮食谱》："气实肠燥者勿食。"

【选方】 治患酒膈 苦槠煮熟，细嚼频食。（《随息居饮食谱》）

5492 槠子皮叶 zhū zǐ pí yè（《本草拾遗》）

【基原】 为壳斗科锥栗属植物苦槠栲 *Castanopsis sclerophylla*（Lindl.）Schott. 和青冈属植物小叶青冈 *Cyclobalanopsis myrsinaefolia*（Bl.）Oerst. 及青冈 *C. glauca*（Thunb.）Oerst. 的树皮或叶。

【原植物】 参见"槠子"条。

【采收加工】 全年均可采收，鲜用或晒干。

【功用主治】《本草拾遗》："煮取汁，与产妇饮之，止血。"

【选方】 1. 治产妇出血 槠子皮、叶，煮取汁饮之。（《本草拾遗》）

2. 治臁疮 槠子嫩叶，贴患处，一日三换。（《纲目》引《日用本草》）

5493 榠樝 míng zhā（《本草经集注》）

【异名】 木李（《诗经》），蛮楂（《本草拾遗》），木梨（《埤雅》），木叶（《群芳谱》），木瓜（江西《草药手册》）。

【基原】 为蔷薇科木瓜属植物光皮木瓜的果实。

【原植物】 光皮木瓜 *Chaenomeles sinensis*（Thouin）Koehne［*Cydonia sinensis* Thouin］ 又名：海棠（《广州植物志》），土木瓜（《药材资料汇编》）。

灌木或小乔木，高达 5～10 m。树皮成片状脱落；小枝无刺，圆柱形，幼时被柔毛。单叶互生；叶柄长 5～10 mm，微被柔毛，有腺齿；托叶膜质，卵状披针形，边缘具腺齿；叶片椭圆卵形或椭圆长圆形，长 5～8 cm，宽 3.5～5.5 cm，先端急尖，基部宽楔形或圆形，边缘有刺芒状尖锐锯齿，齿尖有腺，幼时下面密被黄白色绒毛。花单生于叶腋，花梗短粗，无毛；花直径 2.5～3 cm；萼筒钟状，萼片三角披针形，先端渐尖，边缘有腺齿，外面无毛，内面密被浅褐色绒毛；花瓣倒卵形，淡粉红色；雄蕊多数，长不及花瓣之半；花柱 3～5，基部合生，被柔毛，柱头头状。梨果长椭圆形，长 10～15 cm，暗黄色，木质，味芳香，果梗短。花期 4 月，果期 9～10 月。

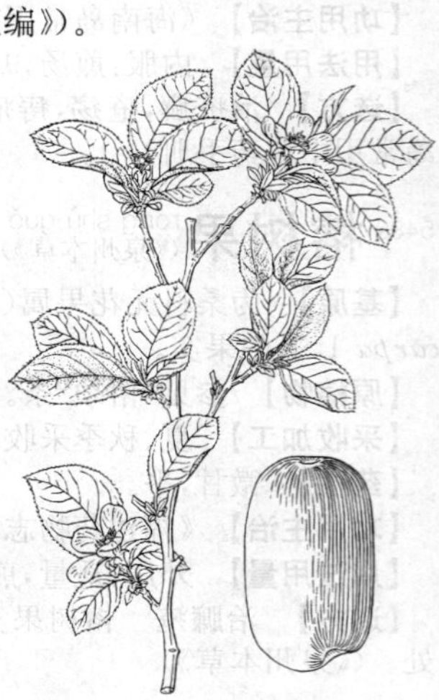

光皮木瓜

栽培或野生。分布于江苏、浙江、安徽、江西、山东、河南、湖北、湖南、广东、广西、云南、陕西、甘肃等地。

【采收加工】 10～11 月将成熟果实摘下，纵割为 2～4 块，内表面向上晒干。

【炮制】 醋木瓜片 每光皮木瓜片 50 kg，用米醋 6.25 kg，喷淋，拌匀，稍闷，文火炒干，放凉。

【药性】 酸、涩，平。归胃、肝、肺经。

1.《本草拾遗》："辛，香。"

2.《日华子》："平。无毒。"

3.《宝庆本草折衷》："味酸。缙云：涩，平。"

4.《纲目》："酸，平。"

【功用主治】 和胃舒筋，消痰止咳。主治吐泻转筋，风湿痹痛，咳嗽痰多，泄泻，痢疾，跌仆伤痛，脚气水肿。

1.《本草经集注》："去痰。"

2.《本草拾遗》："去恶心，止心中酸水，水痢。"

3.《日华子》："消痰，解酒毒，及治咽酸，煨食止痢；浸油梳头，治发赤并白。"

4.《日用本草》："治霍乱转筋。"

5.《中国药用植物图鉴》："治肺炎、黏膜炎、支气管炎、瘰痨、腺病及咳嗽等。长期服用,对肺结核有良效。”

【用法用量】 内服:煎汤,3～10 g。外用:浸油梳头。

【宜忌】《本草省常》:“多食损齿。”

【选方】 1. 治寒湿吐泻 木瓜(光皮木瓜)、苏梗各 9 g,生姜 6 g。水煎服。

2. 治风湿麻木 木瓜(光皮木瓜)60 g,以白酒 500 g 浸泡 1 星期。每日 1 小盅,每日服 2 次。(1、2 方出自《河北中草药》)

3. 治风痰入络 (光皮木瓜)鲜果 30 g。水煎,冲红糖、黄酒,早晚饭前各服 1 次。

4. 治肺痨咳嗽 木瓜(光皮木瓜)45 g,四叶一支香 15 g,甘草 6 g。水煎服。

5. 治跌打损伤 木瓜(光皮木瓜)30 g,五加根 30 g,大活血 30 g,威灵仙 15 g。研末,每服 15 g,水酒兑服。

6. 治扭伤 鲜木瓜(光皮木瓜)烤热敷患处,每日 3 次。(3～6 方出自江西《草药手册》)

5494 酸角 suān jiǎo (《纲目》)

【异名】 酸饺(《滇南本草》),曼姆、酸梅(《中国主要植物图说》),通血香(《云南中草药选》)。

【基原】 为豆科酸豆属植物酸豆的果实。

【原植物】 酸豆 *Tamarindus indica* L.

常绿乔木,高 6～20 m。树皮暗灰色,成不规则裂开。偶数羽状复叶,互生;叶柄短而粗壮;小叶14～40,叶片长圆形,长1～2.4 cm,宽 4～9 mm,先端钝或微凹,基部近圆形,偏斜,两面无毛,全缘。花为腋生的总状花序或顶生的圆锥花序;萼筒陀螺形,裂片 4,披针形;花冠黄色有紫红色条纹,上面 3 枚花瓣发达,下面 2 枚退化成鳞片状;雄蕊 3,花丝中部以下合生,有 3～5 刺毛状退化雄蕊;子房有柄,胚珠多数。荚果肥厚肉质,圆筒形,直或微弯,灰褐色,长 3～6 cm,宽约 2 cm,果实熟时红棕色,味酸。种子 3～10 颗,近长方形,红褐色,有光泽。花期 5～8 月,果期 7～12 月至翌年 5 月。

酸 豆

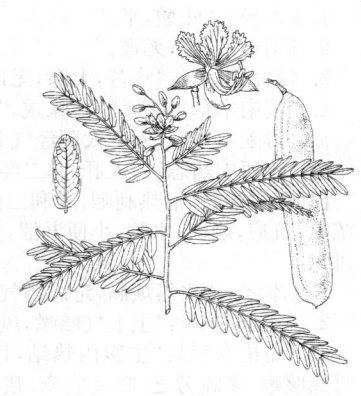

常栽培,或逸为野生。分布于福建、海南、广东、广西、云南、台湾。

【采收加工】 春季采摘,晒干。

【药材】 酸角 *Fructus Tamarindi* 主产于云南、广东、广西、福建等地。

性状 果实长圆形,长 3～6 cm,直径约 1.5 cm。表面深褐色,果皮较厚,质坚硬,内含种子 3～10 枚。种子长圆形或近圆形,表面红褐色,平滑有光泽。气微,味酸。

【成分】 果实含糖类有:葡萄糖,D-甘露糖,D-麦芽糖,D-阿拉伯糖;有机酸主要有:酒石酸(tartaric acid),枸橼酸(citric acid),草酸(oxalic acid),琥珀酸(succinic acid);氨基酸主要有:丝氨酸,脯氨酸,丙氨酸,2-哌啶酸(pipecoline acid),苯丙氨酸[1],亮氨酸[2]。此外,还含有维生素 B_1[3],维生素 C[4],植酸(phytic acid)[5],果胶(pectin)[6]及 5-羟基-2-氧代-3,5-已二烯醛(5-hydroxy-2-oxo-hexa-3,5-dienal)[7]。种子含酒石酸(tartaric acid),部分成二钾盐存在[8]及枸橼酸(citric acid)[9]。并含有甘露聚糖,戊聚糖[10],半乳糖木糖葡萄聚糖[11],木糖葡萄糖低聚糖[12,13],戊糖[14]。此外,还含有脂质(lipid)[15],植物凝集素(lectin)[16],亚油酸(linoleic acid),皂苷(saponin),甾醇(sterol),脂肪酸[17],植酸[5],甲硫氨酸,半胱氨酸[18]。

【药理】 1. 抗诱变、抗辐射损伤作用 酸角降低 5-溴脱氧尿嘧啶核苷诱发的人外周血淋巴细胞姊妹染色单体互换(SCE)频率,降低强致癌物 N-甲基-N′-硝基-N-亚硝基胍诱导的淋巴细胞 SCE 频率和微核(MN)发生率[1]。酸角果肉水浸提物能抑制 ^{60}Co γ-射线诱发的人淋巴细胞 MN,对电离辐射所致的人体细胞遗传损伤有保护作用[2]。酸角中的多糖对暴露于紫外射线 B 的角膜细胞有保护作用,减轻过氧化氢等的积聚[3]。

2. 其他作用 酸角种子水提取物灌胃降低链脲菌素性糖尿病大鼠的血糖,提高肝脏、骨骼肌糖原含量和肝脏葡萄糖-6-磷酸脱氢酶的活性[4]。酸角提取物体外减少 LPS 和 γ- IFN 诱导的鼠巨噬细胞 RAW 264.7 产生一氧化氮。提取物给予小鼠也抑制 TPA、LPS 和(或)γ- IFN 诱导的腹腔巨噬细胞产生一氧化氮,且对小鼠无明显毒副作用[5]。酸角提取物对小鼠花生四烯酸诱发的耳肿胀、大鼠角叉莱胶诱发的足肿胀有抑制作用[6]。酸角的多糖能提高吞噬能力,抑制淋巴细胞迁移和细胞增殖[7]。

毒性 酸角果肉对 N-亚硝基-N′-甲基脲刺激小鼠结肠细胞的增殖作用有协同作用[8]。酸角甲醇提取物中的化合物对海胆胚胎细胞有细胞毒作用[9]。

【药性】 甘、酸,凉。

1.《滇南本草》:“味甘、酸,平。”

2. 姚可成《食物本草》:“味酸,平,无毒。”

3.《四川常用中草药》:“性温,味甘、酸。”

4.《福建药物志》:“甘、酸,凉。”

【功用主治】 清热解暑,和胃消积。主治中暑,食欲不振,小儿疳积,妊娠呕吐,便秘。

1.《滇南本草》:“治酒化为痰,隔于胃中。”

2. 姚可成《食物本草》:“主消毒,解腥秽气,敛虚汗。”

3.《四川中药志》1979 年版:“清热生津,消食化积,驱虫。用于伤暑,热病伤津,口渴咽干,小儿虫积腹痛,食积。”

【用法用量】 内服:煎汤,15～30 g;或熬膏。

【选方】 1. 预防中暑,治热病后口渴咽干 酸饺、乌梅各适量,水煎,加白糖代茶饮,作夏日清凉饮料。

2. 治小儿食积 酸饺 30 g,番石榴(拿精果)30 g。水煎服。

3. 治小儿虫积腹痛 酸饺 12 g,使君子 12 g,槟榔 12 g。水煎服。(1～3 方出自《四川中药志》1979 年版)

4. 治酒化为痰,隔于胃中 酸饺同白糖煎膏,早晚服一钱。(《滇南本草》)

5495 酸浆 suān jiāng (《本经》)

【异名】 葴、寒浆(《尔雅》),醋浆(《本经》),苦葴、苦蘵、皮弁草(崔豹《古今注》),酸浆草(《尔雅》郭璞注),酢浆(《吴普本草》),灯笼草(《新修本草》),苦耽(《嘉祐本草》),金灯草(《履巉岩本草》),姑娘菜、灯笼儿、挂金灯(《救荒本草》),红姑娘(《卮言》),天泡草(《纲目》),苦精(《尔雅义疏》),红娘子(《柳边纪略》),珊瑚架(汪连仕《采药书》),山瑚柳、天灯笼草(《纲目拾遗》),九古牛(《植物名实图考》),打朴草(《闽南民间草药》),金灯笼(《山东中草药手册》),锦灯笼(《陕西中草药》),蓝花天仙子、野木瓜(《云南中草药选》),野胡椒(《湖南药物志》)。

【基原】 为茄科酸浆属植物酸浆及挂金灯的全草。

【原植物】 1. 酸浆 *Physalis alkekengi* L.　又名:欧亚酸浆(《中药志》)。

多年生草本,基部常匍匐生根。茎高 40～80 cm,基部略带木质。叶互生,常 2 枚生于一节;叶柄长 1～3 cm;叶片长卵形至阔卵形,长 5～15 cm,宽 2～8 cm,先端渐尖,基部不对称狭楔形,下延至叶柄,全缘而波状或有粗牙齿,两面具柔毛,沿叶脉亦有短硬毛。花单生于叶腋,花梗长 6～16 mm,开花时直立,后来向下弯曲,密生柔毛而果时也不脱落;花萼阔钟状,密生柔毛,5 裂,萼齿三角形,花后萼筒膨大,变为橙红或深红色,呈灯笼状包被浆果;花冠辐状,白色,5 裂,裂片开展,阔而短,先端骤然狭窄成三角形尖头,外有短柔毛;雄蕊 5,花药淡黄绿色;子房上位,卵球形,2 室。浆果球状,橙红色,直径 10～15 mm,柔软多汁。种子肾形,淡黄色。花期 5～9 月,果期 6～10 月。

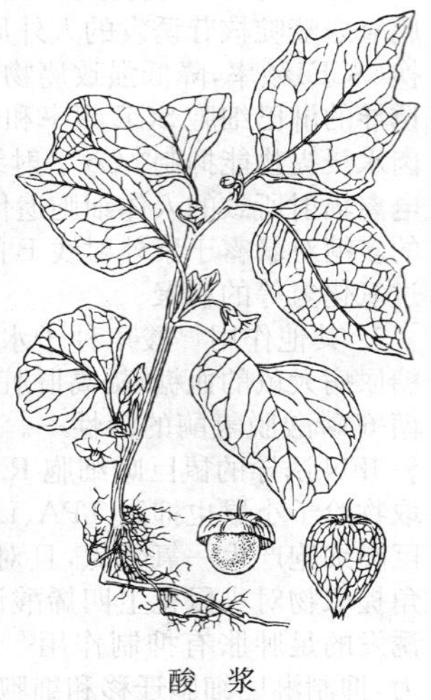

酸浆

生于空旷地或山坡。分布于河南、湖北、湖南、四川、贵州、云南、陕西和甘肃等地。

2. 挂金灯 *P. alkekengi* L. var. *franchetì* (Mast.) Makino [*P. franchetì* Mast.; *P. franchetì* Mast. var. *bungardii* Makino]

形态与原种相似,主要区别为:花梗几无毛或仅有稀疏毛,花萼除裂片毛较密外筒部稀疏;果成熟后果梗及果萼光滑无毛。

生于村旁、路边、旷野、山坡及林缘等处;亦有栽培。除西藏外,全国各地均有分布。

以上植物的根(酸浆根)及带宿萼的果实(挂金灯)亦供药用,另设专条。

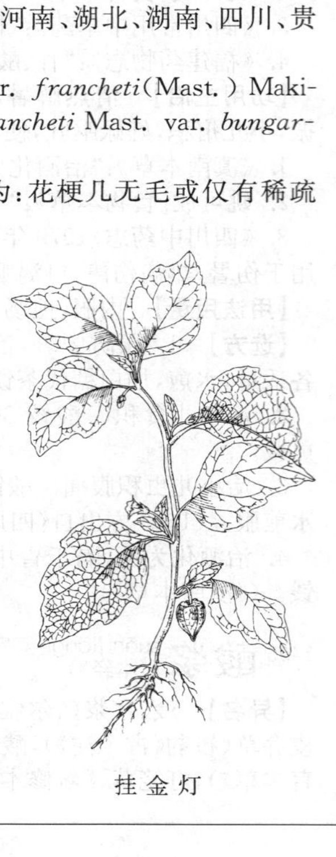

挂金灯

【栽培】 生物学特性　喜温暖、潮湿气候,但能耐寒,在北方稍冷的地方也可生长。以肥沃、排水良好的砂质壤土或黏壤土栽培。

繁殖方法　用种子或分根繁殖。种子繁殖:北京地区在 4 月初播种,苗床宽 1 m,用条播法,播后覆土 1 cm,浇水,并保持适当的湿润;苗高 3 cm时间苗,高 14 cm时定植,行距 35～50 cm,株距 20～25 cm。分根繁殖:作成宽 1.3 m 的长畦,春分时在畦上开沟,沟距 33～40 cm,将根横放在沟内,上面盖土 4～6 cm,并将土耙匀,镇压后浇水。

田间管理　干旱时及时浇水,特别在开花期,要经常保持充足的水分。苗高 13～16 cm时,应追施人粪尿1 次。

【采收加工】 6～9 月采收,鲜用或晒干。

【药材】 酸浆 *herba Physalis Alkekengi*　产于华北、华中、华南及西南各地。

性状　茎圆柱形,木质化较硬。叶互生,完整的叶片阔卵形,长 5～15 cm,宽 2～8 cm,先端尖,基部不对称,波状缘有粗齿。宿萼卵球形,直径 1.5～2.5 cm,黄绿色,薄纸质。浆果圆球形,皱缩,直径 1～1.2 cm。气微,味苦。

【成分】 酸浆叶中含黄酮类:木犀草素-7-β-D-葡萄糖苷(luteolin-7-β-D-glucoside)[1]。

全草含酸浆环氧内酯(physalactone)[2],全草及根均含酸浆双古豆碱(phygrine)[3]。

【药理】 抗乙肝表面抗原作用　酸浆全草水提取物在反相被动血凝抑制试验中抑制乙肝病毒表面抗原。乙醇提取物也有效[1]。

【药性】 酸、苦,寒。归肺、脾经。

1.《本经》:"味酸,平。"

2.《别录》:"寒,无毒。"

3.《新修本草》:"味苦,大寒,无毒。"

4.《滇南本草》:"性微温,味咸。"

5.《得配本草》:"入手太阴经气分。"

6.《陕西中药志》:"入肝、脾二经。"

【功用主治】 清热利咽,通利二便。主治咽喉肿痛,肺热咳嗽,黄疸,痢疾,水肿,小便淋涩,大便不通,黄水疮,湿疹,丹毒。

1.《本经》:"主热烦满,定志益气,利水道。"

2.《新修本草》:"主上气咳嗽,风热,明目。"

3.《嘉祐本草》:"主腹内热结,目黄,不下食,大小便涩,骨热咳嗽,多睡劳乏,呕逆痰壅,痃癖痞满,小儿疬子寒热,大腹,杀虫,落胎,并煮汁服,亦生捣绞汁服,亦研敷小儿闪癖。"

4.《本草衍义补遗》:"治热痰嗽。"

5.《滇南本草》:"利小便,治五淋、玉茎痛,攻疮毒,治腹痈,破血,破气。"

6.《本经逢原》:"主咽喉肿痛。"

7. 汪连仕《采药书》:"清火,消郁结,治疝。敷一切疮肿,专治锁缠喉风。治金疮肿毒,止血崩,煎酒服。"

【用法用量】 内服:煎汤,9～15 g;或捣汁、研末。外用:煎水洗;研末调敷或捣敷。

【宜忌】 《陕西中药志》:"脾虚泄泻者忌用。"

【选方】 1. 治喉疮并痛者　灯笼草,炒焦为末,酒调,敷喉中。(《医学正传》)

2. 治黄疸,利小便　酸浆、茅草根、五谷根各 15 g。煎水服。(《贵阳民间药草》)

3. 治水肿,小便不利　金灯笼 12 g,车前草 15 g,西瓜皮 24 g。水煎服。(《山东中草药手册》)

4. 治二便不通　酸浆草、车前草各一大把,和砂糖一钱。调服立通,未通再服。

5. 治痔疮出血疼痛　酸浆草一大把。水二升，煎半升服，日三次立效。

6. 治天行时热，烦躁作渴，真热极者　酸浆草一大把。水二升，煎减半饮之。(4～6方出自《本草汇言》)

7. 治诸般疮肿　金灯草不以多少，晒干，为细末，冷水调少许，软贴患处。(《履巉岩本草》)

8. 治风热，眼赤痛　酸浆皮 3 g，水煎，日服 2 次。外用煎水洗眼。(《吉林中草药》)

9. 治牙齿肿痛　酸浆草一两(洗净)，川椒五十粒(去目，为末)。同捣烂，取豆大，着痛处即止。(《本草汇言》)

【临床报道】 1. 治疗急性扁桃体炎　每次用酸浆花萼 2～3 个或全草 9～15 g，煎服或冲茶服。治疗急性扁桃体炎 32 例，收到满意效果。用药 1 次痊愈者 30 例，2 次痊愈者 2 例，治愈时间最短半天，最长 3 d[1]。

2. 治疗老年慢性气管炎　用灯笼草(干)500 g 制成 500 ml糖浆。每次服 50 ml，每日 3 次。饭后服。10 d 为 1 个疗程。治疗各型老年慢性气管炎 50 例(其中单纯型 36 例，喘息型 14 例)，治疗 3 个疗程后，显效以上者共有 78%[2]。

3. 治疗流行性感冒　灯笼草 30 g，三桠苦 30 g，岗梅根 30 g，甘草 9 g。清水煎服，每日 1～2 剂，3 d 为 1 个疗程。治疗流感 100 例，治愈 79 例，有效 14 例(其中合并支气管炎 3 例，急性咽炎 5 例，风湿热 1 例)，无效 7 例(其中合并急性扁桃体炎 4 例，合并肺气肿感染 2 例)。认为该方对风热型流感疗效较好，但对体质较虚和风寒偏重的感冒，则不宜使用[3]。

【各家论述】 1.《纲目》："酸浆，利湿除热，除热则清肺止咳，利湿故能化痰，治疸。"

2. 朱丹溪引自《纲目》："灯笼草，苦能除湿热，轻能治上焦，故主热咳咽痛，此草治热痰咳嗽，佛耳草治寒痰咳嗽也。"

3.《本草汇言》："酸浆草，解毒血之药也；凡属血热，咸宜用之，但酸寒清利，只宜热闭不通，如属胃虚，自当逊避。"

4.《纲目拾遗》："此草主治虽夥，惟咽喉是其专治，用之功最捷。"

5496 酸模 suān mó (《本草经集注》)

【异名】 须、蕵芜(《尔雅》)，山大黄、当药(《本草拾遗》)，山羊蹄、酸母(《纲目》)，牛耳大黄、酸汤菜、黄根根(《贵州民间方药集》)，酸姜、酸不溜、酸溜溜(《东北药用植物志》)，莫菜、酸木通(《中国土农药志》)，鸡爪黄连(《浙江民间草药》)，猪耳根棵、牛舌头棵、打锣锤(《河南中草药手册》)，田鸡脚、水牛舌头、大山七(《湖南药物志》)，羊舌头(《浙江药用植物志》)，酸鸡溜(《长白山植物药志》)，大黄药菜(《贵州中草药名录》)。

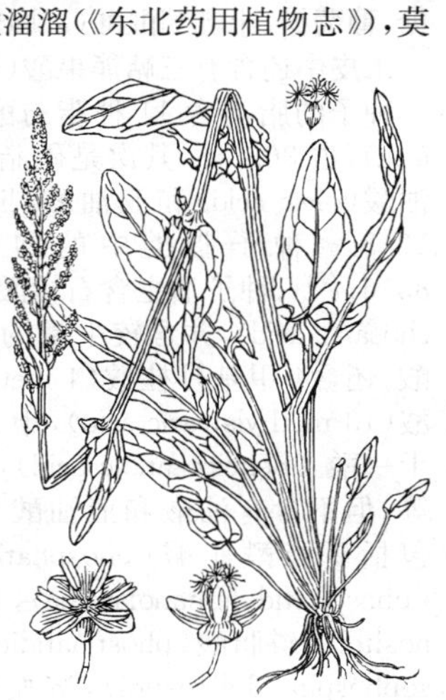

酸　模

【基原】 为蓼科酸模属植物酸模的根。

【原植物】 酸模 *Rumex acetosa* L.

多年生草本，高达 1 m。根肉质，黄色。茎直立，通常不分枝，无毛，或稍有毛，具纵沟纹，中空。单叶互生；叶片卵状长圆形，长5～15 cm，宽 2～5 cm，先端钝或尖，基部箭形或近戟形，全缘，有时略呈波状，上面无毛，下面及叶缘常具乳头状突起；茎上部叶较窄小，披针形，具短柄，或无柄且抱茎；基生叶有长柄；托叶鞘膜质，筒状，破裂。花单性，雌雄异株；花序顶生，狭圆锥状，分枝稀，花数朵簇生；雄花花被片 6，椭圆形，排成 2 轮；雄蕊 6，花丝甚短；雌花的外轮花被片反折向下紧贴花梗，内轮花被片直立，花后增大包被果实，径约5 mm，圆形，全缘，各有一不明显的瘤状突起；子房三棱形，柱头 3，画笔状，紫红色。瘦果三棱形，黑色，有光泽。花期 5～6 月，果期 7～8 月。

生于路边、山地及湿地。全国大部分地区有分布。

本植物的叶(酸模叶)亦供药用，另设专条。

【采收加工】 夏季采收，晒干或鲜用。

【药材】 酸模 *Radix Rumicis Acetosae*　产于四川、云南、湖北、浙江、江苏等地。

性状　根茎粗短，顶端有残留的茎基，常数条根相聚簇生；根稍肥厚，长 3.5～7 cm，直径 1～6 mm，表面棕紫色或棕色，有细纵皱纹。质脆，易折断，断面棕黄色，粗糙，纤维性。气微，味微苦、涩。

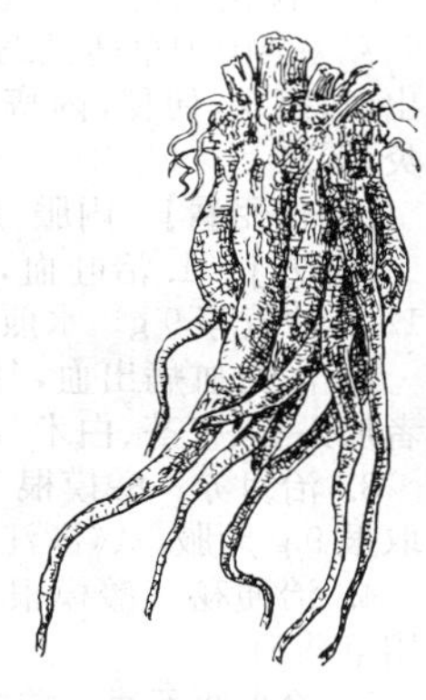

酸模(根)外形

鉴别　(1) 根横切面：木栓层为 3～4 列木栓细胞，内含棕褐色物。皮层中纤维成束或单个散在，壁较厚，微木化，孔沟及层纹明显，并可见类方形、不规则状或分枝状石细胞，胞腔较大，孔沟明显。韧皮部可见筛管群。形成层明显。木质部导管单个散在或多个相聚，成放射状排列；木纤维成束。本品薄壁细胞含草酸钙簇晶、淀粉粒及黄棕色或红棕色物。

(2) 取本品粉末 0.1 g，置具塞锥形瓶中，加乙醚 10 ml，浸渍 10 min，振摇，滤过。滤液加氢氧化钠试液，振摇，氢氧化钠液层显红色(检查蒽醌)。

(3) 取本品粉末少许，微量升华，置显微镜下可见黄色针状、羽状或菱形结晶。滴加氢氧化钠试液，结晶溶解，溶液显红色(检查蒽醌)。

(4) 薄层色谱：取本品粉末 0.1 g，加甲醇 5 ml，浸渍 20 min，振摇，滤过，滤液作供试品溶液。另取大黄酚、大黄素甲醇溶液作对照品溶液。分别点样于同一硅胶 G 薄板上，以苯-醋酸乙酯-甲醇-醋酸(30：10：10：0.5)展开，用 10%氢氧化钾的甲醇液显色。供试品色谱中，在与对照品色谱相应位置上，显相同的淡红色斑点。

【成分】 酸模根中含有蒽醌类：大黄酚(chrysophanol)，大黄素甲醚(physcion)，大黄素(emodin)，大黄酚蒽酮(chrysophanol anthrone)，大黄素甲醚蒽酮(physcion anthrone)，大黄素蒽酮(emodin anthrone)[1]，芦荟大黄素(aloe-emodin)，8-O-β-D-葡萄糖基大黄酚(8-O-β-D-glucosylchrysophanol)，8-O-β-D-葡萄糖基大黄素(8-O-β-D-glucosylemodin)，ω-乙酰氧基芦荟大黄素(ω-aceto-xyaloeemodin)[2]和酸模素(musizin)[3]。另含多糖[4]。

【药理】 1. 抗癌作用　酸模根和叶中提取的多糖

(RAP)灌胃抑制小鼠S_{180}肉瘤生长[1]。

2. 其他作用　RAP 延长荷S_{180}肉瘤的小鼠戊巴比妥诱导的睡眠时间,降低苯胺羟化酶和氨基比林去甲基酶的活性,增强巨噬细胞吞噬作用,活化 C3 补体[2]。

【药性】　酸、微苦,寒。

1.《本草经集注》:"醋(酸)。"

2.《日华子》:"味酸,凉,无毒。"

3.《纲目》:"酸,寒。""根微苦。"

4.《全国中草药汇编》:"酸、苦,寒。"

【功用主治】　凉血解毒,泄热通便,利尿杀虫。主治吐血,便血,月经过多,热痢,目赤,便秘,小便不通,淋浊,恶疮,疥癣,湿疹。

1.《本草经集注》:"根疗疥。"

2.《本草拾遗》:"根主暴热腹胀,生捣绞汁服当下痢。杀皮肤小虫。"

3.《日华子》:"治小儿壮热。"

4.《纲目》:"去汗斑,同紫萍捣擦,数日即没。"

5.《贵州民间方药集》:"利便,解热,利尿,治五淋。"

6.《湖南药物志》:"主治小便不通,发热,疥疮,外伤。"

7.《全国中草药汇编》:"凉血,解毒,通便,杀虫。主治内出血,痢疾,便秘,内痔出血;外用治疥癣,疔疮,神经性皮炎,湿疹。"

【用法用量】　内服:煎汤,9～15 g;或捣汁。外用:捣敷。

【选方】　1. 治吐血,便血　酸模 4.5 g,小蓟、地榆炭各 12 g,炒黄芩 9 g。水煎服。(《山东中草药手册》)

2. 治白血病出血,月经过多　酸模 15 g,水煎服。体虚者加人参、茯苓、白术各 9 g。(《福建药物志》)

3. 治目赤　酸模根 3 g,研末,调人乳蒸过敷眼沿,同时取根 9 g 煎服。(《浙江民间草药》)

4. 治便秘　酸模根 30～60 g。水煎服。(《浙江民间常用草药》)

5. 治小便不通　酸模根 9～12 g。水煎服。(《湖南药物志》)

5497 酸不溜 suān bù liū (《内蒙古中草药》)

【异名】　酸姜(《沙漠地区药用植物》)。

【基原】　为蓼科蓼属植物叉分蓼的全草。

【原植物】　叉分蓼 *Polygonum divaricatum* L.　又名:分叉蓼(《东北草本植物志》),分枝蓼、叉枝蓼(《沙漠地区药用植物》)。

多年生草本,高 1～1.5 m。茎从基部开始生出很多叉状分枝,形成半圆形的丛状。叶互生;有短柄或近于无柄;托叶鞘膜质,褐色,开裂,无毛;叶片披针形或椭圆形,长 5～15 cm,宽达 3 cm,先端渐尖,基部渐狭,全缘,微有毛。花序圆锥状顶生,扩展;花小,花被 5 深裂,白色或淡黄色。瘦果椭圆形,具 3 锐棱。种子椭圆形,黄褐色,光泽,长于花被。

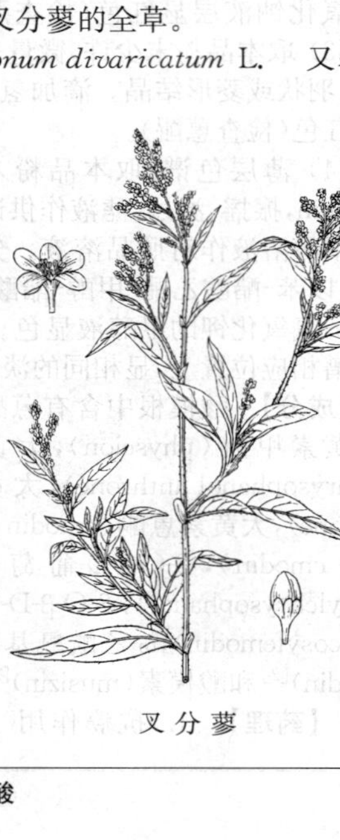

叉分蓼

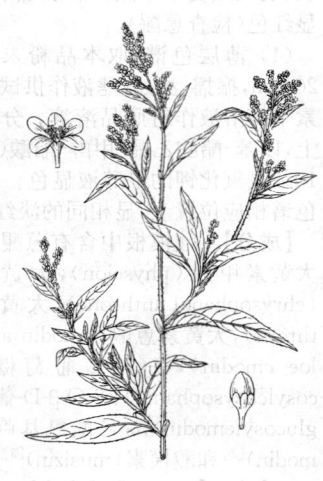

生于山坡、沙丘、沟谷、丘陵坡地。分布于华北、东北、西北等地。

本植物的根(酸不溜根)亦供药用,另设专条。

【采收加工】　夏、秋间采收,晾干。

【成分】　全草含黄酮类:金丝桃苷(hyperoside),槲皮苷(quercitrin)[1],山柰酚(kaempferol),杨梅树皮素(myricetin)[2]。

其地上部分含黄酮类成分:左旋表没食子儿茶素没食子酸酯(epigallocatechol gallate),左旋表儿茶素没食子酸酯(epicatechol gallate)[3],右旋儿茶素(catechin),左旋表儿茶素(epicatechin),槲皮素(quercetin),萹蓄苷(avicularin),金丝桃苷(hyperin),槲皮苷和芸香苷(rutin)[4]及氨基酸[5]。

【药性】　《内蒙古中草药》:"酸、苦、涩,凉。"

【功用主治】　《内蒙古中草药》:"清热,消积,散瘿,止泻。主治大小肠积热,瘿瘤,热泻腹痛。"

【用法用量】　内服:煎汤,10～15 g;或研末,每次 2～3 g。

【选方】　治热泻腹痛　叉分蓼研面,每服 3 g,开水送服,每日服 3 次。(《内蒙古中草药》)

5498 酸石榴 suān shí liú (《纲目》)

【异名】　醋石榴(《海上集验方》)。

【基原】　为石榴科石榴属植物石榴 *Punica granatum* L. 一种味酸的果实。

【原植物】　参见"石榴皮"条。

【采收加工】　9～10 月果熟时采收,鲜用。

【成分】　果实的可食用部分占果实总重的 52%,其中包括 78% 的果汁和 22% 的种子。新鲜果汁含水分 85.4%,总糖 10.6%,果胶 1.4%,有机酸(以枸橼酸计)0.1 g/100 ml,维生素 C 0.7 mg/100 ml,游离氨基酸 19.6 mg/100 ml,灰分 0.05 g/100 ml[1]。果汁含所有必需氨基酸,其中的缬氨酸和甲硫氨酸含量相当高[2]。果汁还含有钾、钙、镁、钼、铜、铁、钴、铬和其他微量元素[3],但果汁中铁、铜、钠、镁、锌的含量均低于种子,而元素钾则例外[1]。果胶中含糖,分别是甘露糖、半乳糖、鼠李糖、阿拉伯糖、葡萄糖、半乳糖醛酸(galacturonic acid)[4]。

果皮中还含有三萜熊果酸(ursolic acid)[5]。

种子的脂类含 11 种脂肪酸,最主要的是辛酸(caprylic acid),占 36.3%,其次是硬脂酸(stearic acid),占 22.5%,油酸(oleic acid)和亚油酸(linoleic acid)分别占 5.1% 和 10.3%,种子脂类中的饱和脂肪酸占总脂肪酸的 83.6%[1]。种子油主含石榴酸(punicic acid)即栝楼酸(trichosanic acid),并含较少量的棕榈酸(palmitic acid),硬脂酸,还含4-甲基月桂酸(4-methyllauric acid),13-甲基硬脂酸(13-methylstearic acid),十九酸(nonadecanoic acid),二十一酸(heneicosanoic acid),二十三酸(tricosanoic acid)等,但不含有油酸和亚油酸[6]。去油的种子渣含磷脂,包括磷脂酰胆碱(phosphatidylcholine),磷脂酰乙醇胺(phosphatidylethanolamine),磷脂酰肌醇(phosphatidylinositol),磷脂酸(phosphatidic acid),溶血磷脂酰肌醇(lysophosphatidylinositol),溶血磷脂酰胆碱(lysophosphatidylcholine)。

种子渣中也含有比种子油的含量更低的石榴酸[7]。

种皮含四种黄酮类花色素：飞燕草素-3-葡萄糖苷（delphinidin-3-glucoside），矢车菊素-3-葡萄糖苷（cyanidin-3-glucoside），飞燕草素-3，5-二葡萄糖苷（delphinidin-3，5-diglucoside），矢车菊素-3，5-二葡萄糖苷（cyanidin-3，5-diglucoside）[8]。

【药理】 抗菌作用　酸石榴皮煎剂对白喉杆菌、金黄色葡萄球菌、变形杆菌等有抑制作用[1]。水浸剂对堇色毛癣菌、奥杜盎小孢子菌及星形奴卡菌等均有抑制作用[2]。

【药性】 酸，温。

1.《食疗本草》："温。"

2.《蜀本草》："《图经》云：味甘酸。"

3.《纲目》："酸涩，温，无毒。"

【功用主治】 止渴，涩肠，止血。主治津伤燥渴，滑泻，久痢，崩漏，带下。

1.《食疗本草》："治赤白痢腹痛者，取一枚并子捣汁顿服。"

2.《本草拾遗》："止渴。"

3.《蜀本草》："《图经》云：止痢。"

4.《纲目》："止泻痢，崩中，带下。"

5.《广西本草选编》："主治扁桃体炎，咽炎，口腔炎。"

【用法用量】 内服：煎汤，6～9 g；捣汁；或烧存性研末。外用：烧灰存性撒。

【宜忌】 不宜过量服用。

1.《别录》："损人肺，不可多食。"

2.《食疗本草》："多食损齿令黑。"

3.《日用本草》："其汁恋膈成痰，损肺气，病人忌食。"

4.《医林纂要》："多食生痰，作热痢。"

【选方】 1. 治肠滑久痢　醋石榴一枚。擘破，炭火簇烧令烟尽，急取出不令作灰，用瓷碗盖一宿，出火毒，捣为散。每服用醋石榴一瓣，以水一盏，煎汤调下二钱匕。久泻亦治。（《圣济总录》黑神散）

2. 治小便不禁　柏白皮三两（锉），石榴二颗（烧为灰，细研）。上药，以水三大盏，煮柏皮，取汁二大盏，去滓。每于食前，以汁一小盏，调石榴灰二钱服之。（《圣惠方》）

3. 治诸疮　酸石榴一枚，白矾一两。上用酸石榴札作窍子，纳白矾，慢火内深焙，烧半日存性，为散。贴之，取愈为度。（《圣济总录》石榴散）

【临床报道】 慢性支气管炎　酸石榴 1 枚（60～100 g），猪脂肪 60 g，生姜 30 g，冰糖 30 g。先将猪脂肪用文火加热煎熬取油去滓，再加入酸石榴籽（全部）、生姜（切丝）、冰糖，共用文火煎熬 30 min，制成膏剂后，分成 6 份，每晚睡前服 1 份，12 d 为 1 个疗程，其间可以休息 1～2 d，本膏剂最宜在立冬后第一日开始服用，连续服用 1～3 个疗程；随证加味，急性发作期可加杏仁 30 g、川贝母（打碎）30 g；慢性迁延期可加山药 30 g、益智仁 30 g。治疗慢性支气管炎 45 例，结果：用药后 45 例患者经 1～3 年的随访，临床控制 39 例（86.67%），显效 4 例（8.89%），好转 1 例（2.22%），无效 1 例（2.22%），总有效率为 97.78%[1]。

5499 酸枣仁 suān zǎo rén

（《雷公炮炙论》）

【异名】 枣仁（《药品化义》），酸枣核（《江苏省植物药材志》）。

【基原】 为鼠李科枣属植物酸枣的种子。

【原植物】 酸枣 *Ziziphus jujuba* Mill. var. *spinosa* (Bunge) Hu ex H. F. Chou [*Z. vulgaris* Lam. var. *spinosa* Bunge]　又名：棘（《诗经》），樲（《尔雅》），山枣（《本草经集注》），野枣（任昉《述异记》）。

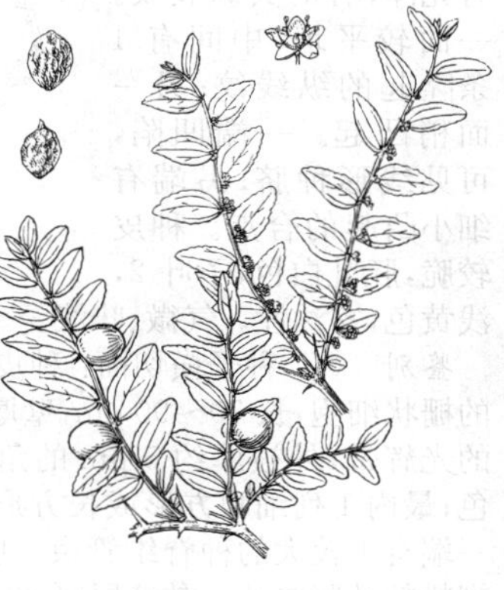

酸　枣

落叶灌木，稀为小乔木，高 1～3 m。老枝灰褐色，幼枝绿色；于分枝基部处具刺 1 对，1 枚针形直立，长达 3 cm，另 1 枚向下弯曲，长约 0.7 cm。单叶互生；托叶针状；叶片长圆状卵形至卵状披针形，先端钝，基部圆形，稍偏斜，边缘具细锯齿。花小，2～3 朵簇生于叶腋；花萼 5 裂，裂片卵状三角形；花瓣 5，黄绿色，与萼片互生；雄蕊 5，与花瓣对生；花盘明显，10 浅裂；子房椭圆形，埋于花盘中，花柱 2 裂。核果肉质，近球形，成熟时暗红褐色，果皮薄，有酸味。花期 6～7 月，果期 9～10 月。

生于向阳或干燥的山坡、山谷、丘陵、平原、路旁以及荒地。性耐干旱，常形成灌木丛。分布于华北、西北及辽宁、江苏、安徽、山东、河南。

本植物的叶（棘叶）、花（棘刺花）、果肉（酸枣肉）、棘刺（棘针）、树皮（酸枣树皮）、根（酸枣根）、根皮（酸枣根皮）亦供药用，另设专条。

【栽培】 生物学特性　喜温暖干燥气候，耐旱，耐寒，耐碱。适于向阳干燥的山坡、丘陵、山谷、平原及路旁的砂石土壤栽培，不宜在低洼水涝地种植。

繁殖方法　种子繁殖和分株繁殖。种子繁殖：9 月采收成熟果实，堆积，沤烂果肉，洗净。春播的种子须进行砂藏处理，在解冻后进行。秋播在 10 月中、下旬进行。按行距 33 cm 开沟，深 7～10 cm，每隔 7～10 cm 播种 1 粒，覆土 2～3 cm，浇水保湿。育苗 1～2 年即可定植，按（2～3）m×1 m 开穴，穴深宽各 30 cm，每穴 1 株，培土一半时，边踩边提苗，再培土踩实、浇水。分株繁殖：在春季发芽前和秋季落叶后，将老株根部发出的新株连根劈下栽种，方法同定植。

田间管理　育苗田在苗出齐后进行浅锄松土除草，冬至前要进行 2～3 次。苗高 6～10 cm 时追施硫酸铵，苗高 30 cm 追施过磷酸钙。为提高酸枣座果率，春季须进行合理的整形修剪，或进行树形改造，把主干 1 m 以上的部位锯去，使抽生多个侧枝，形成树冠；也可进行环状剥皮，在盛花期，离地面 10 cm 高的主干上环切一圈，深达木质部，隔 0.5～0.6 cm 再环切 1 圈，剥去 2 圈间树皮即可，20 d 左右伤口开始愈合，1 个月后伤口愈合面在 70% 以上。

病虫害防治　虫害有黄刺蛾，幼虫期可喷青虫菌粉 500 倍液。

【采收加工】 栽后 7～8 年 9～10 月果实呈红色时，摘下浸泡 1 夜，搓去果肉，捞出，碾破核壳，淘取酸枣仁，晒干。

【药材】 酸枣仁 *Semen Ziziphi Spinosae*　主产于河北、陕西、辽宁、河南等地。

性状 种子扁圆形或扁椭圆形,长 5～9 mm,宽 5～7 mm,厚约 3 mm。表面紫红色或紫褐色,平滑有光泽,有的具纵裂纹。一面较平坦,中间有 1 条隆起的纵线纹;另一面稍凸起。一端凹陷,可见线形种脐;另端有细小凸起的合点。种皮较脆,胚乳白色,子叶 2,浅黄色,富油性。气微、味淡。

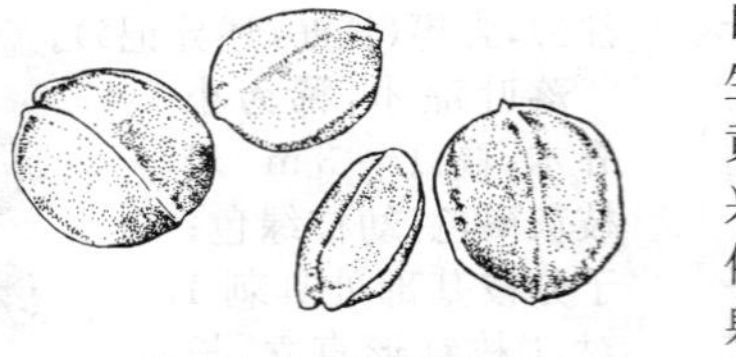

酸枣仁(种子)外形

鉴别 (1) 种子横切面:种皮最外为 1 列黄色或棕黄色的栅状细胞,长 70～90 μm,壁厚,木化,靠外侧有 1 条明显的光辉带,外被厚约 5 μm 的角质层;营养层细胞颓废,棕色;最内 1 列细胞方形或长方形,垂周壁增厚,稍木化。于一端有 1 较大的种脊维管束。胚乳细胞类多角形,含大量糊粉粒及脂肪油。黏液层厚 20～30 μm。子叶表皮细胞及其附近的薄壁细胞含草酸钙小簇晶,直径 3～5 μm;薄壁细胞均充满糊粉粒及脂肪油。

粉末特征:棕红色。种皮栅状细胞棕红色,表面观多角形,直径约 15 μm,壁厚,木化,胞腔小。内种皮细胞棕黄色,表面观长方形或类方形,壁连珠状增厚,木化。子叶表皮细胞含细小草酸钙簇晶及方晶。

(2) 薄层色谱:取本品粉末 1 g,加甲醇 30 ml,加热回流 1 h,滤过,滤液蒸干,残渣加甲醇 0.5 ml 使溶解,作为供试品溶液。另取酸枣仁皂苷 A、B 对照品,分别加甲醇制成每 1 ml 各含 1 mg 的混合溶液,作为对照品溶液。吸取上述两种溶液各 5 μl,分别点于同一硅胶 G 薄层板上,以水饱和的正丁醇为展开剂,展开,取出,晾干,喷以 1% 香草醛硫酸溶液,立即检视。供试品色谱中,在与对照品色谱相应的位置上,显相同颜色的斑点。

【成分】 酸枣仁含生物碱:酸枣仁碱(sanjoinine)A、B、D、E、F、G_1、G_2、Ia、Ib、K[1～3],其中碱 A 就是欧鼠李叶碱(frangufoline),碱 E 就是荷叶碱(nuciferine),碱 Ia 就是原荷叶碱(nornuciferine),碱 Ib 就是去甲异紫堇定(norisocorydine),碱 K 就是右旋的衡州乌药碱(coclaurine);N-甲基巴婆碱(N-methylasimilobine),酸李碱(zizyphusine),5-羟基-6-甲氧基去甲阿朴啡(caaverine,5-hydroxy-6-methoxynoraporphine),安木非宾碱(amphibine)D。还含酸枣仁环肽(sanjoinenine)[3]。还含三萜类:白桦脂酸(betulinic acid),白桦脂醇(betulin),美洲茶酸(ceanothic acid),麦珠子酸(alphitolic acid)[4],酸枣皂苷(jujuboside)A、B[5,6],以及胡萝卜苷(daucosterol)[4]。又含黄酮类:斯皮诺素(spinosin),即是 2″-O-β-D-吡喃葡萄糖基当药素(2″-O-β-D-glucopyrano-sylswertisin)[7],酸枣黄素(zivulgarin)[5,7],6-芥子酰斯皮诺素(6-sinapoylspinosin),6-阿魏酰斯皮诺素(6-feruloylspinosin),6-对香豆酰斯皮诺素(6-*p*-coumaroylspinosin),当药素(swertisin)[8],6,8-二-C-葡萄糖基芹菜素(vicenin Ⅱ),芹菜素-6-C-〔(6-O-对羟基苯甲酰)-β-D-吡喃葡萄糖基(1→2)〕-β-D-吡喃葡萄糖苷{apigenin-6-C-〔(6-O-*p*-hydroxybenzoyl)-β-D-glucopyranosyl(1→2)〕-β-D-glucopyranoside}[9]等。还含苏氨酸、缬氨酸、甲硫氨酸、亮氨酸、异亮氨酸、赖氨酸、苯丙氨酸等 17 种氨基酸[10]以及钾、钠、钙、锌、铁、铜、锰等多种金属元素[11]。又含阿魏酸(ferulic acid)[5],维生素 C 及植物甾醇[12],环磷酸腺苷(cyclic adenosine 3′,5′-monophosphate)[13]等。

【药理】 1. 中枢抑制作用 酸枣仁煎剂灌胃抑制小鼠自主活动,增加阈下剂量戊巴比妥钠所致小鼠入睡的只数。生酸枣仁与炒酸枣仁作用无明显差异[1]。酸枣仁皂苷、总黄酮灌胃抑制正常小鼠的活动,抑制苯丙胺对小鼠的中枢兴奋作用,降低大鼠的协调运动,协同戊巴比妥钠对小鼠的催眠作用[2,3]。酸枣仁皂苷 A 积累剂量和单次剂量腹腔注射均可使小鼠的活动强度减少,静息时间增加[4]。腹腔注射酸枣仁有效成分可使猫的慢波睡眠时间延长,有助于猫的入睡,并使深睡时间延长[5]。煎剂灌胃提高小鼠热板法和电刺激法的痛阈值,抑制戊四唑引起的惊厥[6]。水煎液灌胃降低小鼠脑组织中神经递质多巴胺和 3,4-二羟基苯乙酸的含量[7]。酸枣仁皂苷 A 阻滞海马神经元中青霉素诱导的谷氨酸释放,抑制谷氨酸介导的兴奋性信号传导,可能与抗钙调蛋白作用有关[8]。

2. 对心血管系统的作用 总皂苷能降低缺氧-复氧大鼠乳鼠心肌细胞内脂质过氧化物及钙离子水平,改善心肌细胞超微结构[9]。水煎醇沉液腹腔注射或静脉注射有预防及治疗乌头碱、氯仿、氯化钡诱发的小鼠和大鼠心律失常的作用;能抑制离体蛙心心率和收缩力,减慢在体兔心率及豚鼠心率等[10]。炒酸枣仁中的皂苷灌胃对抗垂体后叶素引起的大鼠心肌缺血[11]。总皂苷水溶液灌胃对原发性高血压大鼠有降压作用[12]。酸枣仁皂苷 A 有抑制巨噬细胞条件培养液的促进血管平滑肌细胞增殖、RNA 合成及 sis 基因表达的作用[13]。炮制品中总皂苷灌胃能降低高脂血症大鼠血清总胆固醇、三酰甘油、低密度脂蛋白胆固醇含量,提高高密度脂蛋白胆固醇的含量[14]。

3. 抗氧化作用 总皂苷体外减少兔肝匀浆和红细胞膜丙二醛(MDA)水平,提高兔肝匀浆超氧化物歧化酶(SOD)活性[15]。总皂苷腹腔注射能减少大鼠缺血脑组织含水量及 MDA 含量,使脑组织中 SOD、乳酸脱氢酶活性增高,乳酸含量下降,脑神经细胞损害减轻[16]。酸枣仁药液灌胃提高内毒素诱导的发热小鼠血和肝中 SOD 含量[17]。

4. 益智作用 跳台法和避暗法研究表明酸枣仁油反复应用可以改善地西泮造成的记忆障碍小鼠和正常小鼠的学习记忆功能[18]。煎液灌胃改善正常小鼠、东莨菪碱所致记忆获得障碍及乙醇所致记忆再现障碍模型小鼠的学习记忆能力[19]。

5. 其他作用 总皂苷腹腔注射延长常压缺氧、异丙肾上腺素加重的缺氧及亚硝酸钠所致的携氧障碍小鼠的存活时间。总皂苷能对抗家兔凝血酶诱导的血小板聚集,减少血栓烷 B_2 产生[20]。醇提取物能提高烫伤小鼠的存活率,抑制小鼠烫伤性水肿的发展,推迟大鼠烫伤性休克的发生,延长存活时间[21]。酸枣仁的多糖口服能提高小鼠淋巴细胞转化值,促进小鼠溶血素生成,且对放射性损伤小鼠有保护作用[22]。水提液灌胃抑制小鼠醋酸、组胺等导致的腹腔、背部皮肤及耳郭毛细血管通透性的升高,对大鼠蛋清性足肿胀及大鼠纸片肉芽肿也有抑制作用[23]。酸枣仁油灌胃延长艾氏腹水癌小鼠的生存日数,抑制荷瘤小鼠生命后期的因腹水引起的体重增长[24]。

【炮制】 1. 酸枣仁 取原药材,除去杂质及核壳,洗净,晒干。

2. 炒酸枣仁 取净酸枣仁,置锅内,用文火加热炒至表面微鼓起,色微变深,有香气逸出时,取出放凉。用时捣碎。

3. 焦酸枣仁 取洁净的酸枣仁,置锅内,用武火加热炒至红黑色，取出，放凉。

4. 朱砂制酸枣仁　取净酸枣仁加水喷湿，与朱砂拌匀，晾干。每枣仁 500 kg，用朱砂面 10 kg。酸枣仁从五代开始，即有"睡多生使，不得睡炒熟"的记载。以后历代文献多遵此说，并一直沿用至近代。

饮片性状　酸枣仁参见"药材"项。炒酸枣仁形如酸枣仁，表面微鼓起，色泽加深，微具焦斑，略有香气，质较酥脆。焦酸枣仁表面鼓起，红黑色，种皮部分破裂，质酥脆。朱砂制酸枣仁表面附朱砂细粉。

贮干燥容器内，炒枣仁、焦枣仁、朱砂制酸枣仁，密闭，置阴凉干燥处，防蛀。

【药性】　甘，平。归心、肝经。

1.《本经》："味酸，平。"

2.《别录》："无毒。"

3.《本草衍义》："微热。"

4.《饮膳正要》："味酸，甘，平。"

5.《品汇精要》："气之薄者，阳中之阴。臭香。"

6.《纲目》："足厥阴、少阳药也。"

7.《雷公炮制药性解》："入心、脾、肝、胆四经。"

8.《本草汇言》："味甘、苦、酸，气平。入足少阳、厥阴，手少阴、太阴四经。"

【功用主治】　宁心安神，养肝，敛汗。主治虚烦不眠，惊悸怔忡，体虚自汗、盗汗。

1.《本经》："主心腹寒热，邪结气聚，四肢酸疼，湿痹。久服安五脏，轻身延年。"

2.《别录》："主烦心不得眠，脐上下痛，血转久泄，虚汗烦渴，补中，益肝气，坚筋骨，助阴气，令人肥健。"

3.《药性论》："主筋骨风，炒末作汤服之。"

4.《新修本草》："补中益气。"

5.《本草汇言》："养气安神，荣筋养髓，和胃运脾。"

6.《医林纂要》："补心，收散，敛肺，泻肝。皆酸之用。"

7.《本草再新》："平肝理气，润肺养阴，温中和湿，敛气止汗，益志定呵，聪耳明目。"

【用法用量】　内服：煎汤，6～15 g；研末，每次 3～5 g；或入丸、散。

【宜忌】　有实邪及滑泻者慎服。

1.《本草经集注》："恶防己。"

2.《本草经疏》："凡肝、胆、脾三经有实邪热者勿用，以其收敛故也。"

3.《轩岐救正论》："凡命门火衰滑泄，及素患梦遗者忌用之。"

4.《得配本草》："肝旺烦躁，肝强不眠，心阴不足，致惊悸者，俱禁用。"

5.《本草求真》："性多润，滑泄最忌。"

【选方】　1. 治虚劳虚烦不得眠　酸枣仁二升，甘草一两，知母二两，茯苓二两，芎䓖二两。上五味，以水八升，煮酸枣仁得六升，纳诸药煮取三升。分温三服。(《金匮要略》酸枣仁汤)

2. 治骨蒸，心烦不得眠卧　酸枣仁二两。以水二大盏半，研滤取汁，以米二合煮作粥，候临熟，入地黄汁一合，更微煮过。不计时候食之。(《圣惠方》酸枣仁粥)

3. 治胆虚睡卧不安，心多惊悸　酸枣仁一两。炒熟令香，捣细罗为散。每服二钱，以竹叶汤调下，不计时候。(《圣惠方》)

4. 治心脏亏虚，神志不守，恐怖惊惕，常多恍惚，易于健忘，睡卧不宁，梦涉危险，一切心疾　酸枣仁(微炒，去皮)、人参各一两，辰砂(研细，水飞)半两，乳香(以乳钵坐水盆中研)一分。上四味研和停，炼蜜丸如弹子大。每服一粒，温酒化下，枣汤亦得，空心临卧服。(《局方》宁志膏)

5. 治虚劳，烦热不得睡卧　酸枣仁(微炒)、榆叶、麦门冬(去心焙)各二两。上为末，炼蜜和捣百余杵，丸如梧桐子大。每服不计时候，以糯米粥饮下三十丸。(《普济方》酸枣仁丸)

6. 治睡中汗出　酸枣仁、人参、茯苓各等分。为末。每服二钱，用米饮调下。(《直指小儿方》)

【临床报道】　治疗失眠　每晚睡前 1 h 左右服生枣仁或炒枣仁散，或两者交替服用，每次 3 g、5 g 和 10 g，最多有 1 次服 30 g 者，连服 7 d。治疗失眠患者 87 例，有效率为 73.5%，并表明生品与炒用同样有效，据此认为"多眠用生"恐系不确之谈。有 7 例 1 次口服生或炒枣仁散 20～30 g，未发现任何副作用及麻醉作用[1]。另以耳穴贴炒酸枣仁，主穴为耳神门、皮质下，配穴为心、肾、脑点。每次选 1～2 穴，双耳同时应用。一般 5 d 换药 1 次(夏季 3 d)，4 次 1 个疗程。一般 1 个疗程。观察 30 例，结果：9 例显效，19 例进步，2 例无效[2]。

【各家论述】　1.《本草经疏》："酸枣仁，实酸平，仁则兼甘。专补肝胆，亦复醒脾。熟则芳香，香气入脾，故能归脾。能补胆气，故可温胆。母子之气相通，故亦主虚烦、烦心不得眠。其主心腹寒热，邪结气聚及四肢酸疼湿痹者，皆脾虚受邪之病，脾主四肢故也。胆为诸脏之首，十一脏皆取决于胆，五脏之精气，皆禀于脾，故久服之，功能安五脏。"

2.《冯氏锦囊》："酸枣仁，性油而润，滑泄者禁之。且其奏功者全仗芳香之气，以入心、入脾也，必须临用方炒熟研碎，入剂方效，炒久则油臭不香，若碎久则气味俱失，便难见功矣。"

3.《本经逢原》："酸枣仁，熟则收敛精液，故疗胆虚不得眠，烦渴虚汗之证；生则导虚热，故疗胆热好眠，神昏倦怠之证。按酸枣本酸而性收，其仁则甘润而性温，能散肝、胆二经之滞，故《本经》治心腹寒热，邪气结聚，酸痛血痹等证皆生用，以疏利肝、脾之血脉也。盖肝虚则阴伤而烦心，不能藏魂，故不得眠也。伤寒虚烦多汗及虚人盗汗，皆炒熟用之，总取收敛肝脾之津液也。"

4.《药性通考》："或问酸枣仁之治心也，不寐则宜炒，多寐则宜生。又云夜不能寐者，必须生用，何以自相背谬耶？曰：此用药之机权也。夫人之不寐，乃心气之不安也，酸枣仁安心，宜用之以治不寐矣。然何以炒用？炒则补心也。人心多寐，乃心气之太昏也。炒用则补心气而愈昏，生用则心清而不寐耳。夜不能寐者，乃心气不交肾也，日不能寐者，乃肾气不交于心也。肾气不交于心宜补肾，心气不交于肾宜补心，用枣仁正所以补心，补心宜用炒矣。何以又生用，不知夜之不寐，正心气之有余，清其气，则心气不足，而肾气乘之矣，所以必须生用。若日夜不寐，正宜用炒，而不宜用生也。"

5.《得配本草》："收肝脾之液，以滋养营气，敛心胆之气，以止消渴，补君火以生胃土，强筋骨以除酸痛。"

5500 酸枣肉 suān zǎo ròu (《安徽中草药》)

【基原】　为鼠李科枣属植物酸枣 *Ziziphus jujuba* Mill. var. *spinosa* (Bunge) Hu ex H. F. Chow 的果肉。

【原植物】　参见"酸枣仁"条。

【采收加工】 秋后果实成熟时采收,去除果核,晒干。

【药理】 1. 中枢抑制作用 酸枣肉水提物灌胃延长小鼠戊巴比妥钠或硫喷妥钠的睡眠时间,降低大鼠的协调运动[1]。酸枣肉注射液还减少小鼠的激怒反应,延长安钠咖所致小鼠惊厥的潜伏时间[2]。

2. 其他作用 酸枣肉提取液给小鼠自由饮用可增加小鼠饮食和体重,延长游泳时间,提高学习和记忆功能,增强常压耐缺氧能力[3]。酸枣肉多糖灌胃能增强正常小鼠细胞免疫和体液免疫功能;提高^{60}Co辐射小鼠降低的白细胞数目,增强被照小鼠单核巨噬细胞的吞噬功能及延长被照射时间[4]。酸枣肉粉喂饲降低实验性动脉粥样硬化兔的血清胆固醇、低密度脂蛋白和三酰甘油水平,提高高密度脂蛋白值等,减轻冠状动脉粥样硬化[5]。灌胃酸枣汁使D-半乳糖所致衰老模型大鼠脑丙二醛含量、单胺氧化酶B活性降低,抵抗D-半乳糖所致大鼠皮肤羟脯氨酸含量的减少[6]。

【药性】 酸、甘,平。

【功用主治】《安徽中草药》:"止血,止泻。主治水泻。"

【用法用量】 内服:煎汤,9～15 g;或入丸、散。

【选方】 治水泻 酸枣肉、椿根白皮粉末各等量。共捣和丸,如梧桐子大。早晚空腹时各服9 g,米汤送下。(《安徽中草药》)

5501 **酸枣根** suān zǎo gēn (《宁夏中草药手册》)

【基原】 为鼠李科枣属植物酸枣 *Ziziphus jujuba* Mill. var. *spinosa* (Bunge) Hu ex H. F. Chow 的根。

【原植物】 参见"酸枣仁"条。

【采收加工】 秋冬季采挖,鲜用或切片晒干。

【药理】 1. 中枢抑制作用 酸枣树根煎剂灌胃延长小鼠戊巴比妥钠的睡眠时间,提高小鼠热板法和电刺激法的痛阈值,抑制戊四唑引起的惊厥[1]。

2. 其他作用 酸枣根煎剂加强离体蛙心心肌收缩力和增加心输出量,灌胃有常压耐缺氧作用,改善实验性冠状动脉硬化家兔的异常的心电图[2]。煎液灌胃使高血脂兔的全血还原黏度及血浆黏度降低[3]。

【功用主治】《宁夏中草药手册》:"有显著安神作用,兼有止痛、利尿功效。"

【用法用量】 内服:煎汤,15～30 g。

【选方】 治神经衰弱,长期(顽固性)失眠 酸枣根1.8 g,丹参0.3 g(1次量),研面,睡前15 min温开水送服。(《山西中草药》)

【临床报道】 治疗失眠 鲜酸枣根500 g,加水2 000 ml,煎至1 000 ml,加适量防腐剂。成人每次服25～50 ml。治疗失眠372例,有效率约90%。未发现不良反应[1]。

5502 **酸浆根** suān jiāng gēn (《蜀本草》)

【异名】 天灯笼草根(《纲目拾遗》)。

【基原】 为茄科酸浆属植物酸浆 *Physalis alkekengi* L. 及挂金灯 *P. alkekengi* L. var. *francheti* (Mast.) Makino 的根。

【原植物】 参见"酸浆"条。

【采收加工】 夏、秋季采挖,鲜用或晒干。

【药材】 酸浆根 *Radix et Rhizoma Physalis* 产于东北、华北各地。

性状 根和根茎呈细长圆柱形,略扭曲,直径1～2 mm,表面皱缩,土棕色,节明显。略具青草气,味甚苦而微辛。

【药理】 酶抑制作用 酸浆根中化合物抑制β-葡萄糖苷酶和小牛肝脏中半乳糖苷酶[1]。

【药性】 苦、寒。归肺、脾经。

1.《蜀本草》:"绝苦。"

2.《现代实用中药》:"味苦、寒。"

3.《陕西中药志》:"入肝、脾二经。"

【功用主治】 清热,利湿。主治黄疸,疟疾,疝气。

1.《蜀本草》:"捣其汁,治黄病多效。"

2.《现代实用中药》:"利尿,镇咳,解热。"

【用法用量】 内服:煎汤,3～6 g,鲜者24～30 g。

【宜忌】 孕妇及脾虚泄泻者禁服。

1.《嘉祐本草》:"落胎。"

2.《陕西中药志》:"脾虚泄泻者忌用。"

【选方】 1. 治疟 天灯笼草根七株。去梗叶,洗净,连须切碎,酒二碗,煮鸭蛋二枚,同酒吃。(《纲目拾遗》)

2. 治疝气(睾丸炎) 鲜酸浆根30 g(洗净),青壳鸭蛋1个。水、酒各半炖服,日服1次。(《闽南民间草药》)

3. 治少腹拘急疼痛,喉头炎 酸浆鲜根30 g(干的9 g),水煎服。

4. 治翻肚痧 酸浆根30 g,香附9 g。水煎服。(3、4方出自《闽东本草》)

5503 **酸楂果** suān zhā guǒ (《西昌中草药》)

【异名】 移依树果、小木瓜(《云南思茅中草药选》),酸木瓜(《全国中草药汇编》)。

【基原】 为蔷薇科移依属植物云南移依 *Docynia delavayi* (Franch.) Schneid. 的果实。

【原植物】 参见"酸楂树皮"条。

【采收加工】 夏、秋季采果,切片晒干。

【药性】《全国中草药汇编》:"酸,凉。"

【功用主治】《全国中草药汇编》:"祛风通络,消食健胃。主治风湿性关节炎,消化不良。"

【用法用量】 内服:煎汤,15～30 g;浸酒,9～15 g。

【选方】 1. 治风湿骨痛 (移依树)果15～30 g,水煎或泡酒服。(《云南思茅中草药选》)

2. 治食积腹胀、消化不良 酸楂果60 g,煎水服。(《西昌中草药》)

5504 **酸模叶** suān mó yè (《本草拾遗》)

【基原】 为蓼科酸模属植物酸模 *Rumex acetosa* L. 的茎叶。

【原植物】 参见"酸模"条。

【采收加工】 夏季采收,鲜用或晒干。

【药材】 酸模叶 *Folium Rumicis Acetosae* 产于湖北、浙江、安徽、江苏、河南、陕西等地。

性状 叶多皱缩。完整叶展平后基生叶有长柄,长可达15 cm左右;茎生叶无柄或抱茎;叶片卵状长圆形,长5～15 cm,宽2～5 cm,先端钝或微尖,基部箭形或近戟形,全缘或微呈波状,叶表面不甚光滑,枯绿色;托叶鞘膜质,斜截形。气微,味苦、酸、涩。

【成分】 酸模叶中含蒽醌类成分:大黄酚(chrysophanol),1,8-二羟基蒽醌(1,8-dihydroxyanthraquione),芦荟大黄素(aloe-emodin)[1]。黄酮类成分:槲皮素(quercetin)，山柰酚(kaempferol)，杨梅黄酮(myricetin)[2]，牡荆素(vitexin)[3]，金丝桃苷(hyperoside)[4]及堇黄质(violaxanthin)[5]，鞣质[6]，草酸钙，酒石酸(tartaric acid)[7]，氨基酸[8]和维生素[9]。

【药性】《本草拾遗》："酸。"

【功用主治】《贵州民间方药集》："外用消伤肿，疮毒，治疥癣。"

【用法用量】内服：煎汤，10～15 g。外用：捣敷。

【选方】1. 治红眼睛，便秘　鲜酸模茎叶 15～30 g 煎服，甚者加元明粉 6 g 冲服。

2. 治小便不利　酸模茎叶、车前草各 15 g，活田螺 4 只，大蒜 2 瓣，共捣烂，敷脐下气海穴处，纱布固定；另取酸模茎叶、车前草各 30 g，煎水代茶饮。(1、2 方出自《安徽中草药》)

3. 治内痔出血　鲜酸模全草 30～60 g。捣烂取汁，调白糖 30～60 g，内服。(《全国中草药汇编》)

4. 治白丹　酸模草、五叶草煮汁饮之。又以滓合丹，以芜荑涂亦佳。(《圣惠方》)

5. 治皮肤湿疹及烫火伤　酸模全草、椿根白皮各 60 g，桉树叶 30 g，冻青叶 30 g。共研细末，油调涂。(《常用中草药配方》)

6. 治汗斑　鲜酸模茎叶适量，红糖少许捣如糊状，醋调涂患处。(《安徽中草药》)

5505 酸藤木 suān téng mù (《陆川本草》)

【异名】白背酸藤、通天霸、炮子藤(《陆川本草》)，透地龙(《南宁市药物志》)，鸡母酸、酸醋木、海底龙(《广西药用植物名录》)，入地龙(广州部队《常用中草药手册》)。

【基原】为紫金牛科酸藤子属植物酸藤子的枝叶或根。

【原植物】酸藤子 *Embelia laeta* (L.) Mez [*Samara laeta* L.; *Myrsine laeta* A. DC.] 又名：酸果藤(《中国高等植物图鉴》)。

攀缘灌木或藤本，长 1～3 m。叶互生；叶柄长 5～8 mm；叶片坚纸质，倒卵形或长圆状倒卵形，长 3～4 cm，宽 1～1.5 cm，先端圆形、钝或微凹，基部楔形，全缘，背面常有薄白粉。总状花序，腋生或侧生，生于前年无叶枝上，长 3～8 mm，有花 3～8 朵，基部具 1～2 轮苞片；花梗长约1.5 mm，小苞片钻形或长圆形，具缘毛；花 4 数，长约2 mm；花萼基部连合达 1/2 和 1/3，萼片卵形或三角形，先端急尖，具腺点；花瓣白色或带黄色，分离，卵形或长圆形，先端圆形或钝，长约 2 mm，具缘毛，里面密被乳头状突起，具腺点；雄蕊在雌花中退化，在雄花中略超出花瓣，基部与花瓣合生，花丝挺直，花药背部具腺点；雌蕊在雄花中退化，在雌花中较花瓣略长，子房瓶形，花柱细长，柱头扁平或几成盾状。果球形，直径约 5 mm。花期 12 月至翌年 3 月，果期4～6 月。

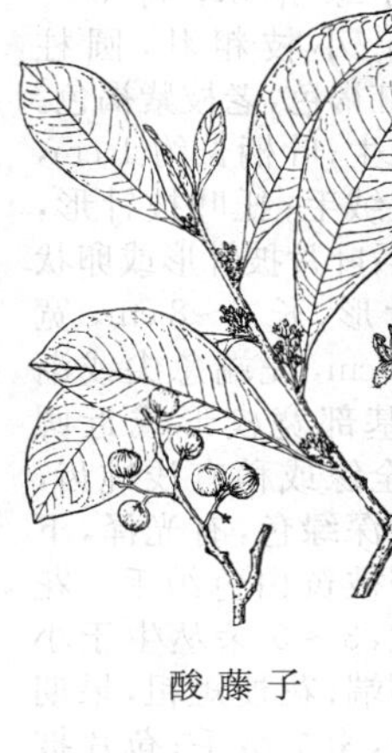

酸藤子

生于海拔 100～1 800 m 的草丛、灌木丛或林下。分布于福建、江西、广东、广西、海南、云南、台湾等地。

本植物的果实(酸藤果)亦供药用，另设专条。

【采收加工】全年均可采，切段，鲜用或晒干。

【药材】酸藤木 *Folium Seu Radix Embeliae Laetae* 产于云南、广东、广西等地。

性状　叶片多卷曲，展平后呈倒卵形至椭圆形，长 3～5.5 cm，宽 1～2.5 cm，先端钝圆或微凹，基部楔形，全缘，侧脉不明显。叶柄短，长 5～8 mm。有时可见小枝细圆柱形，长短不一，紫褐色。气微，味酸。

鉴别　叶横切面：上表皮细胞较大，形状不一，大小不等，外壁增厚，角质化。下表皮细胞较小，类圆形至扁方形，外壁增厚，角质化。栅栏组织 1～2 列细胞，长短不一，通过中脉。维管束外韧型，周围环绕纤维束。中脉下表皮内侧有 2～4 列厚角细胞。叶肉及薄壁组织中具分泌道及黄棕色内含物。

【药性】酸，涩，凉。

1. 广州部队《常用中草药手册》："酸，涩，平。"

2.《海南岛常用中草药手册》："甘，酸，涩，温。"

【功用主治】清热解毒，散瘀止血。主治咽喉红肿，齿龈出血，痢疾，泄泻，疮疖溃疡，皮肤瘙痒，痔疮肿痛，跌打损伤。

1. 广州部队《常用中草药手册》："祛瘀止痛，收敛止泻。治跌打瘀痛，肠炎腹泻，咽喉肿痛。"

2.《海南岛常用中草药手册》："去毒消肿。""根治闭经，鲜叶：捣取汁外搽治皮肤瘙痒。"

【用法用量】内服：煎汤，9～15 g。外用：捣敷；或煎水洗；或含漱。

5506 酸藤果 suān téng guǒ (《南宁市药物志》)

【异名】酸蕹子(《南宁市药物志》)，酸藤头(广州部队《常用中草药手册》)，信筒子、咸酸果(《新华本草纲要》)。

【基原】为紫金牛科酸藤子属植物酸藤子 *Embelia laeta* (L.) Mez 的果实。

【原植物】参见"酸藤木"条。

【采收加工】夏季果实成熟时采收，蒸熟，晒干。

【药材】酸藤果 *Fructus Embeliae Laetae* 产于云南、广西、广东、江西、福建等地。

性状　浆果圆球形，熟时红色或紫黑色，干后黑褐色，直径 5～6 mm，平滑，或有纵皱缩条纹和少数腺点。气微，味酸、甜。

【药性】甘，酸，平。

1. 广州部队《常用中草药手册》："酸，甘，平。"

2.《海南岛常用中草药手册》："微甘，平。"

【功用主治】补血，收敛止血。主治血虚，齿龈出血。

1. 广州部队《常用中草药手册》："强壮补血。主治胃酸缺乏，齿龈出血。"

2.《海南岛常用中草药手册》："果叶治维生素 C 缺乏症，贫血。"

【用法用量】内服：煎汤，9～15 g。

5507 酸不溜根 suān bù liū gēn (《沙漠地区药用植物》)

【基原】为蓼科蓼属植物叉分蓼 *Polygonum divaricatum* L. 的根。

【原植物】参见"酸不溜"条。

【采收加工】春、秋季采挖，晒干。

【成分】 叉分蓼根含黄酮类：左旋表没食子儿茶素（epigallocatechol），右旋没食子儿茶素（gallocatechol），左旋表儿茶素（epicatechol），左旋表没食子儿茶素没食子酸酯（epigallocatechol gallate），左旋表儿茶素没食子酸酯（epicatechol gallate）和花白苷（leucoanthocyanins），没食子酸（gallic acid）[1]。

【药理】 抗菌作用 本品在试管内对金黄色葡萄球菌、伤寒杆菌、大肠杆菌、卡他球菌等有抑制作用[1]。

【药性】 酸，甘，温。

【功用主治】《沙漠地区药用植物》："祛寒，温肾。主治寒疝，阴囊汗出。"

【用法用量】 内服：煎汤，10～15 g；或研末。外用：煎水熏。

【选方】 治寒疝、阴囊汗出 酸不溜根（鲜）250～500 g，水 1 000 ml，熬成 500 ml，趁热装入罐中，用热气熏患部，熏时用被围上，熏 1～2 h（全身出汗为好）。（《沙漠地区药用植物》）

5508 酸多李叶 suān duō lǐ yè（《云南中草药选》）

【基原】 为蔷薇科移依属植物云南移依 *Docynia delavayi*（Franch.）Schneid. 的叶。

【原植物】 参见"酸楂树皮"条。

【采收加工】 夏、秋季采叶，鲜用。

【药材】 酸多李叶 *Folium Docyniae* 主产于云南、四川。

性状 叶片多卷缩，展平后为披针形或卵状披针形，长 5～8 cm，宽 2～3 cm，先端急尖或渐尖，基部阔楔形或近圆形，全缘或稍有浅钝锯齿，下面密生黄色绒毛。叶柄长约 1 cm，密生绒毛。气微，味微酸涩。

【功用主治】 活血，接骨。主治骨折，跌打损伤。

【用法用量】 外用：捣敷。

【选方】 治骨折 鲜移依叶捣烂外敷。（《云南中草药选》）

5509 酸枣树皮 suān zǎo shù pí（《陕甘宁青中草药选》）

【基原】 为鼠李科枣属植物酸枣 *Ziziphus jujuba* Mill. var. *spinosa*（Bunge）Hu ex H. F. Chow 的树皮。

【原植物】 参见"酸枣仁"条。

【采收加工】 全年均可采剥，晒干。

【药性】《陕甘宁青中草药选》："味涩，性平。"

【功用主治】 敛疮生肌，解毒止血。主治烧烫伤，外伤出血，崩漏。

1.《陕甘宁青中草药选》："收敛消炎。主治烧伤。"

2.《内蒙古中草药》："活血，止血，消炎，生肌。主治便血，烫火伤，月经不调，崩漏。"

3.《安徽中草药》："消肿解毒，止血。"

【用法用量】 外用：适量，研末，撒布或调涂；或浸酒搽；或煎水喷涂；或熬膏涂。

内服：煎汤，15～30 g。

【选方】 1. 治烧烫伤 治烧伤（Ⅰ～Ⅱ度）：酸枣树皮 500 g，黄柏 125 g。加水 1 500 ml，煎成 300 ml。喷涂创面。（《沙漠地区药用植物》）

2. 治外伤出血 酸枣树白皮研细粉，撒敷患处，加压包扎。（《安徽中草药》）

5510 酸枣根皮

【基原】 为鼠李科枣属植物酸枣 *Ziziphus jujuba* Mill. var. *spinosa*（Bunge）Hu ex H. F. Chow 的根皮。

【原植物】 参见"酸枣仁"条。

【采收加工】 秋冬季采剥，晒干。

【药性】《陕西中草药》："味涩，性温。"

【功用主治】 止血，涩精，收湿敛疮。主治便血，崩漏，滑精，带下，烧烫伤。

1.《陕西中草药》："涩精止血。治淋浊，白带，滑精，出血等症。"

2.《内蒙古中草药》："活血，止血，消炎，生肌。主治便血，烫火伤，月经不调，崩漏。"

3.《宁夏中草药手册》："收敛止血。"

【用法用量】 内服：煎汤，15～30 g。外用：捣烂敷；或熬膏涂。

【选方】 1. 治便血 酸枣根皮 30 g。刮去黑皮，焙干，用水 1 碗煎至 1 茶杯。温服。如不止，隔 7 d 再服 1 剂。

2. 治烧烫伤 酸枣根皮 1 500 g。切碎，水煎成膏，涂于净布上，贴伤处。（1、2 方出自《天津中草药》）

3. 治高血压病头晕头痛 酸枣根 30 g（去外层黑皮，去木心，用内皮）。加水煎煮 2 次，分 2 次服。〔山东昌潍地区《赤脚医生》1970，(3)：21〕

5511 酸楂树皮 suān zhā shù pí（《西昌中草药》）

【异名】 酸多李皮（《云南中草药选》）。

【基原】 为蔷薇科移依属植物云南移依的树皮。

【原植物】 云南移依 *Docynia delavayi*（Franch.）Schneid.［*Pirus delavayi* Franch.］ 又名：移依树、酸移依（《云南思茅中草药选》），移依、多衣（《云南中草药选》），西南移依（《经济植物手册》），桃楧（云南）。

常绿乔木，高 3～10 m。小枝粗壮，圆柱形，红褐色，老枝紫褐色。叶互生；叶柄长约 1 cm，密被绒毛；托叶披针形，早落；叶片披针形或卵状披针形，长 6～8 cm，宽 2～3 cm，先端急尖或渐尖，基部宽楔形或近圆形，全缘或稍有浅钝齿，上面深绿色，有光泽，下面密被黄白色绒毛。花两性，3～5 朵丛生于小枝顶端；花梗短粗，果期伸长，密被绒毛；苞片披针形，早落；萼筒钟状，外面被黄白色绒毛，萼片 5，披针形；花瓣 5，基部有短爪，白色；雄蕊 40～45，花丝不等长；花柱 5，基部合生，柱头棒状；子房下位，5 室。梨果卵形或长圆形，直径 2～3 cm，黄色，通常有长果梗；萼片宿存，直立或合拢。花期 3～4 月，果期 5～6 月。

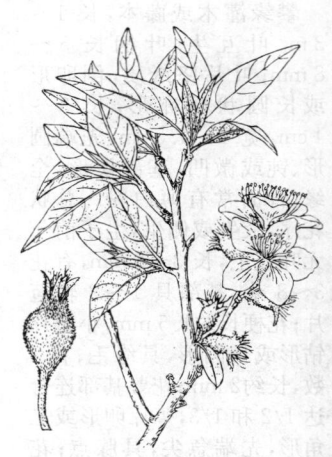

云南移依

生于海拔 1 000～3 000 m 的山谷、溪旁、灌木丛或杂灌林中。分布于四川、贵州、云南等地。

本植物的果实(酸楂果)亦供药用,另设专条。

【采收加工】 7～11月采收,剥取树皮,鲜用或晒干。

【药性】《全国中草药汇编》:“苦,凉。”

【功用主治】《全国中草药汇编》:“清热解毒,收敛,接骨。主治肠炎,痢疾。外用治烧烫伤,骨折,黄水疮,湿疹,子宫脱垂。”

【用法用量】 内服:煎汤,9～30 g。外用:捣敷;或研末撒;或熬膏涂。

【选方】 1. 治大叶性肺炎　酸楂树皮 30 g,栽秧花15 g,翻白叶 15 g,三匹风 15 g。煎水服。(《西昌中草药》)

2. 治腹泻,赤白痢疾　(移依树)皮 15～30 g。水煎服。

3. 治烧烫伤,黄水疮,湿疹　(移依树)皮熬膏涂患部。(2、3 方出自《云南思茅中草药选》)

4. 治皮肤感染,外伤　鲜(移依树)皮捣敷或晒干研末外撒。(《红河中草药》)

5. 治骨折　鲜(移依树)皮捣烂外敷。(《云南中草药选》)

6. 治子宫脱垂　移依树皮煎水熏洗后手托复位,再用明矾水涂搽阴道。(《全国中草药汇编》)

5512 碱蓬 jiǎn péng (《救荒本草》)

【异名】 盐蓬(《救荒本草》),碱蒿子、盐蒿子(《江苏植物志》)。

【基原】 为藜科碱蓬属植物灰绿碱蓬的全草。

【原植物】 灰绿碱蓬 *Suaeda glauca* (Bunge) Bunge [*Schoberia glauca* Bunge]

一年生草本,高 30～150 cm。茎直立,有条棱,上部多分枝,枝细长,斜伸或开展。叶互生;无柄;叶片线形,半圆柱状,肉质,长 1.5～5 cm,宽约15 mm,先端尖锐,灰绿色,光滑或微被白粉。花两性或兼有雌性,单生或 2～5朵,集生于叶腋的短柄上,排列成聚伞花序;两性花花被环状;雌花的花被近球形;花被裂片果时增厚,小苞片短于花被;使花被略呈五角星状,干后变黑色;雄蕊 5,花丝很短;雌花的花柱伸出较长,柱头 2。胞果扁球形,包于多汁有隆脊的花被内,先端露出。种子双凸镜形,黑色,表面有颗粒状点纹。花期 6～8 月,果期 9～10 月。

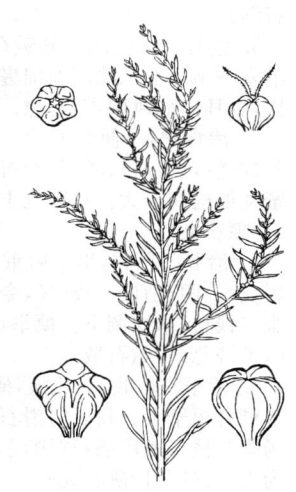

灰绿碱蓬

生于海滩、河谷、路旁、田间等处盐碱地上。分布于华北、东北、西北及江苏、浙江、山东、河南等地。

【采收加工】 夏、秋季收割地上部分,晒干,除去泥沙、杂质备用,亦可鲜用。

【药材】 性状　全草灰黄色。叶多破碎,完整者为丝状条形,无毛。花多着生于叶基部。果实包在宿存的花被内,果皮膜质。种子黑色,直径约 2 mm。表面具清晰的颗粒状点纹,稍有光泽。

鉴别　扫描电镜下观察,种子扁圆形,一边有微突出的胚。表面有颗粒状小点,放大后小点为多边形、排列紧密的细胞,细胞间隔清晰,中间略鼓。

【药性】 微咸,凉。

1.《救荒本草》:“叶:味微咸,性微寒。”

2.《药性考》:“咸,凉。”

【功用主治】《药性考》:“清热,消积。”

【用法用量】 内服:煎汤,6～9 g,鲜品 15～30 g。

5513 磁石 cí shí (《本经》)

【异名】 玄石(《本经》),磁君(《吴普本草》),处石(《别录》),延年沙、续未石(《雷公炮炙论》),拾针、绿秋、伏石母、玄武石、帝流浆、席流浆(《石药尔雅》),瓷石(《圣惠方》),熁铁石(《本草衍义》),吸铁石(《乾坤秘韫》),吸针石、慈石(《纲目》),灵磁石、活磁石(《外科大成》),雄磁石(《幼幼集成》),摄石(《药物出产辨》),戏铁石(《中药志》)。

【基原】 为氧化物类尖晶石族矿物磁铁矿。

【原矿物】 磁铁矿 Magnetite

晶体结构属等轴晶系。晶体为八面体、菱形十二面体等,或为粗至细粒的粒块状集合体。铁黑色,表面或氧化、水化为红黑、褐黑色调;风化严重者,附有水赤铁矿、褐铁矿被膜。条痕黑色。不透明。无解理,断口不平坦。硬度 5.5～6。性脆,相对密度 4.9～5.2。具强磁性,碎块可被手磁铁吸着,或块体本身可吸引铁针等铁器。形成于多种内力地质作用,可与多种铁镁硅酸盐矿物及石英等氧化物共存,前者不如磁铁矿抗风化而易呈现为风化小孔。古代入药的著名产地多是矽卡岩型铁矿区,今则包括各种成因类型铁矿区的磁铁矿。

主产于河北、辽宁、江苏、安徽、福建、山东、河南、湖北,广东、广西、四川,云南亦有产出。

本矿物冶炼而成的灰黑色金属(铁)、生铁煅至红赤时外层氧化层被锤落的铁屑(铁落)亦供药用,另设专条。

【采收加工】 开采后除去杂石,选择吸铁能力强者入药。磁石采集后放置日久,发生氧化,其磁性便会减退,乃至失去吸铁能力而影响药效,故应经常用铁屑或泥土包埋之,以保持其磁性。如已失去磁性,则可与有磁性的磁石放在一起可逐渐恢复磁性。

【药材】 磁石 *Magnetitum*　主产于江苏、辽宁、广东、安徽等地。

商品规格　商品按吸铁能力有无,分为两类:一类具吸铁能力者,谓“活磁石”;一类无吸铁能力者,谓“死磁石”或“呆磁石”。

性状　本品为块状集合体,呈不规则块状,或略带方形,多具棱角。灰黑色或棕褐色,条痕黑色,具金属光泽。体重,质坚硬,断面不整齐。具磁性。有土腥气,无味。

鉴别　(1) 反射偏光镜下:反射色为灰色,并微带棕色。近等轴粒状,沿粒间往往被赤铁矿交代;赤铁矿呈亮灰色,纤维状,非均质明显。正交偏光镜下为均质性;反射率 20%(伏黄)。

(2) 取本品细粉约 0.5 g,加盐酸 10 ml,振摇,静置。取上清液 1 ml,加亚铁氰化钾试液,即生成深蓝色沉淀;分离,沉淀在稀盐酸中不溶,但加氢氧化钠试液,即分解成棕色沉淀;取上清液 1 ml,加硫氰酸铵试液,即显血红色(检查铁盐)。取上清液 1 ml,加铁氰化钾试液,即生成蓝色沉淀,分离,沉淀在稀盐酸中不溶,加氢氧化钠试液,即分解成棕色沉淀；取上清液 1 ml，加 1%邻二氮菲的乙醇溶液数滴，即显深红色(检查亚铁盐)。

(3) X 射线衍射分析曲线：磁铁矿 2.95(1)，2.51(10)，2.09(1)；针铁矿 2.68(3)，4.14(1)。其结果表明磁石以磁铁矿为主，混有少量针铁矿。

品质标志　《中华人民共和国药典》2005 年版规定：本品含铁(Fe)不得少于 50%。

【成分】　磁石主要含四氧化三铁(Fe_3O_4)，其中含 FeO 31%，Fe_2O_3 69%，并含有硅、铅、钛、磷、锰、钙、铬、钡、锶、镁等杂质；少数变种含氧化镁(MgO)达 10%，氧化铝(Al_2O_3)达 15%。另外，磁石中常含一定量的砷，使用时需注意[1,2]。

【药理】 1. 中枢抑制作用　磁石混悬液灌胃抑制醋酸诱发小鼠的扭体反应，降低戊巴比妥钠的催眠阈剂量，缩短入睡潜伏期时间[1]。煅磁石镇静、镇痛作用优于生磁石[2]。磁石还拮抗戊四氮致小鼠惊厥，延长回苏灵致惊潜伏期时间[1]。生磁石抗惊厥作用优于煅磁石[2]。磁石水煎剂腹腔注射还减少小鼠自发活动[3]。

2. 其他作用　磁石灌胃降低角叉菜胶引起小鼠足肿胀度，缩短出血、凝血时间[1]。磁石液对黑龙江林蛙的胚胎发育有促进作用[4]。生磁石抗炎、止血作用优于煅磁石[2]。超分散磁铁微粒给大鼠静脉注射，增加血红蛋白水平、红细胞和白细胞数，延长血液凝固时间，增加血浆纤维蛋白分解活性、中性粒细胞吞噬反应[5]。

毒性　小鼠腹腔注射磁石水煎剂 200 g/kg 没有发现动物有异常行为和死亡，其对人体安全的最大耐受倍数为 667 倍[3]。小鼠静脉注射磁石煎液的 LD_{50} 为 14.70 g/kg[6]。

【炮制】 1. 磁石　取原药材，除去杂质，砸碎。

2. 醋磁石　取净磁石，砸成小块，置无烟的炉火上或置适宜的容器内煅至红透，醋淬，研成粗粉。每磁石 100 kg，用醋 30 kg。煅后质酥脆，易于粉碎和煎出有效成分，以益肾纳气、定痛止血为主。

饮片性状　磁石参见“药材”项。醋磁石为深灰黑色颗粒或粉末状，无光泽，质酥脆，微具醋气。

贮干燥容器内，置干燥处，防尘。

【药性】 咸，平。归肾、肝经。

1.《本经》：“味辛，寒。”

2.《别录》：“咸，无毒。”

3.《药性论》：“有小毒。”

4. 陈藏器：“性温，云寒误也。”(引自《纲目》)

5.《日华子》：“味甘，涩，平。”

6.《本草蒙筌》：“味苦，咸，无毒。一云平，甘，温，涩，小毒。”

7.《纲目》：“入肾。”

8.《本草经疏》：“入足少阴，兼入足厥阴经。”

9.《本草经解》：“入足少阴肾经、手太阴肺经。”

【功用主治】 平肝潜阳，安神镇惊，聪耳明目，纳气平喘。主治眩晕，目花，耳聋，耳鸣，惊悸，失眠，肾虚喘逆。

1.《本经》：“主周痹风湿，肢节中痛，不可持物，洗洗酸痟，除大热烦满及耳聋。”

2.《别录》：“养肾藏，强骨气，益精除烦，通关节，消痈肿，鼠瘘，颈核，喉痛，小儿惊痫。炼水饮之，亦令人有子。”

3.《药性论》：“补男子肾虚风虚，身强，腰中不利，加而用之。”

4.《日华子》：“治眼昏，筋骨羸弱，补五劳七伤，除烦躁，消肿毒。小儿误吞针铁等，即细末筋肉莫令断，与磁石同下之。”

5.《本草衍义》：“养益肾气，补填精髓，肾虚耳聋目昏皆用之。”

6.《纲目》：“明目聪耳，止金疮血。”

7.《玉楸药解》：“治阳痿，脱肛，金疮，肿毒，敛汗，止血。”

8.《本草求原》：“治瞳神散大及内障。”

9.《本草便读》：“纳气平喘。”

10.《增订治疗汇要》：“镇心。”

【用法用量】　内服：煎汤，10～30 g，打碎先煎；或入丸剂。外用：研末敷。

【宜忌】　脾胃虚者，不宜多服、久服。

1.《本草经集注》：“恶牡丹、莽草；畏黄石脂。”

2.《纲目》：“独孤滔云：慈石乃坚顽之物，无融化之气，止可假其气而服食，不可久服渣滓。”

3.《本草从新》：“重镇伤气，可暂用而不可久。”

【选方】 1. 治阳不起　磁石五斤(研)。清酒三斗，渍二七日。一服三合，日夜一。(《千金方》)

2. 明目，益眼力　神曲四两，磁石二两，光明砂一两。上三味，末之，炼蜜为丸，如梧桐子。饮服三十丸，日三，不禁。(《千金方》神曲丸)

3. 治久患耳聋，养肾脏，强骨气　磁石一斤(捣研，水淘去赤汁，绵裹)，猪肾一对(去脂膜，细切)。以水五升煮磁石取二升，去磁石，投肾，调和以葱、豉、姜、椒作羹，空腹食之，作粥及入酒并得。(《圣惠方》磁石肾羹)

4. 治耳聋耳鸣，常如风水声　磁石(捣碎，绵裹)半两，木通、菖蒲(米泔浸一二日，切，焙)各半斤，以绢囊盛，用酒一斗浸，寒七日，暑三日，每饮三合，日再。(《圣济总录》磁石酒)

5. 治耳聋无听闻　紧磁石一块如豆大，穿山甲烧存性为细末一字。上二味用新绵裹之，塞于所患耳内，口中衔少生铁，觉耳内如风雨声，即愈。(《济生续方》)

6. 治膏淋，小便肥如膏　磁石(火煅醋淬三七遍)、肉苁蓉(酒浸，切，焙)、泽泻、滑石各一两。上四味，捣罗为末，炼蜜丸如梧桐子大。每服三十丸，温酒下，不拘时。(《圣济总录》磁石丸)

7. 治肛门不收，里急后重　磁石(火煅醋淬)四两，桂(去粗皮)一两，猬皮一枚(炙，令黄熟)。上三味，捣罗为末。每服二钱匕，米饮调下。慎举重及急衣带，断房室，周年乃佳。(《圣济总录》磁石散)

8. 治子宫不收，名瘣疾，痛不可忍　慈石酒浸，煅，研末，米糊丸梧子大。每卧时滑石汤下四十丸，次早用磁石散，米汤服二钱。散用磁石(酒浸)半两，铁粉二钱半，当归五钱，为末。(《纲目》磁石丸)

9. 治疔肿　磁石捣为粉，碱、醋和封之，拔根出。(《古今录验方》)

10. 治诸般肿毒　吸铁石三钱，金银藤四两，黄丹八两，香油一斤。如常熬膏贴之。(《乾坤秘韫》)

11. 治金疮，止痛、断血　磁石末敷之。(《千金方》)

【各家论述】 1.《纲目》：“慈石治肾家诸病，而通耳明目。一士子频病目，渐觉昏暗生翳，时珍用东垣羌活胜风汤加减法与服，而以磁朱丸佐之，两月遂如故。盖慈石入肾，镇养真精，使神水不外移，朱砂入心，镇养心血，使邪火不上侵，而佐以神曲消化滞气，生熟并用，温养脾胃发生之气……方见孙真人《千金》神曲丸。但云明目百岁，可读细书，而未发出药微义也。”

2.《本草经疏》："磁石，《本经》味辛气寒无毒，《别录》、甄权咸有小毒，大明甘涩平，藏器咸温，今详其用，应是辛咸微温之药，而甘寒非也。其主周痹风湿，肢节中痛，不可持物，洗洗酸者，皆风寒湿三气所致，而风气尤胜也。风淫末疾，发于四肢，故肢节痛，不能持物。风湿相搏，久则从火化，而骨节皮肤中洗洗酸也。辛能散风寒，温能通关节，故主之也。咸为水化，能润下软坚，辛能散毒，微温能通行除热，故主大热烦满，及消痈肿。鼠瘘颈核、喉痛者，足少阳、少阴虚火上攻所致，咸以入肾，其性镇坠而下吸，则火归元而痛自止也。磁石能入肾，养肾脏。肾主骨，故能强骨。肾藏精，故能益精。肾开窍于耳，故能疗耳聋。肾主施泄，久秘固而精气盈溢，故能令人有子。小儿惊痫，心气怯，痰热盛也，咸能润下，重可去怯，是以主之。""诸石药皆有毒，且不宜久服，独磁石性禀冲和，无猛悍之气，更有补肾益精之功，大都渍酒，优于丸、散，石性体重故尔。"

3.《本草新编》："磁石能治喉痛者，以喉乃足少阳、少阴二经之虚火上冲也，磁石咸以入肾，其性重坠而下吸，则火归原，以归于下，而上痛自失。"

4. 薛宜生引自《本草汇言》："肾为水藏，磁石色黑而法水，故能养肾而强骨益髓，镇重以象金，故能平肝而主风湿痛痹，善通肢节者也，如古方之治耳聋，明目昏，安惊痫，消鼠瘘痈肿，亦莫非肝肾虚火之为胜耳，此药色黑味咸，体重而降，有润下以制阳光之意。"

5514 豨莶 xī xiān（《新修本草》）

【异名】 火莶、猪膏莓、虎膏、狗膏、火枕草（《新修本草》），猪膏草（《本草拾遗》），皱面地葱花（《百一选方》），豨莶草（《乾坤秘韫》），黏糊菜（《救荒本草》），希仙、虎莶（《纲目》），黄猪母（《医林纂要》），肥猪苗（《分类草药性》），母猪油（《现代实用中药》），亚婆针（《国药的药理学》），棉苍狼、粘强子（《江苏省植物药材志》），粘不扎（《东北药用植物志》），虾钳草、铜锤草（《广西中药志》），土伏虱、金耳钩、有骨消（《闽南民间草药》），黄花草、猪母菜（《福建民间草药》），猪冠麻叶、四棱麻、大接骨（《湖南药物志》），老奶补补丁、野芝麻、毛擦拉子、大叶草（《江苏药材志》），棉黍棵（《山东中药》），老陈婆、油草子（《江西草药》），风湿草（《上海常用中草药》），老前婆、野向日葵、牛人参（《浙江民间常用草药》），大叶草（《中药材手册》）。

【基原】 为菊科豨莶属植物豨莶、腺梗豨莶或毛梗豨莶的地上部分。

【原植物】 1. 豨莶 *Siegesbeckia orientalis* L.

一年生草本，高 30～100 cm。茎直立，上部分枝常成复二歧状，全部分枝被灰白色短柔毛。叶对生；基部叶花期枯萎；中部叶三角状卵圆形或卵状披针形，长 4～10 cm，宽 1.8～6.5 cm，先端渐尖，基部阔楔形，下延成具翼的柄，边缘有不规则的浅裂或粗齿，上面绿色，下面淡绿，具腺点，两面被毛，三出基脉，侧脉及网脉明显；上部叶渐小，卵状长圆形，边缘浅波状或全缘，近无柄。头状花序多数，集成顶生的圆锥花序；花梗长 1.5～4 cm，密生短柔毛；总苞阔钟状；总苞片 2 层，叶质，背面被紫褐色头状具柄的腺毛；外层托片长圆形，内弯，内层托片倒卵状长圆形；花黄色；雌花花冠的管部长约 0.7 mm；两性管状花上部钟状，上端有 4～5 卵圆形裂片。瘦果倒卵圆形，有 4 棱，先端有灰褐色环状突起，长 3～3.5 mm。花期 4～9 月，果期 6～11 月。

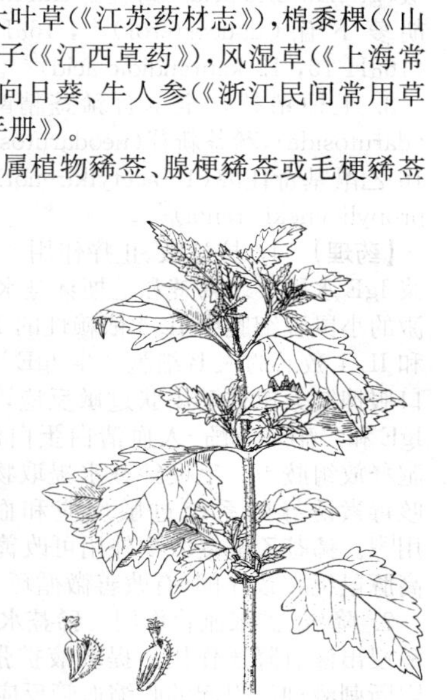

豨　莶

生于海拔100～2 700 m的山野、荒草地、灌木丛及林下。分布于江苏、浙江、安徽、福建、江西、湖南、广东、广西、海南、四川、贵州、云南、陕西、甘肃、台湾等地。

2. 腺梗豨莶 *S. pubescens* Makino［*S. orientalis* L. f. *pubescens* Makino］ 又名：毛豨莶（《东北植物检索表》）。

与豨莶的区别在于：花梗和分枝的上部被紫褐色头状具柄的密腺毛和长柔毛；中部以上的叶卵圆形或卵形，边缘有尖头齿；分枝非二歧状。总苞片背面密被紫褐色头状具柄腺毛；舌状花的花冠管部长 1～1.2 mm，舌片先端 2～3 齿裂，有时 5 齿裂。瘦果 4 棱，先端有灰褐色环状突起。花期 5～8 月，果期 6～10 月。

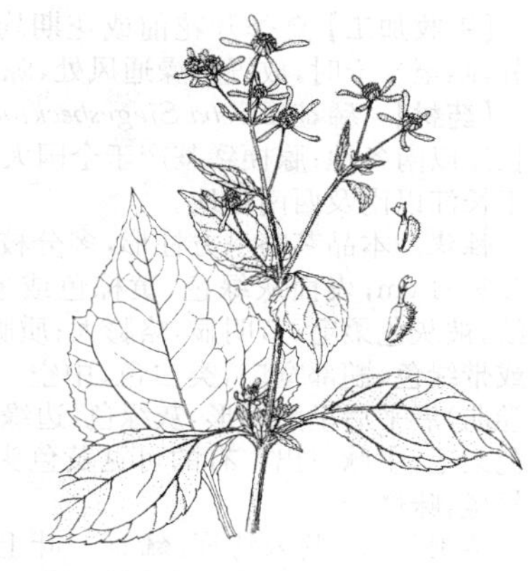

腺梗豨莶

生于海拔 100～3 400 m 的山坡、草地、灌木丛、林中或路旁。分布于西南及河北、山西、辽宁、吉林、江苏、浙江、安徽、江西、河南、湖北、陕西、甘肃等地。

3. 毛梗豨莶 *S. glabrescens* Makino［*S. orientalis* f. *glabrescens* Makino］ 又名：光豨莶（《东北植物检索表》），少毛豨莶（《中药志》）。

与前两种的不同点在于：花梗和枝上部疏生平伏的短柔毛；叶片卵圆形，有时三角状卵形，边缘有规则的齿；茎上部分枝非二歧状。总苞片背面密被紫褐色头状有柄的腺毛；托片倒卵状长圆形，背面疏被头状具柄腺毛。花期 4～9 月，果期 6～11 月。

生于海拔 200～1 000 m 的山坡、路旁、草地及灌木丛中。分布于江苏、浙江、安徽、福建、江西、湖北、湖南、广东、四川、贵州、云南等地。

以上植物的果实（豨莶果）、根（豨莶根）亦供药用，另设专条。

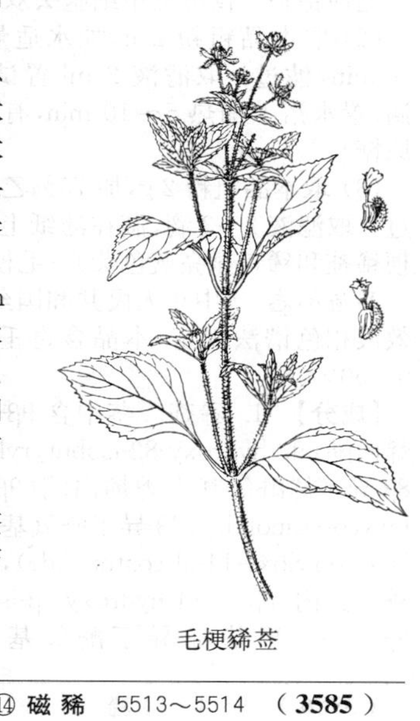

毛梗豨莶

【栽培】 生物学特性

多野生于山坡、路边、荒地，适应性强。喜温暖、湿润环境，在富含腐殖质的肥沃黏土和砂质壤土中生长好，产量高。土壤水分不宜较多，否则易引起根部腐烂。低洼、积水地区不适栽培。

繁殖方法　种子繁殖，可育苗和直播。育苗：秋收后将土地耕深 20 cm 左右，来年谷雨前复耕 1 次，施堆肥，整平作畦，播种，覆土 1～1.5 cm，播后浇水，15～17 d 出苗，苗高 5～10 cm 时间苗，苗距 5 cm。北方麦收后进行整地，施肥，作畦移栽（这时苗高 30 cm 左右），每畦 2 行，行距 45 cm，株距 30 cm。直播：芒种前 10 d，在麦地行间开沟，深 3 cm，覆土 2 cm。播后浇水。麦收后苗高 7～10 cm 时间苗，行距 45 cm，株距 30 cm。

田间管理　直播地苗高 6～10 cm 时，即行浇水和锄草。苗高 30～45 cm 时追施人粪尿或饼肥，施后浇水，或施硫酸铵。在植物生长期间要保持土壤湿润。

【采收加工】夏季开花前或花期均可采收。割取地上部分，晒至半干时，放置干燥通风处，晾干。

【药材】 豨莶 *Herba Siegesbeckiae*　豨莶主产于秦岭及长江以南各地；腺梗豨莶产于全国大部分地；毛梗豨莶主产于长江以南及西南各地。

性状　本品茎略呈方柱形，多分枝，长 30～110 cm，直径 0.3～1 cm；表面灰绿色、黄棕色或紫棕色，有纵沟及细纵纹，被灰色柔毛；节明显，略膨大；质脆，易折断，断面黄白色或带绿色，髓部宽广，类白色，中空。叶对生，叶片多皱缩、卷曲，展平后呈卵圆形，灰绿色，边缘有钝锯齿，两面皆有白色柔毛，主脉三出。有的可见黄色头状花序，总苞片匙形。气微，味微苦。

鉴别　(1) 粉末特征：豨莶　叶上表皮细胞垂周壁略平直，下表皮细胞垂周壁呈波状弯曲；气孔不定式。花梗表皮可见单细胞头及双细胞柄或多细胞头而柄部细胞排成 2 行的腺毛。非腺毛有两种，一种较长，先端锐尖，由 2～4～8 个细胞组成，长 110～368～758 μm；另一种较短，多弯曲，壁极薄，由 4～6～12 个细胞组成，长 30～130～272 μm。花粉粒圆形，直径约 30 μm，表面具有较密的刺状突起，具萌发孔 3 个。

腺梗豨莶　可见单细胞头双细胞柄、多细胞头而柄部细胞排成 2 行或多细胞头而柄部细胞排成 3 行的腺毛。

毛梗豨莶　仅可见单细胞头双细胞柄的腺毛。

(2) 取本品粗粉 2 g，加水适量，置温水浴中加热温浸 30 min，滤过。取滤液 2 ml 置试管中，加斐林试剂 2～3 滴，置水浴上加热 5～10 min，有红棕色沉淀发生（检查还原糖）。

(3) 取本品粗粉 2 g，加 75% 乙醇 10 ml，温浸 20 min，滤过。取滤液 2～3 滴，滴在滤纸上，置紫外光灯下检视。腺梗豨莶和豨莶显亮蓝色荧光；毛梗豨莶显淡蓝绿色荧光。

品质标志　《中华人民共和国药典》2005 年版规定：照高效液相色谱法规定，本品含奇壬醇（$C_{20}H_{34}O_4$）不得少于 0.050%。

【成分】 1. 豨莶　茎中含 9β-羟基-8β-异丁酰氧基木香烯内酯（9β-hydroxy-8β-isobutyryloxycostunolide），9β-羟基-8β-异丁烯酰氧基木香烯内酯（9β-hydroxy-8β-methacryloyloxycos-tunolide），8β-异丁酰氧基-14-醛基-木香烯内酯（8β-isobutyryloxy-14-al-costunolide），14-羟基-8β-异丁酰氧基木香烯内酯（14-hydroxy-8β-isobutyryloxycostunolide），9β，14-二羟基-8β-异丁酰氧基木香烯内酯（9β，14-dihydroxy-8β-isobutyryloxycostunolide），8β-异丁酰氧基-1β，10α-环氧木香烯内酯（8β-isobutyryloxy-1β，10α-epoxycostunolide），9β-羟基-8β-异丁酰氧基-1β，10α-环氧木香烯内酯（9β-hydroxy-8β-isobutyryloxy-1β，10α-epoxycostunolide），8β，9β-二羟基-1β，10α-环氧-11β，13-二氢木香烯内酯（8β，9β-dihy-droxy-1β，10α-epoxy-11β，13-dihydrocostunolide），14-羟基-8β-异丁酰氧基-1β，10α-环氧木香烯内酯（14-hydroxy-8β-isobutyryloxy-1β，10α-epoxycostunolide），15-羟基-9α-乙酰氧基-8β-异丁酰氧基-14-氧代-买兰坡草内酯（15- hydroxy-9α-acetoxy-8β-isobutyryloxy-14-oxo-melampolide），9α，15-二羟基-8β-异丁酰氧基-14-氧代-买兰坡草内酯（9α，15-dihydroxy-8β-isobutyryloxy-14-oxo-melampolide），15-羟基-8β-异丁酰氧基-14-氧代-买兰坡草内酯（15-hydroxy-8β-isobutyryloxy-14-oxo-melampolide），19-乙酰氧基-12-氧代-10，11-二氢牻牛儿基橙花醇（19-acetoxy-12-oxo-10，11-dihydrogeranylnerol），19-乙酰氧基-15-氢过氧-12-氧代-13，14E-去氢-10，11，14，15-四氢牻牛儿基橙花醇（19-acetoxy-15-hydroperoxy-12-oxo-13，14E-dehydro-10，11，14，15-tetrahydrogeranylnerol），19-乙酰氧基-15-羟基-12-氧代-13，14E-去氢-10，11，14，15-四氢牻牛儿基橙花醇（19-acetoxy-15-hydroxy-12-oxo-13，14E-dehydro-10，11，14，15-tetrahydrogeranylnerol），2β，15，16-三羟基-对映-8（14）-海松烯〔2β，15，16-trihydroxy-*ent*-pimar-8（14）-ene〕，15，16-二羟基-2-氧代-对映-8(14)-海松烯〔15，16-dihydroxy-2-oxo-*ent*-pimar-8（14）-ene〕，15，16，18-三羟基-2-氧代-对映-8(14)-海松烯〔15，16，18-trihydroxy-2-oxo-*ent*-pimar-8(14)-ene〕，1α-乙酰氧基-2α，3α-环氧异土木香内酯（1α-acetoxy-2α，3α-epoxyisoalantolactone）[1]。

2. 腺梗豨莶　全草含腺梗豨莶苷（siegesbeckioside），腺梗豨莶醇（siegesbeckiol），腺梗豨莶酸（siegesbeckic acid），对映-16β，17，18-贝壳杉三醇（*ent*-kauran-16β，17，18-triol），对映-16β，17-二羟基-19-贝壳杉酸（*ent*-16β，17-dihydroxy-kauran-19-oic acid），对映-16αH，17-羟基-19-贝壳松酸（*ent*-16αH，17-hydroxy-kauran-19-oic acid），大花沼兰酸（grandifloric acid），奇任醇（kirenol），谷甾醇（sitosterol），胡萝卜苷（daucosterol）[2]，16αH-16，19-贝壳松二酸（16αH-16，19-kaurandioic acid）[3]。

3. 毛梗豨莶　全草含豨莶精醇（darutigenol），豨莶苷（darutoside），豨莶新苷（neodarutoside）[4]。茎中含奇任醇，16-乙酰基奇任醇（16-acetylkirenol），异亚丙基奇任醇（isopropylideneki- renol）[5]。

【药理】 1. 抗过敏、止痒作用　豨莶降低抗原诱导的血浆 IgE 水平[1]。豨莶和毛梗豨莶水提取物均抑制脂多糖刺激的小鼠脾细胞中 IL-4 依赖性的 IgE 产生，还抑制脂多糖和 IL-4 激活的人 B 细胞产生 IgE[1,2]。腺梗豨莶水提取物口服抑制大鼠被动皮肤过敏反应，也抑制抗二硝基苯酚的 IgE 和二硝基苯酚-人血清白蛋白诱导的大鼠腹腔肥大细胞释放组胺[3]。毛梗豨莶水提取物对卵白蛋白、博氏百日咳毒素诱导的系统过敏反应和血浆 IgE 产生有抑制作用[2]。豨莶乙醇提取物外用可改善小鼠耳郭微循环并可提高豚鼠组胺致痒阈，有改善微循环及止痒的作用[4]。

2. 降压、扩张血管作用　豨莶水浸液、乙醇-水浸液和乙醇浸出液有降压作用。提取液扩张保留神经的兔耳血管，阻断刺激神经引起的收缩血管反应[5]。腺梗豨莶萜二醇酸十二指肠给药能使家兔收缩压、舒张压和心率等都下降，并使家兔全血黏度(低切、中切、高切)下降[6]。

3. 其他作用　豨莶活性部位灌服减轻佐剂性关节炎(AA)大鼠踝关节炎症等病理反应,有较好镇痛作用,增强AA大鼠T细胞的增殖功能,促进IL-2的活性,抑制IL-1的活性[7]。豨莶煎剂腹腔注射,降低小鼠腹腔巨噬细胞吞噬功能和血清溶菌酶活性,胸腺萎缩,脾脏重量减轻,血清抗体滴度降低,抑制小鼠细胞免疫、体液免疫和非特异性免疫[8]。静脉注射豨莶水煎醇沉液抑制家兔血栓形成,促进小鼠肠系膜微循环障碍后血流恢复[9]。豨莶甲醇提取物抑制血管紧张素转化酶(ACE)活性[10]。豨莶水或醇提物抑制单纯疱疹病毒[11]。豨莶体外能清除稳定自由基DPPH、超氧阴离子和羟基自由基,有抗氧化作用[12]。毛梗豨莶中的豨莶苷对大鼠有抗早孕作用[13]。

【炮制】 1. 豨莶草　取原药材,除去杂质、根及老茎,先抖下叶,另放,将茎枝洗净,润透后连叶一起切段,干燥,筛去灰屑。

2. 酒豨莶草　取豨莶草段,用黄酒拌匀,闷润至透,置适宜的蒸器内,加热蒸透呈黑色,取出,干燥。每豨莶草100 kg,用黄酒20 kg。

3. 蜜豨莶草　取豨莶草段加蜂蜜拌匀,晾半干后,置蒸笼内,蒸1 h,取出,晒干。每豨莶草段100 kg,用蜂蜜3 kg。

4. 酒蜜制豨莶草　取豨莶草叶揉碎,加酒拌匀,置蒸笼内,加热蒸2 d,闷1夜,晒干,再加酒蒸,如此九蒸九晒,最后加蜜水炒干。每豨莶草100 kg,用陈酒24 kg,蜂蜜50 kg。

饮片性状　豨莶草参见“药材”项。酒豨莶草表面呈黑色,微有酒气;蜜豨莶草,微有光泽,略有黏性,味甜;酒蜜豨莶草形如蜜豨莶草,微有酒气,味微甜。

贮干燥容器内,炒豨莶草、蜜豨莶草、酒蜜豨莶草密闭,置阴凉干燥处。

【药性】 苦、辛,寒。小毒。归肝、肾经。

1.《新修本草》:“味苦、寒。有小毒。”

2.《品汇精要》:“性寒泄,味厚于气,阴也。”“气之薄者,阳中之阴。”

3.《纲目》:“生则性寒,熟则性温。”

4.《雷公炮制药性解》:“入肝、肾二经。”

5.《本草汇言》:“入手足少阳经。”

6.《生草药性备要》:“味辛、性温。”

7.《本经逢原》:“苦、微辛,寒。”

8.《药性切用》:“入肝、胃。”

9.《本草再新》:“入心、脾二经。”

【功用主治】 祛风湿,通经络,清热毒。主治风湿痹痛,筋骨不利,腰膝无力,半身不遂,高血压病,疟疾,黄疸,痈肿疮毒,风疹湿疮,虫兽咬伤。

1.《新修本草》:“主热䘌、烦满不能食。”“主金疮,止痛、断血、生肉,除诸恶疮,消浮肿。”

2.《本草拾遗》:“主久疟、痰癊,生捣绞汁服,得吐出痰;亦碎敷蜘蛛咬、虫蚕咬、蠼螋溺疮。”

3.《开宝本草》:“疗虎及狗咬疮。”

4.《履巉岩本草》:“医软瘫风疾,筋脉缓弱。为末,酒调服。”

5.《品汇精要》:“治中风失音不语,口眼歪斜,时吐涎沫。补虚,安五脏,生毛发,明眼目,乌髭发,壮筋力。”

6.《本草蒙筌》:“疗暴中风行邪,口眼歪斜者立效;治久渗湿痹,腰脚酸痛者殊功。”

7.《纲目》:“治肝肾风气,四肢麻痹,骨痛膝弱,风湿诸疮。”

8.《生草药性备要》:“洗痔疮,洗疳去肿。”

9.《医林纂要》:“坚骨,行肝,燥脾,去热。”

10.《分类草药性》:“滋阴养血。”

【用法用量】 内服:煎汤,9～12 g,大剂量30～60 g;捣汁或入丸、散。外用:捣敷;或研末撒;或煎水熏洗。

【宜忌】 无风湿者慎服;生用或大剂应用,易致呕吐。

1.《新修本草》:“多则令人吐。”

2.《本草经疏》:“凡病人患四肢麻痹、骨间疼、腰膝无力。由于脾、肾两亏、阴血不足,不因风湿而得者,不宜服之。”

3.《本草述》:“忌铁。”

4.《药性切用》:“多服燥血。”

【选方】 1. 治风、寒、湿三气着而成痹,以致血脉凝涩,肢体麻木,腰膝酸疼,二便燥结,无论痛风、痛痹、湿痰、风热,宜于久服,预防中风痿痹之病　豨莶草不拘多寡,去梗取叶,晒干,陈酒拌透,蒸过晒干,再拌再蒸,如法九次,晒燥,为细末,收贮听用。蜜丸,早空心温酒吞服四五钱。(《活人方汇编》豨莶散)

2. 治感受风湿、或人嗜饮冒风,内湿外邪,传于四肢脉络,壅塞不舒,以致两足软酸疼痛,不能步履,或两手牵绊,不能仰举。凡辛劳之人,常患此症,状似风瘫　地梧桐(俗谓臭梧桐,不论花、叶、梗、子俱可用,采取切碎晒干,炒,磨末子)一斤,豨莶草(炒,磨末子)八两。上二味,和匀,炼蜜丸,如桐子大。早晚以白滚汤送下四钱。忌食猪肝、羊血、番茄等物。(《济生养生经验集》豨桐丸)

3. 治中风口眼歪斜,时吐痰涎,语言涩,四肢缓弱,骨节疼痛,腰膝无力,亦能行大肠气,治三十五般风　豨莶草,用五月五日、七月七日、九月九日收采,洗去土,摘其叶,不拘多少,曝干,铺入甑中,用好酒和蜜,层层匀洒,蒸之,复晒,如此九次。为末,炼蜜丸如桐子大。每服四十丸或五十丸,空心无灰酒下。(《万氏家抄方》豨莶丸)

4. 治高血压病　豨莶草、臭梧桐、夏枯草各9 g。水煎服,每日1次。(《青岛中草药手册》)

5. 治发背丁疮　豨莶草、五叶草(即五爪龙)、野红花(即小蓟)、大蒜等分。擂烂,入热酒一碗,绞取汁,得汗散。

6. 治痈疽肿毒,一切恶疮　豨莶草(端午采者)一两,乳香一两,白矾(烧)半两。为末。每服二钱,热酒调下,毒重者连进三服,得汗妙。(5、6方出自《乾坤秘韫》)

7. 治风气行于肠胃泄泻　火枕草,为末,醋糊丸,梧子大。每服三十丸,白汤下。(《世医得效方》)

8. 治翻胃及脾间诸疾,腹痛泄泻　皱面地葱花(即火枕草花)不以多少。焙干,为细末,蜜煮面糊为丸,如梧桐子大。每服五十丸,白汤送下,不拘时候。(《百一选方》)

9. 治急性黄疸型传染性肝炎普通型　豨莶草30 g,山栀子9 g,车前草、广金钱草各15 g。加水1 000 ml,煎至300 ml,分2次服,每日1剂。(《全国中草药汇编》)

10. 治慢性肾炎　豨莶草30 g,地耳草15 g。水煎冲红糖服。(《浙江药用植物志》)

11. 治神经衰弱　豨莶草、丹参各15 g。煎服。(《安徽中草药》)

12. 治肠风下血　豨莶叶,酒蒸为末,炼蜜丸。每服9 g,白汤下。(《本草汇言》引《方脉正宗》)

13. 治风热上攻,牙齿疼痛　豨莶草,霜后收之,晒干为粗末。每用三钱,以滚汤泡,任意漱之,醋煎尤妙。(《古今

医统》)

【各家论述】 1.《本草图经》:“豨莶,夏采叶暴干用。近世多有单服者,云甚益元气。蜀人服之法……采其叶,去根、茎、花、实,净洗暴干,入甑中层层洒酒与蜜,蒸之又暴,如此九过则已,气味极香美。熬,捣筛,蜜丸服之。云治肝肾风气,四肢麻痹,骨间疼,腰膝无力者,亦能行大肠气。诸州所说,皆云性寒有小毒……惟文州、高邮军云性热无毒,服之补虚,安五藏,生毛发,兼主风湿疮,肌肉顽痹;妇人久冷,尤宜服用之。去粗茎,留枝、叶、花、实蒸暴。两说不同,岂单用叶乃寒而有毒,并枝、花、实则热而无毒乎?抑系土地所产而然邪。”

2.《纲目》:“生捣汁服则令人吐,故云有小毒。九蒸九暴则补人去痹,故云无毒。生则性寒,熟则性温。云热者,非也。”

3.《本草经疏》:“豨莶,阳草也。感少阳生发之气以生,故其味苦寒,不应有毒,乃入血分,祛风除湿,兼活血之要药也。湿热盛则生慝,湿则烦满不能食。春生之药,本合风化,风能胜湿,苦寒除热,故主之也。经曰:地之湿气,盛则害皮肉筋脉,故苏颂治肝肾风气,四肢麻痹,骨间疼痛,腰膝无力,及行大肠气;成讷用以疗中风;张诙用以轻身驻颜。效已著于曩代,功复见于今时,妙在走而不泄,香可开脾,邪去身安,功力斯倍矣。”

4.《本草通玄》:“豨莶,苦寒之品,且有毒,令人吐,以为生寒熟温,理或有之,以为生泻熟补,未敢尽信。岂有苦寒搜风之剂,一经蒸煮,便有补益之功耶?世俗以慎微《本草》誉之太过,遂误认为风家至宝,余少时亦信之,及恪成修事,久用无功,始知方书未可尽凭也。古人所谓补者,盖以邪气去则正气昌,非谓其本性能补耳。”

5.《本草述》:“有云,豨莶制如法,大益气血,四肢不遂,大有功。又曰:古方愈风汤、四白丹,药多辛散,恐非类中所宜。半身不遂病久,补气血、化痰药外,更常服豨莶丸佳。又云:口眼歪势缓者,豨莶尤佳。合而参之,则此味止宜于半身不遂,口眼歪斜症,似不能疗中藏奄忽之证也。盖中藏证是阴不能御阳,风火相煽,致阴已离阳,所谓升降息而气立孤危者也,至是以索益元气之剂,以求生于万一,毋亦后时而济于存亡之数乎?固不得责其效于兹药也。”“凡患四肢麻痹,骨间疼,腰膝无力,由于外因风湿者,生用,不宜熟;若内因属肝肾两虚,阴血不足者,九制用,不宜生。”

5515 豨仙草 xī xiān cǎo (《滇南本草》)

【异名】 豨签草(《滇南本草》),豨签草、野苏子、香苏(《云南中草药》)。

【基原】 为唇形科糙苏属植物丽江糙苏带根的全草。

【原植物】 丽江糙苏 *Phlomis likiangensis* C. Y. Wu [*P. bracteosa auct*. non Royle]

多年生草本,高 60~150 cm。根粗厚。茎粗壮,四棱形,具槽及条纹,上部密被星状短绒毛,下部疏被星状疏柔毛,有分枝。下部的茎生叶叶柄长 7~13 cm;叶片心形或阔卵形,上部叶片卵形,长 7~18 cm,宽 6~15 cm,先端急尖或尾状渐尖,基部心形至圆形,边缘为具胼胝尖的中齿状,上面疏生星状短柔毛及单毛,下面密被星状短柔毛;苞片卵形或卵状披针形,超过花序很多,柄长 0.5~5.5 cm。轮伞花序具总梗;苞片叶状,线状披针形;花萼管状,外面被灰色星状短毡毛,萼齿 5;花冠白色或黄色,冠檐二唇形,上唇边缘流苏状,内面被髯毛,下唇 3 圆裂;雄蕊 4,二强,内藏,花丝被毛,后对花丝在毛环上方有钩状反折的附属器;花柱先端不等的 2 短裂。小坚果无毛。

生于海拔约 3 500 m 的草地上。分布于云南西北部。

【采收加工】 夏、秋季采收,晒干。

【药性】 《滇南本草》:“味苦,性微温(一作微寒),有小毒。”

【功用主治】《滇南本草》:“治诸风,风湿症,内无六经形症,外见半身不遂,口眼㖞斜,痰气壅盛,手足麻木,痿痹不仁,筋骨疼痛,湿气流痰,瘫痪痿软,风湿痰火,赤、白癜风,须眉脱落。根治妇人白带。”

【用法用量】 内服:煎汤,3~9 g;或入丸、散。外用:捣敷或煎汤洗。

【选方】 1. 治半身不遂,口眼㖞斜,风痰壅盛,痿痹不仁,眉发脱落 豨莶草 9 g。水煎服,或炼蜜为丸服。(《云南中草药》)

2. 治男妇老幼咳嗽气喘,吐咯黄痰,白沫口涎 豨莶草不拘多少,水酒拌之,九蒸、九晒、九露为末,炼蜜为丸。每服三钱,白滚水送下。(《滇南本草》玉泉丹)

3. 治妇人白带,年少湿痰下注 莶草根五钱。水煨,点水酒服。(《滇南本草》)

5516 豨莶果 xī xiān guǒ (《浙江民间草药》)

【基原】 为菊科豨莶属植物豨莶 *Siegesbeckia orientalis* L.、腺梗豨莶 *S. pubescens* Makino 或毛梗豨莶 *S. glabrescens* Makino 的果实。

【原植物】 参见“豨莶”条。

【采收加工】 夏、秋季采,晒干。

【功用主治】 驱蛔虫。主治蛔虫病。

【用法用量】 内服:煎汤,9~15 g,早晨饭后煎浓汁顿服,连服 2 d。

5517 豨莶根 xī xiān gēn (《滇南本草》)

【基原】 为菊科豨莶属植物豨莶 *Siegesbeckia orientalis* L.、腺梗豨莶 *S. pubescens* Makino 或毛梗豨莶 *S. glabrescens* Makino 的根。

【原植物】 参见“豨莶”条。

【采收加工】 秋、冬季采挖,切断,鲜用。

【功用主治】 祛风,除湿,生肌。主治风湿顽痹,头风,带下,烧烫伤。

【选方】 1. 治风湿顽痹,腰膝酸楚 豨莶根 60~90 g,同猪脚(七寸)一只,黄酒 200 g,酌加水煎,分 2~3 次服。(《福建民间草药》)

2. 治头风剧痛 豨莶根 60~120 g,合萱草、蒲公英、浙贝,水煎代茶频服。

3. 治火烧伤、烫伤 鲜豨莶根酌量,洗净,捣细,调花生油或麻油,敷患处。(2、3 方出自《泉州本草》)

4. 治狂犬咬伤 豨莶根和水煎,当茶服。并取鲜叶茎适量,和红糖、冷饭,共捣烂敷患处。(《闽南民间草药》)

5518 翡翠 fěi cuì (《纲目》)

【异名】 鷸(《尔雅》)。

【基原】 为翠鸟科翡翠属动物白胸翡翠的肉。

【原动物】 白胸翡翠 *Halcyon smyrnensis* (Linnaeus) 又名:红嘴吃鱼鸟(《中国中药资源志要》)。

体长约 30 cm。头、后颈、胸侧及下体均深赤栗色;颏、喉、胸部中央纯白；上背、肩羽及最内侧次级飞羽绿蓝色；下背、腰及尾上覆羽均辉钴蓝色。两翅的小覆羽栗棕色；中覆羽黑色；大覆羽、初级覆羽和次级飞羽均为深浅不同的蓝色或绿蓝色，次级飞羽具有黑色先端；初级飞羽黑褐，基部的外翈具淡蓝色斑，同一部位的内翈则缀以白色；翼缘白色；尾羽暗蓝色，除中央 1 对外，其余尾羽内缘均暗褐色；腋羽和翼下覆羽淡栗棕色。虹膜暗褐色；嘴长，呈珊瑚红以至红赤色。

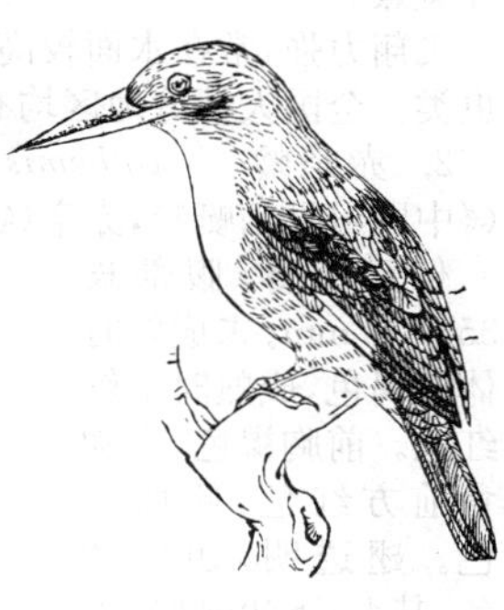

白胸翡翠

常见于平原和丘陵的树丛中或沼泽附近。捕食昆虫、鱼、蛙、蠕虫等。巢营于河流堤岸或山丘坟墓的隧道中。分布于华南一带，自云南至福建、台湾。

【采收加工】 全年均可捕捉，捕杀后，除去羽毛及内脏，取肉鲜用。

【药性】 姚可成《食物本草》："甘、平，无毒。"

【功用主治】 姚可成《食物本草》："治水疾，利小便。"

【用法用量】 内服：煮食，适量。

5519 雌黄 cí huáng 《本经》

【异名】 黄金石（《本经》），武都仇池黄、昆仑黄（《本草经集注》），石黄（《新修本草》），天阳石（《石药尔雅》），黄石（《品汇精要》），鸡冠石（《石雅》），砒黄（《矿物药与丹药》）。

【基原】 为硫化物类雌黄族矿物雌黄矿石。

【原矿物】 雌黄 Orpiment

晶体结构属单斜晶系。单个晶体呈短柱状或板状，但少见。通常呈片状或梳状、放射状或见放射状结构的肾状、球状、皮壳状、粒块状或粉末状集合体。柠檬黄色或橘黄色。条痕鲜黄色或橘黄色。油脂光泽至金刚光泽，解理面为珍珠光泽。薄片透明，1 组完全板片状解理外，还有斜交的不完全解理。解理片具挠性。硬度 1.5～2，相对密度 3.4～3.5。

产于低温热液矿床中，温泉及火山附近也有存在，形成条件完全与雄黄相似，并且与雄黄辉锑矿等密切共生。主产于湖北、湖南、四川、贵州、云南、甘肃等地。

【采收加工】 采挖后，除去泥砂杂石。

【药材】 雌黄 *Orpimentum* 主产于湖南、贵州。

性状 本品为粒状、鳞片状或土状集合体。呈不规则块状。黄色，有时因混有雄黄呈橙黄色；表面常覆有一层黄色粉末；条痕柠檬黄色；微有光泽；半透明；用指甲可刻画成痕。体较重，质脆易碎，断面呈树脂样光泽。手摸之较光滑，染指。含杂质物则呈灰绿色，不透明，无光泽。具蒜样臭气。

鉴别 (1) 反射偏光镜下：反射色灰白色、浅灰色；双反射显著。a-浅色，白色，b-暗灰带玫瑰色调，c-灰白色；非均质性强。反射率 31%～26%（伏黄）。

透射偏光镜下：柠檬黄色。折射率 $Np=2.38$，$Nm=2.689$，$Ng=2.704$，$2V=40°$。柱粒状结晶。平行消光或斜消光；Ng 绿黄色，Nm 黄色；呈顺直及方块立体结构状纹理，偶有橘红色透明及绿黄色、黄色、黑色不透明块状物。但多数含黏土质，呈片污浊状。

(2) 本品粉末不溶于水及盐酸；可溶于硝酸，溶液呈黄色；溶于氢氧化钠溶液，溶液呈棕色。燃之易熔融，成红黑色液体，生黄白色烟，有强烈的蒜臭气；冷却后熔融物凝结成红黑色固体（检查三硫化二砷）。

(3) 取本品粉末约 1 g，加氢氧化钠试液 5 ml，浸渍 20 min。取上清液加亚硝基铁氰化钠试液 2 滴，溶液立即显紫红色（检查硫盐）。取上清液加硝酸银试液，立即显棕黑色沉淀（检查亚砷盐）。

(4) 取粉末 0.5 g，加稀盐酸 5 ml，放置数分钟，溶液显砷盐的各种反应。置测砷瓶中，加无砷锌粒数个，用醋酸铅棉花过滤产生的气体，管口用溴化汞试纸覆盖严密，室温中放置 20～30 min，即产生黄棕色斑点（有大量锑存在时，受干扰）。

(5) X 射线衍射分析曲线特征为：雌黄 4.85（>10），4.02(2)，2.46(2)；雄黄 5.35(1)，3.20(3)。

【成分】 含三硫化二砷（As_2S_3），其中含砷（As）60.91%，硫（S）30.09%，尚夹杂少量三硫化二锑（Sb_2S_3）、二硫化铁（FeS_2）、二氧化硅（SiO_2）。此外，又含铅、锌、铜、镍、钴、钒、铋、钼、锡、钛、锰、钡、银、锶、钙、镁、铝、汞等微量元素[1]。

【药理】 抗真菌作用 雌黄水浸剂在试管内对堇色毛癣菌、奥杜盎小芽胞癣菌、铁锈色小芽胞癣菌、红色表皮癣菌等皮肤真菌均有抑制作用[1]。

毒性 小鼠静脉注射雌黄煎剂的 LD_{50} 为 3.83 g/kg，中毒表现为拒食、竖毛，肝充血[2]。

【药性】 辛，平。有毒。

1.《本经》："味辛，平。"

2.《别录》："甘，大寒，有毒。"

3.《品汇精要》："气之薄者，阳中之阴。臭臭。"

4.《得配本草》："入肝经阴分。"

【功用主治】 燥湿，解毒，杀虫。主治疥癣，恶疮，蛇虫咬伤，寒痰咳喘，癫痫，虫积腹痛。

1.《本经》："主恶疮，头秃，痂疥，杀毒虫虱，身痒，邪气诸毒。炼之久服，轻身，增年不老。"

2.《别录》："蚀鼻中息肉，下部䘌疮，身面白驳，散皮肤死肌及恍惚邪气，杀蜂蛇毒。"

3.《青霞子》："辟邪去恶。"

4.《医学入门》："肺劳久嗽，妇人血气久冷，心痛不止。"

5.《纲目》："治冷痰劳嗽，血气虫积，心腹痛，癫痫，解毒。"

【用法用量】 内服：入丸、散，每次 0.15～0.3 g。外用：研末调敷；或制膏涂。

【宜忌】 阴亏血虚及孕妇禁服。

1.《别录》："令人脑满。"

2.《药性论》："雌黄，不入汤服。"

3.《得配本草》："畏黑铅、胡粉、芎䓖、地黄、独帚、益母、羊不食草、地榆、瓦松、五加皮、冬瓜汁。阴虚血燥者禁用。"

【选方】 1. 治乌癞疮 雌黄，不限多少。细研如粉，以醋并鸡子黄和令匀。涂于疮上，干即更涂。（《圣惠方》杀虫方）

2. 治白驳 雌黄、硫黄、蛇蜕皮（二条烧灰）。上件同研为末，用醋调如膏，先以巴豆中截揩白处令皮起，然后敷药，三二遍瘥。（《证治准绳》）

3. 治汗斑 雌黄、雄黄各一钱，硫黄五分，麝香半分。浴

后姜蘸擦，二三日勿洗。(《景岳全书》)

4. 治遍身牛皮癣　雌黄末，入轻粉，猪膏调抹。(《直指方》)

5. 治紫、白癜风　雄黄、雌黄、硫黄、白矾(半透明者)。上等分，研为末。每用时先浴，令通身汗出，次以生姜蘸药擦患处，良久以热汤淋洗。当日色淡，五日除根。(《百一选方》四神散)

6. 治咳嗽喘急　雌黄一分，雄黄二分，杏仁七枚(汤浸，去皮、尖、双仁，麸炒微黄)。上药细研为末，以蟾酥和丸，如粟米大。不计时候，以灯心煎汤下三丸。(《圣惠方》)

7. 治停痰在胸，喘息不通　雌黄一钱，雄黄一两。上研极细，熔黄蜡为丸，如弹子大。每服一丸，于半夜熟煮糯米粥，乘热以药投在粥内，搅和服。(《严氏济生方》二黄丸)

8. 治反胃呕吐不止，饮食不下　雌黄一分(研)，甘草半分(生)。上二味为末，烂饭和丸，如梧桐子大。用五叶草、糯米同煎汤下四丸。(《圣济总录》雌黄丸)

9. 治久心痛，时发不定，多吐清水，不下饮食　雌黄二两，细研，以醋二升，下雌黄末，慢火熬成膏，入干蒸饼末，和丸如梧桐子大。每服，以生姜醋汤下七丸。(《圣惠方》)

10. 治风痫，欲发即精神不定，眼目不明，瘈疭恶声，嚼舌吐沫　雌黄一两(细研，炒令褐色)，黄丹一两(炒令褐色)，麝香一钱(细研)。上药相和，研令匀，用牛乳一升，慢火熬成膏，候可丸，即丸如梧桐子大。每服七丸，以温酒送下，不拘时候。(《圣惠方》雌黄丸)

【各家论述】　1.《纲目》："雌黄、雄黄同产。""若夫治病，则二黄之功亦仿佛，大要皆取其温中、搜肝、杀虫、解毒、祛邪焉尔。"

2.《本经逢原》："雌黄出山之阴，故单治疮杀虫，而不能治惊痫痰疾。《本经》治恶疮头秃痂疥，与雄黄之治寒热鼠瘘，迥乎阴阳之分矣。其杀毒虫虱身痒，较雄黄之杀精物恶鬼邪气，解毒辟恶之性则一，而功用悬殊。治狂痴胜金丹用之，不过借为搜阴邪之向导耳。"

5520 蜻蜓 qīng tíng (《本草经集注》)

【异名】　虰蛵、负劳(《尔雅》)，蜻(《淮南子》)，蜻蛉(《战国策》)，蝍蛉(《方言》)，桑根(《说文》)，仓螘(《广雅》)，胡蝶(崔豹《古今注》)，狐梨(《尔雅》郭璞注)，诸乘、胡蜊(《本草经集注》)，马大头(《本草衍义》)，蜻虰、纱羊(《纲目》)，青娘子(《东医宝鉴》)。

【基原】　为蜓科伟蜓属(马大头属)动物碧尾蜓和蜻科红蜻属动物赤蜻蛉，赤卒属动物夏赤卒、褐顶赤卒，黄蜻属动物黄衣等的全体。

【原动物】　1. 碧尾蜓 *Anax parthenope* Selys　又名：大蜻蜓、绿蜻蜓(《中国药用动物志》)。

体型大，腹部长达 50 mm。体色带绿，头部有大型复眼 1 对，额上具一条宽的黑色横带。胸部黄绿色，胸侧第一及第三节上方 1/3 具条纹。翅 2 对，膜质，透明。翅膜上常有轻微的金黄色光泽，前缘及翅痣黄色。腹部绿色至褐色、黑色，并有条纹和斑点。

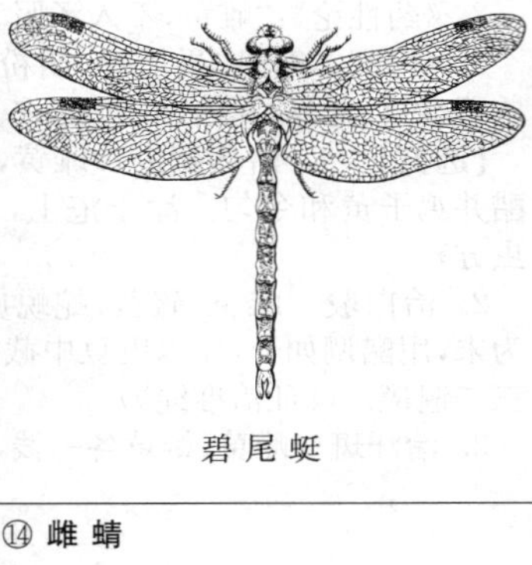

碧尾蜓

飞翔力强，常在水面较高上空往返飞翔，捕食飞行的小型虫类。全国大部分地区均有分布。

2. 赤蜻蛉 *Crocothemis servilia* (Drury)　又名：红蜻(《中国习见蜻蜓》)，赤卒(《天敌昆虫图册》)。

体型中等，腹部长 35～38 mm。未成熟时体黄褐色，成熟时呈鲜红色。前胸褐色，合胸背前方红色、侧面红色。翅透明，翅痣黄色，其上、下边缘厚，黑色，前、后翅基部均具红斑。腹部红色，无斑纹。

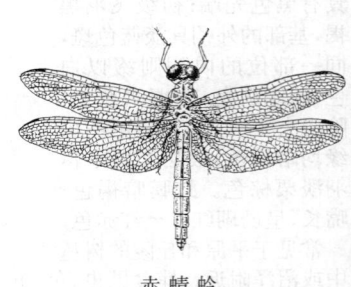

赤蜻蛉

常见于田野或水边。我国分布于南北各地。

3. 夏赤卒 *Sympetrum darwinianum* (Selys)　又名：夏赤蜻(《中国习见蜻蜓》)，夏茜、赤衣使者(《中国药用动物志》)。

体型小，腹部长 22～25 mm。体黄色，胸部褐色，具细毛和黑色条纹。翅透明，翅痣黄褐色，围以黑缘。腹部黄褐或赤褐色。

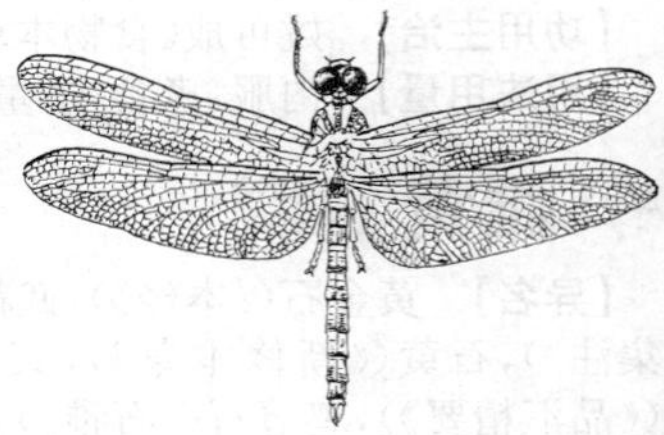

夏赤卒

常见于水边或田野。分布于福建、广西、四川。

4. 褐顶赤卒 *S. infuscatum* (Selys)　又名：褐顶赤蜻(《中国习见蜻蜓》)。

体型中等，腹部长 24～26 mm。体黄褐色。胸部黑色、褐色、黄褐色，具黄斑和黑色条纹。翅透明。翅痣褐色，翅端具褐斑。腹部红褐色，具褐色横斑和黑色纵条纹，此条纹越在后边的腹节越扩大、色越黑，第八、第九两节几乎全部黑色。

常见于田野或水边。我国分布于南北各地。

5. 黄衣 *Plantala flavescens* (Fabricius)　又名：黄蜻(《中国习见蜻蜓》)，海蜻蛉(《中国药用动物志》)。

体型中等，腹部长 29～35 mm。体黄色，头部黄色，眼较大，单眼间有一条黑色横纹，胸部黄色，具褐斑。翅甚宽，透明，基部淡橙黄色，翅痣黄色，痣的两端不平行，外端甚斜。腹部黄褐色，具黑斑。

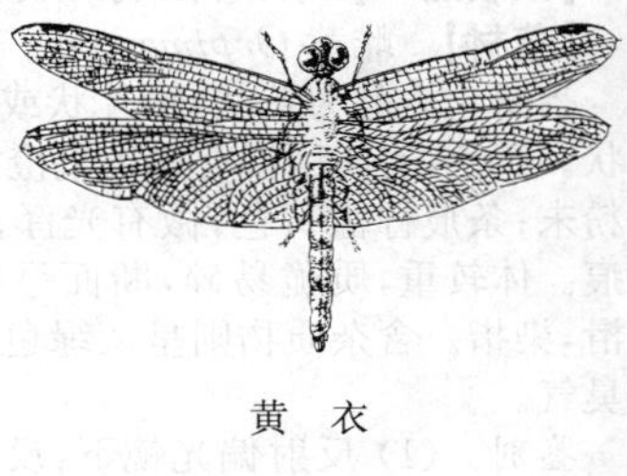

黄衣

常见于田野、水边。本种有迁飞习性，能远飞过海。我国分布于南北各地。

【采收加工】　夏、秋季捕捉，用沸水烫死，晒干或烘干。

【成分】　角皮脂中烷类、三酰甘油类、脂肪酸的含量较高，而蜡类含量较低。烃类中不具支链奇数碳烃占 56%～

60%,含一个甲基的烷类分子占 11%～19%,其中 3-甲基烷类占 7%～15%,2-甲基烷类 1%～3%,烯烷 1%～12%。三酰甘油的组成脂肪酸与游离脂肪酸种类相似,如肉豆蔻酸(myristic acid),棕榈酸(palmitic acid),硬脂酸(stearic acid),油酸(oleic acid),不饱和酸以 $C_{18:1}$、$C_{18:2}$ 酸为主。蜡由 C_{14}～C_{30} 长链偶数脂肪酸及醇组成[1]。

【药性】 咸,温。归肾经。

1.《别录》:"微寒。"

2.《日华子》:"凉,无毒。"

3.《品汇精要》:"色绿:性微寒,气之薄者,阳中之阴,臭腥。"

4.《本草求原》:"赤者:性热。"

5.《萃金裘本草述录》:"咸,温。入足少阴、厥阴经。"

【功用主治】 益肾壮阳,强阴秘精。主治肾虚阳痿,遗精,喘咳。

1.《别录》:"强阴止精。"

2.《日华子》:"壮阳,暖水脏。"

3.《萃金裘本草述录》:"强筋壮阳,暖水秘精。治阳痿精滑。"

4.《中国动物药》:"补肾益精,清热解毒,止咳定喘。治阳萎遗精,咽喉肿痛,咳嗽喘促,百日咳等。"

【用法用量】 内服:研末,3～6 g;或入丸剂。

5521 蜡梅花 là méi huā (《纲目》)

【异名】 黄梅花(《王安国诗》),腊梅花(《救荒本草》),铁筷子花、雪里花(《贵阳民间药草》),巴豆花(《江苏药材志》),蜡花(《浙江药用植物志》)。

【基原】 为蜡梅科蜡梅属植物蜡梅的花蕾。

【原植物】 蜡梅 *Chimonanthus praecox* (L.) Link 又名:蜡木(江西《中草药手册》),岩马桑、臭蜡梅(《贵州草药》),荷花蜡梅、金黄茶、大叶蜡梅(《新华本草纲要》)。

落叶灌木,高达 4 m。幼枝方形,被柔毛,老枝近圆柱形,灰褐色,皮孔突出,树皮内具油细胞。叶对生;具短柄;叶片纸质或近革质,卵圆形至卵状椭圆形,长 5～25 cm,宽 2～8 cm,先端渐尖,基部圆形至阔楔形,全缘,除下面叶脉外,两面无毛。花生于第二年生枝条的叶腋内,先叶开放,芳香;花被多层,螺旋状排列,外层大形,黄色,内层小形,紫棕色,均呈圆形、倒卵形或匙形,长 5～20 mm;雄蕊 5,长约 4 mm,花丝与花药近等长;雌蕊多数,分离,生于壶形花托内,花柱长为子房的 3 倍。瘦果包藏于花托内,花托成熟后形成假果,坛状或倒卵状椭圆形,长 2～5 cm,口部收缩,被绢质丝状毛。种子 1 粒。花期 11 月至次年 3 月,果期 4～11 月。

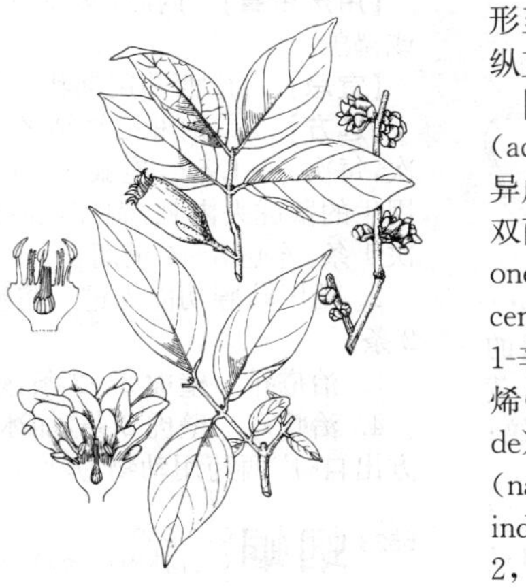

蜡　梅

生于山坡灌木丛或水沟边。分布于华东及湖北、湖南、四川、贵州、云南等地。

本植物的根(铁筷子)亦供药用,另设专条。

【栽培】 生物学特性　喜温暖气候,较耐寒、耐旱,稍耐阴;喜阳光;忌湿涝。要以土层深厚、疏松肥沃和排水良好的砂质壤土栽种为宜。在重黏土和碱土上生长不良。

繁殖方法　种子、嫁接、扦插、分株等繁殖。种子繁殖:采用育苗移栽。6～7 月采收果实,剥出种子,用湿砂贮藏备用。第二年 3 月播种。取出种子,连沙一起在水里搓去蜡质,然后播种,苗期注意除草、施肥,培育 2 年移栽。嫁接繁殖:用实生苗或分株苗作砧木,用切接和靠接最好,3～4 月中旬,选取粗壮而较长枝条,除去顶梢,剪成 6～7 cm 长接穗,具芽 1～2 对,砧木是将苗离地面 3～6 cm 处剪断,进行切接,涂泥浆,把砧木和接穗封住,经培育 3 年成株。扦插繁殖:以夏季嫩枝为好,插穗用 1×10^{-4} α-萘乙酸浸沾 1 min 后,插在遮荫的塑料薄膜棚里较易生根。分株繁殖:2～3 月挖取母株发生的分蘖苗栽种。移栽按行株距各约 1.3 m 开穴,每穴栽苗 1 株。每年在早春和冬季,各进行中耕除草、追肥 1 次,肥料以人畜粪水为主。为了促进开花,每年 3～4 月,把枝条剪短,并摘心去顶。

【采收加工】 移栽后 3～4 年开花。在花刚开放时采收。用无烟微火炕到表面显干燥时取出,等回潮后,再行复炕,这样反复 1～2 次,炕到金黄色全干即成。

【药材】 蜡梅花 *Flos Chimonanthi Praecocis* 主产于江苏、浙江、四川、贵州等地。

性状　花蕾圆形、短圆形或倒卵形,长 1～1.5 cm,宽 4～8 mm。花被片叠合,棕黄色,下半部被多数膜质鳞片,鳞片黄褐色,三角形,有微毛。气香,味微甜后苦,稍有油腻感。

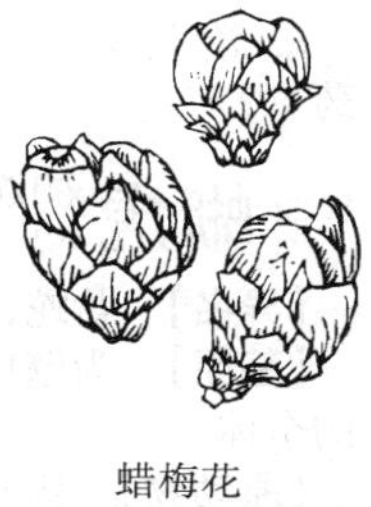

蜡梅花
(花蕾)外形

鉴别　粉末特征:单细胞非腺毛(花被)长至 70 μm,顶端钝,壁厚,稍有弯曲。鳞片表皮细胞多角形,有众多非腺毛;气孔少见。花粉粒棕黄色,类圆形至椭圆形,直径约 40 μm,外壁微有纵直纹理,并常见萌发孔 2 个。

【成分】 蜡梅花的挥发油成分,已鉴定 31 种,计有:乙酸(acetic acid),1,1-二乙氧基乙烷(1,1-diethoxy ethane),异戊醇(isoamyl alcohol),1,3-二氧戊环(1,3-dioxolane),双丙酮醇(diacetone alcohol),3-丁烯-2-酮(3-butene-2-one),叶醇(3-hexen-1-ol),侧柏烯(2-thujene),月桂烯(myrcene),对聚伞花素(*p*-cymene),柠檬烯(limonene),6-甲基-1-辛醇(6-methyl-1-octanol),苯甲醇(benzylalcohol),罗勒烯(α-ocimene),芳樟醇(linalool),氧化芳樟醇(linalool oxide),松樟酮(pinocamphone),乙酸苄酯(benzylacetate),萘(naphthalene),水杨酸甲酯(methyl salicylate),吲哚(1H-indole),β-丁香烯(β-caryophyllene),玷㶲烯(α-copaene),2,6-二叔丁基对甲苯酚(2,6-di-tertbutyl-4-methylphenol),香桧酮(sabina ketone),苯甲酸(benzoic acid),癸酸(decanoic acid),邻苯二甲酸叔丁酯(diphenate tertbutyl ester),十二酸(dodecanoic acid),4-癸酮(4-decanone),1,3,5-三丁基六氢-1,3,5-三氮杂苯(1,3,5-tributylhexahydro-1,3,5-triazine)。其中含量最多的是罗勒烯,其次是芳樟醇、乙酸苄酯、水杨酸甲酯、侧伯烯、柠檬烯及苯甲醇[1]。另含红豆杉氰苷(taxiphyllin)[2],蜡梅苷(meratin),α-胡萝卜素(α-carotene)[3],蜡梅碱(calycanthine)[4]。

【药理】 增强免疫的作用　蜡梅花能增强小鼠巨噬细胞

的吞噬百分率和吞噬指数，促进小鼠巨噬细胞功能；提高小鼠的溶血程度，增强体液免疫功能[1]。

【炮制】 取原药材，除去杂质及梗、叶，筛去灰屑。

饮片性状 参见“药材”项。

贮干燥容器内，密闭，置阴凉干燥处。防潮。

【药性】 辛、甘、微苦，凉。小毒。归肺、胃经。

1.《救荒本草》：“味甘、微苦。”

2.《纲目》：“辛，温，无毒。”

3.《青岛中草药手册》：“入脾、胃、三焦经。”

4.《全国中草药汇编》：“辛，凉。”

【功用主治】 解暑清热，理气开郁。主治暑热烦渴，头晕，胸闷脘痞，梅核气，咽喉肿痛，百日咳，小儿麻疹，烫火伤。

1.《纲目》：“解暑，生津。”

2.《青岛中草药手册》：“清凉解暑，生津除烦，开胃散郁。主治心烦口渴，气郁胃闷，烫伤，火伤，消化不良，痰热壅滞，瘿瘤结核等症。”

【用法用量】 内服：煎汤，3～9 g。外用：浸油涂或滴耳。

【宜忌】 孕妇慎服。

【选方】 1. 治暑热心烦头昏 蜡梅花 6 g，扁豆花 9 g，鲜荷叶 9 g。水煎服。(《青岛中草药手册》)

2. 治汤火伤 蜡梅花(以)茶油浸(涂)。(《岭南采药录》)

3. 治久咳 铁筷子花 9 g。泡开水服。(《贵州民间药草》)

5522 蜥虎 xī hǔ (《广西药用动物》)

【异名】 盐蛇、壁虎、守宫、蝎虎、天龙(《广西药用动物》)。

【基原】 为壁虎科蜥虎属动物纵斑蜥虎及同属多种动物的全体。

【原动物】 纵斑壁虎 *Hemidactylus bowringii* (Gray) 又名：原尾蜥虎(《中国药用动物志》)。

全长约 11 cm。头部略呈三角形，吻端尖。尾部略短于体部，尾呈圆筒形，先端尖，无棘鳞。眼在外鼻与耳孔的中间。头部与体背面覆盖着同样的细鳞，尾背面覆盖的鳞稍大。指、趾发达，具爪，指间鳞为 2 纵列。体背面灰黄色；有暗褐色或暗灰色的斑纹。尾部暗褐色；有带状斑纹；腹面黄白色。

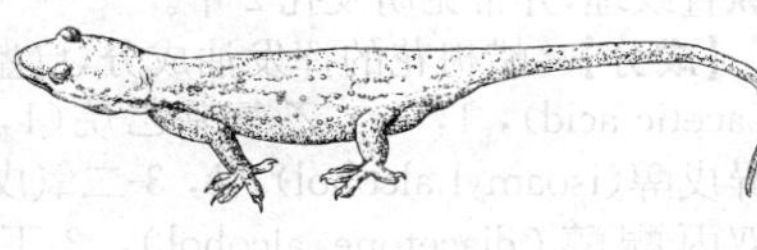

纵斑壁虎

白昼栖于墙缝、屋檐、树洞或石隙中，晚上出来到灯光照射处活动，捕食小昆虫。5 月下旬产卵，每产 2 枚，卵径 12 mm×10 mm 左右。分布于福建、广东、广西、海南、云南、台湾等地。

【采收加工】 夏、秋季捕捉，多在晚间灯光下昆虫聚集处进行。捕得后，将其捏死，用文火烘干，或鲜用。

【成分】 1. 尾肌含蛋白质、肽类、脂肪、多种酶。含天冬氨酸，谷氨酸，缬氨酸，异亮氨酸，亮氨酸，酪氨酸，苯丙氨酸，脯氨酸，苏氨酸，丝氨酸，甲硫氨酸，赖氨酸，组氨酸，核酸，抗坏血酸，糖原，非硫酸化葡糖胺聚糖(nonsulfated glycosamino glycan)，磷酸化酶(phosphorylase)，琥珀酸脱氢酶，β-葡糖苷酸酶(β-glucuronidase)，β-羟丁酸脱氢酶，乳酸及苹果酸脱氢酶，细胞色素氧化酶(cytochrome oxidase)等。血含胆甾醇(cholesterol)、胆甾醇酯、磷脂、三酰甘油等[1]。

2. 胆汁含牛磺鹅去氧胆酸(taurochenodeoxycholic acid)，甘氨猪去氧胆酸(glycohyodeoxycholic acid)。肝含乳酸脱氢酶、琥珀酸脱氢酶、苹果酸脱氢酶、磷酸甘油脱氢酶、精氨酸酶等[1]。

3. 子宫含酸性及碱性磷酸酯、腺苷三磷酸酶、5′-核苷酸酶、5-3β-羟甾脱氢酶、17β-羟类固醇、葡糖-6-磷酸酯、异枸橼酸脱氢酶、乳酸脱氢酶、NADH 心肌黄酶(NADH diaphorase)[1]。

4. 肾含多种磷脂类，如磷脂酰乙醇胺(phosphatidy ethano-lamin)，卵磷脂，溶血卵磷脂，磷脂酰丝氨酸(phosphatidylserine)，磷脂酰肌醇(phosphatidylinositol)，溶血磷脂酰乙醇胺(lysophosphatidylethanolamine)，神经鞘磷脂(sphingomyelin)，磷脂酰甘油(phosphotidylglycerol)等。尚含酸性及碱性磷酸酶、精氨酸酶等[1]。

5. 原角皮(procuticle)坚硬部分含具醌鞣质的蛋白，而无类脂及几丁质。甲状腺含中性黏液质(neutral mucosubstances)及硫代黏蛋白[1]。

【药性】 《广西药用动物》：“性寒，味咸，有小毒。入心、肝经。”

【功用主治】 祛风镇痉，活血消肿，解毒散结。主治小儿惊风，破伤风，历节风痛，中风瘫痪，手足不举，小儿疳积，疔疮肿毒，瘰疬瘿瘤，蝎螫伤。

1.《广西药用动物》：“祛风，镇痉，破血积，消瘰疬结核。主治中风瘫痪，手足不举，小儿疳积，破伤风，肿瘤和蝎螫伤。”

2.《中国药用动物志》：“祛风，活血，解毒，散结。主治小儿惊风，历节风痛，瘰疬，瘿瘤等。”

【用法用量】 内服：蒸熟，1～2 条；或焙研。外用：研敷；或捣敷。

【宜忌】 《广西药用动物》：“体虚的人及孕妇慎用。”

【选方】 1. 治淋巴结结核 将壁虎烘干研末，每日服 1 次，每次 1～1.5 g，连服 3～4 星期。小孩可调稀粥吃。或用生的壁虎去内脏，剁碎，加盐调味，蒸熟吃，每日 1 次，每次 1 条，连吃 3～4 星期。

2. 治甲状腺功能亢进 将壁虎炙干研粉冲白糖吃，每次 2 条。

3. 治疮疖 壁虎 2～3 条，烧灰，研末，用人乳汁调搽。

4. 治疔疮 壁虎 3 条，加冰片少许，捣烂敷患处。(1～4 方出自《广西药用动物》)

5523 蝈蝈 guō guo (《吉林中草药》)

【异名】 聒子、聒聒(《尔雅义疏》)，山蝈蝈(《吉林中草药》)。

【基原】 为螽斯科螽斯属动物螽斯的全体。

【原动物】 螽斯 *Gampsocleis gratiosa* Brunner Wattenwyl 全体绿色。触角鞭状，长于体躯。复眼卵圆形。前翅近膜质，较弱，前缘向下倾斜，静止时左翅覆于右翅之上方。雄虫在左前翅的轭区有圆形的发音器，右前翅的基部有光滑的鼓膜。听器位于前足胫节基部外侧。

生活于荒地草丛及豆地中。分布于东北及河北、江苏等地。

【采收加工】 夏、秋季捕捉，捕后沸水烫死，晒干或烘干。

【药材】 蝈蝈 *Gampsocleis* 主产于东北、华北地区。

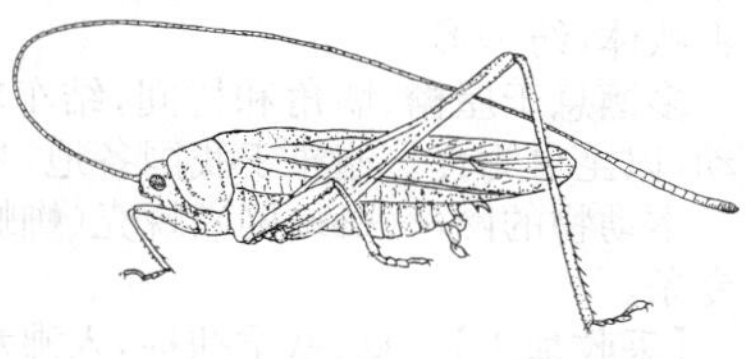

螽 斯

性状 本品全体呈长圆形，灰绿色或黄褐色。头略呈圆形，复眼1对，卵圆形，触角1对，长鞭状，多脱落；前胸背板略呈细长圆柱形，中后胸被翅；胸足3对，多脱落，后足较大。气腥。

【炮制】 取原药材，除去杂质及灰屑。

饮片性状 参见"药材"项。

贮干燥容器内，置阴凉干燥处，防蛀。

【药性】 辛、微甘，平。

【功用主治】 利水消肿，通络止痛。主治水肿尿少，腰膝肿痛，湿脚气。

1.《吉林中草药》："行水，止痛。治水肿，腰腿疼及中耳炎。"

2.《中国动物药》："解毒，行水，止痛。"

【用法用量】 内服：研末，2～3只。外用：研末吹耳。

【选方】 1. 治水肿 山蝈蝈2个，瓦上焙，研末，黄酒冲服。

2. 治腰腿痛 山蝈蝈3个，醋浸100 d，用瓦焙干，研末，黄酒送下，日服1次。

3. 治中耳炎 山蝈蝈1个，瓦上焙焦，研末，吹入耳内。(1～3方出自《吉林中草药》)

5524 蝇虎 yíng hǔ (《纲目拾遗》)

【异名】 虩(《说文》)，蝇狐、蝇蝗、蝇豹(崔豹《古今注》)。

【基原】 为跳蛛科扁蝇虎属动物浊斑扁蝇虎的全体。

【原动物】 浊斑扁蝇虎 *Menemerus cofusus* Bosen berg et Strand 又名：短螯蝇虎、花背跳蛛(《中国药用动物志》)。

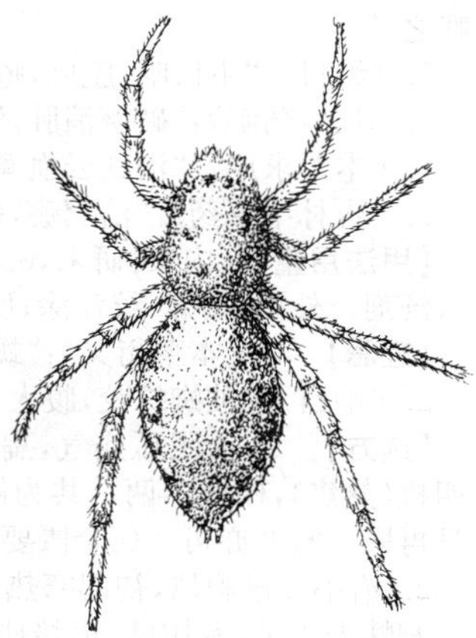

浊斑扁蝇虎

雄蛛体长7 mm，雌蛛体长9 mm。全体有黑、褐及白色细毛混生。头胸部椭圆形，扁平，背面的底色黑，周围边缘为白色，腹面为褐色，单眼4对，位于头胸部背侧的前端，以2，2，4排列成3行，第一行的2个单眼最大。螯肢基部无隆起。步足4对粗健，褐色，并有黑褐色浓斑，跗节末端有毛丛。腹部扁平，长椭圆形，背面有黄色、褐色的毛组成斑纹。腹面黄橙色。

生活于产稻区，捕食农田害虫及蝇类。分布于河北、山西、吉林、江苏、浙江、安徽、山东、河南、湖北、湖南、陕西、台湾等地。

【采收加工】 随用随捕，鲜用。

【功用主治】 《纲目拾遗》："调血脉，治跌打。"

【用法用量】 内服：2～3个，捣烂，酒下。外用：捣烂敷。

【选方】 治跌打损伤 取蝇虎数个，研烂，好酒下。(《纲目拾遗》引《徐顺之验方》)

5525 蝇子草 yíng zǐ cǎo (《陕西中草药》)

【异名】 鹤草、洒线花、沙参(《植物名实图考》)，野蚊子草、脱力草(《江苏药材志》)，粘蝇花、苍蝇花(《中药志》)，粘蝇草、土桔梗、银柴胡、蚊子草、白接骨丹(《陕西中草药》)，水白参、白花壶瓶、小叶鲤鱼胆、瞿麦沙参、八月白、白花瞿麦、小仙桃草、白葫芦、蛇王草(《浙江民间常用草药》)，消浮参、白花石竹、瘰疬根(《安徽中草药》)。

【基原】 为石竹科蝇子草属植物蝇子草的干燥带根全草。

【原植物】 蝇子草 *Silene fortunei* Vis.

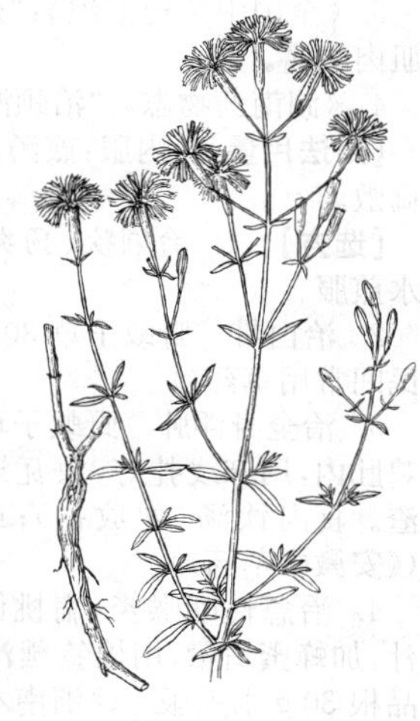

蝇子草

多年生草本，高50～100 cm。根圆柱形，粗而长，有少数细长侧根；根状茎短，直立，节上生出地上茎。茎单生或簇生，基部稍带木质，中部以上多分枝，节膨大。单叶对生，叶片披针形或倒披针形，长2～3.5 cm，宽3～8 mm，先端尖，基部窄缩成短柄，全缘，光滑无毛。花两性；3～10朵成短聚伞花序，或因小聚伞的侧花不发育而呈总状；花梗长，上部有黏液；萼长管形，光滑，脉多条，常带紫红色，先端5裂；花瓣5，粉红色或白色，基部成爪，瓣片2裂，每裂片更细裂成窄条，喉部有2小鳞片；雄蕊10；子房上位，花柱3枚。蒴果长圆形，呈棍棒状，成熟时先端6齿裂。种子有瘤状突起。花期7～9月，果期9～10月。

生于山坡、林下及杂草丛中。分布于华北、西北及长江流域以南各地。

【栽培】 生物学特性 对气候、土壤要求不严，一般土地均可栽培。

繁殖方法 种子繁殖，春季4～5月播种，条播，行距0.3 m，开浅沟匀撒种子于沟内，覆土0.5 cm。

田间管理 生长期中应注意除草、松土。

病虫害防治 虫害有红蜘蛛，可用石硫合剂喷杀。

【采收加工】 8～10月采收，鲜用或晒干。

【药材】 蝇子草 *Herba Silenes Fortunei* 主产于甘肃、陕西等地。

性状 全草长50～100 cm。根圆锥形或圆柱形，平直或扭曲，长10～20 cm，宽1～2 cm；表面浅黄色，具纵纹，纵纹上布有稍突起的横纹；质坚硬，折断面坚实致密，较平坦，茎基部稍带木质，具粗糙短毛，中部以上多分枝，有柔毛或近于无毛。叶对生；完整叶披针形或倒披针形，长2～3.5 cm，宽2～6 mm，先端尖锐，基部狭窄成短柄。聚伞花序顶生，花粉红色或白色。蒴果棍棒状。种子赤黄色，有瘤状突起。气微，根味微甘，后涩。

鉴别　根横切面：木栓层为10数列木栓细胞。韧皮部较狭窄。木质部占根直径的大部分；导管不规则散在，有木纤维群，纵切面观纤维末端狭尖或呈叉状。韧皮部及木射线细胞中有稀疏散在的草酸钙簇晶。

【成分】　根和叶含氨基酸[1]。

【药理】　对肿瘤的影响　蝇子草根中的化合物低浓度刺激Jurkat肿瘤细胞增殖，高浓度抑制增殖，诱导细胞凋亡[1]。

【药性】　辛、涩，凉。

1.《陕西中草药》："味甘、微苦，性凉。"

2.《浙江民间常用草药》："辛、涩，凉。"

【功用主治】　清热利湿，活血解毒。主治痢疾，肠炎，热淋，带下，咽喉肿痛，劳伤发热，跌打损伤，毒蛇咬伤。

1.《陕西中草药》："发表解热，利咽，活血散瘀，止痛止血，凉血。主治虚劳发热，小儿疳积发热，寒热往来，咽喉疼痛，跌打损伤，骨折，遗尿，淋症，劳伤等。"

2.《浙江民间常用草药》："清热利湿，解毒消肿。"

3.《全国中草药汇编》："外用治蝮蛇咬伤，扭挫伤，关节肌肉酸痛。"

4.《湖南药物志》："治颈淋巴结结核。"

【用法用量】　内服：煎汤，15～30 g；或捣汁。外用：鲜品捣敷。

【选方】　1. 治痢疾、肠炎　野蚊子草30 g，加糖30 g。水煎服。

2. 治白带　野蚊子草30 g，水煎服。（1、2方出自《浙江民间常用草药》）

3. 治全身浮肿　野蚊子草根30 g，装入洗净去肠杂的母鸡肚内，用麻线扎好，放瓦罐内，加水煨至鸡肉烂时，去药渣。食肉饮汤（勿放盐）；或用猪瘦肉500 g同煨亦可。（《安徽中草药》）

4. 治急性咽喉炎，扁桃体炎　鲜蝇子草30～60 g。捣汁，加蜂蜜适量，用棉签蘸汁抹咽部，使吐去痰涎。另用本品根30 g水煎服。（《浙南本草新编》）

5. 治挫伤，扭伤，关节肌肉酸痛　野蚊子草根15 g，加烧酒或75%乙醇90 g浸泡。取汁外搽伤痛处。（《浙江民间常用草药》）

5526 蜘蛛 zhī zhū （《别录》）

【异名】　次蟗、蛛蝥（《尔雅》），蝃蝥、蝳蜍（《方言》），网工（《广雅》），蝃蝥（《尔雅》郭璞注），社公（《方言》郭璞注）。蛐蟱（《别录》），网虫、扁蛛（《现代实用中药》），圆蛛、癞癞蛛、蛛蛛（《吉林中草药》）。

【基原】　为圆蛛科圆网蛛属动物大腹圆蛛的全体。

【原动物】　大腹圆蛛 *Aranea ventricosa* (L. Koch)　又名：檐蛛（《中国动物药》）。

雌性成体长约30 mm，雄性约15 mm。头胸部短于腹部，皆黑褐色。头胸部梨形，扁平，有小白毛，8眼分聚于3眼丘，前缘中央眼丘上有4眼，两侧眼丘各2眼。螯肢强壮，有7枚小齿。步足强大，多刺，上有深色环带。腹部近圆形而较大，肩部隆起，背面中央有清晰的叶状斑带，沿中线有8对细小圆斑。腹部有1对白斑。生殖厣黑色，呈舌状体，纺锤形。

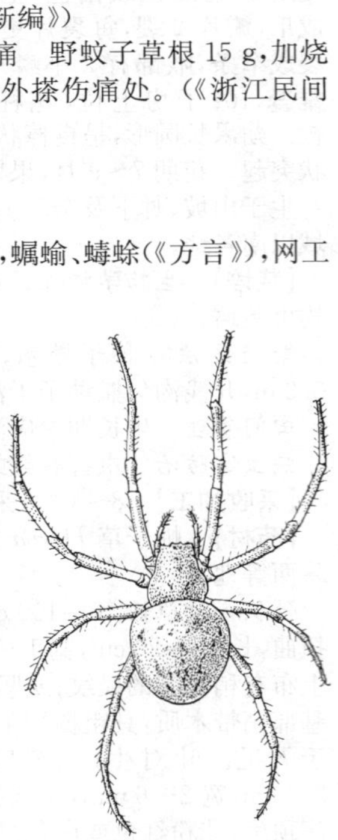

大腹圆蛛

多栖息于屋檐、墙角和树间，结车轮状网，傍晚及夜间活动，以昆虫为食。遍布于我国各地，是最常见的蜘蛛。

本动物的网丝（蜘蛛网）、蜕壳（蜘蛛蜕壳）亦供药用，另设专条。

【采收加工】　夏、秋季捕捉，入沸水烫死，晒干或烘干。

【药材】　蜘蛛 *Aranea Ventricosa*　产于全国大部分地区。

性状　全体呈圆形或椭圆形，头胸部赤褐色，边缘黑色。腹部黄褐色，有明显的黑色叶状斑纹，有2对黑色的肌斑。腹部前端中央有黄色或红色斑点，腹部下面灰黄色。纺器黑褐色。步足黄褐色或黑褐色，有赤褐色或黑褐色环纹，附肢6对，肯残缺。体轻，质脆。气微，味微苦、咸。

【炮制】　取原药材，除去杂质。

饮片性状　参见"药材"项。

贮干燥容器内，置阴凉干燥处，防潮，防蛀。

【药性】　苦，寒。有毒。归肝经。

1.《别录》："微寒。"

2.《本草衍义》："有毒。"

3.《品汇精要》："气之薄者，阳中之阴。臭腥。"

4.《长沙药解》："入足厥阴肝经。"

5.《医林纂要》："酸，咸，寒。"

【功用主治】　祛风解毒，消肿散结。主治狐疝偏坠，中风口喎；小儿慢惊，口噤，疳积；喉风肿闭，牙疳，聤耳，痈肿疔毒，瘰疬，恶疮，痔漏，脱肛，蛇虫咬伤。

1.《别录》："主大人小儿㿗。"

2.《本草经集注》："蜂及蜈蚣螫人，取置肉上，则能吸毒。又以断疟及干呕、霍乱。"

3.《新修本草》："《别录》云：疗小儿大腹丁奚三年不能行者。又主蛇毒、温疟、霍乱，止呕逆。"

4.《本草图经》："蛇啮者，涂其汁；小儿腹疳者，烧熟啖之。"

5.《纲目》："主口喎，脱肛，疮肿，胡臭，齿䘌。"

6.《长沙药解》："破瘀消肿。"

7.《本草求原》："治红云血癣。"

8.《吉林中草药》："治瘰疬，疔疮，蜂、蝎螫伤。"

【用法用量】　内服：研末，0.3～1 g；浸酒或入丸、散。不入汤剂。外用：捣敷、绞汁涂；研末撒或调敷。

【宜忌】　1.《本草衍义》："蜘蛛遗尿着人作疮癣。"

2.《纲目》："被蜘蛛咬，腹大如孕妇。饮羊乳数日而平。"

【选方】　1. 治阴狐疝气，扁有大小，时时上下　蜘蛛十四枚（熬焦），桂枝半两。共为散。取八分之一匕，饮和服，日再服。蜜丸亦可。（《金匮要略》蜘蛛散）

2. 治小儿慢脾风，初起寒热如疟，面黄肌瘦，啼声如猫吼　蜘蛛去头足，专用肚，火焙研末，每0.6 g，配朱砂0.3 g，共0.9 g，为周岁内1次量，1岁以上者加倍，以白芥子煎汤送服。（《泉州本草》）

3. 治初生儿口噤不开，不能吮乳　干蜘蛛一个（去口、足，新竹沥浸一宿，炙焦为末），干蝎梢七个（为末），腻粉一钱。同砂匀，每服一字，乳汁调，时时滴儿口中。（《小儿卫生总微论方》立圣散）

4. 治喉闭　大蜘蛛一个，要活捉放银罐内，用白矾末八

钱置罐内蜘蛛上，另盖小银罐于上，火煅存性，取起稍冷，除去蜘蛛，将枯矾研细为末，吹入喉内。(《经验百病内外方》)

5. 治走马牙疳　大蜘蛛一枚，以湿纸裹，外用荷叶包，火中煅焦存性，细研，入麝香敷之。(《百一选方》)

6. 治鼻息肉　蜘蛛、红糖适量。共捣烂，涂鼻息肉上。(《吉林中草药》)

7. 治目翳　大蜘蛛一枚，去头、足，入乳汁研匀，饭上蒸三次，点之。(《王氏医存》)

8. 治吹奶疼痛　蜘蛛一枚。面裹烧存性，为末。酒服。(《纲目》)

9. 治吹乳乳痈　蜘蛛三个，红枣三枚(去核)。每枣一枚，入蜘蛛一个，夹于内炒熟。口嚼吃，烧酒送下。未成者立消，已成者立溃。(《济阴纲目》夜阴散)

10. 治背疮　蜘蛛杵烂，醋和。先挑疮四畔令出血，根稍露，用药敷，干即易。(《千金方》)

11. 治疔毒　蜘蛛(去头)，和乌糖捣烂贴患处。和酸饭粒及食盐捣贴亦可。(《泉州本草》)

12. 治瘰疬，无问有头无头　大蜘蛛五枚。晒干，细研，以酥调如面脂，每日两度贴之。(《圣惠方》)

13. 治鼠瘘核肿痛，已有疮口出脓水者　蜘蛛二七枚。烧，敷之良。(《千金方》)

14. 治便毒初起　大黑蜘蛛一枚。研烂，热酒一碗，搅服，不退再服。(《寿域神方》)

15. 治恶疮　蜘蛛晒干，研末，入轻粉。麻油调涂。(《仁斋直指方》)

16. 治痔疮　大蜘蛛不拘多少(炙干研末)，冰片三分。共研，收藏磁器，敷患处。虽臭烂而脓血淋漓者，半日结痂，一日痊愈。(《疑难杂症简方》)

17. 治脱肛　取蜘蛛捣作油，傅下脐丹田上。一时即效。(《调燮类编》)

18. 治胡臭熏人，不可向迩者　大蜘蛛一个(以黄泥入少赤石脂捣罗极细，入盐少许杵炼为一窠，蜘蛛在内，焚以火，烧令通红，候冷剖开，取出蜘蛛)，研细。临卧，入轻粉一字，用酽醋调成膏，傅腋下。明早登厕，必泻下黑汁。(《三因方》蜘蛛散)

【临床报道】 1. 治疗疖肿　取鸡蛋1只，在其一头凿一个洞，把活的大蜘蛛(成人2只，儿童1只)塞入蛋内，然后将蛋洞用纸糊好，置锅内蒸熟，剥去蛋壳，去掉蜘蛛，服下全蛋，每日1只，连服7～10 d为1个疗程。治疗51例，病程最短5 d，最长10个月；大部分患者都有发热现象，其中4例每年夏季反复患疖，分布于头、颈、背、腋和臀部等处。经服蜘蛛塞蛋1个疗程后，全部治愈。均未采用其他疗法，也未见不良反应[1]。

2. 治疗带状疱疹　将干死的蜘蛛或蜘蛛网研末，放入适量芝麻油(或茶籽油)中，拌成糊状涂于皮疹表面，每日2次。5 d为1个疗程。治疗带状疱疹96例，对有并发感染者可同时口服抗生素。结果：本组患者经1个疗程治疗，全部治愈，皮损结痂脱落，疼痛消失[2]。

5527 蜘蛛网 zhī zhū wǎng (《别录》)

【异名】 蜘蛛丝(《纲目》)。

【基原】 为圆蛛科圆网蛛属动物大腹圆蛛 *Aranea ventricosa* (L. Koch)的网丝。

【原动物】 参见“蜘蛛”条。

【采收加工】 随采随用。

【药性】 《绍兴本草》：“微寒，有毒。”

【功用主治】 止血，消疣赘。主治吐血，金疮出血，疣赘，血瘤，痔瘘。

1. 《别录》：“主喜忘。”

2. 《新修本草》：“缠赘疣，七日消烂，有验。”

3. 《圣惠方》：“疗疮毒，止金疮出血。炒黄研末，酒服，治吐血。”(引自《纲目》)

4. 《本草蒙筌》：“系瘤赘烂消，缠痔瘘脱落。”

【用法用量】 内服：研末，酌量。外用：缠扎或研末撒。

【选方】 1. 治肛门鼠痔　蜘蛛丝缠之，即落。(《纲目》引《简便方》)

2. 治血瘤　取山中大蜘蛛网，助以生苎丝缚瘤根下，渐加收紧，直至枯落，而皮肉不伤。箍外痔法同。(《医林纂要》)

5528 蜘蛛香 zhī zhū xiāng (《纲目》)

【异名】 马蹄香、鬼见愁(《滇南本草图说》)，豆豉菜根、九转香、雷公七(《贵州民间方药集》)，小马蹄香(《广西中药志》)，臭狗药、磨脚花(《云南中草药》)，老龙须、香草子(《陕西中草药》)，养血莲、臭药、乌参(成都《常用草药治疗手册》)。

【基原】 为败酱科缬草属植物蜘蛛香的根茎。

【原植物】 蜘蛛香 *Valeriana jatamansii* Jones [*V. wallichii* DC.]　又名：连香草(《陕西中草药》)，心叶缬草(《四川常用中草药》)。

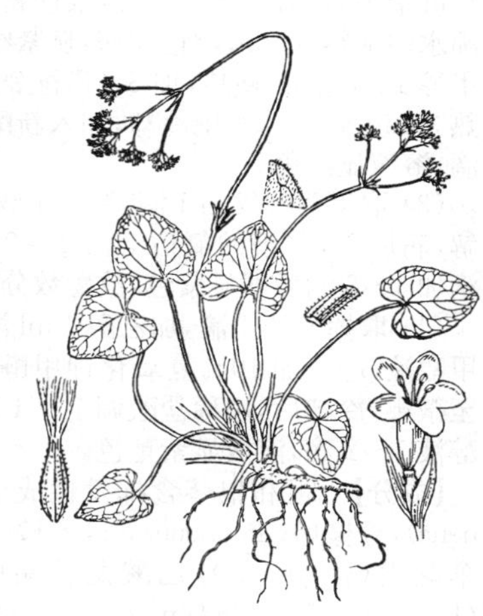

蜘 蛛 香

多年生草本，高30～70 cm。茎通常数枝丛生，密被短柔毛。根状茎横走，肥厚，粗大，块状，节间紧密，有叶柄残基，黄褐色，有特异香气。基生叶发达，叶片心状圆形至卵状心形，长2～10 cm，宽1.5～8 cm，先端短尖或钝圆，基部心形，边缘微波状或具稀疏小齿，具短毛，上面暗深绿色，下面淡绿色，均被短柔毛；基出脉5～9条；茎生叶不发达，每茎2对，有时3对，下部的心状圆形，近无柄，上部的常羽裂，无柄。顶生伞房状聚伞花序；苞片和小苞片钻形；花小，白色或微带红色，杂性；花萼内卷，于开花后裂为10余条线形裂片；花冠筒状，先端5裂；雄蕊3，着生于花冠筒中部，伸出花冠外；雌蕊伸出花冠外，柱状3裂，子房下位；两性花较大，雌雄蕊与花冠等长。瘦果长柱状，顶端有多条羽状毛。花期5～7月，果期6～9月。

生于海拔2 500 m以下山顶草地、林中或溪边。分布于河南、湖北、湖南、四川、贵州、云南、西藏和陕西。

【采收加工】 9～10月采挖，除去茎叶，晒干。

【药材】 蜘蛛香 *Rhizoma Valerianae Jatamantis*　产于河南、湖北、四川、贵州等地。

性状　本品根茎呈圆柱形，略扁稍弯曲，具分枝，长2～

7 cm，直径 0.5～2 cm；表面灰褐色或灰棕色，有紧密的环节及突起的点状根痕，有的顶端膨大，具茎叶残基，质坚不易折断，断面较平整，灰棕色，可见维管束断续排列成环。根多数，细稍弯曲。气特异，味微苦辛。

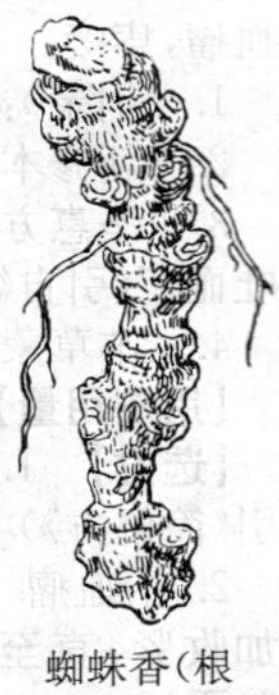
蜘蛛香（根及根茎）外形

鉴别 （1）根茎横切面：表皮及下表皮细胞类长方形，木栓化；外侧壁稍增厚。皮层由数十列切向稍延长的薄壁细胞组成，内含有多数淀粉粒及挥发油滴，有的可见根迹维管束。内皮层为 1 列扁长细胞，可见凯氏点。中柱鞘为 1～2 列扁长细胞。维管束外韧型，约 20 个断续排列成环，韧皮部由较小筛管和薄壁细胞组成。木质部导管多角形，直径 14～21（～35）μm，数个成群或单个散在。髓部宽广，约占根的 2/3。薄壁细胞亦含淀粉粒及挥发油滴。

粉末特征：灰棕色。淀粉粒众多，单粒类圆形、长圆形或广卵形，有的一端尖突，直径 5～40 μm，脐点短缝状、三叉状或点状，有的可见层纹；复粒 2～4 粒组成。薄壁细胞含棕黄色物。网纹、螺纹及孔纹导管。木栓细胞多角形，淡黄色。

（2）取本品粗粉 5 g，加入甲醇 35 ml，在水浴上回流 10 min，趁热滤过，挥去溶剂至 1/2 量，放置过夜，析出沉淀物，抽滤，沉淀物用少量甲醇洗涤。取沉淀物少许，加甲醇 1 ml 溶解，加浓盐酸 3～4 滴及镁粉少量，溶液显淡紫色，在沸水中加热 3 min，颜色加深，显紫红色。取沉淀物少许，加甲醇 1 ml 溶解，微热，加 3%碳酸钠溶液 1 ml，在沸水中加热 3 min，置于冰水中冷却，加入新配制的重氮化试剂 1～2 滴，溶液显红色。

（3）取澄明挥发油 1 滴，置于干燥试管中，加氯仿 1 ml 溶解，滴加含 5%溴的氯仿溶液 1～2 滴，此时溴脱色。继续滴加 1～3 滴后即显紫色，放置数分钟后呈深蓝色。

（4）取挥发油 1 滴，加乙醇 1 ml 溶解，加入 7%盐酸羟胺甲醇液 3 滴，加 10%氢氧化钾甲醇液 6 滴，在水浴上加热至微沸，冷却后，用稀盐酸调至 pH 3～4，加 1%三氯化铁乙醇液 1～2 滴，溶液显紫堇色。

【成分】 根和根茎含挥发性成分，主要为 α-蒎烯（α-pinene），柠檬烯（limonene），1，8-桉叶素（1，8-cineole），对聚伞花素（*p*-cymene），乙酸龙脑酯（borneyl acetate），龙脑（borneol），橙花叔醇（nerolidol），橄榄醇（maaliol）[1]，4-甲氧基-8-戊基-1-萘酸（4-methoxy-8-pentyl-1-naphthoic acid），二十烷酸甲酯（methyleicosanoate），乙酰缬草三酯（acetvaltrate），二氢异缬草三酯（dihydrovaltrate），缬草三酯（valtrate，即 valepotriate），异戊酰氧基羟基二氢异缬草三酯（isovaleroxy hydroxy dihydrovaltrate）[2，3]，缬草苦苷（valerosidatum）[4]，蒙花苷（linarin，即 acaciin）及其异戊酸酯（linarin isovalerate）[5]。另印度产蜘蛛香含乙酰氧基缬草三酯（acetoxyvalepotriate），巴基斯坦产含 5，6-二氢缬草三酯（5，6-dihydrovalepotriate）[6]。此外，本品尚含绿原酸（chlorogenic acid）和咖啡酸（caffeic acid）[7]。

【药理】 1. 中枢抑制作用 蜘蛛香水提取物或其中的总缬草素灌服或腹腔注射减少小鼠自发活动，延长小鼠戊巴比妥钠睡眠时间，增加入睡小鼠数，与戊巴比妥钠有协同作用[1，2]。水提取物还减少醋酸所致的小鼠扭体反应次数，减弱吗啡引起的小鼠竖尾反应；延长印防己毒素诱发的小鼠惊厥发作的潜伏时间，对抗硫代氨基脲诱发的小鼠惊厥[1，3]。

2. 抗肿瘤作用 蜘蛛香中的化合物体外对肝细胞瘤有细胞毒作用，影响肿瘤细胞的超微结构[4]。

毒性 小鼠腹腔注射蜘蛛香水提取物的 LD_{50} 为 43.7±4.97 g/kg，中毒症状表现为竖毛、蜷睡和发绀[3]。

【药性】 辛、微苦，温。

1.《纲目》："辛，温，无毒。"

2.《贵阳民间药草》："辛、苦，温。"

3.《广西中药志》："入脾、胃二经。"

4.《四川常用中草药》："入肺、胃二经。"

【功用主治】 理气和中，散寒除湿，活血消肿。主治脘腹胀痛，呕吐泄泻，小儿疳积，风寒湿痹，脚气水肿，月经不调，跌打损伤，疮疖。

1.《纲目》："辟瘟疫，中恶邪精，鬼气尸疰。"

2.《广西中药志》："除湿散寒，行气止痛。治脚气水肿，脾胃食滞。外敷疮疖。"

3.《陕西中草药》："顺气止痛，除湿散寒，调经活血，止血。主治头痛，胃痛，关节痛，月经不调，跌打损伤，疖疮。"

4.《四川常用中草药》："能化浊，辟疫除风。治瘟疫，痧气，胃气痛，风寒咳嗽。"

5.《云南中草药》："消食行气。主治消化不良，小儿咳嗽，疳积，流感，疟疾。"

【用法用量】 内服：煎汤，3～9 g。外用：磨汁涂。

【选方】 1. 治脘腹胀痛 蜘蛛香、珠宝香各等分。研末，每次 0.9～1.5 g，吞服。（《四川中药志》1982 年版）

2. 治霍乱上吐下泻 蜘蛛香 15 g。煨水服。

3. 治感冒 蜘蛛香 15 g，生姜 3 g。煨水服。（2、3 方出自《贵州草药》）

4. 治毒疮 蜘蛛香磨醋外搽；或煨酒服。（《贵州草药》）

5529 蜘蛛抱蛋 zhī zhū bāo dàn （《植物名实图考》）

【异名】 一帆青（《质问本草》），飞天蜈蚣、哈萨喇（《植物名实图考》），竹叶伸筋（《衡山民间草药》），大九龙盘、竹叶盘、九龙盘（《贵州民间药物》），赶山鞭、蓼叶伸筋、大伸筋、摇边竹、甘心蜈蚣、地蜈蚣、九节龙、一寸十八节、竹根七（《湖南药物志》），土里蜈蚣（《福建中草药》）。

【基原】 为百合科蜘蛛抱蛋属植物蜘蛛抱蛋的根茎。

【原植物】 蜘蛛抱蛋

Aspidistra elatior Bl.

多年生常绿草本，高达 90 cm。地下根茎横生，粗硬，生有多数须根。叶单生；叶片革质，从地下根茎上长出，直立；椭圆状披针形或宽披针形，宽 7.5～11 cm，先端急尖，基部狭窄，形成沟状绿色的窄长叶柄；叶片绿色有光泽，常有少数大小不等的淡黄色斑迹，有多条明显的平行脉。花单个从根茎生出，贴近地面，花葶短；花被钟形，内面紫褐色，外面有紫褐色斑点；雄蕊 8 个，生于

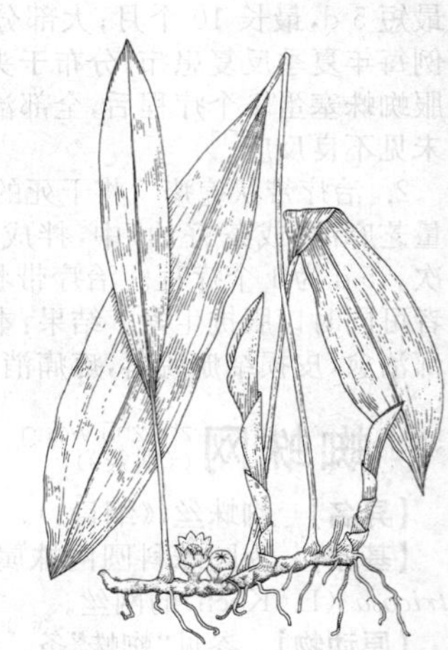
蜘蛛抱蛋

花被筒的近下部，柱头呈明显4裂，较大，直径约14 mm。浆果卵圆形，含种子1颗。花期3～5月。

各地常见栽培，主要分布于我国长江以南地区。

【采收加工】 秋冬季采挖，除去须根及叶，鲜用或切片晒干。

【成分】 根茎含蜘蛛抱蛋苷(aspidistrin)[1]。

地下部分含甾体成分：原蜘蛛抱蛋苷(protoaspidistrin)，甲基原蜘蛛抱蛋苷(methylprotoaspidistrin)，1β，2β，3β，4β，5β-五羟基螺甾-25(27)-烯〔1β，2β，3β，4β，5β-pentahydroxyspirost-25(27)-ene〕及螺甾烷醇(spirostanol)[2]。

【药性】 辛、甘，微寒。

1.《贵州民间药物》："性温，味辛、微涩，无毒。"

2.《四川常用中草药》："性微温，味甘、涩。"

3.《广西本草选编》："味甘、微苦，性平。"

【功用主治】 活血止痛，清肺止咳，利尿通淋。主治跌打损伤，风湿痹痛，腰痛，经闭腹痛，肺热咳嗽，砂淋，小便不利。

1.《植物名实图考》："治热症，腰痛，咳嗽。"

2.《贵州民间药物》："止痛，接骨，补虚弱。"

3.《四川常用中草药》："能通筋络，利关节，除风湿，祛痰。治劳伤咳嗽痰多，风湿关节痛，水肿，无名肿毒，蛇咬伤。"

4.《广西本草选编》："清热利尿。主治肺热咳嗽，感冒高热，闭经，小便短赤涩痛，风火牙痛，头痛。"

【用法用量】 内服：煎汤，9～15 g，鲜品30～60 g。或作酒剂。外用：捣敷。

【宜忌】《贵州草药》："忌生冷食物。孕妇忌服。"

【选方】 1. 治跌打损伤　九龙盘煎水服，可止痛，捣烂后包伤处，能接骨。(《贵州民间药物》)

2. 治关节痛　蜘蛛抱蛋根茎30 g，十大功劳15 g。酒水各半炖服。(《福建药物志》)

3. 治多年腰痛　九龙盘45 g，杜仲30 g，肉浪稿泡15 g。煎水兑酒服。(《贵州民间药物》)

4. 治经闭腹痛　蜘蛛抱蛋根茎9～15 g。水煎服。(《湖南药物志》)

5. 治肺热咳嗽　鲜蜘蛛抱蛋30 g。水煎，调冰糖服。(《福建中草药》)

6. 治砂淋　蜘蛛抱蛋、大通草、木通。煎水服。(《湖南药物志》)

7. 治急性肾炎　蜘蛛抱蛋根茎、连钱草各30 g。水煎服。(《福建药物志》)

5530 蜘蛛蜕壳 zhī zhū tuì ké (《纲目》)

【异名】 蜘蛛壳(《备急方》)。

【基原】 为圆蛛科圆网蛛属动物大腹圆蛛 *Aranea ventricosa* (L. Koch)的蜕壳。

【原动物】 参见"蜘蛛"条。

【采收加工】 随采随用。

【功用主治】《纲目》："主治虫牙，牙疳。"

【用法用量】 外用：研末敷或绵裹填塞。

【选方】 1. 治虫牙有孔　蜘蛛壳一枚，绵裹塞之。(《千金方》)

2. 治牙疳出血　蜘蛛壳为末，入胭脂、麝香少许，外敷之。(《直指方》)

5531 蜘蛛果茎叶 zhī zhū guǒ jīng yè (《浙江药用植物志》)

【基原】 为桔梗科金钱豹属植物长叶轮钟草 *Campanumoea lancifolia* (Roxb.)Merr. 的茎叶。

【原植物】 参见"红果参"条。

【采收加工】 夏、秋季采收，晒干。

【功用主治】《浙江药用植物志》："可治肺劳咳嗽，吐血，崩漏，白带，瘰疬，疝气。"

【用法用量】 内服：煎汤，9～15 g。

5532 蝉花 chán huā (《本草图经》)

【异名】 冠蝉(《纲目》引《礼》注)，虫花(《四川中药志》)，蝘花(《新华本草纲要》)。

【基原】 为麦角菌科棒束孢属真菌蝉棒束孢菌的孢梗束、虫草属真菌大蝉草的子座及其所寄生的虫体。

【原植物】 1. 蝉棒束孢菌 *Isaria cicadae* Miquel

孢梗束丛生，由寄主的前端生出，新鲜时白色，高1.5～6 cm；柄分枝或不分枝，直径0.1～0.2 cm，基部有时联接，顶部分枝并布有一层粉末状的分生孢子。分生孢子长方卵形，两端稍尖，(6～9)μm×(2～2.5)μm，常含有2个油球，透明无色。

生于蝉幼虫上。分布于浙江、安徽、福建、广东、四川、云南等地。

2. 大蝉草 *Cordyceps cicadae* Shing

虫体长椭圆形，微弯曲，长约3 cm，径1～1.4 cm，形似蝉蜕。虫体头部具1～2枚棒状子座，长条形或卷曲，分枝或不分枝，长3～7 cm，径3～4 mm，黑褐色，顶端稍膨大，表面有多数细小点状突起。

生于蝉幼虫上。分布于江苏、浙江、福建、四川、云南等地。

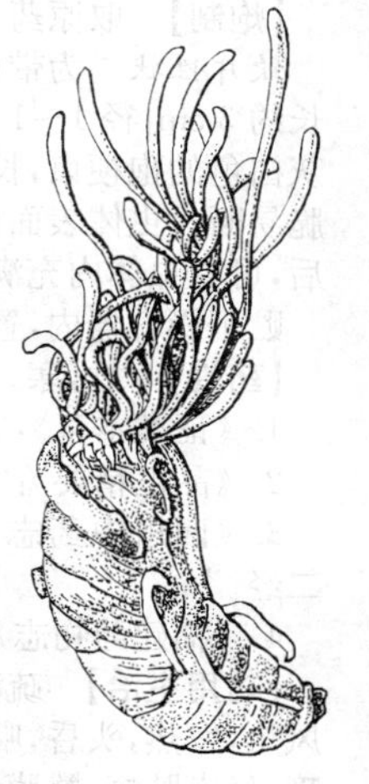

大蝉草

【采收加工】 6～8月间，自土中挖出，去掉泥土，晒干。

【药材】 蝉棒束孢菌 *Isaria Cicadae*、大蝉草 *Cordyceps Cicadae* 均主产于浙江、福建、四川等地。

性状　蝉棒束孢菌　本品由虫体与其头部长出的孢梗束组成。虫体长椭圆形，微弯曲，长约3 cm，直径1～4 cm，表面棕黄色，大部为灰色菌丝所包被，头部丛聚孢梗束。孢梗束分枝或不分枝，长1.6～6 cm，分结实部和柄部；结实部长椭圆形、椭圆形或纺锤形，长5～8 mm，直径2～3 mm，白色粉状，柄部直径1～2 mm，褐色至黑褐色。质脆，易折断，虫体内充满白色或类白色松软物质。气微香，味淡。

大蝉草　本品由虫体与其前端长出的子座组成。子座1～2个，分枝或不分枝，长3～7 cm，褐色；头部膨大，其顶端渐细，长4～6 mm，直径6.5～7 mm，表面可见小点(子囊壳向外突出的孔口)，柄部直径4～5 mm。虫体白色，体内布满白色菌丝。质脆，易折断。气微，味淡。

鉴别　蝉棒束孢菌　分生孢子梗瓶状，中部膨大，末端渐细或突然窄细，长5～8 μm，直径2～3 μm常成丛聚生在束丝上，形如花瓣状。分生孢子长椭圆形、纺锤形或窄肾形，长 5～14 μm，直径 1.8～3.5 μm，含 1～3 脂肪滴。

大蝉草　子座头部横切面：子囊壳埋生于子座内，瓶状，长 350～540 μm，直径 125～300 μm；子囊圆柱形，有扁球形帽部，长 262.5～378 μm，直径 6.2～9.1 μm；子囊孢子细长丝状，多横隔，断裂后矩形小段长 3.5～5.2 μm，直径 1.7～2.6 μm。

【成分】　大蝉草果实含半乳甘露聚糖，由 D-甘露糖和 D-半乳糖(D-galactose)以 4∶3 比例组成[1]。虫体部分含多糖 CI-5N[2]，CI-P 及 CI-A[3]。

【药理】　1. 镇痛、镇静及解热作用　小鼠腹腔注射天然蝉花或人工培养品稀醇提取物减少其自主活动，延长戊巴比妥钠和水合氯醛所致睡眠时间，提高阈下催眠量戊巴比妥钠的小鼠入眠率；延长士的宁和戊四氮所致小鼠惊厥的潜伏时间。两者在化学刺激法和热板法中有镇痛作用。蝉花给正常和酵母致热大鼠腹腔注射，有降温作用[1,2]。

2. 抗疲劳、抗应激作用　蝉花水煎剂灌胃延长小鼠的游泳时间，提高常压缺氧状态下及在高温条件下的存活时间[3]。

3. 其他作用　蝉花菌株发酵产生的蝉花菌丝提取的蝉花多糖提高小鼠巨噬细胞吞噬功能、抗绵羊红细胞(SRBC)抗体效价、淋巴转化率等，增强免疫功能作用[4]。大蝉草多糖(galactomannan)有抗肿瘤作用[5]。高剂量蝉花水煎剂对雄性果蝇能延长寿命[3]。

毒性　小鼠腹腔注射天然蝉花乙醇提取物的 LD_{50} 为 12.5±2.1 g/kg，毒性反应表现为扭体、活动减少、呼吸困难直至死亡[1]。

【炮制】　取原药材，除去杂质。

饮片性状　为带菌的干燥虫体，虫体长椭圆形，微弯曲，长约 3 cm，径 1～1.4 cm，形似蝉蜕，头部有数枚灰黑色或灰白色的孢梗束，长条形或卷曲，或有分枝，长 2～5 cm，质脆易断。虫体表面棕黄色，大部为灰白色菌丝所包被，折断后，可见虫体内充满粉白色或类白色松软物质。气微香。

贮干燥容器内，置阴凉干燥处。

【药性】　甘，寒。归肺、肝经。

1.《证类本草》：“味甘，寒。无毒。”

2.《品汇精要》：“气之薄者，阳中之阴。臭腥。”

3.《四川中药志》1960 年版：“性寒，味甘、咸。入肝、脾二经。”

4.《福建药物志》：“有小毒。”

【功用主治】　疏散风热，熄风止痉，明目退翳。主治外感风热，发热，头昏，咽痛；麻疹初期，疹出不畅；小儿惊风，夜啼；目赤肿痛，翳膜遮睛。

1.《证类本草》：“主小儿天吊，惊痫，瘈疭，夜啼，心悸。”

2.《纲目》：“功同蝉蜕。又止疟。”

3.《四川中药志》1960 年版：“能明目散翳。治虚人久翳不退。”

4.《福建药物志》：“安神解痉，平肝熄风。主治小儿惊风，破伤风，心烦难寐。”

【用法用量】　内服：煎汤，3～9 g。

【选方】　1. 治痘疹遍身作痒　蝉花(微炒)、地骨皮(炒黑)各 30 g。研末，每服 1 茶匙，水酒调服。(刘波《中国药用真菌》)

2. 治白膜遮睛　蝉花一两，菊花四两，白蒺藜二两。上为末，每服三钱，清水调下。(《秘传眼科龙木论》)

3. 治翳膜遮睛　蝉花、甘菊花、草决明各等分。研末，每服 6 g，茶水少许调下。(《云南中草药选》)

5533 **蝉蜕** chán tuì (《药性论》)

【异名】　蜩甲(《庄子》)，蝉壳、伏壳、伏蜟、枯蝉(《别录》)，蝉甲(《千金方》)，蜩蟟退皮(《本草拾遗》)，蝉退壳(《圣惠方》)，金牛儿(《卫生易简方》)，蝉退(《眼科龙木论》)，蝉脱(《校正集验背疽方》)，蝉衣(《临症指南医案》)，催米虫壳(《贵州民间方药集》)，唧唧猴皮、唧唧皮(《山东中药》)，知了皮、热皮、麻儿鸟皮(《中药志》)。

【基原】　为蝉科华南蚱蝉属昆虫黑蚱 *Cryptotympana pustulata* Fabr. 羽化后的蜕壳。

【原动物】　参见“蚱蝉”条。

【采收加工】　在夏、秋季可到蝉所栖息的树下附近地面收集，或树干上采集。收集后去净泥杂，晒干。可用竹篓包装置高处保存，防止压碎和潮湿。

【药材】　蝉蜕 *Periostracum Cicadae*　主产于山东、河南、河北、湖北、江苏、四川等地。

性状　全形似蝉而中空，略呈椭圆形而弯曲，长 3～4 cm，宽约 2 cm。表面黄棕色，半透明，有光泽。头部有丝状触角 1 对，多已断落，复眼突出。颈部先端突出，口吻发达，上唇宽短，下唇伸长成管状。胸部背面呈十字形裂片，裂口向内卷曲，脊背两旁具小翅 2 对；腹面有足 3 对，被黄棕色细毛。腹部钝圆，共 9 节。体轻，中空，易碎。无臭，味淡。

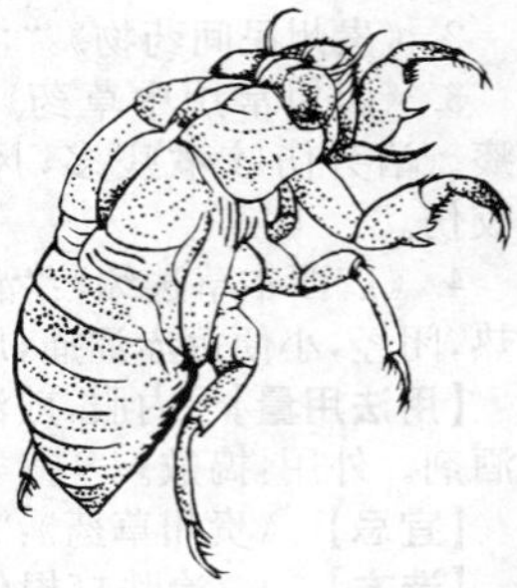

蝉蜕外形

鉴别　(1) 粉末特征：土褐色。刚毛单细胞，具柄，多已碎断，黄色、黄棕色或红棕色，有三种类型：Ⅰ型多见，长 15～23 μm，黄棕色或红棕色；Ⅱ型较少见，长达 86 μm，鲜黄色，细长，前段近 2/3 胞腔不明显；Ⅲ型可长达 90 μm，黄色或黄棕色，胞腔明显。体壁碎片黄色，密布乳头状突起，刚毛基痕可见；有的表面平滑无乳头状突起而仅有刚毛基痕；有的则仅具乳头状突起而无刚毛基痕。气管多破碎成环状或片状，无色，环纹细密。复眼碎片黄色，平滑，断面层状。微纤维极淡黄色，细胞细小，长约 31 μm，少见。

(2) 取蝉蜕粗粉(40 目)5 g，加水 50 ml，置 60 ℃水浴加热 1 h，过滤。取滤液 1 ml，加 0.2% 茚三酮的丙酮溶液 3 滴，沸水浴上加热 5 min，冷后呈紫色(检查氨基酸和肽类)。取滤液 5 ml，加斐林试液 10 ml，沸水浴加热 5 min，放置，有红色沉淀生成。取滤液 1 ml，滴加 1% 的三氯化铁试液，产生绿色沉淀(检查酚类)。

(3) 取蝉蜕粉末 0.2 g，加 10% 硫酸 5 ml，水浴加热 5 min，趁热过滤，放冷，滤液中加入乙醚 2 ml 振摇，静置后分取醚层，加入 5% 氢氧化钠溶液 1 ml，碱水层变红色(检查蒽醌)。

【成分】　1. 黑蚱　蝉蜕含大量甲壳质及蛋白质、氨基酸、有机酸[1]。

2. 蚱蝉　蝉蜕内含甲壳质(chitin)，蝶啶类色素：异黄质蝶呤(isoxanthopterin)，赤蝶呤(erythropterin)[2]，蛋白质，氨基酸，有机酸，酚类化合物[3]。氨基酸的相对含量以丙氨酸,脯氨酸和天冬氨酸等最高;丝氨酸,苏氨酸,谷氨酸,β-丙氨酸,酪氨酸和 γ-氨基丁酸次之;异亮氨酸,甘氨酸,α-氨基丁酸,赖氨酸,苯丙氨酸,亮氨酸较低;缬氨酸,鸟氨酸,甲硫氨酸等量最低[4]。并含可溶性钙[5]。

3. 华南蚱蝉　蝉蜕含高含量甲壳质,蛋白质,以及 L-缬氨酸,γ-氨基丁酸,酪氨酸,谷氨酸。含三磷酸腺苷酶[6]。

【药理】 1. 镇静、抗惊厥、解热作用　小鼠腹腔注射蝉蜕醇提取物减少番木鳖碱引起的惊厥死亡数,延长惊厥动物的存活期和惊厥潜伏期;延长破伤风毒素所致惊厥小鼠的存活期[1]。醇提取物腹腔注射减少正常小鼠自发活动,拮抗咖啡因的兴奋作用,对戊巴比妥类药物的催眠作用有协同效应[1]。静脉注射醇提取物对伤寒、副伤寒甲乙三联菌苗致热家兔有弱的解热作用[1]。

2. 抗过敏及免疫抑制作用　蝉蜕水煎液给小鼠灌服抑制耳异种被动皮肤过敏反应,对 2,4-二硝基氯苯所致小鼠耳迟发型超敏反应也有抑制作用,并降低大鼠颅骨骨膜肥大细胞膜颗粒的百分率,阻滞过敏介质释放,抑制变态反应。水煎液给小鼠灌服,能减轻胸腺和脾脏的重量,降低腹腔巨噬细胞的吞噬功能[2]。

3. 其他作用　蝉蜕整体和身体提取物皮下注射在小鼠实验中有镇痛作用。蝉蜕还能降低小鼠腹腔毛细血管的通透性[3]。蝉蜕水提液灌胃降低高脂喂养的大鼠全血和血浆黏度,抑制体外血栓形成,降低红细胞聚集指数、血清三酰甘油及总胆固醇水平[4]。蝉蜕水提液能缓解乙酰胆碱所致离体大鼠肠管痉挛。水提液腹腔注射对氢氧化铵引起的小鼠咳嗽有抑制作用[5]。蝉蜕水提取物的活性部分对艾氏腹水癌细胞有抗肿瘤活性[6]。静脉注射蝉蜕醇提取物可使家兔心率减慢,血中尿素氮下降,肌酐升高。蝉蜕醇提取物对红细胞膜也有保护作用[7]。

毒性　蝉蜕醇提取物给小鼠腹腔注射的 LD_{50} 为 809±41.8 mg/kg。蝉蜕醇提取物无过敏反应、无溶血作用[7]。

【炮制】 取原药材,除去杂质,洗净,干燥。

饮片性状　参见“药材”项。

贮干燥容器内,置通风干燥处,防压。

【药性】 甘、咸,凉。归肺、肝经。

1.《宝庆本草折衷》:“味甘,寒,无毒。”

2.《品汇精要》:“气薄味厚,阴中之阳。”

3.《医学入门》:“甘、咸,气清凉。”

4.《本草经疏》:“入肝。”

5.《玉楸药解》:“味辛,气平。入手太阴肺经。”

6.《本草再新》:“味淡,性寒,有微毒。入肝、脾、肺三经。”

【功用主治】 宣散风热,透疹利咽,祛风止痉。主治风热感冒,咽喉肿痛,咳嗽音哑,麻疹不透,风疹瘙痒,目赤翳障,惊痫抽搐,破伤风。

1.《别录》:“主小儿痫,女人生子不出。灰服之,主久痢。”

2.《药性论》:“主治小儿浑身壮热,惊痫,兼能止渴。”

3.《本草拾遗》:“研一钱匕,井华水服,主哑病。”

4.《本草衍义》:“治目昏翳。又水煎壳汁,治小儿出疮疹不快。”

5.《本草蒙筌》:“去翳膜侵睛,胬肉满眦。”

6.《医学入门》:“主风邪头眩,皮肤瘙痒疥癞,小儿惊痫、夜啼,癫病,杀疳虫。”

7.《纲目》:“治破伤风及疔肿毒疮,大人失音,小儿噤风天吊,阴肿。”

8.《雷公炮制药性解》:“通乳汁。”

【用法用量】 内服:煎汤,3～6 g;或入丸、散。外用:煎水洗;或研末调敷。

【宜忌】 孕妇慎服。

1.《本草经疏》:“痘疹虚寒证不得服。”

2.《得配本草》:“多服泄元气。”

【选方】 1. 治温病,表里俱觉发热,脉洪而兼浮者　薄荷叶三钱,蝉退二钱(去足、土),生石膏一两(捣细),甘草一钱五分。煎服。(《衷中参西录》凉解汤)

2. 治风头旋脑转　蝉壳二两。微炒,捣细罗为散。每服,不计时候,以温酒调下一钱。(《圣惠方》蝉壳散)

3. 治热翻胃吐食　蝉退五十个,去尽土用,滑石一两。上为末。以水半盏,调药一盏,去水,用蜜一匙调下,不拘时候。(《普济方》引《卫生家宝》清膈散)

4. 治痘发热发痒抓破　蝉蜕、地骨皮各一两。为末。每服二三匙,白酒服二三次。(《赤水玄珠》蝉花散)

5. 治痘疮黑陷,项强目直,腹胀喘急发搐　蝉蜕五分,地龙一两。为末。每二钱,研乳香汤下。(《医学入门》周天散)

6. 治小儿蕴热,痰塞经络,头目仰视,名为天吊　金牛(即蝉壳),以浆水同煮一日,曝干为末。每用一字,冷水调下。(《卫生易简方》)

7. 治慢惊　全蝎七个(去尾、尖),蝉壳二十一个,甘草二钱半(炙),大天南星一个(炮香)。上为末。每服半钱,姜、枣煎服。(《直指小儿方》蝉蝎散)

8. 治小儿噤风,初生口噤不乳　蝉蜕二十枚,全蝎二十七枚。为末。入轻粉末少许,乳汁调灌。(《全幼心鉴》)

9. 治破伤风五七日未愈,已至角弓反张,牙关紧急　蝉退(去头、足、土)五钱,为末。用好酒一碗,煎滚服之。(《直指方》秘传独圣散)

10. 治小儿中风,口㖞斜僻　蝉壳、寒食白面等分。都研令细,以酽醋调为糊。如患左斜,右边涂之;右斜,左面涂之。候口正,急以水洗却药。(《圣惠方》蝉壳散)

11. 治小儿夜啼　蝉蜕四十九个(只用后半截),研为细末。分作四服,用钩藤煎汤,不时调化服。(《幼科证治大全》安神散)

12. 治痴疮入眼或病后生翳障　蝉蜕(洗净,去土)、白菊花各等分。每服二钱,水一盏,入蜜少许煎,乳食后,量儿大小与之。(《小儿痘疹方论》蝉菊散)

13. 治疔疮　蝉退壳、白僵蚕各等分。上为末。醋调涂四周,留疮口,俟根出稍长,然后拔根出,再用药涂疮。一方不用醋,用油调涂。(《圣惠方》蝉蜕散)

14. 治踇耳出脓　蝉蜕半两(烧存性),麝香半钱(炒)。上为末。绵裹塞之,追出恶物。(《海上方》)

15. 治阴囊浮肿,或风湿所乘,或虫蚁咬者　蝉退五钱,水煎淋洗。将渣用葱白十茎煨熟,捣烂敷上,青绢缚之。内服五苓散,加灯心二十寸,水煎。(《婴童类萃》蝉退散)

16. 治脱肛　蝉退,去足,焙研,菜油调搽。(《王氏医存》)

【临床报道】 1. 小儿发热　蝉蜕、山栀各 9 g,地骨皮 5 g,钩藤 3 g。上药共研细末,然后加入少量的鸡蛋黄,搅匀成泥状,做成 4 个如 6 分硬币大少的蝉蜕饼,贴压于患儿的涌泉穴(双)、内关穴(双),外包纱布,再用胶布固定,次晨取下。治疗小儿发热 90 例,结果:经 1～3 次治疗,90 例患儿体温均恢复正常,其中用 1 次热退者 58 例,2 次热退者 21 例,3 次热退者 11 例[1]。

2. 治疗角膜翳　用蝉蜕注射液(每 1 ml 含原生药 0.6 g)治疗角膜薄翳、斑翳、白斑共 110 例,125 只眼。用法:每日或隔日取蝉蜕注射液球结膜下注射 1 次(注射前滴 1%地卡因 2 次,注射部位以靠近角膜混浊部位的球结膜下为宜),10 次为 1 个疗程,2 个疗程间隔 7～10 d。结果:显效 60 只眼,有效 50 只眼,总有效率达 76%。其中以角膜薄翳、斑翳疗效较好,而角膜白斑效果较差[2]。

3. 治疗慢性荨麻疹　取蝉蜕洗净,晒干,炒焦,研末,过筛,炼蜜为丸;或取蝉蜕 2 份,刺蒺藜 1 份,蜂蜜适量,制成丸剂,每丸均重 9 g。每日服 2～3 次,每次 1 丸,温开水送下。治疗 30 例,治愈 7 例,显效 15 例,好转 5 例。有效病例服药 2～3 d 后即见症状改善,皮损逐渐消退;服药 5～7 d症状和皮损可完全消失或基本消失;继续服药 15～20 d,可巩固疗效,防止复发[3]。

4. 治疗小儿脱肛　取蝉蜕焙干,研末,过罗,越细越好。先用 1%白矾水将脱肛部分洗净,随之涂以香油,撒上蝉蜕粉,而后缓缓将脱肛还纳,日日如此,以愈为度。治疗期间禁食辛辣刺激食物,宜多吃新鲜蔬菜,保持大便通畅。治疗 30 例,均获临床治愈,疗程最短 23 d,最长 56 d,平均 34 d。经随访,均无再发[4]。

【各家论述】　1.《纲目》:“蝉,主疗一切风热之证,古人用身,后人用蜕。大抵治脏腑经络,当用蝉身;治皮肤疮疡风热,当用蝉蜕。”

2.《衷中参西录》:“蝉退,无气味,性微凉。能发汗,善解外感风热,为温病初得之要药。又善托隐疹外出,有皮以达皮之力,故又为治隐疹要药。”“蝉退,其前之两大足甚刚硬,有开破之力。若用之退目翳,消疮疡,带此足更佳;若用发汗,则宜去足,盖不欲于发表中寓开破之力也。”

3. 张山雷引自《中国药学大辞典》:“蝉蜕,主小儿惊痫。盖幼科惊痫,内热为多,即《素问》之所谓血与气并,交走于上,则为薄厥。治以寒凉,降其气火,使不上冲,此所以能治癫痫之真义也。甄权谓蝉蜕治小儿壮热,其意亦同。目之翳膜,儿之痘疮,实热为多,寒能胜热,是以主之。濒湖又谓治痘疹作痒,则实热有余宜之,如其气虚作痒,勿混用。”

5534 鹗骨 è gǔ (《纲目》)

【基原】　为鹰科鹗属动物鹗的骨骼。

【原动物】　鹗 *Pandion haliaetus Linnaeus*　又名:鱼鹰(《禽经》),下窟鸟(《理伤续断秘方》),雕鸡、食鱼鹰(《纲目》),鱼雕、鱼江鸟(《中国经济动物志》)。

雌雄相似,雄鸟体长 50 cm。嘴黑,蜡膜暗蓝色。虹膜黄色。头顶和颈后羽毛白色,具有暗褐色纵纹;头后羽毛延长成矛状;耳羽黑褐,形成一宽纹,后延至颈侧;上体包括 2 翼的表面概暗褐色,上背色重,各羽具有棕色狭端;飞羽黑褐,内翈基部均缀以白色,并具黑斑;尾羽褐色较淡,除中央 1 对外,各羽内翈均转为白色,并杂以褐色横斑。下体白色,上胸稍杂棕褐色纵纹。脚和趾近黄色。具锐爪黑色,趾底遍生细刺,外趾能由前向后反转,适于捕鱼。雌鸟体形略大,羽色较深。

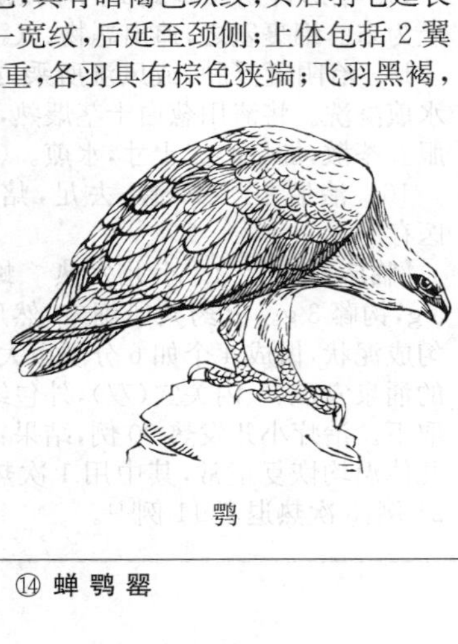

鹗

常见于江、河、海滨,掠取鱼类为食。营巢于海岸或岛屿的岩礁上。夏季遍布于我国西部和北部,冬季迁移至华南一带。

鹗为国家二级保护动物,禁止捕猎。

【功用主治】　《中国动物药》:“续筋接骨,消肿止痛。治跌扑骨折。”

【用法用量】　内服:烧存性研末,3～5 g。

【选方】　治跌扑骨折　鱼鹰骨烧存性研末,骨碎补、自然铜研细,按 1∶1∶1 合匀,每服 5 g,白开水送下,日服 2 次。(《中国动物药》)

5535 罂粟 yīng sù (《本草图经》)

【异名】　罂子粟(《本草拾遗》),罂粟米(《南唐食医方》),象谷、米囊、御米、囊子(《开宝本草》),御米子(《鸡峰普济方》),罂粟子(《世医得效方》),粟米(《本草易读》)。

【基原】　为罂粟科罂粟属植物罂粟的种子。

【原植物】　罂粟 *Papaver somniferum* L.

一年或二年生草本,高 30～60 cm,栽培者可达 1.5 m。无毛,有乳状液汁。根通常单生,垂直。茎直立,不分枝,无毛,具白粉。叶互生,无托叶;茎下部的叶有短柄,上部的叶无柄,抱于茎上;叶片长 5～30 cm,宽 3～20 cm,先端渐尖或钝,基部心形,边缘为不整齐的波状锯齿,两面无毛,被白粉成灰绿色。花单一,顶生,常下垂,具长柄,花梗长可达 25 cm;萼片 2,长椭圆形或阔卵形,绿色,边缘膜质,早落;花瓣 4,有时为重瓣,近圆形或近扇形,长 4～7 cm,宽 3～7 cm,边缘浅波状或各种分裂,白色、粉红色、红色至紫色;雄蕊多数,生于子房的周围,花丝纤细,白色,花药黄色,2 室纵裂;雌蕊 1,子房长方卵圆形,1 室,胚珠多数,着生于侧膜胎座上,无花柱,柱头 5～18 枚,辐射状排列,成扁盘状。蒴果球形或长圆状椭圆形,长 4～7 cm,直径 4～5 cm,成熟时外皮黄褐色或淡褐色,孔裂。种子多数,细小,肾形,直径 0.5～1 cm,表面粗蜂窝状,灰褐色。花期 4～6 月,果期 6～8 月。

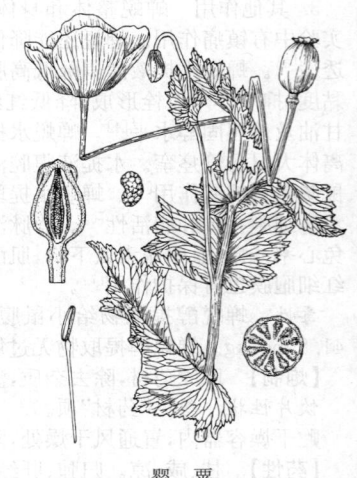

罂　粟

本品严禁非法种植,现特许某些单位栽培以供药用。

本植物的初生茎叶(罂粟嫩苗)、干燥果壳(罂粟壳)、果实中的乳汁经干燥而得的制品(鸦片)亦供药用,另设专条。

【采收加工】　6～8 月果实焦黄时,采摘果实,剖取种子,晒干。

【药材】　罂粟 *Semen Papaveris*　由政府指定单位生产。

性状　种子细小,略呈肾形,直径 0.5～1 mm。表面蓝黑色或灰褐色,有网状隆起的纹理及黄色种脐。剥去种皮有白色内胚乳及弯曲的胚,油性。味甘。

【成分】　含有少量生物碱:罂粟碱(papaverine),吗啡

(morphine)和痕迹量的那可汀(narcotine)[1, 2]。

【药性】 甘,平。归脾、胃、大肠经。

1.《开宝本草》:"味甘,平,无毒。"

2.《本草图经》:"性寒。"

3.《品汇精要》:"味甘,性平、缓,气厚于味,阳中之阴。"

4.《医林纂要》:"甘,寒,滑。"

【功用主治】 健脾开胃,清热利水。主治泄泻,痢疾,反胃。

1.《开宝本草》:"主丹石发动,不下食,和竹沥煮作粥食之极美。"

2.《本草图经》:"行风气,驱逐邪热。治反胃,胸中痰滞及丹石发动。"

3.《纲目》:"治泻痢,润燥。"

4.《医林纂要》:"除胃热。"

5.《本草省常》:"清热利水,健脾补肺。"

【用法用量】 内服:煎汤,3～6 g;或入丸、散。

【宜忌】 脾胃有寒者慎服。

1.《本草图经》:"性寒,利大小肠,不宜多食,食过度则动膀胱气耳。"

2.《本草汇言》:"如无热疾痰疾者,勿多食也,否则有伤脾冷胃之咎。"

3.《医学广笔记》:"忌蒜、醋、胡椒。"

【选方】 1. 治赤白泻痢,腹脏疼痛,里急后重;并治疝气 罂子粟(炒赤)半斤,甘草(炙,锉)一两。上二味,粗捣筛,每服五钱匕,水一盏半,煎至八分,去滓,临卧空腹温服。(《圣济总录》万灵汤)

2. 治反胃,不下饮食 白罂粟米二合,人参末三大钱,生山芋五寸长。细切,研。三物以水一升二合,煮取六合,入生姜汁及盐花少许搅匀,分二服,不计早晚食之,亦不妨别服汤丸。(《本草图经》引自《南唐食医方》罂粟粥法)

3. 治肾渴,解五石毒 罂粟子。上煮稀粥,入蜜饮之。(《世医得效方》罂粟汤)

4. 治胃干而渴,肌肉不仁,由居处卑湿,以水为事,肌肉濡渍,痹而不仁,是谓肉痿 罂粟不计多少。上为细末,煮稀粥,入蜜饮之。(《全生指迷方》罂粟汤)

5. 治肺痿咳嗽 用罂粟子半斤,淘洗焙干,于铫内炒黄熟为末,以沙糖丸弹子大,每服一丸,临卧绵包含化。(《古今医统》引《胜金方》)

5536 罂粟壳 yīng sù ké (《宝庆本草折衷》)

【异名】 御米壳(《宝庆本草折衷》),米囊皮、米罂皮(《鸡峰普济方》),粟壳(《易简方》),米壳、烟斗斗(《中药志》)。

【基原】 为罂粟科罂粟属植物罂粟 *Papaver somniferum* L. 的干燥果壳。

【原植物】 参见"罂粟"条。

【采收加工】 6～8月采摘成熟果实,破开,除去种子,晒干。

【药材】 罂粟壳 *Pericarpium Papaveris* 由政府指定单位生产。

性状 果壳椭圆形或瓶状卵形,多已破碎成片状,直径1.5～5 cm,长3～7 cm。外表面黄白色、浅棕色至淡紫色,平滑,略有光泽,有纵向或横向的割痕。顶端有6～14条放射状排列呈圆盘状的残留柱头;基部有短柄。体轻,质脆。内表面淡黄色,微有光泽。有纵向排列的假隔膜(侧膜胎座),棕黄色,上面密布略突起的棕褐色小点,为种子脱落的残痕。气微清香,味微苦。

鉴别 (1) 果壳横切面:外果皮细胞1列,外被厚角质层。中果皮外侧为3～4列厚角细胞,其下为薄壁组织;维管束散在,位于胎座基部的1个较大,其外侧有纤维束,韧皮部有乳汁管。内果皮为1列切向延长的细胞,壁稍厚,木化,纹孔明显。胎座薄壁组织中有小型维管束散在。

粉末特征:黄白色。果皮外表皮细胞表面观类多角形或类方形,直径20～50 μm,壁厚,有的胞腔内含淡黄色物。果皮内表皮细胞表面观长多角形、长方形或长条形,直径20～65 μm,长25～230 μm,垂周壁厚,纹孔及孔沟明显,有的可见层纹。果皮薄壁细胞类圆形或长圆形,壁稍厚。导管多为网纹或螺纹,直径10～70 μm。韧皮纤维长梭形,直径20～30 μm,壁稍厚,斜纹孔明显,有的纹孔相交成人字形或十字形。乳汁管长条形,壁厚,内含淡黄色物。

(2) 取本品粉末1 g,加5%盐酸乙醇溶液15 ml,温浸30 min,趁热滤过,滤液蒸干,残渣加5%盐酸溶液5 ml使溶解,分置二支试管中,一管中加碘化铋钾试液,即生成橙红色沉淀;另一管中加碘化汞钾试液,即生成灰白色沉淀(检查生物碱)。

(3) 取本品粉末1 g,加乙醇10 ml,温浸30 min,滤过,取滤液0.5 ml置25 ml量瓶中,加乙醇至刻度。在283 nm波长处有最大吸收。

(4) 薄层色谱:取本品粉末2 g,加甲醇20 ml,加热回流30 min,趁热滤过,滤液蒸干,残渣加甲醇1 ml使溶解,作为供试品溶液。另取盐酸吗啡、磷酸可待因和盐酸罂粟碱对照品,加甲醇制成每1 ml各含1 mg的混合溶液,作为对照品溶液。吸取上述两种溶液各2～4 μl,分别点于同一用2%氢氧化钠溶液制备的硅胶G薄层板上,以甲苯-丙酮-乙醇-浓氨试液(20∶20∶3∶1)为展开剂,展开,取出,晾干,置紫外光灯(365 nm)下检视。供试品色谱中,在与对照品色谱相应的位置上,显相同颜色的荧光斑点;再依次喷以稀碘化铋钾试液和亚硝酸钠乙醇试液,日光下检视。供试品色谱中,在与对照品色谱相应的位置上,显相同颜色的斑点。

品质标志 《中华人民共和国药典》2005年版规定:照高效液相色谱法规定,本品含吗啡($C_{17}H_{19}O_3N$)应为0.06%～0.40%。

【成分】 果实含有生物碱成分:吗啡(morphine),那可汀(narcotine),那碎因(narceine),罂粟碱(papaverin),可待因(codeine),原阿片碱(protopine)[1],异紫堇杷明碱(isocorypalmine),杷拉乌定碱(palaudine),多花罂粟碱(salutaridine),罂粟壳碱(narcotoline),半日花酚碱(laudanidine),右旋网叶番荔枝碱(reticuline)[2]和景天庚酮糖(sedoheptulose),D-甘露庚酮糖(D-mannoheptulose),D-甘油基-D-甘露辛酮糖(D-glycero-D-mannooctulose),内消旋肌醇(mesoinositol),赤藓醇(erythritol)[3],多糖[4]。

【炮制】 罂粟壳 取炼蜜用适量开水稀释后,加入净罂粟壳丝或块,拌匀,稍闷,置锅内用文火加热,炒至不粘手为度,取出放凉。每罂粟壳丝或块100 kg,用炼蜜25 kg。

饮片性状 罂粟壳为丝条或不规则碎块,表面黄白色或淡棕色,平滑,略有光泽,有刀痕,内面有粒状突起小点或黄色隔膜,质轻脆。气微、味微苦。蜜罂粟壳形如罂粟壳丝块,表面微黄色,略有黏性,微苦,味甜。

贮干燥容器内,密闭,置阴凉干燥处,防蛀,防潮。

【药性】 酸、涩，微寒。归肺、肾、大肠经。
1.《宝庆本草折衷》："味涩，寒。"
2.《医学启源》："味酸、涩。"
3.《滇南本草》："味甘、涩，性寒。"
4.《医学入门》："酸、涩，温。"
5.《纲目》："酸、涩，微寒，无毒。"
6.《得宜本草》："入足少阴经。"
7.《本草从新》："酸、涩，平。"
8.《本草求真》："专入肺、大肠，兼入肾。"
【功用主治】 敛肺涩肠，固肾，止痛。主治久咳劳嗽，喘息，泄泻，痢疾，脱肛，遗精，白带，心腹及筋骨疼痛。
1. 张松："治泄泻肠鸣，下痢赤白。"（引自《宝庆本草折衷》）
2.《医学启源》："固收正气。"
3.《滇南本草》："收敛肺气，止咳嗽，止大肠下血，止日久泻痢赤白。"
4.《滇南本草图说》："止泻痢及脱肛，治遗精久咳，敛肺涩肠，止心腹筋骨诸痛。"
5.《本草从新》："固肾，治遗精多溺。"
6.《草药新纂》："止痛宁睡。"
7.《现代实用中药》："适用于慢性衰弱之下痢、肠出血、脱肛，贫血拘挛之腹痛、腰痛、妇女白带。又用于慢性久咳嗽、肺结核、咳血、喘息等症。"
【用法用量】 内服：煎汤，3～10 g；或入丸、散。止咳嗽，蜜炙用；止泻痢，醋炙用。
【宜忌】 泻痢咳嗽初起，或久痢积滞未消者慎服。有毒，不宜过量服，婴儿尤易中毒。中毒时可出现昏睡、大汗、面色苍白、口唇紫绀、瞳孔缩小、呼吸不规则等症状。易成瘾，不宜久服。
1.《滇南本草》："初起痢疾或咳嗽忌用。"
2.《冯氏锦囊》："若咳嗽尚有风寒或痰火未清，泻痢尚有积滞未尽，遗精由于湿热下流者而误用之，其病反甚。"
【选方】 1. 治劳喘嗽不已，自汗者 御米壳不拘多少，炒为末，每服二钱，入乌梅同煎水一盏温服；食后有汗，加小麦三十粒，同煎温服。（《宣明论方》小百劳散）
2. 治远年近日喘咳不已 御米壳（蜜炒）、人参、陈皮（去白）、甘草（炙），各一两。为末，每服一钱，煎乌梅汤调下，临卧服。（《宣明论方》安神散）
3. 治一切嗽 粟壳（去筋，蜜炒）一两，五味子半两，杏仁（炒）半两，胡桃肉半两。上为末，同蜜丸如弹子大，水一盏煎服。（《普济方》金粟丸）
4. 治水泄不止 罂粟壳一枚（去蒂膜），乌梅肉、大枣肉各十枚。水一盏，煎七分，温服。（《经验方》）
5. 治久痢 罂粟壳（醋炙）。为末，蜜丸，弹子大，每服一丸，水一盏，姜三片，煎八分，温服。（《纲目》）
6. 治小儿赤白痢下，日夜百行不止 粟壳半两（醋炒，为末，再以铜器炒），槟榔半两（炒赤，研末）。各收，每用等分，赤痢，蜜汤服；白痢，砂糖汤下。（《全幼心鉴》神仙救苦散）
7. 治热痢便血无度 罂粟壳一两，陈皮半两。上为细末，每服三钱，水一盏，乌梅一个，煎至七分，温服。（《普济方》粟壳散）
8. 治泻痢纯白者 罂粟壳四两（去梗，蜜水炒令黄色），陈皮一两（去穰，焙），干姜一两（炮），甘草一两（炙）。上为细末，每服二大钱，水一盏半，煎至一盏，空心温服。（《卫生家宝》姜粟散）

【各家论述】 1.《宝庆本草折衷》："凡暑月（体）壮之人，初感热痢，取此壳去顶蒂筋膜净尽，锉碎，或醋或蜜，或生姜汁同炒入药则得宜；倘秋后冷痢，及患痢日久，人已疲乏，兼老羸幼弱者，不知调胃进食为本，一概执而不变，此物性既紧涩，必致胃脘痞闭，吐呕不食，立见瘘顿，故《经验方》谓治痢之要，空心进四君子汤，或温脾胃之药于先，徐徐投此，辅以暖剂，斯无虞矣。"
2.《直指方》："罂粟壳治痢，人皆薄之，固也，然下痢日久，腹中无痛，当涩肠岂容不涩？于斯时也，不有罂粟壳之剂，其何以为对治乎？但中间有药辅之耳。"
3.《丹溪心法》："治嗽多用粟壳，不必疑，但要先去病根，此乃收后药也，治痢亦同。"
4.《纲目》李时珍："酸主收涩，故初病不可用之。泄泻下痢既久，则气散不固，而肠滑肛脱；咳嗽诸痛既久，则气散不收，而肺胀痛剧，故俱宜此涩之固之，收之敛之。"
5.《本草经疏》："古方治嗽及泻痢、脱肛、遗精多用之，今人亦效尤辄用，殊为未妥。不知咳嗽惟肺虚无火或邪尽嗽不止者，用此敛其虚耗之气；若肺家火盛与夫风寒外邪未散者误用则咳愈增而难治。泻痢脱肛由于下久滑脱，肠虚不禁；遗精有于虚寒滑泄者，借其酸涩收敛之气以固虚脱；如肠胃积滞尚多、湿热方炽、命门火盛、湿热下流为遗精者，误用之则邪气无从而泄，或腹痛不可当，或攻入手足，骨节肿痛不能动，或遍身发肿，或呕吐不下食，或头面俱肿，或精窍闭塞，水道不通，变证百出而淹延不起矣，可不慎哉！"

5537 罂粟嫩苗 yīng sù nèn miáo（《纲目》）

【基原】 为罂粟科罂粟属植物罂粟 *Papaver somniferum* L. 的初生茎叶。
【原植物】 参见"罂粟"条。
【采收加工】 2～3 月采摘。
【成分】 罂粟根芽的愈伤组织中含生物碱成分：有去甲血根碱（norsanguinarine），6-丙酮基-二氢血根碱（6-acetonyl-dihydro-sanguinarine），血根碱（sanguinarine），二氢血根碱（dihydrosanguinarine），氧化血根碱（oxysanguinarine），原阿片碱（protopine），隐品碱（cryptopine）[1]。
【药性】 甘，平。归胃、大肠经。
【功用主治】 除热润燥，开胃厚肠。主治泻痢。
1.《纲目》："作蔬食，除热润燥，开胃厚肠。"
2.《食物考》："开胃厚肠，除泻痢泄。"

5538 熏倒牛 xūn dǎo niú（《中国民族药志》）

【异名】 狼尾巴蒿（《陕甘宁青中草药选》）。
【基原】 为牻牛儿苗科熏倒牛属植物熏倒牛的全草或果实。
【原植物】 熏倒牛 *Biebersteinia heterostemon* Maxim.
一年生草本，高 30～150 cm。全株有棕褐色腺毛和白色短柔毛。茎直立，细圆柱状，红褐色。叶互生；基生叶和下部叶的叶柄长达 10 cm，向茎上部叶柄渐短或无柄，具腺毛和短柔毛；叶长圆状倒披针形，长7～26 cm，宽4～16 cm，向基部渐变狭，三回羽状分裂，小裂片条状披针形，尖头，长约 1 cm，宽 1～2 mm，两面有稀疏微柔毛。圆锥花序顶生，长达40 cm；花小，黄色，多数；萼片卵形，短渐尖，长 4～5 mm；花瓣淡黄色，倒卵形，略短于萼片，先端波状。蒴果不开裂，先端无喙，成熟时果瓣不向上反卷。种子近肾形。

花期7～8月，果期8～9月。

生于海拔700～3 100 m的山坡、河边、田埂等处。分布于甘肃、青海、新疆等地。

【采收加工】 7～9月采收地上部分，晒干；果实8～9月成熟时采收，晒干。

【药材】 熏倒牛 *Herba seu Fructus Biebersteiniae Heterostemi* 产于青海、甘肃等地。

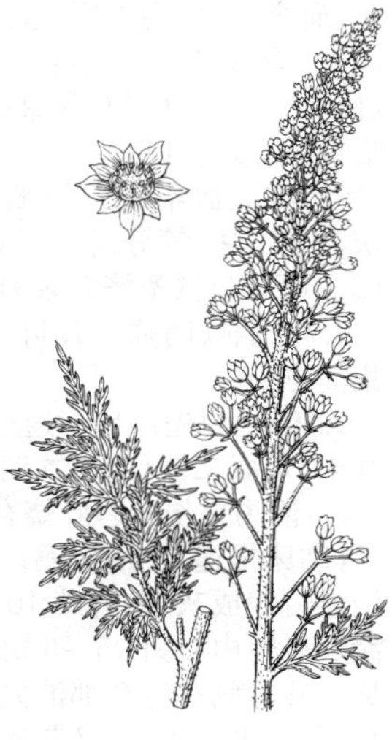

熏倒牛

性状　茎圆柱状，表皮黄棕色至棕褐色，密被黑色腺毛和柔毛，质脆，横断面不整齐，髓白色或空心。叶多破碎，不完整的叶片羽状分裂，小裂片条状披针形，皱缩，两面被柔毛。花瓣5，淡黄色，与萼片等长或稍短。花萼5，宿存，黑色，被腺毛和柔毛。味苦，气浓臭。

鉴别　根横切面：木栓层细胞3～4列，内含棕色物质。皮层组织稍宽，细胞切向延长。中柱鞘纤维成束散生，胞壁木化增厚。韧皮部稍宽。形成层不明显。木质部宽广，导管多成径向排列。木纤维分布广，胞壁木化增厚。射线多单列，胞壁木化增厚。中央初生木质部导管排成单列，薄壁组织中多裂隙。

茎横切面：表皮细胞1列，长方形，壁厚化，外被腺毛和非腺毛。下皮细胞1列，类似表皮。皮层窄，最内1层细胞增大，壁厚化。维管束排列成1环。维管束帽宽，纤维壁木化增厚，胞腔狭小。束间薄壁细胞增大，细胞壁木化增厚。韧皮部较宽。形成层不明显，木质部中导管多边形，径向排列。木薄壁细胞小。髓大，多成空腔。

粉末特征：浅黄色。腺毛褐黄色，具多列细胞的柄和多细胞球形的头，长500～800 μm，头直径200～300 μm。非腺毛单细胞，基部多弯曲，壁薄，长400～600 μm，直径20～35 μm。纤维众多，多碎断，成束或单个存在，径9～46 μm，端壁钝圆或稍尖，壁厚，可见少数斜纹孔。导管众多，具螺纹、梯纹、网纹和具缘纹孔，径8～16 μm，以网纹和孔纹导管为多，薄壁细胞较多，形状和大小不一，胞壁薄或木化增厚，具单孔纹。

【成分】 全草含β-谷甾醇(β-sitosterol)，胡萝卜苷(daucosterol)，伞形花内酯(umbelliferone)，5，7，3′-三羟基-8，4′，5′-三甲氧基黄酮(5，7，3′-trihydroxy-8，4′，5′-trimethoxyflavone)，木犀草素-7-葡萄糖苷(glucoluteolin)，槲皮素-7-葡萄糖苷(quercimeritrin)，N-3-甲基-2-丁烯基脲(N-3-methyl-2-butenylurea)[1]。

【药理】 1. 解热、镇痛、镇静作用　熏倒牛(狼尾巴蒿)流浸膏口服或注射液肌注给予家兔，降低三联疫苗引起的发热。浸膏口服或注射液皮下注射减少小鼠醋酸所致扭体反应次数；延长热水甩尾反应潜伏期；减少小鼠自主活动次数；延长戊巴比妥钠睡眠时间[1]。

2. 其他作用　浸膏使豚鼠回肠、家兔回肠及十二指肠自动收缩减弱，且能对抗乙酰胆碱、磷酸组胺、氯化钡引起的肠肌收缩[1]。浸膏体外对金黄色葡萄球菌、枯草杆菌、乙型溶血性链球菌等有抑制作用[1]。

毒性　小鼠口服流浸膏的LD_{50}为54.7±5.9 g(生药)/kg；小鼠皮下注射，注射液的LD_{50}为25.2±3.2 g/kg，腹腔注射的LD_{50}为18.7±1.7 g/kg[1]。

【药性】 辛，凉。

1.《陕甘宁青中草药选》："味辛，性凉。"

2.《青海常用中草药手册》："咸寒。"

【功用主治】 清热镇惊，行气止痛。主治温热病发热，感冒发热，小儿高热惊风，腹胀腹痛，痔疮。

1.《晶珠本草》："治皮肤病、瘊子。"

2.《甘肃中草药手册》："清热解毒。"

3.《中国民族药志》："治热性病，感冒发热，小儿高烧惊厥，抽搐。"

【用法用量】 内服：煎汤，2～6 g；或研末。外用：熬膏涂。

【选方】 1. 治小儿高热惊厥　狼尾巴蒿果3～10枚，与茯苓3 g煎水，加红糖少许，取上清液，加烧红灶心土适量服。(《陕甘宁青中草药选》)

2. 预防感冒　狼尾巴蒿果10枚，贯众9 g。水煎服。

3. 治腹胀腹痛　狼尾巴蒿果5枚，当茶饮。(2、3方出自《陕甘宁青中草药选》)

4. 治痔疮　熏倒牛全草适量，熬膏外涂患处。(《甘肃中草药手册》)

5539 箬叶 ruò yè (《纲目》)

【异名】 辽叶(《纲目》)，茶篰箬叶(《百一选方》)。

【基原】 为禾本科箬竹属植物箬竹和阔叶箬竹的叶。

【原植物】 1. 箬竹 *Indocalamus tessellatus* (Munro) Keng f.　又名：篃竹(《齐民要术》)。

植株呈灌木状。竿高0.5～2 m，直径4～7.5 mm；节间长约25 cm，圆筒形，在分枝一侧的基部微扁，多为绿色，节较平坦，竿环较箨环略隆起，节下方有红棕色贴竿的毛环。箨鞘长于节间，上部宽松抱竿，无毛，下部紧密抱竿，密被紫褐色伏贴状疣基刺毛，具纵肋；箨耳无，箨舌厚膜质，截形，高1～2 mm。背部有伏贴微毛；箨片大小多变化；易落。小枝具2～4叶；叶鞘紧密抱竿，有纵肋，背面无毛，或被微毛，无叶耳；叶舌高1～4 mm，截形，叶片在成长植株上稍下弯，宽披针形或长圆状披针形，长20～46 cm，宽4～10.8 cm，先端长尖，基部楔形，下表面灰绿色，密被伏贴短柔毛；中脉两侧或仅一侧生有一条毡毛，次脉8～16对；小横脉明显，形成方格状，叶缘生有细锯齿。圆锥花序长10～14 cm，花序主轴和分枝均密被棕色短柔毛；小穗绿色带紫，长2.3～2.5 cm，几呈圆柱形，含5～6朵小花。笋期4～5月，花期6～7月。

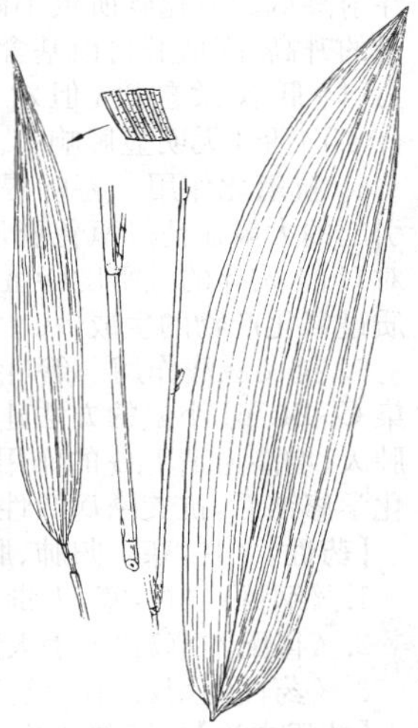

箬竹

生于海拔300～1 400 m的山坡路旁。分布于浙江西天目山、衢县及湖南零陵阳明山等地。

本植物的叶基部(箬蒂)亦供药用,另设专条。

2. 阔叶箬竹 *I. latifolius* (Keng) McClure [*Arundinaria lafitolia* Keng] 又名:寮竹(《种子植物名称》)。

灌木状竹类。竿高可达 2 m,直径 0.5~1.5 cm;节间长 5~22 cm,微有毛,尤以节下方为甚;竿箨宿存,质坚硬,背部常有粗糙的棕色小刺毛,边缘内卷,且有纤毛;箨舌截平,鞘口顶端有长 1~3 mm 流苏状缝毛;小枝顶端有 1~3 叶片;叶片长 10~40 cm,宽 1.5~8 cm;花序上叶片较小,表面无毛,翠绿色,近叶缘处有小刺毛,背面灰白色,略生微毛,小横脉明显,边缘粗糙或一边平滑。圆锥花序基部常为叶鞘包裹,长 6~23 cm,或有时退化为仅有 4~5 小穗的总状花序;花序分枝与主轴均密生微毛,小穗紫色或暗绿色,有 5~9 小花。笋期 4~5 月,花、果期 1~8 月。

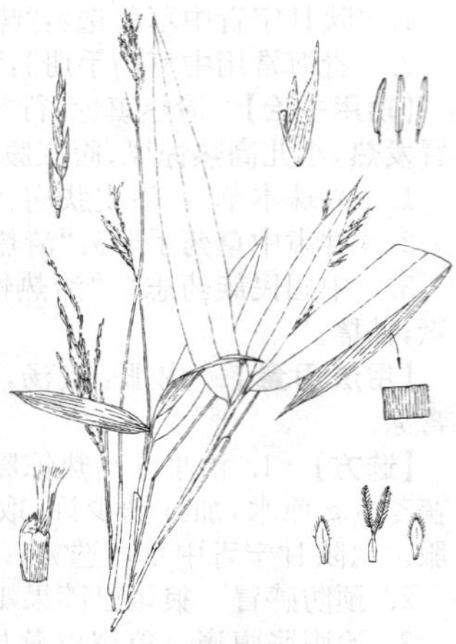
阔叶箬竹

生于林下或山坡。分布于华东及湖北、湖南、广东、四川等地。

【采收加工】 5~11 月采收,晒干。

【药理】 1. 保肝作用 从箬叶中提取的多糖成分腹腔注射降低四氯化碳所致小鼠肝脏线粒体及微粒体丙二醛含量的升高,降低肝自由基含量,增强肝脏超氧化物歧化酶活力,降低膜微黏度,但对小鼠血清丙氨酸氨基转移酶(ALT)活性无明显影响[1]。

2. 抗氧化作用 箬叶提取液经口连续给予抑制脂多糖引起的大鼠血清过氧化脂质含量的增高[2]。箬叶多糖 F-a 对 Cu^{2+} 诱导的低密度脂蛋白氧化修饰有保护作用,抑制脂质过氧化产物的生成[3]。

3. 抗艾滋病作用 箬叶多糖灌胃对以鼠白血病病毒感染 C_{57}BL/6J 小鼠的方法建立的艾滋病模型有抑制小鼠脾肿大、增高血清 IgG 的作用。多糖经硫酸酯化、硒酸酯化等化学修饰后,抗艾滋病活性有不同程度的提高[4]。

【药性】 甘,寒。归肺、肝经。

1.《纲目》:"甘,寒,无毒。"

2.《得配本草》:"入手太阴,兼入足厥阴经。"

3.《药性切用》:"甘,温。"

【功用主治】 清热止血,解毒消肿。主治吐血,衄血,便血,崩漏,小便不利,喉痹,痈肿。

1.《纲目》:"主治男女吐血、衄血、呕血、咯血、下血。并烧存性,温汤服一钱匕。又通小便,利肺气,喉痹,消痈肿。"

2.《得配本草》:"清肺气,利小便,止诸血。治肠风下血,男、妇转脬,月水不止,肺热鼻衄,小腹气痛,尿白如注,兼治痘疮倒靥。"

3.《药性考》:"去热清火,可洗眼疾。"

4.《全国中草药汇编》:"清热解毒,止血。主治喉痹,失音,妇女血崩。"

【用法用量】 内服:煎汤,9~15 g;或炒存性入散剂。外用:炒炭存性,研末吹喉。

【选方】 1. 治肺痈鼻衄 白面、箬叶灰各三钱。上二味,研令匀,分为二服,食后井华水调下。(玉尘散)

2. 治虚劳吐血不止 箬叶(烧灰研)一两,麝香一钱(研)。上二味研匀,每服一钱匕,煎阿胶、人参汤调下,食后临卧服。(箬叶散)

3. 治经血不止 蚕纸不计多少烧灰,箬叶茶笼内者烧灰。上二味,等分研匀,每服二钱匕,温酒调下。(二灰散)(2、3方出自《圣济总录》)

4. 治咽喉闭痛 辽叶、灯心草烧灰等分,吹之。(《濒湖集简方》)

5. 治小便先涩后不通 干箬叶(烧灰)、滑石半两。上为细末,每服二钱许,米饮调下,空服。(《指南方》箬叶散)

6. 治汤火伤 箬叶烧存性,灰敷之。(《百一选方》)

【临床报道】 治疗鹅口疮 米粽箬 100 g,用早稻秆灰汤浸煮后烧成灰,和甘草 10 g、冰片 2 g,共研细末。用时吹或涂于口腔内,每日 5~6 次。治疗婴幼儿鹅口疮 78 例,结果 1~3 d 后鹅口疮全部消失,平均用药 2.1 d,其中 12 例隔儿日复发,再次用药,又获痊愈。一般对新生儿和婴儿可不用内服药;幼儿伴口臭、便秘者酌用凉膈散加减,伴慢性消化不良用七味白术散加减[1]。

5540 箬蒂 ruò dì (《本经逢原》)

【基原】 为禾本科箬竹属植物箬竹 *Indocalamus tessellatus* (Munro) Keng f. 的叶基部。

【原植物】 参见"箬叶"条。

【采收加工】 5~11 月采收,晒干。

【药性】 甘、微苦,凉。

【功用主治】 《本经逢原》:"煎汤治胃热呃逆,其性较柿蒂稍平。取灰以香油调涂烫火伤。"

【用法用量】 内服:煎汤,9~15 g。外用:煅存性研末调涂。

5541 算盘子 suàn pán zǐ (《植物名实图考》)

【异名】 黎击子(《万氏秘传外科心法》),野南瓜、柿子椒(《植物名实图考》),算盘珠、八瓣橘、馒头果、水金瓜、红橘仔(《福建民间草药》),地金瓜(《广西中兽医药用植物》),血木瓜(《民间常用草药汇编》),野北瓜子、磨盘树子(《江西民间草药》),山金瓜、山油柑(《闽南民间草药》),臭山橘、山橘子(《泉州本草》),山馒头、狮子滚球(《岭南草药志》),雷打柿、万豆子、寿脾子、牛萘、八楞橘(《闽东本草》),八楞楂、百梗桔(《天目山药用植物志》),野蕃蒲(《江西民间草药验方》),金骨风(广州部队《常用中草药手册》),野毛楂、百荚橘(《浙江民间常用草药》),百荚结(《浙江药用植物志》)。

【基原】 为大戟科算盘子属植物算盘子的果实。

【原植物】 算盘子 *Glochidion puberum* (L.) Hutch. [*Agyneia pubera* L.] 又名:橘子草、蝉子树、西瓜树、果合草、血泡木。

直立多枝灌木,高 1~3 m。小枝灰褐色,密被锈色或黄褐色短柔毛。叶互生;叶柄长 1~3 mm,被柔毛;托叶三角形至狭三角形;叶长圆形至长圆状卵形或披针形,长 3~9 cm,宽 1.2~3.5 cm,先端钝至急尖,常具小尖头,基部楔形至钝形，上面仅中脉被疏短柔毛或几无毛，下面粉绿色，密被短柔毛。花单性同株或异株，花小，2～5朵簇生于叶腋；无花瓣；萼片6，2轮；雄花花梗细，长1～8 mm，通常被柔毛，萼片质较厚，长圆形至狭长圆形或长圆状倒卵形，外被疏短柔毛；雄蕊3枚，合生成柱状，无退化子房；雌花花梗长1～3 mm，密被柔毛，花萼与雄花的近同形，但稍短而厚，两面均被毛；子房密被绒毛，8～10室，花柱合生成环状，长宽与子房几相等，先端不扩大，与子房连接处缢缩。蒴果扁球形，直径8～15 mm，常具8～10条明显纵沟，先端具环状稍伸长的宿存花柱，密被短柔毛，成熟时带红色，种子近肾形，具三棱，长约4 mm，红褐色。花期6～10月，果期8～12月。

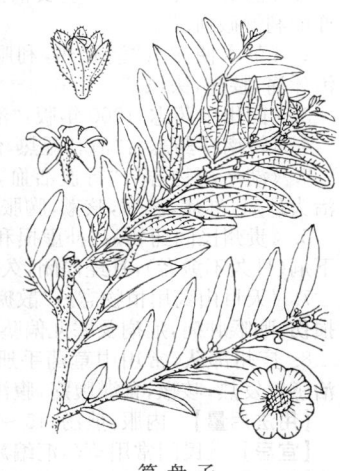

算盘子

生于山坡灌木丛中。分布于长江流域以南各地。

本植物的叶(算盘子叶)、根(算盘子根)亦供药用，另设专条。

【采收加工】 9～12月采摘，晒干。

【药材】 算盘子 *Fructus Glochidionis Puberi* 主产于陕西、甘肃、江苏、安徽、江西、福建、台湾、河南、湖南、广西、广东、四川、贵州等地。

性状 蒴果扁球形，形如算盘珠，常具8～10条纵沟。红色或红棕色，被短绒毛，先端具环状稍伸长的宿存花柱。内有数颗种子，种子近肾形，具纵棱，表面红褐色。气微，味苦、涩。

【成分】 种子含脂肪油25.30%。脂肪酸组成：棕榈酸(palmitic acid)29.1%，硬脂酸(stearic acid)0.9%，油酸(oleic acid)23.2%，亚油酸(linoleic acid)32.7%，亚麻酸(linolenic acid)14.1%[1]。

【药性】 苦，凉。小毒。

1.《分类草药性》："性凉。"

2.《四川中药志》1960年版："性凉，味苦，有小毒。"

3.《甘肃中草药手册》："涩，微苦，凉。"

4.《四川常用中草药》："性微温，味苦，有小毒。"

5.《湖北中草药》："甘，淡，凉。"

【功用主治】 清热除湿，解毒利咽，行气活血。主治痢疾，泄泻，黄疸，疟疾，淋浊，带下，咽喉肿痛，牙痛，疝痛，产后腹痛。

1.《分类草药性》："清火，消虚气。治牙痛，淋浊，膀胱疝气。"

2.《江西民间草药》："(治)疟疾。"

3.《安徽中草药》："除湿止泻，清热解毒，活血散瘀。主治睾丸炎，痔疮肿痛，赤白带下，产后腹痛。"

4.《湖北中草药志》："解毒散结。用于肠炎，扁桃体炎，口腔炎，尿道炎，瘰疬，蛇虫咬伤。"

【用法用量】 内服：煎汤，9～15 g。

【选方】 1. 治黄疸 算盘子60 g，大米(炒焦黄)30～60 g。水煎服。(《甘肃中草药手册》)

2. 治疟疾 野南瓜30 g。酒、水各半煎，在疟疾发作前2～3 h服。(江西《草药手册》)

3. 治尿道炎，小便不利 野南瓜果实15～30 g。水煎服。(《湖北中草药志》)

4. 治赤白带下，产后腹痛 算盘子、红糖各60 g。煎服。(《安徽中草药》)

5. 治睾丸炎 鲜野南瓜90 g，鸡蛋2个。先将药煮成汁，再以药汁煮鸡蛋，每日2次，连服2 d。(江西《草药手册》)

6. 治痔漏 黎击子(即算盘子)十股，桑白皮一股。煎水蒸洗，不过三四次而愈矣。(《万氏秘传外科心法》)

【临床报道】 治疗痢疾 用算盘子的成熟果实，晒干研成细末，压制成片，每片0.5 g，每次口服4 g，每日3次，3 d为1个疗程。治疗急性细菌性痢疾129例，治疗结果：痊愈124例，占96.1%。治愈病例于停止治疗2个月至2年，随机抽访25例均未复发[1]。

5542 算盘子叶 suàn pán zǐ yè (《江西民间草药》)

【异名】 野南瓜叶(江西《草药手册》)。

【基原】 为大戟科算盘子属植物算盘子 *Glochidion puberum* (L.) Hutch. 的叶。

【原植物】 参见"算盘子"条。

【采收加工】 7～9月采收，鲜用或晒干。

【药材】 算盘子叶 *Folium Glochidionis Puberi* 主产于陕西、甘肃、江苏、安徽、江西、福建、台湾、河南、湖南、广西、广东、四川、贵州等地。

性状 具短柄，叶片长圆形、长圆状卵形或披针形，长3～8 cm，宽1～2.5 cm，先端尖或钝，基部宽楔形，全缘，上面仅脉上披疏短柔毛或几无毛；下面粉绿色，密被短柔毛；叶片较厚，纸质或革质。气微，味苦涩。

【成分】 叶含三萜类成分：无羁萜(friedelin)，无羁萜烷-3β-醇(friedelan-3β-ol)，羽扇豆醇(lupeol)，羽扇-20(29)-烯-1，3-二酮〔lup-20(29)-ene-1，3-dione〕及β-谷甾醇(β-sitosterol)[1]。茎含无羁萜，无羁萜烷-3β-醇，羽扇-20(29)-烯-1，3-二酮，羽扇烯酮(lupenone)，算盘子酮(glochidone)，羽扇-20(29)-烯-1β-3α-二醇-3-乙酸酯〔lup-20(29)-en-1β-ol-3α-yl acetate〕，羽扇豆-20(29)-烯-3α，1β-二醇-1-乙酸酯〔lup-20(29)-en-3α-ol-1β-yl acetate〕，算盘子酮醇(glochidonol)，算盘子二醇(glochidiol)，羽扇豆-20(29)-烯-1β，3β-二醇〔lup-20(29)-ene-1β，3β-diol〕，谷甾醇(sitosterol)[1]。

【药理】 抗溃疡性结肠炎作用 算盘子地上部分提取物灌胃，降低乙酸性溃疡性结肠炎模型大鼠的巨噬细胞中的肿瘤坏死因子和白介素-6水平[1]。

【药性】 苦，涩，凉。小毒。归大肠、肝、肺经。

1.《岭南草药志》："味微涩，性凉。"

2.《广西中药志》："苦，涩，性凉，有小毒。入大肠经。"

3.《天目山药用植物志》："性平，味微苦。"

【功用主治】 清热利湿，解毒消肿。主治湿热泻痢，黄疸，淋浊，带下，发热，咽喉肿痛，痈疮疖肿，漆疮，湿疹，虫蛇咬伤。

1.《岭南草药志》："清利湿热，舒筋活络，消肿拔毒。"

2.《广西中药志》："利湿，破血，解漆毒，蛇毒。治漆疮，赤白痢疾，跌打损伤，蛇咬伤。"

3.《广东中药》："(全草)消滞，化湿，清热，舒筋活络。主治痢疾，感冒，流感，过度体力疲劳及鼠蛇咬伤。”

4.《天目山药用植物志》：“散瘀活血，涩肠益气。治跌打损伤，咽喉肿痛，疟痢及睾丸偏坠。”

5.《浙江民间常用草药》：“抗菌消炎。主治疖肿，乳腺炎。”

【用法用量】 内服：煎汤，6～9 g，鲜品 30～60 g；或焙干研末；或绞汁。外用：煎水熏洗；或捣烂敷。

【宜忌】 孕妇禁服。

【选方】 1. 治泄泻，痢疾　鲜野南瓜叶 90 g。加水约 500 g，煎成 150 g 左右，分 2～3 次服。（江西《草药手册》）

2. 治急性胃肠炎，消化不良　算盘子叶、桃金娘叶各等量。研粉，每服 1 g，每日 3 次。（《全国中草药汇编》）

3. 治黄疸　算盘子叶 60 g，炒大米 30～60 g。水煎，不拘时服。（《江西民间草药验方》）

4. 治白浊，白带　（算盘子）茎叶酌量。内服外洗。（《岭南草药志》）

5. 治咽喉肿痛　鲜（算盘子）叶每次 30～60 g，煎汤调蜜频咽服。（《泉州本草》）

6. 治疖肿，乳腺炎　（算盘子）鲜叶捣烂外敷。同时用根 30～60 g，水煎服。（《浙江民间常用草药》）

7. 治漆过敏　算盘子鲜叶、梧桐叶、桃仁各酌量。水煎熏洗。（《福建药物志》）

8. 治皮疹瘙痒　（算盘子）叶煎汤洗患处。（《泉州本草》）

9. 治蜈蚣咬伤　（野南瓜）鲜叶放口中嚼烂敷患处。（江西《草药手册》）

10. 治毒蛇咬伤　（野南瓜）枝端嫩叶，口中嚼烂敷咬处。（《江西民间草药》）

【临床报道】 治疗肠炎　取算盘子树叶 500 g，加水 1 000 ml，煎 2 h 左右，使成 500 ml，冷却过滤加防腐剂备用。每次口服 50～100 ml，每日 3 次。若无并发症一律不加用其他药物。治疗急性肠炎、慢性肠炎、单纯性腹泻共 100 例，结果痊愈 88 例，进步 4 例，无效 1 例，中止治疗 7 例。治愈率为 88%[1]。

5543 算盘子根 suàn pán zǐ gēn（《植物名实图考》）

【基原】 为大戟科算盘子属植物算盘子 *Glochidion puberum* (L.) Hutch. 的根。

【原植物】 参见“算盘子”条。

【采收加工】 秋冬季采挖，鲜用或晒干。

【成分】 根含鞣质[1]。

【药理】 抑菌作用　算盘子根水煎剂对金黄色葡萄球菌、宋氏痢疾杆菌有抑制作用[1]。

【炮制】 取原药材，除去杂质，洗净，润透，切厚片，干燥。

饮片性状　为不规则的厚片，表面浅棕色，周边灰棕色，粗糙，易剥落。质硬。气微，味苦。

【药性】 苦，凉。小毒。归大肠、肝、肺经。

1.《草木便方》：“温。”

2.《四川中药志》1960 年版：“性凉，味苦，有小毒。”

3.《岭南草药志》：“味微涩，性凉。”

4.《湖南药物志》：“苦、温，无毒。一说咸、平。”

5.《广东中药》：“微甘、涩，性凉。”

【功用主治】 清热利湿，行气活血，解毒消肿。主治感冒发热，咽喉肿痛，咳嗽，牙痛，湿热泻痢，黄疸，淋浊，带下，风湿痹痛，腰痛，疝气，痛经，闭经，跌打损伤，痈肿，瘰疬，蛇虫咬伤。

1.《植物名实图考》：“茎及根治痢证，煎水和白糖服之，亦能利湿破血。”

2.《草木便方》：“清肺热，利咽喉，消积，解毒，散疡核。治牙痛，腰痛，头风。”

3.《四川中药志》1960 年版：“治气痛，疝气。”

4.《岭南草药志》：“清利湿热，舒筋活络，消肿拔毒。”

5.《湖南药物志》：“行血活血，散寒解毒，破瘀止痛。主治头颈痛，淋症，瘰疬，咳嗽，胸胀。”

6.《贵州民间药物》：“补虚损和调经。治虚弱无力，酒后下痢（日久不愈者），月经停闭，久咳不止，痢疾。”

7.《天目山药用植物志》：“散瘀活血，涩肠益气。治跌打损伤，咽喉肿痛，疟痢及睾丸偏坠。”

8. 广州部队《常用中草药手册》：“清热，消滞，止泻。主治感冒发热，咳嗽，食滞腹痛，腹泻，湿热腰痛。”

【用法用量】 内服：煎汤，15～30 g。外用：煎水熏洗。

【宜忌】《民间常用草药汇编》：“孕妇忌服。”

【选方】 1. 治感冒及色感伤寒　算盘子根 30 g，生姜 1.5 g，食盐 1.5 g。煎水服。（《岭南草药志》）

2. 治久咳不止　算盘子根 250 g。炖猪蹄吃，早晚各 1 次。（《贵州民间药物》）

3. 治牙痛　（野南瓜）鲜根（去粗皮，取根皮）250 g，猪肉 250 g。同煮服。（江西《草药手册》）

4. 治休息痢　山馒头树根 120 g。以水 1 大碗，煎取 1 茶杯，空腹服。（《岭南草药志》）

5. 治传染性肝炎　算盘子根、柘树各 30 g，黄花远志根 15 g。水煎服。（《福建药物志》）

6. 治小便短赤　算盘子鲜根 90 g，加车前子 9～12 g，水煎，冲烧酒服。（《天目山药用植物志》）

7. 治疟疾　（野南瓜）根 60 g，青蒿 30 g。水煎，于发疟前 2 h 服。（江西《草药手册》）

8. 治四肢关节疼　鲜算盘子根、茎 24～30 g。洗净切碎，水煎或和猪蹄节炖服。（《闽南民间草药》）

9. 治白带过多　算盘子根 30～60 g。水煎服。（《浙江民间常用草药》）

10. 治疝气肿痛　（野南瓜）根 60 g，荔枝 5 枚，精肉 120 g。水炖，取汤及肉，2 次分服，每日 1 剂。（江西《草药手册》）

11. 治月经停闭　（算盘子）根 30 g。蒸烧酒服。（《贵州民间药物》）

12. 治跌打损伤　算盘子根 30～60 g。加黄酒适量，水煎服。同时用鲜叶捣烂外敷。（《浙江民间常用草药》）

13. 治毒蛇咬伤　（算盘子）根 90 g，一枝黄花根、朱砂根各 24 g，白茅根 15 g，水煎服；另取算盘子鲜叶捣烂外敷。（《浙江药用植物志》）

14. 治血崩　（算盘子）根（炒黑）9～15 g，地稔根（炒）15 g。黄酒适量炖服。（《浙南本草新编》）

5544 管仲 guǎn zhòng（《滇南本草》）

【异名】 番白叶（《滇南本草》），翻白地榆、地管子、马屎根（《滇南本草》整理本），翻白叶（《红河中草药》），红地榆、翻转白（《西昌中草药》），银毛委陵菜、白地榆、地槟榔、翻白草（《全国中草药汇编》）。

【基原】 为蔷薇科委陵菜属植物西南委陵菜的根或带根全草。

【原植物】 西南委陵菜 *Potentilla fulgens* Wall. ex Hook.

多年生草本，高10～60 cm。根粗壮，圆柱形。花茎及叶柄密被开展长柔毛及短柔毛。基生叶为间断羽状复叶，有小叶6～13（～15）对，连叶柄长6～30 cm，小叶片无柄或顶生小叶片有柄；托叶膜质，褐色，外被长柔毛；小叶片倒卵形或倒卵状椭圆形，间有大型显著的附片，小叶片长1～6.5 cm，宽0.5～3.5 cm，先端圆钝，基部楔形或宽楔形，边缘有多数尖锐锯齿，上面伏生疏柔毛，下面密被白色绢毛及绒毛；茎生叶与基生叶相似，惟向上部小叶片对数逐渐减少，托叶草质，上面密被长柔毛，下面被白色绢毛，边缘有锐锯齿。花两性；伞房状聚伞花序顶生；萼片5，三角状卵圆形，先端急尖，被长柔毛，副萼片5，椭圆形，先端急尖，全缘，外面密生白色绢毛；花直径1.2～1.5 cm；花瓣5，先端圆钝，黄色；花柱近基生，呈棱形。瘦果光滑。花、果期6～10月。

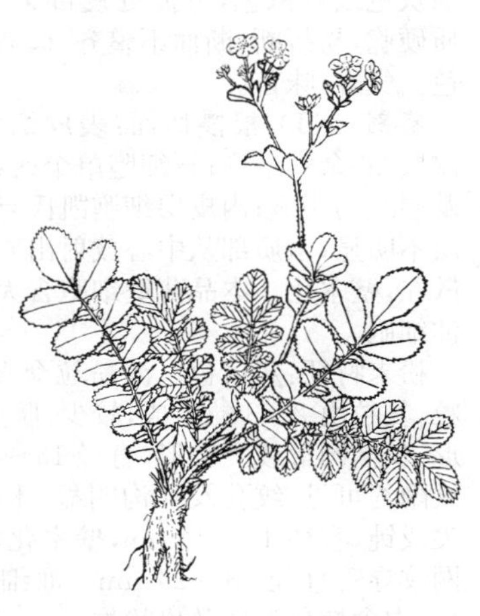

西南委陵菜

生于海拔1 100～3 600 m的山坡草地、灌木丛、林缘及林中。分布于西南及湖北、广西等地。

【采收加工】 7～9月采挖带根的全草，晒干或鲜用。

【药材】 管仲 *Radix et Herba Potentillae fulgentis* 主产于云南、贵州、四川等地。

性状　根圆柱形，略扭曲状弯曲，根头部膨大，并密生灰白色茸毛。表面棕褐色，具明显纵皱纹，顶端有时具环纹，并有圆柱状根茎或根茎残基。质坚而稍脆，折断面平整，略粉质，横断面形成层环明显，皮部淡黄色，木部棕黄色或带粉红色，显著放射状排列。气微、味微苦涩。

鉴别　根横切面：木栓细胞数列，排列紧密。皮层窄小。韧皮部较窄，韧皮纤维大多单个散在，壁厚，多木化。形成层成环。木质部占根的大部分。薄壁细胞中充满淀粉粒，草酸钙簇晶广布于落皮层及薄壁细胞中。

【药理】1. 抗菌作用　管仲（西南委陵菜）的全草、根、叶的水煎剂体外对大肠杆菌、志贺氏痢疾杆菌、金黄色葡萄球菌均有抑制作用[1]。

2. 其他作用　管仲根甲醇粗提取物给予正常小鼠和四氧嘧啶性糖尿病小鼠均能降低血糖水平，并提高糖耐量。其对糖尿病小鼠的降糖作用更持久而显著[2]。给予管仲根水提取物对小鼠腹水型Dalton淋巴瘤有抗肿瘤作用[3]。

【药性】 苦、涩，寒。归胃、肺、大肠经。

1.《滇南本草》："味苦、涩，性寒。"

2.《贵州民间药物》："性凉，味涩。"

3.《四川常用中草药》："性微温，味涩、微辛。"

【功用主治】 清热解毒，涩肠止泻，凉血止血。主治赤白下痢，肠炎腹泻，肠风下血，肺痨咯血，吐血，衄血，崩漏带下，外伤出血，疔疮，烫烧伤。

1.《滇南本草》："治血崩，白带，大肠下血，面寒疼。"

2.《贵州民间药物》："治痢疾、疔疮、风湿。"

3.《云南中草药》："凉血止血，止泻。主治消化道出血，鼻衄，腹泻，消化不良，外伤出血，烫伤。"

4.《四川常用中草药》："收敛止痛。治久泻肛门坠胀痛。"

5.《全国中草药汇编》："主治肺结核咯血，上呼吸道出血，肠炎。"

6. 南药《中草药学》："主治贫血。"

【用法用量】 内服：煎汤，15～30 g；研末，1～1.5 g；或浸酒。外用：捣敷；或研末撒。

【选方】 1. 治痢疾　鲜翻背白草30 g。水煎。将适量红糖，放于锅中，酒60 g，烧过，再兑入已煎好的药水，然后服用。（《贵州民间药物》）

2. 治阿米巴痢疾，菌痢　翻白叶6 g，地蜂子6 g。煎服。

3. 治消化道出血　翻白叶60 g，加水1 200 ml。煎至300 ml。每次服100 ml，日服3次。（2、3方出自《红河中草药》）

4. 治疔疮　鲜翻背白草，捣烂敷患处，留头，干则换之。

5. 治风湿痛　翻背白草根90 g，泡酒服。（4、5方出自《贵州民间药物》）

5545 鼻烟 bí yān（《纲目拾遗》）

【基原】 为茄科植物烟草的叶和入其他药材后制成的粉末。

【功用主治】《纲目拾遗》："通关窍，治惊风，明目，定头痛，辟疫""能风发汗。"

【用量用法】 外用：嗃鼻。

5546 鼻血草 bí xuè cǎo（《四川常用中草药》）

【异名】 土荆芥（《植物名实图考》），红活美（《四川常用中草药》），小薄荷（《新华本草纲要》）。

【基原】 为唇形科蜜蜂花属植物滇荆芥的全草。

【原植物】 滇荆芥 *Melissa axillaris*（Benth.）Bakh. f. 又名：蜜蜂花（《中国高等植物图鉴》）。

多年生草本，高0.6～1 m，被短柔毛。具地下茎。茎四棱形，具分枝。叶对生，叶柄长2～25 mm，密被短柔毛；叶片卵形，长1.2～6 cm，宽9～30 mm，先端急尖或短渐尖，基部圆形、钝或近心形，边缘具锯齿状圆齿，上面疏被短柔毛，下面靠近中脉两侧带紫色或全部紫色，近无毛或仅沿脉被短柔毛。轮伞花序少花或多花，腋生；苞片小，具缘毛；花萼钟形，长6～8 mm，外面被具节长柔毛，上唇3齿，下唇2齿，齿披针形；花冠白色或淡红色，长约1 cm，外被短柔毛，上唇先端微缺，下唇3裂；雄蕊4，前对较长，内藏，花药2室；子房4裂，花柱略长于雄蕊，柱头2裂；花盘4裂。小坚果卵圆形。

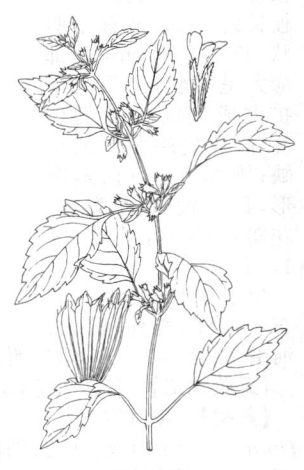

滇荆芥

花期6～11月，果期7～11月。

生于海拔600～2 800 m的山地、山坡、谷地或路旁。分布于江西、湖北、湖南、广东、广西、四川、贵州、云南、西藏、陕西及台湾等地。

【采收加工】 7～9月采收全草，晒干或鲜用。

【药性】 苦、涩，平。

1.《四川常用中草药》："性微温，味涩、苦。"

2.《全国中草药汇编》："苦、涩，平。"

3.《四川中药志》1982年版："辛、苦、涩，凉。"

【功用主治】 凉血止血，清热解毒。主治吐血，鼻衄，崩漏，带下，麻风，皮肤瘙痒，疥疮，蛇虫咬伤，口臭。"

1.《四川常用中草药》："清热解毒。治风湿麻木，大麻风，吐血，鼻出血，皮肤瘙痒，疮疹，癞症，崩带。"

2.《四川中药志》1982年版："清热止血，止痒。用于血热鼻衄，吐血，皮肤疮疹，蛇咬伤。"

【用法用量】 内服：煎汤，30～60 g。外用：鲜品捣敷；或煎水洗；或捣绒塞鼻。

【选方】 1. 治鼻衄，吐血 鼻血草15 g，刺黄柏15 g，白茅根15 g，土茯苓15 g。水煎服。或鲜鼻血草叶，捣绒塞鼻。

2. 治皮肤疮疹 鼻血草1把。煎水洗患处。

3. 治蛇咬伤 鼻血草、马牙半枝莲、半边莲各等分。捣绒敷患处。（1～3方出自《四川中药志》1982年版）

5547 鼻血雷 bí xuè léi （《中草药土方土法》）

【异名】 南木香、红叶青木香（《湖南药物志》），避蛇参、九月生、白朱砂莲（《贵州中草药名录》），万丈龙、一点血（《广西民族药简编》），一吊血、天然草（《中国民族药志》）。

【基原】 为马兜铃科马兜铃属植物管花马兜铃的根或全草。

【原植物】 管花马兜铃 *Aristolochia tubiflora* Dunn

多年生攀缘草本。茎无毛。叶互生；叶柄长2～5 cm；叶片卵状心形，长5～11 cm，先端短尖，歪斜，基部心形，上面暗绿色，下面灰绿色，被短柔毛。花腋生，花梗长约1 cm；花被喇叭状，长约3～4 cm，基部膨大呈球状，上端逐渐扩大成偏向一面的侧片，侧片先端截平或微缺；雄蕊6。蒴果矩圆形，具6棱，6瓣裂开。花期6～8月，果期9～11月。

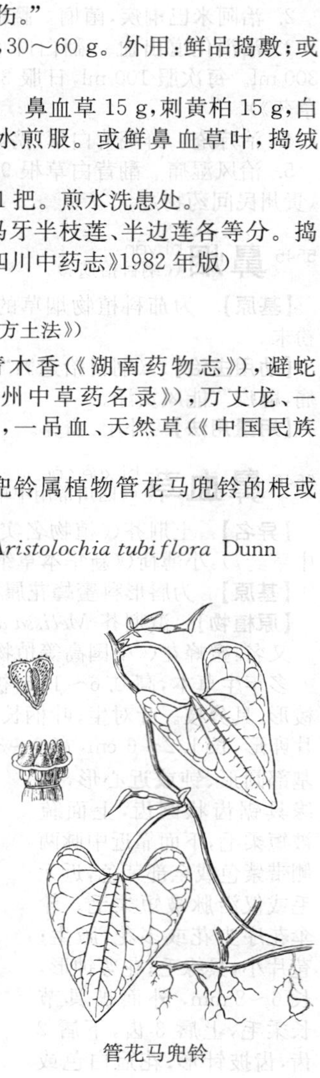

管花马兜铃

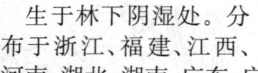

生于林下阴湿处。分布于浙江、福建、江西、河南、湖北、湖南、广东、广西、四川、贵州等地。

【采收加工】 冬季采挖，切段，晒干或鲜用。

【药材】 鼻血雷 *Radix seu Herba Aristolochiae Tubiflorae* 产于河南、湖北、湖南、四川、贵州、广西、广东、江西、浙江、福建等地。

性状 根类圆柱形，常弯曲，直径1～5 mm，有须根。表面灰色或灰棕色，弯曲处皮部常半裂或环裂裸露出木部。质硬脆，易折断，断面不整齐，横切面皮部灰白色，木部淡黄色。气香，味苦。

鉴别 (1) 根横切面：表皮细胞1列，壁稍厚，木栓化。皮层20余列细胞；石细胞单个或数个成群散在，孔沟、纹孔及层纹均明显；内皮层细胞凯氏点明显。韧皮部较窄；形成层不明显；木质部从中心放射出4～6束，导管大型，常单个散在，壁木化。本品薄壁细胞含大量的淀粉粒；亦可见少数油细胞。

粉末特征：灰黄色。淀粉粒众多，类圆形或椭圆形，多单粒，复粒由2～3粒组成，较少，脐点呈空洞状。石细胞类方形、长椭圆形或类圆形，直径18～40 μm，长46～156 μm，层纹隐约可见，纹孔及孔沟明显，木化。纤维多碎断，末端渐尖或钝，直径15～18 μm，壁木化，具斜纹孔。具缘纹孔及网纹导管直径18～24 μm。油细胞类圆形，壁稍厚，微木化，内含棕色油珠及块状物。

(2) 取全株粗粉2 g，加浓氨水湿润后，加乙醚25 ml，浸渍过夜，滤过。滤液浓缩至干，加稀盐酸4 ml，溶解残渣，滤过于3个试管中。分别加入硅钨酸、碘化铋钾、碘化汞钾各2滴，依次产生黄白色、红棕色和淡黄色沉淀。

(3) 取全株粗粉2 g，加乙醇25 ml，水浴回流15 min，滤过。取滤液1 ml，加入三氯化铁-铁氰化钾试液1滴，溶液显绿色。取滤液1 ml，加3%碳酸钠溶液1 ml，置沸水浴中加热3 min，冷却，加新配制重氮化试剂2滴，溶液显红色。

【成分】 根含马兜铃酸(aristolochic acid) A，7-羟基马兜铃酸A(7-hydroxy-aristolochic acid A)，木兰花碱(magnoflorine)和挥发油。马兜铃总酸性成分含量为0.36%[1]。

【药理】 毒性 鼻血雷(管花马兜铃)水煎剂15 g/kg给大鼠灌胃，连续8 d，可导致大鼠急性肾功能衰竭，肾脏主要功能改变为多尿、氮质血症、蛋白尿及血尿。组织形态学改变主要表现为急性肾小管变性、坏死[1]。

【药性】《湖南药物志》："辛、苦，平，气芳香，有小毒。"

【功用主治】 清热解毒，行气止痛。主治疮疡疖肿，毒蛇咬伤，胃脘疼痛，肠炎痢疾，腹泻，风湿关节疼痛，痛经，跌打损伤。

1.《湖南药物志》："清热解毒，祛风开窍，理气止痛，活血消肿。"

2. 南药《中草药学》："全草治蛇咬伤。"

3.《中国民族药志》："清热解毒，活血祛瘀，除湿止痛，止咳定喘(苗族)。""舒经活络，活血祛瘀，行气止痛，解热镇痛。用于跌打损伤，毒蛇咬伤，胸腹疼痛，肠炎痢疾，呕吐腹泻，关节痛，月经不调(土家族)。"

【用法用量】 内服：煎汤，3～6 g；研末，每次1.5～3 g，每日2～3次。外用：鲜品捣敷。

【宜忌】 孕妇慎服。

【选方】 1. 治青竹金边蛇咬伤 鼻血雷全草口嚼敷患处，或浸酒内服，兼与冷饭、食盐各少许，共捣烂，敷患处，用量30 g，外用适量。(《广西民族药简编》)

2. 治五步蛇咬伤 外用鼻血雷15～30 g，山苦瓜15～30 g，青木香3 g，木防己9 g，浸酒外搽(由上部向下搽)。

3. 治痧症腹痛，胃脘痛，痛经 红叶青木香茎、叶研末，每次服1.5～3 g，或根3 g，磨水服。

4. 治小儿惊风 红叶青木香根或叶研末0.6 g，钩藤9 g，地龙6 g，水煎服。或用后二味煎汤调末服。

5. 治肿毒疔疮初起　红叶青木香鲜草捣烂外敷。已溃者不用。(2～5方出自《湖南药物志》)

5548 **鳀鱼** tí yú (《别录》)

【异名】　鳂(《诗经》),鲇(《诗》传),鳀(《说文》),偃额白鱼(《尔雅》郭璞注),鳠(崔禹锡《食经》),鳀鱼(《食经》),鲶鱼(《清稗类钞》),粘鱼(《吉林中草药》)。

【基原】　为鲇科鲇属动物鲇鱼的全体或肉。

【原动物】　鲇鱼 *Silurus asotus* (Linnaeus) [*Parasilurus asotus*(Linnaeus)]

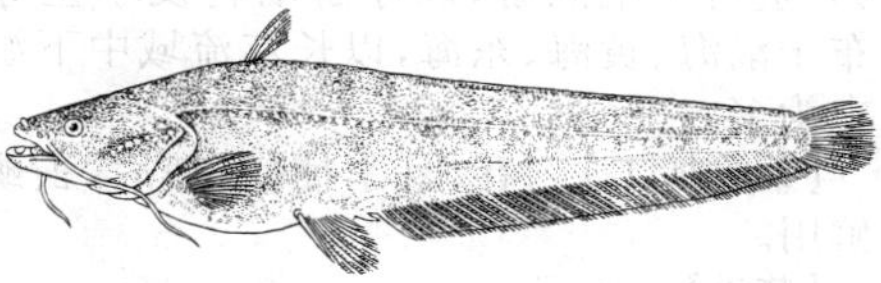

鲇　鱼

体长,头部扁平,尾部侧扁。口宽阔。口裂向上倾斜,下颌突出明显。上下颌及犁骨上有许多绒状细齿。须2对。眼小,盖有透明薄膜,位置接近头侧,无鳞,皮肤富黏液腺,侧线上有黏液孔1行。背鳍5,很小。臀鳍77～83,与尾鳍相连。幼小时背侧部一般为黄绿色,随着个体成长体色逐步加深变成黑褐色,额部为灰白色,各鳍灰黑色。

栖息于江河、湖泊和水库,为中下层肉食性鱼类,主要食一些小型鱼类,我国除西部高原地区外其他各地均有分布。

本动物的眼睛(鳀鱼目)、尾(鳀鱼尾)、皮肤分泌的黏液(鳀鱼涎)、鱼鳔(鳀鱼鳔)亦供药用,另设专条。

【药性】　甘,平。

1.《别录》:"味甘,无毒。"

2. 崔禹锡《食经》:"温。"

3.《绍兴本草》:"味甘,平。"

4.《宝庆本草折衷》:"味甘,寒。有毒。"

5.《日用本草》:"有小毒。"

6.《医林纂要》:"甘,咸,平,滑。"

【功用主治】　滋阴补虚,健脾开胃,下乳,利尿。主治虚损羸弱,脾胃不健,消化不良,产后乳少,水肿,小便不利。

1.《本草经集注》:"作臛食之,云补。"

2.《新修本草》:"主水、浮肿,利小便。"

3. 崔禹锡《食经》:"主风冷冷痹,赤白下利,虚损不足,令人皮肤肥美。"

4.《日用本草》:"稍益胃气。"

5.《纲目》:"五痔下血肛痛,同葱煮食之。"

6.《医林纂要》:"滋阴补虚,和脾养血。"

7.《中国动物药》:"治久病体虚,脾胃不健,消化不良,产后乳汁不足,浮肿,小便不利。"

【用法用量】　内服:煮食,250 g。外用:炙热布包熨。

【宜忌】　1.《本草图经》:"不可与牛肝合食,令人患风多噎。"

2.《绍兴本草》:"食之过多,发痼疾。"

3.《宝庆本草折衷》:"忌鹿肉、牛肝、野鸡、野猪。"

4.《饮食须知》:"同雉肉食,生痈疖;同鹿肉食,令筋甲缩。反荆芥。"

5.《本草省常》:"同牛肉食生恶疮,同荆芥、犬肉食杀人,服何首乌者忌之。"

【选方】　1. 治久病体虚　鲶鱼1条,黄精50 g,黄芪50 g。将后二味药纳入鱼腹中,煮熟烂,食肉饮汁。(《中国动物药》)

2. 治产妇乳汁不足　鲇鱼1条,熬汤,沃鸡蛋,连续服用。

3. 治浮肿　鲇鱼2条,香菜15 g,香油适量。将鱼剖腹去杂,把香菜纳入鱼腹中,香油加水炖食(不加盐),连续服用。(2、3方出自《吉林中草药》)

4. 治身、面白驳(白癜风)　鲇鱼勿洗,连滑涎皮肉切剁细,加食盐和醋拌。用时先以布擦患部至发赤,即以此鱼肉炙热,用布包之熨患处,每日1次,以愈为度。(《山东药用动物》)

5549 **鳀鱼目** tí yú mù (《政和本草》)

【基原】　为鲇科鲇属动物鲇鱼 *Silurus asotus* (L.)的眼睛。

【原动物】　参见"鳀鱼"条。

【功用主治】　《政和本草》:"治刺伤中毒水,烧鳀鱼目灰涂之。"

5550 **鳀鱼尾** tí yú wěi (《纲目》)

【基原】　为鲇科鲇属动物鲇鱼 *Silurus asotus* (Linnaeus)的尾。

【原动物】　参见"鳀鱼"条。

【功用主治】　活血通络。主治口眼㖞斜。

【用法用量】　外用:鲜品敷贴。

【选方】　治口眼㖞斜　活鲇切尾尖,朝吻贴之。(《纲目》)

5551 **鳀鱼涎** tí yú xián (《本草图经》)

【基原】　为鲇科鲇属动物鲇鱼 *Silurus asotus* (Linnaeus)皮肤分泌的黏液。

【原动物】　参见"鳀鱼"条。

【功用主治】　滋阴润燥。主治消渴,小儿疳渴。

【用法用量】　内服:入丸剂,适量。

【选方】　1. 治三消　生(鳀)鱼涎,溲黄连末作丸。饭后乌梅煎饮,下五七丸。(《本草图经》)

2. 治小儿疳渴,饮水无度　以大鲇鱼一头,先烧一地坑令红,投鱼坑中,使以蛤粉,专令一人掺在鱼上,须臾取出,用芦刀割(刮)下粉,入麝香少许拌匀,和丸萝卜子大。每服五丸,桶绳根煎汤送下。(《小儿卫生总微论方》)

5552 **鳀鱼鳔** tí yú biāo (《中国有毒鱼类和药用鱼类》)

【异名】　鲶鱼鳔(《中国有毒鱼类和药用鱼类》)。

【基原】　为鲇科鲇属动物鲇鱼 *Silurus asotus* (Linnaeus)的鱼鳔。

【原动物】　参见"鳀鱼"条。

【药性】　《中国有毒鱼类和药用鱼类》:"甘,咸,平。"

【功用主治】　止血,敛疮。主治呕血,阴疮,瘘疮。

【用法用量】　内服:炙,研末,每次6 g。外用:煅炭研末敷。

【选方】　1. 治呕血不止　鲶鱼鳔(长26 cm,宽6.6 cm)炙黄。取6 g,以甘蔗节35个取汁调服。

2. 治阴疮、瘘疮　鲶鱼鳔胶煅灰外敷。(1、2方出自《中

国有毒鱼类和药用鱼类》)

5553 **鮠鱼** wéi yú (《本草经集注》)

【异名】 鲔、鳠(《尔雅》),鮠(《本草拾遗》),鳜鱼(《本草图经》),鮰、鳂鱼(《纲目》),白戟鱼(姚可成《食物本草》),阔口鱼(《本经逢原》),白鳠(《随息居饮食谱》)。

【基原】 为鮠科鮠属动物长吻鮠的肉。

【原动物】 长吻鮠 *Leiocassis longirostris* Gunther

体延长,长约25 cm,为体高的5~6倍。吻锥形,向前显著突出。口下位,呈新月形,唇肥厚。眼小。须4对。上、下颌均具锋利的细齿数排。肩骨显著突出,位于胸鳍前上方,头顶部多少裸露,侧线平直。背鳍Ⅱ,6~7,最后一硬棘的后缘有细锯齿。胸鳍刺发达,臀鳍14~18,无硬刺。臀鳍前上方有一肥厚的脂鳍。全体裸露无鳞,背部稍带灰色,腹部白色,鳍为灰黑色。

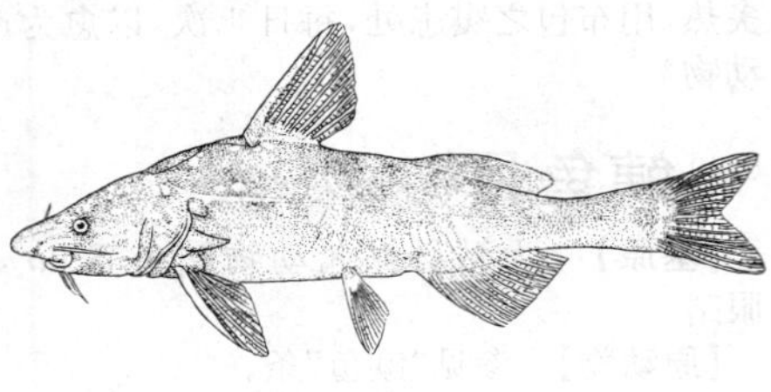

长吻鮠

生活于江河中,多栖于水的底层。食小型鱼类、虾类及水生昆虫等。分布于我国长江流域。

【采收加工】 常年均可捕捞。捕后,除去内脏,洗净,鲜用或晒干。

【药性】 甘,平。

1.《本草拾遗》:"味甘,平,无毒。"

2.《本经逢原》:"甘,温。"

【功用主治】 补中益气,开胃,行水。主治脾胃虚弱,不思饮食,水气浮肿,小便不利。

1.《本草拾遗》:"主膀胱水下,开胃。"

2.《日用本草》:"补中益气。"

3.《随息居饮食谱》:"调中。"

【用法用量】 内服:煮食,100~200 g。

【宜忌】 1.《本草图经》:"能动痼疾。不可与野雉、野猪肉合食,令人患癞。"

2.《饮食须知》:"同鹿肉食,杀人。赤目赤须者忌食。"

5554 **鲚鱼** jì yú (《食疗本草》)

【异名】 鮤、鱴刀(《尔雅》),鮆鱼(《山海经》),刀鱼(《说文》),望鱼(《魏武食制》),鳢鱼(《异物志》),江鲚(《本经逢原》),麻鲚(《本草求真》),子鱼(《随息居饮食谱》),凤尾鱼(《脊椎动物分类学》),毛花鱼(《中国经济动物志》)。

【基原】 为鳀科鲚属动物刀鲚及其近缘种的全体。

【原动物】 刀鲚 *Coilia ectenes* Jordan et Seale 又名:鲚、毛鲚、河刀鱼(山东、河北)。

体侧扁,后段更甚,一般长24~37 cm。头短小,吻端略圆钝,突出。眼小,眼间隔圆凸。口大,前下位,口裂斜行,上颌骨向后伸达胸鳍基底,其下缘具细锯齿。牙细小,上下颌、犁骨、腭骨均具细牙。鳃孔宽大,鳃耙细长(17~18)+(24~25),肛门靠近臀鳍前方。体被薄圆鳞,纵列鳞74~84,横列鳞10~12,腹缘棱鳞(18~22)+(27~34)。无侧线。背部平直,背鳍1,13,臀鳍96~115,其长度超过体长的一半。胸鳍上部具游离鳍条6,延长成丝状,末端可达臀鳍起点或略超过。腹鳍小,尾鳍不对称,上叶长于下叶。体银白色。体背稍带灰色。

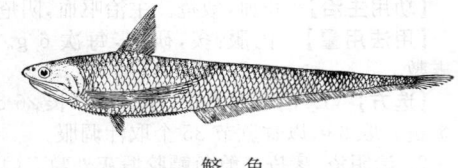

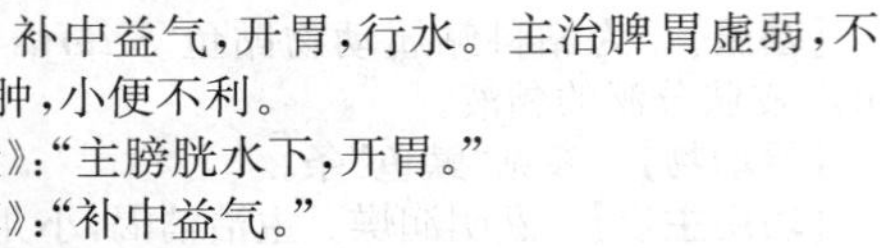

鲚 鱼

平时栖息在浅海河口一带,春夏季集群溯河至淡水产卵,进行生殖洄游,以浮游动物及小鱼等为食。我国分布于渤海、黄海、东海,以长江流域中下游及其附属湖泊中为多。

【采收加工】 春、夏季捕捞,捕后,去鳞片、鳃及内脏,鲜用。

【药性】 甘,平。

1.《日用本草》:"味甘、辛。"

2.《纲目》:"甘,温,无毒。"

3.《本经逢原》:"甘,平,小毒。"

【功用主治】 健脾补气,泻火解毒。主治慢性胃肠功能紊乱,消化不良,疮疖痈疽。

1.《纲目》:"鲊,贴痔瘘。"

2.《中国药用海洋生物》:"补气活血、泻火解毒。用于慢性胃肠功能紊乱、消化不良及疮疖痈疽。"

3.《中国动物药》:"健胃整肠。"

【用法用量】 内服:煎汤,30~60 g。外用:捣敷。

【宜忌】 不宜多食。湿邪内阻及疮疥、败疽、痔漏者慎服。

1.《食物本草》:"发疥,不可多食。"

2.《日用本草》:"食之无益,助火动痰。"

3. 姚可成《食物本草》:"有湿病疮疥勿食。"

4.《本经逢原》:"性专降泄,败疽痔漏人忌食。"

【选方】 1. 治慢性胃肠功能紊乱、消化不良 鲚鱼肉3 g,扁豆9 g,陈皮9 g,谷芽12 g。水煎服。

2. 治疮疖痈疽 鲚鱼肉与冰片捣烂,外敷。(1、2方出自《山东药用动物》)

5555 **鲛鲨白** jiāo shā bái (《医林纂要》)

【异名】 鲨鱼白(俗称)。

【基原】 为皱唇鲨科星鲨属动物白斑星鲨 *Mustelus manazo* Bleeker 或其他鲨鱼的雄性精巢。

【原动物】 参见"鲨鱼肉"条。

【采收加工】 加工鲨鱼肉时,取其精巢鲜用。

【药性】 甘、咸,平。

1.《医林纂要》:"甘、咸,滑。"

2.《本草省常》:"性温。"

【功用主治】 益精固气,补心益肺。主治精气不固,遗精滑泄,肺虚劳嗽。

1.《医林纂要》:"益肺,补心,消痰,逐水下行,养精固气,澄清肾水,滋阴补阳。"

2.《本草省常》:"补肺益肾。"

【用法用量】 内服:煮食,适量。

5556 **鲜地黄** xiān dì huáng (《植物名实图考》)

【异名】 生地黄(《别录》),鲜生地(张秉成《本草便读》)。

【基原】 为玄参科地黄属植物地黄的新鲜块根。

【原植物】 地黄 *Rehmannia glutinosa* (Gaertn.) Libosch. ex Fisch. et Mey. [*Digitalis glutinosa* Gaertn.; *R. glutinosa* Libosch f. *huechingensis* (Chao et Schih) Hsiao] 又名：苄(《尔雅》)，地髓(《本经》)，芑(《别录》)，牛奶子(《本草衍义》)，婆婆奶(《救荒本草》)，狗奶子(《植物名实图考》)。

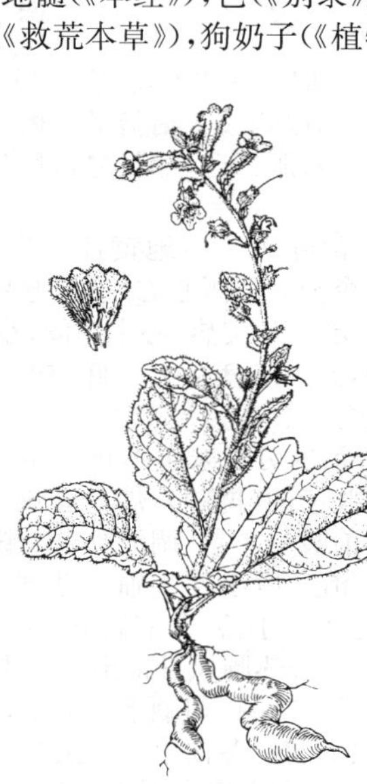

地 黄

多年生草本，高 10～40 cm。全株被灰白色长柔毛及腺毛。根肥厚，肉质，呈块状，圆柱形或纺锤形。茎直立，单一或基部分生数枝。基生叶成丛，叶片倒卵状披针形，长 3～10 cm，宽 1.5～4 cm，先端钝，基部渐窄，下延成长叶柄，叶面多皱，边缘有不整齐锯齿；茎生叶较小。花茎直立，被毛，于茎上部呈总状花序；苞片叶状，发达或退化；花萼钟状，先端 5 裂，裂片三角形，被多细胞长柔毛和白色长毛，具脉 10 条；花冠宽筒状，稍弯曲，长 3～4 cm，外面暗紫色，里面杂以黄色，有明显紫纹，先端 5 浅裂，略呈二唇形；雄蕊 4，二强，花药基部叉开；子房上位，卵形，2 室，花后变 1 室，花柱 1，柱头膨大。蒴果卵形或长卵形，先端尖，有宿存花柱，外为宿存花萼所包。种子多数。花期 4～5 月，果期 5～6 月。

主要为栽培，亦野生于海拔 50～1 100 m 的山坡及路旁荒地等处。分布于河北、山西、内蒙古、辽宁、江苏、浙江、安徽、山东、河南、湖北、湖南、四川、陕西等地。

本植物的叶(地黄叶)、花(地黄花)、种子(地黄实)及块根经烘干的制成品(干地黄)、块根经加工蒸晒的制成品(熟地黄)亦供药用，另设专条。

【栽培】 生物学特性 喜温暖气候，较耐寒，以阳光充足、土层深厚、疏松、肥沃中性或微碱性的砂质壤土栽培为宜，二合土，肥沃的黏土也能栽种。忌连作。前作宜选禾本科作物，不宜选曾种植过棉、芝麻、豆类、瓜类等的土地，否则病害严重。

繁殖方法 根茎繁殖为主。种子繁殖多在培育新品种时应用。种用根茎来源于倒栽法、窖藏及春地黄露地越冬等，但以倒栽法的地黄种产量高、质量好。具体方法是 7～8 月在当年春季栽种的良种地黄地内，选生长健壮、无病虫害的根茎，挖起折成 4～5 cm 短节，稍风干后，按行距 10～30 cm，株距 5～10 cm，重新种到一块充分施足底肥的地里，适当除草、追肥，雨后注意排水，第二年春季随挖随栽。栽种地黄一般在日平均温度为 18～21 ℃时最好。如北京在 4 月上、中旬，重庆在 2 月下旬至 3 月下旬，河南早春地黄在 4 月上、中旬；晚地黄(或麦茬地黄)，在 5 月上旬至 6 月上旬。栽种时在垄或畦上开沟，沟距 33 cm，每隔 15～20 cm，放种栽一节，覆土 3～4 cm，压实表土后浇水。每垄种 2 行，每畦 3～4 行，苗出齐后，选阴雨天补苗，栽后 1 个月左右匀苗，每穴留 1 株健苗，封行前，浅薅 2～3 次，并铲去陆续生出的多余苗。

田间管理 每次中耕后都要追肥 1 次，可施人畜粪水或饼肥，多雨季节，要注意排水防涝，使地无积水，出现花蕾时，要随时摘除。

病虫害防治 斑枯病可选抗病品种，清洁园地，发病初期用倍量式波尔多液喷雾。还有地黄枯萎病、大豆胞囊线虫、轮纹病等为害。虫害有棉红蜘蛛，发生期可用 40%水胺硫磷 1 500 倍液防治。蛱蝶，在其幼龄期用敌百虫等防治。

【采收加工】 早地黄在 10 月上、中旬；晚地黄在 10 月下旬至 11 月上旬收获；野生品春季亦可采挖。采时仔细深挖，不要挖断根部，除净茎叶、芦头及须根，洗净泥土即为鲜地黄。亦可在挖出后不洗即以干砂土埋藏，放干燥阴凉处，用时取出，可保存 2～3 个月。

【药材】 鲜地黄 *Radix Rehmanniae Recens* 主要为栽培品。全国大部分地区均有生产，以河南温县、博爱、武陟、孟县等地产量大，质佳。

性状 块根呈纺锤形或条状，长 8～24 cm，直径 2～9 cm。表面浅红黄色，具纵直弯曲的皱纹、横长皮孔及不规则的疤痕。肉质，易断，断面皮部淡黄白色，可见橘红色油点，木部黄白色，导管呈放射状排列。气微，味微甜、微苦。

鉴别 (1) 根横切面：木栓层为数列木栓细胞。皮层薄壁细胞排列疏松；散有多数分泌细胞，含橘黄色油滴；偶有石细胞。韧皮部分泌细胞较少。形成层成环。木射线宽广；导管稀疏，呈放射状排列。

(2) 取本品干燥细粉 0.2 g，加水 5 ml，浸泡过夜，取上清液浓缩，点于圆形普通滤纸上，用甲醇展开，喷 0.2%茚三酮乙醇溶液，80 ℃烘干后，呈现紫红色斑点(检查氨基酸)。

(3) 取本品干燥细粉 1 g，加水 10 ml，浸泡过夜，取上清液 1 ml，加入 5%α-萘酚乙醇液 2～3 滴，摇匀后，沿试管壁缓缓加入浓硫酸 1 ml，两液界面出现紫红色环(检查多糖)。

【成分】 地黄的成分以苷类为主，其中又以环烯醚萜苷类为主。从鲜地黄分得的环烯醚萜苷有：益母草苷(leonuride)，桃叶珊瑚苷(aucubin)，梓醇(catalpol)，地黄苷(rehmannioside) A、B、C、D，美利妥双苷(melittoside)[1,2]，都桷子苷(geniposide)，8-表马钱子苷酸(8-epiloganic acid)，筋骨草苷(ajugoside)，6-O-E-阿魏酰基筋骨草醇(6-O-E-feruloyl ajugol)，6-O-Z-阿魏酰基筋骨草醇(6-O-Z-feruloyl ajugol)，6-O-香草酰基筋骨草醇(6-O-vanilloylajugol)，6-O-对香豆酰基筋骨草醇(6-O-*p*-coumaroyl ajugol)，6-O-(4″-O-α-L-吡喃鼠李糖基)香草酰基筋骨草醇〔6-O-(4″-O-α-L-rhamnopyranosyl) vanilloyl ajugol〕，焦地黄苷(jioglutoside) A、B[3]等；以梓醇的含量最高。又含糖类：D-葡萄糖，D-半乳糖，D-果糖，蔗糖，棉籽糖，水苏糖，甘露三糖，毛蕊花糖，以水苏糖的含量最高，达64.9%[4]。还含赖氨酸，组氨酸，精氨酸，天冬氨酸，谷氨酸，苏氨酸，丝氨酸，甘氨酸，丙氨酸，缬氨酸，异亮氨酸，亮氨酸，酪氨酸，苯丙氨酸，γ-氨基丁酸等氨基酸，以及葡萄糖胺(glucosamine)，D-甘露醇(D-mannitol)，磷酸(phosphoric acid)[4]，β-谷甾醇(β-sitosterol)，胡萝卜苷(daucosterol)，1-乙基-β-D-半乳糖苷(1-ethyl-β-D-galactoside)[5]，腺苷(adenosine)[6]及无机元素[7]等。

【药理】 1. 对免疫功能的影响 生地黄水煎剂灌胃抑制小鼠脾脏中免疫性玫瑰花形成细胞[1]。生地黄促进刀豆球蛋白 A 活化的脾淋巴细胞 DNA 和蛋白质的生物合成，增强白介素-2产生[2]。鲜地黄汁、鲜地黄煎液灌胃提高醋酸泼尼松龙诱导的免疫低下的小鼠腹腔巨噬细胞的吞噬功能[3]。

2. 对内分泌的影响　生地黄治疗甲亢大鼠后，使其增加的肾脏β受体最大结合容量恢复到正常[4]。生地黄煎剂给家兔灌胃能对抗地塞米松引起的血浆皮质酮浓度的下降，防止肾上腺皮质萎缩；家兔在较长时间使用糖皮质激素的同时加用生地黄，可部分拮抗激素导致的垂体-肾上腺皮质功能低下[5]。

3. 其他作用　鲜地黄汁、鲜地黄煎液灌胃拮抗阿司匹林诱导的小鼠凝血时间延长；使甲状腺素造成的类阴虚证小鼠的脾脏淋巴细胞碱性磷酸酶的表达能力增强[3]。生地黄能加快小鼠多能造血干细胞(CFU-S)、骨髓红系造血祖细胞(CFU-E)的增殖、分化作用[6]。

【炮制】　取原药材，洗净泥土，除去须根及芦头。用时切成段或片。

饮片性状　为小段或厚片，表面和断面特征参见"药材"项。

【药性】　甘、苦，寒。归心、肝、肾经。

1.《别录》:"大寒。"

2.《药性论》:"味甘，平，无毒。"

3.《医学启源》:"《主治秘要》云，性寒，味苦。气薄味厚，沉而降。阴也。"

4.《本草通玄》:"入心、肾二经。"

5.《本草新编》:"入足少阴及手足太阴。"

【功用主治】　清热凉血，生津润燥。主治急性热病，高热神昏，斑疹，津伤烦渴，血热妄行之吐血、衄血、崩漏、便血，口舌生疮，咽喉肿痛，劳热咳嗽，跌打伤痛，痈肿。

1.《别录》:"主妇人崩中血不止，及产后血上薄心闷绝，伤身胎动下血，胎不落，堕坠踠折，瘀血，留血，衄鼻，吐血，皆捣饮之。"

2.《药性论》:"解诸热，破血，通利月水闭绝，亦利水道。捣薄心腹，能消瘀血。病人虚而多热，加而用之。"

3.《食疗本草》:"主齿痛，吐血，折伤。"

4.《四声本草》:"黑须发。"

5.《医学启源》:"凉血补血，补肾水真阴不足。《主治秘要》云，其用有三：凉血一也；(除)皮肤燥二也；去诸湿(热)三也。"

6.《珍珠囊》:"凉心火之血热，泻脾土之湿热，止鼻中之衄热，除五心之烦热。"

7.《眼科全书》:"散血，凉血，活血，生血，及凉心肾，治眼。"

【用法用量】　内服：煎汤，10～30 g；捣汁或熬膏。外用：捣烂敷；或取汁涂搽。

【宜忌】　胃虚食少、脾虚有湿者慎服。

1.《药性论》:"忌三白。"

2.《医学启源》:"此药大寒，宜斟酌用之，恐损人胃气。"

3.《品汇精要》:"忌萝卜、葱白、韭白、薤白、铜铁器。"

4.《得配本草》:"胃中阳气不足者，服之则胃气不运而饮食减。"

【选方】　1. 治热病，初觉烦躁头痛，腰脚疼　地黄汁三升，黄芩二分，生姜一分，白蜜半匙。上件药，细锉黄芩、生姜二味，以水一大盏，煎至六分。去滓，次入地黄、蜜，更煎三两沸。不计时候，分温二服。(《圣惠方》解毒饮子)

2. 治小儿热疾，烦渴头痛，壮热不止　生地黄汁三合。上入生蜜半合和匀，时时与一合服，量儿大小加减服之。(《圣惠方》)

3. 治伤寒温病应发汗而不汗之，内蓄血者，并治鼻衄、吐血不尽，内有瘀血，面黄，大便黑　犀角一两，生地黄八两，芍药三两，牡丹皮二两。水煎，分三服。(《千金方》犀角地黄汤)

4. 治时气热毒在脏腑，欲发赤斑　地黄汁五合。上件药于锅中，以炼成了猪脂半斤相和，煎十余沸，滤去滓，入麝香搅匀。每服二合，尽服之，毒当从肉中为汗出，便愈。(《圣惠方》)

5. 治吐血　生地黄汁一升二合，白胶一两，以铜器盛。蒸之令消。(《医心方》单神方)

6. 治小肠实热，心中烦闷，小便出血　生地黄、白茅根各半两，葱白二茎。上三味，锉如麻豆大，水三盏，煎至一盏半，去滓，食前分温二服。(《圣济总录》地黄汤)

7. 治因劳损尿血不止　生地黄汁五合，车前叶汁五合，鹿角胶三两(捣碎)，炒令黄燥。上件药，将二味汁相合，每于食前暖一小盏，调下胶末二钱。(《圣惠方》)

8. 治产后小便出血　生地黄、生刺蓟各半斤。上捣绞汁，每服一小盏，食前饮下。(《普济方》)

9. 治心热肠风脏毒出血　生地黄半斤，研取汁，连渣，黄连四两，二味拌匀晒干。上末，炼蜜丸如绿豆大。每服二十丸，食后麦门冬汤下。(《医统》千金地黄丸)

10. 治妇人伤血不止，兼赤白带下　生地黄汁、益母草汁半碗。上件药，取水半盏，同煎至七分，日三五服。(《普济方》地黄益母草汤)

11. 治产后血晕危困　生地黄汁一大盏，当归一分(锉)，赤芍一分(锉)。上水煎三五沸，温服，如觉烦热，去当归，入童子小便半盏服之。(《云歧子保命集》)

12. 治跌骨碎破　用生地黄捣烂，熨热过之，日夜数易。若血聚，以针决之。

13. 治伤肢折臂，断筋损骨，但有皮相连者　用生地黄研汁，好酒和服，一月筋皮连续；并杵碎，炒热封损处。(12、13方出自《卫生易简方》)

14. 治暴赤眼肿痛　生地黄(净洗，切，研)、黑豆各二两，生捣末。上二味，捣成膏，临卧时以盐汤洗眼后，闭目，以药膏厚罨眼上，更不动，至晓水润药令软，取下。(《圣济总录》地黄膏)

15. 治伤寒心热，口舌生疮　生地黄汁三合，蜜五合。上二味搅匀，慢火煎如稠饧。每服半匙，含化，徐徐咽津，不拘时。(《圣济总录》)

16. 治喉闭　用生地黄汁二升，蜜三升，合，微火煎之，取二升，稍稍含之。(《普济方》)

17. 治劳热咳嗽，四肢无力，不能饮食　生地黄汁半斤，蜜三合，青蒿汁三合。上药相和，不计时候，温服一合，宜顿服之。(《普济方》地黄汤)

18. 通经脉，补虚弱，强脚膝，润肌肤　生地黄一斤取汁，牛膝制了末二两。上件药，搅匀，银石器中熬，可丸即丸，如梧桐子大。每服三十丸，食前酒下。(《普济方》)

19. 治髭发黄赤，一染即黑　生地黄、生姜各半斤，洗净，石臼杵，绞取自然汁，留渣用。上用不蛀皂角一条，去皮弦，蘸取药汁，慢火炙黄，以汁完为度，却将前药渣同入罐内，火煅存性，研末，用铁器盛之。每用三钱，白汤一盏调匀，放三日。临睡时将药涂髭发，自然即黑。(《古今医统》)

20. 治撞碎生翳膜眼，亦除翳膜　生地黄汁、薄荷汁、冬

青子汁。三味汁熬浓，加蜜一两，熬成膏，点眼。(《眼科全书》长春膏)

【临床报道】 治疗化脓性中耳炎 鲜地黄榨取自然汁，每 100 ml 地黄汁中加入冰片 1 g，先用过氧化氢溶液清洗耳道，然后滴入药液 2～3 滴，每日或隔日 1 次。治疗慢性化脓性中耳炎 20 例，症状消失 12 例，进步 7 例，无效 1 例；治疗慢性中耳炎急性发作 3 例及急性化脓性中耳炎并发外耳道炎 6 例(8 例配合抗菌药物)，结果症状消失 5 例，进步 4 例。一般治疗 3～5 次即愈，且无不良反应[1]。

【各家论述】 1.《本草经疏》："生地黄性大寒，凡产后恶食作泄，虽见发热恶露作痛不可用，误用则泄不止。胃气者，后天元气之本也，胃困则饮食不运，精血不生，虚热何自而退？故并当归忌之，凡见此证宜多加炮姜、桂心、人参必自愈。凡阴虚咳嗽、内热骨蒸或吐血等候，一见脾胃薄弱、大便不实或天明肾泄，产后泄泻、产后不食俱禁用。"

2.《本草新编》："生地，凉头面之火，清肺肝之热，热血妄行，或吐血，或衄血，或下血，宜用之为主，而加入荆芥以归其经，加入三七根末以止其络。然而此味可多用而不可频用，可暂用而不可久用也。当血之来也，其势甚急，不得已重用生地，以凉血而止血，若血一止，即宜改用温补之剂，不当仍以生地再进也，如日日煎服，久则脾胃大凉，必至泄泻，元气困乏，而血又重来。"

3.《得配本草》："世人动云生地妨胃，其能开胃，人实不晓。惟胃中阳气不足者，服之则胃气不运而食减，若胃阴虚而胃土干燥，致胃气不运者，生地滋其阴，以清其火，而胃气从此运行，饮食自然渐进。至时行热症，生地尤为切要，阴汁上充，则汗涌于肌表而经邪解，阴血下润，则秽泄于二便而腑邪出，故火邪溢于阳明经，冲生地汁于白虎汤中，战汗而顿解；邪热入于阳明腑，冲生地汁于陷胸汤中，便通而自退，更有火生痰，痰生火，交结于中，和生地汁与竹油、姜汁中，则谵语直视等症即除。如无生地，可用干地黄，滚水浸透，绞汁冲服，防其腻滞，加枳壳或川贝疏之。且气道通，邪气外达，而病自霍然。近人多以生地为补剂，又疑妨胃，畏不敢用，即用之，亦一二钱而止，五六钱而止，入诸药同煎，半成熟地，使邪滞于内而莫出，泥于膈而胃闭，遂视为害人之品，禁不入方，致令胃阴枯涸，多有不可救药者，亦由用之不善也。"

4.《本草求真》："生地黄性未蒸焙，掘起即用，甘苦大寒，故书皆载其性鲜补，但入手少阴心、足少阴肾、足厥阴肝，并足太阴脾、手太阳小肠，力专清热泻火，凉血消瘀，故凡吐血、咯血、鼻血、蓄血、溺血、崩中、带下，审其症果因于热成者，无不用此，并或伤寒阳强，痘疹毒盛血燥，与折跌筋伤，而且血瘀、血痹之症者，无不采其同入，以为活血生新之用。第书有言服此长肉生肌，止是热除血活之后长养之语。久服轻身不老，止是病去力健身安之语，未可因此认为辟谷成仙属实也。若使血因寒滞而犹用以生地，不更使寒益甚而血愈出不返乎？"

5.《本草正义》："颐谓伤瘀发肿发热，用以外治，清热定痛，散瘀之功，固不可没，若内伤有瘀，则恐非大寒之性所能破导者也。"

5557 鲜黄连 xiān huáng lián (《东北药用植物志》)

【异名】 细辛幌子、常黄连、铁丝草(《东北药用植物志》)，毛黄连(《辽宁经济植物手册》)，朝鲜黄连(《东北常用中草药手册》)。

【基原】 为小檗科鲜黄连属植物鲜黄连的根茎及根。

【原植物】 鲜黄连 *Jeffersonia dubia* (Maxim.) Benth. et Hook. f.

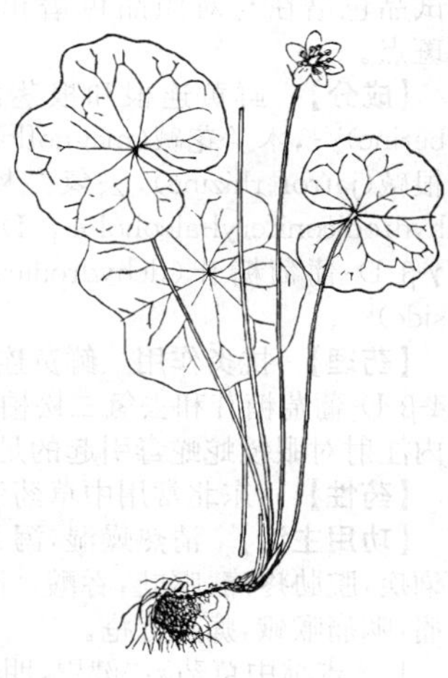

鲜黄连

多年生草本，高 10～30 cm。根茎短，外皮暗褐色，断面鲜黄色，须根发达，形成密集的根系。叶丛生；有长柄，柄长 13～25 cm，基部具紫褐色的鳞片；叶质薄，叶片近圆形，直径 5～8 cm，先端微凹，基部深心形，边缘不规则波状，掌状脉 7～9 条，上面绿色，下面灰绿色，两面光滑无毛。花葶顶端着生一花，花葶长 15～17 cm；萼片 4，紫红色，长 5～6 mm，早落；花冠淡紫红色或紫红色，直径约 2 cm 或稍多，花瓣 6～8，倒卵形；雄蕊 8，长约为花瓣的 1/4 至 1/3；雌蕊 1，纺锤形，柱头 2 裂。蒴果革质，梨形，近先端半盖裂。种子多数，黑色，有光泽。花期 4～5 月，果期 5～6 月。

生于山坡灌木丛中，杂木林及针阔叶混交林下或山脚阴湿处。分布于东北地区。

【采收加工】 春、秋季采挖，除去茎叶及泥土，晒干。

【药材】 鲜黄连 *Radix et Rhizoma Jeffersoniae Dubiae* 主产于吉林。

性状 根茎呈不规则圆柱状、扁柱状，直径 2～6 mm，长 3～6 cm。表面棕褐色，有节及纵皱，被褐色小鳞片，上端有残存茎基，下端着生多数有分歧的须根；质脆，易折断，断面鲜黄色，不整齐，木部较宽，髓部较小，常有裂隙。须根细长，扭曲状弯曲，直径 0.3～1.0 mm，长约 20 cm，表面土黄色；不易折断，断面淡黄色，纤维性较强。气清香，味苦。

鉴别 (1) 根茎横切面：木栓层为数列扁平细胞，有时残缺或完全脱落。皮层薄壁细胞 7～10 列，散有根迹维管束和叶迹维管束。维管束无限外韧型，环列。韧皮部较窄，韧皮纤维散在，类圆形，直径 13～16 μm。木质部宽广，导管较密集，直径 30～90 μm；木纤维成群，类圆形，直径 13～23 μm；木薄壁细胞类方形、类圆形。髓较窄，细胞类圆形，壁较厚。

根横切面：表皮细胞 1 列，长圆形、长方形，外壁及径向壁微木栓化。皮层细胞 3～5 列，含众多颗粒状物。韧皮部较窄，韧皮纤维散在，类圆形，直径 10～15 μm；木质部较宽，呈 4 束。

粉末特征：棕黄色。木栓细胞棕黄色，多角形。导管主为网纹及环纹导管。纤维细长，直径 8～10 μm，壁厚，胞腔平直，狭缝状。淀粉粒少，单粒圆球形，直径 4～15 μm，脐点、层纹不明显。

(2) 取本品粉末 0.1 g，加 1% 盐酸 5 ml，水浴温浸 10 min，滤过，分取 1 ml 滤液中加碘化铋钾试剂 2～3 滴，产生橙红色沉淀(检查生物碱)。

(3) 薄层色谱：取上述滤液作供试品溶液。另取盐酸小檗碱，以乙醇溶解成每 1 ml 含 0.5～1 mg 的对照溶液。取供试品溶液 20 μl，对照品溶液 10 μl，点于同一硅胶H-CMC薄层板上，以正丁醇-冰醋酸-水（7：1：2）展开，展距10 cm。取出晾干，于254 nm紫外灯下观察，供试品色谱在与对照品色谱相应的位置上显相同的黄色斑点。

【成分】 鲜黄连根和根茎含生物碱成分：小檗碱（berberine）[1]，木兰花碱（magnoflorine）。细胞培养提取液含药根碱（jatror rhizine），去氢二松柏醇-4-β-D-葡萄糖苷（dehydrodiconiferyl-alcohol-4-β-D-glucoside），去氢二松柏醇-γ-β-D-葡萄糖苷（dehydrodiconiferyl-alcohol-γ-β-D-glucoside）[2]。

【药理】 抗炎作用　鲜黄连中的药根碱、去氢二松柏醇-4-β-D-葡萄糖苷和去氢二松柏醇-γ-β-D-葡萄糖苷给大鼠肌内注射对眼镜蛇蛇毒引起的足跖肿胀有抗炎作用[1]。

【药性】《东北常用中草药手册》："苦，寒。"

【功用主治】 清热燥湿，泻火解毒。主治湿热泄泻，赤白痢疾，脘胁疼痛，呕吐，吞酸，吐血，衄血，口舌生疮，目赤肿痛，咽痛喉蛾，痈疽疔疮。

1.《吉林中草药》："健胃，明目，止痢。治肠胃积滞，头晕目赤。"

2.《东北常用中草药手册》："清热解毒，健胃止泻。主治发热烦躁，口舌生疮，眼结膜炎，扁桃腺炎；食欲减退，恶心呕吐，衄血，吐血；肠炎，腹泻，痢疾。"

3.《全国中草药汇编》："清热燥湿，凉血止血。主治痈疽疖肿，外伤感染。"

4.《长白山植物药志》："主治胃热吞酸，湿热痹痛。"

【用法用量】 内服：煎汤，6～12 g。外用：煎汁洗眼，或涂口舌。

【选方】 1. 治热痢　鲜黄连、吴茱萸各10 g（同炒，去吴茱萸），木香2.5 g。水煎服。

2. 治肝经火旺，胁痛吞酸　鲜黄连10 g，吴茱萸5 g，煅瓦楞15 g，青皮10 g。水煎服。（1、2方出自《长白山植物药志》）

3. 治胃热吞酸不欲食　鲜黄连6 g，苍术9 g，甘草3 g。水煎，日服2次。

4. 治目赤肿痛　鲜黄连适量，煎汁洗眼。（3、4方出自《吉林中草药》）

5558 鲟鱼 xún yú（《本草拾遗》）

【异名】 鲔（《诗经》），鮥（《毛诗传》），叔鲔、鲔鯍（《说文》），鲊鲔（《尔雅》），鲔鳝（《上林赋》），尉鱼、仲明鱼（陆玑《诗疏》），鱏（《尔雅》郭璞注），乞里麻鱼（《饮膳正要》），碧鱼（《纲目》）。

【基原】 为白鲟科白鲟属动物白鲟和鲟科鲟属动物中华鲟的肉。

【原动物】 1. 白鲟 *Psephurus gladius*（Martens）又名：栓鲟鳇、象鱼、象鼻鱼、鲟钻子（《中国经济动物志》）。

体长梭形，一般体长2 m余，大者可达3 m，前部平扁，后部稍侧扁。头长超过体长的一半。吻突出如长匙形，特别延长，前端狭而平扁，基部阔且肥厚，两侧具柔软的皮膜。口大，弧形，下位，能伸缩，上下颌均具细尖齿，口前具短须1对。眼小，鳃孔大。体裸露光滑，或仅有已退化的小鳞状痕迹，在尾鳍上叶具8个菱形鳞板。侧线后延至尾鳍上叶。背鳍起点在腹鳍之后，鳍条46～61。臀鳍50～55。尾鳍歪形，上叶长于下叶。体背灰绿色，头部和尾鳍均为暗灰色，腹部白色。

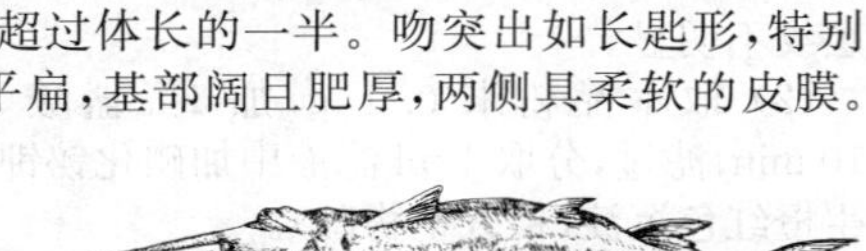

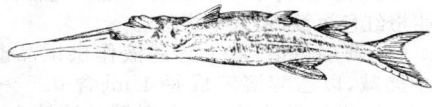

白　鲟

为近海和大江中下层鱼类，偶亦进入沿江大湖中，以食鱼类为主，并食虾、蟹等动物。7～8龄始达性成熟，生殖期在3～4月，产卵场可能在长江上游一带，精巢呈乳白色，极松软。成熟卵巢呈灰黑色，卵径约为27 mm，誉为珍品。我国主要分布于长江水系，亦见于钱塘江和甬江口及黄海、东海沿岸。

2. 中华鲟 *Acipenser sinensis* Gray　又名：鲟鱼、苦腊子（《中国经济动物志》）

体延长，可达2 m以上，背部略弯而腹面平直。吻近犁形，基部宽厚，顶端尖，略向上翘。头部被有光滑骨板。口下位，成一横裂，上下唇不发达，有细小乳突，吻部腹面中央有吻须2对，等长，平行排列。眼小，鳃孔大，鳃耙薄而尖，约22枚。两侧颌部各有1块骨板。体被骨板5行，纵列，背部正中一行较大，在背鳍前有8～14块；后有1～2块，体、腹侧面各2行，体侧骨板24～37块；腹侧骨板8～15块。另在臀鳍前后各有1～2块，尾鳍上叶有棘状骨板1行。其他部分光滑无鳞。背鳍54～66，位于臀鳍上方。胸鳍发达，着生于腹面，臀鳍32～41。尾鳍歪形，上叶发达。体背、头部、鳍均为青灰色，腹面白色。

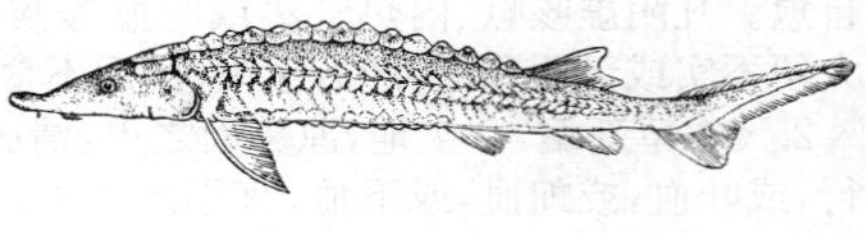

中　华　鲟

为近海和大江底层鱼类，洄游性或半洄游性。5～6月间喜群集河口，主食动物性食物。性成熟需10年左右，10～11月溯江产卵，怀卵量约120万粒，卵膜青灰色，径约36 mm，稍具黏性，成熟卵近黑色，甚为名贵。我国分布于黄海、东海、南海及长江、黄河、钱塘江等流域。

白鲟、中华鲟均为国家一级保护动物，数量极少，严禁滥捕。

以上动物的鱼鳔（鱼鳔）亦供药用，另设专条。

【成分】 白鲟肌肉含油酸（oleic acid），亚油酸（linoleic acid），二十五碳烯酸（pentacosenoic acid），二十六碳烯酸（hexacosenoic acid）。还含铁、铜、锰、锌、钴、镍、镁、铝、钒等[1]。

【药性】 甘，平。归肺、肝经。

1.《本草拾遗》："甘，平，无毒。"

2.《宝庆本草折衷》："有毒。"

3.《日用本草》："有小毒。"

4.《医林纂要·药性》："甘，温。"

5.《本草撮要》："入手太阴、厥阴经。"

【功用主治】 益气补虚，活血通淋。主治久病体虚，贫血，血淋，前列腺炎。

1.《食疗本草》："主血淋，可煮汁饮之。"

2.《本草拾遗》："益气补虚，令人肥健。"

3.《饮膳正要》："利五藏，肥美人。"

4.《随息居饮食谱》："补胃，活血，通淋。"

【用法用量】 内服：煮食，50～100 g。

【宜忌】 不宜久服。

《食疗本草》:“发一切疮疥,动风气。不与干笋同食。”

【选方】 1. 治贫血,营养不良　白术 9 g,山药 9 g,鲟鱼肉 30 g,陈皮 9 g。煎服。

2. 治血尿,前列腺炎　鲟鱼肉 60 g,川柏 9 g,海藻 30 g。煎服。

3. 治淋巴结肿大　鲟鱼肉 60 g,牡蛎 30 g,夏枯草 12 g。煎服。(1～3 方出自《中国药用海洋生物》)

5559 獐肉 zhāng ròu (《别录》)

【基原】 为鹿科獐属动物獐之肉。

【原动物】 獐 *Hydropotes inermis* Swinhoe　又名:麕(《诗经》),麞(《说文》),麐(《经典释文》),河麂(《中国动物药志》),牙獐(《中国动物图谱》)。

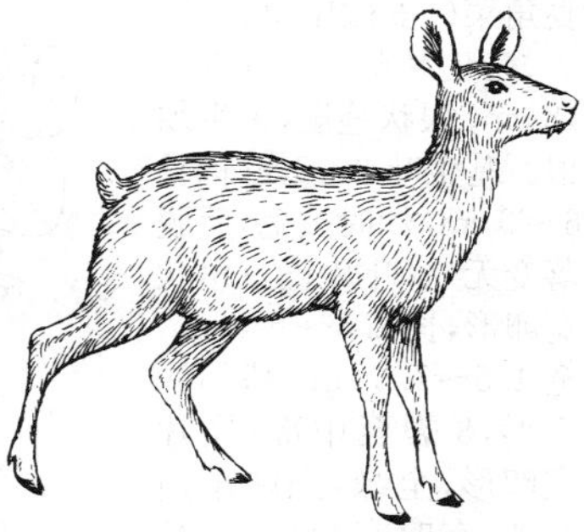

獐

小型鹿类,外形比麝大,重约 15 kg,体长约 1 m,四肢粗壮发达,尾甚短,几被臀部的毛所遮盖。雌雄均无角,雄性獠牙显露,侧扁,向下延伸,突出口外。耳中等大,基部有两条软骨质的脊突,顶端较尖。眼前方有狭袋形的眶下腺。鼠蹊部有一对鼠蹊腺,没有跗腺和脚腺。体毛多棕黄色,浓密粗长。体侧及腰部冬毛长达 40 mm,呈波形弯曲。幼兽身上有纵行排列的白色斑点。

生活于山地草坡灌木丛中,不上高山,喜欢在河岸、湖边等潮湿地或沼泽地的芦苇丛中生活。以植物为食。广泛分布于我国长江流域各地的丘陵河谷地带。

本动物的骨骼(獐骨)、骨髓或脊髓(獐髓)、胚胎及胎盘(獐胎)亦供药用,另设专条。

【采收加工】 捕杀后,剔骨取肉,鲜用或干燥。

【成分】 肉含蛋白质,肽类,氨基酸,脂类,糖类,血红蛋白[1]。

【药性】 甘,温。

1.《别录》:“温。”

2.《千金方》:“味甘,温,无毒。”

【功用主治】 补虚,祛风。主治久病虚损,消渴,乳少,口僻,腰腿痹痛。

1.《别录》:“补益五脏。”

2.《崔氏食经》:“主大风冷气,口僻,消渴。”(引自《医心方》)

3.《子母秘录》:“主乳无汁,獐肉,臛食。”

4.《中国药用动物志》:“祛风。主治久病虚损,腰腿痹痛。”

【用法用量】 内服:煮食,100～200 g。

【宜忌】 1.《金匮要略》:“獐肉不可合虾及生菜、梅、李果食之,皆病人。”

2.《本草经集注》:“不可合鹄肉食,成瘤也。”

3.《外台》:“不可炙吃,令人消渴。久吃炙肉,令人血不行。”

【选方】 治瘤　取獐、鹿二肉,治如厚脯,火炙令热,掩瘤上,冷更炙,可四炙四易,痛脓便愈。不除,更炙新肉用之。(《千金方》)

5560 獐骨 zhāng gǔ (《别录》)

【基原】 为鹿科獐属动物獐 *Hydropotes inermis* Swinhoe 的骨骼。

【原动物】 参见“獐肉”条。

【采收加工】 宰杀后,剥皮,剔肉,取骨鲜用或晾干。

【成分】 骨含胶原(collagen),唾液酸糖蛋白(sialoglycoprotein),硫酸软骨素(chondroitin sulfate),肽类(peptide),脂类(lipids),氨基酸,钙,磷,镁等[1]。

【药性】 味甘,性微温。

1.《别录》:“微温。”

2.《药性论》:“味甘,无毒。”

3.《日用本草》:“味咸。”

【功用主治】 补虚损,益精髓。主治虚损腰酸,滑精。

1.《别录》:“主虚损泄精。”

2.《日华子》:“补虚损,益精髓,悦颜色。”

3.《日用本草》:“酿酒有补下之功。”

4.《中国药用动物志》:“固精。”

【用法用量】 内服:煎汤,15～60 g;或浸酒。

5561 獐胎 zhāng tāi (《彝医动物药》)

【基原】 为鹿科獐属动物獐 *Hydropotes inermis* Swinhoe 的胚胎及胎盘。

【原动物】 参见“獐肉”条。

【药性】 味咸,性温。

【功用主治】 《彝医动物药》:“行血补血,益气强身,破瘀止痛,大补虚劳。治产后血瘀、血少、腹痛、经闭。”

【用法用量】 内服:炖食,适量。

【选方】 1. 治产后虚弱、腹痛　獐胎炖吃。

2. 治产后死血　獐胎炖吃。(1、2 方出自《彝医动物药》)

5562 獐髓 zhāng suǐ (《别录》)

【基原】 为鹿科獐属动物獐 *Hydropotes inermis* Swinhoe 的骨髓或脊髓。

【原动物】 参见“獐肉”条。

【采收加工】 宰杀后取骨髓或脊髓,鲜用或冷藏。

【功用主治】 补虚益精,祛风泽肤。主治虚劳羸弱,面无光泽,皮肤枯燥。

1.《别录》:“益气力,悦泽人面。”

2.《纲目》:“治虚风。”

【用法用量】 内服:适量,入膏、丸剂。

5563 獐牙菜 zhāng yá cài (《湖南药物志》)

【异名】 方茎牙痛草、凉荠(《昆明民间常用草药》),绿茎牙痛草(《云南药用植物名录》),双斑獐牙菜(《中药大辞典》),大车前、水红菜、翳子草(《湖南药物志》),黑节苦草、黑药黄、走胆草、紫花青叶胆(《新华本草纲要》)。

【基原】 为龙胆科獐牙菜属植物双点獐牙菜的全草。

【原植物】 双点獐牙草 *Swertia bimaculata* (Sieb. et Zucc.) Hook. f. et Thoms. ex C. B. Clarke [*Ophelia bimaculata* Sieb. et Zucc.]

一年生草本，高0.3～1.4(～2)m。茎圆柱形，中部以上分枝。茎生叶对生；无柄或具短柄；叶片椭圆形至卵状披针形，长4～9 cm，宽1～4 cm，先端长渐尖，基部钝；叶脉3～5条，弧形，在背面明显突起。花为大型的圆锥状复聚伞花序，疏松而开展，长可达50 cm，花多，花梗不等长，长0.6～4 cm；花萼绿色，长为花冠的1/4～1/2，5裂，裂片狭倒披针形或狭椭圆形；花冠黄色，直径达2.5 cm，上部具多数紫色小斑点，花5裂，裂片椭圆形或长圆形，长1～1.5 cm，在中部有2个黄绿色、半圆形的大腺斑；雄蕊5，花丝线形；子房披针形，无柄，长约8 mm，花柱短，柱头小，2裂。蒴果狭卵形，无柄，长2.3 cm。种子褐色，圆形，表面具瘤状突起。花、果期6～11月。

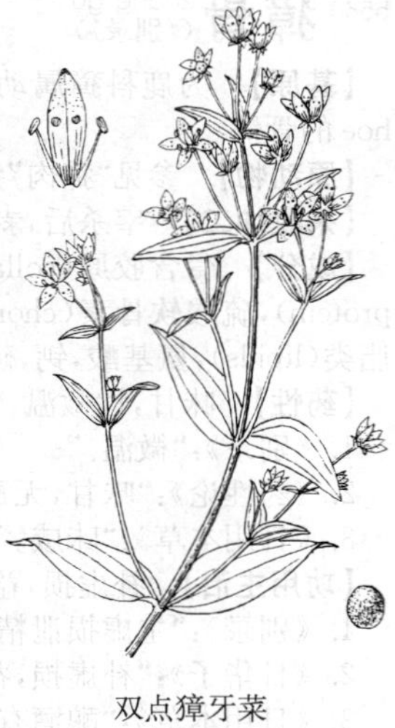

双点獐牙菜

生于海拔250～3 000 m的河滩、山坡草地。分布于华东、中南、西南及河北、山西、陕西、甘肃等地。

【采收加工】 夏、秋季采收，切碎，晾干。

【药材】 獐牙菜 *Herba Swertiae Bimaculatae* 主产于华东、中南、西南及河北。

性状 全草长60～100 cm。茎细，具分枝，近四方形。叶对生，多皱缩，完整叶片椭圆形或长圆形，先端渐尖，基部渐狭下延；无柄。有时在叶腋可见花或残留花萼。气微，味苦。

【成分】 全草含黄酮类成分：异牡荆素(isovitexin)，异荭草素(homoorientin)[1]，1,3-二羟基-4,5-二甲氧基呫吨酮(1,3-dihydroxy-4,5-dimethoxyxanthone)，1,3-二羟基-4,5-二甲氧基呫吨酮-1-O-β-D-吡喃葡萄糖苷(1,3-dihydroxy-4,5-dimethoxyxanthone-l-O-β-D-glucopyranoside)，1,3-二羟基-4,5-二甲氧基呫吨酮-3-O-β-D-吡喃葡萄糖苷(1,3-dihydroxy-4,5-dimethoxyxanthone-3-O-β-D-glucopyranoside)[2]，当药苦苷(swertiamarin)，当药苷(swero-side)[3]。

【药性】 苦、辛，寒。

1.《湖南药物志》："味辛、香，性微寒，无毒。"

2.《全国中草药汇编》："苦，寒。"

【功用主治】 清热解毒，疏肝利胆。主治急、慢性肝炎，胆囊炎，感冒发热，咽喉肿痛，牙龈肿痛，尿路感染，肠胃炎，痢疾，火眼，小儿口疮。

1.《湖南药物志》："杀虫。治腹痛，马鞍鼻。"

2.《全国中草药汇编》："清热解毒，舒肝利胆。主治急、慢性肝炎，胆囊炎，尿路感染，肠胃炎，感冒发热，流感，咽喉炎，牙痛，蛔虫症。"

3.《湖北中草药志》："清热利湿，解表，止痢。用于黄疸肝炎，肾炎，消化不良，热淋，急性细菌性痢疾等症。"

【用法用量】 内服：煎汤，10～15 g；或研末冲服。外用：捣敷。

【选方】 1. 治感冒 獐牙菜30 g。水煎服。

2. 治牙龈肿痛 獐牙菜9 g。煎水含漱。

3. 治消化不良，肾炎 獐牙菜研末。日服2次，每次1.5 g，温开水送服。

4. 治黄疸 獐牙菜9 g。水煎服。(1～4方出自《湖北中草药志》)

5. 治腹痛 (獐牙菜)全草15 g。水煎服。

6. 治马鞍鼻 獐牙菜15 g，海金沙10 g。用醋煎汁，文火煎，边煎边熏鼻子。(5、6方出自《湖南药物志》)

5564 獐耳细辛 zhāng ěr xì xīn (《纲目》)

【异名】 幼肺三七(《天目山药用植物志》)。

【基原】 为毛茛科獐耳细辛属植物獐耳细辛的根茎。

【原植物】 獐耳细辛 *Hepatica nobilis* Schreb. var. *asiatica*(Nakai) Hara [*H. asiatica* Nakai] 又名：蝴蝶草、野菱角菜(《安徽中草药》)。

多年生草本，高8～18 cm。根状茎短，密生须根。基生叶3～6；叶柄长6～9 cm，幼时被毛，后脱落变无毛；叶片正三角状宽卵形，长2.5～6.5 cm，宽4.5～7.5 cm，基部深心形，3裂至中部，裂片宽卵形，全缘，先端微钝或钝，有时有短尖头，被疏柔毛。花葶1～6，有长柔毛；苞片3，卵形或椭圆状卵形，长7～12 mm，宽3～6 mm，先端急尖或微钝，全缘，下面稍密被长柔毛；花两性，单生花葶顶端；萼片6～11，花瓣状，狭长圆形，长8～14 mm，宽3～6 mm，顶端钝，粉红色或堇色；雄蕊多数，长2～6 mm，花丝狭线形，花药椭圆形；心皮多数，子房密被长柔毛，花柱短。瘦果卵球形，长约4 mm，有长柔毛和短宿存花柱。花期4～5月，果期5～7月。

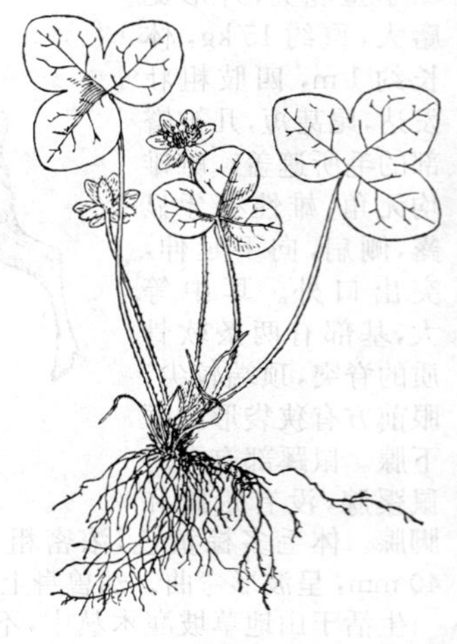

獐耳细辛

生于海拔1 000 m以上林荫下溪旁，林下或草坡石下阴湿处。分布于辽宁、浙江、安徽、河南等地。

【采收加工】 春、秋季采挖，洗净，切碎，晒干。

【药材】 獐耳细辛 *Rhizoma Hepaticae Asiaticae* 产于浙江、安徽。

性状 根茎圆柱形，长1～2 cm，直径2～8 mm。表面棕褐色，环节密集，状如僵蚕，节上有不定根；先端残留叶柄残基，纤维性。不定根长可达10 cm，直径约0.5 mm。质脆，易折断，断面棕黄色。气微，味苦、辛。

【药性】《安徽中草药》："性平，味苦；有小毒。"

【功用主治】《安徽中草药》："活血祛风，杀虫止痒。"

【用法用量】 内服：隔水蒸，3～4.5 g。外用：研末调敷；或捣烂绞汁涂。

【选方】 1. 治劳伤筋骨酸痛 獐耳细辛鲜根2～6 g。加黄酒、红糖，盛碗内加盖蒸熟，早晚饭前各服1次。(《天目山药用植物志》)

2. 治癣疮 先用鲜生姜搽患处，再以鲜獐耳细辛捣烂，绞汁外涂，每日数次。(《安徽中草药》)

3. 治头疮白秃 獐耳细辛为末，以槿木煎油调搽。(《活

幼全书》)

5565 **豪猪肉** háo zhū ròu (《本草图经》)

【基原】 为豪猪科豪猪属动物豪猪的肉。

【原动物】 豪猪 *Hystrix hodgsoni* Gray 又名:豪彘(《山海经》),狟猪、鸾猪(《山海经》郭璞传),蒿猪(《新修本草》),山猪(《通志》),璧水貐、貆貐(《纲目》),箭猪(《随息居饮食谱》),刺猪、响铃猪。

为一种大型啮齿动物。体长约65 cm。身被长而硬的棘刺。额到颈背部中央有一条白色纵纹;四肢、腹部之刺短小而软,呈棕色。臀部棘长。尾甚短。全身棕褐色。棘刺一般呈纺锤形,中空,乳白色,中间有1/3为浅褐色。

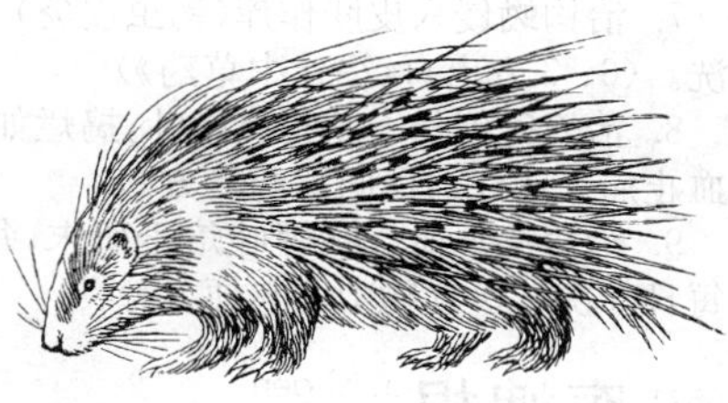
豪 猪

栖息于山坡、草地或密林中。洞居,以草根、竹笋、野果为食。分布于长江流域以南及陕西等地。

本动物的胃(豪猪肚)亦供药用,另设专条。

【采收加工】 捕杀后,剥皮,剖腹,取肉,鲜用。

【药性】 《纲目》:"甘,大寒,有毒。"

【功用主治】 润肠通便。主治大便不畅。

1.《本草图经》:"利大肠。"(引自《纲目》)

2.《中国药用动物志》:"肉有润肠的功效。主治大便不畅。"

【用法用量】 内服:煎汤或煮食,30～60 g。

【宜忌】 《本草图经》:"肉甘美多膏,不可多食,发风,令虚羸。"(引自《纲目》)

5566 **豪猪肚** háo zhū dǔ (《食疗本草》)

【基原】 为豪猪科豪猪属动物豪猪 *Hystrix hodgsoni* Gray的胃。

【原动物】 参见"豪猪肉"条。

【采收加工】 捕杀后,剖腹,取胃,洗净,鲜用或烘干。

【药性】 甘,寒。

1.《纲目》:"寒,无毒。"

2. 姚可成《食物本草》:"甘,寒,无毒。"

【功用主治】 清热利湿,行气止痛。主治黄疸,水肿,脚气,臌胀,胃痛。

1.《新修本草》:"治黄疸。"(引自《纲目》)

2.《食疗本草》:"治水病,热风,鼓胀。"(引自《纲目》)

3.《纲目》:"治水肿,脚气,奔豚。"

4.《广西药用动物》:"消水肿、鼓胀,清风热和退黄疸。"

5.《中国药用动物志》:"有清热利湿的功能。"

【用法用量】 内服:煮食,30～50 g;或烧存性研末,3～6 g。

【选方】 1. 治水病臌胀属热风者 取豪猪肚烧干,捣末细罗。每朝空腹,温酒调服二钱匕。(《食疗本草》)

2. 治胃痛 豪猪胃1个。洗净,煮烂。早、晚分服。(《广西药用动物》)

5567 **腐巴** fǔ bā (《纲目拾遗》)

【异名】 锅炙(《药性考》),豆腐锅巴(《慈航活人书》)。

【基原】 为煮豆浆时锅底所结之焦巴。

【功用主治】 健胃消滞,清热通淋。主治反胃,痢疾,肠风下血,带下,淋浊,血风疮。

1.《食物考》:"开胃,消滞逐积。"

2.《纲目拾遗》:"治淋浊,补血。"

【用法用量】 内服:研末,3～9 g;或入丸、散。外用:研末调敷。

【选方】 1. 治翻胃 豆腐锅巴,黄色者佳,炒研末。每服三钱,砂糖汤调服,白汤下。

2. 治痢疾 陈冬米(炒)、豆腐锅巴,各等分为细末。空心白汤调服二三钱,服后宜饿半日。(1、2方出自《纲目拾遗》引《神方珍记》)

3. 治淋浊,补血 豆腐锅巴一两,川连一钱。同捣丸如桐子大。每服五钱,赤带蜜糖滚水吞下,白带砂糖汤下,热淋尿血白汤下,肠风下血陈酒下。(《纲目拾遗》引《慈航活人书》五效丸)

4. 治血风疮 先将豆腐泔浸洗去靥,以布拭干,用川连、腐巴粉末、真麻油调搽,干则再涂。(《纲目拾遗》引《慈航活人书》)

5568 **腐乳** fǔ rǔ (《纲目拾遗》)

【异名】 菽乳(《纲目拾遗》)。

【基原】 以豆腐作坯,经过发酵,腌过,加酒糟和辅料等的制成品。

【制法】 将豆腐压坯划块,置于木框中,接种纯粹培养的毛霉菌或根霉菌,在25 ℃左右保温2～3 d(期间适当翻动,以利真菌繁殖),当表面长满白色菌丝体后,扯开取出,分层加盐,盐渍约10 d,最后移装坛内,并按不同品种添加红曲、酒酿、烧酒之类辅料,加盖密封,在常温下发酵数月而成。

【药性】 《纲目拾遗》:"味咸、甘,性平。"

【功用主治】 益胃和中。主治腹胀,萎黄病,泄泻,小儿疳积。

1.《纲目拾遗》:"养胃调中。"

2.《随息居饮食谱》:"其用皂矾,名青腐乳,亦曰臭腐乳。疳、膨、黄病、便泻者宜之。"

【用法用量】 内服:佐餐,适量。

5569 **腐沫** fǔ mò (《纲目拾遗》)

【基原】 即豆腐泔水上所集结之浮沫。

【功用主治】 《纲目拾遗》:"治手掌癣生于手掌及足掌,层层肃皮,血肉外露。此沫热洗。"

5570 **腐婢** fǔ bì (《本经》)

【异名】 土常山(《植物名实图考》),臭娘子、臭常山、凉粉叶、铁箍散(《湖南药物志》),六月冻、臭黄荆、观音柴(《江西草药》),虱麻柴、臭茶(《福建中草药》),小青树(《全国中草药新医疗法展览会技术资料选编》),糯米糊、捏捏糊(《浙江药用植物志》),墨子稔(《广西药用植物名录》)。

【基原】 为马鞭草科豆腐柴属植物豆腐柴的茎、叶。

【原植物】 豆腐柴 *Premna microphylla* Turcz. [*P. mi-*

crophylla Turcz. var. *glabra* Nakai; *P. japonica* Miq.; *P. formosana* Maxim.]

直立灌木,植株高 2～6 m。幼枝有柔毛,老枝渐无毛。单叶对生;叶柄长 0.5～2 cm;叶片卵状披针形、倒卵形、椭圆形或卵形,有臭味,长 3～13 cm,宽 1.5～6 cm,基部渐狭,全缘或具不规则粗齿,先端急尖至长渐尖,无毛或有短柔毛。聚伞花序组成塔形的圆锥花序,顶生;花萼杯状,绿色或有时带紫色,密被毛至几无毛,边缘常有睫毛,5 浅裂;花冠淡黄色,呈二唇形,裂片 4,外被柔毛和腺点,内面具柔毛,尤以喉部较密;雄蕊 4,2 长 2 短,着生于花冠管上。核果球形至倒卵形,紫色,径约 6 mm。花期 5～6 月,果期 6～10 月。

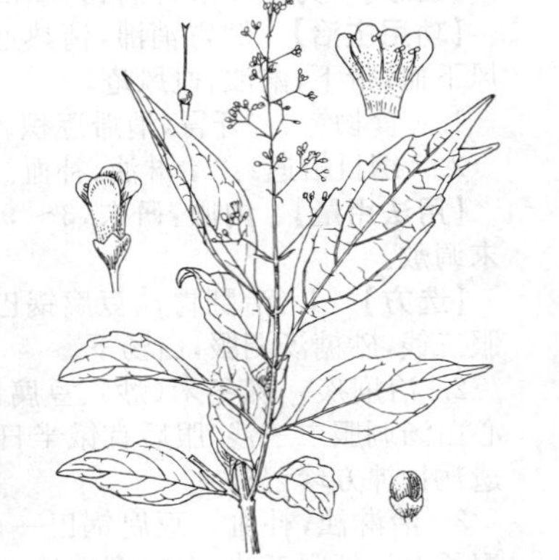

豆腐柴

生于山坡林下或林缘。分布于华东、中南及四川、贵州。本植物的根(腐婢根)亦供药用,另设专条。

【采收加工】 春、夏、秋季均可采收,鲜用或晒干。

【药材】 腐婢 *Caulis et Folium Premnae Microphyllae* 主产于广东。

性状　茎枝圆柱形,淡棕色,具纵沟,嫩枝被黄色短柔毛。叶对生,皱缩,完整者展平后呈卵状披针形,长 2～7 cm 或更长,宽 1.5～4 cm,先端尾状急尖或近急尖,基部渐狭,下延;边缘中部以上具不规则的粗锯齿,淡棕黄色,两面均有短柔毛;叶柄长约 1 cm。偶见残留黑色圆形小果。气臭,味苦。

【成分】 含有臭梧桐碱(trichotomine)[1]。

【药理】 促进生长、抗疲劳作用　腐婢叶提取物加入饲料中喂饲,小鼠食欲、体重和生长速度提高,但脂肪无明显增加,并提高小鼠爬杆耐力和游泳耐力[1]。

【药性】 苦、微辛,寒。

1.《本经》:"味辛,平。"

2.《湖南药物志》:"苦,寒,无毒。"

3.《江西草药》:"性寒,味苦涩。"

4.《食物中药与便方》:"甘,寒,无毒。"

【功用主治】 清热解毒。主治疟疾,泄泻,痢疾,醉酒头痛,痈肿,疔疮,丹毒,蛇虫咬伤,创伤出血。

1.《本经》:"主痎疟寒热邪气,泄痢,阴不起,病酒头痛。"

2.《本草经集注》:"疗疟有效。亦酒渍皮,疗心腹痛。"

3.《湖南药物志》:"清热解毒,消肿止痛。主治泄痢,消渴病,痎疟。"

【用法用量】 内服:煎汤,10～15 g;或研末。外用:捣敷;或研末调敷;或煎水洗。

【选方】 1. 治疟　腐婢叶 9～15 g。开水冲泡,于疟发前 2 h 预服。(《江西民间草药验方》)

2. 治腹泻,痢疾　腐婢叶 60 g,龙芽草 30 g。水煎服。(《浙南本草新编》)

3. 治酒醉不醒　(腐婢)叶 9 g,葛花 6 g。水煎服。(《食物中药与便方》)

4. 治无名肿毒　新鲜腐婢叶捣烂,外敷;或晒干,研细末,用蜂蜜调敷患处。初起未化脓者,连敷 2～3 d 可消散。局部不红不肿的阴症忌用。(《江西民间草药验方》)

5. 治丹毒　腐婢叶 120～150 g。水煎,待温,洗患处。洗时需避免当风。(江西《草药手册》)

6. 治毒蛇咬伤　腐婢鲜叶、马兰鲜根、星宿菜鲜根各 30 g。同时捣烂加些百草霜(锅底灰)调匀敷枕骨处及伤口。

7. 治钩蚴侵入皮肤作痒(钩虫皮炎)　腐婢鲜叶、根煎汤洗。(6、7 方出自《福建中草药》)

8. 治刀斧创伤　新鲜腐婢叶,捣烂如泥,敷于伤处,能止血止痛。(《江西民间草药验方》)

9. 治痔瘘下血　腐婢叶焙干研末,每服 3 g,米汤送下,每日 3 次。(《食物中药与便方》)

5571 腐婢根 fǔ bì gēn (《福建中草药》)

【异名】 小青树根(《全国中草药新医疗法展览会技术资料选编》)。

【基原】 为马鞭草科豆腐柴属植物豆腐柴 *Premna microphylla* Turcz. 的根。

【原植物】 参见"腐婢"条。

【采收加工】 秋冬季采挖,鲜用或切片晒干。

【药理】 1. 抗炎作用　腐婢(豆腐柴)根提取物腹腔注射抑制大鼠炎性组织前列腺素 E_2 的产生[1]。豆腐柴根提取物腹腔注射抑制角叉菜致大鼠足跖肿胀[2]。

2. 促进免疫功能　豆腐柴根提取物促进刀豆蛋白诱导的小鼠 T 淋巴细胞增殖反应[3]。豆腐柴根提取物灌胃给药,在小鼠刚果红吞噬试验中显示增强机体非特异性免疫功能的作用[4]。

【药性】 苦,寒。

1.《湖南药物志》:"苦,寒,无毒。"

2.《江西草药》:"性寒,味苦、涩。"

3.《食物中药与便方》:"甘,寒,无毒。"

【功用主治】 清热解毒,消肿止痛。主治疟疾,小儿夏季热,风湿痹痛,风火牙痛,跌打损伤,水火烫伤。

1.《湖南药物志》:"清热解毒,消肿止痛。"

2.《安徽中草药》:"清热泻火,祛风除湿,止血消肿。"

【用法用量】 内服:煎汤,10～15 g,鲜品 30～60 g。外用:捣敷;或研末调敷。

【选方】 1. 治疟疾　(臭娘子)根 12～18 g。水煎服。(《湖南药物志》)

2. 治小儿夏季热　鲜腐婢根 30～60 g。煎服。

3. 治风湿性关节炎　腐婢鲜根 250 g,乌鱼 500 g。水炖至肉烂,食鱼喝汤。(2、3 方出自《安徽中草药》)

4. 治风火牙痛　腐婢鲜根 60 g。水煎服。(《福建中草药》)

5. 治跌打损伤　腐婢鲜根皮 60 g。煎水兑酒服。(江西《草药手册》)

6. 治烧伤　小青树根皮或叶,晒干,研成极细末,棉油或菜油调搽,每日 1～2 次。(《全国中草药新医疗法展览会技术资料选编》)

7. 治毒蛇咬伤　腐婢鲜根皮捣烂敷天庭穴及伤口。(《福建中草药》)

8. 治中雷公藤毒　臭娘子鲜根(切片)60 g,大黄 18 g,芒

硝 12 g，防风 18 g。水煎服。(《湖南药物志》)

5572 辣芥 là jiè (《沙漠地区药用植物》)

【异名】 大辣辣、痢疾草(《陕甘宁青中草药选》)，羊辣辣(《沙漠地区药用植物》)。

【基原】 为十字花科独行菜属植物宽叶葶苈和光果宽叶葶苈的全草。

【原植物】 1. 宽叶葶苈 *Lepidium latifolium* L. 又名：宽叶独行菜(《中国高等植物图鉴》)。

多年生草本，高 30～150 cm。茎直立，上部多分枝，基部木质化，表面疏被柔毛或近无毛。基生叶和茎下部叶带革质，具叶柄，柄长 1～3 cm；叶片长圆披针形或卵形，长 3～7 cm，宽 3～5 cm，先端急尖或钝圆，基部楔形，边缘具粗锯齿或近于全缘，两面均被短柔毛；茎上部叶无柄，叶片卵状长圆形、长圆形至披针形，长 2～5 cm，宽 5～15 mm，先端钝或短尖，基部楔形，边缘全缘或具不明显的锯齿，两面被疏柔毛。圆锥状总状花序顶生或腋生，花多数；萼片 4，卵状长圆形或近圆形，具白色膜质边缘；花瓣 4，白色，近倒卵形，长 2～3 mm，先端圆形，基部渐狭呈短爪或不明显；雄蕊 6，4 长 2 短，花丝线形；雌蕊 1，子房长卵形，花柱短，柱头头状。短角果宽卵形或近圆形，直径 1.5～3 mm，扁平，先端全缘，有宿存短柱头，基部圆钝，边缘无翅，果瓣有短柔毛。种子每室 1 颗，卵形或宽椭圆形。花期 5～7 月，果期 7～9 月。

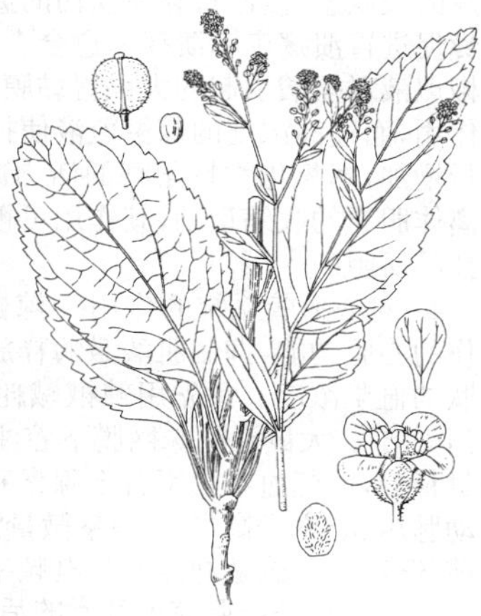

宽叶葶苈

生于海拔 1 800～4 250 m 之间的山坡、村旁、田边及盐化草甸等地。华北、东北及河南、西藏、陕西、甘肃、青海、宁夏、新疆等地均有分布。

2. 光果宽叶葶苈 *L. latifolium* L. var. *affine* C. A. Mey. 与原种的主要区别为短角果无毛或近于无毛。

生于含盐质的沙滩、田边及路旁。分布于华北、东北、西北等地。

【采收加工】 夏季采收，洗净，晒干或鲜用。

【药材】 辣芥 *Herba Lepidii* 宽叶葶苈主产于甘肃、青海、宁夏；光果宽叶葶苈产于华北、西北。

性状 宽叶葶苈 茎中上部分枝。叶互生；叶多皱缩，展平后叶片长圆状披针形、广椭圆形或卵形，长 6～8 cm，宽 3～5 cm，先端急尖，基部楔形，边缘具稀锯齿；基部叶和茎下部叶具长柄，长 1～3 cm；茎上部叶苞片状，无柄。圆锥花序，花小，直径 1 mm，白色。短角果扁椭圆形。气微，味淡。

光果宽叶葶苈 叶全缘或有齿牙；短角果宽卵形或近圆形，无毛或近无毛。

【成分】 种子含芥子碱(sinapine)[1]。还含有机酸、鞣质、糖苷、皂苷、香豆素、黄酮和内酯类等化合物[2]。

【药理】 利尿、抗前列腺增生作用 辣芥(宽叶葶苈)水提取物口服或腹腔注射增加大鼠尿量[1]。辣芥(宽叶葶苈)混悬液口服对类固醇诱导的去势大鼠的前列腺增生有抑制作用[2]。

【药性】 微苦、涩，凉。

【功用主治】 《陕甘宁青中草药选》："清热燥湿。主治痢疾。"

【用法用量】 内服：煎汤，15～30 g；鲜品 60～80 g。

【选方】 治菌痢，肠炎 鲜宽叶独行菜 180 g 熬成浸膏，加黄柏及木香(研末)适量，压片，每片 0.5 g，每次服 4 片，日服 3 次。(《沙漠地区药用植物》)

5573 辣椒 là jiāo (《植物名实图考》)

【异名】 番椒(《群芳谱》)，辣茄(《花镜》)，辣虎(《食物考》)，腊茄(《药检》)，海椒、辣角(《遵义府志》)，鸡嘴椒(《广州植物志》)，红海椒(《中国高等植物图鉴》)，辣子、牛角椒、大椒(《全国中草药汇编》)。

【基原】 为茄科辣椒属植物辣椒的果实。

【原植物】 辣椒 *Capsicum annuum* L.

一年生或有限多年生草本，高 40～80 cm。单叶互生，枝顶端节不伸长而成双生或簇生状；叶片长圆状卵形、卵形或卵状披针形，长 4～13 cm，宽 1.5～4 cm，全缘，先端尖，基部渐狭。花单生，俯垂；花萼杯状，不显著 5 齿；花冠白色，裂片卵形；雄蕊 5；雌蕊 1，子房上位，2 室，少数 3 室，花柱线状。浆果长指状，先端渐尖且常弯曲，未成熟时呈绿色，成熟后呈红色，橙色或紫红色，味辣。种子多数，扁肾形，淡黄色。花、果期 5～11 月。

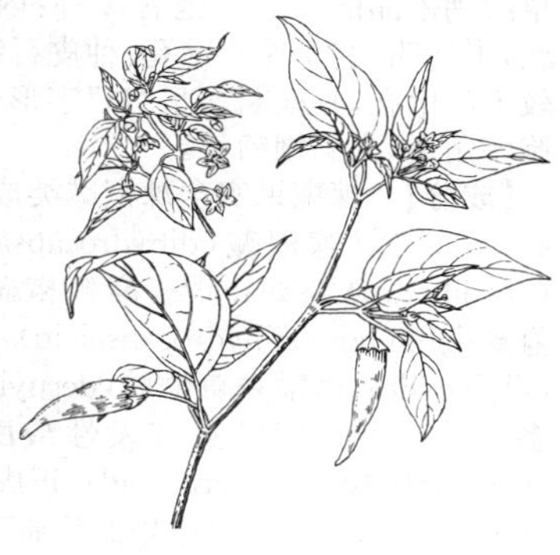

辣 椒

我国大部分地区均有栽培。

本植物的叶(辣椒叶)、茎(辣椒茎)、根(辣椒头)亦供药用，另设专条。

【栽培】 生物学特性 喜温暖，害怕寒冷，尤怕霜冻，又忌高温和曝晒，喜潮湿又怕水涝，比较耐肥。宜在土层深厚肥沃，富含有机质和透水性好的砂壤土和两合土上种植。不宜与茄科植物连作。

繁殖方法 用种子繁殖，有直播和育苗移栽两种方式。直播法：冬季翻耕休闲，惊蛰雪融后，每亩施土杂厩肥 5 000 kg，并铺撒翻耕均匀，按 0.7～1.0 m 开沟作垄，灌水保墒。清明前后，在垄上开浅沟，条行直播，稀撒种子(种子撒播前需用温水浸种)，盖土 1 cm 厚，以不见种子为度。真叶在 2～3 片时，间苗 1 次。7～8 片叶时，按株距 15～16 cm定苗。育苗移栽法：北方在 3 月中下旬，南方约在 1 月中上旬，把用温水消毒的种子，按每 10 m^2 160～220 g 撒播于浇过底水的苗床上，当有 1～2 片真叶时分苗；并把健壮的苗移入营养钵，分苗温床温度应在 20 ℃以上，当有8～

10片真叶展开，约60 d可移栽。

田间管理　定植缓苗后，要连锄几遍，以促根系生长。雨季要注意及时排水；热雨后应进行"涝浇园"，在定植后10～15 d进行第一次追肥，促茎叶生长，每亩可施硫铵15～20 kg。开沟施入。在开始座果后进行第二次追肥。每亩可施硫铵10～15 kg，草木灰100～150 kg，施后立即浇水。应注意及时防治棉铃虫，可在虫蛀果前及时喷药。

【采收加工】 青椒一般以果实充分肥大，皮色转浓，果皮坚实而有光泽时采收；干椒可待果实成熟一次采收。可加工成腌辣椒、清酱辣椒、虾油辣椒。干椒可加工成干制品。

【药材】 辣椒 *Fructus Capsici Annici*　全国各地均产。

性状　果实形状、大小因品种而异。一般为长圆锥形而稍有弯曲，基部微圆，常有绿棕色，具5裂齿的宿萼及稍粗壮而弯曲或细直的果柄。表面光滑或有沟纹，橙红色、红色或深红色，具光泽，果肉较厚。质较脆，横切面可见中轴胎座，有菲薄的隔膜将果实分为2～3室，内含多数黄白色，扁平圆形或倒卵形种子。干品果皮皱缩，暗红色，果肉干薄。气特异，催嚏性，味辛辣如灼。

鉴别　粉末特征：暗橙色或红橙色，味极辣。外果皮细胞方形、多角形或不规则形，壁颇厚，略具壁孔。中果皮薄壁细胞含众多油滴（新鲜粉末）及红色或黄色杂色体，也有含草酸钙砂晶的。石细胞有2种：内果皮石细胞壁较薄，波状，半透明，有念珠状壁孔；种皮石细胞较大，壁厚，波状，有较大的壁孔，其横断面呈"U"字形（外壁较薄）。内胚乳细胞多角形，充满糊粉粒。

【成分】 辣椒果实含辣椒碱类成分，主要有辣椒碱（capsaicin），二氢辣椒碱（dihydrocapsaicin），去甲双氢辣椒碱（nordihydrocapsaicin）[1]，高辣椒碱（homocapsaicin），高二氢辣椒碱（homodihydrocapsaicin），壬酰香草胺（nonoyl vanillylamide），辛酰香草酰胺（decoyl vanillylamide）[2]。还含多种低沸点和高沸点挥发性羧酸，如异丁酸（isobutyric acid），异戊酸（isovaleric acid），正戊酸（*n*-valeric acid），巴豆油酸（crotonic acid），顺式-2-甲基丁烯酸（tiglic acid），庚酸（enanthic acid），癸酸（capric acid），异癸酸（isodecanoic acid），丙酮酸（pyruvic acid），辛酸（caprylic acid）和月桂酸（lauric acid）等[3, 4]。此外还含β-胡萝卜素（β-carotene），隐黄质（cryptoxanthin），玉米黄质（zeaxanthin），辣椒红素（capsanthin），辣椒玉红素（capsorubin），堇黄质（violaxanthin）[4]，茄碱（solanine），茄啶（solanidine）[5]及柠檬酸（citric acid），酒石酸（tautaric acid），苹果酸（malic acid）等[2]。

种子中含茄碱，茄啶[2]，4α-甲基-5α-胆甾-8(14)-烯-3β-醇〔4α-methyl-5α-cholest-8(14)-en-3β-ol〕[6]，环木菠萝烷醇（cycloartanol），环木菠萝烯醇（cycloartenol），24-亚甲基环木菠萝烷醇（24-methylenecycloartanol）及羽扇豆醇（lupeol）等[7]。

【药理】 1. 镇痛作用　辣椒提取物灌胃延长小鼠热板法和热辐射甩尾法的痛阈时间[1]。辣椒的主要活性成分是生物碱类，如辣椒碱和二氢辣椒碱等。大鼠鞘内注射微量辣椒碱，对热刺激的镇痛作用持续5个月。跖部注射甲醛的大鼠皮下注射辣椒碱，镇痛作用起效快并持续3 h[2]。辣椒碱初次施用于外周神经末梢，会引起患者烧灼样的刺激感，引起神经源性炎症反应。人支气管上皮细胞株BEAS-2B置于辣椒碱的环境中，导致细胞内钙离子升高，炎性趋化因子IL-6、IL-8和TNF-α转录合成，并释放蛋白[3]。在大鼠后肢真皮内注射辣椒碱也引起皮肤神经元性炎症，显示中枢神经机制参与了神经源性皮肤炎症反应[4]。辣椒碱选择性作用于无髓鞘的C纤维和有髓鞘的A_δ纤维的初级感觉神经元[5]，通过初级传入神经元末梢和胞膜上特殊的辣椒碱受体介导而产生作用[6]。辣椒碱的长效镇痛等药理学活性与神经递质P物质、5-羟色胺等相关。

2. 抗炎作用　辣椒提取物灌胃抑制小鼠二甲苯诱导的耳水肿和大鼠角叉菜胶诱导的足肿胀[1]。大鼠膝关节滑液腔注射辣椒碱抑制致炎化合物P物质引起的炎症反应，对角叉菜胶注射关节内引起的炎症亦有抗炎作用[7]。

3. 对消化系统的影响　灌服辣椒煎液促进盐酸、醋酸造成的大鼠急、慢性胃黏膜损伤的愈合；口服红干辣椒粉末胶囊促进胃溃疡患者溃疡的愈合[8]。亦有报道一定剂量的辣椒煎液对盐酸引起的大鼠胃黏膜损伤具有适应性细胞保护作用，而过高浓度的辣椒煎液使损伤加重，黏膜内丙二醛含量增加，超氧化物歧化酶的活力减弱[9]。辣椒能增强豚鼠离体胆囊的收缩运动，其作用可被吲哚美辛减弱，但不被阿托品所阻断[10]。

4. 对心血管系统的作用　辣椒碱可改善大鼠再灌注损伤的心肌功能，抑制肌酸激酶释放，并升高降钙素基因相关肽的血浆浓度。预先用辣椒碱耗竭感觉神经递质后，作用消失[11]。大鼠脊髓蛛网膜下腔注射辣椒碱，刺激P物质大量释放，引起血浆去甲肾上腺素和肾上腺素含量升高，平均动脉压、心率升高[12]。脑室微量注射辣椒碱增加猫下丘脑前部-视前区热敏神经元放电频率，降低冷敏神经元放电频率。辣椒碱是经调控神经元的活动而调节体温的[13]。

5. 其他作用　辣椒碱选择性耗竭感觉神经末端的神经肽类物质，减少对化学物质的敏感性，对人和动物鼻黏膜产生脱敏作用。辣椒碱处理豚鼠单侧鼻黏膜，减少同侧分泌，完全阻滞对侧分泌反应，具有消除轴突反应及中枢反射引起的鼻分泌作用，降低感觉神经对伤害性刺激的敏感性[14]。辣椒碱全身给药或膀胱内灌注对正常大鼠起稳定膀胱逼尿肌的作用，而对慢性脊髓损伤大鼠则是引起膀胱灌注时非排尿性收缩[15]。辣椒碱导致培养的增生性成纤维细胞功能发生改变，细胞增殖能力和胶原合成能力受到抑制[16]。辣椒碱注射对口服葡萄糖负荷的新生大鼠有降血糖作用[17]。大鼠肺切片体外研究表明辣椒碱（辣椒碱）能抑制吸烟诱导的脂质过氧化作用。辣椒碱体内、体外处理，对氯仿等化学刺激剂诱导的肺和肝组织切片脂质过氧化、Fe^{2+}/抗坏血酸诱导的肺和肝线粒体和微粒体部分脂质过氧化均有抑制作用，还能抑制Fe^{2+}/抗坏血酸诱导的红细胞膜脂质过氧化。对紫外线辐射引起的脂质体膜脂质过氧化作用，低剂量辣椒碱有促进脂质过氧化作用，高剂量有抑制作用[18]。

毒性　在体外鼠伤寒沙门菌试验中，辣椒中的含油树脂类物质有较弱但明确的致突变活性[19]。大剂量使用辣椒碱是有毒性的，能引起传入神经中的C纤维变性、减少。15 mg/kg的辣椒碱用量是产生大鼠神经轴突变性的阈剂量，50 mg/kg是饱和剂量[20]。大鼠新生期全身施用大剂量辣椒碱，成年后背根神经节细胞一半以上被毁，体积较小的神经细胞对辣椒碱敏感[21]。体外细胞培养实验表明，高浓度的辣椒碱对细胞有细胞毒性和遗传毒性作用。辣椒碱可以抑制SHSY-SY成神经细胞瘤细胞蛋白质合成，诱导DNA链断裂。高浓度的辣椒碱还可抑制猴肾细胞及鳞状上皮细胞的蛋白合成[22]。

【药性】 辛，热。归脾、胃经。

1. 姚可成《食物本草》:"味辛,温,无毒。"

2.《食物宜忌》:"性辛、苦,大热。"(引自《纲目拾遗》)

3.《纲目拾遗》:"入心、脾二经。"

【功用主治】 温中散寒,下气消食。主治胃寒气滞,脘腹胀痛,呕吐,泻痢,风湿痛,冻疮。

1. 姚可成《食物本草》:"消宿食,解结气,开胃口,辟邪恶,杀腥气诸毒。"

2.《百草镜》:"熏壁虱,洗冻瘃,浴冷疥,泻大肠经寒澼。"(引自《纲目拾遗》)

3.《食物宜忌》:"温中下气,散寒除湿,开郁去痰,消食,杀虫解毒。治呕逆,疗噎膈,止泻痢,祛脚气。"(引自《纲目拾遗》)

4.《食物考》:"温中散寒,除风发汗,冷癖能蠲,行痰去湿。"

【用法用量】 内服:入丸、散,1～3 g。外用:煎水熏洗或捣敷。

【宜忌】 阴虚火旺及诸出血者禁服。

1.《食物宜忌》:"食之走风动火,病目,发疮痔。凡血虚有火者忌服。"(引自《纲目拾遗》)

2.《药性考》:"多食眩旋,动火故也。久食发痔,令人齿痛咽肿。"

3.《全国中草药汇编》:"对胃及十二指肠溃疡,急性胃炎,肺结核以及痔疮患者忌用。"

【选方】 1. 治痢积水泻　辣茄1个。为丸,清晨热豆腐皮裹,吞下。(《纲目拾遗》引自《医宗汇编》)

2. 治冻瘃　剥辣茄皮,贴上即愈。(《纲目拾遗》引蔡云白方)

3. 预防冻疮　风雪寒冷中行军或长途旅行,可用20%辣椒软膏擦于冻疮好发部位,如耳轮、手背、足跟等处。如冻疮初起尚未溃烂,用辣椒适量煎水温洗;或用辣椒放在麻油中煎成辣油,涂患处。

4. 治风湿性关节炎　辣椒20个,花椒30 g。先将花椒煎水,数沸后放入辣椒煮软,取出撕开,贴患处,再用水热敷。(3、4方出自《全国中草药汇编》)

【临床报道】 早期脓性指头炎　取干艾梗数棵捆扎成束,或艾卷1个,干红辣椒1个(周径稍大于患指)剪成指套状。嘱患者洗净患指,戴上辣椒指套。点燃艾梗熄去火焰,用无焰之燃烟熏患指,热度以患者自感温热为宜。患指宜转动,使患指各面都被均匀熏热。待辣椒熏成黑紫色,时间约30 min。熄灭燃艾,去除辣椒指套,嘱患者轻咬患指数次。每日治疗2～3次。治疗早期脓性指头炎78例,结果:治愈(治疗1～2 d,肿消痛止,临床症状消失)62例,有效(治疗1～2 d,肿痛明显减轻,有消散希望,继续治疗而愈)14例,无效(经治疗,肿痛无明显减轻或已有化脓趋势而改用他法治疗者)2例。总有效率97.4%[1]。

5574 辣根草 là gēn cǎo (《中草药通讯》)

【基原】 为瑞香科瑞香属植物长白瑞香的根及茎。

【原植物】 长白瑞香 *Daphne koreana* Nakai

落叶小灌木,高20～30 cm。根茎横走,黄白色。茎有数分枝,枝条柔软。茎皮灰褐色或灰白色,有皱褶。单叶,互生;有短柄;叶片倒卵状披针形,全缘,上面被短绒毛,先端锐尖,基部楔形。花两性,淡黄白色,多4朵腋生;花被呈短筒状,长6～8 mm,先端4裂,裂片卵圆形,长1～2 mm;雄蕊8,2轮,分别着生于花被筒中部;花盘环状;子房无毛。果实幼时绿色,成熟时鲜红色或红色。花期4～5月,果期6～9月。

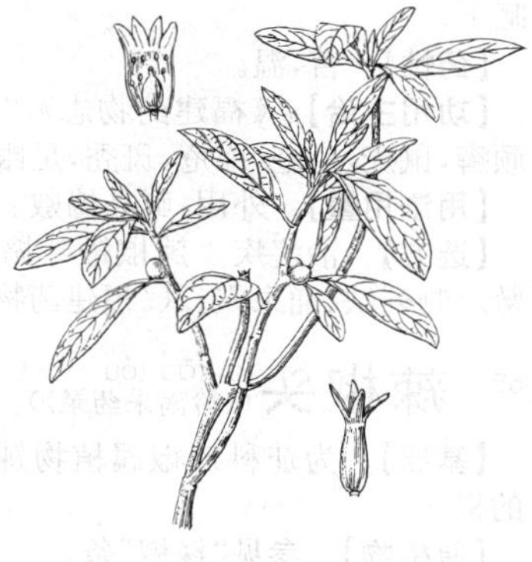

长白瑞香

生于海拔550～1 800 m的针阔叶混交林及针叶林下及林缘。分布于东北各地。

【采收加工】 秋季采挖,洗净,切段,晒干。

【成分】 长白瑞香含瑞香素(daphnetin)[1]。

【药理】 1. 对中枢神经系统的作用　辣根草(长白瑞香)水煎剂灌胃或瑞香素腹腔注射对小鼠戊巴比妥钠的催眠作用均呈协同效应。瑞香素腹腔注射减少小鼠自主活动,增强水合氯醛的中枢抑制作用。家兔静脉注射瑞香素使翻正反射、角膜反射、疼痛反射皆消失。瑞香素注射抑制醋酸引起的小鼠扭体反应,延长痛阈反应时间[1]。

2. 其他作用　瑞香素腹腔注射对鸡蛋清、甲醛及右旋糖酐引起的大鼠实验性关节炎有防治作用,抗炎作用有赖于肾上腺的完整存在[2]。瑞香素对Ⅱ型蛋白激酶A有较高的特异性抑制作用[3]。

【药性】 辛,温。

【功用主治】《长白山植物药志》:"温中散寒,行瘀止痛。治冠心病、心绞痛、慢性冠状动脉供血不全,血栓闭塞性脉管炎,良性关节痛,心腹冷痛,预防冻疮。"

【用法用量】 内服:煎汤,3～6 g。

【临床报道】 1. 治疗冠心病心绞痛　取长白瑞香注射液(即长白瑞香经95%乙醇提纯后之无菌水溶液,每支2 ml,相当于原生药3 g),每日肌注2～4 ml,1个月为1个疗程,一般需2～3个疗程。经72例临床观察,达显效标准者21例,占29.2%;改善者34例,占47.2%,症状有效率为76.4%。对心绞痛症状的疗效,以中型最佳,重型次之,轻型再次。心电图有效率为48.6%,其中心电图呈冠状动脉供血不足及心肌劳损者63例,有效率为55.6%。对血清胆固醇和β-脂蛋白也有一定的降低作用[1]。

2. 治疗血栓闭塞性脉管炎　用提取的150%长白瑞香注射液,每次2～4 ml,每日2次肌注,2个月为1个疗程。经34例观察,总有效率为88.2%,其中效果优良者占41.2%,进步率为47.1%[2]。

3. 治疗克山病　取长白瑞香注射液(系水煎醇沉法制备,每支2 ml,相当于原生药3 g),每次肌注2 ml,每日2次,1个月为1个疗程,治疗期间停用其他药物,2个疗程后进行疗效判定。经65例潜在型、慢性型克山病的观察,其自觉症状、主要体征均有明显好转,心电图总有效率为43.1%。临床痊愈7例,占10.8%;显著好转19例,占29.2%;好转29例,占44.6%;总有效率为84.6%[3]。

5575 辣椒叶 là jiāo yè (《广西药用植物名录》)

【基原】 为茄科辣椒属植物辣椒 *Capsicum annuum* L. 的叶。

【原植物】 参见“辣椒”条。

【采收加工】 夏、秋季植株生长茂盛时采摘叶，鲜用或晒干。

【药性】 苦，温。

【功用主治】《福建药物志》：“舒筋活络，杀虫止痒。治顽癣，鼠疣，疥疮，冻疮，斑秃，足跟深部脓肿。”

【用法用量】 外用：鲜品捣敷。

【选方】 治疟疾　辣椒嫩叶捣烂，于疟疾发作前 2 h 外敷双侧列缺、涌泉穴。（《福建药物志》）

5576 辣椒头 là jiāo tóu（《岭南采药录》）

【基原】 为茄科辣椒属植物辣椒 *Capsicum annuum* L. 的根。

【原植物】 参见“辣椒”条。

【采收加工】 秋季采挖根部，洗净，晒干。

【成分】 辣椒根中含辣椒苷（capsicoside）A_1、B_1、C_1[1]、A_2、A_3、B_2、B_3[2]、C_2、C_3[3]、E_1，吉脱皂苷（gitonin）[4]及辣椒新苷（capsicosin）D_1、E_1[5]。

【药性】 辛、甘，热。

【功用主治】 散寒除湿，活血消肿。主治手足无力，肾囊肿胀，冻疮。

1.《全国中草药汇编》：“活血消肿。”

2.《福建药物志》：“祛风行气，温中散寒。”

【用法用量】 内服：煎汤，9～15 g。外用：煎水洗，或热敷。

【选方】 1. 治手足无力，有如瘫痪　辣椒头 2 个，鸡脚 15 对（由膝以上截出），花生肉 60 g，红枣 6 粒。用水、酒各半，隔水炖五六分钟，服数次便有效。

2. 治肾囊肿胀　辣椒头、猪精肉煎汤服。（1、2 方出自《岭南采药录》）

3. 治月内风　辣椒根 30～60 g。炖鸡服。（《福建药物志》）

5577 辣椒茎 là jiāo jīng（《重庆草药》）

【异名】 海椒梗（《重庆草药》）。

【基原】 为茄科辣椒属植物辣椒 *Capsicum annuum* L. 的茎。

【原植物】 参见“辣椒”条。

【采收加工】 9～10 月将倒苗前采收，切段，晒干。

【药性】《重庆草药》：“味辛，性热，无毒。”

【功用主治】 散寒除湿，活血化瘀。主治风湿冷痛，冻疮。

1.《重庆草药》：“除寒湿，逐冷痹，散瘀血凝滞。治风湿冷痛，冻疮。”

2.《福建药物志》：“祛风行气，温中散寒。”

【用法用量】 外用：煎水洗。

5578 辣蓼草 là liǎo cǎo（《江苏省植物药材志》）

【基原】 为蓼科蓼属植物柳叶蓼的全草。

【原植物】 柳叶蓼 *Polygonum lapathifolium* L. var. *salicifolium* Sibth.　又名：绵毛酸模叶蓼（《江苏植物志》），柳叶大马蓼（《云南种子植物名录》），绵毛大马蓼（《贵州植物志》）。

一年生草本，高 0.5～2.5 m。茎直立，多分枝，表面有多数紫色斑点，被绵毛，节稍膨大。叶互生；有短柄或几无柄；托叶鞘膜质；叶片披针形，先端渐尖，基部楔形，全缘或微波状，上面深绿色，被疏绒毛，下面被灰白色绵毛。圆锥花序顶生或腋生；花小，绿白色或粉红色，密生；花被 4～5 裂，有脉，无腺点；雄蕊通常 6 枚；花柱 2。瘦果卵圆形，扁平，两侧面中部微凹，褐黑色而光亮，包于宿存花被内。花期初夏，果期秋季。

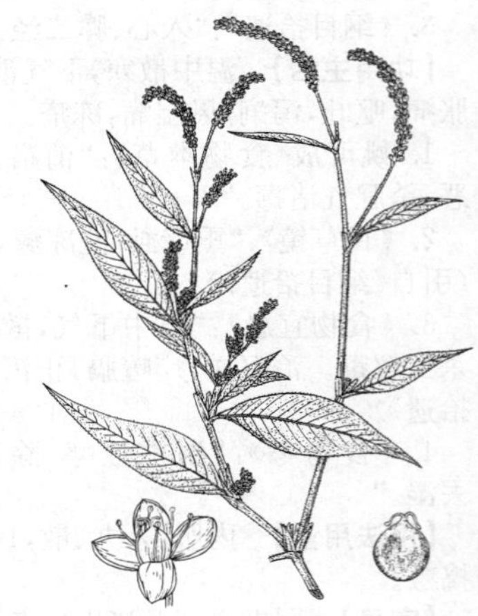

柳叶蓼

生于近水草地、流水沟中，或阴湿处。我国南北各地均有分布。

【采收加工】 夏、秋间采收，晾干。

【药材】 辣蓼草 *Herba Polygoni Salicifolii* 主产于福建、河南、广东、江苏等地。

性状　茎直径约 6 mm；表面有紫红色斑点。叶上面中央常有黑褐色新月形斑，无毛或被稀白色绵毛，下面密被白色绵毛，有腺点；托叶鞘无缘毛。圆锥花序，花密生；花被 4 裂，有腺点。气微，辛、辣。

鉴别　粉末特征：上表皮多列性非腺毛较多，长 80～273 μm；单细胞非腺毛较少，长约至 1 120 μm，直径约 7 μm，基部常有一短细胞并生；腺毛较多，头部类圆形或椭圆形，4～15 个细胞，直径 27～36 μm。下表皮单细胞非腺毛众多，腺毛偶见。叶肉细胞含草酸钙簇晶。

【药性】《福建药物志》：“辛，微温。”

【功用主治】《福建药物志》：“除湿健脾，利水豁痰。主治肠炎，痢疾，中暑腹痛，疟疾，小儿疳积。”

【用法用量】 内服：煎汤，10～20 g。

【选方】 1. 治肠炎、痢疾　绵毛大马蓼根研末 24 g，开水送服，每日服 2 次。

2. 治中暑腹痛　绵毛大马蓼鲜叶芽 12 g，食盐少许，捣烂或搓烂，开水送服。

3. 治小儿疳疾　绵毛大马蓼 15～18 g，麦芽 12 g。水煎，早晚饭前 2 次分服。

4. 治疟疾　绵毛大马蓼叶、桃叶各等分。研末，调酒水制成丸，早晚各服 3 g。（1～4 方出自《福建药物志》）

5579 辣辣菜 là là cài（《陕西中草药》）

【异名】 腺茎独行菜（《秦岭植物志》），小辣辣、羊辣罐（《沙漠地区药用植物》），辣麻麻（《内蒙古中草药》），尿溜溜（《陕西中草药》）。

【基原】 为十字花科独行菜属植物葶苈 *Lepidium apetalum* Willd. 的全草。

【原植物】 参见“葶苈子”条。

【采收加工】 春季采挖，洗净，晒干。

【药性】《陕西中草药》：“味辛，性平。”

【功用主治】 清热解毒，利尿通淋。主治痢疾，腹泻，小便不利，淋症，浮肿。

1.《陕西中草药》：“清热利尿通淋。治小便不利，小便淋涩,血淋,水肿。”

2.《内蒙古中草药》:“治肾小球肾炎。”

3.《全国中草药汇编》:“地上部分制成干糖浆,可治肠炎、腹泻及细菌性痢疾。”

【用法用量】 内服:煎汤,6～9 g。

【选方】 1. 治小便不利　辣辣菜、车前子各 9 g。水煎服。(《陕西中草药》)

2. 治肾小球肾炎,浮肿　鲜腺茎独行菜 30 g。水煎服。(《沙漠地区药用植物》)

5580 辣薄荷 là bò he (《新华本草纲要》)

【异名】 椒样薄荷(《薄荷的栽培和加工》)。

【基原】 为唇形科薄荷属植物欧薄荷的叶。

【原植物】 欧薄荷 *Mentha piperita* L.

多年生芳香性草本。茎直立,高 30～100 cm,质较脆,易折断,分枝或否,基部略匍匐;茎和枝条四棱形,节间长 0.5～7 cm,淡绿色至紫色,无毛或疏生短柔毛。叶对生;叶柄长 0.5～1 cm;披针形至卵状披针形,长 2.2～3.5 cm,宽 1～1.8 cm,先端急尖,基部近圆形或楔形,叶缘具细锯齿,叶两面均被腺鳞及疏被毛茸,上面绿色,下面淡绿色。轮伞花序聚合成穗状,长 3～7 cm,直径达1.4 cm,顶生于茎或分枝顶端,先端锐尖,花轮连续,仅在基部间断;苞叶与叶相似;总梗长 2 mm,上有小苞片数枚,线状披针形,长在 6 mm 以下;花梗长 1～2 mm;花萼筒状针形,长约 3 mm,具脉 11～13,具腺鳞,萼筒长约 2 mm,萼齿 5,披针形,具缘毛;花冠白色或淡紫色,长约 3.5 mm,近无毛,冠筒长约2.5 mm,花冠 4 裂,舷片淡紫色,上唇先端 2 裂,较大,下唇 3,近等大,长约 1 mm;雄蕊 4,通常不伸出花冠筒外,花药紫色,2 室;花柱伸出花冠外,长约4.5 mm,柱头 2 浅裂,相等。不孕。花期 7 月,果期 8 月。

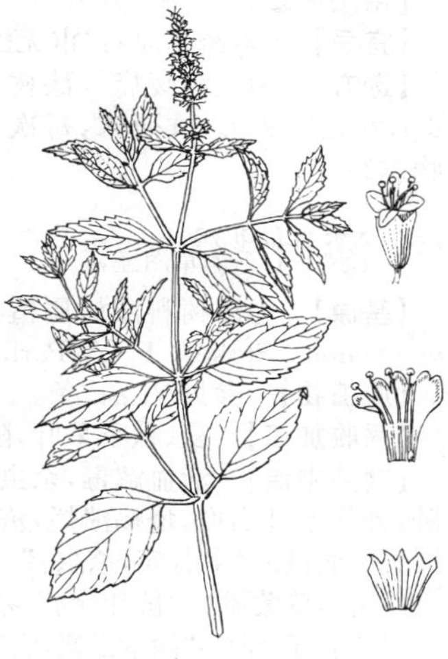

欧 薄 荷

引种自前苏联及保加利亚。上海、江苏南京和东台等地有栽培。

【采收加工】 夏季采收,晒干。

【药理】 1. 抗过敏作用　辣薄荷地上部分的茎、叶乙醇提取物及其中的成分抑制化合物 48/80 诱导的大鼠腹腔肥大细胞组胺释放和抗原-抗体反应,抑制卵蛋白诱导的鼻部过敏性症状[1,2]。

2. 抗微生物作用　辣薄荷油体外对宋氏志贺菌、黄色微球菌等细菌、断发毛癣菌、白念珠菌等真菌有抑制作用[3]。辣薄荷油体外在 RC-37 细胞试验中,抑制 1 型和 2 型单纯疱疹病毒(HSV),还抑制抗无环鸟苷的 HSV-1[4]。

3. 对辐射损伤的保护作用　辣薄荷叶提取物口服对 γ 射线辐射小鼠骨髓染色体损伤有保护作用[5]。辣薄荷油口服提高 γ 射线辐射小鼠的生存率,保护受辐射小鼠造血功能[6]。

4. 其他作用　辣薄荷油能清除 DPPH 自由基和芬顿反应中氢氧根离子[3]。

毒性　辣薄荷茶给大鼠自由饮用,对大鼠肝脏显示脂质过氧化和肝损伤作用[7]。辣薄荷茶给雄性大鼠自由饮用,睾酮减少,睾丸组织结构改变,曲精小管成熟停滞[8]。

【药性】 《中国本草图录》:“辛辣,凉。”

【功用主治】 疏散风热,解毒散结。主治风热感冒,头痛,目赤,咽痛,痄腮。

1.《全国中草药汇编》:“抗腮腺炎病毒。”

2.《中国本草图录》:“疏散风热,散结解毒,利胆。”

【用法用量】 内服:煎汤,3～6 g。外用:捣敷。

5581 韶子 sháo zǐ (《本草拾遗》)

【异名】 山韶子(《桂海虞衡志》),毛荔枝(《植物名实图考》)。

【基原】 为无患子科韶子属植物韶子的果实。

【原植物】 韶子 *Nephelium chryseum* Bl.

常绿乔木,高 10～20 m 或更高。小枝有直纹,干时灰褐色,嫩部被锈色短柔毛。偶数羽状复叶,互生;叶连柄长 20～40 cm;小叶常 4 对,很少 2 或 3 对;小叶柄长 5～8 mm;叶片薄纸质,长圆形,长 6～18 cm,宽 25～75 cm,两端近短尖,全缘,背面粉绿色,被柔毛。花单性,雌雄同株或异株;花序多分枝,雄花序与叶近等长,雌花序较短;萼长 15 mm,密被柔毛;花盘被柔毛,雄蕊 7～8,花丝长 3 mm,被长柔毛;子房 2 裂,2 室,被柔毛。果椭圆形,红色,连刺长 4～5 cm,宽 3～4 cm;刺长 1 cm 或过之,两侧扁,基部阔,先端尖,弯钩状。花期春季,果期夏季。

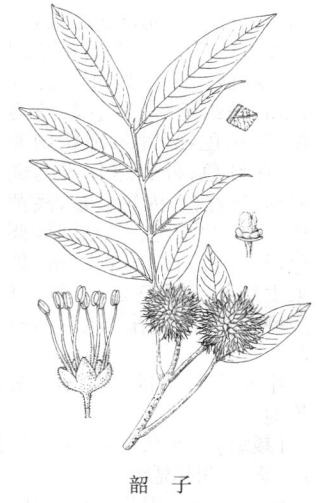

韶　子

生于海拔 500～1 500 m 的密林中。分布于广东西部、广西南部和云南南部,约以北回归线为其北限。

【栽培】 生物学特性　喜温暖、湿润、向阳的环境。在雨量充沛,阳光充足的条件下,结果量多。适于在土层深厚、较肥沃、排水良好的砂质壤土上种植,低洼积水的土地不宜栽培。

繁殖方法　用种子繁殖:春、秋二季均可播种。春播在 3 月,秋播在 9～11 月。以秋季随采随播为好。按行距 30 cm 开沟,深 4～5 cm,每隔 5 cm 点播 1 颗种子,播后覆盖土,浇水保温。经育苗 1 年后,可定植。由于地区和季节不同,分为春植和秋植。气候温暖地区,宜秋植,稍冷地区,宜春植。定植时,按行株距 350 cm×350 cm 开穴,每穴栽种 1 株。

田间管理　每年中耕除草 3 次,并结合追肥。冬季应进行修剪,幼树注意造形,成年树剪去过密阴枝、纤弱枝,使其树冠各部均衡生长。

【采收加工】 夏季采收成熟果实,烘干或晒干。

【药性】 甘、酸，温。

1.《本草拾遗》："味甘，温，无毒。"

2.《岭南采药录》："味甘、酸，性温。"

【功用主治】《本草拾遗》："主暴痢，心腹冷。"

【用法用量】 内服：煎汤，9～15 g。外用：煎水洗。

5582 **粽粑叶** zòng bā yè (《全国中草药汇编》)

【异名】 冬叶（《南方草木状》），粽叶（《广西药用植物名录》）。

【基原】 为竹芋科柊叶属植物柊叶的全草。

【原植物】 柊叶 *Phrynium capitatum* Willd.

多年生草本，高约 1 m，根茎块状。叶基生；叶柄长约 60 cm，叶枕长 3～7 cm；叶片长圆形或长圆状披针形，长 25～50 cm，宽 10～22 cm，先端短渐尖，基部急尖，两面均无毛。头状花序近球形，直径约 5 cm，无柄，自叶鞘内生出；苞片长圆状披针形，长 2～3 cm，紫红色，先端初急尖，后呈纤维状；每一苞片内有花 3 对，无柄；萼片线形，长约 1 cm，被绢毛；花冠管较萼为短，紫堇色，裂片长圆状倒卵形，深红色；外轮退化雄蕊倒卵形，浅红色，内轮较短，浅黄色；子房被绢毛。果梨形，栗色，具 3 棱，长 1～1.2 cm，外果皮质硬。种子 2～3 颗，具浅槽痕及小疣凸。花期 5～7 月。

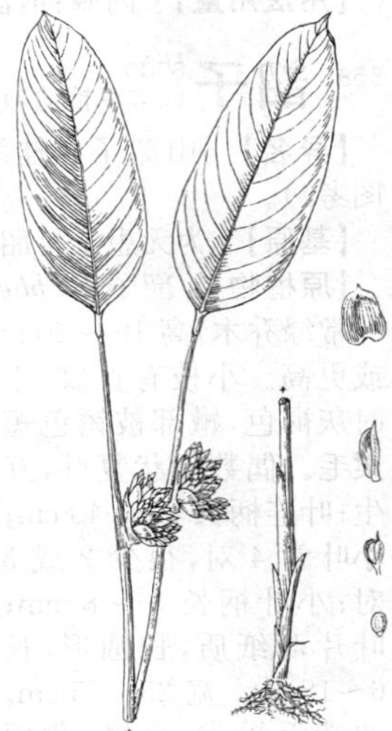

柊 叶

生于密林中的阴湿地。分布于广东、广西、海南、云南等地。

【栽培】 生物学特性 喜温暖潮湿气候。宜选土层深厚、肥沃的阴湿地栽培。

繁殖方法 用分株繁殖法。初春，从母株中挖掘部分新长出的粗壮植株作种苗，分成数蔸，每蔸留 3～4 个地上茎，剪去茎下部叶片，按行株距 120 cm×100 cm 挖穴，穴深约 30 cm，每穴栽 1 蔸，盖土，压紧。

田间管理 出苗后，及时中耕除草，每年追肥 2～3 次，肥料以人畜粪水为主。

【采收加工】 春、夏季采收，鲜用或切段晒干。

【药性】《全国中草药汇编》："甘、淡，微寒。"

【功用主治】《全国中草药汇编》："清热解毒，凉血止血，利尿。主治感冒高热，痢疾，吐血，衄血，血崩，口腔溃烂，酒醉，小便不利，音哑。"

【用法用量】 内服：煎汤，6～15 g；或鲜草捣烂取汁。

【选方】 1. 治感冒高热，痢疾 粽粑根茎 15 g。水煎服。

2. 治口腔溃烂，酒醉 粽粑叶柄 15 g，水煎服；或鲜全草捣烂取汁含漱或饮服。

3. 治吐血，衄血，血崩 粽粑根茎 15 g。水煎服。

4. 治小便不利，音哑 粽粑叶 9～15 g。水煎服。（1～4 方出自《全国中草药汇编》）

5583 **漆子** qī zǐ (《纲目》)

【基原】 为漆树科漆树属植物漆树 *Toxicodendron vernicifluum* (Stokes) F. A. Barkl. 的种子。

【原植物】 参见"生漆"条。

【采收加工】 9～10 月果实成熟时，采摘种子，除去果梗，晒干。

【成分】 果实含脂肪约 20%，主要是棕榈酸（palmitic acid），油酸（oleic acid），二十烷二甲酸（eicosane dicarboxylic acid）等的甘油酯[1]。

【药性】 辛，温。有毒。

【功用主治】 活血止血，温经止痛。主治出血夹瘀的便血，尿血，崩漏及瘀滞腹痛，闭经。

1.《纲目》："主治下血。"

2.《全国中草药汇编》："主治便血，尿血。"

【用法用量】 内服：煎汤，6～9 g；或入丸、散。

【宜忌】《本经逢原》："审无瘀滞，慎勿漫投。"

【选方】 治吐泻腹痛 漆树子 6 g，八角莲 6 g，九盏灯 6 g，女儿红 9 g。共研末，每次 9 g，开水冲服。（《湖南药物志》）

5584 **漆叶** qī yè (《本草图经》)

【基原】 为漆树科漆树属植物漆树 *Toxicodendron vernicifluum* (Stokes) F. A. Barkl. 的叶。

【原植物】 参见"生漆"条。

【采收加工】 夏、秋季采叶，随采随用，鲜用。

【功用主治】 活血解毒，杀虫敛疮。主治紫云疯，面部紫肿，外伤瘀肿出血，疮疡溃烂，疥癣，漆中毒。

1.《纲目》："主劳疾，杀虫。"

2.《本草蒙筌》："挤汁涂癣，疮晕渐收。"

3.《本草逢原》："涂紫云疯，面生紫肿，取其散瘀之功也。"

【用法用量】 外用：捣烂敷；或捣汁搽；或煎水洗。

【选方】 治漆中毒 漆叶取汁搽，或煎水候冷洗，忌洗暖水及饮酒。（《本草求原》）

5585 **漆大姑** qī dà gū (《岭南采药录》)

【异名】 毛漆、毛七哥（《陆川本草》），毛七公、大毛七、算盘子、野南瓜（《南宁市药物志》），杨漆姑婆（《南方主要有毒植物》），漆大伯（《广西中草药》），痒树棵、藤蓝果（《云南中草药选》），两面毛（《广西本草选编》），生毛七（《全国中草药汇编》），山桔子、八楞桔、八面桔、八瓣桔、山金瓜（《福建药物志》）。

【基原】 为大戟科算盘子属植物毛果算盘子的枝叶。

【原植物】 毛果算盘子 *Glochidion eriocarpum* Champ. ex Benth.

常绿灌木，高 0.5～2 m。枝密被淡黄色扩展的长柔毛。叶互生；叶

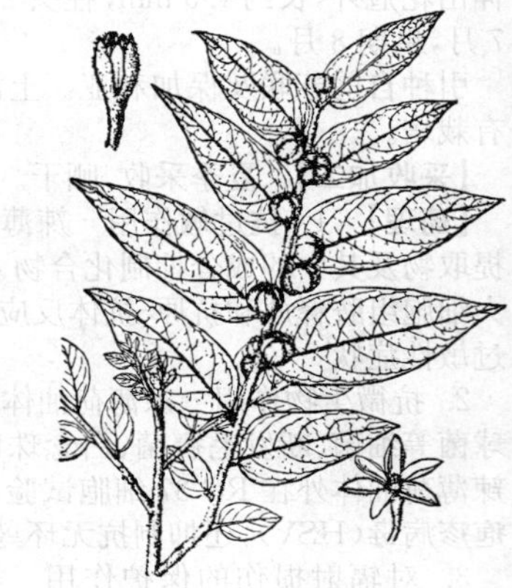

毛果算盘子

柄长1～2 mm，被密毛；托叶钻形，长3～4 mm，被毛；叶卵形或狭卵形，长3～9 cm，宽1.5～4 cm，先端渐尖，基部钝或截平或圆形，全缘，上面榄绿色，下面稍带灰白色，两面均被长柔毛，下面尤密，侧脉4～6对，下面网脉稍明显。花淡黄绿色，单性同株；雄花通常2～4朵簇生于叶腋，花梗长4～10 mm，被毛；萼片6，长圆形，先端锐尖，外被疏柔毛，雄蕊3；雌花几无梗，通常单生于小枝上部叶腋内，萼片6，长圆形，长2.5～3 mm，其中3片较狭，两面均被长柔毛，子房扁球形，密被柔毛，5室，罕4室，花柱短，合生呈圆柱状，直立，约为子房长的3倍，均密被长柔毛，顶端5裂。蒴果扁球形，顶部压入，具5条纵沟，直径8～10 mm，密被长柔毛，先端具圆柱状稍伸长的宿存花柱。种子橘红色。花期6～10月，果期7～11月。

生于海拔1 300～1 600 m的山坡、山谷阳处灌木丛中。分布于福建、广东、广西、海南、贵州、云南、台湾等地。

本植物的根（漆大姑根）亦供药用，另设专条。

【采收加工】 夏、秋季采，鲜用或晒干。

【药理】 抗菌作用　漆大姑（毛果算盘子）全草水浸液体外对金黄色葡萄球菌、大肠杆菌、洛非不动杆菌等有抑制作用[1]。

【药材】 漆大姑 *Folium Glochidionis Eriocarpi*　主产于福建、台湾、广东、广西、贵州及云南等地。

性状　单叶互生，具短柄；叶片长4～8 cm，宽1.5～3.5 cm，卵形或窄卵形，先端渐尖，基部钝或圆形，全缘，两面均被长柔毛，下面的毛较密；托叶锥尖形。纸质。气特异，味苦涩。

【药性】 苦、涩，平。

1. 广州部队《常用中草药手册》："淡、涩，平。"
2. 《海南岛常用中草药手册》："苦、涩，平。"
3. 《广西中草药》："味苦、甘、涩，性平。"

【功用主治】 清热解毒，祛湿止痒。主治生漆过敏，稻田皮炎，皮肤瘙痒，荨麻疹，湿疹，烧伤，乳腺炎，急性胃肠炎，痢疾。

1. 《岭南采药录》："凡患漆疮皮肤红肿作痒，取其叶煎水洗之。"
2. 广州部队《常用中草药手册》："解漆毒，祛湿止痒。主治漆树过敏，水田性皮炎，皮肤瘙痒，剥落性皮炎，荨麻疹，湿疹。"
3. 《海南岛常用中草药手册》："清热解毒，涩肠止泻。主治急性胃肠炎，痢疾。"
4. 《广西中草药》："清热解毒，舒筋活络，利湿止痒。主治脱肛，牙痛，风湿性关节痛，漆过敏，皮肤湿疹，稻田皮炎。"
5. 《云南中草药》："清热利湿，舒筋活络。主治急性胃肠炎，痢疾，咳血，风湿性关节痛，烧伤，跌打挫伤。"
6. 《广西本草选编》："主治乳腺炎。"

【用法用量】 内服：煎汤，5～15 g。外用：煎水洗；或捣敷；或研末敷。

【选方】 1. 治漆过敏，皮肤湿疹，稻田皮炎　用（毛果算盘子）鲜枝水煎外洗患处。（《广西中草药》）

2. 治过敏性皮炎　毛果算盘子叶、杠板归、千里光、盐肤木叶各30～60 g。煎水熏洗。（《全国中草药汇编》）

3. 治湿疹，烧伤　算盘子鲜叶，水煎外洗。（《云南中草药》）

4. 治急性肠胃炎，痢疾，脱肛，牙痛，风湿性关节痛　用（毛果算盘子）全株15～30 g。水煎服。（《广西中草药》）

5. 治疔疮溃疡不收口　（漆大姑）叶，煅存性，研末敷患处。（《广西民族药简编》）

5586 漆姑草 qī gū cǎo（《本草拾遗》）

【异名】 牛毛粘、瓜槌草（《植物名实图考》），蛇牙草、牙齿草、沙子草（《湖南药物志》），大龙叶（《贵州草药》），羊儿草（《南川常用中草药手册》），小叶米粞草（《天目山药用植物志》），踏地草（《广西本草选编》），风米菜（《安徽中草药》），虾子草、大龙草、虫牙草、地松、露鼻药（《贵州民间方药集》），地兰、胎乌草（《浙江药用植物志》），虎牙草（《湖北中草药志》）。

【基原】 为石竹科漆姑草属植物漆姑草的全草。

【原植物】 漆姑草 *Sagina japonica*（Sw.）Ohwi [*Spergula japonica* Sw.]

一年生小草本，高10～15 cm。茎纤细，由基部分枝，丛生，下部平卧，上部直立，无毛或上部稍被腺毛。单叶对生；叶片线形，长5～20 mm，宽约1 mm，具1条脉，基部抱茎，合生成膜质的短鞘状，先端渐尖，无毛。花小形，通常单一，腋生于茎顶；花梗细小，直立，长1～2.5 cm，疏生腺毛；萼片5，长圆形乃至椭圆形，先端钝圆，稍微呈兜状依附于成熟的蒴果，背面疏生腺毛乃至无毛，具3条脉，边缘及先端为白膜质；花瓣5，白色卵形，先端圆，长约为萼片的2/3；雄蕊5；子房卵圆形，花柱5。蒴果广椭圆状卵球形，比宿存萼片稍长或长出1/3左右，通常5瓣裂，裂瓣椭圆状卵形，先端钝。种子微小，褐色，圆肾形，两侧稍扁，背部圆，密生瘤状突起。花期5～6月，果期6～8月。

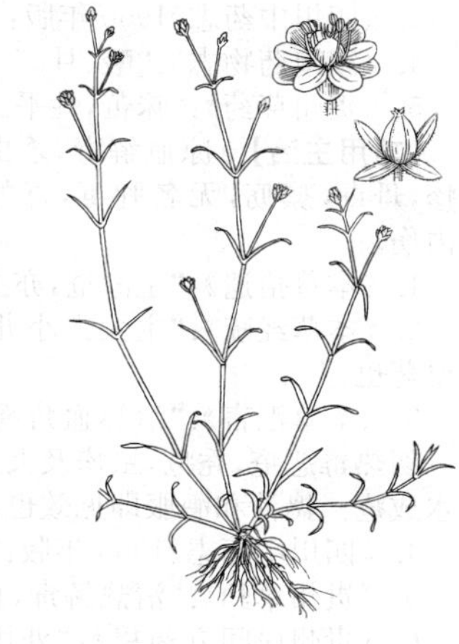

漆姑草

生于山地或田间路旁阴湿草地。分布于华北、东北、华东、中南、西南及广西、陕西等地。

【采收加工】 4～5月间采集，洗净，鲜用或晒干。

【药材】 漆姑草 *Herba Saginae Japonicae*　产于江苏、四川、湖北、湖南、贵州等地。

性状　全草长10～15 cm。茎基部分枝，上部疏生短细毛。叶对生，完整叶片圆柱状线形，长5～20 mm，宽约1 mm，先端尖，基部为薄膜连成的短鞘。花小，白色，生于叶腋或茎顶。蒴果卵形，5瓣裂，比萼片约长1/3。种子多数，细小，褐色，圆肾形，密生瘤状突起。气微，味淡。

鉴别　叶表面观：上、下表皮细胞垂周壁明显波状弯曲，气孔直轴式，亦有不定式。叶肉细胞含草酸钙簇晶，直径17～67 μm。

【成分】 漆姑草全草含挥发油、皂苷和黄酮等成分。已分离得到的主要黄酮衍生物有：6，8-二-C-葡萄糖基芹菜素（6，8-di-C-glucosylapigenin），6-C-阿拉伯糖基-8-C-葡萄糖基芹菜素（6-C-arabinosyl-8-C-glucosylapigenin），8-C-葡萄糖基芹菜素（8-C-glucosylapigenin），X″-O-鼠李糖基-6-C-葡葡糖基芹菜素(X″-O-rhamnosyl-6-C-glucosylapigenin)[1]。

【药理】 1. 抗肿瘤作用 漆姑草煎剂腹腔注射对小鼠肉瘤 S_{180}、小鼠肉瘤 S_{37}、小鼠子宫颈癌 U_{14}、小鼠白血病 L_{615} 均有抑制作用;煎剂灌胃对 S_{180} 也有抑制作用[1,2]。

2. 镇咳、祛痰作用 漆姑草煎剂灌胃对氨水诱发的小鼠咳嗽有镇咳作用。煎剂灌胃使小鼠的酚红排泌量增加,显示祛痰作用[2]。

3. 其他作用 煎剂腹腔注射对小鼠有镇痛作用(热板法)。煎剂对家兔的离体及在位肠平滑肌有兴奋作用,此作用可被阿托品拮抗。煎剂肌注使麻醉犬呼吸短时兴奋,血压先升后降[2]。

毒性 煎剂给小鼠腹腔注射的 LD_{50} 为 0.896±0.284 g/kg[2]。

【药性】 苦、辛,凉。归肝、胃经。

1.《本草拾遗》:"气辛烈。"

2.《本草经疏》:"辛、苦,寒。"

3.《四川中药志》1960 年版:"性凉,味苦,无毒。"

4.《湖南药物志》:"酸、甘。"

5.《贵州草药》:"味苦,性平。"

【功用主治】 凉血解毒,杀虫止痒。主治漆疮,秃疮,湿疹,丹毒,瘰疬,无名肿毒,毒蛇咬伤,鼻渊,龋齿痛,跌打内伤。

1.《本草拾遗》:"主漆疮,亦主溪毒疮。"

2.《本草经疏》:"主大人小儿丹毒。治一切血热为病之要药也。"

3.《本草汇言》:"治热血疥癣风毒疮疹之药也。前人治一切热毒恶疮,秃疮,虫疹及大人小儿丹毒,龋齿并诸虫,毒水成疮。捣汁和酒服即见效也。"

4.《四川中药志》1960 年版:"提脓拔毒,治瘰疬结核。"

5.《贵州草药》:"清热解毒,止咳,镇痛。"

6.《贵州民间方药集》:"外用治无名肿毒,骨髓炎,跌打伤肿,虫牙。内服治白带,月经不调,唇癌,白血球增多。"

【用法用量】 内服:煎汤,10~30 g;研末或绞汁。外用:捣敷;或绞汁涂。

【选方】 1. 治漆疮 取漆姑草捣汁二分,和芒硝一分。涂之。(《外台》引《必效方》)

2. 治毒蛇咬伤 漆姑草、雄黄捣烂敷。(《湖南药物志》)

3. 治瘰疬溃烂 羊儿草配五倍子树根(去皮)、野黄花根共捣绒敷。

4. 治九子烂痒 羊儿草配九子连环草、昆布、海藻、金针花头共捣绒敷。(3、4 方出自《四川中药志》1960 年)

5. 治牙痛 漆姑草叶捣烂,塞入牙缝。(《湖南药物志》)

6. 治目有星翳 漆姑草加韭菜根捣烂,用纱布包裹塞鼻。(《天目山药用植物志》)

7. 治慢性鼻炎,鼻窦炎 鲜漆姑草全草捣烂塞鼻孔,每日 1 次,连用 1 星期。(《浙南本草新编》)

8. 治痔疮 漆姑草 9 g,无花果叶、阔叶十大功劳果各 30 g,苎麻根 18 g,鱼腥草 12 g,蜗牛(带壳)或水蛭 2~3 只。于痔疮发作时煎汤熏洗,每日 2 次;2 d 后取蜗牛 2~3 只捣敷患处(如无蜗牛可用水蛭烧焦后研粉,植物油调敷患处)。(《安徽中草药》)

5587 漆树皮 qī shù pí (《陆川本草》)

【基原】 为漆树科漆树属植物漆树 *Toxicodendron vernicifluum* (Stokes) F. A. Barkl. 的树皮或根皮。

【原植物】 参见"生漆"条。

【采收加工】 5~11 月采挖,剥取树皮,或挖根,洗净,剥取根皮,鲜用。

【功用主治】 接骨。主治跌打骨折。

【用法用量】 外用:捣烂用酒炒敷。

5588 漆树根 qī shù gēn (《闽南民间草药》)

【基原】 为漆树科漆树属植物漆树 *Toxicodendron vernicifluum* (Stokes) F. A. Barkl. 的根。

【原植物】 参见"生漆"条。

【采收加工】 秋冬季采挖,挖出根后,洗净,切片,鲜用或晒干。

【药性】 辛,温。有毒。

【功用主治】《全国中草药汇编》:"主治跌打损伤。"

【用法用量】 内服:煎汤,6~15 g。外用:鲜品捣烂敷。

【选方】 治打伤久积(胸部伤适宜) 漆树鲜根 15~30 g(干品减半),洗净切片,鸡 1 只(去头脚、内脏、尾椎),和水酒各半,炖服。(《闽南民间草药》)

5589 漆大姑根 qī dà gū gēn (《广州常用草药集》)

【基原】 为大戟科算盘子属植物毛果算盘子 *Glochidion eriocarpum* Champ. ex Benth. 的根。

【原植物】 参见"漆大姑"条。

【采收加工】 秋冬季采挖,洗净,晒干。

【药性】 广州部队《常用中草药手册》:"淡、涩,平。"

【功用主治】 清热解毒,祛湿止痒。主治肠炎,痢疾,牙痛,咽喉痛,乳腺炎,皮肤湿疹,烧伤,白带。

1. 广州部队《常用中草药手册》:"收敛止泻。主治肠炎,痢疾。"

2.《海南岛常用中草药手册》:"清热解毒,涩肠止泻。主治急性胃肠炎,痢疾,漆树过敏,湿疹,皮肤瘙痒。"

3.《广西中草药》:"清热解毒,舒筋活络,止痒。主治急性胃肠炎,痢疾,咳血,风湿性关节痛,漆过敏,湿疹,烧伤,跌打挫伤。"

4.《福建药物志》:"行气除湿,解毒止痒。主治劳倦乏力,菌痢,中暑腹痛,疟疾,疝气,闭经,腮腺炎,跌打损伤。"

5.《广西民族药简编》:"根水煎服治胃痛,黄疸性肝炎,产妇流血不止,月经过多,麻疹,肠炎,腹泻,痢疾,鼻衄;水煎洗患处治漆树过敏;捣烂取汁涂患处治烧烫伤。"

【用法用量】 内服:煎汤,15~60 g。外用:煎水洗;或研末撒。

【选方】 1. 治肠炎,痢疾 (毛果算盘子)根 60~90 g。煎服。(《云南中草药选》)

2. 治乳腺炎 (毛果算盘子)根 15~30 g。水煎服,并用鲜叶捣烂外敷。(《广西本草选编》)

3. 治湿疹,烧伤 用(算盘子)根研末,撒布创面。(《云南中草药》)

4. 治劳倦乏力 毛果算盘子根 30~60 g,墨鱼干 1 个,酌加酒、水炖服。(《福建药物志》)

5590 漆树木心 qī shù mù xīn (《陆川本草》)

【基原】 为漆树科漆树属植物漆树 *Toxicodendron vernicifluum* (Stokes) F. A. Barkl. 的心材。

【原植物】 参见“生漆”条。
【采收加工】 秋冬季采收，将木材砍碎，晒干备用。
【功用主治】 行气活血止痛。主治气滞血瘀所致胸胁胀痛，脘腹气痛。
【用法用量】 内服：煎汤，3～6 g。

5591 漂摇豆 piāo yáo dòu （《履巉岩本草》）

【异名】 瓢摇豆（《卫生易简方》）。
【基原】 为豆科巢菜属植物小巢菜 *Vicia hirsuta*（L.）S. F. Gray 的种子。
【原植物】 参见“小巢菜”条。
【采收加工】 夏季果实成熟时摘取荚果，打出种子，晒干。
【药性】 《履巉岩本草》：“性凉。无毒。”
【功用主治】 《履巉岩本草》：“大能活血，明眼。”
【用法用量】 内服：研末，3～6 g。
【选方】 治眼昏 瓢摇豆为细末。每服一二钱，浓甘草汤调服。（《卫生易简方》）

5592 滴水珠 dī shuǐ zhū （《南京地区常用中草药》）

【异名】 水半夏、深山半夏、石半夏、独叶一枝花、一粒珠（《南京地区常用中草药》），石里开、一滴珠、水滴珠（《江西草药》），岩芋、天灵芋、岩珠、蛇珠、独龙珠（《浙江民间常用草药》），单叶半夏（《安徽中草药》），制蛇子、心叶半夏、石蜘蛛（《全国中草药汇编》），地金莲、夏无影、岩隙子（《湖南药物志》）。
【基原】 为天南星科半夏属植物滴水珠的块茎。
【原植物】 滴水珠 *Pinellia cordata* N. E. Br

多年生草本。块茎球形、卵球形至长圆形，长2～4 cm，粗1～1.8 cm，表面密生多数须根。叶1；叶柄长12～25 cm，常紫色或绿色带紫斑，几无鞘，下部及顶头各有珠芽1枚；幼株叶片心状长圆形，长达4 cm，宽约2 cm；多年生植株叶片心形、心状长圆形或心状戟形，长6～25 cm，宽2.5～7.5 cm，先端长渐尖，基部心形，表面绿色、暗绿色，背面淡绿色或红紫色，后裂片圆形或锐尖，稍外展。花序柄长3.7～18 cm；佛焰苞绿色，淡黄带紫色或青紫色，长3～7 cm，管部长1.2～2 cm，粗4～7 mm。肉穗花序；雌花序长1～1.2 cm；雄花序长5～7 mm；附属器青绿色，长6.5～20 cm，渐狭为线形，略成”之”字形上升。浆果长圆状卵形。花期3～6月，果8～9月成熟。

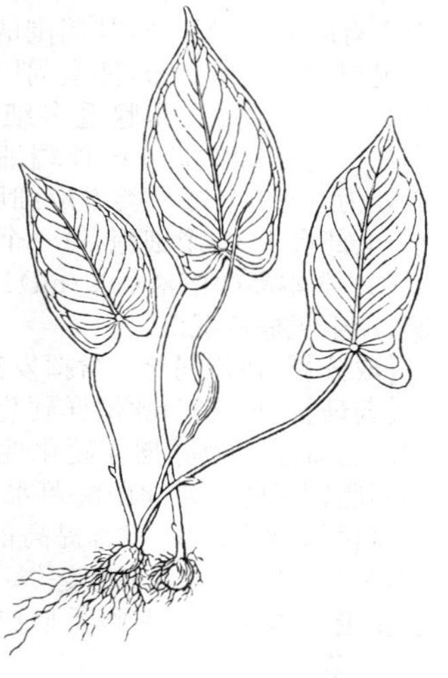
滴水珠

生于林下溪旁、潮湿草地、岩石边、岩隙中或岩壁上。分布于浙江、安徽、福建、江西、湖北、湖南、广东、广西、贵州等地。

【采收加工】 春、夏季采挖，洗净，鲜用或晒干。
【药材】 滴水珠 *Rhizoma Pinelliae Cordatae* 主产于浙江、江西、福建、湖南等地。

性状 块茎扁圆球形，直径0.8～3.5 cm，高约1 mm，四周有时可见疣状突起的小块茎。表面浅黄色或浅棕色，顶端平，中心有凹陷的茎痕，有时可见点状根痕；底部扁圆，有皱纹，表面较粗糙。质坚实，断面白色，富粉性。气微，味辛辣，麻舌而刺喉。

鉴别 （1）块茎横切面：最外为数列木栓细胞，近木栓层处有断续成环的大型黏液腔。基本组织细胞内富含淀粉粒，黏液细胞椭圆形，内含草酸钙针晶束，针晶长20～76 μm。维管束散在，外韧型或周木型，导管直径12～24 μm。淀粉粒多为单粒，圆形或椭圆形，脐点明显，裂缝状或“人”字形，复粒多至7分粒。

（2）取粉末2 g，加温水20 ml浸泡4 h后，滤过，浓缩后点于圆形层析滤纸上，以甲醇展开，喷以0.7%茚三酮醇溶液。在80 ℃烘干10 min，显蓝紫色斑点（检查氨基酸）。

（3）薄层色谱：取粉末1 g，加石油醚（60～90 ℃）10 ml，冷浸1昼夜，吸取上清液作供试品溶液。另取β-谷甾醇制成对照品溶液。分别吸取供试品和对照品溶液，点于硅胶G薄层板上，以氯仿-甲醇（9.5∶0.5）展开，展距20 cm。以10%磷钼酸乙醇溶液作显色剂，供试品色谱在与对照品色谱相应位置上均为灰蓝色斑点。

【炮制】 取原药材，除去杂质，洗净，干燥，用时打碎。

饮片性状 块茎近球形。表面浅黄色或浅棕色，顶端平，中央有凹陷茎痕。底部扁圆，有皱纹，表面较粗糙。质坚实，断面白色，粉性。气微，味辛辣。

贮干燥容器内，置阴凉干燥处，防霉。

【药性】 辛，温。小毒。
1.《江西草药》：“性温，味辛，有小毒。”
2.《湖南药物志》：“辛、涩，温。有毒。”
【功用主治】 解毒消肿，散瘀止痛。主治毒蛇咬伤，乳痈，肿毒，深部脓肿，瘰疬，头痛，胃痛，腰痛，跌打损伤。
1.《江西草药》：“消肿解毒，散瘀止痛。（治）急性胃痛，毒蛇咬伤，无名肿毒，挫伤。”
2.《浙江民间常用草药》：“消肿，散结，解毒，行瘀。治毒蛇咬伤，痈疖初起，腰痛，跌打损伤，乳痈，肿毒。”
【用法用量】 内服：研末装胶囊，每次0.3～0.6 g，或1～3粒吞服（不可嚼服）。外用：捣敷。
【宜忌】 《湖南药物志》：“孕妇及阴虚、热症忌服。”
【选方】 1. 治毒蛇咬伤 鲜滴水珠块茎1 g，切碎，装胶囊内。用温开水吞服（不可嚼碎），另取鲜品捣烂外敷伤口周围。（《全国中草药汇编》）

2. 治乳痈，肿毒 滴水珠根与蓖麻子等量。捣烂和凡士林或猪油调匀，外敷患部。（《浙江民间常用草药》）

3. 治颈淋巴结结核，乳腺炎 滴水珠、紫背天葵各等分。共研细末，以猪油调匀。外敷患处。

4. 治深部脓肿 滴水珠1.5 g，草乌0.3 g，鲜天南星半个。共捣烂外敷。（3、4方出自《全国中草药汇编》）

5. 治头痛，神经痛，胃痛，腹痛，漆疮及其他过敏性皮炎 滴水珠，研粉装入0号胶囊，每颗含0.5 g，成人每服2颗，每日2～3次。（浙江《中草药抗菌消炎经验交流会资料选编》）

6. 治腰痛 滴水珠（完整不破损的）鲜根3 g。整粒用温开水吞服（不可嚼碎）。另以滴水珠鲜根加食盐或白糖捣

烂,敷患处。(《浙江民间常用草药》)

7. 治挫伤 滴水珠鲜根 2 个,石胡荽(鲜)适量,甜酒少许。捣烂外敷。(《江西草药》)

5593 漏芦 lòu lú (《本经》)

【异名】 野兰(《本经》),鹿骊(《本草经集注》),鬼油麻(《日华子》),和尚头(《吉林中草药》),大头翁(《东北中草药》),独花山牛蒡(《甘肃中草药》),祁漏芦、禹漏芦(《中国药材商品学》)。

【基原】 为菊科漏芦属和蓝刺头属植物祁州漏芦、禹州漏芦的根。

【原植物】 1. 祁州漏芦 *Stemmacantha uniflorum* (L.) Dittrich［*Cnicus uniflorus* L.; *Rhaponticum uniflorum* (L.) DC.］ 又名:大花蓟(《中国高等植物图鉴》),打锣锤(河南),狼头花、大口袋花(内蒙古)。

多年生草本,高(6~)30~100 cm。根状茎粗厚,主根圆柱形,直径 1~2 cm,上部密被残存叶柄。茎直立,不分枝,簇生或单生,有条纹,具白色绵毛或短毛。基生叶有长柄,叶柄长 6~20 cm,被厚绵毛;基生叶及下部茎叶全为椭圆形,长 12~25 cm,宽 5~10 cm,羽状全裂呈琴形,裂片常再羽状深裂或深裂,两面均被蛛丝状毛或粗糙毛茸;中部及上部叶较小,有短柄或无柄。头状花序,单生茎顶,直径约 5 cm;总苞宽钟状,基部凹;总苞片多层,具干膜质附片,外层短,卵形,中层附片宽,成掌状分裂,内层披针形,先端尖锐;花冠淡紫色,长约 2.5 cm,下部条形,上部稍扩张成圆筒形,先端 5 裂;雄蕊 5,花药聚合;子房下位,花柱伸出,柱头 2 裂,紫色。瘦果,倒圆锥形,长 5~6 mm,棕褐色,具四棱;冠毛刚毛状,具羽状短毛。花期 5~7 月,果期 6~8 月。

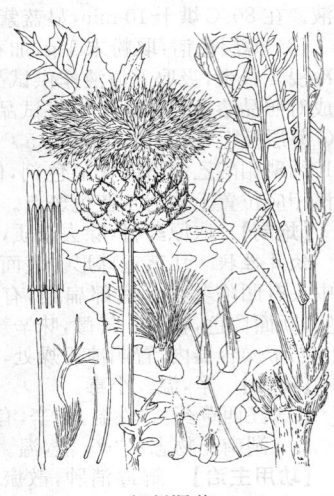

祁州漏芦

生于海拔 390~2 700 m 的山坡丘陵地、松林下或桦木林下。分布于东北及河北、山西、内蒙古、山东、河南、四川、陕西、甘肃、青海等地。

2. 禹州漏芦 *Echinops latifolius* Tausch 又名:蓝刺头(《东北植物检索表》),单州漏芦、火绒草(《中国高等植物图鉴》),火绒根子(《山东烟台中草药》),牛蔓头、大口袋花(《内蒙古中草药》),驴欺口(《中国植物志》)。

多年生草本,高约 1 m。茎直立,不分枝或少分枝,上部密生白绵毛,下部疏生蛛丝状毛。叶二回羽状分裂或深裂,上面疏生蛛丝状毛或无毛,下面密生白绵毛,边缘有短刺;基生叶有长柄,叶片矩圆状倒卵形,长约 20 cm;上部叶渐小,长椭圆形至卵形,长 10~20 cm,基部抱茎。复头状花序,集合成圆球形,直径约4 cm;头状花序长近 2 cm,外总苞片刚毛状,基部联合;内总苞片外层的匙形,先端渐尖,边缘有篦齿状睫毛;内层的狭菱形至矩圆形,先端尖锐,中部以上有睫毛;花冠筒状,裂片 5,条形,淡蓝色,筒部白色;雄蕊 5,花药聚合;子房倒钟形,被茸毛,柱头 2 裂。瘦果,圆柱形,密生黄褐色柔毛;冠毛长约 1 mm,下部连合。花期 7~9 月,果期10 月。

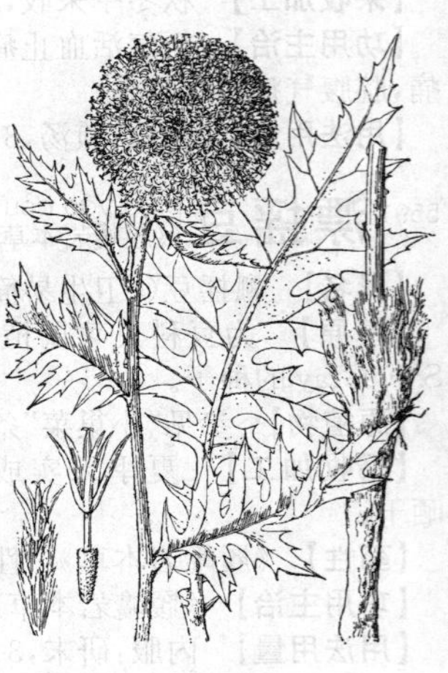

禹州漏芦

生于林缘、干燥山坡、草丛向阳处。分布于东北及河北、山西、内蒙古、陕西、甘肃、宁夏等地。

本植物的花序(追骨风)亦供药用,另设专条。

【采收加工】 秋后采收,除去泥土,鲜用或晒干。

【药材】 漏芦 *Radix Rhapontici* 主产于河北、辽宁、山西,以河北产量最大。

性状 根呈圆锥形或扁片块状,多扭曲,长短不一,直径 1~2.5 cm。表面暗棕色、灰褐色或黑褐色,粗糙,具纵沟及菱形的网状裂隙。外层易剥落,根头部膨大,有残茎及鳞片状叶基,顶端有灰白色绒毛。体轻,质脆,易折断,断面不整齐,灰黄色,有裂隙,中心有的呈星状裂隙,灰黑色或棕黑色。气特异,味微苦。

鉴别 (1) 根横切面:表皮常已脱落,后生皮层为数层至 20 余层棕色细胞,壁稍厚,木化及木栓化。韧皮部较宽广,射线宽。形成层成环。木质部导管呈多股性排列,有时小形导管群将大形导管群分隔成数段,木射线常有径向裂隙。中央有时呈星状裂隙,其周围的细胞壁常木栓化。本品薄壁组织中有油室分布,油室周围的分泌细胞内含黄棕色分泌物。此外,根头非腺毛多细胞,木化,完整的长 0.5~4 mm,直径 20~30 μm,顶端细胞甚长,盘曲或折曲,近基部处为 5~9 个短小类方形细胞;另有一种非腺毛基部扁平,上部有 7~8 个细胞,每一个细胞长 300~450 μm。

(2) 取本品醇溶液(1 g/ml)1 ml,加 1% 三氯化铁试液 1 滴,产生黄棕色沉淀。

【成分】 祁州漏芦 含挥发油[1]。

【药理】 1. 抗动脉粥样硬化作用 给予漏芦水煎剂防治高脂血症和动脉粥样硬化性(AS)鹌鹑的病变[1]。家兔用高脂饲料的同时加服漏芦水煎剂,降低血浆和动脉组织过氧化脂质(LPO)含量,提高前列环素/血栓烷 A_2 (PGI_2/TXA_2)比值,减轻 AS 病变[2]。漏芦提取液抑制氧化低密度脂蛋白诱导 U_{937} 细胞系形成泡沫细胞过程中细胞表面 CD36 表达[3]。

2. 抗氧化作用 漏芦各提取部分有抗 HPD(血叶啉衍生物)引起的光溶血作用,对抗 HPD 合并照光引起的红细胞膜脂质过氧化作用,清除超氧阴离子自由基[4]。漏芦及地上部分水煎剂体外抑制大鼠心、脑、肝、肾组织中 LPO 的生成;灌胃抑制小鼠血清及肝、脑中 LPO 的生成[5]。漏芦提取液体外保护人红细胞膜流动性,抑制氧化剂诱导的细胞膜蛋白高聚物生成[6]。漏芦中的噻吩类化合物体外抑制小鼠肝 LPO 形成[7]。

3. 益智作用 漏芦乙醇提取物灌胃促进正常大鼠主动

回避性条件反射的形成；改善戊巴比妥钠致小鼠记忆获得障碍、亚硝酸钠致小鼠记忆巩固障碍、东莨菪碱致小鼠空间辨别性障碍；增强氧化震颤素所致小鼠震颤的强度；延长急性脑缺血小鼠存活时间、降低急性脑缺血大鼠脑含水量[8]。漏芦乙醇提取物灌胃还对抗环己酰亚胺所致的记忆巩固障碍，抑制小鼠脑和全血胆碱酯酶活性[9]。漏芦乙醇提取物灌胃减少D-半乳糖致衰老小鼠跳台及避暗错误反应次数；减少衰老小鼠脑组织中过氧化脂质及脂褐质的含量[10]。

4. 保肝作用　漏芦水提物灌胃对大鼠四氯化碳诱发的肝损伤有保护作用，提高糖原含量，体外降低四氯化碳性肝损伤大鼠的肝匀浆中丙二醛含量[11]。禹州漏芦能使四氯化碳诱发的肝功能损伤和肝细胞坏死得到恢复[12]。

5. 对免疫功能的影响　漏芦蜕皮质酮灌胃，提高正常小鼠末梢血酸性α-乙酸萘酯酶(ANAE)阳性淋巴细胞值，预防因环磷酰胺引起的ANAE阳性和阴性淋巴细胞比值和绝对值的靠近或倒置现象[13]。漏芦蜕皮甾醇增强巨噬细胞吞饮中性红细胞的功能，与脂多糖(LPS)有协同作用。EC与LPS协同能增强巨噬细胞产生白介素(IL-1)[14]。漏芦提高大鼠脾细胞在刀豆球蛋白刺激下产生IL-2的能力[15]。

6. 其他作用　漏芦对抗光卟啉引起的小鼠红细胞光溶血作用，对抗红细胞膜的脂质过氧化作用，抑制红细胞膜乙酰胆碱酯酶活性。口服或腹腔注射祁州漏芦水提物，可有效地抑制小鼠光卟啉合并照光的上述皮肤光敏反应[16]。漏芦乙醇提取物对大鼠脑及肝B型单胺氧化酶(MAO-B)活性均呈抑制作用[17]。漏芦抽提剂给小鼠灌胃得到的含药血清下调人乳腺癌细胞耐阿霉素株MCF-7/ADR细胞P_{170}蛋白表达，可能逆转细胞耐药[18]。禹州漏芦提取物抑制角叉菜胶诱导的动物足肿胀[19]。

【炮制】 取原药材，除去杂质，洗净，闷润至软，切厚片，干燥，筛去灰屑。

饮片性状　为类圆形或不规则形的厚片。祁州漏芦切面灰黄色，有裂隙及灰黄色菊花纹，中心灰黑色或棕黑色，周边灰褐色或暗棕色，粗糙，具纵沟及菱形网状裂隙。体轻，质脆。气特异，味微苦。禹州漏芦周边灰黄色或灰褐色，具纵皱纹，有的有纤维状棕色硬毛残存。切面皮部褐色，木部呈黄黑相间的放射状纹理，气微，味微涩。

贮干燥容器内，置通风干燥处。

【药性】 苦，寒。归胃、大肠、肝经。

1.《本经》："味苦、咸，寒。"

2.《别录》："大寒，无毒。"

3. 李东垣："足阳明本经药也。"(引自《纲目》)

4.《本草正》："味微咸，性寒，有小毒。"

5.《本草汇言》："入足太阳、阳明、少阳，手太阴、阳明经。"

6.《玉楸药解》："入足少阴肾、足厥阴肝经。"

7.《本草从新》："入胃、大肠，通肺、小肠。"

【功用主治】 清热解毒，活血通乳。主治疮疖肿毒，乳痈，腮腺炎，淋巴结结核，痔瘘，疥癣痒疹，目赤肿痛，痢疾，蛔虫腹痛，风湿痹痛，闪腰岔气，跌打损伤，产后乳汁不下。

1.《本经》："主皮肤热，恶疮，疽痔，湿痹，下乳汁。久服轻身益气，耳目聪明，不老延年。"

2.《别录》："止遗溺，热气疮痒如麻豆，可作浴汤。"

3.《本草经集注》："疗诸瘘(疮)疥。此久服甚益人。"

4.《药性论》："治身上热毒风生恶疮，皮肌瘙痒瘾疹。"

5.《日华子》："治小儿壮热，通小肠，(治)泄精，尿血，风赤眼，乳痈，发背，瘰疬，肠风，排脓，补血，治扑损，续筋骨，敷金疮，止血长肉，通经脉。"

6.《医林纂要》："泻火，解热，软坚，杀毒。"

7.《南京民间草药》："活血，发散。治跌打损伤。"

8.《东北常用中草药手册》："清热解毒，排脓通乳。主治乳腺炎，乳汁不通，腮腺炎，淋巴结核，痔漏，疖肿。"

【用法用量】 内服：煎汤，9～15 g。外用：研末醋调敷；或鲜品捣敷。

【宜忌】 疮疡阴证及孕妇禁服。

1.《冯氏锦囊》："妇人妊娠及疮疡阴证平塌不起者禁用。"

2.《本草正义》："苟非实热，不可轻用，不独伤阴，尤损正气。"

【选方】 1. 治痈肿疮毒　漏芦15 g，连翘9 g，黄柏12 g，大黄、甘草各3 g。水煎服。(《河北中草药》)

2. 治乳痈红肿　漏芦、蒲公英、金银花各15 g，土贝母9 g，甘草6 g。水煎服。(《山西中草药》)

3. 治乳妇气脉壅塞，乳汁不行及经络凝滞，乳内胀痛，留蓄邪毒，或作痈肿　漏芦二两半，瓜蒌十个(急火烧焦存性)，蛇蜕十条(炙)。上为细散。每服二钱，温酒调服，不拘时，良久，吃热羹汤助之。(《局方》漏芦散)

4. 治流行性腮腺炎　漏芦4.5 g，板蓝根3 g，牛子1.2 g，甘草1.5 g。水煎服。(《新疆中草药手册》)

5. 治子宫癌瘤　漏芦24 g，马兰子(炒)18 g。水煎服，每日1剂。(《中医秘验方》)

6. 治产后缺乳　漏芦、王不留行各15 g，路路通12 g，通草6 g。水煎服。(《河北中草药》)

7. 治慢性痢疾，产后带下　漏芦、艾叶各等量。共研细末，米醋熬沸作丸。每服6 g，每日2次。

8. 治小儿疳积，腹泻　漏芦3 g，研细末。夹猪肝内蒸熟吃，每日1次。

9. 治蛔虫腹痛　漏芦9 g，川椒4.5 g，乌梅15 g。煎服。(7～9方出自《安徽中草药》)

10. 治历节风，筋脉拘挛，骨节疼痛　漏芦(去芦头，麸炒)半两，地龙(去土，炒)半两。上二味捣罗为末，先用生姜二两取汁，蜜二两，同煎三五沸，入好酒五合，以瓷器盛。每用七分盏，调药末一钱半匕，温服，不拘时。(《圣济总录》古圣散)

【各家论述】 1.《纲目》："漏芦，下乳汁，消热毒，排脓，止血，生肌，杀虫，故东垣以为手、足阳明药，而古方治痈疽发背，以漏芦汤为首称也。庞安常《伤寒论》治痈疽及预解时行痘疹热，用漏芦叶，云无则以山栀子代之，亦取其寒能解热，盖不知其能入阳明之故也。"

2.《本草经疏》："漏芦，苦能下泄，咸能软坚，寒能除热，寒而通利之药也。故主皮肤热，恶疮疽痔，湿痹，下乳汁。"

3.《本草正义》："漏芦，滑利泄热，与王不留行功用最近，而寒苦直泄，尤其过之。苟非实热，不可轻用。不独耗阴，尤损正气。《日华》谓通小肠，治泄精溺血，肠风乳痈，排脓止痛，通经脉，皆惟实热之症，可以暂用。"

5594 漏篮子 lòu lán zi (《纲目》)

【异名】 木鳖子(《雷公炮炙论》)，虎掌(《日华子》)，漏篮(《彰明附子记》)。

【基原】 为毛茛科乌头属植物乌头 *Aconitum carmichaeli* Debx. 子根的琐细者。

【原植物】 参见"川乌头"条。

【药性】 辛，热。有毒。

1.《纲目》："味辛，有毒。"

2.《本草汇言》："味辛，气热，有毒。"

【功用主治】《纲目》："主治恶痢，冷漏疮，恶疮，疠风。"

【用法用量】外用：研末调涂。内服：入丸剂。

【宜忌】《日华子》："忌豉汁。"

【选方】治一切恶痢杂下，及脾泄等症 漏篮子一个大者，阿胶半两，木香半两，黄连半两，罂粟壳半两，乳香少许(别研)。上除乳香外，将其余五味锉成小块，炒令焦黑色存性，不令烟绝，为末，乳香和匀，面糊丸桐子大。每服一岁一丸，因其年数服之，米饮下。(《卫生宝鉴》百岁丸)

【各家论述】《纲目》："按杨士瀛《直指方》云：凡漏疮年久者，复其元阳，当用漏篮子辈加减用之，如不当用而轻用之，又恐热气乘虚变移结核，而为害尤甚也。又按《类编》云，一人两足生疮，臭溃难近，用漏篮子一枚，生研为末，入腻粉少许，井水调涂，愈。盖此物不堪服饵，止宜入疮科也。"

5595 赛葵 sài kuí (《广西中草药》)

【异名】黄花棉(《广西中草药》)，山黄麻、火叶黄花猛、山桃仔(《全国中草药汇编》)，苦麻赛葵、苦麻(《台湾药用植物志》)，黄花如意、山索血、山茶心(《福建药物志》)，黄花草(《广西药用植物名录》)，黄花虱麻头(《广东药用植物简编》)。

【基原】为锦葵科赛葵属植物赛葵的全草。

【原植物】赛葵 *Malvastrum coromandelianum* (L.) Garcke [*Malva coromandeliana* L.]

亚灌木状，高达1 m。茎直立，疏被单毛和星状粗毛。叶互生；叶柄长1～3 cm，密被长毛；托叶披针形，长约5 mm；叶片卵状披针形或卵形，长3～6 cm，宽1～3 cm，先端钝尖，基部宽楔形至圆形，边缘具粗锯齿，上面疏被长毛，下面疏被长毛和星状长毛。花单生于叶腋，花梗长约5 mm，被长毛；小苞片线性，疏被长毛；萼浅杯状，5裂，裂片卵形，渐尖头，基部合生，疏被单长毛和星状长毛；花黄色，直径约1.5 cm，花瓣5，倒卵形，长约8 mm，宽约4 mm；单体雄蕊，雄蕊柱长约6 mm。果直径约6 mm，分果爿8～12，肾形，疏被星状柔毛，直径约2.5 mm，背部宽约1 mm，具2芒刺。花期几全年。

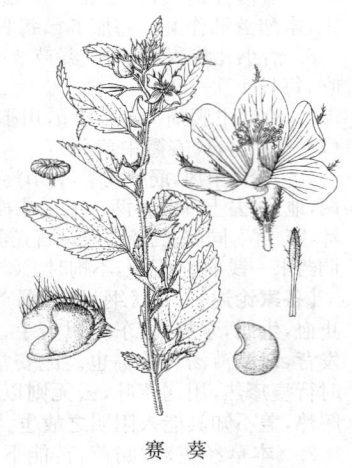

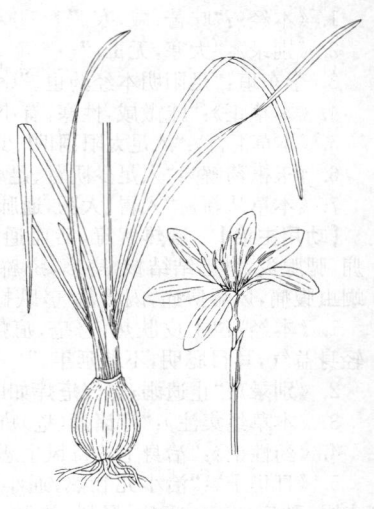
赛 葵

生于干热草坡、路旁等。分布于福建、广东、广西、海南、云南和台湾等地。原产于美洲。

【栽培】生物学特性 喜温暖湿润的气候。稍耐旱，不耐寒。对土壤要求不严，宜以疏松而肥沃的壤土栽培。

繁殖方法 用种子繁殖。于春季3～4月，条播，按行距30 cm开浅沟，将种子均匀撒入沟内，覆盖薄土，并洒少量水保持湿润。也可直播和撒播。

田间管理 苗高4～5 cm时进行间苗，苗高15 cm时按株距15～20 cm定苗。苗期浅锄表土，清除杂草，追施稀薄人粪尿，以后每月中耕除草1次，并结合追施复合肥或农家肥，多雨季节注意排水防涝。

【采收加工】于秋季采挖全株，除去泥沙及杂质，切碎，晒干；或鲜用。

【药理】解热、镇痛、抗炎作用 赛葵全草和根水提物灌胃降低发热家兔的体温，延长小鼠热板法痛反应时间，减少小鼠扭体次数，抑制小鼠二甲苯性耳肿胀和腹腔毛细血管通透性，有解热、镇痛、抗炎作用[1]。

【药性】微甘，凉。

1.《广西中草药》："味微甘，性凉。"

2.《福建药物志》："甘，平。"

【功用主治】清热利湿，解毒消肿。主治湿热泻痢，黄疸，肺热咳嗽，咽喉肿痛，痔疮，痈肿疮毒，跌打损伤，前列腺炎。

1.《广西中草药》："清热利湿，去瘀消肿。治黄疸，痢疾，疟疾，小儿食滞，肺热咳嗽，喉头炎，疮疖肿痛，跌打肿痛。"

2.《台湾药用植物志》："与臭川芎合用，煎水洗肤痒。"

3.《福建药物志》："清热解毒，活血行气，去瘀生新。主治肠炎、前列腺炎、风湿关节痛、内痔发炎、痈疽疔肿。"

【用法用量】内服：煎汤，10～15 g，鲜品60～120 g。外用：鲜品捣敷。

【选方】1. 治急性黄疸型传染性肝炎 十大功劳叶9～15 g，黄花草15 g。每日1剂，3次煎服。(《全国中草药新医疗法展览会资料选编》)

2. 治风湿性关节炎 赛葵根30 g，加猪蹄或猪尾骨适量，水炖服。

3. 治前列腺炎 鲜赛葵根60 g。水煎或炖豆腐服。

4. 治内痔发炎 赛葵根30 g，红花9 g，猪大肠适量。水炖服。

5. 治扭伤 赛葵叶、积雪草、牡荆叶各适量，捣烂敷伤部。(2～5方出自《福建药物志》)

5596 赛番红花 sài fān hóng huā (《湖南药物志》)

【异名】菖蒲莲、红玉帘、风雨花(《华北习见观赏植物》)，旱水仙、空心韭菜(《贵州草药》)，独蒜(《广西药用植物名录》)。

【基原】为石蒜科葱莲属植物韭莲的全草。

【原植物】韭莲 *Zephyranthes grandiflora* Lindl. [*Z. carinata* Herb.]

多年生草本。鳞茎卵球形，直径2～3 cm，表皮膜质，呈褐色，下面着生多数细根。基生叶常数枚簇生；叶片线形，扁平，长15～30 cm，宽6～8 mm。花单生于花茎顶端，玫瑰红色或粉红色；总苞片

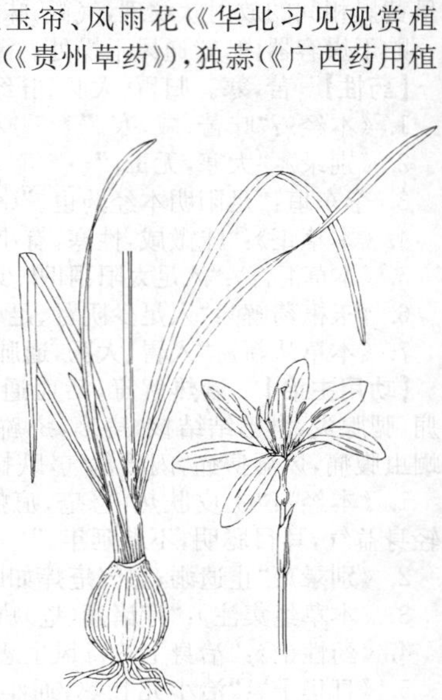
韭 莲

佛焰苞状，常带淡紫红色，长 4～5 cm，下部合生成管；花梗长 2～3 cm；花被裂片 6，倒卵形，长 3～6 cm，先端略尖；雄蕊 6，长为花被的 2/3～4/5，花药丁字形着生；子房下位，3 室，花柱细长，柱头深 3 裂。蒴果近球形；种子黑色，近扁平。花期 6～9 月。

我国各地庭园有栽培。原产于南美洲。

【栽培】 生物学特性　喜温暖湿润和阳光，耐半阴和潮湿，较耐寒，宜在排水良好有机质丰富的砂质壤土栽培。

繁殖方法　用分球繁殖。春季一般用 3～4 枚鳞茎丛植，上端稍露出土面，栽植距离约 10 cm，发芽生长前充分灌水。

田间管理　生长期注意中耕除草。盆栽植株 2～3 年后，应将鳞茎取出，进行地栽培养 1～2 年，使鳞茎复壮。

【成分】 全草含烟胺(nicotianamine)等氨基酸[1]。鲜茎含抗 P_{388} 淋巴瘤的活性成分：水鬼蕉碱(pancratis-tatin)[2]，球茎含石蒜碱(lycorine)，雪花莲碱(galanthine)，网球花胺(haemanthamine)，漳州水仙碱(pretazettine)，韭菜莲碱(carinatine)[3]。

【药理】 抗肿瘤作用　赛番红花(韭莲)中的水鬼蕉碱对小鼠 P_{388} 淋巴白血病有治疗作用[1]。

【药性】 《贵州草药》："性寒，味苦。"

【功用主治】 凉血止血，解毒消肿。主治吐血，便血，崩漏，跌伤红肿，疮痈红肿，毒蛇咬伤。

1.《湖南药物志》："止血安神。"

2.《贵州草药》："散热解毒，活血凉血。"

【用法用量】 内服：煎汤，15～30 g。外用：捣敷。

【选方】 1. 治痈疮红肿　旱水仙根适量。捣绒包裹患处。

2. 治吐血，血崩　旱水仙 30～60 g。煨水服。

3. 治跌伤红肿　旱水仙适量。捣绒包裹患处。

4. 治毒蛇咬伤　旱水仙适量。捣绒包患处。(1～4 方出自《贵州草药》)

5597 寡鸡蛋树子 guǎ jī dàn shù zǐ (《云南中药资源名录》)

【基原】 为海桐花科海桐属植物柄果海桐 *Pittosporum podocarpum* Gagnep. 的种子。

【原植物】 参见"寡鸡蛋树皮"条。

【功用主治】 清热生津止痢。主治虚热心烦，口渴咽痛，泄泻，痢疾。

【用法用量】 内服：煎汤，9～15 g。

5598 寡鸡蛋树叶 guǎ jī dàn shù yè (《云南中草药》)

【基原】 为海桐花科海桐属植物柄果海桐 *Pittosporum podocarpum* Gagnep. 的叶。

【原植物】 参见"寡鸡蛋树皮"条。

【功用主治】 消肿解毒。主治毒蛇咬伤，疮疖肿毒。

【用法用量】 外用：鲜品捣敷；或干品研末撒。

5599 寡鸡蛋树皮 guǎ jī dàn shù pí (《云南中草药》)

【基原】 为海桐花科海桐属植物柄果海桐的树皮。

【原植物】 柄果海桐 *Pittosporum podocarpum* Gagnep. [*P. glabratum* Lindl. var. *ciliicalyx* Franch.]　又名：寡鸡蛋树、羊翠果树、鸡蛋白树、臭蚂蚁树(《云南中草药》)，色斑木、白葫芦、臭皮树、红枝树(《云南中药志》)，一朵云、万里香、火炮树(广东)。

常绿灌木，高 1～3 m。嫩枝无毛，老枝有皮孔。叶多集生于小枝顶端；叶柄长 5～15 mm；叶片薄革质，倒披针形或长椭圆形，长 6～14 cm，宽 2～4 cm，先端长渐尖或渐尖，基部收窄，楔形，常向下延，上面绿色，发亮，下面无毛，全缘而平展，侧脉 6～8 对。顶生伞形花序；花淡黄色，2 至数朵；苞片细小，早落；萼片卵形，长 3 mm；花瓣倒披针形，长 15～17 mm；花丝丝状，花药黄色；雌蕊长达 1 cm，子房长卵形，密被淡褐色柔毛，花柱长 3～4 mm，无毛。蒴果绿黄色，长椭圆形，长 2～3 cm，径 1～1.5 cm，3 或 2 片裂。种子大，红色，圆形，长 5～7 mm；宿存花柱长 4～5 mm。花期 4～5 月，果期 5～12 月。

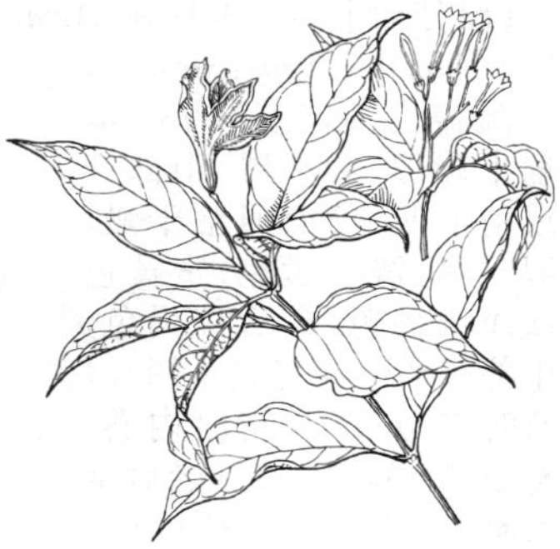

柄果海桐

生于海拔 800～3 000 m 的溪边、林下或灌木丛中。分布于西南及湖北、广西、甘肃等地。

本植物的叶(寡鸡蛋树叶)、种子(寡鸡蛋树子)、根(寡鸡蛋树根)亦供药用，另设专条。

【采收加工】 秋季剥取树皮，切片，晒干，或碾粉用。鲜用随采随用。

【药性】 《云南中草药》："苦、涩，凉。"

【功用主治】 《云南中草药》："收敛止血，消肿止痛，解毒。主治胃及十二指肠溃疡出血，鼻衄，产后流血不止，月经过多，黄疸，心悸失眠，小儿麻痹后遗症，瘫痪，风湿疼痛，坐骨神经痛，跌打损伤，外伤出血，毒蛇咬伤，无名肿毒，骨折。"

【用法用量】 内服：煎汤，15～30 g；或浸酒。外用：鲜品捣敷；或干品研末撒。

【选方】 1. 治胃及十二指肠溃疡出血，鼻衄，产后流血不止，月经过多，黄疸，心悸，失眠，小儿麻痹后遗症，瘫痪　(寡鸡蛋树)皮 15～30 g。煎服。

2. 治风湿疼痛，坐骨神经痛，跌打损伤　(寡鸡蛋树)皮 30～60 g。泡酒服或煎服。

3. 治外伤出血，毒蛇咬伤，无名肿毒，骨折　(寡鸡蛋树)皮 15～30 g。煎服。外用鲜品捣烂敷患处，或用干品研末撒布患处。(1～3 方出自《云南中草药》)

5600 寡鸡蛋树根 guǎ jī dàn shù gēn (《云南中药资源名录》)

【基原】 为海桐花科海桐属植物柄果海桐 *Pittosporum podocarpum* Gagnep. 的根。

【原植物】 参见"寡鸡蛋树皮"条。

【功用主治】 补肺肾，祛风湿，活血通经。主治虚劳咳喘，遗精早泄，失眠，头晕，高血压病，风湿性关节痛，小儿瘫痪。

【用法用量】 内服：煎汤，9～15 g。外用：捣敷。

5601 蜜环菌 mì huán jūn (刘波《中国药用真菌》)

【异名】 糖蕈(《皇和蕈谱》)，榛蘑(《吉林中草药》)，蜜色环菌、蜜蘑、栎菌、根索菌、根腐菌(刘波《中国药用真菌》),栎蕈(《长白山植物药志》),小蜜环菌(《东北药用植物》)。

【基原】 为白蘑科蜜环菌属真菌假蜜环菌的子实体。

【原植物】 假蜜环菌 *Armillariella mellea* (Vahl. ex Fr.) Karst. [*Agaricus melleus* Vahl. ex Fr.]

菌盖肉质,宽 4~13 cm,扁半球形,后平展,中部钝或稍下凹;盖面通常干燥,湿时黏,浅土黄色、蜜黄色或浅黄褐色,老后棕褐色,中部有平伏或直立小鳞片,有时光滑;盖缘初时内卷,有条纹。菌褶白色,老后常有暗褐色斑点。菌柄长 5~14 cm,粗 0.7~1.9 cm,圆柱形,基部稍膨大,常弯曲,与盖面同色,有纵条纹或毛状小鳞片,纤维质,内部松软,后中空。菌环上位,白色,幼时双层,松软。孢子椭圆形或近卵圆形,无色或稍带黄色,光滑,(7~11)μm×(5~7.5)μm。

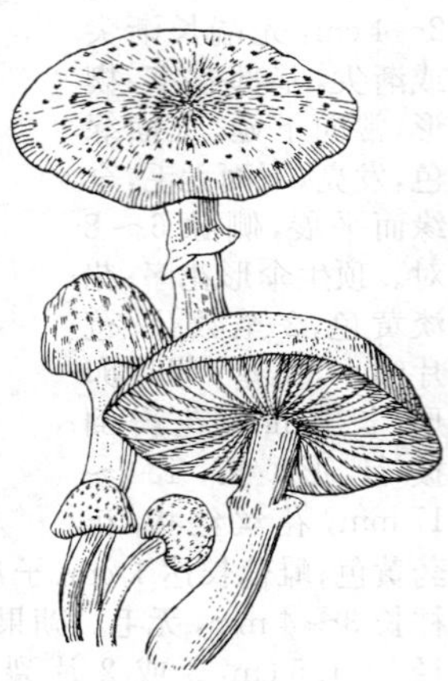

假蜜环菌

生于阔叶树及针叶树的根部、树干基部、倒木及林中地上,丛生或群生。分布于华北、东北、西南及浙江、福建、广西、西藏、陕西、甘肃、新疆等地。

【栽培】 生物学特性 蜜环菌是兼性寄生菌,子实体在12~20 ℃温度范围内都可形成,以 15~18 ℃最适宜,相对湿度85%~95%,散射光 100~500 lx 适宜子实体分化生长,菌丝体在 8~28 ℃下均可生长,以 25 ℃最适宜,不需光。蜜环菌为好气菌,适宜的酸碱度为 pH 5~5.5。菌丝体发光。

培育技术 蜜环菌采用发酵培养技术。①菌种分离培养:选健壮新鲜子实体,用乙醇表面消毒后,在无菌条件下挑取菌柄与菌盖接触处一块组织,置于 PDA 培养基上(马铃薯 200 g 煮水,葡萄糖 20 g,琼脂 20 g,pH 自然,灭菌后作成斜面),分离出纯菌种后,用 PDA 培养基扩大培养成斜面菌种。②种子培养:培养基为葡萄糖 2%,磷酸二氢钾 0.15%,硫酸镁 0.075%,蚕蛹粉 0.5%,维生素 B_1 0.001%,麦麸 5%煮汁。用一支斜面菌种接一瓶(100 ml 培养基/500 ml 三角瓶),摇床 180 r/min 培养5~6 d。转入二级种子,在同上培养基上用往返式摇床90 r/min培养 4 d。转入三级种子罐培养,搅拌速度 150~180 r/min 培养 4 d。种子培养接种量为 10%。③发酵培养:培养基为葡萄糖 2%,蔗糖 1%,蚕蛹粉 1%,豆饼粉或黄豆饼粉 1%,磷酸二氢钾 0.15%,硫酸镁 0.075%,接种量及发酵条件与种子罐相同,培养 6~7 d。

发酵终止及发酵物处理:发酵终止的标准为菌丝体生长旺盛、发酵液棕褐色、有荧光、pH 下降到 5 左右、残糖量降至 0.3%~0.5%,即可终止出罐。

发酵物:用板框或离心机过滤,滤液浓缩成膏状,与菌丝体混合,于 65~75 ℃下烘干、压片。或将滤液浓缩至原体积的 1/10,制成糖浆。

【采收加工】 7~8 月采收子实体,晒干。

【药材】 蜜环菌 *Armillariella Mellea* 产于东北、西北、华东、华南各地。

性状 菌盖肉质,扁半球形,或平展,中部稍下凹,直径 5~10 cm,蜜黄色、浅黄褐色或棕褐色,中央色较暗,有直立或平伏小鳞片,或光滑,边缘有条纹。菌肉白色或类白色。菌褶白色、污秽色,或具斑点。菌柄圆柱形,长 5~13 cm,直径 4~10 mm,光滑或下部有毛状鳞片,与菌盖同色,内部松软,或中空。菌环白色,生于菌柄上部,有的为双环。气微,味淡。

【成分】 含麦角甾醇(ergosterol),甘露醇(mannitol),D-苏糖醇,卵磷脂,甲壳质(chitin),维生素 B_1、B_2、PP。还含氨基酸:天冬氨酸,谷氨酸,赖氨酸,胱氨酸,半胱氨酸,组氨酸,精氨酸,甘氨酸,α-丙氨酸,苏氨酸,酪氨酸,脯氨酸,缬氨酸,亮氨酸以及菌索多糖[1,2]等。

【药理】 1. 对免疫功能的影响 蜜环菌菌索提取的多糖体外增强小鼠腹腔巨噬细胞吞噬中性红的作用,诱导巨噬细胞产生一氧化氮和分泌 IL-1[1]。小鼠灌胃蜜环菌菌索多糖能增加小鼠体重,改变免疫器官重量,抵抗环磷酰胺对小鼠外周血白细胞数量的影响,提高小鼠单核巨噬细胞系统的吞噬功能,增强小鼠迟发型变态反应,促进溶血素的生成[2]。大鼠腹腔注射蜜环菌提取物或给小鼠皮下注射均可使胸腺重量减轻,但脾重量有所增加[3]。

2. 对脑缺血的保护作用 从蜜环菌菌丝体中提取得到一种新的腺苷类化合物 AMG-1 可延长小鼠断头张口呼吸持续时间[4]。AMG-1 皮下注射减少小鼠断头全脑缺血后乳酸堆积及 ATP、磷酸肌酸的耗竭,减轻大鼠大脑中动脉阻断后的神经症状和神经细胞缺血性损害[5]。AMG-1 能抑制突触前膜 Ca^{2+} 依赖性谷氨酸的释放[6]。大鼠突触体标本或大鼠离体尾动脉环实验显示 AMG-1 对去极化突触体的外钙内流或尾动脉的内钙释放有抑制作用[7]。

3. 其他作用 蜜环菌菌索提取物体外抑制大肠杆菌、金黄色葡萄球菌、啤酒酵母等[8]。蜜环菌提取物灌胃和腹腔注射抑制二甲苯所致小鼠耳部炎症、角叉菜胶所致大鼠足跖肿胀;提取物腹腔注射抑制组胺所致大鼠足跖肿胀和大鼠皮下棉球肉芽肿增生[3]。蜜环菌菌索多糖 AMP-1 组分灌胃增强正常小鼠的糖耐量,AMP-1 和 AMP-1 组分灌胃均能抑制四氧嘧啶性糖尿病小鼠血糖升高[9]。

【药性】 甘,平。归肝经。

1. 刘波《中国药用真菌》:"性寒,味甘。"

2.《长白山植物药志》:"甘,温。"

【功用主治】 熄风平肝,祛风通络,强筋壮骨。主治头晕,头痛,失眠,四肢麻木,腰腿疼痛。并用于冠心病,高血压病,血管性头痛,眩晕综合征,癫痫。

1.《吉林中草药》:"舒风活络,强筋壮骨。治羊痫风,各种腰腿痛,佝偻病。"

2. 刘波《中国药用真菌》:"清目,利肺,益肠胃。经常食用此菌可以预防视力失常、眼炎、夜盲、皮肤干燥、黏膜失去分泌能力,并可以抵抗某些呼吸道及消化道感染的疾病。"

【用法用量】 内服:煎汤,30~60 g;或研末。

【选方】 1. 治神经衰弱 蜜环菌子实体 120 g。水煎服,每日 1 剂,分 2 次服。(《药用真菌的栽培与临床》)

2. 治高血压病,半身不遂后遗症 榛蘑 100 g,黄芪、川芎各 60 g,鹿胶 15 g。水酒各半煎服。(《中国民间生草药原色图谱》)

3. 治羊痫风 榛蘑 120 g,白糖 90 g。用水煮榛蘑,滤汁,加白糖,随意饮,每日 5 次。

4. 治腰腿疼痛，半身不遂后遗症等　榛蘑 90 g，炙马前子 3 g。共研细末，每次服 3 g，日服 2 次。

5. 治佝偻病　榛蘑 1 kg。用瓦焙干，研成细末，每次 6～9 g，日服 2 次，白酒为引。（3～5 方出自《吉林中草药》）

【临床报道】 1. 治疗神经衰弱　用蜜环菌糖浆，每日 3 次，每次口服 15 ml，或每日 2 次，每次口服 20～25 ml，10 d 为 1 个疗程（治疗期间停用其他药物），共治疗神经衰弱 100 例（绝大部分病史在 1 年以上，1/4 的病例与生产过程中接触二硫化碳有关）。结果大部分病例的失眠、头晕、多梦、易醒、耳鸣、眼花、乏力、易激动、注意力不集中、焦虑等症状有不同程度的改善，尤其对失眠的疗效更为突出。其中显效者占 56%，有效者占 35%，总有效率为 91%。在治疗过程中，除 1 例服药初期有恶心（4～5 d 后好转）外，未发现其他不良反应[1]。

2. 治疗眩晕综合征、高血压病等所致眩晕、失眠等　①每次口服蜜环菌片 4～5 片，每日 3 次，连服 2 星期为 1 个疗程，治疗眩晕、头痛、失眠等 100 例（77 例单用蜜环菌，23 例在原用药基础上加服），其中神经衰弱 34 例，眩晕综合征 3 例，高血压病 47 例，冠心病 16 例，结果有效率：头晕 96%，头痛 88.5%，失眠 93.3%，肢麻 92.7%，心绞痛 81.3%，胸憋闷 94.7%，心慌气短 91.4%，项强发胀 87.5%，心烦急躁 80%，耳鸣 90%[2]。②口服蜜环菌片每次 4～6 片，每日 3 次，治疗高血压病、冠心病、脑动脉血管硬化症、癫痫等所致头晕、失眠、耳鸣、肢麻等 233 例，总有效率为 91.38%，显效为 32.36%。其中眩晕观察 220 例，有效率 97.40%，头痛 35 例，有效率 94.28%，肢麻 117 例，有效率 96.50%，失眠 196 例，有效率 92.29%，疗效与天麻相似，且有使血红蛋白、血小板上升的功能[3]。

5602 蜜柑草 mì gān cǎo
（《天目山药用植物志》）

【异名】 夜关门（《广西药用植物名录》），地莲子（《贵州草药》），鱼鳞草（徐州《单方验方新医疗法选编》），鱼眼草、泻胆草（《新华本草纲要》）。

【基原】 为大戟科叶下珠属植物蜜柑草的全草。

【原植物】 蜜柑草 *Phyllanthus matsumurae* Hayata [*P. ussuriensis* Rupr. et Maxim.]

一年生草本，高 15～60 cm。全株光滑无毛。茎直立，分枝细长。叶互生，具短柄；托叶小，2 枚；叶片条形或披针形，长 8～20 mm，宽 2～5 mm，先端尖，基部近圆形。花簇生或单生于叶腋；花小，单性，雌雄同株；无花瓣；雄花萼片 4，花盘腺体 4，分离，与萼片互生，无退化子房；雌花萼片 6，花盘腺体 6，子房 6 室，柱头 6。蒴果有细柄，下垂，圆形，直径约 2 mm，褐色，表面平滑；种子三角形，灰褐色，具细瘤点。花期 7～8 月，果期 9～10 月。

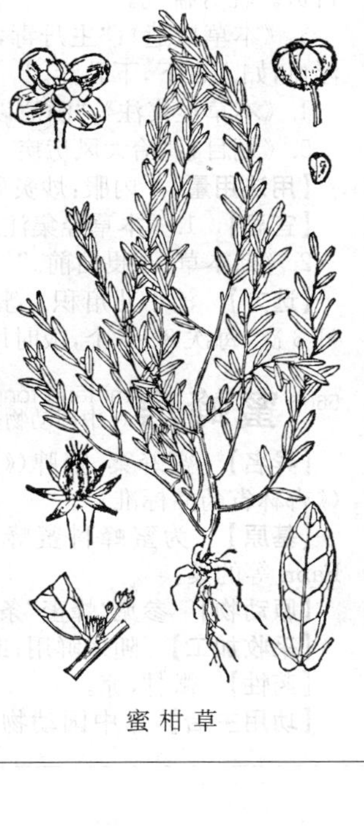

蜜柑草

生于山坡、路旁。分布于东北及河北、江苏、浙江、安徽、福建、湖北、湖南、广西、贵州、陕西等地。

【采收加工】 7～9 月采收，鲜用或晒干。

【药材】 蜜柑草 *Herba Phyllanthi Matsumurae*　主产于江苏、安徽、浙江、福建等地。

性状　全草长 15～60 cm；茎无毛，分枝细长。叶 2 列，互生，条形或披针形，长 8～20 mm，宽 2～5 mm，顶端尖，基部近圆形，具短柄，托叶小。花小，单性，雌雄同株；无花瓣，腋生。蒴果圆形，具细柄下垂，直径约 2 mm，表面平滑。气微，味苦、涩。

【成分】 全草含酚类化合物：老鹳草鞣质（geraniin），鞣云实精（corilagin），短叶老鹳草素-1-羧酸（brevifolin carboxylic acid），并没食子酸（ellagic acid），没食子酸（gallic acid），原儿茶酸（protocatechuic acid）[1]；黄酮类：槲皮素（quercetin），槲皮素-3-O-木糖葡萄糖苷（quercetin-3-O-xyloglucoside），槲皮素-3-O-鼠李葡萄糖苷（quercetin-3-O-rhamnoglucoside），槲皮素-3-O-葡萄糖苷（quercetin-3-O-glucoside）[2]。

【药理】 抗肿瘤作用　蜜柑草中的鞣云实精体外抑制 KB、A_{2780} 肿瘤细胞，体内对小鼠 Lewis 肺癌有抗癌作用[1]。

【药性】 苦，寒。

1.《贵州草药》："性寒，味苦；有小毒。"

2.《陕西中草药》："味涩、苦，性寒。"

3.《福建药物志》："微苦，凉。"

【功用主治】 清热利湿，清肝明目。主治黄疸，痢疾，泄泻，水肿，淋病，小儿疳积，目赤肿痛，痔疮，毒蛇咬伤。

1.《贵州草药》："清热，利湿。治外痔，吐血，痢疾。"

2.《陕西中草药》："主治黄疸型肝炎，淋病，小便失禁。"

3.《全国中草药汇编》："消食止泻，利胆。"

4.《湖北中草药志》："清热明目，利尿通淋。用于眼结膜炎，夜盲，暑热泄泻，黄疸肝炎，痢疾，淋证，小儿疳积，痔疮，蛇虫咬伤。"

5.《福建药物志》："清热利湿。主治感冒，腹泻，肾炎，泌尿道感染，泌尿道结石。"

【用法用量】 内服：煎汤，15～30 g。外用：煎水洗；或鲜草捣敷。

【选方】 1. 治黄疸型肝炎　鱼眼草 30 g，茵陈 60 g。水煎服。（《陕西中草药》）

2. 治痢疾、肠炎　蜜柑草 30 g。水煎服。

3. 治尿路感染、淋沥涩痛　蜜柑草、车前草、滑石各15 g。水煎服。（2、3 方出自《湖北中草药志》）

4. 治小儿疳积，夜多大便　（蜜柑草）全株与猪肝、夜明砂煲服。（《广西民族药简编》）

5. 治夜盲　蜜柑草 30 g，猪肝 60 g。用蜜柑草煎水，去渣，掺猪肝吃。（《湖北中草药志》）

6. 治外痔　地莲子捣绒，敷患处。（《贵州草药》）

7. 治毒蛇咬伤　（蜜柑草）单用水煎洗患处。（《广西民族药简编》）

5603 蜜桶花 mì tǒng huā
（《云南中草药》）

【异名】 猫花、蜂糖花（《四川中药志》），蜂糖罐（《贵州民间药物》），野连翘（《云南中草药选》），叶上花（《昆明民间常用草药》），蜂蜜果、铁林杆（《云南中草药》）。

【基原】 为玄参科来江藤属植物来江藤的全株。

【原植物】 来江藤 *Brandisia hancei* Hook. f.

灌木，高 2～3 m。全株密被锈黄色星状绒毛，枝及叶上面逐渐变无毛。叶柄短，长约 5 mm；叶片革质，长卵形，长 3～10 cm，宽 3.5 cm，先端锐尖头，基部近心形，全缘。花单生于叶腋；花梗长1 cm，中上部有 1 对披针形小苞片；花萼宽钟状，内密生绢毛，具 10 脉，长、宽均约 1 cm，萼齿宽卵状三角形，先端凸突或短锐尖；花冠橙红色，长约 2 cm，上唇宽大，2 裂，裂片三角形，下唇较短，3 裂，裂片舌状；雄蕊与上唇等长；子房卵圆形。蒴果卵圆形，略扁平，有短喙。花期 11 月至翌年 2 月，果期 3～4 月。

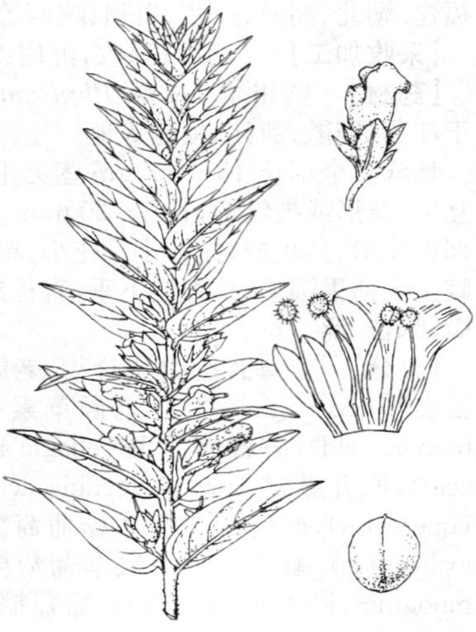

来 江 藤

生于海拔 500～2 600 m 的林中及林缘。分布于中南及西南。

【采收加工】 5～11 月采收，切段晒干或鲜用。

【成分】 全草含洋丁香酚苷(acteoside)，2′-乙酰基洋丁香酚苷(2′-acetylacteoside)，金石蚕苷(poliumoside)，甘露醇(mannitol)[1]。

【药理】 1. 抗平滑肌增殖 蜜桶花中的化合物抑制大鼠主动脉平滑肌细胞增殖[1]。

2. 其他作用 花中的化合物抑制自由基诱导的红细胞溶血，有清除自由基的作用[2]。蜜桶花中的化合物抑制黄嘌呤氧化酶，可能减少尿酸生成[3]。

【药性】 微苦，凉。

1.《四川中药志》1960 年版："性凉，味涩，无毒。"

2.《贵州民间药物》："性凉，味微苦。"

3.《云南中草药》："味微苦，性寒。"

【功用主治】 祛风利湿，清热解毒。主治风湿筋骨痛，浮肿，泻痢，黄疸，痨伤吐血，骨髓炎，骨膜炎，疮疖。

1.《四川中药志》1960 年版："治心惊目跳，烧热不退及呕吐。"

2.《贵州民间药物》："治痢疾，消浮肿，止咳血。治泻痢，受风湿，一身浮肿，痨伤和咳嗽吐血。"

3.《云南中草药》："清热解毒。治化脓性骨髓炎，骨内膜炎，破伤风，风湿，跌打，黄疸型肝炎。"

【用法用量】 内服：煎汤，10～20 g；或泡酒。外用：鲜品捣敷或煎水洗。

【选方】 1. 治风湿，一身浮肿 蜂糖罐、白菖蒲、石菖蒲、艾各等分。煎水洗。(《贵州草药》)

2. 治感冒发热 蜜桶花 3～9 g。煎服。(《云南中草药选》)

3. 治劳伤咳嗽吐血 鲜蜂糖罐花 30 g。煎服。(《贵州民间药物》)

4. 治黄疸型肝炎 蜜桶花 30 g。红糖为引，水煎服。(《云南中草药》)

5. 治泻痢 蜂糖罐根煎水服。(《贵州民间药物》)

6. 治骨髓炎 蜂糖罐根 120 g。用白酒 500 g，浸泡 3 d。每服 15～20 ml，早晚各服 1 次，小儿酌减。外用牛皮胶抽丝，填满瘘管为度，用纱布覆盖固定。每日或隔日换药 1 次。(《全国中草药汇编》)

7. 治化脓性骨髓炎 蜜桶花根 30 g，浸酒 500 g。日服 2～3 次，每次 10 ml。

8. 治骨内膜炎，破伤风，风湿，跌打 蜜桶花 15～30 g。水煎服。(7、8 方出自《云南中草药》)

5604 蜜蜂子 mì fēng zǐ (《本草经集注》)

【异名】 蜂子(《本经》)。

【基原】 为蜜蜂科蜜蜂属动物中华蜜蜂 *Apis cerana* Fabr. 等的未成熟幼虫。

【原动物】 参见"蜂蜜"条。

【采收加工】 在养蜂季节从蜂巢中取出幼虫。

【药材】 蜜蜂子 *Larva Apis* 全国各地均产。

性状 本品为白色或淡黄白色蛹状物，长约 15 mm，直径约 5 mm。

【药理】 益智作用 灌服鲜蜜蜂幼虫浆增强老年大鼠记忆力，增加胆碱能神经纤维积分光密度[1]。

【药性】 甘，平。

1.《本经》："味甘，平。"

2.《别录》："微寒，无毒。"

3.《日华子》："凉，有毒。"

4.《品汇精要》："味甘，性平，气之薄者，阳中之阴。臭腥。"

【功用主治】 祛风解毒，杀虫，通乳。主治头风，麻风，丹毒，风疹，虫积腹痛，带下，产后乳少。

1.《本经》："主风头，除蛊毒，补虚羸伤中，久服令人光泽，好颜色，不老。"

2.《别录》："主心腹痛，大人小儿腹中五虫口吐出者，面目黄。轻身益气。"

3.《本草拾遗》："主丹毒，风疹，腹内留热，大小便涩，去浮血，妇人带下，下乳汁。"

4.《本草经集注》："酒渍以敷面，令人悦白。"

5.《纲目》："治大风疠疾。"

【用法用量】 内服：炒炙研末，1～2 g。

【宜忌】 1.《本草经集注》："畏黄芩、芍药、牡蛎。"

2.《蜀本草》："畏白前。"

【选方】 治小儿疳积 蜜蜂子焙炒，调入砂糖、酱油，每日 3 次，每次 3～5 个，饭时用之。(《中国动物药》)

5605 蜜蜂房 mì fēng fáng (《中国动物药》)

【异名】 蜜蜂窠、蜜脾(《中国药用动物志》)，蜜蜂巢脾(《吉林省药品标准》)。

【基原】 为蜜蜂科蜜蜂属动物中华蜜蜂 *Apis cerana* Fabr. 等的巢。

【原动物】 参见"蜂蜜"条。

【采收加工】 随采鲜用；或秋末采收，略蒸，剪开，晒干。

【药性】 微甘，凉。

【功用主治】 《中国动物药》："清热解毒，祛风消肿，杀虫。治痈疮肿毒,乳腺炎,腮腺炎,咽峡炎,气管炎,风湿痛,皮炎,湿疹,疥癣,鼻窦炎。"

【用法用量】 内服:咀嚼吮汁,1～5 g;或烧存性冲,3～5 g。

【选方】 1. 治慢性鼻窦炎 鲜蜜蜂房 3～7 cm^3,每日 3 次,慢慢咀嚼,吮其汁液,把最后剩下的渣子吐掉,1 个月左右可以治愈。

2. 治疮溃不敛 蜜蜂房烧存性,每日 3～5 g,分 2 次温开水冲服。同时用蜜蜂房细粉外撒。(1、2 方出自《中国动物药》)

5606 褐云玛瑙螺 hè yún mǎ nǎo luó (《中国药用动物志》)

【基原】 为玛瑙螺科玛瑙螺属动物褐云玛瑙螺的肉。

【原动物】 褐云玛瑙螺 *Achatina furica* (Ferussae) 为我国最大的一种陆生贝类,壳高 130 mm,宽 54 mm。壳质稍厚,有光泽,呈长卵圆形。有6.5～8 个螺层,各层增长缓慢,螺旋部呈圆锥形,体螺层膨大,其高度约为壳高的 3/4。壳顶尖,缝合线深。壳面呈黄色或深黄色底,带有焦褐色雾状花纹,胚壳一般为玉白色。其他各螺层有断续的棕色条纹,生长线粗而明显。壳内为淡紫色或蓝白色。壳口呈卵圆形,外唇薄,易碎。内层贴覆于体螺层上,形成"S"形蓝白色的胼胝部。轴缘内折。无脐孔。

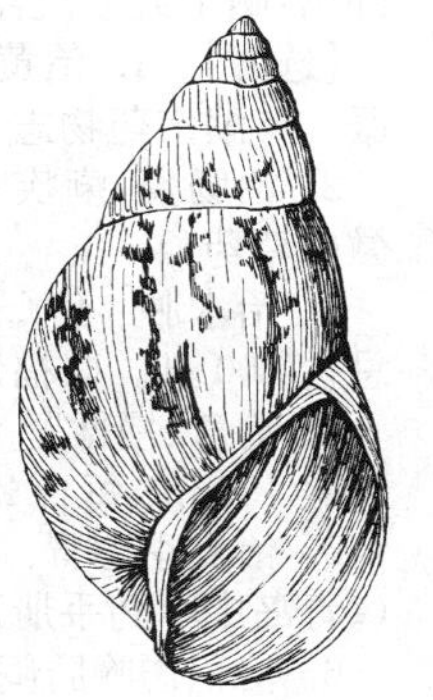

褐云玛瑙螺

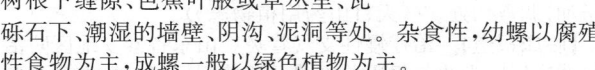

通常生活于阴凉潮湿处,如芭蕉树根下缝隙、芭蕉叶腋或草丛里、瓦砾石下、潮湿的墙壁、阴沟、泥洞等处。杂食性,幼螺以腐殖性食物为主,成螺一般以绿色植物为主。

分布于福建、广东、广西、台湾等地。

【采收加工】 春季至秋季捕捉有 5～6 个以上螺层的成熟个体,捕得后洗净,入沸水中烫,取肉,晒干。

【成分】 清蛋白腺含半乳聚糖(galactan)[1]。

肌肉含褐云玛瑙螺肽(fulicin)[2]。

血淋巴含磷酰基胆碱结合蛋白质(phosphorylcholine-binding protein)[3]。

口前腔含玛瑙螺四肽(achatin)-Ⅰ,玛瑙螺心力激发肽(achatina cardioexcitatory peptide)-1 等[4]。

中央神经系统含 SSFVRI 酰胺肽(SSFVRI amide peptide)[5],贻贝抑制肽(mytilus-inhibitory peptide)[6],5-羟色胺(serotonin),儿茶胺(catecholamine)[7]。

神经含五肽 H-L-Phe-D-Asn-L-Glu-L-Phe-L-Val-NH_2[8]。

体表面含糖蛋白(glycoprotein):玛瑙螺肽(achacin)[9]。

全体含肌肉收缩调节神经肽(muscle contraction-modulating neuropeptide)[10],葡萄糖氨基葡聚糖(glycosaminoglycan)[11]以及中性脂(neutral lipids),磷脂(phospholipids)和糖脂(glycolipids),其主要脂的脂肪酸为 $C_{18:0}$ 与 $C_{20:2}$ 等[12]。

【药性】 甘,平。

【功用主治】 《中国药用动物志》:"滋补强壮。可用于高血压、冠心病患者的辅助治疗。"

【用法用量】 内服:适量,作食品。

5607 褐盖肉齿菌 hè gèi ròu chǐ jūn (刘波《中国药用真菌》)

【异名】 钟馗菌、地鸡(《尔雅》),土菌、地蕈(《本草拾遗》),杜蕈、獐头菌(《菌谱》),獐头、钟馗(《纲目》),馗厨(《植物名实图考长篇》)。

【基原】 为齿菌科肉齿菌属真菌褐盖肉齿菌和翘鳞肉齿菌的子实体。

【原植物】 1. 褐盖肉齿菌 *Sarcodon fuligineo-albus* (Fr.) Quél. 又名:光盖牛胆巴(《中国药用真菌》),光盖肉齿菌、牛腮菌(《云南中药资源名录》)。

菌盖直径 4～15 cm,平展,中部稍下凹,浅黄色、肉色至褐黄色,平滑,稍黏。刺锥状,较细,长 1～2 cm,延生,乳白色至土黄色。菌柄中生或偏生,与菌盖同色,中实,长 4～7 cm,粗 2～3 cm。菌肉肉质,乳黄色。孢子近球形,壁表有小疣,无色透明或稍呈黄色,直径 5～8 μm。

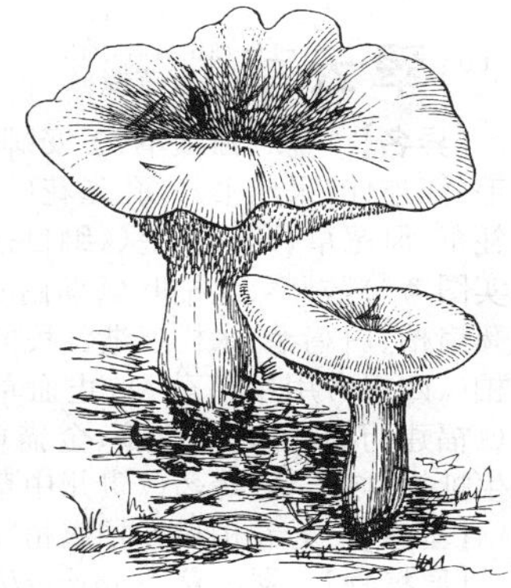

褐盖肉齿菌

生于混交林中地上。分布于云南等地。

2. 翘鳞肉齿菌 *S. imbricatus* (L. ex Fr.) Karst [*Hydnum imbricatam* L. ex Fr.] 又名:獐子菌、獐头菌(《西藏真菌》)。

菌盖宽 10～25 cm,初期盖面平并稍凸,渐平展,继而中部下凹,被有绒毛,不久盖皮开裂,形成褐色至紫褐色的大型鳞片,中央鳞片大,向边缘渐小;鳞片淡粉红色,尖端常上翘,下面平滑,呈同心环状排列。刺锥状,细,长 3～12 mm,延生,密,初期白色,后变为锈褐色。菌柄中生至稍偏生,长 3～9 cm,粗 2～5 cm,上下等粗或基部膨大,中实,韧,平滑,初期白色,后变褐色至黑褐色。菌肉肉质,白色至材白色,稍韧,厚达 1～1.5 cm,味稍苦。孢子近球形,浅褐色,表面有疣,直径 5～7 μm。

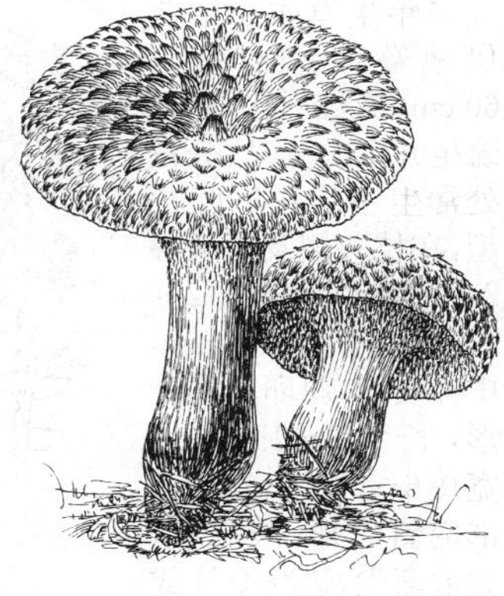

翘鳞肉齿菌

生于针叶林下多砂的土质上。分布于吉林、四川、云南、西藏、甘肃、新疆等地。

【采收加工】 7～10 月采收,晒干。

【药理】 抗肿瘤作用 翘鳞肉齿菌粗多糖腹腔注射对小鼠肉瘤 S_{180} 有抑制作用[1]。

【药性】 甘,平。

1. 《纲目》:"甘,寒,有毒。"

2. 刘波《中国药用真菌》:"性平,味甘。"

【功用主治】 清热解毒,抗癌。主治咽痛,痄腮,疮疥,胃癌,肝癌。

1.《本草拾遗》:"烧灰,傅疮疥。"

2. 刘波《中国药用真菌》:"消炎,抗癌。"

3.《中国药用孢子植物》:"用于扁桃体炎,腮腺炎与胃癌、肝癌等。"

【用法用量】 内服:煎汤,15～30 g;或加冰糖。

【选方】 1. 治扁桃体炎 褐盖肉齿菌 15 g,蒲公英15 g,忍冬藤 15 g。煎服。

2. 治腮腺炎 褐盖肉齿菌 15 g,大青叶 15 g,海金沙藤 12 g。煎服。

3. 治胃癌、肝癌 褐盖肉齿菌 30 g,水煎,加冰糖食用。(1～3 方出自《中国药用孢子植物》)

5608 翠云草 cuì yún cǎo (《百草镜》)

【异名】 金鸡独立草(王安卿《采药志》),翠翎草、矮脚凤毛(汪连仕《采药书》),孔雀花(《粤志》),翠羽草、神锦花、鹤翎草、凤尾草、开屏凤毛(《纲目拾遗》),龙须、剑柏(《植物名实图考》),岩萍、地柏叶(《湖南药物志》),百脚草、假岩柏、藤扁柏、白鸡毛、水松(《浙江民间常用草药》),拦路枝、蓝地柏(《四川常用中草药》),止血草、龙鳞草、金扁柏、龙柏草(《福建药物志》),细风藤、金猫草(《广西药用植物名录》),生扯拢、虱子草、蜂药(《贵州中草药名录》)。

【基原】 为卷柏科卷柏属植物翠云草的全草。

【原植物】 翠云草 *Selaginella uncinata* (Desv.) Spring [*Lycopodium uncinatum* Desv.] 又名:绿绒草(《广州植物志》)。

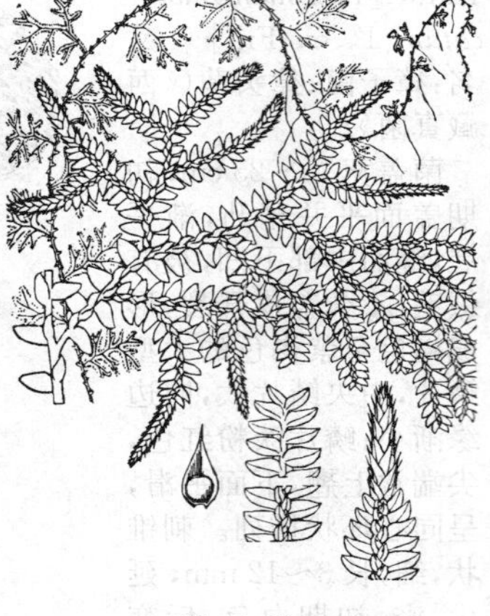

翠云草

多年生草本。主茎伏地蔓生,长 30～60 cm,有细纵沟,侧枝疏生并多次分叉,分枝处常生不定根。叶二型,在枝两侧及中间各 2 行;侧叶卵形,长 2～2.5 mm,宽 1～1.2 mm,中叶质薄,斜卵状披针形,长 1.5～1.8 mm,宽 0.6～0.8 mm,均基部偏斜心形,淡绿色,先端渐尖,边缘全缘或有小齿,嫩叶上面呈翠蓝色。孢子囊穗四棱形,单生于小枝顶端,长 0.5～2 cm;孢子叶卵圆状三角形,长约 2 mm,先端长渐尖,龙骨状,4 列覆瓦状排列。孢子囊圆肾形,大孢子囊极少,生在囊穗基部,小孢子囊生在囊穗基部以上;孢子二型。孢子期 8～10 月。

生于山谷林下或溪边阴湿处以及岩洞石缝内。分布于华东、中南、西南各地。

【采收加工】 7～10 月采收,洗净,鲜用或晒干。

【成分】 全草含穗花杉双黄酮(amentoflavone)等黄酮类化合物[1]。

【药性】 淡、微苦,凉。

1.《湖南药物志》:"淡,平。"

2.《天目山药用植物志》:"性寒,微苦。"

3.《四川常用中草药》:"性平,味淡、微辛。"

4.《云南中草药》:"酸、苦,凉。"

【功用主治】 清热利湿,解毒,止血。主治黄疸,痢疾,泄泻,水肿,淋病,筋骨痹痛,吐血,咳血,便血,外伤出血,痔漏,烫火伤,蛇咬伤。

1. 汪连仕《采药书》:"治痔漏,同胡桃叶煎洗。"

2.《纲目拾遗》:"治吐血,解火毒。"

3.《植物名实图考》:"舒筋络。"

4.《湖南药物志》:"化痰止咳。治蛇咬伤,烧伤,黄疸,肺病吐血,淋病,脚抽筋。"

5.《天目山药用植物志》:"清热解毒,利尿逐水。"

6. 广州部队《常用中草药手册》:"清热利湿。主治急性黄疸型肝炎,胆囊炎,肠炎,痢疾,肾炎水肿。"

7.《福建药物志》:"主治尿道炎,带状疱疹,鹅掌风,腰部扭伤。"

【用法用量】 内服:煎汤,10～30 g,鲜品可用至 60 g。外用:晒干或炒炭存性,研末,调敷;或鲜品捣敷。

【选方】 1. 治黄疸 翠云草 30 g,秋海棠根 3 g。水煎服。(《湖南药物志》)

2. 治肠炎,痢疾 翠云草、马齿苋各 30 g。煎服。(《安徽中草药》)

3. 治水肿 鲜(翠云草)全草 60 g。水煎服,日服 2 次,忌盐 100 日。(《福建民间草药》)

4. 治急、慢性肾炎 翠云草 30 g,加水适量,煎至300 ml。每服 150 ml,每日 2 次。(《全国中草药汇编》)

5. 治夏季感冒 翠云草(鲜)60 g,香薷 15 g。水煎服。(《青岛中草药手册》)

6. 治积伤胸胁闷痛 干翠云草 30 g,和墨鱼干同煮食。(《福建中草药》)

7. 治火烫伤 (翠云草)全草炙存性,研细末,用青油(柏子油)调敷伤处。(《天目山药用植物志》)

【临床报道】 治疗慢性支气管炎 山东省泰安地区防治慢性支气管炎协作组用单方翠云草煎剂、片剂、复方翠云草煎剂(Ⅰ号、Ⅱ号)、流浸膏剂,治疗 808 例。用法:①单方翠云草煎剂:翠云草 120 g,水煎,每日 2 次分服。②复方翠云草煎剂Ⅰ号:翠云草 120 g,百合、棉根皮、沙参各 6 g,山药 9 g,甘草 3 g,水煎服,每日 1 剂;Ⅱ号:翠云草 120 g,沙参、棉根皮各 12 g,洋金花 0.06 g,水煎服,每日 1 剂。③片剂:翠云草水煎,浓缩,制成片剂,每片重 0.3 g(相当于原生药 2.5 g),每次 10 片,每日服 3 次。④流浸膏:翠云草水煎 2 次,合并药液,浓缩成流浸膏(每 60 ml 含原生药 120 g),加适量糖精和防腐剂。每次 20 ml,日服 3 次。其中单方组 574 例,有效率 91.8%;复方组 234 例,有效率 86.5%。经统计学处理,显示单方疗效好于复方[1]。

5609 熊肉 xióng ròu (《本草经集注》)

【基原】 为熊科黑熊属动物黑熊 *Selenarctos thibetanus* G. Cuvier 和熊属动物棕熊 *Ursus arctos* Linnaeus 的肉。

【原动物】 参见"熊胆"条。

【药性】 甘,温。

1.《别录》:"微温。"

2.《千金方》:"味甘,微寒,微温,无毒。"

3.《食疗本草》:"平,味甘。"

4.《随息居饮食谱》:"甘,温。"

【功用主治】 补虚损,强筋骨。主治脚气,风痹不仁,手足不随,筋脉挛急。

1.《千金方》:"主风痹不仁,筋急五缓。"
2.《食医心镜》:"疗脚气,主中风,心肺风热,手足不随。"
3.《医林纂要》:"补中益气,润肌肤,壮筋力。"
4.《随息居饮食谱》:"补虚损,杀劳虫。"

【用法用量】 内服:煮食,适量。

【宜忌】 1.《本草经集注》:"瘸疾不可食熊肉,令终身不除愈。"

2.《千金方》:"若腹中有积聚,寒热羸瘦者,食熊肉,病永不除。"

【选方】 1. 治中风心肺风热,手足不随及风痹不仁,筋脉五缓,恍惚烦躁 熊肉一斤。切,如常法调和作腌腊,空腹食之。

2. 治脚气风痹不仁,五缓筋急 熊肉半斤。于豉汁中和姜、椒、葱白、盐、酱作腌腊,空腹食之。(1、2方出自《食医心镜》)

5610 熊骨 xióng gǔ (《食疗本草》)

【基原】 为熊科、黑熊属动物黑熊 *Selenarctos thibetanus* G. Cuvier 和熊属动物棕熊 *Ursus arctos* Linnaeus 的骨骼。

【原动物】 参见"熊胆"条。

【药材】 熊骨 *Os Selenarcti et Ursi*
主产于黑龙江、吉林、云南、四川等地。自产自销。

性状 一般多用四肢骨。前肢肱骨骨体稍扭曲,长 33~34 cm,直径(中段)约 3 cm。表面淡黄白色,稍粗糙而显油性。中段以上有嵝粗隆 3 条,下端较宽,呈滑车状,下端靠近骨环处无小孔(即无"凤眼")。质坚硬而较重,断面呈不规则圆棱形,密质骨厚 2~5 mm,圆形骨髓腔直径约占骨断面 2/5,髓呈网织蜂窝状,黄棕色,具特殊熊腥气。后肢股骨骨体弯曲,长 35~40 cm,直径 3~4 cm,上端内侧突出的半球形为"股骨头",与骨体约成 110°的角,球面光滑有一较深窝,股骨头高于对侧隆起的大转子;下端前面有一宽而浅的胫窝,后侧有一近菱形的凹槽。横断面类圆形,黄白色,稍粗糙,密质骨厚 6~9 cm,骨髓腔直径约 17 mm,占断面的 1/2。骨髓网纹不明显,棕黄色,腥气浓。后肢胫骨扁圆形,有纵棱。膝盖骨长圆形,带有舌状筋。前后肢掌部宽大,均具 5 爪,爪黑色,留下的皮毛呈黑色或棕色。头骨吻长而尖,鼻骨短;额骨前部较宽,后部较窄,左右额部连接部分向下凹陷,顶部较宽,矢状脊短而不显著。齿褐色,上额骨有门齿 3 对,犬齿 1 对,臼齿 7 对,上颚后臼齿形大,约为宽的 2 倍。肋骨扁形。

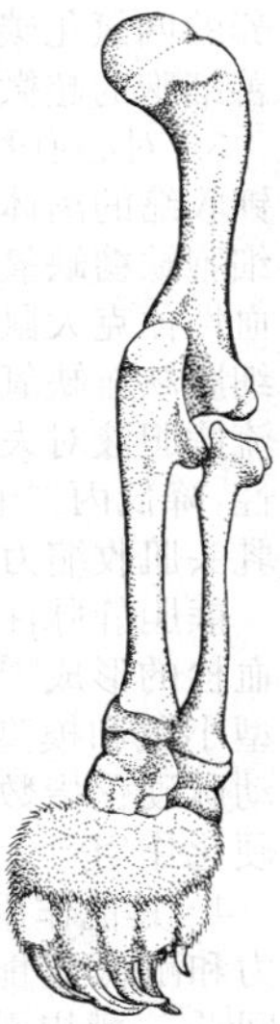
熊骨外形

【炮制】 1. 熊骨 取原药材,用清水浸 1~2 星期,刮去筋肉,洗净,阴干。

2. 烫熊骨 取沙油置锅内,用武火炒烫后,放入净熊骨,不断翻动,炒至表面呈黄色时取出,放凉。

3. 酒酥熊骨 取沙炒熊骨,趁热投入定量酒中,洗去砂子,取出,干燥。每净熊骨 100 kg,用酒 20 kg。

饮片性状 熊骨表面呈白色或灰白色,质轻而松。长骨关节不发达,断面白色,骨髓占断面直径的 4/5,骨髓暗淡无光。气微腥。烫熊骨形如熊骨,表面呈黄色,质较脆。酒酥熊骨形如熊骨,表面呈黄色,质酥脆,微具酒香气。

贮干燥容器内,置阴凉干燥处,防蛀。

【药性】《四川中药志》1960 年版:"性温,味咸、微辛,无毒。"

【功用主治】 祛风,除湿,定惊。主治风湿骨节肿痛,小儿惊风。

1.《食疗本草》:"煮汤浴之,主历节风,亦主小儿客忤。"
2.《四川中药志》1960 年版:"能除风湿,治风湿病,骨节作痛。"

【用法用量】 内服:煎汤,15~30 g;或浸酒。外用:煎汤洗。用时捣碎。

5611 熊胆 xióng dǎn (《药性论》)

【基原】 为熊科黑熊属或熊属动物黑熊及棕熊的胆囊。

【原动物】 1. 黑熊 *Selenarctos thibetanus* G. Cuvier 又名:熊(《诗经》),猪熊(《尔雅翼》),狗熊(《广东新语》),黑瞎子、登仓、狗驼子。

体型较大,长 1.5~1.7 m,体重约 150 kg。头部宽圆。吻部短而尖;鼻端裸露,眼小;耳较长且被有长毛,伸出头顶两侧。颈部短粗,两侧毛特别长。胸部有一倒人字形白斑。尾很短。毛较一致,漆黑色,有光泽。四肢粗健,前后足均具 5 趾,前足腕垫宽大与掌垫相连,后足跖垫亦宽大且肥厚,前宽后窄,内侧中部无毛间隔。具爪。除其鼻面部棕色、下颌白色、倒人字白斑外,全身均为黑色并带有光泽。

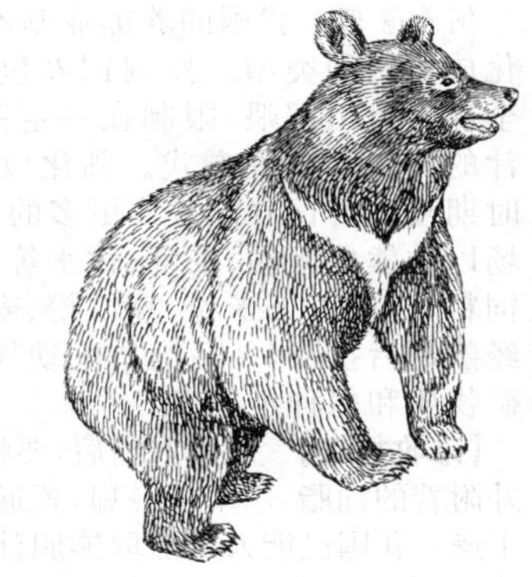
黑 熊

栖息于混交林或阔叶林中。一般居于山上的石洞或大树洞中,有冬眠习性,夏、冬季有垂直迁移现象。白天活动,视觉较差,善爬树,游泳力强。杂食性,但以植物为主。分布极广泛,华北、东北、华南、西南及浙江、安徽、福建、江西、西藏、陕西、甘肃、青海、台湾等地均有分布。

2. 棕熊 *Ursus arctos arctos* Linnaeus 又名:罴(《诗经》),黄熊(《陆玑·诗疏》),貑罴(《尔雅》郭璞注),马熊(《雅尔翼》),人熊(《纲目》)。

体型较大,长约 2 m,重 200~300 kg。头阔而圆,吻部较长,鼻也较阔,其端裸出,略侧扁。耳小,能动,内外被毛。肩端隆起,腰粗壮,尾短。四肢粗壮,前后足均具 5 趾,前足的爪长于后足。爪侧扁而弯曲,呈暗褐色。全身为黑棕色,或近黑色以至很淡的银灰色、棕黄色或棕红色。成体胸部无白色斑纹。

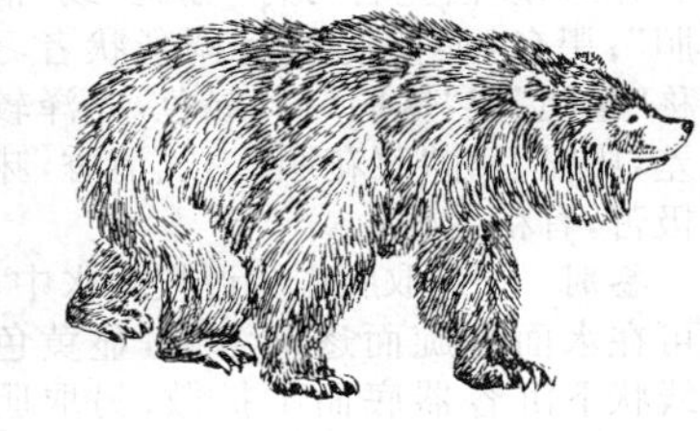
棕 熊

栖息于阔叶林、针叶林或混交林中。有冬眠习性,杂食以植物为主。分布于东北及四川、贵州、西藏、甘肃、青海、新疆等地。

以上动物的肉(熊肉)、骨骼(熊骨)、脂肪油(熊脂)、脑髓(熊脑)、足掌(熊掌)、筋腱(熊筋)均供药用,另设专条。

【养殖】 生活习性　熊为森林中的大型动物,性孤僻不成群,常单独在森林中栖息和活动。昼行性,善于游泳、爬树,能直立行走,属于半冬眠动物,遇到干扰时可立即解除冬睡而外出活动。杂食性,主要以植物嫩芽、嫩草及各种野果为食,尤喜食蜂蜜。熊的视觉较差,但嗅觉和听觉发达,从体型上看,寒冷地区的熊体型大、皮脂肥厚,热带地区的熊体型小。

养殖技术　熊是季节性发情的动物,每年5～8月为发情交配季节。妊娠期210～220 d,一般在12月末至翌年2月间产仔。每胎产1～3仔。雌熊性成熟年龄为3～3.5岁,雄熊为4岁左右。当前,养熊方式有笼养、圈养、室养等。成年熊类多为单养,幼年熊类可以集体饲养。我国养熊业历史悠久,特别对熊的驯化更积累了丰富的经验。在繁殖技术上,使熊不但可在人工饲养条件下,通过自然交配而获得后代,还可通过人工授精繁殖后裔。

饲养管理　我国的养熊业基本上可分为控制饲养和驯化放牧两种类型。控制饲养包括笼养、圈养和室养等,全部靠人工饲喂,限制在一定范围内活动,用于活取胆汁的熊皆为此种方式。驯化放牧则用于幼熊生长发育时期或大群饲养以获取更多的产品时,要求有广大的牧场以供熊群运动、采食、饮水等,也需人工供给一定量的饲料,一般以玉米粉、豆饼粉、麦麸、高粱粉等作为精料,经熟制后投喂,并适当搭配动物性饲料、青绿多汁饲料、矿物质和多种维生素。

【采收加工】 胆囊取出后,要将胆囊管口扎紧,剥去胆囊外附着的油脂,用木板夹扁,置通风处阴干,或置石灰缸中干燥。我国已能人工活取熊胆汁,通过手术造成熊胆囊瘘管,定期接取胆汁,并将胆汁制成熊胆粉以供药用。

黑熊与棕熊均为国家二级保护动物,数量稀少,严禁捕猎。

【药材】 熊胆 *Fel Selenarcti et Ursi*　主产于云南、贵州、四川、青海、西藏、新疆及东北等地。

性状　本品呈长扁卵形,上部狭细,下部膨大成囊状,长10～20 cm,宽5～10 cm。表面黑色、棕黑色或黄棕色,显光泽,微有皱褶。囊内有干燥的胆汁,习称“胆仁”,呈块状、颗粒状或粉状,金黄色,透明如琥珀,有光泽,质松脆者习称“金胆”或“铜胆”;黑色,质坚脆或呈稠膏状者习称“墨胆”或“铁胆”;黄绿色,光泽较差,质脆者称“菜花胆”。气清香,味极苦,有粘舌感。

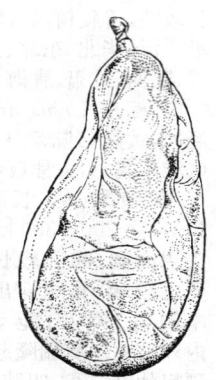

熊胆外形

鉴别　(1)取胆仁少许投入水中,可在水面盘旋而逐渐溶解,显黄色线状下沉容器底而不扩散;另取胆汁碎末用火烧之,则起泡而无腥气。

(2)取胆仁粉末在紫外光灯下应显黄白色荧光,而不应显棕黄色荧光;另取粉末溶于7%冰醋酸溶液中,溶液不应显浅蓝色乳浊荧光(与牛、羊胆区别)。

(3)薄层色谱:取胆仁加甲醇温热溶解,放冷滤过,滤液浓缩近干,加20%氢氧化钠水解,放冷,加盐酸至pH 2～3,以乙酸乙酯萃取作供试液,取熊去氧胆酸制成对照品溶液,吸取两溶液点于同一硅胶G板上,用异辛烷-乙醚-冰醋酸-正丁醇-水(10∶5∶5∶3∶1)上层液展开,喷30%硫酸,105 ℃干燥10 min显色,供试品色谱在与对照品色谱的相应位置上,有相同颜色的斑点。

【成分】 主含胆汁酸类的碱金属盐,又含胆甾醇及胆色素。主要有牛磺脱氧胆酸(tauroursodesoxycholic acid),鹅脱氧胆酸(chenodesoxycholic acid)及胆酸(cholic acid)[1]。

【药理】 1. 抗惊厥、镇静、解热作用　小鼠灌胃熊胆减少自主活动,与水合氯醛有协同作用;能对抗去氧麻黄碱的作用;延长戊四氮所致小鼠惊厥潜伏期[1]。熊胆溶液腹腔注射延长过量回苏灵引起的小鼠惊厥的潜伏期和惊厥持续时间[2]。熊胆灌胃对啤酒酵母所致大鼠发热有抑制作用[1]。

2. 利胆、保肝作用　十二指肠给予熊胆增加麻醉大鼠胆汁和胆汁酸分泌,对大鼠四氯化碳性肝损伤有保护作用[3]。熊胆粉加入高脂饲料喂养,降低高脂饮食豚鼠胆汁胆固醇浓度,提高胆汁中胆汁酸浓度,缓解肝脂肪变性[4]。熊胆粉加入致石饲料喂养,降低豚鼠的胆石生成率,升高胆汁酸浓度,降低胆汁中胆固醇浓度及致石指数[5]。灌胃引流熊胆对小鼠四氯化碳性肝损伤有保护作用[6]。熊胆提高体外培养的四氯化碳损伤的大鼠乳鼠肝枯否细胞的吞噬功能,改善细胞的超微结构[7]。

3. 对心血管系统的影响　熊胆舒张去甲肾上腺素或高钾收缩的离体大鼠胸主动脉[8]。熊胆体外对大鼠乳鼠心肌细胞缺糖缺氧性损伤有保护作用[9]。静脉滴注熊胆液对失血性休克大鼠能舒张肠系膜微血管,改善微循环,减轻组织细胞缺血缺氧状态,回升血压,延长存活时间[10]。灌胃引流熊胆液对失血性休克大鼠能提高血清超氧化物歧化酶活性,降低丙二醛含量[11]。熊去氧胆酸降低离体豚鼠右心室乳头肌收缩力,缩短动作电位时程[12]。

熊胆静脉注射降低家兔血小板黏附率,抑制家兔体内外血栓的形成[13]。熊胆静脉注射降低正常大鼠、高血脂模型小鼠和模型鸡的总胆固醇、三酰甘油、低密度脂蛋白和动脉硬化指数,提高高密度脂蛋白等,有降血脂、抗动脉硬化作用[14]。

4. 其他作用　灌胃引流熊胆液提高小鼠常压耐缺氧能力和耐低温能力[15]。熊胆溶液灌胃还延长小鼠游泳时间[16]。灌胃引流熊胆对抗小鼠乙醇引起的记忆再现障碍,降低小鼠心、脑丙二醛含量[6]。引流熊胆液灌胃对大鼠醋酸型、吲哚美辛型、无水乙醇型胃溃疡均有防治作用[17]。引流熊胆粉溶液灌胃能减少小鼠饮酒后的醉酒数,延长耐受时间,减少血液中的乙醇、乙醛含量[18]。熊胆体外对白蛋白引起的致敏豚鼠回肠收缩有抑制作用,腹腔注射抑制小鼠组胺引起的毛细血管通透性升高[19]。熊胆体外能有效清除亚硝酸钠,阻断二甲基亚硝胺的合成[20]。熊胆液对人白血病细胞株K_{562}细胞、小鼠骨髓瘤细胞SP_{20}有抑制作用,细胞崩解死亡。熊胆腹腔注射延长S_{180}腹水癌小鼠的存活时间[21]。引流熊胆灌胃抑制小鼠二甲苯、巴豆油所致耳肿胀,降低小鼠毛细血管通透性,抑制大鼠角叉菜胶性足肿胀和弗氏佐剂所致大鼠关节炎,抑制小鼠棉球肉芽肿增生,降低小鼠单核巨噬细胞的吞噬功能,还抑制大鼠热烫性足肿胀,减少炎症部位PGE_2含量[22]。引流熊胆灌胃可降低小鼠胞浆内谷胱甘肽S-转移酶的活力,并可增强小鼠对环磷酰胺的耐受能力[23]。熊胆粉中胆酸类主要成分牛磺熊去氧胆酸对连二亚硫酸钠造成的ECV_{304}细胞缺氧损伤有保护作用[24]。

毒性　小鼠静脉注射熊胆的 LD_{50} 为 1 121.9 mg/kg[13]。

【药性】 苦，寒。归肝、胆、心、胃经。

1.《新修本草》："味苦，寒，无毒。"

2.《纲目》："手少阴、厥阴，足阳明经药也。"

3.《雷公炮制药性解》："入胆经。"

4.《本草求真》："入心、肝，兼入脾、大肠。"

5.《本草再新》："味甘，性寒。"

【功用主治】 清热解毒，平肝明目，杀虫止血。主治湿热黄疸，暑湿泻痢，热病惊痫，目赤翳障，喉痹，鼻蚀，疔疮，痔漏，疳疾，蛔虫，多种出血。

1.《药性论》："主小儿五疳，杀虫，治恶疮。"

2.《新修本草》："疗时气热盛变为黄疸，暑月久痢，疳䘌，心痛，疰忤。"

3.《食疗本草》："主时气盛热，疳䘌，小儿惊痫。"

4.《日华子》："治疳疮，耳鼻疮，及诸疳疾。"

5.《医学入门》："点眼去翳开盲。涂恶疮、痔瘘，治小儿风热惊痫，杀疳虫，疗黄疸，止久痢。"

6.《纲目》："退热，清心，平肝明目去翳，杀蛔、蛲虫。"

7.《本草述》："治喉痹。"

8.《医林纂要》："平相火，泻心火，坚肾水，杀虫䘌，镇惊治痫，清心宁神，明目去热，磨汁点目去赤肿，退翳膜，涂痔瘘脱肛，杀下部虫。"

9.《本草求原》："治蓄血，血淋。"

10.《青藏高原药物图鉴》："清热解毒，消炎生肌，止痉，止血。治肺结核引起的咯血，胆囊炎，黄疸，眼炎症，癫痫，消化不良，疮疡肿痛（尤其是痔疮），外伤等症。"

【用法用量】 内服：入丸、散，0.2～0.5 g。外用：研末调敷或点眼。

【宜忌】 虚证禁服。

1.《药性论》："恶防己、地黄。"

2.《本经逢原》："凡实热之证，用之咸宜，苟涉虚象，便当严禁。"

【选方】 1. 治胆道炎，胆石症，黄疸　熊胆 0.5 g，郁金 10 g，茵陈蒿 15 g。水煎，日服 2 次。（《中国动物药》）

2. 治小儿惊痫瘛疭　熊胆两大豆许。和乳汁及竹沥服并得，去心中涎良。（《食疗本草》）

3. 治目赤障翳　熊胆 0.3 g，黄连 3 g，冰片 0.9 g。加冷水 12 g 调匀，贮在瓶内备用。常点患处。孕妇慎用。（《广西药用动物》）

4. 治小儿一切疳疾，心腹虚胀，爱食泥土，四肢壮热　熊胆一钱（研），麝香半钱（研），壁宫一枚（去头、足、尾，面裹煨熟，研），黄连（去须，取末）一钱。上同研极细，以蟾酥和丸，黍米大。每服五丸，米汤送下。量大小加减，无时。（《小儿卫生总微论方》熊胆麝香丸）

5. 治疳羸瘦　熊胆、使君子仁各等分。研细，放入瓷器中，蒸熔，宿蒸饼就丸麻子大。米饮送下二十丸，无时。（《小儿卫生总微论方》熊胆丸）

6. 治蛔心痛　熊胆如大豆。和水服。（《外台》）

7. 治小儿疳疮，虫蚀鼻　熊胆半分。汤化调涂于鼻中。（《圣惠方》）

8. 治神经性胃痛　熊胆，研末，每日服 3 次，每次 0.9 g，开水送服。

9. 治痔疮　熊胆汁、片脑（研细）各等分。用水调匀，用棉签蘸取涂痔上。（8、9 方出自《广西药用动物》）

10. 治风虫牙痛　熊胆三钱，片脑四分。上为末，用猪胆汁调搽患处。（《摄生众妙方》）

11. 治跌打昏迷　熊胆汁 1.5～3 g。冲酒服。（《广西药用动物》）

【各家论述】 1.《纲目》："熊胆苦入心，寒胜热，手少阴、厥阴、足阳明经药也，故能凉心平肝杀虫，为惊痫、疰忤、翳障、疳痔、虫牙、蛔痛之剂焉。"

2.《本草经疏》："凡胆皆极苦寒，而能走肝、胆二经，泻有余之热，盖以类相从也。小儿疳积，多致目内生翳障者，以肝、脾二脏邪热壅滞，则二脏之气血日虚、闭塞日甚故也。用此泻肝、胆、脾家之热，则内邪清而外障去矣。如不因疳证而目生翳障，及痘后蒙闭者，多因肝、肾两虚，宜滋阴、养血、清热为急，诸胆皆不得用。"

5612 熊脂 xióng zhī（《本经》）

【异名】 熊白（《本草经集注》），熊油（《洞天奥旨》）。

【基原】 为熊科黑熊属动物黑熊 *Selenarctos thibetanus* G. Cuvier 和熊属动物棕熊 *Ursus arctos* Linnaeus 的脂肪油。

【原动物】 参见"熊胆"条。

【药材】 熊脂 *Adeps Selenarcti et Ursi*　产销同"熊胆"条。

性状鉴别　色白微黄，略似猪油，遇冷凝结成膏，热则熔化为液状。气微香。以纯净无渣、气香者为佳。

【药性】 甘，温。归脾经。

1.《本经》："味甘，微寒。"

2.《别录》："微温，无毒。"

3.《食疗本草》："微寒，甘滑。"

4.《本草经疏》："入足太阴、手阳明、少阴三经。"

5.《本经逢原》："甘，温。"

【功用主治】 补虚损，润肌肤，消积，杀虫。主治虚损羸瘦，风痹不仁，筋脉挛急，积聚，面疮，癣，白秃，臁疮。

1.《本经》："主风痹不仁，筋急，五脏腹中积聚，寒热羸瘦，头疡白秃，面皯疱。久服强志，不饥，轻身。"

2.《别录》："主食饮吐呕。"

3.《新修本草》："长发令黑，悦泽人面；酒炼服之，瘥风痹。"

4.《日华子》："治风，补虚损，杀劳虫，强心。"

5.《医林纂要》："润肌肤，杀虫䘌，治疕秃。"

6.《四川中药志》1960 年版："补血杀虫；治肿胀积聚；外用涂臁疮。"

7.《中国动物药》："补虚损，强筋骨，润肌肤。治虚损羸瘦，筋脉拘急，头癣，臁疮。"

【用法用量】 内服：和花椒熬炼后开水冲服，10～20 g。外用：涂搽。

【选方】 1. 治白秃疮及发中生癣　熊白敷之。（《产乳集验方》）

2. 治数十年鹅掌风　熊油一两，瓦松三钱，轻粉一钱，樟脑一钱。各为末。先以甘草三钱，桂枝三钱煎汤洗之，烘干，以熊油调各末，搽而烘，一日三次。（《洞天奥旨》）

3. 治发黄　熊脂涂发梳之，散头床底伏地一食倾，即出，便尽黑。（《千金方》）

4. 治臁疮　熊油涂搽患处。（《中国动物药》）

【各家论述】 1.《本草经疏》："其主风痹不仁筋急者，盖风为阳邪，熊为阳兽，其气温，能通行经络；其性润，能滋养肝脾，故主之也。滑泽而通行，故主五脏腹中积聚及食饮吐呕。甘而强力，故能主寒热羸瘦，轻身；性润而疏风，故能主头疡白秃，面皯皰也。久服强志，不饥长年，甚言其补虚壮筋骨之功耳。”

2.《医林纂要》：“（熊）多脂而冬尤盛。凡湿热蒸于皮肤，血热而皮燥，则虫生焉。若皮肤润泽和柔，虫无所容矣。故凡脂皆杀虫，而此治疙秃尤效。”

5613 熊脑 xióng nǎo（《新修本草》）

【基原】 为熊科黑熊属动物黑熊 *Selenarctos thibetanus* G. Cuvier 和熊属动物棕熊 *Ursus arctos* Linnaeus 的脑髓。

【原动物】 参见“熊胆”条。

【药性】 咸，温。

【功用主治】 补虚祛风。主治眩晕，耳鸣耳聋，白秃风屑。

1.《新修本草》：“疗诸聋。”

2.《日华子》：“去白秃风屑，疗头旋并发落。”

3.《本草蒙筌》：“除耳聋耳鸣。”

【用法用量】 内服：煮汤，15～30 g。外用：涂搽。

5614 熊掌 xióng zhǎng（《日华子》）

【基原】 为熊科黑熊属动物黑熊 *Selenarctos thibetanus* G. Cuvier 和熊属动物棕熊 *Ursus arctos* Linnaeus 的足掌。

【原动物】 参见“熊胆”条。

【采收加工】 捕杀后，将足掌剁下，糊以泥土，挂起晾干，或用微火烘干，干燥后，去净泥土，保存。

【药材】 熊掌 *Pes Selenarcti et Ursi* 产于黑龙江、吉林、云南、四川等地。自产自销。

性状 熊掌多连皮带毛，前掌较小，长 15～20 cm；后掌较长，长 20～30 cm。前掌较宽。掌心均呈黑色，具厚实干枯的肉垫，肉垫表面无毛。掌底系由若干个质地致密且较坚硬的圆柱体所构成。趾 5 个，各趾都有弯曲的利爪；足趾间及掌的背面密生黑色或棕褐色的细毛。气腥而不臭。以宽大、厚实、干燥、气腥而不臭者为佳。

【成分】 干燥熊掌含脂肪 43.90%，粗蛋白质 55.23%，蛋白质水解产生天冬氨酸，苯丙氨酸，亮氨酸，谷氨酸，酪氨酸，组氨酸，脯氨酸，精氨酸，丙氨酸，缬氨酸，羟基缬氨酸等[1]。

【炮制】 取原药材，去净杂质，洗净，阴干。

饮片性状 参见“药材”项。

贮干燥容器内，密闭。置阴凉干燥处，防蛀。

【药性】 甘，平。归脾、胃经。

1.《医林纂要》：“甘咸，温。”

2.《四川中药志》1960 年版：“性平，味甘、辛，无毒。入脾、胃二经。”

【功用主治】 健脾胃，补气血，祛风湿。主治脾胃虚弱，诸虚劳损，风寒湿痹。

1.《日华子》：“食可御风寒，益气力。”

2.《医林纂要》：“滋补气血，祛风去痹，续绝除伤。”

3.《四川中药志》1960 年版：“能除风湿，健脾胃。治胃弱脾虚，风寒湿痹及诸虚损症。”

【用法用量】 内服：煮食，30～60 g。

5615 熊筋 xióng jīn（《本经逢原》）

【基原】 为熊科黑熊属动物黑熊 *Selenarctos thibetanus* G. Cuvier 和熊属动物棕熊 *Ursus arctos* Linnaeus 的筋腱。

【原动物】 参见“熊胆”条。

【药性】 甘，温。归肝经。

【功用主治】《本经逢原》：“壮筋强力，与虎骨之搜风壮骨无异。”

【用法用量】 内服：煮食，30～60 g；或浸酒。

5616 熊蕨根 xióng jué gēn（《国药的药理学》）

【异名】 半边草（《广西药用植物名录》）。

【基原】 为鳞毛蕨科鳞毛蕨属植物狭顶鳞毛蕨的根茎或叶。

【原植物】 狭顶鳞毛蕨 *Dryopteris lacera*（Thunb.）O. Kuntze［*Polypodium lacera* Thunb.］

植株高 60～75 cm。根茎短而直立，顶端和叶柄基部密被棕褐色、披针形鳞片。叶簇生；叶柄长 25～40 cm，禾秆色，向上沿叶轴和羽轴疏被棕色、披针形小鳞片；叶片纸质，长圆状披针形，长 25～35 cm，中部宽 20～25 cm，两面光滑，二回羽状；羽片略斜展，卵状披针形，长 13～15 cm，宽 5～7 cm，先端渐尖并为羽裂；小羽片 7～9 对，线状披针形，边缘有细锯齿，除基部 1～3 对外，余均与叶轴合生，基部下侧呈耳形；叶脉羽状，侧脉分叉。孢子囊群圆形，背生于小羽片的小脉上，在中脉两侧各排成 1 行；囊群盖圆肾形。

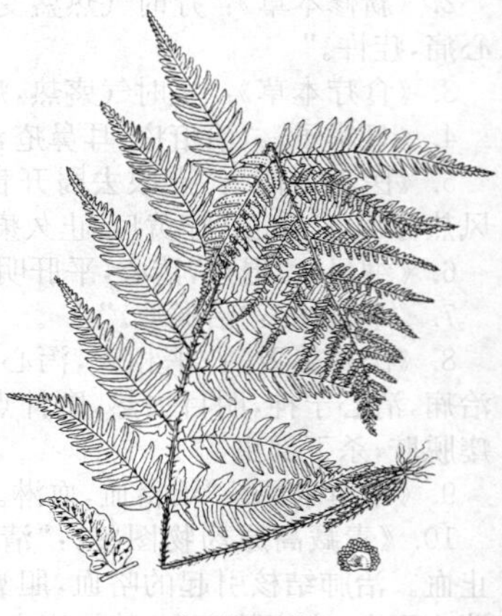

狭顶鳞毛蕨

生于海拔 400～800 m 的山坡林下阴湿处。分布于华东及湖北、广西、四川、云南、陕西等地。

【采收加工】 全年均可采挖根茎。叶幼嫩时采，鲜用或晒干。

【药性】《中国药用孢子植物》：“微苦，凉。”

【功用主治】 清热，活血，杀虫。主治痢疾，跌打损伤，绦虫病。

1.《国药的药理学》：“为绦虫的驱除药。”

2.《中国药用孢子植物》：“清热，活血，杀虫。用于痢疾，跌打损伤，驱绦虫等。”

【用法用量】 内服：煎汤，5～10 g；或研末。

【选方】 1. 治痢疾 狭顶鳞毛蕨 15 g，海蚌含珠 15 g。煎服。

2. 驱绦虫 狭顶鳞毛蕨 15 g。煎服。（1、2 方出自《中国药用孢子植物》）

5617 骡宝 luó bǎo（《四川中药志》）

【基原】 为马科马属动物骡或駃騠的胃结石。

【原动物】 1. 骡 *Equus asinus* Linnaeus（♂）× *E. caballus orientalis* Noack（♀） 又名：马骡（俗称）。

为公驴和母马的杂交种。体重在300 kg 左右。体形似马较驴大，叫声似驴。头较粗长，鬃毛短而弱，耳大长，尾不全被长毛。体色亦多样，常见的有黑色、栗色及棕灰色。

人工培育的目的主要是役用，力大食小。全国大部分地区有饲养。

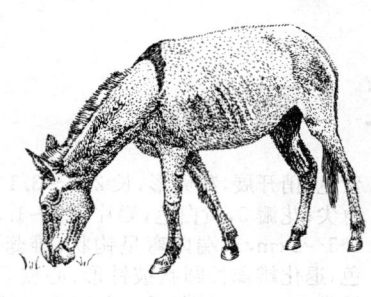
骡

2. 駃騠 *Equus caballus orientalis* Noack（♂）× *E. asinus* Linnaeus（♀）

又名：驴骡（俗称）。

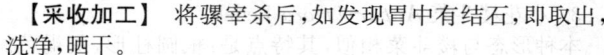

为公马和母驴的杂交种，外形偏似驴。主要饲养于华北地区。

【采收加工】 将骡宰杀后，如发现胃中有结石，即取出，洗净，晒干。

【药材】 骡宝 *Calculus Mulac seu Hinni* 主产于东北及西北地区。

性状 本品呈圆球形或略不规则形，直径 6～8 cm，表面净白色、灰白色或微黄色。具云状粗纹，光滑略具光泽，可成层剥落。质重，不易破碎，断面同心环层纹明显，但较粗，断面色泽浓淡差异小。本品粉末置铝箔上火烧，即时爆跳，且有微臭。

【药性】《四川中药志》1960 年版："性平，味甘、微咸，无毒。入心、肺、脾三经"。

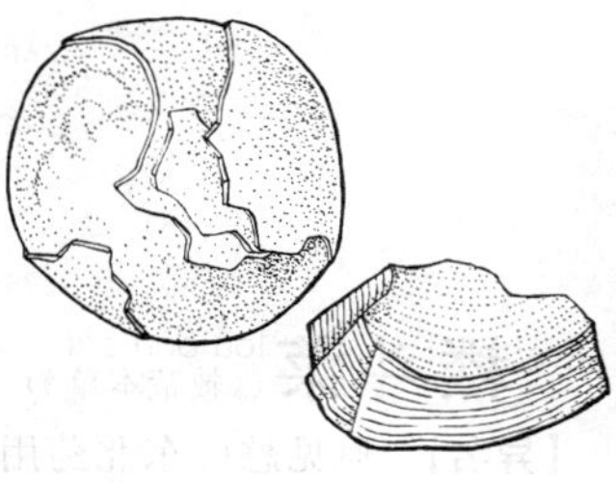
骡宝外形

【功用主治】 清热解毒，化痰定惊。主治小儿急惊风，癫狂谵语，吐血，衄血，痈疮。

1.《四川中药志》1960 年版："定惊解毒，清热化痰。治小儿急惊风，痰热内蕴及癫狂谵语。"

2.《中国药用动物志》："主治吐血，衄血，痈疮。"

3.《彝医动物药》："具祛风清热，降火除痰，宁心安神，清肿止痛功效。主治太阳穴痛，风湿疼痛。"

【用法用量】 内服：研末，0.9～3 g；或泡酒。外用：研末调涂。

【宜忌】《四川中药志》1960 年版："脾弱腹泻及痞疾者慎用。"

【选方】 1. 治太阳穴痛 骡宝兑水搽。

2. 治风湿疼痛 骡宝泡酒服。（1、2 方出自《彝医动物药》）

十　五　画

5618 楼斗菜 lóu dǒu cài（《救荒本草》）

【异名】　血见愁（《东北药用植物志》），漏斗菜（《东北常用中草药手册》）。

【基原】　为毛茛科耧斗菜属植物耧斗菜、尖萼耧斗菜和小花耧斗菜的带根全草。

【原植物】　1. 耧斗菜 *Aquilegia viridiflora* Pall.　又名：绿花耧斗菜（《全国中草药汇编》）。

多年生草本，高 15～50 cm。根圆柱形，直径达 1.5 cm。茎直立，被柔毛及腺毛。基生叶二回三出复叶；叶柄长达 18 cm，被柔毛或无毛，基部有鞘；叶片宽 4～10 cm，中央小叶楔状倒卵形，长 1.5～3 cm，宽与长几相等或更宽，上部 3 裂，裂片具 2～3 圆齿，上面绿色，无毛，下面有时为粉绿色，被短柔毛或近无毛，具短柄，侧生小叶与中央小叶相近；茎生叶数枚，一至二回三出复叶，上部叶较小。单歧聚伞花序，3～7 朵花，微下垂；苞片 3 全裂；花梗长 2～7 cm；花两性，萼片 5，花瓣状，黄绿色，长椭圆状卵形，长 1.2～1.5 cm，宽 6～8 mm，先端微钝，被柔毛；花瓣 5，黄绿色，直立，倒卵形，与萼片近等长，先端近截形，距长 1.2～1.8 cm，直或微弯；雄蕊多数，伸出花外，长约 2 cm，花药黄色；退化雄蕊线状长椭圆形，白膜质；心皮 4～6，密被腺毛，花柱与子房近等长。蓇葖果长 1.5 cm。种子狭倒卵形，长约 2 mm，黑色，具微凸起的纵棱。花期 5～7 月，果期 6～8 月。

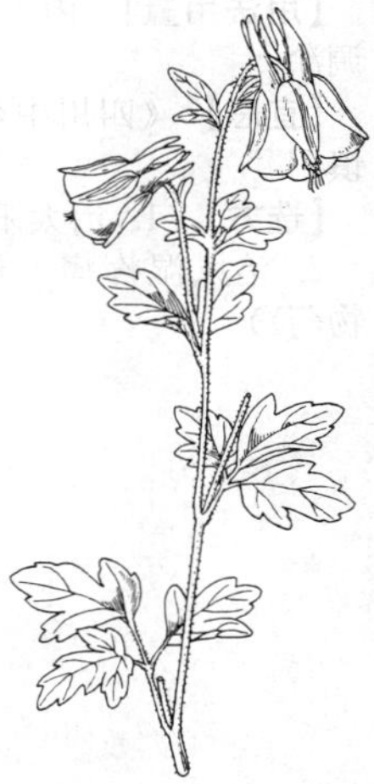

耧斗菜

生于海拔 200～2 300 m 的山地路旁、河边或潮湿草地。分布于华北、东北及陕西、甘肃、宁夏、青海等地。

2. 尖萼耧斗菜 *A. oxysepala* Trautv. et Mey.　又名：猫爪花（东北）。

本种形态与耧斗菜相似，其特点是：高 40～80 cm。根圆柱形，外皮黑褐色。茎近无毛或有极疏的柔毛。叶片宽 5.5～20 cm，中央小叶楔状倒卵状，长 2～6 cm，宽 1.8～5 cm，3 浅裂或 3 深裂，裂片先端圆，具 2～3 个粗圆齿，下面淡绿色。单歧聚伞花序，3～5 朵花，较大，微下垂；萼片 5，紫色，稍开展，狭卵形，长 2.5～3.1 cm，宽 8～12 mm，先端急尖；花瓣 5，黄白色，瓣片长 1～1.3 cm，宽 7～9 mm，距长 1.5～2 cm，末端内弯呈钩状；雄蕊与瓣片近等长，花药黑色；退化雄蕊长圆状披针形；心皮 5，被白色短柔毛。蓇葖果长 2～3 cm，疏被毛。花期 5～6 月，果期 7～8 月。

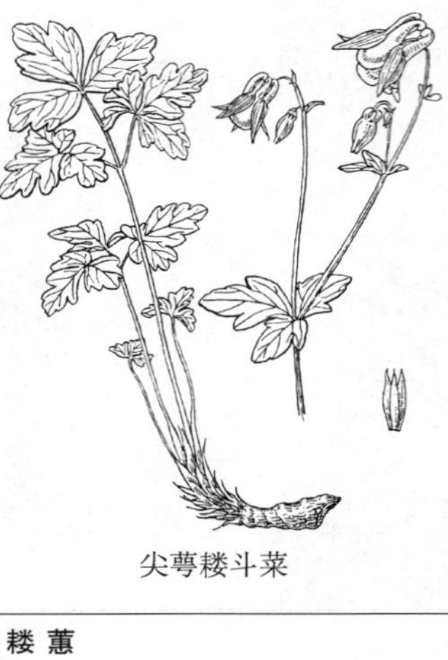

尖萼耧斗菜

生于海拔 450～1 000 m 的山地杂木林边或草地。分布于东北地区。

3. 小花耧斗菜 *A. parviflora* Ledeb.

本种形态与耧斗菜相似，其特点是：根圆柱形，灰褐色。茎通常无毛。基生叶，叶柄长 4～14 cm，无毛；叶片三角形，宽 5～12 cm，中央小叶倒卵形或椭圆形，长 1.5～3.5 cm，宽 1～2.5 cm，先端 3 浅裂，浅裂片圆形，全缘或具 2～3 粗圆齿，小叶无柄或具短柄；侧生小叶 2 浅裂，下面淡绿色。单歧聚伞花序，3～6 朵花，近直立；苞片披针状线形或线形；花梗长 2～4 cm，无毛，花两性，萼片 5，蓝紫色，卵形，长 1.5～2 cm，宽 0.9～1.2 cm，先端钝；花瓣 5，瓣片钝圆形，长 3～5 mm，距长 3～5 mm，末端微弯；雄蕊花药黄色，退化雄蕊狭椭圆形；心皮 5。蓇葖果长 1.2～2.3 cm，直立，被长柔毛。花期 6 月，果期 7～8 月。

生于山坡林下或林缘。分布于黑龙江北部。

【采收加工】　6～7 月间采收，晒干。

【成分】　全草含生物碱：紫堇块茎碱（corytuberine），木兰花碱（magnoflorine），黄连碱（coptisine）[1]。

【药性】　微苦、辛、甘，平。

1.《救荒本草》："味甜。"

2.《内蒙古中草药》："味微苦、辛，性凉。"

3.《青岛中草药手册》："性平，味甘。"

4.《全国中草药汇编》："苦、微甘，平。"

5.《长白山植物药志》："微苦、辛，温。"

【功用主治】　活血调经，凉血止血，清热解毒。主治痛经，崩漏，痢疾。

1.《黑龙江中药》："通络活血，治月经不调，妇女血病。"

2.《内蒙古中草药》："调经止血，清热解毒。主治月经不调，功能性子宫出血，痢疾腹痛。"

3.《全国中草药汇编》："治经期腹痛，产后流血过多。"

4.《长白山植物药志》："治呼吸道炎症。"

【用法用量】　内服：煎汤，3～6 g；或熬膏。

【选方】　1. 治月经不调，子宫出血　鲜耧斗菜 15 g，水煎服；或全草熬膏，每次开水冲服 3～9 g。（《内蒙古中草药》）

2. 治月经不调　耧斗菜 15 g，丹参 15 g，益母草 12 g。水煎服；或熬膏，分 2 次服。（《青岛中草药手册》）

3. 治功能性子宫出血　鲜小花耧斗菜 15 g，鲜仙鹤草 9 g，鲜地榆 6 g，鲜益母草 12 g。水煎服。（《全国中草药汇编》）

4. 治痢疾　耧斗菜根 3 g。水煎服。（《内蒙古中草药》）

5619 蕙实 huì shí（《别录》）

【基原】　为兰科兰属植物蕙兰 *Cymbidium faberi* Rolfe

的果实。

【原植物】 参见“兰花”条。

【采收加工】 果实成熟时采收，晒干。

【药性】 《别录》：“味辛。”

【功用主治】 1.《别录》：“主明目，补中。”

2.《本草拾遗》：“明目。”

【用法用量】 内服：煎服，3～9 g。

5620 鞍叶羊蹄甲 ān yè yáng tí jiǎ 《广西中药志》

【异名】 大飞扬、蝴蝶风、羊蹄藤(《广西中药志》)，夜合叶(《贵州草药》)，夜关门(《云南中草药》)，黑土箭耆(《四川常用中草药》)。

【基原】 为豆科羊蹄甲属植物鞍叶羊蹄甲的枝叶或根。

【原植物】 鞍叶羊蹄甲 *Bauhinia brachycarpa* Wall. ex Benth. [*B. faberi* Oliv.] 又名：马鞍叶羊蹄甲(《中国主要植物图说》)，马鞍羊蹄甲(《贵州中草药名录》)，大金刀、柴米子(《四川常用中草药》)。

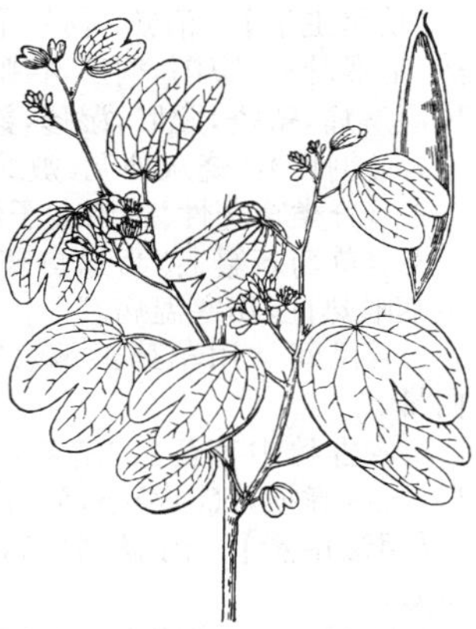

鞍叶羊蹄甲

直立或攀缘小灌木，高达 2 m。小枝纤细，具棱，幼时被微柔毛。单叶互生；叶片近肾状圆形，长 5～8 cm，宽 3.5～8 cm，先端 2 裂至 1/3～1/2，裂片先端圆，基部圆形或心形，上面无毛，下面密被白色微柔毛，并混生红棕色丁字毛；基出脉 9～11 条。伞房式总状花序，顶生或腋生，花白色；萼管陀螺形，外被白色柔毛，萼片 2 裂；花瓣线状倒披针形；雄蕊 10，5 长 5 短；子房被长柔毛。荚果倒披针形，长 5～7 cm，先端偏斜，幼时密被短柔毛。花期 5～7 月，果期 8～10 月。

生于海拔 400～2 800 m 的山坡、山脚灌木丛中。分布于西南及湖北、广西、陕西、甘肃等地。

【采收加工】 7～9 月采收枝叶，9～10 月挖取根，切段或片，鲜用或晒干。

【药性】 苦、涩，平。

1.《贵州草药》：“性平，味苦、涩。”

2.《云南中草药》：“酸、涩，平。”

3.《四川中药志》1979 年版：“苦、涩，温。”

【功用主治】 祛湿通络，收敛解毒。主治风湿痹痛，睾丸肿痛，久咳盗汗，遗精，尿频，腹泻，心悸失眠，瘰疬，湿疹，疥癣，烫伤，痈肿疮毒。

1.《广西中药志》：“去湿毒，杀虫，止痒。治天疱疮、顽癣及一切皮肤湿毒。”

2.《贵州草药》：“润肺止咳，清热敛阴，止痛安神。”

3.《云南中草药》：“收敛止泻，安神。主治神经症、痢疾。”

4.《四川常用中草药》：“清肝胆火，除湿，通经络；治风湿性关节疼痛、食积面黄等症。”

5.《全国中草药汇编》：“根止痛，散结，外用治颈淋巴结结核，叶、幼枝解湿毒，祛腐生肌。主治疮疡溃烂，烧烫伤。”

【用法用量】 内服：煎汤，15～30 g，或浸酒；或研末。外用：捣敷或煎水洗。

【选方】 1. 治筋骨疼痛 夜合叶根 15～30 g。泡酒服。(《贵州草药》)

2. 治睾丸肿痛 柴米子根 60 g，鸡肾草 12 g，茴香根 12 g，阴桃子 3 个。炖猪肉服(《四川中药志》1979 年版)

3. 治盗汗、遗精、夜尿多 夜合叶根 30 g，菌子串、仙茅根、金樱子各 15 g。炖肉吃。(《贵州草药》)

4. 治神经症 夜关门根 15 g。红糖为引，水煎服。

5. 治痢疾 夜关门 9 g。水煎服。(4、5 方出自《云南中草药》)

6. 治阴囊湿疹 马鞍叶根、苦参、蛇床子、博落回叶各适量。煎水洗。(《秦岭巴山天然药物志》)

7. 治九子疡 夜合叶根。捣绒，敷患处。(《贵州草药》)

5621 蕨 jué 《本草拾遗》

【异名】 鳖(《说文》)，蘵(《尔雅》)，蕨萁(《纲目》)，蕨猫草(《台湾药用植物志》)，粉蕨(《神农架中草药》)，山甲萁、乌糯葛萁(《浙江药用植物志》)，狼萁、如意菜(《长白山植物药志》)，小金毛狗脊(《广西药用植物名录》)，甜蕨、米蕨(《贵州中草药名录》)。

【基原】 为蕨科蕨属植物蕨的嫩叶。

【原植物】 蕨 *Pteridium aquilinum* (L.) Kuhn var. *latiusculum* (Desv.) Underw. [*Pteris latiuscula* Desv.] 又名：蕨菜(崔禹锡《食经》)，山凤尾、凤凰草(《南京民间药草》)，蕨儿菜(《东北药用植物志》)，拳头菜(山东)。

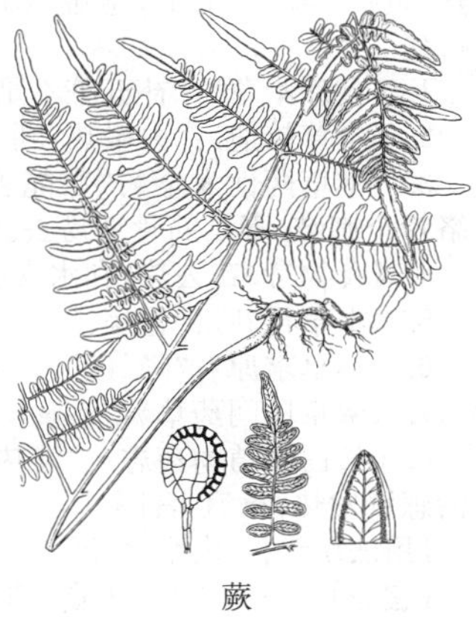

蕨

多年生草本，植株可高达 1 m。根茎长而横走，粗壮，被黑褐色茸毛。叶远生；叶柄粗壮，淡褐色，光滑，长 25～50 cm；叶片近革质，三至四回羽裂，阔三角形或长圆状三角形，长 30～60 cm，宽 20～40 cm，末回羽片长圆形，顶端圆钝，全缘或下部的有 1～3 对浅裂片或波状圆齿；侧脉二叉。孢子囊群沿叶缘分布于小脉顶端的联接脉上；囊群盖条形，为变形的叶缘反卷而成的假囊群盖。

生于海拔 200～1 200 m 的山地林缘、林下草地及向阳山坡。我国各地广泛分布。

本植物的根茎(蕨根)亦供药用，另设专条。

【采收加工】 4～5 月采收，晒干或鲜用。

【成分】 全草含蕨素(pterosin)A、B、C、D、E、F、G、I、J、K、L、N、O、Z，乙酰蕨素(acetylpterosin)C，苯甲酰蕨素(benzoylpterosin)B，异巴豆酰蕨素(isocrotonylpterosin)B，棕榈酰蕨素(palmitylpterosin)A、B、C，苯乙酰蕨素(phenylacetylpterosin)C，凤尾蕨茚酮苷(wallichoside)[1]，蕨苷(pteroside)A、B、C、D、K、P、Z[2]，蕨根苷(ptaquiloside)，欧蕨苷(ptelatoside)A、B、C[3, 4]。酚酸类化合物：苯甲酸(benzoic acid)，对羟基苯甲酸(*p*-hydroxybenzoic acid)，香草酸(vanillic acid)，对香豆酰奎尼酸(*p*-coumaroylquinic acid)；黄酮类：山柰酚(kaempferol)，紫云

英苷(astragalin),银椴苷(tiliroside)[1],异槲皮苷(isoquercitrin)[5];甾体类化合物:β-谷甾醇(β-sitosterol),豆甾-4-烯-3-酮(stigmast-4-en-3-one),5α-豆甾烷-3,6-二酮(5α-stigmastane-3,6-dione)[1],尖叶土杉甾酮(ponasterone)A,尖叶土杉甾酮苷(ponasteroside)A[2]。

地上部分含黄酮类:山柰酚-7-O-鼠李糖苷-4′-O-葡萄糖苷(kaempferol-7-O-rhamnoside-4′-O-glucoside),槲皮素3-O-果糖苷(quercetin 3-O-fructoside)[6],鼠李素3-O-昆布二糖苷(rhamnetin 3-O-laminaribioside)[7],山柰酚-3-O-(6″-咖啡酰葡萄糖苷)〔kaempferol 3-O-(6″-caffeoylglucoside)〕[8],山柰酚-3-O-(5″-阿魏酰基芹菜糖苷)〔kaempferol 3-O-(5″-feruloylapioside)〕[9],槲皮素3-O-昆布二糖苷(quercetin 3-O-laminaribioside),异鼠李素3-O-昆布二糖苷(isorhamnetin 3-O-laminaribioside)[10]。

【药理】 致癌作用 以含蕨的饮食喂饲,可使雄鼠发生多发性回肠肿瘤、膀胱癌,雌鼠发生乳腺肿瘤、肠癌和膀胱癌[1]。牛饲料中加入蕨可发生膀胱乳头状肿瘤[2]。蕨对N-丙基-N-亚硝基乌拉坦(PNU)诱发大鼠舌和食管肿瘤有协同促癌作用[3]。

【药性】 甘,寒。归肝、胃、大肠经。

1.《食疗本草》:"寒。"

2.《本草拾遗》:"味甘,寒滑。"

3.《饮膳正要》:"苦,寒。有毒。"

4.《本草再新》:"入脾经。"

5.《本草撮要》:"入手少阴、太阳经。"

【功用主治】 清热利湿,降气化痰,止血。主治感冒发热,黄疸,痢疾,带下,噎膈,肺结核咳血,肠风便血,风湿痹痛。

1.《食疗本草》:"补五脏不足,气壅经络筋骨间,毒气。"

2.《本草拾遗》:"去暴热,利水道,令人睡。"

3.《本草药性大全》:"寒能去暴热,甘以利小便,气壅经络者全旋既,毒延筋骨者易去。"

4.《食物考》:"去热,利水安脏,通经气结。"

5.《本草再新》:"化痰。"

6.《本草求原》:"降气。"

7.《南京民间药草》:"治食隔,气隔。"

8.《长白山植物药志》:"清热滑肠,降气化痰,利水安神。治感冒发热,黄疸,食隔,肠风热毒。"

【用法用量】 内服:煎汤,9~15 g。外用:捣敷;或研末撒。

【宜忌】 不宜生食、久食,脾胃虚寒及生疥疮者慎服。

1. 孙思邈:"久食成瘕。"(引自《纲目》)

2.《食疗本草》:"令人脚弱不能行,消阳事,缩玉茎,多食令人发落,鼻塞目暗。小儿不可食之,立行不得也。"

3.《宝庆本草折衷》:"《续说》云:有冷疾者,食多亦动脾发气。凡生疥疾而食蕨菜者,立见疼痒增极,切须谨忌。"

4.《纲目》:"蕨之无益,为其性冷而滑,能利水道泄阳气,降而不升,耗人真元也。"

【选方】 1. 治产后痢疾 取新生蕨菜,不限多少,阴干为细散。每日空心,陈米饮调下三钱匕。(《圣济总录》春蕨散)

2. 治痔 用水生长蕨菜淡煮,吃三日,即打下恶物,仍要吃淡一月方可。(《卫生易简方》)

3. 治脱肛 蕨全草 3~6 g 煎汤。每日分 2~3 次服。(《食物中药与便方》)

4. 治高血压病,头昏失眠 蕨菜 15 g。水煎服。(《宁夏中草药手册》)

5. 治肺结核咯血 蕨 30 g。加开水捣汁服。(《湖南药物志》)

6. 治慢性风湿性关节炎,关节热痛,小便黄 蕨菜 15 g。水煎服。(《宁夏中草药手册》)

5622 蕨根 jué gēn (《纲目》)

【异名】 蕨鸡根(《分类草药性》),蕨粉(《广州植物志》),乌角、小角(《湖南野生植物》)。

【基原】 为蕨科蕨属植物蕨 *Pteridium aquilinum* (L.) Kuhn var. *latiusculum* (Desv.) Underw. 的根茎。

【原植物】 参见"蕨"条。

【采收加工】 9~11月挖取,洗净,晒干。

【成分】 全草含生物碱:紫堇块茎碱(corytuberine),木兰花碱(magnoflorine),黄连碱(coptisine)[1]。

【药性】 味甘,性寒。有毒。归肺、肝、脾、大肠经。

《纲目》:"甘,寒,无毒。"

【功用主治】 清热利湿,平肝安神,解毒消肿。主治发热,咽喉肿痛,腹泻,痢疾,黄疸,白带,高血压病,头昏失眠,风湿痹痛,痔疮,脱肛,湿疹,烫伤,蛇虫咬伤。

1.《纲目》:"烧灰油调,敷蛇蜷伤。"

2.《分类草药性》:"治女子红崩白带,男子咳嗽。"

3.《草药新纂》:"为退热药,治黄疸,疗痈肿风痛,目痛。主咽喉热证,伤寒温病。"

4.《民间常用草药汇编》:"健脾胃,除烦躁,安五脏,治白带。"

5.《吉林中草药》:"解热,利尿,益气,养阴。治高热神昏,五脏虚损,气滞经络,筋骨疼痛。"

【用法用量】 内服:煎汤,9~15 g。外用:研粉或炙灰调敷。

【宜忌】 《医林纂要》:"多食令人痼冷。"

【选方】 1. 治发热不退 鲜蕨根茎 30~60 g。水煎服。(《天目山药用植物志》)

2. 治喉蛾,不拘左右及双蛾,热甚者 蕨根一两,乌扇根二钱。水煎服。

3. 治伤寒,痰涎壅盛,神昏不语或发狂 石菖根一钱五分,蕨根五钱,水芦根一两。水煎服。(2、3 方出自《草药新纂》)

4. 治泄痢腹痛 蕨粉 90~120 g。先用冷水少许调匀,加红糖,开水冲服。(《天目山药用植物志》)

5. 治大便不通,腹胀 鲜蕨粉 30~60 g。加糖冲服。(江西《草药手册》)

6. 治妇女白带 鲜蕨根 45 g,白鸡冠花 15 g,山茶花 9 g,猪瘦肉适量。水炖服。(《福建药物志》)

7. 治黄胖 铁砂(醋煮,后水洗)、蕨粉各 30 g,硫黄 24 g,枯矾 6 g。上四味,为末糊丸,梧子大。每日 3 g 或 7.5 g,酒送下。(《名医方选》黄胖丸)

8. 治湿疹 先将患处用水酒洗净,以蕨粉撒上或以甘油调搽。(《草医草药简便验方汇编》)

5623 蕨麻 jué má (《西藏常用中草药》)

【异名】 延寿果、鹿跑草(《纲目拾遗》),人参果(《西藏常用中草药》)。

【基原】 为蔷薇科委陵菜属植物蕨麻的块根。

【原植物】 蕨麻 *Potentilla anserina* L. 又名：仙人果、鸭子巴掌菜、老鸹膀子（《中国经济植物志》），曲尖委陵菜（《兰州植物志》），蕨麻委陵菜（《秦岭植物志》），鹅绒委陵菜、莲莱花（《中国高等植物图鉴》），洋沙果（《云南经济植物志》）。

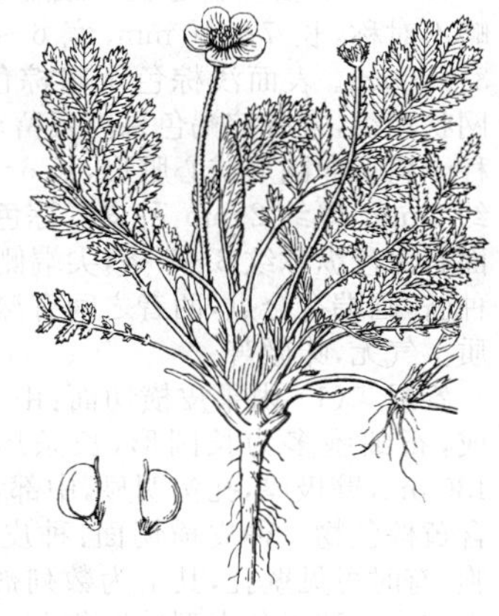
蕨 麻

多年生草本。根向下延长，在甘肃、青海、西藏，根下部膨大成纺锤形或椭圆形块根。茎匍匐，在节处生根，常着地长出新植株，外被伏生或半开展疏柔毛或脱落近无毛。基生叶为间断羽状复叶，开花时明显丛生，小叶6～11对，对生或互生，茎生叶很少或退化；叶柄被伏生或半开展疏柔毛，有时脱落近无毛；小叶无柄或顶生小叶有短柄，最上面一对小叶基部下延与叶轴汇合，基部小叶渐小呈附片状；基生叶托叶膜质，褐色，和叶柄连成鞘状，外被疏柔毛或脱落近无毛；茎生叶托叶革质，淡绿色，多深裂；小叶片通常椭圆形，长1～2.5 cm，宽0.5～1 cm，先端圆钝，基部楔形或阔楔形，边缘有多数尖锐锯齿或呈裂片状，上面绿色，被疏柔毛或脱落近无毛，下面密被银白色绢毛。单花腋生；花梗被疏柔毛；花直径1.5～2 cm；萼片5，三角卵形，先端急尖或渐尖，副萼片5，椭圆形或椭圆状披针形，全缘或有2～4齿，与萼片近等长或稍短；花瓣5，倒卵形，黄色；花柱侧生。瘦果卵形，具洼点，背部有槽。花期5～7月。

生于海拔500～4 100 m的河岸、路边、山坡草地及草甸。分布于华北、东北、西北及四川、云南、西藏等地。

本植物的全草（蕨麻草）亦供药用，另设专条。

【采收加工】 6～9月采挖，晒干。

【药材】 蕨麻 *Radix Potentillae Anserinae* 主产于西藏、青海、甘肃等地。

性状 根纺锤形、圆球形、圆柱形或不规则形，微弯曲，长0.5～3.5 cm，直径2～7 mm；表面棕褐色，有纵皱纹。质坚硬而脆，断面平坦，类白色，有黄白相间的同心环纹，髓部淡黄色。气微清香，味微甜，嚼之有粘牙感。

鉴别 根横切面：木栓层为3～5列细胞，棕黄色，栓内层明显，为2～3列类长方形细胞。皮层宽广，占横切面的绝大部分，有环状裂隙，有的细胞含草酸钙簇晶。韧皮部狭窄，细胞多角形，排列紧密；韧皮射线明显。形成层成环。木质部次生构造不发达，初生构造发达，呈星角排列的导管群压缩在形成层内的两个角隅处，导管多角形；木薄壁细胞含黄棕色物。髓小，细胞多角形，排列疏松。本品薄壁细胞含淀粉粒。

粉末特征：灰白色。淀粉粒众多，多为单粒，卵圆形或圆球形，层纹不明显，脐点裂缝状、点状或叉状，直径10～25 μm；复粒少，由2～10分粒组成。网纹、环纹和螺纹导管直径20～40 μm。草酸钙簇晶稀少，直径10～30 μm。此外，有木栓细胞、薄壁细胞及少数韧型纤维。

【成分】 蕨麻根含黄烷-3-醇化合物：儿茶素〔(+)-catechin〕，没食子儿茶素〔(+)-gallocatechin〕；黄酮苷类：山柰酚3-O-β-D-葡萄糖苷（kaempferol 3-O-β-D-glucoside），山柰酚3-O-β-D-〔6″-O-(E)-对香豆酰基〕吡喃葡萄糖苷{kaempferol 3-O-β-D-〔6″-O-(E)-*p*-coumaroyl〕glucopyranoside}，槲皮素3-O-β-D-葡萄糖苷（quercetin 3-O-β-D-glucoside），槲皮素3-O-β-D-木糖苷（quercetin 3-O-β-D-xyloside），槲皮素3-O-α-L-鼠李糖苷（quercetin 3-O-α-L-rhamnoside），quercetin 3-O-β-D-sambubioside，槲皮素3-O-β-D-葡萄糖醛酸苷（quercetin 3-O-β-D-glucuronide），异鼠李素3-O-β-D-葡萄糖醛酸苷（isorhamnetin 3-O-β-D-glucuronide），杨梅树皮素3-O-α-L-葡萄醛酸苷（myricetin 3-O-α-L-rhamnoside），杨梅树皮素3-O-β-D-葡萄醛酸苷（myricetin 3-O-β-D-glucuronide）[1]。

【药理】 1. 抗应激作用 饲喂蕨麻提高小鼠负重游泳时间、常压耐缺氧时间和耐寒能力[1]。蕨麻灌胃延长小鼠在减压缺氧和窒息性缺氧状态下的存活时间等，提高小鼠对氧的利用率和氧耗速度[2]。

2. 其他作用 蕨麻水提液和醇提液灌胃提高氢化可的松所致免疫功能低下小鼠的胸腺重量，激活受抑的网状内皮吞噬系统的吞噬功能，拮抗环磷酰胺抑制迟发型超敏反应的作用[3]。蕨麻的活性部位蕨麻素灌胃对小鼠四氯化碳、半乳糖胺和对乙酰氨基酚所致肝损伤有保护作用，降低肝匀浆丙二醛含量，提高血清和肝脏过氧化物酶活力，促进肝脏糖原合成，提高血清蛋白含量[4]。

【炮制】 取原药材，除去杂质，筛去灰屑。

饮片性状 参见“药材”项。

贮干燥容器内，置通风干燥处。

【药性】 甘、微苦，寒。

1.《本经逢原》：“味微涩而甘。”

2.《西藏常用中草药》：“甘，平。”

【功用主治】 补气健脾，生津止渴。主治病后血虚，营养不良，水肿，脾虚泄泻，风湿痹痛。

1.《三边纪略》：“理血中邪湿，温补下元，去风痹历节痛。小儿食之，定惊悸。”（引自《纲目拾遗》）

2.《本经逢原》：“不特有益老人，而婴儿先天不足者，尤为上药。”

3.《西藏常用中草药》：“健脾益胃，生津止渴，益气补血。主治脾虚腹泻。”

4.《青海常用中草药手册》：“养胃健脾，利尿。”

【用法用量】 内服：煎汤，15～30 g。

【选方】 治脾胃虚弱，浮肿 蕨麻30 g，大米30 g。熬稀饭喝。（《青海常用中草药手册》）

5624 蕨麻草 jué má cǎo（《西藏常用中草药》）

【基原】 为蔷薇科委陵菜属植物蕨麻 *Potentilla anserina* L. 的全草。

【原植物】 参见“蕨麻”条。

【采收加工】 7～9月采挖全草，扎成把晒干。

【成分】 全草含黄酮类：杨梅树皮素（myricetin），槲皮苷（quercetrin），槲皮素（quercetin），无色飞燕草素（leucodelphinidin）[1]，山柰酚（kaempferol）[2]；酚酸类：异阿魏酸（isoferulic acid），丁香酸（syringic acid），高原儿茶酸（homoprotocatechuic acid），原儿茶酸（protocatechuic acid），咖啡酸（caffeic acid），龙胆酸（gentisic acid），对羟基苯甲酸（*p*-hydroxybenzoic acid），对香豆酸（*p*-coumaric acid），香草酸（vanillic acid），阿魏酸（ferulic acid），水杨酸（salicylicacid），

并没食子酸(elleagic acid),没食子酸(gallic acid)[2, 3],杜鹃花酸(azelaic acid)[3, 4],3,3′,4′-三-O-甲基并没食子酸(3,3′,4′-tri-O-methy lellagic acid)[2]。又含β-谷甾醇(β-sitosterol),组氨酸,胆碱(choline),甘氨酸甜菜碱(glycocollbetaine)及委陵菜皂苷(tormentoside)[1]。

地上部分含香豆素类化合物:东莨菪素(scopoletin),伞形花内酯(umbelliferone)[5]。

【药性】 甘、苦,凉。

1.《内蒙古中草药》:"味甘,涩,性平。"

2.《沙漠地区药用植物》:"味甘,性寒。"

【功用主治】 凉血止血,解毒利湿。主治各种出血,痢疾,泄泻,疮疡疖肿。

1.《内蒙古中草药》:"凉血止血,解毒止痢,祛风湿。主治各种出血,细菌性痢疾,风湿性关节炎,偏头痛。"

2.《沙漠地区药用植物》:"消炎、止痢、收敛。"

3.《河北中草药》:"清热解毒,止血。适用于疮疖肿毒和肺热咳嗽、咽炎、百日咳以及吐血、衄血等症,并用于阿米巴痢疾,肠炎。"

【用法用量】 内服:煎汤,15～30 g。

【选方】 1. 治阿米巴痢疾　蕨麻(干品全草)15～30 g,水煎内服。

2. 治烧伤,烫伤　蕨麻全草洗净,焙干研末。每用30 g,以麻油调敷,或加石灰水6 g(熟石灰加水沉淀后取上清液),再加香油调敷。(1、2方出自《沙漠地区药用植物》)

5625 蕤仁 ruí rén (《雷公炮炙论》)

【异名】 蕤核(《本经》),蕤子(《本草拾遗》),蕤核仁(《外台》),蕤李子(《救荒本草》),白桵仁、棫仁、美仁子(《药材资料汇编》),马茹子(《全国中草药汇编》)。

【基原】 为蔷薇科扁核木属植物单花扁核木的核仁。

【原植物】 单花扁核木 *Prinsepia uniflora* Batal.　又名:棫、白桵(《尔雅》),桵(《说文》),莛(《吴普本草》),椹(《药性论》),棫朴(《霍州志》),扁核木(《中国树木分类学》),马茹(陕西),茹茹(山西),山桃(河南)。

灌木,高1～2 m。茎多分枝,树皮红褐色或棕褐色,幼枝灰绿色或灰褐色,具较细短刺或叶腋有短刺。单叶互生,在短枝上呈簇生状,具短柄;叶片窄长椭圆形至条状披针形,长2～5.5 cm,宽6～8 mm,先端钝,基部楔形,边缘有细锯齿或近基部全缘。花两性;单生或3朵簇生;萼筒杯状,5裂;花瓣5,白色;雄蕊10,2轮,花丝很短,花药黄色;子房上位,花柱侧生,柱头头状。核果球形,熟时紫黑色,直径8～12 mm,被蜡质白粉,萼片宿存;核扁卵形,有网状花纹。花期4～5月,果期8～9月。

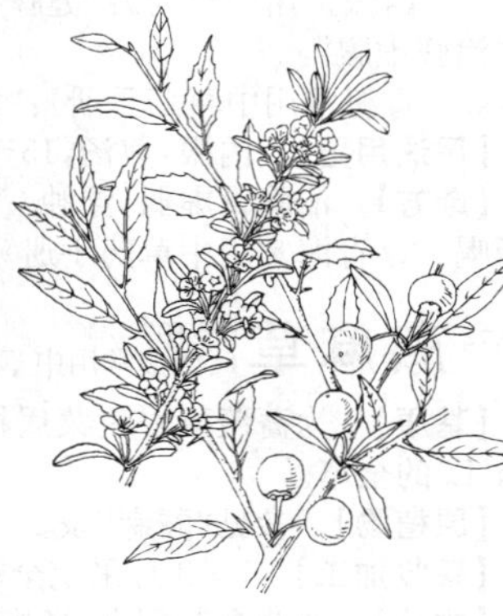

单花扁核木

生于海拔900～1 100 m的山坡、河谷等处的稀疏灌木丛中或干旱沙丘上。分布于山西、内蒙古、河南、四川、陕西、甘肃等地。

【采收加工】 8～9月果实成熟时采摘,除去果肉,碎核取仁,晒干。

【药材】 蕤仁 *Nux Prinsepiae*　主产于山西、陕西、甘肃、内蒙古等地。

性状　果核呈扁心脏形或扁卵形,两侧略不对称,长7～10 mm,宽6～8 mm,厚3～5 mm。表面浅棕色至暗棕色,有深色网状沟纹,常有棕褐色果肉残留。质坚硬,种子扁平卵圆形或心脏形,长6～7 mm,宽约5 mm,厚约2 mm,种皮红棕色,膜质,两面有深色纵脉纹3～5条,尖端侧有淡色短种脐,圆端有合点,两者之间有深色种脊;子叶白色肥厚,油质。气无,味微苦。

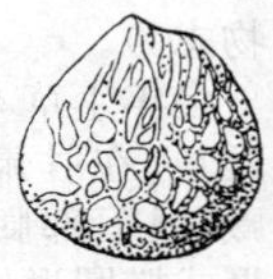

蕤仁(核仁)外形

鉴别　(1) 内果皮横切面:由多层排列紧密的石细胞组成,石细胞多为长圆形,长条形,少数类圆形,直径14～130 μm,壁极厚,孔沟明显,中部常成环状断裂,偶有胞腔内含黄棕色物。种皮横切面:种皮外表皮为3～4列棕色细胞,有时可见壁孔,其下为数列颓废的薄壁细胞,种皮的内表皮为1列无色大型薄壁细胞,外胚乳颓废,内胚乳1列,含油滴。

(2) 取粉末0.5 g,置带塞试管中,加5%硫酸溶液3 ml,充分混合,试管口放一用三硝基苯酚钠溶液湿润的滤纸条,塞紧,将试管置40～50 ℃水浴中加热10 min,滤纸条由黄色变砖红色(检查氰苷类)。

(3) 薄层色谱:取样品0.5 g,加等量碳酸钙共研碎,放入具塞三角瓶内,加石油醚(60～90 ℃)4 ml浸泡过夜后,吸去石油醚,吹干,再加入乙醇4 ml冷浸过夜,用乙醇浸液点样。以苦杏仁苷作对照。吸取上述二溶液分别点样于硅胶G薄层板上,以氯仿-乙酸乙酯-乙醇(2∶1∶2)为展开剂展开,取出,晾干,以碘蒸气熏后,供试液色谱中,在与对照品色谱相应的位置,显相同的黄色斑点。

【成分】 种子含水分10.36%,灰分1.72%,蛋白质3.53%,脂肪7.57%[1]。种仁含油脂36%[2]。

【炮制】 1. 蕤仁　取原药材,除去杂质,洗净,干燥。用时捣碎。

2. 炒蕤仁　取净蕤仁,置锅内,用文火加热,炒至有香气,色棕黄,取出放凉。用时捣碎。

3. 蕤仁霜　将蕤仁去壳,取净肉,碾成粗粉,用吸油纸包好,置压榨机内去油,每隔1 d换纸1次,换纸时须将蕤仁肉研成粉后再压榨,如此反复压榨几次,几至油尽,手捏松散成粉时,取出研细。蕤仁霜无滑肠之虞,并适用于丸散剂。

饮片性状　蕤仁参见"药材"项。炒蕤仁形如蕤仁,颜色加深,略有焦斑。蕤仁霜为类白色粉末状,气微,味微苦。

贮干燥容器内,炒蕤仁、蕤仁霜密闭,置阴凉干燥处。

【药性】 甘,微寒。归心,肝经。

1.《本经》:"味甘,温。"

2.《别录》:"微寒,无毒。"

3.《宝庆本草折衷》:"味苦,平,微寒。"

4.《雷公炮制药性解》:"入心、肝、脾三经。"

5.《本草经疏》:"气薄味厚,阳中阴也,入足厥阴经。"

6.《玉楸药解》:"入手太阴肺、足厥阴肝经。"

7.《医林纂要》:"甘、咸、寒。"

【功用主治】 疏风散热,养肝明目,安神。主治目赤肿痛,眦烂多泪,昏暗羞明,夜寐不安。

1.《本经》:"主心腹邪结气,明目,目赤痛伤泪出。"

2.《吴普本草》:"补中强志,明耳目。"

3.《药性论》:"治鼻衄。"

4.《本草拾遗》:"生熟足睡不眠。"

5.《传信方》:"眼风泪痒或生翳或赤眥,一切皆主之。"

6.《本草蒙筌》:"专治眼科。消上下胞风肿烂眩,除左右眦热障胬肉,退火止泪,益水生光。"

7.《药性切用》:"养肝益阴。"

【用法用量】 内服:煎汤,3～10 g。外用:去油研膏点眼;或煎水洗。安神炒用。

【宜忌】《本草经疏》:"目痛非关风热,而因于肝肾两虚者,不宜用。"

【选方】 1. 治目赤痛 蕤核仁二十枚(碎),苦竹叶一把,细辛半两。上三味,以水三升,煮取半升以洗眼,日三五度。(《外台》洗眼方)

2. 治风毒冲眼赤痛,晕翳不退 蕤仁三分(去赤皮细研),腻粉半分,龙脑半分。上件药,都研细令匀,每日三度点之。(《圣惠方》蕤仁膏)

3. 治眼暴赤热毒 蕤仁(去皮、研)、胡黄连(末)各一分,鸡子一枚,取去黄留清。上二味,以绵裹,内鸡清中,浸一宿,搵眼,日数次,后则洗之。(《圣济总录》蕤仁膏)

4. 治赤烂眼 蕤仁(去皮)四十九个,胡粉(煅如金色)一鸡子大,研匀,入酥一杏仁许。龙脑三豆许,研匀油纸裹收,每以麻子许,涂大小眦上,频用取效。(《近效方》)

5. 治眼中胬肉 蕤仁(汤浸去赤皮)一分,腻粉半钱,黄牛酥一分,熟艾如鸡子大。上件药,捣前三味,于乳钵内细研,稀稠得所,令药着在乳钵底,然后取艾烧令烟出,却将乳钵合烟上熏之,候艾烟出尽,以槐木槌细研。令烟气相入,每用时,取少许,点眼大眦头极效。(《圣惠方》)

6. 治肝经不足,内受风热,上攻眼目,昏暗痒痛,隐涩难开,昏眩赤肿,怕日羞明,不能远视,迎风有泪,多见黑花 蕤仁二两(去皮壳,压去油),脑子二钱半(研)。上用生蜜六钱重,将脑子,蕤仁同搜和,大小眦时复少许点之。(《局方》春雪膏)

【各家论述】 1.《本草经疏》:"蕤仁入足厥阴经。厥阴为风木之脏,开窍于目,风热乘肝则肝血虚,而目为之病。或为赤痛肿伤,或为泪出,眦烂。此药温能散风,寒能除热,甘能补血,肝气和而目疾悉瘳矣。""其主心腹邪结气者,即邪热气也。热则生痰,痰凝中焦为之痞。甘寒除热,温主通行,热邪去而痰自不生;痰结解而气自通畅矣。鼻齆者,热在上焦,心肺之分也。甘寒总能除上下之热,故亦主之。非养性益精之药而云轻身益气不饥者,未必然也。"

2.《医林纂要》:"白蕤仁,功略同酸枣仁,生则咸多,布散神明之用;熟则甘多,安定神明之主。人知其治目疾,而不知其能补心久矣。"

5626 蕲蛇 qí shé (《纲目》)

【异名】 白花蛇(《雷公炮炙论》),褰鼻蛇(《开宝本草》),蕲州白花蛇(《绍兴本草》),花蛇(《纲目》),五步蛇、百步蛇、盘蛇、棋盘蛇、五步跳、龙蛇(《中药大辞典》),犁头匠、聋婆蛇(俗称)。

【基原】 为蝰科蝮蛇属动物尖吻蝮除去内脏的全体。

【原动物】 尖吻蝮 *Agkistrodon acutus* (Güenther) [*Deinagkistron acutus* (Güenther)]

吻端尖而翘向前上方,头呈三角形,与颈区分明显;头背黑色,头侧自吻棱经眼斜至口角以下为黄白色,头、腹及喉也为白色,体粗壮,尾较短,全长可达 1.5 m,背面深棕色或棕褐色。背脊有 (15～20)+(2～5) 个方形大斑,其边缘浅褐色,中央略深,有的方斑不完整;腹面白色,有交错排列的黑褐色斑块,略呈三纵行,有的若干斑块互相连续,而界限不清;尾腹面白色,散以疏密不等的黑褐色点斑。吻鳞甚高,上部窄长;鼻间鳞 1 对。头背具对称的而富疣粒的大鳞;有颊窝;眶前鳞 2,眶后鳞 1,有 1 较大的眶下鳞;上唇鳞 7。背鳞 21(23)－21(23)－17(19)行,除最外 1～3 行外,余均具结节状强棱;腹鳞 157～170;肛鳞完整;尾下鳞 52～59,大部双行,少数为单行,尾后段侧扁,末端 1 枚鳞片侧扁而尖长。

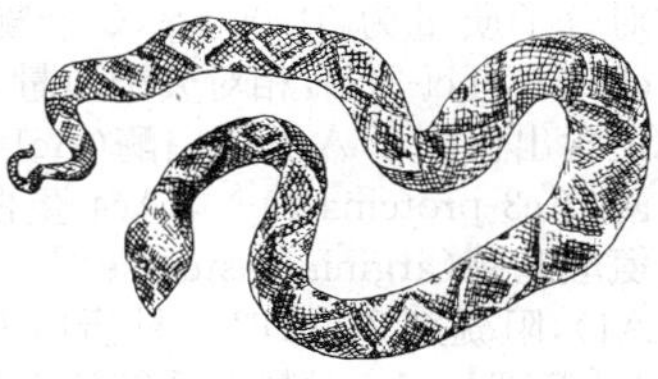

尖吻蝮

生活于山区或丘陵林木茂盛的阴湿地方,或路边草丛中。分布于浙江、安徽、福建、江西、湖北、湖南、广东、广西、贵州、台湾等地。

本动物的头部(白花蛇头)和眼睛(白花蛇目睛)亦供药用,另设专条。

【采收加工】 夏、秋两季捕捉,除去内脏洗净,多用竹片撑开腹部,盘成圆形,用文火烘干或晒干。

【药材】 蕲蛇 *Agkistrodon* 主产于浙江、江西、广东、广西等地。

性状 本品卷曲成圆盘状,盘径 17～34 cm,体长可达 2 m。头在中央稍向上,呈三角形而扁平,吻端向上,习称"翘鼻头"。上腭有管状毒牙,中空尖锐。背部两侧各有黑褐色与浅棕色组成的"V"形斑纹 17～25 块,其"V"形的顶端在背中线上相接,习称"方胜纹",有的左右不相接,呈交错排列。腹部撑开或不撑开,灰白色,鳞片较大,有黑色圆形的斑点,习称"连珠斑";腹内壁黄白色,脊椎骨的棘突较高,呈刀片状上突,前后椎体下突基本同形,多为弯刀状,向后倾斜,尖端明显超过椎体后隆面。尾部骤细,末端有三角形深灰色的角质鳞片 1 枚,习称"指甲尾"。气腥,味微咸。

鉴别 (1) 粉末特征:淡黄色或黄白色。角质鳞片近无色或淡黄色,侧面观表面具半圆形或乳头状突起;表面观呈类圆形、卵形、类多角形隆起,覆瓦状排列,直径 18～45 μm,布有淡灰色或淡棕色细颗粒状物。表皮近无色或淡黄色,表面观细胞界限不清楚,密布暗棕色色素颗粒,多聚集呈不规则网状或分枝状。横纹肌纤维较多,无色或淡黄色,多碎断,侧面观多呈薄片状,边缘较平直,完整者中段直径 27～306 μm,有细密横纹,明暗相间,横纹平直或微波状,有的不清楚,横断面呈圆形或类椭圆形,有小孔或裂隙。骨碎片近无色或淡灰色,呈不规则碎块,骨陷窝类圆形或梭形,大多同方向排列,少数排列不规则,骨小管较细,有的表面可见细密的斜行交错纹理。

(2) 取本品进行聚丙烯酰胺凝胶电泳;一级带 2 条,二级带 3 条,三级带 2 条。

(3) 本品石油醚浸取液在 202.8 nm 处有吸收峰。无水乙醇浸泡液在 216.2 nm、234.8 nm、240.8 nm、251.4 nm、258.4 nm 处有吸收峰。

品质标志 《中华人民共和国药典》2005 年版规定:照醇

溶性浸出物测定法热浸法测定,用稀乙醇作溶剂,本品含醇溶性浸出物不得少于10.0%。

【成分】 蛇干燥体含3种毒蛋白:AaT-Ⅰ、AaT-Ⅱ、AaT-Ⅲ[1]。并含透明质酸酶(hyaluronidase)[2],出血毒素Ⅰ(AaH-1; hemorrhagin-1)[3],出血毒素Ⅳ(AaH-Ⅳ),相对分子质量为51 000[4],2个凝结因子(clotting factors):cf-1(c)和cf-2(c),相对分子质量分别为44 000与70 000[5],还含出血因子Ac1-蛋白酶(Ac1-proteinase)[6,7],Ac3-蛋白酶(Ac3-proteinase)[8],Ac4-蛋白酶(Ac4-proteinase)[9],精氨酸酯酶(arginine esterase)[10],阻凝剂1(anticoagulant 1,A1),阻凝剂2(A2)[11],糖蛋白Ib(agkicetin)[12]。

【药理】 1. 对凝血系统的作用 蕲蛇酶是从蕲蛇(尖吻蝮)蛇毒中分离纯化的凝血酶样酶。家兔静脉注射蕲蛇酶、大鼠腹腔注射蕲蛇酶,治疗量对血小板无伤害作用,但剂量加大则可使血小板活化,脱颗粒并受破坏而被阻隔在脾脏内,导致外周血液中血小板计数降低[1]。蕲蛇酶静脉注射能使大鼠动脉和静脉血栓形成减少,抑制家兔耳缘静脉血栓形成并促进血栓溶解[2]。蕲蛇酶促进体外培养的人脐静脉内皮细胞释放组织型纤溶酶原激活剂(t-PA),提高其纤溶活性[3]。大鼠静脉注射蕲蛇酶促进t-PA释放[4]。静脉注射尖吻蝮蛇毒无出血活性的纤溶酶对家兔动脉血栓和大鼠静脉血栓有溶栓作用[5]。尖吻蝮蛇毒中的类凝血酶组分体外使人血浆凝固,加强凝血酶作用,缩短凝血酶时间[6]。

2. 对脑梗死的保护作用 蕲蛇酶静脉注射对大鼠大脑中动脉闭塞模型能有效减少脑梗死灶,缓解脑组织中过氧化物酶升高,降低丙二醛含量,抑制诱导型一氧化氮合酶活性,降低一氧化氮含量[7]。蕲蛇酶静脉注射加快大鼠或家兔的实验性脑血栓溶解,使形成的血栓数目减少[8]。

3. 其他作用 小鼠碳粒廓清试验表明蕲蛇乙醇提取物灌胃可刺激巨噬细胞,增加其吞噬能力[9]。尖吻蝮蛇毒中的降压组分静脉注射使兔和大鼠动脉血压降低,大鼠肠系膜微动脉扩张,降低兔全血、血浆黏度,加快红细胞电泳速度[10]。尖吻蝮蛇蛇毒筛选出的阿片受体激动剂静脉注射在小鼠热板法试验有镇痛作用,无成瘾性,无毒性[11]。蕲蛇酶腹腔注射减少黑色素瘤B_{16}在$C_{57}BL$小鼠及肉瘤S_{180}在昆明鼠的肺转移结节数,但对转移瘤小鼠的生命无明显的延长作用[12]。

【炮制】 1. 蕲蛇 取原药材,除去头、鳞,切成寸段。

2. 蕲蛇肉 一法:取原药材,去头,用黄酒润透后,除去皮骨,干燥。每蕲蛇100 kg,用黄酒20 kg。二法:取净蕲蛇,用黄酒浸润后,置蒸笼内蒸透,除去皮骨,晒干。

3. 酒蕲蛇 取蕲蛇段,加黄酒拌匀,闷透,置锅内,用文火加热,炒至黄色,取出,干燥。每蕲蛇100 kg,用黄酒20 kg。

饮片性状 蕲蛇呈类方形小块片。背部脊骨突出成棱线,表面黑褐色或浅棕色的方块斑纹。有鳞片痕,近腹部呈灰白色,内腹壁黄白色,可见脊椎骨及肋骨,气腥,味微咸。蕲蛇肉呈片状小段,黄白色,无皮骨,略有酒气。酒蕲蛇形如蕲蛇,表面色泽加深,略有酒气。

贮干燥容器内,置阴凉干燥处,防霉、防蛀。

【药性】 甘、咸,温。有毒。归肝、脾经。

1.《开宝本草》:"味甘、咸,温,有毒。"

2.《本草图经》:"有大毒。"

3.《品汇精要》:"气厚味薄,阳中之阴。臭腥。"

4.《雷公炮制药性解》:"入肺、肝二经。"

5.《医林纂要》:"甘、咸,寒。"

6.《本草求真》:"专入肝、肾。"

7.《本草再新》:"入脾经。"

【功用主治】 祛风通络止痉。主治风湿顽痹,筋脉拘挛,中风口㖞,半身不遂,小儿惊风,破伤风,杨梅疮,麻风,疥癣。

1.《雷公炮炙论》:"治风。""引药至于有风疾处。"

2.《药性论》:"主治肺风鼻塞,身生白癜风,疬疡,斑点及浮风瘾疹。"

3.《开宝本草》:"主中风湿痹不仁,筋脉拘急,口面㖞斜,半身不遂,骨节疼痛,大风疥癞及暴风瘙痒,脚弱不能久立。"

4.《本草蒙筌》:"止风痛,去风毒。治癞麻风,白癜风,髭眉脱落,鼻柱塌坏;鹤膝风、鸡距风,筋爪拘挛,肌肉消蚀。"

5.《纲目》:"通治诸风,破伤风,小儿风热,急慢惊风搐搦,瘰疾漏疾,杨梅疮,痘疮倒陷。"

6.《玉楸药解》:"通关透节,泄湿驱风。"

7.《医林纂要》:"透骨搜风,攻坚去毒。"

【用法用量】 内服:煎汤,3~10 g;研末,每次1~1.5 g;浸酒、熬膏或入丸、散。

【宜忌】 阴虚内热及血虚生风者禁服。

1.《纲目》:"凡服蛇酒、药,切忌见风。"

2.《本草经疏》:"中风口面㖞斜,半身不遂,定缘阴虚血少内热而发,与得之风湿者殊科,非所宜也。"

3.《本经逢原》:"禁犯铁。"

4.《本草从新》:"唯真有风者宜之,若类中风属虚者大忌。"

5.《得配本草》:"虚弱者禁用。"

【选方】 1. 治脑风头痛甚者 白花蛇(酒浸三宿,去皮、骨,炙)二两,蒺藜子(炒去角)、蔓荆子(酒浸一宿,焙)各一两,白附子五枚(酒浸一宿,切作片子,炒干),荜澄茄二十枚。上五味捣罗为散。每服一钱匕,用薄荷自然汁和温酒半盏调下,食后服。(《圣济总录》必捷散)

2. 治破伤风,项颈紧硬,身体强直 蜈蚣一条(全者),乌蛇(项后取)、白花蛇(项后取)各二寸(先酒浸,去骨并酒炙)。上三味,为细散。每服二钱至三钱匕,煎酒小沸调服。(《圣济总录》定命散)

3. 治大风病 每白花蛇一条,蒸米一斗,缸底先用酒,次将蛇用绢袋盛之,顿于曲上,后蒸饭和匀,顿于蛇上,用纸封缸口,候三七日,开缸取酒,将蛇去皮、骨为末。每服酒一盏,温服蛇末少许。仍将酒脚并糟做饼食之。(《瑞竹堂方》)

4. 治大麻风 大黄二两,蝉壳一两八钱,白花蛇(选小者妙)、皂角刺各二两。共为末。每服五六钱,入大枫子油一钱,朴硝少许,用老酒一盏调化送下。服药毕用水漱,以蜜过口;切不可睡去,令人伴坐良久,肚腹大疼最妙,泻四五次,用薄粥补之。(《秘传大麻风方》追风散)

5. 治疠疾手足麻木,毛落眉脱,遍身疮疡,皮肤瘙痒,抓之成疮,及一切疥癣风疾 白花蛇、乌梢蛇、土桃蛇各一条(酒浸二三日,去骨取肉,日干),苦参一斤(取头末四两)。上为细末。以皂角一斤,锉长寸许段,无灰酒浸一宿,去酒,以新水一碗,揉取浓汁,去渣,银石器内熬膏,和前末丸如梧桐子大。每服六七十丸,煎防风通圣散送下,粥饭压之,日三服,三日浴以大汗出为应,再三日又浴取大汗,三浴乃安。(《医学正传》愈风丹)

6. 治风瘫疠风,遍体疥癣 白花蛇肉四两(酒炙),天麻七钱半,薄荷、荆芥各二钱半。为末,好酒二升,蜜四两,石器熬成膏。每服一盏,温汤服,急于暖处出汗。十日效。

(《医垒元戎》驱风膏)

7. 治九漏瘰疬，发于项腋之间，憎寒发热，或痛或不痛　白花蛇(酒浸软，去皮、骨，焙干)二两，生犀角(镑)半钱，黑牵牛半两(半生半炒)，青皮半两。上为末。每服二钱，腻粉半钱，研匀，五更，糯米饮调下，巳时利下恶物。更候十余日，再进一服。忌发风壅热物。如已成疮，一月可收。(《三因方》白花蛇散)

8. 治肾脏风毒攻注，四肢头面生疮，遍身瘙痒　白花蛇(酒浸一宿，去皮、骨，炙)、白附子(炮)、白僵蚕(炒)、白蒺藜子(炒，去角)各一两。上四味，捣罗为散。每服二钱匕，早晚食前温酒调下。(《圣济总录》四白散)

9. 治小儿疮疹痘不快　白花蛇(酒浸一宿，炙黄，去骨，为末)，麝香少许。上为末。三岁一字，酒调下，蝉蜕汤亦得。良久便出。(《普济方》驱毒散)

10. 治大人小儿疮子倒袜　白花蛇(连骨，火炙令干勿焦)，大丁香二十一枚。上为细末。每服一钱，小儿半钱，以水解淡酒调下。(《奇效良方》白花蛇散)

【各家论述】 1.《纲目》："白花蛇，能透骨搜风，截惊定搐，为风痹、惊搐、癞癣恶疮要药。取其内走脏腑，外彻皮肤，无处不到也。"

2.《本草经疏》："白花蛇，味虽甘咸，性则有大毒也。《经》曰：风者百病之长，善行而数变。蛇性走窜，亦善行而无处不到，故能引诸风药至病所，自脏腑而达皮毛也。凡疠风疥癣，㖞僻拘急，偏痹不仁，因风所生之证，无不借其力以获瘥。"

3.《医林纂要》："(蕲蛇)虽本阴类，而能壮阳祛风，善窜穴土石，无阴不达，故能内彻脏腑，外达皮毛，中透骨节经络，凡有风湿、血瘀之积，皆能攻而去之。"

4.《本草求原》："(蕲蛇)甘咸内走脏腑，气温外彻皮肤，所以透骨搜风胜于诸蛇。凡外中风邪，久郁血壅而成湿痹，或湿郁血中，久壅而成风毒，以致㖞僻拘急，瘫痪不仁，及大风疠癣、惊搐、疥癞、白癜、恶疮、瘰疬、漏疾，悉本风湿浸淫于血者宜之。"

5627 横经席 héng jīng xí 广州部队《常用中草药手册》

【异名】 跌打将军、碎骨莲、皮子黄(广州部队《常用中草药手册》)，梳篦木、独角风(《广西中草药》)，篦子王、梳篦王、铁将军(《全国中草药汇编》)。

【基原】 为藤黄科红厚壳属植物薄叶红厚壳的根。

【原植物】 薄叶红厚壳 *Calophyllum membranaceum* Gardn. et Champ.　又名：薄叶胡桐(《广州植物志》)。

灌木至小乔木，高1～5 m。幼枝四棱形，有狭翅。单叶对生；叶片薄革质，长圆形或长圆状披针形，长6～12 cm，宽1.5～3.5 cm，先端渐尖、急尖或尾状渐尖，基部楔形，边缘反卷，两面光泽，干时暗褐色；中脉两面凸起，侧脉纤细，平行排列成篦子形。聚伞花序腋生，具花3朵，被微柔毛；小苞片线形，早落；萼片4，外方2片较小，圆形，内方2片较大，倒卵形；花瓣通常4，白色略带微红色，倒卵形；雄蕊多数，花丝基部合生成4束；子房卵球形，花柱细长，柱头钻状。核果卵状长圆形，长1.6～2 cm，先端有短尖头，成熟时黄色。花期5～6月，果期7～8月。

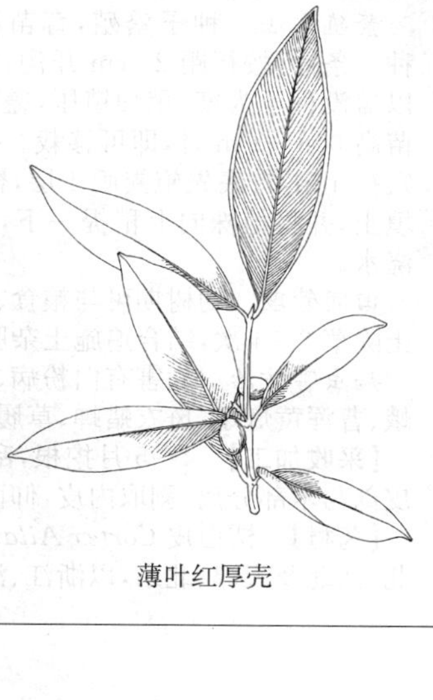
薄叶红厚壳

生于山地疏林或密林中。分布于广西、海南等地。

本植物的叶(横经席叶)亦供药用，另设专条。

【采收加工】 9～11月采挖，鲜用，或切片晒干。

【药性】 广州部队《常用中草药手册》："微苦，平。"

【功用主治】 祛风湿，强筋骨，活血止痛。主治风湿痹证，肾虚腰痛，月经不调，痛经，跌打损伤。

1. 广州部队《常用中草药手册》："祛瘀止痛，补肾强腰。主治跌打损伤，风湿骨痛，肾虚腰痛，用干根水煎服。"

2.《广西中草药》："祛风湿，壮筋骨，活血止痛。主治风湿腰腿痛，跌打损伤，月经不调，痛经。"

3.《广西本草选编》："治黄疸型肝炎。"

【用法用量】 内服：煎汤，15～30 g。

【选方】 治风湿关节痛，腰腿痛　横经席根30～60 g，煲猪尾服。(《香港中草药》)

5628 横经席叶 héng jīng xí yè (广州部队《常用中草药手册》)

【基原】 为藤黄科红厚壳属植物薄叶红厚壳 *Calophyllum membranaceum* Gardn. et Champ. 的叶。

【原植物】 参见"横经席"条。

【采收加工】 5～7月采收，鲜用或晒干。

【功用主治】 止血。主治外伤出血。

【用法用量】 外用：鲜叶捣敷；或研末撒。

5629 樗叶 chū yè (《新修本草》)

【异名】 臭椿叶《福建药物志》。

【基原】 为苦木科臭椿属植物臭椿 *Ailanthus altissima* (Mill.) Swingle 的叶。

【原植物】 参见"樗白皮"条。

【采收加工】 5～7月采收，鲜用或晒干。

【药材】 樗叶 *Folium Ailanthi Altissimae*　主产于浙江、江苏、湖北等地。

性状　叶多皱缩，破碎，完整者展平后为奇数羽状复叶，叶轴长，多折断，灰黄色，具小叶10余对，每小叶片卵状披针形，长7～12 cm，宽2～4 cm，先端渐尖，基部一侧圆，一侧斜，近基部边缘常有1～2对粗锯齿。上表面暗绿色，下表面灰绿色。叶柄长4～6 mm。有时可见短的顶枝，黄褐色。质脆，易破断。气微，味淡。

【成分】 叶含黄酮类化合物：芸香苷(rutin)[1]，阿福豆苷(afzelin)，槲皮苷(quercitrin)，异槲皮苷(isoquercitrin)，山柰酚(kaempferol)，槲皮素(quercetin)[2]。

【药理】 抗菌作用　樗叶(臭椿叶)水醇提取物体外对金黄色葡萄球菌、大肠杆菌和铜绿假单胞菌有抑制作用[1]。

【药性】 苦，凉。

1.《新修本草》："味苦，有毒。"

2.《纲目》："苦，温。有小毒。"

【功用主治】 清热燥湿，杀虫。主治湿热带下，泄泻，痢疾，湿疹，疮疥，疖肿。

1.《新修本草》："主洗疮疥，风疽。水煮叶汁用之。"

2.《浙江药用植物志》："水煎服，可治疖肿。"

3.《福建药物志》:"清热利湿,凉血止痛。"

【用法用量】 内服:煎汤,6～15 g,鲜品 30～60 g;或绞汁。外用:煎水洗。

【选方】 1. 治白带　鲜臭椿叶 60 g,茶油炒食;或用鸡、鸭肉炖服。

2. 治肺痈　鲜臭椿叶适量。捣烂绞汁 1 杯服。(1、2 方出自《福建药物志》)

5630 樗鸡 chū jī (《本经》)

【异名】 红娘子(《本草图经》),灰花蛾(《纲目》)。

【基原】 为蜡蝉科(樗鸡科)斑衣蜡蝉属动物樗鸡的成虫。

【原动物】 樗鸡 *Lycorma delicatula* White　又名:斑衣蜡蝉(《拉英汉昆虫名称》)。

体长 14～22 mm,宽 6～8 mm。头狭小,复眼黑褐色。额延长如象鼻。前胸背板浅褐色;腹部大,黑褐色,腹部背面黑色,间被白色粉霜。前翅基半部淡褐色而稍带绿色,有黑斑 20 余个,端半部黑色,翅脉白色;后翅基部呈红色,有黑斑 7～8 个,翅端黑色。红色与黑色交界处有白带,体翅常有粉状白蜡。尾端逐渐狭小。

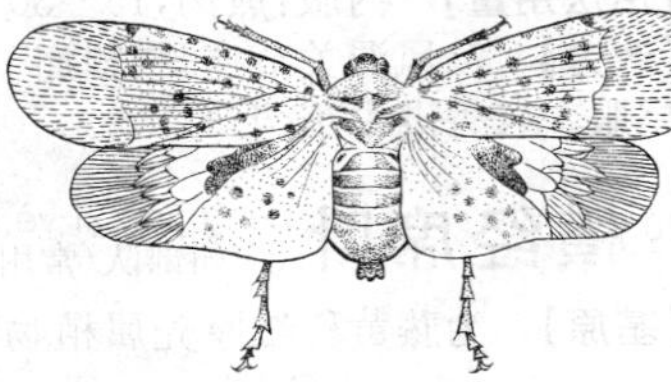

樗　鸡

多群栖于樗、榆、刺槐、女贞及多种果树上。盛产于我国北方。

【采收加工】 7～8 月捕捉,捕后蒸死或烤死,晒干。

【成分】 樗鸡含吲哚生物碱:β-育亨宾(β-yohimbine)和阿马里新(ajmalicine)[1]。

【炮制】 去翅、足,以糯米或用面炒至黄色,去米、面用。

【药性】 苦、辛,平。有毒。归肝经。

1.《本经》:"味苦,平。"

2.《别录》:"有小毒。"

3.《品汇精要》:"味苦,味厚于气,阴中之阳。"

4.《纲目》:"厥阴经药。"

5.《本草汇言》:"味苦、辛,气平,有小毒。"

【功用主治】 活血通经,攻毒散结。主治血瘀经闭,腰伤疼痛,阳痿,不孕,瘰疬,癣疮,狂犬咬伤。

1.《本经》:"主心腹邪气,阴痿,益精强志,生子好色,补中轻身。"

2.《别录》:"疗腰痛,下气,强阴多精。"

3.《本草衍义》:"行瘀血、月闭。"

4.《纲目》:"主瘰疬,散目中结翳,疗猘犬伤。"

5.《中国动物药志》:"破瘀散结,通经堕胎,解毒。主治经闭,癥瘕及狂犬咬伤。外用治疥癣,疮毒,淋巴结结核。"

【用法用量】 内服:研末,入丸、散,0.1～0.2 g。外用:研末敷贴或调涂。

【宜忌】 《别录》:"不可近目。"

【选方】 1. 治疥癣　樗鸡 10 个,鲜羊蹄 30 g。共捣烂,敷患处,每日 1 次。(《常见药用动物》)

2. 治横痃便毒　鸡子一个开孔,入红娘子六个。纸包煨熟,去红娘子,食鸡子,以酒下。(《积善堂经验方》)

【各家论述】 1.《纲目》:"红娘子,盖厥阴经药,能行血活血。《普济方》治目翳,拔云膏中与芫青、斑蝥同用,亦是活血散结之义也。"

2.《本草汇言》:"红娘子,通血闭,行瘀血,破胎孕之药也。陶隐居曰:此药性味猛厉,为虫类之最酷者,方药稀用。"

3.《本经逢原》:"樗鸡,能活血散血。孙一奎治血蛊用抵当丸,以樗鸡易水蛭,三服血下胀消,形神自复,与薛新甫治水肿用椒仁丸中芫青不殊,一走血而下瘀,一走气而破水,皆峻剂也。"

5631 樗白皮 chū bái pí (《药性论》)

【异名】 樗皮(《日华子》),臭椿皮(《滇南本草》),苦椿皮(《陕西中药志》)。

【基原】 为苦木科臭椿属植物臭椿的根皮或树干皮。

【原植物】 臭椿 *Ailanthus altissima* (Mill.) Swingle [*Toxicodendron altissima* Mill.]　又名:山椿、虎目(《本草拾遗》),虎眼树(《四声本草》),鬼目(《本草图经》),大眼桐(《纲目》),樗树、白椿。

落叶乔木,高可达 20 m。树皮平滑有直的浅裂纹,嫩枝赤褐色,被疏柔毛。奇数羽状复叶互生,长 45～90 cm;小叶 13～25,揉搓后有臭味,卵状披针形,长 7～12 cm,宽 2～4.5 cm,先端渐尖,基部斜截形,全缘,仅在基部通常有 1～2 对粗锯齿,齿顶端背面有 1 腺体。圆锥花序顶生;花杂性,白色带绿;雄花有雄蕊 10;子房为 5 心皮,柱头 5 裂。翅果长圆状椭圆形,长 3～5 cm。花期 4～5 月,果熟期 8～9 月。

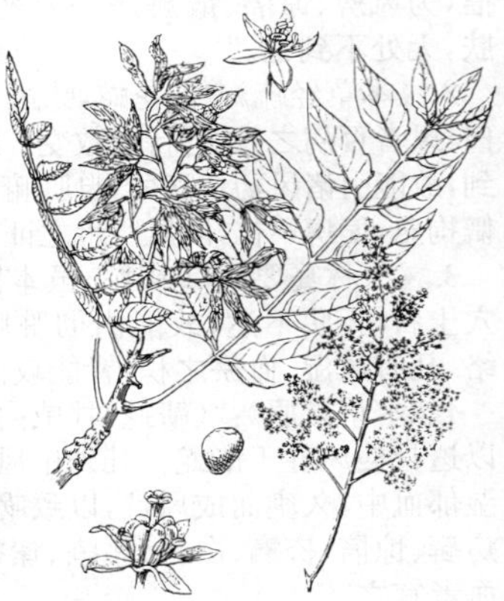

臭　椿

能耐旱、耐碱,常栽培为行道树。分布几遍全国各地。

本植物的叶(樗叶)、果实(凤眼草)亦供药用,另设专条。

【栽培】 生物学特性　喜温暖湿润气候,耐高温、耐严寒、耐旱、耐盐碱,不耐荫蔽、潮湿。以阳光充足、土层深厚、疏松肥沃、排水良好的砂质壤土或壤土栽培为宜。

繁殖方法　种子繁殖,育苗移栽。春、秋、冬季均可播种。条播,按行距 25 cm 开沟,将种子均匀播入,覆细土,以盖没种子为度,稍加镇压,盖草,浇水。经 3～4 d 出苗,苗高 0.8～1 m 时,即可移栽。按行株距 4 m×4 m 开穴,穴径 1 m,穴底先施粪肥 1 层,覆土 10 cm,将植株栽下,再填土,并将植株向上稍提一下,使根部舒展,再填土踏实,浇水。

田间管理　幼树期可与粮食、蔬菜、药材等间作。每年松土除草 3～4 次,结合追施土杂肥,可开沟环施。

病虫害防治　病害有白粉病、褐斑病等;虫害有臭椿樗蚕蛾、曹萍黄灯蛾、斑衣蜡蝉、草履蚧等。

【采收加工】 4～5 月挖根,刮去粗皮,以木棒轻捶之,使皮部与木部分离,剥取内皮,仰面晒干;或剥取干皮。

【药材】 樗白皮 *Cortex Ailanthi*　主产于浙江、江苏、湖北、河北及天津、北京,以浙江、河北产量大。

性状　根皮呈扁平块片或不规则卷片状，长宽不一，厚2～5(～10)mm，外表面灰黄色或黄棕色，粗糙，皮孔明显，纵向延长，微突起，有时外面栓皮脱落，呈淡黄白色；内表面淡黄色，较平坦，密布细小棱形小点或小孔。质坚脆，折断面强纤维性，易与外皮分离。微有油腥臭气，折断后更甚，味苦。

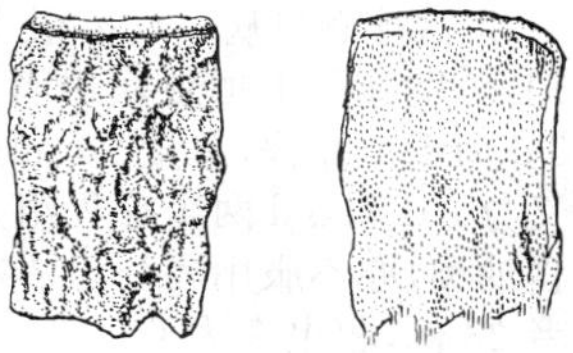

樗白皮(根皮)外形

干皮多呈扁平块状，厚3～5 mm或更厚；外表面暗灰色至灰黑色，具不规则纵横裂，皮孔大，去栓皮后呈淡棕黄色；折断面颗粒性。

鉴别　(1) 根皮横切面：木栓细胞切向延长，排列整齐，厚达数10列，其内侧有环列的石细胞群。韧皮部有成束或偶有单个散在的纤维和石细胞群。石细胞直径24～30 μm，长可达150 μm，壁甚厚，黄色，孔沟明显，有的含有草酸钙方晶。纤维较多，直径20～40 μm，壁厚，木化。射线宽2～4列细胞，外部扩大呈喇叭状；有的薄壁细胞含草酸钙簇晶和方晶。

粉末特征：根皮粉末浅黄色。石细胞黄色，类圆形、类方形、类长方形或不规则状，直径24～30 μm，长可达150 μm，壁甚厚，孔沟明显，胞腔常含草酸钙方晶。纤维直径20～40 μm，壁厚，木化，有的末端呈波状或有锯齿状突起。草酸钙簇晶直径15～50 μm，方晶呈多面形或双锥形，直径11～50 μm。淀粉粒多而细小，直径2～14 μm，多为单粒，也有2～3个分粒组成的复粒，脐点裂缝状，飞鸟状或星状，层纹不明显。

干皮特征与根皮相似，但石细胞、草酸钙方晶较根皮多，而草酸钙簇晶较少。

(2) 取本品粗粉5 g，加甲醇50 ml，振摇放置过夜，滤过。取滤液1 ml，加3%碳酸钠溶液1 ml，在沸水中加热3 min，再置冰浴中冷却，加入新配制的重氮化试剂1～2滴，溶液立即呈深红色(检查内酯类)。取滤液2 ml，置水浴上蒸干，残渣加冰醋酸1 ml使溶解，加乙酸酐-浓硫酸(19∶1)试剂1 ml，溶液由黄绿色迅速变为污绿色(检查甾体类)。

【成分】　树皮含臭椿苦酮(ailanthone)[1]，臭椿苦内酯(amarolide)，11-乙酰臭椿苦内酯(11-acetyl amarolide)[2]，苦木素(quassin)，新苦木素(neoquassine)[3]等。

根皮中含臭椿苦内酯，11-乙酰臭椿苦内酯，臭椿双内酯(shinjudilactone)，丁香酸(syringic acid)，香草酸(vanillic acid)，β-谷甾醇(β-sitosterol)，壬二酸(azelaic acid)，D-甘露醇(D-mannitol)[4]，苦楝素(mersosin)，鞣质，赭红(phlobaphene)等[5]。

【药理】　1. 抗肿瘤作用　樗白皮(臭椿皮)水提取物、乙醇和氯仿提取物腹腔注射对小鼠肉瘤S_{180}、肝癌H_{22}有抑制作用[1]。樗白皮中的化合物体外抑制$HepG_2$、MGC肿瘤细胞[2]。樗白皮中的某些成分等在Raji细胞实验中抑制TPA诱导的EB病毒早期抗原的肿瘤激活作用[3,4]。

2. 抗微生物作用　樗白皮中的化合物体外能抗结核菌[5]。樗白皮提取物和其中的化合物体外对氯喹敏感性和抗氯喹的恶性疟原虫均有抑制作用[6]。樗白皮甲醇提取物对黑曲霉等真菌有抑杀作用[7]。樗白皮甲醇提取物抑制合胞体形成，有抗Ⅰ型人免疫缺陷病毒作用[8]。

【炮制】　1. 樗白皮　除去杂质，洗净，润透，切丝或片，干燥。

2. 炒樗白皮　取樗白皮丝或片置锅内，用文火炒至表面呈黄色，取出放凉。

3. 樗白皮炭　取樗白皮丝，置锅内，用武火炒至外表呈黑色，内部黑褐色，喷淋清水少许，灭尽火星，取出凉透。

4. 麸炒樗白皮　取麸皮撒在热锅内，加热至冒烟时，加入樗白皮丝，迅速翻动，炒至微黄色，取出，筛去麸皮，放凉。每樗白皮丝100 kg，用麸皮10 kg。

5. 醋樗白皮　取樗白皮丝或片，用米醋拌匀，闷透，置锅内，用文火炒至表面呈黄色时，取出放凉。每樗白皮丝或片100 kg，用米醋20 kg。醋樗白皮治肠风便血。

6. 蜜樗白皮　取炼蜜用适量开水稀释后，加入樗白皮丝拌匀，稍闷，置锅内，用文火炒至黄色，不粘手为度，取出放凉。每樗白皮丝100 kg，用炼蜜18 kg。或取净樗白皮片，置锅中，用文火炒至温热，再取炼蜜加适量开水稀释，喷洒均匀，炒至外表黄色，光亮不粘手为度，取出放凉。每樗白皮片100 kg，用炼蜜10 kg。

饮片性状　樗白皮为不规则的丝状或片状。根皮外表成灰黄色或黄褐色，粗糙，有多数突起的纵向皮孔及不规则纵、横裂纹，除去粗皮者显黄色。干皮灰黑色，极粗糙，有深裂纹。内表面淡黄色，较平坦，密布梭形小孔或小点。切面棕黄色，内层微显纤维性，外层显颗粒性。质硬而脆。气微，味苦。炒樗白皮形如樗白皮，表面黄色。樗白皮炭，外表黑色，内部呈黑褐色。味苦、涩。麸炒樗白皮表面黄色，略具麸香气。醋樗白皮表面黄色，略具醋气。蜜樗白皮表面黄色，略具光泽，味略甜而微苦。

贮干燥容器内。炒樗白皮、麸炒樗白皮、醋樗白皮、蜜樗白皮密闭，置阴凉干燥处。樗白皮炭散热防复燃。

【药性】　苦、涩，寒。归大肠、胃、肝经。

1.《药性论》："味苦，微热，无毒。"

2.《本草拾遗》："有小毒。"

3.《日华子》："温。"

4.《本草衍义补遗》："性凉。"

5.《本草药性大全》："味苦、涩，气寒。"

6.《雷公炮制药性解》："入心、肝、脾三经。"

7.《医林纂要》："苦、甘，寒。"

8.《药性切用》："入肺、肠血分。"

【功用主治】　清热燥湿，涩肠，止血，止带，杀虫。主治泄泻，痢疾，便血，崩漏，痔疮出血，带下，蛔虫症，疮癣。

1.《药性论》："治赤白痢，肠滑，痔疾，泻血不住。"

2.《食疗本草》："主疳痢，杀蛔虫。"

3.《本草拾遗》："主赤白久痢。口鼻中疳虫，去疥䘌，主鬼疰，传尸，蛊毒，下血。"

4.《日华子》："止泻及肠风，能缩小便。"

5.《本草衍义补遗》："能涩血。"

6.《本草药性大全》："止女人月信过度，久痢，带漏崩中，禁男子夜梦遗精滑泄，肠风痔瘘。"

7.《纲目》："制硫黄、砒石、黄金。"

8.《本草再新》："去肺胃之痰火。"

9.《现代实用中药》："内服治妇人子宫出血，子宫炎，肠炎，赤痢，肠出血，膀胱及尿道炎症，淋病等，有消炎、制泌、止血之功；又治神经痛及肝脏、脾脏等疾患。"

【用法用量】　内服：煎汤，6～12 g；或入丸、散。外用：煎水洗；或熬膏涂。

【宜忌】　脾胃虚寒者慎服。

1.《食疗本草》:"若和猪肉、热面频食则中满,盖壅经脉也。"

2.《本草经疏》:"脾胃虚寒者不可用,崩漏属肾家真阴虚者亦忌之,以其徒燥故也,凡滞下积气未尽者亦不宜遽用,不入汤剂。"

3.《冯氏锦囊》:"忌油腻,湿面,青菜,果子,甜物,鸡、猪、鱼、羊、蒜、薤等味。"

【选方】 1. 治濡泻里急后重,数至圊　樗根皮(锉)一两,枳壳(去瓤,麸炒)半两,甘草(炙,锉)一分。上三味,捣罗为散。每服二钱匕,粥饮调下,食前一服止。(《圣济总录》樗根散)

2. 治疳痢晓夜无度　取樗根浓汁一鸡子壳许。上一味,以和粟米泔一鸡子壳许,灌下部。再度即差,其验如神。小儿减半用之。(《必效方》)

3. 治久赤白痢不止　樗树皮一两(炙黄,锉),甘草一分(炙微赤,锉),川椒五粒(去目,及闭口者,微炒去汗)。上件药,以水二大盏,浸一宿,煎至中盏内七分,去滓,食前分温服。(《圣惠方》樗树皮散)

4. 治休息痢　樗白皮二两,诃子五钱(去核),母丁香三十粒。为末糊丸,梧子大。每服三钱,陈米汤入醋少许送下,日三次。(《医宗必读》诃黎勒丸)

5. 治下血经年　樗根白皮三钱。水一盏,煎七分,入酒半盏服。(《仁存堂经验方》)

6. 治肠风下血不止　樗根皮(锉,炒),臭橘(暴干,锉,炒)各三两。上为末,每服一钱,煎皂荚子汤调下,米饮亦得。(《普济方》樗根散)

7. 治功能性子宫出血,肠出血　椿皮、槐花各 9 g,黄柏 6 g,侧柏炭 15 g。水煎服。(《山西中草药》)

8. 治大便秘结　用樗根汁、麻油、泔淀三味合灌。(《华佗神医秘传》)

9. 治赤白带有湿热者　白芍五钱,良姜(炒,灰)三钱,黄柏(炒成炭)二钱,椿皮一两半。上为末,粥丸,每服三五十丸,米饮下。(《赤水玄珠》樗皮丸)

10. 治产后子肠下出,不可收拾者　樗枝(取皮焙干)一握。上用水五升,连根葱五茎,汉椒一撮,同煎至三升,去滓,倾在盆内乘热熏,候通手淋洗,如冷,倾入五升瓶内,再煎一沸,依前用,一服可作五度用。洗了睡少时,忌盐、藏酢酱、湿面、发风毒物及用心、劳力、房劳等事。(《妇人良方》樗枝散)

11. 治妇人阴痒突出　臭椿皮、荆芥穗、藿香各等分。上锉,煎汤熏洗。(《妇科心镜》椿根皮汤)

12. 治滴虫性阴道炎　樗皮 15 g,水煎服。另用千里光全草 30 g,薄荷、蛇床子各 15 g,水煎,外洗。(江西《中草药学》)

13. 治梦遗泄精,少食体倦　高良姜(烧灰)三钱,黄柏、芍药(烧灰存性)各二钱,樗树根皮一两五钱。上为细末,面糊丸如梧子大。每服三十丸,空心茶汤下。(《摄生众妙方》樗树根丸)

14. 治膀胱炎、尿道炎　椿根白皮 12 g(鲜品 45 g),鲜车前草 60 g。煎服。

15. 治肝脾肿大　椿根白皮熬膏。摊布上敷患处,每日换 1 次。(14、15 方出自《安徽中草药》)

16. 治关节疼痛　臭椿根皮 30 g。酒水各半,猪脚 1 只,同炖服。(《福建药物志》)

【临床报道】 1. 治疗溃疡病　将臭椿树皮剥下后,去外层青皮,用内面厚白皮。晒干炒黄研粉,制成丸、散或片内服。每日 3 次,每次 6～9 g。共治胃及十二指肠溃疡患者 419 例,结果,临床控制 185 例,显效 89 例,有效 101 例,无效 44 例。疗效同制药方法有关,生品或炒成黑炭者较差。服药后有轻度口干咽干,极少数出现恶心、呕吐[1]。

2. 治疗蛔虫病　臭椿根皮制成 50%煎剂或研末制成丸剂,分别施用于蛔虫病患者。服法:煎剂早晚各服 15 ml,3 d 为 1 个疗程,总量 90 ml;丸剂每次 3 g,每日 4 次,其中又分 3 d 和 5 d 两个疗程组。治疗前后及服药期间均不禁食油类,亦不服用泻剂。结果:煎剂组治疗 38 例,排出蛔虫者 23 例,驱虫率为 60.52%。治疗后 1～2 星期复查粪便未检出虫卵者 19 人,阴转率为 54.28%。丸剂 3 d 疗程组治疗 20 例,驱虫率为 75%,虫卵阴转率为 61.1%;丸剂 5 d 疗程组治疗 25 例,驱虫率 92%,虫卵转阴率 81.82%[2]。

5632 樗叶花椒叶 chū yè huā jiāo yè (《广西本草选编》)

【基原】 为芸香科花椒属植物樗叶花椒 *Zanthoxylum ailanthoides* Sieb. et Zucc. 的叶。

【原植物】 参见"浙桐皮"条。

【采收加工】 7～9 月采叶,晒干。

【药性】 苦、辛,平。

【功用主治】 《广西本草选编》:"解蛇毒。治毒蛇咬伤,外伤出血。"

【用法用量】 外用:250 g,煎水外洗;或研粉撒。

5633 樗叶花椒果 chū yè huā jiāo guǒ (《全国中草药汇编》)

【异名】 食茱萸(《食物中药与便方》)。

【基原】 为芸香科花椒属植物樗叶花椒 *Zanthoxylum ailanthoides* Sieb. et Zucc. 的果实。

【原植物】 参见"浙桐皮"条。

【采收加工】 10～11 月果实成熟时采摘,晒干。

【成分】 皮含香豆素化合物:花椒内酯(xanthyletin),鲁望桔内酯(luvangetin),橙皮油内酯(aurapten),伞形花内酯(umbelliferone);生物碱:樗叶花椒碱(ailanthoidine),去-N-甲基白屈菜红碱(des-N-methylchelerythrine),丙酮基白屈菜红碱(acetonylchelerythrine),光叶花椒酮碱(oxynitidine)及 N-异丁基(2E, 4E)-2, 4-十四碳二烯酰胺〔N-isobutyl-(2E, 4E)-2, 4-tetradecadienamide〕,4-甲氧基-1-甲基-2-喹诺酮(4-methoxy-1-methyl-2-quinolone),阿尔洛花椒酰胺(arnottianamide);木脂素类:左旋细辛素(l-asarinin),左旋丁香树脂酚(l-syringaresinol),左旋表松脂酚(l-epipinoresinol),左旋松脂酚(l-pinoresinol),左旋-开环异落叶松树脂酚(l-secoisolariciresinol),柄果脂素(pluviatilol-3,3-dimethylallylether)。此外,还含 β-谷甾醇(β-sitosterol)及 β-香树脂醇(β-myrin)[1]。

【药性】 辛、苦,温。

1.《食物中药与便方》:"辛、苦,温,无毒。"

2.《全国中草药汇编》:"辛,温。有小毒。"

【功用主治】 温中燥湿,健脾杀虫。主治脘腹冷痛,食少,泄泻,久痢,虫积。

1.《天目山药用植物志》:"芳香健胃,驱风,治中暑腹脘冷痛吐泻。驱蛔虫。"

2.《食物中药与便方》:"温中,燥湿,暖胃,健脾。"

3.《全国中草药汇编》:"温中,除湿,止痛,杀虫。代花椒用。"

【用法用量】 内服:煎汤,2～5 g;或入丸、散。

【宜忌】《广西民族药简编》："孕妇忌服。"

【选方】 1. 治胃寒，胃气痛 （樗叶花椒）果实 6 g。水煎分服。

2. 治久泻虚痢（慢性肠炎） 食茱萸、肉豆蔻各 30 g，小米子 60 g。炒焦，研细，共为蜜丸。每服 6 g，每日 2 次，温水送下。（1、2 方出自《食物中药与便方》）

5634 樗叶花椒根 chū yè huā jiāo gēn（《广西本草选编》）

【异名】 食茱萸根（《食物中药与便方》）。

【基原】 为芸香科花椒属植物樗叶花椒 *Zanthoxylum ailanthoides* Sieb. et Zucc. 的根。

【原植物】 参见"浙桐皮"条。

【采收加工】 9～11 月挖根，洗净，切片晒干备用。

【成分】 樗叶花椒根含生物碱：白鲜碱（dictamnine），樟叶木防己碱（laurifoline）[1]，光叶花椒碱（nitidine），茵芋碱（skimmianine）[2]。还含橙皮苷（hesperdin），花椒内酯（xanthyletin）[2]。

【药性】 苦、辛，平。小毒。

1.《广西本草选编》："味苦、辛，性平。有小毒。"

2.《福建药物志》："辛，凉。"

【功用主治】 祛风除湿，活血散瘀，利水消肿。主治风湿痹痛，腹痛腹泻，小便不利，外伤出血，跌打损伤，毒蛇咬伤。

1.《广西本草选编》："祛风通络，活血散瘀。主治跌打肿痛，风湿骨痛。"

2.《福建药物志》："除湿利水，清热解毒，理气止痛。主治风湿关节痛，腹痛，腹泻，小便不利，精神分裂症，象皮腿。"

3.《广西民族药简编》："治胃痛，胃下垂。"

【用法用量】 内服：煎汤，3～15 g；或浸酒。外用：捣敷；或研末撒；或水煎洗；或浸酒搽。

【宜忌】《广西民族药简编》："孕妇忌服。"

【选方】 1. 治跌打肿痛，风湿骨痛 樗叶花椒根适量。浸酒 15 d 后外搽。（《广西本草选编》）

2. 治胃寒、胃气痛 食茱萸根 30 g。水煎分服。（《食物中药与便方》）

5635 樝子 zhā zǐ（《本草经集注》）

【异名】 樝（《说文》），和园子（《雷公炮炙论》），木桃（《埤雅》），木瓜海棠（《群芳谱》），西南木瓜（《中药志》）。

【基原】 为蔷薇科木瓜属植物毛叶木瓜的果实。

【原植物】 毛叶木瓜 *Chaenomeles cathayensis*（Hemsl.）Schneid. ［*Pyrus cathayensis* Hemsl.；*C. lagenaria*（Loisel.）Koidz. var. *cathayensis*（Hemsl.）Rehd.］又名：狭叶木瓜（《中药大辞典》）。

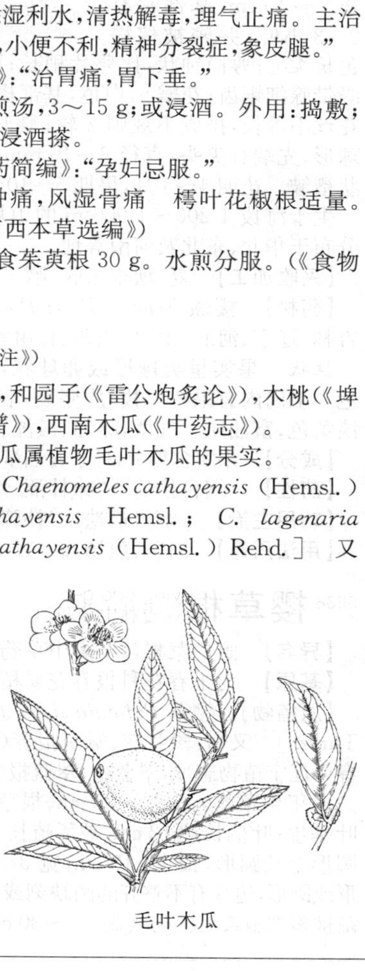

毛叶木瓜

落叶灌木至小乔木，高2～6 m。枝条直立，具短枝刺；小枝圆柱形，微屈曲，无毛，紫褐色，有疏生浅褐色皮孔。单叶，互生；叶柄长约 1 cm，有毛或无毛；叶片椭圆形、披针形至倒卵状披针形，长 5～11 cm，宽 2～4 cm，先端急尖或渐尖，基部楔形至宽楔形，边缘有芒状细尖锯齿，幼时上面无毛，下面密被褐色绒毛，以后脱落近无毛。花先叶开放，2～3 朵簇生于二年生枝上，花梗短粗或近于无梗；花直径 2～4 cm；萼筒钟状，萼片直立；花瓣倒卵形或近圆形，长 10～15 mm，宽 8～15 mm，淡红色或白色；雄蕊 45～50，长约花瓣之半；花柱 5，基部合生，下半部被柔毛或绵毛，柱头头状。梨果卵球形或近圆柱形，先端有突起，长 8～12 cm，直径 6～7 cm，黄色有红晕，芳香。花期 3～5 月，果期 9～10 月。

生于海拔 900～2 500 m 的山坡、林边、道旁。各地习见栽培。耐寒力不及木瓜和皱皮木瓜。分布于西南及福建、江西、湖北、湖南、广西、陕西、甘肃等地。

【药性】 酸、涩，平。

1.《雷公炮炙论》："味涩、微咸（《纲目》引作'酸'）。"

2.《食疗本草》："平。"

3.《湖南药物志》："酸、涩，微温。"

【功用主治】 和胃化湿，舒筋活络。主治呕吐腹泻，腰膝酸痛，脚气肿痛，腓肠肌痉挛。

1.《本草经集注》："断痢。"

2.《食疗本草》："治霍乱转筋，煮汁食之。"

3.《本草拾遗》："去恶心酸咽，止酒痰黄水。"

4.《湖南药物志》："祛湿舒筋，和脾理胃，敛肺伐肝，祛湿热，消水胀。"

5.《湖北中草药志》："舒筋活络，和胃化湿。用于腰膝酸痛，脚气肿痛，呕吐腹泻，腓肠肌痉挛。"

【用法用量】 内服：煎汤，5～10 g，鲜品倍量；或煮食。

【宜忌】 1.《雷公炮炙论》："伤人气。"

2.《食疗本草》："损齿及筋，不可多食。"

5636 樱桃 yīng táo（《吴普本草》）

【异名】 含桃（《礼记》），山朱樱（《司马相如赋》），楔、荆桃（《尔雅》），楔桃（《广雅》），朱樱（《蜀都赋》），朱桃、麦英、朱茱、麦甘酣（《吴普本草》），牛桃、英桃（《博物志》），朱樱桃（《新修本草》），樱、李桃、奈桃（《食疗本草》），紫樱、樱珠、蜡樱（《本草图经》），紫桃、朱果（《品汇精要》），莺桃（《纲目》）。

【基原】 为蔷薇科樱属植物樱桃的果实。

【原植物】 樱桃 *Cerasus pseudocerasus*（Lindl.）G. Don ［*Prunus pseudocerasus* Lindl.］

落叶灌木或乔木，高 3～8 m。树皮灰白色，有明显皮孔；幼枝无毛或被疏柔毛。叶互生；叶柄长 0.7～1.5 cm，被疏柔毛，先端有 1 或 2 个大腺体；托叶披针形，有羽裂腺齿，早落；叶片卵形或长圆状卵形，长 5～12 cm，宽 3～5 cm，先端渐尖或尾状渐尖，基部圆形，边有尖锐重锯齿，齿端有小腺体，上面暗绿色，近无毛，下面淡绿色，沿脉或脉间有稀疏柔毛。花两性，花序伞房状或近伞形；有花 3～6 朵，先叶开放；花梗长 8～

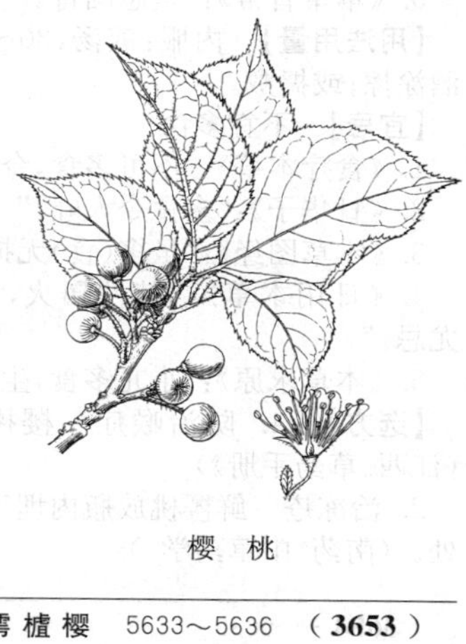

樱 桃

19 mm,被疏柔毛;萼筒钟状,外被疏柔毛;萼片5,三角卵圆形或卵状长圆形,先端急尖或钝;花瓣5,白色,卵圆形,先端下凹或二裂;雄蕊30～35,栽培者可达50枚;花柱与雄蕊近等长,无毛;雌蕊1,子房上位。核果近球形,红色,直径9～13 mm,种子1颗,包围于黄白色木质内果皮中。花期3～4月,果期5～6月。

生于海拔300～600 m的山坡向阳处或沟边。分布于华东及河北、山西、辽宁、河南、湖北、广西、四川、陕西、甘肃等地。各地常有栽培。

本植物的叶(樱桃叶)、花(樱桃花)、枝条(樱桃枝)、果核(樱桃核)、根(樱桃根)、果实经加工取得的浓汁(樱桃水)均供药用,另设专条。

【栽培】 生物学特性　喜冷凉温和湿润气候,耐寒,对土壤要求不严,壤土、黏土或砂土都能生长,尤以土层深厚、土质肥沃的壤土生长最好。

繁殖方法　分蘖繁殖或种子繁殖均可。

田间管理　修剪只需疏去枯死枝、病虫枝及密集枝和适当回缩更新即可。花前灌1次透水和施适量的氮磷肥,可提高座果率和增进果实品质。采果后,再施1次复合肥或厩肥,有助于恢复树势,促进花芽分化。

病虫害防治　4～5月易发生红蜘蛛、蚜虫、介壳虫等虫害,应喷洒相应的杀虫剂防治,并将园内杂草除净。秋季易发生舟型毛虫食叶,应喷洒相应的杀虫剂。

【采收加工】 早熟品种,一般5月中旬采收;中晚熟品种也随后可陆续采收。采收樱桃要带果柄,轻摘轻放,多鲜用。

【药性】 甘、酸,温。归脾、肾经。

1.《吴普本草》:"味甘。"

2.《千金方》:"味甘,平,涩。"

3.《食疗本草》:"热。"

4.《食性本草》:"平,无毒。"

5.《日华子》:"微毒。"

6.《绍兴本草》:"味甘、酸,温。"

7.《日用本草》:"味甘、涩,性热。"

【功用主治】 补脾益肾。主治脾虚泄泻,肾虚遗精,腰腿疼痛,四肢不仁,瘫痪。

1.《吴普本草》:"主调中,益脾气,令人好颜色。"

2.《食疗本草》:"补中益气,主水谷痢,止泄精。"

3.《滇南本草》:"治一切虚证,能大补元气,滋润皮肤。浸酒服之,治左瘫右痪,四肢不仁,风湿腰腿疼痛。"

4.《本草药性大全》:"杀蛔虫有准,疗蛇毒尤良。"

5.《本草省常》:"坚志固肾。"

【用法用量】 内服:煎汤,30～150 g;或浸酒。外用:浸酒涂擦;或捣敷。

【宜忌】 不宜多食。

1.《食疗本草》:"不可多食,令人发暗风。"

2.《日华子》:"多食令人吐。"

3.《本草图经》:"虽多(食)无损,但发虚热耳。"

4.《日用本草》:"其性属火,能发虚热喘嗽之疾,小儿尤忌。"

5.《本草求原》:"小儿多食,生虫或疳,热病人忌。"

【选方】 1. 防治喉症　樱桃500 g。熬水或泡酒服。(江西《草药手册》)

2. 治冻疮　鲜樱桃放瓶内埋于地下,入冬时取出外涂患处。(南药《中草药学》)

5637 樱额 yīng é (《纲目拾遗》)

【异名】 樱额梨、稠梨子(《盛京通志》),臭李子(《东北木本植物图志》)。

【基原】 为蔷薇科稠李属植物毛叶稠李的果实。

【原植物】 毛叶稠李 *Padus racemosa* (Lam.) Gilib. var. *pubescens* (Regel et Tiling) Schneid. [*Prunus padus* L. var. *pubescens* Regel et Tiling] 又名:多毛稠李。

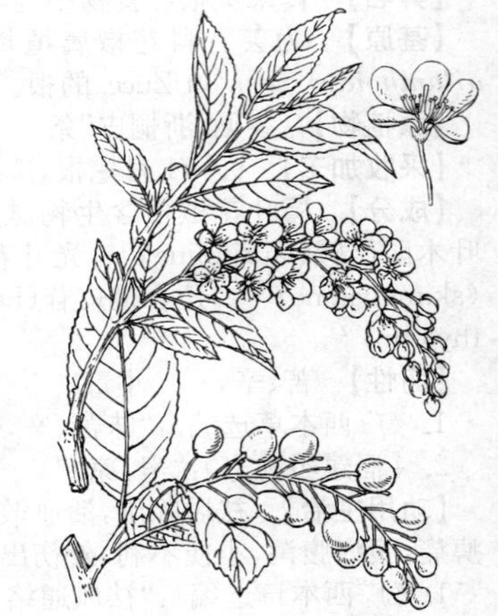

毛叶稠李

落叶乔木,高8～10 m。小枝红褐色或灰绿色,密被棕褐色长柔毛,老枝黑褐色。单叶互生;叶柄长1～15 cm,密被棕色长柔毛,先端两侧各具一腺体;托叶线形,早落;叶片椭圆形、长圆形或长圆倒卵形,长4～10 cm,宽2～4.5 cm,先端尾尖,基部圆形或宽楔形,上面深绿色,下面密被棕褐色长柔毛,边缘为开展或贴生重锯齿,或为不规则近重锯齿,锯齿披针形。花两性;总状花序长7～10 cm,基部常有2～3小叶,并密被棕褐色长柔毛;萼筒钟状,比萼片稍长;萼片5,三角状卵形,边缘带腺细锯齿;花瓣5,白色,基部楔形,有短爪;雄蕊多数,花丝不等长,排成不规则2轮;雌蕊1,柱头盘状。核果卵球形,先端有尖头,直径8～10 mm,红褐色至黑色;核有皮状褶皱。花期4～5月,果期5～10月。

生于海拔1 200～1 900 m的山坡林中、山谷灌木丛中。分布于华北、东北及河南等地。

【采收加工】 夏、秋季采收,晒干。

【药材】 樱额 *Fructus Padi Pubescentis*　产于黑龙江、吉林、辽宁、河北、山西、陕西、甘肃等地。

性状　果实呈类球形或卵球状,直径4～8 mm,表面褐色。果肉内有果核1枚,质坚硬,表面有不规则皱纹,种仁淡黄色,富油质。气微,味甜、微涩。

【成分】 果实含糖分,种子含油量38.79%,树皮含鞣质[1]。

【药性】 《纲目拾遗》:"味甘涩,性温暖。"

【功用主治】 《纲目拾遗》:"补脾止泄泻。"

【用法用量】 内服:煎汤,9～15 g。

5638 樱草根 yīng cǎo gēn (《吉林中草药》)

【异名】 野白菜根(《宁夏中草药手册》)。

【基原】 为报春花科报春花属植物樱草的根及根茎。

【原植物】 樱草 *Primula sieboldii* E. Morren [*P. patens* Turcz.] 又名:翠兰花、翠南报春(《北京植物志》),樱草报春(《辽宁植物志》),翠蓝草、翠蓝报春(《全国中草药汇编》)。

多年生草本,高20～35 cm。根茎短,横走,具多数细根。叶基生;叶柄长达12 cm,被稀疏长柔毛;叶3～8片,卵状长圆形至长圆形,长4～10 cm,宽3～6 cm,先端钝圆,基部心形或圆形,边缘有不整齐的圆缺刻或锯齿,两面沿叶脉及边缘疏被多细胞柔毛。花葶高10～30 cm,疏被长柔毛;具伞形花序1轮，有花5～15朵；苞片线状披针形；花梗长1～3 cm；花萼钟形，长6～9 mm，裂片5，披针状三角形；花冠高脚碟状，紫红色至淡红色，稀白色，裂片5，开展，倒心形，直径14～22 mm，先端2裂；雄蕊5，生于花冠筒中部或上部；长柱花柱长7 mm，短柱花柱长2.3～4 mm，子房球形，直径约1 mm。蒴果近球形，长约为花萼的一半。花期5～6月，果期7～8月。

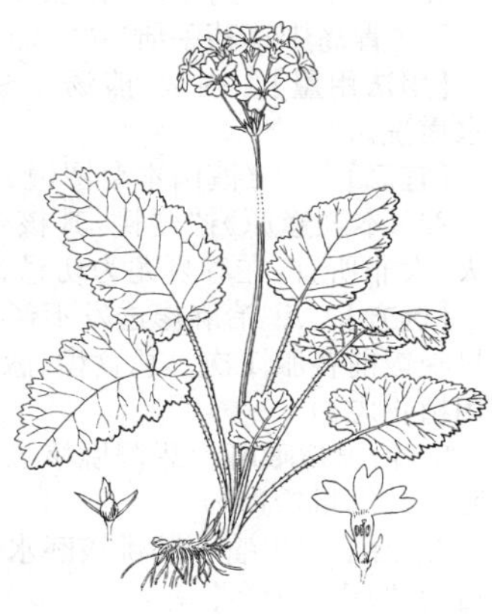

樱　草

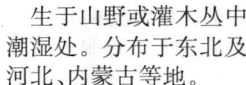

生于山野或灌木丛中潮湿处。分布于东北及河北、内蒙古等地。

【采收加工】 8～9月采挖根及根茎，晒干。

【药材】 樱草根 *Radix Primulae Sieboldii* 　产于东北及内蒙古等地。

性状　根茎短，呈不规则块状，表面黑褐色；质硬，难折断。根丛生于根茎上，细直，长短不一，直径5～15 mm，表面黄棕色或棕色，有纵皱纹及支根痕；体轻，质脆，易折断，断面黄白色或浅黄色。气微，味淡。

【成分】 根含翠蓝草皂苷(sakuraso-saponin)，为原报春花皂苷元(protoprimulagenin)A的五糖苷[1]。

【药性】 甘，平。

1.《宁夏中草药手册》："甘，平。"

2.《全国中草药汇编》："甘，温。"

【功用主治】 化痰止咳。主治咳喘痰多。

1.《吉林中草药》："止咳化痰。治痰喘咳嗽。"

2.《宁夏中草药手册》："平喘。"

3.《全国中草药汇编》："主治上呼吸道感染，咽炎，支气管炎。"

【用法用量】 内服：煎汤，6～12 g。

5639 樱桃水 yīng táo shuǐ (《纲目拾遗》)

【基原】 为蔷薇科樱属植物樱桃 *Cerasus pseudocerasus* (Lindl.) G. Don 的果实经加工取得的浓汁。

【原植物】 参见"樱桃"条。

【采收加工】 采摘成熟的果实，去核后压榨取得的液汁，装入瓷坛封固备用。

【功用主治】 透疹，敛疮。主治疹发不出，冻疮，烧烫伤。

【用法用量】 内服：适量，炖温。外用：搽。

【选方】 1. 治疹发不出，名曰闷疹　樱桃水一杯，略温灌下。(《纲目拾遗》引《不药良方》)

2. 治冻瘃疮　将樱桃水搽在疮上。若预搽面，则不生冻瘃。(《梁候瀛集验方》)

3. 治烧烫伤　樱桃水蘸棉花上，频涂患处，当时止痛，还能制止起泡化脓。(《河北中医药集锦》)

【临床报道】 治疗冻疮　取樱桃(八成熟)若干，装入瓷坛内，然后倒入75%乙醇，以浸没樱桃为度，加盖密封，在背阴处挖坑将瓷坛埋入，待冬季取出应用。①轻度冻疮(皮肤红肿、痛痒、未破溃者)：可用乙醇浸液局部涂擦，每日数次，亦可取浸泡的樱桃(剖去核)肉贴患处或涂擦之。②重度冻疮(皮肤破溃或伴有感染)：如疮面小，可用去核樱桃贴患处包扎即可。疮面过大，可取数个樱桃置碾钵内捣烂敷疮面包扎，每日更换1～2次。如疮面有脓液，应先用乙醇浸液洗去脓汁而后敷药。用上法治疗轻度冻伤300余例，一般3 d内治愈；重度冻疮100余例，多数在1星期内治愈[1]。

5640 樱桃叶 yīng táo yè (《新修本草》)

【基原】 为蔷薇科樱属植物樱桃 *Cerasus pseudocerasus* (Lindl.) G. Don 的叶。

【原植物】 参见"樱桃"条。

【采收加工】 7～9月采收，鲜用或晒干。

【药性】 《纲目》："甘，平，无毒。"

【功用主治】 温中健脾，止咳止血，解毒杀虫。主治胃寒食积，腹泻，咳嗽，吐血，疮疡肿痛，蛇虫咬伤，阴道滴虫。

1.《新修本草》："叶捣，敷蛇毒；绞叶汁服，防蛇毒内攻。"

2.《滇南本草》："治吐血。"

3.《滇南本草图说》："敷疮。"

4.《本草再新》："养肝助火，健脾开胃，除胃脘之积寒，消食破滞。"

5.《全国中草药汇编》："透疹，解毒。"

6.《浙江药用植物志》："平喘，杀虫。治慢性支气管炎，阴道滴虫。"

【用法用量】 内服：煎汤，15～30 g；或捣汁。外用：捣敷；或煎水熏洗。

【选方】 1. 治慢性支气管炎　鲜樱桃叶18～30 g，加糖适量。水煎服。(《浙江药用植物志》)

2. 治蛇咬伤　(樱桃)鲜叶捣汁饮，并外敷患处。(《天目山药用植物志》)

3. 治阴道滴虫　樱桃树叶500 g。煎水坐浴，同时用棉球(用线扎好)沾樱桃叶水塞阴道内，半日换1次，半月即愈。(《全国中草药新医疗法展览会资料选编》)

4. 治麻疹透发不畅　樱桃叶30 g。水煎服。(《天目山药用植物志》)

5641 樱桃花 yīng táo huā (《纲目》)

【基原】 为蔷薇科樱属植物樱桃 *Cerasus pseudocerasus* (Lindl.) G. Don 的花。

【原植物】 参见"樱桃"条。

【采收加工】 花盛开时采摘，晒干。

【功用主治】 养颜去斑。主治面部粉刺。

1.《纲目》："治面黑粉滓。"

2.《本草求原》："浸酒，美颜色。"

3.《天目山药用植物志》："治面皯粉刺。"

【用法用量】 外用：煎水洗。

5642 樱桃枝 yīng táo zhī (《纲目》)

【异名】 樱桃梗(《滇南本草》)。

【基原】 为蔷薇科樱属植物樱桃 *Cerasus pseudocerasus* (Lindl.) G. Don 的枝条。

【原植物】 参见"樱桃"条。

【采收加工】 5～7月采收，切段晒干。

【药性】 辛、甘，温。

【功用主治】 温中行气,止咳,去斑。主治胃寒脘痛,咳嗽,雀斑。

1.《滇南本草》:"治寒疼,胃气疼,九种气疼。樱桃梗烧灰,为末,烧酒下。"

2.《纲目》:"治雀卵斑鼾。"

3.《湖南药物志》:"治腹泻,咳嗽。"

【用法用量】 内服:煎汤,3~10 g。外用:煎水洗。

【选方】 治雀卵斑鼾 樱桃枝同紫萍、牙皂、白梅肉研和,日用洗面。(《纲目》)

5643 樱桃核 yīng táo hé (《滇南本草》)

【异名】 樱桃米(《四川中药志》)。

【基原】 为蔷薇科樱属植物樱桃 *Cerasus pseudocerasus* (Lindl.) G. Don 的果核。

【原植物】 参见"樱桃"条。

【采收加工】 夏季取成熟果实置于缸中,用器具揉搓,使果肉与核分离,取出核,晒干。

【药材】 樱桃核 *Nux Pruni Pseudocerasi* 主产于江苏、浙江、福建等地。

性状 果核呈卵圆形或长圆形,长 8~10 mm,直径约 5 mm。先端略尖,微偏斜,基部钝圆而凹陷,一边稍薄,近基部呈翅状。表面黄白色或淡黄色,有网状纹理,两侧各有 1 条明显棱线。质坚硬,不易破碎。敲开果核(内果皮)有种子 1 枚,种皮黄棕色或黄白色,常皱缩,子叶淡黄色。气无,味微苦。

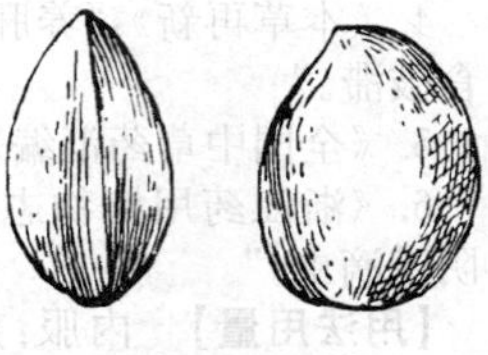

樱桃核(果核)外形

鉴别 内果皮横切面:由多层排列紧密的石细胞组成,石细胞类圆形、长圆形或长梭形,长径约 86 μm,短径 20~40 μm,纹孔及孔沟明显。

种皮中部横切面:外表皮细胞 1 列,散有类圆形石细胞,皮下组织为 1~2 列薄壁细胞,并有壁孔细密的圆形或长圆形的石细胞,几乎排列成环,下方为多层压缩的颓废薄壁细胞。内胚乳 1~12 列,多含油滴。

粉末特征:表皮层的石细胞贝壳形、类圆形、少数石细胞顶端成长突起,直径 40~95 μm,纹孔及孔沟多在基部,皮下组织的石细胞,常 2 个或数个相连。多边形、贝壳形、类圆形等,直径 14~63 μm,纹孔及孔沟众多。

【成分】 种子含氰苷,加水分解可得氰氢酸[1]。

【炮制】 取原药材,除去残余果肉及杂质,洗净,干燥,筛去灰屑。用时捣碎。

饮片性状 见"药材"项。

贮干燥容器内,置通风干燥处,防蛀。

【药性】 辛,温。归肺经。

1.《山东中草药手册》:"酸,温。"

2.《青岛中草药手册》:"性温,味甘、酸、辛。"

3.《全国中草药汇编》:"辛,平。"

4. 南药《中草药学》:"辛,热,入肺经。"

【功用主治】 发表透疹,消瘤去瘢,行气止痛。主治痘疹初期透发不畅,皮肤瘢痕,瘿瘤,疝气疼痛。

1.《滇南本草图说》:"痘症色白,陷顶不升浆者,以核为末,敷之,可以升浆起长。"

2.《本草再新》:"败毒,消疽瘤。"

3.《江苏省植物药材志》:"治麻疹透发不快;煎水洗净疮,灭瘢痕。"

4.《山东中草药手册》:"散热透疹。"

5.《青岛中草药手册》:"止痛。主治疝气疼痛。"

【用法用量】 内服:煎汤,5~15 g。外用:磨汁涂;或煎水熏洗。

【宜忌】 1.《滇南本草图说》:"(痘症)阳症忌服。"

2.《本经逢原》:"樱桃,其核今人用以升发麻斑,力能助火,大非所宜,在春夏尤为切忌。"

【选方】 1. 治麻疹透发不畅 樱桃核 12~15 g。水煎,早晚饭前各服 1 次。忌食糖、葱、大蒜及饮酒。(《天目山药用植物志》)

2. 治出痘喉哑 甜樱桃核二十枚。砂锅内焙黄色,煎汤服。(《纲目拾遗》)

3. 治眼皮生瘤 樱桃核磨水搽之,其瘤渐渐自消。(《纲目拾遗》引《医学指南》)

4. 治瘿瘤初起 樱桃核醋磨,敷之消。(《绛囊撮要》)

5. 治疝气疼痛 樱桃核捣碎,醋炒后研末。每服 6 g,每日 2 次。(《青岛中草药手册》)

6. 治疮痘瘢 用樱桃仁研细敷之。(《普济方》)

5644 樱桃根 yīng táo gēn (《食疗本草》)

【基原】 为蔷薇科樱属植物樱桃 *Cerasus pseudocerasus* (Lindl.) G. Don 的根。

【原植物】 参见"樱桃"条。

【采收加工】 10~11 月采收采挖,洗净,切段晒干或鲜用。

【药性】 甘,平。

【功用主治】 杀虫,调气活血。主治绦虫、蛔虫、蛲虫病,经闭,劳倦内伤。

1.《食疗本草》:"疗寸白、蛔虫。"

2.《重庆草药》:"调气活血。治妇女气血不和,肝经火旺,手心潮烧,经闭。"

3.《河北中草药》:"主治蛲虫。"

【用法用量】 内服:煎汤,9~15 g,鲜品 30~60 g。外用:煎水洗。

【选方】 1. 治蛲虫 樱桃根 9 g。水煎服,并可煎水外洗。(《河北中草药》)

2. 治劳倦内伤 鲜樱桃根 90~120 g。水煎,早晚饭前各服 1 次。忌食酸、辣、芥菜、萝卜等。(《天目山药用植物志》)

3. 治肝经火旺,手心潮烧 (樱桃)根 60 g。水煎服。(《重庆草药》)

5645 橡实 xiàng shí (《雷公炮炙论》)

【异名】 芧栗(《庄子》),橡栗(《吕氏春秋》),栋(《尔雅》),皂斗(《吕氏春秋》高诱注),橡子(《庄子》司马彪注),栎子(《千金方》),杼斗(《新修本草》),橡斗子(《日华子》),栎木子(《本草图经》),柞子(《纲目》),麻栃果(《纲目拾遗》)。

【基原】 为壳斗科栎属植物麻栎或辽东栎的果实。

【原植物】 1. 麻栎 *Quercus acutissima* Carr. 又名栩、栎(《诗经》),枥(《本草拾遗》),橡栎(《本草图经》),橡子树(《救荒本草》)。

落叶乔木,高 15~30 m。树皮深灰色,或灰黑色,具不规则深裂。幼枝被黄色柔毛;冬芽圆锥形,灰褐色,鳞片阔卵形、有毛。叶互生;叶柄长2~3 cm,有毛;叶革质,叶片长椭圆状披针形，长 8～19 cm，宽 3～6 cm，先端渐尖，基部圆形或宽楔形，具芒状锯齿，侧脉 13～18 对，直达齿端，上面深绿色，有光泽，下面淡绿色，幼时有黄色短细毛，后脱落，仅脉腋有毛。花单性，雌雄同株；雄花序长 6～12 cm，为葇荑花序，通常数个集生于新枝下部叶腋，被柔毛，花被通常 5 列，雄蕊 4；雌花 1～3 个集生于新枝叶腋，子房 3 室，花柱 3。壳斗杯状，包围坚果约 1/2，小苞片钻形、反曲，被灰白色绒毛；坚果卵球形或卵状长圆形，直径 1.5～2 cm，高 1.7～2.2 cm，先端圆形，果脐突起，栗褐色。花期 3～5 月，果期翌年 9～10 月。

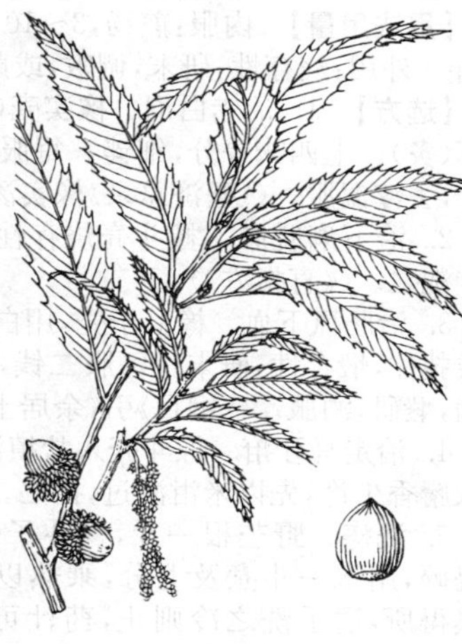

麻 栎

生于海拔 200～2 200 m 的山地、丘陵与针叶林、阔叶林中。分布于华东、中南、西南及河北、山西、辽宁、陕西、甘肃等地。

2. 辽东栎 *Q. liaotungensis* Koidz. 又名：辽东柞(《中国树木分类学》)，杠木(《宁夏中草药手册》)，柴树(河北、山西)，青冈柳(辽宁、吉林)。

本种与麻栎的区别在于：叶柄长 2～5 mm；叶片倒卵形或倒卵状长椭圆形，先端圆钝，基部耳形或圆形，边缘具深波状圆齿；侧脉 5～7 对；壳斗浅杯状，小苞片扁平或背部凸起。花期 5 月，果期 9～10 月。

生于海拔 300～2 500 m 的山坡或山顶阔叶落叶林中。分布于华北、东北及山东、四川、陕西、甘肃、宁夏、青海等地。

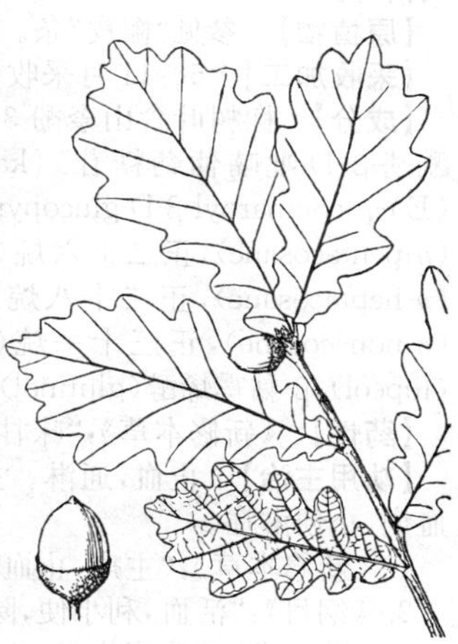

辽 东 栎

本植物的根皮或树皮(橡木皮)，壳斗(橡实壳)亦供药用，另设专条。

【采收加工】 冬季果实成熟后采收，连壳斗摘下，晒干后除去壳斗，再晒至足干，贮放通风干燥处。

【药材】 橡实 *Fructus Querci* 麻栎实主产于辽宁、河北、山东、江苏、湖南、湖北、四川、广东、云南等地；辽东栎实主产于东北。

性状 麻栎实 坚果卵状球形至长卵形，长约 2 cm，直径 1.5～2 cm；表面淡褐色，果脐突起。种仁白色。气微，味淡、微涩。

辽东栎实 坚果卵形至长卵形，长 1.7～1.9 cm，直径 1～1.3 cm；果脐略突起。种仁白色。气微，味淡、微涩。

【成分】 麻栎种子含淀粉 50.4%，脂肪油 5%～20%[1]。

【药理】 毒性 橡实淀粉对于 40 只昆明小鼠进行毒性试验，最大剂量 10 000 mg/kg 经口一次性灌胃，观察 2 星期，未见任何中毒反应。另外从基因水平、染色体水平、体细胞、性细胞水平均未见有致突变性[1]。

【药性】 苦、涩，微温。归脾、大肠、肾经。

1.《新修本草》："味苦，微温，无毒。"

2.《品汇精要》："气厚于味，阳中之阴。"

3.《本草经疏》："气薄味厚，阳中阴也。入手足阳明，足太阴、少阴经。"

4.《玉楸药解》："味苦、涩，气平。"

5.《食物考》："微苦，性温。"

【功用主治】 收敛固涩，止血，解毒。主治泄泻痢疾，便血，痔血，脱肛，小儿疝气，疮痈久溃不敛，乳腺炎，睾丸炎，面皯。

1.《新修本草》："主下痢，厚肠胃，肥健人。"

2.《日华子》："涩肠止泻。"

3.《本草经疏》："涩精。"

4.《本经逢原》："治痔漏脱肛。"

5.《玉楸药解》："健脾消谷，涩肠止痢，暖胃固肠，断痔瘘失血，糜涂痈疽坚硬不消。"

6.《纲目拾遗》："治胎疝。"

7.《随息居饮食谱》："补脾胃，益气力，耐饥。"

【用法用量】 内服：煎汤，3～10 g；或入丸、散，每次 1.5～3 g。外用：炒焦研末调涂。

【宜忌】 湿热初泻、初痢者禁服。

1.《食疗本草》："不宜多食。"

2.《本草经疏》："湿热作痢者不宜用。"

【选方】 1. 治水谷痢，无问老少，日夜百余行 橡实二两，干楮叶一两(炒炙)。上药，捣细罗为散，每服一钱，不计时候，煎乌梅汤调下。(《圣惠方》神妙橡实散)

2. 治赤白痢，日夜不止 橡实一两，醋石榴皮一两(微炒)，黄牛角腮一两(烧灰)。上三味，捣罗为细散，粥饮调下二钱，日三。(《圣济总录》橡实散)

3. 治小儿疳痢不止，肌体黄瘦 取橡斗子内仁二枚，煨熟，大人烂嚼，与儿食之；取汁灌之，亦佳。(《普济方》)

4. 治痔疮出血 橡子粉、糯米粉各一升。炒黄，水调蒸熟食之。(《怪证奇方》)

5. 治小儿肠虚脱肛 橡斗子半两(蜜炙黄)，木贼半两(烧灰留性)。上为细末，每服一钱，陈米饮调下，乳食前服。(《普济方》归肠散)

6. 治婴儿胎疝 麻栎树上之鸳鸯果一对(一对可治三人)，加荔枝核七枚(杵碎)，平地木三钱。同煎饮。外用柏香熏洗。(《养生经验合集》)

7. 治石痈坚如石，不作脓者 栎子一枚。以醋于青石上磨之，以涂肿上，干更涂。(《千金方》)

8. 治恶疮口不能合 用橡子为末，敷之。(《普济方》)

9. 治乳腺炎 麻栎 18 g，瓜蒌皮 15 g，紫花地丁 30 g。煎服。

10. 治睾丸炎 麻栎焙焦存性研粉。每次 6 g，每日 2 次，黄酒冲服。(9、10 方出自《安徽中草药》)

5646 橡木皮 xiàng mù pí (《纲目》)

【异名】 栎木皮(《本草拾遗》)，栎树皮(《日华子》)，柞树皮(《内蒙古中草药》)。

【基原】 为壳斗科栎属植物麻栎 *Quercus acutissima* Carr.

或辽东栎 *Q. liaotungensis* Koidz. 的根皮或树皮。

【原植物】 参见"橡实"条。

【采收加工】 随时可采，切片，晒干。

【药材】 橡木皮 *Cortex Querci Acutissimae* 主产于辽宁、河北、山东、江苏、湖南、湖北、四川、广东、云南等地。

性状 树皮表面灰黑色，粗糙，具不规则纵裂，软木质；内面类白色。气微，味稍苦、涩。

【成分】 麻栎树皮及树干含鞣质，树干含鞣质5%～10%[1]。

【药性】 苦、涩，平。

1.《本草拾遗》："味苦，平，无毒。"

2.《全国中草药汇编》："苦、涩，微温。"

【功用主治】 解毒利湿，涩肠止泻。主治泄泻，痢疾，疮疡，瘰疬。

1.《本草拾遗》："主恶疮，中风犯毒露者，取煎汁洗疮，当令脓血尽止。亦治痢。"

2.《日华子》："治水痢，消瘰疬，除恶疮。"

3.《内蒙古中草药》："清热解毒，利湿。主治肠炎腹泻，痢疾，黄疸。"

4.《安徽中草药》："疗漆疮。"

【用法用量】 内服：煎汤，3～10 g。外用：煎汤或加盐，浸洗。

【宜忌】 孕妇慎服。

【选方】 1. 治诸疮因风致肿 栎根皮三十斤。锉，水三斛，煮令热，下盐一把，令灼灼然热以浸疮，当出脓血，日日为之，瘥止。(《千金方》)

2. 治漆疮 麻栎树皮煎水外洗。(《安徽中草药》)

3. 治痔疮 鲜柞树皮捣烂敷患处。

4. 治肠炎，痢疾 柞树皮15 g。水煎服，每日3次。

5. 治黄疸 柞树皮炭研末。每次冲服6 g，日服3次。

(3～5方出自《内蒙古中草药》)

【临床报道】 治疗阿米巴痢疾 栎树皮500 g，加水3 000 ml，煎成1 500 ml。成人日服3次，每次30～50 ml，连服3～7 d。服药后1～2 d开始见效。经700余例观察，有效率约85%[1]。

5647 橡实壳 xiàng shí ké (《新修本草》)

【异名】 橡斗壳(《日华子》)，橡豆子壳(《余居士选奇方》)，橡子壳(《玉楸药解》)，橡碗子(《山西中草药》)。

【基原】 为壳斗科栎属植物麻栎 *Quercus acutissima* Carr. 或辽东栎 *Q. liaotungensis* Koidz. 的壳斗。

【原植物】 参见"橡实"条。

【采收加工】 采收橡实时收集，晒干。

【药材】 橡实壳 *Cupula Querci* 麻栎壳斗主产于辽宁、河北、山东、江苏、湖南、湖北、四川、广东、云南等地；辽东栎壳斗主产于东北。

性状 壳斗杯状，直径1.5～2 cm，高约2 cm。外面鳞片状苞片狭披针形，呈覆瓦状排列，反曲，被灰白色柔毛；内面棕色，平滑。气微，味苦、涩。

【成分】 麻栎壳斗含鞣质19%～29%[1]。

【药性】 《纲目》："涩，温，无毒。"

【功用主治】 涩肠止泻，止带，敛疮止血。主治赤白下痢，肠风下血，脱肛，带下，崩中，牙疳，疮疡。

1.《新修本草》："为散及煮汁服，主痢。"

2.《日华子》："止肠风，崩中，带下，冷热泻痢。并染须发。"

3.《药性考》："治脱肛"。

4.《宁夏中草药手册》："收敛，止血，止泻。治便血，子宫出血，白带泻痢，恶疮痈肿。"

【用法用量】 内服：煎汤，3～10 g；或炒焦研末，每次3～6 g。外用：烧存性，研末，调敷，或煎汁洗。

【选方】 1. 治赤白痢 橡实壳(炒)，荔枝壳，石榴皮，甘草(炙)。上四味等分，细锉。每服半两，水一盏半，煎至八分，去滓温服。(《圣济总录》橡实汤)

2. 治下痢脱肛 橡斗壳烧存性，研末。猪脂和搽，并煎汁洗之。(《直指方》)

3. 治肠风下血 橡豆子壳，用白梅肉填满，两个合定，铁线扎住，煅存性，研末。每服二钱，米饮下。一方用硫黄填满，煅研，酒服。(《纲目》引《余居士选奇方》)

4. 治走马牙疳 橡斗壳入盐填满，合定烧透，出火毒，研入麝香少许，先以米泔漱过，搽之。(《全幼心鉴》)

5. 洗痔 野苎根一斤，橡斗子壳(原书无剂量)。上共捣碎，用水一斗煮及七分，乘热以盆盛先熏患处，候汤冷热得所，通手洗之冷则止，药汁可留，暖用三五次。(《百一选方》)

6. 治恶疮痈肿 辽东栎壳斗15 g。煎水洗患处。(《宁夏中草药手册》)

5648 槲叶 hú yè (《本草图经》)

【异名】 槲若(《新修本草》)。

【基原】 为壳斗科栎属植物槲树 *Quercus dentata* Thunb. 的树叶。

【原植物】 参见"槲皮"条。

【采收加工】 5～11月采收树叶，鲜用或晒干。

【成分】 槲树叶含山柰酚3-O-〔2″,6″-O-(E)-二对香豆酰基-β-D-吡喃葡萄糖苷〕{kaempferol-3-O-〔2″,6″-di-O-(E)-p-coumaroyl-β-D-glucopyranoside〕}[1]，正二十五烷(*n*-pentacosane)，正二十六烷(*n*-hexacosane)，正二十七烷(*n*-heptacosane)，正二十八烷(*n*-octacosane)，正二十九烷(*n*-nonacosane)，正三十一烷(*n*-hentriacosane)，羽扇豆醇(lupeol)，β-黏霉烯醇(glutinol)，β-谷甾醇(β-sitosterol)[2]。

【药性】 《新修本草》："味甘、苦，平，无毒。"

【功用主治】 止血，通淋。主治吐血，衄血，便血，痔血，血痢，小便淋痛。

1.《新修本草》："主痔，止血，(疗)血痢，止渴。"

2.《纲目》："活血，利小便，除面上皮皻赤。"

3.《药性考》："疗痔止血，治痢通便。"

4.《现代实用中药》："治淋病、尿赤，又驱绦虫。"

【用法用量】 内服：煎汤，10～15 g；捣汁或研末。外用：煎水洗；或烧灰研末敷。

【选方】 1. 治吐血 槲叶不拘多少。上一味，捣罗为散。每服二钱匕，水一盏，煎五七沸，和渣温服，不拘时候。(《圣济总录》)

2. 治大衄，口耳皆出血不止 槲叶捣绞取汁，每服一小盏。(《圣惠方》)

3. 治初得肠风及血痔 槲叶(微炙)，炒槐花减槲叶之半。同为末，米饮调服。(《本草衍义》)

4. 治小儿淋疾 槲叶三片。煎汤服一鸡子，小便即时下。(《普济方》)

5. 治冷淋，小肠不利，茎中急痛 槲叶捣筛为散，每服三

钱,以水一中盏,入葱白七寸,煎至六分,去滓。每于食前温服之。(《圣惠方》)

5649 槲皮 hú pí (《新修本草》)

【异名】 赤龙皮、槲木皮(《肘后方》),槲白皮(《崔氏纂要方》)。

【基原】 为壳斗科栎属植物槲树的树皮。

【原植物】 槲树 *Quercus dentata* Thunb. 又名:朴樕(《诗经》),槲樕(《尔雅》郭璞注),大叶栎、金鸡树(《纲目》),槲栎(《中国树木分类学》),柞栎(《中国高等植物图鉴》),波罗栎(《中国树木志》)。

落叶乔木,高可达25 m。树皮暗灰色,有深沟。小枝粗壮,有槽,密被灰黄色星状绒毛。叶互生;叶柄长2~5 mm,密被棕色绒毛;托叶线状披针形,长1.5 cm;叶革质或近革质,倒卵形或长倒卵形,长10~30 cm,宽6~20 cm,先端渐钝,基部耳形或窄楔形,边缘有4~10对波状裂片或粗齿,幼叶上面疏被柔毛,下面密被星状绒毛,老叶下面被毛,侧脉4~10对。花单性,雌雄同株;雄花序长约4 cm,轴密被浅黄色绒毛,生于新枝叶腋,花被具灰白色绒毛,雄蕊8~10;雌花序长1~3 cm,雌花数朵集生于幼枝上,子房3室,柱头3。壳斗杯形,包围坚果1/2~2/3,连小苞片径达4.5 cm,小苞片革质,窄披针形,长约1 cm,张开或反卷,红棕色,被褐色丝状毛,内面无毛;坚果卵形或宽卵形,直径1.2~1.5 cm,高1.5~2.3 cm,柱座高约3 mm。花期4~5月,果期9~10月。

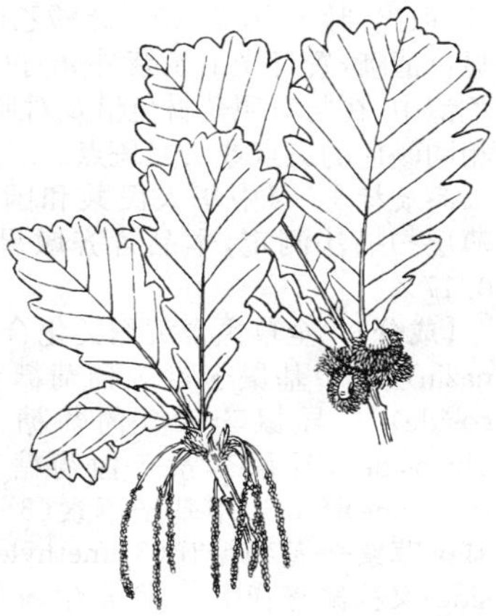

槲　树

生于海拔2 700 m以下的山地阳坡,或与其他栎类、桦树、马尾松等混生,有时成纯林。分布于全国大部分地区。

本植物的叶(槲叶)、种子(槲实仁)亦供药用,另设专条。

【采收加工】 9~11月剥取树皮,切片,晒干。

【成分】 槲皮含鞣质3.07%~14.44%[1],主要有:没食子酸(gallic acid),右旋儿茶素(catechin),右旋没食子儿茶素(gallocatechin),儿茶素-(4α→8)-儿茶素〔catechin-(4α→8)-catechin〕,没食子儿茶素-(4α→8)-没食子儿茶素〔gallocatechin-(4α→8)-gallocatechin〕,没食子儿茶素-(4α→8)-儿茶素〔gallocatechin-(4α→8)-catechin〕,没食子儿茶素-(4α→6)-儿茶素〔gallocatechin-(4α→6)-catechin〕,3-O-没食子酰表没食子儿茶素-(4α→8)-儿茶素〔oylepigallocatechin-(4β→8)-catehin〕[2]。

【药性】 苦、涩,平。

1.《新修本草》:"味苦。"

2.《日华子》:"味涩。"

3.《品汇精要》:"气之薄者,阳中之阴。"

4.《纲目》:"苦、涩,无毒。"

【功用主治】 解毒消肿,涩肠,止血。主治疮痈肿痛,溃破不敛,瘰疬,痔疮,痢疾,肠风下血。

1.《药性论》:"主治恶疮。"

2.《新修本草》:"除蛊及瘘。"

3.《日华子》:"吐瘰疬,涩五脏。"

4.《品汇精要》:"主诸痔血痢。"

5.《纲目》:"止赤白痢,肠风下血。"

6.《药性考》:"杀虫。"

7.《草药新纂》:"收敛止血。治久痢,白带,牙龈溃烂。"

【用法用量】 内服:煎汤,5~10 g;熬膏或烧灰研末。外用:煎水洗或熬膏敷。

【选方】 1. 治附骨疽　槲皮烧末,饮服方寸匕。(《千金方》)

2. 治毒攻下部生疮者　槲皮合榉皮煮,汁如饴糖以导之。(《肘后方》)

3. 治诸败烂疮,乳疮　槲树皮(切)三升,水一斗,煮五升。洗疮毕,乃敷诸膏。(《肘后方》赤龙皮汤)

4. 治瘘　槲白皮(切)五升。上一味,以水八升,煮令泣泣,绞去滓,重煎,令成膏。日服半枣,渐加至一枣许,亦着疮上。无忌,患疮唯宜煮饭,苜蓿盐酱又不得多食之。(《外台》崔氏疗瘘方)

5. 治瘰疬风毒结热,肿硬疼痛未破　槲白皮(切)三合。上每用一合,以水一大盏,煎至五分,去渣温服,良久当吐恶物,如人行十里未吐再服。

6. 治产后乳头生小热疮,搔之黄水出　槲树白皮(锉)三升。上以水一斗煮取五升,日二度,以洗乳及疮。(5、6方出自《圣惠方》)

7. 治干癣积年生痂,搔之黄水出,每逢阴雨即痒　取槲树白皮涂之。(《普济方》)

8. 治一切赤白痢久不差　干姜、槲白皮(姜汁炙五度)一两。上二味,捣罗为散,每服二钱匕,空心食前,温米饮调下。(《圣济总录》干姜散)

9. 治腹泻菌痢　槲树皮9 g,铁苋菜9 g,仙鹤草9 g,苦檗6 g。水煎服。(《青岛中草药手册》)

10. 治妇人阴臭　槲皮(切)一升,甘草二两,当归三两。以水一斗煮取三升,去滓,洗玉门内,日二度。如冷,加蛇床子并根茎二分。(《医心方》)

5650 槲实仁 hú shí rén (《纲目》)

【异名】 栎橿子(《纲目》)。

【基原】 为壳斗科栎属植物槲树 *Quercus dentata* Thunb. 的种子。

【原植物】 参见"槲皮"条。

【采收加工】 冬季果实成熟后采收,连壳斗摘下,晒干,除去壳斗及种壳,取出种子晒干,置通风干燥处。

【药性】 苦、涩,平。

1.《纲目》:"苦、涩,平,无毒。"

2.《青岛中草药手册》:"性寒,味苦、涩。"

【功用主治】 涩肠止泻。主治腹泻,痢疾。

1.《纲目》:"蒸煮作粉,涩肠止痢。"

2.《现代实用中药》:"治小儿佝偻病。"

3.《中国药用植物图鉴》:"槲果可作为收敛剂。"

4.《青岛中草药手册》:"主治体质虚弱,腹痛,红白痢疾,漆疮。"

【用法用量】 内服:煎汤,9~15 g;或研粉,每次0.5~1 g。

【宜忌】 《食物本草》:"小便淋沥者,不宜食之。"

5651 槲寄生 hú jì shēng (《东北药用植物志》)

【异名】 冬青(《东北药用植物志》),北寄生、柳寄生(《中药志》),槲寄、寄生(《陕西中药名录》),黄寄生、冻青(《全国中草药汇编》)。

【基原】 为桑寄生科槲寄生属植物槲寄生带叶的茎枝。

【原植物】 槲寄生 *Viscum coloratum* (Kom.) Nakai [*V. album* L. subsp. *coloratum* Kom.]

灌木,高 30～80 cm。茎、枝均圆柱状,二歧或三歧分枝,节稍膨大,小枝的节间长 5～10 cm,干后具不规则皱纹。叶对生;叶柄短;叶片厚革质或革质,长椭圆形至椭圆状披针形,长 3～7 cm,宽 0.7～2 cm,先端圆形或圆钝,基部渐狭;基出脉 3～5 条。雌雄异株;花序顶生或腋生于茎叉状分枝处;雄花序聚伞状,总苞舟形,通常具花 3 朵,中央的花具 2 枚苞片或无,雄花萼片 4,花药椭圆形;雌花序聚伞式穗状,具花 3～5 朵,顶生的花具 2 苞片或无,交叉对生的花各具 1 枚苞片,雌花花蕾时长卵球形,花托卵球形,萼片 4,柱头乳头状。浆果球形或椭圆形,具宿存花柱,成熟时淡黄色或橙红色,果皮平滑。花期 4～5 月,果期 9～11 月。

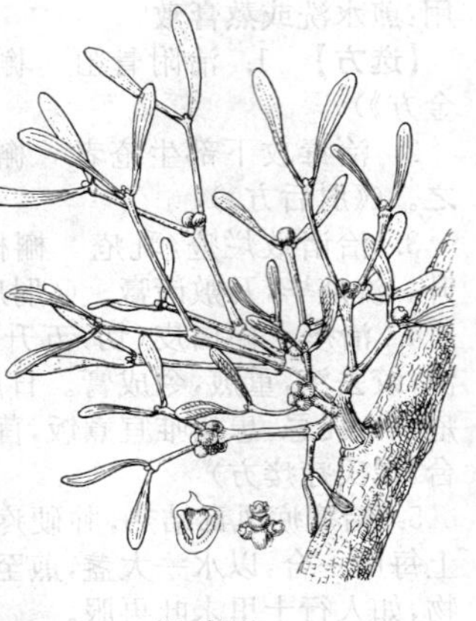

槲寄生

生于海拔 300～2 000 m 的阔叶林中,寄生于榆树、柳树、杨树、栎树、梨树、李树、苹果、枫杨、赤杨、椴树等植物上。分布于华北、东北、华东、华中及广西、陕西、甘肃、青海、宁夏、台湾。

【采收加工】 一般在冬季采收(河南、湖南则在 3～8 月采),用刀割下,除去粗枝,扎成小把,或用沸水捞过(使不变色),阴干或晒干。

【药材】 槲寄生 *Herba visci* 主产于河北、辽宁、吉林、内蒙古、安徽、湖南、浙江、河南等地。

性状 本品茎枝呈圆柱形,2～5 叉状分枝,长约 30 cm,直径 0.3～1 cm;表面黄绿色、金黄色或黄棕色,有纵皱纹;节膨大,节上有分枝或枝痕。体轻,质脆,易折断,断面不平坦,皮部黄色,木部色较浅,射线放射状,髓部常偏向一边。叶对生于枝梢,易脱落,无柄;叶片呈长椭圆状披针形,长 2～7 cm,宽 0.5～1.5 cm;先端钝圆,基部楔形,全缘;表面黄绿色,有细皱纹,主脉 5 出,中间 3 条明显。革质,浆果球形,皱缩。无臭,味微苦,嚼之有黏性。

鉴别 (1) 茎横切面:表皮细胞长方形,外被黄绿色角质层,厚 19～80 μm。皮层较宽广,纤维数十个成束,微木化;老茎石细胞甚多,单个散在或数个成群。韧皮部较窄,老茎散有石细胞。形成层不明显。木质部射线散有纤维束;导管周围纤维甚多,并有少数异形细胞。髓部明显。薄壁细胞含有草酸钙簇晶及少数方晶。

粉末特征:淡黄色。表皮碎片黄绿色,细胞类方形,可见平轴式气孔。薄壁细胞圆形或长圆形,现稀疏壁孔,内含众多淀粉粒及油滴。草酸钙簇晶直径 17～45 μm,方晶较少,直径 8～30 μm。纤维成束,长梭状,直径 10～34 μm,壁较厚,略成波状,微木化,胞腔小。异形细胞形状不规则,壁较厚,微木化,胞腔较大。石细胞稀少,类方形、类多角形,或形状不规则,直径 42～102 μm,孔纹及壁沟明显。

(2) 薄层色谱:取本品 1～2 g,切碎,加乙醇 30 ml,加热回流 30 min,放冷,滤过,滤液浓缩至干,加无水乙醇 1 ml 使溶解,作为供试品溶液。另取槲寄生对照药材 1.5 g,同法制成对照药材溶液。再取齐墩果酸对照品,加无水乙醇溶解,使成每 1 ml 含 1 mg 的溶液,作为对照品溶液。吸取上述供试品溶液、对照药材溶液各 4 μl 及对照品溶液 2 μl,分别点于同一以羧甲基纤维素钠为粘合剂的硅胶 G 薄层板上,以甲苯-醋酸乙酯-冰醋酸(8∶2∶0.1)为展开剂,展开,取出,晾干,喷以 10%硫酸乙醇溶液,80 ℃加热至斑点显色清晰,置日光下及紫外光灯(365 nm)下检视。供试品色谱中,在与对照药材色谱及对照品色谱相应的位置上,显相同颜色的斑点或荧光斑点。

品质标志 《中华人民共和国药典》2005 年版规定:照薄层扫描法测定,本品含齐墩果酸($C_{30}H_{48}O_3$)不得少于 0.17%。

【成分】 全草主含黄酮类化合物:3′-甲基鼠李素(rhamnazin),3′-甲基鼠李素-3-葡萄糖苷(rhamnzin-3-O-β-D-glucoside)[1],异鼠李素-3-葡萄糖苷(isorhamnetin-3-O-β-D-glucoside),异鼠李素-7-葡萄糖苷(isorhamnetin-7-O-β-D-glucoside)[2],3′-甲基圣草素(3′-methyleriodictyol),3′-甲基圣草素-7-葡萄糖苷(3′-methyleriodictyol-7-O-β-D-glucoside)又称槲寄苷甲[1],槲寄生新苷(viscumneoside)Ⅰ、Ⅱ、Ⅲ、Ⅳ、Ⅴ、Ⅵ、Ⅶ[1～4]。还含三萜类化合物:β-香树脂醇(β-amyranol),β-乙酰基香树脂醇(β-acetylamyranol),β-香树脂二醇(β-amyrandiol),羽扇豆醇(lupeol),齐墩果酸(oleanolic acid),白桦脂酸(betulic acid),棕榈酸-β-香树脂醇酯(β-amyrin palmitate),乙酸-β-香树脂醇酯(β-amyrin acetate)[5～7]。其他苷类:丁香苷(syringin),丁香苷元-O-β-D-呋喃芹菜糖基(1→2)-β-D-吡喃葡萄糖〔syringenin-O-β-D-apio-furanosyl(1→2)-β-D-glucopyranoside〕[8],鹅掌楸苷(liriodendrin)[8,9],2,3-丁二醇-3-O-单葡萄糖苷(butan-2,3-diol-3-O-monoglucoside)[6],刺五加苷(eleutheroside)E[10],又含棕榈酸(palmitic acid),琥珀酸(succinic acid),阿魏酸(ferulic acid),咖啡酸(caffeic acid),原儿茶酸(protocatechuic acid)等有机酸[6]。

茎叶含氨基酸:精氨酸,谷氨酸,脯氨酸,苯丙氨酸等[11];酚酸类:绿原酸(chlorogenic acid),阿魏酸,咖啡酸,没食子酸等[12]。还含多糖[13]。

【药理】 1. 对心血管系统的作用 (1) 降压作用 麻醉犬静脉注射槲寄生注射液 3 g(生药)/kg,呈明显的降压作用,持续 1 h 后逐渐恢复正常[1];静脉注射槲寄生注射液 12.5 mg(总黄酮)/kg 也获得相似的降压作用[2]。给醋酸脱氧皮质酮(DOCA)盐性高血压大鼠灌服槲寄生浓缩煎剂 5 g(生药)/只,每日 1 次,连续 6 星期,可使血压恢复到正常水平[3]。

(2) 抗心肌缺血、强心作用 槲寄生注射液对离体兔心冠脉呈舒张作用,显著增加冠脉血流量,减慢心率,对心肌收缩力呈先抑制后增强作用[4];对离体豚鼠正常心脏,均能明显增加冠脉血流量,增强心肌收缩力,并能对抗垂体后叶素引起的冠脉收缩作用[2]。大鼠心肺制备标本实验表明,槲寄生注射液可减慢心率,增加每搏心输出量[2]。从麻醉开胸犬股静脉注射槲寄生总苷 12.5 mg/kg 和 20 mg/kg，显著降低动脉压，减慢心率，降低心肌耗氧量和心肌氧利用率，但对冠脉血流量无明显影响[4]；另有同样的实验除获得相似的结果外，槲寄生注射液可使犬冠脉血流量显著减少[1]。从兔耳静脉注入槲寄生注射液 0.6 g(生药)/kg[5]，或给大鼠静脉注射总苷注射液 10 mg/kg[6]，对垂体后叶素所致的 T 波高耸和 ST 段抬高的心电图改变有保护作用。给结扎冠状动脉分支所形成的左室局灶性心肌梗死的犬，肌内注射槲寄生注射液每日 0.6 g/kg，连续 7 d，对局部病变组织有促进心肌梗死修复作用[7]。结扎兔冠状动脉左前降支近端形成心肌梗死缺血之前，由股动脉注射槲寄生注射液，每只兔注射 2 ml，可显著降低缺血心肌的耗氧量[8]。大鼠腹腔注射槲寄生总苷注射液 80 mg/kg，在给药后 1 h 显著降低结扎冠状动脉所致缺血心肌的 cAMP 含量，cAMP/cGMP 比值也降低[9]。

(3) 抗心律失常作用　采用细胞内玻璃微电极术观察双氢黄酮总苷(VCF)对犬浦氏细胞和豚鼠心室乳头状肌细胞快反应动作电位(FAP)的影响，并利用选择性膜通道阻滞剂分析 VCF 对 FAP 各相跨膜离子流的影响，结果表明 100 μg/ml 的 VCF 加速 FAP 复极化，不应期相对延长，该作用与抑制细胞膜慢内向离子流及增加时间依赖性钾离子流有关[10]。给豚鼠静脉滴注槲寄生注射液，能显著增加毒毛花苷 G 诱发的室颤及致死所需剂量，但对乌头碱和氯化钙诱发的大鼠心律失常无明显的保护作用[6]。静脉注射槲寄生注射液 2.5 g/kg，可使氯化钡诱发的大鼠心律失常恢复窦性心律，仅维持数分钟[11]。

(4) 改善微循环　在陈旧性心肌梗死患者用甲皱微循环观察方法，给患者肌内注射总苷注射液 40 mg，每日 1 次，连续 14 d，可见微循环障碍明显改善，微血管流速加快，白细胞解聚，闭锁的毛细血管再通[12]。

2. 抗血小板聚集作用　静脉注射槲寄生总苷注射液 2.5 mg/kg 和 5 mg/kg，对 ADP 诱导的兔血小板聚集呈明显的抑制作用，并呈剂量依赖性，维持时间约 1 h[13]。体外给予总苷 1.6 mg/ml、3.2 mg/ml 和 6.4 mg/ml，对 ADP、凝血酶、胶原和花生四烯酸诱导的兔血小板聚集，均呈明显的抑制作用，其作用与 8 mg/ml 乙酰水杨酸作用相仿[14]。大鼠动静脉旁路血栓形成实验表明，静脉注射总苷 10 mg/kg，能显著抑制动脉内血栓形成[13]。给陈旧性心肌梗死患者肌内注射总苷注射液 40 mg，每日 1 次，连续 14 d，可显著抑制由 ADP 和肾上腺素诱导的血小板聚集[12]。体外用放射免疫法测定血小板环核苷酸实验表明，10 mg/ml 总苷能显著升高血小板内 cAMP 水平，降低 cGMP 水平，使 cAMP/cGMP 比值明显提高；并抑制血小板 TXA_2 样物质的生物合成。体内静脉注射总苷 4 mg/kg，显著减少兔血小板内 MDA 含量[14]。

3. 抗肿瘤作用　给体内移植性肿瘤小鼠分别腹腔注射槲寄生总生物碱 50 mg/kg 和 75 mg/kg，连用 7～10 d。结果表明，槲寄生总碱对 Lewis 肺癌、S_{37} 实体型肿瘤、EAC、S_{180}、ARS 及 L_{1210} 白血病均具有明显的抑制作用，并具有较明显地抑制 C_{57}BL/6 小鼠 Lewis 肺癌肺转移的作用[15]。

4. 其他作用　槲寄生能不同程度地损伤体外原代人脐静脉内皮细胞形态，抑制内皮细胞合成释放前列环素 I_2(PGI_2)，但经凝血酶激发后的内皮细胞合成释放 PGI_2 功能未受影响。此外，槲寄生还抑制凝血酶激发前后内皮细胞合成释放 Von Willibrand 因子(vWF)[16]。小鼠腹腔巨噬细胞，与槲寄生多糖及其中性组分共同培养均可显著增强其 TNF-α、IL-1 的分泌[17]。

毒性　给小鼠灌胃或腹腔注射槲寄生溶液 3 g，72 h 内无 1 只死亡，一次耐受量均为 150 g/kg 以上[18]。大鼠长期毒性试验结果表明，分别灌胃给予槲寄生冲剂 30 g/kg 和 75 g/kg，每日 2 次，连续 30 d，对大鼠生长发育、血液学、肝功能及病理组织检查均无明显的毒性[19]。

【炮制】　取原药材，除去杂质，抢水洗净，润透，切厚片，干燥，筛去灰屑。

饮片性状　为不规则的厚片。片面髓部常偏向一边，木部浅黄色，皮部黄色，有放射状纹理，周边黄绿色，金黄色或黄棕色，有纵皱纹。体轻，质脆。叶多破碎，黄绿色或金黄色，有细皱纹，革质，无柄，全缘。无臭，味微苦，嚼之有黏性。

贮干燥容器内，置通风干燥处，防蛀。

【药性】　苦、甘，平。归肝、肾经。

【功用主治】　补肝肾，强筋骨，祛风湿，安胎。主治腰膝酸痛，风湿痹痛，胎动不安，胎漏下血。

【用法用量】　内服：煎汤，10～15 g；或入丸、散；浸酒或捣汁。外用：捣敷。

【临床报道】　1. 治疗慢性气管炎　将陈皮 1.5 g，槲寄生 3 g(又称"陈寄饮")，放入茶杯或碗中，用开水 200 ml 冲泡，加盖放 10 min 后服用。第一次服一半，第二次服时加等量开水再服一半，依此日服 3 次，每剂连冲 3 d，饭前饭后服均可。观察 200 例，结果近控 42 例(21%)，显效 69 例(34.5%)[1]。

2. 治疗冠心病心绞痛及心律失常　将槲寄生注射液 12 ml(相当于生药 24 g)与 25%葡萄糖溶液 20～40 ml 合并后供静脉注射，或 18 ml 加入 5%葡萄糖溶液 250 ml 中静脉滴注，每日 1 次，共 14 d。在心律失常组中，少数病例采用肌注，方法为每次 2～4 ml，每日 1～2 次。共治疗心绞痛 181 例，均有频发心绞痛，并有近期的心电图 ST-T 改变或运动试验阳性，年龄 29～78 岁，部分患者合并有高血压、心律失常或有陈旧性心肌梗死；治疗心律失常 114 例，多为冠心病、心肌炎所致，其中房性早搏 17 例，室性早搏 45 例，心房颤动 22 例，室上性心动过速 2 例，房室传导阻滞 2 例，束支传导阻滞 3 例，窦房阻滞 1 例，其他 22 例(指窦性心动过缓并有多种心律失常者等)。结果：181 例心绞痛中，显效 35 例(19.4%)，有效 115 例(63.5%)，无效 31 例(17.1%)，有效率为 82.9%。有 177 例治疗前及疗程第一、第七、第十四日皆做用药前后心电图对比，其中显效 18 例(10.1%)，有效 76 例(43%)，无效 83 例(46.9%)，有效率为 53.1%。心电图中有束支传导阻滞者用药后皆无变化。在病程与疗效关系比较中，以 2 年以内及 4 年以上者作对比，共 57 例，结果提示，病程长短对槲寄生疗效影响不大；114 例心律失常患者中，显效 11 例(9.4%)，有效 30 例(26.3%)，无效 73 例(64.3%)，总有效率为 35.7%，其中房性早搏有效率为 35.3%，室性早搏为 46.6%，阵发性房颤为 50.0%，持久性房颤为 16.6%，其他心律失常均无明显疗效。由此可见，以阵发性房颤及室性早搏的疗效最佳[2]。

5652 樟木 zhāng mù (《本草拾遗》)

【异名】　樟材(《本草拾遗》)，香樟木(《药材资料汇编》)，吹风散(《广西中药志》)。

【基原】　为樟科樟属植物樟的木材。

【原植物】 樟 *Cinnamomum camphora*（L.）Presl［*Laurus camphora* L.］ 又名：乌樟（陶弘景），香樟（南方各省区通称），小叶樟（湖南），傜人柴（广西）。

常绿大乔木，高可达30 m。树皮灰黄褐色，纵裂。枝、叶及木材均有樟脑气味，枝无毛。叶互生；叶柄细，长2～3 cm，无毛；叶片薄革质，卵形或卵状椭圆形，长6～12 cm，宽2.5～5.5 cm，先端急尖，基部宽楔形或近圆形，全缘，有时边缘呈微波状，上面绿色，有光泽，下面灰绿色，微有白粉；离基三出脉，侧脉及支脉脉腋在叶下面有明显腺窝，叶上面明显隆起，窝内常被柔毛。圆锥花序腋生，长3.5～7 cm，无毛。花两性，长约3 mm，绿白色或黄绿色；花梗长1～2 mm；花被筒倒锥形，花被裂片椭圆形，花被外面无毛，内面密被短柔毛；能育雄蕊9，花药4室，花丝被短柔毛；退化雄蕊3，箭头形，位于最内轮；子房球形，花柱长约1 mm。核果实近球形或卵球形，直径6～8 mm，紫黑色；果托杯状，先端平截。花期4～5月，果期8～11月。

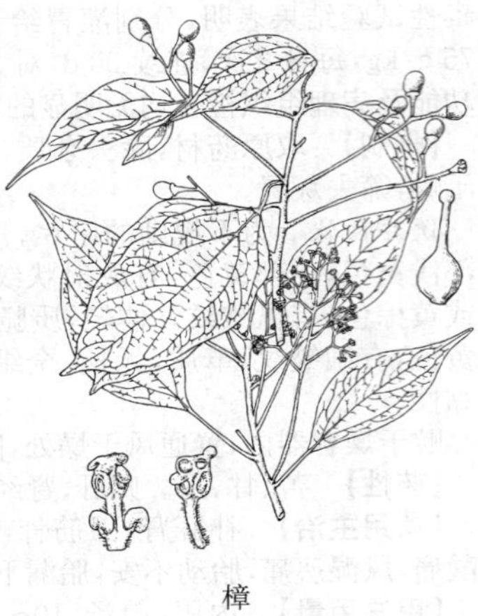

樟

生于山坡或沟谷，常栽培于低山平原。分布于浙江、江西、湖北、湖南、广东、广西、海南、四川、云南、台湾，尤以台湾为最多。

本植物的叶或枝叶（樟树叶）、树皮（樟树皮）、根（香樟根）、根干枝叶经蒸馏精制而成的颗粒状物（樟脑）、成熟果实（樟木子）、病态果实（樟梨子）亦供药用，另设专条。

【栽培】 生物学特性 喜温暖湿润气候。幼树及大树的嫩枝对低温、霜害较敏感。根深，萌芽力强，幼龄树需阳光充足，生长较快。不耐旱，能耐短期淹水，忌积水。适宜生长的年平均气温16～23 ℃。宜土层深厚、肥沃、水湿条件较好的山坡下部、山谷、河旁冲积地带种植造林。

繁殖方法 用种子繁殖，育苗移栽。选择40～60年生优良的母树留种，种子一般在10月下旬至11月开始成熟，成熟后，果皮呈紫黑色。果实采回后用清水浸泡1～3 d，搓去果肉，但不可用力过猛，避免破伤种皮，影响发芽率。搓洗后用清水冲去果肉，再拌草木灰脱脂12～24 h，再洗净晾干。随采随播或用湿砂、锯屑、谷壳等层积贮藏，播种前用50 ℃温水间歇浸种，连续3～4次，可提前10～13 h萌发，出苗均匀，发芽率可提高15%～20%。冬季至早春播种，多用条播，条距25 cm，播种后，覆土，盖草。幼苗出土达20%～30%时，把草揭去。幼苗长出3～4片真叶，开始间苗，移植，并经常除草松土。7～9月是苗木生长旺盛期，应加强抚育，增施追肥，适当灌溉。入秋后，停止施肥，灌水，使苗梢木质化，否则嫩芽易受冻害。樟树主根特别长，侧根、须根很稀少，因此，在苗期做好切根或嫩苗移植后再造林。一年生苗高达50～60 cm，可出圃造林。樟树纯林病虫害多，最好营造混交林，用于四旁绿化造林的，最好培育三至五年生的大苗，宜在春季芽苞将萌动之前造林（栽植时做到苗正、根舒、压实。栽植后，如枝、叶枯死，可立即截干，让苗木基部再发新苗）。

田间管理 幼林要中耕除草，深翻扩穴，抹芽修枝等，遇旱注意浇水。不断改善林土生长环境，待幼林闭郁后，可每隔1～2年斩杂松土1次。

病虫害防治 白粉病，在气温高、湿度大、苗木过密、通风不良的条件下最易发生，用石硫合剂喷射。黑斑病，先拔除烧毁病苗，用0.5%高锰酸钾或甲醛溶液消毒，防止蔓延。

【采收加工】 定植5～6年成材后，通常于冬季砍收树干，锯段，劈成小块，晒干。

【药材】 樟木 *Lignum Cinnamomi Camphorae* 主产于台湾、江西、福建等地。

性状 为形状不规则的段或小块。外表红棕色至暗棕色，纹理顺直。横断面可见年轮。质重而硬。有强烈的樟脑香气，味辛有清凉感。

【成分】 木材含挥发油3%～5%，主要成分为樟脑（camphor），尚含1，8-桉叶素（cineole），α-蒎烯（α-pinene），莰烯（camphene），柠檬烯（limonene），黄樟醚（safrole），α-松油醇（α-terpineol），香荆芥酚（carvacrol），丁香油酚（eugenol），荜澄茄烯（cadinene），甜没药烯（bisabolene），α-樟脑烯（α-camphorene），薁（azulene）等[1]。

心材还含环戊烯酮化合物：5-十二烷基-4-羟基-4-甲基-2-环戊烯酮（5-dodecanyl-4-hydroxy-4-methyl-2-cyclopentenone）[2]。

【炮制】 取原材料，锯成寸段，劈成小块。

饮片性状 参见“药材”项。

贮干燥容器内，密闭，置阴凉处。

【药性】 辛，温。归肝、脾经。

1.《本草拾遗》：“味辛，温，无毒。”

2.《本草再新》：“入肝、脾、肺三经。”

3.《广西中药志》：“有小毒。”

4.《湖南药物志》：“辛，微苦。”

【功用主治】 祛风散寒，温中理气，活血通络。主治风寒感冒，胃寒胀痛，寒湿吐泻，风湿痹痛，脚气，跌打伤痛，疥癣风痒。

1.《本草拾遗》：“主恶气中恶，心腹痛，鬼注，霍乱腹胀，宿食不消，常吐酸臭水。”“亦作浴汤，治脚气，除疥癣风痒。作履，除脚气。”

2.《本草再新》：“暖血道，利关节，治跌打折骨，气逆血滞，兼能堕胎。”

3.《分类草药性》：“治一切气痛，理痹，顺气，并霍乱呕吐。”

4.《天目山药用植物志》：“现代一般用为中枢神经兴奋药，局部刺激药，有强心、镇痉、祛痰、防虫等作用。”

5.《香港中草药》：“祛风散寒，温中健胃，止痒止痛。（治）风寒感冒头痛；胃寒胀痛；风湿骨痛，跌打损伤。”

【用法用量】 内服：煎汤，10～20 g；研末，3～6 g；或泡酒饮。外用：煎水洗。

【宜忌】《本草汇言》：“胃中虚弱者禁用。”

【选方】 1. 治胃寒胀痛 樟木15 g，煎水两碗服。（《香港中草药》）

2. 治搅肠痧 陈樟木、陈皮、东壁土等分。水煎去渣，连进三四服即愈。（《卫生易简方》）

3. 治脚气，痰壅呕逆，心胸满闷，不下饮食 樟木一两（涂生姜汁炙令黄），捣筛为散。每服不计时候，以粥饮调下

一钱。(《普济方》樟木散)

4. 治痛风,手足冷痛如虎咬者　樟木屑一斗,以水一担熬沸,以樟木屑置于大桶内,令人坐桶边,放一脚在内,外以草荐一领围之,勿令汤气入眼,恐坏眼,其功甚捷。(《医学正传》)

5653 樟脑 zhāng nǎo (《品汇精要》)

【异名】 韶脑(《神效方》),潮脑(《品汇精要》),脑子(《本经逢原》),油脑、树脑(《药材资料汇编》)。

【基原】 为樟科樟属植物樟 *Cinnamomum camphora* (L.) Presl 的根、干、枝、叶经蒸馏精制而成的颗粒状物。

【原植物】 参见"樟木"条。

【制法】 一般在9～12月砍伐老树,取其树根、树干、树枝,锯劈成碎片(树叶亦可用),置蒸馏器中进行蒸馏,樟木中含有的樟脑及挥发油随水蒸气馏出,冷却后,即得粗制樟脑。粗制樟脑再经升华精制,即得精制樟脑粉。将此樟脑粉入模型中压榨,则成透明的樟脑块。宜密闭瓷器中,放干燥处。本品以生长50年以上的老树,产量最丰;幼嫩枝叶,含脑少,产量低。

【药材】 樟脑 *Camphora*　产于台湾、贵州、广西、福建、江西、四川等地。以台湾产量最大,质量亦佳,称为"台冰"。

性状　樟脑为白色的结晶性粉末或为无色透明的硬块,粗制品则略带黄色,有光亮,在常温中易挥发,火试能发生有烟的红色火焰而燃烧。若加少量乙醇、乙醚或氯仿则易研成白粉。具窜透性的特异芳香,味初辛辣而后清凉。

【药理】 1. 局部作用　樟脑属刺激药,涂擦皮肤可作发赤剂。若轻轻涂擦可产生类似薄荷的清凉感,此乃刺激冷觉感受器的作用;用力涂擦则使皮肤发红。它还有轻度的局部麻醉作用,涂擦皮肤可随之有麻木感。樟脑有苦味和灼热感,内服少量,使胃有温热和舒适感。大剂量则有刺激作用,可引起恶心和呕吐。临床上用樟脑擦剂有止痒和镇痛作用,口服有驱风和轻微的祛痰作用[1,2]。

2. 对中枢神经系统的作用　主要为兴奋中枢神经系统,对于高级中枢尤为显著,大剂量可引起皮质性的癫痫样惊厥。一般剂量的樟脑对呼吸无明显作用,在极度抑制情况下,可看到一些呼吸的兴奋,主要是由于皮下注射时刺激感受器引起的反射性兴奋[1,3]。

3. 强心作用　樟脑制剂曾一度应用为强心药,但各报告结果很不一致,迄今无定论。它无洋地黄或肾上腺素样作用。对正常心肌无作用,高浓度反呈抑制。在离体心脏上,只有造成衰竭时,才见有兴奋作用。对血管运动中枢,只有其功能极度低下时,方见有兴奋作用,内脏血管收缩而皮肤血管舒张,血压上升。但对循环性虚脱和急性心功能衰竭的疗效仍未定论。有人报告,樟脑在动物体内的一个水溶性代谢产物——氧化樟脑(oxocamphor),具有明显的强心、升压和兴奋呼吸的作用[1,2]。

4. 体内过程　樟脑经黏膜、皮下、肌肉皆易吸收,口服吸收也快。在体内迅速被氧化,最后代谢成樟脑醇,再与葡萄糖醛酸结合,经尿排出[1]。

毒性　误服樟脑制剂可致中毒。内服0.5～1.0 g可引起头晕、头痛、温热感,乃至兴奋、谵妄等。2.0 g以上在一过性的镇静状态后,即出现大脑皮层兴奋,导致癫痫样痉挛,最后由于呼吸衰竭而死亡[1,3]。樟脑对人的最小致死量为2 g;儿童摄食0.75 g即可死亡[3]。其治疗方法与其他中枢兴奋药中毒时相同[1,2]。

【炮制】 取原药材,摊于清洁的纸上,除去杂质,吸除残留油脂及水分,研成细末。

饮片性状　为小颗粒状、结晶性粉末。白色或黄白色,有光泽。气芳香,浓烈刺鼻,味辛辣而后有清凉感。在常温下易挥发。易点燃,燃烧时能发出多量黑烟和有光的火焰。

贮密闭的容器内,置阴凉干燥处,避热。

【药性】 辛,热。小毒。归心、脾经。

1.《品汇精要》:"味苦、辛,温。有小毒。"

2.《纲目》:"辛,热,无毒。"

3.《本草再新》:"入心、脾二经。"

4.《本草撮要》:"入足厥阴经。"

5.《四川中药志》1960年版:"入心、脾、胃经。"

【功用主治】 通窍辟秽,杀虫止痒,消肿止痛。主治热病神昏,中恶猝倒,痧胀吐泻腹痛,寒湿脚气,疥疮顽癣,秃疮,冻疮,臁疮,水火烫伤,跌打伤痛,牙痛,风火赤眼。

1.《普济方》:"作膏治诸恶疮及打扑损伤,风湿脚气等症。"

2.《品汇精要》:"主杀虫,除疥癣,疗汤火疮,敌秽气。"

3.《纲目》:"通关窍,利滞气,治邪气霍乱,心腹痛,寒湿脚气,疥癣,风瘙,龋齿,杀虫,着鞋中去脚气。"

4.《台湾药用植物志》:"樟脑少量内服,即生温感。樟脑为强心、呼吸器疾患、阿片中毒解毒药。"

【用法用量】 内服:入丸、散,0.06～0.15 g,不入煎剂。外用:研末,或溶于酒中,或入软膏敷搽。

【宜忌】 内服不宜过量,气虚及孕妇禁服。皮肤过敏者慎用。

1.《品汇精要》:"本品辛窜耗气动胎,故气虚及孕妇忌服。"

2.《本草汇言》:"止堪敷涂,不堪服食,故外科方每需用耳。"

【选方】 1. 治痧秽腹痛　樟脑一分,净没药二分,明乳香三分。研匀,茶调服三厘。(《本草正义》)

2. 治脚气肿痛　樟脑三钱,草乌头二钱。为极细末,醋糊丸,弹子大。每置一丸于足下踏之,下以微火烘之,衣被围覆,汗出如涎,即效。(《本草汇言》)

3. 治阴疽初起　樟脑、雄黄掺贴。(《药性集要》)

4. 治疥疮有脓　樟脑、硫黄、枯矾为末,麻油调匀,不可太稀,摊在新粗夏布上,包好,线扎紧,先将疥疮针刺去脓,随以药包乘擦之。(《不知医必要》樟脑散)

5. 治小儿秃疮　用樟脑三钱,花椒末、沥青末各二钱,生芝麻一两。先以退猪汤洗净患上,以香油少许调搽。(《本草汇言》)

6. 治汤火疮,定痛　樟脑合香油研敷。如疮湿,干掺上止痛,火毒不入内也。(《品汇精要》)

7. 治冻疮　潮脑9 g,猪脂30 g。先将猪脂炼好,去渣,再将炼好之猪油入锅内,下潮脑,微火炼十余分钟下锅,冷为膏,用瓶装好,封口备用,敷三五次即愈。(《健康报》1958,10:25)

8. 治疬疮溃烂,牵至胸前两腋,块如茄子大,或牵至两肩上,四五年不能疗者　樟脑三钱,雄黄(为末)三钱。先用荆芥根下一段(剪碎,煎沸汤),温洗良久,看烂破处紫黑,以针一刺去血,再洗三四次,然后用樟脑、雄黄末、麻油调扫上出水,次日再洗再扫,以愈为度,专忌酒色。(《洞天奥旨》引《活法机要》樟脑丹)

9. 治臁疮　樟脑五六钱,猪脂油、葱白。共捣烂,厚敷疮

上，油纸裹好，旧棉花扎紧，一日一换，不可见风。(《经验广集》樟脑膏)

10. 治一切风眼热痛　樟脑二钱，冰片一钱，薄荷三钱，防风一钱。将脑、片入碗内，荷、风摊其上，将碗盖纸糊封口，文武火升之碗上，刮下用。(《心医集》仙子丹)

11. 治风热热毒气上攻，咽喉痛痹，肿塞妨闷，及肺痈喘嗽吐脓血，胸满振寒，咽干不渴，时出浊沫，状如米泔，其气腥臭者　樟脑、牛黄(各另研)、桂枝、甘草各一钱。上为末，炼蜜丸，每两作二十丸。每用一丸噙化。(《疡科选粹》如圣丸)

12. 治风火牙痛　樟脑、细辛各 6 g。细辛切碎，置铁锅内，将樟脑撒铺其上，盖以瓷碗，绽隙用黄泥固封，然后用文火升华，放冷取霜，密封备用。取霜适量，用棉裹如梧桐子大，放患牙处咬定即可。(《全国中草药汇编》)

【各家论述】 1.《本草经疏》："得纯阳之气，其味辛，其气热，初时以水煎成，后得火则焰炽不息，其禀龙火之性者乎。"

2.《药物学纲要》："樟脑味辛气烈，濒湖虽谓无毒，然古人从未以为内服之药，惟西国医家，谓能治泄泻霍乱转筋，盖以气用事，而性辛热，观其著火即燃，猛烈可知，故善治真寒之霍乱、吐泻转筋……寿颐自制霍乱药酒亦用之，皆惟真寒为宜，湿热症弗用。""浸酒鼻闻，能醒秽气神速，脑昏沉闷，盖属兴奋刺激之效用，亦是提神行气之灵用。"

5654 樟木子 zhāng mù zǐ (《中药志》)

【异名】 樟扣(《广西中药志》)，樟子、樟木蔻(《广东中药》)，樟树果(《青岛中草药》)。

【基原】 为樟科樟属植物樟 *Cinnamomum camphora* (L.) Presl 的成熟果实。

【原植物】 参见"樟木"条。

【采收加工】 11～12 月间采摘成熟果实，晒干。

【药材】 樟木子 *Fructus Cinnamomi Camphorae* 主产于广东。

性状　果实呈圆球形，直径 5～8 mm，棕黑色至紫黑色，表面皱缩不平，或有光泽，基部有时有宿存的花被管，果皮呈肉质而薄，内含大而黑色的种子 1 粒。气极香，味辛辣。

【成分】 种子含脂肪油，其中饱和脂肪酸占 93%，三饱和酸、二饱和酸、一饱和酸及三不饱和酸甘油酯的摩尔百分比例为 80∶17∶1∶2[1]。

【性味】 《广东中药》："辛，温，气香。"

【功用主治】 祛风散寒，温胃和中，理气止痛。主治脘腹冷痛，寒湿吐泻，气滞腹胀，脚气。

1.《广西中药志》："治呕吐，水泻，腹痛。"

2.《湖南药物志》："利尿，解酒。"

3.《广东中药》："祛风，散寒，行气止痛，开窍，消肿，祛湿。"

4.《香港中草药》："祛风散寒，温中健胃。治胃腹冷痛，食滞，腹胀，胃肠炎。"

【用法用量】 内服：煎汤，10～15 g。外用：煎汤洗；或研末以水调敷患处。

【选方】 1. 治吐泻腹痛　樟木子配黑老虎煎服。

2. 治寒湿脚气　樟木子配千斤拔、牛大力、走马箭，煎水外洗。(1、2 方出自《广东中药》)

3. 治咽喉肿痛　樟树果、灯心草、黄柏各等分，白矾少许。共研末吹患处。(《青岛中草药》)

5655 樟木钻 zhāng mù zuān (《广西本草选编》)

【异名】 野八角(《广西本草选编》)，石莽草(《广西药用植物名录》)。

【基原】 为八角科八角属植物红花八角的根、树皮。

【原植物】 红花八角 *Illicium dunnianum* Tutch.　又名：红花茴香(《福建植物志》)，山八角(《中国树木志》)。

常绿灌木，高 1～1.5 m，稀达 10 m。根粗壮，红褐色，有樟木香气。小枝纤细，棕褐色，具皱纹，老枝灰白色。单叶互生，常 3～8 片集生于枝顶；叶柄长 3～10 mm；叶革质或薄革质，狭长披针形或狭长倒披针形，长 4～10 cm，宽 0.8～2 cm，先端尾状渐尖或急尖，基部窄楔形，全缘，干后稍后卷，侧脉 8～10 对。花单生或 2～3 朵簇生于叶腋或近枝顶，花梗纤细，长 1.5～4 cm；花被片 12～20，粉红色或红色，最大一片椭圆形或近圆形；雄蕊通常 24；心皮 8～13。聚合蓇葖果 8～11，直径 2～2.5 cm，木质，有明显钻形尖头，稍反曲。种子亮褐色，有光泽。花期 4～7 月，果期 7～10 月。

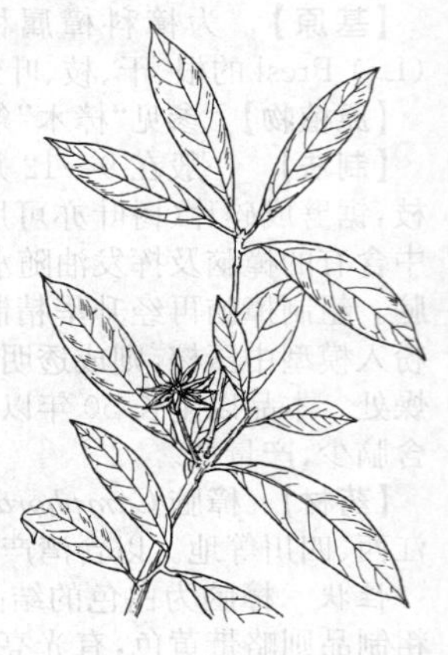

红花八角

生于山谷水旁，沿河两岸或山地密林、疏林的阴湿处、岩石缝中。分布于福建、湖南、广东、广西、贵州等地。

【采收加工】 秋冬季挖取根部，切片，晒干。秋季剥皮，晒干。

【成分】 皮中含 6-去氧伪日本莽草素(6-deoxypseudoanisatin)，樟木钻素(dunnianin)，6-去氧樟木钻素(6-deoxydunnianin)[1]。

【药理】 镇痛、抗炎作用　红花八角中莽草酸具有较强的镇痛作用，为本品的镇痛有效成分[1]。红花八角醇提物也具有较强的镇痛作用，而且对 5-HT 等致炎有显著的抑制作用[2]。

【性味】 《广西本草选编》："味苦辛，性温，有毒。"

【功用主治】 《广西本草选编》："散瘀消肿，祛风止痛。主治跌打肿痛，扭挫伤，骨折，风湿关节痛。"

【用法用量】 外用：研粉酒调敷；或浸酒搽。

5656 樟柳头 zhāng liǔ tóu (《生草药性备要》)

【异名】 白石笋(《岭南采药录》)，广东商陆(《岭南草药志》)，观音姜、山冬笋、横柯(《广西药用植物志》)，像甘蔗、老妈妈拐棍、毛姜、石笋(《云南药用植物名录》)。

【基原】 为姜科闭鞘姜属植物闭鞘姜的根茎。

【原植物】 闭鞘姜 *Costus speciosus* (Koen.) Smith [*Banksea speciosa* Koen.]　又名：水蕉花(《海南植物志》)。

多年生高大草本，高 1～3 m。茎基部近木质，上部常分枝。叶片长圆形或披针形，长 15～20 cm，宽 6～10 cm，先端渐尖或尾尖，基部近圆形，全缘，平行羽状脉由中央斜出，下面密被绢毛；叶鞘封闭。穗状花序顶生，椭圆形或卵形，长 5～15 cm；苞片卵形，红色，具厚而锐利的短尖头，每 1 苞片内有花 1 朵；小苞片长 1.2～1.5 cm；花萼革质，红色，长 1.8～2 cm，3 裂，嫩时被绒毛；花冠管长约 1 cm，裂片长约 5 cm，白色或红色；唇瓣喇叭形，白色，长 6.5～9 cm，先端具裂齿及皱波纹；雄蕊花瓣状，长约 4.5 cm，宽约 1.3 cm，上面被短柔毛，白色，基部橙黄色。蒴果稍木质，长约 1.3 cm，红色。种子黑色，光亮。花期 7～9 月，果期 9～11 月。

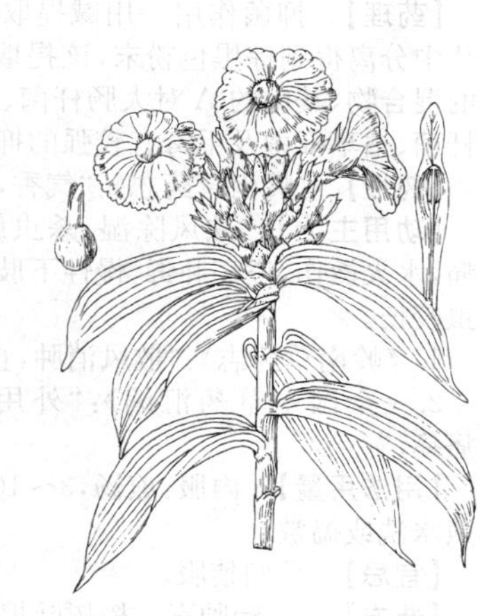

闭鞘姜

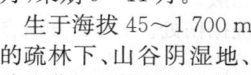

生于海拔 45～1 700 m 的疏林下、山谷阴湿地、路边草丛、荒坡、水沟边。分布于广东、广西、海南、云南、台湾等地。

【栽培】 生物学特性 喜温暖潮湿气候。对土壤要求不严，但以选择湿润、疏松、肥沃的壤土栽培为佳。

繁殖方法 根茎繁殖。3～4 月，剪取带芽根茎，每段具 2～3 个芽，用草木灰涂抹伤口，按行株距 50 cm×40 cm 开穴，每穴栽 1～2 株，芽朝上，覆土，浇水。

田间管理 齐苗后，及时中耕除草，结合中耕除草追肥 2～3 次，肥料以人畜粪尿和磷、钾肥为主。

【采收加工】 9、10 月采收为好，挖出根茎，晒干或切片晒干。

【药材】 樟柳头 *Rhizoma Costi Speciosi* 产于台湾、广东、海南、广西、云南等地。

性状 根茎呈指状分枝，表面浅黄棕色，具明显的环节，节间有鳞片样叶柄残基，有的有根和干瘪的须根。商品多为纵切、斜切或横切片，长 4～7 cm，直径 2～5 cm，厚 2～3 mm，外皮棕褐色，具纵皱，有须根及圆点状的根痕和环节，切面淡灰黄色，粗糙，有深棕黄色环及点状突起的维管束。气微，味淡、微苦。

鉴别 (1) 根茎横切面：木栓层为数列木栓细胞，其外可见残存的落皮层。皮层薄壁组织中散有分泌细胞，内含黄棕色物；皮层叶迹维管束众多，散在。内皮层明显。中柱内散有众多外韧维管束，其周围常见纤维群。薄壁细胞含淀粉粒及草酸钙方晶。

粉末特征：黄棕色。淀粉粒极多，长椭圆形、长棒形、长卵形或类圆形，有时一侧凸起，直径 7～24 μm，长 10～55 μm，脐点、层纹多不明显。纤维多成束，直径 14～26 μm，胞腔明显，可见稀疏十字交叉状纹孔。草酸钙方晶多见，散在或存在于薄壁细胞中，直径 3～14 μm，常有少量砂晶伴存。梯纹导管直径 52～114 μm，常破碎，螺纹导管直径约 26 μm。

(2) 取粗粉 5 g，加水 25 ml，水浴加热 10 min，趁热滤过。取滤液 2 ml，置试管中，用力振摇 1 min，产生大量蜂窝状泡沫，放置 10 min，泡沫无明显消失（检查皂苷类）。

【成分】 根茎和根含长链脂肪酸及其酯：13-甲基-十五（烷）酸十四醇酯（tetradecyl-13-methylpentadecanoate），11-甲基十三（烷）酸十四醇酯（tetradecyl-11-methyltridecanoate），14-氧代二十七（烷）酸（14-oxoheptacosanoic acid），14-氧代二十三（烷）酸（14-oxotricosanoic acid），15-氧代二十八（烷）酸（15-oxooctacosanoic acid），三十（烷）酸（triacontanoic acid），三十（烷）醇（triacontanol）[1]；甾醇类：31-去甲环木菠萝烷酮（31-norcycloartanone），环木菠萝烷醇（cycloartanol），环木菠萝烯醇（cycloartenol），环鸦片甾烯醇（cyclolaudenol）[2]，谷甾醇（sitosterol）[3]，β-谷甾醇（β-sitosterol）[4～6]，β-谷甾醇-β-D-葡萄糖苷（β-sitosterol-β-D-glucoside）[4～8]，胆甾醇（cholesterol），菜油甾醇（campesterol）[3]，豆甾醇（stigmasterol），羊毛甾醇（lanosterol）[9]；甾体皂苷元及其苷：薯蓣皂苷元（diosgenin）[4～6, 9～12]，替告皂苷元（tigogenin）[5, 6]，甲基原薯蓣皂苷（methylprotodioscin）[9]，薯蓣皂苷的前皂苷元 A（prosapogenin A of dioscin），薯蓣皂苷的前皂苷元 B（prosapogenin B of dioscin）[9]，薯蓣皂苷（dioscin），纤细薯蓣皂苷（gracillin）[9, 10]。还含生物碱[11]，3-(4-羟基苯基)-(E)-2-丙烯酸甲酯〔methyl-3-(4-hydroxyphenyl)-2(E)-propenoate〕[9, 12]，姜黄素（curcumin）[13]，邻苯二甲酸双(2-乙基己醇)酯〔bis(2-ethylhexyl) phthalate〕[14]。

【药理】 1. 对生殖系统的影响 闭鞘姜根茎的汁液，对兔、豚鼠及人的离体子宫有引起痉挛的作用，低浓度时升高或增大子宫收缩的基线、振幅及频率。对犬、兔的在体子宫亦有兴奋作用。这些活性不被喷托铵（pentolinium，安血定）、硫酸阿托品及美吡拉敏（mepyramine）所抑制，显示该活性与神经节、组胺及抗副交感神经无关，而是直接作用于子宫肌。根茎的粗提取物经进一步的化学分析，发现催产缩宫的成分主要集中在三氯甲烷提取的部分内，后经乙醇翻煮浓缩后的提取物连同母渣，测定它们对离体子宫的影响，发现其中第四、第五、第六组分有强烈的催产缩宫作用，第四组分的皂苷对不同生理状态的离体大鼠子宫皆有强烈的兴奋作用，特别是对怀孕期及产后的离体子宫，对人离体子宫及圆韧带亦有兴奋作用，而对离体输卵管只有舒张作用，喷托铵及硫酸阿托品预先处理的各类子宫，亦未见对闭鞘姜皂苷引起的子宫收缩作用有影响。将雌性大鼠的卵巢切除后，闭鞘姜皂苷能使其阴道上皮角化及增生，并在阴道孔内有脱皮现象，闭鞘姜皂苷对子宫亦有雌激素样作用，使子宫增重，糖原浓度增高，上皮增高成粒状，肿胀，固有层肥大，腺体扩张及白细胞浸润，子宫肌亦变肥大，这些变化与用己烯雌酚相似。闭鞘姜皂苷喂饲大鼠 15 d 后，可以减低怀孕的机会，而且发现闭鞘姜皂苷在间情期不会抑制排卵，但在怀孕期 1～7 d 内服药的大鼠着床率只有 20%。闭鞘姜根茎提取的薯蓣皂苷元，亦有雌激素样活性[1]。

2. 抗病原微生物作用 闭鞘姜的挥发油能抑制金黄色葡萄球菌、白色葡萄球菌、溶血性链球菌、霍乱弧菌、伤寒杆菌、产气杆菌、变形杆菌、铜绿假单胞菌、弗氏杆菌、志贺杆菌等的生长，闭鞘姜的醇水提取物能抑制 Ranikhet 及 Vaccinia 病毒。根茎的乙醇粗提取物可使离体人蛔虫瘫痪，但不致死[1]。

3. 对平滑肌的作用 闭鞘姜皂苷 2 μg/ml 和 20 μg/ml 的浓度对大鼠、豚鼠和家兔的离体回肠均引起痉挛，但对预先用喷托铵和硫酸阿托品处理过的回肠则无作用。闭鞘姜的生物碱对兔、豚鼠和大鼠的回肠、豚鼠和大鼠的子宫、犬的气管均有舒张解痉作用，而且该作用不被抗肾上腺素的药物所抑制[1]。

4. 其他作用 50 mg/kg 的闭鞘姜醇水提取物，能降低犬血压，皂苷（含薯蓣皂苷元）能使犬的血压降低和心搏徐缓，生物碱能明显地增加犬的胆汁分泌，并有利尿作用，略见镇静作用[1]。

毒性　醇水（1∶1）提取物小鼠腹腔注射的 LD_{50} 为 500 mg/kg，皂苷腹腔注射 LD_{50} ＞ 1 000 mg/kg，生物碱对大鼠的 LD_{50} 为 750 mg/kg[1]。

【药性】　辛，寒。有毒。

1.《生草药性备要》："味酸、辛，性寒，有大毒。"

2.《岭南采药录》："味辛，性平，有毒。"

3.《广西本草选编》："味酸、辛，性微寒，有小毒。"

【功用主治】　利水消肿，清热解毒。主治水肿臌胀，淋证，白浊，痈肿恶疮。

1.《生草药性备要》："治水肿，消痈肿恶疮，落胎，杀虫。"

2.《岭南采药录》："行水，通肠，坠胎，利二便，治十种水病。"

3.《广东中药》："治百日咳，小便刺痛。"

4.《云南中草药》："消炎利水，散瘀消肿。主治中耳炎，膀胱炎，小便不利，肝硬化腹水，跌打扭伤，外伤感染。"

5.《广西民族药简编》："治胃气痛，阳痿，噤口痢，骨折。"

【用法用量】　内服：煎汤，3～6 g。外用：煎水洗；或鲜品捣敷；或捣汁滴耳。

【宜忌】　孕妇及脾胃虚弱者禁服，不宜过量及服用鲜品。

1.《生草药性备要》："白者良，赤者不可服，误食杀人。"

2.《广西本草选编》："服过量或用鲜的内服，容易中毒，出现头晕、呕吐、下泻等症状，可给冷粥服；或给甘草 9～15 g，水煎服。"

3.《全国中草药汇编》："孕妇及体虚者忌服。"

【选方】　1. 治水病　樟柳根去粗皮，薄切晒干，为末，用黄颡鱼三头，大蒜三瓣，绿豆一合，以水一大碗同煮，豆烂为度，将豆任意先吃了，却以汁调药末一钱匕。（《古今医统》引《经验方》）

2. 治百子疾（鼓胀）　樟柳头白色者一两至二两。和猪肝煎服。

3. 治水蛊证肿胀　樟柳头之赤色者，捣烂绢包，缚脐中，病自小便出而愈。

4. 治白浊及闭口痢　樟柳头白色者一两至二两。和猪精肉煎服二次。（2～4 方出自《岭南采药录》）

5. 治中耳炎　鲜闭鞘姜适量。捣烂取汁，拭净耳内污物，每日滴 2～3 次。（《全国中草药汇编》）

6. 治骨折　（樟柳头）加食盐少许，共捣烂敷患处。（《广西民族药简编》）

7. 治阳痿　（闭鞘姜）根茎 30～60 g，猪肾 1 个。炖熟，服汤食肉。（《壮族民间用药选编》）

5657 樟树叶 zhāng shù yè（《纲目拾遗》）

【异名】　樟叶（福建、江西）。

【基原】　为樟科樟属植物樟 *Cinnamomum camphora* (L.) Presl 的叶或枝叶。

【原植物】　参见"樟木"条。

【采收加工】　3 月下旬以前及 5 月上旬后含油多时采，鲜用或晾干。

【成分】　叶含挥发油，其主要成分是樟脑（camphor）（54.54%），还有 1，8-桉叶素（1，8-cineole）和少量 α-松油醇（α-terpineol），β-蒎烯（β-pinene），α-蒎烯，牻牛儿醛（geranial），α-水芹烯（α-phellandrene），莰烯（camphene），龙脑（borneol），橙花醛（neral）等[1]。

【药理】　抑菌作用　用碱提取、酸沉淀的方法从樟树叶片中分离得到棕黑色粉末，该提取物为有色化合物 A 和 B 的混合物，其中的 A 对大肠杆菌、金黄葡萄球菌、巨大芽胞杆菌、枯草杆菌及毛霉有较强的抑制活性[1]。

【药性】　《岭南草药志》："气香，味辛，性温。"

【功用主治】　祛风除湿，杀虫解毒。主治风湿痹痛，胃痛，水火烫伤，疮疡肿毒，慢性下肢溃疡，疥癣，皮肤瘙痒，毒虫咬伤。

1.《岭南草药志》："散风消肿，止痒镇痛。"

2.《全国中草药汇编》："外用治慢性下肢溃疡，皮肤瘙痒。"

【用法用量】　内服：煎汤，3～10 g；或捣汁、研末。外用：煎水洗或捣敷。

【宜忌】　孕妇禁服。

【选方】　1. 治肿毒　樟树叶捣烂敷。

2. 治火伤　樟树茎、叶煎浓汁，洗搽伤处。（1、2 方出自《湖南药物志》）

3. 治蜈蚣咬伤　鲜樟树枝适量。煎水两碗服。（《香港中草药》）

4. 治钩虫病　樟嫩梢 250 g。水 1 000 g，煎至 250 g，次晨空腹温服。（《江西草药》）

【临床报道】　治疗支气管哮喘及喘息型气管炎　用樟叶油胶丸，每丸 40 mg。用法：例次组，在哮喘发作时给药 1 次，含化或吞服 1～2 丸。疗程组：每次 1～2 丸，含化或吞服，每日 3 次，7 d 为 1 个疗程，共 2 个疗程。共治疗 987 例，结果其中例次组中临床控制 199 例次（33%），显效 184 例次（30%），好转 185 例次（30%），总有效 568 次（93%），无效 42 例次（7%）。疗程组中临控 53 例次（42.4%），显效 33 例（26.4%），好转 32 例（25.6%），总有效 118 例（94.4%），无效 7 例（5.6%）。比较疗程组对支气管哮喘和喘息型支气管炎的显效率有非常显著差异（$P < 0.01$），说明本品对支气管哮喘的疗效更高些，其平喘疗效优于对慢性气管炎的疗效。通过观察，樟叶油胶丸有较好的平喘作用，效率高，见效快，并有一定的祛痰及止咳作用。用药后少部分患者有不同程度恶心，极少数有呕吐、头昏、心慌、嗜睡和胸闷等，不需特殊处理，可自行好转[1]。

5658 樟树皮 zhāng shù pí（《纲目拾遗》）

【异名】　香樟树皮（《皮玉局方》），樟皮（《纲目拾遗》），樟木皮（《生草药手册》）。

【基原】　为樟科樟属植物樟 *Cinnamomum camphora* (L.) Presl 的树皮。

【原植物】　参见"樟木"条。

【采收加工】　8～9 月剥取树皮，切段，鲜用或晒干。

【药材】　樟树皮 *Cortex Cinnamomi Camphorae*　产于台湾、江西、福建等地。

性状　树皮表面光滑，黄褐色、灰褐色或褐色，有纵裂沟缝。有樟脑气，味辛苦。

【成分】　树皮含鞣质：左旋-表儿茶素（epicatechin），右旋-表儿茶素，原矢车菊素（procyanidin）B_1、B_2、B_7、C_1 及桂皮鞣质（cinnamtannin）Ⅰ[1]，还含有机酸：丙酸（propionic acid），丁酸（butyric acid），戊酸（valeric acid），己酸（caproic acid），辛酸（caprylic acid），癸酸（capric acid），月桂酸（lauric acid)，肉豆蔻酸(myristic acid)，硬脂酸(stearic acid)，油酸(oleic acid)及肉豆蔻烯酸(myristoleic acid)等[2]。

【药性】 辛、苦，温。

1.《岭南草药志》："气香，味辛，性温。"

2.《全国中草药汇编》："辛，微温。"

【功用主治】 祛风除湿，暖胃和中，杀虫疗疮。主治风湿痹痛，胃脘疼痛，呕吐泄泻，脚气肿痛，跌打损伤，疥癣疮毒，毒虫螫伤。

1.《纲目拾遗》："治天行温疫，湿毒流注，浴疥癣，洗脚气。"

2.《岭南草药志》："散风消肿，止痒镇痛。"

3.《全国中草药汇编》："外用治慢性下肢溃疡，皮肤瘙痒。"

4.《福建药物志》："治急性肠炎，中暑腹痛，消化不良，胃痛，头痛，风湿关节痛，皮肤瘙痒。"

【用法用量】 内服：煎汤或浸酒，10～15 g。外用：煎水洗。

【选方】 1. 治急性肠炎　樟树二重皮 30 g，乌药 9 g。水煎，分 3 次服。

2. 治风湿关节痛　樟根二重皮，地胆草各 30 g。水煎服。(1、2 方出自《福建药物志》)

3. 治湿气脚肿　樟木皮 500 g，蛤蒟(假蒟)250 g，杉木皮 500 g。煎汤熏洗。(《陆川本草》)

4. 治皮肤瘙痒　樟树皮、油茶枯、枫树皮各适量。水煎洗患部。(《福建药物志》)

5. 治对口疮　樟树二层皮捣烂，调蜂蜜，敷患处。(《岭南草药志》)

6. 治酒醉　樟树皮水煎服。(《湖南药物志》)

5659 樟梨子 zhāng lí zǐ
(《浙江药用植物志》)

【异名】 樟梨、香樟子(《纲目拾遗》)，樟树梨(《浙江药用植物志》)。

【基原】 为樟科樟属植物樟 *Cinnamomum camphora* (L.) Presl 的病态果实。

【原植物】 参见"樟木"条。

【采收加工】 秋冬季摘取或拾取自落果梨，除去果梗，晒干。

【药材】 樟梨子 *Fructus Cinnamomi Camphorae Abnormalis*　产于浙江。

性状　果实呈不规则圆球形，直径 0.5～1.4 cm，表面土黄色，有黄色粉末，凹凸不平，基部具果梗痕或残存果梗。质坚硬，砸碎后断面红棕色，无种子及核。有特异芳香气，味辛、微涩。

【炮制】 原药用清水快洗，捞起，晒干，拣去杂质，筛去灰屑。用时捣碎。

饮片性状　参见"药材"项。

贮干燥容器内。密闭，置阴凉干燥处。防霉。

【药性】 《浙江药用植物志》："辛，温。"

【功用主治】 健胃温中，理气止痛。主治胃寒脘腹疼痛，食滞腹胀，呕吐腹泻；外用治疮肿。

1.《纲目拾遗》："磨涂肿毒，治中酒，心胃疼皆效。"

2.《浙江药用植物志》："健胃理气。治胃寒腹痛，食滞腹胀，泄泻。"

【用法用量】 内服：煎汤，6～12 g。外用：磨汁涂患处。

5660 橄榄 gǎn lǎn
(《日华子》)

【异名】 橄榄子(《南州异物志》)，余甘子(《临海异物志》)，橄棪(《食疗本草》)，忠果(《记事珠》)，青果(《宛陵集》)，青子(《东坡诗集》)，谏果(《齐东野语》)，青橄榄(《海槎余录》)，白榄(《广东新语》)，黄榄、甘榄(《陆川本草》)。

【基原】 为橄榄科橄榄属植物橄榄的果实。

【原植物】 橄榄 *Canarium album* (Lour.) Raeusch.［*Pimela alba* Lour.］

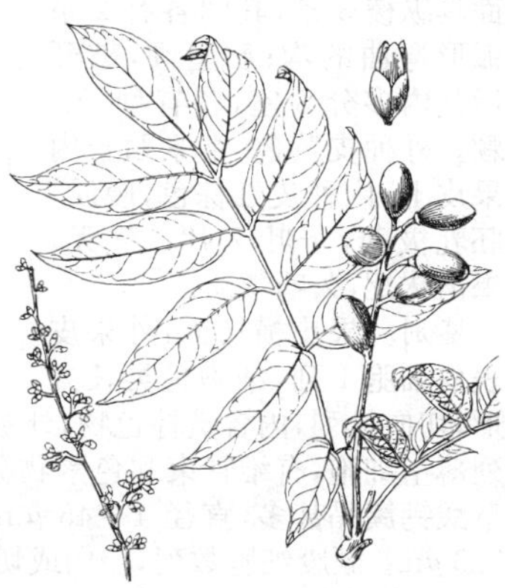

橄　榄

常绿乔木，高 10～20 m。有胶黏性芳香的树脂。树皮淡灰色，平滑；幼枝、叶柄及叶轴均被极短的柔毛，有皮孔。奇数羽状复叶互生，长 15～30 cm；小叶 11～15，长圆状披针形，长 6～15 cm，宽 2.5～5 cm，先端渐尖，基部偏斜，全缘，秃净，网脉两面均明显，下面网脉上有小窝点，略粗糙。圆锥花序顶生或腋生，与叶等长或略短；萼杯状，3 浅裂；花瓣 3～5，白色，芳香；雄蕊 6，插生于环状花盘外侧；雌蕊 1，子房上位。核果卵形，长约 3 cm，初时黄绿色，后变黄白色，两端锐尖。花期 5～7 月，果期 8～10 月。

生于低海拔的杂木林中，有栽培。分布于福建、广东、广西、海南、四川、贵州、云南、台湾等地。

本植物的种仁(橄榄仁)、果核(橄榄核)、果实的蒸馏液(橄榄露)、根(橄榄根)亦供药用，另设专条。

【栽培】 生物学特性　喜高温多湿气候，平均温度 20～22 ℃生长最为适宜。不耐寒，霜冻较严重地区易受冻害。以土层深厚、疏松肥沃、富含腐殖质的砂质壤土为好。幼树期可与豆类作物套作。

繁殖方法　种子繁殖或嫁接繁殖。种子繁殖，育苗移栽法：秋后采收成熟果实，用开水浸泡 3～5 min，使果肉与果核分离，取出果核，用湿砂层积处理始能发芽。2～3 月播种，按行距 30 cm 开沟，株距 12～15 cm 播种 1 颗，覆土，盖草，浇水。出苗后揭去盖草，除弱留壮，勤除杂草，春、夏、秋季追施人畜粪肥。培育 2 年移栽或作嫁接的砧木用。嫁接繁殖，切接法：4～5 月实生苗作砧木，再从优良品种的母株上选取二年生枝条作接穗，进行嫁接。芽接在定植后 2～3 年进行。嫁接苗成活后培育 1 年，春季移栽，按行株距 10 m×8 m 开穴，穴底先施土杂肥，幼苗栽种时要剪去部分叶片，削平大根伤口，并用火将伤口烧焦，以免流胶腐烂。每穴栽 1 株，填土压实，土稍高于地面，浇水。

田间管理　幼苗期要勤除草松土、施肥。结果后追肥 2 次，可在萌芽时和采果后进行，追施人畜粪肥、厩肥、河泥等。株高 2 m 左右，需整枝修剪，仅留 3～4 个主枝及 3～4 个侧枝，侧枝过多时，要从基部剪除，侧枝过强，则要摘心。经常要培土，保护根部。寒冷地区，冬季包草防冻。

病虫害防治　有星天牛幼虫、小金龟子等为害。

【采收加工】 培育后 6～7 年结果，8～9 月待果实外皮呈绿色带微黄时采摘，洗净，鲜用或用微火烘干。

【药材】 橄榄 *Fructus Canarii Albi*　主产于广东、福

建、四川。

性状　果实纺锤形，两端钝尖，长 2.5～4 cm，直径 1～1.5 cm。表面棕黄色或黑褐色，有不规则深皱纹。果肉厚，灰棕色或棕褐色。果核(内果皮)梭形，暗红棕色，表面具纵棱 3 条，其间各有 2 条弧形弯曲的沟；质坚硬，破开后其内多分 3 室，各有种子 1 颗。外种皮黄色，常紧贴于内果皮上，内种皮红棕色，膜质，胚乳极薄，子叶 2 片。气无，果肉味涩，久嚼微甜。

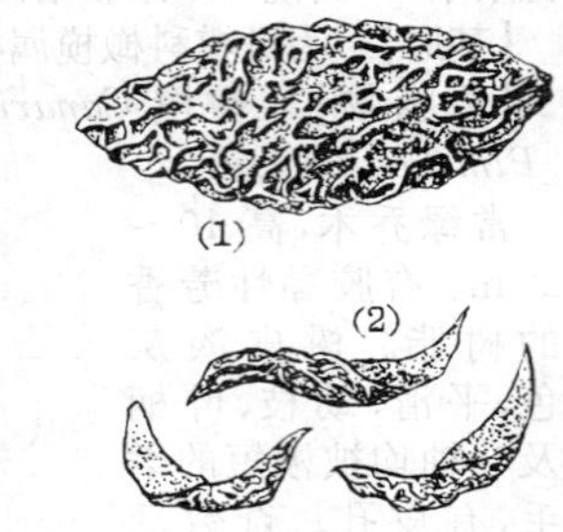

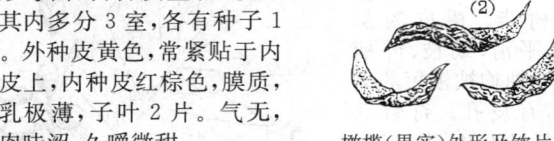

橄榄(果实)外形及饮片
(1) 果实　(2) 饮片

鉴别　果皮横切面：外果皮表皮细胞 1 列，细胞呈类长方形，切向排列，内含黄棕色物，外被角质层。中果皮为数 10 列薄壁细胞，有维管束和色素物分布，亦有横向导管散在。草酸钙簇晶甚多，直径 4～45 μm，草酸钙方晶边长 2.5～7.5 μm。颓废细胞数列，径向或切向排列。内果皮坚硬，由石细胞组成。

【成分】　种子含蒿属香豆素(scoparone)，东莨菪素(scopoletin)，(E)-3，3′-二羟基-4，4′-二甲氧芪〔(E)-3，3′-dihydroxy-4，4′-dimethoxystilbene〕，没食子酸(gallic acid)[1]，挥发油及香树脂醇等[2]。种子油中含多种脂肪酸：已酸(hexanoic acid)，辛酸(octanoic acid)，癸酸(decanoic acid)，月桂酸(lauric acid)，肉豆蔻酸(myristic acid)，硬脂酸(stearic acid)，棕榈酸(palmitic acid)，油酸(oleic acid)，亚麻酸(linolenic acid)等[3]。

【炮制】　取原药材，除去杂质，洗净，干燥。

饮片性状　参见"药材"项。

贮干燥容器内，置阴凉干燥处。防蛀，防霉。

【药性】　甘、酸、涩，平。归肺、胃经。

1.《开宝本草》："味酸、甘，温。无毒。"

2.《绍兴本草》："味酸、苦、甘，温。无毒。"

3.《日用本草》："味微酸、涩、甘，平。"

4.《品汇精要》："味酸、甘，性温收，气厚味薄，阳中之阴。臭香。"

5.《本草汇言》："味苦、涩，而回味转甘，入手太阴、足阳明经。"

6.《本草再新》："味甘、涩，性寒。入肝、脾、肺三经。"

【功用主治】　清肺利咽，生津止渴，解毒。主治咳嗽痰血，咽喉肿痛，暑热烦渴，醉酒，鱼蟹中毒。

1.《食疗本草》："主鯸鱼(即河豚)毒，煮汁服之。"

2.《日华子》："开胃，下气，止泻。"

3.《开宝本草》："主消酒。"

4.《本草图经》："生啖及煮饮，并解诸毒。人误食鯸鲐肝至迷闷者，饮其汁立差。"

5.《本草衍义》："嚼汁咽，治鱼鲠。"

6.《纲目》："生津液，止烦渴，治咽喉痛。咀嚼咽汁，能解一切鱼鳖毒。"

7.《本草通玄》："固精。"

8.《本经逢原》："生津止渴，开胃消痰。醉饱后及寒痰结嗽宜之。患痘疮者宜多食，以其解毒而助胃中温和之气，令痘起发也。"

9.《本草再新》："平肝开胃，润肺滋阴，消痰理气，止咳嗽，治吐血。"

【用法用量】　内服：煎汤，6～12 g；或熬膏；或入丸剂。外用：研末撒或油调敷。

【宜忌】　脾胃虚寒及大便秘结者慎服。

1.《绍兴本草》："多食亦伤喉咽。"

2.《本草衍义补遗》："其性热，多食能致上壅。"

3.《本经逢原》："热嗽不可误食。"

4.《本草求原》："痘后勿食。病人多食，令气上壅，以其性温而涩，聚火气于胃也。"

5.《四川中药志》1960 年版："中寒及大便秘结者忌用。"

【选方】　1. 治时行风火喉痛，喉间红肿　橄榄，生芦菔。水煎服。(《王氏医案》青龙白虎汤)

2. 治孕妇胎动心烦，口渴咽干　青果适量。置猪肚内，炖熟，食肉喝汤。(《四川中药志》1982 年版)

3. 治酒伤昏闷　用橄榄肉十个，煎汤饮。(《本草汇言》)

4. 治河豚、鱼、鳖诸毒，诸鱼骨鲠　橄榄捣汁，或煎浓汤饮。(《随息居饮食谱》)

5. 治野蕈毒　橄榄捣为泥，食之。(《顾体医话》)

6. 治痴癫或羊头风　橄榄十斤敲损，入砂锅煮数滚，去核，入石臼捣烂，仍入原汤煎腻出汁，易水再煎，煎至无味去渣，以汁共归一锅，煎浓成膏，用白明矾八钱，研粉入膏搅和。每日早晚各取膏三钱，开水送服。或初起轻者，取橄榄咬损一头，蘸矾末入口嚼咽，至愈乃止。(《外科全生集》)

7. 治唇紧燥裂生疮　橄榄不拘多少。烧灰，上为细末。以猪脂和，涂患处。(《济生方》橄榄散)

8. 治牙龈溃烂，诸药不效者　用盐榄二三个，连皮带核，火中煅过存性，加冰片半分，搽之。(《幼幼集成》)

9. 治下部疳疮　橄榄(烧存性)，白螺蛳壳(古泥墙上者，浸去泥，醋煅)各一钱。研末，加冰片一分，研匀，麻油调搽。湿者掺之，须先用甘草花椒汤洗。(《潜斋简效方》)

【临床报道】　治疗急性细菌性痢疾　取新鲜橄榄连核 100 g，加水 200 ml，放入砂锅用文火煎 2～3 h，使成 100 ml，过滤。成人每日服 3～4 次，每次 25～30 ml，连服至大便性状恢复正常，次数每日 1～2 次后停药。一般 1 个疗程 5 d。如大便性状未见改善，细菌培养阳性者，则取橄榄煎液 50 ml，加水 50 ml 保留灌肠，每日 1～2 次，连用 3 d。共治 49 例，痊愈。平均 12 h 退热，2.8 d 大便次数恢复正常，3.8 d 大便性状改善，4.1 d 大便培养阴性[1]。

【各家论述】　1.《本草经疏》："橄榄《本经》味酸、甘，今尝之先涩而后甘，得土中之阳气，脾胃家果也。能生津液，酒后嚼之不渴，故主消酒；甘能解毒，故疗鯸鲐毒也。鯸鲐即河豚也。"

2.《本草汇言》："此药味苦涩，而回味转甘，苦能下气，故消酒气之上升，涩能敛津，故能生津液而止渴，甘能和中，故能解鱼鳖毒，而并化鱼骨作鲠也。"

3.《医林纂要》："酒辛助肝怒，灼肺金，故青果之甘酸能解之。"

5661　橄榄仁 gǎn lǎn rén《纲目》

【基原】　为橄榄科橄榄属植物橄榄 *Canarium album* (Lour.) Raeusch. 的种仁。

【原植物】　参见"橄榄"条。

【采收加工】　收集果核，击碎核壳，取出种仁，晒干。

【药性】　甘，平。

1.《纲目》："甘，平。无毒。"

2.《医林纂要》："甘，淡。专入肺。"

【功用主治】 润燥，醒酒，解毒。主治口唇燥痛，醉酒，鱼、蟹中毒。

1.《开宝本草》："研敷唇吻燥痛。"

2.《医林纂要》："润肺，解酒，解鱼虫毒。"

3.《食物考》："开胃。"

4.《随息居饮食谱》："解毒杀虫，稀痘，制鱼腥。"

【用法用量】 内服：煎汤，3～6 g。外用：研敷。

5662 橄榄核 gǎn lǎn hé （《纲目》）

【异名】 青果核（《食物中药与便方》）。

【基原】 为橄榄科橄榄属植物橄榄 *Canarium album* (Lour.) Raeusch. 的果核。

【原植物】 参见"橄榄"条。

【采收加工】 9～10 月采取成熟果实，除去果肉，鲜用或晒干。

【药材】 橄榄核 *Nux Canarii Albi* 主产于福建、广东、四川、云南、广西等地。

性状 果核梭形，暗红棕色，表面有 3 条纵棱，棱间有 2 条弧形弯曲的沟。质坚硬，破开后内分 3 室，各有种子 1 颗，内果皮分 2 层，外层较厚，红褐色，内层较薄，黄色。种皮红棕色，膜质。子叶 2 片折叠，白色或黄白色，油性。气清香。

鉴别 果核横切面：果皮石细胞呈长方形，外侧壁较厚，孔沟细密而明显，内侧胞腔较明显，孔沟明显分叉。种皮细胞壁薄，内含红棕色色素。子叶细胞多角形，壁薄，内含糊粉粒和脂肪油。

【药性】《纲目》："甘、涩，温，无毒。"

【功用主治】 解毒利气，敛疮止血。主治咽喉肿痛，口舌生疮，冻疮，疳疮，天疱疮，肠风下血，睾丸肿痛。

1.《纲目》："磨汁服，治诸鱼骨鲠及食鲙成积，又治小儿痘疮倒靥。烧研服之，治下血。"

2.《本草备要》："烧灰，敷痊疳。"

3.《本经逢原》："性专搜涤胎毒。灰末，敷金疮无瘢。生核磨水，搽瘢渐灭。"

4.《药性考》："治癞疝肿痛，肠风下血，调敷冻疮。"

5.《本草再新》："治肝胃气，疝气，消疽瘤。"

6.《重庆草药》："解毒，杀虫。外用治疮疡，煅灰收黄水。"

【用法用量】 内服：烧存性研末，3～6 g；或磨汁。外用：烧存性，研末撒或调敷；或磨汁涂。

【宜忌】《本经逢原》："过服令人呕泻。"

【选方】 1. 治口疳，喉癣，喉痈 橄榄核（煅存性）、抱出鸡之蛋壳（煅存性）、方儿茶、人中白（煅）各一钱，上冰片三分。共研细末，收好。每用少许，吹之。（《王氏医存》）

2. 治耳足冻疮 橄榄核烧研，油调涂之。（《纲目》引《乾坤生意》）

3. 治男女下疳痒不可当者，并一切极痒诸疮 橄榄核烧灰存性，研极细末。每一钱加冰片二分，密贮。或干掺，或麻油、猪胆汁俱可调搽。（《疡医大全》黑香散）

4. 治天疱疮，黄水疮，肾囊风 青果核灰 15 g，山螺蛳灰（死山螺蛳壳装砂罐内，用泥密封，烧 4 h 取出，退火）60 g，青黛 12 g，冰片 3 g。研细调麻油搽。（《重庆草药》）

5. 治肠风下血久不瘥者 橄榄核不以多少。灯上烧灰为细末。每服二钱，陈米饮调下，空心食前。（《杨氏家藏方》橄榄散）

6. 治阴肾癞肿 橄榄核、荔枝核、山楂核等分。烧存性，研末。每服二钱，空心茴香汤调下。（《纲目》）

7. 治鱼骨鲠 橄榄核为末，以顺流水调服二钱。（《丹台玉案》）

8. 治疮子倒靥 橄榄子核中截断，水磨少许服，立发。（《普济方》）

9. 解河豚毒 （橄榄）核磨汁或研末，急流水调服。（《本草从新》）

10. 治打扑青肿疼痛 青果核磨水，频扫患处，其毒肿立退。（《寿世保元》）

5663 橄榄根 gǎn lǎn gén （《泉州本草》）

【异名】 白榄根（《岭南采药录》）。

【基原】 为橄榄科橄榄属植物橄榄 *Canarium album* (Lour.) Raeusch. 的根。

【原植物】 参见"橄榄"条。

【采收加工】 10～12 月采挖，切片，鲜用或晒干。

【药性】 微苦，平。

1.《全国中草药汇编》："味淡，性平。"

2.《福建药物志》："微苦，平。"

【功用主治】 祛风湿，舒筋络，利咽喉。主治风湿痹痛，手足麻木，脚气，咽喉肿痛。

1.《岭南采药录》："治脚气证，白浊。"

2.《全国中草药汇编》："舒筋活络，祛风除湿。可治风湿腰腿酸痛，产后风瘫，手脚麻木。"

3.《福建药物志》："治风湿关节痛，哮喘。"

【用法用量】 内服：煎汤，15～30 g。外用：煎水含漱。

【选方】 1. 治关节风湿 橄榄根 15 g，合牛肉 250 g 炖服。（《泉州本草》）

2. 治筋骨酸痛 鲜橄榄根 120 g，黄酒 120 ml。水冲炖服。（福建《民间实用草药》）

3. 治脚气 （白榄）根二三两，和猪脚一只，同煎汤饮之。（《岭南采药录》）

4. 治单双乳蛾 鲜橄榄根 120 g，米醋 1 盏。水煎漱喉，日五六次。（福建《民间实用草药》）

5. 治羊痫风 橄榄根 15～30 g。开水磨至乳白色，加温服。（《福建药物志》）

5664 橄榄露 gǎn lǎn lù （《四川中药志》）

【基原】 为橄榄科橄榄属植物橄榄 *Canarium album* (Lour.) Raeusch. 果实的蒸馏液。

【原植物】 参见"橄榄"条。

【功用主治】《四川中药志》1960 年版："能清肺、利咽喉及生津止渴；治咽喉肿痛、咳嗽痰中带血、泻痢、烦渴、酒毒及河豚毒。"

【用法用量】 内服：10～15 ml。

5665 棉芽 mián yá （《本草图经》）

【异名】 杜仲芽（姚可成《食物本草》）。

【基原】 为杜仲科杜仲属植物杜仲 *Eucommia ulmoides* Oliv. 的嫩叶。

【原植物】 参见"杜仲"条。

【采收加工】 4～7 月采摘，晒干。

【炮制】 取原药材，除去杂质，切丝。

饮片性状 本品为不规则的丝状，表面黄绿色，叶缘具锯齿,搓之易碎,折断有银白色橡胶丝。气微,味淡、微苦。

贮干燥容器内,置通风干燥处。

【药性】 姚可成《食物本草》:"味甘,平,无毒。"

【功用主治】 补虚生津,解毒,止血。主治身体虚弱,口渴,脚气,痔疮肿痛,便血。

1.《本草图经》:"主风毒脚气及久积风冷,肠痔下血。"

2. 姚可成《食物本草》:"治口渴,补虚损。"

【用法用量】 内服:煎汤,3～10 g;或研末,1～3 g。

5666 **豌豆** wǎn dòu (《绍兴本草》)

【异名】 蜱豆(《四民月令》),豍豆(《广雅》),荜豆(《千金方》),寒豆(《品汇精要》),麦豆(《浙江药用植物志》),雪豆(《广州植物志》)。

【基原】 为豆科豌豆属植物豌豆的种子。

【原植物】 豌豆 *Pisum sativum* L.

一年或二年生攀缘草本,长达 2 m。全株绿色,带白粉,光滑无毛。羽状复叶,互生,小叶 2～3 对,叶轴末端有羽状分枝的卷须;托叶卵形,叶状,常大于小叶,基部耳状,包围叶柄或茎,边缘下部有细锯齿;小叶片卵形、卵状椭圆形或倒卵形,长 2～4 cm,宽 1.5～2.5 cm,先端圆或稍尖,基部楔形,全缘,时有疏锯齿。花蝶形 2～3 朵,腋生,白色或紫色;萼钟状,萼齿披针形;旗瓣圆形,先端微凹,基部具较宽的短爪,翼瓣近圆形,下部具耳和爪,龙骨瓣近半圆形,与翼瓣贴生;雄蕊 10,二体,(9)+1;子房线状,长圆形,花柱弯曲与子房成直角。荚果圆筒状,长 5～10 cm,内含种子多粒。种子球形,淡绿黄色。花期 6～7 月,果期 7～9 月。

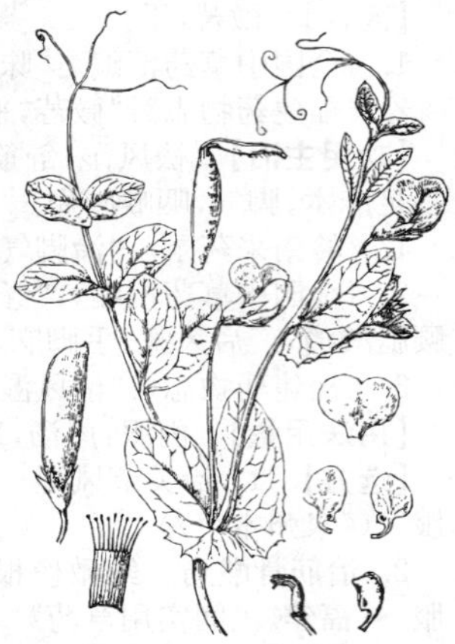

豌　豆

全国各地多有栽培。

本植物的嫩茎叶(豌豆苗)、花(豌豆花)、荚果(豌豆荚)亦供药用,另设专条。

【采收加工】 6～7 月采收全草,鲜用或晒干。

【药材】 豌豆 *Semen Pisi Sativi* 全国各地均有栽培。

性状 种子圆球形,直径约 5 mm。表面青绿色至黄绿色、淡黄白色,有皱纹,可见点状种脐。种皮薄而韧,除去种皮有 2 枚黄白色肥厚的子叶。气微,味淡。

鉴别 种子横切面:种皮的表皮为 1 列栅状细胞,壁厚,由内侧向外方渐增厚。栅状细胞的内方是 1 列支持细胞,呈哑铃形,胞间隙明显。向内方是多列薄壁细胞,内侧几列细胞常颓废。胚乳细胞小。子叶细胞多角形,内含淀粉粒,糊粉粒和少量脂肪油滴。

【药性】 甘,平。归脾、胃经。

1.《绍兴本草》:"味甘,平。"

2.《本草经疏》:"入脾、胃。"

3.《医林纂要》:"甘、咸,寒,滑。"

4.《青岛中草药手册》:"性温,味平。"

【功用主治】 和中下气,通乳利水,解毒。主治消渴,吐逆,泄利腹胀,霍乱转筋,乳少,脚气水肿,疮痈。

1.《绍兴本草》:"调顺营卫,益中平气。"

2.《日用本草》:"煮食下乳汁。"

3.《纲目》:"研末涂痈肿、痘疮。"

4.《本草从新》:"理脾胃。"

5.《随息居饮食谱》:"和中生津止渴,下气通乳消胀。"

【用法用量】 内服:煎汤,60～125 g;或煮食。外用:煎水洗;或研末调涂。

【宜忌】 《冯氏锦囊》:"多食发气痰。"

【选方】 1. 治霍乱,吐利转筋,心膈烦闷 豌豆三合,香薷三两。上药以水三大盏,煎至一盏半,去滓。分为三服,温温服之,如人行五里再服。(《圣惠方》)

2. 治消渴(糖尿病) 青豌豆适量,煮熟淡食。(《食物中药与便方》)

3. 治脚气抬肩喘 豌豆二升,水五斗,葱白十茎(擗碎),椒三分。煮取汤二斗。倾入两瓷瓮,以脚各安在一瓮中浸,遣人从膝上淋洗百遍。(《圣济总录》豌豆汤淋渫方)

4. 治痘疹 豌豆四十九粒,绿豆四十九粒(二味各烧成灰),油发一握(烧),珍珠七粒。上共为细末。用胭脂取汁调匀,以针挑破黑头,纳药于中,更用胭脂水涂四畔。(《秘传经验痘疹方》四圣珍珠散)

5. 治鹅掌风 白豌豆一升,入楝子同煎水。早、午、晚洗,每日七次。(《万氏秘传外科心法》)

5667 **豌豆七** wǎn dòu qī (《全国中草药汇编》)

【异名】 白三七(《秦岭巴山天然药物志》),一代宗(《湖北中草药志》),打不死、还阳参、接骨丹、三步接骨丹(《陕西中药名录》)。

【基原】 为景天科红景天属植物菱叶红景天的全草。

【原植物】 菱叶红景天 *Rhodiola henryi* (Diels) S. H. Fu [*Sedum henryi* Diels] 又名:还阳参景天(《拉汉种子植物名称》),岩还阳、岩老鼠、岩田三七、岩见血参、岩豌豆、水三七(《湖北植物志》)。

多年生草本,高 30～40 cm。全株无毛。根颈肉质,肥厚,褐色,被有披针状三角形鳞片。茎直立,单一或成丛,淡绿色。叶 3 片轮生,无柄;叶片卵状菱形至椭圆状菱形,长 1～3 cm,宽 0.8～2 cm,先端急尖,基部宽楔形至圆形,边缘有疏锯齿,膜质。聚伞圆锥花序,雌雄异株;雄花萼片 4,线状披针形;花瓣 4,黄绿色,长圆状披针形;雄蕊 8,2 轮,淡黄绿色;雌花花萼、花瓣数同雄花,花瓣线状长圆形,鳞片 4,褐色,匙状四方形,先端微缺;心皮 4,花柱基部稍合生。蓇葖果,上部叉开呈星芒状。种子狭卵形至长圆形,褐色,两端有翅。花期 5～6 月,果期 7～8 月。

生于海拔 1 000～3 300 m 的山坡沟边阴湿岩石上或林中。分布于河南、湖北、四川、陕西、甘肃等地。

本植物的根(豌豆七根)亦供药用,另设专条。

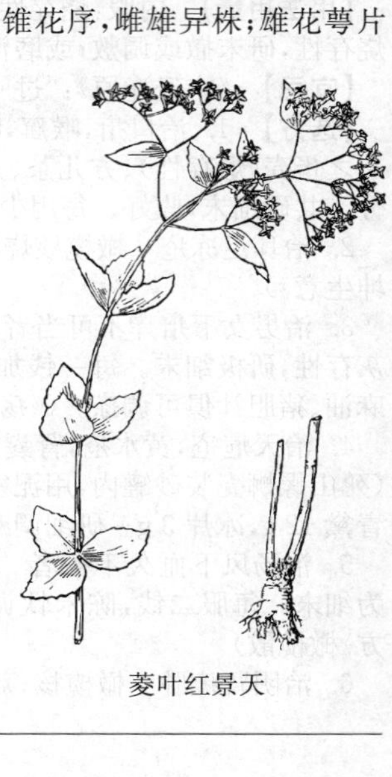

菱叶红景天

【采收加工】 5～7月采收，鲜用或晒干。

【药性】 微辛、甘、涩，平。归肝、肾经。

1.《陕西中草药》："味涩，性平。"

2.《秦岭巴山天然药物志》："酸、涩，平。"

【功用主治】 散瘀止痛，止血，安神。主治跌打损伤，骨折，外伤出血，月经不调，痛经，失眠。

1.《陕西中草药》："止血，镇痛，强筋，长骨。治跌打损伤，骨折。"

2.《湖北中草药志》："散瘀止痛，解毒，安神。用于失眠，痨伤，疖肿等。"

3.《中国植物志》："可治胃痛。"

4.《秦岭巴山天然药物志》："主治月经不调，痛经。"

【用法用量】 内服：煎汤，6～9 g；或泡酒。外用：鲜品捣敷。

【选方】 1. 治月经不调，痛经　白三七 10 g，大救驾 10 g，刺五加 10 g。水煎服。(《秦岭巴山天然药物志》)

2. 治痨伤　一代宗 45 g，白酒 250 ml，浸泡 1 d。每日服 2 次，每次 10 ml。(《湖北中草药志》)

5668 豌豆花 wǎn dòu huā (《青藏高原药物图鉴》)

【基原】 为豆科豌豆属植物豌豆 *Pisum sativum* L. 的花。

【原植物】 参见"豌豆"条。

【采收加工】 6～7月开花时采摘，鲜用或晒干。

【药性】 甘，平。

【功用主治】 清热凉血。主治咳血，鼻衄，月经过多。

1.《青藏高原药物图鉴》："治月经过多，鼻衄。"

2.《福建药物志》："清热，解毒，凉血。主治咳血。"

【用法用量】 内服：煎汤，9～15 g。

5669 豌豆苗 wǎn dòu miáo (《植物名实图考长编》)

【基原】 为豆科豌豆属植物豌豆 *Pisum sativum* L. 的嫩茎叶。

【原植物】 参见"豌豆"条。

【采收加工】 春季采收，鲜用。

【药性】 甘，平。

【功用主治】 清热解毒，凉血平肝。主治暑热，消渴，高血压病，疔毒，疥疮。

1.《植物名实图考长编》："豌豆苗作蔬极美。固始有患疥者，每摘食之，以为能去湿解毒，试之良验。"

2.《福建药物志》："清热，解毒，凉血。主治疗疮。"

【用法用量】 内服：煎汤，9～15 g；或鲜苗捣绞汁；或作蔬食。外用：鲜叶捣敷。

【选方】 1. 治消渴(糖尿病)　嫩豌豆苗，捣烂榨汁。每次半杯，每日 2 次。

2. 治高血压病，心脏病　豌豆苗一握。洗净捣烂，包布榨汁，每次半杯，略加温服，每日 2 次。(1、2 方出自《食物中药与便方》)

5670 豌豆荚 wǎn dòu jiá (《福建药物志》)

【基原】 为豆科豌豆属植物豌豆 *Pisum sativum* L. 的荚果。

【原植物】 参见"豌豆"条。

【采收加工】 7～8月采收成熟果实，晒干。

【药性】 甘，平。

【功用主治】 《福建药物志》："治耳后糜烂。"

【用法用量】 外用：烧灰存性，茶油调涂。

5671 豌豆七根 wǎn dòu qī gēn (《全国中草药汇编》)

【异名】 白三七根(《陕西中药名录》)。

【基原】 为景天科红景天属植物菱叶红景天 *Rhodiola henryi* (Diels) S. H. Fu [*Sedum henryi* Diels]的根。

【原植物】 参见"豌豆七"条。

【采收加工】 初春或秋季采挖，晒干。

【成分】 根茎含有蒲公英甾醇乙酸酯(taraxasteryl acetate)，乙酸异莫替醇酯(isomotiol-3β-acetate)，乙酸异多花独尾草烯醇酯(isomultiflorenyl acetate)[1]，小麦黄素(tricin)，小麦黄素-7-O-β-D-葡萄糖苷(tricin-7-O-β-D-glucoside)，胡萝卜苷(daucosterol)，阿卓呋喃庚酮糖-3(D-altrofuranoheptulose-3)，2-吡喃葡萄糖氧基-3-甲基丁腈(heterodendrin)，1，2，3，4，6-五没食子酰葡萄糖(1，2，3，4，6-penta-O-galloyl-β-glucose)[2]。

【药性】 苦、涩，凉。归大肠、肝经。

1.《陕西中草药》："苦、涩，性凉。"

2.《甘肃中草药手册》："苦，微寒。"

3.《四川中药志》1979年版："微辛，甘，凉。"

【功用主治】 清热止泻，散瘀止痛，安神。主治痢疾，泄泻，跌打损伤，风湿疼痛，心烦，失眠。

1.《陕西中草药》："理气，收涩，消肿。主治痢疾，腹泻，喉炎，劳伤，跌打损伤，红肿疼痛等。"

2.《甘肃中草药手册》："清热利湿，活血消肿。"

3.《四川中药志》1979年版："活血，止血，凉血除烦，用于跌打损伤，外伤出血，心烦不眠。"

【用法用量】 内服：煎汤，9～15 g；或泡酒。

【选方】 1. 治泄泻　豌豆七(根)9 g。水煎服。(《甘肃中草药手册》)

2. 治外伤出血，跌打损伤肿痛　豌豆七(根)适量。磨酒服，并以干粉敷伤处。(《四川中药志》1979年版)

3. 治劳伤　白三七根 6 g。研粉，冲服。(《秦岭巴山天然药物志》)

4. 治失眠　豌豆七(根)15 g，瓜子金 3 g，合欢花 6 g。水煎服。(《四川中药志》1979年版)

5672 飘拂草 piāo fú cǎo (《植物名实图考》)

【异名】 黑节关(《广西药用植物名录》)，土甘松(《湖南药物志》)。

【基原】 为莎草科飘拂草属植物两歧飘拂草的全草。

【原植物】 两歧飘拂草 *Fimbristylis dichotoma* (L.) Vahl [*Scirpus dichotomus* L.；*S. annuus* All.]

草本。秆丛生，高 20～50 cm。全株无毛或有疏柔毛。叶线形，短于秆，宽 1～2.5 mm，先端急尖或钝；鞘基部革质。花序下的叶状苞片 3～4，常 1～2

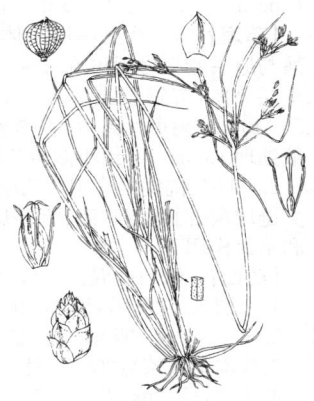

两歧飘拂草

片，长于花序。聚伞花序复出或简单；小穗卵形或长圆状卵形，长5～12 mm，宽2～3 mm，有多数花；鳞片卵形或长圆形，长2～2.5 mm，棕褐色，有光泽，有3～5脉，先端有短尖；雄蕊2～3；花柱扁平，上部有缘毛；柱头2。小坚果宽倒卵形，双凸状，长1～1.2 mm，白色至淡褐色，表面有横长圆形网纹，纵肋7～9条，显著隆起，有褐色短柄。花、果期7～10月。

生于河边、湖旁、稻田中及路边潮湿处。除西北外，各地均有分布。

【采收加工】 夏、秋季采收，洗净，晒干。

【栽培】 生物学特性 喜温暖潮湿气候，耐涝。对土壤要求不严，但以肥沃、疏松的壤土栽培为好。

繁殖方法 用种子繁殖法：直播。3～4月撒播，播后覆一层细土。

田间管理 苗出齐后，及时拔除杂草，并适当间苗。一般可不施肥。旱季注意灌水。

【成分】 全草含醌类化合物：双氢莎草醌（dihydrocyperaquinone），四氢莎草醌（tetrahydrocyperaquinone），莎草醌（cyperaquinone），羟基莎草醌（hydroxycyperaquinone），去甲莎草醌（demethylcyperaquinone）[1]。

【药性】 《湖南药物志》："辛，温。"

【功用主治】 清热利尿，解毒。主治小便不利，湿热浮肿，淋病，小儿胎毒。

1.《植物名实图考》："利小便。"

2.《湖南药物志》："理气止痛。治胃痛，小儿胎毒。"

【用法用量】 内服：煎汤，6～9 g。外用：煎水洗。

【选方】 1. 治胃痛 （两歧飘拂草）全草9～15 g。研粉，分2次水冲服。

2. 治小儿胎毒 （土甘松）全草煎水洗。（1、2方出自《湖南药物志》）

5673 醋 cù
（《别录》）

【异名】 苦酒（《伤寒论》），醯（《别录》），淳酢（《本草经集注》），米醋（《食疗本草》）。

【基原】 为用高粱、米、大麦、小米、玉米等或低度白酒为原料酿制而成的含有乙酸的液体。亦有用食用冰醋酸加水和着色料配成，不加着色料即成白醋。

【成分】 醋含乙酸，高级醇类，3-羟基丁酮（acetoin），二羟基丙酮（dihydroxyacetone），酪醇（tyrosol），乙醛（acetaldehyde），甲醛（formaldehyde），乙缩醛（acetal），琥珀酸（succinic acid），草酸（oxalic acid）及山梨糖（sorbose）等[1]。

【药理】 1. 杀虫作用 体外试验，0.125%～0.25%乙酸与原头蚴接触后可在2～3 min内出现皮层起泡，起刺，皮层分离，溶解及虫体发暗，钙粒减少等形态结构变化。5～10 min内可达到100%杀死原头蚴的效果。原头蚴经药液处理10 min后，给小鼠腹腔接种，均未发育成棘球蚴[1]。

2. 抗菌、抗病毒作用 乙酸对甲型链球菌、卡他球菌、肺炎链球菌、白葡萄球菌、流感病毒等致病菌，有很好的抑制和杀灭作用[2]。

【药性】 酸、甘，温。归肝、胃经。

1.《别录》："味酸，温，无毒。"

2.《千金方》："味酸，温，涩。"

3.《本草蒙筌》："味酸、甘，气温。"

4.《纲目》："酸、苦，温。"

5.《雷公炮制药性解》："入肝经。"

6.《本草新编》："入胃、脾、大肠，尤走肝脏。"

7.《本经逢原》："酸，寒。"

【功用主治】 散瘀消积，止血，安蛔，解毒。主治产后血晕，癥瘕积聚，吐血，衄血，便血，虫积腹痛，鱼肉菜毒，痈肿疮毒。

1.《别录》："消痈肿，散水气，杀邪毒。"

2.《千金方》："治血运。"

3.《食疗本草》："治痃癖。""消诸毒气，杀邪毒，能治妇人产后血气运。""人有口疮，以黄蘗皮醋渍含之。""研青木香服之，止卒心痛、血气等。又大黄涂肿。"

4.《食医心镜》："扁鹊云：能理诸药毒热。"

5.《日华子》："治产后妇人并伤损，及金疮血运；下气除烦，破癥结。治妇人心痛，助诸药力，杀一切鱼肉菜毒。"

6.《本草衍义》："产妇房中常醋气则为佳，酸益血也。"

7.《本草蒙筌》："敛咽疮，驱胃脘气疼并坚积癥块气疼。"

8.《纲目》："散瘀血。治黄疸、黄汗。"

9.《雷公炮制药性解》："主胃脘气痰，癥瘕积聚，产后血晕，去瘀生新。"

10.《本草备要》："散瘀解毒，下气消食，开胃气，治心腹血气痛，癥结痰癖，疸黄痈肿。"

【用法用量】 内服：煎汤，10～30 ml；或浸渍；或拌制。外用：含漱；或调药敷；或熏蒸；或浸洗。

【宜忌】 脾胃湿重、痿痹、筋脉拘挛者慎服。

1.《本草经集注》："不可多食之，损人肌脏。"

2.《千金方》："扁鹊云：多食酢，损人骨。"

3.《食疗本草》："多食损人胃。""服诸药不可多食，不可与蛤肉同食，相反。""人多食，损腰肌脏。"

4.《日华子》："多食不益男子，损人颜色。"

5.《纲目》："酸属木，脾病毋多食酸。酸伤脾，肉胎而唇揭。服茯苓、丹参人不可食醋。"

6.《得配本草》："感冒外邪及脾病，手足屈伸不便者，禁服。"

7.《随息居饮食谱》："风寒咳嗽，外感疟痢初病皆忌。"

【选方】 1. 治产后血晕 用铁器烧红，更迭淬醋中，就病人之鼻以熏之。（《随息居饮食谱》）

2. 治一切积聚 京三棱四两（醋煮，切片，晒干），川芎二两（醋煮微软，切片），大黄半两（醋湿纸裹，火煨过）。上三味，同为末，水煮和为丸，如桐子大。每服三十丸，温水送下，不拘时候。（《普济方》醋煮三棱丸）

3. 治瘕癥 鳖甲、诃子皮、干姜各等分。为末，醋糊丸，梧子大。每三十丸，空心白汤下。（《医学入门》醋鳖丸）

4. 治过食鱼腥、生冷水菜果实成积者 生姜捣烂，和米醋调食之。（《日华子》）

5. 治黄汗病，身体肿，发热，汗出而渴，状如风水，汗沾衣，色正黄如檗汁，脉自沉，以汗出入水中浴，水从汗孔入得之 黄芪五两，芍药三两，桂枝三两。上三味，以苦酒一升，水七升，相合，煮三升。温服一升。当心烦，服至六七日乃解。若心烦不止者，以苦酒阻故也。（《金匮要略》黄芪芍药桂枝苦酒汤）

6. 治少阴病，咽中伤，生疮，不能语言，声不出者 半夏十四枚（洗，破如枣核大），鸡子一枚（去黄，内苦酒著鸡子壳中）。内半夏著苦酒中，以鸡子壳置刀环中，安火上，令三沸，去滓。少少含咽之，不瘥，更作。（《伤寒论》苦酒汤）

7. 治鼻出血不止 酢和胡粉半枣许服之。

8. 治乳痈坚硬 以罐盛醋，烧石令热纳中，沸止，更烧如前，少热，纳乳渍之，冷更烧石纳渍。（7、8方出自《千

金方》)

9. 治疝气冲痛　青皮、小茴香各五钱。以米醋一碗煮干,加水二碗,煎八分,温和服。(《林氏家抄方》)

10. 治牙疼　陈醋四两,花椒二钱。水煎,去椒含漱。(《全国中草药新医疗法展览会资料选编》)

【临床报道】 1. 治疗胆道蛔虫病　按年龄大小顿服酸醋 30～50 ml,或更多,以后视情况可再次服用,直到不痛为止。在疼痛明显减轻的当日或次日,按常规服用驱蛔药物。观察 15 例,服药总量为 300～500 ml,结果 12 例于 2 d 内止痛,3 例在 3～4 d 内疼痛亦完全解除[1]。

2. 治疗疖、痈、蜂窝组织炎、丹毒、脓肿、腮腺炎、乳腺炎等急性外科炎症　取食醋 250 ml,置搪瓷碗中加热,沸后加入乳香、没药末各 6 g,边搅边加入淀粉 60 g,待成糊状后即将其摊于牛皮纸上,面积大于病变范围,厚 1～1.5 cm,俟温度降到 50 ℃左右时敷于患处,外加 3～4 层纱布包扎。临床观察 50 例,除 5 例因系寒性脓肿、喉头结核及骨髓炎无效外,均获治愈。一般在 2 h 后疼痛开始减轻,6 h 后开始消肿。治愈时间在 3 d 以内者 16 例,6 d 内者 20 例,9 d 内者 7 例,10 d 以上者 2 例[2]。

3. 治疗急性黄疸型肝炎　取食醋,每日 3 次,每次口服 10 ml,并配合口服复合维生素 B 片剂。治疗 51 例急性黄疸型传染性肝炎,全部治愈。最短 6 d,最长 41 d,儿童平均 10.3 d,成人平均 16 d[3]。

4. 治疗妇女滴虫性阴道炎　以食醋加冷开水配成 25%～50%食醋稀释液,冲洗阴道,随即将 70%的食醋棉球塞入阴道,每日 1 次,连续 3 次为 1 个疗程。治疗 248 例,全部治愈[4]。

5. 治疗癣及神经性皮炎　①治股癣:先用温开水将患处洗涤干净,然后用山西产陈醋以消毒棉球蘸擦患处,每日早晚各 1 次。结果:79 例患者经治疗,痊愈和显效 76 例[5]。②用陈醋木鳖酊治疗神经性皮炎、干癣 50 例。先将木鳖子 30 g 碾成细粉,放入 250 ml 陈醋中,浸泡 7 d,每日摇动 1 次。用小棉签蘸药液涂擦患处皮肤,每日 2 次,7 d 为 1 个疗程。结果:36 例神经性皮炎 1 个疗程治愈者 28 例,2 个疗程治愈者 8 例;14 例干性体癣经 1 个疗程治愈者 6 例,2 个疗程治愈者 6 例,无效 2 例,总有效率 96%[6]。

6. 治疗高血压病　将花生仁浸泡在食醋中,1 星期后取用(浸泡时间越长越好),每晚睡前取 3～4 粒,嚼碎吞服,连服 7 d 为 1 个疗程,一般经 1 个疗程治疗,血压即可降至正常。用上述方法治疗 70 例高血压病患者,均收到满意效果[7]。

【各家论述】 1.《本草衍义》:"醋,酒糟为之,有米醋、麦醋、枣醋。米醋比诸醋最酽,入药多用之,谷气全也,故胜糟醋。"

2.《本草经疏》:"醋惟米造者入药,得温热之气,其味酸,气温无毒。""醋酸入肝,肝主血,血逆热壅则生痈肿,酸能敛壅热,温能行逆血,故主消痈肿。其治产后血晕,癥块血积,亦此意耳。散水气者,水性泛滥,得收敛而宁谧也。杀邪毒者,酸苦涌泻,能吐出一切邪气毒物也。《日华子》主下气除烦,妇人心痛血气,并产后及伤损,金疮出血,迷闷,杀一切鱼肉菜毒,取其酸收而又有散瘀解毒之功也,故外科敷药中多资用。"

3.《纲目》:"大抵醋治诸疮肿积块,心腹疼痛,痰水血病,杀鱼肉菜及诸虫毒气,无非取其酸收之意,而又有散瘀、解毒之功。"

4.《本草蒙筌》:"丹溪曰:醋味酸甘,调和鱼肉蔬菜,尽可适口,但致疾以渐,人所不知。盖酸收也,甘滞也。苟远而不用,亦却疾一端,然食多齿软者,因水生木,水气弱,木气盛,故知是尔。齿属肾水,酸助肝木,安得不然?"

5.《本草汇言》:"醋,解热毒,消痈肿,化一切鱼腥果菜诸积之药也。林氏曰,醋主收,醋得酸味之正也,直入厥阴肝经,散邪敛正,故藏器方治产后血胀、血晕,及一切中恶邪气,卒时昏冒者,以大炭火入熨斗内以酽醋沃之,酸气遍室中,血行气通痰下,而神自清矣。凡诸药宜入肝者,须以醋拌炒制,应病如神。又仲景《金匮要略》治黄汗有黄耆白芍桂枝苦酒汤,谭氏治风痰有石胆散子,俱用米醋入剂,专取其敛正气,散一切恶水血痰之妙用也。"

5674 醋林子 cù lín zǐ (《本草图经》)

【基原】 为蔷薇科石楠属植物光叶石楠的果实。

【原植物】 光叶石楠 *Photinia glabra* (Thunb.) Maxim.[*Crataegus glabra* Thunb.]　又名:木球花、串穿木、凿木、樟树、矮子错树(《湖南药物志》),扇骨木(江苏),石斑木(广东)。

常绿乔木,高 3～5 m,可达 7 m。老枝灰黑色,无毛,皮孔棕黑色。叶互生;叶柄长 1～1.5 cm,无毛;叶片革质,幼时及老时皆呈红色,椭圆形、长圆形或长圆状倒卵形,长 5～9 cm,宽 2～4 cm,有稀疏浅钝细锯齿,两面无毛。花两性;复伞房花序顶生,总花梗和花梗均无毛;花直径 7～8 mm;萼筒杯状,萼片 5,三角形;花瓣 5,白色,倒卵形,反卷,基部有短爪;雄蕊 20;花柱离生,下部合生。梨果卵形,长约 5 mm,红色。花期 4～5 月,果期 9～10 月。

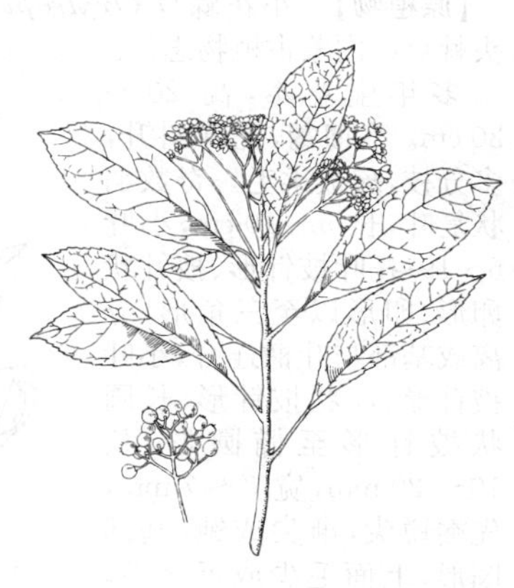
光叶石楠

生于海拔 500～800 m 的山坡杂木林中。分布于江苏、浙江、安徽、江西、广东、广西、四川、贵州、云南等地。

本植物的叶(光叶石楠)亦供药用,另设专条。

【栽培】 生物学特性　宜于温暖湿润气候、土层深厚、排水良好的肥沃壤土中生长。

繁殖方法　种子繁殖:将成熟果实采收后,先置于水中浸泡几日,搓去果皮,洗净果肉,再将种子拌入草木灰中,然后与湿砂层贮藏。春季 3～4 月,将经过处理的种子条播于苗床,行距 20 cm,沟深 2～3 cm。每亩用种量 15～18 kg,播后覆土盖草,保持土壤湿润。出苗后结合除草松土,揭去盖草,分批间苗,按株距 20～25 cm 定苗,苗期注意肥、水管理,培育 1～2 年后出圃造林,于春秋两季栽植,行株距 2 m×1 m,穴栽,栽后覆土、浇水,以利成活。

田间管理　幼林培育期间经常除草松土,适量追施堆肥,冬季或早春应整枝打杈,注意病虫害防治。

【采收加工】 秋季果熟时采收,晒干,或用盐、醋淹渍。

【成分】 种子油主要含脂肪酸及β-谷甾醇(β-sitosterol)[1]。果实含花色苷色素:矢车菊素-3-单葡萄糖苷(cyanidin-3-monoglucoside),蹄纹天竺素-3-单葡萄糖苷(pelargonidin-3-

monoglucoside)，矢车菊素-3-芸香糖苷（cyanidin-3-rutinoside)，蹄纹天竺素-3-芸香糖苷（pelargonidin-3-rutinoside），矢车菊素-3-木糖基葡萄糖苷(cyanidin-3-xylosylglucoside)，矢车菊素-3-木糖基半乳糖苷（cyanidin-3-xylosylgalactoside)，飞燕草素-3-木糖基葡萄糖苷（delphinidin-3-xyloxylglucoside）及飞燕草素-3-槐糖苷-5-单葡萄糖苷（delphinidin-3-sophoroside-5-monoglucoside)[2]。

【药性】《本草图经》："味酸，性温，无毒。"

【功用主治】《本草图经》："善疗蛔咬心痛，及痔漏下血，并久痢不差。尤治痄蛔咬心，心腹胀满，黄瘦，下寸白虫。以盐、醋收藏，以充果子食之，生津液，醒酒，止泻。"

【用法用量】 内服：研末，1～3 g，酒调；或盐、醋淹渍，生食。

【宜忌】《本草图经》："不可多食，令人口舌粗拆。"

5675 醉马草 zuì mǎ cǎo（《沙漠地区药用植物》）

【异名】 马绊肠、断肠草、醉马豆、勺草（《沙漠地区药用植物》）。

【基原】 为豆科棘豆属植物小花棘豆的全草。

【原植物】 小花棘豆 *Oxytropis glabra* DC. 又名：包头棘豆（《内蒙古植物志》）。

多年生草本，高 20～30 cm。茎匍匐，上部斜升，多分枝，疏被柔毛。奇数羽状复叶，长 5～10 cm，小叶 5～19；托叶披针形、披针状卵形、卵形以至三角形，分离或基部与叶柄连合；小叶披针形、卵状披针形、长圆状披针形至椭圆形，长 10～20 mm，宽 3～7 mm，先端锐尖，渐尖或钝，基部圆形，上面毛少或近无毛，下面被疏或密的柔毛。总状花序腋生，花疏生，总花梗较叶长，被柔毛，苞片线状披针形；萼钟状，长约 5 mm，被柔毛，萼齿披针状钻形；花小，蝶形，长 6～8 mm，淡蓝紫色，旗瓣宽倒卵形，先端近截形，翼瓣较旗瓣短，龙骨瓣有喙；雄蕊 10，二体。荚果长圆形，长 10～17 mm，下垂，膨胀，先端喙长 1～1.5 mm，外有短柔毛。花期 6～7 月，果期 7～8 月。

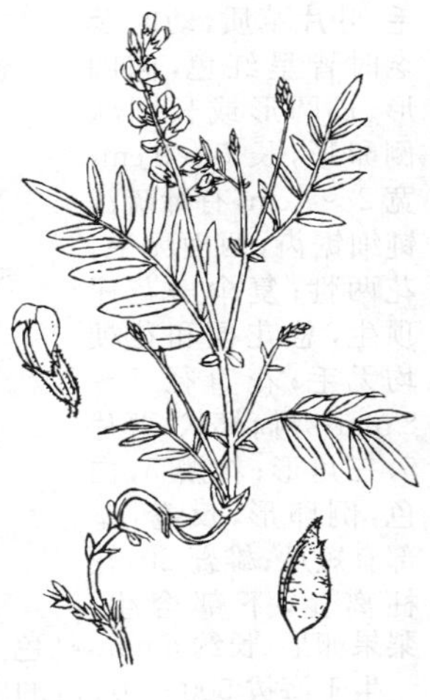

小花棘豆

生于荒漠草原及荒漠低湿处。分布于山西、内蒙古、西藏、陕西、甘肃、青海、新疆等地。

【采收加工】 夏季开花前采收，晒干或鲜用。

【药材】 醉马草 *Herba Oxytropis Glabrae* 产于山西、内蒙古、青海、甘肃等地。

性状 根长圆锥形，有分枝。羽状复叶，托叶三角形，顶端渐尖，基部与叶柄合生，有刚毛。小叶椭圆形，长 10～20 mm，宽 2.5～6 mm，先端钝，基部圆形，全缘，表面绿色或枯绿色，皱缩，质脆易碎。有的可见总状花序，或矩形荚果，长 15 mm，宽 4 mm，先端有弯曲的小喙。气微，味微苦。

【成分】 全草含：(1) 黄酮类：槲皮素（quercetin)，山柰酚(kaempferol)，7，3′-二羟基-2′，4′-二甲氧基异黄烷（7，3′-dihydroxy-2′，4′-dimethoxyisoflavane)，山柰酚-7-O-α-L-吡喃鼠李糖苷(kaempferol-7-O-α-L-rhamnopyranoside)，山柰酚-3-O-β-D-吡喃葡萄糖苷（kaempferol-3-O-β-D-glucopyranoside)，山柰酚-3-O-β-D-吡喃葡萄糖基(1→2)-β-D-吡喃葡萄苷〔kaempferol-3-O-β-D-glucopyranosyl(1→2)-β-D-glucopyranoside〕，槲皮素-3-O-β-D-吡喃葡萄糖苷（quercetin-3-O-β-D-glucopyranoside)，杨梅树皮素-3-O-β-D-吡喃葡萄糖苷（myricetin-3-O-β-D-glucopyranoside)[1,2]，山柰酚-3-O-芸香糖苷(kaempferol-3-O-rutinoside)等[3]。

(2) 三萜类：3-O-〔α-L-吡喃鼠李糖基(1→2)-β-D-吡喃葡萄糖基(1→4)-β-D-吡喃葡萄糖醛酸基〕大豆皂醇 B{3-O-〔α-L-rhamnopyranosyl(1→2)-β-D-glucopyranosyl(1→4)-β-D-glucuronopyranosyl〕-soyasapogenol B}，3-O-〔β-D-吡喃葡萄糖基(1→2)-β-D-吡喃葡萄糖醛酸基〕赤豆皂醇{3-O-〔β-D-glucopyranosyl(1→2)-β-D-glucuronopyranosyl〕-azukisapogenol}，3-O-〔β-D-吡喃葡萄糖基(1→2)-β-D-吡喃葡萄糖醛酸基〕赤豆皂醇甲酯{3-O-〔β-D-glucopyransoyl(1→2)-β-D-glucuronopyranosyl〕-azukisapogenol methyl ester}，3-O-〔β-D-吡喃葡萄糖基(1→2)-β-D-吡喃葡萄糖醛酸基〕赤豆皂醇酰胺{3-O-〔β-D-glucopyranosyl(1→2)-β-D-glucuronopyranosyl〕-azukisapogenolamide}[4,5]，棘豆醇-3-O-α-L-吡喃鼠李糖基(1→2)-β-D-吡喃葡萄糖基(1→4)-β-D-吡喃葡萄糖醛酸苷〔oxytrogenol-3-O-α-L-rhamnopyranosyl(1→2)-β-D-glucopyranosyl(1→4)-β-D-glucuronopyranoside〕，3β，22β，24-三羟基齐墩果-12-烯酸-3-O-α-L-吡喃鼠李糖基(1→2)-β-D-吡喃葡萄糖基(1→4)-β-D-吡喃葡萄糖醛酸苷〔3β，22β，24-trihydroxyolean-12-en-oic acid-3-O-α-L-rhamnopyranosyl(1→2)-β-D-glucopyranosyl(1→4)-β-D-glucuronopyranoside〕[6]，3-O-〔α-L-吡喃鼠李糖基(1→3)-β-D-吡喃葡萄糖基(1→6)-β-D-吡喃葡萄糖醛酸基〕大豆皂醇 B{3-O-〔α-L-rhamnopyranosyl(1→3)-β-D-glucopyranoyl(1→6)-β-D-glucuronopyranosyl〕-soyasapogenol B}等[1]。

(3) 生物碱类：臭豆碱（anagyrine)，黄华碱（thermopsine)，N-甲基金雀花碱(N-methylcytisine)，鹰爪豆碱(sparteine)，赝靛叶碱(baptifoline)，白鲜碱(dictamnine)，腺嘌呤(adenine)[7]。

(4) 其他成分：亦含 2，2，2-三氯乙醛-乙基半缩醛(2，2，2-trichloroacetaldehyde ethyl hemiacetal)，棕榈酸(palmitic acid)，胡萝卜甾醇(daucosterol)，正三十四烷（tetratriacontane)，1，1，1，7，7，7-六氯-2，6-二羟基-4-庚酮(1，1，1，7，7，7-hexachloro-2，6-di-hydroxyheptan-4-one)[2,8]和脲基甲酸乙酯(ethyluramino formate)[7]。

种子含蛋白质毒素（氨基酸残基数为 218，分子量 27 400)[9]。

【药理】 毒性 醉马草含一种具有溶血活性的蛋白质毒素，将纯化的毒素由家兔耳静脉注射(1 mg/kg)，2 h 后，血液中红细胞数下降 75%，体温由 37 ℃下降至 28 ℃。24 h 后，可基本恢复正常。其半数溶血剂量为 0.403 mg[1]。进一步的研究发现，醉马草的毒性来自其中的成分之一——1，1，1，7，7，7-六氯-2，6-二羟基-4-庚酮，属于高毒类成分，但在体内分解很快，毒力下降[2]。

【药性】《沙漠地区药用植物》："有毒。"

【功用主治】《全国中草药汇编》："麻醉，镇静，止痛。主治关节痛，牙痛，神经衰弱，皮肤瘙痒症。"

【用法用量】 内服：煎汤，1.5～3 g(鲜者 3～6 g)。外用：水煎洗；或揉烂塞患牙；或煎水含漱。

【宜忌】《全国中草药汇编》："内服切勿过量，以免中毒。"

【选方】 1. 治关节痛 醉马草 4.5 g，杠柳皮(北五加皮)6 g，地枸叶 9 g。水煎服。

2. 治牙痛 醉马草 4.5 g。水煎含漱，漱后吐出；或取根少许揉烂咬在患牙处，勿咽下。

3. 治神经衰弱 鲜醉马草 6 g。水煎服。

4. 治皮肤瘙痒 醉马草适量。水煎外洗。(1～4 方出自《沙漠地区药用植物》)

5676 醉鱼草 zuì yú cǎo (《纲目》)

【异名】 鱼尾草、醉鱼儿草(《履巉岩本草》)，樚木(《普济方》)，闹鱼花(《纲目》)，痒见消(《植物名实图考长编》)，四方麻、阳包树(《中国药用植物志》)，鱼鳞子(《安徽药材》)，药杆子(《江苏省植物药材志》)，驴尾草、羊尾巴、防痛树、鸡公尾(《广西中兽医药用植物》)，毒鱼藤、鲤鱼花草、药鳗老醋(《中国土农药志》)，野巴豆、老阳花、萝卜树子、药鱼子(《除害灭病爱国卫生运动手册》)，土蒙花(《四川中药志》)，花玉成、四棱麻、羊饱药、羊白婆、金鸡尾、洞庭草、白皮消、铁帚尾(《湖南药物志》)，红鱼波、红鱼皂(《闽东本草》)，铁线尾、四季青、白袍花、糖茶、水泡木、雉尾花、楼梅草(《南方主要有毒植物》)，鱼泡草、鱼藤草、洋波、鱼背子花(《福建中草药》)，一串花、狗头鹰(江西《草药手册》)，红鱼鲫、鱼白子花(《福建药物志》)，野刚子、鱼尾子、鱼花草、毒鱼草(《浙江药用植物志》)。

【基原】 为醉鱼草科醉鱼草属植物醉鱼草的茎叶。

【原植物】 醉鱼草 *Buddleja lindleyana* Fort.

落叶灌木，高 1～2.5 m。树皮茶褐色，多分枝，小枝四棱形，有窄翅。单叶对生；具柄，柄上密生绒毛；叶片纸质，卵圆形至长圆状披针形，长 3～8 cm，宽 1.5～3 cm，先端尖，基部楔形，全缘或具稀疏锯齿；幼叶嫩时叶两面密被黄色绒毛，老时毛脱落。穗状花序顶生，长 18～40 cm，花倾向一侧；花萼管状，4 或 5 浅裂，有鳞片密生；花冠细长管状，微弯曲，紫色，长约 15 mm，外面具有白色光亮细鳞片，内面具有白色细柔毛，先端 4 裂，裂片卵圆形；雄蕊 4；花丝短，贴生；雌蕊 1，花柱线形，柱头 2 裂，子房上位。蒴果长圆形，长约 5 mm，有鳞，熟后 2 裂，基部有宿萼。种子细小，褐色。花期 4～7 月，果期 10～11 月。

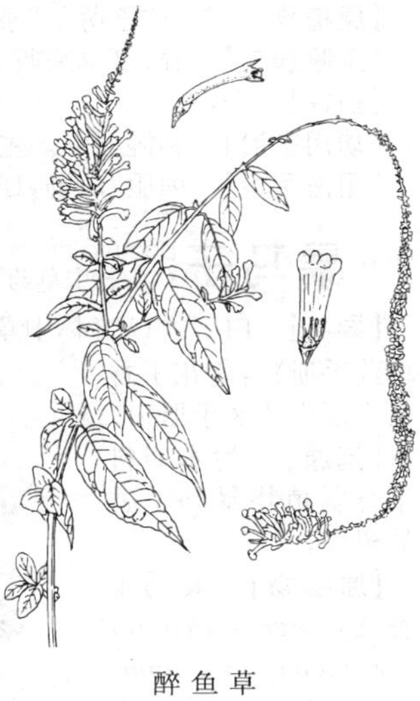

醉鱼草

生于海拔 200～2 700 m 的山坡、林缘或河边土坎上。分布于西南及江苏、湖北、湖南、广东、广西等地。

本植物的花(醉鱼草花)、根(醉鱼草根)亦供药用，另设专条。

【采收加工】 夏、秋季采收，切碎，晒干或鲜用。

【成分】 全株含醉鱼草苷(buddleoglucoside)即是刺槐苷(acaciin)等[1]。

【药理】 抑菌杀虫作用 醉鱼草对某些昆虫有杀灭作用[1]。煎剂体外可抑制金黄色葡萄球菌[2]。

【药性】 辛、苦，温。有毒。

1.《履巉岩本草》："性凉，无毒。"

2.《纲目》："辛、苦，温，有小毒。"

3.《湖南药物志》："微辛，温，无毒。"

【功用主治】 祛风解毒，驱虫，化骨鲠。主治痄腮，痈肿，瘰疬，蛔虫病，钩虫病，诸鱼骨鲠。

1.《履巉岩本草》："治鱼骨鲠。"

2.《纲目》："治误食石斑鱼子中毒，吐不止，及诸鱼骨鲠者。捣汁和冷水少许咽之，吐即止，骨即化也。"

3.《药性考》："惟用花叶，能消水气，故治痃癖。鱼触即死。"

4.《湖南药物志》："消风祛湿，行气化痰，解毒止咳。主治腹痛，腹泻，痈肿，关节痛。"

【用法用量】 内服：煎汤，10～15 g，鲜品 15～30 g；或捣汁。外用：捣敷。

【宜忌】 口服不宜过量，否则可产生头晕，呕吐，呼吸困难，四肢麻木和震颤等毒副作用。

【选方】 1. 治痄腮 醉鱼草 15 g，枫球 7 枚，荠菜 9 g。煮鸡蛋食。

2. 治瘰疬 醉鱼草全草 30 g。水煎服。(1、2 方出自《湖南药物志》)

3. 治阴疽 鲜醉鱼草叶。酒或醋捣烂，敷患处。(《福建中草药》)

4. 治钩虫病 醉鱼草，首剂 15 g，后逐日增至 150 g。水煎，于晚饭后及次晨饭前分服。疗程 5～7 d。(南药《中草药学》)

5. 治鱼骨鲠 每用(醉鱼儿草)少许捣汁，冷水浸，灌漱时复咽下些子，自然骨化为水。(《履巉岩本草》)

6. 治风寒牙痛 (醉鱼草)鲜叶和食盐少许，捣烂取汁漱口。(《福建中草药》)

【临床报道】 治疗支气管哮喘 用醉鱼草糖浆(每 1 ml 含生药 1.5 g)，在哮喘剧发时或用其他西药无效后使用。一般只服 1～2 个疗程(6～12 d)，无效终止使用。成人每日 3 次，每次 10 ml，儿童用量酌减。治疗 52 例，痊愈 38 例，占 73%；好转 2 例；无效 12 例，总有效率为 76.9%(其中风寒郁肺型痊愈 20 例，无效 2 例；痰浊阻肺型痊愈 11 例，好转 2 例，无效 1 例；风热犯肺型痊愈 7 例；肺肾气虚及心阳衰型无效 9 例)[1]。

5677 醉魂藤 zuì hún téng (《贵州民间药物》)

【异名】 老鸦花、野豇豆(《贵州民间药物》)，对叶羊角扭(《广西药用植物名录》)。

【基原】 为萝藦科醉魂藤属植物醉魂藤的根。

【原植物】 醉魂藤 *Heterostemma alatum* Wight [*Hoya alata* Wall.]

纤细攀缘木质藤本，长达 4 m。茎有纵纹及 2 列柔毛，老时渐无毛。叶对生，纸质；叶柄长 2～5 cm，扁平，被柔毛，先端具丛生小腺体；叶片宽卵形或长卵圆形，长 8～15 cm，宽 5～8 cm，先端渐尖，基部圆形或阔楔形；基出脉 3～5，初成翅形，后渐扁平。伞形状聚伞花序腋生，着花 10～15 朵；苞片和小苞片卵形；花萼 5 裂，内面基部有 5 个小腺体；花冠黄色，辐状，外面被柔毛，花冠开后成镊合状排列；副花冠

5 片，星芒状，从合蕊冠伸出平展于花冠上；花药方形，先端具透明膜片，花粉块近方形，直立，着粉腺紫色，菱形；子房由 2 枚离生心皮组成，无毛，柱头基部 5 棱。蓇葖果双生，线状披针形，长 10～15 cm，外果皮具纵条纹。种子呈褶叠状，深褐色，长约 1.5 cm，先端具长达 3 cm 的白色绢质种毛。花期 4～9 月，果期 6 月至翌年 2 月。

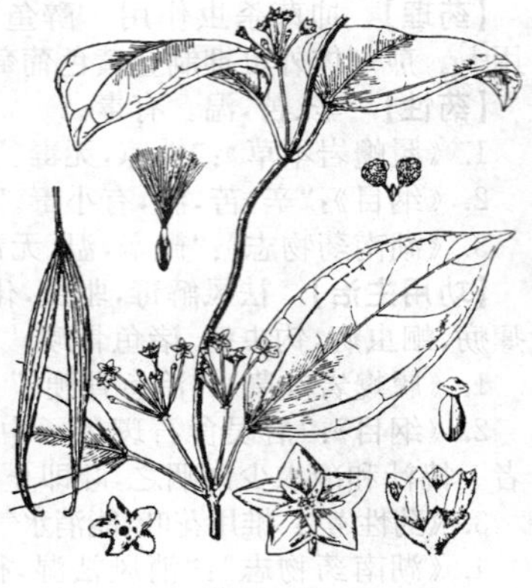

醉魂藤

生于海拔 1 200 m 以下的山谷水旁林中荫湿处。分布于华南、西南等地。

【采收加工】 秋季挖根，洗净，晒干或鲜用。

【性味】 《贵州民间药物》："辛，平。"

【功用主治】 《贵州民间药物》："除湿，解毒。治风湿脚气，胎毒疮疹，疟疾。"

【用法用量】 内服：煎汤，3～6 g。外用：水煎洗；或油煎涂搽患处。

【选方】 1. 治风湿脚气　野豇豆根 1 条，煎水服；或用全草煎水洗患处。

2. 治胎毒　野豇豆根及花椒少许，用菜油煎后搽患处。

3. 治疟疾　野豇豆根 6 g，煎鸡蛋服。（1～3 方出自《贵州民间药物》）

5678 醉鱼草花 zuì yú cǎo huā （《纲目》）

【基原】 为醉鱼草科醉鱼草属植物醉鱼草 *Buddleja lindleyana* Fort. 的花。

【原植物】 参见"醉鱼草"条。

【采收加工】 4～7 月采收，除去杂质，晒干。

【药性】 辛、苦，温。小毒。

【功用主治】 祛痰，截疟，解毒。主治痰饮喘促，疟疾，疳积，烫伤。

【用法用量】 内服：煎汤，9～15 g。外用：捣敷；或研末调敷。

【宜忌】 孕妇禁服。

【选方】 1. 治疟疾　（醉鱼草）鲜花、鲜桃叶、算盘子鲜叶各等量。同捣烂，在发作前 1～2 h 贴于手脉上，保持 4 h，连续贴 2～3 d。（《福建中草药》）

2. 治久疟成癖　醉鱼草花填鲫鱼腹中，湿纸裹，煨熟，空心食之。仍以花和海粉捣贴。（《纲目》）

3. 治疳积　醉鱼草花 9～15 g。煎服。

4. 治烫伤　醉鱼草花研末。麻油调搽患处。（3、4 方出自《湖南药物志》）

5. 治痈疽疔毒　醉鱼草花、蛇葡萄根、马鞭草各等分。碾成细末，蜂蜜调敷。（《常用中草药配方》）

5679 醉鱼草根 zuì yú cǎo gēn （《闽东本草》）

【异名】 七里香（《修订增补天宝本草》），满山香（《民间常用草药汇编》）。

【基原】 为醉鱼草科醉鱼草属植物醉鱼草 *Buddleja lindleyana* Fort. 的根。

【原植物】 参见"醉鱼草"条。

【采收加工】 8～9 月采挖，洗净，切片，晒干。

【药性】 辛、苦，温。小毒。

1.《修订增补天宝本草》："味酸、辛。"

2.《四川中药志》1960 年版："性温，味辛、苦，有小毒。"

【功用主治】 活血化瘀，消积解毒。主治经闭，癥瘕，血崩，小儿疳积，痄腮，哮喘，肺脓疡。

1.《民间常用草药汇编》："调气血，通月经。"

2.《四川中药志》1960 年版："行血活血。治痰饮寒喘，久疟成癖，血瘀癥瘕及崩带。"

【用法用量】 内服：煎汤，9～15 g，鲜品 30～60 g。

【宜忌】 《民间常用草药汇编》："孕妇忌服。"

【选方】 1. 治淋巴结结核　醉鱼草根、夏枯草、猫爪草各 15 g，鲜土栾儿 90 g。水煎，每日 2 次分服。（《常用中草药配方》）

2. 治劳力身体疼痛　（醉鱼草）鲜根 60 g，红糖 30 g，黄酒 120 g。冲开水 1 杯炖服。（《闽东本草》）

3. 治哮喘　醉鱼草根 30 g，大青叶 15 g。水煎服，每日 1 剂。（南药《中草药学》）

4. 治肺脓疡　（醉鱼草）根 90 g，加黄酒 1 000 ml。隔水炖至酒沸，取出，待稍凉时随量饮服，并将原渣再加黄酒 500 ml，依上法煎服。凡能饮酒者，可 1 d 分数次服完；不会饮酒者，可分 2 d 服完。（《浙江药用植物志》）

5680 播娘蒿 bō niáng hāo （《救荒本草》）

【异名】 婆婆蒿、翁杠研（《福建药物志》），麦蒿子、野芥菜（《沙漠地区药用植物》）。

【基原】 为十字花科播娘蒿属植物播娘蒿 *Descurainia sophia* (L.) Webb ex Prantl 的全草。

【原植物】 参见"葶苈子"条。

【采收加工】 春、夏季采收，鲜用或晒干。

【药性】 辛，平。

【功用主治】 利湿通淋。主治气淋，劳淋，疥癣。

【用法用量】 内服：煎汤，15～30 g。外用：水煎熏洗。

5681 暴马子 bào mǎ zǐ （《吉林中草药》）

【异名】 白丁香（《吉林中草药》），棒棒木（《北方常用中草药手册》），荷花丁香（《宁夏中草药手册》）。

【基原】 为木犀科丁香属植物暴马丁香的树皮。

【原植物】 暴马丁香 *Syringa reticulata* (Bl.) Hara var. *amurensis* (Rupr.) Pringle [*S. amurensis* Rupr.; *S. reticulata* (Bl.) Hara var. *mandshurica* (Maxim.) Hara]

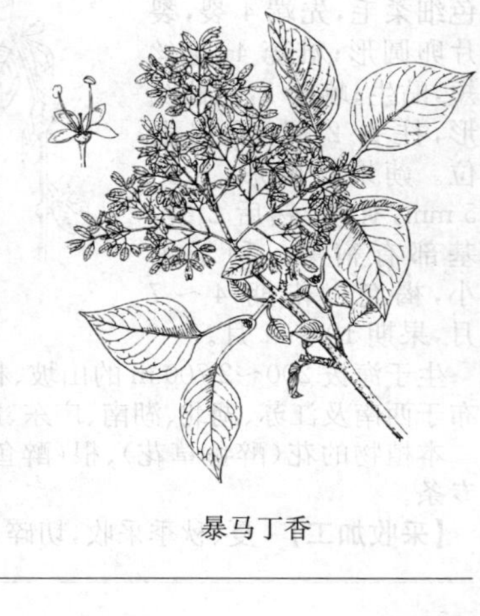

暴马丁香

落叶小乔木，高 4～

10 m。树皮紫灰褐色，具细裂纹。当年生枝绿色或略带紫晕，疏生皮孔。单叶对生；叶柄长1～2.5 cm，无毛；叶片厚纸质，宽卵形、卵形至椭圆状卵形，或为长圆状披针形，长2.5～13 cm，宽1～6 cm，先端短尾尖至尾状渐尖或锐尖，基部常圆形。圆锥花序由1至多对着生于同一枝条上的侧芽抽生；花序轴具皮孔；花萼长1.5～2 mm，萼齿钝、凸尖或截平；花冠白色，呈辐状，花冠管长约1.5 mm，裂片卵形，长2～3 mm，先端锐尖；花丝细长，雄蕊几乎为花冠裂片2倍长，花药黄色。蒴果长椭圆形，长1.5～2 cm。花期6～7月，果期8～10月。

生于海拔100～1 200 m的山坡灌木丛、林缘或针阔叶混交林中，也有栽培。分布于河北、内蒙古、辽宁、吉林、黑龙江、陕西、甘肃、宁夏等地。

【采收加工】 秋季剥取树皮，鲜用或晒干。

【药材】 暴马子 *Cortex Syringae Amurensis* 产于黑龙江、辽宁、吉林、河北等地。

性状 本品呈浅槽状或板状，微凹，长短不一，厚2～7 mm。外表面暗灰褐色，嫩皮平滑，有光泽，老皮粗糙，有龟裂纹；横向皮孔椭圆形，淡棕色，栓皮薄而韧，可横向剥离，脱落处显浅黄色至浅黄绿色，微带光泽。内表面淡黄色至淡黄褐色。质脆，易折断，断面不整齐。气微香，味苦。

鉴别 (1) 皮部横切面：木栓层厚薄不一，木栓细胞梭形、长纺锤形，镶嵌状排列，细胞壁栓化和微木化。皮层稍宽，占横切面的1/3～1/4，有石细胞群散在，石细胞不规则形或呈分枝状，长可达225 μm。韧皮部宽广，石细胞成群或成带状排列，呈类圆形或椭圆形，壁厚，有明显的层纹、孔沟和壁孔，胞腔小；韧皮射线宽1～2列细胞，有的薄壁细胞中可见油滴。

粉末特征：皮部粉末呈灰黄色。石细胞单个或成群散在，大小不一，呈类圆形、长方形、梭形、分枝状等，直径60～255 μm，有明显的层纹、孔沟和壁沟，胞腔小，少数的石细胞仅见壁孔。木栓细胞黄色或黄棕色，呈长纺锤形或梭形，细胞内含有油滴。韧皮射线细胞呈圆形，常排成2列；薄壁细胞长圆形，含有油滴。

(2) 取粗粉5 g，置锥形瓶中，加水80 ml，煎煮30 min，滤过。滤液浓缩至约10 ml，冷却，加乙醚10 ml，用力振摇5 min，吸取乙醚液3 ml，加10%氢氧化钠溶液0.5 ml，振摇，水层显棕色，加热后色变深，呈棕红色。

(3) 取本品粗粉10 g，加乙醇适量，温浸数小时，滤过，回收乙醇至无醇味，残渣加水少量溶解，以10%盐酸调至pH 1～2，用乙酸乙酯萃取3次，合并提取液，以水5～10 ml洗涤，用无水硫酸钠脱水，浓缩至干，用乙醇适量溶解，供试。取滤液1 ml，加三氯化铁乙醇溶液1～2滴，显绿色。滤液稀释成一定浓度，测定紫外光谱，在282±1 nm波长处有最大吸收峰。

【成分】 树皮含蒿属香豆素(scoparone)即6，7-二甲氧基香豆素(6，7-dimethoxy coumarin)[1]，3，4-二羟基-β-羟乙基苯(β-hydroxyethyl-3，4-dihydroxy benzene)[2]，暴马子醛酸甲酯(methylsyramuraldehydate)[3]。

【药理】 1. 镇咳作用 暴马子全皮水煎液2.5 g(生药)/kg腹腔注射对由氨雾致咳的小鼠有止咳作用，而灌胃给药80 g(生药)/kg仍无此作用[1，2]。树皮的乙醇提取物的中性部分有止咳作用[3]。暴马子醛酸甲酯有一定的镇咳与镇静作用[4]。

2. 祛痰作用 酚红法试验表明，灌胃或腹腔注射暴马子各部分水煎液对小鼠均有显著的祛痰作用，其中以内皮最为显著，全皮次之，木心最差，与等剂量桔梗相比，内皮的作用较桔梗强，全皮与桔梗祛痰作用相似[2，5]。切断迷走神经后，作用不受影响，直接从气管内给予小量药物，呼吸道黏液分泌量明显增加，故其祛痰作用可能是直接刺激呼吸道黏膜所致。对于气管纤毛上皮运动反而有抑制[2]。实验证明，3，4-二羟基-β-羟乙基苯是其祛痰的有效成分[6]。

3. 平喘作用 暴马子全皮水煎剂以20 g(生药)/kg剂量灌胃，对用组胺喷雾引起的豚鼠喘息有非常明显的平喘作用[1，2]。平喘的有效成分是萜类[7]。

4. 对实验性慢性气管炎的作用 大鼠灌服暴马子浸膏20 g(生药)/kg，共20 d，无止咳作用，但能减轻Ⅲ级以下支气管上皮细胞的肥大增生，使各级支气管杯状细胞数目减少，但对慢性炎症细胞浸润和淋巴组织增生无明显作用[2]。

5. 抑菌作用 用琼脂打洞法，暴马子全皮水煎剂对肺炎链球菌、流感杆菌、奈氏双球菌、甲型链球菌、白色葡萄球菌均有中度敏感的抑制作用。内皮水煎剂的抑菌作用与全皮相近，全枝水煎剂作用则较弱，木心水煎剂无抑菌作用[2，5]。

6. 其他 全皮水煎剂不影响网状内皮系统的吞噬功能及毛细血管通透性[2]。

毒性 全皮煎剂对小鼠的LD_{50}：灌胃为大于100 g(生药)/kg，腹腔注射为10.18 g(生药)/kg。豚鼠灌胃每日20 g(生药)/kg(相当于成人量的20～40倍)，连续20 d，除体重增长受明显抑制外，心电图、肝功能、尿蛋白及各主要脏器病理切片检查均无明显改变[2]。全皮水煎液对胃有刺激性，乙醇及乙酸乙酯提取物则无刺激作用[3]。

【药性】 苦、辛，微温。归肺经。

1.《东北常用中草药手册》："苦，微寒。"

2.《甘肃中草药手册》："苦、辛，微温。"

【功用主治】 宣肺化痰，止咳平喘，利水。主治慢性支气管炎，哮喘，心脏性浮肿。

1.《吉林中草药》："消炎，镇咳，利水。治痰喘咳嗽，心脏性浮肿。"

2.《东北常用中草药手册》："清肺祛痰。"

3.《甘肃中草药手册》："宣肺，化痰，止咳。"

【用法用量】 内服：煎汤，15～30 g；或入丸、散。

【选方】 1. 治支气管炎、哮喘 暴马丁香60 g，水煎至茶色，加入白糖15 g，连煎3次，每晚服1次；或暴马丁香1 500 g，甘草90 g，共切碎，加水500 ml，煎至300 ml，每次10 ml，每日3次。(《陕甘宁青中草药选》)

2. 治慢性气管炎 暴马子、小檗各15 g，松萝6 g。水煎服。(《全国中草药汇编》)

3. 治心脏性浮肿 暴马子30 g。切碎，水煎，日服2次。(《吉林中草药》)

【临床报道】 治疗慢性气管炎 实验表明，暴马子各部分以内皮作用最强，全皮次之，木心最差。临床用冲剂、粉剂、糖浆、丸剂及暴马子提取物，观察治疗50岁以上的老年慢性气管炎患者2 637例，其中单纯型1 443例，喘息型1 194例。用暴马子单方制剂共观察906例，有效率77.9%～81.2%，显效率31.7%～33.0%；用暴马子复方制剂共治疗观察1 731例，有效率78.0%～81.7%，显效率30.9%～35.9%[1]。

5682 鷃 yān
(《本草拾遗》)

【异名】 鴽(《尔雅》)，老雇(《说文》)，老扈(《左传》贾逵注)，鴳雀(《尔雅》郭璞注)，鷃雀(《禽经》)，篱鷃(《禽经》

注)，田鸡、水鸡(《医林纂要》)。

【基原】 为三趾鹑科三趾鹑属动物黄脚三趾鹑的肉。

【原动物】 黄脚三趾鹑 *Turnix tanki* (Blyth)

体长约 16 cm。头顶和枕黑褐色，羽缘缀以淡黄色或栗色，有一灰白色带斑从头顶中部延伸到颈基处；颊及耳羽下方淡橙黄色；眼先及眼周淡黄褐色，有时略带黑色细斑；耳羽淡黄褐色，其上有黑色细纹；下颈及颈侧具栗红色块斑；背和两肩灰褐色，羽端有一黑色大斑，这黑斑有棕色斑横过或围绕着，四周更满布以纤细黑色斑点或波状细纹；自腰部至尾羽暗灰褐色，有黑色或栗色的波状细斑；翼上覆羽淡橄榄黄色，羽端淡黄色并具有黑色圆斑；初级或次级飞羽橄榄褐色，外翈缀以淡黄色羽缘。喉淡黄色或白色略沾栗色；胸橙栗色；下胸及下胁均呈麦秆黄色；胸侧及上胁有黑色圆斑；腹部淡黄白色，尾下覆羽栗黄色；翼下覆羽橄榄褐色。雄鸟较雌鸟体形小。虹膜淡黄白色；上嘴微黑，嘴峰黄色；脚黄色。

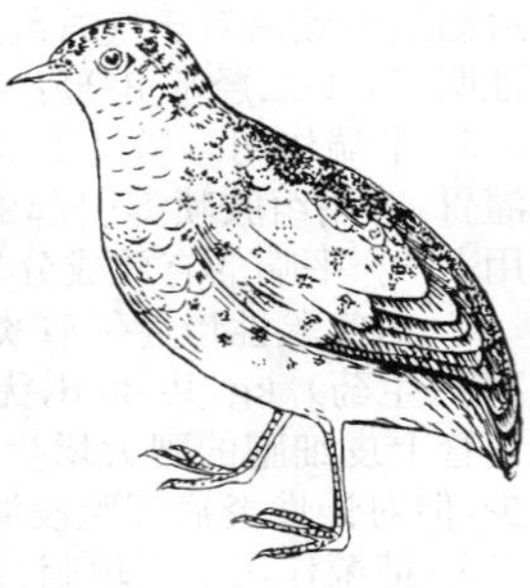
黄脚三趾鹑

栖息于山坡灌丛，草原等处。性畏人，善隐蔽。行走迅速，少飞行。以杂草种子、软体动物、昆虫等为食。巢营于草丛灌木间。每窝产卵 4 枚，梨形，呈暗淡黄白色，并有红棕色及紫色或暗黄色斑点。广泛分布于全国各地。

【采收加工】 捕捉后，去除羽毛，剖腹去内脏，鲜用。

【药性】 《纲目》："甘，平，无毒。"

【功用主治】 清热解毒。主治诸疮肿毒。

1. 《纲目》："主治诸疮阴䘌，煮食去热。"

2. 《中国药用动物志》："补中。主治虚损。"

【用法用量】 内服：煮食，1 只。

【选方】 治无名肿毒 水鹌鹑 1 只，蒲公英 50 g，双花 30 g，地丁 50 g。先将水鹌鹑煮熟，然后将后三味药放入，5 min 后食肉饮汤，日服 2 次。(《中国动物药》)

5683 蝴蝶花 hú dié huā (《上海常用中草药》)

【异名】 凫翳(《草木便方》)，铁扁担(《上海常用中草药》)，燕子花、蓝花铰剪、紫燕(《浙江民间常用草药》)，豆豉草、开喉箭、过山虎、搜山虎、六角草、知母、告剪草、剑刀草、兰花草、扁竹(《湖南药物志》)，金扁担(《安徽中草药》)，豆豉叶(《贵州民间方药集》)，扁竹叶(《四川中药志》)。

【基原】 为鸢尾科鸢尾属植物蝴蝶花的全草。

【原植物】 蝴蝶花 *Iris japonica* Thunb. 又名：日本鸢尾(《中国植物学杂志》)。

多年生草本，高 40～60 cm。根茎横生，竹鞭状。叶基生，套褶成 2 列；叶片剑形，长 25～60 cm，宽 1.5～3.2 cm，先端渐尖，全缘。花茎高出于叶，花多排成疏散的总状聚伞花序，分枝 5～12 个；苞片 2～3 枚，内含 2～4 朵花；花淡紫色或蓝紫色，直径约 5 cm，外轮花被裂片 3，倒卵形或椭圆形，长 2.5～3 cm，宽 1.4～2 cm，先端微凹，基部楔形，边缘波状，有细齿裂，中脉上有隆起的黄色鸡冠状附属物，内轮花被裂片先端微凹，边缘有细裂齿；雄蕊 3，花丝淡蓝色，花药白色；子房纺锤形，花柱 3，分枝扁平，先端 2 裂。蒴果椭圆形，长 2.5～3 cm。种子黑褐色，为不规则的多面体。花期 3～4 月，果期 5～6 月。

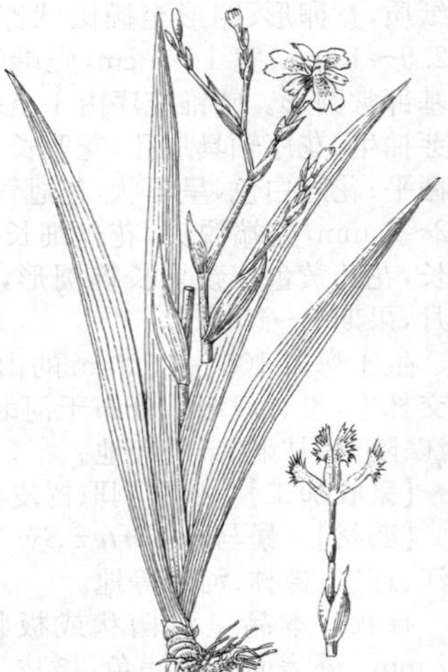
蝴 蝶 花

生于山坡较荫蔽而湿润的草地、疏林下或林缘草地。云贵高原一带常生于海拔 3 000～3 300 m 处。分布于江苏、浙江、安徽、广西、四川、贵州、云南、陕西、甘肃等地。

本植物的根茎或根(扁竹根)亦供药用，另设专条。

【采收加工】 春、夏季采收，切段晒干。

【成分】 地上部分含异黄酮类化合物：蝴蝶花素(irisjaponin)A、B，鸢尾黄酮新苷元(iris-tectorigenin)A、B，鸢尾苷元(tectorigenin)，尼泊尔鸢尾黄酮(irisoridon)，7-O-甲基香豌豆苷元(7-O-methylorobol)，库门鸢尾素甲基醚(iriskumaonin methyl ether)，尼鸢尾黄素甲基醚(irisolone methyl ether)，刺柏苷元(junipegenin)B，5，7-二-O-乙酰基-6，2′，3′，4′，5′-五甲氧基异黄酮(5，7-di-O-acetyl-6，2′，3′，4′，5′-pentametho-xyisoflavone)，5，7-二-O-乙酰基-6，2′，3′，4′-四甲氧基异黄酮(5，7-di-O-acetyl-6，2′，3′，4′-tetramethoxyisoflavone)[2]，5，7-二羟基-6，2′，3′，4′，5′-五甲氧基异黄酮(5，7-dihydroxy-6，2′，3′，4′，5′-pentamethoxyisoflavone)，5，7-二羟基-6，2′，3′，4′-四甲氧基异黄酮(5，7-dihydroxy-6，2′，3′，4′-tetramethoxy-isoflavone)[1]。

花瓣含恩比宁(embinin)，当药素(swertisin)[2]。

根茎含 belamcandal，16-O-acetyl isoiridogermanal[3，4]。

【药性】 苦，寒。小毒。

1. 《上海常用中草药》："苦寒。"

2. 《浙江药用植物志》："有小毒。"

【功用主治】 清热解毒，消肿止痛。主治肝炎，肝肿大，肝区痛，胃痛，咽喉肿痛，便血。

1. 《上海常用中草药》："解毒，消肿止痛。治肝炎，肝肿大，肝痛，喉痛，胃病。"

2. 《浙江药用植物志》："清热解毒。治食积满，咽喉肿痛。"

【用法用量】 内服：煎汤，6～15 g。

【宜忌】 脾虚便溏者忌服。

5684 蝴蝶树 hú dié shù (《贵州草药》)

【异名】 苦酸汤(《贵州草药》)，蝴蝶木(《贵州中草药名录》)。

【基原】 为忍冬科荚蒾属植物蝴蝶戏珠花的根或茎。

【原植物】 蝴蝶戏珠花 *Viburnum plicatum* Thunb. f. *tomentosum* (Thunb.) Rehd. [V. *tomentosum* Thunb.] 又名：绣球花、蝴蝶花(《札璞》)，蝴蝶荚蒾(《中国高等植物图鉴》)。

灌木或小乔木，高达 5 m。幼枝被星状毛。叶对生；叶柄长1～2 cm；叶片纸质，叶宽卵形、长圆状卵形，有时常倒卵形，长4～10 cm，宽3～6 cm，先端突尖或尖，基部阔楔形，边缘有锯齿，下面绿白色，有星状毛；侧脉8～12对，挺直而伸至齿端，其间有平行横脉。聚伞状复伞形花序，直径达4～10 cm，外围有4～6朵大型的白色不孕花；具长花梗；花冠直径可达4 cm，不整齐4～5裂，花稍芳香；中央可孕花直径达3 mm，白色至乳白色，辐状，稍具香气；萼筒长约1.5 mm，5萼齿微小；花冠淡黄色，辐状，长约3 mm；雄蕊5，长约4 mm，超出花冠。核果先红后变黑色，宽卵圆形或倒卵圆形，长5～6 mm；核扁，两端钝形，有1条上宽下窄的腹沟。花期4～5月，果期8～9月。

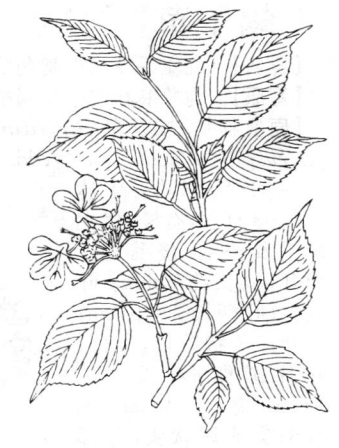
蝴蝶戏珠花

生于海拔600～1 800 m的山谷或林中，各地也常有栽培。分布于浙江、安徽、福建、江西、河南、湖北、湖南、广东、广西、四川、贵州、云南、陕西、台湾。

【采收加工】 秋、冬季采收，切片晒干。

【药性】 《贵州草药》："味苦、酸、辛。"

【功用主治】 《贵州草药》："清热解毒，健脾消积。"

【用法用量】 内服：煎汤，3～9 g。外用：烧存性研末调敷。

【选方】 1. 治淋巴结炎 （蝴蝶荚蒾）根和茎适量，烧存性研细粉水调，外敷患处。（《浙江药用植物志》）

2. 治小儿疳积 苦酸汤茎9 g。煨水服。（《贵州草药》）

5685 蝎子七 xiē zi qī （《陕西中草药》）

【异名】 石风丹（《植物名实图考》），红蝎子七（《中国药学会论文文摘集》1962年版），朱砂七、朱砂参、狼巴子（《甘肃中草药手册》），草河车、染布子（《青海常用中草药手册》），红粉、猴子七（《陕西中草药》），野高粱（《高原中草药治疗手册》），猴娃子、红三七（《陕甘宁青中草药选》），然波（《青藏高原药物图鉴》），山高粱、剪刀七（《全国中草药汇编》），转珠莲（《湖北中草药志》）。

【基原】 为蓼科蓼属植物珠芽蓼、圆穗蓼、太白蓼的根茎。

【原植物】 1. 珠芽蓼 *Polygonum viviparum* L.

多年生草本，高10～40 cm。根茎粗，肥厚，下部上卷，状如蝎子；茎直立，不分枝，细弱，常有2～3个由根茎生出。根生叶与茎下部叶具长柄；叶片长圆形、卵形或披针形，长3～6 cm，宽0.5～3 cm，先端急尖或渐尖，基部圆形或楔形，有时微心形，边缘叶脉增厚，略反卷，革质，两面无毛；茎生叶较小，披针形，无柄；托叶鞘长圆筒状，膜质，棕褐色，先端斜形。总状花序成穗状，顶生，长3～7.5 cm，花密生；苞片膜质，淡褐色，广卵形，锐尖，其中着生1珠芽或1～2花；珠芽广卵圆形，褐色，通常生于花穗之下半部；花被5裂，裂片广椭圆形或近倒卵形，白色或粉红色；雄蕊8，花药暗紫色；花柱3。瘦果三棱状卵形，长2.5～3 mm，深棕色，有光泽。花期5～6月，果期7～8月。

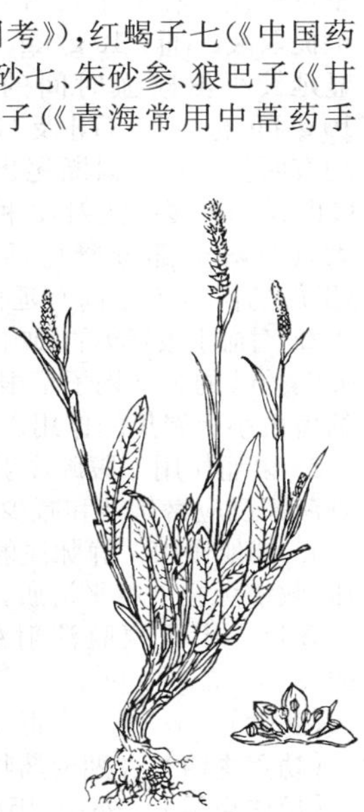
珠芽蓼

生于林中草地或高山草原上。分布于华北、东北、西南、西北及湖北等地。

2. 圆穗蓼 *P. macrophyllum* D. Don [*P. sphaerostachyum* Meissn.] 又名：大叶蓼。与珠芽蓼的主要区别为：植物体矮小，花穗呈球形，直立，紧密，长不超过3 cm；无珠芽；花梗顶端有关节。叶片长圆形或披针形，宽1～2 cm。

生于山坡草地、山顶草甸。分布于西南及湖北、陕西、甘肃、青海等地。

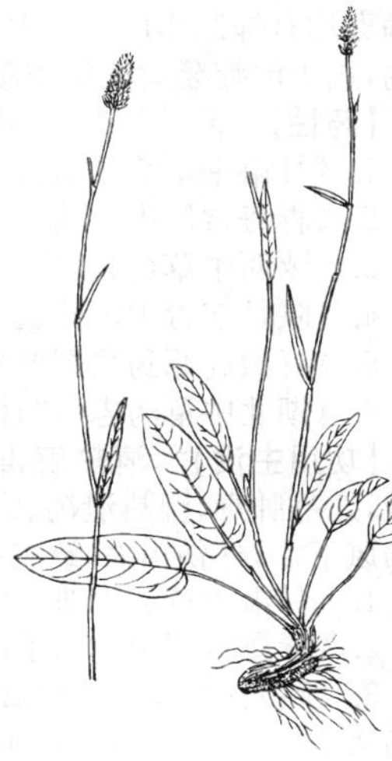
圆穗蓼

3. 太白蓼 *P. taipaishanense* Kung 又名：大红粉（《秦岭巴山天然药物志》）。

与上两种的主要区别为：叶片卵状披针形或线状长圆形，长8～20 cm，宽2～3.3 cm，先端渐尖或钝头，基部截形或近圆形，叶柄上部有狭翅。花穗圆柱形，长达4 cm，不生珠芽。

【采收加工】 秋季采挖其根茎，除去须根及杂质，洗净，晾干，切片备用。

【药材】 珠芽蓼 *Rhizoma Polygoni Vivipari* 产于河北、内蒙古、吉林、山西、陕西、甘肃、青海、湖北、四川、贵州、云南、西藏等地。圆穗蓼 *Rhizoma Polygoni Macrophylli* 产于西藏、云南、贵州、四川、陕西、青海、甘肃等地。太白蓼 *Rhizoma Polygoni Taipaishanensis* 产于陕西。

性状 珠芽蓼 根茎呈团块状或不规则的扁圆柱形，有时一端圆钝，较粗，一端较细，弯曲如虾状，长2～9 cm，直径0.6～1.5 cm。表面棕黑色或黑褐色，密具环节。质坚硬，不易折断，断面近平坦，灰棕色至浅棕紫色，皮部占断面的1/4～1/3，维管束小点15～30个，排列成环状。气微，味苦、涩。

圆穗蓼 根茎扁圆柱形，长3～7 cm，直径0.8～2.5 cm。表面棕褐色至暗褐色，有细密环纹，顶端常有茎痕及叶柄残迹；下面具有众多细根或细根痕，上面有叶柄残迹。质坚硬，不易折断，折断面不平坦，粉红色至紫红色，皮部占断面的1/6～1/5，近皮部有黄白色维管束小点27～40个，断续排列成环状。气微，味涩、微苦。

【成分】 珠芽蓼的根茎含黄酮类：viviparum A、B等[1]。还含挥发性成分[2]。

【药理】 1. 抗菌作用 蝎子七（品种未定）醇提取物有较强抗菌作用，抗菌效价在1∶128以上的病原微生物有金黄色葡萄球菌、甲型和乙型链球菌、肺炎链球菌、福氏痢疾杆菌和大肠杆菌等[1]。珠芽蓼根茎煎剂对金黄色葡萄球菌、卡他奈瑟球菌、福氏痢疾杆菌、甲型副伤寒杆菌有较强抗菌作用,除鞣质后抗菌作用减弱。此外对白念珠菌和热带念珠菌有较弱的抗真菌作用[2]。珠芽蓼根茎抗菌作用的有效成分为没食子酸,对志贺和福氏痢疾杆菌的抗菌效价分别为15.62 μg/ml和31.25 μg/ml,作用强度与黄连素相似[3]。

2. 抗病毒作用　珠芽蓼根茎的除鞣煎剂经鸡胚外试验表明,对亚洲甲型流感病毒(京科68-1)及Ⅰ型副流感病毒(仙台株)有明显的抗病毒作用。鸡胚内试验10.25% 0.16 ml尿囊腔注入,在感染前、同时或感染后给药,对两种病毒均有抑制作用[2]。太白蓼根茎是抗轮状病毒的有效药物,用于治疗婴幼儿秋季腹泻[4]。

【药性】　苦、涩,凉。归脾、胃、大肠经。

1.《甘肃中草药手册》:"酸,微寒。"

2.《青海常用中草药手册》:"辛、苦,微凉。"

3.《陕西中草药》:"味涩、苦,性凉。"

4.《陕甘宁青中草药选》:"味苦、酸,性平。"

5.《青藏高原药物图鉴》:"辛、甘,微寒。"

6.《湖北中草药志》:"甘、淡,微温。"

【功用主治】　清热解毒,止血活血。主治咽喉肿痛,乳蛾,痈疮肿毒,湿热泄泻、痢疾,赤白带下,吐血,衄血,崩漏,肠风下血,外伤出血,跌打损伤,腰痛,关节疼痛。

1.《甘肃中草药手册》:"止血。治外伤出血。"

2.《青海常用中草药手册》:"清热解毒,活血消肿止血。"

3.《陕西中草药》:"收敛,止血,止带。""主治痢疾,腹泻,肠风下血,崩漏,白带,吐血,外伤出血。"

4.《青藏高原药物图鉴》:"退烧,止泻,调经。治胃病,消化不良,肺病,腹泻及月经不调等症。"

5.《湖北中草药志》:"活血,止血,解毒,止痛。用于咽喉炎,扁桃体炎,胃痛,腹痛,关节痛,吐血,衄血,痢疾,崩漏,白带,跌打损伤,外伤出血,局部溃疡等症。"

【用法用量】　内服:煎汤,6～15 g;或浸酒。外用:研末撒或调敷;或磨汁涂;或鲜品捣敷。

【选方】　1. 治喉痛,扁桃体炎　草河车9 g,蒲公英15 g。煎服。

2. 治痈疽疖疔,淋巴管炎　草河车12 g,地丁15 g。煎服。或(草河车)用醋磨汁外敷。(1、2方出自《青海常用中草药手册》)

3. 治痈肿,无名肿毒　蝎子七9 g,楤木根皮15 g,细辛6 g。共研细粉,水调敷。(《秦岭巴山天然药物志》)

4. 治痢疾　蝎子七6～12 g。开水煎服,加红、白糖适量。(《陕西中草药》)

5. 治崩漏,便血,外伤出血　珠芽蓼9 g。水煎服。(《陕甘宁青中草药选》)

6. 治外伤出血,局部溃疡　转珠莲适量。研末,撒敷患处。(《湖北中草药志》)

7. 治跌打损伤,瘀血肿疼　鲜蝎子七捣烂敷患处。(《秦岭巴山天然药物志》)

8. 治胃痛,腹痛,关节痛　转珠莲15 g。水煎服。或研末吞服,或泡酒服。(《湖北中草药志》)

【临床报道】　治疗婴幼儿秋季腹泻　太白蓼根茎粉碎过筛,装胶囊,每粒含生药1.5 g。每日服3次,每次口服0.5～2粒。共治疗婴幼儿秋季腹泻100例,除5例因严重呕吐不能进药外,其余均有效。患儿一般在服药5～9 d内自然恢复,预后良好。可以认为本制剂是抗轮状病毒有效药物,未发现有明显的毒副作用[1]。

5686 蝎子草 xiē zi cǎo

【异名】　红藿毛草(《湖南药物志》),火麻草(湖北)。

【基原】　为荨麻科蝎子草属植物蝎子草的全草。

【原植物】　蝎子草 *Girardinia suborbiculata* C. J. Chen [*G. cuspidata* auct. non Wedd.]

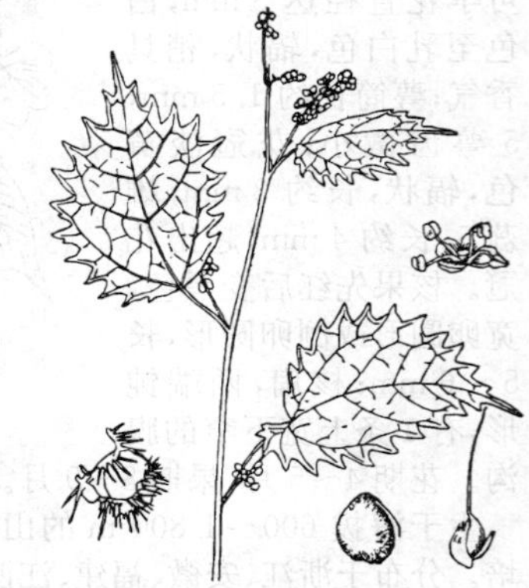

蝎子草

一年生草本,高达1 m。茎直立,有棱,伏生硬毛及螫毛;螫毛直立而开展,长约6 mm。叶互生;叶柄长2～10 cm;托叶三角状锥形,早落;叶片圆卵形,长4～17 cm,宽3～15 cm,先端渐尖或尾状尖,基部圆形或近平截,叶缘有粗锯齿,上面深绿色,下面淡绿色,两面伏生粗硬毛和螫毛,主脉有时带红色。花单性同株;花序腋生,单一或分枝,雌花序生于茎上部;雄花被4深裂,雄蕊4;雌花被2裂,上方一片椭圆形,先端有不明显的3齿裂,下方一片线形而小,花序轴上有长螫毛。瘦果宽卵形,长约2 mm,表面光滑或有小疣状突起。花期7～8月,果期8～10月。

生于海拔50～800 m的林下或沟边阴处。分布于华北、东北及陕西、河南等。

【采收加工】　夏、秋季采收,多鲜用。

【药理】　1. 对凝血系统的影响　分别腹腔注射浙江蝎子草根提取液(GⅠ)、蝎子草根提取液(GⅡ)及掌叶蝎子草根提取液(GⅢ) 10 g/kg,统计测定表明GⅠ及GⅢ液有明显延长小鼠凝血时间的作用。分别腹腔注射5 g/kg、10 g/kg的GⅠ、GⅡ及GⅢ液,结果3种蝎子草根提取液均有明显延长小鼠断尾出血时间的作用,1 g/kg的GⅠ、GⅡ及GⅢ腹腔注射,3种蝎子草根提取液均有明显延长大鼠白陶土部分凝血活酶时间(KPTT)及凝血酶时间(TT)的作用,GⅠ尚有延长凝血酶原时间(PT)的作用。

2. 对血小板聚集的影响　体外试验,0.05 g/ml、0.1 g/ml、0.2 g/ml的3种蝎子草根提取液均有明显抑制ADP诱导的兔血小板聚集的作用。

3. 镇痛作用　腹腔注射GⅠ 10 g/kg能明显延长小鼠热刺激痛反应潜伏期和减少乙酸引起的小鼠扭体反应次数。

4. 其他作用　静脉注射GⅠ 2 g/kg能轻度升高大鼠血压;收缩兔主动脉平滑肌,对心脏和肠平滑肌无明显影响。

毒性　小鼠腹腔注射浙江蝎子草根提取液的 LD_{50} 为94.3±1.3 g/kg[1]。

【药性】　辛,温。有毒。

【功用主治】　《湖南药物志》:"止痛。""治风湿关节炎。"

【用法用量】　外用:用鲜草在痛处刷打数次,至局部发红、发热、起疱瘩。

【宜忌】 限用于疼痛处。用后如烧灼红肿不退，可用肥皂水、苏打水或氨水洗涤。

5687 **蝌蚪** kē dǒu （《本草拾遗》）

【异名】 活师（《山海经》）、蚯斗、活东（《尔雅》）、玄鱼、虾蟆子、玄针（崔豹《古今注》）、虾蟆儿（《本草拾遗》），聒子、虾蟆台、虾蟆粘（《尔雅翼》），水仙子（《纲目》）。

【基原】 为蛙科蛙属动物黑斑蛙 *Rana nigromaculata* Hallowell.、金线蛙 *R. plancyi* Lataste 或泽蛙 *R. limnocharis* Boie 的幼体。

【原动物】 参见"青蛙"、"虾蟆"条。

【采收加工】 春季于水中捞取，除去杂质，洗净，开水烫死，烘干或晒干。

【药材】 蝌蚪 *Larvae Ranae* 全国各地均产。

性状 本品呈扁圆形或不规则的圆状，皱缩，灰黑色，大部分尾巴脱落，腹扁平，背隆起。长 15 mm，宽 8～10 mm，腹部有螺旋形圈紊或不明显。质脆易碎，气味腥臭。

【成分】 黑斑蛙 17α，20α-二羟基-4-孕甾烯-3-酮（17α，20α- dihydroxy-4-pregnen-3-one）[1]。

其他成分参见"青蛙"条。

【药理】 浓度为 1∶50（*V*/*V*）的蝌蚪提取液处理培养的人宫颈癌（HeLa）细胞，可抑制 HeLa 细胞生长，集落形成能力下降。随培养时间的延长，细胞内颗粒增多，贴壁能力降低，而对中国地鼠卵巢细胞却有刺激生长作用，表明蝌蚪提取液是一种较好的抗癌制剂[1]。以 2%的蝌蚪提取液培养小鼠红白血病细胞（MELC），结果：生长曲线显示蝌蚪提取液可抑制 MELC 生长；联苯胺染色反应显示 MELC 胞浆中血红蛋白的合成随提取液作用时间的延长而增加，说明蝌蚪提取液有诱导 MELC 发生终末分化的作用；流式细胞仪分析亦证明蝌蚪提取液使处于 G_2 ＋M 期的细胞数降低，而处于 G_0 ＋G_1 期的细胞数升高[2]。

【功用主治】 清热解毒。主治热毒疮肿，流行性腮腺炎，水火烫伤。

1.《本草拾遗》："主火飚热疮及疥疮，并捣碎敷之。"

2.《本草蒙筌》："烂捣为火疮敷药，绝无瘢痕。"

3.《中国动物药》："清热解毒。治热结肿毒，腮腺炎，小儿疳积腹胀等。"

【用法用量】 外用：捣敷；或经埋藏化水后搽敷。

【选方】 1. 治热疮和疥疮 将蝌蚪捣烂，敷患处。（《山东药用动物》）

2. 治火飚热毒，一切疮疖 蝌蚪一升，淘净，加旧石灰半斤，稠成水，日晒，调加三黄散搅匀，再晒至干收藏。临时加冰、麝，水（化）开搽。（《本草求原》）

3. 治无名大毒，一切火毒、瘟毒 寒水石、净皮消、川大黄各等分。研极细末；用蝌蚪水（初夏时，捞取蝌蚪，收坛内，泥封口，埋至秋天，即化成水）一大碗，入前药末各二两，阴干，再研匀，收磁罐内，每用时，以水调涂患处。（《医宗金鉴》蝌蚪拔毒散）

4. 治流行性腮腺炎 蝌蚪 500 g，冰片 3 g。将冰片加入活的蝌蚪内，待溶化成水后涂患处，每日 3～4 次，连涂 2～3 d。（苏州医学院《民间验方选集》）

5. 治痈疡肿痛 活蝌蚪 500 g。置坛内，坛口以盐泥封固，埋土中，半年后蝌蚪即化为水，取水调黄连、黄芩、黄柏末，涂患处。（《中国动物药》）

5688 **蝮蛇** fù shé （《别录》）

【异名】 虺（《诗经》），土虺蛇（《普济方》），土锦、灰地匾（《纲目拾遗》），地扁蛇（《中国药学大辞典》），土球子（《东北动物药》）。

【基原】 为蝰科蝮蛇属动物蝮蛇除去内脏的全体。

【原动物】 蝮蛇 *Agkistrodon halys*（*Pallas*）

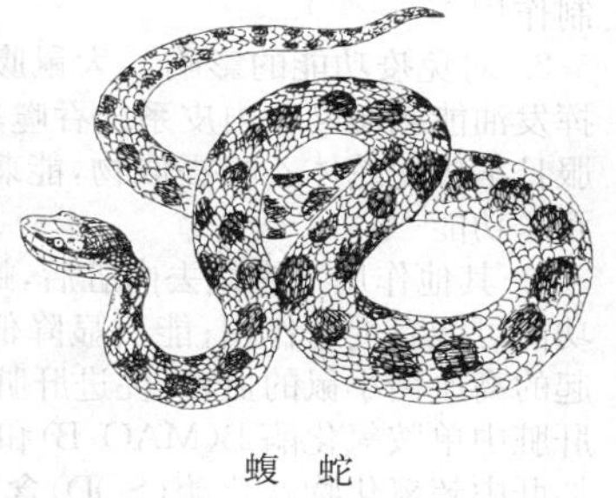

蝮　蛇

全长 60 cm 左右。头略呈三角形，与颈区分明显，背面浅褐色到红褐色，正脊有两行深棕色圆斑，彼此交错排列略并列，背鳞外侧及腹鳞间有 1 行黑褐色不规则粗点，略呈星状；腹面灰白，密布棕褐色或黑褐色细点。鼻间鳞宽短，排成"∧"形；眶前鳞 2，眶后鳞 2（3），眶下鳞新月形，颞鳞 2＋4（3）；上唇鳞 2-1-4（2-1-3、3-1-4）式。背鳞 21（23）-21-17（15）行，中段最外行平滑或均具棱；腹鳞 137～173，肛鳞完整；尾下鳞 29～54 对，少数为单行。

生活于平原、丘陵及山地，活动于稻田、耕作区、草地以及住宅附近，广泛分布于我国各地。

本动物的皮（蝮蛇皮）、骨骼（蝮蛇骨）、脂肪（蝮蛇脂）、毒腺分泌的毒液经干燥后的结晶（蝮蛇毒）均供药用，另设专条。

【采收加工】 春夏间捕捉。捕得后剖腹除去内脏，盘成圆盘形，烘干。亦可鲜用。

【药材】 蝮蛇 *Agkistrodon* 主产于东北。

性状 本品呈圆盘状，盘径 6～8 cm，头居中。体背黑灰色，有的个体有圆形黑斑，背鳞起棱，多脱落。腹面可见剖除内脏的沟槽，脱落的腹鳞长条形，半透明。尾部较短，长 6～8 cm。质坚韧，不易折断。气腥。

骨骼特征：鼻骨前端较突出，躯干椎的棘突较低矮，基本不后倾，椎体下突尖端较平截，多数成长短不等的竖刀状，尾椎脉突侧面观亦成短竖刀状。

鉴别 鳞片：呈长椭圆形，长径 3.2～3.5 mm，短径 1.2～1.3 mm，有背棱，端突 2 个，长径 178～196 μm，短径 107～221 μm。乳突长三角形、长条形或多角形。

扫描电镜观察：背鳞表面无突起，却有纵向树枝交错排列的纹理，其表面具网格状纹饰，端窝 2 个，其表面有网状纹饰，有背棱。

【成分】 蝮蛇全体含胆甾醇（cholesterol），牛磺酸（taurine），脂肪[1]，脂质[2]，挥发油等[3]。其中脂肪酸类成分有：油酸（oleic acid），亚油酸（linoleic acid），花生四烯酸（arachidonic acid）等不饱和脂肪酸含量多，另见微量的奇数（碳）脂肪酸；磷脂类：磷酸乙醇胺（phosphorylethanolamine），磷酸胆碱（choline phosp-hate），磷酸丝氨酸（phosphoserine），磷酸肌醇（phosphoinositide），神经鞘磷脂（sphingomyelin）等[2]。

蝮蛇肛门腺分泌物含胆甾醇，长链脂肪酸：癸酸（decanoic acid），二十一（烷）酸（heneicosanoic acid），二十（烷）酸（eicosanoic acid），十八（烷）酸（octadecanoic acid），顺-9-十八烯酸（*cis* -9-octadecenoic acid），十七（烷）酸（heptadecanoic acid)，十八(烷)酸(hexadecanoic acid)等[4]。

【药理】 1. 抗炎作用　蝮蛇蛇体蒸馏液腹腔注射对大鼠蛋清性足肿有明显抑制作用，连续用药 7 d，对大鼠棉球肉芽肿也有明显抑制，但对去肾上腺大鼠则无效，表明其抗炎作用必须依赖肾上腺的存在[1]。大鼠腹腔注射蛇体挥发油对角叉菜胶性足肿也有明显的抑制[2]。日本蝮蛇(*A. blomhoffi blomhoffi*)蛇体水提取物(HW)，给豚鼠口服 1 000 mg/kg，对紫外线照射引起的皮肤红斑有显著抑制作用[3]。

2. 对免疫功能的影响　大鼠腹腔注射蝮蛇蛇体分离的挥发油能刺激网状内皮系统吞噬功能[2]。小鼠连续 3 d 口服日本蝮蛇蛇体乙醇提取物，能刺激脾脏和腹腔巨噬细胞吞噬功能[4]。

3. 其他作用　蝮蛇去内脏后，蛇体煎剂内服对雄小鼠性功能可能有促进作用；能明显降低正常小鼠和四氧嘧啶引起的高血糖小鼠的血糖，促进肝脏中蛋白质合成；明显降低肝脏中单胺氧化酶 B(MAO-B)和脑中丙二醛含量，明显增加肝中超氧化物歧化酶(SOD)含量，表明其可能有清除自由基和延缓衰老作用[5]，还可能有降血脂作用[6]。日本蝮蛇蛇体水提物给小鼠口服，可抑制其自发活动，并可抑制咖啡因引起的自发活动增加，且有一定镇痛作用[3]。对小鼠遭受 4 ℃冷应激或震荡运动应激引起的反应均有一定的抑制作用[7]。日本蝮蛇蛇体水或乙醇提取物对多种胃溃疡动物模型均有预防和治疗作用[8, 9]。水提取物口服可促进碳粒在小鼠小肠内转动速度，增加胃液分泌，抑制胃蛋白酶活性[10]。

毒性　蝮蛇蛇体蒸馏液(每 1 ml 含 1 g 生药)给小鼠腹腔注射或静脉注射 2 ml/只，仅活动稍减少，无其他异常或死亡[1]。腹腔注射蛇体挥发油的 LD_{50} 为 1 426 mg/kg[2]。小鼠口服日本蝮蛇蛇体水提取物 18 g/kg，未见死亡，但有镇静、缩瞳、眼睑下垂；腹腔及皮下注射时，LD_{50} 分别为 3 600 mg/kg 和 10 800 mg/kg，腹腔注射后动物有扭体反应并伴步态不稳，最后肌紧张和体温降低，翻正反射消失。小鼠每日口服 100 mg/kg 或 500 mg/kg，连续 14 d，对体重或主要脏器重量无明显影响[3]。

【药性】 甘，温。有毒。

1.《本草拾遗》："有小毒。"

2.《纲目》："甘，温，有毒。"

3.《本经逢原》："大热。"

【功用主治】 祛风通络，止痛解毒。主治风湿痹痛，麻风，瘰疬，疮疖，疥癣，痔疾，肿瘤。

1.《别录》："肉酿作酒，疗癞疾，诸瘘，心腹痛，下结气，除蛊毒。""疗痹内漏。"

2.《药性论》："治五痔，肠风泻血。"

3.《纲目》："治破伤中风，大风恶疾。"

4.《纲目拾遗》："治恶风顽痹。"

5.《青岛中草药手册》："祛风湿，消肿毒。主治风湿性关节炎，半身不遂，顽固性皮肤病，疥，癣，麻风，肿瘤。"

6.《全国中草药汇编》："通络，攻毒，定惊。"

7.《山东药用动物》："镇痛，强壮，下乳。治疗病后虚弱，多汗，乳汁不足。"

【用法用量】 内服：浸酒，每条蝮蛇用 60°白酒 1 000 ml 浸 3 个月，每次饮 5～10 ml，日饮 1～2 次；或烧存性研成细粉，每次 0.5～1.5 g，日服 2 次。外用：油浸、酒渍或烧存性研末调敷。

【宜忌】《中国动物药》："人被蝮蛇咬伤后，局部明显肿胀，并有头晕、烦躁、视物模糊、眼睑下垂、呼吸急促、尿少等全身中毒症状。严重者可出现尿闭、血红蛋白尿、心肌损害、急性肾功能衰竭、抽搐、癫痫发作样及中毒性休克。"

【选方】 1. 治风湿性关节疼痛　蝮蛇粉每服 0.6 g，日服 2 次，连服 3 个月。或饮蝮蛇酒。(《山东药用动物》)

2. 治麻风　土虺(蛇)末，每晚睡前服 5～10 g，黄酒送服。服药期大量饮水以解毒。(《青岛中草药手册》)

3. 治瘰疬、搭背　蝮蛇 1 条，香油 500 g。将香油放入瓷罐内，把蝮蛇放入浸泡，封口，埋地下，百日后取出，晒半干，捣成膏状物，敷患处。(《吉林中草药》)

4. 治大风及诸恶风，恶疮，瘰疬，皮肤顽痹，半身枯死，皮肤手足脏腑间重疾并主之蝮蛇一枚，活着器中，以醇酒一斗投之，埋于马溺处，周年以后开取，酒味犹存，蛇已消化。不过服一升已来，当觉举身习习，服讫，服他药不复得力。亦有小毒，不可顿服。(《本草拾遗》)

5. 治白癞　大蝮蛇一枚，切勿令伤，以酒渍之，大者一斗，小者五升，以糠火温，令下，寻取蛇一寸许，以腊月猪膏和，敷疮。(《肘后方》)

6. 治破伤风牙关紧急，口噤不开，口面㖞斜，肢体弛缓　土虺蛇一条(去头、尾、肠、皮、骨，醋炙)，地龙五条(醋炙)，天南星一枚(重三分者，炮)。上为末，醋煮面和丸，如绿豆大。每服三至五丸，生姜酒下，稀葱粥投，汗出瘥。(《普济方》天南星丸)

7. 治一般肿毒，创伤溃烂久远　蝮蛇，去其首尾，刳腹除肠，锉，浸油中，五十日后，微蒸取用，外涂。(《外科调宝记》蝮蛇油)

8. 治胃痉挛　蝮蛇，酒浸一年以上，每食前饮一杯，每日 3 次，连续二十日有效。(《动植物民间药》)

9. 治遗溺　蝮蛇一钱，鸡舌香二分。上二味细末，临卧白汤送下。七岁至十五岁，每服五分；十五岁以上每服一钱。(《新本草纲目》)

10. 治下疳，便毒，骨节疼痛毒深者　大黄二钱，川芎、蝮蛇各一钱。上三味，细末温酒服。(《新本草纲目》芎黄蝮蛇散)

【临床报道】 1. 治疗麻风及麻风反应　用蝮蛇酒治疗各型麻风均有一定效果，尤以合并砜类药治疗疗效更佳。据对治疗的 46 例 6 个月的观察，用药后一般情况如精神、体重、食欲都有改善，皮肤反应消退或有进步，知觉恢复或好转，溃疡缩小，性功能改进；在病理改变上炎症细胞浸润减少，细菌检查消失或减少。另单用蝮蛇酒治疗 10 例晚期瘤型麻风患者，结果显效 3 例、有效 5 例、无效 2 例。蝮蛇酒的制备及用法主要有：①取大的(6～7 年)活蝮蛇一尾，放入 60 度高粱酒 1 000 ml 中醉死，并加入人参 15 g，浸泡 3 个月后取酒内服，每日 1～2 次，每次 5～10 ml。②取活蝮蛇一尾，杀死后置干燥箱中，干燥 12 h 后研粉，浸泡于 60 度高粱酒 500 ml 中，1～3 个月后取酒服，每日 2 次，每次 5～10 ml；或取粉末 5 g，用黄酒 100 ml 1 次送下[1]。又有报道，以蝮蛇粉 5～10 g，入睡前用黄酒适量送服(服药期间大量补充液体解毒)，连服 3～4 d，治疗麻风结节性反应 15 例，反应症状消失者 12 例，进步好转者 2 例，无效 1 例[2]。

2. 治疗浸润型肺结核　用蝮蛇全蛇蒸馏液制成 1∶1 药液。每次 2～5 ml，肌内注射，每日 2 次。治疗浸润型肺结核 63 例，疗程均在 2 个月以上。X 线检查结果：显著进步 15 例，中度进步 18 例，一般进步 17 例，无变化 8 例，恶化 5

例。总有效率79.5%。痰菌变化：治疗前26例阳性，治疗后转阴10例[3]。

5689 **蝮蛇皮** fù shé pí (《新修本草》)

【基原】 为蝰科蝮蛇属动物蝮蛇 *Agkistrodon halys* (Pallas)的皮。

【原动物】 参见"蝮蛇"条。

【采收加工】 春、夏季捕捉后，取其皮烘干。

【功用主治】 《新修本草》："皮灰，疗疔肿，恶疮，骨疽。蜕皮主身痒，病疥，癣等。"

【用法用量】 外用：研末；或烧灰存性敷。

5690 **蝮蛇毒** fù shé dú (《中国动物药》)

【基原】 为蝰科蝮蛇属动物蝮蛇 *Agkistrodon halys* (Pallas)毒腺分泌的毒液经干燥后的结晶。

【原动物】 参见"蝮蛇"条。

【采收加工】 采收蛇毒，可用小玻璃杯或小瓷碟、瓷匙等器皿。取毒时，一手握住蛇的颈部，防止蛇扭动，另一只手把取毒器皿放入毒蛇口内，当咬住取毒工具后，可见毒液从牙滴出，待停止排毒后取出工具。一条蛇可反复采毒多次，每隔半月可采1次。采得的毒液，及时干燥处理。用蒸发皿盛鲜蛇毒，放真空干燥器中，选用硅胶、氯化钙或五氧化二磷等颗粒状的干燥剂比较适合。干燥剂上覆1层纱布，以免污染蛇毒。密闭后，开动抽气装置抽气，抽气时要注意蛇毒的干燥情况，如产生大量气泡，为防止外溢，可暂停片刻，再继续进行。如此反复数次，当毒液变干，即可停止抽气，在原装置内静置24 h，待其充分干燥，形成一种类似结晶的鳞屑状小块或颗粒，即是粗制的蛇毒。

【药材】 蝮蛇毒 *Venter Agkistrodonis* 主产于浙江、江苏、江西、辽宁、吉林等地。

性状 鲜品呈乳白色半透明液体，呈酸性反应，含水70%左右，低温干燥后变成白色半透明固体，其毒性可以保持多年不变，但新鲜毒液在室温下易失效。

【成分】 蝮蛇毒中含蝮蛇神经毒素(agkistrodotoxin)，为突触前神经毒素[1]。3种磷脂酶(phospholipase) A_2，分别为酸性、中性和碱性磷脂酶 A_2，中性即为蝮蛇神经毒素[2]。还含L-氨基酸氧化酶，蛇毒蛋白酶(ancrod)，类凝血酶(batroxobin)，爬虫酶(reptilase)，肽链内切酶(endopeptidase)，精氨酸酯酶(arginine esterase)[3]。酪蛋白水解酶(caseinolytic protease)，纤维蛋白溶酶(fibrinolysin)[4]，脱氧核糖核酸酶(DNase)，核糖核酸酶(RNase)[5]，蛋白C催化剂(protein C activator)[6]以及神经生长因子(nerve growth factor)[7]。

【药理】 1. 对凝血系统的作用 浙江产蝮蛇蛇毒体外试验表明能显著延长人血浆复钙时间，抑制凝血致活酶的生成，明显降低凝血酶形成速度，几乎完全抑制凝血酶对纤维蛋白原的作用，明显延长凝血酶时间，抑制凝血酶的作用，并能溶解纤维蛋白。从浙江蝮蛇毒中分离得3种磷脂酶A(PLA)，即碱性、酸性和中性PLA，只有碱性PLA具有抗凝活性，而酸性PLA与中性PLA均无此作用[1～9]。

2. 对心脏的作用 蝮蛇清栓酶对离体大鼠工作心脏停灌再灌注损伤具保护作用。清栓酶能降低再灌后室颤发生率，防止冠脉流量减少和心肌收缩力下降，促进左室压最大上升速率恢复。清栓酶的保护作用可能与其扩张冠脉、降低心肌氧耗、改善微循环、抑制脂质过氧化作用等有关[9]。对实验性家兔心肌梗死模型，清栓酶能降低血液的凝固性[10]。清栓酶还能抑制心肌梗死患者抬高的ST段较快地回到等中位线并使Q波的振幅变浅[11]。

3. 对神经肌肉传递的阻遏作用 以稍大于最小致死量(1 mg/kg)的浙江蝮蛇毒腹腔注射于小鼠，呼吸停止后剖开胸腔，心脏仍跳，甚至可维持0.5 h以上，兔或大鼠静脉注射1 mg/kg后，均为呼吸先停，给以人工呼吸，心电图和膈神经的呼吸发放尚可维持数小时。将该蛇毒注入兔侧脑室30～50 μg/kg，也不引起呼吸困难和死亡，表明其对呼吸的抑制作用部位不在中枢而在外周。蝮蛇毒处理大鼠膈神经膈肌标本约2 h，可使神经肌接头传递完全阻遏，冲洗2 h也不恢复。60 ℃水浴加温10 min，此作用大部丧失[12]。对小鸡颈二腹肌也可完全阻遏神经肌传递，并进一步证明，此种阻遏既有突触后作用，也有突触前作用，尚可使乙酰胆碱释放减少[13]。

4. 对肾脏的作用 电镜显示，未经治疗的糖尿病大鼠肾小球系膜明显增大，而蛇毒治疗组改变较轻，提示蛇毒治疗可能直接或间接抑制系膜细胞生长[14]。对于由羊抗兔肾皮质抗血清制备的兔Masuji肾炎模型，每日静脉注射蝮蛇抗栓酶0.5 u/kg，连续2星期。蛇毒与尿激酶一样，均有防止并溶解在肾小球内沉积的纤维素，消除新月体，防止肾小球硬化的作用。随着新月体的消除，纤维蛋白(原)相关抗原(FRA)沉积减少，尿蛋白随之下降，尿素氮及肌酐也恢复到正常水平，但是沉积在肾小球内的IgG，与对照组相比，却无明显差别[15]。蛇毒抗栓酶在体外可促进结石中钙和THP的溶解；大鼠整体试验也有一定防石、溶石作用[16]。

5. 抗炎作用 从东北陆生白眉短尾蝮蛇毒分离的主要成分为精氨酸酯酶的类凝血酶(TLE)，给小鼠腹腔注射，对醋酸所致腹腔毛细血管通透性增高有抑制作用，对二甲苯所致耳部炎性肿胀也有显著抑制作用；对大鼠蛋清性足肿也有明显抑制作用；连续用药7 d，对大鼠腋下埋藏的棉球肉芽组织增生性炎症也有明显抑制作用[17]。

6. 对免疫功能的影响 小鼠静脉注射TLE连续7 d可明显增加免疫器官脾和胸腺重量，也能显著提高小鼠对静脉注射碳粒后的廓清指数，表明其能增强网状内皮系统吞噬功能[17]。大鼠灌服蝮蛇毒连续10 d，可明显提高外周血T淋巴细胞比例，增强外周血中性粒细胞吞噬功能，提高脾脏抗体形成细胞比例[18]。

7. 其他作用 小鼠腹腔注射TLE可明显抑制其自发活动，与阈下剂量的戊巴比妥钠有明显协同作用，表明其有镇静作用；对咖啡因引起的惊厥有一定抑制作用，但对士的宁引起的惊厥无效；对醋酸引起的扭体反应有明显抑制，也可明显提高热板法的痛阈；对内毒素引起的家兔发热有明显解热作用[19～21]。

毒性 家兔、大鼠、小鼠静脉注射江苏、浙江产蝮蛇毒1 mg/kg时可致呼吸停止而死亡[12]。浙江蝮蛇毒中含3种磷脂酶 A_2(PLA_2)，其中中性磷脂酶 A_2 给小鼠腹腔注射的 LD_{50} 为55 μg/kg，碱性磷脂酶 A_2 为20 mg/kg，酸性 PLA_2 300 mg/kg仍未显示毒性[22]。中性 PLA_2 即蝮蛇毒素，为突触前神经毒，有报道腹腔注射时最小致死量为55 μg/kg，毒力比粗毒高20倍[23]。小鼠腹腔注射TLE的 LD_{50} 为13.5±0.84 mg/kg[19]。

【功用主治】 《中国动物药》："有凝血作用。治血友病。"

【用法用量】 多制成注射剂静脉给药，参见"临床报道"

项。亦可用原毒制成霜剂。

【宜忌】 静脉给药易出现荨麻疹等过敏反应，极个别的还可出现过敏性休克。因此，用药前应做皮肤过敏试验，阴性者方可用。

【临床报道】 1. 治疗冠心病　蝮蛇抗栓酶每支 0.25 u，按 0.01～0.012 u/kg 计算。成人一般 0.5～0.75 u(2～3 支)1 次，每日 1 次。用生理盐水或葡萄糖稀释，静脉给药，15～20 d 为 1 个疗程，常用 1～3 个疗程。治疗冠心病 47 例，结果：治愈 14 例，占 29.8%；显效 22 例，占 46.8%，好转 6 例，占 12.8%；无效 5 例，占 10.6%，总有效率为 89.4%[1]。

2. 治疗心肌梗死　将 28 例心肌梗死患者分为Ⅰ、Ⅱ组，Ⅰ组(14 例)应用蝮蛇抗栓酶，1～2 支加入到 250～500 ml 的 10%葡萄糖溶液内，以每分钟 20～40 滴速度静脉点滴。7～14 d 为 1 个疗程，最长 3 星期。Ⅱ组(14 例)应用极化液及扩冠药，治疗结果表明：两组胸痛消失和 ST 段复位至基线的平均治疗时间分别为 2.1 d 和 6.6 d，Ⅰ组疗效高于Ⅱ组，两者有明显差异($P<0.05$)。认为蝮蛇抗栓酶是治疗心肌梗死的安全而有效的药物[2]。

3. 治疗脑血栓　用蝮蛇抗栓酶每支含量 0.3 u，每次 0.6 u加入生理盐水 250 ml 中静脉滴注，每日 1 次，2 星期为 1 个疗程，共治疗 50 例脑血栓形成患者。结果：痊愈 9 例，显效 21 例，有效 15 例，无效 5 例，总有效率为 90%。用药后血液流变学指标有明显改善，提示本药确有清栓作用[3]。

4. 治疗血栓闭塞性脉管炎　蝮蛇清栓酶制剂，每支含 0.25 酶活力单位。成人 2～3 支/次，用生理盐水 250 ml 稀释后静脉滴注，每日 1 次，15 d 为 1 个疗程，间隔 5～7 d 再用第二个疗程，重症用 3 个疗程。治疗血栓闭塞性脉管炎 142 例，结果：痊愈 58 例，显效 49 例，有效 27 例，无效 8 例，总有效率为 90%[4]。

5. 治疗血栓性静脉炎　蝮蛇清栓酶注射剂 0.01～0.012 u/kg 用生理盐水 250 ml 稀释后静脉滴注，每日 1 次。治疗血栓性静脉炎 118 例，结果：近期控制 24 例，显效 63 例，进步 28 例，无效 3 例，总有效率为 97%，对急性期患者更为显著[5]。

6. 治疗视网膜疾病　用蝮蛇毒制剂清栓酶 0.01～0.012 u/kg，加入 10%葡萄糖 250 ml 静脉滴注，或加入生理盐水 200 ml 静脉注射，每日 1 次，15 d 为 1 个疗程。治疗视网膜动、静脉阻塞 15 例，其中治疗视网膜静脉阻塞 9 例，4 例静脉总干阻塞均有效；5 例分支阻塞 3 例有效，无效 2 例。视网膜动脉分支阻塞 2 例有效。中心动脉阻塞 4 例中 2 例有效，2 例无效[6]。

7. 治疗硬皮病　成人每日用 0.5～0.75 u 的蝮蛇清栓酶静脉给药，每日 1 次，15 d 为 1 个疗程。治疗硬皮病患者 15 例，其中 4 例为局限性硬皮病，11 例为系统性硬皮病。总有效率达 93.3%，且雷诺现象及心、肺、肾受损者多数明显好转[7]。

8. 治疗银屑病　用蝮蛇清栓酶 0.01～0.012 u/kg，生理盐水或葡萄糖液稀释后，静脉滴注，每日 1 次，15 d 为 1 个疗程。治疗银屑病 45 例，结果：基本痊愈 21 例(46.67%)，显效 12 例(26.67%)，有效 11 例(24.44%)，无效 1 例(2.22%)，显效率为 73.3%。提示：清栓酶对免疫功能有调节作用[8]。

5691 蝮蛇骨 fù shé gǔ (《本草拾遗》)

【基原】 为蝰科蝮蛇属动物蝮蛇 *Agkistrodon halys* (Pallas)的骨骼。

【原动物】 参见“蝮蛇”条。

【采收加工】 宰杀蝮蛇后，取其骨，烘干。

【功用主治】 解毒。主治赤痢。

《本草拾遗》：“主赤痢，取骨烧为黑末，饮下三钱匕。”

【用法用量】 内服：烧为末，1～3 g。

5692 蝮蛇脂 fù shé zhǐ (《本草拾遗》)

【基原】 为蝰科蝮蛇属动物蝮蛇 *Agkistrodon halys* (Pallas)的脂肪。

【原动物】 参见“蝮蛇”条。

【采收加工】 春、夏季捕捉后，剖腹取其脂肪，鲜用。

【功用主治】 《纲目》：“绵裹塞耳聋，亦敷肿毒。”

【用法用量】 外用：涂敷。

5693 蝼蛄 lóu gū (《本经》)

【异名】 蝼蝈(《吕氏春秋》)，螜、天蝼、蝚、蚳蝼(《尔雅》)，蟪蛄(《本经》)，蝼窒、蟓蛉、杜狗、杜蛒蛞蝼(《方言》)，炙鼠、津姑、蝼蜮(《广雅》)，仙姑、石鼠、硕鼠(崔豹《古今注》)，蟵蛄(《广志》)，土狗(《本事方》)，地狗(《滇南本草》)，拉拉古(《广雅疏证》)，土狗崽、地牯牛(《贵州民间方药集》)，拉拉狗(《河北药材》)，拉蛄(《山东中药》)。

【基原】 为蝼蛄科蝼蛄属动物非洲蝼蛄和华北蝼蛄的全虫。

【原动物】 1. 非洲蝼蛄 *Gryllotalpa africana* Palisot et Beauvois　又名：地蝼蛄、南方蝼蛄(《中国动物药》)。

成虫全体淡黄褐色或暗褐色，全身密被短小软毛。体长 2.8～3.3 cm。头圆锥形，暗褐色，触角丝状，复眼卵形，黄褐色；咀嚼式口器。前胸背板坚硬膨大，卵形，背中央有一条下陷的纵沟。前翅革质软短，黄褐色。后翅大，膜质透明，淡黄色。前足发达，扁铲状；中足较小；后足长大，腿节发达，在胫节背侧内缘有 3～4 个能活动的刺。腹部纺锤形，柔软，尾毛 1 对。

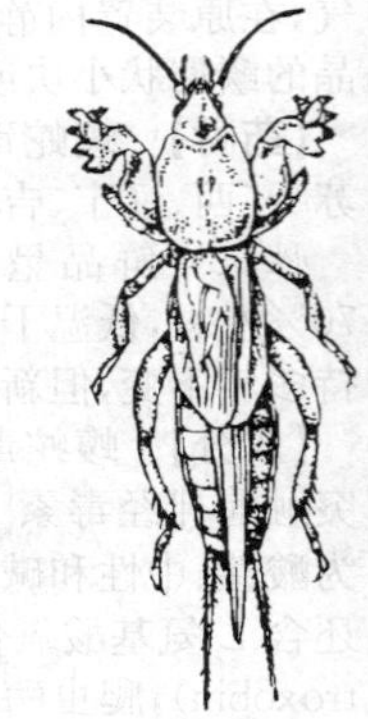

非洲蝼蛄

栖息于庭院、田园及潮湿处，尤其是在大量施用过有机肥料的地方，多而密集。昼伏夜出，有很强的趋光习性。分布于全国各地。

2. 华北蝼蛄 *G. unispina* Saussure　又名：北方蝼蛄、大蝼蛄(《中国动物药》)。

与前种的主要区别是体形较大，体长 3.9～4.5 cm，体色略浅，腹部圆筒形，后足胫节背侧内缘有活动的刺 1 根，有时消失。数量较少。余同前种。

【采收加工】 夏、秋季捕捉，在夜晚用灯光诱捕，或翻地时捕捉。捕后用沸水烫死，晒干或烘干。

【药材】 蝼蛄 *Gryllotalpa*　主产于江苏、浙江、安徽等地。

性状　非洲蝼蛄　虫体多断碎，完整者长 2～3.3 cm，宽 4～10 mm。头部呈茶棕色杂有黑棕色；复眼黑色有光泽；翅膜质多破碎，足多碎落，后足胫节背侧内缘有刺 3～4 根。腹部近纺锤形，有节，皱缩，呈浅黄色。质软易碎。有特异臭气。

华北蝼蛄　体型稍大，长 3.9～4.5 cm，体色稍浅，腹部圆筒形，后足胫节背侧内缘有刺 1 根。

【成分】　蝼蛄机体组织中含 15 种氨基酸，主要有精氨酸，胱氨酸，组氨酸，赖氨酸，牛磺酸，谷氨酸及微量的亮氨酸等[1]。

前肠中有牛磺酸[2]。

【药理】　给家兔每日灌胃 2% 蝼蛄粉混悬液 100 ml，连续 1 星期，白天排尿未见增加，排尿率在 16 只中仅 8 只增加，增加 15% 以上者只有 3 只，表明无显著利尿作用[1]。给小鼠每日喂饲蝼蛄粉 5 g，连续一个半月，给家兔喂饲每日 0.5 g/kg，连续 2 个月，均未见毒性反应。小鼠发育正常，所有雌鼠均怀孕生育，幼鼠也发育良好。家兔的体重、白细胞分类和计数、血红蛋白含量测定、尿蛋白和沉渣检查，均未发现异常，表明无长期毒性反应[1]。

【炮制】　1. 蝼蛄　取原药材，除去杂质，筛去灰屑。

2. 焙蝼蛄　取净蝼蛄置容器内，用文火加热，焙至老黄色，有香气逸出为度，取出摊凉。

饮片性状　蝼蛄呈不规则的碎粒状，头胸部呈茶棕色，复眼黑色而有光泽，腹部皱缩，浅黄色。疏生短绒毛。焙蝼蛄形如蝼蛄，表面老黄色。

贮干燥容器内，密闭，置通风干燥处，防蛀。

【药性】　咸，寒。小毒。归膀胱、小肠、大肠经。

1.《本经》："味咸，寒。"

2.《别录》："无毒。"

3.《日华子》："冷，有毒。"

4.《绍兴本草》："味咸，冷，有小毒。"

5.《滇南本草》："入胃。"

6.《品汇精要》："味咸，性寒。味厚于气，阴也。臭腥。"

7.《东医宝鉴》："走小肠、膀胱。"

8.《本草求真》："入肠、胃。"

【功用主治】　利水通淋，消肿解毒。主治小便不利，水肿，石淋，瘰疬，恶疮。

1.《本经》："主产难，出肉中刺，溃痈肿，下哽噎，解毒，除恶疮。"

2.《本草经集注》："自腰以前，甚涩，主止大小便；从腰以后，甚利，主下大小便。若出拨刺，多用其脑。"

3.《日华子》："治恶疮，水肿，头面肿。"

4. 朱丹溪："治口疮。"(引自《本草发挥》)

5.《纲目》："利大小便，通石淋。治瘰疬，骨鲠。"

6.《本草徵要》："通便，逐水。"

7.《玉楸药解》："清利膀胱湿热。"

【用法用量】　内服：煎汤，3～4.5 g；研末，1～2 g。外用：研末调涂。

【宜忌】　体虚者慎服，孕妇禁服。

1.《本草经集注》："堕胎。"

2. 朱丹溪："虚人戒勿用之，以其性急故也。"(引自《本草发挥》)

3.《本草汇言》："此物攻利甚急，虚人忌用，如必不得已用者，中病即止。水行之后宜大剂补养，庶无后患也。"

【选方】　1. 治小便不通，诸药无效　蝼蛄(活者)一枚。上一味生研，入麝香少许，新汲水调下，立通。(《圣济总录》蝼蛄麝香散)

2. 治尿闭不通，或有尿中毒危险时　干蝼蛄 20～30 只，去翅、足，研细粉；蟋蟀 20～30 只，去翅、足；生甘草 20 g。共研细末。每服 1 g，日 2～3 次，温水送服。(《现代实用中药》)

3. 治水病肿满，喘促，不得眠卧　蝼蛄五枚，晒令干，研为末。食前，以暖水调下半钱匕至一钱，小便通利为效。(《圣惠方》)

4. 治肝硬化腹水　蝼蛄(去头、足、翼)、蟋蟀各 2 对，黄芪 9 g，地鳖虫 4.5 g。研细末，分 4 次服，每日 2 次。可以连续服用。(《虫类药的应用》引章次公方)

5. 治石淋　蝼蛄七枚，盐二两。同于新瓦上铺盖焙干，研末。温酒调服一钱匕。(《本草图经》)

6. 治颈项瘰疬　带壳蝼蛄七枚，生取肉，入丁香七粒，于壳内烧过，与肉同研。用纸花贴之。(《救急方》)

7. 治小儿脐风汁出　甘草(炙，锉)、蝼蛄(炙焦)各一分。上二味，捣罗为散。掺敷脐中。(《圣济总录》甘草散)

8. 治小儿走马牙疳，牙龈溃烂　蝼蛄(二枚，大者。用砒少许同蝼蛄以盐泥固济，用火烧令通赤，放冷用)，取出蝼蛄灰，入麝香少许，细研为末。先将盐汤漱口，后用鹅毛点药扫患处。(《杨氏家藏方》截疳散)

9. 治胞衣不下　蝼蛄一枚，水一升，煮三沸，灌入，下喉即出。(《外台》引《延年方》)

10. 除竹木刺　活蝼蛄 6 只(洗净)，与红糖 15 g 捣烂如泥膏状，外敷伤口处。3～6 h 后，竹或木刺即可自行退出。〔《江苏医药》1977，(1)：35〕

【各家论述】　1.《本草汇言》："此得湿土秽壤而生，性善钻利，故本药主水脏壅逆。水道不通，二便闭胀欲死，或水气泛滥致成水肿胀满，腹大如鼓，面浮，喘急不得卧者，服此，停水大行，胀消而喘定。"

2.《本草新编》："本草言其利水，宜分上下左右，然亦不必拘也。通身用之以利湿神效，兼能接续骨伤，治口疮、乳毒亦效。"

5694 蝤蛑 yóu móu 《本草经集注》

【异名】　拨棹子、蟳(《本草图经》)，海蟳、金蟳(《闽中海错疏》)，赤甲红(《全国中草药汇编》)。

【基原】　为梭子蟹科蟳属动物日本蟳或其近缘动物的全体。

【原动物】　日本蟳 *Charybdis japonica* (A. Milne-Edwards) 头胸甲呈横卵圆形，一般长约 60 mm，宽 90 mm 左右，表面隆起，胃、鳃区具横行的微细颗粒隆线。额稍突，分 6 个锐齿，中间 2 齿稍突。前侧缘拱起，连外眼窝齿共具 6 锐齿。螯足壮大，不甚对称，长节前缘一般具 3 粗刺，基部 1 个最小，腕节内末角具 1 壮刺，外侧面具 3 小刺，掌节内外面隆起，外基角具 1 刺，背面的两条隆脊上各具 2 齿，两指比掌节长，表面有纵沟。步足各节背腹缘均具刚毛，前节与指节均扁平，呈桨状。腹肢退化，藏于退化的腹部内侧，雌体 4 对用以抱卵；雄体 2 对，转化为交接器。背面绿棕色或深紫色，螯足表面呈深紫色，指尖深黑色，步足上面紫棕色，下面较浅。

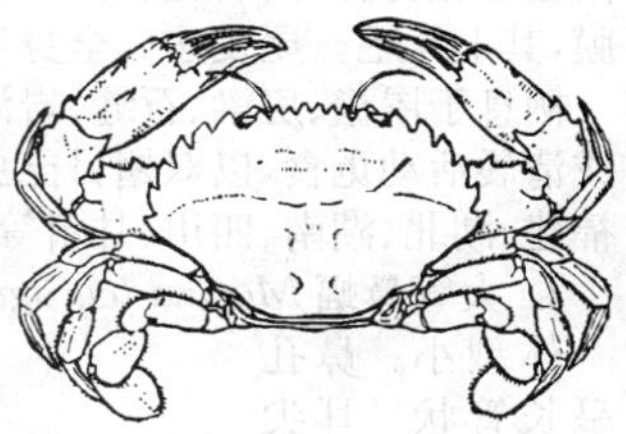

日 本 蟳

生活于低潮线 10 m 的水深内，有海藻的泥沙质水底或石隙间。每年 5～6 月间为产卵期，全国沿海均有分布。

【采收加工】 捕后洗净，鲜用，或用开水烫死，晒干。

【药性】 咸、微辛，温。

1.《日华子》："冷，无毒。"

2.《纲目》："咸，寒，无毒。"

3.《中国药用海洋生物》："咸，温。"

4.《中国动物药志》："性凉，气腥，味淡。"

【功用主治】 活血化瘀，消食，通乳。主治血瘀经闭，产后瘀滞腹痛，消化不良，食积痞满，乳汁不足。

1.《本草拾遗》："治小儿闪癖。煮食之。"

2.《日华子》："解热气，治小儿痞气。"

3.《中国药用海洋生物》："破血，通经，通乳。治产后血瘀，宿食，乳汁不足。"

【用法用量】 内服：煮熟，5～15 g；或焙干研末。

【宜忌】 《中国动物药志》："孕妇慎服。"

【选方】 1. 治消化不良　蛸蛑 1 个，炙酥脆，研末。分 2 次服。(《中国动物药》)

2. 治乳汁不足　蛸蛑 2 个，煮熟食之。(《山东药用动物》)

5695 蝙蝠 biān fú (《本经》)

【异名】 服翼(《尔雅》)，天鼠、伏翼(《本经》)，碆鼠、飞鼠、老鼠、蚬蠼(《方言》)，仙鼠(《尔雅》郭璞注)，夜燕(《纲目》)，盐老鼠(《中国药用动物志》)。

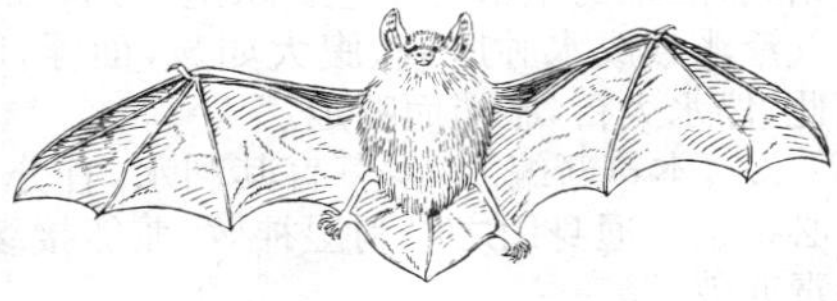

蝙　蝠

【基原】 为蝙蝠科蝙蝠属动物蝙蝠、鼠蝠属动物大管鼻蝠、伏翼属动物普通伏翼、兔蝠属动物大耳蝠等的干燥全体。

【原动物】 1. 蝙蝠 *Vespertilio superans* Thomas　又名：东方蝙蝠(《中国中药资源志要》)。

是一种营飞翔生活的小型兽类。较小，体长 4.5～8.0 cm。眼小，鼻部无鼻叶或其他衍生物。耳短而宽。由指骨末端向上至上膊骨，向后至躯体两侧后肢及尾间，有一层薄的翼膜，其上无毛。尾发达。全身毛呈黑褐色。

栖息于屋檐、房梁、石缝、岩洞或树洞中。白天休息，黄昏或清晨活动觅食，以双翅目昆虫为食。分布于华北、东北及福建、湖北、湖南、四川、甘肃等地。

2. 大管鼻蝠 *Murina leucogaster* Milne-Edwards

体型小。鼻孔呈长管状。耳尖钝圆，耳屏尖长呈直形。翼膜宽从趾基起。第五掌骨较第四掌骨稍长。全身毛细长而柔软，毛基深褐色。体背毛灰棕色，并有灰白色细软长毛。翼膜为浅灰褐色。

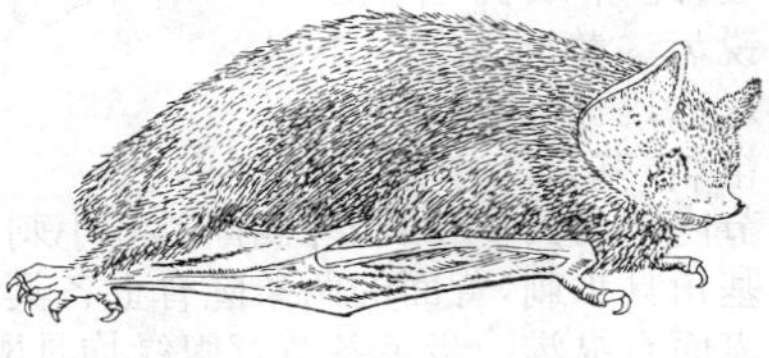

大管鼻蝠

分布于内蒙古、吉林、福建、四川等地。

3. 普通伏翼 *Pipistrellus abramus* Temminck　又名：家蝙蝠(《中药大辞典》)。

体型小。头骨小而宽。耳小略呈三角形，向前折转可达眼与鼻孔之间。耳屏小而圆钝，内缘凹，外缘突出。足纤小。翼膜从趾基起，距缘膜发达且呈圆弧形。尾最末端伸出股间膜。背面暗棕色，头部色较深。腹面较浅，毛基深棕色而毛端灰棕色。

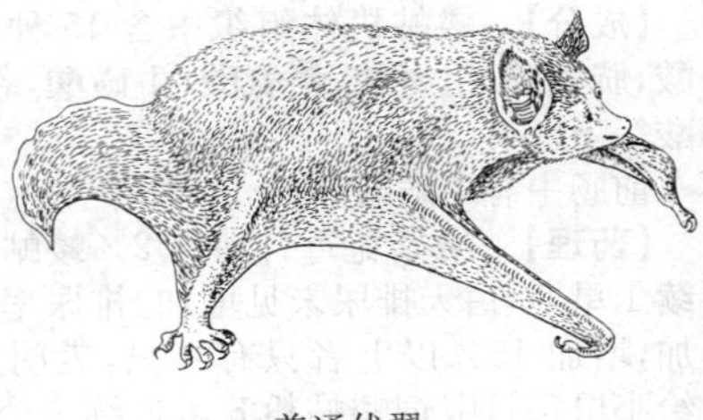

普通伏翼

栖息于屋檐或古老房屋中。全国各地均有分布。

4. 大耳蝠 *Plecotus auritus* Linnaeus　又名：兔蝠。

体长 5～8 cm。耳极大，为其最显著之特征。耳壳近乎卵圆形，前后缘均甚突出。耳屏甚长，几为耳长之半。鼻孔朝前上方。后肢及足均纤细。尾与体等长。全身背面浅灰褐色，腹面灰白色，其毛尖灰白色，毛基黑褐色。

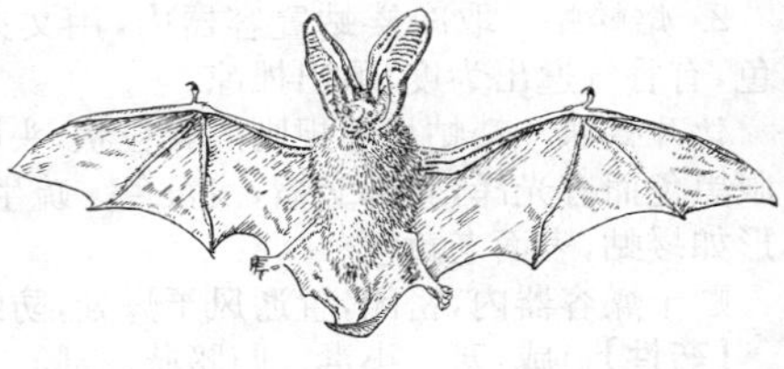

大 耳 蝠

栖息于山洞、树洞或房屋顶楼内，独居。食昆虫。分布于河北、吉林、黑龙江、四川、甘肃、青海等地。

除上述 4 种外，可供药用的还有狐蝠科棕蝠属动物华南棕蝠 *Eptesicus andersoni* (Dobson)，分布于河北、浙江、福建、山东、广东、广西、云南等地；蹄蝠科蹄蝠属动物大马蹄蝠 *Hipposideros armiger* Hodgson，分布于长江流域及以南各地；菊头蝠科菊头蝠属动物马铁菊头蝠 *Rhinolophus ferrumequinum* Schreber，分布于山西、吉林、山东、四川、云南、陕西等地。

以上动物的粪便(夜明砂)亦供药用，另设专条。

【药性】 咸，平。归肝经。

1.《本经》："味咸，平。"

2.《别录》："无毒。"

3.《药性论》："微热，有毒。"

4.《广西药用动物》："入肝经。"

【功用主治】 止咳平喘，利水通淋，平肝明目，解毒。主治咳嗽，喘息，淋证，带下，目昏，目翳，瘰疬。

1.《本经》："主目瞑，明目，夜视有精光。久服令人喜乐媚好无忧。"

2. 李当之《药录》："主女子生子余疾，带下病，无子。"

3.《别录》："主(目)痒痛，疗淋，利水道。"

4.《日华子》："久服解愁。"

5.《纲目》："治久咳上气，久疟，瘰疬，金疮内漏，小儿魃病，惊风。"

6.《本草新编》："拔翳膜。"

7.《本草求原》："治痫，干血气痛。"

8.《中国动物药》："止咳平喘，利水通淋，截疟，解毒。治慢性气管炎，淋病，瘰疬，金疮等病。"

【用法用量】 内服：入丸、散，1～3 g。外用：研末撒，或调敷。

【宜忌】《本草求原》："性悍，服之多下利。金疮出血不止成内漏者，泻水而血消，其毒可知，勿轻用。"

【选方】1. 治哮喘　蝙蝠焙焦研粉，冰糖水冲服，每次3 g，日服2次。(《中国动物药》)

2. 治久疟不止　蝙蝠七个(去头、翅、足)。捣千下，丸梧子大。每服一丸，清汤下，鸡鸣时一丸，禺中(日近午)一丸。(《范汪方》)

3. 治小儿惊痫　入蛰蝙蝠一个。入成块朱砂三钱在腹内，以新瓦合煅存性，候冷为末。分四次，空心白汤下，小儿分五服。(《医学集成》)

4. 治小儿慢惊风及天钓夜啼　蝙蝠一枚(去翅、肚、脂，炙令焦黄)，人中白一分(细研)，干蝎一分(微炒)，麝香一钱(细研)。上药捣细罗为散，入人中白等同研令匀，炼蜜为丸，如绿豆大。每服三丸，以乳汁研下，量儿大小加减服之。(《圣惠方》返魂丹)

5. 治瘰疬多年不瘥　蝙蝠一个，猫头一个。上同烧作灰，撒上黑豆，煅其灰骨化，研为细末。干即油调敷，湿即干掺。(《奇效良方》蝙蝠散)

6. 治小儿疳积　蝙蝠1～2只。去毛和内脏，和瘦猪肉一起剁碎，加少量油盐，蒸熟吃。(《广西药用动物》)

7. 治金疮出血内漏　蝙蝠三枚。烧令烟尽沫下，绢筛之。水服方寸匕，一日令尽，当下如水，血消化也。(《鬼遗方》蝙蝠消血散)

【临床报道】治疗慢性气管炎　取新鲜蝙蝠剥皮，去胃肠，置瓦上焙干(勿焦)，研粉；用一点红15 g，鼠曲草30 g，水煎2次，滤液合并浓缩成1∶1浓度，加入蝙蝠粉18 g，以炼蜜拌匀为丸。上为1 d量，早、晚分服，10 d为1个疗程。用此复方蝙蝠丸观察治疗慢性气管炎222例，有效率为89.6%，显效率达36.9%，大多数病例在服药1～4 d内见效。少数患者有头晕、恶心、口干、上腹部不适等副作用，可自行消失[1]。或用蝙蝠1只，置瓦上焙干焦，研末，加等量葡萄糖粉拌匀压片，每片0.5 g。每服6片，每日2次。共治15例，服药7 d，明显好转4例，好转4例，无效7例[2]。

【各家论述】《纲目》："蝙蝠性能泻人，故陈子真等服之皆致死。观后治金疮方，皆致下利，其毒可知。《本经》谓其无毒，久服喜乐无忧。《日华子》云：久服解愁者，皆误后世之言。适足以增忧益愁而已。治病可也，服之能令毒不攻心。"

5696 蝙蝠藤 biān fú téng (《纲目拾遗》)

【异名】狗葡萄秧(《辽宁经济植物志》)，小葛香、杨柳子棵(《山东中药》)，防己藤、黄攸香、什子苗(江西《草药手册》)，小青藤、黄根藤、金百脚(《浙江药用植物志》)，山地瓜秧(《长白山植物药志》)。

【基原】为防己科蝙蝠葛属植物蝙蝠葛 *Menispermum dahuricum* DC. 的藤茎。

【原植物】参见"北豆根"条。

【采收加工】秋季采割，去枝叶，洗净，切段，晒干。

【成分】蝙蝠葛含生物碱类成分：粉防己碱(tetrandrine)，青藤碱(sinomenine)[1]。

【药性】味苦，性寒。归肝、肺、大肠经。

【功用主治】清热解毒，消肿止痛。主治腰痛，瘰疬，咽喉肿痛，腹泻痢疾，痔疮肿痛。

1.《纲目拾遗》："治腰痛，瘰疬。"

2.《陕西中草药》："清热解毒，消肿止痛。"

【用法用量】内服：煎汤，9～15 g。外用：捣敷。

5697 蝙蝠葛叶 biān fú gě yè (《福建药物志》)

【基原】为防己科蝙蝠葛属植物蝙蝠葛 *Menispermum dauricum* DC. 的叶。

【原植物】参见"北豆根"条。

【采收加工】夏、秋季采收，鲜用或晒干。

【功用主治】散结消肿，祛风止痛。主治瘰疬，风湿痹痛。

《福建药物志》："治瘰疬，风湿腰膝痛。"

【用法用量】外用：捣敷，或水煎加酒熏洗。

5698 墨 mò (《本草拾遗》)

【异名】乌金、陈玄、玄香、乌玉块(《纲目》)。

【基原】为松烟和入胶汁、香料等加工制成之墨。

【药材】墨　*Prepared Ink*　主产安徽、北京。

性状　本品通常为长方形或圆柱形块状。黑色，具胶质样光泽；一面印有金字，一面印有山水仙鹤金色图。质坚脆，易砸断，断面不平坦，有光泽。气清香而凉。

【药性】辛，平。归心、肝、肾经。

1.《本草拾遗》："温。"

2.《开宝本草》："味辛，无毒。"

3.《医林纂要》："辛、苦，平。"

4.《本草求真》："入肝、肾。"

【功用主治】止血，消肿。主治吐血，衄血，崩中漏下，血痢，痈肿发背。

1.《开宝本草》："止血，生肌肤，合金疮。主产后血晕、崩中卒下血，醋磨服之。亦主眯目，物芒入目，摩点瞳子上。又止血痢及小儿客忤，捣筛和水温服之。"

2.《纲目》："利小便，通月经，治痈肿。"

3.《医林纂要》："泻心清肺，去妄热，止妄血，下气归肾。"

4.《本草求真》："止血宣滞。"

5.《本草再新》："平肝润肺，除风热，止咳嗽，生津解渴。"

【用法用量】内服：磨汁，3～9 g；或入丸、散。外用：磨汁涂。

【宜忌】热病初起衄血者慎服。

《本草求真》："瘟疫热病初衄，遽用此以止血，则非所宜。"

【选方】1. 治大吐血　好墨细末二钱。以白汤化阿胶清调，稀稠得所。热多者尤相宜。(《本草衍义》)

2. 治鼻衄，出血多，眩冒欲死　浓研香墨，点入鼻孔中。(《梅师集验方》)

3. 治天行毒病鼻衄，是热毒，血下数升者　好松烟墨捣之，以鸡子白和丸，丸如梧桐子大，水下，一服十丸，并无所忌。(《僧深集方》)

4. 治崩中、漏下青黄赤白　好墨末一钱匕。服。(《肘后方》)

5. 治产后崩中下血不止　香墨半两，露蜂房半两微炒，龙骨半两。上件药捣细罗为散，每于食前用水煎干地黄汤，调下二钱。(《圣惠方》香墨散)

6. 治赘疣，疣破出血　用陈京墨(煅)、百草霜等分罨之。(《四科简效方》)

7. 治赤白痢　干姜、好墨各五两。筛，以醋浆和丸，桐子大。服三十丸，加至四五十丸，米饮下。日夜可六七服。如

无醋浆，以醋入水解之，令其味如醋浆。（《肘后方》姜墨丸）

8. 治恶露不下　好墨酢淬末，童便酒下妙。（《鲟溪单方选》）

9. 治卒淋不通　好细墨（烧）一两。为细散，每服一钱匕，温水调下，不拘时服。（《圣济总录》墨金散）

10. 治气淋涩痛　香墨半两（末），腻粉一分。上件药同研令匀，以软饭和丸，如小豆大，每于食前以冷水下五丸。（《圣惠方》）

11. 治痈疽发背　醋磨浓墨涂四周，中以猪胆汁涂之，干又上。（《赵氏经验方》）

【各家论述】 1.《本经逢原》："墨，止吐衄血逆上行，或生藕汁，或莱菔汁，或鲜地黄自然汁磨服即止。但勿用干地黄和水捣磨。柏叶汁、甘蔗汁咸非所宜，往往止截后有瘀积之患。"

2.《本草求真》："墨，曷能以止血？以其味辛气温而止之也。辛能散血，血散则血归经而不外溢，是以遇辛而即止也。温能行血，血行则血周流经络，而血不聚于所伤之处，是以得温而即止也。""墨，专入肝肾。凡血热过下，如瘟疫鼻衄，产后血晕崩脱，金疮并丝缠眼中，皆可以治。如止血，则以苦酒送韭汁投；消肿则以猪胆汁、酽醋调；眼有丝缠，则以墨磨鸡血速点；客忤中腹，则磨地浆汁吞。各随病症所用而治之耳。"

5699 墨七 mò qī （《万县中草药》）

【异名】 活血莲（《贵州民间药物》），凉水渣子（《秦岭巴山天然药物》），血散七、龙胡子、土莎莲（四川），一口血、独儿七、笋尖七（湖北）。

【基原】 为毛茛科乌头属植物花葶乌头或聚叶花葶乌头的根。

【原植物】 1. 花葶乌头 *Aconitum scaposum* Franch.

多年生草本，高 35～67 cm。根近圆柱形，长约 10 cm，直径 0.8 cm。茎直立，稍密被反曲的淡黄色短毛。叶互生；基生叶 3～4，柄长 13～40 cm，基部有鞘；叶片肾状五角形，长 5.5～11 cm，宽 8.5～22 cm，基部心形，3 裂稍超过中部，中央裂片倒梯状菱形，急尖，不明显 3 浅裂，边缘有粗齿，侧裂片斜扇形，不等 2 浅裂，两面有短伏毛；茎生叶小，2～4，集中在近基部，有时不存在。总状花序有 15～40 朵花；苞片披针形或长圆形；花梗长 1.4～3.4 cm，有开展的淡黄色长毛；小苞片生花梗基部。花两性，两侧对称；萼片 5，花瓣状，蓝紫色，外面疏被开展的微糙毛，上萼片圆筒形，高 1.3～1.8 cm，外缘近直，与向下斜展的下缘形成尖喙；花瓣 2，距比瓣片长 2～3 倍，拳卷；雄蕊多数，无毛；心皮 3，疏被长毛。蓇葖果，长 0.8～1.3 cm。种子多数，倒卵形，长约 1.5 mm，密生横狭翅。花期 8～9 月，果期 9～10 月。

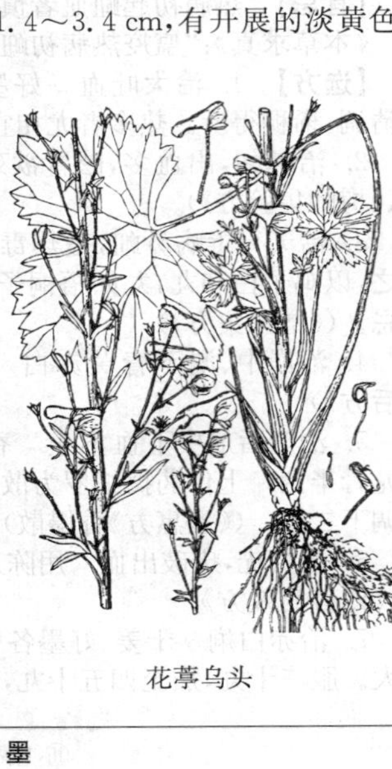

花葶乌头

生于海拔 1 200～2 000 m 的山地沟谷或林中阴湿处。分布于江西东部、河南西南部、湖北、四川城口、贵州北部、陕西南部。

2. 聚叶花葶乌头 *A. scaposum* Franch. var. *vaginatum* (Pritz.) Rapaics [*A. vaginatum* Pritz.] 又名：鞘柄乌头。

本种形态与花葶乌头相近，其主要区别在于：茎生叶 3～5，最下部的茎生叶距茎基部 6～20 cm，其他茎生叶在花序之下密集，有发育的叶鞘，最上部的 1～3 叶的叶片极小，长 0.5～2 cm，或完全退化。萼片紫色，偶为黄色。

生于海拔 1 850～2 000 m 的山地林中或林缘。分布于四川南部、贵州、云南东北部、陕西南部。

【采收加工】 夏秋季采挖，晒干。

【药材】 墨七 *Radix Aconiti Scaposi* 产于陕西、甘肃、河南、江西、湖南等地。

性状　根呈不规则圆柱形，多弯曲，有时分枝，长 5～10 cm，直径 0.5～1 cm。表面黑棕色，有多数纵、横皱纹及须根痕。质坚硬，不易折断，断面不平坦。气微，味辛、苦，微麻。

鉴别　根横切面：后生皮层为 4～5 列棕色木栓化细胞；皮层细胞 6～7 列，切向长条状或不规则形；内皮层细胞凯氏点明显。上、中、下段均为单一管状中柱。初生韧皮纤维群 10 余束排列成一轮，每束有 10～20 个纤维，纤维直径 8～20 μm；筛管群近形成层处较明显。形成层环状。木质部束有导管 5～10 列，径向排列，导管直径 10～25 μm。中央髓部为薄壁组织。

粉末特征：淀粉粒细小，类圆形或类三角形，直径 4～16 μm；脐点明显，人字形或一字形。

【成分】 花葶乌头根含生物碱：花葶乌头宁（scaconine），花葶乌头碱（scaconitine），N-去乙酰花葶乌头碱（N-deacetyl scaconitine）[1]。

【药性】 辛、苦，温。小毒。

1.《贵州民间药物》："性温，味辛，有小毒。"

2.《四川常用中草药》："性平，微苦、甘，有小毒。"

【功用主治】 活血通经，化瘀止痛。主治月经不调，跌打损伤，骨折瘀肿疼痛，风湿性关节痛，胃痛，无名肿毒。

1.《贵州民间药物》："活血调经，止痛。"

2.《四川常用中草药》："能活血，散瘀。治跌打损伤，骨折肿痛等症。"

【用法用量】 内服：煎汤，9～15 g；或泡酒。外用：磨涂。

【选方】 1. 治风湿性关节炎　凉水渣子 3 g，老鹳草 10 g，过路黄 15 g，伸筋草 20 g。泡酒服。（《秦岭巴山天然药物志》）

2. 治月经不调　活血莲、赶血王各 9 g。泡酒服。

3. 治跌打损伤　活血莲、见血飞、赤芍各 15 g。加水酒各半煎服。（2、3 方出自《贵州民间药物》）

4. 治骨折肿痛　墨七 15 g。泡酒内服外搽。

5. 治肺结核咯血　墨七 15 g，红刺藤 12 g。水煎服；亦可配见血飞研末治外伤出血。（4、5 方出自《万县中草药》）

5700 墨旱莲 mò hàn lián （《饮片新参》）

【异名】 金陵草（《千金方》），莲子草（《新修本草》），旱莲草、旱莲子（《本草图经》），白旱莲（《履巉岩本草》），猪牙草、旱莲蓬（《简便单方》），猢孙头（《居家必用事类全集》），莲草（《滇南本草》），墨斗草（《医学正传》），墨烟草、墨菜（《纲目》），白花草、白花蟛蜞菊（《岭南采药录》），墨记菜（《现代实用中药》），野水凤仙（《药材资料汇编》），墨汁草（《江西民间草药验方》)，节节乌、白田乌草、墨草(《福建药物志》)。

【基原】 为菊科鳢肠属植物鳢肠的全草。

【原植物】 鳢肠 *Eclipta prostrata* (L.) L. [*Verbesina prostrate* L.; *Eclipta alba* (L.) Haask.]

一年生草本，高 10～60 cm。全株被白色粗毛，折断后流出的汁液数分钟后即呈蓝黑色。茎直立或基部倾伏，着地生根，绿色或红褐色。叶对生；叶片线状椭圆形至披针形，长 3～10 cm，宽 0.5～2.5 cm，全缘或稍有细齿，两面均被白色粗毛。头状花序腋生或顶生，总苞钟状，总苞片 5～6 片，花托扁平，托上着生少数舌状花及多数管状花；舌状花雌性，花冠白色，发育或不发育；管状花两性，黄绿色，全发育。瘦果黄黑色，长约 3 mm，无冠毛。花期 7～9 月，果期 9～10 月。

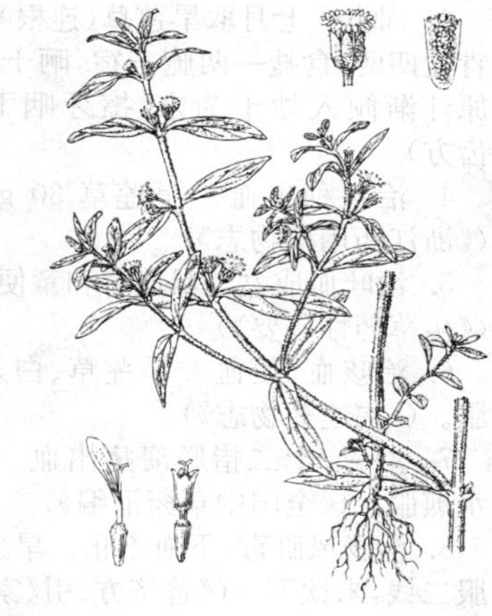

鳢　肠

生于路边、湿地、沟边或田间。分布于全国各地。

【栽培】 生物学特性　喜温暖湿润气候，耐阴湿。以潮湿、疏松肥沃、富含腐殖质的砂质壤土或壤土栽培为宜。

繁殖方法　种子繁殖。春季 4 月按行距 30 cm 开条沟，深 2～3 cm，将种子均匀播入，薄覆细土，以不见种子为度，稍加镇压，浇水。经 15 d 左右出苗。

田间管理　苗高 3～5 cm 间苗，按株距 8～10 cm 定苗。应注意松土除草，勤浇水，保持土壤湿润。追施稀人粪尿。5～6 月再施 1 次人畜粪肥，生长旺盛期增施过磷酸钙。

【采收加工】 夏、秋季割取全草，阴干或晒干。鲜用可随采随用。

【药材】 墨旱莲 *Herba Ecliptae*　主产于江苏、浙江、江西、湖北等地。

性状　带根或不带根全草，全体被白色粗毛。根须状，长 5～10 cm。茎圆柱形，多分枝，有纵棱，直径 2～5 mm；表面绿褐色或墨绿色；质脆，易折断，断面黄白色，中央为白色疏松的髓部，有时中空。叶对生，近无柄，叶片皱缩卷曲或破碎，完整者展平后呈长披针形，全缘或具浅齿，墨绿色。头状花序单生于枝端，直径 2～6 mm，总花梗细长，总苞片 5～6，黄绿色或棕褐色，花冠多脱落。瘦果椭圆形而扁，长 2～3 mm，棕色或浅褐色，表面有小瘤状突起。气微，味微咸。

鉴别　(1) 茎横切面：表皮细胞 1 列，下有厚角细胞 2～4 列，皮层薄壁细胞排列疏松，细胞间隙大。维管束外韧型，环列，形成层断续成环，髓部大。

叶表面观：上下表皮细胞垂周壁波状弯曲。气孔不定式，副卫细胞 3～4 个。非腺毛多 3 细胞，长 260～700 μm，基部细胞稍膨大，中部细胞较长，壁稍厚，具疣状突起，顶端细胞急尖而短，近三角形。腺毛棒状，4～6 细胞，长 75～113 μm，壁薄，内含黄棕色分泌物。

(2) 取本品，浸水后，搓其茎叶，显墨绿色。

(3) 取本品粉末约 0.1 g，加 50% 乙醇 3 ml，水浴温浸 10 min，滤过。取滤液 1 ml，加 0.2% 茚三酮试剂，水浴加热片刻，溶液显红紫色(检查氨基酸)。

(4) 取本品粉末约 0.5 g，加乙醇 10 ml，水浴温浸 15 min，滤过。滤液蒸干，加醋酐硫酸 1 滴，显蓝色，放置后显绿色(检查皂苷)。

【成分】 全草含黄酮类化合物：芹菜素(apigenin)，木犀草素(luteolin)[1]，木犀草素-7-O-葡萄糖苷(luteolin-7-O-glucoside)[2]；3，4-呋喃并香豆素类化合物：蟛蜞菊内酯(wedelolactone)[1~3]，去甲基蟛蜞菊内酯(demethylwedelolactone)，去甲基蟛蜞菊内酯-7-葡萄糖苷(demethylwedelolactone-7-β-D-glucoside)[3]；噻吩(thiophene)类化合物：α-三联噻吩基甲醇(α-terthienyl methanol)，乙酸-(α-三联噻吩基)甲醇酯(α-terthienylmethyl acetate)[4]，鳢肠醛(ecliptal)或称 α-三联噻吩基甲醛(α-terthienyl formaldehyde)[5]；甾醇类化合物：谷甾醇(sitosterol)，豆甾醇(stigmasterol)[6]，植物甾醇(phytosterol) A，植物甾醇 A 的葡萄糖苷(phytosterol A-glucoside)[2]；齐墩果烷型皂苷：eclalbasaponins Ⅰ～Ⅹ[7,8]；三萜类化合物：echinocystic acid，ecliptasaponin A、B[9]、C[10]、D[11]，β-香树脂醇(β-amyrin)，熊果酸(ursolic acid)，齐墩果酸(oleanolic acid)[12]。

还含 terthienyl[13]，isodemethylwedelolactone，formylterthienyl，strychnolactone，nonacosanol，lacceroic acid，3，4-二羟基苯甲酸(3，4-dihydroxybenzoic acid)[14]。

种子油中主要成分：12-羟基-顺-9-十八碳烯酸(12-hydroxy-*cis*-9-octadecenoic acid)，棕榈酸(palmitic acid)，油酸(oleic acid)[15]。

【药理】 1. 抑菌作用　用平板打洞法，证明墨旱莲对金黄色葡萄球菌、伤寒杆菌、宋氏痢疾杆菌、铜绿假单胞菌有抑制作用[1]。

2. 保肝作用　墨旱莲的苯、丙酮、石油醚和 50% 乙醇提取物对四氯化碳(CCl_4)造成的肝损伤均有保护作用，其中以 50% 乙醇提取物作用最强。在 CCl_4 所致的小鼠和大鼠肝损害模型上，以 AST(天冬氨酸氨基转移酶)、ALT(丙氨酸氨基转移酶)、总蛋白、总胆红素和磺溴钛钠清除率等指标的观察结果，显示墨旱莲的乙醇提取物对肝功能有明显保护作用[2]。

3. 对免疫功能的影响　墨旱莲煎剂以 10 g/kg 和 20 g/kg 给小鼠灌胃，能明显增加幼年小鼠胸腺重量，提高小鼠碳粒廓清速率以及外周血中的白细胞数；明显增加 2，4-二硝基氯苯所致的小鼠耳郭肿胀程度以及绵羊红细胞所致的小鼠迟发型足垫肿胀度，还能明显提高外周血中 T 淋巴细胞百分率；而对小鼠脾细胞分泌抗体功能及血清溶血素抗体含量均无明显影响。上述结果说明墨旱莲能明显增强非特异性免疫和细胞免疫功能，对体液免疫似无影响[3]。墨旱莲 20% 烯醇提取物显著促进 T、B 淋巴细胞增殖；单体化合物 S_2、S_3 和 S_8 显著促进淋巴细胞转化及增加白介素Ⅱ的产生[4]。

4. 抗诱变作用　墨旱莲水溶性提取物，以 7.5 g/kg、15 g/kg、30 g/kg 给小鼠灌胃或腹腔注射，均对环磷酰胺诱发的小鼠多染红细胞微核有明显的抑制效应，说明该药对染色体损伤有一定保护作用。墨旱莲的这种抗诱变作用和增强机体免疫功能可能是其补肾延衰的部分药理基础[5]。

5. 对心血管系统的影响　墨旱莲可使豚鼠离体心脏冠脉流量增加，并使心电图 T 波改善。小鼠无论在常压或减压耐缺氧情况下，均能显著延长生命或提高存活率[6]。

6. 止血作用　将犬的股动脉半切断，用墨旱莲叶粉敷于出血处，并稍加压迫，有良好的止血效果[1]。水提物亦有显著止血作用[7]。

7. 抗蛇毒作用　墨旱莲乙醇提取物和水提取物可有效中和蛇毒，降低其致死毒性，并可抑制蛇毒所引起的大鼠肌肉肌酸激酶释放[8]。

8. 其他作用　墨旱莲煎剂对食管癌 109 细胞有中等程度的杀伤作用[1]。其甲醇提取物 1.25 mg/ml 对腹水癌细胞抑制率 100%[9]。此外，墨旱莲对小鼠有明显镇静、镇痛作用[6]。旱莲草乙醇提取物可明显降低四氯化碳诱导的环己巴比妥睡眠时间的增加和氯苯唑胺麻痹时间的增加[10]。

毒性　小鼠灌胃给药 LD_{50} 为 163.4±21.4 g/kg，安全系数为 700～750 倍[6]。墨旱莲水提液 5 g/kg 灌胃，连续 7 d，未见小鼠骨髓多染红细胞和有核细胞的微核率增加，表明墨旱莲对染色体无损伤作用，无诱变性[11]。

【炮制】 1. 墨旱莲　取原药材，除去杂质及残根，抢水稍润，切段，干燥。

2. 墨旱莲炭　取净墨旱莲段置锅内，用中火炒至焦褐色，喷淋清水少许，灭尽火星，取出凉透。

饮片性状　墨旱莲为不规则的小段，茎、叶混合。茎为圆形小段，绿褐色或带紫红色。叶多卷曲，破碎，两面均有白色粗毛，绿褐色。微有香气，味淡微咸。

贮干燥容器内，置阴凉干燥处。墨旱莲炭散热防复燃。

【药性】 甘、酸，凉。归肝、肾经。

1.《新修本草》："味甘酸，平，无毒。"

2.《滇南本草》："味咸，性寒。"

3.《本草经疏》："入肾、肝、胃、大小肠。"

4.《医林纂要》："苦、咸，温。"

【功用主治】 补益肝肾，凉血止血。主治肝肾不足，头晕目眩，须发早白，吐血，咯血，衄血，便血，血痢，崩漏，外伤出血。

1.《新修本草》："主血痢。针灸疮发，洪血不可止者，傅之立已。"

2.《日华子》："排脓，止血，通小肠，敷一切疮并蚕瘑。"

3.《滇南本草》："固齿，乌须。""洗九种痔疮。"

4.《纲目》："乌须发，益肾阴。"

5.《本草述》："疗溺血及肾虚变为劳淋。"

6.《生草药性备要》："治跌打伤，理酒顶，化痰，杀蟛，止痒，干水，乌须。"

7.《医林纂要》："补心血，泻心火，济水火，交心肾。"

【用法用量】 内服：煎汤，9～30 g；或熬膏；或捣汁；或入丸、散。外用：捣敷；或捣绒塞鼻；或研末敷。

【宜忌】 脾肾虚寒者慎服。

1.《医学广笔记》："忌铁。"

2.《本草经疏》："脾胃虚败，饮食难消，及易溏薄作泄者，勿轻与服。"

3.《得宜本草》："得青盐能固齿，得车前治溺血。"

4.《得配本草》："得川连治热痢，佐绿豆治热胀，入热酒治痔漏。""胃弱便溏、肾气虚寒者禁用。"

【选方】 1. 清上补下，又能变白为黑，理腰膝，壮筋骨，强阴不足，酒色痰火人服尤更奇效　冬至日取冬青不拘多少，阴干，以蜜酒拌透，盦一昼夜，粗布袋擦去皮，晒干，为末，新瓦瓶收贮；待夏至日取旱莲草数十斤，捣自然汁熬膏，和前药末为丸，如梧桐子大。每服百丸，临卧时酒送下。(《医便》二至丸)

2. 治虚损百病，久服发白再黑，返老还童　猪牙草(即旱莲蓬)取汁，桑椹子取汁各以磁盘晒为膏，冬青子酒浸，九蒸九晒为末。上各等分，炼蜜为丸梧子大，每服六七丸，空心淡盐汤送下。(《简便单方》)

3. 固齿　七月取旱莲草(连根)一斤，用无灰酒洗净。用青盐四两，食盐一两腌三宿，晒干。将无油锅内炒存性，把原汁渐倾入炒干为末，擦牙咽下亦妙。(《慈幼心书》固齿方)

4. 治各种出血　旱莲草 30 g，檵木花 12 g。水煎服。(《浙江药用植物志》)

5. 治吐血成盆　旱莲草和童便、徽墨春汁，藕节汤开服。(《生草药性备要》)

6. 治咳血、便血　旱莲草、白及各 10 g。研末，开水冲服。(《福建药物志》)

7. 治胃、十二指肠溃疡出血　旱莲草、灯心草各 30 g。水煎服。(《全国中草药汇编》)

8. 治肠风脏毒，下血不止　旱莲草子，瓦上焙，研末。每服二钱，米饮下。(《普济方》引《家藏经验方》莲子散)

9. 治血痢　旱莲草、铁苋菜各 15 g。煎服。(《安徽中草药》)

10. 治血淋　旱莲子、芭蕉根(细锉)各二两。上二味，粗捣筛。每服五钱匕，水一盏半，煎至八分，去滓温服，日二服。(《圣济总录》旱莲子汤)

11. 治小便溺血　金陵草、车前子。上二物各等分，杵自然汁，每服半茶盏，空腹服。(《医学正传》)

12. 治肿毒　鳢肠、苦瓜同捣烂，敷患处。(《湖南药物志》)

13. 治阴癣　鲜旱莲草揉成团，用穿山甲将癣刮破，擦癣上，奇验。(《疡医大全》)

14. 治妇女阴道痒　墨斗草 120 g。煎水服；或另加钩藤根少许，并煎汁，加白矾少许外洗。(《重庆草药》)

15. 治稻田性皮炎　墨旱莲 3 kg，明矾 75 g，凡士林适量。将墨旱莲煎汁浓缩，加明矾、凡士林 1 500 g，苯甲酸 5 g，调匀后即成复方墨旱莲软膏。功能清热解毒，祛湿止痒。用时局部清洗，伤口处理干净后，将药膏涂患处，每日 2～4 次〔《新医药学杂志》1974，(6)：4〕。

【临床报道】 1. 治疗冠心病、心绞痛　用旱莲草浸膏口服，每日 2 次，每次 15 g(含生药 30 g)，1 个月为 1 个疗程。观察 30 例，显效 15 例，改善 14 例，无效 1 例。临床观察还发现旱莲草对头晕痛、背痛、心悸气短等亦有效，对束支传导阻滞者无效[1]。

2. 治疗药物性溶血　干旱莲草 60～90 g，水煎服，每日 1 剂，或生净旱莲草 500 g，捣烂取汁，加冷开水稀释后分 2 次服，病情重笃者适量补液(不输碱性液)，治疗药物性溶血 11 例均获痊愈[2]。

3. 治疗真菌性阴道炎　鲜旱莲草 300 g，鲜冬青枝叶 300 g (若为干品各 100 g)，加水 1 500 ml 左右(干品加水要多些)，煮开后文火煎至 1 200 ml，倒入盆中，先熏患部，再坐浴 20 min，同时用消毒纱布包住无感染的食指插入阴道前后穹窿部擦洗，病情重者，每日早、中、晚各 1 次，治疗期禁房事。治疗 30 例，结果：痊愈 27 例，治愈率 90%，有效 3 例，占 10%，有效率 100%[3]。

4. 治疗扁平疣　采取新鲜墨旱莲顶上部分，用其头状花序或杨梅样果实反复擦疣面，后搓揉茎叶，反复擦疣体，擦至疣体发黑，一日数次，连用 7～10 d。病程长或颗数多的扁平疣,可配合内服消疣汤:板蓝根、大青叶、紫草、苡仁、凌霄花、珍珠母各 30 g,红花、马齿苋、赤芍各 15 g。水煎内服,每剂,连服 7～14 剂。皮损全部消退为治愈,皮损消退 70%以上为显效;皮损消退 30%以上为有效;皮损消退 30%以下为无效。共治疗 36 例,结果痊愈 19 例,显效 10 例,有效 5 例,无效 2 例,总有效率为 94.4%。平均见效时间为 20 d[4]。

5. 治疗斑秃　净旱莲草 20 g(鲜品加倍)用 75%乙醇 200 ml 浸泡 2～3 d,涂药于患处,待干后用七星针连续轻轻叩打致皮肤潮红为度,开始每日涂药 3 次,叩打 2 次,见效后涂药 2 次,叩打 1 次。治疗 11 例斑秃,痊愈 10 例,有效 1 例[5]。

6. 治疗脂溢性皮炎　旱莲草 200 g 水煎,煎液洗头,每日 1 次,共治 36 例,总有效率为 83.94%,较对照组雷锁辛酊疗效为优 ($P<0.05$)[6]。

【各家论述】 1.《本草经疏》:"鳢肠善凉血。须发白者,血热也,齿不固者,肾虚有热也;凉血益血,则须发变黑,而齿亦因之而固矣。故古今变白之草,当以兹为胜。《本经》主血痢及针灸疮发、洪血不可止者,敷之立已,涂眉发生速而繁。萧炳又谓能止血排脓,通小肠,敷一切疮者,盖以血痢由于血分为湿热所伤,针灸疮发,洪血不止,亦缘病人素有血热,及加艾火则益炽矣,血凉则不出;营血热壅则生脓,凉血则自散;小肠属丙火,有热则不通,营血热解,则一切疮自愈。之数者,何非凉血益血之功也。""鳢肠性冷,阴寒之质,虽善凉血,不益脾胃。病人虽有血热,一见脾胃虚败,饮食难消,及易溏薄作泄者,勿轻与服。孙真人方用姜汁和剂,盖防其冷而不利于肠胃故也。不用姜汁、椒红相兼修事,服之者必腹痛作泄,宜详审之。"

2.《本草新编》:"(旱莲草)虽能乌须发,然不与补肾之药同施,未见取效之捷。煎膏搽须发,亦必同五倍子、明矾为佳。世人动欲治发白,而不知其道,毋怪其不效也。夫须发之早白也,虽由于肾水干燥,亦由于任督之空虚。任督之脉,上通于唇口之间,下入于腰脐之内。肾虚而任督之脉者,老年发白而须不白;中年发未白而须先白,任督之虚也。欲使已白者,重变为乌,必补任督,而更补肾也。然而补任督之药无多,仍宜补肾以生任督,盖任督原通于肾,故补肾而任督之气自生。旱莲草止能入肾,而不能入任督,又何能上达唇口哉,所以必宜与补肾之药同施,方有济耳。"

3.《本草求真》:"(旱莲草)为止血凉血要剂。是以血痢煎膏用之,其血即止;须白汁涂,变白为黑;火疮发红,其红即退;齿牙动摇,擦之即固;合冬青子名二至丸,以补肝肾。"

4.《本草正义》:"(鳢肠)但纯阴用事,非阳盛之体,不应多用,脾虚泄泻尤忌。凡劳怯诸症,阴虚火旺者,不可以此等阴药专治其标,须与补中健脾之剂,相辅成功,乃为万全无弊之策。"

5701 稻草 dào cǎo
(《滇南本草》)

【异名】 稻穰(《广雅》),稻藁(《崔氏纂方》),稻秆(《传信方》),禾秆(《纲目》)。

【基原】 为禾本科稻属植物稻 *Oryza sativa* L. 及糯稻 *O. sativa* L. var. *glutinosa* Matsum. 的茎叶。

【原植物】 参见"粳米"、"糯米"条。

【采收加工】 收获稻谷时,收集脱粒的稻秆,晒干。

【药性】 辛,温。归脾、肺经。

1.《滇南本草》:"味甘、平,性温。"
2.《纲目》:"辛,甘,热,无毒。"
3.《药性考》:"辛,热。"
4.《本草再新》:"味辛,性温。入脾、肺二经。"
5.《本草求原》:"陈者辛、苦,平。"

【功用主治】 宽中,下气,消食,解毒。主治噎膈,反胃,食滞,腹痛,泄泻,消渴,黄疸,喉痹,痔疮,烫火伤。

1.《本草拾遗》:"主黄病身作金色,煮汁浸之。"
2.《本草图经》:"治马坠扑损。"
3.《滇南本草》:"宽中,宽肠胃,下气,温中止泻,消牛、马肉积,宿食,消小儿乳食结滞,肚腹疼痛。草节,走周身经络,治痰火疼痛。"
4.《纲目》:"烧灰浸水饮,止消渴。淋汁,浸肠痔。暖足,去寒湿气。"
5.《药性考》:"治喉痹。"
6.《本草再新》:"走经络,利肠分,宽中益气。"
7.《本草求原》:"屋上陈者,强阳益阴,补中益气。"

【用法用量】 内服:煎汤,50～150 g;或烧灰淋汁澄清。外用:煎水浸洗。

【选方】 1. 治噎食不下　赤稻细梢,烧灰,滚汤一碗,隔绢淋汁三次,取汁,入丁香一枚,白豆蔻半枚,米一盏,煮粥食。(《摘玄方》)

2. 治翻胃　用旱禾槁(稻草)烧灰淋汁,带温服之令吐,盖胃中有虫,灰能杀之。(《普济方》)

3. 治食牛肉伤食,胸中嘈杂,呕吐恶心,胸口胀满微痛,不思饮食,面皮黄瘦,腹饥,倒饱,食后哽食,臌胀　稻草五钱,砂糖一钱。水煎服。

4. 治小儿饮食伤脾,久泻不止　糯谷草三钱,煎服。久泻,加真淮药二钱。(3、4 方出自《滇南本草》)

5. 治渴　糯稻秆取中一尺烧灰,淋汁饮,或不烧便煎服亦妙。(《世医得效方》)

6. 治传染性肝炎　糯稻草、蒲公英各 90 g。水煎服。(苏医《中草药手册》)

7. 治喉痹　用稻草烧烟,如做墨法,取细烟,酸醋调,吹入鼻中,如咽得,用芦筒送下喉,少顷,打滚吐出涎。(《普济方》)

8. 治伤寒毒气攻手足虚肿,及疼痛欲脱　稻穰烧灰淋汁渍。(《圣惠方》)

9. 治下血成痔　稻藁烧灰淋汁,热渍三五度。(《崔氏纂方》)

10. 治汤火伤　用稻草灰不拘多少,冷水淘七遍,带湿摊上,干即易。若疮湿,焙灰干,油调敷。(《卫生易简方》)

11. 治疳疮　稻穰一两,胡椒半钱,麝香少许。上为细末,每日一次,干掺在疮口内。(《普济方》)

12. 治稻田皮炎　稻草、明矾各等量。先将稻草切碎加水煮沸 30 min,应用前 10 min 再加入明矾,外洗。(苏医《中草药手册》)

13. 治肾风阴囊痒手又白　糯稻草,将皂角在草内烧烟熏之十余遍。(《古今医统》)

14. 治马坠扑损　稻秆烧灰,用新熟酒未压者和糟入盐和合,淋前灰取汁以淋痛处。(《传信方》)

【临床报道】 治疗急性黄疸型肝炎　糯稻草秆干品 60 g,切碎,加水 500 ml,煎至 200 ml 左右,去渣。每日 1 剂,2 次分服,治疗 98 例,其中痊愈 62 例,痊愈率为 63.27%;显效 28 例,显效率为 28.57%;好转 5 人,占

5.10%；无效 3 人，占 3.06%。平均治疗日数 22.1 d[1]。

5702 稻谷芒 dào gǔ máng（《本草拾遗》）

【异名】 稻稳（《日华子》），谷颖（《纲目》）。

【基原】 为禾本科稻属植物稻 *Oryza sativa* L. 果实上的细芒刺。

【原植物】 参见"粳米"条。

【采收加工】 脱粒、晒谷或扬谷时收集，晒干。

【功用主治】 《本草拾遗》："主黄病身作金色。"

【用法用量】 内服：适量，炒黄研末酒冲。

5703 稻槎菜 dào chá cài（《植物名实图考》）

【异名】 鹅里腌、回荠（《浙江药用植物志》）。

【基原】 为菊科稻槎菜属植物稻槎菜的全草。

【原植物】 稻槎菜 *Lapsana apogonoides* Maxim.

一年或二年生细弱草本，高 5～30 cm。基生叶丛生，有柄；叶片长 4～18 cm，宽 1～3 cm，先端圆钝或短尖，顶端裂片较大，卵圆形，边缘羽状分裂，两侧裂片 3～4 对，短椭圆形；茎生叶 1～2，有短柄或近无柄。头状花序成稀疏的伞房状圆锥花丛，有细梗，果时常下垂；总苞圆柱状钟形，外层总苞片小，卵状披针形，内层总苞片 5～6，长椭圆状披针形；花托平坦，无毛；全部为舌状花，黄色。瘦果椭圆状披针形，扁平，长 4～5 mm，等于或长于总苞片，成熟后黄棕色，无毛，背腹面各有 5～7 肋，先端两侧各有 1 钩刺，无冠毛。花果期 4～5 月。

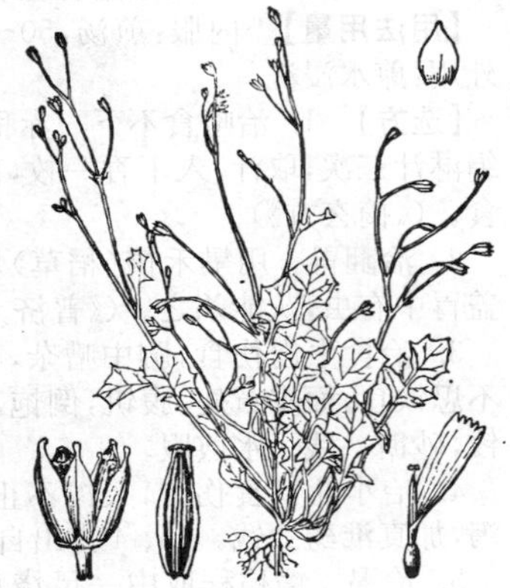

稻 槎 菜

生于田野、荒地、溪边、路旁等处。分布于东部沿海及中南等地。

【采收加工】 春、夏季采收，鲜用或晒干。

【药性】 苦，平。

1.《全国中草药汇编》："苦，平。"

2.《食物中药与便方》："苦，寒。无毒。"

【功用主治】 清热解毒，透疹。主治咽喉肿痛，痢疾，疮疡肿毒，蛇咬伤，麻疹透发不畅。

1.《全国中草药汇编》："清热凉血，消痈解毒。治喉炎，痢疾下血，乳痈。"

2.《福建药物志》："治蛇伤。"

3.《食物中药与便方》："发表透疹。"

【用法用量】 内服：煎汤，15～30 g；或捣汁。外用：鲜品捣敷。

【选方】 1. 治喉炎 （稻槎菜）全草 60 g。捣烂绞汁冲蜂蜜服，每日 3～4 次。

2. 治痢疾 （稻槎菜）鲜全草捣烂，酌加米泔水，布包绞汁 1 杯，煮沸，冲蜂蜜服。

3. 治乳痈初起 （稻槎菜）全草 30 g，鸭蛋 1 只。加水煮熟，食蛋服汁；另取鲜全草适量，加米饭捣烂外敷。（1～3 方出自《浙江药用植物志》）

4. 治小儿麻疹 （稻槎菜）全草 6～9 g。水煎代茶。能促使早透，防止并发症。（《食物中药与便方》）

5704 黎豆 lí dòu（《本草拾遗》）

【异名】 虎豆（《尔雅》郭璞注），狸豆（《古今注》），巴山虎豆、鼠豆（《植物名实图考》）。

【基原】 为豆科黎豆属植物头花黎豆的种子。

【原植物】 头花黎豆 *Stizolobium capitatum* (Sweet) O. Kuntze [*Mucuna capitata* Sweet; *Carpopogon capitatum* Roxb.] 又名：欇、虎櫐（《尔雅》），欇欇（《尔雅》郭璞注）。

一年生缠绕草本。全株被白色疏柔毛。三出复叶；顶生小叶宽卵形，长 6～9 cm，宽 4.5～7 cm，先端钝圆，有短尖，基部圆楔形，侧生小叶偏斜；小托叶刚毛状。总状花序短缩成头状，腋生；萼钟状，二唇形，下面一个萼齿较长，密被白色短硬毛；花冠深紫色，长 2.5～3 cm；雄蕊 10，二体，(9)+1；子房有棕色毛，花柱丝状，有白色短柔毛。荚果木质，条形，深棕色，长约 9 cm，宽约 1.5 cm，密被淡黄色短柔毛。种子灰白色，肾形，长约 1.5 cm，宽 1 cm，周围有围领状隆起的白色种阜。花、果期 10 月。

常为栽培。分布于江苏、安徽。

【采收加工】 秋后果实成熟时采收。

【药材】 黎豆 *Semen Stizolobii Capitati* 产于安徽、江苏等地。

性状 种子扁椭圆形或肾形，长约 1.4 cm，宽约 1 cm，厚约 6 mm。表面灰白色，有灰黑色斑纹，微皱缩，略具光泽，边缘有灰黑色种脐，长约 6 mm，宽约 1.5 mm，种脐上有类白色膜片状种阜残留。质坚硬。种皮薄而脆，子叶黄白色。气微，味淡，嚼之有豆腥气。

【成分】 含氨基酸：L-3，4-二羟基苯丙氨酸（L-3，4-dihydroxyphenylalanine），[1] 色氨酸，胱氨酸，甲硫氨酸[2]。

【药理】 1. 抗震颤麻痹 从黎豆中提取的 L-3，4-二羟基苯丙氨酸〔L-DOPA（I）〕400 mg/kg 灌胃或腹腔注射给小鼠能对抗震颤素引起的震颤[1]。

2. 抗电休克 L-DOPA（I）能使小鼠电休克阈值从 17.74±0.67 mA 升高到 20.50±1.10 mA[1]。

毒性 L-DOPA（I）给药后 0.5～1 h，小鼠表现为跳跃、甩尾、互相撕咬等中枢神经系统兴奋症状，最后呼吸衰竭死亡。解剖死亡小鼠发现肺部有明显充血。存活小鼠 4 h 后恢复正常。连续观察 7 d。冠氏法求得灌胃的 LD_{50} 为 2 990.48±128.95 mg/kg、腹腔注射的 LD_{50} 为 1 451.57±226.8 mg/kg[1]。

【药性】 甘、微苦，温。归肺、脾经。

1.《本草药性大全》："味甘，无毒。"

2.《纲目》："甘、微苦，温，有小毒。"

3.《食物考》："甘、苦。"

4.《本草撮要》："入手、足太阴经。"

【功用主治】 益气，生津。主治消渴。

1.《本草药性大全》："主消渴。"

2.《纲目》："温中，益气。"

3.《本草省常》："补中益气。"

【用法用量】 内服：煎汤，6～9 g；或煮食。

【宜忌】 1.《本草药性大全》："勿与盐煮食之。"

2.《纲目》："多食令人闷。"

5705 黎辣根 lí là gēn（《植物名实图考》）

【异名】 梨罗根（《中国树木分类学》），红点秤、一扫光、铁包金（《南宁市药物志》），山绿篱根（《浙江民间常用草药》），黎头根、琉璃根、土黄柏（《湖南药物志》），马灵仙（《南方主要有毒植物》），山六厘、山黄、六厘柴、癞痢柴（《浙江药用植物志》），苦李根（《广西药用植物名录》），拿蔃（广东）。

【基原】 为鼠李科鼠李属植物长叶冻绿的根、根皮。

【原植物】 长叶冻绿 *Rhamnus crenata* Sieb. et Zucc. [*Frangula crenata* (Sieb. et Zucc.) Miq.] 又名：钝齿鼠李（《台湾植物志》），长叶鼠李（《浙江药用植物志》）。

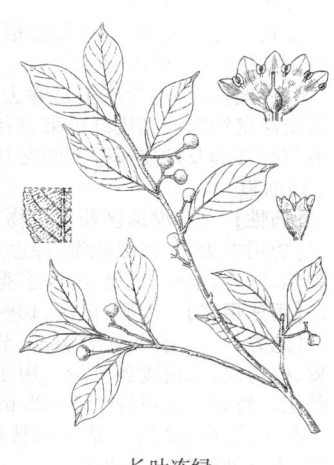

长叶冻绿

落叶灌木或小乔木，高7 m。幼枝带红色，被毛，后脱落。叶互生；叶柄长4～12 mm，被密柔毛；叶片纸质，倒卵状椭圆形、披针状椭圆形或倒卵形，长4～14 cm，宽2～5 cm，先端渐尖，或短急尖，基部楔形或钝，边缘具锯齿，上面无毛，下面被柔毛或沿脉被柔毛。聚伞花序腋生，总花梗长4～15 mm，被柔毛；花单性，异株，淡绿色或紫色；花萼5裂，裂片三角形与萼管等长，外面有疏微毛；花瓣5，近圆形，先端2裂；雄蕊5，与花瓣等长；子房上位，球形，无毛，3室，花柱不分裂，柱头不明显。核果球形，成熟时黑色或紫黑色，长5～6 mm。种子青灰色，无沟。花期5～8月，果期8～10月。

生于海拔2 000 m以下的山地林下或灌丛中。分布于中南、西南及福建、陕西、台湾。

【栽培】 生物学特性　喜温暖湿润的气候。对土壤要求不严，以排水良好的肥沃疏松的砂质壤土为好。稍耐旱，忌积水。

繁殖方法　种子繁殖。秋季果实由红变黑即成熟。选择成熟饱满作留种，翌年春季播种。直播或育苗移植。按行距40 cm开沟条播，种子粒距5～10 cm，覆细土0.5 cm，浇水保湿，出苗后需及时间苗。育苗移栽，在苗床上按行距15 cm条播，种子粒距3～5 cm，苗高30 cm以上时，即可按行株距40 cm×20 cm，开穴移植。

【采收加工】 秋后采收，鲜用或切片晒干。或剥皮晒干。

【成分】 根中含柯桠素(chrysarobin)，鼠李宁(rhamnin)A、B[1,2]。树皮含蒽醌类化合物：大黄素(emodin)，大黄素甲醚(physcion)，大黄酚(chrysophanol)及欧鼠李苷(frangulin)[3]。

【药理】 1. 对皮肤、黏膜的作用　柯桠素对皮肤、黏膜有刺激性。对皮肤的炎症反应与治疗效果是相平行的。能治疗牛皮癣，其作用机制可能是该药对皮肤角质蛋白有化学亲和力，能摄取其中的氧，而本身被氧化为氧化柯桠素。用其油膏可使皮肤或衣服染成棕紫色，因其有刺激性，应避免触及颜面，特别是眼[1,2]。

2. 其他作用　用犬的肝匀浆作试验，柯桠素能增强酸性磷酸单酯酶的活性[3]。

【药性】 苦、辛，平。有毒。

1.《湖南药物志》："辛，温。有毒。"

2.《广西本草选编》："味苦、涩，性寒。"

3.《全国中草药汇编》："苦、辛，平。"

4.《福建药物志》："苦，微寒。"

5.《浙江药用植物志》："苦，平。"

【功用主治】 清热解毒，杀虫利湿。主治疥疮，顽癣，疮疖，湿疹，荨麻疹，癞痢头，跌打损伤。

1.《植物名实图考》："杀虫，败毒。"

2.《湖南药物志》："祛风杀虫，去脾湿。主治疥疮，各种疮毒，肿病，癣，小儿蛔虫。"

3.《浙江民间常用草药》："祛湿，杀菌。治疥疮，癞痢头，烂脚疮。"

4.《广西本草选编》："杀虫止痒。主治皮肤湿疹，疥癣，脓疱疮。"

5.《浙江药用植物志》："祛暑解毒，杀虫。主治疥疮，癞痢头，牛皮癣，湿疹。"

6.《福建药物志》："清热凉血，解毒杀虫。主治紫癜，肺痈，荨麻疹，跌打损伤。"

【用法用量】 外用：煎水熏洗；或捣敷；或研末调敷；或磨醋擦患处。内服：煎汤3～5 g；或浸酒。

【宜忌】 本品有毒，以外用为主，内服宜慎。

1.《湖南药物志》："本品有毒，内服宜注意。"

2.《全国中草药汇编》："本品有毒，不可内服。"

【选方】 1. 治疥疮　①长叶冻绿根皮60～120 g。煎水洗，或浸酒服。（《湖南药物志》）②长叶鼠李根皮30 g研粉，生猪油适量，拌匀，纱布包裹，放火上烘热，涂搽患处。（《浙江药用植物志》）③长叶冻绿根二重皮、乌桕皮、杉树皮各15 g。研末。加火硝6 g，茶油60 g，调敷患处。（《福建药物志》）

2. 治癞痢头　山绿篱根9 g。水煎服；并煎汤洗擦患处。（《浙江民间常用草药》）

3. 治疮毒、癞子　黎罗根（黎辣根）、叶煎水外洗；或用根皮研末调茶油擦。（《恩施中草药手册》）

4. 治湿疹　长叶鼠李根30 g，花椒9 g，桉叶15 g。煎水外洗。

5. 治牛皮癣　长叶鼠李根皮适量，用醋浸渍3 d，过滤，每日擦搽3次，连续使用1个月左右。（4、5方出自《浙江药用植物志》）

6. 治癣　黎辣根全草30～60 g，松杨根30 g。共捣碎搽。（《湖南药物志》）

7. 治过敏性紫癜　鲜长叶冻绿根60 g，猪肉125 g。开水炖，早晚分服。（《福建药物志》）

8. 治小儿蛔虫　①黎辣根15 g煮浓汁，用汁煮鸡蛋1枚食。②黎辣根根皮12 g，苦楝子9枚，板蓝根9 g。水煎服。（《湖南药物志》）

5706 篑草 kuì cǎo（《福建药物志》）

【异名】 蒲草（《重庆草药》），咸水草（《全国中草药汇编》），野席草、席草仔（《福建药物志》）。

【基原】 为莎草科莎草属植物短叶茳芏的根或全草。

【原植物】 短叶茳芏 *Cyperus malaccensis* Lam. var. *brevifolius* Bocklr.

多年生草本，高80～150 cm。有长而木质化的匍匐根茎。秆直立，锐棱形，平滑。基部有叶片1～2，长不足

3 cm,宽 3～8 mm,平展,叶鞘长,棕色。苞片 3,叶状,其中 1 片发达,托着花序。聚伞花序复出;穗状花序松散,有小穗 5～10;小穗线形,长 5～10 mm,宽约 1 mm,有 10 余朵花,小穗轴具狭翅;鳞片排列疏松,长圆形,长约 2 mm,先端钝,无短尖,背面红棕色;雄蕊 3,花药线形,药隔突出;花柱短,柱头 3,细长。小坚果狭长圆状三棱形,与鳞片近等长,熟时黑褐色。花、果期 6～11 月。

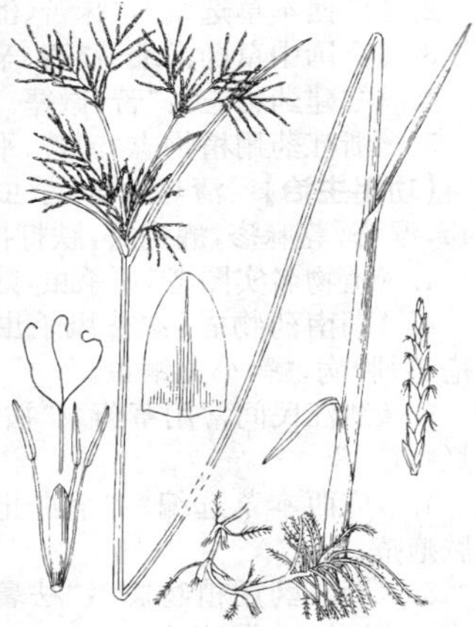

短叶茳芏

生于河旁、沟边、近水处。分布于江苏、浙江、福建、广东、广西、四川。

【采收加工】 夏、秋季采收,除去茎叶,晒干。

【药性】 淡,寒。

1.《重庆草药》:“凉,无毒。”

2.《全国中草药汇编》:“淡,寒。”

3.《福建药物志》:“淡,平。”

【功用主治】 清热凉血,利尿。主治风火牙痛,吐血,尿血,白带,小便不利。

1.《重庆草药》:“清火。治火症牙痛,白带。”

2.《全国中草药汇编》:“清热凉血,止血。主治吐血、尿血。”

3.《福建药物志》:“清热,利尿,解痉。主治小便不利、闭经、急惊风、牙痛。”

【用法用量】 内服:煎汤,10～30 g。

【选方】 1. 治火证牙痛 蒲草根、老虎姜、构树根、狗地芽根各 30 g,龙胆草 60 g。水煎炖猪蹄子,内服。

2. 治白带 鲜咸水草根(地下茎)500 g,炖鸡服。(1、2 方出自《重庆草药》)

5707 箭杆杨 jiàn gǎn yáng 〔《沙漠地区药用植物》〕

【异名】 钻天杨、白杨树(《沙漠地区药用植物》)。

【基原】 为杨柳科杨属植物箭杆杨的树皮或叶。

【原植物】 箭杆杨 *Populus nigra* L. var. *thevestina* (Dode) Bean [*P. thevestina* Dode]

大乔木,高 30～40 m。树皮灰白色,较光滑。枝向上直立,树冠塔形狭窄;小枝无毛,圆形。叶互生,较小,阔卵形或菱形,基部圆形或阔楔形,先端急尖,边缘具钝齿,表面深绿色,背面浅绿,无毛;萌枝叶长宽近相等。柔荑花序,有时出现两性花。蒴果 2 瓣裂,先端尖,果柄细长。花期 6 月,果期 6～7 月。

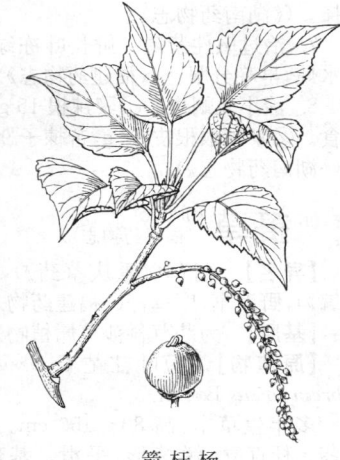

箭杆杨

西北各地广为种植。

【采收加工】 秋、冬季采剥树皮,晒干;夏季采叶,鲜用。

【药材】 箭杆杨 *Folium Seu Cortex et Caulis Populi Thevestinae* 产于华北。

性状 叶皱缩,展平后阔卵形,长 4～8 cm,宽 3～7 cm,边缘具细锯齿,并有半透明的狭边;叶长 4～8 cm,宽 3～7 cm,叶柄侧扁。气微,味微苦、涩。

树皮呈片状,厚 1～2.5 mm。外表面粗皮多已除去,淡黄或淡黄棕色,内表面淡黄色,光滑,有细密纵向纹理。断面裂片状。气微,味淡。

鉴别 皮解离组织:纤维梭形,胞腔线形,石细胞不规则形,壁厚,壁孔、壁沟明显。

树皮横切面:木栓层多已除去。皮层薄,韧皮部由筛管、韧皮薄壁细胞及韧皮纤维束、石细胞组成。石细胞、晶纤维束与筛管群及韧皮薄壁细胞交互排列呈环带。韧皮射线为 1 列细胞。

【药性】《沙漠地区药用植物》:“味苦,性寒。”

【功用主治】 祛风除湿,凉血解毒。主治风湿痹痛,脚气肿痛,肝炎,痢疾,烧烫伤,疥癣秃疮。

【用法用量】 内服:煎汤,10～15 g。

【选方】 1. 治大骨节病,关节炎 (钻天杨)树皮、柳树皮、槐树皮、桑树皮各等量。用 45%乙醇浸泡 24 h 后,过滤备用。每日 3 次,每次 15～25 ml,口服。

2. 治烧伤,烫伤 钻天杨枝适量,烧成灰,加入冰片少许,用香油调匀。涂患处。

3. 治疥癣秃疮 钻天杨皮炒炭,香油调涂,每日数次,或钻天杨皮、花熬膏外用。

4. 治高血压病 钻天杨皮(干)30 g。水煎服。

5. 治肝炎,痢疾 钻天杨皮鲜品 60～120 g。煎服。

6. 治骨结核 钻天杨叶捣烂,外敷。(1～6 方出自《沙漠地区药用植物》)

5708 僵蛹 jiāng yǒng 〔《中草药通讯》,1972,(6):5〕

【基原】 为蚕蛾科蚕属动物家蚕蛾的蚕蛹经白僵菌 *Beauveria bassiana* (Bals.) Vaillant 发酵的制成品。

【原动物】 参见“原蚕蛾”条。

【制法】 取白僵菌在 25～28 ℃下经斜面培养 10～12 d,再将菌种用煮茧液作液体扩大培养,在摇床上振荡 36 h 左右,使菌液呈均匀混浊状,即可接蛹。另将蚕蛹洗净、烘干、破碎后,作为发酵底物,接种上述菌液。在 25～28 ℃下,经过封闭培养或半裸露培养 2～3 d,再经浅盘裸露培养 5～7 d,使蚕蛹产生孢子而呈白色或白中带黄色,即成僵蛹。然后灭菌(90～100 ℃,2～3 h),烘干。

【药材】 僵蛹 *Pupa Bombycis Batryticatus* 主产于浙江、江苏、四川等地。

性状 本品呈不规则块状。表面白色或黄白色。质轻脆,易碎。有霉味及特异的腥气。

【成分】 含甾体激素类:1,4-二烯雄甾烷-3,17-二酮(androsta-1,4-diene-3,17-dione)[1];生物碱类:4-羟基-2-(N-吲哚)丁烷〔4-hydroxy-2-(N-indolinyl) butane〕[2];环肽化合物:beauvericin,beauvericin A、B。还含 2-羟基-三甲基戊酸(2-hydroxy-3-methylpentanoic acid)[3],血小板抑制

剂(bassiatin)[4]。

【药理】 1. 抗惊厥 僵蛹水煎剂 20 g/kg 给小鼠灌胃,可显著对抗番木鳖碱 0.65 mg/kg 引起的强直性惊厥。其抗惊厥有效成分可能为草酸铵[1]。

2. 抗肿瘤作用 50%僵蛹水煎液以 0.2 ml/只给小鼠灌胃或 30%水煎液 0.18 ml/只皮下注射,对小鼠肉瘤 S_{180} 有显著抑制作用[2]。

3. 抑菌作用 对金黄色葡萄球菌、大肠杆菌、铜绿假单胞菌等都有抑制作用[2]。

毒性 僵蛹水煎剂给小鼠灌胃的 LD_{50} 为 44.5±1.4 g/kg。剂量为 35 g/kg 时,开始出现毒性症状,表现为活动减少,部分动物紫绀甚至死亡[1]。

【功用主治】《山东药用动物》:"僵蛹,现作僵蚕的代用品,对流行性腮腺炎、慢性支气管炎、癫痫、高脂血症、脂肪肝、大脑发育不全、痉挛性瘫痪有一定疗效。"

【用法用量】 内服:研末,1.5~6 g;或制成片剂用。

【选方】 1. 治癫痫 僵蛹粉(或僵蛹片,每片 0.3 g),每次 0.9~1.5 g(最大量可达 2.4 g),每日 2~3 次,连用 2~3 月为 1 个疗程。

2. 治流行性腮腺炎,慢性支气管炎 僵蛹 150 g,蚕沙、陈皮各 30 g,共制成片剂,每片 0.3 g。3 岁以下每服 1 片,4~5 岁每服 1.5 片,6~8 岁每服 2 片,9~12 岁每服 3 片,成人每服 6~8 片,每日 3 次,温开水送服。(1、2 方出自《山东药用动物》)

【临床报道】 1. 治疗癫痫 用僵蛹片,成人每日 20~30 片,分 3 次服,连服 15 d 为 1 个疗程。服药半年后如无发作,即逐渐减少至 1/3 剂量作为维持量,连服 1~2 年以上。治疗 100 例,结果显效 26 例,进步 51 例,无效 23 例,总有效率 77%。经初步观察,本品对原发性癫痫,大发作型,年龄在 30 岁以下,病程在 4 年以内者效果较好[1]。

2. 治疗流行性腮腺炎、荨麻疹 用僵蛹片,成人每日 20~30 片,分 3 次服,连服 7 d 为 1 个疗程,治疗流行性腮腺炎 51 例,有效 43 例,一般服药 1~2 d 退热,2~3 d 消肿;治疗慢性支气管炎 94 例,服药后咳嗽减轻及痰液变稀者 70 例,但远期疗效较差;治疗荨麻疹 32 例,服药 7 d 后,7 例未见复发,11 例明显减轻,14 例效果不明显[2]。

5709 鲢鱼 lián yú (《纲目》)

【异名】 鲊(《诗经》),鲊鱼、白鲊(《埤雅》),白脚鲢(《医林纂要》),鲢子(《广雅疏证》),白鲢、洋胖子(《中国经济动物志》),白叶(《中国药用动物志》)。

【基原】 为鲤科鲢属动物鲢鱼的肉。

【原动物】 鲢鱼 *Hypophthalmichthys molitrix* (Cuvier et Valenciennes)

体侧扁而稍高,腹部狭窄,腹棱自胸鳍直达肛门。头大,约为体长的 1/4。吻短钝圆,口宽。眼小,位于头侧中轴之下。咽头齿 1 行,草履状而扁平。鳃耙特化,愈合成一半月形海绵状过滤器。体被小圆鳞。侧线鳞 $108\frac{28\sim32}{16\sim20\sim V}120$,广弧形下弯。背鳍 3,7,无硬刺,较短,其起点距吻端与尾鳍基约相等。臀鳍 3,12~13,中等长,起点在背鳍基部后下方。胸鳍 7,8,下侧位,可伸达或略超过腹鳍基部。腹鳍 1,7~8,起点距胸鳍比距臀鳍为近,长不达肛门。尾鳍深叉状。腹腔大,腹膜黑色。鳔 2 室,前室长而膨大,后室末端小而呈锥形。体背侧面暗灰色,下侧银白色,各鳍淡灰色。喜生活于水的上层。

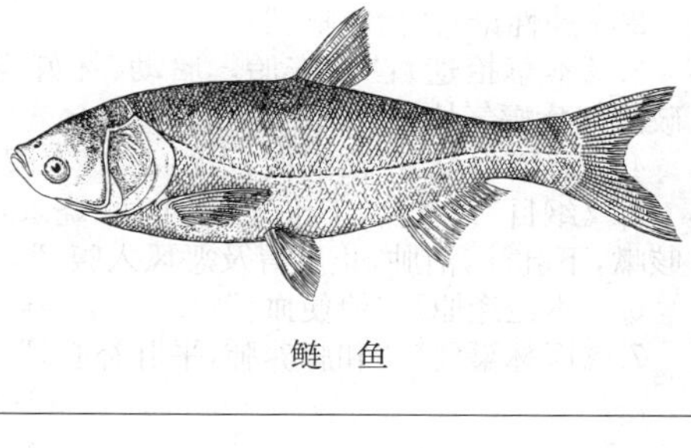

鲢 鱼

常栖息于江河、湖泊及其附属水体中肥育。主要分布于长江、珠江、黄河、黑龙江等水域。

【采收加工】 四季均可捕捞,捕得后,除去鳞片及内脏,鲜用。

【药材】 鲢鱼 *Musculus Hypophthalmichthydis Molitricis* 全国大部分地区均产。

性状 本品体长约 60 cm,体侧扁,呈纺锤形,鳞细小,背部及头的上部灰绿色,体侧和腹面银白色。背鳍和尾鳍与背面同色。其他各鳞色浅,并稍带黄色。尾深叉状。鳃耙愈合为一半月形海绵状过滤器。

【成分】 全鱼每 500 g 中可食部分 260 g,其中水分 176 g,蛋白质 55.8 g,脂肪 14.4 g,灰分 3.6 g,钙 84 mg,铁 3.6 mg。含多种氨基酸,牛磺酸(taurine),黄嘌呤(xanthine),ADP,ATP,肌苷(inosine),肌苷酸(inosineacid),类胡萝卜素(carotenoid),鸡油菌黄质(canthaxanthin),异玉蜀黍黄质(isozeaxanthin),叶黄素(lutein),蒲公英黄质(taraxanthin)[1]。含二甲胺(dimethylamine),甲基胺(methylamine),异丁基胺(isobutylamine),乙基胺(ethylamine),二乙胺(diethylamine)[1,2],二十碳五烯酸(eicosapentaenoic acid),二十二碳六烯酸(docosahexaenoic acid)[3],核黄素(riboflavin),硫胺素(thiamin),烟酸(niacin)[4],胆甾醇(cholesterol),三酰甘油(triglyceride),磷脂(phospholipid)[5]。

【药性】 甘,温。归脾、胃经。

1.《纲目》:"甘,温,无毒。"

2.《东医宝鉴》:"性平。"

3.《本草求真》:"入脾、肺。"

【功用主治】 温中益气,利水。主治久病体虚,水肿。

1.《纲目》:"温中益气。"

2.《药性切用》:"调中益气。"

3.《随息居饮食谱》:"暖胃,补气,泽肤。"

4.《中国动物药志》:"利水。主治久病体虚,水肿。"

【用法用量】 内服:煮食,100~250 g。

【宜忌】 患痘疹、疟疾、痢疾、目疾及疮疡者慎服。

1.《纲目》:"多食令人热中发渴,或发疮疥。"

2.《随息居饮食谱》:"痘疹、疟、痢、目疾、疮家皆忌之。"

5710 鲤鱼 lǐ yú (《本经》)

【异名】 赤鲤鱼(《尔雅》郭璞注),赪鲤(《埤雅》),鲤拐子、鲤子(《中国经济动物志·淡水鱼类》)。

【基原】 为鲤科鲤属动物鲤的肉或全体。

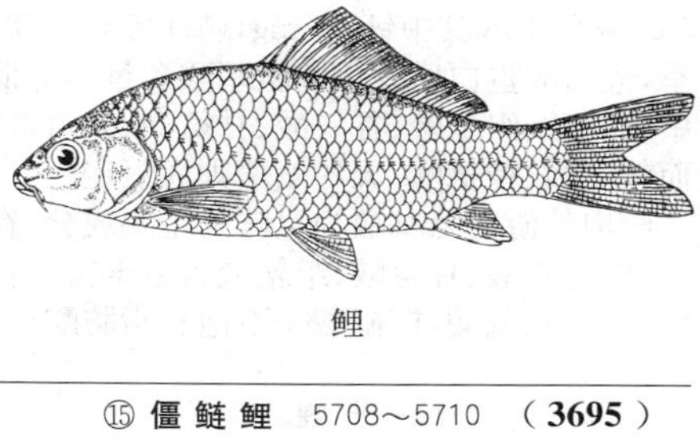

鲤

【原动物】 鲤 *Cyprinus carpio* Linnaeus

体呈纺锤形，侧扁，腹部圆。头宽阔。吻钝。口端位，呈马蹄形。须2对。眼小，位于头纵轴的上方。下咽齿3行，内侧的齿呈臼齿形。鳞大，侧线鳞33 $\frac{5\sim6}{5\sim6}$39。鳃耙一般为18～22。背鳍3，15～21，第3硬刺坚强，后缘有锯齿。臀鳍3，5。第三硬刺后缘也有锯齿。身体背部呈纯黑色，侧线的下方近金黄色，腹部淡白色。背、尾鳍基部微黑，雄鱼尾鳍和臀鳍橙红色。

多栖息于江河、湖泊、水库、池沼的松软底层和水草丛生处。除西藏以外，各地均有分布。

本动物的脑髓（鲤鱼脑）、眼球（鲤鱼目）、皮（鲤鱼皮）、血液（鲤鱼血）、肠子（鲤鱼肠）、牙齿（鲤鱼齿）、胆囊（鲤鱼胆）、脂肪（鲤鱼脂）、鳞片（鲤鱼鳞）亦供药用，另设专条。

【养殖】 生活习性　为中下层鱼类，栖息于淡水各种水域中。杂食性，吃小型动、植物和浮游生物、腐屑、人工饲料。水温在10℃以上开始摄食，随水温升高，摄食量增加；秋季为越冬积蓄体脂而大量摄食，繁殖季节，食量减少，直到产卵结束。在天然水域中的鲤鱼最大可长于到20 kg，3龄之内生长快，3龄以后生长变慢。

养殖技术　雄鱼1年性成熟，雌鱼2年性成熟，寒冷的北方比南方性成熟较晚。流水或静水中均可产卵，卵量达几十万粒。黏性卵，受精卵3～5 d可孵化出鱼苗。人工养殖时，为了使亲鱼发情、交尾、产卵、孵化的时间集中，做到同期化，多采用外缘激素（如垂体激素等）对亲鱼催情，我国南北各地养鱼场都普遍应用。初生的鱼苗称为"水花"；经过15 d饲养，长至2 cm长时称为"乌仔头"；长至3 cm以上称为"夏花"；再经3～5个月长至10～17 cm时的鱼种，称为"秋片"或"秋花"；冬季出塘的鱼种，称为"冬片"或"冬花"；第二年春季出塘的鱼种，称为"春片"或"春花"，以上统称为1龄鱼种或仔口鱼种。春片鱼种再经1年饲养，长至50～500 g时称为"老口鱼种"或"过池鱼种"。

饲养管理　人工养殖鲤鱼有池塘养鱼、水库养鱼、湖泊养鱼、沟汊养鱼，还有网箱养鱼、流水养鱼等多种方法。当前提倡大水面池塘放养大规格鱼种，成活率高，生长快，经济效益明显。放养鱼苗的池塘多在冬季平整修补、消毒、冷冻和日晒，以清除病害和野杂鱼。在放养前7～8 d向池内注入新水50～60 cm刻度，并在池角堆放有机肥料，培育适口鱼饵。鱼苗放养按每亩投放15万～20万尾。放养后可每日投洒豆浆、草浆以及用大草沤肥，投入发酵粪肥和适当施入化肥以培养浮游生物。鱼苗长到3 cm成为夏花后要拉网分塘稀养，也可作商品出售。夏花饲料可投放浮萍、豆饼、糠麸以及青草等。成鱼可利用池塘精养，在养殖技术上综合强化，贯彻"水、种、食、密、混、轮、防、管"八字方针，增产增值。并可利用网箱养鲤、流水养鲤、稻田养鲤等多种形式。鲤鱼在水库、池沼中饲养，捕捞较难。

【采收加工】 鲤鱼可用网捕、钓钩捕等。多为鲜鱼入药。

【成分】 鲤肉每100 g约含水分77 g，蛋白质17 g，脂肪5 g，灰分1 g（其中钙25 mg，磷175 mg，铁1.6 mg）。在冬季，鲤肉的蛋白质及一些氨基酸含量均降低，在肌肉水提物中胱氨酸、组氨酸、谷氨酸、甘氨酸、α-丙氨酸、肌氨酸减少，而赖氨酸、精氨酸、天冬氨酸则尚恒定[1]。

鲤肉的游离氨基酸为呈味的主要成分，在10余种游离酸中，以谷氨酸、甘氨酸、组氨酸为最丰富。含饱和脂肪酸：硬脂酸，肉豆蔻酸，棕榈酸。不饱和脂肪酸有油酸，亚油酸，亚麻酸[1,2]。多不饱和脂肪酸有二十碳五烯酸（EPA）和二十二碳六烯酸（DHA）[3]。肌肉还含核黄素，烟酸，维生素A、B_1、B_2，组织蛋白酶（cathepsin）A、B及C[1,2]。

【药理】 1. 降血脂，抗血栓　鲤鱼为淡水鱼，其资源丰富，现已作为提取二十碳五烯酸（EPA）和二十二碳六烯酸（DHA）的主要原料[1]。其EPA和DHA主要药理作用有降血脂，抗血栓，降低血液黏度，对抗ADP诱导的血小板聚集。详见"马面鲀"[1]。

2. 延缓衰老　（1）清除自由基　鲤鱼精巢DNA对Cu^+-Vit-H_2O_2发光体系产生的羟自由基具有显著的消除作用[2]。鲤鱼精巢DNA对大鼠腹腔多形核白细胞呼吸爆发或产生的氧自由基具有显著的清除作用。鲤鱼精巢DNA对DPPH具有显著消除作用。因此，鲤鱼精巢DNA对机体自由基的清除作用是延缓衰老作用的重要机制之一。

（2）提高抗氧化酶的活性　鲤鱼精巢DNA可明显提高自然衰老小鼠体内SOD、CAT、GSH-Px等抗氧化酶的活性，120 mg/kg时，鲤鱼精巢DNA对老年小鼠红细胞中SOD活性的提高率为38.4%；对老年小鼠红细胞中H_2O_2的分解速度比同等剂量的Vit E加快，说明鲤鱼精巢DNA能提高CAT活性；同等剂量的鲤鱼精巢DNA和Vit E对老年小鼠红细胞中GSH-Px活性的提高率相当[2]。

（3）抗脂质过氧化　鲤鱼精巢DNA在体外能抑制组织匀浆自发的或由Fe^{2+}-cysteinec体系激发的脂质过氧化作用，小鼠口服鲤鱼精巢DNA 15 d后，其心、肝和脑中MDA明显降低，对小鼠脑和肝中LPO的产生具有明显的抑制作用[3]。

（4）其他作用　小鼠服用鲤鱼精巢DNA后，对动物体内自身DNA的损伤具有明显的保护作用[4]。鲤鱼精巢DNA对果蝇和小鼠的生存寿命具有显著的延长作用[4]。

毒性　实验发现，鲤鱼精巢DNA的毒性较小，为实际无毒级物质[5]。

【药性】 甘，平。归脾、肾、胃、胆经。

1.《别录》："味甘。"

2.《药对》："平。"

3.《食性本草》："无毒。"

4.《日华子》："凉，有毒。"

5.《嘉祐本草》："寒。"

6.《雷公炮炙药性解》："入脾、肺、肝三经。"

7.《本草再新》："入肝、肺、肾三经。"

8.《本草撮要》："入手足太阴、少阴经。"

9.《本草用法研究》："入肺、脾、膀胱三经。"

【功用主治】 健脾和胃，下气利水，通乳，安胎。主治胃痛，泄泻，水湿肿满，小便不利，脚气，黄疸，咳嗽气逆，胎动不安，妊娠水肿，产后乳汁稀少。

1.《别录》："主咳逆上气，黄疸，止渴；生者主水肿脚满，下气。"

2.《药性论》："治咳嗽。"

3.《本草拾遗》："主安胎。胎动、怀妊身肿，为汤食之。破冷气痃癖气块，横关伏梁。"

4.《滇南本草》："治痢疾，水泻，冷气存胃。"

5.《纲目》："煮食，下水气，利小便；烧末，能发汗，定气喘咳嗽，下乳汁，消肿，止反胃及恶风入腹。"

6.《本经逢原》："治便血。"

7.《医林纂要》："和脾养肺，平肝补心。"

8.《得配本草》:“止肠澼,散血滞。”

9.《随息居饮食谱》:“涤饮,治妊娠子肿,敷痈肿,骨疽。”

【用法用量】 内服:蒸汤或煮食,100～240 g。外用:烧灰,醋调敷。

【宜忌】 风热者慎服。

1.《本草衍义》:“食之,多发风热。”

2.《饮膳正要》:“天行病后不可食,有宿瘕者不可食。”

【选方】 1. 治久痢噤口,病势欲绝 金丝鲤鱼一尾,如常治净,用盐、酱、葱、胡椒末煮食。(《鲟溪单方选》)

2. 治老人水气病,身体肿,闷满气急,不能食,皮肤欲裂,四肢常疼,不可屈伸 鲤鱼十两,葱白一握,麻子一升(熬,细研)。以水滤麻子汁和煮作臛,下五味椒、姜,调和,空心时渐食之。(《安老怀幼书》鲤鱼臛)

3. 治单腹胀 用大鲤鱼一个,巴豆四十粒,将鱼剐了,将鱼脊割开两刀,将巴豆下在两刀路合住,用纸包裹,慢火烧熟,去豆食鱼,米汤下。(《万病回春》化龙丹)

4. 治慢性肾炎 鲜大鲤鱼 500 g 1 条(去鳞及内脏),醋 30 g,茶叶 6 g。共放入锅内加水炖熟,空腹吃(1 次吃不完,可分 2 次)。(《全国中草药汇编》)

5. 治妊娠内伤动胎,腹里疠痛 鲤鱼一头(重一斤者,去鳞鬣及肠胃,细切,去骨),苎根二两(干者净洗,锉),糯米五合。上以水三碗,先煎苎根,取汁二碗,去滓,下米并鱼,煮粥入五味,空腹食之。(《普济方》鲤鱼粥)

6. 治产后乳汁不足 鲤鱼 200 g,木瓜 250 g。煎汤吃。

7. 治妇女月经不调,腰痛,心慌头昏 鲜鲤鱼 250 g,当归 15 g,赤小豆 50 g,生姜少许,米酒适量。共煎汤服之。(6、7 方出自《常见药用动物》)

8. 治产后腹痛 赤鲤鱼烧灰,酒调服之。(《普济方》)

9. 治肺痈已成未成,胸中隐痛,咯吐脓血 金色活鲤鱼一尾(约四两重),贝母一钱。先将鲤鱼连鳞剖去肚肠,勿经水气,用贝母细末掺在鱼肚内,线扎之。用上白童便半大碗,将鱼浸童便内,重汤炖煮,鱼眼突出为度。少顷取出,去鳞、骨,取净鱼肉浸入童便内炖热。肉与童便作二三次一日食尽。(《外科正宗》金鲤汤)

10. 治凡肿毒已溃未溃 鲤鱼烧灰,醋调涂。以差为度。(《卫生易简方》)

11. 治阴中生虫,亦治茄子疾 大鲤鱼一个,去头、皮,入硫黄一两。黄泥固,用火煅烟尽,为末,米糊丸,如桐子大。每服二十丸,温酒下。(《济阴纲目》硫鲤丸)

12. 治诸癞风等疾 鲤鱼一斤,治净,明矾末四两,醃一两,日煎吃。(《普济方》)

【临床报道】 1. 治疗妊娠水肿 红鲤鱼 1 条(250 g 左右),茯苓 60 g。先把鲤鱼洗净去鳞,除掉鱼鳃和内脏。加入茯苓及清水 1 000 ml,用文火煎成 500 ml,分 2 次温服。每日 1 剂,连服 20 d。共治疗 135 例,治愈 50 例,显效 50 例,好转 30 例,无效 5 例。总有效率达 96.2%[1]。

2. 治疗四肢创伤性水肿 鲤鱼 400～500 g,冬瓜皮 100～200 g,鲤鱼去肠杂,留鳞与冬瓜皮同煮,不放盐,煮至汤成白色。起汁,去渣喝汤,一次喝完,每日 2～3 次。对 160 例创伤性水肿患者,在常规治疗的基础上,加服鲤鱼冬瓜皮汤治疗,其中骨折 89 例,挫伤 35 例,关节脱位 26 例,韧带损伤 10 例,临床均取得了满意疗效,且未发现毒副作用[2]。

【各家论述】 1.《本草衍义》:“鲤鱼,《素问》曰,鱼热中。王叔和曰,热即生风。食之所以多发风热,诸家所解并不言。《日华子》云鲤鱼凉,今不取,直取《素问》为正。万一风家更使食鱼,则是贻祸无穷矣。”

2.《纲目》:“鲤,其功长于利小便,故能消肿胀、黄疸、脚气、喘嗽、湿热之病。作鲙则性温,故能去痃结冷气之病。烧之则从火化,故能发散风寒,平肺通乳,解肠胃及肿毒之邪。”

3.《本草经疏》:“鲤鱼,禀阴极之气,故其鳞三十六,阴极则阳复。故《素问》言:鱼热中。其气味虽甘平,然多食能令人发风热也。甘可以缓,故主咳逆上气,止渴。阴中有阳,能从其类以导之,故能利小便,使黄疳(疸)水肿、脚气俱消也。”

5711 鲤鱼目 lǐ yú mù (《本草拾遗》)

【异名】 鲤鱼眼睛(《食疗本草》)。

【基原】 为鲤科鲤属动物鲤 *Cyprinus carpio* Linnaeus 的眼球。

【原动物】 参见“鲤鱼”条。

【采收加工】 将鲤鱼杀死后,取出眼球,晾干。

【功用主治】 1.《食疗本草》:“治刺在肉中,中风,水肿痛。”

2. 姚可成《食物本草》:“主刺疮,伤风、伤水作肿。”

【用法用量】 外用:烧灰敷。

5712 鲤鱼皮 lǐ yú pí (《新修本草》)

【基原】 为鲤科鲤属动物鲤 *Cyprinus carpio* Linnaeus 的皮。

【原动物】 参见“鲤鱼”条。

【采收加工】 将鲤鱼杀死后,取皮,晾干。

【成分】 主要含蛋白质、脂肪等。此外,尚含叶黄素(lutein)及 1 种类似于喇蛄素(astacene)的红色色素。从绯鲤(红色鲤)中曾分离出叶黄素酯(lutein ester),α 及 β-皮黄质酯(α and β-doradexanthin ester),虾黄质(staxanthin)[1]。

【功用主治】 安胎,止血。主治胎动不安,胎漏,骨鲠。

《新修本草》:“主瘾疹。”

【选方】 治胎动腹痛或胎漏 鲤鱼皮、酒当归、白芍、熟地、阿胶、酒川断、川芎、炙草等分。每粗末四钱加苎根少许,姜五片,水煎。(《妇科玉尺》如圣汤)

5713 鲤鱼血 lǐ yú xuě (《新修本草》)

【基原】 为鲤科鲤属动物鲤 *Cyprinus carpio* Linnaeus 的血液。

【原动物】 参见“鲤鱼”条。

【采收加工】 剖杀鲤鱼时取血,鲜用。

【成分】 幼鲤的血红蛋白冬季较春季为低。凝血活性不如哺乳动物,凝血酶原的转化常不完全。在冬季饥饿时,血清蛋白减少,如长期饥饿可减到 1.98%～2.0%。血清蛋白含清蛋白(albumin)和 α、β、γ-球蛋白(globulin),它们电泳性质与兔相似;在电泳时,α-球蛋白有 4 个区分,β-球蛋白有 2 个区分,γ-球蛋白有 1 个区分。在 3 月性成熟时,血中钠、氯量,雄者多于雌者,而钾、钙及总蛋白质量雌者多于雄者[1]。

【功用主治】 解毒消肿。主治小儿火丹,口唇肿痛,口眼喎斜。

《新修本草》:“主小儿丹肿及疮。”

【选方】 1. 治小儿火丹赤如朱,走皮中 鲤鱼血敷之。(《千金方》)

2. 治唇黑肿,疼痛不可忍 鲤鱼血磨墨涂之。(《圣惠方》)

3. 治口眼歪斜　鲤鱼血、白糖各等分。搅匀后涂之，向左歪涂右，向右歪涂左。(《吉林中草药》)

5714 鲤鱼肠 lǐ yú cháng (《新修本草》)

【基原】 为鲤科鲤属动物鲤 *Cyprinus carpio* Linnaeus 的肠子。

【原动物】 参见"鲤鱼"条。

【采收加工】 将鲤鱼剖腹取肠，鲜用。

【功用主治】 解毒，敛疮。主治聤耳，痔瘘，肠痈。

1.《新修本草》："主小儿肌疮。"

2.《纲目》："主聤耳有虫，痔瘘有虫。"

【选方】 治耳聋有脓，不瘥，有虫　鲤鱼肠一具(切)，酢三合。上二味和捣，帛裹内耳中，两食顷当闷痛，有白虫著药，去之，更入新者，虫尽乃止。(《千金方》)

5715 鲤鱼齿 lǐ yú chǐ (《别录》)

【基原】 为鲤科鲤属动物鲤 *Cyprinus carpio* Linnaeus 的牙齿。

【原动物】 参见"鲤鱼"条。

【采收加工】 杀死鲤鱼，取其齿，晾干。

【功用主治】 利水通淋。主治淋证，小便不通。

1.《别录》："主石淋。"

2.《日用本草》："主五淋。"

【选方】 1. 治石淋　鲤鱼齿一升，贝齿一升。捣筛，以三岁苦酒和，分为三服。宿不食，旦服一分，日中服一分，暮服一分。(《外台》引集验方)

2. 治卒淋　鲤鱼齿烧灰，酒服方寸匕。(《养生必用方》)

3. 治小便不通　鲤鱼齿烧灰，末，酒服方寸匕，日三。(《千金方》)

5716 鲤鱼胆 lǐ yú dǎn (《本经》)

【基原】 为鲤科鲤属动物鲤 *Cyprinus carpio* Linnaeus 的胆囊。

【原动物】 参见"鲤鱼"条。

【采收加工】 将鲤鱼杀死后，取出胆囊，晾干或鲜用。

【成分】 除胆汁一般常有的胆汁酸(bile acid)、胆汁色素(bile pigment)、脂类(lipids)等外，尚含鲤胆甾醇(cyprinol)。在鲤体中，胆甾醇可变为鲤甾醇。还含别鹅脱氧胆酸(allochenodeoxycholic acid)[1]。

【药性】 苦，寒。有毒。归肝、心经。

1.《本经》："味苦，寒。"

2.《别录》："无毒。"

3.《药性论》："味大苦。"

4.《本草经疏》："走厥阴。"

【功用主治】 清热明目，退翳消肿，利咽。主治目赤肿痛，青盲障翳，咽痛喉痹。

1.《本经》："主目热赤痛，青盲，明目。久服强悍益志气。"

2.《药性论》："治赤肿翳痛，小儿热肿。"

3.《食疗本草》："除目中赤及热毒痛。"

4.《本草拾遗》："主耳聋。"

5.《日用本草》："治作痒流泪。"

6.《医学入门》："治白翳，咽喉痹痛。"

【用法用量】 内服：入丸、散，1～2.5 g。外用：汁点、涂。

【宜忌】 本品有毒，不宜吞服较大鱼胆，肝、肾功能不全者禁服。

【选方】 1. 治眼飞血赤脉及痛　鲤鱼胆五枚，黄连(去须，捣为末)半两。上二味，取胆汁调黄连末，纳瓷合盛，于饭上蒸一次，取出，如干，即入少许蜜，调似膏。日五七度，涂敷目眦。(《圣济总录》鱼胆敷眼膏)

2. 治内障眼　鲤鱼胆同脑子研匀，贴太阳穴。(《卫生易简方》)

3. 治喉痛　鲤鱼胆汁熬干研末，加少许元明粉、冰片调匀，吹喉头，每日 2～3 次。(《海洋药物民间应用》)

4. 治沈唇疮　鲤鱼胆一枚。上一味，取汁磨墨相和，涂之。(《圣济总录》)

5. 治慢性中耳炎　将耳内脓汁擦净，然后将鲜鲤鱼胆汁滴入耳中，用棉填塞耳孔，每日 1 次。(《全国中草药汇编》)

6. 治阴痿　雄鸡肝一具，鲤鱼胆四枚。上二味，阴干百日，末之，雀卵和，吞小豆大一丸。(《千金方》)

7. 治男子茎肿　用鲤鱼胆敷。(《调燮类编》)

5717 鲤鱼脂 lǐ yú zhī (《食疗本草》)

【基原】 为鲤科鲤属动物鲤 *Cyprinus carpio* Linnaeus 的脂肪。

【原动物】 参见"鲤鱼"条。

【采收加工】 杀死鲤鱼后取出脂肪，鲜用或炼油。

【成分】 鲤鱼 500 g 含脂肪 15.8 g，即 3.16%。鲤脂稍有绿黄色荧光，约含游离脂肪酸 6.95%。脂肪中的脂肪酸，饱和者有硬脂酸(stearic acid)及少量肉豆蔻酸(myristic acid)，棕榈酸(palmitic acid)；不饱和者有亚油酸(linoleic acid)，油酸(oleic acid)，可能尚有亚麻酸(linolenic acid)[1]。

【功用主治】 定惊止痫。主治小儿惊痫。

1.《食疗本草》："主诸痫。"

2.《日华子》："治小儿痫疾，惊忤。"

5718 鲤鱼脑 lǐ yú nǎo (《本草经集注》)

【基原】 为鲤科鲤属动物鲤 *Cyprinus carpio* Linnaeus 的脑髓。

【原动物】 参见"鲤鱼"条。

【采收加工】 将鲤鱼杀死后，取出脑髓，鲜用。

【成分】 主要成分为水分、蛋白质、脂类等。此外，每 100 g 新鲜脑组织含维生素 C 8.30 mg[1]。

【功用主治】 明目，聪耳，定痫。主治青盲，暴聋，久聋，诸痫。

1.《新修本草》："主诸痫。"

2.《日华子》："治暴聋。"

3.《纲目》："治青盲。"

【用法用量】 外用：溶化灌耳，或捣烂点眼。内服：煮食，适量。

【选方】 1. 治耳聋有脓，不瘥，有虫　捣桂和鲤鱼脑，(绵裹)纳耳中，不过三四度。(《千金方》)

2. 治耳聋久不瘥　鲤鱼脑髓二两，粳米三合。煮粥，以五味调和，空腹食之。(《圣惠方》鲤鱼脑髓粥)

3. 治肾热耳聋，有脓血溜，日夜不止　鲤鱼脑一枚，鲤鱼肠一具，乌麻子一升。上三味，先捣乌麻令碎，次入二味相和，微火熬。以暖布裹薄耳，两食顷开之，当有白虫出，复更作药。若两耳并脓，分药于两耳中用。若一耳，即于一面薄之。(《圣济总录》)

4. 治眼青盲　鲤鱼脑一枚，鲤鱼胆一枚。上件药，相和调匀，日三四度点之。（《圣惠方》）

5719 鲤鱼鳞 lǐ yú lín（《食疗本草》）

【基原】　为鲤科鲤属动物鲤 *Cyprinus carpio* Linnaeus 的鳞片。

【原动物】　参见“鲤鱼”条。

【采收加工】　将鲤鱼杀死后，刮取鳞片，晒干。

【功用主治】　散血，止血。主治血瘀吐血、衄血、崩漏，带下，产后瘀滞腹痛，痔瘘。

1.《食疗本草》：“主破产妇滞血。”

2.《医学入门》：“主产后血滞腹痛。”

3.《纲目》：“治吐血，崩中，漏下，带下，痔瘘，鱼鲠。”

4.《会约医镜》：“治产后血迷血晕，败血不止。”

【选方】　1. 治产伤尿脬，茶水入口即尿　大鲤鱼一尾只取鳞，用油炸，令酥脆，加盐、醋、姜、葱拌匀，蒸食之。（《疑难急症简方》）

2. 治诸鱼骨鲠在喉中　鲤鱼皮鳞不拘多少，烧灰研细。每服二钱匕，新汲水调下，未出更服。（《圣济总录》鱼鳞散）

3. 治痔漏　黑鲤鱼鳞二三甲，以薄编茧裹如枣柱样纳之。（《儒门事亲》）

【各家论述】　《本草经疏》：“鱼鳞性能入血散滞。入血者，阴之用也；散滞者，阳之用也。故主妇人产后腹痛及血气不和等证。”

5720 鲥鱼 shí yú（《食疗本草》）

【异名】　鯦、当鲺（《尔雅》），瘟鱼（《异鱼图赞》），箭鱼（《宁波府志》），三黎（《本草求原》），时鱼（江苏、浙江），鲥刺（福建），三来（广东）。

【基原】　为鲱科鲥属动物鲥鱼的肉或全体。

【原动物】　鲥鱼 *Macrura reevesii* (Richardson)

体长椭圆形，侧扁，一般长 32～65 cm。头侧扁，前端钝尖，头背光滑，无线纹。吻中等长，圆钝。眼小，有脂眼睑几遮盖眼的1/2。鼻孔明显。口中大，前颌骨中间有明显缺刻，上颌骨末端伸达眼中间后方。两颌无牙。鳃孔大，鳃盖膜不与峡部相连。鳃耙细密 110＋172。鳞片大而薄，上有细纹。纵列鳞 44～47，横列鳞 16～17。无侧线。腹面有大形锐利的棱鳞（16～19）＋（13～14）。胸鳍、腹鳍基部有大而长形的腋鳞。背鳞 17～18，起点与腹鳍相对。臀鳍 18～20。胸鳍较短。腹鳍小。尾鳍深叉形。体背及头部灰黑色，上侧略带蓝绿色光泽，下侧和腹部银白色。腹鳍、臀鳍灰白色，其他各鳍淡黄色。

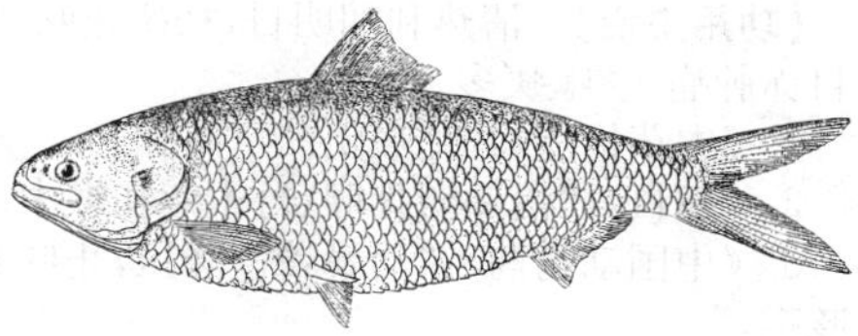

鲥　鱼

为回游性中上层鱼类。每年 4～5 月由海进入江河，6～7 月水温在 28 ℃左右，即在干流或湖泊中繁殖产卵，卵浮性，具油球，卵径 0.75 mm，怀卵量 150 万～250 万粒。受精卵在 26 ℃水温中 17 h 开始孵化。

幼鱼在江湖中肥育，以浮游动物及硅藻为食，秋季返回海中生活。我国沿海及长江、钱塘江、珠江等水系均有分布。

本动物的鳞（鲥鱼鳞）亦供药用，另设专条。

【采收加工】　春末夏初捕捞，捕捞后，剖腹去内脏，鲜用或晒干。

【成分】　肉含蛋白质，脂肪，碳水化合物，钙，磷，铁，维生素 B_1、B_2，烟酸（nicotinic acid）[1]。

【药性】　甘，平。归脾、肺经。

1.《食疗本草》：“平。”

2.《日用本草》：“甘、温，平。”

3.《纲目》：“甘，平，无毒。”

4.《本草求原》：“入脾、肺。”

【功用主治】　健脾补肺，行水消肿。主治虚劳，久咳，水肿。

1.《食疗本草》：“补虚劳。”

2.《日用本草》：“快胃气。”

3.《本经逢原》：“性补，温中益虚。”

4.《中国药用海洋生物》：“滋补强壮。用于烫伤、烧伤。”

5.《中国药用动物志》：“有行水消肿，温脾补肺之功。主治营养不良，咳嗽，水肿等。”

【用法用量】　内服：适量，煮食。外用：蒸油涂。

【宜忌】　不宜多食、久食。

1.《食疗本草》：“稍发疳痼。”

2.《日用本草》：“多食，染温疫，小儿不宜食。”

3.《本草求原》：“发疥癞。”

【选方】　治阴虚体倦、四肢酸软无力　鲥鱼 1 条去内脏，酌加姜、葱、盐，蒸食。（《中国动物药》）

5721 鲥鱼鳞 shí yú lín（《本经逢原》）

【基原】　为鲱科鲥属动物鲥鱼 *Macrura reevesii* (Richardson)的鳞。

【原动物】　参见“鲥鱼”条。

【采收加工】　捕后，取鳞片鲜用或焙干。

【功用主治】　敛疮，拔疔。主治疔疮，烫火伤，腿疮，下疳。

1.《医林纂要》：“贴治疔毒。”

2.《随息居饮食谱》：“可拔疔。”

3.《山东药用动物》：“治疔疮、烫火伤、腿疮、下疳。”

【用法用量】　外用：敷贴；香油熬涂，或研末调敷。

【选方】　1. 治疔　鲥鱼鳞，贴疔上疮上，则咬紧，然后将鱼鳞边略略揭起，用力急揭去，疔根便带出。但揭疔根时极痛无比，须先与酒饭吃饱，非醉饱即晕倒也。

2. 治水疔　鲥鱼鳃下近腹处有划水二瓣，瓣间有长鳞二瓣最佳，但难得。今人以背上大鳞代之，贴上即消。（1、2方出自《纲目拾遗》）

3. 治烫火伤　鲥鱼鳞用香油熬，涂之。（《本经逢原》）

4. 治腿疮疼痛　鲥鱼鳞贴之。（《纲目拾遗》）

5. 治下疳　鲥鱼鳞焙干煅研白色，敷之。（《救生苦海》白龙丹）

6. 治血痣挑破不止　鲥鱼鳞贴之。（《纲目拾遗》）

5722 鮸鱼 miǎn yú（《纲目》）

【异名】　鮸（《正字通》），鲶、鳘（《闽中海错疏》），敏子、敏鱼（《中国药用海洋生物》）。

【基原】　为石首鱼科鮸属动物鮸鱼的肉。

【原动物】　鮸鱼 *Miichthys miiuy* (Basilewsky)

体侧扁，长一般为 45～55 cm，大者达 80 cm。头中大，较尖突。吻短，钝尖。眼中大，上侧位。口大，前位，上下颌约等长。上颌外行牙扩大，犬牙状；下颌内行牙扩大，亦犬牙状。颏孔4个。前方2孔细小；后方2孔裂缝状。鳃孔大，细长。吻部和鳃盖骨被小圆鳞，体被栉鳞。胸鳍尖长。尾鳍楔形。鳔大，圆锥形，具34对侧肢，交叉成网状。耳石长圆形。体灰褐带紫绿色，背鳍棘上缘黑色；鳍条部中央有一黑色纵条纹。胸鳍腋部上方有1个暗斑。其余各鳍灰黑色。口腔浅灰色，腹部灰白色。

为暖温性底层鱼类。栖息于水深15～70m、底质为泥或泥沙海区。主食小鱼、虾及虾蛄等。有南北回游习性，每年4～5月，从深水游向近岸作生殖回游，产卵期5～8月，怀卵量70万～200万粒。产卵后，分散索饵，生长迅速。冬季南下向外海深水区越冬。我国沿海均有分布。

【采收加工】 常年均可捕捞。捕后除去鳞片及内脏，洗净，鲜用。

【药性】 姚可成《食物本草》："味甘，平，无毒。"

【功用主治】 姚可成《食物本草》："补中益气。"

【用法用量】 内服：煮食，适量。

【宜忌】 姚可成《食物本草》："不宜多食，发疮疥，动脾湿，足膝不利。"

5723 鲩鱼 huàn yú（《本草拾遗》）

【异名】 鲜鱼（《尔雅》郭璞注），鰀鱼（《纲目》），混鱼（《通雅》），草鲩、草青、草根、混子（《中国经济动物志》）。

【基原】 为鲤科草鱼属动物草鱼的肉。

【原动物】 草鱼 *Ctenopharyngodon idellus* (Cuvier et Valenciennes)

体长，略呈圆筒形，腹圆无棱，尾部侧扁。头钝，口端位，无须。上颌稍长于下颌。眼较小，上侧位。鳃耙短小呈棒形，排列稀疏。下咽齿2行，为梳状栉齿，具斜狭下凹嚼面。边缘具斜条状沟纹。鳞片颇大，侧线鳞39 $\frac{6\sim8}{4\sim6}$46。背鳍3，7，无硬刺，起点与腹鳍相对。臀鳍3，8，亦无硬刺。身体各部分比例随个体大小不同而有差异。幼鱼的头长和眼径相对地较成鱼为大，尾柄长，眼间距较成鱼为小。体呈茶黄色，背部青灰色，腹部银白色，各鳍浅灰色。

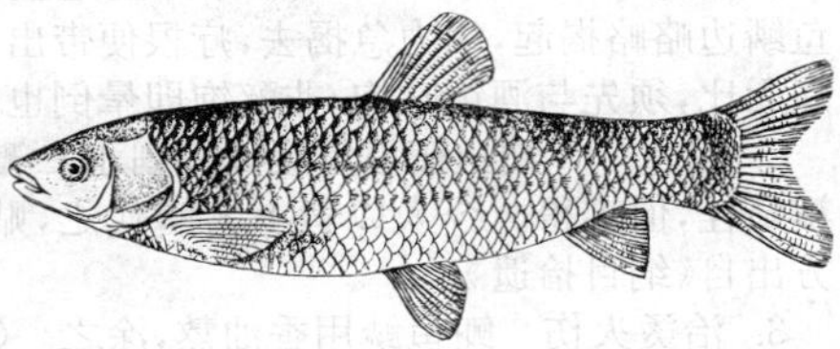

草　鱼

栖息于江河湖泊中，属中下层鱼类，生活于近岸多水草区域。为草食性鱼类。生殖期4～7月，东北较迟。南至广东，北至东北平原地区均有分布。现人工养殖成功，分布则更为广。

本动物的胆囊（鲩鱼胆）亦供药用，另设专条。

【采收加工】 每年除生殖季节外，均可捕捞，捕得后，除去鳞片、鳃、内脏，洗净，鲜用。

【成分】 每100 g草鱼肉含蛋白质17.9 g，脂肪4.3 g，灰分1 g（其中钙39 mg，磷173 mg，铁0.7 mg）[1]。还含氨基酸及肽：L-组氨酸及组氨酸构成的二肽肌肽（carnosine），鹅肌肽（anserine），N-β-丙氨酰-1-甲基-L-组氨酸（balenine）[2]；类胡萝卜素：β-胡萝卜素（β-carotene），鸡油菌黄质（canthaxanthin），叶黄素（lutein），玉蜀黍黄质（zeaxanthin），绿蝇黄质（phoenicoxanthin），胡萝卜二醇（tunaxanthin），α-皮黄质（α-doradexanthin），虾黄质（astaxanthin）[3]；不饱和脂肪酸：二十碳五烯酸（eicosapentaenoic acid），二十二碳六烯酸（docosahexaenoic acid）[5]。还含胆甾醇（cholesterol），磷脂（phospholipid）[4]，卡巴呋喃（carbofuran）[6]。

【药性】 甘，温。归脾、胃经。

1.《本草拾遗》："无毒。"

2.《纲目》："甘，温。"

3.《本草求真》："入脾、胃。"

4.《本草撮要》："入足太阴经。"

【功用主治】 平肝息风，温中和胃。主治虚劳，肝风头痛，久疟，食后饱胀，呕吐泄泻。

1.《纲目》："暖胃和中。"

2.《医林纂要》："平肝祛风。治痹，截疟，其头蒸食尤良，可截久疟。治虚劳及风虚头痛。"

3.《广西民族药简编》："治慢性痢疾。"

4.《中国动物药》："治消化不良，食后胀饱，呕吐，泄泻。"

【用法用量】 内服：煮食，100～200 g。

【宜忌】 不宜久服。

《医林纂要》："助火发疮。"

【选方】 治消化不良　草鱼肉（适量），麦芽10 g，山楂30 g，陈皮10 g。水煎服，每日2次。（《中国动物药》）

5724 鲩鱼胆 huàn yú dǎn（《本草拾遗》）

【基原】 为鲤科草鱼属动物草鱼 *Ctenopharyngodon idellus* (Cuvier et Valenciennes)的胆囊。

【原动物】 参见“鲩鱼”条。

【采收加工】 捕得后，剖腹，取出胆囊，洗净，鲜用。

【药性】 苦，寒。有毒。

《本草拾遗》："至苦。"

【功用主治】 清热利咽明目，祛痰止咳。主治咽喉肿痛，目赤肿痛，咳嗽痰多。

1.《本草拾遗》："主喉闭。"

2.《纲目》："治一切骨鲠、竹木刺在喉中。"

3.《中国动物药》："治暴聋。降压，止咳祛痰。治疗痰多咳嗽。"

4.《常见药用动物》："明目。治高血压，结膜炎。"

【用法用量】 外用：胆汁滴耳、滴眼或搽。内服：入丸、散，1.5～2 g。

【宜忌】 肝、肾功能不全者禁服。

《中国药用动物志》："胆汁有毒，慎用，不宜吞服较大鱼胆。"

【选方】 1. 治小儿咽喉痹肿、乳食难下　鲩鱼胆二枚，灶底土一分（研）。上件药，相和，调涂咽喉上，干即易之。（《圣惠方》鲩鱼胆膏）

2. 治烫火伤　刘寄奴研末，草鱼胆汁适量（必须足以渗润药末），盐少许，调匀，涂伤处。

3. 治暴聋　（草鱼）胆1个，加入冰片少许，滴入耳中。（2、3方出自《中国动物药》）

5725 鯮鱼 zōng yú（《食疗本草》）

【异名】 鰀鱼（《纲目》），火筲嘴（《鱼品》），尖头鳡、马头𬶋、鸭嘴𬶋、喇叭鱼、长嘴鳡(《中国经济动物志》)。

【基原】 为鲤科尖头𬶋属动物𬶋鱼的肉。

【原动物】 𬶋鱼 *Luciobrama macrocephalus* (Lacepede)

体细长,腹部圆,无腹棱。头前部细长如管状,吻平扁似鸭嘴。口上位,下颌长于上颌,且稍向上倾斜。无须。眼中等大,位于头侧稍上方,距吻端较近,眼间隔较平坦,眼后头长为吻长的2～2.5倍。下咽齿1行,稍呈圆柱状。鳞细小,侧线鳞136 $\frac{21\sim25}{9\sim12\sim V}$170。背鳍3,8,无硬刺,其起点在腹鳍之后。臀鳍3,9～11,起点和背鳍末端相对或稍后。尾鳍分叉较深,下叶稍长于上叶。体背深灰色,两侧及腹部银白色,胸鳍淡红色,背鳍、尾鳍灰色,腹鳍、臀鳍灰白,尾鳍后缘呈黑色,在侧线之上有一微黑色纵纹。

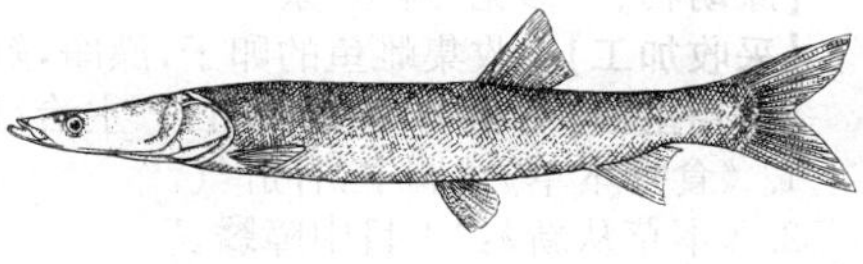

𬶋 鱼

生活于江河中下层,为凶猛的大型鱼类,主要以鱼类为食。分布于长江、珠江及其支流闽江。

【采收加工】 4～7月捕捉,去肉,鲜用。

【药性】 甘,平。

1.《食疗本草》:"平。"

2.《纲目》:"甘,平,无毒。"

【功用主治】 补虚益脾,强筋骨。主治久病体弱,脾胃不和,食欲不振,腰膝酸软,行走不利。

1.《食疗本草》:"补五脏,益筋骨,和脾胃。"

2.《中国动物药》:"滋补强壮,益脾胃,健筋骨。治久病体弱,脾胃不和,肢体痿软,行走不利。"

【用法用量】 内服:煮食,100～200 g。

【选方】 治久病体弱、筋骨痿软 𬶋鱼适量,姜3片,葱头2个,盐少许。久煎。食肉饮汁,连服1星期,停2 d再服1星期。(《中国动物药》)

5726 **鲫鱼** jì yú (《新修本草》)

【异名】 鲋(《吕氏春秋》),鰿(《说文》),鲫瓜子(《中国药用动物志》)。

【基原】 为鲤科鲫鱼属动物鲫鱼的肉。

【原动物】 鲫鱼 *Carassius auratus* (Linnaeus)

体侧扁,宽而高,腹部圆。头小。吻钝。口端位。无须。眼大,下咽齿1行,侧扁,倾斜面有一沟纹。鳃耙37～54,细长,呈披针状。鳞大,侧线鳞28 $\frac{6\sim7}{6}$30。背鳍4,15～19,鳍长,起点在吻端至尾鳍基之中间。臀鳍3,5,背、臀鳍均有硬刺。全身呈银灰色,背部色略暗。各鳍均为灰色。鲫鱼适应性很强,是一种广温性鱼类。

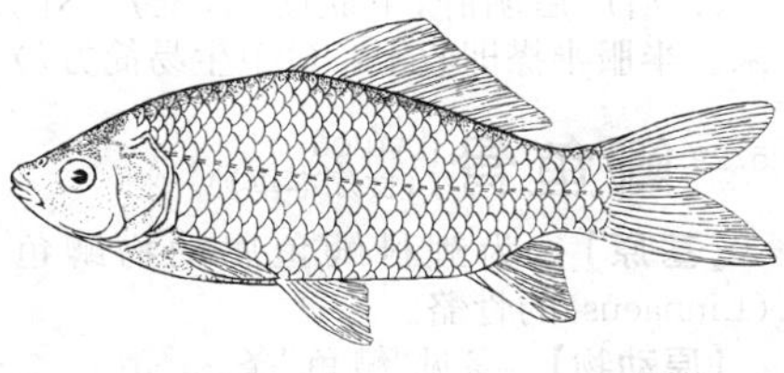

鲫 鱼

我国除西部高原地区外,各省区均有分布。

本动物的卵子(鲫鱼子)、头(鲫鱼头)、骨(鲫鱼骨)、胆(鲫鱼胆)、脑髓(鲫鱼脑)亦供药用,另设专条。

【采收加工】 四季均可捕捞,捕后,除去鳞、鳃及内脏,鲜用。

【成分】 食部每100 g含水分85 g,蛋白质13 g,脂肪1.1 g,碳水化合物0.1 g,灰分0.8 g;另含钙54 mg,磷203 mg,铁2.5 mg,硫胺素0.06 mg,核黄素(riboflavine) 0.07 mg,烟酸2.4 mg。日本产鲫鱼每100 g含维生素A50 u、B_1 380 μg、B_2 100 μg、B_{12} 1.5 μg,烟酸2.4 mg[1]。

【药性】 甘,平。归脾、胃、大肠经。

1.《千金方》:"味甘,平,无毒。"

2.《蜀本草》:"味甘,温。"

3.《本草衍义补遗》:"入阳明。"

4.《雷公炮制药性解》:"入脾、胃二经。"

5.《本草经疏》:"入胃、大肠。"

6.《山东药用动物》:"性温,味甘、咸。"

【功用主治】 健脾和胃,利水消肿,通血脉。主治脾胃虚弱,纳少反胃,产后乳汁不行,痢疾,便血,水肿,痈肿,瘰疬,牙疳。

1.《别录》:"主诸疮,烧,以酱汁和敷之,或取猪脂煎用;又主肠痈。"

2.《新修本草》:"合莼作羹,主胃弱不下食;作鲙,主久赤白痢。"

3.《食疗本草》:"平胃气,调中,益五脏,和莼作羹食良。"

4.《本草拾遗》:"主虚羸,熟煮食之;主五痔。"

5.《日华子》:"温中下气,补不足;鲙疗肠澼水谷不调;烧灰以敷恶疮;又酿白矾烧灰,治肠风血痢。"

6.《滇南本草》:"和五脏,通血脉,杀虫消积。"

7.《医林纂要》:"和胃健脾,去湿杀疳,治疸消肿。"

8.《药性切用》:"行水利肠。"

9.《随息居饮食谱》:"开胃,调气,生津,运食,和营,息风,清热,杀虫解热,散肿愈疮,止痢,止疼,消疳,消痔。"

10.《青岛中草药手册》:"滋阴补肾。主治胃痛呕吐,消渴饮水,水肿,小肠疝气。"

11.《山东药用动物》"补脑,除恶核肿毒。主治走马牙疳、牙痛。"

【用法用量】 内服:适量,煮食或煅研入丸、散。外用:捣敷、煅存性研末撒或调敷。

【宜忌】 1.《食疗本草》:"食鲫鱼不得食砂糖,令人成疳虫。"

2.《绍兴本草》:"热疾者尤不宜食之。"

3.《宝庆本草折衷》:"忌猪肝。"

4. 朱丹溪:"若多食,亦能动火。"(引自《纲目》)

5.《纲目》:"夏月热痢有益,冬月不宜。"

6.《药性切用》:"泻痢忌之。"

7.《本草省常》:"多食动火,同鸡食生癣疥,脚气人忌之,正月头有虫不可食。"

8.《随息居饮食谱》:"外感邪盛时勿食,嫌其补也。煎食则动火。"

【选方】 1. 治脾胃气冷,不能下食,虚弱无力 鲫鱼半斤。细切,起作鲙,沸豉汁热投之,着胡椒、干姜、莳萝、橘皮等末。空心食之。(《食医心镜》鹘突羹)

2. 治脾胃虚弱不饮食,食后不化 大活鲫鱼1条,紫蔻3粒(研末,放入鱼肚内),再加生姜、陈皮、胡椒等煮熟食用。

(《吉林中草药》)

3. 治翻胃　大鲫鱼一个。去肠留胆，纳绿矾末，填满缝口，以炭火煅令黄干，为末。每服一钱，陈米饮调下，日三服。(《本事方》鲫鱼散)

4. 治老人赤白痢，刺痛，不多食，痿瘦　鲫鱼肉七两，青粱米四两，橘皮末一分。上相和煮作粥，下五味、椒、酱、葱调和。空心食之，二服。(《安老怀幼书》鲫鱼粥)

5. 治脏毒下血，久远不瘥者　五倍子不以多少，以鲫鱼一枚，约重四五两者，去肠胃鳞鳃，以药置鱼腹中，入瓶，以火煅微欲烟尽，取出为细末，温酒调下。(《百一选方》)

6. 治卒病水肿　鲫鱼三尾。去肠留鳞，以商陆、赤小豆等份，填满扎定，水三升，煮糜去鱼。食豆饮汁，二日一作，小便利愈。(《肘后方》)

7. 治肺经久受邪气，咳嗽喘急，痰涎壅塞，坐卧不得，困惫欲绝　鲫鱼重一斤者，不去鳞肠，只于肚下近头处，开一孔，入信石一块，重一钱，令深入在内，却以鱼入竹筒内，外用青蒿捣泥固济，候干，火煅竹筒通红。候冷，出泥取鱼，去烧不过者，研细，入蚌粉三钱，研得所，丸如绿豆大，朱砂为衣。每服四丸，或五六丸，砂糖冷水下。临卧服之。忌热物。一方喘正急时，宜服之。不可过多丸数。(《普济方》引《家藏经验方》鲫鱼丸)

8. 治气管炎　鲫鱼1条，入尿中浸死，洗净去内脏，加胡椒15 g，陈皮6 g，瘦猪肉60 g，入腹内针缝合，水烧服。(江西《草药手册》)

9. 治诸疮肿　鲫鱼一个，可重六两者。去肠，用柏叶碾细，入鱼腹内，用纸裹数重，次用黄泥固济，煅存性，候冷，碾成细末，轻粉一分同匀。如疮干，用麻油调，疮湿干用。(《普济方》乌金散)

10. 治久疽　鲫鱼破腹勿损，内白盐于腹中，以针缝之，于铜器中火上煎之令干，作末敷疽疮中。无脓者以猪脂和敷之。(《千金方》)

11. 治淋巴结结核　鲫鱼1条，红砒6 g。先将鲫鱼肚杂除去，红砒研粉，撒入鱼肚，打开鱼肚，用竹片(忌金属)将红砒取出研末，装瓶待用。用时取少许药面(如火柴头大)撒入破口内，如疼痛难忍时，取樟丹3 g，以煤油调和后涂患处，可止痛。(《全国中草药新医疗法展览会资料选编》)

12. 治痔漏热痛　鲫鱼一枚。破开去肠杂，入谷精草填满，用麻皮缚定，以泥固，糠火煅存性，上为细末，入龙脑少许，蜜调敷之。(《古今医统》龙脑散)

13. 治乳痈红肿方发　活小鲫鱼一尾，剖去肠，同生山药寸许，捣烂涂之，少顷发痒即愈。屡验，无山药，即芋艿亦可。(《沈氏女科辑要》)

14. 治产后无乳汁　①鲫鱼一斤，蛴螬五枚。上二味，依常煮羹，食后食之。(《圣济总录》鲫鱼羹)　②鲫鱼500 g，去鳞和内脏，加黄豆芽或通草适量，一同煮熟，连汤带肉吃下。(《常见药用动物》)

【临床报道】　治疗缺乳症　鲜鲫鱼200 g以上者1条(较小者用2条)，去鳞肠，黑芝麻30 g炒微焦研面，王不留行20 g，通草10 g及芫荽适量。先将王不留行、通草用纱布包好后同鲫鱼一起加水适量共煮汤1 000～1 500 ml，然后加入黑芝麻面和芫荽，一日内分次服下。气血虚弱者加黄芪30 g、当归30 g；气郁者加柴胡12 g，均包入纱布中与鱼共煮，连用7 d。治疗58例，痊愈38例；好转18例；无效2例，总有效率96.6%[1]。

【各家论述】　1.《本草经疏》："鲫鱼入胃，治胃弱不下食；入大肠，治赤白久痢、肠痈。脾胃主肌肉，甘温能益脾生肌，故主诸疮久不瘥也。""鲫鱼调胃实肠，与病无碍，诸鱼中惟此可常食。"

2.《医林纂要》："鲫鱼性和缓，能行水而不燥，能补脾而不濡，所以可贵耳。"

3.《本经逢原》："鲫鱼，有反厚朴之戒，以厚朴泄胃气，鲫鱼益胃气。"

5727 鲫鱼子 jì yú zǐ (《食疗本草》)

【基原】　为鲤科鲫鱼属动物鲫鱼 *Carassius auratus* (Linnaeus)的卵子。

【原动物】　参见"鲫鱼"条。

【采收加工】　收集雌鱼的卵子，漂净，鲜用。

【功用主治】　调中，补肝，明目。主治目中障翳。

1.《食疗本草》："调中，补肝气。"

2.《本草从新》："去目中障翳。"

【用法用量】　内服：煮食，适量。

【宜忌】　1.《纲目》："忌猪肝。"

2.《调燮类编》："子与麦门冬杀人。"

5728 鲫鱼头 jì yú tóu (《新修本草》)

【基原】　为鲤科鲫鱼属动物鲫鱼 *Carassius auratus* (Linnaeus)的头。

【原动物】　参见"鲫鱼"条。

【采收加工】　四季均可捕捞，切取鱼头，鲜用或烘干。

【药性】　甘，温。归肺、大肠经。

【功用主治】　止咳，止痢，敛疮。主治咳嗽，痢疾，小儿口疮，黄水疮。

1.《新修本草》："头灰，主小儿头疮，口疮，重舌，目翳。"

2.《本草拾遗》："主咳嗽，烧为末服之。"

3.《滇南本草》："烧灰治癞疮。"

4.《纲目》："烧研饮服，治下痢；酒服，治脱肛及女人阴脱，仍以油调搽之；酱汁和涂小儿面上黄水疮。"

5.《本草再新》："发痘疹。"

【用法用量】　内服：烧存性研末，3～6 g。外用：烧存性研末调敷。

【选方】　1. 治痢疾　(鲫鱼)头烧存性研末，每次5 g，每日3次。(《中国动物药》)

2. 治面疮出黄水　以鲫鱼头烧灰研末，和酱清汁敷上，一日易。(《小儿卫生总微论方》)

3. 治产后阴肿，下脱肠出，玉户不闭　鲫鱼头焙干，为末。半服半搽即收上。(《卫生易简方》)

5729 鲫鱼骨 jì yú gǔ (《食疗本草》)

【基原】　为鲤科鲫鱼属动物鲫鱼 *Carassius auratus* (Linnaeus)的骨骼。

【原动物】　参见"鲫鱼"条。

【采收加工】　收集鲫鱼之骨，晾干或烘干。

【功用主治】　杀虫，敛疮。主治疮肿。

1.《食疗本草》："烧为末，敷䘌疮。"

2.《药性考》："治虫疡。"

【选方】　1. 治恶疮　鲫鱼骨烧灰敷之。(《卫生易简方》)

2. 治诸疮未溃　(鲫鱼)骨烧灰，香油调成糊状，涂患处。(《中国动物药》)

5730 **鲫鱼胆** jì yú dǎn（《纲目》）

【基原】 为鲤科鲫鱼属动物鲫鱼 *Carassius auratus* (Linnaeus)的胆囊。

【原动物】 参见“鲫鱼”条。

【采收加工】 捕捞后剖腹，取出胆囊，鲜用。

【功用主治】《纲目》：“取汁涂疳疮、阴蚀疮，杀虫止痛，点喉中，治骨鲠、竹刺不出。”

【用法用量】 外用：点眼、滴鼻或调涂。内服：调他药。

【宜忌】 有毒，不宜直接吞服，肝、肾功能不全者禁服。

【选方】 1. 治渴疾饮水不止 白浮石、蛤粉、蝉壳（去头、足）各等份。上细末，用鲫鱼胆七个，调三钱服，不拘时候。（《本事方》神效散）

2. 治泪眼 鲫鱼胆七个，人乳一盏。和匀，饭锅上蒸一两次。点眼，其泪自收。（《串雅内编》）

3. 治沙眼 冰片 0.3 g，琥珀 0.6 g。共研细末，大鲫鱼胆 5 个调涂。（贵州）

4. 治小儿脑疳鼻痒，毛发作穗，面黄羸瘦 鲫鱼胆滴于鼻中，连二五日用之。（《圣惠方》）

5. 治阴生疮 用鲫鱼胆搽。（《卫生易简方》）

5731 **鲫鱼脑** jì yú nǎo（《纲目》）

【基原】 为鲤科鲫鱼属动物鲫鱼 *Carassius auratus* (Linnaeus)的脑髓。

【原动物】 参见“鲫鱼”条。

【采收加工】 杀鲫鱼时，剖开鱼头，取出脑髓，鲜用。

【功用主治】《药性考》：“滴聋耳。”

【选方】 治耳聋 鲫鱼脑一合，以竹筒子盛蒸之，冷灌耳中。（《直指方》）

5732 **熟地黄** shú dì huáng（《本草图经》）

【异名】 熟地（《景岳全书》）。

【基原】 为玄参科地黄属植物地黄 *Rehmannia glutinosa* (Gaertn.) Libosch. ex Fisch. et Mey. 的块根，经加工蒸晒而成。

【原植物】 参见“鲜地黄”条。

【采收加工】 取干地黄加黄酒 30%，拌和，置蒸器中，蒸至内外黑润，取出晒干即成。或取干地黄置蒸器中蒸 8 h 后，焖一夜，次日翻过，再蒸 4～8 h，再焖一夜取出，晒至八成干，切片后，再晒干。

【药材】 熟地黄 *Radix Rehmanniae Praparata* 主产于河南。

性状 本品为不规则的块片、碎块，大小、厚薄不一。表面乌黑色，有光泽，黏性大。质柔软而带韧性，不易折断，断面乌黑色，有光泽。无臭，味甜。

鉴别 薄层色谱：取本品粉末 1 g，加乙醇 10 ml，浸泡 24 h，滤过，滤液作为供试品溶液。另取 5-羟甲基糠醛对照品，加乙醇制成每 1 ml 含 0.5 mg 的溶液，作为对照品溶液。吸取供试品溶液 10 μl、对照品溶液 5 μl，分别点于同一硅胶 GF_{254} 薄层板上，以石油醚（60～90 ℃）-醋酸乙酯（1∶1）为展开剂，展开，取出，晾干，置紫外光灯(254 nm)下检视。供试品色谱中，在与对照品色谱相应的位置上，显相同颜色的斑点。

【成分】 含环烯醚萜类成分：益母草苷（leonuride），桃叶珊瑚苷（aucubin），梓醇（catalpol），地黄苷（rehmannioside）A、B、C、D，美利妥双苷（melittoside）[1]，地黄素（rehmaglutin）A、B、C、D，地黄氯化臭蚁醛苷（glutinoside）[2, 8, 9]，rehmapicroside，rehmaionosides A、B、C；单萜类成分：紫罗兰酮苷（ionone glucosides），单萜苷（monoterpene glucoside）I[3]，焦地黄素（jioglutin）A、B、C，焦地黄内酯（jioglutolide），焦地黄呋喃（jiofuran）[2]，地黄苦苷元（rehmapicrogenin），三羟基-β-紫罗兰酮（trihydroxy-β-ionone），二羟基-β-紫罗兰酮（dihydroxy-β-ionone）；倍半萜类成分：1-(4-甲基-2-呋喃基)-2-(5-甲基-5-乙烯基-2-四氢呋喃基)-1-丙酮〔1-(4-methyl-2-furanyl)-2-(5-methyl-5-ethenyl-2-tetrahydrofuranyl)-propan-1-one〕[4]；有机酸类成分：野菰酸（aeginetic acid），5-羟基野菰酸（5-c-hydroxyaeginetic acid）[5]，亚油酸（linoleic acid），棕榈酸（palmitic acid），硬脂酸（stearic acid），花生酸（arachidic acid），山萮酸（behenic acid），十五酸（pentadecanoic acid），棕榈油酸（palmitoleic acid），肉豆蔻酸（myristic acid），十九碳酸（nonadecanoic acid），二十一碳酸（heneicosanoic acid），十七碳酸（margaric acid）[6]，5-羟甲基糠酸（5-hydroxymethylfuroic acid）[2]，琥珀酸（succinic acid）及 $C_{14\sim28}$ 和 $C_{13\sim18}$ 脂肪酸[7]。此外，还含两个酸性多糖[10]。

【药理】 1. 对骨髓造血系统的影响 熟地水煎剂给失血性贫血小鼠灌服每只 0.5 g，每日 1 次，连续 10 d，可促进贫血动物红细胞、血红蛋白的恢复，加快多能造血干细胞（CFU-S）、骨髓红系造血祖细胞（CFU-E）的增殖、分化作用[1]。用体内扩散盒法证实熟地醇提取液 0.2 g(生药)/只皮下注射，每日 2 次，连续 3 d，对小鼠粒系祖细胞（CFU-D）的生长有促进作用[2]。

2. 对血液凝固的影响 熟地能显著抑制肝脏出血性坏死灶及单纯性坏死。对高脂食物引起的高脂血症、脂肪肝及大鼠内毒素引起的肝静脉出血症，均有抑制血栓形成的作用。对纤溶酶原的激活作用，认为是抗血栓形成的作用机制[3]。

3. 对免疫系统的影响 用外周血淋巴细胞酸性 α-醋酸萘酯酶（ANAE）检测法进行实验，并以氢化可的松（免疫抑制剂）为阳性对照，发现熟地黄醚溶性物质 0.5 g/kg、0.125 g/kg 或醇提物 5 g/kg 灌胃，连续 5 d，可使小鼠外周血液中的 T 淋巴细胞减少[4, 5]，熟地黄乙醇提取物能抑制小鼠溶血空斑细胞（HPFC）。提取物浓缩后给小鼠 500 mg/kg 口服，HPFC 的抑制率为 21.8%[6]。熟地黄醇提物给小鼠灌服，对受角叉菜胶抑制的巨噬细胞功能有明显的保护作用；对抗体形成细胞有抑制作用[7, 8]。另有报道，熟地水煎液或醇提液对小鼠碳廓清指数、吞噬指数及羊红细胞所致的抗体生成均无明显影响[8]。

4. 对心血管系统的影响 酒熟地黄及蒸熟地黄都有显著的降压作用，收缩压和舒张压均显著下降。临床有效率分别为 83.3% 及 90.7%，能改善高血压病引起的失眠、头痛、头晕、手足麻木等症状，并对心率有一定影响，多表现为心率减慢，对高血压病引起的心肌劳损、左室高压以及心肌供血不足均有一定改善作用。脑血流图显示，波型都有部分好转，流入时间缩短，流入容积速度指标增加[9]。

5. 抗氧化作用 20% 熟地水煎液小鼠每日灌服 0.3 ml/只，连续 45 d，实验结果表明，熟地可增强谷胱甘肽过氧化物酶（GSH-Px）的活性，使过氧化脂质（LPO）降低[10]。

6. 其他作用 用三碘甲状腺原氨酸（T_3）给予大鼠造成阴虚模型并给予熟地黄水煎剂 3 ml（70% 浓度）灌胃，共

6 d,对甲亢型阴虚大鼠的体重改变,24 h饮水量及尿量,血浆 T_3、甲状腺素(T_4)及醛固酮(AD)浓度有显著改善,即 T_3 浓度降低,T_4 浓度升高,并趋于正常,说明熟地不仅能改善阴虚症状,并能调节异常的甲状腺激素状态[11]。采用小鼠腹腔注射已烯雌酚,使小鼠阴道细胞增殖,熟地提取物口服具有抑制上皮细胞有丝分裂的作用[12]。酒熟地黄、蒸熟地黄与戊巴比妥钠合用,均有相似的协同作用[9]。80%熟地黄水煎剂对(大鼠)肝、肾组织蛋白质的分解速率有不同程度的降低,而肺组织蛋白质合成速率有所增加[13]。

毒性 给小鼠腹腔注射熟地黄煎剂,酒熟地黄煎剂的 LD_{50} 为 19.66±2.8 g/kg,蒸熟地黄的 LD_{50} 为 22.31±3.8 g/kg[9]。

【炮制】 1. 酒熟地黄 取净生地黄,用黄酒拌匀,置炖药罐内,密闭,隔水加热炖透或置适宜容器内蒸透至表面黑润,至黄酒完全被吸尽,取出,晒至外皮稍干时,切厚片,干燥。生地黄每100 kg,用黄酒30~50 kg。酒熟地黄用于滋阴补血。

2. 蒸熟地黄 取净生地黄,置木甑、笼屉或其他适当容器内,加热蒸至内外黑润为度,取出,晒至八成干,切厚片,干燥。蒸熟地黄用于滋阴补血,益精填髓。

3. 姜制熟地黄 取生姜洗净捣成绒后,加水5 kg,久擂成汁,取姜汁倒入缸内加砂仁末、白酒及熟地汁,用木棒搅匀,随即将晒干的熟地黄放入缸内,反复翻动,拌匀,使辅料卤满地黄后,再将其放入甑内蒸4 h,至色黑,味甜如饴,有浓厚的香气时为度;取出晒干或微火烘干。每生地黄100 kg,用白酒5 kg,生姜3 kg(加水5 kg),砂仁粉1 kg,熟地汁10 kg。

4. 砂仁制熟地黄 取净生地黄,加入黄酒,砂仁粉拌匀,装铜罐或其他适宜容器内,密闭,以武火加热,隔水炖约48 h,至内外漆黑,发空为度,取出,晾至八成干,切厚片,干燥。每生地黄100 kg,用黄酒30~50 kg,砂仁粉1 kg。

5. 熟地黄炭 取熟地黄片置锅内,用武火炒至发泡鼓起,表面焦黑色,内部焦褐色,喷淋清水少许,再炒至水气逸尽,置适宜容器内,密盖,灭尽火星,取出,晾干凉透。用于养血止血。

饮片性状 熟地黄为不规则类圆形厚片,断面特征参见"药材"项。姜地黄形如熟地黄,味甜如饴,有浓厚的香气。砂仁制熟地黄形如生地黄片,色漆黑。熟地黄炭形如熟地黄,表面焦黑色有光泽,体质轻松鼓胀,外皮焦脆,中部有蜂窝状裂隙,有焦甜味。贮干燥容器内,制熟地黄密闭,置阴凉干燥处,防霉、防蛀。熟地黄炭散热防复燃。

【药性】 甘,温。归肝、肾经。

1.《医学启源》:"气寒,味苦。《主治秘要》云:性温,味苦、甘,气薄味厚,沉而降,阴也。又云:苦,阴中之阳。"

2. 张洁古:"入手足少阴、厥阴之经。"(引自《纲目》)

3.《汤液本草》:"无毒。"

4.《纲目》:"甘,微苦,微温。"

5.《本草新编》:"味甘,性温。"

6.《本草从新》:"入足三阴经。"

【功用主治】 补血滋阴,益精填髓。主治血虚萎黄,眩晕心悸,月经不调,崩漏不止,肝肾阴亏,潮热盗汗,遗精阳痿,不育不孕,腰膝酸软,耳鸣耳聋,头目昏花,须发早白,消渴,便秘,肾虚喘促。

1.《珍珠囊》:"大补血虚不足,通血脉,益气力。"

2.《医学启源》:"虚损血衰之人须用,善黑须发。《主治秘要》云:其用有五:益肾水真阴,一也;和产后气血,二也;去脐腹急痛,三也;养阴退阳,四也;壮水之源,五也。"

3. 王好古:"主坐而欲起,目䀮䀮无所见。"(引自《纲目》)

4.《纲目》:"填骨髓,长肌肉,生精血。补五脏内伤不足,通血脉,利耳目,黑须发,男子五劳七伤,女子伤中胞漏,经候不调,胎产百病。"

5.《本草从新》:"滋肾水,封填骨髓,利血脉,补益真阴,聪耳明目,黑发乌须。又能补脾阴,止久泻。治劳伤风痹,阴亏发热,干咳痰嗽,气短喘促,胃中空虚觉馁,痘证心虚无脓,病后胫股酸痛,产后脐腹急疼,感证阴亏,无汗便秘,诸种动血,一切肝肾阴亏,虚损百病,为壮水之主药。"

【用法用量】 内服:煎汤,10~30 g;或入丸、散;或熬膏,或浸酒。

【宜忌】 脾胃虚弱,气滞痰多,腹满便溏者禁服。

1.《雷公炮炙论》:"勿令犯铜铁器,令人肾消并白髭发,男损荣,女损卫也。"

2.《珍珠囊》:"忌萝卜。"

3.《品汇精要》:"忌萝卜、葱白、韭白、薤白。"

4.《医学入门》:"中满痰盛者慎用。"

5.《本草从新》:"气郁之人,能窒碍胸膈,用宜斟酌。"

6.《本草汇言》:"凡阴虚咳嗽,内热骨蒸,或吐血等候,一见脾胃虚弱,大便不实,或天明溏泄,产后泄泻,产后不食,久病不食,俱禁用(熟)地黄。"

【选方】 1. 调益荣卫,滋养气血,治冲任虚损,月水不调,脐腹㽲痛,崩中漏下,血瘕块硬,发歇疼痛,妊娠宿冷,将理失宜,胎动不安,血下不止及产后乘虚,风寒内搏,恶露不下,结生瘕聚,少腹坚痛,时作寒热 当归(去芦,酒浸,炒)、川芎、白芍药、熟干地黄(酒洒,蒸)各等分。上为粗末,每服三钱,水一盏半,煎至八分,去渣热服,空心食前。(《局方》四物汤)

2. 治小儿肾怯失音,囟开不合,神不足,目中白睛多,面色㿠白等 熟地黄八钱,山萸肉、干山药各四钱,泽泻、牡丹皮、白茯苓(去皮)各三钱。上为末,炼蜜丸,如梧子大,空心,温水化下三丸。(《小儿药证直诀》地黄丸)

3. 治血弱阴虚不能养心,致心火旺,阳火盛,偏头肿闷,瞳子散大,视物则花 熟地黄一两,五味子、枳壳(炒)、甘草(炙)各三钱。上为细末,炼蜜和丸。每服一百丸,食远清茶送下,日进三服。忌食辛辣物而助火邪,及食寒冷物损胃气,药不能上行也。(《银海精微》)

4. 治水亏火盛,六脉浮洪滑大,少阴不足,阳明有余,烦热干渴,头痛,牙疼,失血等证 生石膏三五钱,熟地三五钱或一两,麦冬二钱,知母、牛膝各钱半。水一盅半,煎七分,温服或冷服。若大便溏泄者,乃非所宜。(《景岳全书》玉女煎)

5. 治小便数而多 龙骨一两,桑螵蛸一两,熟干地黄一两,栝楼根一两,黄连一两(去须)。上件药,捣细罗为散,每于食前,以粥饮调下二钱。(《圣惠方》)

6. 治肝木乘胃,胃脘当心而痛及胁痛吞酸,吐酸,疝瘕,一切肝病 北沙参、麦冬、地黄、当归、枸杞、川楝。(《柳州医话》一贯煎)

7. 治喑痱,肾虚弱厥逆,语声不出,足废不用 熟干地黄、巴戟(去心)、山萸肉、石斛、肉苁蓉(酒浸,焙)、附子(炮)、五味子、官桂、白茯苓、麦门冬(去心)、菖蒲、远志(去心)等分。上为末,每服三钱,水一盏半,生姜五片,枣一枚,薄荷同煎至八分,不计时候。(《宣明论方》地黄饮子)

8. 治男妇精血不足，营卫不充等患　大怀熟地(取味极甘者，烘晒干以去水气)八两，沉香一钱(或白檀香三钱亦可)，枸杞(用极肥者，亦烘晒，以去润气)四两。每药一斤，可用高烧酒十斤浸之，不必煮，但浸十日之外，即可用。凡服此者，不得过饮，服完又加酒六七斤，再浸半月，仍可用。(《景岳全书》地黄醴)

9. 治气短似喘，呼吸促急，提不能升，咽不能降，气道噎塞，势极垂危者　熟地黄七八钱，甚者一二两，炙甘草二三钱，当归二三钱。水二盅，煎八分，温服。(《景岳全书》贞元饮)

10. 平补，益颜色，填骨体，去劳倦膈热、咯血等疾　熟干地黄十两(温汤洗过，焙干，秤)，枸杞子五两(拣择净洗，焙干，秤)，肉桂半两(不见火，去粗皮)。上件先将熟干地黄、枸杞子二味捣为细末，别捣桂为细末，一处拌匀，炼蜜为丸如梧桐子大。每服三十丸至五十丸，空心食前用温酒或温熟水下，日二服。常服。(《普济方》引《卫生家宝》熟干地黄丸)

11. 治肺肾虚寒水泛为痰，或年迈阴虚血气不足，外受风寒，咳嗽，呕恶，多痰，喘急等证　当归二钱，熟地三五钱，陈皮一钱半，半夏二钱，茯苓二钱，炙甘草一钱。水二盅，生姜三五七片，煎七八分。食远温服。(《景岳全书》金水六君煎)

12. 治鹤膝风、贴骨疽及一切阴疽　熟地一两，肉桂一钱(去皮，研粉)，麻黄五分，鹿角胶三钱，白芥子二钱，姜炭五分，生甘草一钱。煎服。如治乳癖、乳岩，加土贝五钱。(《外科全生集》阳和汤)

13. 治电光性眼炎　将熟地洗净切片，每片约 2 mm 厚薄，4 片。患者平卧，头后仰，将熟地片贴在眼上，约 2 min 换 1 次，轮流重复使用。〔《新中医》，1979，(5)：41〕

【各家论述】 1.《本草汇言》："(熟地)入少阴肾经，为阴分之药，宜熟而不宜生。是以阴虚不足，血气有亏，情欲斲丧，精髓耗竭，肾水干涸，或血虚劳热，或产后血分亏损，或大病之后足膝乏力，诸证当以补血滋阴、益肾填精之剂，熟地黄足以补之。"

2.《本草正》："补气以人参为主，而耆术但可为之佐；补血以熟地为主，而芎归但可为之佐。然在耆术芎归，则又有所当避，而人参、熟地，则气血之必不可无。故凡诸经之阳气虚者，非人参不可；诸经之阴血虚者，非熟地不可。人参有健运之功，熟地禀静顺之德，此熟地之与人参，一阴一阳，相为表里，一形一气，互主生成，性味中正，无逾于此，诚有不可假借而更代者矣。""凡诸阴亏损者，有为发热，为头痛，为焦渴，为喉痹，为嗽痰，为气喘，或脾肾寒逆为呕吐，或虚火载血于口鼻，或水泛于皮肤，或阴虚而泄利，或阳浮而狂躁，或阴脱而仆地。阴虚而神散者，非熟地之守不足以聚之；阴虚而火升者，非熟地之重而不足以降之；阴虚而躁动者，非熟地之静不足以镇之；阴虚而刚急者，非熟地之甘不足以缓之；阴虚而水邪泛滥者，舍熟地何以自制；阴虚而真气散失者，舍熟地何以归源；阴虚而精血俱损，脂膏残薄者，舍熟地何以厚肠胃。且犹有最玄妙者，则熟地兼散剂方能发汗，何也，以汗化于血，而无阴不作汗也；熟地兼温剂始能回阳，何也？以阳生于下，而无复不成乾也。然而阳性速，故人参少用亦可成功，阴性缓，熟地非多难以奏效。"

3.《本草新编》："或谓熟地至阴之药，但其性甚滞，多用之而腻膈生痰，万一助痰以生喘，亦甚可危也。以正不知熟地之功力也。夫熟地岂特不生痰，且能消痰；岂特不滞气，且善行气。顾人用之何如耳。夫痰有五脏之异，痰出脾肺者，用熟地则助其湿，用之似乎不宜；倘痰出于心肝肾者，舍熟地又何以逐之耶？故人有吐痰如清水者，用二陈消痰化痰之药，百无成功，乃服八味汤，而痰气之汹涌者，顷刻即定，非心肝肾之痰用熟地之明验乎！更有一种朝夕之间，所吐白沫，日轻而夜重，甚之卧不能倒，用六味汤大加熟地、山茱萸，一连数服而痰即大减，再服数十剂，白沫尽消而卧亦安，又非熟地消痰之明验乎！熟地消痰而不生痰，又何疑哉。"

4.《本草求真》："景岳尚论熟地，最为明确，独中所论脾肾寒逆为呕，可用地黄以治，是亦千虑之一失耳。夫既脾肾虚寒，则脾与肾已受寒累，正宜用以辛热，以为扫除，如太阳既至，坚冰自解，乃复坠以霜雪，投以阴剂，不更使寒滋甚乎。虽曰熟地性温，寒从温散，然寒至上逆者为呕，则寒已甚，岂有熟地之温，而可令寒外散乎？但或阳盛阴微，阳藉阴化，偶有感冒，用此杂于温散之中，或有见效；若真纯阴无火，厥气上逆则呕，则此又为深忌。"

5.《怡堂散记》："地黄纯阴之品，火与日阳也，蒸晒九次，阳之极也，从阳引阴，成交泰之象。其色纯黑，其液尽透，大有阳生阴长之义。仲景八味丸用作阴中补阳之药，盖阴之体阳之用也。桂附之功，依熟地之力以为功，故无灭裂之患，是用药相制之法也。"

6.《药义明辨》："凡真阴内损，渐至衰羸者，非此莫济，盖兹味禀天一之真阴，阴中原含有阳，蒸晒极熟，所以发阴中之阳令其上通天气，真阴乃得随阳以上而尽其普益之功。东垣谓熟地黄能补肾中元气，旨哉其言之也。"

7.《本草正义》："凡津枯血少，脱汗失精，及大脱血后，产后血虚未复等证，大剂(熟地)频投，其功甚伟，然粘腻浊滞，如大虚之体服之，亦碍运化，故必胃纳尚佳，形神未萎者，方能任受，不然，则窒滞中州，必致胀闷，虽有砂仁拌蒸，亦属无济，则中气太弱，运动无权之弊也。近世遂有再用砂仁末，拌炒成炭，专为此种虚证设法者，则真是无可奈何之作为。虽曰费尽心机，亦属矫揉造作，其亦思其功力之果何如耶。"

5733 瘤毛獐牙菜 liú máo zhāng yá cài (《全国中草药汇编》)

【异名】 獐牙菜、当药(《内蒙古中草药》)，紫花当药(《全国中草药汇编》)。

【基原】 为龙胆科獐牙菜属植物瘤毛獐牙菜的全草。

【原植物】 瘤毛獐牙菜 *Swertia pseudochinensis* Hara

一年生草本，高 10～40 cm。茎直立，细瘦，枝四棱形，带紫色。叶对生；无柄；叶片线状披针形，长 2～4 cm，宽至 0.6 cm，先端渐尖，基部渐狭；下面中脉明显突起。圆锥状复聚伞花序具多花，开展；花梗直立，四棱形，长约 2 cm；花萼绿色，5 裂，裂片线

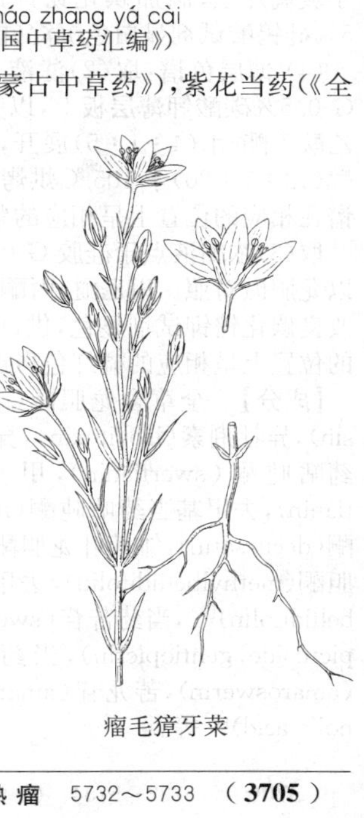

瘤毛獐牙菜

形；花冠蓝紫色，直径达2 cm，5 裂，裂片披针形，花瓣具深色条纹，先端锐尖，基部有 2 个腺窝，腺窝长圆形，基部浅囊状，边缘具长柔毛状流苏；雄蕊 5，花丝线形；子房狭椭圆形，无柄，花柱短，柱头 2 裂，裂片半圆形。花期 8～9 月。

生于海拔 500～1 600 m 的山坡、河滩、林下或灌丛中。分布于华北、东北。

【采收加工】 夏、秋季采收，晾干。

【药材】 瘤毛獐牙菜 *Herba Swerteae Pseudochinensis* 产于吉林、内蒙古、河北、河南、山西、山东等地。

性状　全草长 10～40 cm。根圆锥形，长 2～7 cm，黄色或黄褐色，断面类白色。茎方柱形，多分枝，直径 1～2.5 mm；黄绿色或黄棕色带紫色，节略膨大；质脆，易折断，断面中空。叶对生，无柄；完整叶片展平后呈条状披针形，长 2～4 cm，宽 0.3～0.9 cm，先端渐尖，基部狭，全缘。圆锥状聚伞花序，花冠蓝紫色或暗黄色，5 深裂，裂片内侧基部有 2 个腺体，其边缘的流苏状毛表面具瘤状突起。蒴果椭圆形。气微，味苦。

鉴别　(1) 茎横切面：表皮细胞类方形或切向延长，外壁向外突出，壁略厚，外被角质层。内皮层为 1 列切向延长的细胞，长 24～48 μm，宽 10～20 μm。韧皮部窄，木质部占半径 1/4。髓细胞多角形，髓部多数中空。

叶表面观：上表皮细胞形状略不规则，垂周壁波状弯曲，表面被角质层，细胞中央层纹密集，向四周放射状排列。下表面角质层纹较疏，气孔为不等式。

(2) 取粉末 10 g，加甲醇 50 ml，在 60 ℃水中温浸 1 h，滤过。取上述滤液 1 ml，置试管中加醋酐 1 ml 后，沿试管壁缓缓加入少量浓硫酸，在两液层中间出现蓝色或蓝绿色环(检查三萜类)。取上述滤液 1 ml，加三氯化铁乙醇液 1～2 滴，溶液呈绿色(检查呫酮类)。取上述滤液 1 ml，加盐酸 4 滴及少量镁粉，于水浴上加热数分钟，溶液呈桃红色(检查黄酮)。

(3) 取粉末 10 g，加浓氨水湿润，搅拌，密闭放置 4 h，再加氯仿 50 ml，回流提取，滤过，滤液用 10%硫酸提取 3 次，用氨水碱化至 pH9.0，用氯仿提取 3 次，浓缩，取浓缩液滴于玻璃片上，滴加碘化铋钾试剂，滤液呈棕红色沉淀；加 5%硅钨酸试剂显白色沉淀(检查生物碱类)。

(4) 薄层色谱：取(2)滤液 1 ml，浓缩至少量，点于硅胶 G-0.5%碳酸钾薄层板上，以齐墩果酸作对照。以正丁醇-乙酸乙酯-水(4∶1∶5)展开，展距 11 cm，用醋酐-硫酸-乙醇(12∶1∶20)于 105 ℃烘烤显色，供试品色谱与对照品色谱在相应的位置上呈相应的紫色斑点。

取(3)浓缩液点于硅胶 G-0.5%氢氧化钠薄层板上，同时以龙胆碱对照。以乙醚-丙酮(9∶1)展开，展距 11 cm。用改良碘化铋钾试剂显色，供试品色谱与对照品色谱在相应的位置上呈相应的橘红色斑点。

【成分】 全草含龙胆碱(gentianine)[1]，当药素(swertisin)，异牡荆素(isovitexin)，异荭草素(homoorientin)[2]，当药呫吨酮(swertianin)，甲基当药呫吨酮(methylswertianin)，去甲基当药呫吨酮(norswertianin)，对叶当药呫吨酮(decussatin)，雏菊叶龙胆酮(bellidifolin)，甲基雏菊叶龙胆酮(methylbellidifolin)，去甲基雏菊叶龙胆酮(demethylbellidifolin)[3]，当药苦苷(swertiamarin)，龙胆苦苷(gentiopicroside, gentiopicrin)，当药苷(sweroside)，苦当药酯苷(amaroswerin)，苦龙苷(amarogentin)[4]及齐墩果酸(oleanolic acid)[5]等。

【炮制】 取原药材，除去杂质，抢水切段，干燥，过筛。

饮片性状　为根、茎、叶、花混合的段片状。根外皮黄色或黄褐色，切面类白色。茎方柱形，表皮黄绿色或黄棕色带紫，节间略膨大，切面中空。叶多皱缩、卷曲、破碎，表面棕绿色。花蓝紫色或暗黄色。气微，味苦。贮干燥容器内，置通风干燥处，防潮。

【药性】《内蒙古中草药》："味苦，性寒。"

【功用主治】 泻火解毒，利湿，健脾。主治湿热黄疸，痢疾，胃炎，消化不良，风热眼赤，牙痛，口疮，疮毒肿痛。

1.《内蒙古中草药》："清热，健胃，利湿。治消化不良，胃炎，黄疸，火眼，牙痛，口疮。"

2.《全国中草药汇编》："清湿热。主治黄疸型肝炎，急性细菌性痢疾。"

3. 南药《中草药学》："健脾。主治疮毒肿痛。"

【用法用量】 内服：煎汤，3～10 g；或研末冲服。外用：捣烂外敷；或取汁外涂。

【选方】 1. 治黄疸型传染性肝炎　当药 15 g。水煎服。

2. 治急、慢性细菌性痢疾，腹痛　当药 10 g。水煎服。

3. 治消化不良　当药 10 g，水煎服；或研面，每次 2 g，日服 2 次。

4. 治火眼，牙痛，口疮　当药 6 g。水煎服，日服 2 次。(1～4 方出自《内蒙古中草药》)

5. 治疮毒肿痛　(当药)鲜草适量，捣烂外涂。(南药《中草药学》)

【临床报道】 治疗急性肝炎　用当药片(每片含当药 1 g)、愈肝片(每片含当药 1 g，黄芩素 5 mg，茵陈 0.8 g，维生素 C 10 mg)口服，均每日 3 次，每次 5 片，连续服用 1 个月为 1 个疗程。结果当药片治疗 108 例中，总有效率达 81.5%，显效率为 71.3%；愈肝片治疗 136 例中，总有效率达 85%，显效率为 72%。经统计学处理，两者无显著性差异。治疗过程中，未见明显副作用[1～3]。

5734 鲨鱼心 shā yú xīn (《中国药用海洋生物》)

【基原】 为真鲨科真鲨属动物阔口真鲨等多种鲨鱼的心脏。

【原动物】 阔口真鲨 *Carcharhinus latistomus* Fang et Wang　又名：青鲨(《中国药用海洋生物》)。

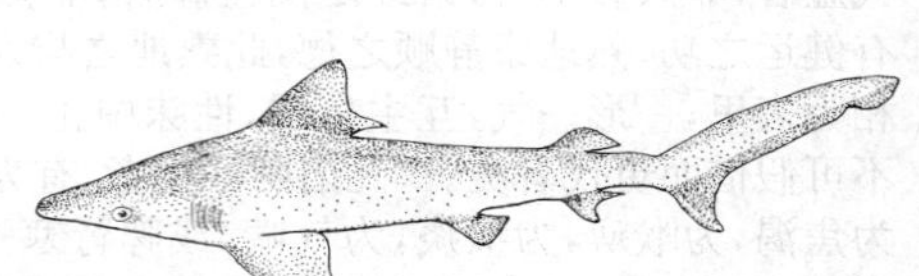

阔口真鲨

体纺锤形。一般长达 1 m。头宽扁。吻突出，前端钝圆，背视弧形。眼圆形，瞬膜发达。鼻孔宽大，斜侧位。前鼻瓣后部具一小三角形突出，后鼻瓣不分化。口长约为口宽的 1/2。唇褶短小，上颌牙宽扁三角形，下颌牙较狭而直，牙边缘均具细锯齿。喷水孔消失。鳃孔 5 个。背鳍 2 个，第一背鳍颇大，起点与胸鳍基底后端相对。第二背鳍小，等于臀鳍，起点与臀鳍起点相对。胸鳍近镰状，后缘凹入。腹鳍比第二背鳍稍大，近方形，位于两背鳍间中部下方。尾鳍宽长，超过头长，下叶前部呈三角形突出。后部有一缺刻。体青褐色或灰褐色，腹面白色，各鳍灰褐色，后缘色较淡。

栖息于暖温性近海。我国分布于东海和黄海。

本动物的骨骼(鲨鱼骨)亦供药用,另设专条。

【采收加工】 捕捞后剖腹取心,鲜用。

【功用主治】 健脾益胃。主治脾胃虚弱。

1.《中国药用海洋生物》:"健脾胃。"

2.《中国海洋湖沼药物学》:"健脾安神。"

【用法用量】 内服:炒食,适量。

5735 鲨鱼皮 shā yú pí (《中国动物药志》)

【异名】 鲛鱼皮(《别录》)。

【基原】 为皱唇鲨科星鲨属动物白斑星鲨 *Mustelus manazo* Bleeker、灰星鲨 *M. griseus* (Pietschmann)及角鲨属白斑角鲨 *Squalus acanthias* Linnaeus 等的皮。

【原动物】 参见"鲨鱼肉"条。

【采收加工】 加工鲨鱼肉时,取其皮晒干。

【成分】 灰星鲨鱼皮含有大量胶体蛋白和黏液质及脂肪,鲨科鱼皮均可制取鱼皮胶,是制明胶和止血海绵的原料[1]。

【药性】 甘、咸,平。归胃、肺经。

1.《别录》:"味甘、咸,无毒。"

2.《绍兴本草》:"性温,微毒。"

3.《宝庆本草折衷》:"味甘、咸,平。"

4.《品汇精要》:"气厚于味,阳中之阴。腥。"

5.《中国有毒鱼类和药用鱼类》:"甘,温。"

【功用主治】 解鱼毒,消食积,杀痨虫。主治食鱼中毒,食鱼成积不消,肺痨。

1.《别录》:"主蛊气蛊疰。"

2.《本草拾遗》:"主食鱼中毒,烧末服之。"

3.《纲目》:"解鯸鮧鱼毒。治食鱼鲙成积不消。"

4.《随息居饮食谱》:"解诸鱼毒,杀虫辟蛊,愈传尸劳。"

5.《中国有毒鱼类和药用鱼类》:"滋补。主治胃病,肺病。"

6.《中国药用动物志》:"消食积。"

【用法用量】 内服:煮食,适量;或研末。

5736 鲨鱼肉 shā yú ròu (《中国动物药》)

【异名】 鲛鱼肉(《食疗本草》)。

【基原】 为皱唇鲨科星鲨属动物白斑星鲨、灰星鲨及角鲨属动物白斑角鲨等的肉。

【原动物】 1. 白斑星鲨 *Mustelus manazo* Bleeker 又名:鲛鱼(《别录》),鲳鱼、环雷鱼(《南越志》),沙鱼、鳆鱼(《本草拾遗》),溜鱼(《纲目》),鲛鲨(《医林纂要》),沙皮、白点鲨(《中国经济动物志》)。

体细长,一般在 1 m 以内。头宽,吻稍厚,前端钝。眼椭圆形,瞬褶平横外露,眼后有小型喷水孔。鼻孔位于口至吻的 1/3 处,有鼻瓣。口呈三角形,距吻端远,有唇褶,上唇褶宽扁而长,下唇褶狭而短。齿细小而多,铺石排列。鳃孔 5 个,前 3 个较宽,比眼径大;最后 2 个较狭,位于胸鳍上方。背鳍 2 个,第一背鳍约于体腔中部上方,上角圆钝,后缘凹入,下角延长尖突;

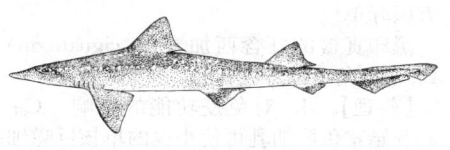

白斑星鲨

第二背鳍稍小,形状相似。臀鳍小,起点约与第二背鳍基底中部相对。胸鳍中大,始于第五鳃孔下方,后缘斜直或微凹。腹鳍位于背鳍间隔前半部下方,内角较尖。尾鳍狭长,上叶直而略窄,下叶前部微突,中后部有一凹缺,后部三角形突出。背面和上侧面灰褐色,沿侧线及侧线上方散布着许多不规则的白色斑点;鳍褐色,边缘较淡,下侧面和腹面银白色。

栖息于近海。以软体动物、虾、蟹及小鱼为食。卵胎生,每产 10 余仔。我国分布于黄海和东海等水域。

2. 灰星鲨 *M. griseus* (Pietschmann) 又名:灰皮鲨、灰鲨、白布鲨。

体细而延长,体长 1 m 左右。头平扁,吻中等长,背视近三角形。眼椭圆形。鼻孔宽大,前鼻瓣中部具一舌状突出,出水孔半露。口颇小,三角形,两侧斜行,前端圆钝,下颌稍短,口闭时上颌牙全露,下颌牙只在缝合处露出。上唇褶粗大而短,下唇褶细而较长,齿细小而多,铺石状排列。喷水孔小,横椭圆形,两端尖,位于眼角下后方。鳃孔 5 个,狭小,最后 2 个位于胸鳍基底上方。背鳍 2 个,第一背鳍颇大,较后位,上角圆钝,后缘凹入,下角延长尖突;第二背鳍稍小,上角钝圆,后缘深凹,下角延长尖突。尾鳍颇短狭,上叶颇发达,下叶前部稍突出,中部与后部间有一缺刻,尾端钝尖,后缘斜直。臀鳍小,后缘深凹,里角延长尖突。腹鳍比第二背鳍稍小,鳍脚平扁延长。胸鳍中等大。体背侧面灰褐色,腹面白色,各鳍紫褐色,后缘较浅淡,体无白色斑点。

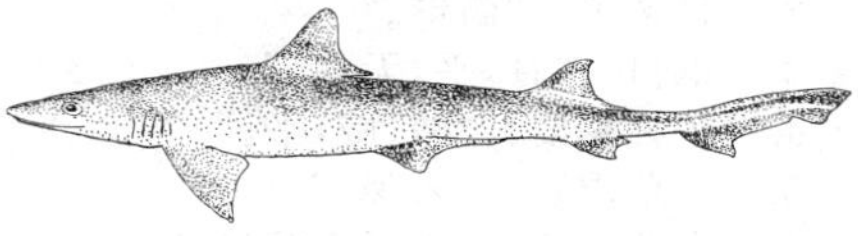

灰星鲨

栖息于近海暖温水域。主要食甲壳动物。胎生,每胎产 10 余仔。我国分布于黄海、东海、南海。

3. 白斑角鲨 *Squalus acanthias* Linnaeus 又名:锉鱼(山东)。

体较细长,体长 1～1.5 m。头宽扁而长,吻长,前缘窄尖。眼椭圆形,无瞬膜,鼻孔中等大,几平横,口浅弧形,近于横列,上唇褶宽扁,下唇褶较短。齿上下颌同型,下颌齿稍宽。喷水孔肾形,颇大,鳃孔 5 个颇小。背鳍 2 个,各具 1 硬棘;第一背鳍起点与胸鳍里角相对或稍后;第二背鳍小,距腹鳍较近。臀鳍消失。胸鳍颇宽大,鳍端伸达第一背鳍硬棘下方。腹鳍近方形,位于两背鳍之间的后半部下方。尾鳍宽短,帚形,上叶发达,下叶后部无缺刻。体灰褐色,腹面白色,幼体背面及上侧面具圆形或长形白斑 2 纵行,随年龄增长而白斑减少,成体仅在上侧留存几个不显明白斑。各鳍暗褐色。

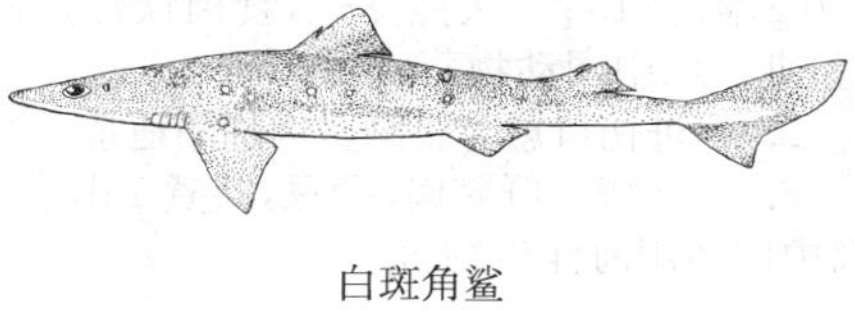

白斑角鲨

栖息于近海沿岸区域,适温为 6～14 ℃,随水温季节变化而回游,主食小型鱼类及无脊椎动物。卵胎生。每胎产 10～13 仔。我国分布于黄海和东海。

以上动物的胆(鲨鱼胆)、皮(鲨鱼皮)、鳍(鲨鱼翅)、雌性的胎(鲨鱼胎)、雄性的精巢(鲛鲨白)亦供药用,另设专条。

【采收加工】 四季可捕，捕得后，除去皮和内脏，取肉鲜用或晒干。

【成分】 1. 白斑角鲨肉含多种酶 L-乳酸脱氢酶[1]，磷酸化酶激酶[2]，天冬氨酸氨基转移酶，丙氨酸氨基转移酶，缩氨酸羧激酶，糖原磷酸化酶[3]，精氨酸酶[4]，糖原脱支酶[5]，谷氨酰胺酶，谷氨酰胺合成酶[6]，腺苷酸氨基水解酶[7]，葡萄糖-6-磷酸脱氢酶，6-磷酸葡萄糖酸脱氢酶，转移酮酶[8]，琥珀酸脱氢酶[9]，磷酸烯醇丙酮酸羧激酶，3-氧代酸辅酶A转移酶，三酰基甘油脂酶，二酰基甘油脂酶[10]等。脂肪酸：二十二碳六烯酸(docosahexaenoic acid)，二十碳五烯酸(eicosapentaenoic acid)，正-3脂肪酸(*n*-3 fatty acid)，正-6脂肪酸(*n*-6 fatty acid)[11]；还含棕榈酰肉碱(palmitoyl carnitine)；氨基酸：谷氨酰胺[5]，丙氨酸，亮氨酸，异亮氨酸。还含3-巯基吡啶甲酸，磷酸烯醇丙酮酸[12]，角鲨胺(squalamine)[13]，肾上腺素(epinephrine)，去甲肾上腺素(norepinephrine)，血管紧张肽(angiotensin)[14]，胰岛素(insulin)[15]，β-促黑素细胞激素(β-melanocyte-stimulating hormore)[16]，胰高血糖素(glucagon)[17]，三甲砷乙内酯(arsenobetaine)[18]，α-晶体蛋白(α-crystallin) A、B[19]，胆甾醇(cholesterol)[20]。

2. 白斑星鲨含 arsenocholine 等[21, 22]。

【药性】 甘，咸，平。归脾、肺经。

1.《食疗本草》："平。"
2.《日华子》："微毒。"
3.《纲目》："甘，平，无毒。"
4.《医林纂要》："酸，咸，平。"
5.《本草求真》："入脾。"
6.《本草撮要》："入手太阴经。"
7.《中国有毒鱼类和药用鱼类》："甘，温。"
8.《中国药用海洋生物》："甘，咸，平。"

【功用主治】 补虚，健脾，利水，祛瘀消肿。主治久病体虚，脾虚浮肿，创口久不愈合，痔疮。

1.《食疗本草》："补五脏。"
2.《医林纂要》："消肿去瘀。"
3.《本草求真》："补脾利水。"
4.《随息居饮食谱》："滋阴补血。"
5.《中国有毒鱼类和药用鱼类》："健脾补气。用于外痔。"
6.《南海海洋药用生物》："促进伤口愈合。"
7.《中国动物药》："强壮。治脾虚浮肿，久病体虚，创伤久不愈合。"

【用法用量】 内服：煮食，100～200 g。

【宜忌】 忌和甘草同用。

《绍兴本草》："善动风气。"

【选方】 1. 治久病体弱，脾虚浮肿 鲨鱼肉100 g，白术30 g，陈皮15 g。久煎熟烂，食肉饮汁，每日服2次，连服1星期。(《中国动物药》)

2. 促进伤口愈合 鲜鲨肉加醋适量，炒食。手术后食用。

3. 治外痔 鲜鲨肉、绿豆，共煮1 d，食用。(2、3方出自《中国药用海洋生物》)

5737 鲨鱼肝 shā yú gān (《中国药用海洋生物》)

【基原】 为六鳃鲨科哈那鲨属动物扁头哈那鲨及其他鲨鱼的肝脏或肝脏经提炼而得的鱼肝油。

【原动物】 扁头哈那鲨 *Notorhynchus platycephalus* (Tonore) 又名：哈那鲨、花七鳃鲨(《山东药用动物》)。

体长一般达2～3 m，前部较粗大，后部渐细小，尾狭长。头扁宽，前缘广圆，吻中长，约为头长的1/4。眼长圆形，无瞬膜。鼻孔中大，下侧位，前鼻瓣后部圆，突出。口宽大，广弧形，下唇褶发达，褶沟后延。上下颌牙侧扁，上颌无正中牙，每侧6牙，牙的内缘具大齿头1个，向后弯斜；外缘具小齿头1～3个。下颌正中牙1个，其中央无齿头，两侧各具小齿头3个；下颌每侧6牙，牙梳状，具5～6齿头。喷水孔小，圆形，上侧位，距第1鳃孔比距眼为近。鳃孔7个，宽大，下部伸达腹面，向后渐小，最后1个位于胸鳍基底前方。背鳍1个，后位，起点与腹鳍基底后端相对。胸鳍较大，外角和里角钝尖。腹鳍与背鳍约等大，臀鳍小于背鳍。尾鳍甚长，尾椎轴平，后略上翘，下叶前部突出，中部与后部间有一缺刻，尾部钝尖。体灰褐色，散布不规则黑色斑点，腹部、腹鳍及臀鳍浅褐色。

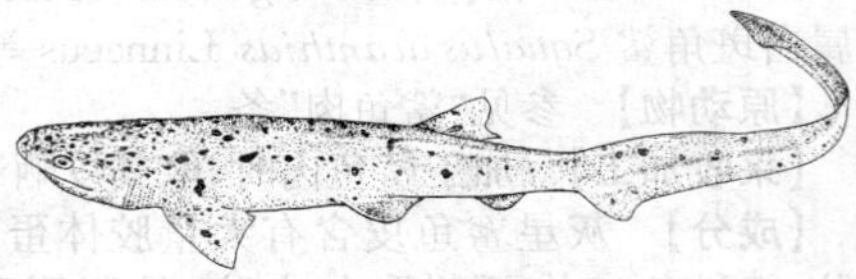

扁头哈那鲨

栖息于近海底层，主食中小型鱼类及甲壳动物。卵胎生，每胎产仔10余尾。

我国分布于渤海、黄海、东海及南海。黄海产量较大。

本动物的脂肪油(鲨鱼油)、雌性的胎(鲨鱼胎)亦供药用，另设专条。

【采收加工】 捕捞后剖腹取肝，鲜用。或将肝脏消毒，在0 ℃左右脱去部分固体脂肪，提炼成油状液体。

【药材】 鱼肝油 *Oleum Jecoris Piseis* 有关药厂生产。

性状 本品为黄色至橙红色的澄明液体；微有特异的鱼腥臭，但无败油臭。本品多溶在精炼的植物油中，与氯仿、乙醚能任意混合，在乙醇中微溶。

鉴别 (1) 取本品适量，加氯仿稀释成每1 ml中含维生素A 10～20 u的溶液，取出1 ml，加三氯化锑的氯仿溶液(1→4)2 ml，即显蓝色至蓝紫色，放置后，色渐消褪。

(2) 酸度检查：取乙醇与乙醚各15 ml，置锥形瓶中，加酚酞指示液3滴，滴加氢氧化钠液(0.1 mol/L)至微显红色，再加酚酞指示液5滴，加本品2 g，加热回流10 min，放冷，精密加氢氧化钠液(0.1 mol/L)1 ml，应显淡红色。

【成分】 灰星鲨肝含大量脂肪油、维生素A、多种酶类。酶类有：乙酰辅酶A硫解酶(acetoacetyl-CoA thiolase)，谷氨酸丙酮酸转氨酶。脂类以磷脂(phospholipid)，三酰基甘油(triacylglycerol)为主，尚含胆甾醇(cholesterol)，游离脂肪酸等[1]。

鲸鲨的肝含油61.6%。脂肪酸中含C_{16}～C_{22}酸，以C_{16}及C_{18}酸为主，但C_{20}及C_{22}几乎为高度不饱和酸。固体酸几乎由棕榈酸(palmitic acid)组成。还含胆甾醇(cholesterol)，维生素A，鲨油醇(selachyl alcohol)，鲨肝醇(batyl alcohol)，树脂样物质[1]等。

黑鳍基齿鲨肝油含量40%～75%，维生素A含量可达2万国际单位[1]。

黑印真鲨的肝含西加毒素(ciguatoxin)类物质，维生素B_{12}、A，角鲨烯等[1]。

【药理】 1. 对免疫功能的影响 C_{57} BL/6小鼠灌胃30%姥鲨鱼肝油乳可使小鼠的单核巨噬细胞系统的吞噬功能增强，碳粒廓清指数明显增大，对致敏小鼠可使血清中抗体生成和T淋巴细胞增多，细胞免疫功能增强[1]。姥鲨鱼肝油中的角鲨烯还能增强网状内皮系统的功能，增加IgM细胞数，增强宿主免疫功能[2]。

2. 抗肿瘤作用　体外伊红染色法实验表明，50%鲸鲨肝油乳剂对小鼠艾氏腹水瘤细胞有直接杀伤作用。体内实验，腹腔注射50%鲸鲨肝油乳剂，每日1次，连续7 d，称瘤重，实验结果表明对小鼠移植性S_{180}实体瘤抑制作用明显，抑制率有明显的剂量依赖关系[3]。30%姥鲨肝油乳剂在15～30 ml/kg的剂量范围内，对肉瘤S_{180}、肝癌腹水型(Hepa)、Lewis肺癌等3种小鼠移植性实体型肿瘤有抑制作用[4]。

毒性　小鼠静注50%鲸鲨鱼肝油乳剂的LD_{50}为14 304 mg/kg，脏器病理检查结果，心、肝、脾、肺、肾无明显病理改变[3]。

【药性】《广西药用动物》："性温，味淡。"

【功用主治】 健脾补气，养肝明目，解毒敛疮。主治眼结膜干燥症，夜盲症，软骨病，烫火伤，皮肤溃疡，外伤创面久不愈。

1.《广西药用动物》："健脾补中，作营养剂。主治因缺乏维生素A而引起的结膜干燥症、夜盲、生殖力减低和因缺乏维生素D而引起的软骨病等。"

2.《山东药用动物》："常作为体质虚弱者、结核患者、病后恢复期及幼儿、产妇的滋养品。对于火伤及外伤创面、溃疡及子宫颈炎等，涂布鱼肝油能促进上皮的形成。"

3.《中国药用动物志》："明目。"

【用法用量】 内服：鲜品煎汤，30～60 g；鱼肝油，10～30 ml。外用：鱼肝油适量，涂敷。

【选方】 治夜盲症　(扁头哈那鲨)鱼肝60 g，苍术15 g。煎服。(《中国有毒鱼类和药用鱼类》)

5738 鲨鱼油 shā yú yóu (《中国药用海洋生物》)

【基原】 为六鳃鲨科哈那鲨属动物扁头哈那鲨 *Notorhynchus platycephalus* (Tenore)的油。

【原动物】 参见"鲨鱼肝"条。

【采收加工】 捕得后剖腹取出脂肪，熬油。

【成分】 鲨鱼油含角鲨烯(squalene)[1]，维生素A、D[2]。

【功用主治】 清热解毒，止痛。主治烧烫伤。

1.《中国药用海洋生物》："防腐解毒。"

2.《中国药用动物志》："清热解毒，消炎止痛。主治水火烫伤。"

【临床报道】 治疗恶性肿瘤　鲨鱼油口服乳剂治疗恶性肿瘤45例(胃癌25例，其中胃癌术后复发1例，肺癌13例，食管癌7例)。多属晚期不能手术或手术后复发、转移的患者。每次口服20 ml，每日3次。用药期间不用任何其他抗癌中、西药及免疫药物。30 d为1个疗程，可连续服用2个疗程，最长者服用150 d。治疗期间可用止痛药及其他对症药物。疗效评定标准：①完全缓解：肿瘤完全消失超过1个月。②部分缓解：肿瘤病灶最大直径及其最大垂直直径的乘积缩小达50%，其他病灶无增大，持续超过1个月。③缓解：病灶两径乘积缩小25%～49%，持续1个月。④稳定：病灶两径乘积有缩小，但不足25%，持续1个月。⑤症状好转：肿瘤病灶无变化，但症状有减轻，持续1个月。⑥进展：病灶两径乘积增加25%以上者。结果：全组部分缓解3例，缓解9例，客观有效率为26.7%，稳定12例，好转13例，客观有效率加症状好转率为82%。无明显副作用，仅个别患者服药后有轻度恶心、腹泻等反应，无需停药，服数日后可自行缓解，症状消失，故可长期服用。临床观察表明，鲨鱼油口服乳剂对食管癌、胃癌等有较明显的疗效，其特点是：服药后自觉症状明显改善，体重增加，肿块有部分缩小，大部分都延长了存活期。不但没有副作用，而且有升白细胞作用，对肝功能有恢复作用。又治疗观察恶性肿瘤98例(胃癌等21种)，总有效率66.2%，现存活27例[1]。

5739 鲨鱼骨 shā yú gǔ (《中国药用海洋生物》)

【基原】 为真鲨科真鲨属动物阔口真鲨 *Carcharhinus latistomus* Fang et Wang或其他鲨鱼的骨骼。

【原动物】 参见"鲨鱼心"条。

【采收加工】 捕得后，去肉取骨，晒干。

【成分】 鲸鲨骨含软骨素(chondroitin)[1]。

【药理】 1. 抗肿瘤作用　鲨鱼软骨提取物中含有血管生成抑制因子，它能抑制新生血管形成，通过阻止肿瘤周围毛细血管生长而达到抑制肿瘤生长的作用[1]。

2. 抗凝血作用　利用姥鲨软骨中分离提取的鲨鱼骨黏多糖给家兔静注，可使凝血时间、凝血酶原时间、白陶土部分凝血活酶时间及凝血酶时间均延长。对纤维蛋白原含量、血小板计数无明显影响，表明鲨鱼骨多糖具有抗凝血活酶样作用和抗凝血酶样作用，其作用机制与肝素相似[2]。

3. 抗血栓作用　从姥鲨鱼软骨提取的酸性黏多糖给大鼠腹腔注射，可显著抑制体外血栓形成；家兔静注可显著抑制体内血栓形成[3]。

【药性】 咸，平。

【功用主治】《中国药用动物志》："祛风湿，止痛。主治风湿性关节炎，头痛。""止泻，主治腹泻。"

【用法用量】 内服：煎汤，适量。

【选方】 1. 治头痛　鲸鲨脊椎骨晒干或冷冻保存，用时与冰糖或鸡一起炖服。

2. 治腹泻　鲨鱼骨、绿豆煎汤内服，早晚空腹各1次。(1、2方出自《中国药用海洋生物》)

5740 鲨鱼胆 shā yú dǎn (《中国动物药》)

【异名】 鲛鱼胆(《食疗本草》)。

【基原】 为皱唇鲨科星鲨属动物白斑星鲨 *Mustelus manazo* Bleeker或其他鲨鱼的胆。

【原动物】 参见"鲨鱼肉"条。

【采收加工】 加工鲨鱼肉时，取其胆囊，取汁鲜用，或干燥后加工成粉。

【成分】 鲸鲨胆含胆酸(cholic acid)，牛磺胆酸(taurocholic acid)，胆色素等[1]。

【药性】 苦，寒。

1.《宝庆本草折衷》："味苦。"

2.《中国有毒鱼类和药用鱼类》："苦，寒。"

【功用主治】 清热解毒。主治喉痹，疮痈。

1.《中国动物药》："解毒。治疮痈。"

2.《中国药用动物志》："清热解毒。"

【用法用量】 外用：涂敷，或用其粉调敷，或胆汁和药为丸含化。

【选方】 1. 治喉闭　取(鲨鱼)胆汁和白矾灰，丸之如豆颗，绵裹纳喉中，良久吐恶涎沫，即喉咙开。(《食疗本草》)

2. 治疮痈　取(鲨鱼)胆用酒熏干,用时将干品研成粉,加水或茶油调匀,外涂患处。(《中国有毒鱼类和药用鱼类》)

5741 鲨鱼胎 shā yú tāi (《青岛中草药手册》)

【基原】 为六鳃鲨科哈那鲨属动物扁头哈那鲨 *Notorhynchus platycephalus* (Tenore)或皱唇鲨科星鲨属动物白斑星鲨 *Mustelus manazo* Bleeker 等雌性鲨鱼的胎。

【原动物】 参见"鲨鱼肝"及"鲨鱼肉"条。

【采收加工】 捕得后,剖腹取胎。鲜用或晒干。

【药性】 《中国药用海洋生物》:"甘、咸,平。"

【功用主治】 补虚,养血,调经,止泻。主治久病体虚,咳嗽,痛经,小儿腹泻。

1.《中国药用海洋生物》:"养血调经,滋补强壮。"

2.《中国药用动物志》:"止泻,止痛。"

【用法用量】 内服:炖食,1～2 条;或研末。

【选方】 1. 治久病体虚　鲨鱼胎晒干,捣碎,煮粥食。

2. 治咳嗽　鲨鱼胎焙黄,研粉,冲服。(1、2 方出自《中国有毒鱼类和药用鱼类》)

3. 治痛经　母鲨腹内死硬的胎儿,焙黄,研末,黄酒或米汤冲服。

4. 治小儿腹泻　(鲨鱼胎)炖熟食之。(3、4 方出自《青岛中草药手册》)

5. 治慢性痢疾　鲨鱼胎晒干,煮食,每日 1～2 次。

6. 治皮肤脓疮　鲨鱼胎 1～2 条,炖熟食用,连服数次。

7. 治疮口久不愈合　灰星鲨胎 1 条,加调味品,清水炖服,连服数次。(5～7 方出自《海洋药物民间应用》)

5742 鲨鱼翅 shā yú chì (《本草从新》)

【异名】 鲛鱼翅(《纲目》),鲛鲨翅(《医林纂要》),沙鱼翅(《纲目拾遗》),金丝菜(《本草求原》)。

【基原】 为皱唇鲨科星鲨属白斑星鲨 *Mustelus manazo* Bleeker 或其他鲨鱼的鳍。

【原动物】 参见"鲨鱼肉"条。

【采收加工】 加工鲨鱼时,取其鳍鲜用或晒干。

【成分】 鳍含弹性素(elastoidin)及多种氨基酸[1]。

【药性】 甘,平。归肾、肺、胃经。

1.《本草从新》:"甘,平。"

2.《医林纂要》:"甘、咸,滑。"

【功用主治】 益气,补虚,开胃。主治虚劳,胃虚,腹泻。

1.《本草从新》:"补五脏,尤有益于肺脏,清金滋阴,补而不滞。"

2.《医林纂要》:"渗湿行水。"

3.《药性切用》:"益肝滋脏。"

4.《食物考》:"清痰,开胃进食。"

5.《食物宜忌》:"补五脏,消鱼积。"

6.《闽部食疏》:"益气开膈,托毒,长腰力。"

7.《本草求原》:"爽脾胃。"

8.《本草省常》:"清热利湿。"

9.《中国有毒鱼类和药用鱼类》:"滋补强壮。补血、补气、补肾、补肺。治慢性虚劳病症。"

10.《东北动物药》:"补肺气,托疮毒,消痰,健胃。用于肺气虚弱,疮毒。"

【用法用量】 内服:煮食,适量;或煅炭研末。

【选方】 1. 治胃病　阔口真鲨鱼鳍去皮煎水服,或将鱼鳍煅灰冲服。

2. 治小儿腹泻　(扁头哈那鲨)鱼翅烧灰研末冲服。(1、2 方出自《中国有毒鱼类和药用鱼类》)

5743 澄茄子 chéng qié zǐ (《中药志》)

【异名】 山胡椒(《滇南本草》),味辣子(《分类草药性》),山苍子、木姜子、木香子、野胡椒(《滇南本草》整理本),臭樟子(福建)。

【基原】 为樟科木姜子属植物山鸡椒的果实。

【原植物】 山鸡椒 *Litsea cubeba* (Lour.) Pers.

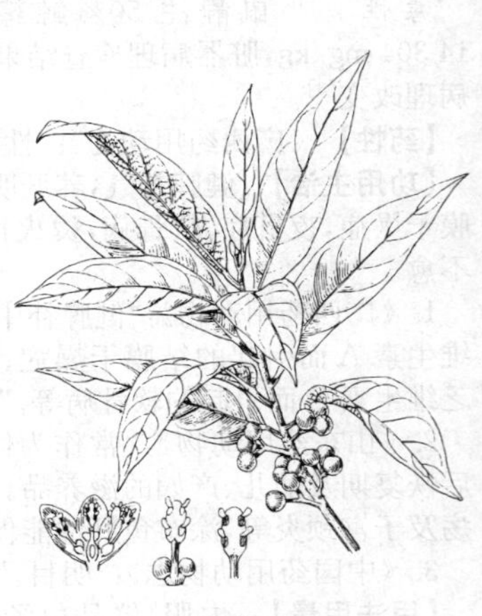

山鸡椒

落叶灌木或小乔木,高可达 10 m。叶和果实有芳香气。根圆锥形,灰白色;幼树树皮黄绿色,光滑,老树树皮灰褐色。叶芽无鳞片;幼枝细长,被绢毛。叶膜质,互生;叶柄细弱,长 1～2 cm;叶片披针形或长椭圆形,长 4～11 cm,宽 1.2～2.5 cm,先端渐尖,基部楔形,全缘,上面深绿色,下面苍白绿色,两面均无毛,中脉、侧脉在两面均突起。花先叶开放,雌雄异株;伞形花序单生或簇生,总花梗纤细,长 5～10 mm,总苞片 4,上有 4～6 朵小花,淡黄色;花被裂片 6,倒卵圆形;能育雄蕊 9,排成 3 轮,第 3 轮基部的腺体具短柄;雌花中退化雄蕊多数,子房卵形,花柱短,柱头头状。浆果状核果近球形,直径 4～5 mm,无毛,幼时绿色,成熟时黑色。花期 2～4 月,果期 6～8 月。

生于向阳山坡、丘陵、林缘灌丛或疏林中。分布于华南、西南及安徽。

本植物的叶(山苍子叶)、根(豆豉姜)亦供药用,另设专条。

【栽培】 生物学特性　喜湿润气候。喜光,在光照不足的条件下生长发育不良。适生于土层深厚、排水良好的酸性红壤、黄壤以及山地棕壤,在低洼积水处则不宜栽种。

繁殖方法　种子繁殖或插条繁殖。种子繁殖:在 8 月底至 9 月初,果皮变成紫黑色,种仁色白坚硬,种子充分成熟时采种。将果实浸泡,洗净种壳附有的蜡质层,在室内湿沙层积贮藏。种子经过一个冬季的贮藏催芽,于 2 月份条播,播种后 30 d 左右即可发芽,发芽率 35% 左右。插条繁殖:选健壮的母树,取一年生的枝条,按株距 5 cm,行距 15 cm 在春季扦插,一年生苗高 50～60 cm 时,便可出圃移栽。早春 2～3 月栽植,栽培密度开始可用 1.5 m×1.5 m,或 1.5 m×2 m。栽后填土踏实,浇水。

田间管理　从移栽至第二年幼株期间,每年应中耕、除草、追肥 2～3 次,第三年后,每年至少松土 1 次。栽后 1～2 年晚秋或冬季,在 0.8～1.2 m 高处,剪截主干顶部,促使侧枝生长,形成矮化林,以便采果。当进入开花期,应分辨雌雄株逐步疏伐。在疏伐时,要注意隔一定距离保留 1 株雄株作授粉树。

病虫害防治　虫害有红蜘蛛，卷叶虫。

【采收加工】 采收季节性很强。7月中下旬至8月中旬，当果实青色布有白色斑点，用手捻碎有强烈生姜味，为采收适时。如果实尚未完全成熟时采摘，水分多，含柠檬醛少，为过早；若至果实成熟后期，果皮转变为褐色，柠檬醛自然挥发而消失，为过迟。连果枝摘取，除去枝叶，晒干。

【药材】 澄茄子 *Fructus Litseae Cubebae*　主产于广西、浙江、四川、福建等地。

性状　果实圆球形，直径4～6 mm。表面棕褐色至棕黑色，有网状皱纹，基部常有果柄痕。中果皮易剥去；内果皮暗棕红色，果皮坚脆，种子1粒，内有肥厚子叶2枚，富含油质。具特异强烈窜透性香气，味辛、凉。

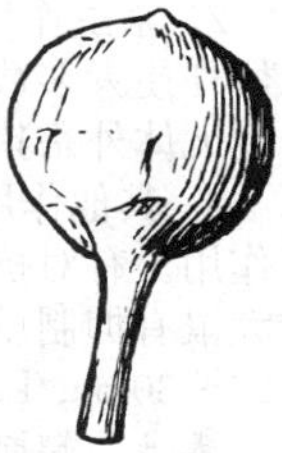

澄茄子
(果实)外形

鉴别　(1) 果实横切面：外果皮为1列略切向延长的细胞，外被厚角质层。中果皮细胞含微小草酸钙针晶，长5～6 μm；油细胞散列，以外侧为多；石细胞单个散在或成群，以靠近胚根的部位较集中。内果皮为4～6列梭形石细胞，栅状排列，贴近中果皮的1列切向壁外侧细胞间隙埋有草酸钙方晶，形成一结晶环，细胞腔偶含草酸钙方晶；内果皮内外均有1列薄壁的色素层。种皮为数列薄壁细胞，细胞壁具网状纹理。胚乳呈颓废层。子叶2枚，占横切面的大部分，细胞含糊粉粒和细小草酸钙方晶。胚的少数细胞含大形方晶，直径32～35 μm。

粉末特征：香气浓烈。油细胞椭圆形或圆形，长110～180 μm，宽26～96 μm，内含黄棕色油滴。石细胞长方形或类圆形，直径26～86 μm，壁厚，胞腔小，纹孔及孔沟明显；也有的壁较薄。外果皮细胞表面观多角形，直径20～32 μm，具角质纹理；断面观类圆形或矩圆形，角质层厚10～18 μm。内果皮石细胞梭形，黄色，栅状镶嵌排列，直径约15 μm，胞腔狭细，有的含草酸钙方晶；顶面观细胞多角形，外壁附着多数草酸钙方晶。

(2) 薄层色谱：取本品粉末100 g，提取挥发油，加无水硫酸钠脱水后，用乙酸乙酯稀释成10%溶液为样品液。另取柠檬醛用乙酸乙酯制成对照品溶液。吸取上述两溶液分别点于同一硅胶G 1%CMC薄层板上，以苯-乙酸乙酯-醋酸(90∶5∶5)展开，展距10 cm，用0.3%邻联二茴香胺冰醋酸溶液显色，样品液色谱中在与对照品色谱相应位置处显相同颜色的斑点。

【成分】 鲜果含挥发油1.6%～3%，其中主成分为柠檬醛(citral)，其次为柠檬烯(limonene)，α-蒎烯(α-pinene)，莰烯(camphene)3.5%，对聚伞花素(*p*-cymene)0.3%，甲基庚烯酮(methylheptenone)3.1%，香茅醛(citronellal)7.6%，芳樟醇(linalool)2.5%，樟脑(camphor)0.8%，乙酸牻牛儿醇酯(geranyl acetate)0.9%，α-松油醇(α-terpineol)1.5%，牻牛儿醇(geraniol)1.1%，黄樟醚(safrole)0.9%及α-葎草烯(α-humulene)1.2%[1]。

种子含油36.4%～52.2%，其中脂肪酸主要有：月桂酸(lauric acid)56.4%～61.5%，顺式十二碳-4-烯酸(*cis*-4-dodecenoic acid)7.2%～13.6%，癸酸(capric acid)14.2%～19.8%，油酸(oleic acid)4.1%～6.5%，顺式癸-4-烯酸(*cis*-4-decenoic acid)1.5%～2.8%，亚油酸(linoleic acid)0.8%～2.4%，肉豆蔻酸(myristic acid)1.0%～2.0%，棕榈酸(palmitic acid)0.4%～1.8%，顺式十四碳-4-烯酸(*cis*-4-tetradecenoic acid)0.8%～1.2%，十六碳烯酸(hexadecenoic acid)0～0.4%，硬脂酸(stearic acid)0.2%～0.4%，辛酸(caprylic acid)及亚麻酸(linolenic acid)[2]。脂肪油的不皂化物中，含谷甾醇(sitosterol)3.5%[3]。

山鸡椒还含生物碱：异紫堇定碱(isocorydine)，N-甲基六驳碱(N-methyllaurotetanine)波尔定碱(boldine)，木姜子碱(laurolitsine)，六驳碱(laurotetanine)，异波尔定碱(isoboldine)，去甲紫堇定碱(norisocorydine)，异南竹种碱(isodomesticine)，N-methyllindcarpine，glaziovine[4]。还含二苯基吡咯类生物碱：(−)-litcubine，(−)-litcubinine I[5]。

【药理】 1. 抗血小板聚集作用　体外实验表明柠檬醛在0.5 mg/ml浓度能明显抑制胶原或ADP诱导的大鼠血小板凝聚，抑制花生四烯酸诱导的人血小板聚集。大鼠灌胃给柠檬醛1 g/kg，也能抑制ADP诱导血小板聚集。其机制可能是由于阻止血小板内TXA_2样物质的生成和释放[1]。

2. 抗心肌缺血和心肌梗死作用　山苍子油0.3 ml/kg灌胃对注射异丙肾上腺素引起的兔急性心肌缺血有保护作用，降低其急性心肌缺血性ST段抬高，减少病理性Q波出现数目。对结扎冠状动脉前降支造成的急性心肌梗死模型，山苍子油能减少硝基四氮唑蓝染色显示的心肌梗死百分率[2]。山苍子油能增加离体兔心冠脉流量。对正常猪离体冠脉有舒张作用，并能拮抗肾上腺素、去甲肾上腺素引起的冠脉收缩[3]。小鼠腹腔注射山苍子油0.5 ml/kg和10%滴丸液10 ml/kg能明显延长常压缺氧条件下的生存时间；山苍子油亦能延长腹腔注射异丙肾上腺素的小鼠在常压缺氧条件下的生存时间，并对氰化钾和亚硝酸钠中毒有缓解作用[4]。

3. 平喘和抗过敏作用　山苍子油能松弛豚鼠离体气管平滑肌，并能缓解乙酰胆碱或组胺所致的气管平滑肌痉挛，该作用不能被普萘洛尔所拮抗。给豚鼠灌胃山苍子油0.3 ml/kg，腹腔注射0.1 ml/kg，对0.25%组胺和2%乙酰胆碱(1∶2)混合液喷雾引起的气管痉挛有明显保护作用。柠檬醛为其平喘的主要成分。大鼠被动皮肤过敏试验，豚鼠过敏性休克和豚鼠离体回肠过敏试验等证明山苍子油有明显的抗过敏作用。对慢反应物质所致豚鼠肠段亦有明显的拮抗作用，表明山苍子油的平喘作用除扩张支气管，还与抗过敏介质的形成和释放有关[5]。

4. 抗菌作用　柠檬醛对金黄色葡萄球菌、大肠杆菌、伤寒杆菌和痢疾杆菌有较强的抑制作用[5]，60%山苍子油乳化液对白念珠菌、热带念珠菌、副克柔念珠菌、新型隐球菌、皮炎着色真菌、疣状着色真菌、孢子丝菌、石膏样小孢子丝菌和石膏样毛癣菌等均有明显的抑制作用。山苍子油和柠檬醛在体外还有抗阴道滴虫作用[6,7]。柠檬醛气熏能阻止真菌(黄曲霉、黑曲霉、焦曲霉及产黄青霉)对大米及中药材等的霉变，并呈杀菌作用[8]。

【炮制】 取原药材，除去杂质及残留果柄，晒干。用时打碎。

饮片性状　参见"药材"项。贮密闭容器内，置阴凉干燥处。

【药性】 辛、微苦，温。归脾、胃、肾经。

1.《滇南本草》："味苦，辛，性温。入脾、肾二经。"

2.《滇南本草图说》："气味辛，大温，无毒。"

3.《广西中药志》："味辛，气芳香，性温无毒。"

4. 广州部队《常用中草药手册》："性温，味辛，微苦。"

【功用主治】 温中止痛，行气活血，平喘，利尿。主治脘腹冷痛，食积气胀，反胃呕吐，中暑吐泻，泄泻痢疾，寒疝腹痛，哮喘，寒湿水臌，小便不利，小便浑浊，疮疡肿毒，牙痛，寒湿痹痛，跌打损伤。

1.《滇南本草》："治面寒疼痛，暖腰肾而兴阳道，治阳痿。"

2.《滇南本草图说》："主下气温中，去瘀，除脏腑中风冷，去胃口虚冷气，亦除寒湿，治霍乱，吐泻，转筋。"

3.《广西中药志》："驱寒利尿，杀虫，消蛊。治寒湿水臌，心胃气痛，近有用治血吸虫病。"

4.《广西中草药》："祛风散寒，消肿止痛，行气消积，主治感冒头痛，风湿骨痛。"

5.《福建中草药》："治寒痹，跌打损伤。"

6.《全国中草药汇编》："治感冒头痛，消化不良。"

【用法用量】 内服：煎汤，3～10 g；研末，1～2 g。外用：研末撒或调敷。

【宜忌】 实热及阴虚火旺者忌用。

【选方】 1. 治胃寒痛，疝气 山鸡椒果实 1.5～3 g，开水泡服；或研粉，每次服 1～1.5 g。（《恩施中草药手册》）

2. 治胃寒腹痛，呕吐 木姜子 9 g，干姜 9 g，良姜 9 g。水煎服。（《四川中药志》1982 年）

3. 治单纯性消化不良 山苍子 6 g，茶叶 3 g，鸡矢藤 9 g。水煎服，每日 1 剂，分 3～4 次服。（《全国中草药汇编》）

4. 治支气管哮喘 山鸡椒果实、胡颓叶、地黄根（野生地）各 15 g。水煎服，忌食酸辣。（《浙江民间常用草药》）

5. 治无名肿毒 山鸡椒研末，加醋调敷患处。（南药《中草药学》）

6. 治牙痛 山鸡椒研末，塞患处。（《恩施中草药手册》）

7. 消瘰疬结核 山胡椒、秦归泡服，三月见效。（《滇南本草》丛本）

5744 鹤虱 hè shī（《新修本草》）

【异名】 鹄虱（《新修本草》），鬼虱（《本草崇原》），北鹤虱（《中药志》）。

【基原】 为菊科天名精属植物天名精 *Carpesium abrotanoides* L. 的果实。

【原植物】 参见"天名精"条。

【采收加工】 9～10 月果实成熟时割取地上部分，晒干，打下果实，扬净。

【药材】 鹤虱 *Fructus Carpesii* 主产于河南、山西、陕西、甘肃、贵州等地。

性状 果实呈圆柱状，细小，长 3～4 mm，直径不及 1 mm。表面黄褐色或暗褐色，具多数纵棱。顶端收缩呈细喙状，先端扩展成灰白色圆环；基部稍尖，有着生痕迹。果皮薄，纤维性，种皮菲薄透明，子叶 2，类白色，稍有油性。气特异，味微苦。

鉴别 果实横切面：外果皮细胞 1 列，均含草酸钙柱晶。中果皮薄壁细胞数列，棕色，细胞皱缩，界限不清楚，棱线处有纤维束，由数十个纤维组成，纤维壁厚，木化。内果皮细胞 1 列，深棕色。种皮细胞扁平。内胚乳有残存；胚薄壁细胞充满糊粉粒及脂肪油滴，子叶最外层细胞含细小草酸钙结晶。

粉末特征：棕黄色。孔纹导管与纤维共生，纤维壁厚，另有细小螺纹导管。厚壁细胞类方形，孔沟稀疏。子叶薄壁细胞内含糊粉粒。柱晶较大。

【成分】 含内酯化合物：鹤虱内酯（carpesialactone）[1]，天名精内酯酮（carabrone）[2]；脂肪酸：正己酸（*n*-caproic acid），棕榈酸（palmitic acid），硬脂酸（stearic acid），油酸（oleic acid），亚油酸（linoleic acid）。还含三十一烷（hentriacontane），豆甾醇（stigmasterol）[3]等。

【药理】 1. 抑菌作用 采用固体培养基平板法证明，鹤虱的脱水和未脱水提取物（1∶2 浓度）对伤寒杆菌，副伤寒甲、乙杆菌，大肠杆菌，铜绿假单胞菌，金黄色葡萄球菌有明显的抑制作用[1]。

2. 杀虫作用 鹤虱的水提干浸膏（1∶1，1∶4 浓度），在体外使大多数或全部猪蛔虫虫体于 24 h 内麻痹死亡，鹤虱油无体外杀猪蛔虫作用[1]。

3. 其他作用 鹤虱内酯对动物延髓等脑干部位有抑制作用。有对抗士的宁惊厥、延长环己烯巴比妥的作用。对大鼠有抑制脑组织呼吸作用。对家兔有降温、降压作用。20～30 mg/kg 给兔、猫、犬静注，可引起血压下降[1]。

毒性 鹤虱水浸膏给小鼠灌胃的 LD_{50} 为 13.7 g/kg[1]。鹤虱内酯小鼠腹腔注射的 LD_{50} 为 100 mg/kg[2]。

【药性】 苦、辛，平。小毒。归脾、胃、大肠经。

1.《新修本草》："苦，平，有小毒。"

2.《日华子》："凉，无毒。"

3.《品汇精要》："味苦，性平泄，味厚于气，阴中之阳。"

4.《纲目》："苦、辛，有小毒。"

5.《本经逢原》："入厥阴肝经。"

6.《医林纂要》："苦、辛，温。"

【功用主治】 杀虫消积。主治蛔虫病，绦虫病，蛲虫病，钩虫病，小儿疳积。

1.《新修本草》："主蛔、蛲虫，用之为散，以肥肉臛汁，服方寸匕；亦丸、散中用。"

2.《日华子》："杀五脏虫，止疟及敷恶疮上。"

3.《开宝本草》："心痛，以淡醋和半匕服。"

4.《本经逢原》："善调逆气，治一身痰凝气滞。"

5.《岭南采药录》："疗恶疮，解蛇毒，均捣敷。"

6.《现代实用中药》："治腹痛，为绦虫、蛲虫、蛔虫之驱除剂。"

【用法用量】 内服：多入丸、散；煎汤，5～10 g。

【宜忌】 孕妇慎服。

【选方】 1. 治蛔咬心痛 鹤虱十两。捣筛，蜜和，丸如梧子。以蜜汤空腹吞四十丸，日增至五十丸。慎酒肉。（《古今录验方》）

2. 治小儿蛔虫病啮心腹痛 鹤虱细研，以肥猪肉汁下，五岁一服二分，虫出便止。（《兵部手集》）

3. 治小儿疾病多有诸虫，腹中疼痛，发作肿聚，往来上下，痛无休止，亦攻心痛呕哕涎沫，或吐清水，四肢羸困，面色青黄，饮食虽进，不生肌肤，或寒或热，沉沉嘿嘿 胡粉（炒）、鹤虱（去土）、槟榔、苦楝根（去浮皮）各五十两，白矾（枯）十二两半。上为末，以面糊为丸，如麻子大。一岁儿服五丸，温浆水入生麻油一两点，调匀下之，温米饮下亦得，不拘时候。（《局方》化虫丸）

4. 治大肠虫出不断，断之复生，行坐不得 鹤虱末，水调半两服。（《怪证奇方》）

5. 治虫蛀齿疼 鹤虱一枚，塞齿中，又以鹤虱煎醋漱口，其痛可定。（《百一选方》）

【临床报道】 治疗钩虫病 取鹤虱水煎 2 次，药液混合浓缩至每 1 ml 含生药 1.5 g，过滤，加少量白糖调味。成人每晚睡前服 30 ml，连服 2 d，小儿及老年体弱者酌减。观察 57 例，治疗后 15 d 复查大便，钩虫卵阴性者 45 例，阳性者 12 例，阴转率 79%。治疗前合并蛔虫感染 31 例，治疗后复查大便，结果有 19 例蛔虫卵阴转。说明鹤虱亦有驱蛔作用。少数病例服药后数小时或第二日有轻微头晕、恶心、耳鸣、腹痛等反应，可自行消失[1]。

5745 鹤顶兰 hè dǐng lán（《全国中草药汇编》）

【异名】 大白芨（《广西本草选编》），猴兰、鹤兰（《广东药用植物简编》）。

【基原】 为兰科鹤顶兰属植物鹤顶兰的假鳞茎。

【原植物】 鹤顶兰 *Phaius tankervilliae* (Banks ex L'Herit.) Bl. [*Limodorum tankervilliae* Banks ex L'Herit.]

粗壮草本。茎丛生，基部常增厚成圆锥形或卵形的假鳞茎，具 2～6 叶。叶大型，长圆状披针形，长 30～70 cm，宽达10 cm，先端渐尖，基部渐窄成一长柄，具折扇状叶脉。花葶侧生于假鳞茎上或从叶腋抽出，圆柱形，有花 12～18 朵，排成总状花序；花大，直径 7～10 cm，花被片外面白色，内面红褐色；唇瓣大部分紫红色，向上卷，围绕蕊柱，前缘波状；距圆柱形，长约 1 cm，先端常成叉状 2 浅裂；合蕊柱长约 2 cm。花期春、夏季，夏季为盛花期。

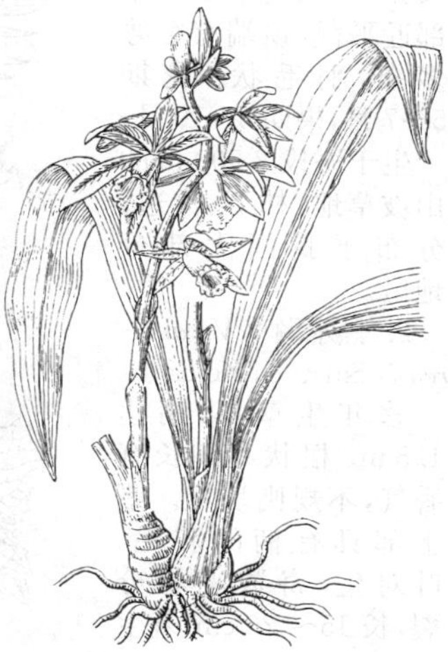

鹤 顶 兰

生于海拔 500～1 300 m 的林下湿地。分布于湖南、广东、广西、云南、台湾等地。

【采收加工】 春、夏季采收，鲜用或晒干。

【药性】 《广西本草选编》："味微辛，性温，有小毒。"

【功用主治】 《广西本草选编》："祛痰止咳，活血止血。主治咳嗽多痰，咳血，跌打肿痛，乳腺炎，外伤出血。"

【用法用量】 内服：煎汤，3～9 g。外用：鲜品捣敷；或研末撒。

【宜忌】 《广西本草选编》："孕妇慎服。"

5746 鹤虱风 hè shī fēng（《分类草药性》）

【异名】 野萝卜（《分类草药性》），山萝卜（《中国药用植物志》）。

【基原】 为伞形科胡萝卜属植物野胡萝卜 *Daucus carota* L. 的地上部分。

【原植物】 参见"南鹤虱"条。

【采收加工】 6～7 月开花时采收，去根，除去泥土杂质。鲜用或晒干。

【成分】 叶含胡萝卜素（carotene），胡萝卜碱（daucine），吡咯烷（pyrrolidine）[1]。花含黄酮类：山柰酚-3-葡萄糖苷（kaempferol-3-glucoside），山柰酚-3-二葡萄糖苷（kaempferol-3-diglucoside），芹菜素葡萄糖苷（apigenin glucoside）[2, 3]。

【药性】 苦、微甘，寒。小毒。

1.《分类草药性》："有小毒。"

2.《四川中药志》1960 年版："性寒，味苦、微甘。"

【功用主治】 杀虫健脾，利湿解毒。主治虫积，疳积，脘腹胀满，水肿，黄疸，烟毒，疮疹湿痒，斑秃。

1.《分类草药性》："杀虫，解烟毒，治疳气。消肿，消气，化痰。"

2.《四川中药志》1960 年版："治妇女干病及痒疹。"

3.《新疆药用植物志》："治早期黄疸。"

【用法用量】 内服：煎汤，6～15 g。外用：煎汤洗；或研末调敷。

【选方】 1. 治背疮 野胡萝卜叶（研末）6 g，胡椒粉 1.5 g。调菜油敷患处。（《贵州草药》）

2. 治湿疹 鹤虱风、马桑叶、千里光各适量。煎水外洗患处。（《万县中草药》）

5747 鹤草芽 hè cǎo yá（《中华人民共和国药典》）

【异名】 牙子、狼牙（《本经》），狼齿、狼子、犬牙（《别录》），狼牙子（《本草图经》），狼牙草根芽〔《中草药通讯》1972，(1)：32〕，仙鹤草根芽〔《中华医学杂志》1976，(6)：43〕。

【基原】 为蔷薇科龙芽草属植物龙芽草 *Agrimonia pilosa* Ledeb. 带短小根茎的冬芽（地下根芽）。

【原植物】 参见"仙鹤草"条。

【采收加工】 冬、春季新株萌发前挖取根茎，除去老根茎，留幼芽（带小根茎），洗净晒干，或低温烘干。

【药材】 鹤草芽 *Rhizoma Agrimoniae* 产于浙江、江苏、湖北、安徽、辽宁等地。

性状 本品呈圆锥形，中上部常弯曲，全长 2～6 cm，直径 0.5～1 cm，顶部包以数枚浅棕色膜质芽鳞。根茎短缩，圆柱形，长 1～3 cm，表面棕褐色，有紧密环状节，节上生有棕黑色退化鳞叶，根茎下部有时残存少数不定根。根牙质脆易碎，折断后断面平坦，黄白色。气微，略有豆腥气，味先微甜而后涩苦。

鉴别 (1) 根茎横切面：近芽鳞处表皮上有腺毛；皮层细胞数列，内皮层明显，维管束外韧型，呈环状排列，髓部宽阔。皮层和髓部薄壁细胞含多量淀粉粒，圆形或椭圆形，单粒或 2～4 复粒，脐点裂隙状，直径 2～7 μm。草酸钙簇晶少见，直径 10～40 μm。根茎下部横切面：外侧为木栓层，内皮层不明显。

粉末特征：棕色。表皮细胞长方形及不规则形，气孔不定式，有腺毛及非腺毛，腺毛的腺头 1～4 细胞，腺柄 1～4 细胞，非腺毛为单细胞，长 180～980 μm。

(2) 薄层色谱：参见"仙鹤草"条。

【成分】 龙芽草含 agrimophol[1]。

【药性】 苦、涩，凉。

1.《本经》："味苦，寒。"

2.《吴普本草》："神农、黄帝：苦，有毒。桐君：咸。岐伯、雷公、扁鹊：苦，毒。"

3.《别录》："酸，有毒。"

4.《本草汇言》："味苦、辛，气寒，有毒。"

5.《全国中草药汇编》："苦、涩，平。"

6.《四川中药志》1979 年版："苦，凉。"

【功用主治】 驱虫，解毒消肿。主治绦虫病，阴道滴虫病，疮疡疥癣，疖肿，赤白痢疾。

1.《本经》:“主邪气热气,疥瘙恶疡,疮痔,去白虫。”
2.《药性论》:“治浮风瘙痒,杀寸白虫,煎汁洗恶疮。”
3.《日华子》:“杀腹脏一切虫,止赤白痢。”
4.《本草图经》:“治蛇毒。”
5.《全国中草药汇编》:“祛虫。主治绦虫病。”

【用法用量】 内服:煎汤,10~30 g;研末,15~30 g,小儿每1 kg体重0.7~0.8 g。外用:煎水洗;或鲜品捣烂敷。

【宜忌】 鹤草芽治绦虫病时须研末服,水煎服无效。粉剂有导泻作用,不必再服泻药。内服时,如有恶心、呕吐、头昏等副作用,停药后即可恢复。

《本草经集注》:“恶地榆、枣肌。”“芜荑为之使。”

【选方】 1. 治寸白虫 狼牙五两。捣末,蜜丸如麻子大。宿不食,明旦以浆水下一合,服尽差。(《外台》引《范汪方》)

2. 治妇人阴中生疮,糜烂痒痛,或痛引腰腹 狼牙50 g。水煎去滓,以脱脂棉蘸之,浸洗阴中,早晚各1次。(《金匮要略方义》)

3. 治妇人阴疮,蚀如中烂 狼牙五两。以水四升,煮至一升,去滓,水醋一合,更煎一两沸。稍热,以绵蘸汤沥于疮上,及以热绵罨之。日三五度即愈。(《圣惠方》狼牙汤)

4. 治绦虫病 ①取仙鹤草芽,剪去须根,用水焖湿,搓去根茎上的外皮,晒干研末。成人30 g,小儿酌减,早晨空腹1次,开水送下(《四川中药志》1979年版)。②仙鹤草冬芽石灰水法提取物:成人2.0 g,小儿0.6 g。同时服酚酞,成人0.5 g,小儿0.3 g。如以硫酸镁导泻,则需间隔1.5 h后服之。③仙鹤草冬芽石油醚法提取物:成人1.5~1.7 g,小儿1.0~1.3 g,早晨空腹一次顿服。(②、③方出自《全国中草药汇编》)

5. 治小儿头部疖肿 鲜鹤草芽250 g,糯米适量煮粥,去渣。加糖顿服(不放油盐),每日1剂,连服3~5剂。(《四川中药志》1979年版)

【临床报道】 1. 治疗艾滋病口腔白念珠菌感染 龙牙草(仙鹤草)冬芽,除去棕褐色绒毛,晾晒后粉碎,过筛,分装袋中,每袋重10 g。用时1袋置搪瓷容器中,加水150 ml,用文火煎煮5 min。放凉后,含漱,少量吞咽。每日3次,7 d为1个疗程。12例患者除口腔真菌感染,合并其他体征有9种:乏力12例;腹泻9例;恶心、呕吐、纳呆9例;盗汗6例;咳嗽、发热5例;胸痛5例;皮肤非特异性瘙痒丘疹5例;皮肤真菌感染(体癣、脚癣、甲癣)6例。治疗结果,治愈8例,有效2例。无效2例。有效率为83.3%[1]。

2. 治疗慢性宫颈炎 月经干净3 d后开始用药,每晚用阴道清洁液冲洗阴道后,放入1枚鹤草芽栓剂,持续10 d为1个疗程。结果:接受治疗的120例病例中,经1~3个疗程的治疗后,显效112例,显效率93.3%;有效8例,总有效率100%[2]。

5748 缬草 xié cǎo
(《科学的民间药草》)

【异名】 穿心排草(《物理小识》),鹿子草、甘松(《植物学大辞典》),猫食菜(《新疆药材》),满山香、抓地虎、拔地麻、七里香、大救驾、小救驾(《陕西中草药》),香草、蜘蛛香(《陕甘宁青中草药选》),满坡香、五里香(湖南),马蹄香。

【基原】 为败酱科缬草属植物缬草、黑水缬草、宽叶缬草的根、根茎。

【原植物】 1. 缬草 *Valeriana pseudofficinalis* C. Y. Cheng (*V. officinalis* auct. non L.) 又名:欧缬草(《中国高等植物图鉴》)。

多年生高大草本,高达1~1.5 m。根茎粗短呈头状,须根簇生,有香气。茎中空,有粗纵棱,被长粗毛。匍枝叶、基出叶和基部叶在花期常凋萎。茎生叶对生,卵形至宽卵形,2~9对羽状深裂;中央裂片与两侧裂片同形同大,但常与第一对侧裂片合生成3裂状,裂片披针形或条形,先端渐窄,基部下延,全缘或有疏锯齿,两面及柄轴多少被毛。花序顶生,成伞房状三出聚伞圆锥花序;苞片羽裂,长1~2 cm;小苞片条形,长约1 cm;花萼内卷;花冠淡紫红或白色,长约5 mm,上部稍宽,5裂;雄蕊3,伸出花冠外;子房下位。瘦果长卵形,长约4 mm,基部近平截,顶端有宿萼多条,羽毛状。花期5~7月,果期6~10月。

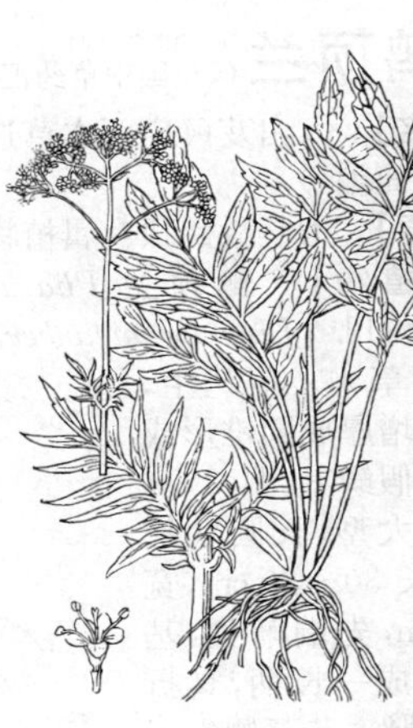
缬 草

生于海拔2 500 m的山坡草地、林下、沟边。分布于我国大部分地区。

2. 黑水缬草 *V. amurensis* Smir. ex Kom.

多年生草本,高达1.5 m。根状茎细长有香气,不规则块状。茎上部具有柄的腺毛。叶对生,奇数羽状分裂,长15~20 cm;基生叶柄长约20 cm,茎出叶柄向上渐短至无柄,具糙毛;基部的第一至第二对小叶较小,中央裂片最大,宽卵形,常与上部第一对小叶合生或密接,先端圆钝,基部楔形或广楔形;边缘有粗大牙齿。多歧聚伞花序顶生;花梗被具柄的腺毛和粗毛;苞片羽状分裂,长2 cm;小苞片羽状全裂至条状,长1 cm,均具腺毛;花萼内卷;花冠淡红色,漏斗状,长3~5 mm;5裂;雄蕊3;子房下位。瘦果窄三角卵形,长约3 mm,先端有毛状宿萼。花期6~7月,果期7~8月。

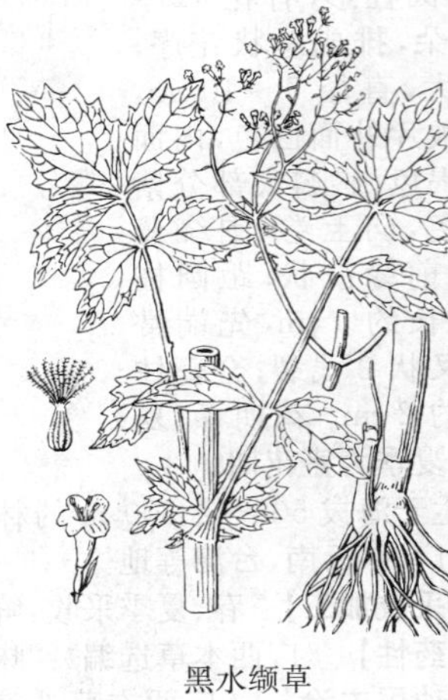

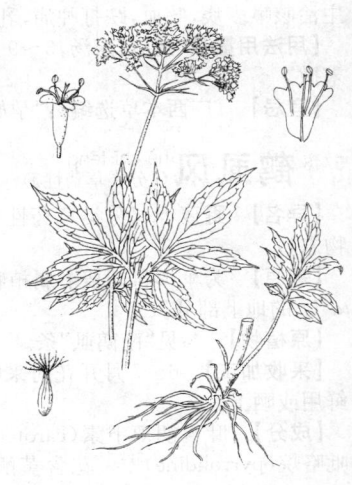
黑水缬草

生于山坡草甸或落叶松和桦木林下。分布于辽宁、吉林和黑龙江。

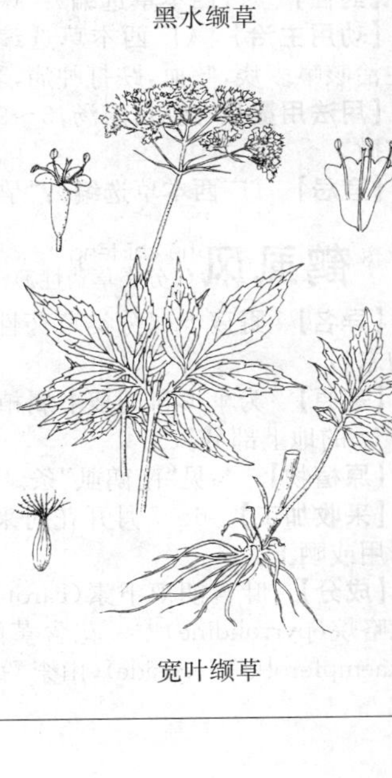
宽叶缬草

3. 宽叶缬草 *V. fau-*

riei Brig. (*V. officinalis* L. *var. latifolia* Miq.) 又名:广叶拔地麻(贾祖璋《中国植物图鉴》)。

宽叶缬草与缬草的区别在于叶裂片较宽,中裂片较大,裂片为具锯齿的宽卵形,裂片数较缬草为少,通常 5～7 枚。花、果期同缬草。

生于海拔 1 500 m 以下的林下或沟边。分布同缬草,主要在江苏、浙江、安徽。

【栽培】 生物学特性 性喜湿润,宜选地下水位高或低洼地种植,并要有良好的灌溉条件,耐涝,也较耐旱。土壤以中性或弱碱性的砂质壤土为好。

繁殖方法 种子繁殖,直播或育苗移栽。在播种前或育苗移植前 1 个月翻地,翻地前施腐熟厩肥,与无机肥料合用作基肥,效果更好。翻后耙平,使土粒细小均匀、土面平整。直播:春播宜在解冻后,北京地区在 3 月底或 4 月初。秋播在立秋前后,使在冬季前具备 3～5 片叶子,以利越冬。冬播必须使播后当年不出苗为妥。播种前须先作垄,垄距约 65 cm,高 12～16 cm,垄上开沟,深 1～2 cm,播后覆以薄土,立即浇水。育苗移栽:温床宽约 1. 3 m,底垫 15 cm 厚的马粪 1 层,用脚踏实后上覆 15 cm 厚的土,然后浇水,使马粪发热。于 3 月初按行距 6 cm 划行条播,播后覆盖细土,13～15 d 即可出苗。50～60 d 幼苗长出 3～4 片真叶时,可按行距 60 cm、株距 30 cm 开穴移栽,每穴 2～3 株,压实、浇水。

田间管理 应勤浇水,幼苗期间,勤松土,当根露出土面时,及时培土。追肥第一次在 6 月底种子成熟期,第二次在 8 月上旬,施硫酸铵、过磷酸钙、氯化钾,每次各施半量,开沟后将肥料撒于沟中,然后覆土灌水。

病虫害防治 雨季及时排水,可减轻根腐病;发现病害,及时拔除病株。虫害主要有蝼蛄、蚜虫。蝼蛄用毒饵诱杀;蚜虫用化学药剂防治。

【采收加工】 9～10 月间采挖,去掉茎叶及泥土,晒干。

【成分】 1. 缬草 根含挥发性成分:主要为 α、β-蒎烯(α、β-piene),乙酸龙脑酯(bornyl acetate),异戊酸龙脑酯(bornyl isovalerate),丁香烯(caryophyllene)[1],隐日缬草酮醇(cryptofauronol)[2],橄榄醇(maali alcohol),左旋桃金娘醇(1-myrtenol),异戊酸左旋桃金娘酯(1-myrteny isovalerate),缬草萜酮(valeranone),乙酸阔叶缬草醇酯(kessylacetate),阔叶缬草甘醇(kessoglycol),α-小茴香烯(α-fenchene),佛术烯(eremophilene),别香橙烯(alloaromadendrene),荜澄茄烯(cadinene),缬草萘烯醇(valerianol),缬草萜烯醇酸(valerenolic acid),橙皮酸(hesperitinic acid),山萮酸(behenic acid),β-甜没药烯(β-bisabolene),姜黄烯(curcumene),喇叭醇(ledol)[3],紫罗兰酮(ionone),广藿香醇(patchouli alcohol)[4],左旋帕西飞哥醇(pacifigorgiol)[5],日缬草酮(faurinone)[6],缬草萜烯醇(valerenol),E、Z-缬草萜烯醇乙酸酯(E、Z-valerenyl acetate),E、Z-缬草萜烯醇异戊酸酯(E、Z-valerenyl isovalerate),E、Z-缬草萜烯醇戊酸酯(E、Z-valerenyl valerate),E、Z-缬草萜烯醇己酸酯(E、Z-valerenyl hexanoate),缬草萜烯醛(valerenal),羟基缬草萜烯酸(hydroxy valerenic acid),乙酰氧基缬草萜烯酸(acetoxy valerenic acid),缬草萜烯酸(valerenic acid)[7]。环烯醚萜化合物:缬草三酯(valtrate 即 valepotriate),异戊酰氧基羟基二氢缬草三酯(isovaleroxy-hydroxydihydrovaltrate)[3],异缬草三酯(isovaltrate),高缬草三酯(homovaltrate)Ⅰ、Ⅱ,乙酰缬草三酯(acetvaltrate),高乙酰缬草三酯(homoacevaltrate),二氢异缬草三酯(dihydrovaltrate),高二氢异缬草三酯(homodihydrovaltrate)[8],氯化缬草三酯(valechlorine)[9],7-表去乙酰基异缬草三酯(7-epideacetyflisovaltrate)[10],缬草苦苷(valerosidatum)[11]。生物碱:缬草碱(valerine)[12],缬草根碱(valerianine),猕猴桃碱(actinidine),N-对羟基苯乙基猕猴桃碱〔N-(*p*-hydroxyphenylethyl-actinidine)〕[13],8-甲氧基猕猴桃碱(8-methoxyactinidine)[14],6,7-二氢-2〔2-(4-羟基苯乙基)〕-4-羟亚甲基-7-甲基-5H-环戊烷[C]吡啶正离子{6, 7-dihydro-2〔2-(4-hydroxyphenylethyl)〕-4-hydroxymethylene-7-methyl- 5H-cyclopenta[C]pyridinium},6,7-二氢-4-羟亚甲基-7-甲基-5H-环戊烷[C]吡啶(6,7-dihydro-4-hydroxymethylene-7-methyl-5H-cyclopenta[C] pyridine)[15],鬃草宁碱(chatinine),吡咯基-α-甲基酮(pyrryl-α-methylketone)[12],异缬草酰胺碱(isovaleramide)[16],缬草胺(valeriamine)[3]。另外还含酚酸类:绿原酸(chlorogenic acid)和咖啡酸(caffeic acid)[12]。

2. 黑水缬草 根含环烯醚萜化合物缬草三酯[17]。

3. 宽叶缬草 根含挥发油,主要为莰烯(camphene),α 和 β-蒎烯,缬草萜酮,乙酸龙脑酯,龙脑(borneol)[18],异戊酸龙脑酯,β-古芸烯(β-gurjunene),橄榄醇,隐日缬草酮醇(cryptofauronol),日缬草酮醇乙酸酯(fauronyl acetate),卡罗可醇(kanokonol),乙酸卡罗可醇酯(kanokonol acetate),缬草三酯,异戊酰氧基羟基二氢缬草三酯,乙酰氧基缬草三酯(acetoxyvaltrate),阔叶缬草醚(kessane),α-阔叶缬草醇(α-kessylalcohol),阔叶缬草脑(kessanol),乙酸阔叶缬草醇酯,阔叶缬草脑乙酸酯(kessanyl acetate),2-乙酰氧基阔叶缬草烷-8-醇(2-acetoxykessan-8-ol),8-乙酰氧基阔叶缬草烷-2-醇(8-acetoxykessan-2-ol),阔叶缬草甘醇,阔叶缬草甘醇二乙酸酯(kessoglycol diacetate)等[3]。

【药理】 1. 对心血管系统的作用 小鼠腹腔注射缬草石油醚和二氯甲烷的提取物 1 g/kg、1. 25 g/kg、1. 5 g/kg,能显著增加心肌对 ^{86}Rb 的摄取,随剂量的增加而作用增加;缬草水提物(30 g/kg)也能促进小鼠心肌摄取 ^{86}Rb;缬草乙醇提取物无此作用[1～7]。

2. 镇静作用 缬草对青蛙、小鼠、家兔等均有镇静作用,能加强大脑皮质的抑制过程,减低反射兴奋性。小鼠口服缬草萜烯酸 50～100 mg/kg 或大鼠皮下注射宽叶缬草挥发油 200～400 mg/kg 与戊巴比妥钠有协同作用,能延长其睡眠时间。宽叶缬草挥发油能对抗戊四氮所致小鼠惊厥,但对士的宁引起的小鼠惊厥无对抗作用[8～10]。

3. 抗菌作用 从缬草中提出的总生物碱有抗菌作用,特别对革兰阳性细菌效力较好。从其中分出的两种生物碱——缬草碱、鬃草宁碱亦有作用,但效力较低[11]。

4. 对平滑肌的作用 宽叶缬草挥发性成分(Ⅰ号)与非挥发油性成分(Ⅱ号)对各种平滑肌的影响也有差别,Ⅰ号使离体肠平滑肌显著松弛,具有解痉作用;对在体肠的影响不恒定,小剂量显示抑制,对豚鼠胆囊平滑肌能部分对抗乙酰胆碱的兴奋作用;对兔、大鼠、小鼠子宫平滑肌均有增强作用,对支气管平滑肌有舒张作用。Ⅱ号对肠管平滑肌主要为兴奋作用,对子宫平滑肌大剂量主要为抑制作用[7]。

毒性 缬草挥发油的毒性低,治疗安全范围大。缬草挥发油腹腔注射的 LD_{50} 为 915 mg/kg,口服的 LD_{50} 为 2. 25 g/kg。LD_{50} 与耐受量(即每日口服 1 次,共 8 星期,不发生明显损害、生长正常)之比为 7∶1[5]。

【炮制】 取原药材，除去杂质，抢水闷润，根茎切厚片，根切中段，干燥，筛去灰屑。

饮片性状　根茎为类圆形厚片，表面黄棕色或暗棕色，周边密生无数条不定根。根段状，外表黄棕色或灰棕色，有纵皱纹，并生有极细支根，切面黄白色或黄色，角质。有特异芳香气，味先甜后微苦、辣。贮干燥容器内，置阴凉干燥处，防蛀。

【药性】 辛、苦，温。归心、肝经。

1.《四川中药志》1960年版："性温，味辛、苦，有微毒。入心、肝经。"

2.《陕西中草药》："味辛、微甘、苦，性温。"

3.《西藏常用中草药》："性温，味甘、辛。"

4.《安徽中草药》："性平，味微甘、苦。"

【功用主治】 安心神，祛风湿，行气血，止痛。主治心神不安，心悸失眠，癫狂，脏躁，风湿痹痛，脘腹胀痛，痛经，经闭，跌打损伤。

1.《科学的民间药草》："用于神经衰弱，精神不安。"

2.《中国药用植物图鉴》："对神经衰弱及失眠有良好疗效，尤其对妇女的神经衰弱症效力更好。"

3.《山东中药》："有调经作用。治妇女经闭，月经困难等症。"

4.《四川中药志》1960年版："能兴奋、镇痉。治脑神经及心、肾衰弱，慢性神经失常及尿崩等症。"

5.《陕西中药志》："有镇静、驱风作用。治心悸及腰痛。"

6.《陕西中草药》："安神镇静，驱风解痉，生肌止血，止痛。主治神经衰弱失眠，癔病，克山病，心脏病，腰腿痛，胃肠痉挛，关节炎，跌打损伤，痛经，外伤出血等。"

7.《陕甘宁青中草药选》："祛风除湿。"

8.《湖南药物志》："驱风镇痉，发汗解表。治麻疹初起，感冒。"

9.《全国中草药汇编》："理气止痛。主治胃腹胀痛。"

【用量用法】 内服：煎汤，3～9 g，或研末；或浸酒。外用：研末调敷。

【选方】 1. 治神经衰弱，心悸　缬草 6 g，水煎服；或缬草 30 g，浸于白酒 150 ml，48 h 后分服(本方为 1 星期量)。(《陕甘宁青中草药选》)

2. 治神经衰弱，失眠　缬草 9 g，煎服。或缬草、合欢皮、石菖蒲各 9 g。煎服。(《安徽中草药》)

3. 治癔病 ①缬草 9 g，陈皮 30 g。水煎服。(《陕甘宁青中草药选》) ②缬草、甘草各 9 g，大枣 5 枚。煎服。(《安徽中草药》)

4. 治胃神经症　缬草、木香、吴茱萸各 6 g。煎服。(《安徽中草药》)

5. 治腰痛、腿痛、跌打损伤　缬草 3 g。研末水冲服或加童便冲服。(《陕甘宁青中草药选》)

【临床报道】 1. 治疗冠心病　用宽叶缬草胶丸(20 mg)，300～360 mg/d，分 3 次口服，1 星期为 1 个疗程，5 个疗程无效终止治疗。治疗冠心病心绞痛 82 例(治疗中未用其他心血管药)，结果显示宽叶缬草对改善心绞痛症状，减少心绞痛发作频率，缩短心绞痛发作持续时间方面均明显优于对照药复方丹参($P<0.001$～0.05)；对改善心肌供血，康复缺血心肌的作用亦明显优于复方丹参($P<0.01$)。说明宽叶缬草在缓解心绞痛症状和改善心肌缺血两方面均有显著疗效[1]。

2. 治疗轮状及非轮状病毒肠炎　口服马蹄香药液，每 1 ml 含生药 1 g，治疗 389 例轮状病毒肠炎患儿，其止泻和退热作用在 48～72 h，明显优于庆大霉素和磺胺甲基异噁唑[2]。另有报道口服马蹄香药液(每 1 ml 含生药 1 g)。1 岁以内每次 5 ml，1～2 岁 10 ml，每 6 h1 次。脱水者可根据脱水程度、性质，口服 ORS 液或静脉补液。治疗非轮状病毒肠炎 90 例，结果表明，马蹄香治疗非轮状病毒肠炎的止泻效果在 72～96 h，均明显优于庆大霉素和磺胺甲基异噁唑对照组($P<0.01$)，退热效果也优于对照组($P<0.05$)，说明马蹄香不仅对轮状病毒肠炎，而且对非轮状病毒肠炎均有较好的疗效[3]。

5749 缬瓣珍珠菜 suì bàn zhēn zhū cài (《湖南药物志》)

【异名】 狮子草、马兰花、过落花(《湖南药物志》)。

【基原】 为报春花科珍珠菜属植物缬瓣珍珠菜的全草。

【原植物】 缬瓣珍珠菜 *Lysimachia glanduliflora* Hanelt.

多年生草本，高 40～70 cm。全株无毛。茎直立，有 4 棱，上部疏生粒状腺点，通常不分枝。单叶对生，很少在茎上部互生；叶柄长 5～10 mm，有翅，基部耳状抱茎；叶片卵形或卵状披针形，长 8～11 cm，宽 2.5～3.5 cm，先端渐尖，基部下延，边缘皱波状，上面绿色，下面粉绿色，两面近边缘有暗紫色或黑色腺点和短腺条。总状花序顶生，疏花，花序轴和花梗散生粒状腺点；苞片腺形，长 3～4.5 mm；花梗长 7～9 mm；花萼长 3～3.5 mm，5 裂，近达基部，裂片三角状披针形，背面有褐色粗腺条；花冠白色或淡蓝色，阔钟形，长 5～5.5 mm，5 裂，裂片近圆形或略呈扁形，先端啮蚀状；雄蕊 5，比花冠短，贴生于花冠裂片的基部，花药先端有红色小腺体；子房上位，1 室。蒴果球形，直径 2.5 mm。花期 5 月。

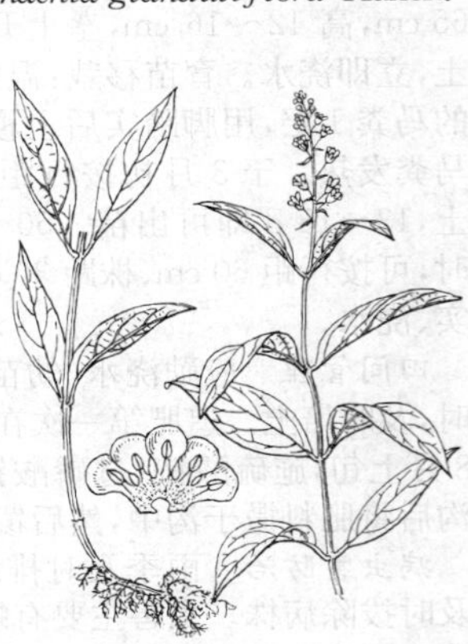

缬瓣珍珠菜

生于山谷，阴山坡、路边。分布于江西、河南、湖北、湖南等地。

【采收加工】 夏季采收，鲜用或晒干。

【药性】《湖南药物志》："苦、辛，平。"

【功用主治】《湖南药物志》："活血调经，解毒消肿。用于慢性肝炎，月经不调，跌打损伤，疮疖肿毒，蝮蛇咬伤。"

【用法用量】 内服：煎汤，20～30 g。外用：鲜品捣敷。

【选方】 1. 治慢性肝炎　缬瓣珍珠菜全草 30～60 g，半边莲 30 g。水煎服。

2. 治月经不调　缬瓣珍珠菜全草 18 g，元宝草 12 g。水煎服。

3. 治跌打损伤　缬瓣珍珠菜鲜草捣烂，加酒炒热敷。

4. 治疮疖肿毒　缬瓣珍珠菜鲜草捣烂，加酒糟敷。

5. 治蝮蛇咬伤　缬瓣珍珠菜鲜草捣烂敷。(1～5 方出自《湖南药物志》)

十 六 画

5750 **燕窝** yàn wō（《本经逢原》）

【异名】 燕窝菜（《闽部疏》），燕蔬菜（《纲目拾遗》），燕菜（《现代实用中药》），燕根（《药材学》）。

【基原】 为雨燕科金丝燕属动物金丝燕的唾液与绒羽等混合凝结所筑成的巢窝。

【原动物】 金丝燕 *Collocalia esculenta* Linnaeus

小型鸟类。体长约 9 cm。头部和背部暗褐色，腰部较浅；翅长而尖，合翅时翼端超过尾端；飞羽和尾羽纯黑色，有绿色光泽。腹面全为褐色。尾短，尾羽略呈方形。嘴短宽阔，略弯曲；脚褐色，被羽，细弱；爪黑色。

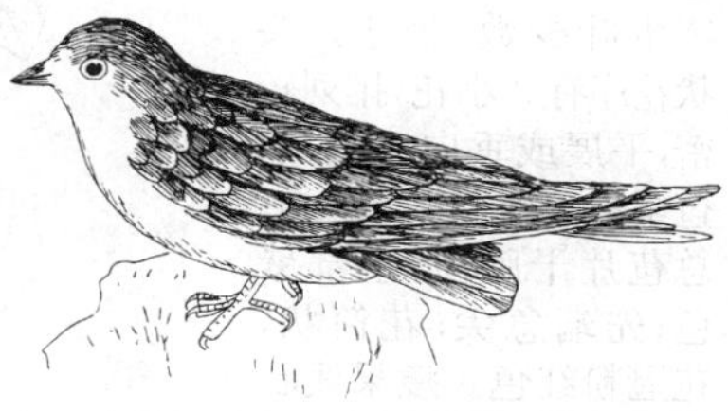

金丝燕

多见于热带沿海地区，在岛屿险峻的岩洞深暗处筑巢聚居。飞翔力很强，不善行走。以各种昆虫为食。分布于东南亚及太平洋各岛屿上。我国华中及西南一带也有分布。

【采收加工】 2、4、8月间采收。金丝燕在每年4月间产卵，产卵前必营筑新巢，此时其喉部黏液腺非常发达，所筑之巢为黏液凝固而成，色白洁净，称为"白燕"；这时如被采去，金丝燕立即第二次筑巢，往往带一些绒羽，颜色较暗，称为"毛燕"；有时也可见有血迹，称为"血燕"。

【药材】 燕窝 *Nidus Collocaliae* 产于福建、广东、海南等沿海地区。

商品规格 有白燕、毛燕、血燕之分。白燕（官燕）色洁白，偶带少数羽毛；毛燕色灰，内有较多灰黑色羽毛；血燕含赤褐色血丝，以白燕品质最佳。

性状 完整者呈不整齐的半月形或船形，常凹陷成兜状，长6～10 cm，宽3～5 cm；表面黄白色或灰白色，附着于岩石一面较平，另一面微隆起，窝的内部粗糙，似丝瓜络样，放大镜下可见细小羽毛。质硬而脆，断面细腻，呈角质样光泽。浸水后柔软膨胀，晶亮透明，轻压有弹性。气微腥，味微咸，嚼之有黏滑感。

鉴别 (1) 用甘油-水(1∶1)装片，呈类长方形、三角形或不规则形片块，无色透明，边缘平整，具光泽。表面及断面具细密的平行纹理，少见梭形纹理，多平直或略弯曲，有的呈放射状或弧状；有些块片隐约可见交叉的横向条纹，偶见不具纹理的小块片。

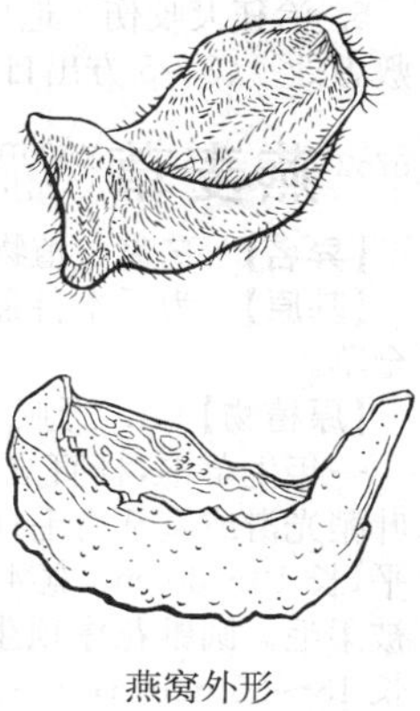

燕窝外形

(2) 取药材置 365 nm 紫外灯下观察，呈蓝绿色荧光；置 254 nm 紫外灯下观察，显黄绿色或灰绿带紫色荧光。

(3) 取本品粉末 0.1 g，加稀盐酸煮沸 10 min，溶液及样品显棕褐色或棕黑色。

(4) 取本品少许，置酒精灯上灼烧，微有迸裂声，后熔化起泡，无臭，无烟，灰烬呈灰白色。

(5) 取本品粉末 0.5 g，置于试管中，加水 10 ml，滴加盐酸，加热至沸 2 min，体胀而柔软，晶亮而透明；用力振摇后，放置，泡沫约占全管体积 2/5，久置不散。

(6) 取本品粗粉 0.3 g，加水 30 ml，水浴中加热煮沸，滤过。取滤液 5 ml，加重铬酸钾试液-稀盐酸(4∶1)数滴，不产生沉淀。取滤液 1 ml，加水 100 ml，微热溶解后，加鞣酸试液数滴，不发生混浊。

(7) 取水浸液 1 ml，加 0.1%溴麝香草酚蓝试剂 1～2 滴，产生蓝绿色。

【成分】 含蛋白质数种，其氮的分布为：酰胺氮 10.08%，腐黑物(humin)氮 6.68%，精氨酸氮 19.35%，胱氨酸氮 3.39%，组氨酸氮 6.22%，赖氨酸氮 2.46%，单氨氮 50.19%，非氨氮 7.22%。燕窝又含氨基己糖(hexosamine)及类似黏蛋白(mucin)的物质。灰分中以钙、磷、钾、硫为多[1]。

【药理】 1. 抗病毒作用 从燕窝水提取物中得到一种黏病毒血凝反应抑制剂，对各种流感病毒的神经氨酸酶是敏感的，但尚缺乏可检验的血型抗原。金丝燕类黏蛋白的抗病毒谱是宽的，包括流感病毒的 A_2(Asian)毒株。实验表明金丝燕类黏蛋白不仅是流感病毒血凝反应的有效抑制剂，也是一种中和传染性(使病毒失活)病毒的有效物质[1]。

2. 降压作用 燕窝提取物从 1 mg/kg 开始显示剂量依赖性降压作用，并特异性作用于舒张期血压[2]。

3. 其他作用 本品含有蛋白质，应有滋补强壮作用，但经用胃蛋白酶和胰蛋白酶消化实验，其消化百分率远不如鸡蛋白[1, 2]。对燕窝蛋白的生物效价试验表明其对动物的生长无明显效果[1]。因此目前尚未发现燕窝蛋白有特殊营养价值。

【药性】 甘，平。归肺、胃、肾经。

1.《本经逢原》："甘，平，无毒。"
2.《本草从新》："甘、淡，平。"
3.《医林纂要》："甘、咸，平。"
4.《本草求真》："入肺、脾、肾。"
5.《本草再新》："味甘咸，性平，有微毒。入心、肺、肾三经。"
6.《彝医动物药》："其性味平中又有微凉，甘淡中又具酸涩，归经有肺、在胃、在肾。"

【功用主治】 养阴润燥，益气补中，化痰止咳。主治久病虚损，肺痨咳嗽，痰喘，咯血，吐血，久痢，久疟，噎膈反胃，体弱遗精，小便频数。

1.《物理小识》："止小便数。"(引自《纲目拾遗》)
2.《本经逢原》："以之调补虚劳，咳吐红痰。"
3.《闽小记》："红者最难得，能益小儿痘疹，白色(者)能愈痰疾。”

4.《岭南杂记》:“红色者治血痢,入梨加冰糖蒸食治膈痰。”

5.《食物宜忌》:“壮阳益气,和中开胃,添精补髓,润肺,止久泻,消痰涎。”

6.《宦游笔记》:“怯症人久服之,亦能润肺止嗽。”(3～6方出自《纲目拾遗》)

7.《本草再新》:“大补元气,润肺滋阴。治虚劳咳嗽,咯血,吐血,引火归原,滑肠开胃。”

8.《四川中药志》1960年版:“养肺阴,开胃,止血。治肺痨吐血,体弱遗精、咳嗽痰多及小便频数。”

9.《中国动物药》:“养阴润燥,益气补中,化痰止嗽。治久病虚损,肺结核,咳嗽,痰喘,久痢,久疟,噎膈反胃。”

【用法用量】 内服:绢包,煎汤或蒸服,5～10 g;或入膏剂。

【宜忌】 湿痰停滞及有表邪者慎服。

《随息居饮食谱》:“病邪方炽勿投。”

【选方】 1. 治体虚自汗　黄芪20 g,燕窝5 g。煎服,日服2次。(《中国动物药》)

2. 治体虚乏力　土燕窝炖鸡肉吃。(《彝医动物药》)

3. 治虚劳咳嗽　沙参二钱,燕窝三钱,百合五钱。共炖烂食。(《不知医必要》)

4. 治肺结核咯血　土燕窝10 g,百合20 g,冰糖适量。蒸熟,一次食之,日服2次。(《中国动物药》)

5. 治老年痰喘　秋白梨一个,去心,入燕窝一钱,先用滚水泡,再入冰糖一钱蒸熟,每日早晨服下,勿间断。(《文堂集验方》)

6. 治噤口痢　白燕窝二钱,人参四分,水七分。隔汤炖熟,徐徐食之。(《救生苦海》)

7. 治老年疟疾及久疟,小儿虚疟,胎热　燕窝三钱,冰糖半钱。顿食数次。(《内经类编试效方》)

8. 治小便频数　土燕窝10 g,益智仁5 g,桑螵蛸5 g。后两味研末同燕窝同蒸熟食。(《中国动物药》)

【各家论述】 1.《本经逢原》:“燕窝能使金水相生,肾气上滋于肺,胃气亦得以安,食品中之最驯良者。惜乎本草不收,方书罕用,今人以之调补虚劳,咳吐红痰,每兼冰糖煮食,往往获效。然惟病势初浅者为宜,若阴火方盛,血逆上奔,虽用无济,以其幽柔无刚毅之力耳。”

2.《本草从新》:“燕窝,大养肺阴,化痰止嗽,补而能清,为调理虚损痨瘵之圣药,一切病之由于肺虚不能清肃下行者,用此皆可治之。”

3.《医林纂要》:“甘能和脾,养肺,缓肝;咸能补心,活血,泻肾,除热;其胶之性,尤能滋涸竭而化痰涎。又经海燕衔吐,有精液聚焉,神志注焉,故能大补虚劳。”

4.《本草求真》:“燕窝入肺生气,入肾滋水,入胃补中,俾其补不致燥,润不致滞,而为药中至平至美之味者也,是以虚劳药石难进,用此往往获效,义由于此。然使火势急迫,则又当用至阴重剂,以为拯救,不可持其轻淡,以为扶衰救命之本,而致委靡自失耳。”

5.《纲目拾遗》:“《从新》云:(燕窝)今人用以煮粥,或用鸡汁煮之,虽甚可口,然乱其清补之本性,岂能已痰耶?有与冰糖同煎则甘壅矣,岂能助肺金清肃下行耶?”

5751 燕麦灵 yàn mài líng (《昆明民间常用草药》)

【异名】 倒吊花、接骨一枝箭、铜脚威灵(《昆明民间常用草药》),追风箭(《云南中草药》),若路娃(《彝药志》)。

【基原】 为菊科兔耳风属植物云南兔耳风的全草。

【原植物】 云南兔耳风 *Ainsliaea yunnanensis* Franch.

多年生草本,高约30 cm。根状茎短,密被绵毛。茎不分枝,被绵毛。叶基生;叶柄长1～5 cm;叶片卵状披针形或披针形,长2～5 cm,宽1～2.5 cm,先端急尖,基部圆形或稍下延成无翅或有狭翅的叶柄,上面黄绿色,有粗糙的小瘤体,下面浅绿色,有糙伏毛状长柔毛;茎生叶少数,极小。头状花序有3小花,排列较密,平展或垂向一侧;总苞紫红色,长约1.5 cm;总苞片干膜质,上部紫色;先端急尖;花筒状,花冠粉红色。瘦果线状倒披针形,密被绢毛,冠毛羽毛状,淡红色。花期冬季。

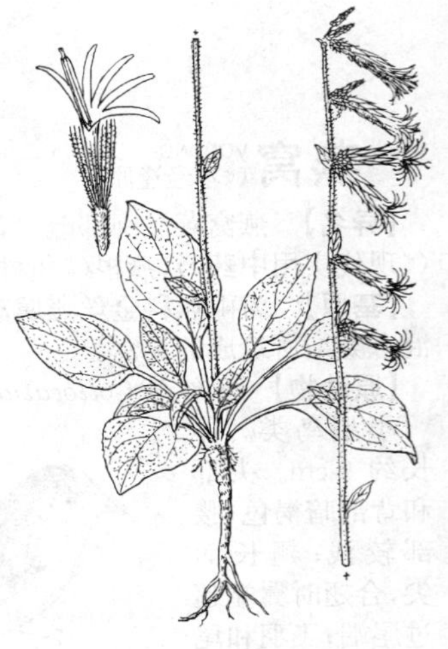
云南兔耳风

生于山坡草地、林边。分布于四川、云南。

【采收加工】 夏、秋季采挖,鲜用或切段晒干。

【药性】 辛、苦,平。

1.《云南中草药》:“辛、微苦,寒。”

2.《全国中草药汇编》:“辛、苦,平。”

【功用主治】 祛风湿,续筋骨,消积,驱虫。主治风湿关节痛,跌打损伤,骨折,消化不良,疳积,虫积。

1.《云南中草药》:“祛风除湿,活血散瘀,消食健胃。”

2.《全国中草药汇编》:“祛风湿,舒筋骨,续骨。主治跌打损伤,骨折,风湿筋骨疼痛。”

【用法用量】 内服:煎汤,10～15 g;或浸酒;或研末。外用:捣敷。

【选方】 1. 治风湿骨痛,跌打损伤,牙痛　追风箭9～15 g。煎服或泡酒60 g分服。(《云南中草药》)

2. 治关节肿痛,劳伤腰痛,胃痛　若路娃30～50 g。水煎,服时加酒数滴。(《彝药志》)

3. 治小儿疳积　追风箭根9～30 g。炖肉或煮红糖服。体虚者用(追风箭)9～15 g拌糯米煮吃。

4. 治蛔虫症　追风箭1.5 g。研末,开水送服。

5. 治狂犬咬伤　追风箭9～15 g。煎服。外用鲜品捣烂敷患处。(3～5方出自《云南中草药》)

5752 燕麦草 yàn mài cǎo (《四川中药志》)

【异名】 乌麦(《植物学大辞典》),野麦草(《重庆草药》)。

【基原】 为禾本科燕麦属植物野燕麦和光稃野燕麦的全草。

【原植物】 1. 野燕麦 *Avena fatua* L.

一年生草本,秆直立,光滑,高60～120 cm,有2～4节。叶鞘光滑或基部有毛;叶舌透明膜质,长1～5 mm;叶片扁平,长10～30 cm,宽4～12 mm,微粗糙,或表面及边缘疏被柔毛。圆锥花序顶生,长10～25 cm,分枝有棱角;小穗长18～25 mm,有2～3朵小花,其柄弯曲下垂,先端膨胀;

小穗轴密被淡棕色或白色硬毛，其节脆硬，多断落；颖草质，几相等，通常有 9 脉；外稃质地坚硬，第一外稃长 15～20 mm，背面中部以下常有较硬的毛，芒自外稃中部稍下处伸出，长 2～4 cm，膝曲，芒柱棕色，扭转；雄蕊 3，子房无毛。颖果被淡棕色柔毛，腹面具纵沟，长 6～8 mm。花、果期 4～9 月。

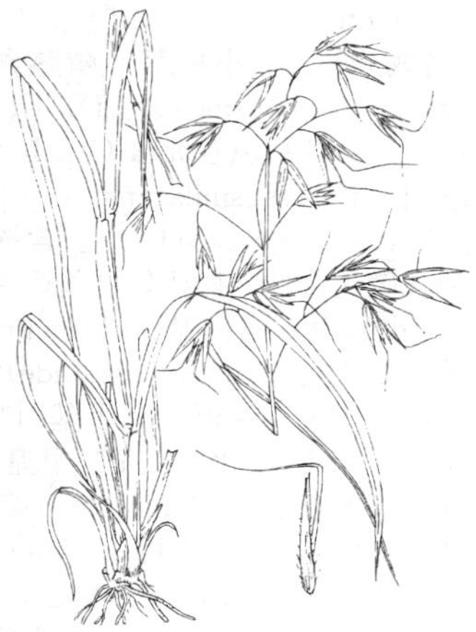
野燕麦

生于荒芜田野，分布于我国南北各地。

本植物的种子（野麦子）亦供药用，另设专条。

2. 光稃野燕麦 *Avena fatua* L. var. *glabrata* Peterm.

本种形态与野燕麦基本相似，主要区别在于：外稃光滑无毛。

生于路旁及农田中。分布于我国南北各地。

【采收加工】 在未结实前采割全草，晒干。

【药性】 甘，平。

1.《四川中药志》1960 年版："性温，味甘，无毒。"

2.《全国中草药汇编》："甘，平。"

【功用主治】 收敛止血，固表止汗。主治吐血，便血，血崩，自汗，盗汗，白带。

1.《四川中药志》1960 年版："补虚损。治吐血、出虚汗及妇女红崩。"

2.《全国中草药汇编》："收敛止血，固表止汗。主治白带，便血。"

【用法用量】 内服：煎汤，15～30 g。

5753 燕窠土 yàn kē tǔ （《本草蒙筌》）

【异名】 胡燕窠内土（《本草拾遗》），燕窠泥（《救急方》），燕窝泥、燕子泥（《四川中药志》）。

【基原】 为燕科燕属动物金腰燕 *Hirundo daurica* Linnaeus 的巢泥。

【原动物】 参见"胡燕卵"条。

【采收加工】 取燕窠，鲜用或晒干。

【药性】 咸，寒。归心、肾经。

1.《本草拾遗》："无毒。"

2.《四川中药志》1960 年版："性寒，味腥、咸。"

3.《彝医动物药》："性凉，可入心、肾二经。"

【功用主治】 清热解毒，祛风止痒。主治风疹，湿疮，丹毒，白秃，口疮，小儿惊风。

1.《本草拾遗》："主风瘙瘾疹。"

2.《纲目》："治口吻、白秃诸疮。"

3.《本草蒙筌》："作汤可浴小儿，悉逐惊痫，尽除疮疥。"

4.《四川中药志》1960 年版："治伤寒狂热和寒火结胸。"

5.《彝医动物药》："降火消肿，祛风定惊，止痒止痛。主治冷寒身痛，热毒疮肿，脖子肿痛，小儿惊风。"

【用法用量】 外用：研末调敷；或煎水洗浴。内服：9～15 g，泡开水。

【选方】 1. 治风瘙瘾疹　胡燕窠土，水和敷之。（《千金方》）

2. 治黄水肥疮　燕窠土一分，麝香半分。研敷之。（《普济方》）

3. 治小儿丹毒　向阳燕窠土，为末，鸡子白和敷。（《卫生易简方》）

4. 治口角烂疮　燕窠泥敷之。（《救急方》）

5. 治一切疮毒　燕窝泥 30 g，黄柏末 30 g。香油调涂。（《东北动物药》）

6. 治小儿急惊风，高烧　燕窝泥配鲜青蒿各 60～90 g，捣绒调鸡蛋清敷胸部，干后取下再调敷。

7. 治脖子肿痛（腮腺炎）　燕窝泥配蒲公英，捣绒敷患处。（6、7 方出自《彝医动物药》）

5754 薤叶 xiè yè （《政和本草》）

【基原】 为百合科葱属植物小根蒜 *Allium macrostemon* Bge. 或薤 *A. chinense* G. Don 的叶。

【原植物】 参见"薤白"条。

【采收加工】 5～9 月采收，鲜用。

【功用主治】 1.《肘后方》："治疥疮，煮洗佳，捣如泥敷亦得。"

2.《本草求原》："治肺气喘急。"

5755 薤白 xiè bái （《本草图经》）

【异名】 薤根（《肘后方》），藠子（《纲目》），野蒜、小独蒜（《中药形性经验鉴别法》），薤白头（《药材学》）。

【基原】 为百合科葱属植物小根蒜、藠头、长梗薤白或天蓝小根蒜等的鳞茎。

【原植物】 1. 小根蒜 *Allium macrostemon* Bunge [*A. macrostemon* Bunge var. *uratense* (Franch.) Airy-Shaw] 又名：莱芝（《本草经集注》），祥谷菜（《铁岭县志》），子根蒜（《中药志》），团葱（《中国植物志》），小根菜。

多年生草本，高 30～60 cm。鳞茎近球形，直径 0.7～1.5 cm，旁侧常有 1～3 个小鳞茎附着，外有白色膜质鳞被，后变黑色。叶互生；叶苍绿色，半圆柱状狭线形，中空，长 20～40 cm，宽 2～4 mm，先端渐尖，基部鞘状抱茎。花茎单一，直立，高 30～70 cm，伞形花序顶生，球状，下有膜质苞片，卵形，先端长尖；花梗长 1～2 cm，有的花序只有很少小花，而间以许多肉质小珠芽，甚则全变为小株芽；花被片 6，粉红色或玫瑰红色；雄蕊 6，比花被长，花丝细长，下部略扩大；子房上位，球形。蒴果倒卵形，先端凹入。花期 5～6 月，果期 8～9 月。

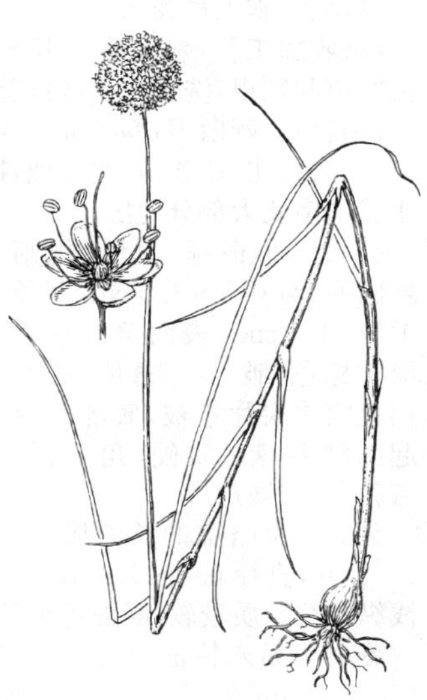
小根蒜

生于海拔 1 500 m 以下的山坡、丘陵、山谷或草地。分布于除青海、新疆以外的全国各地。

2. 藠头 *Allium chinense* G. Don［*A. bakeri* Regel］又名：薤(《本经》)，火葱、鸿荟(《纲目》)，荞头(《中国植物志》)。

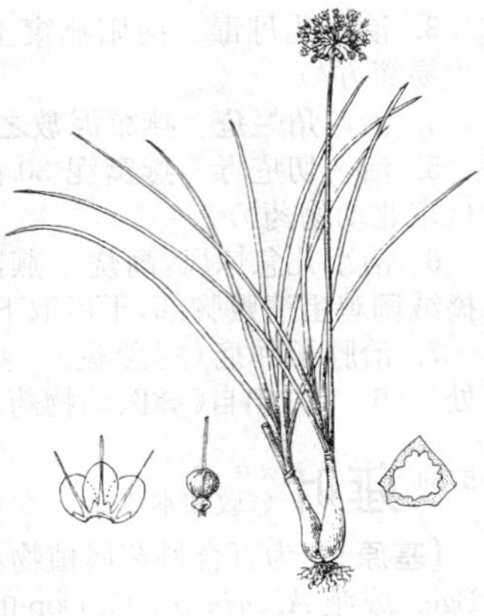
藠 头

与上种相似。主要区别为：鳞茎数枚聚生，狭卵状，直径 1～1.5 cm；鳞茎外皮白色或带红色，膜质，不破裂。叶基生，2～5 枚；具 3～5 棱的圆柱状，中空，近与花葶等长。花葶侧生，圆柱状，高 20～40 cm，总苞膜质，2 裂，宿存，伞形花序半球形，松散，花梗为花被的 2～4 倍长，具苞片；花淡紫色至蓝紫色，花被片 6，长 4～6 mm，宽椭圆形至近圆形，钝头；花丝为花被片的 2 倍长，仅基部合生并与花被贴生，内轮的基部扩大，两侧各具 1 齿，外轮的无齿；子房宽倒卵形，基部具 3 个有盖的凹穴；花柱伸出花被。花、果期 10～11 月。

我国长江流域和南部各地广泛栽培，鳞茎多供食用，也有野生者。

此外，长梗薤白 *Allium neriniflorum*（Herb.）Baker 分布于东北及河北，天蓝小根蒜 *Allium caeruleum* Pall. 分布于新疆天山以北地区，鳞茎亦作薤白入药。

【栽培】 生物学特性　喜较温暖湿润气候。以疏松肥沃、富含腐殖质、排水良好的壤土或砂质壤土栽培为宜。

繁殖方法　鳞茎繁殖。春季或秋末挖取鳞茎，大的留供药用，小的留作繁殖材料。8～9 月在整好的畦上按行距 20～25 cm，穴距 8～10 cm 开穴，每穴栽鳞茎 3～5 个，芽嘴向上，施人畜粪水，盖草木灰，覆土厚 3 cm。

田间管理　栽后中耕除草 3 次，第一次在苗出齐后，第二、第三次在 2～4 月进行，并稍加培土。在第一、第二次中耕除草后，施人畜粪水。

【采收加工】 栽后第二年 5～6 月采收，将鳞茎挖起，除去叶苗和须根，洗去泥土，鲜用或略蒸一下，晒干或炕干。

【药材】 薤白 *Bulbus Allii Macrostemonis*　小根蒜主产于东北、河北、江苏、湖北等地，以江苏产的质量佳。藠头产于我国南北大部分地区。

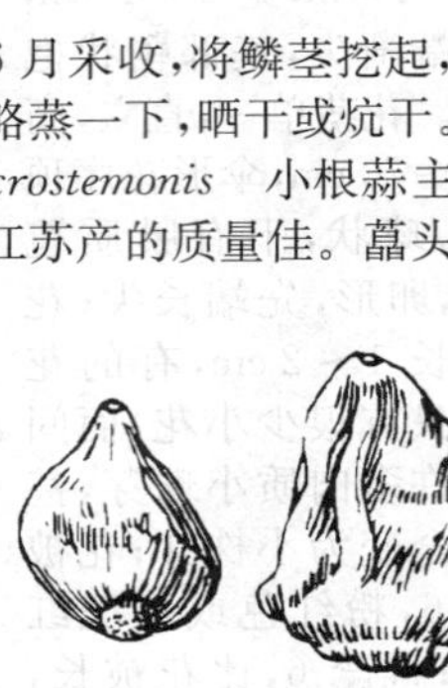
薤白(鳞茎)外形

性状　小根蒜　呈不规则卵圆形，高 0.5～1.5 cm，直径 0.5～1.8 cm。表面黄白色或淡黄棕色，皱缩，半透明，有类白色膜质鳞片包被，底部有突起的鳞茎盘。质硬，角质样。有蒜臭，味微辣。

藠头　呈略扁的长卵形，高 1～3 cm，直径 0.3～1.2 cm。表面淡黄棕色或棕褐色，具浅纵皱纹。质较软，断面可见鳞叶 2～3 层，嚼之粘牙。

鉴别　粉末特征：小根蒜　鳞叶表皮细胞类长方形，长 60～260 μm，宽 20～60 μm，少数呈多角形，无细胞间隙。偶见气孔散在，圆形，直径 10～16 μm，副卫细胞 5～6 个。较老的鳞叶表皮细胞中可见草酸钙方晶，长 5～10 μm，多单个存在；少数具 2～4 个方晶。导管主为螺纹导管，直径 6～16 μm。

【成分】 1. 小根蒜　鳞茎含呋甾烷醇型皂苷：薤白苷(macrostemonoside) A、D、E、F[1,2]、G、H、I、J、K、L[3~6]，异菝葜皂苷元-3-O-β-D-吡喃葡萄糖基(1→2)-β-D-吡喃半乳糖苷〔smilagenin-3-O-β-D-glucopyranosyl(1→2)-β-D-galactopyranoside〕[7]。含挥发油，具特异臭气的为 19 种含硫化合物，主要有甲基丙基二硫醚(methylpropyl disulfide)，丙基异丙基二硫醚(propylisopropyl disulfide)，二甲基二硫醚(dimethyl disulfide)等二硫化合物；二甲基三硫醚(dimethyl trisulfide)，甲基丙基三硫醚(methylpropyl trisulfide)等三硫化合物；二甲基四硫醚(dimethyl-tetrasulfide)等四硫化合物；1，3-二噻烷(1，3-dithiane)，4-甲基-1，2，3-三噻烷(4-methyl-1，2，3-trithiane)，3，5-二甲基-1，2，4-三噻烷(3，5-dimethyl-1，2，4-trithiane)，5-甲基-1，2，3，4-四噻烷(5-methyl-1，2，3，4-tetrathiane)等噻烷衍生物及烯丙基异丙基硫醚{3-〔(1-methyl ethyl) thio〕-1-propene}，2，2-双(甲硫基)丙烷〔2，2-bis(methylthio)propane〕，2，4-二甲基噻吩(2，4-dimethyl thiophene)[8]。还含脂肪酸：棕榈酸(palmitic acid)，十八碳-9，12-二烯酸(octadeca-9，12-dienoic acid)[8]及前列腺素(prostaglandin) A_1 及 B_1[9]。

2. 藠头　鳞茎含酪胺衍生物：N-(对反式香豆酰基)酪胺〔N-(*p-trans*-coumaroyl) tyramine〕，N-(对顺式香豆酰基)酪胺〔N-(*p-cis*-coumaroyl) tyramine〕，N-反式-阿魏酰基酪胺(N-*trans*-feruloyl tyramine)[10]；有机酸类：半月苔酸(lunularic acid)，对香豆酸(*p*-coumaric acid)，对羟基苯甲酸(*p*-hydroxybenzoic acid)等酚酸，还含硬脂酸(stearic acid)，棕榈酸，油酸(oleic acid)，亚油酸(linoleicacid)，肉豆蔻酸(myristic acid)，十五(烷)酸(pentadecanoic acid)，十六碳烯酸(hexadecenoic acid)，十七(烷)酸(heptadecanoic acid)，十七碳烯酸(heptadecenoic acid)等脂肪酸。还含二烯丙基二硫醚(diallyl disulfide)[11]；甾体皂苷类：chinenoside Ⅱ、Ⅳ、Ⅴ、Ⅵ等[12~14]，薤白皂苷(xiebaisaponin) Ⅰ等拉肖皂苷元(laxogenin)的皂苷；呋甾烷醇型皂苷薤白苷 A、F[15]；查耳酮化合物：异甘草苷元(isoliquiritigenin)及其葡萄糖苷[16]。

3. 长梗薤白　鳞茎含挥发油，主要有二甲基三硫化物，甲基(1-丙烯基)二硫醚〔methyl(1-propenyl)-disulfide〕，甲基烯丙基二硫醚，甲基烯丙基三硫醚，甲基丙基三硫醚，二丙基二硫醚(dipropyldisulfide)，2，4-二甲基噻吩等硫化物；还含 2-甲基-2-戊烯醛(2-methyl-2-pentenal)，3，3-二甲基戊烷(3，3-dimethylpentane)，甲基环己烷(methylcyclohexane)，1，2-二甲硫基乙烯(1，2-dimethylthioethylene)，3-甲基己烷(3-methylhexane)或正庚烷(*n*-heptane)[17]等小分子脂肪族化合物。

【药理】 1. 抗动脉粥样硬化　长梗薤白提取物(含精油成分)对实验性高血脂及动脉粥样硬化家兔具有降低血脂、抑制动脉脂质斑块形成的作用。此外，整个实验过程中血清氧化脂质含量给药组明显低于对照组[1]。长梗薤白水提取物和醇提取物对血清总脂、β-脂蛋白和总胆固醇都有较明显降低作用。直接给予二烯丙基二硫化物，对饲胆固醇家兔有阻止血脂增高作用[2]。

2. 抗血小板聚集　体外血小板聚集试验结果表明，薤白注射液对 ADP 诱导的兔血小板聚集有明显抑制作用，其抑制 50%聚集的浓度为 7.76 mg/ml[3]。薤白的 70%乙醇提取物及其组成分 N-对香豆酰酪胺和 N-反-阿魏酰基酪胺对 2 μmol/L ADP 诱导的人血小板聚集有很强的抑制作用，N-反-阿魏酰基酪胺在 1×10^{-4} mol/L 浓度时比阿司匹林强 4～5 倍[4]。长梗薤白用氯仿或二氯甲烷提取的精油，对 ADP 诱导的兔血小板聚集有很强的抑制作用，其抑制富含血小板血浆 50%聚集的浓度为 157.0±16.5 μg/ml[5]。另外，薤白中所含的甲基烯丙基三硫化物、二甲基三硫[6]及其薤白苷 E、F[7]等成分有强烈的抑制血小板聚集作用。

3. 对花生四烯酸代谢系列的干扰作用　薤白能明显干扰血小板花生四烯酸代谢，抑制其环氧化酶代谢途径，抑制血栓烷 B_2(TXB_2)及 12(S)-羟基-十七三烯酸(HHT)的合成，与此同时脂质氧化酶途径的代谢产物 5-羟基花生四烯酸(HETE)合成确有增强。薤白对血小板合成 TXB_2 的抑制作用的 IC_{50} 为 0.146 mg/ml，抑制率达 80.3%，HHT 合成的抑制率达 78.6%，而 HETE 增加 20.2%[8]。薤白乙醇提取液每日 5 g(生药)拌入饲料喂兔，给药 3 星期后用放射免疫法测定，血浆中 PGE_1 含量有明显升高，而 PGE_1 可增加血小板内 cAMP 水平，抑制血小板合成 TXA_2，抑制血小板聚集[9]。

4. 抗氧化作用　薤白原汁 2.4 g/kg 和 4.8 g/kg 灌胃能显著提高由白酒造成的氧应激态大鼠血清超氧化物歧化酶(SOD)，过氧化氢酶(CAT)和 T 淋巴细胞降低的作用，并能明显降低应激态大鼠过氧化脂质(LPO)的形成。对 Fenton 反应产生的羟自由基有清除作用，而薤白的乙醚、乙酸乙酯、水提取物及挥发油则作用不显著[10]。

5. 其他作用　薤白可延长正常小鼠和给予异丙肾上腺素的特异性心肌缺氧小鼠在缺氧环境下的存活时间，对去甲肾上腺素及氯化钾引起的大鼠离体主动脉收缩也有对抗作用[3]。薤白对以 1%盐水诱发中风或有中风倾向的自发性高血压大鼠有预防作用[11]。小鼠口服给予 50%乙醇温浸物 1～3 g/kg 镇痛作用显著。同等用量可明显促进肠管炭末的输送。口服给药 3 g/kg 有弱的抗泻下作用，对于肠管高浓度可见较弱的抗乙酰胆碱、抗血清及抗组胺作用[12]。

毒性　薤白注射液小鼠腹腔注射的 LD_{50} 为 70.12±3.4 g/kg，中毒症状有活动减少、四肢乏力、软瘫、抽搐的躁动不安[3]。对于溃疡，3 g/kg 给大鼠灌服，可明显恶化溃疡的形成[12]。

【炮制】 取原药材，除去杂质及须根、僵黑粒，筛去皮膜；或取鲜薤白蒸至圆气透心为度，干燥，除去散碎外膜。

饮片性状　参见“药材”项。贮干燥容器内，置于通风干燥处，防蛀。

【药性】 辛、苦，温。归肺、心、胃、大肠经。

1.《本经》：“味辛。”

2.《别录》：“苦，温，无毒。”

3.《千金方》：“味苦辛，温，滑。”

4.《本草图经》：“性冷。”

5.《汤液本草》：“入手阳明经。”

6.《本草元命苞》：“入太阴经，行阳明路(手太阴、手阳明)。”

7.《本草汇言》：“可升可降，阳也。”

8.《本草经解》：“入足厥阴肝经、手太阴肺经、手少阴心经。”

9.《医林纂要》：“甘，辛、苦，温。”

【功用主治】 理气宽胸，通阳散结。主治胸痹心痛彻背，胸脘痞闷，咳喘痰多，脘腹疼痛，泄痢后重，白带，疮疖痈肿。

1.《本经》：“主金疮疮败，轻身不饥耐劳。”

2.《别录》：“除寒热，去水气，温中散结，利病人。诸疮，中风寒水肿，以涂之。”

3.《千金方》：“心痛宜食之。能生肌肉，利产妇。骨鲠在咽不得下者，食之则去。”

4.《食疗本草》：“通神，安魂魄，益气，续筋力。”“治妇人赤白带下。”

5.《本草拾遗》：“调中，主久痢不瘥，大腹内常恶者，但多煮食之。”

6.《日华子》：“轻身耐寒，调中补不足，食之能止久痢冷泻，肥健人。”

7. 李东垣：“治泄痢下重，能泄下焦阳明气滞。”(引自《纲目》)

8.《纲目》：“治少阴病厥逆泄痢，及胸痹刺痛，下气散血，安胎。”“温补，助阳道。”

9.《本经逢原》：“捣汁生饮，能吐胃中痰食虫积。”

10.《药性集要》：“治猝中恶死，并豚气痛。”

【用法用量】 内服：煎汤，5～10 g，鲜品 30～60 g；或入丸、散，亦可煮粥食。外用：捣敷；或捣汁涂。

【宜忌】 阴虚及发热者慎服。

1.《本草经集注》：“不可生鮿，荤辛为忌。”

2.《千金方》：“黄帝云，薤不可共牛肉作羹，食之成瘕疾。”

3.《食疗本草》：“发热病人不宜多食。”

4.《本草汇言》：“阴虚发热病不宜食也。”

5.《本草从新》：“滑利之品，无滞勿用。”

6.《医林纂要》：“多食昏气昏目，忌蜜。”

7.《本草省常》：“多食动邪火。”

8.《随息居饮食谱》：“多食发热。忌与韭同。”

【选方】 1. 治胸痹之病，喘息咳唾，胸背痛，短气，寸口脉沉而迟，关上小紧数　栝蒌实(捣)一枚，薤白半升，白酒七升。上三味，同煮，取二升。分温再服。(《金匮要略》栝蒌薤白白酒汤)

2. 治胸痹不得卧，心痛彻背者　栝蒌实(捣)一枚，薤白三两，半夏半升，白酒一斗。上四味，同煮，取四升。温服一升，日三服。(《金匮要略》栝蒌薤白半夏汤)

3. 治天行干呕若哕，手足逆冷　薤白(切)一升，香豉一升，白米四合。上三味，以水一升，煮豉一沸，漉去滓，下薤及米，煮为稀粥，进两碗良。(《外台》引《急救方》薤豉粥)

4. 治霍乱干呕不止　薤白(切)一握，生姜(切)半两，陈皮丝三钱。上水二大钟，煎七分，温服。(《古今医统》薤白汤)

5. 治老人脾胃虚冷，泄痢，水谷不分　薤白一握(切)，粳米四合，葱白三茎(细切)。上相合，作羹，下五味椒、酱、姜，空心食。(《安老怀幼书》白粥方)

6. 治痘疹身热下痢，黄赤脓血　薤白半盏，豆豉一钱，山栀十枚。水煮，薤白烂后，量儿大小服之。(《医学入门》薤白汤)

7. 治奔豚气痛　薤白捣汁饮之。(《肘后方》)

8. 治肺气喘急　用薤白研汁饮之。(《卫生易简方》)

9. 治软疖　薤白、淡豆豉各等分。上二味共舂作饼掩之，留疮口泄气。(《卫济宝书》)

10. 治疮　薤白和生盐捣烂敷。(《岭南采药录》)

11. 治咽喉肿痛　薤根，醋捣，敷肿处，冷即易之。(《圣

惠方》)

12. 治扭伤肿痛　鲜薤白和红酒糟捣烂敷患处。

13. 治头痛、牙痛　鲜薤白、红糖各 15 g。捣烂敷足掌心。(12、13 方出自《福建药物志》)

14. 治鼻渊　薤白、木瓜花各 9 g,猪鼻管 120 g。水煎服。(《陆川本草》)

【临床报道】　防治动脉粥样硬化　用薤白提取物胶丸(每丸 0.25 g)口服,每次 1～2 丸,每日 3 次,连服 4 星期为 1 个疗程,共观察原发性高脂血症患者 55 例,分别测定服药前后血清总胆固醇、三酰甘油、β-脂蛋白,部分患者测定过氧化脂质、血小板聚集率、6-酮-前列腺素 $F_{1\alpha}$(6-keto-PG $F_{1\alpha}$)、血栓烷 B_2(TXB_2)。结果血清总胆固醇有 41 例降低($P<0.001$),有效率为 74%;三酰甘油降低 43 例($P<0.001$),有效率为 78%,个别患者下降幅度达 2.18 mmol/L;β-脂蛋白服药前后无明显改善。13 例患者测定血清过氧化脂质均有不同程度下降,平均值服药前为 5.55,服药后为 4.10,平均下降 1.45($P<0.01$),服药前后有明显差异;8 例患者测定 6-keto-PG $F_{1\alpha}$和 TXB_2,服药后 6-keto-PG $F_{1\alpha}$均有所提高[1]。另有报道,用长梗薤白提取物胶丸(每丸 0.25 g,相当于生药 6.1 g),每次口服 2 丸,每日 3 次,4 星期为 1 个疗程,共观察原发性高脂血症 132 例,比较服药前后血浆总胆固醇、β 脂蛋白、血浆 6-keto-$PGF_{1\alpha}$的变化,P 值均<0.001;血小板聚集率服药前后对比 $P<0.01$,表明该药有降低血脂、提高 6-keto-$PGF_{1\alpha}$水平、抑制血小板聚集的作用[2]。

【各家论述】　1.《本草图经》:"赤者疗疮生肌,白者冷补。"

2.《纲目》:"薤味辛,气温,诸家言其温补,而苏颂《图经》独谓其冷补,按杜甫薤诗云:束比青刍色,圆齐玉箸头,衰年关膈冷,味暖并无忧。亦言其温补,与经文相合,则冷补之说,盖不然也。"

3.《本草崇原》:"金疮疮败,则皮肌经脉虚寒,薤白辛温,从内达升,故能治之。"

4.《长沙药解》:"肺病则逆,浊气不降,故胸膈痹塞;肠病则陷,清气不升,故肛门重坠。薤白,辛温通畅,善散壅滞,故痹者下达而变冲和,重者上达而化轻清。其诸主治:断泄痢,除带下,安胎妊,散疮疡,疗金疮,下骨鲠,止气痛,消咽肿,缘其条达凝郁故也。"

5.《本经逢原》:"薤白,《本经》治金疮疮败,亦取辛以泄气,温以长肉也。"

6.《本草求真》:"薤味辛则散,散则能使在上寒滞立消;味苦则降,降则能使在下寒滞立下;气温则散,散则能使在中寒滞立除;体滑则通,通则能使久痼寒滞立解。是以下痢可除,瘀血可散,喘急可止,水肿可敷,胸痹刺痛可愈,胎产可治,汤火及中恶卒死可救,实通气、滑窍、助阳佳品也。""(薤)功用有类于韭,但韭则止入血行气及补肾阳,此则专通寒滞及兼滑窍之为异耳。"

5756 薯莨 shǔ liáng
(《植物名实图考》)

【异名】　赭魁(《新修本草》),薯良(《药性考》),鸡血莲、血母、朱砂莲(《贵州民间方药集》),血三七、雄黄七、血葫芦、朱砂七、红药子(《湖南药物志》),金花果(《云南中草药》),红孩儿、孩儿血(江西《草药手册》),牛血莲(《湖北中草药志》),染布薯(《广西药用植物名录》)。

【基原】　为薯蓣科薯蓣属植物薯莨的块茎。

【原植物】　薯莨 *Dioscorea cirrhosa* Lour. [*Dioscorea rhipogonoides* Oliv.]

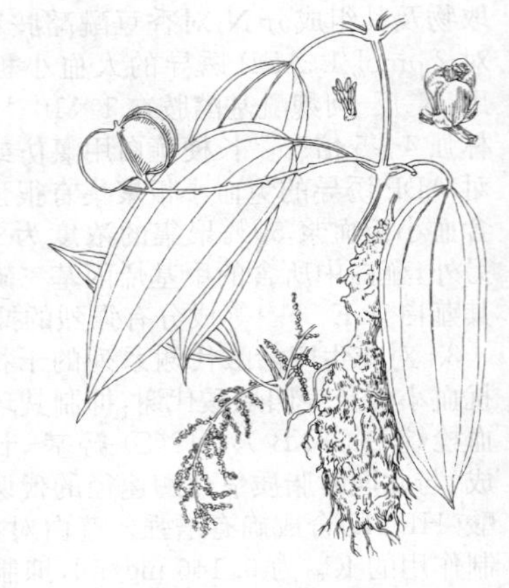

薯　莨

藤本,粗壮,长可达 20 m 左右。块茎一般生长在表土层,为卵形、球形、长圆形或葫芦状,外皮黑褐色,凹凸不平,断面新鲜时红色,干后紫黑色,直径大的可达 20 cm 以上。茎绿色,无毛,右旋,有分枝,下部有刺。单叶,在茎下部的互生,中部以上的对生;叶柄长 2～6 cm;叶片革质或近革质,长椭圆形至卵形,或为卵状披针形至狭披针形,长 5～20 cm,宽 2～14 cm,先端渐尖或骤尖,基部圆形,有时呈三角状缺刻,全缘,两面无毛,表面深绿色,背面粉绿色;基出脉 3～5,网脉明显。雄花序穗状,通常排列呈圆锥状花序,长 2～14 cm 或更长;雄花的外轮花被片为宽卵形,长约 2 mm,内轮小,倒卵形;雄蕊 6,稍短于花被片;雌花外轮花被片较内轮大。蒴果不反折,近三棱状扁圆形,长 1.8～3.5 cm,宽 2.5～5.5 cm;种子着生在中轴中部,四周有膜质翅。花期 4～6 月,果期 7 月至翌年 1 月仍不脱落。

生于海拔 350～1 500 m 的山坡、路旁、河谷边的杂木林、阔叶林中、灌木丛中或林边。分布于浙江、福建、江西、湖南、广东、广西、贵州、台湾。

【采收加工】　5～8 月采挖,捣碎鲜用或切片晒干。

【药材】　薯莨 *Rhizoma Dioscoreae Cirrhosae*　主产于江西、广东、广西、福建等地。

性状　块茎呈长圆形、卵圆形、球形或结节块状,长 10～15 cm,直径 5～10 cm。表面深褐色,粗裂,有瘤状突起和凹纹,有时具须根或点状须根痕。纵切或斜切成块片,多数呈长卵形,长 3～12 cm,厚 0.2～0.7 cm。外皮皱缩,切面暗红色或红黄色。质硬而实,断面颗粒状,有明显的或隐约可见红黄相间的花纹。气微,味涩、苦。

鉴别　(1) 块茎横切面:木栓层较厚,细胞壁微木化,皮层中有分泌细胞散在,长径 54～102 μm,内皮层细胞 1 列,切向扁小。维管束外韧型,稀疏散在。薄壁细胞中含鞣质、淀粉粒。淀粉粒卵圆形,长径 14～20 μm。

(2) 取粉末 5 g,加水 30 ml 振摇后,滤过。取滤液加 1% 明胶试液或 1.5%咖啡因试液,均发生乳白色沉淀;取滤液加 1%三氯化铁试液,立即产生绿色(检查鞣质或酚类)。

【成分】　主要含酚性糖苷:3,4-二羟基苯乙醇葡萄糖苷(3,4-dihydroxyphenethyl alcohol glucoside),根皮酚葡萄糖苷(phloroglucinol glucoside)等;鞣质:右旋儿茶素(catechin),左旋表儿茶素(epicatechin)和它们的二聚体原矢车菊素(procyanidin)B-1、B-2、B-5,三聚体原矢车菊素 C-1、儿茶素(4α→6)-表儿茶素-(4β→8)-表儿茶素〔catechin-(4α→6)-epicatechin-(4β→8)-epicatechin〕、表儿茶素-(4β→6)-表儿茶素-(4β→8)-儿茶素〔epicatechin-(4β→6)-epicatechin-(4β→8)-cate-chin〕,四聚体表儿茶素-(4β→8)-表儿茶素-(4β→8)-表儿茶素-(4β→8)-表儿茶素〔epicatechin-(4β→8)-epicatechin-(4β→8)-epicatechin-(4β→8)-epicatechin][1]。

【药理】 1. 止血作用　薯莨煎剂1.5 g/kg灌胃能显著缩短家兔出血时间与凝血时间。薯莨提取液有类似血小板的促凝作用[1]。

2. 对子宫平滑肌作用　薯莨酊剂或煎剂对小鼠离体子宫有明显兴奋作用，增强子宫平滑肌张力、收缩振幅和频率[1]。

3. 抑菌作用　薯莨酊剂或煎剂体外对金黄色葡萄球菌有中等程度抑制作用，对甲型副伤寒杆菌与宋内痢疾杆菌有较弱的抑制作用。抑菌作用可能与薯莨中所含鞣质有关[1]。

毒性　薯莨煎剂小鼠皮下注射LD_{50}为68.8±9.1 g/kg。醇浸剂对离体蟾蜍心脏有抑制作用[2]。

【炮制】 取原药材，润透，切薄片，干燥，筛去灰屑。

饮片性状　呈不规则圆形或卵圆形薄片，直径1.5～10 cm。周边深褐色或褐红色，凹凸不平，有点状突起的须根痕。切面紫红色或棕红色，有多数黄色斑点及斑纹，对光可见"亮银星"。气微，微苦、涩，微酸。

贮干燥容器内，置通风干燥处。防霉，防蛀。

【药性】 苦，凉。小毒。

1.《新修本草》："有小毒。"

2.《湖南药物志》："苦，平。"

3.《贵州民间药物》："性平，味涩、微酸。"

4.《苗族药物集》："性冷，入热经。"

【功用主治】 活血止血，理气止痛，清热解毒。主治咳血，咯血，呕血，衄血，尿血，便血，崩漏，月经不调，痛经，经闭，产后腹痛，脘腹胀痛，痧胀腹痛，热毒血痢，水泻，关节痛，跌打肿痛，疮疖，带状疱疹，外伤出血。

1.《药性考》："大能活血。"

2.《湖南药物志》："活血，补血，止痛，散气。治筋骨痛，关节炎腰痛，内伤吐血，血气滞痛，疮疖，痢疾，月经不调。"

3.《贵州民间药物》："收敛固涩，止血痢。治血痢，红崩，咳血，水泻。"

4.《浙江药用植物志》："治牙痛。"

5.《福建药物志》："治带状疱疹，鱼虾中毒。"

6.《湖北中草药志》："治经闭，痔疮。"

【用法用量】 内服：煎汤，3～9 g；绞汁或研末。外用：研末敷或磨汁涂。

【宜忌】 孕妇慎服。

【选方】 1. 治咳血　朱砂莲、藕节各9 g，茅草根6 g。共炒焦后，煎水服。(《贵州民间药物》)

2. 治内痔出血　牛血莲、旱莲草、海蚌含珠各15 g。水煎服。(《湖北中草药志》)

3. 治红崩　朱砂莲、红鸡冠花各9 g，百草霜3 g。共研末，煮米酒服。(《贵州民间药物》)

4. 治月经不调　牛血莲10 g，月月红10 g。水煎服。(《湘西苗药汇编》)

5. 治妇女血气痛　薯莨根磨1.2～1.5 g。开水冲服。(《湖南药物志》)

6. 治瘀血停滞　薯莨、凤叉蕨、大血藤、松节各等分。共研末，每服6 g，温酒冲服。(《湖南农村常用中草药手册》)

7. 治心胃气痛　朱砂莲6 g，万年荞9 g，木姜子9 g，刺梨根15 g。水煎服。(贵州《常用民间草药手册》)

8. 治跌打损伤　薯莨块茎9 g，茜草15 g，朱砂根9 g，丹参9 g，紫金牛6 g。水煎服。(《浙江药用植物志》)

9. 治痈疮红肿　薯莨、木鳖瓜各适量。共捣烂，敷患处。(《梧州地区中草药》)

10. 治水火烫伤　薯莨晒干研末，调蜂蜜外搽患处。Ⅰ、Ⅱ度者一般1星期可愈。(《浙南本草新编》)

【临床报道】 1. 治疗多种出血症　取红孩儿块根500 g，煎成水剂2 500 ml，每次20 ml，每日3次服；或每日取红孩儿块根9～15 g，水煎服；或红孩儿块根粉1～3 g，每日3次或装入胶囊内服；或红孩儿块根片(每片0.3 g)，口服，每次1～2 g，每日3次。治疗妇科出血23例，咯血、血尿、贫血各5例，上消化道出血13例，总计51例，总有效率85%[1]。用红孩儿以水或丙酮提取制成片剂，日服3次，每次4粒(相当于生药12 g)。治疗妇科出血213例，有效率84%。疗效显著者(出血量减少一半以上，至完全停止)达53%。服药后间有轻微反应，如胃部不适、腹部胀满、头昏胀等，一般不需特殊处理[2]。

2. 治疗应激性溃疡　取薯莨250 g，加清水1 500 ml浸泡30 min，以文火煎熬至凝胶状约160 ml，口服20 ml，每日3次。昏迷患者从鼻饲管内注入。上述治疗为1个疗程。2 d后重复1～2个疗程。治疗标准：呕血停止，大便OB转阴，贫血改善，血红蛋白回升至110 g/L以上。结果：1个疗程治愈者12例，2个疗程治愈者19例，3个疗程治愈者14例，总治愈率78%。另6例经配合滴注雷尼替丁，口服凝血酶治愈。2例经外科行胃大部切除术治愈。5例死亡。均与应激性溃疡无关，其中2例死于多脏器功能衰竭，2例死于肺部感染，1例死于脂肪栓塞综合征[3]。

5757 薇籽 wēi zǐ (《云南思茅中草药选》)

【基原】 为大戟科斑籽属植物散薇籽的根、皮或叶。

【原植物】 散薇籽 *Baliospermum effusum* Pax et Hoffm.

直立灌木，高1～2 m。叶互生；叶柄长1～3 cm；叶片长卵形，长6～15 cm，宽3～8 cm，有时分裂，通常全缘，有稀钝齿，叶脉明显三出；总状花序腋生，长达15 cm，花小，浅黄绿色。果大如豌豆，三棱形，由3粒种子合生。

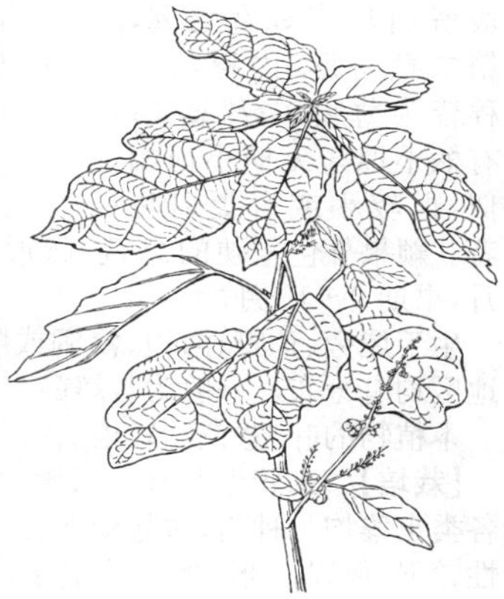

散微籽

生于路边、灌木丛中。分布于云南等地。

【采收加工】 秋冬季采收，晒干或鲜用。

【药性】 《云南中草药》："辛，微温。"

【功用主治】 《云南中草药》："散瘀消肿，解毒驱虫。应用于跌打损伤，骨折，黄疸型肝炎，蛔虫症。"

【用法用量】 内服：煎汤，6～9 g。外用：鲜品，捣敷。

【选方】 1. 治黄疸型肝炎，蛔虫症　薇籽6～9 g。煎服。

2. 治跌打损伤，骨折　薇籽6～9 g。煎服。外用鲜品捣烂敷患处。(1、2方出自《云南中草药》)

3. 治骨折　薇籽、车前草、抱龙、藤仲、玉叶金花、酒适量。共捣烂，用紫米稀饭调糊状包敷。(《云南思茅中草药选》)

5758 **薏苡仁** yì yǐ rén（《本经》）

【异名】 蕃莒、蕃英（《说文》），解蠡（《本经》），屋菼、起实、赣（《别录》），薢珠（陶弘景），感米（《千金方》），薏珠子（《本草图经》），回回米、草珠儿、赣珠（《救荒本草》），薏米（《药品化义》），米仁（《本草崇原》），薏仁（《本草新编》），苡仁（《临证指南》），玉秫（《杨氏经验方》），六谷米（《中药形性经验鉴别法》），珠珠米（《贵州民间方药集》），药玉米、水玉米、沟子米（《东北药用植物志》），裕米（《广西中药志》），益米（《闽东本草》）。

【基原】 为禾本科薏苡属植物薏苡的种仁。

【原植物】 薏苡 *Coix lacryma-jobi* L. var. *ma-yuen* (Roman.) Stapf［*C. ma-yuen* Romanet；*C. lacryma-jobi* L. var. *frumentacea* Makino］

一年或多年生草本，高 1～1.5 m。须根较粗，直径可达 3 mm。秆直立，约具 10 节。叶片线状披针形，长可达 30 cm，宽 1.5～3 cm，边缘粗糙，中脉粗厚，于背面凸起；叶鞘光滑，上部者短于节间；叶舌质硬，长约 1 mm。总状花序腋生成束；雌小穗位于花序之下部，外面包以骨质念珠状的总苞，总苞约与小穗等长；能育小穗第一颖下部膜质，上部厚纸质，先端钝，第二颖舟形，被包于第一颖中；第二外稃短于第一外稃，内稃与外稃相似而较小；雄蕊 3，退化，雌蕊具长花柱；不育小穗，退化成筒状的颖，雄小穗常 2～3 枚生于第一节，无柄小穗第一颖扁平，两侧内折成脊而具不等宽之翼，第二颖舟形，内稃与外稃皆为薄膜质；雄蕊 3；有柄小穗与无柄小穗相似，但较小或有更退化者。颖果外包坚硬的总苞，卵形或卵状球形。花期 7～9 月，果期 9～10 月。

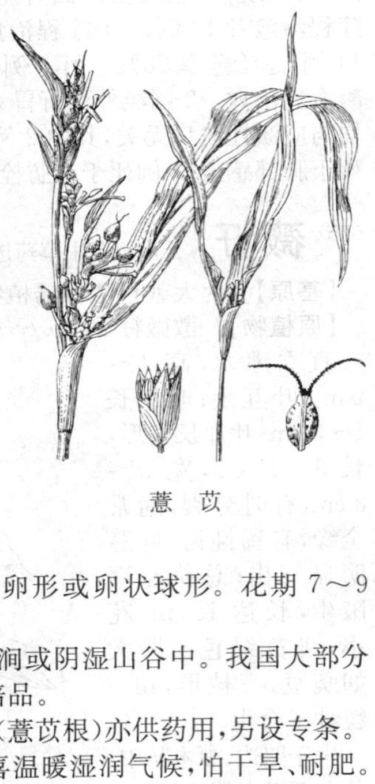

薏 苡

生于屋旁、荒野、河边、溪涧或阴湿山谷中。我国大部分地区均有分布。一般为栽培品。

本植物的叶（薏苡叶）、根（薏苡根）亦供药用，另设专条。

【栽培】 生物学特性　喜温暖湿润气候，怕干旱、耐肥。各类土壤均可种植，对盐碱地、沼泽地的盐害和潮湿的耐受性较强，但以向阳、肥沃的壤土或黏壤土栽培为宜。忌连作，也不宜与禾本科作物轮作。近年来在潮湿的水稻土上栽培，特别在抽穗扬花期给以浅水层，可显著增产。

繁殖方法　种子繁殖。为预防黑穗病，播前将种子用 60 ℃ 温水浸种 10～20 min，捞出种子包好置于 5%生石灰水中浸 1～2 d，注意不要损坏水面上的薄膜。取出以清水漂洗后播种，或用 1∶1∶100 的波尔多液浸种 24～72 h，于 3～4 月穴播，按行株距 27～30 cm 见方，穴深 5～7 cm，每穴播种子 5～6 颗，覆土 2～3 cm，镇压。每亩需种 5～6 kg。

田间管理　幼苗有 3～4 片真叶时间苗，每穴留苗 4～5 株。中耕除草一般 3 次。薏苡是需肥量较大，耐肥性较强的作物，生长前期着重施氮肥提苗，后期应多施磷肥、钾肥，促进壮秆孕穗，田间水分管理以湿、干、水、湿、干相间的原则，即采用湿润育苗，干旱拔节，有水孕穗，湿润灌浆，干田收获。薏苡是异株花粉授精，辅助授粉是在盛花期以绳索等工具振动植株（10～12 时），使花粉飞扬，可提高结实率。

病虫害防治　病害有黑穗病，注意选种和种子处理，发现病株应立即拔除烧毁。还有叶枯病等为害。虫害有玉米螟、黏虫为害。

【采收加工】 9～10 月茎叶枯黄，果实呈褐色，大部成熟（约 85%成熟）时，割下植株，集中立放 3～4 d 后脱粒，筛去茎叶杂物，晒干或烤干，用脱壳机械脱去总苞和种皮，即得薏苡仁。

【药材】 薏苡仁 *Semen Coicis*　主产于福建、江苏、河北、辽宁等地。

性状　种仁宽卵形或长椭圆形，长 4～8 mm，宽 3～6 mm。表面乳白色，光滑，偶有残存的黄褐色种皮。一端钝圆，另端较宽而微凹，有一淡棕色点状种脐。背面圆凸，腹面有 1 条较宽而深的纵沟。质坚实，断面白色，粉质。气微，味微甜。

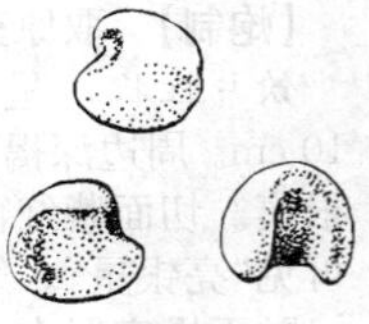

薏苡仁
（种仁）外形

鉴别　粉末特征：类白色。主体为淀粉粒，单粒类圆形或多面形，直径 2～20 μm，脐点星状、三叉状、人字形或裂缝状；复粒少见，由 2～3 分粒组成，加碘试液淀粉粒显棕红色。

品质标志　《中华人民共和国药典》2005 年版规定：照高效液相色谱法测定，本品含甘油三油酸酯（$C_{57}H_{104}O_6$）不得少于 0.50%。

【成分】 种仁含薏苡仁酯（coixenolide），脂类中三酰甘油 61%～64%，二酰甘油 6%～7%，一酰甘油 4%，甾醇酯 9%，游离脂肪酸 17%～18%。在三酰甘油中亚油酸（linoleic acid）含量可达 25%～28%，在游离脂肪酸中亚油酸含量为 27%～28%；游离脂肪酸还有棕榈酸（palmitic acid），硬脂酸（stearic acid），顺-8-十八碳烯酸（*cis*-8-octadecenoic acid）即油酸等[1, 2]。一酰甘油中有具抗肿瘤作用的 α-单油酸甘油酯（α-monoolein）[3]，甾醇酯中有具促排卵作用的顺、反-阿魏酰豆甾醇（*cis*、*trans*-feruloylstigmasterol）和顺、反-阿魏酰菜油甾醇（*cis*、*trans*-feruloylcampesterol）等[4]。种仁还含具抗补体作用的葡聚糖[5]和酸性多糖 C_{A-1}、C_{A-2}[6]及降血糖作用的薏苡多糖（coixan）A、B、C[7]。种子挥发油含 69 种成分，其中主要的有己醛（hexanal），己酸（hexanoic acid），2-乙基-3-羟基丁酸己酯（2-ethyl-3-hydroxyhexylbutrate），γ-壬内酯（γ-nonalactone），壬酸（nonanoic acid），辛酸（octanoic acid），棕榈酸乙酯（ethyl palmitate），亚油酸甲酯（methyllinoleate），香草醛（vanillin）及亚油酸乙酯（ethyl linoleate）[8]等。

【药理】 1. 抗肿瘤作用　薏苡仁乙醇提取物腹腔注射能抑制艾氏腹水癌细胞的增殖，显著延长小鼠的生存时间[1]。从该提取物中分离得到 2 个组分，其一能引起原生质的变性，另一组分可使细胞核分裂停止于中期[1, 2]。薏苡仁的丙酮提取物，对小鼠艾氏腹水瘤以及宫颈癌 U_{14}、肝癌腹水型（Hepa）、S_{180} 肉瘤腹水型等均有明显的抑制作用[3～6]。从其中分离出来的酸性成分能使 S_{180} 肉瘤腹水型 ICR 小鼠的存活期延长 163%[6]。乙酸乙酯或氯仿提取物对肿瘤抑制作用较弱，而石油醚、乙醚及甲醇提取物无效[3]。早期认为丙酮提取物中的抗肿瘤成分为薏苡仁酯[3,5]，后经多次检测薏苡仁脂溶性成分，在除去脂类水解产物的有机酸部分后，均未检出薏苡仁酯[6]。经化学分析证实丙酮提取物的活性成分是棕榈酸、硬脂酸、油酸、亚油酸（16.4%、2.2%、54.7%、26.7%）等游离脂肪酸的混合物，不饱和脂肪酸（亚油酸）为主要的抗癌成分[6]。薏苡仁亦是有效的抗肿瘤促进剂。薏苡仁甲醇提取物对非洲淋巴细胞瘤病毒（EB病毒）早期抗原（EB-EA）激活作用有强烈的抑制活性，并有拮抗肿瘤促进剂的作用。α-单油酸甘油酯是其活性成分之一[7]。薏苡仁的50%乙醇提取物能促进培养的扁平上皮癌细胞的角化[8]。

2. 抑制骨骼肌收缩的作用　石油醚浸出的薏苡仁油对蛙的骨骼肌及运动神经末梢，低浓度呈兴奋作用，高浓度呈麻痹作用[8]。如注射于蛙的胸淋巴腔或腓肠肌内，能减少肌肉挛缩，并缩短其疲劳曲线。用离体蛙的神经肌肉标本，证明其作用部位在肌纤维而不在神经肌肉接头[9]。并且阿托品、咖啡因、毒扁豆碱等对此呈显著的拮抗作用[9]。薏苡仁油抑制骨骼肌收缩的作用与其中所含的脂肪酸有关。薏苡仁油及含10～18个碳原子的饱和脂肪酸均能阻止或降低电刺激蛙骨骼肌引起的收缩，且碳原子数越少，其作用越强。而不饱和脂肪酸（如油酸）对骨骼肌收缩无影响[10]。

3. 镇痛作用　热板法试验证明薏苡仁的水提取物对小鼠有镇痛作用[8]。

4. 解热、抗炎作用　薏苡仁浸出物能抑制人中性粒细胞产生活性氧（$O_2^-\cdot$、H_2O_2、$\cdot OH$、化学发光体），并显著地抑制中性粒细胞、淋巴细胞膜的甲基转换酶、磷脂酶 A_2 和前列腺素 E_2 的分泌。说明它有一定的抗炎作用，其机制之一是稳定炎症细胞的细胞膜[6]。

5. 对心血管作用　石油醚浸出的薏苡仁油对离体蛙心有兴奋作用，高浓度时呈抑制作用。对离体兔耳血管，低浓度薏苡仁油使之收缩，高浓度则有扩张作用。麻醉兔静脉注射薏苡仁油出现短暂降压反应，且伴有呼吸兴奋。大剂量薏苡仁油能抑制呼吸中枢，使末梢血管，特别是肺血管扩张[8]。

6. 免疫作用　从薏苡仁热水提取物中分得的葡聚糖及酸性多糖类 $C_{A\text{-}1}$、$C_{A\text{-}2}$ 均有抗补体活性[11,12]。薏苡仁浸出物（主要为不饱和脂肪酸的三酰甘油部分）能使土拨鼠腹腔巨噬细胞产生的白介素-1增加，也能显著地增加健康人末梢血单核细胞产生抗体，具有增强体液免疫的作用[6]。

7. 降血糖作用　薏苡仁的水提取物腹腔注射，可显著降低小鼠血糖。从中分离得3个有效成分，即薏苡多糖A、B、C，以10 mg/kg、30 mg/kg、100 mg/kg腹腔注射，对正常小鼠均具有降血糖作用，其中以多糖A作用最强，给药7 h后，降糖率分别为56%、45%和40%。对四氧嘧啶诱发的高血糖小鼠，以30 mg/kg、100 mg/kg腹腔注射，给药7 h后，薏苡多糖A的降糖率为61%和26%。多糖A为降糖主要成分[13]。薏苡仁油0.5 g/kg以及超过12个碳原子的脂肪酸皮下注射，对家兔也有降血糖作用，其降血糖作用可被丙酮酸钠拮抗[10]。

8. 诱发排卵作用　薏苡仁提取物可诱发金色仓鼠排卵，其活性物质为阿魏酰豆甾醇和阿魏酰菜油甾醇。临床上，促性腺激素正常性腺功能减退症患者服用薏苡仁为主的方剂后，下丘脑功能显著改善，不排卵患者服用薏苡仁制剂可诱发排卵[14]。

9. 其他作用　薏苡仁油可兴奋兔离体小肠，大剂量则使之先兴奋后抑制[8]。对兔与豚鼠离体子宫，薏苡仁油能增加其紧张度与收缩幅度[8]。薏苡仁油及十二碳以上脂肪酸皮下注射能降低兔血清钙浓度[10]。薏苡仁种皮中一种对热稳定的蛋白质，对胰蛋白酶有抑制作用[15]。

毒性　薏苡仁丙酮提取物（油状）小鼠口服的最大耐受量为10 ml/kg[5]。

【炮制】 1. 薏苡仁　取原药材，除去皮壳及杂质，淘洗净，干燥，筛去灰屑。生品清肺热，擅利水祛湿，排脓消痈，多用于水肿，痹证，肺痈，肠痈。

2. 炒薏苡仁　①炒黄：取净薏苡仁大小分开，置锅内，用文火加热，炒至微黄色，有香气逸出时，取出，放凉。②炒焦：取净薏苡仁，置热锅内，用武火炒至焦褐色，喷水少许，灭净火星，取出，晾凉，晒干。炒薏苡仁健脾利湿。

3. 麸炒薏苡仁　现行，取净麸皮，撒在热锅内，用中火加热至冒烟时，倒入净薏苡仁，炒至表面黄色鼓起时取出，筛去麸皮，放凉。每薏苡仁100 kg，用麸皮10 kg。麸炒和中健脾，用于脾虚泄泻。

4. 土炒薏苡仁　取伏龙肝细粉置锅内，用文火炒热，放入净薏苡仁，拌炒至挂土色时，取出，筛去土粉，放凉。每薏苡仁100 kg，用伏龙肝粉20 kg。土炒燥湿健脾，止泻力强，多用于脾虚泄泻。

5. 蒸薏苡仁　取净薏苡仁加水浸24 h，蒸3～4 h，蒸透后晒干（冬季须霜露1～2 d后再晒干）；或浸1～2昼夜，用大火蒸4 h，边蒸边洒水（约每1 h洒1次），蒸后，取出晾干。

饮片性状　生苡仁，参见"药材"项。炒薏苡仁形如薏苡仁，表面浅黄色，偶有焦斑，微有焦香气。麸炒薏苡仁形如薏苡仁，微鼓起，有麸香气。土炒薏苡仁形如薏苡仁，表面挂土黄色细粉。蒸薏苡仁形如薏苡仁，破面角质样。

贮干燥容器内，防蛀；炒薏苡仁、麸炒薏苡仁、土炒薏苡仁、蒸薏苡仁密闭，置通风干燥处。

【药性】 甘、淡，微寒。归脾、胃、肺经。

1.《本经》："味甘，微寒。"

2.《别录》："无毒。"

3.《食疗本草》："性平。"

4.《品汇精要》："气之薄者，阳中之阴。臭香。"

5.《纲目》："阳明经药也。"

6.《雷公炮制药性解》："入肺、脾、肝、胃、大肠五经。"

7.《本草经疏》："味甘、淡，微寒。""阳中阴，降也。"

8.《本草汇言》："入足阳明、手太阴经。"

9.《本草新编》："入脾、肾二经，兼入肺。"

【功用主治】 利湿健脾，舒筋除痹，清热排脓。主治水肿，脚气，小便淋沥，湿温病，泄泻，带下，风湿痹痛，筋脉拘挛，肺痈，肠痈，扁平疣。

1.《本经》："主筋急拘挛，不可屈伸，风湿痹，下气。久服轻身益气。"

2.《别录》："除筋骨邪气不仁，利肠胃，消水肿，令人能食。"

3.《药性论》："能治热风，筋脉拘急，能令人食。主肺痿肺气，吐脓血，咳嗽涕唾上气。破五溪毒肿。"

4.《食疗本草》："去干湿脚气。"

5.《本草拾遗》："主不饥，温气，轻身。""煮汁饮之，主消渴。"

6.《医学入门》："主上气，心胸甲错。"

7.《纲目》："健脾益胃，补肺清热，去风胜湿。炊饭食，治冷气。煎饮，利小便热淋。"

8.《医林纂要》:"缓肝,舒筋急。"

9.《本草再新》:"补脾土,泻脾火,清肺热,益肺气,追风去湿,下气宽中。"

10. 南药《中草药学》:"主治皮肤疣及湿疹。民间治疗癌症。"

【用法用量】 内服:煎汤,10～30 g;或入丸、散,浸酒,煮粥,作羹。健脾益胃,宜炒用;利水渗湿,清热排脓,舒筋除痹,均宜生用。本品力缓,宜多服久服。

【宜忌】 脾虚无湿,大便燥结及孕妇慎服。

1.《品汇精要》:"妊娠不可服。"

2.《本草经疏》:"凡病人大便燥,小水短少,因寒转筋,脾虚无湿者忌之。"

3.《本草通玄》:"下利虚而下陷者,非其宜也。"

4.《得配本草》:"肾水不足,脾阴不足,气虚下陷,妊娠四者禁用。"

【选方】 1. 治水肿喘急　郁李仁二两。研,以水滤汁,煮薏苡仁饭。日二食之。(《独行方》)

2. 治病者一身尽疼,发热,日晡所剧者,名风湿　麻黄(去节)半两(汤泡),甘草一两(炙),薏苡仁半两,杏仁十个(去皮、尖,炒)。上锉麻豆大。每服四钱匕,水一盏半,煮八分,去滓温服,有微汗避风。(《金匮要略》麻黄杏仁薏苡甘草汤)

3. 治筋脉拘挛,久风湿痹,下气,除肾中邪气,利肠胃,消水肿,久服轻身益气力　薏苡仁一升。捣为散。每服以水二升,煮两匙末作粥,空腹食之。(《食医心镜》)

4. 治中风言语蹇涩,手足不遂,大肠壅滞,筋脉拘急　薏苡仁三合,冬麻子半升。上件药,以水三大盏,研滤麻子取汁,用煮薏苡仁作粥。空腹食之。(《圣惠方》薏苡仁粥)

5. 治风肿在脾,唇口𥆧动,或生结核,或为浮肿　薏苡仁(炒)、防己、赤小豆(炒)、甘草(炙)各等分。上㕮咀。每服四钱,水一盏半,生姜三片,煎至八分,去滓,温服,不拘时候。(《济生方》薏苡仁汤)

6. 治胸痹缓急　薏苡仁十五两,大附子(炮)十枚。上二味,杵为散。服方寸匕,日三服。(《金匮要略》薏苡附子散)

7. 治肺痈唾吐脓血　薏苡仁二合,黑豆百粒,乌梅一个。上,水二盏,入透明阿胶、生蒲黄各一钱,再煎沸。食后服。(《直指方》薏苡仁汤)

8. 治肠痈,其身甲错,腹皮急,按之濡如肿状,腹无积聚,身无热,脉数,此为肠内有痈脓　薏苡仁十分,附子二分,败酱五分。上三味,杵为末,取方寸匕,以水二升,煎减半,顿服,小便当下。(《金匮要略》薏苡附子败酱散)

9. 治肠痈　薏苡仁一升,牡丹皮、桃仁各三两,瓜瓣仁二升。上四味㕮咀,以水六升,煮取二升,分再服。(《千金方》)

10. 治咽喉卒生痈肿,饮食不通　薏苡仁一两。以水一大盏,煎至五分。去滓顿服。(《圣惠方》)

11. 治鼻中生疮　用薏米、冬瓜煎汤当茶饮。(《古人集验方》)

12. 治黄病　薏苡仁捣汁,和酒服。(《鲟溪单方选》)

13. 治乳岩　玄胡索、薏苡仁各五钱。黄酒二钟,煎一钟。空心服,出汗即验。(《外科大成》乳岩方)

14. 治丘疹性荨麻疹　苡仁 50 g,赤小豆 50 g,大枣 15 个,红糖 30 g。每日 1 剂,水煎服,连服 3 剂为 1 个疗程。〔《广州中医学院学报》1986,3(1):16 苡仁赤小豆汤〕

【临床报道】 1. 治疗扁平疣　用薏苡仁作煎剂内服,每次 10～30 g,每日 1 次,连续服用 2～4 星期。治疗 27 例,结果:9 例痊愈,11 例显效,7 例无效,有效率为 74%[1]。又有用薏苡仁 60 g(小儿为 30 g),同大米混合煮饭或粥吃,治疗 23 例,每日 1 次,连续服食(总量在 700～1 000 g),其中 11 例在服药 7～16 d 内痊愈,6 例效果不明显,6 例试服 3 星期以上无效,治愈率为 47.8%[2]。又有用薏苡仁 500 g,研细末,加白砂糖 500 g 拌匀,每次 1 匙,每日 2～3 次,连续服用 7～14 d 后皮疹逐渐消失,乃至痊愈。共治疗 19 例,治愈 16 例,无效 3 例[3]。另用本法治疗扁平疣 97 例,其中痊愈 73 例,显效 5 例,有效 7 例,无效 12 例[4]。又有以薏苡仁 100 g,木贼草 15 g,每日 1 剂,水煎服,另用药渣煎汤外洗患处,7 d 为 1 个疗程。共治 36 例,男 17 例,女 19 例;病程 4 个月～1 年。病损部位多在面部及手背部,形如芝麻大小,分布疏密不匀。结果经治疗后痊愈 32 例,其中经 1 个疗程治愈者 21 例,2 个疗程治愈者 11 例;显效 3 例,无效 1 例。总有效率 97%[5]。

2. 治疗传染性软疣　用生薏苡仁 10 g,碾成细粉,加白糖适量,开水冲服。每日 3 次,20 d 为 1 个疗程,1 个疗程不愈者,可连续服用 2 个疗程。共观察 42 例,其中治愈 39 例,好转 3 例,有效率为 100%。认为本品研粉冲服比水煎剂效果好[6]。

3. 治疗坐骨结节滑囊炎　将生薏苡仁 60 g,加水 300 ml,煎至 200 ml,分 2 次口服。共用于 25 例老年缠足妇女之坐骨结节滑囊炎,囊肿最大 8 cm×8 cm,最小 4 cm×4 cm,质软,局部有胀痛感。服药 26～45 d,25 例囊肿局部均完全吸收,症状消失。经 3～10 年追访,无 1 例复发[7]。

4. 治疗小儿厌食症　炒苡米、大腹皮各适量。随症加减,每日 1 剂,水煎服。煎服疗程 2 星期。治疗 50 例,总有效率 96%[8]。

5. 治疗慢性阑尾炎　薏苡仁 60 g,附子 12 g,败酱草 30 g。开水煎服,每日 1 剂。令患者将其药渣热敷右侧天枢穴。辨证加减。治疗 93 例,痊愈 78 例,好转 11 例,无效 4 例,总有效率达 95.6%[9]。

【各家论述】 1.《本草衍义》:"薏苡仁,《本经》云,微寒,主筋急拘挛,拘挛有两等:《素问》注中,大筋受热,则缩而短,缩短故挛急不伸,此是因热而拘挛也,故可用薏苡仁;若《素问》言因寒即筋急者,不可更用此也。凡用之,须倍于他药。此物力势和缓,须倍加用即见效。"

2.《本草述》:"薏苡仁,除湿而不如二术助燥,清热而不如芩、连辈损阴,益气而不如参、术辈犹滋湿热,诚为益中气要药。然其味淡,其力缓,如不合群以济,厚集以投,冀其奏的然之效也能乎哉?"

3.《纲目》:"薏苡仁,能健脾益胃。虚则补其母,故肺痿、肺痈用之。筋骨之病,以治阳明为本,故拘挛筋急风痹者用之。土能胜水除湿,故泄痢水肿用之。按古方小续命汤注云:中风筋急拘挛,语迟脉弦者,加薏苡仁。亦扶脾抑肝之义。"

4.《本草经疏》:"薏苡仁,性燥能除湿,味甘能入脾补脾,兼淡能渗泄,故主筋急拘挛不可屈伸及风湿痹,除筋骨邪气不仁,利肠胃,消水肿,令人能食。久服轻身。总之,湿邪去则脾胃安,脾胃安则中焦治,中焦治则能荣养乎四肢,而通利乎血脉也。甘以益脾,燥以除湿,脾实则肿消,脾强则能食,湿去则身轻。如是则已上诸疾不求其愈而自愈矣。""独用薏苡仁数两,淘净,煮浓汤顿服。可治肺经因湿火所伤吐脓血,一切肺痿肺痈,咳嗽涕唾上气。经曰:治痿独取阳明,阳明者,胃与大肠也。二经湿热盛,则成痿，熏蒸于肺，则发肺痈及吐血咳嗽、涕唾秽浊。盖肺与大肠为表里，腑热必传于藏，与胃家之湿热散，则痿自愈，吐脓血、咳嗽亦并止矣。”

5.《本草汇言》：“苡仁，养胃健脾，清肺导肾之药也。缪氏曰，此药得天地冲和沉厚之气以生。色白体重，质凝味甜，为脾、胃、肺、肾调和水火之剂。寒而不泄，温而不燥，补而不滞，利而不克，至和至美之品也。”

6.《本草正》：“薏苡，味甘淡，气微凉，性微降而渗，故能去湿利水。以其去湿，故能利关节，除脚气，治痿弱拘挛湿痹，消水肿疼痛，利小便热淋。”

7.《药品化义》：“薏米，能健脾阴，大益肠胃。主治脾虚泄泻，致成水肿，风湿筋缓，致成手足无力，不能屈伸。盖因湿胜则土败，土胜则气复，肿自消而力自生。”

8.《本草新编》：“薏仁最善利水，不至损耗其真阴之气，凡湿盛在下身者，最宜用之。视病之轻重，准用药之多寡，则阴阳不伤，而湿病易去。”

9.《萃金裘本草述录》：“受湿则筋缓。然湿即化热，湿合于热则伤血，血不能养筋则又挛缩。苡仁入胃而能合肺脾肾之升降以为中枢，故胃之为病于上下而郁为湿热者，皆疗之。”

10.《本经疏证》：“论者谓益气、除湿、和中、健脾，薏苡与术略相似，而不知其有毫厘之差，千里之谬也。盖以云乎气，则术温而薏苡微寒；以云乎味，则术甘辛而薏苡甘淡。且术气味俱厚，薏苡气味俱薄，为迥不相侔也。此其义盖见于《金匮要略·痉湿暍病脉证治》，曰：湿家身烦疼，当与麻黄加术汤，发其汗为宜，慎勿以火攻之。曰病者一身尽疼，发热日晡所剧者，此名风湿。此病伤于汗出当风，或久伤取冷所致也，可与麻黄杏仁薏苡甘草汤。夫身烦疼者，湿而兼寒；一身尽疼者，湿而兼风。寒从阴化，风从阳化。故身烦疼者，属太阳；发热日晡所剧者，属阳明。属太阳者宜发汗，属阳明者宜清热。质之以用术用桂者为发汗，薏苡则为清热矣，虽然，薏苡既治风湿，又主筋拘挛，不能屈伸，彼风湿相搏，骨节疼烦，不得屈伸，风湿相搏，身体疼烦，不能自转侧，独不用薏苡何耶？夫适因言之矣，薏苡是治久风湿痹，非治暴风湿痹者也。然则麻黄杏仁薏苡甘草汤证，非暴病耶？玩汗出当风，久伤取冷之因，决知其似暴病，实非暴病也。发热日晡所剧，风与湿势将化热，故以薏苡合麻黄杏仁甘草，迎其机而夺之，彼风湿相搏者，上既冠以伤寒八九日，已可知其非久病，下出所治之方，或有取乎附子、生姜，或有取乎附子、桂枝，且俱用术，其不能杂入薏苡决矣。术与薏苡非相反相恶也，既用此即不用彼者，无他，术性急，薏苡性缓，合而用之，恐其应速，则嫌于缓，应迟，又伤于躁也。”

5759 薏苡叶 yì yǐ yè
（《本草图经》）

【基原】 为禾本科薏苡属植物薏苡 *Coix lacryma-jobi* L. var. *ma-yuen* (Romanet) Stapf 的叶。

【原植物】 参见“薏苡仁”条。

【采收加工】 夏、秋季采收，鲜用或晒干。

【功用主治】 1.《本草图经》：“叶为饮，香，益中，空膈。”

2. 姚可成《食物本草》：“暑月煎饮，暖胃益气血，初生小儿浴之，无病。”

【用法用量】 内服：煎汤，15～30 g。外用：煎汤洗。

5760 薏苡根 yì yǐ gēn
（《本经》）

【异名】 五谷根（《草木便方》）。

【基原】 为禾本科薏苡属植物薏苡 *Coix lacryma-jobi* L. var. *ma-yuen* (Romanet) Stapf 的根。

【原植物】 参见“薏苡仁”条。

【采收加工】 秋季采挖，晒干。

【药材】 薏苡根 *Radix Coicis* 全国大部分地区均产。

性状 根细柱形或不规则形，外表皮灰黄色或灰棕色，具纵皱纹及须根痕。切面灰黄色或淡棕色，有众多小孔排列成环或已破裂，外皮易与内部分离。根茎灰黄色或黄棕色，外表皮可见着生多数残根及茎基。质坚韧。气微，味淡。

【成分】 含 2-O-β-D-吡喃葡萄糖基-7-甲氧基-1，4(2H)-苯唑并噁嗪-3-酮〔2-O-β-glucopyranosyl-7-methoxy-1，4(2H)-benzoxazin-3-one〕[1]，4-酮松脂酚（4-ketopinoresinol），丁香酚基丙三醇（syringylglycerol），2，6-二甲氧基-对氢醌-1-O-β-D-葡萄糖苷（2，6-dimethoxy-p-hydroquinone-1-O-β-D-glucopyranoside）[2]，薏苡聚糖（coixan）A、B、C[3]。

【药理】 抗炎作用 薏苡根中分出的 6 种苯并噁唑酮类化合物中，化合物 2、1 抗炎作用较强，10^{-3} mol/L 时对刀豆球蛋白 A(ConA)诱导的大鼠巨噬细胞组胺释放抑制率分别达 85.5%、47.3%；对免疫球蛋白 E(IgE)诱导释放抑制率为 91.3%、40.0%。化合物 2、1 对 ConA 诱导释放组胺的半数抑制率（ID_{50}）分别为 6×10^{-5} mol/L、1×10^{-3} mol/L。构效分析表明，苯并噁唑酮上 2 位游离羟基是其抗炎活性所必需的[1]。

【炮制】 取原药材，除去残茎及杂质。取出，略润。切段。

饮片性状 呈段状。切面灰黄色或淡棕色，有众多小孔排列成环或已破裂。外皮易与内部分离。质坚韧，气微，味淡。

贮干燥容器内，置通风干燥处。

【药性】 苦、甘，微寒。

1.《纲目》：“甘，微寒，无毒。”

2.《草木便方》：“淡。”

【功用主治】 清热通淋，利湿杀虫。主治热淋，血淋，石淋，黄疸，水肿，白带过多，脚气，风湿痹痛，蛔虫病。

1.《本经》：“下三虫。”

2.《肘后方》：“治卒心腹烦满，胸胁痛。”

3.《本草经集注》：“治小儿病蛔虫。”

4.《纲目》：“治黄疸。”

5.《草木便方》：“主下气，治癥瘕积聚，消食，除大肠膨肫胀，久嗽损伤，利小肠。”

6.《分类草药性》：“消食积，清火并疝气。”

7.《草药新纂》：“主湿热。”

8.《全国中草药汇编》：“清热，利尿。”

9. 南药《中草药学》：“降压，镇静，解热，抑制肠蠕动。治咳嗽肺痈，肺炎。”

10.《福建药物志》：“治风湿关节痛。”

【用法用量】 内服：煎汤，15～30 g。外用：煎水洗。

【宜忌】 孕妇禁服。

《本草拾遗》：“堕胎。”

【选方】 1. 治尿血 鲜薏苡根 120 g。水煎服。（《全国中草药汇编》）

2. 治黄疸，小便不利 薏苡根 15～60 g。杵烂绞汁，冲温红酒半杯，日服 2 次。或（薏苡）根 60 g，茵陈 30 g，冰糖少许，酌加水煎服，日服 3 次。（《闽东本草》）

3. 治白带过多 薏苡根 30 g，红枣 12 g。水煎服。（《全

国中草药汇编》）

4. 治伤寒后初觉脚气　薏苡仁根三两，蒴藋枝五两，枳壳根三两，吴茱萸一两。上件药，细剉，以水三斗，煎至二斗，去滓，入盐半合，浆水一碗，看冷热淋脚，欲淋时，蹋一新砖，勿令汤过脚面。旋旋淋之，汤尽为度。淋蘸脚了，以少生姜汁，熟摩脚气。（《圣惠方》）

5. 治风湿关节痛　薏苡根、茄根、芦根、南天竹根、芭蕉根各 30 g。水煎服。（《福建药物志》）

6. 治蛔虫病　薏苡根 15 g，棕树根 6 g。水煎服。（《全国中草药汇编》）

5761 蕹菜 wèng cài （《本草拾遗》）

【异名】 蕹（《南方草木状》），瓮菜（《闽书》），空心菜（《广西药用植物名录》），空筒菜（《贵州省中医验方秘方》），藤藤菜、无心菜（《民间常用草药汇编》），水蕹菜（《广东中药》）。

【基原】 为旋花科番薯属植物蕹菜的茎叶。

【原植物】 蕹菜 *Ipomoea aquatica* Forsk.［*Convolvulus repens* Vahl；*I. reptans* Poir.］

一年生草本，蔓生。茎圆柱形，节明显，节上生根，节间中空，无毛。单叶互生；叶柄长 3～14 cm，无毛；叶片形状大小不一，卵形、长卵形、长卵状披针形或披针形，长 3.5～17 cm，宽 0.9～8.5 cm，先端锐尖或渐尖，具小尖头，基部心形、戟形或箭形，全缘或波状，偶有少数粗齿，两面近无毛。聚伞花序腋生，花序梗长 1.5～9 cm，有 1～5 朵花；苞片小鳞片状；花萼 5 裂，近于等长，卵形；花冠白色、淡红色或紫红色，漏斗状，长 3.5～5 cm；雄蕊 5，不等长，花丝基部被毛；子房圆锥形，无毛，柱头头状，浅裂。蒴果卵圆形至球形，无毛。种子 2～4 颗，多密被短柔毛。花期夏、秋季。

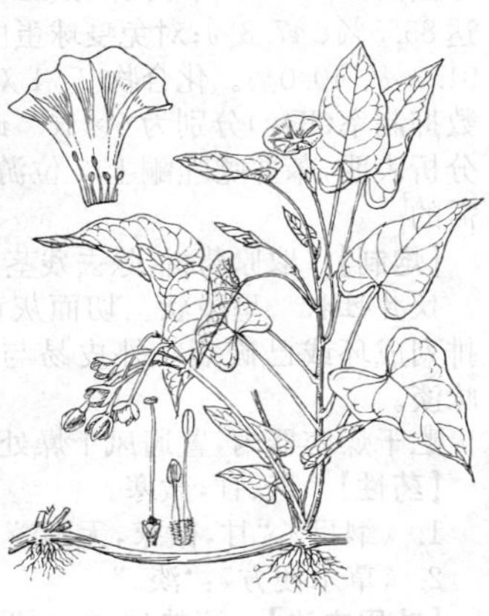

蕹　菜

生于气候温暖、土壤肥沃多湿的地方或水沟、水田中。我国中部和南部各地常为无性栽培，北方较少。

本植物的根（蕹菜根）亦供药用，另设专条。

【采收加工】 夏、秋季采收，多鲜用。

【成分】 全草含吡啶类生物碱：1-(14-甲基十六酰基)吡啶〔1-(14-methylhexadecanoyl)pyrrolidine〕，1-十六酰基吡啶（1-hexadecanoylpyrrolidine），1-十八酰基吡啶（1-octadecanoylpyrrolidine）[1]；类胡萝卜素化合物：β-胡萝卜素（β-carotene），叶黄素（lutein），叶黄素环氧化物（luteinepoxide），堇黄质（violaxanthin），新黄质（neoxanthin）等十几种[2,3]。还含 N-反和 N-顺-魏酰基酪胺（N-*trans* and N-*cis*-feruloyltyramine）[4]。

【药理】 抑制前列腺素合成　从蕹菜分离出的 N-反和 N-顺-阿魏酰基酪胺，是体外前列腺素合成的抑制剂[1]。

【药性】 甘，寒。

1.《南方草木状》："性冷，味甘。"

2.《嘉祐本草》："甘，平，无毒。"

3.《医林纂要》："甘，咸，寒，滑。"

【功用主治】 凉血清热，利湿解毒。主治鼻衄，便血，尿血，便秘，淋浊，痔疮，痈肿，折伤，蛇虫咬伤。

1.《南方草木状》："能解冶（野）葛毒。"

2.《纲目》："捣汁和酒服，治产难。"

3.《医林纂要》："解蛊毒及砒石毒，补心血，行水。"

4.《食物考》："宽肠利膈，杀莽草毒。"

5.《岭南采药录》："食狗肉中毒，煮食之。"

6.《福建药物志》："清热，凉血，解毒。主治毒菇、木薯、曼陀罗等中毒，肺结核咯血，尿血，鼻衄，便秘，鹅口疮，乳腺炎，疔疮疖肿，毒蛇及蜈蚣咬伤。"

【用法用量】 内服：煎汤，60～120 g；或捣汁。外用：煎水洗；或捣敷。

【选方】 1. 治鼻血不止　蕹菜数根，和糖捣烂，冲入沸水服。（《岭南采药录》）

2. 治淋浊，小便血，大便血　鲜蕹菜捣烂取汁，和蜂蜜酌量服之。（《闽南民间草药》）

3. 治翻肛痔　空筒菜 1 kg，水 1 000 ml，煮烂去渣滤过，加白糖 120 g，同煎如饴糖状。每次服 90 g，每日服 2 次，早晚服，未愈再服。（《贵州省中医验方秘方》）

4. 治出斑　蕹菜、野芋、雄黄、朱砂。同捣烂，敷胸前。

5. 治囊痈　蕹菜，捣烂，与蜜糖和匀敷患处。（4、5 方出自《岭南采药录》）

6. 治皮肤湿痒　鲜蕹菜，水煎数沸，候微温洗患部，日洗 1 次。

7. 治蛇咬伤　蕹菜洗净捣烂，取汁约半碗和酒服之，渣涂患处。

8. 治蜈蚣咬伤　鲜蕹菜，食盐少许，共搓烂，擦患处。（6～8 方出自《闽南民间草药》）

5762 蕹菜根 wèng cài gēn （《民间常用草药汇编》）

【异名】 瓮菜根（《分类草药性》）。

【基原】 为旋花科番薯属植物蕹菜 *Ipomota aquatica* Forsk. 的根。

【原植物】 参见"蕹菜"条。

【采收加工】 秋季采收，鲜用或晒干。

【药性】《重庆草药》："味淡，性平，无毒。"

【功用主治】 健脾利湿。主治妇女白带，虚淋。

1.《分类草药性》："专治妇人白带，虚淋，久咳，盗汗。"

2.《民间常用草药汇编》："利水和脾，行气消肿。"

【用法用量】 内服：煎汤，120～250 g。

【选方】 1. 治妇女白带　蕹菜根 500 g，白木槿花根 250 g。炖肉或炖鸡服。

2. 治痨伤肺热吐血　蕹菜根 250 g，白茅根 120 g，红苋菜根 120 g，鲜山红根 60 g，棕树根 30 g。炖，加肉、白糖服。（1、2 方出自《重庆草药》）

3. 治龋齿痛　蕹菜根 120 g。醋水各半同煎汤含漱。（《广西药用植物图志》）

5763 薄荷 bò hé （《雷公炮炙论》）

【异名】 蕃荷菜（《千金方》），菝蔄、吴菝蔄（《食性本草》），南薄荷（《本草衍义》），猫儿薄苛（《履巉岩本草》），野薄荷、升阳菜（《滇南本草》），薄苛（《品汇精要》），蔢荷（《本草蒙筌》），夜息花（山东），仁丹草（四川、江苏），见肿消（江苏），水益母，接骨草(云南),土薄荷、鱼香草、香薷草(四川)。

【基原】 为唇形科薄荷属植物薄荷的全草或叶。

【原植物】 薄荷 *Mentha canadaensis* L. [*M. haplocalyx* Briq.; *M. arvensis* L. var. *haplocalyx* Briq.; *M. arvensis* auct. non L.]

多年生芳香草本,茎直立,高 30～80 cm。具匍匐的根茎,深入土壤可至 13 cm,质脆,容易折断。茎锐四棱形,多分枝,四侧无毛或略具倒生的柔毛,角隅及近节处毛较显著。单叶对生;叶柄长 2～15 mm;叶形变化较大,披针形、卵状披针形、长圆状披针形至椭圆形,长 2～7 cm,宽 1～3 cm,先端锐尖或渐尖,基部楔形至近圆形,边缘在基部以上疏生粗大的牙齿状锯齿,侧脉 5～6 对,上面深绿色,下面淡绿色,两面具柔毛及黄色腺鳞,以下面分布较密。轮伞花序腋生,轮廓球形,花时径约 18 mm,愈向茎顶,则节间、叶及花序递渐变小;总梗上有小苞片数枚,线状披针形,长在 2 mm 以下,具缘毛;花柄纤细,长 2.5 mm,略被柔毛或近无毛;花萼管状钟形,长 2～3 mm,外被柔毛及腺鳞,具 10 脉,萼齿 5,狭三角状钻形,长约 0.7 mm,缘有纤毛;花冠淡紫色至白色,冠檐 4 裂,上裂片先端 2 裂,较大,其余 3 片近等大,花冠喉内部被微柔毛;雄蕊 4,前对较长,常伸出花冠外或包于花冠筒内,花丝丝状,无毛,花药卵圆形,2 室,药室平行;花柱略超出雄蕊,先端近相等 2 浅裂,裂片钻形。小坚果长卵球形,长 0.9 mm,宽 0.6 mm,黄褐色或淡褐色,具小腺窝。花期 7～9 月,果期 10～11 月。

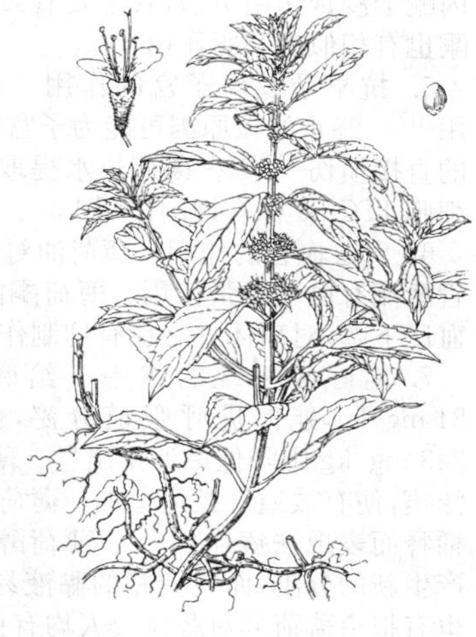

薄　荷

生于溪沟旁,路边及山野湿地,海拔可高达 3 500 m。分布于华北、华东、华中、华南及西南各地。

本植物的鲜茎叶经蒸馏而得的挥发油(薄荷油)、鲜茎叶的蒸馏液(薄荷露)、全草中提炼出的结晶(薄荷脑)亦供药用,另设专条。

【栽培】 生物学特性　薄荷对环境的适应性较强,在海拔 2 100 m 以下地区都可以生长,而以低海拔栽培,其精油和薄荷脑含量较高。喜温暖、湿润气候。根茎在 5～6 ℃可萌发出苗,植株生长适宜温度为 20～30 ℃,根茎具有较强的耐寒力,如土壤保持一定湿度,冬季在 −30～−20 ℃的地区仍可越冬。喜阳光,不宜在荫蔽处栽培,薄荷对土壤要求不严,但以疏松、肥沃、湿润的夹沙土或油沙土较好。土壤 pH 5.5～6.5 为宜,微碱性的土壤也能栽培。

繁殖方法　种子、扦插、分枝和根茎繁殖。在生产上,一般采用根茎繁殖法。在秋季收获后,使根茎留在土里,栽种前挖出,选节间短、色白、粗壮、无病虫害的根茎,切成 6～10 cm 长的小段作为繁殖材料,栽种期自 11 月至翌年 3 月初均可,因地而异。栽种地应多施底肥深翻,整平后,按行距 25 cm 开沟,沟深 6～8 cm,将种用根茎撒入沟内,随即覆土,耙平压实,每 1 亩需用根茎 75～100 kg。

田间管理　生长期中除进行中耕除草、疏通沟道、防止雨后积水、及时灌溉外,最重要的是追肥,一般为 4 次,即 4 月齐苗后;5～6 月生长盛期;7 月头刀薄荷收割后和 8 月下旬二刀薄荷苗高 15 cm 左右时。所施肥料以氮肥为主,同时辅以磷钾肥。薄荷易退化,要注意选种留种。

病虫害防治　病害有锈病,应及时排除田间积水,发病初期喷 25%粉锈宁 1 000 倍液,或 1∶1∶200 波尔多液交替喷治,在收获前 20 d 停止喷药。虫害有地老虎、造桥虫、蚜虫和红蜘蛛为害。

【采收加工】 在江浙每年可收 2 次,夏、秋两季茎叶茂盛或花开至 3 轮时选晴天分次采割。华北采收 1～2 次,四川可收 2～4 次。一般头刀收割在 7 月,二刀在 10 月,选晴天采割,摊晒 2 d,稍干后扎成小把,再晒干或阴干。薄荷茎叶晒至半干,即可蒸馏,得薄荷油。

【药材】 薄荷 *Herba Menthae*　主产于江苏、安徽等地。

性状　茎方柱形,有对生分枝,长 15～40 cm,直径 0.2～0.4 cm;表面紫棕色或淡绿色,棱角处具茸毛,节间长 2～5 cm;质脆,断面白色,髓部中空。叶对生,有短柄;叶片皱缩卷曲,完整叶片展平后呈披针形、卵状披针形、长圆状披针形至椭圆形,长 2～7 cm,宽 1～3 cm,边缘在基部以上疏生粗大的牙齿状锯齿,侧脉 5～6 对;上表面深绿色,下表面灰绿色,两面均有柔毛,下表面可见凹点状腺鳞。轮伞花序腋生,花萼钟状,先端 5 齿裂,萼齿狭三角状钻形,微被柔毛;花冠淡紫色。揉搓后有特殊清凉香气,味辛凉。

鉴别　(1) 茎横切面:表皮细胞 1 列,外被角质层齿疣,有时具毛。四角有明显的棱脊,向内有十数列厚角细胞,内缘为数列薄壁细胞,细胞间隙大。内皮层细胞 1 列,凯氏点清晰可见。维管束于四角处较发达,于相邻两角间具数个小维管束。韧皮部狭窄。形成层成环。木质部于四角处较发达,由导管、木薄壁细胞及木纤维等组成。髓部由薄壁细胞组成,中央常有空洞。茎的各部细胞内有时含有针簇状或扇形橙皮苷结晶。

粉末特征:淡黄绿色。腺鳞头部顶面观呈圆形,侧面观呈扁球形,8 细胞,直径 61～99 μm,常皱缩,内含淡黄色分泌物;柄单细胞,极短,基部四周表皮细胞 10 余个,放射状排列。小腺毛头部椭圆形,单细胞,直径 15～26 μm,内含淡黄色分泌物;柄部 1～2 细胞。非腺毛多碎断,完整者 1～8 细胞,稍弯曲,壁厚 2～7 μm,疣状突起较细密。橙皮苷结晶存在于茎、叶表皮细胞及薄壁细胞中,淡黄色,略呈扇形或不规则形。叶片上表皮细胞表面观不规则形,壁略弯曲;下表皮细胞壁弯曲,细胞含淡黄色橙皮苷结晶。气孔较多,为直轴式。

(2) 取叶粉末少量进行微量升华,所得油状升华物加硫酸 2 滴及香草醛结晶少量,初显黄色至橙黄色,再加水 1 滴,即变紫红色(检查薄荷脑)。

(3) 薄层色谱:取全草粉末 0.5 g,加石油醚(60～90 ℃) 5 ml,密塞,振摇数分钟,放置 30 min,滤过,滤液作为供试品溶液。另取薄荷脑对照品配成每 1 ml 含 2 mg 的石油醚溶液,作为对照品溶液。吸取上述供试品溶液 10～20 μl,对照品溶液 10 μl,分别点于同一硅胶 G 薄板上,以苯-醋酸乙酯(19∶1)展开约 15 cm,取出,晾干后,喷以 2%香草醛硫酸溶液-乙醇(2∶8)的混合溶液,于 100 ℃烘 5～10 min。供试品色谱在与对照品色谱相应的位置上,显相同颜色的斑点。

品质标志　《中华人民共和国药典》2005 年版规定:本品

含挥发油不得少于0.8%(ml/g)。

【成分】 挥发油：含油1%～1.46%，油中主成分为左旋薄荷醇(menthol)，含量62.3%～87.2%，还含左旋薄荷酮(menthone)，异薄荷酮(isomenthone)，胡薄荷酮(pulegone)，乙酸癸酯(decyl acetate)，乙酸薄荷酯(menthyl acetate)，苯甲酸甲酯(methyl benzoate)，α及β-蒎烯(pinene)，β-侧柏烯(β-thujene)，3-戊醇(3-pentol)，2-己醇(2-hexanol)，3-辛醇(3-octanol)，右旋月桂烯(myrcene)，柠檬烯(limonene)，桉叶素(cineole)，α-松油醇(α-terpineol)[1]，rosefuran，rosefuran oxide，罗勒烯〔(Z)-b-ocimene〕，芳樟醇(linalool)[2]，荜澄茄油烯(cubenene)，邻盖-1(7)-8-二烯-3-醇〔*o*-mentha-1(7)-8-dien-3-ol〕，3-甲基环己酮(3-methylcyclohexanone)，顺式茉莉酮(*cis*-jasmone)，6-甲基-2-嘧啶酮(6-methyl-2-pyrimidone)，β-红没药烯(β-bisabolene)[3]。

1，2-二氢萘衍生物：1-(3，4-二羟基苯基)-6，7-二羟基-1，2-二氢萘-2，3-二羧酸〔1-(3，4-dihydroxyphenyl)-6，7-dihydroxy-1，2-dihydronaphthalene-2，3-dicarboxylic acid〕，1-(3，4-二羟基苯基)-3-〔2-(3，4-二羟基苯基)-1-羧基〕乙氧基羰基-6，7-二羟基-1，2-二氢萘-2-羧酸{1-(3，4-dihydroxyphenyl)-3-〔2-(3，4-dihydroxyphenyl)-1-carboxy〕ethoxycarbonyl-6，7-dihydroxy-1，2-dihydronaphthalene-2-carboxylic acid}[4]，7，8-二羟基-2-(3，4-二羟基苯基)-1，2-二氢萘-1，3-二羧酸〔7，8-dihydroxy-2-(3，4-dihydroxyphenyl)-1，2-dihydronaphthalene-1，3-dicarboxylic acid〕，1-〔2-(3，4-二羟基苯基)-1-羧基〕乙氧基羰基-2-(3，4-二羟基苯基)-7，8-二羟基-1，2-二氢萘-3-羧酸{1-〔2-(3，4-dihydroxyphenyl)-1-carboxy〕ethoxycarbonyl-2-(3，4-dihydroxyphenyl)-7，8-dihydroxy-1，2-dihydronaphthalene-3-carboxylic acid}，3-〔2-(3，4-二羟基苯基)-1-羧基〕乙氧基羰基-2-(3，4-二羟基苯基)-7，8-二羟基-1，2-二氢萘-1-羧酸{3-〔2-(3，4-dihydroxyphenyl)-1-carboxy〕ethoxycarbonyl-2-(3，4-dihydroxyphenyl)-7，8-dihydroxy-1，2-dihydronaphthalene-1-carboxylic acid}等9个成分[5]。

其他成分：酮类成分有异瑞福灵(isoraifolin)，木犀草素-7-葡萄糖苷(luteolin-7-glucoside)，薄荷异黄酮苷(menthoside)；酚酸成分有迷迭香酸(rosmarinic acid)，咖啡酸(caffeic acid)[6]；氨基酸成分有天冬氨酸，谷氨酸，丝氨酸，甘氨酸，苏氨酸，丙氨酸，天冬酰胺，缬氨酸，亮氨酸，异亮氨酸，苯丙氨酸，甲硫氨酸，赖氨酸[7]。还有右旋的8-乙酰氧基莳萝艾菊酮(8-acetoxycarvotanacetone)[8]。

【药理】 1. 对中枢神经系统的作用　内服少量薄荷有兴奋中枢神经的作用，通过末梢神经使皮肤毛细血管扩张，促进汗腺分泌，增加散热，有发汗解热作用[1～6]。

2. 局部作用　薄荷制剂局部应用可使皮肤黏膜的冷觉感受器产生冷觉反射，引起皮肤黏膜血管收缩；薄荷油对皮肤有刺激作用，并可慢慢渗透入皮肤内，引起长时间的充血[1]。薄荷油外用能麻醉神经末梢，具有清凉、消炎、止痛和止痒作用[2～8]。

3. 解痉作用　薄荷及其有效成分均有解痉作用。薄荷的乙醇提取物，对乙酰胆碱或组胺所致豚鼠离体回肠收缩有显著抑制作用[8]。薄荷油对小鼠离体小肠也有解痉作用(抗乙酰胆碱)，但对小肠内容物无明显推进作用，推测其健胃作用可能是由于其嗅、味感觉引起[9]。薄荷醇、薄荷酮对离体兔肠也有抑制作用，后者的作用更强些[10]。

4. 保肝利胆作用　薄荷注射液皮下注射，对四氯化碳所致肝损害有一定保护作用，能使丙氨酸氨基转移酶活性明显降低，肝细胞肿胀变性较对照组轻，但坏死病变较重[11]。薄荷的丙酮干浸膏或50%甲醇干浸膏500 mg/kg十二指肠给药，对麻醉大鼠有显著利胆作用，其中含挥发油较多的丙酮干浸膏作用更强，其主要有效成分为薄荷醇[12]。薄荷酮也有相似的利胆作用[12]。

5. 抗早孕及对子宫的作用　薄荷对小鼠有抗早孕作用[11]。终止妊娠原因可能为子宫收缩加强，或对蜕膜组织的直接损伤[13～15]。薄荷热水提取物体外实验对人宫颈癌细胞JTC-26株有抑制作用[16]。

6. 对心血管的作用　薄荷油对离体蛙心有麻痹作用，血管灌流有血管扩张作用。薄荷酮能使家兔及犬呼吸兴奋，血压下降，对离体蛙心也有抑制作用[3]。

7. 对呼吸系统的作用　给麻醉兔吸入薄荷醇蒸汽81 mg/kg，能促进呼吸道分泌，降低分泌物比重；吸入243 mg/kg则降低黏液排出量。薄荷醇能减少呼吸道的泡沫痰，使有效通气腔道增加。薄荷醇尚能促进分泌，使黏液稀释而表现祛痰作用[11]。薄荷醇的抗刺激作用导致气管产生新的分泌，而使稠厚的黏液易于排出，故有祛痰作用；也有报道薄荷醇对豚鼠及人均有良好止咳作用[17]。

8. 抗炎作用　薄荷提取物250 mg/kg腹腔注射，对大鼠角叉菜胶性足肿的抑制率为60%～100%，主要有效成分为薄荷醇[5]。由薄荷叶中提取的以二羟基-1，2-二氢萘二羧酸为母核的多种成分具有抗炎作用[18]。

9. 促进透皮吸收作用　以裸鼠皮肤制作透皮吸收实验模型，将薄荷醇加入5%醋氨酚药液中，使薄荷醇浓度达2.5%，由给药池中加入，从接受池中取样测定。结果表明薄荷醇能显著促进醋氨酚透皮吸收作用，其助渗作用在给药后2 h有显著增加，其作用强度随时间推移而继续增加[19，20]。

10. 抗微生物作用　薄荷水煎剂(1∶20)在体外对孤儿病毒($ECHO_{11}$)有抑制作用；如在感染同时给药，尚可延缓病变出现时间[21]。薄荷煎剂10 mg/ml在原代乳兔肾上皮细胞培养上能抑制10～100TC ID_{50}(半数组织培养感染量)的单纯疱疹病毒(HSV)感染，增大感染量则无抑制作用。增大薄荷浓度至100 mg/ml则呈对细胞的毒性作用[22]。薄荷水煎剂对表皮葡萄球菌、金黄色葡萄球菌、变形杆菌、支气管包特菌、黄细球菌、铜绿假单胞菌、蜡样芽胞杆菌、藤黄八叠球菌、大肠杆菌、枯草杆菌、肺炎链球菌等均有较强抗菌作用[23]。此外对炭疽杆菌、白喉杆菌、甲型链球菌、乙型链球菌、福氏痢疾杆菌、伤寒杆菌及人型结核杆菌等也均有抑制作用[8，12，24]。薄荷除对多种细菌有较强抗菌作用外，对白念珠菌、青霉菌属、曲霉菌、小孢子菌属、喙孢属和壳球孢属等多种真菌也有较强抑制作用[12，25～27]。此外，薄荷油尚能驱除犬及猫体内的蛔虫[11]。从薄荷全草中提取出的d-8-乙酰氧基莳萝艾菊酮对蚊、虻、蠓、蚋等多种昆虫均有较好的驱避效果，对皮肤无刺激作用和过敏反应[28]。

11. 对消化系统的作用　薄荷醇260 μmol/kg给大鼠口服，有较强的利胆作用。给薄荷醇3～4 h后，胆汁排出量约增加4倍，随后作用减弱。薄荷酮作用相似，但较持久，服药5 h后胆汁排出量增加50%～100%[29]。

12. 其他作用　薄荷油对蛙神经肌肉有轻度箭毒样作用[3]。薄荷的水提取物对刀豆球蛋白A诱发的组胺释放有抑制作用[30]。薄荷提取物对钙通道阻滞剂受体有抑制作用[31]。薄荷提取物对腺苷酸环化酶有抑制作用[32]。薄荷提取物对放射线所致皮肤损害有明显保护作用[33]。

毒性　薄荷醇(天然品)的LD_{50}:小鼠皮下注射5 000～6 000 mg/kg;大鼠皮下注射1 000 mg/kg;猫口服或皮下注射其混悬液均为800～1 000 mg/kg。薄荷醇(合成品)的LD_{50}:小鼠皮下注射1 400～1 600 mg/kg;猫口服或皮下注射均为1 500～1 600 mg/kg[34]。在大鼠或小鼠饲料中加消旋薄荷醇7.5×10^{-3}或4.0×10^{-3},经103星期的饲养,未发现有致癌作用[35]。

【炮制】 1. 薄荷　除去老梗及杂质,略喷清水,稍润,切短段,及时低温干燥。

2. 蜜薄荷　取炼蜜用适量开水稀释后,加入净薄荷拌匀,稍闷,置锅内,用文火炒至微黄,不粘手为度,取出放凉。每薄荷100 kg,用炼蜜35 kg。

饮片性状　薄荷为不规则的小段,茎、叶、花混合。茎长5～8 mm,呈方形,表面紫棕色或淡绿色,略被茸毛,切面白色,髓部中空。叶片深绿色或灰绿色,皱缩而破碎,花序轮伞状,花冠黄棕色,有特殊清凉香气,味辛。蜜薄荷形如薄荷,表面显黄火色,略带黏性,味微甜。

贮干燥容器内,蜜薄荷密闭,置阴凉干燥处,防潮。

【药性】 辛,凉。归肺、肝经。

1.《千金方》:“味苦、辛,温,无毒。”

2.《食疗本草》:“平。”

3.《医学启源》:“《主治秘要》云:性凉,味辛,气味俱薄,浮而升,阳也。”

4.《宝庆本草折衷》:“味辛、苦、小甘,平、凉。”

5.《汤液本草》:“手太阴、厥阴经药。”

6.《滇南本草》:“味辛、微苦、麻,性微温。”

7.《纲目》:“入手太阴、足厥阴。”

【功用主治】 宣散风热,清利头目,利咽,透疹,疏肝解郁。主治风热表证,头痛目赤,咽喉肿痛,麻疹不透,风疹瘙痒,肝郁胁痛。

1.《药性论》:“能去愤气,发毒汗,破血,止痢,通利关节。”

2.《千金方》:“却肾气,令人口气香洁。主辟邪毒,除劳弊。”

3.《新修本草》:“主贼风伤寒,发汗。恶气心腹胀满,霍乱,宿食不消,下气。煮汁服,亦堪生食。人家种之,饮汁发汗,大解劳乏。”

4.《食疗本草》:“解劳,与薤相宜,发汗,通利关节。杵汁服,去心脏风热。”

5.《食性本草》:“能引诸药入营卫。疗阴阳毒,伤寒头痛。”

6.《日华子》:“治中风失音,吐痰,除贼风,疗心腹胀,下气,消宿食及头风等。”

7.《本草图经》:“治伤风,头脑风,通关格及小儿风涎,为要切之药。”

8.《本草衍义》:“小儿惊风,壮热,须此引药;治骨蒸劳热,用其汁与众药熬为膏。”

9.《医学启源》:“《主治秘要》云:去高颠及皮肤风热。”

10. 李东垣:“清头目,除风热。”(引自《纲目》)

11.《履巉岩本草》:“凉上膈,去风痰。”

12. 王好古:“能搜肝气,又主肺盛有余肩背痛,及风寒汗出。”(引自《纲目》)

13.《滇南本草》:“上清头目诸风,止头痛、眩晕,发热,祛风痰。治伤风咳嗽,脑漏鼻流臭涕,退男女虚劳发热。”

14.《纲目》:“利咽喉、口齿诸病。治瘰疬,疮疥,风瘙瘾疹。捣汁含漱,去舌胎语涩;挪叶塞鼻,止衄血,涂蜂螫蛇伤。”

【用法用量】 内服:煎汤,3～6 g,不可久煎,宜作后下;或入丸、散。外用:煎水洗或捣汁涂敷。

【宜忌】 表虚汗多者禁服。

1.《药性论》:“新病瘥人勿食,令人虚汗不止。”

2.《千金方》:“形瘦疲倦者不可久食,动消渴病。”

3.《本经逢原》:“多服久服,令人虚冷;阴虚发热,咳嗽自汗者勿施。”

4.《本草从新》:“辛香伐气,多服损肺伤心,虚者远之。”

5.《随息居饮食谱》:“多服耗散真气,致生百病。”

【选方】 1. 治男妇伤风咳嗽,鼻塞声重　野薄荷二钱,陈皮二钱,杏仁二钱(去皮尖)。引用竹叶十五片,水煎服。(《滇南本草》)

2. 治温病初得,头疼,周身骨节酸疼,肌肤壮热,背微感寒无汗,脉浮滑者　薄荷叶四钱,蝉退(去足、土)三钱,生石膏(捣细)六钱,甘草一钱五分。水煎服。(《衷中参西录》清解汤)

3. 治心肺壅热,头目不清,咽喉不利,精神昏浊,小儿膈热　真薄荷二两,桔梗三两,防风二两,甘草一两。为末。每服四钱,灯心煎汤下。(《扁鹊心书》薄荷散)

4. 清上化痰,利咽膈,治风热　薄荷末炼蜜丸,如芡子大,每噙一丸,白砂糖和之亦可。(《简便单方》)

5. 治火刑金燥,热极生风,痰凝喘嗽,口燥舌干,咽喉肿痛,鼻息不利,上焦一切浮火之症　薄荷叶四两,粉甘草一两,官硼砂五钱,嫩桔梗一两。为极细末,炼蜜和大丸,噙化口中。(《活人方》上清丸)

6. 治风热攻目,昏涩,疼痛,旋眩,咽喉壅塞,语声不出　薄荷叶、恶实(微炒)各一两,甘菊花,甘草(炙)各半两。上四味,捣罗为散。每服一钱匕,生姜温水调下,食后临卧服。(《圣济总录》薄荷散)

7. 治眼弦赤烂　薄荷,以生姜汁浸一宿,晒干为末,每用一钱,沸汤泡洗。(《明目经验方》)

8. 治结合膜炎　将薄荷叶用冷开水洗净后,浸入乳汁中10～30 min。患眼用5%生理盐水冲洗后,取薄荷叶盖于患眼上,经10 min可再换1叶,每日数次。(《福建药物志》)

9. 治脑漏,鼻流臭涕　野薄荷不拘多少。水煎,点水酒服。(《滇南本草》)

10. 治一切牙痛,风热肿痛尤妙　薄荷、樟脑、花椒各等分。上为细末,擦患处。(《医学统旨》擦牙定痛散)

11. 治口疮　薄荷、黄柏,等分。为末,入青黛少许搽之。(《赤水玄珠》赴筵散)

12. 治血痢薄荷叶煎汤单服。(《普济方》)

13. 治干湿疥疮,皆以湿热而生,通身奇痒不休　薄荷一两,百部一两,地肤子一两。每日煎水洗一二次。(《吉人集验方》)

14. 治皮肤隐疹不透,瘙痒　薄荷叶10 g,荆芥10 g,防风10 g,蝉蜕6 g。水煎服。(《四川中药志》1979年版)

15. 治发背初觉小,后五七日赤热肿高　乳香一两,青薄荷四两。上二味和研匀,厚罨患处。上以青生绢剪靥盖之,觉干,再以新水润之。常令湿润,三五度其热毒自然消失。(《刘涓子鬼遗方》乳香膏)

16. 治瘰疬结成颗块,疼痛,穿溃,脓水不绝,不计远近　薄荷一束如碗大(阴干),皂荚十梃(长一尺二寸不蛀者,去黑皮、涂醋，炙令焦黄）。捣碎，以酒一斛，浸经三宿，以烧饭和丸，如梧桐子大，每于食前，以黄芪汤下二十丸，小儿减半服之。（《圣惠方》薄荷丸）

【临床报道】 1. 治疗儿童鼻出血　用0.5%可的松眼药水喷向鼻中隔前下方，每日2次，每次2喷，连用2 d；第三日开始用复方薄荷油滴鼻剂滴于鼻腔，每日3次，每次2滴，连用7 d；对于鼻中隔活动性出血处，用棉签涂云南白药粉末并用手指将患侧鼻翼向中隔方向压迫3～5 min。共治疗2～3个疗程。对照组：只用0.5%呋嘛滴鼻剂滴鼻，每日3次，每次2滴，7 d为1个疗程，共治疗2～3个疗程。两组患者都口服抗生素和维生素B_2、C和K。结果：治疗组45例，治愈35例（77%），有效6例（13%），无效4例（8%），总有效率91%；对照组45例，治愈10例（22%），有效20例（44%），无效15例（33.3%），总有效率66%。两组疗效比较差异有显著性意义（$P<0.05$）[1]。

2. 治疗婴幼儿支气管肺炎　治疗组在常规雾化液中依年龄每次分别用配制好的10%薄荷药液5 ml、10 ml、15 ml、20 ml吸入气道15～20 min/次，每日2次；对照组常规给予药物（地塞米松、糜蛋白酶、庆大霉素、利巴韦林、生理盐水等）雾化吸入气道15～20 min/次，每日2次。2组患儿根据病情均采用以下综合治疗：病情较重者给予氧气吸入，合并细菌感染者使用青霉素等，小儿止咳糖浆和小儿氯棕合剂、氨茶碱等抗感染、止咳、化痰、平喘治疗。治疗组276例，显效204例（73.9%），好转54例（19.6%），无效18例（6.5%）；对照组198例，显效114例（57.6%），好转45例（22.7%），无效39例（19.7%）。治疗组的显效率与对照组比较，有显著性差异（$P<0.05$）；2组好转率无显著性差异（$P>0.05$）；而对照组的无效率与治疗组比较，有非常显著性差异（$P<0.01$）[2]。

3. 治疗类风湿关节炎　治疗组用鲜薄荷茎叶150 g，鲜虎杖茎叶150 g，鲜艾叶30 g，均切成小段，水煎后去药渣倒入盆内，温度高时先熏患处，温度适宜时外敷（用干净棉布浸入药液敷患处），温度适宜时将患处浸入药盆内泡洗患处，如药液凉时再加温，每次1 h。推拿：取内关、外关、阳溪、后溪、腕骨、八邪、合谷、劳宫等穴，用掐、揉、搓、拔等法进行推拿，每日1次。对照组：口服布洛芬，维生素B_1、雷公藤、泼尼松等均常规用量。以上两组均1个月1个疗程，2个疗程观察疗效。结果：治疗组30例，痊愈8例，显效16例，好转4例，无效2例，总有效率为90.3%；对照组30例，痊愈8例，显效14例，好转5例，无效3例，总有效率为90%；两组疗效相当[3]。

4. 治疗慢性荨麻疹　取薄荷15 g，桂圆干6粒，水煎服，每日2次，按照发疹轻重情况，可连服2～4星期。治疗40例，显效32例，好转4例，无效4例[4]。

5. 治疗肉瘤　用薄荷油涂擦肉瘤局部，每日2次，疗程最长45 d，最短20 d，共治疗11例，均获满意效果[5]。

【各家论述】 1.《宝庆本草折衷》："薄荷并前之假苏、水苏、香薷及草部中之石香葇，凡五物也，味皆辛而性皆凉。历观古今医方，例以此五物为理风血，解热毒之用，则性之凉必然矣。旧悉以温称，殆非所宜。"

2.《纲目》："薄荷辛能发散，凉能清利，专于消风散热。故头痛、头风、眼目、咽喉、口齿诸病，小儿惊热及瘰疬、疮疥为要药。"

3.《本草经疏》："薄荷，辛多于苦而无毒，辛合肺，肺主皮毛，苦合心，而从火化，主血脉，主热，皆阳脏也。贼风伤寒，其邪在表，故发汗则解。风药性升，又兼辛温，故能散邪辟恶。辛香通窍，故治腹胀满、霍乱。《食疗》以为能去心家热，故为小儿惊风、风热家引经要药。辛香走散，以通关节，故逐贼风。发汗者，风从汗解也。"

4.《药品化义》："薄荷，味辛能散，性凉而清，通利六阳之会首，祛除诸热之风邪。取其性锐而轻清，善引头面，用治失音，疗口齿，清咽喉。其气香而利窍；善走肌表，用消浮肿，散肌表，除背痛，引表药入营卫以疏结滞之气。"

5.《本草新编》："薄荷，不特善解风邪，尤善解忧郁。用香附以解郁，不若用薄荷解郁之更神。薄荷入肝胆之经，善解半表半里之邪，较柴胡更为轻清。"

6.《本草正义》："孙星衍辑刻《本草经》，径谓薄荷苏类，确乎可信。《唐本草》谓为辛温，亦以苏类例之。然冷冽之气能散风热，决非温药，故洁古直谓之辛凉。其主治则《唐本》谓贼风伤寒，恶气，心腹胀满，霍乱，宿食不消，下气，又皆与紫苏大略相近，惟辛而凉降，微与温散者不同耳。"

7.《衷中参西录》："薄荷味辛，气清郁香窜，性平，少用则凉，多用则热。其力能内透筋骨，外达肌表，宣通脏腑，贯串经络，服之能透发凉汗，为温病宜汗解者之要药。痢疾初起挟有外感者，亦宜用之，散外感之邪，即以清肠中之热，则其痢易愈。为其味辛而凉，善表瘾疹，愈皮肤瘙痒，为儿科常用之品。"

5764 薄荷油 bò hé yóu
（《重庆堂随笔》）

【基原】 为唇形科薄荷属植物薄荷 *Mentha canadaensis* L. 的鲜茎叶经蒸馏而得的挥发油。

【原植物】 参见"薄荷"条。

【制法】 取新鲜薄荷茎和叶，用水蒸气蒸馏，再冷冻，部分脱脑加工得到的挥发油即为薄荷油。

【药材】 薄荷油 *Oleum Menthae Dementholatum*　产于江苏、浙江等地。

性状　本品为无色或淡黄色的澄清液体，有特殊清凉香气，味初辛、后凉。存放日久，色渐变深。

本品与乙醇、氯仿或乙醚能任意混合。

相对密度应为0.888～0.908。

旋光度：取本品置1 dm的管中，依法测定为－24°～－17°。

折光率应为1.456～1.466。

鉴别　取本品1滴，加硫酸3～5滴及香草醛结晶少量，应显橙红色，再加水1滴，即变紫色。

品质标志　《中华人民共和国药典》2005年版规定：照气相色谱法测定，本品含(－)-薄荷酮($C_{10}H_{18}O$)应为18.0%～26.0%；含薄荷脑($C_{10}H_{20}O$)应为28.0%～40.0%。

【成分】 参见"薄荷"条。

【药理】 1. 对胆汁分泌的影响　薄荷油高、中、低剂量组大鼠胆汁流量明显增加，给药后1～2 h作用最明显。与给药前相比，胆汁中胆汁酸含量增加，胆固醇含量减少，胆色素的含量无明显变化，表明薄荷油有明显的利胆作用，并能增加胆汁中胆汁酸的排出量[1]。

2. 对离体回肠收缩活动的影响　薄荷油能抑制豚鼠离体回肠的正常收缩活动，可降低其收缩幅度、频率和张力，并能拮抗组胺或乙酰胆碱所致肠管痉挛，且呈明显的量效关系[1]。

3. 抗炎、镇痛作用　薄荷油高剂量组灌胃对角叉菜胶致大鼠足肿胀有一定的抑制作用[1]。薄荷油对醋酸致小鼠扭体反应有明显的抑制作用[1]。

毒性　灌胃给药最大耐受量＞4 000 mg/kg，腹腔注射LD_{50}为1 144.9±78.5 mg/kg。给药后小鼠很快（2～10 min）出现兴奋、震颤、多动、上跳、定向障碍、呼吸急促、俯卧不动，呈深度醉酒状，40～60 min后逐渐恢复或出现死亡。尸检主要脏器未见明显病变[1]。

【药性】《中国医学大辞典》："辛，凉，无毒。"

【功用主治】　疏风，清热。主治外感风热，头痛目赤，咽痛，齿痛，皮肤风痒。

1.《重庆堂随笔》："患风热头疼龈痛，搽患处。"

2.《中国医学大辞典》："清热散风。治头风，目赤，咽痛，牙疼，皮肤风热。"

3.《国药的药理学》："头痛、晕船、反胃、胃肠气胀等，涂布或内服。"

【用法用量】　内服：开水冲，1～3滴。外用：涂擦。

5765 薄荷脑 bò hé nǎo（《中华人民共和国药典》）

【异名】　薄荷冰（《中药材手册》）。

【基原】　为唇形科薄荷属植物薄荷 *Mentha canadaensis* L. 全草中提炼出的结晶。

【原植物】　参见"薄荷"条。

【制法】　将薄荷全草（干、鲜均可）经水蒸气蒸馏，提取出薄荷油，再将薄荷油在0 ℃以下冷却，即有薄荷脑析出。将粗制品再一次蒸馏、结晶，即成商品薄荷脑。

【药材】　薄荷脑 *Mentholum*　产于江苏、安徽、江西等地。

性状　本品为无色针状或棱柱状结晶或白色结晶性粉末；有薄荷的特殊香气，味初灼热后清凉；乙醇溶液显中性反应。本品在乙醇、氯仿、乙醚、液状石蜡或挥发油中极易溶解，在水中极微溶解。熔点为42～44 ℃。比旋度：取本品精密称定，加乙醇制成每1 ml中含0.1 g的溶液，依法测定，比旋度为－50°～－49°。

鉴别　(1) 取本品1 g，加硫酸20 ml使溶解，即显橙红色，24 h后析出无薄荷脑香气的无色油层（与麝香酚区别）。

(2) 取本品50 mg，加冰醋酸1 ml使溶解，加硫酸6滴与硝酸1滴的冷混合液，仅显淡黄色（与麝香草酚区别）。

品质标志　取本品2 g，置称定重量的蒸发皿中，在水浴上加热，使缓缓挥散后，在105 ℃干燥至恒重，遗留残渣不得过1 mg。

【药理】　促透皮吸收作用　在透皮吸收药理实验中，薄荷脑具有显著促进扑热息痛透皮吸收作用。用薄荷脑实验组的胎儿皮肤表面皱褶增多，角质层局部断裂脱屑，翻卷呈破棉絮状，表皮细胞间隙加宽，毛囊口扩展，毛干的毛小皮剥脱而变细[1]。

【药性】　辛，凉。

【功用主治】　疏风，清热。主治风热感冒，头痛，目赤，咽喉肿痛，齿痛，皮肤瘙痒。

【用法用量】　内服：0.02～0.1 g，多入片剂含服。外用：入酯剂、软膏剂，涂搽。

5766 薄荷露 bò hé lù（《纲目拾遗》）

【基原】　为唇形科薄荷属植物薄荷 *Mentha canadaensis* L. 鲜茎叶的蒸馏液。

【原植物】　参见"薄荷"条。

【药材】　薄荷露 *Distillale Menthae*　产于江苏、安徽、江西、河南、四川、云南等地。

性状　本品为无色的水溶液，有薄荷的特殊香气，有清凉感。

【药性】　辛，凉。

【功用主治】　散风热，清头目。主治风热客表，头痛，目赤，发热，咽痛，牙痛。

1.《金氏药帖》："清凉解热。"

2.《纲目拾遗》："凉膈，发汗。"

3.《中国医学大辞典》："和中，疏逆，发汗，解热，宣滞，凉膈，清头目。治头痛，热嗽，皮肤瘀疹，耳目咽喉口齿诸病。"

【用法用量】　内服：3～6 ml，水冲。

【宜忌】《中国医学大辞典》："体虚及素有鼻衄者不宜。"

5767 薄叶卷柏 báo yè juǎn bǎi（《全国中草药汇编》）

【异名】　山柏枝、山扁柏（《广西药用植物名录》），地柏、岩卷柏、地柏桠（《全国中草药汇编》），石上柏（《湖北中草药志》），四叶柏、独立金鸡（《贵州中草药名录》）。

【基原】　为卷柏科卷柏属植物薄叶卷柏的全草。

【原植物】　薄叶卷柏 *Selaginella delicatula* (Desv.) Alston [*S. pouzolziana* (Gaud.) Spring]

多年生草本，高30～50 cm。主茎禾秆色，多回分枝。叶二型，在枝两侧及中间各2行；侧叶斜长圆形，长2.5～3 mm，宽1.2～1.5 mm，短尖头，两侧略不等。上缘略有齿，下缘全缘；中叶斜卵形，长1.8～2 mm，宽约0.6 mm，明显内弯，渐尖头，全缘。孢子囊穗单生于小枝顶端，长0.6～2 cm，四棱；孢子叶宽卵形，长约2 mm，宽约1 mm，龙骨状，先端长渐尖，边缘全缘。孢子囊圆肾形，大、小孢子囊异穗或大孢子囊位于穗的中部，小孢子囊位于上、下部。

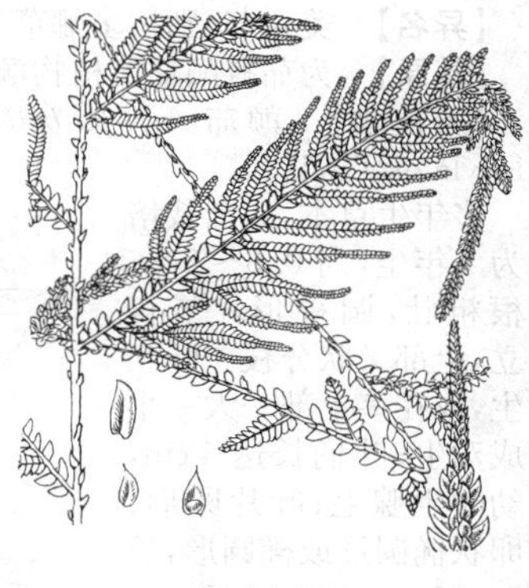

薄叶卷柏

生于林下或沟谷阴湿处。分布于西南及浙江、福建、江西、湖北、台湾。

【采收加工】　常年均可采收，鲜用或晒干。

【成分】　全草含双黄酮化合物：2，3-二氢异柳杉双黄酮A（2，3-dihydroisocryptomerin），delicaflavone[1]，南方贝壳杉双黄酮（robustaflavone），南方贝壳杉双黄酮-4′-甲酯（robustaflavone 4′-methyl ether），南方贝壳杉双黄酮-7，4′-二甲酯（robustaflavone 7，4′-dimethyl ether），2″，3″-二氢南方贝壳杉双黄酮-7，4′-二甲酯（2″，3″-dihydrorobustaflavone 7，4′，-dimethyl ether），2″，3″-二氢南方贝壳杉双黄酮-7，4′，7″-三甲酯（2″，3″-dihydrorobustaflavone 7，4′，7″-trimethyl ether），穗花杉双黄酮（amentoflavone）；咖啡酰奎宁酸衍生物：3，5-二-O-咖啡酰奎宁酸（3，5-di-O-caffeoylquinic acid），3，4-二-O-咖啡酰奎宁酸（3，4-di-O-caffeoylquinic acid），4，5-二-O-咖啡酰奎宁酸（4，5-di-O-caffeoylquinic acid）[2]。

【药性】　苦、辛，寒。

1.《湖北中草药志》："淡、苦，寒。"

2.《中国药用孢子植物》:“辛,平。”

【功用主治】 清热解毒,活血,祛风。主治肺热咳嗽或咯血,肺痈,急性扁桃体炎,乳腺炎,眼结合膜炎,漆疮,烫火伤,月经不调,跌打损伤,小儿惊风,麻疹,荨麻疹。

1.《全国中草药汇编》:“活血调血,清热解毒。主治妇女月经不调,跌打损伤;外用治烫火伤,并治小儿惊风、麻疹。”

2.《湖北中草药志》:“清热解毒,抗癌,止血。用于癌症,肺炎,急性扁桃体炎,眼结合膜炎,乳腺炎,荨麻疹,漆疮。”

3.《中国药用孢子植物》:“驱风退热。治小儿惊风,麻疹。”

【用法用量】 内服:煎汤,10～30 g。外用:鲜品捣敷;或煎水洗;或干品研末撒。

【选方】 1. 治鼻咽癌、肺癌　石上柏 30～60 g,猪瘦肉 100 g。炖熟,汤肉同服。

2. 治烫伤　石上柏适量,研细。先将创面搽上菜油,再撒上药粉,每日换 1 次。

3. 治漆疮,荨麻疹　石上柏 30～60 g,或鲜品 150 g。煎水洗,每日 2 次。(1～3 方出自《湖北中草药志》)

5768 颠茄草 diān qié cǎo (《药材学》)

【异名】 美女草、别拉多娜草(《药材学》)。

【基原】 为茄科颠茄属植物颠茄的全草。

【原植物】 颠茄 *Atropa belladonna* L. [*A. acuminata* Royle ex Lindl.]

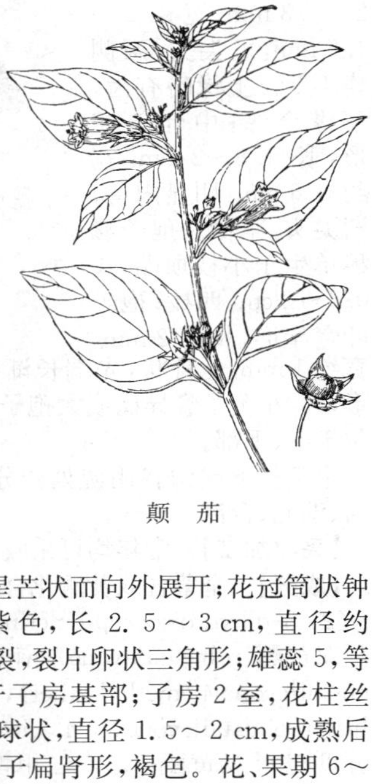

颠　茄

多年生草本,或因栽培为 1 年生,高 0.5～2 m。根粗壮,圆柱形。茎直立,上部叉状分枝。叶互生,或在茎上部一大一小成双生;叶柄长达 4 cm,幼时生腺毛;叶片卵形、卵状椭圆形或椭圆形,长 7～25 cm,宽 3～12 cm,先端渐尖或急尖,基部楔形并下延到叶柄,上面暗绿色或绿色,下面淡绿色,两面沿叶脉有柔毛。花单生于叶腋,俯垂,密生白色腺毛;花萼钟状,长约为花冠之半,5 裂,裂片三角形,果时稍增大成星芒状而向外展开;花冠筒状钟形,下部黄绿色,上部淡紫色,长 2.5～3 cm,直径约 1.5 cm,筒中部稍膨大,5 浅裂,裂片卵状三角形;雄蕊 5,等长,较花冠略短;花盘绕生于子房基部;子房 2 室,花柱丝状,柱头带绿色,2 裂。浆果球状,直径 1.5～2 cm,成熟后紫黑色,光滑,汁液紫色。种子扁肾形,褐色。花、果期 6～9 月。

原产欧洲中部、西部和南部。我国南北药物种植场有引种栽培。

【栽培】 生物学特性　喜温暖湿润的气候,怕高温、严寒,在 20～25 ℃气温下生长良好,气温超过 30 ℃或雨水过多,易患根腐病。在阳光充足、适宜土壤湿度环境下生长的植株生物碱含量高。从播种到种子成熟约需 140 d,花期植株生长最快,从开花到种子成熟是全草干物质积累的高峰时期。宜选肥沃、疏松、排水良好、土层深厚的砂壤土栽培。忌连作及以茄科植物为前茬。

繁殖方法　种子繁殖,直播或育苗移栽。采种后,洗去果肉,晒干,置通风处贮藏。春播、秋播均可。因其种子发芽缓慢且不整齐,需催芽。方法是用 50 ℃温水浸种,不断搅拌,待水凉后再浸泡 12 h,捞出用布包好,放 20 ℃左右温暖地方催芽,每日用清水冲洗 1～2 次保温、防霉,待个别种子发芽时可播。直播,春秋季皆可。北方 4 月播种,整地前每亩施厩肥 3 000～4 000 kg。在整好的地上按 50～60 cm 的垅距作高垅,在垅上开 1～1.5 cm 浅沟,将处理好的种子撒入沟内,覆土。浇水保湿,10～15 d 可出苗。秋播 10～11 月,长江流域秋播优于春播,种子不用催芽处理,每亩用种量 250 g 左右,次年 4 月即可出苗。育苗移栽,北方为延长生长期,多用阳畦育苗,于 11～12 月作阳畦,畦内用人工配土约 30 cm 厚,人工配土为园土∶砂∶草炭(3∶1∶0.5),再施入腐熟的有机肥 2 kg/m^2,充分混匀。1 月底 2 月初在畦内浇透水,待水渗完后,按 10 cm 行距条播,畦面用玻璃或塑料布,夜间加盖蒲席保温、保湿。苗高 3～4 cm 时,按行距 7 cm 移植 1 次,4 月底或 5 月初,按 50 cm 左右株距在垅上定植,带土移苗容易存活。移植后及时浇水、松土、除草、追肥,雨季注意排涝防病。

【采收加工】 1 年可采收 2～3 次,6 月底地上部封垅时采收下部老叶,以利通风透光。7 月收第二次,留茬 20 cm 左右。8 月割下地上部分并挖根。分别晒干或 60 ℃低温烘干备用。

【药材】 颠茄草 *Herba Belladonnae*　主产于北京、山东、浙江等地。

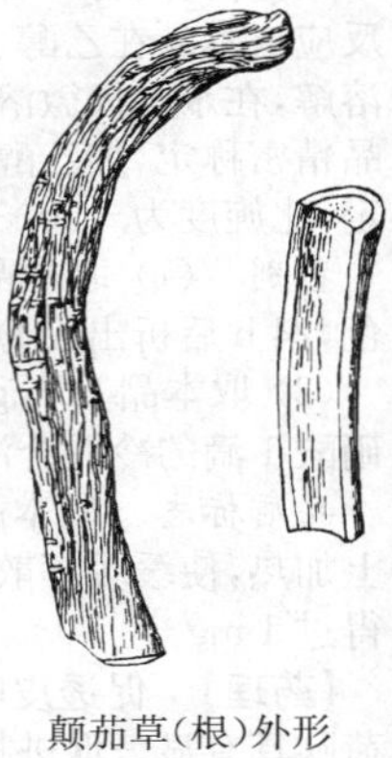

颠茄草(根)外形

性状　本品根呈圆柱形,直径 5～15 mm,表面浅灰棕色,具纵皱纹;老根木质,细根易折断,断面平坦,皮部狭,灰白色,木部宽广,棕黄色,形成层环纹明显。髓部白色。茎扁圆柱形,直径 3～6 mm,表面黄绿色,有细纵皱纹及稀疏的细点状皮孔,中空,幼茎有毛。叶多皱缩破碎,完整叶片卵状椭圆形,黄绿色至深棕色。花萼 5 裂,花冠钟状。果实球形,直径 5～8 mm,具长梗,种子多数。气微,味微苦、辛。

鉴别　(1) 根横切面:木栓层菲薄,由数列薄壁性木栓细胞组成。皮层薄壁组织中散有草酸钙砂晶细胞,薄壁细胞含淀粉粒。韧皮部有筛管及薄壁细胞。形成层成环状。木质部占大部分,由射线间隔。导管与周围的管胞及少数木纤维结成群,散列于非木化的木薄壁组织间(老根木质部,木薄壁细胞多为木纤维所替代)。木质部尚有木间韧皮部。根中央可见二原型的初生木质部。

粉末特征:浅棕绿色。草酸钙砂晶甚多,直径 3～10 μm,含砂晶细胞中有的可见簇晶,直径 15～28 μm。叶表皮细胞垂周壁波状弯曲,具角质条纹;气孔不等式。腺毛头部单细胞、柄 2～4 细胞及头部 5～6 细胞、柄单细胞;淀粉粒众多,呈类圆形、盔形或多角形,直径 8～26 μm,脐点点状或裂缝状,大粒层纹明显。具缘纹孔及网纹导管,直径 24～40 μm。亦可见木纤维、波状弯曲的种皮石细胞与花粉粒等。

(2) 取本品粗粉 10 g,加氨水 10 滴及乙醇 60 ml,浸泡

2 h,并时时振摇,滤过。滤液蒸干后加5%盐酸2 ml,转移至分液漏斗中,加氯仿少许振摇,分出氯仿层,用氨水调节酸液至pH10,再用氯仿提取2次(5 ml、3 ml)。取氯仿提取液半量,蒸干,加发烟硝酸5滴,置水浴上蒸干,得黄色残渣,放冷,加醇制氢氧化钾试液2～3滴,即显深紫色(检查莨菪烷生物碱类)。

(3) 取本品粗粉0.5 g,加氯仿3 ml,振摇后,滤过。滤液加氨试液1 ml,振摇,用纸片吸取氨液,稍干后,在紫外光灯下观察(254～365 nm),可见天蓝色荧光(检查香豆素类)。

(4) 薄层色谱:取本品粉末2 g,加浓氨试液2 ml,混匀,再加氯仿25 ml,摇匀,放置过夜,滤过,滤液蒸干,残渣加氯仿0.5 ml使溶解,作为供试品溶液。另取硫酸阿托品和氢溴酸东莨菪碱对照品,加甲醇制成每1 ml各含4 mg的混合溶液,作为对照品溶液。吸取上述两种溶液各10 μl,分别点于同一硅胶G薄层板上,以醋酸乙酯-甲醇-浓氨试液(17∶2∶1)为展开剂,展开,取出,晾干,喷以稀碘化铋钾试液。供试品色谱中,在与对照品色谱相应的位置上,显相同颜色的斑点。

品质标志 《中华人民共和国药典》2005年版规定,本品按干燥品计算,含生物碱以莨菪碱($C_{17}H_{23}NO_3$)计,不得少于0.30%。

【成分】 叶含生物碱:东莨菪碱(scopolamine),天仙子胺(旧称莨菪碱)(hyoscyamine)[1],阿托品(atropine)[2],天仙子胺N-氧化物(hyoscyamine N-oxide)[3],天仙子碱N-氧化物(hyoscine N-oxide)[4];黄酮:7-甲基槲皮素(7-methylquercetin),3-甲基槲皮素[5],槲皮素-3-鼠李糖葡萄糖苷(quercetin-3-rhamnoglucoside),山柰酚-3-鼠李糖半乳糖苷(kaempferol-3-rhamnogalactoside),槲皮素-7-葡萄糖苷(quercetin-7-glucoside),山柰酚-7-葡萄糖苷(kaempferol-7-glucoside),槲皮素-7-葡萄糖基-3-鼠李糖半乳糖苷(quercetin-7-glucosyl-3-rhamnogalactoside),槲皮素-7-葡萄糖基-3-鼠李糖葡萄糖苷(quercetin-7-glucosyl-3-rhamnoglucoside),山柰酚-7-葡萄糖基-3-鼠李糖半乳糖苷(kaempferol-7-glucosyl-3-rhamnogalactoside),山柰酚-7-葡萄糖基-3-鼠李糖葡萄糖苷(kaempferol-7-glucosyl-3-rhamnoglucoside)[6]。

根含生物碱:阿托品[7],红古豆碱(cuscohygrine)[8],天仙子胺N-氧化物[3]。

【药理】 抗腹泻等作用　颠茄预先给予或与其他药物合用,对蓖麻油诱导的大鼠腹泻、5-羟色胺诱导的小鼠腹泻及霍乱毒素引起的大鼠腹泻有一定作用[1]。颠茄对大鼠有尿潴留作用。颠茄酊剂体内、体外试验中,抗胆碱作用比按其含有的生物碱而预期的作用强[2,3]。

【功用主治】 《全国中草药汇编》:"镇痉,镇痛,止分泌,扩瞳。主要用于制止盗汗,流涎,支气管分泌过多,胃酸过多,并弛缓胃肌,解除贲门及幽门部痉挛,制止痉挛性咳嗽,以及因泻药而引起的腹绞痛等。"

【用法用量】 内服:口服,酊剂,每次10 ml,每日3次;片剂,每次1～3片,每日3次。

【宜忌】 青光眼患者禁服。

5769 薜荔 bì lì (《本草拾遗》)

【异名】 薜、牡赞(《说文》),木莲(《本草拾遗》),木莲藤(《日华子》),过水龙(《解围元薮》),辟萼(《质问本草》),石壁莲(《植物名汇》),木瓜藤、膨泡树、壁石虎、木壁莲(《中国树木分类学》),爬墙虎、风不动(《中国药用植物志》),彭蜂藤(《福建民间草药》),王不留行、石莲、常春藤(《广西中药志》),石龙藤(《中药志》),石壁藤、补血王、追骨风、爬岩风(《湖南药物志》),墙脚柱(《闽东本草》),田螺掩、大鼓藤(《广东中药》),抬络藤、老鸦馒头藤、凉粉藤(《天目山药用植物志》),石绷藤(《江西民间草药验方》),薜荔络石藤(广州部队《常用中草药手册》),木隆谷、邦邦老虎藤(《上海常用中草药》),乒乓抛藤(《福建中草药》),爬山虎、巴山虎(《广西本草选编》),乒抛藤、泊壁藤、墙壁藤、有蜂藤、小薜荔(《福建药物志》),抱树莲(贵州)。

【基原】 为桑科榕属植物薜荔的茎、叶。

【原植物】 薜荔 *Ficus pumila* L.

常绿攀缘或匍匐灌木。叶二型;营养枝上生不定根,攀缘于墙壁或树上,叶小而薄,叶片卵状心形,长约2.5 cm,膜质,基部稍不对称,先端渐尖,叶柄很短;繁殖枝上无不定根,叶较大,互生,叶柄长5～10 mm;托叶2,披针形,被黄色丝状毛;叶片厚纸质,卵状椭圆形,长5～10 cm,宽2～3.5 cm,先端急尖至钝形,基部圆形至浅心形,全缘,上面无毛,下面被黄色柔毛;基出脉3条,侧脉4～5对,在表面下陷,背面突起,网脉蜂窝状。花序托单生于叶腋,梨形或倒卵形,长3～6 cm,宽3～5 cm,顶部截平,略具短钝头或为脐状突起,基部有时收缩成一短柄,幼时被黄色短柔毛,成熟时绿带浅黄色或微红,基生苞片宿存,密被长柔毛;雄花和瘿花同生于一花序托内壁口部,多数,排成数行,有梗,花被片2～3;雄蕊2,花丝短;瘿花具梗,花被片3,花柱侧生;雌花生于另一植株花序托内壁,花梗长,花被片4～5。瘦果近球形,有黏液。花期5～6月,果期9～10月。

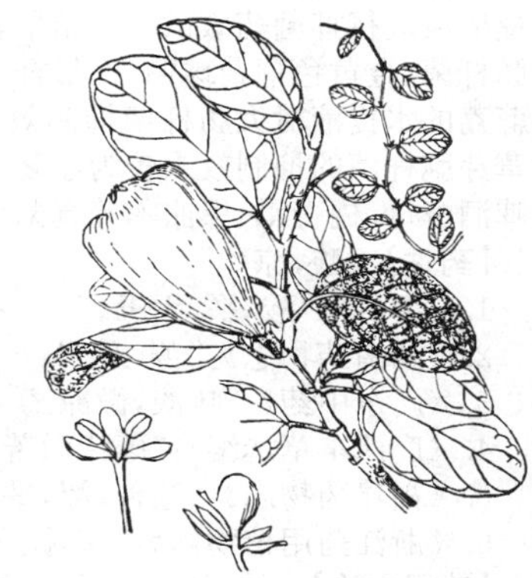

薜　荔

生于旷野树上或村边残墙破壁上或石灰岩山坡上。分布于华东、中南、华南。

本植物的乳汁(薜荔汁)、根(薜荔根)、果实(木馒头)亦供药用,另设专条。

【采收加工】 常年均可采取其带叶的茎枝,鲜用或晒干。

【药材】 薜荔 *Caulis Fici pumilae*　全国大部分地区均产。

性状　茎圆柱形,节处具成簇状的攀缘根及点状突起的根痕。叶互生,长0.6～2.5 cm,椭圆形,全缘,基部偏斜,上面光滑,深绿色,下面浅绿色,有显著突起的网状叶脉,形成许多小凹窝,被细毛。枝质脆或坚韧,断面可见髓部,呈圆点状,偏于一侧。气微,味淡。

鉴别　茎横切面:最外为木栓层。皮层的外侧有断续环列的石细胞。韧皮部较薄,外侧有非木化的纤维。形成层成环。木质部全由木化细胞所成,导管类圆形,大而稀少,散列,木射线不明显,在木质部内部尚有内侧形成层和内侧韧皮部。髓部薄壁细胞常破碎,亦可见纤维束散在。

【成分】 叶含脱肠草素(herniarin),香柑内酯(bergapten)[1]，内消旋肌醇(mesoinositol)，芸香苷(rutin)，β-谷甾醇(β-sitosterol)，蒲公英赛醇乙酸酯(taraxeryl acetate)，β-香树脂醇乙酸脂(β-amyrinacetate)[2]，生育酚类化合物VE-FPL[3]。

地上部分含香豆素类化合物：东莨菪素(scopoletin)，香柑内酯；黄酮类：柚皮素(naringenin)，染料木素(genistein)，白杨素(chrysin)，芹菜素(apigenin)，花旗松素(taxifolin)，5，7，-3′，4′，5′-五羟基黄酮(tricetin)，木犀草素(luteolin)，7，4′-二甲氧基-5-羟基异黄酮(7，4′-dimethoxy-5-hydroxyisoflavone)，5，7，2′，5′-四羟基黄烷酮(5，7，2′，5′-tetrahydroxyflavanone)，芦丁(rutin)，异鼠李素-3-葡萄糖苷(isorhamnetin-3-glucoside)；甾醇类化合物：β-谷甾醇(β-sitosterol，taraxasterol)；三萜类化合物：β-香树脂醇(β-amyrin)，11β-羟基-β-香树脂醇(11β-hydroxy-β-amyrin)等[2,3]。

【药理】 抗菌作用 采用纸片法对薜荔的水提液和乙醇提取液进行抑菌药敏试验。结果表明，在枯草芽胞杆菌、大肠杆菌、金黄色葡萄球菌、变形杆菌、八叠球菌等试验菌中，薜荔的水提液对大肠杆菌抑制效果明显；乙醇提取液对枯草芽胞杆菌的抑制效果较为显著，而薜荔乙醇、水提取液对啤酒酵母、橘青霉、黑曲霉等真菌均无抑制作用[1]。

【药性】 酸，凉。

1.《纲目》："酸，平，无毒。"

2.《湖南药物志》："苦，寒。"

3.《广东中药》："味淡，微凉。"

4.《广西本草选编》："藤味微苦，性平；叶微酸涩，性凉。"

5.《福建药物志》："茎苦、涩，平；叶微酸，平。"

6.《浙江药用植物志》："苦，微寒。"

【功用主治】 祛风除湿，活血通络，解毒消肿。主治风湿痹痛，坐骨神经痛，泻痢，尿淋，水肿，疟疾，闭经，产后瘀血腹痛，咽喉肿痛，睾丸炎，漆疮，痈疮肿毒，跌打损伤。

1.《本草拾遗》："主风血，暖腰脚，变白不衰。"

2.《本草图经》："叶治背痈，干末服之，下利即愈。"

3.《广西中药志》："藤治肠痔、痈疽及一切癣疥。"

4.《湖南药物志》："清热解毒，祛湿利尿。治丝虫病，跌打损伤，腰痛，热痢，水泻，热淋，肚胀气坠，病后虚弱，小儿瘦弱，子宫脱垂，呕吐。"

5.《广东中药》："利水去湿，散毒，滑肠通便。治痔疮，天泡疮，酒湿患疮。"

6.《天目山药用植物志》："消肿止痛。"

7.《江西草药》："治血尿，砂淋，梦遗，早泄，咽喉肿痛等症。"

8.《上海常用中草药》："祛风湿，通经活络，清热消肿，利尿，止血。治风湿痛，手足关节不利。"

9.《广西本草选编》："主治乳糜尿，睾丸炎，白疱疮，漆疮。"

10.《福建药物志》："茎治坐骨神经痛，疟疾，劳倦乏力，子宫脱垂，闭经，产后瘀血痛，脱肛，扭伤，冻疮；叶消肿散结，治漆过敏，无名肿毒。"

【用法用量】 内服：煎汤，9～15 g(鲜品 60～90 g)；捣汁、浸酒或研末。外用：捣汁涂或煎水熏洗。

【选方】 1. 治风湿关节痛 ①薜荔茎、南天竹根各30 g。水煎服。②小薜荔 60 g，金樱子、南蛇藤、鸡血藤各9 g。水煎服。

2. 治坐骨神经痛 ①薜荔茎、柘树根各 30 g，南蛇藤根9～15 g。水煎服。②小薜荔、檵木各 60 g。水煎服。(1、2方出自《福建药物志》)

3. 治手指挛曲 薜荔枝叶梗，每斤加川椒三两，侧柏叶四两。煎浓汁，久洗自然伸直。(《解围元薮》舒挛汤)

4. 治血淋痛涩 木莲藤叶一握，甘草(炙)一分。日煎服之。(《纲目》)

5. 治水肿 小薜荔、茵陈、白毛藤各 31 g。水煎，酌加冰糖，分早、晚服。

6. 治疟疾 薜荔茎 60 g，香附、叶下珠各 30 g。水煎服。(5、6方出自《福建药物志》)

7. 治先兆流产 薜荔鲜枝叶(不结果的幼枝)30 g，荷叶蒂 7 个，苎麻根 3 g。水煎去滓，加鸡蛋 3 个，同煮服。或单用薜荔枝叶亦可。(《江西草药》)

8. 治呕吐 薜荔藤 30 g。水煎服。(《湖南药物志》)

9. 治发背诸疮痈初起 薜荔二两，金银花三两，生黄芪一两，生甘草二钱。水数碗，煎一碗，渣再煎一剂，(服)即消。(《洞天奥旨》花藤薜荔汤)

10. 治发背 薜荔叶。上一味，不拘多少，阴干，捣罗为散。每服三钱匕，水一盏，煎五七沸，温服。更用叶煎汤，洗疮甚妙。(《圣济总录》薜荔散方)

11. 治皮破出血 薜荔鲜叶，加白糖，捣敷患处。(《天目山药用植物志》)

12. 治跌打损伤 薜荔茎 60 g，变叶榕根 30 g，酌加酒水煎服；另取茎、叶 1 000 g，酌加酒水煎汤熏洗，或炒焦研末调酒敷伤部。(《福建药物志》)

5770 **薜荔汁** bì lì zhī (《日华子》)

【基原】 为桑科榕属植物薜荔 *Ficus pumila* L. 的乳汁。

【原植物】 参见"薜荔"条。

【采收加工】 随时可采。割破茎皮，待乳汁流出后收集。也可取自叶中。

【功用主治】 祛风杀虫止痒，壮阳固精。主治白癜风，疬疡，疥癣瘙痒，疣赘，阳痿，遗精。

1.《日华子》："敷白癜、疬疡及风恶疥癣。"

2.《天目山药用植物志》："作激性药，能壮阳固精。"

3.《福建药物志》："治疣赘。"

【用法用量】 外用：涂搽。

5771 **薜荔根** bì lì gēn (《福建中草药》)

【基原】 为桑科植物榕属薜荔 *Ficus pumila* L. 的根。

【原植物】 参见"薜荔"条。

【采收加工】 秋冬季采收，鲜用或晒干。

【药性】《福建药物志》："苦、涩，平。"

【功用主治】 祛风除湿，舒筋通络。主治风湿痹痛，坐骨神经痛，腰肌劳损，水肿，疟疾，闭经，产后瘀血腹痛，慢性肾炎，慢性肠炎，跌打损伤。

1.《天目山药用植物志》："治关节痛。"

2.《福建药物志》："治坐骨神经痛，疟疾，劳倦乏力，子宫脱垂，闭经，产后瘀血痛，睾丸炎，脱肛，跌打损伤，扭伤，冻疮。"

3.《浙江药用植物志》："清热解毒，活血利尿。主治慢性肾炎，慢性肠炎，腰肌劳损。"

【用法用量】 内服：煎汤，9～15 g，鲜品加倍。

【选方】 1. 治关节痛 ①薜荔粗根 120～150 g，上肢病加白牛膝,下肢病加川牛膝为引。水煎冲酒服。(《天目山药用植物志》) ②薜荔根、南天竹根各 30 g。水煎服。(《福建药物志》)

2. 治坐骨神经痛　薜荔根、柘树根各 30 g,南蛇藤根 9～15 g。水煎服。(《福建药物志》)

3. 治水肿　薜荔根茎 9～15 g。水煎服。(《湖南药物志》)

4. 治疟疾　薜荔根 60 g,香附、叶下珠各 30 g。水煎服。

5. 治跌打损伤　薜荔根 60 g,变叶榕根 30 g,酌加酒水煎服;另取茎、叶共 1 kg,酌加酒水煎汤熏洗,或炒焦研末调酒敷伤部。(4、5 方出自《福建药物志》)

5772 薅田藨 hāo tián biāo (《纲目》)

【异名】　藨(《尔雅》),蛇泡竻、黑龙骨(《生草药性备要》),三月泡(《辰溪县志》),红梅消、红琐梅、过江龙、倒筑伞(《植物名实图考》),薅秧泡(《分类草药性》),牙鹰竻(《广州植物志》),倒生根、毛叶仙桥(《贵州民间方药集》),虎波草、布田菠草、播田草(《福建民间草药》),乳痈泡、鹰爪竻、种田蒲(《广西中兽医药用植物》),天青地白草(《江苏植物药材志》),细蛇瓞、小还魂(《南宁市药物志》),五月藨刺、龙船藨、红花脬竻(《江西民间草药》),两头粘、五月红、陈刺波(《闽东本草》),草杨梅、仙人搭桥(《中国药用植物志》)。

【基原】　为蔷薇科悬钩子属植物茅莓的地上部分。

【原植物】　茅莓 *Rubus parvifolius* L. 又名:小叶悬钩子(《华北经济植物》),茅莓悬钩子(《东北木本植物图志》)。

小灌木,高 1～2 m。枝有短柔毛及倒生皮刺。奇数羽状复叶;小叶 3,有时 5,先端小叶菱状圆形到宽倒卵形,侧生小叶较小,宽倒卵形至楔状圆形,长 2～5 cm,宽 1.5～5 cm,先端圆钝,基部宽楔形或近圆形,边缘具齿,上面疏生柔毛,下面密生白色绒毛;叶柄长 5～12 cm,顶生小叶柄长 1～2 cm,与叶轴均被柔毛和稀疏小皮刺;托叶条形。伞房花序有花 3～10 朵;总花梗和花梗密生绒毛;花萼外面密被柔毛和疏密不等的针刺,在花果时均直立开展;花粉红色或紫红色,直径 6～9 mm;雄蕊花丝白色,稍短于花瓣;子房具柔毛。聚合果球形,直径 1.5～2 cm,红色。花期 5～6 月,果期 7～8 月。

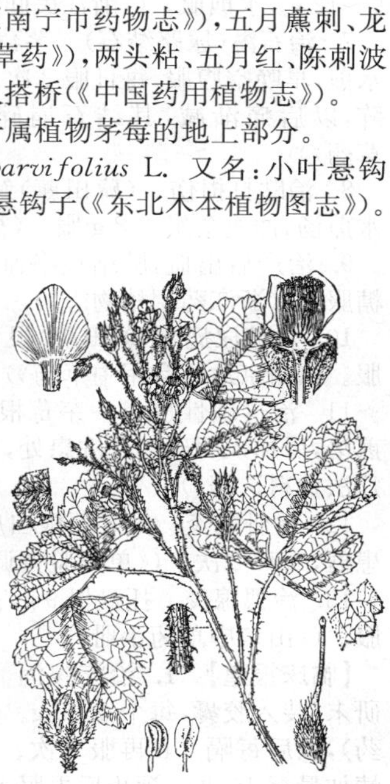

茅　莓

生于海拔 400～2 600 m 的山坡杂木林下、向阳山谷、路旁或荒野。分布于河北、山西、辽宁、吉林、黑龙江、江苏、浙江、安徽、福建、江西、山东、河南、湖北、湖南、广东、广西、四川、贵州、陕西、甘肃、台湾。

本植物的根(薅田藨根)亦供药用,另设专条。

【采收加工】　7～8 月割取地上部分,捆成小把,晒干。

【栽培】　生物学特性　喜温暖气候,耐热,耐寒。对土壤要求不严,一般土壤均可种植。

繁殖方法　分株繁殖法。于冬季落叶后或早春萌芽前,在老树的株丛旁边挖取带有侧根的枝条,分成单株,剪去顶端部分枝条,用黄泥浆水浆根,按行株距 40 cm×30 cm 开穴定植,每穴栽 1～2 株,栽后覆土及压实,淋透水。

田间管理　栽后 1～2 年,每年中耕除草 2～3 次,追施人畜粪水 1 次。

【药材】　薅田藨 *Herba Rubi Parvifolii*　产于江苏、浙江、广西、福建、江西、四川、广东等地。

性状　本品长短不一,枝和叶柄具小钩刺,枝表面红棕色或枯黄色;质坚,断面黄白色,中央有白色髓。叶多皱缩破碎,上面黄绿色,下面灰白色,被柔毛。枝上部往往附枯萎的花序,花瓣多已掉落,萼片黄绿色,外卷,两面被长柔毛。气微弱,味微苦涩。

【成分】　果实含赤霉素(gibberellin) A_{32} 及其他赤霉素[1]。此外,该植物还含有:果糖,葡萄糖,蔗糖,维生素 C,L-去氢抗坏血酸,鞣质[2],β-胡萝卜素和 α-生育酚[3]。

【药理】　1. 止血作用　茅莓水提醇沉法所得提取物(以下简称水提取物)10 g/kg,20 g/kg,40 g/kg 分别给小鼠灌胃,连续 3 d,可使出血时间缩短 25%～37%,凝血时间也明显缩短,有加速止血的作用[1]。

2. 抗血栓形成　血栓形成试验表明,水提物 2 g/kg 灌胃,连续 3 d,可使其血栓形成明显抑制,并明显缩短其优球蛋白溶解时间,提示茅莓能提高体内纤维蛋白溶解酶的活性[1]。

3. 抗心肌缺血　茅莓水提物 6 g/kg 给大鼠灌胃,连续 3 d,最后 1 次给药后 1 h 处死动物,摘取心脏,离体灌流,结果表明茅莓能明显增加冠脉流量。按上法给药也可明显对抗由垂体后叶素诱发的大鼠缺血性心电图改变。此外,小鼠常压和低压缺氧耐力试验表明,茅莓水提物灌胃可使动物耐缺氧能力明显增强[1]。

毒性　以茅莓水提取物给小鼠灌胃,剂量达 80 g/kg,除稍有厌食,偶见稀便外,无其他明显中毒症状。故其最大耐受量(小鼠口服)大于 80 g/kg,该剂量已相当于人用量 133 倍[1]。

【炮制】　取原药材,除去杂质,抢水稍润,切段,干燥。

饮片性状　为不规则的小段,茎、叶或花混合。茎圆柱形,表面红棕色或暗绿色,散生短刺;切断面黄白色,中部有髓。叶多卷缩、破碎,上表面黄绿色,下表面灰白色,密被绒毛。小花棕黄色。气微,味微苦、涩。贮干燥容器内,置通风干燥处。

【药性】　苦、涩,凉。

1.《生草药性备要》:"味涩、酸。"

2.《本草求原》:"酸,涩,平。"

3.《岭南采药录》:"味苦,微寒。"

4.《广西中草药》:"味淡涩,性凉。"

5.《宁夏中草药手册》:"甘,苦,凉。"

6.《云南中草药》:"苦,涩,平。"

【功用主治】　清热解毒,散瘀止血,杀虫疗疮。主治感冒发热,咳嗽痰血,痢疾,跌打损伤,产后腹痛,疥疮,疖肿,外伤出血。

1.《生草药性备要》:"治蠄疥,杀虫,出汗斑,洗痔疮;浸酒治瘰疬;十蒸九晒治吐血,止牙痛。"

2.《本草求原》:"止刀伤血。"

3.《宁夏中草药手册》:"清热解毒,祛风除湿,活血消肿。"

4.《山西中草药》:"止痢,止血。"

5.《云南中草药》:"清热解表,活络止痛。主治感冒发热、咳嗽、痢疾、跌打损伤、尿道炎、结膜炎、产后血瘀、湿疹、疮疖、痔疮。”

【用法用量】 内服:煎汤,10～15 g;或浸酒。外用:捣敷;或煎水熏洗;或研末撒。

【选方】 1. 治痢疾 茅莓茎叶 30 g。水煎,去渣,酌加糖调服。(《战备草药手册》)

2. 治皮炎,湿疹 (薅田藨)茎叶适量,煎汤熏洗。(《宁夏中草药手册》)

3. 治汗斑及白泡疮 蛇泡竻茎叶烧灰,和茶油涂。(《岭南采药录》)

4. 治外伤出血 茅莓叶适量。晒干研末,撒敷伤口,外加包扎。(《江西草药》)

5. 治呃逆 鲜茅莓叶 60 g,枇杷叶、半夏各 9 g,陈皮 6 g,竹茹 12 g。煎服。(《安徽中草药》)

5773 薅田藨根 hāo tián biāo gēn (《福建民间草药》)

【异名】 茅莓根(《江西草药》),托盘根(《山东中草药手册》),米花托盘根(《河北中草药》)。

【基原】 为蔷薇科悬钩子属植物茅莓 *Rubus parvifolius* L. 的根。

【原植物】 参见“薅田藨”条。

【采收加工】 秋、冬季挖根,洗净鲜用,或切片晒干。

【药材】 薅田藨根 *Radix Rubi Parvifolii* 产于广东、广西、福建、四川、江西等地。

性状 根长短不等,多扭曲,直径 0.4～1.2 cm。上端较粗,呈不规则块状,常附残留茎基。表面灰褐色,有纵皱纹,栓皮有时剥落,露出红棕色内皮。质坚硬,断面淡黄色,有放射状纹理。气微,味微涩。

鉴别 根横切面:木栓层为 10 余列木栓细胞。栓内层少数细胞含黄色物质。韧皮部宽广,有韧皮纤维,薄壁细胞含草酸钙簇晶及方晶,老根偶见单个石细胞散在。木质部导管多数单个,少数 2～3 个相连。本品薄壁细胞含淀粉粒。

【成分】 根含(—)-表儿茶素〔(—)-epicatechin〕,β-谷甾醇(β-sitosterol),豆甾醇(stigmasterol),菜油甾醇(campesterol)[1],niga-ichigoside F_1 和 sauvissimoside R_1[2]。

【药性】 甘、苦,凉。

1.《重庆草药》:“苦、平,无毒。”

2. 广州部队《常用中草药手册》:“甘、苦,凉。”

3.《山东中草药手册》:“苦、辛、微甘,凉。”

4.《福建药物志》:“微苦,凉。”

【功用主治】 清热解毒,祛风利湿,活血凉血。主治感冒发热,咽喉肿痛,风湿痹痛,肝炎,肠炎,痢疾,肾炎水肿,尿路感染,结石,跌打损伤,咳血,吐血,崩漏,疔疮肿毒,腮腺炎。

1.《生草药性备要》:“浸酒壮筋骨。”

2.《本草求原》:“治瘰疬。炒存性,开油搽坐板疮。”

3.《植物名实图考》:“养筋活血,消红退肿。”

4.《分类草药性》:“治吐血,经水不调,跌打损伤。”

5.《岭南采药录》:“理蛇伤,理感冒夹色。”

6.《贵州民间方药集》:“解热驱风。治风湿疼痛,癫狂。解热毒,治疔疮肿毒。”

7.《上海常用中草药》:“清热解毒,活血消肿,祛风除湿。治感冒高热,咽喉肿痛,肝炎,咳血,吐血,肾炎水肿,尿路感染,跌打损伤,风湿骨痛。”

8.《山东中草药手册》:“活血凉血,解毒消肿。”

9.《福建药物志》:“清热解毒,祛风利湿,散结止痛。主治泌尿系结石,痢疾,糖尿病,白带,产后腹痛,乳腺炎,风湿关节痛,颈淋巴结核,过敏性皮炎,湿疹,汗斑,痔疮。”

【用法用量】 内服:煎汤,6～15 g;或浸酒。外用:捣敷;或煎汤熏洗;或研末调敷。

【宜忌】 《重庆草药》:“孕妇禁用。”

【选方】 1. 治感冒发热,咽喉肿痛 米花托盘根 15 g,金银花 12 g,薄荷、甘草各 6 g。水煎服。(《河北中草药》)

2. 治小儿风寒,喘咳 (薅田藨)根 30 g,芫荽菜、紫苏、前胡各 9 g。水煎冲红糖,早晚各服 1 次。(《天目山药用植物志》)

3. 治风湿痛 鲜茅莓根 90 g,鲜柘树根 30 g,鲜接骨木茎叶 60 g,猪瘦肉 120 g。水煮至肉烂,食肉喝汤,盖被取微汗。(《安徽中草药》)

4. 治慢性肝炎 茅莓根 60 g,阴行草 30 g。水煎服,每日 1 剂。(《江西草药》)

5. 治水泻,痢疾 茅莓根、鱼腥草、车前草各 30 g。煎服。(《安徽中草药》)

6. 治肠炎 (薅田藨)根、白茅根、苞蔷薇根、山楂根各 9～12 g。水煎服。(《浙江民间常用草药》)

7. 治石淋(尿路结石) 茅莓根、缰木根、马鞭草各 30 g。水煎,早晚空腹服,每日服 2 次,服数剂后,小便可有刺痛数阵,以后痛渐减,其结石崩碎,从尿道排出。(《山西中草药》)

8. 治跌打损伤 (薅田藨)鲜根 30 g,马鞭草(鲜)15 g。水煎汤,冲血余炭 1.8 g 服。(福建晋江《中草药手册》)

9. 治产后出血,肺结核咯血 茅莓根 30 g。水煎,冲红糖服。(《浙江药用植物志》)

10. 治糖尿病 (薅田藨)根 60～120 g,猪膀胱 2 个。煎服。(《南京地区常用中草药》)

11. 治过敏性皮炎 茅莓根、明矾各适量。先将茅梅根煎汤,后加入明矾。外洗患处,日 1 次。(福建《中草药新医疗法资料选编》)

12. 治骨髓炎 鲜茅莓根白皮适量,加烧酒少许,同捣敷患处,每日 2 次。(《单方验方调查资料选编》)

13. 治腮腺炎 托盘根 9 g,玄参 9 g,板蓝根 30 g。水煎服。(《山东中草药手册》)

【临床报道】 1. 治疗腹泻 鲜茅莓根,剥取根皮,焙干研末,装入胶囊,每个 0.25 g。成人初服 10 丸(约 2.5 g 生药),以后每隔 6 h 再服 1 次。一般服 1 次即效,无效时酌情加量至 15 丸。泻止后再服 1 次,以资巩固。小儿可酌情服用散剂。观察 83 例,治愈 80 例[1]。

2. 治疗丝虫病 鲜红梅消根 500 g,洗净去除外层粗皮,切碎,加白酒 1 kg 浸泡 10～15 d,去渣过滤。现症期(象皮腿)患者在发作前和前驱期每次 30 ml(成人),每日 1 次,连服 3 d。带虫期每次 15～20 ml(成人),每日 1 次,睡前服,4 d 为 1 疗程。观察现症期患者 13 例治疗后仅复发 1 例,轻度消肿 6 例,中度消肿 7 例;带虫期患者经服药半月至 6 个月后,复查 27 例,结果 22 例转阴[2]。

5774 橹罟子 lǔ gǔ zǐ (《纲目》)

【异名】 露兜子(《岭外代答》),竻波罗(《岭南采药录》),假菠萝(《生草药手册》),山波罗(《岭南草药志》),簕角子、婆锯簕子(《广东中药》),野菠萝(广州部队《常用中草药手册》)。

【基原】 为露兜树科露兜树属植物露兜树 *Pandanus tectorius* Soland. 的核果。

【原植物】 参见"露兜竻蕻"条。

【采收加工】 秋季采摘成熟果实，将小核果分开，晒干。

【药材】 櫓罟子 *Fructus Pandani Tectorii* 产于广东、广西。

性状 果实呈椭圆形或球状椭圆形，长达 20 cm，外表黄红色，由 50～70 多个纤维状肉质核果组成。核果倒圆锥形，稍有棱角，长 4～6 cm；先端钝圆，有花柱残迹；外果皮灰棕色，光滑，但多破碎或不存在；中果皮几乎全由木质纤维构成，质坚韧，黄白色或灰棕色；内果皮坚硬，木质，有 4～10 室，果室狭长，内面棕色，有扁而狭长之种子 1 粒。气微，味淡。

【成分】 核果含挥发油[1]。

【药性】 辛、淡，凉。

1.《纲目拾遗》："味甘。"

2.《广东中药》："微苦，性寒。"

3.《全国中草药汇编》："甘、淡，凉。"

【功用主治】 补脾益血，行气止痛，化痰利湿，明目。主治痢疾，胃痛，咳嗽，疝气，睾丸炎，痔疮，小便不利，目生翳障。

1.《纲目拾遗》："补脾胃，固元气，制伏亢阳，扶持衰土，壮精神，益血，宽痞消痰，解酒毒，止酒后发渴，利头目，开心益志。"

2.《广东中药》："治小肠疝气；与鸡炖食可治闭经。"

3.《全国中草药汇编》："果：治痢疾，咳嗽。果核：治睾丸炎，痔疮。"

4.《广西民族药简编》："治心脏痛（瑶族）。"

【用法用量】 内服：煎汤，10～30 g；浸酒或浸蜜。外用：煎水洗。

【宜忌】《全国中草药汇编》："孕妇忌服。"

【选方】 1. 治痢疾 露兜簕果实 60～120 g。煎服。（广州空军《常用中草药手册》）

2. 治睾丸炎 露兜簕果核、紫苏、黄皮叶各适量。煎水熏洗。（《全国中草药汇编》）

3. 治目生翳障，渐渐昏暗，视物不明 櫓罟子浸白蜜内，每日连蜜啖一枚，一月即退。（《纲目拾遗》）

5775 橙子 chéng zǐ（《食性本草》）

【异名】 橙（《上林赋》），黄橙（张籍），金橙（苏轼），金球、鹄壳（《纲目》）。

【基原】 为芸香科柑橘属植物香橙的果实。

【原植物】 香橙 *Citrus junos* Tanaka

常绿小乔木，高可达 6 m。枝细而短，有棘刺。叶互生，单身复叶；叶柄长 1～2.5 cm，有阔翼；叶片长卵形或椭圆形，长 3～6 cm，宽 1.5～3.5 cm，先端渐尖微凹，基部圆形或圆楔形，全缘或有波状齿，表面绿色，背面黄绿色，侧脉密。花白色，单生或簇生于叶腋；萼片 5，裂片三角形；花瓣 5，倒卵状长椭圆形；雄蕊 14～22，基部连合；花柱短于雄蕊，柱头长圆形。果实扁圆形，横径 5～6 cm，果皮多皱，油胞凹入，瓤囊 9～11 瓣，排列不整齐，味极酸。种子 20～25 颗，长约 1.4 cm，浅棕色，多胚，子叶白色。花期 5 月，果熟期 10 月下旬。

江苏、浙江、安徽、江西、湖北、湖南、四川、贵州、云南、陕西等地有栽培。

本植物的果皮（橙子皮）、种子（橙子核）亦供药用，另设专条。

【采收加工】 秋季果实成熟时采收，鲜用或低温冷藏，亦可风干用。

【成分】 果实含黄酮类化合物：滨蓟黄素（cirsimaritin），柚皮芸香苷（narirutin），柚皮苷（naringin），橙皮苷（hesperidin），新橙皮苷（neohesperidin）；香豆素类：9-羟基-4-甲氧基补脂素（9-hydroxy-4-methoxypsoralen），橙皮油内酯（auraptene）[1]；有机酸类：枸橼酸（citric acid），苹果酸（malic acid），琥珀酸（succinic acid）；糖类，果胶（pectin）和维生素等。又含挥发油，其主要成分为牻牛儿醛（geranial），柠檬烯（limonene）等[2]；橙子油含匙叶桉油烯醇（spathulenol）[3]。橙子还含柠檬苦素（limonin），闹米林（nomilin），去乙酰闹米林（deacetyl nomilin），宜昌橙素（ichangin），闹米林酸（nomilinic acid），去乙酰闹米林酸（deacetylnomilinic acid），异柠檬内酯酸（isolimonic acid），异黄柏酮（isoobacunoic acid）[4]及脂类（lipid）[5]。

【药性】 酸，凉。归肺、胃经。

1.《食性本草》："暖，无毒。"

2.《开宝本草》："味酸。"

3.《本草图经》："性冷。"

4.《饮膳正要》："味甘、酸，无毒。"

5.《纲目》："酸，寒，无毒。"

6.《玉楸药解》："味酸。入手太阴肺经。"

【功用主治】 降逆和胃，理气宽胸，消瘿，醒酒，解鱼蟹毒。主治恶心呕吐，胸闷腹胀，瘿瘤，醉酒。

1.《食性本草》："行风气，发虚热，疗瘿气，发瘰疬，杀鱼虫（"虫"，《纲目》引作"蟹"）毒。"

2.《开宝本草》："其瓤去恶心。又以瓤洗去酸汗，细切，和盐、蜜煎成，食之，去胃中浮风。"

3.《本经逢原》："和盐贮食，止恶心，解酒病。"

4.《玉楸药解》："宽胸利气，解酒消瘿。""善降逆气，止恶心，消瘰疬瘿瘤。"

5.《纲目拾遗》："橙饼：消顽痰，降气，和中，开胃，宽膈，健脾，解鱼、蟹毒，醒酒。"

【用法用量】 内服：适量，生食；或煎汤；或盐腌、蜜制；或制饼。

【宜忌】 1.《开宝本草》："不可多食，伤肝气。"

2.《外科全生集》："患恶核、瘰疬、痰症者食之，患成不治；愈合食者发。"

3.《纲目拾遗》："（橙饼）气虚瘰疬者勿服。"

【选方】 治痔疮肿痛 隔年风干橙子，桶内烧烟熏之。（《纲目》引《医方摘要》）

5776 橙叶 chéng yè（《岭南采药录》）

【基原】 为芸香科柑橘属植物甜橙 *Citrus sinensis*（L.）Osbeck 的叶。

【原植物】 参见"甜橙"条。

【采收加工】 全年均可采收，鲜用。

【成分】 含挥发油，主要成分为芳樟醇（linalool），柠檬醛（citral），柠檬烯（limonene）等[1]。

【功用主治】《岭南采药录》："捣烂敷疮，能止痛，散瘀。"

【用法用量】 外用：捣敷。

5777 橙皮 chén pí（《岭南采药录》）

【异名】 理皮、黄果皮（《滇南本草》），理陈皮（《滇南本草》整理本)，广柑皮(《四川中药志》)。

【基原】 为芸香科柑橘属植物甜橙 *Citrus sinensis* (L.) Osbeck 的果皮。

【原植物】 参见"甜橙"条。

【采收加工】 冬季或春初收集食用甜橙时剥下的果皮，晒干或烘干。

【成分】 含挥发油 1.5%～2%，其主要成分为正癸醛(decanal)，柠檬醛(citral)，柠檬烯(limonene)和辛醇(octyl alcohol)等[1]。另含黄酮类成分枸橘苷(poncirin)，橙皮苷(hesperidin)，柚皮苷(naringin)[2]。

【药理】 1. 祛痰作用 橙皮所含挥发油及柠檬烯用蒸汽吸入法给麻醉兔，能增加呼吸道分泌物的排出量，并使分泌物的比重降低，其祛痰作用可能是由于呼吸道分泌细胞受到局部刺激，引起黏液分泌增加所致[1]。

2. 杀虫作用 橙皮提取物对蚜、螨类害虫具有较强的杀虫活性。石油醚提取物的活性优于乙醇提取物，说明活性成分主要在脂溶性部分，杀螨活性优于杀蚜活性[2]。

【药性】 辛、苦，温。归脾、胃、肺经。

1.《滇南本草》:"味辛、苦，性温。入脾、肺、肝三经。"

2.《四川中药志》1979 年版:"辛、微苦，温。"

3.《广东中药志》:"归脾、肺、胃经。"

【功用主治】 行气健脾，降逆化痰。主治脾胃气滞之脘腹胀满，恶心呕吐，食欲不振，痰壅气逆之咳嗽痰多，胸膈满闷，梅核气。

1.《滇南本草》:"主降气宽中，破老人痰结，痰如胶者效。"

2.《岭南采药录》:"凡遇乳痈初起，以之煎水，大热洗患处，数次即可消散。"

3.《四川中药志》1979 年版:"理气健脾，燥湿化痰。用于脾胃气滞，脘腹胀满，恶心呕吐，消化不良，痰湿壅滞，胸膈满闷，痰多清稀等。"

4.《广东中药志》:"化痰止咳，行气健脾，消食导滞，解酒毒。用于咳嗽痰多，食滞不消所致的食少，脘腹胀满，酒醉，梅核气。""解鱼虾蟹毒。"

【用法用量】 内服:煎汤，3～10 g;或研末。外用:煎水熏洗。

【宜忌】 《四川中药志》1960 年版:"胃热而唾血者忌用。"

【选方】 1. 治脾胃气滞，脘腹胀闷 广柑皮 10 g，木香 10 g，厚朴 10 g，枳壳 10 g，山药 15 g，隔山撬 15 g。水煎服。

2. 治痰湿壅滞，胸膈满闷，恶心呕吐 广柑皮 10 g，法半夏 10 g，杏仁 10 g，茯苓 10 g，甘草 3 g。水煎服。

3. 治脾胃虚弱，消化不良，脘腹胀闷 广柑皮 12 g，土党参 30 g，山药 30 g，阳雀花根 30 g。水煎服。(1～3 方出自《四川中药志》1979 年版)

4. 治积痰结核于咽喉中，与梅核相似，喉中有碍，吐咯不出，咽之不下，似有似无，有时阻滞 理皮二钱(去白)，土白芍二钱，苏子二钱，桔梗一钱，竹叶二十个。水煎服。(《滇南本草》)

【各家论述】 《滇南本草》:"理皮化痰定喘，止咳下气，功甚于广陈皮;补胃和中，力不及广陈皮。"

5778 橙子皮 chéng zǐ pí (《开宝本草》)

【异名】 橙皮(《随息居饮食谱》)。

【基原】 为芸香科柑橘属植物香橙 *Citrus junos* Tanaka 的果皮。

【原植物】 参见"橙子"条。

【采收加工】 秋季剥取成熟果实的果皮，切片鲜用或晒干。

【成分】 含挥发油，主要为牻牛儿醛(geranial)，柠檬烯(limonene)，大牻牛儿烯(germacrene)B、D，双环大牻牛儿烯(bicyclogermacrene)[1];黄酮类:(—)-顺式-3，5，7-三羟基-3′-甲氧基黄烷酮-7-(2-O-α-鼠李糖基-β-葡萄糖苷)〔(—)-*cis*-3，5，7-trihydroxy-3′-methoxyflavanone-7-(2-O-α-rhamnosyl-β-glucoside)〕，柚皮素 7-〔α-鼠李糖基(1→2)〕-〔α-鼠李糖基(1→6)〕-β-葡萄糖苷{naringenin 7-〔α-rhamnosyl(1→2)〕-〔α-rhamnosyl(1→6)〕-β-glucoside}等[2]。还含辛弗林(synephrine)，N-甲基酪胺(N-methyltyramine)[3]，2，6-二甲基-6-羟基-7-辛烯-4-酮(2，6-dimethyl-6-hydroxyoct-7-en-4-one)，2，6-二甲基-6-羟基-2，7-辛二烯-4-酮(2，6-dimethyl-6-hydroxyocta-2，7-dien-4-one)[4]。

【药性】 苦、辛，温。

1.《食疗本草》:"温。"

2.《开宝本草》:"味苦、辛，温。"

3.《饮膳正要》:"甚香美。"

4.《纲目》:"无毒。"

5.《随息居饮食谱》:"甘、辛。"

【功用主治】 快气利膈，化痰降逆，消食和胃，解醒，杀鱼蟹毒。主治胸膈气滞，咳嗽痰多，饮食不消，恶心呕吐，醉酒。

1.《食疗本草》:"去恶心、胃风，取其皮和盐贮之。"

2.《开宝本草》:"散肠胃恶气，消食，去胃中浮风气。"

3.《本草衍义》:"宿酒未醒，食之速醒。"

4.《纲目》:"糖作橙丁，甘美，消痰下气，利膈宽中，解酒。"

5.《随息居饮食谱》:"利膈，辟恶，化痰，消食，析醒，止呕醒胃，杀鱼蟹毒。"

6.《中国药用植物图鉴》:"为助消化药及驱风药。"

【用法用量】 内服:煎汤，3～9 g;或盐腌、糖渍;或作饼研末。

【选方】 1. 宽中，快气，消酒 橙子大者三斤(破去核，切作片子，连皮用)，生姜五两(去皮切片，焙干)。上件于净砂盆内，烂研如泥，次入炙甘草末二两，檀香末半两，并搜和捏作饼子，焙干，为细末。每服一钱，入盐少许，沸汤点服。(《杨氏家藏方》香橙汤)

2. 生津，舒郁，辟臭，解醒，化浊痰，禀岚瘴，调和肝胃，定痛止呕 橙皮二斤(切片)，白砂糖四两，乌梅肉二两。同研烂，入甘草末一两，檀香末五钱，捣成小饼，收干藏之。汤瀹代茶或噙化。(《随息居饮食谱》香橙饼)

5779 橙子核 chéng zǐ hé (《本草图经》)

【异名】 香橙仁(《湖南药物志》)。

【基原】 为芸香科柑橘属植物香橙 *Citrus junos* Tanaka 的种子。

【原植物】 参见"橙子"条。

【采收加工】 秋季果实成熟时，剖开果实，收集种子，晒干。

【成分】 含脂肪油、蛋白质，以及苦味成分黄柏内酯(obaculactone)和闹米(nomilin)[1]。

【药性】 《湖南药物志》:"酸、苦，微温，无毒。"

【功用主治】 理气止痛。主治疝气，闪挫腰痛。

1.《纲目》:"面皯粉刺，湿研，夜夜涂之。"

2.《本经逢原》:"治疝气，诸淋，血淋。"

3.《湖南药物志》:"祛风,散恶气,消食。"

【用法用量】 内服:煎汤,3～9 g;或研末。

【选方】 1. 治闪挫腰疼不能屈伸 橙子核炒干为细末三钱,以白酒调服。(《摄生众妙方》)

2. 治胸腹胀 香橙仁 9 g,草果仁 6 g。水煎服。(《湖南药物志》)

5780 橘 jú (《本经》)

【异名】 黄橘(《本草图经》),橘子(通称)。

【基原】 为芸香科柑橘属植物橘及其栽培变种的成熟果实。

【原植物】 橘 *Citrus reticulata* Blanco

常绿小乔木或灌木,高 3～4 m。枝细,多有刺。叶互生;叶柄长 0.5～1.5 cm,有窄翼,顶端有关节;叶片披针形或椭圆形,长 4～11 cm,宽 1.5～4 cm,先端渐尖微凹,基部楔形,全缘或为波状,具不明显的钝锯齿,有半透明油点。花单生或数朵丛生于枝端或叶腋;花萼杯状,5 裂;花瓣 5,白色或带淡红色,开时向上反卷;雄蕊 15～30,长短不一,花丝常 3～5 个连合成组;雌蕊 1,子房圆形,柱头头状。柑果近圆形或扁圆形,横径 4～7 cm,果皮薄而宽,容易剥离,囊瓣 7～12,汁胞柔软多汁。种子卵圆形,白色,一端尖,数粒至数十粒或无。花期 3～4 月,果期 10～12 月。

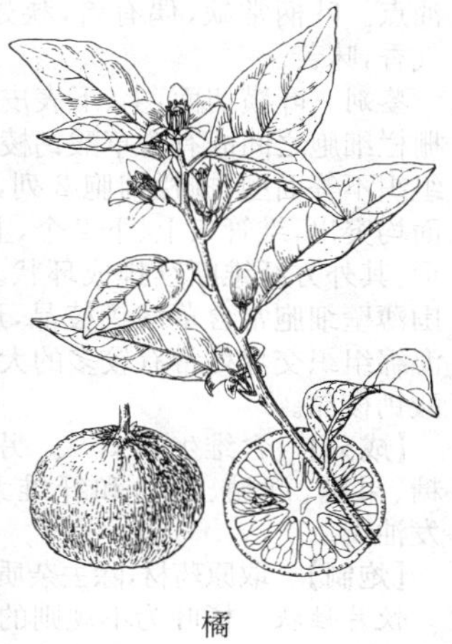

橘

本植物的叶(橘叶)、幼果或未成熟果实的果皮(青皮)、成熟果皮(陈皮)、白色内层果皮(橘白)、外层果皮(橘红)、果皮内层筋络(橘络)、种子(橘核)、根(橘根)、成熟果实用蜜糖渍制成品(橘饼)亦供药用,另设专条。

栽培于丘陵、低山地带、江河湖泊沿岸或平原。在江苏、浙江、安徽、江西、湖北、湖南、广东、广西、海南、四川、贵州、云南、台湾等地均有栽培。

栽培品种甚多,主要有福橘 *C. tangemna* Hort ex Tanaka;朱橘 *C. erythrosa* Tanaka;茶枝柑 *C. chachiensis* Hort;四会柑 *C. suhoiensis* Tanaka 等。

【栽培】 *生物学特性* 喜高温多湿的亚热带气候,不耐寒,稍能耐荫,萌芽有效温度 12.5 ℃,生长适宜温度 23～27 ℃,高到 37 ℃则停止生长,低于−5 ℃则造成冻害。产区年平均温度在 15 ℃以上,年积温在 3 000 ℃以上,年雨量多在 1 000～2 000 mm,土壤含水量保持其最大持水量的 60%～80%,相对湿度 75%为宜。正常生长必需光照的强度为 8 500～12 000 lx;夏季可达 35 000 lx。以选阳光充足,地势高燥,土层深厚,通气性能良好的砂质壤土栽培为宜。

繁殖方法 种子、嫁接繁殖。以嫁接繁殖为主。嫁接砧木可选生长快、根系发达、抗逆性强、与接穗亲和力强、抗寒的品种,有枳橙、枸头橙、红柠檬、酸橘、葼柑、香橙、酸柚、宜昌橙等。采摘充分成熟果实,剖开,洗净种子,用湿沙贮藏分层堆积,于 12 月至翌年 1～3 月,播种前用 35～40 ℃温水浸种 1 h,再用 1%硫酸铜溶液或 300 倍甲醛溶液或 0.1% 高锰酸钾浸泡 10 min,用冷水晾干后播种;亦可用 55～56 ℃温水消毒 50 min 后再播种。经过催芽的种子 7 d 左右出苗,不催芽的种子则需经 1 个月左右出苗。催芽方法,种子用 35～40 ℃水浸种 1 h,再用冷水浸半日,放于垫有草的芦席上,再覆盖稻草,每日用 35～40 ℃温水淋 3～4 次,翻动 1～2 d,经 5～9 d 露白后播种。苗床按宽窄条播种,窄行 17～20 cm,宽行 50～60 cm 开沟,在沟内先施 1 层熟人粪尿,将种子均匀撒入,用肥泥盖种,厚 1.5～2 cm,盖草。冬季需加薄膜覆盖。待出苗后,具 2～3 片真叶时,5 月或 9～10 月选壮苗移栽,用作两年出圃砧木,余下苗可用作三年出圃砧木,分级栽种,窄行 15～20 cm,宽行 60～70 cm,株距 10～15 cm 栽种,便于嫁接后管理。移栽砧木时要注意使根部舒展,与土壤密接,覆土至根颈处。栽种后要经常松土除草,抹去基部的芽,待梢生长后要摘心。接穗,选稳产高产,树势健壮,无病虫害的优良品种的成年果树,剪取树冠外围中、上部芽眼饱满的枝梢。春接的接穗可在萌芽前将穗砂藏备用,夏接的可随采随接。嫁接前用 (1 000～1 500)×10^{-6} 盐酸四环素液浸泡 2 h,用水冲洗干净,可防治病害。嫁接方法,在嫁接前 1 个月,将砧木离地 15 cm 以下的萌芽枝除去,并进行摘心。春季嫁接用切接法,一般在 2 月下旬至 4 月中旬进行。夏季 8～9 月用芽接法。嫁接苗在嫁接后 15～20 d 进行检查,如果芽苞新鲜,接口愈合,叶柄易脱落,即是成活,否则要及时补接。嫁接成活后除去扎缚物,除去砧木上的萌蘖,剪砧应在芽接上 0.5 cm 处剪除,芽眼一面稍高,背面稍低,待主枝新梢抽发后要设立支柱,以防苗木弯曲,同时要摘心、抹芽、整形,结合施肥,喷农药防病虫为害。从砧木至嫁接苗出圃需 3 年时间。定植在春季 2～3 月中旬或秋季 10～11 月,嫁接苗挖掘时应带有土团,将主根及大侧根伤面修光,剪除弱枝、病虫枝,蘸泥浆,按行株距 3 m×5 m 开穴,栽种。

田间管理 栽种后幼树期可在行间间作豆类或蔬菜作物。冬季培土保暖防寒。雨季覆盖可防止土壤冲刷。幼树施肥:1～3 年内勤施薄肥,3～7 月施速效肥,促春梢生长,11 月施堆肥。成年期施肥:2 月下旬至 3 月上旬施发芽肥,以氮肥为主;5 月下旬至 6 月下旬施稳果肥;7～9 月施壮果肥,又可促使秋梢抽生。还需多次进行根外追肥,可于 7～9 月喷 0.3%～0.4%的尿素或 1%过磷酸钙溶液。春季多雨,要注意灌溉排水。幼年树整形,以矮干自然圆头形或自然开心圆头形为好。选留骨干枝,使主枝和副主枝、侧枝合理配置,形成健壮的骨架。成年树修剪宜轻,疏剪与短截,通过抹芽和放梢等,调整营养生长与结果关系。主要修剪枯枝、病虫枝、荫蔽枝、密生枝、徒长枝、交叉枝、衰弱枝、空膛露脚枝、下垂枝、结果枝、结果母枝。大年树修剪宜稍重,以疏删修剪为主,短截修剪为辅。小年树修剪,以剪细弱荫蔽枝、密生枝、无叶枝等。衰老树修剪主要是更新修剪。冬季修剪可重剪;夏季修剪以疏剪和短截回缩修剪。保花结果措施,可喷 (8～10)×10^{-6} 的 2,4-D,0.5%尿素,1%过磷酸钙浸出液,3%草木灰浸出液,敌百虫 800 倍液 1～2 次,在花期后喷射可得到明显的效果。冬季在冻前灌水,培土增温,枝干涂白、包扎、覆盖、熏烟、喷抑蒸保温剂、摇落树干积雪等。

病虫害防治 病害有溃疡病,早春喷波尔多液;流胶病,3～4 月发病,可选抗病砧木,同时防治吉丁虫及天牛,消灭

传染源，早春发现病斑，可行刮治，采用2，4-D升汞桐油合剂(升汞0.1 g，桐油100 g，加入2，4-D中)或用1∶10高锰酸钾桐油合剂，涂抹伤口，亦可用50%托布津100倍液或50%多菌灵100～200倍液喷射。疮痂病，多生于叶背面，使叶扭曲变形，用50%托布津800～1 000倍液在萌芽后和花谢后喷射，脚腐病为害根颈部，可涂1∶1∶10波尔多液。黄龙病病毒引起传染，要防治蚜虫传播，发现病株立即拔除。虫害有柑橘木虱，在嫩梢抽发期喷易卫杀等，根部用呋喃丹防治，有利于保护天敌幼虫。柑橘潜叶蛾，在新梢萌发不超过3 mm或新叶受害率达50%左右时，用溴氰菊酯、杀灭菊酯、易卫杀、巴丹、杀虫双和亚胺硫磷等进行防治。还有柑橘实蝇、柑橘天牛等为害。

【采收加工】 10～12月果实成熟时，摘下果实，鲜用或冷藏备用。

【成分】 果汁含黄酮类：橙皮苷(hesperidin)[1]，柚皮芸香苷(narirutin)[2]。还含葡萄糖，果糖，蔗糖[3]，苹果酸，枸橼酸[4]等及维生素C[5]。果肉含胡萝卜素(carotene)，隐黄素(cryptoxanthin)[5]，维生素B_1[6]。果实含β-谷甾醇(β-sitosterol)，β-香树脂醇(β-amyrin)[7]，赤霉素(gibberellins) GA_1、GA_4、GA_8、GA_9、GA_{17}、GA_{19}、GA_{20}、GA_{24}、GA_{29}、GA_{44}、GA_{53}、3-epi-GA_1 等[8]。

【药理】 抗癌作用　橘的果皮和果肉中β-隐黄素比β-胡萝卜素具有更高的抗消化道癌活性[1]。

【药性】 甘、酸，平。归肺、胃经。

1.《本草经集注》："味甘酸。"

2.《本草拾遗》："冷。"

3.《品汇精要》："行手太阴、足太阴经。"

4.《纲目》："甘、酸，温，无毒。"

5.《本草求真》："专入肺、胃。"

6.《随息居饮食谱》："甘，平。"

【功用主治】 润肺生津，理气和胃。主治消渴，呕逆，胸膈结气。

1.《食疗本草》："止泄痢。食之下食，开胸膈痰实结气，下气不如皮。"

2.《本草拾遗》："甜者润肺。"

3.《日华子》："止消渴，开胃，除胸中膈气。"

4.《饮膳正要》："止呕下气，利水道，去胸中瘕热。"

5.《日用本草》："止渴，润燥，生津。"

6.《医林纂要》："除烦，醒酒。"

7.《食物中药与便方》："治烫伤。"

【用法用量】 内服：适量，作食品；亦可蜜煎，酱菹，或配制成药膳。外用：搽涂。

【宜忌】 不可多食，风寒咳嗽及有痰饮者不宜食。

1.《本草经集注》："食之多痰。"

2.《食疗本草》："穰不可多食。"

3.《日用本草》："多(食)则恋膈生痰，滞肺气，病人忌食。"

4.《纲目》："其肉生痰聚饮。"

5.《随息居饮食谱》："风寒咳嗽有痰饮者勿食。"

【选方】 治烫伤　烂橘子(适量)放在有色玻璃瓶里，密封贮藏，越陈越好，搽涂患处。(《食物中药与便方》)

【各家论述】《本草求真》："橘穰与皮共属一物而性悬殊，橘皮味辛而苦，而橘穰则变味甘而酸也；皮有散痰、开痰理气之功，而穰则更助痰作饮，及有滞气之害也。至书有言能治消渴、开胃，并除胸中膈气，此为内热亢极，胃气不寒者而言，若使水亏脾弱，发为咳嗽而日用此恣啖，保无生痰助气之弊乎。但用蜜煎作果佳。"

5781 橘叶 jú yè (《纲目》)

【异名】 橘子叶(《滇南本草》)。

【基原】 为芸香科柑橘属植物橘 *Citrus reticulata* Blanco及其栽培变种的叶。

【原植物】 参见"橘"条。

【采收加工】 全年或夏秋季采收，以12月至翌年2月间采摘为佳期，阴干或晒干，亦可鲜用。

【药材】 橘叶 *Folium Citri Reticulatae*　主产于四川、浙江、福建。

性状　叶多卷缩或破碎，展平后呈菱状长椭圆形或椭圆形，长5～8 cm，宽2～4 cm，先端渐尖，基部楔形，全缘或微波状。表面灰绿色或黄绿色，光滑，对光可见众多的透明小油点。叶柄常缺，偶有者，狭翅也不明显。质脆，易碎裂。气香，味苦。

鉴别　叶横切面：上、下表皮细胞各1列。上表皮细胞与栅栏细胞之间嵌有含草酸钙棱晶及黏液的圆形细胞。叶肉组织不等面型，栅栏细胞2列，通过中脉。中脉在上、下表面均突出，维管束上、下2个，上方短，平坦；下方较长，浅槽形，其外方纤维断续排成环状。纤维壁极厚，胞腔细小，周围薄壁细胞常含草酸钙棱晶，形成晶鞘纤维。栅栏组织与海绵组织交界处常有较多的大型油室。薄壁细胞中含有草酸钙棱晶。

【成分】 含维生素C[1]。另含多种碳水化合物，如葡萄糖、果糖、蔗糖、淀粉和纤维素等[2,3]。各种橘叶均含挥发油[4]。

【炮制】 取原药材，除去杂质，喷淋清水，稍润，切丝，干燥。

饮片性状　橘叶为不规则的丝片状。表面灰绿色或黄绿色，光滑，对光可照见众多的透明小腺点。质厚，硬而脆，易碎裂。气香，味苦。

贮干燥容器内，置通风干燥处。

【药性】 苦、辛，平。归肝、胃经。

1.《纲目》："苦，平，无毒。"

2.《本草汇言》："味苦辛，气温，无毒。可升可散，阴中阳也。入足厥阴肝经气分。"

【功用主治】 疏肝行气，化痰散结。主治乳痈，乳房结块，胸胁胀痛，疝气。

1. 朱丹溪："导胸膈逆气，入厥阴，行肝气，消肿散毒，乳痈胁痛，用之行经。"(引自《纲目》)

2.《本草从新》："治肺痈。"

3.《随息居饮食谱》："消痈肿，治乳癖。"

4.《食物中药与便方》："疏肝利气，消痰核。"

5.《福建药物志》："行气，解郁，散结。"

【用法用量】 内服：煎汤，6～15 g，鲜品可用60～120 g；或捣汁服。外用：捣烂外敷。

【选方】 1. 治乳疖　青橘叶100片，青皮15 g，柴胡3 g。水250 ml，将药煎至120 ml时，入好酒50 ml。热服，盖被发汗。(《古代验方大全》)

2. 治乳腺炎　嫩橘叶、麦芽、葱头各适量。捣烂敷患处，并可于药上加热温熨。(《福建药物志》)

3. 治吹乳、乳汁不通　鲜橘叶、青橘皮、鹿角霜各15 g。水煎后冲入黄酒少许热饮。(《食物中药与便方》)

4. 治疝气　橘子皮叶10个，荔枝核5个(焙)。水煨服。(《滇南本草》整理本)

5. 治风毒脚气肿痛　橘叶、杉木节各一握。上童子尿一盏，醇酒半盏，煎六分，滤清，乘热调槟榔末二钱，食前服。(《仁斋直指方论》槟榔散)

6. 治咳嗽　橘子叶(刮皮，蜜在背上，火焙干)水煎服。(《滇南本草》整理本)

【各家论述】 1.《本草经疏》："橘叶，古今方书不载，能散阳明、厥阴经滞气，妇人妒乳，内外吹，乳岩，乳痈，用之皆效，以诸证皆二经所生之病也。"

2.《本草汇言》："橘叶，疏肝，散逆气，定胁痛之药也。按丹溪老人言，此药其味苦涩，其气辛香，其性温散，凡病血结气结，痰涎火逆，病为胁痛，为乳痈，为脚气，为肿毒，为胸膈逆气等疾，或捣汁饮，或取渣敷贴，无不应手获效。"

5782 橘白 jú bái (《本草便读》)

【基原】 为芸香科柑橘属植物橘 *Citrus reticulata* Blanco 及其栽培变种的白色内层果皮。

【原植物】 参见"橘"条。

【采收加工】 选取新鲜的橘皮，用刀扦去外层红皮(即橘红)后，取内层的白皮，除去橘络，晾干或晒干。

【药材】 橘白 *Endocarpium Citri Reticulatae Alba* 主产于浙江、福建、四川、江西等地。

性状　内层果皮呈黄白色海绵状的薄层块片，内表面常有橘络的痕迹。质疏松轻软，有弹性。气芳香，味微苦而甘。

【药性】 苦、辛、微甘，温。归脾、胃经。

《中国医学大辞典》："苦、辛，温。无毒。"

【功用主治】 和胃化湿。主治湿浊内阻，胸脘痞满，食欲不振。

1.《中国医学大辞典》："和胃，化浊腻。"

2.《浙江药用植物志》："化湿和胃，主治胸脘满闷。"

【用法用量】 内服：煎汤，1.5～3 g。

【各家论述】 《本草便读》："橘白，(橘皮)去外一层红皮，其味带甘，其功固不如橘皮，而补脾胃药中用之，自无燥散之咎。"

5783 橘红 jú hóng (《纲目》)

【异名】 芸皮、芸红(《药材资料汇编》)。

【基原】 为芸香科柑橘属植物橘 *Citrus reticulata* Blanco 及其栽培变种的外层果皮。

【原植物】 参见"橘"条。

【采收加工】 秋末冬初果实成熟后采摘，削取外层果皮，晒干或阴干。

【药材】 橘红 *Exocarpium Citri Rubrum* 产于浙江、江苏、福建、四川等地。

性状　本品呈长条形或不规则薄片状，边缘皱缩向内卷曲。外表面黄棕色或橙红色，存放后呈棕褐色，密布黄白色突起或凹下的油点，俗称"棕眼"。内表面黄白色，密而凹下透光小圆点。质脆易碎。气芳香，味微苦、麻。

鉴别　(1)粉末特征：淡黄棕色。果皮表皮细胞表面观多角形、类方形或长方形，垂周壁增厚，气孔类圆形，直径 18～26 μm，副卫细胞不清晰；侧面观外被角质层，径向壁的外侧增厚。油室碎片的外围薄壁细胞壁微增厚。

(2)薄层色谱：取本品粉末 0.3 g，加甲醇 10 ml，加热回流 20 min，滤过，取滤液 5 ml，浓缩至 1 ml，作为供试品溶液。另取橙皮苷对照品加甲醇制成饱和溶液，作为对照品溶液。吸取上述两种溶液各 2 μl，分别点于同一用 0.5%氢氧化钠溶液制备的硅胶 G 薄层板上，以醋酸乙酯-甲醇-水(100：17：13)为展开剂，展开约 3 cm，取出，晾干，再以甲苯-醋酸乙酯-水(20：10：1：1)的上层溶液为开展剂，展至约 8 cm，取出，晾干，喷以三氯化铝试验，置紫外光灯(365 nm)下检视。供试品色谱中，在与对照品色谱相应的位置上，显相同颜色的荧光斑点。

品质标志　《中华人民共和国药典》2005 年版规定：照高效液相色谱法测定，本品(干燥品)含橙皮苷($C_{28}H_{34}O_{15}$)不得少于 1.7%。

【炮制】 1. 橘红　取原药材，除去杂质，刷去灰土，用时掰碎；或切成碎块，低温干燥。

2. 炒橘红　取净橘红碎块，置锅内，用文火炒至具焦斑，取出放凉。

3. 蜜炙橘红　取炼蜜用适量开水稀释后，加入净橘红碎块，拌匀，稍闷，置热锅内，用文火炒至微黄，不粘手为度，取出放凉。每橘红 100 kg，用炼蜜 25 kg。以增强润肺止咳作用。

饮片性状　橘红为不规则的碎片状，外表面黄棕色或棕褐色，密布黄白色突起或凹下的油室。内表面黄白色，密布凹下透光小圆点，质脆易碎。气芳香，味微苦，麻。炒橘红形如橘红，色泽加深，具有焦斑。蜜炙橘红形如橘红，表面微黄色。

贮干燥容器内，密闭，置阴凉干燥处。

【药性】 辛、苦，温。归肺、脾经。

1.《卫生宝鉴》："气温，味微苦。"

2.《本草要略》："性热。"

3.《本草原始》："味辛、苦。"

4.《本草汇言》："味苦辛，气温，无毒，入手足太阳、太阴、阳明经。"

【功用主治】 散寒燥湿，理气化痰，宽中健胃。主治风寒咳嗽，痰多气逆，恶心呕吐，胸脘痞胀。

1.《医学启源》："理胸中滞气。"

2.《本草要略》："能除寒发表。"

3.《本草蒙筌》："胃虚气弱用宜。"

4.《纲目》："下气消痰。"

5.《遵生八笺》："主下气宽中，消痰止嗽。"

6.《药品化义》："消谷气，解酒毒，止呕吐，开胸膈痞塞。"

【用法用量】 内服：煎汤，3～9 g；或入丸、散。

【宜忌】 阴虚燥咳及久嗽气虚者禁服。

1.《本经逢原》："橘红专主肺寒咳嗽，虚损方多用之，然久嗽气泄，又非所宜。"

2.《本草从新》："气虽中和，亦损真元，无滞勿用。"

【选方】 1. 治痰嗽　橘皮(去白)四两，甘草(炙)一两。为末，每服二钱，白汤调下。(《医学入门》古橘甘散)

2. 治痰壅涎，嗽久不已　橘皮半两(去白)，半夏二钱半(汤洗七次)，为末，分作二服，每服水一盏半，生姜十片，煎七分，去渣，温服。(《卫生易简方》)

3. 治寒痰发厥　广橘红二钱，半夏、甘草各一钱二分，大附子、川贝母各一钱。水二钟(盅)，加竹沥、姜汁煎服。(《丹台玉案》逐痰汤)

4. 治风痰麻木　橘红一斤，逆流水五碗，煮烂去滓，再煮至一碗，顿服取吐。不吐加瓜蒂末。(《纲目》引《摘玄方》)

5. 治痰饮为患，或呕吐恶心，或头眩心悸，或中脘不快，或发为寒热，或因食生冷，脾胃不和　半夏(汤洗七次)、橘红各五两，白茯苓三两，甘草(炙)一两半。上为㕮咀。每服四钱，用水一盏，生姜七片，乌梅一个，同煎六分，去滓，热服，不拘时候。(《局方》二陈汤)

6. 治老人气秘，大腑不通　用橘红、杏仁(汤浸去皮尖)等分为末，炼蜜丸如桐子大。每服七十丸，空心米饮下。(《卫生易简方》)

7. 治吐利后，胃中虚，膈上热，咳逆　橘皮(去白)二两，人参、甘草(炙)各半两。上为散，每服四钱，水一盏半，竹茹一小块，生姜五片，枣二枚，煎至七分，去滓，温服，不拘时候。(《济生方》橘皮汤)

8. 治痢前腹胀　陈皮(去白)、青皮(去瓤)各一两，木香二钱，苍术(制炒)四两。上为末，醋糊丸，梧桐子大，每服二十丸，空心，食前酒下。(《古今医统》良方消痞丸)

9. 治中气不和，霍乱吐泻，但有一点胃气存者，服之回生　陈皮(去白)、藿香各五分，上为末，水煎，温服。(《济阴纲目》回生散)

10. 治妇女血气相搏，腹中刺痛，痛引心端，经行涩少，或经事不调　橘红二两，延胡索(去皮，醋煮)一两，当归(去芦，酒浸，醋略炒)一两。上为细末，酒煮米糊为丸，如桐子大，每服七十丸，加至一百丸，空心，艾汤下，米饮亦得。(《济生方》三神丸)

11. 治乳痈，未结即散，已结即溃，极痛不可忍者　陈皮(汤浸去白，晒干，面炒黄)为末一两，麝香一分。研匀，酒调下二钱，被盖汗出即愈。(《济阴纲目》橘香散)

5784 橘饼 jú bǐng (《纲目拾遗》)

【基原】　为芸香科柑橘属植物橘 *Citrus reticulata* Blanco 及其栽培变种的成熟果实，用蜜糖渍制而成。

【原植物】　参见"橘"条。

【药性】　甘、辛，温。归脾、肺经。

《食物宜忌》："味甘，性温。"(引自《纲目拾遗》)

【功用主治】　宽中下气，消积化痰。主治饮食积滞，泻痢，胸膈满闷，咳喘。

1.《仙拈集》："治黄疸臌胀，除膈，止消。"

2.《食物宜忌》："下气宽中，消痰运食。"(引自《纲目拾遗》)

3.《随息居饮食谱》："和中开膈，温肺散寒，治嗽化痰，醒酒消食。"

【用法用量】　内服：煎汤，1～2个。

【选方】　1. 治诸色痢　橘饼一两，圆眼肉五钱，冰糖五钱。水二碗，煎一碗，露一宿，温服，不露亦可。(《行箧检秘》)

2. 治伤食生冷瓜果，泄泻不休　橘饼一个(切薄片)，放碗内，以沸汤泼，盖住，泡汁出，饮汤食饼，一饼可作数次服。(《仙拈集》橘饼汤)

5785 橘络 jú luò (《本草求原》)

【异名】　橘瓤上筋膜(《纲目》)，橘瓤上丝、橘丝(《纲目拾遗》)，橘筋(《中药材手册》)。

【基原】　为芸香科柑橘属植物橘 *Citrus reticulata* Blanco 及其栽培变种的果皮内层筋络。

【原植物】　参见"橘"条。

【采收加工】　12月至翌年1月间采集果实，将橘皮剥下，自皮内或橘瓤外表撕下白色筋络，晒干或微火烘干。比较完整而理顺成束者，称为"凤尾橘络"(又名"顺筋")。多数断裂，散乱不整者，称为"金丝橘络"(又名"乱络"、"散丝橘络")。如用刀自橘皮内铲下者，称为"铲络"。

【药材】　橘络 *Retinervus Citri Fructus*　主产于四川、福建、广东。

商品规格　分"凤尾橘络"(顺筋)、"金丝橘络"(散丝橘络、乱络)和"铲络"三个规格。

性状　凤尾橘络　呈长条形而松散的网络状，上端与蒂相连，其下则筋络交叉而顺直。蒂呈圆形帽状。多为淡黄白色，陈久则变成棕黄色。每束长 6～10 cm，宽 0.5～1 cm。10余束或更多压紧为长方形块状。质轻而软，干后质脆易断。气香，味微苦。

金丝橘络　呈不整齐的松散状，又如乱丝，长短不一，与蒂相混连。

铲络　筋络多疏散碎断，并连带少量橘白，呈白色片状小块，有时夹带橘蒂及少量肉瓤碎片。

【成分】　参见"陈皮"条。

【炮制】　取原药材，除去杂质，用水喷润后撕开，去净黑络，干燥。

饮片性状　橘络为不整齐松散的网络状，稍弯曲。表面淡黄色，质轻，易折断。香气淡，味微苦。

贮干燥容器内，置通风干燥处。

【药性】　甘、苦，平。归肝、肺、脾经。

1.《本草再新》："入肝、脾二经。"

2.《本草撮要》："味淡、微苦。"

3. 张秉成《本草便读》："甘，寒。"

4.《四川中药志》1960年版："性平，味甘、苦，无毒。入肺、胃二经。"

【功用主治】　通络，理气，化痰。主治经络气滞，久咳胸痛，痰中带血，伤酒口渴。

1.《日华子》："治渴及吐酒。"

2.《纲目拾遗》："通经络滞气、脉胀，驱皮里膜外积痰，活血。"

3.《本草求原》："通经络，舒气，化痰，燥胃去秽，和血脉。"

4.《四川中药志》1960年版："化痰通络，治肺劳咳痰，咯血，及湿热客于经隧等症。"

【用法用量】　内服：煎汤，2.5～4.5 g。

【选方】　治胸闷胁痛，肋间神经痛　橘络、当归、红花各3 g。黄酒与水合煎，每日2次分服。(《食物中药与便方》)

【各家论述】　1.《本草崇原》："橘瓤上筋膜，治口渴吐酒，煎汤饮甚效，以其能行胸中之饮，而行于皮肤也。"

2.《纲目拾遗》："金御乘云：橘丝专能宣通经络滞气。予屡用以治卫气逆于肺之脉胀，甚有效。"

3.《本草便读》："橘络，甘寒入络，无甚功用，或可清络中之余热耳。"

5786 橘核 jú hé (《日华子》)

【异名】　橘子仁(姚僧垣《集验方》)，橘子核(《本草衍义》)，橘米(《四川中药志》)，橘仁(《药材学》)。

【基原】　为芸香科柑橘属植物橘 *Citrus reticulata* Blanco 及其栽培变种的种子。

【原植物】参见"橘"条。

【采收加工】　秋、冬季食用果肉时，收集种子，一般多从食品加工厂收集，晒干或烘干。

【药材】 橘核 *Semen Citri Reticulatae* 主产于四川、江西、广东、广西、福建等地。

性状 种子略呈卵形,长 0.8～1.2 cm,直径 0.4～0.6 cm。表面淡黄白色或淡灰白色,光滑,一侧有种脊棱线,一端钝圆,另端渐尖成小柄状。外种皮薄而韧,内种皮菲薄,淡棕色,子叶 2,黄绿色,有油性。气微,味苦。

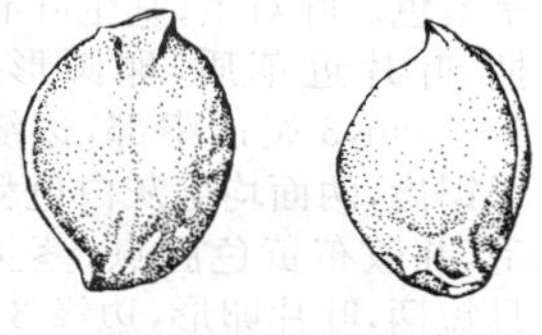

橘核(种子)外形

鉴别 种子横切面:表皮细胞为黏液细胞层;其下为 1 列厚壁细胞,排列成栅状,外壁完整或上端呈尾状突起,壁厚薄不匀,木化,具纹孔;色素层细胞含橙黄色或黄棕色物,并含草酸钙方晶,直径 7～16 μm。胚乳细胞 3～4 列,有的壁连珠状增厚,含脂肪油滴。子叶细胞含细小草酸钙簇晶或方晶,并含脂肪油滴及针簇状橙皮苷结晶。

【炮制】 1. 橘核 取原药材,除去杂质,干燥。生品擅行气止痛,多用于疝痛,肝胃气痛,乳痈肿痛。

2. 盐炒橘核 取净橘核,用盐水拌匀,闷润至尽,置锅内,用文火炒至微黄,并有香气逸出时,取出放凉。每橘核 100 kg,用食盐 2 kg。盐制后引药下行,偏于治疗疝气疼痛,睾丸肿痛。

3. 炒橘核 取原药材,除去杂质,置热锅内,炒至微黄或微焦为度,取出放凉。

4. 麸炒橘核 取麦麸撒于热锅内,用中火加热,候冒烟时,加入净橘核,拌炒至深黄色带焦味,取出,筛去焦麸皮,放凉。每橘核 100 kg,用麸皮 10 kg。

饮片性状 橘核参见"药材"项。盐炒橘核、炒橘核形如橘核,表面微黄色或微焦。麸炒橘核形如橘核,表面深黄色,带有焦味。

贮干燥容器内,盐炒橘核、炒橘核、麸炒橘核,密闭,置阴凉干燥处。

【药性】 苦,平。归肝、肾经。

1.《品汇精要》:"行手太阴、足太阴经。"

2.《纲目》:"苦、平,无毒。入足厥阴。"

3.《本草经疏》:"味苦,温。入肾与膀胱。"

【功用主治】 理气,散结,止痛。主治疝气,睾丸肿痛,乳痈,腰痛。

1.《日华子》:"治腰痛,膀胱气,肾疼。"

2.《纲目》:"治小肠疝气及阴核肿痛。"

3.《本草汇言》:"疏肝,散逆气,下寒疝之药也。"

4.《本草备要》:"行肝气,消肿散毒。"

5.《医林纂要》:"润肾,坚肾。"

6.《四川中药志》1960 年版:"能温通下焦滞气,治小肠疝、睾丸肿硬及小腹痛等症。"

【用法用量】 内服:煎汤,3～9 g;或入丸、散。

【宜忌】 体虚患者慎服。

【各家论述】 1.《本经逢原》:"惟实证为宜,虚者禁用,以其味苦,大伤胃中冲和之气也。"

2.《得配本草》:"得杜仲,炒,研末,盐汤下,治腰胁痛。配荔枝、川楝、山楂、茴香诸核,治下焦积块。"

3.《施今墨对药临床经验集》:"橘核沉降,入足厥阴肝经,功专行气,散结止痛;荔枝核,善走肝经血分,功擅行气,散寒止痛,二药参合,专入肝经,直达少腹,祛寒止痛,散结消肿之功益彰。"

【选方】 1. 治癞疝,卵核肿胀,偏有大小,或坚硬如石,或引脐腹绞痛,甚则肤囊肿胀,或成疮毒,轻则时出黄水,甚则成痈溃烂 炒橘核、海藻、昆布、海带、炒川楝子、桃仁(麸炒)各一两,厚朴(姜汁炒)、木通、枳实(麸炒)、炒延胡索、桂心、木香各半两。为细末,酒糊为丸,梧桐子大。每服七十丸,空腹盐酒或盐汤送下。(《济生方》橘核丸)

2. 治㿗疝肿痛之初起者 橘核一钱半,桃仁五十枚,栀子一钱,川乌、吴茱萸各五分。各炒,为粗末,水煎服。(《杂病源流犀烛》)

3. 治妇女乳房起核,乳癌初起 青橘叶、青橘皮、橘核各 15 g。以黄酒与水合煎,每日 2 次温服。(《食物中药与便方》)

4. 治腰痛 杜仲(炒)、橘核(炒)。等分为细末。每服二钱,不拘时,用盐酒调服。(《奇效良方》立安散)

5. 治腰痛经久不瘥 橘核(炒)、茴香(炒)、胡芦巴(炒)、菴蕳子(炒)、破故纸(炒)、附子(炮),各等分。上为细末,酒煮麸糊和丸,如梧子大。每服 30～40 丸,食前用盐汤送下。(《奇效良方》)

6. 治打扑腰痛,瘀血积蓄,痛不可忍 用橘核炒去皮,研细,每服二钱,酒调下。或用猪腰子一枚,去筋膜,破开入药,同葱白、茴香、盐,以湿纸包,煨熟,嚼下,温酒送之。(《赤水玄珠》橘核酒)

7. 治酒齄风鼻上赤 橘子核(微炒为末)一钱匕,胡桃肉(研)一个。同以温酒调服,以知为度。(《普济方》)

【临床报道】 治疗急性乳腺炎 将橘子仁碾成细末,以 25% 的乙醇或一般甜酒、白酒(稀释 1～2 倍)调匀,均匀铺于纱布上,敷于炎症处。干燥后即须更换。毒血症状严重的病例可另用橘子仁 30 g,加白酒或甜酒 30 g,水 200 ml,文火煎至 100 ml,每日 3 次,每次口服 20 ml。对已有明显脓肿形成的病例,除使用上述方法外,必须切开引流。共治疗 49 例,均获满意疗效。其中 15 例为住院患者,除 5 例入院前已有脓肿形成者外,其余 10 例早期患者用药后 1～3 d,炎症即消失。门诊病例也都一次治疗后未复诊[1]。

【各家论述】 1.《本草经疏》:"橘核,其味苦温而下气,所以能入肾与膀胱,除因寒所生之病也,疝气方中多用之。"

2.《本草述钩元》:"然则(橘)核之性味不可谓只入肝经,《日华子》故有肾疰腰痛、膀胱气痛之治。后人用治癞疝者,缘疝固肝病,亦因肾与膀胱之气化郁以病乎肝也。"

5787 橘根 jú gēn
(《民间常用草药汇编》)

【基原】 为芸香科柑橘属植物橘 *Citrus reticulata* Blanco 及其栽培变种的根。

【原植物】 参见"橘"条。

【采收加工】 9～10 月挖根,切片,晒干。

【药性】《重庆草药》:"味苦、辛,性平。无毒。"

【功用主治】 行气止痛。主治脾胃气滞,脘腹胀痛,疝气。

1.《民间常用草药汇编》:"顺气止痛,除寒湿。"

2.《重庆草药》:"理气。治气痛,气胀,膀胱疝气。"

3.《福建药物志》:"开胸理气。主治胃痛,黄疸。"

【用法用量】 内服:煎汤,9～15 g。

5788 橘红珠 jú hóng zhū
(《中药志》)

【异名】橘珠、橘胎(《广西中药志》)。

【基原】 为芸香科柑橘属植物化州柚 *Citrus grandis*

(L.) Osbeck var. *tomentosa* Hort. 的幼小果实。

【原植物】 参见"化橘红"条。

【采收加工】 春末夏初采收落下的幼果,晒干。

【药材】 橘红珠 *Fructus Citri Tomentosae Immaturus* 产于广西。

性状 幼果近球形,直径 4～5 cm。表面黄绿色,密被灰绿色短绒毛,先端有花柱脱落痕,基部有圆形果柄痕。质坚硬,不易切开,断面淡红棕色。气香,味苦、涩。

【药性】《广西中药志》:"味酸苦,性温,无毒。"

【功用主治】 《广西中药志》:"止渴,助消化,除胸中气滞。治食积,癥瘕。"

【用法用量】 内服:煎汤,3～9 g。

5789 醍醐 tí hú (《雷公炮炙论》)

【基原】 为牛乳制成的食用脂肪。

【原动物】 参见"牛肉"条。

【成分】 一般每 100 g 醍醐中含有水分 73 g,蛋白质 2.9 g,脂肪 20 g,碳水化合物 4 g,灰分 0.6 g,钙 97 mg,磷 77 mg,铁 0.1 mg,硫胺素(thiamine)0.03 mg,核黄素(riboflavine)0.14 mg,烟酸(nicotinicacid)0.1 mg,抗坏血酸微量,维生素 A 830u[1]。脂肪是醍醐的主要成分,其中含饱和脂肪酸:丁酸,己酸,辛酸,月桂酸(lauric acid),肉豆蔻酸(myristic acid),棕榈酸(palmitic acid),硬脂酸(stearic acid)以及油酸(oleic acid)(以上都是偶数 C 的脂肪酸),此外尚含二羟基硬脂酸(dihydroxystearic acid),花生酸(arachidic acid),亚油酸(linoleic acid),亚麻酸(linolenic acid)等[1]。

【药性】 甘,凉。

1.《千金方》:"味甘,平,无毒。"

2.《新修本草》:"性冷利。"

3.《绍兴本草》:"微凉。"

【功用主治】 滋阴清热,益肺止血,止渴润燥。主治虚劳烦热惊悸,肺痿咳唾脓血,消渴,便秘,风痹,皮肤瘙痒。

1.《千金方》:"补虚,去诸风痹,百练乃佳。甚去月蚀疮,添髓补中填骨,久服增年。"

2.《新修本草》:"主风邪痹气,通润骨髓,可为摩药。"

3.《日华子》:"止惊悸,心热,头疼,明目,敷脑顶心。"

4.《本草衍义》:"润养疮痂。"

5.《随息居饮食谱》:"润燥充液滋阴,止渴耐饥,养营清热。"

【用法用量】 内服:烊化冲和,适量。外用:涂摩。

【宜忌】 脾虚湿盛者禁服。

《随息居饮食谱》:"中虚湿盛者忌之。"

【选方】 1. 治一切肺病咳嗽脓血及唾血不止 好酥三十斤,三遍炼,停取凝,当出醍醐。服一合,日三服。(《千金方》)

2. 补虚,去风湿痹 醍醐二大两。暖酒一杯,和醍醐一匙服之。(《食医心镜》)

3. 治中风烦热,皮肤瘙痒 醍醐四两。以暖酒一中盏,调下半匙。(《圣惠方》)

5790 錾菜 zàn cài (《本草拾遗》)

【异名】 楼台草、玉蓉草(《滇南本草》),白花益母草(《植物名实图考》),对月草、白花茺蔚(《中国药用植物志》)。

【基原】 为唇形科益母草属植物錾菜或大花錾菜的全草。

【原植物】 1. 錾菜 *Leonurus pseudomacranthus* Kitag.

多年生草本,高 60～120 cm。茎四棱形,被粗毛,绿色,有时呈紫色。叶对生;基生叶有长柄,叶片近革质,卵圆形,长 6～7 cm,3 裂达中部,边缘有粗锯齿,两面均生灰白色粗硬毛,并散布黄色腺点;茎生叶具短柄,叶片卵形,边缘 3 裂,裂片有大形尖齿状缺刻,基部楔形;茎中部以上之叶不裂,具齿或全缘;花序上的叶卵形至披针形,两面均有粗糙毛。轮伞花序腋生,多花,远离而向顶端密集组成长穗状;小苞片少数,刺状,直伸,长 5～6 mm,基部相连接,具糙硬毛,绿色;花梗无;花萼管状,萼齿先端针刺状;花冠唇形,白色,常带紫纹,长 1.8 cm,管内有毛环;下唇 3 裂,中裂片圆心形;雄蕊 4,花柱伸出花冠外,柱头 2 裂。小坚果长约 2.5 mm,黑褐色,有 3 棱,先端截形,基部楔形,表面平滑。花期 8～9 月,果期 9～10 月。

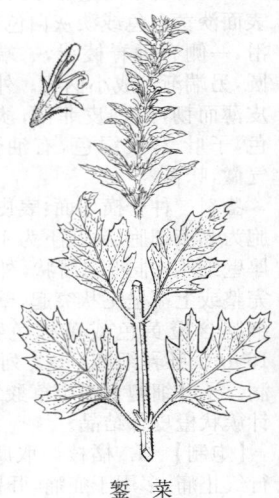

錾 菜

生于田埂、路旁、山坡石缝及溪边。分布于河北、山西、辽宁、江苏、安徽、山东、河南、陕西、甘肃等地。

2. 大花錾菜 *Leonurus macranthus* Maxim. 又名:大花益母草。

形态近前种。区别在于:本品花冠淡红或淡紫色,长 2.5～2.8 cm,萼齿长 5～10 mm。分布于河北、辽宁、吉林等省。

【采收加工】 8～10 月采收,晒干。

【药材】 錾菜 *Herba Leonuri* 錾菜产于华北、辽宁、陕西、甘肃、安徽、江苏;大花錾菜产于辽宁、吉林、河北。

性状 錾菜 茎呈方柱形,长 40～95 cm,表面有纵槽,密被贴生的微柔毛,节间处尤密。叶对生,近革质,暗绿色,多已脱落或破碎,完整者展平后呈卵圆形,长 6～7 cm,宽 4～5 cm,3 裂,边缘有疏粗锯齿,两面有小硬毛,下面散有黄色腺点,叶脉在上面下陷,在下面隆起,使之叶面具有皱纹,叶柄长 1～2 cm;中部以上的叶长圆形,边缘有疏锯齿,叶柄长不及 1 cm。轮伞花序腋生,花萼筒状,长 7～8 mm,萼齿长 3～5 mm,花冠唇形,灰白色,长约 1.8 cm。小坚果长圆状三棱形,黑色,表面光滑。气微,味淡。

大花錾菜 茎有倒生糙伏毛。叶草质,心状圆形,长 7～12 cm,宽 6～9 cm,3 裂,两面疏被短毛,叶面无皱纹;中部以上的叶卵圆形。萼齿长 5～10 mm,花冠淡红色或淡紫色,长 2.5～2.8 cm。

鉴别 叶表面观:錾菜 上表皮细胞垂周壁平直,非腺毛密集,1～3 细胞,长 140～640 μm,基部直径 40～80 μm,壁厚 10～16 μm,胞腔较窄,表面隐现螺状纹理,并有疣状突起,毛茸顶端的细胞较长,约占全长 2/3;腺毛少数,头部 1～4 细胞,直径 20～24 μm。下表皮细胞垂周壁波状弯曲,有腺鳞,头部 8 细胞,直径 52～56 μm;气孔不定式;非腺毛与腺毛特征与上表面相同。

大花錾菜 上表皮细胞垂周壁平直,非腺毛 1～3 细胞,长 165～525 μm，基部直径 58～70 μm，壁厚 12～20 μm，胞腔较窄，表面有细密螺纹及隐现疣状突起；腺毛头部 4 细胞，直径 20～24 μm。下表皮细胞垂周壁略波状弯曲；非腺毛较少，腺鳞头部 8 细胞，直径 40～60 μm；气孔不定式。

【药性】 辛，平。

1.《本草拾遗》："味辛，平，无毒。"

2.《滇南本草》："味酸、甘，性热。"

【功用主治】 活血调经，解毒消肿。主治月经不调，闭经，痛经，产后瘀血腹痛，崩漏，跌打伤痛，疮痈。

1.《本草拾遗》："主破血，产后腹痛，煮汁服之。亦捣碎敷丁疮。"

2.《滇南本草》："主治一切筋骨痿软，脱阳脱阴，夜多盗汗，妇人血崩，跌打损伤，小儿黑（痘）。"

【用法用量】 内服：煎汤，6～15 g；或研末。外用：捣敷；或研末敷。

【宜忌】《陕西草药》："孕妇忌用。"

【选方】 1. 治产后瘀血腹痛　鬐菜 15 g，红花 6 g。水煎，冲黄酒 1 盅服。（江西《草药手册》）

2. 治经期不准，腰腹疼痛　鬐菜 9 g，鸡冠花 15 g，茜草 9 g。水煎服。（《辽宁常用中草药手册》）

3. 治小儿黑痘及痘顶不起者　楼台草叶烧灰服之。

4. 治绞肠痧肚痛或阴症　楼台草梗研末酒服三钱。（3、4 方出自《滇南本草》）

5. 治急性腹痛　鬐菜茎 30 g。捣汁服。（《湖南药物志》）

5791 螃蟹七 páng xiè qī（《湖北中草药志》）

【异名】 虎掌南星、天南星（《甘肃中草药手册》），狗爪南星（《湖北中草药志》），白南星、红南星、狼毒（《新华本草纲要》）。

【基原】 为天南星科天南星属植物螃蟹七的块茎。

【原植物】 螃蟹七 *Arisaema fargesii* Buchet [*A. purpureogaleatum* auct. non Engl.]　又名：紫盔天南星（《秦岭植物志》），城口天南星（《湖北中草药志》）。

多年生草本。块茎扁球形，直径 3～5 cm，常具多数小球茎。鳞叶 3，褐色，宽 2～2.5 cm，向上渐狭，最上的长约 15 cm。叶柄长 20～40 cm，粗 6～7 mm，下部 1/4 具鞘；叶片 3 深裂至 3 全裂，裂片全缘，中裂片近菱形、卵状长圆形至卵形，长 17～32 cm，宽 15～25 cm；侧裂片斜椭圆形，长 9～23 cm，宽 6～16 cm；中肋背面隆起，侧脉 9～10 对，集合脉距边缘约 5 mm。花序柄长 18～26 cm；佛焰苞紫色，有苍白色线状条纹，管部近圆柱形，长 4～8 cm，喉部边缘耳状反卷；檐部长圆三角形，长 6～12 cm，具长 1～4 cm 的尾尖。肉穗花序单性，雄花序长 2.5～3 cm，圆柱形，雄花有花药 2～4；雌花序长约 2 cm，子房具棱，花柱极短而粗，柱头有毛；附属器粗壮，圆锥状，长 4.5～9 cm，上部长渐尖。花期 5～6 月。

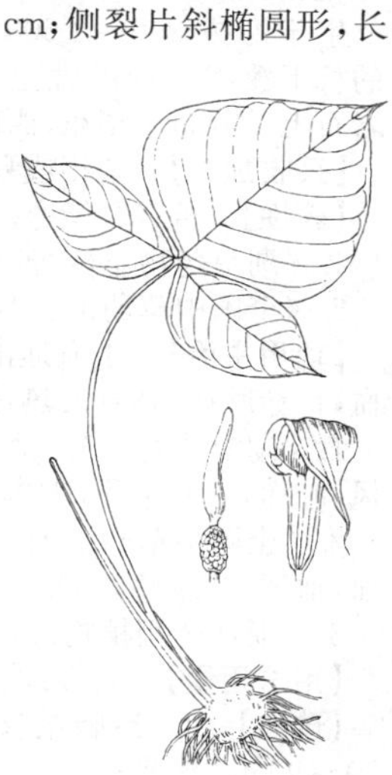

螃 蟹 七

生于海拔 900～1 600 m 的林下或灌丛内多石处。我国特有。分布于陕西。

【采收加工】 秋后采挖，鲜用或切片晒干。

【药材】 螃蟹七 *Rhizoma Arisaemae Fargesii*　产于湖北、四川、陕西、甘肃等地。

性状　块茎多呈扁平皿状，直径 2～4 cm，高 5～10 mm，亦有呈不规则半球形。表面淡黄棕色或绿黑色，有的可见未去净的淡棕色外皮。顶端凹陷（茎痕），周围有数个深陷的须根痕，周边有侧芽，呈长圆形突起，其顶端凹陷。质坚硬，呈角质状，有的略透明。无臭，味辣而麻。

【成分】 含有机酸类：苯甲酸（benzoic acid），琥珀酸（succinic acid），棕榈酸（palmitic acid），硬脂酸（stearic acid）；甾醇类：β-谷甾醇（β-sitosterol），豆甾醇（stigmasterol），胡萝卜苷（daucosterol）；此外还有 D-甘露醇（D-mannitol），三十七烷（heptatriacontane），氯化胆碱（choline chloride）[1]。

【药理】 抗惊厥作用　螃蟹七 50%醇提取物加水浸物具有抗士的宁致小鼠惊厥作用[1]。

毒性　螃蟹七 50%醇提取物加水浸物制剂小鼠腹腔注射的 LD_{50} 为 16.5±2.0 g/kg[1]。

【药性】 辛，温。有毒。

【功用主治】 燥湿，祛风，化痰，散结。主治中风口眼㖞斜，半身不遂，破伤风口噤、颈项强直，小儿惊风，痰咳，痈疽，肿毒。

【用法用量】 内服：煎汤，3～6 g（须经炮制后使用）；或入丸、散。外用：捣敷。

5792 螃蟹甲 páng xiè jiǎ（《西藏常用中草药》）

【异名】 藏糙苏（《中华人民共和国药典》）。

【基原】 为唇形科糙苏属植物螃蟹甲的块根。

【原植物】 螃蟹甲 *Phlomis younghusbandii* Mukerjee [*P. kawaguchii* Murata]

多年生草本，高 15～70 cm。主根粗壮，分枝，侧根局部膨大成球形块根，淡黄褐色，直径 1.5～2.5 cm。茎直立，四棱形，被星状短毛。基生叶多数；叶柄长 2～5 cm；叶片披针状长圆形或狭长圆形，长 5～9 cm，宽 2～3.5 cm，先端钝或近圆形，基部心形，边缘具圆齿。茎生叶对生，较基生叶小；叶柄长 0.4～1.3 cm，叶片卵状长圆形至长圆形，上面均被星状糙硬毛及单毛，下面被星状短绒毛。轮伞花序多花；苞片刺毛状，被缘毛及星状柔毛；花萼管状，长 9～10 mm，外面密被星状柔毛及腺柔毛，萼齿 5，先端具小刺尖；花冠淡紫红色，长约 1.5 cm，唇形；雄蕊 4，前对较长；雌蕊子房 2，合生，花柱单一，柱头不等的 2 裂。小坚果卵状三棱形。花期 7 月，果期 8 月。

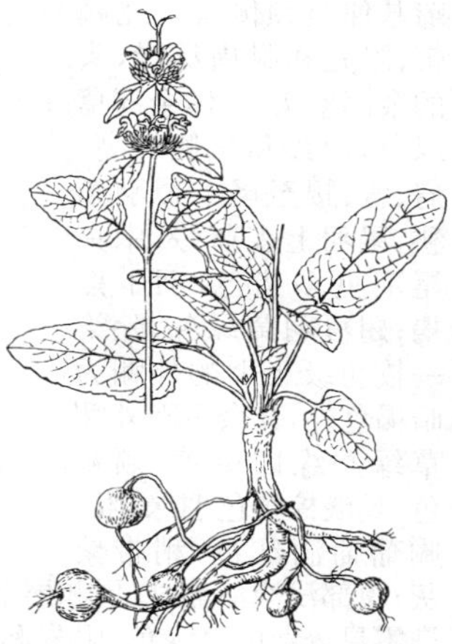

螃 蟹 甲

生于海拔 4 300～4 600 m 的干燥山坡、灌丛及田野。分布于西藏康巴宗。

【采收加工】 秋季采挖，切片，晒干。

【药材】 螃蟹甲 *Radix Phlomidis Younghusbandii* 产于西藏。

性状 块根呈不规则球形或长椭圆形，长3～8 cm，直径1～3 cm。表面黄色或黄褐色，有纵皱纹或明显抽沟；两端略突起成尖，有细根及根痕；质轻脆，断面白色，粉性。气微，味甜。

【成分】 含挥发油，主要化学成分为丁香酚(eugenol)，十六烷酸(hexadecanoic acid)，9，12-(反，反)-十八二烯酸甲酯〔9，12-octadecadienoic acid-(z，z)-methylester〕和愈创木薁醇(guaiol)等成分[1]。糖苷类成分：假秦艽苷(phlomisoside) Ⅰ、Ⅲ、Ⅳ[2]，phloyosides Ⅰ、Ⅱ及山栀子苷甲酯(shanzhiside methyl ester)，假杜鹃素(barlerin)，芝麻林素(sesamoside)，penstemoside[3]。

【药性】 甘，平。

【功用主治】 疏风清热，止咳化痰，生肌敛疮。主治风热感冒，咳嗽痰多，疮疡久溃不敛。

1.《西藏常用中草药》："清热，镇咳化痰。治感冒咳嗽、支气管炎。"

2.《全国中草药汇编》："治久疮不愈。"

【用法用量】 内服：煎汤，3～9 g。

【选方】 治感冒及防治流行性感冒 螃蟹甲3～10 g。用冷水约400 ml浸泡1～2 h后，煎至300 ml，趁热服汤。(《中国药物大全》)

5793 鹦鹉 yīng wǔ (《纲目》)

【异名】 鹦䳇(《山海经》)，干皋、鹦哥(《纲目》)。

【基原】 为鹦鹉科鹦鹉属动物绯胸鹦鹉的肉。

【原动物】 绯胸鹦鹉 *Psittacula alexandri* (Linnaeus)

体长约30 cm。雄鸟，自额至眼有一黑纹，自下嘴基伸至颈侧有一宽阔带；眼先和眼周泛绿，头的余部紫灰，上体余部草绿色，后颈和颈侧辉亮，肩、背、腰至尾上覆羽渐狭，尾羽上表蓝绿，中央尾羽更多蓝色，羽干黑褐；翅覆羽黄绿色，除第一枚初级飞羽的外翈为暗褐色外，其余飞羽外翈草绿并缘以绿黄；颏灰色，具淡棕黄色羽缘；喉、胸葡萄酒红色，稍带紫灰；腹部浅淡沾蓝；肛周和尾下覆羽黄绿。雌鸟，头紫灰，沾染零星分散的草绿色；眼先和眼周草绿更显，喉和胸橙红。虹膜浅黄。雄鸟上嘴珊瑚红，下嘴黑褐；雌鸟上下嘴皆黑褐；跗跖和趾黑色。

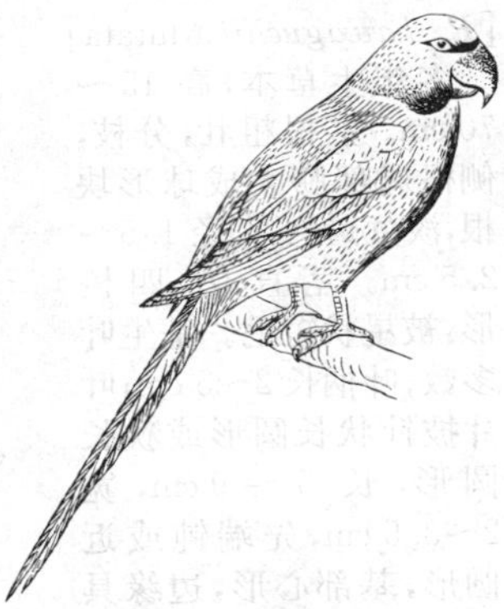

绯胸鹦鹉

常在山麓常绿阔叶林间结群活动。以各种植物种子及其嫩芽为食。广泛分布于我国广西、海南、云南等地。

绯胸鹦鹉为国家二级保护动物，禁止滥捕。

【采收加工】 捕杀后取肉，鲜用。

【药性】 《纲目》："甘、咸，温，无毒。"

【功用主治】 养阴润肺。主治肺结核，肺虚久咳。

1. 汪颖《食物本草》："食之，已虚嗽。"(引自《纲目》)

2.《中国动物药》："养阴润肺。治肺虚久嗽。""民间用治肺结核。"

【用法用量】 内服：煮食，1只。

【选方】 1. 治肺结核 鹦鹉1只，款冬花15 g，百部10 g。水煎，日服2次。

2. 治肺虚久嗽 鹦鹉1只，麦门冬10 g，紫菀10 g，百合50 g。水煎，日服2次。(1、2方出自《中国动物药》)

5794 篦梳剑 bì shū jiàn (《福建中草药》)

【异名】 山鸭蕨、手指甲、舌子风(《广西中兽医药用植物》)，小石剑(《福建中草药》)，剑叶卷莲、分金草、叶下青、小金刀、天蜈蚣、青根(《湖南药物志》)，石箬(《浙江药用植物志》)，手甲草、斩蛇剑(《广西药用植物名录》)，小连铁草(《贵州中草药名录》)。

【基原】 为蹄盖蕨科假双盖蕨属植物假双盖蕨的全草或根茎。

【原植物】 假双盖蕨 *Triblemma lancea* (Thunb.) Ching [*Asplenium lancea* Thunb.; *Diplazium lanceum* (Thunb.) Presl] 又名：单叶双盖蕨(《海南植物志》)，矛叶蹄盖蕨(《中国高等植物图鉴》)。

植株高15～40 cm。根茎细长，横生，被黑色或深棕色、阔披针形鳞片。叶疏生；叶柄长5～16 cm，通常中部以下被鳞片；叶片纸质或草质，无毛，狭披针形或线状披针形，长10～25 cm，中部宽1.5～2.5 cm，渐尖头，基部楔形，全缘或浅波状；中脉明显，侧脉羽状分叉，斜向上，每组有小脉3～4条，伸达叶边。孢子囊群线形，长4～8 mm，背生于每组侧脉的上侧小脉上，单生或偶有双生，距中脉较远，通常生在叶片的上半部；囊群盖线形，膜质。

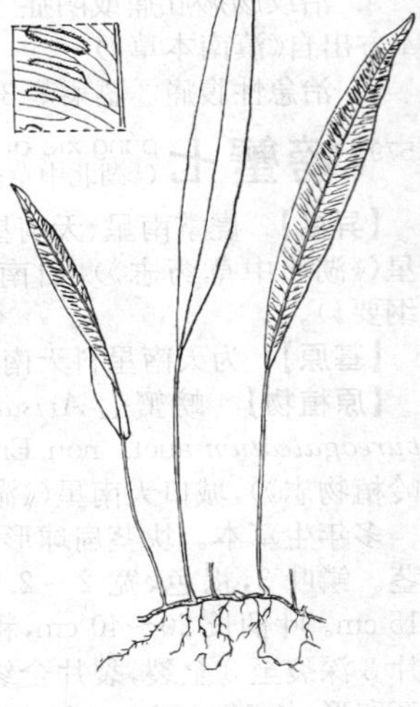

假双盖蕨

生于海拔200～1 600 m的林下溪谷边或酸性土及岩石上。分布于华东、西南及湖南、广东、广西、海南等地。

【采收加工】 全年或夏、秋季采收，鲜用或晒干。

【药性】 苦、涩，微寒。

1.《湖南药物志》："苦涩，微寒，无毒。"

2.《全国中草药汇编》："甘、辛、微苦，寒。"

【功用主治】 止血通淋，清热解毒。主治咳血，淋证，尿血，目赤肿痛，感冒发热，烧烫伤，蛇虫咬伤。

1.《湖南药物志》："消食利尿，止血。(主治)白喉，鸡爪风，吐血，小儿疳积，脚癣。"

2.《全国中草药汇编》："清热凉血，利尿。主治肺结核咯血，血尿，肺脓疡，小儿久热不退，痢疾，小便不利或尿闭。"

3.《浙江药用植物志》："通淋。"

【用法用量】 内服：煎汤，15～30 g。外用：捣敷。

【选方】 1. 治肺结核咳血，肺热痰中带血 鲜篦梳剑30～90 g。水煎服。

2. 治热淋、尿血 鲜篦梳剑60～120 g。水煎服。(1、2

方出自《福建中草药》)

3. 治吐血　单叶双盖蕨 9 g,杉木尖 15 g,乌泡尖 6 g。水煎服。(《湖南药物志》)

4. 治目赤肿痛　鲜单叶双盖蕨全草 30 g 左右。水煎,加糖少许,早晚空腹服。忌食酸辣。(《天目山药用植物志》)

5. 治毒蛇咬伤　单叶双盖蕨鲜叶 30 g,地瓜酒适量。煎服。另取适量捣敷。(《福建中草药临床手册》)

6. 治脚癣　单叶双盖蕨叶捣烂,擦患处,擦后忌下水。

7. 治小儿疳积　单叶双盖蕨 30 g。煮鸡蛋吃。

8. 治腰痛　单叶双盖蕨根 30 g。浸酒 3 d,内服;或用根 30 g,炖猪蹄食。(6～8 方出自《湖南药物志》)

5795 篦子三尖杉 bì zǐ sān jiān shān (《全国中草药汇编》)

【基原】 为三尖杉科三尖杉属植物篦子三尖杉的种子和枝叶。

【原植物】 篦子三尖杉 *Cephalotaxus oliveri* Mast. 又名:阿里杉(《中国树木学》),梳叶圆头杉(《峨眉植物图志》),花枝杉(《中国裸子植物志》),篦子粗榧(通称)。

灌木,高达 4 m。树皮灰褐色。叶条形,质硬,排成紧密的 2 列,长 1.5～3.2 cm,宽 3～4.5 mm,中部以上向上弯曲,先端凸尖,基部截形或近心形截形,近无柄,上面深绿色,微拱圆,中脉稍明显或仅中下部明显,下面气孔带白色,较绿色边缘带宽 1～2 倍。雄球花 6～7,聚生成头状花序,径约 9 mm,有雄蕊 6～10;雌球花的胚珠通常 1～2 枚,发育成种子。种子倒卵圆形、卵圆形或近球形,长 2.7 cm,径 1.8 cm,先端有小尖头,有长梗。花期 3～4 月,种子成熟期 9～10 月。

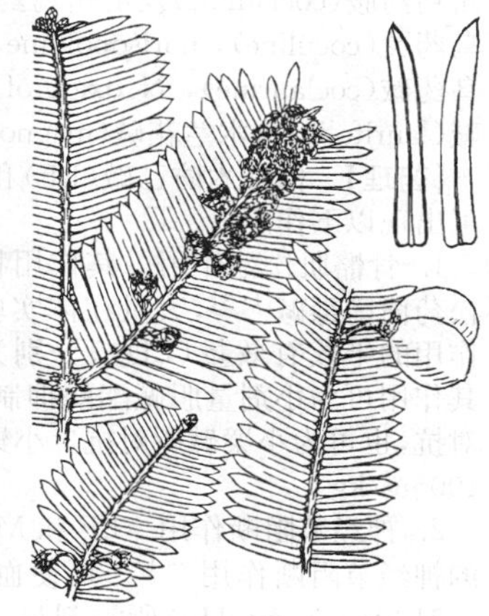

篦子三尖杉

生于海拔 300～1 800 m 的针叶树、阔叶树林中,喜温暖湿润气候及酸性山地黄壤。分布于西南及江西、湖北、湖南、广东等地。

【采收加工】 枝叶全年均可采;种子在秋季成熟时采收,晒干。

【成分】 含粗榧碱(harringtonine),三尖杉碱(cephalotaxine),谢汉墨属碱(schelhammera alkaloid) B[1]。

叶含黄酮类:4′, 4, 7, 7″-四甲氧基穗花杉双黄酮(amentoflavone-4′, 4, 7, 7″-tetramethyl ether),金松双黄酮(sciadopitysin),篦子三尖杉双黄酮(oliveriflavone)[2]。

【药理】 抗癌作用　从篦子三尖杉中分离的三尖杉酯碱(即粗榧碱)制备的注射液每日 1 mg/kg 腹腔注射,共 8 次,对小鼠肉瘤 S_{180} 的抑制率为 42.3%[1]。

毒性　三尖杉酯碱注射液给小鼠腹腔注射的 LD_{50} 为 4.12 mg/kg[1]。

【功用主治】 抗癌。主治血液系统肿瘤及其他一些恶性实体瘤。

【用法用量】 提取其中三尖杉酯碱使用,具体参见"临床报道"项。

【宜忌】 主要副作用为骨髓抑制和消化道反应。

【临床报道】 1. 治疗血液系统肿瘤　①单用从篦子三尖杉中提取的三尖杉酯碱(即粗榧碱)治疗血液系统肿瘤共 58 例,完全缓解 8 例,部分缓解 19 例,稳定 9 例,无效 22 例;总有效率为 62.07%,其中对急粒的有效率为 51.61%,对急单的有效率为 76.47%。认为本品对急性非淋巴细胞性白血病及真性红细胞增多症等血液系统肿瘤有较好的疗效[1]。②用篦子三尖杉酯碱治疗 7 例急性白血病,其中 1 例采用小剂量长程疗法(即本品 2～4 mg,加入 5%葡萄糖液 500 ml 中静脉滴注,每日 1 次);5 例采用中剂量间歇疗法(即本品 5～7.5 mg,加入 5%葡萄糖液 500 ml 静脉滴注,每日 1 次,5～7 d 为 1 个疗程,间歇 7～15 d);1 例先用间歇疗法,继用长程疗法。结果:4 例急粒中,2 例完全缓解,1 例部分Ⅰ级缓解,1 例无效死亡;2 例急单中,1 例完全缓解,1 例死于颅内出血;还有 1 例慢粒急变,取得临床疗效。总有效率为 71.43%,完全缓解率为 42.86%。3 例取得完全缓解者中,有 2 例采用间歇疗法,1 例先用间歇疗法,后改用长程疗法。认为本品能较快地使肿大的肝脾缩小,对骨痛有明显止痛作用,对皮肤浸润有明显疗效,能降低白细胞,特别是明显降低幼稚细胞,复发者使用仍有效[2]。③经比较 19 例 25 例次血液系统肿瘤发现,将篦子三尖杉酯碱与 2～5 种化疗药物联合应用的疗效并不优于单独使用篦子三尖杉酯碱者。本品对白血病及真性红细胞增多症的作用方式、疗效、副作用与其他三尖杉酯类生物碱相同,但对骨髓的抑制作用较强,故白细胞数较低的患者宜小剂量用药,同时应注意支持疗法[3]。

2. 治疗恶性实体瘤　单用篦子三尖杉酯碱治疗恶性实体瘤 21 例,显效 1 例,有效 8 例,缓解 1 例,无效 11 例。总有效率为 47.62%,其中对淋巴肉瘤的有效率为 50%,淋巴网状细胞瘤的有效率为 100%,恶性葡萄胎为 50%,鼻咽癌为 40%。认为本品对滋养叶肿瘤有一定效果[1]。

5796 篦子舒筋草 bì zǐ shū jīn cǎo (《四川常用中草药》)

【异名】 牛肋巴、舒筋草(《四川常用中草药》),凤尾草(《广西药用植物名录》)。

【基原】 为金星蕨科毛蕨属植物齿牙毛蕨的根茎。

【原植物】 齿牙毛蕨 *Cyclosorus dentatus* (Forsk.) Ching [*Polypodium dentatum* Forsk.]　又名:野小毛蕨(《台湾植物志》)。

植株高 30～70 cm。根茎短,直立或稍横卧,顶端密被棕色、披针形鳞片。叶近生或簇生;叶柄长约 20 cm,灰禾秆色,与叶轴密被灰白色硬毛;叶片纸质,披针形至长圆状披针形,长 35～50 cm,宽 8～15 cm,先端长渐尖,基部略缩狭,两面密被短毛,二回羽裂;羽片 12～18 对,互生,平展,无柄,线形,长 7～11 cm,宽

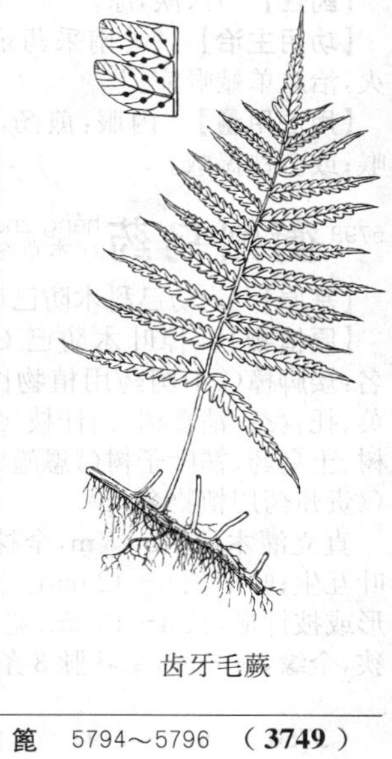

齿牙毛蕨

1～1.8 cm,先端长渐尖或尾状,基部楔形,基部的羽片稍缩短,下部4～5对羽片距离稍远,羽裂深达1/3,裂片稍斜长,长圆形,先端略圆;叶脉羽状,侧脉每裂片7～8对;羽轴及中脉两面被毛。孢子囊群圆形,每裂片有4～6对,背生于侧脉中部;囊群盖圆肾形,棕色,被密毛。

生于林下山谷湿地或溪沟边石缝中。分布于华南、西南及福建、江西、台湾等地。

【采收加工】 春、秋季采收,去须根与叶柄,晒干。

【药性】《四川常用中草药》:“性平,味微苦。”

【功用主治】《四川常用中草药》:“能舒筋,活络,散寒。治风湿筋骨痛,手指麻木,跌打损伤,瘰疬,痞块等症。”

【用法用量】 内服:煎汤,10～30 g;或炖肉;或浸酒。

【选方】 治颈淋巴结核 齿牙毛蕨15 g,蛇莓果3 g。浸酒服。(《中国药用孢子植物》)

5797 篱栏子 lí lán zǐ (《岭南采药录》)

【异名】 茉栾藤、鱼黄草、何首乌(《广西药用植物名录》)。

【基原】 为旋花科鱼黄草属植物篱栏网的全草或种子。

【原植物】 篱栏网 *Merremia hederacea* (Burm. f.) Hall. f. [*Evolvulus hederaceus* Burm. f.] 又名:金花茉栾藤(《广州植物志》),小花山猪菜(《海南植物志》)。

缠绕或匍匐草本。匍匐时下部茎上生须根。茎细长,有细棱。单叶互生;叶柄细长,长1～5 cm,具小疣状突起;叶片心状卵形,长1.5～7.5 cm,宽1～5 cm,先端钝,渐尖或长渐尖,具小短尖头,基部心形或深凹,全缘或通常具不规则的粗齿或锐裂齿,有时为深或浅3裂,两面近于无毛或疏生微柔毛。聚伞花序腋生,有花3～5朵,有时更多或偶为单生,花序梗与花梗均具小疣状突起;小苞片早落;萼片5,宽倒卵状匙形,外方2片稍短;花冠黄色,钟状,内面靠近基部具长柔毛;雄蕊5,与花冠近等长,花丝下部扩大,疏生长柔毛;子房球形,花柱与花冠近等长,柱头球形。蒴果扁球形或宽圆锥形,4瓣裂。种子4颗,三棱状球形,表面被锈色短柔毛,种脐处毛簇生。花期10～12月。

生于海拔130～760 m的灌丛或路旁草丛中。分布于江西、广东、广西、云南、台湾等地。

【采收加工】 7～9月采收全草,切碎,鲜用或晒干;果实成熟时采收,取种子晒干。

【药性】 甘、淡,凉。

【功用主治】《岭南采药录》:“清凉散热。治喉痛,去痰火,治双单蛾喉症。”

【用法用量】 内服:煎汤,3～10 g。外用:种子研末吹喉;或全株捣敷。

5798 衡州乌药 héng zhōu wū yào (《本草图经》)

【基原】 为防己科木防己属植物樟叶木防己的根。

【原植物】 樟叶木防己 *Cocculus laurifolius* DC. 又名:矮脚樟(《中国药用植物图鉴》),木防己、十八症、九皮英、托食茶、消食树、山桂枝(《广西药用植物名录》),香叶子树、土乌药、糯叶子树(《恩施中草药手册》),小青藤、马哥啰(《贵州药用植物名录》)。

直立灌木,高1～5 m,全株无毛。枝条有纵向条纹。单叶互生;叶柄长5～12 mm;叶片薄革质,椭圆形、卵形、长圆形或披针形,长4～15 cm,宽1.5～5 cm,先端渐尖,基部渐狭,全缘,有光泽,掌状脉3条,侧生的一对几乎伸至叶片近顶部。聚伞花序或聚伞圆锥花序腋生,长1～5 cm;雄花萼片6,外轮3片椭圆形,长约1 mm,内轮3片,卵状椭圆形,长约1.3 mm;花瓣6,深2裂的倒心形,基部两侧不内折,很小;雄蕊6;雌花萼片和花瓣与雄花相似;退化雄蕊6,微小;心皮3。核果近球形,稍扁,长6～7 mm。花期4～5月,果期8～10月。

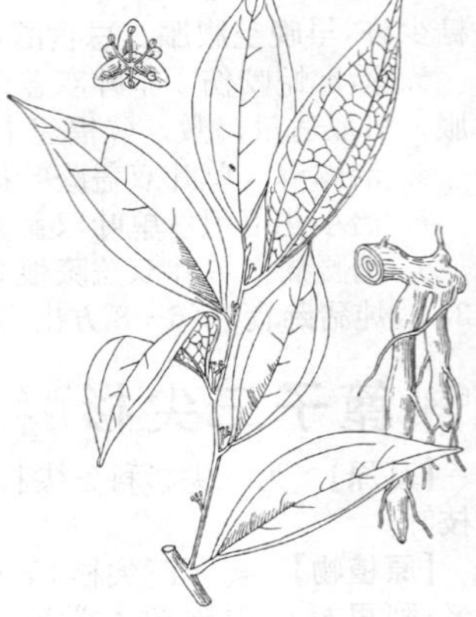

樟叶木防己

生于山脚林缘或灌丛阴处。分布于福建、江西、湖北、湖南、广东、广西、海南、贵州、云南、台湾等地。

【采收加工】 春季或冬季采挖,除去泥土、须根,切段,晒干。

【成分】 含生物碱:衡州乌药胺(coclamine)及衡州乌药弗林(coclifoline)[1],衡州乌药灵(coculine),norisoboldine,异波尔定碱(isoboldine),乌药碱(coclaurine),N-oxide of coculidine[2],樟叶木防己碱(laurifoline),木兰花碱(magnoflorine)等[3～5]。

【药理】 樟叶木防己碱(LF)和木兰花碱(MF)静脉注射可出现以下作用:

1. 骨骼肌松弛作用 其作用特点类似于非去极化型肌松药筒箭毒碱[1～3],大鼠在体实验坐骨神经—腓肠肌阻断作用的半数有效量(ED_{50})分别为6 mg/kg和10 mg/kg。其作用可为小剂量胆碱酯酶抑制剂新斯的明、毒扁豆碱所对抗,也可为小檗碱所对抗。小檗碱对抗有效剂量是50～100 μg/kg[2]。

2. 神经节阻断作用 LF和MF静脉注射都表现出强大的神经节阻断作用[2～4]。可使血压剧降,引起犬血压下降9.31 kPa(70 mmHg)所需剂量,LF为0.5 mg/kg,MF为1 mg/kg。可逆转毛果芸香碱的降压作用,加强肾上腺素的升压作用。对LF的神经节阻断作用最敏感的神经节是颌下腺的神经节,最不敏感的是肾上腺[2,3]。

3. 对肠道平滑肌的作用 对在体兔肠,LF 0.4 mg/kg静脉注射可引起兔回肠的节律性运动加强,注射后2～3 min内达高峰,5～6 min恢复正常。阿托品可对抗这一作用[2,3]。

毒性 小鼠腹腔注射,LF的LD_{50}为14 mg/kg,MF为19.6 mg/kg[2,3]。

【功用主治】 行气止痛,祛风利湿。主治胸膈痞胀,脘腹疼痛,疝气,膀胱冷气,小便频数,水肿,风湿腰腿痛,跌打伤痛,头痛,神经痛。

1.《国药提要》:“为利尿剂,治水肿时病等。”

2.《中国药用植物图鉴》:“顺气宽胀,消食止痛。中医用代天台乌药。主治中风,心腹诸痛,胸膈痞胀,宿食不消,反胃吐食,膀胱冷气,小便频数,疝气等症。日本汉医用为驱虫利尿药。”

3.《湖南药物志》:“治风湿腰腿痛。”

4.《台湾药用植物志》:“治脑溢血,感觉钝麻,充血性头痛等。又治神经痛,风气痛及霍乱。”

【用法用量】 内服:煎汤,3～10 g。

【选方】 1. 治风湿腰腿痛，胸膈痞胀，胸腹诸痛　衡州乌药根 9～15 g，水煎服。(《湖南药物志》)

2. 治腹胀胃痛，妇女小腹痛　衡州乌药根 9～15 g，煎服。(《恩施中草药手册》)

5799 貒肉 tuān ròu (《新修本草》)

【异名】 貒猪肉(《圣惠方》)。

【基原】 为鼬科猪獾属动物猪獾 *Arctonyx collaris* F. Cuvier 的肉。

【原动物】 参见“貒骨”条。

【采收加工】 冬季捕捉后杀死，去皮取肉，鲜用。

【药性】 甘、酸，平。归脾、肺经。

1.《新修本草》：“味甘，平，无毒。”

2.《食疗本草》：“平，味酸。”

3.《医林纂要》：“甘、咸，平。”

4.《随息居饮食谱》：“甘，温。”

5.《本草撮要》：“入手、足太阴经。”

【功用主治】 补脾肺，益气血，利水，杀虫。主治虚劳羸瘦，咳嗽，水胀，久痢，小儿疳积。

1.《新修本草》：“主久水胀不瘥垂死者，作羹臛食之，下水大效。”

2.《食疗本草》：“主服丹石劳热，患赤白痢多时不瘥者，可煮肉，经宿露中，明日空腹和酱食之，一顿即瘥。又瘦人可和五味煮食，令人长脂肉，肥白。曾服丹石可时时服之，丹石发热服之妙。”

3.《本草图经》：“主虚劳，行风气，利藏府，杀虫。”

4.《日用本草》：“治上气虚乏，咳逆劳热，和五味煮食。”

5.《随息居饮食谱》：“补羸瘦，长肌，下气，平咳逆。劳热，水胀，久痢，煮食即瘳。”

【用法用量】 内服：煮食，适量。

【选方】 治十种水不瘥垂死　貒肉半斤，切，粳米三合，水三升。葱、椒、豉、姜作粥食之。(《圣惠方》)

【各家论述】 《绍兴本草》：“绍兴校定：貒，乃野猪类也。肉、胞、膏、骨经注虽各分主治，皆未闻诸方验据。当从《本经》味甘、平、无毒是矣。如引《圣惠》治水病，用此肉与葱、椒、姜、豉作粥食之，尤非所宜也。”

5800 貒骨 tuān gǔ (《食疗本草》)

【异名】 土猪骨(《四川中药志》)。

【基原】 为鼬科猪獾属动物猪獾的骨骼。

【原动物】 猪獾 *Arctonyx collaris* F. Cuvier　又名：貒(《楚辞》)，獾(《尔雅》)，獾㹠(《本草拾遗》)，地猪(《医林纂要》)，沙獾(江苏)，獾猪、拱猪(四川)，川猪、狟(陕西)，串猪(甘肃)。

体长 60～70 cm，重约 10 kg。鼻吻较长，吻端与猪鼻酷似，鼻垫与上唇间裸露，眼小，耳短圆可见。四肢短粗有力；脚底趾间具毛，但掌垫裸露，趾垫 5 个。后脚掌裸露部位不达脚跟处。爪长而弯曲，前脚爪强大锐利。尾较长，基部粗壮，向末端渐变细。通体黑褐色，体背两侧及臀部杂有灰白色。吻浅褐色。颊部到耳后有一黑褐色条纹。从前额到额顶中央有一条短宽的白色条纹。两颊在眼下各具一条污白色条纹。下额及喉部白色。针毛粗长挺拔，背部毛尖棕黑。尾毛白色。体毛变化，因地区、年龄等有差异。

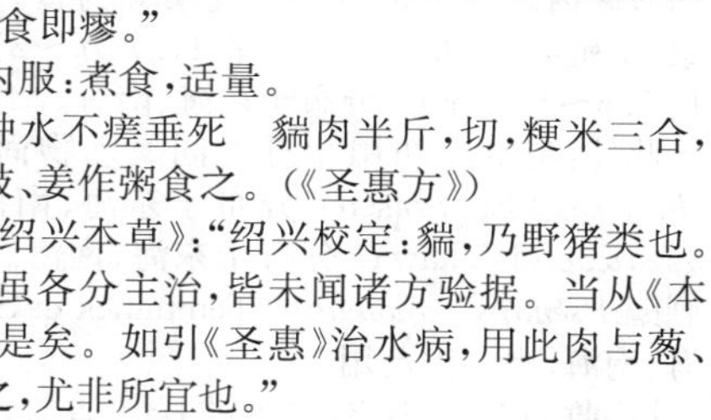

猪　獾

栖于岩洞或挖洞而居，从平原延伸至海拔 3 000 m 的高山均可寻到其足迹。杂食，昼伏夜出。叫声似猪叫。

分布于河北、山西、辽宁、江苏、浙江、安徽、福建、湖北、湖南、四川、云南、西藏、陕西、甘肃等地。

本动物的肉(貒肉)、脂肪油(貒膏)亦供药用，另设专条。

【采收加工】 冬季捕捉后杀死，去皮及肉，取骨骼鲜用。

【药性】 《四川中药志》1960 年版：“性温，味辛、酸，无毒。”

【功用主治】 祛风湿，止咳。主治风湿筋骨疼痛，皮肤瘙痒，咳嗽。

1.《食疗本草》：“主上气咳嗽，炙末酒和三合服之，日二。其嗽必瘥。”

2.《四川中药志》1960 年版：“治风湿筋骨疼痛及皮肤湿热发痒。”

3.《中国药用动物》：“祛风，镇痛，止咳。”

【用法用量】 内服：煎汤，20～50 g；或浸酒；或炙黄研末。

【选方】 治风湿筋骨疼痛　貒骨 50 g。水煎服，日服 2 次。(《中国动物药》)

5801 貒膏 tuān gāo (《新修本草》)

【异名】 貒脂(《本草拾遗》)，貒猪膏(《食医心镜》)，猪獾油(王玷桂《不药良方》)，貒油(《纲目拾遗》)，土猪油(《四川中药志》)。

【基原】 为鼬科猪獾属动物猪獾 *Arctonyx collaris* F. Cuvier 的脂肪油。

【原动物】 参见“貒骨”条。

【采收加工】 冬季捕捉后杀死，去皮下脂肪及肠网膜上脂肪，入锅熬炼成淡黄色脂肪油，滤去油渣即得。

【药性】 甘，平。归肺经。

1.《新修本草》：“甘，平，无毒。”

2.《四川中药志》1960 年版：“性温，味辛、咸。”

【功用主治】 润肺止咳，除湿解毒。主治肺痿，咳逆上气，秃疮，顽癣，痔疮，臁疮。

1.《新修本草》：“主上气，乏气，咳逆，酒和三合服之，日二。”

2.《本草拾遗》：“主传尸鬼气疰忤，消于酒中服之。”

3.《纲目拾遗》：“一切内外痔，涂上效。”

4.《四川中药志》1960 年版：“除湿解毒。治脚生臁疮，牛皮顽癣，头生白秃。”

【用法用量】 内服：酒冲，适量。外用：涂搽。

【选方】 治肺痿上气气急　煎成貒猪膏一合，暖酒和服。(《食医心镜》)

5802 雕骨 diāo gǔ (《纲目》)

【基原】 为鹰科雕属动物金雕等的骨骼。

【原动物】 金雕 *Aquila chrysaetos* Linnaeus　又名：鹫(《诗经》)，鹫(《山海经》)，鷻(《说文》)，红头雕、鹫雕、大山鹓(《中国经济动物志》)。

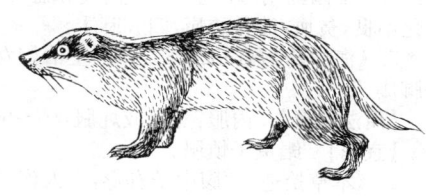

大型猛禽。雌体长约 1 m。雌雄同色。头顶金褐，后颈暗赤褐色，具黑色纵纹。上体一般暗赤褐色，背及双翅有紫

色光泽。下体通常黑褐色,胸部中央有淡色纵纹。覆腿羽暗赤褐色,具黑色纵纹;胫部的暗赤色长羽一直延伸到趾基部。嘴强大,钩曲,黑褐色,基部沾蓝。趾黄,爪黑。

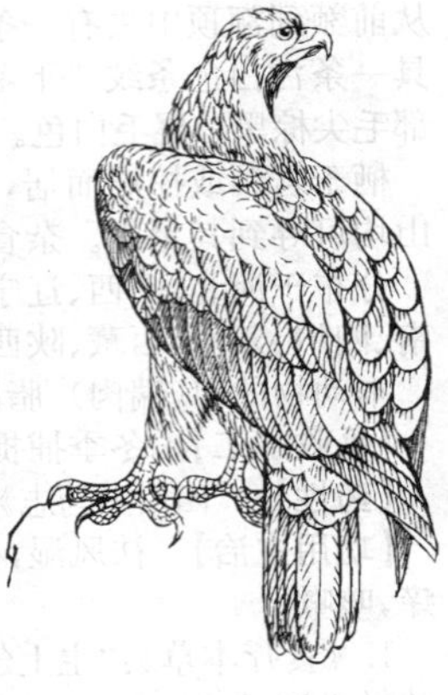

金 雕

栖息于高山草原和针叶林地区。以各种鸟类及鹿、山羊、野兔等兽类动物为食。营巢于高山悬岩大树上。分布于东北和西部、西南部山区。

金雕为国家一级保护动物,严禁捕猎。

【功用主治】 活血止痛。主治跌扑骨折。

1.《纲目》:"主治折伤断骨。"

2.《中国动物药》:"活血止痛。治跌扑骨折。"

【用法用量】 内服:煎汤,5～15 g。

【选方】 1. 治跌扑骨折,瘀血作痛 雕骨 50 g,焙研细末,自然铜 15 g,骨碎补 15 g,红花 10 g。后三味药煎汤送服雕骨末,每服 3 g,日服 2 次。

2. 治疮疡疼痛 雕骨 50 g,酥制研末,乳香 15 g,没药 15 g,金银花 30 g。上药共为末后合匀,每服 5 g,日服 2 次。(1、2 方出自《中国动物药》)

5803 鲮鲤肉 líng lǐ ròu(《纲目》)

【基原】 为鲮鲤科鲮鲤属动物鲮鲤 *Manis pentadactyla* Linnaeus 的肉。

【原动物】 参见"穿山甲"条。

【采收加工】 全年均可捕捉。遇着时撒泥沙于其上,或使猎犬到洞穴寻找。鲮鲤见狗或被撒上泥沙,即蜷缩成团,此时极易捕捉。取肉。

【药性】 甘、涩,平。

【功用主治】 滋阴清热,解毒散结。主治久病体虚,遗尿,瘰疬,麻风。

1.《医林纂要》:"杀虫,行血,攻坚散瘀。治痹通经。"

2.《中国药用动物志》:"有补阴,清热解毒的功效。主治久病体虚,瘰疬等症。"

【用法用量】 内服:炖服,50～100 g。

【选方】 1. 治遗尿 穿山甲肉 120 g。加少量酒、盐、油炖吃。孕妇忌吃。(《广西药用动物》)

2. 治大麻风 活鲮鲤一个,拣最大者,用生桐油一斤(小者半斤),先将雄黄末一钱,没药末七分,黄柏末一两,共搅入桐油内使匀。再将鲮鲤架起,下用炭火熏灼,使其口渴张口,将药油灌入口内,不吃再烘,以油吃完为度,再加大火,将鲮鲤炙酥,研为细末,另加百草霜一两共研细,入瓷瓶内,封紧不可泄气。每用五钱,以烧酒调服,上用棉被重盖,卧一时许,候满身汗出,隔日如法再服,服后七八日身面如蛇壳脱皮。(《串雅内编》)

【各家论述】 《纲目》:"按张杲《医说》云:鲮鲤肉最动风,风疾人才食数脔,其疾即发,四肢顿废。时珍窃谓此物性窜而行血,风人多血虚故也。"

5804 鲳鱼 chāng yú(《本草拾遗》)

【异名】 鲍鱼(《临海异物志》),昌侯鱼、昌鼠(《本草拾遗》),狗瞌睡鱼(《岭表录异》),鲳鳊(《医林纂要》),镜鱼、平鱼(《黄渤海鱼类调查报告》),白昌(《中国动物图谱》),昌鱼(福建、广东)。

【基原】 为鲳科鲳属动物银鲳及其近缘种的肉。

【原动物】 银鲳 *Pampus argenteus* (Euphrasen)[*Stromateoides argenteus* (Euphrasen)]

体卵圆形,甚侧扁,一般长 20～30 cm,大者长达 40 cm 余。头短小,侧扁而高。吻短,圆钝,稍突。眼小,侧位,眼间隔呈大的弧形隆起。口小,微斜,上下颌各具细小牙 1 行,排列紧密。鳃孔小,鳃耙(4～6)+(7～11),细弱。体被细小圆鳞,极易脱落。侧线位高,与背缘平行,侧线鳞 110～130。背鳍Ⅸ～Ⅻ,Ⅰ-42～48,起点略在臀鳍起点前上方,臀鳍Ⅵ～Ⅶ,Ⅰ-41～46。成鱼背鳍与臀鳍的鳍棘均埋于皮下;鳍条部相对而同形,呈镰刀形,前部鳍条均稍延长,但不伸达尾柄上。胸鳍 24～27,较长。无腹鳍。尾鳍分叉较深,下叶比上叶稍长。体具银白色光泽,背部微呈青灰色,多数鳞片上有不明显的微小黑点。腹部乳白色。各鳍浅灰色。

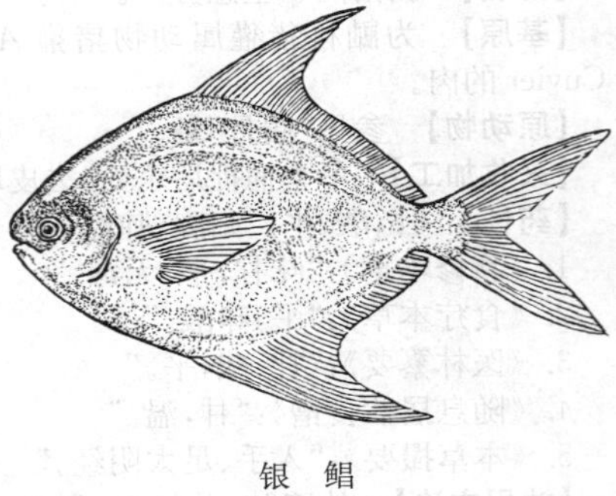

银 鲳

为近海中下层鱼类。常栖息于水深 30～70 m 潮流缓慢的海区内。以小鱼、水母、硅藻等为食。有季节性回游现象,生殖期 5～6 月。怀卵量 11.7 万～21.8 万粒,卵浮性,径 1.6～1.9 mm。分布于东海、南海。

此外,与本品功用相近的同属动物尚有:①中国鲳 *P. chinensis* (Euphrasen) 分布于东海、南海。②燕尾鲳 *P. nozawae* (Ishikawa) 分布于东海、南海。还有刺鲳属动物刺鲳 *Psenopsis anomala* (Temminck et Schlegel) 分布于东海、南海,肉亦供药用。

【采收加工】 常年均可捕捞。捕后,除去内脏,洗净,鲜用。

【药性】 甘,平。

1.《本草拾遗》:"味甘,平,无毒。"

2.《医林纂要》:"甘,苦,温。"

3.《中国药用海洋生物》:"甘,平,淡。"

【功用主治】 益气养血,舒筋利骨。主治脾胃虚弱,消化不良,血虚,病后体虚,筋骨酸痛,四肢麻木。

1.《本草拾遗》:"肥健,益气力。"

2.《本经逢原》:"益胃气。"

3.《随息居饮食谱》:"补胃,益血,充精。"

4.《中国药用海洋生物》:"益气养血,柔筋利骨。用于消化不良,贫血,筋骨酸痛,四肢麻木。"

5.《海洋药物》1982,(3):44:"主治妇女虚肿,疟疾体虚,脚痿。"

【用法用量】 内服:煮食或炖服,30～60 g。

【宜忌】 鲳鱼子慎服。

1.《本草拾遗》:"腹中子有毒,令人痢下。"

2.《随息居饮食谱》:"多食发疥、动风。"

【选方】 1. 治消化不良，脾虚泄泻，贫血　银鲳鱼肉30 g，白芍9 g，白术9 g。煎服。(《中国药用海洋生物》)

2. 治食欲不振　银鲳肉适量，佐以配料，红烧、红闷、清炖均可。

3. 治产后气血虚弱，乳汁不足，病后体虚　银鲳肉250 g，米酒适量，炖熟，常服。(2、3方出自《海味营养与药用指南》)

4. 治筋骨酸痛，四肢麻木　银鲳鱼肉60 g，伸筋草30 g，当归9 g。煎服。(《中国药用海洋生物》)

5805 鲸肉 jīng ròu (《中国海洋药物辞典》)

【基原】 为鳁鲸科鳁鲸属动物小鳁鲸等的肉。

【原动物】 小鳁鲸 *Balaenoptera acutorostrata* Lacepede 又名：小须鲸、尖头鲸、明克鲸(《山东药用动物》)，缟臂鲸(《中国海洋药物辞典》)，尖吻鲸、鲸鱼(通称)。

体略呈纺锤形，最大体高约为体长的1/5。一般体长6～9 m，最长可达10.2 m，重5 000～10 000 kg。吻狭而尖，口短，头部仅1条嵴。背鳍较高，镰刀形，后缘呈凹形，位于体后1/3处；(胸)鳍肢小，略大于体长的1/8；尾鳍宽，将近体长的1/4。喉胸部褶沟细，50～70条，不达于脐。口中须板每侧231～285枚，长21 cm，宽为长的1/2，淡黄白色，但后部须可以是褐色或黑色。体背黑褐色或灰色，体侧色淡。腹部白色。鳍肢外表面有1条白色横带。尾鳍背面为灰黑色。

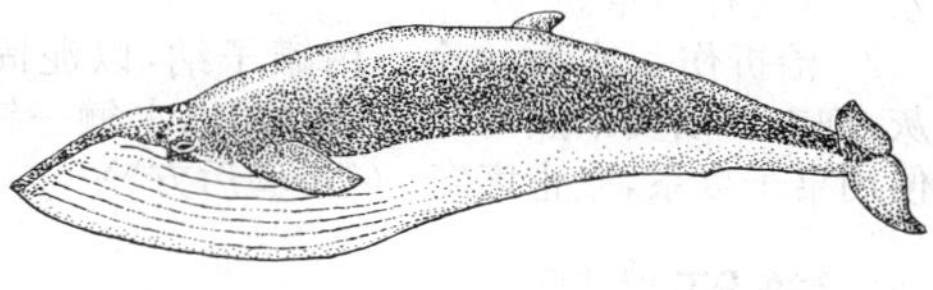

小鳁鲸

栖息于世界各大洋，喜于近岸和内海活动，常单独或数头一起游弋，以小虾及小鱼为食。胎生。我国各海区均有分布，以黄海、渤海较多。小鳁鲸为国家二级保护动物，禁止滥捕。

本动物的肝脏(鲸肝)、骨骼(鲸骨)、脂肪油(鲸油)亦供药用，另设专条。

【采收加工】 捕获后取肉。

【成分】 含多烯酸；磷脂：$C_{20:5}$，$C_{22:5}$，$C_{22:6}$；多种脂肪酸：二十二碳六烯酸(docosahexenoic acid)等[1]；游离氨基酸：甘氨酸，赖氨酸，精氨酸，3-甲基组氨酸，丙氨酸及N-β-丙氨酰-1-甲基-L-组氨酸；还含肌酸，肌酐，尿素等[2]。

【功用主治】 益气健脾，利水消肿。主治久病体虚，水肿。

《中国海洋药物辞典》："有健脾，利水，强壮之功效。主治久病体虚，脾虚浮肿等症。"

【用法用量】 内服：煮食，100～200 g。

【选方】 1. 治脾虚浮肿　鲸肉200 g，赤小豆50 g。煮熟食，日服2次。

2. 治久病体虚　鲸肉200 g，白术30 g，陈皮15 g。久煎煮烂，食肉饮汁，日服2次，连服1星期。(1、2方出自《中国海洋药物辞典》)

5806 鲸肝 jīng gān (《山东药用动物》)

【基原】 为鳁鲸科鳁鲸属动物小鳁鲸 *Balaenoptera acutorostrata* Lacepede 等的肝脏。

【原动物】 参见"鲸肉"条。

【采收加工】 捕获后剖腹取出肝脏，鲜用或冷藏。

【成分】 含多种酶：细胞色素P450单氧酶(cytochrome P450 monooxygenase)，谷胱甘肽-S-转移酶(glutathione-S-transferase)，尿苷二磷酸-葡萄糖醛酰基转移酶(UDP-glucuronyl transferase)等[1]。还含金属离子如：铁、铬、汞、铅、锂和钴[2]。

【功用主治】 滋阴补血，养肝明目。主治贫血，夜盲症，干燥性眼炎，佝偻病。

《中国海洋药物辞典》："有滋阴明目之功效。主治贫血，恶性贫血，夜盲症，干燥性眼炎等症。"

【用法用量】 内服：煮食，50～100 g；或加工提取维生素，制成针剂或片剂。

5807 鲸油 jīng yóu (《中国海洋药物辞典》)

【基原】 为鳁鲸科鳁鲸属动物小鳁鲸 *Balaenoptera acutorostrata* Lacepede 等的脂肪油。

【原动物】 参见"鲸肉"条。

【采收加工】 捕鲸后剖腹取出脂肪，加工炼制成脂肪油。

【成分】 脂肪油含45种脂肪酸，主要脂肪酸有二十碳五烯酸(eicosapentaenoic acid)，二十二碳六烯酸(docosahexenoic acid)[1,2]。还含脂类(lipids)[2]。

【功用主治】 《中国海洋药物辞典》："有软坚散结，活血化瘀之功效。主治冠心病，癌症等。"

【用法用量】 内服：开水或药液冲，0.5～1 ml。

【选方】 治冠心病　丹参15 g。水煎取液，加入小须鲸油0.5 ml服，日服2次。(《中国海洋药物辞典》)

5808 鲸骨 jīng gǔ (《山东药用动物》)

【基原】 为鳁鲸科鳁鲸属动物小鳁鲸 *Balaenoptera acutorostrata* Lacepede 等的骨骼。

【原动物】 参见"鲸肉"条。

【采收加工】 捕获后除去内脏及皮肉，取骨鲜用或冷藏备用。

【成分】 含大量的胶原(collagen)，水解后含肽和氨基酸[1]，内有组氨酸、赖氨酸、精氨酸、脯氨酸等[2]。

【功用主治】 祛风除湿。主治风湿性关节炎，类风湿关节炎。

【用法用量】 制作注射液，肌注，每日2.2～4.4 ml。

5809 鲻鱼 zī yú (《开宝本草》)

【异名】 子鱼(《纲目》)，白眼(《黄渤鱼类调查报告》)，棱鱼(《脊椎动物分类学》)，乌鲻、黑耳鲻、乌仔鱼、犬鱼(《中国动物药志》)。

【基原】 为鲻科鲻属动物鲻鱼及近缘多种动物的肉。

【原动物】 鲻鱼 *Mugil cephalus* Linnaeus

体粗壮，呈圆筒形，后部侧扁。一般体长40～50 cm。头短，平扁。背部宽阔，

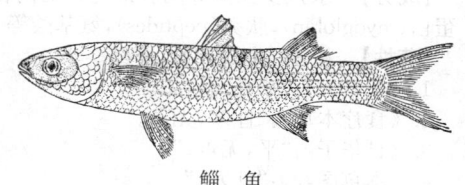

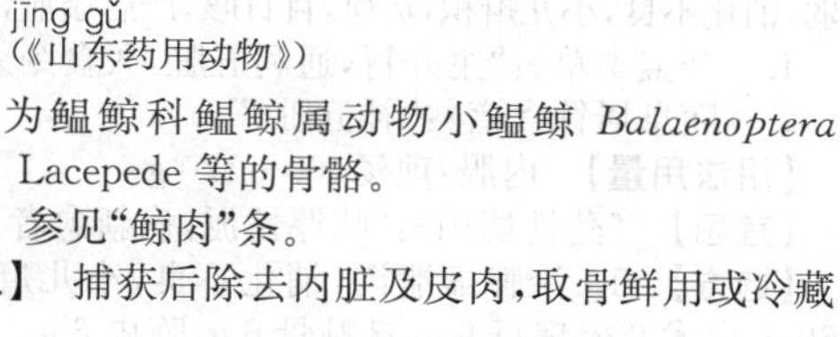

鲻鱼

两侧略凸，向腹面倾斜。吻宽短。眼大，脂眼睑发达，眼间隔宽阔平坦。口小，下位，略呈人字形，下颌前端有一凸起，闭合时可嵌入上颌相对的凹陷中。上下颌边缘具绒毛状齿。鳃孔大，鳃耙(53～75)＋(65～90)，细密。圆鳞大，除吻部外皆被鳞。侧线不明显，体侧纵列鳞 36～43，横列鳞 14～15，背鳍两个，分离，第一背鳍Ⅳ，起点位于体背中部。第二背鳍Ⅰ-8，上缘微凹。臀鳍Ⅲ-8，与第二背鳍同形。胸鳍 16～17，位高。腹鳍Ⅰ-5，鳍间有一个三角形瓣状大鳞。尾鳍大，叉形，后缘缺刻较深。头及体背青黑色，体侧上半部有 7 条黑色纵条纹，各条纹间有银白色斑点。腹部白色，各鳍灰色。

为近海中上层鱼类。喜栖息于浅海或河口咸淡水交界处，有时亦上溯至淡水江河中。食性广，以浮游生物、底栖生物及泥土中硅藻等有机质为食。生殖季节为 3～4 月间。我国沿海均有分布。因生长迅速，现已为港养良好养殖种类。

【采收加工】 常年均可捕捞。捕后，除去鳞片及内脏，鲜用。

【成分】 全鱼含蛋白质，脂肪，硫胺素(thiamine)，核黄素(riboflavine)，烟酸(nicotinic acid)及钙、磷、铁。

肌肉含糖原，清蛋白(albumin)，肌酸(creatine)，肌酸酐(creatinine)，组胺(histamine)，组氨酸脱羧酶(histidine decarboxylase)，肌动球蛋白(actomyosin)，卵磷脂(lecithine)，维生素 B_6，色氨酸、赖氨酸等多种氨基酸[1]。

【药性】 甘，平。归脾、胃、肺经。

1.《开宝本草》："味甘，平，无毒。"

2.《医林纂要》："甘，咸，平。"

3.《本草撮要》："入足阳明经。"

【功用主治】 益气健脾，开胃消食，散瘀止痛。主治脾胃虚弱，消化不良，小儿疳积，贫血，百日咳，产后瘀血，跌打损伤。

1.《开宝本草》："主开胃，通利五脏，久食令人肥健。"

2.《随息居饮食谱》："补五脏。"

【用法用量】 内服：煎汤，60～120 g。

【宜忌】 《药性切用》："味厚性泥，病新愈者忌。"

【选方】 1. 治脾虚泄泻，消化不良，小儿疳积　鲻鱼肉 60 g，白术 9 g，扁豆 9 g，乌贼骨 6 g，陈皮 6 g。煎服。

2. 治贫血　鲻鱼肉 60 g，黄芪 9 g。煎服。(1、2 方出自《中国药用海洋生物》)

3. 治病后体虚　鲻鱼 120 g，黄芪 15 g，大枣 10 枚。水煎，食肉饮汁，每日 2 次。(《海味营养与药用指南》)

5810 獭肉 tǎ ròu (《别录》)

【基原】 为鼬科水獭属动物水獭 *Lutra lutra* Linnaeus、江獭 *L. perspicillata* Geoffroy 及小爪水獭属动物小爪水獭 *Aonyx cinerea* Illiger 的肉。

【原动物】 参见"獭肝"条。

【采收加工】 宰杀后，剥皮，剖腹，除去内脏，取肉鲜用或置通风处阴干。

【成分】 水獭及江獭等同属某些种的肉含蛋白质，肌红蛋白(myoglobin)，肽类(peptides)，氨基酸等[1]。

【药性】 甘、咸，寒。归肺、肝经。

1.《千金方》："味甘，温，无毒。"

2.《食疗本草》："性寒，无毒。"

3.《日华子》："平，无毒。"

4.《本草图经》："性寒。"

5.《饮膳正要》："味咸，平。"

6.《纲目》："甘、咸、寒。"

【功用主治】 益阴清热，和血通经，利水通便。主治虚劳咳嗽，劳热骨蒸，时疫温病，水肿胀满，经闭，小便不利，大便秘结。

1.《别录》："疗疫气，温病。"

2.《日华子》："治水气胀满，热毒风。"

3.《本草图经》："主骨蒸热劳，血脉不行，营卫虚满，及女子经络不通，血热，大小肠秘涩。"

4.《饮膳正要》："疗咳嗽劳损。"

5.《医林纂要》："益阴，杀鱼虫毒。"

6.《食物考》："解热，疏经通脏，调理血脉。"

7.《随息居饮食谱》："清血热，理骨蒸，下水通经，祛毒风，利大小便。"

【用法用量】 内服：煎汤，适量；或炙干入散剂。外用：煅存性研末敷。

【宜忌】 1.《本草经集注》："其肉不可与兔肉杂食。"

2.《本草图经》："消阳气，不益男子，宜少食。"

3.《饮食须知》："勿同橙、橘、鸡肉、鸡子、兔肉食。"

4.《医林纂要》："忌柿同食。"

【选方】 1. 治寒热毒风水虚胀　水獭一头。剥去皮和五脏、骨头、尾等，炙令干，杵末，水下方寸匕，日二服。十日差。(《食疗本草》)

2. 治折伤　水獭一个。用罐子纳，以泥固济，放干，烧灰，细末。以黄米煮粥，于伤处摊，以水獭一钱末，粥上掺，使用帛子裹系，立止疼痛。(《经验后方》)

5811 獭肝 tǎ gān (《别录》)

【异名】 水獭肝(《纲目》)。

【基原】 为鼬科水獭属动物水獭、江獭及小爪水獭属动物小爪水獭的肝脏。

【原动物】 1. 水獭 *Lutra lutra* Linnaeus　又名：獭、水狗、獭猫(《中国动物药志》)。

属半水栖生活的动物。体细长呈圆筒状，长 60～80 cm，体重 2～7.5 kg；雄较雌大。头部宽而稍扁，吻端短粗，须粗硬，鼻垫小，眼小，耳小而圆。四肢粗短，趾间具蹼。爪短、侧扁而尖锐；下额中央有数根短的硬须；在前肢腕垫后面有较短的刚毛数根。尾长，超过体长之半。全身毛短而密，有光泽。上唇白色，颊两侧及颈下为污白色。腹毛较长呈栗棕色，余者毛色为棕褐色或咖啡色。

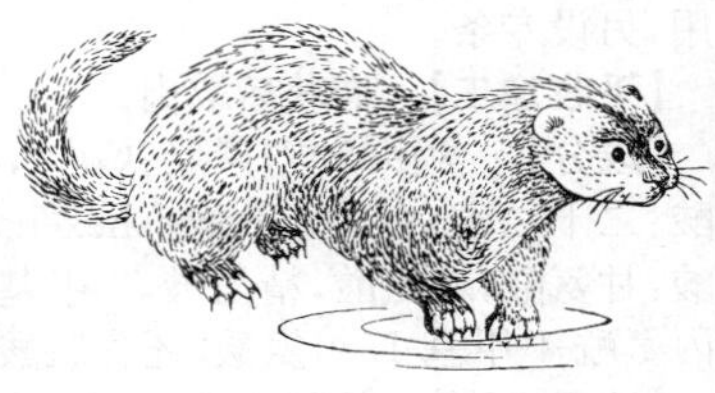

水　獭

栖息于河流、湖泊、水透明度较大、水生植物较少而鱼类较多处。具夜行性，以各种鱼类为食。分布于吉林、黑龙江、浙江、福建、湖北、湖南、广东、广西、四川、云南、西藏、陕西、甘肃、台湾等地。

2. 江獭 *L. perspicillata* Geoffroy　又名：滑獭、咸水獭、海獭、印度水獭(《中国药用动物志》)。

外形与普通水獭相似，但体形较大，体重可达 15 kg 以上。头大，耳短小而圆，鼻垫裸露的上缘与毛区的交界处，除中央稍凸外，几乎为一直线。四肢指(趾)爪，比小爪水獭略大。尾长约为体长之半，尾形甚扁阔，末端尾毛甚短。体毛短呈浅黑褐色，两颊、颈侧和颏喉部针毛白色或灰白色，绒毛浅灰褐色。四肢毛色稍显棕黄色。

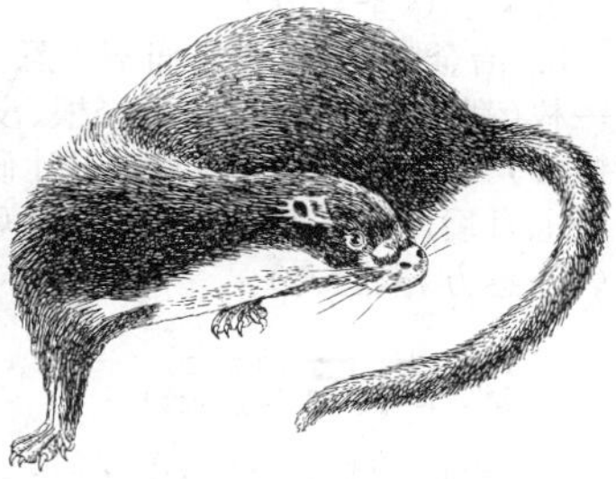

江　獭

生活于江河流域与海岸。集群生活，以鱼为食。性凶猛，敢与犬斗。分布于广东珠江口沿海和云南南部地区。

3. 小爪水獭 *Aonyx cinerea* Illiger　又名：小爪獭、水猫子(《中国药用动物志》)。

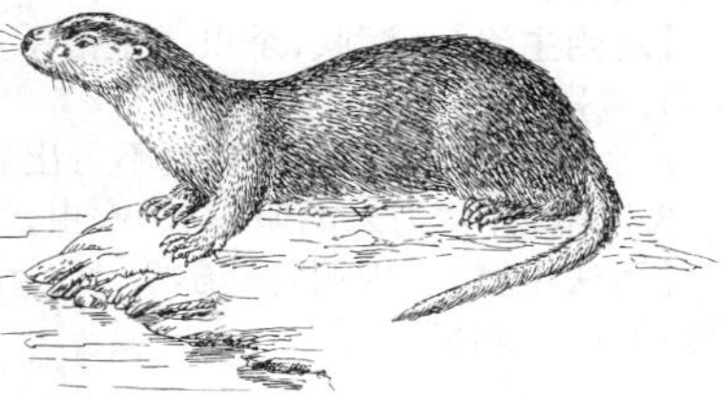

小爪水獭

体形扁而显长。体重一般不超过 3 kg。鼻垫上缘与毛区交界处呈一直线横过；脸部触须与水獭无异，唯下颌的正前方和两侧有几根短刚毛；爪极小，趾垫甚发达。牙齿特征与水獭相似，但缺第一上前臼齿，下颌门齿横列整齐。全身被咖啡色毛，毛尖显白色，具光泽。

生活于我国热带和亚热带地区。营半水栖生活。分布于福建、广东、广西、海南、四川、贵州、云南、台湾等地。

水獭、江獭、小爪水獭均为国家二级保护动物，数量日渐减少，禁止滥捕。

以上三种动物的肉(獭肉)、骨骼(獭骨)、胆汁(獭胆)、四肢(獭四足)、皮毛(獭皮毛)亦供药用，另设专条。

【养殖】 生活习性　水獭栖居于河流、湖泊和两岸林木繁茂的溪流地带，以水流急、透明度大、多鱼的水域为多。靠近海岸的小岛屿也常有水獭活动。穴居，昼伏夜出，感官灵敏，善游泳和潜水。野生状态下以食鱼为主，也可捕食蟹类、蛇、蛙、水禽及鼠类。有贮食和固定地点排便的习性。

养殖技术　水獭繁殖没有明显的季节性，一年四季均有发情和交配。每年可繁殖 2 胎，多为 1 胎 2 仔。水中交配，多在晨昏时进行。妊娠期 54～58 d。到妊娠后期应人工设置产箱，让母獭絮窝、产仔。初生仔獭重约 50 g，闭眼，胎毛白色或浅灰色。50 d 龄断奶。2 月龄后母獭即培育幼獭游泳，下水 1 星期后即可捕鱼。3 个月后即可完全独立生活。

饲养管理　水獭比较易于驯化。定向驯化的水獭可以为人类捕鱼，也可以旱养(舍养或笼养)，饲料以淡水鱼类为主，适当搭配畜禽肉类、内脏、谷物、蔬菜、麦芽等。日喂量每只为 0.8～1.2 kg。日喂 2 次，幼獭可喂 3 次。为了增强运动和毛被光泽，夏季备水(水浴)，冬季备雪(雪浴)，使其活动和健壮。初生仔獭可接受人工哺乳，经过驯化可以群养。

【采收加工】 全年均可捕捉，捕杀后，剖腹，取出肝脏，去净油脂，洗净血液及污物，悬挂通风处阴干。

【药材】 獭肝 *Jecur Lutrae*　主产于吉林、黑龙江、江西、广西、甘肃等地。

性状　本品呈大小不一的团块，肝脏分 6 叶，每叶长 4～6 cm，直径 2～4 cm，黑褐色，呈扁圆形，边缘较薄。正面观左右两叶对称，另两叶较小，位于右侧下方。各肝叶间为动脉血管，直径达 1 cm。在血管后方的上部，有 1 对橘瓣状的瘤状物，由 15～20 个小瘤块紧密排列而成。质硬不易折断，断面呈黑棕色，胶质状。有鱼腥气，味微咸。

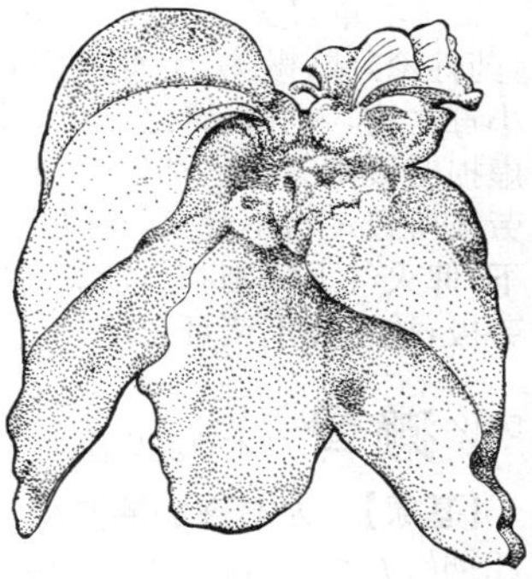

獭肝外形

【成分】 水獭、江獭或小爪水獭等动物肝含大量蛋白质，其次为葡萄糖，糖原，三酰甘油，磷脂(phospholipids)，胆甾醇(cholesterol)[1]，并含维生素 A、D 等[2]。

【炮制】 取原药材，刷洗干净，焖炕，除去筋膜，切成小块，晾干。

饮片性状　呈不规则的块片，大小不等。表面黑褐色或黑棕色。切面粗糙，黑棕色，胶质状，有血腥气，味微咸。

【药性】 甘、咸，温。归肺、肝、肾经。

1.《别录》："味甘，有毒。"

2.《药对》："平。"

3.《药性论》："味咸，微热，无毒。"

4.《本草图经》："温。"

5.《纲目》："气味甘、温，有毒。"

6.《本草经疏》："入肝、肾。"

7.《玉楸药解》："味甘，微寒。"

8.《四川中药志》1960 年版："性微温，味甘、咸，气腥，有小毒。入肺、肝、肾经。"

【功用主治】 益肺，补肝肾，明目，止血。主治虚劳羸瘦，肺虚咳嗽，肺结核，潮热盗汗，目翳，夜盲，咯血，便血。

1.《别录》："主治鬼疰蛊毒，却鱼鲠，止久嗽，烧服之。"

2.《药性论》："治上气咳嗽，劳损疾，瘦病。"

3.《食疗本草》："下水胀。"

4.《本草图经》："主传尸劳极，四肢寒疟，虚寒客热，亦主产劳。"

5.《饮膳正要》："治肠风下血。"

6.《纲目》："杀虫。"

7.《随息居饮食谱》："辟蛊杀虫，补产虚，已劳嗽。治心腹积聚，寒疝攻痛。"

【用法用量】 内服：煎汤，3～6 g；或入丸、散。

【选方】 1. 治尸注鬼注病(肺痨)　獭肝一具。阴干为末，水服方寸匕，日三。一具未瘥，更作。(《肘后方》)

2. 治夜盲，角膜翳　将干燥的獭肝研细末。每服 3～6 g，日服 2 次。(《吉林中草药》)

3. 治肝气痛　獭肝 6 g，沉香 0.6 g(为末)。开水送服。(《广西药用动物》)

4. 治肠痔，大便有血　烧獭肝，服一钱匕。(《肘后方》)

5. 治鱼刺鲠喉及心气疼痛　獭肝一具。上件阴干为细

末。每服方寸匕，白汤调服。(《杏苑生春》)

【各家论述】 1.《食疗本草》："服之(獭肝)下水胀。但热毒风虚胀，服之即瘥。若是冷气虚胀，食益虚，肿甚也。只治热，不治冷，不可一概尔。"

2.《本草经疏》："獭，水中之兽也。《本经》味甘，有毒。《药性论》咸，微热，无毒。详其功用应是咸胜、甘劣、微温、小毒之物，入肝入肾之药也。《经》曰：邪之所凑，其气必虚。虚损劳极则五脏之神俱不安，鬼邪相挟而为病。久嗽者，亦劳极所致。水不胜火，火气上炎，肺为贼邪所干也。咸味润下，俾火气下降则肺自清。总之，此药能益阴气，补虚损，保劳极，故主如上诸证也。"

5812 獭骨 tǎ gǔ (《本草经集注》)

【基原】 为鼬科水獭属动物水獭 *Lutra lutra* Linnaeus、江獭*L. perspicillata* Geoffroy 及小爪水獭属动物小爪水獭 *Aonyx cinerea* Illiger 的骨骼。

【原动物】 参见"獭肝"条。

【采收加工】 宰杀后，剥皮，剖腹，剔取骨骼，置通风处晾干。

【药性】 咸，平。

【功用主治】 消骨鲠，止呕吐，利水解毒。主治鱼骨鲠喉，呕哕，水积黄肿，恶疮。

1.《本草经集注》："疗食鱼骨鲠。"

2.《药性论》："治呕哕不止。"

3.《广西民族药简编》："烧灰冲开水服，治痧病。"

【用法用量】 内服：煎汤，10～20 g；或入丸、散。外用：研末调敷。

【选方】 1. 治诸鱼骨鲠在喉中 獭骨一片。上一味，含之咽津，立下。(《圣济总录》獭骨方)

2. 治水积黄肿 獭骨磨细，煮绿壳鸭蛋服。(《四川中药志》1960 年版)

3. 治无名恶毒疮似鱼眼者 獭骨(生研末)一两，麝香一字。研末和匀，调贴之。(《圣济总录》獭骨散)

5813 獭胆 tǎ dǎn (《本草图经》)

【基原】 为鼬科动物水獭属水獭 *Lutra lutra* Linnaeus、江獭 *L. perspicillata* Geoffroy 及小爪水獭属小爪水獭 *Aonyx cinerea* Illiger 的胆汁。

【原动物】 参见"獭肝"条。

【采收加工】 宰杀后，剥皮，剖腹，取出胆囊，洗净血液，悬挂通风处阴干，或取胆汁鲜用。

【成分】 水獭及江獭本属某些种动物胆汁含胆酸(cholic acid)，去氧胆酸 eoxycholic acid)[1]。

【药性】 《宝庆本草折衷》："味苦，寒。"

【功用主治】 明目退翳，清热解毒。主治翳膜遮睛，小儿发热咳嗽，金创疼痛，瘰疬结核。

1.《本草图经》："主眼翳黑花，飞蝇上下，视物不明，亦入点(眼)药中。"

2.《东医宝鉴》："疗结核瘰疬。"

3.《广西民族药简编》："(獭)胆汁调水内服治小儿发热咳嗽，滴眼治夜盲症。"

【用法用量】 内服：煎汤，3～6 g；或入丸、散。外用：鲜汁或研末点眼，或涂敷。

【选方】 1. 治妇人月水不通，心腹滞闷，四肢疼痛 獭胆一枚(干者)，水蛭十枚(炒令微黄)，川椒一分(去目及闭口者，微炒去汗)，狗胆一分(干者)，硇砂一分(细研)。上药捣罗为末，以醋煮面糊和丸，如绿豆大。每于食前，当归酒下五丸。(《圣惠方》)

2. 治金镞出后，疮疼痛不可忍 獭胆、猯猪胆、鲤鱼胆各一枚(都为一处)，青黛、栝楼根、没药各一分，当归半分(锉，微炒)。上药，捣罗为末，与胆汁研和令匀，入瓷盒中盛，收经七日后用之。每用一丸，如小豆大，旋旋取任在箭疮内。(《圣惠方》獭胆丸)

5814 獭四足 tǎ sì zú (《别录》)

【异名】 獭爪(《饮膳正要》)。

【基原】 为鼬科水獭属动物水獭 *Lutra lutra* Linnaeus、江獭 *L. perspicillata* Geoffroy 及小爪水獭属动物小爪水獭 *Aonyx cinerea* Illiger 的四足。

【原动物】 参见"獭肝"条。

【采收加工】 宰杀后，剁下四足，悬挂通风处阴干。

【药性】 甘，平。

【功用主治】 润肤，杀虫。主治手足皲裂，肺痨。

1.《别录》："主手足皲裂。"

2.《本草拾遗》："主鱼骨鲠不可出者，煮汁食。"

3.《纲目》："为末酒服，杀痨瘵虫。"

【用法用量】 内服：煎汤，9～12 g；或研末酒调，3～6 g。外用：研末调搽。

5815 獭皮毛 tǎ pí máo (《本草拾遗》)

【基原】 为鼬科水獭属动物水獭 *Lutra lutra* Linnaeus、江獭*L. perspicillata* Geoffroy 及小爪水獭属动物小爪水獭 *Aonyx cinerea* Illiger 的皮毛。

【原动物】 参见"獭肝"条。

【采收加工】 宰杀后，剥取皮，撑开，晾开。

【功用主治】 利水，解毒，止血。主治水饮，痔疮，烧烫伤，外伤出血。

1.《本草拾遗》："主水痫病，煮汁服。"

2.《青藏高原药物图鉴》："外用止血。"

【用法用量】 内服：煎汤，6～15 g；或烧灰研末，3～6 g。外用：烧灰撒。

【选方】 1. 治肠痔，肛边生疮痒痛 獭皮。上一味，烧灰研细，空心米饮调下二钱匕，日晚再服。(《圣济总录》杀虫散)

2. 治烧烫伤 (獭)皮烧灰，调水涂患处。(《广西民族药简编》)

5816 鹧鸪 zhè gū (《新修本草》)

【异名】 隋阳、越雉(《禽经》)，逐隐、怀南(《广志》)，山鹄(《罗浮志》)，钩辀、格磔(《苕溪渔隐丛话》)，越鸟(《医林纂要》)，中国鹧鸪(《中国经济动物志》)，花鸡(《中国动物药》)。

【基原】 为雉科鹧鸪属动物鹧鸪的肉或全体。

【原动物】 鹧鸪 *Francolinus pintadeanus* (Scopoli)

体长约 30 cm。嘴短，雄鸟黑色，雌鸟上嘴肉色，下嘴肉黄色。虹膜褐色。额和头侧几至颈项均棕色，眉纹黑色；颊部白色，下缘有黑纹；颏和喉均白色。上背黑，满布椭圆形白斑，羽端缀以栗色；下背至中央尾羽也黑，杂以波状狭纹，外侧尾羽端纯黑；肩部栗色；覆羽暗褐，均有白点；飞羽暗褐，具白色横斑，最内侧飞羽与肩羽同。胸、上腹与上胁均黑色而密缀显著的眼状白斑，至下胁则转为白羽而杂以黑斑；下腹棕白。尾下覆羽棕色。脚短，橙黄色以至红褐色。雌鸟黑色较纯而沾褐色；白斑与纹均带棕色；下体变为棕白，杂以黑色横斑。

常栖于山地灌木丛和草丛中。主食谷粒、豆类及其他植物的种子，亦兼吃昆虫。分布于我国南部各地。

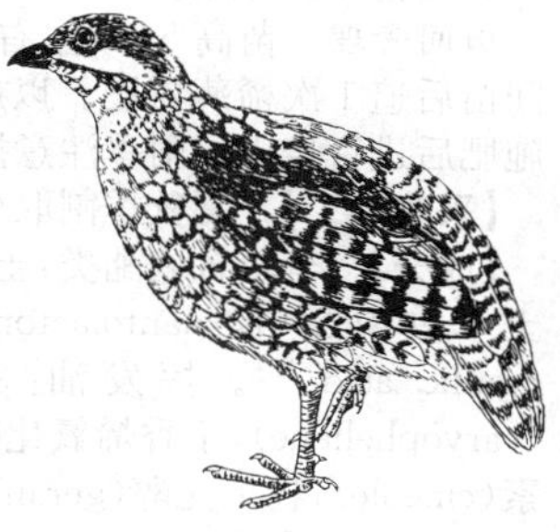

鹧　鸪

本动物的脚爪（鹧鸪脚）、脂肪（鹧鸪脂）亦供药用，另设专条。

【采收加工】 全年均可捕捉，杀死后洗净，或除去羽毛及内脏，取肉鲜用。

【药性】 甘，温。归脾、胃、心经。

1.《新修本草》："味甘，温，无毒。"

2.《日华子》："微毒。"

3.《本草求真》："入脾、胃、心。"

【功用主治】 滋养补虚，开胃化痰。主治体虚乏力，失眠，胃病，下痢，小儿疳积，咳嗽痰多，百日咳。

1.《新修本草》："主岭南野葛、菌毒、生金毒，及温瘴久，欲死不可差者，合毛熬酒渍之。生捣取汁服，最良。"

2.《食疗本草》："能补五脏，益心力，聪明。"

3.《日华子》："疗蛊气瘴疾欲死者。酒服之。"

4.《医林纂要》"补中消痰。"

5.《随息居饮食谱》："利五脏，开胃，益心神。"

6.《中国药用动物志》："主治胃病，失眠，下痢，小儿疳积，百日咳。"

【用法用量】 内服：炖熟，1～2只。

【宜忌】《食疗本草》："不可与竹笋同食，令人小腹胀。"

【选方】 治胃脘作痛，时发时止，年久不愈 鹧鸪肫内皮不拘多少，焙干研末，每次1.5～3 g，温开水送服，久服有效。（《广西药用动物》）

【各家论述】《本草求真》："（鹧鸪）常食乌头、半夏苗，故书载其气味甘温，但有小毒。食之者须防咽喉头脑肿痛，犯此宜用生姜、甘草解之。"

5817 鹧鸪脂 zhè gū zhī（《本草图经》）

【基原】 为雉科鹧鸪属动物鹧鸪 *Francolinus pintadeanus* (Scopoli) 的脂肪。

【原动物】 参见"鹧鸪"条。

【采收加工】 宰杀后剖腹取脂肪，熬油，放冷后备用。

【功用主治】 润肤。主治皮肤皲裂，冻疮。

1.《本草图经》："其脂膏手，可以已瘃瘃，令不龟裂。"

2.《本草求真》："涂冻疮，令不龟裂。"

【用法用量】 外用：涂敷。

5818 鹧鸪菜 zhè gū cài（《纲目拾遗》）

【异名】 美舌藻（《孢子植物名称》），岩头菜、岩衣（《浙江药用植物志》），竹环菜、堤藻、鲁堤菜、乌菜、驱虫菜（《福建药物志》）。

【基原】 为红叶藻科鹧鸪菜属植物鹧鸪菜的藻体。

【原植物】 鹧鸪菜 *Caloglossa leprieurii* (Mont.) J. Ag. [*Delesseria leprieurii* Mont.]

藻体暗紫色，干后黑色，薄膜质，匍匐丛生，高1～4 cm，宽约1 mm，叶状，扁平而窄细，二叉式分枝，枝节间狭长，节间有些缢缩，叶片中肋明显，延伸及顶，末端分叉，舌状披针形，中肋的分枝处常有次生副枝，其腹面有时生出假根状固着器。四分孢子囊四面锥形，沿中肋向两边集生。囊果圆球形，生于分枝上部及中肋腹面。

生于高、中潮带的泥沙石上，尤其是海口附近的低盐度处。分布于浙江、福建、广东等沿海。

【采收加工】 夏、秋季采收，晒干，或鲜用。

【药材】 鹧鸪菜 *Alga Caloglossae* 主产于浙江、福建、广东等地沿海。

性状 藻体黑色，扁平，叶状，长1～4 cm；具有不规则叉状分枝，节间狭长，类圆形，节部缢缩。叶片中央有明显的中肋；中肋分枝点常有次生副枝，有时生出毛状根。膜质。气腥，味咸。

【成分】 藻体含 α-海人草酸（α-kainic acid）[1]，二肽金色酰胺醇酯（aurantiamideacetate）[2]，α-甘油基-α-D-4-铵基甘露糖（α-glyceryl-α-mannoside-4-ammonium salt），二（氨基甲羧氧-乙基）-砜〔di(aminocarboxyethylene) sulfone〕，caulorpin[3]。

【药理】 1. 驱蛔作用 20%煎液培养的猪蛔，20～30 min后，可见虫体皱缩及活动减少，至次日仍未死亡。猪蛔活动描记提示，煎液可抑制活动和使其麻痹[1,2]。鹧鸪菜的驱蛔主要活性成分为 α-海人草酸[3,4]。

2. 其他作用 10%鹧鸪菜毒饵能毒杀家蝇，发霉原藻的作用尤著，62 h内被全部毒毙[1,5]。

毒性 小鼠灌服鹧鸪菜煎液 20 g/kg，未出现中毒症状和死亡，部分患者服鲜藻250 g，未见明显反应[6,7]。提示毒性极小，个别出现腹痛、腹泻等副作用[1]。

【药性】 咸，平。

1.《中国药用海洋生物》："咸，平。"

2.《福建药物志》："咸，微苦，寒，有小毒。"

【功用主治】 驱蛔。主治蛔虫病。

1.《纲目拾遗》："疗小儿腹中虫积。"

2.《中国药用海洋生物》："驱虫，化痰，消食。用于慢性支气管炎，消化不良和蛔虫病。"

3.《浙江药用植物志》："主治蛔虫性肠梗阻。"

【用法用量】 内服：煎汤，鲜品30～60 g；小儿酌减；或干品研末。当晚临睡前和次晨空腹两次分服。

【选方】 治疗蛔虫病 口服美舌藻片8片（每片重0.3 g，相当于鹧鸪菜原药材7.5 g），在睡前或早晨空腹1次服下，小儿用量酌减。（《全国中草药汇编》）

【临床报道】 驱蛔虫 取干燥鹧鸪菜，文火煎3次，浓缩成100%水液，分3个不同产地组，每组又分普通量和倍量两个观察组，分别于当晚临睡前和次日早饭前或上午9时和下午4时，分2次用糖水送服。普通量每次2～5岁5 ml，6～10岁10 ml，11～15岁15 ml，16岁以上20 ml；倍量按普通量加1倍，服药后连续观察大便1星期。共治1 313例，结果漳浦产组1 040例中，普通量组为839例，排出蛔虫者738例，排虫有效率为87.97%；倍量一次服药组106例，排出蛔虫者59例，排虫有效率为55.66%；倍量分两次服药组95例，排出蛔虫者78例，排虫有效率为82.10%。而海澄、平潭产两组，驱蛔效果显著较差，排虫有效率分别为11.81%及10.71%，说明文献记载"出漳浦"产地的重要意义。漳浦产组排出蛔虫者 875 例中，有 597 例（68.22%）在服药后 24 h 内排出蛔虫，排虫最早为服药后 6 h，最迟者 5 d。服药后少数有腹痛、头晕、呕吐、腹泻、食欲不振，但反应较轻微，在一二日内随蛔虫的排出而消失[1]。

5819 鹧鸪脚 zhè gū jiǎo（《陆川本草》）

【基原】 为雉科鹧鸪属动物鹧鸪 *Francolinus pintadeanus*（Scopoli）的脚爪。

【原动物】 参见“鹧鸪”条。

【采收加工】 宰杀后取脚爪，烘干。

【药性】 甘，温。

【功用主治】 主治中耳炎。

【用法用量】 外用：煅研为末，吹耳。

5820 磨盘草 mò pán cǎo（《岭南采药录》）

【异名】 金花草、磨挡草（《生草药性备要》），耳响草（《岭南采药录》），帽笼子、磨笼子、木磨子（《陆川本草》），磨盆草（《南宁市药物志》），苘麻、白麻（《桂林市药物志》），磨谷子、磨龙子、牛牯仔磨、磨爿果、复盆子（《中国经济植物志》），半截磨（《广西民间常用草药》），磨仔草、假茶仔、牛响草、挨砻地堵、磨砻草（《广西药用植物简编》），磨盘花、累子草（《云南中药志》），米兰草、帽子盾、倒绋草、四米草、研仔盾草（《台湾药用植物志》）。

【基原】 为锦葵科苘麻属植物磨盘草的全草。

【原植物】 磨盘草 *Abutilon indicum*（L.）Sweet［*Sida indica* L.］

一年生或多年生直立的亚灌木状草本，高 1～2.5 m。分枝多，全株均被灰色短柔毛或星状柔毛。叶互生；叶柄长 2～4 cm；托叶钻形，外弯；叶卵圆形或近圆形，长 3～9 cm，宽 2.5～7 cm，先端短尖或渐尖，基部心形；边缘具不规则锯齿。花单生于叶腋，花梗长达 4 cm，近顶端具节；花萼盘状，绿色，直径 6～10 mm，裂片 5，宽卵形，先端短尖；花黄色，直径 2～2.5 cm，花瓣 5，长 7～8 mm；雄蕊柱被星状硬毛；心皮 15～20，成轮状，花柱 5，柱头头状。果为倒圆形似磨盘，直径约 1.5 cm，黑色，分果爿 15～20，先端截形，具短芒，被星状长硬毛。种子肾形。花期 7～10 月，果期 10～12 月。

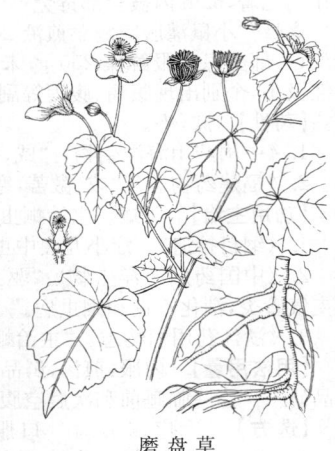

磨盘草

生于海拔 800 m 以下的地带，如平原、海边、砂地、旷野、山坡、河谷。分布于广东、广西、海南、贵州、云南、台湾等地。

本植物的根（磨盘根）、种子（磨盘草子）亦供药用，另设专条。

【栽培】 生物学特性 喜温暖湿润和阳光充足的气候，生长适温在 25～30 ℃，不耐寒，一般土壤均能种植，较耐旱，喜肥，在疏松而肥沃的土壤上生长茂盛。

繁殖方法 种子繁殖。选成熟饱满种子，翌年 3 月直播，按行株距 35 cm × 30 cm 开穴，每穴播种子 3～4 颗，覆土 3 cm，播后浇水保湿，7～10 d 即可发芽出苗。

田间管理 苗高 5 cm 左右时间苗，每穴留壮苗 1～2 株。间苗后追 1 次稀薄氮肥。以后每月中耕除草及追肥 1 次，施肥后进行培土。雨季注意排水防涝。

【采收加工】 夏秋季割取全草，晒干。

【成分】 全草含内酯类：土木香内酯（alantolactone）和异土木香内酯（isoalantolactone）[1]。有机酸类：没食子酸（gallic acid）[2]。挥发油：β-蒎烯（β-pinene），丁香烯（caryophellene），丁香烯氧化物（caryophyllene oxide），桉叶素（cineole），牻牛儿醇（geraniol），牻牛儿醇乙酸酯（geranylacetate），榄香烯（elemene），金合欢醇（farnesol），龙脑（borneol）及桉叶醇（eudesmol）等[3]。

地上部分含有机酸类：香草酸（vanillic acid），对香豆酸（coumaric acid），对羟基苯甲酸（hydroxybenzoic acid），咖啡酸（caffeic acid），延胡索酸（fumaric acid），对-β-D-葡萄糖氧基苯甲酸（β-D-glucosyloxybenzoic acid）[4]。

花含黄酮类：棉花皮素-8-葡萄糖苷即棉花皮苷（gossypetin-8-glucoside，gossypin），棉花皮异苷（gossypetin-7-glucoside），矢车菊素-3-芦丁苷（cyanidin-3-rutinoside）[5]。

【药性】 甘、淡，凉。

1.《生草药性备要》：“味甜甘，性平，无毒。”

2.《本草求原》：“叶：甘、涩，微温。”

3. 广州部队《常用中草药手册》：“甘、淡，平。”

4.《广西本草选编》：“味甘，性凉。”

【功用主治】 疏风清热，化痰止咳，消肿解毒。主治感冒，发热，咳嗽，泄泻，中耳炎，耳聋，咽炎，腮腺炎，尿路感染，疮痈肿毒，跌打损伤。

1.《生草药性备要》：“散风血热。耳鸣耳聋，煲鸡肉食亦可。”

2.《本草求原》：“健脾止泻，同米擂煮黄糖食。”

3.《岭南采药录》：“能升清降浊，开窍活血，又捣敷搭手、痈疮。”

4.《广东中药》：“温经通肾（一说清肾火，疏气热，对久热不退有效），主治肾虚耳鸣。小肠疝痛，肾虚余沥，小便刺痛或小便浑浊，腮腺炎，骨蒸劳热。”

5.《广西本草选编》：“清热利尿，化痰止咳。主治肺结核，百日咳，气管炎，感冒风热，尿路感染，痔疮，中耳炎，外耳道炎。”

6.《台湾药用植物志》：“茎煎服治神经痛，耳聋，感冒眩晕，疮疡，妇人难产及头痛。叶敷肿毒。”

7.《广西民族药简编》：“治子宫脱垂。”

【用法用量】 内服：煎汤，30～60 g；或炖肉。外用：捣敷；或煎水熏洗。

【宜忌】《海南岛常用中草药手册》：“孕妇忌服。”

【选方】 1. 治耳痛，耳聋 磨盘草 60 g。加瘦肉适量煎汤服。（《香港中草药》）

2. 治中耳炎 磨盘草 30～60 g，苍耳根 15 g，墨鱼干 1 个。水炖服。（《福建药物志》）

3. 治过敏性荨麻疹 磨盘草干全草 30 g，猪瘦肉适量。水炖服。（厦门《新疗法与中草药汇编》）

【临床报道】 治疗急性中耳炎 磨盘草 50～60 g，水煎后，分两次饭前服，每日 1 剂。共治 46 例。结果 7 d 后，治愈 28 例，显效 17 例，有效 5 例，无效 1 例[1]。

5821 **磨盘根** mò pán gēn（《广西中药志》）

【异名】 磨盘草根（《广西本草选编》），帽仔盾头（《台湾药用植物志》）。

【基原】 为锦葵科苘麻属植物磨盘草 *Abutilon indicum* (L.) Sweet 的根。

【原植物】 参见"磨盘草"条。

【采收加工】 4月采挖，切片晒干。

【药材】 磨盘根 *Radix Abutili Indici* 主产于云南、广西、福建。

性状 本品呈圆锥形，粗大，长达15 cm，径约2 cm，有分枝，表面土黄色，皮孔横列，支根痕呈点状突起。质韧，断面白色，纤维性，皮部较厚，与木部易于分离。气微。

【成分】 含β-谷甾醇（β-sitosterol），β-香树脂醇（β-amyrin），生物碱（alkaloid）及脂肪。脂肪中脂肪酸组成主要有棕榈酸（palmitic acid 45.21%），辛酸（octanoic acid 20.66%），十八碳二烯酸（octadecadienoic acid 11.42%）及十八碳一烯酸（octadecenoic acid）[1]等。

【药性】《广西中药志》："味甘，性平，无毒。入脾、肺、膀胱经。"

【功用主治】 清热利湿，通窍活血。主治肺燥咳嗽，胃痛，腹痛，泄泻，淋证，疝气，跌打损伤，耳鸣耳聋。

1.《广西中药志》："清热，祛湿，通窍，凉血。治五痨七伤，肺燥咳嗽。"

2.《广西本草选编》："清热利尿。主治尿路感染。"

【用法用量】 内服：煎汤，9～15 g。外用：捣敷；或煎水熏洗。

【选方】 1. 治痔疮 磨盘根150 g。水煎浓，服一茶杯许，余药乘热熏肛门，候温则洗，每日熏五六次。（《陆川本草》）

2. 治睾丸炎 磨盘草根30 g，青皮鸭蛋1个。水煎服。（《福建药物志》）

3. 治尿路感染 磨盘草根10～15 g。水煎服。（《广西本草选编》）

5822 **磨盘草子** mò pán cǎo zǐ（福建晋江《中草药手册》）

【基原】 为锦葵科苘麻属植物磨盘草 *Abutilon indicum* (L.) Sweet 的种子。

【原植物】 参见"磨盘草"条。

【采收加工】 冬季果实成熟时采摘，打下种子，晒干。

【成分】 种子油脂肪酸组成：油酸（oleic acid），亚油酸（linoleic acid），亚麻酸（linolenic acid），硬脂酸（stearic acid）及棕榈酸（palmitic acid）等[1]。种子还含谷甾醇（sitosterol）[1, 2]及棉籽糖（raffinose）[1]。

【功用主治】 通窍，利水，清热解毒。主治耳聋，乳汁不通，水肿，便秘，痢疾，痈疽肿毒。

【用法用量】 内服：研末，1～3 g。

【选方】 1. 治赤白痢 磨盘草子实，炒研为末。每次3 g，每日3次，饭前蜜汤送服。（福建晋江《中草药手册》）

2. 治痈疖 磨盘草子实3 g。研末，开水送服。（《福建药物志》）

5823 **糙苏** cāo sū（《内蒙古中草药》）

【异名】 山苏子（《内蒙古中草药》），续断、山芝麻（《秦岭巴山天然药物志》）。

【基原】 为唇形科糙苏属植物糙苏的根及全草。

【原植物】 糙苏 *Phlomis umbrosa* Turcz. 又名：大叶糙苏（《内蒙古中草药》），常山（河北兴隆），小兰花烟（山西宁武）。

多年生草本，高50～150 cm。根红褐色，较肥大，常数个集生。茎直立，四棱形，疏被向下的短硬毛。叶对生，叶柄长1～12 cm，密被短硬毛；叶片圆卵形或卵状长圆形，长5.2～12 cm，宽2.5～12 cm，先端急尖，基部浅心形或圆形，边缘具粗锯齿，两面被疏柔毛及星状柔毛。轮伞花序通常4～8花，多数；苞片线状钻形，常呈紫红色，被星状毛；花萼管状，长约10 mm，外面被星状毛，萼齿5，先端具小刺尖，边缘被丛毛；花冠通常粉红色，长约1.7 cm，唇形，上唇边缘具不整齐的小齿，下唇3裂；雄蕊4，前对较长，后对基部无附属物；雌蕊子房2，合生，花柱单一，柱头2裂。小坚果卵状三棱形。花期6～9月，果期7～10月。

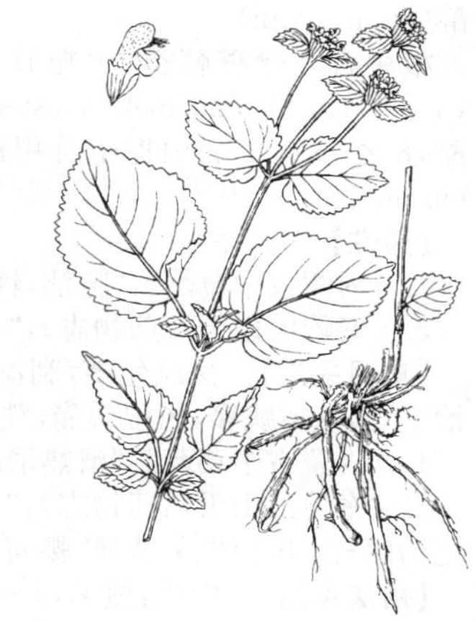

糙 苏

生于海拔200～3 200 m的疏林下、林缘、草丛、路旁草坡上。分布于华北、东北及江苏、安徽、山东、河南、湖北、广东、四川、贵州、陕西、甘肃。

【采收加工】 夏、秋季采收，晒干。

【药材】 糙苏 *Radix seu Herba Phlomidis Umbrosae* 产于辽宁、内蒙古、河北等地。

性状 根粗，须根肉质。茎呈方柱形，长50～150 cm，多分枝，表面绿褐色，具浅槽，疏被硬毛；质硬而脆，断面中央有髓。叶对生，皱缩，展平后呈近圆形、圆卵形或卵状长圆形，长5.2～12 cm，先端急尖，基部浅心形或圆形，边缘具锯齿，两面均疏被短柔毛；叶柄长1～12 cm，疏被毛。轮伞花序密被白色毛；苞片线状钻形，紫红色。花萼宿存呈蜂窝状。气微香，味涩。

鉴别 (1) 取本品粉末5 g，加甲醇35 ml，置水浴上回流15 min，滤过。取滤液2 ml，置水浴上蒸干，残渣加水2 ml使溶解，滴加10%α-萘酚的乙醇溶液2滴，振摇，沿管壁缓缓加入硫酸0.5 ml，两液接界处显紫红色环（检查糖类）。

(2) 取上述(1)项的甲醇提取液1 ml，加饱和硼酸的丙酮溶液与10%枸橼酸的丙酮溶液各0.5 ml，置水浴上蒸干，残渣置紫外光灯下检视，显黄绿色荧光。

【成分】 全草含环烯醚萜类化合物：山栀苷甲酯（shanzhiside methyl ester），8-乙酰基山栀苷甲酯（8-acetylshanzhigenin methyl ester），芝麻林素（sesamoside），phloyosides Ⅰ、Ⅱ[1, 2]；贝壳杉烯二萜化合物：黄花香茶菜素（sculponeatin）A[3, 4]，黄花香茶菜丙素（sculponeatin C）[4]；苯丙素苷：forsythoside B[2]；三萜类化合物：熊果酸（ursolic acid），2α-羟基熊果酸（2α-hydroxyursolic acid），委陵菜酸（tormentic acid），对映-7α，16β，17-三羟基熊果酸（*ent*-7α，16β，17-trihydroxykaurane）[4]，齐墩果酸（oleanolic acid）[5]；有机酸类：琥珀酸（succinic acid）[6]，马斯里酸（maslinic acid），油酸

(oleic acid)，亚油酸(linoleic acid)，月桂酸(lauric acid)[5]。此外还含有糙苏苷(umbroside)，4-羟甲基-2-糠醛(4-hydroxymethyl-2-furaldehyde)[3]，水苏素(betonicine)[6]，甘油酸三酰甘油(trilinolein)，1-O-β-葡萄糖-2-O-顺-二十碳烯-9-酸-甘油酯(1-O-β-gluco-2-O-gadoleicglyceride)，豆甾醇(stigmaserol)[5]。

根中含环烯醚萜类：山栀苷甲酯，1-表山栀子苷甲酯(1-epishanzhigenin methyl ester)，8-乙酰基山栀子苷甲酯，8-乙酰基-1-表山栀子苷甲酯(8-acetyl-1-epishanzhigenin methyl ester)[7]。

【药性】 辛，平。

1.《内蒙古中草药》："味涩，性平。"

2.《秦岭巴山天然药物志》："辛，温。"

【功用主治】 祛风化痰，利湿除痹，祛痰，解毒消肿。主治感冒，咳嗽痰多，风湿痹痛，跌打损伤，疮痈肿毒。

1.《内蒙古中草药》："清热消肿，治疮痈肿毒。"

2.《秦岭巴山天然药物志》："祛风活络，强筋壮骨，消肿。主治感冒，风湿性关节痛，腰痛，跌打损伤，疮疖肿毒。"

【用法用量】 内服：煎汤，3～10 g。

【临床报道】 治疗感冒　用糙苏全草制成醇浸膏片，内服，每次1.2～2.4 g，每日3次，儿童酌减；或制成冲剂，日服2次，每次7.5 g。观察100例，结果：75例于48 h内主要症状消失或改善。一般在服药后48 h症状即减轻，2～3 d内便可治愈[1]。

5824 糙叶千里光 cāo yè qiān lǐ guāng (《全国中草药汇编》)

【异名】 毛叶红杆草(《云南药用植物名录》)。

【基原】 为菊科千里光属植物糙叶千里光的根。

【原植物】 糙叶千里光 *Senecio asperifolius* Franch. ex DC.

多年生草本，高50～90 cm。根状茎木质块状。茎直立，单生或2～3簇生，常从基部起分枝，下部木质。基部和下部叶在花期枯萎且凋落；中部叶较密集，多数，无柄，披针形至线形，长5～10 cm，宽0.3～1 cm，先端尖，基部楔形，无耳，边缘反卷，有不明显疏软骨质细齿或近全缘，上面具疏糙毛或近无毛，下面及边缘具短硬毛或糙毛；上部叶较小，线形。头状花序，排列成顶生和腋生圆锥状聚伞花序；分枝直立或开展，梗细长，有细尖苞叶；花序梗长1～2.5 cm，多少被蛛丝状毛；具苞片和1～10线状钻形小苞片；总苞钟状或陀螺状，长7～9 mm，总苞片1层，约13个，披针形，基部有多数条形苞叶；舌状花约10余个，黄色，长圆形；筒状花多数。瘦果，圆柱形，长2.5～3 mm，被柔毛；冠毛白色。

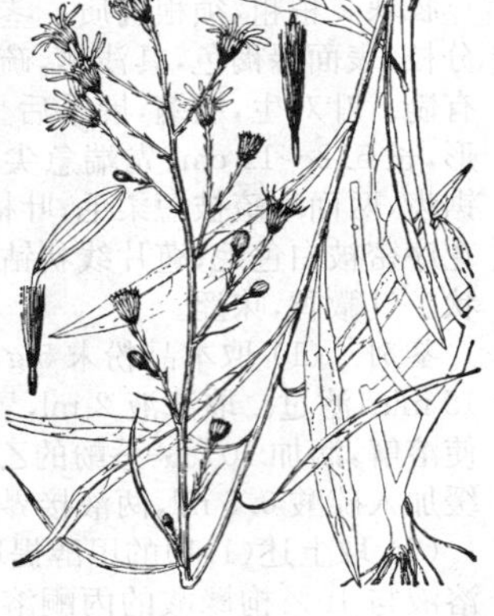

糙叶千里光

生于山坡草地。分布于四川、贵州、云南等地。

【采收加工】 夏、秋季采收，扎成把晒干。

【成分】 全草含氢醌(hydroquinone)，对羟基苯乙酸(*p*-hydroxyphenylacetic acid)，熊果酚苷(arbutin)[1]。

【药性】 《全国中草药汇编》："苦、辛，平。"

【功用主治】 《全国中草药汇编》："健胃消炎，主治喉炎，扁桃体炎，胃痛，腹胀。外治湿疹，皮疹。"

【用法用量】 内服：煎汤，9～15 g。

5825 鷩雉 bì zhì (《本草拾遗》)

【异名】 赤鷩(《山海经》)，采鸡(《逸周书》)，鵕鸡(《楚辞》)，锦鸡(《禽经》)，赤雉(《说文》)，丹鸟(《左传》疏)，山鸡、金鸡(《纲目》)。

【基原】 为雉科锦鸡属动物红腹锦鸡的肉。

【原动物】 红腹锦鸡 *Chrysolophus pictus* (Linnaeus)

体长约100 cm。雄鸟头上具金黄色丝状羽冠，覆盖颈上；眼脸裸出，呈肉黄色。脸、颏和喉锈红色；后颈围以金棕色的扇状羽，形成披肩状，各羽边缘有蓝黑色双条细边；上背浓绿，羽缘为绒黑色；背的余部和腰均深金黄色，腰侧转深红，各羽羽支散离如发；尾长占体长的3/4，中央尾羽极长，黑褐色，满布桂黄色点斑；外侧尾羽呈桂黄色和黑褐色波状横斑相间状；尾上覆羽基部亦然，端部转为深红色；肩羽暗红，最内侧飞羽及其覆羽深蓝色；次级飞羽及其覆羽均黑色而缀以栗色，初级飞羽暗褐，其边缘棕黄色。下体自喉以下几纯为深红色，肛周淡栗。雌鸟头顶和后头黑褐而杂以肉桂黄色；上背棕色而具黑褐横斑；翼上黑斑更粗；上体余部棕褐，密缀以黑色虫蠹状纹；尾端形尖而色亦较淡；胸和胁棕黄色杂有黑斑；腹几为纯棕色；尾下覆羽也具黑斑。虹膜褐色，嘴短而尖，呈角黄色；脚短而健，呈角黄色。栖息于多岩的山地及岩坡，出没于矮林丛中和竹林间。常独自或成对活动。善奔驰，很少起飞。性机警。杂食性。具有求偶行为。

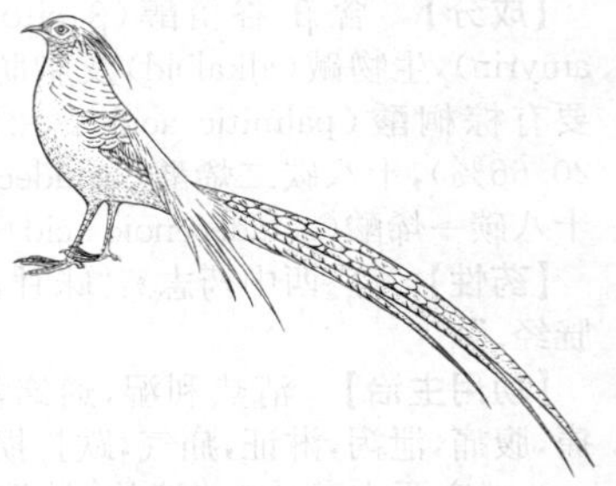

红腹锦鸡

分布于我国湖南、广西、贵州、陕西、甘肃、青海等地。

红腹锦鸡为国家二级保护动物，禁止滥捕。

【药性】 甘，温。

1.《纲目》："甘，温，微毒。"

2.《医林纂要》："甘，辛，温。"

【功用主治】 养血益气。主治血虚气弱，体虚乏力。

1. 汪颖《食物本草》："食之令人聪慧。"(引自《纲目》)

2.《中国动物药》："养肝补血，温中益气。治气血不足，体弱无力。"

3.《彝医动物药》："解毒、补虚、去腹痛、疏风透疹、舒筋活血，还可预防麻疹，解救药物中毒。用于毒瘦羸弱，腹痛，伤口痛，"瓦厄"病(相当于麻疹)，跌打损伤。"

【用法用量】 内服：煮食，1只。

【选方】 1. 治血虚体弱　金鸡1只(去毛及内脏)，黄精50 g，首乌50 g，黄芪30 g纳入鸡腹内，水煮熟烂，食肉饮汁。

2. 治久病气虚，食欲不振　金鸡1只(去毛及内脏)，陈皮15 g，党参50 g，黄芪15 g。后三味药同纳鸡腹内，煮极

熟，食肉饮汁。(1、2 方出自《中国动物药》)

5826 壁虎 bì hǔ (《纲目》)

【异名】 守宫、蝘、蜓(《尔雅》)，蝎虎、壁宫(《新修本草》)，辟宫子(《圣惠方》)，地塘虫(《摘玄方》)，天龙(《饮片新参》)，爬壁虎(《四川中药志》)。

【基原】 为壁虎科壁虎属动物无蹼壁虎、多疣壁虎、蹼趾壁虎等的全体。

【原动物】 1. 无蹼壁虎 *Gekko swinhonis* Güenther

全长 12 cm 左右，体尾几等长。头扁宽；吻斜扁，吻鳞达鼻孔，其后方有 3 枚较大的鳞片；鼻孔近吻端；耳孔小，卵圆形；上唇鳞 9～12 枚，颏片 2 对，外侧 1 对较小，头体背面覆以细鳞，背部疣鳞交错排列成 12～14 纵行，胸、腹部鳞片较大，覆瓦状排列；尾背面鳞片排列略成环状，尾腹面中央有一纵排宽扁的鳞片。指、趾膨大，指、趾间无蹼迹，具单行指、趾下瓣，第一指、趾发育正常，无爪，其余均具爪。雄性尾基赘疣显著，肛前窝 6～8 个。背面灰棕色，躯干背面常有 5～6 条深色横纹；四肢及尾部也有深色横纹。

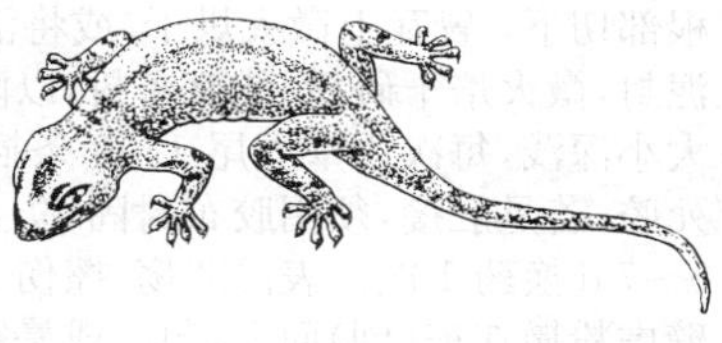

无蹼壁虎

栖于壁间、檐下等隐僻处，夜间活动，捕食昆虫。分布于河北、山西、江苏、浙江、山东、河南、陕西。

2. 多疣壁虎 *G. japonicus* (Dumeril et Bibron)

全长约 10 cm，身体扁平，头大，略呈三角形，吻长，约为眼径的 2 倍，眼无活动性眼睑，瞳孔椭圆形，眼球覆有透明薄膜，鼓膜明显，上下颌长有细齿，舌形宽厚，顶端凹入，富有黏性，能在捕食昆虫时骤然突出粘取。四肢短，各具 5 趾，末端膨大，指间张有微蹼，除拇指外，均有钩爪，趾底具单行褶襞皮瓣，有除空气之功能，借此攀附于光滑的平面上爬行。尾尖长，约占体长的 2/3，基部圆筒状，往后则呈平扁形而逐渐尖细。头和背上覆有颗粒状细鳞，体侧和枕部杂有大结节，颏下鳞 2 对；胸腹鳞大，呈覆瓦状排列，尾鳞排成整齐的横环形，腹面中段有 1 条横列的长鳞。背部褐灰色而有黑斑或 5 条隐晦的条纹，下唇鳞和腹面白色，散有小黑点。尾上有黑色横纹 9 条。

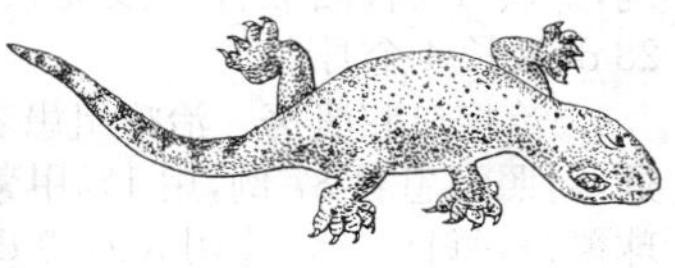

多疣壁虎

栖于树洞、石下或房屋的缝隙中，夜出觅食。分布于山西、江苏、浙江、安徽、福建、江西、山东、湖北、湖南、四川、贵州、陕西、甘肃。

3. 蹼趾壁虎 *G. subpalmatus* Güenther　又名：无疣壁虎。

全长 10～14 cm。吻斜扁，吻长明显大于眼径和眼至耳孔间的距离；吻鳞长方形，宽为其高的 2 倍，上缘与鼻间鳞、鼻孔相接，鼻孔圆形，近吻端，位于吻鳞、第一上唇鳞、鼻鳞之间；两上鼻鳞之间被 1 片小鳞隔开，个别的有 2 片小鳞相隔开；上唇鳞 8～11 片，下唇鳞 8～11 片，颏鳞三角形，颏片 3～5 对，大多数个体大小很不一致，排列也不对称；眼大，瞳孔垂直椭圆形，颞部鼓起，耳孔明显，呈卵圆形，鼓膜内陷。头、躯干和四肢背面均被粒鳞而无疣鳞，喉部被以粒鳞，体腹面鳞片呈覆瓦状排列；趾成瓣状，趾间具蹼，第一趾无爪，具单行趾下瓣；尾略纵扁，背面被覆瓦状鳞片，腹面有 1 列横向扩大的鳞片，雄性具 7～11 个肛前窝，尾基部膨大，每侧有 1 个大疣鳞。体背灰褐色，躯干背面有 6～10 条浅色不规则横斑，尾背有 9～12 个浅色环状横斑；腹面白色。

生活在丘陵地区岩石缝隙或石块下，夜间活动，以昆虫为食。分布于浙江、福建、江西、广东、广西、四川、贵州。

此外，功效相同的尚有壁虎 *G. chinensis* Gray　分布于广东、广西。

【采收加工】 夏秋两季捕捉，捕后将完整壁虎除去内脏，擦净，用竹片撑开，使其全体扁平顺直，晒干或烘干。

【药材】 壁虎 *G. Swinhoanis*　无蹼壁虎产于华北；多疣壁虎产于我国中部；蹼趾壁虎产于两广。

性状　呈干瘪、屈曲状，头呈卵圆形，尾多残缺不全，背部黑色，腹部黄褐色质脆，易折断。气腥。

【成分】 多疣壁虎含铝、铁、钙、镁、钡、铍、镉、钴、铬、铜、锰、镍、铅、磷、锶、锌、锆 17 种元素[1]。

壁虎含脂肪油，氨基酸，无机元素(以钠为主，其次是钾、磷、钙、镁、铁、硅、铝、钛、铬、锰、铅、钡、铜、锆、银、锶、锡等元素)[2]。

【药理】 1. 对神经系统的作用　(1) 镇静催眠　蹼趾壁虎 80% 乙醇提取物的水溶液 0.64 g/kg 给小鼠肌注，可明显增强阈下剂量戊巴比妥钠的催眠作用；0.7 g/kg 给小鼠腹腔注射，能减少小鼠的自发活动数和降低小鼠被动(转棒试验)调控能力。小鼠脑内注射上述壁虎水溶液 0.5 mg/只，可使小鼠立即入睡，持续 4～10 min。家兔脑室内注射也可使翻正反射消失，ED_{50} 为 9.2 mg/只，给药后 1～5 min 翻正反射消失，持续时间为 15 min 左右[1]。

(2) 对中枢兴奋剂作用的影响　小鼠腹腔注射上述壁虎提取物 1.2 g/kg，30 min 后由尾静脉注射硫酸苯丙胺，测定苯丙胺的急性毒性(LD_{50})，表明壁虎提取物有拮抗苯丙胺的作用。同样实验证明，壁虎提取物能降低苯甲酸钠咖啡因的 LD_{50}，壁虎提取物对硝酸士的宁和戊四氮惊厥作用无明显影响[1]。

2. 细胞凋亡作用　50 mg/L 鲜壁虎液处理的 C_6 胶质瘤细胞，增殖能力降低，5 mg/L、30 mg/L、50 mg/L 鲜壁虎液均可以使 C_6 细胞显示明显凋亡征象，有 DNA 断裂现象，并有浓度和时间依赖性[2]。

3. 降血压作用　对麻醉兔、猫、犬静脉注射蹼趾壁虎的醇提物的水溶液，血压都有不同程度的下降，停药后恢复正常[3]。

毒性　给小鼠尾静脉注射蹼趾壁虎 80% 乙醇提取物水溶液的 LD_{50} 为 0.49 g/kg，腹腔注射的 LD_{50} 为 5.1 g/kg。给小鼠肌注蹼趾壁虎的醇提物水溶液 3.8 g/kg 后，7 d 均未见小鼠死亡[4]。

【炮制】 1. 壁虎　取原药材，除去头、足及鳞片，切成小块。

2. 炒壁虎　取净壁虎，用滑石粉炒至发泡酥脆及有香气逸出，取出放凉。

饮片性状　壁虎为瘪皱缩的块片。体背灰棕色。脊椎骨隆起，肋骨斜向整齐排列，胸腹面灰黄色或棕黄色，具鳞迹，气腥味微咸。炒壁虎形如壁虎，表面深黄色，质松酥脆。

贮干燥容器内，密闭，置干燥处，防蛀、防潮。

【药性】 咸，寒。小毒。归肝经。

1.《纲目》："咸，寒，有小毒。"

2.《得配本草》："入手少阴经血分。"

3.《广西药用动物》："入心、肝经。"

【功用主治】 祛风定惊，解毒散结。主治中风惊痫，历节风痛，破伤风，痈疮，瘰疬，疠风，风癣，噎膈。

1.《纲目》："主治中风瘫痪，手足不举，或历节风痛，及风痓痫，小儿疳痢，血积成痞，疠风瘰疬；疗蝎螫。"

2.《医林纂要》："祛风痰，补心血，治惊痫。"

3.《本草求原》："滋阴降痰。"

4.《四川中药志》1962年版："驱风，破血积包块。""治肿瘤，破伤风。"

5.《青岛中草药手册》："主治神经衰弱，消化不良，子宫颈癌，食管癌，风湿性关节炎。"

【用法用量】 内服：煎汤，2～5 g；研末，每次1～2 g；亦可浸酒或入丸、散。

【宜忌】 阴虚血少，津伤便秘者慎服。

《本草汇言》："病属血虚气弱，非关风痰风毒所感者，宜斟酌用之。"

【选方】 1. 治历节风，疼痛不可忍 蛴螬（湿纸裹煨熟，研）三枚，壁虎（研）三枚，地龙（去泥，研）五条，乳香（研）一分，草乌头（生，去皮）三枚，木香半两，麝香（研）一钱，龙脑（研）半钱。上八味，将草乌头、木香捣罗为末，合研匀，为丸，如干入少酒煮面糊，如梧桐子大。每服三十丸，临卧乳香酒下。（《圣济总录》麝香丸）

2. 治瘫痪，手足走痛不止（非痛勿用） 御米壳（蜜炒）一钱，陈皮五钱，壁虎（炙黄）、乳香、没药、甘草各二钱五分。上为末。每服三钱，煎服。（《医学正传》如神救苦散）

3. 治破伤风，角弓反张，筋脉拘急，口噤 辟宫子（微炙）七枚，天南星（炮裂）一两，腻粉一两，白附子（炮裂）一两。上药捣罗为末，炼蜜和丸如绿豆大。每服不计时候，以温酒研下七丸。以汗出为效，未汗再服。（《圣惠方》）

4. 治心虚惊痫 褐色壁虎一枚。连血研烂，入朱砂、麝香少许，薄荷汤调服。继服二陈汤。（《直指方》）

5. 治久年惊痫，心血不足 守宫一个，以铁钤钤定，剪去四足，连血研细，入珍珠、麝香、片脑各一字许，研细，薄荷汤调作一服。先须用夺命散，逐下痰涎，或用吐法，次服此药。（《奇效良方》守宫膏）

6. 治小儿一切疳，心腹虚胀，爱食泥土，四肢壮热 壁宫（去头、脚、尾，面裹煨熟）一枚，熊胆（研入）一钱，麝香（细研）半钱，黄连（去须）一钱。上件药，捣罗为末，蟾酥和丸，如黍米大。每服，研猪肝汁下五丸，量儿大小，以意加减。（《圣惠方》壁宫丸）

7. 治痈疮大痛 壁虎焙干研末，油调敷之。（《医方摘要》）

8. 治瘰疬初起 壁虎一枚，焙研。每日服半分，酒服。（《纲目》引《青囊杂纂》）

9. 治结核性溃疡久不愈合 蜈蚣、天龙各15 g，黄升、冰片各3 g。先将蜈蚣、天龙晒干研末，后加研细之黄升、冰片共研匀，过100目筛。外用。（《瘰疬证治》蜈龙散）

10. 治肛瘘成管 壁虎尾尖，量管之大小，剪成一段，插入管中。拔脓收口极速。（《疡科纲要》拔管方）

11. 治疠风 蝎虎一条（焙干），大蚕沙五升（筛净，水淘二遍，晒干），白面四斤或五斤，拌蚕沙为络索，晒干。上为末，每服一二合，熬柏叶汤调服，食前，日三服。（《卫生宝鉴》祛风散）

12. 治噎食 活蝎虎一个，入烧酒内，浸七日。将酒顿（炖）熟，去蝎虎，只饮酒。（《万病回春》）

13. 治反胃膈气 地塘虫七个（砂锅炒焦），木香、人参、朱砂各一钱半，乳香一钱。为末，蜜丸梧子大。每服七丸，木香汤下，早晚各一服。（《摘玄方》）

【临床报道】 1. 治疗结核病 取壁虎置瓦上焙干研细，装入胶囊。日服3次，每次3～4粒，小儿1～3粒（如小儿服胶丸困难，可改用壁虎1只，剁碎炒鸡蛋吃，每日2次），连服3个月为1个疗程。治疗50例，其中肺结核5例，痊愈4例，好转1例；肺门淋巴结核20例，痊愈16例，显效3例，无效1例；胸椎结核15例，痊愈10例，好转4例，无效1例；腰椎结核10例，痊愈8例，好转2例。所有病例治疗前均经X线摄片或透视确诊，服药1个疗程后，再经X线摄片复查[1]。

2. 治疗瘘管、窦道、疮疡、创伤等病症 ①将活壁虎从尾根部切下，置瓦上微火烘干，或将活壁虎摔死，置阴阳瓦中泥封，微火焙干研粉，装瓶密封，以防霉蛀。根据瘘管、窦道大小深浅，每次用壁虎尾1～3条插入瘘管或窦道内，不留死腔；若是肛瘘，须用胶布封固，防止壁虎尾从瘘管中脱出，5～7 d换药1次。表浅溃疡、擦伤、裂伤、手术切口感染，用壁虎粉撒在疮（创）面上，包扎或暴露，3～4 d换药1次。脓肿破溃者则小孔中插入壁虎尾，脓多时2 d换药1次，脓少后4 d换药1次。疗效：单纯骨髓炎窦道9例（病史最长20年，最短3个月），治愈6例（疗程最短5 d，最长2个月），好转2例，无效1例；淋巴结结核性窦道6例，治愈4例，好转2例；肛瘘5例，治愈3例，好转2例；各种手术切口感染5例，治愈3例，好转2例；脓肿1例，表浅溃疡12例及损伤6例，均治愈[2]。②患者21例，窦道深者用壁虎膏（干燥壁虎粉、凡士林按1∶5比例配制）纱条引流，浅者用低温保存的鲜壁虎尾（经75%的乙醇消毒10 min）换药，皮肤溃疡用壁虎膏换药，均每日1次，用药最短12 d，最长50 d，重症患者配合全身治疗。经治疗皮肤溃疡窦道治愈17例，好转4例[3]。

3. 治疗雷诺病 取壁虎、丹参等量，焙干研末，装入胶囊，每服10粒，每日3次。治疗早期雷诺病14例，痊愈11例，好转1例，因故停药及无效各1例。治愈日数：最短28 d，最长4个月[4]。

4. 治疗口腔溃疡 治疗组患者395例，用壁虎粉涂溃疡处，对照组患者87例，用1%甲紫液涂溃疡处，均以消毒棉球覆盖，每日3次，连用3 d。3 d治愈率壁虎组为97%，甲紫液组为18.7%[5]。

5. 治疗化疗药物渗漏 患者180例，以自制壁虎酒（10～20条壁虎放于75%乙醇500 ml加盖，半月以上）持续湿敷，弱刺激或无刺激化疗药引起的渗漏湿敷2～4 h；强刺激化疗药引起的渗漏湿敷4～6 h，可加用0.25%～1%的普鲁卡因与0.9%的生理盐水1∶4配制4 ml皮下封闭。显效170例，有效10例[6]。

【各家论述】 《纲目》："守宫，旧附见于石龙下，云不入药用，近时方术多用之。杨仁斋言：惊痫皆心血不足，其心与心血相类，故治惊痫，取其血以补心。其说近似而实不然。盖守宫食蝎虿，蝎虿乃治风要药，故守宫所治风痓、惊痫诸病，亦犹蜈、蝎之性能透经络也。且入血分，故又治血病疮疡。守宫祛风，石龙利水，功用自别，不可不知。"

5827 壁钱 bì qián (《本草拾遗》)

【异名】 壁镜、壁虫(《纲目》),壁蟢(《外科全生集》)。

【基原】 为壁钱科壁钱属动物华南壁钱和北国壁钱的全体。

【原动物】 1. 华南壁钱 *Uroctea compactilis* (L. Koch) 又名:墙蜘蛛(《中国药用动物志》)。

体扁平,全体密生细毛。头胸部的横径长过直径。头的背面有4对单眼,分为2列。胸甲广阔,心形,腹部亦似心形。体灰褐色,背面有一圈不规则的浅黄色斑纹;背正中央有4个黑褐色圆斑,周缘白色。头胸部浅棕色。有4对长脚,颜色较头部略浅。腹部灰黑色。腹面有生殖孔,上有生殖板覆盖。尾端有疣状突起的纺锤突,内通纺绩腺,能分泌黏液而抽丝。

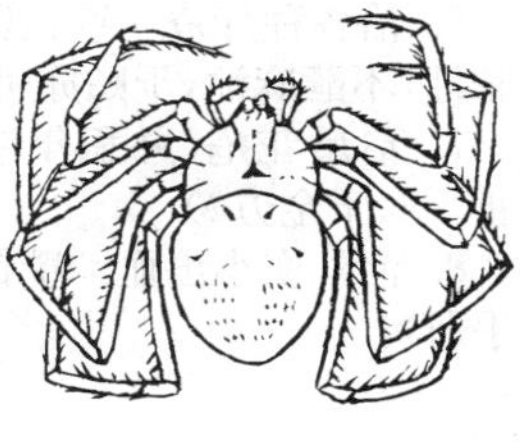

华南壁钱

生活于老住宅的墙壁、屋角、门背等地方。结扁圆如钱币的白色网,网周引出许多放射状触丝,昼伏夜出,捕食昆虫。分布于长江以南各地。

2. 北国壁钱 *U. lesserti* Schenkel 又名:七星蛛(《中国动物药志》)。

体长8～11 mm,全体深褐色,雌蛛大于雄蛛。头胸部短于腹部,深褐色,略呈肾形,宽度大于长度。腹部颜色较深,略呈五角形,长度大于宽度,其上有7个黄白色圆形斑点。步足深褐色,粗健。

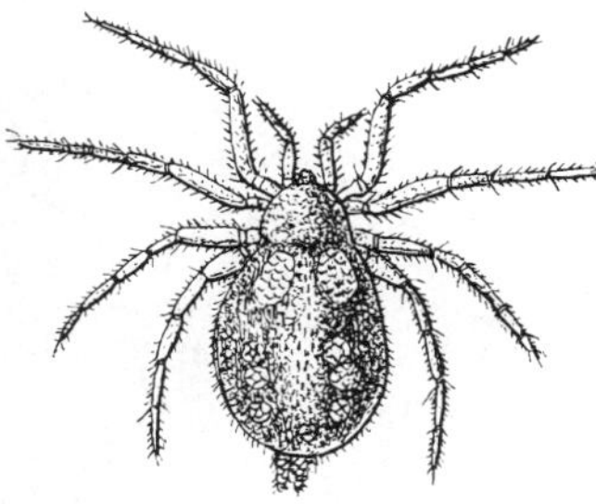

北国壁钱

生活于屋角、窗角和墙壁等处。结巢略呈圆形,巢分两层,为其产卵及隐蔽之所,白天隐匿巢中,夜出捕食昆虫。分布与东北、华北、内蒙古等地。

以上动物的巢及卵囊(壁钱幕)亦供药用,另设专条。

【采收加工】 全年皆可捕捉,捕得虫体后,用开水烫死,晒干或鲜用。

【药材】 华南壁钱 *Uroctea Compactilis* 产于浙江、江苏、江西、广东、四川、广西等地。北国壁钱 *Uroctea Lesserti* 产于华北、东北及内蒙古等地。

性状 华南壁钱 体扁平,全体密生细毛。头胸部横径较直径长。头的背面有单眼4个,分为2列。胸甲和腹部皆为心形,足常残缺。头胸部浅棕色,体灰褐色,背面有一圈不规则的浅黄色斑纹。腹部灰黑色。体轻,质脆。气微,味微咸、苦。

北国壁钱 体呈卵圆形,深褐色,长0.8～1.1 cm,被短毛,头胸部短于腹部,步足长于体长,腹部心形,黑色,有7个黄白色圆形斑点,体轻,质脆。气微,味微咸、苦。

【炮制】 1. 壁钱 取原药材,除去杂质及灰屑。

2. 焙壁钱 取净壁钱置适宜容器内,用文火焙干,取出,放凉。

饮片性状 壁钱参见"药材"项。焙壁钱形如壁钱,焦褐色,质轻脆,气微。

贮干燥容器内,密闭。置阴凉干燥处,防蛀。

【药性】 咸、微苦,凉。

1.《本草拾遗》:"无毒。"

2.《日华子》:"平,微毒。"

3.《医林纂要》:"酸、咸,寒。"

4.《青岛中草药手册》:"性平,味咸、苦。"

【功用主治】 清热解毒,定惊,止血。主治喉痹,乳蛾,口舌生疮,走马牙疳,小儿急惊,鼻衄,痔疮下血,金疮出血。

1.《本草拾遗》:"主鼻衄及金疮下血不止,捺取虫汁点疮上及鼻中。亦疗外野鸡病(痔疮)下血。"

2.《日华子》:"治小儿吐逆。敷瘘疮。"

3.《纲目》:"治大人、小儿急疳,牙蚀腐臭。以壁(钱)虫同人中白等分烧研贴之。又主喉痹。"

4.《医林纂要》:"治小儿急惊,捣之和白糖服。"

【用法用量】 内服:捣碎或研末,3～5个。外用:捣汁涂,研末撒或吹喉。

【选方】 1. 治喉痹乳蛾 壁钱七个,内要活蛛二枚,捻作一处,以白矾七分一块化开,以壁钱惹矾烧存性,出火毒为末。竹管吹入。(《纲目》)

2. 咽喉肿痛或溃烂 壁钱3～5个,焙干,加冰片少许,共研细面,吹入患处。或壁钱3个(焙干),枯矾1.5 g,共研末,内服。(《青岛中草药手册》)

3. 治白喉,扁桃体炎,牙疳,口舌腐烂 壁钱1个,青黛、冰片、人指甲各1.5 g。共研细,吹喉。(《吉林中草药》)

4. 治走马牙疳 壁钱、人中白各10 g。烧存性,酌加冰片少许,共研细末。外搽患处,每日4～5次。(《虫类药的应用》)

5. 治鼻衄 壁钱煅存性研末,以棉花蘸塞鼻孔。

6. 治诸疮出血 壁钱煅存性,合冰片少许,研末敷伤口。(5、6方出自《泉州本草》)

7. 治小儿腹胀 壁钱虫5个。捣碎炒鸡蛋吃,每日1次,2～3次即可见效。(《青岛中草药手册》)

5828 壁钱幕 bì qián mù (《本草拾遗》)

【异名】 壁茧(《本草拾遗》),壁钱窠幕、白蛛窠(《纲目》),壁蟢窠(《外科全生集》),壁蟢窝、蟢蛛窝(《疡医大全》),喜儿窠(《温热经纬》),壁钱茧(《陆川本草》),壁蚕茧(《药材学》)。

【基原】 为壁钱科壁钱属动物华南壁钱 *Uroctea compactilis* (L. Koch)和北国壁钱 *U. lesserti* Schenkel 的巢及卵囊。

【原动物】 参见"壁钱"条。

【采收加工】 秋季采集,择墙壁上者,揭下,晒干。

【药材】 壁钱幕 *Marsupium Urocteae* 产于浙江、江苏、江西、四川、广东、广西等地。

性状 本品呈薄膜状,扁圆形,白色,致密。表面平滑,有绢丝样光泽,里面常附有少数蜕壳。体轻,质韧。气微,味淡。

【药性】 咸、苦,平。

1.《宝庆本草折衷》:"平,微毒。"

2.《广西药用动物》:"性平,味咸、苦,无毒。"

【功用主治】 清热解毒,止血,敛疮。主治喉痹,乳蛾,牙痛,鼻衄,外伤出血,疮口不敛,呕吐,咳嗽。

1.《本草拾遗》:“主小儿呕吐逆,取二七(枚),煮汁饮之。”

2.《宝庆本草折衷》:“止鼻洪,贴灸疮。治产后咳逆不止,煎三五个,呷差。”

3.《纲目》:“止金疮、诸疮出血不止,及治疮口不敛,取茧频贴之。止虫牙痛。”

4.《医林纂要》:“敷刀伤、击伤,止血、生肌、定痛。”

【用法用量】 内服:煎汤,2~5枚。外用:贴敷或研末吹患处。

【选方】 1. 治咽痛　壁蟢窝二十个,橄榄核三个。共于阴阳瓦上焙存性,研细吹。

2. 治喉痹　蟢蛛窝七个(新瓦上焙用),硼砂五分,冰片一分。研细密贮。先用土牛膝草煎汤漱口,吹少许。(1、2方出自《疡医大全》)

3. 治烂喉痧　壁钱窠二十个(焙,土壁砖上者可用,木板上者不可用),西牛黄五厘,冰片三厘,真珍三分,人指甲五厘,象牙屑三分(焙),青黛六分(去灰脚净)。共为极细末。吹患处。(《金匮翼》锡类散)

4. 治痧痘疳　甘蔗灰、红枣子灰、壁蟢窠灰、红褐子灰,四味等分。为末,吹。(《咽喉经验秘传》)

5. 治牙疼　以乳香入白蛛窠内,用绵纸包烧为灰,丸之,纳疼处。或以好醋含漱,亦效。(《海上方》)

6. 治各种疔疮　壁钱卵囊,蘸麻油贴患处。如已破溃有脓汁,不蘸麻油,干贴亦可。(《泉州本草》)

7. 治反花疮,并积年诸疮　蜘蛛膜贴疮上,数易之,差止。(《千金方》)

8. 治外伤小出血　壁钱网1个,贴伤口。(《青岛中草药手册》)

十 七 画

5829 **藏茄** zàng qié
（《陕甘宁青中草药》）

【异名】 七厘散（《云南中草药》），黑莨菪（《晶珠本草》），樟柳柽（《青海省中草药野外辨认手册》），樟柳参（《云南中药资源名录》）。

【基原】 为茄科山莨菪属植物山莨菪的根。

【原植物】 山莨菪 *Anisodus tanguticus* (Maxim.) Pascher [*Scopolia tangutica* Maxim.] 又名：樟柳、唐古特莨菪（《中国植物志》），甘青赛莨菪（《青海省中草药野外辨认手册》）。

多年生宿根草本，高40～80 cm，有时达1 m。根粗大，圆柱形或圆锥形，近肉质。茎圆柱形，直立，多分枝。单叶互生；叶柄长1～3.5 cm；叶片纸质或近坚纸质，长圆形至狭长圆状卵形，长8～11 cm，宽2.5～4.5 cm，先端急尖，边缘波状或具齿，两面无毛。花单生于叶腋，紫褐色，俯垂；花萼钟形，不整齐5裂，果时增大成杯状；花冠钟状或漏斗状钟形，径3～3.5 cm，先端5浅裂，反卷；雄蕊5，着生于花冠基部；雌蕊1，较雄蕊略长；花盘浅黄色。蒴果球形，中部环裂，直径约2 cm，包藏于宿存的木质萼内。种子圆形，稍扁平。棕褐色。花期5～6月，果期7～8月。

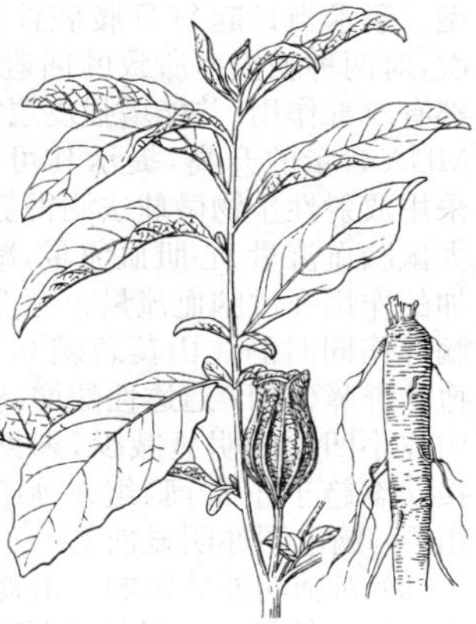
山莨菪

生于海拔2 800～4 200 m的山坡、草坡向阳处。分布于云南、西藏、甘肃、青海。

【采收加工】 9～10月采挖，洗去泥沙，除去外皮、须根，切片晒干，研碎，经加工处理后备用。

【药材】 藏茄 *Radix Anisodi Tangutici* 产于甘肃、青海及西南等地。

性状 根圆柱形。商品多横切成圆片，直径6～10 cm，有的纵切成不等长的块片。表面黄褐色至灰棕色，粗糙，有不规则皱纹，皮孔明显，横向突起，皮部剥落后可见黄白色或淡棕黄色木部。横切面皱缩不平，皮部薄，木部占极大部分，有5～10或更多棕色同心环纹及放射状裂隙。质较硬，折断时有粉尘，断面不平，黄白色，有纵向裂隙。气微，味苦、涩。

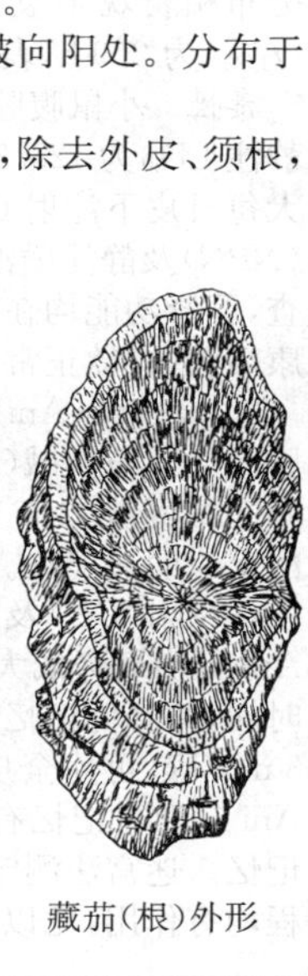
藏茄(根)外形

鉴别 (1) 根横切面：木栓层为多列木栓细胞，栓皮层狭窄。韧皮射线宽7～10列细胞，常有径向裂隙。形成层呈环状。木质部占大部分，导管3、5或10数个成群，排列成5～7或更多的同心环状；导管群内侧有木间韧皮部。本品薄壁细胞含草酸钙砂晶及淀粉粒。

(2) 取本品粗粉2 g，用浓氨水湿润后，加氯仿15 ml，在振摇下温浸20 min，滤过。取滤液2 ml，挥干，用0.25 mol/L硫酸2 ml溶解残渣，滤过，滤液加改良碘化铋钾试液2滴，产生红棕色沉淀（检查生物碱）。取滤液3 ml，置于白磁蒸发皿中，在水浴上挥干，加发烟硝酸数滴，残渣显黄色，继续将硝酸蒸干，加入饱和醇制氢氧化钾溶液数滴，即显红棕色（检查莨菪烷生物碱类）。

(3) 薄层色谱：取(2)滤液5 ml，浓缩至小量，作供试品液，另取樟柳碱、山莨菪碱、莨菪碱、红古豆碱、东莨菪碱为对照品。分别点样于同一中性氧化铝薄板上，以二甲苯-丙酮-无水乙醇-二乙胺（50：40：10：0.6）展开20 cm，喷以改良碘化铋钾试剂-碘碘化钾试剂（1：1）。供试品色谱中，在与对照品色谱相应位置上显相同颜色的斑点。

【成分】 地下部分含莨菪碱（hyoscyamine），山莨菪碱（anisodamine），红古豆碱（cuscohygrine），东莨菪碱（hyoscine），樟柳碱（anisodine）[1]。

【药理】 樟柳主要有效成分为生物碱，如山莨菪碱、樟柳碱和东莨菪碱。东莨菪碱的药理参见“洋金花”条，此处介绍前两者的药理：

1. 山莨菪碱 (1) 外周抗胆碱作用 山莨菪碱的化学结构与阿托品类似，有明显的外周抗胆碱作用，也能扩张兔和小鼠的瞳孔，能对抗有机磷农药的毒性作用[1]。

(2) 抗休克作用 对静注大肠杆菌内毒素（ET）引起休克的犬，如在给ET后2 h，每30～60 min静注一次山莨菪碱5 mg/kg则可使犬平均存活时间明显延长，升高的血浆cGMP明显降低，可能与山莨菪碱的抗胆碱作用有关[2]。每1 h静注山莨菪碱2 mg/kg可明显抑制ET所致家兔血压下降，并使血压在较长时间内维持较高水平[3]。

(3) 对心血管系统的作用 ①对心功能的影响：大鼠在体心脏结扎左冠状动脉后，左室舒张功能明显受损，左室压降低最大速度（$-dp/dt_{max}$）降低，左室舒张末期压（LVEDP）增高，等容舒张期左室内压下降的时间常数（T值）延长。但预先静注山莨菪碱，上述指标改变明显减小[4]。对离体兔缺血再灌注心脏，山莨菪碱0.1 mg/kg可使心肌收缩力增强，减少肌酸磷酸激酶（CPK）释放，减轻心肌细胞水肿程度，提示对心肌缺血再灌注损伤有保护作用[5]。大鼠缺血再灌注损伤心肌膜脂质中，主要不饱和脂肪酸含量明显降低，山莨菪碱阻止其降低，与SOD有类似的作用[6]。②抗心律失常作用：小鼠静注山莨菪碱能减少氯化钙-乙酰胆碱引起的房颤（扑）发生率；对大鼠能增加氯化钡所致室性心动过速转复为窦性节律的大鼠数；加大诱发小鼠室性心律失常所需乌头碱的用量；也可降低氯化钙静注引起的大鼠室颤及氯仿-肾上腺素所致家兔室性心律失常的发生率[7]。山莨菪碱对心肌的保护作用可能与其稳定细胞膜作用有关[8]。③对血管的作用：麻醉大鼠置22℃恒温小室，以表面温度为指标，观察静注山莨菪碱对不同部位微循环的影响，山莨菪碱可促进皮肤微循环而抑制肝脏和肌肉微循环[9]。注射山莨菪碱可使金黄地鼠背部小动脉及微动脉的血管松弛性的自律性活动和血管运动幅度和频率加强，使微动脉扩张，明显抑制去甲肾上腺素的血管收缩作用，表明山莨菪碱的作用机制之一是抑制血管痉挛[10]。

(4) 对花生四烯酸(AA)代谢和白三烯(LT)的影响　在培养的牛脑动脉平滑肌细胞，山莨菪碱能显著抑制血小板活化因子(PAF)、白三烯C_4和D_4(LTC_4和LTD_4)刺激该细胞产生的TXB_2和6-酮-$PGF_{1\alpha}$，对TXB_2的抑制作用更明显[11]。结扎双侧颈总动脉和左侧椎动脉造成家兔急性不完全性脑缺血，静注山莨菪碱，与空白模型组相比，脑血流量下降率明显降低，血浆TXB_2含量明显降低，6-酮-$PGF_{1\alpha}$含量无明显变化[12]。山莨菪碱可抑制ET对小鼠腹腔巨噬细胞合成PGI_2、TXA_2及$PGF_{2\alpha}$等的刺激作用。巨噬细胞预先用山莨菪碱处理，ET刺激的前列腺素(PG)合成也受抑制。在^3H-AA标记的牛主动脉内皮细胞，山莨菪碱也抑制ET刺激的^3H-标记物质的释放和PGI_2的合成[13]。在体外，山莨菪碱可抑制ET引起的小鼠巨噬细胞AA代谢物LTC_4、LTB_4、PGE_2、6-酮-$PGF_{1\alpha}$及TXB_2的释放。如在培养的巨噬细胞中加入^3H-AA孵育4 h，则吲哚美辛可降低PGE_2及6-酮-$PGF_{1\alpha}$的形成，脂氧酶抑制剂NDGA(去甲二氢愈创木酸)可减少LTC_4的形成，而同样条件下，山莨菪碱对上述AA代谢物的形成无影响。因此，可以肯定山莨菪碱是通过减少AA释放而降低PG与LT的形成[14]。

(5) 抗氧化和保护溶酶体作用　小鼠腹腔注射山莨菪碱对异丙肾上腺素引起的急性心肌缺血有保护作用，显著降低血浆及心肌匀浆的MDA含量，红细胞超氧化物歧化酶(SOD)活力显著升高，心肌损伤显著改善[15]。在体外山莨菪碱对次黄嘌呤-黄嘌呤氧化酶体系中产生的超氧阴离子有显著的清除作用；外源性过氧化氢与大鼠红细胞膜悬液共同温育后可导致膜蛋白巯基含量下降，而山莨菪碱可有效防止巯基含量的下降[16]。在大鼠失血性休克模型，静注山莨菪碱可延长休克代偿时间，提高休克动物回输血液后的平均动脉压，同时明显降低了休克大鼠血浆组织蛋白酶D的活性和肝溶酶体的游离酶的活性，使游离酶与结合酶活性之比维持在接近正常的水平。认为山莨菪碱对溶酶体的保护作用可能是其抗休克作用机制之一[17]。

(6) 对实验性肺损伤的保护作用　犬静注油酸制备的肺损伤模型，用山莨菪碱治疗，可使补体激活、多形核中性白细胞(PMN)和血小板聚集、血清纤维蛋白降解产物均显著低于空白模型组，间质和肺泡水肿、内皮细胞肿胀和炎细胞浸润亦较轻，PMN颗粒和肺泡巨噬细胞溶酶体数目显著增加，排空减少。提示山莨菪碱有一定疗效，治疗作用可能通过阻断补体-白细胞-血清纤维蛋白降解产物途径而发挥作用[18]。

(7) 对消化系统的保护作用　大鼠灌服山莨菪碱能抑制吲哚美辛、束缚及水应激、结扎幽门、无水乙醇引起的胃黏膜损伤及胃酸分泌，增加胃HCO_3^-分泌，升高胃内容pH，不影响胃蛋白酶分泌、活力和胃黏膜己糖胺含量，不减少胃黏膜MDA含量，不提高胃黏膜SOD活力。故其抗实验性胃溃疡作用可能与抑制胃酸分泌和增加胃HCO_3^-分泌有关[19]。给四氯化碳中毒大鼠每日腹腔注射山莨菪碱，在试验45 d时，可降低血清丙氨酸氨基转移酶(ALT)，对天冬氨酸氨基转移酶(AST)则无明显影响。它对急性炎性渗出阶段疗效显著，对慢性过程病变作用不甚明显。山莨菪碱还可扩张淋巴管，消除淋巴回流障碍[20]。对D-氨基半乳糖诱发的大鼠急性肝功能衰竭模型，山莨菪碱可使肝细胞坏死及核破裂等病变减轻，与对照组比较，血管明显扩张。山莨菪碱还能显著增加肝组织血流量，扩张肝脏微血管，改善微循环[21, 22]。大鼠急性肝损伤时，血清NO水平明显升高，预先给山莨菪碱可显著抑制血中NO水平的升高，肝组织和血中NO的变化一致，表明山莨菪碱具有抑制肝损伤时NO过量产生的作用[23]。

(8) 中枢神经系统作用　用回避性条件反射方法形成条件反射(CR)及二级条件反射(SCR)。山莨菪碱对CR和SCR均有抑制作用，对SCR及CR的ED_{50}分别为133 mg/kg及200 mg/kg，对不麻醉猫腹腔注射山莨菪碱20 mg/kg，用大鼠内侧额叶皮层损伤和急性脑缺血再灌流损伤两种手术方法造成学习和记忆的缺陷并作为痴呆模型。手术当日起每日腹腔注射山莨菪碱30 mg/kg共10次，对两种脑损害所致的回避反应学习和记忆能力的下降都有改善作用，并能增强皮层损伤后前脑SOD活力和抑制MDA含量的升高，提示其可能有保护脑细胞的作用[24]。采用放射性生物微球法测得静注10～40 mg/kg，明显增加大鼠脑血流量、心肌血流量，减少心指数，对心肌血流量增加的作用强过脑血流量[25]。胶体金微粒示踪法表明，家兔脑外伤同时静注山莨菪碱0.3 mg/kg，可显著降低或消除血脑屏障(BBB)通透性的增高。连续超薄切片见微绒毛和内皮小凹形成明显减少，未见明显胞饮活动，BBB紧密连接状态趋于正常，脑组织水含量亦相应明显低于脑损伤组[26]，脑电图亦明显恢复[27]。

(9) 对肺功能的影响　山莨菪碱能改善兔缺血性急性肾衰时肾小管损伤，减轻组织细胞内的钙超负荷[28]。大鼠内毒素性急性肺损伤过程中多形核白细胞变形性明显下降，而山莨菪碱能提高白细胞的变形能力[29]。

(10) 药动学　以小鼠急性死亡率法测定山莨菪碱的表观药动学参数，腹腔注射山莨菪碱，在小鼠体内经时过程为二室开放模型，1.5 h之前为分布相，1.5 h后为清除相。其分布相表观半衰期($t_{1/2\alpha}$)为0.2 h，消除相表观半衰期($t_{1/2\beta}$)为2.9 h，表观清除率(CL)是每小时0.8 kg/kg[30]。

毒性　小鼠腹腔注射山莨菪碱的LD_{50}为350±11 mg/kg，静注LD_{50}为123.3 mg/kg，口服最小致死量为1 600 mg/kg。犬每日皮下注射654.2 mg/kg，连续2星期，血中非蛋白氮(NPN)及静注磺溴酞钠45 min后测血中含量，并作血象检查，肝肾功能均在正常范围，血象亦无特殊变化，犬外观健康活泼，食欲正常[1]。

2. 樟柳碱(Ani)　(1) 对中枢神经系统的作用　清醒猫腹腔注射樟柳碱(Ani)1～10 mg/kg，脑电图逐渐变为不规则高幅慢波，2.5 mg/kg以上剂量可使叩箱刺激时脑电惊醒反应明显消失。作用强度与阿托品近似。对大鼠回避性条件反射(CR)及二级条件反射(SCR)均有抑制作用[31]。Ani可明显降低大鼠分辨学习能力，延长防御性条件反射时间，并降低记忆力，降低条件反射出现率。家兔静注Ani 3 mg/kg，可使全皮层出现高振幅慢波[32]。另有报道认为Ani对学习记忆有双相作用。0.5 mg/kg以下可促进学习记忆。迷宫法测定对小鼠记忆的获得、巩固及再现3个过程均有作用，尤以记忆的获得更为突出。但在2.5 mg/kg

大剂量下则影响学习能力，特别是获得阶段，对巩固和再现影响不大。以上结果在大鼠主动脉回避性条件反射法得到证实。小剂量 Ani 明显加快主动回避反应形成速度，提高反应率。在小鼠电脑休克造成的学习记忆损害模型上，也观察到 Ani 有对抗电脑休克对记忆的破坏作用[33]。

(2) 外周抗胆碱作用　Ani 对 Ach 引起的离体大鼠回肠收缩有抑制作用，按 ED_{50} 计算，其作用强度与山莨菪碱相似。皮下注射 Ani 可扩张小鼠瞳孔，其扩瞳强度 5 倍于山莨菪碱。静注 Ani 可拮抗毛果芸香碱引起的唾液分泌。ED_{50} 为 0.132 mg/kg，654 的 ED_{50} 为 2.71 mg/kg。Ani 可明显提高敌百虫和对硫磷的 LD_{50}，与有机磷酸酯类有拮抗作用[31]。

(3) 药动学　大鼠静注后 Ani 的分布半衰期($t_{1/2\alpha}$)为 13 min，消除半衰期($t_{1/2\beta}$)为 70 min。静注后组织浓度以肺与肾最高，脑内的浓度都比血浆内者高，静注后，仅限小部分以原形从尿及粪便排出，大部分经转化后排出。可被大鼠肝和血浆所转化，家兔的肝、肾和血浆也有这种活性，而且更强[34]。

小鼠静注 Ani 的 LD_{50} 为 595.4 mg/kg，毒性比山莨菪碱小。4 只犬，2 只每日肌注 Ani 0.5 mg/kg，2 只每日肌注 2 mg/kg，连续 4 星期，对肝、肾功能及血象均无明显影响，食欲正常。2 mg/kg 的犬在给药第一日后瞳孔明显扩大，眼血管充血，尾下垂，行走摇尾，撞墙。第二日后反应不如第一日明显，在以后给药期间，除瞳孔明显扩大外，无其他行为及步态异常[31]。

【药性】 苦、辛，温。大毒。

1.《云南中草药》："辛、麻、微甘，温，剧毒。"

2.《陕甘宁青中草药选》："味苦、辛，性温，有毒。"

3.《青海常用中草药手册》："辛、苦，寒。"

4.《青藏高原药物图鉴》："甘，辛，温。"

【功用主治】 镇痛解痉。主治急、慢性胃肠炎，脘腹挛痛，胆道蛔虫症，胆石症，痈疽肿痛，跌打损伤，骨折。

1.《云南中草药》："止血生肌，活血祛瘀，止痛。主治跌打损伤，外伤出血，骨折。"

2.《陕甘宁青中草药选》："镇痛止痉，有麻醉作用。适用于溃疡病，急、慢性胃肠炎，胃肠官能症，胆道蛔虫症，胆石症等引起的疼痛。"

3.《青海常用中草药手册》："清热解毒。应用于疮疖痈疽，无名肿毒。"

4.《青藏高原药物图鉴》："治病毒恶疮。"

【用法用量】 内服：研末，0.3～0.5 g；或酊剂，每次 0.6～1.5 ml，每日 3 次。外用：研末撒或开水调敷。

【宜忌】 本品有大毒，内服宜慎。孕妇禁服。

1.《云南中草药》："忌酸冷，豆类。"

2.《全国中草药汇编》："山莨菪中毒时可见：口渴，咽喉灼热，吞咽困难，皮肤干燥潮红，瞳孔散大，视物模糊，兴奋，烦躁不安，说胡话，脉搏速等，甚至发生痉挛，呼吸中枢麻痹而死亡。"

【选方】 1. 治溃疡病，急、慢性胃肠炎，胃肠神经症，胆道蛔虫症，胆石症等引起的疼痛　藏茄根 100 g，研碎，加入 70%乙醇适量，按《中华人民共和国药典》规定(同颠茄酊)制成藏茄酊。每次 0.6～1.5 ml，每日量 2～4.5 ml。如配成合剂，藏茄酊 60 ml 加水至 1 000 ml。每次 10～15 ml，每日 2～3 次内服。(《陕甘宁青中草药选》)

2. 治疮疖痈疽，无名肿毒　唐古特莨菪适量。研细末，调适量凡士林制成软膏，外敷患处。(《青海常用中草药手册》)

3. 治外伤出血，骨折　(七厘散)根研末撒布伤口或开水调敷患处。(《云南中草药》)

【临床报道】 治疗耳鼻咽喉科疾病　用氢溴酸樟柳碱针剂或片剂，成人每日 1 次，肌注或口服 2 mg，5 次为 1 个疗程，儿童酌减。治疗 15 种耳鼻咽喉科疾病，以突发性耳聋疗效最佳，其次为梅尼埃病、过敏性鼻炎、喉痉挛等，共治疗 104 例。痊愈(用药后，自觉症状全部消失，他觉病变也消失；神经性聋听力曲线恢复正常与健侧一样)28 例，显效(用药后，自觉症状大部消失，他觉所见改善；神经性聋听力曲线较治疗前提高 40 分贝以上，并进入实用听区，但高音仍有部分下降者)35 例，有效(用药后，自觉症状与他觉所见无改善；神经性聋听力曲线上升不足 10 分贝)27 例，无效 14 例，总有效率 86.5%。出血性疾病、脑出血急性期及青光眼患者忌用；严重心衰与心律紊乱者谨慎使用[1]。

5830 藏丁香 zàng dīng xiāng (《植物名实图考》)

【异名】 石老虎、石参、叶子花(《云南药用植物名录》)，岩五加(《全国中草药汇编》)。

【基原】 为茜草科石丁香属植物石丁香的全株或根。

【原植物】 石丁香 *Hymenopogon parasiticus* Wall. [*H. parasiticus* Wall. var. *longiflorus* How]

附生多枝小灌木，高常不及 1 m。枝常扭曲。叶 3～4 对集生于短缩的枝顶；托叶卵形；叶片纸质，椭圆状卵形至披针形，长 8～15 cm，宽 3.5～5.5 cm，先端尖，基部渐狭为短柄，上面散生短柔毛，下面仅脉上有毛，侧脉 16～18 对，紧靠叶缘形成边脉。聚伞花序疏散，顶生，3 歧分枝；苞片为有长柄的大型叶状；花大，白色；萼筒倒圆锥状，裂片 5，线形，长 8 mm，果时反折；花冠白色，花冠筒长 5～7 cm，裂片 5；雄蕊内藏；柱头 2 裂。蒴果倒圆锥形，长 1.5～2.2 cm，褐色，被柔毛，有脉纹，室间开裂为 2 果瓣。种子多，叠生，种皮向二端延伸成尾状。花期 6～7 月。

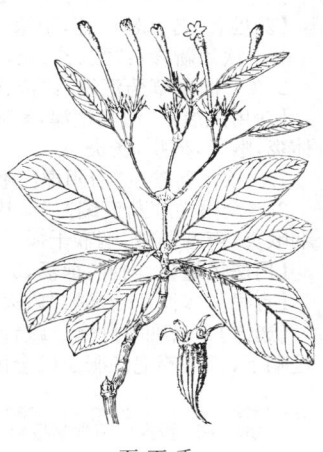

石丁香

生于林中或树干上、石上。分布于云南、西藏。

【采收加工】 全年或秋冬季采收，鲜用或切碎晒干。

【药性】 《云南中草药》："微苦、涩，平。"

【功用主治】 强筋壮骨，利湿消肿。主治肾虚腰痛，营养不良性水肿，湿疹，跌打损伤。

1.《云南中草药》："强筋壮骨，除湿利水。主治肾虚腰痛，营养不良水肿，跌打损伤，湿疹。"

2.《全国中草药汇编》："壮筋骨，除湿止痛，利水解毒。"

【用法用量】 内服：煎汤，10～15 g。外用：煎水洗。

【选方】 1. 治跌打损伤　石老虎 10 g。水煎，点酒引内服，或泡酒分服。

2. 治湿疹　石老虎适量。煎水洗患处。(1、2 方出自

《云南中草药》）

5831 藏青果 zàng qīng guǒ （《中药材手册》）

【异名】 西藏青果（《饮片新参》），西青果（《中药材手册》）。

【基原】 为使君子科榄仁树属植物诃子 *Terminalia chebula* Retz. 的幼果。

【原植物】 参见“诃子”条。

【采收加工】 9～10 月采收未成熟的幼果，经水烫后晒干。

【药材】 藏青果 *Fructus Terminaliae Chebulae Immaturi* 产于云南等地。

性状　幼果呈长卵形，略扁，一端较大，另端略小，钝尖，下部有一果柄痕。有的稍弯曲。长 1.5～3 cm，直径 0.5～1.2 cm。表面黑褐色，具明显的纵皱纹。质坚硬。断面褐色，有胶质样光泽，核不明显，常有空心，小者黑褐色，无空心。无臭、味苦涩，微甘。

【药理】 抑菌抗炎镇痛作用　藏青果喉片对 5 种临床致病菌的生长有不同程度的体外抑制作用；对二甲苯、H^+ 等致炎因子引起的急性渗出性炎症有明显抑制作用；对 H^+ 刺激引起小鼠疼痛的痛阈值有一定的提高，而对于纸片所致肉芽肿的形成亦有一定的抑制作用[1]。

【炮制】 取原药材，除去杂质及枯坏果实。洗净泥土，干燥。用时捣碎。

饮片性状　参见“药材”项。

贮干燥容器内，置阴凉干燥处。

【药性】 苦、微甘、涩，微寒。

1.《饮片新参》：“酸、苦、涩，微寒。”

2.《全国中草药汇编》：“苦、微甘、涩，凉。”

【功用主治】 清热生津，利咽解毒。主治阴虚白喉，扁桃体炎，喉炎，痢疾，肠炎。

1.《饮片新参》：“治阴虚白喉，杀虫生津。”

2.《全国中草药汇编》：“清热生津，利咽解毒。主治慢性咽喉炎，声音嘶哑，咽喉干燥。”

【用法用量】 内服：煎汤，3～6 g；或含服。

【宜忌】 《饮片新参》：“风火喉痛及中寒者忌用。”

【选方】 治咽喉肿痛　藏青果 2～3 枚，以冷开水磨汁慢慢咽下，或捣碎泡汤服。（《全国中草药汇编》）

5832 藏茵陈 zàng yīn chén （《药学学报》）

【基原】 为龙胆科獐牙菜属植物川西獐牙菜的全草。

【原植物】 川西獐牙菜 *Swertia mussotii* Franch.

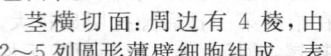

一年生草本，高 15～60 cm。主根淡黄色，茎四棱形，棱上有窄翅，植株呈塔形或帚状分枝，枝斜展。叶对生；无柄；叶片卵状披针形至狭披针形，长 8～35 mm，宽 3～10 mm，先端钝，基部略呈心形，半抱茎；下面中脉明显突起。圆锥状复聚伞花序，具多花；花梗直立或斜伸，长可达 5 cm；花萼绿色，4 裂，裂片线状披针形，先端急尖，背面具明显的 3 脉；花冠暗紫红色，直径 8～13 mm，4 裂，裂片披针形，长 7～9 mm，先端渐尖，具尖头，基部具 2 个沟状的腺窝，狭长圆形，深陷，边缘具柔毛状流苏；子房长圆形，无柄，花柱粗短，柱头 2 裂，裂片半圆形。蒴果长圆状披针形，长 8～14 mm，先端尖。种子椭圆形，深褐色，表面有细网状突起。花、果期 7～10 月。

生于海拔 1 900～3 800 m 的山坡、河谷、林下、灌丛及水边。分布于西南及西藏、青海等地。

【采收加工】 夏、秋季采收，切碎，晒干。

【药材】 藏茵陈 *Herba Swertiae Mussotii* 产于西藏。

性状　根呈圆锥状，表面淡黄色或土黄色，纤维质，易折断，断面不平整，类白色。茎近四棱形，粗细不等，有节，节上有腋生的对生枝，淡绿色至淡黄色。叶片多脱落破碎，完整叶片长矩圆形或披针形，长 1～5 cm，先端钝尖，基部渐狭，全缘。花皱缩，淡黄色至淡蓝色，花冠 4 或 5 深裂。气清香，味苦。

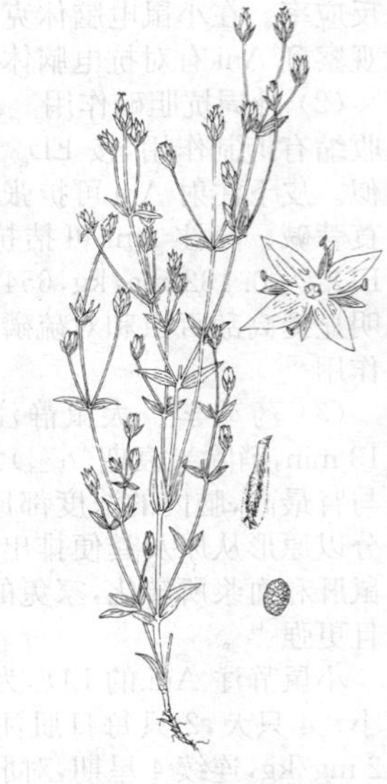

川西獐牙菜

鉴别　(1) 根横切面：木栓组织狭窄。皮层薄壁细胞呈切线延长。韧皮部狭窄。形成层不明显。木质部由木纤维和导管组成，木纤维壁厚且木化，导管单个或 2～5 个成群，作径向排列。中央为初生木质部，导管单个或 2～3 个成群，分散在薄壁组织中。

茎横切面：周边有 4 棱，由 2～5 列圆形薄壁细胞组成。表皮为 1 列类方形或类圆形细胞，外被角质层。皮层由 4～8 列椭圆形薄壁细胞组成。内皮层明显并具凯氏点。维管束双韧型。韧皮部稍宽，筛管群明显。形成层不明显。木质部由木纤维和导管组成。木纤维径向排列，壁木化。导管多 2～5 个成群，多径向排列，壁木化。髓部宽广，髓细胞类圆形且大，中央部分破裂成空腔。

叶横切面：表皮 1 列细胞，上表皮细胞较大，外壁增厚。栅栏组织 2 列，近表皮的 1 列细胞稍延长。海绵组织中具气室。维管束双韧型，分布海绵组织中，中脉下表面稍突起。

(2) 取本品粗粉 2 g，加 75% 乙醇 20 ml，回流提取，滤过，取滤液浓缩至 10 ml。取滤液 1 滴，点于滤纸上，置紫外光灯下观察，显淡橙黄色荧光，滴加 1% 乙酸镁甲酸液 1 滴，荧光明显加强，呈亮金黄色；取滤液 1 滴，点滤纸上，烘干后，滴加 1% 三氯化铁乙醇液 1 滴，呈墨绿色。

【成分】 含有呫吨酮衍生物：1，8-二羟基-3，5-二甲氧基呫吨酮（1，8-dihydroxy-3，5-dimethoxyxanthone），1-羟基-3，5-二甲氧基呫吨酮（1-hydroxy-3，5-dimethoxyxanthone），1-羟基-3，7，8-三甲氧基呫吨酮（1-hydroxy-3，7，8-trimethoxyxanthone），8-羟基-1，3，5-三甲氧基呫吨酮（8-hydroxy-1，3，5-trimethoxyxanthone），1，8-二羟基-3，7-二甲氧基呫吨酮（1，8-dihydroxy-3，7-dimethoxyxanthone），1，7，8-三羟基-3-甲氧基呫吨酮（1，7，8-trihydroxy-3-methoxyxanthone），1，3，8-三羟基-5-甲氧基呫吨酮（1，3，8-trihydroxy-5-methoxyxanthone），1，7-二羟基-3，4，8-三甲氧基呫吨酮（1，7-dihydroxy-3，4，8-trimethoxyxanthone）又名藏茵陈呫吨酮（zangyinchenin）[1]。还含 8-O-β-D-吡喃葡萄糖基-1，3，5-三羟基呫吨酮（8-O-β-D-glucopyranosyl-1，3，5-trihydroxyxanthone），8-O-〔β-D-吡喃葡萄糖基-(1→6)-β-D-吡喃葡萄糖基〕-1，7-二羟基-3-甲氧基呫吨酮{8-O-〔β-D-glucopyranosyl-(1→6)-β-D-glucopyranosyl〕-1，7-dihydroxy-3-me-thoxyxanthone}，7-O-β-D-吡喃木糖

基-1，8-二羟基-3-甲氧基呫吨酮(7-O-β-D-xylopyranosyl-1，8-dihydroxy-3-methoxyxanthone)，7-O-〔α-L-吡喃鼠李糖基(1→2)-β-D-吡喃木糖基〕-1，8-二羟基-3-甲氧基呫吨酮{7-O-〔α-L-rhamnopyranosyl(1→2)-β-D-xylopyranosyl〕-1，8-dihydroxy-3-methoxyxanthone}，3-O-β-D-吡喃葡萄糖基-1，8-二羟基-5-甲氧基呫吨酮(3-O-β-D-glucopyranosyl-1，8-dihydroxy-5-methoxyxanthone)[2]。还含有苦龙苷(amarogentin)，当药素(swertisin)[2]，杧果苷(mangiferin)，齐墩果酸(oleanolic acid)[3]。

【药理】 保肝作用　本品能明显降低四氯化碳(CCl_4)所致小鼠丙氨酸转氨酶(ALT)的升高，减轻 CCl_4 所致肝细胞病变，拮抗对乙酰氨基酚所致肝损伤，但对戊巴比妥钠所致睡眠时间无明显影响。对于肝切除鼠，其可加速肝脏再生，使切除70%肝脏后在3 d内基本恢复到正常肝重[1]。保肝有效成分有杧果苷、齐墩果酸[2]及酮类成分。对于低压舱内模拟海拔8 000 m及2 h所致大鼠低张低氧性肝损伤，本品注射液预先腹腔注射可防止天冬氨酸转氨酶(AST)和肝溶酶体酸性磷酸酶活力的升高，并降低肝总脂含量。大鼠肝溶酶体体外温孵实验显示，本品注射液、杧果苷均有稳定溶酶体膜作用，并能直接抑制溶酶体酸性磷酸酶活力[3]。藏茵陈对小鼠免疫性肝炎均有明显的治疗作用，使肝P450、ALT活性明显降低[4]。大鼠每日灌胃1次(0.05 mg/100 g体重)，连续7 d，可提高肝缺血-再灌注损伤模型大鼠体内NO水平，改善肝组织血供，改变肝细胞形态学而减轻肝损伤[5]。

【功用主治】 清肝利胆退黄，利水消肿。主治急性黄疸型和非黄疸型肝炎，胆囊炎，水肿。

【用法用量】 内服：煎汤，3～10 g。

【临床报道】 治疗急性黄疸性肝炎　成人每日予藏茵陈鲜品300 g或晒干品200 g，10岁以下儿童每日予鲜品200 g或晒干品100 g，加水1 000 ml，煎至剩500 ml，每日3次。共治疗患者25例，痊愈率80%，显效率12%，有效率8%[1]。

5833 藏茴香 zàng huí xiāng (《中国药用植物图鉴》)

【基原】 为伞形科葛缕子属植物葛缕子的果实。

【原植物】 葛缕子 *Carum carvi* L.　又名：贳蒿(《中国高等植物图鉴》)。

二年生或多年生草本，高30～80 cm。全株无毛。根圆柱形，肉质。茎上部分枝。基生叶及茎下部叶的叶柄与叶片近等长，二至三回羽状深裂，叶片轮廓长圆状披针形，长5～15 cm，宽2～3 cm，末回裂片线形或线状披针形，具宽叶鞘，边缘膜质，白色或粉红色。复伞形花序顶生或侧生；总花梗长5～8 cm；无总苞片，稀1～3，线形；伞辐5～10，长1～4 cm；无小总苞片，偶有1～3，线形；小伞形花序有花5～15，花杂性，无萼齿，花瓣白色，或带淡红色；花柱长约为花柱基的2倍。果实长卵形，长4～5 mm，宽2～2.5 mm，成熟后黄褐色，果棱明显，每棱槽内有油管1，合生面2。花、果期5～8月。

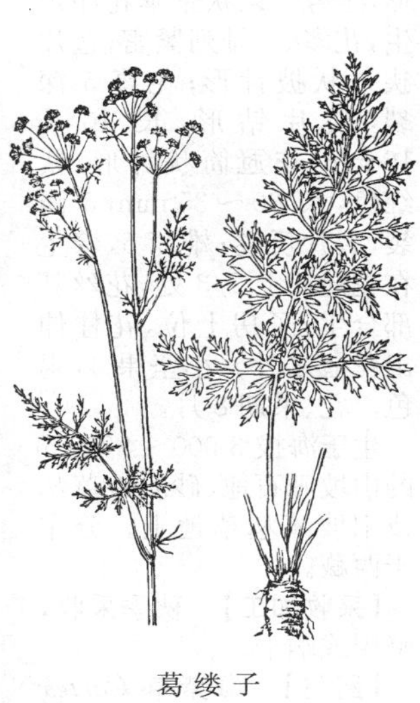
葛缕子

生于路旁、林缘、河滩草丛中或高山草甸。分布于华北、东北、西北及四川西部等地。

本植物的根(青海防风)亦供药用，另设专条。

【采收加工】 7～8月割取将成熟果实的全株，晒干，打下果实，去其杂质，备用。

【成分】 含挥发油：葛缕酮(carvone)，柠檬烯(limonene)，二氢葛缕酮(dihydrocarvone)，D-二氢香苇醇(D-dihydrocarveol)，L-异二氢香苇二醇(L-isodihydrocarvediol)，D-紫苏醛(D-perillaldehyde)，D-二氢蒎脑(D-dihydropinol)。脂肪油：棕榈酸(palmitic acid)，油酸(oleic acid)，亚油酸(linoleic acid)[1]。

【药理】 1. 平喘、镇咳作用　藏茴香所含右旋葛缕酮对组胺造成豚鼠哮喘有平喘作用；对小鼠氨水引咳有镇咳作用[1]。

2. 抑菌作用　葛缕酮体外对金黄色葡萄球菌、大肠杆菌和某些真菌有抑制作用[2,3]，1∶1 000以上浓度能杀死牛肝蛭虫[4]。

3. 利尿作用　种子提取物给兔灌胃有利尿作用，尿中氯化物的排泄量增加，吗啡能对抗此利尿作用[5]。

毒性　腹腔注射葡萄糖醛酸制剂、维生素C 400 mg/kg或葡萄糖2 g/kg，可对抗葛缕酮灌胃4 g/kg的致死作用[6]。葛缕酮给犬缓慢静脉滴注可使心率变慢，血压下降，致死量为0.34 g/kg[7]。

【药性】 《西藏常用中草药》："性温，味微辛。"

【功用主治】 理气开胃，散寒止痛。主治脘腹冷痛，呕逆，消化不良，疝气痛，寒滞腰痛。

1.《西藏常用中草药》："芳香健胃，驱风理气。治胃痛，腹痛，小肠疝气。"

2.《青藏高原药物图鉴》："治心脏病。"

3.《台湾药用植物志》："洗眼可增强视力，利尿，驱虫。入浴可治子宫肿痛，敷痔疾，治痛风。"

4.《新疆药用植物志》："治肠胃失调，消化不良，气胀，气痛，胃炎，胃酸减少。"

5.《中国民族药志》："治夜盲。"

【用法用量】 内服：煎汤，3～6 g。

【宜忌】 阴虚火旺者慎服。

【选方】 治头痛，身疼，消化不良，夜盲，头晕，耳鸣　藏茴香100 g，巴朱90 g，夹哇果90 g，大蒜(制)60 g，丁香60 g，木香60 g，兔心60 g。各研粗粉，混匀，每日早晚各3～5 g，煎服。(《藏医临床札记》)

5834 藏羚角 zàng líng jiǎo (《青藏高原药物图鉴》)

【基原】 为牛科原羚属动物藏羚的角。

【原动物】 藏羚 *Pantholops hodgsoni* Abel　又名：羚羊、西藏羚羊、一角兽(《中国经济动物志》)，长角羊、独角兽(《青藏高原药物图鉴》)。

体型中等，体长约1.2 m，肩高约80 cm。尾较短而尖。鼻端被毛，鼻孔大，内有扩张的囊。雄兽吻部肿大，有角，角长而侧扁，长约60 cm，形直，除角尖处外，具有明显而等距的横棱。体毛厚而密，毛直立；背部呈浅红棕色，腹部白色；雄兽脸部黑棕色或黑色，头顶白色，雌者脸部则无黑色。耳内儿呈白色，耳背则为纯白；四肢浅灰白色，雄兽在前面有黑棕色或黑色纵纹。尾与体背同色。

栖息于海拔 4 000～6 000 m 的高原地带，常结成小群活动。性懦怯，白昼多隐蔽于岩穴中，晨昏出动，以各种牧草为食。奔走极为迅速，为犬狼所不及。分布于青藏高原。

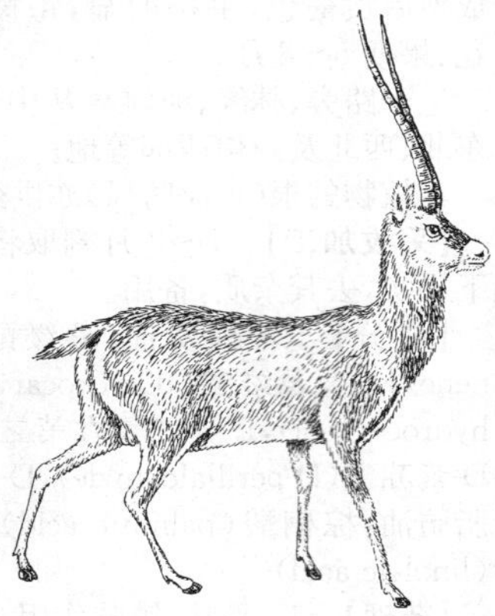

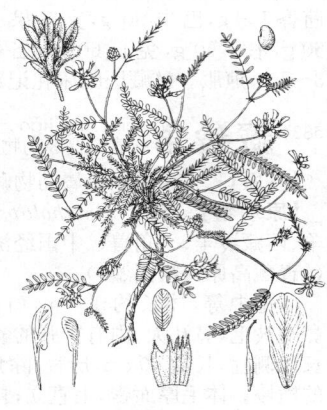
藏 羚

藏羚为我国特有的国家一级保护动物，严禁捕杀。

【药理】 1. 解热作用　藏羚角注射液 40 mg/kg 腹腔注射，对静注三联菌苗发热家兔，有与羚羊角相似的解热作用[1]。其提取液 2.5 g/kg 腹腔注射，对静注啤酒酵母液所致发热大鼠也有明显解热作用[2]。

2. 镇静及抗惊厥作用　藏羚角提取液 12.5 g/kg 能延长小鼠戊巴比妥钠睡眠时间；1.5 g/kg 腹腔注射能明显减少小鼠自发活动次数。藏羚角提取液 10 g/kg 腹腔注射，对咖啡因所致惊厥，具有一定的抑制作用[2]。

3. 镇痛作用　藏羚角提取液 12.5 g/kg 皮下注射小鼠，醋酸扭体法，腹腔注射小鼠热板法，均表明有镇痛作用[2]。

4. 降压作用　藏羚角提取液 1 g/kg 静注，对 SD 种系大鼠有与羚羊角相似的降压作用，对心电图无明显影响[2]。

毒性　藏羚角提取液小鼠灌胃的 LD_{50} 为 28.69 ± 5.77 g/kg[2]。

【功用主治】 清热解毒消肿。主治甲状腺肿大，胃痛，久泻。

1.《青藏高原药物图鉴》："治甲状腺肿大，胃炎，久泻。可催产。"

2.《中国药用动物志》："清热解毒，消肿。"

【用法用量】 内服：研末，5～15 g。

5835 藏绵芪 zàng mián qí
（《全国中草药汇编》）

【异名】 春黄芪（《西藏常用中草药》），滇绵芪（《全国中草药汇编》），黄芪（《云南药用植物名录》）。

【基原】 为豆科黄芪属植物西藏黄芪的根。

【原植物】 西藏黄芪 *Astragalus tibetanus* Benth. ex Bunge　又名：藏黄芪（《中国主要植物图说》），滇棉花（《云南药用植物名录》），藏新黄芪（《西藏植物名录》）。

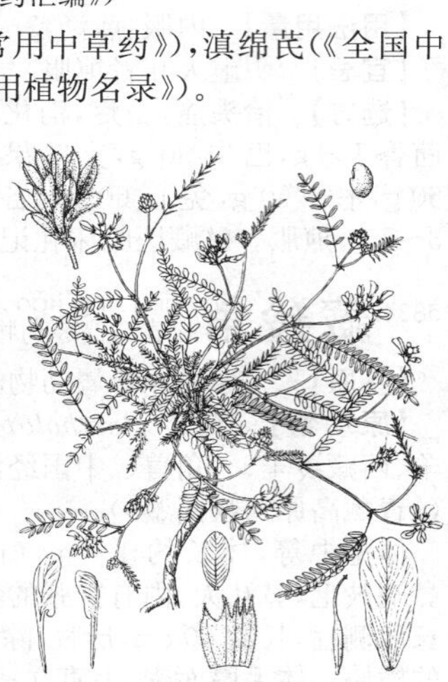
西藏黄芪

多年生草本，高 10～40 cm，全株有白色和黑色平伏短柔毛。茎细瘦，丛生，直立或平卧，多分枝。奇数羽状复叶；托叶披针形，基部合生；小叶 17～41 片，长圆形或长圆状披针形，长 6～18 mm，宽 3～8 mm，先端圆或钝或微凹，基部圆楔形，两面近无毛或仅下面疏被短柔毛。总状花序腋生，具多数密生的花，总花梗稍短于叶；萼钟状，长 7～10 mm；萼齿锥状；花冠紫色，旗瓣长 15～20 mm，瓣片倒卵状长圆形，爪不明显，翼瓣先端微凹，龙骨瓣瓣片微弯，翼瓣和龙骨瓣均有爪；子房有毛，花柱无毛。荚果条状长圆形，长 13～15 mm，先端有尖喙，荚果在果序上竖立，稠密，具 2 室。花期 6～8 月，果期 7～9 月。

生于海拔 900～4 000 m 的山坡草地或山谷低洼湿地、地埂。分布于云南、西藏、新疆。

【采收加工】 7～9 月采挖根部，切段，晒干。

【药性】 甘、苦，温。

1.《西藏常用中草药》："性温，味苦。"

2.《全国中草药汇编》："甘，温。"

【功用主治】 补气固表，托毒生肌。主治久病体弱，表虚自汗，贫血，消化不良，月经不调，带下，水肿，痈疽不溃或溃不收口。

1.《西藏常用中草药》："补气固表，托里排脓，消肿生肌。主治表虚自汗，气虚血脱，消化不良，痈疽不溃或溃不收敛，水肿等症。"

2.《全国中草药汇编》："强壮补气，利尿止汗。治久病衰弱，慢性肾炎浮肿，贫血，自汗，盗汗，糖尿病，痈肿疮疖，痢疾，月经不调，带下。"

【用法用量】 内服：煎汤，6～15 g。

5836 藏紫草 zàng zǐ cǎo
（《藏药标准》）

【异名】 山紫草、紫草、硬紫草（《西藏常用中草药》），西藏紫草（《全国中草药汇编》），芝莫（《中国民族药志》）。

【基原】 为紫草科滇紫草属植物长花滇紫草的根皮。

【原植物】 长花滇紫草 *Onosma hookeri* Clarke var. *longiflorum* Duthie ex Stapf [*O. longiflorum* Duthie]

多年生草本，高 15～30 cm。根圆柱形，外皮紫褐色，易剥落。茎直立，不分枝，有时从根部分出 1～3 枝，全株被开展的长硬毛和贴伏的短硬毛。基生叶倒披针状条形，长 5～10 cm，宽 5～9 mm；茎生叶无柄，叶片条形至狭披针形，全缘。镰状聚伞花序顶生，花多数，排列紧密；苞片狭条状披针形；花萼 5 深裂，裂片钻形，长 10～16 mm；花冠筒状钟形，紫红色，长 30～35 mm，5 浅裂，裂片反卷；雄蕊 5，着生在花冠筒上 2/3 处，花丝基部合生；子房上位，花柱伸出花冠之外。小坚果 4，褐色。花、果期 8 月。

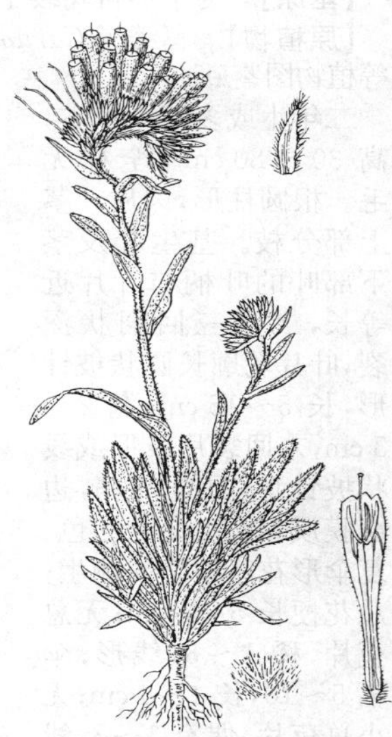
长花滇紫草

生于海拔 3 000～4 700 m 的山坡砾石地、砂质地草丛或阳坡灌丛草地上。分布于西藏。

【采收加工】 秋季采收，鲜用或晒干。

【药材】 藏紫草 *Cortex*

Onosmatis Longiflori 产于西藏等地。

性状 根皮圆筒形或略呈槽状，稍弯曲，一侧常开口，长3～20 cm，厚3～12 mm。外皮薄，紫褐色，易成片状剥落，剥去外皮，表面紫红色，有纵皱纹。质脆，易折断，断面淡黄棕色。气微，味微酸。

鉴别 (1) 根皮横切面：木栓层为数列深紫红色细胞，部分已脱落。皮层窄，细胞切向延长。韧皮部宽广，分泌细胞棕黄色，放射状排列成环，内含油滴；韧皮射线明显；薄壁细胞可见少量淀粉粒及油滴，偶有草酸钙方晶。

(2) 理化鉴别：①取本品少量，置于冷水中，水不染色，另置60%乙醇中，醇溶液呈紫红色(检查紫草素)。②取本品粗粉0.5 g置试管中，微火缓缓加热，管口壁有红色物质生成(检查紫草素)。

【成分】 根含β，β-二甲基丙烯酰紫草素(β，β-dimethylacrylshikonin)[1]。

【药性】 甘、微苦，寒。

1.《西藏常用中草药》："性寒，味甘、咸。"

2.《中国民族药志》："甘、微苦。"

【功用主治】 清热，解毒，凉血，活血。主治肺热咳嗽，热病发斑，麻疹透发不畅，尿道感染，疮疡溃烂，湿疹，烫伤。

1.《西藏常用中草药》："清热凉血，消肿解毒。主治丹毒，麻疹，急性膀胱炎，尿道炎，痈肿，烧烫伤以及气管炎、高血压等症。"

2.《中国民族药志》："治肺炎，丹毒，结核空洞，多血症。"

【用法用量】 内服：煎汤，3～9 g。外用：用麻油熬膏涂。

5837 藏紫菀 zàng zǐ wǎn (《中国民族药志》)

【异名】 青菀(《西藏常用中草药》)。

【基原】 为菊科紫菀属植物缘毛紫菀的头状花序或根。

【原植物】 缘毛紫菀 *Aster souliei* Franch.

多年生草本，高5～45 cm。根茎粗壮。花茎单一，紫色，有纵棱，被疏或密的白色长粗毛。基生叶莲座状，叶片绿色，长圆状匙形或倒披针形，长2～7 cm，先端钝或尖，基部渐狭呈宽翅状叶柄，全缘；下部叶及上部叶长圆状线形，长1.5～3 cm，宽0.1～0.3 cm，全部叶两面被疏毛或近无毛，或上面近边缘，下面沿脉被疏毛，有白色长缘毛，中脉在下面凸起，有离基三出脉。头状花序顶生；总苞半球形，径1.2～2 cm，黄绿色，总苞片3层，近等长或外层稍短，线状长圆形；舌状花30～50个，舌片蓝紫色，长圆状线形，长12～23 mm；管状花多数，密集，鲜黄色，长3.5～5 mm，顶端5裂；花柱附片长1 mm；冠毛1层，紫褐色，有不等糙毛。瘦果卵圆形，稍扁，长2.5～3 mm，密生白色粗毛。花期5～7月，果期8月。

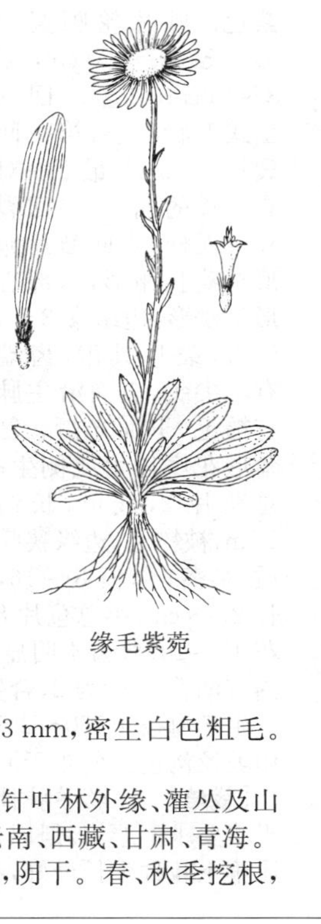

缘毛紫菀

生于海拔2 700～4 000 m的高山针叶林外缘、灌丛及山坡草地或河滩草坝。分布于四川、云南、西藏、甘肃、青海。

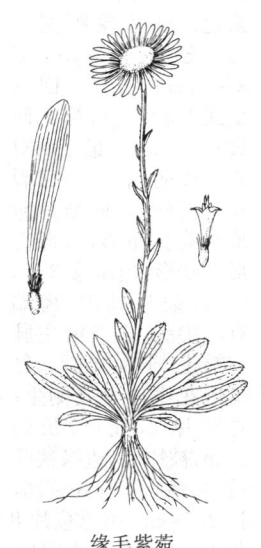

【采收加工】 花期采收头状花序，阴干。春、秋季挖根，除去茎叶，晒干。

【药材】 藏紫菀 *Flos Radix Asteris Souliei* 主产于青海、西藏、四川及云南等地。

性状 花序皱缩成团；有时小花散落露出花盘，花盘短圆锥形，着生管状花的萼管群残基，排列整齐。总苞半球形，直径1.2～2 cm，黄绿色。总苞片3层，近等长，长6～10 mm，宽1～2 mm，条状披针形，先端尖，具白色长缘毛。舌状花序雌性，舌片细长，皱缩，紫色至紫蓝色或灰紫色，长1.5～2.5 cm，宽约1 mm，柱头2裂；管状花两性，黄色，雄蕊5，聚药；雌蕊1，柱头2裂，披针形，其上簇生黄色长柔毛，子房下位，冠毛1层，淡灰黄色或紫褐色，与管状花冠筒近等长。有时可见瘦果卵圆形，长1～2 mm，密被白色糙毛。气香、味淡。

鉴别 粉末特征：棕黄色，微带紫色。花粉粒棕黄色，球形或近球形，直径约35～39 μm，具3孔沟，外表具刺状突起，极面每裂片5～6刺，中部有疣状突起。冠毛碎片，为多细胞组成的毛状物，胞壁稍厚，具纹孔，顶端渐尖呈刺状。非腺毛众多，由14～18个细胞组成，顶端细胞细长，多偏于一侧，基部细胞1～2列。柱头碎片，表皮细胞呈棒槌状、钝圆形绒毛状突起。子房完整，不易粉碎，呈深黄棕色。花粉囊碎片，细胞内壁呈长方形、类方形、类多角形胞壁增厚。舌状花冠下表皮细胞长方形，壁薄，胞壁细齿状。苞片下表皮细胞碎片长方形，气孔不等式或不定式，副卫细胞4～5个。

【成分】 全草含二萜类：18，19-二羟基-5α，10β-新克罗烷-3，13(14)-二烯-16，15-丁烯羟酸内酯〔18，19-dihydroxy-5α，10β-neo-cleroda-3，13(14)-dien-16，15-butenolide〕，18，19-二羟基-5，10-新克罗烷-3，13(14)-二烯-16，15-丁烯羟酸内酯-18-O-D-吡喃葡萄糖苷〔18，19-dihydroxy-5，10-neo-cleroda-3，13(14)-dien-16，15-butenolide-18-O-D-glucopyranosyl〕，19-羟基-5α，10β-新克罗烷-3，13(14)-二烯-16，15-丁烯羟酸内酯〔19-hydroxy-5α，10β-neo-cleroda-3，13(14)-dien-16，15-butenolide〕[1]，soulidiol[2]。

【药性】 苦，寒。

1.《西藏常用中草药》："性寒，味苦。"

2.《中国民族药志》："微苦，寒，无毒。"

【功用主治】 清热解毒，止咳化痰。主治流行性感冒，气管炎。

1.《西藏常用中草药》："镇咳祛痰，清热解毒。主治支气管炎，咳嗽气喘，咳吐脓血，小便短赤等症。"

2.《中国民族药志》："清热，解毒，止痛。用于瘟疫热毒，'木簸'，头痛，眼痛，'扎察'等。"

【用法用量】 内服：煎汤，3～9 g；或入丸、散。

【选方】 1. 治时疫，传染病，全身发烧疼痛，头昏 藏紫菀15 g，水柏枝膏12 g，糙果紫堇、马蔺子各9 g，亚大黄10 g，大黄12 g。共为细粉。每服2 g，每日3次。(《中国民族药志》六味藏紫菀散)

2. 治黄疸，热性"赤巴"病 蒂达15 g，藏紫菀12 g，马蔺子9 g，糙果紫堇11 g，小大黄(曲玛子)9 g，大黄10 g。共为细粉。每服2 g，每日3次。(《中国民族药志》六味蒂达散)

5838 藏蛤蚧 zàng gě jiè (《中国药用动物志》)

【基原】 为鬣蜥科鬣蜥属动物喜山鬣蜥除去内脏的全体。

【原动物】 喜山鬣蜥 *Agama himalayana* Steindechner 又名：喜马拉雅鬣蜥。

头体长 108～140 mm，尾长 195～222 mm。眼较小，眼睑发达；瞳孔圆形，虹膜黄绿显金色；鼓膜裸露。头背无对称大鳞，眼下方至鼓膜上方有 1 行棱鳞，枕部至鼓膜下方和颈侧有大小锥鳞；背正中鳞大，呈六边形，覆瓦状排列；体侧鳞较小，其间未杂以大鳞；体背腹扁平，无鬣鳞。尾基粗壮扁平，向后渐成圆柱形；尾鳞具强棱，排列成环，前后肢指、趾均具 5 爪；雄性腹部和肛前均具板鳞。成体颞部、颈背、体侧、四肢及尾基部背面的 1/5 呈灰棕色，其余部分为黑棕色或黑绿色，背面具灰白色或绿色横纹；腹面瓦灰色，幼体腹侧橘黄色，颌下浅红色杂以黑色，胸部红色。

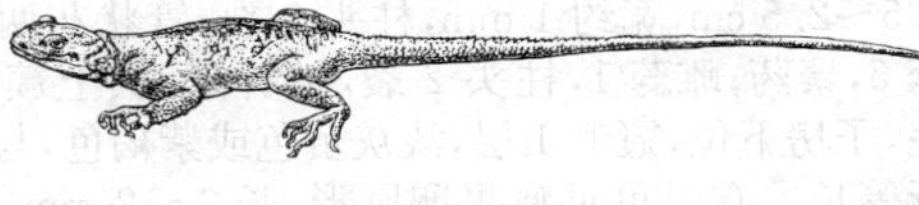

喜山鬣蜥

栖息于海拔 2 300～4 100 m 的山上大岩缝及乱石间，白天活动，捕食昆虫。分布于西藏、新疆。

【采收加工】 捕捉后剖腹，除去内脏后用竹片撑开，晾干或烘干用。

【药材】 藏蛤蚧 *Musculus et Os Agamae* 主产于西藏。

性状 本品呈扁片状，全体暗褐色，长 300～360 mm。头较小，略扁，两眼微显窟窿状。吻端钝圆，吻鳞大，切鼻孔。颈鳞椎状。背鳞具棱，覆瓦状排列，目向两侧渐细。腹鳞平滑呈斜方形。四肢鳞较大，尾鳞具强棱。四肢均具细长五趾(指)，趾(指)均具爪，似鸟爪状。尾较粗扁，节明显，长度超过头体长，且不易折断。气微腥，味微咸。

【成分】 皮含 3，3′-二羟基-α-胡萝卜素(3，3′-dihydroxy-α-carotene)，棕榈酸(palmitic acid)，亚油酸(linoleic acid)，脂肪酸二酯等[1]。

肌肉含蛋白质、肽类、氨基酸、脂类[1]。

血中含脂类、胆甾醇(cholesterol)及其酯、酸性及碱性磷酸酶、过氧化物酶等[1]。

脑含总糖脂，脑苷脂类(cerebroside)，脑硫脂(sulfatide)，尚含 γ-氨基丁酸(γ-aminobutyric acid)，天冬氨酸(aspartic acid)，丙氨酸，甘氨酸，丝氨酸等[1]。

【功用主治】 行气止痛，滋补壮阳。主治气滞胃痛，肾虚体弱，阳痿。

《中国药用动物志》："行气止痛。主治胃病。""肉有滋补、壮阳的功效。主治久病虚损，肾脏病。"

【用法用量】 内服：水煎，1 只；或入丸、散。

5839 藁本 gǎo běn (《本经》)

【异名】 藁茇(《山海经》)，鬼卿、地新(《本经》)，山茝、蔚香(《广雅》)，微茎(《别录》)，藁板(《山东中药》)。

【基原】 为伞形科藁本属植物藁本和辽藁本的根茎和根。

【原植物】 1. 藁本 *Ligusticum sinense* Oliv. 又名：西芎(四川、湖北、湖南、江西)

多年生草本，高达 1 m。根茎发达，具膨大的结节。茎直立，圆柱形，中空，有纵直沟纹。基生叶具长柄，柄长可达 20 cm；叶片轮廓宽三角形，长 10～15 cm，宽 15～18 cm，二回三出式羽状全裂，第一回羽片轮廓长圆状卵形，长 6～10 cm，宽 5～7 cm，下部羽片具柄，柄长 3～5 cm，基部略膨大；末回裂片卵形，长约 3 cm，宽约 2 cm，先端渐尖，边缘齿状浅裂，有小尖头，两面无毛，仅脉上有短柔毛，顶生小羽片先端渐尖至尾状；茎中部叶较大；茎上部叶近无柄，基部膨大成卵形抱茎的鞘。复伞形花序顶生或侧生；总苞片 6～10，线形至羽状细裂，长约 6 mm；伞辐 14～30，长达 5 cm，四棱形，有短糙毛；小伞形花序有小总苞片约 10 片，线形或窄披针形；花小，无萼齿；花瓣白色，倒卵形，具内折小尖头；雄蕊 5；花柱基隆起，花柱长，向外反曲。双悬果长圆卵形，长约 4 mm，先端狭，分生果背棱突起，侧棱扩大成翅状，背棱棱槽内有油管 1～3，侧棱棱槽内有油管 3，合生面有油管 4～6，胚乳腹面平直。花期 7～9 月，果期 9～10 月。

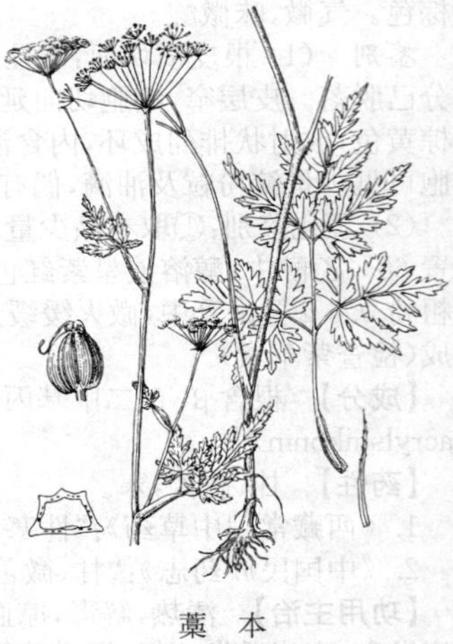

藁 本

生于海拔 1 000～2 700 m 的林下、沟边草丛中及湿润的水滩边。分布于浙江、江西、河南、湖北、湖南、四川、陕西等地。

2. 辽藁本 *L. jeholense* Nakai et Kitag. [*Cnidium jeholense* Nakai et Kitag.] 又名：藁本(辽宁、河北)，热河藁本、香藁本、北藁本(河北、山西)。

形态与藁本相似，其特点是：根茎较短；根圆锥形，分叉，表面深褐色。茎常带紫色。叶片轮廓宽卵形，长 10～20 cm，宽 8～16 cm，二至三回三出式羽状全裂，第一回裂片 4～6 对，最下一对有较长的柄；第二回裂片常无柄；末回裂片卵形至菱状卵形，基部心形至楔形，边缘常 3～5 浅裂，裂片具齿，齿端有小尖头，表面沿主脉有糙毛，下面光滑。复伞形花序顶生或侧生；总苞片 2，线形，长约 1 cm，被糙毛，边缘狭膜质，早落；伞辐 8～16，长 2～3 cm；小总苞片 8～10，钻形，被糙毛；小伞形花序有花 15～20；萼齿不明显。双悬果椭圆形，侧棱狭翅状，棱槽内有油管 1，少为 2，合生面 2～4。

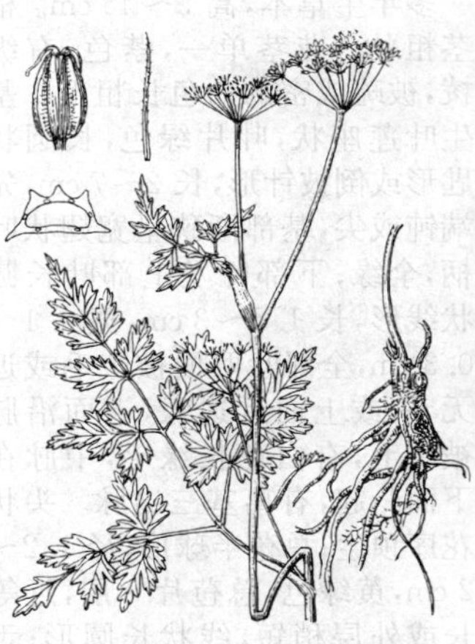

辽藁本

生于海拔 1 250～2 500 m 的林下、草甸、林缘、阴湿石砾山坡及沟边。分布于河北、山西、辽宁、吉林、山东等地。

【栽培】 生物学特性 喜冷凉湿润气候，耐寒，怕涝。对土壤要求不严格，但以土层深厚、疏松肥沃、排水良好的砂质壤土栽种生长最好，不宜在黏土和贫瘠干燥的地方种植。

忌连作。

繁殖方法　根茎繁殖。于9～10月收获时，选无病、肥大的根茎，切去残茎，去掉细长的支根，将结节状根茎，按芽胞切成小段，每段应有2～3节，随割随种，按行株距各约33 cm开穴，深10～13 cm，每穴放根茎1～2段，施人畜粪水后，盖土杂肥或火灰一把，后盖土与畦面齐平。辽藁本亦用根茎繁殖，早春于3月下旬萌芽前，晚秋10月下旬地上部枯萎后，将根刨出，每丛分成3～4株不等，并带有芽。穴栽，每穴1小丛，穴距30 cm×30 cm。春栽覆土至根芽上3 cm；秋栽覆土3～4.5 cm。

田间管理　第二年中耕除草、追肥各3次，第一次在3～4月出苗后，第二次在6月，第三次在10月倒苗后，前2次施人粪尿水，第三次冬前施土杂肥或火灰，施后培土防冻，第三年3～4月中耕除草、追肥各1次。辽藁本每年中耕除草3～4次，追肥后更应注意及时除草，中耕时不宜过深，以免碰伤根茎。春天返青前施厩肥，开沟施入，或于返青后1个月浇稀粪1次；6月中旬，每亩施过磷酸钙15 kg，施后浇水。

【采收加工】　栽种2年即可收获。在9～10月倒苗后，挖取地下部分，去掉泥土及残茎，晒干或炕干。

【药材】　藁本 *Rhizoma et Radix Ligustici*　藁本主产于四川、湖北、湖南、陕西；辽藁本主产于河北、辽宁。

性状　藁本　根茎呈不规则结节状圆柱形，稍扭曲，略有分枝，长3～10 cm，直径1～2 cm。表面黄棕色或暗棕色，粗糙，有纵皱纹，栓皮易剥落，上侧残留数个凹陷的圆形茎基，下侧有多数点状突起的根痕及残根。体轻，质较硬，易折断，断面黄色或黄白色，纤维状。气浓香，味辛、苦、微麻。

辽藁本　较小，根茎呈不规则的团块状或柱状。上端有丛生的叶基及突起的节，有多数细长弯曲的根。

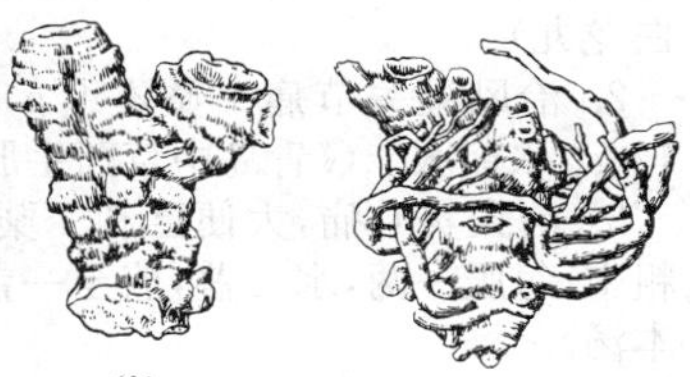

藁本(根茎及根)外形
(1) 藁木　(2) 辽藁本

鉴别　(1) 根茎横切面：藁本　木栓层棕色，有8～10余列细胞。皮层狭窄。维管束外韧型，约20余个排列成环；韧皮部宽广，散有根迹维管束和较多的油室，油室直径64～200 μm，内含黄色油状物；形成层成环；木质部导管直径14～40 μm，其中部有纤维束连接成环状。

辽藁本　韧皮部油室直径45～200 μm，木质部导管直径10～27 μm，木纤维群发达，近中心的纤维群有的被3～4列栓化细胞所包围。髓部具少数油室。

(2) 取粉末0.5 g，加入乙醚适量，冷浸1 h，滤过。滤液浓缩至1 ml，加7%盐酸羟胺甲醇液2～3滴、20%氢氧化钾乙醇液3滴，在水浴上微热，冷却后，加稀盐酸调节pH至3～4，再加1%三氯化铁乙醇液1～2滴，显紫红色(检查香豆素和内酯类)。

(3) 薄层色谱：取粉末2 g，加乙醚6 ml，冷浸4 h，滤过。滤液浓缩至干，残渣用氯仿溶解至1.0ml，作供试品溶液。另以阿魏酸为对照品。分别点样于同一硅胶G-CMC薄板上，以氯仿-苯-甲醇(20∶20∶6)展开。置紫外光灯下观察荧光。供试品液色谱在与对照品液色谱的相应位置显相同荧光色斑。

(4) 紫外吸收光谱：本品挥发油配制成0.2%(ml/ml)的无水乙醇溶液，在波长320 nm处有一低矮的吸收峰。

(5) 红外光谱：挥发油用液膜法测定红外吸收光谱，在2 920 cm^{-1}、2 860 cm^{-1}、1 765 cm^{-1}、1 200 cm^{-1}处有吸收峰。

品质标志　《中华人民共和国药典》2005年版规定：照醇溶性浸出物测定法热浸法测定，本品含醇溶性浸出物不得少于9.0%；照高效液相色谱法测定，本品含阿魏酸($C_{10}H_{10}O_4$)不得少于0.050%。

【成分】　1. 藁本含挥发油0.85%，主成分为：新蛇床内酯(neocnidilide)占25%，柠檬烯(limonene)占14.44%，蛇床内酯(cnidilide)占10.78%，4-松油醇(4-terpineol)占8.0%；还含：乙酸-4-松油醇酯(4-terpinylacetate)，棕榈酸(palmitic acid)，α-柏木烯(α-cedrene)，β及δ-芹子烯(selinene)，2，3-二氢-4-甲基呋喃(2，3-dihydro-4-methylfuran)，3-蒈烯(Δ^3-carene)，香桧烯(sabinene)，β-罗勒烯-Y(β-ocimene-Y)，异松油烯(terpinolone)，异戊酸-3-甲基丁基酯(3-methylbutylisovalerate)，对甲氧基乙酰苯酚(*p*-methoxyacetophenol)，对甲氧基乙酰苯酮(*p*-methoxyacetophenone)，α及β-榄香烯(elemene)，δ-愈创木烯(δ-guaiene)，雪松烯(himachalene)，γ-荜澄茄烯(γ-cadinene)，肉豆蔻醚(myristicin)，9，10-十八碳二烯酸(9，10-octadecadienoic acid)[1]，4-松油醇，薰衣草醇(lavandulol)，α-松油醇(α-terpineol)，桃金娘醇(myrtenol)，马鞭草烯酮(verbenone)，橙花醇(nerol)，橙花醛(neral)，牻牛儿醇(geraniol)，牻牛儿醛(geranial)，乙酸龙脑酯(bornylacetate)，乙酸-4-松油醇酯，香荆芥酚(carvacrol)，α-及β-金合欢烯(farnesene)，香橙烯(aromadendrene)，α-姜黄烯(α-curcumene)，γ-衣兰油烯(γ-muurolene)，γ-广藿香烯(γ-patchoulene)，β-芹子烯，β-荜澄茄烯(β-cadinene)，异肉豆蔻醚(isomyristicin)，榄香脂素(elemicin)，3-亚丁基苯酞(3-butylidene phthalide)[2]等。对苯二甲酸二甲酯(dimethyl *p*-phthalate)，洋川芎内酯(senkyunolide)A、G、H、I[3]，阿魏酸(ferulicacid)[4]。二聚苯酞类化合物：Z，Z′-6，6′，7，3′α-二聚藁本内酯(Z，Z′-6，6′，7，3′α-diligustilide)，Z-6，8′，7，3′-二聚藁本内酯(Z-6，8′，7，3′-diligustilide)[5]；萜类：ligustiphenol[6]，ligustilone[7]。还含3-亚丁基-4，5-二氢苯酞(3-butylidene 4，5-dihydrophthalide)[8]。

2. 辽藁本含挥发油1.3%，主成分为：β-水芹烯占33.32%，乙酸-4-松油醇酯占13.82%，肉豆蔻醚占9.05%，藁本内酯(ligustilide)占6.23%；还含异松油烯，蛇床内酯，4-松油醇，β及δ-愈创木烯，亚丁基苯酞，辣薄荷烯酮(piperitenone)，α-蒎烯，α-罗勒烯(α-ocimene)，1，4-十一碳二烯(1，4-undecadiene)，α、β及δ-榄香烯，榄香脂素，乙酸香茅醇酯(citronellyl acetate)，丙酸橙花醇酯(nerol propionate)，2，3-二氢-4，6，8-三甲基-(2H)-萘烯酮〔2，3-dihydro-4，6，8-trimethyl-(2H)-naphthalenone〕[1]，新藁本内酯(neoligustilide)[9]。

【药理】　1. 中枢抑制作用　藁本中性油7.017 g(生药)/kg和14.034 g(生药)/kg灌胃，能明显减少小鼠自发活动，加强硫喷妥钠引起的睡眠，显著抑制苯丙胺所致小鼠运动性兴奋及腹腔注射酒石酸锑钾所致小鼠扭体反应，明显延长热板法痛阈时间，对伤寒副伤寒混合菌苗引起发热的家兔有明显解热作用，并能降低小鼠的正常体温，表明有显著的镇静、镇痛、解热和降温等中枢抑制作用[1,2]。藁本水提取液 7 g(生药)/kg 灌胃,对小鼠也有明显的镇痛和镇静作用;9.4 g/kg 灌胃对大鼠有明显解热作用[3]。藁本所含藁本内酯[4]和阿魏酸[5]也有相似的中枢抑制作用。细叶藁本和辽藁本的挥发油,有相似的镇静和镇痛作用[6]。

2. 抗炎和抗腹泻作用 灌胃藁本 75%醇提物 5 g/kg 和 15 g/kg 能抑制二甲苯性小鼠耳肿、角叉菜胶性足拓肿胀和乙酸提高的小鼠腹腔毛细血管通透性,抑制蓖麻油或番泻叶引起的腹泻[7]。

3. 对平滑肌的作用 藁本醇提取物对离体兔肠肌有明显的抑制作用,并能对抗乙酰胆碱所致肠肌兴奋[8]。藁本成分阿魏酸 400 mg/kg 或 800 mg/kg 灌胃也能抑制小鼠胃肠推进运动及对抗蓖麻油所致小鼠腹泻[9]。藁本内酯对抗组胺和乙酰胆碱对豚鼠的致喘作用,并能对抗组胺、乙酰胆碱或氯化钡所致气管平滑肌的痉挛收缩[10]。

4. 对心血管的作用 藁本水提取物或醇提取物 2 g/kg 静脉注射,对麻醉兔有明显降血压作用,但持续时间较短;兔耳和蛙下肢血管灌流表明有直接血管扩张作用;此外对离体蛙心有抑制作用,使收缩力减弱[8]。阿魏酸钠有扩张冠状血管,增加冠脉流量,解除血管痉挛和改善心肌缺血等作用[11],此外尚有缩小家兔实验性心肌梗死范围[12]及减轻缺血心肌再灌注损伤等作用[13]。

5. 对耐缺氧的影响 藁本中性油 2.5 g/kg 和 5.0 g/kg 灌胃,能明显减慢小鼠的耗氧速度,延长其存活时间,明显提高小鼠常压耐缺氧的能力,在脑缺血性缺氧情况下也能延长小鼠的存活时间[14]。

6. 其他作用 由藁本根中提取的肉豆蔻醚 30 mg/kg 灌胃,对四氯化碳所致大鼠肝损害有明显抑制作用[15]。给大鼠十二指肠给药或灌胃给药藁本醇提物 3 g/kg 和 10 g/kg,能促进大鼠胆汁分泌,延长电刺激颈动脉血栓形成时间[16]。

毒性 藁本醇提取物小鼠腹腔注射的 LD_{50} 为 42.5 g(生药)/kg[8]。藁本中性油小鼠灌胃的 LD_{50} 为 70.17 g(生药)/kg[1,17]。

【炮制】 取原药材,除去杂质及残茎,抢水润透,切厚片,干燥。

饮片性状 本品为类圆形或不规则的斜厚片,表面黄白色或黄色,纤维性。周边棕褐色或棕黑色,粗糙,有纵皱纹和支根痕。体轻,质硬。气浓香,味辛、苦。

贮干燥容器内,密闭,置阴凉干燥处。防潮,防蛀。

【药性】 辛,温。归膀胱经。

1.《本经》:"味辛,温。"

2.《别录》:"苦,微温,微寒,无毒。"

3.《医学启源》:"味苦、大辛,此太阳经风药。《主治秘要》云:气厚味薄而升,阳也。"

4.《本草正》:"味甘、辛,性温。"

5.《本草求真》:"专入膀胱,兼入奇督。"

6.《萃金裘本草述录》:"入手、足太阴经。"

7.《本草求原》:"入肺、入肝。"

【功用主治】 祛风胜湿,散寒止痛。主治风寒头痛,巅顶疼痛,风湿痹痛,疥癣,寒湿泄泻,腹痛,疝瘕。

1.《本经》:"主妇人疝瘕,阴中寒,肿痛,腹中急,除风头痛,长肌肤,悦颜色。"

2.《别录》:"辟雾露,润泽,疗风邪亸曳,金疮,可作沐药、面脂。"

3.《药性论》:"能治一百六十种恶风、鬼疰流入腰痛冷,能化小便,通血,去头风鼾皰。"

4.《日华子》:"治痫疾,并皮肤疵皯、酒齄、粉刺。"

5.《珍珠囊》:"治巅顶痛,脑、齿痛。"

6.《医学启源》:"治寒气郁结于本经,治头痛,脑痛,齿痛。"

7. 李东垣:"(治)头面身体皮肤风湿。"(引自《纲目》)

8. 王好古:"(治)督脉为病,脊强而厥。"(引自《纲目》)

9.《纲目》:"治痈疽,排脓内塞。"

10.《本草正》:"疗风湿泄泻,冷气腰痛,妇人阴中风邪肿痛,风痫,雾露瘴疫。"

11.《本草再新》:"治风湿痛痒,头风目肿,泄泻疟痢。"

12.《全国中草药汇编》:"发散风寒,祛风止痛。主治风寒感冒头痛,头顶痛,腹痛泄泻。"

【用法用量】 内服:煎汤,3~10 g;或入丸、散。外用:煎水洗;或研末调涂。

【宜忌】 阴血虚及热证头痛禁服。

1.《本草经集注》:"恶䕡茹。"

2.《药性论》:"畏青葙子。"

3.《珍珠囊》:"与青葙子相反。"

4.《本草经疏》:"温病头痛发热口渴,或骨疼,及伤寒发于春夏,阳证头疼,产后血虚,火炎头痛,皆不宜服。"

5.《药义明辨》:"病因阳盛,不由阳郁者禁用。"

6.《药性集要便读》:"热痛不相宜,血弱头疼忌,肝风火禁之。"

【选方】 1. 治一切风,偏、正头痛,鼻塞脑闷,大解伤寒及头风,遍身疮癣,手足顽麻 川芎、细辛、白芷、甘草、藁本各等分。为末,每药四两,入煅石膏末一斤,水和为丸,每一两作八丸。每服一丸,食后薄荷茶嚼下。(《普济方》白龙丸)

2. 治风湿关节痛 藁本 9 g,苍术 9 g,防风 9 g,牛膝 12 g。水煎服。(《青岛中草药手册》)

3. 治大实心痛,大便已利 藁本半两,苍术一两。上为粗末,每服一两,水二盏,煎至一盏,温酒服。(《保命集》藁本汤)

4. 治漏,疳,虫蚀 藁本(去苗)、当归(切焙)、杏仁(汤浸去皮尖)各半两。上研为散。每用一字,绵裹内虫孔中。(《普济方》藁本散)

5. 治夏月沙痱子痒痛 新汲水挪藁汁调蛤粉敷之。雪水尤妙。(《普济方》)

6. 治大人小儿干白头屑 用藁本、白芷等分为末,夜擦旦梳,垢自去也。(《便民本草汇言小集》)

7. 治小儿疥癣 藁本煎汤浴之及用浣衣。(《小儿卫生总微论方》)

8. 治鼻上、面上赤 藁本研细末。先以皂角水擦动赤处,拭干,以冷水或蜜水调涂,干再用。(《鸡峰普济方》藁本散)

9. 治牙疳及宣露 藁本、升麻、皂角(不蛀者,烧灰存性)各半两,石膏一两半。上四味,杵罗为末。临卧时以手指蘸揩擦齿上,微漱存药气。(《博济方》黑散子)

【临床报道】 治疗神经性皮炎 用 50%藁本注射液于病损处皮下注射,一般每个病损每星期注射 2 次,每次 5~10 ml;如病损较多,或范围较大,可每日轮流注射,每星期内每个病损均能注射 2 次。每次注射后可局部热敷以防形成硬结。经治 139 例,观察 1~4 个月,痊愈(皮疹全部消退,不痒)46 例,显效(皮疹 2/3 以上消退,无明显痒感)44

例，有效（皮疹部分消退，仍有一定痒感）47例，无效2例。有效率为98.5%（其中6例曾并用少量0.5%氢化可的松乳剂）。一般在注射3～4次后痒感减退，逐渐好转；病损较小者8～10次痊愈，最多达20次。除个别有过敏现象，或出现荨麻疹样皮疹，或肿胀部位肿胀疼痛外，一般无明显副作用[1]。

【各家论述】 1. 张洁古："藁本，乃太阳经风药，其气雄壮，寒气郁于本经头痛必用之药，巅顶痛，非此不能除。与木香同用，治雾露之清邪中于上焦；与白芷同作面脂，既治风，又治湿，亦各从其类也。"（引自《纲目》）

2.《本草汇言》："藁本，升阳而发散风湿，上通巅顶，下达肠胃之药也。其气辛香雄烈，能清上焦之邪，辟雾露之气，故治风头痛，寒气犯脑以连齿痛。又能利下焦之湿，消阴障之气，故兼治妇人阴中作痛，腹中急疾，疝瘕淋带，及老人风客于胃，久利不止。大抵辛温升散，祛风寒湿气于巨阳之经为专功，若利下焦寒湿之证，必兼下行之药为善。"

3.《本草求真》："或谓其性颇有类于芎，皆能以治头痛，然一主于肝胆，虽行头目，而不及于巅顶，一主太阳及督，虽其上下皆通，而不兼及肝胆之为异耳。"

4.《本草正义》："《本经》主妇人疝瘕、阴中寒、肿痛、腹中急，皆清阳不振，厥阴之气郁窒不伸为病，温以和之，升以举之，解结除寒，斯急痛可已，疝瘕可除。而阴虚内热、肝络结滞之疝瘕急痛，非其治也。《别录》谓辟雾露润泽者，温升助阳，能胜寒湿，此即仲景所谓清邪中上之病，亦即《经》言阳中雾露之气也；又谓疗风邪亸曳，则风寒袭络，而经掣不仁，步履无力之症，庶几近之。亦有阴虚无力，痿躄不用，而肢体亸曳者，则更非风药所可妄试。""藁本味辛气温，上行升散，专主太阳太阴之寒风寒湿，而能疏达厥阴郁滞，功用与细辛、川芎、羌活近似。"

5840 檀香 tán xiāng （《别录》）

【异名】 旃檀（竺法真《罗浮山疏》），白檀（《本草经集注》），檀香木（《本草图经》），真檀（《纲目》）。

【基原】 为檀香科檀香属植物檀香树干的心材。

【原植物】 檀香 *Santalum album* L.

常绿小乔木，高约10 m。枝具条纹，有多数皮孔和半圆形的叶痕；小枝细长，节间稍肿大。叶片椭圆状卵形，膜质，长4～8 cm，宽2～4 cm，先端锐尖，基部楔形或阔楔形，多少下延，边缘波状，稍外折，背面有白粉；叶柄长1～1.5 cm。三歧聚伞式圆锥花序腋生或顶生，长2.5～4 cm；苞片2枚，钻状披针形，早落；总花梗长2～5 cm；花梗长2～4 mm；花长4～4.5 mm，直径5.6 mm；花被管钟状，淡绿色；花被4裂，裂片卵状三角形，内部初时绿黄色，后呈深棕红色；雄蕊4，外伸；花盘裂片卵圆形；花柱深红色，柱头浅3（～4）裂。核果长1～1.2 cm，外果皮肉质多汁，成熟时深紫红色至紫黑色，宿存花柱基多少隆起，内果皮具纵棱3～4条。花期5～6月，果期7～9月。

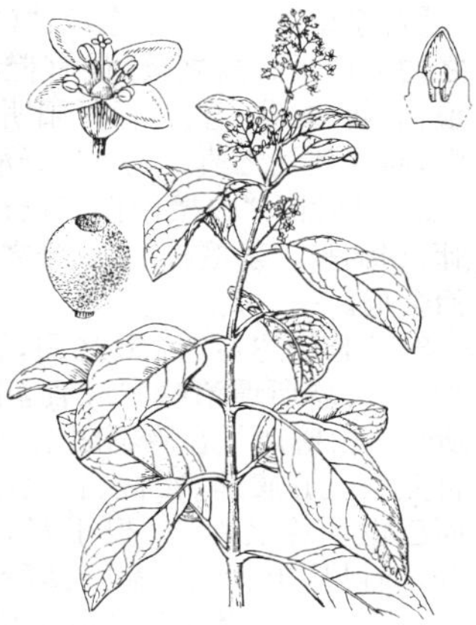

檀　香

野生或栽培。分布于澳大利亚、印度尼西亚和南亚等地。

本植物的心材经蒸馏所得的挥发油（檀香油）、心材中的树脂（檀香泥）亦供药用，另设专条。

【栽培】 生物学特性　半寄生性树种，喜热带、亚热带气候。能耐0～2 ℃的低温，遇短期霜冻，能安全越冬。在海拔600～1 000 m丘陵山地、年雨量600～2 000 mm、年平均气温10～35 ℃之间适宜生长。喜光，不耐荫蔽，较耐干旱，忌积水。在酸性红壤、黄壤或河边冲积砂质壤土均生长良好，忌黏土，在干燥多石砾的土壤上生长缓慢，但心材含油量高；在疏松肥沃的土壤上生长迅速，但心材质量差。

繁殖方法　檀香除本身根系吸收营养外，还需要纤细的小根产生吸盘吸附寄生植物的根部，从而吸取营养。我国可选择寄主催吐萝芙木、长春花、儿茶、台湾相思树、栀子、南洋檀、楠皮木、紫珠、木棉、诃子、厚树皮、山大颜等。主要用种子繁殖，育苗移栽法。9～11月，采摘粒大、饱满、紫红色的成熟果实作种，采回后立即用清水洗去果皮，种子阴干后用（50～100）$\times 10^{-6}$赤霉素浸种24 h，然后砂藏催芽，待次年春季，气温回升时播种，可促进种子发芽。幼苗出现真叶时，必须把幼苗分别移栽于预先种有寄主植物的盆内。3～4月定植，按行株距4 m×4 m或5 m×5 m开穴，穴径60 cm，穴深50 cm，每穴施腐熟有机肥。定植时将苗连同寄主带土团栽入穴内，覆土压实。

田间管理　栽培后要有一定荫蔽。要经常保持植株周围土壤疏松湿润，培育1～2年内要浅松土，忌深翻。每年施肥2～3次，以人畜粪为主。檀香和寄主植物有缺株应及时补苗，寄主植物生长过旺，需进行修剪侧枝，促进主干生长。

【采收加工】 全年可采。采得后切小段，除去边材（制造檀香器具时，剩下的碎材亦可利用）。

【药材】 檀香 *Lignum Santali Albi*　主产于印度、印度尼西亚及马来西亚，以印度老山檀质佳。

性状　本品为长短不一的圆柱形木段，有的略弯曲，一般长约1 m，直径10～30 cm。外表面灰黄色或黄褐色，光滑细腻，有的具疤节或纵裂，横截面呈棕黄色，显油迹；棕色年轮明显或不明显，纵向劈开纹理顺直。质坚实，不易折断。气清香，燃烧时香气更浓；味淡，嚼之微有辛辣感。

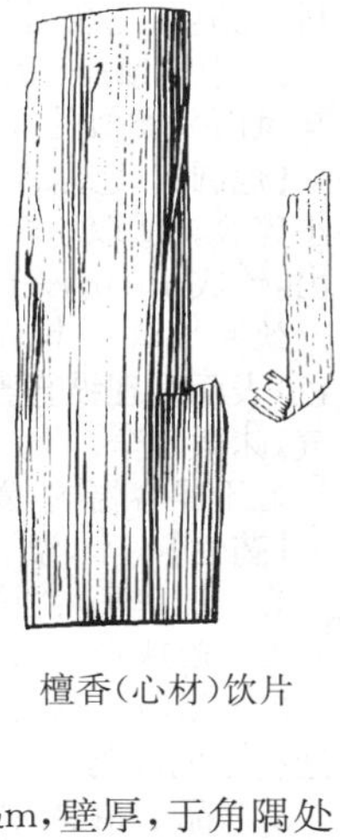

檀香（心材）饮片

鉴别　（1）心材横切面：导管单个散在，偶有2～3个联合，木射线由1～2列径向延长的细胞组成，木纤维与纤维管胞无明显区别，木薄壁细胞单个散在或数个联结，有的含草酸钙方晶，导管、射线细胞、木薄壁细胞内均可见油滴。

粉末特征：淡黄棕色。含晶厚壁细胞类长方形或长方形，直径约至45 μm，壁厚，于角隅处特厚，木化，层纹隐约可见，胞腔内含草酸钙方晶；含晶细胞位于纤维旁，形成晶纤维。草酸钙方晶多面形、扁类方形、鱼尾状双晶及膝状双晶等，直径22～42 μm。韧型纤维直径14～20 μm，壁厚约6 μm，具单纹孔。纤维管胞少数，切向壁有具缘纹孔，纹孔口斜裂缝状或相交成十字形。具缘纹孔导管直径约至64 μm，含红棕色或黄棕色分泌物。木射线宽1～3列细胞，壁稍厚，具单纹孔。此外，有时可见管状分泌细胞，内贮红棕色及黄棕色分泌物。

(2) 薄层色谱：取本品挥发油，加乙醚制成每1 ml含10 μl的溶液，作为供试品溶液。另取檀香醇对照品，加乙醚制成每1 ml含5 μl的溶液(或用印度檀香的挥发油加乙醚制成每1 ml含10 μl的溶液)作为对照品溶液。吸取上述两种溶液各10 μl，分别点于同一硅胶G薄层板上，以石油醚(60～90 ℃)-醋酸乙酯(85∶15)为展开剂，展开，取出，晾干，喷以对二甲氨基苯甲醛溶液(取对二甲氨基苯甲醛0.25 g，溶于冰醋酸50 g中，加85%磷酸5 g与水20 ml，混匀)，在80～90℃加热至斑点显色清晰。供试品色谱中，在与对照品色谱相应的位置上，显相同的紫蓝色斑点。

品质标志 《中华人民共和国药典》2005年版规定：本品含挥发油不得少于3.0%(ml/g)。

【成分】 心材含挥发油，称为白檀香油(sandalwood oil)，含量约为1.5%～5%[1]。其中主成分为倍半萜类化合物，α和β-檀香萜醇(santalol)占90%以上[2]，檀烯(santene)，α和β-檀香萜烯(santalene)，檀香二环酮(santenone)，檀香二环酮醇(santenone alcohol)[2]，表-β-檀香萜烯(epi-β-santalene)[2,3]，12，13-二氢-α-檀香萜醇(12，13-dihydro-α-santalol)，12，13-二氢-β-檀香萜醇(12，13-dihydro-β-santalol)[4]，α和β-姜黄烯(curcumene)，β-金合欢烯(β-farnesene)，黑蚁素(dendrolasin)[2]，檀香萜酸(santalic acid)[3]，酮基檀香萜酸(ketosantalic acid)[5]，表-β-檀香萜醇(epi-β-santalol)[6]，檀油醛(teresantalaldehyde)，檀油醇(teresantalol)[7]，二氢-α-沉香呋喃(dihydro-α-agrofuran)，二氢-β-沉香呋喃(dihydro-β-agrofuran)，朱栾萜烯(valencene)等[8]。氨基酸类：顺式及反式的4-羟基脯氨酸(4-hydroxyproline)，对称高亚精胺(*sym*-homospermidine)，γ-L-谷氨酰-S-(1-丙烯基)半胱氨酸亚砜〔γ-L-glutamyl-S-(prop-1-enyl)systein sulfoxide〕[9]。

【药理】 1. 抗菌作用 α-檀香醇和β-檀香醇有较强的抗菌作用，曾用作尿道消毒剂，治疗白浊等症。尚用于香料、肥皂和洗涤剂[1]。

2. 中枢镇静作用 檀香木中α-檀香醇和β-檀香醇具有与氯丙嗪类似的神经药理活性，对小鼠中枢具镇静作用[2]。

【炮制】 ①取原药材，除去杂质，镑片或锯成小段后劈成小碎块。②取原药材，加水浸泡3～5 d后，蒸1～1.5 h，取出，镑成1 mm厚的片，晒干。

饮片性状 本品为不规则的条形薄片或小碎块，淡黄棕色，表面纹理纵直整齐，质致密而韧，光滑细致。具特异香气，味微苦辛。

贮干燥容器内，置阴凉干燥处。

【药性】 辛，温。归脾、胃、肺经。

1.《日华子》："热，无毒。"

2.《珍珠囊》："甘、苦，阳中微阴。"

3.《汤液本草》："气温，味辛热。入手太阴经、足少阴经，通行阳明经药。"

4.《品汇精要》："气味俱厚，阳也。臭香。"

5.《本草汇言》："味辛、苦，气温。无毒。"

6.《本草通玄》："入脾、肺。"

7.《本草再新》："入肝、脾、肺三经。"

【功用主治】 行气，散寒，止痛。主治胸腹胀痛，霍乱吐泻，噎膈吐食，寒疝腹痛及肿毒。

1.《本草经集注》："消热肿。"

2.《本草拾遗》："主心腹(《本草图经》作"心绞痛")霍乱，中恶鬼气，杀虫。"

3.《日华子》："治痛，霍乱。肾气腹痛，浓煎服；水磨傅外肾并腰肾痛处。"

4.《珍珠囊》："引胃气上升，进食。"

5.《纲目》："(治)噎膈吐食。又面生黑子，每夜以浆水洗拭令赤，磨汁涂之。"

6.《本草正》："散风热，辟秽恶邪气，消毒肿；煎服之，可散冷气，止心腹疼痛。"

7.《本草备要》："调脾肺，利胸膈，为理气要药。"

8.《玉楸药解》："消瘕疝凝结。"

9.《本草再新》："散邪发表，行湿，暖肠胃，止呕吐。"

【用法用量】 内服：煎汤，1.5～3 g，后下；或入丸、散。外用：磨汁涂。

【宜忌】 阴虚火盛之证禁服。

1.《本草汇言》："辛香芳烈而窜，如阴虚火盛，有动血致嗽者，勿用之。"

2.《本经逢原》："禁用火焙，痈疽溃后脓多禁用。"

【选方】 1. 治心腹冷痛 白檀香三钱(为极细末)，干姜五钱。泡汤调下。(《本草汇言》)

2. 治阴寒霍乱 白檀香、藿香梗、木香、肉桂各一钱五分。为极细末。每用一钱，炒姜五钱，泡汤调下。(《本草汇言》)

3. 治头面风，头目昏眩，肩背疼痛，头皮肿痒，颈项拘急 白檀香(锉)半两，甘菊花(择)三两，芎䓖二两，甘草(生用)一两。上四味，捣罗为散。每服一钱匕，温薄荷汤调下，茶清或沸汤调亦得。(《圣济总录》檀香散)

4. 治恶毒风肿 白檀香、沉香各一块，重一分，槟榔一枚。上三味，各于砂盆中，以水三盏，细磨取尽，滤去滓，银石铫内煎沸。候温，分作三服。(《圣济总录》檀香饮)

5. 治面上黑子斑 白檀香、苍耳叶(焙，为末)。每夜以暖浆水洗面，以布揩赤，用白檀香磨汁涂之，食后米饮调服苍耳叶末一钱。(《平易方》面上黑子斑方)

6. 治痱疮 以雪水磨檀香，鹅毛蘸扫上。(《小儿卫生总微论方》)

【临床报道】 治疗冠心病心绞痛 将红花檀香茶(红花6 g、檀香片2 g)放入有盖的大号杯中，用沸水冲泡，加盖焖10 min后开始频频饮用，一般冲泡4次。缓解期患者冲泡饮用1剂/d，发作期患者冲泡饮用2剂/d。经治疗32例，中医辨证属心脉瘀阻型。30 d后，显效15例，占46.9%；有效11例，占34.4%；无效6例，占18.8%。有效率为81.2%[1]。

【各家论述】 1. 李东垣："(檀香)能调气而清香，引芳香之物上行至极高之分，最宜橙橘之属，佐以姜、枣，将以葛根、豆蔻、缩砂、益智，通行阳明之经，在胸膈之上，处咽嗌之中，同为理气之药。"(引自《汤液本草》)

2.《纲目》："白檀辛温，气分之药也，故能理卫气而调脾肺，利胸膈。紫檀咸寒，血分之药也，故能和营气而消肿毒，治金疮。"

3.《本草述》："白檀之用，在洁古云引胃气上升，进饮食，而时珍所谓治噎膈吐食，不几能升者又能降乎？东垣所说，白檀调气在胸膈之上，处咽嗌之间，而《日华子》更言煎服止心腹痛、霍乱、肾气痛，是则其调气不止在上焦而已也。总之，元气根于肾，畅于脾胃，统于肺，由下而升，即得从上而降，盖原其所自始，义固如是；而胸膈之上，咽喉之间，乃主气之肺，其所治在斯耳。第白檀功用，尽于东垣散冷气一语，如弘景消风热肿毒，亦即阳气之不能达于阴者，所郁聚为热风，是热之所化耳，无二义也，非谓其治冷又治热也。”

4.《本草求真》：“白檀熏之清爽可爱，凡因冷气上结，饮食不进，气逆上吐，抑郁不舒，服之能引胃气上升，且能散风辟邪，消肿住痛。功专入脾与肺，不似沉香力专主降，而能引气下行也。”

5841 檀根 tán gēn（《本草拾遗》）

【基原】 为豆科黄檀属植物黄檀的根或根皮。

【原植物】 黄檀 *Dalbergia hupeana* Hance 又名：檀、水檀（《本草拾遗》），望水檀（《群芳谱》），檀树、白檀树、檀木（《中国主要植物图说》），白檀（《中国高等植物图鉴》）。

乔木，高 10～17 m。树皮灰色。奇数羽状复叶，互生，长 15～25 cm，叶轴及小叶柄有疏柔毛；托叶早落；小叶片 9～11，长圆形或宽椭圆形，长 3.5～5.5 cm，宽 1.5～3 cm，先端钝，微缺，基部圆形。圆锥花序顶生或生在上部叶腋间；花梗有锈色疏毛；花萼钟状，萼齿 5，不等长，最下面一个披针形，较长，上面 2 个宽卵形，连合，两侧 2 个卵形，较短，有锈色柔毛；花冠淡紫色或白色，瓣片基部有长爪，旗瓣圆形，先端微缺；雄蕊 10 个，为二体，(5)＋(5)；子房有柄，柱头头状。荚果长圆形，扁平，长 3～7 cm，有种子 1～3 颗。花期 7 月，果期 8～9 月。

本植物的叶（黄檀叶）亦供药用，另设专条。

【采收加工】 夏、秋季采挖，洗净，切碎晒干。

【药性】 辛、苦，平。小毒。

1.《本草拾遗》：“有小毒。”

2.《纲目》：“气味辛，平。”

3.《浙江药用植物志》：“苦、微辛，平。”

【功用主治】 清热解毒，止血消肿。主治疮疖疔毒，毒蛇咬伤，细菌性痢疾，跌打损伤。

1.《本草拾遗》：“主疮疥，杀虫。”

2.《浙江药用植物志》：“清热解毒，止血消肿。主治细菌性痢疾，疔疮肿毒，咳血，跌打肿痛。”

【用法用量】 内服：煎汤，15～30 g。外用：研末调敷。

【选方】 1. 治疮疥 （黄檀根皮）研末，调敷患处。（《福建药物志》）

2. 治细菌性痢疾 （黄檀）根 30～90 g，水煎服。（《浙江药用植物志》）

5842 檀香油 tán xiāng yóu（《纲目拾遗》）

【基原】 为檀香科檀香属植物檀香 *Santalum album* L. 的心材经蒸馏所得的挥发油。

【原植物】 参见“檀香”条。

【采收加工】 将檀香的心材切细，置大型蒸馏器内，经蒸馏后，可得 3%～5%的檀香油。

【药材】 檀香油 *Oleum santali* 产于印度、马来西亚、澳大利亚及印尼等地。

性状　纯檀香油为无色乃至淡黄色略有黏性的油液，有檀香固有的香气，左旋性；在 20 ℃能溶于 6 倍量的 70%的乙醇中；相对密度 0.973～0.985（25 ℃），旋光度 －15～－20 ℃。

【成分】 参见檀香（心材）条。

【药理】 1. 抗菌作用 给大鼠喂饲檀香油 0.5～2 g/kg，数日后可使尿路金黄色葡萄球菌的生长减少 60%[1]。体外檀香油的抑菌浓度为 1∶64 000～1∶128 000，对痢疾杆菌亦有效；1∶32 000 浓度对鸟型结核杆菌有抑制作用[2]。

2. 其他作用 檀香油有利尿作用，对离体兔小肠有麻痹作用，对兔耳皮肤有刺激作用[3]。

【药性】 《纲目拾遗》：“味苦。”

【功用主治】 降逆和胃，行气止痛。主治呃逆，呕吐，胃脘痛，腰痛。

1.《纲目拾遗》：“除恶，开胃，止吐逆。”

2.《中国医学大辞典》：“治心腹疼，腰肾痛，消热肿，并涂擦之。”

3.《新本草备要》：“治白浊。”

【用法用量】 内服：0.02～0.2 ml（每日量不超过 1 ml）。外用：涂擦。

5843 檀香泥 tán xiāng ní（《纲目拾遗》）

【基原】 为檀香科檀香属植物檀香 *Santalum album* L. 心材中的树脂。

【原植物】 参见“檀香”条。

【功用主治】 《纲目拾遗》：“治胃气滞痛，肝郁不疏。”

【用法用量】 内服：煎汤，1～3 g；或入丸、散。

5844 礁膜 jiāo mó（《中国药用海洋生物》）

【异名】 绿紫菜（《辞海》），青菜（《中国经济海藻志》）。

【基原】 为礁膜科礁膜属植物礁膜及袋礁膜的藻体。

【原植物】 1. 礁膜 *Monostroma nitidum* Wittr.

幼体黄绿色，柔软光滑，囊状，不久裂为不规则的膜状，边缘多皱褶。一般高 2～6 cm，也可达 9～15 cm，体厚 20～30 μm，为单层细胞，细胞多边形，多数两个在一起，少数圆形，直径为 12～15 μm。

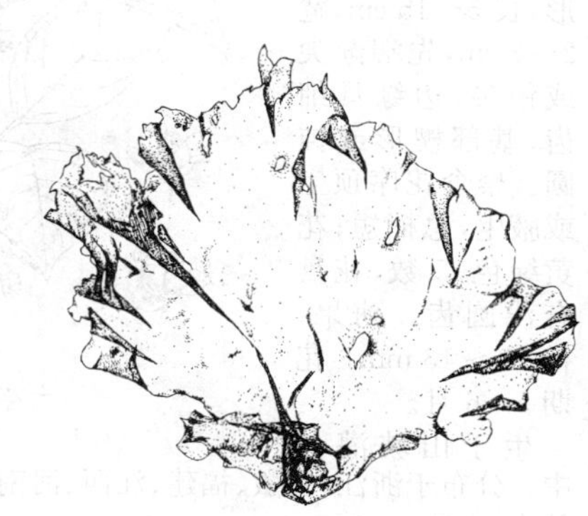

礁　膜

生长于内海湾中、高潮带岩石上或较隐蔽处具有少量泥沙覆盖的石块上。我国分布于东南沿海。

2. 袋礁膜 *M. arcticum* Wittr. ［*M. angicava* Kjellm.］ 又名：绿塌膜菜、小黑菜、海青菜、海白菜（《中国经济海藻志》）。

幼体黄绿色或绿色，膜状。一般高 15～22 cm 或 26 cm 以上，厚 25～35 μm。囊状期较长，后裂成数宽裂至不规则长圆形膜状体，边缘皱褶，细胞四至六角形，表面观为不规则紧密排列，横切面呈长形。

生长于中、高潮带石上或浅水坑内。我国分布于黄海、渤海沿岸。

【采收加工】 春季采收，漂洗干净，晒干。

【成分】 藻体含十五醛（pentadecanal），8，11，14-十七碳三烯醛（8，11，14-heptadecatrienal），8-十七碳烯醛（8-

heptadecenal)，2，4，7-癸三烯醛(2，4，7-decatrienal)[1]，硫酸鼠李聚糖（rhamnan sulfate)[2]，肝素样活性的抗凝血多糖[3]。

【药理】 抗凝作用 从礁膜中提取的多糖有肝素样活性，可作为抗凝剂使用[1]。

【药性】《中国药用海洋生物》："咸，寒。"

【功用主治】《中国药用海洋生物》："清热化痰，利水解毒，软坚散结。用于喉炎，咳嗽痰结及水肿等。"

【用法用量】 内服：煎汤，15 g。

【选方】 1. 治喉炎，咳嗽，痰结 礁膜、石莼、大青叶、柴胡各 15 g。煎服。

2. 治水肿，小便不利 礁膜、蛎菜、车前子各 15 g。煎服。（1、2 方出自《中国药用海洋生物》）

5845 霜红藤 shuāng hóng téng （《天目山药用植物志》）

【异名】 霜江藤（南药《中草药学》），哥兰叶、穿山龙（《福建药物志》）。

【基原】 为卫矛科南蛇藤属植物大芽南蛇藤的根或茎。

【原植物】 大芽南蛇藤 *Celastrus gemmatus* Loes.

攀缘状灌木，长 3～7 m。冬芽大，长 7～10 mm。小枝圆柱形，具条纹，多皮孔。单叶互生；叶柄长可达 2 cm；叶片卵状椭圆形或长方形，长 5～15 cm，宽 2～8 cm，先端渐尖或锐尖，边缘具细齿，基部楔形或钝圆。聚伞花序顶生或腋生，总柄短；花黄绿色，5 数，花盘有浅圆齿。蒴果，径 10～13 mm。花期 5～6 月。

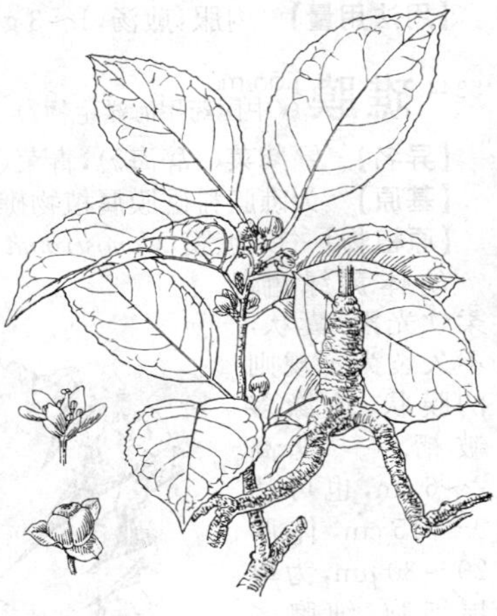

大芽南蛇藤

生于山坡灌丛中。分布于浙江、安徽、福建、江西、河南、贵州、云南、陕西、甘肃、台湾。

【采收加工】 秋、冬季采根采收，切段晒干；春、夏季采茎，鲜用或晒干。

【成分】 根含倍半萜类化合物：1β，2β-二乙酰氧基-9α-β-苯氧杂环丁酰氧基-β-二氢沉香呋喃(1β，2β-diacetoxy-9α-β-phenyloxacyclobutanoyloxy-β-dihydroagarofuran)，1β-乙酰氧基-2β-苯甲酰氧基-9α-β-苯氧杂环丁酰氧基-β-二氢沉香呋喃(1β-acetoxy-2β-benzoyloxy-9α-β-phenyloxacyclobutanoyloxy-β-dihydroagarofuran)，1β-乙酰氧基-2β-正丁酰氧基-9α-β-苯氧杂环丁酰氧基-β-二氢沉香呋喃(1β-acetoxy-2β-butanoyloxy-9α-β-phenyoxacyclobutanoyloxy-β-dihydroagarofuran)，1β-乙酰氧基-9α-β-苯氧杂环丁酰氧基-β-二氢沉香呋喃(1β-acetoxy-9α-β-phenyloxacyclobutanoyloxy-β-dihydroagarofuran)[1，2]。

【药性】 苦、辛，平。归肝、胃经。

1.《全国中草药汇编》："涩，温。"

2.《福建药物志》："苦、辛，温。"

【功用主治】 祛风除湿，活血止痛，解毒消肿。主治风湿痹痛，跌打损伤，月经不调，经闭，产后腹痛，胃痛，疝痛，疮痈肿痛，骨折，风疹，湿疹，带状疱疹，毒蛇咬伤。

1.《全国中草药汇编》："舒筋活血，散瘀。主治风湿关节痛，月经不调。"

2.《福建药物志》："祛风湿，壮筋骨，消痈毒。治坐骨神经痛，胃痛，疝气，闭经，产后瘀血痛，荨麻疹，湿疹，带状疱疹，骨髓炎，痈肿，疔疮，骨折。"

【用法用量】 内服：煎汤，10～30 g；或浸酒。外用：研末调涂；或磨汁涂；或鲜品捣敷。

【宜忌】 孕妇慎服。

【选方】 1. 治疝气痛 大芽南蛇藤根或茎 15 g。水煎服。（《浙江药用植物志》）

2. 治荨麻疹，湿疹 哥兰叶根 60 g，盐肤木 30 g，水煎服；或哥兰叶根 30 g，野菊花、苍耳子各 15 g。水煎服。

3. 治带状疱疹 哥兰叶根 30～60 g，磨醋或浸醋，调雄黄末涂患处；或哥兰叶根二层皮，焙干，研末，调茶油涂患处。（2、3 方出自《福建药物志》）

5846 霞天曲 xiá tiān qǔ （《本草备要》）

【基原】 为半夏等药和霞天膏制成的曲剂。

【制法】 制半夏、焦冬术、白茯苓各 4.5 kg，党参 6 kg，炙甘草 2.25 kg，广陈皮 2.25 kg，霞天膏 6 kg。先将霞天膏置适当容器中用热水并加热使之溶解。其他各药料粉碎后，将溶解的霞天膏倾入，混合均匀，通过涂有麻油的模印进行印曲，然后晒干。

【药性】《本草再新》："味甘，性温，无毒。入肺、胃二经。"

【功用主治】 润肺健脾，化痰蠲饮。主治咳嗽，食积，痰核，癖块。

1.《本草备要》："治沉疴痼痰，功效最烈。"

2.《本草再新》："健脾润肺，消食化痰。"

3.《饮片新参》："健胃化痰，消宿饮，癖块、痰核。"

4.《药剂学》："健脾养胃。治中气虚馁，体倦腹胀。"

【用法用量】 内服：开水或黄酒溶化，9～15 g；或入丸、散、膏剂。

【宜忌】《饮片新参》："内热燥痰者忌用。"

5847 霞天膏 xiá tiān gāo （《韩氏医通》）

【基原】 为牛科牛属动物黄牛 *Bos taurus domesticus* Gmelin 的肉经熬炼而成之膏。

【原动物】 参见"牛肉"条。

【成分】 固体部分主要是各种含氮物质：肌酸（creatine)，黄嘌呤（xanthine)，次黄质（hypoxanthine)，牛磺酸（taurine)，明胶（gelatin)，胨类（peptones)，肽类〔如肌肽(carnosine)、鹅肌肽〕，氨基酸(丙氨酸、谷氨酸、天冬氨酸、亮氨酸)，尿酸，尿素，此外还含有脂肪、乳酸、糖原、无机盐。以上诸成分大都是牛肉的原来成分，但明胶等成分则大部分是在制作中变化而产生的[1]。

【炮制】 取原药材，用时捣服。

饮片性状 呈不规则碎块，半透明。淡黄白色或浅黄红色，有光泽。气微腥。

贮干燥容器内，密闭，置阴凉干燥处。

【药性】《本草经疏》："味甘，温，无毒。"

【功用主治】 健脾胃，补气血，润燥化痰。主治虚劳羸瘦，中风偏废，痰饮痞积，皮肤痰核。

1.《韩氏医通》："其沉疴痼疾，癫狂风痫，痞积疮疡，一切有形之病及妇人癥瘕，皆用霞天膏投所宜煎剂，汗、吐、下攻去污败虫物。"

2.《本草经疏》："主中风偏废，口眼歪斜，痰涎壅塞，五脏六腑留痰宿饮，癖块，手足皮肤中痰核。"

【用法用量】 内服：化冲，9～15 g；或入丸剂。

【选方】 1. 治大病后极虚羸瘦 霞天膏每斤入茯苓四两，炖熔，空腹酒服三四钱。

2. 治肥盛多痰 霞天膏每斤入半夏曲四两，广皮二两，丸服。(1、2 方出自《本经逢原》)

【各家论述】 1.《东医宝鉴》："治痰之药，南星、半夏所以燥之，橘红、枳壳所以散之，茯苓、猪苓所以渗之，黄连、黄芩所以降之，巴豆、附子流通之义，竹沥、瓜蒌润下之义。夫老痰稠黏胶固于胸臆之间，依附盘泊于肠胃之外，苟非霞天膏之浸润流动而能从上从下出之乎？夫用此膏吐泻以去痰积，则不致虚损元气，所以为美也。"

2.《本草经疏》："胃病则水谷不能以时运化，羁留而为痰饮；壅塞经络则为积痰、老痰、结痰等证；阴虚内热生痰，则为偏废、口眼歪斜；留滞肠胃，则为宿饮癖块；随气上涌，则为喘急迷闷；流注肌肉，则为结核。王隐君论人之诸痰，悉由于痰，然而痰之所生，总由于脾胃虚不能运化所致。惟用霞天膏以治诸痰症者，盖肉者胃之味也，以脾胃所主之物，治脾胃所生之病，故能由肠胃而渗透肌肤毛窍，搜剔一切留结也。阴虚内热之人，往往多痰，此则由于水涸火炽，煎熬津液，凝结为痰，胶固难散者，亦须以此和竹沥、贝母、橘红、苏子、栝楼根、枸骨叶之类消之；或以橘皮、白茯苓、苏子、白豆蔻仁、半夏、苍术为曲，治脾胃积痰；或以橘皮、贝母、苏子、栝楼根及仁、蓬砂为曲，治积热痰结。"

5848 蹋菜 tà cài (姚可成《食物本草》)

【异名】 乌塌菜、瓢儿菜、雪里青(《苏南种子植物》)。

【基原】 为十字花科芸薹属植物塌棵菜的全草。

【原植物】 塌棵菜 *Brassica narinosa* Bailey

二年生草本，有时作一年生草本栽培，绿色。根粗壮，顶端有 1 短颈；茎直立，高 30～40 cm，上部分枝。基生叶密生，厚而皱折，圆卵形至倒卵形，长 10～20 cm，先端钝，全缘或有不显著的疏圆齿，或基部有一、二对不清晰裂片；叶柄白色，阔 8～20 mm；茎生叶圆形或圆卵形，无柄而抱茎，全缘。总状花序少数，粗壮；花黄色，长 6～10 mm，较花梗为短；花瓣十字形，有长爪；雄蕊 6，4 长 2 短；柱头头状。长角果圆柱形，长 2～4 cm，具粗喙。种子球形，深褐色。

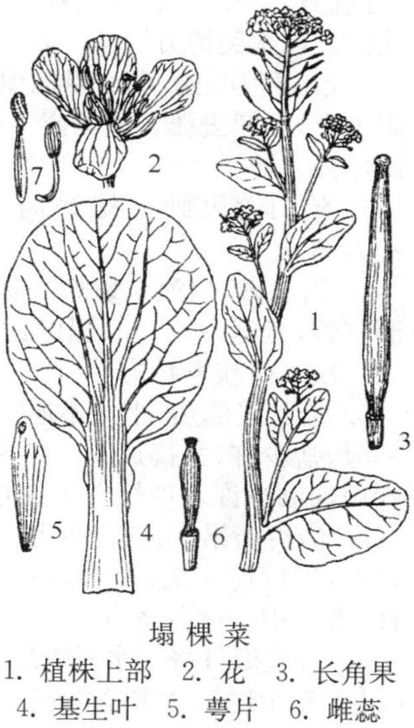

塌 棵 菜

1. 植株上部 2. 花 3. 长角果 4. 基生叶 5. 萼片 6. 雌蕊 7. 雄蕊

华东一带有栽培。

【成分】 瓢儿菜 500 g 含蛋白质 7.5 g，脂肪 0.8 g，糖 12 g，灰分 6.6 g；钙 332 mg，磷 127 mg，铁 5.7 mg，胡萝卜素 5.1 mg，硫胺素 0.16 mg，核黄素 0.29 mg，克尼酸 2.9 mg，维生素 C 172 mg[1]。

【药性】 姚可成《食物本草》："甘，平，无毒。"

【功用主治】 姚可成《食物本草》："滑肠，疏肝，利五脏。"

5849 螳螂 táng láng (《别录》)

【异名】 不过、莫貈、蛸蠰、蚌(《尔雅》)，巨斧(《淮南子》)，拒斧、髦(《方言》)，蚚父(《说文》)，天马(《吕氏春秋》高诱注)，螗螂、石螂(《尔雅》郭璞注)，龁肬(《方言》郭璞解)，食肬(《艺文类聚》)，刀螂、蛸螂(《纲目》)，斫父、斫螂(《说文解字注》)。

【基原】 为螳螂科大螳螂属动物大刀螂、螳螂属动物南方刀螂、小螳螂属动物小刀螂、巨斧螳螂属动物广腹螳螂等的全体。

【原动物】 1. 大刀螂 *Paratenodera sinensis* Saussure 又名：中华绿螳螂、中国螳螂、长螳螂、老虎哥(《中国动物药志》)。

体形较大，长约 8 cm。黄褐色或绿色，头三角形，前胸背板、肩部较发达，后部至前肢基部稍宽。前胸细长。前翅革质，前缘带绿色，末端有较明显的褐色翅脉；后翅比前翅稍长，有深浅不等的黑褐色斑点散布其间。雌虫腹部特别膨大。足 3 对，前胸足粗大，镰刀状。中足和后足细长。

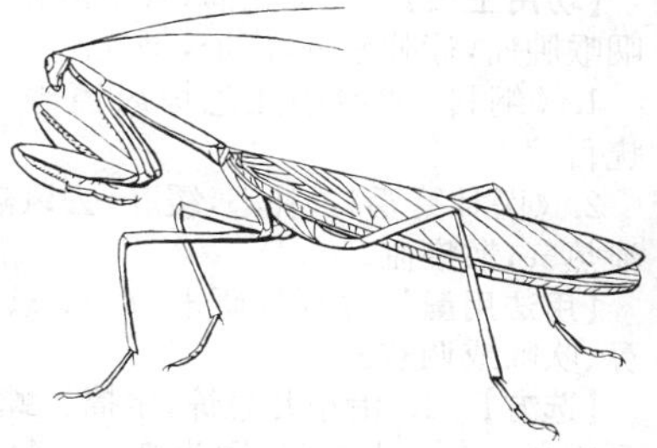

大 刀 螂

栖于草丛及树枝上。全国大部分地区均有分布。

2. 南方刀螂 *Tenodera aridifolia* Stoll. 又名：二点螳螂(《中国药用动物志》)，素叫螳螂(四川)。

体中等大小，细长，体绿色、黄褐色或浅灰褐色。头三角形，触角丝状。复眼大而突出，单眼 3 个，红棕色，呈"品"字形排列，前胸长，前胸背板两侧几平行，中间有一浅纵沟。翅淡绿色、黄褐色或浅灰褐色，半透明。前足腿节三角形，两前足基部中央有一明显的橘红色斑块。中足和后足细长。

多栖于向阳背风的灌木、矮小竹丛及草丛荒地处。分布于南方各地。

3. 小刀螂 *Statilia maculata* Thunb.

体中等大小，长 4.8～6.5 cm，色灰褐色至暗褐色，有黑褐色不规则的刻点散布其间。头部稍大，呈三角形。前胸背细长，侧缘细齿排列明显。侧角部的齿稍特殊。前翅革质，末端钝圆，带黄褐色或红褐色，有污黄色斑点。后翅翅脉为暗褐色。前胸足腿节内侧基部及胫节内侧中部各有一大形黑色斑纹。

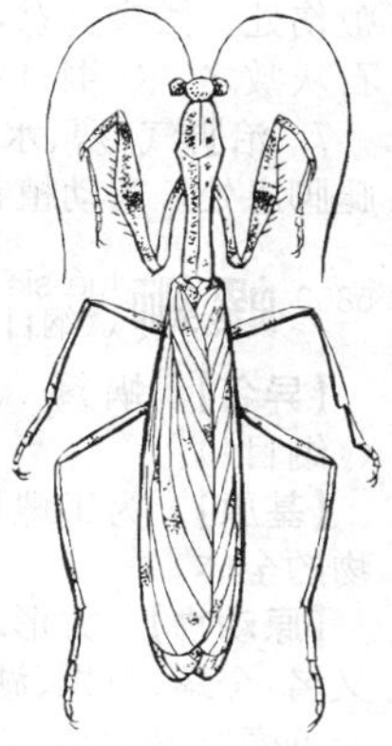

小 刀 螂

全国大部分地区均有分布。

4. 广腹螳螂 *Hierodula patellifera Serville*

体中等大小，绿色。头三角形，触角丝状。复眼发达，单眼3个。前胸粗短，前半部两侧扩大，最大宽度为最狭处的2倍。两侧有明显的小齿。前翅革质，狭长如叶片状，外缘及基部青绿色，中部透明，外缘中间有淡黄色斑块；后翅膜质。前足镰刀状，前足基节下缘有4个齿。中足和后足细长。

常活动于农田附近的瓜架、桑树、灌木或墙壁上。分布于我国湖北、广东、台湾等地。

以上动物的卵鞘(桑螵蛸)亦供药用，另设专条。

【采收加工】 夏、秋季间捕捉，晒干。

【药材】 螳螂 *Paratenodera seu Hierodula* 产于四川、浙江、江西、山东、江苏等地。

性状 本品多为干瘪的虫体，长4～8 cm，黑褐色或黄棕色。头部三角形，复眼1对，单眼3个，呈倒三角形排列于两触角间上方；前胸背侧缘具细齿。翅、足多残缺不全。体轻、质脆，易碎。气微，味微咸、涩。

【药性】 《医林纂要》："甘、咸，温。入肝、入心。"

【功用主治】 定惊止搐，解毒消肿。主治小儿惊痫抽搐，咽喉肿痛，疔肿恶疮，痔疮，脚气。

1.《纲目》："治小儿急惊风搐搦，又出箭簇，生者能蚀疣目。"

2.《医林纂要》："补心，缓肝，去风热，定惊痫。入心而能泄热气，散瘀血。"

【用法用量】 内服：研末，1～2只。外用：捣敷、研末嗃鼻、吹喉或调敷。

【选方】 1. 治小儿急惊，定搐 螳螂一个，蜥蜴一个，赤足蜈蚣一条。上三味，同为细末。每用一剜耳，吹入鼻内。(《圣济总录》中分散)

2. 治小儿急、慢惊风 螳螂一个(全者，炙黄研为细末)，朱砂、麝香各半钱。上为细末。如一两岁儿分作四服，四五岁儿分作两服，六七岁作一服，以金、银、薄荷汤调下。慢惊加生硫黄一豆大，同为末。急惊则不用硫黄。(《是斋百一选方》)

3. 治咽喉肿痛或破烂，不问新久 螳螂一只(晒干)，净冰片一钱，硼砂七分，正绿萼梅(去蒂)五分。共研细末。吹入喉内，能生肌消炎。(福建)

4. 治疔肿恶疮，附骨痈，经年不消毒疮 用自死螳螂烧存性，为末，以腊猪脂和敷。(《卫生易简方》)

5. 治痔疮 烧螳螂(褐色者)服之。(《新本草纲目》)

6. 治箭簇入肉不可拔者 螳螂一个，巴豆半个。同研，敷伤处。微痒且忍，极痒乃撼拔之。以黄连、贯众汤洗拭，石灰敷之。(《纲目》)

7. 治脚气(痹、水脚气) 取螳螂体部，以饭粒捣和，包裹腿脚患处。(《动植物民间药》)

5850 ## 螺蛳 luó sī
(《纲目》)

【异名】 蜗篱(《别录》)，师螺(《本草拾遗》)，蜗蠃(《纲目》)。

【基原】 为田螺科环棱螺属动物方形环棱螺及其同属动物的全体。

【原动物】 方形环棱螺 *Bellamya quadrata* (Benson) 又名：金螺、石螺、湖螺、豆田螺、蜗螺牛。

贝壳中等大小，全体呈长圆锥形。壳质厚，极坚固。壳高26～30 mm，壳宽14～17 mm。壳顶尖，螺层7层，缝合线深，体螺层略大；壳面黄褐色或深褐色，有明显的生长线及较粗的螺棱。壳口卵圆形，边缘完整。厣角质，黄褐色，卵圆形，其上有同心环状的生长纹。

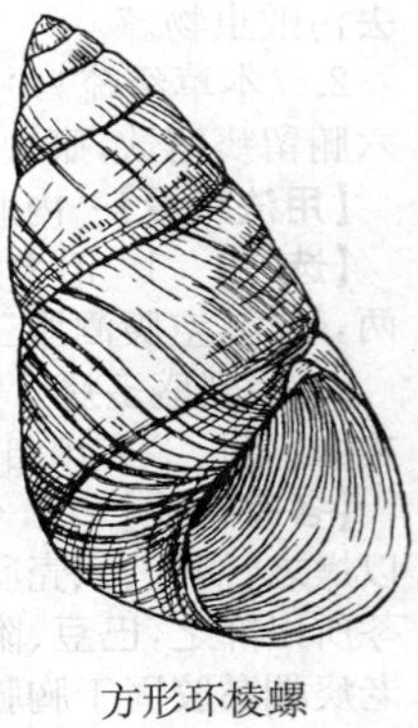
方形环棱螺

生活于河沟、湖泊、池沼及水田内，多栖息于腐殖质较多的水底。以藻类及其他植物的表皮为食。我国大部分地区均有分布。

本动物的贝壳(白螺蛳壳)亦供药用，另设专条。

【采收加工】 四季均可捕获。洗净用。

【药性】 甘，寒。

1.《别录》："味甘，无毒。"

2.《本草拾遗》："寒。"

3.《本草汇言》："味甘、微苦，气寒，有毒。"

【功用主治】 清热，利水，明目。主治黄疸，水肿，疮肿，淋浊，消渴，痢疾，目赤翳障，痔疮。

1.《别录》："主明目。"

2.《本草拾遗》："汁主明目，下水。"

3.《日用本草》："解热毒，治酒疸，利小水，消疮肿。"

4.《饮膳正要》："治肝气热，止渴，解酒毒。"

5.《纲目》："醒酒解热，利大小便，消黄疸水肿。治反胃，痢疾，脱肛，痔漏。"

6.《玉楸药解》："清金利水，泄湿除热。治水胀满，疗脚气，黄疸，淋沥，消渴，疥疾，瘰疬，眼病，脱肛，痔瘘，痢疾，一切疔肿。"

7.《中国动物药志》："清热，利水，明目。治黄疸，水肿，淋浊，消渴，痢疾，目赤翳障，肿毒等。"

【用法用量】 内服：煮食，20个，或煎汤；或捣汁。外用：捣敷。

【宜忌】 不宜多食；脾胃虚寒者慎服。

1.《日用本草》："食多，发寒湿痼疾。"

2.《本草汇言》："胃中有冷饮，腹中有久泄不实，并有冷瘕宿疝，或有久溃痈疮未敛，不宜食之。"

3. 姚可成《食物本草》："多食令人腹痛不消。"

【选方】 1. 治黄疸，酒疸 小螺蛳养去泥土，日日煮食饮汁。(《永类钤方》)

2. 治黄疸吐血，病后身面俱黄，吐血成盆，诸药不效 螺蛳十个，水漂去泥。捣烂露一夜，五更取清服二三次。(《小山怪证方》)

3. 治白游风肿 螺蛳肉入盐少许，捣泥贴之。(《摘玄方》)

4. 治五淋，白浊 螺蛳一碗，连壳于锅内炒热，淬以好白酒三碗，煮至一碗。取螺以针挑肉食，仍以此酒下之，食之二三次。(《扶寿精方》)

5. 治膀胱郁热，小便不通 螺蛳一合，捣葱白五个，麝香一分，盐少许，共捣成饼。罨脐上，须臾即通。毛毛酸草捣汁服加酒少许。单灯心汤空心服。(《婴童类萃》掩脐膏)

6. 治目痛累年，或三四年 取生螺一枚以水洗之，令螺口开，以黄连一块，内螺口中，令其螺饮黄连汁，以绵注取汁，着眦中。(《普济方》)

7. 治痘疹目翳 水煮螺蛳常食。(《济急仙方》)

【各家论述】 《本草汇言》："螺蛳，解酒热，消黄疸，清火眼，利大小肠之药也。顾汝琳曰：此物食土居水，体性大寒，善解一切热瘴，因风因燥因火者，服用见效甚速。惟堪煮熟，挑出壳，以油酱椒韭调和食之，不杂药料剂中。”

5851 螺厣草 luó yàn cǎo（《本草拾遗》）

【异名】 镜面草（《杨氏家藏方》），蠕儿草、地连钱（《纲目拾遗》），石龙、石茶（《植物名实图考》），抱树莲（《中国蕨类植物图谱》），抱石莲（《中国主要植物图说》），山豆爿草、血草（《福建民间草药》），石耳坠、痞子药（《贵州民间药物》），石瓜子、瓜子草、瓜子莲（《湖南药物志》），金指甲、风不动、金茶匙（《闽东本草》），铁指甲（《云南药用植物名录》），飞龙鳞、猫龙草（《全国中草药汇编》）。

【基原】 为水龙骨科伏石蕨属植物伏石蕨的全草。

【原植物】 伏石蕨 *Lemmaphyllum microphyllum* Presl [*Drymoglossum microphyllum* (Presl) C. Chr.]

附生小型植株。根茎纤细，长而横生，淡绿色，疏被淡褐色、钻形鳞片，基部近圆形，粗筛孔状，全缘。叶远生，二型；营养叶的叶柄极短，长 2～3 mm；叶片卵圆形或近圆形，长 1～1.5 cm，宽 8～12 mm，先端圆，基部圆形或阔楔形，全缘；孢子叶的叶柄长约 1 cm；叶片缩狭呈舌状或狭披针形，长 2.5～3.5 cm，宽 2～3 mm，干后边缘反卷；叶脉不明显，小脉连接成网状，内藏小脉单一而呈棒状；叶肉质，光滑或疏被褐色、卵形鳞片。孢子囊群线形，位于中脉与叶边之间，幼时有盾状隔丝覆盖。

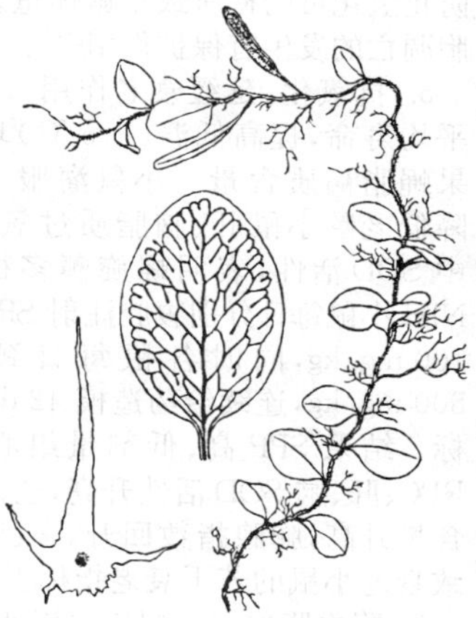

伏石蕨

附生于林中树干或岩石上。分布于西南及福建、江西、湖北、湖南、广东、广西、台湾等地。

【采收加工】 全年均可采收，晒干或鲜用。

【成分】 全草中含有三萜化合物：α-芒柄花二烯（α-onoceradiene），β-芒柄花二烯（β-onoceradiene），7，14-芒柄花二烯（onocera-7，14-diene），7，13-芒柄花二烯（onocera-7，13-diene），7，14（27）-芒柄花二烯〔onocera-7，14（27）-diene〕，8，14（27）-芒柄花二烯〔onocera-8，14（27）-diene〕[1]，α-水龙骨萜四烯（α-polypodatetraene）[2]；还含有甾体化合物：蕨甾酮（pterosterone），ecdysterone 和伏石蕨甾酮（lemmasterone）[3]。

【药性】 辛、微苦，凉。归肺、肝、胃经。

1.《纲目》：“味辛。”

2. 王安卿《采药志》：“性凉。”

3.《贵州民间药物》：“性温，味辛、微苦。”

4.《苗族药物集》：“性热，味涩。”

【功用主治】 清肺止咳，凉血止血，清热解毒。主治肺热咳嗽，肺痈，咯血，吐血，衄血，尿血，便血，崩漏，咽喉肿痛，腮腺炎，痢疾，瘰疬，痈疮肿毒，皮肤湿痒，风火牙痛，风湿骨痛。

1.《本草拾遗》：“主痈肿，风疹，脚气肿，捣烂敷之。亦煮汤洗肿处。”

2.《纲目》：“治小便出血，吐血，衄血，龋齿痛。”

3.《药性考》：“治便血，血淋。”

4. 王安卿《采药志》：“治肺火结成脓血痈疽。”

【用法用量】 内服：煎汤，9～18 g，鲜品 60～120 g；或捣汁。外用：捣敷；或研末调敷；或煎水洗；或绞汁滴耳。

【选方】 1. 治劳伤咳嗽 石耳坠 30 g。泡酒服。（《贵州民间药物》）

2. 治肺痈吐脓 螺厣草 60 g，冰糖 15 g。加水煎服。（《福建民间草药》）

3. 治小便出血 镜面草取清汁，入蜜少许，同水调服。（《世医得效方》镜面散）

4. 治大便出血 镜面草捣汁，无灰酒下之，或用淡豆豉煎汤下之。（《续回生集》）

5. 治痢疾 伏石蕨全草 6 g。水煎服。（《湖南药物志》）

6. 治白带 伏石蕨 30 g，猪瘦肉（或鸡蛋）、糖各适量。水炖服。（《福建药物志》）

7. 治蛇缠恶疮 镜面草，入盐杵烂敷之。（《纲目》）

8. 解鼠莽毒 镜面草自然汁、清油各一杯，和服，即下毒三五次，以肉粥补之，不可迟。（《医说》）

9. 治风湿疼痛 石耳坠 30 g。煎酒服。（《贵州民间药物》）

10. 治心气痛 伏石蕨全草，研细末，每次 3 g，兑酒服。（《湖南药物志》）

5852 螺旋藻 luó xuán zǎo（《海洋药物》）

【基原】 为颤藻科螺旋藻属植物钝顶螺旋藻等多种螺旋藻的藻体。

【原植物】 钝顶螺旋藻 *Spirulina platensis* (Notdst.) Geitl.

藻体为多细胞、圆柱形螺旋状的丝状体，单生或集群聚生，藻丝直径 5～10 μm，先端钝形，螺旋数 2～7 个。藻体可以颤动和旋转运动，常像围绕着一个纵轴似地很快旋转，向前爬行。细胞内含物均匀，无真正的细胞核。由于体内的藻红素和藻蓝素等的数量不同，而呈现不同体色，如蓝绿色、黄绿色或紫红色等。并有纤弱的横隔壁。属原核生物的简单繁殖方式，可直接分裂。

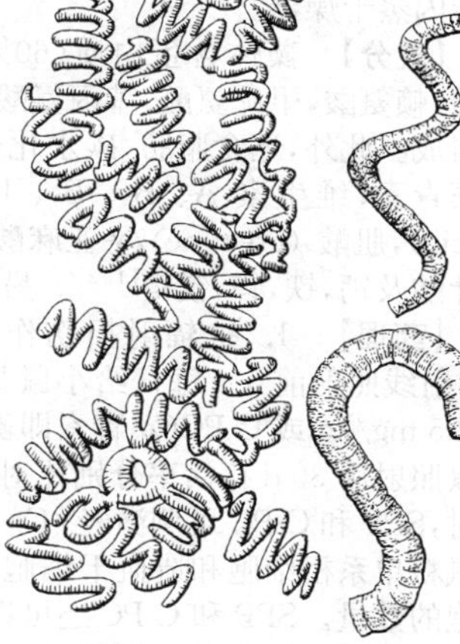

钝顶螺旋藻

钝顶螺旋藻生长于各种淡水和海水中，常浮游生长于中、低潮带海水中或附生于其他藻类和附着物上形成青绿色的被覆物。广泛分布于温暖的盐、淡水域。现在已人工培养并大面积机械化生产。

【栽培】 生物学特性 螺旋藻的最佳生长温度是 35～37℃，具有较好的耐热性。最佳生长 pH 范围为 8.3～11.0，当 pH 大于 11.0 时将不利于生长。在营养和温度正常的情况下，光照就成为影响螺旋藻生长的一个重要因素，在室外培养，光源主要是太阳；在实验中，一般使用冷白光源，生长培养所需光强度为 3 700～4 000 lx，维持培养时为 1 100 lx 左右。螺旋藻的生长不仅受到光强度的影响，而且因光的色值不同，反应各异。

繁殖方法　选育藻种：选育优质高产的藻种是培养过程的重要环节，在培养过程中还要对藻种进行驯化和复壮，以防其退化和变异。制备培养基：国内外广泛使用的是乙氏培养基，主要由 $NaHCO_3$、NaCl、K_2SO_4、KH_2PO_4、$FeSO_4 \cdot 7H_2O$ 等盐类组成。设计培养基的配方时，要使其pH、营养状况尽可能接近藻种池培养液的状况，使接种后的藻体能迅速进入正常生长状态。培养采收过程中要根据温度、光强、pH 及藻体形态特征不断补添新的培养液。培养基的 pH 一般在 9 左右。分级扩大培养：一般分为藻种培养、扩大培养、接种、大池培养。接种量的多少一般以藻液 OD(即藻液的光密度，用以表示藻体浓度）在 0.1 左右为宜，在适宜的气候条件下，经过 4～5 d 培养，其 OD 达到 0.8～1.0，即可进行采收。

藻池管理　大池培养过程中的管理是稳产高产的重要保证。管理的主要内容是定时测定记录气温、水温、pH、OD值，清除杂物，定时开关搅拌器。藻种池和大池一般都要求装搅拌器。搅拌不仅可以使藻池中营养物质分布均匀，避免池中深浅层藻体受光不匀带来的光伤害和光饥饿现象，同时还能排除过多的 O_2，减少因氧饱和而产生的光合抑制作用。注意控制 pH 在 10 左右，方法是增加 $NaHCO_3$，增添或更换新鲜培养液，增加 CO_2 的供给等。注意控制温度，最适培养温度为 25～35 ℃。

【采收加工】　采收干燥是螺旋藻工业化生产的关键技术。使干物质含量较低的藻液通过过滤、洗涤，在不损失有效营养成分的基础上，逐步脱水、干燥得到成品藻粉。藻液的过滤设备一般采用斜筛、重力曲筛，脱水设备采用三足式离心机或真空吸滤机，干燥设备有特别的喷雾干燥器和旋转闪蒸干燥器。

【成分】　藻体含蛋白质(60%)，主要由异亮氨酸，亮氨酸，赖氨酸，甲硫氨酸，苯丙氨酸，苏氨酸，色氨酸，缬氨酸等组成。此外，还含脂肪，碳水化合物，叶绿素，类胡萝卜素，藻青素，维生素 A、B_1、B_2、B_6、B_{12}、E，烟酸（nicotinic acid)，肌酸（creatine)，γ-亚麻酸(γ-linolenic acid)，泛酸钙，叶酸及钙，铁，锌，镁等[1,2]。另含螺旋藻多糖[3]。

【药理】　1. 抗辐射损伤作用　小鼠受致死剂量 ^{60}Co γ 射线照射前 5 d 每日给小鼠腹腔注射螺旋藻多糖(SPP) 125 mg/kg 或 C-PC(藻青素即藻蓝蛋白)50 mg/kg，结果小鼠照射后 30 d 存活率分别比对照组提高 33% 和 28%。同时，SPP 和 C-PC 可刺激经 ^{60}Co γ 射线亚致死剂量照射后小鼠粒单系祖细胞和造血干细胞的形成，并增加骨髓有核细胞的数量。SPP 和 C-PC 还可以增加照射小鼠外周血细胞的总数[1]。螺旋藻多糖能提高受 5 Gy γ 射线照射小鼠的脾重量、脾淋巴细胞数和脾淋巴细胞转化功能[2]。螺旋藻的抗辐射机制是由于螺旋藻多糖有明显提高核酸内切酶对损伤 DNA 的切除活性和增强辐射引起的 DNA 修复合成作用，从而增强了细胞对 DNA 损伤的修复能力[3]。

2. 抗癌抗突变作用　螺旋藻对短期一次注射和长期多次注射 1,2-二甲肼诱导的 NIH 小鼠和 SD 大鼠大肠变性隐窝的形成有抑制作用[4]。钝顶螺旋藻对小鼠 S_{180} 和宫颈癌 U_{14} 有明显的抑制作用，当剂量为 25 mg/kg 时，其抑瘤率分别为 51.82% 和 37.93%[5]。此外极大螺旋藻胞内多糖对体外生长的 HL-60 细胞有抑制生长的作用[6]。螺旋藻剂量为 1.5 g/kg、3 g/kg 时对环磷酰胺所致小鼠微核增加有显著拮抗作用[7]。

3. 光敏作用　人大肠癌细胞株 HR-8348 培养后分别用 100 μg，50 μg，25 μg 的钝顶螺旋藻的藻蓝蛋白处理，经光波为 630 nm 的铜激光辐照 12 J/cm²，用 MTT 法检测培养癌细胞存活率分别为 22.2%，37.6% 和 89.7%，显示良好的剂量效应。对肉瘤 S_{180} 小鼠，分别给予藻蓝蛋白注射 2 mg 或口服 20 mg 后，经铜激光辐照瘤体 15 d 后，有效率分别为 50% 和 53%，与对照组相比，具显著差异。体内外试验证实藻蓝蛋白确有光敏作用，且无毒副作用，是一种理想的光敏剂[8]。

4. 对免疫系统的作用　螺旋藻对机体的免疫调节，无论从细胞免疫、体液免疫和单核巨噬细胞吞噬功能以及对免疫器官重量和白细胞水平方面均明显增强[9~11]，螺旋藻可防止氢化可的松所致小鼠体重及胸腺重量减轻，对胸腺细胞凋亡的发生有保护作用[12]。

5. 抗氧化、延缓衰老作用　螺旋藻多糖能延长果蝇的平均寿命，提高低温（－5 ℃）环境下的存活率并能降低果蝇脂褐质含量。小鼠灌服 250 mg/kg 螺旋藻多糖能降低老龄小鼠肝、脑脂质过氧化物，提高老龄小鼠血浆中 SOD 活性，表明螺旋藻多糖具有延缓衰老作用[13]。NIH 小鼠每日分别腹腔注射 SPP(螺旋藻多糖)200 mg/kg、100 mg/kg，同时各鼠每日颈背皮下注射 D-半乳糖 800 mg/kg，连续给药造模 42 d 后，分别检测相关衰老指标。结果 SPP 高、低剂量组心、肝、脑 MDA 含量降低，RBC、肝、脑 SOD 活性升高，全血、肝 GSH-Px 活性与 GSH 含量升高，胸腺指数回升。表明 SPP 能改善 D-半乳糖所致衰老小鼠的若干衰老指标[14]。

6. 降血脂作用　螺旋藻对小鼠高血脂具有明显预防作用[15]。给予螺旋藻喂饲实验性高脂血症模型的大鼠，可使血清 TC 值降低，升高 HDL-C 的含量[16]。

7. 抗病毒作用　来源于螺旋藻的硫酸化多糖 Ca-Sp 能够抑制单纯疱疹病毒(HSV-1)和人类免疫缺陷病毒(HIV-1)，在病毒入侵靶细胞时就产生抑制作用，以后更发现在病毒入侵宿主细胞的后期复制阶段产生作用[17,18]。螺旋藻在乙型肝炎病毒传染的人肝癌 2215 细胞培养中，在最大无毒浓度为(1.57±0.70)mg/ml，可抑制乙肝病毒 e 抗原(HBeAg)、表面抗原(HBsAg)的分泌及细胞 HBV-DNA 的复制，其抑制作用有明显的剂量反应关系[19]。

8. 对胃的保护作用　钝顶螺旋藻灌胃 250～500 mg/kg，对吲哚美辛(消炎痛)型、无水乙醇型实验性大鼠胃溃疡模型有明显保护作用；可降低幽门结扎型大鼠溃疡模型的发生率和减少溃疡数，对胃液分泌也有一定的抑制作用；可加速慢性醋酸型大鼠胃溃疡的愈合[20]。

毒性　钝顶螺旋藻口服急性毒性很小，小鼠 LD_{50} 大于 6.0 g/kg[20]。

【功用主治】　减轻癌症放、化疗的毒副作用，提高免疫功能，降低血脂。可用于癌症的辅助治疗，高脂血症，缺铁性贫血，糖尿病，营养不良，病后体虚。也可作为健美、减肥及老人、妇女、儿童的保健食品。

【用法用量】　内服：多制成片剂、丸剂、口服液等，具体用法参见“临床报道”项。

【临床报道】　1. 用于癌症的辅助治疗　用药组 48 例予螺旋藻丸口服，每日 8 次，每次 8 g。并设对照组 18 例予中药口服，每日1剂。经治疗，白细胞水平提高者，用药组28例，有效率66%；对照组3例，有效率28%。IgG、IgA、IgM提高者，用药组17例，占57%；对照组4例，占31%。LBT提高者，用药组14例，占48%；对照组2例，占15%。用药组头晕、心慌、胸闷、乏力、纳差、失眠等症亦有一定程度改善。提示该药对于减轻患者症状、提高免疫功能有一定疗效。未见明显副作用[1]。

2. 治疗高脂血症　口服螺旋藻胶囊每次4粒，每日3次，经治76例，4星期为1个疗程，治疗前后TC、TG、HDL-C对比，均有显著差异(分别为$P<0.05$、$P<0.01$、$P<0.05$)[2]。

3. 治疗儿童缺铁性贫血　每日口服螺旋藻胶囊5 g，181例患儿，治疗1个月后，Hb、SF和FEP三项指标均有明显恢复，治疗前后比较有显著差异(均为$P<0.01$)[3]。

4. 治疗老年慢性乙型肝炎　治疗组给予螺旋藻胶囊3粒，每日2次同时给予常规护肝治疗，治疗过程中不使用其他免疫调节剂。对照组仅接受常规护肝及对症治疗。治疗组患者52例，对照组患者26例。经6月治疗后，治疗组HBs-Ag、抗HBs、抗HBc治疗前后无变化，28例患者HBe-Ag阴转，阴转率53.8%；24例患者抗HBe阳转，阳转率46.1%；HBV-DNA阳性率由92.3%下降至59.6%，治疗前后差异显著($P<0.05$)。对照组治疗前后各项指标无明显变化($P>0.05$)[4]。

5. 治疗肠易激综合征　治疗组26例，服用螺旋藻胶囊，3粒/次，每日3次，饭后服用；对照组12例，服用乳酸菌素片，2片/次，每日3次，饭后服用，均30 d为1个疗程，每10 d追踪观察症状改善和大便性状变化，2组除便秘型外，其总有效率：螺旋藻胶囊组为94.26%，而乳酸菌素片组则为80.54%，治疗组优于对照组[5]。

6. 治疗寻常性白癜风　治疗组患者38例，口服螺旋藻胶囊，12岁以下儿童2粒，12岁以上3～4粒，均3次/d；同时白斑处外用0.1%去炎松霜、白斑霜(医院制剂，主要成分为补骨脂)，各每日1次。对照组35例，单纯予治疗组相同的外用药物治疗。白斑霜于白天外用后保证日晒1 h。4星期总有效率治疗组为42.11%，对照组为22.86%，12星期总有效率治疗组为68.42%，对照组为42.86%。治疗组临床疗效明显优于对照组($P<0.05$)，观察期间未见明显不良反应[6]。

5853 蟋蟀 xī shuài (《纲目》)

【异名】 蛬(《尔雅》)，蜻蛚、蛀孙(《方言》)，促织(《广雅》)，吟蛩(崔豹《古今注》)，将军(《纲目拾遗》)，屈屈、蛐蛐(《方言笺疏》)，叫鸡、唧唧(《贵州民间方药集》)，斗鸡(《药材资料汇编》)，蛐蛐(《河北药材》)，夜鸣虫(《中药志》)。

【基原】 为蟋蟀科蟋蟀属动物蟋蟀的成虫。

【原动物】 蟋蟀 *Scapsipedus aspersus* Walker

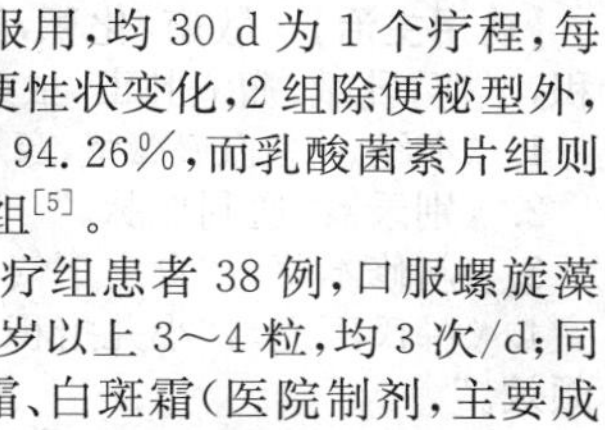

蟋　蟀

全体黑色，有光泽。头棕褐色，头顶短圆，头后有6条短而不规则纵沟。复眼大，半球形，黑褐色。单眼3个，位于头顶两端的较小，位于头顶中间的1个较大。触角细长，淡褐色。前翅棕褐色，后翅灰黄色。足3对，淡黄色，并有黑褐斑及弯曲的斜线，后足发达，背面有单行排列的棘，腿节膨大。腹部近似圆筒形，背面黑褐色，腹面灰黄色。

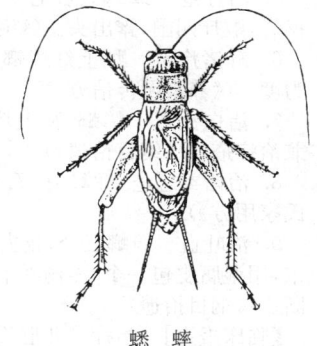

生活于杂草丛中，也见于枯枝烂叶及砖石之下。若虫在洞中越冬，3～4月间开始爬出洞穴活动，以各种作物幼苗为食。6月初变为成虫，7～8月间交尾产卵，9月后陆续死亡。卵期约30 d。多夜间外出觅食。雄性善鸣喜斗。

全国各地均有分布。

【采收加工】 夏、秋季，于田间杂草堆下捕捉，捕后用沸水烫死，晒干或烘干。

【药材】 蟋蟀 *Scapsipedus*　主产于江苏、浙江、河北等地。

性状　全体呈长圆形，黑色，长1.5～2.2 cm，宽约5 mm。头略呈三角形；复眼1对，椭圆形，长径1 mm，触角1对多脱落。前胸背板略呈长方形，中后胸被翅所遮盖，后胸末端有尾毛1对，长1～3 mm。雌虫在尾毛之间有一产卵管，长约1 cm。胸足3对，多脱落。气臭，味咸。

【成分】 含4.86%总脂肪酸，其中棕榈酸(palmitic acid)占22.36%，硬脂酸(stearic acid)5.97%，油酸(oleic acid)29.32%，亚油酸(linoleic acid)24.20%，亚麻酸(linolenic acid)2.88%[1]。

【药理】 1. 解热作用　蟋蟀的醇溶性提取物，对分别因温刺、注射牛乳、大肠杆菌、疫苗及肾上腺素所致发热的家兔，有显著解热作用，但对热射病的家兔无效[1]。

2. 其他作用　蟋蟀有兴奋膀胱括约肌和缓解输尿管痉挛的作用[2]。

【药性】 辛，咸，温。小毒。归膀胱、小肠经。

1.《药性考》："辛、咸，温。"

2.《本草用法研究》："有毒。""入膀胱、大肠、小肠三经"。

3. 南药《中草药学》："有小毒。"

【功用主治】 利水消肿。主治癃闭，水肿，腹水，小儿遗尿。

1.《药性考》："能发痘。"

2.《任城日钞》："治水蛊。"(引自《纲目拾遗》)

3.《纲目拾遗》："性通利，治小便闭。""催生。赵际昌云：凡产不下，用干者一枚，煎汤服。"

4.《全国中草药汇编》："利尿，破血。主治水肿，小便不通，尿路结石，肝硬化腹水。"

5.《中国动物药》："外用治红肿疮毒。"

【用法用量】 内服：煎汤，4～6只；研末，1～3只。外用：研末敷。

【宜忌】 孕妇禁服。

1.《本草用法研究》："性甚急，体虚气薄，不任开泄者戒之。"

2.《全国中草药汇编》："孕妇忌服。"

【选方】 1. 治小水不通，痛胀不止　蟋蟀一个，阴阳瓦焙干，为末。白滚汤下。小儿减半。(《医方集听》)

2. 治老人尿闭　蟋蟀4只，蝼蛄4只，生甘草3 g。煎汤，分3次温服。(《现代实用中药》)

3. 治跌扑伤小肚，尿闭不出　蟋蟀一枚，煎服。(《纲目拾遗》引《养素园集验方》)

4. 治肝肾综合征的腹胀尿少　蟋蟀、琥珀各1 g，沉香0.6 g。研末吞服。(《虫类药的应用》)

5. 治小儿遗尿 取全蟋蟀一个焙末，滚水下，照岁服，如儿十一岁者，每次服一个，服至十一个为止。(《纲目拾遗》引《慈航活人书》)

5854 蟑螂 zhāng láng (《纲目拾遗》)

【异名】 蜚、蛗蜰(《尔雅》)，蜚蠊(《本经》)，飞蠊(《广雅》)，负盘(《尔雅》郭璞注)，石姜、滑虫(《新修本草》)，茶婆虫、香娘子(《纲目》)，赃郎(《纲目拾遗》)，偷油婆(《分类草药性》)，酱虫(《贵州民间方药集》)。

【基原】 为蜚蠊科大蠊属动物美洲大蠊、澳洲蜚蠊及蜚蠊属动物东方蜚蠊的全体。

【原动物】 1. 美洲大蠊 *Periplaneta americana* (Linnaeus)

体长4～5 cm，椭圆形而扁，红褐色，有光泽。头小，隐于前胸下。触角鞭状，超过翅的末端。前胸背圆形。翅发达，盖过腹部的末端，前翅较小，叶状，革质，有赤褐色的翅脉。后翅大，膜质，扇状。足长而侧扁。腹部各节后缘浓赤褐色。尾端有2长2短的尾毛，司嗅觉功用。

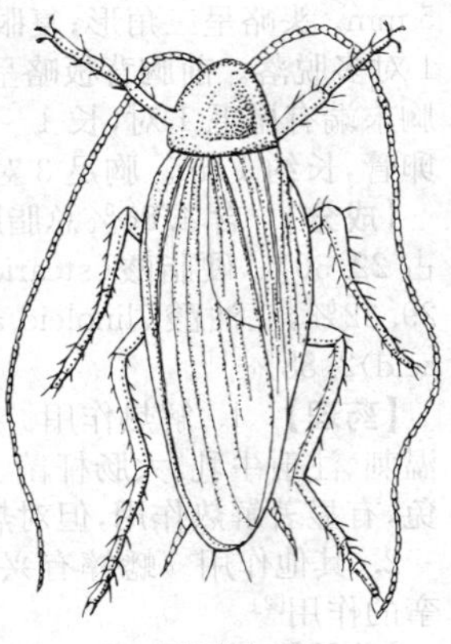

美洲大蠊

喜居于家室内，特别是温暖有食物的地方。白昼匿居于阴暗隐蔽处，晚间出来活动，杂食性。主要分布于我国北方各地。

2. 澳洲蜚蠊 *P. australasiae* (Fabricius)

形态与美洲大蠊相似，体较小，浅褐棕色，全长约3.5 cm。特点为：前翅基部的外侧边缘有明显的黄色宽纹带，触角短，不超过翅的末端。

3. 东方蜚蠊 *Blatta orientalis* Linnaeus

体中型，长约25 mm，全身黑色或暗褐色，前胸背板颜色一律；有短翅，雄虫不到腹部后端；雌虫只有1对小片。

全国各地均有分布。

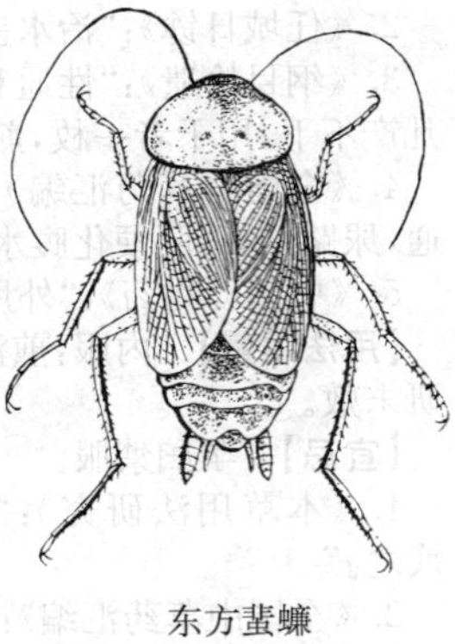

东方蜚蠊

【采收加工】 夜间在厨房、墙角、坑边、仓库等处捕捉，鲜用，或用沸水烫死，晒干。

【药材】 美洲蜚蠊 *Periplaneta Americana* 产于全国各地；东方蜚蠊 *Blatta Orientalis* 产于全国各地；澳洲蜚蠊 *Periplaneta Australasiae* 产于全国各地。

性状 美洲蜚蠊 本品呈椭圆形，较大，长4.3～5.5 cm。体红褐色，背腹扁平，头小，向腹面倾斜，触角1对，长线状，复眼发达，肾形，单眼2个。前胸扩大如盾状，盖于头上；前胸背板中央有2个互相连接的大黑斑，边缘有黄色宽带纹。足3对，侧扁，基节宽大，腿节和胫节上具刺，跗5节，末端有2爪；翅2对，膜质，前翅小，后翅大，掩盖腹端；腹部末端有尾须1对。质松脆，易碎。气微腥，味微咸。

东方蜚蠊 体呈椭圆形，背腹扁平，长约2.5 cm，外表面深褐色，有油状光泽。

澳洲蜚蠊 与美洲蜚蠊相似，体较小，体褐棕色，体长约3.5 cm。

【药理】 1. 抗肿瘤作用 总提取物50 g/kg或25 g/kg，腹腔注射给药，连续10 d，对S_{180}小鼠和W_{256}大鼠肉瘤的生长有明显的抑制作用。蟑螂总提取物0.05 g/ml对体外培养的小鼠艾氏腹水癌细胞有显著的抑制作用[1]。蟑螂油(醇提取物)0.4 g/kg和2 g/kg腹腔注射给药，连续10 d，对S_{180}小鼠抑瘤率为45%和50%。体外蟑螂油对S_{180}癌细胞有直接杀灭作用[2]。蟑螂油2 g/kg皮下注射，连续5 d，对小鼠异种移植的人食管癌肿块也有显著的抑制作用[3]。

2. 对免疫功能的影响 蟑螂提取物40 g/kg皮下注射及蟑螂提取物肌内注射，连续4 d均能显著提高小鼠巨噬细胞吞噬率和吞噬指数[4,5]。腹腔注射蟑螂油2 g/kg，可促进小鼠溶血素和E玫瑰花结形成[2]。蟑螂提取物50 g/kg腹腔注射，连续7 d，可显著增加正常小鼠脾脏重量，但对胸腺重量无明显影响[4]。

毒性 提取物灌胃给药小鼠LD_{50}为110.0±10.24 g/kg。蟑螂提取物6.12 g/kg，饲喂3个月，对犬心电、体重、血象、肝、肾功能无明显影响[4]。

【药性】 味咸，性寒。

1.《本经》："味咸，寒。"

2.《别录》："有毒。"

3.《新修本草》："味辛辣而臭。"

【功用主治】 散瘀，化积，解毒。主治癥瘕积聚，小儿疳积，喉痹，乳蛾，痈疮肿毒，虫蛇咬伤。

1.《本经》："主血瘀癥坚，寒热，破积聚，喉咽闭，内寒无子。"

2.《别录》："通利血脉。"

3.《新修本草》："食之下气。"

4.《韩氏医通》："小儿疳积、腹大便泻，以蟑螂炒香与食，颇效。"

5.《分类草药性》："治一切饮食诸毒。"

【用法用量】 内服：煎汤，0.5～1.5 g(或1～3只)；或研末。外用：捣敷。

【选方】 1. 治臌胀 蟑螂一个(焙干)，萝卜子一撮。共炒为末，好酒吞。(《纲目拾遗》引《周益生家宝方》)

2. 治癥瘕积聚 蟑螂(炙)，研末。每服1.5 g，以马鞭草、大蓟各30 g，煎浓汁冲服。(《四川中药志》1982年版)

3. 治儿疳初起 蟑螂，去头、足、翘，新瓦焙干，常与食之。(《百草镜》)

4. 治无名肿毒 蟑螂十个，盐一撮。同捣烂敷之，留头。(《慈航活人书》)

5. 治疔疮 蟑螂大者七个，去头、足、壳，将砂糖少许同捣烂，敷疔四围，露出头。(《纲目拾遗》)

6. 解诸疔毒 灶上红蟑螂五个。研烂，热酒冲服，取汗为度。(《养素园传信方》)

7. 治白火丹 蟑螂，瓦上焙干，为末，白滚汤服一二个。兼治疔疮。(《纲目拾遗》)

8. 治诸毒恶疮 蟑螂捣石灰敷之。(《纲目拾遗》引《严氏家用方》)

9. 治吐血 蟑螂五个，止去翅净，在火盆净瓦上焙干，为末，用湿腐皮包一个，滚汤吞下。每日如此，吞五日，不可间断。(《纲目拾遗》)

【临床报道】 治疗婴儿肛周脓肿 活蟑螂20只，取其腹内容物均匀敷患处，每日更换 1 次，连换 3～5 次。治疗出生后 32 d～6 个月患儿 15 例，经 3～5 次换药均告痊愈[1]。

5855 **蛭蛸** dié dāng（《本草拾遗》）

【异名】 土蜘蛛、蛈蝪（《尔雅》），颠蛸虫（《本草拾遗》），蛈母（《酉阳杂俎》）。

【基原】 为蛭蟷科蛭蟷属动物蛭蟷的全体。

【原动物】 蛭蟷 *Latouchia pavlovi* Schenkel

体长椭圆形，长 10 mm，头胸部大于腹部。口小，位于头端，头胸部上面前端有单眼 4 对。下面有附肢 6 对，第一对螯肢，第二对为脚须，似触角。雄者末端节膨大成交配器。其余 4 对为步足。胸部背面中央有 U 状沟。腹部卵圆形，前腹面中央有生殖孔，并有生殖板覆盖。尾端有疣状纺锤突 2 对，尖端有小孔，内通纺绩腺，能分泌黏液而抽丝。全体呈黑褐色，腹部有白色带纹 7 对。

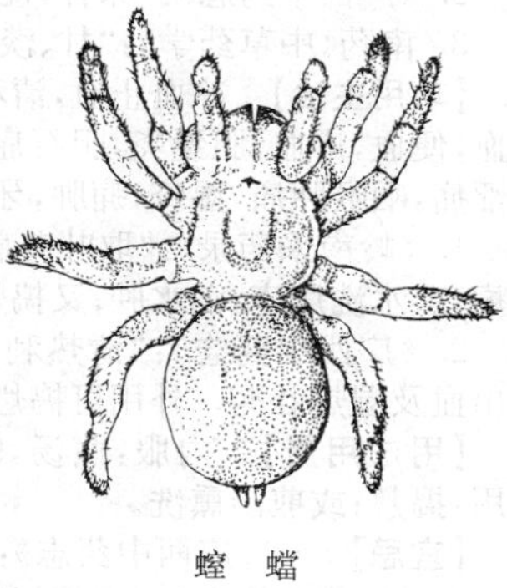

蛭 蟷

穴居土中。分布于湖北、湖南、四川、西藏等地。

【采收加工】 夏季捕捉，晒干。用时焙干研末。

【药性】 咸，寒。有毒。

1.《本草拾遗》："有毒。"

2.《中国动物药志》："咸，寒，有毒。"

【功用主治】 解毒蚀疮。主治疔疮肿痛，附骨疽，赘疣。

1.《本草拾遗》："主一切疔肿，附骨疽蚀等疮，宿肉赘瘤，烧为末和腊月猪脂傅之。亦可诸药为膏，主疔肿出根。"

2.《中国药用动物志》："解毒。治疔肿，骨结核，赘疣。"

【用法用量】 外用：研末，调敷。

【宜忌】《中国药用动物志》："本品有毒，用之宜慎。"

5856 **穞豆** lǚ dòu（《本草拾遗》）

【异名】 稆豆（《本草拾遗》），䝁豆（《救荒本草》），零乌豆、马料豆（《本草汇言》），细黑豆、料豆（《本经逢原》），马豆（《本草经解》），黑料豆（《年希尧集验方》），野毛豆（《百草镜》），驴豆（《药性考》），鹿豆、饿马黄（《植物名实图考》），野料豆（《饮片新参》），野大豆（《沙漠地区药用植物》），柴豆、野黄豆、山黄豆、野毛扁豆。

【基原】 为豆科大豆属植物野大豆的种子。

【原植物】 野大豆 *Glycine soja* Sieb. et Zucc. [*G. ussuriensis* Regel et Maack.]

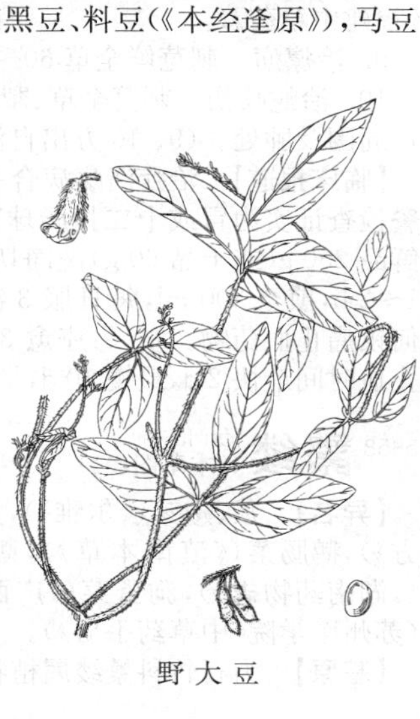

野 大 豆

一年生缠绕草本。茎细瘦，各部有黄色长硬毛。三出复叶，薄纸质，顶生小叶卵状披针形，长 1～5 cm，宽 1～2.5 cm，先端急尖，基部圆形，两面有白色短柔毛，侧生小叶斜卵状披针形；托叶卵状披针形，急尖，有黄色柔毛；小托叶狭披针形，有毛。总状花序腋生；花萼钟状，萼齿 5，上面 2 齿连合，披针形；花冠紫红色，长约 4 mm。荚果长椭圆形，长约 3 cm。种子 2～4 颗，黑色。花、果期 8～9 月。

生于海拔 100～800 m 的山野、路旁或灌木丛中。分布于东北及河北、山西、江苏、浙江、安徽、山东、河南、湖北、湖南、四川、贵州、陕西、甘肃等地。

本植物的茎、叶及根（野大豆藤）亦供药用，另设专条。

【采收加工】 秋季果实成熟时，割取全株，晒干，打开果荚，收集种子再晒至足干。

【炮制】 取原药材，除去杂质及枝叶，干燥。用时捣碎。

饮片性状 呈圆矩形而略扁，外表黑褐色，有黄白色斑纹，微具光泽，质坚硬。内有子叶 2 片，黄色。嚼之微有豆腥气。

贮干燥容器内，置通风干燥处，防蛀。

【药性】 甘，凉。归肾、肝经。

1.《纲目》："甘，温，无毒。"

2.《本草汇言》："味甘、苦、咸，气寒，无毒。"

3.《本经逢原》："入肾经血分。"

4.《本草经解》："气平，味甘。无毒。入手太阴肺经、足太阴脾经。气味降多于升。"

5.《本草从新》："味甘、苦、涩，温。"

【功用主治】 补益肝肾，祛风解毒。主治肾虚腰痛，风痹，筋骨疼痛，阴虚盗汗，内热消渴，目昏头晕，产后风痉，小儿疳积，痈肿。

1.《本草拾遗》："去贼风风痹，妇人产后冷血，炒令焦黑，及热投酒中，渐渐饮之。"

2.《本草汇言》："解内热消渴，止阴虚盗汗。"

3.《本草备要》："每晨盐水吞或盐水煮食，补肾。"

4.《本草经解》："甘平润燥清热，故生涂痈肿。煮汁杀鬼毒止痛也。"

5.《事亲述见》："补五脏，益中，助十二经脉，调中，暖肠胃，舒筋。"（引自《纲目拾遗》）

6.《纲目拾遗》："壮筋骨，止盗汗，补肾活血，明目益精。煮汁服，解乌、附、丹石药毒。"

7.《本草再新》："健脾除风，利湿消肿。"

【用法用量】 内服：煎汤，9～15 g；或入丸、散。

【宜忌】《本草汇言》："能滑肠动泄，脾胃虚滑者，忌之。"

【选方】 1. 治肾虚腰痛，并治阴亏目昏　腰式乌豇豆、马料豆各一两。煮汤入盐少许，五更时，乘热服。忌铁器。（《纲目拾遗》引《慈航活人书》）

2. 治妊娠腰痛酸软　马料黑豆二合，炒焦，熟白酒一碗，煎至七分。空心下。（《纲目拾遗》引《产家要览》）

3. 治盗汗　莲子七个，黑枣七个，浮麦一合，马料豆二合。水煎服。（《奇方类编》）

4. 治痞积，开胃消食，健脾补肾　马料豆、白蒺藜（去刺）各一斤。炒，磨末，蜜丸梧子大。每服二三钱，开水送下。（《百草镜》黑白丸）

5. 治小儿消化不良，消瘦　野大豆种子 15 g，鸡内金 6 g。水煎服。（《沙漠地区药用植物》）

6. 治肝疳初起　野料豆鲜者七钱，干者五钱，鸡肝一具。同煮食；煎服亦可。（《百草镜》）

7. 治阴症手足紫黑　黑料豆三合。炒熟，好酒烹，滚热服，加葱须同烹更妙。(《年希尧集验方》)

8. 治中附子、川乌、天雄、斑蝥毒　马料豆煎汁饮之。(《纲目拾遗》引《不药良方》)

5857 簕苋菜 lè xiàn cài (《岭南采药录》)

【异名】　刺苋(《台湾府志》)，野苋菜、土苋菜、猪母菜(《福建民间草药》)，野勒苋(《广西中药志》)，刺刺草(《福建中草药》)，野刺苋菜(《天目山药用植物志》)，酸酸苋(《浙江药用植物志》)，刺苋菜(南药《中草药学》)。

【基原】　为苋科苋属植物刺苋的全草或根。

【原植物】　刺苋 *Amaranthus spinosus* L.

多年生直立草本，高 0.3～1 m。多分枝，有纵条纹，茎有时呈红色，下部光滑，上部稍有毛。叶互生；叶柄长 1～8 cm，无毛，在其旁有 2 刺；叶片卵状披针形或菱状卵形，长 4～10 cm，宽 1～3 cm，先端圆钝，基部楔形，全缘或微波状，中脉背面隆起，先端有细刺。圆锥花序腋生及顶生，长 3～25 cm；花单性，雌花簇生于叶腋，呈球状；雄花集为顶生的直立或微垂的圆柱形穗状花序；花小，苞片常变形成 2 锐刺；花被片绿色，先端急尖，边缘透明；萼片 5；雄蕊 5；柱头 3，有时 2。胞果长圆形，在中部以下为不规则横裂，包在宿存花被片内。种子近球形，黑色带棕黑色。花期 5～9 月，果期 8～11 月。

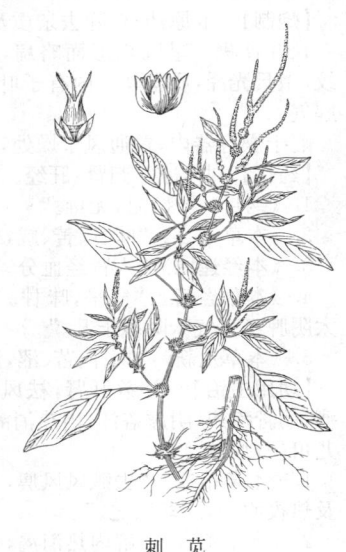

刺　苋

野生于荒地或圃地。分布于华东、中南、西南及陕西等地。

【采收加工】　春、夏、秋三季均可采收，鲜用或晒干。

【成分】　全草含正烷烃和异烷烃，酯，游离醇，脂肪醇。甾醇：β-谷甾醇(β-sitosterol)，豆甾醇(stigmasterol)，菜油甾醇(campesterol)和胆甾醇(cholesterol)；有机酸：硬脂酸(stearic acid)，油酸(oleic acid)和亚油酸(linoleic acid)[1]。还含以芸香苷(rutin)为主的黄酮[2]。

茎和叶中分得三十一烷(hentriacontane)和 α-菠菜甾醇(α-spinasterol)[3]，蛋白质[4]和氨基酸；氨基酸主要有赖氨酸，甲硫氨酸，胱氨酸，色氨酸[5]，丙氨酸，丝氨酸，缬氨酸和亮氨酸[6]。

根含脂肪酸酯和皂苷：α-菠菜甾醇二十八酸酯(α-spinasterol octacosa-noate)，β-D-吡喃葡萄糖基-(1→4)-β-D-吡喃葡萄糖基-(1→4)-β-D-吡喃葡萄糖醛酸基-(1→3)-齐墩果酸〔β-D-glucopyranosyl-(1→4)-β-D-glucopyransyl-(1→4)-β-D-glucuronopyranosyl-(1→3)-oleanolic acid〕[7]，β-D-吡喃葡萄糖基-(1→2)-β-D-吡喃葡萄糖基-(1→2)-β-D-吡喃葡萄糖基-(1→3)-α-菠菜甾醇〔β-D-glucopyronosyl-(1→2)-β-D-glucopyranosyl(1→2)-β-D-glucopyranosy 1-(1→3)-α-spinasterol〕和 β-D-吡喃葡萄糖基-(1→4)-β-D-吡喃葡萄糖基-(1→3)-α-菠菜甾醇〔β-D-glucopyranosyl-(1→4)-β-D-glucopyranosyl-(1→3)-α-spinasterol〕[8]。

【药理】　镇痛、止血和抗炎作用　刺苋正丁醇提取部位能减轻醋酸所致的扭体反应，缩短凝血时间和减轻二甲苯所致的小鼠耳肿胀程度[1]。刺苋根皂苷对小鼠醋酸致痛及热板致痛均有明显抑制作用，对小鼠耳郭肿胀和腹腔毛细血管通透性的增加亦有明显抑制作用[2]。

【药性】　甘，微寒。

1.《岭南采药录》："味甘，性寒，无毒。"

2.《广西中药志》："味甘，性凉，无毒。"

3. 南药《中草药学》："甘、淡，微寒。"

【功用主治】　凉血止血，清利湿热，解毒消痈。主治胃出血，便血，痔血，胆囊炎，胆石症，痢疾，湿热泄泻，带下，小便涩痛，咽喉肿痛，湿疹，痈肿，牙龈糜烂，蛇咬伤。

1.《岭南采药录》："取叶茎煎饮，清热解毒，散血消肿，治痢；煎水洗痔疮，消水肿；又捣烂以之擦血癣。"

2.《广西中药志》："清热利湿，利大小肠。治痢疾，大便出血及湿热肚痛。外用可捣烂敷疮。"

【用法用量】　内服：煎汤，9～15 g，鲜品 30～60 g。外用：捣敷；或煎汤熏洗。

【宜忌】　1.《广西中药志》："虚痢日久及孕妇忌服。"

2.《福建药物志》："根据民间经验，本品有小毒，服量过多有头晕、恶心、呕吐等副作用。经期、孕期禁服。"

【选方】　1. 治胃、十二指肠溃疡出血　刺苋菜根 30～60 g。水煎 2 次分服。(江西《草药手册》)

2. 治胆囊炎、胆道结石　鲜刺苋叶 180 g，猪小肠(去油脂)180 g。加水炖熟，分 3 次服，一日服完，7 d 为 1 个疗程。(《福建药物志》)

3. 治痢疾或肠炎　刺苋 60 g，旱莲草 30 g，乌韭 15 g。煎水，分 2 次服。(江西《草药手册》)

4. 治白带　鲜刺苋根 60 g，银杏 14 枚。水煎服(《福建药物志》)

5. 治外痔肿痛　刺苋菜全草 120 g，水煎，加入风化硝 21 g。乘热先熏后洗。

6. 治痔疮便血　刺苋菜鲜根、鲜马鞭草各 30 g，醋少量。水煎服。(5、6 方出自南药《中草药学》)

7. 治湿疹　刺苋全草适量。水煎，加盐少许，洗浴患处。

8. 治蛇头疔　刺苋叶和蜂蜜捣烂敷患处。(7、8 方出自《福建中草药》)

9. 治瘰疬　刺苋鲜全草 60～90 g。水煎，酒调服。

10. 治蛇咬伤　刺苋全草、犁头草等分。捣烂如泥，敷伤口周围及肿处。(9、10 方出自江西《草药手册》)

【临床报道】　治疗溃疡病合并出血　对 43 例经 X 线钡餐检查证实为胃或十二指肠球部溃疡病患者，用刺苋菜根鲜品 250 g(或干品 60 g)洗净切片，加水 800 ml，文火浓煎 1～2 h，煎至 300 ml，每日服 3 次，每次 100 ml。不加用任何镇痛止血药物。结果：痊愈 39 例，好转 2 例，无效 2 例。止血时间最快 2 d，最慢 10 d，平均 4.5 d[1]。

5858 繁缕 fán lǚ (《本草图经》)

【异名】　蔜、薞蒌(《尔雅》)，繁蒌(《别录》)，滋草(《千金方》)，鹅肠菜(《滇南本草》)，鹅儿肠菜(《纲目》)，五爪龙(《湖南药物志》)，狗蚤菜(《广西药用植物名录》)，鹅馄饨(苏州医学院《中草药手册》)。

【基原】　为石竹科繁缕属植物繁缕的全草。

【原植物】 繁缕 *Stellaria media*（L.）Cyr.［*Alsine media* L.］

一年或二年生草本，高 10～30 cm。匍茎纤细平卧，节上生出多数直立枝，枝圆柱形，肉质多汁而脆，折断中空，茎表一侧有一行短柔毛，其余部分无毛。单叶对生；上部叶无柄，下部叶有柄；叶片卵圆形或卵形，长 1.5～2.5 cm，宽 1～1.5 cm，先端急尖或短尖，基部近截形或浅心形，全缘或呈波状，两面均光滑无毛。花两性；花单生枝腋或成顶生的聚伞花序，花梗细长，一侧有毛；萼片 5，披针形，外面有白色短腺毛，边缘干膜质；花瓣 5，白色，短于萼，2 深裂直达基部；雄蕊 10，花药紫红色后变为蓝色；子房卵形，花柱 3～4。蒴果卵形，先端 6 裂。种子多数，黑褐色；表面密生疣状小突点。南方，花期 2～5 月，果期 5～6 月。北方，花期 7～8 月，果期 8～9 月。

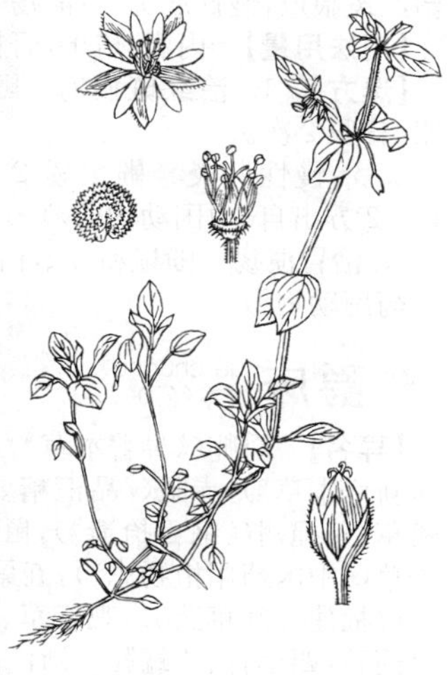

繁 缕

生于田间路边或溪旁草地，全国大部分地区均有分布。

【采收加工】 春、夏、秋季花开时采集，晒干。

【药材】 繁缕 *Herba Stellariae Mediae* 全国各地均产。

性状 全草多扭缠成团。茎呈细圆柱形，直径约 2 mm，多分枝，有纵棱，表面黄绿色。一侧有一行灰白色短柔毛，节处有灰黄色细须根，质较韧。叶小对生；无柄，展平后完整叶片卵形或卵圆形，先端锐尖，灰绿色，质脆易碎。枝顶端或叶腋有数朵或 1 朵小花，淡棕色，花梗纤细；萼片 5，花瓣 5。有时可见卵圆形小蒴果，内含数粒圆形小种子，黑褐色，表面有疣状小突点。气微，味淡。

鉴别 粉末特征：暗绿色。气孔不定式，以下表皮为多。副卫细胞 3～5 个，多为 4 个。上表皮细胞垂周壁波状弯曲，并有念珠状增厚。可见草酸钙柱晶与方晶。

【成分】 全草含皂苷 4.5%，主要皂苷元为棉根皂苷元(gypsogenin)[1]。黄酮类成分：荭草素(orientin)，异荭草素(isoorientin)，牡荆素(vitexin)，异牡荆素(isovitexin)，异牡荆素 7，2″-二-O-β-吡喃葡萄糖苷(isovitexin 7，2″-di-O-β-glucopyranoside)，异牡荆素-7-O-β-吡喃半乳糖苷-2″-O-β-吡喃葡萄糖苷(isovitexin7-O-β-D-galactopyranoside-2″-O-β-glucopyranoside)[2]，木犀草素(luteolin)，芹菜素(apigenin)，染料木素(genistein)，6，8-二-C-葡萄糖基芹菜素(vicenin-2)[3]等。还含酚酸成分：香草酸(vanillic acid)，对羟基苯甲酸(*p*-hydroxybenzoic acid)，阿魏酸(ferulic acid)，咖啡酸(caffeic acid)，绿原酸(chlorogenic acid)。另含酵母氨酸(saccharopine)，氨基己二酸(aminoadipic acid)[4]，抗坏血酸(ascorbic acid)，去氢抗坏血酸(dehydroascorbic acid)[5]，氨基酸[6]。

【药理】 增白作用 以多巴为底物，加入繁缕提取物和蘑菇酪氨酸酶，发现繁缕对酪氨酸酶有明显的抑制性，提示它对皮肤有增白效果[1]。

【药性】 微苦、甘、酸，凉。归肝、大肠经。

1.《别录》："味酸，平，无毒。"

2.《药性论》："味苦。"

3. 孟诜："温。"(引自《纲目》)

4.《宝庆本草折衷》："味酸、苦，平、温。"

5.《滇南本草》："味甘、淡，性平。"

6.《纲目》："甘，微咸。"

7.《全国中草药汇编》："甘、酸，凉。"

【功用主治】 清热解毒，凉血消痈，活血止痛，下乳。主治痢疾，肠痈，肺痈，乳痈，疔疮肿毒，痔疮肿痛、出血，跌打伤痛，产后瘀滞腹痛，乳汁不下。

1.《别录》："主积年恶疮不愈。"

2.《药性论》："主治产后血块，炒热和童子小便服良。"

3.《本草拾遗》："主破血。产妇煮食及下乳汁；产后腹中有块痛，以酒炒绞取汁温服；暴干为末，醋煮为丸，空腹服三十丸下恶血。"

4.《本草图经》："揩齿宣露，干作末有益。"

5.《本草元命苞》："医小儿泻痢。"

6.《滇南本草》："补中益气，消痰，止头痛，头目眩晕，利小便，治肝积肥气，止玉茎疼痛，治劳淋，赤白便浊，妇人赤白带下。"

7.《中国药用植物图鉴》："生叶揉汁，外用治疮伤；茎叶拌盐咬之，能治齿痛；醋和，或烧存性麻油调敷疮及肿毒。"

【用法用量】 内服：煎汤，15～30 g，鲜品 30～60 g；或捣汁。外用：捣敷；或烧存性研末调敷。

【宜忌】 《河北中草药》："孕妇忌服。"

【选方】 1. 治痢疾，痔疮，肛裂便血 鹅儿肠 30 g。水煎服。(《四川中药志》1979 年版)

2. 治急、慢性阑尾炎，阑尾周围炎 繁缕鲜草切碎捣烂绞汁。每次约 1 杯，用温黄酒冲服，每日 2～3 次。或干草 120～160 g，水煎去渣，以甜酒少许和服。

3. 治子宫内膜炎，宫颈炎，附件炎 繁缕 60～90 g，桃仁 12 g，丹皮 9 g。水煎去渣，每日 2 次分服。(2、3 方出自《全国中草药汇编》)

4. 治发背热毒肿痛不可忍 繁缕烧炭一升，大麦面三合。上药以水和如膏，涂于肿上，干即易之，以瘥为度。(《圣惠方》)

5. 治淋证 繁缕草满两手把，以水煮服之，可常作饮。(《外台》引《范汪方》)

6. 乌须发 繁缕为齑，久久食之。(《圣惠方》)

5859 **鼢鼠** fěn shǔ
(《山东药用动物》)

【基原】 为仓鼠科鼢鼠属动物东北鼢鼠、中华鼢鼠、草原鼢鼠的全体。

【原动物】 1. 东北鼢鼠 *Myospalax psilurus* Milne-Edwards 又名：瞎老鼠、地排子(《山东动物药》)，华北鼢鼠、地羊、盲鼠(《中国动物药志》)。

外形粗壮，体长 15.8～23.2 cm，尾短，约 4.3 cm，体重 120～320 g。头略扁而宽，吻钝，眼极度退化。耳特小，全隐于被毛下。四肢短而有力。爪很发达，

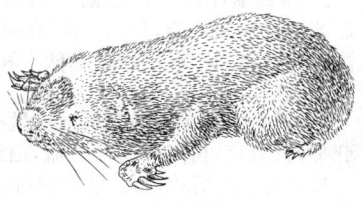

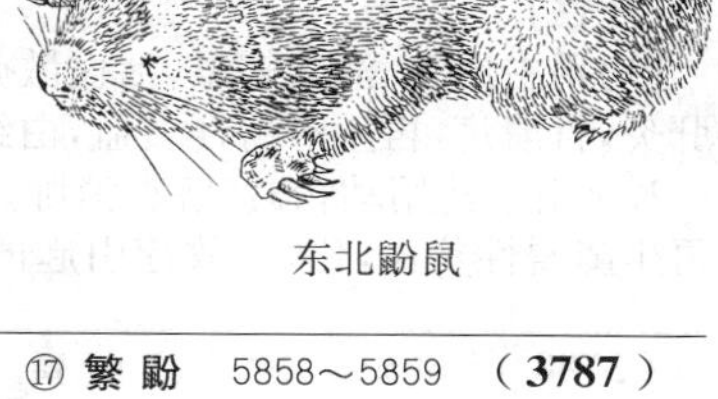

东北鼢鼠

前足爪均长于相对应的趾，第三趾的爪最长。后足相对较弱。前足背被毛，后足和尾均裸露。尾甚短，几乎全部裸露，仅有极稀疏的白色短毛。体毛绒厚。背毛淡赭色，具丝光光泽。腹面毛浅灰白色或灰褐色。吻端污白色。额、面颊灰白色，额顶具白斑。

栖息于平坦的草原、农田、山区丘陵地的荒草坡、灌丛、林地边缘、稀树林以及河堤上，均能掘洞栖居。营地下生活，不冬眠，主食植物的地下部分，很少外出。分布于东北及内蒙古、河北、山东、河南、陕西等地。

2. 中华鼢鼠 *M. fontanieri* Milne-Edwards 又名：原鼢鼠、瞎狯、瞎瞎、仔隆(《中国动物药志》)。

体形与东北鼢鼠相似。但前足较细弱，爪亦较短。第二、第三趾上的爪接近相等。尾长约 5.5 cm，略被毛。体色较鲜亮。体背和体侧为明显的锈红色。吻端白色不显或完全缺乏。额顶亦具白色斑。腹面毛灰黑色，毛尖带锈红色。足背和尾的毛稀白色。

栖息于农田、草原、丘陵山地、河谷及青藏高原的高山草甸中。营洞穴地下生活，昼夜都活动，但白昼不到洞外。以植物的根、茎和农作物为食。分布于河北、山西、内蒙古、安徽、山东、河南、湖北、四川、陕西、甘肃、青海等地。

3. 草原鼢鼠 *M. aspalax* Pallas 又名：达乌尔鼢鼠(《中国动物药志》)。

体形与东北鼢鼠极似，但毛色甚浅。体长 13.6～23.3 cm，体重 115～422 g。尾长约 5.3 cm，被有白色短毛。前足爪特别粗大，第三趾的爪长 1.6～2.0 cm。眼甚小，完全隐藏于被毛之下。毛被柔软，体色为我国鼢鼠中最淡的一种。背面为银灰色，略带淡赭色，但无明显的锈红色。唇周白色，额、耳区均无白斑。腹面毛基灰黑，毛尖污白色。尾及足背的短毛白色。

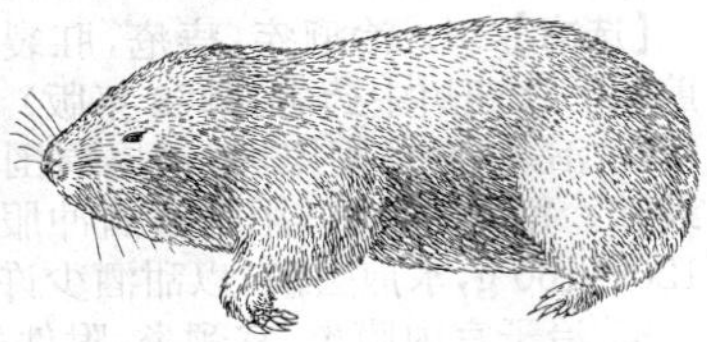

草原鼢鼠

栖息于北方各种土质较为松软的草原，亦见于灌丛、半荒漠地区的稀树草地等。主营地下生活。以植物的地下部分为食。分布于东北及河北、山西、内蒙古等地。

【采收加工】 春、夏、秋季均可捕捉，捕后处死，除去内脏，用 70～80 ℃温度烤制，至疏松为度，研成细粉，置干燥、阴凉处。

【药理】 1. 抗炎镇痛作用 中华鼢鼠骨提取物对由地塞米松介导的大鼠佐剂性关节炎早期炎症反应和继发病变均有明显抑制作用，能明显减轻局部炎症组织的病理损害，阻止全身病变的发生。能明显抑制由角叉莱胶引起急性炎症大鼠的足肿胀，对醋酸所致小鼠腹腔毛细血管通透性增加有明显抑制作用，明显减少醋酸所致小鼠扭体反应次数[1]。

2. 抗缺氧作用 草原鼢鼠肌肉脂溶性物质(FSC)具有显著的抗缺氧功能，10% FSC 在缺氧条件下能显著提高血清 NOS 活性和 NO 含量，降低心和肺中 HO 活性[2]。

【药性】 咸，寒。

【功用主治】 清热解毒，活血散瘀。主治红斑狼疮，慢性肝炎，胃溃疡，再生障碍性贫血，白细胞减少症。

1.《山东药用动物》："解毒消肿。治淋巴系统肿瘤初起，再生障碍性贫血，化疗、放疗引起的白细胞减少症，慢性肝炎，红斑狼疮。"

2.《中国药用动物志》："有清热解毒，活血祛瘀功效。主治红斑狼疮，慢性肝炎，胃溃疡等症。"

【用法用量】 内服：焙干，研粉，3～6 g。

【选方】 1. 治红斑狼疮 鼢鼠粉 2 g，用黄酒 20 ml 冲服，日服 2 次。

2. 治慢性肝炎 鼢鼠粉 2 g，白开水冲服，日服 2 次。(1、2 方出自《中国动物药》)

3. 治胃溃疡 鼢鼠粉 2 g，白开水送下，日服 2 次。(《常见药用动物》)

5860 爵床 jué chuáng (《本经》)

【异名】 爵卿(《吴普本草》)，香苏(《别录》)，赤眼老母草(《新修本草》)，赤眼(《品汇精要》)，小青草(《百草镜》)，蜻蜓草、苍蝇翅(《纲目拾遗》)，鼠尾红(《台湾植物名录》)，瓦子草(《中国药用植物志》)，五累草(《南京民间草药》)，六角仙(《福建民间草药》)，观音草、肝火草、倒花草(《江西民间草药》)，四季青、蚱蜢腿(《浙江民间草药》)，野万年青、毛泽兰(《四川中药志》)，屈胶仔、麦穗红(《闽东本草》)，山苏麻(《贵州民间药物》)，焦梅术、假辣椒、狗尾草、细路边青(《广西药用植物名录》)，六角英(广州部队《常用中草药手册》)，六方疳积草(《江西草药》)，麦穗癀(《福建中草药》)，蛇食草、水竹笋(《上海常用中草药》)，阴牛郎(《江苏药材志》)，节节寒草(《云南中草药》)，癞子草(《四川中药志》)。

【基原】 为爵床科爵床属植物爵床的全草。

【原植物】 爵床 *Rostellularia procumbens* (L.) Nees [*Justicia procumbens* L.]

一年生草本，高 10～60 cm。茎柔弱，基部呈匍匐状，茎方形，被灰白色细柔毛，节稍膨大。叶对生；柄长 5～10 mm；叶片卵形、长椭圆形或阔披针形，长 2～6 cm，宽 1～2 cm，先端尖或钝，基部楔形，全缘，上面暗绿色，叶脉明显，两面均被短柔毛。穗状花序顶生或生于上部叶腋，圆柱形，长 1～4 cm，密生多数小花；苞片 2；萼 4 深裂，裂片线状披针形或线形，边缘白色，薄膜状，外面密被粗硬毛；花淡红色或紫色，二唇形；雄蕊 2，伸出花冠外，药室不等大，被毛，下面的药室有距；雌蕊 1，子房卵形，2 室，被毛，花柱丝状。蒴果线形，长约 6 mm，被毛。具种子 4 颗，下部实心似柄状，种子表面有瘤状皱纹。花期 8～11 月，果期 10～11 月。

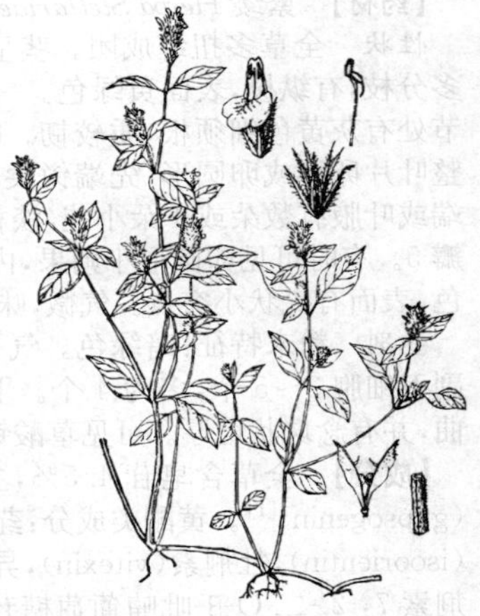

爵 床

生于旷野草地、路旁、水沟边较阴湿处。分布于江苏、浙江、福建、江西、山东、湖北、湖南、广东、广西、四川、云南、台湾等地。

【栽培】 生物学特性 喜温暖湿润的气候，不耐严寒，忌盐碱地，宜选肥沃、疏松的砂壤土种植。

繁殖方法 用种子繁殖。北方多用条播，南方用穴播。

条播作平畦，在畦上按 30 cm 开浅沟，将种子均匀撒入沟内，覆土 0.5 cm 左右，保持土壤湿润，10～30 d 可出苗，当苗高 7～10 cm 时，可按 10 cm 株距定苗。穴播，在整好的地上，按窝距 25 cm 左右开穴，要求穴浅、土细、底平，将种子拌成种子灰，匀撒穴内，保持土壤湿润，1 个月左右可出苗。

田间管理　苗出齐后施清淡人畜粪水提苗，苗高 10 cm 可匀苗补苗，每穴留壮苗 4～5 株，生长期注意中耕、除草、追施两次肥，促使多分枝，提高产量。

病虫害防治　虫害有地龙虎，可人工捕杀或用化学试剂防治。

【采收加工】　8～9 月盛花期采收，割取地上部分，晒干。

【药材】　爵床 *Herba Rostellulariae Procumbentis*　主产于广东、广西、湖南、云南、福建、浙江、江西、江苏等地。

性状　全草长 10～60 cm。根细而弯曲。茎具纵棱，直径 2～4 mm，基部节上常有不定根；表面黄绿色，被毛，节膨大成膝状；质脆，易折断，断面可见白色的髓。叶对生，具柄；叶片多皱缩，展平后呈卵形或卵状披针形，两面及叶缘有毛。穗状花序顶生或腋生，苞片及宿存花萼均被粗毛；偶见花冠，淡红色。蒴果棒状，长约 6 mm。种子 4 颗，黑褐色，扁三角形。气微，味淡。

鉴别　叶表面观：上表皮细胞垂周壁波状弯曲；含钟乳体细胞甚多，棱形，稍弯曲，两端渐尖或钝圆，长 200～800 μm，直径 33～58 μm；气孔直轴式；腺鳞头部 4 细胞，直径 33～43 μm，柄短，单细胞；非腺毛 2～5 细胞，长 230～700 μm，基部直径约至 60 μm，表面有角质条纹，有的可见疣状突起。下表皮细胞垂周壁波状弯曲；含钟乳体细胞较小，长 200～500 μm，直径 11～58 μm；气孔密布；腺鳞颇多；非腺毛着生于叶脉及叶缘处。

【成分】　全草含木脂素类：爵床脂定（justicidin）A、E，山荷叶素（diphyllin），新爵床脂素（neojusticin）A、B、C、D[1]。

【药理】　1. 抗菌作用　爵床水煎剂在试管内对金黄色葡萄球菌、炭疽杆菌和白喉杆菌有较强的抑制作用，对痢疾杆菌、大肠杆菌、伤寒杆菌、铜绿假单胞菌和乙型链球菌等也有一定的抑制作用[1,2]。

2. 抗心律失常作用　爵床的醋酸乙酯提取物，能减少氯仿引起的小鼠室颤的发生率，也能对抗家兔由氯仿-肾上腺素和大鼠由氯化钡及乌头碱引起的心律失常[3]。另有报道，爵床全草对动物实验性心律失常有一定预防和治疗作用，其主要有效成分为新爵床脂素 B[4,5]。

【炮制】　取原药材，除去杂质，抢水稍润，切成中段，干燥，筛去灰屑。

饮片性状　参见"药材"项。

贮干燥容器内，置通风干燥处。

【药性】　苦、咸、辛，寒。归肺、肝、膀胱经。

1.《本经》："味咸，寒。"

2.《品汇精要》："味厚于气，阴也。臭朽。"

3.《纲目》："微辛，不香，微臭。"

4.《本草汇言》："味苦，气寒。"

5.《玉楸药解》："入足厥阴肝经、足少阳胆经。"

【功用主治】　清热解毒，利湿消积，活血止痛。主治感冒发热，咳嗽，咽喉肿痛，目赤肿痛，疳积，湿热泻痢，疟疾，黄疸，浮肿，小便淋浊，筋骨疼痛，跌打损伤，痈疽疔疮，湿疹。

1.《本经》："主腰脊痛，不得着床，俯仰艰难，除热，可作浴汤。"

2.《新修本草》："甚疗血胀下气。又主杖疮，汁涂立瘥。"

3.《本草图经》："叶生捣碎，治痈疮。"

4.《纲目》："治血痢腹痛，研汁服，解蛇毒。"

5.《本草汇言》："解毒，杀疳，清热。治疳热，退小儿痧后骨蒸，止血痢，疗男子酒积肠红。"

6.《百草镜》："治黄疸，劳疟发热，翳障初起，雀目。"（引自《纲目拾遗》）

7.《纲目拾遗》："理小肠火，治小儿疳积，赤目肿痛，伤寒热症，时行咽痛。"

【用法用量】　内服：煎汤，10～15 g，鲜品 30～60 g；或捣汁；或研末。外用：鲜品捣敷；或煎汤洗浴。

【宜忌】　脾胃虚寒者禁服。

1.《本草汇言》："阴寒清利之品，过服亦克脾气。"

2.《广西本草选编》："孕妇慎服。"

【选方】　1. 治感冒发热　小青草 15～30 g。水煎服。（《上海常用中草药》）

2. 治咽喉肿痛　鲜爵床全草 30 g。捣烂绞汁服，渣捏成丸含于口中流出毒涎。（《闽东本草》）

3. 治风火牙痛　鲜爵床全草适量，樟脑、隔餐饭少许，捣敷患处。另取鲜全草 60 g，捣汁内服。如大便不通可加朴硝 15 g。（《常用青草药手册》）

4. 治目赤肿痛(结膜炎)　爵床 21 g，豆腐 2 块。水煎，服汤食豆腐。（《江西草药》）

5. 治雀目　小青草五钱，鸡肝或羊肝一具（不落水）。放碗内，加酒浆蒸熟，去草吃肝，三服即愈。加明雄黄五分尤妙。（《纲目拾遗》引《百草镜》）

6. 治小儿疳积（身体消瘦，或口渴泄泻，或久热不退，或目赤生翳）　爵床全草研末，每用 9～12 g，同鸡肝一具或猪肝 60～90 g，蒸汤，食肝及汤。目中有翳膜者，加石决明 6 g。另外用爵床 9 g，开水泡当茶饮。（《江西民间草药》）

7. 治疟疾　鲜爵床全草或茎叶 90 g（干者 30 g）。加水浓煎服。小儿酌减，但不得少于 30 g。疟发前 3～4 h 服。〔《江苏中医》1961，(7)：48〕

8. 治肝硬化腹水　小青草 15 g。加猪肝或羊肝同煎服。（《浙江民间草药》）

9. 治小儿肾炎　鲜麦穗红煎汤，分次频服。1～5 岁每日 30～45 g，5～10 岁 45～75 g，10 岁以上 90 g。干品可减至 50%～70%。〔《福建中医药》1960，(5)：23〕

10. 治钩端螺旋体病　鲜节节寒草 250 g。捣烂，敷腓肠肌。（《云南中草药》）

11. 治热性血崩　爵床 60～120 g。加酒水各半炖服。（《福州民间草药》）

12. 治妇人乳痛　六角英、消山虎各 30 g。擂酒取汁服，渣贴。（《潮汕草药》）

13. 治痈疽疮毒　鲜六角仙 60 g，地瓜酒 120 g。开水 1 杯，冲炖，早晚 2 次服。将渣捣烂敷患处。脓未成可消，已成可溃，且能止痛消肿。（福州台江《民间实用草药》）

【临床报道】　1. 治疗疟疾　取鲜小青草 500 g，加水熬至 100 ml，每 10 ml 含鲜草 50 g。另加 0.25%苯甲酸和适量糖精、香料，制成水剂。4～9 岁每次口服 10～20 ml，10～15 岁 20～30 ml，16 岁以上 30～40 ml，均于发作前 2～4 h1 次顿服。为避免疟疾发作提前或推迟而服药时间不准，在间隙期亦加服 1～2 次，剂量同上。共治 100 例，结果 48 h 内控制临床发作和 96 h 周围血液原虫消失者分别为64%和56%；成人与小儿控制临床发作者分别为75.8%和47.6%。14 d后复查症状与原虫复发情况，分别为3.1%与4.8%。有少数患者出现恶心、呕吐、胃不适、头晕、头痛等副作用[1]。

2. 治疗结核性肛瘘　取六角仙15～30 g，苦刺(五加科三叶五加)30 g(均为干品)。加水约600 ml，煎至300～400 ml，顿服，每日1次。经治12例，7例痊愈，5例好转。据观察，一般服药后即觉肛门疼痛减轻，分泌物减少。每日换药时，可见瘘管周围的红肿现象日见消退，脓液逐渐减少，管壁渐渐变软，管道由深变浅，新鲜肉芽组织由管底向上慢慢生长，最后外口盖以上皮，形成瘢痕[2]。

3. 治疗毒蛇咬伤　先在毒蛇咬伤处拔火罐(或扩创)，上段扣扎。然后将鲜爵床捣烂(量不计)敷盖伤口上。若受伤部分在手或足，而局部肿胀超过肘关节或膝关节，应立即刺破患者前囟门的皮肤(术前剃去头发、常规消毒)，敷盖捣烂鲜草(量不计)。同时煎服鲜爵床草90 g，小儿减半，每日2～3次，一般连续服用3～7 d。共治35例，一般在用药后2～3 h内患者头晕、胸闷渐除，视力渐复，肿胀渐停止。用药1～3 d痊愈27例，4～7 d痊愈8例。未见明显副作用[3]。

4. 治疗小儿疳积　以爵床晒干研末，每次3 g，与100 g猪瘦肉馅制成肉饼，蒸熟食用，每日1次；配合针灸针刺双手四缝穴，每星期1次。半个月至1个月为1个疗程。共治患儿50例，显效18例，好转26例，无效6例[4]。

5861 鲾鱼 bì yú (《中国药用海洋生物》)

【异名】仔花、花鲾(通称)。

【基原】为鲾科鲾属动物黄斑鲾、鹿斑鲾及他种鲾鱼的肉。

【原动物】1. 黄斑鲾　*Leiognathus bindus* (Cuvier et Valenciennes)　又名：金仔花(《中国药用海洋生物》)。

体卵圆形，侧扁而高。一般体长8～13 cm，头小，吻很短，眼大，脂眼睑不发达，口小，能伸缩，两颌完全伸出时，形成管状，两颌牙细小。鳃孔大，前鳃盖下缘有微小锯齿，鳃盖膜与峡部相连。鳃盖条5。鳃耙5+18，细长。头部无鳞，体、胸部均被薄圆鳞。侧线向上稍弯。背鳍Ⅷ-16；臀鳍Ⅲ-14；背鳍、臀鳍均很长，前部鳍基有鳞鞘；两鳍基有许多小棘。胸鳍17，腹鳍Ⅰ-5，基部有1枚大腋鳞。尾鳍叉形。背部黄色带淡蓝色，有许多深蓝色蠕虫状斑纹。背鳍棘顶部有一金黄色大斑。臀鳍棘部亦有一黄色斑。各鳍鳍条部淡蓝色。腹部银白色。背鳍和臀鳍基部具1列蓝色小点。

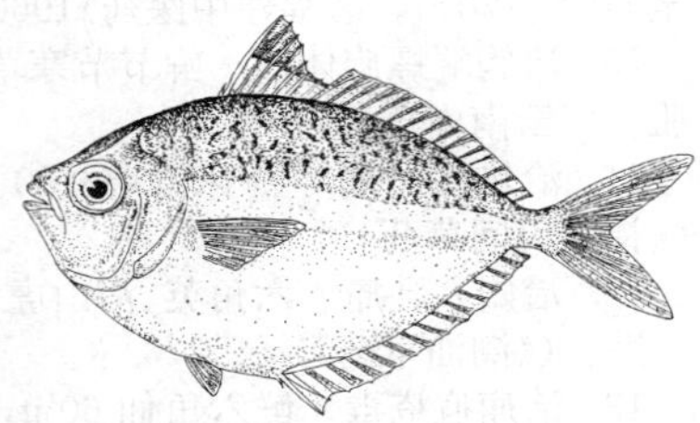

黄斑鲾

暖水性小型上层鱼类，栖息于热带、亚热带近岸海区，喜集群。我国分布于东海和南海。

2. 鹿斑鲾 *Leiognathus ruconius* (Hamilton-Buchanan)　又名：金钱仔(浙江)，花鳞(福建)。

体形与上种相似，惟个体较小，一般体长4～7 cm。口小，倾斜，当两颌完全伸出时，口管向上斜；口闭时，下颌呈垂直状。体背部银青带红色。眼下缘至上颌后缘有一黑纹。项部和背鳍基有1条暗色纵纹。背腹部银白色。

生态和分布同黄斑鲾。

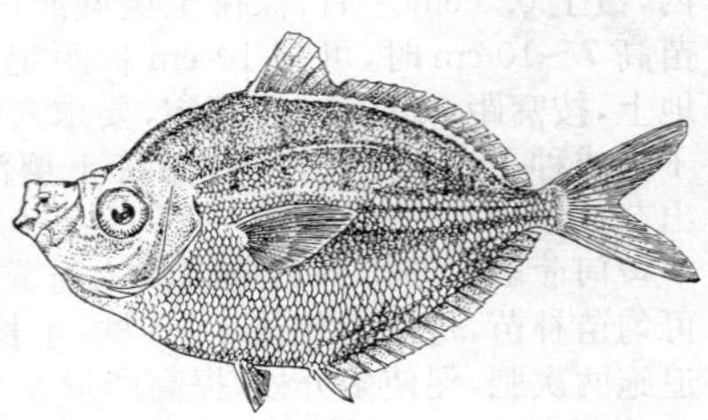

鹿斑鲾

【采收加工】常年均可捕捞，捕后除去内脏，鲜用。

【药性】《中国药用海洋生物》："甘，平。"

【功用主治】健脾益气。主治小儿消化不良，黄疸性肝炎恢复期。

1.《中国药用海洋生物》："健脾益气。用于小儿消化不良，肝炎恢复期。"

2.《南海海洋药用生物》："治黄疸病(眼黄、皮肤黄)。"

【用法用量】内服：煮食，100～150 g。

【选方】1. 治小儿消化不良　(金仔花)鲜鱼适量，煮汤，不加盐，服之。

2. 治肝炎恢复期　(金仔花)鲜鱼煮汤，不加盐，每日服120～150 g。常服。(1、2方出自《海味营养与药用指南》)

5862 鳆鱼 fù yú (《本草经集注》)

【异名】鲍鱼(俗称)。

【基原】为鲍科鲍属动物杂色鲍 *Haliotis diversicolor* Reeve、皱纹盘鲍 *H. discus hannai* Ino、耳鲍 *H. asinina* Linnaeus、羊鲍 *H. ovina* Gmelin的肉。

【原动物】参见"石决明"条。

【采收加工】捕得后，剖取其肉，鲜用或加工制成鲍鱼干。

【药理】1. 抗凝作用　鲍鱼提取液对家兔(体内、外)有非常显著的抗凝作用，对增强家兔纤维蛋白溶解活性有非常显著的作用[1]。

2. 抗癌作用　鲍鱼多糖对S_{180}腹水型小鼠、艾氏腹水型小鼠、肝癌腹水型小鼠有延长寿命的作用，对S_{180}实体型小鼠有明显的抑瘤作用[2]。鲍鱼多糖能明显增强荷瘤小鼠腹腔巨噬细胞的吞噬功能和迟发型超敏反应，提示鲍鱼多糖可能通过激活巨噬细胞及T细胞，直接或间接地促进细胞毒因子的释放，杀伤肿瘤细胞，从而抑制肿瘤细胞的生长，发挥其抗肿瘤作用[3]。鲍鱼多糖能明显提高环磷酰胺对小鼠移植性肿瘤S_{180}、HepA的抑瘤率，对环磷酰胺具有较明显的增效作用；可明显拮抗环磷酰胺所致荷瘤小鼠白细胞减少及脾脏、胸腺萎缩，溶血素生成减少，骨髓抑制等毒副作用[4]。鲍鱼多糖对裸鼠移植人鼻咽癌具有明显的抑制作用，能明显抑制人鼻咽癌的生长，诱导肿瘤细胞凋亡和坏死[5]。

3. 对学习和记忆的增强作用　成年小鼠灌服鲍鱼酶法提取物，每日一次连续10 d，使小鼠的跳台潜伏期延长，逃避潜伏期缩短，迷宫觅食时间减少，并能明显改善$NaNO_2$或乙醇引起的记忆损害[6]。

【药性】甘、咸，性平。

1.《医林纂要》："甘咸，平。"

2.《随息居饮食谱》："甘咸，温。"

【功用主治】 滋阴清热，益精明目，调经润肠。主治劳热骨蒸，咳嗽，青盲内障，月经不调，带下，肾虚小便频数，大便燥结。

1.《蜀本草》："主咳嗽，啖之明目。"

2.《医林纂要》："补心缓肝，滋阴明目。又可治骨蒸劳热，解妄热，疗痈疽，通五淋，治黄疸。"

3.《随息居饮食谱》："补肝肾，益精明目，开胃养营。已带浊崩淋，愈骨蒸劳极。"

4.《中国药用海洋生物》："调经，润燥，利肠。用于月经不调，大便燥结等。"

5.《山东药用动物》："治慢性肾炎，肺结核，贫血，月经不调，大便燥结，老人肾虚小便频数。"

【用法用量】 内服：煮食或煎汤，适量。

【宜忌】《随息居饮食谱》："体坚难化，脾弱者饮汁为宜。"

【选方】 1. 治肺结核，淋巴结结核，潮热盗汗 鲍鱼肉适量，煮菜，每日食之。(《山东药用动物》)

2. 治高血压病 鲍鱼肉煮汤吃。(《南海海洋药用生物》)

3. 治产后乳汁不下 鲍鱼肉(切细)半斤，麻子仁(别研)一两末，香豉(别研)半合，葱白(切碎)三茎。上先取鲍鱼肉，以水三升，入麻仁、豉、葱白等，煮作羹。任意食之。(《普济方》鲍鱼羹方)

5863 鰕虎鱼 xiā hǔ yú (《食物本草》)

【异名】 鲨、鮀(《尔雅》)，吹沙(《尔雅》郭璞注)，重唇(《尔雅翼》)，沙沟鱼、沙鰛、呵浪鱼(《纲目》)，沙竹(《医林纂要》)，花花公子、皮匠刀子(《尔雅义疏》)，光鱼、油光鱼(《黄渤海鱼类调查报告》)，黄鳍刺鰕虎鱼、沙吻鱼(浙江)。

【基原】 为鰕虎鱼科刺鰕虎鱼属动物刺鰕虎鱼的肉。

【原动物】 刺鰕虎鱼 *Acanthogobius flavimanus* (Temminck et Schlegel)

体前部略呈圆柱形，后部侧扁，体长 10～15 cm。头大而长。吻长，前端钝圆，正中稍隆突。眼中等大，背侧位，眼间隔窄。口大，前位，口裂略斜，唇厚。牙尖锐，锥形，上、下颌牙均排列成狭带状，上颌牙较大，下颌牙较小。鳃孔大，鳃耙 3+8。头后部、颊上、鳃盖上部及项与胸部被小圆鳞，体大部分被栉鳞。体侧纵列鳞 46～50，横列鳞约 17。背鳍 2，分离，第一背鳍Ⅰ～14 质柔韧；第二背鳍Ⅰ～13。臀鳍Ⅰ～11，约与第一背鳍等高。

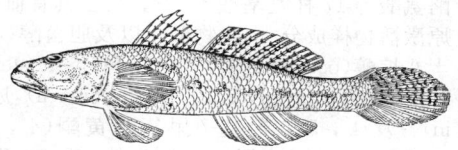

刺鰕虎鱼

胸鳍 20，尖圆，约与腹鳍等长。尾鳍后缘尖圆形。体背侧黄绿色，下部较淡。胸鳍、腹鳍、臀鳍均黄色。背鳍和尾鳍蓝灰色。体侧正中有不明显的大型暗色斑点一纵列，直达尾鳍基底。背鳍具排列成 3～5 斜行的暗色斑点。尾鳍有波状横纹 7～9 条。

为近海及河口下层的肉食性小型鱼类。以小虾、小鱼等为食。我国沿海近海均有分布。

此外，我国鰕虎鱼科动物，已知功用相同的有：矛尾鰕虎鱼 *Chaeturichthys stigmatias* Richardson 我国沿海均有分布。另有鳗鰕虎鱼科的红狼牙鰕：虎鱼 *Odontamblyopus rubicundus* (Hamilton-Buchanan)及孔鰕虎鱼 *Trypauchen vagina* (Bloch etSchneider)前者分布于我国沿海，后者我国分布于东海、南海。

【采收加工】 常年均可捕捞，捕后，除去内脏，洗净，鲜用或晒干。

【成分】 刺鰕虎鱼肉含维生素 B_{12}，肌动球蛋白(actomyosin)，卵磷脂(lecithin)，蛋白质，脂肪，糖类及与河豚毒素(tetrodotoxin)相似的神经毒素[1]。还含类胡萝卜色素(carotenoid pigment)，胡萝卜二醇(tunaxanthin)，叶黄素(lutein)，玉米黄素(zeaxanthin)，β-胡萝卜素(β-carotene)，隐黄质(cryptoxanthin)，蝲蛄素(astacene)，3-羟基-β，ε-胡萝卜-3，4-二酮(α-doradecin)[2]。

【药性】 甘、咸，平。归脾、胃经。

1.《纲目》："甘，平，无毒。"

2.《食物本草》："味甘，温。"

3.《医林纂要》："甘、咸，平。"

4.《本草求真》："入脾、胃。"

【功用主治】 温中益气，补肾壮阳。主治虚寒腹痛，胃痛，疳积，消化不良，阳痿，遗精，早泄，小便淋沥。

1.《纲目》："暖中益气。"

2.《食物本草》："主益阳道，健筋骨，行血脉，消谷肉。"

3.《医林纂要》："利小水、通淋。"

4.《中国药用海洋生物》："用于虚寒腹痛、胃痛、疳积、消化不良、阳痿、遗精、早泄和小便淋沥。"

【用法用量】 内服：煎汤，30～90 g。

【宜忌】 不宜久食。

《食物本草》："多食生痰助火。"

【选方】 1. 治虚寒腹痛，胃痛，疳积，消化不良 鰕虎鱼肉 30 g，制附子 6 g，桂枝 3 g，乌贼骨 9 g。煎服。(《中国药用海洋生物》)

2. 治阳痿，遗精，早泄 (鰕虎鱼)肉 90 g，肉桂 6 g。煎服。(《中国药用海洋生物》)

3. 治阳虚，小便淋沥 (鰕虎鱼)肉 30 g，苁蓉 9 g。煎服。(《中国药用海洋生物》)

5864 䗪虫 zhé chóng (《本经》)

【异名】 地鳖(《本经》)，土鳖(《别录》)，过街(《埤雅》)，簸箕虫(《本草衍义》)，蚵蚾虫(《袖珍方》)，地鳖虫、地蜱虫(《鲍氏小儿方》)，山蚾螂(《本草求原》)，地乌龟(《分类草药性》)，土元(《中药形性经验鉴别法》)，土鳖虫(《江苏中药名实考》，臭虫母、盖子虫(《河北药材》)，土虫(《吉林中草药》)，节节虫、蚂蚁虎(《江苏药材志》)。

【基原】 为鳖蠊科地鳖属动物地鳖或冀地鳖属动物冀地鳖的雌虫全体。

【原动物】 1. 地鳖 *Eupolyphaga sinensis* Walker

雌雄异形，雄虫有翅，雌虫无翅。雌虫长约 3 cm，体上下扁平，黑色而带光泽。头小，向腹面弯曲。口器咀嚼式，大颚坚硬。复眼发达，肾形；单眼 2 个。触角丝状，长而多节。前胸盾状，前狭后阔，盖于头上。雄虫前胸呈波状纹，有缺刻，具翅 2 对。

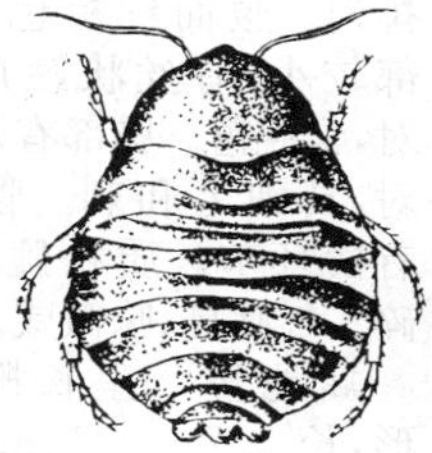

地　鳖

生活于地下或沙土间，多见于粮仓底下或油坊阴湿处。全国大部分地区均有分布。

2. 冀地鳖 *Steleophaga plancyi* (Boleny)［*Polyphaga plancyi* Bolivar］

雌虫体宽卵圆形，较地鳖宽。虫体表面暗黑色，无光泽，不如地鳖光亮。体背较地鳖扁。前胸背板前缘及身体周围具红褐色或黄褐色边缘。体背面有密集的小颗粒状突起，无翅。雄虫有翅，体灰黑色，除前胸背板前缘处有明显的淡色宽边外，身体其他部分无细碎斑纹。

多生活于厨房、灶脚及阴湿处。分布于河北、河南、湖南、陕西、甘肃、青海等地。

【养殖】 生活习性　地鳖为陆生性昆虫。怕光，昼伏夜出。性喜温暖湿润，适宜生活于室内、外阴湿的松土中。每年4～11月为生命活动阶段，在夏、秋季气温高、湿度大的情况下繁殖力最强。有冬眠习性，每年气温低于12 ℃时，入土冬眠。在食性方面，属于杂食性昆虫。为不完全变态昆虫，一生只经历卵、若虫、成虫三个阶段，一个世代需2～4年。

繁殖方法　首先建立单层或立体多层饲养池，一般面积为1～2 m^2，池中填以砂土、黏土或壤土，以含腐殖质较多并经冬季冻酥的菜园土最佳，所取土要经过曝晒消毒，过筛，土粒大小似米粒或绿豆粒，土内加入三成砻糠灰或细煤土。人工养殖可从卵鞘开始，也可从若虫、成虫期开始，但以卵鞘开始为有利。产卵期(每年5～11月)每隔7 d取表层土3 cm过筛，取出卵鞘即可进行人工孵化。

饲养管理　大小地鳖必须分池饲养，以避免大小争食，相互残杀。池内土壤保持湿度相宜，含水量达20%，相对湿度达70%～75%以上，池土过干，可用喷水或多喂青饲料来调节湿度。春季转暖时开始喂食糠皮、麦麸、豆饼等，高温季节可喂些菜叶和各种瓜菜，一般2 d喂食1次。冬眠期不必喂食。

疾病防治　注意防蛇、老鼠、蛤蟆、鸡、鸭、猫、蚂蚁等进入饲养池。螨也是土鳖的天敌，常寄生于虫体胸腹部及腿茎节的薄膜处。防治方法：更换池土，池内不宜过湿，用油条、面鱼、肉骨头等白天放于池内诱螨，每2 h取出处理之，白天用火将表土及池壁迅速燎烧杀螨。

【采收加工】 野生者在夏、秋季捕捉，人工饲养者可随时捕捉。捕到后用沸水烫死。

【药材】 䗪虫 *Eupolyphaga Seu Steleophaga*　全国各地均有野生和饲养，以河南产量最大。

性状　地鳖　呈扁平卵形，长1.3～3 cm，宽1.2～2.4 cm。前端较窄，后端较宽，背部紫褐色，具光泽，无翅。前胸背板较发达，盖住头部；腹背板9节，呈覆瓦状排列。腹面红棕色，头部较小，有丝状触角1对，常脱落。胸部有足3对，具细毛和刺。腹部有横环节。质松脆，易碎。气腥臭，味微咸。

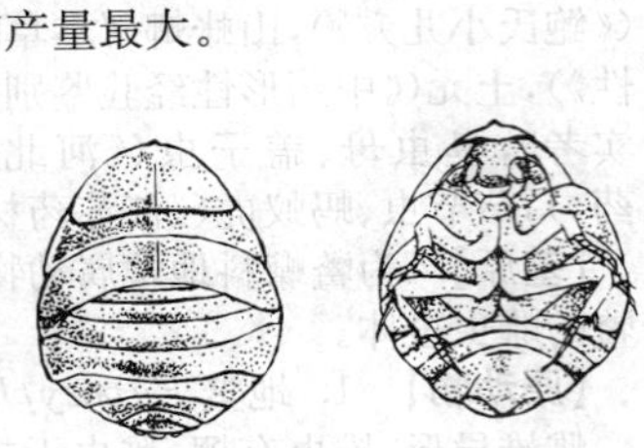

䗪虫(地鳖)外形

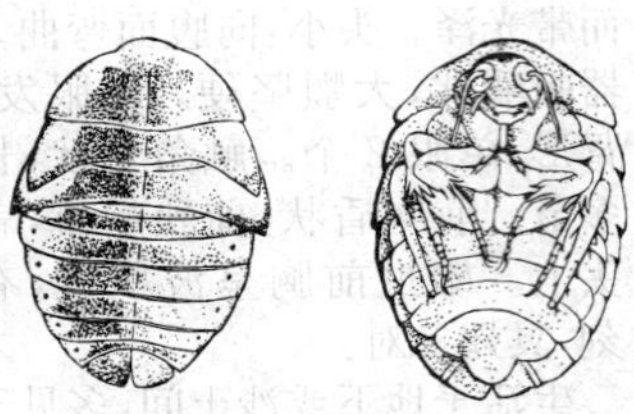

䗪虫(冀地鳖)外形

冀地鳖　呈长椭圆形，长2.2～3.7 cm，宽1.4～2.5 cm。背部黑棕色，通常在边缘带有淡黄褐色斑块及黑色小点。

鉴别　(1)粉末特征：地鳖　体壁碎片呈棕黄色及半透明状的纤维组织碎片。在胸背板碎片上有突起状的毛窝散在，毛窝直径16～28 μm，密度为每1 mm^2有120～200个。多数毛窝上着生着短粗壮刚毛，棕黄色，长90～190 μm。基部直径12～30 μm，壁较厚3～4 μm。胸背板内表面(附有内皮)上，可见毛窝如前，只是略小。附有内皮部分可见密集的细刚毛着生，颜色较浅，长300～400 μm，基部直径10～21 μm。横纹肌纤维呈淡黄色或无色半透明状，散在或并列在一起，多折断，壁有波纹状增厚。此外，偶见气管壁碎片。

冀地鳖　黄棕色体壁碎片上布满红棕色盘状突出，直径40 μm左右，密度为每1 mm^2有90～120个。刚毛形态不一，有短粗壮红棕色刚毛，长25～60 μm，基部直径12～16 μm，有壁较厚的棕色刚毛，长150～300 μm，基部直径10～20 μm，稍密，也有细长半透明状刚毛，长短不一，长200～600 μm，基部直径15～10 μm。

(2) 紫外光谱：取粉末0.2 g，加乙醇20 ml，放置12 h滤过，滤液用乙醇稀释成每1 ml含300 mg药材，供测试，地鳖在265±2 nm处有最大吸收峰，冀地鳖在365±2 nm，272±2 nm，264±2 nm，257±2 nm处有最大吸收峰，在282 nm处有肩峰。

(3) 薄层色谱：取粉末1 g，加甲醇20 ml，冷浸2 h滤过，滤液浓缩至5 ml，作供试品溶液。另取β-谷甾醇制成对照品溶液。分别吸取上述两溶液点于同一硅胶G-CMCNa薄层板上，以氯仿-甲醇(9.5∶0.5)展开，取出晾干，喷以15%磷钼酸乙醇溶液后，加热显色，供试品色谱中，在与对照品色谱相应位置出现相同的斑点。

取上述供试品溶液备用。另取脯氨酸、精氨酸、赖氨酸、苯丙氨酸、谷氨酸、缬氨酸制成对照品溶液。以正丁醇-乙醇-冰醋酸-水(4∶1∶1∶2)展开，取出，以0.3%茚三酮正丁醇液喷雾后，加热显色，供试品色谱中，在与对照品色谱相应位置处显相同颜色的斑点，除脯氨酸为黄色斑点外，均为紫色斑点。

【成分】 雌虫干燥体内含脂肪酸：棕榈酸(palmitic acid)，硬脂酸(stearic acid)，油酸(oleic acid)，亚油酸(linoleic acid)，亚麻酸(linolenic acid)[1]；还含谷氨酸，丙氨酸，酪氨酸等17种氨基酸[2,3,4]。又含具有血纤维蛋白溶酶原激活物样成分[5]，生物碱[6]以及胆甾醇(cholesterol)，二十八烷醇(octacosanol)，β-谷甾醇(β-sitosterol)，十八烷基甘油(octadecanylglycerin)，尿嘧啶(uracil)，尿囊素(allantoin)[8]及4′，5-二羟基-7-甲氧基黄酮(4′，5-dihydroxy-7-methoxyflavone)[7]等。并含钾、镁、钙、锌、磷等28种无机元素[9]。挥发油含20个化合物，主要成分为萘(naphthalene)，樟脑(camphor)，正己醛(*n*-hexanal)，2-乙基环丁醇(2-ethylcyclobutanol)，3-甲基丁醛(3-methylbutanal)，1，4-二氯苯(1，4-dichlorobenzene)，醋酸乙酯(ethylacetate)等[10]。

【药理】 1. 对心脑血管系统的影响　䗪虫总生物碱按5～20 mg/kg给家兔静注，左心室舒张末期压力、左心室收缩压和心率均明显降低；右心房压力升高，而且随剂量增大，作用增强，具有直接扩张血管作用[1]。䗪虫总生物碱提取液200 mg/kg腹腔注射对小鼠夹闭气管、结扎双侧颈总动脉引起的心、脑等重要器官缺血性缺氧，能延长心电消失时间；该提取液40.9 mg/kg腹腔注射，可使小鼠在异丙肾上腺素引起的心肌耗氧量增加的情况下，存活时间明显延长，并可对抗垂体后叶素引起的大鼠 ST-T 的变化。表明其对心脑缺氧(血)有保护作用[2]。

2. 抗凝血作用　䗪虫水提取物 0.54 g/kg 灌胃，可显著延长出血时间和复钙时间，明显抑制血小板聚集率，缩短红细胞电泳时间；对全血黏度、血浆黏度和纤维蛋白质含量均无明显影响[3]。从䗪虫中分离出一种具有纤溶酶原激活作用的蛋白质成分，该成分直接注入有新鲜血栓形成的兔静脉中，6 h 血栓的溶解率为 12.2%[4]。也有报道，其水煎醇沉制剂按 1 g/kg 给兔静脉注射，可明显降低血栓干、湿重量，减小血栓长度，降低血小板聚集性和黏附率，提示它可显著增加兔体内纤溶酶活性[5, 6]。

3. 调脂作用　雄性鹌鹑灌胃䗪虫粉末 2.4 g/kg，可明显降低 HDL_3-C 和总胆固醇(TC)，升高 HDL_2-C，使高密度脂蛋白与胆固醇(HDL-C/TC)值显著增高。明显增加卵磷脂胆固醇酰基转移酶活性，从而延缓动脉粥样硬化的形成[7]。

4. 其他作用　䗪虫己烷可溶部分和四氯化碳可溶部分提取物给大鼠灌服，可使 D-半乳糖胺所致肝损伤程度明显减轻[8]。在试管内，用亚甲蓝法曾测得䗪虫浸膏对白血病细胞有抑制作用[9]。

毒性　小鼠腹腔注射䗪虫总生物碱水提取液的 LD_{50} 为 136.45±7.98 mg/kg[2]。

【炮制】1. 䗪虫　取原药材，除去杂质，洗净或筛去灰屑，干燥。

2. 炒䗪虫　取净䗪虫，置锅内，用文火加热，炒至微焦，取出放凉。

3. 酒䗪虫　取净䗪虫用适量酒洗后，置锅内，用文火加热，炒微干，去头、足。

4. 酥制䗪虫　取酥油置锅内，用文火加热化开，倒入净䗪虫拌匀，炒至黄色时，取出摊凉。每䗪虫 100 kg，用酥油 5 kg。

饮片性状　䗪虫参见"药材"项。炒䗪虫形如䗪虫，色泽加深。酒䗪虫形如炒䗪虫，略有酒气。酥制䗪虫形如炒䗪虫，略显油亮。

贮干燥容器内，密闭，置通风阴凉处，防蛀。

【药性】咸，寒。小毒。归肝经。

1.《本经》："味咸，寒。"

2.《别录》："有毒。"

3.《药性论》："味苦、咸。"

4.《品汇精要》："气薄味厚阴也，臭腥。"

5.《雷公炮制药性解》："入心、肝、脾三经。"

6.《药义明辨》："有小毒。"

7.《本草再新》："味辛，性寒，无毒。"

【功用主治】破血逐瘀，续筋接骨。主治血瘀经闭，癥瘕积块，跌打瘀肿，筋伤骨折，木舌重舌。

1.《本经》："主心腹寒热洗洗，血积癥瘕，破坚，下血闭，生子大良。"

2.《药性论》："治月水不通，破留血积聚。"

3.《本草衍义》："乳脉不行，研一枚，水半合，滤清，服。"

4.《纲目》："行产后血积，折伤瘀血。治重舌，木舌，口疮，小儿夜啼腹痛。"

5.《医学广笔记》："消疟母。"

6.《本草通玄》："破一切血积，跌打重伤，接骨。"

7.《本草再新》："消水肿，败毒。"

8.《分类草药性》："治跌打损伤，风湿筋骨痛，消肿，吹喉症。"

【用法用量】内服：煎汤，3～10 g；或浸酒饮；研末，1～1.5 g。外用：煎汤含漱、研末撒或鲜品捣敷。

【宜忌】年老体弱及月经期者慎服，孕妇禁服。

1.《本草经集注》："畏皂荚、菖蒲。"

2.《药性论》："畏屋游。"

3.《本草经疏》："无瘀血停留者不宜用。"

4.《本草从新》："虚人有瘀，斟酌用之。"

5.《本草用法研究》："贫血者、腹泻者、有外感寒热者，均忌用。"

【选方】1. 治五劳虚极羸瘦，腹满，不能饮食，食伤，忧伤，饮伤，房室伤，饥伤，劳伤，经络荣卫气伤，内有干血，肌肤甲错，两目黯黑；另可缓中补虚　大黄十分(蒸)，黄芩二两，甘草三两，桃仁一升，杏仁一升，芍药四两，干地黄十两，干漆一两，虻虫一升，水蛭百枚，蛴螬一升，䗪虫半升。上十二味，末之，炼蜜和丸，小豆大。酒饮服五丸，日三服。(《金匮要略》大黄䗪虫丸)

2. 治产妇腹痛，腹中有干血着脐下，亦主经水不利　大黄三两，桃仁二十枚，䗪虫二十枚(熬，去足)。上三味，末之，炼蜜和为四丸。以酒一升，煎一丸，取八合，顿服之，新血下如豚肝。(《金匮要略》下瘀血汤)

3. 治血鼓，腹皮上有青筋　桃仁八钱，大黄五分，䗪虫三个，甘遂五分(为末冲服，或八分)。水煎服。与膈下逐瘀汤轮流服之。(《医林改错》古下瘀血汤)

4. 治折伤，接骨　①土鳖焙存性，为末，每服二、三钱。(《医方摘要》)　②蚵蚾六钱(隔纸，砂锅内焙干)，自然铜二两(火煅醋淬七次)。为末。每服二钱，温酒调下。病在上，食后服；病在下，食前服。(《袖珍方》)

5. 治跌打轻伤　地鳖虫净末二钱(炙)，乳香一钱(去油)，没药八分(去油)，骨碎补一钱，大黄一钱，血竭一钱。共为细末。每七、八厘，空心，好酒送下。(《伤科秘方》轻伤小七厘散)

6. 治走马牙疳，牙落鼻崩，久不愈者　土鳖四十九个(煅存性)，山豆根、人中白(煅)、辰砂(飞)各二钱。上为细末。先割净腐肉，用麻油通口噙漱，觉无油气吐之，如此六七次；次以百沸汤入盐、醋漱吐三四次；再次以棉胭脂拭干，然后掺之。(《外科大成》再生散)

7. 治舌肿满口，不得语　①䗪虫三十枚，盐一升。上二味，以水三升，煮三沸。含之，稍稍咽之，日三。(《千金方》)　②䗪虫五枚，炙，研细末。以水二盏，煎十沸，去滓，热含吐去，以瘥为度。(《奇效良方》䗪虫散)

8. 治小儿夜啼如腹痛　䗪虫(熬令烟尽)、芍药(炙)、芎藭(熬)各等分。上三味捣末，服如(一)刀圭，日三，以乳服之。(《外台》引《古今录验》)

9. 治五淋　䗪虫五分(熬，一作虻虫)，斑猫二分(去翅、足，熬)，地胆二分(去足，熬)，猪苓三分。上四味，捣筛为散。每服四分，日进三服，夜二服。但少腹有热者，去猪苓。服药二月后，以器盛小便，当有所下；肉淋者下碎肉；血淋者下如绳，若如肉脓；气淋者下如羹上肥；石淋者下石或下砂。剧者十日即愈。禁食羹猪肉、生鱼、葱、盐、醋。以小麦汁服之良。(《外台》引《范汪方》)

10. 治小儿脐赤肿或脓血清水出者　干蚵蚾火煅为灰，研末，敷之。(《小儿卫生总微论方》)

11. 治瘘疮肿　干地鳖末、麝香各研少许。上二味，研匀。干掺或贴，随干湿治之。(《圣济总录》)

【临床报道】 1. 治疗外伤血肿 取活䗪虫(干的也可以,但活的好。用量视肿块大小而定)放冷水中漂洗2次,置容器中捣烂,再加热黄酒250 ml左右,加盖放饭窝内焖15 min左右,取出用纱布过滤,渣敷患处,绷带固定。滤下之黄酒趁热饮之,以醉为度,卧床盖被,微汗为佳。经治50余例,均获卓效[1]。

2. 治疗慢性活动性肝炎 以大黄䗪虫丸口服,每日3次,每次9 g,3个月为1个疗程。共治疗血瘀型慢性活动性肝炎患者116例,治疗总有效率为81%,显效率为26.6%,有效率为53.4%,无效率为19%。症状有明显改善。对病情缠绵,肝功能损害反复者,具有较好的降低及稳定血清ALT、AST水平的作用,同时可明显降低血清TBIL及DBIL,但对乙肝病毒抗原阴转的作用尚无统计学意义[2]。

【各家论述】 1.《本草图经》:"张仲景治杂病方,主久瘕积结者,有大黄䗪虫丸,又大鳖甲丸中并治妇人药并用䗪虫,以其有破坚积,下瘀血之功也。"

2.《本草经疏》:"䗪虫,治跌扑损伤,续筋骨有奇效。乃足厥阴经药也。夫血者,身中之真阴也,灌溉百骸,周流经络者也。血若凝滞,则经络不通,阴阳之用互乖,而寒热洗洗生焉。咸能入血软坚,故主心腹血积,癥瘕血闭诸证。血和而营卫通畅,寒热自除,经脉调匀,月事时至而令妇人生子也。"

3.《本草崇原》:"《金匮》方中,治久病结积,有大黄䗪虫丸;又治疟痞,有鳖甲煎丸,及妇人下瘀血汤方并用之。今外科、接骨科亦用之。乃攻坚破积,行血散疟之剂也。"

4.《长沙药解》:"䗪虫,善化瘀血,最补损伤,《金匮》鳖甲煎丸用之治病疟日久,结为癥瘕;大黄䗪虫丸用之治虚劳腹满,内有干血;下瘀血汤用之治产后腹痛,内有瘀血;土瓜根散用之治经水不调,少腹满痛。以其消癥而破瘀也。"

5865 麋肉 mí ròu
(《本草经集注》)

【基原】 为鹿科麋鹿属动物麋鹿 *Elaphurus davidianus* Milne-Edwards 的肉。

【原动物】 参见"麋茸"条。

【采收加工】 捕杀后,剥去皮,取肉,鲜用。

【药性】 《食性本草》:"大热。"

【功用主治】 补中气,益肾精,强筋骨,调血脉。主治虚劳不足,腰脚软弱,产后风虚。

1.《食疗本草》:"益气补中,治腰脚。"

2.《嘉祐本草》:"微补五脏不足气。"

3.《医林纂要》:"补肾益精,健骨充髓,略同鹿肉。"

4.《随息居饮食谱》:"补虚弱,益气力,强筋骨,调血脉,治产后风虚。"

【用法用量】 内服:煮食,适量。

【宜忌】 外感热病者禁服。

1.《本草经集注》:"不可合虾及生菜、梅、李果实食之,皆病人。"

2.《食疗本草》:"不与雉肉同食。"

3.《嘉祐本草》:"多食令人弱房,发脚气。"

4.《随息居饮食谱》:"诸外感病忌之。"

5866 麋角 mí jiǎo
(《别录》)

【基原】 为鹿科麋鹿属动物麋鹿 *Elaphurus davidianus* Milne-Edwards 雄性的骨化角。

【原动物】 参见"麋茸"条。

【采收加工】 每年春、冬二季雄麋鹿骨化的老角脱落后拾取,晾干。

【药材】 麋角 *Cornu Cervi* 主产于江苏。

性状 呈分枝状,长约50 cm。角无眉叉,主干离头部一段距离后,分前后2枝,前枝再分歧成二叉,后枝长而直,不再分叉或近枝端处有一短叉,枝端渐细。基部有盘状突起,习称"珍珠盘"。表面浅黄白色,无毛,有光泽,具疣状突起,习称"骨钉",并有纵棱。质硬,断面周围白色,中央灰黄色,并有细蜂窝状小孔。

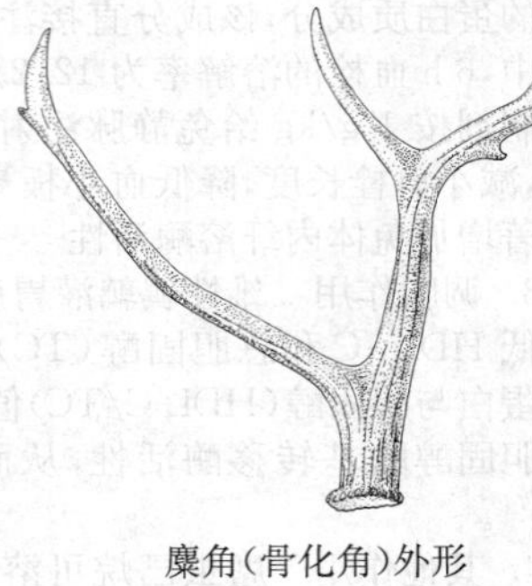

麋角(骨化角)外形

鉴别 角横切面:主要由骨密质和骨疏质组成。骨密质中有许多哈弗系统,每个哈弗系统由一个圆形哈弗管和以哈弗管为圆心的数层环行骨板及骨陷窝组成,并可见许多黄色球状物。骨疏质部分可见明显的骨板。骨陷窝排列不规则,呈类圆形或短梭形,骨小管由骨陷窝内伸出,作放射状排列,呈短线状。

【炮制】 取原药材镑片;或将其截断后从中间纵剖开,用火炙黄,味微香后,研末。

饮片性状 参见"药材"项。

贮干燥容器内,置阴凉干燥处,防蛀,防潮。

【药性】 甘,温。归肾经。

1.《别录》:"味甘,无毒。"

2.《本草药性大全》:"味甘,气温。"

3.《纲目》:"甘,热。"

4.《药性切用》:"咸,寒。"

【功用主治】 温肾壮阳,填精补髓,强筋骨,益血脉。主治肾阳不足,虚劳精亏,腰膝酸软,筋骨疼痛,血虚证。

1.《别录》:"主痹,止血,益气力。"

2.《本草经集注》:"刮取屑熬香,酒服之,大益人事。"

3.《食疗本草》:"补虚劳,填髓。常服之,令人赤白如花,益阳道。亦可煎作胶,与鹿角胶同功。"

4.《日华子》:"添精补髓,益血脉,暖腰膝,悦色,壮阳,疗风气,偏治丈夫,胜鹿角。治腰膝不仁,补一切血病。"

5.《本草药性大全》:"醇酒内取末调饮,入心腕止痛。"

6.《纲目》:"滋阴养血。"

7.《药性切用》:"能补阳中之阴。"

【用法用量】 内服:煎汤,6~9 g;或入丸、散。

【宜忌】 《本草述》:"阳盛阴虚者忌之。"

【选方】 1. 治真元亏耗,荣卫劳伤,精液不固,大便不调,食少乏力,久服填骨髓,补虚劳,驻颜色 生麋角(镑为屑)十两,附子一两。上为细末,酒煮面糊为丸,如梧桐子大。每服三十丸至四十丸,空心米饮下。(《鸡峰普济方》麋角丸)

2. 治五痿,皮缓毛悴,血脉枯槁,肌肉薄着,筋骨羸弱,饮食不滋,庶事不兴,四肢无力,爪枯,发落,眼昏,唇燥,疲惫不能支持 麋角(镑,酒浸一宿)一斤,熟地黄四两,大附子(生,去皮、脐)一两半。上用大麦米二升,以一半藉底,一半在上,以二布巾隔覆，炊一日，取出药与麦，别焙干为末，以浸药酒，添清酒煮麦粉为糊，搜和得所，杵三千下，丸如梧子大。每服五十丸，温酒、米汤任下，食前服。(《三因方》麋角丸)

3. 治肾虚筋骨失养，行步艰难者　新麋角，制如粉霜(即制鹿角霜法，极研如粉)。每用二合，入粥同煮，少少入盐，搅粥内。空心食之。(《古今医统》麋角粥)

4. 治卒心痛　(麋角)炙令黄香后，末。和酒空腹服三钱匕。(《食疗本草》)

【各家论述】《本草经疏》："麋属阴，好游泽畔，其角冬至解者，阳长则阴消之义也。为补左肾真阴不足、虚损劳乏、筋骨腰膝酸痛、一切血液衰少为病，故主止血、益气力及除痹也。痹虽风寒湿合而成疾，然外邪易入者，由气血先虚，经络因之壅滞，血脉不通故也。麋角入血益阴，荣养经络，故主之也。茸功用相同，而补阴之力更胜。"

5867 麋茸 mí róng (《新修本草》)

【基原】 为鹿科麋鹿属动物麋鹿雄性未骨化的带有茸毛的幼角。

【原动物】 麋鹿 *Elaphurus davidianus* Milne-Edwards 又名：麇(《庄子》)，麈(《说文》)，四不象(《黑龙江外记》)。

属于麋与驯鹿之间，大小和欧洲的赤鹿相近，体长约 2 m，高约 1 m 余。雄者重约 200 kg，雌者约 100 kg。尾长约 70 cm 。头似马而非马，角似鹿而非鹿，身似驴而非驴，蹄似牛而非牛，故曰"四不象"。雄者具角，雌者无。角的主枝叉分为前后 2 枝，前枝再分歧成二叉，后枝长而直，不再分叉。四肢粗大，主蹄宽大能分开，侧蹄显著。毛色淡褐，背部稍浓，腹部较浅，鼻孔上方有一白色斜纹。冬季毛长而蓬，显棕赤色，幼兽有白色斑点，生后 3 月始消失。

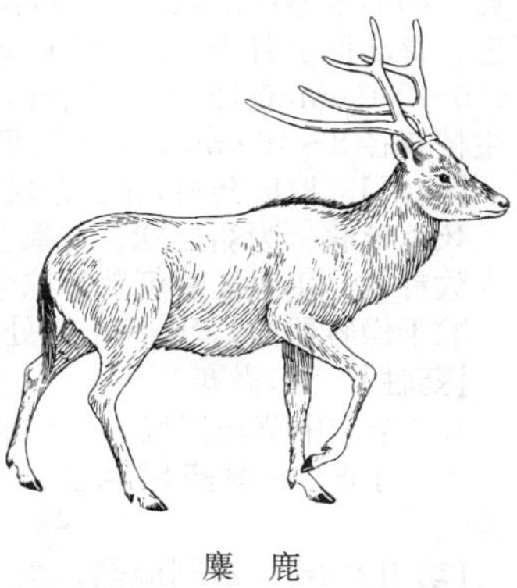

麋　鹿

本种属我国特产种，清代已饲养于北京南苑，无野生，后被运至英国，我国绝迹。20 世纪 80 年代末期由英国政府归还于我国，现饲养于北京和江苏两地，为国家一级保护动物。以草和水生植物为食。每年两次换角，夏角 6～7 月生长，11～12 月脱落，此后生出 1 对冬角，翌年 3 月后落角。

本动物的肉(麋肉)、雄性的骨化角(麋角)、骨骼(麋骨)、脂肪(麋脂)亦供药用，另设专条。

【采收加工】 每年 1～2 月和 5～6 月 2 次采收，锯取未骨化的幼角，晾干。

【药材】 麋茸 *Cornu Elaphuri Pantotrichum*　主产于江苏。

性状　幼角为二叉分歧，后枝长而直。表面具茸毛。锯口外围无骨质，中间有细孔。

【药理】 雌性激素作用　口服麋鹿茸提取液，小鼠的子宫、卵巢重量均有明显增加；去势大鼠子宫、阴道有代偿性增生和变化[1]。

【炮制】 取原药材，涂酥炙微黄，燎去毛，研为细末。

贮干燥容器内，置阴凉干燥处，防蛀，防潮。

【药性】 甘，温。归肾经。

1.《本草蒙筌》："性热。"

2.《纲目》："甘，温，无毒。"

3.《要药分剂》："入肾经。"

4.《本草撮要》："入足太阴、少阴经。"

【功用主治】 补肾阳，益精血，强筋骨，壮腰膝。主治虚劳羸瘦，精血不足，阳痿，不孕，腰膝酸软，筋骨疼痛。

1.《食疗本草》："甚胜鹿茸。又丈夫冷气及风，筋骨疼痛，作粉长服。又于浆水中研为泥，涂面，令不皱，光华可爱。"

2.《本草蒙筌》："骨软可健，茎痿能扶。"

3.《纲目》："治阴虚劳损，一切血病，筋骨腰膝酸痛，滋阴益肾。"

【用法用量】 内服：入丸、散，或浸酒、熬膏，3～6 g。

【选方】 1. 治老人骨髓虚竭　麋茸五两(去毛，涂酥，炙微黄，为末)。以清酒二升，于银锅中慢火熬成膏，盛瓷器中。每服半匙，温水调下，空心食前服。(《经验方》补益麋茸煎)

2. 治肾经虚，腰不能转侧　麋茸一两(酥炙黄，燎去毛。无，即以鹿茸代)，舶上茴香半两(炒香)，菟丝子(酒浸，曝干，用纸条子同碾，取末)一两。上为末，以羊肾二对，法酒煮烂，去膜，研如泥，和丸如梧子大，阴干。如肾膏少，入酒糊佐之。每服三五十丸，温酒、盐汤下。(《本事方》麋茸丸)

3. 补养气血，久服令人有子　熟干地黄(洗，焙)、当归(洗，焙)、麋茸(酥炙，为末)各等分。为细末，炼蜜为丸，如梧桐子大。每服五十丸，米饮或温酒下，空心食前服。(《杨氏家藏方》麋茸万病丸)

【各家论述】 1.《医学入门》："先辈云：鹿茸补阳，麋茸补阴。一云鹿胜麋，一云麋胜鹿。要知麋性与鹿性一同，尽皆甘温补阳之物。"

2.《纲目》："鹿之茸角补阳，右肾精气不足者宜之；麋之茸角补阴，左肾血液不足者宜之。此乃千古之微秘，前人方法虽具，而理未发出，故论者纷纭。"

3.《本草求真》："麋、鹿虽分有二，然总不外填补精髓，坚强筋骨，长养气血，而为补肝滋肾之要药也。"

5868 麋骨 mí gǔ (《嘉祐本草》)

【基原】 为鹿科麋鹿属动物麋鹿 *Elaphurus davidianus* Milne-Edwards 的骨骼。

【原动物】 参见"麋茸"条。

【采收加工】 捕杀后，剥去皮，剔除肉，取骨，鲜用或晾干。

【药性】 甘、咸，温。

【功用主治】《嘉祐本草》："除虚劳至良。可煮骨作汁，酿酒饮之，令人肥白，美颜色。"

【用法用量】 内服：煮汁酿酒，适量。

5869 麋脂 mí zhǐ (《本经》)

【异名】 宫脂(《本经》)，麋膏(《周礼》郑玄注)。

【基原】 为鹿科麋鹿属动物麋鹿 *Elaphurus davidianus* Milne-Edwards 的脂肪。

【原动物】 参见"麋茸"条。

【采收加工】 捕杀后，剥皮，剖腹，取出脂肪，置锅中以小火炼出油，除去油渣，冷却后装入容器贮藏。

【药性】 甘，辛，温。

1.《本经》："味辛，温。"

2.《别录》:"无毒。"

【功用主治】 通血脉,祛风寒,润皮肤,解毒。主治风寒湿痹,四肢拘缓,头面风肿,痈疽恶疮,面生疮疱。

1.《本经》:"主痈肿,恶疮,死肌,寒风湿痹,四肢拘缓不收,风头肿气,通腠理。"

2.《别录》:"柔皮肤。"

3.《千金方》:"主寒热。"

4.《饮膳正要》:"通血脉,润泽皮肤。"

【用法用量】 内服:烊化冲,适量。外用:涂敷;或入面脂。

【宜忌】《本草经集注》:"畏大黄。"

【选方】 治年少气盛,面生疮疱　涂麋脂,即瘥。(《肘后方》)

5870 辫子草根 biàn zǐ cǎo gēn(《云南中草药》)

【异名】 爬地香(《贵州草药》),小叶三点金根(《湖南药物志》)。

【基原】 为豆科山蚂蝗属植物小叶三点金草 *Desmodium microphyllum* (Thunb.) DC. 的根。

【原植物】 参见"小叶三点金草"条。

【采收加工】 夏、秋季采收,鲜用或晒干。

【药性】《贵州草药》:"性平,味甘。"

【功用主治】 清热利湿,调经止血,活血通络。主治黄疸,痢疾,淋证,风湿痹痛,咯血,崩漏,白带,痔疮,跌打损伤。

1.《贵州草药》:"清热利湿,止咳镇痛。"

2.《云南中草药》:"消炎止血,利湿通络。主治产后流血,红崩白带,经闭,虚弱盗汗,痢疾,风湿,尿路感染,痔疮,脱肛,跌打损伤。"

【用法用量】 内服:煎汤,15~30 g;或泡酒。

【选方】 1. 治黄疸　爬地香 30 g。煎水服。(《贵州草药》)

2. 治菌痢,肠炎　小叶三点金根 15~30 g,铁线蕨 15 g。水煎服。(《湖南药物志》)

3. 治小儿疳积　小叶三点金根 9~12 g。水煎,去渣,酌加红糖调服。

4. 治颈淋巴结核　小叶三点金根 21 g。用猪瘦肉 60 g 煮汤,以汤煎药服。(3、4 方出自江西《草药手册》)

5. 治跌打损伤,毒蛇咬伤　小叶三点金鲜根 15 g;或干根 15 g。水煎服,亦可用根浸酒服。(《湖南药物志》)

5871 糠谷老 kāng gǔ lǎo(《山西中草药》)

【异名】 看谷老、老谷穗、铃谷、铃谷老、老铃谷(《山西中草药》),粟奴(《青岛中草药手册》),禾指梗霉、粟白发菌(《全国中草药汇编》),粟白发、老枪谷、谷子白发(刘波《中国药用真菌》)。

【基原】 为霜霉科指梗霉属真菌禾生指梗霉寄生在谷子上所产生的病菌穗。

【原植物】 禾生指梗霉 *Sclerospora graminicola* (Sacc.) Schrot.　又名:谷子白发病菌(《真菌名词及名称》)。

菌丝体无横隔膜,壁薄,无色。孢子囊梗丛生,短而粗,近顶端数次分枝,(250~420)μm×(20~27)μm,无色,无隔膜;孢子囊为倒卵形或椭圆形,(10~27)μm×(14~43)μm,顶端有乳头状突起,产生 2~4 个游动孢子。孢子不规则形,侧生 2 条鞭毛,不久鞭毛失去而成为静孢子;静孢子球形,直径 65~100 μm,遇潮湿即萌发芽管。卵器黄褐色,壁厚,孢子近球形,淡黄色或黄褐色,直径 30~35 μm。被侵染的谷穗短缩,肥肿,部分或全部变为畸形,呈貂尾状、扫帚状或刺猬状,带红色,枯死后变深褐色,破裂后放出大量粉末,即为卵孢子。

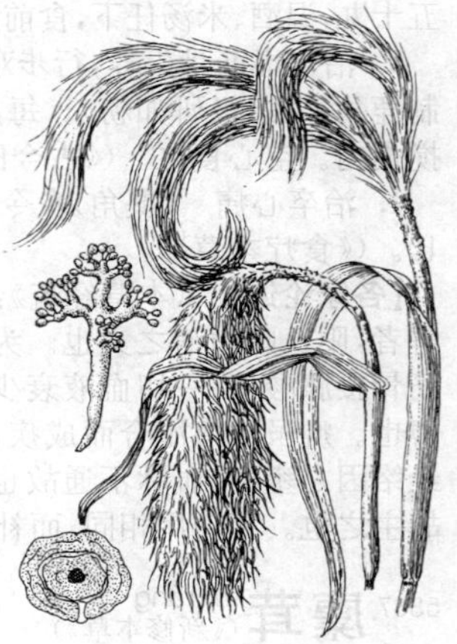

禾生指梗霉

寄生于谷子[*Setaria italica* (L.) Beauv.]的幼苗、叶及花穗上。

【采收加工】 夏、秋季采收,晒干备用。

【药材】 糠谷老 *Sclerospora*　主产于辽宁。

性状　病菌穗呈貂尾状,长 5~17 cm,直径约 3 cm,淡黄色至黄褐色,基部常有短花序梗。全穗密被病变的叶状体,披针形,或丝裂呈发状,长 8~15 mm。大多不实或间有少数籽粒。用手搓可散落棕色粉末状物。质松散。气微腥,味淡稍涩。

鉴别　粉末特征:棕褐色。卵孢子球形、近球形至长圆形,在藏卵器内,淡黄色或黄褐色,直径 25~40 μm。孢子囊广卵形至卵球形,长 20~30 μm,直径 15~20 μm,透明无色。游动孢子肾形,中凹处具 2 条鞭毛。孢囊梗稀少,长 150~200 μm,直径 16~20 μm,顶端不规则分枝 2~3 次,主枝直径 8~16 μm,末端小枝呈圆锥状。

【炮制】 取原药材,除去杂质,筛去泥土。

饮片性状　为貂尾状。花颖呈叶状体,大多不实或间有少数籽粒。用手搓时可散落棕色粉末状的卵孢子。

贮干燥容器内,置阴凉干燥处。

【药性】 淡,微寒。

1.《全国中草药汇编》:"咸,寒。"

2. 刘波《中国药用真菌》:"性微寒,味淡稍涩,微带腥气。"

【功用主治】 清利湿热。主治水肿,小便不利,心烦,口渴,痢疾,湿疹,疮疖。

1.《山西中草药》:"清湿热,利小便,止痢。治尿道炎,小便时涩痛,体虚浮肿,心烦口渴,小便少,痢疾。"

2.《河北中草药》:"外用治湿疹、疮疖。"

【用法用量】 内服:煎汤,9~15 g。外用:研末调敷。

【选方】 1. 治尿闭　糠谷老 30 g,淡竹叶 6 g。水煎服。每日 2 次。(刘波《中国药用真菌》)

2. 治痢疾　糠谷老 15 g,红痢加白糖 30 g,白痢加红糖 30 g。水煎服。(《山西中草药》)

3. 治体虚浮肿,心烦口渴　糠谷老 15 g,棉花根 9 g。水煎服。(《青岛中草药手册》)

4. 治湿疹,疮疖　糠谷老炒焦,研末,调敷患处。(《河北中草药》)

5872 擘蓝 bò lán(《农政全书》)

【异名】 苤蓝(《滇南本草》),撇蓝(《广东志》),茄连(《纲目拾遗》),甘蓝(《植物名实图考》),玉蔓青(《山西通志》)。

【基原】 为十字花科芸薹属植物球茎甘蓝的球茎、叶片和种子。

【原植物】 球茎甘蓝 *Brassica caulorapa* Pasq.

二年生草本。植株光滑无毛，具白粉。第1年生茎短缩，近地面部分逐渐膨大成肉质球状体或扁球体，直径5～12 cm，表面蓝绿色，光滑无毛，常有白粉，也有带紫色的，内面肉质的部分为乳白色，微有辛辣味。叶片集生于球茎的顶部，具长柄；叶片卵圆形至长圆形，长10～25 cm，叶片基部两侧有1～2裂片，边缘具不规则牙齿。第二年生茎伸长，高30～80 cm，茎生叶长椭圆形或宽披针形，长8～11 cm，宽2～4 cm，叶缘具疏齿，或凹波状，基部渐狭呈翅状，无柄，但不抱茎。总状花序生枝顶，开花后花序轴渐延伸，花大，排列疏松；萼片4，宽披针形，光滑无毛，直立，外侧2枚较大，基部略呈囊状，内侧2枚较小；花瓣乳黄色，长倒卵形，长1.8～2 cm，基部具爪；雄蕊6，外侧2枚稍短；雌蕊1，子房圆柱形，花柱不明显，柱头头状。长角果长圆形，先端具短喙。种子球形。花期4～5月，果期5～6月。

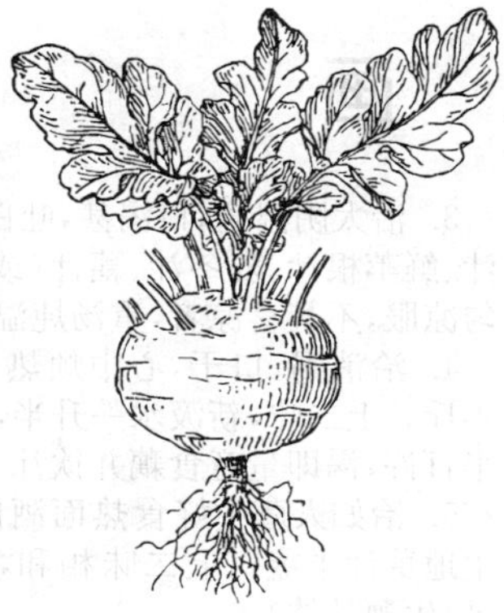

球茎甘蓝

【采收加工】 4～7月播种者，夏、秋季采，9月播种者，冬、春季采。

【成分】 球茎含蛋白质、脂肪、钙、磷、铁[1]。

【药性】 甘、辛，凉。

1.《滇南本草》："味辛、涩。"

2.《四川中药志》1982年版："甘、淡，平。"

【功用主治】 健脾利湿，解毒。主治脾虚水肿，小便淋浊，大肠下血，湿热疮毒。

1.《农政全书》："能散积痰。其叶及子能消食积，解面毒。"

2.《滇南本草》："治脾虚火盛，中膈存痰，腹内冷痛。又治小便淋浊。又治大麻风，疥癞之疾，服之立效。生食止渴化痰，煎服治大肠下血。烧灰为末治脑漏鼻疳，吹鼻治中风不语。"

3.《纲目拾遗》："能解煤毒。"

【用法用量】 内服：煎汤，30～60 g；生食或烧存性研末。外用：捣敷；或研末吹鼻。

【选方】 1. 治阴囊肿大　鲜擘蓝30 g，鲜商陆30 g。捣烂外敷。

2. 治无名肿毒　鲜擘蓝适量，捣绒敷患处。（1、2方出自《四川中药志》1982年版）

5873 鹬肉 yù ròu
（《本草拾遗》）

【基原】 为鹬科鹬属动物红脚鹬的肉。

【原动物】 红脚鹬 *Tringa totanus*（Linnaeus）　又名：赤足鹬、红腿鸶（《中国经济动物志》）。

体长约27 cm。头至上背及翅上的大、中覆羽和三级飞羽均浅红褐色，各羽中央有宽窄不同的黑褐色纵纹和横斑；下背和腰白；初级飞羽和初级覆羽黑褐色，内翈边缘有白的阔斑，端部亦白，而杂以黑褐色斑，次级飞羽阔，露出部和大覆羽端部雪白，因而形成一明显的白色块斑；小覆羽灰褐色。尾上覆羽和尾羽均白，而有黑褐色横斑。下体白，杂有许多暗褐色纵纹，在下喉和上胸尤多，下腹和肛周几无，在胁处则纵纹转为横斑；尾下覆羽端部有黑褐色羽干纹和少许横斑。虹膜黑褐色，嘴端部黑，上嘴基部褐，下嘴基部角黄；跗跖和趾橙红，爪黑色。

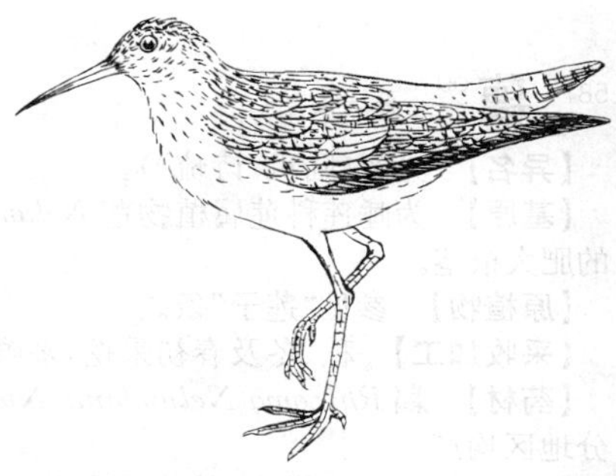

红脚鹬

栖息于海岸、沼泽、池塘、河口等地。大多单个活动，有时也成对。行走快，飞翔力强。食物以昆虫、软体动物、甲壳动物、环节动物等为主。巢营于沼泽、河川等草丛干燥的地方，每窝产卵3～5个，长梨形，为淡黄色或浅黄橄榄色，缀以浅、深不同的斑点。繁殖于新疆西部、甘肃、西藏南部、青海；见于东北南部沿海至海南岛，以及四川、云南等地为旅鸟；并在广东及台湾等地越冬。

【采收加工】 四季均可捕捉，除去羽毛及内脏，取肉鲜用。

【成分】 肉含蛋白质（protein），肽类（peptides），氨基酸（amino acid），脂类（lipid），甾类（steroid），糖类（saccharides），维生素（vitamin）类[1]。

【药性】 《纲目》："甘，温，无毒。"

【功用主治】 补虚益精，健脾和胃。主治久病虚损，虚寒泄泻，肝肾不足，视物不清。

1.《本草拾遗》："取用补虚，甚暖。"

2.《随息居饮食谱》："暖胃。"

3.《中国动物药》："滋养补虚，强胃健脾，益精明目。治久病虚弱无力，肝肾不足，视物不清。"

4.《中国药用动物志》："主治久病虚损，胃寒泻泄等症。"

【用法用量】 内服：煮食，20～50 g；或研末。

【选方】 1. 治久病体弱　鹬肉50 g，喜鹊1只（去毛及内脏），黄芪30 g，党参30 g。水煎，食肉饮汁，日服2次。

2. 治肝肾不足，视物不清　鹬肉50 g，夜明砂10 g，熟地30 g。共煮熟，食肉饮汁，日服2次。

3. 治脾胃虚弱，食欲不振　鹬肉50 g，陈皮10 g，麦芽10 g，莱菔子10 g。水煎服，日服2次。（1～3方出自《中国动物药》）

十 八 画

5874 藕 ǒu（《本草经集注》）

【异名】 光旁(陆玑《诗疏》)。

【基原】 为睡莲科莲属植物莲 *Nelumbo nucifera* Gaertn. 的肥大根茎。

【原植物】 参见"莲子"条。

【采收加工】 秋、冬及春初采挖，多鲜用。

【药材】 藕 *Rhizoma Nelumbinis Nuciferae* 我国大部分地区均产。

性状 根茎肥厚横生，外皮黄白色，节部缢缩，生有腋芽及不定根，节间膨大，大小不等。质脆，断面白色，有许多大小不等的纵行管道，有白色细丝状物。无臭，味微甘而涩。

【成分】 含儿茶酚(catechol)，右旋没食子儿茶素(d-gallocatechol)，新氯原酸(neochlorogenic acid)[1]以及过氧化物酶(peroxidase)[2]。此外，尚含天冬酰胺(asparagine)，维生素 C[3]。

【药性】 味甘，性寒。归心、肝、脾、胃经。

1.《药性论》:"味甘。"

2.《日华子》:"温。"

3.《本草蒙筌》:"甘，寒。"

4.《本草经疏》:"其味甘，生寒，熟温。入心、脾、胃三经。"

5.《医林纂要》:"甘、咸，平。"

6.《要药分剂》:"入心、肝、脾、胃四经。"

7.《本草再新》:"入心、肝、肺三经。"

【功用主治】 清热生津，凉血，散瘀，止血。主治热病烦渴，吐衄，下血。

1.《本草经集注》:"藕汁，解射罔毒、蟹毒。"

2. 崔禹锡《食经》:"主烦热，鼻血不止。"

3.《药性论》:"藕汁能消瘀血不散。"

4.《新修本草》:"《别录》云：藕主热渴，散血生肌，久服令人心欢。"

5.《食疗本草》:"生食则主治霍乱后虚渴、烦闷、不能食。又蒸食甚补五脏，实下焦。"

6.《本草拾遗》:"消食止泄，除烦，解酒毒，压食及病热渴。"

7.《日华子》:"止霍乱，开胃消食，除烦止闷，口干渴疾；止怒，令人喜；破产后血闷，生研服亦不妨；捣罯金疮并伤折，止暴痛；蒸食大开胃。"

8.《日用本草》:"凡呕血、吐血、瘀血、败血，一切血证宜食之。"

9.《滇南本草》:"多服润肠肺，生津液。"

【用法用量】 内服：生食、捣汁或煮食，适量。外用：捣敷。

【宜忌】 赞宁《物类相感志》:"忌铁器。"

【选方】 1. 治时气烦渴不止　生藕，捣绞取汁一中盏，入生蜜一合，搅令匀，不计时候，分为二服。(《圣惠方》)

2. 治霍乱不止，兼渴　生藕一两(洗，切)，生姜一分(洗，切)。上二味，研绞取汁，分三服，不拘时。(《圣济总录》姜藕饮)

3. 治太阴温病，口渴甚，吐白沫黏滞不快者　梨汁、荸荠汁、鲜苇根汁、麦冬汁、藕汁(或用蔗浆)，临时斟酌多少，和匀凉服，不甚喜凉者，重汤炖温服。(《温病条辨》五汁饮)

4. 治消渴，口干，心中烦热　生藕(去皮节，切)、炼蜜各半斤。上二味，新汲水一升半，化蜜令散，纳藕于蜜水中，浸半日许，渴即量意食藕并饮汁。(《圣济总录》藕蜜浆方)

5. 治妇人蓐中好食热面酒肉，变成渴躁　生藕汁半盏、生地黄汁半盏。上二味相和，温暖，分为三服。(《圣济总录》生藕汁饮)

6. 治热病吐血，心胸不利　生藕捣绞取汁，每服一小盏，生姜汁一匙，搅令匀服之，频服即止。(《圣惠方》)

7. 治吐血　白茯苓(去黑皮)、生干地黄(焙)、蒲黄各等分。捣罗为细散，每服二钱匕，生藕汁半盏，调匀顿服。(《圣济总录》藕汁散)

8. 治虚劳证，痰中带血　鲜茅根(切碎)四两，鲜藕(切片)四两，煮汁常常服之。治前证兼有虚热者，上方加鲜小蓟二两。(《衷中参西录》二鲜饮；后者称三鲜饮)

9. 治坠马积血心腹，唾血无数　用干荷花并干藕为末，酒调，方寸匕，日三服。(《卫生易简方》)

10. 治上焦痰热　藕汁、梨汁各半盏，和服。(《简便单方》)

11. 治红白痢　藕一斤，捣汁，和蜜糖，隔水炖成膏服。(《岭南采药录》)

12. 治小便热淋　生藕汁、地黄汁、葡萄汁各等分。每服半盏，入蜜温服。

13. 治冻脚裂拆　蒸熟藕捣烂涂之。(12、13 方出自《纲目》)

【各家论述】 1.《食疗本草》:"产后忌食生冷物，惟藕不同生冷(者)，为能破血故也。"

2.《本草经疏》:"藕，生者甘寒，能凉血止血，除热清胃，故主消散瘀血，吐血，口鼻出血，产后血闷，罯金疮伤折及热渴，霍乱，烦闷，解酒等功；熟者甘温，能健脾开胃，益血补心，故主补五脏，实下焦，消食，止泄，生肌，及久服令人心欢止怒也。"

3.《本草汇言》:"生食过多，不免有动冷气，不无腹痛肠滑之虞耳。如煮熟食，能养脏腑，和脾胃。"

4.《重庆堂随笔》:"藕以仁和产者为良。熬浓汁服，既能补血，亦能通气，故无腻滞之偏。"

5875 藕节 ǒu jié（《药性论》）

【异名】 光藕节(《江苏省植物药材志》)，藕节巴(《全国中草药汇编》)。

【基原】 为睡莲科莲属植物莲 *Nelumbo nucifera* Gaertn. 根茎的节部。

【原植物】 参见"莲子"条。

【采收加工】 秋、冬或春初挖取根茎(藕)，洗净泥土，切下节部，除去须根，晒干。

【药材】 藕节 *Nodus Rhizomatis Nelumbinis* 全国大

部地区均有生产。

性状　本品呈短圆柱形，中部稍膨大，长 2～4 cm，直径约 2 cm。表面灰黄色至灰棕色，有残存的须根及须根痕，偶见暗红棕色的鳞叶残基。两端有残留的藕，表面皱缩有纵纹。质硬，断面有多数类圆形的孔。气微，味微甘、涩。

【成分】 含天冬酰胺(asparagine)及鞣质[1]。

【炮制】 1. 藕节　取原药材，除去杂质，剪去藕头和须根，干燥。

2. 藕节炭　取净藕节置锅内，用武火加热，炒至表面呈焦黑色，内部呈黄褐色，喷淋清水少许，灭尽火星，取出，晾干。

饮片性状　藕节参见"药材"项。藕节炭形如藕节，表面焦黑色。

贮干燥容器内，密闭，置通风干燥处，防潮，防蛀。

【药性】 甘，涩，平。归肝、肺、胃经。

1.《日华子》："冷。"

2.《纲目》："涩，平，无毒。"

3.《本草汇言》："味苦、涩，气平，无毒。"

4.《医林纂要》："味甘，性平。"

5.《本草撮要》："入手少阴、足阳明、厥阴经。"

【功用主治】 散瘀止血。主治吐血，咯血，尿血，便血，血痢，血崩。

1.《药性论》："捣汁饮，主吐血不止及口鼻并皆治之。"

2.《日华子》："解热毒，消瘀血。产后血闷，和地黄研汁，入热酒并小便服。"

3.《滇南本草》："治妇人血崩，冷浊。"

4.《纲目》："能止咳血，唾血，血淋，溺血，下血，血痢，血崩。"

5.《得宜本草》："得发灰治血淋，得酒解蟹毒。"

6.《得配本草》："得芎䓖为末，治鼻渊脑泻。"

7.《纲目拾遗》："藕节粉，开膈，补腰肾，和血脉，散一切瘀血，生一切新血，产后及吐血者食之尤佳。"

8.《本草再新》："凉血养血，利水通经。"

【用法用量】 内服：煎汤，10～30 g；鲜用捣汁，可用 60 g 左右取汁冲服；或入散剂。

【选方】 1. 治卒暴吐血　藕节七个，荷叶顶七个。上同蜜擂细，水二盅，煎八分，去渣温服；或研末蜜调下。(《圣惠方》双荷散)

2. 治落马后心胸有积血，唾吐不止　干藕节五两。上件药捣细罗为散，每服以温酒调下三钱，日三四服。(《圣惠方》)

3. 治吐衄不止　藕汁、生地黄汁、大蓟汁各三合，生蜜五匙。和匀，每服一小盅，不拘时候。(《赤水玄珠》)

4. 治大便下血　藕节晒干，每用七个，和白蜜七茶匙，水二碗，煎一碗服。(《百一选方》)

【临床报道】 1. 治疗鼻出血　用干藕节 125 g 水煎至 3 000 ml，放于凉处，随服冷饮，每日 1 剂，局部用 0.9% 的盐水棉球止血。共治 80 例，病程半年至 5 年。结果痊愈(两年不复发)50 例，有效(偶复发，血量少)22 例，无效 8 例[1]。

2. 治疗鼻息肉　用藕节冰片散(藕节数个，冰片适量，共研末过筛)鼻腔局部外敷或用喷粉器喷入，每次 0.1 mg 左右，每日 3～4 次，10 d 为 1 个疗程。共治 37 例，3 个疗程后，显效 6 例，有效 24 例，无效 7 例[2]。

【各家论述】《本草汇言》："藕节，消瘀血，止血妄行之药也。邢元璧曰，《日华子》治产后血闷腹胀，捣汁，和热童便，有效，盖止中有行散之意。又时珍方治咳血唾血、呕血及便血、溺血、血淋、血崩等证，入四生饮、调营汤中，亦行止互通之妙用也。"

5876 藕粉 ǒu fěn (《纲目拾遗》)

【异名】 藕澄粉(《本草求原》)。

【基原】 为睡莲科莲属植物莲 *Nelumbo nucifera* Gaertn. 的肥厚根茎——藕加工制成的淀粉。

【原植物】 参见"莲子"条。

【药性】《医林纂要》："甘咸，平。"

【功用主治】 益血，止血，调中，开胃。治虚损失血，泻痢食少。

1.《本草通玄》："安神，开胃。"

2.《本经逢原》："治虚损失血，吐利下血。又血痢口噤不能食，频服则结粪自下，胃气自开，便能进食。"

3.《纲目拾遗》："调中开胃，补髓益血，通气分，清表热，常食安神生智慧，解暑生津，消食止泻。"

【用法用量】 内服：沸水冲，和糖服。

【各家论述】《纲目拾遗》："藕粉，大能和营卫生津。《纲目》藕下止载澄粉作食，轻身延年，而不知其功用更专益血止血也。凡一切症皆不忌，可服。"

5877 藕蔤 ǒu mì (《纲目》)

【异名】 蔤(《尔雅》)，藕丝菜(《纲目》)。

【基原】 为睡莲科莲属植物莲 *Nelumbo nucifera* Gaertn. 的细瘦根茎。

【原植物】 参见"莲子"条。

【药性】《纲目》："甘，平，无毒。"

【功用主治】 1. 汪颖《食物本草》："解烦毒，下瘀血。"

2.《纲目》："功与藕同。"

5878 鞭打绣球 biān dǎ xiù qiú (《植物名实图考》)

【异名】 红顶珠(《贵州草药》)，地红参、活血丹、四季草、小铜锤、金线草、月月换叶(《云南中草药选》)，连钱草(《西藏常用中草药》)，地草果、红豆草、头顶一颗珠、地胡椒(《云南中草药》)，滚山珠、四季青、一串钱(《四川中药志》)，小红豆(《新华本草纲要》)。

【基原】 为玄参科鞭打绣球属植物鞭打绣球的全草。

【原植物】 鞭打绣球 *Hemiphragma heterophyllum* Wall.　又名：羊膜草(《中国植物志》)。

多年生铺散匍匐草本。全株被短柔毛。茎纤细，多分枝，节上生根，茎皮薄，老后易破损脱落。叶二型，主茎上的叶对生；叶柄短；叶片圆形、心形至肾形，长 8～20 mm，先端钝或渐尖，基部楔形，边缘具圆齿；分枝上的叶簇生，稠密，针形，长 3～5 mm。花单生叶腋；花萼裂片 5，三角状狭披针形，长 3～5 mm；花冠白色至

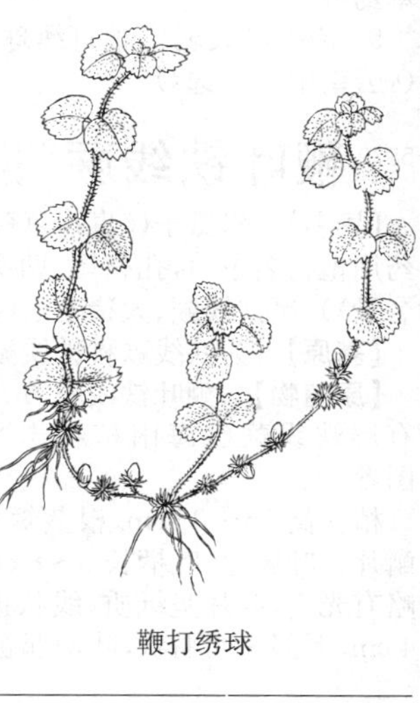

鞭打绣球

玫瑰色，辐射对称，长约 6 mm，裂片 5，圆形至长圆形；雄蕊 4，着生花冠基部，内藏；花柱长约 1 mm，柱头 1，钻形或 2 叉裂。蒴果卵球形，红色，近肉质，直径 6～8 mm，室间开裂，果瓣全缘。种子卵形，浅棕黄色，光滑。花期 4～6 月，果期 6～8 月。

生于海拔 3 000～4 000 m 的高山草地或石缝中。分布于湖北、四川、贵州、云南、西藏、陕西、甘肃、台湾。

【采收加工】 夏、秋季采收，切段晒干或鲜用。

【成分】 全草含苯丙素类：鞭打绣球苷（hemiphroside）A、B、C，大车前苷（plantamajoside），车前草苷（plantainoside）D、E；环烯醚萜类：globularicisin，球花苦苷（globularin），isoscrophularioside；还含有 10(Z)-cinnamoyl catapol，桂皮酸（cinnamic acid）[1, 2]。

【药性】 微甘、淡，温。

1.《植物名实图考》："性温，味微甘。"

2.《全国中草药汇编》："淡，平。"

3.《西藏常用中草药》："性温，味淡。"

【功用主治】 祛风除湿，清热解毒，活血止痛。主治风湿痹痛，经闭腹痛，瘰疬，疮肿湿毒，咽痛，齿龈肿痛，跌打损伤。

1.《植物名实图考》："治一切齿痛，煎汤含口吐之。"

2.《全国中草药汇编》："活血调经，舒筋活络，祛风除湿。主治经闭，月经不调，肺结核，扁桃体炎，跌打损伤，风湿腰痛；外用治湿疹，疮疡，口腔炎。"

【用法用量】 内服：煎汤，10～15 g；或研末。外用：煎汤含漱；或鲜品捣敷；或捣汁搽。

【选方】 1. 治风湿，跌打损伤，经闭，淋巴结核，砂淋，疮疡　鞭打绣球 15～30 g。水煎服。（《云南中草药》）

2. 风湿腰痛，破伤风　鞭打绣球 15～30 g。泡酒服。

3. 治经闭，月经不调　鞭打绣球 9 g。白酒为引，煎服。（2、3 方出自《云南中草药选》）

4. 治黄水疮，疮疡　鲜鞭打绣球，捣烂，敷患处。（《云南中草药》）

5. 治口腔炎　鞭打绣球根加红糖，捣烂，口含 15 min。（《云南中草药选》）

6. 治牙痛　鞭打绣球 15 g。煎汤含漱。（《四川中药志》1982 年版）

7. 治小腹隐痛　红顶珠 9 g。煨水服。

8. 治咳血　红顶珠 30 g。煨水服。（7、8 方出自《贵州草药》）

9. 治神经衰弱　鞭打绣球 15～30 g。研末，蒸鸡蛋吃。（《云南中草药选》）

5879 鞭叶铁线蕨 biān yè tiě xiàn jué （《贵州草药》）

【异名】 岩虱子（《贵州草药》），旱猪棕草、黑鸡脚（《云南药用植物名录》），孔雀尾、两头根、黑脚蕨（《广西药用植物名录》），尾铁线蕨、大猪毛七（《万县中草药》）。

【基原】 为铁线蕨科铁线蕨属植物鞭叶铁线蕨的全草。

【原植物】 鞭叶铁线蕨 *Adiantum caudatum* L.　又名：有尾铁线蕨（《海南植物志》），过山龙（《中国高等植物图鉴》）。

植株高 15～35 cm。根茎短而直立，顶部被褐色、披针形鳞片。叶簇生；叶柄长 5～8 cm，栗色，被褐色多细胞长毛，略有光泽；叶片坚纸质，线状披针形，长 10～35 cm，宽 2～4 cm，下部一回羽状，叶轴偶被疏毛，叶轴先端通常延伸成鞭状，着地生根，行无性繁殖；羽片约 30 对，为对开式的斜长方形或近三角形，仅上缘深裂成许多狭的裂片，两面有疏生的多细胞长硬毛，基部楔尖，不对称，最下部的羽片常呈扇形并反折，斜向下；叶脉扇形，多回二叉分枝。孢子囊群圆形或长圆形，生于由裂片先端变质反折的囊群盖下面，每羽片有 10～15 个；囊群盖肾形至圆形，全缘，略有毛。

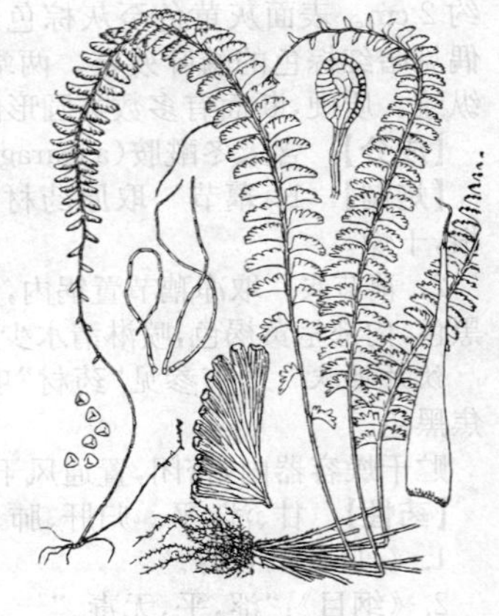

鞭叶铁线蕨

生于海拔 100～1 200 m 的林下或溪谷石缝中。分布于中南（河南除外）、西南及浙江、福建、江西、台湾等地。

【采收加工】 夏、秋季采收，晒干。

【成分】 全草含有糖，蛋白质，脂肪，三萜类和黄酮[1]；又含甾醇类：β-谷甾醇（β-sitosterol），胡萝卜苷（daucosterol）；萜类：3-雁齿烯（filic-3-ene），29-去甲-22-何帕醇（29-norhopan-22-ol）[2]；还含有三十一烷（hentriacotane），三十一烷-16-酮（16-hentriacotanone）[3]，铁线蕨酮（adiantone）[4]。

【药性】 《贵州草药》："性平，味苦、微甘。"

【功用主治】 《贵州草药》："清热解毒，利尿消肿。"

【用法用量】 内服：煎汤，30～60 g。外用：研末撒。

【选方】 1. 治肺热咳嗽　尾铁线蕨、栀子、白活麻、猪鬃草各 9 g。水煎服。

2. 治小便不利　尾铁线蕨、尿珠子根、阳雀花根、木通各 9 g。水煎服。

3. 治跌伤瘀肿　尾线铁蕨、骨碎补、箭杆风、红泽兰、散血草各 9 g。煎水加酒服。（1～3 方出自《万县中草药》）

5880 藜 lí （《本草拾遗》）

【异名】 莱（《诗经》），厘、蔓华（《尔雅》），蒙华（《尔雅》郭璞注），鹤顶草（《土宿本草》），红落藜、舜芒谷（《救荒本草》），红心灰藋（《庚辛玉册》），落藜、胭脂菜（《纲目》），飞扬草（《广州植物志》），灰苋菜（《四川中药志》），灰藋、灰蓼头草（《上海常用中草药》），灰菜、灰灰菜（《山东中草药手册》），粉菜（《广西药用植物名录》），灰藜、灰条（《青海常用中草药手册》），白藜（《沙漠地区药用植物》）。

【基原】 为藜科藜属植物藜及灰绿藜的幼嫩全草。

【原植物】 1. 藜 *Chenopodium album* L.

一年生草本，高 30～150 cm。茎直立，粗壮，具条棱，绿色或紫红色条纹，

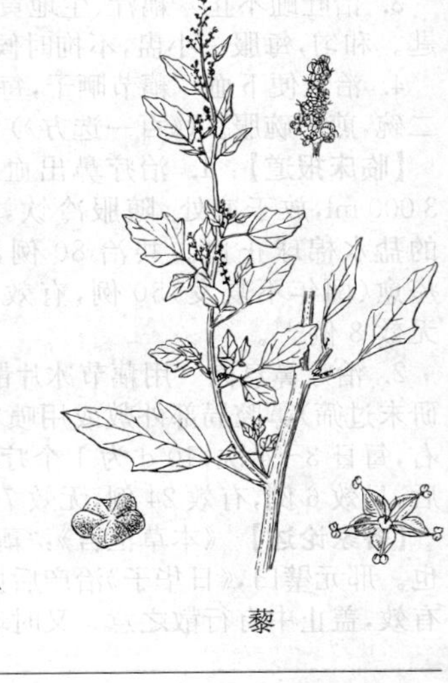

藜

多分枝。叶互生；叶柄与叶片近等长，或为叶片长的 1/2；下部叶片菱状卵形或卵状三角形，长 3～6 cm，宽 2.5～5 cm，先端急尖或微钝，基部楔形，上面通常无粉，有时嫩叶的上面有紫红色粉，边缘有牙齿或作不规则浅裂；上部叶片披针形；下面常被粉质。花小形，两性，黄绿色，每 8～15 朵聚生成一花簇，许多花簇集成大的或小的圆锥状花序，生于叶腋和枝顶；花被片 5，背面具纵隆脊，有粉，先端微凹，边缘膜质；雄蕊 5，伸出花被外；子房扁球形，花柱短，柱头 2。胞果稍扁，近圆形，果皮与种子贴生，包于花被内。种子横生，双凸镜状，黑色，有光泽，表面有浅沟纹。花期 8～9 月，果期 9～10 月。

本植物的果实或种子(藜实)亦供药用，另设专条。

2. 灰绿藜 *C. glaucum* L.

形态与藜极相似，但植株较小；植物体有粉，叶下面灰白色。花被片 3～4，基部合生；雄蕊 1～2，花丝不伸出花被。扁圆形的种子上有细点纹。花果期 5～10 月。

生于农田、菜园、村舍附近或有轻度盐碱的土地上。我国除台湾、福建、广东、云南等地外，其他地区均有分布。

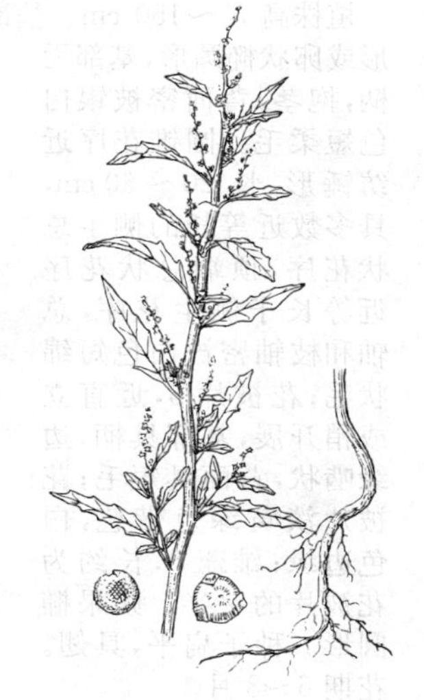

灰绿藜

【采收加工】 春、夏季割取全草，去杂质，鲜用或晒干备用。

【药材】 藜 *Herba Chenopodii* 藜产于全国各地；灰绿藜产于东北、华北、西北及江苏等地。

性状 藜 全草黄绿色。茎具条棱。叶片皱缩破碎，完整者展平，呈菱状卵形至宽披针形，叶上表面黄绿色，下表面灰黄绿色，被粉粒，边缘具不整齐锯齿；叶柄长约 3 cm。圆锥花序腋生或顶生。

灰绿藜 全草灰黄绿色。叶多皱缩或破碎。完整者展平后，呈矩圆状卵形至披针形，边缘呈波状牙齿。叶上面平滑，下面有粉而呈灰绿白色。小花在枝上排列成断续的穗状或圆锥状。

粉末特征 藜 灰绿色。叶片上、下表皮均有不定式气孔，以下表皮较多。草酸钙簇晶多见，大的直径 29～69 μm；小的直径 9.8～19.6 μm。花被表皮细胞不规则形，气孔不定式；外表面有多数腺毛。腺毛的腺头球形或长球形，直径 25～70 μm，柄部单细胞。

灰绿藜 灰黄绿色。叶气孔不定式。腺毛的腺头球形或长球形，直径 49～98 μm，柄单细胞。

【成分】 全草含挥发油[1]，齐墩果酸(oleanolic acid)，β-谷甾醇(stigmasterol)[2]。

叶含草酸盐[3]；有机酸：主要为棕榈酸(palmitic acid)，二十四烷酸(carnaubic acid)，油酸(oleic acid)，亚油酸(linoleic acid)；醇类：谷甾醇，二十九烷(nonacosane)，油醇(oleyl alcohol)[4]。

根含甜菜碱(betaine)，氨基酸，甾醇，油脂等[1]。

花序含阿魏酸(ferulic acid)及香草酸(vanillic acid)[5]。

【药理】 1. 抗菌作用 本品水煎剂对金黄色葡萄球菌、炭疽杆菌、乙型溶血性链球菌和白喉杆菌具有不同程度的抑制作用[1]。

2. 光敏作用 食藜后经日光照射，可致藜日光过敏性皮炎[2～6]。认为此病与女性内分泌变化有关[4]。

3. 抗炎作用 藜煎剂有抑制巴豆油致耳肿胀作用[7]。

毒性 水煎剂小鼠尾静脉给药 LD_{50} 为 5.08 g/kg[7]。

【药性】 甘，平。小毒。

1.《纲目》："甘，平。微毒。"

2.《医林纂要》："甘，寒。"

3.《山东中草药手册》："有小毒。"

【功用主治】 清热祛湿，解毒消肿，杀虫止痒。主治发热，咳嗽，痢疾，腹泻，腹痛，疝气，龋齿痛，湿疹，疥癣，白癜风，疮疡肿痛，毒虫咬伤。

1.《本草拾遗》："杀虫。"

2.《纲目》："煎汤，洗虫疮，漱齿䘌；捣烂，涂诸虫伤，去癜风。""藜茎点疣赘、黑子，蚀恶肉。"

3.《医林纂要》："去湿热。"

4.《全国中草药汇编》："清热利湿，止痒透疹。主治风热感冒，麻疹不透。"

【用法用量】 内服：煎汤，15～30 g。外用：煎水漱口或熏洗；或捣涂。

【选方】 1. 治肺热咳嗽 鲜藜全草 18～21 g，白马骨 18～21 g。水煎，每日早晚饭前冲蜜糖服。(江西《草药手册》)

2. 治痢疾腹泻 灰藋全草 30～60 g。煎水服。(《上海常用中草药》)

3. 治产后瘀血腹痛 鲜藜全草 60 g。水煎服。(江西《草药手册》)

4. 治疝气肿痛，连小腹如刺 藜叶煎浓汁一升，煎去七合。每服半合，顿服，量大小加减。(《小儿卫生总微论方》)

5. 治疥癣湿疮 灰菜茎叶适量。煮汤外洗。(《沙漠地区药用植物》)

6. 治毒虫咬伤、癜风 灰菜茎叶，捣烂外涂。(《沙漠地区药用植物》)

7. 治黡子 取落藜灰少许，淋取灰汁于铜器中，重汤煎加黑锡。以针微拨破黡子，令药得发动点之，大者不过一点。(《圣济总录》)

8. 治白癜风 红灰藋五斤，茄子根茎三斤，苍耳根茎五斤。上件药并晒干，一处烧灰，以水一斗，煎汤淋取汁，却于铛内煎成膏，以瓷合盛，别用好通明乳香半两，生研，又入铅霜一分，腻粉一分相和，入于膏内，别用炼成黄牛脂二合(两)，入膏内调搅令匀。每取涂摩所患处，日三用之。(《圣惠方》)

9. 点疣赘，黑子 藜茎灰、荻灰、蒿灰等分。水和蒸取汁，煎膏，点患处。(《纲目》)

5881 藜芦 lí lú
(《本经》)

【异名】 葱苒(《本经》)，葱葵、山葱、丰芦、蕙葵、公苒(《吴普本草》)，葱蕳(《广雅》)，葱菼(《别录》)，梨卢(《本草经集注》)，葱白藜芦、鹿葱(《本草图经》)，憨葱(《儒门事亲》)，葱芦、葱管藜芦(《纲目》)，旱葱(《山东中药》)，人头发、毒药草(《四川中药志》)，七厘丹(《南方主要有毒植物》)。

【基原】 为百合科藜芦属植物藜芦、牯岭藜芦、毛穗藜芦、兴安藜芦及毛叶藜芦的根及根茎。

【原植物】 1. 藜芦 *Veratrum nigrum* L. 又名：黑藜芦(《东北药用植物图志》)。

多年生草本，高 60～100 cm。植株粗壮，基部的鞘枯死后残留为有网眼的黑色纤维网。叶互生；无叶柄或茎上部叶具短柄；叶片薄革质，椭圆形、宽卵状椭圆形或卵状披针形，长 22～25 cm，宽约 10 cm，先端锐尖或渐尖，两面有短毛。圆锥花序长 30～50 cm，侧生总状花序常具雄花，顶生总状花序几乎全部为两性花，总轴和枝轴密被白色绵状毛；花被片 6，开展或略反折，长圆形，长 5～8 mm，全缘，黑紫色；雄蕊 6，花药肾形，背着，汇合为 1 室；子房卵形，3 室，无毛，花柱 3。蒴果卵圆形，具三钝棱，长 1.5～2 cm。种子扁平，具膜质翅。花、果期 7～9 月。

生于海拔 1 200～3 000 m 的山坡林下或草丛中。分布于东北、华北及山东、河南、湖北、四川、贵州、陕西、甘肃等地。

2. 牯岭藜芦 *V. schindleri* Loes. f. ［*V. cavaleriei* Loes. f.］ 又名：邢氏藜芦（《中国药用植物志》），天目藜芦（《中药志》），闽浙藜芦（《浙江药用植物志》）。

多年生草本，高约 1 m。植株基部具棕褐色带网眼的纤维网。叶互生；叶柄长 5～10 cm；叶片宽椭圆形，有时狭长圆形，两面无毛。圆锥花序长而扩展，具多数近等长的侧生总状花序，总轴和枝轴具灰色白绵状毛，侧生花序的花梗长 6～8 mm；花被片 6，淡黄绿色、绿白色或褐色，伸展或折反；雄蕊 6，长约为花被片的 2/3，花药近肾形，汇合成 1 室；蒴果椭圆形；种子扁平，具翅。花、果期 6～10 月。

生于山坡林下阴湿处。分布于江苏、浙江、安徽、福建、江西、湖北、湖南、广东和广西。

3. 毛穗藜芦 *V. maackii* Regel ［*V. mandschuricum* Loes. f.］

植株高 60～160 cm。

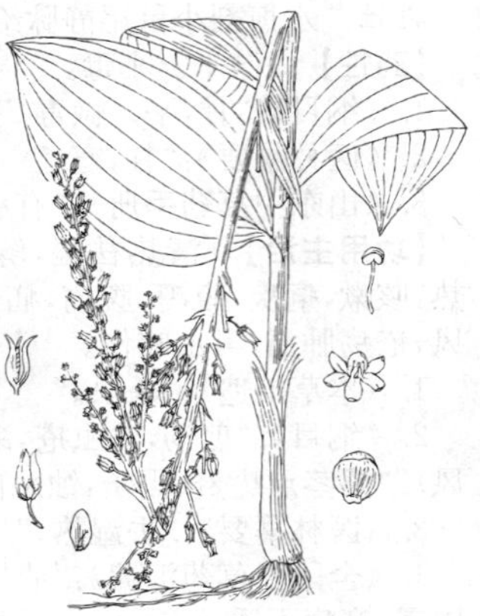

藜 芦

牯岭藜芦

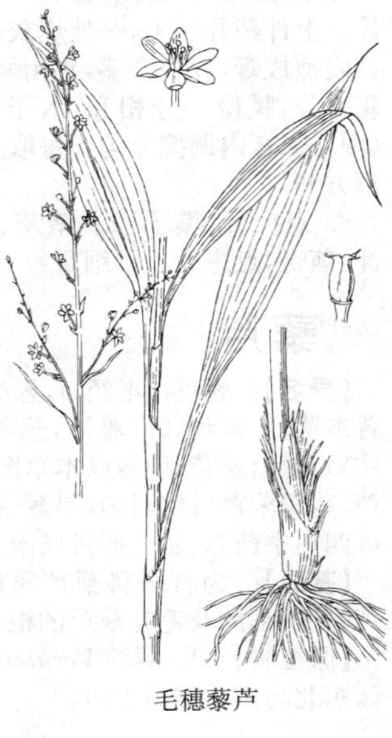

毛穗藜芦

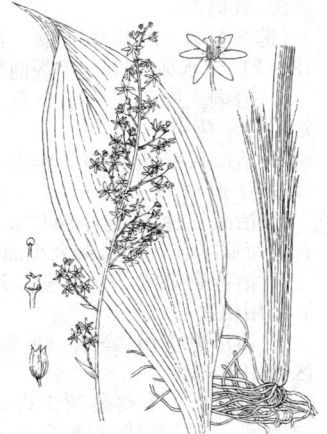

茎较纤细，基部稍粗，叶鞘直径约 1 cm，被棕褐色有网眼的纤维网。叶互生；叶柄长达 10 cm；叶片折扇状，长圆状披针形至狭长圆形，两面无毛。圆锥花序长 25～50 cm，常疏生较短的侧生花序，总轴和枝轴密生绵状毛；花梗长约为花被片的 2 倍，长可达 1 cm 或更长，侧生花序上花梗明显短于主轴上花梗；花多数，疏生；花被片 6，开展或反折，黑紫色；雄蕊 6，长约为花被片的一半，花药近肾形，背着，汇合为 1 室。蒴果椭圆形。种子扁平，具膜质翅。花、果期 7～9 月。

生于海拔 400～1 700 m 的山地林下或高山草甸。分布于内蒙古、辽宁、吉林、黑龙江和山东等地。

4. 兴安藜芦 *V. dahuricum*（Turcz.）Loes. f. ［*V. album* L. var. *dahuricum* Turcz.］

植株高 70～150 cm。基部具无网眼的纤维束。叶椭圆形或卵状椭圆形，基部无柄，抱茎，背面密被银白色短柔毛。圆锥花序近纺锤形，长 20～60 cm，具多数近等长的侧生总状花序，顶端总状花序近等长于侧生花序，总轴和枝轴密被白色短绵状毛；花被片 6，近直立或稍开展，基部具柄，边缘啮状，背面具短毛；花被片淡黄绿色带苞，白色边缘；雄蕊 6，长约为花被片的一半。蒴果椭圆形。种子扁平，具翅。花期 6～8 月。

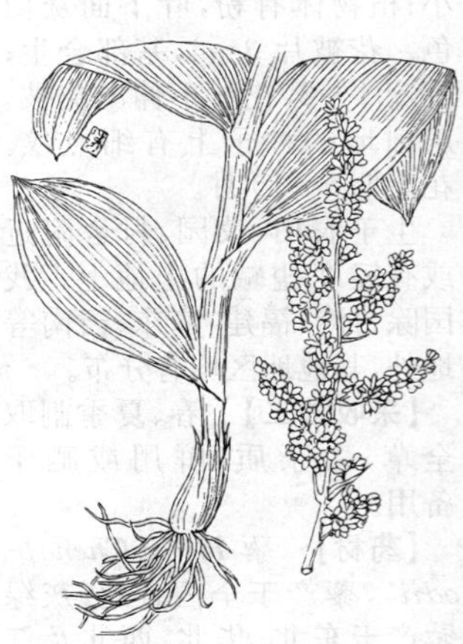

兴安藜芦

生于草甸和山坡湿草地。分布于辽宁、吉林和黑龙江。

5. 毛叶藜芦 *Veratrum grandiflorum*（Maxim.）Loes. f. ［*V. puberulum* Loes. f.］ 又名：蒜藜芦。

植株高大。基部具无网眼的纤维束。叶宽椭圆形至长圆状披针形，基部抱茎，无柄，背面密被褐色或淡灰色短柔毛。圆锥花序塔状，长 20～50 cm，顶生总状花序较侧生总状花序长约 1 倍；花大，密集，花被片 6，绿白色，基部略具柄，边缘具啮蚀状牙齿，外花被片背面密生短柔毛；雄蕊 6，长约为花被片的 3/5，花药近肾形，背着，汇合为 1 室；子房密被短柔毛，3 室，花柱 3。蒴果。种子扁平，具膜质翅。花、果期 7～8 月。

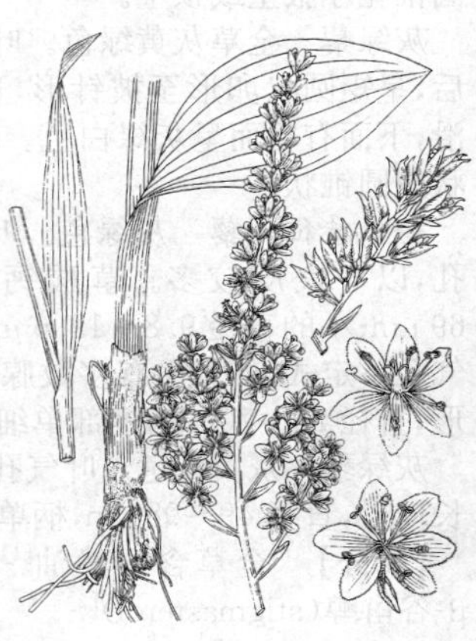

毛叶藜芦

生于海拔 2 600～4 000 m 的山坡林下或湿生草丛中。分布于浙江、江西、湖北、湖南、四川、云南和台湾。

【采收加工】 5～6 月未抽花葶前采挖，除去叶，晒干或烘干。

【药材】 藜芦 Radix et Rhizoma Veratri Nigri 主产于山西、河南、山东、辽宁等地；牯岭藜芦 Radix et Rhizoma Veratri Schindler 主产于江苏、浙江、安徽、江西等地；毛穗藜芦 Radix et Rhizoma Veratri Maackii 主产于辽宁、吉林、黑龙江；兴安藜芦 Radix et Rhizoma Veratri Dahurici 产于东北各省；毛叶藜芦 Radix et Rhizoma Veratri Grandiflori 产于浙江、江西、湖北、湖南、台湾等地。

性状 藜芦 根茎圆柱形或圆锥形，长 2～4 cm，直径 0.5～1.5 cm；表面棕黄色或土黄色，顶端残留叶基及黑色纤维，形如蓑衣，有的可见斜方形的网眼，下部着生 10～30 条细根。根细长略弯曲，长 10～20 cm，直径 0.1～0.4 cm；黄白色或黄褐色，具细密的横皱纹；体轻，质坚脆，断面类白色，中心有淡黄色细木心，与皮部分离。气微，味苦、辛，有刺喉感；粉末有强烈的催嚏性。

牯岭藜芦 根茎呈圆柱形，长 1～1.7 cm，表面棕黄色，顶端残留叶柄残基及黑色纤维；下部着生 10～20 条细圆柱形根；长短不等，直径约 0.2 cm，微弯曲，表面暗褐色，并现皱缩条纹，质地坚脆，断面黄白色。味苦涩。

毛穗藜芦 根茎呈圆柱形，黄棕色，顶端残留叶柄残基及黑色纤维，下部密生 20～30 条。根细柱状，直径约 0.2 cm，长短不等，微弯曲，棕黄色，质脆，断面灰白色，味苦涩。

兴安藜芦 形似藜芦。根茎长 1～1.5 cm，直径 1～2 cm。根长 5～8 cm，直径 1～2 mm。

毛叶藜芦 形似藜芦。根茎长 1～2 cm，直径 0.8～1.3 cm。根长 4～12 cm，直径 1～3 mm。

鉴别 (1) 根横切面：藜芦 表皮细胞略径向延长，外壁稍厚，下皮为 2～3 列类圆形细胞，无细胞间隙。皮层占根绝大部分，外侧有大型切向裂隙，薄壁细胞含针晶束及淀粉粒。内皮层明显，内壁及侧壁增厚，胞腔成"V"字或"U"字形，通过细胞位于木质部束外方。中柱鞘为 1 列薄壁细胞，排列紧密。木质部发达，由木薄壁细胞和导管组成。导管类圆形，壁较厚，黄色微木化，原生导管较小，后生导管较大。韧皮部束位于木质部束弧角间，7～14 原型，细胞较小。

牯岭藜芦 表皮细胞略径向延长；腔隙约占皮层宽度的 1/4～1/3，针晶束较少；中柱甚小，初生木质部 14～17 原型。

兴安藜芦 表皮细胞略径向延长；腔隙约占皮层宽度的 1/2～2/3，含草酸钙针晶束；中柱小，初生木质部 8～12 原型。

根茎横切面：藜芦 最外为黑褐色的后生皮层，3～4 列细胞；皮层约占半径的 1/3，有周木型叶迹维管束散在；内皮层细胞内壁及侧壁增厚；中柱有多数维管束散在，近皮层处密，多为外韧型，内部者多为周木型，尚可见自中柱鞘发生的根迹组织。

(2) 取本品粉末 0.2 g，加 3%稀盐酸 5 ml，水浴上加热 5 min，时时振摇，滤过。取滤液 1 ml，加碘化铋钾试剂 1～2 滴，有红棕色沉淀；另取滤液 1 ml，加碘化汞钾试液 1～2 滴，显淡黄色沉淀(检查生物碱)。

【成分】 1. 藜芦 根茎含生物碱：去乙酰基原藜芦碱(deacetylprotoveratrine)A，计默任碱(germerine)[1]，原藜芦碱(protoveratrine)A，藜芦马林碱(veramarine)，计米定碱(germidine)，双去乙酰基原藜芦碱(didesacetyl protoveratrine) A[2]，藜芦嗪(verazine)[2, 3]，新计布定碱(neogermbudine)[3]，芥芬胺(jervine)[3]，藜芦酰棋盘花碱(veratroylzygadenine)，玉红芥芬胺(rubijervine)，异玉红芥芬胺(isorubijervine)，藜芦胺(veramine)[4]，藜芦碱胺(veratrum-alkamine) A、B、C、D[5]，藜芦甾二烯胺(veratramine)，藜芦米宁(veramiline)，3，15-二当归酰基计明胺(3，15-diangeloylgermine)，茄咪啶(solamidine)[6]；还含有 β-谷甾醇(β-sitosterol)，β-谷甾醇硬脂酸酯(β-sitosteryl-stearate)，胡萝卜苷(daucosterol)，蜡酸(cerotic acid)，硬脂酸(stearic acid)[7]。

2. 牯岭藜芦 根及根茎含生物碱：天目藜芦碱(tiemulilumine)，天目藜芦宁碱(tiemuliluminine)[8]。

3. 毛穗藜芦 根茎含生物碱：藜芦嗪，当归酰棋盘花胺(angeloylzygadenine)[9]，毛穗藜芦碱(maackinine)，计马尼春碱(germanitrine)，棋盘花碱(zygadenine)，藜芦嗪宁(verazinine)[10]。

4. 兴安藜芦 地下部分含生物碱：伪芥芬胺(pseudojervine)，藜芦碱苷(veratrosine)，藜芦甾二烯胺，芥芬胺，藜芦定(verdine)[11]，玉红芥芬胺，藜芦马林碱，藜芦酰棋盘花胺，异玉红芥芬胺，藜芦嗪，藜芦胺[12]，秋水仙碱，介藜芦碱，藜芦托素[13]。

5. 毛叶藜芦 根、根茎含生物碱：棋盘花辛碱(zygacine)，芥芬胺，藜芦甾二烯胺[7]，藜芦嗪，茄啶(solanidine)[14]，毛叶藜芦定碱(hakurirodine)及玉红芥芬碱(rubijervine)等[15]。

【药理】 1. 催吐作用 藜芦所含的总生物碱口服可引起呕吐，本品为强力催吐剂[1～3]。

2. 对心血管的作用 黑藜芦乙醇提取物 0.05～0.15 g/kg 给麻醉犬静脉注射，能使血压下降，并伴有心跳减慢，呼吸抑制。对慢性高血压犬口服 1～1.25 g/kg，连服 14 d，亦有降压作用。其中猫静脉注射后，可使血压下降 70%，且能维持数小时之久[1]。贵州产的藜芦粗提液用麻醉犬或猫所作的试验亦证明有明显而持久的降压作用，无快速耐受现象，降压同时伴有心跳减慢，呼吸抑制甚至暂停。对肾性高血压犬亦有降压作用[4～6]。在 4.0～40.0 mg/L 的浓度范围内，藜芦混碱剂量依赖性地提高了心功能各项指标，且无明显的心律失常发生，提高心收缩、舒张功能[7]。

3. 抗微生物及灭虫作用 藜芦水浸剂对堇色毛癣菌、许兰黄癣菌和各种小芽胞癣菌等多种皮肤真菌均有不同程度的抑制作用[2]。藜芦还抑制结核杆菌，对皮肤真菌有抑制作用，但有效剂量接近催吐剂量。1%～5%黑藜芦溶液对蚊、蝇、虱、蚤有强烈杀灭作用[1]。藜芦乳膏含 250 g/L 藜芦根氯仿提取物，体外加药 4 h 后，毛囊蠕形螨开始死亡[8]。

毒性 本品毒性猛烈，给小鼠皮下注射本品浸出液，LD_{50} 为 1.78±0.38 g/kg[9]；介文碱(芥芬胺)给小鼠静脉注射，LD_{50} 为 9.3 mg/kg。本品全株有毒，以根的毒性最大。除可由消化道吸收外，尚能通过皮肤吸收入血，主要从肾脏排泄。藜芦有明显的蓄积作用。动物试验证明，其毒性表现为瞳孔散大、对光反射消失、后肢瘫痪、抽搐、恶心、呕吐、流涎、腹泻、便血、心律不齐、呼吸困难、昏迷，终以呼吸抑制而死亡。天目藜芦碱给小鼠皮下注射 LD_{50} 为 26 mg/kg，静脉注射的 LD_{50} 为 3.2 mg/kg[1]。

配伍 党参和藜芦同用没有相反作用，同用时对肝损伤病理模型小鼠死亡数和 ALT 含量无影响，肝肾组织的变化均未发现能增加毒性反应[10]。但藜芦与丹参合用后降压作用不及丹参[11]。

【药性】 辛、苦，寒。有毒。归肝、肺、胃经。

1.《本经》："味辛，寒。"

2.《吴普本草》："神农、雷公：辛，有毒；黄帝：有毒；岐伯：咸，有毒；李氏：大毒，大寒；扁鹊：苦，有毒。"

3.《别录》："苦，微寒，有毒。"

4.《本草经疏》："入手太阴、足阳明经。"

5.《本草再新》："入肝经。"

【功用主治】 涌吐风痰，杀虫。主治中风痰壅，癫痫，疟疾，疥癣，恶疮。

1.《本经》："主蛊毒，咳逆，泄痢，肠澼，头疡，疥瘙，恶疮，杀诸虫毒，去死肌。"

2.《别录》："疗哕逆，喉痹不通，鼻中息肉，马刀，烂疮。"

3.《药性论》："主上气，去积年脓血泄痢。治恶风疮、疥癣、头秃，杀虫。"

4.《本草图经》："大吐上膈风涎，暗风痫病，小儿鰕齁。用钱匕一字则恶吐人，又用通顶，令人嚏。而古经本草云疗呕逆，其效未详。"

5.《全国中草药汇编》："祛痰，催吐，杀虫。主治中风痰壅，疟疾，骨折；灭蝇蛆。"

【用法用量】 内服：入丸、散，0.3～0.6 g。外用：研末，油或水调涂。

【宜忌】 体虚气弱患者及孕妇禁服。反细辛、芍药、人参、沙参、丹参、玄参、苦参。服之吐不止，可饮葱汤解。

1.《本草经集注》："黄连为之使。"

2.《别录》："不入汤。"

3.《本草经集注》："反细辛、芍药、五参，恶大黄。"

4.《千金方》："解藜芦毒，雄黄，煮葱汁，温汤。"

5.《纲目》："畏葱白。服之吐不止，饮葱汤即止。"

6.《本草从新》："服之令人烦闷吐逆，大损津液，虚者慎之。"

7.《安徽中草药》："体虚慎服，孕妇忌服。"

【选方】 1. 治诸风痰饮 藜芦十分，郁金一分。为末，每以一字，温浆水一盏，和服探吐。(《经验方》)

2. 治中风不语，喉中如曳锯声，口中涎沫 藜芦一分，天南星一个(去浮皮，于脐子上陷一个坑子，纳入陈醋二橡斗子，四面用火逼令黄色)。同一处捣，再研极细，用生面为丸，如赤豆大，每服三丸，温酒下。(《经验后方》)

3. 治久疟不能饮食，胸中郁郁如吐，欲吐不能吐者，宜吐大藜芦末半钱，温虀水调下，以吐为度。(《素问病机保命集》藜芦散)

4. 治头痛不可忍 藜芦一茎，暴干，捣罗为散，入麝香麻子许，研匀吹鼻中。(《圣济总录》吹鼻麝香散)

5. 治黄疸 藜芦着灰中炮之，小变色，捣为末，水服半钱匕，小吐，不过数服。(《肘后方》)

6. 治疥癣 藜芦，细捣为末，以生油调敷之。(《斗门方》)

7. 治癣立有神效 藜芦根半两，轻粉二钱半。上为细末，凉水调，搽癣上。(《普济方》)

8. 治白秃 末藜芦，以腊月猪膏和涂之，先用盐汤洗，乃敷。(《肘后方》)

9. 治疥疮已效 藜芦一味，不拘多少。用盐少许，以鲫鱼煎油涂。(《朱氏集验方》藜芦散)

10. 治诸瘘浮核不尽，及诸恶疮痈疽，息肉在肌中 藜芦(以鸡子三枚，取白涂炙令干)，藺茹各一两，雄黄(研)二两。上三味，捣研为末，涂敷息肉上，日三五度即瘥。

11. 治反花疮 藜芦末、猪脂各二两。上二味相和，调如糊，涂疮上，日三五度。(10、11方出自《圣济总录》)

12. 治一切疮疽，胬肉突出，不问大小长短 藜芦一味为末，以生猪脂和研如膏，涂患处，周日易之。(《外科枢要》藜芦膏)

13. 治风屑极，燥痒无时 藜芦根不拘多少，为末，先洗头，须避风，尤要候未至十分干时用药掺定；须用药末入发，至皮方得，紧缚之两日夜，次日全无，亦不燥痒，如尚有些少，可再用一次效。(《普济方》)

14. 治鼻中息肉渐大，气息不通 藜芦三分(去芦头，捣罗为末)，雄黄一分(细研)，雌黄一分(细研)。上药，同研令匀，每用时以蜜调散，用纸拈子，展药，点于息肉上，每日三度，则自消化；不得涂药在于两畔，恐涕落于药上。(《圣惠方》)

15. 治牙疼 纳藜芦末于牙孔中，勿咽汁。(《千金方》)

16. 治头生虮虱 藜芦末掺之。(《仁斋直指方》)

【临床报道】 治疗疥疮 治疗组予藜芦乳膏(取藜芦乙醇提取总成分，配成含生药 25%的乳膏)，对照组予 10%硫磺软膏，均外涂周身皮肤(除头、颈部)，每日 2 次，早晚各 1 次。3 d 为 1 个疗程，最短 1 个疗程，最长 2 个疗程，平均 4.5 d。治疗组患者 126 例，对照组患者 106 例。总有效率分别为 92%、93.3%，两组相对差异无显著性($P>0.05$)。两组治疗前后均做了血尿常规及肝、肾功能检查，无异常[1]。

【各家论述】 1.《纲目》："哕逆用吐药，亦反胃用吐法去痰积之义。吐药不一，常山吐疟痰，瓜丁吐热痰，乌附尖吐湿痰，莱菔子吐气痰，藜芦则吐风痰也。"

2.《本草经疏》："藜芦，《本经》主蛊毒、咳逆及《别录》疗哕逆、喉痹不通者，皆取其宣壅导滞之力。苦为涌剂，故能使邪气痰热，胸膈部分之病，悉皆吐出也。辛能散结，故主鼻中息肉；苦能泄热杀虫，故主泄痢肠澼，头疡，疥瘙，杀诸虫毒也。疮疡皆湿热所生，湿热不去则肌溃烂，苦寒能泻湿热，则马刀，恶疮，烂疮，死肌皆愈也。味至苦，入口即吐，故不入汤。""藜芦辛苦有大毒，服一匕则令人胸中烦闷，吐逆不止，凡胸中有痰饮，或中蛊毒恶气者，止可借其上涌宣吐之力，获效一时，设病非关是证者，切勿沾唇。徒令闷乱吐逆不止，亏损津液也。"

5882 藜茎 lí jīng

(《本草拾遗》)

【基原】 为藜科藜属植物藜 *Chenopodium album* L. 的老茎。

【原植物】 参见"藜"条。

【采收加工】 9～11月取下部老茎，晒干。

【功用主治】《纲目》："藜茎烧灰，和荻灰、蒿灰等分，水蒸取汁，煎膏，点疣赘黑子，蚀恶肉。"

5883 藜实 lí shí

(江西《草药手册》)

【异名】 灰藜子(《沙漠地区药用植物》)，灰菜子(《青岛中草药手册》)。

【基原】 为藜科藜属植物藜 *Chenopodium album* L. 的果实或种子。

【原植物】 参见"藜"条。

【采收加工】 秋季果实成熟时，割取全草，打下果实和种子，除去杂质，晒干或鲜用。

【药材】 藜实 *Fructus seu Semen Chenopodii Albui* 产

于辽宁、江苏、安徽。

性状　胞果五角状扁球形，直径1～1.5 mm，花被紧包果外，黄绿色，顶端5裂。裂片三角形，稍反卷，背面有5棱线，呈放射状；无翅；内有果实1枚，果皮膜状，贴生于种子。种子半球形，黑色，有光泽，表面具浅沟纹。

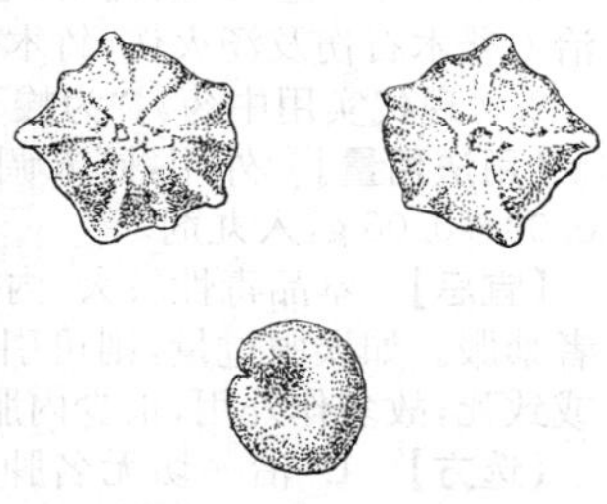
藜实(果实)外形

鉴别　果实横切面：果皮细胞以果柄痕为中心，呈放射状排列；果皮由1列外向突出呈半球状细胞组成，外种皮为1列长方形的厚壁细胞；内种皮为1列黄褐色的薄壁细胞，含细小结晶；紧接内种皮为1列黄色色素层，外胚乳细胞多角形，含淀粉粒。内胚乳细胞包围在胚的周围，含众多糊粉粒。

粉末特征　果皮表皮细胞不规则形，垂周壁强烈弯曲。种皮细胞多角形，黄褐色。内胚乳细胞方形或多角形，壁较厚，内含糊粉粒。

胞果在扫描电镜下观察，具蜂窝状网纹，细胞壁的平周壁纹饰呈半环状凸起。

【成分】　种子含柳杉二醇(cryptomeridiol)，8-α-乙酰柳杉二醇(8-α-acetocryptomeridiol)[1]。

【药性】　《沙漠地区药用植物》："味甘、苦，性寒。有小毒。"

【功用主治】　《沙漠地区药用植物》："除湿热，利水。"

【用法用量】　内服：煎汤，10～15 g。外用：水煎洗；或烧灰调敷。

【选方】　1. 治小便不利，水肿　灰藜子3～9 g。水煎服。(《沙漠地区药用植物》)

2. 治小儿疮　藜果实，烧灰，麻油调敷。

3. 治耳聋　鲜藜种子15～18 g，胡桃肉，花生，猪耳朵，同煮服。(2、3方出自江西《草药手册》)

5884 藤仲 téng zhòng (《云南中草药》)

【异名】　大叶鹿角藤(《云南思茅中草药选》)，枪花药、土杜仲、金丝杜仲、大杜仲(《云南中草药》)，杜仲、银丝杜仲(《云南药用植物名录》)。

【基原】　为夹竹桃科鹿角藤属植物毛叶藤仲的根、茎及茎皮。

【原植物】　毛叶藤仲 *Chonemorpha valvata* Chatt

粗壮木质藤本。幼枝被黄色短柔毛，全株均具丰富乳汁。叶对生，宽卵形或近圆形，长15～30 cm，宽10～20 cm，先端急尖或浑圆，基部圆形，叶背被短柔毛；叶脉明显。顶生聚伞花序，花淡红色；花萼5裂至基部，裂片镊合状排列，内面基部具齿状腺体；花冠近高脚碟状，花冠筒内面被密柔毛，裂片向右覆盖；雄蕊着生于花冠筒中部，花药箭头状，花丝被微柔毛；花盘环状，先端浅裂；子房由2枚离生心皮组成，花柱丝状，先端被微毛。蓇葖果双生并行。种子扁平，先端有长绢质种毛。花期春、夏季，果期秋、冬季。

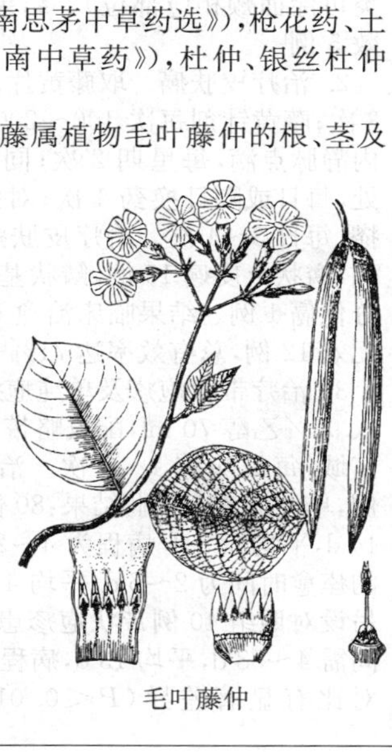
毛叶藤仲

生于海拔900～1 600 m的山地密林中、沟谷阴湿处。分布于云南西南部。

【采收加工】　秋冬季采收，晒干。

【药性】　甘、微苦，微温。小毒。

1.《云南中草药》："淡，平，有毒。"

2.《全国中草药汇编》："有小毒。"

【功用主治】　祛风活络，止血。主治风湿关节痛，骨折，外伤出血。

1.《云南中草药》："止血生肌，舒筋活络。"

2.《全国中草药汇编》："祛风活络，接骨。主治风湿关节痛；外用治外伤出血，骨折。"

【用法用量】　内服：煎汤，5～10 g；或浸酒。外用：研末撒或调敷。

【选方】　1. 治风湿　藤仲30 g，泡酒250 g。浸泡3 d，每次15 ml，日服3次。

2. 治骨折　藤仲研末，用酒调成糊状，外敷。

3. 治外伤出血　藤仲研末，撒布患处。(1～3出自《云南中草药》)

5885 藤黄 téng huáng (《纲目》)

【异名】　玉黄、月黄(《药材学》)。

【基原】　为藤黄科藤黄属植物藤黄的树脂。

【原植物】　藤黄 *Garcinia hanburyi* Hook. f.

常绿乔木，高15～18 m。小枝四棱形。单叶对生；几无柄；叶片薄革质，阔披针形，长9～13 cm，先端尖，基部楔形，全缘或微波状。花单生或为聚伞花序；两性花与单性花共存；花绿白色，无梗；萼片5，花瓣5；雄花通常2～3朵簇生，雄蕊多数，花丝短，花药1室，横裂；雌花具退化雄蕊12枚，其基部合生而环绕子房周围，子房上位，平滑无毛，柱头盾形，为不整齐之裂片或瘤块，4室。浆果，径约2 cm。种子4颗。花期11月，果熟期次年2～3月。

原产柬埔寨及马来西亚，印度、泰国、越南亦产。现我国广东、广西有引种栽培。

【采收加工】　开花之前，在离地3 m处将茎干的皮部作螺旋状的割伤，伤口内插一竹筒，盛受流出的树脂，加热蒸干，用刀刮下，即可。

【药材】　藤黄 *Gambogia*　产于印度、泰国及越南。

性状　树脂为不规则的圆柱形或块状，棕红色或橙棕色，外被黄绿色粉霜，可见纵条纹。质硬脆，较易击碎，破面有空隙，具蓝褐色略带蜡样光泽。味辛，有毒。

【成分】　含酚性化合物：藤黄酸(gambogic acid)，别藤黄酸(allogambogic acid)[1]，新藤黄酸(neogambogic acid)[2, 3]，藤黄素(gambogin)，异藤黄素(isomoreollin) B，hanburin，脱氧藤黄素(desoxymorellin)[4]，异藤黄酸(isogambogic acid)[5]。

【药理】　1. 抗肿瘤作用　藤黄在体内和体外均有选择性抗癌作用。体内对小鼠艾氏腹水癌、S_{180}、S_{37}、W_{256}、ARA_4、ARS、MA_{737}和U_{14}等有明显抑制作用。体外对人肝癌BEL-7402、SMMC-7721和宫颈癌HeLa细胞均有显著抑制和杀伤作用。抗癌的有效成分为藤黄酸和别藤黄酸[1~5]。藤黄酸 5 mg/kg 腹腔注射，对小鼠艾氏腹水癌和 S_{180} 腹水型有明显抑制作用，使腹水量减少，裸核增多，癌细胞对 ^{3}H-胸腺嘧啶摄取减少，但灌胃无效[1,6~8]。体外藤黄酸(5 μg/ml)和别藤黄酸(60 μg/ml)对人肝癌细胞有不同程度的抑制作用[6,9]。藤黄酸 1.8～3 μg/ml 对 HeLa 细胞的生长呈剂量依赖性抑制作用[10]。本品抗癌作用的机制是抑制癌细胞的 DNA 合成，干扰癌细胞的增殖周期，导致 G_2 期细胞堆积，S 期细胞的百分率减少[2,3,10]。在与几种常用抗癌药的比较实验中表明，在同一时间过程中，不同浓度的情况下，藤黄的抑癌作用比喜树碱、石蒜碱内胺盐和漳州水仙碱都明显；在同一浓度下随着时间的延长，亦是藤黄杀伤作用的增加最明显[11]。

2. 镇静镇痛作用　通过对戊巴比妥钠阈下催眠剂量的影响，表明藤黄各有明显的镇静作用，醋酸扭体反应说明藤黄有明显的镇痛作用[12]。

3. 其他作用　藤黄乙醇提取物的水混悬液低浓度兴奋、高浓度抑制兔离体十二指肠平滑肌。藤黄 0.04～0.16 mg/ml 在试管内对金黄色葡萄球菌、八叠球菌和枯草杆菌有抑制作用[11]。

4. 体内过程　^{5}H-标记藤黄酸用药后 24 h 仍在瘤体内维持较高浓度，消除缓慢；体内分布在肝、脾含量较高[2]。

毒性　藤黄小鼠灌胃的 LD_{50} 为 1 125.0 mg/kg[11]，藤黄针剂小鼠腹腔注射的 LD_{50} 为 33 mg/kg，藤黄酸为 20 mg/kg，症状有扭体反应、中枢抑制、呼吸抑制和会阴污脏等[2,3,13]。亚急性毒性试验，藤黄针剂，家兔每日静脉注射 1 mg/kg 或皮下注射 2 mg/kg，连续 15 d；大鼠每日腹腔或皮下注射 2.5 mg/kg，5 mg/kg，10 mg/kg，15 mg/kg，连续 30 d；小鼠每日腹腔注射 3.75 mg/kg，连续 15 d，或 1.875 mg/kg，连续 30 d。大剂量可致心、肝、肾浊肿或细胞变性、皮下硬结及肝点状坏死[2,3,13]。

【炮制】 1. 藤黄　取原药材，除去杂质，打成小块或研成细粉。

2. 制藤黄　(1) 山羊血制藤黄　将鲜山羊血置锅内，加水煮 1～2 h，捞出羊血块，加入净藤黄小块，再煮 5～6 h，倒出藤黄液，晾干，研粉。每藤黄 100 kg，用鲜羊血 50 kg。

(2) 豆腐制藤黄　取豆腐 1 块置盘内，中间挖一不透底的槽，放入藤黄，再用豆腐块盖严，置笼内蒸至藤黄溶化，取出放凉，待凝固后，取出藤黄，晾干，研粉。每藤黄 100 kg，用豆腐 400～500 kg。

(3) 荷叶制藤黄　取荷叶加 10 倍量水煮 1 h，捞去荷叶，加入净藤黄煮至烊化，并继续浓缩至稠膏状，取出，凉透，使其凝固，晾干，研粉打碎。每藤黄 100 kg，用荷叶 50 kg。

(4) 清水制藤黄　取净藤黄放入搪瓷烧锅内，加 10 倍量水。加热溶解过滤，然后煮沸，不断搅拌。中途添加沸水，使锅内保持一定水分。连续煮 5 h 后，浓缩至糊状，取出晒干。

藤黄有剧毒，以动物作毒性实验，经以上各法炮制后，毒性明显下降。比较各法制品的毒性，清水法毒性最低。炮制时不宜口尝，操作后必须洗手，用过的豆腐及蒸液应妥善处理，以免中毒。按有关毒剧药品管理规定执行。

饮片性状　藤黄呈不规则碎块或细粉状，碎块外表红黄色或橙棕色。平滑，质脆易碎。气微，味辛辣。制藤黄为细粉末状，深红黄色或深橙棕色，味辛。

贮干燥容器内，密闭，置阴凉干燥处，防潮。

【药性】《纲目拾遗》："性酸、涩，有毒。"

【功用主治】 攻毒，消肿，祛腐敛疮，止血，杀虫。主治痈疽肿毒，溃疡，湿疮，肿瘤，顽癣，跌打肿痛，创伤出血及烫伤。

1.《纲目拾遗》："治痈疽，止血化毒，敛金疮，亦能杀虫。治刀斧木石伤及汤火伤，竹木刺入肉，一切诸伤。"

2.《现代实用中药》："为峻下剂，治绦虫及水肿。"

【用法用量】 外用：研末调敷、磨汁涂或熬膏涂。内服：0.03～0.06 g，入丸剂。

【宜忌】 本品毒性较大，内服少量，即能致泻。体质虚弱者禁服。如误服过量，则可引起头昏、呕吐、腹痛、泄泻，甚或致死，故多作外用，很少内服。

【选方】 1. 治一切无名肿毒　藤黄四两，白蜡八两，小磨麻油十二两。先将油煎熟，将成珠，入水不散，再加(藤)黄、白(蜡)搅匀，磁瓶收，面上仍以麻油养之，临用摊贴。(《不药良方》风气膏)

2. 箍毒　五倍子(略焙)一两，藤黄四两，铜青少许，小粉(炒)八两。作锭，用时醋磨涂。(《活人书》)

3. 治一切无名肿毒，及对口发背　滴花烧酒磨藤黄敷，不住手敷之。(《救生苦海》消毒方)

4. 治脚丫糜烂　取藤黄、青蜗尿适量。把蜗尿(用竹筷轻击蜗尾可排尿)倒在粗土碗内，用藤黄磨浆，浓度适当，不宜过淡。患处先用 75% 乙醇消毒，再用棉签蘸药涂搽，每日 3～4 次。〔《四川中医》1984，(4)：64〕

5. 治刀斧木石伤及汤火伤，竹木刺入肉，一切诸伤　真麻油一斤，藤黄八两，白蜡八两。先将油入铜锅，次将藤黄捶碎熬透，以麻布滤去渣，加入白蜡，至滴水成珠为度，贮磁罐。其膏夏老冬嫩为宜。敷之即能止疼、止血、收口。(《纲目拾遗》神效膏)

【临床报道】 1. 治疗局部急性炎症　用藤黄 50 g(研细)，放入 75% 乙醇 300 ml 中浸泡，制成酊剂，用时以药棉蘸涂患处。或用藤黄 5～10 g 蘸醋磨如糊状，涂敷患处。每日 2～3 次。用于治疗局部急性炎症 167 例，其中浅组织小脓肿 54 例，颈部毛囊炎 9 例，头面部疖肿 59 例，腮腺炎 4 例，耳下脓肿 4 例，牙槽脓肿 2 例，牙周炎 5 例，化脓性指头炎 1 例，急性乳腺炎 4 例，急性化脓性淋巴结炎 10 例，丹毒 3 例，局部外伤感染 7 例，术后切口感染 1 例，羊肠线埋藏局部感染 1 例，肛门直肠周围脓肿 3 例(牙槽脓肿、牙周炎可涂面颊相应部位)。结果痊愈 116 例，有效 46 例，无效 5 例[1]。

2. 治疗皮肤癌　取藤黄片剂口服，每次 60～90 mg，每日 3 次；藤黄针剂每次 100～200 mg，加入 5% 葡萄糖 500 ml 内静脉点滴，每星期 2 次；同时用 5% 藤黄软膏外敷癌灶处，每日或隔日换药 1 次；对癌溃疡亦可用藤黄注射液外搽，每日 3～4 次。治疗皮肤癌 41 例，其中基底细胞癌 19 例，鳞状上皮癌 15 例，鳞状基底细胞癌 4 例，腺癌 2 例，未分化癌 1 例。结果临床治愈 6 例，显效 11 例，有效 12 例，无效 12 例，总有效率达 71%[2]。

3. 治疗带状疱疹及单纯疱疹　取藤黄 30 g 研成细末，加入 95% 乙醇 70 ml，配成略带黏性的酊剂，涂于皮损及疼痛区域，每日涂擦 1～2 次。治疗 110 例，其中带状疱疹 80 例，单纯疱疹 30 例，结果：80 例带状疱疹的痊愈时间为 2～14 d，平均 5.5 d，病程为 4～22 d，平均 7 d；30 例单纯疱疹的痊愈时间为 2～6 d，平均 4 d，病程为 3～20 d，平均 7 d。另设对照组 40 例带状疱疹患者，用常规治疗，结果痊愈时间需 4～38 d，平均 13 d，病程 8～54 d，平均 18 d，与治疗组对比有显著差异($P<0.01$)，治疗组疗效明显优于对

照组[3]。

4. 治疗痄腮　治疗组患儿 80 例，用藤黄酊（藤黄 10 g，浸泡在 75%乙醇 100 ml 中 1 星期后，去渣）外涂患处及淋巴结肿大处，每日 1～2 次；对照组患儿 40 例，用紫金锭醋调或水调外涂患处及淋巴结肿大处，每日 1～2 次。2～3 d 后，治疗组总有效率为 97.5%，对照组总有效率为 72.5%，两组对比有显著差异（$P<0.005$）[4]。

5. 治疗窦管性褥疮　取比窦管稍长 1 cm 的复方藤黄粉药线（藤黄 100 g、冰片 30 g、煅石膏 100 g 研细末，做成药线，经高压蒸气消毒后备用）插入窦管内，将药线尾部留在窦管口外并向一侧折放，创面撒复方藤黄粉覆盖，然后覆盖无菌敷料，2～3 d 换药 1 次。30 d 为 1 个疗程。共治患者 22 例，有效率达 90.9%[5]。

6. 治疗宫颈糜烂　治疗组取干棉签或用消毒纱布蘸藤黄敷剂（主要成分为 30%藤黄酸，由江西制药厂供应）涂满或贴敷于宫颈糜烂面，每隔 1～3 日上药 1 次，最少 3 次，最多 10 次，平均每人上药 6～7 次，当上药 3 次后，糜烂面呈灰色伪膜时可停止上药；对照组每晚阴道内深塞妇炎灵 2 粒。10 d 为 1 个疗程。治疗组 147 例，对照组 112 例，治疗组Ⅰ、Ⅱ度宫颈糜烂有效率为 100%，Ⅲ度有效率为 95%，总有效率为 99.3%；而对照组Ⅰ度有效率为 82.3%，Ⅱ度有效率为 71.8%，Ⅲ度有效率为 50%，总有效率为 76.7%[6]。

【各家论述】　1.《本经逢原》："藤黄性毒，而能攻毒，故治虫牙蛀齿，点之即落。毒能损骨，伤肾可知。"

2.《本草正义》："藤黄虽曰有毒，然除宝蜡丸、黎峒丸外，本不入口。其能退消外疡痈肿，及止血定痛，敛金疮，则《粤志》谓其性最寒者是矣。且本是藤之脂膏煮成，性极黏腻，故能生肌止血。且藤本蔓延，善入经络，此又治跌打伤，消痈肿之原理。究属有毒，故又杀虫，能疗癣疥。"

5886 藤檀 téng tán（《全国中草药汇编》）

【异名】　红香藤、藤香、鸡踢香、降香（《陆川本草》），大香藤、痛必灵（《全国中草药汇编》），黄龙脱衣、白鸡刺藤、屈叶藤（《广西药用植物名录》）。

【基原】　为豆科黄檀属植物藤黄檀的藤茎。

【原植物】　藤黄檀 *Dalbergia hancei* Benth.　又名：梣果藤、檑树（《中国主要植物图说》），丁香柴（《中国高等植物图鉴》）。

藤本。幼枝疏生白色柔毛，有时枝条变成钩状或螺旋状。奇数羽状复叶，互生；长 5～8 cm；托叶披针形，早落；小叶片 9～13，长圆形，长 7～22 mm，宽 5～8 mm，先端钝，微缺，基部楔形或圆形，下面疏生平贴柔毛。圆锥花序腋生，花微小，花梗密生锈色短柔毛；基生小苞片卵形，副萼状小苞片披针形，均密生锈色柔毛，脱落；花萼阔钟状，萼齿 5，宽三角形，先端钝，有锈色毛；花冠白色，瓣片基部有长爪，旗瓣圆形，先端微缺，近于反折；雄蕊 9 个，单体，有时为二体，(9)＋1；子房有短柄，被短柔毛，花柱较长。荚果长圆形，扁平，长 3～7 cm，宽约 1.2 cm，无毛，具柄，含种子 1～4 颗。种子肾形。花期 3～4 月，果期 7～8 月。

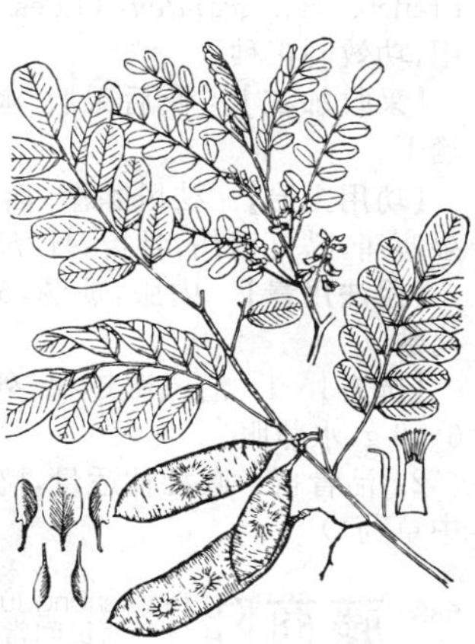

藤黄檀

生于山坡灌丛中或溪边。分布于浙江、安徽、福建、江西、湖南、广东、云南等地。本植物的根（藤檀根）、树脂（藤黄檀树脂）亦供药用，另设专条。

【采收加工】　夏、秋采茎藤，砍碎，晒干。

【药材】　藤檀 *Caulis Dalbergiae Hancei*　产于浙江、安徽、江西、福建、湖南、广东、广西、贵州、云南等地。

性状　藤茎圆柱形，可见呈钩状或螺旋状排列的小枝条，折断面木部占大部分。羽状复叶，小叶 9～13 片或散落，小叶片长圆形，长 1～2.5 cm，宽 8～12 mm。先端钝呈截形，微缺，基部楔形或圆形，全缘，绿色或枯绿色，下表面具贴伏的柔毛。质脆。气微。

【药性】　辛，温。

1.《广西本草选编》："味辛，性温。"

2.《福建药物志》："辛、涩，温。"

【功用主治】　理气止痛。主治胸胁痛，胃脘痛，腹痛，劳伤疼痛。

1.《广西本草选编》："理气止痛。主治胃痛，腹痛，胸胁痛。"

2.《福建药物志》："行气，止痛，破积。治心胃气痛，气喘，鼻衄，久伤积痛。"

【用法用量】　内服：煎汤，3～9 g。

【选方】　治胃痛、腹痛、胸胁痛　用（藤檀）茎 3～9 g，水煎服。（《广西本草选编》）

5887 藤乌头 téng wū tóu（《天目山药用植物志》）

【异名】　血乌、见血封喉（《中药材品种论述》），蔓乌头（《天目山药用植物志》）。

【基原】　为毛茛科乌头属植物瓜叶乌头或拳距瓜叶乌头的块根。

【原植物】　1. 瓜叶乌头 *Aconitum hemsleyanum* Pritz. [*A. sczukinii* Turcz. var. *hemsleyanum* Rapaics]

多年生草本。块根圆锥形，长 1.6～3 cm，直径达 1.6 cm。茎缠绕，无毛，常带紫色，有分枝。叶互生；叶柄比叶片稍短，疏被短柔毛或几无毛；茎中部叶的叶片五角形，长 6.5～12 cm，宽 8～13 cm，基部心形，3 深裂，中央深裂片梯状菱形或卵状菱形，不明显 3 浅裂，浅裂片具少数小裂片或卵形粗牙齿，侧深裂片斜扇形，不等 2 浅裂。总状花序有 2～12 朵花；花序轴和花梗无毛或被短柔毛；下部苞片叶状或为宽椭圆形，上部苞片线形；花梗常下垂弧状弯曲，长 2.2～6 cm；小苞片生花梗下部或上部，线形，无毛；花两性，两侧对称；萼片 5，花瓣状，深蓝色，外面无毛，上萼片高盔形或圆筒状盔形，几无爪，

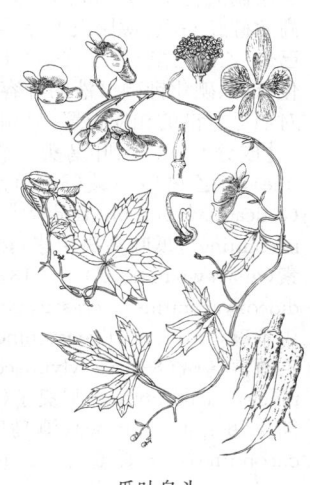

瓜叶乌头

高 2～2.4 cm，下缘长 1.7～1.8 cm，直或稍凹，喙不明显，侧萼片近圆形，长1.5～1.6 cm；花瓣 2，无毛，瓣片长约 10 mm，唇长 5 mm，距长约 2 mm，向后弯；雄蕊多数，无毛，花丝有 2 小齿或全缘；心皮 5，无毛或偶有柔毛。果长 1.2～1.5 cm。种子多数，三棱形，长约 3 mm，沿棱有狭翅及横膜翅。花期 8～10 月，果期 9～11 月。

生于海拔 1 700～2 200 m 的山地林中或灌木林中。分布于浙江、安徽、江西、河南、湖北、湖南、四川、陕西。

2. 拳距瓜叶乌头 *Aconitum hemsleyanum* Pritz. var. *circinatum* W. T. Wang

与瓜叶乌头的区别，主要是花瓣的距长 4～6 mm，且拳卷。

分布于四川、贵州、云南。

【栽培】 瓜叶乌头 生物学特性 喜凉爽潮湿环境，性耐寒，干燥及高温条件则生育不良。宜栽于砂质壤土，以半阴处为好。

繁殖方法 用种子、分株繁殖。种子繁殖：播种以秋季盆播为好，冬季置于低温温室内，次春开始发芽。春播的当年不易发芽。分株繁殖：秋天花后分株，将母株所生的新块根掰下另行栽植。

【采收加工】 7～9 月采挖，除去须根，晒干。

【药材】 藤乌头 *Radix Aconiti Hemsleyani* 产于四川、陕西、浙江。

性状 根圆锥形，长 2～5 cm，直径 1～2 cm。表面深棕褐色或灰棕色，皱缩不平，有须根残存。质坚硬，难折断，断面平坦，深棕色，可见五角形的环纹。

显微鉴别 根横切面：后生皮层为 3～4 列棕色细胞；皮层细胞 7～8 列，长条形或不规则形，切向排列，其间有多数石细胞。形成层在根的上段呈四边形，中段、下段均为五角形。木质部束中导管 1～3 列，呈径向或 V 字形，排列紧密。

粉末特征 石细胞椭圆形、类圆形、长条形或不规则形，长 40～120 μm，直径 23～60 μm，壁较厚，纹孔及孔沟明显，少数可见纹理。淀粉粒单粒类圆形或长圆形，直径 4～6 μm，脐点呈点状，有的不明显；复粒由 2～4 分粒组成。

薄层色谱：取本品粉末约 1 g，加 10％氨溶液 1 ml，乙醚 10 ml，冷浸 24 h，滤过。滤液挥干，残渣用二氯甲烷洗入 1 ml 容量瓶中定容，作为供试品溶液。另取滇乌碱、塔拉乌头胺制成各 1 mg/ml 的二氯甲烷溶液作为对照溶液。在高效硅胶 GF_{254} 薄层板上点样品和对照品溶液各 3 μl，以环己烷-乙酸乙酯-二乙胺（8∶1∶1）展开，取出，晾干，喷以碘化铋钾、碘化钾碘试液的等容混合液显色，供试品色谱在与对照品色谱的相应位置，显相同颜色的斑点。

【成分】 1. 瓜叶乌头 含二萜生物碱：乌头碱（aconitine），3-乙酰乌头碱（3-acetylaconitine），8-去乙酰滇乌碱（8-deacetylyunaconi-tine）[1, 2]，瓜叶乌头乙素即滇乌碱（yunaconitine），瓜叶乌头甲素（guayewuanine A），瓜叶乌头丙素（guayewuanine C）[3]。13，15-二去氧乌头碱（13，15-dideoxyaconitine），crassicaudine，ezochasmanine[4]，氨茴酰牛扁碱（anthranoyllycoctonine），牛扁碱（lycoctonine），8-去乙酰滇乌碱（8-deacetylyunaconitine），伪乌头宁（pseudaconine），sachaconitine，尼奥宁（neoline），senbusineA，6-表弗斯生（6-epiforesticine），滇乌碱（yunaconitine），印乌碱（indaconitine），查斯曼宁（chasmanine），塔拉萨敏（talatisamine）[5]，瓜叶乌宁（hemsleyanine）[6]。

2. 拳距瓜叶乌头 含二萜生物碱：hemsleyanidine，isohemsleyanidine，塔拉萨敏（talatisamine）[7]。

【药性】《全国中草药汇编》："辛，大热，有大毒。"

【功用主治】《全国中草药汇编》："活血镇痛，搜风祛湿。治风湿疼痛，跌打损伤。"

【用法用量】 内服：煎汤，0.9～1.5 g；或入散剂。外用：磨汁涂；或研末调敷。

【宜忌】 未经炮制，不宜内服。热证及孕妇禁服。皮肤破损或有伤口者亦禁外用。本品中毒时出现全身僵硬、喉头麻木、憋气等症状。

【选方】 治癣疮 藤乌头，研末水调敷。（《中国药用植物纲要》）

5888 藤杜仲 téng dù zhòng（《丽江中草药》）

【基原】 为卫矛科卫矛属植物刺果卫矛的藤、茎皮及根。

【原植物】 刺果卫矛 *Euonymus acanthocarpus* Franch. 又名：小千金（《贵州植物志》）。

藤状灌木，植株高 3～7 m。小枝近圆柱形，密被细小瘤状皮孔。单叶对生；叶柄长 1～2 cm，粗壮；叶片近革质，长圆状椭圆形、狭长圆形或稀为宽披针形至倒披针形，长 8～13 cm，宽 3～6 cm，先端渐尖至稍渐尖，边缘具疏浅锯齿，基部楔形至宽楔形。聚伞花序腋生或茎生，二至三回分枝，有花 5 至多朵，花黄绿色，直径约 8 mm，多为 4 数；雄蕊具明显花丝。蒴果圆球状，直径约 1.2 cm，棕褐而带红色，密生棕红色软刺。种子棕红色，有橙黄色假种皮。花期 5～6 月，果期 9～11 月。

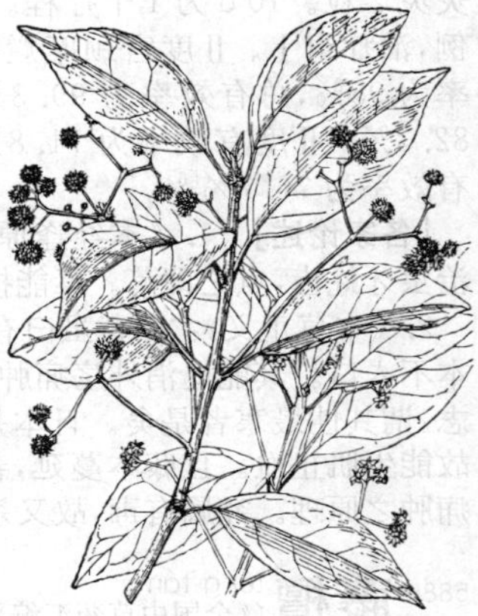

刺果卫矛

生于阴湿丛林、山谷、溪边或多岩石处。分布安徽、江西、湖北、湖南、四川、贵州、云南。

本种变种攀生刺果卫矛 *Euonymus acanthocarpus* Franch. var. *scandens*（Loes.）R. A. Blak. 茎皮亦作药用，功效同正种。

【采收加工】 秋后采收，鲜用或切段晒干或将茎剥皮晒干。

【功用主治】 祛风除湿，活血止痛，调经，止血。主治风湿痹痛，跌打损伤，骨折，月经不调，外伤出血。

【用法用量】 内服：煎汤，6～15 g；或泡酒。外用：鲜品捣敷。

【选方】 1. 治风湿疼痛，外伤出血，跌打损伤 藤杜仲 6～9 g，水煎服。

2. 治骨折 藤杜仲适量，捣烂外包。（1、2 方出自《丽江中草药》）

5889 藤商陆 téng shāng lù（《广西民间常用草药手册》）

【异名】 山苦瓜、百解薯、苦瓜头（《广西药用植物名录》）。

【基原】 为旋花科番薯属植物七爪龙的块根或叶。

【原植物】 七爪龙 *Ipomoea digitata* L. [*Convolvulus paniculatus* L.；*I. paniculalus* (L.) R. Br.] 又名：细种五爪龙、千斤藤(广东)，野牵牛、五爪龙、苦瓜藤(广西)。

多年生大型缠绕草本。具粗壮而稍肉质的根。茎圆柱形，有细棱，无毛。单叶互生；叶柄长 3～11 cm，无毛；叶片长 7～18 cm，宽 7～22 cm，掌状 5～7 裂，裂至中部以下，裂片披针形或椭圆形，全缘或不规则波状，先端渐尖或锐尖，具小短尖头，两面无毛或叶面沿中脉疏被短柔毛。聚伞花序腋生，花序梗通常比叶长，具少花至多花；苞片早落；萼片 5，不等长；花冠淡红色或紫红色；漏斗状，花冠管圆筒状，基部变狭，冠檐开展；雄蕊 5，花丝基部被毛；子房无毛。蒴果卵球形，4 瓣裂。种子 4 颗，黑褐色，基部被长绢毛，易脱落。花果期夏、秋季。

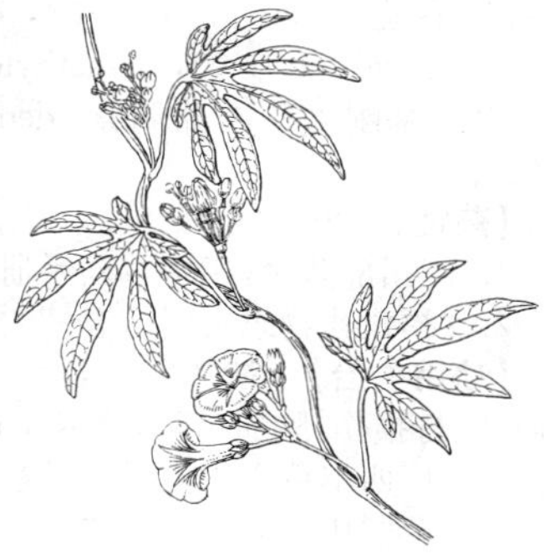

七爪龙

生于海拔 280～1 020 m 的海滩边矮林、山地疏林或溪边灌丛中。分布于广东、广西、海南、云南、台湾。

【采收加工】 夏秋季采收，根挖出后，切片，晒干；叶多鲜用。

【成分】 块根含香豆素类：蒿属香豆素(scoparone)[1]，伞形花内酯(umbelliferone)[2]；甾醇类：蒲公英赛醇乙酸酯(taraxerolacetate)[1]，蒲公英赛醇(taraxerol)，β-谷甾醇(β-sitosterol)，胡萝卜苷(daucosterol)；另外还含莨菪亭(scopoletin)，东莨菪苷(scopolin)，对羟基桂皮酸十八酯〔octadecyl (E)-*p*-coumarate〕，正丁基-β-D-吡喃果糖苷(*n*-butyl-β-D-fructopyranoside)，咖啡酸(caffeic acid)[2]。

【药理】 降压作用 从块茎中分离的醚溶性成分，对麻醉犬有降压作用，可能由于直接抑制心肌及扩张血管所致；对兔小肠和大鼠子宫也有抑制作用[1, 2]。

【药性】 苦，寒。有毒。

【功用主治】《广西民间常用草药手册》："大泻脏腑之火。治水肿腹胀，一切肿毒，瘰疬。"

【用法用量】 内服：煎汤，3～6 g。外用：捣敷。

【宜忌】 孕妇及体虚者禁服。

【选方】 1. 治水肿腹胀 藤商陆根 30 g，同猪瘦肉 60 g 煲吃。(《广西民间常用草药手册》)

2. 治疮疖，痈肿，乳疮及瘰疬 藤商陆根、叶适量，酒糟少许。捣烂，用芭蕉叶包好煨热，敷患处，每日换药 1 次。(《广西民间常用草药手册》)

5890 藤檀根 téng tán gēn (《广西本草选编》)

【基原】 为豆科黄檀属植物藤黄檀 *Dalbergia hancei* Benth. 的根。

【原植物】 参见"藤檀"条。

【采收加工】 夏、秋季采挖，切片晒干。

【药性】《广西本草选编》："味辛，性温。"

【功用主治】 舒筋活络，强壮筋骨。主治腰腿痛，关节痛，跌打损伤，骨折。

1.《广西本草选编》："主治腰腿关节痛。"

2.《福建药物志》："强筋骨，宽筋活络。"

【用法用量】 内服：煎汤，3～6 g。

【选方】 治腰腿关节痛 用(藤檀)根 2.4～4.5 g，水煎服。(《广西本草选编》)

5891 藤本夜关门 téng běn yè guān mén (《全国中草药汇编》)

【异名】 合包叶、猪叶菜(云南)。

【基原】 为旋花科白鹤藤属植物灰毛白鹤藤的叶或根。

【原植物】 灰毛白鹤藤 *Argyreia osyrensis* (Roth) Choisy var. *cinerea* Hand. -Mazz.

攀缘灌木。茎圆柱形，密被白色或带灰色或淡褐色绒毛。单叶互生；叶柄长 3～7.5 cm，密被灰色卷曲柔毛，具槽；叶片宽卵形至近圆形，长 6～12 cm，宽 3.5～11 cm，先端锐尖，基部心形，上面密被有瘤状基部的俯伏灰长柔毛，背面密被极密而卷曲的灰柔毛。花序聚集成头状，花无柄或近无柄；总花梗、苞片及萼片外面均被绒毛；花冠管状钟形，粉红色，冠檐深 5 裂，裂片狭卵形，瓣中带密被白色柔毛；雄蕊及花柱伸出；花丝基部扩大，被毛；子房无毛，2 室。果球形，红色，包以增大的萼片，萼片内面红色。种子 2 颗或 1 颗，近于无毛。花期秋、冬季。

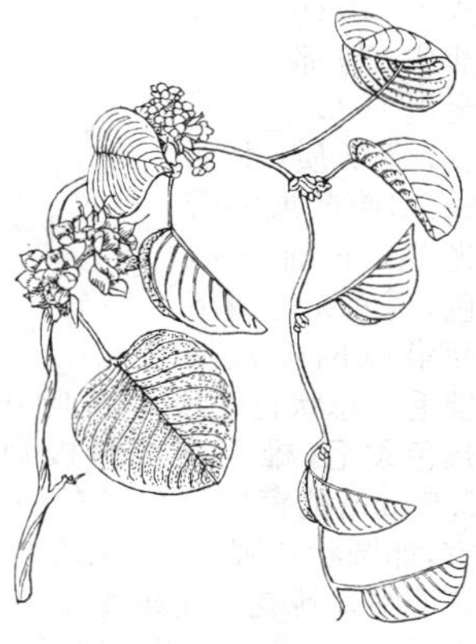

灰毛白鹤藤

生于海拔 220～1 600 m 的疏林或灌丛中。分布于广西、云南。

【采收加工】 叶夏、秋季采收，鲜用或晒干；根秋冬季采收，切片，晒干。

【药性】《全国中草药汇编》："微涩、淡，平。"

【功用主治】《全国中草药汇编》："消炎收敛。主治子宫脱垂，偏头痛，外伤出血。"

【用法用量】 内服：煎汤，15～30 g。外用：研细末敷患处；或煎水洗。

5892 藤黄檀树脂 téng huáng tán shù zhǐ (《福建药物志》)

【基原】 为豆科黄檀属植物藤黄檀 *Dalbergia hancei* Benth. 的树脂。

【原植物】 参见"藤檀"条。

【采收加工】 夏、秋季采集，砍破树皮，让树脂渗出，干燥后收集备用。

【药性】 辛，温。

【功用主治】《福建药物志》："治腹痛、心气痛。""止血。"

【用法用量】 内服：煎汤，6～9 g。

5893 檫树 chá shù (《天目山药用植物志》)

【异名】 独脚樟、半枫樟、枫荷桂(《广西药用植物名录》)，天鹅枫(《天目山药用植物志》)，山檫(《浙江药用植物志》)，青檫、桐梓树(《中国植物志》)。

【基原】 为樟科檫木属植物檫木的根或茎、叶。

【原植物】 檫木 *Sassafras tzumu* (Hemsl.) Hemsl.

［*Lindera tzumu* Hemsl.］

落叶乔木，高可达35 m。顶芽大，椭圆形，芽鳞近圆形，外面密被黄色绢毛；枝条粗壮，多少具棱角，无毛。叶互生，聚生于枝顶；叶柄细，长2～7 cm，鲜时常带红色；叶片卵形或倒卵形，长9～18 cm，宽6～10 cm，先端渐尖，基部楔形，全缘或2～3浅裂，坚纸质，上面绿色，晦暗或略带光亮，下面灰绿色，两面无毛或下面沿脉网疏被短硬毛。总状花序顶生，先叶开放；花黄色，雌雄异株，密被棕褐色柔毛；雄花花被筒极短，花被裂片6，披针形，长约3.5 mm；能育雄蕊9，3轮，长约3 mm，花丝被柔毛，花药4室，卵圆状长圆形；退化雄蕊3，三角状钻形，具柄；退化雌蕊明显。雌花退化雄蕊12，4轮；子房卵珠形，长约1 mm，无毛，柱头盘状。果近球形，直径约8 mm，成熟时蓝黑色而带有白蜡粉，着生于浅杯状的果托上；果托上端增粗，无毛。花期3～4月，果期5～9月。

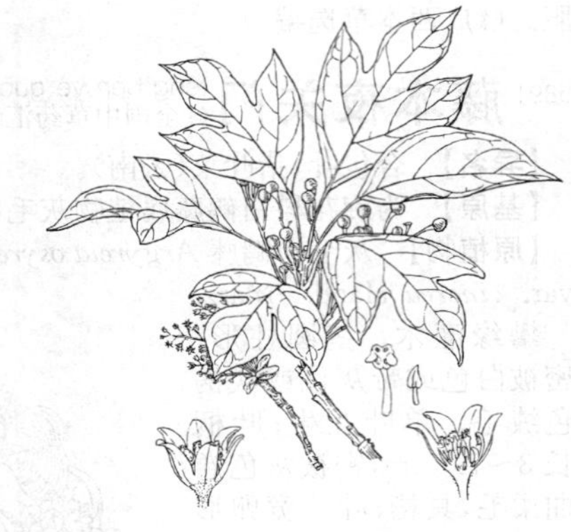

檫　木

生于疏林或密林中。分布于江苏、浙江、安徽、福建、江西、湖北、湖南、贵州及云南等地。

【栽培】 生物学特性　喜温暖湿润气候。喜光，不耐阴。深根性，萌芽性强，生长快。在土层深厚、排水良好的酸性红壤或黄壤上均能生长良好，陡坡土层浅薄处亦能生长，西坡树干易遭日灼。喜与其他树种混种，但水湿或低洼地不能生长。

繁殖方法　种子繁殖，也可萌芽更新。采种母树树龄10～20年，种子产量高，质量好。檫树自然类型较多，种子成熟期不一。大暑籽在7月上旬成熟，立秋籽在8月上旬成熟。檫果果皮蓝黑色并带有白色蜡质时，即表示种子成熟。一般成熟后7～10 d种子就完全脱落，因此，采种要及时，可分批采收。果实采回后，应立即用冷水浸渍，搓去果皮，用水冲净，再将种子表面油脂，用草木灰溶液浸渍，清水洗净阴干，然后在通风阴凉的室内沙藏。檫树种子具有休眠期长，发芽不整齐，2～3年才能全部发芽出土的特点，故播种前应用1份开水与1份冷水混合，进行浸种0.5 h，再用稻草盖好保温催芽，温度保持在20～30 ℃，定时翻动拌匀，4～5 d种子露白，宜选露白种子在2月中旬播种。条播，行距18～24 cm，株距15～18 cm，经过催芽的种子发芽可提早15 d左右。一年生苗就可出圃造林。最好与樟、杉等树种混交。

田间管理　幼林期间全垦深翻埋青，或以耕代抚，间种豆类和绿肥。抚育时应做到补植、除萌、开沟排水、扶正培土等。当郁闭度达0.7 m以上，可分1～2次间伐抚育，适当调节密度，但切忌整枝。

病虫害防治　苗木茎腐病，发病初期，喷洒65%代森锌500～600倍液或50%退菌特800～1 000倍液，每隔7～10 d喷1次，连续喷4～5次。檫白轮蚧，易发生在温暖潮湿、空气不大流通，日照不易直射的纯林中；另有檫木透翅蛾幼虫、檫长足象、黄翅大白蚁等，须加防治。

【采收加工】 秋、冬季挖取根部，洗净泥沙，切段，晒干。秋季，采集茎、叶，切段，晒干。

【成分】 根含右旋D-芝麻素(D-sesamin)，β-谷甾醇(β-sitosterol)，3，4-亚甲二氧基苄基丙烯醛(piperonylacrolein)，右旋2，3-二羟基-1-(3，4-亚甲二氧基苯基)丙烷〔2，3-dihydroxy-1-(3，4-methylenedioxyphenyl)propane〕，去甲氧基刚果荜澄茄脂素(demethoxyaschantine)[1]及挥发油[2]。

【药性】 辛、甘，温。

1. 广州部队《常用中草药手册》："甘，淡，微温。"

2.《福建药物志》："甘，温。"

【功用主治】 祛风除湿，活血散瘀，止血。主治风湿痹痛，跌打损伤，腰肌劳损，半身不遂，外伤出血。

1.《广西本草选编》："祛风湿，利关节。"

2.《全国中草药汇编》："治风湿性关节炎，类风湿关节炎，腰肌劳损，扭挫伤。外用治刀伤出血。"

【用法用量】 内服：煎汤或浸酒，15～30 g。外用：捣敷。

【宜忌】 孕妇禁服。

【选方】 1. 治半身不遂　檫树根皮(去栓皮)，加酒炒热用30 g。水煎服，每日早晚2次。

2. 治扭挫伤筋　檫树皮或根或叶，加山天萝(蛇葡萄科蛇葡萄)根捣烂，拌和酒糟，做饼块，敷患处。(1、2方出自《天目山药用植物志》)

3. 治腰肌劳损，腰腿痛，风湿性关节炎　檫树根、树皮15～30 g。水煎服或浸酒服。(《浙江药用植物志》)

5894 檵花 jì huā (《植物名实图考》)

【异名】 纸末花(《植物名实图考》)，白清明花(《福建民间草药》)。

【基原】 为金缕梅科檵木属植物檵木的花。

【原植物】 檵木 *Loropetalum chinense* (R. Br.) Oliv. 又名：鸡寄(《植物名实图考》)，坚漆、檵宿、乌檵柴(《浙江药用植物志》)，螺砚木(《广西药用植物名录》)，桃木、白花树、桎木柴、知微木、刀烟木(《新华本草纲要》)。

常绿灌木或小乔木，高约1～4 m。嫩枝、新叶、花序、花萼和蒴果被有黄色星状毛。树皮深灰色；叶互生；叶柄长2～3 mm；托叶早落；叶片革质，卵形或卵状椭圆形，先端短尖头，基部钝，不对称，全缘。花6～8朵簇生小枝端，无柄；花萼短，4裂；花瓣4，条形，淡黄白色；雄蕊4，花丝极短，花药裂瓣内卷，药隔伸出成刺状；子房半下位，2室，花柱2。蒴果球形，褐色，先端2裂。种子2，长卵形。花期4～5月，果期10月。

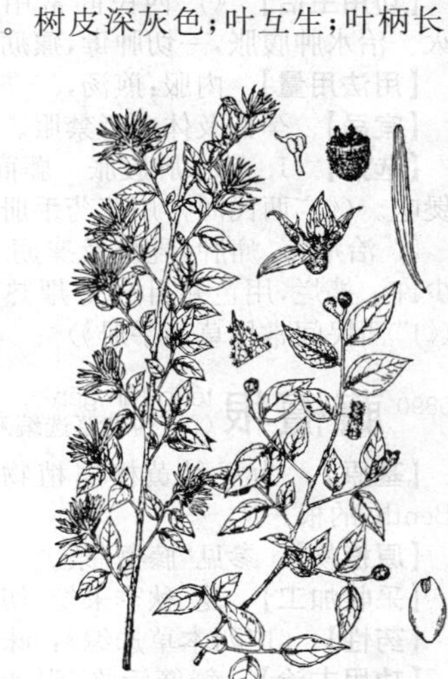

檵　木

生于向阳山坡、路边、灌木林、丘陵地及郊野溪沟边。分布于我国中部、南部及西南各地。

本植物的叶(檵木叶)、

【基原】 为旋花科番薯属植物七爪龙的块根或叶。

【原植物】 七爪龙 *Ipomoea digitata* L. [*Convolvulus paniculatus* L.; *I. paniculalus* (L.) R. Br.] 又名:细种五爪龙、千斤藤(广东),野牵牛、五爪龙、苦瓜藤(广西)。

多年生大型缠绕草本。具粗壮而稍肉质的根。茎圆柱形,有细棱,无毛。单叶互生;叶柄长3~11 cm,无毛;叶片长7~18 cm,宽7~22 cm,掌状5~7裂,裂至中部以下,裂片披针形或椭圆形,全缘或不规则波状,先端渐尖或锐尖,具小短尖头,两面无毛或叶面沿中脉疏被短柔毛。聚伞花序腋生,花序梗通常比叶长,具少花至多花;苞片早落;萼片5,不等长;花冠淡红色或紫红色;漏斗状,花冠管圆筒状,基部变狭,冠檐开展;雄蕊5,花丝基部被毛;子房无毛。蒴果卵球形,4瓣裂。种子4颗,黑褐色,基部被长绢毛,易脱落。花果期夏、秋季。

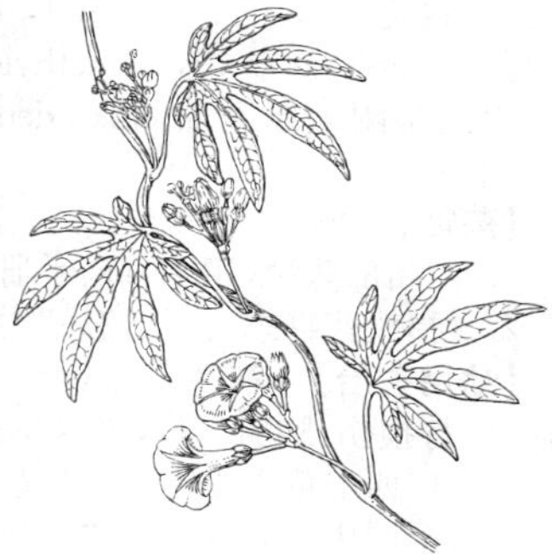

七爪龙

生于海拔280~1 020 m的海滩边矮林、山地疏林或溪边灌丛中。分布于广东、广西、海南、云南、台湾。

【采收加工】 夏秋季采收,根挖出后,切片,晒干;叶多鲜用。

【成分】 块根含香豆素类:蒿属香豆素(scoparone)[1],伞形花内酯(umbelliferone)[2];甾醇类:蒲公英赛醇乙酸酯(taraxerolacetate)[1],蒲公英赛醇(taraxerol),β-谷甾醇(β-sitosterol),胡萝卜苷(daucosterol);另外还含莨菪亭(scopoletin),东莨菪苷(scopolin),对羟基桂皮酸十八酯〔octadecyl (E)-*p*-coumarate〕,正丁基-β-D-吡喃果糖苷(*n*-butyl-β-D-fructopyranoside),咖啡酸(caffeic acid)[2]。

【药理】 降压作用 从块茎中分离的醚溶性成分,对麻醉犬有降压作用,可能由于直接抑制心肌及扩张血管所致;对兔小肠和大鼠子宫也有抑制作用[1,2]。

【药性】 苦,寒。有毒。

【功用主治】《广西民间常用草药手册》:"大泻脏腑之火。治水肿腹胀,一切肿毒,瘰疬。"

【用法用量】 内服:煎汤,3~6 g。外用:捣敷。

【宜忌】 孕妇及体虚者禁服。

【选方】 1. 治水肿腹胀 藤商陆根30 g,同猪瘦肉60 g煲吃。(《广西民间常用草药手册》)

2. 治疮疖,痈肿,乳疮及瘰疬 藤商陆根、叶适量,酒糟少许。捣烂,用芭蕉叶包好煨热,敷患处,每日换药1次。(《广西民间常用草药手册》)

5890 藤檀根 téng tán gēn (《广西本草选编》)

【基原】 为豆科黄檀属植物藤黄檀 *Dalbergia hancei* Benth. 的根。

【原植物】 参见"藤檀"条。

【采收加工】 夏、秋季采挖,切片晒干。

【药性】《广西本草选编》:"味辛,性温。"

【功用主治】 舒筋活络,强壮筋骨。主治腰腿痛,关节痛,跌打损伤,骨折。

1.《广西本草选编》:"主治腰腿关节痛。"

2.《福建药物志》:"强筋骨,宽筋活络。"

【用法用量】 内服:煎汤,3~6 g。

【选方】 治腰腿关节痛 用(藤檀)根2.4~4.5 g,水煎服。(《广西本草选编》)

5891 藤本夜关门 téng běn yè guān mén (《全国中草药汇编》)

【异名】 合包叶、猪叶菜(云南)。

【基原】 为旋花科白鹤藤属植物灰毛白鹤藤的叶或根。

【原植物】 灰毛白鹤藤 *Argyreia osyrensis* (Roth) Choisy var. *cinerea* Hand. -Mazz.

攀缘灌木。茎圆柱形,密被白色或带灰色或淡褐色绒毛。单叶互生;叶柄长3~7.5 cm,密被灰色卷曲柔毛,具槽;叶片宽卵形至近圆形,长6~12 cm,宽3.5~11 cm,先端锐尖,基部心形,上面密被有瘤状基部的俯伏灰长柔毛,背面密被极密而卷曲的灰柔毛。花序聚集成头状,花无柄或近无柄;总花梗、苞片及萼片外面均被绒毛;花冠管状钟形,粉红色,冠檐深5裂,裂片狭卵形,瓣中带密被白色柔毛;雄蕊及花柱伸出;花丝基部扩大,被毛;子房无毛,2室。果球形,红色,包以增大的萼片,萼片内面红色。种子2颗或1颗,近于无毛。花期秋、冬季。

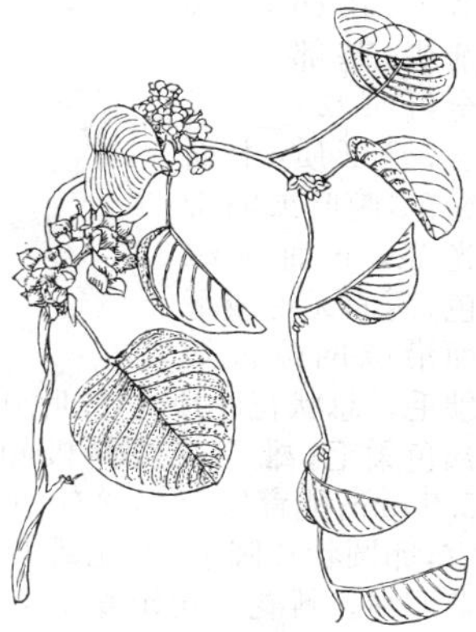

灰毛白鹤藤

生于海拔220~1 600 m的疏林或灌丛中。分布于广西、云南。

【采收加工】 叶夏、秋季采收,鲜用或晒干;根秋冬季采收,切片,晒干。

【药性】《全国中草药汇编》:"微涩、淡,平。"

【功用主治】《全国中草药汇编》:"消炎收敛。主治子宫脱垂,偏头痛,外伤出血。"

【用法用量】 内服:煎汤,15~30 g。外用:研细末敷患处;或煎水洗。

5892 藤黄檀树脂 téng huáng tán shù zhǐ (《福建药物志》)

【基原】 为豆科黄檀属植物藤黄檀 *Dalbergia hancei* Benth. 的树脂。

【原植物】 参见"藤檀"条。

【采收加工】 夏、秋季采集,砍破树皮,让树脂渗出,干燥后收集备用。

【药性】 辛,温。

【功用主治】《福建药物志》:"治腹痛、心气痛。""止血。"

【用法用量】 内服:煎汤,6~9 g。

5893 檫树 chá shù (《天目山药用植物志》)

【异名】 独脚樟、半枫樟、枫荷桂(《广西药用植物名录》),天鹅枫(《天目山药用植物志》),山檫(《浙江药用植物志》),青檫、桐梓树(《中国植物志》)。

【基原】 为樟科檫木属植物檫木的根或茎、叶。

【原植物】 檫木 *Sassafras tzumu* (Hemsl.) Hemsl.

[*Lindera tzumu* Hemsl.]

落叶乔木，高可达35 m。顶芽大，椭圆形，芽鳞近圆形，外面密被黄色绢毛；枝条粗壮，多少具棱角，无毛。叶互生，聚生于枝顶；叶柄细，长2～7 cm，鲜时常带红色；叶片卵形或倒卵形，长9～18 cm，宽6～10 cm，先端渐尖，基部楔形，全缘或2～3浅裂，坚纸质，上面绿色，晦暗或略带光亮，下面灰绿色，两面无毛或下面沿脉网疏被短硬毛。总状花序顶生，先叶开放；花黄色，雌雄异株，密被棕褐色柔毛；雄花花被筒极短，花被裂片6，披针形，长约3.5 mm；能育雄蕊9，3轮，长约3 mm，花丝被柔毛，花药4室，卵圆状长圆形；退化雄蕊3，三角状钻形，具柄；退化雌蕊明显。雌花退化雄蕊12，4轮；子房卵珠形，长约1 mm，无毛，柱头盘状。果近球形，直径约8 mm，成熟时蓝黑色而带有白蜡粉，着生于浅杯状的果托上；果托上端增粗，无毛。花期3～4月，果期5～9月。

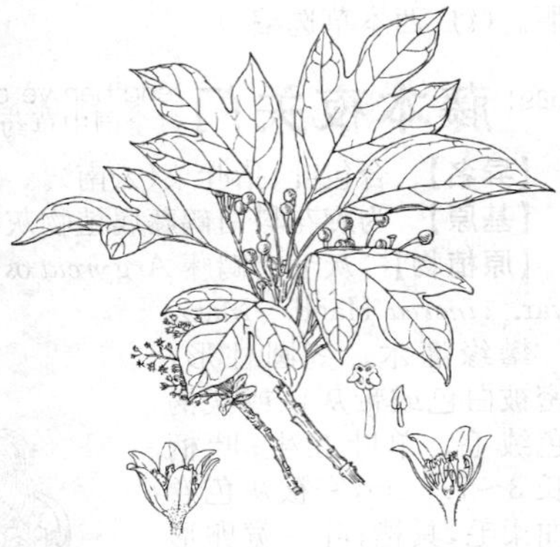

檫　木

生于疏林或密林中。分布于江苏、浙江、安徽、福建、江西、湖北、湖南、贵州及云南等地。

【栽培】 生物学特性　喜温暖湿润气候。喜光，不耐阴。深根性，萌芽性强，生长快。在土层深厚、排水良好的酸性红壤或黄壤上均能生长良好，陡坡土层浅薄处亦能生长，西坡树干易遭日灼。喜与其他树种混种，但水湿或低洼地不能生长。

繁殖方法　种子繁殖，也可萌芽更新。采种母树树龄10～20年，种子产量高，质量好。檫树自然类型较多，种子成熟期不一。大暑籽在7月上旬成熟，立秋籽在8月上旬成熟。檫果果皮蓝黑色并带有白色蜡质时，即表示种子成熟。一般成熟后7～10 d种子就完全脱落，因此，采种要及时，可分批采收。果实采回后，应立即用冷水浸渍，搓去果皮，用水冲净，再将种子表面油脂，用草木灰溶液浸渍，清水洗净阴干，然后在通风阴凉的室内沙藏。檫树种子具有休眠期长，发芽不整齐，2～3年才能全部发芽出土的特点，故播种前应用1份开水与1份冷水混合，进行浸种0.5 h，再用稻草盖好保温催芽，温度保持在20～30 ℃，定时翻动拌匀，4～5 d种子露白，宜选露白种子在2月中旬播种。条播，行距18～24 cm，株距15～18 cm，经过催芽的种子发芽可提早15 d左右。一年生苗就可出圃造林。最好与樟、杉等树种混交。

田间管理　幼林期间全垦深翻埋青，或以耕代抚，间种豆类和绿肥。抚育时应做到补植、除萌、开沟排水、扶正培土等。当郁闭度达0.7 m以上，可分1～2次间伐抚育，适当调节密度，但切忌整枝。

病虫害防治　苗木茎腐病，发病初期，喷洒65%代森锌500～600倍液或50%退菌特800～1 000倍液，每隔7～10 d喷1次，连续喷4～5次。檫白轮蚧，易发生在温暖潮湿、空气不大流通，日照不易直射的纯林中；另有檫木透翅蛾幼虫、檫长足象、黄翅大白蚁等，须加防治。

【采收加工】 秋、冬季挖取根部，洗净泥沙，切段，晒干。秋季，采集茎、叶，切段，晒干。

【成分】 根含右旋D-芝麻素(D-sesamin)，β-谷甾醇(β-sitosterol)，3，4-亚甲二氧基苄基丙烯醛(piperonylacrolein)，右旋2，3-二羟基-1-(3，4-亚甲二氧基苯基)丙烷〔2，3-dihydroxy-1-(3，4-methylenedioxyphenyl)propane〕，去甲氧基刚果荜澄茄脂素(demethoxyaschantine)[1]及挥发油[2]。

【药性】 辛、甘，温。

1. 广州部队《常用中草药手册》："甘、淡，微温。"

2.《福建药物志》："甘，温。"

【功用主治】 祛风除湿，活血散瘀，止血。主治风湿痹痛，跌打损伤，腰肌劳损，半身不遂，外伤出血。

1.《广西本草选编》："祛风湿，利关节。"

2.《全国中草药汇编》："治风湿性关节炎，类风湿关节炎，腰肌劳损，扭挫伤。外用治刀伤出血。"

【用法用量】 内服：煎汤或浸酒，15～30 g。外用：捣敷。

【宜忌】 孕妇禁服。

【选方】 1. 治半身不遂　檫树根皮(去栓皮)，加酒炒热用30 g。水煎服，每日早晚2次。

2. 治扭挫伤筋　檫树皮或根或叶，加山天萝(蛇葡萄科蛇葡萄)根捣烂，拌和酒糟，做饼块，敷患处。(1、2方出自《天目山药用植物志》)

3. 治腰肌劳损，腰腿痛，风湿性关节炎　檫树根、树皮15～30 g。水煎服或浸酒服。(《浙江药用植物志》)

5894 檵花 jì huā (《植物名实图考》)

【异名】 纸末花(《植物名实图考》)，白清明花(《福建民间草药》)。

【基原】 为金缕梅科檵木属植物檵木的花。

【原植物】 檵木 *Loropetalum chinense* (R. Br.) Oliv. 又名：鸡寄(《植物名实图考》)，坚漆、檵宿、乌檵柴(《浙江药用植物志》)，螺砚木(《广西药用植物名录》)，桃木、白花树、桎木柴、知微木、刀烟木(《新华本草纲要》)。

常绿灌木或小乔木，高约1～4 m。嫩枝、新叶、花序、花萼和蒴果被有黄色星状毛。树皮深灰色；叶互生；叶柄长2～3 mm；托叶早落；叶片革质，卵形或卵状椭圆形，先端短尖头，基部钝，不对称，全缘。花6～8朵簇生小枝端，无柄；花萼短，4裂；花瓣4，条形，淡黄白色；雄蕊4，花丝极短，花药裂瓣内卷，药隔伸出成刺状；子房半下位，2室，花柱2。蒴果球形，褐色，先端2裂。种子2，长卵形。花期4～5月，果期10月。

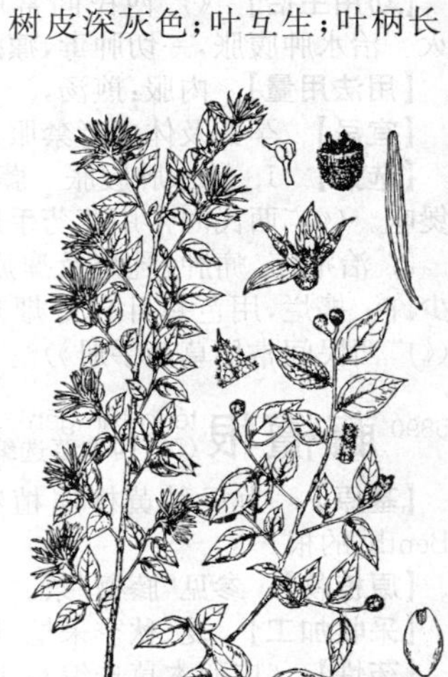

檵　木

生于向阳山坡、路边、灌木林、丘陵地及郊野溪沟边。分布于我国中部、南部及西南各地。

本植物的叶(檵木叶)、

根(檵木根)亦供药用,另设专条。

【栽培】 生物学特性 适应性较强,对土壤要求不高,可利用荒坡或林边栽种。

繁殖方法 种子繁殖,育苗移栽。3～4月在整好的地上,作1.3 m宽的畦,开横沟,沟距33 cm,深约3 cm,播幅10～13 cm,匀撒沟里,施人畜粪水后,盖草木灰约1 cm。培育至第四年春季即可移栽,3～4月在整好的地上,按行、株距各1 m开穴,每穴栽苗2株,填土压紧,浇水。

田间管理 在育苗期中,第一、第二年要中耕除草4次,在4、6、8、11月中进行。追肥3次,在4、6、11月中耕除草后进行,肥料可用人畜粪水。栽种的第一、第二年要松土除草3次,在6、8、11月进行,并以6、8月除草后各追肥1次,以后每年6月和11月各松土除草1次。

【采收加工】 4～5月采收,晒干。

【药材】 檵花 *Flos Loropetali Chinensis* 产于湖北、湖南、江西、福建、安徽、浙江等地。

性状 花常3～8朵簇生,基部有短花梗。脱落的单个花朵常皱缩呈条带状,长1～2 cm,淡黄色或浅棕色;湿润展平后,花萼筒杯状,长约5 mm,4裂,萼齿卵形,表面有灰白色星状毛,花瓣4片,带状或倒卵状匙形,淡黄色,有明显的棕色羽状脉纹,雄蕊4枚,花丝极短,与鳞片状退化雄蕊互生,子房下位,花柱极短,柱头2裂。质柔韧。气微清香,味淡微苦。

【成分】 含黄酮成分:槲皮素(quercetin)与异槲皮苷(isoquercitrin)[1],木犀草素(luteolin),黄芪苷-2″-O-没食子酸酯(astragalin-2″-O-gallate),黄芪苷-6″-O-没食子酸酯(astragalin-6″-O-gallate),黄芪苷-2″,6″-二-O-没食子酸酯(astragalin-2″,6″-di-O-gallate)[2]。鞣质成分:六没食子酰葡萄糖(hexagalloyl glucose),七没食子酰葡萄糖(heptagalloyl glucose),八没食子酰葡萄糖(octagalloyl glucose)[2],loropetallias A、B、C, camelliin B, rugosin D、E、G[3]。

【药性】 《湖北中草药志》:"涩、微苦,平。"

【功用主治】 清热止咳,收敛止血。主治肺热咳嗽,咯血,鼻衄,便血,痢疾,泄泻,崩漏。

1.《江西民间草药》:"治鼻衄。"

2.《浙江药用植物志》:"清热止血。治鼻衄,外伤出血,烧伤,咳血,感冒,痢疾。"

【用法用量】 内服:煎汤,6～10 g。外用:研末撒;或鲜品揉团塞鼻。

【选方】 1. 治鼻衄 檵木花12 g,紫珠草15 g。水煎服。或用鲜花揉团塞鼻中。(《湖北中草药志》)

2. 治痢疾 檵花、骨碎补各3 g,荆芥4.5 g,青木香6 g。水煎服。(《湖南药物志》)

3. 治血崩 檵花12 g。炖猪肉,一日分数次服。(《天目山药用植物志》)

4. 治遗精,白带 檵木花12 g,猪瘦肉120 g。共煨熟,汤肉同食。(《湖北中草药志》)

5. 治烧伤 檵花炒存性,研细粉。用已煮沸过的麻油调涂。(《浙江药用植物志》)

5895 檵木叶 jì mù yè

江西(《草药手册》)

【异名】 檵花叶(《植物名实图考》)。

【基原】 为金缕梅科檵木属植物檵木 *Loropetalum chinense* (R. Br.) Oliv. 的叶。

【原植物】 参见"檵花"条。

【采收加工】 全年均可采摘,晒干。

【药材】 檵木叶 *Folium Loropetali Chinensis* 产于湖南、江西、福建、贵州、安徽、浙江等地。

性状 叶多皱缩卷曲,完整叶片展平后椭圆形或卵形,长1.5～3 cm,宽1～2.5 cm;先端锐尖,基部稍偏斜,全缘或有细锯齿;上面灰绿色或浅棕褐色,下面色较浅,两面疏被短茸毛;叶柄被棕色茸毛。气微,味涩、微苦。

鉴别 (1) 叶横切面:上表皮细胞扁长方形,外被角质层,有单细胞非腺毛;下表皮细胞较小,外壁呈乳突状;上、下表皮均有星状毛,壁木化。栅栏组织细胞1～2列,有的细胞含草酸钙方晶;海绵组织亦有方晶。主脉为外韧型维管束,韧皮部外方有木化纤维束;薄壁细胞含草酸钙方晶。

(2) 取本品粉末5 g,加水50 ml,置50～60 ℃的水浴上加热约1 h,滤过。取滤液点于滤纸上,喷洒0.1%溴麝香草酚蓝的乙醇溶液,即在蓝色背景中显黄色斑点(检查有机酸)。

【成分】 含黄酮成分:槲皮素(quercetin)[1],木犀草素(luteolin),黄芪苷-2″-O-没食子酸酯(astragalin-2″-O-gallate),黄芪苷-6″-O-没食子酸酯(astragalin-6″-O-gallate),黄芪苷-2″,6″-二-O-没食子酸酯(astragalin-2″,6″-di-O-gallate)[3]。另含鞣质成分:没食子酸(gallic acid)[2],六没食子酰葡萄糖(hexagalloyl glucose),七没食子酰葡萄糖(heptagalloyl glucose),八没食子酰葡萄糖(octagalloyl glucose)[3],prostratins A、B、C, rugosin D[4]。

【药理】 1. 抗菌作用 20%檵花叶煎剂对金黄色葡萄球菌、福氏痢疾杆菌、伤寒杆菌等,均有抑制作用[1]。临床曾作为皮肤消毒剂[2,3]。

2. 心血管作用 含黄酮的注射剂,能增加猫冠状窦流量,降低心肌的氧利用率,心肌氧耗量相对降低;此外还能增加离体兔心的冠脉流量,并增强收缩。此等作用可能与所含槲皮素有关[4,5]。对外周血管有直接扩张作用[4]。

3. 其他 所含鞣质等成分有止血作用[1],对子宫也有较强而持久收缩作用[1]。

【药性】 《贵州民间药物》:"性凉,味涩。"

【功用主治】 收敛止血,清热解毒。主治吐血,便血,崩漏,产后恶露不净,紫癜,痢疾,跌打损伤,目赤,喉痛。

1.《植物名实图考》:"其叶捣烂敷刀刺伤,能止血。"

2.《湖南药物志》:"治中暑,喉痛,风热目痛。"

3.《湖北中草药志》:"清热利湿,收敛止血。用于痢疾,腹泻,消化道出血,湿疹,外伤出血等证。"

【用法用量】 内服:煎汤,15～30 g;或捣汁。外用:捣敷,研末敷,煎水洗或含漱。

【选方】 1. 治暑泻,痢疾 檵木茎叶21 g。水煎服。红痢加白糖,白痢加红糖15 g,调服。(《江西民间草药》)

2. 治闪筋 鲜檵花叶一握,加烧酒捣烂,绞汁1杯。每日服1～2次。(《福建民间草药》)

3. 治消化道出血 檵木叶、藕节、侧柏叶、花蕊石、血余炭各等量。研为细末。每服6 g,每日3次,冷开水吞服。(《湖北中草药志》)

4. 治外伤出血 鲜檵花叶一握,捣烂外敷。(《福建民间草药》)

5. 治紫斑病 檵木鲜叶30 g。捣烂,酌加开水擂取汁服。(江西《草药手册》)

【临床报道】 1. 治疗老年慢性气管炎 以檵木叶提取的黄酮部分制成檵木黄片,每片含0.3 g,每日服3次,每次1片,连服20 d。共观察200例中,结果:有效118例

(92%)；临床控制及显效58例，显效率为29%。以镇咳祛痰疗效较高，咳嗽咯痰多于3～5 d内出现疗效，气喘及哮鸣音疗效稍迟。无毒副作用[1]。

2. 治疗产后宫缩不良　檵木叶注射液(每1 ml含生药5 g)肌内注射，每次4～8 ml，每日2～3次；对剖腹产后宫缩不良者直接注射于宫体，每次10～20 ml。共观察109例，106例取得明显疗效。一般注射后即出现宫缩，5～10 min出血逐渐停止[2]。

5896 檵木根 jì mù gēn (《江西草药》)

【异名】　檵花根(《天目山药用植物志》)，土降香(《湖北中草药志》)。

【基原】　为金缕梅科檵木属植物檵木 *Loropetalum chinense* (R. Br.) Oliv. 的根。

【原植物】　参见"檵花"条。

【采收加工】　全年均可采挖，切块，晒干或鲜用。

【药材】　檵木根 *Radix Loropetali Chinensis*　产于湖南、江西、福建、安徽、浙江等地。

性状　根圆柱形、拐状不规则弯曲或不规则分枝状，长短粗细不一。一般切成块状，表面灰褐色或黑褐色，具浅纵纹，有圆形的茎痕及支根痕；栓皮易呈片状剥落而露出棕红色的皮部。体重，质坚硬，不易折断，断面灰黄色或棕红色，纤维性。气微，味淡、微苦涩。

【药理】　1. 对子宫的作用　根的煎剂对大鼠、小鼠、豚鼠及家兔的离体子宫均有兴奋作用，使子宫的摆动、张力增加。给雌性大鼠口服根煎剂20 g/kg，连服3星期，对由它哺乳的仔鼠的生长发育、体重并无影响[1]。

2. 对血管的作用　在离体灌流试验中，根的煎剂能扩张大鼠后肢血管，并对抗组胺引起的水肿[2]。

毒性　家兔口服根的煎剂12～15 g/kg，连续3 d，对BSP潴留率无明显影；小鼠腹腔注射 LD_{50} 为54 g/kg，故煎剂毒性很小[1]。

【药性】　南药《中草药学》："苦、涩、平。"

【功用主治】　止血活血，收敛固涩。主治咯血，吐血，便血、外伤出血，崩漏，产后恶露不尽，风湿关节疼痛，跌打损伤，泄泻，痢疾，白带，脱肛。

1. 南药《中草药学》："通经活络，收缩子宫，主治血积经闭，产后恶露不畅，肺结核咯血。"

2.《湖北中草药志》："健脾，利湿，活络。用于风湿痹痛、脱肛、子宫脱垂、血瘀经闭、白带、跌打损伤等症。"

【用法用量】　内服：煎汤，15～30 g。外用：研末敷。

【选方】　1. 治上消化道出血　檵木、紫珠草、蒲公英各30 g。每日1剂，上、下午二次分服。〔《浙江中医学院学报》1982，(6)：21〕

2. 治产后恶露不畅　檵花细须根120～150 g。加水煎汁，冲黄酒500 g，红糖180 g，产后第二日起早晚饭前分服。(《天目山药用植物志》)

3. 治跌打吐血　檵花根或叶，煮猪精肉服。(《湖南药物志》)

4. 治脱肛　檵木根30 g，猪直肠5寸。炖汤，第一次喝汤；第二次连汤及肠内服。(江西《草药手册》)

5. 治妇女白带　檵花根60～90 g。切片，露七个晚上后，入锅内焙干，再用酒炒3次，同未生过蛋的雌鸡一只(去肠杂)，酌加红糖炖熟。分二三次服(喝汤食肉)。(《福建民间草药》)

6. 治齿痛　檵木根30 g，鸡、鸭蛋各1枚。煮熟，兑红糖60 g服。(《湖南药物志》)

7. 治痢疾、腹泻　檵木根30 g，枫树根24 g，石榴根15 g。水煎服。(《福建药物志》)

5897 覆盆子 fù pén zǐ (《别录》)

【异名】　覆盆(《本草经集注》)，乌藨子(《纲目》)，小托盘、山泡(《中药材手册》)，笋藨子(《江西中药》)。

【基原】　为蔷薇科悬钩子属植物掌叶覆盆子的果实。

【原植物】　掌叶覆盆子 *Rubus chingii* Hu　又名：大号角公、牛奶母(《中国植物志》)，华东覆盆子(《中华人民共和国药典》)，牛奶果(浙江)，头莲果子(安徽)。

落叶灌木，高2～3 m。幼枝绿色，有白粉，有少数倒刺。单叶互生；叶柄长3～4.5 cm；托叶线状披针形；叶片近圆形，直径5～9 cm，掌状5深裂，中裂片菱状卵形，基部近心形，边缘有重锯齿，两面脉上有白色短柔毛；基生五出脉。花两性；单生于短枝的顶端，直径2.5～3.5 cm；花梗长2～3.5 cm；花萼5，宿存，萼裂片卵状长圆形，两面有短柔毛；花瓣5，白色，椭圆形或卵状长圆形，先端圆钝；雄蕊多数，花丝宽扁，花药丁字着生，2室；雌蕊多数，具柔毛，着生在凸起的花托上。聚合果球形，直径1.5～2 cm，红色，下垂；小核果密生灰白色柔毛。花期3～4月，果期5～8月。

掌叶覆盆子

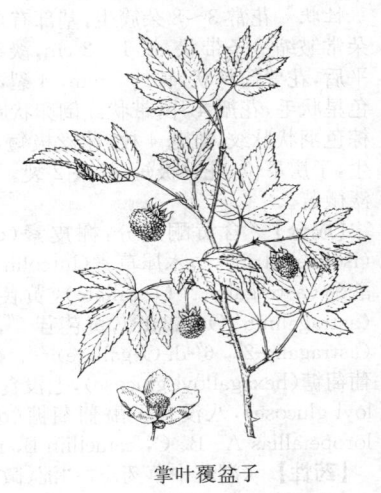

生于低海拔至中海拔地区，在山坡、路边阳处或阴处灌木丛中常见。分布于江苏、浙江、安徽、福建、江西、广西等地。

本植物的叶(覆盆子叶)、根(覆盆子根)亦供药用，另设专条。

【栽培】　生物学特性　喜冷凉气候，忌炎热，喜光忌曝晒。一般土壤均可栽种，但以土质疏松、富含腐殖质、排水良好的酸性黄壤土为好。

繁殖方法　用根蘖、埋根、扦插或压条繁殖。根蘖繁殖：2～3月，挖取由根蘖苗长成的植株，经适当修剪后，分株假植或定植。埋根繁殖：利用挖根蘖苗时修剪下来的较粗的侧根，截成长10 cm左右的根段，插入苗床，培育1年后定植。扦插繁殖：在春季萌芽前剪取一年生枝条，将枝条剪成长15～20 cm作插条，按行株距10 cm×5 cm插入苗床，覆膜保温保湿，苗高50 cm即可出圃定植。压条繁殖：7～8月，将母株接近地面的一年生枝条压入土中，枝条入土部分割伤。翌年春，将压条长出的幼苗截离母体，另行栽植。定植按行株距2 cm×0.5 cm开穴，穴宽深30～40 cm，每穴施入土杂肥5 kg和细土拌匀，栽后踏实浇水。

田间管理　定植后每年中耕、除草、追肥3～4次。生长期适时修剪整形，搭架引缚。春季修剪，每丛保留7～9个粗壮枝条，结合采用单柱或双柱或篱架引缚；夏季修剪每株保留12～15个均匀分布的健壮枝条，对保留的基生枝进行摘心；秋剪在果实采完后进行，剪去枯枝、病枝、弱枝，疏剪密枝。雨水或干旱过多时，及时排灌水。

【采收加工】 7～8月间果实已饱满呈绿色未成熟时采收，将摘下的果实拣净梗、叶，用沸水烫1～2 min，取出置烈日下晒干。

【药材】 覆盆子 *Fructus Rubi* 主产于浙江、福建。

性状 聚合果由多数小核果聚合而成，呈圆锥形或扁圆锥形，顶端钝圆，基部中心凹入，高0.6～1.3 cm，直径0.5～1.2 cm。表面黄绿色或淡棕色，密被灰白色或灰绿色短绒毛。宿萼棕褐色，5裂，先端多折断，上有多数残存花丝，下有果梗痕。小果易剥落，每个小果呈半月形，背面隆起，两侧有明显的网纹，腹部有突起的棱线。体轻，质硬，内含棕色种子1粒。气微，味微酸涩。

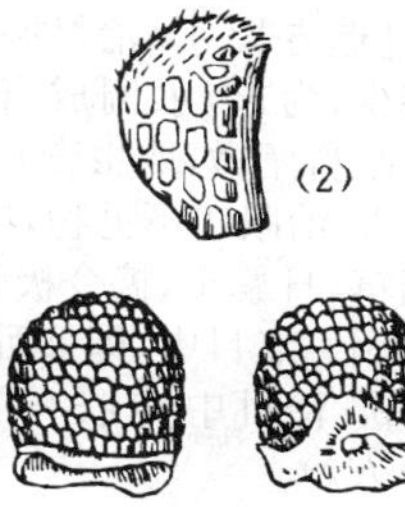

覆盆子(聚合果)外形
(1) 覆盆子(聚合果)外形
(2) 小核果(放大)

鉴别 小核果横切面：外果皮1列细胞，角质层外缘细波状；背面有单细胞非腺毛。中果皮为数至十数列细胞，有的含草酸钙簇晶；最外2～3列为厚角组织；维管束外韧型，周围有纤维及网纹细胞；最内1～4列细胞壁条状或网状增厚。内果皮为多列纤维，外缘呈8～10个脊状突起，纤维细长，壁木化，外侧2～12列纤维沿果轴纵轴平行排列，内侧6～11列与之相垂直。种皮内、外表皮细胞均含棕色色素，其间为数列薄壁细胞，种脊维管束位于果实腹侧。胚乳及子叶细胞含脂肪油及糊粉粒，后者还含细小草酸钙簇晶。

粉末特征 黄棕色。非腺毛单细胞，长60～450 μm，直径12～20 μm，壁甚厚，木化，大多数具双螺纹，有的体部易脱落，足部残留而埋于表皮层，表面观圆多角形或长圆形，直径约至23 μm，胞腔分枝，似石细胞状。草酸钙簇晶较多见，直径18～50 μm。果皮纤维黄色，上下层纵横或斜向交错排列。

【成分】 含有机酸，糖类及少量维生素C[1]。有机酸类含覆盆子酸(fupenzic acid)[2]，逆没食子酸(ellagic acid)；另含β-谷甾醇(β-sitosterol)[3]。

【药理】 1. 对淋巴细胞的作用 覆盆子的4种提取组分：水提取液、醇提取液、粗多糖和正丁醇组分均有明显的促进淋巴细胞增殖作用。在没有丝裂原存在时，其增殖指数在3.0左右。在有微量丝裂原辅助下，其增殖指数亦为3.0左右(相对于微量丝裂原组)。在淋巴细胞激活的早期伴有cAMP水平的升高[1]。

2. 抗诱变作用 采用Ames试验、小鼠骨髓微核试验、SOS显色反应，发现覆盆子水溶性提取物在三项试验中均无诱变性。在抗诱变试验中，对Ames试验中阳性诱变物2AF、4NQO、AFB_1、NaN_3的诱变有抑制作用；对AFB_1、4NQO、MMC诱导SOS显色反应也有抑制作用[2]。

3. 延缓衰老作用 采用小鼠D-半乳糖衰老模型，发现覆盆子可明显缩短衰老模型小鼠的游泳潜伏期，降低脑单胺氧化酶B活性，提示覆盆子具有改善学习记忆能力，延缓衰老的作用[3]。此外，对超氧阴离子自由基有清除作用，对邻苯三酚自氧化体系生产的超氧自由基，其抑制率为50%时的相应浓度(IC_{50})为0.046 7 mg/ml[4]。

【炮制】 1. 覆盆子 取原药材，除去杂质，筛去灰屑。

2. 盐覆盆子 取净覆盆子加盐水拌匀，闷润至盐水被吸尽后，置笼屉内蒸透，取出干燥。每覆盆子100 kg，用食盐2 kg。盐覆盆子固精、缩尿作用较强。

3. 酒覆盆子 将覆盆子与酒拌匀，闷润至酒尽时，置锅内用文火炒至微干，取出放凉。每覆盆子100 kg，用黄酒60 kg。酒覆盆子温补肾阳作用较强，多用于肾虚阳痿。

饮片性状 覆盆子参见“药材”项。盐覆盆子形如覆盆子，色泽加深，微咸。酒覆盆子形如覆盆子，色泽加深，微有酒气。

贮干燥容器内，盐覆盆子、酒覆盆子密闭，置阴凉干燥处。

【药性】 甘、酸，微温。归肝、肾经。

1.《别录》：“味甘，平。无毒。”

2.《千金方》：“味甘，辛，平。”

3.《药性论》：“微热，味甘、辛。”

4.《食疗本草》：“味酸。”

5.《品汇精要》：“味甘，性平缓，气厚于味，阳中之阴。臭朽。”

6.《雷公炮制药性解》：“味甘酸，性温，无毒。入肝、肾二经。”

7.《本草新编》：“入五脏命门。”

8.《药性切用》：“甘、酸、涩，温。”

【功用主治】 补肝益肾，固精缩尿，明目。主治阳痿早泄，遗精滑精，宫冷不孕，带下清稀，尿频遗溺，目视昏暗，须发早白。

1.《别录》：“主益气，轻身，令发不白。”

2.《药性论》：“主男子肾精虚竭，女子食之有子，主阴痿，能令坚长。”

3.《本草拾遗》：“笮取汁，合成膏，涂发不白，食其子，令人好颜色。”

4.《日华子》：“安五脏，益颜色，养精气，长发，强志，疗中风身热及惊。”

5.《开宝本草》：“补虚续绝，强阴健阳，悦泽肌肤，安和脏腑，温中益力，疗劳损风虚，补肝明目。”

6.《本草衍义》：“益肾脏，缩小便。令人取汁，作煎为果，仍少加蜜或熬为稀汤点服，治肺虚寒。”

7.《纲目》：“其补益与桑椹同功。”

8.《雷公炮制药性解》：“主肾伤精滑，阴痿不起，小便频数，黑发润肌。”

9.《本草述》：“治劳倦、虚劳，肝肾气虚恶寒，肾气虚逆咳嗽、痿，消瘅，泄泻，赤白浊，鹤膝风；诸见血证及目疾。”

10.《医林纂要》：“补肺，生水，泻肝，益肾，固精，敛气。”

【用法用量】 内服：煎汤，5～10 g；或入丸、散，亦可浸酒或熬膏。

【宜忌】 阴虚火旺，小便短赤者禁服。

1.《本草经疏》：“强阳不倒者忌之。”

2.《本草汇言》：“肾热阴虚，血燥血少之证戒之。”

3.《本草从新》：“小便不利者勿服。”

4.《萃金裘本草述录》：“火炽者忌之。”

【选方】 1. 添精补髓，疏利肾气，不问下焦虚实寒热，服之自能平秘。古今第一种子方 枸杞子八两，菟丝子八两(酒蒸、捣饼)，五味子二两(研碎)，覆盆子四两(酒洗，去目)，车前子二两(扬净)。上药，俱择精新者，焙晒干，共为细末，炼蜜丸，梧桐子大。每服，空心九十丸，上床时五十丸，百沸汤或盐汤送下，冬月用温酒送下。(《摄生众妙方》

五子衍宗丸）

2. 治阳事不起　覆盆子，酒浸，焙研为末。每旦酒服三钱。（《濒湖集简方》）

3. 治膀胱虚冷，小便频数不禁　覆盆子（酒浸炒）四两，木通一两二钱，甘草五钱，共为末。每早服三钱，白汤调送。（《本草汇言》引《寇氏本草》）

4. 治小儿肾虚遗尿　覆盆子 30 g。用水 2 碗，文火煎至 1 碗，去渣取汤，再用药汤煮猪瘦肉 60～90 g，不加作料，文火煮熟。肉和汤同时吃下。每日服 1 次，一般 2～3 次可愈。〔《中医杂志》1983，24(5)：377〕

5. 治积年目疾昏涩不明，治赤目尤效　用覆盆子捣汁滴目中，有虫出如丝便效。（《古今医统》）

【各家论述】　1.《本草汇言》："覆盆子，暖肾健阳之药也。甄氏方主男子肾精虚竭、阳衰阴痿，服此能令坚长，女子胞寒白带，血冷不调，食之能令有子。陈氏方榨汁涂发，可使黑润。寇氏方煎膏日服，可止小便余沥不禁。若马氏方之疗劳损风虚，补肝明目，与枸杞、桑椹等，皆暖肾健阳之意也。"

2.《本草通玄》："覆盆子，甘平入肾，起阳治痿，固精摄溺，强肾而无燥热之偏，固精而无凝涩之害，金玉之品也。"

3.《本草新编》："覆盆子，入五脏命门。治肾伤精竭流滑，明目黑发，耐老轻身，男子久服轻身，女子多服结孕，益人不浅。医家止入于丸散之中，而不用于汤剂之内，谁知覆盆子用之于汤剂，更效应如响。其功不亚肉桂，且肉桂过热，而覆盆子微热，既无阳旺之虞，且有阴衰之益。虽不可全倚之为君，而实可大用之为臣，不可视之为佐使之具也。或疑覆盆子一味为末酒送，亦能兴阳，非君药乎？曰：单味服之，终觉效轻，止可兴阳微衰者，为助阳之汤，而不可兴阳大衰者，为起阳之剂。盖覆盆子必佐参、芪，增桂、附而功乃弘，实可臣而不可君也。"

4.《冯氏锦囊》："覆盆子既有补益之功，复多收敛之义，益肾藏而固精，缩小便，专治肾伤精竭流滑，用之强阴固涩，以助闭蛰封藏。"

5.《本草正义》："覆盆子为滋养真阴之药，味带微酸，能收摄耗散之阴气而生精液，故寇宗奭谓益肾缩小便，服之当覆其溺器，语虽附会，尚为有理。《本经》主安五脏，脏者阴也。凡子皆坚实，多能补中，况酸收之力，自能补五脏之阴而益精气。凡子皆重，多能益肾，而此又专入肾阴，能坚肾气，强志倍力有子，皆补益肾阴之效也。《别录》益气轻身，令发不白，仍即《本经》之意。惟此专养阴，非以助阳，《本经》、《别录》并未言温，其以为微温微热者，皆后人臆测之辞。一似凡补肾者皆属温药，不知肾阴肾阳，药物各有专主，滋养真阴者，必非温药。"

5898 覆盆子叶 fù pén zǐ yè（《本草拾遗》）

【异名】　西国草（《海上集验方》），覆盆草叶（《卫生易简方》）。

【基原】　为蔷薇科悬钩子属植物掌叶覆盆子 *Rubus chingii* Hu 的叶。

【原植物】　参见"覆盆子"条。

【采收加工】　8 月，果实采收后剪下叶子，晒干或烘干。

【成分】　干叶含二萜类化合物：覆盆子苷（goshonoside）F_1、F_2、F_3、F_4、F_5、F_6、F_7[1, 2]。

【药性】　微酸、咸，平。

1.《纲目》："微酸、咸，平，无毒。"

2.《药性考》："酸。"

【功用主治】　清热解毒，明目，敛疮。主治眼睑赤烂，目赤肿痛，青盲，牙痛，臁疮，疖肿。

1.《本草拾遗》："挼绞取汁滴入目中，去肤赤，有虫出如丝线。"

2.《纲目》："明目止泪，收湿气。"

3.《药性切用》："能收湿。为末，掺臁疮湿烂。"

【用法用量】　外用：捣汁点眼；或研末撒。

【选方】　1. 治烂眼有虫，其痒不可当　覆盆子叶，不拘多少，为末，水调成膏。摊纱绢上，贴眼片时，其虫即出。（《眼科阐微》取虫膏）

2. 治眼暗不见物，冷泪浸淫不止及青盲，天行目暗　西国草，日暴干，捣令极烂，薄绵裹之，以乳汁浸如人行八九里久用。点目中，即仰卧。禁酒、油、面。（《海上集验方》）

3. 治目中赤肤　覆盆草叶绞汁，滴目中。（《卫生易简方》）

4. 治牙疼　覆盆子嫩叶捣汁，点目眦三四次。无新叶，干者煎浓汁亦可。（《摘玄方》）

5. 治臁疮　生覆盆子叶，瓦上煅干，研极细。干掺，纱扎，次日以新水湿去痂，又用温浆水洗拭，掺药。（《直指方》）

6. 治软疖　覆盆子叶微炒为末，油调，纸花贴。（《普济方》）

5899 覆盆子根 fù pén zǐ gēn（《纲目》）

【基原】　为蔷薇科悬钩子属植物掌叶覆盆子 *Rubus chingii* Hu 的根。

【原植物】　参见"覆盆子"条。

【采收加工】　在根蘖繁殖或在栽后 4～5 年，轮流采挖部分根，切成 6～10 cm 长，晒干或烘干。

【功用主治】　祛风止痛，明目退翳，和胃止呕。主治牙痛，风湿痹痛，目翳，呕逆。

1.《药性考》："治目翳。"

2.《安徽中草药》："除湿消肿。"

【用法用量】　内服：煎汤，15～30 g。外用：澄粉，点眼。

【选方】　1. 治牙痛　（覆盆子）根煎汁烧鸡蛋，去汁食蛋。（《天目山药用植物志》）

2. 治扭伤腰痛　鲜覆盆根、鲜水苦荬各 30 g。煎服。（《安徽中草药》）

3. 治痘后目翳　覆盆根洗、捣、澄粉，日干，蜜和少许。点于翳丁上，日二三次，自散。百日内治之，久即难疗。（《活幼口议》）

4. 治胃气不和，呕逆不下食　覆盆子根、枣（青州者，去核）、人参、白茅根、灯心、半夏（汤洗七遍，焙）、前胡（去芦头）、白术各等分。上八味，碎如麻豆大。每服五钱匕，水一盏半，煎至八分，去渣温服，日三。（《圣济总录》覆盆饮）

【临床报道】　治疗急性肾炎　取覆盆子根 200～250 g（鲜），猪瘦肉 60～80 g，加水 1 500～2 000 ml，煎至 150～200 ml。分 2 次服汤及瘦肉。每日 1 剂，连服 2～4 剂。治疗 45 例，病程最长的 1 年余，最短的 4 d。服药后经尿常规检查证明均获痊愈，经半年以上随访均未复发[1]。

5900 瞿麦 qú mài（《本经》）

【异名】　巨句麦（《本经》），大兰（《别录》），山瞿麦（《千金方》），瞿麦穗（《局方》），南天竺草（《圣济总录》），麦句姜

(《纲目》),剪绒花(《医林纂要》),龙须、四时美、圣茏草子(《新本草纲目》)。

【基原】 为石竹科石竹属植物瞿麦和石竹的地上部分。

【原植物】 1. 瞿麦 *Dianthus superbus* L. 又名:大菊、蘧麦(《尔雅》),地面(《齐民要术》),竹节草(《中药志》),红花瞿麦、野麦、木碟花、剪刀花、十样景。

多年生草本,高达 1 m。茎丛生,直立,无毛,上部二歧分枝,节明显。叶对生,线形或线状披针形,长 1.5～9 cm,宽 1～4 mm,先端渐尖,基部成短鞘状包茎,全缘,两面均无毛。两性花;花单生或数朵集成稀疏歧式分枝的圆锥花序;花梗长达 4 cm;小苞片 4～6,排成 2～3 轮;花萼圆筒形,淡紫红色,长达 4 cm,先端 5 裂,裂片披针形,边缘膜质,有细毛;花瓣 5,淡红色、白色或淡紫红色,先端深裂成细线状,基部有长爪;雄蕊 10;子房上位,1 室,花柱 2,细长。蒴果长圆形,与宿萼近等长。种子黑色。花期 8～9 月,果期 9～11 月。

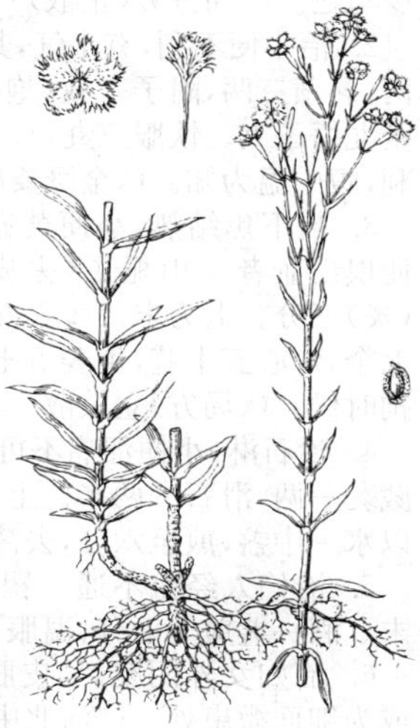
瞿麦

生于山坡、草地、路旁或林下。全国大部分地区均有分布。

2. 石竹 *D. chinensis* L.

又名:鹅毛石竹、绣竹(《洛阳花木记》),洛阳花(《纲目》),东北石竹(《新华本草纲要》),石柱花。

与上种相似,主要区别为:苞片卵形、叶状披针形,开张,长为萼筒的 1/2,先端尾状渐尖;萼筒长 2～2.5 cm,裂片宽披针形;花瓣通常紫红色,喉部有斑纹和疏生须毛,先端浅裂成锯齿状。花期 4～8 月,果期 5～9 月。

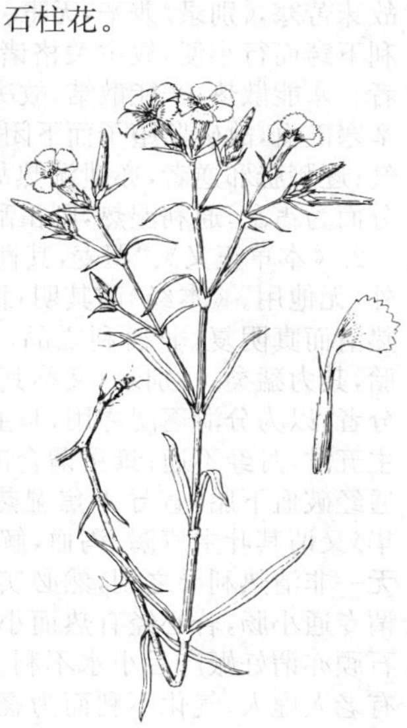
石 竹

生于海拔 1 000 m 以下的山坡草丛中。全国大部分地区均有分布。

【栽培】 生物学特性 耐寒,喜潮湿,忌干旱。土壤以砂质壤土或黏壤土最好。

繁殖方法 种子和分株繁殖。种子繁殖:4～5 月播种,开浅沟条播,沟距 15～21 cm,沟深 1.5～3.0 cm,将种子均匀撒于沟内,覆土 0.6～0.9 cm,稍镇压,立即浇水。分株繁殖:在 3～4 月,将根挖出,分成 5～6 株 1 墩,随分随栽,按行距 24～30 cm 开沟,沟深 6 cm,每隔 6～10 cm栽 1 墩,覆土将根周围压实,浇水。

田间管理 中耕除草全年可进行 5～6 次,苗高 6～10 cm 可进行浅耕,以后每逢浇水或施肥时,均进行中耕除草。

病虫害防治 病害有黑粉病,可采用轮作,留无病种子作种,拔除病株,以防蔓延。根腐病,可选地势高燥地块或高畦种植,雨季注意开沟排水和在病株周围撒草木灰。

【采收加工】 夏、秋季花未开放前采收。栽培者每年可收割 2～3 次。割取全株,除去杂草、泥土,晒干。

【药材】 瞿麦 *Herba Dianthi* 瞿麦主产于河北、河南、陕西、山东、四川、湖北、湖南、浙江、江苏;石竹主产于东北各地,河北、河南、陕西、山东、江苏等地亦产。

性状 瞿麦 茎圆柱形,上部有分枝,长 30～60 cm;表面淡绿色或黄绿色,光滑无毛,节明显,略膨大,断面中空。叶对生,多皱缩,展平叶片呈条形至条状披针形。枝端具花及果实,花萼筒状,长 2.7～3.7 cm;苞片 4～6,宽卵形,长约为萼筒的 1/4;花瓣棕紫色或棕黄色,卷曲,先端深裂成丝状。蒴果长筒形,与宿萼等长。种子细小,多数。无臭,味淡。

石竹 萼筒长 1.4～1.8 cm,苞片长约为萼筒的 1/2;花瓣先端浅齿裂。

鉴别 (1) 粉末特征:瞿麦 黄绿色或黄棕色。纤维多成束,直径 10～25(～38)μm,孔沟不明显,胞腔狭窄。有的纤维外侧的细胞含草酸钙簇晶,形成晶纤维。草酸钙簇晶较多,直径 7～85 μm。非腺毛有两种。一种 1～3 细胞,壁薄,直径 5～12 μm;另一种棍棒状,1～2 细胞,先端钝圆,直径 10～13 μm,表面有角质短条状纹理。叶上表皮细胞表面观类多角形,垂周壁连珠状增厚,表面有稀疏的角质条纹。气孔直轴式,也有不定式。花粉粒圆球形,直径 31～75 μm,具散孔,孔数 10～17,表面有网状雕纹。茎髓部厚壁细胞类长方形,直径 37～93 mm,壁厚 3～8 μm,微木化,孔沟稀疏。

石竹 黄绿色。纤维多成束,直径 8～22 μm,孔沟不明显,胞腔线形。有的外侧细胞中含草酸钙簇晶,形成晶纤维。草酸钙簇晶较多,直径(5～)8～75 μm。非腺毛 1～11 个细胞,长可达 300 μm,直径 7～33 μm,有的胞腔内含黄棕色物质。花粉粒圆球形,直径 27～53 μm,具散孔,孔数 9～12(～14),表面有网状雕纹。

(2) 取本品粉末 0.5 g,加水 10 ml,加热 10 min,趁热滤过,放冷。取滤液 2 ml,置具塞试管中,用力振摇 1 min,产生持久性泡沫,10 min 内不消失(检查皂苷)。

(3) 薄层色谱:取本品 5 g,加水 50 ml,70 ℃浸 2 h,滤过,滤液用正丁醇萃取,蒸干正丁醇后,刮取瓶壁上白色物溶于稀乙醇,为供试品液。以蒎立醇为对照品制成对照品溶液。吸取二溶液点于硅胶 G 高效板上,氯仿-甲醇-水(6.5∶3∶0.5)展开后,碘熏 1 h,供试品色谱中与对照品色谱相应处,均显棕色斑点,溴甲酚紫硼酸盐缓冲液显色,黄色背景上有黄斑,次日见蓝色背景有黄色斑点。

【成分】 1. 瞿麦的带花全草含黄酮类化合物:花色苷(anthocyanin)等[1, 2];蒽醌类化合物:大黄素甲醚(pjyscion),大黄素(emodin),大黄素-8-O-葡萄糖苷(emodin-8-O-glucoside);及 3,4-二羟基苯甲酸甲酯,3-(3′,4′-二羟基苯基)丙酸甲酯,β-谷甾醇苷[3]。

2. 石竹的带花全草含黄酮类化合物[4, 5];三萜皂苷:石竹皂苷(dianchinenoside)A、B[6];吡喃酮苷:瞿麦吡喃酮苷(dianthoside)[7]。

花含丁香油酚(eugenol),苯乙醇(phenylethyl alcohol),

苯甲酸苄酯(benzylbenzoate),水杨酸甲酯(methyl salicylate),水杨酸苄酯(benzylsalicylate)[8]。

【药理】 1. 对泌尿系统的作用　瞿麦煎剂对大鼠、兔、麻醉犬及不麻醉犬均有一定的利尿作用[1]。瞿麦穗煎剂2 g/kg给兔灌胃,可使尿量明显增加,并可增加氯化物的排出量[2]。瞿麦体外有抗泌尿生殖道沙眼衣原体的活性,随着中药浓度的升高,衣原体包涵体的体积和数量逐渐减小、减少,最后消失[3]。

2. 对平滑肌的作用　瞿麦乙醇提取物对麻醉兔在体子宫及大鼠离体子宫肌条均有明显兴奋作用,表现在振幅、频率和张力改变,与前列腺素 E_2(PGE_2)合用时呈协同作用。瞿麦兴奋子宫作用似与性周期状态有关[4]。从离体、整体的动物实验中证明煎剂有兴奋肠管的作用[2]。

3. 抗生育作用　瞿麦10 g/kg、15 g/kg、30 g/kg对妊娠小鼠着床期、早期妊娠,15 g/kg、30 g/kg对中期妊娠均有较显著的致流产、致死胎的作用,且随剂量增加作用增强,部分胚胎坏死吸收[5]。

4. 防石作用　用瞿麦提取液对草酸钙肾结石模型大鼠进行实验研究,发现瞿麦能保护肾组织细胞,对肾草酸钙晶体形成有明显抑制作用[6]。

【炮制】 取原药材,除去杂质及残根,润软切段,干燥,筛去灰屑。

饮片性状　参见"药材"项。

贮干燥容器内,置通风干燥处。

【药性】 苦,寒。归心、肝、小肠、膀胱经。

1.《本经》:"味苦,寒。"

2.《别录》:"辛,无毒。"

3.《药性论》:"味甘。"

4.《药类法象》:"气平。"(引自《汤液本草》)

5.《品汇精要》:"气薄味厚,阴中之阳。臭朽。"

6.《本草汇言》:"沉而下降之药。入手少阴、太阳二经。"

7.《本草正》:"味苦,微寒。"

8.《长沙药解》:"入足厥阴肝、足太阳膀胱经。"

【功用主治】 利小便,清湿热,活血通经。主治小便不通,热淋,血淋,石淋,闭经,目赤肿痛,痈肿疮毒,湿疮瘙痒。

1.《本经》:"主关格诸癃结,小便不通,出刺,决痈肿,明目去翳,破胎堕子,下闭血。"

2.《别录》:"养肾气,逐膀胱邪逆,止霍乱,长毛发。"

3.《药性论》:"主五淋。"

4.《日华子》:"瞿麦,催生。石竹叶,治痔瘘并泻血,作汤粥食并得。子,治月经不通,破血块,排脓。叶,治小儿蛔虫,痔疾,煎汤服。丹石药发并眼目肿痛及肿毒,捣敷。治浸淫疮并妇人阴疮。"

5.《本草图经》:"通心经、利小肠为最要。"

6.《本草正》:"性滑利,能通小便,降阴火,除五淋,利血脉。凡下焦湿热疼痛诸病皆可用之。"

7.《本草求真》:"泻心利水。"

【用法用量】 内服:煎汤,3～10 g;或入丸、散。外用:煎汤洗;或研末撒。

【宜忌】 下焦虚寒、小便不利以及妊娠、新产者禁服。

1.《本草经集注》:"蘘草、牡丹为之使。"

2.《本草经集注》:"恶桑螵蛸。"

3.《本草衍义》:"八正散用瞿麦,今人为至要药。若心经虽有热,而小肠虚者服之,则心热未退,而小肠别作病矣。"

4.《品汇精要》:"妊娠不可服。"

5.《本草经疏》:"凡肾气虚,小肠无大热者忌之;胎前产后及一切虚火,患小水不利,法并禁用;水肿蛊胀,脾虚者不得施。"

【选方】 1. 治大人、小儿心经邪热,一切蕴毒,咽干口燥,大渴引饮,心忪面热,烦躁不宁,目赤睛疼,唇焦鼻衄,口舌生疮,咽喉肿痛;又治小便赤涩,或癃闭不通及热淋、血淋　车前子、瞿麦、萹蓄、滑石、山栀子仁、甘草(炙)、木通、大黄(面裹煨,去面,切,焙)各一斤。上为散。每服二钱,水一盏,入灯心,煎至七分,去滓,温服,食后,临卧。小儿量力少少与之。(《局方》八正散)

2. 治小便不利,有水气,其人苦渴　栝楼根二两,茯苓三两,薯蓣三两,附子一枚(炮),瞿麦一两。上五味,末之,炼蜜丸梧子大。饮服三丸,日三服,不知,增至七八丸,以小便利,腹中温为知。(《金匮要略》栝楼瞿麦丸)

3. 治下焦结热,小便黄赤,淋闭疼痛,或有血出,及大小便俱出血者　山栀子(去皮,炒)半两,瞿麦穗一两,甘草(炙)三分。上为末。每服五钱至七钱,水一碗,入连须葱根七个,灯心五十茎,生姜五七片,同煎至七分,时时温服,不拘时候。(《局方》立效散)

4. 治石淋,小便涩痛不可忍　瞿麦一两,车前子一两半,葳蕤一两,滑石一两半。上件药,捣粗罗为散。每服四钱,以水一中盏,煎至六分,去滓,每于食前温服。(《圣惠方》)

5. 治妇人经血不通　瞿麦、木通、大黄各二两。上为细末。酒一盏煎至七分,温服,食前。(《普济方》)

6. 治妇女外阴糜烂,皮肤湿疮　瞿麦适量。煎汤洗之,或为细面撒患处。(《河北中药手册》)

7. 治食管癌、直肠癌　瞿麦鲜品30～60 g(干品18～30 g)。水煎服。(《陕甘宁青中草药选》)

【各家论述】 1.《本草经疏》:"瞿麦,禀阴寒之气而生,故味苦寒,《别录》兼辛,无毒。苦辛能破血,阴寒而降,能通利下窍而行小便,故主关格诸癃结小便不通因于小肠热甚者。寒能散热,辛能散结,故决痈肿。除湿热,故明目去翳。辛寒破血,故破胎堕子而下闭血也。去肾家湿热,故云养肾气;逐膀胱邪逆者,亦泄湿热故也。湿热客中焦,则清浊不分而为霍乱,通利湿热,则霍乱自解矣。"

2.《本草正义》:"瞿麦,其性阴寒,泄降利水,除导湿退热外,无他用。《本经》谓其明目去翳,《别录》谓其养肾,则邪热清而真阴复,非通利之品,果能养阴也。出刺、决壅、堕胎,其力猛矣。《别录》又称其主霍乱,则湿热内阻,清浊不分者,以为分泄逐湿之用,非主阴寒之霍乱也。《日华》谓其主五淋,月经不通;景岳谓合凉药亦消眼目肿痛,合血药则通经破血下胎,宜导下焦湿热;石顽谓利小便之君药;《日华》又谓其叶主痔漏、泻血,解丹石药发,捣敷肿毒浸淫疮,无一非清热利导之用,然必实有湿热壅滞者为宜。寇宗奭谓专通小肠,若心经有热而小肠虚者勿用,辨别最为清澈。石顽亦谓妊娠产后小水不利,及脾虚水肿者,禁用。按,又有老人虚人,气化不利而为癃闭溲少等症,亦非湿热蕴积,治宜宣化气分,五苓、八正,徒耗津液,皆为禁药。"

5901 鹭肉 lù ròu
(汪颖《食物本草》)

【基原】 为鹭科白鹭属动物白鹭的肉。

【原动物】 白鹭　*Egretta garzetta* (L.)　又名:春鉏(《尔雅》),鹭鸶(《本经》),白鸟(陆玑《诗疏》),丝禽(陆龟蒙),雪客(李昉),一杯鹭、小白鹭、白鹭鸶。

体长约54 cm。嘴侧扁而直,较头为长,先端尖锐,黑色,下嘴基部带苍白色。虹膜黄色，面部裸皮灰色，颈部细长，休息时弯成“S”状。全身羽毛雪白。生殖期间枕部垂有长翎两枚，背上和上胸披以疏松的蓑羽，背上蓑羽超出尾外；生殖期后，蓑羽消失。脚长，胫与跗跖黑色，趾呈黄绿色。

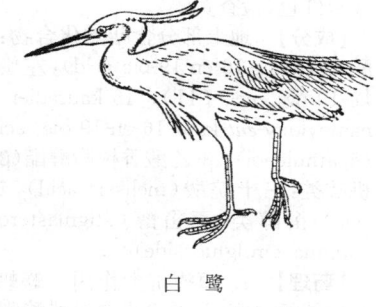

白鹭

春、夏多活动于湖沼岸边或水田中，好群居；主食小鱼等水生动物。分布长江以南各地。

【采收加工】 四季均可捕捉。捕杀后，取肉，鲜用。

【药性】 《医学入门》：“咸，平，无毒。”

【功用主治】 汪颖《食物本草》：“治虚瘦，益脾补气，炙热食之。”

5902 鹭鸶兰 lù sī lán（《植物名实图考》）

【异名】 山韭菜（《云南中草药选》），土洋参（《全国中草药汇编》）。

【基原】 为百合科鹭鸶草属植物鹭鸶草的根。

【原植物】 鹭鸶草 *Diuranthera major* Hemsl.

多年生草本，高 30～80 cm。根茎短，生多条根。花葶直立，少数有分枝。叶较宽，宽条形，长 17～67 cm，宽 1.3～3.2 cm，先端渐尖，基部渐狭。总状花序具少数花，苞片较花短；花白色，钟状，直径 3～4.5 cm，双生，具梗，梗长 6～12 mm，具关节；花被片 6，近等长，均具 3 脉，外轮花被片 3，条形，较内轮花被片稍窄；雄蕊 6，短于花被片；花丝丝线形，花药细长，弓形，背着生成丁字状，基部箭形，似具 2 个平行的尾；子房无柄。蒴果具 3 裂片。种子近圆形，种皮黑色，具斑点。

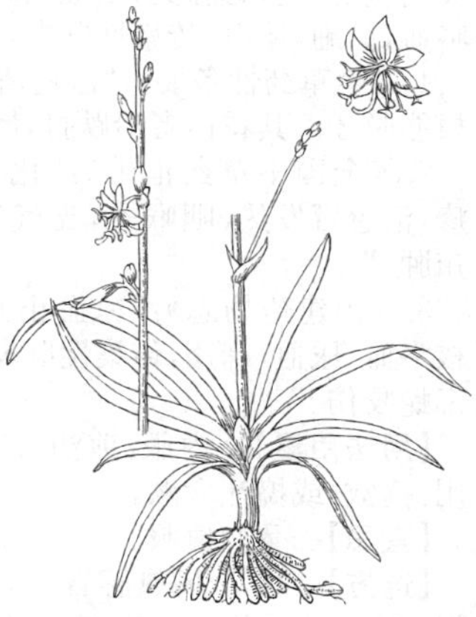

鹭鸶草

生于海拔 1 200～1 900 m 的山坡或林下草坡中。分布于四川、贵州、云南。

【栽培】 生物学特性 喜温暖湿润的气候。对土壤要求不严，但以疏松、肥沃、排水良好的夹沙土较好。

繁殖方法 分株繁殖。一般于秋季倒苗后或早春未发芽前，结合收获，挖起全株。从根茎的自然分叉处掰开，分成小丛，每丛有芽 2～3 个。在整好的地上，开 1.3 cm 宽的畦，按行、株距各约 26 cm 开穴，深 7～10 cm，每穴栽苗 1～2 丛，盖土压紧，再盖松土与地面齐平，最后施人畜粪水，促使生长。

田间管理 栽后每年在春、夏、秋季各中耕除草 1 次，锄土要浅。春、秋季中除后各追肥 1 次，肥料以人畜粪水为主。

【采收加工】 秋季采挖，晒干。

【成分】 根含萜苷：鹭鸶兰苷（diuranthoside）A、B、C 即新替告皂苷元 3-O-β-D-吡喃葡萄糖基（1→2）-〔β-D-吡喃木糖基（1→3）〕-β-D-吡喃葡萄糖基（1→4）-β-D-吡喃半乳糖苷｛neotigogenin 3-O-β-D-glucopyranosyl（1→2）-〔β-D-xylopyranosyl（1→3）〕-β-D-glucopyranosyl（1→4）-β-D-galactopyranoside｝，新海柯皂苷元 3-O-β-D-吡喃葡萄糖基（1→3）-β-D-吡喃木糖基（1→3）-〔β-D-吡喃葡萄糖基（1→2）〕-β-D-吡喃葡萄糖基（1→4）-β-D-吡喃半乳糖苷｛neohecogenin 3-O-β-D-glucopyranosyl（1→3）-β-D-xylopyranosyl（1→3）-〔β-D-glucopyranosyl（1→2）〕-β-D-glucopyranosyl（1→4）-β-D-galactopyranoside｝和新海柯皂苷元 3-O-β-D-吡喃葡萄糖基（1→3）-β-D-吡喃葡萄糖基（1→2）-〔β-D-吡喃葡萄糖基（1→3）-β-D-吡喃木糖基（1→3）〕-β-D-吡喃葡萄糖基（1→4）-β-D-吡喃半乳糖苷｛neohecogenin 3-O-β-D-glucopyranosyl（1→3）-β-D-glucopyranosyl（1→2）-〔β-D-glucopyranosyl（1→3）-β-D-xylopyranosyl（1→3）〕-β-D-glucopyranosyl（1→4）-β-D-galactopyrano-side｝[1] 及羊齿天门冬苷（aspafilioside）[2]。

【药性】 《全国中草药汇编》：“甘，平。”

【功用主治】 《全国中草药汇编》：“消炎，止血。主治外伤出血。”

【用法用量】 外用：研末撒或鲜品捣敷。

5903 蟛蜞 péng qí（《本草经集注》）

【异名】 螃蜞（《集韵》）

【基原】 为方蟹科相手蟹属动物无齿相手蟹或其同属近缘动物的肉、内脏和脂肪。

【原动物】 无齿相手蟹 *Sesarma dehaani* H. Milne-Edwards

全体被坚硬的甲壳。头胸甲长约 3.8 cm，宽约 4.4 cm；四方形。额宽大，大于头胸甲宽度的 1/2，前缘中部有较宽的凹陷，额后部有 4 个并立的突起。眼具短柄，能活动；外眼窝齿呈三角形，背眼窝缘光滑，甚凹陷。侧缘具光滑隆线，无齿。螯足 1 对，长节背缘近末端处具一刺；掌节外侧面具鳞形颗粒，背缘具 1 条颗粒隆线，步足 4 对，密具长短不等的硬刚毛。腹部退化，雌雄异形，雄者呈三角形，雌者圆形。

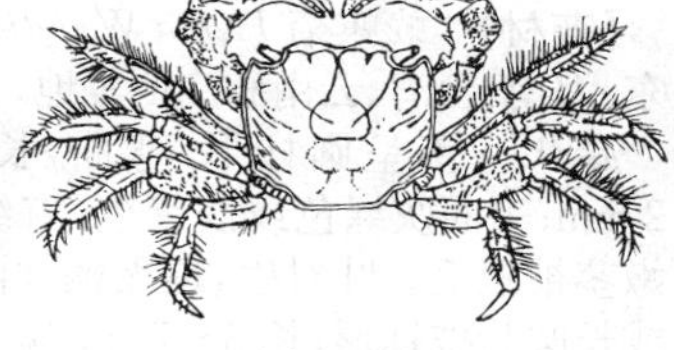

无齿相手蟹

生活于河流泥滩上，穴居河岸或田埂。分布辽东半岛、江苏、福建、广东、台湾等地。

【采收加工】 夏季捕捉，取脂肪。

【药性】 1.《本草拾遗》：“有小毒。”

2.《纲目》：“咸，冷，有毒。”

【功用主治】 1.《本草拾遗》：“膏：主湿癣、疽疮不瘥者，涂之。”

2.《本草求原》：“解河豚毒。”

5904 蟛蜞菊 péng qí jú（《本草求原》）

【异名】 路边菊、马兰草、蟛蜞花（《生草药性备要》），水兰（《广西药用植物名录》），卤地菊、黄花龙舌草、黄花曲草

《福建中草药》)，鹿舌草(《福州中草药手册》)，黄花墨菜(《广东惠阳中草药》)，龙舌草(《贵州植物志》)。

【基原】 为菊科蟛蜞菊属植物蟛蜞菊的全草。

【原植物】 蟛蜞菊 *Wedelia chinensis* (Osbeck) Merr. [*Solidago chinensis* Osbeck; *Wedelia calendulacea* (L.) Less.]

多年生草本，矮小。茎匍匐，上部近直立，基部各节生不定根，长 15～50 cm，分枝，疏被短而压紧的毛。叶对生；无柄或短叶柄；叶片条状披针形或倒披针形，长 3～7 cm，宽 7～13 mm，先端短尖或钝，基部狭，全缘或有 1～3 对粗疏齿，两面密被伏毛，主脉 3 条，侧脉 1～2 对。头状花序单生于枝端或叶腋，直径 1.5～2.5 cm，具长 6～12 cm 的细梗；总苞钟形，长约 12 mm；总苞片 2 层，外层叶质，绿色，椭圆形，内层较小；花托平，托片膜质；花异型；舌状花黄色，舌片卵状长圆形，先端 2 或 3 齿裂；筒状花两性，较多黄色，花冠近钟形，向上渐扩大，檐部 5 裂，裂片卵形。瘦果，倒卵形，长约 4 mm，有 3 棱或两侧压扁；有具浅齿的冠毛。花期 3～9 月。

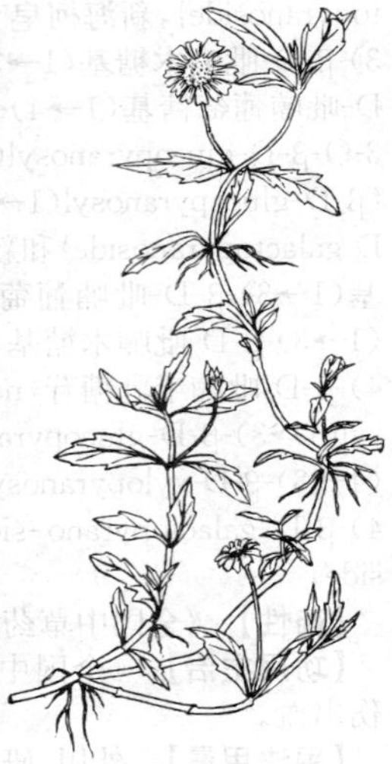

蟛蜞菊

生于田边、路旁、沟边、山谷或湿润草地上。分布于辽宁、福建、广东、广西、海南、贵州、台湾等地。

【采收加工】 春、夏季采收全草，秋季挖根，鲜用或切段晒干。

【药材】 蟛蜞菊 *Herba Wedeliae Chinensis* 产于福建、广东、海南、台湾、云南和广西等地。

性状 茎呈圆柱形，弯曲，长可达 40 cm，直径 1.5～2 mm；表面灰绿色或淡紫色，有纵皱纹，节上有的有细根，嫩茎被短毛。叶对生，近无柄；叶多皱缩，展平后呈椭圆形或长圆状披针形，长 3～7 cm，宽 0.7～1.3 cm；先端短尖或渐尖，边缘有粗锯齿或呈波状；上表面绿褐色，下表面灰绿色，两面均被白色短毛。头状花序通常单生于茎顶或叶腋，花序梗及苞片均被短毛，苞片 2 层，长 6～8 mm，宽 1.5～3 mm，灰绿色。舌状花和管状花均为黄色。气微，味微涩。

鉴别 (1) 茎横切面：表皮细胞 1 列，切向延长。下皮由 1 列类方形的薄壁细胞组成，其内方为 3～4 列厚角细胞。皮层通气组织由类圆形或椭圆形的薄壁细胞组成，排成 2～3 轮。中柱鞘纤维断续排列成环状。韧皮部细胞细小；木质部由导管、木纤维及木薄壁细胞组成，射线细胞 1～2 列，髓部薄壁细胞类圆形，排列疏松。

叶横切面：主脉上方呈三角状突出，下方呈弧状突出，上下表皮内部有厚角细胞 2～4 列；维管束外韧型。叶肉上下表皮各为 1 列细胞，均有非腺毛，非腺毛由 2～3 个细胞组成，细胞壁有明显的疣状突起。上下表皮细胞的内方均有通气组织分布；栅栏细胞 1～2 列。

(2) 取本品粉末 2 g，加甲醇 20 ml，回流 30 min，滤过。取 1 mol/L 盐酸-羟胺甲醇液 0.5 ml，置小试管中，加供试液 2 ml，再加 2 mol/L 氢氧化钾甲醇液使 pH＞11，在水浴上加热煮沸 2 min，冷却后加 5% 盐酸使 pH＜3，再加 2 滴 1% 三氯化铁溶液显污红色(检查内酯)。取供试液 2 ml 于试管中加镁粉适量，加浓盐酸 1 ml，水浴加热 5 min，显棕色或褐红色(检查黄酮)。

【成分】 地上部分含萜类化合物：左旋-16-贝壳杉烯-19-酸(*ent*-kaur-16-en-19-oic acid)，左旋-9(11)，16-贝壳杉二烯-19-酸[*ent*-9(11)，16-kauradien-19-oic acid]，3α-cinnamoyloxy-*ent*-kaur-16-en-19-oic acid，匙叶桉油烯醇(spathulenol)，β-乙酸香树脂醇酯(β-amyrin acetate)[1]；有机酸类：三十烷酸(melissic acid)，二十四烷酸(lignoceric acid)；甾醇类：豆甾醇(stigmasterol)，豆甾醇葡萄糖苷(stigmasterolglucoside)[2]。

【药理】 1. 镇痛抗炎作用 蟛蜞菊水提物可显著提高小鼠热板法痛阈、减少小鼠对醋酸刺激的扭体反应次数，能极显著地降低小鼠耳肿胀程度和腹腔毛血管通透性[1]。

2. 促进伤口愈合作用 叶子干燥粉碎 6% 水提取物软膏对开放性和缝合性伤口均有治愈作用，且在治疗 8 d 后作用明显，可减小创伤面积，增加伤口紧张度[2]。

3. 抗菌作用 酊剂用试管稀释法，1∶128 对白喉杆菌、1∶64 对金黄色葡萄球菌和乙型链球菌、1∶16 对枯草杆菌；煎剂 1∶128 对白喉杆菌、1∶30 对金黄色葡萄球菌、1∶81 对乙型链球菌均有抑制作用[3]。

【药性】 微苦、甘，凉。

1.《本草求原》："甘，淡，微寒。"

2.《全国中草药汇编》："甘，微酸，凉。"

3.《福建药物志》："微苦，甘，凉。"

【功用主治】 清热解毒，凉血散瘀。主治感冒发热，咽喉炎，扁桃体炎，腮腺炎，白喉，百日咳，气管炎，肺炎，肺结核咯血，鼻衄，尿血，传染性肝炎，痢疾，痔疮，疔疮肿毒。

1.《生草药性备要》："散疮清热，咄脓穿疮，并疬、痔。其根能脱牙。其花白者治跌打，散瘀血，亦治苦伤。"

2.《全国中草药汇编》："化痰止咳，凉血平肝。预防麻疹，治感冒发热，咽喉炎，支气管炎，咯血，高血压病，疔疮疖肿。"

3.《福建药物志》："凉血止血。主治肺脓疡，鼻衄，肺结核咯血，尿血，麻疹，传染性肝炎，狂躁不眠，齿龈炎，狂犬及毒蛇咬伤。"

【用法用量】 内服：煎汤，15～30 g，鲜品 30～60 g。外用：捣敷；或捣汁含漱。

【宜忌】 孕妇慎服。

【选方】 1. 治风热感冒 黄花墨菜 120 g，大叶虱麻头根 30 g。水煎服。(《广东惠阳地区中草药》)

2. 预防麻疹 蟛蜞菊 15～60 g。水煎 2 次。每日 1 剂，连服 3 d。(《全国中草药汇编》)

3. 预防白喉 ①鲜蟛蜞菊 15～30 g。水煎服。连服 3 d。②鲜蟛蜞菊捣烂绞汁，加相当于药液 1/4 的醋，喷咽或漱口，每日 1～2 次，连用 3 d。(《福建中草药》)

4. 治牙龈红肿疼痛，发热，口渴 蟛蜞菊 30 g，栀子根 6 g。水煎服。(《福建中草药处方》)

5. 治疖疮、腮腺炎 鲜蟛蜞菊捣烂外敷。(《广西本草选编》)

5905 镰叶瘤足蕨 lián yè liú zú jué (《峨眉山药用植物资源调查》)

【异名】 高山瘤足蕨(《台湾药用植物志》)。

【基原】 为瘤足蕨科瘤足蕨属植物镰叶瘤足蕨的全草或

根茎。

【原植物】 镰叶瘤足蕨 *Plagiogyria rankanensis* Hayata [*P. distinctissima* Ching; *P. adnata* Bedd.]

植株高 30～45 cm。具直立或斜升的根茎。叶簇生，二型；营养叶柄长 14～18 cm，基部三棱形，有 1～2 对气囊体，向上略呈三棱形或半圆形；叶片狭长三角形或卵状披针形，长 17～25 cm，基部宽 8～11 cm，一回羽状分裂；羽片纸质，15～20 对，互生，长 4～6 cm，宽 8～13 mm，上下面均为绿色，渐尖头，向上微弯呈镰状披针形，基部不对称，上侧沿叶轴上延，下侧圆形，边缘近全缘或有齿；叶脉羽状，侧脉单一或二叉状。孢子叶叶柄长 30～40 cm；叶片一回羽状，长 14～22 cm，宽 4～6 cm；羽片 15～25 对，极度收缩呈线形，长 5～7 cm，宽 2～3 mm；侧脉通常二叉，伸至叶边 1/2 处。孢子囊生于小脉顶部，成熟时布满羽片下面。

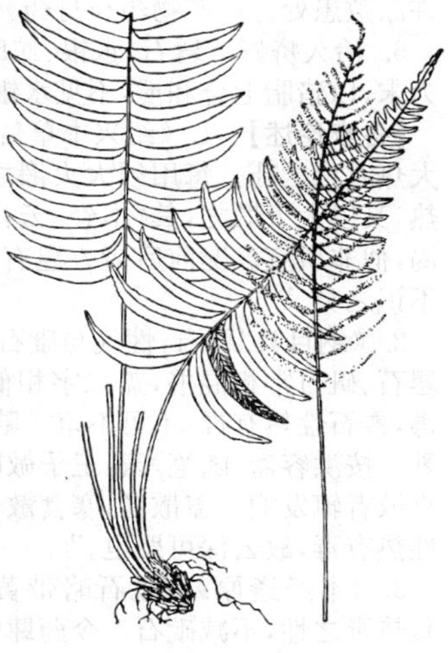

镰叶瘤足蕨

生于海拔 100～1 800 m 的常绿阔叶林或针叶林下及溪边。分布于西南及江苏、湖南、广东、广西、台湾等地。

【采收加工】 夏、秋季采收，晒干或鲜用。

【药性】 《中国药用孢子植物》："辛，温。"

【功用主治】 清热发表，透疹止痒。主治流行性感冒，麻疹，皮肤瘙痒，血崩，扭伤。

1.《台湾药用植物志》："治妇人血崩，可防止血块流出。"

2.《中国药用孢子植物》："全草清寒发表，治感冒等。"

3.《福建药物志》："清热，解表。"

【用法用量】 内服：煎汤，9～15 g；或研末。外用：鲜品捣敷；或烧灰研末调敷。

【选方】 治白秃 将（镰叶瘤足蕨）根茎烧灰后，取末油调敷。(《台湾药用植物志》)

5906 镰萼虾脊兰 lián è xiā jǐ lán (《湖南药物志》)

【异名】 饭食草(《广西药用植物名录》)，蛇肠珠、石三七、镇腰带、山刀莲(《湖南药物志》)。

【基原】 为兰科虾脊兰属植物柔毛虾脊兰的假鳞茎和全草。

【原植物】 柔毛虾脊兰 *Calanthe puberula* Lindl. ex Wall. [*C. amoena* W. W. Smith; *C. lepida* W. W. Smith]

陆生植物。茎短。叶近基生，4～5 枚；叶片椭圆形，长约 20 cm，宽 4～7 cm，先端锐尖，基部具短柄。花葶高出叶外；总状花序长 8～15 cm，疏生多数花；苞片狭披针形，先端长渐尖；萼片和花瓣均向后反折，长约 1.4 cm；萼片斜卵状披针形，宽约 6 mm，先端渐尖呈芒；花瓣淡紫色，狭披针形，宽约 1 mm，先端渐尖；唇瓣平展，比花瓣和萼片大，3 裂，中裂片椭圆形，比侧裂片窄，先端渐尖或锐尖，边缘啮蚀状，侧裂片镰刀状，内弯，紧贴中裂片，先端钝；无距。生于林下或草坡。分布于湖北、湖南、广西、四川、云南、西藏等地。

此外，同属植物反瓣虾脊兰 *Calanthe reflexa* Maxim. 分布于西南及浙江、西藏、台湾等地。与本品功效相同。

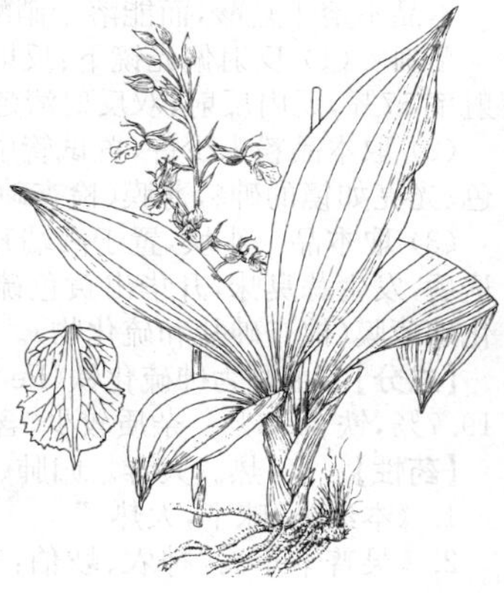

柔毛虾脊兰

【采收加工】 夏、秋季采收，鲜用或晒干。

【药性】 《湖南药物志》："辛、甘，平。"

【功用主治】 润肺止咳，活血散结，消肿解毒。主治急、慢性支气管炎，肺痨咳嗽，瘰疬，跌打损伤，痔疮，毒蛇咬伤。

1.《湖南药物志》："解毒消肿，活血散结。用于跌打损伤，瘰疬，痔疮，脱肛，毒蛇咬伤。"

2.《中药通报》〔1983，(6)：14〕："治急、慢性支气管炎，肺结核。"

【用法用量】 内服：煎汤，3～9 g；或浸酒。外用：捣敷；或研末调敷；或磨醋搽。

5907 礜石 yǔ shí (《本经》)

【异名】 礜(《五十二病方》)，青分石、立制石、固羊石(《本经》)，白礜石、鼠乡、泽乳(《吴普本草》)，太白石、食盐、苍礜石、苍石、鼠毒(《别录》)，白虎、白龙、制石、秋石、固羊、太石、盐仓石膏、细石(《石药尔雅》)。

【基原】 为复硫化物类毒砂族矿物毒砂。

【原矿物】 毒砂 *Arsenopyrite*

晶体结构属单斜或三斜晶系。晶形多呈柱状，有时为短柱、板柱、双锥状或致密粒块、致密块状等集合体。新鲜面呈锡白色至钢灰色。条痕黑色。金属光泽，不透明，晶体解理中等或不完全，块状集合体见不到解理，断口不平坦。硬度 5.5～6，相对密度 5.9～6.3。性脆，致密块体用铁锤猛击时有火星，可发出蒜臭气。

毒砂在地表易风化成臭葱石等土状风化物，表面为褐黄、黄白、灰白、绿、红褐、黄褐、黑褐等色，被膜覆盖处，光泽暗淡，硬度低于小刀甚至低于指甲。呵气于臭葱石等土状风化物上，可闻到带砷的臭味。火烧之有升华物，伴发蒜臭气并熔成磁性小球。

毒砂产出于硫化物矿脉中，或粒状分散于矿脉及围岩蚀变带中，此时多与白色绢云母、铜黄色"金星状"黄铁矿共存。除古产地山西、辽宁、河南、湖北、四川、陕西、甘肃等地仍有产出外，内蒙古、吉林、江西、山东、湖南、广东、广西、西藏、青海、新疆等地亦有产出。

本矿物经加工制成的三氧化二砷(砒石)亦供药用，另设专条。

【采收加工】 挖出打碎，使礜石和连生物分开，去杂石。

【药材】 礜石 *Arsenopyritum* 产于湖南、广东、广西、青海、陕西、山东、江西等地。

性状 本品为不规则的致密块状。锡白色，常带浅黄锖色斑；条痕灰黑色。不透明；金属光泽。体重，质硬而脆，可砸碎，断面不平坦，具强金属光泽。以锤击之，发砷之蒜臭气，有毒，不可口尝。

本品不溶于盐酸，而能溶于硝酸，并析出硫。

鉴别 (1) 反射偏光镜下：反射色为白色，微带黄色。反射率57%，无内反射，双反射清楚，浅黄褐-浅蓝灰。

(2) 取本品粉末少许，置试管中灼烧，可还原出金属灰黑色、光亮如镜的砷粒薄膜(检查砷)。

(3) 取本品一小块，置于两端开口的玻璃管中，灼热至红透后，发生蒜臭味，升华出黄色硫化砷，管口处可见白色氧化砷薄膜(检查砷盐和硫化物)。

【成分】 主要为砷硫化铁(FeAsS)，其中含砷46.0%，硫19.7%，铁34.3%。杂质较少，含少量的钴、锑及铜等[1]。

【药性】 辛，热。大毒。归肺、脾经。

1.《本经》："味辛，大热。"

2.《吴普本草》："神农、岐伯：辛，有毒。黄帝：甘，有毒。李氏：大寒。"

3.《别录》：甘，生温，熟热，有毒。""特生礜石，味甘，温，有毒。""苍石，甘，平，有毒。"

4.《本草备要》："重，燥，有大毒。"

5.《本草撮要》："入手、足太阴经。"

【功用主治】 祛寒湿，消冷积，蚀恶肉，杀虫。主治风寒湿痹，寒湿脚气，痼冷腹痛，积聚坚癖，赘瘤息肉，瘰疬，顽癣恶疮。

1.《本经》："主寒热鼠瘘，蚀疮死肌，风痹，腹中坚。"

2.《吴普本草》："李氏：主温热。"

3.《别录》："癖邪气，除热，明目，下气，除膈中热，止消渴，益肝气，破积聚，痼冷腹痛，去鼻中息肉。""特生礜石，主明目，利耳，腹内绝寒，破坚结及鼠瘘，杀百虫恶兽。""苍石，主治寒热下气，瘘蚀，杀飞禽鼠。"

4.《药性论》："除胸膈间积气，去冷湿风痹瘙痒皆积年者。"

5.《本草备要》："祛寒积。"

6.《医林纂要》："补命门，破痼冷，治沉寒坚癖，寒疝。"

【用法用量】 内服：研末，0.3～0.9 g；或入丸、散；或制备成溶液。外用：研末调敷。

【宜忌】 本品有剧毒，无论内服、外用，均应严格掌握剂量，防止中毒。

1. 张仲景："生用，破人心肝。"(引自《纲目》)

2.《本草经集注》："得火良。棘针为之使。恶马目毒公、虎掌、鹰屎、细辛；畏水。"

3.《别录》："久服令人筋挛，不炼服则杀人及百兽。"

4.《药性论》："铅丹为之使。忌羊血。"

5.《四声本草》："不入汤。"

6.《本草衍义》："治久积及久病胸腹冷，直须慎用，盖其毒不可当。"

7.《医林纂要》："以甘草、黑豆、羊血等制其毒。"

【选方】 1. 治脚气 白礜石二斤。酒三斗，渍四五日，稍饮之。(《肘后方》)

2. 治疟疾寒热，脾脏肿大 礜石研末，制为丸，如绿豆大。每服一粒，开水送下，未效者量可稍增。(《矿物药与丹药》)

3. 治寒冷百病 礜石(炼)、干姜、桂心、皂荚、桔梗各三两，附子二两。六物捣筛，蜜丸服如桐子五丸，日三，渐增，以知为度。(《本草图经》胡洽大露宿丸)

4. 治小儿眼疳，生翳膜遮睛，欲失明 礜石一分，石决明一分，甘菊花一分，甘泉水一分，夜明砂一分(微炙)，黄连一分(去须)。上为细末。每服二钱，以米泔同煮猪肝一具，令烂熟，量儿大小，加减服之。(《普济方》礜石散)

5. 治瘰疬，赘瘤 礜石、白矾各等分。共研为末。用少许涂敷患处。(《矿物药与丹药》)

6. 治久疥癣 礜石、水银、蛇床子、黄连各一两。上四味为末，以猪脂七合和搅，不见水银为熟。敷之。(《千金方》)

【各家论述】 1.《绍兴本草》："礜石性味具于《本经》，乃大热有毒之药。每用须大火煅之，治诸痼冷殊验。然其性热，又以大火煅之，其《本经》云：除热下气，除膈中热，止消渴，似非所宜。况前后诸方岂有疗热而用石者！后人不可不识之矣。"

2.《纲目》："礜石，性气与砒石相近，盖亦其类也。""古方礜石、矾石常相混书，盖二字相似，故误耳。然矾石性寒无毒，礜石性热有毒，不可不审。陆农师云：礜石之力，十倍钟乳。按洪容斋《随笔》云：王子敬静息帖言礜石深是可疑，凡喜散者辄发痈。盖散者，寒食散也，古人多服之，中有礜石，性热有毒，故云深可疑也。"

3.《本经逢原》："砒石略带黄晕，礜石全白，稍有分别。其热毒之性，不减砒石。今药肆中往往以充砒石，而礜石仅可破积攻痹，不能开痰散结，是以胜金丹、截疟丹服之不效者，良由误用礜石之故。"

5908 翻白草 fān bái cǎo (《救荒本草》)

【异名】 鸡腿儿(《救荒本草》)，天藕儿(《野菜谱》)，湖鸡腿(《纲目》)，鸡脚爪、鸡脚草、鸡距草(《草木便方》)，独脚草、鸡腿子、乌皮浮儿、天青地白(《南京地区常用中草药》)，金钱吊葫芦(《广西药用植物名录》)，老鸹枕(山东《中药学》)。

【基原】 为蔷薇科委陵菜属植物翻白草的带根全草。

【原植物】 翻白草 *Potentilla discolor* Bunge

多年生草本。根粗壮，下部常肥厚呈纺锤状。花茎直立，上升或铺散，高10～45 cm，密被白色绒毛。基生叶有小叶2～4对，对生或互生；叶柄密被白色绵毛，有时并有长柔毛，小叶无柄；托叶膜质，褐色，外面密被白色长柔毛；小叶片长圆形或长圆状披针形，长1～5 cm，宽5～8 mm，先端圆钝，下面暗绿色，被疏白色绵毛或脱落几无毛，下面密被白色或灰白色绵毛；茎生叶1～2，有掌状3～5小叶，托叶草质，卵形或宽卵形，边缘常有缺刻状牙齿，下面密被白色绵毛。花两性；聚伞花序，花梗长1～2.5 cm，外被绵毛；花直径1～2 cm；萼片三角状卵形，副萼片披针形，比萼片短，外被白色绵毛；花瓣黄色，倒卵形，先端微凹或圆钝，比萼片长；花柱近顶生。瘦果近肾形，宽约1 mm，光滑。花、果期5～9月。

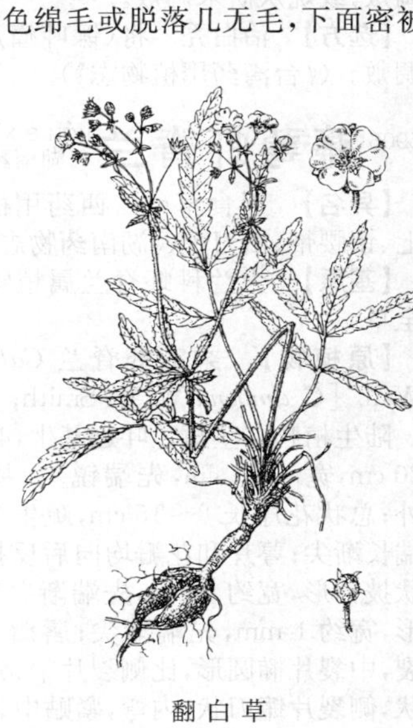
翻白草

生于海拔100～

1 850 m的荒地、山谷、沟边、山坡草地、草甸及疏林下。分布于华北、东北、华东、中南及四川、陕西等地。

此外,同属植物委陵菜 *P. chinensis* Ser. 在华北、东北及西北部分地区作翻白草使用。多裂委陵菜 *P. multifida* L. 在河北作翻白草药用。黄花委陵菜 *P. chrysantha* Trev. 在新疆作翻白草用。西南委陵菜 *P. fulgens* Wall. ex Hook. 在西藏作翻白草使用。

【栽培】 生物学特性　喜温和湿润气候。以土质疏松肥沃的砂质壤土栽培为佳。

繁殖方法　种子繁殖,直播或育苗移栽法。直播法:春季3、4月间,翻耕土地,深25～30 cm,耙细整平,作成1～2 m宽的畦,于畦面上开浅沟,沟距12 cm,将种子均匀播于沟内,覆土3～5 cm。育苗移栽法:可于春季或秋季,采用条播和撒播法播种,4月下旬移植,株行距15 cm×25 cm,穴深15 cm,每穴植苗1株。

田间管理　幼苗期应结合松土间苗1～2次,经常除草,第一次追肥在幼苗生长出2～3枚真叶时,第二次在5月开花期,肥料以人粪尿及过磷酸钙为主。

病虫害防治　蚜虫危害,可用化学药剂喷杀。

【采收加工】 采收期宜在夏、秋季,将全草连块根挖出,抖去泥土,晒干或鲜用。

【药材】 翻白草 *Herba Potentillae Discoloris*　主产于河北、北京、安徽。

性状　块根呈纺锤形或圆柱形,少数瘦长,有不规则扭曲的纵槽纹,长3～8 cm;表面黄棕色或暗红棕色,栓皮较平坦;质硬而脆,断面黄白色。基生叶丛生,单数羽状复叶皱缩而卷曲,小叶3～9片,矩圆形或狭长椭圆形,顶端小叶片较大,上表面暗绿色,下表面密生白色绒毛,边缘有粗锯齿。气微、味甘、微涩。

鉴别　(1) 小叶片表面观:上表皮细胞类多角形,壁较平直,上、下表皮均有单细胞的非腺毛,尤以下表皮为多;除去密被的非腺毛可见下表皮细胞呈类多角形,垂周壁弯曲,较上表皮细胞为小,并可见毛茸基部和不定式气孔。非腺毛有2种,一种极细长,多在1 000 μm以上,扭曲,直径3～7 μm,壁薄,着生于下表皮上;另一种平直或稍弯曲,多在1 000 μm以下,直径9～22 μm,壁厚3～8 μm,基部较膨大。叶肉细胞含有较多草酸钙簇晶,靠近叶脉处尤多,直径9～32 μm。

根横切面:木栓组织为10余列扁平细胞,栓内层为1～2列薄壁细胞。韧皮部外侧细胞常含草酸钙簇晶及方晶。形成层成环。木质部占根的4/5,由导管、管胞、木纤维及木薄壁细胞组成。射线宽广,约30余列细胞。本品薄壁细胞含有淀粉粒。

(2) 取本品粗粉0.5 g,加乙醇10 ml,回流提取2 h,滤过。取滤液1 ml于试管中,滴加1%三氯化铁乙醇试液1滴,呈墨绿色(检查鞣质)。

(3) 薄层色谱:取样品0.5 g,加乙醇10 ml,回流提取2 h,滤过。滤液浓缩至约1 ml,作为供试品液。另取没食子酸为对照品。分别点样于同一硅胶CMC薄板上,以甲苯-甲酸乙酯-甲酸(5∶4∶1)展开,用三氯化铁-铁氰化钾试剂喷雾,供试品色谱在与对照品色谱的相应位置,显相同颜色斑点。

【成分】 根含可水解鞣质及缩合鞣质,并含黄酮类。

全草含延胡索酸(fumaric acid),没食子酸(gallic acid),原儿茶酸(protocatechuic acid),槲皮素(quercetin),柚皮素(naringenin),山柰酚(kaempferol),间苯二酸(*m*-phthalic acid)[1];可水解鞣质:agrimoniin, gemin A, pedunculagin, casuarictin, tellimagrandin[2]。

【药理】 1. 抗菌作用　根据翻白草制剂治疗细菌性痢疾的疗效,对从翻白草中分离得的单体化合物进行抗菌作用试验。发现没食子酸、槲皮素、延胡索酸、原儿茶酸、柚皮素、山柰酚、间苯二酸对福氏和志贺痢疾杆菌均有不同程度的抑制作用,其中尤以没食子酸和槲皮素的抑菌作用最强[1]。

2. 降血糖作用　用高热量饲料加小剂量链脲佐菌素建立实验性2型糖尿病大鼠模型后,用翻白草水煎剂治疗8周,能降低2型糖尿病大鼠的空腹血清胰岛素,提高胸腺指数[2]。翻白草70～100 mg/kg对家兔灌胃给药7 d,有明显降血糖作用[3]。

毒性　小鼠口服翻白草最大耐受量为400 g/kg,相当于临床日用量的960倍[4]。

【炮制】 取原药材,除去杂质,稍润,切段,干燥。

饮片性状　本品呈不规则的小段,为根、茎、叶混合物。根呈圆形,表面灰白色,周边暗褐色,质硬而脆;茎类圆柱形,表面具白色卷绒毛;叶边缘有钝锯齿,上面暗绿色,下面灰白色,密被绒毛。气微,味甘微涩。

贮干燥容器内,置通风干燥处。

【药性】 甘、微苦,平。归肝、胃、大肠经。

1.《救荒本草》:"味甜。"

2.《纲目》:"甘、微苦,平,无毒。"

3. 南药《中草药学》:"入胃、大肠经。"

【功用主治】 清热解毒,凉血止血。主治肺热咳喘,泻痢,疟疾,咳血,吐血,便血,崩漏,痈肿疮毒,瘰疬结核。

1.《纲目》:"主治吐血,下血,崩中,疟疾,痈疮。"

2.《本经逢原》:"儿科痘疹拔疔方用之,取其凉润解毒也。"

3.《草木便方》:"清利肠胃,除风湿。治赤白久痢成痔,涂恶犬咬伤。"

4.《现代实用中药》:"为止血及解热剂,治诸出血性热病及间歇热等。"

5.《广西中药志》:"根治产后脚软,流产。叶可驱风。"

6.《浙江民间常用草药》:"软坚消结。"

【用法用量】 内服:煎汤,10～15 g;或浸酒服。外用:煎水熏洗或鲜品捣敷。

【选方】 1. 治急性喉炎,扁桃腺炎,口腔炎　(翻白草)鲜全草适量,捣烂取汁含咽。(《浙江药用植物志》)

2. 治疟疾寒热及无名肿毒　翻白草根五七个,煎酒服之。

3. 治吐血不止　翻白草,每用五七科(棵)㕮咀,水二钟,煎一钟,空心服。(2、3方出自《纲目》)

4. 治崩中下血　用湖鸡腿根一两,捣碎,酒二盏,煎一盏服。(《濒湖集简方》)

5. 治大便下血　翻白草根45 g,猪大肠不拘量。加水同炖,去渣,取汤及肠同服。(江西《民间草药》)

6. 治痛经　翻白草(连根)45 g,益母草10 g。水煎酌加红糖,黄酒服。(《河南中草药手册》)

7. 治淋巴结核　翻白草45～60 g,黄酒750 ml(不会饮酒者可酌减),浸24 h后,隔水炖1 h,以无酒味为度,加红糖适量,每日1次或分数次服完,每日1剂或隔日1剂,15剂为1疗程,如未愈,可停药5日后再续服1个疗程。忌食

鱼、虾、鸡、鹅、蛋。(《浙江民间常用草药》)

8. 治疗毒初起,不拘已成未成　用翻白草十科,酒煎服,出汗即愈。(《纲目》)

9. 治臁疮溃烂　端午日午时采翻白草,洗收。每星期一握,煎汤盆盛,围住熏洗,效。(《纲目》引《刘松石保寿堂方》)

10. 治牙痛　翻白草根。炖猪肉服。(《湖南药物志》)

【临床报道】 1. 治疗急性菌痢　用鲜翻白草 60 g。或干品 30 g(用根或全叶;小儿用量酌减),水煎,每日 1 剂,重症患者或中毒型菌痢,可每日服 2 剂,分 4 次服。共治疗 350 例,结果:痊愈 315 例,好转 28 例,无效 7 例,治愈率为 90%;治愈时间 1~7 d,平均 4 d 左右[1]。

2. 治疗 2 型糖尿病　患者均适量运动,严格控制饮食。对照组口服二甲双胍治疗,治疗组在此基础上同时给予翻白草每日 30 g,代茶饮。30 d 为 1 个疗程。治疗组患者 50 例,对照组患者 40 例。2 个疗程后,总体疗效及治疗前后血糖变化的统计学分析,治疗组疗效明显优于对照组(均为 $P<0.05$)[2]。

5909 鳍蓟 qí jì (《全国中草药汇编》)

【异名】 白山蓟、白背(《内蒙古中草药》),山白蓟、白背火秆、火草疙瘩(《全国中草药汇编》),火秆(《中国高等植物图鉴》)。

【基原】 为菊科鳍蓟属植物火媒草的根及地上部分。

【原植物】 火媒草 *Olgaea leucophylla* Iljin

多年生草本,高 30~70 cm。自基部不分枝或分枝,被白色绵毛。叶互生;叶片长圆状披针形,长 6~17 cm,宽 2~4 cm,先端具刺尖,基部沿茎下延成茎翼,翼宽 1.5~2 cm,边缘具疏齿和不等长的针刺,上面绿色,无毛,下面密被灰白色蛛丝状绒毛。头状花序多数或少数生于枝端,直立;总苞钟状,直径约 2~3 cm;总苞片多层,披针形,边缘有刺状缘毛,外层绿色,质硬而外弯,内层紫红色,先端具微毛;花冠紫红色或白色,花冠外面有腺点,檐部 5 裂。瘦果长圆形,长 1 cm,苍白色,稍压扁,有隆起的纵纹和褐斑;冠毛多数,粗糙,浅褐色,多层,基部结合。花果期 5~10 月。

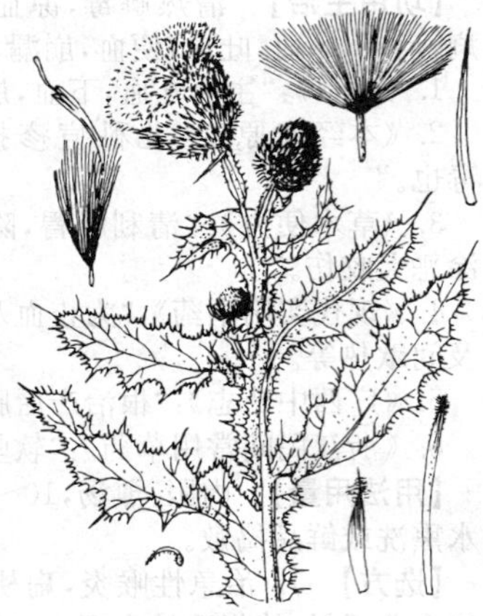

火媒草

生于海拔 750~1 730 m 的砂地、山坡。分布于东北及山西、内蒙古、陕西、甘肃、宁夏等地。

【采收加工】 夏、秋季采收,鲜用或切碎晒干。

【药性】 苦,凉。

1.《内蒙古中草药》:"味苦,性凉。"

2.《全国中草药汇编》:"甘,凉。"

【功用主治】 清热解毒,消痰散结,凉血止血。主治疮痈肿毒,瘰疬,咳血,衄血,吐血,便血,崩漏。

1.《内蒙古中草药》:"清热解毒,消肿,止血。主治疮痈肿毒,瘰疬,各种出血。"

2.《全国中草药汇编》:"破血行瘀,凉血。主治外伤出血,吐血,鼻出血,子宫功能性出血。"

【用法用量】 内服:煎汤,9~15 g。外用:鲜品捣敷。

【选方】 1. 治疮痈肿毒,外伤出血　鲜白山蓟捣烂外敷。

2. 治吐血,咳血,衄血,便血,崩漏　白山蓟炭 15 g,仙鹤草 15 g,土三七 9 g。水煎服。(1、2 方出自《内蒙古中草药》)

5910 鹰头 yīng tóu (《药性论》)

【异名】 车风(《余居士选奇方》)。

【基原】 为鹰科鹰属动物苍鹰 *Accipiter gentilis* (Linnaeus)的头部。

【原动物】 参见"鹰骨"条。

【采收加工】 捕杀后,取头,鲜用。

【功用主治】 治痔瘘,头目眩晕。

【用法用量】 内服:烧灰存性,研末。

【选方】 1. 治五痔　鹰头烧灰和米饮服之。(《药性论》)

2. 治头风眩晕　鹰头一枚,烧灰酒服。(《温氏海上仙方》)

3. 治头目虚晕　车风一个(去毛,焙),川芎一两。为末,酒服三钱。(《余居士选奇方》)

5911 鹰骨 yīng gǔ (《纲目》)

【异名】 鹞婆骨(《陆川本草》)。

【基原】 为鹰科鹰属动物苍鹰的骨骼。

【原动物】 苍鹰 *Accipiter gentilis* (Linnaeus)　又名:黄鹰(魏澹《文集》),鹁鸠(《尔雅翼》),角鹰(《纲目》),鹞鹰。

体长约 50 cm。嘴黑,基部带暗蓝色,蜡膜黄纵色。虹膜金黄色。前额以至后颈为暗石板灰色。羽基白色;眼上方有白色眉纹,羽轴黑色;耳羽黑;肩、背、腰及尾上覆羽均石板灰色,肩羽和尾上覆羽有白色横斑;飞羽暗灰褐色,并有黑褐色的横斑,内翈有灰白色的块斑;尾羽灰褐,具宽阔的黑褐色横斑,端缘灰白。下体灰白,喉有黑褐色细纹,胸、腹、两胁与覆腿羽均杂以黑褐色横斑,羽轴均为黑褐色;肛周及尾下覆羽白色,有稀少褐色横斑。脚绿黄,爪锐利,黑色。

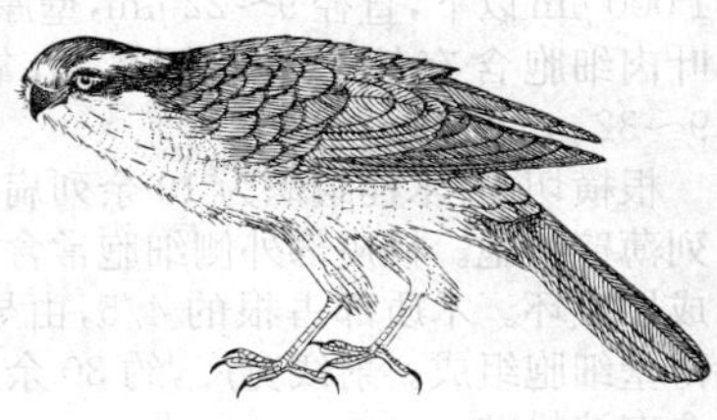

苍鹰

栖于山林间。飞行迅速,善能捕取野兔、野鼠、鹑类和野鸭等为食。繁殖在我国东北北部;河北、湖北、广东、广西、云南等处为旅鸟和冬候鸟。

本动物的头(鹰头)、眼睛(鹰眼睛)、嘴和脚爪(鹰嘴爪)亦供药用,各详专条。

【采收加工】 捕杀后,去肉,取骨,阴干。

【药性】 1.《医林纂要》:"辛咸,温。"

2.《陆川本草》:"咸,微温。"

【功用主治】 续筋骨,祛风湿。治损伤骨折,筋骨疼痛。

1.《纲目》:"伤损,接骨。"

2.《医林纂要》:“壮筋骨,益气力,除痹祛风,明目,去积,治鸡骨鲠。”

3.《陆川本草》:“续筋骨,祛风湿。治损伤,接骨,风湿骨痛。”

【用法用量】 内服:酥炙烧存性,6～9 g 酒调服;或浸酒饮。

【选方】 治伤损,接骨 鹰骨烧灰,每服二钱,酒服,随肩上、下,食前、食后服。(《纲目》)

5912 鹰不扑 yīng bù pū
(《广西民间常用草药手册》)

【异名】 小郎伞、鸟不宿(《广西民间常用草药手册》),刺老包、土花椒(《文山中草药》),百鸟不落、雷公木(《广西本草选编》),小鸟不企(《常用中草药手册》)。

【基原】 为五加科楤木属植物虎刺楤木的根、根皮和枝叶。

【原植物】 虎刺楤木 *Aralia armata* (Wall.) Seem [*Panax armatum* Wall.] 又名:广东楤木(《中国树木分类学》)。

有刺灌木,有时藤状,高 1～4 m。茎上刺长 4 mm 以下,基部宽扁,先端通常弯曲。叶互生;叶柄长 25～40 cm;托叶和叶柄基部合生;叶为三回羽状复叶,长 60～100 cm;叶轴和羽片轴疏生细刺,每羽片有小叶 5～9,叶轴各节有 1 对小叶,小叶片卵状长圆形至卵形,长 4～11 cm,宽 2～5 cm,先端渐尖,基部圆形或心形,略偏斜,两面疏生小刺,下面密生短柔毛,边缘有不整齐的锯齿,侧脉约 6 对。花序顶生,由多数伞形花序组成的大型圆锥花序,长达 50 cm,主轴和分枝疏生钩曲短刺;伞形花序直径 2～4 cm;总花梗长 1～5 cm,有刺和短柔毛;花梗长 1～1.5 cm,有细刺和粗毛;苞片卵状披针形,先端长尖,长 2～4 mm;小苞片线形,外面密生长毛;萼筒边缘有 5 个三角形小齿;花白色,直径约 4 mm,花瓣 5;雄蕊 5;子房 5 室,花柱 5,分离而外弯。核果球形,浆果状,黑色,直径约 4 mm,有 5 棱,具宿存花柱。花期 8～9 月,果期 9～11 月。

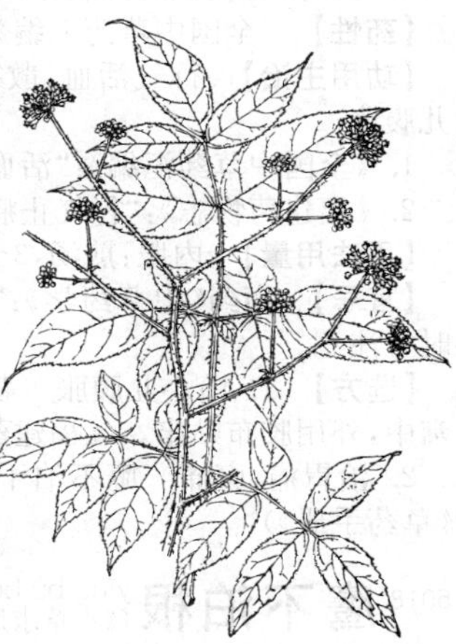

虎刺楤木

生于海拔 210～1 400 m 的常绿阔叶疏林或山坡灌丛中。分布于江西、广东、广西、海南、贵州、云南等地。

【采收加工】 春、夏季采收枝叶,秋后采收根或根皮,鲜用或切段晒干。

【药材】 鹰不扑 *Radix Araliae Armatae* 主产于广西。

性状 根呈圆柱形,常分枝,弯曲,长 30～45 cm,直径 0.5～2 cm,表面土黄色或灰黄色,栓皮易脱落,脱落处呈暗褐色或灰褐色,有纵皱纹,具横向凸起的皮孔和圆形的侧根痕。质硬,易折断,粉性,断面皮部暗灰色,木部灰黄色或灰白色,有众多小孔(导管)。气微,味微苦、辛。

【药性】 苦、辛,平。

1.《广西本草选编》:“味微苦,性平,有小毒。”

2.《西双版纳傣药志》:“性凉,味苦。”

【功用主治】 散瘀,祛风,利湿,解毒。主治跌打损伤,风湿痹痛,湿热黄疸,淋浊,水肿,痢疾,白带,胃脘痛,头痛,咽喉肿痛,乳痈,无名肿毒,瘰疬。

1.《广西本草选编》:“祛风利湿,散瘀消肿。治急性传染性肝炎,急性肾炎,前列腺炎,咽炎,风湿痹痛,跌打损伤,乳腺炎,疮疖,无名肿毒。”

2.《广西民族药简编》:“根水煎服,治高血压头痛,神经衰弱头痛,消化不良;水煎服或浸酒服,治风湿跌打;与鸡肉煎服,治急性哮喘;捣烂敷患处,治小儿疔疮;全株水煎洗患处,兼用根捣烂敷患处,治跌打损伤,坐骨神经痛。”

3.《西双版纳傣药志》:“治眼黄,全身发黄,小便黄,痢疾,跌打损伤,呕吐。镇咳祛痰,配烟筒花皮、菠萝蜜根煎服治痰喘咳嗽。”

【用法用量】 内服:煎汤,9～15 g;或泡酒。外用:捣敷;或捣烂拌酒炒热敷;或煎汤熏洗。

【宜忌】 《广西本草选编》:“孕妇忌服。”

【选方】 1. 治跌打肿痛 鹰不扑 250 g,用好酒 1 500 ml 浸 7 d。外搽患处;每日服药酒 3 次,每次 15～30 g。或取鹰不扑鲜根适量,捣烂,酒炒,敷患处。

2. 治风湿骨痛 鹰不扑枝叶、红龙船花叶、鸡爪风叶、爬山虎各适量。水煎,洗患处。(1、2 方出自《广西民间常用草药手册》)

3. 治鼻渊 鹰不扑根 15 g。同鸡蛋煲服。(《梧州地区中草药》)

4. 治急性肾炎,前列腺炎,咽炎 鹰不扑根 3～9 g。水煎服。

5. 治乳腺炎,疮疖,无名肿毒 鲜(鹰不扑)叶捣烂外敷。(4、5 方出自《广西本草选编》)

5913 鹰爪莲 yīng zhǎo lián
(《全国中草药汇编》)

【异名】 蒿枝、黑药、鸡冠参、小蓟草(《全国中草药汇编》)。

【基原】 为菊科风毛菊属植物叶头风毛菊的根及全草。

【原植物】 叶头风毛菊 *Saussurea peguensis* C. B. Clarke [*S. phyllocephala* Coll. et Hemsl.]

多年生草本,高达 1 m。茎直立,被白色蛛丝状毛和密锈褐色腺毛。叶互生,羽状分裂,无柄;下部叶长 8～15 (～30)cm,裂片长圆形,有不规则的粗齿,叶基部有半抱茎的耳;上部叶渐小;全部叶上面被锈色腺毛,下面密生白色茸毛或锈色腺毛。头状花序,较大,在茎上部排成狭近总状圆锥状,直径 15～20(～25)mm,有短梗;总苞钟形,长 15～17 mm,总苞片 5 层,外层叶状,长圆形,有小齿,被蛛丝状毛,内层条状,渐尖,被微毛;花紫色,长 13～15 mm。瘦果,

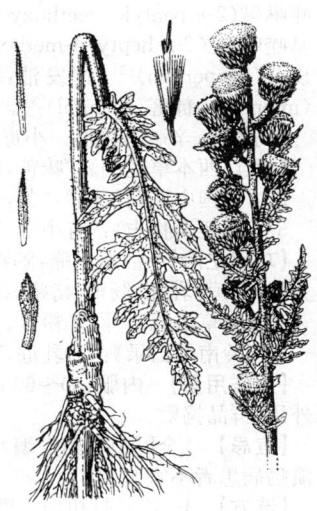

叶头风毛菊

黑褐色，长圆状圆柱形，长约 4 mm，先端有具细齿的小冠。

生于海拔 1 200 m 左右山坡、山间草地。分布于贵州、云南等地。

【采收加工】 夏、秋季采收，鲜用或晾干。

【药性】《全国中草药汇编》："甘、苦，微寒。"

【功用主治】《全国中草药汇编》："滋补，清热，消炎，止血。主治肝炎，头昏，盗汗。"

【用法用量】 内服：煎汤，9～15 g。外用：捣敷。

【选方】 1. 治乳腺炎　鹰爪莲 30 g，甲珠 3 g，重楼 9 g，小木通 9 g。水煎服。

2. 治蛇咬伤　鹰爪莲30 g。水煎兑红糖服，并用鲜叶捣烂外包患部。（1、2 方出自云南《曲靖专区中草药手册》）

5914 鹰眼睛 yīng yǎn jīng（《药性论》）

【基原】 为鹰科鹰属动物苍鹰 *Accipiter gentilis*（Linnaeus）的眼睛。

【原动物】 参见"鹰骨"条。

【采收加工】 捕杀后，取眼睛，鲜用。

【功用主治】《本草汇》："明眼目，退翳障。"

【用法用量】 外用：和人乳研汁滴眼。

5915 鹰嘴爪 yīng zuǐ zhǎo（《本草拾遗》）

【基原】 为鹰科鹰属动物苍鹰 *Accipiter gentilis*（Linnaeus）的嘴和脚爪。

【原动物】 参见"鹰骨"条。

【功用主治】 主五痔，烧为末服之。

【采收加工】 捕杀后，取嘴和爪，阴干。

5916 鹰不泊叶 yīng bù bó yè（《本草求原》）

【异名】 鹰不泊蓪（《本草求原》）。

【基原】 为芸香科花椒属植物勒㰀 *Zanthoxylum avicennae*（Lam.）DC. 的嫩叶。

【原植物】 参见"鹰不泊根"条。

【采收加工】 全年可采，洗净切碎，鲜用或晒干。

【成分】 含生物碱：白鲜碱（dictamine），茵芋碱（skimmianine），α-别隐品碱（α-allocryptopine），2-正戊基-4-甲氧基喹啉碱（2-*n*-pentyl-4-methoxy-quinoline），2-正庚基-4-甲氧基喹啉碱（2-*n*-heptyl-4-methoxy-quinoline）[1]；黄酮类：橙皮苷（hesperidin）[2]；挥发油：α-蒎烯（α-pinene），柠檬烯（imonene），糠醛（furfural）[3]。

【药性】 辛、苦，微温。小毒。

1.《广西本草选编》："味苦，性微温。"

2.《全国中草药汇编》："苦，辛，微温。"

3.《福建药物志》："有小毒。"

【功用主治】 活血止痛，解毒消肿。主治跌打肿痛，腰肌劳损，黄疸，乳痈，肠痈，痔疮，疖肿。

1.《本草求原》："同米粉食。治黄疸。"

2.《岭南采药录》："治乳疮。"

【用法用量】 内服：30～60 g，鲜品捣汁加酒饮；或研末。外用：鲜品捣敷。

【宜忌】《全国中草药汇编》："感冒发热，孕妇、月经期及溃疡病患者不宜服。"

【选方】 1. 治跌打扭伤　鹰不泊嫩叶捣烂外敷。（江西《草药手册》）

2. 治乳疮　取鹰不泊嫩叶捣烂，煎酒冲服，以醉为度。用其渣敷疮之四围，中留孔，以泄毒气。（《岭南采药录》）

3. 治痔疮肿痛　勒㰀嫩叶 6 份，黄连（或黄藤、榄核莲）4 份。研粉混匀，装满 1 个胶囊为度。每日服 3 次，每次 2 丸。（《广西本草选编》）

5917 鹰不泊果 yīng bù bó guǒ（《福建药物志》）

【基原】 为芸香科花椒属植物勒㰀 *Zanthoxylum avicennae*（Lam.）DC. 的果实。

【原植物】 参见"鹰不泊根"条。

【采收加工】 9～10 月果实成熟时采收，晒干备用。

【成分】 含挥发油，主要含枞油烯（sylvestrene），α-蒎烯（α-pinene），辛醛（octanal），α-侧柏烯（α-thujene），4-甲基-6-乙酰氧基己醛（4-methyl-6-acetoxyhexanal）等[1]。

【药理】 抗菌作用　用平皿滤纸片法，对鹰不泊果精油的 15 种化合物进行抑菌试验，发现其中的柠檬酸、正辛醇、芳樟醇、4-甲基-6-乙酰氧基己醛对土曲霉、黑曲霉、黄曲霉等 8 种真菌有较强的抑制作用[1]。

【药性】《全国中草药汇编》："苦、辛，微温。"

【功用主治】 行气活血，散寒止痛。主治胃痛，腹痛，小儿腹胀。

1.《全国中草药汇编》："活血止痛。主治胃痛、腹痛。"

2.《福建药物志》："行气止痛。治小儿腹胀。"

【用法用量】 内服：煎汤，3～6 g。外用：研末敷。

【宜忌】 南药《中草药学》："本品有较强的发汗作用，用时宜注意。"

【选方】 1. 治小儿腹胀　勒㰀果皮适量。研末，放入脐窝中，外用胶布贴牢。（《福建药物志》）

2. 治胃痛、腹痛　鹰不泊干果 3～6 g。水煎服。（江西《草药手册》）

5918 鹰不泊根 yīng bù bó gēn（《本草求原》）

【基原】 为芸香科花椒属植物勒㰀的根。

【原植物】 勒㰀 *Zanthoxylum avicennae*（Lam.）DC.［*Fagara avicennae* Lam.］　又名：乌鸦不企树、竻当（《岭南采药录》），鸟不宿、画眉架（《岭南草药志》），刺倒树（广州部队《常用中草药手册》），鸟不踏、飞天蜈蚣、百鸟不站椇、刺楤（《福建药物志》），狗花椒（《海南植物志》），勒㰀花椒、画眉跳（《广西药用植物名录》）。

乔木，高达 12 m。主干上着生三角形红褐色较大的皮刺，枝上的皮刺较小，长 1～3 mm。奇数羽状复叶互生；叶轴上有甚窄的叶翼，表面下陷成小沟状；小叶片 13～18 片，长圆形，倒卵状长圆形或菱形，长 2～6 cm，宽 1.5～2.5 cm，先端狭尖或短尾状尖，钝头且常微凹，基部楔形，歪斜，两侧不对称，边缘常背卷。伞房状圆锥花序顶生，长 10～20 cm；花 5 基数；萼

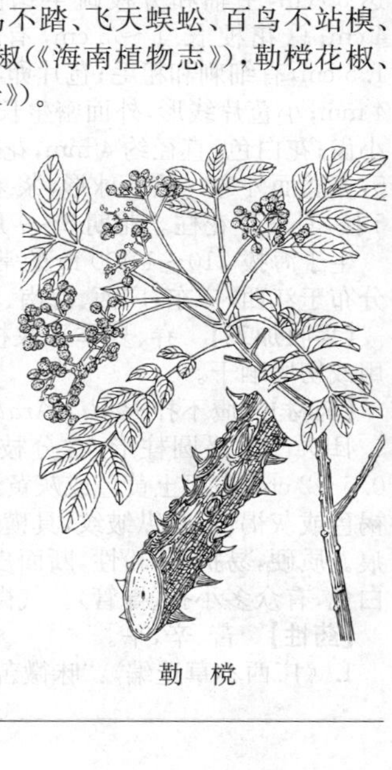

勒　㰀

片卵形，长约0.5 mm；花瓣淡青色，椭圆形或卵状椭圆形，长1.5～2 mm；雄花的雄蕊比花瓣长，药隔先端凸尖；退化雄蕊2叉裂；雌花无退化雄蕊，心皮2枚。成熟心皮1～2，紫红色，表面有粗大的腺点，排列规则。种子卵形，长约4 mm。花期6～8月，果期9～10月。

生于平地、山坡的树林中或路旁。分布于福建、广东、广西、海南、云南、台湾等地。

本植物的嫩叶(鹰不泊叶)、果实(鹰不泊果)，亦供药用，另设专条。

【采收加工】 秋冬季挖取根，切片晒干。

【药材】 鹰不泊根 *Radix Zanthoxyli Avicennae* 主产于广东、广西、福建、江西。

性状 根圆柱形，长短不一，直径0.8～3 cm或以上。表面黄棕色，具众多深纵沟纹。质坚硬，不易折断，横断面栓皮鲜黄色，易碎，较粗的根可见环纹；皮部外侧棕黑色，内侧浅棕色，木部暗黄色。味微苦，麻舌。

鉴别 (1) 根横切面：最外为落皮层。韧皮部外侧散有少数石细胞；纤维数个至20余个成束，排成3～4层，最内层断续成环；薄壁细胞内含橙皮苷结晶。木质部导管较密，单个或2～7个相连，多径向排列。

(2) 薄层色谱：取本品粉末10 g，乙醇回流提取30 min，滤过，滤液蒸干，以10%盐酸溶解，滤过，酸水液碱化，以氯仿提取，回收氯仿至成1～2 ml，作供试品溶液。另取茵芋碱、11-甲氧基白屈菜红碱以甲醇溶解成每1 ml各含1 mg的对照溶液。取上述两种溶液各约10 μl点于同一硅胶H-CMC板上，以氯仿-丙酮-甲醇-甲酸(14∶1∶1∶1)展开，展距10 cm，取出，晾干，在紫外光灯(254 nm)下观察，供试品色谱中在与对照品色谱相应的位置上显相同的亮蓝色(茵芋碱)和橙黄色(11-甲氧基白屈菜红碱)斑点。

【成分】 根皮含勒榄碱(avicine)，香叶木苷(diosmin)，勒榄内酯(avicennin)[1]。

根和茎皮含生物碱：白屈菜红碱(chelerythrine即toddaline)，光叶花椒碱(nitidine)，二氢勒榄碱(dihydroavicine)，木兰花碱(magnoflorine)，N-甲基网叶番荔枝碱(tembetarine)，N-甲基大麦芽碱(N-methylhordenine)，及勒榄内酯醇(avicennol)，橙皮苷(hesperidin)[2]。

【药理】 抗炎作用 树皮中成分香叶木苷腹腔注射，对角叉菜胶引起的大鼠足跖水肿有抗炎作用，ED_{50}为100 mg/kg[1]。香叶木苷具有维生素P样作用，降低家兔毛细血管通透性作用较儿茶酚水合物、陈皮苷、槲皮素和芦丁强，还可增强豚鼠毛细血管的抵抗力和减少肾上腺抗坏血酸的释出[2]。

【药性】 辛、苦，微温。

1.《本草求原》："辛，温。"

2.《岭南草药志》："气微香，味辛，性微温。"

3.《广西本草选编》："味苦。"

【功用主治】 祛风除湿，活血止痛，利水消肿。主治风湿痹痛，跌打损伤，腰肌劳损，脘腹疼痛，黄疸水肿，白带，感冒，咳嗽。

1.《本草求原》："理痰火、酒痰，开喉咽肿痛；祛风，理跌打。"

2.《岭南采药录》："去风，治黄肿，又治伤寒夹色，煎水尽量饮至吐出痰涎即愈，又治黄食证。"

3.《岭南草药志》："化湿，消肿，退黄，理臌，治疟退热。"

4.《全国中草药汇编》："利湿，活血止痛。主治黄疸型肝炎，肾炎水肿，急性扭挫伤，腰肌劳损。"

【用法用量】 内服：煎汤，30～60 g；研末，3 g；或浸酒。外用：浸酒擦。

【宜忌】 体虚多汗、溃疡病患者及孕妇、月经期慎服。

1.《全国中草药汇编》："感冒发热，孕妇、月经期及溃疡病患者不宜服。"

2. 南药《中草药学》："本品有较强的发汗作用，用时宜注意。"

【选方】 1. 治跌打挫伤，腰肌劳损，风湿关节痛，肥大性关节炎 勒榄根、小果蔷薇根各45 g，山花椒根24 g。上药用烧酒500 g浸半月。第一次顿服100 ml，以后每次50 ml(酒量小者酌减)，每日2次，并适量外擦。〔广西自治区医药研究所《医药科技资料》1972，(2)：17〕

2. 治胃痛、腹痛、胆道蛔虫症 勒榄根皮3 g。研末，开水送服。(《福建药物志》)

3. 治黄疸型肝炎 勒榄根60 g，鸡内金12 g。水煎服。(《福建药物志》)

4. 治慢性肾炎 鹰不泊500 g，切碎，先用双蒸酒500 ml和上药蒸熟候冷，浸双蒸酒3 000 ml中，置15 d可用。每次服30～60 g，每日服2次，饭后饮用。(《岭南草药志》)

5. 治百日咳、阑尾炎 鹰不泊根30～60 g。水煎服。(江西《草药手册》)

5919 鹰爪花果 yīng zhǎo huā guǒ (《广西药用植物名录》)

【异名】 鹰爪果(《福建药物志》)。

【基原】 为番荔枝科鹰爪花属植物鹰爪花 *Artabotrys hexapetalus* (L. f.) Bhandari的果实。

【原植物】 参见"鹰爪花根"条。

【采收加工】 秋季果实成熟时采摘，鲜用或晒干研粉。

【成分】 种子含木脂素：异洋商陆素(isoamericanin) A，异洋商陆醇(isoamericaninol) A，洋商陆素(americanin) B，鹰爪木脂醇(artabotrycinol)，(R)-鹰爪三醇〔(R)-artabotriol〕；此外还含有棕榈酸、β-谷甾醇和胡萝卜[1,2]。

【药性】 《福建药物志》："辛，温"。

【功用主治】 《福建药物志》："散结软坚。治颈淋巴结核"。

【用法用量】 外用：捣烂或研末，黄酒调敷。

5920 鹰爪花根 yīng zhǎo huā gēng (《广西药用植物名录》)

【基原】 为番荔枝科鹰爪花属植物鹰爪花的根。

【原植物】 鹰爪花 *Artabotrys hexapetalus* (L. f.) Bhandari [*Annona hexapetala* L. f.] 又名：鹰爪(《中国植物学杂志》)，五爪兰、虎爪花(《福建药物志》)，鹰爪兰(《新华本草纲要》)。

攀缘灌木。常借钩状的总花梗攀缘于它物上。叶互生；叶片纸质，长圆形或阔披针形，长6～16 cm，宽2.5～6 cm，先端渐尖或急尖，基部楔形。花1～2朵，生于木质钩状的总花梗上，淡绿色或淡黄色，芳香；萼片3，绿色，卵形，长约8 mm；花瓣6，2轮，长圆状披

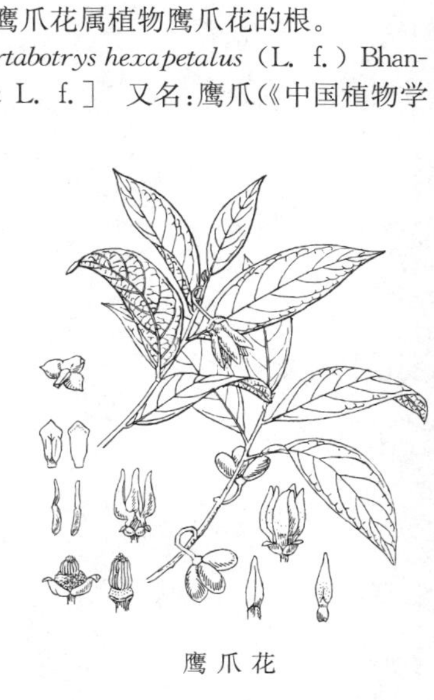

鹰爪花

针形，长 3～4.5 cm，近基部收缩；雄蕊多数，紧贴，药隔三角形；心皮多数，长圆形，各具胚珠 2 颗，柱头线状长圆形。果实卵圆状，长 2.5～4 cm，数个群集于果托上。花期 5～8 月，果期 5～12 月。

多栽培，少数为野生。分布于浙江、福建、江西、广东、广西、海南、云南、台湾等地。

本植物的果实（鹰爪花果），亦供药用，另设专条。

【采收加工】 一般秋、冬季采挖，鲜用或晒干。

【成分】 含生物碱：鹰爪甲素（yingzhaosu A），鹰爪乙素（yingzhaosu B）[1]，鹰爪丙素（yingzhaosu C）及鹰爪丁素（yingzhaosu D）[2, 3]。

【药理】 抗疟作用 鹰爪甲素对鼠疟有很强的抑制作用[1, 2]。

【功用主治】 截疟。主治疟疾。

【用法用量】 内服：煎汤，10～20 g，疟发前 2 h 服。

5921 **䴙䴘** pì tī （《本草拾遗》）

【异名】 䴘、须蠃（《尔雅》），刁鸭（《食疗本草》），鹈顶（《日用本草》），水鸷（《饮膳正要》），油鸭（《纲目》），水伶仃（《医林纂要》），水葫芦（《中国动物图谱》）。

【基原】 为䴙䴘科䴙䴘属动物小䴙䴘的肉或全体。

【原动物】 小䴙䴘 *Colymbus ruficollis poggei* (Reichenow)

体长约 26 cm，形似鸭而小。嘴窄而尖，黑色，尖端白色，嘴裂附近黄绿色。虹膜黄色。眼先、颊、上喉黑褐色；下喉、耳羽、颈侧红栗色；上体黑褐色，部分羽毛尖端苍白；初级、次级飞羽灰褐色，初级飞羽尖端灰黑色，次级飞羽尖端白色；大、中覆羽暗灰黑色，小覆羽淡黑褐色；尾羽甚短，棕、褐、白等色相掺杂；前胸、胁、肛周灰褐色，前胸羽毛尖端苍白或白色，后胸和腹丝光白色，略沾灰褐色；腋羽和翼下覆羽白色。脚近尾端，石板灰色，趾端具阔爪，趾侧具瓣状蹼膜。

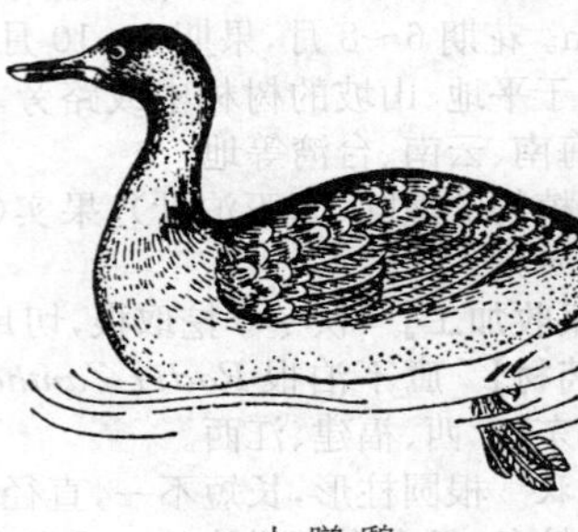

小䴙䴘

栖息于水草丛生的湖沼。善潜水，常成对或结群游于水面，营浮巢于芦苇丛中。食蛙类、小鱼、虾、水生甲虫等。分布亚洲东部的湖沼或泽地。我国东南沿海一带都有。

【采收加工】 四季均可捕捉，取肉，鲜用或烘干。

【药性】 1.《饮膳正要》："味甘，平，无毒。"

2.《医林纂要》："甘咸，寒。"

3.《本草撮要》："入手太阴、足少阴经。"

【功用主治】 补虚羸。

1. 孟诜："补虚。"

2.《饮膳正要》："补中益气。宜炙食之。"

3.《医林纂要》："可去肺肾之邪。"

4.《随息居饮食谱》："补中开胃。"

十 九 画

5922 **藿香** huò xiāng（《本草乘雅半偈》）

【异名】 土藿香（《滇南本草》），猫把（《吉林中草药》），青茎薄荷（《广西本草选编》），排香草（《青岛中草药手册》），大叶薄荷（《浙江药用植物志》），绿荷荷（《福建药物志》），川藿香、苏藿香、野藿香（《中药志》），猫尾巴香、猫巴虎、拉拉香（辽宁），八蒿（吉林），鱼香、鸡苏、水麻叶（四川）。

【基原】 为唇形科藿香属植物藿香的地上部分。

【原植物】 藿香 *Agastache rugosa*（Fisch. et Mey.）O. Kuntze

一年生或多年生草本，高 40～110 cm。茎直立，四棱形，略带红色，稀被微柔毛及腺体。叶对生；叶柄长 1～4 cm；叶片椭圆状卵形或卵形，长 2～8 cm，宽 1～5 cm，先端锐尖或短渐尖，基部圆形或略带心形，边缘具不整齐的钝锯齿，齿圆形；上面无毛或近无毛，散生透明腺点，下面被短柔毛。花序聚成顶生的总状花序；苞片大，条形或披针形，被微柔毛；萼 5 裂，裂片三角形，具纵脉及腺点；花冠唇形，紫色或白色，长约 8 mm，上唇四方形或卵形，先端微凹下唇 3 裂，两侧裂片短，中间裂片扇形，边缘有波状细齿，花冠外被细柔毛；雄蕊 4，二强，伸出花冠管外；子房 4 深裂，花柱着生于子房底部中央，伸出花外，柱头 2 裂。小坚果倒卵状三棱形。花期 6～7 月，果期 10～11 月。

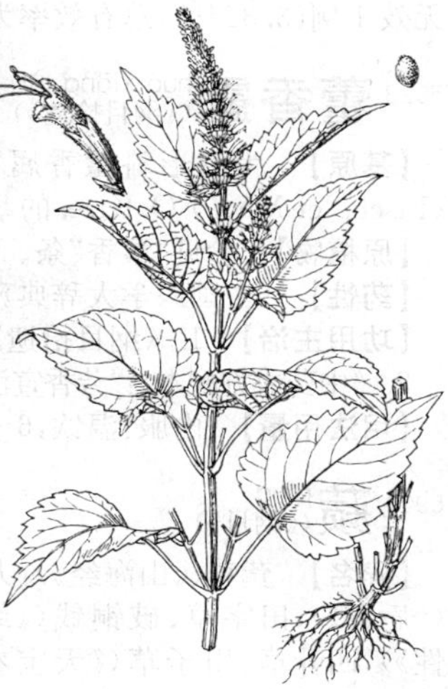

藿 香

生于山坡或路旁。多栽培。分布于东北、华东、西南及河北、陕西。

本植物的茎叶蒸馏所得的芳香水（藿香露）亦供药用，另设专条。

【栽培】 生物学特性 喜温暖湿润气候，稍耐寒，在北京地区能在田间越冬。怕干旱。一般土壤均可栽培，但以排水良好的砂质土壤为好。

繁殖方法 种子繁殖。当种子大部分变成棕色时收获，置阴凉处后熟数日，晒干脱粒。南方气温较高，可采用秋播，9～10 月按行株距各 30 cm 开穴，深 2～4 cm，底平，施人畜粪水后，播种。拌草木灰，匀播穴内，产量较高。北方 3～4 月播种，顺畦按行距 25～33 cm，开 1～1.3 cm 的小浅沟，种子匀播于沟内，覆土 2～4 cm，用足踩一遍，产量较低。苗高 6～10 cm 时间苗，条播按株距 10～15 cm 留苗，穴播的每穴留苗 3～4 株。

田间管理 生长期间及时松土除草。追肥以氮肥为主，苗高 15 cm 时和收获后要各追施氮肥 1 次，另还需看苗追肥。要注意灌溉排水，保持田间一定的湿润。

病虫害防治 病害有褐斑病，在 5～6 月发生，可及时摘除病叶烧毁；实行轮作，发病前及发病初期喷 1∶1∶100 波尔多液。斑枯病防治可在冬季清除枯枝落叶烧毁，并喷洒 50%瑞毒霉 1 000 倍液防治。枯萎病可在雨后及时疏沟排水，降低温度；发病初期，拔除病株，并用 70%敌克松粉剂 1 000 倍液或 40%多菌灵胶悬液 500 倍浇灌病穴。虫害有朱砂红叶螨。

【采收加工】 北方作一年生栽培，南方种后可连续收获 2 年，产量以第二年为高。6～7 月，当花序抽出而未开花时，择晴天齐地割取全草，薄摊晒至日落后，收回堆叠过夜，次日再晒。第二次在 10 月收割，迅速晾干，晒干或烤干。

【药材】 藿香 *Herba Agastaches* 主产于四川、江苏、浙江、湖南等地。

性状 地上部分长 30～90 cm，常对折或切断扎成束。茎方柱形，多分枝，直径 0.2～1 cm，四角有棱脊，四面平坦或凹入成宽沟状；表面暗绿色，有纵皱纹，稀有毛茸；节明显，常有叶柄脱落的瘢痕，节间长 3～10 cm；老茎坚硬、质脆，易折断，断面白色，髓部中空。叶对生；叶片深绿色，多皱缩或破碎，完整者展平后呈卵形，长 2～8 cm，宽 1～6 cm，先端尖或短渐尖，基部圆形或心形，边缘有钝锯齿，上表面深绿色，下表面浅绿色，两面微具毛茸。茎顶端有时有穗状轮伞花序，呈土棕色。气芳香，味淡而微凉。

鉴别 （1）茎表面观：表皮细胞多角形，轴向延长。具气孔及毛茸，气孔直轴式。非腺毛多为 1～4 细胞；腺毛头部 1～2 细胞，柄单细胞；腺鳞偶见，头部多为 8 个细胞，柄单细胞。

叶表面观：表皮细胞垂周壁波状弯曲。气孔直轴式，主要分布在下表皮。上下表皮都具毛茸，以下表皮为多见，上表皮非腺毛多为 1～2 细胞，长 16～80 μm，下表皮非腺毛多为 1～4 细胞，长 70～460 μm，毛茸圆锥形，表面有疣状突起，基部邻细胞 3～4，呈放射状排列，角质层纹理较明显；腺毛头部 1～2 细胞，以单细胞较多见，柄单细胞；腺鳞头部 8 个细胞，扁圆球形，直径 56～80 μm，柄单细胞。

（2）取本品粗粉 2 g，加石油醚 20 ml，置水浴回流 30 min，滤过。取滤液 1 ml，加 1%香草醛盐酸试液 0.5 ml，上层石油醚层显黄绿色，放置后下层渐显紫褐色（检查挥发油）。

（3）薄层色谱：取本品粉末 75 g，置挥发油测定器中蒸出挥发油。取 0.1 ml 挥发油加环己烷至 1 ml，作供试液。另取甲基黄苏丹Ⅲ制成对照液，吸取两溶液点于硅胶 G-CMC 板上，用石油醚-乙酸乙酯（95∶5）上行展开；取出，晾干，喷以 5%茴香醛浓硫酸试液，于 110 ℃加热 3～5 min，供试品色谱中，在与对照液色谱相应处显相同颜色的斑点。

【成分】 含挥发性成分：主要成分为甲基胡椒酚（methylchavicol），占 80%以上。并含有茴香脑（anethole），茴香醛（anisaldehyde），柠檬烯（limonene），对甲氧基桂皮醛

(*p*-methoxycinnamaldehyde)，α 和 β-蒎烯(pinene)，3-辛酮(3-octanone)，1-辛烯-3-醇(1-octen-3-ol)，芳樟醇(linalool)，1-丁香烯(1-caryphyllene)，β-榄香烯(β-elemene)，β-葎草烯(β-humulene)，α-衣兰烯(α-ylangene)，β-金合欢烯(β-farnesene)，γ-荜澄茄烯(γ-cadinene)，菖蒲烯(calamenene)；还含有顺式-β，γ-已烯醛(*cis*-β，γ-hexenal)[1]。黄酮类化合物：刺槐素(acacetin)，椴树素(tilianin)，蒙花苷(linarin)，藿香苷(agastachoside)，异藿香苷(isoagastachoside)，藿香精(agastachin)[2, 3]。

【药理】 1. 抗菌作用　试管实验藿香煎剂(8%～15%)对许兰毛癣菌等多种致病性真菌有抑制作用，藿香乙醚浸出液(3%)及醇浸出液(1%)亦能抑制多种致病性真菌，水浸出液的抗真菌效力与煎剂相似；趾间毛癣菌在煎剂15%时方出现抑制，而乙醚浸出液于3%及醇浸出液于5%及水浸出液于10%等浓度时均呈抑制作用，因此藿香的浸出液比煎剂抗菌力强[1, 2]。

2. 抗螺旋体作用　藿香水煎剂(15 mg/ml)对钩端螺旋体有抑制作用。当浓度增至31 mg/ml以上时，有杀死钩端螺旋体作用[3]。

3. 抗病毒作用　藿香中的黄酮类物质具有抗病毒作用[3]。

【炮制】 1. 鲜藿香　取新鲜药材，除去杂质、枯叶、老梗及根，切段。鲜藿香主要用于解暑。

2. 藿香　取原药材，除去杂质、老梗及根，下半段略浸，上半段喷潮，润软，切短段，晒干或低温干燥，筛去灰屑。

【药性】 辛，微温。归肺、脾、胃经。

1.《滇南本草》："味辛，微温。"

2.《本草再新》："味苦、辛，性微寒，无毒。入心、肝、肺三经。"

3.《安徽中草药》："性微温，味辛、甘。"

【功用主治】 祛暑解表，化湿和胃。主治夏令感冒，寒热头痛，胸脘痞闷，呕吐泄泻，妊娠呕吐，鼻渊，手、足癣。

1.《滇南本草》："治胃热。"

2.《本草再新》："解表散邪，利湿除风，清热止呕。治呕吐霍乱、疟痢、疮疥。梗可治喉痹、化痰、止咳嗽。"

3.《草药新纂》："行气健胃。治胃病，疗霍乱、呕泄、气郁等证。"

4.《四川中药志》1960年版："止呕和胃，除湿辟秽。治肠胃型感冒，湿滞脾阳，寒热头痛，呕吐不欲食，胸脘满闷，痧胀口臭等症。"

5.《湖南药物志》："理气发汗，醒脾和胃，辟恶止呕。主治暑天口渴头晕，小便黄或闭痛，鼻渊。"

6.《吉林中草药》："祛湿解暑，温胃止呕，行气止痛。治伤暑感冒、脾胃不和、胃腹冷痛。"

7.《广西本草选编》："祛风化湿，和中止呕。主治感冒发热，胸闷腹胀，呕吐，腹泻，风湿骨痛，湿疹，皮肤瘙痒。"

8.《福建药物志》："治手足癣。"

【用法用量】 内服：煎汤，6～10 g；或入丸、散。外用：煎水洗；或研末搽。

【宜忌】 不宜久煎。阴虚火旺者禁服。

【选方】 1. 预防伤暑　藿香、佩兰各等分。煎水饮用。(《吉林中草药》)

2. 治急性肠炎　藿香9～30 g，水煎(不可久煎)，另用大蒜头4～6瓣，捣烂，和红糖15 g拌匀，冲服，每日1～3次。(《浙江药用植物志》)

3. 治胃腹冷痛　藿香6 g，肉桂6 g。共研细末，每次3 g，白酒为饮，每日服2次。(《吉林中草药》)

4. 治胃寒呕吐，胃腹胀痛　藿香、丁香、陈皮、制半夏、生姜各9 g。水煎服。(《陕甘宁青中草药选》)

5. 治妊娠呕吐　藿香梗、竹茹各9 g，砂仁4.5 g。煎服。

6. 治慢性咽炎，鼻炎，鼻窦炎　藿香叶240 g，猪胆4个。拌和晒干，研细末，水泛为丸或制蜜丸，每次3～6 g，每日2次，温开水送服。(5、6方出自《安徽中草药》)

7. 治小儿牙疳溃烂，出脓血，口臭嘴肿　土藿香，入枯矾少许，搽牙根上。

8. 治刀伤流血　土藿香，加龙骨少许，搽上即愈。(7、8方出自《滇南本草》)

9. 治湿疹，皮肤瘙痒　用(藿香)茎、叶适量，水煎外洗。(《广西本草选编》)

【临床报道】 治疗小儿秋季腹泻　马齿苋颗粒10 g/包，藿香颗粒10 g/包，6个月～1岁，每次半包；1～3岁，每次1包；3～4岁，每次1.5包，均每日3次。治疗30例，结果治愈23例(76.7%)，显效5例(16.7%)，有效1例(3.3%)，无效1例(3.35%)，总有效率为96.7%[1]。

5923 藿香露 huò xiāng lù (《纲目拾遗》)

【基原】 为唇形科藿香属植物藿香 *Agastache rugosa* (Fisch. et Mey.) O. Ktze. 的茎叶蒸馏所得的芳香水。

【原植物】 参见"藿香"条。

【药性】《中国医学大辞典》："辛，微温，无毒。"

【功用主治】 1.《纲目拾遗》："清暑，正气。"

2.《中药成方配本》："芳香宣浊。治暑湿气滞，胸闷呕恶。"

【用法用量】 内服：温饮，6～12 g。

5924 蘋 píng (《纲目》)

【异名】 蕡草(《山海经》)，大萍(《本草经集注》)，四叶菜(《卮言》)，田字草、破铜钱(《纲目》)，四眼草(《分类草药性》)，四叶草、田子草(《天宝本草》)，夜合草(《广州植物志》)，水对草(《陆川本草》)，四瓣草(《河南中草药手册》)，夜关门(《重庆草药》)，水羚羊、四瓣连船(《浙江民间常用草药》)，水浮钱、四蝶草、山田芝、四面金钱草(《福建中草药》)，水草头、水金花头、野连菜、十字草、夜里串(《上海常用中草药》)，水对菜(《广西中草药》)，青萍(《贵州草药》)，水灵台(《陕西中草药》)，月字草、田荠、田浆味酸酸(《浙南本草选编》)，水吐丝、四叶苹(江苏)。

【基原】 为蘋科蘋属植物蘋的全草。

【原植物】 蘋 *Marsilea quadrifolia* L. [*M. brownii* A. Br.]

植株高5～20 cm。根茎细长，横生，分叉，顶部有淡褐色毛，茎节远离，向上生长1至数叶。叶柄长5～20 cm；小叶4片，草质，无毛，倒三角形，浮于水面；叶脉扇形，网状，网眼狭长。叶柄基部生有1或分叉短柄，先端生有孢

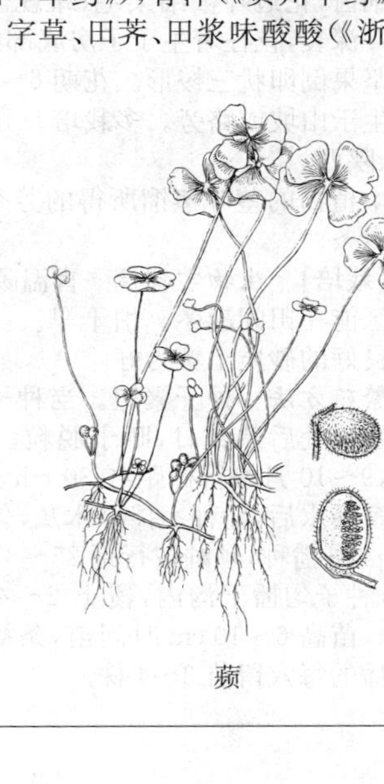

蘋

子果，果长圆肾形，幼时被密毛，后变无毛；孢子囊多数，大、小同生于一个孢子果内壁的囊托上，大孢子囊有一个大孢子，小孢子囊内有多数小孢子。

生于水塘或沟边、水田中。分布于华北、华东、中南、西南及辽宁等地。

【采收加工】 春、夏、秋三季均可采收，鲜用或晒干。

【药理】 抗菌作用 煎剂、酊剂对白喉杆菌有较强的抑制能力，对金黄色葡萄球菌、枯草杆菌、大肠杆菌及埃柯病毒亦有抑制作用[1]。

【药性】 甘，寒。归肺、肝、肾经。

1.《纲目》："甘，寒，滑，无毒。"

2.《品汇精要续集》："降也，阴也。"

3.《医林纂要》："甘，咸，寒，滑。"

4.《陕西中草药》："味甘，微苦，性寒。"

5.《中国药用孢子植物》："甘，淡，凉。"

【功能与主治】 利水消肿，清热解毒，止血，除烦安神。主治水肿，热淋，小便不利，黄疸，吐血，衄血，尿血，崩漏白带，月经量多，心烦不眠，消渴，感冒，小儿夏季热，痈肿疮毒，瘰疬，乳腺炎，咽喉肿痛，急性结膜炎，毒蛇咬伤。

1.《山海经》："食之已劳。"

2.《医林纂要》："除烦，解热，消痰，行水。"

3.《天宝本草》："清心解热，去热火毒。治蟮疳，敷疮，拨云散雾。"

4.《分类草药性》："治妇女红崩白带，月经不调，退火消肿。"

5.《四川中药志》1960年版："治火眼红肿，牙龈疼痛，热淋尿血，涂瘰疬、痔疮和痈肿。"

6.《中国药用植物图鉴》："治蛇咬伤，热疮肿毒及外伤腰痛。"

7.《上海常用中草药》："清热解毒，利尿。主治肾炎，脚气水肿，肝炎，风火赤眼，眼目昏糊，小儿暑天发热（疰夏），流火。"

8.《陕西中草药》："止血，镇静。主治吐血，崩漏，癫狂。"

9.《广西中草药》："清热解毒，利水消肿。主治乳腺炎，痈疮肿毒，淋巴结炎，牙龈肿痛，急性结膜炎，肝胆火旺，心烦不寐，小便赤痛。"

10.《浙江药用植物志》："用于感冒发热，小儿肺炎。"

【用法用量】 内服：煎汤，15～30 g；鲜品 60～90 g；或捣汁。外用：鲜品捣敷。

【使用注意】《本草省常》："服甘草者忌之。"

【选方】 1. 治水湿浮肿 鲜（蘋）全草 1 000 g，加石菖蒲 750 g，鲜仙鹤草 250 g，水底松木桩 500 g。各切细炒燥，加烧酒 500 g 炖热，分作 5 剂，每日用 1 剂水煎，冲适量白酒，早服头汁，晚服二汁。并将患者指甲剪短，用艾叶或菖蒲煎汤洗涤。（《天目山药用植物志》）

2. 治淋证（小便不利） 田字草、竹叶菜各 30 g。煨水服。（《贵州草药》）

3. 治急性传染性肝炎 鲜（蘋）草 30～60 g，马蹄金 30 g。水煎，加白糖 15 g 冲服，连服 5～10 剂，以黄疸型湿热俱盛者为适用。（《浙南本草新编》）

4. 治肝硬化腹水 蘋（鲜）60 g（油炒），豆腐 1 块（油煎），和匀，加盐和酒少许，隔水炖干，顿服。每日 1 剂。（《江西草药》）

5. 治感冒咳嗽 四瓣草 120 g，生姜 6 g，红糖 30 g。水煎，冲红糖服，发汗。（《河南中草药手册》）

6. 治小儿肺炎 （蘋）全草、天名精、阴地蕨、半边莲各 9 g。水煎服。（《浙江药用植物志》）

7. 治小儿夏季热 鲜田字草 30 g，鲜荷叶半张。煎水代茶饮。（《安徽中草药》）

8. 治吐血 鲜（蘋）全草 10 g，鸭肝 1 只。共捣烂，开水烫热顿服。（《东北药用植物》）

9. 治疟疾 （蘋）鲜全草 90～150 g。发作前 3 h 水煎服，或用鲜全草搓细，发作前数小时塞鼻。（《浙江民间常用草药》）

10. 治神经衰弱，心烦不眠，盗汗头晕 （蘋）鲜草 60 g，配酢浆草、夜交藤等量。水煎或炖猪瘦肉服。（《湖南药物志》）

11. 治流火 （田字草）鲜草 120 g，加豆腐适量，捣烂外敷。（《上海常用中草药》）

12. 治溃疡漏管 鲜（蘋）全草 60 g，泥鳅 2 条（须保留体表黏滑液）。同捣烂敷患处，用清洁纱布包扎，每日换 1 次。（《浙江民间常用草药》）

13. 治无名肿毒 田字草、折耳根各适量，捣绒敷患处。（《贵州草药》）

5925 蘑菇 mó gū （《医学入门》）

【异名】 蘑菰（《饮膳正要》），麻菰（《日用本草》），鸡足蘑菇、蘑菇草（《广谱菌》），肉蕈（《纲目》）

【基原】 为伞菌科伞菌属（黑伞属）真菌双孢蘑菇及四孢蘑菇的子实体，尤以菌蕾为佳。

【原植物】 1. 双孢蘑菇 *Agaricus bisporus* (Lange) Sing. 又名：蘑菇菌（《云南中药资源名录》）。

菌盖半圆形，径 3～16 cm，表面干，成熟后仍为白色，常被淡褐色细绒毛。菌肉较厚而脆，白色，切割后或微呈淡红橙色。菌褶离生，初白色后变黑褐色。柄短柱状，粗壮。基微膨大。菌环光滑或具絮状残突，膜质。本种原记录的主要特征是担子多产两枚孢子，担孢子椭圆形，淡褐色，(5.5～8.5)μm×(4～6.5)μm，此菌非我国原产，系引进栽培种。在栽培中变异较大，担子产孢子的数目也有变异，不稳定。

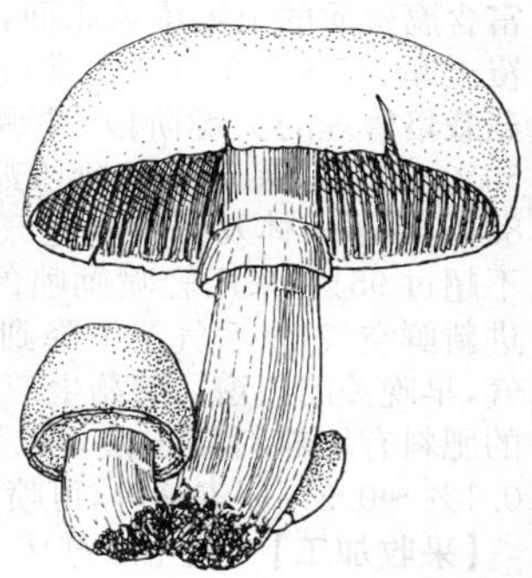

双孢蘑菇

我国各地广为栽培。

2. 四孢蘑菇 *A. campestris* L. ex Fr. 又名：雷窝子、洋蘑菇（《西藏真菌》），原野蘑菇（山西）。

菌盖呈穹顶形，径 4～15 cm。纯白色，后期盖中央有裂纹，渐向盖缘而光滑。老后中央微现肉桂色泽，菌肉白色，伤后微褐。褶片离生，粉

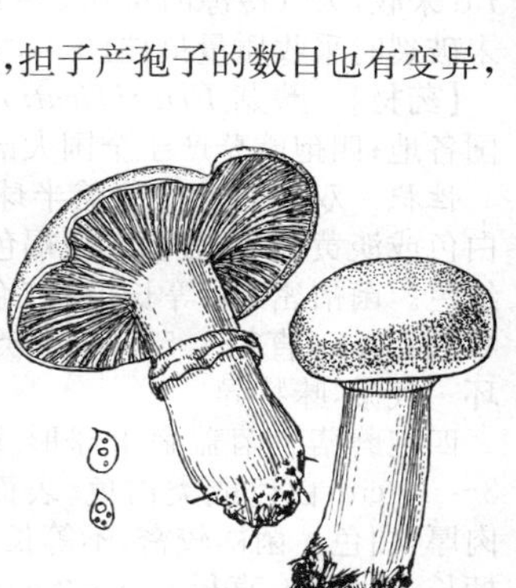

四孢蘑菇

红色。菌柄柱形，近等粗。环残膜质，早落。孢子椭圆形，光滑，深褐色，(6.5～8.5)μm×(4～5.5)μm。

春末至冬初单生或群生于草地、路旁、田野、堆肥场及林间空旷地。分布于华北、东北、华东、中南、西南、西北等地。

【栽培】 生物学特性 双孢蘑菇是一种腐草生伞菌，菌丝体生长适宜温度为 22～24 ℃，子实体生长发育以 13～16 ℃为宜。孢子萌发适宜温度是 24～26 ℃。属好气性真菌，菌丝体和子实体均能在黑暗中生长，酸碱度一般应控制在 pH6.5～7.0 的范围内。

培育技术 双孢蘑菇培养料主要是禾本科植物的秸秆(碳源)和牲畜粪便(氮源)，适宜的碳、氮比为 30∶1～33∶1。如粪草培养料：粪 58%，草 40%，硫酸钙 1%，过磷酸钙 1%，水 160%。先将麦草、稻草切成 15～30 cm 长，在尿中或清水中浸泡 1 d，堆置时，先铺厚 10 cm 的秸秆，然后铺 2～3 cm 厚发酵过的粪，以后加一层秸秆铺一层粪，浇一遍水，最后覆盖一层秸秆，堆高 1.5～1.8 m，堆内温度最高可达 73 ℃。7～10 d 可进行第一次翻堆，使其发酵均匀，过 5～6 d 行第二次翻堆，并可加入尿素等化肥，一般翻堆 3～4 次，完成前期发酵。在料温未降时迅速搬入菇房铺床，床厚 15～20 cm，然后室内加温，保持温度 60～62 ℃，进行室内后发酵，维持 5 d 左右，然后关闭门窗，用甲醛、敌敌畏各 1 kg 熏蒸消毒 24 h，当料温降到 30 ℃，调节培养料湿度为 62%左右，pH7.0～7.5，即可接种。选生活力强、色泽洁白、无杂菌污染的优质菌种，采用穴播、条播、撒播或混播的方法接入菌种，控制菇房温度在 20～24 ℃，当菌丝生长到料层的 1/2 后，用双齿耙从床面插入床底，撬松底层料 1～2 次，以改善通气条件。

菇房管理 播后 15 d 左右进行覆土，以近中性或偏碱性富含腐殖质的土壤覆盖床面，粗细土粒各占 65%和 35%，覆土厚 2.5～3.5 cm。通常每日喷水 2 次。出菇前后是蘑菇栽培管理的关键阶段，要调节好水分，料中保持含水量 60%～65%，菌丝生长阶段菇房相对湿度保持在 80%～85%，到子实体发育阶段空气相对湿度增加到 90%左右，不超过 95%，采用轻喷勤喷的方法。菇房应早晚通风，引进新鲜空气，秋后气温下降到 12 ℃以下，则应中午通风换气，早晚关闭门窗。蘑菇生产 2～3 批后，应增施肥料，常用的肥料有培养料浸出液，牛、猪、人尿稀释液，鸡、鸭粪液，0.1%～0.2%尿素液等，可喷于床面。

【采收加工】 覆土后菇床上开始形成子实体原基，当室温降至 15 ℃左右时，子实体大量发生。蘑菇在现蕾后 5～7 d 采收，天气冷凉时可在 8～10 d 采收。以子实体菌膜尚未破裂时采收质量最佳。

【药材】 蘑菇 *Fructificatio Agarici* 双孢蘑菇产于全国各地；四孢蘑菇产于全国大部分地区。

性状 双孢蘑菇 菌盖半球形或平展，直径 5～12 cm，白色或淡黄棕色，表面具淡褐色细绒毛。菌肉厚，白色或淡红色。菌褶密，不等长，粉红色、褐色或黑褐色。菌柄长 4.5～9 cm，直径 1.5～3 cm，类白色，中部有时可见单层菌环。气微，味特异。

四孢蘑菇 菌盖扁半球形或平展，有时中部下凹，直径 3～13 cm，白色或类白色，表面光滑或有丛毛状鳞片。菌肉厚，白色。菌褶较密，不等长，粉红色、褐色或黑褐色。菌柄长 1～9 cm，直径 0.5～2 cm，白色，近光滑或略有纤毛，中部有时可见单层菌环。气微，味特异。

【成分】 1. 双孢蘑菇 含挥发性成分 3-辛酮(3-octanone)和 1-辛烯-3-醇(1-octen-3-ol)[1]，含异硫氰酸苄酯(benzyl isothiocyanate)[2]，无机元素有磷、钙、镁、钾、铜、锰[3]、锑、锌、铁、汞及镉[4]，尚含磷脂、甘油酯、亚油酸(linoleic acid)及甾醇(sterol)等化合物[5]，并含有原维生素(provitamin)D_2 等化合物[6]。

2. 四孢蘑菇 含蘑菇氨酸(agaritine)[7]，维生素 D_2[8]，含元素汞、铅、镉[9]、铁、铜、锰、锌、钴、铬、镍[10]、镁、钙、钠、钾[11]及硒[12]、磷、锑[4]。含尿素(urea)[14]，甲壳质(chitin)和纤维素(cellulose)[15]，含有极性脂质体磷脂(phospholipid)和非极性脂质体甘油酯(glyceride)及不皂化物、麦角甾醇(ergosterol)等，尚含亚油酸[5]，并含蛋白质、非蛋白质氮、糖类、维生素 C 及无机物等[13]，增强免疫抗肿瘤活性部位为多糖和蛋白质[16]。

【药理】 1. 抗肿瘤和调节免疫作用 双孢蘑菇中提取出的植物凝集素 0.25 mg 剂量投与荷肉瘤 S_{180} 的小鼠，3 星期后抑瘤率为 39%[1]。蘑菇水提取物能明显增加 T 细胞数量，可作为 T 淋巴细胞促进剂，刺激抗体形成，提高机体免疫功能，对机体非特异性免疫有促进作用[2]。蘑菇多糖对乙醇中毒小鼠肝脏丙二醛(MDA)升高，有明显治疗作用，腹腔注射优于口服组，二次给药也有预防作用[3]。四孢蘑菇的提取物 C 有抗肿瘤活性。每日 20 mg/kg 投与荷肉瘤 S_{180} 的 ICR 小鼠，抑瘤率达 56.1%。该提取物含 45%多糖及 18%蛋白成分。另一提取物 A 有免疫增强活性，能使小鼠腹腔巨噬细胞聚集并增强空斑形成细胞反应[4]。还有报道，从四孢蘑菇中提取出的一种多糖具较高的抗补体活性[5]。

2. 抗氧化功能 双孢蘑菇匀浆液能提高成年大鼠血液和肝脏组织中 SOD 的含量；降低血清和肝组织中丙二醛的含量。对小鼠可增强小鼠腹腔吞噬细胞的吞噬功能，并随着剂量的增高，胸腺指数、脾指数也有增高的趋势[6]。

3. 其他作用 四孢蘑菇于 23～30 ℃培养 22 d，其培养液能抑制金黄色葡萄球菌、伤寒杆菌及大肠杆菌[7]。四孢蘑菇乙醇提取物有降血糖作用[8]。双孢蘑菇的乙醇提取物能引起鼠伤寒沙门菌突变，尤对 TA_{104} 作用显著[9]。Ames 试验表明，双孢蘑菇所含的蘑菇氨酸，对 TA_{1537}、TA_{97} 有诱变活性，碱性条件能增强它的诱变活性[10]。

【药性】 甘，平。归肠、胃、肺经。

1.《饮膳正要》："味甘，平，有毒。"

2.《日用本草》："无毒。"

3.《品汇精要》："味甘，性寒。气之薄者，阳中之阴。"

4.《本草求真》："专入肠、胃、肺。"

5.《随息居饮食谱》："甘，凉。"

【功用主治】 健脾开胃，平肝提神。主治饮食不消，纳呆，乳汁不足，高血压病，神倦欲眠。

1.《医学入门》："悦神，开胃，止泻，止吐。"

2.《生生篇》："益肠胃，化痰理气。"(引自《纲目》)

3.《本草求原》："消热痰。"

4.《全国中草药汇编》："消食，清神，平肝阳。主治消化不良，高血压病，哺乳期乳汁分泌减少，毛细血管破裂，牙床出血，贫血等症。"

5. 刘波《中国药用真菌》："哺育婴儿的妇女经常食用可增加乳汁的分泌量。""经常食用，可以预防脚气病，身体疲倦，毛细血管破裂，牙床及腹腔出血，糙皮病，各种贫血症。"

6.《浙江药用植物志》："健脾。治白细胞减少症等。"

【用法用量】 内服：煎汤，6～9 g，鲜品 150～180 g。

【宜忌】 气滞者慎服。

1.《饮膳正要》:“动气发病,不可多食。”

2.《本草求真》:“多食均于内气有阻,而病多发。”

3.《随息居饮食谱》:“多食发风,动气,诸病人皆忌之。”

【选方】 1. 治消化不良 (蘑菇)鲜品 150 g,炒食、煮食均可。

2. 治高血压病 (蘑菇)鲜品 180 g,煮食,分两次食用。(1、2 方出自刘波《中国药用真菌》)

3. 治小儿麻疹透发不快 鲜蘑菇 18 g,鲜鲫鱼 1 条。清炖(少放盐)喝汤。(《食物中药与便方》)

5926 蟾头 chán tóu (《纲目》)

【基原】 为蟾蜍科蟾蜍属动物中华大蟾蜍 *Bufo bufo gargarizans* Contor 或黑眶蟾蜍 *B. melanostictus* Schneider 的头部。

【原动物】 参见“蟾蜍”条。

【采收加工】 夏、秋季捕捉,剁头,用细绳拴起阴干。

【药材】 蟾头 *Caput Bufonis* 全国各地均产。

性状 头部近三角形,其宽大于长或近等长。吻端圆,口大,近半圆形,闭合或略开一缝隙。口内无锄骨齿,上下颌亦无齿。吻棱显著,近吻端有小的圆形鼻孔 1 对。眼隆起或内陷,闭合或成窄缝。两侧眼后有一圆形鼓膜,棕褐色。背面灰褐色、绿褐色或黑褐色,较平滑;腹面色浅,呈黄绿色、棕黄色或棕红色,有突起的点状棕褐色或黑褐色斑点。质坚韧,不易破碎。气腥臭,味微咸,而有麻舌感。

【功用主治】 消疳散积。主治小儿疳积。

《纲目》:“功同蟾蜍。”

【用法用量】 内服:适量,入丸、散。

【选方】 1. 治小儿五疳,手足干瘦,腹胀筋起,鼻痒,昏沉多睡 蟾头二枚(涂酥炙焦黄),皂荚一分(先于厕中浸七日后,以水洗净,刮去黑皮,涂酥炙令焦黄,去子),青黛一分(细研),硫黄一分(细研),麝香半分(细研),巴豆七枚(去皮、心,研,纸裹压去油)。上药捣罗为末,炼蜜和丸如绿豆大。空心以粥饮下三丸,量儿大小,以意加减服之。(《圣惠方》蟾头丸)

2. 治小儿奶疳,体瘦烦热,毛发干痒,乳食减少 蟾头一枚(烧灰),蛇蜕皮灰一分,蝉壳一分(微炒,去足),麝香一钱,青黛半两,蜗牛子二七枚(炒微黄)。上药都细研为散。每服以粥饮调下半钱,日三钱服,量儿大小,加减服之。(《圣惠方》蟾头散)

5927 蟾皮 chán pí (《本经逢原》)

【基原】 为蟾蜍科蟾蜍属动物中华大蟾蜍 *Bufo bufo gargarizans* Cantor 或黑眶蟾蜍 *B. melanostictys* Schneider 除去内脏的干燥体。

【原动物】 参见“蟾蜍”条。

【采收加工】 夏、秋季捕捉,先采去蟾酥,然后除去内脏,将体腔撑开晒干。

【药材】 蟾皮 *Corium Bufonis* 主产东北、宁夏等地。

性状 本品呈扁平板状,厚约 0.5 mm,头部略呈钝三角形。四肢屈曲向外伸出。外表面粗糙,背部灰褐色,布有大小不等的疣状突起,色较深;腹部黄白色,疣点较细小。头部较平滑,耳后腺明显,呈长卵圆形,八字状排列。内表面灰白色,与疣点相对应处有同样大小黑色浅凹点。较完整者四肢展平后,前肢趾间无蹼;后肢长而粗壮,趾间有蹼。质韧,不易折断。气微腥。味微麻。

鉴别 (1) 取本品粗粉 0.1 g,加氯仿 5 ml,浸泡 1 h,滤过。滤液蒸干,残渣加醋酐少量使溶解,滴加硫酸数滴初显蓝紫色,渐变蓝绿色(检查甾体类)。

(2) 取本品粗粉 0.1 g,加甲醇 5 ml,浸泡 1 h,滤过。取滤液 2 ml,加对二甲氨基苯甲醛固体少许,滴加硫酸数滴,即显蓝紫色(检查吲哚类)。

(3) 取本品少许,加水 10 ml,水浸液置紫外光灯(254 nm)下观察,显蓝紫色荧光。

【药理】 1. 对免疫功能的作用 华蟾素(cinobufotalin)是从中华大蟾蜍全皮中提取的水溶性制剂。华蟾素可显著升高正常与免疫抑制及致敏小鼠血清 IgG 的含量,对体液细胞及非特异性细胞免疫功能均有促进作用。腹腔注射 0.1 ml/只华蟾素注射液,连续 14 d 后可明显地提高白细胞总数,增加小鼠的 IgG 含量和家兔的抗“H”凝集效价的提价,但对 T 淋巴细胞的百分率只可增加 19%。连续 7 d 每日腹腔注射 10 ml/kg,则华蟾素对正常小鼠血清 IgG 含量没有影响,可明显提高小鼠腹腔巨噬细胞吞噬百分率及吞噬指数。同时还发现,华蟾素对环磷酰胺引起的白细胞下降、减少淋巴细胞的百分率及 IgG 降低有缓解和对抗作用,亦可提高在抗原刺激下的机体血清 IgG 抗体水平[1~3]。此外,蟾皮粉可诱导荷瘤小鼠巨噬细胞(MΦ)释放肿瘤坏死因子(TNF),使 IL-2 活性增强[4]。

2. 对乙型肝炎病毒的抑制作用 华蟾素能明显抑制乙型肝炎病毒(DHBV)的复制并具有较强的抗病毒作用。以 1 ml/kg 和 3 ml/kg 华蟾素肌内注射给予感染了 DHBV 的麻鸭,3 ml/kg 华蟾素对鸭肝病理有明显改善,但有 3 只麻鸭血清 DHBV DNA 含量在停药后略有回升,提示药物未能完全抑制 DHBV 直至破坏病毒超螺旋结构,同时临床观察和采用 2215 细胞体外试验均发现,华蟾素抗 DHBV 疗效随用药剂量增加而提高[5~7]。

3. 抗癌作用 口服给予 20 g/kg 华蟾素显著抑制小鼠肉瘤 S_{180}、小鼠肝癌实体型 HepS、小鼠网织细胞瘤 L_2 等肿瘤生长,抑制率达 30%以上[8]。蟾皮对小鼠前胃癌及癌前病变具有阻断作用[9]。蟾皮对肾癌细胞 GRC-1 凋亡有诱导作用,可促进 Fas 表达,抑制 FasL 和 bcl-2 表达[10]。

毒性 腹腔注射华蟾素注射液 20.4 mg/kg(相当于临床用量 500、100 倍),隔日给药 1 次,间隔 6 d 称体重 1 次,共计 20 d,未发现心电图和组织学有明显改变,但血检时,发现大剂量组有血小板数略升高及白细胞数略降低现象,两剂量对发育中大鼠的平均体重增长均有一定的抑制作用。说明华蟾素应用时在剂量和疗程长度上仍需给予一定的注意且需继续观察研究[5]。

【药性】 苦,凉。有毒。

1.《本经逢原》:“辛,凉,微毒。”

2.《饮片新参》:“辛、苦,凉。”

【功用主治】 清热解毒,利水消胀。主治痈疽,肿毒,瘰疬,湿疹,疳积腹胀,慢性气管炎。

1.《纲目拾遗》:“贴大毒,能拔毒,收毒。”

2.《本草求原》:“贴疮瘰,艾灸。”

3.《饮片新参》:“退疳热,杀虫消蛊,祛湿解毒。”

4.《中国动物药志》:“清热解毒,利水消肿。治痈疽肿毒,瘰疬,肿瘤,疳积腹胀,慢性气管炎等。”

【用法用量】 内服:煎汤,3~9 g;或研末。外用:鲜用敷贴;或干品研末调敷。

【宜忌】《饮片新参》:"表热及虚胀者忌用。"

【选方】1. 治指头红肿生毒　活蟾一只生剥皮,将皮外面向患处包好,明日其毒一齐拔出。或发背、对口等症,毒忽收,内如又起,再贴。切记不可将其皮里面着肉,即咬牢难揭。凡痘疹后回毒,亦可用此治。(《行箧检秘》)

2. 治痈疮　大虾蟆一个,剥全身癞皮,盖贴疮口,于蟆皮上用针将皮刺数孔,以出毒气,自觉安静,且能爬住疮口,不令长大。(《灵秘丹药》)

3. 治肿毒　干蟾皮不拘多少,研为末,金银花露调敷。(《药笈启秘》金蟾散)

4. 治一切疱疹、湿疹、痤疮　制蟾蜍皮 12 g,甘草 3 g。水煎服。(《新疆中草药手册》)

【临床报道】1. 治疗瘘管　取当地野生活蟾蜍杀死后,将皮连同头及眼睛一起剥下,挑破表面腺体颗粒,将蟾皮表面贴敷在已经过常规消毒的瘘管皮肤上,外盖紫草油纱条,再覆以无菌纱布固定,2~3 d 换药 1 次,直至瘘管愈合,肿块消散,疼痛消失。本组共治疗 32 例,均经冰冻切片病理学或细胞学穿刺确诊。其中换药 1 次瘘管愈合者 9 例,换药 2 次愈合者 16 例,换药 3 次而愈者 4 例;3 次以上换药不愈视为无效者 3 例。追访 2。均无复发[1]。

2. 治疗流行性腮腺炎　取蟾蜍 1 只,洗净泥污,将其腹部皮肤剪开,剥取整皮,将患者肿胀的鳃部用温水擦洗干净,迅速将蟾蜍皮之内皮面贴于其上,胶布固定。每日更换新皮 1 次,直至痊愈。共治 38 例全部治愈。其中轻型患者($T<$ 39 ℃,腮胀肿痛轻微、精神状态正常)22 例,疗程最短为 2 d,疗程最长为 4 d,平均治疗 3 d 即愈;重型患者($T>$39℃,情绪紧张烦躁,腮腺肿痛均甚)16 例,疗程最短为 3 d,疗程最长为 6 d,平均治疗 4.5 d 即愈。治疗中未见不良反应。

3. 治疗浆细胞性乳腺炎　野生活蟾蜍杀死后,将皮连同头及眼睛一起剥下,挑破表面腺体颗粒,将蟾皮表面贴敷在已经过常规消毒的瘘管皮肤上,外盖紫草油纱条,再覆以无菌纱布固定,2~3 d 换药 1 次,直至瘘管愈合,肿块消散,疼痛消失。共治疗 32 例,均经冰冻切片病理学或细胞学穿刺确诊。结果换药 1 次瘘管愈合者 9 例,换药 2 次愈合者 16 例,换药 3 次而愈者 4 例;3 次以上换药不愈视为无效者 3 例[3]。

5928 蟾舌 chán shé
(《纲目拾遗》)

【基原】为蟾蜍科蟾蜍属动物中华大蟾蜍 *Bufo bufo gargarizans* Contor 或黑眶蟾蜍 *B. melanostictus* Schneider 的舌。

【原动物】参见"蟾蜍"条。

【采收加工】夏、秋季捕捉,取舌,阴干。

【功用主治】解毒拔疔。主治疔疮。

《纲目拾遗》:"拔疔。"

【用法用量】外用:研烂摊贴患处。

【选方】治鱼脐疔　(癞)虾蟆舌一个,研烂,用红绢片摊贴,其根自出。蟾肚皮代绢妙。(《疮疡经验全书》蟾舌膏)

5929 蟾酥 chán sū
(《本草衍义》)

【异名】蟾蜍眉脂(《药性论》),蟾蜍眉酥(《日华子》),癞蛤蚂浆(《新疆药材》),蛤蟆酥(《山东中药》),蛤蟆浆(《中药材手册》)。

【基原】为蟾蜍科蟾蜍属动物中华大蟾蜍 *Bufo bufo gargarizans* Cantor 或黑眶蟾蜍 *B. melanostictus* Schneider 等近缘种的耳后腺分泌的白色浆汁加工而成。

【原动物】参见"蟾蜍"条。

【采收加工】每年夏、秋季(5~8 月)为取酥季节。将捕获到的蟾蜍用水洗净体表,晾干。用金属夹从耳后腺及身体上的大小疣粒取酥,每只可取 0.05~0.06 g 鲜浆。取酥方法如下。

1. 挤浆法　一手握住蟾蜍,另一只手用特制的金属夹挤耳后腺,将乳白色的浆液挤到容器内,力量要适度,不要挤出血液或损伤皮肤,引起发炎,溃疡。操作得当可每星期挤 1 次。

2. 刮浆法　用手握住蟾蜍,头朝下,另一只手用竹夹钳或铜镊在蟾蜍耳后腺上刮取白色浆液,放入容器中。1~2 次即可刮净。无论挤浆或者刮浆之后,需注意将蟾蜍放置在干净的陆地上或器具上,切忌放入水中或污染之处,否则易引起耳后腺发炎,造成蟾蜍死亡。挤出并收集好的蟾蜍液要用 80~100 目铜丝筛或 60~80 目尼龙丝筛过滤,也可加入 15%清洁水或乙醇稀释后再过滤,经脱水或脱乙醇后,再放入 60 ℃烘箱内烘干,干燥后的成品酥要用密封缸保存。用牛皮纸包好,防止吸潮。各地产区制酥形式有不同的传统,大致有"棋(圆)酥"、"饼酥"和"片酥"之分,皆为不同形式、大小不同的薄片。

【药材】蟾酥 *Venenum Bufonis*　主产于河北、山东、江苏、浙江等地。

性状　本品呈扁圆形团块状或片状。棕褐色或红棕色。团块状者质坚,不易折断,断面棕褐色,角质状,微有光泽;片状者质脆,易碎,断面红棕色,半透明。气微腥,味初甜而后有持久的麻辣感,粉末嗅之作嚏。

鉴别　(1) 粉末特征:淡棕色。用甘油水装置,在显微镜下观察呈半透明不规则形碎块。用水合氯醛液装置,并加热,则碎块透明并渐溶化。用浓硫酸装置,则显橙黄色或橙红色,碎块四周逐渐溶解缩小,呈透明类圆形小块,显龟裂斑纹,放置后,渐溶解消失。

(2) 本品断面沾水,即呈乳白色隆起。

(3) 取粉末 0.1 g,加甲醇 5 ml,浸泡 1 h,滤过,滤液加对二甲氨基苯甲醛固体少许,滴加硫酸数滴,即显蓝紫色(检查吲哚类化合物)。

(4) 取本品粉末 0.1 g,加氯仿 5 ml,浸泡 1 h,滤过,滤液蒸干,残渣加醋酐少量使溶解,滴加硫酸,初显蓝紫色,渐变为蓝绿色(检查甾醇类化合物)。

(5) 紫外光谱:取 1%蟾酥的氯仿提取液,蒸干后用甲醇溶解,测定其紫外吸收光谱,在波长 300 nm 附近,有最大吸收(检查脂蟾毒配基)。

(6) 薄层色谱:取本品粉末 0.2 g,加乙醇 10 ml,加热回流 30 min,滤过,滤液置 10 ml 量瓶中,加乙醇至刻度,作为供试品溶液。另取蟾酥对照药材 0.2 g,同法制成对照药材溶液。再取脂蟾毒配基及华蟾酥毒基对照品,加乙醇分别制成每 1 ml 含 1 mg 的溶液,作为对照品溶液。吸取上述 4 种溶液各 10 μl,分别点于同一硅胶 G 薄层板上,以环己烷-氯仿-丙酮(4∶3∶3)为展开剂,展开,取出,晾干,喷以 10%硫酸乙醇溶液,加热至斑点显色清晰。供试品色谱中,在与对照药材色谱相应的位置上,显相同颜色的斑点;在与对照品色谱相应的位置上,显相同的一个绿色及一个红色斑点。

品质标志 《中华人民共和国药典》2005年版规定:照高效液相色谱法测定,本品含华蟾酥毒基($C_{26}H_{34}O_6$)和脂蟾毒配基($C_{24}H_{32}O_4$)的总量不得少于6.0%。

【成分】 蟾蜍甾二烯类:蟾蜍甾二烯类化合物有游离型和结合型之区分,游离型称蟾毒苷元,至今已发现20多种,主要有:蟾毒灵(bufalin),远华蟾毒精(telocinobufagin),日本蟾毒它灵(gamabufotalin),蟾毒它灵(bufotalin),嚏根草苷元〔(hellebrigenin);蟾毒它里定(bufotalidin)〕,沙蟾毒精(arenobufagin),伪异沙蟾毒精(Φ-bufarenogin),脂蟾毒苷元(resibufogenin),华蟾毒精(cinobufagin),华蟾毒它灵(cinobufotalin),羟基华蟾毒精(cinobufaginol),南美蟾毒精(marinobufagin),脂蟾毒精(resibufagin)。结合型又分蟾毒〔如蟾毒灵-3-辛二酸精氨酸酯(蟾毒里毒)〕,蟾毒配基脂肪酸酯(如蟾毒灵-3-辛二酸氢酯)和蟾毒苷元硫酸酯(如蟾毒灵-3-硫酸酯)3种类型。从蟾酥中还能分离出日本蟾毒它灵-3-酸性辛二酸酯,沙蟾毒精-3-酸性辛二酸酯和脂蟾毒苷元-3-酸性丁二酸酯等部分水解产物。强心甾烯蟾毒类:有沙门苷元-3-辛二酸精氨酸酯,沙门苷元-3-庚二酸精氨酸酯,沙门苷元-3-硫酸酯,沙门苷元-3-酸性辛二酸酯等。吲哚碱类:有5-羟色胺(serotonin),蟾蜍色胺(bufotenine),蟾酥季铵(bufotenidine),蟾蜍硫堇(bufothionine),脱氢蟾蜍色胺(dehydrobufotenine)。甾醇类:胆甾醇(cholesterol),7α-羟基胆甾醇(7α-hydroxycholesterol),7β-羟基胆甾醇(7β-hydroxycholesterol),麦角甾醇(ergosterol),菜油甾醇(campesterol),β-谷甾醇(β-sitosterol)等[1]。此外还含有多糖类、有机酸、氨基酸、肽类、肾上腺素(adrenaline)等[2]。

【药理】 1. 对心血管的作用 (1)强心作用 蟾毒配基类和蟾蜍毒素类化合物均有强心作用,前者作用更为明显[1,2],认为蟾毒苷元加强心肌收缩力属强心苷样作用,即抑制心肌细胞膜上的Na^+,K^+-ATP酶所致[3,4]。该作用的产生除了其抑制Na^+,K^+-ATP酶外,尚能直接改变心肌细胞内钙的贮存,从而直接或间接地改变了Ca^{2+}浓度[5]。

(2)对心肌缺血的影响 蟾酥可使纤维蛋白原的凝集时间延长,其抗凝作用与尿激酶类似,可使纤维蛋白溶酶活性化,从而增加冠状动脉灌流量。蟾酥能增加心肌营养性血流量,改善微循环,增加心肌供氧,对因血栓形成所致的冠状动脉血管狭窄而引起的心肌梗死等缺血性心脏疾病有一定的疗效[6]。

(3)对心肌电生理影响 犬浦纤维(PF)电生理学作用表明:脂蟾毒苷元能逐渐降低动作电位幅值(APA)和静息电位(RP),减慢V_{max},缩短动作电位时程(APD)和有效不应期(ERP);并能增加舒张期去极化斜率,使自律性增高,有时可诱发自发节律。脂蟾毒苷元对PF的作用具有浓度依赖性,其最低有效浓度为0.6 μmol/L。另外,脂蟾毒苷元对犬和豚鼠VF的作用结果表明:脂蟾毒苷元对同一动物心脏的不同组织和不同动物的同样心肌纤维有基本相同的作用[7]。脂蟾毒苷元可使犬PF的膜反应曲线稳定地向右、下偏移,提示脂蟾毒苷元可降低膜的反应性能,减慢兴奋传导,具有抗心律失常的某些电生理特性。另外,脂蟾毒苷元可诱发犬PF和人心房肌纤维的后电位,提示在一定条件下,脂蟾毒苷元可能引起某些心律失常[8]。

(4)对动脉血压的影响 静脉麻醉家兔,由耳缘静脉注入蟾酥0.4 mg/kg,具有明显的升高动脉压作用;但作用并不持久,一次注射仅可维持数分钟,若用滴注,可在给药期间显示持续升压作用[9]。

(5)抗休克 蟾酥醇提取物对内毒素血症所致休克有较好的疗效,可使兔动脉压明显升高。实验证明这一作用可能与外周血管阻力及每搏输出量增大有关。此外,静脉注入蟾酥,可使家兔ADP诱导的血小板聚集程度与速度明显降低。说明蟾酥抗休克,可能主要与它具有强心、升压和抑制血小板聚集等作用有关[10]。

2. 对输精管的作用 华蟾毒精可增强去甲肾上腺素(NA)所引起的大鼠输精管的收缩[11]。体外试验蟾毒灵也有类似作用。利舍平化豚鼠输精管给华蟾素(30 μmol/L)后仅引起轻微的收缩反应。华蟾毒精(30 μmol/L)可引起豚鼠输精管张力增加,给药前10 min分别给酚妥拉明、维拉帕米及利舍平化可使收缩反应明显降低。给溴苄胺(0.3 mmol/L)后则使收缩张力稍有增加[12~14]。

3. 对免疫功能的影响 蟾酥制剂1~3 mg/只,用药组小鼠的腹腔巨噬细胞吞噬百分率及指数均较对照组有显著升高,血清溶菌酶浓度亦有显著提高[15]。华蟾素及其分离物bF1和bF2对小鼠有升白细胞及提高IgG含量作用[16]。

4. 对中枢神经系统的作用 蟾蜍色胺是5-羟色胺的衍生物,其药理作用与致幻剂麦角酰二乙胺(LSD)有某些相似[17],蟾力苏(脂蟾毒苷元注射液)具有中枢性呼吸兴奋作用,实验证明,可在一定程度上对抗全麻药和八角枫碱引起的中枢抑制[18]。

5. 抗肿瘤作用 蟾毒灵(bufalin)对人癌细胞的增殖具有特异的阻断作用,通过细胞内的信使传导系统,最终使拓扑异构酶减少,从而诱导细胞凋亡。当蟾毒灵浓度在10^{-9}~10^{-7}mol/L时,对各种癌细胞有50%的增殖抑制作用;浓度在10^{-8}~10^{-7} mol/L,能诱导细胞凋亡[19]。蟾毒灵通过改变凋亡相关基因的表达,能诱导各种人肿瘤细胞系的分化和凋亡[20]。蟾毒灵能诱导人单核细胞白血病THP_{11}细胞分化成巨噬细胞样细胞,还是某些酶(如topoⅡ)的特异性抑制物,它通过抑制增生、黏附等来诱导细胞分化,并增加白介素1(IL-1)的表达[21]。蟾毒灵能选择性激活细胞外信号调节激酶(ERK)以及活化促细胞分裂蛋白(MAP)激酶家族,蟾毒灵介导的ERK的激活,诱导IL-1β和肿瘤坏死因子-α(TNF-α)显著增加[22]。

6. 局部麻醉作用 蟾酥的80%乙醇提取物有表面麻醉作用,其局麻作用较可卡因强,且麻醉有效期长,用药后无中枢中毒症状、无局部刺激作用,其作用机制与肌细胞的缓慢释放乙酰胆碱有关[23]。

7. 对平滑肌的作用 蟾酥能兴奋肠管平滑肌,使其收缩振幅增大,频率加快[24]。蟾酥水提物在10 μg/kg、20 μg/kg时分别引起离体大鼠及豚鼠的子宫收缩,但无快速耐受现象[25]。蟾毒色胺对动情大鼠有催产作用[26]。

8. 其他作用 蟾酥水提液对小鼠二氧化硫所致的咳嗽有镇咳作用[26]。蟾毒内酯对汗腺和唾液腺分泌有抑制作用,抑制汗腺作用可被二苯基乙内酰脲所拮抗[27,28]。蟾酥总苷注射液对铜绿假单胞菌、卡他球菌、葡萄球菌、变形杆菌有抑制作用[29]。

毒性 给小鼠快速静脉注射Ⅰ号(蟾皮水溶性成分)50 mg/kg,24 h未见异常反应;给小鼠静脉注射Ⅱ号(蟾皮水脂混合成分),LD_{50}为3.81±0.22 ml/kg;给小鼠腹腔注射Ⅱ号,LD_{50}为26.27±0.31 ml/kg;Ⅰ、Ⅱ号对大鼠均可引起心电图异常,但未见死亡[30]。按序贯法由小鼠尾静脉注射不同剂量的RC(中华大蟾蜍分泌物氯仿提取物)及

GC(花背蟾蜍分泌物氯仿提取物)，得到 RC 的 LD_{50} 为 8.91±1.52；GC 的 LD_{50} 为 10.86±0.64[31]。

【炮制】 1. 蟾酥 取原药材，捣碎研成细粉。

2. 酒蟾酥 取原药材，捣碎，用白酒浸渍，不断搅动至呈稠膏状，干燥，粉碎。每蟾酥 10 kg，用白酒 20 kg。

3. 乳蟾酥 取原药材，捣碎，用鲜牛乳浸渍，不断搅动至呈稠膏状，干燥，研粉。每蟾酥 10 kg，用鲜牛乳 20 kg。

饮片性状 蟾酥粉呈棕褐色粉末状，气微腥，味初甜而后有持久的麻辣感，粉末嗅之作嚏。酒蟾酥形如蟾酥粉。乳蟾酥呈灰棕色粉末，气味及刺激性比蟾酥粉弱。

贮干燥容器内，密闭，置干燥处，防潮。本品有毒，研粉时注意防护，以免吸入粉尘，乳制品夏季易酸败，应于春、秋季进行。

【药性】 辛，温。有毒。归心经。

1.《纲目》："甘、辛，温，有毒。"

2.《本草正》："味辛麻，性热，有毒。"

3.《本草通玄》："入足阳明、少阴。"

4.《玉楸药解》："味辛，微温。入手太阴肺、足少阴肾经。"

5.《医林纂要》："辛、咸，温，有大毒。"

【功用主治】 消肿止痛，解毒辟秽。主治痈疽疔疮，咽喉肿痛，风虫牙痛，牙龈肿烂，痧症腹痛。

1.《药性论》："脑疳，以奶汁调，滴鼻中。"

2.《日华子》："治蚛牙，和牛酥摩；傅腰眼并阴囊，治腰肾冷，并助阳气，以吴茱萸苗汁调妙。"

3.《本草衍义》："齿缝中血出，以纸纴子蘸干蟾酥少许，于出血处按立止。"

4.《宝庆本草折衷》："治小儿急慢惊风，天吊撮口，搐搦奶痫诸疾。"

5.《医学入门》："主痈疽疔肿瘰疬，一切恶疮顽癣。"

6.《纲目》："治发背疔疮，一切恶肿。"

7.《本草正》："治风、虫牙痛，以纸拈蘸少许点齿缝中。"

8.《玉楸药解》："涩精助阳。涂磨麈顶，治精滑梦遗。"

【用法用量】 外用：研末调敷，或掺膏药内贴。内服：入丸、散，每次 0.015～0.03 g。

【宜忌】 外用不可入目，孕妇禁服。内服宜慎，过量可引起口唇发麻、上腹不适、恶心呕吐、头昏目糊、胸闷心悸、嗜睡多汗，甚则昏迷等毒副作用。

1.《纲目》："其汁不可入人目，令人赤、肿、盲。或以紫草汁洗点，即消。"

2.《本草经疏》："若欲内服，勿过三厘。如疮已溃，欲其生肌长肉之际得之，作痛异常，不可不知。"

3.《本经逢原》："轻用能烂人肌肉。"

【选方】 1. 治疗肿 蟾酥一枚，为末，以白面和黄丹，丸如麦颗状。针破患处，以一粒纳之。(《济生方》蟾酥丹)

2. 治内疔 蟾酥，取时用桑叶一小钱大，入蟾酥揉和得所，丸如念珠，阴干用。病势重者用二粒，轻者用一粒，置患者舌上噙化，化后良久，用井花水灌漱，再用雄黄丸七丸，冷茶清吞下，得脏腑利数行。(《急救仙方》蟾酥丸)

3. 治肉刺(鸡眼) 用针拨破，以蟾酥五分(汤化)，调铅粉一钱，涂之裹之。(《外科大成》)

4. 治时邪疠毒，烂喉丹痧，喉风喉痈，双单乳蛾诸症，茶汤不能进者；并治疔疮对口，痈疽发背，肠痈，腹疽，乳痈，乳岩，一切无名肿毒；兼治小儿痰急惊风，肺风痰喘危在顷刻 关西牛黄一钱五分，杜蟾酥一分五厘(烧酒化)，上辰砂一钱五分，粗珍珠一分五厘，当门子一分五厘。上药共研细末，米浆为丸，如芥菜子大，以百草霜五分为衣。每服五丸、七丸、十丸不等，视病势轻重服之。(《喉科心法》六神丸)

5. 治牙痛 蟾酥一字(汤浸研)，麝香一字。上药和研为丸，如麻子大。每用一丸，以绵裹于痛处咬之，有涎即吐却。(《圣惠方》)

6. 治破伤风 干蝎(酒炒)、天麻各半两，蟾酥二钱(汤浸化如稀糊)。将二味捣罗为末，用蟾酥糊丸如绿豆大。每一丸至三丸，豆淋酒下，甚者加至三丸至五丸。(《普济方》干蝎丸)

7. 治小孩子疳瘦 蟾酥眉脂，以朱砂、麝香为丸，如麻子大。空心一丸。(《药性论》)

【临床报道】 治疗急性冠周炎 蟾酥酊(蟾酥 5 g，研成粗粉，加 70% 乙醇 100 ml，置密闭容器内浸泡，间歇振摇，10 d 后过滤，滤液 30 ml，加甲硝唑使溶解，加入甘油)每瓶 5 ml。将 82 例就诊的急性冠周炎患者按病情随机分为 2 类，均用复方酥甘油剂治疗，其中Ⅰ类(主诉下颌后牙痛 1～3 d。检查：初萌或萌出不全，冠上方或远中覆盖之龈瓣红肿，触痛，冠周无明显溢脓，不伴有间隙感染及张口受限)患者共 61 例，均在肿痛 1～3 d 内就诊。经第一日用过此药后，肿痛明显减轻，连续治疗 2～3 次后，自觉症状完全消失，检查龈瓣无红肿、无触痛，达到治疗标准。1 星期后复查均正常。Ⅱ类(下颌后牙肿痛 4～5 d。检查：除Ⅰ类症状外，冠周有溢脓，张口轻度受限，相对之局部软组织轻度肿胀，无间隙感染)患者共 25 例，用本剂治疗后，治愈 7 例，显效 11 例，无效 7 例，总有效率 72%。此类患者有效率及治愈率均达 100%[1]。

【各家论述】 1.《本草经疏》："蟾酥，其味辛甘，气温散，能发散一切风火抑郁、大热痈肿之候，为拔疔散毒之神药，第性有毒，不宜多用，入发汗散毒药中服者，尤不可多。"

2.《本草汇言》："蟾酥，疗疳积，消臌胀，解疔毒之药也。能化解一切瘀郁壅滞诸疾，如积毒、积块、积胀、内疔痈肿之证，有攻毒拔毒之功也。"

3.《本草求真》："蟾酥，味辛气温有毒，能拔一切风火热毒之邪，使之外出。盖邪气着人肌肉，郁而不解，则或见为疔肿发背、阴疮、阴蚀、疽疠恶疮，故必用此辛温以治之，盖辛主散，温主行，使邪尽从汗出，不留内入，而热自可除矣。但性有毒，止可外治取效；即或用丸剂，亦止二、三、四厘而已，多则能使毒人。其用作丸投服，亦宜杂他药内，毋单服也。"

4.《本经便读》："蟾酥，善开窍辟恶搜邪，惟诸闭证急救方中用之，以开其闭。然服食总宜谨慎，试以少许置肌肤，顿时起泡蚀烂，其性可知。研末时鼻闻之，即嚏不止，故取嚏药中用之。"

5930 蟾蜍 chán chú (《别录》)

【异名】 䵷䗇、蟾诸(《尔雅》)，尢䵷、䗇鼀、蜘鼀(《说文》)，去蚥(《尔雅》郭璞注)、去甫、苦蠪(《别录》)，蟾(《药性论》)，蚵蚾(《全婴方论》)，癞虾蟆、石蚌(《本草蒙筌》)，癞虾蟆(《疮疡全书》)，癞蛤蟆(《纲目》)，癞格宝(《贵州民间方药集》)，癞巴子(《吉林中药手册》)，癞蛤蚆(《药材资料汇编》)，蚧蛤蟆、蚧巴子(《山东中草药手册》)。

【基原】 为蟾蜍科动物中华大蟾蜍或黑眶蟾蜍的全体。

【原动物】 1. 中华大蟾蜍 *Bufo bufo gargarizans* Cantor 体长一般在 10 cm 以上，体粗壮，头宽大于头长，吻端圆，吻棱显著；鼻孔近吻端；眼间距大于鼻间；鼓膜明显，无犁骨齿，上下颌亦无齿。前肢长而粗壮，指、趾略扁，指侧微有缘膜而无蹼，指长顺序 3、1、4、2，指关节下瘤多成对，掌突2，外侧者大。后肢粗壮而短，胫跗关节前达肩部，左右跟部不相遇，趾侧有缘膜，蹼尚发达，内跖变形长而大，外跖突小而圆。皮肤极粗糙，头顶部较平滑，两侧有大而长的耳后腺，其余部分满布大小不等的圆形瘰疣，排列较规则的为头后之瘰疣，斜行排列几与耳后腺平行。此外，沿体侧之瘰疣排列亦较规则，胫部之瘰疣更大，个别标本有不明显之跗褶，腹面皮肤不光滑，有小疣。颜色变异颇大，生殖季节雄性背面多为黑绿色，体侧有浅色的斑纹；雌性背面色较浅，瘰疣乳黄色，有时自眼后沿体侧有斜行之黑色纵斑，腹面乳黄色，有棕色或黑色细花纹。雄性个体较小，内侧三指有黑色婚垫，无声囊。

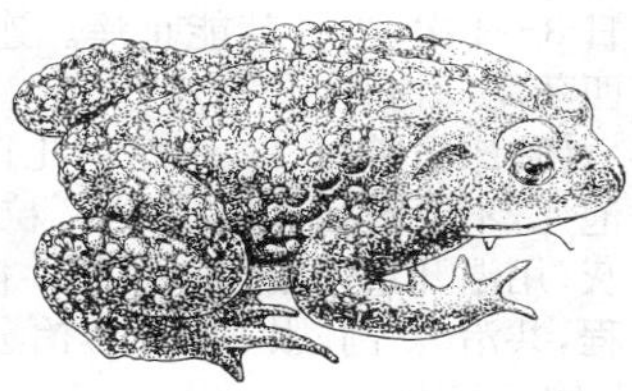

中华大蟾蜍

生活在泥土中或栖居在石下或草间，夜出觅食。分布于华北、东北、华东、华中及四川、贵州、陕西、甘肃、青海等地。

2. 黑眶蟾蜍 *B. melanostictus* Schneider

体长 7～10 cm，雄性略小；形态与中华大蟾蜍相似，其特点是：头部沿吻棱、眼眶上缘、鼓膜前缘及上下颌缘有十分明显的黑色骨质棱或黑色线。头顶部显然下凹，皮肤与头骨紧密相连。前肢细长；指、趾略扁，末端色黑；后肢短，胫跗关节前达肩后方；足短于胫；趾侧有缘膜，相连成半蹼，关节下瘤不明显；内跖突略大于外跖突。皮肤极粗糙，除头顶部无疣外，其余布满大小不等之圆形疣粒，疣粒上有黑点或刺；头两侧为长圆形之耳腺；近脊中线由头后至臀部有 2 纵行排列较规则的大疣粒。体大的黑眶蟾蜍腹面满布小棘。生活时体色变异较大，一般为黄棕色略具棕红色斑纹。雄性第一、第二指基部内侧有黑色婚垫，有单咽下内声囊。

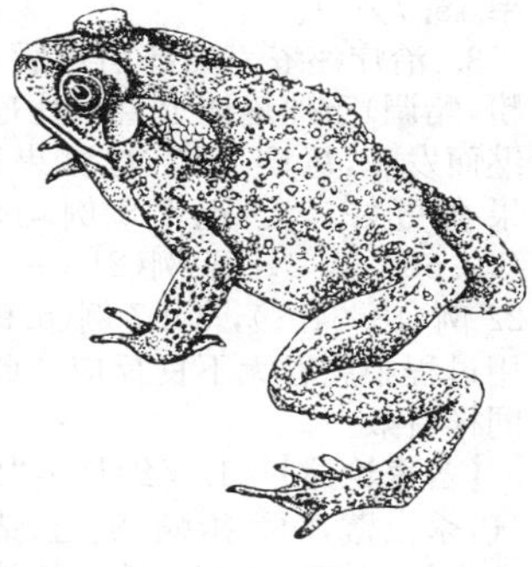

黑眶蟾蜍

栖息于潮湿草丛，夜间或雨后常见。捕食多种有害昆虫和其他小动物。分布于浙江、福建、江西、湖南、广东、广西、四川、贵州、云南、台湾等地。

以上动物的头部（蟾头）、舌（蟾舌）、肝脏（蟾蜍肝）、胆囊（蟾蜍胆）、除去内脏的干燥体（蟾皮）、耳后腺分泌的白色浆汁加工成品（蟾酥）亦供药用，另设专条。

【养殖】 生活习性　喜隐蔽于泥穴中、潮湿石下、草丛内、水沟边。皮肤易失水分，故白天多潜伏隐蔽，夜晚及黄昏出来活动。成年蟾蜍多集群在水底泥沙内或陆地潮湿土壤下越冬。停止进食，以体内贮存的肝糖来维持最低的新陈代谢，到翌年气温回升到 10～20 ℃时，才结束冬眠。夜间捕食、活动，以甲虫，蛾类，蜗牛，蝇蛆等为食。人工饲养繁殖比其他蛙类容易。

养殖技术　蟾蜍种源可从野外捕获，也可以捞取卵块或蝌蚪进行饲养。每年春末夏初，5～8 月份为蟾蜍的产卵季节。在气温升至 6～8 ℃时，蟾蜍即开始雌雄抱对，人工养殖时雌雄比例以 3∶1 为宜，受精率可达 90%以上。温度在 16 ℃时便可产卵。每次产卵量大约在 5 000 枚左右。一般呈双行排列在管状胶质卵带内，卵带可长达几米，缠绕在水生植物上。人工孵化时水温应控制在 10～30 ℃之间，以 18～24 ℃为宜。并随时注意调节水温。若遇寒流或暴雨天气，可用塑料薄膜覆盖。经过 3～4 d 即可孵化出小蝌蚪。小蝌蚪生活在水中常成群向一个方向游动。

饲养管理　建立蟾蜍饲养场要靠近水源，四周有草，可利用池塘、水沟或田埂作为饲养池。场地四周应筑围墙，墙内留有草坪、菜地，以供蟾蜍栖息及活动。池中有水草生长，疏密适宜。另外，在棉田和稻田中也可以散养。蟾蜍的蝌蚪在孵出 2～3 d 内开始吃食，先以卵膜为食，以后吃一些动植物碎屑、水中的微生物和浮游生物。蝌蚪的食物有腐殖质、猪牛粪、糠麸、蔬菜、嫩草、鱼类及畜禽粪、生熟废弃物等。蝌蚪变态成幼蛙后，即以活饵为食。可以培养蚯蚓、蝇蛆等各种昆虫，也可以用诱虫灯诱引各种昆虫，供蟾蜍食用。蝌蚪池水深要保持在 0.2～0.4 m，注意及时排水，水温在 16～28 ℃时为生长发育最适温度。随着蝌蚪的生长变大，要注意及时分池，一般经过 2 个月后开始变态成幼蛙。幼蛙饲养要注意密度不宜过大。要防止逃失和天敌侵害。在阳光强烈时，可以喷洒水以防皮肤干燥。在秋末即要为蟾蜍准备好越冬场所，可以在饲养池的角落处堆放干草使其越冬，北方寒冷可另建越冬温室或越冬深水池，池水应比冰冻层大 1 倍为宜。

【采收加工】 夏、秋季捕捉。捕得后，先采去蟾酥，然后将蟾蜍杀死，直接晒干。

【药材】 蟾蜍 *Bufo Siccus*　主产于黑龙江、吉林、辽宁、宁夏等地。

性状　全体拘挛抽皱，纵向有棱角，四足伸缩不一，表面灰绿色或绿棕色。除去内脏的腹腔内面为灰黄色，可见到骨骼及皮膜。气微腥，味辛。

【药理】 1. 蟾蜍制剂可增强心肌收缩力，增加心搏出量，减低心率并消除水肿与呼吸困难，有类洋地黄样作用[1]。

2. 升压作用　本品升压作用迅速而平稳，维持时间长且能使肾、脑、冠脉血流量增加，优于肾上腺素缩血管药[2]。

3. 局麻作用　用豚鼠角膜进行试验，眼内滴入等量药物后，每隔 5 min 刺激 6 次，共 30 min，统计 30 min 内刺激角膜不发生反应的次数，以无反应的百分率作用为局麻过程指标，发现其局麻作用大部分比可卡因强[3]。

4. 抗肿瘤作用　蟾蜍制剂具有增高小鼠脾脏溶血空斑形成细胞活性率，促进巨噬细胞功能以及增高血清溶菌酶浓度等作用，另外蟾蜍对免疫系统及循环系统等方面也有作用[4～6]。蟾蜍全体（去除耳后腺白色浆状物）能有效地提高小鼠腹腔吞噬指数及百分数，增加脾脏及胸腺的重量，有效地降低小鼠的扭体次数，这与民间应用其抗肿瘤、止痛等效果一致[7]。

【炮制】 1. 干蟾　取原药材，洗净，去头、爪（头切至齐眉处）。每只切成 4～6 块，干燥。

2. 炙干蟾　将铁砂倒入锅内烧热，取净药材拌炒至表面微鼓起，有焦臭气逸出时，速取出，筛去砂子，放凉。民间有以活蟾蜍，用黄泥涂裹，放火灰中煨存性后，研细入药者。

饮片性状　干蟾呈不规则类方形的片块状。外表面灰绿色或绿棕色,有瘰疣,腹腔内面灰黄色,有黑斑。有腥味。炙干蟾形如干蟾块或片,外表面鼓起,显焦黄色,内面色泽较深,质轻而脆。气微腥,略具焦臭。贮干燥容器内,置阴凉干燥处,防霉,防蛀。

【药性】 辛,凉。有毒。归心、肝、脾、肺经。

1.《别录》:"有毒。"

2.《日华子》:"凉,微毒。"

3.《本草蒙筌》:"味辛,气凉。"

4.《纲目》:"入阳明经。"

5.《医林纂要》:"辛、甘、咸,寒。"

6.《随息居饮食谱》:"甘、苦,凉。"

7.《本草再新》:"入心、肝、脾、肺四经。"

8.《青岛中草药手册》:"入肾经。"

【功用主治】 解毒散结,消积利水,杀虫消疳。主治痈疽,疔疮,发背,瘰疬,恶疮,癥瘕癖积,臌胀,水肿,小儿疳积,破伤风,慢性咳喘。

1.《别录》:"疗阴蚀,疽疠,恶疮,猘犬伤疮。"

2.《本草经集注》:"人得温病,斑出困者,生食一两枚。""烧灰敷疮。"

3.《药性论》:"杀疳虫,治鼠漏恶疮""烧灰敷一切有虫恶痒滋胤疮。"

4.《本草拾遗》:"主温病生斑者,取一枚,生捣绞取汁服之,亦烧末服;主狂犬咬,发狂欲死,作脍食之,频食数顿。"

5.《日华子》:"破癥结,治疳气,小儿面黄癖气。"

6.《纲目》:"治一切五疳八痢,肿毒,破伤风病,脱肛。"

7.《本草正》:"消癖气积聚,破坚癥肿胀。"

8.《本草备要》:"发汗退热,除湿杀虫。"

9.《本草再新》:"治小儿脾胃不和,肝旺火甚,动风惊厥。"

10.《山东中草药手册》:"强心利尿,镇痛,治水肿腹水。"

11.《彝医动物药》:"治麻风癞病。"

【用法用量】 外用:烧存性研末敷或调涂;或活蟾蜍捣敷。内服:煎汤,1只;或入丸、散,1~3 g。

【宜忌】 表热、虚脱的人忌用。

【选方】 1. 治小便不通 用五六月间菜园内屎缸中,隔宿新浸死蛤蟆大者,以巴豆八粒,干葛、甘遂各半两,于口上填入令尽,用麻线缝合,却将两片铜瓦合住,两头用黄泥固济,柴炭煏透内药,焦干为末,不可太过,微赤色为妙,取出研末。每服二钱酒下,其病深,于小便内下,小儿加减服之。已死人,用硬物斡开口灌下,仍用手揉其肚,立效。(《普济方》治蛊方)

2. 治腹中冷癖,水谷阴结,心下停痰,两胁痞满,按之鸣转,逆害饮食 大蟾蜍一枚(去皮及腹中物,支解之),芒硝(大人一升,中人七合,瘦弱人五合)。以水六升,煮取四升。一服一升,一服后,未得下,更一升;得下则九日十日一作。(《补缺肘后方》)

3. 治大肠痔疾 蟾蜍一个,以砖切四方,安于内,泥住。火煅存性,为末。以猪广肠一截,扎定两头,煮熟切碎,蘸蟾末食之,如此三四次。(《纲目》)

4. 治发背肿毒未成者 活蟾一个,系放疮上半日,蟾必昏愦,再易一个,如前法,其必踉跄,再易一个,其蟾如旧,则毒散矣。若势重者,以活蟾一个,或二三个,破开连肚乘热合疮上,不久必臭不可闻,再易二三次即愈。(《医林集要》)

5. 治早期瘰疽 蟾蜍,将其腹切开 1 cm 创口,不去内脏,放入少许红糖。将患指伸入其腹内,经 2 h 后,可另换 1 只蟾蜍,共用 10 只左右可愈。治其他炎症也有效。(广西《中草药新医疗法处方集》)

6. 治胃癌、肝癌、膀胱癌 将活蟾晒干烤酥后研粉,和面粉糊做成黄豆粒大的小丸。面粉与蟾蜍粉比例为 1∶3。每 100 丸用雄黄 1.5 g 为衣。成人每次 5 g,每日服 3 次,饭后开水送下。过量时有恶心、头晕感。(《中国动物药》)

7. 治丘疹性荨麻疹 活蟾蜍 3~4 只,去内脏,洗净后,放在药罐内煮烂,用布滤去渣,留汤外用。皮疹多的部位,每日用药汤淋洗 1 次,如皮疹数目少,用棉花蘸汤外搽,每日 3~4 次,当日就能止痒。连用 3~4 d 全部消退。(《广西药用动物》)

【临床报道】 1. 治疗小儿百日咳 将活蟾蜍 1 只开水泡死,不去肠肚,以黑胡椒 7 粒填入蟾蜍口腔。瓦上焙干成灰,用温开水冲服,隔 2 d 服 1 次,分 2 次服完,5 d 为 1 个疗程,共治 76 例,服 1 个疗程治愈 50 例,2 个疗程治愈 23 例,3 例未愈[1]。

2. 治疗恶性肿瘤 ①将活蟾蜍晒干后烤酥研细末,过筛,和面粉糊做成黄豆粒大的小丸。面与蟾蜍粉之比为 1∶3。每 100 丸用雄黄 1.5 g 为衣。成人每次 5~7 丸,每日服 3 次,饭后开水送下。经治 22 例胃癌、膀胱癌、肝癌患者,病情皆有好转[3]。②用鹤蟾片(仙鹤草、蟾蜍、人参调匀压制成片,每片含药 0.4 g),每日 3 次,每次 6 片,连续服数月至 1 年。治疗肺癌 102 例,显效 7 例,有效 63 例,无效 32 例,总有效率 68.6%。平均生存时间 7.95 个月,1 年生存率 15.7%[4]。

3. 治疗痤疮 局部消毒后,用棉签蘸蟾蜍液(蟾蜍研细粉,醋调)于痤疮体上直至痤疮体表皮变白,可有轻度灼痛继而发痒,每日 1~2 次,如果先用针挑破表皮再涂药液,效果会更好。治疗:118 例均治愈,其中 1 d 治愈 48 例(40.68%),2 d 25 例(21.19%),3 d 16 例(13.56%),4 d 22 例(18.64%),5 d 7 例(5.93%),总治愈率 100%。在应用过程中患者无不良反应。此外,该方法对痈疖和粉瘤也同样有效[5]。

【各家论述】 1.《纲目》:"蟾蜍入阳明经,退虚热,行湿气,杀虫䘌,而为疳病、痈疽、诸疮要药也。《别录》云'治猘犬伤',《肘后》亦有方法。按沈约《宋书》云:张牧为猘犬所伤,人云宜啖虾蟆脍,食之遂愈,此亦治痈疽、疔肿之意。大抵是物能攻毒拔毒耳。"

2.《本草经疏》:"(蟾蜍)味辛气寒,毒在眉棱皮质中。其主痈肿、阴疮、阴蚀、疽疠、恶疮、猘犬伤疮者,皆热毒气伤肌肉也。辛寒能散热解毒,其性急速,以毒攻毒,则毒易解,毒解,则肌肉和,诸证去矣。凡瘟疫邪气,得汗则解。其味大辛,性善发汗,辛主散毒,寒主除热。故能使邪气散而不留,邪去则胃气安而热病退矣。破癥、坚血者,亦以其辛寒能散血热壅滞也。近世治小儿疳疾多用,以其走阳明而能消积滞也。"

5931 蟾蜍肝 chán chú gān (《医林纂要》)

【异名】 癞蛤蟆肝(江西《草药手册》)。

【基原】 为蟾蜍科蟾蜍属动物中华大蟾蜍 *Bufo bufo gargarizans* Contor 或黑眶蟾蜍 *Bufo melanostictus* Schneider 的肝脏。

【原动物】 参见"蟾蜍"条。

【采收加工】 夏、秋季捕捉,剖腹取肝,洗净,鲜用或冷藏。

【药性】 辛、苦、甘,凉。

【功用主治】 解毒散结,拔疔消肿。主治痈疽,疔毒,疮肿,蛇咬伤,麻疹。

1.《医林纂要》："治痈疽疔毒，取其肝敷之，数易亦愈。"

2.《得配本草》："专治蛇螫，人牙入肉中，痛不可忍，敷之立出。"

3.《随息居饮食谱》："凡小儿疮家疫疠，并宜食之，其肝尤良。"

【用法用量】 外用：捣烂敷。内服：煎汤，1～2个。

【选方】 1. 治疔疮 蟾蜍肝1具，丁香6 g，朱砂6 g。共研末，敷于患处。（江西《草药手册》）

2. 治蛇咬伤 鲜癞蛤蟆肝，捣烂外敷伤口处。（《青岛中草药手册》）

3. 治麻疹出不透，或迟迟不能出齐，出后很快消失，发热不退或增高 癞蛤蟆肝1～2个。水煎服，1～2次即可。（赣州《草医草药简便验方汇编》）

5932 蟾蜍胆 chán chú dǎn（《吉林中草药》）

【基原】 为蟾蜍科蟾蜍属动物中华大蟾蜍 *Bufo bufo gargarizans* Contor 或黑眶蟾蜍 *B. melanostictus* Schneider 的胆囊。

【原动物】 参见"蟾蜍"条。

【采收加工】 夏、秋季捕捉，剖腹取胆，洗净，鲜用。

【药理】 强心作用 蟾蜍胆汁对离体心脏具有强心作用，能增加心输出量，增强心肌收缩力，但对心率有抑制作用。胆汁的强心作用在一定范围内有明显的量效关系，其作用机制可能与心肌细胞膜钙通道有关[1]。

【功用主治】 镇咳祛痰，解毒散结。主治气管炎，小儿失音，早期淋巴结结核，鼻疔。

1.《得配本草》："蟾胆汁点舌，疗小儿脐风失音。"

2.《常见药用动物》："镇咳、祛痰、平喘、消炎。主治气管炎。"

【用法用量】 内服：开水冲服，3～6个。外用：捣烂搽；或鲜取汁滴。

【选方】 1. 治气管炎 蟾蜍胆3个，白开水冲服，日服2次，连续服用。（《吉林中草药》）

2. 治小儿失音，不能言语 以鲜蟾蜍胆汁，滴于小儿悬雍垂上。（《青岛中草药手册》）

3. 治肺癌 蟾蜍胆7～10个，分2次口服，可连服1～2个月。（《甘肃中草药手册》）

4. 治早期淋巴结结核 蟾蜍胆几个，取胆汁涂患处。（《广西药用动物》）

5. 治鼻疔 蟾蜍胆3只，鲜人中白适量，梅片0.6 g。共擂烂搽患处。（江西《草药手册》）

5933 鳗鲡鱼 mán lí yú（《别录》）

【异名】 鳌鲡（《尔雅》），鳗鲡（《广韵》），鳗鳌（《稽神录》），白鳝、蛇鱼、风鳗（《纲目》），鳗鱼（《本经逢原》），白鳗、青鳝（《中国动物图谱·鱼类》），黑耳鳗、黑鳗鱼（福建），鳗（通称）。

【基原】 为鳗鲡科鳗属动物鳗鲡的全体。

【原动物】 鳗鲡 *Anguilla japonica* Temminck et Schlegel 体细长，呈蛇形，长约40 cm左右，最长可达130 cm左右。头尖长，吻短钝，平扁。眼小，位于口角上方。口大，口裂微斜，伸达眼的后缘。下颌稍长于上颌，唇发达，上下颌及犁骨均具尖锐细牙，带状排列。鳃孔小。侧线发达。鳞细小，埋于皮下，呈席纹状排列。体表多黏液。背鳍长而低，起点距臀较距鳃孔为近，鳍条235，与尾鳍相连。臀鳍低平，鳍条215，与尾鳍相连。胸鳍短圆形。无腹鳍。体背灰黑色，侧上缘暗绿色，腹部白色。

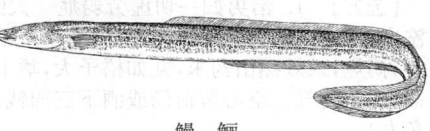

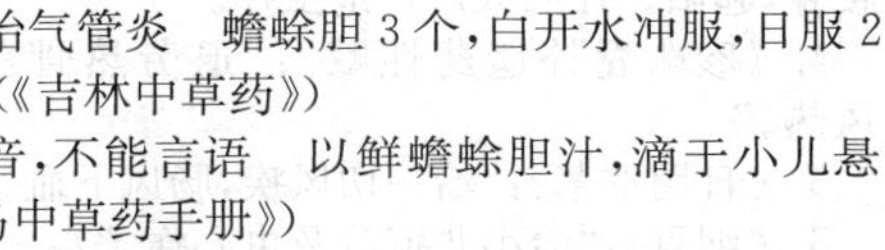

鳗 鲡

为降河性回游鱼类，平时栖息于江河、湖泊、池塘的土穴、石缝内。以小鱼、蟹、虾、螺、蚬、蚯蚓、沙蚕及水生昆虫等为食。昼伏夜出，能游上陆地以皮肤呼吸。雄鱼常在河口生长；雌鱼在江河等淡水中成长。生长育肥期5～8年。亲鱼在秋末冬初，于江口相互缠绕成鳗球，随流出海进行降河产卵回游。0.5 kg重的雌鳗怀卵量为70余万粒。受精卵具油球，半浮性，在22～27 ℃时经36 h孵化出膜，最初为叶状幼体，柳叶状，体透明，以海洋浮游生物为食，2～3年后长至7～8 cm左右时，成为鳗线。3～4月间成群进入江河。我国沿海及江、湖均有分布。

本动物的血（鳗鲡鱼血）、骨（鳗鲡鱼骨）、脂肪油（鳗鲡鱼膏）亦供药用，另设专条。

【采收加工】 四季均可捕获。捕后除去内脏，洗净，鲜用或晒干。

【成分】 肝含维生素丰富，每100 g含维生素（vitamin）A 15 000 u，维生素 B_1 300 μg，维生素 B_2 500 μg[1]。含多种酶：异柠檬酸脱氢酶（isocitrate dehydrogenase，ICD），6-磷酸葡萄糖酸脱氢酶（6-phosphogluconate dehydrogenase，6-PGD），天冬氨酸氨基转移酶（glutamic-oxaloacetic transaminase，GOT）[2]，谷氨酸脱氢酶（glutamate dehydrogenase）[3]，葡萄糖激酶（gluconokin-ase）[4]，磷酸果糖激酶（phosphofructokinase）[5]，果糖-1，6-二磷酸酶（fructose-1，6-bisphosphatase）[6]，丙氨酸氨基转移酶（alanine aminotransferase）[7]，胆红素二磷酸尿苷葡萄糖醛酸转移酶（bilirubin uridine diphosphate-glucuronyltransferase，UDPGT）[8]，三甲胺单氧化酶（trimethylamine monooxygenase）及二肽氨肽酶（dipeptidyl aminopeptidase）[9]。另含三甲胺氧化物（trimethylamine oxide，TMO）[10]，氯四环（chlortetracycline，CTC）[11]。鳗鲡血含磷酸葡萄糖异构酶（phosphoglucose isomerase），葡萄糖-6-磷酸脱氢酶（glucose-6-phosphate dehydrogenase），磷酸葡萄糖酸脱氢酶（phosphogluconate dehydrogenase）[7]，糖原磷酸化酶（glycogenphosphorylase），糖原合成酶（glycogensynthetase）[12]，溶菌酶（lysozyme）[13]，天冬氨酸氨基转移酶[14]，二肽氨肽酶[9]。还含有高铁血红蛋白（methemoglobin）[15]，血管紧张肽（angiotensin）Ⅱ[16]，人心房利钠肽（human atrialnatriuretic peptide，hANP）[17]，肌酸酐（creatinine）[14]，心房利钠肽（atrial natriuretic peptide，ANP）[18]，免疫球蛋白（immunoglobulins，Ig）[19]，葡萄糖（glucose），乳酸（lactate），丙酮酸盐（pyruvate），天冬氨酸（aspartate），牛磺酸（taurine）[20]，胆绿素（biliverdin）[21]，及卵黄蛋白原（vitellogenin）[22]。

肉每100 g含水分76 g，蛋白质14.5 g，脂肪8 g，灰分1.4 g，钙166 mg，磷211 mg，铁1.8 mg，维生素（vitamin）A 3 000 u，维生素 B_2 100 μg，维生素 B_1 10 μg，烟酸（nicotinic acid）3.0 mg。肌肉中含肌肽（carnosine）和鹅肌肽（anserine），挥发性碱性氮13.7 mg及组织氨、丁酸（butyric acid）[1]。还含有三甲胺，三甲胺单氧化酶[10]，L-组氨酸（L-histidine）[23]，氯四环[10]，二肽氨肽酶[9]，N-B-丙氨酰-1-

甲基-L-组氨酸(balenine)[24],另含中性脂类(neutral lipids),磷脂(phospholipids)和糖脂(glycolipids)[25]。表皮含β-N-乙酰基己糖胺酶(β-N-acetylhexosa-minidase)[26]。

皮及组织含透明质酸(hyaluronic acid),软骨素(chondroitin),硫酸软骨素(chondroitin sulfate) A或C[27]。皮黏液含黏液血细胞凝集素(mucous hemogglutinin)[28],溶菌酶[13],蛋白类毒素(proteinaceous toxins)[29]。唾液酸糖蛋白(sialic acid-containing glycoprotein, SA-glycoprotein),由N-乙酰基神经酰氨基-α-(2→6)-N-乙酰基半乳糖胺〔N-acetylneuraminyl-α-(2→6)-N-acetylgalactosamine〕组成[30],另一唾液酸糖蛋白由N-乙酰基神经氨(糖)酸(N-acetylneuraminic acid, NANA)和N-乙酰基半乳糖氨醇(N-acetylgalactosaminitol, GalNAC-ol)组成[31]。

心含心室利钠肽(ventricular natriuretic peptide, VNP)[32],心房利钠肽[33]。在心室中还发现新的相对分子质量为4 000的心室利钠肽[34]。

脑垂体中还含有催乳激素(prolactin)[35]。脑还含有哺乳动物脑利钠肽(mammalian brain natriuretic peptides, BNPs)[36], C-型利钠肽(C-type natriuretic peptide, CNP)[37]及其他肽[38]。此外脑还含二肽氨肽酶[9]。

胆含胆红素-ⅨⅨβ(bilirubin-Ⅸβ)达16.7%,在哺乳动物中最高[39],还含有胆红素二葡萄糖醛酸苷(bilirubin diglucuronide),胆绿素(biliverdin)Ⅸα[40]。

胃含甲壳质酶(chitinase)[41]。肾含溶菌酶[13],三甲胺,三甲胺单氧化酶[10],氯四环[11],二肽氨肽酶[9]。肠含5-羟色胺(serotonin),乙酰胆碱(acetycholine)[42]。

内脏含鳗鲡肠五肽(eel intestinal pentapeptide)[43]。

分泌物中含五肽促胃酸激素(pentagastrin),乙酰胆碱,组氨酸[44]。

鳗鲡还含二十一碳五烯酸(heneicosapentaenoi acid)[45]。脂类占全鱼的18%,多不饱和脂肪酸(polyunsaturated fattyacid, PUFA)占全鱼的5.21%,维生素(vitamin)A 6 729 u/100 g。维生素(vitamin)E 0.86 mg/100 g[46]。还含有精胺(spermine),亚精胺(spermidin),腐胺(putrescine)[47],脂蛋白(lipoprotein)[48],糖蛋白(glycoprotein),唾液酸(sialic acid)[49],胰弹性蛋白酶(pancreatic elastase),胰金属蛋白酶(pancreaticmetalloproteinases)[50]。氨基酸有:赖氨酸,甘氨酸,丝氨酸,谷氨酸,丙氨酸,异亮氨酸,天冬氨酸,精氨酸,组氨酸[51],脯氨酸[52]。有机酸有:丁酸、缬草酸(valeric acid),琥珀酸(succinic acid)。核苷酸有:肌苷一磷酸(inosine monophosphate),腺苷二磷酸(adenosine diphosphate, ADP),腺苷酸(adenosine monophosphate, AMP),腺苷三磷酸(adenosine triphosphate, ATP)。主要离子有:K^+、Na^+、Cl^-、PO_4^{3-}。此外,还含有次黄嘌呤(hypoxanthine),肌酸酐(creatinine),肌苷(inosine)[51],肌肽(carnosine)[52],肌醇(inositol)[51]。

【药理】 1. 对血脂和血液黏度的影响 每日分别给高脂模型大鼠灌服鳗鱼油10 g/kg、5 g/kg、2.5 g/kg或鳗鱼油精127.7 mg/kg、255.4 mg/kg、510.8 mg/kg,连续5星期后,大、中剂量组显著降低血清总胆固醇(TC),三酰甘油(TG)和低密度脂蛋白(LDL)水平,同时,实验组大鼠血清高密度脂蛋白显著增加,大鼠全血黏度和血浆黏度显著降低[1,2]。

2. 对免疫功能的影响 鳗鱼精油每日139.6~1 116.8 mg/kg给小鼠灌胃,20 d后发现,巨噬细胞Fc受体阳性细胞数、巨噬细胞吞噬百分率及吞噬指数明显提高,T淋巴细胞转化功能明显增强,自然杀伤细胞活性显著提高,抗体形成细胞数和抗体生成量明显升高[3]。

毒性 鳗鲡鱼血清有毒,毒素可被加热或胃液所破坏,但生饮鳗鲡鱼血有时会引起中毒,出现手指受伤。接触鳗鲡鱼血会引起炎症、化脓、坏疽,同时淋巴系统发炎、浸润,严重的会引起组织浮肿。动物实验表明,注射鳗鲡鱼血会引起实验动物神经系统中毒,产生强烈痉挛、心脏衰弱、呼吸停止而死亡,并使动物血液的凝固作用消失和产生溶血现象。在实验动物肾脏中注射鳗鲡血清会引起血尿症[4]。

【药性】 甘,平。

1.《别录》:"味甘,有毒。"

2.《千金方》:"味甘,大温。"

3.《食性本草》:"寒。"

4.《日华子》:"平,微毒。"

5.《医林纂要》:"甘,咸,温。"

6.《会约医镜》:"甘,平,微寒。"

7.《本草求真》:"入肝,肾。"

8.《本草再新》:"无毒。入脾,肾二经。"

9.《广西药用动物》:"性平,味甘,咸,入肾,肺经。"

10.《山东药用动物》:"入肾,肺,肝经。"

【功用主治】 健脾补肺,益肾固冲,祛风除湿,解毒杀虫。主治五脏虚损,消化不良,小儿疳积,肺痨咳嗽,阳痿,崩漏带下,脚气水肿,风湿骨痛,肠风,痢疾,疮疡痔瘘,疟疾,肠道寄生虫。

1.《别录》:"主五痔疮瘘,杀诸虫。"

2.《食疗本草》:"疗妇人带下百病,一切风瘙如虫行。熏下部痔。患诸疮瘘及疬疡风,长食之甚验。腰肾间湿风痹如水洗者,可取五味、米煮,空腹食之,甚补益。湿脚气人服之良。"

3.《日华子》:"治劳,补不足。杀传尸疰气,蛊毒恶疮,暖腰膝,起阳。疗妇人产户疮虫痒。"

4.《珍珠囊补遗药性赋》:"退劳热骨蒸,消项腮白驳风热。"

5.《日用本草》:"治一切风疾,肠风下血。"

6.《纲目》:"治小儿疳劳及虫心痛。"

7.《杏苑生春》:"生精养胃,健脾补中。"

8.《医林纂要》:"滋阴养阳,补虚劳,理冲任,杀虫蟗。"

9.《现代实用中药》:"滋养强壮,治肺结核,淋巴结核,驱肠内寄生虫。"

10.《中国有毒鱼类和药用鱼类》:"主治风湿骨痛。"

【用法用量】 内服:煮食,100~250 g;或烧灰研末。外用:烧存性,研末调敷。

【宜忌】 痰多泄泻者慎服。

1.《本草衍义》:"动风。"(引自《纲目》)

2.《本草经疏》:"脾胃薄弱易泄者勿食。"

3.《本草求原》:"脾肾虚滑及多痰人勿食。"

4.《本草省常》:"发疮,同荆芥、犬肉食杀人;服何首乌者忌之,孕妇忌之。"

5.《随息居饮食谱》:"多食助热发病,时病忌之。"

【选方】 1. 治男妇一切虚劳弱症 大鳗鱼不拘几斤,水洗净,蒸笼铺荷叶,将鳗鱼放上,蒸一炷香取起,去头、尾、骨,捣烂,入炒熟山药末,丸如梧子大,晒干,加薄荷,磁器收固,勿走药气。空心薄荷汤或酒下三四钱。(《经验广集》鳗鱼丸)

2. 治肺结核经久不愈，身体虚弱　鳗鱼500 g，去内脏，用酒50 ml，水1碗，煮熟，加盐、醋吃；大鳗鲡3～5条，放进带泥罐内，用盐泥封固，煅存性，研末，日服3次，每次1～2 g，温开水送服。也可治肺结核、淋巴结核及肺门淋巴结结核、肺炎。(《常见药用动物》)

3. 治风湿骨痛、体虚　鳗鱼清炖，当菜吃。(《常见药用动物》)

4. 治外阴溃疡、久不敛口　鳗鱼头1个，烧存性，研末，用菜油调搽患处。(《广西药用动物》)

5. 治老人痔病久不愈，肛门肿痛　鳗鲡鱼肉一斤，葱白半握(细切)，下五味、椒、姜，空心渐食之，杀虫尤佳。(《安老怀幼书》)

【各家论述】 1.《本草经疏》："鳗鲡鱼甘寒而善能杀虫，故骨蒸劳瘵，及五痔疮瘘人常食之，有大益也。"

2.《本草汇言》："鳗鲡鱼，消疳治瘵，杀诸虫，止传尸劳疰之药也。又如疬疡瘘痔，及风湿脚气、痹痛人常食之，渐渐获效。性虽有毒，以五味、葱、姜、椒、鮓烹制得宜，食之又能补肾藏、壮虚羸。"

5934 鳗鲡鱼血 mán lì yú xiě (《纲目》)

【基原】 为鳗鲡科鳗属动物鳗鲡 *Anguilla japonica* Temminck et Schlegel 等的血。

【原动物】 参见"鳗鲡鱼"条。

【采收加工】 捕后，取血，鲜用。

【功用主治】 《纲目》："(治)疮疹入眼生翳。"

5935 鳗鲡鱼骨 mán lì yú gǔ (《纲目》)

【异名】 蛇鱼骨(《经验方》)。

【基原】 为鳗鲡科鳗属动物鳗鲡 *Anguilla japonica* Temminck et Schlegel 等的骨。

【原动物】 参见"鳗鲡鱼"条。

【采收加工】 捕后，除去内脏，洗净，去肉取骨，晒干。

【功用主治】 杀虫，敛疮。主治疳痢，肠风，崩带，恶疮，痔漏。

《纲目》："炙研入药，治疳痢、肠风、崩带，烧灰敷恶疮，烧熏痔瘘，杀诸虫。"

【用法用量】 内服：炙，研末，适量。外用：烧灰研末外敷；或烧烟熏。

【选方】 治一切恶疮　蛇鱼骨杵末，入诸色膏药中相和合敷上，纸花子贴之。(《经验方》)

5936 鳗鲡鱼膏 mán lì yú gāo (《纲目》)

【基原】 为鳗鲡科动物鳗鲡 *Anguilla japonica* Temminck et Schlegel 等的脂肪油。

【原动物】 参见"鳗鲡鱼"条。

【采收加工】 捕后，除去内脏，洗净，切段，置水中煮，取其浮油。

【功用主治】 解毒消肿。主治痔漏，恶疮，耳内肿痛。

1.《本草经集注》："疗诸瘘疮。"

2.《新修本草》："疗耳中有虫痛。"

【用法用量】 内服：15 g。外用：涂敷。

【选方】 1. 治颈项及面上白驳，浸淫渐长，有似癣　鳗鲡鱼脂敷之。先拭剥上，刮使燥痛，后以鱼脂敷之。(《姚僧坦集验方》)

2. 治白刺风　鳗鲡鱼，生剖晒干，取少许，火上微炙，候油出涂之，以指擦之。(《本草衍义》)

3. 退肺炎之热　大鳗1～2条，加清水入砂锅中，煮2～3 min，其汤有油上浮，每用1小杯，加盐少许，食前空腹时服，每日2次服用。(《动植物民间药》)

5937 鳙鱼 yōng yú (《本草拾遗》)

【异名】 鱃鱼(《山海经》)，鰫(《汉书·司马相如传》)，鰫鱼(《礼记》郑玄注)，皂包头、皂鲢(《食物本草》)，黑包头鱼(《食物本草会纂》)，鳙头鲢(《医林纂要》)，鱇鱼(《本草求原》)，包头鱼(《随息居饮食谱》)，胖头鱼(《动物学大辞典》)，黑鲢(《系统动物学》)。

【基原】 为鲤科鳙属动物鳙鱼的全体。

【原动物】 鳙鱼 *Aristichthys nobilis* (Richardson)

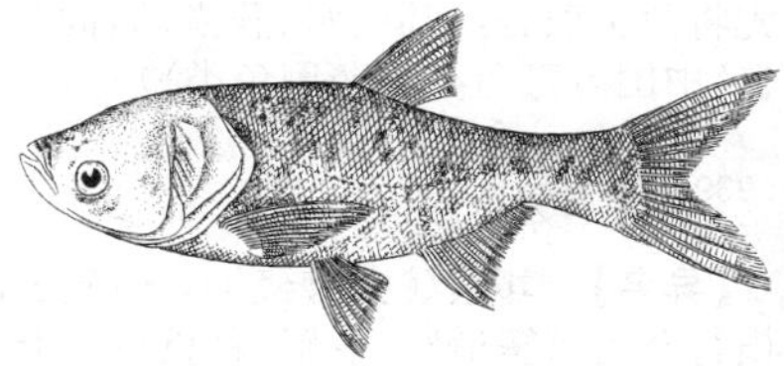

鳙　鱼

体侧扁，稍高。腹鳍基底至肛门处有狭窄的肉棱。口端位，口裂稍向上倾斜。吻圆钝。眼小，下侧位，在头侧正中轴下方。鳃耙状如栅片，但不愈合，有鳃上器，耙数随个体增大而数量增多。鳞很小，侧线鳞99～115，背鳍3，7，很短，起点于腹鳍起点之后。胸鳍大而延长，末端超过腹鳍基部。臀鳍3，12～13。尾鳍深叉状，上下约等长。体灰黑色，背面和上侧面暗褐色，具黑色细斑。腹部银白色。各鳍条呈灰白色，并有不少黑斑。

为淡水中上层鱼类，行动迟缓，性情温和，以浮游动物为主食。分布于长江流域。现全国大部分地区有人工饲养。

本动物的头(鳙鱼头)亦供药用，另设专条。

【采收加工】 四季均可捕捞，捕后，除去鳞片及内脏，鲜用。

【成分】 鱼肉含多种氨基酸：谷氨酸，亮氨酸，丙氨酸，还含牛磺酸[1]。含脂肪酸：棕榈酸(palmitic acid)，油酸(oleic acid)，亚油酸(linoleic acid)，二十碳五烯酸(eicosapentaenoic acid)，二十二碳六烯酸(docosahexaenoicacid)[2, 3]等。

血清中含触球蛋白(haptoglobin)[4]，肌苷(inosine)，次黄嘌呤(hypoxanthine)，AMP，ADP，ATP，IMP[5]。此外尚含胆甾醇(cholesterol)，三酰甘油(triglyceride)，胡萝卜素(carotene)，鸡油菌黄质(canthaxanthin)，叶黄素(phytoxanthin)等[6]。

【药性】 甘，温

1.《纲目》："甘，温，无毒。"

2.《本草求真》："入胃。"

【功用主治】 温中健脾，壮筋骨。主治脾胃虚弱，消化不良，肢体肿胀，腰膝酸痛，步履无力。

1.《食物本草》："暖胃，益人。"

2.《本草求原》："暖胃，去头眩，益脑髓，老人痰喘宜之。"

3.《中国动物药》："暖脾胃，壮筋骨。治脾胃虚弱，消化不良，四肢肿胀，腰膝酸痛，行动不便。"

【用法用量】 内服：煎汤，适量。

【宜忌】 《纲目》："多食动风热，发疮疥。"

【选方】 1. 治脾虚水肿　鳙鱼肉适量，猪苓5 g，白术15 g。煎煮，食肉饮汁。

2. 治腰膝酸痛,行动不便　鳙鱼肉适量,续断 10 g,狗脊 20 g,牛膝 15 g。水煎服,每日 2 次。(1、2 方出自《中国动物药》)

5938 鳙鱼头 yōng yú tóu(《中国有毒鱼类和药用鱼类》)

【基原】　为鲤科鳙属动物鳙鱼 *Aristichthys nobilis* (Richardson)的头。

【原动物】　参见"鳙鱼"条。

【采收加工】　四季均可捕捞,捕捞后,取其头部,除去鳃,洗净,鲜用。

【功用主治】　补虚,散寒。主治头晕,风寒头痛。

【用法用量】　内服:煎汤,1 个。

【选方】　1. 治风寒头痛　川芎 6 g,白芷 9 g,生姜 3 片,鳙鱼头 1 个。用水 3 碗,煎成 1 碗,加酒 1 杯,温服。

2. 治妇女头晕　鱼头 1 个,生葱 6 条,米酒 30 g,水 1 碗。先将鱼头煎香,加酒、水、葱煮沸,同盐调味吃。(1、2 方出自《中国有毒鱼类和药用鱼类》)

5939 蟹 xiè(《本经》)

【异名】　郭索(《太玄经》),无肠公子(《抱朴子》),螃蟹、横行介士(《蟹谱》),毛蟹、稻蟹(《医林纂要》),方海(《中国动物药志》),胜芳蟹(河北),河蟹、淡水蟹、毛夹子、大闸蟹(江苏、浙江),方蟹(通称)。

【基原】　为方蟹科绒螯蟹属动物中华绒螯蟹和日本绒螯蟹的肉和内脏。

【原动物】　1. 中华绒螯蟹 *Eriocheir sinensis* H. Milne-Edwards

头胸甲呈圆方形,后半部宽于前半部。一般长约 55 mm,宽 61 mm 左右,个别可宽 80～90 mm。背面隆起,额及肝区凹陷,胃区前面具 6 个对称的颗粒状突起,胃区与心区分界显著,前者周围有凹点。额宽,分 4 齿,眼窝上缘近中部处突出,略呈三角形,眼 1 对,具短柄,能活动。前侧缘具 4 锐齿,末齿最小而引入一隆线,斜行于鳃区外侧,沿后侧缘内方亦具一隆线。雄体螯足粗壮,比雌体的为大,掌与指节基部内外面密生绒毛,腕节内末端具 1 锐刺,长节背缘末端附近及步足的长节同样均具 1 锐刺。步足以最后 3 对较为扁平,腕节与前节的背缘各具刚毛,第四步足前节与指节基部的背缘与腹缘皆密具刚毛。雌体腹部近圆形,雄体略呈三角形,末端狭尖。背面青褐绿色,腹面色淡或灰白色。

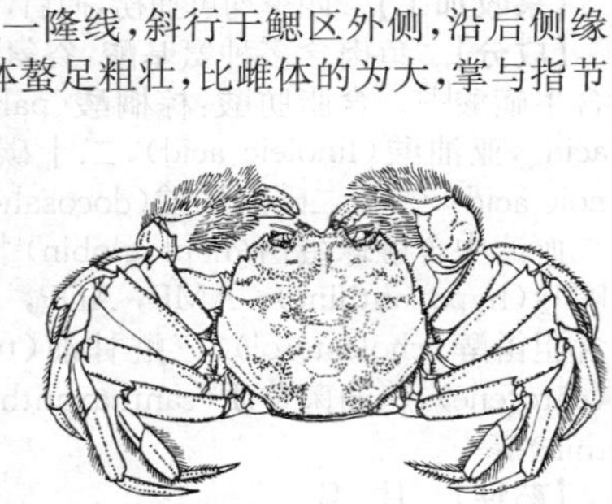
中华绒螯蟹

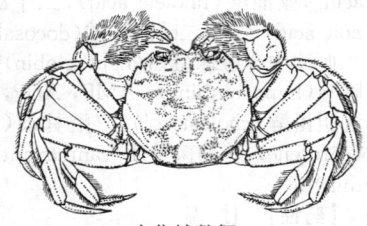

常穴居于江、河、湖泽或水田周围的泥岸,昼伏夜出,以鱼、虾等动物尸体或稻谷为食。秋季常回游到近海繁殖,雌蟹所抱的卵,至翌年 3～5 月间孵化,经多次变态,发育成幼蟹,再溯江河而上,在淡水中成长。我国沿海各地均有分布。

2. 日本绒螯蟹 *E. japonicus* (de Haan)

形态、大小与中华绒螯蟹颇为近似,额分 4 齿,居中的两齿较钝圆,两侧的较尖锐,额后部的突起不若前种那样锋锐。前侧缘虽亦 4 齿,但末齿甚小,几乎仅留痕迹。螯足掌节有厚密的绒毛,并扩展至腕节末端及两指的基部,而指内缘的齿较钝。

生活于河流中,以河口半咸水底层较多。分布于福建、广东、台湾等沿海。

以上动物的爪(蟹爪)、甲壳(蟹壳)亦供药用,另设专条。

【养殖】　生活习性　营水生自由生活,鳃呼吸。雌雄异体,行有性生殖,个体发育过程中分为受精卵(胚胎)—幼体—成蟹三个变态时期,形态各异。1 年后性成熟。河蟹多居住于江、河、湖泊周围的泥草或河滩的洞穴里。在洞穴中越冬。为浅海里生、淡水中长的回游性水生动物,在淡水中生长发育,到性成熟时即沿江河到河口区浅海中进行交配、受精和产卵。并孵化出蟹苗,称为"生殖回游",蟹苗(幼体)溯江、河而上,回游到淡水各种水体内,摄取食物,并生长发育到性成熟,是为"索食回游"。

繁殖方法　当河口区水温升高到 10 ℃左右时,河蟹即开始交配,产出受精卵,产出的卵黏附在雌蟹的附肢上,一般在 10 万粒左右,多者可达数十万粒。受精卵在河口区孵化成蟹苗。目前,各国都从捞苗开始人工养蟹,而孵化期是在自然界里完成。

饲养管理　养蟹池应选择环境安静、水源充足、土质较硬的地方,坡度 1∶(3～4),深 100～150 cm,池中用砖石垒成 50 cm 高的小岛,内有蟹窝,窝内放入泥土,岛上种植水生植物。利用自然沟塘、稻田也可以养蟹。四周要设防逃设备。蟹苗捕捞后,近距离可用水桶、水箱湿运,远距离可用蟹苗箱干运,或用尼龙袋充氧运输。蟹苗入池放养前应先施肥肥塘,再注入新水,一般在 6 月初至中旬进行。如果池中浮游生物不够,可投入适量捣碎的熟卵黄,待大眼幼苗蜕掉最后一次壳变为幼蟹后,即可喂小杂鱼、糠虾与豆饼、花生并绞碎泼洒入池饲喂。注意养成蟹时以池水浅,溶氧充沛为宜。以植物饵料为食,在池边投料。夏天可适当加深水位,注意防止天敌侵入和成蟹逃逸。冬季蟹有在洞内冬眠习性,也有在池塘泥底冬眠者,北方应加深水位,保证在冰层以下有 1 m 水深为宜,以防冬季水干死蟹。

【采收加工】　多在立冬前后采捕,捕法可用竹簖或网具等。捕后洗净烫死,晒干或鲜用。

【药材】　中华绒螯蟹 *Eriocheir Sinensis*　产于长江流域及东北辽河。日本绒螯蟹 *Eriocheir Japonicus*　产于广东、福建、台湾等沿海地区。

性状　中华绒螯蟹　头胸甲圆方形,后半部宽于前半部,额宽分 4 齿,前侧缘有 4 锐齿。螯足雄性较雌性大,掌节与指节基部的内外侧密生绒毛,步足最后 3 对较为扁平,腕节与前节有刚毛。腹部雌圆雄尖,表面橘红色或土黄褐色。肢多脱落,壳硬脆,体软。气腥,味咸。

日本绒螯蟹　头胸甲前窄后宽,额宽约当头胸甲最宽处的 1/3,前缘分 4 齿,中间 2 齿钝圆,两侧齿尖锐,额后突起不及中华绒螯蟹锋锐。

鉴别　(1) 粉末特征:中华绒螯蟹　黄棕色。棒状碎片淡黄色,胞腔明显,壁薄,侧壁微呈梯形,其上有细小分枝;有的一端较粗,另一端渐细至尖。不规则状物淡黄色或黑棕色,有的表面有致密细条纹,半圆形外侧壁光滑,内侧有密网纹。

(2) 取本品粉末 2 g 于试管中加胶塞〔胶塞中间插入一弯管,另一端插入盛有 $Ca(OH)_2$ 溶液试管内〕。再加入盐酸,立即塞紧则不断产生气泡,同时 $Ca(OH)_2$ 溶液变成白色浑浊，放置则有白色沉淀(检查碳酸盐)。

【成分】 1. 中华绒螯蟹可食部 100 g 含水分 80 g，蛋白质 14 g，脂肪 2.6 g，碳水化合物 0.7 g，灰分 2.7 g；钙 141 mg，磷 191 mg，铁 0.8 mg，维生素 A230 u，硫胺素(thiamine) 0.01 mg，核黄素(riboflavine) 0.51 mg，烟酸(nicotinic acid) 2.1 mg；微量(0.05%)胆甾醇(cholesterol)[1]。还含三磷酸腺苷酶(ATPase)[2]，α-皮黄质(α-doradexanthin)，叶黄素(lutein)，虾黄质(astaxanthin)[3]。

肌肉含 10 余种游离氨基酸，其中谷氨酸，甘氨酸，脯氨酸，组氨酸，精氨酸量较多[1]。酰基辅酶 A 脱氢酶(acyl-CoA dehydro-genase)[4]，磷脂，三酰甘油(triglyceride)[5]。

前鳃及后鳃含环磷酸腺苷依赖性蛋白激酶(cAMP-dependent protein kinase)。后鳃含 5-羟色胺(serotonin)和多巴胺(dopamine)的受体[2]，蛋白激酶(protein kinase) C[6]。前鳃、线粒体部分、微粒体部分含 Na^+，K^+-ATP 酶[7]。

血淋巴含去甲肾上腺素(noradrenaline)，多巴(dopa)[8]。

2. 日本绒螯蟹肉及血中含蛋白质、脂肪、糖类、无机物等。蛋白质经酸水解后得天冬氨酸，谷氨酸，胱氨酸，甘氨酸，组氨酸，亮氨酸，赖氨酸，甲硫氨酸，苯丙氨酸，脯氨酸，丝氨酸，牛磺酸，色氨酸，酪氨酸，缬氨酸，丙氨酸，精氨酸等。脂类有磷脂(phospholipid)，胆甾醇(cholesterol)，三酰甘油。糖类有海藻糖，乳糖，麦芽糖，半乳糖，葡萄糖，果糖，岩藻糖，氨基糖，低聚糖，葡萄糖及果糖的 6-磷酸酯(6-phosphate)。尚含有维生素(vitamin)A，硫胺素，核黄素，烟酸。非挥发性酸有枸橼酸(citric acid)，延胡索酸(fumaric acid)，α-酮戊二酸(α-ketoglutaric acid)，乳酸(lactic acid)，苹果酸(malic acid)，丙酮酸(pyruvic acid)，琥珀酸(succinic acid)；挥发性酸有甲酸(formic acid)，乙酸(acetic acid)，丙酸，丁酸等。此外，还含 β-羟基酰基辅酶 A 脱氢酶(β-hydroxyacyl-CoA dehydrogenase)，β-乙酰乙酰辅酶 A 硫解酶(β-acetoacetyl-CoA thiolase)，去饱和酶(desaturase)等[9]。

鳃含 Na^+，K^+-ATP 酶[10]和甘油磷酰胆碱(glyceryl phosphoryl choline)的缩醛(acetal)[9]。中食管腺含胆甾醇(cholesterol)，菜油甾醇(campesterol)，β-谷甾醇(β-sitosterol)等[10]。

【药性】 咸，寒。

1. 《本经》："味咸，寒。"
2. 《别录》："有毒。"
3. 《日华子》："凉，微毒。"
4. 《本草经疏》："入足阳明、厥阴经。"
5. 《品汇精要》："味咸性寒，味厚于气，阴也。臭腥。"
6. 《本草再新》："入心、肝、肾三经。"

【功用主治】 清热，散瘀，消肿解毒。主治湿热黄疸，产后瘀滞腹痛，筋骨损伤，痈肿疔毒，漆疮，烫伤。

1. 《本经》："主胸中邪气热结痛，㖞僻面肿。"
2. 《本草经集注》："杀莨菪毒，漆毒。"
3. 《别录》："解结解血，愈漆疮，养筋益气。"
4. 《食疗本草》："主散诸热，治胃气，理筋脉，消食。醋食之，利肢节，主五脏中烦闷气。"
5. 《本草拾遗》："蟹脚中髓及脑并壳中黄，并能续断绝筋骨，取碎之微熬，内疮中，筋即连也。"
6. 《日华子》："治产后肚痛血不下，并酒服；筋骨折伤，生捣炒罯良。"
7. 《滇南本草》："可解鳝鱼毒。治疟疾及黄疸，涂疥疮，滴耳内可医聋。"
8. 《纲目》："盐蟹汁，治喉风肿痛，满含细咽即消。"
9. 《本经逢原》："生捣，涂火烫。"
10. 《随息居饮食谱》："补骨髓，利肢节，续绝伤，滋肝阴，充胃液，养筋活血。治疽，愈痎。"

【用法用量】 内服：烧存性研末，或入丸剂，5～10 g。外用：鲜品捣敷；或绞汁滴耳；或焙干研末调敷。

【宜忌】 脾胃虚寒者慎服。

1. 《本草衍义》："此物极动风，体有风疾人，不可食。"
2. 《绍兴本草》："其肉与壳中黄，但食之发风，动痼疾。"
3. 《日用本草》："不可与红柿同食。偶中蟹毒，煎紫苏汁饮之，或捣冬瓜汁饮之，俱可解散。"
4. 《滇南本草》："不可同柿及荆芥食之，发霍乱，动风，惟木香汁可解。"
5. 《雷公炮制药性解》："多食令人伤脾吐泻。"
6. 《随息居饮食谱》："孕妇及中气虚寒，时感未清，痰嗽，便泻者，均忌。"

【选方】 1. 治湿热黄疸 蟹烧存性研末，酒糊丸如桐子大。每服五十丸，白汤下，日服二次。(《濒湖集简方》)

2. 治骨折离脱 生蟹捣烂，以热酒倾入，连饮数碗，其渣涂之，半日内，骨内谷谷有声即好；干蟹烧灰，酒服亦好。(《唐瑶经验方》)

3. 治跌伤疼痛 活河蟹雌雄各 1 只(愈大愈好)，加上陈酒 1 000 ml，熬煮 0.5 h，然后取酒待温，分 1～3 次服完。每于服后，盖被酣睡 2 h。〔《江苏中医》1966(5)：17 河蟹酒〕

4. 治闪腰岔气 螃蟹 1 个，焙干研末，黄酒冲服。(《青岛中草药手册》)

5. 治产后小腹作痛及吹乳，乳痈 螃蟹一个，烧存性，研末。空心，好酒一盏调服。(《种杏仙方》)

6. 治拍蟹毒(虎口疔)，大指次指隔界处忽生肿毒，痛不可忍 鲜蟹研烂涂患处。(《医便》)

7. 治慢性化脓病、寒性脓疡、下肢溃疡、结核性瘘孔等久不收口 河蟹、蝮蛇、鹿角各等分。烧存性，研成极细末(或炼蜜为丸如小豆大)。每服 1.5～3 g，每日 2 次，黄酒或温水送下。(《食物中药与便方》)

8. 治漆疮延及满身，疥疮湿癣之久不愈者 捣烂生蟹涂之。(《肘后方》)

9. 治冻疮溃烂不敛 活蟹烧存性，研细末，蜂蜜调涂，每日更换 2 次。(《食物中药与便方》)

10. 治耳聋 生螃蟹一枚，捣烂绞取汁，点耳中。(《圣惠方》)

【临床报道】 治疗漆疮 取新鲜活螃蟹洗净，连壳、脚捣烂成糊状，用清洁纱布包裹绞汁(随用随制)，用毛笔蘸蟹汁涂患处，每日早、晚各 1 次。治 69 例，痊愈 39 例，显效 19 例，好转 11 例。治疗中未见副作用[1]。

【各家论述】 1. 《本草经疏》："螃蟹，入足阳明、足厥阴经。《经曰》：热淫于内，治以咸寒。故主胸中邪气热结痛也。㖞僻者，厥阴风热也；面肿者，阳明热壅也。解二经之热，则筋得养而气自益，㖞僻面肿俱除矣。咸走血而软坚，故能解结散血。愈漆疮者，以其能解漆毒故也。"

2. 《本经逢原》："蟹，性专破血，故能续断绝筋骨。《本经》主胸中邪气热结痛，㖞僻面肿，皆是瘀血为患。性能败漆，今人生捣治漆疮、涂火伤，皆取其散血之意。《日华子》治筋骨折伤，生捣之；藏器云能续断筋，去壳用黄，捣烂微炒，入疮中，筋即连也。可知其功不独散血而能和血矣。”

5940 **蟹爪** xiè zhǎo
（《本草经集注》）

【基原】 为方蟹科绒螯蟹属动物中华绒螯蟹 *Eriocheir sinensis* H. Milne-Edwards 和日本绒螯蟹 *E. japonicus* de Haan 的爪。

【原动物】 参见“蟹”条。

【采收加工】 加工或食用螃蟹时取蟹爪，刷洗干净，晒干。

【功用主治】 破血，催生。主治产后血瘀腹痛，难产，胎死腹中。

1.《别录》：“主破胞堕胎。”

2.《日华子》：“破宿血，治产后血闭肚痛，酒及醋汤煎服良。”

3.《纲目》：“堕生胎，下死胎。”

【用法用量】 内服：煎汤，30～60 g；或煅存性研末。末调敷。

【宜忌】 孕妇禁服。

【选方】 1. 治难产，胎动及子死腹中　蟹爪一升，甘草二尺，阿胶三两。上三味以东流水一斗，先煮二物得三升，去滓，纳胶令烊。顿服之。（《千金方》神造汤）

2. 治妇女有病欲去胎　蟹爪二合，桂心、瞿麦各一两，牛膝二两。为末。空心温酒服一钱。（《千金方》下胎蟹爪散）

3. 治小儿解颅　生蟹足、白敛各半两。上二味捣末，以乳汁和傅颅上。（《千金方》生蟹足傅方）

4. 治妇女临产阵缩力微弱，胞浆破而迟迟不下者，或胎死腹中及胎盘残留　蟹脚爪 30～60 g，黄酒或米醋适量，加水同煎服。（《食物中药与便方》）

5941 **蟹壳** xiè ké
（《千金方》）

【基原】 为方蟹科绒螯蟹属动物中华绒螯蟹 *Eriocheir sinensis* H. Milne-Edwards 和日本绒螯蟹 *E. japonicus* de Haan 的甲壳。

【原动物】 参见“蟹”条。

【采收加工】 加工或食用螃蟹时取壳，剔净残余的蟹肉、蟹爪及杂质，洗净，干燥。

【炮制】 《串雅内编》：“砂锅内焙焦，研细末。”现行，取原药材，用时捣碎。

饮片性状　呈不规则的碎片。表面杏黄色或浅黄色，内表面为黄白色或浅黄白色，质坚硬。气微腥，味咸。置阴凉干燥处。

【药性】 咸，寒。

1.《千金方》：“味酸，寒，有毒。”

2.《青岛中草药手册》：“性寒，味咸。”

【功用主治】 散瘀止血，解毒消肿。主治蓄血发黄，血瘀崩漏，痈疮肿毒，走马牙疳，毒虫螯伤。

1.《纲目》：“烧存性，蜜调，涂冻疮及蜂虿伤；酒服，治妇人儿枕痛及血崩腹痛，消积。”

2.《本草崇原》：“攻毒，散风，消积，行瘀。”

【用法用量】 内服：煅存性，研末，5～10 g。外用：研末擦牙或调敷。

【选方】 1. 治蓄血发黄，胸胁结痛而不浮肿者　蟹壳煅存性，黑糖调，无灰酒下三钱。（《本经逢原》）

2. 治妇人血崩甚而腹痛　蟹壳烧存性，米饮下。（《证治要诀》）

3. 治妇人产后恶露未绝　腌蟹壳烧灰为末。酒调服一二钱。（《古今医统》）

4. 治妇人乳痈硬肿　蟹壳灰一服即散。（《本经逢原》）

5. 治乳岩　生蟹壳数十枚，放砂锅内焙焦。研细末。每服二钱，陈酒冲服，不可间断。（《串雅内编》）

6. 治小儿走马牙疳　蟹壳十个，白矾五文，枣子三个。一处炭火煅过，为细末，入麝香少许同研。干揩牙。（《百一选方》）

7. 治蜂虿伤　蟹壳烧存性，研末，蜜调敷。（《证治要诀》）

5942 **麒麟尾** qí lín wěi
（《岭南采药录》）

【异名】 狮尾草（《岭南采药录》），蓬莱蕉、龟背竹（《广州植物志》），羽叶藤、过山标（《广西药用植物名录》），上树百足、上树蜈蚣（《梧州草药及常见病多发病处方选》），万丈深、青竹标、蛇包谷（《贵州草药》），大塔旗（《广西本草选编》），爬墙风、搭壁麒麟、英雄草、攀地蜈蚣、牛膝、大望（《新华本草纲要》）。

【基原】 为天南星科麒麟叶属植物麒麟叶的茎叶或根。

【原植物】 麒麟叶 *Epipremnum pinnatum*（L.）Engl. [*Pothos pinnata* L.；*Rhaphidophora pinnata* Schott]

攀缘藤本。茎圆柱形，粗壮，多分枝；气生根具发达的皮孔，平伸，紧贴于树干或石面上。叶柄长 25～40 cm，上部有长约 2.2 cm 的膨大关节；叶鞘逐渐撕裂，膜质，脱落；叶片薄革质，幼叶狭披针形或披针状长圆形，基部浅心形，成熟叶长圆形，基部宽心形，长 40～60 cm，宽 30～40 cm，两侧不等地羽状深裂，裂片线形，两端几等宽，先端斜截头状，沿中肋有 2 行星散的、有时为长达 2 mm 的小穿孔；侧脉明显。花序柄圆柱形，粗壮，长 10～14 cm，基部有鞘状鳞叶包围；佛焰苞外面绿色，内面黄色，长 10～12 cm，渐尖；肉穗花序圆柱形，钝，长约 10 cm，粗 3 cm；花两性，无花被；雄蕊 4；雌蕊具棱，长 5～6 mm，顶平，柱头线形，纵向。浆果小。种子肾形。花期 4～5月。

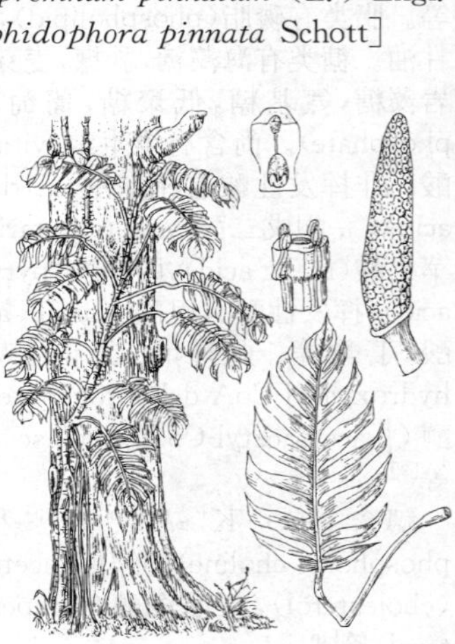

麒麟叶

附生于热带雨林的大树上或岩壁上。分布于广东、广西、海南、台湾。

【栽培】 生物学特性　喜温暖气候和湿润荫蔽环境，忌阳光直射，不耐寒。对土壤条件要求不严，宜选择肥沃的壤土、砂壤土栽培。

繁殖方法　扦插繁殖法。于春季将生长健壮的茎剪成两节1段的插条，去掉气根，带叶扦插在苗床上，遮荫保湿，1个月后可生根长芽。按行株距 1 m×0.5 m 开穴定植。

田间管理　定植后须经常淋水保湿，每年除草松土 3～4次，结合中耕除草，施稀薄液肥 3～4 次。已经长大的植株，要及时设立支架，进行绑扎，避免倒伏。

【采收加工】 夏、秋季采割，切段晒干。
【药性】 味苦、微辛，性平。
1.《贵州草药》："性温，味辛。"
2.《广西本草选编》："味苦、微辛，性平。"
3.《全国中草药汇编》："淡、涩，平。"
【功用主治】 清热凉血，活血散瘀，解毒消肿。主治感冒发热，鼻衄，目赤肿痛，百日咳，跌打损伤，骨折，风湿痹痛，痰火瘰疬，痈疖，毒蛇咬伤。
1.《岭南采药录》："治痰火瘰疬，和猪精肉煮汤服，流鼻血，煎汤服。"
2.《贵州草药》："生肌、活血，补虚。治跌打损伤，骨折，干瘦。"
3.《广西本草选编》："清热解毒，活血散瘀。主治感冒，小儿疳积，鼻衄，结膜炎，风湿痹痛，跌打损伤，乳腺炎，疖肿，骨折，外伤出血。"
4.《全国中草药汇编》："清热润肺，消炎解毒，舒筋活络，散瘀止痛。主治发热，咳嗽，胃痛，肠伤寒，毒蛇咬伤。"
【用法用量】 内服：煎汤，9～15 g，鲜品 30～60 g；或炖肉服。外用：煎水洗；或捣敷；或研粉撒。
【选方】 1. 治风湿痹痛，跌打损伤 （麒麟尾）全株 9～15 g，水煎或炖猪骨服；或浸酒内服外搽。（《广西本草选编》）
2. 治跌打损伤 万丈深 15～30 g，泡酒 500 g。每次服 18 g。
3. 治骨折 万丈深适量，小鸡 1 只。共捶烂包患处。（2、3 方出自《贵州草药》）
4. 治外伤出血 （麒麟尾）根研粉，撒布患处。（《广西本草选编》）
5. 治干瘦 万丈深 6～9 g。以砂糖为引，蒸服。（《贵州草药》）

5943 麒麟菜 qí lín cài （《纲目拾遗》）

【异名】 鸡脚菜（《纲目》），鹿角菜（《琉球国志略》），鸡胶菜（《罗源县志》）。
【基原】 为红翎菜科麒麟菜属植物麒麟菜及珍珠麒麟菜的藻体。
【原植物】 1. 麒麟菜 *Eucheuma muricatum* (Gmel.) Web. van Bos.

藻体紫红色，软骨质，肥厚多肉，长 12～30 cm，宽 2～3 mm，体圆柱形，不规则分枝，腋角广开，近于水平伸出，对生、互生、偏生或数回叉状分枝，先端尖细，两边或周围具疣状突起，于分枝上部的突起较密集，下部的疏稀。髓部中央有藻丝。四孢子囊集生，带形分裂。囊果突起于体表呈半球形。固着器盘状。

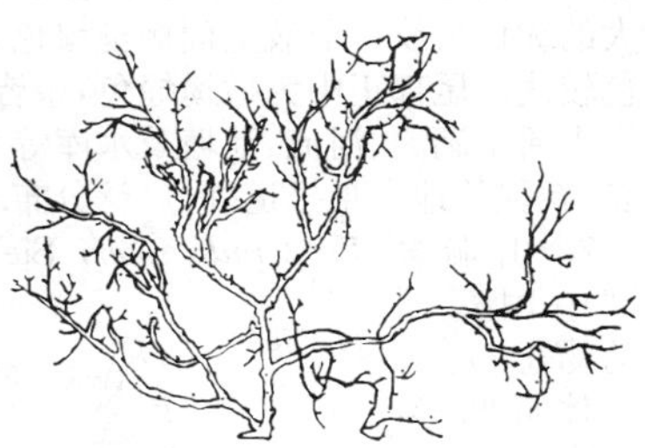
麒 麟 菜

生于大干潮线下 1～2 m 处的珊瑚礁上。分布于海南、台湾及西沙群岛等海域。
2. 珍珠麒麒菜 *E. okamurai* Yamada 又名：珍珠菜（广西）。
藻体背面黄绿色至紫红色；腹面暗红色，长 10～20 cm，匍匐，主枝圆柱形或略扁，宽 0.5～1 cm，二至三回叉状分枝，分枝亚圆柱形较粗短，彼此相互重叠，缠绕成团块状。枝体表面有乳头状或圆锥状突起，老枝上突起较低或不明显，腹面突起较少而有多数固着器，有时在较长小枝顶端亦生出圆盘状固着器，以便互相吸附，故本种外形变异较大。髓部厚，薄壁细胞大，胞间散布较多小细胞。囊果半球形，于体表或腹面生成。
生于低潮带下 2～5 m 深处珊瑚礁上，分布于海南、台湾等沿海。
【采收加工】 夏秋季采集后，漂去砂屑，洗净，晒干。
【药材】 麒麟菜 *Alga Eucheumatis* 麒麟菜产于台湾、海南等地沿海；珍珠麒麟菜产于海南、台湾等地沿海。
性状 麒麟菜 藻体紫红色，主枝圆柱形，具不规则分枝。分枝互生、对生、偏生或叉状分枝，枝端细尖，周围具疣状突起。分枝上部突起较密。气腥，味咸。
珍珠麒麟菜 藻体分枝相互缠绕成团状。枝表面具乳头状或圆锥状突起，老枝上不明显。腹面有多数固着器，并有少数乳头状突起。
【成分】 麒麟菜含 D-半乳糖（D-galactose），3，6-脱水-D-半乳糖（3，6-anhydro-D-galactose），D-葡萄糖醛酸（D-glucuronic acid）[1]，半乳糖硫酸酯，半乳糖硫酸钙盐，D-木糖（D-xylose）等[1，2]。还含蕨红藻素（caulerpin）[3]。
【药理】 抗肿瘤作用 蕨红藻素对 HL-60 细胞有一定的细胞毒和细胞诱导凋亡作用[1]。
【药性】 咸，平。
1.《纲目拾遗》："味咸，性平。"
2.《中国药用海洋生物》："苦、咸，平。"
【功能主治】 清热，消痰。主治痰热咳嗽，瘰疬，瘿瘤，痔疮。
1.《纲目拾遗》："消痰如神。能化一切痰结，痞积，痔毒。"
2.《中国药用海洋生物》："清热，消痰。用于气管炎，咳嗽痰结，痔疾等。"
【用法用量】 内服：煎汤，15～30 g。
【选方】 1. 治支气管炎，痰结 麒麟菜、海带各 30 g，贝母 9 g。煎服。
2. 治瘿瘤、瘰疬 麒麟菜、海带各 30 g，泽漆 15 g，夏枯草 12 g。煎服。（1、2 方出自《中国药用海洋生物》）
3. 治辛苦劳碌之人，或嗜酒多欲，忽生外痔，发作疼痛，步履难移 麒麟菜一两（洗去灰），用天泉水煮烊，和白糖五钱食之。（《养生经验补遗》石花膏）

5944 瓣蕊唐松草 bàn ruǐ táng sōng cǎo （《西宁中草药》）

【异名】 唐松草（《青海常用中草药手册》），马尾黄连（内蒙古、宁夏）。
【基原】 为毛茛科唐松草属植物瓣蕊唐松草的根及根茎。
【原植物】 瓣蕊唐松草 *Thalictrum petaloideum* L. ［*T. petaloideum* L. var. *latifoliolatum* Kitag.］ 又名：肾叶唐松草（《拉汉种子植物名称》）。
多年生草本，高 20～80 cm。全株无毛。茎直立，上部分枝。叶互生；叶柄长达 10 cm，基部有鞘；叶为三至四回三出复叶或羽状复叶；小叶草质，倒卵形、菱形或肾状圆形，长 3～12 mm，宽 2～15 mm，先端钝，基部圆楔形或楔形，3 浅裂或 3 深裂，裂片全缘；小叶柄长 5～7 mm。复单歧聚伞花序伞房状；花两性，花梗长 0.5～3 cm；萼片 4，花瓣状，卵形，长 3～5 mm，白色，早落；花瓣无；雄蕊多数，长 5～12 mm，花丝上部比花药宽，基部狭窄，花药狭长圆形，先端钝；心皮 4～13，无柄，花柱短，柱头生于腹面。瘦果卵形，长 4～6 mm，有 8 条纵肋。花期 6～7 月，果期 7～9 月。

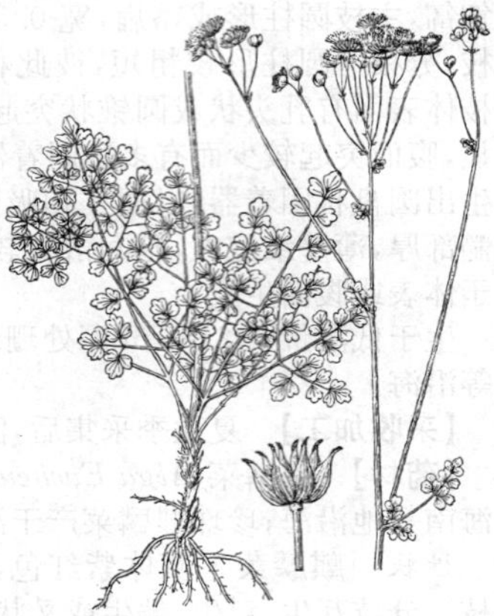
瓣蕊唐松草

生于海拔 500～3 000 m 的山坡草地。分布于华北、东北及安徽、河南、四川、陕西、宁夏、甘肃、青海。

【采收加工】 夏、秋季采挖，除去茎叶及泥土，切段，晒干备用。

【药材】 瓣蕊唐松草 *Radix et Rhizoma Thalictri Petaloidei* 产于四川、青海、甘肃、宁夏、山西、河北、内蒙古。

性状 根茎极短。须根较稀疏，长 3～5 cm，直径 1～1.2 mm；表面褐色，具数条细纵棱；质脆，易折断。气微，味稍甜，嚼之粘牙。

鉴别 根横切面：多角形。表皮破碎，具根毛。皮层狭窄，细胞壁非木化增厚；内皮层明显，母细胞切向分隔成 5～10 个子细胞。中柱鞘细胞壁常破碎。初生木质部三原型；木质部束间及中央无纤维束。

【成分】 根茎含生物碱：小檗碱（berberine），隐品碱（crytopine），药根碱（jatrorrihizine），木兰花碱（magnoflorine）[1]。

【药性】《内蒙古中草药》："味苦，性寒。"

【功能主治】 清热，燥湿，解毒。主治湿热泻痢，黄疸，肺热咳嗽，目赤肿痛，痈肿疮疖，渗出性皮炎。

1.《内蒙古中草药》："健脾消食，清肝明目，清热解毒。主治黄疸肝炎，胃痛，腹泻，消化不良，结膜炎，小儿热证及痘疹不出。"

2.《青藏高原药物图鉴》："治肺炎、痈疽、疮疖、麻疯病；外用止血。"

【用法用量】 内服：煎汤，9～15 g。外用：研末撒，或鲜品捣敷。

【宜忌】 虚寒证慎服。

【选方】 1. 治赤白痢疾 马尾黄连 9 g，马齿苋 15 g。水煎服。（《宁夏中草药手册》）

2. 治黄疸型肝炎 马尾黄连 9 g。水煎服，日服 2 次。（《内蒙古中草药》）

3. 治风寒感冒，头痛无汗 唐松草 12 g，荆芥 6 g，防风 9 g，生姜 2 片，大枣 3 枚。水煎服。（《青海常用中草药手册》）

4. 治小儿高热，角弓反张 瓣蕊唐松草 1.5～1.8 g。水煎服。（《西宁中草药》）

5. 治肿毒 瓣蕊唐松草鲜根捣烂，摊布包敷患处，日换 1 次，连敷 2～3 次即愈。（《银川中草药验方、新医疗法手册》）

6. 治痈肿疮疖 马尾黄连 9 g、蒲公英 30 g。水煎服。（《宁夏中草药手册》）

7. 治渗出性皮炎（浸淫疮） 瓣蕊唐松草焙干研末，取适量，撒布患处或与松花粉各等分同用。如撒后患处干燥起裂，可用香油调敷。（《河北中药手册》）

5945 鳖甲 biē jiǎ（《本经》）

【异名】 上甲（《证治要诀》），鳖壳（《医林纂要》），甲鱼壳（南京中医学院《中药学》），团鱼壳、团鱼盖（《药材学》），团鱼甲（《河北药材》），鳖盖子（《山西中药志》）。

【基原】 为鳖科鳖属动物中华鳖及山瑞鳖的背甲。

【原动物】 1. 中华鳖 *Trionyx sinensis* Wiegmann 又名：鳖（《易》），团鱼（《宝庆本草折衷》），神守（《纲目》），甲鱼（《随息居饮食谱》），圆鱼（《中国药用动物志》），脚鱼（俗称）。

体呈椭圆形或近卵圆形，成体全长约 30～40 cm。头尖，吻长，形成吻突呈短管状；鼻孔位于吻突前端，上下颌缘覆有角质硬鞘，无齿，眼小；瞳孔圆形，鼓膜不明显，颈部可长达 70 mm 以上，颈基部无颗粒状疣，头、颈可完全缩入甲内。背腹甲均无角质板而被有革质软皮，边缘具柔软的较厚结缔组织，俗称裙边。背面皮肤有突起小疣，成纵行棱起，背部中央稍凸起，椎板 8 对，肋板 8 对，无臀板，边缘无缘板相连。背部骨片没有完全骨质化，肋骨与肋板愈合，其末端突出于肋板外侧。四肢较扁平，前肢 5 指；内侧三指有外露的爪；外侧二指的爪全被皮肤包裹而不外露，后肢趾爪生长情况亦同，指、趾间具蹼而发达。雄性体较扁而尾较长，末端露出于裙边；雌性尾粗短，不露出裙边。泄殖肛孔纵裂。头颈部上面橄榄绿色，下面黄色，下颌至喉部有黄色斑纹，两眼前后有黑纹，眼后头顶部有 10 余个黑点。体背橄榄绿色或黑棕色，具黑斑，腹部肉黄色，两侧裙边处有绿色大斑纹，近尾部有两团豌豆大的绿色斑纹。前肢上面橄榄绿色；下面淡黄色，后肢上面色较浅。尾部正中为橄榄绿色，余皆为淡黄色。

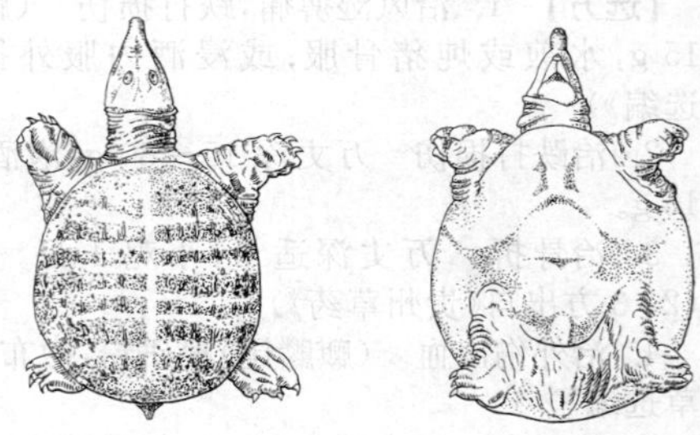
中华鳖

生活于湖泊、河流、池塘及水库等水域。除西藏、青海、宁夏、新疆等地未见报道外，广泛分布于全国各地。

2. 山瑞鳖 *T. steindachneri* Siebenrock 又名：山瑞（《中国药用动物志》）。

体近圆形，当体重 9 kg 时，长、宽达 36 cm×21 cm，体重大者可达 20 kg。体背隆起，皮肤粗糙，体背、边缘、颈基部、四肢及尾部均有大小

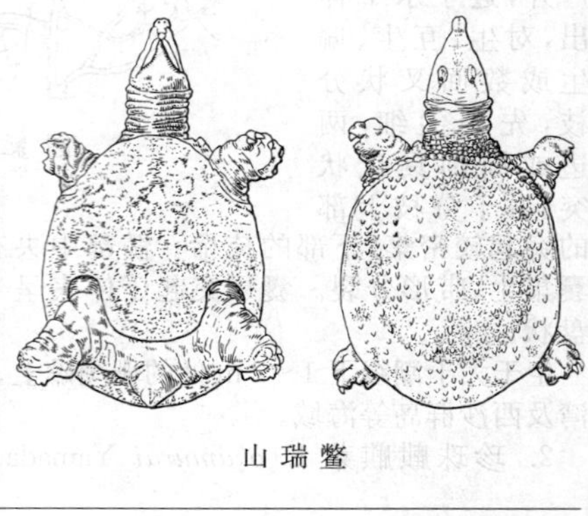
山瑞鳖

不等的肉质鼓钉状突起；体后部的鼓钉更大而密。边缘肉质裙边甚为肥厚。四肢粗壮，侧扁。尾短，略呈扁圆锥形，基部宽，末端尖。体灰黑色、墨绿色、紫黑色或黑青莲色。头、四肢乌黑色或墨绿色。腹面乌黑色带紫，具深色斑块。

生活在山区的河流、溪、潭中。分布于广东、广西、海南、贵州、云南等地。山瑞鳖为国家二级保护动物，禁止滥捕。

以上动物的头部（鳖头）、肉（鳖肉）、新鲜血液（鳖血）、卵（鳖卵）、胆（鳖胆）、脂肪（鳖脂）、背甲煎熬而成的胶块（鳖甲胶）亦供药用，另设专条。

【养殖】 生活习性　鳖的体色随栖息的环境而变化，呈保护色。主要用肺呼吸，营水陆两栖生活，在水中间歇浮到水表面交换空气。性胆怯，喜安静，在风和日丽的天气，常爬到岸上晒背，杂食性，但喜食动物的饵料，如鱼虾及其他动物的内脏等。水温在 25～33 ℃时，摄食旺盛，生长迅速，水温低于 15 ℃时停止摄食，低于 12 ℃时，伏于水底泥中冬眠。

养殖技术　鳖为雌雄异体，夏季是鳖的繁殖季节，交配后每年 5～8 月为产卵期。雌鳖常于晚上在岸边的松软泥沙滩上掘穴产卵，然后用沙覆平，每穴 7～30 枚。自然孵化期 50～60 d。可人工采卵孵化，温度控制在 26～36 ℃，湿度在 75%～85%，则孵化期缩短为 40～50 d 孵化率高达 90%。

饲养管理　鳖有自相残食的习性，因此按大小分级饲养，饲养密度不可过大。稚鳖期饲料要求营养丰富，易消化，以蚯蚓、熟蛋黄、动物下脚料为好。池水 3～5 d 换 1 次。幼鳖、成鳖期摄食量大，5～10 月每日投饵 2 次。亲鳖按雌雄 4∶1 或 3∶1 放养，加强秋后的营养，有利于提前发情、交配、产卵。

【采收加工】 在春、夏、秋季捕鳖，用刀割下头，割取背甲，去净残肉，晒干。亦可将鳖体置于沸水中煮 1～2 h，烫至背甲上的皮能剥落时取出，剥下背甲，去净肉，洗净晒干。

【药材】 鳖甲 *Carapax Trionycis*　主产于湖北、安徽、江苏、河南、湖南、浙江、江西等地。

性状　本品呈椭圆形或卵圆形，背面隆起，长 10～15 cm，宽 9～14 cm。外表面黑褐色或墨绿色，略有光泽，具细网状皱纹及灰黄色或灰白色斑点，中间有 1 条纵棱，两侧各有左右对称的横凹纹 8 条，外皮脱落后，可见锯齿状嵌接缝。内表面类白色，中部有突起的背椎骨，颈骨向内卷曲，两侧各有肋骨 8 条，伸出边缘。质坚硬。气微腥，味淡。

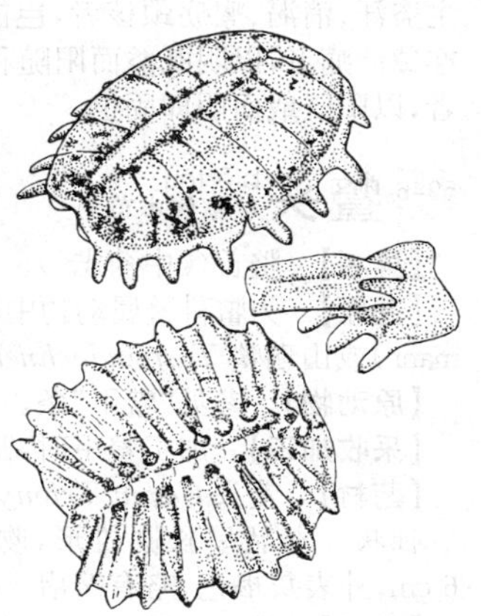

鳖甲（背甲）外形

鉴别　骨碎片呈不规则形，大小不一，灰白色或灰黄色，表面有纵向或纵横交错的似网状细密纹理及细点状孔隙，骨陷窝不规则形、长菱形或细长裂隙状，骨小管隐约可见。

品质标志　《中华人民共和国药典》2005 年版规定：照醇溶性浸出物测定法热浸法测定，用稀乙醇作溶剂，本品含醇溶性浸出物不得少于 5.0%。

【成分】 1. 中华鳖　背甲含骨胶原（collagen），碳酸钙，磷酸钙[1]，中华鳖多糖（trionyx sinesis polysaccharides）[2]，并含天冬氨酸，苏氨酸，谷氨酸，甘氨酸，丙氨酸，胱氨酸，缬氨酸，甲硫氨酸，异亮氨酸，亮氨酸，酪氨酸，苯丙氨酸，赖氨酸，组氨酸，精氨酸，脯氨酸，丝氨酸等 17 种氨基酸，及钙、钠、铝、钾、锰、铜、锌、磷、镁等 10 多种无机元素[3]。

2. 山瑞鳖　背甲及腹甲含骨胶原、肽类、多种氨基酸，大量钙及磷[4]。

【药理】 1. 补血作用　小鼠每日灌胃鳖甲胶（20%）0.5 ml/只，连续 11 d，可使血红蛋白含量明显增加[1]。

2. 抗肿瘤、抗突变作用　鳖甲粉末口服 280 mg/kg 对小鼠移植实质性癌 MH_{134} 具有抑制作用，使肿瘤直径减小，肿瘤重量显著减轻。对腹水癌则没有显著作用[2]。对接种人肠癌细胞的裸鼠每日按 800 mg/kg 剂量口服鳖甲粉，治疗 35 d 后与对照组比较，抑瘤率为 92.15%，肿瘤坏死面积达 67%，与 5-氟尿嘧啶（5-Fu）组比较其优点是不引起宿主白细胞数下降，表明鳖甲粉不仅对人肠癌有抑制作用，且副作用少，对骨髓的抑制远比 5-Fu 轻[3]。以小鼠骨髓细胞姐妹染色单体互换（SCE）为实验指标，鳖甲及龟版均具有抗突变活性[4]。

3. 抗肝纤维化作用　连续注射 CCl_4 油剂制备大鼠肝纤维化模型，同时给予鳖甲每次 4 g/kg，肝切片显示纤维化程度比较轻，HYP 含量明显低于模型组[5]。

4. 其他作用　鳖甲能有效地降低小鼠游泳后血乳酸水平，提高血乳酸恢复速率，延长小鼠游泳时间，且能显著提高小鼠细胞免疫功能，各剂量组小鼠腹腔 Mϕ 吞噬功能及脾巴细胞转化反应均较对照组显著增强[6]。

【炮制】 1. 鳖甲　取原药材放入热水中，立即用硬刷去净皮肉，晒干。或置蒸锅内，沸水蒸 45 min，取出洗净，日晒夜露至无臭气，干燥。

2. 醋鳖甲　取砂子置锅内，用武火炒热，放入净鳖甲，拌炒至表面呈黄色时，取出，筛去砂子，趁热醋淬，捞出，干燥，捣碎。每鳖甲 100 kg，用醋 20 kg。

3. 制鳖甲　取砂子置锅内，用武火炒热，放入鳖甲，拌炒至表面呈淡黄色时，取出，筛去砂子，放凉。

饮片性状　鳖甲呈不规则的碎片，质坚硬，气腥，味淡。醋鳖甲形如鳖甲，深黄色，质酥脆，略具醋气。制鳖甲形如鳖甲，黄色，质酥脆。贮干燥容器内，密闭，置通风干燥处。防蛀。

【药性】 咸，微寒。归肝、肾经。

1.《本经》："味咸，平。"

2.《品汇精要》："味咸，性平软，味厚于气，阴也。臭腥。"

3.《纲目》："厥阴肝经血分之药。"

4.《本草正》："此肝、脾、肾、血分药也。"

5.《本经逢原》："入厥阴肝经及冲脉，为阴中之阳。"

6.《长沙药解》："味咸气腥，入足厥阴肝、足少阳胆经。"

7.《本草从新》："咸寒属阴。"

8.《要药分剂》："降也，阴也。"

【功用主治】 滋阴清热，潜阳熄风，软坚散结。主治阴虚发热，劳热骨蒸，热病伤阴，虚风内动，小儿惊痫，久疟，疟母，癥瘕，经闭。

1.《本经》："主心腹癥瘕坚积、寒热，去痞、息肉、阴蚀、痔、恶肉。"

2.《别录》："疗温疟，血瘕，腰痛，小儿胁下坚。"

3.《药性论》:"主宿食、癥块、痃癖气、冷瘕、劳瘦,下气,除骨热、骨节间劳热、结实壅塞。治妇人漏下五色,羸瘦者。"

4.《医学入门》:"主劳疟、老疟,女子经闭,小儿痫疾。"

5.《纲目》:"除老疟疟母,阴毒腹痛,劳复,食复,斑痘烦喘,妇人经脉不通,产难,产后阴脱,丈夫阴疮,石淋,敛溃痈。"

6.《本经逢原》:"煅灰研极细末,疗汤火伤,皮纵肉烂者并效,干则麻油调敷,湿则干掺。"

7.《本草从新》:"治劳瘦骨蒸,往来寒热,温疟疟母。"

【用法用量】 内服:煎汤,10～30 g,先煎;熬膏;或入丸、散。外用:烧存性,研末掺或调敷。滋阴潜阳宜生用,软坚散结宜醋炙。

【宜忌】 脾胃虚寒,食少便溏及孕妇禁服。

1.《本草经集注》:"恶矾石。"

2.《药性论》:"恶理石。"

3.《千金方》:"鳖甲忌苋菜。"

4.《日华子》:"堕胎。"

5.《本草经疏》:"妊娠禁用,凡阴虚胃弱、阴虚泄泻、产后泄泻、产后饮食不消、不思食及呕恶等证咸忌之。"

6.《本经逢原》:"肝虚无热禁之。"

7.《得配本草》:"冷劳、癥瘕人不宜服。"

【选方】 1. 治风劳病,骨蒸盗汗,肌肉消瘦,唇红颊赤,午后潮热,咳嗽困倦,脉象微数　地骨皮、柴胡、鳖甲(去裙,酥炙,用九肋者)各一两,秦艽、知母、当归各半两。上药为粗末,每服五钱,水一盏,青蒿五叶,乌梅一个,煎至七分,去滓温服,空心临卧各一服。(《卫生宝鉴》秦艽鳖甲汤)

2. 治久患咳嗽肺虚成劳瘵,及吐血,咯血等证　鳖甲(醋炙)、阿胶(炒)各一两,鹿角霜三钱三分,甘草五钱。上为末。每服三钱,水一盏,韭白一茎长三寸,煎八分,食后服。(《古今医统》)

3. 治久患劳疟瘴等　鳖甲三两。酥炙令黄,为末。临发时温酒调下二钱。(《圣惠方》)

4. 治疟母　鳖甲十二分(炙),乌扇三分(烧),黄芩三分,柴胡六分,鼠妇三分(熬),干姜三分,大黄三分,芍药五分,桂枝三分,葶苈一分(熬),石韦三分(去毛),厚朴三分,牡丹五分(去心),瞿麦二分,紫威三分,阿胶三分(炙),蜂蜜四分(炙),赤硝十二分,蜣螂六分(熬),桃仁二分,半夏一分,人参一分,䗪虫五分(熬)。上二十三味,为末,取煅灶下灰一斗,清酒一斛五斗,浸灰,候酒尽一半,着鳖甲于中,煮令泛烂如胶漆,绞取汁,纳诸药煎为丸,如梧子大。空心服七丸,日三服。(《金匮要略》鳖甲煎丸)

5. 治小儿痫　鳖甲炙令黄,捣为末。取一钱,乳服,亦可蜜丸如小豆大服。(《子母秘录》)

6. 治石淋　取鳖甲杵末。以酒服方寸匕,日二三次,下石子,瘥。(《肘后方》)

7. 治奔豚气上冲心腹　桃仁(去皮、尖、双仁)四两(汤浸研细取汁三升),京三棱(煨,锉)二两,鳖甲(去裙襕,醋炙)三两。上三味,捣二味为末;先煎桃仁汁至二升,次下药末,不住手搅,良久更入好醋一升,同煎如饧,以瓷合收。每服半匙,空心,温酒调下。(《圣济总录》三神煎)

8. 治痈疽不敛,不拘发背一切疮　鳖甲烧存性,研掺。(《怪症奇方》)

【临床报道】 治疗肺结核发热　32 例患者全部采用青蒿鳖甲汤水煎服,每日 2 次。方剂组成:青蒿 6 g,鳖甲 15 g,细生地 12 g,知母 6 g,丹皮 9 g。临床上表现为发热,以午后为重,单纯午后发热者 21 例,全天发热者 11 例。结果服 3 剂体温降至正常的为显效 10 例,服 5～10 剂降至正常为有效,其中服 5 剂降至正常 15 例,服 10 剂降至正常的 7 例。本组病例全部有效,且较对照组,平均退热时间缩短($P<0.05$)[1]。

【各家论述】 1.《本草衍义》:"鳖甲,经中不言治劳,惟蜀本《药性论》云'治劳瘦,除骨热',后人遂用之。然甚有据,亦不可过剂。"

2.《纲目》:"鳖甲乃厥阴肝经血分之药,肝主血也。试尝思之,龟、鳖之属,功各有所主。鳖色青入肝,故所主者,疟劳寒热,痃瘕惊痫,经水痈肿阴疮,皆厥阴血分之病也。水龟色黑入肾,故所主者,阴虚精弱,腰膝酸痿,阴疟泄痢,皆少阴血分之病也。介虫阴类,故并主阴经血分之病,从其类也。"

3.《本草经疏》:"鳖甲,味咸平,主消散者,以其味兼乎平,平亦辛也,咸能软坚,辛能走散,故《本经》主癥瘕、坚积、寒热,去痞疾、息肉、阴蚀、痔核、恶肉;《别录》疗温疟者,以疟必暑邪为病,类多阴虚,水衰之人,乃为暑所深中,邪入阴分,故出并于阳而热甚,入并于阴而寒甚,元气虚羸,则邪陷而中焦不治,甚则结为疟母。甲能益阴除热而消散,故为治疟之要药,亦是退劳热在骨及阴虚往来寒热之上品。血瘕腰痛,小儿胁下坚,皆阴分血病,宜其悉主之矣。"

4.《本草新编》:"或疑龟甲善杀痨虫,有之乎?曰:不杀痨虫,何以能除痨瘦骨蒸。""鳖甲杀虫,而又补至阴之水,所以治骨蒸之病最宜。""鳖甲,味咸气平,善能攻坚,又不损气,阴阳上下有痞滞不除者,皆宜用之。但宜研末调服,世人俱炙片入汤药中煮之,则不得其功矣。"

5.《本经逢原》:"鳖甲,凡骨蒸劳热自汗皆用之,为其能滋肝经之火也。肝虚无热禁之。"

6.《本草思辨录》:"鳖甲、牡蛎(均属介类),甲介属金,金主攻利,气味咸寒则入阴,此二物之所同,清热软坚之所以并擅。而其理各具,其用亦因而分。鳖介入肝而气沉向里,蛎介入肝而气浮向外,向里则下连肾,向外则上连胆。《本经》于鳖甲主心腹癥坚积,于牡蛎主惊恚怒气拘缓。由斯以观,凡鳖甲之主阴蚀、痔核、骨蒸者,岂能代以牡蛎,牡蛎之主盗汗、消渴、瘰疬颈核者,岂能代以鳖甲。鳖甲去恶肉而亦敛溃痈者,以阴既益而阳随和也;牡蛎治惊恚而又止遗泄者,以阳既戢而阴即固也。"

5946 鳖头 biē tóu (《新修本草》)

【异名】 鳖首(《中药志》)。

【基原】 为鳖科鳖属动物中华鳖 *Trionyx sinensis* (Wiegmann)或山瑞鳖 *T. steindachneri* Siebenrock 的头部。

【原动物】 参见"鳖甲"条。

【采收加工】 加工鳖甲时,割下鳖头,洗净晒干。

【药材】 鳖头 *Caput Trionycis*　全国大部分地区均产。

性状　本品呈长圆锥形,吻端尖,颈部向上弯曲,长约 6 cm,外表灰褐色,略有缩褶。质坚硬,不易折断。气腥。

【药性】 甘、咸,平。

【功用主治】 补气助阳。主治久痢,脱肛,产后子宫下垂,阴疮。

1.《新修本草》:"烧为灰,主小儿诸痢,又主产后阴脱下坠。尸疰,心腹痛。"

2.《日华子》:"烧灰疗脱肛。"

3.《中国动物药》:"补气助阳。"

【用法用量】 内服:焙研,3～6 g;或入丸剂。外用:烧灰研末敷。

【选方】 1. 治脱肛历年不愈 鳖头一枚。烧令烟缩,治作屑。以敷肛门上,进,以手按之。(《千金方》)

2. 治小儿劳瘦,或时寒热 鳖头一枚,烧为灰,细研为散。每服以新汲水调下半钱。(《圣惠方》)

3. 治产后阴下脱 鳖头五枚。烧末,以井华水服方寸匕,日三。(《千金方》)

4. 治男子阴头痈不能治者及妇人阴疮脱肛 鳖甲头烧灰,以鸡子白和敷之。(《普济方》)

5947 鳖肉 biē ròu (《别录》)

【基原】 为鳖科鳖属动物中华鳖 *Trionyx sinensis* (Wiegmann)或山瑞鳖 *T. steindachneri* Siebenroch 的肉。

【原动物】 参见"鳖甲"条。

【采收加工】 捕捉杀死后,取其肉,鲜用或冷藏。

【药材】 鳖肉 *Musculus Trionycis* 全国各地均产。

性状 本品呈大小不等的块状,呈肉红色。质地柔软,有腥味。

鉴别 (1) 理化鉴别:取本品鲜肉 10 g,切碎捣烂,加水适量,加热煮沸 20 min,放冷,滤过。取滤液 1 ml,加茚三酮试液 3 滴,摇匀,加热煮沸 3 min,即显蓝紫色,放冷颜色加深(检查氨基酸)。

(2) 薄层色谱:取本品鲜肉 10 g,切碎捣烂,加 85%乙醇 40 ml,加热回流 30 min,滤过,滤液蒸干,残渣加 50%乙醇 2 ml 溶解,作为供试品溶液。另取氨基乙磺酸对照品,加 50%乙醇溶解制成每 1 ml 含 2 mg 的溶液,作为对照品溶液。吸取上述两种溶液各 5 μl,分别点于同一硅胶 G-CMC 薄层板上,以正丙醇-水(15∶5)展开,取出,晾干,喷以茚三酮试液,在 105 ℃烘 5 min。供试品色谱在与对照品色谱相应的位置上,显相同微紫红色斑点。

【药性】 甘,平。归肝经。

1.《别录》:"味甘。"

2.《千金方》:"味甘,平,无毒。"

3.《本草图经》:"性冷。"

4.《本草求真》:"入肝。"

【功用主治】 滋阴补肾,清退虚热。主治虚劳羸瘦,骨蒸痨热,久疟,久痢,崩漏,带下,癥瘕,瘰疬。

1.《别录》:"主伤中,益气,补不足。"

2.《本草拾遗》:"主热气湿痹,腹中激热。细擘五味煮食之,当微泄。"

3.《日华子》:"益气调中,妇人带下,治血瘕腰痛。"

4.《本草图经》:"补虚,去血热。"

5.《日用本草》:"补劳伤,壮阳气,大补阴之不足。"

6.《本草备要》:"凉血补阴,亦治疟、痢。"

7.《随息居饮食谱》:"滋肝肾之阴,清虚劳之热。主脱肛,崩带,瘰疬,癥瘕。"

【用法用量】 内服:煮食,250～500 g;或入丸剂。

【宜忌】 脾胃阳虚及孕妇慎服。

1.《别录》:"恶矾石。"

2.《本草备要》:"忌苋菜、鸡子。"

3.《本草从新》:"脾虚者大忌。"

4.《随息居饮食谱》:"孕妇及中虚寒湿内盛、时邪未净者切忌之。"

【选方】 1. 治心腹坚癥 蚕矢一石,桑柴烧灰,以水淋之五度,取生鳖长一尺者,纳中煮之烂熟,去骨,细擘,锉,更煎令可丸,丸如梧子大。一服七丸,日三。(《补缺肘后方》)

2. 治妇女干病 团鱼 1 只,配鸽子 1 只,加魔芋炖服。(《彝医动物药》)

3. 治全身浮肿 鳖 1 个(500 g 重),去内脏,加水煲烂,用老柠檬代替盐蘸吃,连汤服。(《广西药用动物》)

4. 治久疟不愈 团鱼 1 个,去肝、肠,用猪油炖,入盐少许服。(《贵州中医验方》)

5948 鳖血 biē xiě (《纲目》)

【基原】 为鳖科鳖属动物中华鳖 *Trionyx sinensis* (Wiegmann)或山瑞鳖 *T. steindachneri* Siebenrock 的新鲜血液。

【原动物】 参见"鳖甲"条。

【采收加工】 捕捉杀死时取其鲜血,鲜用或冷藏。

【药理】 1. 抗癌作用 采用同位素标记物掺入法观察到鳖血清可抑制^{3}H-TdR、^{3}H-UR 和^{3}H-Leu 掺入癌细胞,其中掺入艾氏腹水癌细胞的抑制率分别为 96.8%,94.8%,91.9%,当改用 S_{180} 和 P_{338} 腹水型肿瘤细胞作靶细胞时,结果相似,说明鳖血清可强烈地抑制癌细胞生长,也证明其抑癌活性不具有专一性。将鳖血清分别放在 37 ℃和 50 ℃中保温 10 min,然后进行^{3}H-TdR 掺入试验,它的抑癌活性从 88.9%降至 4.9%,表明加温可降低其抗癌活性,但在生理盐水中透析并不影响它的抑瘤活性。鳖血清对^{3}H-TdR 和^{3}H-UR 掺入正常小鼠骨髓细胞也具有抑制作用,其抑制率为 39.4%和 37.3%。但鳖血清对癌细胞的抑制作用远强于对骨髓细胞的抑制[1]。

2. 免疫调节作用 采用环磷酰胺为免疫抑制剂,获得免疫功能低下的小鼠动物模型。鳖血提取物对免疫功能低下小鼠的 $CD4^+$ 亚型 T 细胞在外周血中的比例、NK 细胞的杀伤活性、淋巴细胞的增殖功能,均具有正向调节作用,并呈剂量依赖性;能提高淋巴细胞分泌 IFN-γ 的能力[2]。

【药性】 甘、咸,平。

【功用主治】 滋阴清热,活血通络。主治虚劳潮热,阴虚低热,胁痛,口眼㖞斜,脱肛。

1.《药性论》:"涂脱肛。"

2.《纲目》:"治风中血脉,口眼㖞僻,小儿疳劳潮热。"

3.《现代实用中药》:"生饮,用于结核潮热有效。"

【用法用量】 内服:鲜饮,20～100 ml;或入丸剂。外用:鲜血涂敷。

【选方】 1. 治中风口㖞 鳖血调乌头末涂之,待正则即揭去。(《肘后方》)

2. 治小儿诸疳 吴茱萸、胡黄连(锉碎,用鳖血浸一宿,同吴茱萸炒令干焦,去吴萸不用),白芜荑仁、柴胡(去芦)各等分。上为细末,用猪胆汁浸,蒸饼和丸绿豆大。每服十丸,热水下,无时。(《小儿卫生总微论方》鳖血煎丸)

【各家论述】 《纲目》:"按《千金方》云:目瞤、唇动、口㖞,皆风入血脉。急以小续命汤服之,外用鳖血或鸡冠血调伏龙肝散涂之,干则再上,甚妙。盖鳖血之性急缩走血,故治口㖞、脱肛之病。"

5949 鳖卵 biē luǎn (《本草蒙筌》)

【基原】 为鳖科鳖属动物中华鳖 *Trionyx sinensis* (Wiegmann)或山瑞鳖 *T. steindachneri* Siebenrock 的卵。

【原动物】 参见"鳖甲"条。
【采收加工】 5～8月产卵期在河、湖及池塘岸边收集，鲜用或冷藏。
【药性】 味咸，性寒。
【功用主治】 补阴，止痢。治小儿久泻久痢。
1.《本草蒙筌》："盐淹煮吞，补阴虚亦验。"
2.《纲目》："盐藏煨食，止小儿下痢。"
3.《医林纂要》："治久泻久痢。"
【用法用量】 内服：煮食，2～6个。
【选方】 治小儿久泻久痢 鳖卵用盐水泡过煮熟，每日吃3次，每次吃2个，或煮粥吃。(《广西药用动物》)

5950 鳖胆 biē dǎn (《纲目》)

【基原】 为鳖科鳖属动物中华鳖 *Trionyx sinensis* (Wiegmann)或山瑞鳖 *T. steindachneri* Siebenrock 的胆汁。
【原动物】 参见"鳖甲"条。
【采收加工】 捕捉杀死后，剖腹，从胆囊中取胆汁，鲜用。
【药性】 苦，寒。
【功用主治】 解毒消肿。主治痔漏。
【用法用量】 外用：涂敷。
【选方】 治痔疮痔漏 鳖胆一个，取汁磨香墨，入麝香、冰片少许，鸡毛蘸涂。(《周益生家宝方》)

5951 鳖脂 biē zhī (《纲目》)

【异名】 鳖膏(《本草拾遗》)，鳖油(《现代实用中药》)。
【基原】 为鳖科动物中华鳖 *Trionyx sinensis* (Wiegmann)或山瑞鳖 *T. steindachnieri* Siebenrock 的脂肪。
【原动物】 参见"鳖甲"条。
【采收加工】 捕捉杀死后，剖腹，取其脂肪，鲜用。
【药性】 甘、咸，平。
【功用主治】 滋阴养血，乌须发。主治体弱虚羸，须发早白。
1.《本草蒙筌》："涂拔发孔内，永使绝根；眼睫倒毛签入，可资除害。"
2.《现代实用中药》："为滋养强壮药。"
【用法用量】 内服：佐餐，适量。

5952 鳖甲胶 biē jiǎ jiāo (《卫生宝鉴》)

【基原】 为鳖科鳖属动物中华鳖 *Trionyx sinensis* (Wiegmann)或山瑞鳖 *T. steindachneri* Siebenrock 的背甲煎熬而成的胶块。
【原动物】 参见"鳖甲"条。
【药材】 鳖甲胶 *Colla Carapacis Trionycis* 主产于湖北、安徽、江苏、河南、湖南、江西等地。
性状 本品呈扁方块状，长约3 cm，宽约2 cm，厚约5 mm，表面棕褐色，具凹纹，光亮，半透明。质坚脆，易折断，断面不平坦，具光泽。气腥，味微甜。
【炮制】 取漂净鳖甲，置锅中加水煎取胶汁，煎3～5次，至胶汁充分煎出为度。将各次煎汁过滤合并(或加明矾粉少许)，静置后滤取清胶汁，再用文火加热，不断拌搅，浓缩(或加适量黄酒、冰糖)成稠膏状，倾入凝膏槽内，俟其自然冷凝。取出切成小块，阴干。
饮片性状 呈不规则块或颗粒状，深褐色，质硬而脆，断面光亮，对光照射透明，气微腥，味淡。贮干燥容器内，密闭，置阴凉干燥处，防潮。
【药性】《中国动物药志》："咸，微寒。"
【功用主治】 滋阴退热，软坚散结。主治阴虚潮热，虚劳咳血，久疟，疟母，痔核肿痛，血虚经闭。
1.《现代实用中药》："为滋养解热止血药。"
2.《四川中药志》1960年版："滋阴补血，润肺消结。治虚劳咳血，肛门肿痛，湿痰流注及肺结核潮热等症。"
3.《全国中草药汇编》："主治骨蒸潮热，虚痨咳血，疟疾痞块，气虚血亏，闭经难产，湿痰流注。"
4.《中国动物药》："滋阴退热，补血，治阴虚潮热，久疟，疟母，血虚经闭，痔核肿痛等。"
【用法用量】 内服：开水或黄酒化服，3～9 g；或入丸剂。
【宜忌】 脾胃虚寒，食减便溏者及孕妇慎服。
《四川中药志》1960年版："阳虚食减者忌用。"
【选方】 治久痢不止和三日疟 鳖甲胶50 g，黄芩20 g，柴胡15 g，鼠妇10 g，大黄10 g。共为细末，制成5 g重蜜丸。每日服1～2次，每次1丸，开水送服。(《常见药用动物》)

5953 鹲雉 dí zhì (《食疗本草》)

【异名】 翟(《尚书》)，山雉(《尔雅》)，翟鸡、山鸡(《禽经》)，长尾野鸡(《中国动物图谱》)。
【基原】 为雉科长尾雉属动物长尾雉的肉。
【原动物】 长尾雉 *Syrmaticus reevesii* (Gray) 又名：白冠长尾雉。
体长约150 cm。雄者羽色华丽；头和颈白色；自额贯眼以至后项，围以一道黑圈；虹膜红褐色，眼下有一白斑。嘴短而坚，基部带绿。上体棕黄，各羽具黑色的狭缘；翼上覆羽白色，有黑色和栗色羽缘；次级飞羽黑褐色，有白斑，羽端棕黄色；初级飞羽暗褐色，缀以白或棕色的斑点；尾羽20枚，中央2对特长，呈银白色，具多数黑色和栗色相并的横斑，羽缘转为桂红色。喉与胸间横亘黑带；胸与胁的羽白色，杂以黑斑，并有浓栗色的阔边；腹部中央及尾下覆羽均黑色。脚短而健，脚、趾及爪均角褐色。雌者羽色远不如雄者艳丽，尾亦短，仅为雄者的1/3。

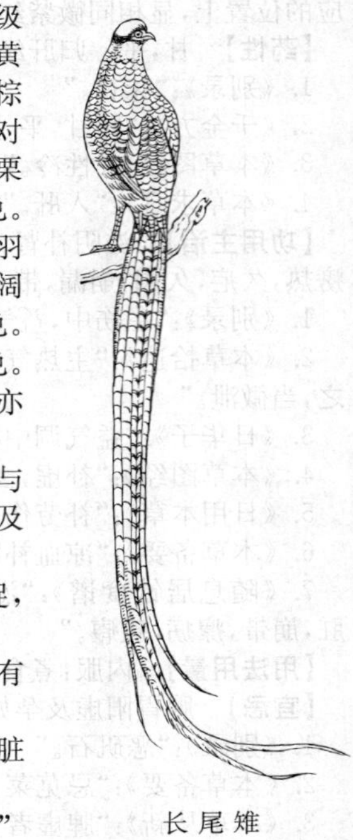
长尾雉

栖于多林的高山中。善奔驰与飞翔。常成群。分布我国北部及中部山区。
【采收加工】 四季均可捕捉，捕杀后，取肉，鲜用。
【药性】《纲目》："甘，平，有小毒。"
【功用主治】 1. 孟诜："主五脏气喘不得息，作羹臛食。"
2.《纲目》："炙食，补中益气。"

二十画以上

5954 **蘘草** ráng cǎo（《别录》）

【基原】 为姜科姜属植物蘘荷 *Zingiber mioga* Rose. 的叶。

【原植物】 参见"蘘荷"条。

【采收加工】 5～10月采摘叶，鲜用或晒干。

【药性】 味辛，性温。

1.《别录》："味苦，寒，无毒。"

2.《千金方》："味甘苦，寒，无毒。"

3.《日华子》："平。"

【功用主治】 《别录》："主温疟寒热，酸嘶邪气。"

5955 **蘘荷** ráng hé（《本草经集注》）

【异名】 苴蓴（《楚辞》），嘉草（《周礼》），蒚葙（《说文》），蓴菹（《楚辞》王逸注），芋渠（《后汉书》），白蘘荷（《别录》），覆葅（《本草经集注》），蓴苴、蕧苴（《广雅》），阳藿（《广西志》），羊藿姜（《陕西中草药名录》），山姜、观音花（《浙江中药资源名录》），莲花姜、高良姜、野生姜、土里开发、野老姜、良姜（《杭州药用植物名录》），野山姜、野姜（《江西药用植物名录》）。

【基原】 为姜科姜属植物蘘荷的根茎。

【原植物】 蘘荷 *Zingiber mioga*（Thunb.）Rosc.［*Amomum mioga* Thunb.］

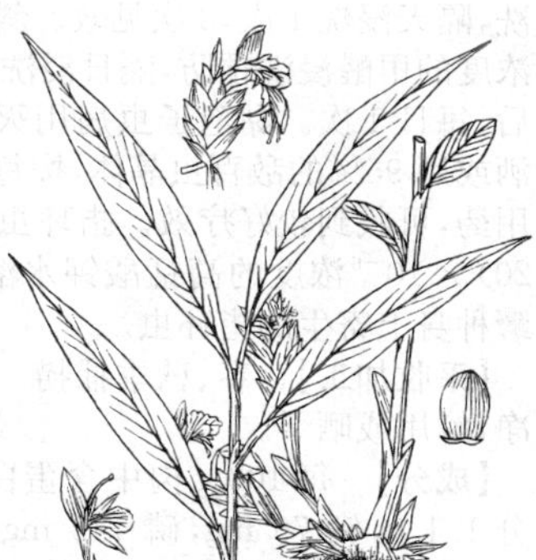

蘘 荷

多年生草本，高0.5～1m。根茎肥厚，圆柱形，淡黄色。叶柄长0.5～1.7 cm或无柄；叶舌膜质，2裂，长0.3～1.2 cm；叶片披针状椭圆形或线状披针形，长20～37 cm，宽3～6 cm，叶面无毛，叶背无毛或被稀疏的长柔毛；中脉粗壮，侧脉羽状，近平行。穗状花序椭圆形，长5～7 cm，单独由根茎生出，总花梗无到长达17 cm，被长圆形鳞片状鞘；苞片覆瓦状排列，椭圆形，红绿色，具紫脉；花萼管状，长2.5～3 cm，一侧开裂，花冠管长4～5 cm，裂片披针形，长2.7～3 cm，宽约7 mm，淡黄色；唇瓣卵形，3裂，中裂片长约2.5 cm，宽约1.8 cm，中部黄色，边缘白色，侧裂片长约1.3 cm，宽约4 mm；花药、药隔附属体各长约1 cm。蒴果倒卵形，熟时裂成3瓣，果皮里面鲜红色；种子黑色，被白色假种皮。花期8～10月。

生于山谷中阴湿处，江苏也有栽培。分布于江苏、浙江、安徽、江西、广西、四川、贵州等地。

本植物的花（蘘荷花）、果实（蘘荷子）亦供药用，另设专条。

【采收加工】 夏、秋季采收，鲜用或切片晒干。

【药材】 蘘荷 *Rhizoma Zingiberis Miogae* 产于四川、贵州、湖北、湖南、浙江等地。

性状 根茎呈不规则长条形，呈结节状，弯曲，长6.5～11 cm，直径约1 cm。表面灰棕黄色，有纵皱纹，上端有多个膨大凹陷的圆盘状茎痕。顶端有叶鞘残基。周围密布细长圆柱形须根，直径1～3 mm，有深纵皱纹和淡棕色短毛；质柔韧，不易折断，折断面黄白色，中心有淡黄色细木心。气香，味淡微辛。

【成分】 含α和β-蒎烯（pinene），β-水芹烯（β-phellandrene）[1]。

【药性】 辛，温。

1.《别录》："微温。"

2.《药性论》："味辛，有小毒。"

3.《本草药性大全》："味辛，气温，有小毒。"

4.《四川中药志》1960年版："性温，味辛、淡，无毒。"

【功用主治】 活血调经，祛痰止咳，解毒消肿。主治月经不调，痛经，跌打损伤，咳嗽气喘，痈疽肿毒，瘰疬。

1.《别录》："主中蛊及疟。"

2.《本草经集注》："主诸溪毒、沙虱辈。""亦云辟蛇。"

3.《新修本草》："根主诸恶疮，杀蛊毒。根心主稻麦芒入目中不出者，以汁注目中，即出。"

4.《本草图经》："干末水服，主喉痹。"

5.《纲目》："赤眼涩痛，捣汁点之。"

6.《本草药性大全》："疗吐血，口舌生疮。"

7.《浙江药用植物志》："活血止痛，化痰，解毒。主治气滞腹痛，胃痛，跌打损伤，腰痛，颈淋巴结结核，指头炎。"

【用法用量】 内服：煎汤，6～15 g；或研末；或鲜品绞汁。外用：捣敷；捣汁含漱或点眼。

【选方】 1. 治妇人患腰痛，亦治卒中，吐血及痔血 蘘荷根一把。捣绞汁三升，服之。一方空心酒煎服，治妇人月信滞。（《普济方》）

2. 治冷风失声，咽喉不利 蘘荷根二两（研绞取汁），酒一大盏。上二味，相和令匀。不计时候，温服半盏。（《圣惠方》）

3. 治口疮 蘘荷根二两。细锉，分为三分，以水二盏，煎三五沸，去滓。热含，冷吐。

4. 治杂物眯目不出 白蘘荷根，取心，捣绞汁，滴入眼中，立出。

5. 治暴赤眼，涩痛难开 蘘荷根，绞取汁，点目眦中。（3～5方出自《圣济总录》）

6. 治小儿赤白痢 白蘘荷根汁、生地黄汁各五合。上二味，微火上煎一沸，服之。（《千金方》）

7. 治伤寒及时气、温病，头痛，壮热，脉大，始得一日 生蘘荷根、叶合捣，绞取汁。服三四升。

8. 治中风，以大声咽喉不利 蘘荷根二两。研、绞取汁，酒一大盏，相和令匀。不计时候，温服半盏。（7、8方出自

《肘后方》)

9. 治蛇及虾蟆等蛊　蘘荷根汁三升。顿服,蛊立出。(《卫生易简方》)

10. 治大叶性肺炎　蘘荷根茎 9 g,鱼腥草 30 g。水煎服。(《浙江民间常用草药》)

5956 蘘荷子 rǎng hé zǐ (《浙江民间常用草药》)

【基原】 为姜科姜属植物蘘荷 *Zingiber mioga*(Thunb.) Rosc. 的果实。

【原植物】 参见"蘘荷"条。

【采收加工】 果实成熟开裂时采收,晒干。

【药性】 辛,温。

【功用主治】 温胃止痛,主治胃痛。

《浙江民间常用草药》:"治胃痛。"

【用法用量】 内服:煎汤,9～15 g。

【宜忌】 《浙江民间常用草药》:"有胃出血史者忌用。"

【选方】 治胃痛　蘘荷开裂的果实 90～120 g,白糖适量。水煎服。(《浙江民间常用草药》)

5957 蘘荷花 rǎng hé huā (《杭州药用植物志》)

【异名】 山麻雀(《杭州药用植物志》)。

【基原】 为姜科姜属植物蘘荷 *Zingiber mioga*(Thunb.) Rosc. 的花。

【原植物】 参见"蘘荷"条。

【采收加工】 花开时采收,鲜用或烘干。

【药性】 辛,温。

【功用主治】 温肺化痰。主治肺寒咳嗽。

《杭州药用植物志》:"治咳嗽,对小儿百日咳有显著功效。"

【用法用量】 内服:煎汤,3～6 g。

【选方】 治百日咳　山麻雀 2 只,生香榧 8 粒。合煎。(《杭州药用植物志》)

5958 鳜鱼 guì yú (《开宝本草》)

【异名】 鳜豚、水豚(《日华子》),石桂鱼(《开宝本草》),鳜鱼(《纲目》),锦鳞鱼(《东医宝鉴》),桂鱼(《本草求真》),鲚鱼(《随息居饮食谱》),鳌花鱼、母猪壳(《中国动物图谱》),嘴鳜鱼、季花鱼、胖鳜(《中国经济动物志》)。

【基原】 为鮨科鳜属动物鳜鱼的肉。

【原动物】 鳜鱼 *Siniperca chuatsi* (Basilewsky)

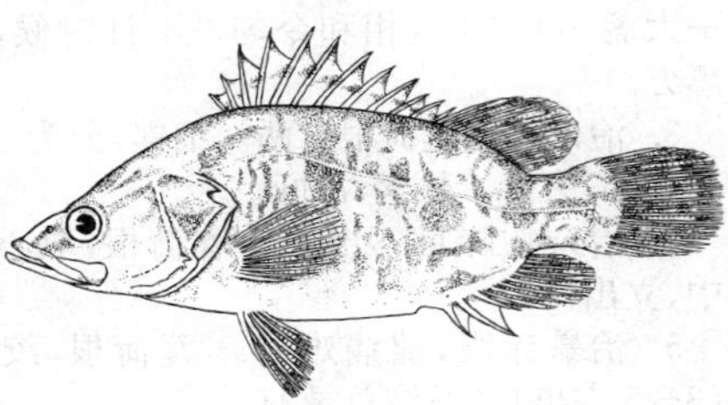

鳜　鱼

体侧扁,较高,背部隆起。头侧扁,口大,略倾斜,下颌突出。侧线鳞 121～128,背鳍Ⅻ13～15,臀鳍Ⅲ 9～11。体色棕黄,背部橄榄色,腹部灰白。体侧及各鳍的软鳍部分,皆有大形黑色斑点。由吻端穿过眼径有一条黑纹。

该鱼是我国特产。食物主要为鱼类、虾类等。分布于国内各江河、湖泊中。

本动物的胆(鳜鱼胆)亦供药用,另设专条。

【养殖】 生活习性　鳜鱼冬季不大活动,喜栖息于水域深处越冬。为典型的肉食鱼,1～2 月间摄食较差,6～7 月最为旺盛,常见的食物为鲫鱼、罗非鱼、草鱼、鲢鱼、鳙鱼、团头鲂、鳊、鲤等,其次为虾类。

养殖技术　2 龄至 3 龄性腺成熟,从 5 月下旬到 7 月上旬为产卵期,产卵期间雌雄都停止摄食,分批产卵。孵化出的鱼苗,能作间歇性的向上垂直游动。

饲养管理　鳜鱼的饲养分池塘主养和套养两种。(1) 池塘　主养以小型池为好,面积 15～45 亩。池塘水深保持 1.2～1.5 m。鱼种放养前要清整池塘,清塘可将生石灰用少量水化开后趁热全池泼洒,每 1 亩用量 120～150 kg。清塘后 10 d 即可进行放养,以放养规格较为整齐的鳜鱼种为好,放养量为每 1 亩 500～700 尾,重量 50 kg 左右。放养前应先在池塘中放养一定数量的饵料鱼。鳜鱼种放养以后,初期水位要浅,以后分期加注新水,一般 10～20 d 加水 1 次,每次加水 20～30 cm,夏季要勤换水,5～7 d 换 1 次,每次换水 1/3 左右。

(2) 套养　主要有成鱼池和亲鱼池套养两种。在成鱼池中套养 1 龄鳜鱼种,最好再套养部分 1 龄鲤鲫鱼种,既供鳜鱼摄食,又可在塘内繁殖仔鱼。亲鱼池套养鳜鱼以选择培育草、亲鱼为主的池塘为好,最好是放养夏花鱼种,以供鳜鱼前期摄食所需饵料。

疾病防治　鳜鱼常见病害有锚头鳋、水霉病、鳃霉病、黏孢子虫病、指环虫病等。锚头鳋用 10 mg/L 浓度的敌百虫溶液药浴 15 min,同时将池水更新,锚头鳋可得到控制。水霉病用 2%～3%的食盐水浸洗 5～10 min,或用 1%食盐水加食用醋数滴浸洗 5 min,均有较好疗效。鳃霉病在育种池塘内,先用 45×10^{-5} 浓度的生石灰或 4×10^{-5} 浓度的漂白粉消毒灭菌。白皮病和寄生虫用 1×10^{-5} 浓度的漂白粉浸洗,隔天浸洗 1 次,3 次见效。斜管虫、车轮虫病用 3×10^{-4} 浓度的甲醛浸洗预防,隔日浸洗 1 次,每次 5～10 min,发病后,每日 1 次。黏孢子虫病用灭孢灵 1×10^{-7} 浓度全池泼洒或用 95%的敌百虫晶体,按每立方水 0.1 g 的用量,全池用药,可收到较好疗效。指环虫病在鱼种放养前,用 $(15～20)\times10^{-6}$ 浓度的高锰酸钾水溶液药浴 15～30 min,杀死鳜种身上寄生的指环虫。

【采收加工】 春、秋季捕捞。捕后,除去鳞片及内脏,洗净,鲜用或晒干。

【成分】 每 100 g 肉中含蛋白质 18.5 g,脂肪 3.5 g,灰分 1.1 g,钙 79 mg,磷 143 mg,铁 0.7 mg,硫胺素(thiamine)0.01 mg,核黄素(riboflavine)0.10 mg,烟酸(nicotinic acid)1.9 mg[1]。

【药性】 甘,平。归脾、胃经。

1.《食疗本草》:"平,稍有毒。"

2.《日华子》:"微毒。"

3.《开宝本草》:"味甘,平,无毒。"

4.《医林纂要》:"甘,温。"

5.《本草求真》:"入脾、胃。"

【功用主治】 补气血,益脾胃。主治虚劳羸瘦,脾胃虚弱,肠风便血。

1.《食疗本草》:"补劳,益脾胃。"

2.《日华子》:"益气,治肠风泻血。"

3.《开宝本草》:"主腹内恶血,益气力,令人肥健,去腹内小虫。"

4.《药性切用》:“祛瘀。”

5.《随息居饮食谱》:“养血,补虚劳,杀劳虫,消恶血,运饮食。”

【用法用量】 内服:蒸食,适量;或烧存性,研末,酒调服。

【宜忌】 寒湿病者慎食。

《品汇精要》:“患寒湿病人不可食。”

【选方】 治小儿斑痘不出 腊八日收鳜鱼烧存性,研细,用酒调服。(《调燮类编》)

5959 鳜鱼胆 guì yú dǎn (《纲目》)

【基原】 为鮨科鳜属动物鳜鱼 *Siniperca chautsi* (Basilewsky)的胆。

【原动物】 参见“鳜鱼”条。

【采收加工】 冬、春季捕得鳜鱼后,剖腹,取出胆囊,放通风处阴干。

【药性】《宝庆本草折衷》:“味苦。”

【功用主治】 主治诸骨鲠咽。《宝庆本草折衷》:“治一切骨鲠或竹木签刺喉中。”

【用法用量】 内服:以酒煎化,含咽,适量。

【选方】 治小儿、大人一切骨鲠或竹木签刺喉中不下 于腊月中取鳜鱼胆悬北檐下令干,每有鱼鲠即取一皂子许,以酒煎化,温温呷。但以吐为妙。(《胜金方》)

5960 鳝鱼 shàn yú (《雷公炮炙论》)

【异名】 䱇(《山海经》),黄䱇(《异苑》),䱇鱼(《千金方》),䱹鱼(《别录》),黄䱹(《本草衍义》)。

【基原】 为合鳃科鳝属动物黄鳝的肉。

【原动物】 黄鳝 *Monopterus albus* (Zuiew)。

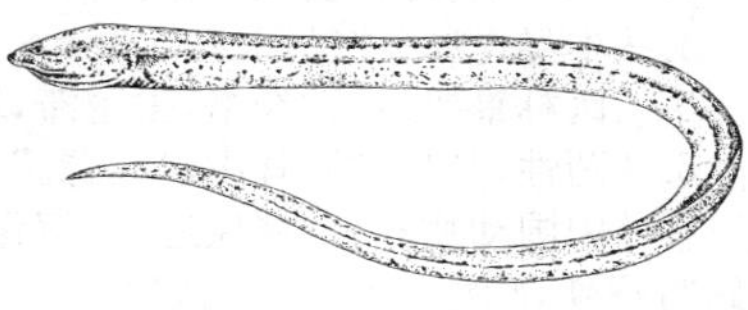

黄 鳝

体细长,呈蛇形,向后渐侧扁,尾部尖细。头圆,吻端尖,唇颇发达,下唇尤其肥厚。上下颌及腭骨上部有细齿。眼小,为一薄膜所覆盖。两个鼻孔分离较远,后鼻孔在眼前缘的上方,前鼻孔在吻部。左右鳃孔在腹面联合为一,呈“V”字形。体无鳞。无胸腹鳍,背、臀鳍退化仅留低皮褶,无软刺,都与尾鳍相联合。体色微黄或橙黄,全体满布黑色小点,腹部灰白。

为底层生活的鱼类,喜栖息于河道、湖泊、沟渠及稻田中。有性逆转现象。为凶猛的肉食性鱼类,捕食各种小动物,除西北地区及东北北部外,各地均有分布。

本动物的皮(鳝鱼皮)、骨(鳝鱼骨)、血液(鳝鱼血)、头(鳝鱼头)亦供药用,另设专条。

【养殖】 *生活习性* 为底栖性鱼类,适应性强,能生活在稻田、水塘、湖泊、沼泽等各种水体的浅水泥土中或孔穴内。善钻洞。昼伏夜出,冬季水温到 15 ℃以下时,便钻入泥土中越冬,翌年春水温上升到 15 ℃以上时,开始出洞觅食。黄鳝为杂食性,偏重肉食,喜食鲜活饲料,在自然界中捕食蚯蚓、蝌蚪、小青蛙、小鱼虾、螺蚌幼体、水生和陆生昆虫、浮游动物等。也吃人工饲料,如米糠、麦麸、米饭、豆饼、瓜果及配合饲料,性贪食,耐饥饿,有自残行为,适宜生长的水温为 15~30 ℃,最佳温度为 24~28 ℃,摄食量大,生长迅速。

养殖技术 黄鳝性成熟年龄为 2~3 龄,繁殖季节为 2~3 月份。生理上有独特的性逆转现象。从胚胎发育到第一次产卵均为雌性,每尾怀卵量为 300~800 粒。当进入繁殖季节,雌鱼产卵之后,其卵巢就开始转化发育成精巢,变为雄鳝,以后终生不再改变。在繁殖期间,性成熟的亲鳝在石块或洞穴附近吐出泡沫为巢,然后将卵产在泡沫中,借助泡沫的浮力,使受精卵在水上发育,亲鳝在一旁守护。在水温 28~30 ℃条件下,6~8 d 幼体即可孵出。黄鳝池可建成地上式、地下式或半地下式各种式样,一般以 50~100 m^2 为宜,有的家庭养鳝池仅 10 m^2 左右,水深 1~1.5 m,注排水管皆用铁丝网封闭防逃。池底铺泥土及石块,池内种植茭白、慈姑、水浮莲等水生植物,能遮荫,便于黄鳝生活。每 1 kg 30~40 尾的鳝苗种,其放养密度为 50~150 尾/m^2。初生鳝苗可投喂给轮虫、水蚤、鸡蛋黄等。随着个体增大,可投喂水丝蚓、豆饼糊、肉浆、红虫等。种类宜多样化,避免养成偏食习性,不利于饲养。

饲养管理 黄鳝在 15 ℃时开始摄食,25~30 ℃时摄食旺盛,时值 5~9 月份为摄食盛期,是为生长迅速时期,应每日投食 1~2 次,定时、定点、定量投喂,饲料质量与生长速度关系极大。池中水位应保持在 5~15 cm 范围内,一般不超过 20 cm。夏季要做到经常换水,清除杂物,防止污染,保持水质新鲜,溶氧量高,有利于生长。每年 11 月底,水温降至 15 ℃以下时,黄鳝即钻入泥土中越冬。越冬期内应放干池水,在上面铺上稻草、麦秸等,以保持泥土湿润及温度。在无冰冻地区,也可将水位加深至 50~60 cm,使黄鳝在深水中越冬。

【采收加工】 捕捉黄鳝,可以采用钓捕、网捕、笼捕、干塘捕捉等方法。多鲜食或加工成鱼干、罐头等。

【药性】 甘,温。归肝、脾、肾经。

1.《别录》:“味甘,大温,无毒。”

2.《千金方》:“平。”

3.《滇南本草》:“辛。”

4.《品汇精要》:“气之厚者,阳也。”

5.《雷公炮制药性解》:“入脾经。”

6.《本草新编》:“入脾、肾二经。”

7.《医林纂要》:“甘咸,温,有微毒。”

8.《本草求真》:“入肝、肾。”

9.《本草用法研究》:“入肝、肾、脾、胃四经。”

10.《广西药用动物》:“入肾、肺经。”

【功用主治】 益气血,补肝肾,强筋骨,祛风湿。主治虚劳,疳积,阳痿,腰痛,腰膝酸软,风寒湿痹,产后淋沥,久痢脓血,痔瘘,臁疮。

1.《别录》:“主补中益血,疗沈唇。”

2.《千金方》:“主少气吸吸,足不能立地。”

3.《食疗本草》:“补五脏,逐十二风邪。并治湿风。”

4.《本草拾遗》:“主湿痹气,补虚损,妇人产后淋沥,血气不调,羸瘦,止血,除腹中冷气肠鸣。”

5.《日用本草》:“治妇人产后诸虚,胎前百病。”

6.《本草蒙筌》:“去狐臭。”

7.《纲目》:“专贴一切冷漏、痔瘘、臁疮。”

8.《本草新编》:“兴阳,散湿风,又止渴,生津,乏力。”

9.《本草求真》:“兼补肝肾之气。”

10.《萃金裘本草述录》:“治久痢肠滑。”

11.《中国动物药》:“滋阴补血。用于虚劳咳嗽,小儿疳积,神经性头痛。”

【用法用量】 内服:煮食,100~250 g;或捣肉为丸;或研末。外用：剖片敷贴。

【宜忌】 虚热及外感病患者慎服。

1.《别录》："时行病起，食之多复。"

2.《本草衍义》："动风气，多食令人霍乱。"

3.《本草经疏》："凡病属虚热者不宜食。"

4.《本草省常》："同荆芥食杀人，服何首乌者忌之，时行病后忌之。"

5.《随息居饮食谱》："时病前后，疟、疸、胀满诸病，均大忌。"

【选方】 1. 治虚痨咳嗽　黄鳝 250 g，冬虫夏草 3 g。煮汤食用。（《常见药用动物》）

2. 增气力　熊筋、虎骨、当归、人参等分。为末，酒蒸大鳝鱼，取肉捣烂为丸，每日空腹酒下两许。（《本经逢原》大力丸）

3. 治小儿疳积　鳝鱼 3 条（切碎），香薷 10 g，炖服。（《常见药用动物》）

4. 治肾虚性腰痛　黄鳝 250 g（切碎），猪肉 100 g。同蒸熟后食用。（《常见药用动物》）

5. 治久痢虚证，便脓血　黄鳝鱼 1 条，红糖 9 g（炒）。将鳝鱼去肚杂，以新瓦焙枯，和糖研末。开水吞服。（《云南中医验方》）

6. 治赤白痢　黄鳝数斤，将烧酒洗湿，穿尾吊起，晒干，候取黄麻头、莲房二物，晒干为末。每用鳝末一钱，麻末五分，对配，大人吃二钱，小者七八分，酒下。（《遵生八笺》）

7. 治水肿　鳝鱼 500 g，鲜薤白 120 g。炖汤不放盐，喝汤吃鳝鱼。（《实用中医内科学》）

8. 治内痔出血　活鳝鱼，剖腹去杂，常煮汤食之。（《水产品营养与药用手册》）

9. 治老烂腿（臁疮）久不愈　黄鳝去骨，将鳝肉剁成肉泥，敷于患处，2～3 h 更换 1 次。（《食物中药与便方》）

10. 治糖尿病　鲜鳝鱼 250 g，炖熟食之，宜常食用。（《水产品营养与药物手册》）

【各家论述】《本草经疏》："鳝鱼，甘温具足，所以能补中益血。甘温能通经脉，疗风邪，故又主疗沈唇，及今人用之以治口眼㖞斜也。"

5961 鳝鱼头 shàn yú tóu（《别录》）

【基原】 为合鳃科鳝属动物黄鳝 *Monopterus albus* (Zuiew) 的头部。

【原动物】 参见"鳝鱼"条。

【采收加工】 夏、秋季捕捉，捕后，割取头部，鲜用或晒干。

【药性】 甘，平。

【功用主治】 健脾益胃，解毒杀虫。主治消化不良，痢疾，消渴，痞积，脱肛，小肠痈，百虫入耳。

1.《别录》："头骨烧之，止痢。"又"干鳝头主消渴，食不消；去冷气，除痞。"

2.《本草蒙筌》："主咽喉消渴。"

3.《纲目》："（治）百虫入耳。"

【用法用量】 内服：焙干研粉，黄酒冲服，每次 5 g，每日 3 次。外用：焙干研末，绵裹塞耳。

【选方】 1. 治脱肛　鳝鱼头焙干研粉，用黄酒调服，每日 2～3 次，每次 5 g。（《水产品营养与药用手册》）

2. 治肠痈　鳝鱼头焙酥，研细末，以金银花 100 g 煎汤送服，每服 5 g。（《中国动物药》）

3. 治痘状陷倒靥　鳝鱼头、雄鸡头、笋尖各三枚，生姜三片。煮熟，加酒酿少许，令儿少饮，次食鸡冠、笋尖，余不用。（《医方一盘珠》攻毒汤）

5962 鳝鱼皮 shàn yú pí（《纲目》）

【基原】 为合鳃科鳝属动物黄鳝 *Monopterus albus* (Zuiew) 的皮。

【原动物】 参见"鳝鱼"条。

【采收加工】 夏、秋季捕捉后，取其皮，晒干。

【功用主治】 散结止痛。主治乳房肿块，乳腺炎。

【用法用量】 鳝鱼皮晒干烧灰，研末。饭前用温黄酒调服。3～19 g。

【选方】 治妇女乳房硬结疼痛　鳝鱼皮晒干烧灰，研末。饭前用温黄酒调服。每日 3 次，每次 3 g。10 d 为 1 个疗程。（《水产品营养与药用指南》）

5963 鳝鱼血 shàn yú xiě（《本草拾遗》）

【基原】 为合鳃科鳝属动物黄鳝 *Monopterus albus* (Zuiew) 的血液。

【原动物】 参见"鳝鱼"条。

【采收加工】 夏、秋季捕捉，捕后用针刺头部或剪去尾部取血，鲜用。

【药性】《本草汇言》："味咸甘，气平，无毒。入足厥阴、少阴经。"

【功用主治】 祛风通络，活血，壮阳，解毒，明目。主治口眼歪斜，跌打损伤，阳痿，耳痛，癣，痔瘘，目翳。

1.《本草拾遗》："主癣及瘘，断取血涂之。"

2.《纲目》："疗口眼㖞斜，治耳痛，鼻衄，疹后生翳，赤疵，又涂赤游风。"

3.《本草汇言》："去风活血。治血燥筋挛。"

4.《本经逢原》："助阳。"

5.《医林纂要》："正经络，去壅滞，缓风软坚，渗湿去热。"

6.《药性切要》："滴耳中治老聋。"

7.《中国动物药》："祛风通络，解毒，明目。治口眼歪斜，跌打损伤，疔疮，口腔炎，目翳。"

8.《东北动物药》："治乳赘瘤和鸡眼。"

【用法用量】 外用：涂敷或滴耳、鼻；或研末敷。内服：和药为丸，适量。

【选方】 1. 治口眼㖞斜　大鳝鱼 1 条，以针刺头上血，左斜涂右，右斜涂左，以平正即洗去。（《世医得效方》）

2. 治小儿痘疮入眼生翳　取鳝鱼从项割破流血点之，若翳凝，用南硼砂，以灯心染蘸点为妙。（《心医集》鳝血方）

3. 治痔漏正发，忽肠头不止血　活黄鳝鱼 1 条，以刀断其首，沥热血于掌中，急以大活蜘蛛 1 枚。以手指只就掌中研，蜘蛛化为度，去蜘蛛皮，刮于瓷瓦器内收，于发时涂敷。（《杨氏家藏方》立验膏）

4. 治颜面神经麻痹（口眼歪斜）　鳝鱼血涂听宫、地仓、太阳 3 穴。向右歪涂左侧，向左歪涂右侧。干后再涂，至复原为止。（《山东药用动物》）

5. 治各种外伤出血　鳝鱼血焙干研末，外敷伤口。（《水产品营养与药用手册》）

6. 治慢性化脓性中耳炎　先用消毒棉球蘸生理盐水洗患耳，清除脓液，擦干，然后用镊子将鳝鱼颈部钳住，用消毒剪将尾巴剪断，让鲜血滴入耳中 1 滴或 2 滴，侧卧 30 min，每日 1 次。（《常见药用动物》）

7. 治体癣　鳝鱼鲜血涂患处，每日2～3次。(《水产品营养与药用手册》)

【临床报道】 治疗面神经麻痹　用鲜鳝血加适量乳香末，拌匀敷地仓、颊车、下关、颧髎、大迎、巨髎等穴周围(左㖞涂右，右㖞涂左)，外治面神经麻痹56例，经分别涂敷5～15次后，41例获愈，13例进步，2例(系脑肿瘤引起)无效[1]。

5964 鳝鱼骨 shàn yú gǔ (《本经逢原》)

【基原】 为合鳃科鳝属动物黄鳝 *Monopterus albus* (Zuiew)的骨。

【原动物】 参见"鳝鱼"条。

【采收加工】 夏、秋季捕捉。捕后，去肉取骨，晒干。

【药性】 咸，凉。

【功用主治】 清热解毒。主治流火，风热痘毒，臁疮。

1.《本经逢原》："治流火。"

2.《本草再新》："治风热痘毒。"

3.《东北动物药》："治臁疮。"

【用法用量】 鳝鱼骨捣烂，外敷。

【选方】 1. 治流火走注　鳝鱼骨烧灰，香油调涂。(《中国动物药》)

2. 治臁疮　黄鳝骨配鸡蛋清和醋、盐水，共捣烂，加面粉贴敷。如贴7～8次还不好，再用白炉甘石(火煅，研末)，调猪油搽几次，并用黄鳝骨和烟叶柄熬水洗患处。(《广西药用动物》)

5965 鳞瓦韦 lín wǎ wéi (《湖南药物志》)

【异名】 剑刀草、镰刀草、两面刀、龙骨牌、七枝剑、大叶骨牌草、毛镰(《湖南药物志》)。

【基原】 为水龙骨科瓦韦属植物多鳞瓦韦的全草。

【原植物】 多鳞瓦韦 *Lepisorus oligolepidus* (Bak.) Ching [*Polypodium oligolepidum* Bak.]

植株高15～22 cm。根茎横生，密被中间黑色、边缘淡棕色透明的钻形鳞片，边缘有齿。叶远生；叶柄长2～3 cm，禾秆色，基部疏被鳞片，向上光滑；叶片薄革质，披针形，长8～28 cm，宽0.5～1.2 cm，中部以下较宽，先端短渐尖，基部短下延，背面被黑色鳞片；中脉在两面突出，侧脉不明显。孢子囊群圆形或椭圆形，成熟时彼此接近，背生，且靠近中脉各成1行；隔丝圆形。

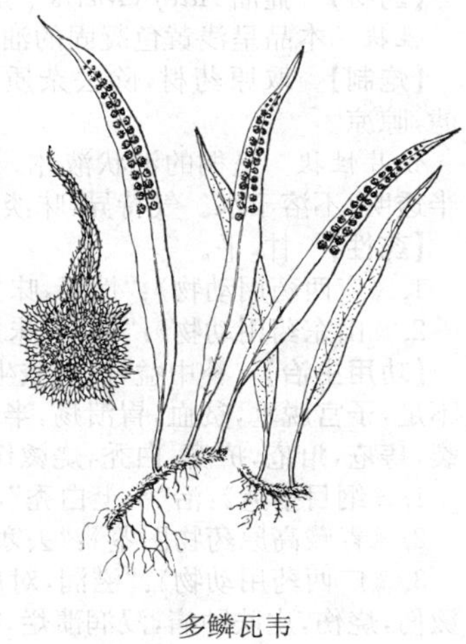

多鳞瓦韦

生于海拔600～2 300 m的山坡林缘树干或岩石上。分布于西南及安徽、湖北、湖南、广东、广西、陕西等地。

【采收加工】 夏、秋季采收，洗净，收后晒干。

【药性】《湖南药物志》："苦、涩，平，无毒。"

【功用主治】 清肺止咳，健脾消疳，止痛，止血。主治肺热咳嗽，头痛，腹痛，风湿痛，小儿疳积，外伤出血。

《湖南药物志》："散热止咳，健脾利湿，止血解毒。主治肺结核，背冷痛，头痛，腹痛，风湿痛，小儿疳积发热，刀伤出血。"

【用法用量】 内服：煎汤，9～15 g。外用：捣敷。

【选方】 1. 治小儿疳积发热　(鳞瓦韦)全草15 g。水煎服。

2. 治腹痛　(鳞瓦韦)全草15 g。水煎服。

3. 治风湿痛　鳞瓦韦、过山龙、大血藤各适量。煮猪脚食。

4. 治刀伤出血　鳞瓦韦、鹅不食草各适量。捣烂，敷伤处。(1～4方出自《湖南药物志》)

5966 鳞衣草 lín yī cǎo (《广西药用植物名录》)

【异名】 蛇毛衣、大蛇疮药(《广西药用植物名录》)，牛膝琢(《广东药用植物手册》)，飞扬草(广东)，红四季草(海南)，野凉粉草藤(香港)，蛇疮草(广西)。

【基原】 为爵床科鳞花草属植物鳞花草的带根全草。

【原植物】 鳞花草 *Lepidagathis incurva* Buch.-Ham. ex D. Don [*L. haylina* Nees]

多年生草本，高30～60 cm。茎直立或下部伏地，方形，多分枝，节稍膨大。叶对生；叶柄长5～10 mm；叶片卵形至长圆状披针形，长4～8 cm，宽1～3.5 cm，先端短尖，基部楔形或近圆形，全缘，呈波浪状，两面均有针状结晶的小线条。花小，为顶生或腋生稠密穗状花序，圆柱形，长1.5～2.5 cm，单生或数个聚生，花常偏于花序的一侧，被柔毛；苞片叶状，狭披针形，长约8 mm，先端锐尖，具1脉；萼5深裂，最外裂片较大，线状披针形，长约6 mm，具睫毛；花冠白色，管状，上部膨胀，冠檐2唇形，花长约10 mm，上唇微裂，下唇3裂；雄蕊4，2长2短，花药2室，斜叠生。蒴果长约5 mm，有种子4颗。花期11～12月至翌年3月。

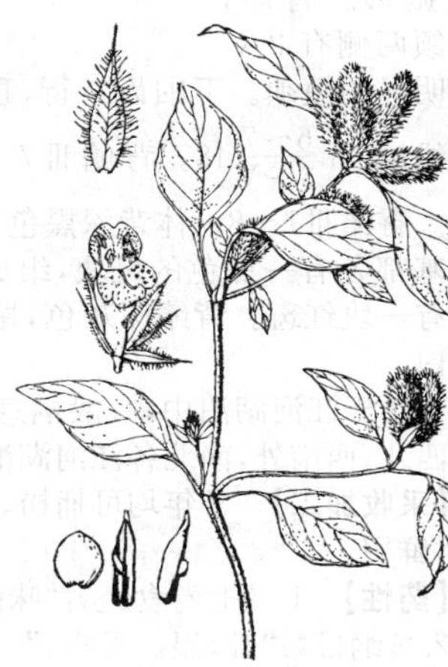

鳞花草

生于村边、路旁、阴湿地。分布于广东、广西、海南、四川、贵州、云南。

【采收加工】 秋季采挖，鲜用或晒干。

【药材】 鳞衣草 *Herba Lepidagathis Incurvae*　主产于广东、广西、云南。

性状　茎圆柱形，略具四棱，有分枝，长短不一，具短毛。叶对生皱缩，完整叶片卵状椭圆形，长2.5～10 cm，先端尖，基部楔形，下延至柄成狭翅状；全缘或边缘略呈波状；两面具毛茸，有时可见针状结晶的小线条。气微，味微苦。

【药性】《全国中草药汇编》："甘、微苦，寒。"

【功用主治】 清热解毒，消肿止痛。主治感冒发热，肺热咳嗽，疮疡肿毒，口唇糜烂，目赤肿痛，皮肤湿疹，跌打伤痛，蛇咬伤。

1.《全国中草药汇编》:"清热解毒,消肿止痛。治蛇伤,口唇糜烂。"

2.《广西民族药简编》:"根浸酒服,治跌打内外伤(仫佬族)。全草水煎洗身,治肺炎,感冒(瑶族)。"

【用法用量】 内服:煎汤,9～15 g。外用:煎汤洗或鲜品捣敷。

【选方】 1. 伤口感染 牛膝琢叶、野葡萄叶、绿豆各适量。共捣烂,敷患处。

2. 治皮肤湿疹 牛膝琢全草适量,白矾少许。浓煎外洗患处。(1、2方出自《广东省惠阳地区中草药》)

3. 治蛇咬伤 鳞花草适量。捣烂,敷伤口周围。(《广西民族药简编》)

5967 **鳟鱼** zūn yú (《纲目》)

【异名】 鲋(《尔雅》),赤眼鱼(《说文》),红目鳟(《脊椎动物分类学》)。

【基原】 为鲤科赤眼鳟属动物赤眼鳟的肉。

【原动物】 赤眼鳟 *Squaliobarbus curriculus* (Richardson)

体长,略呈圆筒状,后段稍侧扁,腹部圆。体长约 30 cm。头虽圆锥形,吻钝。口端位,口裂宽,呈弧形。唇厚,上颌两侧有 2 对不明显的短须。下咽齿 3 行,顶端钩状。眼大。鳞圆形,侧线鳞 $43\frac{6\sim7}{3\sim V}48$。背鳍Ⅲ 7～8,无硬刺。胸鳍Ⅰ 14～15。臀鳍Ⅲ 7～8。体背深黑色,腹部浅黄。体侧及背部鳞片基都各有一黑色的斑块,组成体侧的纵列条纹,眼上半部有一块红斑。背鳍深灰色,尾鳍后缘呈黑色,其他各鳍灰白。

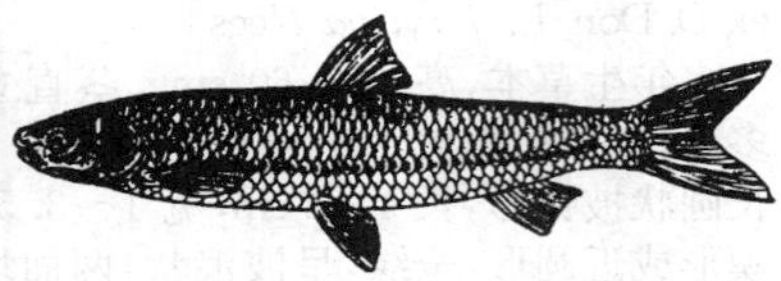

赤眼鳟

生活于江河湖泊中,一般栖息于流速较慢的水中。我国除西北,西南外,南北各江河湖泊中均有分布。

【采收加工】 常年均可捕捞。捕后,除去鳞片及内脏,洗净,鲜用。

【药性】 1.《七卷食经》:"味酸,热。"

2.《纲目》:"甘,温。无毒。"

【功用主治】 《纲目》:"暖胃和中。"

【宜忌】 1.《七卷食经》:"多食发疮。"

2.《纲目》:"多食动风热,发疥癣。"

5968 **獾肉** huān ròu (《本草图经》)

【基原】 为鼬科獾属动物狗獾的肉。

【原动物】 狗獾 *Meles meles* Linnaeus 又名:天狗、貆(《纲目》),狟子、山獭、山狗(《东医宝鉴》)。

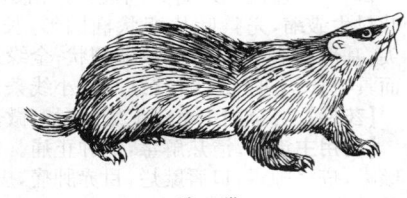

属鼬类中较大种,体长 45～55 cm,重 10～12 kg。体肥大,颈部粗短。鼻端尖,鼻垫与上唇间被毛。耳短眼小,四肢粗短,前后足趾具利爪,尾较短。头部毛短,有 3 条白色纵纹,在其中隔以两条黑棕色纹。耳背黑棕色,耳缘白色。下颌、喉部黑棕色。体背有长而粗的针毛,整个背部颜色为黑棕色与白色混杂;体侧白色毛居多;腹面、四肢黑棕色,爪棕黑色。尾端为黄白色。

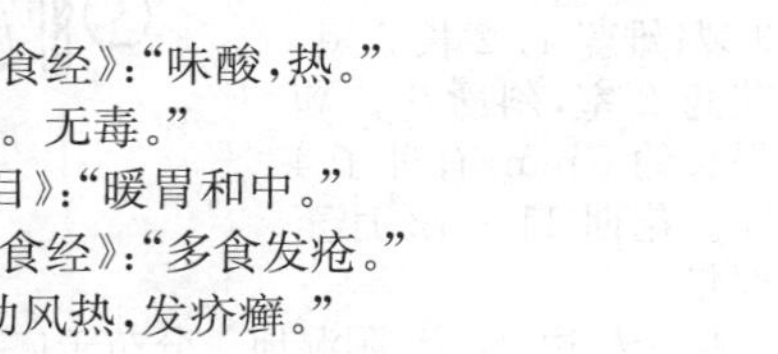

狗 獾

栖息于森林、山坡的灌丛、田野及湖泊、河流旁边。洞居,昼伏夜出,杂食。分布于华北、东北及江苏、浙江、福建、广西、陕西、青海等地。

本动物的脂肪油(獾油)亦供药用,另设专条。

【采收加工】 冬季捕捉,捕杀后,剥皮,剖腹除去内脏,剔骨取肉。

【药性】 味甘、酸,性平。

1.《纲目》:"甘、酸,平,无毒。"

2.《本草撮要》:"入手太阴经。"

【功用主治】 补中益气,祛风除湿,杀虫。主治小儿疳瘦,风湿性关节炎,腰腿痛,蛔虫症,酒渣鼻。

1.《本草图经》:"治小儿疳瘦,杀蛔虫,宜啖之。"(引自《纲目》)

2. 汪颖《食物本草》:"补中益气,宜人。"(引自《纲目》)

3.《内蒙古药用动物》:"主治风湿性关节炎,腰腿痛。"

【用法用量】 内服:煮食,适量。

【选方】 治酒渣鼻 取新鲜肥獾肉 1 块,置煤油灯上烧至滴油为度,趁温热向患处涂搽。每日 3 次。(《山东药用动物》)

5969 **獾油** huān yóu (《本草拾遗》)

【异名】 獾子油(《吉林中草药》)。

【基原】 为鼬科獾属动物狗獾 *Meles meles* Linnaeus 的脂肪油。

【原动物】 参见"獾肉"条。

【采收加工】 冬季捕捉,宰杀后,剥皮,剖腹,取其皮下脂肪及肠网膜上的脂肪,炼油。

【药材】 獾油 *Adeps Melis* 全国各地均产。

性状 本品呈浅黄色凝固的油膏状,微有香气。

【炮制】 取原药材,除去杂质,置热锅内加热,化开,过滤,晾凉。

饮片性状 呈稠的油状液体。淡黄色或棕黄色,油膏状半透明,不溶于水。气特异,味淡。

【药性】 甘,平。

1.《广西药用动物》:"性平,味甘。"

2.《山东药用动物》:"性平,味甘、酸。"

【功用主治】 补中益气,润肤生肌,解毒消肿。主治中气不足,子宫脱垂,贫血,胃溃疡,半身不遂,关节疼痛,皮肤皲裂,痔疮,疳疮,疥癣,白秃,烧烫伤,冻疮。

1.《纲目拾遗》:治"头上白秃","痔疮","咳血"。

2.《青藏高原药物图鉴》:"去寒气,消肌肉肿。"

3.《广西药用动物》:"滋润,对皮肤有润滑保护作用。治烫伤,烧伤,皮肤肿痛,浸润溃烂,疼痛不止。"

4.《山东药用动物》:"清热解毒,消肿止痛。"

5.《内蒙古药用动物》:"治痔疮,子宫脱垂,体虚。"

6.《中国动物药》:"补中益气,消肿解毒,润燥。治中气不足,子宫脱垂,半身不遂,咯血,胃溃疡;外用治烧烫伤,痔疮,皮肤皲裂。"

【用法用量】 内服:溶化入汤剂,5～15 g。外用:涂擦。

【宜忌】 脾虚湿阻或湿热内蕴，食欲不振，苔厚腻者慎服。

【选方】 1. 治子宫脱垂　獾子油 9 g，鸡蛋 7 个。将油熬开后加水适量，打入鸡蛋，趁热服下，每日 1 次，连续服用。(《吉林中草药》)

2. 治妇女体弱贫血　獾油内服，每日 1～2 次，每次 3～6 g，经常服用。(《内蒙古药用动物》)

3. 治胃溃疡　獾油适量，鸡蛋 2 个。将油放锅内化开后，打入鸡蛋，炒熟吃，日服 2 次，连续吃 1～2 kg 獾油。(《中国动物药》)

4. 治半身不遂　獾油 500 g，豆腐 10 块。将豆腐用獾子油炸熟，食量不限，日服 2～3 次。(《吉林中草药》)

5. 治关节疼痛　獾油适量，加 3 倍于獾油的白芷，调匀，涂敷痛处，纱布包扎，外加热水袋热敷，每日 1 次。(《内蒙古药用动物》)

6. 治水火烫伤，内外痔疮肿痛，白秃疮，疥癣　獾油 500 g，冰片 15 g(研末过筛)。搅匀，消毒后外涂患处。如有积脓，应先处理积脓后敷药。每日 1～2 次。

7. 治冻疮　獾油适量。涂患处。(《广西药用动物》)

8. 治疥癣　獾子油涂患处，微火烤之，每日 2 次。(《吉林中草药》)

9. 治白秃　獾油，火烤，擦三四次。如年久者，恐不生发，以枸杞子煎汤饮。(《年希尧集验良方》)

【临床报道】 治疗皮下硬结　用獾油涂于纱布上敷于患处，每日 2 次。共治 50 例。治疗经 1～5 d 硬结完全消失者占 70%，余 30%需外敷较长时间(多在 10 d 以内)消失，外敷时间较长者多为硬结较重、年龄较大的患者。[1]

5970 魔芋 mó yù
(《四川中药志》)

【异名】 蒟蒻、蒻头(《开宝本草》)，白蒟蒻、鬼芋(《本草图经》)，鬼头(《纲目》)，花杆莲(《南京民间药草》)，茱芋、黑芋头(《民间常用草药汇编》)，花梗莲、虎掌、花伞把、蛇头草根(《江西草药》)，麻芋子(《陕西中草药》)，蛇六谷、雷星、鬼蜡烛、蛇头子、天六谷、星芋(《浙江民间常用草药》)。

【基原】 为天南星科魔芋属植物魔芋、疏毛魔芋、野魔芋、东川魔芋的块茎。

【原植物】 1. 魔芋 *Amorphophallus rivieri* Durieu[*A. konjac* K. Koch]

多年生草本。块茎扁球形，直径 7.5～25 cm，顶部中央多少下凹，暗红褐色；颈部周围生多数肉质根及纤维状须根。叶柄长 45～150 cm，基部粗 3～5 cm，黄绿色，光滑，有绿褐色或白色斑块；基部膜质鳞片 2～3，披针形，长 7.5～20 cm；叶片绿色，3 裂，1 次裂片具长 50 cm 的柄，二歧分裂，2 次裂片二回羽状分裂或二回二歧分裂，小裂片互生，大小不等，长 2～8 cm，长圆状椭圆形，骤狭渐尖，基部宽楔形，外侧下延成翅状；侧脉多数，纤细，平行，近边缘联结为集合脉。花序柄长 50～70 cm，粗 1.5～2 cm，色泽同叶柄。佛焰苞漏斗状，长 20～30 cm，基部席卷，管部长 6～8 cm，宽 3～4 cm，苍绿色，杂以暗绿色斑块；檐部长 15～20 cm，宽约 15 cm，心状圆形，边缘折波状，外面绿色，内面深紫色。肉穗花序比佛焰苞长 1 倍，雌花序圆柱形，长约 6 cm，粗约3 cm，紫色；雄花序紧接(有时杂以少数两性花)，长约 8 cm，粗约 2 cm；附属器圆锥形，长 20～25 cm，中空，深紫色；雄花花丝长 1 mm，花药长 2 mm；子房苍绿色或紫红色，2 室，花柱与子房近等长，柱头边缘 3 裂。浆果球形或扁球形，成熟时黄绿色。花期 4～6 月，果期 8～9 月。

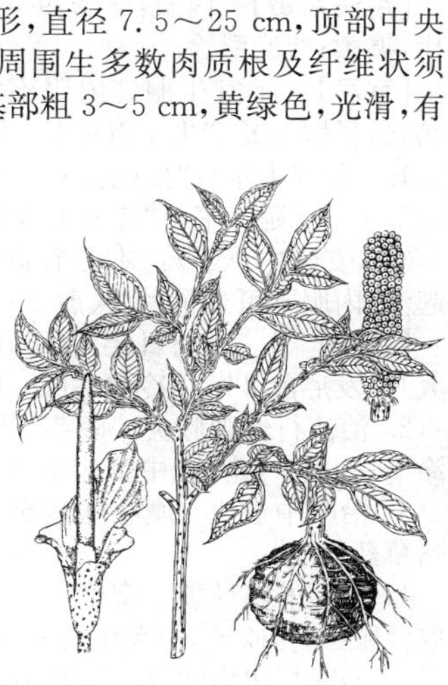

魔　芋

生于疏林下、林缘或溪谷两旁湿润地或栽培。分布于陕西、甘肃、宁夏至长江流域以南各地。

2. 疏毛魔芋 *A. sinensis* Belval　又名：华东蒟蒻(《中药大辞典》)

本种与魔芋的区别是：附属器多少被毛，散生长约 10 mm 的紫色硬毛；佛焰苞檐部卵状长圆形，边缘波状，外面淡绿色，具白色斑块；子房球形，花柱缺，柱头 2 浅裂，子房 2 室。浆果红色，后变蓝色。花期 5 月。

生于海拔 800 m 以下的林下、灌丛中，或栽培。分布于江苏、浙江、福建等地。

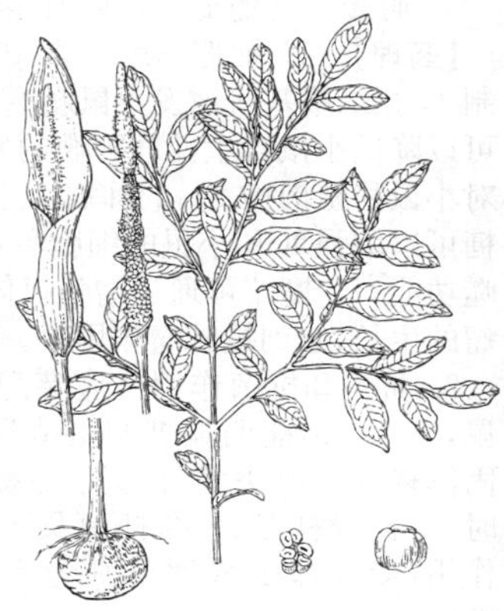

疏毛魔芋

3. 野魔芋 *A. variabilis* Bl.

本种与魔芋的区别是：花柱短于子房；佛焰苞外面具斑块，边缘玫红色，内面白色。花期 7 月。常见于林下、灌丛中。

分布于福建、江西、广东等地。

4. 东川魔芋 *A. mairei* Lévl.

本种与魔芋的区别是：花柱长于子房，长达 5 mm；佛焰苞不具斑块。花期 3 月。生于林下。

分布于云南。

【栽培】 生物学特性　喜温暖湿润气候。不耐低寒，忌直射阳光，耐荫。宜选择土层深厚、疏松，通气排水良好，富含有机质的轻砂壤土、林下地栽培。

繁殖方法　种子和球茎繁殖。种子播种，育小球茎移栽：夏季采收成熟种子，沙藏越冬春播；或当年 11 月份播种，于苗圃地撒播或条播。培育 1 年，发育的地下球茎，于来年春季挖起，按行株距 60 cm×40 cm 开穴定植。球茎繁殖：3～4 月，将较大的球茎切成芋块，每块有 1 芽头，较小的球茎则不用分切，如上法开穴定植。

田间管理　出苗后，注意松土除草，干旱时及时浇水保湿；种植的畦面上铺一层干草，以利保湿和控制杂草滋生蔓延；全年施肥 2～3 次，非留种地的魔芋，3～4 月间，当花芽伸出约 1 cm 左右时，在晴天将其尖顶摘去，以促进地下块茎发育膨大。

病虫害防治　病害有软腐病，为害全株，可用 50%代森铵 1 000 倍液喷雾防治，或用敌克松 1 000 倍液浇根防治；枯萎病，为害全株，可用 60%百菌通 600 倍液浇根；白绢病，为害根、茎基和块茎，可用50%代森铵1 000倍液洒施叶柄基部周围土壤。虫害有豆天蛾、芋双线雀天蛾，为害叶片，可用90%敌百虫800倍液喷杀；蛴螬，为害地下球茎，可用90%敌百虫800倍液浇根毒杀。

【采收加工】 10～11月采收，挖起块茎，鲜用或洗净，切片晒干。

【成分】 1. 魔芋含多糖类：葡萄甘露聚糖（glucomannan）[1]，甘露聚糖（mannan）[2]；有机酸类：枸橼酸（citric acid）[2]，阿魏酸（ferulic acid），桂皮酸（cinnamic acid）[3]，甲基棕榈酸（methyl palmiticacid），二十一碳烯（heneicosene）[4]；苷类：3，4-二羟基苯甲醛葡萄糖苷（3，4-dihydroxybenzaldehyde D-glucoside）[5]。另外，还含有多种氨基酸[6]，粗蛋白及脂类[7]。

2. 疏毛魔芋含多种氨基酸[6]，粗蛋白，脂质[7]，多糖[8]。

3. 野魔芋含葡萄甘露聚糖（glucomannan，KGM）[9]。

【药理】 1. 抑癌作用 含10%魔芋精粉的饲料可以抑制1，2-二甲基肼诱发大鼠肠癌和结肠癌的发生率[1]，精粉可以降低小鼠自生性肝肿瘤的发生率[2，3]。魔芋水提取物对小鼠移植肉瘤S_{180}的抑瘤率达49.8%[4]。魔芋甘露低聚糖可以增强ICR小鼠的细胞免疫功能和单核-巨噬细胞吞噬功能[5]。魔芋可通过增强机体免疫功能来抑制移植性肿瘤的生长，起到抗肿瘤作用[6]。

2. 抗炎和抗菌作用 魔芋醇提水制剂15 g/kg灌服大鼠，连续7 d，能明显抑制蛋清致足肿胀，其作用维持6 h。固体稀释平皿法表明，魔芋醇提水制剂浓度为500 mg/ml时，对白喉杆菌、伤寒杆菌及溶血性链球菌均有一定抑制作用，最低抑菌浓度分别为62.5 mg/ml、250 mg/ml和250 mg/ml[7，8]。

3. 降血脂作用 用含5%、10%魔芋饲料喂养高血脂大鼠，能明显降低血清胆固醇、低密度脂蛋白胆固醇（LDL-C）和极低密度脂蛋白胆固醇（VLDL-C）；同时LDL-C与总胆固醇（T C）比值、LDL-C与高密度脂蛋白胆固醇（HDL-C）比值明显下降，而HDL-C/TG比值明显上升。大鼠的肝胆固醇水平明显降低，并具有使脂肪肝逆转的作用[9]。采用给正常家兔喂饲高胆固醇饲料，使其血脂升高，同时喂饲魔芋提取物，魔芋提取所得单体物具有明显降低胆固醇的作用[10]。魔芋的降脂、抗脂肪肝作用机制目前尚不十分清楚，许多研究表明魔芋在消化道内能与胆固醇结合，阻碍中性脂肪和胆固醇的吸收[11]。魔芋含的葡萄聚糖在肠道能吸附胆酸，阻止胆酸的再吸收，加快胆固醇转化为胆酸，从而降低胆固醇的含量[12]。魔芋葡萄聚糖在结肠内被细菌发酵分解，产生丙酸等短链脂肪酸，吸收后产生降血脂作用[13]。

4. 减肥作用 出生24 d的SD大鼠，喂高脂肪高营养饲料同时加入1.9 mg/g体重和19 mg/g体重的魔芋45 d。两组动物体重的增长低于对照组，给药组脂肪组织重量及脂肪细胞小于对照组，而粪便湿重大于对照组。说明魔芋能减少脂肪的堆积[14]。魔芋甘露聚糖（0.17～1.5 g/kg）可降低营养性肥胖大鼠的体重，减少脂肪堆积，降低脂肪细胞的数量和大小，可使肥胖大鼠的血清三酰甘油、高密度脂蛋白、血糖有所降低[15]。

5. 降血糖作用 用5%四氧嘧啶水溶液腹腔注射诱发小鼠糖尿病，再用不同剂量的魔芋低聚糖水溶液灌胃，发现魔芋低聚糖有明显的降血糖及改善血液成分的作用[16]。

6. 延缓衰老作用 魔芋多糖对小鼠老化相关指标均有改善，对GSH-Px、CAT、SOD及LPO的影响尤为突出[17]。

7. 其他作用 用1%魔芋精粉饲料喂养大鼠18个月，可延缓脑神经胶质细胞、心肌细胞和大、中动脉内细胞的老化过程，预防动脉粥样硬化，改善心、脑和血管功能[18]。魔芋多糖可降低维生素E在肠内的吸收，不影响维生素B_{12}的吸收[19]。

毒性 魔芋醇提水制剂给小鼠1次灌胃最大耐受量大于60.0 g/kg；一次腹腔注射12 h的LD_{50}为40.0±5.2 g/kg。急性中毒表现为活动减少，呼吸急促，最后抽搐死亡[7，8]。魔芋粉20%混悬液对家兔眼睑结膜有一定刺激性[20]。

【炮制】 取原药材，除去杂质，洗净，润透，切厚片，干燥，筛去灰屑。

饮片性状 呈扁圆形厚片，切面灰白色，有多数细小维管束小点，周边暗红褐色。有细小圆点及根痕，质坚硬，粉性，微有麻舌感。

贮干燥容器内，置阴凉通风处，防蛀。

【药性】 味辛、苦，性寒。有毒。

1.《开宝本草》："味辛，寒，有毒。"

2.《本草汇言》："味辛、甘，气寒。"

3.《四川中药志》1960年版："性温，味辛辣。"

【功用主治】 化痰消积，解毒散结，行瘀止痛。主治痰嗽，积滞，疟疾，瘰疬，癥瘕，跌打损伤，痈肿，疔疮，丹毒，烫火伤，蛇咬伤。

1.《开宝本草》："主痈肿风毒，摩傅肿上。捣碎，以灰汁煮成饼，五味调和为茹食，性冷，主消渴。"

2.《本草会编》："治腮痈。"

3.《本草汇言》："敷痈肿风毒，治痨瘵。"

4.《医林纂要》："去肺寒。治痰嗽。"

5.《草木便方》："化食，消陈积，癥聚，久疟。"

6.《四川中药志》1960年版："治疟疾，烧热捣绒敷火疔疮，预防蛇咬。"

7.《民间常用草药汇编》："磨醋擦可治风肿，痈毒，作成黑豆腐服能清热，治心烦。"

8.《贵州草药》："清热解毒，消积止痛，杀虫。"

9.《陕西中草药》："健脾胃，镇静。主治胃饱胀。"

10.《安徽中草药》："杀虫，利尿。主治下肢淋巴管炎，跌打扭伤肿痛，颈淋巴结结核，脚趾抽痛。"

【用法用量】 内服：煎汤，9～15 g（需久煎2 h以上）。外用：捣敷；或磨醋涂。

【宜忌】 不宜生服。内服不宜过量。误食生品及炮制品，过量服用易产生中毒症状：舌、咽喉灼热，痒痛，肿大。

1.《开宝本草》："生（蒟头）戟人喉出血。"

2.《三元延寿书》："冷气人少食之。"

3.《安徽中草药》："本品有毒，外用时间不可太长，以免起泡；内服不可过量，宜久煎2～3 h，可以减少毒性。"

【选方】 1. 治间日疟 魔芋球茎切取7粒（如梧桐子大）。发疟前2 h，用冷水吞服。（《贵州草药》）

2. 治流行性腮腺炎 魔芋1块。用醋磨浓汁涂患处，日涂4～5次。（南药《中草药学》）

3. 治腹中痞块 魔芋球茎60 g，放入猪肚子炖吃。（《贵州草药》）

4. 治颈淋巴结核 魔芋9～15 g，加水煮3 h以上，去渣取汁服（切勿吃渣，以免中毒）。（南药《中草药学》）

5. 治跌打扭伤肿痛 鲜魔芋适量，韭菜、葱白、甜酒酿各少许。同捣烂敷患处，干则更换。（《安徽中草药》）

6. 治脚转筋　魔芋球茎适量，捣绒，加酒炒热，揉患处；再将药渣包上。(《贵州草药》)

7. 治痈疖初起　魔芋、生甘草各等量。研细末，菜油(或麻油)调敷。(《安徽中草药》)

8. 治丹毒　(魔芋)适量，捣烂，拌入嫩豆腐外敷。(南药《中草药学》)

9. 治烫火伤　魔芋根适量。晒干研末，麻油调搽。(《江西草药》)

10. 治毒蛇咬伤　(蒟蒻)鲜块茎加食盐捣烂外敷伤处。或取(蒟蒻)球茎加浓茶磨汁，用鸡毛蘸敷肿胀处。

11. 治脚癣　(蒟蒻)块茎切片摩擦患处。(10、11方出自《浙江民间常用草药》)

5971 糯芋 nuò yù (《云南中草药》)

【异名】　窄叶大救驾(《湖北中草药志》)。

【基原】　为柳叶菜科柳兰属植物柳兰 *Chamaenerion angustifolium* (L.) Scop. 的根茎。

【原植物】　参见"红筷子"条。

【采收加工】　秋季采挖，除去地上部分及泥土，晒干，或鲜用。

【药材】　糯芋 *Rhizoma Chamaenerii Angustifolii*　产于东北、华北、西北及西南。

性状　根茎呈圆柱形，长短不等，直径约1 cm。表面棕褐色，具纵皱纹，有芽痕和侧根痕，顶端呈疙瘩状，残留有数个茎基。质轻脆，折断面常呈裂片状，淡褐色，多空隙。无臭，味甘淡。

【药性】　辛、苦，平。小毒。

【功用主治】　活血祛瘀，接骨，止痛。主治跌打伤肿，骨折，风湿痹痛，痛经。

1.《云南中草药》："消肿止痛，接骨。治骨折。"

2.《湖北中草药志》："活血散瘀，止痛。用于跌打损伤，血瘀经痛等症。"

【用法用量】　内服：煎汤，1～1.5 g；或泡酒。外用：捣敷；或研末调敷。

【宜忌】　《云南中草药》："内服不可超过1.5 g。"

【选方】　1. 治跌打损伤　窄叶大救驾15 g，白酒150 ml，酒泡1星期，日服2次，每次10 ml。(《湖北中草药志》)

2. 治骨折，关节扭伤　鲜糯芋、树头发、五爪金，捣烂敷患处，5 d换1次。(《云南中草药选》)

5972 糯米 nuò mǐ (《千金方》)

【异名】　稻米(《别录》)，江米(《本草原始》)，元米(《随息居饮食谱》)。

【基原】　为禾本科稻属植物糯稻的去壳种仁。

【原植物】　糯稻 *Oryza sativa* L. var. *glutinosa* Matsum.

一年生草本，高1 m左右。秆直立，圆柱状。叶鞘与节间等长，下部者长过节间；叶舌膜质而较硬，狭长披针形，基部两侧下延与叶鞘边缘相结合；叶片扁平披针形，长25～60 cm，宽5～15 mm，幼时具明显叶耳。圆锥花序疏松，颖片常粗糙；小穗长圆形，通常带褐紫色；退化外稃锥刺状，能育外稃具5脉，被细毛，有芒或无芒；内稃3脉，被细毛；鳞被2，卵圆形；雄蕊6；花柱2，柱头帚刷状，自小花两侧伸出。颖果平滑，粒饱满，稍圆，色较白，煮熟后黏性较大。花、果期7～8月。

本植物的茎叶(稻草)、根(糯稻根)、淘洗糯米时的泔水(糯米泔)亦供药用，另设专条。

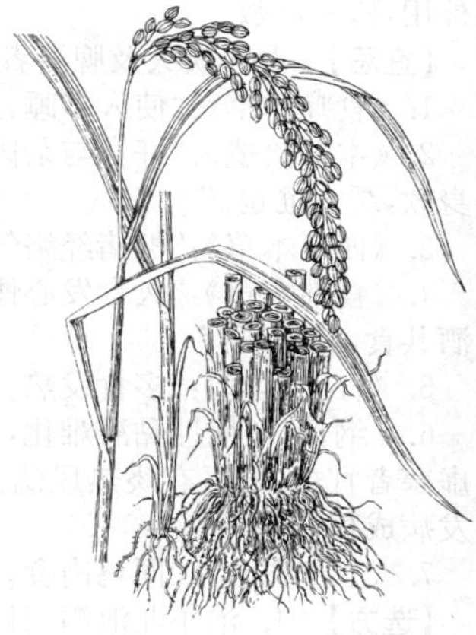

糯　稻

【采收加工】　用机器除去稻壳，取其种仁。

【药材】　糯米 *Semen Oryzae Glutinosae*　主产于江苏、安徽、浙江、湖北、湖南、广东、广西、四川等地。

性状　长籽型　长椭圆形，略扁，长4～5 mm，宽1.5～2 mm。一端钝圆，另端歪斜，有胚脱落的痕迹，表面浅白色，不透明，平滑。质坚硬，断面粉性。蒸煮后韧性极强，有光泽。气微，味甘。

圆籽型　籽粒较短圆，长3～4 mm，宽1.5～2.5 mm。

鉴别　(1) 粉末特征：淀粉粒为单粒和复粒。单粒淀粉多为多面体，脐点、层纹不明显，少数为圆形或半球形。复粒淀粉有多数分粒。

(2) 取糯米粉末或在糯米剖面上滴加碘-碘化钾溶液，显棕红色。

【药理】　抗肿瘤作用　应用自然长菌风化陈年(3年以上)的糯米粽子，剔去其发黑者，80 ℃焙干，磨粉，做成水混悬液、水提取液及乙醇提取液，给小鼠接种腹水型肝癌后，每日灌服水混悬液或皮下注射水或乙醇提取液，连续10 d，对于腹水型肝癌小鼠的腹水生成均有一定的抑制作用，其抑制率分别为77.6%、56.4%和52.1%。在腹水涂片上看到用药组的癌细胞退变现象较对照组显著。肉眼观察，对照组腹腔内肿瘤生长较给药组广泛，粘连情况也较严重。但对照组与给药组动物死亡情况并无明显差异[1]。

【药性】　甘，温。归脾、胃、肺经。

1.《别录》："味苦。"

2.《千金方》："味苦，温，无毒。"

3.《本草拾遗》："性微寒。"

4.《日华子》："凉。"

5.《绍兴本草》："味甘，瘟(通'温')。"

6.《日用本草》："味苦，温；甘，平。"

7.《本草元命苞》："味甘，性寒。"

8.《得配本草》："入手、足太阴经。"

9.《本草撮要》："入手足太阴、阳明经。"

【功用主治】　补中益气，健脾止泻，缩尿，敛汗，解毒。主治脾胃虚寒泄泻，霍乱吐逆，消渴尿多，自汗，痘疮，痔疮。

1.《别录》："温中，令人多热，大便坚。"

2. 孙思邈："脾病宜食，益气止泄。"(引自《证类本草》)

3.《食疗本草》："霍乱后吐逆不止，清水研一碗，饮之即止。"

4.《本草拾遗》："主消渴。"

5.《四声本草》："主痔疾，以骆驼脂作煎饼服之，空腹与服。"

6.《食性本草》："能行荣卫中血积。解芫菁毒。"

7.《日用本草》："补中益气，实肠。"

8.《本草元命苞》："止鼻衄血。"

9.《医学入门》："养下元，缩小便，治妇人胎动腹痛，下黄水，和气血药中服之。炒黑水调，傅痈疽、金疮、水毒、竹木刺。"

10.《纲目》:"暖脾胃,止虚寒泄痢,收自汗,发痘疮。"

【用法用量】 内服:煎汤,30～60 g;或入丸、散;或煮粥。外用:研末调敷。

【宜忌】 湿热痰火及脾滞者禁服,小儿不宜多食。

1.《食疗本草》:"使人多睡,发风动气,不可多食。"

2.《本草拾遗》:"妊身与杂肉食之,不利子。久食之令人身软,缓人筋也。"

3.《四声本草》:"拥诸经络气,使四肢不收,发风昏昏。"

4.《食性本草》:"久食发心悸,及痈疽疮疖中痛。不可合酒共食,醉难醒。"

5.《日用本草》:"多食发热。"

6.《纲目》:"糯性黏滞难化,小儿、病人最宜忌之。""脾肺虚寒者宜之,若素有痰热风病,及脾病不能转输,食之最能发病成积。"

7.《本草省常》:"同鸡肉食,生蛔虫,小儿不宜食。"

【选方】 1. 治小儿泄泻,日久不止及男妇脾泄　糯米半升(姜汁浸一宿炒熟),山药半斤(炒黄)。为末,加大椒末一钱,和匀,磁罐收贮,每服一二钱,赤砂糖汤调化下。(《婴童类萃》)

2. 治妊娠胎动不安　糯米三合,阿胶一两(捣碎,炒令黄燥,捣为末)。先煎糯米作粥,临熟下胶末,搅匀食之。(《圣惠方》糯米阿胶粥)

3. 治龙缠疮,身上生疮如粟米大,成块成路极痛者　取糯米不拘多少,浸胀擂浆,淀粉搽之。(《片玉心书》)

4. 治病后津液燥少,大便不通　糯米二合(炒灰存性研细),猪胆一枚,取汁,砂糖少许。上三味,和研如膏,纳少许入下部,立通。

5. 治鼻衄不止　糯米二合。捣罗为散,冷水调下三钱匕。(4、5方出自《圣济总录》)

6. 治虚劳不足　糯米入猪肚内蒸干,捣作丸子,日日服之。(《纲目》)

7. 治虚寒腰痛　糯米炒热,袋盛之,熨痛处,内用八角茴香研末,酒服下。(《华佗神医秘传》)

8. 治三消渴利　糯谷(旋炒作爆蓬),桑根白皮(厚者,切细)等份。上每用秤一两许,水一大碗,煮取半碗,渴则饮,不拘时。(《三因方》梅花汤)

9. 治自汗不止　陈糯米不以多少,麦麸同炒令黄色,研为细末,米饮调下三钱,或熟猪肉蘸末食之亦可。(《古今医统》)

10. 治鹤膝风　糯米煮饭,酒并曲三味共捣,敷痛处。(《万氏秘传外科心法》)

11. 下乳汁　糯米、莴苣子各半合并淘洗,生甘草半两。上煎汁一升,研药令细,去渣,分作三服。(《医学纲目》)

【各家论述】 1.《纲目》:"糯米性温,酿酒则热,熬饧尤甚。孟诜、苏颂或言其性凉、性寒者,谬说也。《别录》已谓其温中,坚大便,令人多热,是岂寒凉者乎? 今人冷泄者,炒食即止。老人小便数者,作粢糕或丸子,夜食亦止。其温肺暖脾可验矣。痘证用之,亦取此义。"

2.《本草经疏》:"补脾胃,益肺气之谷。脾胃得补,则中自温,大便亦坚实。温能养气,气充则身自多热,大抵脾肺虚寒者宜之。"

3.《冯氏锦囊》:"糯米,温脾胃之中气,制紫草之余寒,兼能催浆,使胃中气壮,邪不内攻。凡脾胃虚弱作泻,或五六日不起发灌浆者尤妙,灌浆时,用以煮粥最宜。"

4.《本经逢原》:"糯米,益气补脾肺,但磨粉作稀糜,庶不黏滞,且利小便,以滋肺而气下行矣。"

5973 糯米条 nuò mǐ tiáo (《湖南药物志》)

【异名】 茶条树(《植物名实图考》),小榆蜡叶、小垛鸡、山柳树、毛蜡叶子树、水蜡(《湖南药物志》),白花树(《广西药用植物名录》)。

【基原】 为忍冬科六道木属植物糯米条的茎叶。

【原植物】 糯米条 *Abelia chinensis* R. Br.

落叶多分枝灌木,高达2 m。嫩枝被微毛,红褐色,老枝树皮纵裂。叶对生,有时3枚轮生;叶柄长1～5 mm;叶片圆卵形至椭圆状卵形,长2～5 cm,宽1～3.5 cm,先端急尖或短渐尖,基部圆形或心形,边缘有稀疏圆锯齿,上面疏被短毛,下面沿中脉及侧脉的基部密生柔毛。聚伞花序生于小枝上部叶腋,由多数花序集合成一圆锥花簇;花芳香,具3对小苞片;萼筒圆柱形,萼檐5裂,裂片椭圆形或倒卵状长圆形,长约5 mm,果期变红色;花冠白色至粉红色,漏斗状,长1～1.2 cm,裂片5,圆卵形;雄蕊4,伸出花冠;花柱细长,柱头圆盘形。果长约5 mm,具短柔毛,冠以宿存而略增大的萼裂片。花期9月,果期10月。

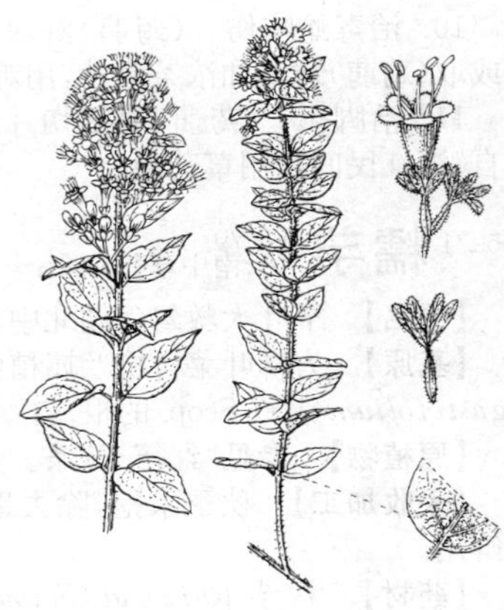

糯 米 条

生于海拔170～1 500 m的山地。分布于浙江、福建、江西、湖南、广东、广西、四川、贵州、云南。

【采收加工】 春、夏、秋季均可采收,鲜用或切段晒干。

【药性】 《湖南药物志》:"苦,寒,无毒。"

【功用主治】 清热解毒,凉血止血。主治湿热痢疾,痈疽疮疖,衄血,咳血,吐血,便血,流感,跌打损伤。

《湖南药物志》:"清热解毒,止血。"

【用法用量】 内服:煎汤,6～15 g;或生品捣汁。外用:煎汤外洗或捣敷。

【选方】 1. 治泄泻　(糯米条)叶3 g。捣烂,开水吞服。

2. 治小儿口疮　(糯米条)叶捣烂,取汁加米泔水调匀,搽患处。

3. 治对口疮　(糯米条)叶、野苦荬菜。共捣烂,敷患处。

4. 治痄腮　(糯米条)叶适量。嚼烂,敷患处。

5. 止血　(糯米条)叶捣烂,敷患部。

6. 治小儿疳虫蚀齿　(糯米条)叶取汁点牙上。(1～6方出自《湖南药物志》)

5974 糯米泔 nuò mǐ gān (《纲目》)

【异名】 粘米泔水(《本草述》)。

【基原】 为淘洗糯米时,第二次流出的米泔水。

【原植物】 参见"糯米"条。

【药性】 味甘,性凉。

【功用主治】 除烦,止渴。主治霍乱,心烦口渴。

《纲目》:"益气,止烦渴霍乱,解毒。食鸭肉不消者,顿饮一盏。"

【用法用量】 内服：加热温饮，100～200 ml。

【选方】 治霍乱，心惊热，心烦渴 糯米水清研之；（或）冷熟水混取米泔汁，任意饮之。（《梅师集验方》）

5975 糯米藤 nuò mǐ téng（《贵州民间方药集》）

【异名】 捆仙绳（《天宝本草》），糯米菜（《峨眉山药用植物调查报告》），糯米草、米浆藤（《贵州民间方药集》），生扯拢、筲箕藤（《民间常用草药汇编》），铁箍蔓草（《贵阳民间药草》），玄麻根（《四川中药志》），红米藤、红饭藤（《浙江民间常用草药》），雾水葛、自消散、铁节草（《广西民间常用中草药手册》），土加藤（《云南中草药选》），蔓苎麻根（《江西草药》），红石薯、猪仔菜、贯线草（《福建中草药》），小铁箍、小粘药、红头带（《云南中草药》），九股牛、小拔毒散（《云南药用植物名录》），意心藤（《安徽中草药》）。

【基原】 为荨麻科糯米团属植物糯米团的带根全草。

【原植物】 糯米团 *Gonostegia hirta*（Bl.）Miq.［*Urtica hirta* Bl.；*Memorialis hirta*（Bl.）Wedd.］

多年生草本。茎基部伏卧，长达 1 m 左右，通常分枝，有短柔毛。叶对生；有短柄或无柄；叶片狭卵形、披针形或卵形，长 3～11.5 cm，宽 1.2～2.5 cm，先端渐尖或长渐尖，基部浅心形，全缘，上面稍粗糙；基生脉 3 条。花小，单性雌雄同株，簇生于叶腋，淡绿色；雄花有细柄，花蕾近陀螺形，花被片 5，长约 2 mm，雄蕊 5，对生；雌花近无梗，花被结合成筒形，上缘被白色短毛，内有雌蕊 1，柱头丝状，脱落性。瘦果卵形，先端尖锐，暗绿色或黑色，有光泽，约有 10 条细纵肋。花期 8～9 月，果期 9～10 月。

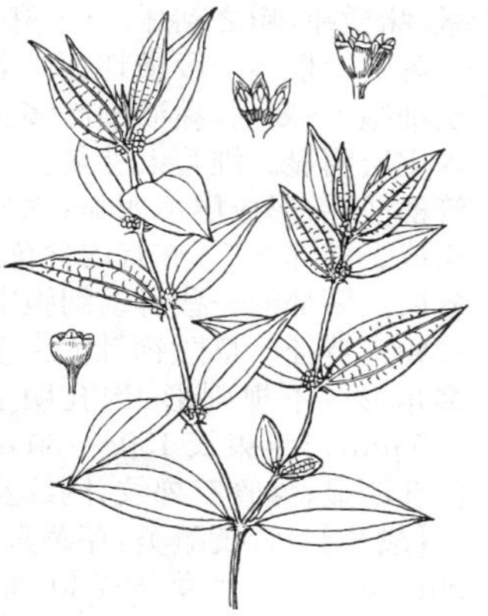

糯米团

生于溪谷林下阴湿处，山麓水沟边。分布于江苏、浙江、安徽、广东、广西、四川、贵州、云南、西藏、陕西等地。

【栽培】 生物学特性 对气候、土壤适应性较强，土壤以较湿润、肥沃的夹砂土较好。

繁殖方法 种子繁殖。四川地区于 3～4 月播种。整地后，开 1.3 m 宽的畦，按行株距各约 26 cm 开穴，深约 7 cm，要穴大底平。施人畜粪水后，种子与草木灰、人畜粪水拌匀撒穴里。

田间管理 苗高 7～10 cm 时匀苗、补苗，每穴有苗 4～5 株，并除草、追肥 1 次。在 6 月、8 月、11 月各再中除、追肥 1 次。以后每年出苗时和 5 月、11 月各中除、追肥 1 次。肥料春夏以人畜粪水为主，冬季施土杂肥。

【采收加工】 全年可采，鲜用或晒干。

【药材】 糯米藤 *Herba Gonoslegiae Hirtae* 产于四川、贵州、福建、广西、浙江等地。

性状 干燥带根全草，根粗壮，肉质，圆锥形，有支根；表面浅红棕色；不易折断，断面略粗糙，呈浅棕黄色。茎黄褐色。叶多破碎，暗绿色，粗糙有毛，润湿展平后，3 条基脉明显，背面网脉明显。有时可见簇生的花或瘦果，果实卵形，顶端尖，约具 10 条细纵棱。气微，味淡。

【药性】 甘、微苦，凉。

1.《云南中草药》："苦、涩，凉。"

2.《安徽中草药》："性平，味微苦、辛、甘。"

3.《福建药物志》："甘、微苦，凉。"

4.《四川中药志》1982 年版："甘、涩，平。"

【功用主治】 清热解毒，健脾消积，利湿消肿，散瘀止血。主治乳痈，肿毒，痢疾，消化不良，食积腹痛，疳积，带下，水肿，小便不利，痛经，跌打损伤，咳血，吐血，外伤出血。

1.《天宝本草》："治跌打损伤，痒疬，诸疮痈疽发背，消面肿。"

2.《民间常用草药汇编》："增血液，健脾胃，固中养血。炖肉内服治心脏衰弱。"

3.《贵州草药》："清热解毒，健脾消积，止血。治疔疮，九子疡，小儿食积胀满，外伤出血。"

4.《云南中草药》："接骨生肌，消炎止泻。治痢疾，痛经，骨折。"

5.《陕西中草药》："治瘰疬，腹泻，白带。"

6.《安徽中草药》："清热利湿，活血消肿。"

7.《贵州民间方药集》："治乳少。"

8.《福建药物志》："清热凉血，消肿解毒。主治咳血，吐血，肾炎，白带，结膜炎，乳腺炎，对口疮，蜂窝织炎。"

9.《湖北中草药志》："用于消化不良，食积胃痛，肾炎水肿，尿路结石，妇女血气痛，皮炎。"

10.《四川中药志》1982 年版："补脾益气。用于脾虚腹泻，食欲不振，脾虚带下。"

【用法用量】 内服：煎汤，10～30 g，鲜品加倍。外用：捣敷。

【选方】 1. 治乳痈，疔疖 蔓苎麻根（鲜）适量，捣烂，醋调外敷，每日换 1 次；乳痈外加热敷。（《江西草药》）

2. 治下肢慢性溃疡 雾水葛、三角泡、桉树叶各适量。捣烂敷患处。（《广西中草药》）

3. 治急性黄疸型肝炎 鲜糯米团、糯稻根各 60 g。煎服。（《安徽中草药》）

4. 治湿热带下 鲜蔓苎麻全草 30～60 g，水煎服。（《福建中草药》）

5. 治白带 蔓苎麻根（鲜）30～60 g，猪瘦肉 125 g。酒水各半同炖，服汤食肉，每日 1 剂。（《江西草药》）

6. 治血管神经性水肿 糯米团鲜根，加食盐捣烂外敷局部，4～6 h 换药 1 次。（《单方验方调查资料选编》）

7. 治毒蛇咬伤 蔓苎麻根、杠板归各适量，水煎外洗；另用蔓苎麻根（鲜）适量，捣烂外敷。（《江西草药》）

8. 治脾胃虚弱，形体羸瘦，食欲不振 糯米藤根，炕研细末。每用 15～30 g，蒸瘦猪肉适量服。（《四川中药志》1982 年版）

9. 治小儿疳积 糯米藤干根研粉，每用 3～9 g，布包，用鸡肝 1 个或猪肝 60 g，加水蒸熟。去渣，喝汤，2 岁以上小儿连肝吃。（《陕西中草药》）

10. 治跌打损伤 鲜糯米团 3 份，鲜半夏 1 份。捣烂敷伤处，干则更换。（《安徽中草药》）

11. 治咳血 糯米团 30～60 g，鲜橄榄 12 粒，猪瘦肉适量。水炖服。（《福建药物志》）

5976 糯稻根 nuò dào gēn（《江苏省植物药材》）

【异名】 糯稻根须（《本草再新》），稻根须（《药材资料汇编》），糯谷根、糯稻草根（《全国中草药汇编》）。

【基原】 为禾本科糯属植物糯稻 *Oryza sativa* L. var. *glutinosa* Matsum. 的根及根茎。

【原植物】 参见"糯米"条。

【采收加工】 夏、秋两季，糯稻收割后，挖取根茎及须根，除去残茎，晒干。

【药材】 糯稻根 *Radix Oryzae Glutinosae* 我国水稻产区均产。

性状 全体集结成疏松的团状，上端有分离的残茎，圆柱形，中空，长 2.5～6.5 cm，外包数层灰白色或黄白色的叶鞘；下端簇生多数须根。须根细长而弯曲，直径 1 mm，表面黄白色至黄棕色，表皮脱落后显白色，略具纵皱纹。体轻，质软，气微，味淡。

鉴别 (1) 根横切面：表皮细胞少数残存，壁略木栓化，棕黄色。皮层宽广，外皮层细胞与表皮细胞上下交错排列；下方为 1 列小形木化厚壁细胞，4～6 角形；其内为多列薄壁细胞，放射状排列；多数细胞分离解体，形成大的气腔，仅有细胞壁残存，近内皮层的薄壁细胞小，内皮层细胞的内侧壁加厚。中柱鞘为 1 列薄壁细胞；初生木质部多原型，韧皮部束位于木质部弧角间，后生木质部有 5 个大导管，木纤维发达。髓部细胞壁厚，木化。

(2) 薄层色谱：取本品粉末 0.1 g，加 70% 乙醇 2 ml，温浸 30 min，过滤，滤液作为供试品液，以果糖稀醇液对照。分别点样于硅胶 G 薄板上，用乙酸乙酯-甲醇-乙酸-水（12∶3∶3∶2）展开，以 α-萘酚硫酸试液喷雾后加热显色，供试品色谱与对照品色谱在相应位置处显相同色斑。

【药性】 味甘，性平。归肺、肾经。

1.《本草再新》："味甘、辛，性平，无毒。入肝、肺、肾三经。"

2.《中国医学大辞典》："甘，寒。"

3.《岭南草药志》："味甘、淡。"

【功用主治】 养阴除热，止汗。主治阴虚发热，自汗盗汗，口渴咽干，肝炎，丝虫病。

1.《本草再新》："补气化痰，滋阴壮胃，除风湿，治阴寒，安胎和血，疗冻疮、金疮。"

2.《本草求原》："平肝。"

3.《中国医学大辞典》："养胃，清肺，健脾，退虚热。"

4.《药材资料汇编》："止盗汗。"

5.《岭南草药志》："治久热不退，小儿脾虚发热。"

6.《药材学》："补肺健脾，养胃津。"

7.《四川中药志》1960 年版："治阴寒湿邪，胃弱食少。"

8.《福建药物志》："清热除湿，敛阴和血。治传染性肝炎，盗汗，鼻衄，乳糜尿。"

9.《青岛中草药手册》："健胃，止汗，渗湿。主治神经性腹痛，肝炎，虚寒吐逆，丝虫病。"

【用法用量】 内服：煎汤，15～30 g，大剂量可用 60～120 g。以鲜品为佳。

【选方】 1. 治阴虚盗汗 糯稻根、乌枣各 60 g，红糖 30 g。水煎服。（《福建药物志》）

2. 治肝炎 （糯稻根）、紫参各 62 g。加糖适量煎服。

3. 治丝虫病（乳糜尿） 糯稻根 250～500 g，可酌加红枣。水煎服。（2、3 方出自《中草药学》）

4. 鼻衄 稻根 30 g，猪胰 1 条。水煎服。或稻根 30 g，水车前 15 g。水煎服。（《福建药物志》）

【临床报道】 治疗小儿汗证 糯稻根须 150 g，加冷水 2 500 ml 同煎（以小儿 15 kg 计算，每增加 2 kg，须增加糯稻根 50 g，冷水 500 ml），水沸开始计时，20 min 后去渣取汁备用。将糯稻根煎剂冷却至 41～46 ℃，给小儿沐浴 30 min，每日 1 次，连续 3～7 d。个别患儿出院后嘱其家属在家继续药浴并随访。治疗 27 例上呼吸道感染应用抗生素或合用糖皮质激素治疗后出现汗证的患儿，结果显效 20 例，有效 6 例，无效 1 例[1]。

5977 霸王七 bà wáng qī （《四川中药志》）

【异名】 万年巴（《中国民族药志》），万年炟（四川）。

【基原】 为凤仙花科凤仙花属植物野凤仙花 *Impatiens textori* Miq. 的块茎。

【原植物】 参见"野凤仙花"条。

【采收加工】 夏、秋季采挖，鲜用或晒干。

【药材】 霸王七 *Rhizoma Impatientis Textori* 产于东北及江西、贵州、四川等地。

性状 本品呈类球形、纺锤形及不规则形，长 1～4 cm，直径 0.5～2 cm，表面灰黄色至灰褐色，有皱纹，常见残留细根及细根痕，两端稍尖，纤维状。质柔软，可折断，断面褐色至灰褐色，颗粒状，边缘黄白色，切薄片呈半透明状。气微，味微甜，嚼之粘牙，且辛麻刺舌。

鉴别 根茎中段横切面 表皮细胞 1 列，切向延长。皮层细胞 5～8 列，黏液细胞多见，大型，内含草酸钙针晶束。内皮层明显。维管束外韧型，放射状排列，韧皮部狭窄，筛管群散在；形成层不明显；木质部由导管、石细胞和纤维束组成。髓部宽广，亦有内含草酸钙针晶束的黏液细胞散在。皮层及髓部的一些薄壁细胞中含黄棕色物质。

粉末特征 草酸钙针晶束多见，长 100 μm 以上；石细胞多角形或不规则形，沟孔明显，直径 30～50 μm，长 80～100 μm；纤维束长 150～180 μm，直径 50 μm 左右，胞腔大，沟孔明显；导管有梯纹、网纹及螺纹。

【成分】 含黄酮类：芹菜素-7-O-葡萄糖苷（apigenin 7-O-glucoside），木犀草素-7-O-葡萄糖苷（luteolin-7-O-glucoside）[1]，木犀草素（luteolin），芹菜素（apigenin），金圣草黄素（chrysoeriol），金圣草黄素-7-O-葡萄糖苷（chrysoeriol 7-glucoside）[2]，槲皮素（quercetin），山柰酚（kaempferol）[3]。

【药性】《四川中药志》1960 年版："性微寒，味辛、苦，无毒。"

【功用主治】 活血解毒。主治跌打损伤，瘀肿疼痛，腹痛，痈肿疮毒，毒蛇咬伤。

《四川中药志》1960 年版："祛瘀消肿，解毒。治跌打损伤及痈疮。"

【用法用量】 内服：煎汤，9～15 g；或研末，每次 3 g，每日 2 次；或浸酒。外用：鲜品捣敷。

【选方】 1. 治跌打损伤瘀血、疼痛 万年巴 10 g，牛膝 30 g，用白酒 250 g 浸泡。每日 2 次，每次服药酒 10 g。

2. 治腹痛 万年巴、青木香各 3 g，研粉，吞服。（1、2 方出自《中国民族药志》）

3. 治痈肿 （霸王七）配散血草、刺三甲、蛇蔗草共捣绒，涂患处。

4. 治脚生肥毒 （霸王七）捣绒，涂（患处）。（3、4 方出自《四川中药志》1960 年版）

5. 治毒蛇咬伤，伤口红肿疼痛 万年巴鲜品适量，捣烂敷患处。（《中国民族药志》）

5978 霸王鞭 bà wáng biān （《植物名实图考》）

【异名】 金刚杵、冷水金丹（《滇南本草》），金刚篡（《丹房本草》)，刺金刚(《昆明民间常用草药》)。

【基原】 为大戟科大戟属植物霸王鞭的茎叶或茎中白色乳汁。

【原植物】 霸王鞭 *Euphorbia royleana* Boiss.

多年生肉质灌木，高达3 m，有乳状液汁。茎基部近圆柱形，上部四角形或五角形；小枝有3～5条纵棱，边缘波浪状。单叶互生，少而早落，叶片倒披针形，肉质，长10～12 cm，宽2～4 cm，全缘，两面无毛；叶柄长约6 mm，基部有刺1对。杯状花序顶生或侧生，具短柄，排列成聚伞状，花黄色。蒴果近球形，径约1 cm。花期春、夏。

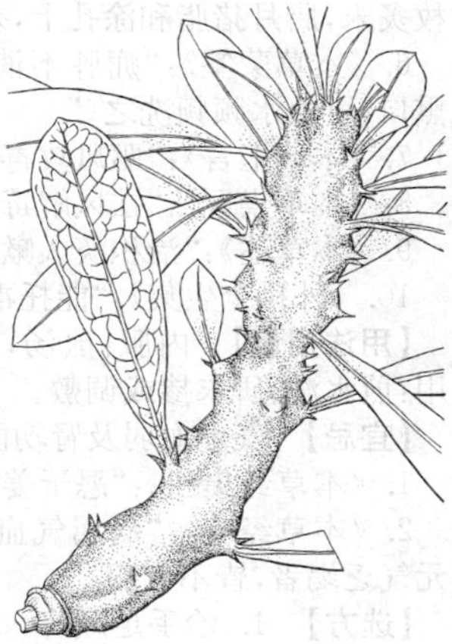
霸王鞭

生于山野石隙，也有栽培。分布云南。

【采收加工】 随采随用。

【药性】 苦、涩。有毒。

1.《滇南本草》："味苦，有小毒。"

2.《纲目拾遗》："大毒。"

3.《昆明民间常用草药》："微苦涩，平，有毒。"

【功用主治】 祛风解毒，杀虫止痒。治疮毒，皮癣，水肿。

1.《滇南本草》："主一切单腹胀水气、血肿之症，烧灰为末，用冷水送下。"

2.《昆明民间常用草药》："祛风，消炎，解毒。治疮毒，皮癣。"

【用法用量】 外用：取浆汁搽涂患处。内服：煅存性研末为散。

【宜忌】 《昆明民间常用草药》："霸王鞭，全株有毒，供外用，忌内服。"

【选方】 治大疮大毒，皮癣 霸王鞭浆汁，外搽患处。(《昆明民间常用草药》)

5979 露水草 lù shuǐ cǎo (《贵州草药》)

【基原】 为禾本科画眉草属植物黑穗画眉草的带根全草。

【原植物】 黑穗画眉草 *Eragrostis nigra* Nees

多年生草本，高30～50 cm。秆丛生，直立或基部稍倾斜，基部压扁状。叶片线形，长10～25 cm，宽3～5 mm，常内卷，先端长渐尖；叶鞘扁平，鞘口具白色柔毛；叶舌截平。圆锥状花序开展，长15～18 cm，分枝近于轮生或单生，多曲折；小穗柄细弱，小穗黑色，小花3～8朵；颖披针形，先端渐尖，具脉；外稃卵状长圆形，排列较疏松，内稃稍短于外稃，常宿存，先端截平；花药黄色。花果期4～9月。

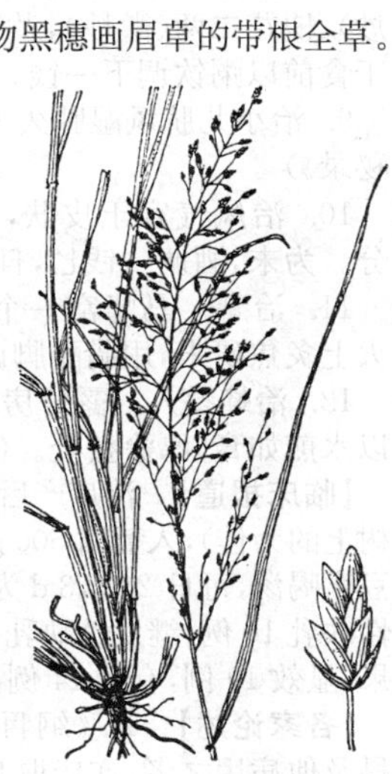
黑穗画眉草

生长于山坡草地。分布四川、贵州、云南、甘肃等地。

【采收加工】 夏、秋季采收，晒干。

【功用主治】 清热，止咳，镇痛。治百日咳，痢疾。

5980 露蜂房 lù fēng fáng (《本经》)

【异名】 蜂肠(《本经》)，革蜂窠(《雷公炮炙论》)，百穿、蜂勒(《别录》)，蜂房(《千金方》)，大黄蜂窠(《蜀本草》)，紫金沙(《圣济总录》)，马蜂包(《贵州民间方药集》)，马蜂窝(《河南中药手册》)，虎头蜂房、野蜂房(《民间常用草药汇编》)，纸蜂房(《河北药材》)，长脚蜂窝、草蜂子窝(《山东中药》)，蜂巢(《中药材手册》)。

【基原】 为胡蜂科胡蜂属昆虫黄星长脚黄蜂或多种近缘昆虫的巢。

【原动物】 黄星长脚黄蜂 *Polistes mandarinus* Saussure 又名：露蜂(《昆虫分类学》)。

雌蜂黑色，长20～25 mm。头三角形，复眼1对，单眼3个。触角1对。颜面、头顶、后头、唇基、上颚及颊部都有黄褐色斑纹，胸部有刻点，前胸背部后缘及中胸背板中，有2条黄色纵线。翅2对，前翅较后翅大。胸腹节呈黑色，有4条黄褐色纵线。腹部纺锤形，各腹节中央有黑色纵线，尾端有毒针。足3对，细长，黄褐色。飞行时常伸长6足，呈下垂状。

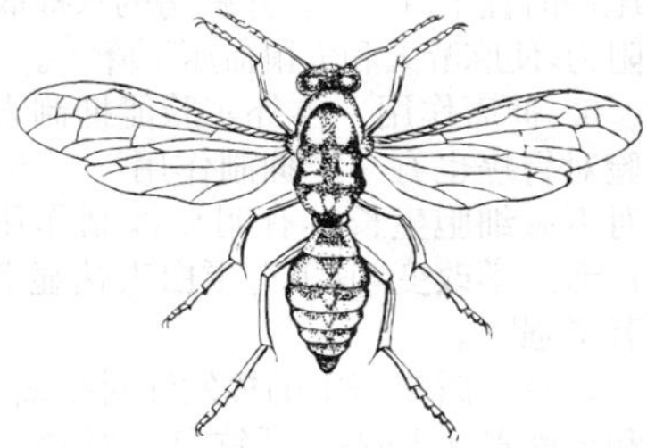
黄星长脚黄蜂

【采收加工】 一般10～12月间采收，采后晒干，倒出死蜂，除去杂质，剪成块状，生用或炒、煅用。

【药材】 露蜂房 *Nidus Vespae* 主产于河北、四川、内蒙古、新疆、广西等地。

性状 本品完整者呈盘状、莲蓬状或重叠形似宝塔状，商品多破碎呈不规则的扁块状，大小不一，表面灰白色或灰褐色。腹面有多数整齐的六角形房孔，孔径3～4 mm或6～8 mm；背面有1个或数个黑色突出的柄。体轻，质韧，略有弹性。气微，味辛淡。

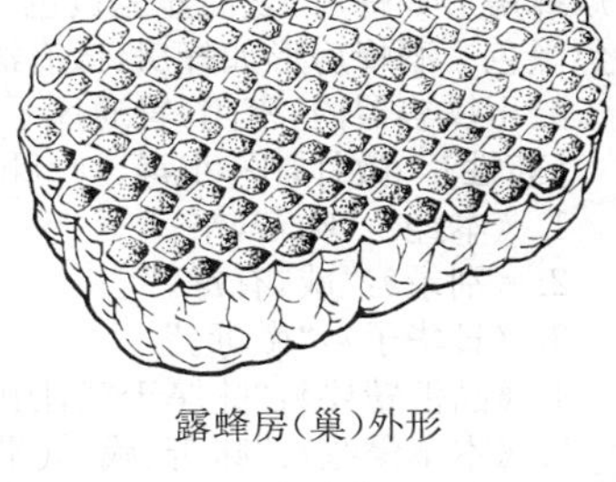
露蜂房(巢)外形

【成分】 大黄蜂巢含蜂蜡，树脂，多种糖类，维生素和无机盐等[1]。

【药理】 1. 抗炎作用 露蜂房水提取液(LFF)3.3～9.9 g/kg皮下注射，对正常和去肾上腺小鼠巴豆油所致耳部炎症均有显著抑制作用。灌胃给药时，需较大剂量(30 g/kg，每日2次，连续7 d)才有明显抑制作用。LFF 5 g/kg皮下注射，对大鼠蛋清性足肿有显著抑制作用。2～8 g/kg皮下注射，每日2次，连续7 d，对棉球肉芽肿也有显著抑制作用[1]。上述试验表明LFF对急性和慢性炎症均有抑制作用。

2. 镇痛作用　LFF 6.6～9.9 g/kg 皮下注射，对小鼠醋酸扭体反应有明显抑制作用，表明对慢性钝痛有效[1]。

3. 降温作用　LFF 3.3～9.9 g/kg 皮下注射，对正常和摘除肾上腺小鼠的正常体温有显著下降作用，用药 4 h 后恢复正常[1]。

4. 促凝血作用　日本市售露蜂房的水、乙醚、丙酮和乙醇提取物均有显著的促凝血作用，以丙酮提取物作用最强[2]。露蜂房的水提取物(4 g/ml)4.0 ml/kg 皮下注射，对大鼠的体外血栓形成有明显促进作用，使血栓的平均长度、湿重和干重均增加，并能增加对血小板的黏附率[3]。

5. 对心血管功能的影响　给家兔静脉注射露蜂房的丙酮提取物，可使心脏运动加强[2]。在离体蛙心灌流中，0.05%的丙酮提取物使收缩振幅稍加大，0.5%时明显加大，5%时则振幅变小，运动不规则，搏动次数明显减少，以至几乎停止，但冲洗后尚能恢复[4]。在灌流液中加入露蜂房的丙酮提取物，可使蛙和兔耳血管扩张；给兔静脉注射时，可使血压一时性下降[2,4]。露蜂房的水提取物能明显降低外周血管阻力，使麻醉犬和大鼠血压下降[3]。

6. 抑瘤作用　体外实验能抑制人肝癌细胞，亚甲蓝法试验对胃癌也有一定抑制作用[5]。不同浓度露蜂房醇提取物对 K_{562} 细胞生长具有明显抑制作用，K_{562} 细胞呈典型的凋亡形态学改变，其 bcl_2 蛋白表达显著减弱、Bax 蛋白表达显著增强[6]。

毒性　露蜂房中的挥发油对蚯蚓和蛙有明显毒性，给家兔和猫灌胃 0.1 g/kg 可致急性肾炎[7]。露蜂房水提取液，小鼠静脉注射的 LD_{50} 为 12.0 g/kg，皮下注射为 32.3 g/kg；中毒症状有自发运动减少，渐发展为步履蹒跚，共济失调，呼吸抑制，运动高度抑制，终因呼吸衰竭而死亡[1]。

【炮制】 1. 炒蜂房　取净蜂房，置锅内用文火加热，炒至两面呈老黄色，取出，切成块。

2. 蜂房炭　取净蜂房块置锅内，用中火炒至呈焦黑色，喷洒凉水少许，灭尽火星，取出凉透，或闷煅透，冷后取出。

3. 酒蜂房　取净蜂房，用酒洒拌匀，闷润 24 h 后，取出晾干。每蜂房 100 kg，用白酒 15 kg。

饮片性状　蜂房呈不规则的扁块状，大小不一。表面灰白色或灰褐色。有多数整齐的六角形房孔。偶见黑色突起的短柄。体轻，质韧，稍有弹性，似纸质。气微，味辛、淡。炒蜂房形如蜂房，表面显老黄色。蜂房炭形如蜂房，表面呈焦黑色。酒蜂房形如蜂房，微有酒气。

贮干燥容器内，密闭，置通风干燥处，防压，防蛀。

【药性】 微甘，平，小毒。归肝、胃、肾经。

1.《本经》："味苦，平。"

2.《别录》："咸，有毒。"

3.《日华子》："微毒。"

4.《品汇精要》："味厚于气，阴中之阳。臭腥。"

5.《本草蒙筌》："味苦、咸，气平，无毒。"

6.《纲目》："味甘，平，有毒。入阳明经。"

7.《本草正》："味微甘，微咸，有毒。"

8.《本草再新》："入肝、肺二经。"

9.《药义明辨》："入肝、肾二经。"

【功用主治】 祛风止痛，攻毒消肿，杀虫止痒。主治风湿痹痛，风虫牙痛，痈疽恶疮，瘰疬，喉舌肿痛，痔漏，风疹瘙痒，皮肤顽癣。

1.《本经》："主惊痫瘈疭，寒热邪气，癫疾，蛊毒，肠痔。"

2.《别录》："疗蜂毒毒肿。"

3.《新修本草》："灰之，酒服，主阴痿；水煮洗狐尿刺疮；服之疗上气，赤白痢，遗尿失禁。"

4.《日华子》："治牙齿痛，痢疾，乳痈；蜂叮、恶疮即煎洗。"

5.《本草图经》："疗热病后毒气冲目，用半大两，水二升，同煮一升，重滤，洗目三四过(遍)。瘰疬或瘘作孔者，取二枚炙末，腊月猪脂和涂孔上，差。"

6.《本草蒙筌》："痈肿不消，磨以酽醋敷效；热病后毒气熏口，可煎水频频洗之。"

7.《本草汇言》："驱风攻毒，散疗肿恶毒。"

8.《本草崇原》："祛风解毒，镇静清热。"

9.《本草述》："治积痰久嗽，风惊颤掉，神昏错乱。"

10.《外科全生集》："能托毒，疗久溃，止痛。"

【用法用量】 内服：煎汤，5～10 g；研末服，2～5 g。外用：煎水洗、研末掺或调敷。

【宜忌】 气虚血弱及肾功能不全者慎服。

1.《本草经集注》："恶干姜、丹参、黄芩、芍药、牡蛎。"

2.《本草经疏》："病属气血虚，无外邪者，与夫痈疽溃后元气乏竭者，皆不宜服。"

【选方】 1. 治手足风痹　黄蜂窠大者一个，小者三四个(烧灰)，独头蒜一碗，百草霜一钱半。同捣敷上。忌生冷荤腥。(《乾坤秘韫》)

2. 治牙痛　露蜂房、天仙藤各等分。上件嚼咀。每用二钱，水半盏，煎数沸，去滓漱之。(《杨氏家藏方》露蜂房散)

3. 治崩中漏下，青黄赤白，使人无子　蜂房末，三指撮，酒服之。(《千金方》)

4. 治发背疮肿，疼痛不可忍　露蜂房一两半，甘草(生用)二两。上件药锉，以水三升，煎至二升，去滓，以绵浸汤中洗疮四面。

5. 治妇人乳痈汁不出，积蓄内结，因成脓肿，一名妒乳　露蜂房一分，微炙，以水二大盏，煮取一盏，去滓，细细服之，当日令尽。(4、5 方出自《圣惠方》)

6. 治诸恶疽、附骨痈，根在脏腑，历节肿出，疗肿恶脉诸毒　露蜂房、乱发、蛇皮。三味合烧灰，酒服方寸匕，日二。(《别录》)

7. 治小儿喉痹肿痛　蜂房烧灰，以乳汁和服一钱匕。(《食医心镜》)

8. 治痔疾风热毒气攻下部生疮肿痛　露蜂房二两(微炒)，槐花二两(微炒)，黄芪二两(锉)。上件药捣细罗。每于食前以粥饮调下一钱。(《圣惠方》露蜂房散)

9. 治小儿脐风湿肿久不瘥　露蜂房，烧末敷之。(《子母秘录》)

10. 治风气客于皮肤，瘙痒不已　蜂房(炙过)、蝉蜕等分。为末，酒调一钱匕，日三二服。(《姚僧坦集验方》)

11. 治癣　马蜂窝一个，仰放瓦上，以枯矾填满孔内，炭火上炙焦研末，用腊醋脚调涂。(《疡医大全》)

12. 治蜂螫人　露蜂房、白矾各半两。上件药捣罗为末，以水煎如膏，厚涂螫处。(《圣惠方》)

【临床报道】 治疗产后缺乳　取蜂窝 1 个(约 10 g，以枣树上的为佳)，入豆腐 500 g，丝瓜络 10 g，加水适量煎煮。食豆腐喝汤，每日 2 次，3 d 为 1 个疗程。治疗 35 例，其中原发性缺乳 16 例，继发性缺乳 19 例；病程 3 d 至半个月不等。结果：显效 19 例，有效 14 例，无效 2 例，总有效率 94%[1]。

【各家论述】 1.《纲目》："露蜂房，阳明药也。外科、齿科及他病用之者，亦皆取其以毒攻毒，兼杀虫之功耳。"

2.《本草汇言》："露蜂房，治风痹肿痛，及附骨恶疽，内痈疔肿，根在脏腑，及历节风痛，痛如虎咬，盖取其以毒治毒之义云。”

3.《本经逢原》：“露蜂房，《本经》治惊痫瘛疾，寒热邪气，以其能祛涤痰垢也。”

5981 露兜笏心 lù dōu lè xīn（《本草求原》）

【基原】 为露兜树科露兜树属植物露兜树 *Pandanus tectorius* Sland 的嫩叶。

【原植物】 见“露兜笏蔃”条。

【采收加工】 春季采收，晒干。

【药性】 甘，寒。

1.《生草药性备要》：“味香甜，性寒。”

2.《本草求原》：“甘、平，微寒。”

3.《福建药物志》：“甘、辛，凉。”

【功用主治】 清热，凉血，解毒。主治感冒发热，中暑，麻疹、发斑，丹毒，心烦尿赤，阴囊湿疹，疮疡。

1.《生草药性备要》：“消风，散热毒疮，止血生肌，同白豆捶烂敷患处。”

2.《本草求原》：“凉血，止血，生肌。”

【用法用量】 内服：煎汤，10～18 g。外用：捣敷或煎水洗。

【选方】 1. 治溃疮有腐骨 （露兜笏心）捣烂敷患处，急能拔出之。（《岭南采药录》）

2. 治阴囊湿疹，皮炎 （露兜笏）叶适量。水煎熏洗。（《广西本草选编》）

3. 治疝气 露兜树嫩叶基部（剥后如笋）30 g，猪瘦肉 30 g 或猪膀胱 1 个。煮服。（《福建药物志》）

5982 露兜笏花 lù dōu lè huā（《南宁市药物志》）

【异名】 路头花（《南宁市药物志》），露兜簕花（《广西中草药》）

【基原】 为露兜树科露兜树属植物露兜树 *Pandanus tectorius* Sland 的花。

【原植物】 参见“露兜笏蔃”条。

【采收加工】 夏季采收，晒干。

【成分】 含挥发油（essential oil），油中含苯乙基甲醚（phenylethyl methylether），二戊烯（dipentene），α-芳樟醇（α-linalool），乙酸苯乙酯（phenylethyl acetate），柠檬醛（citral），苯乙醇（phenylethylalcohol），已酸（caproic acid），硬脂萜（stearoptene），酞酸酯（hthalate）等[1]。

【药性】 味甘，性寒。

【功用主治】 清热，利湿。主治感冒咳嗽，淋浊，小便不利，热泻，疝气，对口疮。

【用法用量】 内服：煎汤，10～30 g。外用：研末调敷。

【选方】 1. 治感冒咳嗽 露兜簕花 10～30 g，水煎服。（《广西中草药》）

2. 治胃热痛 露兜簕花 3～10 g，水煎服。（《广西本草选编》）

5983 露兜笏蔃 lù dōu lè qiáng（《本草求原》）

【异名】 勒角蔃（《岭南草药志》），茄骨〔《广东中医》1961，(2)：47〕，露兜簕根、猪母锯、老锯头、吹拖簪（《全国中草药汇编》）。

【基原】 为露兜树科露兜树属植物露兜树的根。

【原植物】 露兜树 *Pandanus tectorius* Sland.

常绿分枝灌木或小乔木，常具气生根。叶簇生于枝顶，革质，带状，长约 1.5 m，宽 3～5 cm，顶端渐狭成一长尾尖，边缘和背面中脉上有锐刺。雄花序由数个穗状花序组成，穗状花序无总花梗；佛焰苞长披针形，近白色，长 12～26 cm，宽 1.5～4 cm，先端尾尖；雄花芳香，雄蕊常为 10 余枚，多可达 25 枚，着生于长达 9 mm 的花丝束上，呈总状排列；雌花序头状，单生于枝顶，圆球形，佛焰苞多数，乳白色，长 15～30 cm，宽 1.4～2.5 cm，边缘具疏密相间的细锯齿；心皮 5～12 枚合为一束，中下部联合，上部分离，5～12 室，每室有一粒胚珠。聚花果大，向下悬垂，由 40～80 个核果束组成，幼果绿色，成熟时橘红色。花期 8 月，果期 9～10 月。

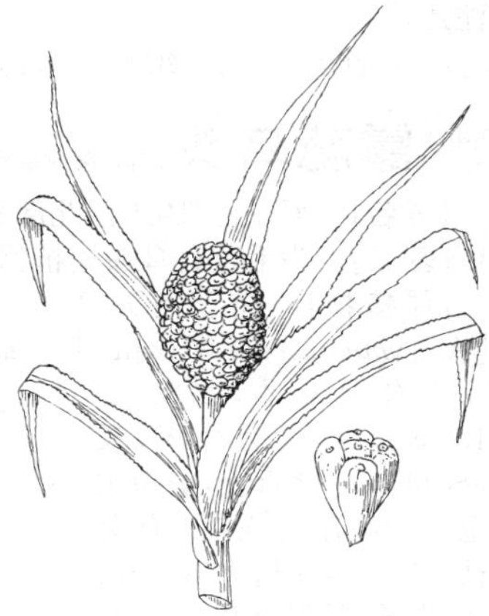

露兜树

生于村旁、路边、山谷、溪边及滨海地区。分布于福建、广东、广西、海南、贵州、云南、台湾。

本植物的嫩叶（露兜笏心）、花（露兜笏花）、核果（橹罟子）亦供药用，另设专条。

【栽培】 生物学特性 喜温暖湿润气候，耐荫蔽。一般土壤均可栽培，但宜选择肥沃、疏松、潮湿的壤土或砂壤土栽培。

繁殖方法 分株繁殖法。春季，剪下基部矮小萌蘖分株，按行株距 1.2 m×0.8 m 开穴定植，淋水保苗。

田间管理 每年中耕除草 3～4 次，结合中耕除草，施肥 2～4 次。

【采收加工】 全年可采。切片，晒干。

【成分】 根茎含蒽醌类：大黄素甲醚（physcion）[1]；有机酸类：棕榈酸（palmitic acid），硬脂酸（stearic acid）[1]；甾体类：菜油甾醇（campesterol），胡萝卜甾醇（daucosterol），以及胡萝卜甾醇，豆甾醇葡萄糖苷和菜油甾醇葡萄糖苷的混合物[1]，β-谷甾醇（β-sitosterol），豆甾醇（stigmasterol）[1,2]，豆甾-4-烯-3-酮（β-sitostenone）及豆甾-4-烯-3，6-二酮（stigmast-4-en-3，6-dione）[2]；醇类：中国蓟醇（cirsilineol），三十烷醇-1（triacontanol-1）。

【药性】《福建药物志》：“甘、辛，凉。”

【功用主治】 发汗解表，清热利湿，行气止痛。主治感冒，高热，肝炎，肝硬化腹水，肾炎水肿，小便淋痛，眼结膜炎，风湿痹痛，疝气，跌打损伤。

1.《本草求原》：“治夹色伤寒，日久舌底已黑。”

2.《岭南采药录》：“治眼热痛。”

3. 广州部队《常用中草药手册》：“发汗解热，利水化湿，治疗感冒发热，肾炎水肿，尿路感染，肝炎。”

4.《全国中草药汇编》：“治疗尿路结石，小儿夏季热，眼结膜炎。”

5. 南药《中草药学》：“行气止痛，治疗腰腿痛，疝气痛。”

6.《广西民族药简编》：“治疗风湿痹痛。”

【用法用量】 内服：煎汤，15～30 g，或烧存性研末。

【宜忌】 孕妇禁用。

1. 南药《中草药学》:"本品有较强的发汗作用,用时宜注意。"

2.《全国中草药汇编》:"孕妇忌服。"

5984 **露蕊乌头** lù ruǐ wū tóu (《高原中草药治疗》)

【异名】 罗贴巴(四川西北部藏族名)。

【基原】 为毛茛科乌头属植物露蕊乌头的全草。

【原植物】 露蕊乌头 *Aconitum gymnandrum* Maxim. [*A. gymnandrum* Maxim. f. *leucanthum* W. T. Wang.]

一年生草本,高 25～100 cm。直根圆柱形,长 5～14 cm。茎直立,被短柔毛,下部有时无毛,有分枝。叶互生;基生叶 1～6 枚,与最下部茎生叶通常在开花时枯萎;下部叶柄长 4～7 cm,具狭鞘;叶片宽卵形或三角状卵形,长 3.5～6.4 cm,宽 4～5 cm,3 全裂,全裂片二至三回深裂,末回裂片狭卵形或狭披针形,上面被短伏毛,下面脉上疏被长柔毛或变无毛。总状花序有 6～16 朵花;基部苞片叶状,上部苞片披针形或线形;花梗长 1～9 cm;小苞片生花梗上部或顶部,线形;花两性,两侧对称;萼片 5,花瓣状,蓝紫色,外面疏被柔毛,上萼片船形,高约 1.8 cm,爪长约 1.5 cm,侧萼片长 1.5～1.8 cm,疏被缘毛;距短,头状,疏被短毛;雄蕊多数,花丝被短毛;心皮 6～13,有柔毛。果,长 0.8～1.2 cm。种子倒卵球形,长约 1.5 mm,密生横狭翅。花期 6～8 月,果期 7～9 月。

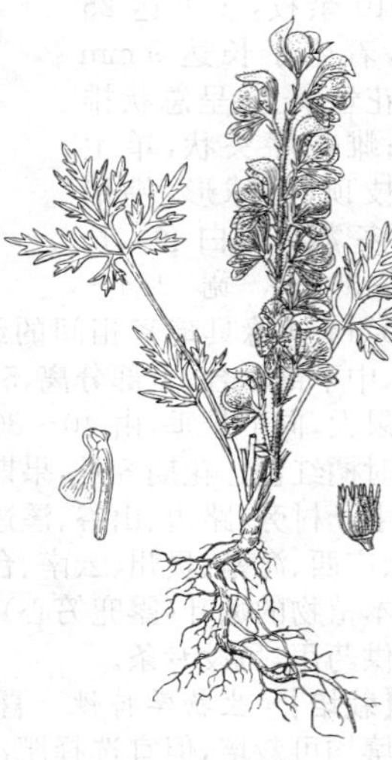
露蕊乌头

生于海拔 1 500～3 800 m 的山地草坡、田边草地或河边沙地。

【采收加工】 6～8 月花盛开期采挖全草,去净泥土、枯叶,切段,晒干。

【成分】 全草含生物碱类化合物:盐酸阿替新(atisine HCl)[1,2,3],塔拉胺(talatisamine),露乌碱(gymnaconitine),甲基露乌碱(methyl gymconitine)[2,3],露乌定(gymnandine),14-乙酰基-8-O-甲基-塔拉胺(14-acetyl-8-methyltalatisamine),acoforine,非洲防己碱(columbidine),乌头碱(aconitine),ranaconitine,塔拉定(talatizidine),异塔拉定(isotalazidine),露乌碱(gymanaconitine)[4]。

【药性】 辛,温。有毒。

1.《全国中草药汇编》:"辛,温,有大毒。"

2.《中国民族药志》:"甘、微辛,温,无毒。"

【功用主治】 祛风湿,温中散寒,止痛,杀虫。主治风湿麻木,关节痛,麻风,胃痛及感冒、流感发烧,肠道寄生虫。

1.《全国中草药汇编》:"驱风镇痛,关节疼痛。主治风湿麻木。"

2.《中国民族药志》:"治肝病、淋病、胃病、感冒、流感发烧、风湿麻木。全草碾粉撒布治疥癣;叶内服驱虫;花可治麻风;种子治肝病、淋病、胃痛。"(藏族)

【用法用量】 内服:煎汤,1.2～3 g。外用:研末撒。

【宜忌】 孕妇慎服。

【选方】 治风湿麻木 露蕊乌头、麻黄、黄芪各 20 g,泡酒 500 ml。每日 2 次,每次 20～30 ml。(《高原中草药治疗手册》)

5985 **鳡鱼** gǎn yú (《纲目》)

【异名】 鳏𫚔(《诗经》),魠(《史记》),哆口鱼(《说文》),黄𫚔(《汉书》郭璞注),黄𫚔鱼(《玉篇》),鲐鱼(《纲目》),竿鱼(《鱼类分类学》),杆条鱼(《黑龙江流域鱼类》),大口鳡、水老虎(《中国经济动物志·淡水鱼类》)。

【基原】 为鲤科鳡鱼属动物鳡鱼的肉。

【原动物】 鳡鱼 *Elopichthys bambusa* (Rich.)

体细长,稍侧扁,腹部圆,无腹棱。体长约 80 cm,最大者可达 2 m。头长而前端尖,吻长远超过吻宽。口大,端位,口裂末端可达眼前缘的下方。下颌前端有一坚硬的骨质突起,与上颌前缘的凹陷相吻合,上下颌均粗壮。眼小。鳞细,侧线鳞 $110\frac{18\sim20}{6\sim8\sim V}117$。背鳍Ⅲ9～10,很小,起点位于腹鳍之后. 臀鳍Ⅲ10～11。尾鳍分叉很深。体微黄,腹部银白色;背鳍、尾鳍青灰色,颊及其他各鳍淡黄色。

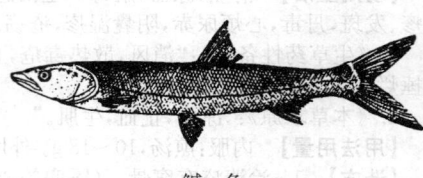

鳡 鱼

生活于江河、湖泊中,游泳力强,性凶猛。我国除西北、西南外,自北至南平原地区的河流中均有分布。

【采收加工】 常年均可捕捉。捕后,除去鳞片及内脏,洗净,鲜用。

【药性】 甘,温。入脾胃经。

1.《纲目》:"甘,平,无毒。"

2.《随息居饮食谱》:"甘,温。"

3.《本草撮要》"入手足太阴,阳明经。"

【功用主治】《纲目》:"食之已呕,暖中益胃。"

5986 **鳢鱼** lǐ yú (《本经》)

【异名】 蠡鱼、鲖鱼(《本经》),鲽(《说文解字》),鲡、鲂(《广雅》),黑鳢鱼(《本草图经》),玄鳢、文鱼(《埤雅》),黑鲤鱼(《本草衍义》),黑鱼(《日用本草》),乌鱼(《滇南本草》),乌鳢(《纲目》),黑火柴头鱼(《医林集要》),蛇皮鱼(《医林纂要》),乌棒、活头才鱼(《中国动物图谱·鱼类》)。

【基原】 为鳢科鳢属动物乌鳢的肉。

【原动物】 乌鳢 *Ophiocephalus argus* Cantor

体圆呈棒状。体长为头长的 3.2～3.7 倍;为体高的 4.5～4.8 倍。头略扁平,其背部有许多小感觉孔。吻长圆形。口裂大。两颌、犁骨及腭骨均有细齿,有时

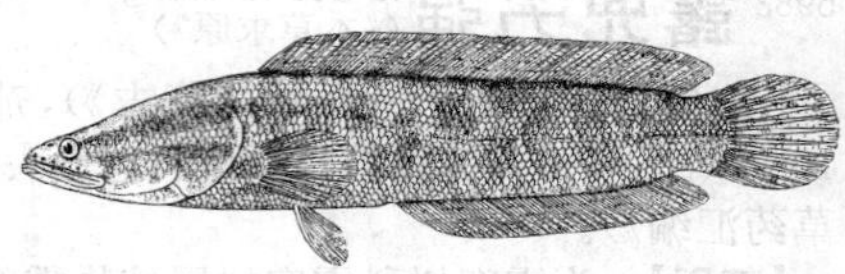
乌 鳢

还间杂大型牙齿。鳃裂大，鳃耙 10～13。背鳍 47～52，臀鳍 31～33，侧线鳞 60～61。尾鳍圆形。体上部灰黑色，下部灰黄色或灰白色。体侧有八字形排列的黑色条纹。头侧有两条纵行黑条纹。

乌鳢属肉食性凶猛鱼类。栖息于水草茂盛处泥底的水域，对水质适应性强。生长速度快，一冬龄鱼体长可达 25 cm。我国除西部高原地区外，其他各地均有分布。

本动物的头（鳢鱼头）、尾鳍（鳢鱼尾）、骨骼（鳢鱼骨）、血液（鳢鱼血）、胆囊（鳢鱼胆）、肠（鳢鱼肠）亦供药用，另设专条。

【养殖】 生活习性　乌鳢为底栖性鱼类，喜栖息在水草丛生，水体浑浊、水流缓慢的水域中。具有辅助呼吸器官，耐缺氧，当水体缺氧，可将头露出水面，藉鳃腔内的鳃上器直接进行气体交换。可比其他鱼类更长时间生活在无水环境中。在 0～40 ℃的温度范围内均能生活，并可潜伏于泥土中越冬。乌鳢跳跃力强，常于塘内跳出水面而进入相邻塘内。也可以似蛇状移行到其他塘内。乌鳢为突袭性捕食方式。体长 3 cm 以下的幼鱼以轮虫、枝角类、挠足类为饵料；4～8 cm 的小乌鳢以水生昆虫、小虾和小鱼为食；8 cm 以上则以鱼类为主要食物，甚至可吞食比其体长的鱼类。在水温 20 ℃以上，食物丰富的条件下，乌鳢生长很快，最大体重可达 5 kg 左右。

养殖技术　乌鳢的人工繁殖技术大致与家鱼相同，可以参考。乌鳢产卵池可大可小，1 m^2 的水泥池、木盆、水缸均可。可用激素催产，池中最好放些水草，因乌鳢有用水草筑巢的习性，当将鱼苗移入苗种池时，最好先清塘、消毒、施肥、培育浮游生物，实行肥水下塘。每 1 亩放苗 5 万～10 万尾。当鱼种长到 10～13 cm 时即可按成鱼标准饲养。

饲养管理　单养乌鳢的池塘，3～5 cm 的鱼种，每 1 m^2 可放养 5～10 尾；10～13 cm 体长时，每 1 m^2 可放养 3～5 尾；体长在 20～30 cm 以上时，每 1 m^2 放养 1 尾。人工饵料有鱼粉、米糠、玉米粉、花生麸等。也要配合投给动物内脏、蝌蚪、野杂鱼等动物性饵料，每日投量为乌鱼体重的 5% 左右。除单养外，也可以采用混养、套养等方法以降低成本，增加效益。水质管理很重要，应每日注入新水，保持水体中足够的溶解氧，以利乌鳢生长，一般在养殖的头 3 个月内，每月进行 1 次筛选分档。将鱼体大小大致相等的鱼种放养在同一池内，并不断降低密度，最后每 1 m^2 放养 3～4 尾。

【采收加工】 常年均可捕捞，捕后，除去内脏，洗净，鲜用或晒干。

【成分】 每 100 g 肉中含蛋白质 19.8 g，脂肪 1.4 g，灰分 1.2 g，钙 57 mg，磷 163 mg，铁 0.5 mg，硫胺素（thiamine）0.03 mg，核黄素（riboflavin）0.25 mg，烟酸（nicotinic acid）2.8 mg。肌肉中还含组氨酸和 3-甲基组氨酸[1]。

【药理】 抗氧化等作用　提取液对小鼠增强记忆及抗疲劳能力的效果显著，同时可降低小鼠体内脂质过氧化物，提高能消除自由基的超氧化物歧化酶的活性，还有明显促进伤口愈合的效果[1]。

【药性】 甘，凉。归脾、胃、肺、肾经。

1.《本经》："味甘，寒。"

2.《别录》："无毒。"

3.《绍兴本草》："甘，平。"

4.《日用本草》："有微毒。"

5.《品汇精要》："气之薄者，阳中之阴。"

6.《医林纂要》："甘、咸，平。色黑人肾。"

7.《本草再新》："味咸，性凉。入心、肝、肾三经。"

8.《本草撮要》："入手、足太阴、阳明经。"

9.《广西药用动物》："入大小肠、肺经。"

【功用主治】 补脾益胃，利水消肿。主治身面浮肿，妊娠水肿，湿痹，脚气，产后乳少，习惯性流产，肺痨体虚，胃脘胀满，肠风及痔疮下血，疥癣。

1.《本经》："主湿痹，面目浮肿，下大水。"

2.《别录》："疗五痔。"

3.《食疗本草》："下大小便拥塞气。又作脍与脚气、风气人食之。"

4.《本草图经》："主妊娠有水气。"

5.《滇南本草》："大补血气，治妇人干血痨症，煅为末服之。"

6.《医林纂要》："补心养阴，澄清肾水，行水渗湿，解毒去热。"

7.《本草求真》："补脾利水。"

8.《本草再新》："强阳养阴，退风去湿。（治）妇人血枯，经水不调，崩淋二带，理腰脚气、难产堕胎。"

9.《随息居饮食谱》："稀痘，愈疮。病后可食之。"

10.《全国中草药汇编》："祛风，能预防小儿麻疹。"

【用法用量】 内服：煮食或火上烤熟食，250～500 g；研末，每次 10～15 g。外用：捣敷。

【宜忌】 1.《绍兴本草》："有疮者不可食，令人瘢白。"

2.《宝庆本草折衷》："头有星为厌，知者不可食，又发痼疾。"

【选方】 1. 治十种水气病　鳢鱼一头，重一斤以上，熟取汁，和冬瓜、葱白作羹食之。（《食医心镜》）

2. 治水肿腹大　活鳢鱼去腹垢，入独颗蒜令满，外涂湿黄泥，炭火炙食。（《本经逢原》）

3. 治产妇乳汁少　乌鳢 1 条，去内脏洗净，将洗净捣烂的蚯蚓肉泥 10 g，装入鱼腹，隔水蒸熟食用。（《常见药用动物》）

4. 催乳补血，治产后体虚　乌鳢去内脏，洗净，放入调料，隔水清蒸，供产妇常食用。（《水产品营养与药用手册》）

5. 安胎，治惯小产者　黑鱼四两，取肉，酒洗过，同母鸡 1 只，炒煮一起吃下。惯小产者，服数次可保无虑。兼进磐石散。（《医方一盘珠》熊氏黑鱼汤）

6. 治一切风疮顽癣疥癞，年久不愈者　黑火柴头鱼一个，去肠肚，以苍耳叶填满，外以苍耳安锅底，置鱼于上，少少着水，慢火煨熟。去皮骨淡食，勿入盐酱。（《纲目》引《医林集要》）

7. 治疥癣　黑鱼 1 条，羊铁酸模 500 g。合捣成糊状，敷患处，日换 1 次。（《中国动物药》）

8. 治淋巴结核　乌鱼 1 条（约 120 g），焊菜 60 g。煮水服。

9. 预防麻疹　乌鱼 1 000 g。煎水洗小儿。

10. 治肠痔下血　乌鱼 250 g。配大蒜、白及，煮汤服。（8～10 方出自《广西药用动物》）

【各家论述】 《本草经疏》："蠡鱼，乃益脾除水之要药也。土虚则水泛滥，土坚则水自清。凡治浮肿之药，或专于利水，或专于补脾，其性各自为用。惟蠡鱼能导横流之势，补其不足，补泻兼施，故主下大水及湿痹，面目浮肿。五痔因湿热所生，水去则湿热自除。"又"孟诜主下大小便壅塞气，作脍与脚气、风气人食良；苏颂主妊娠有水气，并取其除湿、下水、益脾之功也。"

5987 **鳢鱼头** lǐ yú tóu (《中国动物药》)

【异名】 黑鱼头(《随息居饮食谱》)。

【基原】 为鳢科鳢属动物乌鳢 *Ophiocephalus argus* Cantor的头。

【原动物】 参见"鳢鱼"条。

【采收加工】 捕后,切下鱼头,洗净,鲜用或晒干。

【功用主治】 通经,活络。主治月经错后,经闭,头风,口眼歪斜。

1.《随息居饮食谱》:"治偏正头风。"

2.《中国动物药》:"治月经错后、经闭。"

3.《常见药用动物》:"通经活血。"

【用法用量】 内服:焙研,酒冲,适量。外用:鲜品捣敷。

【选方】 1. 治妇女月经不行,积久成痨　乌鱼头5个,放在瓦上焙,存性,研末。每日服2次,每次9 g,酒冲服。(《广西药用动物》)

2. 治偏正头风　陈黑鱼头,煎汤熏数次。(《随息居饮食谱》)

3. 治口眼歪斜　乌鳢头1个,天麻5 g,南星5 g,草乌5 g。共捣烂,敷在腮上,向右歪涂左,向左歪涂右。(《常见药用动物》)

5988 **鳢鱼血** lǐ yú xiě (《本草再新》)

【基原】 为鳢科鳢属动物乌鳢 *Ophiocephalus argus* Cantor的血液。

【原动物】 参见"鳢鱼"条。

【采收加工】 捕后,杀时取血,鲜用。

【功用主治】 活血通络。主治口眼歪斜,腰膝不利。

1.《本草再新》:"能治血分,理腰脚气,利关节,活脉络。"

2.《中国动物药》:"外涂治口眼歪斜。"

【用法用量】 外用:涂敷。口眼向右歪涂左,向左歪涂右。

5989 **鳢鱼肠** lǐ yú cháng (《别录》)

【基原】 为鳢科鳢属动物乌鳢 *Ophiocephalus argus* Cantor的肠。

【原动物】 参见"鳢鱼"条。

【采收加工】 捕后,剖腹取肠,洗净,鲜用。

【功用主治】 解毒,驱虫。主治痔瘘,下肢溃疡。

1.《新修本草》:"《别录》云:肠及肝主久败疮中虫。"

2.《日华子》:"以五味炙,贴痔瘘及蚛骭,良久即去之。"

【用法用量】 治痔疮　取(鳢)鱼肠三具,炙令香,以绵裹内谷道中,一食顷虫当出。鱼肠数易之,尽三枚,瘥。(《外台》)

5990 **鳢鱼尾** lǐ yú wěi (《本草再新》)

【基原】 为鳢科鳢属动物乌鳢 *Ophiocephalus argus* Cantor的尾鳍。

【原动物】 参见"鳢鱼"条。

【采收加工】 捕后,割下尾鳍,洗净,鲜用。

【功用主治】 祛风利湿,解毒。主治痔疮。

《本草再新》:"败毒去风,养肝益肾,通经利湿。"

【用法用量】 治便毒不收口　用乌鱼尾贴之,日换二次。(《医便》)

5991 **鳢鱼骨** lǐ yú gǔ (《中国动物药》)

【异名】 乌鱼骨(《小儿卫生总微论方》),乌鳢头骨(《水产品营养与药用手册》)。

【基原】 为鳢科鳢属动物乌鳢 *Ophiocephalus argus* Cantor的骨骼。

【原动物】 参见"鳢鱼"条。

【采收加工】 捕后,除去鳞片及内脏,将肉剔净,取骨,晒干。

【功用主治】 通络,止痉,收敛。主治四肢麻木,抽搐,泄泻,下痢,狐臭,外伤出血。

《中国动物药》:"治四肢麻木、抽搐。"

【用法用量】 内服:研末,每次2～3 g。外用:研末敷。

【选方】 1. 治抽搐麻木　乌鳢头骨(焙干)15 g,苍术15 g,胡椒15 g,木耳15 g。共研粉末。每日1服,黄酒送下,每次10 g。(《水产品营养与药用手册》)

2. 治脏寒泄泻,下痢纯白,腹中绞痛,虚气胀满,手足逆冷　上乌鱼骨去皮,研细末。每服半钱,米饮调服,或炙黄用之。亦治妇人漏血。(《小儿卫生总微论方》乌骨散)

3. 治吹奶　乌鱼骨、朴硝各等分,上为细末。用苇筒儿盛药吹入鼻中。仍令人用药末下肿痛处,徐徐消去。立效。(《普济方》二消散)

4. 治腋气　乌鱼骨、枯白矾各三钱,密陀僧一钱。为末。先以浆水洗臭处,后用药末擦之。(《卫生易简方》)

5. 治金石刀刃并一切打扑伤损,血出不止　乌鱼骨一两,石灰四两,青蓟草、莴苣菜一握,约一虎口,以五月五日未出,将三味同捣烂,次下骨灰杵匀,搏作饼子晒干。用时旋刮敷之立效,此药敷上无脓,退痂便愈。(《卫生易简方》)

5992 **鳢鱼胆** lǐ yú dǎn (《日华子》)

【异名】 蠡鱼胆(《灵苑方》),乌鳢胆(《常见药用动物》)。

【基原】 为鳢科鳢属动物乌鳢 *Ophiocephalus argus* Cantor的胆囊。

【原动物】 参见"鳢鱼"条。

【采收加工】 捕后,剖腹,取出胆囊,鲜用或阴干。

【药性】 味苦、甘,性寒。归肺、肝经。

1.《日华子》:"甘。"

2.《纲目》:"甘,平。"

3.《医林纂要》:"苦,甘,寒。"

4.《本草省常》:"性微寒。"

5.《本草求真》:"专入心脾。"

【功用主治】 泻火,解毒。主治喉痹,目翳,沙眼,白秃疮。

1.《医林纂要》:"缓肝,平相火,专治喉痹。"

2.《本草求真》:"泻心脾热。"

3.《本草再新》:"凉心泻火,治耳聋目翳。"

4.《本草省常》:"清热明目。"

5.《现代实用中药》:"为白秃疮之涂布剂。"

【用法用量】 外用:点眼,研末吹喉。内服:水调灌少许。

【选方】 1. 治急喉闭,逡巡不救者　蠡鱼胆,腊月收,阴干为末。每服少许,点患处,病深则水调灌之。(《灵苑方》)

2. 治沙眼　乌鳢胆汁加少许冰片,拌匀,点眼。(《常见药用动物》)

5993 **鳣鱼** zhān yú (《本草拾遗》)

【异名】 鳣(《诗经》),含光、蜡鱼(《临海异物志》),黄鱼(《尔雅》郭璞注),阿八儿忽鱼(《饮膳正要》),颊鱼(《医学入门》),玉版鱼、鲟鳇鱼(《纲目》)。

【基原】 为鲟科鳇属动物鳇鱼的肉。

【原动物】 鳇鱼 *Huso dauricus*(Georgi)

体长约2 m,大者可达5 m以上。头略呈三角形,吻长而较尖锐,前端略向上翘,头部表面被有多数骨板。口宽大,弧形下位,前方有吻须2对。眼小,距吻端较近。左右鳃膜彼此相连,并向腹面伸展。体被菱形骨板5行,骨板上有尖锐微弯的棘,背行骨板较大,黄色,10~16块;体侧骨板黄褐色,32~46块;腹侧骨板8~12块;腹鳍基部后有不太明显的骨板1~2块。其他部分光滑无鳞。背鳍43~57,后位;臀鳍26~36,起点在背鳍的后部下方;尾鳍歪形,上叶长而尖。体背青黑色,两侧黄色,腹面灰白色。

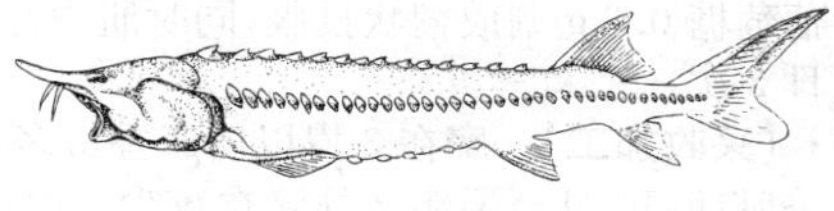

鳇 鱼

为江河中下层鱼类,多栖息于两江汇合、支流入口及急流漩涡处,捕食其他鱼类。性成熟迟,需17~20年,5~6月为产卵期,溯江产卵,卵深灰色。产卵150万粒。分布于东北、黑龙江流域尤为多见。

本动物的鱼鳔(鱼鳔)和肝脏(鳣鱼肝)亦供药用,另设专条。

【采收加工】 四季均可捕捞,捕杀后,取肉鲜用。

【药性】 甘,平。归脾、肝经。

1.《饮膳正要》:"味甘,平,无毒。"

2.《医学入门》:"味甘,平,小毒。"

3.《医林纂要》:"甘,温。"

4.《本草撮要》:"入手太阴、厥阴经。"

【功用主治】 益气养血。主治病后体虚,筋骨无力,贫血,营养不良。

1.《饮膳正要》:"利五藏,肥美人。"

2.《医学入门》:"醒酒。"

3.《医林纂要》:"壮筋骨,长气力。"

4.《随息居饮食谱》:"补虚,令人肥健。"

5.《中国动物药志》:"益气补虚,补血。用于气虚筋骨无力,病后体弱、贫血、营养不良、血淋、前列腺炎、淋巴结肿大。"

【用法用量】 内服:煮食,适量。

【宜忌】 不宜久食。

1.《食疗本草》:"发诸气病,不可多食。亦发疮疥,动风。"

2.《日用本草》:"多食生热痰。"

3.《纲目》:"服荆芥药,不可食。"

【选方】 治淋巴结肿大 鳣鱼肉100 g,牡蛎100 g,夏枯草12 g,水煎服。(《中国动物药志》)

5994 鳣鱼肝 zhān yú gān (《本草拾遗》)

【基原】 为鲟科鳇属动物鳇鱼 *Huso dauricus*(Georgi)的肝脏。

【原动物】 参见"鳣鱼"条。

【采收加工】 捕杀后,剖腹,取其肝脏,鲜用。

【药性】 甘,平。

【功用主治】 解毒杀虫。主治恶疮疥癣。

《本草拾遗》:"主恶疮疥癣。"

【用法用量】 内服:煮食,适量。

【宜忌】 《本草拾遗》:"勿以盐炙食。"

5995 麝肉 shè ròu (《纲目》)

【基原】 为鹿科麝属动物原麝 *Moschus moschiferus* Linnaeus 等同属多种动物的肉。

【原动物】 参见"麝香"条。

【采收加工】 捕杀后,除去皮毛,取肉鲜用。

【药性】 甘,温。

《饮膳正要》:"无毒,性温。"

【功用主治】 补虚消积。主治腹中癥块,小儿疳积。

《纲目》:"主治腹中病。"

【用法用量】 内服:入丸剂,适量。

【选方】 治小儿癥病 麝肉二两(切、焙),蜀椒三百枚(炒)。捣末,以鸡子白和丸,小豆大。每服二三丸,汤下,以知为度。(《范汪方》)

5996 麝香 shè xiāng (《本经》)

【异名】 遗香、脐香、心结香、当门子(《雷公炮炙论》),生香(《本草经集注》),麝脐香(《纲目》),四味臭(《东医宝鉴》),元寸香(《药材学》),臭子、腊子(《中药志》),香脐子(《中药材手册》)。

【基原】 为鹿科麝属动物林麝、马麝、原麝成熟雄体香囊中的干燥分泌物。近年来,人工麝香已研制成功并推广应用。

【原动物】 1. 林麝 *Moschus berezovskii* Flerov 又名:麝鹿。

林麝体长约75 cm,体重约10 kg。毛色较深,深褐色或灰褐色,成体身上一般无显著肉桂黄或土黄点状斑纹。耳背色多为褐色或黑褐色;耳缘、耳端多为黑褐色或棕褐色,耳内白色,眼的下部有两条白色或黄白色毛带延伸至颈和胸部。四肢前面似体色较淡,后面多为黑褐色或黑色。前肢短,后肢长,弓腰似兔,后肢为蹠行性。成年雄麝有1对上犬齿外露,称为獠牙,腹下有1个能分泌麝香的腺体囊,开口于生殖孔相近的前面。雌麝无腺囊和獠牙。尾短小,掩藏于臀毛中。

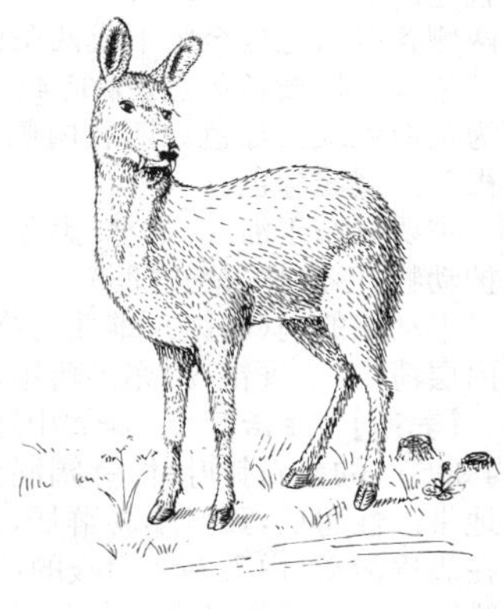

林 麝

分布于山西、湖北、四川、贵州、西藏、陕西、甘肃、青海、宁夏、新疆等地。林麝为国家二级保护动物,数量日渐减少,禁止滥捕。

2. 马麝 *M. sifanicus* Przewalski 又名:香獐子。

马麝体形较大,体长85~90 cm,体重15 kg

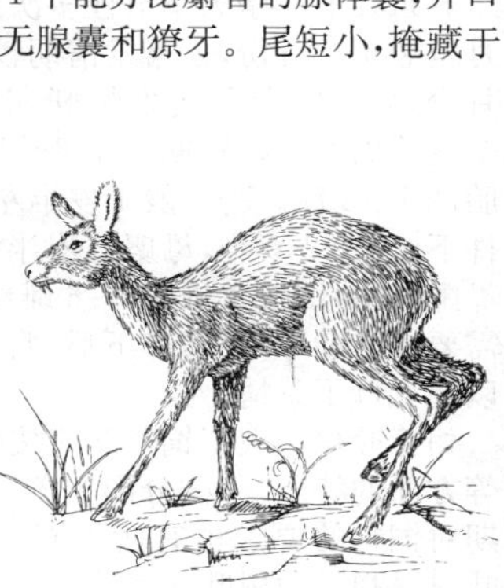

马 麝

左右。全身沙黄褐色或灰褐色,后部棕褐色较强。面、颊、额青灰色,眼上淡黄,眼下黄棕色。耳背端部及周缘黄棕色、耳内周缘、耳基沙黄色或黄棕色。颈背有栗色块斑,上有土黄色或肉桂黄色毛丛形成4～6个斑点排成两行。颈下白色带纹不显,因有棕褐色和白毛混杂而形成黄白区。腹面为土黄色或棕黄色。

分布于青藏高原、四川、云南、甘肃等地。马麝为国家二级保护动物,数量日渐减少,禁止滥捕。

3. 原麝 *M. moschiferus* Linnaeus　又名:獐、香子、山驴子、獐鹿。

体长85 cm左右,体重12 kg左右。耳长直立,上部圆形,鼻端裸出无毛。雄性上犬齿发达,露出唇外,向后弯曲成獠牙。雌性上犬齿小,不露出唇外。四肢细长,后肢比前肢长,所以臀部比背部高。主蹄狭长,侧蹄长能及地面。尾短隐于臀毛内。雄性脐部与阴囊之间有麝腺,成囊状,即香囊,外部略隆起,香囊外及中央有二小口,前为麝香囊口,后为尿道口。通体为棕黄褐色、黑褐色等,嘴、面颊灰褐色,两颊有白毛形成的两个白道直连颔下。耳背、耳尖棕褐色或黑褐色,耳内白色。从颈下两侧各有白毛延至腋下成两条白色宽带纹,颈背、体背有土黄色或肉桂黄色斑点,排成4～6纵行。腹面毛色较淡,多为黄白色或黄棕色。四肢内侧呈浅棕灰色,外侧深棕或棕褐色。尾浅棕色。

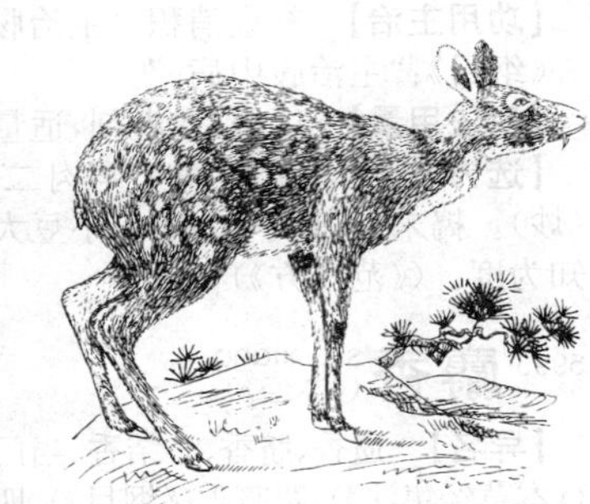

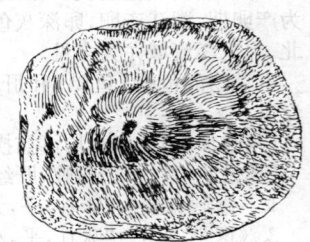

原　麝

主要分布于河北、吉林、黑龙江等地。原麝为国家二级保护动物,已濒危,禁止捕猎。

本动物的肉(麝肉)、雄性动物香囊的外层皮(麝香壳)和内层薄皮(麝香银皮)亦供药用,另设专条。

【养殖】 生活习性　麝属山地森林动物,可栖息在1 000～4 000 m的多石针叶林、针阔混交林、阔叶林及灌木丛、草坪地带。性胆怯,孤僻不喜群居,活动有一定的规律,平时多在晨昏活动,白天多在隐蔽的地方休息。行动轻快敏捷,善跳跃,视觉、听觉灵敏。食性广泛,可取食300多种植物,包括茎、叶、花、果实及种子,尤其喜食新生的嫩芽、嫩叶、蕨类、苔藓等。

养殖技术　麝为季节性多次发情动物,发情交配期在10月至翌年2月份,公麝发情期较长,从9月份开始到翌年4月份,11～12月份为发情旺期。雌麝发情季节内有3～5个发情周期。妊娠期为178～189 d,产仔多在5～6月,每胎产1～3仔。麝一般1岁半左右性成熟,但在人工饲养条件下,公麝3岁半,母麝2岁半参加配种,一般多用单公群母配种法,即按1雄∶4～6雌组群配种。雌麝产仔一般不需要人工助产,仔麝产下后,身上的黏液必须让母麝舐吃,以建立母子感情。

饲养管理　人工饲养麝应按公、母、年龄、健康状况、性情等方面的特点,分群分圈饲养。不同的麝在不同的生理时期对饲料的要求也有所不同。一般青饲料主要为冬青枝叶、柏树叶、榆树叶和桑叶,精饲料为70%以上的玉米粉加30%的黄豆粉,多汁饲料为甘薯、胡萝卜、南瓜、蔬菜等。另外还必须加喂少量食盐、骨粉及生长素。圈养地应保持安静,防止惊扰。

疾病防治　仔麝痢疾,可用磺胺脒0.5 g,鞣酸蛋白0.5 g,次硝酸铋0.5 g,碳酸氢钠0.2 g,或用合霉素0.25 g,葡萄糖0.3 g调成糊状投服,同时肌内注射氯霉素1 ml,每日2次。

【采收加工】 麝在3岁以后产香最多,每年8～9月为泌香盛期,10月至翌年2月泌香较少。取香分猎麝取香和活麝取香两种:猎麝取香是捕到野生成年雄麝后,将腺囊连皮割下,将毛剪短,阴干,习称"毛壳麝香"、"毛香";剖开香囊,除去囊壳,习称"麝香仁"。活麝取香是在人工饲养条件下进行的。目前,普遍采用快速取香法,即将麝直接固定在抓麝者的腿上,略剪去覆盖着香囊口的毛,酒精消毒,用挖勺伸入囊内徐徐转动,再向外抽出,挖出麝香。取香后,除去杂质,放在干燥器内,干后,置棕色密闭的小玻璃器里保存,防止受潮发霉。

【药材】 麝香 *Moschus*　主产于西藏、四川、云南等地。

性状　毛壳麝香　为扁圆形或类椭圆形的囊状体,直径3～7 cm,厚2～4 cm。开口面微突起,皮革质,棕褐色。密生白色或灰棕色短毛,从两侧围绕中心排列,中间有1小囊孔。另一面为棕褐色略带紫的皮膜,微皱缩,偶显肌肉纤维,略有弹性,剖开后可见中层皮膜呈棕褐色或灰褐色,半透明,内层皮膜呈棕色,内含颗粒状、粉末状的麝香仁和少量细毛及脱落的内层皮膜(习称"银皮")。

麝香(香囊)外形

麝香仁　野生者质柔,油润,疏松;其中颗粒状者习称"当门子",呈不规则圆球形或颗粒状,表面多呈紫褐色,油润光亮,微有麻纹,断面深棕色或黄棕色;粉末者多呈棕褐色或黄棕色,并有少量脱落的内层皮膜和细毛。饲养者呈颗粒状、短条状或不规则的团块;表面不平,紫黑色或深棕色,显油性,微有光泽,并有少量毛和脱落的内层皮膜。气香浓烈而特异,味微辣、微苦带咸。

鉴别　(1) 粉末特征:棕褐色或黄棕色。为无数不定型颗粒状物集成的半透明或透明团块,淡黄色或淡棕色;团块中包埋或散在有方形、柱状、八面体或不规则的晶体;并可见圆形油滴,偶见毛及内皮层组织。

(2) 取毛麝香用特制槽针从囊孔插入,转动槽针,撮取麝香仁,立即检视,槽内的麝香仁应有逐渐膨胀高出槽面的现象,习称"冒槽"。麝香仁油润,颗粒疏松,无锐角,香气浓烈。不应有纤维等异物或异常气味。

(3) 取麝香仁粉末少量,置手掌中,加水湿润,用手搓之能成团,再用手指轻揉即散,不应粘手、染手、顶指或结块。

(4) 取麝香仁少量,撒于炽热的坩埚中灼烧,初则迸裂,随即融化膨胀起泡似珠,香气浓烈四溢,应无毛、肉焦臭,无火焰或火星出现。灰化后,残渣呈白色或灰白色。

(5) 取细粉,加五氯化锑共研,香气消失,再加氨水少许共研,香气恢复。

(6) 取狭长滤纸条,悬入本品乙醇提取液中,1 h后取出,干燥,在紫外光灯(365 nm)下观察,上部呈亮黄色,中部显青紫色;有时上部及中部均呈亮黄色带绿黄色。加1%氢氧化钠液变为黄色。

(7) 薄层色谱：取本品粉末 2 g，加硅藻土 10 g，混研均匀，置索氏提取器中，用乙醚 200 ml 回流提取 8 h，滤过，回收溶剂，加苯 3 ml 溶解，为供试品溶液。另取麝香酮和胆固醇制成对照品溶液。分别吸取上述二溶液点于同一块硅胶 $GF_{254+366}$ 板上，以苯为展开剂，展开后，用磷酸香荚兰醛乙醇液喷雾，于 105 ℃烘 5 min，供试品色谱中，应与对照品在相应位置上显相同颜色的斑点。

品质标志 《中华人民共和国药典》2005 年版规定：照气相色谱法测定，本品含麝香酮($C_{16}H_{30}O$)不得少于 2.0%。

【成分】 1. 林麝麝香 含有麝香酮(muscone)，麝香吡啶(muscopyridine)，雄性激素，胆甾醇(cholesterol)及胆甾醇酯等[1]。

2. 马麝麝香 含胆甾醇和胆甾醇酯[1]。

3. 原麝麝香 主要含有大分子环酮：麝香酮，麝香吡啶，羟基麝香吡啶(hydroxymuscopyridine)A，羟基麝香吡啶(hydroxymuscopyridine)B[2]。雄甾烷类：5α-雄甾烷-3，17-二酮(5α-androstane-3，17-dione)，5β-雄甾烷-3，17-二酮(5β-androstane-3，17-dione)，3α-羟基-5α-雄甾烷-17-酮(3α-hydroxy-5α-androstan-17-one)，3β-羟基-雄甾-5-烯-17-酮(3β-hydroxy-androst-5-en-17-one)，3α-羟基-5β-雄甾烷-17-酮(3α-hydroxy-5β-androstan-17-one)，3β-羟基-5α-雄甾烷-17-酮(3β-hydroxy-5α-androstan-17-one)，雄甾-4-烯-3，17-二酮(androst-4-en-3，17-dione)，雄甾-4，6-二烯-3，17-二酮(androst-4，6-diene-3，17-dione)，5α-雄甾烷-3β′-17α-二醇(5α-androstane-3β′-17α-diol)，5β-雄甾烷-3α′-17β-二醇(5β-androstane-3α′-17β-diol)，5β-雄甾烷-3α-17α-二醇(5β-androstane-3α′-17α-diol)[3]，3α-羟基-雄甾-4-烯-17β-酮(3α-hydroxy-androstan-4-en-17β-one)[4]。麝香中的脂肪酸同胆甾醇、甘油和其他脂肪醇结合成酯和蜡，已确认的有：甘油二棕榈酸油酸酯、甘油棕榈二油酸酯、甘油三油酸酯、棕榈酸甲酯、油酸甲酯等；形成蜡的几乎都是支链结构的 C_{20} 到 C_{34} 的醇[3]；此外麝香中还含有多肽一种分子量为 1 000 的多肽，另有一种相对分子质量为 5 000～6 000 的多肽，其水解后检出 15 种氨基酸，主要有甘氨酸，丝氨酸，谷氨酸，缬氨酸和天冬氨酸等，以及纤维素，胆酸(cholic acid)，胆甾醇，胆甾醇酯等[2]。此外，麝香还含有一种 β-肾上腺素能增强物质[5]。目前已定下结构的有麝香酯(muscIide)A_1[6]。

【药理】 1. 抗炎作用 麝香水提取物对小鼠巴豆油耳部炎症、大鼠琼脂性关节肿、酵母性关节肿、佐剂型多发性关节炎均具有非常显著的抑制作用，对大鼠烫伤性血管渗透性增加、羧甲基纤维素引起的腹腔白细胞游走，亦具有非常明显的抑制作用[1]。麝香醚溶性部分和醇溶部分也有显著的抗炎作用[2, 3]。麝香的抗炎作用机制研究表明：麝香水溶部分可降低大鼠肾上腺内维生素 C 的含量，并提高外周血皮质酮含量，提示麝香可以刺激肾上腺使其功能增强[4, 5]。麝香甲醇提取物可以抑制家兔髓质环氧酶活性，从而非常显著地减少前列腺素 E、F(PGE、PGF)的合成，提示麝香的抗炎作用，与其抑制环氧酶活性，影响花生四烯酸代谢等有关[6]。多肽是麝香抗炎作用的活性成分。相对分子质量约 1 000 的多肽对豚鼠白细胞游走的抑制作用为氢化可的松的 40 倍(摩尔浓度相比较)，经胰蛋白酶水解后而失去抗炎活性[7]。麝香糖蛋白成分对中性白细胞趋化反应有显著的抑制作用[8]。麝香糖蛋白成分可明显抑制大鼠中性白细胞 PAF 生成、乙酰转移酶活性和细胞内游离钙水平的升高[9]。

2. 对中枢神经系统的作用 麝香对中枢神经系统表现为兴奋与抑制的双重作用。小鼠腹腔注射麝香 25 mg/kg、50 mg/kg、100 mg/kg 能缩短环己巴比妥钠所致的睡眠时间，25 mg/kg 能降低给予苯丙胺的死亡率，而 50 mg/kg 和 100 mg/kg 则增加小鼠死亡率[10]。麝香与麝香酮均能使动物自发活动减少，脑室内给药比腹腔注射的运动抑制作用强[11]。采用大鼠可逆性大脑动脉梗死模型，通过脑梗死区脑组织含水量，脑梗死体积的测定，神经细胞组织病理学的观察，证实了麝香对大鼠试验性脑缺血神经元损伤有保护作用[12]。采用 D-半乳糖腹腔注射造成小鼠拟痴呆模型，发现麝香酮可明显拮抗痴呆小鼠的学习记忆功能减退(水迷宫法)，并可升高其血清 SOD 活力，降低脑组织中升高的 MDA 含量，抑制 MAO 活力[13]。麝香对脑缺血引起的脑损伤也有保护作用，其醒脑开窍作用可能与改善大脑血流作用有关[14]。

3. 对心血管系统的作用 (1) 对心脏的影响 天然麝香 0.5～2 mg/ml 可使离体蟾蜍心脏收缩振幅加大，收缩力加强，心输出量增加，但麝香酮对离体蟾蜍心脏呈抑制作用，而对在体蟾蜍心脏呈兴奋作用[15]。天然麝香 0.2 mg/ml 培养液时，对离体心肌细胞的自主节律具有抑制作用，使搏动频率减慢，但不能减慢由 $CaCl_2$ 引起的搏动频率加快[16]。

(2) 对血压的影响 麝香注射液对结扎和未结扎冠状动脉左前降支(LAD)的犬有明显降压作用[17]。猫静脉注麝香 1 mg/kg 能使血压下降，心率增快，呼吸频率和深度增加[18]。

(3) 对肾上腺素能 β 受体的影响 麝香含有能增强儿茶酚胺类 β 受体作用的物质[19～21]，能选择性增强异丙基肾上腺素对心乳头肌的收缩作用，而对去甲肾上腺素对血管的作用无影响。野生和家养麝的麝香的增强作用相似[22]。麝香有效成分所引起的 β-肾上腺素能增强作用，可能是由于激活腺苷酸环化酶和蛋白激酶 C 两种途径引起的[23]。

(4) 对血液系统的影响 麝香酮能溶解家兔的红细胞，用麝香酮处理后的血小板凝聚率明显下降，一次腹腔注射麝香酮 100 mg/kg 能明显降低 ADP 诱导的血小板聚集率，麝香酮能影响血小板收缩蛋白功能，使血浆凝块不能正常收缩，明显缩短家兔凝血时间[24]。

4. 对子宫的作用 麝香对于家兔、大鼠以及豚鼠的离体子宫，均呈现明显的兴奋作用，妊娠的较非妊娠的更敏感；非妊娠的兴奋作用发生较慢且持久。在整体情况下，晚期妊娠的子宫对麝香的敏感更为突出，因此孕妇忌用[25]。麝香酮在不影响孕鼠正常生活和健康以及未出现任何神经系统异常的情况下，表现有抗着床和抗早孕的作用，且随孕期延长，作用更明显[26]。

5. 雄激素样作用 麝香所含雄甾酮，具有雄激素样作用。将大鼠去势后注射麝香醚提取物，能增加大鼠前列腺和储精囊的重量。去势小鼠的颌下腺蛋白酶的低活性值，由于给予麝香成分而呈雄型的高活性值，而葡萄糖-6-磷酸脱氢酶值由于麝香的雄激素样作用而降低其活性，所以醚提取物有颇似睾丸酮那样的激素效果[27～29]。

6. 抗肿瘤作用 天然麝香或麝香酮对小鼠艾氏腹水瘤、小鼠肉瘤 S_{37} 及 S_{180} 的细胞有抑制作用[30]。对人体食管鳞癌、胃腺癌、结肠癌、膀胱癌的组织匀浆培养液，也显示对肿瘤细胞有抑制作用[31]。麝香对接种乳腺癌实体瘤的

BALB/C小鼠不仅有延长生命、缩小肿瘤的作用，而且还提高机体的免疫功能[32]。

7. 抗溃疡作用　以浓冰醋酸直接涂抹于大鼠胃壁诱发慢性实验性溃疡，将麝香混悬液按200 mg/kg连续给大鼠灌胃7 d后，以溃疡面积和溃疡容积为指标，观察麝香对溃疡愈合的影响。结果证明，麝香对大鼠胃溃疡的疗效显著，较之胃膜素为优[33]。

8. 药动学　小鼠灌胃或静注后，^{3}H-麝香酮能迅速透过血脑屏障，进入中枢神经系统，灌胃后延脑分布量最高，其次为大脑、小脑和脊髓。静注后分布量自高至低的顺序为小脑、大脑、延脑和脊髓。药物主要从肝、肾消除，肺也可能是排泄途径之一。^{3}H-麝香酮单次静脉注射，其分布$t_{1/2}$为1.4 min，单次灌胃吸收$t_{1/2}$为12.6 min，所以该药吸收快，作用迅速[34, 35]。麝香酮阴道给药后在子宫和卵巢中分布量比静注或口服显著增加，并且孕鼠比未孕鼠更为明显，说明麝香酮对在位与妊娠子宫具有一定的吸收专一性[36]。

毒性　麝香和麝香酮毒性都很小。麝香水剂小鼠腹腔注射的LD_{50}为331.1 mg/kg[10]，麝香酮小鼠静脉注射的LD_{50}为152～172 mg/kg，腹腔注射的LD_{50}为270～290 mg/kg[15]，较大剂量麝香酮可使小鼠四肢伏倒、震颤、闭目、呼吸抑制而死亡[37]。

【药性】 辛，温。归心、肝、脾经。

1.《本经》："味辛，温。"

2.《别录》："无毒。"

3.《药性论》："味苦、辛。"

4.《品汇精要》："味辛，性温散。气之厚者，阳也。臭香。"

5.《雷公炮制药性解》："入十二经。"

6.《本草汇言》："气味俱厚，可升可降，入足太阴、手少阴经。"

7.《要药分剂》："降也，阳中之阴。"

8.《本草再新》："入心、肝经。"

【功用主治】 开窍醒神，活血散结，消肿止痛。主治热病神昏，中风痰厥，气郁暴厥，中恶昏迷，血瘀经闭，癥瘕积聚，心腹急痛，跌打损伤，痹痛麻木，痈疽恶疮，喉痹，口疮，牙疳，脓耳。

1.《本经》："主辟恶风，杀鬼精物，温疟，蛊毒，痫痓，去三虫。久服除邪，不梦寤魇寐。"

2.《别录》："疗诸凶邪鬼气，中恶心腹暴痛，胀急痞满，风毒，妇人产难，堕胎，去面䵟，目中肤翳。"

3.《本草经集注》："疗蛇毒。""疗蛇虺百虫毒。"

4.《药性论》："除心痛，小儿惊痫、客忤，镇心安神，以当门子一粒，细研，熟水灌下。止小便利。能蚀一切痈疮脓。"

5.《日华子》："杀脏腑虫，制蛇、蚕咬，沙虱、溪、瘴毒。吐风痰。纳子宫暖水脏，止冷带疾。"

6.《纲目》："通诸窍，开经络，透肌骨，解酒毒，消瓜果食积。治中风、中气、中恶，痰厥，积聚癥瘕。"

7.《本草备要》："治耳聋，目翳，阴冷。"

【用法用量】 内服：入丸、散，0.03～0.1 g，一般不入汤剂。外用：研末掺、调敷或入膏药中敷贴。

【宜忌】 虚脱证禁用。本品无论内服或外用均能堕胎，故孕妇禁用。

1.《药性论》："(用)麝香，禁食大蒜。"

2.《本草经疏》："孕妇不宜佩带，劳怯人亦忌之。"

【选方】 1. 治卒中风　青州白丸子，入麝香同研碎为末，生姜自然汁调灌之，如牙紧，可自鼻中灌入。(《魏氏家藏方》)

2. 治中风不醒　麝香二钱。研末，入清油二两，和匀灌之。(《济生方》)

3. 治小儿高热惊厥　麝香0.3 g，活地龙3～5条，白糖10 g。先将地龙洗净，合白糖一起捣烂，加面粉适量做成小饼，麝香置于神阙穴(肚脐)内，再将药饼盖于脐上，用绷带或胶布固定。直至高热退下、惊厥停止后数小时取下。〔《四川中医》1983，(1)：87〕

4. 治胸痹　麝香(研)一两，牛黄(研)半两，犀角(镑)一分。上三味，捣研为散。每服二钱匕，温酒调下，空心，日午临卧各一。(《圣济总录》麝香散)

5. 治从高坠下及打扑损伤　麝香、水蛭各一两。上将水蛭锉碎，炒至烟出，研为末，入麝香再研匀。每服酒调一钱匕。当下蓄血，未效再服。其应如神。(《世医得效方》麝香散)

6. 治闪气伤胁肋疼痛　麝香二钱，雄黄五分。共为细末，入药瓶内。每遇闪气者，将药点在眼潭内。(《伤科补要》闪气散)

7. 治砂淋、石淋，此症溺如屑块，小腹胀痛者　牛膝五钱，麝香五厘。先煎牛膝，去滓，调麝香服。立通。(《疑难急症简方》牛麝通淋散)

8. 治小儿小便不能　大葱3根(叶、梗、须俱全)，麝香0.15 g。先将大葱捣烂如泥，再入麝香捣匀，放铁勺内文火炒热，用纱布包裹二三层，稍压成饼状，贴脐下一寸许(即气海后)，外用布带束紧，勿使药物移动。10～15 min后即可排尿。〔《新中医》1981，(6)：29〕

9. 治牙痛　麝香大豆许，巴豆一粒，细辛末半两(钱)。上药同研令细，以枣瓤和丸，如粟米大。以新绵裹一丸，于痛处咬之，有涎即吐却，有蛀孔即纳一丸。(《圣惠方》麝香丸)

【临床报道】 1. 治疗哮喘病　取麝香1～1.5 g，研末，紫皮蒜头10～15个，捣烂如泥。一般于农历五月初五中午，令患者伏卧，局部消毒，将麝香均匀撒于第七颈椎棘突至第十二胸椎棘突宽2.6～3.3 cm的区域内，上覆蒜泥，60～75 min后取下，涂以硼酸软膏，盖上塑料薄膜，胶布固定。总结184例，观察不满2年者72例，近期控制35例，显效23例，好转10例，无效4例；随访2年以上共112例，其中痊愈46例，显效42例，好转19例，无效5例[1]。

2. 治疗哮喘　用白芥子、玄胡等药，提取其有效成分制成膏剂，每用1 g摊成小膏药，撒以麝香，分别贴于肺俞、心俞、膈俞(均双)。哮喘发作期去心俞加定喘(双)；久喘去膈俞加肾俞(双)；气喘痰鸣加天突。每7～10 d敷贴1次，每次贴6～10 h，3次为1个疗程，间隔3～6个月进行第二个疗程，观察312例，总有效率96%以上。支气管哮喘的疗效高于喘息型气管炎。孕妇及发热患者忌用[2]。

3. 治疗口眼歪斜(吊线风)　每次取麝香0.6 g，血竭4 g，麻子仁10 g。先将血竭、麻子仁共捣如泥，摊于直径5～15 cm的圆形布料上，再将麝香撒于表面。敷前，用毫针取患侧下关穴直刺，强刺激，不留针，随即将膏药敷于耳前面神经分布区。7 d换药1次。治疗100例，经2～3次治愈者86例，好转14例。治愈者的病程一般不超过半月，好转者病程均超过半月[3]。

4. 治疗白癜风　用0.4%麝香注射液作病灶下多点注射，剂量依病灶面积大小而定(每次用量约1 cm×1 cm的面积注射 0.3 ml)，每星期 2 次，3 个月为 1 个疗程。经治 78 例，结果：痊愈 12 例；显效 20 例；好转 33 例；无效 13 例。除在局部疼痛外，仅 2 例患者首次用药有短时间头昏[4]。

【各家论述】 1.《本草述》："麝香之用，其要能通诸窍一语。盖凡病于为壅、为结、为闭者，当责其本以疗之。然不开其壅、散其结、通其闭，则何处着手？如风中藏昏冒，投以至宝丹、活命金丹。其用之为使者，实用之为开关夺路，其功更在龙脑、牛黄之先也。即此推之，则知所谓诸证，用之开经络、透肌骨者，俱当本诸此意，即虚而病于壅结闭者，亦必先借之为先导，但贵中节而投，适可而止耳。"

2.《纲目》："中风不省者，以麝香、清油灌之，先通其关，则后免语蹇瘫痪之证，而他药亦有效也。""五脏之风，不可用麝香以泻卫气。口鼻出血，乃阴盛阳虚，有升无降，当补阳抑阴，不可用脑、麝轻扬飞窜之剂。妇人以血为主，凡血海虚而寒热盗汗者，宜补养之，不可用麝香之散，琥珀之燥。"

3.《本草经疏》："凡似中风，小儿慢脾风，与夫阴阳虚竭，发热吐血，盗汗自汗，气虚眩晕，气虚挟热，血虚痿弱，血虚目翳，心虚惊悸，肝虚痫眴，产后血晕，胎产气厥证属于虚者，概勿施用。即如不得已，欲借其开通关窍于一时，亦宜少少用之，勿令过剂，苏省开通之后，不可复用矣。"

4.《本草汇言》："麝脐香，辛香走窜，能自内达外，凡毫毛肌肉骨节诸窍，凡有风、寒、火、气、痰、涎、血、食，郁滞不通者，以此立开，故农皇《本经》主辟恶气，化虫积，散蛊毒，杀鬼精物(血瘕鬼胎之类)。如《圣惠方》入疡科用，彻脓血、去死肌；入眼科用，退翳障、散瘀血；入妇人科用，下流产、落胎孕；入婴儿科用，定惊痫、吐风痰；入方脉科用，通关窍、活痰结、解瓜果食积、酒积、痞块癥瘕诸证。盖取此辛香芳烈，借其气以达于病所，推陈而致新也。"

5.《雷公炮制药性解》："麝香，为诸香之最，其气透入骨髓，故于经络无所不入，然辛香之剂，必能耗损真元，用之不当，反引邪入髓，莫可救药，诚宜谨之。"

6.《本草新编》："前人用麝香以治风症者，不过借其香窜之气，以引入经络，开其所闭之关也。近人不知前人立方本意，毋论关闭关开，而一概皆用之，以致风引入骨，使之不出，无风而成风症，为可憎耳。"

5997 麝香壳 shè xiāng ké (《四川中药志》)

【异名】 臭子壳、麝壳(《四川中药志》)。

【基原】 为鹿科麝属动物原麝 *Moschus moschiferus* Linnaeus 及同属雄性动物的香囊的外层皮。

【原动物】 参见"麝香"条。

【采收加工】 将香腺囊对剖，取去麝香，剩下的外壳，干燥后即成。

【药材】 麝香壳 *Vesica Moschi Moschiferi* 主产于四川、西藏、云南、陕西、甘肃、内蒙古等地。

性状 本品多顺剖成 2 瓣或 4 瓣，基部相连；厚 3～5 mm，起层，内表面有一层棕红色薄膜，称"油皮"，中层称"银皮"。质坚韧，有浓厚的麝香气味。

【药性】 《四川中药志》1960 年版："性温，味辛无毒。入脾经。"

【功用主治】 解毒消肿。主治痈疽，疔疮，无名肿毒。

《四川中药志》："通关利窍，消肿解毒。治疗疮肿痛，痈疽久烂及疮疖硬痛。"

【用法用量】 内服：入散剂，1.5～2.5 g。外用：研末调敷；或入膏药敷贴。

【宜忌】 《四川中药志》1960 年版："气血虚者勿用。"

【选方】 治疗疮红肿 麝香壳、苍耳虫、冰片。共为末调麻油涂。(《四川中药志》1960 年版)

5998 麝鼠香 shè shǔ xiāng (《中国动物药志》)

【基原】 为仓鼠科麝鼠属动物成龄雄性麝鼠香腺囊内的乳白色分泌物。

【原动物】 麝鼠 *Ondatra zidethica* Linnaeus 又名：水耗子(《中国动物图谱》)，水老鼠、青眼貂(《中国动物药志》)。

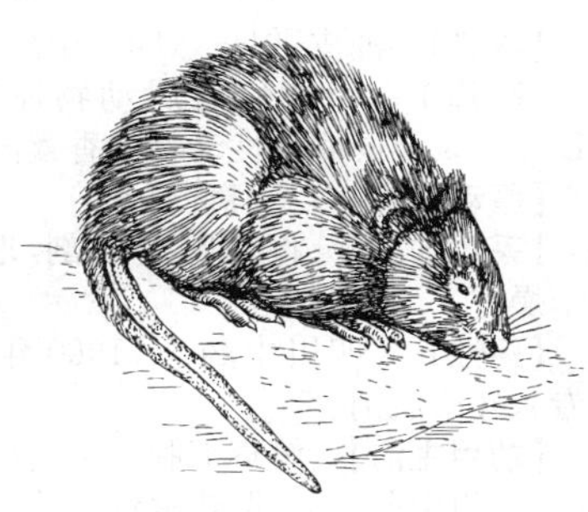

麝 鼠

体长 28 cm，体重 700～1 000 g 左右。体形粗壮。头大，吻短而钝。耳小，隐于毛下。后肢趾间有半蹼。后趾两侧均有梳状毛，爪强而有力。尾长一般为体长的 2/3，侧扁，其上被有稀疏的黑色短毛，并具圆形鳞片。成体背面毛呈棕褐色，以至暗褐色，从鼻尖至头顶两眼之间颜色特别暗，为棕褐色。体侧淡棕色。腹面为棕黄色，绒毛灰白色，毛基银灰色。下额、腋下及鼠蹊部较淡。

喜栖于水生植物丰富的沼泽地带、湖滩、池塘、河流沿岸，挖洞筑巢。黄昏及天亮前后活动频繁。善游泳，能潜水。主要以水草的根茎为食。原产北美。现已在欧亚各国及我国东北和内蒙古、新疆等许多地区引种散放。

【养殖】 生活习性 野生麝鼠喜栖居于水生植物和岸生植物茂盛、风浪小、不干涸、隐藏条件好的江河、湖泊、池塘、水库以及各种沟渠的沿岸灌丛、草丛或沼泽地中。有贮食和食粪的习性。偶生性，雌雄成鼠长期相伴，对外来成鼠表现出强烈的排斥行为，但对自己的仔鼠和幼鼠可营和睦的家庭生活，只有在数量过多而生活空间和食物来源严重不足时，成鼠才驱赶较大的幼鼠去寻找新的生活区。

养殖技术 麝鼠的繁殖能力与环境温、湿度、食物丰歉情况有很密切的关系，有的 1 年繁殖 1 次，有的可 2 次或 3 次甚至 4 次。每胎产仔 4～10 只。妊娠期 28 d 左右。所以，麝鼠是一种繁殖能力很强的兽类。麝鼠生殖腺的发育呈年周期性变化，繁殖期到来时，公鼠睾丸膨大，香腺泌香；母鼠外阴部红肿，发出叫声。发情期 7～14 d。人工繁殖时多采用 1 雄 1 雌的配种方法，交配后公母也不分开。母兽在妊娠、产仔和哺乳期间，公鼠有饲喂母兽和清扫洞舍的行为。仔鼠初生时全身裸露，闭眼，体重 20 g 左右。2～3 d 后开始长毛，7 d 开始长齿，13 d 后睁眼并开始爬行，20 d 后可采食外界食物，30 d 后即可独立生活，体重增至 600 g 左右。

饲养管理 麝鼠在人工饲养时，植物性饲料占 90%以上，可适当搭配一些动物性饲料以及一些矿物性饲料。食盐、酵母、鱼肝油也应适当添加。在饲养方式上可以散养、半散养，也可以圈养或笼养。麝鼠生活 1 年可分为 3 个时期：繁殖期(4～9 月)，准备越冬期(10～11 月)，越冬期(12～3 月)。麝鼠性喜洁净，圈舍及笼舍应勤清洗、打扫。水槽要每日换水。

此外，要保持环境安静，防止噪音、乱抓等，麝鼠有"气性大”的特点，严重可致死。

【采收加工】 麝鼠香活体定期取香。即将鼠仰卧保定，用手挤压腹部香腺，香液即可顺阴茎两侧前面开孔泌出，收集后冷冻保存。

【功用主治】 《中国动物药志》：“有消炎止痛，活血散瘀，芳香开窍的作用。用于痈疮肿毒，中风香迷，跌打损伤等症。”

【用法用量】 内服：入丸、散，0.1～0.15 g。外用：吹喉；搐鼻；调涂；或置膏药内敷贴。

5999 麝香银皮 shè xiāng yín pí (《四川中药志》)

【异名】 油皮、银皮(《四川中药志》)。

【基原】 为鹿科麝属动物原麝 *Moschus moschiferus* Linnaeus 及同属雄性动物的香囊内层薄皮。

【原动物】 参见“麝香”条。

【采收加工】 将香腺囊对剖，取去麝香，取香囊内层，干燥。

【药性】 《四川中药志》1960 年版：“性温，味辛，无毒。专入经络肌肉。”

【功用主治】 解毒消肿。主治疔疮，痈肿。

《四川中药志》：“散热解毒。治疔疮、痈肿、热毒疮疖及乳痈发背。”

【用法用量】 外用：研末敷，0.15～0.3 g；或剪贴。

【宜忌】 《四川中药志》1960 年版：“纯阴症、白硬者用之较少。”

【选方】 1. 治热毒疮疖 麝香银皮配猪胆汁贴。

2. 治痈发背 麝香银皮配冰片贴。(1、2 方出自《四川中药志》1960 年版)

6000 鹳骨 guān gǔ (《别录》)

【基原】 为鹳科鹳属动物白鹳的骨骼。

【原动物】 白鹳 *Ciconia ciconia boyciana* Swinhoe 又名：冠雀(《后汉书》)，鹳雀、负釜、黑尻、背灶、皂裙(陆玑《诗疏》)，鹳(《别录》)，老鹳、捞龟鹳。

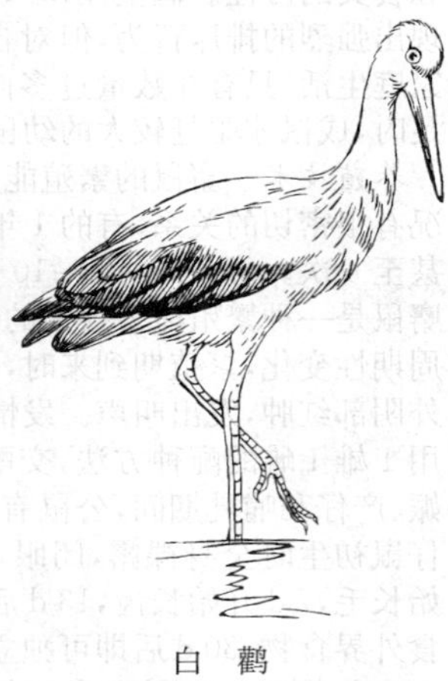

白 鹳

体长约 120 cm。嘴形粗健，长直而略侧扁，角黑色，先端渐形坚细，色亦较淡。虹膜淡粉红而外围黑色；眼周及颏囊的裸出部朱红。全体大多白色；肩羽、翼上覆羽、初级和次级飞羽均呈光辉黑色，大部分外呈银辉色。脚长，暗红色，胫下部裸出；趾长居中，向前三趾的基部有蹼相连着，后趾位置不较他趾为高，爪短钝。

活动于开阔沼泽和潮湿草地上，夜宿高树，常集群生活。繁殖于我国北方地区，至长江流域及长江以南地区越冬。

【采收加工】 捕杀后，去肉取骨，阴干。

【药性】 甘，大寒。

1.《别录》：“味甘，无毒。”

2.《药性论》：“大寒。”

【功用主治】 治痨瘵，胸腹痛，喉痹，蛇咬。

1.《别录》：“主心腹疾。”

2.《药性论》：“治腹痛。炙令黄，末，空心暖酒服方寸匕。”

3.《本草拾遗》：“脚骨及嘴主喉痹，蛇虺咬，及小儿闪癖，大腹痞满，并煮汁服之，亦烧为黑灰饮服。”

【选方】 治积聚，胸痛连背，走无常处，或在藏，或肿在腥，或奄奄然而痛 鹳骨三寸，雄黄、莽草、丹砂(一作“丹参”)、牡蛎(一作“牡丹”)各四分，藜芦、桂心、野葛各二分，斑猫十四枚，巴豆四十枚，蜈蚣一枚，芫菁十四枚。上十二味，末之，蜜丸，服如小豆大二丸，日三，以知为度。(《千金方》鹳骨丸)

6001 蘼芜 mí wú (《本经》)

【异名】 蕲茝(《尔雅》)，薇芜(《本经》)，江蓠(《上林赋》)，芎苗(《别录》)，川芎苗(《履巉岩本草》)。

【基原】 为伞形科藁本属植物川芎 *Ligusticum chuanxiong* Hort. 的幼嫩茎叶。

【原植物】 参见“川芎”条。

【采收加工】 春、夏季采收幼嫩茎叶，鲜用或晒干。

【药性】 辛，温。归肝、胆、肾经。

1.《本经》：“味辛，温。”

2.《别录》：“无毒。”

3.《品汇精要》：“气之厚者，阳也。香。”

4.《本草汇言》：“入手少阴、足少阳、厥阳经。”

【功用主治】 疏风，平肝。主治风眩，惊风，风眼流泪，头风头痛。

1.《本经》：“主咳逆，定惊气，辟邪恶，除蛊毒、鬼疰，去三虫，久服通神。”

2.《别录》：“主身中老风，头中久风风眩。”

3.《本草图经》：“采其叶作饮香，云可以已泄泻。”

4.《履巉岩本草》：“除脑中冷，治面上游风去来，目泪出，多涕唾及诸头风。食后取苗细嚼，茶清送下。”

【用法用量】 内服：煎汤，3～9 g；或嚼服。

【宜忌】 阴虚内热者慎服。

【各家论述】 《本草汇言》：“蘼芜，主头风风眩之药也。此药气味芳香清洁，故去风散湿。本草所称主咳逆，定惊气，作饮止泄泻，皆辛香发越郁遏不正之气欤。”

6002 蠮螉 yē wēng (《本经》)

【异名】 蜾蠃(《诗经》)，蒲卢(《毛诗传》)，土蜂(《广雅》)，细腰蜂(《尔雅》郭璞注)，缸瓦蜂(《本草求原》)。

【基原】 为蜾蠃科蜾蠃属动物蜾蠃的全虫。

【原动物】 蜾蠃 *Eumenes pomifomis* Fab. 体青黑色，长约 15 mm，展翅宽约 30 mm。头部略呈球状。复眼 1 对，略呈肾形。触角 1 对，呈棍棒状。前胸背两旁延长达于翅之基部。翅 2 对，膜质，前翅较后翅宽大。腹部纺锤形，第一、第二节稍小，成细腰状，各有 2 个赤黄色斑纹。足 3 对，跗节 5。单栖性，平时自由生活，仅在雌蜂产卵时才衔泥造巢，一般一室一卵，以卵端丝粘于室壁上，并捕捉其他昆虫的幼虫或蜘蛛经螫刺麻醉后带回巢

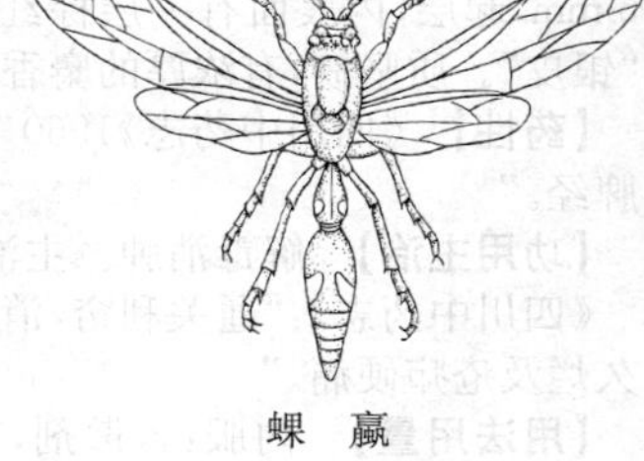

蜾 蠃

内，供幼虫食用。我国大部分地区均有分布。

本动物的巢（蠮螉窠）亦供药用，另设专条。

【采收加工】 夏、秋季捕捉，捕得后以热水烫死，晒干。

【药性】 辛，平。

1.《本经》："味辛，平。"

2.《别录》："无毒。"

3.《日华子》："有毒。"

4.《品汇精要》："味辛，性平散，气之薄者，阳中之阴。臭腥。"

【功用主治】 止咳降逆。主治咳嗽，呕逆，鼻塞。

1.《本经》："主久聋，咳逆，毒气，出刺，出汗。"

2.《别录》："疗鼻窒。"

3.《日华子》："泛呕逆，生研署竹木刺。"

【用法用量】 内服：研末，0.5～1 g。外用：捣敷。

6003 蠮螉窠 yē wēng kē（《宝庆本草折衷》）

【异名】 土蜂窠（《本草拾遗》）。

【基原】 为蜾蠃科蜾蠃属动物蜾蠃 *Eumenes pomifomis* Fabr. 的巢。

【原动物】 参见"蠮螉"条。

【采收加工】 全年均可采收。

【药性】 甘，平。

1.《宝庆本草折衷》："平，无毒。"

2.《纲目》："甘，平，无毒。"

【功用主治】 祛风止痛，和中，解毒。主治头风痛，霍乱吐泻，痈肿，蜂螫伤。

1.《别录》："主痈肿，风头。"

2.《本草衍义》："研细，醋调涂蜂虿。"

【用法用量】 内服：煎汤，3～6 g；研末，1.5～3 g。外用：研末调敷。

【选方】 治小儿霍乱，吐泻不定　蠮螉窠，微炙，捣罗为末。以奶汁调下一字服之。（《圣惠方》）

6004 鼹鼠 yàn shǔ（《别录》）

【异名】 隐鼠（《本草经集注》），瞎老鼠、地滚子、翻手老鼠、田鼠（俗称）。

【基原】 为鼹鼠科长吻鼹属动物长吻鼹，白尾鼹属动物白尾鼹，缺齿鼹属动物缺齿鼹、华南缺齿鼹，麝鼹属动物麝鼹等除去内脏的全体。

【原动物】 1. 长吻鼹 *Talpa longirostris* Milne-Edwards

体长约 11 cm，体重 30 g 左右。比白尾鼹多 1 枚上前臼齿（每侧上颌具 4 枚上前臼齿）。体形粗圆。吻尖而向前突出，吻端裸露无毛，吻背中央具有凹槽。眼小。外耳隐于被毛之中。四肢粗短。前足掌部异常宽大并向外翻折。爪较白尾鼹更为粗短强壮，中指爪一般短于 5 mm。尾短，短于或等于后足长，呈球棒状，尾末端粗圆浑厚。毛被短而细密，略具丝光光泽。通体巧克力褐色或暗褐色。下体略比上体浅淡，显灰色。尾毛暗褐色，绝无白色。

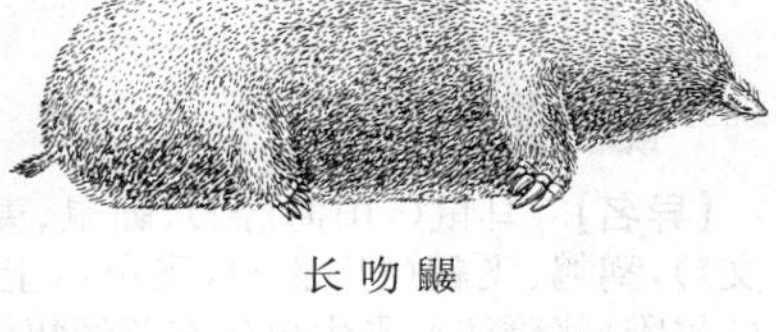

长吻鼹

多栖于海拔 1 500 m 以下的山间盆地、河谷地、丘陵缓坡的常绿阔叶林、稀疏灌丛林、农耕地和菜园地附近。营地下洞穴生活，主要以地下昆虫及其幼虫为食。分布于四川、云南等地。

2. 白尾鼹 *Parascaptor leucurus* Blyth

体长 8～11 cm，体重 20～40 g。体呈圆筒形。吻部削尖并向前突出，吻背中央具沟槽，眼极小。外耳退化，颈短。前肢粗短，掌部特别扩大而宽扁，掌心向外翻折，带有强壮的铲状爪。后足较前足细弱，尾短，略长于后足，球棒状，基部短细。毛被柔软、细密，呈天鹅绒状。有丝光光泽。通体黑褐色或黑灰色，唯吻、尾部和前肢下部毛浅灰色或黄白色，足和尾的皮肤肉黄色。

本种为热带性种。栖居于海拔 1 000 m 以下的热带性沟谷地、疏林草坡、次生灌丛、旱地、抛荒地和菜园地附近。营地下生活，以昆虫、蚯蚓、蠕虫等小型虫类为食。分布于四川、云南等地。

3. 缺齿鼹 *Mogera robusta* Nehring

体形较大，呈长圆筒形，体长 17～22 cm，体重达 200 g 左右。尾长约 2 cm。头吻部尖而长，鼻部延伸，突出于嘴前。眼小，耳隐于毛中。前肢短粗，掌宽扁，具强大的爪，掌心向外翻折。后肢细，不发达。四足裸露，尾粗短。头及背部毛为深褐色而略带灰色。下颌、颈部、前胸、腹部呈灰棕色，腹部中央有一道较宽的金黄色纹，但有个体差异。

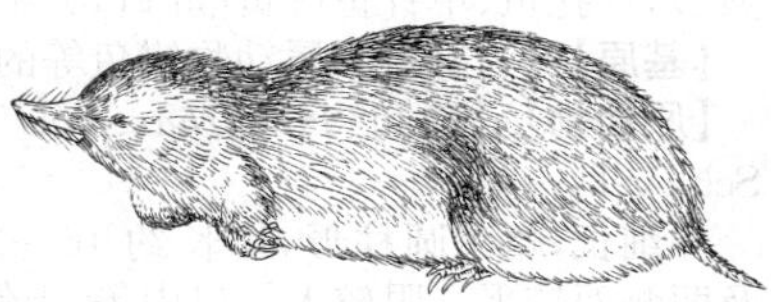

缺齿鼹

栖息于森林草原地带。营地下生活。分布于辽宁、吉林、黑龙江等地。

4. 华南缺齿鼹 *M. latouchei*（Thomas）

最小的一种缺齿鼹。大小、形态与白尾鼹相似，但缺乏下犬齿。体长约 10 cm，体重约 40 g。裸露的吻部较白尾鼹更为尖长。眼、耳均极退化。尾略长于后足，并被稀疏的长毛。足背、吻鼻的稀毛甚短。躯体其余部分的毛被柔软、细密，呈天鹅绒状。体背茶褐色或棕褐色。下体比体背多灰黑色，颏、喉和胸灰色较多。

主要栖居于丘陵地、灌丛、农耕地中。营地下生活。分布于我国东部及长江流域以南地区，包括江苏、浙江、安徽、福建、江西、广东、广西和贵州等地。

5. 麝鼹 *Scaptochirus moschatus* Milne-Edwards

体形与缺齿鼹相似，但身体较小，体长 10～13 cm。体重 40～100 g。吻部细长，无外耳壳，眼退化，足背上仅有细短的毛，几近裸露。尾细而短，被有稀疏的短毛，身体背面灰棕色，带丝状光泽。腹面毛色稍浅为棕灰色。

营地下生活，为我国特产的一种鼹鼠。广泛分布于华北及山东、陕西、甘肃等地。

【采收加工】 四季均可捕捉，捕杀后，剖腹，去除内脏，鲜用或置瓦上焙干。

【药性】 咸，寒。

1.《别录》："味咸，无毒。"

2.《食性本草》："寒。"

3.《品汇精要》："味咸，性软，气薄味厚，阴中之阳。"

【功用主治】 解毒，杀虫。主治痈疽疔毒，痔瘘，淋病，蛔虫病。

1.《别录》:“主痈疽,诸瘘,蚀恶疮,阴䘌烂疮。”

2.《本草拾遗》:“肉,主风,久食主疮疥痔瘘;膏,堪摩诸恶疮。”

3.《本草图经》:“主风热久积,血脉不行,结成疮疽,食之可消去;小儿食之,亦杀蛔虫。”

4.《品汇精要》:“主疮疡,膏摩诸恶疮。”

5.《东北动物药》:“解毒,理气。治疔肿,痔疮,淋病,喘息,胃癌。”

【用法用量】 内服:烧存性,研末,2～4 g;或煮食。外用:烧存性,研末,调涂。

【选方】 1. 治疔肿恶疮　鼹鼠1只,烧焦研面。取醋60 g,煎至30 g,再加入适量鼹鼠粉,成膏状,贴患处,用香油调涂亦可。

2. 治胃癌　鼹鼠1只,用瓦焙焦黄,研末。每次1.5 g,黄酒冲服,日服1次。(1、2方出自《东北动物药》)

6005 鱵鱼 zhēn yú (《纲目》)

【异名】 箴鱼(《山海经》),铜哾鱼(《临海异物志》),姜公鱼(《纲目》),针工鱼(《医林纂要》),针鱼(《动物学大辞典》),针扎鱼、单针鱼(《黄渤海鱼类调查报告》)。

【基原】 为鱵科鱵属动物鱵鱼等的肉。

【原动物】 鱵鱼 *Hemirhamphus sajori* Temminck et Schlegel

体细长,略呈圆柱形,体长约16～24 cm。头长尖,顶部及两侧面较平。眼较大。口中等,上颌尖锐,呈三角形的片状,中央略有线状隆起。下颌延长为一扁平针状喙。牙细小,每牙有3牙尖,于两颌排列成一狭带。鳃孔宽,鳃盖膜不与颊部相连。圆鳞薄而易脱落。侧线很低,位于体两侧近腹缘,侧线鳞102～112 $\frac{9\sim10}{4\sim5}$,背缘微凸,背鳍15～17,位于体后与臀鳍相对。臀鳍16～18。胸鳍13,短宽。腹鳍小。尾鳍叉状,体银白色,头部及上下颌皆呈黑色,下颌喙尖端鲜红色。体背暗绿色,中央自后头部起有一较宽的绿黑色线条。体侧各有一银灰色纵带。

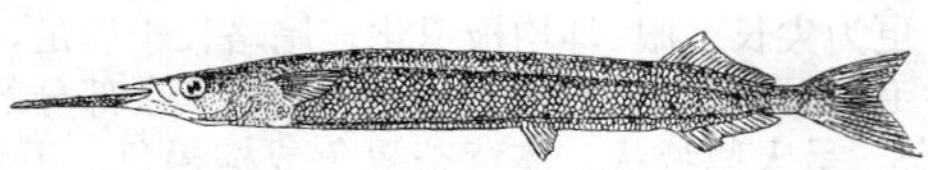

鱵　鱼

栖息于近海、河口的中上层鱼类,也进入淡水,主食绿藻、浮游生物及小甲壳等动物。产卵期4～6月。我国主要分布于黄渤海、东海及长江等各大水域。

【采收加工】 常年均可捕捞。捕后,取肉,洗净,鲜用。

【药性】 甘,微寒。

1.《纲目》:“甘,平,无毒。”

2.《医林纂要》:“甘、苦,平。”

【功用主治】 养阴益气,解毒。主治阴虚烦热,盗汗,自汗,疮疖溃疡。

1.《纲目》:“食之无疫。”

2.《医林纂要》:“滋阴,能穿溃痈毒。”

3.《中国药用海洋生物》:“补气,解毒。(治)盗汗、烦热,疮疖溃疡。”

4.《中国动物药》:“补血。治自汗。”

【用法用量】 内服:煮食,50～100 g。外用:煎汤洗局部。

【选方】 1. 治阴虚内热、盗汗、五心烦热(结核性)　鱵鱼肉60 g,功劳叶30 g,枸杞根30 g。煎服。(《中国药用海洋生物》)

2. 治久溃疡疮,不易收口　鱵鱼肉60 g,地锦草30 g。煎服或洗局部。(《中国药用海洋生物》)

6006 蠵龟血 xī guī xuè (《纲目》)

【基原】 海龟科蠵龟属动物蠵龟 *Caretta caretta* (L.)的血。

【原动物】 参见“蠵龟筒”条。

【采收加工】 宰杀时,取血,鲜用。

【药性】 1.《日华子》:“平,微。”

2.《纲目》:“咸,平,无毒。”

【功用主治】 1. 陶弘景:“疗毒箭伤。”

2.《本草拾遗》:“人被毒箭伤,烦闷欲死者,剖取血敷伤处。”

3.《日华子本草》:“治中刀箭闷绝,刺血饮。”

6007 蠵龟筒 xī guī tǒng (《纲目》)

【异名】 鼊皮(《日华子本草》),蟕蠵壳。

【基原】 为海龟科蠵龟属动物蠵龟的皮及鳞甲。

【原动物】 蠵龟 *Caretta caretta* (L)　又名:灵龟(《尔雅》),蠵、灵蠵(《汉书》),觜蠵(《汉书》应劭注),鼅鼊(《吴都赋》)。

体长达1 m余。背部及腹部均有坚硬的鳞甲,头部有对称的鳞片。前额鳞为2对。头较大,上颌钩曲。背面鳞甲呈平铺状,褐色;颈鳞甲短宽;脊鳞甲6枚,第六枚最大;肋鳞甲每侧5或6枚,第一枚最小,第三、第四枚大,第五枚一般与第六枚相联。幼时背部具三强棱,成长后逐渐不显。缘鳞甲每侧11枚,臀鳞甲1对。腹面呈黄色。四肢均呈扁平之叶状,前肢大,后肢较小,其内侧各有2爪。尾短。

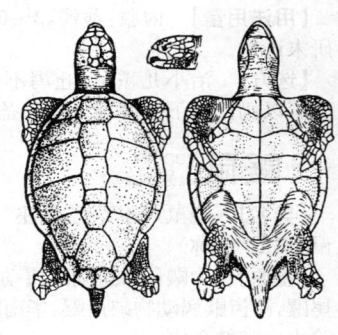

蠵　龟

栖于温、热带海洋中。以鱼、虾、蟹等为食。分布江苏、浙江、福建、广东沿海一带。

本动物的血(蠵龟血)亦供药用,另详专条。

【采收加工】 杀时,取皮及鳞甲,鲜用或烘干。

【药性】《纲目》:“甘咸,平,无毒。”

【功用主治】 1.《日华子本草》:“治血疾及中刀箭毒,煎汁饮。”

2.《纲目》:“解药毒。”

6008 鼺鼠 léi shǔ (《本经》)

【异名】 耳鼠(《山海经》)、鼯鼠、夷由(《尔雅》),鸓(《说文》),鼺鸺、飞鸓(《广雅》),飞鼠(《上林赋》张揖注),飞生(《尔雅》郭璞注),飞生虫(《本草经集注》),飞生鸟(《本草图经》),飞虎、松猫儿(《中国经济动物志》)。

【基原】 为鼯鼠科大鼯鼠属动物棕鼯鼠的全体。

【原动物】 棕鼯鼠 *Petaurista petaurista* (Pallas)

体长达 40～50 cm。尾圆形，其长超过体长。吻圆而短。耳小，眼大。体背毛色黑褐，腹面为浅橙红色，颈下黑褐色，并有褐色纵纹向下延伸到胸部。鼠蹊部至尾基为灰褐色，尾除基部下面外皆黑褐色。飞膜背面色如体背，但略深，腹面色较红，两者分界线甚显明。眼周具黑圈。耳壳背部具一黑斑。耳与眼之黑圈间为橙黄色。后足趾端黑色或灰白色。

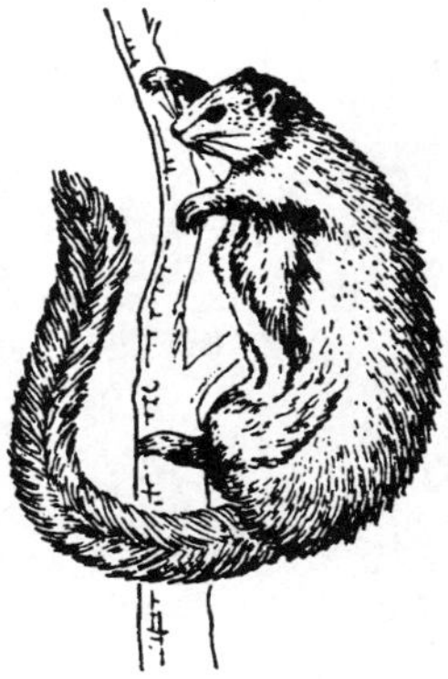

棕 鼯 鼠

多栖于山坡森林地带，巢筑于树洞或岩洞中。晨昏时活动较频繁，活动以攀、爬、滑翔相交替。食物以麻栗树叶、倪藤果、裕果、山姜子、山荔枝、野芭蕉等果实为主；偶亦食昆虫。2～4 月换毛。分布于福建、广东、广西、四川、云南、台湾等地。

【采收加工】 春、秋季捕捉。捕杀后，剥去皮毛，除去内脏，取肉骨，鲜用。

【药性】 1.《本经》："微温。"

2.《纲目》："有毒。"

【功用主治】 《本经》："主堕胎，令产易。"